TRATADO DE INFECTOLOGIA

6ª edição

NOTA DO EDITOR

Prezado leitor, o conteúdo dos capítulos 20.2 COVID-19 e 20.3 Vacinas foram atualizados, tendo como base as novas diretrizes do Ministério da Saúde.

O conteúdo completo atualizado encontra-se disponível em QRCode no início do capítulo, páginas 844 e 861, respectivamente

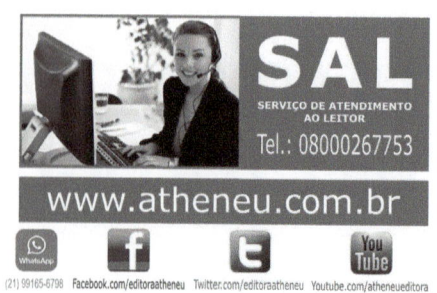

Veronesi-Focaccia

TRATADO DE INFECTOLOGIA

6ª edição

Volume 1

Editor Científico
Roberto Focaccia

Editor Científico Adjunto
Rinaldo Focaccia Siciliano

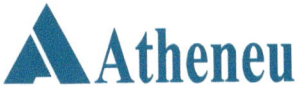

Rio de Janeiro • São Paulo
2021

EDITORA ATHENEU

São Paulo	— *Rua Avanhandava, 126 – 8º andar* *Tel.: (11)2858-8750* *E-mail: atheneu@atheneu.com.br*
Rio de Janeiro	— *Rua Bambina, 74* *Tel.: (21)3094-1295* *E-mail: atheneu@atheneu.com.br*

PRODUÇÃO EDITORIAL/CAPA: Equipe Atheneu
DIAGRAMAÇÃO: Know-How Editorial

CIP-BRASIL. Catalogação na Publicação
Sindicato Nacional dos Editores de Livros, RJ

V631t
6. ed.

Veronesi, Ricardo, 1919-2004
    Tratado de infectologia volume 1 / Veronesi-Focaccia ; editor científico
Roberto Focaccia ; editor adjunto Rinaldo Focaccia Siciliano. – 6. ed. –
Rio de Janeiro : Atheneu, 2021.

    1714p. ; 28 cm.
    Inclui bibliografia e índice
    ISBN 978-65-5586-032-0

    1. Infectologia. 2. Doenças transmissíveis. 3. Doenças transmissíveis
– Epidemiologia. 4. Infecção. I. Focaccia, Roberto. II. Siciliano, Rinaldo
Focaccia. III. Título.

20-66603
                           CDD: 616.9
                           CDU: 616-022.1

Camila Donis Hartmann – Bibliotecária – CRB-7/6472
17/09/2020   17/09/2020

Editores

Editor Científico

ROBERTO FOCACCIA

Mestre, Doutor e Livre-Docente pela Universidade de São Paulo (USP). Professor Titular da Universidade Metropolitana de Santos (Unimes). Ex-Diretor, Professor Emérito da Faculdade de Medicina de Jundiaí (FMJ). Ex-Médico do Hospital das Clínicas da Faculdade de Medicina da Universidade de São Paulo (HC/FMUSP). Professor Honorário do Instituto de Infectologia Emílio Ribas. Ex-Consultor da Secretaria de Saúde de São Paulo e do Ministério da Saúde (MS). Recebeu 48 prêmios e/ou homenagens. Professor Orientador de pós-graduação de várias universidades. Co-Fundador da Sociedade Brasileira de Infectologia (SBI) e da Sociedade Paulista de Infectologia (SPI).

Editor Científico Adjunto

RINALDO FOCACCIA SICILIANO

Doutorado e Pós-Doutorado em Ciências da Saúde pela Faculdade de Medicina da Universidade de São Paulo (FMUSP). Professor Colaborador da FMUSP e Médico Assistente Doutor da Unidade de Controle de Infecção Hospitalar do Instituto do Coração (InCor) e da Divisão de Moléstias Infecciosas e Parasitárias do Hospital das Clínicas da Faculdade de Medicina da Universidade de São Paulo (HC/FMUSP).

Colaboradores

ADRIANA R. MARQUES – Médica do Laboratory of Clinical Infectious Diseases (LCID), National Institute of Allergy and Infectious Diseases (NIAID), National Institutes of Health (NIH), Bethesda, Maryland, Estados Unidos. Chefe da Clinical Studies Unit, LCID. Laboratory of Clinical Immunology and Microbiology. Currently Chief, Lyme Disease Studies Unit.

AÉRCIO SEBASTIÃO BORGES – Mestre em Medicina pela Faculdade de Medicina de Ribeirão Preto da Universidade de São Paulo (FMRP/USP). Professor Adjunto da Universidade Federal de Uberlândia (UFU).

AFRANIO LINEU KRITSKI – Mestre em Pneumologia e Tisiologia pela Universidade Federal do Rio de Janeiro (UFRJ). Doutor em Doenças Infecciosas e Parasitárias pela Universidade Federal de São Paulo (Unifesp). Pós-Doutor pelo Royal Tropical Institute – Holanda. Professor Titular em Tisiologia e Pneumologia da Faculdade de Medicina da UFRJ. Membro do Comitê Técnico Assessor do Ministério da Saúde (MS) em Tuberculose.

ALESSANDRA RODRIGUES DE CAMARGO – Mestre e Doutor pela Faculdade de Odontologia da Universidade de São Paulo (USP). Docente de Estomatologia na Universidade Federal de Santa Catarina (UFSC).

ALEXANDRE DA COSTA LINHARES – Doutor em Biologia Parasitária pela Fundação Oswaldo Cruz (Fiocruz). Médico Virologista e Pesquisador do Instituto Evandro Chagas (IEC).

ALEXANDRE ELY CAMPEAS – Mestre em Infectologia pela Universidade Federal de São Paulo (Unifesp). Médico Infectologista do Instituto de Infectologia Emílio Ribas. Professor-Assistente da Faculdade de Medicina da Universidade de Taubaté (Unitau).

ALEXANDRE SILVA DE ALMEIDA – Mestre em Biologia Parasitárias (Hanseníase), Doutor e Pós-Doutor em Tuberculose pela Universidade Federal do Rio de Janeiro (UFRJ) e Universidade Vanderbilt – Tennessee, Estados Unidos. Pesquisador do Hospital Universitário Clementino Fraga Filho da UFRJ.

ALFIO ROSSI JUNIOR – Mestre em Pediatria pela Universidade de São Paulo (USP). Médico do Hospital das Clínicas da Faculdade de Medicina da Universidade de São Paulo (HC/FMUSP), Presidente da Comissão de Controle de Infecção Hospitalar do Instituto da Criança do HC/FMUSP.

ALINE CARRALAS QUEIROZ DE LEÃO – Mestra em Doenças Infecciosas e Parasitárias da Faculdade de Medicina da Universidade de São Paulo (FMUSP). Médica Infectologista do Instituto de Infectologia Emílio Ribas e do Centro de Referência e Treinamento em DST/Aids (CRT DST/Aids) (no ambulatório de Infectologia e no ambulatório de pré-natal de gestantes infectadas pelo HIV).

ALINE GONZALEZ VIGANI – Doutora em Clínica Médica pela Universidade Estadual de Campinas (Unicamp). Especialização em Hepatite Crônica na University of Pennsylvania, em HIV na University of California e em Infectologia na University of Texas, Estados Unidos.

ALUISIO AUGUSTO COTRIM SEGURADO – Doutor e Livre-Docente pela Universidade de São Paulo (USP). Professor Titular em Doenças Infecciosas e Parasitárias da Faculdade de Medicina da Universidade de São Paulo (FMUSP).

ALZIRA MARIA PAIVA DE ALMEIDA – Doutora em Microbiologia pela Université Paris 7, Institut Pasteur, França. Coordenadora do Serviço de Referência Nacional em Peste. Assessora da Secretaria de Vigilância em Saúde do Ministério da Saúde (MS). Professora Colaboradora da Universidade Federal de Pernambuco (UFPE).

ANA CRISTINA GALES – Mestre e Doutora em Infectologia pela Escola Paulista de Medicina da Universidade Federal de São Paulo (EPM/Unifesp) com Doutorado Sanduíche no Departamento de Patologia da University of Iowa, Estados Unidos. Professora Adjunta e Pesquisadora da Disciplina de Infectologia da EPM/Unifesp.

ANA FREITAS RIBEIRO – Mestre e Doutora em Saúde Pública pela Faculdade de Saúde Pública da Universidade de São Paulo (FSPUSP) com Doutorado Sanduíche CNPQ no Centers for Disease Control and Prevention – Estados Unidos. Professora da Faculdade de Medicina da Universidade Municipal de São Caetano do Sul (USCS). Coordenadora do Serviço de Epidemiologia do Instituto de Infectologia Emílio Ribas.

ANA JÚLIA REIS – Doutora em Ciências. Pesquisadora da Faculdade de Medicina da Universidade Federal do Rio Grande (FURG).

ANA MARIA COIMBRA GASPAR – Mestre em Biologia Parasitária pela Instituto Oswaldo Cruz (IOC/Fiocruz). Doutora em Microbiologia pela Universidade Federal do Rio de Janeiro (UFRJ). Pesquisadora Titular e Coordenadora do Programa de Pós-Graduação de Biologia Parasitária da Fiocruz.

ANA RUBIA GUEDES DOS SANTOS – MBA Executivo em Administração, com ênfase na Gestão de Clínicas e Hospitais pela Fundação Getúlio Vargas (FGV). Enfermeira Encarregada – GCIH do Hospital das Clínicas da Faculdade de Medicina da Universidade de São Paulo (HC/FMUSP).

ANDREA VON GROLL – Mestre em Ciências Veterinárias pela Universidade Federal do Rio Grande do Sul (UFRGS). Doutora em Ciências pela Universidade de Gent – Bélgica. Professora-Associada de Microbiologia e Biologia Molecular na Faculdade de Medicina da Universidade Federal do Rio Grande (FURG).

ANETE TRAJMAN – Mestre e Doutora em Clínica Médica pela Universidade Federal do Rio de Janeiro (UFRJ), com período sanduíche na Barts and The London School of Medicine and Dentistry – Londres, Inglaterra. Adjunct Professor da Universidade McGill – Montreal, Canadá. Membro do Comitê Técnico-Assessor do Programa Nacional de Controle da Tuberculose do Ministério da Saúde (PNCT/MS) e do College of Reviewers do Canadian Institutes of Health Research.

ANGELA MAGGIO DA FONSECA – Doutora e Livre-Docente em Ginecologia pela Faculdade de Medicina da Universidade de São Paulo (FMUSP). Professora-Associada aposentada do Departamento de Ginecologia da FMUSP.

ANNA CRISTINA CALÇADO CARVALHO – Mestre e Doutora em Doenças Infecciosas e Parasitárias pela Universidade Federal do Rio de Janeiro (UFRJ). Doutora em Tecnologia pela Universita Degli Studi Di Brescia – Itália. Pesquisadora em Saúde Pública da Fundação Oswaldo Cruz (Fiocruz).

ANNA SARA SHAFFERMAN LEVIN – Doutora e Livre-Docente em Doenças Infecciosas e Parasitárias pela Faculdade de Medicina da Universidade de São Paulo (FMUSP). Professora Titular da FMUSP.

ANTONIA MARIA DE OLIVEIRA MACHADO – Mestre em Infectologia e Doutora em Medicina pela Universidade Federal de São Paulo (Unifesp). Diretora Técnica do Laboratório Central do Hospital São Paulo da Escola Paulista de Medicina da Universidade Federal de São Paulo (HSP/EPM/Unifesp).

ANTONIO CARLOS DOS SANTOS – Mestre e Doutor em Medicina (Neurologia) pela Universidade de São Paulo (USP). Pós-Doutor no "Magnetic Resonance Spectroscopy Laboratory" – Montreal Neurolocial Institute – McGill University – Quebec, Canadá. Professor Titular da USP.

ANTÓNIO SARMENTO – Professor Catedrático da Faculdade de Medicina da Universidade do Porto – Portugal. Diretor do Serviço de Doenças Infecciosas do Hospital de São João – Porto, Portugal. Titular pela Ordem dos Médicos das Especialidades de Doenças Infecciosas e de Farmacologia Clínica e da Subespecialidade de Medicina Intensiva.

ARON DIAMENT – Professor-Associado aposentado do Departamento de Neurologia da Faculdade de Medicina da Universidade de São Paulo (FMUSP).

ARTUR BRITO – Mestre e Doutor em Urologia pela Universidade de São Paulo (USP). Médico Assistente do Hospital das Clínicas da Faculdade de Medicina da Universidade de São Paulo (HC/FMUSP).

AUGUSTO CESAR PENALVA DE OLIVEIRA – Doutor em Neurologia pela Universidade Estadual de Campinas (Unicamp). Supervisor da Equipe Médica da Neurologia e da Psiquiatria do Instituto de Infectologia Emílio Ribas. Médico Neurologista do Hospital Israelita Albert Einstein (HIAE).

BENEDITO ANTÔNIO LOPES DA FONSECA – Mestre em Epidemiologia e Saúde Pública (área de Virologia) e Doutor em Virologia Molecular pela Yale University – Estados Unidos. Professor-Associado da Faculdade de Medicina de Ribeirão Preto da Universidade de São Paulo (FMRP/USP).

CARLA ROMANO TADDEI – Pesquisadora do Laboratório Especial de Bacteriologia do Instituto Butantan.

CARLOS ALEXANDRE ANTUNES DE BRITO – Mestre em Medicina Interna pela Universidade Federal de Pernambuco (UFPE). Doutor em Saúde Pública pelo Centro de Pesquisas Aggeu Magalhães da Fundação Oswaldo Cruz (CPqAM/Fiocruz). Pós-Doutor em Imunologia pelo CPqAM/Fiocruz. Professor Adjunto da UFPE e da Faculdade de Ciências Sociais Aplicadas (Facisa).

CARLOS EDUARDO SANDOLI BAÍA – Doutor em Medicina (Clínica Cirúrgica) pela Universidade de São Paulo (USP). Cirurgião Visitante do King's College Hospital – NHS, Inglaterra. Diretor Técnico do Hospital Nove de Julho. Médico do Hospital das Clínicas da Faculdade de Medicina da Universidade de São Paulo (HC/FMUSP).

CARLOS ERNESTO FERREIRA STARLING – Mestre em Medicina. Especialista em Epidemiologia Hospitalar pela Universidade de Freiburg – Alemanha, e Society of America e Centers for Disease Control – Atlanta, Estados Unidos – e Harvard Medical School. Professor de Medicina da Faculdade de Saúde e Ecologia Humana (FASEH).

CARLOS ROBERTO VEIGA KIFFER – Doutor em Doenças Infecciosas e Parasitárias pela Universidade de São Paulo (USP). Pós-Doutor em Doenças Infecciosas e Parasitárias pela Universidade Federal de São Paulo (Unifesp). Professor Adjunto da Disciplina de Doenças Infecciosas e Parasitárias, Departamento de Medicina da Escola Paulista de Medicina da Universidade Federal de São Paulo (EPM/Unifesp).

CAROLINA CHRUSCIAK TALHARI CORTEZ – Doutora em Medicina Tropical pela Universidade do Estado do Amazonas (UEA). Professora Adjunta de Dermatologia da UEA.

CAROLINA DOS SANTOS LÁZARI – Médica Chefe da Seção de Biologia Molecular da Divisão de Laboratório Central do Hospital das Clínicas da Faculdade de Medicina da Universidade de São Paulo (HC/FMUSP).

CÁSSIO NEGRO COIMBRA – Doutor pela Faculdade de Medicina da Universidade de São Paulo (FMUSP). Docente na área de Imunologia, Microbiologia e Parasitologia da Universidade Metropolitana de Santos (Unimes) e da Faculdade Santa Marcelina (FASM).

CECILIA HELENA VIEIRA FRANCO DE GODOY CARVALHAES – Doutora em Infectologia pela Universidade Federal de São Paulo (Unifesp). Médica Técnico/Administrativo da Unifesp.

CECÍLIA SEPÚLVEDA – Professora Titular de Medicina da Universidade do Chile. Chefe dos Laboratórios de Imunologia e Medicina Molecular do Hospital Clínico da Universidade do Chile.

CÉLIA FRANCO – Mestre em Ciências da Saúde pela Faculdade de Medicina de São José do Rio Preto (Famerp). Professora Adjunta do Departamento de Doenças Dermatológicas, Infecciosas e Parasitárias da Famerp.

CELINA MARIA TURCHI MARTELLI – Mestre em Epidemiologia pela London School of Hygiene and Tropical Medicine – Reino Unido. Doutora em Saúde Pública pela Universidade de São Paulo (USP). Pesquisadora Visitante no Instituto Aggeu Magalhães da Fundação Oswaldo Cruz (Fiocruz).

CELSO CARMO MAZZA – Mestre em Doenças Infecciosas e Parasitárias pela Faculdade de Medicina da Universidade de São Paulo (FMUSP). Professor do Centro Universitário Lusíada (Unilus).

CELSO FRANCISCO HERNANDES GRANATO – Mestre em Doenças Infecciosas e Parasitárias pela Universidade de São Paulo (USP). Doutor em Infectologia pela Universidade Federal de São Paulo (Unifesp). Especializações em Microbiologia e Imunologia Médica pela Universität Hamburg – Alemanha, em Laboratório e em Hepatites e Aids pela Université Claude Bernarde Lyon 1 – França, em Virologia pelo Hospital Necker Enfants Malades – França, e em Medicina Internacional Retrovírus e Banco de Sangue pela Cornell University – Estados Unidos. Professor Livre-Docente da Disciplina de Infectologia do Departamento de Medicina da Unifesp.

CELSO TAVARES – Mestre em Saúde Pública pela Faculdade de Saúde Pública da Universidade de São Paulo (FSPUSP). Doutor em Ciências pelo Centro de Pesquisas Aggeu Magalhães da Fundação Oswaldo Cruz (CPqAM/Fiocruz). Professor aposentado da Universidade Federal de Alagoas (Ufal).

CHAIE FELDMAN – Médico do Instituto de Infectologia Emílio Ribas.

CID VIEIRA FRANCO DE GODOY – Doutor em Medicina. Livre-Docente de Microbiologia e Imunologia pela Faculdade de Medicina da Universidade de São Paulo (FMUSP).

CÍNTIA IRENE PARELLADA – Médica Ginecologista. Doutora em Ciências pela Faculdade de Medicina da Universidade de São Paulo (FMUSP). Diretora de Outcomes Research for Vaccines – América Latina – MSD.

CIRO MAGUIÑA – Doutor em Medicina. Médico Especialista em Enfermidades Infecciosas, Tropicais e Dermatologia. Professor Titular da Universidade Peruana Cayetano Heredia (UPCH).

CLARICE BRINCK BRUM – Mestre em Ciências pela Universidade Federal de Pelotas (UFPel). Doutora em Ciências da Saúde pela Universidade Federal do Rio Grande (FURG).

CLAUDETE APARECIDA ARAÚJO CARDOSO – Mestre e Doutora em Ciências da Saúde pela Universidade Federal de Minas Gerais (UFMG). Pós-Doutora pela Divisão de Doenças Infecciosas da University of California, Berkeley – Estados Unidos. Professora-Associada de Pediatria da Universidade Federal Fluminense (UFF). Consultora do Ministério da Saúde (MS) na área de Tuberculose Pediátrica.

CLAUDIA CORTESE BARRETO – Doutora em Ciências (área de Microbiologia) pelo Instituto de Ciências Biomédicas da Universidade de São Paulo (USP).

CLÁUDIA LAMARCA VITRAL – Mestre e Doutora em Biologia Parasitária (Virologia) pela Fundação Oswaldo Cruz (Fiocruz). Professora Titular da Universidade Federal Fluminense (UFF).

CLAUDIO ESTEPO – Médico do Hospital Francisco Muñoz, Hepatopatias Infecciosas Unidad IV e Hospital General de Agudos Dr. Cosme Argerich – Buenos Aires, Argentina.

CLAUDIO SERGIO PANNUTI – Doutor em Ciências Médicas pela Universidade Estadual de Campinas (Unicamp). Doutor em Ciências Biológicas (Microbiologia) pela Universidade de São Paulo (USP). Pós-Doutor pela Universidade de Iowa – Estados Unidos. Livre-Docente pela Faculdade de Medicina da Universidade de São Paulo (FMUSP). Professor-Associado do Departamento de Moléstias Infecciosas e Parasitárias da FMUSP.

CLEMAX COUTO SANT'ANNA – Mestre em Tisiologia e Pneumologia e Doutora em Doenças Infecciosas e Parasitárias pela Universidade Federal do Rio de Janeiro (UFRJ). Membro do Comitê Técnico Assessor a Tuberculose do Ministério da Saúde (MS) e do Childhood Tuberculosis Sub Group da iniciativa StopTB da Organização Mundial da Saúde (OMS). Professora Titular de Pediatria da Faculdade de Medicina da UFRJ.

CRISTIANA M. TOSCANO – Médica Infectologista e Epidemiologista. Professora do Instituto de Patologia Tropical e Saúde Pública da Universidade Federal de Goiás (IPTSP/UFG). Especialista em Epidemiologia de Campo pelo Centers for Disease Control and Prevention (CDC) – Estados Unidos, e em Economia da Saúde pela Universidade de York – Reino Unido. Mestre em Doenças Infecciosas pela Universidade de São Paulo (USP). Doutora em Epidemiologia pela Universidade Federal do Rio Grande do Sul (UFRGS). Pós-Doutora em Avaliação de Tecnologias em Saúde pela UFRGS. Membro do Grupo Técnico Assessor para Vacinas (TAG) da Organização Pan-Americana da Saúde (Opas). Membro do Grupo de Trabalho de Vacinas para Covid-19 do Grupo Estratégico Internacional de Experts em Vacina e Vacinação (Sage) da Organização Mundial da Saúde (OMS). Representante Regional da Sociedade Brasileira de Imunizações (SBIm).

CRISTINA BARROSO HOFER – Mestre em Medicina (Doenças Infecciosas e Parasitárias) pela Universidade Federal do Rio de Janeiro (UFRJ). Doutora em Epidemiology pela University of Pittsburgh – Estados Unidos.

DANIEL CALICH LUZ – Médico Radiologista pelo Hospital Israelita Albert Einstein (HIAE) com Especialização em Imagem do Corpo (Tórax e Abdome).

DANIEL JAROVSKY – Mestrado em Ciências da Saúde pela Faculdade de Ciências Médicas da Santa Casa de São Paulo (FCMSCSP). Médico Assistente em Pediatria da Santa Casa de Misericórdia de São Paulo.

DANIELE MARIA PELISSARI – Mestre em Saúde Pública e Doutora em Epidemiologia pela Faculdade de Saúde Pública da Universidade de São Paulo (FSPUSP). Enfermeira do Programa Nacional do Controle da Tuberculose do Ministério da Saúde (MS).

DÉCIO DIAMENT – Mestre em Doenças Infecciosas e Parasitárias pela Universidade de São Paulo (USP). Doutor em Infectologia pela Universidade Federal de São Paulo (Unifesp). Médico Infectologista do Hospital Emílio Ribas.

DEMÓCRITO DE BARROS MIRANDA FILHO – Mestre em Medicina Tropical pela Universidade Federal de Pernambuco (UFPE). Doutorado e Livre-Docente em Doenças Infecciosas e Parasitárias pela Faculdade de Medicina da Universidade de São Paulo (FMUSP) e pela Universidade de Pernambuco (UPE). Pós-Doutor pela London School of Hygiene and Tropical Medicine/University of London – Inglaterra. Professor Adjunto da Faculdade de Ciências Médicas da UPE.

DENISE ARAKAKI-SANCHEZ – Mestre em Avaliação em Saúde pela Escola Nacional de Saúde Pública (ENSP). Diretora de Programas do International Center for Aids Care and Treatment Programs (ICAP) da Mailman School of Public Health, Columbia University – Estados Unidos. Coordenadora Geral de Vigilância de Doenças de Transmissão Respiratória de Condições Crônicas/SVS/Ministério da Saúde (MS).

DRAURIO BARREIRA – Médico Sanitarista Epidemiologista do Ministério da Saúde (MS). Member Senior Tuberculosis Advisor Unitaid – Genebra, Suíça.

EDER GATTI FERNANDES – Mestre em Saúde Coletiva pela Faculdade de Ciências Médicas da Santa Casa de São Paulo (FCMSCSP). Doutor em Saúde Coletiva pela Faculdade de Medicina da Universidade de São Paulo (FMUSP). Médico Infectologista no Instituto de Infectologia Emílio Ribas.

EDGAR DE BORTHOLI SANTOS – Mestre em Ciências pela Coordenação dos Institutos de Pesquisa da Secretaria de Estado da Saúde. Docente da Universidade Metropolitana de Santos (Unimes). Professor de Microbiologia da Unimes.

EDILBERT PELLEGRINI NAHN JUNIOR – Mestre em Dermatologia pela Universidade Federal Fluminense (UFF). Professor de Dermatologia da Faculdade de Medicina de Campos (FMC). Professor Assistente da Universidade Federal do Rio de Janeiro (UFRJ).

EDISON JOSÉ BOCCARDO – Médico Infectologista e Supervisor do Ambulatório do Instituto de Infectologia Emílio Ribas.

EDSON SANTOS FERREIRA FILHO – Médico Ginecologista do Serviço de Extensão ao Atendimento de Pacientes HIV/Aids da Divisão de Moléstias Infecciosas e Parasitárias (SEAP/DMIP) do Hospital das Clínicas da Faculdade de Medicina da Universidade de São Paulo (HC/FMUSP). Colaborador dos grupos de Ginecologia Endócrina e Planejamento Familiar da Divisão de Clínica Ginecológica do HC/FMUSP. Coordenador da Disciplina de Ginecologia da FMUSP.

EDUARDO ALEXANDRINO SERVOLO DE MEDEIROS – Mestre, Doutor e Livre-Docente em Infectologia pela Universidade Federal de São Paulo (Unifesp). Professor-Associado da Disciplina de Infectologia da Unifesp. Presidente da Comissão de Controle de Infecção Hospitalar (CCIH) do Hospital São Paulo da Escola Paulista de Medicina da Universidade Federal de São Paulo (HSP/EPM/Unifesp). Pesquisador do Conselho Nacional de Desenvolvimento Científico e Tecnológico (CNPq). Líder do Grupo de Pesquisa de Epidemiologia Hospitalar.

EDUARDO ALGRANTI – Doutor em Saúde Pública pela Universidade de São Paulo (USP). Chefe de Projeto, Pesquisador e Médico da Fundação Jorge Duprat Figueiredo de Segurança e Medicina do Trabalho (Fundacentro).

EDUARDO GOTUZZO – Médico Especialista em Doenças Infecciosas e Tropicais. Professor Titular da Universidad Peruana Cayetano Heredia (UPCH) – Peru.

EDUARDO PALANDRI – Médico Infectopediatra e Docente da Faculdade de Medicina de Jundiaí (FMJ).

EDUARDO SELLAN LOPES GONÇALES – Médico Assistente da Disciplina de Moléstias Infecciosas (Grupo de Estudos de Hepatites Virais) da Faculdade de Ciências Médicas da Universidade Estadual de Campinas (Unicamp).

EDVIGES MARISTELA PITUCO – Mestre em Patologia Bovina pela Faculdade de Medicina Veterinária e Zootecnia da Universidade de São Paulo (FMVZ/USP). Doutora em Medicina Veterinária pela Escola de Medicina Veterinária Hannover (TiHo) – Alemanha. Pesquisadora Científica do Instituto Biológico (IB). Conselheira na área de Diagnóstico Virológico do Centro Pan-Americano de Febre Aftosa (Panaftosa).

EITAN NAAMAN BEREZIN – Mestre e Doutor em Pediatria e Ciências Aplicadas à Pediatria pela Universidade Federal de São Paulo (Unifesp). Professor Titular da Faculdade de Ciências Médicas da Santa Casa de São Paulo (FCMSCSP).

ELIANA BATTAGGIA GUTIERREZ – Doutora em Patologia pela Faculdade de Medicina da Universidade de São Paulo (FMUSP). Cargo em comissão da Secretaria Municipal da Saúde de São Paulo.

ELIETE CALÓ ROMERO – Mestre e Doutora em Ciências Biológicas (Microbiologia) pela Universidade de São Paulo (USP).

ELIS REGINA DALLA COSTA – Mestre em Ciência e Tecnologia dos Alimentos pela Universidade Federal de Santa Maria (UFSM). Doutora em Clínica Médica pela Universidade Federal do Rio de Janeiro (UFRJ), com Doutorado Sanduíche no Royal Tropical Institute (KIT) – Holanda. Pós-Doutora pela Universidade Federal do Rio Grande do Sul (UFRGS) e pela University of California, Berkeley – Estados Unidos.

ELISANGELA COSTA DA SILVA – Doutora em Biologia Parasitária pela Fundação Oswaldo Cruz (Fiocruz). Pós-Doutora pelo Ludwig Institute for Cancer Research – Nova York, Estados Unidos. Professora-Associada da Universidade Estadual do Norte Fluminense Darci Ribeiro (UENF). Coordenadora da área de Pesquisa Básica e Translacional da Rede Brasileira de Pesquisa em Tuberculose (Rede TB).

ELISEU ALVES WALDMAN – Mestre em Doenças Infecciosas e Parasitárias pela Universidade de São Paulo (USP). Doutor em Saúde Pública pela USP. Pós-Doutor no Departamento de Epidemiologia da School of Public Health of the Johns Hopkins University – Baltimore, Estados Unidos. Professor Adjunto da Faculdade de Saúde Pública da Universidade de São Paulo (FSPUSP).

ELSA AIDA GAY DE PEREYRA – Doutora em Medicina (Obstetrícia e Ginecologia) pela Universidade de São Paulo (USP). Médica do Departamento de Obstetrícia e Ginecologia e Coordenadora do Ambulatório de Sexualidade Humana na Clínica de Ginecologia do Hospital das Clínicas da Faculdade de Medicina da Universidade de São Paulo (HC/FMUSP).

ELVIRA DEOLINDA RODRIGUES PEREIRA VELLOSO – Mestre, Doutora e Livre-Docente em Medicina (Hematologia) pela Universidade de São Paulo (USP). *Fellow* em Citogenética na Universidade Católica de Leven. Professora-Associada de Hematologia da USP.

EMERSON CARRARO – Mestre e Doutor em Infectologia pela Universidade Federal de São Paulo (Unifesp). Professor Adjunto da Universidade Estadual do Centro-Oeste (Unicentro).

ENIO MORI – Mestre e Doutor em Clínica Veterinária pela Universidade de São Paulo (USP). Pós-Doutor em Medicina Veterinária e em Medicina Veterinária Preventiva e Saúde Animal pela USP. Pesquisador Científico e responsável pela área de Virologia do Instituto Pasteur. Membro do Comitê Estadual de Vigilância e Controle da Raiva.

ÉRICO ANTÔNIO GOMES DE ARRUDA – Mestre em Infectologia pela Faculdade de Medicina da Universidade de São Paulo (FMUSP). Doutor em Ciências Médicas pela Universidade Federal do Ceará (UFC).

ÉRIKA FERRARI RAFAEL DA SILVA – Mestre e Doutora em Infectologia pela Universidade Federal de São Paulo (Unifesp). Pós-Doutora em Infectologia pelo Hospital Saint Louis – França. Médica Infectologista da Secretaria da Saúde de Barueri.

ERNESTO HOFER – Livre-Docente de Bacteriologia Médica pela Universidade Federal Fluminense (UFF) e de Higiene em Saúde Pública pela Universidade Federal Rural do Rio de Janeiro (UFRRJ). Pesquisador do Instituto Oswaldo Cruz (IOC/Fiocruz).

ESTER CERDEIRA SABINO – Doutora em Imunologia pela Universidade de São Paulo (USP). Professora Livre-Docente da USP. Professora-Associada do Departamento de Moléstias Infecciosas da Faculdade de Medicina da Universidade de São Paulo (FMUSP). Investigadora principal dos programas do NIH "Recipient Epidemiology and Donor Evaluation Study-IV Pediatric" e do "São Paulo-Minas Gerais Neglected Tropical Disease Research Center for Biomarker Discovery".

EVELYNE SANTANA GIRÃO – Mestre em Doenças Infecciosas e Parasitárias pela Faculdade de Medicina da Universidade de São Paulo (FMUSP). Médica Infectologista do Hospital Walter Cantídio da Universidade Federal do Ceará (UFC).

EXPEDITO JOSÉ DE ALBUQUERQUE LUNA – Mestre em Saúde Coletiva pela Universidade Estadual de Campinas (Unicamp). Doutor em Medicina Preventiva pela Universidade de São Paulo (USP). Docente do Departamento de Medicina Preventiva da Faculdade de Medicina da Universidade de São Paulo (FMUSP).

FABIANA CRISTINA PEREIRA DOS SANTOS – Mestre em Farmácia (Análises Clínicas) pela Universidade de São Paulo (USP). Doutora em Ciências pela Coordenadoria de Controle de Doenças da Secretaria de Estado da Saúde de São Paulo (CCD/SES/SP). Pesquisadora Científica IV no Instituto Adolfo Lutz (Setor de Riquétsias) (IAL).

FABRÍCIO RODRIGUES TORRES DE CARVALHO – Médico Infectologista do Hospital Israelita Albert Einstein (HIAE) e de Unidades de Terapia Intensiva do AC Camargo Cancer Center.

FERNANDA CARVALHO DE QUEIROZ MELLO – Doutora em Medicina pela Universidade Federal do Rio de Janeiro (UFRJ). Pós-Doutora pela Johns Hopkins University – Estados Unidos. Professora Titular de Tisiopneumologia da Faculdade de Medicina da UFRJ.

FERNANDA DE MELLO MALTA – Mestre em Fisiopatologia Experimental pela Faculdade de Medicina da Universidade de São Paulo (FMUSP). Doutora em Ciências em Gastroenterologia pela FMUSP.

FERNANDA DOCKHORN COSTA – Mestre em Medicina Tropical pela Universidade de Brasília (UnB). Consultora Técnica da Coordenação Geral de Vigilância das Doenças de Transmissão Respiratória de Condições Crônicas da Secretaria de Vigilância em Saúde do Ministério da Saúde (MS). Médica da Secretaria Estadual da Saúde do Distrito Federal.

FERNANDO BESSONE – Professor de Gastroenterologia da Facultad de Ciencias Médicas, Universidad Nacional de Rosario – Argentina.

FERNANDO BRANDÃO SERRA – Médico do Instituto de Infectologia Emílio Ribas.

FERNANDO LOPES GONÇALES JUNIOR – Doutor e Livre-Docente em Doenças Infecciosas e Parasitárias pela Faculdade de Ciências Médicas da Universidade Estadual de Campinas (Unicamp). Professor-Associado da Unicamp.

FLAVIO ALTERTHUM – Professor Titular Emérito da Faculdade de Medicina da Universidade de São Paulo (FMUSP) e da Faculdade de Medicina de Jundiaí (FMJ).

FRANCISCO DE P. PINHEIRO – Médico Virologista. Consultor da Organização Pan-Americana de Saúde (Opas).

FRANCISCO HIDEO AOKI – Doutor em Ciências Médicas pela Universidade Estadual de Campinas (Unicamp). Professor Adjunto do Departamento de Clínica Médica da Disciplina de Infectologia da Unicamp.

FRANCISCO IVANILDO DE OLIVEIRA JUNIOR – Mestre em Doenças Infecciosas e Parasitárias pela Faculdade de Medicina da Universidade São Paulo (FMUSP). Médico Infectologista do Instituto de Infectologia Emílio Ribas e do Hospital Infantil Sabará.

GERMANA TITONELI DOS SANTOS – Médica Radiologista do Hospital Alemão Oswaldo Cruz.

GIOVANNA GAVROS PALANDRI – Médica do Instituto da Criança do Hospital das Clínicas da Faculdade de Medicina da Universidade de São Paulo (HC/FMUSP).

GUILHERME HENRIQUE FURTADO – Doutor em Infectologia pela Universidade Federal de São Paulo (Unifesp). Médico do Hospital São Paulo da Escola Paulista de Medicina da Universidade Federal de São Paulo (HSP/EPM/Unifesp).

GUTEMBERG DE MELO ROCHA – Mestre em Pediatria e Doutor em Medicina pela Universidade de São Paulo (USP). Ouvidor do *Campus* da Faculdade de Medicina de Ribeirão Preto da Universidade de São Paulo (FMRP/USP).

HARETON TEIXEIRA VECHI – Médico Infectologista do Hospital Giselda Trigueiro e do Serviço de Controle de Infecção Hospitalar (SCIH) do Hospital do Coração de Natal. Docente da Escola Multicampi de Ciências Médicas da Universidade Federal do Rio Grande do Norte (UFRN).

HÉLIO RODRIGUES GOMES – Doutor em Medicina (Neurologia) pela Universidade de São Paulo (USP). Médico Pesquisador da USP.

HELIO SILVA SADER – Doutor em Infectologia pela Universidade Federal de São Paulo (Unifesp). Professor Afiliado da Unifesp.

HÉLIO VASCONCELLOS LOPES – Professor Titular aposentado de Infectologia da Faculdade de Medicina do ABC (FMABC). Docente da Universidade Metropolitana de Santos (Unimes).

HELOISA HELENA DE SOUSA MARQUES – Doutora em Medicina (Pediatria) pela Universidade de São Paulo (USP). Médica e responsável pela Unidade de Infectologia do Instituto da Criança do Hospital das Clínicas da Faculdade de Medicina da Universidade de São Paulo (ICr/HC/FMUSP).

HENRY MASUR – Médico Chefe do Departamento de Medicina Interna da Cornell University Medical College – Estados Unidos.

HEVERTON ZAMBRINI – Mestre em Medicina pela Universidade de São Paulo (USP). Médico Coordenador da Enfermaria de Infectologia e do Ambulatório de Lipodistrofia do Departamento de Infectologia do Hospital Heliópolis.

HUGO ALBERTO FAINBOIM – Chefe da Unidade de Hepatopatias Infecciosas do Hospital Francisco Muñoz, Unidad IV – Buenos Aires, Argentina.

HUGO CHEINQUER – Mestre e Doutor em Medicina pela Universidade Federal do Rio Grande do Sul (UFRGS). Professor Titular da UFRGS.

HUGO REIS RESQUE – Doutor em Ciências Biológicas (Microbiologia) pela Universidade de São Paulo (USP). Pós-Doutor no Laboratório de Virologia Comparada e Ambiental do Instituto Oswaldo Cruz (IOC/Fiocruz).

IARA MORENO LINHARES – Doutora em Obstetrícia e Ginecologia pela Faculdade de Medicina da Universidade de São Paulo (FMUSP). Pós-Doutora pela Cornell University – Estados Unidos. Livre-Docente pela FMUSP. Docente da Disciplina de Ginecologia do Departamento de Obstetrícia e Ginecologia da FMUSP.

IDALIA CURA ESQUIVEL – Médica Pediatra do Departamento de Pediatria do Hospital Universitário Dr. José E. Gonzáles da Universidad Autónoma de Nueva Leon – Monterrey, México.

IGOR THIAGO BORGES DE QUEIROZ E SILVA – Doutor em Doenças Infecciosas e Parasitárias pela Universidade de São Paulo (USP). Professor de Medicina da Universidade Potiguar (UnP) e da Universidade Federal do Rio Grande do Norte (UFRN). Médico Infectologista do Hospital Giselda Trigueiro.

INNEKE MARIE VAN DER HEIJDEN NATÁRIO – Mestre e Doutora em Doenças Infecciosas e Parasitárias pela Faculdade de Medicina da Universidade de São Paulo (FMUSP). Professora Auxiliar da Faculdade de Medicina do ABC (FMABC).

IRINEU LUIZ MAIA – Mestre em Ciências da Saúde pela Faculdade de Medicina de São José do Rio Preto (Famerp). Doutor em Medicina pela Universidade de São Paulo (USP). Professor Adjunto do Departamento de Doenças Dermatológicas, Infecciosas e Parasitárias da Famerp.

IVELISE MARIA MOREIRA – Mestre em Ciências pela Coordenação dos Institutos de Pesquisa da Secretaria de Estado da Saúde de São Paulo. Médica Infectologista do Ambulatório Didático e 5ª Unidade de Internação do Instituto de Infectologia Emílio Ribas.

JAIME SARAVÍA-GOMEZ – Professor de Infectologia da Universidade Nacional de Bogotá – Colômbia.

JAMES VENTURINI – Mestre e Doutor em Doenças Tropicais pela Universidade Estadual Paulista de Botucatu (Unesp-Botucatu). Pós-Doutor pela RWTH Aachen University – Alemanha. Professor Adjunto da Faculdade de Medicina da Universidade Federal de Mato Grosso do Sul (UFMS).

JANE MEGID – Mestre e Doutora em Epidemiologia Experimental Aplicada às Zoonoses pela Universidade de São Paulo (USP). Pós-Doutora pelo Instituto Gulbenkian de Ciências – Portugal, na área de Infecção e Imunidade. Pós-Doutora em Neuroimunologia Viral pelo Institut Pasteur de Paris – França. Professora Titular da Disciplina de Enfermidades Infecciosas dos Animais da Faculdade de Medicina Veterinária e Zootecnia da Universidade Estadual Paulista (Unesp).

JANNIFER OLIVEIRA CHIANG – Mestre em Neurociências e Biologia Celular pela Universidade Federal do Pará (UFPA). Doutora em Biologia de Agentes Infecciosos e Parasitários pela UFPA. Pós-Doutora pela University of Pittsburgh – EUA. Professora do Instituto Evandro Chagas (IEC).

JAQUELINE MENDES DE OLIVEIRA – Mestre e Doutora em Biologia Parasitária pelo Instituto Oswaldo Cruz (IOC/Fiocruz) com extensão (Probral – Capes/DAAD) no Institut für Virologie, Universitätsklinikun Essen – Alemanha. Tecnologista da Fundação Oswaldo Cruz (Fiocruz). Chefe do Laboratório de Desenvolvimento Tecnológico em Virologia do IOC/Fiocruz.

JAYME MURAHOVSCHI – Doutor em Pediatria pela Faculdade de Medicina da Universidade de São Paulo (FMUSP). Livre-Docente em Pediatria pela Escola Paulista de Medicina da Universidade Federal de São Paulo (EPM/Unifesp).

JESSYLENE DE ALMEIDA FERREIRA – Mestre e Doutora em Doenças Tropicais pela Universidade Federal do Pará (UFPA).

JOANA D'ARC PEREIRA MASCARENHAS – Mestre em Biologia Celular e Molecular na área de Virologia pela Fundação Oswaldo Cruz (Fiocruz). Doutora em Biologia Parasitária (área de concentração: Genética e Bioquímica) pela Fiocruz.

JOÃO RENATO REBELLO PINHO – Doutor em Ciências Biológicas (Bioquímica) pela Universidade de São Paulo (USP). Professor Livre-Docente em Gastroenterologia pela Faculdade de Medicina da Universidade de São Paulo (FMUSP).

JORGE FERNANDO SOARES TRAVASSOS DA ROSA – Doutor em Virologia pelo Instituto Evandro Chagas (IEC). Especialista em Virologia (Arbovírus) pela Universidade de Yale – Estados Unidos, e em Técnicas Avançadas em Arbovirologia pelo Laboratório de San Juan – Puerto Rico. Pesquisador no Centro de Inovações Tecnológicas do IEC.

JORGE FIGUEIREDO SENISE – Doutor em Infectologia pela Universidade Federal de São Paulo (Unifesp). Médico Infectologista da Unifesp.

JORGE LUIZ DA ROCHA – Mestre em Medicina Interna pela Universidade Federal do Rio de Janeiro (UFRJ). Médico Tisiologista do Centro de Referência Professor Hélio Fraga da Escola Nacional de Saúde Pública/Fundação Oswaldo Cruz (CRPHF/ENSP/Fiocruz).

JORGE SIMÃO DO ROSÁRIO CASSEB – Mestre em Alergia e Imunopatologia pela Universidade de São Paulo (USP). Doutor em Patologia pela USP. Professor Livre-Docente pela Universidade Federal de São Paulo (Unifesp) e pela USP. Professor-Associado do Instituto de Medicina Tropical da USP.

JOSÉ CARLOS BINA DE ARAÚJO – Mestre e Doutor em Medicina pela Universidade Federal da Bahia (UFBA).

JOSÉ ELEUTÉRIO JUNIOR – Mestre em Patologia pela Universidade Federal do Ceará (UFC). Doutor em Tocoginecologia pela Faculdade de Ciências Médicas da Universidade Estadual de Campinas (Unicamp). Professor-Associado da Disciplina de Ginecologia do Departamento de Saúde da Mulher, da Criança e do Adolescente da UFC.

JOSÉ ERNESTO VIDAL BERMÚDEZ – Doutor em Ciências pela Coordenadoria de Controle de Doenças. Médico Infectologista do Serviço de Neurologia do Instituto de Infectologia Emílio Ribas e do Hospital das Clínicas da Faculdade de Medicina da Universidade de São Paulo (HC/FMUSP). Pesquisador do Instituto de Medicina Tropical de São Paulo da Universidade de São Paulo (USP).

JOSÉ HUGO DE LINS PESSOA – Doutor em Medicina (Pediatria) pela Faculdade de Ciências Médicas da Santa Casa de São Paulo (FCMSCSP). Professor Emérito da Faculdade de Medicina de Jundiaí (FMJ).

JOSÉ LUIS DA SILVEIRA BALDY – Professor Titular aposentado da Disciplina de Doenças Transmissíveis do Departamento de Clínica Médica do Centro de Ciências da Saúde da Universidade Estadual de Londrina (UEL). Doutor em Medicina Tropical pela Universidade Federal de Minas Gerais (UFMG).

JOSE ROBERTO LAPA E SILVA – Mestre em Pneumologia e Tisiologia pela Universidade Federal do Rio de Janeiro (UFRJ). Doutor em Imunopatologia Pulmonar pelo National Heart and Lung Institute/ Imperial College London – Londres, Inglaterra. Professor Titular de Pneumologia da Faculdade de Medicina da UFRJ. Professor Adjunto de Imunologia em Medicina (Professor Titular Honorário) no Weill Medical College, Cornell University – Nova York, Estados Unidos.

JOSUÉ NAZARENO DE LIMA – Doutor em Ciências Médicas pela Universidade Estadual de Campinas (Unicamp). Médico Infectologista da Unicamp.

JUAN MIGUEL VILLALOBOS-SALCEDO – Mestre em Medicina Tropical pela Universidade de Brasília (UnB). Doutor em Ciências (Biologia da Relação Patógeno-Hospedeiro) pela Universidade de São Paulo (USP). Professor Adjunto da Universidade Federal de Rondônia (UNIR). Pesquisador da Fundação Oswaldo Cruz (Fiocruz).

JULIANA YAMASHIRO – Mestre em Doenças Infecciosas e Parasitárias pela Faculdade de Medicina da Universidade de São Paulo (FMUSP). Médica Assistente da Divisão de Clínica de Moléstias Infecciosas e Parasitárias do Hospital das Clínicas da Faculdade de Medicina da Universidade de São Paulo (HC/FMUSP).

JÚLIO CÉSAR AUGUSTO POMPEI − Médico Veterinário. Membro do Centro Pan-Americano de Febre Aftosa (Panaftosa). Consultor da Organização Pan-Americana da Saúde (Opas) e da Organização Mundial da Saúde (OMS).

JULIO HENRIQUE CRODA − Doutor em Patologia pela Universidade de São Paulo (USP). Professor-Associado da Universidade Federal de Mato Grosso do Sul (UFMS) e da Yale School of Public Health − Connecticut, Estados Unidos.

JUVENCIO JOSÉ DUAILIBE FURTADO − Professor de Infectologia da Faculdade de Medicina do Centro Universitário Saúde ABC-SP (CEUS-ABC). Chefe do Departamento de Infectologia do Hospital Heliópolis.

KARLA CARBONARI − Mestre em Medicina Preventiva e Social pela Universidade Estadual de Campinas (Unicamp).

KLEBER DIAS DO PRADO − Mestre em Ciências pela Coordenadoria de Controle de Doenças. Médico Infectologista do Instituto de Infectologia Emílio Ribas e do Hospital Heliópolis.

KLEBER GIOVANNI LUZ − Doutor em Doenças Infecciosas e Parasitárias pela Universidade de São Paulo (USP). Mestre em Pediatria e Ciências Aplicadas à Pediatria pela Universidade Federal de São Paulo (Unifesp). Professor-Associado da Universidade Federal do Rio Grande do Norte (UFRN). Consultor da Organização Pan-Americana da Saúde (Opas) para Arboviroses.

LAURO VIEIRA PERDIGÃO NETO − Mestre em Microbiologia Médica pela Universidade Federal do Ceará (UFC). Doutor em Doenças Infecciosas e Parasitárias pela Universidade de São Paulo (USP).

LEANDRO LUCATTO − Doutor em Radiologia pela Universidade de São Paulo (USP). Livre--Docente pelo Departamento de Radiologia e Oncologia da Faculdade de Medicina da Universidade de São Paulo (FMUSP).

LEILA CARVALHO CAMPOS − Doutora em Microbiologia e Imunologia pela Universidade Federal de São Paulo (Unifesp). Pós-Doutora pela Universidade de São Paulo (USP). Pesquisadora em Saúde Pública da Fundação Oswaldo Cruz (Fiocruz).

LEONARDO WEISSMANN − Mestre em Doenças Infecciosas e Parasitárias pela Universidade de São Paulo (USP). Médico do Instituto de Infectologia Emílio Ribas.

LEONTINA DA CONCEIÇÃO MARGARIDO − Doutora em Dermatologia pela Faculdade de Medicina da Universidade de São Paulo (FMUSP). Doutora Assistente do Departamento de Dermatologia do Hospital das Clínicas da Faculdade de Medicina da Universidade de São Paulo (HC/FMUSP).

LILIAN MITIKO OUKI − Médica Infectologista do Instituto de Infectologia Emílio Ribas.

LINDA MUÑOZ ESPINOSA − Médica da Unidade de Fígado do Departamento de Medicina Interna do Hospital Dr. José E. Gonzáles da Universidad Autónoma de Nueva Lón − Monterrey, México.

LÍVIA CARÍCIO MARTINS − Doutora em Biologia de Agentes Infecciosos e Parasitários pela Universidade Federal do Pará (UFPA). Mestre em Ciências Biológicas pela UFPA. Pesquisadora Chefe da Seção de Arbovirologia e Febres Hemorrágicas do Instituto Evandro Chagas (IEC).

LORY G. RUBIN − Chefe da Divisão de Infectologia Pediátrica do Hospital Universitário North Shore − Estados Unidos. Professor da Escola de Medicina de Northwell − Estados Unidos.

LUANA DA SILVA SOARES FARIAS − Mestre e Doutora em Doenças Tropicais pela Universidade Federal do Pará (UFPA). Pesquisadora Assistente do Instituto Evandro Chagas (IEC).

LUANA SOARES BARBAGELATA − Mestre e Doutora em Patologia das Doenças Tropicais pelo Núcleo de Medicina Tropical da Universidade Federal do Pará (UFPA).

LUCILAINE FERRAZOLI − Doutora em Ciências (Microbiologia) pela Universidade de São Paulo (USP). Pesquisadora Científica do Instituto Adolfo Lutz (IAL). Membro do Global Laboratory Initiative da Organização Mundial da Saúde (GLI/OMS).

LUÍS DOS RAMOS MACHADO – Doutor em Neurologia pela Universidade de São Paulo (USP). Mestre em Neurologia pela USP. Professor Assistente Doutor do Departamento de Neurologia da Faculdade de Medicina da Universidade de São Paulo (FMUSP).

LUIS FERNANDO PRACCHIA – Mestre em Medicina (Onco-Hematologia) pela Universidade de São Paulo (USP). Médico Coordenador da Área Técnica de Oncologia da Secretaria Municipal da Saúde de São Paulo (SMS-SP).

LUIZ TADEU MORAES FIGUEIREDO – Mestre e Doutor em Medicina (Clínica Médica) pela Universidade de São Paulo (USP). Pós-Doutor pela Universidade de Yale – Estados Unidos, e pela Universidade de Nagasaki – Japão. Professor Titular de Doenças Infecciosas e Tropicais e Coordenador do Centro de Pesquisa em Virologia na Faculdade de Medicina de Ribeirão Preto da Universidade de São Paulo (FMRP/USP).

LUIZA HELENA FALLEIROS RODRIGUES CARVALHO – Doutora em Pediatria e Ciências Aplicadas à Medicina pela Universidade Federal de São Paulo (Unifesp). Professora de Pediatria da Faculdade de Medicina da Universidade Metropolitana de Santos (Unimes).

LUIZA KEIKO MATSUKA OYAFUSO – Mestre em Morfologia e Doutora em Dermatologia pela Universidade Federal de São Paulo (Unifesp). Professora-Assistente da Fundação Universitária do ABC (FUABC). Médica Dermatologista e Sanitarista Coordenadora do Grupo de Dermatologia do Instituto de Infectologia Emílio Ribas.

LYGIA BUSCH IVERSSON – Médica. Professora Emérita de Epidemiologia da Faculdade de Saúde Pública da Universidade de São Paulo (FSPUSP).

MAGDA LAHORGUE NUNES – Doutora em Neurociências pela Universidade Estadual de Campinas (Unicamp). Pós-Doutora em Neurociências pelo Albert Einstein College of Medicine – Nova York, Estados Unidos. Professora Titular da Faculdade de Medicina da Pontifícia Universidade Católica do Rio Grande do Sul (PUC-RS). Coordenadora Acadêmica do Instituto do Cérebro do Rio Grande do Sul (InsCer-RS). Médica Neurologista do Serviço de Neurologia do Hospital São Lucas da PUC-RS.

MARCELO BAHIA LABRUNA – Mestre em Medicina Veterinária pela Universidade Federal de Minas Gerais (UFMG). Doutor em Epidemiologia Experimental Aplicada às Zoonoses pela Universidade de São Paulo (USP). Professor Titular da USP.

MARCELO CORDEIRO DOS SANTOS – Mestre e Doutor em Medicina Tropical pela Universidade Estadual do Amazonas (UEA). Coordenador Adjunto da área de Pesquisa Clínica da Rede Brasileira de Pesquisas em Tuberculose (Rede-TB).

MARCELO GENOFRE VALLADA – Mestre e Doutor em Pediatria pela Faculdade de Medicina da Universidade de São Paulo (USP). Médico responsável pela Unidade de Vacinas e Imunobiológicos Especiais do Instituto da Criança do Hospital das Clínicas da Faculdade de Medicina da Universidade de São Paulo (ICr/HC/FMUSP).

MARCELO SIMÃO FERREIRA – Livre-Docente em Doenças Infecciosas pela Universidade do Estado do Rio de Janeiro (UERJ). Professor Titular de Infectologia e Chefe do Serviço de Infectologia da Universidade de Uberlândia (UFU). Chefe do Serviço de Moléstias Infecciosas e Parasitárias da UFU.

MARCIA DE SOUZA MORAES – Doutora em Enfermagem pela Universidade Federal de São Paulo (Unifesp). Membro da Equipe Técnica e Enfermeira da Coordenadoria de Controle de Doenças da Secretaria de Estado da Saúde do Estado de São Paulo (SES-SP).

MARCIA REGINA FRANZOLIN – Mestre em Ciências (Parasitologia) e Doutora em Microbiologia pelo Instituto de Ciências Biomédicas da Universidade de São Paulo (USP). Pesquisadora do Instituto Butantan.

MÁRCIA TEIXEIRA GARCIA – Doutora em Clínica Médica pela Universidade Estadual de Campinas (Unicamp). Médica Infectologista e Coordenadora do Núcleo de Vigilância Epidemiológica da Unicamp. Docente da Faculdade de Medicina São Leopoldo Mandic de Campinas (SLMandic).

MÁRCIO ROBERTO NUNES BRASIL – Pesquisador do Instituto Evandro Chagas da Fiocruz (IEC/Fiocruz).

MARGARETH DA EIRA – Mestre e Doutora em Ciências Médicas pela Universidade de São Paulo (USP). Consultora *ad hoc* da Fundação de Amparo à Ciência e Tecnologia do Estado de Pernambuco (Facepe). Médica Infectologista do Instituto de Infectologia Emílio Ribas.

MARGARETH MARIA PRETTI DALCOLMO – Doutora em Pneumologia pela Universidade Federal de São Paulo (Unifesp). Membro do Comitê Assessor em Tuberculose do Ministério da Saúde (MS). Membro do Steering Committee do grupo denominado RESIST TB, da Boston Medical School – Estados Unidos, e do Regional Advisory Committee do Banco Mundial para projetos de saúde na África Subsaariana em Tuberculose e Doenças Respiratórias Ocupacionais. Médica Pesquisadora do Centro de Referência Professor Hélio Fraga da Fundação Oswaldo Cruz (CRPHF/Fiocruz).

MARIA APARECIDA TELLES GUERRA – Mestre em Medicina pela Faculdade de Medicina da Universidade de São Paulo (FMUSP). Doutora em Saúde Pública pela Faculdade de Saúde Pública da Universidade de São Paulo (FSPUSP). Chefe da Seção de Pesquisa e Trabalhos Científicos do Instituto de Infectologia Emílio Ribas.

MARIA BERNADETE DE PAULA EDUARDO – Mestre e Doutora em Medicina Preventiva pela Universidade de São Paulo (USP). Médica Sanitarista da Secretaria de Estado da Saúde de São Paulo (SES-SP). Diretora Técnica da Divisão de Doenças de Transmissão Hídrica e Alimentar do Centro de Vigilância Epidemiológica da SES-SP.

MARIA CÉLIA CERVI – Mestre e Doutora em Saúde da Criança e do Adolescente pela Universidade de São Paulo (USP). Professora Doutora da Faculdade de Medicina de Ribeirão Preto da Universidade de São Paulo (FMRP/USP).

MARIA CLEONICE AGUIAR JUSTINO – Mestre em Doenças Tropicais pelo Núcleo de Medicina Tropical da Universidade Federal do Pará (UFPA). Doutora em Pesquisa Clínica em Doenças Infecciosas pela Fundação Oswaldo Cruz (Fiocruz). Professora Adjunta da UFPA.

MARIA DE FÁTIMA PESSOA MILITÃO DE ALBUQUERQUE – Mestre em Medicina Tropical pela Universidade Federal de Pernambuco (UFPE). Doutora pela Escola Nacional de Saúde Pública/Fundação Oswaldo Cruz (Fiocruz). Pós-Doutora com bolsa do British Council, na London School of Hygiene and Tropical Medicine (LSHTM) – Inglaterra. Pesquisadora Titular do Centro de Pesquisas Aggeu Magalhães da Fundação Oswaldo Cruz (CPqAM/Fiocruz). Professora-Associada aposentada da UFPE. Consultora do Ministério da Saúde (MS).

MARIA DE LURDES SANTOS – Professora-Associada da Faculdade de Medicina da Universidade do Porto – Portugal. Chefe de Serviço do Serviço de Doenças Infecciosas do Hospital de São João – Porto – Portugal. Titular pela Ordem dos Médicos da especialidade de Doenças Infecciosas e da subespecialidade de Medicina Intensiva.

MARIA HELENA PEREIRA FRANCO – Mestre e Doutora em Psicologia Clínica pela Pontifícia Universidade Católica de São Paulo (PUC-SP). Pós-Doutora pela University of London (London School of Hygiene and Tropical Medicine) e na University College London (Departamento de Psiquiatria) – Londres, Inglaterra. Professora Titular da PUC-SP.

MARIA LUCIA ROSA ROSSETTI – Mestre e Doutora em Ciências Biológicas (Bioquímica) pela Universidade Federal do Rio Grande do Sul (UFRGS) com Doutorado Sanduíche no National Institute of Public Health and the Environment – Bilthoven, Países Baixos. Pós-Doutora pela Università degli Studi di Firenze – Itália. Professora e Pesquisadora da Universidade Luterana do Brasil (ULBRA).

MARIA LUIZA MORETTI – Mestre em Ciências Médicas, Doutora em Medicina Interna e Livre-Docente pela Universidade Estadual de Campinas (Unicamp). Professora Titular da Faculdade de Ciências Médicas da Unicamp.

MARIA PATELLI JULIANI SOUZA LIMA – Mestre e Doutora em Clínica Médica pela Universidade Estadual de Campinas (Unicamp). Professora Titular da Pontifícia Universidade Católica de Campinas (PUC-Campinas).

MARIA SILVIA BIAGIONI SANTOS – Médica do Centro de Referência e Treinamento DST/AIDS do Estado de São Paulo e do Instituto de Infectologia Emílio Ribas.

MARIANA PINHEIRO ALVES VASCONCELOS – Mestre em Doenças Infecciosas e Parasitárias pela Universidade de São Paulo (USP). Médica Infectologista do Centro de Medicina Tropical de Rondônia (Cemetron). *Clinical Fellow* na Unidade de Hepatologia do Hospital de Santa Maria – Lisboa, Portugal, e Hepatites Virais no Royal Free Hospital – Londres, Inglaterra. Professora do Centro Universitário São Lucas.

MARIÂNGELA RIBEIRO RESENDE – Mestre e Doutora em Clínica Médica pela Universidade Estadual de Campinas (Unicamp). Pós-Doutora em Infecções em Transplantes pela University of Toronto – Canadá. Livre-Docente em Infectologia pela Unicamp. Professora-Associada do Departamento de Clínica Médica da Unicamp.

MARINA ROVANI DRUMMOND – Mestre em Clínica Médica pela Universidade Estadual de Campinas (Unicamp). Doutora em Ciências Médicas pela Unicamp.

MARINELLA DELLA NEGRA – Mestre em Medicina (Gastroenterologia) pelo Instituto Brasileiro de Estudos e Pesquisas de Gastroenterologia (IBEPEGE). Doutora em Ciências da Saúde pela Faculdade de Ciências Médicas da Santa Casa de São Paulo (FCMSCSP). Supervisora da Equipe Técnica do Instituto de Infectologia Emílio Ribas. Professora Adjunta da FCMSCSP.

MARIO PERIBANEZ GONZALEZ – Doutor em Ciências em Gastroenterologia pela Universidade de São Paulo (USP). *Fellow* em Medicina Integrativa pela University of Arizona – Estados Unidos. Médico Infectologista do Instituto de Infectologia Emílio Ribas.

MARISE SOBREIRA BEZERRA DA SILVA – Doutora em Ciências Biológicas pela Universidade Federal de Pernambuco (UFPE). Pesquisadora em Saúde Pública do Centro de Pesquisas Aggeu Magalhães da Fundação Oswaldo Cruz (CPqAM/Fiocruz).

MARLI TENÓRIO CORDEIRO – Mestre em Biotecnologia pela University of Kent at Canterbury – Inglaterra. Doutora em Saúde Pública pelo Centro de Pesquisas Aggeu Magalhães da Fundação Oswaldo Cruz (CPqAM/Fiocruz).

MARTA HELOÍSA LOPES – Doutora em Doenças Infecciosas e Parasitárias pela Faculdade de Medicina da Universidade de São Paulo (FMUSP). Professora do Departamento de Moléstias Infecciosas e Parasitárias da FMUSP.

MARTIN PADILLA MACHACA – Gastroenterólogo/Hepatólogo do Hospital Nacional Guilhermo Almenara Irigoyen (EsSalud) – Lima, Peru.

MAURA SALAROLI DE OLIVEIRA – Doutora em Doenças Infecciosas e Parasitárias pela Faculdade de Medicina da Universidade de São Paulo (FMUSP). Médica do Grupo de Controle de Infecção Hospitalar do Hospital das Clínicas da Faculdade de Medicina da Universidade de São Paulo (HC/FMUSP).

MAURÍCIO BARRETO – Doutor em Epidemiologia pela University of London – Inglaterra. Professor Titular aposentado em Epidemiologia do Instituto de Saúde Coletiva e Professor Permanente do Programa de Pós-Graduação da Universidade Federal da Bahia (UFBA). Pesquisador da Fundação Oswaldo Cruz (Fiocruz).

MAURO ROMERO LEAL PASSOS – Mestre em Medicina Ginecologia e Doutor em Ciências (Microbiologia) pela Universidade Federal do Rio de Janeiro (UFRJ). Professor Titular, Chefe do Setor de DST do Departamento de Microbiologia e Parasitologia da Universidade Federal Fluminense (UFF).

MILAGROS DÁVALOS MOSCO – Gastroenteróloga-Hepatóloga do Hospital Nacional Edgardo Rebagliati Martins (EsSalud) – Peru. Professora de Gastroenterologia da Faculdad de Medicina Humana da Universidad San Martin de Porres – Peru.

MIRLEIDE CORDEIRO DOS SANTOS – Mestre em Patologia das Doenças Tropicais pela Universidade Federal do Pará (UFPA). Chefe do Laboratório de Vírus Respiratórios do Instituto Evandro Chagas (IEC).

MITIKA KURIBAYASHI HAGIWARA – Doutora em Saúde Pública pela Universidade de São Paulo (USP). Professora Titular aposentada do Departamento de Clínica Médica da Faculdade de Medicina Veterinária e Zootecnia da Universidade de São Paulo (FMVZ/USP).

MURILLO SANTUCCI CESAR DE ASSUNÇÃO – Mestre em Cirurgia e Experimentação e Doutor em Medicina Translacional pela Universidade Federal de São Paulo (Unifesp).

NATALIA MOTTA DE ARAÚJO – Mestre em Biologia Parasitária e Doutora em Biologia Celular e Molecular pela Fundação Oswaldo Cruz (Fiocruz), com bolsa de Doutorado Sanduíche Capes, realizado no INSERM – Lyon, França. Tecnologista em Saúde Pública no Laboratório de Virologia Molecular da Fiocruz.

NEIVA SELLAN LOPES GONÇALES – Mestre em Biologia (Fisiologia e Biofísica), Doutora em Ciências Médicas e Pós-Doutora em Biologia Molecular em Virologia pela Universidade Estadual de Campinas (Unicamp). Biomédica responsável pelo Laboratório de Sorologia do Hemocentro da Unicamp. Pesquisadora do Laboratório do Grupo de Estudos de Hepatites Virais da Faculdade de Ciências Médicas da Unicamp.

NEWTON SÉRGIO DE CARVALHO – Mestre pela Universidade Estadual Paulista (Unesp). Doutor em Medicina (Clínica Cirúrgica) pela Universidade Federal do Paraná (UFPR). Professor Titular da área de Ginecologia da UFPR.

NILMA CINTRA LEAL – Mestre em Biofísica e Doutora em Ciências Biológicas pela Universidade Federal de Pernambuco (UFPE). Pesquisadora em Saúde Pública do Centro de Pesquisas Aggeu Magalhães da Fundação Oswaldo Cruz (CPqAM/Fiocruz).

NORMA DE PAULA CAVALHEIRO – Mestre em Ciências (Fisiopatologia Experimental) e Doutora em Doenças Infecciosas e Parasitárias pela Faculdade de Medicina da Universidade de São Paulo (FMUSP). Pesquisadora aposentada do Departamento de Moléstias Infecciosas e Parasitárias do Hospital das Clínicas da Faculdade de Medicina da Universidade de São Paulo (HC/FMUSP).

NORMA HELEN MEDINA – Mestre em Ciências da Saúde pela Johns Hopkins University – Estados Unidos. Doutora em Medicina (Oftalmologia) pela Universidade Federal de São Paulo (Unifesp).

ORLANDO JORGE GOMES DA CONCEIÇÃO – Mestre em Infectologia pelo Instituto Emílio Ribas. Doutor em Infectologia pela Coordenadoria de Controle de Doenças da Secretaria de Estado da Saúde do Estado de São Paulo (CCD/SES-SP). Médico Infectologista dos Hospitais da Rede D'Or/São Luiz.

PAOLA ROSSA – Médica Pediatra Especialista em Infectologia Pediátrica e Dor – Cuidados Paliativos.

PATRÍCIA BARTHOLOMAY DE OLIVEIRA – Mestre em Biotecnologia pela University of Kent at Canterbury – Inglaterra. Doutora em Epidemiologia pela Universidade de Brasília (UnB). Consultora Técnica do Programa Nacional de Controle da Tuberculose do Ministério da Saúde (PNCT/MS).

PAULA CORDERO PÉREZ – Medica de la Unidad de Hígado, Departamento de Medicina Interna, Hospital Universitario Dr. José E. Gonzáles, Universidad Autónoma de Nueva León – Monterrey, México.

PAULA VIEIRA DE VINCENZI GAIOLLA – Médica Pediatra, especializada em Cardiopatias Congênitas e Ecocardiografia Pediátrica. Coordenadora do Grupo de Cuidados Paliativos da Criança Cardiopata do Instituto do Coração do Hospital das Clínicas da Faculdade de Medicina da Universidade de São Paulo (InCor/HC/FMUSP).

PAULO ABRÃO FERREIRA – Mestre e Doutor em Ciências da Saúde (Infectologia) pela Universidade Federal de São Paulo (Unifesp). Coordenador do Ambulatório de HIV e Hepatites Virais da Hospital São Paulo da Escola Paulista de Medicina da Universidade Federal de São Paulo (HSP/EPM/Unifesp). Professor Adjunto da Disciplina de Infectologia da Unifesp.

PAULO ALBUQUERQUE DA COSTA – Mestre em Medicina (Pneumologia) pela Universidade Federal Fluminense (UFF). Doutor em Clínica Médica pela Universidade Federal do Rio de Janeiro (UFRJ). Médico Pneumologista da UFRJ.

PAULO AUGUSTO DE ARRUDA MELLO – Mestre e Doutor em Medicina (Oftalmologia) pela Universidade Federal de São Paulo (Unifesp). Professor Titular do Departamento de Oftalmologia da Unifesp.

PAULO CESAR GIRALDO – Doutor em Medicina pela Universidade Estadual de Campinas (Unicamp). Professor Titular do Departamento de Tocoginecologia da Unicamp.

PAULO EDUARDO NEVES F. VELHO – Doutor em Clínica Médica pela Universidade Estadual de Campinas (Unicamp). Professor Livre-Docente da Disciplina de Dermatologia do Departamento de Clínica Médica da Unicamp.

PAULO HENRIQUE BRAZ-SILVA – Mestre e Doutor em Odontologia (Patologia Bucal) pela Universidade de São Paulo (USP). Professor Doutor da Disciplina de Patologia Geral do Departamento de Estomatologia da Faculdade de Odontologia da Universidade de São Paulo (FO/USP).

PEDRO EDUARDO ALMEIDA DA SILVA – Mestre em Microbiologia e Doutor em Microbiologia Molecular pela Universidad de Zaragoza – Espanha. Pós-Doutor no Instituto de Medicina Tropical – Antuérpia, Bélgica, e pela Universidade of Central Florida – Estados Unidos. Professor Titular de Microbiologia Médica da Faculdade de Medicina da Universidade Federal do Rio Grande (FURG).

PEDRO FERNANDO DA COSTA VASCONCELOS – Doutor em Medicina e Saúde pela Universidade Federal da Bahia (UFBA). Pós-Doutor pela University of Texas Medical Branch – Galveston, Estados Unidos. *Fellow* (Membro Honorário Internacional) da American Society of Tropical Medicine and Hygiene. Médico do Instituto Evandro Chagas (IEC). Coordenador do Laboratório de Referência Nacional de Dengue, Febre Amarela, Chikungunya. Membro do Comitê de Arboviroses da Organização Mundial da Saúde (OMS). Professor Adjunto de Patologia Geral da Universidade do Estado do Pará (UEPA).

PRISCILA FERREIRA DINIZ – Docente da Disciplina de Reumatologia e de Propedêutica Médica da Universidade Metropolitana de Santos (Unimes).

QUI-LIM CHOO – PhD. Pesquisador da Chiron Co. – Emeryville, Califórnia, Estados Unidos.

RAFAEL GALLIEZ – Mestre em Saúde Coletiva pela Universidade Federal do Rio de Janeiro (UFRJ). Doutor em Clínica Médica pela Faculdade de Medicina da UFRJ. Professor Adjunto de Doenças Infecto e Parasitárias da Faculdade de Medicina da UFRJ.

RAFAELA BARONI AURÍLIO – Médica Pediatra Pneumologista e Tisiologista.

RAIMUNDA DO SOCORRO DA SILVA AZEVEDO – Mestre em Biologia de Agentes Infecciosos e Parasitários pela Universidade Federal do Pará (UFPA). Doutora em Virologia pelo Instituto Evandro Chagas (IEC).

RAYMUNDO PARANÁ FERREIRA FILHO – Mestre e Doutor em Medicina e Saúde pela Universidade Federal da Bahia (UFBA). Livre-Docente em Hepatologia pela UFBA. Professor Titular da UFBA.

RENATO DE ÁVILA KFOURI – Pediatra Infectologista. Mestre em Ciências da Saúde pela Universidade Federal de São Paulo (Unifesp). Presidente do Departamento de Imunizações da Sociedade Brasileira de Pediatria (SBP). Diretor da Sociedade Brasileira de Imunizações (SBIm).

RENATO DE SOUZA BRAVO – Mestre e Doutor em Medicina pela Universidade Federal do Rio de Janeiro (UFRJ). Professor Titular do Departamento Materno-Infantil na área de Ginecologia da Faculdade de Medicina da Universidade Federal Fluminense (UFF).

RENATO EUGÊNIO MACCHIONE – Mestre em Ciências da Saúde pela Faculdade de Medicina de São José do Rio Preto (Famerp). Professor do Curso de Medicina das Faculdades Integradas Padre Albino (Fipa – antiga Faculdade de Medicina de Catanduva – Fameca).

RENATO SATOVSCHI GRINBAUM – Mestre e Doutor em Clínica Médica pela Universidade Federal de São Paulo (Unifesp). Professor da Universidade Cidade de São Paulo (Unicid).

RICARDO ARRAES DE ALENCAR XIMENES – Mestre em Medicina Tropical pela Universidade Federal de Pernambuco (UFPE). Doutor em Epidemiologia (PhD) pela London School of Hygiene & Tropical Medicine – Grã-Bretanha. Professor Titular da UFPE e Professor-Associado da Universidade de Pernambuco (UPE).

RICARDO DE SOUZA CAVALCANTE – Doutor em Doenças Tropicais pela Faculdade de Medicina de Botucatu da Universidade Estadual Paulista (Unesp/FMB). Membro da Comissão de Controle de Infecções Associadas à Atenção à Saúde do Hospital das Clínicas da Unesp/FMB.

RICARDO EDÉSIO AMORIM SANTOS DINIZ – Mestre em Reumatologia pela Universidade de São Paulo (USP). Doutor em Medicina pela Universidade Federal de São Paulo (Unifesp). Diretor e Professor Titular de Clínica Médica e Reumatologia da Universidade Metropolitana de Santos (Unimes).

RICARDO MINKOVES – Mestrado em Infectologia pela Universidade Federal de São Paulo (Unifesp). Professor de Moléstias Infecciosas da Universidade Santo Amaro (Unisa).

RINALDO PONCIO MENDES – Professor Titular da Disciplina de Moléstias Infecciosas e Parasitárias da Faculdade de Medicina de Botucatu da Universidade Estadual Paulista (Unesp/FMB). Doutor em Farmacologia e Livre-Docente em Doenças Infecciosas e Parasitárias pela UNESP/FMB. Professor Visitante da Faculdade de Medicina da Universidade Federal de Mato Grosso do Sul (UFMS).

RITA CATARINA MEDEIROS SOUSA – Mestre e Doutora em Virologia pela Universidade Paris 7, Institut Pasteur – Paris, França. Professor-Associado II da Universidade Federal do Pará (UFPA).

ROBERTA FIGUEIREDO CAVALIN – Mestre em Saúde Pública pela Faculdade de Saúde Pública da Universidade de São Paulo (FSP/USP). Enfermeira da Vigilância Epidemiológica do Instituto de Infectologia Emílio Ribas.

ROBERTA SITNIK – Mestre em Ciências Biológicas (Biologia Genética) e Doutora em Ciências (Fisiopatologia Experimental) pela Universidade de São Paulo (USP). Pesquisadora do Laboratório de Técnicas Especiais do Hospital Israelita Albert Einstein (HIAE).

ROBERTO MUNIZ JÚNIOR – Médico da Unidade de Terapia Intensiva do Instituto de Infectologia Emílio Ribas. Coordenador da Clínica Médica da Santa Casa de São Carlos.

RODRIGO CAYÔ DA SILVA – Mestre e Doutor em Infectologia pela Universidade Federal de São Paulo (Unifesp). Pós-Doutor no Serviço de Microbiologia do Hospital Universitário Marqués de Valdecilla (HUMV) – Espanha. Professor Adjunto do Departamento de Ciências Biológicas da Unifesp.

RODRIGO NOGUEIRA ANGERAMI – Doutor em Clínica Médica pela Faculdade de Ciências Médicas da Universidade Estadual de Campinas (Unicamp). Médico Infectologista da Unicamp.

ROGER STANLEY WILLIAMS – Professor e Vice-Chanceler da University of Reading – Inglaterra. Professor aposentado da Oxford University – Inglaterra.

ROGÉRIO DE JESUS PEDRO – Doutor em Ciências Médicas pela Universidade Estadual de Campinas (Unicamp). Professor Titular da Disciplina de Infectologia da Faculdade de Ciências Médicas da Unicamp.

ROSA DE ALENCAR SOUZA – Mestre em Gestão de Tecnologia e Inovação em Saúde pelo Instituto Sírio-Libanês de Ensino e Pesquisa (IEP). Assistente de Direção Técnica do Centro de Referência e Treinamento em DST/Aids (CRT DST/Aids) de São Paulo.

ROSSANA COIMBRA BRITO – Mestre em Medicina (Doenças Infecciosas e Parasitárias) e Doutora em Pneumologia pela Universidade Federal do Rio de Janeiro (UFRJ). Membro do Comitê Técnico Assessor do Programa Nacional de Controle da Tuberculose do Ministério da Saúde (PNCT/MS).

ROXANE MARIA FONTES PIAZZA – Mestre em Farmácia e Doutora em Ciências (Biologia da Relação Patógeno-Hospedeiro) pela Universidade de São Paulo (USP). Coordenadora e Membro de Comissão do Instituto Butantan.

RÚBIA JALVA DA COSTA SILVA – Médica Infectologista do Instituto de Infectologia Emílio Ribas.

RUDOLF URI HUTZLER – Professor-Associado e Livre-Docente aposentado da Clínica de Moléstias Infecciosas e Parasitárias da Faculdade de Medicina da Universidade de São Paulo (FMUSP).

SABRI SAEED SANABANI – Mestre em Microbiologia Médica pela University of Liverpool – Inglaterra. Doutor em Infectologia pela Universidade Federal de São Paulo (Unifesp). Pós-Doutorado em Infectologia pela Unifesp e em Alergia e Imunologia pela Universidade de São Paulo (USP). Pesquisador do Laboratório de Investigação Médica (LIM 3) do Hospital das Clínicas da USP.

SANDRA MARIA A. CASTILHO CRIVELLO – Cirurgiã-Dentista, Assistente do Serviço de Infectologia do Hospital Heliópolis e do Instituto de Infectologia Emílio Ribas.

SANDRA PHILLIPS – Médica. Doutora. Cientista Sênior do Institute of Hepatology da University College London – Inglaterra.

SAULO DUARTE PASSOS – Doutor em Medicina (Pediatria) e Pós-Doutor em Virologia pela Universidade de São Paulo (USP). Professor Livre-Docente na Área Materno-Infantil pela Faculdade de Saúde Pública da Universidade de São Paulo (FSP/USP). Professor Titular do Departamento de Pediatria da Faculdade de Medicina de Jundiaí (FMJ).

SAYONARA SCOTÁ – Mestre em Ciências pela Coordenadoria de Controle de Doenças da Secretaria de Estado da Saúde de São Paulo (CCD/SES/SP). Enfermeira da Comissão de Controle de Infecção Hospitalar (CCIH) do Instituto de Infectologia Emílio Ribas.

SELMA DE ANDRADE GOMES – Mestre em Biofísica pela Universidade Federal do Rio de Janeiro (UFRJ). Doutora em Genética pela UFRJ. Pós-Doutorado em Virologia Molecular pelo Institut National de la Santé et de la Recherche Médicale (INSERM) – França. Pesquisadora do Instituto Osvaldo Cruz (IOC).

SELMA MARIA BEZERRA JERONIMO – Mestre e Doutora em Biologia Molecular pela Universidade Federal de São Paulo (Unifesp). Pós-Doutora em Doenças Infecciosas pela University of Virginia – Estados Unidos. Professora Titular em Bioquímica, e Diretora do Instituto de Medicina Tropical do Rio Grande do Norte (IMT-RN). Professora Adjunta na University of Iowa – Estados Unidos.

SÉRGIO BOKERMANN – Mestre em Pesquisas Laboratoriais pelo Instituto Adolf Lutz (IAL). Pesquisador do IAL.

SHILPA CHOKSHI – Chefe do Grupo de Pesquisas em Hepatites do Instituto de Hepatologia do King's College London – Inglaterra.

SHIRLEY VASCONCELOS KOMNINAKIS – Doutora em Ciências (Fisiopatologia Experimental) pela Universidade de São Paulo (USP). Pós-Doutorado pela Universidade Federal de São Paulo (Unifesp). Professora-Associada da Unifesp.

SIDNEY BOMBARDA – Doutor em Pneumologia pela Universidade de São Paulo (USP). Médico Colaborador da Disciplina de Pneumologia do Hospital das Clínicas da Faculdade de Medicina da Universidade de São Paulo (HC/FMUSP), da Divisão de Tuberculose da Secretaria da Saúde de São Paulo e da Prefeitura do Município de São Paulo.

SILVIA COLOMBO – Mestre em Bioengenharia pela Universidade de São Paulo (USP). Doutora em Biologia (Patologia Buco-Dental) pela Universidade Estadual de Campinas (Unicamp). Professora Supervisora de Estágio da Universidade Metodista de Piracicaba (Unimep).

SILVIA FIGUEIREDO COSTA – Mestre e Doutora em Doenças Infecciosas e Parasitárias pela Faculdade de Medicina da Universidade de São Paulo (FMUSP). Professora-Associada do Departamento de Doenças Infecciosas e Parasitárias da FMUSP.

SIMONE QUEIROZ ROCHA – Médica Infectologista e Assistente Técnica do Centro de Referência e Treinamento em DST/Aids (CRT DST/Aids) do Estado de São Paulo.

SINÉSIO TALHARI – Mestre em Ciências Médicas pela Universidade Federal Fluminense (UFF). Doutor em Dermatologia pela Escola Paulista de Medicina da Universidade Federal de São Paulo (EPM/Unifesp). Professor da Universidade Nilton Lins.

SONIA MARIA MONEGATTI MATTEI – Mestre em Institutos de Pesquisa em Saúde Pública pelo Instituto de Infectologia Emílio Ribas. Médica do Serviço de Arquivo Médico do Hospital Emílio Ribas.

SONIA REGINA TESTA DA SILVA RAMOS – Mestre e Doutora em Medicina (Pediatria) pela Universidade de São Paulo (USP). Livre-Docente pelo Departamento de Pediatria da USP. Médica da USP.

SUELY PIRES CURTI – Doutora em Ciências Biológicas (Microbiologia) pelo Instituto de Ciências Biomédicas da Universidade de São Paulo (ICB/USP). Pesquisador Científico VI do Instituto Adolfo Lutz (IAL).

SUMIRE SAKABE – Mestre em Infectologia pela Universidade Federal de São Paulo (Unifesp). Trabalha na Universidade de São Paulo (USP).

SUSAN PEREIRA – Mestre em Medicina Tropical pela Fundação Oswaldo Cruz (Fiocruz). Doutora em Saúde Pública pela Universidade Federal da Bahia (UFBA). Professora-Associada do Instituto de Saúde Coletiva da Universidade Federal da Bahia (ISC/UFBA).

SUZANE SILBERT – Mestre e Doutora em Doenças Infecciosas e Parasitárias pela Universidade Federal de São Paulo (Unifesp). Especialista em Tipagem Molecular de Microrganismos pela University of Iowa Hospitals and Clinics – Estados Unidos. Cientista Clínica do Laboratório Clínico (Molecular Diagnostic/Esoteric Testing Lab) do Tampa General Hospital (TGH) – Tampa, Flórida, Estados Unidos.

SYLVIA CARDOSO LEÃO – Mestre em Gastroenterologia Clínica pela Universidade de São Paulo (USP). Doutora em Microbiologia e Imunologia pela Universidade Federal de São Paulo (Unifesp). Livre-Docente pela Unifesp.

TANIA REGINA TOZETTO MENDOZA – Mestre em Ciências pelo Instituto de Ciências Biomédicas da Universidade de São Paulo (ICB/USP). Doutora em Doenças Tropicais e Saúde Internacional pelo Instituto de Medicina Tropical de São Paulo da Universidade de São Paulo (IMT/USP).

TATIANE ASSONE DOS SANTOS – Mestre, Doutora e Pós-Doutora em Medicina Tropical e Saúde Internacional pelo Instituto de Medicina Tropical de São Paulo da Universidade de São Paulo (IMT/USP). Pesquisadora do Laboratório de Investigação em Dermatologia e Imunodeficiências, Hospital das Clínicas, Faculdade de Medicina (LIM/56).

THALES DE BRITO – Doutor em Medicina pela Universidade de São Paulo (USP). Professor Emérito da USP.

THÁLIA VELHO BARRETO DE ARAÚJO – Mestre em Epidemiologia pela London School of Hygiene and Tropical Medicine/University of London – Inglaterra. Doutora em Saúde Coletiva pelo Instituto de Saúde Coletiva da Universidade Federal da Bahia (ISC/UFBA). Pós-Doutora pela Maternal and Child Epidemiology Unit/Faculty of Epidemiology and Population Health da London School of Hygiene and Tropical Medicine/University of London – Inglaterra. Professora-Associada da Universidade Federal de Pernambuco (UFPE).

UMBELIANA BARBOSA DE OLIVEIRA – Médica Infectologista do Ambulatório do Instituto Emílio Ribas e dos Hospitais da Rede D'Or/São Luiz.

VALÉRIA PETRI – Doutora em Medicina (Dermatologia) pela Universidade Federal de São Paulo (Unifesp). Professora Titular do Departamento de Dermatologia da Unifesp.

VANESSA BUERIS – Doutora em Ciências Biológicas (Microbiologia) pela Universidade de São Paulo (USP). Professora do Departamento de Microbiologia do Instituto de Ciências Biomédicas da Universidade de São Paulo (ICB/USP).

VASCO CARVALHO PEDROSO DE LIMA – Médico Infectologista. Docente aposentado da Faculdade de Ciências Médicas da Santa Casa de São Paulo (FCMSCSP). Médico e Diretor aposentado do Instituto de Infectologia Emílio Ribas.

VIRGÍNIA CHAGAS GALANTE – Médica Infectologista.

WALDIR PEREIRA ELIAS JUNIOR – Mestre e Doutor em Microbiologia e Imunologia pela Universidade Federal de São Paulo (Unifesp). Pós-Doutor no Laboratório Especial de Microbiologia do Instituto Butantan.

WALTER TAVARES – Mestre e Doutor em Medicina (Doenças Infecciosas e Parasitárias) pela Universidade Federal do Rio de Janeiro (UFRJ). Professor Titular do Centro Universitário de Volta Redonda (UniFOA).

WAYNER VIEIRA DE SOUZA – Mestre e Doutor em Saúde Pública pela Fundação Oswaldo Cruz (Fiocruz). Docente e Pesquisador da Fiocruz.

WELLINGTON FERNANDES DA SILVA JUNIOR – Médico Assistente do Serviço de Hematologia do Hospital das Clínicas da Faculdade de Medicina da Universidade de São Paulo (HC/FMUSP).

WILMA NANCY CAMPOS ARZE – Mestre em Ciências Médicas pela Universidade Federal Fluminense (UFF). Professora de Medicina na Universidade Federal de Integração Latino-Americana (Unila).

WLADIMIR QUEIROZ – Mestre em Ciências pela Coordenadoria de Controle de Doenças. Médico Infectologista do Instituto de Infectologia Emílio Ribas. Docente da Faculdade de Ciências Médicas do Centro Universitário Lusíada de Santos (Unilus). Membro do Foro Latino-Americano de Comitês de Ética em Investigação em Saúde (Flaceis).

YVONE BENCHIMOL GABBAY – Mestre em Ciências Biológicas pela Universidade Federal do Pará (UFPA). Doutora em Biologia Parasitária (Genética e Bioquímica) pela Fundação Oswaldo Cruz (Fiocruz). Pesquisadora Titular do Instituto Evandro Chagas (IEC).

ZARIFA KHOURY – Mestre em Infectologia pela Universidade Federal de São Paulo (Unifesp). Professora Responsável pela Cadeira de Doenças Infecciosas e Parasitárias da Faculdade de Medicina da Universidade de Santo Amaro (Unisa). Médica do Instituto Emílio Ribas.

Dedicatória

Aos meus pais,
que com Amor, exemplos de vida e
de conduta humana, construíram
minha vida.

À minha companheira, Maria Teresa,
que me ensinou a ver e a me preocupar
com os pequenos, os injustiçados,
as crianças e a natureza.

Aos meus filhos, Rodolfo e Rafael,
que deram sentido à minha existência.

Ao Professor Veronesi,
que me ensinou os caminhos da
pesquisa científica.

Roberto Focaccia
Editor Científico

Homenagem

Homenagem ao Professor Ricardo Veronesi, in memoriam, Professor Emérito da Universidade de São Paulo (USP) e iniciador deste livro.

Prefácio

Quando o Professor Roberto Focaccia, editor desta 6ª edição do livro *Tratado de Infectologia*, me convidou gentilmente para fazer o prefácio desta obra, me senti muito honrado e feliz por realizar essa tarefa. Manifesto desde já solidariedade e aplauso ao amigo, editor deste monumental compêndio médico.

Aqui, vale recordar o pioneirismo do Professor Ricardo Veronesi, seu primeiro editor, para mim um verdadeiro professor que após minha residência no Hospital das Clínicas da Universidade de São Paulo (USP), em 1981, me ofereceu a oportunidade de atualizar o importante capítulo sobre Malária, no qual permaneço como seu colaborador até hoje, conjuntamente com outros colegas renomados. O Professor Veronesi permaneceu como uma das pessoas mais importantes dentro da nossa especialidade, tendo fundado, em 1980, a Sociedade Brasileira de Infectologia (SBI).

O Professor Roberto Focaccia é, sem dúvida, o maior de seus discípulos. Possuidor de um memorial invejável, com atuações em várias áreas da especialidade no Brasil e no exterior, Focaccia seguiu, certamente, o caminho do seu antigo mestre Veronesi, perpetuando de maneira inigualável a sua maior obra, o então compêndio de *Doenças Infecciosas e Parasitárias*.

É necessário, como todos sabem, um esforço hercúleo de muitos meses de trabalho para atualizar e editar os 122 capítulos e inúmeros subcapítulos desta monumental obra. São 13 edições do livro, desde que foi lançado no ano de 1960, sendo naquela ocasião sob outro título: *Doenças Infecciosas e Parasitárias*. Nos anos 1990, já sob a editoria científica do Professor Focaccia, houve mudança no nome do livro para *Tratado de Infectologia*, lançado em dois volumes, que representavam o monumental avanço no conhecimento das doenças infecciosas. Novas enfermidades foram sendo gradativamente incorporadas a cada edição, no escopo do livro, notadamente as doenças emergentes e reemergentes, recebendo o Prêmio Jabuti pela Câmara Brasileira do Livro (CBL).

Na atual edição, a linha editorial do livro foi mantida. Obviamente, houve mudanças expressivas na sua forma e no seu conteúdo. Buscou-se a indispensável atualização e ampliação dos assuntos, especialmente pela incorporação de novos conhecimentos na imunologia, no diagnóstico e na terapêutica das doenças infecciosas e parasitárias. Trata-se de uma tarefa muito difícil na atualidade, em que os conhecimentos são publicados com velocidade espantosa. Tive o prazer e a honra de ser coeditor em duas edições, contribuindo com a incorporação de capítulos pertinentes às doenças parasitárias, alvo de minhas pesquisas e publicações desde o início de minha formação médica.

Hoje, já no início da segunda década do século XXI, questiona-se muito o lançamento de novos livros especializados, uma vez que os recursos ligados à internet nos permitem, em poucos momentos, vislumbrar em nosso celular ou *tablet* qualquer conhecimento médico atualizado. Esse fato, entretanto, não invalida a existência de livros especializados dirigidos, principalmente aos estudantes de medicina, aos médicos não especialistas, aos profissionais da área da saúde e mesmo aos infectologistas que desejam aprofundar os conhecimentos sobre determinada infecção.

O *Tratado de Infectologia* é uma obra única, para estudo, consulta e aprendizado dentro do universo das doenças infecciosas. O pleno exercício da Medicina exige uma base científica sólida, que só podemos conseguir por meio da leitura de informações claras e atualizadas.

Das últimas décadas do final do século XX até o início da segunda década do século XXI, houve substancial mudança no quadro nosológico das doenças infecciosas no Brasil e na América Latina. Nos anos 1970 e 1980, predominavam as doenças endêmicas de natureza parasitária (Chagas, esquistossomose), que acometiam, naquele momento, milhões de brasileiros, ceifando suas vidas e agravando mais ainda o quadro da miséria e da exclusão social existente em nosso país. A partir dos anos 1980, e prosseguindo nas próximas décadas, houve um declínio substancial dessas parasitoses, graças às efetivas medidas de controle implementadas pelos gestores de saúde. Em contrapartida, novas patologias, sem dúvida mais graves, surgem com toda força, e somente com os avanços tecnológicos surgidos principalmente neste novo século é que se pode vislumbrar o seu controle nos próximos anos. Assim é a síndrome da imunodeficiência adquirida, as hepatites virais, as micoses oportunistas, as arboviroses, os vírus respiratórios, contemplados em gigantescos capítulos na 6ª edição deste *Tratado*, escritos por renomados infectologistas, altamente experientes em cada um dos temas. Novos desafios continuam a emergir, como a atual epidemia de coronavírus, surgida de um escape zoonótico, e que agora espalha-se pelo planeta, configurando-se como uma pandemia global. Essa é a Infectologia, uma especialidade crescente, com várias subespecialidades que se renovam constantemente, exigindo do médico especialista um aprimoramento constante.

Não devemos esquecer que hoje alguns aspectos da vida moderna, como a mobilidade e as modalidades terapêuticas para várias doenças crônicas (transplantes, quimioterapia anticâncer, infecção hospitalar), fazem do nosso especialista uma figura imprescindível no manuseio das infecções adquiridas nessas situações. O mundo global e as viagens internacionais por todos os continentes nos forçam a conhecer doenças próprias de países distantes, muitas vezes raramente vistas no nosso trabalho diário, mas que exigem nosso conhecimento para manuseá-las. É por isso que neste *Tratado* estão incluídas doenças, como a tularemia, algumas riquetsioses, a hidatiose e muitas outras que eventualmente teremos que conduzir em viajantes oriundos de diferentes regiões do mundo. Contudo, o papel dos infectologistas no manuseio das infecções que ocorrem em imunodeprimidos por transplantes ou decorrentes da quimioterapia é crucial, particularmente pela sua capacidade de identificar patógenos oportunistas e conduzir o tratamento de infecções sabidamente ameaçadoras à vida desses indivíduos.

Para finalizar, quero parabenizar o Professor Roberto Focaccia, a quem devoto sincero apreço, não só pelo seu valor intelectual, mas pela sua capacidade de trabalho e sua honestidade inimputável. Focaccia é brilhante de ideias e continua trabalhando em prol daqueles que mais necessitam. A 6ª edição do *Tratado de Infectologia* é convidativa à leitura e esperamos que, mais uma vez, traga valiosa contribuição a todos os nossos colegas.

Marcelo Simão Ferreira
Professor Titular de Doenças Infecciosas da Universidade Federal de Uberlândia (UFU).
Ex-Presidente da Sociedade Brasileira de Infectologia (SBI)
e da Sociedade Brasileira de Medicina Tropical (SBMT).

Apresentação

A atual edição do *Tratado de Infectologia* foi bastante ampliada e revista dentro do possível.

No limite do meu esforço pessoal, cumpri, acima de tudo, o dever, para comigo e para com os leitores, de dar sequência a tão importante obra médica. Fiz com o orgulho e o sentimento da missão cumprida: oferecer à área de saúde conhecimentos atualizados da Infectologia. Mantive, no sumário desta edição, grandes especialistas de cada área e, quando necessário, de cada aspecto de algumas doenças.

Sinto-me honrado e inteiramente à vontade para continuar a obra iniciada, na década de 1960, pelo saudoso Professor Veronesi. Herdeiro científico, colaborei na 7ª edição do então *Doenças Infecciosas e Parasitárias*.

Ao final da década de 1980, assumi a editoria científica da obra, ampliando e aprofundando o leque de doenças infecciosas, e oferecendo espaço às abordagens clínicas decorrentes das infecções, o que resultou no pretensioso nome *Tratado de infectologia* (vencedor do prêmio Jabuti), agora já em sua 6ª edição.

Com a responsabilidade científico-editorial, tenho plena consciência da importância do *Tratado*. Adotado em grande parte das escolas da área de saúde, é usado para consulta pelos profissionais da saúde e como guia de ensino para milhares de estudantes, médicos-residentes e pós-graduandos.

Na elaboração do projeto editorial, pude constatar que o Brasil já dispõe de especialistas e serviços de excelência em quase todas as áreas da Infectologia, fato que permitiu a substituição de vários autores estrangeiros por destacados especialistas brasileiros. Colaboraram com esta edição mais de 400 autores da maior expressão científica em cada área da Infectologia e Membros de suas Equipes, distribuídos em quase 200 capítulos e subcapítulos. O capítulo de hepatites virais, minha atual linha de pesquisa, recebeu o notável conhecimento dos colaboradores do nosso recente *Tratado de Hepatites Virais e Doenças Associadas*, aos quais presto minha homenagem.

Busquei os nomes da mais alta expressão em cada assunto. Do ponto de vista da produção editorial, contamos, mais uma vez, com a alta qualidade técnica da Editora Atheneu, sob o comando excepcional do Dr. Paulo Rzezinski, que buscou desenvolver um projeto editorial moderno e didático. Merecem destaque a excepcional qualidade técnica e a inestimável assistência da empresa Know-How Editorial, que produziu o livro.

Nesta edição, pude contar com a cooperação indispensável do Professor-Doutor Rinaldo Focaccia Siciliano, como editor científico adjunto, a quem ofereço minha gratidão.

Aos Colaboradores, razão maior do sucesso do livro, os efusivos cumprimentos e agradecimentos que certamente receberão dos leitores!

O Professor Veronesi costumava dizer que um livro somente atinge a maturidade na 4ª edição. Espero que a tenhamos alcançado essa maturidade e possamos continuar oferecendo ensino e atualização aos nossos milhares de "alunos" espalhados por todo o Brasil e até em alguns países de idiomas português e espanhol.

Roberto Focaccia
Editor Científico

Sumário

Volume 1

Parte II   Vírus

Volume 2

Parte VII   Fungos

Parte IX Helmintos

Parte I

Introdução à infectologia clínica

Fatores de virulência microbiana

Cássio Negro Coimbra
Flavio Alterthum

INTRODUÇÃO

O estabelecimento de uma doença infecciosa depende do resultado de duas forças antagônicas, a saber: as defesas do organismo e a capacidade de ataque dos micro-organismos. Devemos, assim, considerar que, a partir do instante em que o micro-organismo causa uma doença (clínica ou subclínica), ele venceu as barreiras defensivas, multiplicando-se e lesando o organismo; daí a característica da doença.

Ao longo da vida, inúmeras vezes o organismo repeliu com segurança os micro-organismos, não permitindo seu estabelecimento. Mas como sabemos que isso aconteceu? Temos vários indicadores dessa tentativa, como a presença de anticorpos, linfócitos, células de memória e macrófagos especializados – todos prontos a repelir micro-organismos indesejáveis.

A relação parasita-hospedeiro é certamente dependente de vários fatores, tanto do micro-organismo como das defesas do organismo (abordadas no capítulo 2). Neste capítulo, estudamos a capacidade agressora dos micro-organismos de forma geral e ampla; eventuais mecanismos de agressão serão detalhados nos capítulos específicos.

Há alguns termos e expressões empregados nos livros que nem sempre são aceitos por todos os autores, o que gera confusões. Desse modo, vale a pena deixarmos exposto nosso ponto de vista:

- **Contaminação:** significa a entrada de um micro-organismo ou de uma substância indesejável em determinado local.

- **Colonização:** por analogia ao significado usual dessa palavra, é o estabelecimento de um grupo – neste caso, de micro-organismos – num determinado local, passando a viver lá sem causar prejuízos.

- **Infecção:** é a presença do micro-organismo em um determinado local do corpo (intracelular, intratecidual, na pele etc.) com multiplicação daquele e uma resposta do hospedeiro (mobilização de micrófagos e macrófagos, linfócitos, produção de anticorpos etc.). Enfatizamos que infecção não é sinônimo de doença, e temos muitas situações em que a multiplicação não acarreta lesão visível, talvez até porque as defesas estão funcionando a contento.

- **Doença infecciosa:** é configurada quando a multiplicação microbiana lesa as células, tecidos ou o organismo como um todo, sendo possível detectar sinais e sintomas. A lesão pode ser decorrente da multiplicação em si, da elaboração de produtos tóxicos ou da elaboração de substâncias que protegem os micro-organismos de outros mecanismos, abordados neste capítulo.

- **Fonte de infecção:** local onde um micro-organismo multiplica-se. Na maior parte das doenças infecciosas, a fonte de infecção é um indivíduo doente ou convalescente. No caso das zoonoses, podem ser fontes de infecções animais doentes, águas (rios, lagos, mares etc.) e alimentos. Há casos de portadores, indivíduos ou animais, que albergam o micro-organismo parasita, mas não estão doentes, no período de incubação, nem convalescentes. Como exemplos, podemos citar que uma pequena parcela da população humana alberga meningococos nas vias aéreas superiores, sem apresentar qualquer sinal ou sintoma de meningite, e que certos animais são considerados reservatórios, por exemplo morcegos que podem albergar o vírus da raiva, sem manifestar a doença.

Logo, há dinamismo na relação parasita-hospedeiro e, num dado instante e local, podem ocorrer eliminação do agente microbiano, equilíbrio e, finalmente, vitória do micro-organismo, ocorrendo a instalação da moléstia, com as devidas consequências, a saber: recuperação do hospedeiro com eliminação do parasita, equilíbrio com a presença do parasita no organismo não sendo, assim, totalmente eliminado e, por fim, moléstia aguda, crônica ou prolongada, com várias possibilidades e intensidades.

Há um grupo de micro-organismos, sabidamente capaz de romper o equilíbrio a seu favor, chamado patogênico, que vence as barreiras graças a seu fator de virulência, mensurável conforme a existência de patógenos pouco ou altamente virulentos, característica da espécie microbiana em estudo. Alguns micro-organismos não patogênicos podem romper o equilíbrio por uma falha do sistema de defesa, multiplicando-se e lesando o hospedeiro, chamados de oportunistas. Geralmente, são desprovidos de fatores de virulência ou os possuem num nível muito baixo.

Até pouco tempo, os fatores de virulência eram apresentados como uma lista de estruturas celulares e substâncias elaboradas pelos micro-organismos capazes de lesar organismo. Atualmente, a interação parasita-hospedeiro é mais valorizada, aprofundando-se os conhecimentos do conjunto dos efeitos lesivos que os patógenos são capazes de provocar.

FATORES PATOGÊNICOS DAS BACTÉRIAS

São definidos como estruturas, produtos ou estratégias que contribuem para que os micro-organismos consigam se instalar e estabelecer a relação de parasitismo. A adesão – por meio das adesinas, a invasão – por meio das invasinas, a permanência do micro-organismo no organismo parasitado, por meio das evasinas, e a eventual produção de toxinas, que lesam células, tecidos ou órgãos do hospedeiro, compõem a maior parte dos chamados fatores de virulência.

ADESÃO, INVASÃO E EVASÃO

Antes de abordarmos esses aspectos, vale lembrar que a maior parte dos patógenos bacterianos e fúngicos exercem suas atividades lesivas fora das células, porém em tecidos específicos. Já os vírus e algumas bactérias são parasitas celulares obrigatórios, vivendo, desse modo, dentro das células. Um pequeno grupo, mas não menos importante, pode viver e sobreviver no interior e fora das células do nosso organismo. Qualquer que seja o micro-organismo patogênico, o processo de infecção inicia-se com a adesão.

A adesão inicial é, pois, fundamental, e algumas bactérias possuem adesinas para se fixarem nas células e/ou nos tecidos do hospedeiro. As fímbrias ou *pili* – estruturas filamentosas de natureza proteica, que recobrem toda a superfície da bactéria – funcionam como adesinas para muitas bactérias Gram-negativas, como *Escherichia coli*, *Salmonella*,

Neisseria gonorrhoeae e *Vibrio cholerae*, e algumas Gram-positivas, como *Bacillus*. Embora não se conheça a composição química de todas as fímbrias, é provável que, na superfície das células ou tecidos, haja receptores que permitam a integração das fímbrias com as respectivas células. Outras bactérias desprovidas de fímbrias têm receptores na parede celular, através de suas macromoléculas, como os lipopolissacarídeos (LPS) das Gram-negativas ou ácidos teicoicos das Gram-positivas.

Mais recentemente, o estudo dos polissacarídeos da parede ganhou mais importância, pois foi descoberto que são usados pelas bactérias para agregá-las em superfícies, formando os chamados biofilmes. A formação desse consórcio de bactérias que, às vezes são iguais e outras não, contribui para a sua instalação. O exemplo conhecido há bastante tempo é o da formação da placa – processo fundamental para o início da cárie dentária. Embora não se conheçam muitos exemplos, a formação de biofilmes no corpo humano está de acordo com a definição de fator de virulência, pois é uma estratégia de instalação no organismo por parte dos micro-organismos.

Os vírus seguramente têm receptores, quer em sua cápside ou no envelope externo, que permitem reconhecer suas células-alvo preferenciais.

A adesão permite que os micro-organismos fiquem num determinado local e lá exerçam suas atividades de crescimento e multiplicação, podendo competir pelos nutrientes e, com isso, lesar o organismo parasitado. Um exemplo conhecido é a disputa pelo íon ferroso, essencial para o homem e para os patógenos. Nosso organismo tem esse íon no interior de células (hemácias) ou ligado a proteínas, como a lactoferrina. Alguns micro-organismos produzem hemolisinas (fator de virulência), que rompem as hemácias e liberam o ferro; já o nosso organismo, no começo das infecções, aumenta a produção de sideróforos, moléculas sequestradoras desse íon.

Um aspecto ligado à invasão coloca novamente em disputa as defesas do organismo e a capacidade agressora dos patógenos. Trata-se da fagocitose, mecanismo de defesa para o qual existem células especializadas, que exercem constantemente seu papel de limpeza e remoção dos micro-organismos e restos celulares. Após a ingestão/fagocitose, os micro-organismos são mortos e degradados, sendo seus componentes antigênicos apresentados ou não às células do sistema imunológico. Há micro-organismos, como o *Mycobacterium tuberculosis*, que permanecem viáveis dentro dos macrófagos. Dessa forma, ficam "protegidos" e se proliferam lentamente, aumentando seu número.

Outras bactérias, como *Shigella flexneri* e *Listeria monocytogenes*, induzem à fagocitose por células epiteliais. Nesse caso, as bactérias emitem sinais para que as células epiteliais exerçam a fagocitose e, com isso, sejam transportadas para seu interior. Como essas células não são especializadas em fagocitose, elas não dispõem de vacúolos contendo enzimas capazes de matar os micro-organismos e, como consequência, temos novamente micro-organismos "protegidos" dentro de células.

Cabe mencionar, neste instante, a capacidade de vários vírus e bactérias de controlar a apoptose das células que estão parasitando. Seria um fator de virulência ou um mecanismo de defesa o desencadeamento da morte de uma célula parasitada? Se considerarmos do ponto de vista do parasita, matar a célula pode permitir sua saída para parasitar outras. Se considerarmos do ponto de vista da defesa, a saída expõe o parasita a células e outros mecanismos de proteção. Alguns herpes-vírus perpetuam e imortalizam células pelo controle da apoptose – exemplo de estratégia de manutenção do micro-organismo no organismo, enquadrado, portanto, na definição de fator de virulência.

Algumas bactérias e fungos leveduriformes podem apresentar cápsulas, que são estruturas escorregadias que envolvem as células, dificultando a fagocitose, por exemplo *Streptococcus pneumoniae*, *Haemophilus influenzae*, *Bacillus anthracis*, *Neisseria meningitidis* e *Cryptococcus neoformans*. Algumas bactérias, como *Staphylococcus aureus* e *Streptococcus pyogenes*, aderem à sua superfície substâncias próprias do nosso organismo, como a fibrina, e, com isso, ficam "mascaradas" às nossas defesas; outras, como *Streptococcus pneumoniae* e *Neisseria gonorrhoeae*, inativam IgA ou, ainda, como a *Pseudomonas aeruginosa*, produzem elastases, que destroem frações do complemento, impedindo a completa sequência da cascata.

Como podemos perceber, a relação parasita-hospedeiro é uma disputa contínua entre um e outro, tentando formas de atacar e defender.

TOXINAS

Dos produtos elaborados por bactérias e alguns fungos, as chamadas toxinas são as mais importantes e mais estudadas. Podem ser classificadas em endotoxinas e exotoxinas. Estas são produzidas nas células e lançadas para fora delas, onde são tóxicas; já as endotoxinas fazem parte do corpo microbiano, geralmente a parede celular.

As principais diferenças das endo- e exotoxinas bacterianas estão na Tabela 1.1.

ENDOTOXINAS

As atividades biológicas das endotoxinas são diversificadas e complexas. Em infecções e doenças causadas por bactérias Gram-negativas, quase sempre ocorre lise celular com a liberação da endotoxina. Como consequência, em pequenas quantidades, o organismo produz febre, vasodilatação, ativação da resposta imune e da resposta inflamatória; em quantidades altas, como ocorre nas septicemias, os efeitos se intensificam, levando o paciente ao choque. A Figura 1.1 mostra a complexa interação que é desencadeada.

EXOTOXINAS

São divididas em três grupos de acordo com suas interações com as células do hospedeiro. As do grupo I são toxinas que atuam na superfície das células, como os chamados superantígenos, que se ligam diretamente a receptores na superfície de linfócitos T, e as toxinas ST (termoestáveis) de *Escherichia coli*.

A Tabela 1.2 apresenta algumas características das exotoxinas do tipo I e respectivas bactérias produtoras.

As toxinas do grupo II lesam a membrana citoplasmática formando poros. Várias dessas toxinas desintegram hemácias, daí também serem conhecidas como hemolisinas.

A Tabela 1.3 apresenta algumas características das exotoxinas do grupo II e respectivas bactérias produtoras.

As toxinas do grupo III são as mais numerosas e mais bem estudadas. São formadas por duas subunidades, designadas A e B. A subunidade B serve como receptora, pois é por ela que a toxina se liga à célula-alvo; a subunidade A é a que entra na célula e provoca o efeito biológico.

TABELA 1.1 Características das principais exotoxinas e endotoxinas bacterianas.

Propriedades	Exotoxinas	Endotoxinas
Bactérias produtoras Doenças produzidas	Gram-positivas na sua maioria Botulismo, tétano, difteria, gangrena gasosa, escarlatina, síndrome do choque tóxico, diarreias por enterotoxinas	Gram-negativas na sua maioria Febre tifoide, meningite meningocócica, infecções do trato urinário
Natureza química	Proteica ou peptídica	Lipídica (lipídeo A do lipopolissacarídeo da parede celular)
Produção	Intracelular e lançada para fora da célula	Presente no lipopolissacarídeo Liberada após a morte (lise) celular
Especificidade	Alta Atua sobre células específicas, como nervosas, do trato intestinal etc.	Baixa Provoca febre, calafrios, mal-estar
Estabilidade térmica	Maior parte é termossensível Inativadas a 60 °C por 30 min	Maior parte é termorresistente Suportam até 121 °C por 20 min
Toxicidade	Alta	Baixa
Imunológicas	Podem ser transformadas em toxoides e utilizadas como vacinas. São neutralizadas por antitoxinas	Imunizam fracamente os hospedeiros Não são facilmente neutralizadas por antitoxinas

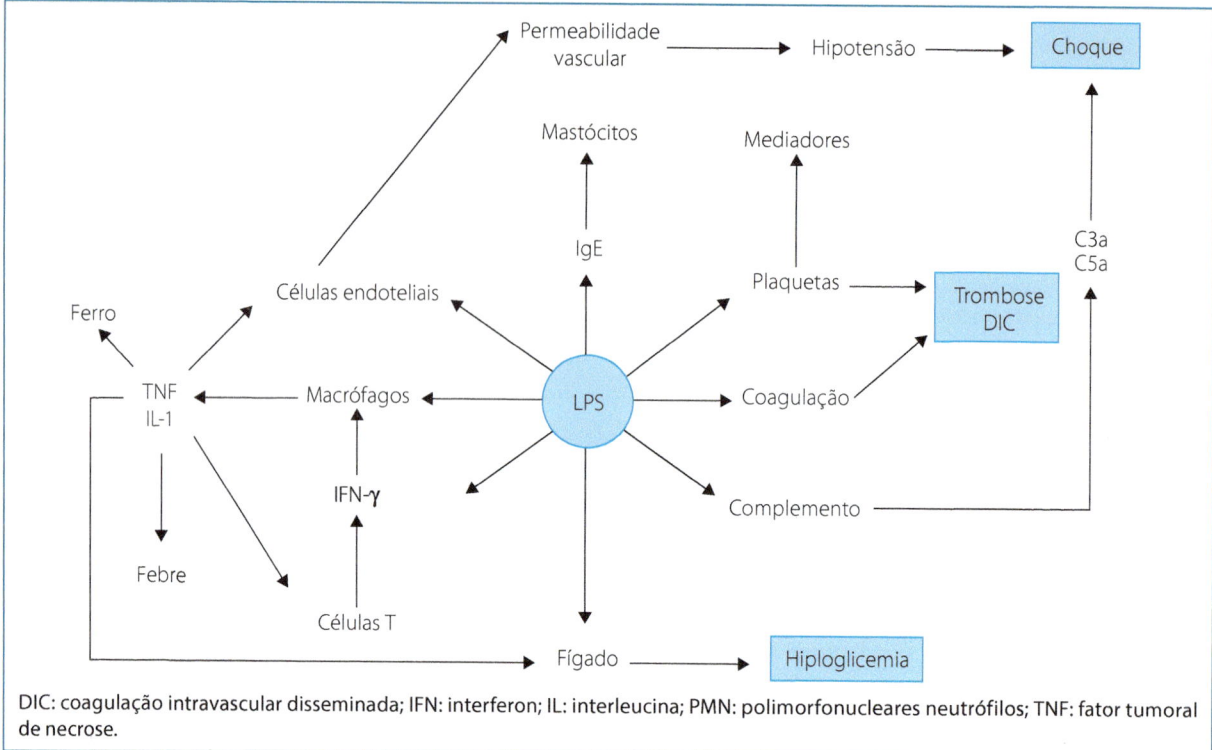

DIC: coagulação intravascular disseminada; IFN: interferon; IL: interleucina; PMN: polimorfonucleares neutrófilos; TNF: fator tumoral de necrose.

FIGURA 1.1 Efeitos que as endotoxinas bacterianas podem provocar. Seu componente tóxico – o lipopolissacarídeo – ativa mecanismos imunológicos.

Fonte: Copiada, com permissão, de Trabulsi LR (ed.), Alterthum F. Microbiologia. 6. ed. Rio de Janeiro: Atheneu; 2015.

TABELA 1.2 Características de algumas exotoxinas do tipo I.

Toxinas	Bactérias produtoras	Células-alvo	Efeitos provocados
Síndrome do choque tóxico (TSST)	*Staphylococcus aureus*	Macrófagos Linfócitos T	Estimula a produção de citocinas Desencadeia febre e outros sintomas
Pirogênicas estreptocócicas	*Streptococcus pyogenes*	Macrófagos Linfócitos T	Estimula a produção de citocinas Desencadeia febre e outros sintomas
Eritrogênica na escarlatina	*Streptococcus pyogenes*	Macrófagos Linfócitos T	Estimula a produção de citocinas Desencadeia febre e outros sintomas
Enterotoxinas estafilocócicas	*Staphylococcus aureus*	Nervo vago Linfócitos T Macrófagos	Estimula produção de citocinas Provoca vômito e calafrios
Termoestável (ST)	*Escherichia coli*	Epitélio intestinal	Diarreia

TABELA 1.3 Características de algumas exotoxinas do tipo II (lisam a membrana).

Toxinas	Bactérias produtoras	Células-alvo	Efeitos provocados
α-toxina da gangrena gasosa	*Clostridium perfringens*	Várias	Lipases e lecitinases causam danos aos tecidos
Listeriolisina	*Listeria monocytogenes*	Macrófagos e outras células	Pela sua ação, as bactérias aprisionadas em vacúolos são liberadas
Pneumolisina	*Streptococcus pneumoniae*	Alveolares e endoteliais	Causa danos ao pulmão Inibe a atividade das células ciliadas
Estreptolisina	*Streptococcus pyogenes*	Várias	Causa dano nas células cardíacas na febre reumática
Hemolisinas	Várias bactérias	Várias	Lesão celular (lise)

A Tabela 1.4 apresenta algumas características das exotoxinas do tipo III e respectivas bactérias produtoras.

TABELA 1.4 Características de algumas exotoxinas do tipo III.

Toxinas	Bactérias produtoras	Células-alvo	Efeitos provocados
Diftérica	*Corynebacterium diphtheriae*	Várias	Bloqueia a síntese de proteínas
Tetânica	*Clostridium tetani*	Neurônios	Contrações musculares Paralisia espástica
Botulínica	*Clostridium botulinum*	Neurônios	Bloqueia contrações musculares Paralisia flácida
Colérica	*Vibrio cholerae*	Epitélio intestinal	Diarreia intensa
			Perda do controle do AMP cíclico
LT (termolábil, diarreia infantil, diarreia de viajantes)	*Escherichia coli* enterotoxigênica (ETEC)	Epitélio intestinal	Diarreia intensa Perda do controle do AMP cíclico
Toxina de Shiga	*Shigella dysenteriae* *Escherichia coli* 0157:H7	Várias	Inibe a síntese de proteínas Fezes sanguinolentas
Toxina *pertussis* da coqueluche	*Bordetella pertussis*	Epitélio respiratório	Tosse Produção de muco
Exotoxina A	*Pseudomonas aeruginosa*	Várias	Dano tecidual Inibe a síntese de proteínas

FATORES PATOGÊNICOS DOS VÍRUS

As partículas virais ou vírions são sistemas moleculares autorreplicativos não vivos, acelulares e metabolicamente inertes. Compostos por uma capa proteica denominada capsídeo ou cápside, normalmente, eles envolvem um material genético, podendo ser DNA de fita dupla (*dsDNA*), DNA de fita simples (*ssDNA*), RNA de fita dupla (*dsRNA*), RNA de fita simples com a mesma orientação de nosso RNA mensageiro 5'-3' (*ssRNA+*) ou RNA de fita simples com direção invertida ao nosso RNA mensageiro 3'-5' (*ssRNA–*). Além disso, alguns vírions apresentam um envelope ou envoltório glicolipoproteico, sendo, portanto, chamados de vírus envelopados, e também não possuem os denominados vírus nus (do inglês *naked*).

Os vírus são reconhecidamente parasitas intracelulares, pois precisam utilizar a maquinaria de uma célula-alvo para seus processos de replicação, transcrição do seu genoma, tradução de suas proteínas, montagem estrutural, saída da célula e posterior invasão de outra célula para iniciar um novo ciclo. De maneira geral, os vírus respondem a essas etapas no seu processo de infecção, independentemente do tipo celular e da estrutura viral. Dessa forma, é possível observar no seu ciclo de vida sua capacidade de adsorver uma célula, penetrar nela, desnudar suas estruturas para então liberar o material genético, montar novas partículas e, assim, sair da célula. Na virologia, comumente utilizamos dois termos para entender a relação das células do hospedeiro com os vírus. Quando pensamos na primeira etapa de uma infecção viral, utilizamos o termo suscetibilidade celular para a presença de receptores primário e correceptores na célula, com o objetivo de a partícula viral adsorver um esquema-chave na fechadura. Entretanto, a célula hospedeira precisa ser permissiva ao vírus para que ele possa utilizar a maquinaria celular; portanto, o termo permissividade está relacionado às condições que a célula apresenta para bloquear ou não a reprodução viral, ou seja, podem existir naturalmente células permissivas e não suscetíveis e vice-versa. Atualmente, podemos utilizar drogas que inibem a suscetibilidade da célula hospedeira, bloqueando um receptor viral, como os antagonistas de CCR5, utilizados no tratamento do vírus da imunodeficiência humana (HIV), ou mesmo reduzir a permissividade das células, como no tratamento da hepatite B e C crônicas, quando administramos interferon do tipo I, induzindo em células não infectadas a produção de enzimas antivirais. Nesse contexto, certamente, entre as duas condições, as partículas virais encontrarão a que for mais favorável possível para obter sucesso na sua reprodução e sobrevivência.

Diante desse conhecimento, podemos compreender o porquê as partículas virais determinam infecções e efeitos lesivos em algumas células do hospedeiro em detrimento de outras.

ETAPAS DA INFECÇÃO VIRAL E SUAS CONSEQUÊNCIAS
ADSORÇÃO VIRAL

Como visto anteriormente, os vírus obtêm acesso ao interior das células por possuírem sítios de ligação com os receptores presentes em suas células-alvo. Após seguidas colisões com diferentes tipos celulares, as partículas virais podem encontrar uma célula suscetível para ligarem-se a ela e penetrá-la.

Um exemplo bastante estudado é o vírus da imunodeficiência humana (HIV). Como a maioria dos vírus, o HIV é célula-específico, ou seja, infecta apenas determinadas células do organismo, como as células apresentadoras de antígenos (macrófagos e células dendríticas) e o centro estratégico da resposta imune específica, o linfócito T *helper*. Isso ocorre porque as células citadas apresentam um tipo de marcador de superfície, denominado glicoproteína CD4, que é o receptor primário para o vírus, que, por sua vez, possui uma glicoproteína de peso molecular 120KD na porção mais externa do vírion e atravessa o seu envelope, denominado GP120. Desse modo, temos um receptor primário de alta afinidade para partícula viral, sem o qual ela não conseguiria adsorver nas células, denominado CD4+, sendo que na partícula viral a chave dessa fechadura é a GP120. A superfície do vírus é coberta de dobras, que formam sulcos, onde estão as GP120; as proteínas CD4 são afiladas e compridas o suficiente para alcançar esses sítios de ligação e, assim, promover a adsorção.

Outro exemplo importante é a entrada do vírus da raiva mediada por receptores nicotínicos do neurotransmissor acetilcolina (nAChR). Em 1982, Lentz et al. demonstraram a ligação do vírus da raiva na localização dos receptores em diafragma de camundongos; no entanto, hoje sabemos que a proteína G desse vírus se liga ao nAChR muscular presente nas junções neuromusculares. Além dos exemplos citados, podemos elencar várias outras interações, como o receptor para o complemento 2 (CR2), presente nos linfócitos B, que se liga ao vírus *Epstein-Barr;* a aglicoforina A, presente em muitos tipos celulares, que se liga ao vírus influenza A; a aminopeptidase NCD13, presente em enterócitos, que se liga ao vírus da gastroenterite transmissível; a molécula de adesão intercelular ICAM-1, presente em muitos tipos celulares, que se liga aos rinovírus; os receptores parapoliovírus da superfamília das imunoglobulinas, presente nos neurônios; o receptor CD46, presente em vários tipos celulares, que se liga ao vírus do sarampo, entre outros.

Além dos receptores primários, sem os quais não existe adsorção do vírion, algumas partículas podem necessitar da ligação com receptores secundários, chamados correceptores. Conceitualmente, eles são descritos como receptores de menor afinidade, e podem existir em mais de um tipo; eles são responsáveis por auxiliar ou permitir, em última análise, a penetração da partícula viral na célula.

Para melhor compreensão, como mencionado anteriormente, voltamos ao entendimento do HIV nessa etapa, em que o receptor primário da partícula – sem o qual não existe adsorção nas células –, é a gliproteína CD4; entretanto, o HIV necessita também de receptores acessórios ou correceptores para sua penetração, que podem ser os receptores de quimiocinas CXCR4 ou o CCR5. Este conhecimento surgiu a partir de experimentos realizados em células de linhagem humanas e murinas, que eram induzidas a expressar a glicoproteína CD4. Nesses trabalhos, quando o HIV era colocado em contato com as células humanas, o processo infeccioso acontecia conforme o esperado; mas, quando em contato com as células murinas, não havia a infecção, de tal modo que existia algo a mais nas células humanas e que não existia nas células murinas, necessário para o vírion penetrar na célula. Posteriormente, identificou-se que esse algo a mais eram os correceptores do HIV.

Atualmente, sabemos que quando o HIV adsorve na célula pela GP120, ocorre a ligação inicial ao CD4, e uma primeira mudança conformacional na estrutura da glicoproteína passa a ser chave na fechadura para esses receptores acessórios. Após essa segunda ligação, a glicoproteína 120 se abre e libera uma segunda glicoproteína estrutural de 41KD, denominada GP41, responsável pela fusão do envelope viral com a membrana citoplasmática da célula, proporcionando a segunda mudança da infecção viral, a penetração.

Desse modo, podemos observar que a ligação entre um grupo de células e as partículas virais acontecem de maneira específica, pois dependem de diferentes afinidades.

PENETRAÇÃO VIRAL

Penetração é a segunda etapa do processo de entrada da partícula viral na célula e ocorre de diferentes maneiras, dependendo do tipo de partícula viral. Os vírus nus podem penetrar por inserção do genoma, como ocorre nas infecções de procariontes por bacteriófagos; já os vírus envelopados, podem penetrar por fusão com a membrana plasmática, como ocorre com o vírus influenza; e, por fim, tanto os vírus nus como os envelopados, podem utilizar o mecanismo denominado endocitose direcionada pelo patógenos, pois induzem, a partir de sua ligação ao receptor, a mobilização do citoesqueleto de actina celular e a formação de um endossomo levado ao interior da célula, como ocorre com o vírus da hepatite B.

DESNUDAMENTO E TRANSPORTE

Desnudamento viral compreende a etapa de remoção total ou parcial do capsídeo e a liberação do genoma na célula hospedeira após a penetração. Essa etapa pode ocorrer no citoplasma ou no núcleo da célula do hospedeiro, dependendo do tipo de genoma viral. Os vírus RNA (exceto *Orthomyxoviridae e Bornaviridae*) desnudam no citoplasma; já os DNA (*exceto Pox, Irido e Mimi*) desnudam diretamente no núcleo da célula; os retrovírus do tipo *RNAss+* e que possuem a enzima transcriptase reversa capaz de transformar RNA em DNA complementar (*cDNA*) utilizam inicialmente o citoplasma e, após a ação da enzima, são transportados para o núcleo da célula.

EXPRESSÃO DO ÁCIDO NUCLÉICO

Após o desnudamento e o transporte do material genético, o vírus pode utilizar a maquinaria da célula invadida para seus processos de transcrição do material genético, tradução de proteínas e replicação do material genético, e ele obterá sucesso se a célula for permissiva a ele. Em linhas gerais, esse processo ocorre da seguinte maneira: inicialmente, o vírus deve decodificar RNAs, denominados precoces (do inglês *early*); tais RNAs, na maioria dos vírus, darão origem a poucas proteínas estruturais e uma maioria de proteínas não estruturais, que são responsáveis por auxiliar na adaptação do vírus à célula, resultando na transformação do material genético em um material que possa corrompê-la, promover a replicação do material genético viral e determinar a síntese do material genético tardio (do inglês *late*).

MATURAÇÃO OU MONTAGEM

A partir de experimentos realizados com o vírus do mosaico do tabaco, em que a partícula viral, em uma solução salina com condições adequadas de ph, conseguiu reagrupar suas proteínas e material genético isolados, fez-se acreditar que a montagem viral funciona como quebra-cabeça, pois as proteínas estruturais foram quebradas por processos enzimáticos e se agruparam de modo complementar, posteriormente, englobando o material genético replicado de maneira espontânea, que resultou na formação do vírion.

LIBERAÇÃO

Pode ocorrer de três maneiras diferentes: lise celular, exocitose ou brotamento. A lise ocorre quando existe um descontrole de produção de partículas virais na célula, como em infecções pelo bacteriófago; o brotamento ocorre quando o vírion se associa à membrana citoplasmática da célula do hospedeiro, como ocorre no HIV; e a exocitose ocorre quando a partícula viral se associa aos vacúolos exocitados da célula do hospedeiro, como ocorre em infecções pelo vírus da hepatite C.

As etapas descritas anteriormente e o comportamento do vírus nas células são críticas no desenvolvimento dos efeitos citopáticos dos vírus (ECP), definidos como as alterações que podem ocorrer em uma célula inerente ao processo de invasão. Os ECPs que resultam na morte celular são chamados efeitos citocidas; já os danos celulares sem o desfecho morte, não citocidas.

Para entendermos melhor o resultado final de uma infecção viral, é necessário observarmos as diferentes relações que podem ocorrer entre as células e os vírus.

Em alguns casos, sabemos que as células hospedeiras podem ser suscetíveis (possuem o receptor para o vírion) e permissivas (possuem condições intracelulares adequadas para a produção da progênie infecciosa); com isso, o vírus irá encontrar condições ótimas para sua replicação. Esse tipo de infecção é produtiva, em que vemos o efeito citopático e a lise celular, como ocorre nas infecções pelo poliovírus.

No entanto, algumas células podem ser suscetíveis, mas não permissivas, ou seja, sua condição intracelular não permite que o vírus utilize sua maquinaria. Isso pode ocorrer, por exemplo, pela presença de enzimas antivirais induzidas por citocinas que inibem a replicação viral, tornando a infecção não produtiva, o denominado ciclo abortivo.

Em outros casos, a célula pode ser transcientemente permissiva, ou seja, o número de partículas ou o tempo de produção são limitados, sendo que a infecção passa a ser pouco produtiva, resultando na denominada persistência viral, como ocorre nas infecções pelo HIV, HBV e HPV.

Uma quarta possibilidade ocorre quando existe a persistência do genoma viral sem partículas infecciosas. Nesse caso, sendo a célula transcientemente não permissiva, a infecção passa a ser intermitentemente produtiva e, tecnicamente, denominamos este estado de latência viral, como verificamos nas infecções por alguns herpes-vírus e no HTLV.

E, por fim, o vírus pode produzir substâncias que proporcionam ligações com proteínas ou com material genético codificador dos controladores do ciclo celular, por exemplo, retinoblastoma e P53; esse tipo de infecção pode ser produtiva ou não e o efeito final pode ocasionar transformação celular, ou seja, formação de neoplasia, como observado no caso dos vírus HBV, HPV e HTLV.

Diante disso, de maneira geral, podemos compreender a indução do dano celular pelo vírus em uma célula do hospedeiro das seguintes maneiras: a replicação viral pode causar degeneração ou ruptura da célula; a ação direta do vírus pode inibir a síntese de DNA, RNA, proteínas celulares ou também provocar alterações na permeabilidade da membrana celular e de suas estruturas; alguns vírus induzem mudanças ou danos ao cromossomo da célula hospedeira, afetando os guardiões do ciclo celular, como os protoncogenes, genes supressores de tumor e suas proteínas, que pode resultar em neoplasias; os vírus podem promover a formação de células fusiformes, que perdem a inibição de contato, resultando em crescimento celular descontrolado; e, por fim, a presença do vírus pode acionar uma resposta imunológica que destrói a célula.

Contudo, a habilidade de um vírus em completar todo o conjunto do processo replicativo com sucesso é um fator que determina sua infectividade; já as drogas antivirais interferem nos diferentes estágios desse ciclo, desde a inibição de receptores e enzimas virais até a indução do aumento das respostas imunológicas celulares.

FATORES PATOGÊNICOS DOS FUNGOS

Os fungos patogênicos são células eucariontes geralmente aeróbios. Sua produção de energia acontece com base na hidrólise de macromolécula, além de possuírem uma parede celular rígida e alguns serem capazes de produzir uma cápsula mais externa de natureza polissacarídica. Eles podem se apresentar de duas formas: a primeira, são as leveduras com crescimento ótimo observado entre 33 e 37 °C, unicelulares, não filamentosas de aspecto esférico ou oval que cumprem as funções vegetativas e reprodutivas, podendo, algumas vezes, estarem agrupadas e formarem estruturas, chamadas pseudo-hifas; a segunda, são os fungos filamentosos, também conhecidos como bolor ou micélio, com crescimento ótimo observado entre 22 e 28 °C, compostos por agrupados de células filamentosas multinucleadas em forma de tubos, conhecidas como hifas. Estas hifas são divididas em vegetativas, que cumprem as funções de nutrição e sustentação, e aéreas, que contém os esporos e, por conseguinte, a função de reprodução, sendo o conjunto de hifas emaranhadas, denominado micélio. As espécies patogênicas para o homem são dimórficas, ou seja, crescem tanto na forma de hifas quanto na forma de leveduras.

Os fungos se reproduzem por esporos de maneira assexuada ou sexuada, sendo os fungos assexuais denominados conídios e esporangiosporos, e os sexuais, ascósporos, basidiósporos e zigósporos. Tais denominações têm como base a morfologia de cada esporo e eram utilizadas para o agrupamento taxonômico dos fungos.

Os fatores de virulência dos fungos estão relacionados com sua capacidade de aderência nos tecidos, produção de toxinas, enzimas e variabilidade fenotípica. A seguir, discutiremos alguns exemplos de fungos importantes para esse entendimento.

As toxinas fúngicas são conhecidas como micotoxinas, e as intoxicações resultantes da ingestão de alimentos contaminados, chamadas micotoxicoses. As aflatoxinas produzidas por certas espécies de *Aspergillus são* um exemplo de toxina contaminante de culturas agrícolas, principalmente o amendoim. Existe uma controvérsia na literatura sobre a exposição crônica a essa toxina e os danos celulares, em especial hepáticos; entretanto, sabemos que a aflatoxina sofre uma conversão hepática e reage com proteínas, RNA e DNA celulares. A reação da aflatoxina com o DNA ocorre pela ligação com guaninas, localizadas no códon 249, do gene p53, supressor de tumores. Desse modo, alguns estudos apontam tais toxinas como um importante fator de risco, quando existe a interação com o vírus da hepatite B, para o desenvolvimento do carcinoma hepatocelular em populações expostas.

Os fungos pertencentes aos gêneros *Claviceps, Fusarium* e *Alternaria* também são potencialmente capazes de produzir toxinas. O *Claviceps purpúrea*, por exemplo, pode infectar animais e pessoas que consumam centeio ou outra planta contaminada, desenvolvendo uma doença designada ergotismo, cujos sintomas são decorrentes das toxinas alcaloides, produzidas por esse fungo. A doença é caracterizada por espasmos dos músculos lisos, que provocam convulsões e reduzem muito a circulação sanguínea, podendo ocasionar gangrena e necrose das extremidades corporais em função da ação vasoconstritora potente da toxina ergotamina produzida pelo fungo. Além disso, o paciente pode apresentar alucinações inerentes à produção do ácido lisérgico, um poderoso alucinógeno. Atualmente, as técnicas modernas de colheita normalmente removem os esclerócios, que são a estrutura do fungo que contém e armazena as toxinas, de modo que tais manifestações são raras.

Alguns fungos macroscópicos (cogumelos), se ingeridos, são tóxicos, causando os micetismos. O gênero *Amanita* possui duas espécies: *Amanita phalloides* e *Amanita verna*, ambas produtoras de falotoxinas e amanitinas, responsáveis pela maior parte dos envenenamentos provocados pela ingestão inadvertida de cogumelos não comestíveis. A afaloidinase se liga às membranas das células e pode ocasionar sua ruptura, enquanto a amanitina interage com as células do trato gastrointestinal, causador dos sintomas associados com o envenenamento por cogumelos.

Como dito anteriormente, a simples produção de enzimas secretadas por alguns fungos podem determinar processos de lesão. O fungo *Cryptococcus neoformans*, produtor da enzima fosfolipase, pode promover a ruptura das membranas celulares no hospedeiro, resultando na sua penetração tecidual. Ele possui uma cápsula polissacarídica, fator de virulência que atua na resistência à fagocitose mediada por macrófagos, neutrófilos e monócitos, principalmente pelo potencial zeta negativo dos componentes capsulares, que provoca repulsão eletrostática à membrana celular e, consequentemente, diminuição do processo de fagocitose, interferindo também na ação dos componentes do sistema complemento.

As leveduras, como *Candida albicans* e *não albicans*, possuem, como fatores de virulência, adesinas de superfície celular, que interagem com receptores específicos nas células dos mamíferos, como as manoproteínas. As leveduras possuem também exoenzimas, como as proteases e as fosfolipases, capazes de danificar a membrana celular do hospedeiro, além de formar exopolissacarídeos extracelulares (biofilmes), que facilitam a penetração e a adesão nos tecidos e conferem maior patogenicidade a essas leveduras inerentes à capacidade de evasão ao sistema imune. Outro aspecto importante que tem sido observado em *Candida* spp., são variações fenotípicas que possuem uma hidrofobicidade de superfície celular, originando células leveduriformes hidrofóbicas (CSH). Essas células têm demonstrado mais virulência em estudos com ratos que em células leveduriformes hidrofílicas, muito provavelmente, em virtude de estimular fenômenos de aderência, resistência à fagocitose e germinação.

Além das toxinas, das enzimas e das variações fenotípicas, a simples implantação de estruturas do fungo, seguida da resposta imunológica, pode ocasionar lesão no hospedeiro, como a histoplasmose, uma "micose" sistêmica que afeta os órgãos internos. O fungo tem seu *habitat* em solos ricos em nitrogênio, como cavernas com fezes de morcego, que quando aspiradas pelo indivíduo, por meio dos esporos do fungo, migram para os "pulmões", encontrando condições ótimas de umidade e temperatura para gerar suas formas leveduriformes. As leveduras são "fagocitadas" e sobrevivem dentro dos "macrófagos" adjacentes, onde se multiplicam. O sistema imune de maneira correta responde à invasão pela formação de granulomas, que impedem a disseminação da levedura, mas também determinam essa forma de lesão tecidual.

Contudo, os fungos são micro-organismos ubíquos e extremamente adaptados ao meio ambiente de maneira geral e alguns são componentes da microbiota normal do corpo humano que, em condições especiais, podem resultar em processos de doença, além de serem importantes causadores de infecções sistêmicas em indivíduos imunocomprometidos. Já as drogas antifúngicas atuam na membrana plasmática, síntese de parede celular e síntese de ácidos nucléicos, podendo ser tóxicas para o homem.

BIBLIOGRAFIA SUGERIDA

Álvares CA, Svidzinski TIE, Consolaro MEL. Candidíase vulvovaginal: fatores predisponentes do hospedeiro e virulência das leveduras. Jornal Brasileiro de Patologia e Medicina Laboratorial. 2007 Sep/Oct;43(5):319-27.

Buchanan KL, Murphy JW. What makes Cryptococcus neoformans a pathogen? Emerging Infectious Disease. 1998;4(1):71-83.

Burrage TG, Tignor GH, Smith AL. Rabies vírus binding at neuromuscular junctions. Virus Research. 1985 Apr;2(3):273-89.

Clapham PR, McKnight A. HIV-1 receptors and cell tropism. Br Med Bull. 2001;58:43-59.

Cox GM et al. Extracellular phospholipase activityis a virulence factor for Cryptococcus neoformans. Molecular Microbiology. 2001;39(2):166-75.

Gaspar AMC; Vitral CLA, De Oliveira JM. Biologia molecular do vírus da hepatite A. In: Foccacia R. (Ed.). Tratado de hepatites virais e doenças associadas. 3. ed. Rio de Janeiro: Atheneu; 2013. p. 249-55.

Henderson B et al. Cellular microbiology: bacteria-host interactions in health and disease. New Jersey: John Wiley & Sons; 1999.

Naves PLF, Santana DP, Ribeiro EL, Menezes ACS. Novas abordagens sobre os fatores de virulência de candida albicans. Revista de Ciências Médicas e Biológicas. 2013;12(2).

Oliveira CAF, Germmano PML. Aflatoxinas: conceitos sobre mecanismos de toxicidade e seu envolvimento na etiologia do câncer hepático celular. Rev. Saúde Pública [online]. 1997;31(4): 417-24.

Salyers AA, Whitt DD. Bacterial pathogenisis: a molecular approach. 2. ed. Washington: ASM Press; 2002.

Shaechter M et al. Microbe. Washington: ASM Press; 2006.

Trabulsi LR (ed.), Alterthum F. Microbiologia. 6. ed. Rio de Janeiro: Atheneu; 2015.

2

Imunologia das doenças infecciosas

Edgar de Bortholi Santos

INTRODUÇÃO

O homem possui um contato constante com micro-organismos, obtendo, na maioria das vezes, uma relação simbiótica. Ele, em seu desenvolvimento intraútero, estéril, é colonizado por uma gama enorme de micro-organismos distintos na sua pele e mucosas, no momento do parto, seja pelo contato com a mucosa do canal vaginal, ou, posteriormente, por manipulação, após 72 horas de nascido já se encontra totalmente colonizado. Essa flora microbiana permanece em harmonia com o ser humano, facilitando a digestão de alimentos, fornecendo elementos para o metabolismo celular, interferindo na proteção contra micro-organismos patogênicos – ou potencialmente patogênicos – e caracterizando um processo de integração vital.

A importância de bactérias e fungos na geração de alimentos, na produção de medicamentos e na origem das vacinas é de conhecimento universal – 3% da população microbiana é patogênica, e 10%, potencialmente patogênica. Eles podem gerar doença no homem por condições favorecedoras, como sua capacidade de virulência e a queda da resistência do hospedeiro.

INFECÇÃO

Define-se infecção como a implantação, o crescimento e a multiplicação do micro-organismo no tecido do hospedeiro, causando lesão tecidual, por ação direta ou indireta do micro-organismo, por meio da resposta do hospedeiro a presença do agente infeccioso ou de seus produtos.

A implantação é o processo inicial da permanência do micro-organismo, tendo vários fatores intrínsecos, como regiões hidrofóbicas dos micro-organismos e forças iônicas, entre componentes destes e das células do hospedeiro.

Bactérias, fungos, vírus, protozoários, helmintos apresentam elementos constituintes que reforçam a aderência às células do hospedeiro, denominadas adesinas.

Para que ocorra a implantação, há necessidade de pontos de ligação na célula do hospedeiro – os receptores, que possuem as mais diferentes estruturas químicas. Os micro-organismos podem se ligar a diferentes receptores, assim como um receptor pode ser de diversos micro-organismos, sendo a afinidade de ligação mais preponderante do que a especificidade. Dessa forma, encontramos uma maior afinidade de micro-organismos para determinados tecidos, definido como organotropismo, por elevada concentração de seus respectivos receptores.

Uma vez implantado, o micro-organismo passa para o segundo momento do processo infeccioso, o crescimento. Esse momento se define como adaptação do micro-organismo no tecido do hospedeiro. Por indução enzimática na presença de substratos, as bactérias adquirem a capacidade de permanecerem vivas no tecido e iniciarem sua multiplicação. Os vírus, inserindo seu genoma no interior da célula, fazem sua síntese proteica, utilizando ribossomos celulares, produzindo proteínas estruturais e não estruturais (enzimas).

A replicação microbiana é demonstrada como processo infeccioso, sendo o sítio extracelular ou intracelular.

No sítio extracelular, os micro-organismos se apresentam nos espaços intersticiais e nas superfícies epiteliais, caracterizando a incapacidade de penetração no interior da célula. O principal mecanismo de virulência é a produção de toxinas, que leva principalmente a infecções agudas e subagudas. A capacidade de difusibilidade pelos tecidos se faz por síntese enzimática pelos micro-organismos invasores, estendendo a área de lesão.

Micro-organismos de alta virulência são capazes de sintetizarem toxinas e enzimas.

Bactérias produtoras de toxinas imunomoduladoras apresentam uma forma particularmente importante de interferência imune. Muitas cepas de estafilococos liberam exotoxinas (enterotoxinas estafilocócicas, toxinas epidermolíticas e toxina da síndrome do choque tóxico), que são responsáveis pela doença. Tais toxinas apresentam a característica de superantígeno, porque atuam como ativadoras policlonais de linfócitos T de forma aleatória, sem a necessidade da presença de células apresentadoras de antígeno (CAA), ocasionando uma produção anárquica de citocinas.

A imunidade protetora induzida nesses processos infecciosos é resposta inata, representada por ativação de sistema complemento, fagocitose e sistema imunológico (resposta adaptativa), por meio da resposta humoral, com produção de anticorpos, principalmente do tipo neutralizante. Os principais micro-organismos envolvidos nesse exemplo estão na Tabela 2.1.

No sítio intracelular, estão os micro-organismos intracelulares facultativos e obrigatórios. A característica invasora e a sua capacidade de permanecer no ambiente intracelular determinam seu principal mecanismo de virulência.

Os vírus são parasitas intracelulares obrigatórios, que se utilizam da maquinaria enzimática celular para benefício próprio, com o custo da morte da célula. Apesar dessa assertiva, observam-se infecções virais de caráter crônico, nas quais o genoma viral se insere no genoma celular, permanecendo como um pró-vírus, e este, somente quando ativado, induz a síntese proteica com replicação viral.

As bactérias intracelulares facultativas, frequentemente, apresentam-se como infecções crônicas, principalmente pelo domínio e pela resistência às enzimas intracelulares. São infecções de difícil controle pelo hospedeiro, requerendo mecanismos que permitam agir sobre a célula infectada.

TABELA 2.1 Micro-organismos envolvidos na infecção em sítio extracelular.

	Espaços intersticiais	Superfícies epiteliais
Micro-organismos	Vírus Bactérias Protozoários Fungos Vermes	*Neisseria gonorrhoeae* Mycoplasma *Streptococcus pyogenes* *Vibrio cholerae* *Escherichia coli* *Candida albicans* *Helicobacter pylori*
Imunidade protetora	Anticorpos neutralizantes Sistema complemento Fagocitose	Anticorpos IgA Proteínas fase aguda

Nesse contexto, a resistência à infecção é obtida com a resposta inata, principalmente por ação dos macrófagos e das células *natural killer*. A resposta adaptativa, com a resposta celular, traduz a síntese de citocinas, as quais respondem pela quimiotaxia e pela ativação de linfócitos T citotóxicos e macrófagos.

Estudos ulteriores com sobrenadantes de cultura de linfócitos e macrófagos revelaram uma família de moléculas não antígeno-específicas com atividades hormonais diversas, com característica de comunicação célula-célula. Essas moléculas são atualmente conhecidas coletivamente como citocinas.

A lesão tecidual está diretamente relacionada à ação direta do micro-organismo, por produção de toxinas e/ou enzimas. Entretanto, a patogênese de alguns processos infecciosos se deve principalmente à resposta do hospedeiro, quando comparada à ação deletéria dos mecanismos de ação dos micro-organismos.

A formação de complexos imunes, principalmente nas infecções crônicas microbianas, estabelece um aumento do comprometimento orgânico do paciente, muitas vezes dificultando a terapêutica e piorando seu prognóstico. Na resposta humoral, reações cruzadas por mimetismo bacteriano, anticorpos são direcionados não apenas ao micro-organismo, mas também a constituintes celulares, como ocorre na febre reumática. As cavernas tuberculosas são resultados da perpetuação do bacilo de Koch no tecido pulmonar, sendo o intenso infiltrado linfomonocitário, como resposta imune celular, o responsável pela formação granulomatosa da lesão (Tabela 2.2).

TABELA 2.2 Mecanismos indiretos de lesão tecidual por patógenos.

	Complexos imunes	Anticorpo anti-hospedeiro	Imunidade mediada por células
Agente infeccioso	Vírus da hepatite B Malária *Streptococcus pyogenes* *Treponema pallidum* Infecções bacterianas crônicas	*Streptococcus pyogenes* *Mycoplasma pneumoniae*	*Mycobacterium tuberculosis* *Mycobacterium leprae* *Borrelia burgdorferi* *Schistosoma mansoni* Herpes-vírus simples
Doenças	Doença renal Depósitos vasculares Glomerulonefrite Dano renal Sífilis secundária	Febre reumática Anemia hemolítica	Tuberculose Hanseníase Meningite asséptica Doença de Lyme Esquistossomose Ceratite herpética

IMUNIDADE ÀS INFECÇÕES

O ser humano apresenta barreiras naturais que impedem a implantação de micro-organismos em seus tecidos, também impedindo a instalação do processo infeccioso. Continuamente, o homem é ameaçado por patógenos presentes no meio ambiente, e, se não possuísse elementos protetores, a raça humana não existiria. A resposta inata se caracteriza por uma resposta rápida eficiente e inespecífica, sendo as barreiras naturais parte integrante desse processo.

As barreiras naturais são formadas por tecidos e seus elementos constituintes, configurando um arcabouço impermeável à entrada dos micro-organismos. A pele, por sua constituição histológica, seu pH ácido, sua camada de queratina e sua cobertura por uma flora microbiana permanente, é um exemplo da barreira natural à invasão microbiana. As mucosas, pouco mais suscetíveis, apresentam camada de muco, cílios e movimentos peristálticos, que impossibilitam a fixação do micro-organismo em suas células. Ações reflexas, como tosse, espirro, fluxo urinário, piscar os olhos, movimentação da língua na cavidade oral, são mecanismos importantes de constante limpeza da superfície tecidual.

O homem produz naturalmente a lisozima, seu próprio antibiótico, com ação semelhante à penicilina, substância presente na lágrima, saliva e nos lisossomos dos fagócitos. Como visto, a implantação microbiana, para ocorrer, deve, antes de tudo, passar por essas barreiras iniciais (Figura 2.1).

Os micro-organismos, ao ultrapassarem as barreiras naturais, estabelecem uma infecção local, estimulando a resposta inata, por meio de infiltrado de células fagocíticas, representa-das, no primeiro momento, pela presença de neutrófilos e ativação do sistema complemento por meio das vias alternativas e das lecitinas.

A perpetuação do processo infeccioso estimula o sistema imunológico, e este responde por uma dicotomia, resposta humoral e celular.

RESPOSTA INATA

As bactérias, em sua maioria, têm seu crescimento populacional a cada 15 minutos. O homem tem a presença de anticorpos, após um estímulo antigênico primário, de 3 a 5 dias. Em um processo infeccioso, o tempo de espera para a produção protetora de anticorpos levaria o hospedeiro a sucumbir, em decorrência da quantidade de bactérias produzidas nesse período. Nesse contexto, o homem necessita de mecanismos precoces de proteção.

A imunidade inata preenche esse espaço inicial, sendo uma resposta rápida e eficiente, porém inespecífica ao foco infeccioso, e que não compromete as células do hospedeiro.

A infecção no tecido do hospedeiro, por alteração de membrana celular ou por sua ruptura, ativa a via do ácido araquidônico, com consequente formação de substâncias farmacologicamente ativas (SFA), que possuem ação sobre a microcirculação, induzindo a alterações vasculares, como vasodilatação e aumento da permeabilidade capilar, alterando o equilíbrio hemodinâmico, permitindo em última análise a saída de proteínas (transudato e/ou exsudato) e células para o meio extravascular e configurando o processo inflamatório.

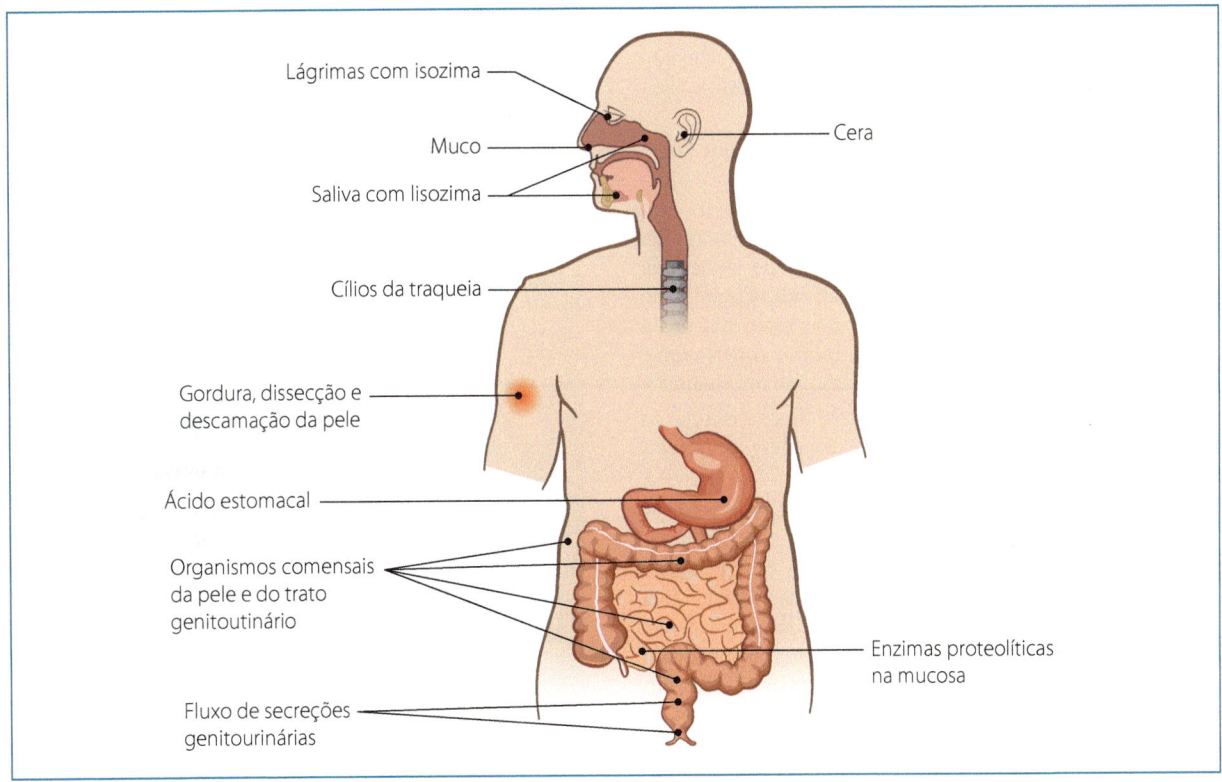

FIGURA 2.1 Barreiras naturais.

Os tipos de células fagocíticas circulantes, os neutrófilos, os monócitos e as células dendríticas mieloides são células recrutadas para locais de infecção, onde reconhecem e fagocitam os micro-organismos. Essas células migram para o foco infeccioso em resposta a estímulos quimiotáticos, que são produzidos pelo processo inflamatório e pelos próprios patógenos, e reconhecem estruturas características dos patógenos, as quais não estão presentes nas células humanas, denominadas padrões moleculares associados a patógenos (PMAP). Nas membranas dessas células, há receptores para esses antígenos de reconhecimento padrão, como: manose, presente nas glicoproteínas e glicolipídeos das bactérias; glicano, nos fungos; diacilglicerídeos, em micro-organismos; nos lipopolissacarídeos das paredes das bactérias Gram-negativas; e em N-formilmetionina aminoácido, somente nos peptídeos bacterianos.

Cabe ressaltar a existência de uma família de receptores-padrão, denominados receptores semelhantes a Toll, descoberta inicialmente em moscas-das-frutas (*Drosophila melanogaster*), que possui 11 elementos distintos em relação à afinidade aos PAMPs. A ligação desses antígenos a esses receptores desencadeia uma cascata de sinalização intracelular, que envolve o recrutamento de proteínas quinases, a ativação de fatores de transcrição, transcrição gênica e síntese, e a secreção de citocinas pró-inflamatórias, como interleucina IL-1, IL-12 e fator de necrose tumoral (TNF); quimiocinas; moléculas de adesão de endotélio; moléculas coestimulatórias e citocinas antivirais (IFN).

As proteínas séricas são compartimentalizadas por seu comportamento eletroforético e também por suas funções biológicas em sistemas, que, ao se integrarem, potencializam o processo inflamatório. Assim, temos o sistema de coagulação, por meio dos seus produtos: fator XII (fator Hageman), trombina e fibrina, que, quando produzidos, estimulam, respectivamente, o sistema das cininas, o sistema complemento e o sistema fibrinolítico, que, ao produzir a plasmina, também possui ação sobre o sistema complemento.

Dentre todos os sistemas, o mais envolvido com a função de proteção e a parte integrante da resposta inata é o sistema complemento, por meio das vias alternativas e das lecitinas, que possuem ação decisiva nas primeiras horas da infecção. Essas vias, para serem ativadas, não necessitam da ativação do sistema imunológico, sendo ativadas diretamente por componentes microbianos. Durante as fases iniciais da infecção, essas vias são ativadas e induzem, paralelamente, aos produtos do ácido araquidônico, o processo inflamatório.

A inflamação possui, como objetivo final, a facilitação do processo fagocítico, decorrente da diapedese, quimiotaxia, opsonização e fagocitose.

O sistema complemento, além da sua ação lítica sobre os micro-organismos, também facilita a fagocitose, por desgranulação de mastócitos, com liberação de várias SFA, dentre as quais a histamina, alterando a permeabilidade capilar, facilitando a diapedese; as proteínas integrantes da cascata do complemento, como C3a, C4a e C5a, são potentes agentes quimiotáticos para neutrófilos; e o C3b, outro subproduto, uma importante opsonina. O C3b, como opsonina, ao aderir à superfície microbiana, facilita a fagocitose, permitindo, por meio de receptor-opsonina, melhor adesão do fagócito ao micro-organismo, principalmente àqueles de difícil fagocitose, como as bactérias encapsuladas.

As células fagocíticas são os elementos mais importantes na resposta inata. Os neutrófilos circulantes no sangue penetram nos tecidos quando da infecção, sendo as primeiras células a chegarem ao foco infeccioso, responsáveis, muitas vezes, pelo controle desta nos processos infecciosos subclínicos. O infiltrado neutrofílico estabelece infecção aguda e, por não possuir capacidade de reposição de seus lisossomos e não apresentar a enzima superóxido dismutase, morre durante o processo fagocítico. O acúmulo de neutrófilos mortos no foco infeccioso define o processo piogênico (formação de pus). Muitas bactérias são piogênicas em virtude da sua capacidade de atrair essas células para o foco infeccioso (Figura 2.2).

No processo fagocítico, os macrófagos livres, derivados de monócitos sanguíneos, são células com alta capacidade fagocítica e não sucumbem ao processo infeccioso, permanecendo até a eliminação total dos micro-organismos e sendo responsáveis pelo processo de cicatrização e resolução tecidual.

Os macrófagos e neutrófilos contêm receptores de superfície celular que se ligam aos PAMPs, carboidratos constituintes comuns das superfícies bacterianas, que não são componentes das células humanas. A ligação de uma bactéria aos receptores de superfície celular induz a interiorização, morte e degradação da bactéria.

Os macrófagos durante a fagocitose liberam várias citocinas pró-inflamatórias, como TNF-α, IL-1, IL-6, IL-8 e IL-12. As citocinas TNF-α, IL-1 e IL-6 são denominadas pirógenos endógenos, uma vez que levam a quadro febril.

A elevação da temperatura corpórea, no quadro febril, favorece os mecanismos imunes do hospedeiro contra os micro-organismos, como a ativação do complemento, a proliferação linfocitária, a ação fagocítica e a síntese de proteínas, tais como anticorpos e citocinas.

Estas citocinas também fazem com que os hepatócitos deixem de sintetizar albumina e iniciem a produção das proteínas de fase aguda.

Elevação dos níveis séricos das proteínas de fase aguda, como a proteína C-reativa (PCR), proteína ligadora de manose (PLM), ferritina, substância amiloide, entre outras, demonstra o processo inflamatório em curso. As proteínas PCR e PLM estão relacionadas com a ativação do sistema complemento pelas vias clássicas e das lecitinas, respectivamente, e são potentes agentes opsonizantes.

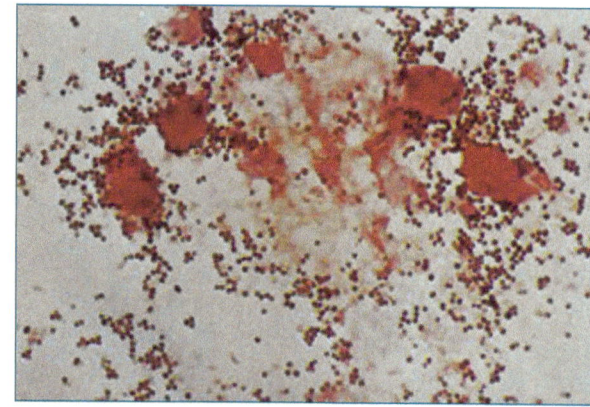

FIGURA 2.2 Microscopia de um processo piogênico.

Outras células de importância na resposta inata são as células linfoides inatas (CLI). Suas principais funções são fornecer defesa inicial contra patógenos infecciosos, reconhecer células estressadas e danificadas do hospedeiro e auxiliar na eliminação destas células e influenciar a natureza da resposta imune adaptativa subsequente. Essas células possuem vários subgrupos derivados da medula óssea com morfologia linfoide e funções semelhantes aos subgrupos de linfócitos T.

As primeiras e mais bem caracterizadas são as células assassinas naturais (do inglês *natural killer* – NK), que secretam interferon-γ, como os linfócitos do subgrupo TH1; assim, teremos outras CLI com perfil de citocinas secretadas, como TH2, IL4, IL5, IL6, TH17 com secreção da interleucina 17 e IL22.

Muitas dessas células apresentam como receptores γδ, os quais possuem diversidade limitada, o que sugere que essas células tenham evoluído para reconhecer um pequeno grupo de antígenos microbianos, não estando presente em moléculas do complexo maior de histocompatibilidade (MHC) nas células apresentadoras de antígeno (CAA). Algumas CLI são abundantes em tecidos epiteliais, como o trato gastrointestinal.

Em razão destas características, essas células são, muitas vezes, encontradas em um cruzamento entre a imunidade inata e a adaptativa.

Os macrófagos ativos e as células dendríticas mieloides são aqueles que expressam os antígenos leucocitário humano (HLA) classe II do MHC e, dessa forma, são conhecidos como CAA. Quando da presença dessas células no foco infeccioso, pode ter início a ativação do sistema imunológico, definindo a resposta adaptativa.

RESPOSTA ADAPTATIVA

Os componentes da resposta inata são intrínsecos aos invertebrados, sendo únicos na defesa contra infecções. Durante a evolução das espécies, os vertebrados adquiriram a capacidade de desenvolver a resposta adaptativa, com a formação de um complexo de interações celulares e seus produtos, o sistema imunológico.

O sistema imunológico é composto por órgãos e tecidos linfoides, tendo os linfócitos como as principais células constituintes.

O sistema imunológico, quando ativado, responde por meio de uma dicotomia: as respostas humoral e celular. As características da resposta imune são a especificidade e a memória imunológica à primeira exposição antigênica.

A resposta humoral compreende a síntese e a secreção de anticorpos por linfócitos B e plasmócitos. Os anticorpos são proteínas séricas pertencentes à família das imunoglobulinas, que se apresentam na faixa eletroforética das gamaglobulinas e possuem a propriedade de se ligarem aos antígenos (determinantes antigênicos) especificamente.

Os anticorpos dirigidos contra a porção polissacarídica dos lipopolissacarídeos das endotoxinas bactérias Gram-negativas podem ser protetores, intensificando diretamente a fagocitose e a fixação do complemento e a ocorrência de lise. Os anticorpos dirigidos contra as exotoxinas proteicas possuem capacidade neutralizante, portanto, com capacidade de controle nas doenças infecciosas toxigênicas, como tétano, botulismo, difteria e outras bactérias produtoras de exotoxinas.

A resposta celular compreende a ativação e o recrutamento de células efetoras, como macrófagos (Mφ), linfócitos T citotóxicos (LTc CD8), células *natural killer* (NK). A ação dessas células se faz a partir da síntese e da secreção de citocinas, em um processo em rede de inter-relações celulares.

A ativação do sistema imunológico ocorre a partir de interação entre as CAA (macrófagos, células dendríticas mieloides, linfócitos B etc.) e o linfócito Th CD4 (auxiliar ou helper). O antígeno é expresso em conjunto com os antígenos HLA classe II, na membrana celular das CAA. A mensagem para o início da mitose do linfócito T, e, consequentemente, sua ativação, deve-se ao complexo molecular antígeno classe II, ao antígeno, ao receptor de linfócito T (RLT) e aos correceptores (Figura 2.3).

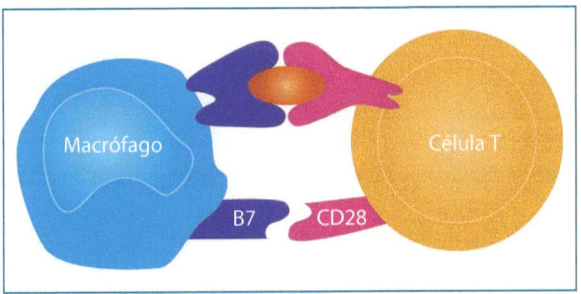

FIGURA 2.3 Interação: células apresentadoras de antígenos *versus* linfócitos Th e seus receptores.
Fonte: Adaptada de Abbas AK, Lichtman AH. Cellular and molecular immunology. 5. ed. Philadelphia: Saunders; 2003.

Em uma primeira exposição ao antígeno, os linfócitos *naïve*, denominados LTH0, ativados, secretam citocinas que estabelecem o tipo de resposta imunológica. Esse direcionamento relaciona-se à estrutura e à composição química do antígeno.

A liberação de IL-4 e IL-10 induz resposta humoral; a liberação de IL-12 e interferon gama (IFN-γ) estimula a resposta celular.

A resposta celular se traduz na ativação do subgrupo de linfócito T_H1, com secreção das citocinas IFN-γ e IL-12. A resposta humoral elabora IL-4, 5, 6 e 10, por meio do subgrupo T_H2. Os linfócitos do subgrupo T_H3 são denominados linfócitos reguladores, com a função do término da resposta imune, ou imunotolerância, com a síntese de fator transformador de crescimento beta (TGF-β) (Figura 2.4).

O subgrupo T_H17 está principalmente envolvido no recrutamento de leucócitos e na indução da resposta inflamatória. Tais reações são críticas para destruir as bactérias extracelulares e os fungos, e também contribuem significativamente para as doenças inflamatórias. A maioria das ações dessas células inflamatórias é mediada pela IL-17, que é um importante elo entre a imunidade adaptativa mediada por células T e a resposta inflamatória aguda, como uma das principais reações da imunidade inata. O termo inflamação imunológica é, por vezes, utilizado para indicar a forte reação inflamatória aguda que pode acompanhar as respostas das células T.

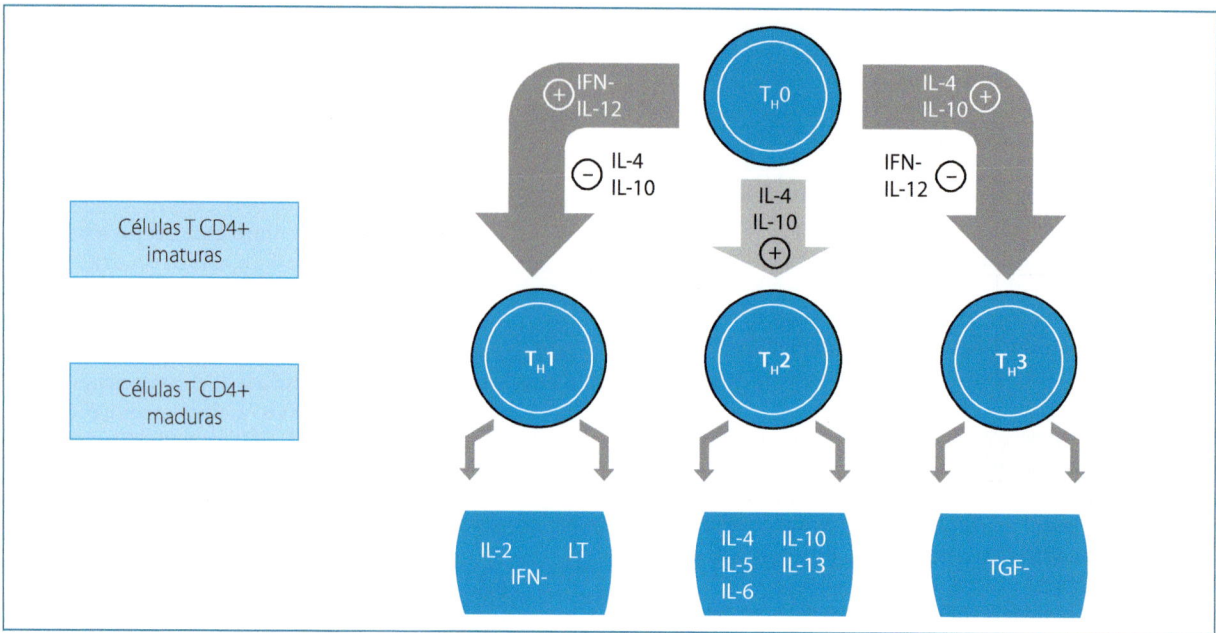

FIGURA 2.4 Diferenciação dos subtipos de linfócitos CD4+.
Fonte: Adaptada de Abbas AK. Cellular and molecular immunology. Andrew H. Lichtman. 5. ed. Philadelphia: Saunders; 2003.

Componentes da estrutura bacteriana (parede celular do pneumococo, lipopolissacarídeos do *Haemophilus influenzae*, *N. meningitides* e *E. coli*) induzem a produção e a secreção local de citocinas pró-inflamatórias IL1-Il-6 e TNF.

IMUNOLOGIA NAS INFECÇÕES BACTERIANAS
BACTÉRIAS EXTRACELULARES
Resposta inata

Nas infecções bacterianas extracelulares, o principal mecanismo de controle ocorre na ativação do sistema complemento, com as vias alternativas e as das lecitinas.

Componentes bacterianos, liberados no foco infeccioso, possuem a capacidade de ativação dos elementos do sistema complemento, sendo as primeiras proteínas a lisar as bactérias, pela formação do complexo de ataque à membrana (CAM), constituídas pelas proteínas C5, 6, 7, 8, $(9)_n$.

A ativação do complemento facilita a fagocitose, ante a produção de opsoninas, com o C3b como principal componente para essa função, e estimula a quimiotaxia, por ação de C3a, C4a e C5a, atraindo neutrófilos e macrófagos para o foco infeccioso (Figura 2.5).

Resposta adaptativa

As bactérias extracelulares configuram as infecções bacterianas de caráter agudo. A resposta humoral, principalmente pela ação anticórpica, é o mecanismo de controle mais importante nas infecções por bactérias desprotegidas do ambiente intracelular.

Na cinética anticórpica, na resposta primária à infecção, teremos um pico de concentração sérica de anticorpos da classe IgM, definidora do processo agudo. Em respostas tardias, anticorpos IgG de memória são selecionados, mantendo a mesma especificidade inicial.

As respostas com IgG antipolissacarídeos tendem a ser principalmente da subclasse IgG2, enquanto a IgG1 é antiproteína. O mau desenvolvimento de IgG2 em crianças abaixo de 2 anos de idade explica sua deficiência de resposta a bactérias com cápsula polissacarídeas (p. ex., *Streptococcus pneumoniae*, *Klebsiella pneumoniae* e *Haemophilus influenzae*). A subclasse IgG2 não passa pela placenta materna, dependendo exclusivamente da produção do recém-nascido.

A ação dos anticorpos define-se por neutralização de enzimas e toxinas secretadas pelas bactérias, diminuindo o processo patogênico.

Essas imunoglobulinas, específicas das bactérias, ao se ligarem a estas, estabelecem dois mecanismos de controle da infecção: por ação do sistema complemento, pela via clássica, e fagocitose por intermédio da ação opsonizante do anticorpo (Figura 2.5).

A presença de anticorpos das classes IgM, em especial, e IgG ativa a via clássica, por meio da interação com as proteínas C1 e C2 do complemento, o que desencadeia a cascata de ativação, assim como nas demais vias, produzindo C3b como agente opsonizante e as quimiocinas C3a, C4a e C5a, culminando na produção do CAM e consequente lise bacteriana (Figura 2.5).

Os pacientes com deficiência dos componentes terminais do complemento C6, C7 e C8 ou da properdina são suscetíveis a infecções recorrentes por *Neisseria* sp.

Macrófagos apresentam em suas membranas vários receptores, que facilitam a integração com os componentes da parede bacteriana. Porém, quando da presença de imunoglobulinas na superfície bacteriana, receptores para a fração Fc do anticorpo aumentam a possibilidade de ligação dessa célula à bactéria (Figura 2.6).

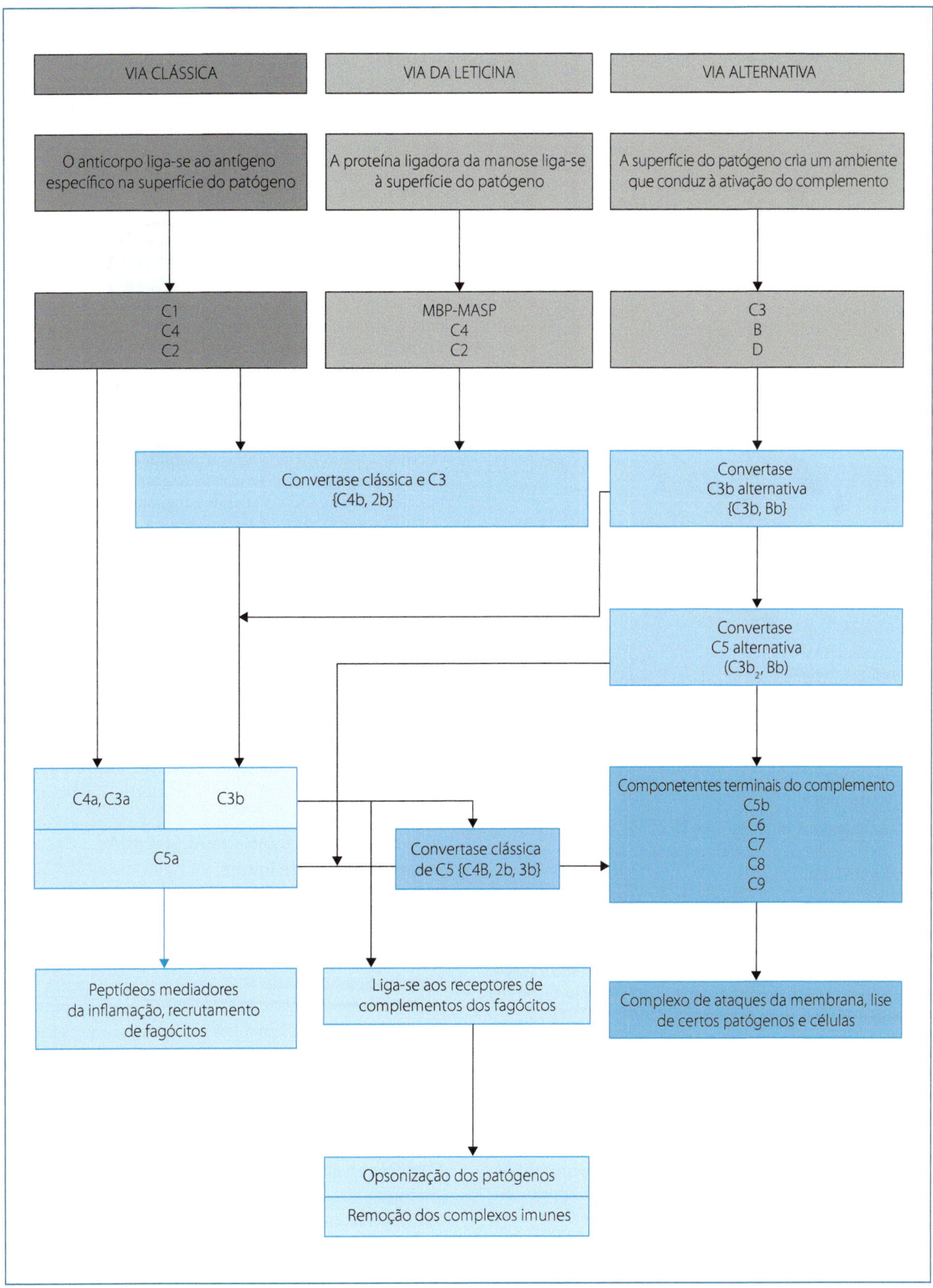

FIGURA 2.5 Sistema complementar e suas vias de ativação.

Fonte: Adaptada de Abbas AK, Lichtman AH. Cellular and molecular immunology. 5. ed. Philadelphia: Saunders; 2003.

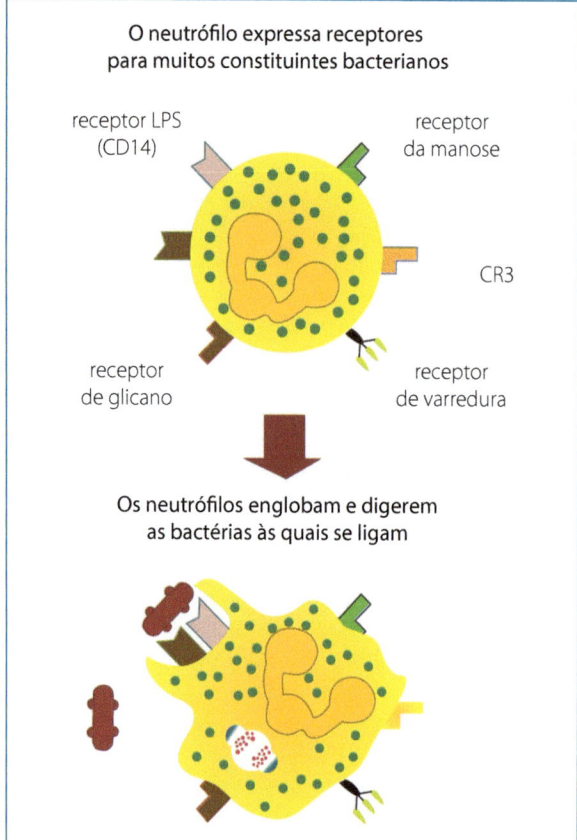

O neutrófilo expressa receptores
para muitos constituintes bacterianos

receptor LPS (CD14)

receptor da manose

CR3

receptor de glicano

receptor de varredura

Os neutrófilos englobam e digerem
as bactérias às quais se ligam

FIGURA 2.6 Receptores de superfície de neutrófilos e macrófagos. *Fonte:* Adaptada de Abbas AK, Lichtman AH. Cellular and molecular immunology. 5. ed. Philadelphia: Saunders; 2003.

BACTÉRIAS INTRACELULARES FACULTATIVAS

Resposta inata

As bactérias intracelulares facultativas sobrevivem no interior das células, principalmente no interior dos macrófagos não ativados.

A célula central na resposta inata nas infecções intracelulares é a NK. Durante a fagocitose, o Mɸ não ativo secreta várias citocinas, dentre as quais a IL-12 e IL-18, que estimulam a ação das células NK, que passam, então, a produzir IFN-γ, que, agindo nos Mɸ, fecha um circuito de interação. O Mɸ sob ação do IFN-γ é ativado, isto é, passa a exercer sua ação microbicida de forma mais intensa, permitindo que as bactérias restritas em seu fagossomo sejam mortas (Figura 2.7).

Resposta adaptativa

As bactérias intracelulares configuram quase sempre infecções bacterianas de caráter crônico, sendo protegidas no ambiente intracelular à resposta T_H1 responsável pelo controle dessa infecção. A ação da resposta humoral realmente apresenta apenas proteção parcial, porém, em determinadas situações, pode se associar à resposta celular, aumentando a capacidade microbicida, como ocorre na infecção pela *Brucela* sp., em que a interação com anticorpo diminui sua capacidade de sobrevivência intracelular após a opsonização; a fu-

são fagolissoma não pode ser mais inibida, havendo estímulo para a produção de compostos oxidativos e, dessa forma, ocasionando a morte bacteriana.

No processo de ativação do sistema imunológico, citocinas liberadas pelos linfócitos T_H1 ativados ativam os macrófagos, aumentam sua capacidade fagocítica e microbicida e exercem atividade quimiotática. Nesse contexto, o número de Mɸ ativos aumenta, permitindo o maior controle sobre a infecção (Figura 2.7).

Como mencionado anteriormente, a resposta celular possui o interferon-γ como citocina-chave, sintetizado e secretado pelos linfócitos Th0, que estimulam os macrófagos a secretarem IL12, as quais, por sua vez, fazem os linfócitos T_H1, os macrófagos, as células *natural killer* e os linfócitos citotóxicos manterem a síntese dessa citocina em circulação. O interferon-γ aumenta a capacidade microbicida dos fagócitos dependentes de oxigênio, com formação de íon superóxido e peróxido de hidrogênio.

O caráter histológico dessa infecção é o infiltrado linfomonocitário. Em um processo paralelo e intrínseco à resposta celular, pode ocorrer a hipersensibilidade tipo IV (classificação de Coombs) com formação de granulomas e presença de células gigantes (ou células de Langhans).

Admite-se, hoje, que a coqueluche é uma doença que quebra o paradigma em relação a um dos principais conceitos do sistema imune, estando atrás somente da sua especificidade, que é seu conceito de memória, pois não confere imunidade duradoura, além de sua reincidência se apresentar com quadros bem menos severos, por vezes quase assintomáticos.

Mesmo com altos índices de anticorpos maternos, o lactente jovem geralmente é suscetível, podendo adquirir a doença e, muitas vezes, evoluir para as formas graves. A IgA secretora (IgAs) advinda do aleitamento materno é um fator de proteção muito maior que a IgG circulante materna, sendo que a IgAs dificulta a adesão da *Bordetella pertussis* à membrana mucosa.

MECANISMOS DE EVASÃO BACTERIANA

Escape da resposta imune

Existem bactérias intracelulares que comportam um sistema invasor, denominado sistema secretor tipo III, como as Riquétsias, *Shigellas* e *EIEC*, que possibilitam a movimentação das bactérias no interior do citoplasma e a passagem (disseminação) dessas bactérias entre células adjacentes, escapando da resposta imune do hospedeiro do meio extracelular.

Pneumococos, hemófilos e meningococos secretam proteases que fazem a clivagem das IgAs na superfície da mucosa oral. Já na corrente sanguínea, os polissacarídeos capsulares dessas bactérias podem livrar o sistema complemento sérico pela via alternativa.

Mimetismo antigênico e variações gênicas

Antígenos semelhantes aos antígenos do hospedeiro (mimetismo) escapam da resposta imune, já que antígenos próprios não são reconhecidos como estranhos.

Estruturas microbianas são modificadas por sucessivas gerações, decorrentes de variações gênicas, e não são reconhecidas pelo sistema imune adaptativo, permitindo a evasão da bactéria aos mecanismos efetores da imunidade.

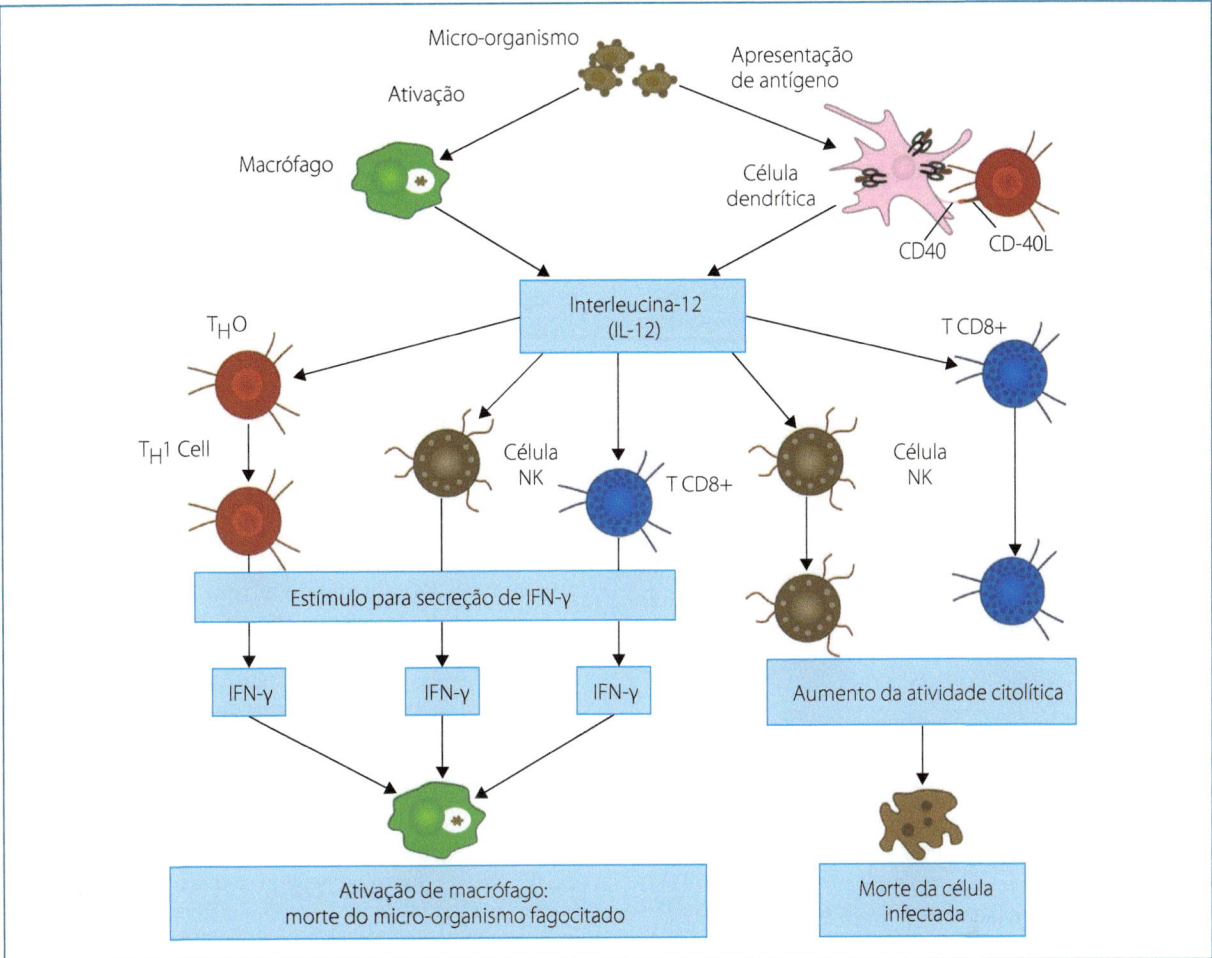

FIGURA 2.7 Resposta inata e adaptativa no controle de infecções intracelulares.
Fonte: Adaptada de Abbas AK, Lichtman AH. Cellular and molecular immunology. 5. ed. Philadelphia: Saunders; 2003.

Captação de antígeno do hospedeiro

Este mascaramento é um exemplo extraordinário de bactérias que adquirem revestimento de superfície com proteínas constituintes do hospedeiro, como glicolipídeos do grupo sanguíneo, antígenos do MHC, fibrinas e imunoglobulinas do plasma. A resposta imunológica a *Staphylococcus aureus* é dificultada pela proteína A, a qual é produzida por todas as cepas. A proteína A, que está ancorada à superfície da célula bacteriana, liga-se à fração Fc do anticorpo da IgG, podendo proporcionar uma camuflagem para as bactérias, com consequente bloqueio da resposta imunológica.

Cápsulas

A presença de bactérias encapsuladas impossibilita a ação fagocítica, principalmente pela dificuldade de ligação do fagócito à bactéria, impedindo, dessa forma, a fagocitose. A carga e a hidrofilicidade das bactérias encapsuladas não opsonizadas inibem a fagocitose, interferindo na ligação entre leucócitos e bactérias. A imaturidade da imunidade humoral na criança de pouca idade e o declínio da imunidade humoral no indivíduo idoso, provavelmente são responsáveis pela suscetibilidade desses indivíduos à doença invasiva por bactérias encapsuladas, principalmente pelo *Streptococcus pneumoniae*, que impedem a fagocitose pelos macrófagos alveolares e permitem sua multiplicação nos pulmões. Outras bactérias encapsuladas com importância clínica são o *Haemophilus influenzae* e *Klebsiella pneumoniae*.

As cápsulas de muitas bactérias Gram-positivas e Gram-negativas contêm resíduos de ácido siálico que inibem a ativação do sistema complemento.

A cápsula protege as bactérias da resposta do hospedeiro, porém, para sua implantação, há necessidade da perda da cápsula para exposição de *pili* de aderência; nesse momento, as bactérias ficam mais suscetíveis à ação anticórpica.

AÇÃO PROTETORA ANTIFUSÃO FAGOLISSOMA

Uma das formas de escape de bactérias consideradas mais evolutivas é a sua ação antifagolissoma, permitindo, assim, a permanência no hospedeiro por longo tempo, como nas micobacterioses e nas infecções agudas pelas Riquétsias. Esse mecanismo se faz por componentes constituintes dos micro-organismos ou por produtos secretados por estes; no primeiro caso, em função da camada lipídica das micobactérias, e no último, por secreção de fosfolipase A2.

Nas infecções por *Brucela abortus* a supressão da fusão fagolisossoma parece ser induzida por componentes de superfície que possuem natureza polissacarídica, glicoproteína e lipídica. Outra forma de ação antifagocítica, realizada pela *B. melitensis*, ocorre pelo sistema microbicida oxigênio-dependente, pois por ação de nucleotídeos não há produção de mieloperoxidase, condicionando a sobrevivência dessa bactéria no interior do fagócito.

A *Listeria monocytogenes,* quando fagocitada, é envolvida em um fagolisossoma, onde o pH baixo ativa a bactéria a produzir listeriolisina O. Esta enzima provoca lise da membrana do fagolisossoma, de modo que o micro-organismo escape para o citoplasma da célula.

MECANISMOS DE MORTE DE FAGÓCITOS

Os *Streptococcus* sp. produzem algumas toxinas capazes de hemólise e morte de neutrófilos com as estreptolisinas O e S, que inibem a fagocitose e a destruição de leucócitos.

Outra importante bactéria produtora de toxina e que apresenta maior importância clínica e epidemiológica nos dias atuais é o *Staphylococcus aureus* Oxacilina Resistente da comunidade CA-ORSA, que sintetiza a toxina leucocidina Panton-Valentine, sendo sua presença associada à necrose tecidual e destruição de leucócitos.

A bactéria *Pseudomonas aeruginosa*, importante nas infecções hospitalares, utiliza um método engenhoso, conhecido como secreção tipo III, que consiste na injeção de exoproteínas tóxicas produzidas no citoplasma bacteriano nas células-alvo do hospedeiro. Essas células-alvo são frequentemente macrófagos induzindo sua apoptose.

IMUNOLOGIA NAS INFECÇÕES VIRAIS
Resposta inata

Nos vírus, por serem parasitas intracelulares obrigatórios, o mecanismo protetor que se estabelece é o mesmo das bactérias intracelulares facultativas. Porém, nas infecções vi-rais durante a resposta inata, citocinas importantes no controle viral são produzidas.

As principais, na fase inicial da infecção, pertencem à família dos interferons, particularmente à família I, na qual se encontram os IFN-α e β. Essas proteínas apresentam uma diversidade antigênica que permite estabelecer subtipos, principalmente no IFN-α, com mais de 20 subtipos distintos. A expressão dos genes do IFN da família I é induzida por RNA de dupla fita, um tipo de ácido nucleico que não é encontrado em células humanas saudáveis, mas é componente de alguns genomas virais e pode ser um ácido nucleico intermediário nos ciclos virais.

Os IFN-α e β são produzidos por neutrófilos e fibroblastos, respectivamente, mas essas citocinas são liberadas por qualquer célula quando da infecção viral. A célula próxima à infectada interage com o IFN por ação parácrina e se torna resistente à ação viral.

Os interferons, proteínas de baixo peso molecular, são extremamente importantes no início da infecção e podem atuar inibindo diretamente a replicação viral e, assim, sua disseminação, ou induzindo as reações das células imunes.

IFN-α e β agem de três formas distintas: ativando os genes celulares que destroem o mRNA viral e inibem a tradução das proteínas virais; induzindo à expressão do antígeno HLA classe I na maioria das células do corpo e aumentando o nível de apresentação de antígenos virais às células T citotóxicas; e ativando as células NK para matar as células infectadas por vírus (Figura 2.8).

Uma proteína induzida pelo IFN é a enzima oligoadenilato sintetase que polimeriza o ATP por ligações 2' a 5', em vez das ligações 3' a 5' normalmente presentes nos ácidos nucleicos humanos. Esses oligômeros incomuns ativam uma endorribonuclease, que degrada o RNA viral. Também uma serina/treonina, proteína quinase, denominada P1 quinase, é ativada pelos IFN-α e β, fosforilando o fator inicial da síntese de proteínas e lF-2. A P1 quinase impede a síntese das proteínas virais e, consequentemente, a montagem de novos vírions (Figura 2.9).

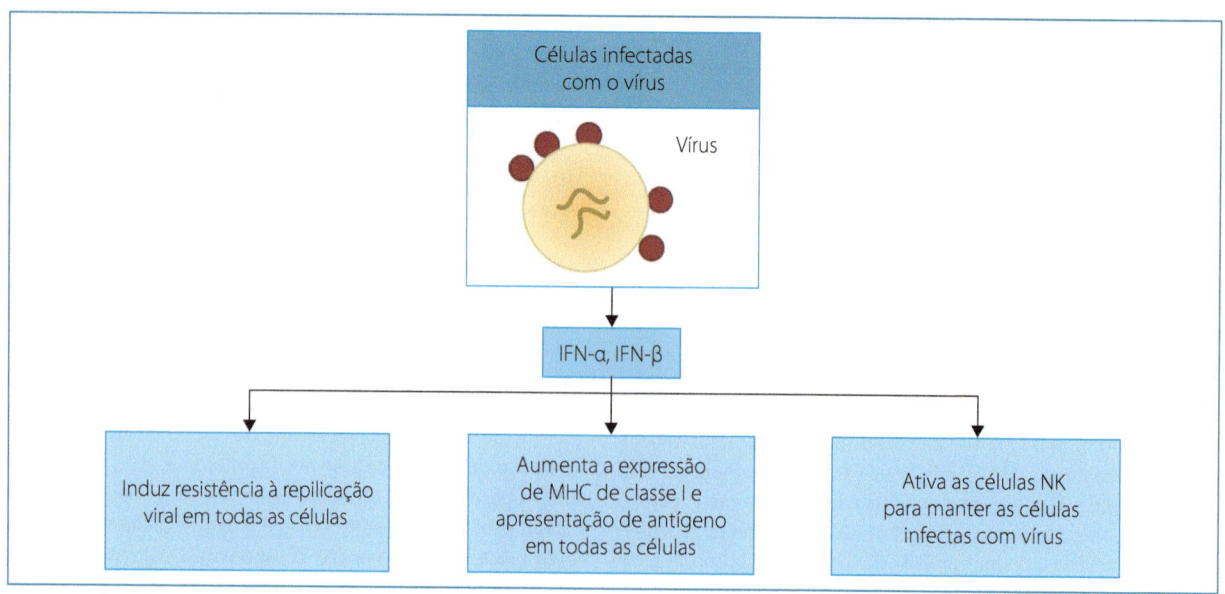

FIGURA 2.8 Funções dos IFN-α e β.

Fonte: Adaptada de Abbas AK, Lichtman AH. Cellular and molecular immunology. 5. ed. Philadelphia: Saunders; 2003.

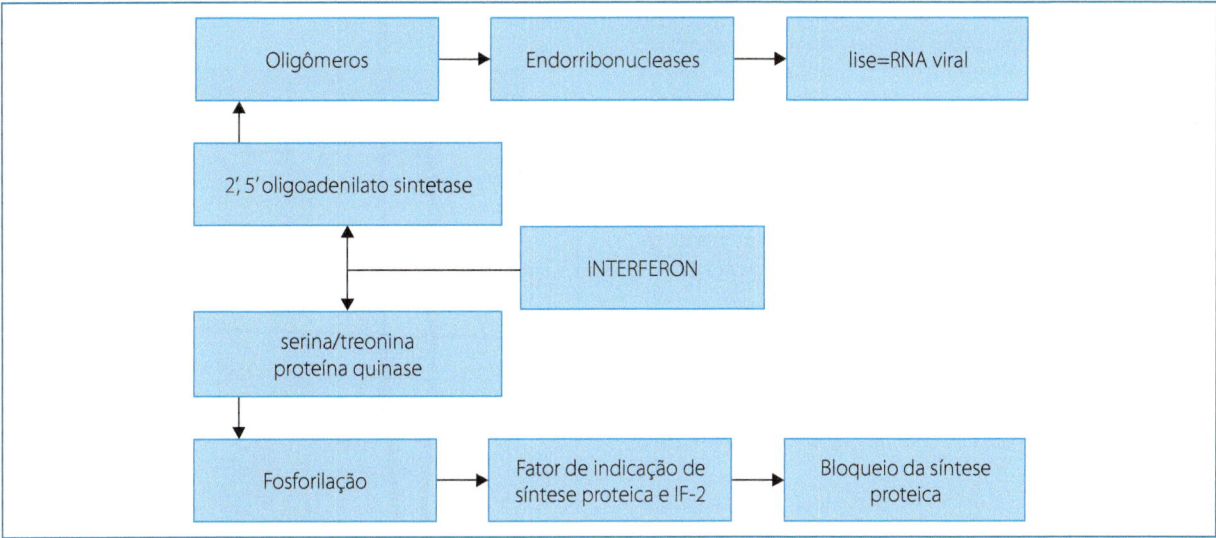

FIGURA 2.9 Ação do IFN na inibição da replicação viral.

Fonte: Adaptada de Abbas AK, Lichtman AH. Cellular and molecular immunology. 5. ed. Philadelphia: Saunders; 2003.

Um exemplo da importância do interferon nas infecções virais é o vírus da raiva, capaz de induzir a produção de interferon antes de sua migração para o sistema nervoso central.

As células NK são linfócitos grandes sanguíneos, mas, diferentemente dos linfócitos B e T circulantes, possuem citoplasma bem desenvolvido, contendo grânulos citotóxicos. Os pacientes que não possuem células NK sofrem infecções virais persistentes. A perda dessas células na fase tardia da infecção pelo HIV potencializa a imunossupressão dessa síndrome.

A capacidade citotóxica dessas células é aumentada de 20 a 100 vezes na exposição aos IFN-α e β, ocasionando também a sua proliferação.

Uma característica geral das células NK é a sua sensibilidade à expressão das moléculas dos antígenos HLA classe I. As células infectadas por vírus perdem a expressão desses antígenos, tornando-se suscetíveis ao ataque pelas células NK. Dessa maneira, as células não infectadas são poupadas da ação citotóxica das células NK (Figura 2.10).

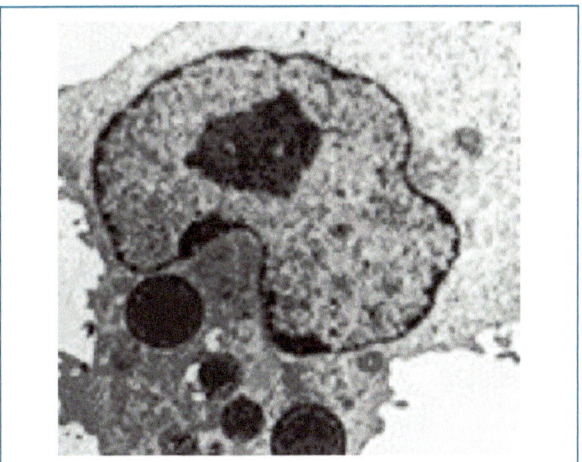

FIGURA 2.10 Célula *natural killer* e seus grânulos intracitoplasmáticos.

Resposta adaptativa

A resposta imune na infecção viral pode apresentar-se tanto homotípica, isto é, sorotipo específica, quanto heterotípica. Nesta última, a infecção por um determinado sorotipo é acompanhada da produção de anticorpos e também contra outros anticorpos, surgindo então a resposta imune heteróloga.

Na resposta adaptativa, nas infecções virais, temos a resposta humoral para o controle dos vírus livres, por anticorpos neutralizantes, e, principalmente, resposta celular, para os vírus intracelulares.

Dentro da resposta humoral, diferentes classes de anticorpos se apresentam em diferentes momentos da infecção, e estão presentes também em concentrações alternadas em cada tecido envolvido. Nas infecções por rotavírus, anticorpos da classe IgAs atravessam a membrana basolateral dos enterócitos, via mecanismo transcitose, formando complexos; tal mecanismo, interrompe o processo de maturação viral que culminaria no vírion incompleto.

No sarampo, por exemplo, a resposta imunológica compreende a produção de IgM, IgG e IgA específicas detectadas após 4 a 6 dias dos pródromos e depois da aplicação da vacina. Entretanto, é a resposta T_H1, como também em todas as infecções virais, a de relevante importância na evolução da infecção para eliminação dos vírus nas células infectadas. A imunossupressão resulta em alta morbidade e letalidade.

Nenhuma vacina é 100% eficaz, e casos de caxumba em pessoas vacinadas são esperados, mesmo naqueles que receberam duas doses da vacina tríplice viral (sarampo, caxumba e rubéola). Os casos seriam motivados pela falha vacinal primária ou pela redução dos níveis de anticorpos ao longo dos anos (falha secundária).

Como visto, os IFN-α e β estimulam a resposta inata, mas também possuem ação na resposta adaptativa. Essas citocinas aumentam a expressão dos antígenos HLA classe I, permitindo a apresentação do antígeno viral ao receptor específico dos linfócitos citotóxicos CD8, sendo as principais células efetoras na resposta celular antiviral (Figuras 2.7 e 2.11).

As células mortas por células T CD8 citotóxicas não sofrem lise nem se desintegram, como aquelas que sofrem necrose; em vez disso, as células-alvo murcham e encolhem. Esse tipo de morte celular impede não somente a replicação do patógeno como também a liberação das partículas virais. Este suicídio celular é denominado apoptose ou morte celular programada, sendo induzida na célula-alvo pelas citocinas liberadas pelo linfócito T CD8. São duas as citocinas: perforina e granzina. A primeira forma os poros na célula infectada, permitindo a entrada da segunda, a qual faz a indução da apoptose celular (Figura 2.12).

MECANISMOS DE ESCAPE VIRAL

Mecanismos de barreira

O sistema nervoso central é um sítio preferencial para a manutenção da infecção viral por não ser acessível ao sistema imune.

Alguns vírus se utilizam de elementos celulares para se protegerem da ação do sistema imune; um dos exemplos clássicos é o vírus da raiva. Este vírus, ao penetrar nos neurônios, torna-se protegido pela bainha neuronal de Schwann da ação dos anticorpos, das células do sistema imune e da ação do interferon. Em função deste processo, durante a propagação passiva do vírus rábico pelos nervos, não há produção de anticorpos antirrábicos que possa bloquear seu caminho rumo ao SNC.

IMPEDIMENTO DA EXPRESSÃO ANTÍGENO DE HISTOCOMPATIBILIDADE CLASSE I

A expressão do antígeno viral nas células infectadas ocorre por meio da expressão do HLA classe I. Esses antígenos são expressos continuamente, em um processo dinâmico, e sua gênese ocorre no lócus gênico do complexo principal de histocompatibilidade (CPH). Eles são montados no retículo endoplasmático, retirados através de proteínas carreadoras (transportadores associados ao processamento do antígeno – TAP) e transportados à superfície celular.

As infecções virais nas células humanas exploram os ribossomos para a síntese de suas proteínas, que se apresentam no citosol antes da montagem do vírion. Em resposta, a maquinaria enzimática celular degrada proteínas virais em peptídeos, que podem se ligar aos antígenos HLA classe I, sendo apresentados pelos linfócitos CD8.

As proteínas virais no citosol são degradadas por um complexo proteico em forma de barril, denominado proteossoma. Uma vez formado este, os peptídeos antigênicos (epítopos) são transportados para o interior do retículo endoplasmático, por meio do carreador TAP. Concomitantemente, os antígenos HLA classe I também são montados no retículo; assim, há a possibilidade de integração entre peptídeo viral e o HLA classe I. Quando da expressão do antígeno na superfície celular, este alberga também o peptídeo viral (Figura 2.13).

Alguns vírus possuem a capacidade de escapar desse processo, em diferentes momentos da montagem do HLA classe I. Os vírus Epstein-Barr (EBV), o citomegalovírus (CMV) e o adenovírus impedem a ação do proteossoma; o vírus herpes *simplex* impede a integração com o carreador TAP; e o adenovírus e o CMV impedem a integração, dentro do retículo, com o HLA classe I. Esses exemplos demonstram o impedimento da expressão viral na superfície celular, com consequente inibição da ação do linfócito T citotóxico CD8.

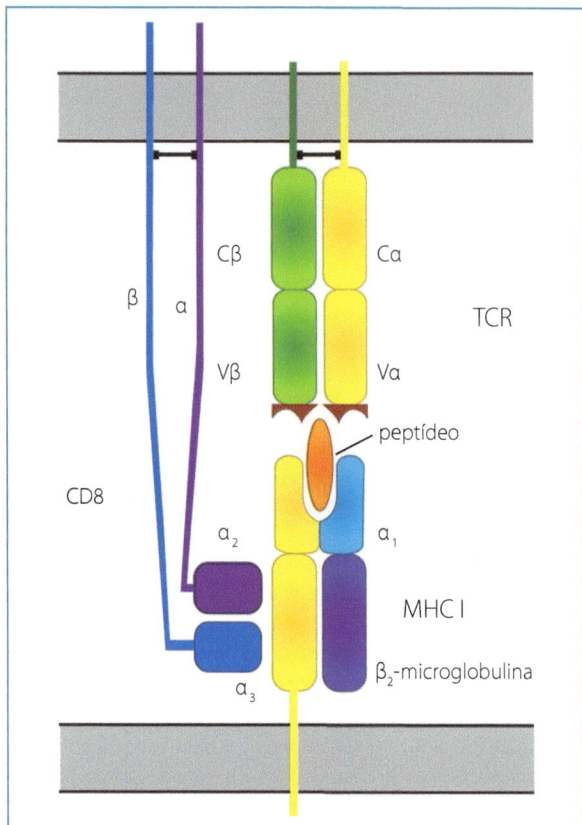

FIGURA 2.11 Interação entre linfócito CD8 e célula-alvo com antígeno de histocompatibilidade classe I.
Fonte: Adaptada de Abbas AK, Lichtman AH. Cellular and molecular immunology. 5. ed. Philadelphia: Saunders; 2003.

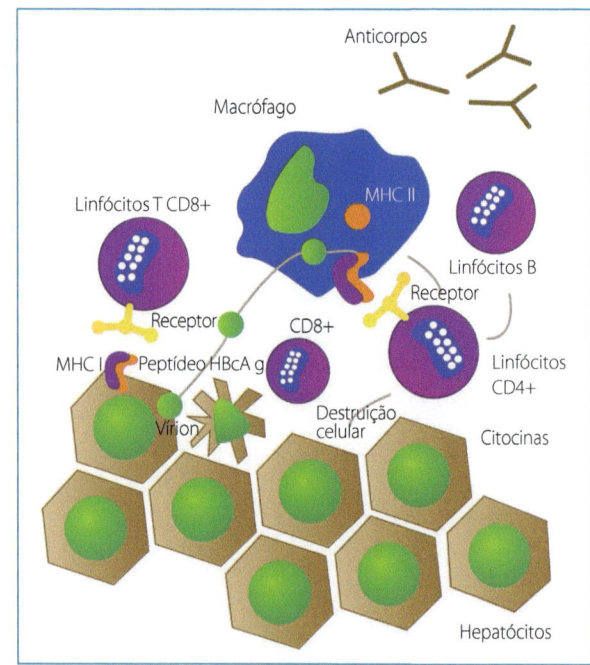

FIGURA 2.12 Resposta adaptativa à infecção viral.
Fonte: Adaptada de Abbas AK, Lichtman AH. Cellular and molecular immunology. 5. ed. Philadelphia: Saunders; 2003.

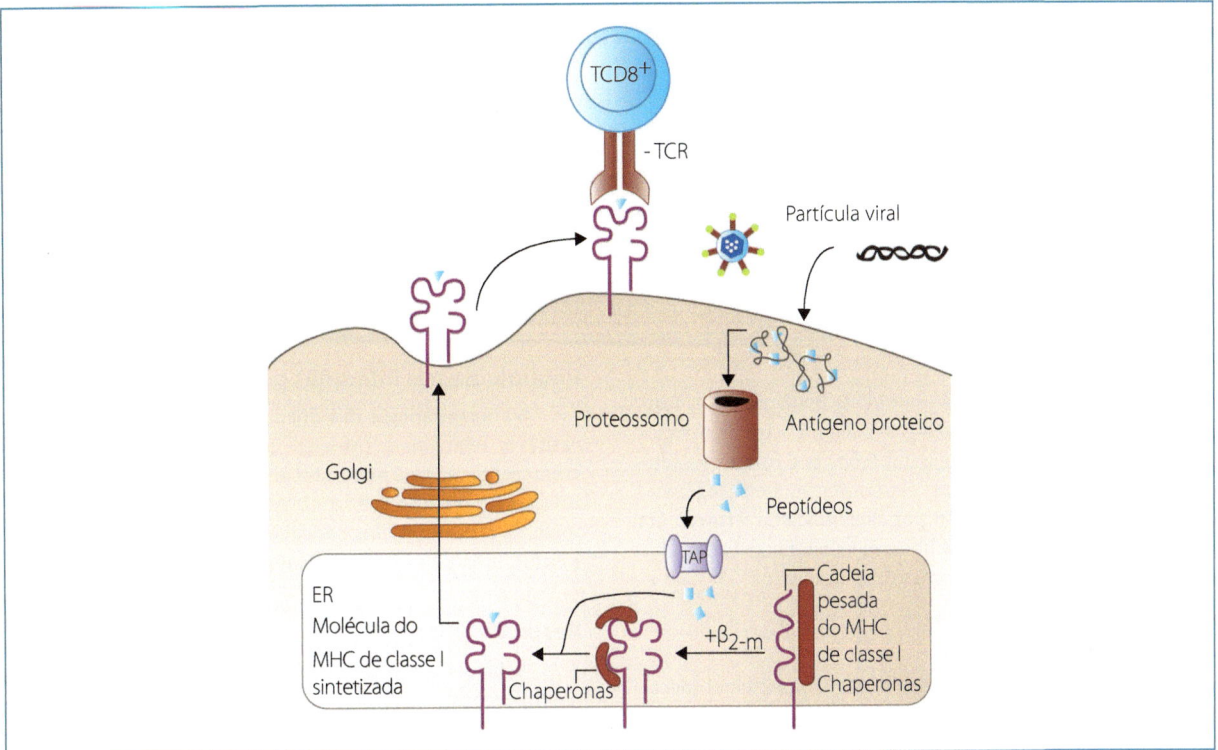

FIGURA 2.13 Montagem do antígeno de histocompatibilidade classe I e expressão antigênica viral.
Fonte: Adaptada de Abbas AK, Lichtman AH. Cellular and molecular immunology. 5. ed. Philadelphia: Saunders; 2003.

MUTAÇÕES/QUASIESPÉCIES

Vírus que sofrem mutações repetidas (principalmente vírus RNA) nos genes que codificam suas proteínas de superfície (adesinas) causam alterações antigênicas suficientes para reduzir a eficiência das células B e T (p. ex., vírus influenza; enterovírus humano; rinovírus e os retrovírus). Mutações pontuais geram quasiespécies, que são mutações que não conferem novos subtipos, entretanto dão características novas aos vírus, como sua virulência e resistências aos fármacos (p. ex., o vírus da hepatite C).

Recombinação gênica

Alterações mais extensas e repentinas nos antígenos podem ocorrer pelo intercâmbio de material gênico entre espécies diferentes, como o que ocorre com o vírus influenza A, em que linhagens dos vírus humano e aviário se recombinam. Disso, surge repentinamente uma linhagem completamente nova do vírus influenza A, apresentando uma hemaglutinina ou uma neuraminidase de origem aviária. Esse novo vírus, até então desconhecido pela população, pode dar origem a uma pandemia provocada pelo vírus influenza.

Imunossupressão

Uma variedade de vírus causa imunossupressão geral e temporária no hospedeiro infectado, dando tempo suficiente para sua propagação e disseminação. O hospedeiro mostra uma resposta imune reduzida aos antígenos do vírus infectante e, mais comumente, a antígenos não relacionados. São exemplos desses vírus o CMV, o vírus do sarampo e o EBV, sendo este último, agente etiológico da mononucleose infecciosa, que sintetiza uma proteína semelhante a IL-10 com ação imunossupressora, inibindo a produção de interferon-γ e permitindo a proliferação das células infectadas.

O poxvírus expressa uma variedade de moléculas imunomoduladoras, incluindo a CrmA, que bloqueia a apoptose mediada por linfócitos T de células infectadas por vírus.

O HIV leva a imunossupressão duradoura de intervenção no sistema imunológico, visto que a morte de células CD4 resulta em perda desastrosa das funções das células T.

Infecções persistentes

Vírus intranucleares, principalmente vírus DNA ou que se tornam DNA intracelular, dificultam sua eliminação pela resposta do hospedeiro, uma vez que se incorporam ao genoma celular, como pró-vírus, ou simplesmente permanecem no interior do núcleo, como cccDNA (forma epissomal livre). A importância dessas infecções se deve a razões especiais, como reativação delas e associação a doenças crônicas (p. ex., hepatite B, panencefalite subaguda esclerosante por vírus do sarampo e aids) e a cânceres (p. ex., hepatocarcinoma com o vírus da hepatite B, o linfoma de Burkitt e o carcinoma nasofaríngeo com o EBV).

O RNA do HIV é transcrito em DNA por ação da DNA polimerase dependente de RNA (transcriptase reversa) como uma etapa fundamental do ciclo replicativo e, então, torna-se integrado ao DNA da célula do hospedeiro. Uma vez integrados, os vírus gozam de total anonimato, contanto que não haja dano celular e que os produtos virais não sejam expressos na superfície celular. Isso torna ineficaz qualquer tentativa de cura completa e remoção total do vírus de um paciente infectado pelo HIV.

IMUNOLOGIA NAS INFECÇÕES POR FUNGOS

Uma variedade de fungos infecta o homem e pode viver tanto no tecido extra como no intracelular. As respostas imunes do hospedeiro se assemelham às que ocorrem nas infecções bacterianas extra e intracelulares.

Resposta inata

As principais células na imunidade inata contra os fungos são os neutrófilos e macrófagos. Pacientes com neutropenia são altamente suscetíveis a infecções por fungos leveduriformes e filamentosos, por disseminação hematogênica, tendo como exceção infecção por *Pneumocystis jerovesi*. Os neutrófilos presumivelmente liberam substâncias fungicidas como os radicais livres e enzimas lisossomais.

Resposta adaptativa

A imunidade mediada por células é o principal mecanismo da imunidade adaptativa, apesar de que os fungos desencadeiam reposta humoral com anticorpos úteis para o diagnóstico. Com possível exceção de dermatófitos e do *Rhizopus arrhizus,* o principal agente etiológico da zigomicose (murcomicose), os fungos não são suscetíveis à destruição direta por anticorpos e complemento.

Reação de hipersensibilidade tipo IV pode ser investigada por testes cutâneos, utilizando antígenos de superfície das leveduras (p. ex., coccidioidina, histoplasmina, criptococina etc.).

Parece existir uma correlação entre infecções fúngicas e tipos de HLA (antígeno leucocitário humano), logo: HLA-B4 está para paracoccidioidomicose, e HLA-A9 para coccidioidomicose.

Os pacientes com deficiência mediada por células, por exemplo, aids, têm predisposição a candidíase da mucosa ou a criptococose, histoplasmose e coccidioidomicose de disseminação hematogênica. A paracoccidioidomicose é rara em pacientes com aids. Pacientes sem aids com neurocriptococose apresentam imunossupressão subjacente. Investigações imunológicas em pacientes com essa infecção apresentaram deficiências em síntese de IL-2, receptores para IL-2 e atividade fagocítica.

Pacientes infectados que evoluem para a doença apresentam depressão da resposta T_H1. Formas graves evoluem, então, com predomínio da resposta T_H2, permitindo a permanência de formas quiescentes no interior do granuloma.

MECANISMOS DE ESCAPE DOS FUNGOS
Cápsula

Do mesmo modo que ocorrem nas bactérias encapsuladas, na resistência a fagocitose e na ação do sistema complemento, também as veremos nas infecções fúngicas com fungos que apresentam cápsula (p. ex., *Cryptococcus neoformans*).

Inibição de produção de citocinas

Cepas virulentas de *Hystoplasma capsulatum* e o *Cryptococcus neoformans* inibem a produção de citocinas, tais como TNF e IL-12, pelos macrófagos e estimulam a produção de IL-10, inibindo assim a ativação destes.

Inibição por ação hormonal

Estrogênios femininos em concentrações fisiológicas são capazes de evitar a conversão de conídios em leveduras invasivas nas infecções por paracoccidioidomicose.

Imunologia nas infecções por protozoário

Na terminologia das doenças infecciosas, infecção parasitária refere-se à infecção com parasitas animais, tais como protozoários, helmintos e ectoparasitas. A maioria das infecções parasitárias é crônica em razão da fraca imunidade inata e à capacidade dos parasitas de escaparem ou resistirem à eliminação pelas respostas imunes adaptativas.

Resposta inata

A fagocitose é o fator determinante na resposta inata nas infecções por protozoários. Esses parasitas apresentam uma suscetibilidade à presença de radicais livres produzidos durante o processo fagocítico. A destruição destes micro-organismos se dá pela ação de moléculas de peróxido de hidrogênio e óxido nítrico, que pode também ser liberado pelo fagócito e exercer atividade tóxica a distância. O aumento da atividade fagocitária e, consequentemente, a sua ação microbicida ocorrem após a indução da resposta adaptativa.

Resposta adaptativa

A resposta humoral não se mostra eficiente na maioria das infecções por protozoários, apesar da presença, muitas das vezes, de alta concentração de anticorpos. Essa assertiva é demonstrada principalmente nas regiões endêmicas de malária, onde a população apresenta altos títulos anticórpicos, porém está sujeita a infecções constantes dos plasmódios. A dificuldade da ação humoral ocorre em decorrência do fato de o parasita se encontrar no interior das células, bloqueando o acesso do anticorpo ao parasita – apesar de que trabalhos contrariando esse preceito demonstraram a presença de plasmódio morto no interior de eritrócitos, após incubação com soro hiperimune.

O possível auxílio da ação anticórpica se faz quando a imunoglobulina interage com os epítopos do parasita, bloqueando sua ligação ao receptor da célula humana e facilitando a ação fagocítica, por opsonização.

Conforme descrito, a resposta adaptativa no controle das infecções por protozoários deve ser celular, T_H1, como visto anteriormente nos micro-organismos intracelulares obrigatórios ou facultativos (Figura 2.7).

A disfunção da resposta celular e humoral é um mau prognóstico para as doenças por protozoários. A incapacidade de os macrófagos responderem à infecção ocorre por diversos mecanismos inadequados de ativação da imunidade celular, por exemplo impossibilidade de apresentação do antígeno, impedimento da diferenciação do linfócito T e inversão da produção de IL. Essas impropriedades se devem principalmente à inversão da resposta imune de T_H1 para T_H2 em resposta aos antígenos específicos.

MECANISMOS DE ESCAPE DOS PROTOZOÁRIOS

Os mecanismos de escape dos protozoários aos elementos de defesa do hospedeiro são multifatoriais, facilitando o processo infeccioso. Os principais fatores são diversidade antigênica, imunotolerância e mimetismo molecular.

Diversidade antigênica

Uma das formas de escape ao sistema imune é por meio das alterações antigênicas das superfícies dos protozoários. Essas alterações podem ocorrer dentro do ciclo de vida do parasita ou pela inversão gênica.

Em vários parasitas, durante seu ciclo vital, seja no interior do hospedeiro intermediário ou no do definitivo, observam-se alterações do aspecto morfológico e antigênico (alteração estágio-específica). Essas mudanças objetivam melhor integração das células, decorrente de novas adesinas imunogênicas de superfície, e permissão do escape imune. São exemplos dessa forma de escape os plasmódios, as leishmânias, tripanossomas, o toxoplasma etc.

Inversão gênica

Outra maneira de fuga do parasita às defesas do hospedeiro ocorre na inversão gênica. Esses micro-organismos possuem genes para uma variedade de moléculas de superfície totalmente distintas, que revestem quase toda a superfície do parasita. Decorrente de variações gênicas, o parasita troca de antígenos constantemente, fazendo com que o protozoário persista, enquanto o sistema imune sucumbe ao processo infeccioso. Exemplo desse processo ocorre nos tripanossomos africanos, *Trypanosoma gambiense* e *Trypanosoma rhodesiense,* agentes etiológicos da doença do sono.

As alterações antigênicas por esses protozoários dificultam a obtenção de antígenos vacinais, diminuindo a probabilidade de imunizações para essas infecções.

Imunotolerância

Forma de escape que favorece uma imunidade deficiente e de curta duração. A resposta imunitária contra as formas hepáticas do plasmódio leva em conta as propriedades tolerogênicas do fígado. Em razão da circulação êntero-hepática, o fígado interage com uma gama distinta de imunógenos, favorecendo a indução de imunotolerância em vez de reatividade imunológica, por meio de secreção de citocinas imunossupressoras, como IL-10 e TGF-β.

Mimetismo molecular

Trata-se, como visto anteriormente, do compartilhamento de sequências peptídicas com o hospedeiro humano. Esse fenômeno possibilita a não ativação do sistema imune, causando tolerância, como em um processo inverso, resultando na produção de autoanticorpos e linfócitos autorreativos.

Intervenção na ação do complemento

A atividade anticomplementar é característica de uma série de infecções por protozoário, por exemplo, infecções por Leishmaniose.

IMUNOLOGIA NAS INFECÇÕES POR HELMINTOS
Resposta inata

Fagócitos atacam parasitas helmínticos e secretam substâncias microbicidas para destruir organismos que são muito grandes para serem fagocitados.

Resposta adaptativa

A defesa contra muitas infecções por helmintos é mediada pela ativação de células T_H2, a qual resulta na produção de anticorpos IgE e na ativação de eosinófilos, mastócitos e basófilos (Figura 2.14).

SFA liberadas por essas células causam contração do músculo liso que circunda as vias aéreas e o intestino. Além das violentas contrações musculares, que podem expelir os parasitas das vias aéreas e do intestino, a permeabilidade aumentada dos vasos sanguíneos locais supre o fluxo líquido de saída do epitélio, que pode ajudar a remover os parasitas.

Os anticorpos da classe IgE se ligam à superfície dos helmintos. Os eosinófilos, então, aderem por meio de receptores Fcε, ativados para secretar grânulos com enzimas que destroem os parasitas. Os eosinófilos podem ser mais eficazes na destruição de helmintos do que outros leucócitos, porque a proteína básica principal dos grânulos eosinofílicos pode ser mais tóxica para os helmintos do que as enzimas proteolíticas e os radicais livres produzidos por neutrófilos e macrófagos (Figura 2.15).

A resposta T_H1 pode influenciar na patologia e, consequentemente, na lesão tecidual. Alguns parasitas e seus produtos induzem a respostas granulomatosas com fibrose concomitante, decorrente do fenômeno de hipersensibilidade tipo IV. Na esquistossomose, a formação de granuloma ao redor dos ovos do *Schistosoma mansoni* forma fibrose grave, interrompendo o fluxo sanguíneo venoso no fígado e ocasionando hipertensão portal e cirrose. Na filariose, o alojamento do parasita nos vasos linfáticos, sob influência da resposta celular, tem como consequência formação de fibrose, obstrução linfática e linfedema grave.

Os imunocomplexos por liberação de antígenos solúveis pelos parasitas podem ser depositados nos vasos sanguíneos e nos glomérulos renais e produzir vasculites e glomerulonefrites, respectivamente.

Estudos recentes têm demonstrado que o sistema de antígeno leucocitário humano (HLA) participa na patogenia da cisticercose. Esse efeito paradoxal pode ser explicado por duas hipóteses: a interação entre o HLA e os antígenos de cisticerco induz as mudanças estruturais nas moléculas de HLA, de tal forma que o sistema imune reconheça essas moléculas como não próprias; ou as moléculas HLA aderidas aos cisticercos não são provenientes do hospedeiro, mas elaboradas pelo próprio parasita. Como essas moléculas não são idênticas às produzidas pelo hospedeiro, levam a uma resposta imune mais intensa.

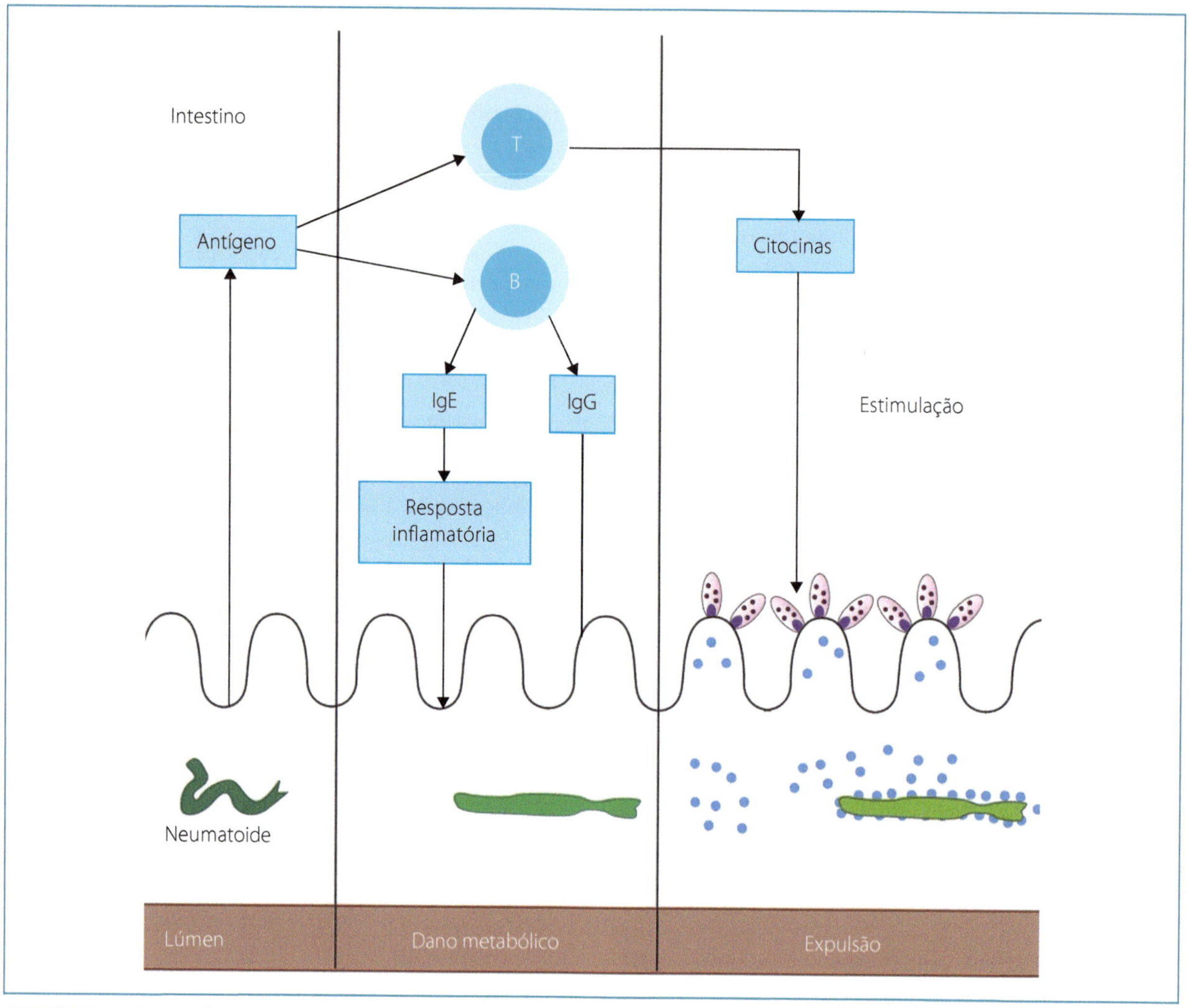

Intestino

T

Antígeno

B

Citocinas

IgE

IgG

Estimulação

Resposta
inflamatória

Neumatoide

Lúmen

Dano metabólico

Expulsão

FIGURA 2.14 Resta adaptativa na infecção por helmintos.
Fonte: Adaptada de Abbas AK, Lichtman AH. Cellular and molecular immunology. 5. ed. Philadelphia: Saunders; 2003.

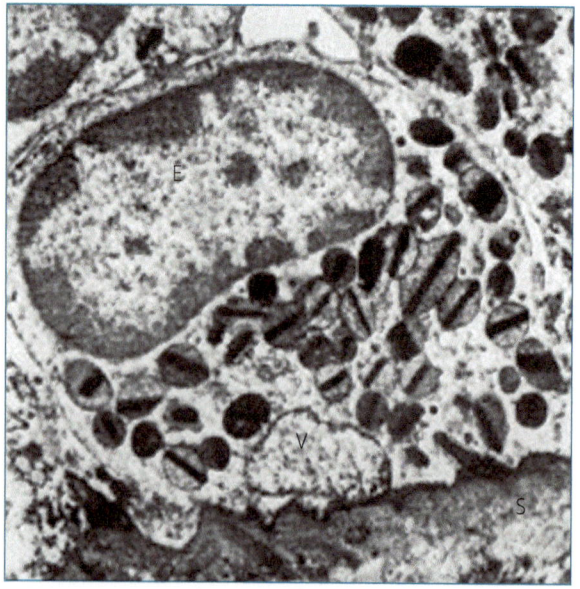

FIGURA 2.15 Eosinófilo: principal célula nas infecções helmínticas.

MECANISMOS DE EVASÃO DOS HELMINTOS
Desenvolvimento de tegumento

Larvas de esquistossomos, ao migrarem para os pulmões dos animais infectados, desenvolvem tegumento resistente à ação do complemento e a células citotóxicas.

MECANISMOS DE LIBERAÇÃO DE TEGUMENTO

Parasitas podem expelir suas coberturas antigênicas, quer espontaneamente, quer após ligação com anticorpos específicos.

IMUNOSSUPRESSÃO

A anergia das células T aos antígenos parasitários foi observada na esquistossomíase grave, envolvendo o fígado e o baço, e nas infecções por filária. Essa imunodeficiência foi atribuída à produção de citocinas imunodepressoras, pelos macrófagos ativados e pelas células T, e a defeitos na ativação de linfócitos T.

Doenças que alteram a função imune, como doenças linfoproliferativas (leucemias e linfomas), doenças autoimunes (lúpus eritematoso, artrite reumatoide, polimiosite), doenças metabólicas (diabetes *mellitus* do tipo I), defeitos congênitos ou adquiridos do sistema imunológico (agamaglobulinemia), também podem predispor a formas graves de infecção.

A imunodepressão decorrente da infecção pelo vírus HIV não se constitui de forma importante em fator predisponente para a hiperinfecção, não sendo comprometida a resposta imune de mucosa.

DROGAS IMUNOSSUPRESSORAS

Condições de imunodepressão, principalmente aquelas motivadas pelo uso de substâncias glicocorticosteroides, podem condicionar o aparecimento de alterações, seja nos mecanismos imunes do hospedeiro, seja na biologia do parasita, que têm como resultado aumento indefinido da carga parasitária e aceleração do processo de autoinfecção (p. ex., estrongiloidíase disseminada).

SÍTIOS DE SEGURANÇA

Sítios privilegiados adicionais podem ser criados pelo próprio micro-organismo infeccioso, como ocorre no cisto hidático que se desenvolve no fígado, pulmão ou cérebro, ao redor de colônias em crescimento da tênia *Echinococcus granulosus,* dentro das quais os vermes podem sobreviver, mesmo que o sangue do hospedeiro contenha níveis protetores de anticorpos.

BIBLIOGRAFIA SUGERIDA

Abbas AK, Lichtman AH. Imunologia celular e molecular. 8. ed. Saunders: Elsevier; 2015.

Abbas AK, Lichtman AH. Cellular and molecular immunology. 5. ed. Philadelphia: Saunders; 2003.

Baldwin LC, Goonka R. Host immune responses to the intracellular bacteria Brucella: does the bacteria instruct the host to facilitate chronic infection? Crit Rev Immunol. 2006;26(5):407-42.

Castellino F, Germanin NR. Cooperation between CD4+ and CD8+ T cells: when, where, and how. Annu Rev Immunol. 2006;24:519-40.

Delves JP et al. Essential immunology. Mechanisms of immunity to infection. 11. ed. Blackwell Publishing; 2006.

Hislop DA et al. B lymphocytes and Epstein-Barr virus: the lesson of post-transplant lymphoproliferative disorders. Autoimmun Rev. 2007;7(2):96-101.

Lee HS et al. Immunomodulatory properties of dietary plum on coccidiosis. Comp Immunol Microbiol Infect Dis. 2008 Sep;31(5):389-402.

Lauren S. How the Immune System Works. 5. ed. Willey-Blackwell; 2015.

Martin F, Chan CA. B cell immunobiology in disease: evolving concepts from the clinic. Annu Rev Immunol. 2006;24:467-96.

Pancer Z, Cooper DM. The evolution of adaptive immunity. Annu Rev Immunol. 2006;24:497-518.

Peakman M, Vergani D. Basic and clinical Imunology. 2. ed. Londres: Churchull Livingstone; 2009.

Russel DG, Gordon S. Phagocyte-pathogen interactions: macrophage and the host response to infection. Washington: ASM PRESS; 2009.

Yoshikai Y. Immunological protection against mycobacterium tuberculosis infection. Crit Rev Immunol. 2006;26(6):515-26.

3

Infecções relacionadas à assistência à saúde (infecções hospitalares) – medidas de prevenção e controle

Eduardo Alexandrino Servolo de Medeiros
Guilherme Henrique Furtado

INTRODUÇÃO

A infecção relacionada à assistência à saúde, ausente ou em seu período de incubação por ocasião da admissão do paciente, é chamada de infecção hospitalar e, mais recentemente, conhecida como infecção relacionada à assistência à saúde (IRAS), termo mais abrangente, que inclui as infecções em pacientes submetidos a procedimentos terapêuticos em locais fora do ambiente hospitalar, incluindo assistência domiciliar e clínicas. Geralmente, são as infecções que aparecem após 48 horas da admissão ou relacionada ao procedimento realizado no serviço de saúde.

As IRAS constituem-se em grave problema de saúde pública, principalmente em países em desenvolvimento. Elas estão entre as principais causas de morbidade e de mortalidade, além de determinarem aumento no tempo de hospitalização e consequentemente elevado custo adicional para o tratamento do paciente. Importante destacar as infecções que ocorrem em clínicas não hospitalares, como as de estética e cirurgias ambulatoriais. Nos últimos anos, em diversos estados brasileiros, foram descritos surtos de infecções por micobactérias relacionadas a cirurgias laparoscópicas, próteses mamárias e aplicação subcutânea de produtos para emagrecimento.

A ocorrência de IRAS não indica necessariamente que o hospital ou que sua equipe tenha cometido um erro ou imprudência na assistência prestada ao paciente. As medidas preventivas atuais não conseguem evitar muitas IRAS. A responsabilidade legal do médico, com relação à infecção no ambiente hospitalar, ocorre quando é possível ser demonstra-do que os médicos, a equipe hospitalar ou os responsáveis pela instituição foram negligentes no cumprimento dos padrões apropriados de tratamento e que a infecção resultou de desempenho incompatível com os padrões de qualidade assistencial ou não cumprimento das normas legais vigentes.

Nos Estados Unidos, segundo os dados do sistema *National Nosocomial Infections Surveillance* (NNIS), que envolve cerca de 500 hospitais, 2,2 a 4,1% dos pacientes adquirem pelo menos uma infecção durante a hospitalização. A importância das infecções hospitalares é realçada quando analisamos os estudos do Centers for Disease Control and Prevention (CDC). As infecções hospitalares prolongaram o tempo de hospitalização, em média, quatro dias por infecção; aproximadamente 1% de todas as infecções foram causa de morte, e 3% contribuíram para o óbito.

Atualmente, o programa de controle de IRAS nos Estados Unidos criou o *National Healthcare Safety Network* (NHSN), que engloba as antigas divisões NNIS, *National Surveillance System for Healthcare Workers* (NaSH) e *Dialysis Surveillance Network* (DSN). O NHSN, disponível desde 2006, permite que todas as instituições de saúde americanas coletem dados a respeito das IRAS, de aderência a práticas clínicas de prevenção, incidência e prevalência de agentes multirresistentes dentro das instituições, além de outros possíveis eventos adversos, e utilizem-nos. Alguns estados utilizam essa metodologia com força de lei. Atualmente, mais de 9 mil instituições participam do consórcio de coleta de dados.

No Brasil, apenas nas três últimas décadas, esse importante tema tem sido abordado de maneira mais efetiva e científica. Passos importantes foram dados nesse sentido. O Ministério da Saúde, em 24 de junho de 1983, instituiu a Portaria n. 196, que determina que "todos hospitais do país deverão manter Comissão de Controle de Infecção Hospitalar (CCIH) independente da entidade mantenedora". Embora com uma série de conceitos polêmicos e imprecisos, a referida portaria foi um passo importante na constituição de Comissões de Controle de Infecção Hospitalar (CCIH) e na implantação de práticas e ações de prevenção e controle de infecção hospitalar por todo país.

No final da década de 1980, ampliaram-se as discussões sobre o controle das infecções hospitalares. Associações estaduais foram criadas e surgiram diversos encontros, congressos e cursos de treinamento, em parte patrocinados pelo Ministério da Saúde, reunindo profissionais preocupados com esse problema. No início dos anos 1990, já com profissionais de excelente nível, principalmente em instituições de ensino brasileiras, os programas de controle de infecção tornaram-se mais aperfeiçoados, e diversas instituições iniciaram a aplicação de sistemas de vigilância mais precisos, tal como a vigilância por componentes, recomendados pelo antigo programa do sistema NNIS.

As ações e o programa brasileiro de controle de infecções hospitalares são coordenados pela Agência Nacional de Vigilância Sanitária (Anvisa). Nos últimos anos, a Anvisa produziu normas, orientações e manuais técnicos de prevenção e controle de IRAS e orientações para os Serviços de Controle de Infecção Hospitalar. Estes devem ser constituídos por profissionais e técnicos lotados no hospital, compreendendo, pelo menos, um médico e um profissional de nível superior, preferencialmente com formação epidemiológica, para cada 200 leitos ou fração deste número. A existência de uma comissão de controle composta por representantes da administração, chefias de serviço, farmácia e laboratório é fundamental, porém não supre as necessidades de prevenção e controle das infecções hospitalares. Dessa forma, o núcleo ou o serviço de controle de infecção hospitalar age como um órgão executivo, enquanto a comissão, composta por profissionais representantes de diversos setores do hospital, atua como órgão consultivo e deliberativo, ampliando a participação dos seguimentos importantes da instituição no controle das IRAS e, desse modo, fortalecendo as medidas orientadas pelo núcleo executivo. Embora o serviço de prevenção de infecção seja o elemento fundamental no controle, toda equipe multidisciplinar deve ser conscientizada de que o médico e o enfermeiro não são capazes de, isoladamente, realizarem um trabalho efetivo de prevenção de infecção hospitalar. Todos os profissionais que prestam cuidados diretos e indiretos devem assumir responsabilidades. O envolvimento das diretorias clínica e administrativa, na implantação de medidas de prevenção e controle das infecções hospitalares, é fundamental. Entretanto, para que esse apoio seja conseguido, é necessário que ocorra um trabalho conjunto com a administração, levantando os problemas e mostrando soluções para a melhor qualidade assistencial na instituição. Reuniões sem objetivos definidos e com base em reclamações são desgastantes e ineficientes.

O documento trata da organização das Comissões de Controle de Infecção Hospitalar e Serviços de Controle de Infecção Hospitalar dos Hospitais com base na Portaria n. 2.616, de 12 de maio de 1998 – Anvisa – Ministério da Saúde. Esta portaria define o Programa de Controle de Infecções Hospitalares (PCIH) como um conjunto de ações desenvolvidas deliberada e sistematicamente, com objetivo de reduzir o máximo possível a incidência e a gravidade das infecções hospitalares. Para a adequada execução do PCIH, os hospitais deverão constituir Comissão de Controle de Infecção Hospitalar (CCIH), órgão de assessoria à autoridade máxima da instituição e de execução das ações de controle de infecção hospitalar, bem como Serviço de Controle de Infecção Hospitalar, braço operacional para execução do PCIH.

Nos últimos 20 anos, os hospitais têm experimentado importantes mudanças do perfil epidemiológico dos pacientes – que estão sendo internados cada vez mais idosos –, bem como aumento de casos de câncer e imunodeprimidos, que requerem acompanhamento com maior foco na prevenção de infecções e nos processos que envolvem a segurança do paciente. Também, os hospitais têm ampliado os leitos de terapia intensiva, além de estarem dando mais atenção à segurança e qualidade assistencial dos pacientes. Atualmente, faz parte das visitas multidisciplinares nas unidades de internação e de terapia intensiva, a discussão da indicação e do tempo de uso de antimicrobianos, implantação e gerenciamento dos pacotes de medidas preventivas (*bundles*) de cateter, pneumonia, infecção do trato urinário e protocolos de segurança do paciente. A maior parte destes processos requer o gerenciamento do Serviço de Controle de Infecção Hospitalar (SCIH), braço executivo da CCIH.

Neste cenário, também ganha importância o papel do farmacêutico clínico como membro do SCIH, com carga horária específica, atuando no monitoramento do consumo de antimicrobianos, em especial aqueles mais tóxicos e de custo elevado, elaboração de relatórios sobre o consumo, custos e frequência de uso de antimicrobianos, elaboração de rotinas para uso de antimicrobianos, em comum acordo com a CCIH e o corpo clínico, especialmente antibioticoprofilaxia em cirurgia, bem como orientações de germicidas de uso hospitalar.

Alguns hospitais constituíram núcleos de qualidade, de segurança do paciente e de vigilância epidemiológica, porém, é fundamental o trabalho conjunto com os SCIHs, pois eles são constituídos, normalmente, por profissionais com qualidade técnica e formação no campo da infectologia e epidemiologia, com amplo conhecimento de toda estrutura hospitalar.

Apesar de muitos esforços, ainda estamos em uma realidade diversa daquilo que julgamos satisfatório. As múltiplas carências e as desigualdades regionais pelas quais passam as instituições de saúde brasileiras, principalmente as públicas, com a falta de recursos humanos e materiais, tornam extremamente difícil a implantação de medidas eficientes na prevenção e controle das infecções hospitalares. Somado a esse fato, parte importante das instituições nacionais não possui CCIH atuantes. Para cumprir a lei e as portarias, são escolhidas pessoas de confiança da administração para exercerem a função, contudo, na maioria das vezes, elas não têm nenhum conhecimento da atividade. Assim, fruto do desconhecimento e da falta de atuação dos poderes vigentes, observamos, em muitas instituições brasileiras, elevadas taxas de infecção hospitalar, surtos em berçários e unidades de terapia intensiva (UTI), determinando alta mortalidade, emergência de bactérias resistentes a diversos antibióticos, e falta de condições mínimas contra risco biológico para os profissionais e pacientes.

Para modificar essa realidade, é necessário maior compromisso dos poderes municipais, estaduais e federal, tanto com a administração dos hospitais, visando à maior qualidade do atendimento ao paciente, quanto pela aplicação da legislação, para a implantação de CCIH com profissionais capacitados, e ampliação dos programas de orientação para a prevenção e controle das IRAS, pois há profissionais de saúde carentes de conceitos básicos. Nesse sentido, são fundamentais programas de educação continuada, em nível institucional e patrocinados por entidades governamentais. Outro caminho importante é a incorporação de informação sobre epidemiologia hospitalar nos currículos dos cursos de formação de profissionais de saúde. A epidemiologia hospitalar, disciplina que estuda a frequência, a distribuição, os fatores de risco e os agentes etiológicos das infecções hospitalares, além do desenvolvimento de qualidade em instituições de saúde, deve ser integrada aos cursos médicos, de enfermagem, de fisioterapia e de administração hospitalar.

A epidemiologia das infecções hospitalares é uma disciplina dinâmica, que vem sofrendo evolução constante. Os progressos da microbiologia, envolvendo principalmente a biologia molecular, oferecem agora perspectivas para o melhor conhecimento da resistência aos antimicrobianos e das epidemias por bactérias e fungos. Além do controle das infecções hospitalares, essa disciplina tem condições de aplicar princípios epidemiológicos para avaliar a qualidade dos cuidados ao paciente, proporcionando uma assistência eficaz em relação ao custo, sendo um elemento fundamental na assessoria do administrador hospitalar.

HISTÓRICO

Os hospitais são instituições nas quais os avanços científicos são utilizados para fornecer aos pacientes os serviços diagnósticos e terapêuticos mais atualizados. No entanto, a aplicação de tecnologia não é isenta de risco, e as infecções relacionadas à assistência à saúde estão entre os riscos mais antigos. Quando os hospitais foram criados na Europa, durante a Idade Média, eram basicamente locais aonde as pessoas, em estado grave, eram levadas para morrer. Em função dos recursos primários, as infecções que determinavam a internação de alguns pacientes eram rapidamente propagadas para os outros. Febre tifoide, surtos de diarreia e infecção puerperal, por exemplo, eram comuns.

Essas circunstâncias permaneceram basicamente inalteradas até meados do século XIX, quando um médico húngaro, Ignaz P. Semmelweis, foi indicado para dirigir o serviço de obstetrícia de um famoso hospital geral em Viena. Semmelweis encontrou um sério problema nas enfermarias obstétricas do hospital. Existiam duas enfermarias muito semelhantes que internavam pacientes em dias alternados. Entretanto, as taxas de mortalidade das duas enfermarias eram muito diferentes. Semmelweis realizou um exercício que parece elementar, mas que foi fundamental para construir as bases da prevenção da infecção hospitalar. Ele mediu as taxas mensais de mortalidade das duas enfermarias e constatou que, na Enfermaria 1, a mortalidade era de 8 a 10%, ou até maior, enquanto, na Enfermaria 2, raramente atingia mais de 2%. A causa dessa alta taxa de mortalidade era a infecção puerperal, pois as pacientes apresentavam sepse fatal.

Ele examinou sistematicamente uma série de hipóteses tentando explicar as taxas de mortalidade desigual, mas nenhuma provou ser válida. Entre as hipóteses mais incríveis, estava a de que a doença era psicossomática, decorrente da intensa ansiedade provocada quando os frades faziam a ronda e tocavam os sinos. A essa altura, um patologista cortou o dedo enquanto realizava a necrópsia de uma mulher que tinha morrido de sepse puerperal. Ele desenvolveu um quadro infeccioso com um curso clínico semelhante ao das mulheres com sepse puerperal. Como o patologista tinha sido inoculado com concentrações de alguma substância durante a necrópsia, Semmelweis elaborou uma analogia criteriosa: as pacientes obstétricas também poderiam ser inoculadas com a mesma substância. Foi, então, que uma diferença que parecia normal entre as duas enfermarias tornou-se importante. Os partos realizados na enfermaria com taxa de mortalidade baixa eram feitos por parteiras, enquanto na enfermaria de alto risco, eram realizados por estudantes de medicina e por médicos. Além disso, a sala de necrópsia era do lado da enfermaria, e Semmelweis concluiu que as mãos contaminadas dos estudantes e dos médicos que faziam as necrópsias e depois se dirigiam para a sala de parto (sem lavar as mãos) eram o veículo de transmissão de infecção.

Apesar dos protestos da equipe médica, Semmelweis determinou que os médicos lavassem as mãos depois das necrópsias e antes do exame de cada paciente. Em maio de 1847, ele insistiu que estudantes e médicos lavassem suas mãos com solução clorada após as autópsias e antes de examinar as pacientes da clínica obstétrica. A taxa de mortalidade da Enfermaria 1 caiu imediatamente a níveis inferiores àqueles da outra enfermaria.

O dia 6 de maio foi escolhido como o Dia Mundial de Higiene das Mãos, e o dia 15 de maio, o Dia Nacional do Controle de Infecções Hospitalares em homenagem ao trabalho de Semmelweis.

Semmelweis é considerado o pioneiro nos esforços do controle de infecção hospitalar. O processo de coletar sistematicamente dados, analisar e instituir medidas de controle ainda é a forma mais eficaz de controle de infecção hospitalar. Além disso, a importância por ele dada às mãos dos profissionais de saúde como meio de transmitir patógenos de um paciente para outro continua válida. Infelizmente, como no século em que viveu Semmelweis, os médicos e demais profissionais de saúde ainda necessitam ser lembrados constantemente de lavar suas mãos durante o contato com os pacientes.

Trabalhos recentes, realizados em países desenvolvidos, demonstram que a aderência à lavagem das mãos pelos profissionais de saúde antes de examinarem os doentes é inferior a 60%. Assim, as mãos continuam sendo o principal veículo de transmissão de micro-organismos no ambiente hospitalar. O Quadro 3.1 apresenta orientações para a higiene das mãos.

Na virada do século e após a aceitação da teoria dos micro-organismos como responsáveis por diversas doenças, rápidos avanços na microbiologia, desinfecção e técnicas de assepsia aumentaram substancialmente a segurança dos pacientes e profissionais de saúde nos hospitais. Desde a década de 1930, a introdução de agentes antimicrobianos tornou possível o desenvolvimento de cirurgias cada vez mais elaboradas e seguras. Porém os tipos de infecções hospitalares mudaram em consequência do avanço da medicina. A penicilina foi introduzida comercialmente em 1941. Nessa época, 80% das cepas de *Staphylococcus aureus* eram sensíveis à penicilina.

A década de 1950 foi marcada pela resistência do *S. aureus* à penicilina, mediada pela produção de enzimas capazes de hidrolisar o anel betalactâmico. Essas cepas resistentes, principalmente a variante do fagotipo 80/81, causaram uma pandemia em hospitais de todo o mundo. Esse fato estimulou pesquisas em todos os aspectos acerca das infecções hospitalares e convenceu as autoridades dos Estados Unidos de que todos os hospitais deveriam ter um programa formal de controle de infecção. Com a introdução de novos antimicrobianos na década de 1960, as infecções por *S. aureus* declinaram, embora também essa redução tenha sido atribuída a uma perda de um fator de resistência dessa cepa epidêmica.

QUADRO 3.1 Orientação para higiene das mãos e precaução padrão.

- As mãos devem ser lavadas imediatamente antes e após cada contato direto com mobiliário, equipamentos, monitores, equipos e sondas, e antes e depois de entrar no quarto para examinar o paciente.

- As mãos devem ser lavadas com sabão líquido e água. A utilização de sabão com antimicrobianos (clorexidina entre outros) para lavagem rotineira das mãos reduz transitoriamente a microbiota da pele e é recomendada em unidades de terapia intensiva, unidades de imunodeprimidos, locais com elevada taxa de micro-organismos resistentes aos antimicrobianos e durante surtos.

- O uso do álcool gel está indicado em locais e procedimentos em que ocorra dificuldade para a lavagem frequente das mãos. Atualmente, o álcool gel é considerado um produto muito eficaz na higiene das mãos. Está indicado principalmente em unidades de terapia intensiva em local próximo ao leito do paciente em forma de *pumps* ou afixados na parede.

- As mãos devem ser lavadas com técnica adequada, que envolve a aplicação de água antes do sabão. O sabão líquido deve ser aplicado com as mãos úmidas e ocupar toda a superfície das mãos. Estas devem ser friccionadas vigorosamente, no mínimo por 10 a 15 segundos, com particular atenção para a região entre os dedos e as unhas.

- Luvas estéreis e não estéreis (procedimentos) devem ser disponíveis em todas as áreas assistenciais. As luvas não estéreis devem ser utilizadas como proteção do profissional para coleta de sangue ou para potenciais contatos com sangue, secreções e para procedimentos não estéreis em pacientes em isolamento de contato (bactérias multirresistentes). Máscara, óculos de proteção e avental devem ser usados em procedimentos com risco de contato com sangue ou secreção no rosto e nos olhos (cirurgias, intubação e drenagem, entre outros).

Com o surgimento de novos antimicrobianos, ocorreu uma ascensão dos bacilos Gram-negativos. Assim, na década de 1970, as enterobactérias e *Pseudomonas aeruginosa* dominaram o cenário das infecções hospitalares. Além do crescimento das infecções por bacilos Gram-negativos, *S. aureus*, agora resistente à metilcilina/oxacilina, também foi identificado como um importante micro-organismo relacionado a infecções de ferida cirúrgica e de cateteres venosos. Dessa forma, na década 1970 praticamente todos os hospitais nos Estados Unidos estabeleceram programas de controle de infecções, estimulados pelo trabalho do CDC, bem como pelas exigências da *Joint Commission on Accreditation of Healthcare Organizations* (JCAHO). Esses programas foram importantes para o conhecimento das taxas, dos fatores de risco e dos agentes etiológicos envolvidos nas infecções hospitalares.

No final dos anos 1970, a epidemiologia hospitalar se estabeleceu como uma nova disciplina. De fato, ocorreu uma sensação crescente de que as infecções hospitalares haviam sido controladas, o que foi reforçado pelos resultados de um grande estudo de vigilância de infecções hospitalares (estudo SENIC – *Study on Efficacy of Nosocomial. Infection Control* – 1970-1976) coordenado pelo CDC, o qual demonstrou que os hospitais que haviam adotado algumas práticas de controle de infecções passaram a apresentar cerca de 30% menos infecções hospitalares do que hospitais semelhantes que não haviam adotado tais medidas.

A década de 1980 e o início da década de 1990 mostram uma grave tendência: a ascensão de micro-organismos multirresistentes. Além dos *S. aureus* resistentes a quinolonas, aminoglicosídeos e metilcilina/oxacilina, os enterococos aumentaram em importância, e a descrição de cepas resistentes a penicilina, aminoglicosídeos e vancomicina tem sido feita com frequência em muitos hospitais do mundo, incluindo o Brasil. *Candida*, principalmente *Candida auris*, e outras infecções por leveduras têm causado uma fração maior de sepse e infecções urinárias hospitalares em pacientes imunodeprimidos e surtos em UTIs. As previsões para as próximas décadas sugerem que micro-organismos resistentes de todos os tipos devem assumir uma importância ainda maior nos hospitais (Quadro 3.2).

No Brasil, existem grandes diferenças regionais nas práticas de prevenção e controle das infecções hospitalares, infraestrutura das instituições de saúde e profissionais capacitados. Essas diferenças também são econômicas, sociais e culturais e refletem diretamente na qualidade dos serviços de saúde, especialmente nos programas de controle de infecção. Embora no início da década de 1990, as infecções hospitalares tenham sido analisadas em diversos encontros estaduais e nacionais, as medidas de prevenção e controle são de difícil implantação, pelas dificuldades por que passam as instituições públicas de saúde, que, em verdade, atendem uma grande parte da população.

Um dos mais graves problemas que atinge os hospitais brasileiros, principalmente os universitários, é a emergência de micro-organismos multirresistentes. Em 2019, mais de 50% das cepas de *S. aureus* isoladas de pacientes em hospitais de grande porte na cidade de São Paulo (SP) eram resistentes à

QUADRO 3.2 Problemas emergentes de resistência a antimicrobianos em patógenos adquiridos no ambiente hospitalar.

Estafilococos (*S. aureus* coagulase-negativos)	Resistência à quinolonas, aminoglicosídeos, oxacilina e glicopeptídeos (vancomicina e teicoplanina)
Enterococos	Resistência: 1. betalactâmicos 2. aminoglicosídeos 3. glicopeptídeos
Gram-negativos	*Acinetobacter baumannii:* resistência a cefalosporinas, carbapenens e aminoglicosídeos *Pseudomonas aeruginosa:* resistência a cefalosporinas, carbapenens e aminoglicosídeos *Klebsiella pneumoniae,* e outras enterobactérias: resistência a cefalosporinas, carbapenens, aminoglicosídeos e polimixinas
Fungos	*Candida auris, Candida krusei, Candida glabrata, Candida lusitaniae*
	Resistência a azólico e poliênicos

oxacilina. Além do *S. aureus*, também tem ocorrido aumento da incidência de infecções por *Acinetobacter baumannii* e *P. aeruginosa* resistentes a cefalosporinas, carbapenens, quinolonas e aminoglicosídeos, e por *Klebsiella pneumoniae* e outras enterobactérias resistente aos carbapenens (KPC) e polimixinas, além de outras bactérias resistentes a praticamente todos antibióticos disponíveis comercialmente. Um fato importante é a disseminação dessas cepas entre hospitais.

Apesar de medidas efetivas de controle de infecções hospitalares causadas por agentes multirresistentes terem sido empregadas com sucesso em países desenvolvidos e em alguns hospitais brasileiros, a maioria das instituições brasileiras carece de recursos básicos na prevenção de infecções hospitalares. Fato comum em diversos hospitais é a falta de apoio administrativo para garantir a aplicação e a eficácia das medidas de prevenção. Medidas simples, como manter pias em condições de uso com sabão e papel toalha de boa qualidade, álcool gel em toda a instituição, aventais descartáveis de qualidade e luvas, são negligenciadas pelos administradores hospitalares.

COMO CONSTITUIR UM SERVIÇO DE PREVENÇÃO E CONTROLE DE INFECÇÃO HOSPITALAR EFICIENTE

1. O Serviço de Prevenção e Controle de Infecção Hospitalar (SCIH) deve ser técnico e cultivar empatia. A equipe deve ser formada por profissionais capacitados e especialistas nas áreas de atuação. A maior parte do tempo de trabalho do SCIH envolve relações estratégicas com outros serviços; por essa razão, os profissionais devem cultivar um ambiente de trabalho propositivo e empático.

2. A equipe deve ser formada por médico infectologista ou formação especializada, enfermeira, farmacêutico e auxiliar administrativo, com número de profissionais adaptado à legislação e às características da instituição: número de leitos global e das unidades de terapia intensiva, de imunodeprimidos, da unidade neonatal entre outros. A equipe deve ter um líder, o Presidente do Serviço de Prevenção de Infecção Hospitalar.

3. O primeiro passo, depois de constituir a equipe, é produzir o Programa de Controle de Infecção Hospitalar

(PCIH) adaptado às características da instituição. O documento do PCIH deve ter uma introdução que descreva as características da instituição, como é realizado a vigilância das infecções e a interação com os órgãos municipal, estadual e federal, os processos educacionais e de interação com as equipes, as orientações sobre padronização de produtos de higiene hospitalar e o monitoramento da limpeza concorrente e terminal, a higiene das mãos, o programa de gestão de antimicrobianos (Antimicrobial Stewardship), o mapa com a agenda da rotina das visitas técnicas dos prestadores de serviços internos e externos do hospital, a gestão de pacotes de medidas (*bundles*) de prevenção de infecção associadas ou não a dispositivos invasivos e cirurgias, a segurança do paciente e dos profissionais contra acidentes com material biológico.

4. Defina as prioridades e as metas dentro de um Plano de Trabalho, porém coloque metas no PCIH a serem alcançadas que realmente sejam viáveis, por exemplo, redução da densidade de incidência de infecção da corrente sanguínea em 10% em 6 meses. Defina períodos e metas estratégicas de treinamento e redução das taxas de incidência de infecções e reavalie os resultados. Divulgue para as equipes.

5. Apresente o PCIH para a administração, os diretores e as equipes do hospital. Faça uma reunião mensal com ampla participação das equipes, principalmente das unidades de terapia intensiva e do centro cirúrgico. Discuta os avanços, os protocolos e as rotinas implantadas. Estimule a discussão e a participação das equipes. Elabore uma agenda de reuniões mensais ou bimensais e traga temas de interesse que estão sendo discutidos nas mídias, como surtos comunitários, campanhas entre outros, além da apresentação das taxas.

6. Evite o confronto com equipes ou profissionais que não aceitam determinada medida ou orientação. A resistência é muito comum quando é implantado mudanças de práticas assistenciais. Procure vencer barreiras com informações e documentos técnicos. A liderança do SCIH deve lidar diretamente com as barreiras e os profissionais resistentes. Muitas medidas e intervenções devem ser adaptadas para realidades e profissionais diferentes, caso contrário, podem haver conflitos.

7. Procure aliados nas equipes assistenciais, principalmente enfermeiros e farmacêuticos, que auxiliem nos pro-

cessos de segurança do paciente. Bons profissionais que incorporam boas práticas de segurança e aderem a protocolos, são exemplos positivos que são seguidos por outros colegas. Estimule a participação de familiares nos cuidados assistenciais, especialmente para idosos internados.

8. Participe das visitas multidisciplinares e do monitoramento dos processos implantados. O retorno das ações e dos resultados alcançados para as unidades são essenciais.

9. Faça interação constante com a tecnologia da informação para gerar alertas (p. ex., de isolamento de bactéria multirresistente), orientações e informes técnicos.

10. Permaneça na sala da CCIH o menor tempo possível, pois a maior parte do seu tempo deve ser empregada nas visitas nas unidades e na interação com os profissionais. Esteja adequadamente vestido sem adornos no dia a dia, afinal você é o representante da prevenção da infecção hospitalar na instituição! Você deve ser o exemplo! Esteja atualizado e visite constantemente os sites e eventos das sociedades científicas afins, como Vigilância Epidemiológica Estadual e Municipal, do Ministério da Saúde e da Anvisa.

VIGILÂNCIA DAS INFECÇÕES HOSPITALARES

Um ponto crítico de todo programa de controle de infecção hospitalar é o sistema de vigilância epidemiológica. Esta pode ser definida como a observação contínua, ativa e sistemática das infecções com o objetivo de definir níveis endêmicos, distribuição das infecções dentro do hospital, bem como as condições que aumentam ou diminuem seu risco de infecções. Por meio dos dados obtidos a partir de uma metodologia de coleta sistemática e ativa, é possível ter uma ideia correta dos principais problemas que existem no hospital e, dessa forma, instituir as medidas de controle mais lógicas e eficazes. De nada adianta uma estratégia de controle de infecção hospitalar baseada em dados pouco precisos ou incorretos.

Os principais objetivos de uma vigilância epidemiológica são estabelecer e manter uma série histórica, que represente a ocorrência das infecções hospitalares e as evidências das ações implantadas para a diminuição das taxas de infecção. Mais especificamente:

a) Definir as taxas endêmicas de infecção hospitalar.

b) Identificar aumentos acima dos limites endêmicos.

c) Identificar fatores de risco das infecções hospitalares.

d) Informar os profissionais envolvidos na assistência aos pacientes sobre os riscos dos procedimentos aplicados aos doentes.

e) Produzir uma série histórica com evidências das ações implantadas para a diminuição das taxas de infecção.

O programa de vigilância epidemiológica deve respeitar a realidade de cada país, região e hospital, uma vez que existem diferenças interinstitucionais. Um programa nacional pode identificar as tendências, mas o comportamento específico dos micro-organismos e dos tipos de infecções varia de acordo com as características de cada instituição.

São muitas as fontes de dados que podem ser utilizadas para notificação das infecções hospitalares. Geralmente, utiliza-se uma combinação delas para que se possa aumentar a sensibilidade da coleta. Algumas dessas fontes são: relatório de culturas e demais exames do laboratório de microbiologia; visitas à enfermaria com especial atenção aos pacientes com febre, sob terapia antimicrobiana, sob isolamento, sob alto risco ou com doença de base grave; setor de internação; farmácia (distribuição e consumo de antimicrobianos, preferencialmente por dose diária definida); serviço de saúde dos funcionários; setor do ambulatórios para os pacientes que retornam pós-alta (p. ex., pacientes cirúrgicos e recém-nascidos); comunicações de médicos, enfermeiros e outros profissionais que assistem os pacientes. Essas fontes podem ser consideradas como algumas sugestões de início da coleta de dados da vigilância epidemiológica.

Os métodos de coleta de dados frequentemente utilizados são a notificação controlada por meio de informações das unidades hospitalares passivamente e a busca ativa. Está estabelecido que a vigilância passiva subestima a incidência de IRAS, enquanto o método de busca ativa fornece maior precisão, identificando até uma vez e meia mais pacientes com infecção hospitalar e cerca de duas vezes mais episódios do que a notificação controlada. Por sua vez, as definições empregadas de infecção hospitalar podem variar, sendo mais abrangentes ou mais restritivas, resultando em taxas mais elevadas ou mais baixas, respectivamente. Não podemos esquecer que a validação de todo dado coletado deve ser feita periodicamente no intuito de se avaliar a qualidade das informações obtidas.

As fichas de notificação das infecções hospitalares são específicas para cada hospital. Geralmente, as informações básicas a serem coletadas podem ser divididas em alguns grupos, conforme a seguir:

- **Identificação:** nome, número de registro do hospital, sexo, idade, unidade de internação, leito, data da admissão, diagnósticos, entre outros.

- **Infecção:** topografia, data de aquisição e unidade do hospital onde adquiriu.

- **Microbiologia:** micro-organismo isolado, material que foi cultivado e antibiograma.

- **Cirurgia:** tipo de cirurgia, data, potencial de contaminação, cirurgião envolvido.

- **Fatores de risco:** variável conforme a necessidade da CCIH. Pode ser referente a infecção em cateteres venosos centrais (tipo de cateter, data de inserção etc.), do trato respiratório (intubação orotraqueal, traqueostomia, uso de ventiladores artificiais) e do trato urinário (ITU – utilização de sonda vesical).

A partir desses dados, é possível elaborar vários indicadores epidemiológicos como:

- Taxa de infecção hospitalar global (%) para o hospital ou para cada unidade de internação.

- Taxa de infecção hospitalar por topografia e relacionada a procedimentos invasivos: habitualmente expresso em densidades de incidência por 1.000 pacientes/dia que utilizam procedimento como cateter venoso central, sonda urinária de demora ou ventilação mecânica.

■ Distribuição das infecções hospitalares por unidade de internação.

■ Distribuição das infecções hospitalares por topografia.

■ Distribuição dos agentes etiológicos envolvidos por topografia.

■ Taxa de infecção hospitalar por fator de risco específico.

■ Taxa de infecção hospitalar por cirurgia limpa ou potencialmente contaminada.

As definições adotadas para as diversas infecções são de grande importância, pois garantem a uniformidade das informações obtidas. Somente assim dados coletados em diversos períodos podem ser comparados.

Muitos hospitais americanos e brasileiros empregam a metodologia do sistema NNIS, semelhante ao que utilizamos por recomendação da Anvisa. Este sistema é dividido por componentes (terapia intensiva, neonatal e geral). Por meio dessa metodologia, é possível identificar infecções relacionadas a procedimentos, como o componente ITU, pelo qual é possível identificar, por exemplo, infecções da corrente sanguínea relacionadas a cateter venoso central, pneumonia relacionada a ventilação mecânica e infecção do trato urinário relacionada a cateter vesical.

A seguir, apresentamos as principais síndromes infecciosas adquiridas no ambiente hospitalar enfatizando as medidas de prevenção. A maior parte destas recomendações é fruto de um grande esforço realizado por grupos de trabalho que elaboraram diversos documentos da Anvisa e das Sociedades Científicas, como a Sociedade Brasileira de Infectologia, a Sociedade Paulista de Infectologia e a Associação Paulista de Controle de Infecção Hospitalar (APECIH).

INFECÇÕES ASSOCIADAS A CATETERES VENOSOS CENTRAIS DE CURTA PERMANÊNCIA

A utilização de cateteres intravasculares, com objetivo de administrar medicamentos, fluidos, derivados sanguíneos, suporte nutricional e monitorização hemodinâmica, é um dos importantes avanços conquistados pela medicina. Porém, a despeito de todos os benefícios que podem permitir, há também risco inerente ao seu uso, especialmente os eventos infecciosos (Figura 3.1) que, além de elevarem os custos da assistência, quando mais graves, como as bacteremias primárias, têm alta taxa de mortalidade, superando 20%. Há uma diferença importante nas taxas de infecção da corrente sanguínea relacionada a cateter (ICSRC) nos países em desenvolvimento quando comparadas às dos países desenvolvidos. Rosenthal et al. (2006), analisando infecções nosocomiais em 55 UTI de oito países em desenvolvimento, encontraram taxas de ICSRC de 12,5 casos por 1.000 cateteres centrais-dia, enquanto nos Estados Unidos têm uma média de quatro casos por 1.000 cateteres centrais-dia.

Em todas as unidades de internação, a instalação de cateter venoso central deve ser desencorajada, sendo que o procedimento deve ser feito somente se absolutamente necessário. Nesses casos, retirar o mais rápido possível o cateter venoso central e avaliar diariamente a necessidade de sua manutenção. É muito comum nas unidades de internação a permanência desnecessária de cateter venoso central.

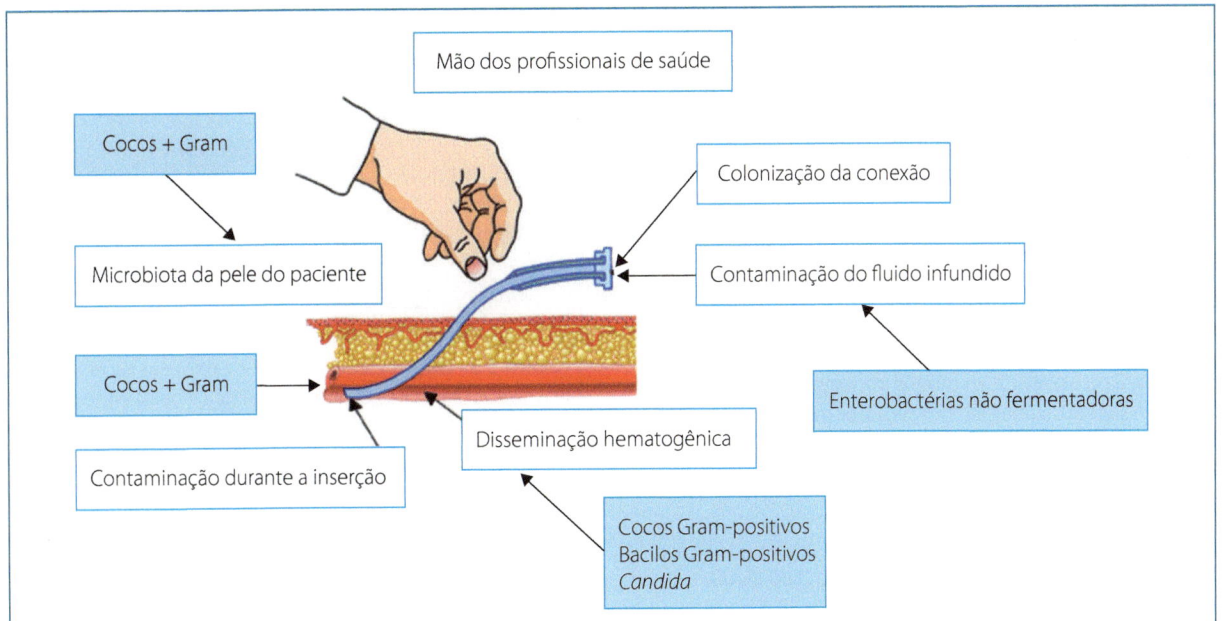

FIGURA 3.1 Fontes de transmissão de infecção da corrente sanguínea relacionada a cateter. As mãos do profissional de saúde e a colonização ou contaminação das conexões são importantes fontes para a transmissão de infecções da corrente sanguínea, principalmente por bactérias Gram-negativas. A colonização no local de inserção do cateter é a principal fonte de infecção por bactérias Gram-positivas e a contaminação das conexões está relacionada a infecções por Gram-negativos e fungos.

A seguir, apresentamos as principais medidas de prevenção das infecções da corrente sanguínea.

ESCOLHA DO LOCAL

Ordem de preferência na escolha do local de passagem:

1. Punção venosa periférica (dar preferência aos membros superiores, evitando os locais de dobras cutâneas).

2. Acesso venoso central de inserção periférica percutânea (PICC), mais utilizado em unidades de neonatologia e pediatria. Ótima opção em unidades de internação de adultos em pacientes que necessitem terapia endovenosa prolongada.

3. Acesso subclávio (preferência em UTIs de adultos).

4. Acesso jugular (deve ser evitado quando existir traqueostomia).

5. Acesso femoral (maior risco de infecção – deve ser evitado).

6. Em recém-nascidos, veia umbilical ou supraumbilical.

7. Dissecção venosa em membros superiores (deve ser evitada pelo alto risco de infecção).

INSTALAÇÃO DOS CATETERES VENOSOS CENTRAIS

As mãos devem ser lavadas com antisséptico (clorexidina degermante a 2%), e a seguir: usar paramentação completa (gorro, máscara, avental longo e luvas estéreis – chamado barreira máxima); realizar a antissepsia com solução de clorexidina alcoólica, mantendo o mesmo princípio ativo, em campo ampliado (remover o excesso, se necessário, com gaze estéril); usar campos estéreis (padrão para passagem de cateter; não usar campo fenestrado).

Após a instalação do cateter, manter curativo oclusivo com gaze seca nas primeiras 24 horas e, depois, curativo transparente semipermeável. A barreira máxima na instalação do cateter é a medida de maior impacto na prevenção da infecção da corrente sanguínea.

MANUTENÇÃO

Realizar a troca do curativo sempre que se apresentar úmido (de sangue, secreções, suor etc.), sujo ou solto. Curativos de gaze e esparadrapo devem ser trocados a cada 24 horas. Realizar antissepsia preferencialmente com clorexidina alcoólica em cada troca de curativo, após inspeção do local de inserção. Recentemente, curativos impregnados com clorexidina têm sido utilizados na prevenção de infecção da corrente sanguínea, principalmente em unidades neonatais; porém, é considerada medida adicional após todas as outras serem implantadas, além de terem custo elevado.

CUIDADOS E TROCA DAS LINHAS DE INFUSÃO:
equipo, bureta, extensor e torneirinha

Trocar a cada 72 horas. Utilizar um equipo próprio e único para nutrição parenteral, hemoderivados ou lípides, que deve ser utilizado somente para esse fim e trocado a cada uso (hemoderivados) e a cada 24 horas para nutrição parenteral.

TROCA DOS CATETERES

Não há indicação de troca rotineira de cateteres venosos centrais, exceto para cateter de Swan Ganz, que não deve permanecer por mais de quatro dias, devendo ser trocado se for necessário permanência superior a esse período. O cateter venoso central deve ser trocado sempre que houver suspeita de infecção no local de inserção, infecção sistêmica associada ao cateter ou mau funcionamento deste. Sempre que houver suspeita de infecção associada ao cateter de natureza sistêmica (não restrita ao local), coletar imediatamente, após a retirada do cateter, dois frascos de hemocultura de veia periférica, de locais diferentes, e encaminhar a ponta do cateter para cultura. Não há indicação de coletar a ponta do cateter, se foi retirado do paciente sem suspeita de infecção.

A utilização de cateteres impregnados com antibióticos ou antissépticos, em adultos, pode ser útil na prevenção de infecção nos casos em que a expectativa de permanência do cateter seja superior a cinco dias. O uso de cateteres impregnados deve ser feito após a implantação de um programa educacional de prevenção de infecção, e, após sua aplicação, as taxas de infecção devem se manter acima do valor definido como ideal. O programa educacional deve incluir três componentes essenciais: educação da equipe que insere e cuida do cateter, uso de máxima barreira estéril para inserção do cateter (Figura 3.2), e uso de clorexidina a 2% na preparação da pele durante a inserção.

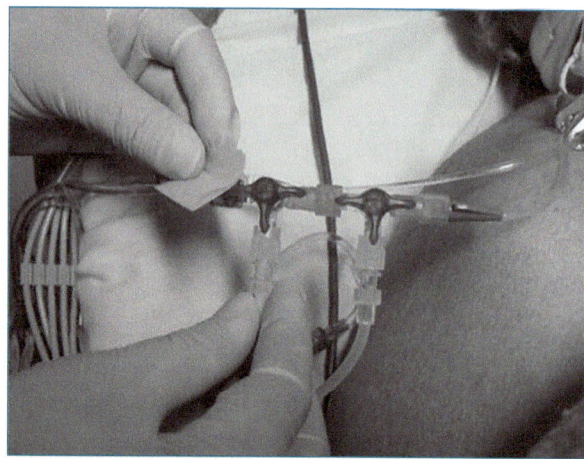

FIGURA 3.2 Conexões: uma das principais vias de entrada de micro-organismos na corrente sanguínea é pelas conexões das linhas de infusão. A limpeza das conexões com álcool a 70% é fundamental antes da utilização dessas vias. Nunca deixar uma conexão aberta e manter as conexões não utilizadas sempre fechadas com a tampa de proteção.

Em todo o paciente com suspeita de infecção da corrente sanguínea, as culturas devem ser obtidas preferencialmente antes do início do tratamento com antimicrobianos. Coletar duas amostras de hemoculturas de sítios diferentes por punção com volume ≥ 10 mL e de preferência no horário de vale do antimicrobiano, isto é, antes da próxima dose do antimicrobiano. As hemoculturas devem ser monitoradas para avaliação de contaminação. Considera-se adequada uma taxa de contaminação de hemoculturas inferior a 3%.

BUNDLE DE CATETERES

A utilização de *bundle*, conjunto de medidas aplicadas ao mesmo tempo de maneira sistematizada para prevenção de infecções, é muito frequente nas instituições. O *bundle* está amparado em estudos epidemiológicos observacionais e de intervenção. Geralmente, se baseiam nas diretrizes propostas, neste tópico, pelo Centers for Disease Control and Prevention (CDC), chamadas Guidelines for the Prevention of Intravascular Catheter-Related Infections. Os cuidados propostos no *bundle* são: precauções de barreira máxima (higienização das mãos, uso gorro, máscara, avental, luvas estéreis e campos estéreis grandes); preparo da pele com clorexidina a 2%; seleção do sítio de inserção; e revisão diária da necessidade de permanência do cateter venoso central. Para que bons resultados sejam alcançados, é fundamental a incorporação dos cuidados propostos à prática assistencial, o que demanda capacitação e sensibilização das equipes envolvidas.

INFECÇÃO DE SÍTIO CIRÚRGICO

Devem ser lembrados os seguintes itens, antes de se discutirem as recomendações propriamente ditas:

- A maioria das infecções de sítio cirúrgico é de origem intraoperatória, relacionada à contaminação durante o procedimento e a persistência de hematomas ou tecido desvitalizado.
- O ambiente do centro cirúrgico tem importância menos relevante.
- A contaminação da ferida raramente ocorre nas trocas de curativos do pós-operatório.
- É difícil determinar, em casos individuais, a exata fonte da infecção; assim, a vigilância epidemiológica, com análise crítica dos casos é necessária para se determinar a possível fonte de infecção.

As taxas de infecção de sítio cirúrgico estão sujeitas às variações do tipo de paciente e aos procedimentos realizados na instituição, e a maior parte dos casos de infecção de sítio cirúrgico se manifesta após a alta hospitalar.

A seguir, apresentamos as principais recomendações para a prevenção de infecções de sítio cirúrgico.

PRÉ-OPERATÓRIO
Preparo do paciente

Internar o paciente o menor tempo possível antes da operação, preferencialmente no dia do procedimento. Exames pré-operatórios devem ser realizados em regime ambulatorial, e o agendamento das cirurgias deve ser criterioso e organizado.

Tratar infecções comunitárias antes da cirurgia

Identificar e tratar infecções comunitárias antes do procedimento cirúrgico e, se possível, postergá-lo até a cura do processo infeccioso.

Tricotomia

Limitar a tricotomia à área a ser operada quando se antever que os cabelos ou pelos possam interferir no procedimento. Se realizada, o procedimento deve ser efetuado o mais próximo do local da cirurgia e com aparelho elétrico. A tricotomia não deve ser realizada com lâmina, que promove pequenos ferimentos, aumentando o risco de infecção.

Glicemia

Controlar a glicemia em todos os pacientes diabéticos, evitando, particularmente, hiperglicemia ou hipoglicemia no pré-operatório. No período perioperatório, vários estudos apontaram que o descontrole glicêmico é fator de risco para infecção pós-operatória. A glicemia deve ser mantida abaixo de 180 mg/dL até 24 horas após o final da anestesia.

Tabagismo

Encorajar a suspensão do tabagismo. Instruir os pacientes a suspender por no mínimo 30 dias antes da cirurgia eletiva o fumo de cigarros, charutos, cachimbo, ou qualquer consumo de tabaco.

Banho pré-operatório

Deve ser realizado. O banho deve ser feito com água e detergente (sabão). O uso de antissépticos não é consensual e deve ser reservado para cirurgias de grande porte, implante de próteses, ou em situações específicas, como surtos ou alta prevalência de micro-organismos multirresistentes. Nestes casos, recomenda-se a utilização de clorexidina a 2% e que o banho seja realizado 2 horas antes do paciente ser encaminhado para o centro cirúrgico. Incluir a higiene do couro cabeludo e o cuidado com as unhas no banho também. Deve ser dada atenção especial à higiene da cabeça nas cirurgias cranioencefálicas. Observar que o cabelo deve estar seco antes de seguir para o centro cirúrgico. Enfatizar a importância da higiene oral; nos casos que houver previsão de intubação orotraqueal, fazer higiene oral com clorexidina 0,12%. Fornecer toalhas limpas ao paciente para o banho pré-operatório e proceder com troca de pijama/camisola, da roupa de cama ou da maca de transporte após o banho (segundo Anvisa, 2017).

Preparação antisséptica da pele

Orientar a limpeza da região da incisão cirúrgica antes de se realizar a preparação antisséptica da pele, com o intuito de remover a contaminação grosseira. Para essa finalidade, é suficiente o uso de solução degermante de clorexidina 2%. Usar um agente antisséptico apropriado para a antissepsia da pele, que pode ser realizada com solução alcoólica de clorexidina. Não é recomendado uso de álcool, éter ou outra solução após a antissepsia.

Realizar a antissepsia do campo operatório em sentido centrífugo, circular e grande o suficiente para abranger possíveis extensões da incisão, novas incisões e/ou instalação de drenos antes de se realizar a preparação antisséptica da pele, com o intuito de remover a contaminação grosseira. Para essa finalidade, é suficiente o uso de soluções degermantes.

Campo operatório

A proteção do campo operatório pode ser feita com campos de tecido estéreis, íntegros e sem furos, e o controle de qualidade do material deve ser realizado. Filmes porosos de poliuretano não reduzem risco de infecção e não dispensam a antissepsia da pele.

Portadores nasais de *Staphylococcus aureus*

Em algumas situações específicas, portadores nasais de *S. aureus* foram identificados como fontes de infecção de sítio cirúrgico, principalmente em cirurgias com colocação de próteses. No entanto, não há consenso para a recomendação ao uso pré-operatório de mupirocina tópica na mucosa nasal para prevenir infecção do sítio cirúrgico, uma vez que o desenvolvimento de resistência é rápido, além de o veículo nasal da mupirocina não ser comercializado no Brasil. A utilização do creme dermatológico na narina anterior pode causar irritação, apesar de haver uma tendência de utilizá-lo em pacientes que serão submetidos a cirurgias cardíacas ou ortopédicas com colocação de próteses.

Preparação das mãos e antebraços da equipe cirúrgica

- Manter unhas curtas, não usar unhas artificiais ou qualquer tipo de adorno, como anéis, pulseiras, entre outros.
- Realizar lavagem de mãos e antebraços por pelo menos 3 a 5 minutos, utilizando um antisséptico. Recomendamos soluções degermantes de clorexidina 2%. Alguns centros cirúrgicos têm utilizado solução antisséptica nas mãos em substituição à lavagem. Porém, as mãos devem estar limpas. Recomenda-se que a antissepsia cirúrgica das mãos com produto à base de álcool deva ser precedida da lavagem das mãos com sabonete líquido e água ao chegar no centro cirúrgico.

Orientação dos profissionais de saúde com infecção

- Educar e encorajar pessoal da equipe cirúrgica que apresenta sinais ou sintomas de doenças infecciosas transmissíveis em se reportar ao supervisor imediato e ao pessoal de saúde ocupacional.
- Desenvolver políticas de atendimento ao paciente quando o pessoal dos atendimentos apresenta doenças infecciosas transmissíveis. Essas políticas devem abranger e estabelecer: (a) responsabilidades em usar serviços de saúde e comunicar doenças; (b) restrições de trabalho; (c) afastamento do trabalho quando acometido por doença que acarretou restrições de trabalho.
- Afastar do trabalho e coletar culturas apropriadas do pessoal participante da cirurgia que apresente lesões cutâneas, até que o quadro infeccioso esteja adequadamente tratado.
- Não excluir do trabalho o pessoal da equipe cirúrgica que esteja colonizado por organismos como *S. aureus* (nariz, mãos, outras partes do corpo) ou *Streptococcus* do grupo A, a não ser que essas pessoas estejam relacionadas à disseminação desses organismos nas áreas de cuidados médicos.

INTRAOPERATÓRIO

Ambiente da sala cirúrgica

A sala operatória deve estar limpa, com as portas fechadas, e a circulação de pessoal deve ser a menor possível.

O controle da ventilação é muito importante para manter o ambiente agradável. O uso de ar condicionado de parede ou ventiladores não está indicado. O sistema de ar condicionado central é recomendável e deve seguir as seguintes normas:

- Manter ventilação com pressão positiva na sala operatória, com respeito ao corredor e áreas adjacentes.
- Manter um mínimo de 15 trocas de ar por hora.
- Filtrar todo o ar, o circulante e o fresco, através de filtros apropriados, com manutenção programada.
- Introduzir o ar pelo teto e retirá-lo perto do chão (fluxo dirigido recomendável).
- Manter as portas da sala operatória fechadas, exceto para a passagem de equipamentos, pessoal ou paciente.
- Considerar realizar cirurgias para próteses ortopédicas em salas com ar ultralimpo e fluxo laminar (porém, é ainda uma questão polêmica que merece mais estudos).
- Limitar o número de pessoas na sala cirúrgica o mínimo necessário.

Limpeza e desinfecção de superfícies

- Quando na presença de contaminação visível por sangue ou fluídos corpóreos em superfícies ou equipamentos, utilizar um desinfetante aprovado pelo hospital e que atenda a normas técnicas da Anvisa, Ministério da Saúde, para áreas limpas afetadas, antes da próxima cirurgia.
- Não realizar limpeza especial ou fechamento de salas cirúrgicas após a realização de cirurgias contaminadas ou infectadas. Não é necessário o estabelecimento de salas exclusivas para cirurgias contaminadas, ou limitação de horários para realização destas, porque a realização de uma cirurgia contaminada antes de uma limpa não leva a riscos, uma vez que as infecções têm origem principalmente endógena.
- Não utilizar tapetes porosos (pegajosos) na entrada de salas cirúrgicas para controle de infecção.

Coleta microbiológica

- Não realizar culturas de rotina do ambiente cirúrgico. Avaliar a necessidade de realização de culturas do ambiente cirúrgico, incluindo superfícies e ar, e apenas realizá-la se fizer parte de uma investigação epidemiológica, como em um surto.

- Não realizar culturas intra ou pós-operatórias de pacientes, visando avaliar se houve contaminação da ferida, ou para definir se há ou não infecção. O critério diagnóstico de infecção não deve ser baseado exclusivamente em culturas.

Esterilização do instrumental cirúrgico

- Esterilizar todo o material cirúrgico de acordo com as normas vigentes na instituição. Em caso de suspeita ou evidência de material não esterilizado, cabe ao cirurgião e aos demais profissionais envolvidos rejeitar o material, notificá-lo e enviá-lo para análise. A manutenção das autoclaves deve ser programada.

- A Central de Material (CME) deve obedecer aos padrões rígidos de qualidade com controles periódicos da água, ar e das cargas de material com testes de esterilidade.

- Manter rotina de avaliação da qualidade e manutenção das autoclaves.

- Realizar esterilização rápida (*flash*) apenas para itens que são utilizados de maneira imediata (p. ex., reesterilizar um instrumento que foi inadvertidamente contaminado). Não realizar a esterilização por mera conveniência, como uma alternativa para a falta de materiais de reserva ou economizar tempo.

Roupas e vestimentas cirúrgicas

- Usar máscara que cubra totalmente a boca e o nariz, ao entrar na sala cirúrgica, se a cirurgia estiver por começar, em andamento ou se houver material cirúrgico exposto.

- Usar gorros que cubram por completo cabelos da cabeça e face ao entrar na sala cirúrgica.

- Não utilizar propés com o intuito de prevenir infecção do sítio cirúrgico. Caso seja recomendada proteção para os calçados para prevenção de contaminação com sangue e secreções, cabe a todos os profissionais da instituição o cumprimento da norma estabelecida.

- Utilizar luvas estéreis após a lavagem das mãos e antebraços e colocá-las após estar vestido com o avental estéril.

- Utilizar avental e vestimentas cirúrgicas que sejam barreiras efetivas, se molhadas ou contaminadas (p. ex., material que resista à penetração de líquidos).

- Trocar vestimentas visivelmente sujas, contaminada por sangue ou material potencialmente contaminante.

- Nenhuma recomendação de como ou onde lavar roupas cirúrgicas, restringir a utilização de vestimentas cirúrgicas ao centro cirúrgico, ou desprezar as roupas cirúrgicas quando fora do centro cirúrgico. Na maioria das instituições, a restrição de uso de roupas tem como intuito a limitação de circulação de pessoas e o estabelecimento de disciplinas de trabalho. Caso seja esta a opção da instituição, cabe a todos

os profissionais de saúde o rigoroso cumprimento da norma estabelecida.

ASSEPSIA E TÉCNICA CIRÚRGICA

- Utilizar técnicas assépticas quando da colocação de cateteres intravasculares (p. ex., na veia central), espinhais ou epidurais, ou quando da administração de drogas intravenosas.

- Abrir equipamentos ou soluções estéreis imediatamente antes do uso.

- Manusear tecidos delicadamente, realizar hemostasia eficiente, minimizar a desvitalização dos tecidos e corpos estranhos, e erradicar espaços mortos no sítio cirúrgico.

- Utilizar fechamento primário retardado ou deixar a incisão aberta, se o cirurgião considerar que o sítio cirúrgico está grosseiramente contaminado.

- Se uma drenagem for necessária, utilizar drenos fechados a vácuo. Colocar o dreno por uma incisão separada e distante da incisão cirúrgica. Retire o dreno o mais rápido possível.

CUIDADOS PÓS-OPERATÓRIOS DA INCISÃO

- Proteger a ferida com curativo estéril por 24 a 48 horas no período pós-operatório nas incisões que tiverem sido fechadas primariamente.

- Lavar as mãos antes e depois da troca de curativos e de qualquer contato com o sítio cirúrgico.

- Quando necessária a troca do curativo, fazer de maneira asséptica.

- Educar e orientar o paciente e familiares quanto a cuidados com a incisão cirúrgica, observação dos sintomas de infecção do sítio cirúrgico e necessidade de comunicá-los ao médico.

- Não há nenhuma recomendação específica quanto a manter o curativo oclusivo por mais de 48 horas após seu fechamento primário, nem quanto ao tempo de se banhar ou sobre molhar a ferida sem a cobertura do curativo.

- Não há consenso quanto ao tipo de curativo a ser empregado, podendo ser utilizado o simples com gaze seca.

PROFILAXIA ANTIMICROBIANA PARA PREVENÇÃO DE INFECÇÃO DE SÍTIO CIRÚRGICO

A profilaxia antimicrobiana em cirurgia é um instrumento importante na prevenção da infecção da ferida operatória, no entanto sua ação é limitada; por esta razão não substitui as demais medidas de prevenção. Adicionalmente, a profilaxia cirúrgica está diretamente ligada ao desenvolvimento de microbiota resistente, logo, seu uso deve ser racional e tecnicamente justificado.

Princípios básicos da profilaxia

A eficácia da profilaxia depende diretamente do modo de sua administração: o momento de início, a repetição intraoperatória e a sua duração (Quadro 3.3).

QUADRO 3.3 Parâmetros para profilaxia cirúrgica.		
Parâmetro	**Recomendação**	**Comentário**
Objetivo da profilaxia	Prevenção da infecção de sítio cirúrgico.	Não previne outras infecções. Sua eficácia é limitada, portanto, não substitui outras medidas, nem diminui risco em caso de quebra de técnica.
Início da profilaxia	Deve ser realizada em até 60 minutos antes do início da cirurgia. No dia a dia, é difícil estabelecer essa rotina. Assim, temos orientado que o antibiótico profilático seja administrado imediatamente antes da indução anestésica.	Profilaxia iniciada mais do que 2 horas antes ou 3 horas após a incisão não possui eficácia demonstrada. Quando a escolha do antibiótico é uma cefalosporina (cefazolina, cefuroxima ou cefoxitina), recomendamos a infusão em 20 minutos. Porém, se a escolha for por vancomicina ou ciprofloxacina, o tempo de infusão deve ser de 60 minutos.
Escolha do antimicrobiano	Deve ser pouco tóxico e não deve ser o utilizado rotineiramente para tratamento de infecções hospitalares graves.	As cefalosporinas de primeira (cefazolina) ou segunda geração (cefuroxima e cefotaxima) são, na maioria das situações, as que melhor se encaixam nesse contexto.
Dose inicial do antimicrobiano	Deve ser a dose tradicional do antimicrobiano.	Para pacientes com peso > 80 kg, a primeira dose pode ser o dobro da convencional.
Doses adicionais no intraoperatório	Devem ser realizadas em caso de perda maciça de sangue, ou quando a duração do procedimento se prolonga.	Repetição intraoperatória numa frequência maior do que em outras situações de uso do mesmo antimicrobiano é recomendada.
Duração da profilaxia	Na maioria das situações, não deve exceder o período intraoperatório. O antibioticoprofilático deve ser mantido no máximo por 24 horas. Na maioria dos procedimentos, apenas uma dose é necessária.	Mesmo em situações de risco ou em contaminações acidentais, o prolongamento da profilaxia não está associado a melhor resultado clínico, exceto em procedimentos selecionados, sobre os quais não há consenso em literatura, como implante de prótese e cirurgia cardíaca. Duração superior a 48 horas é considerada inapropriada.
Duração da profilaxia em caso de manutenção de sondas, cateteres, cânulas e drenos	Não recomendada.	Profilaxia não é eficaz nessas situações.

Início da profilaxia

Um dos mais importantes princípios da prescrição de profilaxia antimicrobiana é o momento em que a primeira dose é iniciada. Se iniciado incorretamente, pode comprometer sua eficácia, independente da dose ou duração do esquema. A contaminação da ferida operatória ocorre quando há exposição de órgãos e tecidos internos. Assim, é importante ressaltar que o antimicrobiano deve estar presente nos tecidos manipulados no momento em que há exposição aos micro-organismos. Recomenda-se o início da profilaxia até 60 minutos antes da incisão cirúrgica, o que garante o pico da concentração do antimicrobiano no momento em que há exposição dos tecidos. Profilaxia iniciada três ou mais horas após o começo da intervenção é ineficaz, independente da duração do uso.

Em obstetrícia, recomendações anteriores preconizavam o uso de antimicrobianos no momento do clampeamento do cordão, para se evitar a transferência do antimicrobiano para a criança. No entanto, existem dados que afirmam que o risco dessa transferência é mínimo e o antimicrobiano pode ser administrado da maneira convencional.

A dose do antimicrobiano a ser utilizada é a habitual. Não há evidência em literatura de que a primeira dose do antimicrobiano deva ser superior às convencionais, exceto em pacientes com peso superior a 80 kg, para os quais a dose do antimicrobiano geralmente é o dobro.

Repetição intraoperatória

Um parâmetro importante é a concentração tecidual do antimicrobiano, que vai decaindo mais rapidamente que no soro, decorrente de diversos fatores, como as alterações hemodinâmicas locais no sítio operatório. Recomendações com base em estudos com animais e clínicos sugerem a administração de uma nova dose do antimicrobiano em períodos fixos ou em caso de perda maciça de sangue. Na maioria das cirurgias, uma única dose antes da incisão é suficiente. Em cirurgias longas, é necessário repetir o antibiótico após um intervalo igual duas vezes o tempo da meia-vida do antimicrobiano, contando a partir da infusão da primeira dose, chamado de repique. Se foi administrado cefazolina, uma nova dose em 4 horas de cirurgia, após a primeira dose, deve ser administrada.

Duração da profilaxia

Após o encerramento da operação, a contaminação do sítio operatório é rara, embora não impossível. Em teoria, doses adicionais de antimicrobianos não seriam indicadas. Há literatura que respalda a prática da dose única de antimicrobianos. Sistematicamente, estudos mostram a ausência de justificativa para o uso prolongado de antimicrobianos profiláticos após a cirurgia. Mesmo que haja eficácia, o potencial benefício da administração prolongada é certamente obscurecido pelo desenvolvimento de efeitos adversos e colonização por microbiota resistente.

Os resultados desses estudos permitem concluirmos que, para a maior parte dos procedimentos em que a profilaxia é indicada, doses de antimicrobianos no pós-operatório são desnecessárias e indesejadas. Algumas exceções são dignas de nota. Em primeiro lugar, operações em que baixos inóculos bacterianos são suficientes para o desenvolvimento de ISC merecem administração de antimicrobianos por um período total de 48 horas, como em casos de implante de próteses e cirurgias cardíacas.

Duração prolongada não é recomendada quando o paciente persiste com drenos, sonda vesical, cateter venoso ou cânula orotraqueal, uma vez que a profilaxia não é eficaz nessa situação.

Uso tópico de antimicrobianos

O uso tópico de antimicrobianos parece atrativo por sua mínima toxicidade sistêmica. No entanto, a eficácia desse procedimento é controversa. As concentrações locais irregulares teoricamente propiciam maior chance de desenvolvimento de resistência. Mesmo o uso combinado de antibiótico sistêmico e de tópico não parece ser superior ao de antimicrobianos sistêmicos isoladamente. Por essas razões, há poucos dados disponíveis em literatura hoje que respaldem o uso rotineiro de profilaxia tópica, com exceção da cirurgia oftalmológica, situação em que a concentração ocular de antibióticos administrados por via sistêmica é baixa. Alguns estudos têm demonstrado menor incidência de infecção em cirurgias neurológicas e ortopédicas.

Escolha do antimicrobiano

Alguns critérios para utilização dos antimicrobianos devem ser seguidos, como o antibiótico deve ter apresentação parenteral, mínimo custo, baixa toxicidade, fraca indução de resistência e farmacocinética adequada, além de atividade contra a maior parte dos patógenos causadores de ISC no sítio cirúrgico.

Não se pode esquecer um critério fundamental: a partir do momento que é exposta grande quantidade de pacientes a um antimicrobiano específico, é possível o desenvolvimento de resistência a esse antibiótico na instituição; assim, o antimicrobiano escolhido não deve ser o indicado para o tratamento de infecções graves.

As cefalosporinas são os antimicrobianos com o perfil mais próximo do descrito; já a cefazolina e a cefuroxima são os antimicrobianos mais estudados. Existe controvérsia sobre a diferença entre a potência antiestafilocócica das duas drogas. A cefuroxima apresenta vantagem quando são necessá-

rias concentrações em sistema nervoso central, ou quando a incidência de infecções pós-operatórias, causadas por enterobactérias na situação abordada, for maior do que a encontrada na maioria das cirurgias limpas. Para as demais situações, recomenda-se a análise de custo-benefício. Embora muito utilizada em nosso meio, fora do Brasil a cefalotina é pouco empregada em profilaxia, em razão, principalmente, das suas características farmacológicas, que exigem repetição a cada duas horas no intraoperatório (Quadro 3.3).

A cefoxitina possui excelente ação sobre bacilos aeróbios e anaeróbios Gram-negativos, mas é pouco ativa contra estafilococos. Por isso, só deve ser indicada em situações em que a contaminação por Gram-negativos e anaeróbios preponderе, como em operações de cólon, nas quais é uma das boas escolhas possíveis.

O sulfametoxazol-trimetoprim (SMX-TMP), a clindamicina, isoladamente, e os aminoglicosídeos, associados a clindamicina ou metronidazol, são alternativas para o uso de cefalosporinas. A vancomicina deve ser restrita para situações excepcionais, por exemplo para pacientes internados por tempo prolongado antes da cirurgia em instituições com alta prevalência de cepas resistentes à oxacilina. Embora possuam eficácia, as quinolonas, as cefalosporinas de terceira e quarta geração e os carbapenêmicos não são superiores aos esquemas propostos e, em virtude do potencial desenvolvimento de resistência e também dos custos, não devem ser utilizados para esta finalidade. Esquemas alternativos devem ser reservados para pacientes colonizados por bactérias multirresistentes, além de serem analisados individualmente.

Critérios de indicação da profilaxia

No momento da indicação da profilaxia, normas gerais podem ser utilizadas. É importante lembrar que, apesar da presença de princípios teóricos, somente estudos clínicos metodologicamente bem conduzidos nos dão segurança e respaldo. No momento da confecção de rotinas para um serviço ou instituição, deve-se realizar revisão bibliográfica cuidadosa. Antes, a indicação da profilaxia dependia da classificação da operação; hoje, no entanto, essa indicação foi revisada, levando-se em consideração também as condições do paciente. De um modo geral, consideramos que a profilaxia é indicada nas seguintes condições:

- Risco de desenvolvimento de ISC alto, como nas cirurgias de cólon.
- Risco de desenvolvimento de ISC baixo em determinadas cirurgias limpas. Contudo, se a infecção ocorrer, suas consequências são potencialmente desastrosas, como em implante de próteses e cirurgias neurológicas e cardíacas.

Embora o risco de ISC seja baixo, o paciente é bastante suscetível a infecções. Os critérios para determinar a propensão não estão bem definidos, entretanto pode-se citar o diabetes descompensado, a desnutrição ou a obesidade mórbida.

Melhorando a prática da profilaxia cirúrgica nos hospitais

É papel das comissões de controle de infecção hospitalar elaborar estratégia de racionalização da profilaxia cirúrgica e gerenciar os processos de indicação e suspensão dos antimicrobianos. Este trabalho deve ser realizado em conjunto com as equipes cirúrgicas envolvidas. O programa deve contemplar os seguintes tópicos:

▪ Desenvolver guias de profilaxia abrangentes e consensuais (diretrizes), abordando as situações mais frequentes e respeitando os parâmetros técnicos recomendados. São necessárias ampla divulgação e monitorização da aplicação dos guias.

▪ Elaborar estratégias de restrição do uso de antimicrobianos baseadas nas diretrizes, de modo a evitar o emprego prolongado.

▪ Monitorizar o tipo de antimicrobiano utilizado e o tempo de administração antes do início da cirurgia.

▪ Gerenciar a suspensão dos antimicrobianos no pós-operatório.

PREVENÇÃO DAS PNEUMONIAS HOSPITALARES

As infecções respiratórias, incluindo as pneumonias aspirativas, representam grande parte das infecções adquiridas em hospitais e estão associadas a altas taxas de morbidade e mortalidade. As variáveis associadas ao risco de infecção são idade maior que 60 anos, doenças pulmonares prévias, imunodepressão, alteração do nível de consciência, doença cardiopulmonar, cirurgias torácicas ou abdominais, terapia respiratória – nebulizações, oxigenoterapia, presença de tubo endotraqueal e, principalmente, ventilação mecânica. Um capítulo específico sobre pneumonias hospitalares pode ser consultado nesta edição.

A diminuição da incidência e da mortalidade relacionada à pneumonia está diretamente relacionada à implantação de medidas preventivas aplicadas em conjunto e sistematizadas, os chamados *bundles*:

1. Higiene das mãos.
2. Cabeceira elevada entre 30 e 45 °C.
3. Higiene oral (diversos protocolos recomendam o uso de clorexidina na concentração 0,12% – apresentação para uso tópico oral).
4. Adequar diariamente o nível de sedação e o teste de respiração espontânea.
5. Aspirar a secreção subglótica rotineiramente ou manter aspiração contínua da secreção concentrada acima do balonete da cânula endotraqueal (cânula específica).
6. Profilaxia de trombose venosa profunda e profilaxia de úlcera péptica – embora não relacionadas diretamente com a prevenção de pneumonia, diminuem a morbidade e mortalidade, especialmente em UTIs.

Seguem as principais recomendações para prevenção de pneumonias hospitalares:

▪ A manutenção da correta pressão de *cuff* (P*cuff*) nos pacientes submetidos à ventilação mecânica é essencial. Excessiva pressão pode comprometer a microcirculação da mucosa traqueal e causar lesões isquêmicas, porém, se a pressão for insuficiente, pode haver dificuldade na ventilação com pressão positiva e passagem da secreção subglótica entre o tubo e a traqueia (microaspiração). Recomenda-se, portanto, que a pressão do *cuff* permaneça entre 18 e 22 mmHg ou 25 e 30 cmH$_2$O (quando utilizado medidor de *cuff*). Evitar pressões do balonete maiores que 22 mmHg ou 30 cmH$_2$O.

▪ Usar sempre fluidos estéreis nos reservatórios de umidificadores e nebulizadores, imediatamente antes do uso.

▪ Evitar que a água coletada nos circuitos dos respiradores retorne ao umidificador ou alcance o paciente.

▪ A troca do circuito respiratório deve ser realizada apenas se ele estiver visivelmente sujo ou com mau funcionamento. Portanto, não é recomendada a troca rotineira deste dispositivo. Não há recomendações específicas sobre o tempo que o circuito pode ficar montado, aguardando a internação do paciente. Na prática, as instituições descrevem uma rotina se preocupando em reduzir os riscos de contaminação dos circuitos, por exemplo: no momento do preparo do leito/box, conectar o circuito respiratório no ventilador e proceder o teste do equipamento; depois disto, embalar o equipamento no próprio saco plástico que acondicionava o circuito e identificar com fita adesiva (limpo e testado – datar e assinar). Para que esse circuito esteja seguro para uso, é fundamental que esteja acondicionado (segundo Anvisa, 2017).

▪ Não trocar os circuitos dos ventiladores em intervalos regulares. Trabalhos recentes demonstram que a troca dos circuitos uma vez por semana ou mesmo a sua permanência não aumentam a incidência de pneumonia.

▪ Os circuitos dos ventiladores devem ser previamente esterilizados (óxido de etileno) ou submetidos à desinfecção de alto nível.

▪ A aspiração da traqueostomia ou da cânula orotraqueal deve ser feita com técnica asséptica, evitando contaminação cruzada.

▪ Fisioterapia respiratória deve ser utilizada na rotina das unidades assistenciais.

▪ Higiene das mãos é fundamental nos cuidados a todos os pacientes.

▪ O maquinário interno dos ventiladores não deve ser rotineiramente desinfetado ou esterilizado.

▪ Os ambus devem ser esterilizados ou desinfectados após a utilização. Eles também devem ser mantidos embalados para o próximo uso.

▪ Usar apenas cânulas orotraqueais estéreis para intubação e de uso único.

▪ Não contaminar as cânulas orotraqueais (p. ex., colocá-las em cima da cama ou do paciente) durante o procedimento de intubação. Os guias também devem ser desinfetados ou esterilizados antes de sua utilização.

▪ A vantagem da utilização de sucralfato, em vez de bloqueadores H2 (ranitidina e cimetidina) ou omeprazol ainda é tema controverso. A descontaminação seletiva do aparelho digestivo, com o intuito de diminuir as infecções do trato respiratório, ainda é assunto discutível, embora muitos estudos realizados na Holanda e na Alemanha demonstrem vantagens com o emprego da descontaminação seletiva do trato digestivo.

▪ O refluxo gastresofágico pode contribuir para a aspiração de conteúdo colonizado para vias aéreas inferiores e, consequentemente, aumento no risco de pneumonia aspirativa. Apesar disso, não existem fortes evidências que justifiquem a utilização da sonda na posição pós-pilórica, a não ser em pacientes que necessitem de posição prona para ventilação mecânica, pacientes queimados, pacientes com lesão cerebral grave e pressão intracraniana elevada. Estes pacientes se beneficiariam com o uso da sonda em posição pós-pilórica (segundo Anvisa, 2017).

- Antes de esvaziar o balonete (*cuff*) da cânula endotraqueal para remoção, certificar-se de aspirar as secreções acima da região glótica.

- Não administrar antibióticos rotineiramente com objetivo de prevenção de pneumonia.

- Não coletar secreção traqueal como rotina. A cultura qualitativa da secreção traqueal tem baixa especificidade para o diagnóstico etiológico de pneumonia hospitalar, além de ser impossível esterilizar a secreção respiratória. É muito frequente isolarmos micro-organismos multirresistentes da secreção traqueal e induzir o tratamento inadequado com base nesses achados.

- A aspiração de secreção traqueal, por meio de sistema fechado, permite maior comodidade da equipe assistencial e pode diminuir a transmissão cruzada de micro-organismos, porém faltam estudos que demonstrem impacto na diminuição da incidência de pneumonia hospitalar.

- A utilização de filtros nos circuitos respiratórios não reduz a incidência de infecção pulmonar.

- Vacinar pacientes para influenza e antipneumococo (maiores de 60 anos, adultos com doença crônica cardiovascular e pulmonar, diabetes, alcoolismo, cirrose e imunodeprimidos) reduz a incidência de pneumonia.

PREVENÇÃO DAS INFECÇÕES DO TRATO URINÁRIO (ITU)

A ITU hospitalar é responsável por aproximadamente 40% de todas as infecções hospitalares, e cerca de 80% dos casos de ITU hospitalar são relacionados com o cateter vesical. As outras causas geralmente são associadas com cistoscopias e outros procedimentos urológicos. As ITU relacionadas ao cateter vesical geralmente ocorrem de forma endêmica em ambiente hospitalar e usualmente são assintomáticas; na maioria das vezes, a remoção do cateter é curativa. Nos sistemas de sondagens vesicais, a maioria dos pacientes apresenta colonização da sonda vesical a partir do quinto dia. A principal recomendação para a prevenção de ITU associada à cateter vesical é a retirada rápida do cateter. Deve ser avaliado diariamente a necessidade de mantê-lo. Outras alternativas para controle de diurese, como pesagem de fraudas e uso de uripem, devem ser sempre utilizadas para prevenção de ITU.

Seguem as recomendações para prevenção das infecções do trato urinário em pacientes com sonda vesical (modificado de Anvisa, 2017):

1. Evitar inserção de sonda vesical de demora:

a) inserir sonda vesical no paciente apenas nas indicações apropriadas;

b) realizar protocolos de sondagem, incluindo as situações perioperatórias;

c) implantar protocolos escritos de uso, inserção com técnica asséptica e manutenção do cateter;

d) a inserção do cateter urinário deve ser realizada apenas por profissionais capacitados e treinados.

2. Remoção rápida do cateter vesical:

a) revisar a necessidade da manutenção do cateter;

b) lembretes-padrão distribuídos no prontuário escrito ou eletrônico;

c) implantar visita diária com médico e enfermeiro, revisando a necessidade da manutenção do cateter.

3. Lembrar-se das alternativas à cateterização:

a) cateter vesical intermitente;

b) condom;

c) pesagem de frauda para o controle da diurese.

4. Técnica asséptica para inserção do cateter urinário.

5. Manutenção do cateter urinário:

a) treinar a equipe de saúde na inserção, nos cuidados e na manutenção do cateter urinário em relação à prevenção de ITU associado à sonda vesical;

b) manter o sistema de drenagem fechado e estéril;

c) trocar todo o sistema quando ocorrer desconexão, quebra da técnica asséptica ou vazamento;

d) manter o fluxo de urina desobstruído;

e) esvaziar a bolsa coletora regularmente;

f) manter sempre a bolsa coletora abaixo do nível da bexiga;

g) não realizar irrigação do cateter com antimicrobianos, nem usar antissépticos tópicos ou antibióticos aplicados ao cateter, uretra ou meato uretral.

6. Assegurar equipe treinada e recursos que garantam a vigilância do uso do cateter e de suas complicações:

a) estabelecer rotina de monitoramento e vigilância, considerando a frequência do uso de cateteres e os riscos potenciais – monitorar cateter/dia e densidade de ITU associada à cateter;

b) desenvolver protocolo de manejo de retenção urinária no pós-operatório, incluindo cateterização intermitente e ultrassonografia – ultrassonografia de bexiga, com medida do resíduo pós-miccional.

Não há indicação da troca preestabelecida (rotineira) do sistema fechado ou da sonda vesical. Não está indicada a coleta rotineira de urocultura no paciente com sonda vesical.

PREVENÇÃO DE INFECÇÕES POR BACTÉRIAS MULTIRRESISTENTES

Muitos fatores contribuem para o desenvolvimento da resistência microbiana aos antimicrobianos no ambiente hospitalar, tais como o uso abusivo e inadequado de antimicrobianos, o uso crescente de dispositivos e procedimentos invasivos, um grande número de hospedeiros suscetíveis e falhas nas medidas de controle de infecções relacionadas à assistência à saúde, ocasionando aumento da transmissão de micro-organismos resistentes.

As infecções por micro-organismos multirresistentes prolongam o tempo de internação e exigem a utilização de drogas mais potentes, que, geralmente, são mais onerosas e podem apresentar mais efeitos colaterais; dessa forma, além de elevarem o custo do tratamento, aumentam a morbidade e a mortalidade.

Há evidências que sugerem a associação entre o uso de antimicrobianos e a elevação das taxas de resistência; para evitar isto, considera-se que o desenvolvimento de políticas para uso racional de antimicrobianos possa contribuir para o controle da resistência microbiana. Um programa de utilização adequada e gestão dos antimicrobianos (*Antimicrobial Stewardship*) pode ser definida como a prática de prescrição que resulta em ótima indicação, dosagem, via de administração e duração de um esquema terapêutico ou profilático, propiciando o alcance de sucesso clínico com mínima toxicidade para o paciente e reduzido impacto sobre a resistência microbiana.

A existência de política voltada para o uso racional de antimicrobianos causa maior impacto no ambiente hospitalar, provavelmente por se tratar de uma comunidade fechada, na qual é possível selecionar as drogas disponíveis, estabelecer uma normatização apropriada pela diretoria da instituição, realizar a discussão dos casos com especialistas e ter, como ponto de reforço, a redução nos custos de forma considerável.

DEZ MANDAMENTOS PARA O USO DE ANTIBIÓTICOS DE MANEIRA ADEQUADA

1. Não manter a prescrição de antibiótico profilático no pós-operatório. A maioria das cirurgias requer apenas uma dose de antibiótico até 60 minutos antes da incisão. (Exceção para as cirurgias cardíacas, em que o ATB poderá ser mantido no máximo por 48 horas, e as que são colocadas próteses.).

2. Antes de iniciar o antibiótico, coletar duas hemoculturas de locais diferentes e consultar o antibiótico mais adequado nos guias da CCIH. Nas infecções graves, como na sepse, iniciar o antibiótico, na dose máxima, dirigido ao foco infeccioso, e verificar se o antibiótico requer dose de ataque, como a vancomicina. Reavaliar os resultados das culturas e a evolução clínica entre 48 e 72 horas para adequar os antibióticos.

3. Fazer Plano Terapêutico sempre que prescrever antibiótico. Deixar claro na evolução, o tempo planejado de uso do antibiótico.

4. A maior parte das infecções agudas se resolve com 7 dias de tratamento, incluindo as pneumonias hospitalares.

5. Nas infecções agudas, quanto menos tempo de antibiótico, melhor! Se os sintomas melhoraram e a febre não está presente nos últimos 3 dias, suspender os antibióticos.

6. Não ter receio de suspender um antibiótico mal indicado. O uso inadequado do antibiótico favorece a resistência microbiana, aumenta o tempo de internação e os eventos adversos, como as diarreias, principalmente por *Clostridioides difficile*.

7. Não tratar a colonização ou a contaminação! O isolamento de bactérias de culturas de úlceras, secreção de feridas e aspirado traqueal, geralmente é colonização e não deve ser tratada com antibióticos. Verificar se existem sinais de infecção antes de iniciar um tratamento sistêmico com antibióticos.

8. Usar o antibiótico corrigido pelo peso do paciente e monitore os efeitos colaterais, como a função renal.

9. Sempre que possível, fazer a transição do antibiótico endovenoso para via oral.

10. Lavar as mãos e usar álcool gel à vontade! Retirar os procedimentos invasivos (sondas, cateteres, drenos) dos pacientes o mais rápido possível. Assim, previne-se infecção e não será preciso usar antibióticos.

A seguir, apresentamos algumas recomendações para o uso racional de antimicrobianos.

TERAPIA AMPLIADA INICIAL E ADEQUAÇÃO DE ESPECTRO APÓS RESULTADO DE CULTURAS

Diminuir espectro da terapia empírica, com base nos resultados das culturas, e eliminar associações redundantes reduzem a exposição dos micro-organismos aos antimicrobianos, o que poderia acelerar o surgimento de mecanismos de resistência e aumentar eventos adversos, além dos custos da farmácia hospitalar.

ASSOCIAÇÃO DE ANTIMICROBIANOS

A terapia combinada deve ser indicada em algumas situações clínicas, incluindo o tratamento de pacientes graves com risco de infecção por germes multirresistentes, com o intuito de aumentar a cobertura e a probabilidade de terapia empírica inicial adequada. Porém, deve ser reavaliado e adequado aos resultados das culturas.

ROTAÇÃO DE ANTIMICROBIANOS

Os dados existentes são insuficientes para recomendar rotineiramente o uso cíclico dos antimicrobianos como estratégias de redução ou prevenção de resistência durante prolongados períodos de tempo.

OTIMIZAÇÃO DAS DOSAGENS E DOS PRINCÍPIOS FARMACODINÂMICOS

A otimização das doses dos antibióticos, em função das características individuais do paciente, do micro-organismo, do sítio da infecção e de variáveis farmacodinâmicas das drogas, é parte importante de programas de uso racional dos antimicrobianos.

TERAPIA SEQUENCIAL PARENTERAL-ORAL

Um plano sistemático para a conversão parenteral-oral dos antimicrobianos com boa biodisponibilidade, quando permitido pelas condições clínicas dos pacientes, pode reduzir custos assistenciais e o tempo de internação hospitalar.

PADRONIZAÇÃO DE ANTIBIÓTICOS E PRÁTICAS RESTRITIVAS

A padronização de antimicrobianos, por meio de protocolos, e a necessidade de liberação após a análise de um especialista em infectologia, para manutenção da terapia, podem produzir imediatas e significativas reduções na utilização e no custo dos antimicrobianos. As vantagens da necessidade de autorização prévia para uso de antibióticos como forma de controlar a resistência microbiana têm menor consistência, porque estudos longitudinais de longo prazo são escassos. Instituições que utilizam a prática de autorização prévia necessitam monitorizar continuamente as tendências globais de uso dos antimicrobianos, por exemplo, por dose diária definida, para analisar resultados e detectar mudanças de sensibilidade dos micro-organismos após a substituição de determinadas medicações.

FORMULÁRIO DE REQUISIÇÃO DOS ANTIMICROBIANOS

Formulários de requisição de antimicrobianos podem ser componentes efetivos de um programa de controle e uso racional de antimicrobianos e facilitar a implementação de diretrizes.

EDUCAÇÃO SOBRE USO RACIONAL DE ANTIMICROBIANOS

Educação é essencial como parte de qualquer programa de uso racional de antimicrobianos e pode prover conhecimentos úteis para a obtenção de melhores resultados e aceitação pelo corpo clínico.

CONSTITUIÇÃO DA EQUIPE DE PROFISSIONAIS DE UM PROGRAMA PARA USO RACIONAL DE ANTIMICROBIANOS (*ANTIMICROBIAL STEWARDSHIP*)

A equipe de controle do uso dos antimicrobianos deve constituir-se, preferencialmente, de infectologista, farmacêutico clínico, microbiologista clínico, especialista em informática, profissional especialista em controle de infecções e um epidemiologista hospitalar.

GERENCIAMENTO DE PROCESSOS

Medidas de processo (a intervenção resultou em uma mudança desejada no uso dos antimicrobianos?) e de resultados (o processo implementado reduziu ou preveniu resistência ou outras consequências indesejáveis do uso dos antibióticos?) são úteis em determinar o impacto de um programa de controle sobre o uso dos antimicrobianos e os padrões de resistência.

LABORATÓRIO DE MICROBIOLOGIA E FARMÁCIA CLÍNICA

O laboratório de microbiologia tem papel fundamental em programas de controle do uso de antimicrobianos ao prover dados de cultura e antibiograma que permitam a otimização da terapia antimicrobiana, auxílio à CCIH na vigilância de micro-organismos multirresistentes e, por meio de medidas de biologia molecular, na investigação epidemiológica de surtos (Quadro 3.4).

Nos programas de *Antimicrobial Stewardship*, ganha importância o papel do farmacêutico clínico como membro do Serviço de Controle de Infecção Hospitalar (CCIH) e de Gerenciamento de Antimicrobianos, com carga horária específica, atuando no monitoramento do consumo de antimicrobianos, em especial aqueles mais tóxicos e de custo elevado; elaboração de relatórios sobre o consumo, custos e frequência de uso de antimicrobianos; elaboração de rotinas para uso de antimicrobianos, em comum acordo com a CCIH e o corpo clínico, especialmente antibioticoprofilaxia em cirurgia, bem como orientações de germicidas de uso hospitalar.

Além do uso racional de antimicrobianos, três outras medidas são fundamentais para o controle de bactéria multirresistentes:

- Vigilância de pacientes colonizados e/ou infectados por micro-organismos multirresistentes.
- Higienização das mãos: fortalecer o uso de álcool gel.

QUADRO 3.4 Passos e estratégias para prevenção da resistência aos antimicrobianos.	
Prevenir infecção	Passo 1: vacinar os pacientes e profissionais de saúde.
	Passo 2: retirar os cateteres precocemente.
Diagnóstico e tratamento efetivo das infecções	Passo 3: identificar o micro-organismo: valorizar e investir na qualidade do laboratório de microbiologia.
	Passo 4: consultar o infectologista.
Uso adequado de antimicrobianos	Passo 5: gerenciar o controle de antimicrobianos.
	Passo 6: usar dados locais sobre perfil de resistência dos micro-organismos.
	Passo 7: tratar infecção, não a contaminação.
	Passo 8: tratar a infecção, não a colonização.
	Passo 9: saber quando dizer "não" à vancomicina, aos carbapenens e à polimixina.
	Passo 10: suspender os antimicrobianos quando a infecção for descartada ou tratada.
Prevenir transmissão	Passo 11: precauções de contato para pacientes com micro-organismos resistentes.
	Passo 12: quebrar a cadeia de transmissão com práticas de higiene das mãos e monitorização da limpeza ambiental.

Fonte: Modificado das Diretrizes do Healthcare infection control practices advisory committee. Siegel JD, Rhinehart E, Jackson M, Chiarello L, the Healthcare infection control practices advisory committee. *Management of multidrug resistant organisms in healthcare settings*; 2006.

- Instituição de precauções de contato com pacientes colonizados e/ou infectados por micro-organismos multirresistentes.

A vigilância das infecções por micro-organismos multirresistentes é fundamental para a instituição de medidas de controle. A seguir, apresentamos pontos importantes de um programa de vigilância de bactérias multirresistentes:

- Calcular e analisar a incidência de micro-organismos multirresistentes.
- Monitorizar suscetibilidade antimicrobiana dos antimicrobianos.
- Instituir protocolos para análise molecular de cepas multirresistentes no laboratório ou em instituições de referência, com o intuito de investigação epidemiológica.
- Desenvolver protocolos para vigilância ativa de culturas em populações de alto risco, como pacientes internados em UTI.
- Desenvolver programas de vigilância de culturas para avaliação de eficácia das medidas de prevenção e controle, avaliando aumento ou redução da transmissão de multirresistência.
- Definir a frequência de multirresistência para desencadear intervenções adicionais no controle, avaliando as condições de risco para aquisição (colonização ou infecção).
- Manter um sistema atualizado dos patógenos multirresistentes e divulgá-lo nas reuniões da CCIH e para as coordenações das unidades de internação.

Os programas de incentivo para a higiene das mãos são básicos para qualquer instituição. A utilização de água e sabão, e também álcool gel, podem reduzir a quantidade de micro-organismos presentes nas mãos e, por vezes, interromper a transmissão de micro-organismos multirresistentes veiculados por contato. Em unidades com pacientes com micro-organismos multirresistentes, ou antes de procedimentos invasivos, recomendamos a utilização de clorexidina degermante. A aplicação de produtos antissépticos, em especial de soluções com base alcoólica, pode reduzir mais os riscos de transmissão, pela intensificação da redução microbiana ou por favorecer um aumento na frequência de higiene das mãos, no caso do gel alcoólico.

Particularmente em UTI são observados os maiores índices de IRAS, contribuindo para a mortalidade, a morbidade, a duração da hospitalização e os custos hospitalares. Ocorre também um aumento da carga de trabalho da enfermagem, que pode ser causa e consequência das IRAS, particularmente por micro-organismos multirresistentes. No estudo de Pittet (2000), e outros posteriormente publicados, observou-se que a maioria dos estudos sobre lavagem das mãos informa taxas de aderência entre 16 e 81% e relatou-se que, quanto maior a necessidade de higiene das mãos, menos elas são efetivamente lavadas: os médicos lavam as mãos menos do que os enfermeiros; os auxiliares de enfermagem lavam menos que os enfermeiros, especialmente os do sexo masculino. Além disso, contribui para IRAS o fato de esses profissionais trabalharem em UTI; fazerem plantões prolongados e cansativos em finais de semana; usarem aventais e luvas sem trocas frequentes, além de estarem envolvidos com atividades de alto risco de contaminação cruzada.

Outra medida de controle de bactérias multirresistentes é estabelecer precauções de contato para pacientes com infecção ou colonização. O objetivo básico de um sistema de precauções e isolamento é a prevenção da transmissão de micro-organismos: de um paciente para outro paciente; de um paciente para um profissional da saúde; de um portador são ou doente para outro.

A limpeza e a desinfecção do ambiente, principalmente dos mobiliários próximos ao paciente na limpeza concorrente é fundamental. Assim, a instituição deve padronizar um produto adequado para essa limpeza e desinfecção. O álcool 70% não realiza a limpeza adequadamente, em especial em ambientes com matéria orgânica.

As precauções de contato estão indicadas para infecção ou contaminação por micro-organismos multirresistentes ou epidemiologicamente importantes passíveis de transmissão por contato direto (Quadro 3.5).

QUADRO 3.5 Precauções de contato para que não haja infecção/contaminação por micro-organismos multirresistentes ou epidemiologicamente importantes passíveis de transmissão por contato direto.

Internação do paciente	Quando possível em quarto privativo ou em quarto com paciente que apresente infecção pelo mesmo micro-organismo (coorte).
Higienização das mãos	Deve ser enfatizada a importância desta ação; utilizar antisséptico como o álcool gel ou soluções degermantes (clorexidina 2%).
Luvas	Usar luvas limpas, não estéreis, ao entrar no quarto e durante o tempo de atendimento; trocá-las após contato com material biológico; retirá-las antes de deixar quarto; e higienizar as mãos.
Avental	Usar avental limpo e descartável, ao entrar no quarto, e retirá-lo antes de deixar o quarto.
Equipamentos de cuidado ao paciente	Estetoscópio, esfignomanômetro e termômetros devem ser de uso individual; devem ser limpos e desinfetados com álcool 70% ou outro desinfetante hospitalar, após o uso.
Ambiente	Itens com os quais o paciente teve contato e superfícies ambientais devem ser submetidos a desinfecção com álcool 70% ou outro produto desinfetante padronizado na instituição.
Visitas	Restritas e instruídas pelo enfermeiro.
Transporte do paciente	Deve ser limitado e o profissional que transportá-lo deve seguir as precauções e realizar desinfecção das superfícies usadas pelo paciente. O prontuário deve estar protegido em saco plástico.

RISCO OCUPACIONAL

Os profissionais de saúde correm riscos de contrair diversas infecções no ambiente hospitalar, principalmente em unidades de emergência, pela grande quantidade de procedimentos invasivos realizados e pela necessidade de maior rapidez na sua execução, aumentando a possibilidade de exposição. A magnitude do risco ocupacional depende de diversas variáveis, como prevalência das doenças transmissíveis na população atendida, informações adequadas sobre os mecanismos de transmissão e prevenção, e condições de segurança no trabalho. A redução do risco de exposição a diversos agentes infecciosos é um dos objetivos de qualquer programa de saúde para seus profissionais, que frequentemente são auxiliados pelas CCIH. A utilização de materiais perfurocortantes com dispositivos de segurança está na legislação, porém muitos hospitais ainda não os utilizam.

Entre os diversos micro-organismos transmitidos nos cuidados aos pacientes, destacam-se o vírus da imunodeficiência humana (HIV), os vírus das hepatites de tipo B (VHB) e C (VHC), doenças transmitidas por via respiratória por aerossóis, como *Mycobacterium tuberculosis* e sarampo, ou gotículas, como meningite meningocócica, influenza, caxumba entre outras. Outros agentes podem ser importantes, dependendo do local e da função do profissional, como *Trypanosoma cruzi*, em acidentes perfurocortantes em laboratórios de pesquisa. Embora o risco de contrair infecção por HIV pela exposição ocupacional seja muito pequeno (0,3% em acidentes perfurocortantes com pacientes com infecção pelo HIV), essa doença é a que tem recebido maior atenção dos programas de controle de infecção hospitalar nos últimos anos. A aids deu origem a inúmeros problemas científicos, éticos, sociais e legais, com um impacto importante no controle de infecções. A prevalência do HIV no Brasil aumenta o risco dos trabalhadores da área da saúde expostos a sangue dos pacientes com infecção, especialmente quando as precauções com sangue e outros líquidos não são seguidas para todos os pacientes.

O primeiro caso relatado na literatura de contaminação de um profissional de saúde pelo vírus HIV ocorreu na África, em 1983, com uma enfermeira que sofreu uma picada de agulha de uma seringa com sangue de um paciente infectado. Teoricamente, vários são os mecanismos pelos quais um profissional de saúde pode ser infectado por um paciente: ferimentos perfurantes causados por agulhas ou por objetos cortantes, exposição de lesões prévias de pele ao sangue do paciente, transmissão por meio de mucosas ou queimaduras por cautério.

As luvas cirúrgicas fabricadas em látex, desde que intactas, constituem uma barreira eficiente para a penetração de micro-organismos. Entretanto, mesmo a utilização de dois pares de luvas não impede o ferimento por agulhas. Após uma cirurgia ortopédica, a perfuração da luva externa ocorre em 50 a 60% dos casos, e a das duas luvas em 6 a 10%. O mais preocupante é que, em torno de 50% das vezes, as perfurações não são percebidas pelos cirurgiões.

Para a equipe de enfermagem, a maioria dos acidentes perfurantes acontece no momento do encape da agulha ou em sua manipulação. O pessoal de limpeza acidenta-se com agulhas usadas e descartadas indevidamente. Essas lesões normalmente provocam grande ansiedade, logo, a cooperação do serviço de saúde ocupacional e da equipe de controle de infec-ção hospitalar, para apoio psicológico e imediato atendimento ao funcionário lesado, é de extrema importância.

Com o objetivo de minimizar os riscos ocupacionais, todas as instituições de saúde devem estruturar um programa de biossegurança e garantir sua implantação em todas as áreas de atuação de seus profissionais. O programa de biossegurança deve conter estratégia efetiva de prevenção de acidentes e redução dos riscos ocupacionais nos casos de exposições que funcione em todos os horários do dia, incluindo finais de semana. É importante saber que os riscos de exposição a sangue e outros líquidos orgânicos potencialmente contaminados correspondem às exposições mais comumente relatadas.

O acidente deve ser notificado o mais rápido possível para o serviço responsável pela orientação e indicação de profilaxias. No caso de acidentes com material contaminado com HIV, a introdução da profilaxia pós-exposição com antirretrovirais deve ser realizada preferencialmente nas primeiras duas horas após o acidente.

O risco de adquirir infecção pós-exposição ocupacional é variável e depende do tipo de acidente e de outros fatores, como a gravidade, o tamanho da lesão, a presença e o volume de sangue envolvido no acidente, além das condições clínicas do paciente-fonte e do seguimento adequado pós-exposição. Diversos estudos relatam também que a função do profissional, o tempo de trabalho e a aderência às precauções-padrão são fatores que interferem diretamente na ocorrência de simples a graves acidentes.

HEPATITE TIPO B

A hepatite tipo B é classificada como uma doença sexualmente transmissível, porém pode ser transmitida pelo uso de seringas contaminadas e materiais contendo sangue. Segundo a Organização Mundial da Saúde (OMS), dois bilhões de pessoas infectaram-se em algum momento da vida, e destas, 300 milhões evoluíram para doença crônica.

O risco de aquisição, após um acidente com sangue contaminado pelo VHB, pode variar conforme estado sorológico do paciente-fonte (reflete a replicação viral) e situação vacinal do funcionário. Em exposições percutâneas, com sangue sabidamente contaminado pelo VHB e presença de HBeAg (marcador de replicação viral), o risco de infecção pode ser superior a 30%; se o paciente-fonte do acidente apresentar HBsAg positivo e anti-HBe positivo (sem replicação viral), o risco é de aproximadamente 6%.

HEPATITE TIPO C

Estima-se em cerca de 200 milhões de portadores do VHC no mundo, sendo 3,2 milhões deles no Brasil. O VHC tem como principal característica sua forma de transmissão, que acontece potencialmente por transfusão de sangue e hemoderivados de doadores contaminados em bancos de sangue sem aplicação adequada de testes de triagem. Atualmente com o controle nos bancos de sangue, a transmissão ocorre principalmente por uso de drogas injetáveis, com seringas contaminadas ou instrumentos, e, mais raramente, via sexual.

O risco médio de aquisição da hepatite tipo C, após ferimento perfurocortante, é de 1,8%, com variação de 0 a 7%, de acordo com o tipo de exposição e a carga viral do paciente-fonte.

HIV

Esta doença também pode ser transmitida em caso de acidente ocupacional. O período de incubação se dá entre a infecção pelo HIV e a fase aguda da infecção ou o surgimento de anticorpos circulantes, podendo variar de algumas semanas até três meses. O período de replicação lenta compreende a infecção pelo HIV e os sinais e sintomas que caracterizam a doença, com tempo médio de 3 a 10 anos. O período de transmissibilidade pode ocorrer em todas as fases da infecção.

O risco médio de aquisição profissional de HIV após acidente ocupacional é de 0,09% quando em exposição de mucosa e 0,3% em acidentes ocupacionais com material perfurocortante.

MEDIDAS DE PREVENÇÃO DE ACIDENTES OCUPACIONAIS

Evitar acidente com sangue ou secreções é o principal caminho para prevenir a transmissão ocupacional de VHB, VHC e HIV. Assim, a imunização contra hepatite tipo B e o atendimento adequado pós-exposição são fundamentais para segurança do trabalho e para um completo programa de prevenção de infecção após acidente ocupacional. A utilização de dispositivos de segurança para agulhas e demais materiais perfurocortantes é fundamental para a prevenção da exposição para estas infecções.

MEDIDAS INSTITUCIONAIS

Estas medidas visam a garantir um ambiente de trabalho seguro, minimizando os riscos ocupacionais:

- Padronizar materiais com dispositivos de segurança para evitar acidentes perfurocortantes, principalmente agulhas apropriadas.
- Realizar treinamentos e orientações quanto aos riscos ocupacionais e às medidas de prevenção.
- Disponibilizar os Equipamentos de Proteção Individual (EPI) e Coletiva (EPC).
- Dispor recipientes apropriados para o descarte de perfurocortantes.
- Supervisionar o estado vacinal dos profissionais da área da saúde (PAS) e promover campanhas de vacinação periódicas. Todo profissional de saúde deve estar vacinado para influenza, hepatite tipo B, sarampo, caxumba e rubéola, tétano e difteria. A vacinação para varicela é recomendada para profissionais que trabalham em unidades pediátricas e neonatais.
- Informar com instruções escritas e afixar cartazes sobre os procedimentos a serem adotados em casos de acidentes.

ESTRUTURAÇÃO DO SERVIÇO DE ATENDIMENTO AO FUNCIONÁRIO EXPOSTO

As instituições devem possuir um serviço de atendimento ao funcionário exposto, operando 24 horas. Caso a instituição não disponha desse serviço, o funcionário deve ser encaminhado para uma unidade de referência, onde receberá o atendimento adequado.

O funcionário atendido deve ter sua identidade preservada, a fim de manter a privacidade e evitar constrangimentos. Uma opção simples é a codificação do acidente e das amostras de sangue para a realização de exames laboratoriais. Sempre que possível, deve-se informar a ocorrência do acidente ao paciente-fonte e solicitar-lhe a sua permissão para a coleta de sangue e realização de sorologias para HIV, hepatite tipo B e hepatite tipo C. É necessário assegurar-lhe de que o sigilo será mantido e que os resultados somente serão revelados se ele assim o desejar.

Para efeitos legais, o funcionário deve registrar o Comunicado de Acidente de Trabalho (CAT) no Departamento Pessoal, ou outro setor responsável da instituição.

MEDIDAS INDIVIDUAIS

Estas são as recomendações individuais:

- Recomendações aos PAS: realizar o esquema completo da vacinação contra a hepatite tipo B (três doses) e demais vacinas e manter a carteira de vacinação atualizada.
- Adotar as precauções-padrão: utilizar sempre luvas, óculos e avental quando manipular sangue e secreções, independentemente do diagnóstico do paciente.
- Manter atenção durante a realização dos procedimentos.
- Manipular com cuidado as agulhas e instrumentos cortantes.
- Não utilizar os dedos como anteparo durante a realização de procedimentos que utilizem materiais perfurocortantes.
- Não reencapar as agulhas e não usar as mãos para entortá-las, quebrá-las ou retirá-las da seringa.
- Seguir as recomendações para montagem e preenchimento das caixas de perfurocortantes.
- Desprezar todo o material perfurocortante, mesmo que estéril, em recipientes adequados.

CONDUTAS APÓS ACIDENTE OCUPACIONAL
CONDUTAS GERAIS

Para tratamento imediato do local da exposição, ele deve ser lavado com água e sabão. O antisséptico pode ser utilizado, embora não exista evidência de que sua aplicação seja eficaz. A aplicação de agentes cáusticos, como o hipoclorito de sódio sobre o local, ou a injeção de antissépticos ou desinfetantes são totalmente contraindicadas.

A tentativa de extração dos líquidos, espremendo o local afetado, não deve ser realizada, pois pode aumentar a lesão, acentuando consequentemente a exposição. Em caso de exposição da mucosa, esta deve ser lavada apenas com água ou soro fisiológico a 0,9%.

Notificar o acidente à chefia imediata e ao setor responsável pelo atendimento (Serviço de Medicina do Trabalho).

Coletar e realizar sorologias para HIV e hepatites de tipos B e C do profissional acidentado e do paciente-fonte, sempre solicitar-lhe autorização para a coleta das sorologias. A realização do teste rápido para HIV na fonte, quando conhecida, é muito útil para a indicação da profilaxia pós-exposição, mas não substitui os exames confirmatórios por outros métodos.

Considerar a solicitação de outras sorologias, de acordo com a situação epidemiológica, tais como para doença de Chagas, HTLV-1 e sífilis.

Considerar, nas situações em que não é possível identificar o paciente-fonte, como fonte desconhecida e avaliar os riscos individualmente para a indicação de profilaxia pós-exposição.

PROFILAXIA PÓS-EXPOSIÇÃO E ACOMPANHAMENTO

Exposição ocupacional a paciente-fonte com sorologias negativas

No caso de o paciente-fonte apresentar sorologias negativas, o acidente não oferece riscos ao funcionário, não havendo necessidade de acompanhamento sorológico ou clínico do profissional. Não é recomendada a realização de exames com técnicas moleculares rotineiramente; entretanto, em situações específicas, quando o paciente-fonte do acidente apresentar variáveis associadas ao maior risco, devem ser considerados exames como reação em cadeia de polimerase (PCR) para HIV ou hepatite pelo vírus C.

Exposição ocupacional a paciente-fonte desconhecido

No caso de paciente-fonte desconhecido (material encontrado no lixo, expurgo etc.), o acidente deve ser avaliado criteriosamente, conforme a gravidade da exposição e a probabilidade de infecção.

O profissional deve ser submetido a acompanhamento laboratorial com coleta das sorologias para HIV e hepatites de tipos B e C no momento do acidente, entre 6 e 8 semanas, 3 e 6 meses após o acidente.

Exposição ocupacional a paciente-fonte positivo para hepatite tipo B (AgHBs-positivo)

Os profissionais não vacinados ou não respondedores ao esquema vacinal (anti-HBs < 10 UI/mL) devem ser encaminhados para vacinação (no músculo deltoide) e uso de imunoglobulina específica para hepatite tipo B – HBIg (na região glútea do lado oposto), que deve ser administrada o mais rápido possível, preferencialmente nas primeiras 12 horas após o acidente. O profissional deve ser submetido a acompanhamento laboratorial, com coleta das sorologias para HIV e hepatites de tipos B e C no momento do acidente, e sorologia para hepatite tipo B, entre seis e oito semanas, no terceiro e no sexto mês após o acidente nos casos de indivíduos não imunes.

Exposição ocupacional a paciente-fonte positivo para hepatite tipo C

Não há nenhuma medida específica recomendada pós-exposição para redução do risco de transmissão após exposição ocupacional a VHC.

O funcionário deve ser submetido a acompanhamento laboratorial, com coleta das sorologias para HIV e hepatites de tipos B e C no momento do acidente, e sorologia para hepatite tipo C entre seis e oito semanas, no terceiro e no sexto mês após o acidente. O exame de PCR para VHC está indicado para o acompanhamento do profissional exposto à fonte com infecção pelo VHC.

Exposição ocupacional a paciente-fonte positivo para HIV

Após avaliação criteriosa do acidente, quando houver indicação de profilaxia pós-exposição, esta deve iniciar preferencialmente em até 2 horas após o acidente, podendo ser oferecida até 72 horas após a exposição. A escolha da medicação antirretroviral deve ser baseada no uso prévio do paciente-fonte, evitando a utilização de medicação com alto nível de resistência. Quando não for possível obter a informação do paciente-fonte ou quando ele não fizer uso de terapêutica antirretroviral, deve-se iniciar a associação de três drogas (dolutegravir 50 mg + lamivudina 300 mg/tenofovir 300 mg). Se a profissional acidentada estiver grávida, o dolutegravir está contraindicado em função do risco associado de espinha bífida no recém-nascido. Para mulheres gestantes, o esquema preferencial deve ser composto com RAL a partir da 14ª semana de gestação. Os critérios para indicação de PEP para essa população são os mesmos aplicados a qualquer outra pessoa que tenha sido exposta ao HIV. A indicação e a escolha do melhor esquema devem ser orientadas por um profissional com experiência no uso dessas medicações, preferencialmente um infectologista. O tratamento deve ser mantido por 28 dias. O profissional que sofreu o acidente deve ser adequadamente orientado para não suspender o tratamento sem antes consultar o médico e ter relações sexuais com preservativo durante todo o acompanhamento.

Para o profissional que utilizar a quimioprofilaxia, devem ser colhidos hemograma completo e exames bioquímicos (ALT/AST, ureia, creatinina, sódio e potássio) antes do início dos antirretrovirais, 15 dias após o início e no fim dos 28 dias de medicação, para avaliação da função hepática e renal do acidentado, em decorrência dos efeitos adversos dos antirretrovirais.

O acompanhamento do profissional deve ser estendido para 1 ano, nos seguintes casos: paciente-fonte do acidente com HIV e VHC (coinfecção) e funcionário que apresentar sintomas de infecção aguda nos primeiros seis meses de acompanhamento.

DOENÇAS DE TRANSMISSÃO PELO AR (GOTÍCULAS E AEROSSÓIS)
DOENÇAS TRANSMITIDAS POR GOTÍCULAS

Além do risco ocupacional relacionado a acidentes com material contaminado com sangue e secreções, o profissional de saúde pode adquirir diversas doenças, por via aérea, decorrentes da atividade profissional. De forma geral, podemos dividi-las de acordo com a via de transmissão em dois grupos: por aerossóis (tuberculose, varicela e sarampo) e por gotículas (rubéola, influenza, caxumba, doença meningocócica, coqueluche, entre outras).

O profissional de saúde pode adquirir as doenças transmitidas por gotículas em contato próximo (inferior a 1 metro) com o paciente infectado, que podem ser geradas pela tosse, espirro ou conversação. Os pacientes infectados devem ser mantidos com as seguintes recomendações:

- **Internação de paciente:** em quarto privativo ou, se não for possível, em quarto de paciente com infecção pelo mesmo micro-organismo (coorte), com distância mínima entre eles de pelo menos 1 metro.

- **Máscara cirúrgica:** deve ser utilizada pelo paciente no atendimento, por exemplo, no pronto-socorro, e pelo profissional.

- **Transporte de paciente:** o paciente deve utilizar máscara cirúrgica durante o transporte.

- **Visitas:** restritas e reduzidas.

DOENÇA MENINGOCÓCICA

Geralmente é adquirida na comunidade, podendo ser causada por uma variedade de sorogrupos de *Neisseria meningitidis*. Ela é sazonal e mais frequente no inverno, porém pode aparecer durante o ano todo. A *Neisseria meningitidis* é transmitida pela via aérea, por gotículas. O período de incubação é de 2 a 10 dias, em média 3 a 4 dias, e o de transmissibilidade dura enquanto houver agente na nasofaringe. Em geral, após 24 horas de antibioticoterapia eficaz, o meningococo desaparece desta região. No Brasil, recomenda-se, para adultos, rifampicina (600 mg), via oral, a cada 12 horas, por 2 dias, apenas para contatantes muito próximos (dormem e/ou se alimentam juntos e crianças institucionalizadas). Em situações especiais, em que o meningococo é resistente à rifampicina ou há contraindicação a ela, indicam-se ceftriaxone (250 mg, via intramuscular) ou ciprofloxacina (500 mg, via oral) em regimes de dose única como alternativa à rifampicina.

A transmissão hospitalar de *Neisseria meningitidis* é incomum porque 24 horas após o início da antibioticoterapia o paciente deixa de ser transmissor. A transmissão de paciente para profissionais foi descrita em raros casos, nos quais as precauções apropriadas não foram utilizadas durante o contato com as secreções respiratórias de pacientes com meningococcemia ou meningite meningocócica, ou durante o manuseio de material clínico para exames laboratoriais.

O risco do profissional de saúde adquirir doença meningocócica pelo contato casual (p. ex., limpar quartos ou entregar bandejas de alimentos) é irrelevante.

São consideradas situações de risco para os profissionais de saúde as seguintes: contatos intensos e desprotegidos (sem uso de máscara) com pacientes com infecção durante exame de orofaringe, intubação endotraqueal, aspiração de vias aéreas, manobras de respiração boca a boca durante reanimação.

GRIPE CAUSADA PELO VÍRUS INFLUENZA H1N1

Vírus respiratórios causadores de infecções graves e Ebola

A síndrome respiratória aguda grave (SARS, ou pneumonia asiática) é uma doença viral respiratória causada por um coronavírus. A ocorrência dessa infecção está relacionada à alta morbimortalidade. A gripe aviária é uma doença causada pelo vírus da influenza tipo H5N1, e a chamada gripe sazonal, principalmente pelo vírus influenza A H1N1.

O aparecimento de epidemias pelos vírus Ebola, SARS, da gripe aviária ou da gripe sazonal demonstra o potencial de difusão global de novas doenças, com considerável impacto socioeconômico mundial. Em 2003, segundo dados da OMS, durante a epidemia de SARS, foram registrados 8.422 casos prováveis, com 916 óbitos. Uma parte importante dos doentes era de profissional de saúde. Recentemente, vivenciamos uma pandemia de vírus influenza H1N1 e, atualmente, diversos surtos de infecções causadas pelo vírus Ebola, no oeste da África.

É importante saber que, em razão do risco de rápida disseminação e gravidade dessas novas doenças, é necessária uma ação global ágil e integrada, com vigilância ativa em todos os níveis para esses agravos.

Devem ser rapidamente efetivadas as seguintes medidas, de significativa importância na prevenção e no controle global:

- Identificação precoce e notificação imediata dos casos.

- Isolamento dos casos confirmados e suspeitos.

- Monitoramento de contatos.

- Diagnóstico laboratorial rápido.

A transmissão dessas infecções ocorre por contato direto (pessoa a pessoa) ou por gotículas. Há evidências de que coronavírus, H5N1 e Ebola podem ser transmitidos também por aerossóis. Estudos documentam a estabilidade do vírus da SARG, no meio ambiente, por dias, gerando a possibilidade de transmissão por fômites.

DOENÇAS TRANSMITIDAS POR AEROSSÓIS
TUBERCULOSE

A importância clínica e epidemiológica da tuberculose em nosso meio é amplamente conhecida. O Brasil está entre os 30 países de alta carga para TB e TB-HIV, considerados prioritários pela OMS para o controle da doença no mundo. Em 2015, o percentual de detecção da tuberculose no país, segundo a OMS, foi de 87%. Nos últimos 10 anos, foram diagnosticados, em média, 71 mil casos novos da doença. Em 2017, o número de casos notificados foi de 72.770 e os coeficientes de incidência variaram de 10 a 74,7 casos por 100 mil habitantes entre as Unidades Federadas. No ano de 2016, foram notificados 4.483 óbitos por TB, o que corresponde ao coeficiente de mortalidade de 2,2 óbitos por 100 mil habitantes (Brasil, Manual de Tuberculose, MS, 2018).

O risco de transmissão intra-hospitalar, há muito definido na literatura, incorporou, mais recentemente, técnicas microbiológicas mais sensíveis e específicas capazes de rastrear surtos hospitalares. Em virtude do aprimoramento da análise microbiológica, vários surtos dessa doença em unidades de saúde foram estudados e publicados nos últimos anos, com cepas resistentes aos diversos quimioterápicos (TBMR – tuberculose multirresistente). Tanto pacientes como profissionais de saúde têm sido acometidos. A epidemia de HIV tem contribuído para o surgimento de tais surtos, graças à rápida progressão que a tuberculose pode apresentar, quando associada à infecção pelo HIV, aumentando a população de bacilos, e à dificuldade de tratamento, com frequentes internações.

A transmissão da tuberculose ocorre por via aérea (aerossóis). O indivíduo com tuberculose bacilífera (pulmonar ou laríngea) elimina, por meio da tosse, do espirro, da fala e até da respiração, as gotículas, de diversos tamanhos, contaminadas; as mais pesadas são depositadas no chão, e as mais leves ficam em suspensão no ar. Essas partículas menores de 5 μ podem ficar suspensas no ar por longos períodos de tempo e, ainda, serem facilmente carregadas pelas correntes de ar, disseminando-se por todo o quarto (quarto do paciente, por exemplo) e para outros locais do hospital. Essas partículas contaminadas são inaladas e ganham a via aérea do indivíduo exposto, atingindo os alvéolos; porém, elas são muito sensíveis à luz ultravioleta. Locais bem iluminados com luz do sol e arejados, diminuem a possibilidade de transmissão da tuberculose.

O risco de transmissão hospitalar de *Mycobacterium tuberculosis* varia em função de características da instituição, prevalência local de tuberculose e efetividade dos programas de controle da infecção. No Brasil, a alta prevalência de tuberculose torna ainda mais crítica a adoção de programas intra-hospitalares abrangentes para o controle de sua transmissão. Pacientes com tuberculose pulmonar ou laríngea têm a maior probabilidade de transmissão da infecção. Certos procedimentos, como broncoscopia, intubação traqueal, irrigação de abscessos abertos, indução de escarro e tratamento com aerossóis, aumentam o potencial da transmissão.

A identificação rápida, objetivando isolamento adequado de pacientes com risco de tuberculose pulmonar bacilífera, é extremamente importante para limitar a possível exposição de outros pacientes e de profissionais de saúde, principalmente quando se dispõe de recursos físicos e técnicos limitados. Falhas no reconhecimento, no isolamento e no manejo de pacientes com tuberculose são fatores importantes de surtos nosocomiais. Pacientes com TBMR podem permanecer infectantes por prolongados períodos, aumentando o risco da transmissão nosocomial e ocupacional da tuberculose.

MEDIDAS DE CONTROLE (BIOSSEGURANÇA E ISOLAMENTO RESPIRATÓRIO)

As medidas de controle da transmissão nosocomial da tuberculose se dividem em três categorias: administrativas, ambientais (ou de engenharia) e de proteção respiratória.

Administrativas (fundamentais)
Treinamento de profissionais de saúde

Todos os profissionais que trabalham em instituições de saúde devem receber periodicamente orientação sobre o controle da tuberculose, apropriada a suas necessidades e responsabilidades. Tal treinamento deve incluir aspectos epidemiológicos da transmissão tuberculose na instituição, risco ocupacional e práticas profissionais que reduzam a probabilidade de infecção, além de normas de isolamento e do uso dos dispositivos individuais de proteção respiratória para controle da transmissão. Deve-se acrescentar a propósito dos testes

tuberculínicos, a diferença entre infecção por tuberculose e doença, e da vacinação pelo BCG (assim como o significado do PPD entre vacinados). O treinamento da equipe de enfermagem pode ocorrer rotineiramente, como parte do programa admissional desses profissionais.

Identificação de pacientes e prática de isolamento

A identificação rápida dos pacientes com tuberculose é essencial. O número de leitos de isolamento ter base no número diário máximo de pacientes que necessitam de isolamento (caso suspeito ou confirmado de tuberculose). Esse número pode ser parcialmente avaliado, considerando-se o risco da unidade de saúde de internação de pacientes com tuberculose. Preferencialmente, o quarto de isolamento para pacientes com tuberculose bacilífera deve ser individual, pela possibilidade de superinfecção, e ser mantido com as portas fechadas. Na falta de quartos suficientes, aceita-se a colocação de mais de um paciente por quarto, desde que apresentem tuberculose confirmada e sem suspeita de resistência medicamentosa (p. ex., não internar no mesmo quarto pacientes com retratamento, comunicante de paciente com TBMR, imunodeprimido etc.).

Caso o paciente tenha indicação de permanecer internado, só deve ser liberado do isolamento após a realização de três baciloscopias negativas consecutivas (com 24 horas de intervalo), realizadas 2 semanas após o início do tratamento. Ressalta-se que o critério de alta hospitalar não guarda relação com a positividade da baciloscopia, devendo receber alta assim que o quadro clínico estiver estável e com condições de manter o tratamento domiciliar.

Controle de saúde dos profissionais

Todos os profissionais de saúde devem ser submetidos a exames de saúde pré-admissional e periódicos, incluindo o teste tuberculínico. Os grupos não reatores, sob risco de infecção ocupacional, devem ser incluídos nos programas de testagem periódica com PPD ou vacinação pelo BCG.

A vacinação BCG não está indicada para os profissionais de saúde não reatores ao teste tuberculínico. Ela está, prioritariamente, indicada para crianças de 0 até completar 5 anos. Os estudos são controversos sobre o papel da vacinação pelo BCG na prevenção da doença tuberculínica em profissionais da saúde. Diversos estudos realizados, principalmente em crianças, demonstram proteção contra a doença tuberculínica em torno de 50%. Nos locais em que a vacinação é utilizada, não há indicação de retestagens de PPD.

Contato com tuberculose é definido como toda pessoa que foi exposta ao caso-índice ou caso-fonte, no momento em que houve a descoberta do caso da doença. Esse convívio pode ocorrer em casa, em ambientes de trabalho, em instituições de longa permanência, em escolas entre outros. A quantificação da exposição de risco é variável. A avaliação do risco de infecção deve ser individualizada, considerando-se a forma da doença do caso-fonte, o ambiente e o tempo de exposição.

Os casos de conversão recente (conversão do 2ª teste tuberculínico com incremento de 10 mm em relação ao 1ª teste tuberculínico) devem ser avaliados no serviço médico dos funcionários da instituição, no sentido de se diagnosticar tuberculose em atividade. Se a doença não for confirmada, deve ser indicada a quimioprofilaxia, preferencialmente a isoniazida.

Todo profissional de saúde com sinais ou sintomas compatíveis com tuberculose deve ser prontamente avaliado pelo serviço dos funcionários, submetido a exames de baciloscopia e complementares, e não deve retornar às suas atividades, até que esse diagnóstico seja excluído ou até que esteja sob terapia antituberculosa e não seja mais considerado infectante. Em razão do risco aumentado de rápida progressão do estado de latência da tuberculose e de doença nos indivíduos com infecção pelo HIV ou com outras imunodeficiências graves, os profissionais de saúde devem saber se são portadores de alguma doença ou se estão sob o uso de drogas que possam levá-los a uma diminuição importante de sua imunidade. Aconselhamento e teste para HIV devem ser oferecidos voluntariamente a todos os profissionais de saúde, principalmente para os que possam estar sob risco da infecção pelo HIV. Os profissionais de saúde com imunodepressão ou com infecção pelo HIV devem ser orientados a desenvolverem atividades em locais com o menor risco possível de exposição ocupacional a *M. tuberculosis*.

Controle ambiental (engenharia)
Ventilação com pressão negativa

Tem como objetivo evitar a mistura do ar do quarto do doente com outros ambientes, a diminuição da concentração e a remoção das partículas infectantes do recinto. O número mínimo recomendado de trocas do volume de ar por hora (ACH) é de 12 trocas em quartos de isolamento.

São consideradas sob risco todas as áreas nas quais os pacientes com tuberculose (confirmada ou suspeita) recebem cuidados, bem como locais de manipulação de material biológico potencialmente contaminado. As seguintes unidades devem dispor de ambiente adequado para pacientes com suspeita ou diagnóstico de tuberculose: quartos de isolamento e de UTI, salas de indução de escarro, de broncoscopia, de pronto-socorro, de autópsia, de nebulização e pronto-atendimento da pneumologia, e laboratórios que processam amostras de micobactérias.

O ar proveniente desses locais deve ser dirigido para o exterior da unidade, para locais afastados de outros pacientes, profissionais de saúde e sistemas de captação de ar. Caso não seja viável esse direcionamento, o ar pode ser recirculado, desde que devidamente tratado por filtros de alta eficácia (filtro HEPA – High Efficiency Particulate Air).

Os locais de risco devem ficar sob pressão negativa, em relação aos corredores e áreas adjacentes. Se isso não for factível pelo sistema de ventilação existente, a criação de pressão positiva nos corredores adjacentes às salas de risco, por meio do uso criterioso das aberturas de portas e janelas, auxilia no controle, desde que orientados pela engenharia hospitalar.

A utilização de luz ultravioleta (UV) no ambiente só é aceitável em equipamentos em que a lâmpada UV fica embutida e o ar circulado passa por ela, estabelecendo seu efeito esterilizador. O olho humano não pode ser exposto diretamente às lâmpadas UV em virtude dos seus efeitos potencialmente carcinogênicos, nocivos à retina e à pele.

Após a alta do paciente com tuberculose, os quartos onde não há controle de trocas do ar devem ficar fechados por 2 horas para, posteriormente, serem limpos pelos profissionais paramentados da higiene e limpeza (máscara PFF2 ou N95). O objetivo dessa medida é diminuir a concentração de bacilos no ambiente pela decantação de partículas no chão.

Proteção respiratória individual

Dispositivos de proteção respiratória (máscaras) devem ser utilizados pelos profissionais de saúde nos seguintes locais: em quartos com pacientes com tuberculose confirmada ou suspeita, em áreas de procedimentos médicos com grande potencial de geração de aerossóis pela tosse, e em áreas onde medidas administrativas e de engenharia não são suficientes para impedir a inalação de partículas infectantes.

As máscaras devem ter a capacidade de filtrar partículas de até 5 μ de diâmetro, com eficiência de ≥95% (proteção facial filtro 2 – PFF2 ou tipo N95 – nomenclatura americana), e de se adaptar adequadamente a diferentes tipos e formatos de rosto (preferencialmente dois ou três tamanhos diferentes em cada unidade de saúde). As máscaras podem ser reutilizadas pelo mesmo profissional por períodos longos, desde que se mantenham íntegras, secas e limpas.

As máscaras cirúrgicas comuns não oferecem proteção adequada quando utilizadas pelos profissionais, ficando seu uso restrito na contenção das partículas no momento em que são geradas, e são, então, indicadas para os pacientes bacilíferos fora dos locais de isolamento, por exemplo no transporte do paciente dentro do hospital.

VARICELA

Doença altamente contagiosa, causada pelo vírus varicela-zóster (VVZ). Sua evolução geralmente é benigna, mas, em alguns casos, pode ocasionar sérias complicações. Em UTI, geralmente pacientes são internados por complicações respiratórias.

Pode ocorrer durante todo o ano, porém observa-se um aumento do número de casos no período que se estende do fim do inverno até a primavera (agosto a novembro), com relatos de ocorrência de surtos em creches, escolas e em hospitais.

A transmissão hospitalar do VVZ é bastante reconhecida, devendo ser adotadas as medidas necessárias relacionadas ao controle, principalmente pelo risco de contágio em pacientes imunodeprimidos.

A transmissão ocorre por disseminação aérea de partículas virais (aerossóis) e por contatos direto ou indireto com as lesões.

O período de maior transmissibilidade se dá entre dois dias antes do aparecimento das vesículas e 48 horas após a interrupção do surgimento de novas vesículas.

Na ocorrência de varicela em uma enfermaria, em função do risco de disseminação da doença, está indicada a utilização de precauções por aerossóis aos pacientes suscetíveis comunicantes do caso, do 7º ao 21º dia após a exposição para os comunicantes imunocompetentes, e de 28 dias para os comunicantes imunodeprimidos. Os comunicantes podem compartilhar o mesmo quarto. Esses pacientes devem receber alta hospitalar o mais rapidamente possível, permanecendo apenas aqueles cuja internação seja imprescindível. Caso qualquer comunicante apresente a doença, reiniciar a contagem do novo período de 21 dias para isolamento e/ou vacinação de novos pacientes.

A vacinação pós-exposição consiste na vacinação de bloqueio e deve ser realizada até 72 horas após o contato com o caso-índice, nos seguintes casos: pessoas imunocompetentes suscetíveis à doença e internadas em enfermaria onde haja caso de varicela, e profissionais de saúde suscetíveis no local com caso de varicela.

Os profissionais de saúde suscetíveis, comunicantes e não vacinados, que necessitarem manter as atividades em local com pacientes suscetíveis à varicela devem usar máscara cirúrgica do 7º ao 21º dia, para evitar a possibilidade de transmissão respiratória, caso venham a desenvolver a doença.

A imunoglobulina específica (IGVZ) deve ser administrada aos comunicantes suscetíveis com alto risco de desenvolver formas graves da doença, como imunodeprimidos, grávidas e recém-nascidos prematuros. Nesses casos, avaliação cuidadosa do contato é de suma importância para indicação mais precisa do uso da medida indicada – imunoglobulina específica (IGVZ).

A IGVZ é preparada com o soro de pacientes que apresentaram zóster e contém elevados títulos de anticorpos, devendo ser administrada em até 96 horas do contato com o caso-índice. A dose deve ser administrada em via intramuscular de 125 UI para cada 10 kg de peso (dose mínima de 125 UI e dose máxima de 625 UI).

A duração exata da proteção conferida pela IGVZ não é bem estabelecida. Assim, se uma segunda exposição ocorrer após três semanas de sua administração e o estado imune não for restabelecido, outra dose deve ser aplicada.

É importante lembrar que, mesmo utilizando a vacina e/ou a imunoglobulina hiperimune, existe a possibilidade de que um pequeno percentual de pessoas desenvolva a doença; portanto, as precauções devem ser instituídas da mesma forma.

SARAMPO

É uma doença de alta transmissibilidade causada por um vírus RNA, gênero *Morbillivirus*, família *Paramyxoviridae*. Um indivíduo é capaz de transmitir a doença para outras 12 a 18 pessoas, sendo que cada uma delas com a infecção, para mais 18 pessoas, e assim por diante. Outra característica do sarampo é o período longo de transmissibilidade do vírus: 6 dias antes do exantema a 4 dias depois. O sarampo estava controlado nas Américas e o Brasil recebeu o certificado de erradicação em 2016, porém, o perdemos no final de 2018, pelo avanço da epidemia que está ocorrendo até os dias atuais.

O sarampo é uma doença potencialmente grave que cursa com febre, coriza, conjuntivite e manchas vermelhas pelo corpo, com início na região atrás das orelhas (retroauricular) e dissemina-se para rosto, pescoço, tronco e membros, a chamada distribuição craniocaudal. As clássicas lesões de Koplik, que são lesões de 2 a 3 mm de diâmetro, discretamente elevadas, de cor branca com base eritematosa, localizadas

na região interna da mucosa oral, na altura do segundo molar superior, estão presentes no início do exantema, mas depois desaparecem. A doença pode evoluir com complicações, como otite média, pneumonia e encefalite, especialmente em crianças menores de 5 anos, desnutridos e imunodeprimidos. O sarampo em crianças com deficiência de vitamina A, desnutridas ou imunodeprimidas, é associado à evolução mais grave e está entre as principais causas de cegueira nesta população. Uma complicação crônica rara (incidência de 4 a 11 casos por 100 mil) é a panencefalite esclerosante subaguda: doença degenerativa que afeta crianças e adultos jovens, causada pela infecção persistente do vírus no encéfalo e resposta imunológica crônica.

A infecção por sarampo durante a gravidez está associada a um aumento do risco de complicações, incluindo aborto, parto prematuro, doença neonatal, baixo peso ao nascer e morte materna. É importante destacar que a gestante não pode ser vacinada, pois a vacina é feita de vírus vivo atenuado. Assim como os imunodeprimidos, a prevenção da infecção na grávida deve ser realizada pela profilaxia pós-exposição com imunoglobulina endovenosa.

Por que o sarampo ressurgiu no Brasil? Casos notificados de sarampo no mundo cresceram 300% nos primeiros 3 meses de 2019, em comparação com o mesmo período de 2018. A Organização Mundial de Saúde alertou que até o final de março de 2019, 170 países haviam notificado 112.163 casos de sarampo. O genótipo que está envolvido no surto no Brasil é o D8, o mesmo que se disseminou na Europa e na Venezuela.

O vírus entrou no Brasil com turistas e migrantes suscetíveis que desenvolveram a doença; encontrou baixa cobertura vacinal, inicialmente na região Norte do país, e depois de introduzido, disseminou-se para áreas mais populosas, como a região Sudeste, com maior impacto na grande São Paulo. Alguns fatos do atual surto são interessantes, apesar da boa cobertura vacinal para sarampo na cidade de São Paulo, em torno de 90%, não ser suficiente para conter um surto, pois o sarampo está se alastrando, sendo que, atualmente, há cerca de 700 casos confirmados, segundo dados de agosto de 2019. Altas coberturas vacinais (maiores 95%) são o meio mais eficaz de manutenção de uma população livre do sarampo, impedindo a circulação do vírus, caso venha a ocorrer um caso, através da imunidade coletiva ou de rebanho proporcionada pela vacinação da população.

Poucos casos têm sido internados e, até o momento, a doença tem se mostrado de evolução menos grave do que conhecemos. Outro fato é que temos visto casos de sarampo em pessoas que tomaram duas doses da vacina na infância e ainda assim desenvolveram a doença, sendo alguns, inclusive, com IgG positiva para sarampo na suspeita da infecção, o que é indicativo de exposição prévia ao vírus vacinal ou selvagem. É possível que o nível de anticorpos se reduza com o passar do tempo ou a resposta imunológica ao genótipo D8 seja menos eficiente, além de fatores genéticos; porém, são apenas hipóteses para explicar a situação atual. Certamente, com o estudo epidemiológico desse surto, poderemos entender melhor essas questões.

A vacinação contra o sarampo é segura e é a maneira mais eficiente de prevenir a doença. Infelizmente, temos grupos antivacinas no mundo inteiro e, também, no Brasil. A divulgação de falsas informações sobre vacinas nas redes sociais, como graves eventos adversos, influencia muitas pessoas a não vacinarem seus filhos e não se vacinarem, aumentando o número de suscetíveis e facilitando o ressurgimento de doenças já eliminadas.

O atual calendário de vacinação inclui duas doses de vacina para sarampo associada à proteção para outros vírus. A primeira dose da vacina tríplice viral (sarampo, caxumba e rubéola) é aplicada aos 12 meses de idade e uma segunda dose da vacina tetra viral (sarampo, caxumba, rubéola e varicela) aos 15 meses de idade. Até os 29 anos, o indivíduo deverá ter tomado pelo menos duas doses da vacina para o sarampo. No atual surto, uma dose da vacina tríplice viral também está indicada para pessoas de 30 a 59 anos de idade. A partir de 60 anos, acredita-se que esta população foi exposta ao vírus selvagem e desenvolveram imunidade duradoura.

Os profissionais de saúde devem tomar duas doses de vacina, independentemente da idade.

No atual surto, foram realizadas diversas campanhas de vacinação em São Paulo, incluindo estações de trem, metrô, *shoppings*, porém, infelizmente, a aderência está baixa, em torno de 10% do público-alvo. Para a campanha, o público-alvo são jovens de 15 a 29 anos, sendo que todos devem ser vacinados independentemente de terem tomado a vacina anteriormente, e a partir de 22 de julho de 2019, a Secretaria Municipal da Saúde de São Paulo anunciou a inclusão de crianças entre 6 meses e 1 ano de idade, como uma dose adicional, devendo a criança manter as doses do calendário vacinal. Quanto mais se reduz a idade para a administração da vacina, menor a resposta imunológica do lactente, pois existem anticorpos que foram transferidos pela mãe que inativam o vírus vacinal e, por esta razão, as doses do calendário também devem ser mantidas. Essa mudança foi realizada como resultado do aumento de casos de sarampo na população entre 6 e 12 meses no atual surto, com maior potencial de gravidade.

As entidades de saúde pública municipal, estadual e federal têm realizado suas ações com prioridade da cadeia de transmissão, aplicando vacinações de bloqueio em hospitais, escolas, instituições e na comunidade. A vacinação de bloqueio é uma estratégia que tem se mostrado eficiente. No Hospital São Paulo, Unifesp (HSP-Unifesp), no dia 20/6/2019, foi identificado um aluno do 6º ano de Medicina com suspeita de sarampo (confirmado posteriormente) que estava realizando seu estágio no hospital. Imediatamente, após a notificação do caso, foi iniciada a vacinação de bloqueio nos profissionais, com foco nos contatos do hospital e alunos. Foram aplicadas nos 4 dias do feriado de Corpus Christi (entre 21 e 24/6/2019), 1.250 doses de vacina. Nenhum caso foi notificado em alunos e profissionais do hospital nos 30 dias subsequentes. Esta não foi uma experiência isolada. A vacinação de bloqueio, na suspeita de um caso de sarampo, foi utilizada em outras instituições como uma estratégia exitosa. O sarampo é doença de notificação compulsória e deve ser reportada na suspeita para que sejam tomadas as medidas necessárias de bloqueio.

Outra preocupação é a transmissão intra-hospitalar. Todo paciente internado com sarampo deve ser isolado e mantido em precauções para aerossóis. Deve ser oferecido ao doente, durante o atendimento, uma máscara tipo cirúrgica para evitar a dispersão de gotículas e o profissional deve utilizar máscara PFF2 (proteção facial tipo II – N95).

É interessante observar que diversas doenças infecciosas, que ressurgiram recentemente, alteraram sua história natural, tanto o quadro clínico como a cadeia epidemiológica. Com os recursos diagnósticos e técnicos atuais está sendo possível conhecer melhor a patogênese e as medidas de controle, como nos casos da febre amarela, da toxoplasmose, das hepatites virais e mais recentemente do sarampo. É fundamental aproveitarmos essas oportunidades para ampliarmos a pesquisa e o ensino das doenças infecciosas.

IMUNIZAÇÃO DO PROFISSIONAL DA ÁREA DA SAÚDE

PAS estão expostos a um risco maior de adquirir determinadas infecções que a população em geral. Por isso é importante salientar que algumas delas são imunologicamente prevenidas. A imunização é uma medida de prevenção recomendada com excelentes repercussões.

Os benefícios incluem proteção individual, interrupção da disseminação de doenças infecciosas e de alguns surtos intra-hospitalares, proteção indireta de pessoas não vacinadas da comunidade para algumas doenças.

Além disso, quando parte de um programa de saúde para profissionais, a imunização reduz perdas com dias de afastamento das atividades e várias outras despesas relacionadas ao diagnóstico, tratamento e controle da infecção.

A imunização pode ser ativa, por meio de vacinas, que oferecem uma proteção duradoura, ou passiva, pelo uso de imunoglobulinas, que oferecem curto período de proteção.

Lembre-se de que o centro de imunização/imunobiológico e a CCIH podem, em conjunto com outros serviços, como o Serviço de Saúde do Trabalhador e de Vigilância Epidemiológica, contribuir e participar da elaboração de normas e preceitos para imunização dos profissionais de saúde e de pacientes hospitalizados, levando sempre em consideração as peculiaridades da instituição, localidade e tipo de atividade dos profissionais.

PAS recém-contratado deve ter em sua ficha médica admissional dados precisos quanto ao seu estado imunológico. Na ausência desses dados, ou constatada uma proteção inadequada, deve contar, imediatamente, com um plano de imunização a ser executado. O momento ideal para recomendar a imunização ativa é antes de início do contato com os pacientes.

As principais vacinas recomendadas aos profissionais da área da saúde são: hepatite tipo B e hepatite A; difteria e tétano; rubéola, sarampo e caxumba; gripe (influenza); e varicela, quando indicada.

Em condições especiais, outros imunobiológicos podem ser indicados aos profissionais de saúde. Nas situações com risco aumentado de exposição, tanto relativa às características epidemiológicas da região como ao tipo de atividade que o profissional exerce, a imunização para tais doenças deve ser considerada.

A imunização passiva pode estar indicada aos profissionais suscetíveis diante de algumas exposições de risco. Um exemplo frequente dessa indicação é o uso de imunoglobulina, como profilaxia ao vírus da hepatite tipo B e, mais recentemente, o sarampo.

BIBLIOGRAFIA SUGERIDA

Anderson DJ, Podgorny K, Berríos-Torres SI, Bratzler DW et al. Strategies to prevent surgical site infections in acute care hospitals: 2014 update. Infect Control Hosp Epidemiol. 2014;35(6):605-27.

Bennett JE, Dolin R, Blaser MJ. Mandell, Douglas, and Bennett's Principles and Practice of Infectious Diseases. 8th edition. Philadelphia: Saunders; 2015.

Boyce JM, Pittet D, Healthcare Infection Control Practices Advisory Committee, HICPAC/SHEA/APIC/IDSA Hand Hygiene Task Force. Guideline for hand hygiene in health-care settings. Recommendations of the healthcare infection control practices advisory committee and the HICPAC/SHEA/APIC/IDSA Hand Hygiene Task Force. Society for Healthcare Epidemiology of America/Association for Professionals in Infection Control/Infectious Diseases Society of America. MMWR Recomm Rep. 2002 Oct 25;51(RR-16):1-45, quiz CE1-4.

Brasil. Agência Nacional de Vigilância Sanitária. Critérios Diagnósticos de Infecções Relacionadas à Assistência à Saúde/Agência Nacional de Vigilância Sanitária. Brasília: Anvisa; 2019.

Brasil. Agência Nacional de Vigilância Sanitária. Medidas de Prevenção de Infecção Relacionada à Assistência à Saúde. Brasília: Anvisa; 2017.

Brasil. Agência Nacional de Vigilância Sanitária. Diretriz Nacional para Elaboração de Programa de Gerenciamento do Uso de Antimicrobianos em Serviços de Saúde. Brasília: Anvisa; 2017.

Brasil. Agência Nacional de Vigilância Sanitária. Plano Nacional para a Prevenção e o Controle da Resistência Microbiana nos Serviços de Saúde. Brasília; 15 de maio de 2017.

Cardo DM et al. A case-control study of HIV seroconversion in health care workers after percutaneous exposure. N Engl J Med. 1997;337(21):1485-90.

Centers for Disease Control and Prevention (CDC). The National Healthcare Safety Network (NHSN) Manual. Patient Safety Component Protocol [Internet]. Atlanta: Division of Healthcare Quality Promotion National Center for Preparedness, Detection and Control of Infectious Diseases; 2009 [Acesso 2014 nov 4]. Disponível em: http://www.cdc.gov/ncidod/dhqp/pdf/nhsn/NHSN_Manual_PatientSafetyProtocol_CURRENT.pdf.

Centro de Vigilância Epidemiológica da Secretaria da Saúde do Estado de São Paulo, Sarampo, nº de casos por ano, Estado de São Paulo, 2000-2019. [Acesso 2019 jul 17]. Disponível em: http://www.saude.sp.gov.br/resources/cve-centro-de-vigilancia-epidemiologica.

Dellit TH, Owens RC, McGowan JE Jr, Gerding DN et al. Infectious Diseases Society of America, Society for Healthcare Epidemiology of America. Infectious Diseases Society of America and the Society for Healthcare Epidemiology of America guidelines for developing an institutional program to enhance antimicrobial stewardship. Clin Infect Dis. 2007;44(2):159-77.

Falagas ME et al. Rifampicin-impregnated central venous catheters: a meta-analysis of randomized controlled trials. J Antimicrob Chemother. 2007;59(3):359-69.

Healthcare Infection Control Practices Advisory Committee, Centers for Disease Control and Prevention (U.S.). Guidelines for preventing health-care-associated pneumonia, 2003 recommendations of the CDC and the Healthcare infection control practices advisory committee. Respir Care. 2004;49(8):926-39.

Magill SS, Fridkin SK. Improving surveillance definitions for ventilator-associated pneumonia in an era of public reporting and performance measurement. Clin Infect Dis. 2012;54(3):378-80.

Manual de Recomendações para o Controle da Tuberculose no Brasil/Ministério da Saúde, Secretaria de Vigilância em Saúde, Departamento de Vigilância das Doenças Transmissíveis. Brasília: Ministério da Saúde; 2018. 364 p.

Marschall J et al. Strategies to prevent central line-associated bloodstream infections in acute care hospitals: 2014 update. Infect Control Hosp Epidemiol. 2014;35(7):753-71.

Martins ST et al. Application of control measures for infections caused by multi-resistant gram-negative bacteria in intensive care unit patients. Mem Inst Oswaldo Cruz. 2004;99(3):331-4.

Medeiros EAS et al. Medidas de prevenção e controle da resistência microbiana e programa de uso racional de antimicrobianos em serviços de saúde. Organização Pan-Americana da Saúde, Agência Nacional de Vigilância Sanitária, Coordenação Geral de Laboratórios de Saúde Pública e Disciplina de Infectologia da Unifesp; 2007.

Medeiros EAS et al. Prevenção de infecção hospitalar. Projeto Diretrizes – Associação Médica Brasileira e Conselho Federal de Medicina; 2001.

Medeiros EAS, Wey SB. Diretrizes para a prevenção e o controle de infecções relacionadas à assistência à saúde. 2. ed. São Paulo: Comissão de Epidemiologia Hospitalar do Hospital São Paulo da Unifesp; 2007.

Plotkin SA. Measles: Breakouts and Breakthroughs. J Pediatric Infect Dis Soc. 2019 Jul 8. pii: piz043.

Pratt RJ et al. Epic2: National evidence-based guidelines for preventing healthcare-associated infections in NHS hospitals in England. J Hosp Infect. 2007;65 Suppl 1:S1-64.

Prefeitura do Município de São Paulo. Secretaria Municipal da Saúde. Coordenadoria de Vigilância em Saúde – COVISA. Biossegurança no atendimento de pacientes com Sarampo nos estabelecimentos assistenciais de saúde. Município de São Paulo: Informe Técnico. 06/DVE/2019, 15 de julho 2019.

Rosenthal VD, Maki DG, Salomao R, Moreno CA, Mehta Y et al. International Nosocomial Infection Control Consortium. Device-associated nosocomial infections in 55 intensive care units of 8 developing countries. Ann Intern Med. 2006;145(8):582-91.

Sader HS, Pignatari AC, Hollis RJ et al. Oxacillin – and quinolone-resistant Staphylococcus aureus in Sao Paulo, Brazil: a multicenter molecular epidemiology study. Infect Control Hosp Epidemiol. 1993 May;14(5):260-4.

Salomão R. Infectologia – Bases Clínicas e Tratamento. Rio de Janeiro: Guanabara Koogan; 2017.

Strebel PM, Orenstein WA. Measles. N Engl J Med. 2019 Jul 25;381(4):349-357.

Tantipong H et al. Randomized controlled trial and meta-analysis of oral decontamination with 2% chlorhexidine solution for the prevention of ventilator-associated pneumonia. Infect Control Hosp Epidemiol. 2008;29(2):131-6.

World Health Organization e Organização Pan-americana da Saúde. Sarampo. [Acesso 2019 jul 26]. Disponível em: https://www.paho.org/bra.

4

Normas de isolamento e precauções padrão em enfermagem de infectologia

Marcia de Souza Moraes
Sayonara Scotá

INTRODUÇÃO

Existem várias atividades profissionais que favorecem à exposição aos riscos ocupacionais. Na área da saúde pode-se observar, assim como está estatisticamente confirmado, a presença de um grande número desses riscos.

Os profissionais da saúde estão constantemente expostos em seus ambientes de trabalho, sendo necessário seguir sempre as normas de biossegurança, consideradas como um conjunto de medidas que buscam reduzir ou eliminar riscos de determinadas atividades, podendo afetar a saúde do profissional, do paciente e causar danos ao meio ambiente.

As doenças infecciosas configuram-se entre os temas mais complexos e diversificados da clínica e da epidemiologia. A contínua expansão de infecções e doenças infecciosas, com a identificação de novos agentes etiológicos, ou ressurgimento de agentes já conhecidos, torna necessária revisão de medidas de biossegurança nas atividades profissionais dos trabalhadores da saúde, buscando minimizar no ambiente de trabalho os riscos contínuos de contaminação a que eles estão expostos.

Os hospitais são instituições nas quais os avanços científicos são utilizados para fornecer aos pacientes os serviços diagnósticos e terapêuticos necessários; no entanto, o uso da tecnologia expõe a riscos, destacando as infecções associadas à assistência, como uns dos riscos mais antigos.

As ações de prevenção, promoção, controle e tratamento das doenças transmissíveis competem ao conjunto dos trabalhadores da saúde que contribuem, cada qual com seus conhecimentos e habilidades específicos, para a finalidade do processo da produção de serviços de saúde.

As intervenções junto aos indivíduos ou comunidades acometidas por doenças transmissíveis têm como finalidade última a transformação dos perfis epidemiológicos da população, evitando a disseminação do agente infeccioso.

Faz-se necessária a utilização de um conjunto de medidas com o intuito de eliminar a fonte de contaminação, diminuindo a possibilidade de disseminação dos micro-organismos, aumentando a resistência dos suscetíveis e evitando a ocorrência de novos casos. Além disso, é imprescindível um monitoramento contínuo do processo saúde-doença que permita a detecção precoce de surtos e/ou epidemias e do reaparecimento de doenças até então controladas, a identificação de doenças desconhecidas para a área em foco e de fontes comuns de contaminação para que elas sejam deflagradas no ambiente de trabalho dos/as profissionais que atuam nesta área.

BREVE EVOLUÇÃO DO HOSPITAL E DAS PRÁTICAS DE PRECAUÇÕES

A história da Medicina tem suas origens em época bem mais remota que a dos hospitais. O homem preocupado, a princípio, apenas com o bem-estar de sua família, foi obrigado, com o correr dos tempos e para sua própria defesa, a se interessar pela saúde dos seus semelhantes, quando o aumento da população e a intensificação do tráfego demonstraram a necessidade de proteção coletiva.

A palavra hospital é de raiz latina (*Hospitalis*) e de origem relativamente recente. Vem de *hospes* – hóspedes, porque antigamente nessas casas de assistência eram recebidos peregrinos pobres e enfermos. Hospital tem hoje a mesma acepção de *nosocomium*, de fonte grega, cuja significação é "tratar os doentes".

O hospital, originalmente, não foi constituído como um local privilegiado da prática médica e funcionava muito precariamente como abrigo para peregrinos, pobres, inválidos e doentes.

No concílio de Orleans, ocorrido em 549, o Hotel de Dieu de Lyon, criado em 542, era destinado a receber pobres, órfãos e peregrinos.

A idade média foi assolada por grandes epidemias, exigindo a organização de lazaretos para quarentenas, e tudo indica que o primeiro foi estabelecido em Pisa, junto à igreja de S. Lázaro, em 1464.

O Hotel de Dieu continha 1.100 leitos para um doente, cada um, e 600 leitos para mais de uma pessoa, cada um, podendo, assim, abrigar cerca de 2.500 doentes no total. Para o programa de reconstrução, era exigida a capacidade de 5.000 leitos. A Academia rebelou-se contra esta previsão, demonstrando preocupação com riscos decorrentes de superlotação:

> "Um hospital de 5.000 leitos, esclareceu a Comissão, é uma cidade e uma cidade mais populosa que as três quartas partes das cidades da França. Constitui um grande inconveniente esta aglomeração em um espaço desproporcionado já que um hospital, por bem-disposto que seja é sempre um receptáculo de males e misérias; e um quadro espantoso considerar estes males acumulados em número de 5.000 imergidos em um mesmo volume de ar repleto de miasmas e emanações fétidas" (sic).

No final do século XVIII, iniciou uma mudança na compreensão da causa da doença. Com advento da bacteriologia e da microbiologia, começam a serem identificados os agentes microbiológicos, surgindo a possibilidade de "transmissão" e ampliando, inclusive, a terapêutica. Os hospitais passam a incorporar as medidas de isolamento e precauções, passando a não ser apenas um abrigo a peregrinos, pobre, inválidos e doentes.

Destacam-se como pioneiros nos esforços do controle de infecção hospitalar Ignaz Phillip Semmelweis (1818-1865) e Florence Nightingale (1820-1910).

Semmelweis nasceu na Hungria, mas foi para Viena para ser advogado, a desejo da família, e lá acabou estudando Medicina. Graduou-se em 1844 e em 1846 foi trabalhar como assistente na Primeira Clínica Obstétrica de Viena. Nesse hospital havia duas clínicas obstétricas: uma destinada ao ensino das parteiras e outra destinada ao ensino dos estudantes de Medicina. A clínica de ensino era dirigida por Semmelweis, com terrível fama ruim, pois nela havia de 3 a 10 vezes mais mortes maternas por infecção puerperal que a clínica das parteiras.

Naquela época, as infecções que causavam muitas mortes foram atribuídas a causas atmosféricas (telúricas ou miasmas). Semmelweis, ao procurar identificar a causa de morte, autopsiava e estudava exaustivamente todas as pacientes que morriam em sua enfermaria, encontrando, nos casos de supurações e/ou inflamações generalizadas, um quadro semelhante aos registrados em casos como os de febre purulenta e infecções traumáticas no hospital.

Foram aventadas muitas hipóteses para explicar a diferença de mortalidade. Semmelweis foi afastado de suas funções docentes e ausentou-se do serviço por algum tempo. Quando retornou, observou que nos meses de afastamento os índices de mortalidade diminuíram e quando retornou às suas funções, os índices voltaram a aumentar. Por sugestão de seu colega Kolletschka, ele saiu de férias, e na sua volta soube da morte do companheiro, que havia se ferido pelo bisturi contaminado durante uma autópsia, nas mesmas condições de supurações e inflamação traumática generalizada.

Considerou, desse modo, a hipótese dos médicos e seus discípulos poderem trazer partículas dos pacientes com suas mãos, podendo explicar as diferenças de mortalidade entre as clínicas e a diminuição dos índices por ocasião de seu afastamento e dos estudantes pela diminuição de exames e autópsias.

Uma vez formulada uma hipótese, Semmelweis partiu para a elaboração de medidas de controle e a monitorização posterior da sua eficácia. Suas propostas centraram-se em três frentes: 1) isolamento dos casos; 2) lavagem das mãos; e 3) ferver instrumental e utensílios. Assim sendo, ele afixou na porta da unidade o seguinte cartaz: "A partir de hoje, 15 de maio de 1847, todo estudante ou médico é obrigado, antes de entrar nas salas da clínica obstétrica, a lavar as mãos com uma solução de ácido clorídrico, na bacia colocada na entrada. Esta disposição vigorará para todos, sem exceção". Com isso, sabão, escovas e ácido clórico tiveram entrada em sua unidade.

Florence nasceu na cidade de Florença, na Itália, de família inglesa rica e aristocrática. Aos 31 anos de idade foi autorizada a ir para a instituição de Kaiserswerth, onde permaneceu por 3 meses, participando de todas as aulas teóricas e práticas, inclusive as de limpeza. Posteriormente, foi para França, no Hotel-Dieu de Paris, onde completou seus estudos com as Filhas de Caridade.

Em 1853, inicia a Guerra da Crimeia, um conflito que se desdobrou até 1856, na península da Crimeia, no mar Negro, ao sul da atual Ucrânia, envolvendo de um lado a Rússia e, de outro, uma coligação integrada pelo Reino Unido, França e Itália, com objetivo de conter a expansão russa. Considerando que Inglaterra apresentava poucos homens sem preparo para cuidar dos feridos da guerra, Florence se voluntariou a ir para a base militar de Scutari, atual Istambul. Lá, iniciou o trabalho organizando a cozinha e a lavanderia. Em 2 meses, Florence havia organizado o Hospital e ainda reduziu a taxa de mortalidade de 40 para 2%.

Em 1863, a precursora da enfermagem moderna e fundadora da escola de enfermeiras em Londres, estabeleceu as primeiras recomendações sistematizadas, relacionando a importância do ambiente com higiene e ventilação no cuidado com doentes, e enfatizando a necessidade de separação dos doentes infectados dos não infectados.

No Brasil, em janeiro de 1875, os vereadores de São Paulo decidiram criar um lazareto para os doentes pobres acometidos pela varíola (na época, chamada popularmente de bexiga), atendendo a um despacho do governador da Província:

> "Que se informe que a Câmara julgue de urgente necessidade a creação de um Lazareto, permanente, não só para epidemia actual da bexiga como para qualquer outra que por ventura possa aparecer, o que não está nas forças da Câmara atender a essa necessidade, podendo somente dispor dos serviços do seu médico de partido para o tratamento dos indigentes affectados".

A proposta foi aceita pelo governador apenas em agosto de 1875, em decorrência da propagação da varíola na cidade; porém, deveria ser um estabelecimento temporário e improvisado, aberto apenas em épocas de epidemias. O único hospital permanente da cidade na época era o da Santa Casa de Misericórdia. Considerando que no período de 1873 a 1876 ocorreram vários surtos seguidos de varíola, quase sem interrupção, a Câmara reclamou a criação de um lazareto permanente, especialmente construído para ser um local destinado a recolher, isolar e tratar os doentes.

Em 1880, Hospital dos Variolosos iniciou suas atividades com apenas um pavilhão que atendia exclusivamente doentes de varíola. Em 1894, o hospital dos Variolosos passou por sua primeira ampliação, diante da necessidade do atendimento de pacientes infectados com outras epidemias, como a febre amarela, a difteria e a febre tifoide.

Em 1932, o Hospital de Isolamento da Capital passa a se chamado Hospital de Isolamento "Emílio Ribas", em homenagem ao médico e sanitarista Emílio Ribas, que atuou diretamente no combate das epidemias de varíola e febre amarela. Em 1991, mudou de nome para "Instituto de Infectologia Emílio Ribas".

A evolução das práticas de precauções ocorreu cronologicamente da seguinte maneira:

- **1910:** os Estados Unidos criaram uma série de medidas, possibilitando abertura de leitos e enfermarias para o tratamento de doenças transmissíveis, não apenas em hospitais de isolamento (o chamado "sistema de compartimento de isolamento"), preconizando utilização de equipamentos, materiais, roupas, de uso individualizados para cada paciente.

- **1950:** início da desativação de hospitais de isolamento nos Estados Unidos.

- **1970:** publicação do manual "Técnicas para isolamento em hospitais" pelos Centers for Disease Control and Prevention (CDC). Em 1975, o manual foi revisado e publicado novamente como Sistema de Categoria – Específico, e recomendava uma classificação em sete categorias, cada uma com um grupo específico de precauções, conforme as vias de transmissão das doenças: 1) isolamento estrito; 2) de contato; 3) respiratório; 4) precauções entéricas; 5) precauções com drenagem/secreção; 6) precauções com sangue; e 7) fluidos corporais e isolamento para tuberculose.

- **1985:** os CDC revisaram novamente as recomendações, em razão da preocupação com os riscos biológicos intensificados com a epidemia do vírus da imunodeficiência humana (HIV)/aids nos anos 1980, substituindo a categoria precaução com sangue e secreções por "precauções universais", considerando a impossibilidade de identificar com segurança, por meio da anamnese e do exame físico, as pessoas infectadas e que poderiam transmitir o agente causal, sendo que todos deveriam ser considerados potencialmente infectados, independentemente do seu diagnóstico.

- **1987:** ampliação das "precauções universais" pelos CDC, considerando infectante qualquer substância corpórea úmida: sangue, fezes, escarro, urina, secreções e outros fluidos corpóreos, sendo a categoria denominada "isolamento de substâncias corpóreas (ISC)".

- **1996:** as precauções universais foram revisadas e passaram a ser chamadas de "precauções padrão" ou "básicas", e foram ampliadas a todas às situações em que houver a possibilidade de exposição a todos os fluidos corporais, as excreções, as secreções, com presença ou não de sangue, à pele, com solução de continuidade ou mucosas. Elas foram acrescentadas às "precauções baseadas no modo de transmissão *(Transmission-Based Precautions)*", designadas para o cuidado de pacientes com suspeita ou confirmação de infecções ocasionadas por patógenos de transmissão aérea ou através de gotículas, por contato, ou ainda, por contaminação de superfície.

- **2005:** publicação da Norma Regulamentadora n. 32 (NR 32), uma legislação do Ministério do Trabalho e Emprego, com diretrizes básicas para a implementação de medidas de proteção à segurança e à saúde dos trabalhadores em estabelecimentos de assistência à saúde, bem como daqueles que exercem atividades de promoção e assistência à saúde em geral. Tem o objetivo de prevenir acidentes e adoecimento causado pelo trabalho nos profissionais da saúde, eliminando ou controlando as condições de risco presentes nos Serviços de Saúde. Ela recomenda para cada situação de risco a adoção de medidas preventivas e a capacitação dos trabalhadores para o trabalho seguro. Ainda que essa NR tenha sido elaborada com foco na saúde dos trabalhadores que desempenham atividades na área da saúde, ela também beneficia todas as pessoas que frequentam esses locais, pois garante a proteção dos ambientes.

HIGIENIZAÇÃO DAS MÃOS

É a medida mais importante para a prevenção e o controle de infecções hospitalares. As mãos dos colaboradores hospitalares são as que transportam a maior quantidade de micro-organismos de paciente para paciente, para equipamentos ou ainda para alimentos, proporcionando condições favoráveis à infecção hospitalar e, tornando-se, assim, responsáveis pela maioria das infecções cruzadas.

O termo higienização das mãos engloba a higiene simples, a higiene antisséptica e a antissepsia cirúrgica das mãos. A nota técnica n. 01/2018 da Anvisa versa sobre os requisitos básicos necessários para a seleção de produtos para a higienização das mãos, com foco na implementação de melhorias como parte das diretrizes da Organização Mundial de Saúde (OMS). As recomendações da OMS para a higienização das mãos propõem a utilização de água e sabonete líquido ou soluções alcoólicas. A praticidade do uso do álcool na rotina de cuidado facilita a adesão dos profissionais de saúde.

A literatura refere que a não lavagem das mãos aumenta a possibilidade de transmitir e de adquirir doenças, e que o uso de luvas não elimina a necessidade de higienização das mãos. Embora seja a medida mais importante, e consensualmente reconhecida há muitos anos na prevenção e no controle das infecções nos serviços de saúde, colocá-la em prática consiste em uma tarefa complexa e difícil, encontrando uma forte barreira cultural em nosso meio.

MICROBIOLOGIA DA PELE

Price, em seu estudo sobre quantificação da microbiota da pele, dividiu as bactérias isoladas das mãos em duas categorias:

- **Microbiota transitória:** como o nome sugere, é passageira, e os micro-organismos que a compõe são viáveis por um curto período. Suas bactérias são mais fáceis de serem removidas, pois se encontram na superfície da pele, junto às gorduras e sujidades. A microbiota transitória das mãos é composta pelos micro-organismos mais frequentemente responsáveis pelas infecções hospitalares, como as bactérias Gram-negativas e os estafilococos, o que reforça a importância das mãos como veículo de transmissão.

▪ **Microbiota residente:** composta pelos micro-organismos que vivem e se multiplicam na pele, podendo ser viáveis por longo período. As bactérias localizam-se em maior quantidade em torno e sob as unhas, não sendo facilmente removidos por escovação, entretanto, podem ser inativadas por antissépticos. Os agentes mais frequentes são os *Staphylococus aureus*, bacilos Gram-negativos e leveduras. Essa microbiota possui baixa virulência e raramente causa infecção, contudo, pode ocasionar infecções sistêmicas em pacientes imunodeprimidos e após procedimentos invasivos.

Recomendações:

▪ A higienização simples das mãos (uso de água e sabonete líquido) deverá ter duração de 40 a 60 segundos. Os passos de execução devem ser rigorosamente obedecidos (ver indicações detalhadas na Figura 4.1).

Higienize as mãos com água e sabonete apenas quando estiverem visivelmente sujas! Senão, friccione as mãos com preparações alcoólicas!

Duração de todo o procedimento: 40-60 segundos.

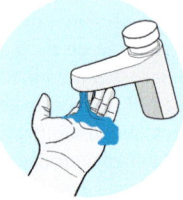

Molhe as mãos com água.

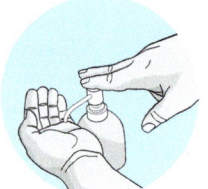

Aplique na palma da mão quantidade suficiente de sabonete líquido para cobrir todas as superfícies das mãos.

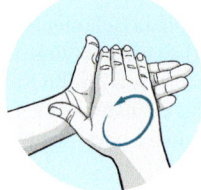

Ensaboe as palmas das mãos, friccionando-as entre si.

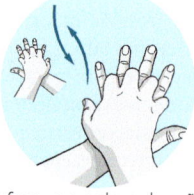

Esfregue a palma da mão direita contra o dorso da mão esquerda entrelaçando os dedos e vice-versa.

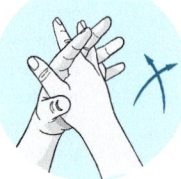

Entrelace os dedos e friccione os espaços interdigitais.

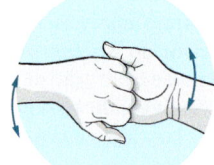

Esfregue o dorso dos dedos de uma mão com a palma da mão oposta, segurando os dedos, com movimento de vai-e-vem e vice-versa.

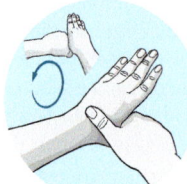

Esfregue o polegar esquerdo com o auxílio da palma da mão direita, utilizando-se de movimento circular e vice-versa.

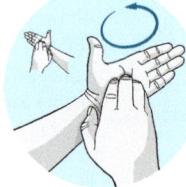

Friccione as polpas digitais e unhas da mão direita contra a palma da mão esquerda, fazendo movimento circular e vice-versa.

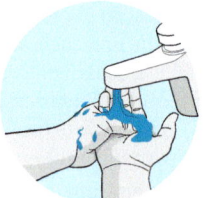

Enxágue bem as mãos com água.

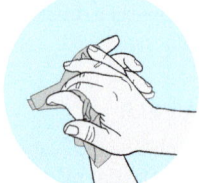

Seque as mãos com papel toalha descartável.

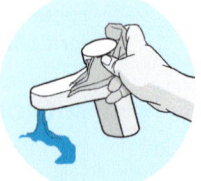

No caso de torneiras com contato manual para fechamento, sempre utilize papel toalha.

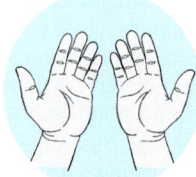

Agora suas mãos estão seguras.

FIGURA 4.1 Como higienizar as mãos com água e sabonete?
Fonte: Brasil, Ministério da Saúde, 2019.

■ Fazer a higiene com água e sabonete líquido se as mãos estiverem visivelmente sujas ou com suspeita ou confirmação de exposição a organismos formadores de esporos, após usar o banheiro e no início e no término do turno de trabalho.

■ Fazer a higiene friccionando as mãos com preparação alcóolica para as mãos (líquida, gel, espuma ou outra). A técnica de fricção antisséptica das mãos (com preparação alcoólica na forma gel ou líquida com 1 a 3% de glicerina) deverá ter duração de 20 a 30 segundos (Figura 4.2).

■ Garantir a disponibilidade adequada de pias para higiene das mãos com sabonete líquido e água corrente em todas as áreas hospitalares que realize atendimento ao paciente.

■ Garantir a disponibilidade de produtos de higiene das mãos (água limpa, sabonete líquido e toalhas de papel descartáveis, preparação alcoólica para as mãos) a todos os profissionais da saúde, visitantes e acompanhantes.

■ Os dispensadores de álcool gel deverão estar dispostos próximos ao local de atendimento do paciente.

Friccione as mãos com preparações alcoólicas! Higienize as mãos com água e sabonete apenas quando estiverem visivelmente sujas!

Duração de todo o procedimento: 20-30 segundos.

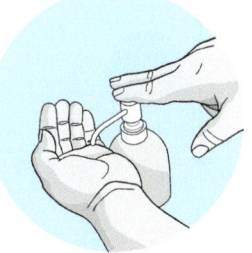

Aplique uma quantidade suficiente de preparação alcoólica em uma mão em forma de concha para cobrir todas as superfícies das mãos.

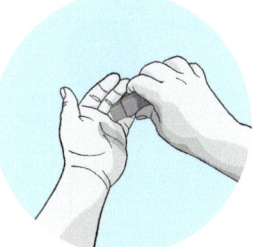

Friccione as palmas das mãos entre si.

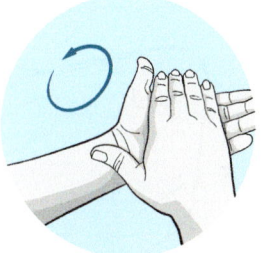

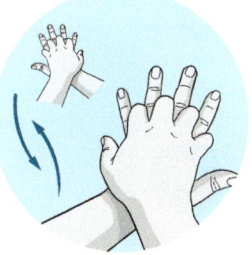

Friccione a palma direita contra o dorso da mão esquerda entrelaçando os dedos e vice-versa.

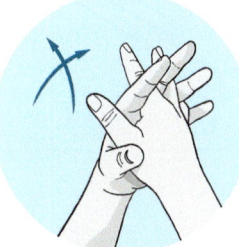

Friccione a palma das mãos entre si com os dedos entrelaçados.

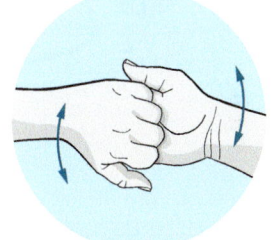

Friccione o dorso dos dedos de uma mão com a palma da mão posta, segurando os dedos, com movimento de vai-e-vem e vice-versa.

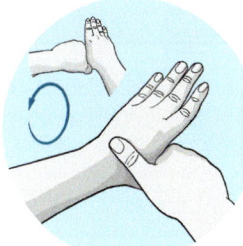

Friccione o polegar esquerdo, com o auxílio da palma da mão direita, utilizando-se de movimento circular e vice-versa.

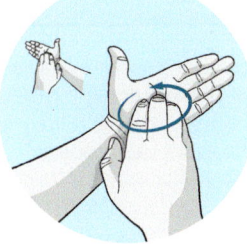

Fricione as polpas digitais e unhas da mão direita contra a palma da mão esquerda, fazendo movimento circular e vice-versa.

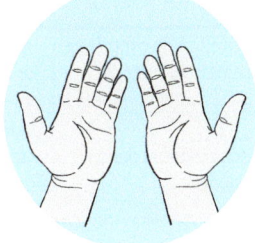

Quando estiverem secas, suas mãos estarão seguras.

FIGURA 4.2 Como fazer a fricção antisséptica das mãos com preparações alcoólicas?
Fonte: Brasil, Ministério da Saúde, 2019.

A higienização das mãos continua sendo a medida individual mais simples, barata e mais eficiente na prevenção de propagação de patógenos.

SEGURANÇA DO PACIENTE

A "Estratégia Multimodal da OMS", recomendada pelas Diretrizes do Desafio Global para a Segurança do Paciente sobre Higienização das Mãos em Serviços de Saúde, reforça os principais momentos em que os profissionais de saúde devem higienizar as mãos. As recomendações são baseadas em evidências, testadas em campo e centradas no paciente. Deve-se sempre lembrar que "a higienização das mãos realizadas no momento certo e da maneira correta pode salvar vidas" (Figura 4.3):

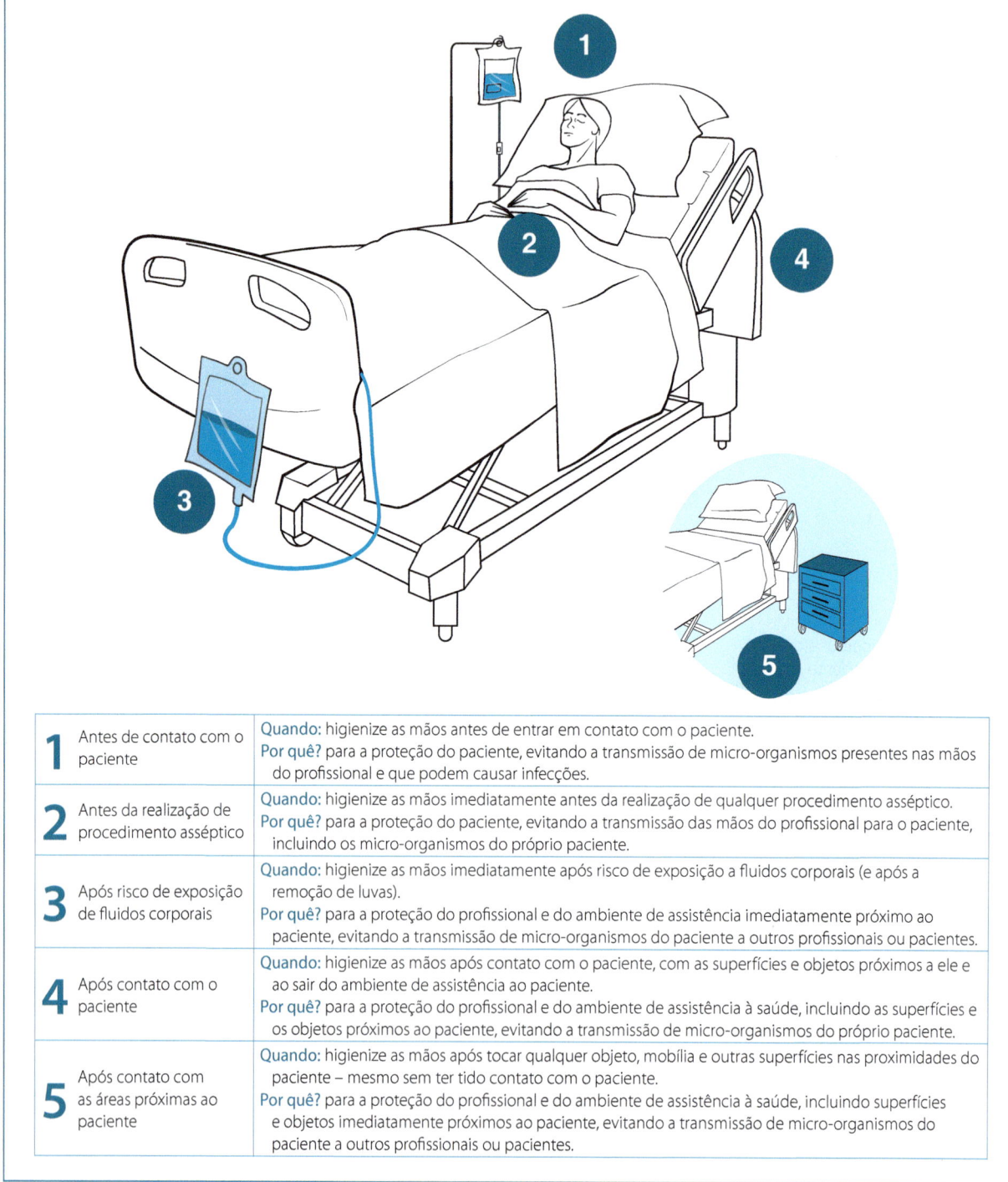

1	Antes de contato com o paciente	**Quando:** higienize as mãos antes de entrar em contato com o paciente. **Por quê?** para a proteção do paciente, evitando a transmissão de micro-organismos presentes nas mãos do profissional e que podem causar infecções.
2	Antes da realização de procedimento asséptico	**Quando:** higienize as mãos imediatamente antes da realização de qualquer procedimento asséptico. **Por quê?** para a proteção do paciente, evitando a transmissão das mãos do profissional para o paciente, incluindo os micro-organismos do próprio paciente.
3	Após risco de exposição de fluidos corporais	**Quando:** higienize as mãos imediatamente após risco de exposição a fluidos corporais (e após a remoção de luvas). **Por quê?** para a proteção do profissional e do ambiente de assistência imediatamente próximo ao paciente, evitando a transmissão de micro-organismos do paciente a outros profissionais ou pacientes.
4	Após contato com o paciente	**Quando:** higienize as mãos após contato com o paciente, com as superfícies e objetos próximos a ele e ao sair do ambiente de assistência ao paciente. **Por quê?** para a proteção do profissional e do ambiente de assistência à saúde, incluindo as superfícies e os objetos próximos ao paciente, evitando a transmissão de micro-organismos do próprio paciente.
5	Após contato com as áreas próximas ao paciente	**Quando:** higienize as mãos após tocar qualquer objeto, mobília e outras superfícies nas proximidades do paciente – mesmo sem ter tido contato com o paciente. **Por quê?** para a proteção do profissional e do ambiente de assistência à saúde, incluindo superfícies e objetos imediatamente próximos ao paciente, evitando a transmissão de micro-organismos do paciente a outros profissionais ou pacientes.

FIGURA 4.3 Os 5 momentos para a higienização das mãos.
Fonte: Brasil, Ministério da Saúde, 2019.

- Antes de contato com o paciente.

- Após contato com o paciente.

- Antes de realizar procedimentos assistenciais e manipular dispositivos invasivos.

- Antes de calçar luvas para inserção de dispositivos invasivos que não requeiram preparo cirúrgico.

- Após o risco de exposição a fluidos corporais.

- Ao mudar de um sítio corporal para outro, contaminado ou não, durante o cuidado ao paciente.

Lembrar-se também da importância de manter parceria com o Serviço de Controle de Infecção Hospitalar quanto à vigilância e à educação para efetividade da higienização das mãos.

QUADRO 4.1 Os 5 momentos para a higiene das mãos: descrição e objetivos.

Momentos	Descrição	Objetivos
1º momento	Antes do contato com o paciente.	Para protegê-lo dos micro-organismos carreados pelas mãos.
2º momento	Imediatamente antes da realização de procedimento asséptico.	Para protegê-lo dos micro-organismos carreados pelas mãos.
3º momento	Imediatamente após risco de exposição a fluidos corporais Após a retirada de luvas.	Para proteger o profissional e o ambiente da contaminação.
4º momento	Após contato com o paciente Ao deixar o leito/ poltrona do paciente.	Para proteger o profissional e o ambiente da contaminação.
5º momento	Após contato com áreas próximas ao paciente.	Para proteger o profissional e o ambiente da contaminação.

Fonte: Brasil, Ministério da Saúde, 2019.

Aproximadamente 70% dos profissionais de saúde e 50% das equipes cirúrgicas não praticam rotineiramente a higienização das mãos de maneira correta. A prevenção e o controle de infecções são fundamentais para a garantia de sistemas de saúde seguros e eficazes.

ISOLAMENTO E PRECAUÇÕES

Existem várias atividades profissionais que favorecem à exposição aos riscos ocupacionais. Na área da saúde pode-se observar a presença de grande número destes riscos, principalmente ao considerar-se que o hospital é o principal meio ambiente de trabalho dos profissionais que atuam nesta área.

A promoção de um clima de segurança é considerada o ponto-chave para a prevenção da transmissão de patógenos na saúde. O isolamento hospitalar é uma prática de precaução, visando a prevenção e medidas de controle de doenças transmissíveis. O uso em escala mundial das precauções padrão ajudaria a reduzir os riscos desnecessários associados à saúde.

As precauções padrão devem ser o nível mínimo necessário para os cuidados de todos os pacientes. A avaliação de risco é essencial. Deve-se avaliar todas as atividades de assistência à saúde para determinar a proteção individual mais indicada. Em conjunto com as precauções padrão, foram estabelecidas as precauções baseadas na transmissão, indicadas para os pacientes sabidamente infectados ou com suspeita de sê-lo, com micro-organismo altamente transmissível ou de importância epidemiológica, para os quais as medidas adicionais às precauções padrão fazem parte, para controlar a cadeia de transmissão da doença nos hospitais. São as precauções por gotículas, precauções aéreas e precauções por contato, quer sejam usadas isoladamente, quer sejam combinadas, sempre simultaneamente às precauções padrão.

Deve-se lembrar que a disposição da equipe e os materiais corretos, aliados à liderança e ao treinamento dos profissionais da saúde, pacientes e visitantes, são essenciais para melhorar o clima de segurança nas unidades de saúde.

Tipos de precauções:

- **Precauções padrão:** devem ser aplicadas no atendimento a todos os pacientes, na presença de risco de contato com sangue, fluidos corpóreos, secreções e excreções (exceção do suor), pele com solução de continuidade e mucosa.

- **Precauções específicas:** direcionadas para situações clínicas específicas e para alguns micro-organismos. Tais precauções têm base no mecanismo de transmissão das doenças e designadas para pacientes suspeitos ou sabidamente infectados ou colonizados por patógenos transmissíveis e de importância epidemiológica. Sua transmissão acontece por meio de três vias principais: de contato; aérea por gotículas; e aérea por aerossóis.

- **Precauções empíricas:** indicadas em síndromes clínicas de importância epidemiológica sem a confirmação da etiologia.

Os micro-organismos podem ser transmitidos por via direta, indireta ou, mais raramente, por vetores:

- Por via direta, quando ocorre de pessoa para pessoa por meio de contato direto (p. ex., tato, secreções e sangue) ou via respiratória (p. ex., espirros, tosse).

- Por via indireta, ocorre por meio de um vetor (p. ex., animal, como mosquito transmissor da dengue) ou veículo inanimado (p. ex., estetoscópio, termômetro, mesa cabeceira).

PRECAUÇÕES PADRÃO

É o conjunto dos procedimentos utilizados pelos profissionais de saúde, durante o cuidado com todos os pacientes, para evitar a transmissão de agentes patogênicos entre os pacientes, dos pacientes para os profissionais de saúde e destes para os pacientes. Devem ser utilizadas em todos os pacientes, independentemente do seu diagnóstico infeccioso, além de serem aplicadas quando existir o risco de contato com sangue, todos os líquidos corpóreos, secreções e excreções (exceto o suor), pele com solução de continuidade (pele não íntegra) e mucosas.

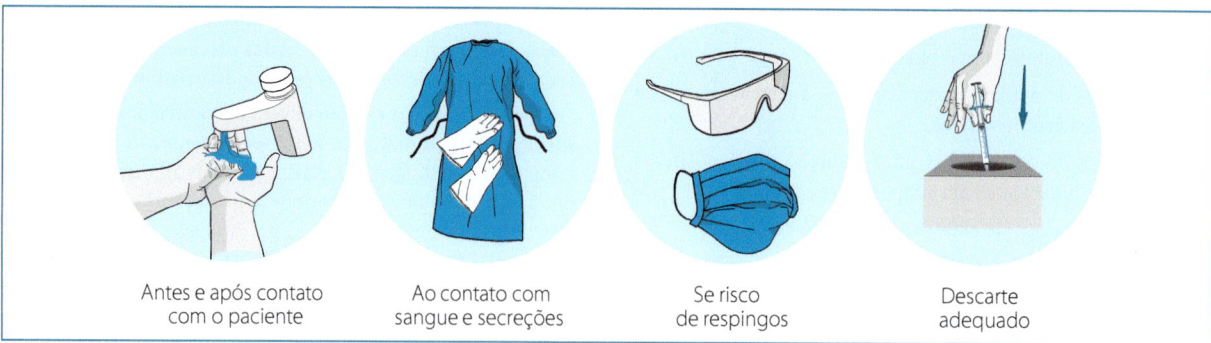

Antes e após contato com o paciente | Ao contato com sangue e secreções | Se risco de respingos | Descarte adequado

FIGURA 4.4 Precauções padrão, segundo a Comissão de Controle de Infecção Hospitalar do Instituto de Infectologia Emílio Ribas. *Fonte:* Adaptada de Cavalcante NJF et al., 2019.

O que faz parte das precauções padrão:

- **Higienização das mãos:** proceder com água e sabão líquido ou com álcool gel antes e depois de cuidar dos pacientes (5 momentos).

- **Luvas:** usar quando houver possibilidade de contato com sangue, excreções, secreções, mucosas ou áreas com pele não íntegra do paciente.

- **Avental:** usar durante procedimentos com possibilidade de contato com material biológico, inclusive superfícies contaminadas.

- **Máscara cirúrgica, óculos ou protetor facial:** utilizar durante procedimentos, com possibilidade de ocorrer respingos de material biológico nas mucosas da boca, do nariz e dos olhos do profissional. A máscara cirúrgica deve cobrir nariz e boca.

- Limpar e desinfetar artigos e equipamentos utilizados entre pacientes.

- Acondicionar e transportar a roupa suja de modo a prevenir vazamentos e contato com a pele e ambiente.

- Higiene ambiental.

- Higiene respiratória e tosse com etiqueta.

- Práticas seguras na administração de medicamentos por vias endovenosa, muscular entre outras.

- **Prevenir ferimentos com material perfuro cortante:** não reencapar agulhas; descartar o material nas caixas apropriadas; não remover agulhas usadas das seringas descartáveis; e não dobrar, quebrar ou manipular agulhas usadas.

Óculos de proteção e protetor facial: ajustar junto à face.	
Luvas: cobrir os punhos do avental.	
Avental: cobrir toda extensão do corpo.	
Máscara: colocar antes de entrar no quarto do paciente; ajustar o elástico e a parte flexível em torno do seu nariz; cobrir inteiramente o nariz e a boca.	

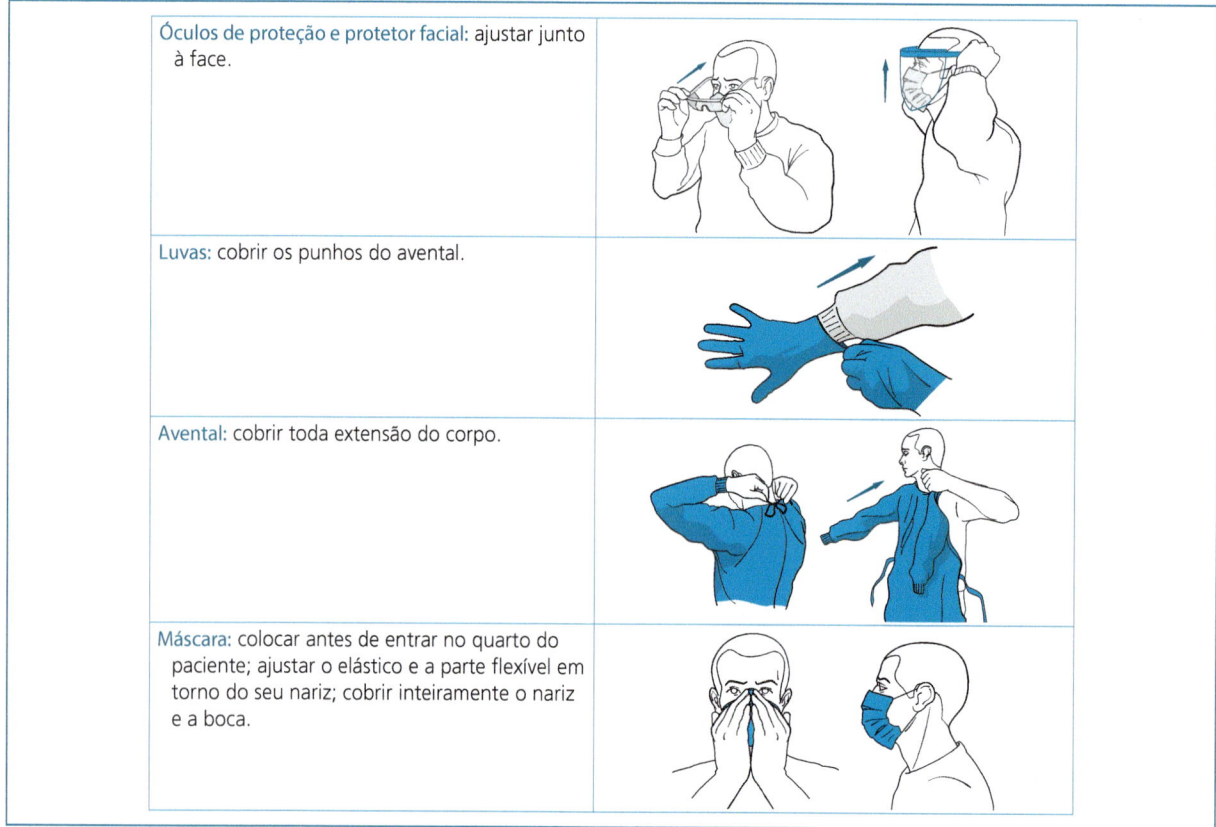

FIGURA 4.5 Sequência de colocação dos equipamentos de proteção individual ao entrar no quarto do paciente. *Fonte:* APECIH – Associação Paulista de Estudos e Controle de Infecção Hospitalar, 2012.

Óculos de proteção e protetor facial: retirar a partir das hastes dos óculos que estão na orelha e do elástico do protetor que está sobre a cabeça.	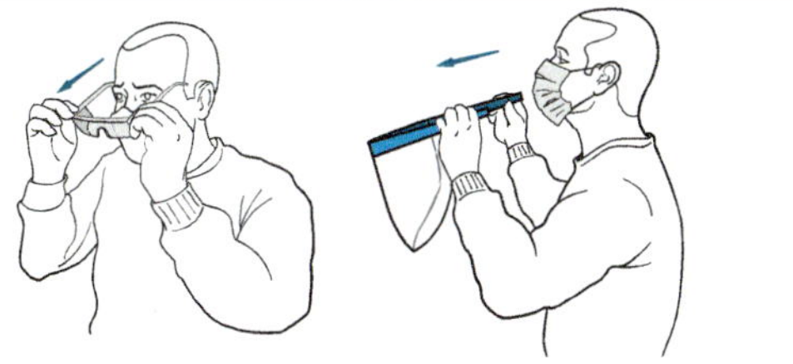
Máscara cirúrgica ou do tipo respirador: higienizar as mãos; sair do quarto do paciente; segurar pela parte de baixo, depois os cordões, o elástico de cima e por último, remova-a da face.	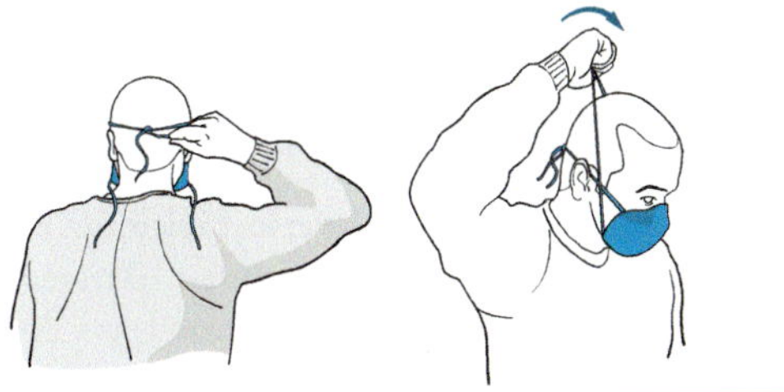
Luvas: segurar a parte externa da luva com a mão oposta enluvada e retire-a; deslizar os dedos da mão sem luva por debaixo da luva na altura do punho.	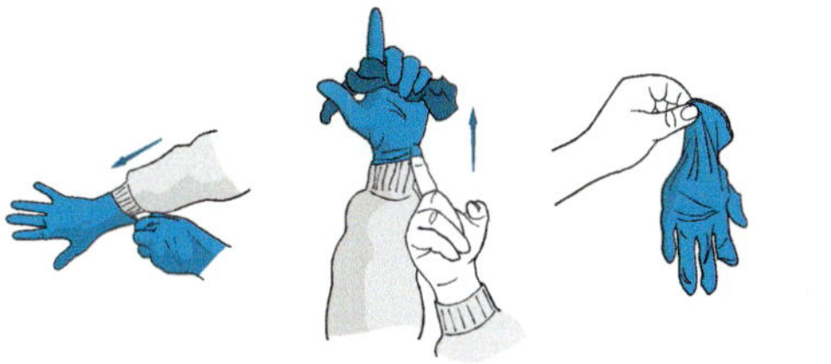
Avental: segurar pelo avesso do avental, retire-o, passando pelo pescoço e ombros.	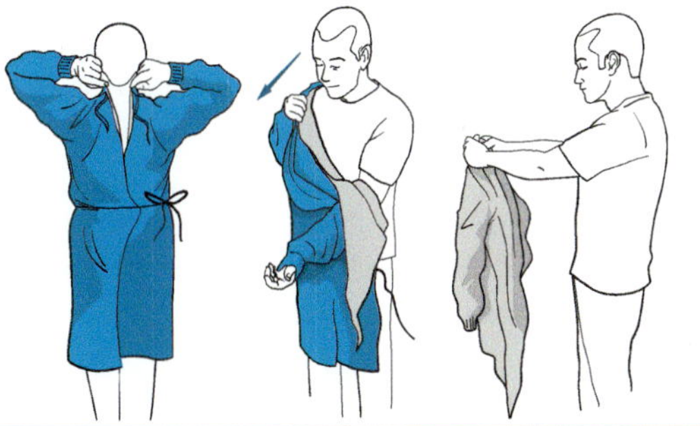

FIGURA 4.6 Sequência da retirada dos equipamentos de proteção individual ao sair do quarto do paciente.
Fonte: APECIH – Associação Paulista de Estudos e Controle de Infecção Hospitalar, 2012.

PRECAUÇÕES ESPECÍFICAS

Precauções de contato

Objetivam prevenir a transmissão de micro-organismos epidemiologicamente importantes e/ou multirresistentes a partir de pacientes infectados ou colonizados para outros pacientes, profissionais, visitantes, acompanhantes, por meio de contato direto ou indireto.

Cuidados a serem adotados em pacientes com precauções de contato:

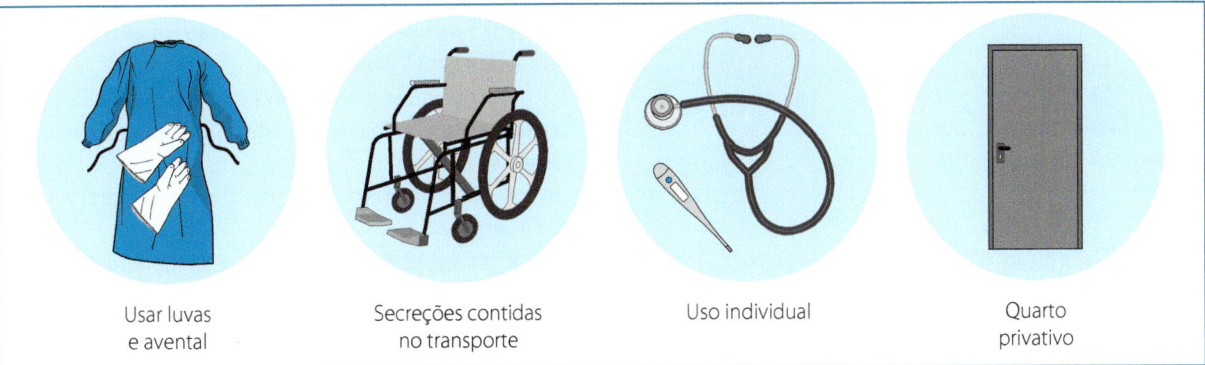

| Usar luvas e avental | Secreções contidas no transporte | Uso individual | Quarto privativo |

FIGURA 4.7 Precauções de contato (isolamento tipo 2).
Fonte: Adaptada de Cavalcante NJF et al., 2019.

- Internar o paciente em quarto privativo ou comum para a mesma doença.

- Higienizar as mãos com sabonete à base de clorexidina degermante antes de entrar no quarto para realizar qualquer tipo de cuidado ou examinar o paciente.

- As luvas e o avental de mangas longas deverão ser vestidos imediatamente antes de entrar no quarto e retirados em seu interior ou na antecâmara, caso possua. Desprezar o avental no *hamper* e as luvas no lixo infectante.

- Higienizar as mãos após retirar as luvas, com sabonete à base de clorexidina degermante.

- Acompanhantes e visitantes deverão higienizar as mãos antes e depois do contato com seu familiar. Deverão ser orientados também quanto a não se sentar na cama do paciente e perambular em outros quartos/leitos.

- O transporte do paciente deverá ser evitado, mas em caso de necessidade, se houver material infectante, deverá ser contido (com curativo, avental, forro ou lençol) para evitar contaminação de superfície.

- Se o paciente for transportado em cadeiras ou macas, realizar a desinfecção delas após o transporte.

- O profissional que for realizar o transporte deverá usar luvas e avental durante a remoção do paciente, com cuidado para não tocar com as luvas contaminadas outras superfícies durante o transporte (botão do elevador, maçaneta das portas, prontuários, telefones).

- Artigos e equipamentos deverão ser exclusivos de cada paciente e sofrer limpeza, desinfecção ou esterilização após a alta, ou sempre que estiverem com sujidade.

Precauções respiratórias para gotículas

Visam prevenir a transmissão de micro-organismos veiculados por via respiratória (gotículas) por partículas maiores que 5 μ, de pacientes com doença transmissível, geradas pela tosse, espirro e durante a fala. Lembrar que essas gotículas (> 5 μ) podem ser depositadas a curta distância (1 a 1,5 m).

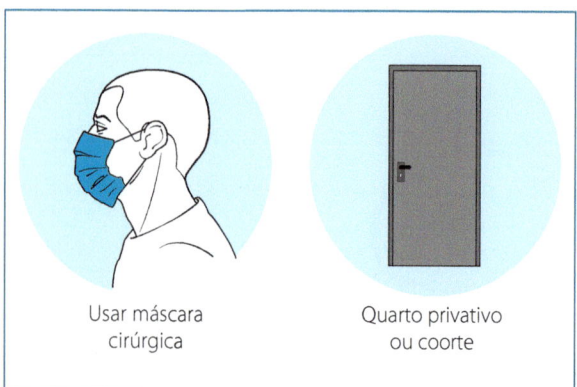

Usar máscara cirúrgica — Quarto privativo ou coorte

FIGURA 4.8 Precauções respiratórias para gotícula (isolamento tipo 4).
Fonte: Adaptada de Cavalcante et al., 2019.

Cuidados a serem adotados em pacientes com precauções respiratórias para gotículas (p. ex., meningites, caxumba, coqueluche, vírus influenza – incluindo H1N1):

- O paciente deverá ser internado em quarto privativo ou comum para a mesma doença.

- Higienizar as mãos antes de entrar no quarto para realizar qualquer tipo de cuidado ou examinar o paciente (5 momentos).

- Utilizar máscara cirúrgica antes de entrar no quarto do paciente.

- A máscara deverá ser retirada após a saída do quarto e desprezada.

Precauções respiratórias para aerossóis

São medidas adotadas para pacientes com suspeita ou diagnóstico de infecção através de aerossóis (partículas respiratórias < 5 μ), que podem ficar suspensas no ar ou ressecadas no ambiente. Deve-se utilizar, para o cuidado deste paciente, área física específica, dotada de sistema de ar com uso de filtro especial e pressão negativa, quando estes recursos estiverem disponíveis.

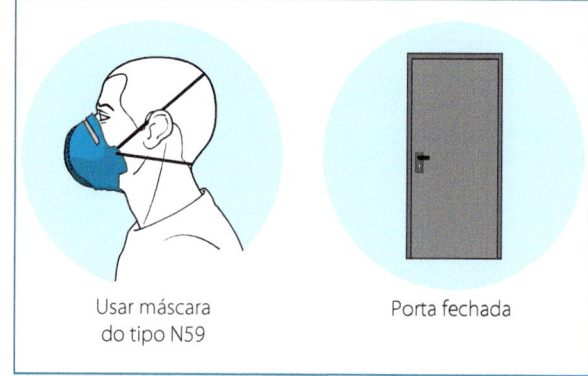

Usar máscara do tipo N59 — Porta fechada

FIGURA 4.9 Precauções respiratórias para aerossóis (isolamento tipo 4N95).
Fonte: Adaptada de Cavalcante NJF et al., 2019.

Cuidados a serem adotados em pacientes com precauções respiratórias para aerossóis (p. ex., tuberculose, sarampo, varicela):

- O paciente deverá ser internado em quarto privativo ou comum para a mesma doença.

- Higienizar as mãos antes de entrar no quarto para realizar qualquer tipo de cuidado ou examinar o paciente (5 momentos).

- Colocar o respirador (PFF2) antes de entrar no quarto do paciente.

- O respirador PFF2 deverá ser retirado somente após a saída do quarto.

- Manter a porta do quarto sempre fechada.

- Em caso de transporte do paciente (realização de exames, transferência), ele deverá utilizar máscara cirúrgica. Além disso, é necessário avisar o local para onde o paciente está sendo transportado que se trata de isolamento respiratório por aerossóis.

No caso de tuberculose resistente em pacientes sabidamente ou com confirmação microbiológica, manter em quarto privativo.

Orientações para utilização do respirador do tipo PFF2:

- Ajustar bem o respirador à face, verificando se não há escape de ar.
- Não usar máscara cirúrgica sob a máscara PFF2, pois ela impede a aderência da máscara PFF2 à face.
- Duas máscaras cirúrgicas não substituem um respirador PFF2.
- O uso da máscara PFF2 é pessoal e intransferível.
- O descarte deverá seguir as normas de cada fabricante.

Precauções respiratórias para gotículas + precauções de contato

Utilizadas na prevenção da transmissão de micro-organismos veiculados por via respiratória (gotículas) e por contato. Podem ser utilizadas também no caso de associações de doenças com diferentes mecanismos de transmissão.

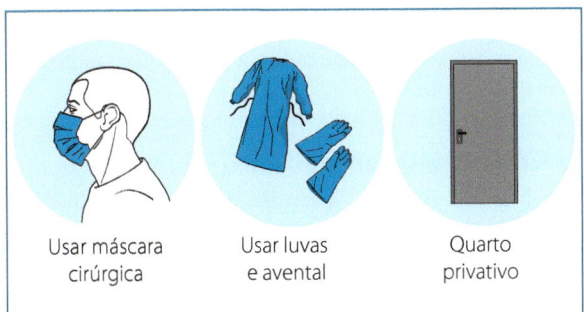

Usar máscara cirúrgica — Usar luvas e avental — Quarto privativo

FIGURA 4.10 Precauções para gotículas (isolamento tipo 3). *Fonte:* Adaptada de Cavalcante NJF et al., 2019.

Cuidados a serem adotados em pacientes com precauções respiratórias para gotículas + de contato (p. ex., difteria cutânea + faríngea; pacientes com meningite transferido de outros hospitais):

- O paciente deverá ser internado em quarto privativo ou comum para a mesma doença.
- Higienizar as mãos antes de entrar no quarto para realizar qualquer tipo de cuidado ou examinar o paciente (5 momentos).
- Utilizar luvas, avental e máscara antes de entrar no quarto do paciente.
- As luvas e o avental deverão ser vestidos imediatamente antes de entrar no quarto e retirados em seu interior ou na antessala, caso exista. Desprezar o avental no *hamper* e as luvas no lixo.
- Higienizar as mãos após a retirada das luvas.
- A máscara cirúrgica deverá ser retirada após a saída do quarto.

Precauções respiratórias para aerossóis + precauções de contato

Utilizadas na prevenção da transmissão de micro-organismos veiculados através de aerossóis e por contato. Podem ser utilizadas também no caso de associações de doenças com diferentes mecanismos de transmissão.

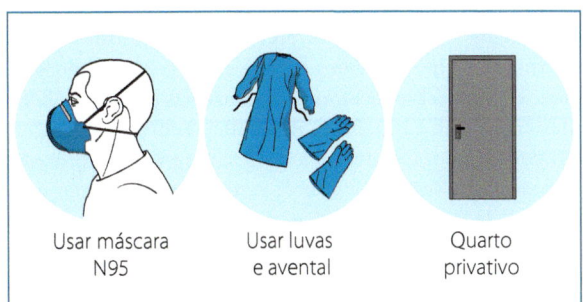

Usar máscara N95 — Usar luvas e avental — Quarto privativo

FIGURA 4.11 Precauções para aerossóis (isolamento tipo 3). *Fonte:* Adaptada de Cavalcante NJF et al., 2019.

Cuidados a serem adotados em pacientes com precauções respiratórias para aerossóis + precauções de contato (p. ex., varicela, herpes-zóster disseminado ou em imunodeprimido, influenza aviária (H5N1) e Síndrome Respiratória Aguda Grave (SARS), ou no caso de associação de duas ou mais doenças, como tuberculose + diarreia infecciosa):

- O paciente deverá ser internado em quarto privativo ou comum para a mesma doença.
- Higienizar as mãos antes de entrar no quarto para realizar qualquer tipo de cuidado ou examinar o paciente (5 momentos).
- Utilizar luvas, avental e respirador PFF2 antes de entrar no quarto do paciente.
- As luvas e o avental deverão ser vestidos imediatamente antes de entrar no quarto e retirados em seu interior ou na antessala, caso exista. Desprezar o avental no *hamper* e as luvas no lixo.
- Higienizar as mãos após a retirada das luvas.
- O respirador PFF2 deverá ser retirado após a saída do quarto.
- Manter a porta do quarto fechada.

CONSIDERAÇÕES FINAIS SOBRE PRECAUÇÕES

- A higiene das mãos (lavagem com água e sabão ou fricção com solução alcoólica) é a medida mais importante para evitar a aquisição e a transmissão de patógenos no ambiente hospitalar.
- As luvas deverão ser utilizadas exclusivamente durante os procedimentos com o paciente, não sendo permitido atender telefone, chamar elevador ou fazer anotações no prontuário com as mãos enluvadas.
- Após a retirada das luvas, as mãos deverão ser higienizadas.
- É fundamental que o paciente colabore com as normas de isolamento. Para isso, ele deve ser adequadamente

orientado sobre os motivos do seu isolamento e os riscos da não adesão às recomendações.

- Não entrar com prontuários/cadernetas nas enfermarias.

FEBRES HEMORRÁGICAS (PRECAUÇÕES RESPIRATÓRIAS E PRECAUÇÕES DE CONTATO)

Métodos utilizados na prevenção da transmissão de micro-organismos relacionados a doenças com alta mortalidade, como as febres hemorrágicas causadas por vírus Ebola, Marburg, Febre Lassa, Febre Rift Valley, Febre Hemorrágica Crimeia-Congo. Os profissionais que atuarem em procedimentos com risco de geração de aerossol nos pacientes com suspeita de febre hemorrágica, deverão utilizar máscara de proteção respiratória (respirador particulado), com eficácia mínima na filtração de 94% de partículas de até 0,3 m (tipo N95, N99, N100, PFF2 ou PFF3).

Equipamentos de proteção individual que deverão ser utilizados na suspeita ou confirmação das febres hemorrágicas:

- roupa privativa do hospital;
- macacão impermeável branco;
- avental impermeável azul (para ser usado em cima do macacão branco);
- dois pares de bota impermeável antiderrapante;
- máscara N95;
- óculos de proteção descartável;
- protetor facial;
- luvas cirúrgicas (preferencialmente nitrílica).

Tais equipamentos podem ser adotados, excepcionalmente, para doenças novas ou cujo mecanismo de transmissão não seja conhecido até readequação. Nessas situações, são intensificadas as medidas contra doenças transmitidas por aerossóis e de contato. Podem ser utilizados também nos casos de associações de doenças com diferentes mecanismos de transmissão.

Cuidados no manuseio do paciente suspeito/confirmado com febre hemorrágica:

- O paciente deverá ser internado em quarto privativo com antecâmara ou comum para a mesma doença.
- Higienizar as mãos antes de colocar a paramentação para entrar no quarto para realizar qualquer tipo de cuidado ou examinar o paciente.
- Requer uso de equipamento listado anteriormente antes de entrar no quarto do paciente.
- Requer trabalho em equipe, com presença de outro colega que participe dos cuidados e de um supervisor que acompanhe a colocação e a retirada de toda a paramentação.
- Higienizar as mãos com as luvas e após retirada delas.
- Tudo deve ficar dentro do quarto.
- Manter a porta do quarto e da antecâmara fechadas.

PRECAUÇÕES EMPÍRICAS

O diagnóstico de muitas infecções requer confirmação laboratorial, o que em alguns casos implica em aguardar dias. A adoção de precauções antes da confirmação reduz o risco de exposição de outros pacientes ou dos profissionais de saúde a agentes infecciosos. Algumas síndromes clínicas estão relacionadas à alta transmissibilidade ou maior gravidade, reforçando a adoção dessas precauções (Quadro 4.2).

BACTÉRIAS MULTIRRESISTENTES

Nos últimos anos, a incidência de micro-organismos multirresistentes tem aumentado de modo importante, especialmente em populações de alto risco, como pacientes em Unidades de Terapia Intensiva e imunocomprometidos.

As infecções causadas por esses agentes estão associadas a períodos prolongados de internação, custos elevados, além do aumento da morbimortalidade dentre outros.

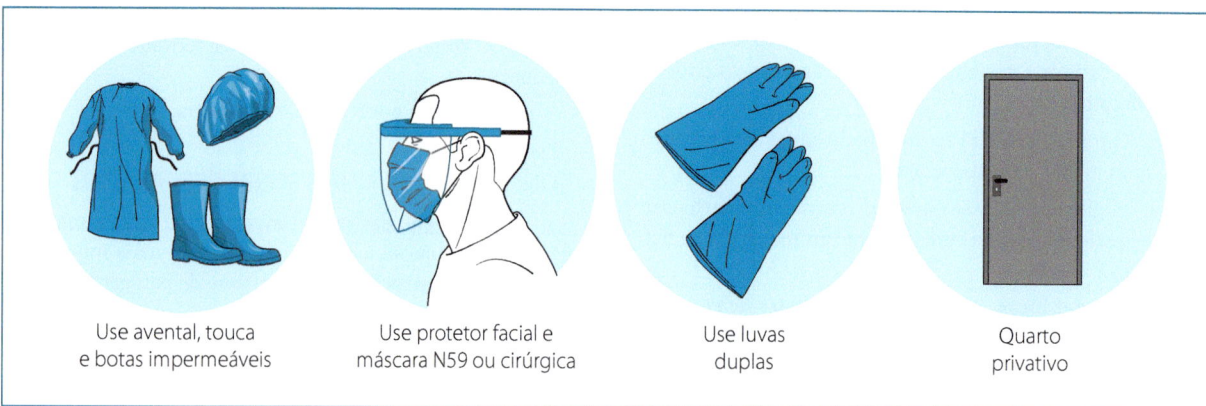

Use avental, touca e botas impermeáveis

Use protetor facial e máscara N59 ou cirúrgica

Use luvas duplas

Quarto privativo

FIGURA 4.12 Precauções respiratórias e precauções de contato em casos de febre hemorrágica.
Fonte: Adaptada de Cavalcante NJF et al., 2019.

QUADRO 4.2 Síndromes clínicas ou condições que requerem precauções empíricas adicionais na prevenção de patógenos epidemiologicamente importantes que aguardam confirmação diagnóstica.

Síndrome clínica ou condição	Patógenos potenciais	Precauções empíricas
Diarreia aguda com provável causa infecciosa em paciente incontinente ou com "fraldas"	Patógenos entéricos	Contato
Diarreia em adulto com história de uso recente de antibióticos	*Clostridium difficile*	Contato
Meningites	*Neisseria meningitidis*	Gotícula
Exantema ou *rash* generalizado de causa desconhecida Febre com petéquias ou equimoses	*Neisseria meningitidis*	Gotícula
Vesicular	Varicela	Aerossol + contato
Febre com exantema maculopapular e coriza	Sarampo	Aerossol
Tosse/febre/infiltrado pulmonar em lobo superior em paciente HIV negativo (ou com baixo risco de infecção pelo HIV)	*Mycobacterium tuberculosis*	Aerossol
Tosse/febre/infiltrado pulmonar em qualquer topografia em paciente HIV positivo (ou com alto risco de infecção pelo HIV)	*Mycobacterium tuberculosis*	Aerossol
Tosse persistente ou paroxismos	*Bordetella pertusis*	Gotícula
Infecções pulmonares em pacientes pediátricos, particularmente bronquiolite	Vírus sincicial respiratório, vírus parainfluenza entre outros vírus, como adenovírus	Contato + gotículas
História de infecção ou colonização por bactérias (pacientes transferidos de outros hospitais)	Bactéria resistente	Contato
Abscesso em pele ou ferida drenando, que não pode ser coberta	*Staphylococcus aureus*, *Streptococcus* Grupo A	Contato

Diversos fatores estão relacionados à persistência desses micro-organismos dentro das unidades hospitalares, como a vulnerabilidade individual dos pacientes, o uso prolongado de antimicrobianos, gerando pressão seletiva, a transmissão cruzada pelo paciente colonizado e/ou infectado e o impacto da adesão às medidas de prevenção de e controle de infecções.

Medidas e orientações de isolamento para bactérias multirresistentes:

- Colocar o paciente em quarto privativo ou com outro paciente colonizado/infectado pelo mesmo agente, com placa visível de precauções de contato.

-

- Higienizar as mãos com sabonete com clorexidina ou álcool gel antes e depois de qualquer contato com o paciente, com superfícies ou mobiliário do quarto de isolamento.

- Disponibilizar na antessala (quando houver) luvas, aventais.

- Os artigos como estetoscópio, termômetro e material de limpeza deverão ser de uso individualizado pelo paciente e higienizados periodicamente.

Isolamento de contato:

- Limitar o número de profissionais que entram no quarto de isolamento.

- Disponibilizar luvas e aventais com acesso fácil para profissionais que irão atender o paciente.

- Prescrever diariamente precaução de contato.

- Todos os profissionais deverão utilizar luvas de procedimento e avental limpo, não estéril, antes de entrar no quarto do paciente em isolamento.

- Retirar as luvas e o avental no interior do quarto, ou na antessala (quando houver), após o término do procedimento ou exame, com cuidado para não tocar no paciente ou em superfícies.

- Desprezar o avental descartável no lixo e quando avental de tecido no *hamper*, dentro do quarto ou na antessala (quando houver).

- Deixar imediatamente o quarto após a retirada das luvas e avental.

- Higienizar as mãos.

ORIENTAÇÕES PARA ISOLAMENTO DE PACIENTES COM DOENÇAS TRANSMISSÍVEIS

QUADRO 4.3 Distribuição das precauções recomendadas, segundo o tipo e a duração da infecção ou do agente etiológico.			
Infecção ou condição	**Precauções**		
Infecção/agente etiológico	**Tipo**	**Duração**	**Comentários**
Abscesso			
▪ Com grande drenagem	Contato	DD	Sem curativo ou curativo que não contém a drenagem.
▪ Com pouca drenagem ou contido	Padrão	—	Curativo cobre e contém a drenagem.
Aids	Padrão	—	Apenas pacientes com quadro psiquiátrico, sangramentos ou secreções de grande volume devem seguir o isolamento de contato. Profilaxia pós-exposição para algumas exposições a sangue.
Actinomicose	Padrão	—	Não transmissível de pessoa a pessoa.
Adenovirose, infecção por lactente e pré-escolar	Gotículas Contato	DD	—
Amebíase	Padrão	—	Transmissão de pessoa a pessoa é rara. Relatos de transmissão intrafamiliar e em instituições para indivíduos com transtornos mentais. Utilizar precauções quando houver troca de fraldas de lactentes e indivíduos com transtornos mentais.
Ancilostomíase e necatoríase	Padrão	—	—
Angina de Vincent	Padrão	—	—
Antrax	Padrão	—	Pacientes infectados geralmente não representam risco de infecção.
▪ Cutâneo	Padrão	—	A transmissão por pele não íntegra é possível, portanto, usar precauções de contato, se houver grande quantidade de drenagem não contida. Preferir lavagem das mãos com água e sabão que o uso de antissépticos alcoólicos, pois o álcool não tem atividade esporicida.
▪ Pulmonar	Padrão	—	Não transmissível de pessoa a pessoa.
Arbovirose (dengue, febre amarela, encefalite do West Nile)	Padrão	—	Não há transmissão de pessoa a pessoa, exceto raramente por transfusão e, para o vírus do West Nile, por transplante de órgão, amamentação e por via transplacentária. Instalar telas em portas e janelas em áreas endêmicas.
Ascaridíase	Padrão	—	Não transmissível de pessoa a pessoa.
Aspergilose	Padrão	—	Usar precauções de contato e precauções para aerossol, se ocorrer infecção massiva de tecidos moles com drenagem copiosa e necessidade de irrigações de repetição.
Babesiose	Padrão	—	Não transmissível de pessoa a pessoa, exceto raramente por transfusão.
Bactérias multirresistentes	Contato	—	Ver orientações em capítulos específicos.
Botulismo	Padrão	—	Não transmissível de pessoa a pessoa.
Bronquiolite/Infecção respiratória Vírus sincicial respiratório e vírus *parainfluenzae* (lactente e pré-escolar)	Contato	DD	Eliminação viral pode ser prolongada em pacientes imunocomprometidos. Manter precaução de contato em imunocomprometidos por tempo prolongado (enquanto durar a hospitalização). Usar máscaras conforme necessidade de precaução padrão.
Brucelose	Padrão	—	Não transmissível de pessoa a pessoa, exceto raramente por contato sexual ou esperma estocado. Após exposição em laboratório, administrar profilaxia antimicrobiana.
Candidíase (todas as formas)	Padrão	—	—

(continua)

QUADRO 4.3 Distribuição das precauções recomendadas, segundo o tipo e a duração da infecção ou do agente etiológico (continuação).

Infecção ou condição	Precauções		
Infecção/agente etiológico	Tipo	Duração	Comentários
Abscesso			
Cancro Mole (*Chlamydia trachomatis*) Conjuntivite, genital e respiratória	Padrão	—	Transmissível de pessoa a pessoa por via sexual.
Caxumba (parotidite)	Gotículas	Do início da tumefação até 9 dias	Após início do edema, os profissionais suscetíveis devem abster-se de cuidar do paciente com caxumba.
Celulite sem secreção/com secreção	Padrão Contato	—	As precauções padrão são suficientes para celulites com drenagem contida pelo curativo ou sem secreção.
Cisticercose	Padrão	—	—
Citomegalovirose	Padrão	—	Sem precauções adicionais para profissionais da saúde grávidas.
Clostridium perfringens	—	—	—
▪ Intoxicação alimentar	Padrão	—	Não transmissível de pessoa a pessoa.
▪ Gangrena gasosa	Padrão	—	Rara transmissão de pessoa a pessoa; relato de um surto em centro cirúrgico. Usar precauções de contato, se houver drenagem extensiva.
Clostridium botulinum	Padrão	—	Não transmissível de pessoa a pessoa.
Clostridium difficile	Contato	DD Considerar também o término do tratamento específico	Interromper antibióticos, se apropriado. Garantir medidas de limpeza e desinfecção ambientais consistentes. Usar hipoclorito na limpeza se transmissão continuar a ocorrer. Melhor lavagem das mãos com água e sabão que uso de preparados alcoólicos para sua higiene (ausência de atividade esporicida do álcool).
Chlamydia trachomatis (todas as formas)	Padrão	—	—
Chlamydia pneumoniae	Padrão	—	Raros surtos em populações institucionalizadas.
Coccidiodomicose	Padrão	—	Não transmissível de pessoa a pessoa, exceto em situações extraordinárias.
Conjuntivite	Padrão	—	—
▪ Bacteriana aguda (*Chlamydia*, gonococo)	Padrão	—	—
▪ Viral aguda (aguda hemorrágica)	Contato	DD	Vírus implicados: adenovírus, enterovírus 70, coxsackie A24. Muito contagiosos; vários surtos em clínicas oftalmológicas, serviços de pediatria e neonatologia etc. Clínicas oftalmológicas deveriam adotar medidas de controle de infecção ao manipular pacientes com conjuntivite.
Coqueluche	Gotículas	Por mais 5 dias após início do tratamento eficaz	Preferir internação em quarto individual. Coorte opcional. Realizar profilaxia pós-exposição para contatos domiciliares e profissionais da saúde com contato prolongado a secreções respiratórias. Ainda não há recomendações para vacina com vacina acelular para adultos.
Coriomeningite linfocitária	Padrão	—	Não transmissível de pessoa a pessoa.
Coxsackie (ver enterovirose)	—	—	—
Criptococose	Padrão	—	Não transmissível de pessoa a pessoa, exceto raramente por transplante de tecidos e córnea.

(continua)

QUADRO 4.3 Distribuição das precauções recomendadas, segundo o tipo e a duração da infecção ou do agente etiológico (continuação).

Infecção ou condição	Precauções		
Infecção/agente etiológico	Tipo	Duração	Comentários
Abscesso			
Criptosporidíase (ver Diarreia)	—	—	—
Dengue	Padrão	—	Não transmissível de pessoa a pessoa. Em áreas endêmicas, instalar telas em janelas e portas. Manter caixas e reservatórios de água tampados.
Dermatomicoses	Padrão	—	—
Diarreia	Padrão	—	Usar precauções de contato para indivíduos com fraldas ou incontinentes no decorrer de todo o período da doença ou para controle de surtos institucionais de diarreia.
▪ Adenovírus	Padrão	—	Usar precauções de contato para indivíduos com fraldas ou incontinentes no decorrer da doença ou para controle de surtos institucionais de diarreia.
▪ *Campilobacter* spp.	Padrão	—	Usar precauções de contato para indivíduos com fraldas ou incontinentes no decorrer da doença ou para controle de surtos institucionais de diarreia.
▪ Cólera	Padrão	—	Usar precauções de contato para indivíduos com fraldas ou incontinentes no decorrer da doença ou para controle de surtos institucionais de diarreia.
▪ Criptosporidiose	Padrão	—	Usar precauções de contato para indivíduos com fraldas ou incontinentes no decorrer da doença ou para controle de surtos institucionais de diarreia.
▪ *E. coli* êntero-hemorrágica O157:H7	Padrão	—	Usar precauções de contato para indivíduos com fraldas ou incontinentes no decorrer da doença ou para controle de surtos institucionais de diarreia.
▪ *E. coli* (outras espécies)	Padrão	—	Usar precauções de contato para indivíduos com fraldas ou incontinentes no decorrer da doença ou para controle de surtos institucionais de diarreia.
▪ Giardíase	Padrão	—	Usar precauções de contato para indivíduos com fraldas ou incontinentes no decorrer da doença ou para controle de surtos institucionais de diarreia.
▪ Norovírus	Padrão	—	Usar precauções de contato para indivíduos com fraldas ou incontinentes no decorrer da doença ou para controle de surtos institucionais de diarreia. Profissionais que limpam áreas muito contaminadas com fezes ou vômitos podem se beneficiar do uso de máscaras, pois o vírus pode ser aerossolizado. Assegurar limpeza e desinfecção ambientais consistentes com foco nos banheiros, mesmo que não estejam visivelmente sujos. Uso de hipoclorito pode ser necessário em casos de transmissão contínua.
▪ Rotavírus	Contato	DD	Assegurar limpeza e desinfecção ambientais consistentes e frequente remoção de fraldas sujas. Dispersão prolongada pode ocorrer de crianças e idosos, imunocompetentes ou não.
▪ Salmonelose	Padrão	—	Usar precauções de contato para indivíduos com fraldas ou incontinentes no decorrer da doença ou para controle de surtos institucionais de diarreia.
▪ Shiguelose	Padrão	—	Usar precauções de contato para indivíduos com fraldas ou incontinentes no decorrer da doença ou para controle de surtos institucionais de diarreia.

(continua)

QUADRO 4.3 Distribuição das precauções recomendadas, segundo o tipo e a duração da infecção ou do agente etiológico (continuação).

Infecção ou condição	Precauções		
Infecção/agente etiológico	Tipo	Duração	Comentários
Abscesso			
▪ *Vibrio parahaemolyticus*	Padrão	—	Usar precauções de contato para indivíduos com fraldas ou incontinentes no decorrer da doença ou para controle de surtos institucionais de diarreia.
▪ Viral (outras, não citadas previamente)	Padrão	—	Usar precauções de contato para indivíduos com fraldas ou incontinentes no decorrer da doença ou para controle de surtos institucionais de diarreia.
▪ *Yersinia enterocolitica*	Padrão	—	Usar precauções de contato para indivíduos com fraldas ou incontinentes no decorrer da doença ou para controle de surtos institucionais de diarreia.
Difteria (crupe)	—	—	—
▪ Cutânea	Contato	CN	Até que duas culturas coletadas com intervalo de 24 horas se mostrem negativas.
▪ Faríngea	Gotículas	CN	Até que duas culturas coletadas com intervalo de 24 horas se mostrem negativas.
Doença da arranhadura do gato	Padrão	—	Não transmissível de pessoa a pessoa.
Doença de Creutzfeldt-Jacob	Padrão	—	Usar instrumentais descartáveis ou procedimentos especiais de esterilização/desinfecção para superfícies e objetos contaminados com tecido neural de casos suspeitos e confirmados.
Doença de Kawasaki	Padrão	—	Não é doença infecciosa.
Doença de Lyme	Padrão	—	Não transmissível de pessoa a pessoa.
Doença de mão, pé, boca (ver Enterovirose)	—	—	—
Encefalite (ver Agentes específicos)	—	—	—
Endometrite	Padrão	—	—
Enterovirose (coxsackie dos grupos A e B e echovírus; exclui poliovírus)	Padrão	—	Usar precauções de contato para crianças que usam fraldas ou incontinentes no decorrer da doença e para controle de surtos.
Enterobíase	Padrão	—	—
Enterococcus sp. (se multirresistente, ver Organismos multirresistentes)	—	—	—
Enterocolite necrotizante	Padrão	—	Precaução de contato pode ser necessária, se surto for provável.
Epiglotite por *H. influenzae* tipo b	Gotículas	T 24 horas	—
Equinococose (hidatidose)	Padrão	—	Não transmissível de pessoa a pessoa.
Eritema infeccioso (ver Parvovírus B$_{19}$)	—	—	—
Escabiose	Contato	24 horas após término do tratamento	—
Esquistossomose	Padrão	—	—
Esporotricose	Padrão	—	—
Estafilococcias	—	—	—

(continua)

QUADRO 4.3 Distribuição das precauções recomendadas, segundo o tipo e a duração da infecção ou do agente etiológico (continuação).

Infecção ou condição	Precauções		
Infecção/agente etiológico	Tipo	Duração	Comentários
Abscesso			
▪ Enterocolite	Padrão	—	Usar precauções de contato para crianças com fraldas ou incontinentes no decorrer da doença.
▪ Furunculose em lactentes e crianças	Contato	DD	—
▪ Furunculose em adultos	Padrão	—	Contato se houver drenagem não contida.
▪ Pele	—	—	—
▪ Ferida extensa e grande queimado	Contato	DH	Sem curativo ou curativo que não contém a drenagem.
▪ Ferida pequena	Padrão	—	Curativo cobre e contém a drenagem.
▪ Pneumonia	Padrão	—	—
▪ Síndrome do choque tóxico	Padrão	—	—
▪ Síndrome da pele escaldada	Contato	DD	Considerar profissional da saúde como fonte potencial em berçários ou surtos em UTIs neonatais.
▪ Resistente a múltiplos antimicrobianos (ver Organismos multirresistentes)	—	—	—
Estreptococcia (estreptococos do grupo A)	—	—	—
▪ Doença invasiva grave	Gotículas	T 24 horas	Surtos descritos de doenças graves invasivos secundários à transmissão entre pacientes e profissionais da saúde.
▪ Endometrite (febre puerperal)	Padrão	—	—
▪ Pele	—	—	—
▪ Ferida extensa e grande queimado	Contato Gotículas	T 24 horas	Sem curativo ou curativo que não contém a drenagem.
▪ Ferida pequena e queimados	Padrão	—	Curativo cobre e contém a drenagem.
▪ Pneumonia, faringite ou escarlatina em crianças	Gotículas	T 24 horas	—
Estreptococcia (estreptococos do grupo B), neonatal	Padrão	—	—
Estrongiloidíase	Padrão	—	—
Exantema súbito (HHV-6)	Padrão	—	—
Febre hemorrágica virais (Lassa, Sabiá, Ebola, Marburg etc.)	Contato + Gotículas	DH	Preferir quartos individuais. Enfatizar práticas de trabalho seguras, higienização das mãos, barreira de proteção contra sangue e fluidos corpóreos ao entrar no quarto (luvas e aventais impermeáveis, proteção facial/ocular com máscaras/óculos e manipulação adequada do lixo. Usar respirador N95 ao realizar procedimentos geradores de aerossóis. Possibilidade de uso de luvas duplas e cobertura para pernas e sapatos, especialmente quando os recursos de limpeza e lavanderia forem limitados em situações de sangramento. Notificar autoridade de vigilância epidemiológica imediatamente após a suspeita.
Febre da mordedura de rato	Padrão	—	Não transmissível de pessoa a pessoa.
Febre Q	Padrão	—	—

(continua)

QUADRO 4.3 Distribuição das precauções recomendadas, segundo o tipo e a duração da infecção ou do agente etiológico (continuação).

Infecção ou condição	Precauções		
Infecção/agente etiológico	Tipo	Duração	Comentários
Abscesso			
Febre recorrente	Padrão	—	Não transmissível de pessoa a pessoa.
Febre reumática	Padrão	—	Não é condição infecciosa.
Gangrena gasosa	Padrão	—	Não transmissível de pessoa a pessoa.
Giardíase (ver Diarreia)	—	—	—
Gonococo (inclusive oftalmia neonatal)	Padrão	—	—
Granuloma venéreo/donovanose	Padrão	—	—
Hanseníase	Padrão	—	—
Hantavirose pulmonar	Padrão	—	Não transmissível de pessoa a pessoa.
Helicobacter pylori	Padrão	—	—
Hepatite viral		—	—
Vírus A Uso de fralda ou incontinente	Padrão Contato	—	Manter precauções em criança < 3 anos durante toda a hospitalização; entre 3 a 14 anos até 2 semanas do início dos sintomas; >14 anos até 1 semana do início dos sintomas.
Vírus B (HBsAg positivo), vírus C e outros: sem sangramento/com sangramento, não contido	Padrão	—	—
Vírus E	Padrão	—	Manter isolamento de contato se paciente incontinente, no decorrer da doença.
Herpangina (ver Enterovirose)	—	—	—
Herpes simplex: encefalite	Padrão	—	—
▪ Neonatal	Contato	—	Para recém-nascido via vaginal ou cesariana de mãe com infecção ativa e ruptura de membranas por mais de 4 a 6 horas.
▪ Mucocutâneo recorrente (pele, oral e genital)	Padrão	—	—
▪ Muco cutâneo disseminado ou primário extenso	Contato	Até que as lesões estejam em crosta	—
Herpes-zóster	—	—	—
▪ Localizado em paciente imunocompetente com lesões que possam ser cobertas	Padrão	—	Profissionais não imunes não devem atender a esses pacientes diretamente, quando outros profissionais imunes puderem fazê-lo.
▪ Localizado em paciente imunocomprometido/ disseminado em qualquer paciente	Aerossol e Contato	DD	Profissionais não imunes não devem atender a esses pacientes diretamente, quando outros profissionais imunes puderem fazê-lo.
Histoplasmose	Padrão	—	Não transmissível de pessoa a pessoa.
Impetigo	Contato	T 24 horas de terapêutica eficaz	Frequente causador de surtos. Antissépticos e equipamentos individualizados, assim como lavar as mãos pode evitar a disseminação.
Infecção em cavidade fechada (com ou sem drenagem)	Padrão	—	—

(continua)

QUADRO 4.3 Distribuição das precauções recomendadas, segundo o tipo e a duração da infecção ou do agente etiológico (continuação).

Infecção ou condição	Precauções		
Infecção/agente etiológico	Tipo	Duração	Comentários
Abscesso			
Infecção de ferida (com ou sem dreno)	Padrão	—	Precauções de contato somente na presença de drenagem copiosa não contida.
Infecção pelo HIV: sem sangramento/com sangramento não contido	Padrão	—	—
Infecção respiratória aguda (se não abordada em outro item)	—	—	—
▪ Adulto	Padrão	—	—
▪ Lactantes e pré-escolares ou bronquiolite (vírus Sincial respiratório e vírus parainfluenza)	Contato	DD	—
Infecção urinária, com ou sem sonda	Padrão	—	—
Influenza	—	DD	—
▪ Humano (A, B, C)	Gotículas	5 dias, exceto para imunodeprimido (DD)	Quarto individual, quando possível ou coorte. Evitar expor pacientes de alto risco; usar máscara ao retirar paciente do quarto. Uso de quimioprofilaxia e vacinas para controlar/prevenir surtos. Aventais e luvas são especialmente importantes na pediatria.
▪ Aviária	Aerossol + Contato	DD	Ver guias específicos e atualizados do CDC e MS. (Disponível em: www.cdc.gov/flu/avian/professional/ infect-control.htm).
▪ H1N1 (suína)	Gotículas	7 dias	Ver guias específicos e atualizados do CDC e MS.
▪ Pandêmica	Gotículas	5 dias do início dos sintomas	Ver guias específicos e atualizados do CDC e MS. (Disponível em: http://www.pandemicflu.gov).
Infecção alimentar (botulismo, *C. perfringens* ou *welchii*, estafilocóccica)	Padrão	—	Não transmissível de pessoa a pessoa.
Legionelose	Padrão	—	Não transmissível de pessoa a pessoa.
Leptospirose	Padrão	—	Não transmissível de pessoa a pessoa.
Listeriose	Padrão	—	Transmissão de pessoa a pessoa é rara; transmissão horizontal em unidades neonatais já foi relatada.
Linfogranuloma venéreo	Padrão	—	—
Malária	Padrão	—	Não transmissível de pessoa a pessoa, exceto por transfusão ou raros casos de falhas nas precauções padrão. Instalar telas nas janelas e portas em áreas endêmicas. Usar repelentes à base de DEET e roupas para cobrir as extremidades.
Micoplasma (pneumonia)	Gotículas	DD	—
Micobacteriose atípica	Padrão	—	—
Mielioidose (todas as formas)	Padrão	—	Não transmissível de pessoa a pessoa.
Meningite	—	—	—
▪ Asséptica	Padrão	—	Precauções de contato para lactentes e crianças pequenas.
▪ Bacteriana (Gram-negativos, em neonatos)	Padrão	—	—

(continua)

QUADRO 4.3 Distribuição das precauções recomendadas, segundo o tipo e a duração da infecção ou do agente etiológico (continuação).

Infecção ou condição	Precauções		
Infecção/agente etiológico	Tipo	Duração	Comentários
Abscesso			
▪ Fúngica	Padrão	—	—
▪ *H. influenzae* (comprovada ou suspeita)	Gotículas	24 horas após início do tratamento específico	—
▪ Listeria	Padrão	—	—
▪ Meningococo (comprovada ou suspeita)	Gotículas	24 horas após início do tratamento específico	—
▪ *Streptococcus pneumoniae* (pneumococo)	Padrão	—	—
▪ Tuberculosa	Padrão	—	Doença pulmonar ativa concomitante que pode necessitar de precaução para aerossóis adicionais. Para crianças, manter precauções para aerossóis até que tuberculose ativa de familiares visitantes seja descartada.
▪ Outras bactérias	Padrão	—	—
Meningococcemia (sepse, pneumonia, meningite)	Gotículas	24 horas após início do tratamento específico	Profilaxia pós-exposição para contatantes domiciliares e profissionais expostos a secreções respiratórias. Vacina pós-exposição somente para controle de surtos.
Micobactéria não tuberculosa	Padrão	—	Não transmissível de pessoa a pessoa.
Molusco contagioso	Padrão	—	—
Mononucleose (e outras infecções pelo Epstein-Barr vírus)	Padrão	—	—
Murcomicose	Padrão	—	—
Nocardiose	Padrão	—	Não transmissível de pessoa a pessoa.
Parainfluenza (em crianças)	Contato	DD	—
Parvovírus B$_{19}$	Gotículas	DH ou DD	Manter precauções por toda hospitalização para doença crônica em imunodeprimidos; para pacientes com crise de aplasia transitória, manter precauções por 7 dias. Não há definição de tempo de precauções para imunodeprimidos com PCR persistentemente positivo, mas transmissão tem sido documentada.
Pediculose	Contato	24 horas após o início do tratamento	—
Peste	—	—	—
▪ Bubônica	Padrão	—	—
▪ Pneumônica	Gotículas	48 horas após o início do tratamento	Profilaxia antimicrobiana para profissionais expostos.
Pleurodínia (ver Enteroviroses)	—	—	—
Pneumonia	—	—	—

(continua)

QUADRO 4.3 Distribuição das precauções recomendadas, segundo o tipo e a duração da infecção ou do agente etiológico (continuação).

Infecção ou condição	Precauções		
Infecção/agente etiológico	**Tipo**	**Duração**	**Comentários**
Abscesso			
▪ Adenovírus	Gotículas + Contato	DD	Surtos relatados em unidades pediátricas e de pacientes institucionalizados. Para imunodeprimidos, manter precauções de gotículas e contato por longo período em decorrência da disseminação prolongada do vírus.
▪ Outras bactérias	Padrão	—	—
▪ Clamídia	Padrão	—	—
▪ Fúngica	Padrão	—	—
H. influenzae tipo b	—	—	—
▪ Adultos	Padrão	—	—
▪ Crianças	Gotículas	24 horas após o início do tratamento	—
▪ Legionela	Padrão	—	—
▪ Meningococo	Gotículas	24 horas após o início do tratamento	—
▪ Micoplasma	Gotículas	DD	—
▪ Pneumocócica	Padrão	—	Usar precauções de gotículas, se houver evidência de transmissão na unidade.
Pneumocystis jiroveci	Padrão	—	Evitar internação no mesmo quarto com um indivíduo imunodeprimido.
Staphylococcus aureus	Padrão	—	Para MRSA, ver recomendações para Organismos multirresistentes.
Estreptocócica (grupo A)	—	—	—
▪ Adultos	Gotículas	24 horas após o início do tratamento	Associar isolamento de contato, na presença de lesões de pele.
▪ Crianças	Gotículas	24 horas após o início do tratamento	Associar isolamento de contato, na presença de lesões de pele.
Viral	—	—	—
▪ Adultos	Padrão	—	—
▪ Crianças (ver Infecção respiratória aguda)	—	—	—
Poliomielite	Contato	DD	—
Psitacose (ornitose)	Padrão	—	Não transmissível de pessoa a pessoa.
Raiva	Padrão	—	Rara transmissão de pessoa a pessoa; transmissão documentada por transplante de córnea, tecidos e órgãos sólidos. Em situação de mordida ou exposição de pele não íntegra ou mucosa de indivíduo contaminado, lavar área exposta e administrar profilaxia pós-exposição.
Rinovírus	Gotículas	DD	Gotículas é a rota mais importante de transmissão. Adicionar precauções de contato, se houver quantidade elevada de secreções e contato próximo puder ocorrer (p. ex., lactentes).

(continua)

QUADRO 4.3 Distribuição das precauções recomendadas, segundo o tipo e a duração da infecção ou do agente etiológico (continuação).

Infecção ou condição	Precauções		
Infecção/agente etiológico	Tipo	Duração	Comentários
Abscesso			
Riquetsiose (inclusive forma vesicular)	Padrão	—	Não transmissível de pessoa a pessoa, exceto raramente por transfusão.
Rotavírus (ver Diarreias)	—	—	—
Rubéola	—	—	—
▪ Congênita	Contato	—	—
▪ Outras formas	Gotículas	—	Profissionais suscetíveis não devem entrar no quarto, caso existam profissionais imunes. Se imune, não há necessidade de usar máscara cirúrgica. Mulheres grávidas não imunes não devem cuidar desses pacientes. Administrar vacina dentro de 3 dias da exposição para indivíduos suscetíveis não gestantes. Colocar pacientes expostos não imunes em precauções de gotículas; excluir profissionais não imunes do trabalho do 5º ao 21º dias pós-exposição, apesar da vacina pós-exposição.
Salmonelose (ver Diarreias)	—	—	—
Sarampo (todas as apresentações)	Aerossol	4 dias após início de *rash*; para imunodeprimidos, DD.	Profissionais suscetíveis não devem atender pacientes com sarampo, se outros puderem fazê-lo; sem recomendação de protetor facial para profissionais imunes. Para suscetíveis expostos, vacinação pós-exposição até 72 horas ou imunoglobulina até 6 dias. Excluir profissional do trabalho do 5º ao 21º dia após a exposição, apesar da vacinação pós-exposição.
Sífilis (qualquer forma)	Padrão	—	—
Síndrome do choque tóxico	Padrão	—	—
Síndrome de Guillain-Barré	Padrão	—	—
Síndrome mão-pé-boca (ver Enteroviroses)	—	—	—
Síndrome de Reye	Padrão	—	Não é condição infecciosa.
Síndrome Respiratória Aguda Grave (SARS)	Aerossol, Gotículas, Contato	DH mais 10 dias após a resolução da febre, se sintomas respiratórios com melhora.	Precauções para aerossóis preferidas. Precauções para gotículas, se não houver condições para precauções para aerossóis. Usar proteção ocular; procedimentos que geram aerossol representam maior risco. Desinfecção ambiental em foco.
Síndrome de Stevens Johnson ou eritema multiforme	Contato	DD	—
Teníase	Padrão	—	Não transmissível de pessoa a pessoa.
Tétano	Padrão	—	Não transmissível de pessoa a pessoa.
Tifo (endêmico ou epidêmico)	Padrão	—	—
Tínea	Padrão	—	Rara transmissão de pessoa a pessoa.
Toxoplasmose	Padrão	—	Não transmissível de pessoa a pessoa.
Tracoma	Padrão	—	—
Trichiuríase	Padrão	—	—
Tricomoníase	Padrão	—	—
Tuberculose	—	—	—

(continua)

QUADRO 4.3 Distribuição das precauções recomendadas, segundo o tipo e a duração da infecção ou do agente etiológico (continuação).

Infecção ou condição	Precauções		
Infecção/agente etiológico	Tipo	Duração	Comentários
Abscesso			
■ Extrapulmonar (sem drenagem)	Padrão	—	Avaliar evidência para tuberculose pulmonar; para lactentes e crianças, usar precauções para aerossóis até que tuberculose pulmonar ativa de visitadores/acompanhantes seja descartada.
■ Extrapulmonar (com drenagem)	Aerossol, Contato	—	Suspender precauções somente quando o paciente estiver recebendo terapêutica adequada, com melhora clínica e com duas baciloscopias negativas do líquido de drenagem. Avaliar a evidência de tuberculose pulmonar ativa.
■ Pulmonar ou laríngea confirmada	Aerossol	—	Suspender precauções somente quando o paciente estiver recebendo terapêutica adequada, com melhora clínica e com duas baciloscopias negativas em dias consecutivos.
■ Pulmonar ou laríngea suspeita	Aerossol	—	Suspender precauções somente quando a possibilidade de tuberculose for remota e 1) houver um outro diagnóstico que explique a síndrome clínica, ou 2) houver resultados negativos de duas baciloscopias coletadas com 24 horas de diferença, sendo pelo menos uma amostra cedo ao despertar.
■ PPD reator sem doença pulmonar ou laríngea	Padrão	—	—
Tularemia (todas as formas)	Padrão	—	—
Úlcera de decúbito	—	—	—
■ Extensa, com secreção não contida	Contato	DD	—
■ Pequena ou com secreção contida	Padrão	—	—
Varicela	Aerossol, Contato	Até que todas as lesões estejam em crosta.	Profissionais suscetíveis não devem entrar no quarto, se profissionais imunes estiverem disponíveis. Sem recomendação de protetor facial para funcionário imune. Em paciente imunodeprimido com pneumonia por varicela, prolongar a duração das precauções até a resolução da doença. Profilaxia pós-exposição: vacinar até 120 horas da exposição. Para indivíduos expostos suscetíveis com contraindicação à vacinação (grávidas, imunodeprimidos, neonatos), administrar VZIG dentro de 96 horas. Excluir profissional do trabalho do 8º ao 21º dias após a exposição, apesar da vacinação pós-exposição. Estender afastamento até 28 dias, caso tenha recebido VZIG.
Verminoses	Padrão	—	—
Vírus Ebola (ver Febres hemorrágicas virais)	—	—	—
Vírus Marburg (ver Febres hemorrágicas virais)	—	—	—
Vírus parainfluenza (ver Infecção respiratória aguda)	—	—	—
Vírus sincicial respiratório (crianças e pacientes imunocomprometidos)	Contato	DD	Usar máscara de acordo com precauções padrão. Para pacientes imunodeprimidos, prolongar duração de precauções de contato em decorrência da disseminação duradoura.
Zigomicose (murcomicose, fucomicose)	Padrão		Não transmissível de pessoa a pessoa.

Legenda: Duração das precauções: DD: no decorrer da doença (em feridas, até o desaparecimento da secreção); DH: durante todo o período de hospitalização; T: até o tempo especificado, após o início da terapêutica apropriada; CN: até que a cultura seja negativa.

(continua)

BIBLIOGRAFIA SUGERIDA

APECIH – Associação Paulista de Estudos e Controle de Infecção Hospitalar. Limpeza, desinfecção de artigos e áreas hospitalares e antissepsia. São Paulo; 2004.

APECIH – Associação Paulista de Estudos e Controle de Infecção Hospitalar. Como Instituir um Programa de Controle de Infecção Hospitalar. São Paulo; 2007.

APECIH – Associação Paulista de Estudos e Controle de Infecção Hospitalar. Precauções e isolamento. São Paulo; 2012.

APECIH – Associação Paulista de Estudos e Controle de Infecção Hospitalar. Tradução integral do Guideline for hand hygiene in health-care settings MMWR 2002. HICPAC, SHEA, APIC e IDSA. São Paulo; 2003.

Araújo NLS. Medidas de precauções e isolamento adotadas para prevenção de doenças transmissíveis em ambientes hospitalares [manuscrito]. São Paulo; 2018. [Acesso 2019 maio 2]. Disponível em: https://www.ccih.med.br/medidas-de-precaucoes-e-isolamento-adotadas-para-prevencao-de-doencas-transmissiveis-em-ambiente-hospitalar/.

Banach DB, Bearman, Gearman G, Barnden M et al. Duration of contact precautions for acute – care settings. SHEA Expert Guidance; 2018.

Brasil. Agência Nacional de Vigilância Sanitária. Higienização das mãos: orientações gerais para a higiene das mãos em serviço de saúde. Brasília: Anvisa; 2018.

Brasil. Agência Nacional de Vigilância Sanitária. Medidas de Prevenção de Infecção Relacionada à Assistência à Saúde. Brasília: Anvisa; 2017.

Brasil. Ministério da Saúde. Agência Nacional de Vigilância Sanitária, Sistema Único de Saúde; Organização Mundial da Saúde, World Alliance for Patient Safety, Organização Pan-Americana da Saúde. Os 5 momentos para a higienização das mãos. Brasília: Anvisa; [data desconhecida]. [Acesso 2019 fev 24]. Disponível em: http://www.anvisa.gov.br/servicosaude/controle/higienizacao_oms.htm.

Brasil. Ministério da Saúde. Portaria MS n. 2616 de 12 de maio de 1998. Estabelece as normas para o programa de controle de infecção hospitalar. Diário Oficial da República Federativa do Brasil. Brasília; 13 de maio de 1998.

Brasil. Ministério da Saúde. Portaria MS/GM n. 2261 de 23 de novembro de 2005. Aprova o Regulamento que estabelece as diretrizes de instalação e funcionamento das brinquedotecas nas unidades de saúde que ofereçam atendimento pediátrico em regime de internação.

Cavalcante NJF, Feijó RDF, Souza AAC, Scotá S, Ibanez A, Santos DWL, Abreu ES, Silva AMC, Richtmann R, Nagm L, Siroma F, Souza PN. Recomendações para precauções e isolamentos. 3. rev. Instituto de Infectologia Emílio Ribas: São Paulo; 2019.

CDC – Centers for Disease Control and Prevention. Guideline for Hand Hygiene in Health-Care Settings: recommendations of the Healthcare Infection Control Practices Advisory Committee and the HICPAC/SHEA/APIC/IDSA Hand Hygiene Task Force. MMWR. 2002:51(RR-16):1-45.

Fernandes AT, Fernandes MOV, Ribeiro Filho N. As bases do hospital contemporâneo: a enfermagem, os caçadores de micróbios e o controle de infecção. In: Fernandes AT. Infecção hospitalar e suas interfaces na área da saúde. Rio de Janeiro: Atheneu; 2000. p. 56-74.

Lacerda MKS, Souza SCO, Soares DM, Silveira BRM, Lopes JR. Precauções padrão e precauções baseadas na transmissão de doenças: revisão de literatura. Rev Epidemiol Control Infect. 2014;4(4):254-9.

Manual de Segurança do Paciente. Rede Brasileira de Enfermagem e Segurança do Paciente Estratégias para a segurança do paciente: manual para profissionais da saúde/Rede Brasileira de Enfermagem e Segurança do Paciente. Porto Alegre: EDIPUCRS; 2013. 132 p.

Marin M, Lopez AS. Varicella (chickenpox). Infectious Diseases Related to Travel. CDC; 2019. Disponível em: www.cdc.gov/chickenpox.

Matos JC, Martins MA. Precauções em doenças Infecto-contagiosas. In: Martins MA. Manual de Infecção Hospitalar – Epidemiologia, Prevenção e Controle. 2. ed. Rio de Janeiro: Medsi; 2001.

Moraes, MS (coord.). Assistência de Enfermagem em Infectologia. 2. edição. Rio de Janeiro: Atheneu; 2014.

OPAS – Organização Pan-Americana da Saúde; Agência Nacional de Vigilância Sanitária. Manual para observadores: estratégia multimodal da OMS para a melhoria da higienização das mãos. Brasília: Organização Pan-Americana da Saúde; Agência Nacional de Vigilância Sanitária; 2008. [Acesso 2018 Fev 24]. Disponível em: http://www.anvisa.gov.br/servicosaude/controle/higienizacao_oms/manual_para_observadores-miolo.pdf.

Pina E, Ferreira E, Marques A, Matos B. Infecções associadas aos cuidados de saúde e segurança do doente. [Acesso 2019 Jun 2]. Revista Portuguesa de Saúde Pública. Disponível em: https://www.elsevier.es/en-revista-revista-portuguesa-saude-publica-323-sumario-vol-tematico-num-10-X0870902510X97661.

Siegel JA et al. The Healthcare Infection Control Practices Advisory Committee (HICPAC). Guideline for Isolation Precautions: Preventing Transmission of Infectious Agents in Healthcare Settings; 2007. Disponível em: http://www.cdc.gov/ncidod/dhqp/pdf/isolation2007.pdf.

Souza M. Acidentes ocupacionais e situações de risco para equipe de enfermagem: um estudo em cinco hospitais do município de São Paulo [tese de doutorado em Enfermagem]. São Paulo: Universidade Federal de São Paulo (Unifesp); 1999.

Souza M. Conhecimento e aplicação das Precauções Universais pelos elementos da equipe de enfermagem de um hospital governamental [dissertação de mestrado]. São Paulo: Escola Paulista de Medicina, Departamento de Enfermagem; 1994.

WHO – World Heath Organization. The WHO Guidelines on hand hygiene in health care (Advanced Draft). Global Patient Safety Challenge 2005-2006: "Clean Care Is Safer Care". [Acesso 2019 maio]. Geneva: WHO Press; 2006. 205 p. Disponível em: <http://www.who.org>.

5

Imunizações

Marcelo Genofre Vallada

INTRODUÇÃO

A imunização de indivíduos sadios contra as doenças mais prevalentes na sua faixa etária e região de moradia constitui uma das mais importantes ações em prevenção primária. A vacinação é uma ação de impacto tanto na saúde do indivíduo que a recebe, quanto na população da qual aquele indivíduo faz parte.

A vacinação abrangente da população contribuiu para a queda substancial da prevalência de diferentes infecções potencialmente graves, permitindo assim a erradicação da varíola e o controle da poliomielite.

Para que a eficácia de uma vacina seja mantida, deve-se atentar a uma série de recomendações no que diz respeito a envasamento, transporte, conservação e administração no paciente. Neste capítulo, serão abordados os cuidados relacionados ao indivíduo, além de contar com a descrição sumária das vacinas disponíveis no Brasil. Exposição detalhada sobre as doenças para as quais essas vacinas se destinam são encontradas nos capítulos correspondentes. Os calendários vacinais são dinâmicos, e o rápido acumulo de novos conhecimentos constantemente resulta em mudanças nestes calendários e em indicações das várias vacinas já licenciadas, bem como em introdução de novas vacinas. Assim, é conveniente sempre consultar as fontes oficiais governamentais, as diferentes sociedades médicas e as bulas das vacinas antes da prescrição das mesmas.

CONCEITOS BÁSICOS

Para as finalidades deste capítulo, pode-se definir imunidade como a capacidade de um indivíduo de reconhecer e diferenciar os constituintes do próprio organismo, daqueles estranhos a ele, como micro-organismos, proteínas ou polissacárides, por exemplo, tolerando todo material que o compõe e ativando mecanismos específicos para neutralizar e eliminar tudo o que lhe é desconhecido. Aquilo que o sistema imune reconhece como estranho ao organismo e para o qual elabora uma resposta para tentar eliminar é chamado de antígeno. A resposta imune pode ser predominantemente exercida pela ação direta de células do sistema imune (imunidade tipo celular), ou pela ação de anticorpos produzidos por essas células contra antígenos específicos (imunidade humoral). Frequentemente, os dois mecanismos estão envolvidos na resposta imune a um determinado agente infeccioso.

Um alvo especialmente importante do sistema imune são os agentes infecciosos: fungos, bactérias, vírus e parasitas. Grande parte da resposta imune é direcionada para proteger o organismo da ação deletéria desses agentes, neutralizando e eliminando-os. Com frequência, a imunidade contra um micro-organismo é indicada pela presença de anticorpos contra ele. Quando o próprio organismo é o responsável pela elaboração de anticorpos e produção dos mecanismos de defesa, diz-se que a imunidade é ativa; quando os elementos que conferem proteção são produzidos por outro organismo (animal ou humano) e transferido para o organismo humano, diz-se que a imunidade é passiva. Geralmente, a imunidade passiva é transitória, e, com a degradação dos fatores transferidos ao longo do tempo (p. ex., anticorpos), o indivíduo volta a ser suscetível ao micro-organismo.

A forma mais comum de imunidade passiva é a transferência de anticorpos da mãe para o feto, durante a gestação.

Entre a 30ª e a 32ª semana de gestação, essa transferência se torna mais significativa, de modo que o recém-nascido terá anticorpos muito semelhantes aos de sua mãe. Ao longo do 1º ano de vida, esses anticorpos progressivamente desaparecem, e a criança deixa de estar protegida contra os agentes para os quais eles foram dirigidos.

Pacientes que necessitam da transfusão de hemoderivados também recebem anticorpos de forma passiva. Praticamente todos os produtos sanguíneos contêm anticorpos, em menor ou maior quantidade. Quando se deseja transferir grande quantidade de anticorpos, com a finalidade de proteção imediata contra um determinado agente infeccioso ou toxina, utilizam-se imunoglobulinas da classe IgG, obtidas a partir do plasma de milhares de doadores, as quais contêm anticorpos para diferentes antígenos. Pode-se selecionar um grupo de doadores humanos que possua altos títulos de anticorpos para um antígeno específico e obter uma imunoglobulina hiperimune autóloga para aquele agente ou toxina (p. ex., raiva ou varicela).

Esse produto também conterá, em menor quantidade, anticorpos para outros antígenos. Quando necessária uma quantidade muito grande de anticorpos, como para o tratamento do botulismo ou difteria, pode-se imunizar um animal de grande porte para que produza anticorpos, e do sangue desse animal se obtém o soro hiperimune heterólogo (antitoxina), que, não raro, causa reações a sua administração. Técnicas atuais de engenharia genética já permitem a produção de imunoglobulinas monoclonais em laboratório, dirigidas contra um único antígeno, como a gamaglobulina hiperimune para o vírus sincicial respiratório.

Um dos objetivos da vacinação de um indivíduo é levar seu organismo a produzir uma resposta imune, humoral ou celular, similar àquela produzida contra determinado antígeno na infecção natural. A imunidade produzida pelo organismo, por ser ativa, tende a durar por mais tempo, eventualmente por toda sua vida. A eficácia e a duração da imunidade induzida pela vacinação dependem de antígeno utilizado, presença de anticorpos maternos, via de administração e fatores relacionados ao indivíduo, como idade, condição nutricional, doenças genéticas etc.

As vacinas disponíveis na rotina são basicamente de dois tipos, vacina de agente vivo atenuado e vacinas inativadas.

Nas vacinas atenuadas, os vírus ou as bactérias selvagens são modificados em laboratório, de modo a permitir que o agente se reproduza no organismo do receptor da vacina, mas sem produzir doença. Essa multiplicação do organismo é essencial na indução da imunidade, e vacinas atenuadas cujos agentes infecciosos sejam inadvertidamente inativados (p. ex., por má conservação) perdem a capacidade imunogênica. A imunidade é geralmente duradoura, e não se diferencia daquela induzida pela infecção natural.

As vacinas inativadas podem ser constituídas pelo próprio vírus ou bactéria, inativados em laboratório, ou por apenas um componente específico do agente infeccioso, que seja o responsável pela imunidade. As vacinas inativadas não replicam no organismo, não sofrem interferência significativa de anticorpos circulantes e não representam risco para o paciente imunocomprometido. A imunogenicidade das vacinas inativadas tende a ser menor quando comparada com aquelas de agente vivo atenuado, sendo frequentemente necessárias várias doses para a imunização de uma criança pequena, e

doses de reforço periódicas, para se manter o título de anticorpos protetores em níveis adequados.

As vacinas inativadas disponíveis podem ser constituídas pelo agente infeccioso (hepatite A, pertússis, poliovírus), pelos polissacárides que constituem a cápsula de determinada bactéria, ou por subunidades produzidas por engenharia genética (hepatite B). As vacinas constituídas de polissacárides não são suficientemente imunogênicas em crianças menores de 2 anos de idade. Para algumas bactérias específicas, esses polissacárides podem ser conjugados a proteínas, tornando-os imunogênicos para crianças a partir de 2 meses de idade. Atualmente, estão disponíveis no Brasil as vacinas conjugadas para o hemófilus, para o meningococo e para o pneumococo.

RECOMENDAÇÕES GERAIS EM IMUNIZAÇÕES

A utilização de vacinas e imunoglobulinas na rotina do atendimento de crianças, adolescentes e adultos, frequentemente suscita questões em relação a administração concomitante de dois produtos e intervalo necessário entre a aplicação de dois produtos diferentes ou doses subsequentes da mesma vacina.

A presença de anticorpos circulantes contra um determinado antígeno vacinal pode reduzir ou mesmo impedir a resposta imune esperada pela administração da vacina. A intensidade dessa interferência vai depender do tipo de vacina administrada e da quantidade de anticorpos circulantes. Vacinas constituídas por micro-organismos inativados, subunidades ou toxoides não sofrem interferência significativa de anticorpos circulantes, podendo ser administradas antes, concomitantemente ou após a utilização de imunoglobulina ou transfusão de outros derivados sanguíneos. Do mesmo modo, anticorpos adquiridos passivamente pelo feto durante a gestação não interferem com a eficácia dessas vacinas.

As vacinas de agentes vivos atenuados devem replicar para induzir a resposta imune do indivíduo. A presença de anticorpos contra tais agentes pode interferir com a replicação, consequentemente diminuindo ou inibindo a resposta imune ao antígeno vacinal. Quando as vacinas parenterais de vírus vivo atenuado, tais como febre amarela, varicela, sarampo, caxumba e rubéola, forem administradas próximas a imunoglobulinas, deve-se garantir um intervalo suficiente entre os dois produtos para que a eficácia vacinal não seja comprometida. Se a vacina for administrada primeiro, deve-se aguardar pelo menos duas semanas antes da administração de anticorpos. Esse é o período de replicação viral e indução da imunidade. Se o intervalo for menor que duas semanas, é necessária a realização de teste sorológico para comprovar a imunidade ou repetir a vacina após intervalo apropriado. Se a administração dos anticorpos anteceder a vacina, é necessário que se aguarde até que todo o anticorpo seja degradado, para reduzir a probabilidade de interferência com a replicação do vírus vacinal. O intervalo entre a administração do produto com anticorpos e a vacina pode ser longo, em alguns casos de até 11 meses, e depende da concentração de anticorpos nesse produto.

A vacina oral para a poliomielite, composta por vírus vivos atenuados, não é afetada por anticorpos presentes em derivados sanguíneos e pode ser administrada concomitantemente ou com qualquer intervalo após a administração desses produtos. A vacina de febre amarela pode ser afetada pela administração de derivados sanguíneos, particularmente em áreas onde a vacinação da população é rotineira. As imunoglobulinas comerciais, em especial as de origem norte--americana, têm muito pouco anticorpo contra a febre amarela e raramente interferem com a eficácia vacinal. Os produtos que contêm anticorpo monoclonal para o vírus sincicial respiratório (palivizumabe) não interferem com a resposta imune às vacinas de vírus atenuados.

A administração simultânea (no mesmo momento) de vacinas atenuadas e inativadas não induzem à diminuição da resposta imune nem ao aumento da frequência de reações adversas. A administração simultânea de diferentes vacinas deve ser privilegiada naquelas crianças cuja vacinação esteja incompleta ou que potencialmente tenham dificuldades de retorno para receber vacinas. Diferentes produtos não devem ser misturados na mesma seringa, a não ser naqueles que existe uma licença expressa na bula para tal.

Algumas vacinas de vírus atenuados, quando administradas com intervalos muito curtos entre elas, podem interferir umas com as outras na indução da resposta imune. Vacinas parenterais de vírus vivo atenuado e a vacina intranasal de vírus influenza atenuado, quando não forem administradas simultaneamente, devem ser separadas por um intervalo mínimo de quatro semanas entre elas, com o intuito de evitar a interferência da vacina aplicada primeiro com a vacina administrada a seguir. Se essas vacinas não forem administradas simultaneamente, e o intervalo entre elas for menor que quatro semanas, a segunda vacina deve ser reaplicada após quatro semanas ou deve-se fazer uma sorologia para confirmar a presença de proteção, se disponível.

Há evidência da interferência na resposta de anticorpos para febre amarela, sarampo, caxumba e rubéola quando da aplicação simultânea das vacinas tríplice viral e de febre amarela. Assim, sempre que possível, deve-se respeitar um intervalo mínimo de 4 semanas entre a aplicação das duas vacinas. Isso é particularmente importante nas crianças menores de 2 anos. Também, as vacinas "tríplice viral" e varicela, se não administradas no mesmo momento, devem ser separadas por um intervalo mínimo de 4 semanas. As vacinas orais de rotavírus e poliomielite podem sofrer pequena interferência na imunogenicidade, quando administradas concomitantemente. Porém, isso só é significativo na primeira dose, e doses posteriores asseguram uma proteção adequada, de modo que não se recomenda rotineiramente intervalo entre as duas vacinas. As vacinas orais atenuadas de pólio e febre tifoide não interferem entre si quando a administração não ocorre simultaneamente, nem sofrem interferência das vacinas parenterais de vírus vivos, podendo ser administradas a qualquer intervalo após estas.

Os esquemas de doses e intervalos das diferentes vacinas são planejados tendo em vista os resultados de diversos estudos de segurança e imunogenicidade para as diferentes faixas etárias. Os esquemas são planejados para protegerem os indivíduos de um determinado grupo sob risco para uma dada doença prevenível pela vacina, visando a proteção na menor idade para a qual a eficácia e segurança da vacina tenham sido bem demonstradas. Em situações especiais, como crianças expostas à doença, viagem ou atraso no esquema vacinal, pode ser necessária a utilização de um esquema acelerado, utilizando-se os intervalos mínimos preconizados para as vacinas.

Esse intervalo mínimo entre as doses deve sempre ser respeitado, para garantir a eficácia vacinal. As doses aplicadas até 4 dias antes do intervalo mínimo devem ser consideradas válidas, exceto para a vacina antirrábica, que tem um esquema particular. Vacinas administradas com cinco ou mais dias antes do intervalo mínimo preconizado não devem ser consideradas, e a dose deve ser repetida. Os intervalos mínimos para as vacinas habitualmente utilizadas devem ser consultados nas bulas de cada produto.

Entretanto, os dados existentes na literatura médica indicam que se as doses de uma mesma vacina forem administradas em intervalos maiores do que aqueles recomendados, não há comprometimento da eficácia. Desse modo, não há necessidade de se reiniciar o esquema vacinal quando o intervalo entre as doses for maior do que o recomendado. Basta apenas completar as doses faltantes.

A capacidade das diferentes vacinas de gerar imunidade pode variar segundo a idade em que é iniciado o esquema vacinal. Para algumas vacinas conjugadas a proteínas, quanto mais velha é a criança no momento da aplicação da primeira dose, menor o número de doses necessárias para a imunização. De maneira geral, a primeira dose de uma vacina inativada, quando aplicada na menor idade recomendada, só oferece proteção após a segunda ou terceira dose.

Para algumas vacinas inativadas, como as de tétano, difteria e coqueluche, a proteção pode diminuir durante a vida, sendo necessárias doses periódicas de reforço. Para outras vacinas, a proteção é considerada permanente, como no caso da hepatite B. As vacinas parenterais de vírus vivos tendem a conferir proteção já na primeira dose, quando administradas na idade adequada, e essa proteção é bastante duradoura. Uma dose de reforço pode ser indicada para compensar eventuais falhas primárias da vacina, como no caso da tríplice viral, e alcançar uma proteção virtualmente de 100% dos recipientes, ou, ainda, para compensar uma possível queda de títulos protetores de anticorpos após dose única, além da falha vacinal primária, como no caso da varicela.

REAÇÕES ADVERSAS À VACINAÇÃO

Uma reação adversa à vacinação é definida como um efeito indesejado decorrente da aplicação de uma vacina e não relacionado ao objetivo de produzir proteção. Eventualmente, após a administração de uma vacina, o indivíduo pode apresentar reações que não são decorrentes diretamente da vacinação, mas coincidem no tempo. Nesse caso, são chamados de eventos adversos. As reações adversas vacinais podem ser de três tipos: locais, sistêmicas ou alérgicas.

As reações locais são as mais comuns, geralmente caracterizadas como dor, edema e hiperemia no local da injeção. Estas reações são mais frequentes com as vacinas inativadas, em especial aquelas que contêm adjuvantes, são usualmente leves e autolimitadas, surgindo entre 4 e 6 horas após a vacinação. Eventualmente, as reações locais podem ser muito intensas, como na reação *tipo Arthus*, em que o edema e a dor são intensos. Esse fenômeno é mais comum com as vacinas de tétano e difteria e pneumocócica, está associado com a formação de imunocomplexos, e acredita-se que seja decorrente dos altos títulos de anticorpos do paciente, originários de um número exagerado de doses prévias.

As reações adversas sistêmicas incluem sintomas e sinais gerais como febre, dor muscular, cefaleia, sonolência, vômitos e outros. São alterações muito comuns e inespecíficas, e que, em geral, podem ser bem controladas com antitérmicos e analgésicos, não durando mais de 48 horas. Dentre as vacinas do calendário nacional, a vacina tríplice de células inteiras é aquela que mais causa reações sistêmicas.

As reações sistêmicas também podem ser decorrentes da replicação viral, no caso das vacinas de vírus vivos atenuados. Nesse caso, na maioria das vezes, elas ocorrem entre 1 e 3 semanas após a vacinação, e mimetizam os sintomas da infecção natural, como o aparecimento de gânglios, artrite, exantema, febre e outros. Não há transmissão para indivíduos suscetíveis. Pacientes imunocomprometidos que recebam inadvertidamente vacinas de agentes atenuados podem desenvolver reações sistêmicas graves, inclusive óbito.

Embora raramente, alguns indivíduos podem apresentar reações alérgicas graves, como anafilaxia, a qual pode ser causada pelo próprio antígeno presente na vacina ou por algum de seus constituintes, como antibióticos, adjuvantes ou traços de proteína de ovo.

PRECAUÇÕES E CONTRAINDICAÇÕES

Qualquer condição referente ao paciente que aumente muito o risco de uma reação adversa grave a determinada vacina é considerada uma contraindicação para sua administração, e, enquanto essa condição estiver presente, a vacinação deve ser evitada.

Quando o indivíduo apresentar alguma condição que eventualmente possa aumentar o risco ou a gravidade de uma reação adversa grave, ou quando a capacidade de produzir imunidade estiver comprometida, no caso da utilização de imunoglobulina ou corticosteroides, mas a probabilidade desses eventos for menor do que nas situações em que há uma contraindicação bem estabelecida, diz-se que existem precauções para a administração da vacina. A existência de precauções deve ocasionar avaliação criteriosa da decisão de aplicar a vacina ou de postergar sua administração, pesando os benefícios e os potenciais riscos.

As contraindicações ou a existência de precauções para a vacinação de um determinado indivíduo podem ser permanentes ou temporárias. São consideradas contraindicações permanentes à administração de uma vacina a presença de reação anafilática grave a algum de seus componentes, ou após a administração de dose prévia, e o aparecimento de encefalopatia até uma semana após a vacinação para coqueluche. São consideradas contraindicações temporárias para a vacinação com vacinas de vírus vivo atenuado a gravidez e a presença de imunossupressão.

As reações alérgicas graves são aquelas mediadas por IgE, que ocorrem em minutos ou poucas horas após a administração da vacina. Elas podem se apresentar como urticária generalizada, angioedema, dispneia, sibilos, hipotensão ou choque. Um alérgeno muito comum é a proteína de ovo, a qual está presente em vacinas preparadas com a utilização de ovos embrionados, como a da febre amarela e a da gripe. Pessoas com histórico de reação alérgica grave à ingestão de ovos precisam ser cuidadosamente observadas por algumas horas em ambiente hospitalar, se houver a decisão de se administrar a vacina. Existem protocolos para a dessensibilização desses pacientes, permitindo a aplicação de maneira mais segura desses produtos. Alergia a antibióticos, em especial a neomicina, também é uma causa importante de reação vacinal, e, na presença de antecedente, as vacinas a serem administradas devem ser previamente checadas para a presença do alérgeno.

Mulheres grávidas não devem receber vacinas que contenham vírus vivo atenuado em razão do risco teórico de infecção fetal. Como na literatura médica não há relatos consistentes de malformações após a utilização inadvertida da vacina tríplice viral em mulheres grávidas, essa situação não representa uma indicação de interrupção da gestação. Mulheres grávidas suscetíveis a febre amarela, e que tenham que se deslocar para áreas de alta endemia ou epidêmicas, devem considerar receber a vacina, uma vez que a mortalidade de gestantes que contraem a doença é muito alta. Vacinas inativadas, de subunidades ou toxoides não trazem risco de malformação fetal e podem ser administradas durante a gravidez se houver indicação específica, como no caso de exposição à hepatite A ou para profilaxia de tétano e gripe. Como regra geral, se possível, evita-se a administração de vacinas no primeiro trimestre da gestação, exceto a vacina contra a gripe, que deve ser administrada na época indicada pela sazonalidade do vírus em mulheres em qualquer estágio da gravidez.

Pessoas com comprometimento da resposta imunológica podem desenvolver doença grave após a administração de vacinas que contenham um agente infeccioso atenuado, particularmente as vacinas de vírus vivo, razão pela qual o produto está contraindicado nesse grupo de pacientes. Essa recomendação também inclui as vacinas orais e intranasais, como poliomielite (OPV) e influenza nasal. As vacinas inativadas podem ser administradas sem esse risco, porém deve-se atentar para a possibilidade da diminuição de sua eficácia.

O comprometimento imunológico pode ser congênito, adquirido (p. ex., aids), em decorrência das doenças neoplásicas, como leucemia e linfomas, ou induzido pela utilização de drogas imunossupressoras, quimioterapia ou radioterapia. Vacinas com vírus vivo atenuado podem ser utilizadas entre 3 e 6 meses do término da quimioterapia. No caso de transplantes de medula óssea, os títulos de anticorpos diminuem substancialmente, de modo que os pacientes devem ser revacinados. A vacina inativada de influenza pode ser administrada após seis meses do transplante, e as demais vacinas inativadas após doze meses. A vacina tríplice viral para sarampo, caxumba e rubéola deve ser administrada após dois anos do transplante. Não há informações suficientes para a indicação regular das vacinas para varicela meningocócica e pneumocócica conjugada. Outras pessoas residentes no mesmo domicílio, além de regularmente vacinadas para gripe, não devem receber a vacina oral para poliomielite.

Pessoas infectadas pelo vírus da imunodeficiência humana (HIV) devem ser avaliadas quanto a sua condição imune antes de receberem vacinas de agentes vivos atenuados. Pacientes assintomáticos e com nenhum ou leve a moderado comprometimento imunológico devem receber as vacinas, caso sejam suscetíveis, pelo risco do curso grave da infecção natural pelos vírus do sarampo e varicela nesse grupo. Pacientes com doença instalada e grande comprometimento imunológico não devem receber rotineiramente essas vacinas.

Pessoas em uso crônico de doses altas de corticosteroide – o equivalente a 20 mg de prednisona por dia ou 2 mg por quilo de peso corpóreo por dia, por um período igual ou superior a 14 dias – não devem receber vacinas com agentes vivos atenuados e podem ter resposta diminuída para as vacinas inativadas. Corticosteroides inalatórios e tópicos não contraindicam a vacinação.

Algumas condições tornam necessária a avaliação do risco-benefício da aplicação da vacina, e, no caso da necessidade de administração, a família deve ser orientada em relação às providências em caso de reação, com necessário acompanhamento médico após a vacinação. Devem ser adotadas precauções na administração da vacina para coqueluche se a criança apresentou febre de 40 °C após dose anterior, síndrome hipotônica hiporresponsiva, choro constante e inconsolável por mais de três horas seguidas nas primeiras 48 horas, e convulsão até 3 dias após a vacinação.

O teste cutâneo para a tuberculose (PPD) pode ser afetado por uma vacinação prévia com a vacina tríplice viral. Se a aplicação da vacina anteceder ao PPD por mais de um dia, este deve ser postergado por 4 a 6 semanas, para se evitar um resultado falso negativo. Pela falta de informações consistentes na literatura médica, deve-se adotar precaução semelhante com as vacinas de varicela e influenza intranasal de vírus atenuado. Caso a vacina seja aplicada no mesmo dia, não há interferência com o resultado do teste. Vacinas inativadas não interferem com o resultado, independentemente do intervalo entre elas e o PPD.

Crianças prematuras com baixo peso ao nascimento (menor que 2.000 g) podem ter uma resposta menor à vacinação para a hepatite B. Com 1 mês de idade cronológica, independente do peso de nascimento ou da idade gestacional, a resposta às vacinas é semelhante à de crianças maiores. Desse modo, se for necessário vacinar para hepatite B ao nascer, uma dose adicional com 1 mês de vida deve ser administrada nessas crianças. O BCG também deve ser postergado para quando a criança tiver peso superior a 2 kg. As demais vacinas seguem o calendário normal.

Alguns pais consideram inapropriadamente certas condições como contraindicação para a vacinação, atrasando desnecessariamente a imunização. Não constitui contraindicação a presença de infecção de vias aéreas, febre baixa, otite média, diarreia leve, utilização de antibióticos, exposição à doença ou convalescença, a existência de gestante no domicílio, o aleitamento materno e a necessidade de várias vacinas no mesmo dia.

Os riscos de efeito adverso podem ser significativamente reduzidos fazendo-se uma triagem sumária, questionando o paciente ou seu responsável sobre reações anteriores, presença de doença imunossupressora ou gravidez e presença de alergia a algum dos componentes da vacina.

PRINCIPAIS VACINAS DISPONÍVEIS NO BRASIL

O Quadro 5.1 lista as vacinas que fazem parte do Programa Nacional de Imunizações (PNI), com as respectivas idades nas quais devem ser administradas. O Quadro 5.2 lista algumas outras vacinas licenciadas para uso no Brasil, mas que não fazem parte do PNI, bem como algumas vacinas com esquemas diferentes daqueles adotados no PNI com as respectivas idades de administração e número de doses.

QUADRO 5.1 Programa Nacional de Imunização.	
Idade	**Vacinas**
A partir do nascimento	BCG, Hepatite B
2 meses	Poliomielite (VIP); Hepatite B+DTP+Hib (Pentavalente); Rotavírus monovalente; Pneumococo 10-valente conjugada
3 meses	Meningococo C conjugada
4 meses	Poliomielite (VIP); Hepatite B+DTP+Hib (Pentavalente); Rotavírus monovalente; Pneumococo 10-valente conjugada
5 meses	Meningococo C conjugada
6 meses	Poliomielite (VIP); Hepatite B+DTP+Hib (Pentavalente)
A partir de 6 meses até 5 anos e 11 meses	Influenza A+B (trivalente), nas campanhas nacionais, 2 doses no 1º ano e a seguir 1 dose por ano
9 meses	Febre amarela
12 meses	Sarampo+caxumba+rubéola (SCR); Pneumococo 10-valente conjugada, meningococo C conjugada
15 meses	DTP; Poliomielite (VOP); Sarampo+caxumba+rubéola+varicela (SCRV); Hepatite A
Entre 4 e 6 anos	DTP, Poliomielite (VOP); Varicela
A partir de 9 anos	Papilomavírus humano (HPV) quadrivalente
11 anos	Reforço meningococo C conjugada
De 14 a 15 anos	dT

VOP: vacina oral da poliomielite; VIP: vacina inativada da poliomielite.

Observações:
1) O intervalo mínimo entre a primeira e a segunda dose da vacina contra a hepatite B é de 30 dias.
2) O intervalo mínimo entre a segunda e terceira dose da vacina para hepatite B é de 2 meses, desde que o intervalo de tempo decorrido da primeira dose seja no mínimo de 4 meses e a criança já tenha completado 6 meses de idade.
3) A vacinação para o HPV é administrada no esquema de duas doses com intervalo de 6 meses, desde que realizada antes dos 15 anos.
4) A partir dos 14 anos, está indicada uma dose da vacina dupla tipo adulto a cada 10 anos, por toda a vida.

QUADRO 5.2 Vacinas e esquemas alternativos ao Programa Nacional de Imunizações sugeridos pela Sociedade Brasileira de Pediatria.

Vacinas	Idade	Observações
Varicela	A partir de 12 meses (a partir de 9 meses em situações de surto)	2 doses, intervalo mínimo de 3 meses para crianças com idade inferior a 13 anos. Intervalo mínimo de 1 mês para crianças maiores e adultos
Sarampo+caxumba+rubéola+ varicela (SCRV)	A partir de 12 meses	2 doses, intervalo mínimo de 3 meses
Pneumocócica 23-valente	A partir de 2 anos	1 dose (reforço opcional após 5 anos)
Pneumocócica conjugada 13-valente	2 a 7 meses	3 doses + 1 reforço
	7 a 12 meses	2 doses + 1 reforço
	12 a 24 meses	2 doses
	A partir de 24 meses	1 dose
Influenza A+B quadrivalente (Gripe)	6 meses a 9 anos	2 doses no 1º ano, a seguir, 1 dose por ano
	A partir de 9 anos	1 dose por ano
Hepatite A	A partir de 12 meses	2 doses (intervalo de 6 a 12 meses)
Papilomavírus humano (bivalente ou quadrivalente)	Entre 9 e 14 anos	2 doses (intervalo de 6 meses)
	A partir de 15 anos	3 doses (1 a 2 meses entre a 1ª e a 2ª dose, 4 a 5 meses entre a 2ª e a 3ª dose)
Meningocócica ACW-TT	2 a 11 meses	2 doses + reforço após 1 ano de idade
	A partir de 12 meses	1 dose
Meningocócica ACW-CRM$_{197}$	2 a 7 meses	3 doses + reforço após 1 ano de idade
	7 a 24 meses	2 doses, a segunda após 1 ano de idade
	2 anos	1 dose
Meningocócica ACWY-D	9 a 24 meses	2 doses intervalo de 3 meses
	A partir de 2 anos	1 dose
Tríplice acelular de reforço (dTap ou dTap-IPV)	A partir 4 anos	No reforço da vacinação de rotina
Meningocócica C ou ACWY	Reforço	5 anos e 11 anos
Meningocócica B recombinante	2 a 12 meses	2 doses + reforço após 1 ano de idade
	12 a 23 meses	2 doses + reforço 1 a 2 anos depois
	A partir de 2 anos	2 doses

BACILO DE CALMETTE E GUERIN (BCG)

Obtido pela atenuação do *Mycobacterium bovis*, o BCG é utilizado na imunização contra a tuberculose. A eficácia da vacina BCG varia muito entre os diversos estudos disponíveis, resultando em grandes discussões sobre a adoção da vacina nos esquemas básicos de imunização. Quando se considera a sua capacidade na proteção contra a infecção pela micobactéria, a vacina varia de 18 a 40%, e os melhores resultados são observados quando a vacina é administrada no nascimento. Não há aumento da proteção com a administração de uma dose de reforço. A vacina tem um importante papel na prevenção do desenvolvimento de doença. Há grande dificuldade metodológica dos estudos prospectivos para a tuberculose, fazendo a Organização Mundial da Saúde estimular estudos mais simples, especialmente aqueles do tipo caso-controle. Embora também haja discrepância nesses estudos, a maioria indica uma proteção da ordem de 50 a 60% para a tuberculose em geral, com proteção de até 80% quando se leva em consideração as formas mais graves de apresentação, especialmente a meningite tuberculosa. Nestes estudos, também se observa um resultado melhor quando a vacina é administrada no nascimento, com resultados de proteção menores, quando administrada em crianças mais velhas. A duração da proteção máxima contra a tuberculose, quando o BCG é administrado no 1º mês de vida, é de 10 a 15 anos, e esta proteção diminui após este período. Há estudos de longo prazo que mostram proteção parcial por até 50 anos. A vacinação de reforço na adolescência não aumenta a eficácia do BCG para a proteção contra a tuberculose.

A vacina de BCG, adotada no calendário nacional, é administrada pela via intradérmica. Existia uma apresentação da vacina para a aplicação percutânea, em que era utilizada uma concentração maior do *Mycobacterium*, não mais disponível no Brasil. Após 1 a 3 semanas da aplicação intradérmica, forma-se uma pápula no local, a qual evolui para pústula e finalmente para úlcera, em um período médio de três meses. Eventualmente, pode-se desenvolver enfartamento ganglionar do mesmo lado da aplicação da vacina, geralmente axilar, e com menor frequência supra ou infraclavicular. São gânglios firmes à palpação, indolores e sem sinais flogísticos, com menos de 3 cm de diâmetro e que não exigem nenhum tipo de intervenção. A úlcera tem resolução total, com a formação de uma cicatriz no local.

Reações locais e regionais mais intensas são bastante raras e se caracterizam por úlcera maior que 1 cm, que não cicatriza em quatro meses, abscesso subcutâneo frio, abscesso piogênico e linfadenite regional supurada. Essas condições indicam o tratamento específico com antibióticos, no caso do abscesso piogênico, e com a introdução de isoniazida, nas demais situações. Pacientes com imunodeficiências congênitas podem apresentar disseminação do bacilo e lesões generalizadas, muito semelhantes à tuberculose, e requerem tratamento específico. É importante lembrar que o *Mycobacterium bovis* é naturalmente resistente à pirazinamida, a qual deve ser substituída pelo etambutol. A mortalidade nesse grupo de pacientes é muito alta, a despeito da instituição de tratamento adequado.

A vacina está indicada a partir do nascimento, e não se recomenda dose de reforço. Deve ser administrada de preferência no braço direito, na altura da inserção do músculo deltoide, e está contraindicada em pessoas com imunodeficiência congênita ou adquirida, incluindo os infectados pelo HIV e que já apresentem comprometimento imunológico grave e sintomas de aids. A aplicação da vacina deve ser adiada em crianças que ainda não atingiram 2 kg de peso e na presença de doença dermatológica extensa e em atividade.

A ausência de cicatriz após a vacinação com o BCG não é indicativa de falta de proteção, e o aumento da proteção nas crianças que por não possuírem cicatriz foram revacinadas é muito pequeno. Assim, a Organização Mundial da Saúde não mais indicada a revacinação nestas situações. Uma nova dose da vacina está indicada apenas nos pacientes menores de 15 anos, sem comprovação de dose anterior e sem cicatriz após os 6 meses; nos pacientes que se identificou erro de imunização, tais como aplicação de dose insuficiente, uso de vacina vencida ou mal conservada, e que não formaram cicatriz, e nos contatantes doentes com hanseníase.

HEPATITE B

O vírus da hepatite B (VHB) tem distribuição ubíqua e afeta pessoas no mundo inteiro. Nos Estados Unidos, estima-se que cerca de 78 mil indivíduos são infectados a cada ano pelo VHB e que ocorrem cerca de 6 mil óbitos relacionados à doença hepática crônica. A infecção pelo VHB é considerada a segunda maior causa de câncer no mundo. Quanto mais jovem o indivíduo se infectar, maior o risco da infecção progredir para doença crônica. As principais formas de transmissão são perinatal, através do contato sexual, e pelo contato com sangue de indivíduos com infecção ativa. A utilização roti-

neira da vacina em idades mais tenras é recomendada pelas altas morbidade e mortalidade da infecção, principalmente quando ocorre na infância; pela possibilidade de transmissão entre crianças, ainda que rara; pela dificuldade em se imunizar grupos de risco para a infecção; e pela falta de adesão dos pacientes mais velhos ao esquema de três doses. A vacinação da criança já no período neonatal ou quando lactente jovem se mostrou efetiva na diminuição da incidência da hepatite B.

A vacina disponível é produzida com a utilização de tecnologia de DNA recombinante, com a produção do antígeno de superfície (HBsAg) em leveduras, e não contém plasma humano. Após a administração de três doses da vacina, mais de 95% das crianças desenvolvem anticorpos. Adultos jovens têm uma soroconversão por volta de 90%, a qual cai até 75% em pessoas com 60 anos ou mais. Apesar da diminuição do título de anticorpos com o passar do tempo, a maioria das pessoas permanece protegida graças à indução de memória imunológica pelos linfócitos B. O período de incubação relativamente longo do vírus e a memória imunológica permitem que esses indivíduos produzam quantidade suficiente de anticorpos quando de uma nova exposição. Há poucos relatos de indivíduos que contraíram hepatite B muitos anos após uma vacinação efetiva, porque apresentaram queda dos anticorpos, porém nenhum deles apresentou doença grave ou crônica.

Neonatos prematuros, com menos de 2.000 g de peso ao nascimento, podem apresentar uma diminuição da resposta à vacinação para hepatite B e devem preferencialmente receber a vacina após um mês de vida. Porém, se a condição de imunidade da mãe for ignorada, ou for positiva para infecção crônica pelo VHB, está indicada a vacina nas primeiras 12 horas de vida, e uma dose adicional com 1 mês de vida deve ser realizada.

Doença renal, imunossupressão, tabagismo e obesidade também estão associados a diminuição da soroconversão no adulto. A sorologia não está recomendada rotineiramente, devendo ser reservada para aqueles pacientes com alto risco de exposição e que necessitam ter certeza da presença de anticorpos em níveis protetores. No caso de não haver soroconversão, o esquema deve ser repetido. Uma opção é a administração de uma quarta dose da vacina de hepatite B e repetição da sorologia entre 4 e 6 semanas depois. Se houver soroconversão, considerar o paciente protegido, caso contrário completar o segundo esquema com mais duas doses respeitando os intervalos preconizados entre elas.

Os eventos adversos são infrequentes na vacinação para hepatite B e, na maioria dos casos, estão restritos à presença de dor no local da aplicação, a qual é relatada por 13 a 29% dos adultos e 3 a 9% das crianças. Uma pequena porcentagem dos pacientes refere sintomas gerais moderados, como cefaleia e fadiga. A febre não é frequente, sendo descrita em 1% das aplicações.

O esquema rotineiro de imunização preconizado para a hepatite B é de três doses, com intervalos de um mês, entre a primeira e a segunda dose, e de cinco meses, entre a segunda e a terceira. No PNI, a vacina é administrada ao nascer e em associação com as vacinas tríplice bacteriana de células inteiras e *Haemophilus influenzae* (DTP/Hib/HepB) aos 2, 4 e 6 meses de vida. A apresentação da vacina administrada é diferente para crianças e adolescentes, até 19 anos, e adultos, e está disponível nas formulações pediátrica e para adultos. A vacinação pode ser iniciada nas primeiras horas de vida, com boa eficácia. A vacina pode ser encontrada combinada à hepatite A, com o esquema de três doses, semelhante ao da hepatite B. Existe a possibilidade de se utilizar a apresentação para adultos da vacina combinada com hepatite A em crianças entre 1 e 15 anos, com a utilização de duas doses com intervalo de 6 meses entre elas, e eficácia semelhante ao esquema de três doses da apresentação pediátrica. Também está disponível combinada com a tríplice acelular, Hib e VIP (VIP/DTPa/Hib/HepB, vacina hexavalente).

ROTAVÍRUS (RV)

A infecção pelo rotavírus é a causa mais importante de diarreia grave na infância em todo o mundo. A frequência de isolamento de RV em crianças com diarreia aumenta de acordo com a gravidade dos episódios. Assim, uma revisão do Centers for Disease Control (CDC) indica que, em 24 estudos com base comunitária, três estudos com bases clínicas e 72 estudos com base hospitalar, os RV foram responsáveis por uma mediana de 8,1, 18,8 e 21,3% dos episódios de diarreia nos três cenários, respectivamente. Um estudo prospectivo multicêntrico envolvendo instituições hospitalares de 11 países latino-americanos, inclusive o Brasil, mostrou que os RV foram identificados nas fezes de 49% de 5.856 crianças menores de 3 anos de idade com gastroenterite aguda.

O rotavírus é um RNA-vírus de fita dupla pertencente à família *Reoviridae*. Duas proteínas presentes na superfície externa do vírus induzem a formação de anticorpos neutralizantes, importantes no estabelecimento da imunidade ao agente, e são utilizadas na caracterização dos diferentes sorotipos: a proteína VP7 (ou antígeno G) e a proteína VP4 (ou antígeno P). Cinco tipos virais são responsáveis pela maioria das infecções: G1, G2, G3, G4 e G9, apesar do genótipo G5 também ser uma importante cepa emergente em nosso meio. O G9 é muito preocupante por apresentar maior capacidade patogênica, estando relacionado com infecções mais graves.

Os dois tipos P mais comuns são P8 e P4, e o sorotipo de RV mais comum, globalmente, é o G1P[8]. Dados provenientes de estudos epidemiológicos nacionais mostram grande variação regional de genótipos de rotavírus em nosso país. Estudo realizado entre os anos de 2005 e 2006, com base hospitalar, com crianças de 0 a 5 anos de idade, de quatro estados brasileiros (Goiás, Bahia, Rio Grande do Sul e São Paulo), com gastroenterite aguda e que necessitaram de internação ou terapêutica de reidratação oral ou venosa, revelou que rotavírus foram identificados nas fezes de 43,3% delas, com diferenças regionais não só quanto à positividade, mas também na sazonalidade e distribuição por faixa etária. Os genótipos circulantes encontrados também foram diferentes nessas quatro regiões, sendo o G9 predominante, presente em 51,65% das amostras, seguido pelos genótipos G2 (34,8%) e G1 (14,4%). Em relação aos genótipos P, foram predominantes P[4] e P[8], encontrados com a mesma frequência (43,9%). No Estado de São Paulo, houve predomínio da combinação G9 P[8].

Duas vacinas estão atualmente disponíveis para a prevenção da diarreia por RV: uma vacina monovalente, obtida pela atenuação em células Vero de uma cepa humana subtipo G1P[8], produzido pelo laboratório *GlaxoSmithKline*, e outra, produzida pelo laboratório *MSD*, pentavalente, composta por cinco cepas humano-bovinas rearranjadas. Quatro rearranjos expressam, além dos componentes do vírus bovino, uma das proteínas do capsídeo externo de rotavírus humanos (G1, G2, G3 ou G4) e o quinto, a proteína de vírus humano P[8] e a proteína G6 do capsídeo externo de bovinos.

Nos dois grandes estudos que resultaram em seu licenciamento, as duas vacinas mostraram-se muito eficazes na prevenção da diarreia por RV, especialmente das formas graves.

A eficácia da vacina monovalente foi avaliada em mais de 20 mil lactentes vacinados em vários países da América Latina, inclusive o Brasil. Após duas doses da vacina, administradas aproximadamente aos 2 e 4 meses de idade, a eficácia observada foi de 70% na prevenção de qualquer tipo de diarreia por RV, 85% na prevenção de diarreia grave e também de 85% na prevenção de diarreia por RV que exigia tratamento médico ou hospitalização. Com o aumento da gravidade da doença, a proteção da vacina chega a 100%. Após uma única dose da vacina, a proteção para formas graves é de 50 a 85%. Um aspecto importante é que essa vacina monovalente mostrou eficácia protetora heterotípica. Assim, a eficácia específica da vacina contra diarreia grave por RV dos sorotipos G1, G3 e G9 foi de 92, 88 e 91%, respectivamente. Em relação ao sorotipo G2, a eficácia foi de apenas 45%; entretanto, incluindo em uma metanálise estudos anteriores de fases 1 e 2, a proteção contra diarreia grave por RV do sorotipo G2 chega a 67%. No grande estudo citado, houve uma diminuição geral nas hospitalizações por gastroenterite de cerca de 40%.

Quanto à vacina pentavalente, nas crianças que receberam as três doses, a eficácia contra gastroenterite por RV (GERV) de qualquer gravidade foi de 74% (intervalo de confiança 95% (IC) = 67 a 79%) e contra formas graves foi de 98% (IC 95% = 95 a 100%). A eficácia foi semelhante para os sorotipos vacinais analisados (G1, G2, G3, G4 e G9) e manteve-se elevada no segundo ano após a vacinação. A vacina modificou muito o impacto da doença, com redução de 86% do número de consultas médicas, 94% dos atendimentos de emergência e 96% das hospitalizações por gastroenterite por rotavírus. Houve redução de 59% nas hospitalizações por gastroenterites de qualquer etiologia.

As duas vacinas são consideradas muito seguras, com pequena incidência de eventos adversos. Nos estudos que resultaram em licenciamento (cada um incluiu cerca de 70 mil crianças), não se verificou aumento na incidência de intussuscepção, preocupação que era relevante em face do que ocorreu com uma vacina anterior contra os RV, não mais utilizada.

Em um estudo de avaliação pós-comercialização, realizado no Brasil e no México, a vacina monovalente de vírus humano atenuado para o RV foi associada a um risco de intussuscepção em cerca de 1 em cada 51 mil a 68 mil crianças vacinadas. Porém, os autores mostraram que o número absoluto de mortes e hospitalizações evitadas excedeu em muito o número de casos de intussuscepção eventualmente associados à vacina. Alguns eventos adversos mais leves foram relatados com a utilização das vacinas, incluindo vômitos (15 a 18%), diarreia (9 a 24%), irritabilidade e febre.

As duas vacinas são administradas por via oral, a vacina monovalente em esquema de duas doses (2 e 6 meses de idade) e a pentavalente, em esquema de três doses (2, 4 e 6 meses). As vacinas podem ser administradas a partir da 6ª semana de vida. A primeira dose das duas vacinas não deve ser administrada após 14 semanas e 6 dias de vida, e a última (segunda ou terceira), após 7 meses e 29 dias.

A administração da vacina de RV é contraindicada em lactentes que apresentaram uma reação alérgica grave à dose anterior da vacina ou a algum de seus componentes. A vacinação também está contraindicada em crianças com história prévia de intussuscepção e naquelas com imunodeficiência severa combinada (SCID), pelo risco documentado de diarreia crônica e doença grave pelo vírus vacinal. Em outras situações nas quais há imunodeficiência congênita ou adquirida, os dados são escassos em relação ao uso da vacina de RV, e a opção de vacinar deve ser cuidadosamente avaliada pelo médico, considerando os riscos e eventuais benefícios.

A experiência já acumulada com o uso das vacinas em larga escala em alguns países mostra um significante declínio no número de casos de diarreia por RV confirmados laboratorialmente.

POLIOMIELITE

O poliovírus é um vírus que pertence ao grupo dos enterovírus e apresenta três sorotipos (1, 2 e 3), todos relacionados com a doença no homem. A presença de imunidade a um dos sorotipos não confere proteção contra os outros dois. A transmissão se dá principalmente pela via fecal-oral, podendo também ocorrer transmissão oral-oral. A multiplicação viral se dá na faringe e no trato gastrointestinal, com posterior invasão da corrente sanguínea e eventualmente do sistema nervoso central. O período de incubação é bastante variável, de 3 a 35 dias. A maioria dos indivíduos infectados (mais de 90%) apresentará infecção subclínica ou inaparente. Cerca de 5% dos pacientes manifestará um quadro clínico semelhante a uma infecção viral inespecífica, com recuperação total; uma minoria terá um quadro clínico característico de meningite viral, sem paralisia (1%); e menos de 2% dos pacientes infectados apresentará o quadro de poliomielite paralítica. O óbito ocorre em 2 a 5% das crianças e em 15 a 30% dos adultos com o quadro paralítico.

A introdução da vacina na rotina, com o subsequente aumento da cobertura vacinal, e as repetidas campanhas ocasionaram erradicação da doença nas Américas. Existem disponíveis no Brasil dois tipos de vacina contra a poliomielite, a vacina oral de vírus atenuado (OPV, também conhecida como vacina Sabin) e a vacina inativada de poliovírus de administração intramuscular (VIP, também conhecida como vacina Salk). As duas vacinas eram originalmente trivalentes, mas a partir de 2016, atendendo a determinação da Organização Mundial da Saúde, a vacina oral passou a ser bivalente, contendo apenas os sorotipos 1 e 3. Isso foi possível graças à erradicação da circulação do poliovírus selvagem tipo II desde 1986 no Brasil e 1999 no mundo. A vacina inativada (VIP) continua contendo os três sorotipos do poliovírus. O esquema primário de imunização consiste em três doses da vacina no 1º ano de vida, com intervalos de 2 meses entre elas. A

vacinação para poliomielite deve começar no 2º mês de vida. O PNI adota uma dose de reforço aos 15 meses e uma segunda dose de reforço após os 4 anos. Atualmente, o calendário vacinal adota uma combinação das duas vacinas para a imunização de rotina das crianças: as três primeiras doses são feitas com a VIP e as demais com a OPV. Há a perspectiva de todo o esquema passar a ser feito exclusivamente com VIP no futuro. Ambas as vacinas são consideradas muito eficazes na indução de imunidade aos poliovírus. Qualquer combinação entre VIP e OPV no esquema vacinal é aceitável.

A vacina oral tem como vantagens a facilidade de administração e a indução de imunidade intestinal precoce. Porém, por se tratar de uma vacina de vírus vivo atenuado, há o risco de aparecimento da doença em crianças vacinadas. Esse risco é estimado em 1 caso para cada 2,4 milhões de doses administradas, sendo mais frequente na primeira dose (1 caso para cada 750 mil doses). Além disso, a multiplicação viral no trato gastrointestinal com posterior excreção do vírus pode causar infecção de contatantes domiciliares, constituindo um grande risco para aqueles com algum tipo de imunodeficiência. Por esses motivos, após o controle ou eliminação da doença autóctone, a OPV deixou de ser utilizada nos Estados Unidos e em alguns outros países. A vacina de vírus vivo atenuado está contraindicada em pacientes com doenças do sistema imunológico e respectivos contatantes.

A utilização da VIP em todas as doses é indicada para pacientes com alterações do sistema imune, ou contatantes de outras pessoas nessas condições. A vacina deve ser aplicada por via intramuscular e é muito bem tolerada, sendo infrequente o relato de efeitos adversos, os quais na sua grande maioria se limitam a desconforto no local da vacina. A vacina Salk também está disponível para crianças em apresentações nas quais está associada às vacinas tríplice acelular, tríplice acelular e Hib (pentavalente), tríplice acelular, Hib e Hepatite B (hexavalente).

Com a erradicação da doença em nosso país, o adulto não precisa ser rotineiramente revacinado para a poliomielite. Em situações em que há um grande risco de exposição ao vírus, como no caso de viagens para regiões onde ainda há circulação endêmica ou epidêmica do poliovírus, ou trabalhadores de laboratório que possam ser acidentalmente expostos, recomenda-se uma dose de reforço.

HAEMOPHILUS INFLUENZAE

Trata-se de uma bactéria Gram-negativa, responsável tanto por infecção respiratória alta, particularmente a otite, como por doença invasiva em crianças menores de 5 anos. Antes do advento da vacina, o *Haemophilus influenzae* tipo b (Hib) era a bactéria responsável pela maior parte das meningites em crianças entre 6 meses e 2 anos de idade. A doença tem uma mortalidade da ordem de 2% quando precocemente diagnosticada e tratada, sendo que até 30% dos sobreviventes desenvolvem algum tipo de sequela neurológica. A bactéria também é responsável por outras formas de doença invasiva, tais como epiglotite, celulite facial e periorbital, pneumonia, osteomielite, artrite séptica, pericardite e bacteremia, todas com risco de vida.

O principal responsável pela virulência da bactéria é sua cápsula de polissacáride. Os anticorpos que têm como alvo esse polissacáride protegem contra a doença invasiva. Uma vez que a doença atinge em maior escala crianças menores de 2 anos de idade, e como a capacidade dessas crianças desenvolverem anticorpos quando estimuladas pelo polissacáride é pequena, desenvolveu-se uma vacina conjugada, na qual o polissacáride do Hib é ligado a uma proteína, com a finalidade de melhorar a resposta imune de lactentes jovens. A proteína habitualmente utilizada na maioria das vacinas é o toxoide tetânico. A eficácia da vacina conjugada é excelente, da ordem de 95 a 100% para doença invasiva pelo Hib. A vacina não é eficaz na prevenção de doença respiratória alta não invasiva por *Haemophilus* não tipável, ou por outros tipos de *Haemophilus* (tipos a, c, d, e, f). A vacina também diminui o número de portadores assintomáticos do Hib em orofaringe.

A vacinação também é indicada para adultos que não tenham sido previamente vacinados e que estejam sob risco aumentado de desenvolver doença invasiva pelo Hib. Nesse grupo, estão pacientes com asplenia funcional ou anatômica (após esplenectomia), imunodeficiência, imunossupressão por quimioterapia para câncer, infecção pelo vírus da imunodeficiência humana ou aqueles submetidos à transplante de medula óssea.

A vacina é bem tolerada, tendo como efeito adverso mais comum dor no local da aplicação em 5 a 30% das crianças. Febre ocorre em menos de 5% dos vacinados. A vacinação deve começar por volta dos 2 meses de idade, e são preconizadas três doses, com intervalo entre as doses podendo variar conforme o esquema adotado por diferentes países, sendo o mais comum o intervalo de dois meses entre as doses. Muitos países adotam uma quarta dose de reforço nos seus calendários oficiais, pelo risco de falha vacinal no esquema inicial, ainda que muito baixo (de 3 a 5%). Crianças mais velhas, no momento em que é iniciada a vacinação, necessitam de um número menor de doses, e adultos imunocompetentes necessitam de apenas uma dose.

A vacina para *Haemophilus influenzae* tipo b está disponível no Brasil, isolada ou combinada com a tríplice de células inteiras e hepatite B (vacina pentavalente do PNI), com a tríplice acelular e VIP (vacina pentavalente), e combinada com a tríplice acelular, VIP e hepatite B (vacina hexavalente).

A vacina pneumocócica conjugada 10 valente utiliza como proteína carreadora a proteína D do *Haemophilus* não tipável. Essa proteína é imunologicamente ativa e induz a produção de anticorpos contra a proteína D, que ocasionam certa diminuição da infecção pelo *Haemophilus* não tipável, particularmente a otite média aguda.

DIFTERIA

Doença causada pelo *Corynebacterium diphtheriae* por meio de produção de uma exotoxina, responsável por uma angina pseudomembranosa que pode obstruir as vias respiratórias: a crupe. A toxina produzida pelo bacilo diftérico pode provocar paralisias e miocardite. O período de incubação é de 2 a 10 dias, e a transmissão se dá por perdigotos ou objetos contaminados pelo indivíduo doente. A introdução da vacina nos esquemas de rotina fez com que a doença praticamente desaparecesse nesses países, restando apenas poucos casos esporádicos. No entanto, a boa cobertura vacinal permanece importante para se evitar a disseminação da doença a partir de um caso importado.

A vacina é composta pelo toxoide diftérico (toxina privada de sua capacidade de causar doença) em diferentes concentrações, variando de acordo com o laboratório produtor e a idade do paciente. Em crianças com mais de 7 anos de idade e adultos, realiza-se a imunização com uma dose menor da toxina, pelo risco aumentado de efeitos adversos intensos.

A vacinação deve ser iniciada aos 2 meses de idade, sendo recomendadas três doses no 1º ano de vida, e duas doses de reforço, uma entre 15 e 18 meses, e a segunda entre 4 e 6 anos. Está recomendada a vacinação periódica, a cada dez anos, necessária para se manter títulos de anticorpos protetores. Gestantes podem receber a vacina sem risco para o feto. A vacina é de administração intramuscular. Cerca de 95% das crianças apresentam proteção pela vacina após o esquema inicial de três doses, a qual diminui com o passar do tempo. Adultos que não tenham sido previamente vacinados devem receber um esquema de três doses, com intervalo mínimo de quatro semanas entre a primeira e a segunda dose, e de 4 a 12 meses entre a segunda e a terceira dose.

Os efeitos adversos mais comuns são edema e hiperemia no local da aplicação. Menos frequentes, o paciente pode referir mal-estar, febre transitória e cefaleia. No local da vacina pode se formar um pequeno nódulo, que desaparece em poucas semanas. As reações locais e sistêmicas são mais frequentes no adulto, sendo, por este motivo, indicada a utilização de uma dose menor. É considerada contraindicação para essa vacina reação anafilática em dose prévia ou a algum de seus componentes.

A vacina está disponível no Brasil em combinação com as vacinas de tétano e coqueluche (tríplice de células inteiras [DTP], tríplice acelular [DTpa] e tríplice acelular apresentação de reforço [dTpa]), e com a vacina para o tétano, nas apresentações pediátrica (DT) e adulta (dT). A vacina tríplice bacteriana pode estar combinada com outras vacinas.

TÉTANO

Doença aguda caracterizada por contratura muscular involuntária com crises paroxísticas. É causada pela toxina produzida pelo *Clostridium tetani*, bacilo anaeróbico que se desenvolve frequentemente no local de um ferimento, após a introdução de esporos presentes no solo e meio ambiente. O período de incubação varia de 4 a 21 dias, sendo de 10 dias na média. Não há transmissão interpessoal. Um grupo com risco muito grande de contrair tétano é o de recém-nascidos, pela infecção umbilical, com possibilidade de doença grave e óbito. Desde a introdução da vacina no PNI, a queda do número de casos e óbitos em todas as idades foi constante, estando a doença atualmente sob controle na maioria dos estados brasileiros. Em relação aos poucos casos de tétano que ainda ocorrem no país, a maior parte se concentra nas faixas etárias mais velhas, pela falta de reforço vacinal.

A vacina antitetânica é obtida pelo tratamento da toxina com formol, o qual a transforma em um toxoide, que mantém sua capacidade imunogênica, mas sem toxicidade. A imunogenicidade da vacina é frequentemente aumentada pela adição de um adjuvante, o hidróxido de alumínio.

A vacinação deve ser iniciada no 2º mês de vida, sendo recomendadas três doses no 1º ano de idade, com intervalo de 2 meses entre elas. Um primeiro reforço deve ser feito entre 15 e 18 meses, e o segundo entre 4 e 6 anos. A partir daí, está indicada uma dose de reforço a cada dez anos. Adultos que não tenham sido previamente vacinados devem receber um esquema de três doses, com intervalo mínimo de quatro semanas, entre a primeira e a segunda dose, e de 4 a 12 meses, entre a segunda e a terceira dose. Caso haja um intervalo maior entre as doses, o esquema não necessita ser reiniciado, deve-se apenas completar as doses faltantes.

Como o título de anticorpos pode diminuir mais rápido em uma pequena parcela dos indivíduos, caso haja um ferimento extenso ou potencialmente contaminado após cinco anos da última dose de vacina, o reforço deve ser adiantado. Gestantes devem receber uma dose de reforço da vacina tríplice acelular (dTap) após o primeiro trimestre da gravidez, mesmo aquelas que tenham dose anterior há menos de 5 anos. Aquelas que nunca tenham recebido a vacina ou não tenham informação confiável, devem receber um esquema completo, com duas doses adicionais da vacina dupla tipo adulto (dT).

Após um ferimento potencialmente contaminado, além da limpeza com água e sabão, e desbridamento profundo, se necessário, deve-se proceder à profilaxia do tétano, utilizando-se a vacina e a imunoglobulina hiperimune específica, conforme o Quadro 5.3. Não está indicada a utilização profilática de antibióticos, como a penicilina benzatina, a qual não é eficaz na prevenção do tétano.

Reações adversas são frequentes com a vacina antitetânica, na maioria das vezes apenas dor e hiperemia restritos ao local da aplicação. Pode-se observar o aparecimento de febre nas primeiras 48 horas após a vacinação. Não existe contraindicação específica, exceto reação anafilática à dose anterior.

A vacina está disponível no Brasil em combinação com as vacinas de difteria e coqueluche (tríplice de células inteiras [DTP], tríplice acelular [DTPa] e tríplice acelular apresentação de reforço [dTpa]), ou só com a vacina para a difteria, nas apresentações pediátrica (DT) e adulta (dT). Existem também disponíveis produtos nos quais a tríplice está combinada com outras vacinas.

Imunização passiva: preferencialmente com imunoglobulina humana antitetânica, na dose de 250 unidades, pela via intramuscular; utilizar local diferente daquele no qual foi aplicada a vacina.

COQUELUCHE

A coqueluche, ou tosse comprida, é uma doença infecciosa causada pela *Bordetella pertussis* e transmitida pelos perdigotos expelidos com a tosse. A doença tem um período de incubação de 5 a 21 dias, tipicamente entre 7 e 10 dias, e se apresenta clinicamente em três fases. A primeira fase, chamada de catarral, é o período mais contagioso. Na segunda fase, a tosse irritativa passa a apresentar paroxismos, podendo durar até 2 ou 3 meses. Em seguida vem a fase de convalescença. As complicações da doença incluem pneumonia, convulsões, encefalopatia e lesão cerebral permanente. O risco de óbito é maior em lactentes jovens.

A doença é altamente contagiosa, estimando-se que entre 70 e 100% dos contatantes domiciliares suscetíveis e 50 a 80% dos contatantes suscetíveis em creches ou escolas se infectarão. O risco de transmissão existe entre 7 dias após a infecção e 3 semanas depois do início dos sintomas. As principais fontes de infecção para as crianças pequenas são adultos e adolescentes. Com a introdução da vacinação para coqueluche na rotina, a incidência da doença diminuiu mais de 95%, refletindo no pequeno número de óbitos a ela atribuídos. Mais recentemente está se observando um aumento da incidência da doença em adultos jovens em diversos países, com o consequente reflexo no aumento do número de casos graves e óbitos em lactentes jovens ainda não vacinados. Isto se deve em parte porque nem a imunidade adquirida após a doença nem aquela adquirida pela imunização são duradouras. Além disso, os anticorpos adquiridos por via transplacentária desaparecem rapidamente, sendo a imunidade de curta duração.

QUADRO 5.3 Profilaxia vacinal pós-limpeza cirúrgica após ferimento tetanogênico.				
História de imunização contra o tétano	**Ferimento limpo e superficial**		**Outros ferimentos tetanogênicos**	
	Vacina	**Imunização passiva**	**Vacina**	**Imunização passiva**
Incerta ou menos de três doses	Sim	Não	Sim	Sim
Três doses ou mais				
Última dose há menos de 5 anos	Não	Não	Não	Não
Última dose entre 5 e 10 anos	Não	Não	Sim	Não
Última dose há mais de 10 anos	Sim	Não	Sim	Não
Vacina: para crianças abaixo de 7 anos, tríplice (DPT ou DTpa) ou dupla tipo infantil (DT), se o componente pertússis for contraindicado; a partir dos 7 anos, dupla tipo adulto (dT) ou tríplice acelular apresentação de reforço (dTap). Na falta desses produtos, usar o toxoide tetânico (TT).				

Atualmente existem disponíveis dois tipos de vacina para a coqueluche: a vacina de células inteiras – que é constituída por células de *Bordetella pertussis* inativadas e em suspensão, com concentração superior a 4 UI, com o hidróxido de alumínio como adjuvante – e a vacina acelular, a qual contém antígenos purificados da bactéria, em número de 2 a 4, dependendo do fabricante. Os antígenos utilizados são: a) fator indutor da linfocitose (*pertussis toxin*), o qual interfere com a função imune celular, contribui com a lesão celular, e participa da adesão bacteriana ao epitélio respiratório; b) hemaglutinina filamentosa, a qual auxilia a adesão bacteriana às células ciliares do epitélio respiratório; c) pertactina, que também participa da adesão bacteriana ao epitélio ciliar; d) aglutinógenos fimbriais 2 e 3, que participa para que a adesão ao epitélio seja permanente.

A vacina de células inteira tem eficácia variando de 36 a 98%, conforme a literatura, e a proteção contra a coqueluche diminui com o passar do tempo, aceitando-se que seja quase nenhuma após 12 anos da última dose. A vacina acelular tem eficácia entre 80 e 85%, e a duração da proteção ainda não está plenamente estabelecida, mas certamente não é maior do que aquela obtida com a vacina de células inteiras. Nos estudos que compararam a eficácia das boas vacinas de células inteiras com as acelulares, não se demonstrou clara superioridade de uma sobre a outra.

A vacinação para coqueluche está indicada a partir de 2 meses de idade, sendo administradas três doses no 1º ano de vida, com intervalo de 2 meses entre elas. Duas doses de reforço são indicadas, a primeira entre 15 e 18 meses, e a segunda entre 4 e 6 anos. A vacina de células inteiras não deve ser utilizada para crianças com mais de 7 anos, pelo risco aumentado de reações intensas. A vacina acelular pode ser administrada em adolescentes e adultos na formulação de reforço, que possui uma quantidade menor do toxoide diftérico e dos antígenos da *Bordetella* em relação à formulação pediátrica, e está indicada especialmente para profissionais de saúde, gestantes e adultos com filhos recém-nascidos. Gestantes devem receber a vacina tríplice acelular na formulação de reforço após o primeiro trimestre de gestação. Se a mulher não receber a vacina durante a gravidez, a administração deve ocorrer no pós-parto assim que possível. A vacinação do pai e de todas as pessoas que terão um contato muito próximo com o recém-nascido também é recomendada, diminuindo a chance de exposição à bactéria. A vacina dTpa passou a fazer parte do PNI no final de 2014, para gestantes e para profissionais de saúde que trabalham no atendimento de recém-nascidos.

As reações adversas mais comuns são 2 a 4 vezes menos frequentes com a vacina acelular quando comparadas com a vacina de células inteiras. A reação mais frequente é a dor no local da aplicação, com hiperemia ou aparecimento de um nódulo transitório. A febre também é frequente, geralmente entre 38 e 39 °C. Reações mais intensas podem ser observadas, com febre acima de 40 °C, choro persistente e inconsolável por 3 horas ou mais, episódio transitório de hipotonia (síndrome hipotônica hiporreativa), convulsões, aparecimento de sinais neurológicos de encefalopatia e choque. Apesar de terem resolução espontânea em grande parte dos casos, o aparecimento dessas reações implica na adoção de precauções para uma nova dose, dando-se preferência à vacina acelular, ou mesmo contraindicação de dose posterior de qualquer tipo da vacina tríplice, nos casos de reação anafilática ou encefalopatia.

No Brasil, a vacina para a *Bordetella pertussis* existe associada à vacina para tétano e difteria na forma de vacina de células inteiras (DTP) ou acelular (DTPa) para uso infantil e acelular com dose reduzida para uso adulto (dTpa). A vacina tríplice de células inteiras pode ainda ser encontrada em combinação com a vacina para *Haemophilus influenzae* do tipo B e vacina de hepatite B (vacina pentavalente). A vacina tríplice acelular pode ser encontrada combinada às vacinas de *Haemophilus* e VIP (pentavalente) ou ainda também à vacina para hepatite B (hexavalente). Na apresentação de reforço para uso adulto, pode ser encontrada na apresentação de tríplice (dTpa) ou estar combinada a VIP.

SARAMPO, CAXUMBA E RUBÉOLA

O sarampo é uma doença exantemática causada por um paramyxovírus. Os sinais clínicos incluem febre, exantema macular, conjuntivite e síndrome catarral oculonasal com tosse. O período de incubação dura cerca de 10 dias, e o quadro clínico característico é procedido por um pródromo de 2 ou 3 dias, durante o qual o paciente apresente febre e exantema característico da doença em mucosa oral, as manchas de Koplik. As principais complicações da doença são pneumonia bacteriana secundária, com grande morbidade e mortalidade em lactentes jovens; encefalite pós-infecciosa; e a panencefalite esclerosante subaguda. Desde a introdução da vacinação para o sarampo no calendário nacional, a queda da incidência da doença foi marcante. Atualmente, a grande maioria dos casos são importados de outros países e esporádicos. Mas ainda ocorrem surtos localizados, como aquele que atingiu Bahia e Ceará em 2014, e mais recentemente casos autóctones na região sudeste, resultaram em intensificação da vacinação nessas regiões.

A rubéola é uma doença exantemática de etiologia viral comum na infância, com baixa morbidade e mortalidade. A transmissão se dá por contato direto com secreção de pessoas infectadas via nasofaringe. O período de incubação varia de 14 a 21 dias, e, na semana que antecede o aparecimento da erupção cutânea, o paciente já transmite o vírus, permanecendo o contágio até uma semana após o início do exantema. São assintomáticos ou oligossintomáticos 25 a 50% dos casos; os sintomáticos se caracterizam por exantema macular transitório, de progressão craniocaudal, com adenopatia, particularmente retroauricular e cervical, conjuntivite e artrite, especialmente nos pacientes mais velhos. O grande risco da doença é representado pela infecção de mulheres grávidas suscetíveis. A infecção do feto pode ocasionar desenvolvimento de cardiopatia, em 80% dos casos, e a alterações oculares em 50%, incluindo a catarata congênita e surdez.

A caxumba, ou parotidite epidêmica, é uma doença endêmica de transmissão respiratória, que esporadicamente se apresenta sob a forma de surtos. É uma doença viral que acomete principalmente crianças entre 5 e 9 anos, mas que pode ocorrer em qualquer faixa etária. Cerca de 30% dos indivíduos infectados têm um quadro assintomático ou oligossintomático. As manifestações clínicas são caracterizadas pelo edema doloroso das parótidas, uni ou bilateralmente, acompanhado de febre. Indivíduos do sexo masculino, no período pré ou pós pubertário, podem apresentar, como manifestação da doença, orquite, geralmente referida como muito doloro-sa. A meningite viral é uma complicação frequente da doença, geralmente evoluindo sem sequelas. A esterilidade, decorrente da atrofia testicular pós-orquite, é muito rara.

No Brasil, estão disponíveis, para uso rotineiro no PNI, a vacina de vírus vivo atenuado na qual se encontram combinados os três vírus (SCR, vacina tríplice viral), e a apresentação combinada com a vacina de varicela (SCRV, tetraviral), utilizada no reforço dos 15 meses. Eventualmente, durante campanhas de vacinação em massa, é utilizada a vacina dupla viral, para o sarampo e a rubéola. A administração é preferencialmente subcutânea, mas pode excepcionalmente ser realizada por via intramuscular.

As cepas utilizadas na constituição das diferentes apresentações comerciais existentes variam conforme o fabricante, de modo que a incidência de efeitos adversos associados à vacina também varia. A vacina tríplice viral é recomendada para crianças a partir de 1 ano de idade, com uma dose de reforço aos 15 meses. Adultos suscetíveis devem receber duas doses da vacina com um intervalo mínimo de 1 mês entre elas. A vacina está especialmente recomendada para mulheres em idade fértil, não gestantes, e suscetíveis à rubéola, como a melhor forma de se prevenir o quadro grave da rubéola congênita. No controle de surtos, a vacina tríplice viral pode ser utilizada a partir dos 6 meses de idade, mas toda dose recebida antes de 12 meses deve ser desconsiderada.

Quando a primeira dose da vacina é feita aos 12 meses, 95% das crianças apresentam títulos protetores de anticorpos contra o sarampo, sendo que a proteção ocorre em 98% das crianças quando a primeira dose da vacina é administrada após os 15 meses. Para a rubéola e para a caxumba, a proteção na primeira dose varia entre 85 e 96% dos vacinados. A proteção para as três doenças é próxima de 100% após a segunda dose e é considerada como duradoura.

No local da aplicação, podem ocorrer dor e hiperemia, geralmente pouco intensas. Entre 4 e 14 dias após a administração da vacina, pode-se observar febre, geralmente não superior a 38 °C e com duração de dois dias, eventualmente acompanhada por um exantema morbiliforme e quadro catarral. Alguns pacientes podem apresentar adenopatia e artrite, especialmente mulheres jovens. Homens podem ter orquite transitória. Pode haver o aparecimento de aumento de volume da parótida, indolor. Há relatos de trombocitopenia decorrente da vacina, com uma incidência bastante baixa. A meningite pós-vacinal geralmente está associada ao componente de caxumba da vacina, e a incidência é variável conforme a cepa utilizada na fabricação do produto. Entre as utilizadas no Brasil, a cepa Urabe apresenta risco maior para essa complicação, tendo sido abandonada em vários países.

A vacina tríplice viral, por ser uma vacina de vírus vivo atenuada, está contraindicada para pacientes imunocomprometidos e gestantes. A mulher que recebe a vacina deve aguardar pelo menos um mês antes de engravidar. A lesão do feto pelo vírus vacinal da rubéola, apesar de teoricamente ser possível, não foi descrita na literatura médica. O acompanhamento de mulheres grávidas que inadvertidamente receberam a vacina não detectou nenhum caso de malformação fetal, mesmo naqueles onde se comprovou a infecção do feto

pelo vírus vacinal. Desse modo, a administração da vacina em mulheres que desconheciam estar grávidas não é indicação para a interrupção da gestação.

HEPATITE A

Trata-se de uma doença de transmissão fecal-oral, causada por um picornavírus, e endêmica em países com baixas condições sanitárias. A doença é adquirida pela ingestão de água ou alimentos contaminados, ou pelo contato íntimo com pessoas doentes, incluindo o contato sexual. As manifestações clínicas da infecção pelo vírus da hepatite A são bastante variáveis, desde o quadro anictérico assintomático até as manifestações clássicas de hepatite aguda. Nas crianças pequenas, predominam os quadros assintomáticos ou oligossintomáticos, sem icterícia ou alteração de enzimas hepáticas, e o diagnóstico só será evidenciado quando da realização de sorologia; nos adultos, 70% dos indivíduos infectados apresentam icterícia. O período de incubação varia de 15 a 50 dias, sendo, na média, de quatro semanas. Nos pacientes sintomáticos, o quadro clínico da infecção pelo VHA não pode ser diferenciado daquele que ocorre na infecção aguda por outros vírus. Com a melhoria das condições de saneamento básico nas principais cidades brasileiras, a infecção está se deslocando para idades mais avançadas, com grande parcela dos indivíduos alcançando a idade adulta ainda suscetível à doença.

A vacina contra a hepatite A é preparada a partir do vírus cultivado em células diploides humanas e inativado por formol. A vacina é administrada por via intramuscular em duas doses, com intervalo de 6 a 12 meses entre elas. Cerca de um mês após a primeira dose, 95% ou mais dos indivíduos desenvolvem proteção para a doença, sendo que virtualmente 100% dos vacinados estão protegidos após a segunda dose. Estima-se que a proteção dure ao menos 20 anos.

A vacina pode ser administrada a partir de 1 ano de idade e está indicada para todas as crianças e adultos suscetíveis. A vacinação é especialmente recomendada para indivíduos cuja atividade profissional aumente o risco de exposição à doença, como profissionais de creches, de instituições dedicadas ao cuidado de crianças com déficits neurológicos, profissionais da saúde que têm contato direto com pacientes, especialmente crianças, profissionais dos serviços de saneamento básico e coleta de lixo, e profissionais que trabalhem diretamente no preparo de alimentos em restaurantes. No PNI, a vacina é administrada em dose única aos 15 meses.

A vacina é muito bem tolerada, sendo raros os efeitos adversos. Nos poucos casos reportados, a maioria restringiu-se a dor e calor no local da aplicação. Não foram relatados efeitos adversos graves com a utilização dessa vacina.

A vacina está disponível no Brasil nas apresentações pediátrica e adulta, podendo ser administrada a partir de 1 ano de vida. A vacina também está disponível em combinação com a hepatite B, em apresentação pediátrica e adulta, devendo ser respeitado o esquema posológico de três doses com intervalo de 1 mês entre a primeira e a segunda dose e cinco meses entre a segunda e a terceira. Existe a possibilidade de se utilizar a apresentação para adultos da vacina combinada em crianças entre 1 e 15 anos, com a utilização de duas doses, com intervalo de seis meses entre elas, e eficácia semelhante ao esquema de três doses da apresentação pediátrica.

VARICELA E HERPES-ZÓSTER

A varicela é uma doença exantemática causada por um vírus do grupo herpes, o vírus varicela-zóster (VVZ). O vírus tem o seu genoma constituído por DNA e, como outros membros do grupo herpes-vírus, a capacidade de persistir no organismo na forma de infecção latente. Os seres humanos constituem a única fonte de infecção, e a doença é altamente contagiosa. A infecção acontece quando o vírus entra em contato com as mucosas do trato respiratório superior ou conjuntiva. A transmissão ocorre quando há o contato com uma pessoa doente. As pessoas doentes geralmente infectam todos os moradores suscetíveis da mesma casa, e crianças cujos irmãos tiveram varicela têm um risco aumentado de apresentarem uma doença mais grave. A primoinfecção pelo vírus se manifesta na forma de doença exantemática maculo-papulovesicular, com polimorfismo regional. O vírus pode reativar ao longo da vida, na forma de herpes-zóster, mas o mecanismo imunológico responsável por manter o vírus latente ainda não é totalmente conhecido. O herpes-zóster é caracterizado por uma erupção vesicular unilateral, acompanhando a zona de inervação de um determinado nervo, e geralmente acomete o tronco ou um nervo craniano. Em pacientes imunocomprometidos, pode haver lesão disseminada. A principal complicação do herpes-zóster é a dor que se segue ao aparecimento das lesões, a qual pode persistir após sua cura por semanas, meses ou, em alguns casos, por anos (neuralgia pós-herpética).

Pessoas imunocomprometidas têm um risco aumentado de desenvolverem doença grave e complicações após a primoinfecção pelo VVZ. Estão também sob risco aumentado lactentes jovens cujas mães não tiveram varicela, pacientes com doenças cutâneas ou pulmonares crônicas, e pacientes que façam uso continuado de corticosteroide ou ácido acetilsalicílico. A varicela no adulto imunocompetente suscetível geralmente é mais exuberante, com maior risco de complicações. As principais complicações são infecção bacteriana secundária de pele, pneumonia, meningite, glomerulonefrite, trombocitopenia, ataxia cerebelar, artrite e hepatite, com risco de óbito. Os doentes podem começar a transmitir o vírus cerca de 2 dias antes do início das lesões, e a transmissão ocorre até que todas as lesões estejam em crosta. O período de incubação em um indivíduo sadio varia de 10 a 21 dias, podendo se prolongar até 28 dias naqueles que receberam imunoglobulina.

A vacina contra a varicela disponível no Brasil é uma vacina de vírus vivo atenuado (cepa Oka), aplicada por via subcutânea em duas doses a partir de 1 ano de idade. Deve ser respeitado o intervalo mínimo de 3 meses entre as doses para crianças até 13 anos e de 1 mês de intervalo para adolescentes maiores de 13 anos e adultos. No PNI, a primeira dose da vacina de varicela é aplicada aos 15 meses na forma da vacina tetraviral (sarampo/rubéola/caxumba/varicela) e há um reforço entre 4 e 6 anos, com a vacina de varicela. Cerca de 90% das crianças entre 1 e 12 anos desenvolvem anticorpos e resposta imune celular após uma dose da vacina. Nos adolescentes e adultos, a soroconversão ocorre em 80% dos vacinados após a primeira dose, e 99% após a segunda. A vacina pode ser também utilizada na profilaxia pós-exposição até 72 horas do contato, com eficácia na prevenção da doença superior a 80%. Quando utilizada até 120 horas após a exposição, a eficácia na proteção do aparecimento de doença é menor, mas deve ser considerada como opção. Não existem dados precisos da duração da imunidade induzida pela vacinação. Uma pequena parcela dos indivíduos vacinados pode vir a apresentar varicela, mas geralmente é muito leve, com poucas vesículas, febre de intensidade e duração menores que na doença do não vacinado e ausência de complicações graves.

Os efeitos adversos associados à vacina são leves e pouco frequentes. Dor local e eritema ocorrem em 2 a 20% das crianças e em 10 a 25% dos adultos após a primeira dose. De 4 a 10% dos indivíduos vacinados desenvolvem algumas lesões (média de cinco) semelhantes à varicela no local da aplicação ou no tronco, no intervalo entre 4 e 42 dias após a administração da vacina, geralmente acompanhada de febre baixa. Essas lesões persistem por 2 a 8 dias. Alguns pacientes apresentam apenas a febre nesse período, sem as lesões cutâneas. A utilização da vacina tetraviral (SCRV) é associada com maior incidência de febre na primeira dose e um pequeno aumento do risco de convulsão febril. Assim, se possível, crianças com antecedentes de convulsão febril, quando da administração da primeira dose das vacinas tríplice viral e varicela, devem preferencialmente ser vacinadas com a administração concomitante das duas vacinas em injeções separadas.

Quando administrada simultaneamente à vacina tríplice viral, a vacina de varicela pode ser administrada no mesmo dia, ou deve ser respeitado um intervalo mínimo de quatro semanas entre elas, pela possibilidade de diminuição da eficácia vacinal.

A vacina não deve ser administrada em indivíduos com comprometimento da função imune, incluindo pacientes com leucemia, linfoma, outras neoplasias em quimioterapia, imunodeficiências congênitas e aids com comprometimento imunológico instalado. Pacientes em uso continuado de corticosteroide sistêmico e ácido acetilsalicílico também não devem receber a vacina, bem como gestantes. Em situações especiais, alguns pacientes nesses grupos de risco podem se beneficiar da vacinação, mas a indicação e o acompanhamento devem ser feitos por um especialista.

Crianças e adolescentes suscetíveis e sob risco de desenvolver uma doença grave devem receber a imunoglobulina humana anti-varicela-zóster (IGHAVZ) até 96 horas após o contato. Para maior eficácia, a administração deve ser feita o mais cedo possível. A decisão de utilizar a IGHAVZ deve ser baseada na possibilidade de que a exposição sofrida pela criança pode resultar em doença, no risco aumentado de complicações da varicela para aquele paciente, e na probabilidade de suscetibilidade da criança à infecção.

Está indicada a utilização de IGHAVZ como profilaxia pós-exposição em crianças imunocomprometidas sem antecedente de varicela, gestantes suscetíveis, recém-nascidos de mulheres que iniciaram quadro clínico de varicela 5 dias antes ou 2 dias após o parto, prematuros hospitalizados com idade gestacional maior que 28 semanas e cujas mães não tenham tido varicela, e prematuros hospitalizados com idade gestacional inferior a 28 semanas ou peso inferior a 1.000 g, independente da história materna de varicela.

A imunoglobulina para varicela é administrada por via intramuscular, na dose de 125 UI (1,25 mL) para cada 10 kg de peso, até a dose máxima de 625 UI (5 ampolas). A duração da proteção não é bem estabelecida, mas se uma segunda exposição ocorrer após três semanas da aplicação do imunobiológico, uma nova dose deve ser administrada. A IGHAVZ está disponível nos Centros de Referência para Imunobiológicos Especiais da Secretaria da Saúde do Estado de São Paulo.

Os adultos com mais de 60 anos e, consequentemente, com maior risco de desenvolverem herpes-zóster, devem receber uma vacina específica para a prevenção da doença. Existem duas vacinas para a prevenção do Zóster, mas no momento apenas uma delas está licenciada no Brasil. A vacina de zóster disponível (laboratório *MSD*, Zostavax®) é uma vacina de vírus atenuado, e contém a mesma cepa da vacina de varicela, mas com uma quantidade de vírus cerca de 14 vezes maior. A administração da vacina de varicela que é utilizada na rotina da imunização pediátrica não é capaz de prevenir o aparecimento do zóster no adulto com infecção latente. A vacina atenuada de zóster diminui em média 51% o risco da doença naqueles pacientes que nunca apresentaram um episódio anterior, e a maior eficácia foi encontrada nos adultos com idade entre 60 e 69 anos (64%). A eficácia da vacina diminui a partir dos 70 anos. Porém, naqueles indivíduos vacinados que mesmo assim desenvolveram as lesões de zóster, a doença foi mais leve, e o risco da neuralgia pós-herpética foi 66% menor. A duração da proteção pela vacina ainda não foi estabelecida. Esta vacina, a princípio, não deve ser administrada em adultos que não tiveram varicela, no entanto pode ser administrada em pacientes com doenças crônicas, desde que não haja comprometimento imunológico. A vacina de vírus atenuado para zóster não deve ser administrada em pacientes com imunodeficiências primárias ou adquiridas, incluindo pessoas com leucemia, linfoma ou outras neoplasias que afetem o sistema linfático ou a medula óssea. O uso de corticosteroides em doses de 20 mg/dia de prednisona, ou equivalente, por período superior a 2 semanas, também contraindica o uso da vacina, e a sua administração deve ser postergada por no mínimo 4 semanas após a interrupção do tratamento. A administração de outras drogas com ação imunossupressora implica na avaliação cuidadosa da imunidade do paciente e pode contraindicar a administração da vacina.

Está disponível no exterior uma vacina recombinante para o herpes-zóster (laboratório *GSK*, Shingrix®), composta pela glicoproteína E recombinante do vírus da varicela-zóster, em associação com um novo adjuvante (As0I$_B$). A vacina é administrada em um esquema de duas doses com intervalo de 4 a 6 meses. Não há estudos comparando diretamente as duas vacinas, mas estudos de fase III mostraram eficácia superior a 90% na prevenção de herpes-zóster e da neuralgia pós-herpética com o uso da vacina recombinante. Essa vacina recombinante é recomendada para o mesmo grupo de indivíduos da vacina de vírus atenuado. Os estudos existentes até o momento ainda não são suficientes para indicar o seu uso em pessoas imunocomprometidas, mas, por ser uma vacina recombinante, há grande potencial em ser benéfica, de modo que há muita pesquisa em andamento.

FEBRE AMARELA

Doença infecciosa transmitida pela picada de um mosquito e causada por um vírus do gênero Flavivírus, família *Flaviviridae*. Nas zonas urbanas e em alguns aglomerados rurais, a transmissão é pela picada do *Aedes aegypti* infectado; nas selvas da América do Sul, pela picada de mosquitos silvestres. O período de incubação varia de 3 a 6 dias, e o quadro clínico tem início abrupto, sendo caracterizado por febre alta, cefaleia, náuseas e vômitos, mialgia, hiperemia conjuntival com fotofobia, artralgia e prostração. Nos casos leves, esses sintomas começam a melhorar após 3 dias. Nos casos de maior gravidade, há recrudescência da febre, aparecimento de icterícia e fenômenos hemorrágicos, hipotensão e bradicardia (sinal de Faget), oligúria e anúria. Pode haver comprometimento do sistema nervoso central, com convulsões e coma. A mortalidade nas apresentações mais graves é de 40%.

A vacina para a febre amarela é constituída por vírus vivo atenuado, originária da cepa 17D do vírus da febre amarela. O vírus vacinal é cultivado em ovos embrionados de galinha. A vacina é usualmente utilizada por crianças a partir dos 9 meses de vida e adultos, que residam ou viajem para zonas endêmicas. Em situações de surto e epidemia, com grande risco de exposição, a vacina pode ser utilizada a partir de 6 meses de vida. Apesar da recomendação geral de se evitar a utilização de vacinas de vírus vivo em gestantes, mulheres grávidas suscetíveis e que viajem para zona endêmica podem receber a vacina, uma vez que os riscos da doença excedem o da vacinação. A vacina confere imunidade em cerca de 95% dos indivíduos vacinados, a qual está presente a partir do 10º dia após a vacinação. A imunidade obtida em lactentes é menor. Documento recente de um grupo de especialistas da OMS indica que uma dose da vacina é suficiente para conferir imunidade protetora por toda a vida e que doses de reforço não são necessárias. Assim, o Regulamento Sanitário Internacional (RSI) foi alterado, em maio de 2014, estendendo a validade do certificado internacional de vacinação contra a febre amarela de 10 anos para toda a vida do vacinado. Há, porém, bastante controvérsia entre especialistas sobre a validade dessa medida, particularmente para crianças de baixa idade, e alguns pesquisadores ainda recomendam que se receba pelo menos uma segunda dose da vacina ao longo da vida. Em situações de epidemias, quando não há número suficiente de doses para se vacinar toda a população exposta, pode-se utilizar 20% (0,1 mL) da dose habitual da vacina, com resultado semelhante àquele obtido com a dose plena. Porém, como ainda não há estudos mostrando proteção permanente com a dose fracionada, a vacina deve ser repetida após 10 anos. A dose fracionada não é aceita como válida para a emissão do Certificado Internacional de Vacinação, sendo, nesse caso, necessária a revacinação com a dose plena.

A vacina é utilizada no PNI para crianças a partir de 9 meses de idade, adolescentes e adultos, que moram em regiões com risco de circulação do vírus ou que viajem para estas regiões.

A vacina é geralmente bem tolerada e cerca de 5 a 10% dos vacinados apresentam algum avento adverso entre o 3º e o 10º dia de vacinação, tais como dor local, cefaleia, febre e mialgia. Reações de hipersensibilidade e encefalite são consideradas muito raras. Há a descrição de poucos casos de óbitos relacionados à administração da vacina contra a febre amarela, pela disseminação e visceralização do vírus vacinal. Grande parte dos casos deveu-se à administração da vacina em indivíduos com comprometimento do sistema imunológico ou doenças crônicas. Desse modo, a vacinação não é utilizada rotineiramente fora das áreas endêmicas, mas apenas para pessoas que se destinam às regiões com circulação do vírus selvagem. O risco de eventos adversos quando é administrada a dose fracionada da vacina é igual.

MENINGOCOCO

A doença causada pela *Neisseria meningitidis* é endêmica no Brasil, com o acontecimento de surtos epidêmicos esporadicamente. É mais frequente no inverno, mas pode aparecer durante o ano todo. As principais manifestações da infecção são a meningococcemia e a meningite, com alta morbidade e mortalidade quando não diagnosticadas e tratadas precocemente, apresentando alto índice de sequelas. Existem 12 sorotipos do meningococo, sendo que seis desses sorotipos estão associados à doença grave: A, B, C, W, Y, X. No Brasil, predominam os sorotipos B e C. Entre 1990 e 2002, no Estado de São Paulo, o sorogrupo B era mais prevalente sobre o C (59% e 33%, respectivamente, dos casos com determinação de sorogrupo). Essa situação persistiu durante o ano de 2002, mas o sorogrupo C predominou sobre o B a partir de 2003, mostrando uma tendência de crescimento percentual desse sorogrupo. A transmissão se dá por via respiratória, e crianças pré-escolares são mais atingidas pela doença, com um novo aumento da incidência entre adolescentes em vários países. Também são considerados indivíduos com maior risco de adoecer os comunicantes íntimos de casos, viajantes para áreas que tenham níveis hiperendêmicos ou epidêmicos, pessoas com asplenia funcional ou anatômica, deficiência de properdina ou deficiência de complemento (C5 até C8). Aparentemente, pessoas com imunossupressão, incluindo a infecção pelo HIV, não apresentam maiores riscos que a população.

A vacina polissacarídica combinada para os meningococos AC e a vacina combinada BC não estão mais disponíveis no Brasil, mas, como foram amplamente utilizadas, principalmente nas grandes epidemias e em surtos, é interessante conhecê-las. As vacinas polissacarídicas são preparadas com polissacárides obtidos e purificados a partir da cápsula externa da *Neisseria meningitidis*. A cápsula do meningococo do sorogrupo B tem composição similar ao ácido polisiálico, presente no tecido cerebral fetal e em outras glicoproteínas humanas, sendo por isso muito pouco imunogênica, além do potencial de induzir a autoimunidade. Esse polissacáride não pode ser usado em vacinas, o que resultou na produção de uma vacina proteica, a partir de vesículas da membrana externa. No Brasil, estava disponível a vacina combinada para o meningococo BC, produzida pelo Instituto Finlay, de Cuba. Os resultados de diferentes estudos com essa vacina variaram de uma eficácia excelente, em todas as faixas etárias, em estudos realizados em Cuba, onde a vacina é utilizada na imunização de rotina, a pouca eficácia em menores de 4 anos e de cerca de 70% em maiores de 4 anos, em estudos brasileiros. Estudos rea-

lizados no Brasil, tanto de soroconversão como de produção de anticorpos bactericidas, e mesmo a avaliação de impacto epidemiológico após uma campanha de vacinação realizada em 2,5 milhões de crianças com essa vacina, em geral, não mostraram boa eficácia em crianças menores de 4 anos, e tanto a Secretaria de Saúde do Estado de São Paulo como o Ministério da Saúde não recomendavam o seu uso rotineiro.

A vacina polissacarídica combinada para os meningococos AC tinha uma eficácia maior, porém os menores de 2 anos não respondiam à vacina contra o sorogrupo C, necessitando de duas doses para responderem ao sorogrupo A. A duração da imunidade conferida era tanto menor quanto menor a idade no momento da aplicação, e há trabalhos descrevendo o desenvolvimento de tolerância imunológica quando essas vacinas eram repetidamente aplicadas, principalmente antes dos 2 anos de idade.

Utilizada desde 1999 na Europa, atualmente faz parte do Programa Nacional de Imunizações a vacina conjugada para o meningococo C. A vacina tem o polissacáride do meningococo C conjugado à proteína CRM_{197} da toxina diftérica, ou ao toxoide tetânico. A vantagem dessas vacinas está relacionada à conjugação com uma proteína, a qual permite que seja eficaz em crianças muito jovens e induz o aparecimento de imunidade T-dependente, com a possibilidade de memória imunológica.

As vacinas podem ser utilizadas a partir de 2 meses de vida, e são recomendadas duas doses da vacina conjugada, com um intervalo de dois meses entre elas, seguidas por uma dose de reforço após 1 ano de idade. Quando o esquema vacinal é iniciado após um ano, é administrada apenas uma dose da vacina, com eficácia superior a 95%. Apesar da presença de memória imunológica, há diminuição dos títulos de anticorpos com o passar do tempo, principalmente em crianças vacinadas no 1º ano de vida. Assim, recomenda-se uma dose de reforço aos 5 anos, a qual ainda não fazem parte do PNI, e um novo reforço no início da adolescência, aos 11 anos.

As vacinas conjugadas para o meningococo C são também muito bem toleradas, sendo que cerca de 2 a 5% dos lactentes podem apresentar hiperemia e dor, no local da aplicação, e febre baixa. Adultos e adolescentes podem se queixar de mialgia, artralgia, cefaleia e náusea.

Estão licenciadas no Brasil três vacinas quadrivalentes para o meningococo, constituída dos polissacárides da cápsula de quatro tipos de meningococo (A, C, W e Y), conjugada à proteína diftérica modificada CRM_{197} (MenACWY-CRM_{197}), ao toxoide tetânico (MenACWY-TT) ou ainda ao toxoide diftérico (MenACWY-D). As idades preconizadas, bem como o número de doses recomendado, varia para cada uma das vacinas, e tem mudado bastante conforme o resultado de novos estudos ficam disponíveis. As vacinas foram licenciadas com base em estudos de imunogenicidade que avaliaram a atividade bactericida do soro (SBA) induzida pelos quatro componentes da vacina, considerado um indicador de imunidade e presença de proteção contra a doença. Todas propiciaram boa resposta aos quatro componentes, com títulos de anticorpos medidos pela SBA superiores aos valores considerados protetores. As vacinas são bem toleradas, sendo mais comuns os eventos adversos relacionados a reações locais, como hiperemia, edema e dor. Eventos adversos sistêmicos como cefaleia, mialgia e náusea também são reportados, mas com frequência muito menor.

Também está licenciada no Brasil uma vacina recombinante para a proteção contra o meningococo B (laboratório *GSK*, Bexsero®), e uma segunda vacina deve ser licenciada em breve (laboratório *Pfizer*, Trumenba®). A vacina disponível, Bexsero®, é constituída por quatro componentes presentes na parede celular da bactéria: proteína de fusão NHBA recombinante (antígeno de ligação de *Neisseria* com heparina), proteína NadA recombinante (adesina A de *Neisseria*), proteína de fusão fHbp recombinante (proteína de ligação com o fator H) e vesículas de membrana externa (OMV) de *Neisseria meningitidis* grupo B cepa NZ98/254. A vacina está licenciada para o uso em crianças a partir de 2 meses de vida, crianças maiores, adolescentes e adultos com menos de 50 anos. O número de doses administradas depende da idade no momento do início do esquema vacinal. Trata-se de uma vacina muito reatogênica, sendo que os eventos adversos locais, tais como dor, hiperemia e edema no local da aplicação, são bastantes frequentes, e ainda pode haver o aparecimento de febre superior a 39 °C em mais de 10% dos pacientes. A eficácia vacinal foi estimada através da demonstração de indução de resposta de anticorpos bactericidas séricos contra cada um dos antígenos da vacina, mas ainda não foi validada por estudos clínicos e epidemiológicos com número grande de participantes. Para se fazer uma estimativa da cobertura vacinal proporcionada pela vacina em diferentes países ou regiões, foi desenvolvido um Sistema de Tipagem de Antígenos Meningocócicos (Meningococcal Antigen Typing System – MATS), que relaciona os perfis antigênicos de diferentes cepas através de ensaio de anticorpos bactericidas séricos (SBA). Com dessa metodologia, estima-se que para o Brasil essa vacina seja capaz de proteger contra 81% das cepas circulantes (IC 95%: 71 a 95%). Estudos clínicos e epidemiológicos ainda são necessários para se confirmar essa expectativa. A vacina a ser licenciada, Trumenba®, é constituída por duas proteínas de fusão fHbp recombinante (proteína de ligação com o fator H) diferentes, uma de cada subfamília (A e B).

PNEUMOCOCO

O *Streptococcus pneumoniae* (pneumococo) é uma bactéria Gram-positiva anaeróbica facultativa, que aparece agrupada aos pares (diplococo) ao exame direto, e envolta por uma cápsula de polissacárides. O pneumococo foi isolado por Louis Pasteur em 1881, e sua associação com a pneumonia lobar foi feita em 1884. A cápsula da bactéria tem papel importante na virulência e imunogenicidade e determina os sorotipos bacterianos. Atualmente são descritos mais de 90 sorotipos de acordo com as características químicas da cápsula, porém a maioria das doenças invasivas está associada a um pequeno grupo desses sorotipos.

O pneumococo é uma das principais causas de pneumonia, meningite e bacteremia em todo o mundo, tanto em crianças como em adultos, com altos índices de mortalidade e sequelas, e um agente importante nas doenças respiratórias de vias aéreas superiores, em especial nas sinusites e nas otites. Atualmente, existem três vacinas disponíveis para o pneu-

moco: a vacina polissacarídica 23-valente, a conjugada 10-valente e a conjugada 13-valente.

A vacina polissacarídica 23-valente para o pneumococo foi licenciada em 1983, nos Estados Unidos, e contém uma mistura de 23 sorotipos diferentes de pneumococo (1, 2, 3, 4, 5, 6B, 7F, 8, 9N, 9V, 10A, 11A, 12F, 14, 15B, 17F, 18C, 19A, 19F, 20, 22F, 23F, 33F). Os polissacárides da cápsula induzem a formação de anticorpos soroespecíficos, os quais se ligam a esses polissacárides na superfície bacteriana e aumentam a opsonização, fagocitose e eliminação dos pneumococos. Alguns sorotipos podem induzir imunidade cruzada com sorotipos relacionados. A vacina de polissacárides estimula a resposta imune T-independente, com estimulação apenas de linfócitos B e sem indução de memória imunológica, não sendo adequada para crianças menores de 2 anos, faixa etária sob grande risco para doença invasiva. Para crianças maiores e adultos, a eficácia vacinal é de 60 a 70% na prevenção de doenças invasivas.

A vacinação é indicada para todos os adultos com mais de 60 anos de idade, adolescentes e adultos com doenças crônicas e imunocomprometidos, incluindo portadores do vírus da imunodeficiência humana, pessoas que vivem em instituições, e crianças com mais de 2 anos e que tenham risco para doença invasiva pelo pneumococo, como asplenia, anemia falciforme, síndrome nefrótica e imunossupressão. Adultos fumantes estão sob risco aumentado de doença invasiva pela bactéria, de modo que uma dose da vacina está recomendada para todos os fumantes. É ainda controversa a necessidade de revacinação, porém está indicada para pessoas de alto risco para infecção pneumocócica grave e para indivíduos que receberam a primeira dose antes de completar 65 anos. A revacinação ocorre em dose única cinco anos após a primeira dose. Crianças fazem uma dose de reforço entre 3 e 5 anos após a primeira, dependendo do estado imunitário.

A vacina é aplicada por via intramuscular ou excepcionalmente subcutânea, preferencialmente no deltoide em adultos, ou no vasto lateral da coxa em crianças. As reações adversas geralmente se restringem a reações locais, com dor e hiperemia, e se resolvem em 48 horas. Reações sistêmicas moderadas, com febre e mialgia, ocorrem em menos de 1% das aplicações. As reações são mais comuns e mais intensas na revacinação.

Uma primeira vacina conjugada para sete sorotipos do pneumococo foi licenciada no ano 2000, nos Estados Unidos, e veio para suprir uma lacuna na imunização de crianças menores de 2 anos, mais expostas a doença invasiva pela bactéria, com alta mortalidade e risco de sequelas. A vacina era constituída pelo polissacáride de sete sorotipos de pneumococo (4, 9V, 14, 19F, 23F, 18C e 6B), os quais eram conjugados a uma variante da toxina diftérica, o CRM_{197}.

Nos Estados Unidos, na época em que foi incorporada a vacinação de rotina, esses sete sorotipos respondiam por cerca de 88% das doenças invasivas, e, após quatro doses, todas as crianças imunocompetentes desenvolviam anticorpos para todos os sorotipos. Estudo realizado após a introdução da vacinação mostrou uma redução de cerca de 90% na incidência de doenças invasivas em crianças vacinadas.

A vacina também foi responsável por uma modesta diminuição na incidência de otite média aguda em crianças, além de diminuir a colonização de nasofaringe pelo pneumococo. Após a introdução da vacina na rotina pediátrica houve também uma significativa redução de doença nos idosos, especialmente aqueles que conviviam com crianças pequenas e que não eram vacinados, demonstrando a presença de imunidade de grupo (efeito rebanho). No Brasil, dois dos sorotipos frequentemente implicados em doença pneumocócica invasiva eram os sorotipos 1 e 5, não contidos na vacina heptavalente americana. Em 2010, a vacina foi substituída por uma apresentação 13-valente, que, além dos sete sorotipos prévios, continha os sorotipos 1, 3, 5, 6A, 7F e 19A.

A vacina conjugada 13-valente está indicada para todas as crianças menores de 2 anos de idade, faixa etária que apresenta as maiores letalidades pela infecção pneumocócica, e para crianças com mais de 2 anos, adolescentes e adultos que apresentem alguma condição que implique em alto risco para doença pneumocócica grave, como disfunção esplênica e asplenia, anemia falciforme, infecção pelo HIV, outras doenças imunológicas, fístula liquórica, doença pulmonar crônica, cardiopatia congênita, nefropatia e diabetes *mellitus*.

A vacina é aplicada por via intramuscular, e os eventos adversos ocorrem em cerca de 30% dos pacientes, incluindo dor e hiperemia no local da aplicação, eventualmente com o aparecimento de pequeno nódulo que pode perdurar por semanas. Febre e mialgia também são frequentes e duram por cerca de 48 horas após a administração.

O número de doses indicadas varia conforme a idade na qual é feita a primeira dose, e o intervalo entre elas é de 6 a 8 semanas. Crianças que recebem a primeira dose antes de 7 meses, devem receber três doses e um reforço após um ano. Quando a primeira dose é feita entre 7 e 11 meses, recebem duas doses e um reforço por volta de 15 meses. Quando a criança recebe a vacina entre 1 e 2 anos, são administradas duas doses, e quando a vacina é indicada depois de dois anos, está indicada apenas uma dose.

A utilização da vacina conjugada 13-valente deve ser indicada rotineiramente para adultos com mais de 60 anos. A utilização da vacina em adultos com idade entre 60 e 64 anos não imunizados previamente para o pneumococo mostrou, quando comparados com um grupo que recebeu a vacina polissacarídica 23-valente, que a vacina levava a títulos de anticorpos não inferiores para os 12 tipos comuns a ambas as vacinas, sendo que a vacina 13-valente estava associada com uma resposta imune significativamente maior para 8 dos 12 sorotipos.

Nos estudos nos quais se avaliou o uso sequencial das duas vacinas, evidenciou-se superioridade da resposta imune quando a vacina conjugada era administrada primeiro. A vacina também mostrou boa tolerabilidade, sendo os eventos adversos locais os mais frequentes. Em estudo realizado na Holanda, com pessoas de 65 anos ou mais de idade, a vacina mostrou eficácia de 45,5% na redução da incidência de primeiros episódios de pneumonia adquirida na comunidade causada por sorotipos vacinais. Com base nos estudos de imunogenicidade, recomenda-se para os adultos com mais de 60 anos e nunca previamente vacinados para o pneumococo a administração de uma dose da vacina, seguida por uma dose da vacina polissacarídica 23-valente após um intervalo de 6 a 12 meses. Em pacientes com condições de risco para doença invasiva pneumocócica, esse intervalo pode ser de 8 semanas. A Sociedade Brasileira de Imunizações (SBIm) recomenda uma segunda dose da vacina 23-valente, cinco anos após a primeira. Para os indivíduos previamente vacinados com a vacina polissacarídica, recomenda-se uma dose da vacina conjugada, desde que respeitado um intervalo mínimo de 12 meses entre as duas administrações.

No Brasil, foi introduzida no PNI a vacina conjugada 10-valente do laboratório *GlaxoSmithKline*, composta pelo polissacáride de dez tipos de pneumococo (1, 4, 5, 6B, 7F, 9V, 14, 18C, 19F e 23F), na sua maioria conjugados à proteína D do *Haemophilus influenzae* não tipável, sendo o sorotipo 18C conjugado ao toxoide tetânico, e o sorotipo 19F ao toxoide diftérico. A proteína D é expressa na superfície do *Haemophilus influenzae* e participa na lesão das células epiteliais ciliadas da nasofaringe. A principal característica dessa proteína é que, diferentemente das proteínas carreadoras utilizadas até então, ela é imunologicamente ativa, induzindo a formação de anticorpos neutralizantes e protegendo contra a infecção pela *Haemophilus influenzae*. A vacina conjugada 10-valente mostrou nos estudos iniciais ser imunogênica, com títulos de anticorpos não inferiores àqueles obtidos com o uso da vacina conjugada 7-valente para os sorotipos comuns, e a avaliação da atividade opsonofagocítica (OPA) desses anticorpos se mostrou adequada.

A vacina é utilizada a partir dos 2 meses de vida, no esquema de duas doses na vacinação primária (aos 2 e 4 meses) e uma dose de reforço aos 12 meses. A vacina ainda não está licenciada para ser utilizada por crianças com mais de 24 meses. Ela é bem tolerada, e os eventos adversos mais frequentes são locais, com hiperemia, edema e dor no local da aplicação. Cerca de 5% das crianças apresenta febre superior a 38 °C após sua administração.

Embora não seja contraindicado, não existem estudos sobre o intercâmbio das vacinas conjugadas 10 e 13-valente no esquema primário de vacinação, e deve-se preferencialmente completar o esquema com a mesma vacina.

PAPILOMAVÍRUS

O papilomavírus humano (HPV) tem distribuição ubíqua, e é uma das mais frequentes causas de doença sexualmente transmissível em todo o mundo. Trata-se de um DNA-vírus de fita dupla, que infecta as células basais epiteliais. Já foram identificados mais de 100 tipos de HPV, dos quais cerca de 40 têm a capacidade de infectar o epitélio de mucosas. A tipagem do vírus é feita pela caracterização da sequência genética de uma proteína que compõe o capsídeo externo, a L1. A grande maioria das infecções tem resolução espontânea, e apenas uma minoria dos pacientes apresenta infecção persistente, principal fator de risco para o desenvolvimento do câncer cervical. As manifestações clínicas associadas ao HPV incluem verrugas anogenitais, papilomatose respiratória recorrente, neoplasias intraepiteliais cervicais (consideradas lesões precursoras do câncer cervical), cânceres cervical, anal, vaginal e vulvar, neoplasias penianas e alguns tipos de neoplasias de cabeça e pescoço.

Alguns tipos de HPV estão associados com maior frequência ao câncer de colo uterino. O tipo 16 é responsável por cerca de 50% dos casos de câncer cervical em todo o mundo, e o tipo 18 por 20% dos casos. São ainda bastante frequentes os tipos 31 e 45. Alguns tipos de HPV são considerados de baixo risco para neoplasias. Os tipos 6 e 11, por exemplo, respondem por cerca de 90% dos casos de verrugas anogenitais, mas são raramente associados com lesões cancerígenas.

As duas vacinas licenciadas no Brasil para o HPV são constituídas pela proteína L1 do capsídeo externo do vírus, produzidas pela técnica de DNA recombinante. Para a vacina quadrivalente do laboratório *MSD*, a proteína L1 é expressa em células do *Saccharomyces cerevisiae*, e as proteínas produzidas espontaneamente se rearranjam e formam uma partícula não infecciosa, que tem uma conformação espacial igual à do capsídeo viral original (VLP = *virus*like particles), mas sem a presença do ácido nucleico. A vacina é quadrivalente e contém as VLP dos sorotipos 6, 11, 16 e 18. Na vacina produzida pelo laboratório *GlaxoSmithKline*, as proteínas são produzidas utilizando-se um sistema de expressão de Baculovírus em células de *Trichoplusnia ni*, que sofre o mesmo rearranjo espontâneo. A vacina é bivalente e contém as VLP dos sorotipos 16 e 18.

No principal estudo que avaliou a imunogenicidade e a eficácia da vacina quadrivalente (FUTURE II), foram incluídas mais de 12 mil mulheres com idade entre 15 e 26 anos. Após randomização, um grupo recebeu três doses da vacina, e o outro, placebo. Foram avaliadas 5.305 mulheres no grupo vacinado e 5.260 mulheres no grupo placebo, que não tinham nenhuma evidência de infecção pelos sorotipos 16 e 18 um mês após a última dose da vacina (ou placebo). Essas mulheres foram avaliadas para a presença de neoplasia intraepitelial grau 2 ou 3 (NIC2, NIC3), adenocarcinoma *in situ* ou câncer cervical relacionado aos dois tipos de HPV. Após um seguimento de três anos, a eficácia vacinal foi de 98% no grupo vacinado, em relação ao controle.

Mulheres que tinham infecção pelos sorotipos 16 e 18 previamente à vacinação não mostraram nenhuma alteração do curso da doença, enfatizando que a vacina é exclusivamente profilática, não tendo nenhuma ação terapêutica.

A vacina também se mostrou efetiva na diminuição do risco de verrugas genitais pelos sorotipos 6 e 11, com proteção de 100% das mulheres vacinadas em relação ao grupo placebo (Estudo FUTURE I). Estudos-ponte, que avaliaram a imunogenicidade em meninos e meninas com idade entre 9 e 15 anos, mostraram que a vacina é no mínimo tão imunogênica quanto em mulheres jovens. As mulheres vacinadas continuam em seguimento e, apesar da diminuição dos títulos de anticorpos, principalmente para o sorotipo 18, a eficácia da vacina permanece alta após 4 a 5 anos de seguimento.

Na avaliação da vacina bivalente contra o HPV, o principal estudo avaliou quase 19 mil mulheres para receberem ou a vacina contra o HPV ou a vacina para hepatite A (Estudo PATRICIA). As participantes tinham idade entre 15 e 25 anos e foram acompanhadas observando-se o aparecimento de lesões de neoplasia intraepitelial de grau 2, ou maior, causadas pelos sorotipos 16 ou 18 em mulheres previamente negativas. Após um tempo médio de seguimento, foram detectados dois casos de lesões cervicais com a presença do HPV 16 ou 18 no grupo vacinado, e 21 casos no grupo-controle, com uma eficácia vacinal de 90,4%. Porém, como nos dois casos do grupo vacinado, também se detectaram a presença de coinfecção por outros tipos de HPV, que poderiam ser os responsáveis pelas alterações detectadas, a eficácia vacinal eventualmente é ainda maior. Outros estudos mostraram que essa vacina propicia proteção cruzada contra as doenças causadas pelos tipos 31 e 45 do HPV, aumentando a sua ação na prevenção do câncer cervical.

Para pacientes com mais de 15 anos de idade, as duas vacinas foram licenciadas para serem administradas em esquema de três doses; na vacina quadrivalente com os intervalos de dois meses entre a primeira e a segunda dose, e de quatro meses entre a segunda e a terceira dose. Na vacina bivalente, o intervalo entre a primeira e a segunda dose é de um mês, e entre a segunda e a terceira dose, de cinco meses. Estudos de imunogenicidade mostraram que, para meninas com menos de 13 anos, o título de anticorpos para os tipos vacinais após duas doses da vacina era igual ou superior àqueles obtidos com três doses em meninas e mulheres mais velhas. Assim, crianças e adolescentes com idade entre 9 e 14 anos podem receber as vacinas em esquema de duas doses, desde que respeitado o intervalo mínimo de 6 meses, com o mesmo resultado que o esquema original de três doses. A vacina quadrivalente contra o HPV passou a fazer parte do Programa Nacional de Imunização em 2014, sendo indicada para meninas com idade entre 9 e 14 anos e meninos com idade entre 11 e 14 anos, no esquema de duas doses.

As vacinas são bem toleradas, sendo as reações locais os efeitos adversos mais comuns, como hiperemia, dor e edema no sítio da aplicação. Reações sistêmicas, como febre ou mialgia são consideradas raras. Atualmente a vacina quadrivalente está licenciada para mulheres com idade entre 9 e 45 anos e homens com idade entre 9 e 26 anos. A vacina bivalente está licenciada para mulheres a partir de 9 anos, sem idade máxima, e não está indicada para uso em homens.

Já está em uso no exterior uma vacina 9-valente para o HPV, do laboratório *MSD*, que substituiu a quadrivalente. Além dos quatro tipos originais, a vacina propicia proteção para mais 5 tipos de HPV com alto risco oncogênico (tipos 31, 33, 45, 52 e 58), aumentando sua eficácia na proteção do câncer cervical. O esquema posológico permaneceu inalterado.

INFLUENZA

A gripe é uma doença infecciosa aguda, bastante contagiosa, causada pelo vírus influenza, e que acomete todas as faixas etárias e camadas sociais. Existem três espécies de influenza (A, B e C), divididas em dois gêneros. Os vírus influenza A e B são causadores de doença epidêmica no homem. O vírus influenza tipo A é subtipado de acordo com seus dois principais antígenos de superfície: a hemaglutinina (H) e a neuraminidase (N). Esses glicopeptídeos sofrem pequenas mutações continuamente, conhecidas como *drift* (desvio), as quais explicam os surtos e epidemias sazonais. Um vírus que sofre um *drift* guarda certa homologia com a cepa circulante anteriormente, de modo que o indivíduo ainda pode ter pequena proteção por anticorpos produzidos a partir de doença anterior, embora não suficiente para evitar o quadro clínico. Em períodos variáveis, geralmente cerca de 15 anos, é comum a entrada em circulação de vírus com antígenos completamente diferentes dos que circulavam até então, para os quais grande parte da população não tem imunidade. Essa mudança radical do vírus circulante é chamada de *shift* (mudança, substituição), responsável pelas grandes pandemias. Existem nove tipos de neuraminidase e 12 de hemaglutininas, sendo N1, N2, N3, H1 e H2 aquelas habitualmente encontradas nas infecções humanas. Desde 1977, os vírus circulantes no mundo são Influenza A (H1N1), A (H3N2) e B.

Epidemias de gripe ocorrem anualmente durante os meses de inverno, e o vírus influenza pode também ser responsável por pandemias, quando os índices de morbidade e mortalidade por complicações da gripe podem aumentar dramaticamente. A doença atinge a todos os grupos etários, sendo muito alto o índice de infecção em crianças, e a frequência das complicações é maior em lactentes jovens e indivíduos com idade acima de 65 anos. Nos Estados Unidos, atribui-se à gripe cerca de 20 mil óbitos anualmente.

A gripe é caracterizada por início abrupto de febre, mialgia, cefaleia, mal-estar e tosse seca, ocasionalmente acompanhados de dor de garganta. No 2º dia da doença, pode aparecer coriza e tosse produtiva. A febre geralmente é alta e pouco responsiva aos antitérmicos. Em indivíduos com doença de base e deficiências imunitárias, o quadro clínico pode ser mais grave, com o desenvolvimento de pneumonite, pneumonia viral e infecções bacterianas secundárias. O uso da vacina é eficaz na prevenção dessas complicações, diminuindo a morbidade e a mortalidade nos grupos de risco.

No Brasil, está licenciada para uso a vacina de influenza inativada e fragmentada, constituída principalmente por antígenos de superfície purificados. Há uma apresentação trivalente de vacina, que contém antígenos das cepas com maior probabilidade de circularem no período (atualmente: AH1N1, AH3N2 e B) e uma apresentação quadrivalente, com duas cepas diferentes de influenza B, protegendo as duas linhagens existentes. A composição das vacinas é determinada pelas informações geradas pela vigilância epidemiológica realizada por uma rede de laboratórios de referência da OMS em todo o mundo (em São Paulo, o Instituto Adolfo Lutz). Os diferentes vírus que compõem a vacina são definidos anualmente pela OMS, com a indicação da composição das vacinas para o hemisfério sul e para o hemisfério norte. A vacina pode ser aplicada em crianças com idade acima de 6 meses, sendo especialmente indicada para:

- Idosos (acima de 60 anos).
- Pacientes com doenças crônicas, tais como cardiopatias, pneumopatias, asma, diabetes, uso de drogas imunossupressoras, imunodeficiências adquiridas e congênitas.
- Crianças a partir de 6 meses até 5 anos de idade.
- Profissionais da saúde.
- Contatantes íntimos de pacientes com doenças crônicas e comprometimento do sistema imunológico.
- Crianças que façam uso crônico de AAS (risco de Síndrome de Reye).

A eficácia da vacina varia conforme a similaridade entre os antígenos presentes e os vírus circulantes naquele dado período. Em crianças pequenas, a eficácia é menor, sendo a soroconversão em crianças entre 1 e 5 anos cerca de 50%, a qual aumenta para até 80% em crianças mais velhas. Estima-se que a vacinação previna a doença em 70 a 90% dos indivíduos sadios com menos de 65 anos. Pessoas com mais de 65 anos e com doenças crônicas podem ter uma resposta menor à imunização. A imunidade conferida pela vacina não é permanente e diminui a partir de 6 meses após a vacinação.

A administração deve ser feita por via intramuscular, sendo recomendadas duas doses em crianças menores de 9 anos não imunizadas previamente. Dependendo da vacina utilizada, crianças entre 6 meses e 3 anos incompletos recebem metade da dose recomendada para crianças maiores e adultos. A vacina pode ocasionar febre, mialgia e mal-estar em cerca de 3 a 9% dos indivíduos após 6 a 8 horas de sua aplicação, com duração média de 1 a 2 dias. A vacina pode ser administrada para pessoas com história de reação anafilática a ovo, mas sob observação rigorosa e em ambiente hospitalar ou com condições de atendimento imediato para situações de anafilaxia. É necessária a vacinação anual com atualização da vacina para as cepas circulantes naquele ano.

No PNI, está prevista a vacinação de todas as crianças com idade entre 6 meses e 6 anos, gestantes, adultos com mais de 60 anos e pessoas de outras faixas etárias que tenham alguma condição clínica que implique em risco aumentado para as complicações da doença.

DENGUE

A dengue tem sido descrita clinicamente há mais de 200 anos. O vírus é transmitido pela picada do mosquito *Aedes aegypti*, que se infecta ao ingerir sangue de uma pessoa durante a fase virêmica da doença, e após um período de incubação de 10 dias pode transmitir o vírus para indivíduos saudáveis. Atualmente, a doença é considerada um grande problema de saúde pública, e cerca de 40% da população vive em área de circulação do vírus. Os vírus dengue pertencem à família *Flaviviridae* e ao gênero *Flavivírus*. Existem quatro sorotipos, denominados Den-1, Den-2, Den-3 e Den-4. Os diferentes tipos de vírus geram resposta imune específica, e não existe proteção por imunidade cruzada. Assim, um indivíduo que vive em área endêmica para dengue pode ter até quatro infecções durante sua vida, uma por cada sorotipo. O espectro das manifestações clínicas da infecção pelo vírus dengue é muito grande, variando de infecções assintomáticas, quadros febris inespecíficos até as manifestações graves da dengue hemorrágica, com alto índice de mortalidade. O período de incubação da doença é de 3 a 7 dias, podendo se estender por até 14 dias.

Está licenciada no Brasil uma vacina recombinante tetravalente, obtida por engenharia genética, e na qual se induz a expressão de antígenos do vírus dengue na superfície do vírus da cepa vacinal da febre amarela. São quatro vírus recombinantes, cada um deles expressando o antígeno para um tipo específico de dengue, induzindo anticorpos simultaneamente para os quatro sorotipos de dengue. Trate-se de uma vacina com vírus atenuado. Os estudos clínicos iniciais mostraram que a eficácia da vacina é variável para cada um dos quatro sorotipos. Assim, é maior para os tipos 3 e 4 do vírus dengue, e menor para os tipos 1 e 2. Também mostraram que a eficácia para crianças menores de 9 anos é muito pequena, não sendo a vacina indicada nesta faixa etária. Considerando a proteção para os quatro tipos virais, a vacina mostrou eficácia por volta de 60% para a prevenção da doença. Quando considerados apenas os quadros graves e de dengue hemorrágica, a vacina protegeu 93% dos indivíduos, e diminuiu em mais de 80% o risco de internação. A proteção é significativamente maior para aqueles pacientes que já tiveram infecção anterior por um dos tipos de dengue. Avaliações realizadas durante o seguimento de indivíduos incluídos nos ensaios clínicos de fase III mostraram um discreto aumento de dengue grave, com necessidade de internação no grupo de indivíduos que eram soronegativos para dengue e receberam a vacina. Não houve nenhum óbito entre esses pacientes.

Atualmente, a vacina está licenciada para uso em indivíduos com idade entre 9 e 45 anos, com evidência sorológica de infecção anterior pelo vírus dengue, no esquema de três doses com intervalo de 6 meses entre elas. Por se tratar de vacina de vírus atenuado, ela é contraindicada em gestantes, mulheres que estejam amamentando e em pacientes imunocomprometidos. Os eventos adversos mais frequentes após a sua utilização foram reações locais, como dor, hiperemia e edema no local da aplicação, e reações sistêmicas, como cefaleia, mialgia, febre, tonturas, náusea. A febre pode ocorrer dentro das primeiras 2 semanas após a administração do produto.

OUTRAS VACINAS

Existem outras vacinas disponíveis, mas não abordadas neste capítulo por serem de utilização mais restrita, como a vacina para raiva, no caso de ataque de animais suspeitos, ou a vacina para febre tifoide, encontrada nos ambulatórios especiais para orientação de pessoas que viajam para área endêmica. Há algumas vacinas que devem ser licenciadas no Brasil em breve, como novas vacinas contra a dengue, herpes-zóster, meningococo B e COVID-19 (vide esta no Capítulo 20.2.3). O conhecimento das vacinas é muito dinâmico, e, além da introdução de novos produtos, frequentemente há mudanças nas indicações, contraindicações e esquemas posológicos dos produtos já disponíveis. Assim, é imperativo que as novas versões das bulas e consensos das sociedades médicas sejam frequentemente consultados antes da prescrição de uma vacina.

BIBLIOGRAFIA SUGERIDA

American Academy of Pediatrics. Section 1: Active and passive immunization In: Kimberlin DW, Brady MT, Jackson MA, Long SS (eds). Red Book: 2018 Report of the Committee on Infectious Diseases, 31st ed. Itasca, IL; American Academy of Pediatrics; 2018.

Balmer P, York LJ. Optimal use of meningococcal serogroup B vaccines: moving beyond outbreak control. Ther Adv Vaccines Immunother. 2018 Jun 21;6(3):49-60.

Barrett ADT. Yellow fever live attenuated vaccine: A very successful live attenuated vaccine but still we have problems controlling the disease. Vaccine. 2017 Oct 20;35(44):5951-55.

Bethancourt CN, Wang TL, Bocchini JA Jr. Vaccination during pregnancy: first line of defense for expecting mothers and vulnerable young infants. Curr Opin Pediatr. 2017 Dec;29(6):737-43.

Burnett E, Parashar U, Tate J. Rotavirus Vaccines: Effectiveness, Safety, and Future Directions. Paediatr Drugs. 2018 Jun;20(3):223-33.

Campbell H, Gupta S, Dolan GP, Kapadia SJ, Kumar Singh A, Andrews N, Amirthalingam G. Review of vaccination in pregnancy to prevent pertussis in early infancy. J Med Microbiol. 2018 Oct;67(10):1426-56.

Centers for Disease Control and Prevention. Prevention of rotavirus gastroenteritis among infants and children. Recommendations of the Advisory Committee on Immunization Practices (ACIP). MMWR. 2009;58(RR-2):1-25.

Dochez C et al. HPV vaccines to prevent cervical cancer and genital warts: an update. Vaccine. 2014;32(14):1595-601.

Dretler AW, Rouphael NG, Stephens DS. Progress toward the global control of Neisseria meningitidis: 21st century vaccines, current guidelines, and challenges for future vaccine development. Hum Vaccin Immunother. 2018 May 4;14(5):1146-60.

Ezeanolue E, Harriman K, Hunter P, Kroger A, Pellegrini C. General Best Practice Guidelines for Immunization. Best Practices Guidance of the Advisory Committee on Immunization Practices (ACIP). [Acesso 2019 maio]. Disponível em: www.cdc.gov/vaccines/hcp/acip-recs/generalrecs/downloads/general-recs.pdf.

Ferreira CC, Campi-Azevedo AC, Peruhype-Magalhães V, Costa-Pereira C, Albuquerque CP, Muniz LF, Yokoy de Souza T, Oliveira ACV, Martins-Filho OA, da Mota LMH. The 17D-204 and 17DD yellow fever vaccines: an overview of major similarities and subtle differences. Expert Rev Vaccines. 2018 Jan;17(1):79-90.

Godói IP, Lemos LL, de Araújo VE, Bonoto BC, Godman B, Guerra Júnior AA. CYD-TDV dengue vaccine: systematic review and meta-analysis of efficacy, immunogenicity and safety. J Comp Eff Res. 2017 Mar;6(2):165-80.

Guy B, Noriega F, Ochiai RL, L'azou M, Delore V, Skipetrova A, Verdier F, Coudeville L, Savarino S, Jackson N A recombinant live attenuated tetravalent vaccine for the prevention of dengue. Expert Rev Vaccines. 2017 Jul;16(7):1-13.

Herpes zoster vaccine live: A 10 years review of post-marketing safety experience., Annunziato PW, Halsey NA, Gershon AA. Vaccine. 2017 Dec 19;35(52):7231-39.

Jefferson T et al. Assessment of the efficacy and effectiveness of influenza vaccines in healthy children: systematic review. Lancet. 2005;365(9461):773-80.

Jonker EF, Visser LG, Roukens AH. Advances and controversies in yellow fever vaccination. Ther Adv Vaccines. 2013;1(4):144-52.

Keshavan P, Pellegrini M, Vadivelu-Pechai K, Nissen M. An update of clinical experience with the quadrivalent meningococcal ACWY-CRM conjugate vaccine. Expert Rev Vaccines. 2018 Oct;17(10):865-80.

Markowitz LE et al. Human papillomavirus vaccination. MMWR Recomm Rep. 2014;63(RR-05):1-30.

Marra F, Vadlamudi NK. Efficacy and Safety of the Pneumococcal Conjugate-13 Valent Vaccine in Adults. Aging Dis. 2019 Apr 1;10(2):404-18.

McGirr A, Widenmaier R, Curran D, Espié E, Mrkvan T et al. The comparative efficacy and safety of herpes zoster vaccines: A network meta-analysis. Vaccine. 2019 May 16;37(22):2896-909.

McMillan M, Clarke M, Parrella A, Fell DB, Amirthalingam G, Marshall HS. Safety of Tetanus, Diphtheria, and Pertussis Vaccination During Pregnancy: A Systematic Review. Obstet Gynecol. 2017 Mar;129(3):560-73.

Ministério da Saúde. Febre amarela: guia para profissionais de saúde/Ministério da Saúde, Secretaria de Atenção à Saúde. Brasília: Ministério da Saúde; 2017.

Mrkvan T, Pelton SI, Ruiz-Guiñazú J, Palmu AA, Borys D. Effectiveness and impact of the 10-valent pneumococcal conjugate vaccine, PHiD-CV: review of clinical trials and post-marketing experience. Expert Rev Vaccines. 2018 Sep;17(9):797-818.

Nadel S, Ninis N. Invasive Meningococcal Disease in the Vaccine Era. Front Pediatr. 2018 Nov 9;6:321. doi: 10.3389/fped.2018.00321.

Patel MM et al. Intussusception risk and health benefits of rotavirus vaccination in Mexico and Brazil. N Engl J Med. 2011;364:2283-92.

Rappuoli R, Pizza M, Masignani V, Vadivelu K Meningococcal B vaccine (4CMenB): the journey from research to real world experience. Expert Rev Vaccines. 2018 Dec;17(12):1111-21.

Roukens AH, Visser LG. Yellow fever vaccine: past, present and future. Expert Opin Biol Ther. 2008;8(11):1787-95.

Saguil A, Kane S, Mercado M, Lauters R. Herpes Zoster and Postherpetic Neuralgia: Prevention and Management. Am Fam Physician. 2017 Nov 15;96(10):656-63.

Syed YY. Recombinant Zoster Vaccine (Shingrix®): A Review in Herpes Zoster. Drugs Aging. 2018 Dec;35(12):1031-40.

Tefon BE, Özcengiz E, Özcengiz G. Pertussis vaccines: state-of-the-art and future trends. Curr Top Med Chem. 2013;13(20):2581-96.

Vadlamudi NK, Parhar K, Altre Malana KL, Kang A, Marra F. Immunogenicity and safety of the 13-valent pneumococcal conjugate vaccine compared to 23-valent pneumococcal polysaccharide in immunocompetent adults: A systematic review and meta-analysis. Vaccine. 2019 Feb 14;37(8):1021-9.

van Werkhoven CH, Huijts SM. Vaccines to Prevent Pneumococcal Community-Acquired Pneumonia. Clin Chest Med. 2018 Dec;39(4):733-52.

Watson PS, Novy PL, Friedland LR. Potential benefits of using a multicomponent vaccine for prevention of serogroup B meningococcal disease. Int J Infect Dis. 2019 May 15. pii: S1201-9712(19)30225-5.

Whittaker E, Goldblatt D, McIntyre P, Levy O. Neonatal Immunization: Rationale, Current State, and Future Prospects. Front Immunol. 2018 Apr 4;9:532. doi: 10.3389/fimmu.2018.00532.

Wilder-Smith A, Hombach J, Ferguson N, Selgelid M, O'Brien K et al. Deliberations of the Strategic Advisory Group of Experts on Immunization on the use of CYD-TDV dengue vaccine. Lancet Infect Dis. 2019 Jan;19(1):e31-e38.

Wilder-Smith A, Ooi EE, Horstick O, Wills B. Dengue. Lancet. 2019 Jan 26;393(10169):350-63.

Wolfe RM. Update on adult immunizations. J Am Board Fam Med. 2012;25(4):496-510.

World health Organizatio. BCG vaccines: WHO position paper – February 2018. Wkly Epidemiol Rec. 2018 Feb 23;93(8):73-96.

Yu AS, Cheung RC, Keeffe EB. Hepatitis B vaccines. Clin Liver Dis. 2004;8(2):283-300.

6

Antibióticos e antibioticoterapia – princípios gerais para sua utilização

Hélio Vasconcellos Lopes

INTRODUÇÃO

CRITÉRIOS PARA A INDICAÇÃO DE TERAPIA ANTIMICROBIANA

A correta prescrição de um antimicrobiano exige a presença de algumas condições que a justifique. Em nosso meio, isso nem sempre ocorre: podemos afirmar que, na maioria das vezes, a indicação de uma terapia antimicrobiana é efetuada de maneira errônea ou, no mínimo, desnecessária. O uso abusivo de antibióticos em viroses rotineiras, respiratórias ou intestinais, exemplifica a afirmativa. Outro exemplo significativo é dado pela automedicação, embora os antibióticos sejam, há alguns anos, comercializados em farmácias apenas sob receituário médico.

> Na maioria das vezes, a indicação do antibiótico é errônea ou desnecessária.

Outras vezes, com destaque para o pediatra, o médico prescreve um antibiótico apenas para satisfazer as necessidades psicológicas do paciente – ou de sua família –, pelo receio de eventuais complicações ou, ainda, por insegurança diagnóstica.

Situações como essas não deveriam ocorrer. O médico precisa ter segurança em sua conduta, sem se levar pelas exigências do paciente, explicando com clareza a inutilidade do antibiótico nessas ocasiões. O argumento é simples: o antibiótico, quando não proporciona qualquer vantagem, pode causar efeitos adversos, algumas vezes até graves.

A utilização de uma antibioticoterapia adequada exige, *a priori*, uma adequada caracterização do processo infeccioso e, com esse objetivo, diversos critérios podem ser adotados. A escolha de um deles depende especificamente do quadro clínico considerado.

DIAGNÓSTICO CLÍNICO

Anamnese e exame físico adequados podem, muitas vezes, identificar o processo infeccioso do paciente, tornando desnecessárias as condutas adicionais. Tonsilite bacteriana, erisipela, celulite e outras infecções de pele e/ou de partes moles exemplificam esse item.

DIAGNÓSTICO CORROBORADO POR EXAMES AUXILIARES

Anamnese e exame físico podem ser insuficientes para a obtenção do diagnóstico, exigindo-se, nesse caso, um ou mais exames subsidiários. Servem de exemplos a radiografia de tórax para evidenciar uma pneumopatia e o exame de líquor para comprovar uma meningite.

DIAGNÓSTICO ETIOLÓGICO

Além de anamnese, exame físico e exames auxiliares, existem situações que exigem adicionalmente a identificação do agente etiológico do processo infeccioso para a instituição de uma terapia racional. Em infecções do trato urinário, em que houve falha terapêutica, a cultura de urina serve para orientar a seleção do novo antibiótico – posteriormente, o critério de cura é um exemplo, bem como a exigência de hemoculturas positivas para serem feitos o diagnóstico e a seleção antibiótica nos quadros de endocardite bacteriana ou fúngica.

PROCESSOS INFECCIOSOS GRAVES SEM DIAGNÓSTICO

Quando estamos diante de um paciente em estado grave, com risco de morte, a mais elementar suspeita de processo infeccioso – mesmo sem qualquer dos diagnósticos referidos – exige conduta imediata, com a prescrição de um ou mais antibióticos, visando-se a atingir o maior espectro antimicrobiano possível. Cobertura antibiótica para cocos Gram-positivos e bacilos Gram-negativos, algumas vezes para anaeróbios e fungos, é a conduta imediatamente justificada. O que o médico atendente pode, e deve, fazer é, previamente à prescrição, efetuar a coleta de diversos materiais (sangue, urina, líquor, fezes etc.). Essa conduta possibilita, mais à frente, a obtenção do diagnóstico correto e permite, se necessário, eventuais alterações no esquema antimicrobiano original.

CRITÉRIOS PARA A ESCOLHA DO ANTIBIÓTICO

Perante um processo infeccioso, alguns critérios devem ser seguidos para a escolha de determinado antibiótico. São os seguintes:

- **Diante de infecções nas quais já se conhecem os agentes etiológicos mais prováveis:** é o caso das tonsilites bacterianas, que são causadas, em sua quase totalidade, por estreptococos e não requerem outros exames complementares para a indicação de penicilina benzatina, amoxicilina, cefalexina ou azitromicina, e o das cistites não complicadas, causadas rotineiramente por um bacilo Gram-negativo (geralmente a *Escherichia coli*), em que se pode prescrever preferencialmente uma fluorquinolona (FQ), nitrofurantoína ou fosfomicina trometamol. Para essa infecção, antibióticos largamente utilizados, como amoxicilina, cefalexina e sulfametoxazol/trimetoprim, mostram atualmente altos níveis de resistência.

- **Conhecimento da eficácia de determinado antibiótico contra o agente etiológico:** uma infecção meníngea por meningococo pode ser tratada com penicilina cristalina ou ampicilina. Gonococo pode ser tratado com dose única de ciprofloxacino ou de ceftriaxona. Uretrite não gonocócica e cancro mole justificam a prescrição de azitromicina ou de doxiciclina.

- **O papel do antibiograma:** algumas vezes, esse exame pode ser um precioso auxiliar para determinar o antibiótico que melhor se ajusta ao agente etiológico em questão; não deve, no entanto, ser encarado como uma receita, pois pode ocorrer uma série de divergências entre o resultado fornecido por este teste e a realidade clínica do paciente. O antibiograma (adequadamente denominado teste de sensibilidade *in vitro*) cresce em importância nas infecções potencialmente graves causadas por bactérias frequentemente multirresistentes, tais como *Pseudomonas aeruginosa*, *Staphylococcus aureus* (MRSA) e *Acinetobacter baumanii*.

O antibiograma não deve ser interpretado como uma receita.

- **Menor potencial para a ocorrência de efeitos adversos:** em condições de eficácia semelhante, deve-se preferir o antibiótico menos tóxico; nessas circunstâncias, se houver opção, preferir amoxicilina a um aminoglicosídeo, e fluconazol à anfotericina B.

- **Facilidade de uso e periodicidade:** preferir o antibiótico usado via oral a outro parenteral; os antibióticos introduzidos nas duas últimas décadas têm taxas de absorção (e consequente biodisponibilidade) excelentes, dispensando, na maioria das vezes, as vias intramuscular e/ou intravenosa. Em razão do aperfeiçoamento farmacocinético desses agentes, temos ainda a vantagem de selecionar o indicado em intervalos bem maiores (p. ex., a cada 12 ou 24 horas), em relação a outros recomendados para uso a cada 4, 6 ou 8 horas, situação rotineira tempos atrás.

- **Custo:** em condições de igualdade terapêutica, o menos dispendioso deve ser o preferido. Esse item deve ser destacado por duas razões: pela habitual baixa condição econômica da nossa população e pela frequente falta de conhecimento, por parte dos médicos, dos preços dos antibióticos. Uma terapia necessária deixa, muitas vezes, de ser completada por falta de recursos, o que poderia ser evitado com a prescrição de outro antibiótico, também adequado e menos dispendioso.

CONCEITOS

O original conceito de antibiótico, "substância com atividade antimicrobiana, elaborada por seres vivos, capaz de agir como tóxico seletivo em pequenas concentrações" (Waksman, 1942), embora tradicional, está hoje totalmente ultrapassado porque, no início da era antimicrobiana, os agentes sintéticos, como os sulfamídicos (Domack, 1935), eram denominados quimioterápicos; hoje, o cloranfenicol, algumas tetraciclinas e as quinolonas, entre outros, passaram a ser obtidos por síntese industrial. Os conceitos de antibiótico e de quimioterápico ficam superpostos, e recomenda-se o termo "antimicrobiano" para ambos. No entanto, o termo "antibiótico" está tão arraigado no dia a dia da Medicina que seu emprego continua válido, apesar de imperfeito.

Vários antibióticos são obtidos atualmente por síntese industrial.

MÉTODOS DE OBTENÇÃO

São três os métodos utilizados pelos laboratórios para a obtenção de antibióticos em escala industrial:

1. Natural, por meio de fermentação de culturas de fungos: os mais importantes são os do gênero Penicillium (*Penicillium notatum* e *Penicillium chrysogenum*), a partir dos quais é obtida a penicilina; o do gênero Micromonospora (*Mornadella purpurea*), a partir do qual é obtida a gentamicina; e os do gênero Streptomyces, dos quais são obtidos diversos antibióticos.

2. Por síntese laboratorial: método usado para a obtenção do cloranfenicol e das FQ, entre outros.

3. Por semissíntese: combinação dos dois métodos anteriores: inicialmente é obtido um antibiótico por fermentação do fungo; neste antibiótico, a seguir, é efetuada a substituição de um radical por outro, por síntese laboratorial. A produção de antibióticos semissintéticos tem como objetivo melhorar a farmacocinética e/ou a farmacodinâmica do antibiótico original. Exemplos de aperfeiçoamento farmacocinético são: a elevação das taxas de absorção (e da consequente biodisponibilidade) e o prolongamento da meia-vida, que resulta em aumento da periodicidade (intervalo entre duas administrações). Exemplos de aperfeiçoamento farmacodinâmico são dados pela melhoria do mecanismo de ação (e consequente maior potência terapêutica e/ou aumento do espectro de ação), resultando na redução da percentagem de falhas terapêuticas e de efeitos adversos.

ESTRUTURA QUÍMICA

Cada antibiótico tem uma estrutura química básica, a partir da qual podem ser obtidos derivados semissintéticos que se incluem na classe; com enfoque em três dos principais grupos de antibióticos (e omitindo-se algumas exceções), podemos observar que:

1. Os antibióticos penicilínicos têm uma estrutura química básica representada pelo ácido 6 amino-penicilânico (6-APA). Ampicilina, amoxicilina, oxacilina e piperacilina são penicilinas semissintéticas derivadas do 6-APA.

2. Os antibióticos cefalosporínicos têm uma estrutura química básica representada pelo ácido 7-amino-cefalosporânico (7-ACA). Todas as cefalosporinas derivam dessa estrutura.

3. Os antibióticos aminoglicosídicos têm uma estrutura química básica representada pela deoxiestreptamina.

VIAS DE ADMINISTRAÇÃO

Diversas vias podem ser utilizadas para a administração de antimicrobianos. A escolha de uma delas depende do processo infeccioso que acomete o paciente, de sua gravidade e da farmacocinética do antimicrobiano.

VIA ORAL

Por facilidade de uso, economia que representa e habitual boa aceitação por parte do paciente é, rotineiramente, a preferida. Algumas limitações, no entanto, podem contraindicá-la: taxa de absorção muito baixa (e consequente baixa biodisponibilidade), inativação gástrica, intolerância digestiva, infecções graves que exigem concentrações séricas imediatas e doses elevadas do antibiótico.

VIA INTRAVENOSA

Via de escolha para a administração de terapia antimicrobiana em pacientes graves, por quatro razões:

1. Porque, imediatamente após a injeção, já são obtidos níveis séricos terapêuticos, o que resulta em atividade antimicrobiana mais rápida.

2. Porque a exigência de doses elevadas resultaria, se utilizada a via oral, em uma enorme quantidade de comprimidos, dificultando sua ingestão.

3. Porque o aproveitamento (biodisponibilidade) do antibiótico é integral, por não haver perdas por falta de absorção ou por inativação gástrica, ocasionadas pelo emprego da via oral. No entanto, a maioria dos novos antibióticos já supre essa antiga deficiência. A via intravenosa pode ser utilizada por injeção direta na veia (forma habitualmente preferencial), com a periodicidade exigida, ou pela utilização de cateter permanente veiculando o antibiótico gota a gota.

4. Quando o paciente tem, em seu quadro clínico, a presença de náuseas e vômitos.

VIA INTRAMUSCULAR

Serve apenas para a utilização de antibióticos prescritos em dose única (p. ex., penicilina benzatina, para tonsilite bacteriana), em poucas doses (penicilina benzatina, três doses para a fase latente tardia de lues) ou em dose única diária, para uso domiciliar (situação exemplificada pelo emprego de teicoplanina ou de ertapeném para determinadas infecções).

VIA INTRATECAL

Utilizada raramente (e a intraventricular, em recém-natos); apenas quando o antibiótico indicado por via intravenosa não atravessa adequadamente a barreira hemoliquórica. Há situações em que se implanta um reservatório fixo comunicante com o espaço subaracnóideo (reservatório de Ommaya) e nele se aplica o antibiótico com a periodicidade recomendada.

USO TÓPICO

Esse modo de administração do antibiótico atende à necessidade de determinadas especialidades médicas, como Oftalmologia, Otorrinolaringologia, Ginecologia e Dermatologia.

LIGAÇÃO PROTEICA

Quando o antibiótico alcança a corrente sanguínea, tende a se ligar, parcialmente, às proteínas do plasma. Há, deste modo, duas frações do antibiótico: uma fração ligada às proteínas e uma fração livre. Essas duas frações tendem a permanecer em equilíbrio, resultando, por isso, em progressiva reversão da fração ligada para a fração livre, à medida que essa última é eliminada.

É a fração livre do antibiótico que exerce atividade antimicrobiana, enquanto a fração ligada às proteínas, além de não exercer atividade, também não possui distribuição extravascular. Cada antibiótico tem um determinado percentual de ligação proteica, o que é visto na Tabela 6.1.

TABELA 6.1 Percentagens de ligação proteica dos principais antibióticos.

Antibiótico	Ligação proteica (%)
Ertapeném	95
Oxacilina	90
Cefazolina	86
Tetraciclinas	60
Penicilina G	60
Rifampicina	60
Moxifloxacino	48
Ciprofloxacino	35
Levofloxacino	30
Clindamicina	25
Cloranfenicol	25
Gentamicina	25
Gatifloxacino	20
Imipeném	20
Ampicilina	20
Eritromicina	18
Amoxicilina	17
Cefalexina	15

TABELA 6.2 Meia-vida dos principais antibióticos.

Antibiótico	Meia-vida (horas)
Penicilina cristalina	< 1
Cefalotina	< 1
Cefalexina	1
Piperacilina	1
Imipeném	1
Meropeném	1
Amoxicilina	1,2
Aminoglicosídeos	2,5
Ertapeném	4
Linezolida	5
Claritromicina	5-7
Ciprofloxacino	7
Levofloxacino	7
Gatifloxacino	7
Ceftriaxona	8
Moxifloxacino	10 a 14
Doxiciclina	6
Anfotericina B	24
Fluconazol	30
Azitromicina	68

MEIA-VIDA E PERIODICIDADE

A meia-vida tem um valor expresso em horas e específico para cada antibiótico: é o tempo necessário para que a maior concentração sérica obtida pelo antibiótico* se reduza à metade. A meia-vida é tanto maior quanto menor for sua velocidade de eliminação. De modo genérico, quanto maior a meia-vida, maior a periodicidade (intervalo entre duas administrações) do antibiótico. A meia-vida e a periodicidade de um antibiótico tendem a se prolongar quando sua velocidade de eliminação for retardada, o que pode ocorrer em presença de uma ou mais das seguintes situações: recém-nato (em virtude da imaturidade renal), disfunção do órgão de eliminação (insuficiência renal e/ou hepática), a procaína e a benzatina (quando ligadas a determinados antibióticos) e a probenecida, conforme Tabela 6.2.

FARMACOCINÉTICA DOS PRINCIPAIS ANTIBIÓTICOS

Abrange todas as etapas em que o organismo manipula o antibiótico; em outras palavras, a farmacocinética estuda todas as interações que ocorrem entre o antibiótico e o organismo. Essas etapas incluem a absorção, a distribuição, a metabolização e a eliminação.

---

* Concentração sérica máxima ($C_{máx}$), também conhecida por pico sérico.

ABSORÇÃO

A quantidade do antibiótico que alcança a circulação sistêmica é expressa como a percentagem que é absorvida, isto é, a taxa de absorção, por exemplo, quando administramos uma dose de 1 g por via oral e são absorvidos 300 mg, configura-se uma taxa (ou percentagem) de absorção de 30%.

BIODISPONIBILIDADE

A quantidade absorvida, a velocidade em que o processo ocorre e o antibiótico disponível para exercer atividade conceituam o termo biodisponibilidade, conforme Quadro 6.1.

BIOEQUIVALÊNCIA

O termo "biodisponibilidade" é muito utilizado para se fazer a avaliação farmacológica entre duas apresentações diferentes do mesmo antibiótico; na prática, este teste é exigido no Brasil para avaliar a eficiência de um antibiótico dito "genérico" quando comparado com o antibiótico dito "referência", este assim chamado por ser o primeiro introduzido no mercado farmacêutico. Esse teste é denominado bioequivalência e serve para constatar se as duas apresentações têm a mesma biodisponibilidade.

QUADRO 6.1 Taxas de biodisponibilidade dos antibióticos por via oral.

De 0 a 5%	De 30 a 40%	De 60 a 80%	Acima de 80%
Aminoglicosídeos	Ampicilina	Eritromicina	Doxicilina
Anfotericina B	Norfloxacino	Tetraciclinas	Rifampicina
Nistatina	Azitromicina	Ciprofloxacino	Cloranfenicol
			Metronidazol
			Cefalexina
			Clindamicina
			Amoxicilina
			Linezolida
			Levofloxacino
			Moxifloxacino

A avaliação da percentagem de biodisponibilidade de um antibiótico é considerada necessária apenas quando o antibiótico é usado por via oral ou, secundariamente, por via intramuscular, subcutânea ou tópica; quando o antibiótico é administrado diretamente no sangue (via intravenosa) ou no espaço subaracnóideo (intratecal), a biodisponibilidade é plena, referida como de 100%.

> O teste de bioequivalência é exigido para garantir a qualidade do antibiótico genérico.

DISTRIBUIÇÃO

A capacidade de o antibiótico se distribuir pelos diversos compartimentos orgânicos é expressa em "volumes de distribuição" (VD) e medida em litros. Evidentemente, quanto menor o VD de um antibiótico, menor a sua capacidade de se difundir pelo organismo, citemos dois exemplos extremos: um antibiótico com VD = 5 L estaria restrito ao sistema circulatório; outro, com VD = 40 L, indicaria distribuição ampla, praticamente total por todos os compartimentos orgânicos, incluindo-se uma significativa transposição das barreiras hemoliquórica e placentária.

METABOLIZAÇÃO

Os antibióticos podem ser metabolizados por meio de uma variedade de reações que exigem a presença de sistemas de enzimas. Rotineiramente, esse processo se realiza no fígado, embora outros órgãos possam ter também essa capacidade. Duas fases de metabolização são referidas: a primeira (fase I) pode inativar, ativar ou converter um substrato ativo (o antibiótico administrado), resultando em um derivado dotado de atividade menor, igual ou maior. Geralmente, o resultado é um produto inativo e dotado de maior capacidade de ser eliminado. As reações de fase I incluem dealquilação, hidroxilação, oxidação e deaminação. As enzimas atuantes na fase I de metabolização estão incluídas em um sistema denominado citocromo P-450 (CYP). A importância desse sistema enzimático é muito grande e ainda pode au-

mentar em decorrência de crescente conhecimento de drogas dotadas da capacidade de estimular e de outras da de inibir essas enzimas. A inibição do sistema CYP pode resultar em vantagens farmacocinéticas e/ou farmacodinâmicas, prolongando as concentrações séricas e potencialmente possibilitando maior eficácia terapêutica.

A fase II inclui conjugação do antibiótico com outras substâncias, favorecendo sua eliminação. As reações de conjugação incluem glucuronidação, sulfatação e acetilação.

Nem todos os antibióticos sofrem metabolização e são, então, eliminados da mesma forma que foram administrados.

ELIMINAÇÃO

Após ter sido absorvido, distribuído e metabolizado (ou não), o antibiótico é eliminado do organismo intacto ou modificado quando sofrer metabolização. Duas são as vias principais de eliminação dos antibióticos: renal e biliar.

A via renal é a mais importante, com eliminação por secreção tubular ou por filtração glomerular. Pacientes com insuficiência renal, crianças recém-natas e idosos têm a eliminação do antibiótico por essa via prejudicada, exigindo, de conformidade com o caso, ajuste das doses, ou mesmo a substituição do antibiótico. Igualmente, pacientes com insuficiência hepática ou obstrução das vias biliares têm prejuízo na eliminação de antibióticos por essa via, algumas vezes exigindo atenção, ajuste de dose, ou mesmo a troca do antimicrobiano.

Certos antibióticos têm eliminação mista, como o cloranfenicol, que, inicialmente, é metabolizado no fígado e, posteriormente, eliminado por filtração glomerular.

FARMACODINÂMICA DOS PRINCIPAIS ANTIBIÓTICOS

Estuda a interação entre o antibiótico e o agente etiológico da infecção, e também entre o antibiótico e o organismo. Os efeitos resultantes são os farmacológicos (desejados) e os toxicológicos (deletérios). O efeito esperado é sua atividade farmacológica contra o micro-organismo, exercida por meio de seu mecanismo de ação, causadora da morte bacteriana.

Os efeitos indesejáveis são os exercidos contra o organismo, proporcionando a ocorrência de efeitos adversos.

MECANISMOS DE AÇÃO

O conhecimento dos mecanismos de ação dos antibióticos é de fundamental importância por permitir o entendimento das diversas formas pelas quais eles exercem sua atividade antimicrobiana, por proporcionar informações importantes sobre o uso de antibióticos associados e o potencial risco de ocorrência de sinergismo (benéfico) ou de antagonismo (desastroso), além de explicar muitas das reações adversas provocadas por esses agentes e, também, caracterizar a atividade dos antibióticos em bactericida ou bacteriostática.

Os antibióticos podem ser enquadrados em seis grupos quanto ao seu mecanismo de ação

Antibióticos que atuam na parede celular

Esse mecanismo proporciona atividade bactericida por provocar inibição da síntese da parede celular; esta se torna sensível e não resiste ao crescimento e subsequente divisão bacteriana, o que causa sua ruptura e a consequente destruição da bactéria. Aqui se incluem os antibióticos penicilínicos, cefalosporínicos, carbapenêmicos e os glicopeptídeos (vancomicina e teicoplanina).

Antibióticos que atuam na membrana citoplasmática

É outro mecanismo de ação dotado de atividade bactericida. Ocorre alteração na estrutura da membrana citoplasmática, por mecanismo físico-químico, o que determina alteração de sua permeabilidade e morte rápida da bactéria ou do fungo; são exemplos a polimixina B, a polimixina E (colistina) e, tratando-se de fungos, a anfotericina B.

Antibióticos que atuam inibindo a síntese de proteínas

Esses antibióticos têm atividade bacteriostática porque, evitando o desenvolvimento da síntese de proteínas, causam sua inibição em determinado estágio. Na realidade, a bactéria tem sua evolução metabólica e a sua consequente multiplicação interrompidas, e o próprio organismo se encarrega de erradicá-la. O conceito original da atividade bacteriostática trazia um estigma para os antibióticos dotados desse mecanismo de ação, como se fossem "inferiores" aos bactericidas. Atualmente, esse conceito está perdendo seu valor e, inclusive, documenta-se que antibióticos bacteriostáticos podem se tornar bactericidas conforme a dose empregada. As tetraciclinas, o cloranfenicol, a clindamicina, os macrolídeos e a linezolida atuam por esse mecanismo de ação.

Antibióticos que provocam síntese defeituosa de proteínas

Esses antibióticos são bactericidas porque, provocando uma síntese proteica defeituosa, determinam a formação de substâncias estranhas à célula bacteriana, levando-a à morte. Os aminoglicosídeos atuam por esse mecanismo.

Antibióticos que atuam sobre os ácidos nucleicos

A rifampicina inibe a formação de RNA bacteriano, exercendo atividade bactericida. As quinolonas exercem atividade bactericida inibindo a DNA-girase (também chamada topoisomerase II) e a topoisomerase IV.

Mecanismo de ação dos sulfamídicos (isoladamente) e associados ao trimetoprim

Os derivados sulfamídicos interferem no metabolismo bacteriano atuando competitivamente com o ácido paraminobenzoico (PABA), elemento necessário para a formação de ácido fólico. Como este é indispensável ao metabolismo celular, o bloqueio do PABA pelos sulfamídicos não permite sua formação, determinando a parada do crescimento bacteriano e configurando efeito bacteriostático. A associação do trimetoprim acrescenta um segundo (e sequencial) mecanismo de ação: impedir a transformação de ácido fólico em ácido folínico, por inibição de uma enzima, a di-hidrofolato redutase, responsável por essa etapa metabólica.

PROTEÍNAS LIGADORAS DE PENICILINAS (PBP)

São essenciais ao mecanismo de ação dos antibióticos betalactâmicos (penicilinas, cefalosporinas, carbapenêmicos e monobactâmicos). Esses antibióticos, para exercerem sua atividade antimicrobiana, precisam se ligar a determinado sítio existente na bactéria, representado por uma PBP, esta que é classificada de acordo com seu peso molecular. A ocorrência de uma alteração em uma determinada PBP resulta em falta de afinidade do antibiótico por esse sítio de ligação, ocasionando resistência bacteriana.

EFEITOS ADVERSOS
TOXICIDADE

Decorre do resultado da ação toxicológica do antibiótico sobre o organismo. Praticamente todos os antibióticos têm potencial para causar toxicidade – reações variáveis apenas em tipo, frequência e intensidade, conforme o agente terapêutico utilizado. Dois valores devem sempre ser considerados para o uso de qualquer antibiótico: o primeiro é a dose terapêutica, isto é, a menor dose capaz de agir eficazmente contra uma determinada infecção; o segundo – dose tóxica – é a menor dose que pode provocar manifestações tóxicas ao paciente. Para um dado antibiótico, quanto maior for a diferença entre esses dois valores, maior segurança se tem com seu uso. Dois exemplos: a dose terapêutica para as penicilinas e para as cefalosporinas é muito menor do que a responsável por determinar efeitos tóxicos, possibilitando a prescrição desses antibióticos com liberalidade na dosagem. Inversamente, os aminoglicosídeos e a anfoterina B têm a dose terapêutica muito próxima da dose potencialmente tóxica, exigindo um minucioso controle da dose e monitoramento clínico/laboratorial durante o tratamento.

Hipersensibilidade

Depende exclusivamente do paciente, sem nenhuma relação com a potencial toxicidade da droga. Os efeitos tóxicos são dose-dependentes, enquanto os de hipersensibilidade não o são.

OUTROS IMPORTANTES CONCEITOS FARMACOCINÉTICOS E FARMACODINÂMICOS

Devem ser considerados alguns conceitos importantes para a compreensão da interação do antibiótico com o organismo (farmacocinética) e com o micro-organismo (farmacodinâmica), como apresentado na Figura 6.1.

CONCENTRAÇÃO SÉRICA MÁXIMA

Também conhecida por pico sérico, exprime o maior valor alcançado pelo antibiótico no sangue após sua administração.

CONCENTRAÇÃO INIBITÓRIA MÍNIMA

Valores que expressam a menor concentração inibidora do antibiótico *in vitro*, para 90% (CIM_{90}) e 50% (CIM_{50}) das cepas, respectivamente.

CONCENTRAÇÃO BACTERICIDA MÍNIMA

É o valor dado à menor concentração do antibiótico, *in vitro*, necessária para destruir as bactérias presentes em um meio de cultura, após incubação de 18 a 24 horas. Habitualmente, a concentração bactericida mínima (CBM) é 2 a 4 vezes maior do que a CIM.

ÁREA SOB A CURVA

Compreendida entre a concentração sérica do antibiótico e o valor da CIM. A área sob a curva (AUC) avaliada durante 24 horas e dividida pelo valor da CIM resulta em uma relação (AUC/CIM) cada vez mais adotada para avaliar a probabilidade de eficácia de um determinado antibiótico. O valor dessa relação cresce em importância para antibióticos cuja atividade antimicrobiana é caracterizada como "concentração dependente". São exemplos de antibióticos desse tipo os aminoglicosídeos, as FQ e ometronidazol.

RELAÇÃO CONCENTRAÇÃO SÉRICA MÁXIMA/CONCENTRAÇÃO INIBITÓRIA MÍNIMA

É outro valor utilizado para predizer a probabilidade de eficácia de antibióticos cuja atividade antimicrobiana é classificada como "concentração-dependente".

RELAÇÃO TEMPO > CONCENTRAÇÃO INIBITÓRIA MÍNIMA

O tempo (T) significa o tempo em que a concentração sérica do antibiótico permanece acima da concentração inibitória mínima. Essa informação é utilizada para antibióticos dotados de outro tipo de atividade antimicrobiana: são os antibióticos "tempo-dependentes". Estudos têm mostrado que T > CIM é um importante preditor farmacodinâmico (de eficácia antimicrobiana) para antibióticos betalactâmicos (penicilinas, cefalosporinas, carbapenêmicos e monobactâmicos), para macrolídeos e para a clindamicina.

EFEITO PÓS-ANTIBIÓTICO (EPA)

Período em que, após a suspensão do antibiótico e a indetectabilidade de concentrações séricas, persiste uma inibição do crescimento bacteriano. O EPA, inicialmente identificado *in vitro* e, posteriormente, também *in vivo*, é específico para o antibiótico e para a espécie bacteriana, por exemplo, os aminoglicosídeos e as FQ têm EPA para bacilos Gram-negativos com valores situados entre 2 e 6 horas, enquanto os antibióticos betalactâmicos têm EPA reduzidíssimo para os bacilos Gram-negativos e de 2 horas para os cocos Gram-positivos. Atualmente, o valor do EPA tem sido levado em consideração para se modificar a periodicidade dos antibióticos. Assim, aqueles com EPA elevados poderiam ser administrados em intervalos maiores.

USO DE ANTIBIÓTICOS NA GRAVIDEZ

Requer cuidados especiais, considerando-se que farmacocinética e farmacodinâmica do antibiótico dizem respeito não apenas à futura mãe como também ao concepto. A transposição (ou não) da barreira placentária (farmacocinética) pode ser benéfica ou prejudicial, na dependência do potencial tóxico (farmacodinâmica) do antimicrobiano.

Para que um médico possa prescrever um antimicrobiano, com a maior margem de segurança possível, em uma paciente grávida, ele necessita conhecer a classificação (de risco) adotada pelo Food and Drug Administration (FDA). Os antimicrobianos são classificados em cinco categorias, segundo o risco potencial para a gestação (Quadros 6.2 a 6.5).

QUADRO 6.2 Classificação de risco adotada pelo FDA.	
Categoria	**Descrição**
A	Nenhum risco documentado – nenhum antimicrobiano se inclui nesta categoria.
B	Não há evidência de risco, contudo, ainda faltam elementos para se excluir esta possibilidade.
C	Não se pode excluir a possibilidade de risco; a administração de antimicrobianos dessa categoria deve obedecer à relação custo/benefício.
D	Há evidência de risco fetal; antimicrobianos devem ser usados somente quando considerados indispensáveis (risco de morte, doença grave e ausência de outro antibiótico eficaz).
X	Contraindicação formal dos antimicrobianos incluídos nesta categoria.

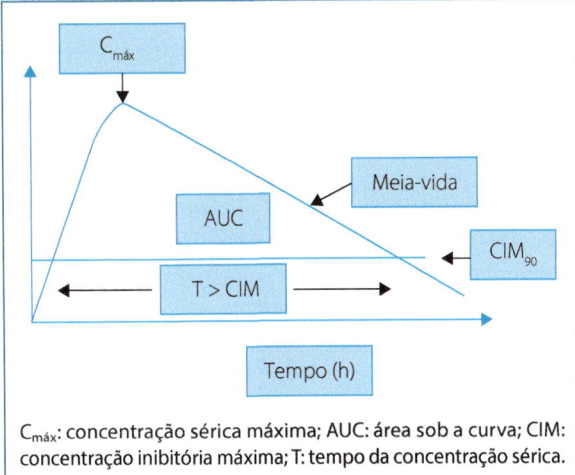

$C_{máx}$: concentração sérica máxima; AUC: área sob a curva; CIM: concentração inibitória máxima; T: tempo da concentração sérica.

FIGURA 6.1 Conceitos farmacocinéticos e farmacodinâmicos.

QUADRO 6.3 Exemplos de categoria B: antimicrobianos considerados seguros na gravidez.

Anfotericina B	Cefalosporinas	Clindamicina	Fosfomicina
Azitromicina	Penicilinas	Metronidazol	Daptomicina
Aztreonam	Eritromicina	Nitrofurantoína	Meropeném

QUADRO 6.4 Exemplos de categoria C: antimicrobianos para serem usados com cuidado.

Cloranfenicol	Fluconazol/Cetoconazol	Rifampicina
Fluorquinolonas	Imipeném + Cilastatina	Vancomicina
Claritromicina	Linezolida	Sulfamídicos

QUADRO 6.5 Exemplos de categoria D: antimicrobianos que devem ser evitados na gravidez.

Aminoglicosídeos	Tetraciclinas
Tigeciclina	Voriconazol

As FQ (categoria C) têm contraindicação relativa – podem ser usadas na gravidez (e também em pediatria) apenas quando consideradas indispensáveis (risco de morte, doença grave e ausência de outro antibiótico eficaz). Loebstein comparou 200 grávidas com uso de FQ *versus* 200 grávidas sem uso de FQ e mostrou malformações similares, dentro dos valores considerados normais: 2,2% com FQ *versus* 2,6% sem FQ. Hampel avaliou 1.795 crianças que receberam 2.030 cursos de ciprofloxacino: 31 (1,5%) apresentaram artralgia; a maioria dos eventos era de leve a moderada gravidade e resolveu-se espontaneamente com a suspensão da antibioticoterapia.

Na prática médica, as penicilinas (naturais e semissintéticas), as cefalosporinas (todas), a nitrofurantoína e a fosfomicina devem ser os antimicrobianos habitualmente selecionados para uso ambulatorial durante o período da gravidez.

FALHAS NA TERAPÊUTICA ANTIBIÓTICA

Ao se prescrever um antibiótico para uma determinada infecção, estamos sujeitos a não obter resposta satisfatória. O estado do enfermo pode se agravar progressivamente e, nessas circunstâncias, há necessidade imperiosa de uma reavaliação clínico-laboratorial, a fim de se encontrar a possível causa do insucesso. As causas que mais frequentemente podem ocasionar falha terapêutica são muitas vezes corrigíveis, desde que constatadas em tempo hábil. São as seguintes:

- **Falha diagnóstica:** o raciocínio diagnóstico, por parte do médico, deve ser dinâmico e estar presente a todo momento, para detectar erro primário no diagnóstico e, consequentemente, corrigir o tratamento.

> O tratamento empírico, quando efetuado, deve estar adequadamente fundamentado.

- **Esquemas terapêuticos incorretos:** as situações mais comuns e que devem sempre ser avaliadas são: uso de dose inadequada; irregularidade (ou omissão) na periodicidade de administração; duração inadequada do tratamento; insuficiência do espectro de ação do antibiótico para aquela infecção; informação incorreta do antibiograma (lembrar, sempre, que antibiograma não é sinônimo de receita); falha involuntária (ou mesmo voluntária) por parte do paciente.

- **Outras situações predisponentes de falha terapêutica:** abrangem infecções agudas fulminantes; início tardio do tratamento; emergência de suprainfecção (resultando em um outro agente etiológico, resistente ao antibiótico usado); ocorrência de antagonismo terapêutico (ver item Combinações de antibióticos); barreiras que dificultam a ação do antibiótico (barreira hemoliquórica, processos infecciosos fechados, tais como abscessos e empiemas); e presença de corpo estranho mantenedor da infecção (próteses cardíacas e endocardites; próteses ortopédicas e osteomielites).

- **Resistência bacteriana:** evidentemente, a resistência bacteriana, de menor valor nas infecções comunitárias, merece amplo destaque nas infecções relacionadas à assistência à saúde (ex-hospitalares), predominantemente nas unidades de terapia intensiva (UTI). É importante, ao médico clínico, o conhecimento do padrão de sensibilidade do hospital em que atua para ajustar a terapia antimicrobiana de acordo com os valores fornecidos pelo Serviço de Controle de Infecção Hospitalar (a resistência bacteriana é apresentada no capítulo 8).

COMBINAÇÕES DE ANTIBIÓTICOS

A utilização de combinações de antibióticos na prática médica nem sempre é efetuada com justificativas cientificamente fundamentadas. A adoção frequentemente abusiva dessa conduta está habitualmente relacionada com a impressão de maior eficácia e com a ideia de que é mais seguro prescrever mais do que apenas um antimicrobiano a selecionar o mais adequado.

Entre os diversos fatores que contribuem para o amplo, e muitas vezes abusivo, uso de antibióticos em associação devem ser destacados os seguintes:

- Limitação de conhecimento científico, relacionada à complexidade do assunto, dificultando o estabelecimento de bases racionais para a apropriada utilização de antimicrobianos combinados.

- Carência de informação, por parte do médico, a respeito das indicações justificáveis para o emprego de associações de antibióticos.

- Participação, comprovada ou presumível, de etiologia mista, de bactérias anaeróbias, de fungos, de micobactérias ou de protozoários, em infecções potencialmente graves, justificando o acréscimo, ao esquema terapêutico, de antimicrobianos ativos contra esses micro-organismos.

- Falta de tempo ou de condições suficientes para se obter o adequado diagnóstico da infecção.

RESULTADOS OBTIDOS COM O EMPREGO DE COMBINAÇÕES DE ANTIMICROBIANOS

O emprego de antibióticos combinados pode resultar em três possíveis efeitos: sinergismo, antagonismo e indiferença.

Sinergismo

A associação de antibióticos é considerada sinérgica quando proporciona um resultado claramente benéfico, caracterizado pela potenciação do efeito esperado de um ou de todos os antibióticos prescritos. A resultante final é maior do que a simples soma dos efeitos esperados de cada um dos componentes da associação.

Antagonismo

A associação é antagônica quando o efeito obtido é menor do que a soma do efeito de cada um dos antibióticos da combinação. Nesse tipo de associação, o uso isolado do antibiótico mais ativo proporcionaria eficácia maior.

Indiferença

Na associação indiferente (também chamada aditiva), não ocorre interferência entre seus componentes, exercendo cada antibiótico sua atividade como se estivesse atuando isoladamente.

A demonstração empírica da possibilidade de ocorrência dessas três alternativas, por intermédio de estudos clínicos, propiciou o estabelecimento de determinadas normas, com a finalidade de permitir a antecipação ou previsão do efeito de determinadas combinações de antimicrobianos. A partir das investigações iniciadas em 1951 por Jawetz e desenvolvidas, nos anos subsequentes, por outros pesquisadores, com o objetivo de avaliar o efeito da combinação de diversos antibióticos, em relação a várias espécies de bactérias, por meio de testes de sensibilidade *in vitro*, ficou estabelecido que:

- **Sinergismo:** pode ocorrer, com maior probabilidade, nas associações de dois antibióticos bactericidas (Quadro 6.6).
- **Antagonismo:** pode ocorrer, com maior probabilidade, nas associações de antibiótico bactericida com antibiótico bacteriostático.
- **Indiferença:** pode ocorrer, com maior probabilidade, nas associações de dois antibióticos bacteriostáticos.

QUADRO 6.6 Antibióticos bactericidas e bacteriostáticos.

Bactericidas	Bacteriostáticos
Penicilinas	Clindamicina
Cefalosporinas	Cloranfenicol
Carbapenêmicos	Macrolídeos
Aztreonam	Tetraciclinas
Aminoglicosídeos	Tigeciclina
Vancomicina	Linezolida
Rifampicina	
Fluorquinolonas	

Com os resultados obtidos no grande número de experiências efetuadas com a aplicação, isolada ou associada, desses métodos (*in vitro*, em animais e clínicos), pode-se concluir que:

- Ao empregar-se uma associação de antibióticos, deve-se preferir antibióticos bactericidas.
- A associação de dois antibióticos bactericidas não resulta, sistematicamente, em efeito sinérgico.
- Essas conclusões têm apenas valor estatístico de probabilidade, mas não podem ser aplicadas com segurança a toda e qualquer combinação possível de antibióticos.
- Não se pode prever, *a priori*, salvo raras exceções, o efeito terapêutico a ser obtido com o uso da associação de determinados antibióticos contra determinado micro-organismo.

Percebe-se que a avaliação da ocorrência de sinergismo, antagonismo ou indiferença pode ser feita adequadamente apenas quando se emprega uma combinação específica de antibióticos contra determinada cepa do agente infeccioso, sem generalizar ou estender os resultados obtidos a outras combinações, ou a outros micro-organismos.

Exemplo de antagonismo

Para alertar o leitor de que, ao se combinarem antimicrobianos, espera-se apenas obter sinergismo, relatamos uma experiência, dentre as inúmeras realizadas, demonstradora da ocorrência de antagonismo. Em 1951, Dowling e Lepper verificaram persistir elevada a taxa de mortalidade (21%) em relação aos casos de meningite tratados exclusivamente com penicilina. Preocupados com esses dados e estimulados pelas múltiplas descrições da ocorrência de sinergismo com o uso de combinações antibióticas, passaram a utilizar, no tratamento de meningite pneumocócica, penicilina associada à clortetraciclina. Registraram, então, taxas de mortalidade muito altas, por volta de 79%, evidenciando-se, pela primeira vez, a ocorrência de antagonismo clínico com uma associação de antibióticos, com resultados catastróficos.

Outras combinações com risco potencial de causar antagonismo são aquelas constituídas por antibióticos betalactâmicos associados com outros betalactâmicos, um deles indutor da produção de betalactamases, casos de imipeném e de cefoxitina. O estímulo à produção dessas enzimas pode transformar o sensível micro-organismo submetido a tratamento em resistente.

INDICAÇÕES PARA O USO DE COMBINAÇÕES DE ANTIMICROBIANOS

Apesar de não haver regras fixas que definam com precisão as situações clínicas nas quais se propõe o emprego de associações de antimicrobianos, merecem realce as indicações analisadas a seguir, respeitados os riscos das associações de antibióticos (Quadro 6.7).

Para infecções graves, sem diagnóstico etiológico definido, visando-se a ampliação do espectro antimicrobiano

É com essa finalidade que se relaciona, com maior frequência, o emprego de associações de antimicrobianos: o conhecido "tratamento de cobertura". O paciente com infecção grave exige a instituição imediata da antibioticoterapia, sem permitir ao médico aguardar o resultado de culturas que possibilitem a obtenção do diagnóstico etiológico. Infecções habitualmente relacionadas com esse item são: meningite, broncopneumonia, peritonite, infecção em imunodeprimidos e sepse.

Torna-se, pois, imperiosa a necessidade de instituir a terapêutica antimicrobiana o mais rapidamente possível, em esquema ativo contra os agentes etiológicos mais prováveis. Durante a evolução do caso, os resultados dos exames bacteriológicos podem permitir reavaliação da conduta adotada e, eventualmente, submetê-la a modificações ou ao deescalonamento.

A conduta em paciente neutropênico febril ilustra com clareza a situação descrita: sabe-se que, nesse tipo de paciente, a presença de febre aponta para um alto risco de infecção bacteriana potencialmente grave. Diversos estudos mostraram que a introdução precoce de tratamento antimicrobiano, em esquemas de amplo espectro, com o emprego de combinações de antibióticos, possibilitou a obtenção de cura clínica com maior frequência neste tipo de paciente (ver capítulo 108).

Para o tratamento de sepse, a escolha dos antimicrobianos deve estar baseada no foco inicial, provável fonte de infecção, no bacterioscópico direto pelo Gram e no estado imunitário do paciente. Quando o foco inicial é um furúnculo, é grande a probabilidade de etiologia estafilocócica; quando é uma infecção do trato urinário, destaca-se a possibilidade de um bacilo Gram-negativo, habitualmente a *E. coli*; quando se trata de uma peritonite por ruptura de víscera oca, deve-se pensar em infecção mista, causada por uma enterobactéria e/ou uma bactéria anaeróbia. A escolha do antimicrobiano deve, também, ajustar-se aos padrões de sensibilidade/resistência do hospital ou da comunidade (Quadro 6.7).

QUADRO 6.7 Indicações de antimicrobianos associados visando à obtenção de sinergismo.

Infecção	Associação indicada
Brucelose	Tetraciclina + gentamicina
Endocardite por enterococo	Ampicilina + gentamicina
Infecção por enterococo vancomicino-resistente	Diversos esquemas
Endocardite por *Streptococcus viridans*	Benzilpenicilina + gentamicina
Infecção grave por enterobactéria	Cefalosporina (3ª ou 4ª)[1] ou PEA[2] + AG[3]
Infecção grave por *Pseudomonas aeruginosa*	Cefalosporina (3ª ou 4ª)AP[4] ou PEA[2] + AG[3]
Endocardite por estafilococo	Diversos esquemas
Paciente neutropênico febril	Diversos esquemas
Sepse	Diversos esquemas

[1]Cefalosporina de terceira ou de quarta geração; [2]Penicilina de espectro ampliado (habitualmente a piperacilina); [3]Aminoglicosídeo (amicacina ou gentamicina); [4]Cefalosporina de terceira (ceftazidima) ou de quarta geração (cefepima) com atividade antipseudomonas.

As associações de antibióticos com atividade antifúngica são apresentadas nos capítulos específicos de infecções fúngicas.

Para infecções mistas, quando os agentes não são sensíveis a um único antimicrobiano

O emprego de associações de antibióticos no tratamento de infecções comprovada ou presumivelmente mistas destina-se, prioritariamente, à participação etiológica comprovada ou presumível de bactérias aeróbias e anaeróbias, de fungos, de micobactérias ou de protozoários, em infecções potencialmente graves, justificando o acréscimo, ao esquema terapêutico, de antimicrobianos ativos contra esses micro-organismos.

A bactéria anaeróbia preocupante é o *Bacteroides fragilis*, anaeróbio comumente envolvido na etiologia de infecções intra-abdominais, trato biliar, abscesso hepático e infecções obstétricas e ginecológicas. Nessas eventualidades, o esquema terapêutico deve incluir um antimicrobiano dotado de atividade contra esse anaeróbio, a saber: clindamicina (exceto em infecções que atinjam o sistema nervoso central), metronidazol, cloranfenicol, cefoxitina ou um carbapenêmico (imipeném ou meropeném).

Outros organismos, como fungos, micobactérias e protozoários, em situações específicas (p. ex., imunossupressão), podem igualmente estar envolvidos, exigindo terapêutica específica adicional.

Para reduzir a emergência de cepas bacterianas resistentes

Emergência de cepas bacterianas resistentes pode ocorrer como efeito secundário do emprego de antimicrobianos durante tempo prolongado, principalmente em infecções crônicas.

A tuberculose constitui o exemplo clássico de doença em que o uso de um só antimicrobiano no seu tratamento determina a eliminação das cepas sensíveis e a emergência de cepas resistentes, resultando em falha terapêutica. Por esse motivo, o tratamento inicial da tuberculose deve ser feito habitualmente com o esquema quádruplo: isoniazida, rifampicina, etambutol e pirazinamida.

O uso de associação de antibióticos na terapêutica de infecções sistêmicas causadas por *P. aeruginosa* e por determinadas enterobactérias (ver capítulo 8) tem como finalidade reduzir ao mínimo possível a emergência de cepas resistentes durante o tratamento, além da busca de um possível sinergismo.

Para proporcionar sinergismo contra determinado agente infeccioso

Sabe-se que algumas infecções graves causadas por micro-organismo identificado respondem mais adequadamente à combinação de antimicrobianos do que a apenas um dos componentes da associação, caracterizando a ocorrência de sinergismo. As principais indicações para o uso de antimicrobianos combinados com esse objetivo estão relacionadas no Quadro 6.8.

QUADRO 6.8 Riscos relacionados com o uso de associações de antibióticos.

Antagonismo
Incompatibilidade na associação Suprainfecção emergente
Efeitos adversos potenciados
Limitação do arsenal terapêutico disponível
Custo

NORMAS BÁSICAS PARA A CORRETA UTILIZAÇÃO DE ASSOCIAÇÕES DE ANTIBIÓTICOS

Com a finalidade de esquematizar a conduta relativa ao uso de associações de antibióticos, segue-se uma relação das principais normas que são adotadas de maneira generalizada:

■ Evitar o emprego de associações que não tenham justificativa científica.

■ Recorrer, sempre que possível, aos métodos laboratoriais que possibilitam a demonstração do agente etiológico da doença infecciosa, antes de iniciar o tratamento. Nos casos graves, em que a antibioticoterapia necessita ser introduzida o mais rapidamente possível, deve ser coletado material adequado (sangue, líquor, urina, fezes, secreções etc.) para pesquisa direta e/ou cultura; mesmo quando obtido *a posteriori*, o diagnóstico etiológico pode indicar a eventual necessidade de modificar-se o esquema ou de se realizar o deescalonamento.

■ Realizar, sempre que possível, testes de sensibilidade *in vitro* com associações de antibióticos. Essa conduta, só viável em laboratórios especializados e para casos especiais, possibilita o emprego mais racional das associações, tendo em vista a obtenção de sinergismo.

■ Preferir o emprego de antibióticos bactericidas nas associações; o uso combinado de antibióticos bactericidas com bacteriostáticos deve ser restrito a algumas eventualidades, nas quais a indicação está muito bem fundamentada.

■ Evitar, no tratamento de infecções graves sem diagnóstico etiológico definido, o uso de associações de antibióticos que não proporcionem aumento significativo do espectro antimicrobiano.

■ Evitar, nas associações, o emprego de antibióticos cujos potenciais efeitos adversos sejam coincidentes.

■ Conservar, nas associações, as mesmas doses com que os antibióticos são prescritos isoladamente.

■ Deescalonar. Quando usamos uma combinação de antibióticos e as informações fornecidas pela cultura e pelo antibiograma revelam que um deles mostra-se adequado para a erradicação do micro-organismo, deve-se suspender o uso do(s) outro(s); a essa conduta se dá o nome de deescalonamento.

ANTIBIOTICOTERAPIA SEQUENCIAL

É conduta rotineira o tratamento de infecções potencialmente graves com antimicrobianos utilizados via parenteral. Os argumentos para a utilização de esquemas terapêuticos por via intravenosa são diversos: primeiro, porque a biodisponibilidade (taxa de absorção) do antibiótico por via intravenosa é completa, alcança 100%; segundo, porque pacientes em estado grave têm dificuldade para a ingestão de medicamentos via oral, além do risco da ocorrência de náusea e vômito; terceiro, porque, tendo-se uma via intravenosa disponível, há a facilidade de se utilizá-la para a administração de outros medicamentos, a qualquer hora; por último, um argumento não muito consistente é o de configurar "seriedade" à infecção do paciente, justificando-se a restrição ao leito e sua manutenção em regime de internação.

> Terapia sequencial = passagem da via intravenosa para a oral após melhora clínica do paciente.

Contudo, vem se constatando tendência favorável a substituição da via intravenosa pela via oral, assim que o paciente apresenta uma relativa melhora clínica.

Em diversos países e em muitos hospitais, essa conduta é valorizada. Limita-se o uso de antimicrobianos por via parenteral apenas aos estágios iniciais da infecção para, após a obtenção de melhora clínica, efetuar-se a troca dessa via pela oral, mantida até o término do tratamento.

A utilização da terapia sequencial torna-se benéfica sob vários aspectos, apresentados a seguir.

ANTIBIÓTICOS MAIS RECENTES TÊM ELEVADA BIODISPONIBILIDADE

Para a indicação e a manutenção de tratamento parenteral, um dos argumentos usados era o de que antibióticos via oral apresentavam baixas taxas de absorção, comprometendo a eficácia do tratamento. Realmente, os antibióticos disponíveis até as décadas de 1970 ou 1980 traziam esse empecilho: infecções graves eram frequentemente tratadas com aminoglicosídeos ou com penicilina cristalina, ou mesmo com ampicilina parenteral; o primeiro não é absorvido via oral, a segunda sofre inativação gástrica, e a terceira resulta em absorção situada entre 30 e 40%.

Dispomos, hoje em dia, de antibióticos mais novos que conseguiram vencer esse obstáculo: a amoxicilina substituiu a ampicilina, via oral, por possuir espectro de ação semelhante e propiciar uma taxa de absorção de 80%, representando uma substancial vantagem quando comparada aos 30 a 40% obtidos com a ampicilina; as FQ de terceira geração têm biodisponibilidade situada acima de 86%; e a linezolida tem a mesma biodisponibilidade, de 100%, quer seja usada por via parenteral ou oral.

REDUÇÃO DO RISCO DE ADQUIRIR INFECÇÃO NO HOSPITAL

A passagem do tratamento antimicrobiano da via parenteral para a oral permitiu a alta hospitalar precoce. Aqui o benefício é muito grande: o risco de um paciente internado adquirir uma infecção aumenta com a duração de sua internação. Internações de 10 a 15 dias podem, frequentemente, ser reduzidas para 5 a 7 dias, além de se prevenir ou reduzir a ocorrência de flebites e/ou infecções relacionadas a cateter.

MELHORA DA QUALIDADE DE VIDA DO PACIENTE DURANTE O TRATAMENTO

Aspecto relevante, secundário do ponto de vista clínico, mas de extrema importância para o paciente e sua família, é a grande vantagem da continuidade do tratamento no domicílio. O bem-estar, a segurança e a qualidade de vida do paciente, extensivos à sua família, aumentam consideravelmente.

FARMACOECONOMIA

A interrupção da terapia intravenosa e a consequente antecipação da alta hospitalar resultam em uma significativa economia, seja para o paciente seja para os planos de saúde. Uma terapia parenteral tem custo muito maior do que a terapia oral; são economizados, nesse item: o custo do medicamento (a apresentação oral é bem menos dispendiosa) e a dispensa de leito hospitalar, de funcionários de saúde (enfermagem, manutenção, limpeza etc.), de equipamentos (frascos de soro, cateteres, seringas e agulhas) e de eventuais exames de laboratório e/ou de imagem realizados "por inércia" no paciente internado. Contudo, temos os custos dos cuidados relacionados ao *Home Care*.

Em resumo, no domicílio, o paciente volta a ter qualidade de vida e pode, conforme sua atividade profissional, trabalhar com telefone, computador ou internet; a antibioticoterapia atual permite – além da disponibilidade de administração via oral – o uso do antibiótico em intervalos prolongados (FQ de terceira geração – linezolida e teicoplanina têm dose única diária; macrolídeos têm intervalos de 12 ou de 24 horas). Por fim, a grande economia (já destacada) obtida com a terapia sequencial.

USO PROFILÁTICO DE ANTIBIÓTICOS EM CIRURGIA

Enquanto o uso terapêutico de antimicrobianos está plenamente definido, visando à cura de processos infecciosos e propiciando nítida redução das taxas de mortalidade, o mesmo não se pode dizer quanto à sua utilização com finalidade profilática, pois, muitas vezes, os resultados são discutíveis ou até mesmo prejudiciais.

Na prática, o uso profilático de antibióticos é amplamente efetuado em variadas circunstâncias. A correta indicação, não muito respeitada, depende de conceitos que evoluíram nas últimas décadas, mas com controvérsias. Mesmo hoje, ainda não há consenso para normatizar as indicações da antibioticoprofilaxia, do que resulta uso abusivo. Entre as já consensuais, estão as mostradas no Quadro 6.8.

INÍCIO DA PROFILAXIA ANTIMICROBIANA

Um dos mais importantes princípios para a prescrição de profilaxia antimicrobiana é o momento em que a primeira dose é efetuada. Se dada em momento incorreto, pode ter sua eficácia comprometida, independentemente da dose ou da duração do esquema.

O risco de contaminação cirúrgica começa no momento em que o bisturi corta a barreira representada pela pele, iniciando a exposição de órgãos e tecidos internos. Assim, é importante ressaltar que o antimicrobiano deve estar presente, em concentrações terapêuticas, nos tecidos manipulados, no momento em que se inicia a exposição aos micro-organismos. Em teoria, se prescrito antes ou após cirurgia, ou iniciado após a incisão cirúrgica, teria sua utilidade reduzida.

Recomenda-se efetuar a profilaxia antibiótica 60 minutos antes da incisão cirúrgica. Para vancomicina e FQ, recomenda-se iniciar a profilaxia 120 minutos antes da incisão, considerando-se o tempo prolongado da infusão intravenosa e a elevada meia-vida desses antibióticos. Atendida essa recomendação, garantiremos os elevados níveis de concentração do antibiótico, tanto séricos como teciduais, no momento em que se inicia a exposição dos tecidos e durante todo o ato cirúrgico. A dose do antimicrobiano a ser utilizada é a habitual. Não há evidência na literatura de que a primeira dose do antimicrobiano deva ser maior do que a dose terapêutica convencional.

REPETIÇÃO DO ANTIBIÓTICO NO INTRAOPERATÓRIO

Nas cirurgias de grande porte e duração prolongada e nas cirurgias com perda de muito sangue, é recomendável a administração de novas doses do antibiótico. O intervalo (periodicidade) entre a primeira e as administrações subsequentes deve ser dado pelo valor de duas meias-vidas do antibiótico, por exemplo, ampicilina (com meia-vida de cerca de 1 hora) deve ser repetida após 2 horas, e a cefazolina (com meia-vida em torno de 2 horas) deve ser repetida após 4 horas.

DURAÇÃO DA PROFILAXIA

Basicamente, a profilaxia deve visar apenas ao período do ato cirúrgico. Cirurgias prolongadas podem necessitar de doses subsequentes. Dificilmente há indicações de uso profilático de antibiótico por período que ultrapasse 24 horas, exceto as citadas a seguir. Uma frase a se fixar, com relação ao uso profilático de antibióticos em cirurgia, é a seguinte: "Está amplamente demonstrado que, como regra, não se justifica o emprego profilático de antibióticos em cirurgia por período superior a 12 ou, no máximo, de 24 horas".

Após a cirurgia, o risco de contaminação do sítio operatório se reduz significativamente, embora não seja impossível que ocorra. Assim, doses adicionais de antimicrobianos tornam-se desnecessárias. Estudos demonstram sistematicamente a falta de justificativa para o uso prolongado de antimicrobianos profiláticos, e seus resultados são suficientes para concluirmos que, para a maioria dos procedimentos em que a profilaxia é indicada, doses prolongadas adicionais de antimicrobianos no pós-operatório são desnecessárias ou, até mesmo, potencialmente prejudiciais.

Destacam-se algumas exceções: implantes de grande porte, cirurgia cardíaca e cirurgia de cólon devem receber profilaxia que não ultrapasse 24 horas.

PRINCÍPIOS BÁSICOS DA ANTIBIOTICOPROFILAXIA

Para se obter um efeito benéfico com o emprego da antibioticoprofilaxia na prevenção de infecção de sítio cirúrgico (ISC), alguns conceitos devem ser previamente estabelecidos (Quadros 6.9 e 6.10):

QUADRO 6.9 Indicações de uso profilático em cirurgia.
Cirurgias contaminadas
Cirurgias limpas-contaminadas
Cirurgias limpas (com implante de prótese) • prótese de quadril • prótese de válvula cardíaca • enxerto vascular • *shunt* ventrículo-peritoneal
Procedimentos específicos em que uma infecção possa ser um evento catastrófico • prótese de quadril e de válvula cardíaca permanecem como exemplos

QUADRO 6.10 Sistema de classificação de cirurgias.
Cirurgia limpa • pele saudável • sem lesar tratos respiratório, gastrointestinal e geniturinário
Cirurgia potencialmente contaminada • lesa aqueles tratos mas sob condições controladas • exemplos: apendicectomia sem complicação e colecistectomia
Cirurgia contaminada • contaminação evidente do campo cirúrgico com fezes, urina ou bile

Fonte: Howard, 1964; Altemeier, 1984.

O paciente é de alto risco (para adquirir uma infecção).

▪ Apenas um ou poucos patógenos devem estar envolvidos.

▪ O conhecimento da microbiota local é fundamental.

▪ A sensibilidade desses patógenos deve ser previsível.

▪ A indicação e a escolha do antimicrobiano devem ter valor cientificamente comprovado.

▪ A profilaxia visa à prevenção de ISC, sem eficácia comprovada na prevenção de pneumonia, infecção de trato urinário, cateteres e drenos.

▪ Por ser de eficácia limitada, a profilaxia com antimicrobianos não substitui as demais medidas de prevenção.

▪ A eficácia de um esquema profilático não é perceptível na prática diária exigindo-se, para sua comprovação, avaliação metodologicamente rigorosa.

Outros critérios que reforçam a indicação de antibioticoprofilaxia são os seguintes:

▪ O alto risco de ocorrer ISC é exemplificado com a cirurgia de cólon; já nos implantes de prótese e na cirurgia cardíaca o risco é baixo, mas, se ocorrer infecção, os efeitos são desastrosos.

▪ Alta propensão do paciente à infecção se documenta no diabetes descompensado, nos idosos (quando em presença de doenças de base), nos imunodeprimidos, no uso de corticosteroides, na desnutrição, na obesidade mórbida, em presença de técnica cirúrgica prejudicada, e nas cirurgias de longa duração.

▪ Com relação à cesariana não complicada, em que não há trabalho de parto prolongado e ruptura precoce da bolsa, apesar de inúmeras controvérsias, a recente revisão de Bratzler et al. recomenda dose única de antibiótico.

ESCOLHA DO ANTIBIÓTICO PROFILÁTICO

O antibiótico a ser indicado profilaticamente, em cirurgia, deve preencher alguns requisitos básicos:

▪ Espectro de ação restrito e dirigido aos patógenos de origem endógena potencialmente causadores de infecção; são exemplos de agentes mais prováveis: estafilococos em infecção de prótese de quadril, de *shunt* ventriculoperitoneal e em pós-inserção de válvula cardíaca; enterobactérias e anaeróbios em cirurgia colorretal; bacilos Gram-negativos e enterococos em infecção do trato urinário baixo.

▪ Conhecimento do padrão de sensibilidade local, para a adequação do antibiótico.

▪ Via parenteral. Necessária para a segura obtenção de concentrações séricas e teciduais terapêuticas durante o período que abrange o ato cirúrgico.

▪ Baixa toxicidade e custo. Preferência por antibióticos betalactâmicos (geralmente cefalosporinas de primeira geração), cujos efeitos adversos ocorrem por hipersensibilidade, e não por toxicidade.

▪ Antibiótico que seja fraco indutor de resistência, evitando-se as cefalosporinas de terceira geração, imipeném/meropeném e a combinação piperacilina e tazobactam.

▪ Não ser antibiótico de escolha para o tratamento de infecções nosocomiais potencialmente graves, caso dos antibióticos citados no item anterior.

Os antibióticos habitualmente indicados para profilaxia cirúrgica são as cefalosporinas de primeira geração (cefalotina e cefazolina) e as cefalosporinas de segunda geração (cefoxitina e cefuroxima). Cefazolina é considerada pelo FDA o antibiótico de escolha para a maioria dos procedimentos.

Ocasionalmente, em circunstâncias específicas, e sob o crivo de muita controvérsia, podem-se empregar vancomicina, metronidazol, ertapeném ou FQ. O uso de vancomicina pode ser avaliado nas infecções em que há suspeita da presença de MRSA, com destaque para cirurgia cardíaca e implante de próteses.

Com relação às cirurgias consideradas sujas, o uso de antibiótico deve ser considerado tratamento e, portanto, prescrito pelo tempo necessário para a erradicação da infecção suspeitada ou documentada.

PROGRAMAS PARA ADEQUAR O USO PROFILÁTICO DE ANTIBIÓTICOS

Na primeira etapa, obedecer a estratégia de racionalização monitorada pelo Serviço de Controle de Infecção Hospitalar (SCIH) junto ao serviço hospitalar envolvido, com o estabelecimento de protocolos (*guidelines*). Na segunda etapa, implantação dos *guidelines* pela chefia do serviço envolvido com a participação da farmácia. Em uma terceira etapa, manter uma avaliação constante das rotinas estabelecidas, tanto pelo SCIH como pela chefia do serviço.

USO PROFILÁTICO DE ANTIBIÓTICOS EM CLÍNICA

Em determinadas situações clínicas, o uso de profilaxia antibiótica tem eficácia comprovada, justificando sua indicação, conforme as exemplifica o Quadro 6.11.

QUADRO 6.11 Situação clínica e antibioticoprofilaxia indicada.

Situação clínica	Antibioticoprofilaxia
Doença reumática	Penicilina G benzatina
Doença invasiva pelo estreptococo grupo B (em recém-natos e em lactentes)	Penicilina G cristalina/ ampicilina
Doença meningocócica	Rifampicina/ceftriaxona
Doença invasiva pelo *Haemophilus influenzae* tipo B	Rifampicina
Oftalmia gonocócica do recém-nato	Nitrato de prata a 1%
Doença gonocócica do recém-nato	Penicilina G cristalina/ ceftriaxona
Exposição sexual (gonococo, clamídia e sífilis; avaliar risco de HIV)	Ceftriaxona + azitromicina; drogas antirretrovirais
Tuberculose	Isoniazida
Doença pneumocócica em asplênicos	Vacinação + penicilina benzatina
Endocardite bacteriana (em determinados procedimentos odontológicos, nos tratos respiratório, digestivo e geniturinário)	Amoxicilina (+ gentamicina)
Infecções recorrentes do trato urinário	Nitrofurantoína/ fluorquinolona/cotrimoxazol
Neutropênico febril	Várias alternativas

CLASSIFICAÇÃO E APRESENTAÇÃO DOS PRINCIPAIS ANTIBIÓTICOS

Os antimicrobianos são distribuídos em grupos (ou classes), de acordo com certas características (ou propriedades) comuns aos membros de cada grupo. Essas propriedades são: estrutura química, mecanismo de ação, espectro de atividade e via de eliminação. Com a contínua obtenção de novos antimicrobianos, alguns desses critérios de classificação perderam seu rigor, já que alguns novos agentes apresentam características novas e, portanto, diferentes dos primeiros componentes de seus respectivos grupos.

Os antimicrobianos disponíveis em nosso país (alguns ainda não), estão incluídos nos grupos (ou classes) listados a seguir:

Grupos de antimicrobianos disponíveis em nosso país

- Penicilinas
- Aminoglicosídeos
- Lincosamidas
- Tetraciclinas
- Rifampicina
- Glicopeptídeos
- Estreptograminas
- Monobactâmicos
- Carbapenêmicos
- Cefalosporinas
- Macrolídeos
- Cloranfenicol
- Quinolonas
- Oxazolidinonas
- Polimixinas
- Antifúngicos
- Inibidores de betalactamases

Antibióticos do grupo das penicilinas

- Penicilinas naturais: cristalina, procaína e benzatina
- Penicilinas biossintéticas: penicilina V
- Penicilina semissintética isoxazólica: oxacilina
- Penicilinas semissintéticas aminobenzílicas: ampicilina e amoxicilina
- Penicilina semissintética carboxílica: carbenicilina
- Penicilina semissintética ureidopenicilina: piperacilina

Antibióticos do grupo das cefalosporinas

- Cefalosporinas de primeira geração
  - Parenterais: cefalotina e cefazolina
  - Orais: cefalexina e cefadroxil
- Cefalosporinas de segunda geração
  - Orais: cefaclor, cefuroxima-axetil
  - Parenterais: cefuroxima, cefoxitina
- Cefalosporinas de terceira geração
  - Parenterais: cefotaxima, ceftriaxona e ceftazidima
- Cefalosporinas de quarta geração
  - Parenteral: cefepima
- Cefalosporinas de quinta geração
  - Parenterais: ceftarolina e ceftobiprole

Antibióticos do grupo dos aminoglicosídeos

- Estreptomicina
- Neomicina
- Tobramicina
- Gentamicina
- Amicacina

Antibióticos do grupo dos carbapenêmicos

- Imipeném
- Meropeném
- Ertapeném
- Doripeném

Antibióticos do grupo das lincosamidas

- Lincomicina
- Clindamicina

Antibióticos do grupo dos macrolídeos

- Macrolídeos antigos: eritromicina e espiramicina
- Macrolídeos mais recentes: azitromicina, claritromicina e roxitromicina

Antibióticos do grupo das tetraciclinas

- Oxitetraciclina
- Cloridrato de tetraciclina
- Derivados da minociclina: glicilciclinas – tigeciclina
- Minociclina
- Doxiciclina
- Limeciclina

Antibióticos do grupo do cloranfenicol

- Cloranfenicol
- Tianfenicol

Antibióticos do grupo da rifampicina

- Rifamicina
- Rifampicina
- Ainda não disponíveis no Brasil: rifabutina, rifapentina e rifaximina

Antibióticos do grupo das quinolonas

- Quinolonas de primeira geração
  - Ácido nalidíxico, ácido pipemídico e ácido oxolínico
- Quinolonas de segunda geração
  - Norfloxacino e ciprofloxacino
- Quinolonas de terceira geração
  - Levofloxacino, moxifloxacino e gemifloxacino
- Quinolona ainda não disponível no Brasil: garenoxacino
- Quinolonas retiradas do mercado: gatifloxacino e trovafloxacino

Antibióticos do grupo dos glicopeptídeos

- Vancomicina
- Teicoplanina
- Glicopeptídeos ainda não disponíveis: oritavancina e telavancina

Antibióticos do grupo das oxazolidinonas

- Linezolida
- Oxazolidinonas ainda em estudos: eperezolida, tedizolida, radezolida e sotezolida

Antibióticos do grupo das estreptograminas

- Associação dalfopristina + quinupristina

Antibióticos do grupo das polimixinas

- Polimixina B
- Polimixina E (colistina)

Antibiótico do grupo dos monobactâmicos

- Aztreonam

Antibióticos com atividade antifúngica

- Anfotericina B, anfotericina lipídica, anfotericina coloidal e anfotericina lipossomal
  - Imidazólicos: cetoconazol, fluconazol e itraconazol
  - Triazólico: voriconazol
  - Equinocandina: caspofungina, micafungina e anidulafungina

Antibióticos do grupo dos inibidores de betalactamases

- Ácido clavulânico
- Sulbactam
- Tazobactam

BIBLIOGRAFIA SUGERIDA

Allan Jr. JD. Antibiotic combinations. Med Cl N Am. 1987;71:1079.

Allan JD, Moellering Jr. RC. Antimicrobial combinations in the therapy of infections due to gram-negative bacilli. Am J Med. 1985;78(Suppl. 2A):65.

Ambrose PG et al. Pharmacodinamics of fluoroquinolones against Streptococcus pneumoniae in patients with community-acquired respiratory tract infections. Antimicr Ag Chemother. 2001;45(10):2793-7.

Amato Neto V et al. Antibióticos na prática médica. 6. ed. São Paulo: Sarvier; 2007.

Amsden GW et al. Pharmacokinetics and pharmacodinamics of anti-infective agents. In: Mandell GL et al. Principles and practice of infectious diseases. 6. ed. New York: Churchill Livingstone; 2005.

Bartlett JG. Pocket book of infectious disease therapy. 13. ed. New York: Lippincott Williams & Wilkins; 2005-2006.

Bratzler DW, Houck PM. Antimicrobial prophylaxis for surgery: an advisory statement from the national surgery infection prevention project. Clin Infec Dis. 2004;38:1706-15.

Bratzler DW et al. Clinical practice guidelines for antimicrobial prophylaxis in surgery. Am J Health-Sist Pharm. 2013;70:195-283.

Craig WA. Pharmacokinetic/pharmacodinamic parameters: rationale for antibacterial dosing of mice and men. Clin Inf Dis. 1998;26:1-12.

Eliopoulos GM. Synergism and antagonism. Infect Dis Cl N Am. 1989;3:399.

Gilbert DN. et al. The Sanford guide to antimicrobial therapy. 4. ed. Sperryville: Antimicrobial Therapy; 2010.

Gilbert DN et al. The Sanford Guide to antimicrobial therapy. 47. ed. Antimicrobial Therapy. 2017.

Grace C, Ahern J. Guide to antimicrobial therapy for adults. 8. ed. Vermont: Fletcher Allen Health Care; 2004.

Hampel J et al. Ciprofloxacin in pediatrics. Worldwide clinical experience based on compassionate use-safety report. Pediatr Infect Dis J. 1997;16:127.

Hiramatsu K. The emergence of Staphylococcus aureus with reduced susceptibility to vancomycin in Japan. Amer J Med. 1998;104 (5A):7S.

Loebstein R et al. Pregnancy outcome following gestational exposure to fluorquinolones: a multicenter prospective controlled study. Antimicr Ag Chemother. 1998;42(6):1336.

Lopes HV. Novos antibióticos na prática hospitalar e ambulatorial. São Paulo: Office; 2000.

Mandell GL et al. Principles and Practice of Infectious Diseases. 7. ed. Philadelphia: Elsevier Churchill Livenstone; 2010.

Mandell GL et al. Principles and Practice of Infectious Diseases. 8. ed. Philadelphia: Elsevier Churchill Livenstone, 2014.

Mandell LA et al. Respiratory fluoroquinolones: differences in the details. Clin Infec Dis. 2004;38:1331-2.

Nicolau DP. Using pharmacodynamic and pharmacokinetic surrogate markers in clinical practice: Optimizing antimicrobial therapy in respiratory-tract infections. Am J Health-Syst Pharm. 1999; 56(Suppl 3):S16-20.

Robson RA. Quinolone pharmacokinetics. Internat J Antimicr Ag. 1992;2: 3-10.

Rossi F, Andreazzi DB. Resistência bacteriana: interpretando o antibiograma. Rio de Janeiro: Atheneu; 2005.

Salles JMC, Salles MJC. Antimicrobianos. Quando indicar. Como usar. Belém: Universitária da UFPA; 2000.

Saravolatz LD, Legget J. Gatifloxacin, gemifloxacin, and moxifloxacin: the role of 3 newer fluoroquinolones. Clin Infect Dis. 2003;37:1210-5.

Schaad UB et al. Use of fluoroquinolones in pediatrics: consensus report of an International Society of Chemotherapy commission. Pediatr Infect Dis J. 1995;14(1):1.

Tavares W. Manual de antibióticos e quimioterápicos antiinfecciosos. 3 ed. Rio de Janeiro: Atheneu; 2001.

Tavares W, Marinho LAC. Rotina de diagnóstico e tratamento das doenças infecciosas e parasitárias. 3. ed. Rio de Janeiro: Atheneu; 2012.

Tenenbaum MJ, Kaplan MH. Antibiotic combinations. Med Cl N Am. 1982;66:17.

The Medical Letter on drugs and therapeutics. Handbook of Antimicrobial Therapy: selected articles from treatment guidelines with updates from The Medical Letter. 19. ed. New Rochelle: The Medical Letter Inc.; 2011.

Zinner SH, Firsov AA. In vitro dynamic model for determining the comparative pharmacology of fluoroquinolones. Am J Health-Syst Pharm. 1999;(Suppl 3):S12-15.

7

Guia prático de antibióticos e antibioticoterapia

Décio Diament
Fabrício Rodrigues Torres de Carvalho
Roberto Muniz Júnior
André Villela Lomar (in memoriam)

MICRO-ORGANISMOS E OPÇÕES DE ANTIBIÓTICOS

BACTÉRIAS: cocos Gram-positivos aeróbios		
Micro-organismo infectante	Antibiótico de primeira escolha	Drogas alternativas
Enterococcus faecalis	Ampicilina ou penicilina + aminoglicosídeo[6]	Vancomicina, linezolida, daptomicina, tigeciclina ou ceftobiprola[13]
Resistente à ampicilina e aminoglicosídeos	Vancomicina	Linezolida ou daptomicina ou tigeciclina
Resistente à vancomicina	Linezolida Daptomicina Tigeciclina	Teicoplanina + aminoglicosídeo[6] (é ativo contra as cepas portadores somente do gene de resistência *Van-B*, o que não ocorre com a vancomicina)
Resistência à vancomicina e teicoplanina	Linezolida Daptomicina Tigeciclina	
Enterococcus faecium e outros	Ampicilina ou penicilina + aminoglicosídeo[6]	Glicopetídeo[11]
Resistente à aminoglicosídeos	Penicilina, ampicilina	
Resistente à penicilina	Ampicilina/sulbactam + aminoglicosídeo[6]	Ampicilina/sulbactam + vancomicina
Resistente à vancomicina	Linezolida Daptomicina Tigeciclina	Teicoplanina + aminoglicosídeo[6] (é ativo contra as cepas portadores somente do gene de resistência *Van-B*, o que não ocorre com a vancomicina)

(continua)

BACTÉRIAS: cocos Gram-positivos aeróbios (continuação)

Micro-organismo infectante	Antibiótico de primeira escolha	Drogas alternativas
Leuconostoc sp.	Penicilina ou ampicilina	Macrolídeo[9], clindamicina, aminoglicosídeo[6], tetraciclina[10]
Staphylococcus aureus resistente à oxacilina	Glicopetídeo[11] ou linezolida ou daptomicina	Clindamicina, aminoglicosídeo[6], quinolonas[8], SMZ/TMP[7], rifampicina, tigeciclina, ceftarolina e ceftobiprola[13]
S. aureus resistente à vancomicina	Linezolida ou daptomicina	Tigeciclina
Staphylococcus aureus oxacilina-sensível	Oxacilina	Cef. 1ª G[1], clindamicina, glicopeptídeo[11], quinolonas[8], SMZ/TMP[7], amoxacilina/clavulanato, carbapenem[5]
Staphylococcus epidermidis e *Staphylococcus haemolyticus* (coagulase-negativos de origem hospitalar)	Glicopetídeo[11]. Associar aminoglicosídeo[6] + Rifampicina em casos de endocardite	Rifampicina, quinolonas[8], linezolida, daptomicina e tigeciclina
Staphylococcus epidermidis, haemolyticus e outros coagulase-negativos da comunidade	Oxacilina	Cef. 1ª G[1], glicopetídeo[11], rifampicina, quinolonas[8], SMZ/TMP[7], linezolida, daptomicina ou tigeciclina
Streptococcus grupo viridans: *mutans, sanguis, milleri, salivarius, mitior* etc.	Penicilina + aminoglicosídeo[6]	Cef. 3ª G[3], glicopetídeo[11], macrolídeo[9], clindamicina, telitromicina
Streptococcus agalactiae (grupo B)	Penicilina ou ampicilina	Cef. 1ª G[1], Cef. 2ª G[2], Cef. 3ª G[3], glicopetídeo[11], carbapenem[5], macrolídeos[9], clindamicina, telitromicina
Streptococcus bovis	Penicilina ou ampicilina + aminoglicosideo em endocardites	Cef. 1ª G[1], Cef. 2ª G[2], Cef.3ª G[3], macrolídeo[9], clindamicina, glicopetídeo[11], telitromicina
Streptococcus defectivus e *adjacens* (*viridans*?) Variante nutricionalmente deficiente (Abiotrofia).	Penicilina ou ampicilina ou glicopetídeo[11] + aminoglicosídeo[6]	Clindamicina, cloranfenicol, macrolídeo[9]
Streptococcus grupo *anginosus* (grupos C e G)	Penicilina e/ou rifampicina e/ou aminoglicosídeo[6]	Glicopetídeo[11], Cef. 1ª G[1], macrolídeo[9], Cef. 3ª G[3], telitromicina
Streptococcus grupo *intermedius*	Penicilina	Glicopetídeo[11], clindamicina
Streptococcus pneumoniae	Penicilina ou ampicilina	Cef. 1ª G[1], macrolídeo[9], telitromicina, clindamicina, SMZ/TMP[7], cloranfenicol
Resistente à penicilina	Cef. 3ª G[3]	Glicopetídeo[11]
Streptococcus pyogenes (grupo A)	Penicilina ou ampicilina	Cef. 1ª G[1], macrolídeo[9], telitromicina, glicopetídeo[11], clindamicina, rifampicina associada à penicilina, cloranfenicol
Streptococcus sp. (grupo D)	Penicilina ou ampicilina	Glicopetídeo[11], Cef. 1ª G[1]

BACTÉRIAS: cocos Gram-positivos anaeróbios

Micro-organismo infectante	Antibiótico de primeira escolha	Drogas alternativas
Peptostreptoccus sp. e *Peptococcus niger*	Penicilina	Cef. 1ª G[1], clindamicina, cloranfenicol, glicopetídeo[11], carbapenemicos[10]

BACTÉRIAS: bacilos Gram-positivos aeróbios

Micro-organismo infectante	Antibiótico de primeira escolha	Drogas alternativas
Bacillus anthracis	Penicilina ou amoxacilina	Macrolídeo[9], telitromicina, tetraciclinas[10], cloranfenicol, quinolona[8]
Bacillus cereus	Glicopetídeo[11]	Clindamicina, quinolona[8], carbapenem[5]
Bacillus sp.	Penicilina ou ampicilina ou Cef. 1ª G[1]	Cloranfenicol, clindamicina, eritromicina, tetraciclinas[7], carbapenem[5], ciprofloxacina, gentamicina
Corynebacterium diphteriae	Penicilina	Eritromicina, clindamicina, tetraciclina[7], rifampicina
Corynebacterium jeikeium	Glicopetídeo[11]	Penicilina + aminoglicosídeo[6]
Corynebacterium sp.	Penicilina ou eritromicina	Cef. 1ª G[1], clindamicina, cloranfenicol, tetraciclinas[7], glicopetídeo[11], rifampicina
Erysipelothrix rhusiopathie	Penicilina ou ampicilina	Cef. 3ª G[3], quinolona[8], carbapenem[5], clindamicina
Listeria monocytogenes	Ampicilina c/ ou s/ aminoglicosídeo[4]	Eritromicina, SMZ/TMP[7], glicopetídeo[11]
Rhodococcus equi	Carbapenem[5], eritromicina + rifampicina	Glicopetídeo[11], cloranfenicol, aminoglicosídeo[4], SMZ/TMP[7], quinolona[8]

BACTÉRIAS: bacilos Gram-positivos anaeróbios

Micro-organismo infectante	Antibiótico de primeira escolha	Drogas alternativas
Clostridium botulinum	Penicilina	Metronidazol
Clostridium difficile	Metronidazol	Vancomicina (oral), bacitracina, fidaxomicina (importado)
Clostridium perfringens e outros	Penicilina	Metronidazol, cloranfenicol, cefoxitina, eritromicina, rifampicina, carbapenem[5], clindamicina, tetraciclina[10]
Clostridium tetani	Penicilina	Metronidazol, tetraciclina[10], cefoxitina, carbapenem[10]

BACTÉRIAS: cocos Gram-negativos aeróbios

Micro-organismo infectante	Antibiótico de primeira escolha	Drogas alternativas
Kingella sp. (grupo HACEK)	Penicilina ou Cef. 1ª G[1] ou Cef. 2ª G[2] ou Cef. 3ª G[3] + aminoglicosídeo[6]	SMZ/TMP[7], macrolídeo[9], tetraciclinas[10], ciprofloxacina
Moraxella catarrhalis e outras	Amoxacilina + ácido clavulânico, macrolídeo[9]	Telitromicina, ampicilina/sulbactam, quinolonas[8], SMZ/TMP[7], tetraciclinas[10], cloranfenicol, Cef. 2ª G[2], Cef. 3ª G[3]
Neisseria gonorrhoeae	Cef. 3ª G[3], quinolonas[8]	Cef. 2ª G[2], espectinomicina, tetraciclinas[10], macrolídeo[9], penicilina ou amoxacilina ou ampicilina com probenecida seguida de tetraciclinas[10]
Neisseria meningitidis	Penicilina ou ampicilina	Cloranfenicol, Cef. 3ª G[3] (rifampicina e ciprofloxacina somente para profilaxia)

BACTÉRIAS: cocos Gram-negativos anaeróbios

Micro-organismo infectante	Antibiótico de primeira escolha	Drogas alternativas
Veillonella sp.	Penicilina	Clindamicina, metronidazol, cloranfenicol, Cef. 1ª G[1], Cef. 2ª G[2], Cef.3ª G[3], carbapenem[5]

BACTÉRIAS: bacilos Gram-negativos aeróbios

Micro-organismo infectante	Antibiótico de primeira escolha	Drogas alternativas
Acinetobacter complexo *calcoaceticus* e *baumannii*	Carbapenem[5] ou ampicilina/sulbactam	Quinolona[5] + (ceftazidima ou aminoglicosídeo[6]), Cef. 4ª G[4], polimixina, tigeciclina, levofloxacina
Actinobacillus sp. (grupo HACEK)	Cef. 3ª G[3] ou ampicilina/sulbactam + aminoglicosídeo[6] ou amoxacilina/clavulanato + aminoglicosídeo[6]	SMZ/TMP[7], ciprofloxacina, tetraciclinas[10], cloranfenicol, azitromicina
Aeromonas sp.	SMZ/TMP[7]	Cef. 3ª G[3], aminoglicosídeos[6], quinolonas[8], cloranfenicol, tetraciclinas[10], piperacilina/tazobactam, ticarcilina/clavulanato, carbapenem[5]
Alcaligenes faecalis	SMZ/TMPZ[7]	Aminoglicosídeos[6], Cef. 3ª G[3] carbapenem[5], quinolonas[8]
Alcaligenes xilosoxidans	Ceftazidima	Carbapenem[5], ticarcilina/clavulanato
Bordetella pertussis	Eritromicina	SMZ/TMP[7], tetraciclinas[10], cloranfenicol
Brucella sp.	Doxiciclina + rifampicina ou doxiciclina + estreptomicina ougentamicina	Estreptomicina + minociclina ou rifampicina ou ciprofloxaxina + rifampicina SMZ/TMP[7] + gentamicina (grávidas e < 8 anos de idade)
Burkholderia cepacia	SMZ/TMP[7] ou ciprofloxacina	Cloranfenicol, minociclina, meropenem
Burkholderia pseudomallei	Ceftazidima ou carbapenem[5]	Tetraciclinas[10], cloranfenicol, SMZ/TMP[7], amoxacilina/clavulanato
Campylobacter fetus	Carbapenem[5] ou ampicilina + aminoglicosídeo[6]	Cef. 3ª G[3], cloranfenicol
Campylobacter jejuni	Macrolídeos[9]	Quinolona[8], tetraciclinas[10], clindamicina, aminoglicosídeos[6], cloranfenicol
Capnocytophaga sp.	Clindamicina ou amoxacilina/clavulanato	Carbapenem[5], eritromicina, cefoxitina, quinolonas[8]
Cardiobacterium hominis (*grupo HACEK*)	Penicilina + aminoglicosídeo[6] ou Cef. 3ª G[3]	Ampicilina/sulbactam ou amoxacilina/clavulanato + gentamicina, cloranfenicol, tetraciclinas[10], ciprofloxacina
Eikenella corrodens (grupo HACEK)	Penicilina ou ampicilina + aminoglicosídeo[6] ou Cef. 3ª G[3]	SMZ/TMP[7], ciprofloxacina, tetraciclinas[10], carbapenem[5], eritromicina
Enterobacteriaceas E. coli	Amoxacilina/clavulanato ou Ampicilina/sulbactam, quinolona[8]	Cef. 2ª G[2] ou 3ª G[3], aminoglicosídeos[6], piperacilina/tazobactam, ticarcilina/clavulanato, carbapenem[5], SMZ/TMP[7], cloranfenicol, aztreonam, tigeciclina, ceftobiprola[13]

(continua)

BACTÉRIAS: bacilos Gram-negativos aeróbios (continuação)		
Micro-organismo infectante	**Antibiótico de primeira escolha**	**Drogas alternativas**
Klebsiella sp.	Cef. 3ª G[3] ou quinolona[8]	Ampicilina/sulbactam, aminoglicosídeo[6], carbapenem[5], aztreonam, piperacilina/tazobactama, ticarcilina/clavulanato, tigeciclina, ou ceftobiprola[13], polimixina B ou E, ceftazidime/avibactam ou ceftolozane/tazobactam
Enterobacter sp.	Piperacilina/tazobactam, + aminoglicosídeo[6] ou carbapenem[5]	Cef. 3ª G[3], Cef. 4ª G[4] ticarcilina/clavulanato, quinolona[8], tigeciclina, polimixina B ou E, ceftazidima/avibactam, ceftolozane/tazobactam
Serratia sp.	Cef. 3ª G[3] ou carbapenem[5] ou quinolona[8]	Cef. 4ª G[4], aztreonam piperacilina/tazobactam ou ticarcilina/clavulanato + aminoglicosídeo[6], ceftazidime/avibactam, ceftolozane/tazobactam ou tigeciclina ou ceftobiprola[13]
Hafnia sp.	Piperacilina/tazobactam + aminoglicosídeo[6] ou carbapenem[5]	Cef. 3ª G[3], Cef. 4ª G[4] ticarcilina/clavulanato, quinolona[8]
Proteus mirabilis (indol negativo)	Ampicilina ou amoxacilina/clavulanato	SMZ/TMP[7], Cef. 1ª G[1], Cef. 2ª G[2], Cef. 3ª G[3], Cef. 4ª G4, ceftazidime/avibactam, ceftalozante/tazobactam, carbapenem[5], aztreonam tigeciclina ou ceftobiprola[13]
Proteus vulgaris (indol positivo)	Cef. 3ª G[3] ou quinolona[8]	Carbapenem[5], Cef. 4ª G[4], aztreonam, aminoglicosídeo[6] ou tigeciclina
Providencia sp.	Cef. 3ª G[3] + aminoglicosídeo[6]	Piperacilina/tazobactam, ticarcilina/clavulanato, carbapenem[5], quinolona[8], Cef. 4ª G[4], aztreonam, SMZ/TMP[7], tigeciclina ou ceftobiprola[13]
Morganella morganii	Cef. 3ª G[3]	Piperacilina/tazobactam, ticarcilina/clavulanato, ceftazidime/avibactam, ceftolozane/tazobactam, carbapenem[5], quinolona[8], Cef. 4ª G[4], aztreonam ou tigeciclina, ceftobiprola[13]
Citrobacter sp.	Carbapenem[5]	Aminoglicosídeo[6], quinolona[8], Cef. 4ª G[4], aztreonam tigeciclina, ceftobiprola[13]
Francisella tularensis	Estreptomicina ou gentamicina ou ciprofloxacina	Cloranfenicol, tetraciclina[10], rifampicina
Gardnerella vaginalis	Metronidazol ou clindamicina	Penicilina ou ampicilina, gentamicina
Haemophihus aphrophilus e *paraphrophilus* (grupo HACEK)	Cef. 3ª G[3] ou penicilina ou ampicilina + aminoglicosídeo[6]	Ampicilina/sulbactam ou amoxacilina/clavulanato + gentamicina, cloranfenicol, tetraciclinas[10], ciprofloxacina
Haemophilus aegypticus	Ampicilina	Cloranfenicol, Cef. 2ª G[2], Cef. 3ª G[3], quinolonas[8]
Haemophilus ducreyi	Azitromicina ou ceftriaxona	Eritromicina, quinolonas[8]
Haemophilus influenzae	Cef. 3ª G[3]	Quinolona[8], cloranfenicol, Cef. 2ª G[2], claritromicina ou azitromicina ou roxitromicina, telitromicina, SMZ/TMP[7], amoxacilina/clavulanato

(continua)

BACTÉRIAS: bacilos Gram-negativos aeróbios (continuação)

Micro-organismo infectante	Antibiótico de primeira escolha	Drogas alternativas
Helycobacter pylori	Amoxacilina + claritromicina + inibidor de bomba de próton	Metronidazol ou tinidazol + amoxacilina + bismuto ou metronidazol ou tinidazol + tetraciclina + bismuto Associar inibidor de bomba de próton
Legionella sp.	Quinolonas[8] ou macrolídeo[9]	Tetraciclinas[10], SMZ/TMP[7], rifampicina
Mobiluncus sp.	Penicilina	Ampicilina, Cef. 2ª G[2], clindamicina, macrolídeo[9], carbapenem[5], vancomicina
Pasteurella multocida e *Pasteurella* sp.	Penicilina, amoxacilina ou ampicilina	Amoxacilina/clavulanato, SMZ/TMP[7], tetraciclinas[10], Cef. 2ª G[2], Cef. 3ª G[3]
Pseudomonas aeruginosa	Cef. 3ª G[3], ou piperacilina/tazobactam ou ceftolozane/tazobactamou ticarcilina/clavulanato + aminoglicosídeo[6] ou ciprofloxacina	Carbapenem[5], Cef. 4ª G[4], ciprofloxacina + aminoglicosídeo[6], aztreonam, polimixina B ou ceftazidime + avibactam[13]
Pseudomonas sp. (outras)	Cef. 3ª G[3] ou Cef. 4ª G[4] + aminoglicosídeo[6]	Carbapenem[5], polimixina B ou E
Salmonella sp.	Ampicilina ou amoxacilina/clavulanato	Cef. 3ª G[3], quinolonas[8], carbapenem[5], cloranfenicol, aminoglicosídeo[6]
Salmonella typhi	Ciprofloxacina ou Cef. 3ª G[3]	Cloranfenicol, ampicilina, amoxacilina, SMZ/TMP[7]
Shigella sp.	SMZ/TMP[7]	Quinolona[8]
Stenotrophomonas maltophilia	SMZ/TMP[7]	Cloranfenicol, minociclina, quinolonas[8], ticarcilina/clavulanato ou tigeciclina
Streptobacillus moniliformis	Penicilina	Tetraciclinas[10], estreptomicina, eritromicina, cloranfenicol, clindamicina
Vibrio cholerae	Quinolona[8] ou tetraciclinas[10]	SMZ/TMP[7], cloranfenicol
Vibrio parahaemolyticus	Cef. 3ª G[3] + doxiciclina ou minociclina	
Vibrio vulnificus, V. alginolyticus e *V. damsela*	Tetraciclinas[10] + ceftazidima	Cefotaxima, quinolona[8]
Yersinia enterocolitica	Quinolonas[8] ou SMZ/TMP[7]	Cef. 3ª G[3], aminoglicosídeo[6], tetraciclinas[10]
Yersinia pestis	Estreptomicina ou gentamicina ou tobramicina	Tetraciclinas[10], cloranfenicol, SMZ/TMP[7], ciprofloxacina
Yersinia pseudotuberculosis	Ampicilina	Estreptomicina, tetraciclinas[10]

BACTÉRIAS: bacilos Gram-negativos anaeróbios

Micro-organismo infectante	Antibiótico de primeira escolha	Drogas alternativas
Bacteroides fragilis	Clindamicina ou metronidazol	Cloranfenicol, cefoxitina, carbapenem[5], ampicilina/sulbactam, piperacilina/tazobactama ou ticarcilina/clavulanato
Bacteroides sp., *Fusobacterium* sp. e outros anaeróbios Gram-negativos	Clindamicina ou metronidazol	Cloranfenicol, cefoxitina, carbapenem[5], ampicilina/sulbactam, piperacilina/tazobactam, ticarcilina/clavulanato

BACTÉRIAS: outras

Micro-organismo infectante	Antibiótico de primeira escolha	Drogas alternativas
Achromobacter sp.	Ticarcilina/clavulanato ou carbapenem[5]	Ceftazidima, Cef. 4ª G[4], SMZ/TMP[7], quinolonas[8]
Actinomyces israelii	Penicilina ou amoxacilina	Tetraciclinas[10], macrolídeos[9], clindamicina
Bartonella henselae e B. quintana	Tetraciclinas[10] ou macrolídeos[9]	Cloranfenicol, ciprofloxacina, SMZ/TMP[7], doxiciclina + rifampicina
Calymmatobacterium granulomatis	Tetraciclinas[10] ou SMZ/TMP[7]	Macrolídeos[9], cloranfenicol, gentamicina, quinolonas[8]
Chlamydia pneumoniae	Tetraciclinas[10] ou macrolídeos[9]	Quinolonas[8], telitromicina
Chlamydia psittaci	Tetraciclinas[10]	Macrolídeos[9]
Chlamydia trachomatis	Macrolídeos[9] ou tetraciclinas[10]	Rifampicina. Moxifloxacina ou levofloxacina, amoxacilina (para grávidas)
Coxiella burnetti	Tetraciclinas[10]	Eritromicina + rifampicina, cloranfenicol, quinolonas[8] (associações são recomendadas)
Ehrlichia chaffeensis e outras	Tetraciclinas[10]	Rifampicina, quinolonas[8]
Flavobacterium meningosepticum	Vancomicina	SMZ/TMP[7], clindamicina, rifampicina, quinolonas[8]
Lactobacillus sp.	Clindamicina	Penicilina, macrolídeos[9], rifampicina, vancomicina
Mycoplasma hominis	Tetraciclinas[10] ou macrolídeos[9]	Quinolonas[8], telitromicina
Nocardia asteroides	SMZ/TMP[7] + amicacina	Amicacina + carbapenem[5] ou Cef. 3ª G[3] + SMZ/TMP[7] ou amicacina + amoxacilina/clavulanato, minociclina, levofloxacina ou moxifloxacina
Rickettsia rickettsii e outras	Tetraciclinas[10] ou cloranfenicol	Quinolonas[8]
Ureaplasma urealyticum	Tetraciclinas[10]	Macrolídeos[9]

BACTÉRIAS: espiroquetas

Micro-organismo infectante	Antibiótico de primeira escolha	Drogas alternativas
Borrelia burgdorferi	Ceftriaxona	Cefuroxima, doxiciclina, amoxacilina, claritromicina
Borrelia recurrentis	Tetraciclinas[10]	Cloranfenicol, ampicilina, eritromicina
Leptospira sp.	Penicilina	Doxiciclina, ampicilina, Cef. 3ª G[3]
Spirillum minus	Penicilina	Tetraciclinas[10], estreptomicina, eritromicina, cloranfenicol, clindamicina
Treponema pallidum	Penicilina	Tetraciclinas[10], cloranfenicol, ceftriaxona, eritromicina, azitromicina

MICOBACTÉRIAS

Micro-organismo infectante	Antibiótico de primeira escolha	Drogas alternativas
Mycobacterium avium-intracellulare	Claritromicina ou azitromicina + etambutol + rifampicina ± amicacina	Ciprofloxacina, moxifloxacina, clofazimina, estreptomicina, rifabutina
Mycobacterium bovis e BCG	Isoniazida + rifampicina + etambutol	
Mycobacterium chelonae ou abscessus	Drenagem cirúrgica + claritromicina ou azitromicina + amicacina	Imipenem, cefoxitina, ciprofloxacina, moxifloxacina, doxiciclina, minociclina, tigeciclina. Claritromicina + etambutol + amicacina ou terizidona
Mycobacterium kansasii	Azitromicina ou claritromicina + rifampicina ou rifabutina + etambutol	Isoniazida + rifampicina + etambutol; moxifloxacina; SMZ/TMP[7]; estreptomicina; linezolida
Mycobacterium leprae Paucibacilar Multibacilar	Dapsona (sulfona) + rifampicina Dapsona (sulfona) + rifampicina + clofazimina	Ofloxacina, minociclina, claritromicina, azitromicina, etionamida
Mycobacterium tuberculosis	Isoniazida + rifampicina + pirazinamida + etambutol	Estreptomicina, ofloxacina, moxifloxacina, levofloxacina, terizidona, capreomicina, ciclosserina, etionamida

FUNGOS

Micro-organismo infectante	Antibiótico de primeira escolha	Drogas alternativas
Aspergillus sp.	Anfotericina B[12] ou itraconazol ou voriconazol ou isavuconazol ou caspofungina ou anidulafungina ou micafungina	Anfotericina B lipossomal ou dispersão coloidal
Candida albicans	Fluconazol	Cetoconazol, itraconazol, nistatina, anfotericina B, anfotericina B lipossomal ou dispersão coloidal, anidulafungina, caspofungina, micafungina
Candida sp.	Anfotericina B ou caspofungina, anidulafungina, micafungina	Anfotericina B lipossomal ou dispersão coloidal, itraconazol, voriconazol, isavuconazol, posaconazol, flucitosina (associada)
Cryptococcus neoformans	Anfotericina B + flucitosina	Anfotericina B lipossomal ou dispersão coloidal, fluconazol, itraconazol
Histoplasma capsulatum	Anfotericina B	Anfotericina B lipossomal ou dispersão coloidal, Itraconazol, fluconazol, cetoconazol
Mucor sp., Rhizopus sp., Rhizomucor; Cunninghamella sp. e Absidia sp. (Lichtemia sp.) e Saksenaea sp.	Anfotericina B lipossomal ou complexo lipídico	Isavuconazol, posaconazol, equinocandinas
Paracoccidioides brasiliensis	Sulfadiazina ou SMZ/TMP[7] ou anfotericina B	Cetoconazol, fluconazol, itraconazol, anfotericina B lipossomal ou dispersão coloidal
Pneumocystis jiroveci (anteriormente carinii)	SMZ/TMP[7] ou pentamidina	Dapsona ou sulfadiazina + pirimetamina
Sporothrix schenckii	Itraconazol ou fluconazol ou cetoconazol	Posaconazol, isavuconazol, terbinafina, anfotericina B

(continua)

FUNGOS (continuação)

Micro-organismo infectante	Antibiótico de primeira escolha	Drogas alternativas
■ Infecções superficiais		
Epidermophyton sp. ou *Microsporum* sp. ou *Trichophyton* sp.	Tópicos: Miconazol ou clotrimazol ou econazol ou tioconazol ou ciclopiroxolamina	Terbinafina, cetoconazol, fluconazol, itraconazol, griseofulvina
Malassezia sp.	Tópicos: Miconazol ou clotrimazol ou econazol ou tioconazol ou ciclopiroxolamina ou terbinafina, loção de selênio a 2%	Terbinafina (VO), cetoconazol, fluconazol, itraconazol

PARASITAS

Micro-organismo infectante	Antibiótico de primeira escolha	Drogas alternativas
■ Protozoários		
Acanthamoeba sp.	Pentamidina	Cetoconazol ou paramomicina
Babesia microti	Clindamicina + quinino	Azitromicina + atovaquona
Balamuthuia mandrilaris	Pentamidina	Flucitosina; fluconazol; anfotericina B; claritromicina ou azitromicina; sulfadiazina; miltefosina (em combinação)
Balantidium coli	Metronidazol	Tetraciclinas
Blastocystis hominis	Metronidazol ou nitazoxanida	SMZ/TMP[7]
Cryptosporidium sp.	Nitazoxanida	
Cyclospora cayetanensis	SMZ/TMP[7]	Ciprofloxacina ou nitazoxanida
Dientamoeba fragilis	Metronidazol	Tetraciclinas
Entamoeba histolytica	Secnidazol ou tinidazol ou nitazoxanida	Etofamida ou teclosan ou cloroquina
Enterocytozoon bieneusi, Encephalitazoon intestinalis	Albendazol	Nitazoxanida? Fumagilina; itraconazol?
Giardia lamblia	Secnidazol ou tinidazol ou nitazoxanida	Albendazol ou furazolidona ou nimorazol ou metronidazol
Isospora belli	SMZ/TMP[7] ou nitazoxanida	Pirimetamina ou ciprofloxacina
Leishmania (Leishmania) *chagasi* L. (L.) *infantum* L. (L.) *donovani*	Antimoniato de N-metilglucamina (glucantime)	Anfotericina B ou pentamidina ou aminosidina ou alopurinol + glucantime (para casos resistentes) Miltefosina
Leishmania (Viannia) *brasiliensis* L. (V.) *amazonensis* L. (V.) *guyanensis* L. (V.) *lainsoni* L. (V.) *shawi* L. (V.) *naiffi*	Antimoniato de N-metilglucamina (glucantime)	Anfotericina B ou pentamidina ou paramomicina ou aminosidina ou alopurinol + glucantime (para casos resistentes) Miltefosina
Leishmania (Leishmania) *tropica*, L. (L.) *major*, L (L.) *aethiopica*	Antimoniato de N-metilglucamina (glucantime)	Anfotericina B ou pentamidina
Naegleria fowleri	Anfotericina B	Rifampicina; fluconazol; miltefosina; azitromicina (em combinação com anfotericina)
Plasmodium falciparum		
Não complicada	Artemeter/lumefantrina	Quinino + doxiciclina + primaquina
Complicada	Artesunato ou artemeter + clindamicina	Quinino + clindamicina

(continua)

PARASITAS (continuação)

Micro-organismo infectante	Antibiótico de primeira escolha	Drogas alternativas
Pasmodium knowlesi	Cloroquina ou artemeter + lumefantrina ou artesunato + amodiaquina ou artsunato + mefloquina	Artesunato + sulfadoxina + pirimetamina
Plasmodium malariae	Cloroquina + primaquina	Quinino, clindamicina, mefloquina, tetraciclinas
Plasmodium ovale	Cloroquina	Quinino, clindamicina, mefloquina, tetraciclinas
Plasmodium vivax	Cloroquina + primaquina	Quinino, clindamicina, mefloquina, tetraciclinas
Toxoplasma gondii	Sulfadiazina + pirimetamina + ácido folínico	Espiramicina ou SMZ/TMP[7] ou clindamicina ou claritromicina ou azitromicina ou dapsona + pirimetamina
Trichomonas vaginalis	Metronidazol	Tinidazol ou nimorazol ou secnidazol
Trypanosoma cruzi	Benzonidazol	Nifurtimox
▪ Helmintos		
Ancylostoma duodenale Necator americanus	Mebendazol	Albendazol
Angiostrongylus cantonensis	Mebendazol	
Angiostrongylus costaricencis	Mebendazol	Tiabendazol
Anisakis simplex	Albendazol (?) remoção cirúrgica	
Ascaris lumbricoides	Levamisol ou mebendazol	Albendazol ou nitazoxanida
Brugia malayi, Brugia timori	Dietilcarbamazina	Ivermectina ou albendazol
Capillaria philippinensis e C. hepática	Albendazol	Mebendazol
Dirofilaria immitis	Remoção cirúrgica dos vermes; não há tratamento medicamentoso eficaz	
Dracunculus medinensis	Metronidazol e remoção cirúrgica	Tiabendazol
Dyphyllobothrium latum, D. pacificum, D. cordatum, D. houghtoni	Praziquantel	Niclosamida
Echinococcus multilocularis	Albendazol	
Echinococcus vogeli e E. oligarthrus	Albendazol	
Echinococcus granulosus	Mebendazol	Albendazol
Enterobius vermicularis (Oxyurus vermicularis)	Pamoato de pirvínio	Mebendazol ou albendazol ou nitazoxanida
Fasciola hepatica	Triclabendazol	Nitazoxanida, (artesunato?)
Gnathostoma sp.	Albendazol	Ivermectina
Lagochilascaris minor	Cambendazol	Levamisol
Loa loa	Dietilcarbamazina	
Mansonella ozzardi	Ivermectina	
Mansonella perstans	Mebendazol	Albendazol
Mansonella stretocerca	Ivermectina	Dietilcarbamazina
Onchocerca volvulus	Ivermectina	Dietilcarbamazina
Paragonimus sp.	Praziquantel	Bithionol
Schistosoma mansoni	Praziquantel	Oxamniquina
Strongyloides stercoralis	Tiabendazol ou ivermectina	Cambendazol

(continua)

PARASITAS (continuação)

Micro-organismo infectante	Antibiótico de primeira escolha	Drogas alternativas
Taenia solium (Cysticercus cellulosae)	Praziquantel	Albendazol
Taenia solium, Taenia saginata	Praziquantel ou niclosamina	Albendazol ou mebendazol
Thelazia sp.	Remoção cirúrgica	
Trichostrongylus sp.	Mebendazol	Albendazol, pamoato de pirantel
Toxocara canis	Albendazol	Mebendazol
Trichinella spiralis	Mebendazol	Albendazol ou tiabendazol
Trichocephalus trichiururs	Mebendazol	Albendazol
Trichuris trichiura	Mebendazol	Albendazol ou nitazoxanida
Wurchereria bancrofti	Dietilcarbamazina	Ivermectina ou albendazol

VÍRUS

Micro-organismo infectante	Antibiótico de primeira escolha	Drogas alternativas
Citomegalovírus	Ganciclovir	Valganciclovir ou foscarnet
Hepatite B	PEG-Interferon-alfa ou entecavir ou tenofovir	Ver capítulo sobre tratamento da hepatite B
Hepatite C	Genótipo 1: sofosbuvir + ledipasvir Genótipos 2, 3, 4, 5 e 6: sofosbuvir + velpatasvir	Glecaprevir + pibrentasvir Ver capítulo sobre tratamento da hepatite C
Herpes simplex I	Aciclovir	Valaciclovir ou famciclovir
Herpes simplex II	Aciclovir	Valaciclovir ou famciclovir
HIV	TDF + 3TC + DLG ou TDF + 3TC + EFV	Ver capítulo sobre tratamento antirretroviral
Influenza	Oseltamivir	Zanamivir (inalatório)
Rabdovírus (Raiva)	Imunoglobulina antirrábica e vacina antirrábica; interferon-alfa + amantadina + ribavirina + ketamina + medidas neuroprotetoras	Favipiravir (T-705)?
Rotavírus	Nitazoxanida	
Varicela-zóster	Aciclovir ou Valaciclovir	Famciclovir

Notas:

1. Cefalosporinas de 1ª Geração: cefalotina, cefazolina; via oral: cefalexina, cefadroxil.
2. Cefalosporinas de 2ª Geração: cefoxitina, cefuroxima; via oral: cefuroxima-axetil, cefaclor.
3. Cefalosporinas de 3ª Geração: ceftriaxona, cefotaxima; com ação antipseudomonas: ceftazidima e ceftazidima/avibactama.
4. Cefalosporinas de 4ª Geração: cefepima.
5. Cefalosporinas de 5ª Geração: ceftarolina; ceftobiprola; ceftolozane/tazobactam.
6. Carbapenem: imipenem e meropenem; carbapenem sem atividade contra pseudomonas: ertapenem (será mencionado quando especificamente indicado).
7. Aminoglicosídeos: gentamicina, tobramicina, netilmicina, amicacina, estreptomicina.
8. SMZ/TMP: sulfametoxazol – trimetoprim.
9. Quinolonas: ciprofloxacina, ofloxacina, lomefloxacina e norfloxacina (somente para infecções urinárias e intestinais); quinolonas "respiratórias": levofloxacina, moxifloxacina.
10. Macrolídeos: eritromicina (estolato e estearato), miocamicina e espiramicina; novos macrolídeos: claritromicina, azitromicina e roxitromicina; cetolídeos: telitromicina.
11. Tetraciclinas: oxitetraciclina, minociclina, doxiciclina, clortetraciclina.
12. Glicopeptídeos: vancomicina e teicoplanina.
13. Anfotericina B: pode ser utilizada na forma comum (sal deoxicolato), nas formas lipídicas (complexo lipídico – ABCL, ou dispersão coloidal – ABCD) ou na forma lipossomal.
14. Equinocandinas: caspofungina, micafungina, anidulafungina.
15. Antifungicosazólicos: cetoconazol, fluconazol, itraconazol, voriconazol, posaconazol, isavuconazol.

ANTIBIOTICOTERAPIA E INFECÇÕES

INFECÇÕES DO TRATO RESPIRATÓRIO SUPERIOR

Situação clínica	Etiologia provável	Opções de antibióticos	Duração da terapia (dias)
Amigdalites e faringites exsudativas	Streptococcus pyogenes do grupo A	Penicilinas[1] ou macrolídeo[10]	7
Amigdalites e faringites não exsudativas e pseudomembranosas	Vírus Corynebacterium diphteriae	Penicilinas[1] ou macrolídeo[10] somente na difteria	7
Angina de Plaut-Vicent	Furoespiroquetas Anaeróbios	Penicilinas[1] ou macrolídeo[10]	7
Angina de Ludwig e infecções dentárias	Streptococcus sp. Anaeróbios Gram-negativos		
Hospedeiro normal		Amoxacilina/clavulanato ou clindamicina	7 a 10
Hospedeiro comprometido		Carbapenem[6] ou piperacilina/ tazobactam, ticarcilina/clavulanato associado ou não à aminoglicosídeo[7]	10 a 14
Celulite bucal em crianças < 5 anos	H. influenzae	Amoxacilina/clavulanato ou ampicilina/ sulbactam ou Cef. 2ª G[3] ou Cef. 3ª G[4] ou cloranfenicol	10
Laringites	Vírus Streptococcus do grupo A M. catarrhalis	Amoxacilina/clavulanato ou ampicilina/ sulbactam ou macrolídeo[10] para causas bacterianas	5 a 10
Epiglotites	H. influenzae (crianças), Streptococcus do grupo A M. catarrhalis	Cef. 2ª G[3] ou 3ª G[4] ou amoxacilina/ clavulanato ou ampicilina/sulbactam	7 a 10
Sinusites agudas	S. pneumoniae, Streptococcus sp., S. aureus, H. influenzae e anaeróbios	Amoxicilina ou Amoxacilina/clavulanato ou Cef. 2ª G[3] ou SMZ/TMP[6] ou Cef. 3ª G[4] oral	7 a 10
Imunocomprometidos	Fungos	Anfotericina B ou itraconazol	Indeterminado
Sinusites crônicas	Anaeróbios	Clindamicina (drenagem)	14
Otite externa aguda			
Ouvido de nadador	Pseudomonas sp., Enterobacteriaceas	Tópico: neomicina + polimixina B + hidrocortisona	
Maligna	Pseudomonas aeruginosa	Piperacilina/tazobactam, ticarcilina/ clavulanato ou quinolona[9] ou ceftazidima ou Cef. 4ª G[5] ou carbapenem[6] + aminoglicosídeo[7]	10 a 20
Outras	S. epidermidis S. aureus	Cef. 1ª G[2]	7 a 10
Otite média aguda	S. pneumoniae H. influenzae Streptococcus do grupo A M. catarrhalis	Amoxacilina/clavulanato ou ampicilina/ sulbactam ou Cef. 2ª G[3] ou Cef. 3ª G[4] oral ou SMZ/TMP[8]	10
Otite média crônica	S. pneumoniae, H. influenzae, Streptococcus do grupo A e M. catarrhalis	Amoxacilina/clavulanato ou ampicilina/ sulbactam, Cef. 2ª G[3] ou Cef. 3ª G[4] oral ou SMZ/TMP[8]	10 a 14

(continua)

INFECÇÕES DO TRATO RESPIRATÓRIO SUPERIOR (continuação)

Situação clínica	Etiologia provável	Opções de antibióticos	Duração da terapia (dias)
Mastoidite aguda	S. pneumoniae, H. influenzae, S. aureus	Cef. 3ª G[4] SMZ/TMP[8] (mastoidectomia)	14
Mastoidite crônica	S. aureus Enterobacteriaceas Pseudomonas sp. Anaeróbios (polimicrobianas)	Cef. 3ª G[4] + aminoglicosídeos[7] + metronidazol ou carbapenem[6] ou piperacilina/tazobactam ou ticarcilina/ clavulanato (mastoidectomia)	14

INFECÇÕES BRÔNQUICAS E PLEUROPULMONARES

Situação clínica	Etiologia provável	Opções de antibióticos	Duração da terapia (dias)
Bronquite aguda	Vírus (influenza e outros)	Oseltamivir só para influenza	5
	Mycoplasma pneumoniae, Chlamydia pneumoniae B. pertussis S. pneumoniae H. influenzae (?)	Macrolídeo[10] ou quinolonas respiratórias[9], SMZ/TPM[8], doxiciclina	7 a 10
Bronquite crônica (exacerbação aguda)	Vírus (influenza)	Oseltamivir só para influenza	5
	S. pneumoniae H. influenzae Moraxella catarrhalis	Macrolídeo[10] ou quinolonas respiratórias[9], SMZ/TPM[8], doxiciclina, amoxacilina/clavulanato ou Cef. 2ª G[3]	10
Bronquiolite	Vírus (sincicial respiratório e outros)	Não usar antimicrobiano	7
	Mycoplasma pneumoniae	Macrolídeo[10]	
Pneumonia lobar (comunitária)	S. pneumonia H. influenzae S. aureus Legionella sp. Chlamydia pneumoniae Mycoplasma pneumoniae Moraxella catarrhalis enterobactérias (idosos)	Macrolídeo[10], quinolonas respiratórias[9], doxiciclina ou betalactâmico (amoxacilina ou amoxicilina/ clavulanato ou ampicilina/sulbactam ou cefuroxima ou ceftriaxona) + macrolídeo[10]	5 a 7 dias
Pneumonites intersticiais	Vírus (influenza e outros)	Oseltamivir só para influenza	5
	Pneumocystis carinii	SMZ/TMP[8]	21
	Fungos	Anfotericina B ou equinocandinas	21 ou mais
	Micobactérias	Drogas antimicobacterianas	6 meses ou mais
Pneumonias (imunocomprometidos e idosos)	S. pneumoniae S. aureus H. influenzae Enterobacteriaceas P. aeruginosa Legionella sp.	Quinolonas respiratórias[9], Cef. 3ª ou 4ª G[4,5] ou piperacilina/ tazobactam ou ticarcilina/ clavulanato + macrolídeo[10] ± aminoglicosídeos[7], carbapenem[6]	10 a 21

(continua)

INFECÇÕES BRÔNQUICAS E PLEUROPULMONARES (continuação)

Situação clínica	Etiologia provável	Opções de antibióticos	Duração da terapia (dias)
Pneumonias hospitalares	*S. aureus* *P. aeruginosa* Outros Gram-negativos	Piperacilina/tazobactam ou ticarcilina/clavulanato ou Cef. 3ª G[4] ou 4ª G[5] + aminoglicosídeos[7] ou carbapenem[6] + vancomicina ou teicoplanina ou linezolida	21
Pneumonias aspirativas	Anaeróbios *Enterobacteriaceas* *S. aureus*	Cef. 3ª G[4] ou 4ª G[5] ou quinolonas respiratórias[9] + clindamicina ou metronidazol ou amoxacilina/clavulanato ou ampicilina/sulbactam ou cefoxitina	14

Pneumonia no recém-nascido	Estreptococos
	  Grupo A, B ou G
	  Listeria monocytogenes
	Enterobactérias
	S. aureus
	Pseudomonas aeruginosa
		Ampicilina + Aminoglicosídeos[7] ± Cef. 3ª G[4] ou vancomicina + piperacilina/tazobactam ou Cef. 4ª G[5]	14

Pneumonia no lactente	*H. influenzae* *S. pneumoniae* *S. aureus* Enterobactérias	Cef. 3ª G[4] ± macrolídeo[10]	14
Abscesso pulmonar e empiema pleural	*Anaeróbios* *S. aureus* Enterobactérias *S. pneumoniae*	Cef. 3ª G[4] ou 4ª G[5] ou quinolonas respiratórias[9] + clindamicina ou metronidazol ou amoxacilina/clavulanato ou ampicilina/sulbactam ou cefoxitina (drenagem cirúrgica)	21 a 28

INFECÇÕES CARDÍACAS E VASCULARES

Situação clínica	Etiologia provável	Opções de antibióticos	Duração da terapia (dias)
Endocardite aguda (sintomas < 6 semanas)	*S. aureus* *S. pneumoniae* *Streptococcus* do grupo A *N. gonorrhoeae*	Pen. cristalina ou ampicilina + oxacilina Vancomicina[11] (*S. aureus* oxaresistente) ou daptomicina	30
Endocardite subaguda (sintomas > 6 semanas)	*S. viridans* *Enterococos*	Penicilina G ou ampicilina + aminoglicosídeos[7] ou vancomicina[11] + aminoglicosídeos[7] ou daptomicina	30
Endocardite em válvula prostética	*S. aureus* *Epidermidis* Enterobactérias Enterococo *S. viridans* *Difteroides* *Candida* sp. *Aspergillus* sp.	Vancomicina[11] + aminoglicosídeo[7] + rifampicina ou daptomicina Anfotericina B ou caspofungina ou micafungina ou anidulafungina ou voriconazol Cirurgia para substituição de válvula pode ser necessária	30 ou mais
Endocardites em viciados em drogas IV	*S. aureus* e *epidermidis*	Oxacilina ou vancomicina[11] + aminoglicosídeo[7]	30 ou mais

(continua)

INFECÇÕES CARDÍACAS E VASCULARES (continuação)

Situação clínica	Etiologia provável	Opções de antibióticos	Duração da terapia (dias)
Endocardite com cultura negativa	Grupo HACEK *Haemophilus aphrophilus* *Haemophilus paraphrophilus* *Actinobacillus actinomycetem comitans* *Cardiobacterium hominis* *Eikenella corrodens* *Kingela kingae*	Cef. 3ª G[4] ou ampicilina + aminoglicosídeo[7]	28
	Coxiella burnetti	Doxiciclina ± hidroxicloroquina ou quinolonas[9]	14 dias forma aguda Até 2 anos na forma crônica
Pericardite purulenta	*S. aureus* *S. pneumoniae* *S. do grupo A* Enterobactérias *Haemophilus* sp.	Oxacilina + aminoglicosídeos[7] ou piperacilina/tazobactam ou ticarcilina/clavulanato ou ampicilina/ sulbactam ou Cef. 4ª G[5] ou carbapenem[6] Drenagem cirúrgica é frequentemente necessária	21 a 28
Tromboflebite por cateter venoso	*S. aureus* Enterobactérias *P. aeruginosa* *Candida* sp.	Vancomicina[11] + ceftazidima ou Cef. 4ª G[5] ou carbapenem[6] Anfotericina-B ou caspofungina ou voriconazol	10 a 15
Tromboflebite pós-parto ou aborto	Anaeróbios Enterobactérias	Metronidazol + Cef. 3ª G[4] ou cefoxitina ou ampicilina/sulbactam ou clindamicina + aminoglicosídeos[7] ou carbapenem[6]	10 a 15

INFECÇÕES ÓSSEAS E ARTICULARES

Situação clínica	Etiologia provável	Opções de antibióticos	Duração da terapia (dias)
Artrite em crianças	*S. aureus* *H. Influenzae* Estreptococo Enterobactérias	Oxacilina + Cef. 3ª G[4] ou aminoglicosídeos[7]	21 ou mais
Artrite em adultos	*S. aureus* Estreptococos Enterobactérias	Oxacilina + Cef. 3ª G[4] ou aminoglicosídeos[7] ou quinolona[9]	21 ou mais
Artrite pós-contato venéreo	*Neisseria gonorrhoeae*	Penicilina G ou Cef. 3ª G[4]	21
Artrite pós-cirurgia	*S. aureus* Enterobactérias *P. aeruginosa*	Vancomicina[11] + Cef. 3ª G[4] ou Cef. 4ª G[5] ou carbapenem[6] + aminoglicosídeos[7] ou quinolonas[9]	30
Osteomielite em neonatos	*S. aureus* *S. do grupo A e B* Enterobactérias *Neisseria gonorrhoeae*	Oxacilina + Cef. 3ª G[4] ou aminoglicosídeos[7] ou vancomicina[11] + Cef. 3ª G[4]	30 ou mais
Osteomielite em maiores de 1 mês	*S. aureus* *H. influenzae* *S. do grupo A* Enterobactérias	Oxacilina + Cef. 3ª G[4] ou vancomicina[11]	30 ou mais
Osteomielite em adultos	*S. aureus* Estreptococos Enterobactérias	Oxacilina ou Cef. 1ª G[2] ± aminoglicosídeos[7] ou quinolona[9]	30 ou mais
Osteomielite pós-cirúgica	*S. aureus* *Pseudomonas* sp. Enterobactérias	Vancomicina[11] + ceftazidima ou Cef. 4ª G[5] ou carbapenem[6] (limpeza cirúrgica)	30 ou mais
Osteomielite associado à anemia falciforme	*Salmonella* sp. ou outras enterobactérias	Quinolona[9] ou Cef. 3ª G[4]	30 ou mais

INFECÇÕES INTRA-ABDOMINAIS

Situação clínica	Etiologia provável	Opções de antibióticos	Duração da terapia (dias)

Peritonite primária (associada à cirrose e síndrome nefrótica – ascite)	Enterobactérias
	  S. pneumoniae
	  Enterococos
	  Anaeróbios
	
	M. tuberculosis
		Ampicilina/sulbactam ou amoxacilina/clavulanato ou ticarcilina/clavulanato ou piperacilina/tazobactama ou clindamicina ou metronidazol + Cef. 3ª G[4] ou tigeciclina ou ertapenem
		
		Drogas antimicobacterianas[8]
			14 ou mais

Peritonite secundária (pós-perfuração intestinal)	Enterobactérias Anaeróbios Enterococos Pseudomonas aeruginosa Candida sp.	Ampicilina/sulbactam ou piperacilina/tazobactam ou ticarcilina/clavulanato ou ceftazidime/avibactam ou ceftolozane/tazobactam ou ampicilina + clindamicina ou metronidazol + aminoglicosídeo[7] ou Cef. 3ª G[4] ou Cef. 4ª G[5] ou tigeciclina ou carbapenem[6] e tratamento cirúrgico Considerar antifúngico (equinocandina ou azólico)	14 ou mais
Peritonite pós-diálise peritoneal ambulatorial (CAPD)	S. aureus S. epidermidis Estreptococos Enterobactérias P. aeruginosa Candida sp.	Vancomicina[11] + aminoglicosídeo[7] ou ceftazidima por via intraperitoneal. Casos graves: associar antibióticos IV Fluconazol ou anfotericina-B	21 ou mais
Colecistites e colangites	Enterobactérias Enterococos Anaeróbios	Ampicilina/sulbactam ou piperacilina/tazobactam ou ticarcilina/clavulanato ou ertapenem ou ciprofloxacina ou Cef. 3ª G[4] + metronidazol Cirurgia se indicado	14 a 21
Diverticulite sem perfuração	Enterobactérias Enterococos Anaeróbios	Ampicilina/sulbactam ou amoxacilina/clavulanato ou ciprofloxacina ou Cef. 3ª G[4] ou aminoglicosídeo[7] + metronidazol ou clindamicina	10

INFECÇÕES GASTROINTESTINAIS

Situação clínica	Etiologia provável	Opções de antibióticos	Duração da terapia (dias)
Gastroenterocolite	Vírus (rotavírus, enterovírus e outros)	Nitazoxanida para rotavírus + sintomáticos	3 ou mais
	Toxinas (S. aureus, E. coli)	Sintomático	
	Shigella sp.	Ciprofloxacina ou SMZ/TMP[8] ou ampicilina ou azitromicina	
	Salmonella sp.	Ciprofloxacina ou SMZ/TMP[8] ou azitromicina	
	Yersinia enterocolitica	SMZ/TMP[8] ou ciprofloxacina ou doxiciclina ou ceftriaxona ou cloranfenicol	
	Campylobacter sp.	Macrolídeo[10] ou ciprofloxacina	
	Vibriocholerae	Ciprofloxacina ou doxiciclina ou SMZ/TMP[6]	

(continua)

INFECÇÕES GASTROINTESTINAIS (continuação)

Situação clínica	Etiologia provável	Opções de antibióticos	Duração da terapia (dias)
Gastrite e úlceras gástrica e duodenal	*Helycobacter pylori*	Claritromicina (1 g/d) ou + amoxacilina (2 g/d) ou Metronidazol (1 g/d) + amoxacilina + bismuto (2,1 g/d) ou metronidazol + tetraciclina (2 g/d) + bismuto + associar omeprazol 40 mg/d ou outro inibidor de bomba de próton ao esquema antibiótico	14
Enterocolite necrotizante em neonatos	Enterobactérias Anaeróbios Enterococos *P. aeruginosa*	Ampicilina/sulbactam ou piperacilina/tazobactam ou ticarcilina/clavulanato ou Ampicilina + clindamicina ou metronidazol + aminoglicosídeo[7] ou Cef. 3ª G[4] ou Cef. 4ª G[5] ou carbapenem[6] e tratamento cirúrgico	14 a 21
Enterocolite pseudomembranosa pós-antibioticoterapia	*Clostridium difficile*	Metronidazol ou vancomicina oral ou bacitracina oral ou fidaxomicina; transplante fecal	10 a 14
Abscesso perirretal	Enterobactérias Anaeróbios Enterococos *Pseudomonas* sp.	Ampicilina/sulbactam ou piperacilina/tazobactam ou ticarcilina/clavulanato ou ampicilina + clindamicina ou metronidazol + aminoglicosídeo[7] ou Cef. 3ª G[4] ou Cef. 4ª G[5] ou carbapenem[6] e tratamento cirúrgico	15

INFECÇÕES GENITURINÁRIAS

Situação clínica	Etiologia provável	Opções de antibióticos	Duração da terapia (dias)
Uretrite não complicada	*N. gonorrhoeae* *Chlamydia trachomatis* *Ureaplasma urealyticum* *Micoplasma hominis*	Ceftriaxona (250 mg) ou Cef. 3ª G[4] via oral ou quinolona[9] ou espectinomicina (2 g) + azitromicina (1 g) ou doxiciclina	Dose única para Ceftriaxona, Cef. 3ª G[4] via oral, quinolona, espectinomicina e azitromicina. 7 para doxiciclina
	Trichomonas sp.	Metronidazol	5 a 7
Bacteriúria assintomática (crianças e grávidas)	Enterobactérias ou *Staphylococcus haemolyticus*	Amoxacilina ou SMZ/TMP[8] ou Cef. 3ª G[4] oral. Cultura + (opção de acordo com antibiograma)	3
Cistite	Enterobactérias Enterococo *Staphylococcus saprophyticus*	Quinolonas[9] ou fosfomicina ou macrodantina ou amoxacilina/clavulanato ou SMZ/TMP[8]	3
Pielonefrite sem manifestações sistêmicas (leve e moderada)	Enterobactérias Enterococos *S. aureus*	Quinolonas[9] ou amoxacilina/clavulanato ou Cef. 3ª G[4] oral ou SMZ/TMP[8]	14
Pielonefrite com manifestações sistêmicas (grave)	Enterobactérias *Pseudomonas* sp. Enterococos *S. aureus*	Cef. 3ª G[4] + aminoglicosídeo[7] ou piperacilina/tazobactam ou ticarcilina/clavulanato ou ceftolozane/tazobactam ou ceftazidime/avibactam ou carbapenem[6] ou Cef. 4ª G[5]	14 a 21

(continua)

INFECÇÕES GENITURINÁRIAS (continuação)

Situação clínica	Etiologia provável	Opções de antibióticos	Duração da terapia (dias)
Abscesso perinefrético	Enterobactérias	Quinolonas[9] ou Cef. 3ª G[4] + aminoglicosídeo[7] ou piperacilina/ tazobactam, ou ceftazidime/ avibactam ou ceftolozane/tazobactam ou ticarcilina/clavulanato ou carbapenem[6] ou Cef. 4ª G[5]	15 a 30
	S. aureus	Oxacilina ou Cef. 1ª G[2] ou vancomicina[11] Drenagem cirúrgica	
Prostatite aguda	Enterobactérias Chlamydia trachomatis Neisseria gonorrhoeae	Quinolonas ou fosfomicina ou SMZ/TMP[8]	10
Prostatite crônica	Enterobactérias Enterococos P. aeruginosa	Aminoglicosideos ou ciprofloxacina ou SMZ/TMP[8]	30 a 90
Doença inflamatória pélvica	Chlamydia trachomatis N. gonorrhoeae Enterobactérias Streptococcus sp. Anaeróbios	Ambulatorial: Levofloxacina + metronidazol ou ceftriaxona + metronidazol + doxiciclina Hospitalizado: Cefoxitina + doxiciclina ou clindamicina + gentamicina[7] + doxiciclina	14
Aborto séptico, endometrite e piometrite	Anaeróbios, Enterobactérias Estreptococcus sp.	Cefoxitina ou piperacilina/tazobactam ou ticarcilina/clavulanato ou ampicilina/sulbactam ou carbapenem[6] + doxiciclina ou Clindamicina + Cef. 3ª G[4] + aminoglicosídeo[7] (considerar histerectomia)	14 a 21
Orquite, epididimite (não virais)	Chlamydia trachomatis N. gonorrhoeae Enterobactérias	Doxiciclina + Cef. 3ª G[4] ou quinolonas[9]	10 a 14
Cervicite purulenta	Chlamydia trachomatis N. gonorrhoeae	Ceftriaxona (250 mg) ou Cef. 3ª G[4] via oral ou quinolona[9] ou espectinomicina (2 g) + azitromicina (1 g) ou doxiciclina	Dose única para ceftriaxona, Cef. 3ª G[4] via oral, quinolona, espectinomicina e azitromicina 7 para doxiciclina
Vulvovaginites	Candida sp. Trichomonas Gardnerella vaginalis Anaeróbios	Nistatina ou clotrimazol tópico cetoconazol ou fluconazol e/ou metronidazol	7 a 10 (tópico) Dose única: fluconazol 7 para cetoconazol 7 para metronidazol

DOENÇAS SEXUALMENTE TRANSMISSÍVEIS

Situação clínica	Etiologia provável	Opções de antibióticos	Duração da terapia (dias)
Gonorreia	Neisseria gonorrhoeae	Ceftriaxona (500 mg) ou Cef. 3ª G[4] via oral ou quinolona[9] ou espectinomicina (2 g) + azitromicina (1 g) ou doxiciclina	Dose única para ceftriaxona, Cef. 3ª G[4] via oral, quinolona, espectinomicina e azitromicina 7 para doxiciclina

(continua)

DOENÇAS SEXUALMENTE TRANSMISSÍVEIS (continuação)

Situação clínica	Etiologia provável	Opções de antibióticos	Duração da terapia (dias)
Sífilis	*T. pallidum*	Penicilina G benzatina ou cristalina (neurológica) doxiciclina ou ceftriaxona; azitromicina	Dose única (2.400.000 UI) em infecções primárias, 3 doses de penicilina benzatina em sífilis latente precoce ou tardia
Cancro mole	*H. ducreyi*	Macrolídeo[10] ou ceftriaxona ou quinolonas[9]	7 a 10 para macrolídeo e azitromicina (1 g 1x) 3 para quinolona Dose única para ceftriaxona
Linfogranuloma venéreo	*Chlamydia trachomatis*	Macrolídeo[10] ou doxiciclina	21
Granuloma inguinal	*Calymmatobacterium granulomatis*	Doxiciclina ou SMZ/TMP[8] ou macrolídeo[10] ou quinolonas[9]	Até a completa epitelização do local afetado (14 a 28 dias)

INFECÇÕES DA PELE E TECIDOS MOLES

Situação clínica	Etiologia provável	Opções de antibióticos	Duração da terapia (dias)
Acne	Propionobacterium acne	Clindamicina tópica ou macrolídeo[10] ou tetraciclinas	Variável
Celulites	*S. aureus* *S. pyogenes* Outros *Streptococcus* sp.	Oxacilina ou Cef. 1ª G[2] ou macrolídeo[10], amoxacilina/clavulanato ou ceftarolina	14 a 21
Celulite anaeróbia (celulite e fasciíte necrosante)	*Streptococcus* dos grupos A, C e G *Clostridium* sp. Outros anaeróbios e polimicrobianas (*Staphylococcus* + *Streptococcus* anaeróbios)	Penicilina G ou amoxacilina/clavulanato ou ampicilina/sulbactam + metronidazol ou clindamicina (IV) + Cef. 3ª G[4] ou Cef. 4ª G[5] carbapenem[6] ou ceftobiprola[13] Remoção cirúrgica dos tecidos necróticos Oxigenoterapia hiperbárica	Variável (14 a 21)
Gangrena gasosa	*Clostridium perfringens*	Penicilina G ou metronidazol Remoção cirúrgica dos tecidos necróticos Oxigenoterapia hiperbárica	14 a 21
Erisipela e celulite de extremidade no diabético	*Streptococcus* sp. *Staphylococcus* sp. Anaeróbios Enterobactérias	Clindamicina ou Cef. 1ª G[2], quinolona[9] + clindamicina carbapenem[6] ou ertapenem, ceftarolina ou ceftobiprola[13]	14
Pé diabético

Aguda

Crônica

Risco de vida ou amputação | *Streptococcus* sp. *Staphylococcus* sp. Anaeróbios Enterobactérias |

Cef. 1ª G[2] ou amoxacilina/clavulanato ou clindamicina + quinolonas[9]

Ampicilina/sulbactam ou piperacilina/ tazobactam ou metronidazol + Cef. 3ª G[4] ou quinolonas[9] ou

Carbapenem[6] + vancomicina ou linezolida ou daptomicina ou ceftarolina ou ceftobiprola[13] | Variável |
| Furúnculo com celulite | *S. aureus* | Oxacilina ou Cef. 1ª G[2] ou macrolídeo[10] ou clindamicina | 10 |

(continua)

INFECÇÕES DA PELE E TECIDOS MOLES (continuação)

Situação clínica	Etiologia provável	Opções de antibióticos	Duração da terapia (dias)
Impetigo	S. pyogenes S. aureus	Amoxacilina ou amoxacilina/clavulanato ou Cef. 1ª G[2], macrolídeo[10]	10
Escara de decúbito ou úlceras cutâneas com sepse	S. aureus Streptococcus sp. Anaeróbios Enterobactérias P. aeruginosa	Cuidados de enfermagem + debridamento cirúrgico clindamicina ou metronidazol + quinolona[9] ou Cef. 3ª G[4] ou Cef. 4ª G[5] carbapenem[6]	10 ou mais
Abscesso de mama/ mastite	S. aureus Anaeróbios	Oxacilina ou clindamicina ou amoxacilina/clavulanato ou ampicilina/sulbactam Drenagem cirúrgica	10
Ferimentos infectados	S. aureus Streptococcus sp. Enterobactérias Anaeróbios	Amoxacilina/clavulanato ou ampicilina/ sulbactam ou clindamicina + quinolonas[9]	7 a 14
Feridas cirúrgicas	S. aureus Streptococcus sp. Enterobactérias P. aeruginosa Anaeróbios	Piperacilina/tazobactam ou ticarcilina/ clavulanato ou ampicilina/sulbactam ou ertapenem ou carbapenem[6] ou Cef. 4ª G[5] + clindamicina ou metronidazol	14 ou mais

INFECÇÕES DECORRENTES DE MORDEDURAS (considerar profilaxia da raiva)

Situação clínica	Etiologia provável	Opções de antibióticos	Duração da terapia (dias)
Cão	Pasteurella multocida Streptococcus sp. Staphylococcus sp. Anaeróbios	Amoxacilina/clavulanato ou ampicilina/ sulbactam ou clindamicina + quinolona[9] ou SMZ/TMP[8]	7 a 10
Morcego	Indeterminada	Amoxacilina/clavulanato ou doxiciclina	
Rato	Streptobacillus moniliformis Spirillum minus	Amoxacilina/clavulanato ou Tetraciclina	7 a 10
Gato	S. aureus Pasteurella multocida	Amoxacilina/clavulanato ou ampicilina/ sulbactam ou tetraciclina ou ceftriaxona	10
Cobra	Enterobactérias Pseudomonas sp. S. epidermidis Anaeróbios	Amoxacilina/clavulanato ou Cef. 3ª G[4] (soro antiofídico específico)	10
Humana	Streptococcus viridans Staphylococcus epidermidis Eikenella corrodens Corynebacterium sp. Anaeróbios	Ampicilina/sulbactam, amoxacilina/ clavulanato ou cefoxitina, clindamicina + quinolona[9] ou SMZ/ TMP[8] (limpeza e debridamento)	10

INFECÇÕES OCULARES

Situação clínica	Etiologia provável	Opções de antibióticos	Duração da terapia (dias)
Conjuntivites	Vírus	Sintomático	5 a 10
	Streptococcus sp. S. aureus H. influenzae Neisseria gonorrhoeae	Colírio de aminoglicosídeo[7] c/ ou s/ polimixina ou cloranfenicol ou ciprofloxacina ou norfloxacina	

(continua)

INFECÇÕES OCULARES (continuação)

Situação clínica	Etiologia provável	Opções de antibióticos	Duração da terapia (dias)
Conjuntivite hemorrágica	Vírus (Enterovírus 70, *Coxsackie* e adenovírus)	Sintomático	
Conjuntivite de Inclusão e Tracoma	*Chlamydia trachomatis*	Tetraciclinas ou azitromicina ou outro macrolídeo[10]	21 para tetraciclina Dose única para azitromicina
Endoftalmite			
Pós-cirurgia ou trauma	*S. aureus, S. epidermidis, P. aeruginosa Streptococcus* sp., *H. influenzae,* Enterobactérias *Bacillus* sp.	Cef. de 3ª G[4] + aminoglicosídeo[7] + vancomicina[11] Complementar com administração intravítreo (ceftazidima + aminoglicosídeo[7] + vancomicina[11]) a critério do oftalmologista	14 a 21
Hematogênica	*S. pneumoniae, S. aureus, N. meningitidis*	Cef. de 3ª G[4] + vancomicina[11] Intravítreo idem	14 a 21
Imunossuprimido	*Herpes simplex* e Zóster, Citomegalovírus *Candida* sp. *Aspergillus* sp.	Aciclovir tópico e sistêmico Ganciclovir Fluconazol ou anfotericina B Anfotericina B ou itraconazol	10 14 (indução) Variável Variável
Blefarite e hordéolo (terçol)	*S. aureus S. epidermidis*	Pomada oftálmica e colírio de cloranfenicol ou ciprofloxacina Cef. 1ª G[2] quando ocorrer adenopatia pré-auricular ou celulite Compressa quente (hordéolo)	Variável
Dacriocistite	*Streptococcus* sp. *S. aureus H. influenzae Pseudomonas* sp.	Consultar sempre oftalmologista. Orientar terapia de acordo com bacterioscopia, culturas e antibiograma. Associar terapia tópica (incluindo subconjuntival) e sistêmica	10
Ceratite herpética	*Herpes simplex*	Aciclovir tópico e aciclovir ou valaciclovir ou famciclovir oral	5 ou mais
Ceratite bacteriana	*S. aureus Streptococcus pneumoniae Neisseria* sp. *Pseudomonas* sp.	Consultar sempre oftalmologista. Orientar terapia de acordo com bacterioscopia, culturas e antibiograma. Associar terapia tópica (incluindo subconjuntival) e sistêmica	Variável
Ceratite relacionada a lentes de contato	Idem acima *Acanthamoeba* sp.	Idem acima	Variável
Ceratite fúngica	*Candida* sp. *Aspergillus* sp.	Flucoconazol Anfotericina tópica e/ou sistêmica ou Itraconazol	Variável
Celulite orbitária	*Streptococcus* do grupo A Pneumococo *S. aureus H. influenzae M. catarrhalis* Anaeróbios	Cefoxitina ou Cef. 3ª G[4] + clindamicina ou amoxacilina/clavulanato ou ampicilina/sulbactam ou piperacilina/tazobactama ou ticarcilina/clavulanato ou ceftarolina	10 a 14

INFECÇÕES SISTÊMICAS

Situação clínica	Etiologia provável	Opções de antibióticos	Duração da terapia (dias)
Sepse neonatal e até o 3º mês	Enterobactérias *Streptococcus* do grupo B *S. aureus* *Pseudomonas*	Ampicilina + Cef. 3ª G[4] ou ceftazidima ou aminoglicosídeo[7]	14 ou mais
Sepse em crianças	*S. aureus* *Streptococcus* sp. *H. influenzae* *Neisseria meningitidis*	Ampilicina + oxacilina + aminoglicosídeo[7] ou Cef. 3ª G[4]	14 ou mais
Sepse em adultos	*S. aureus* *S. pneumoniae* Enterobactérias Anaeróbios	Cef. 3ª G[4] + aminoglicosídeo[7] + metronidazol Piperacilina/tazobactam ou ticarcilina/clavulanato + aminoglicosídeo[7] ou quinolona[9] Carbapenem[6] ou Cef. 4ª G[5] Associar vancomicina[11] para *S. aureus* resistente a oxacilina	14 ou mais
Sepse no imunossuprimido Neutropênico	*S. aureus* *S. epidermidis* (cateter) Enterobactérias *P. aeruginosa*	Ceftazidima ou Cef. 4ª G[5] ou carbapenem[6] + vancomicina[11]	
	Fungos	Anfotericina B ou caspofungina ou micafungina ou anidulafungina ou voriconazol	14 a 21
Esplenectomizados	*S. pneumoniae* *H. influenzae* *N. meningitidis* *Salmonella* sp.	Cef. 3ª G[4] ou ampicilina/sulbactam amoxacilina/clavulanato ou quinolona[9] respiratória	
Usuário de droga	*S. aureus* *S. epidermidis*	Oxacilina ou vancomicina[11] + aminoglicosídeo[7] ou Cef. 3ª G[4]	
Sepse em queimados	Enterobactérias *P. aeruginosa* *S. aureus* *S. epidermidis*	Ceftazidima ou Cef. 4ª G[5] ou carbapenem[6] + aminoglicosídeo[7] + vancomicina[11]	Variável
Síndrome do choque tóxico	*S. aureus* produtor de TSST-1 e enterotoxina	Oxacilina ou Cef. 1ª G[2]	14 a 21
	Streptococcus dos grupos A, B e C	Penicilina G + clindamicina ou Cef. 3ª G[4]	10 a 14
Febre purpúrica brasileira	*H. influenzae* bio grupo *aegypticus*	Cloranfenicol ou Cef. 2ª G[3] ou Cef. 3ª G[4] ou quinolona[9]	10 a 14
Febre tifoide	*Salmonella typhi* e *paratyphi*	Quinolona[9] ou Cef. 3ª G[4] ou cloranfenicol ou SMZ/TMP[8]	5 14
Febre maculosa	*Rickettsia ricktesii*	Cloranfenicol ou tetraciclina	10

INFECÇÕES DO SISTEMA NERVOSO CENTRAL

Situação clínica	Etiologia provável	Opções de antibióticos	Duração da terapia (dias)
Meningites purulentas em crianças			
< de 1 mês	*Streptococcus* do grupo B *Listeria monocytogenes* Enterorobactérias *S. pneumoniae* *N. meningitidis* *H. influenzae*	Ampicilina + Cef. 3ª G[4] ou ampicilina + aminoglicosídeo[7]	10 a 21
1 a 6 meses	Enterorobactérias *S. pneumoniae* *N. meningitidis* *H. influenzae*	Cef. 3ª G[4]	10 a 21
> 6 meses a 12 anos	*S. pneumoniae* *N. meningitidis* *H. influenzae*	Cef. 3ª G[4] ou ampicilina + cloranfenicol	7 a 14
Meningites purulentas em adultos	*S. pneumoniae* *N. meningitidis* *H. influenzae*	Cef. 3ª G[4] ou ampicilina + cloranfenicol	7 a 14
Meningites em idosos, alcoólatras e imunossuprimidos	*S. pneumoniae* *N. meningitidis* *H. influenzae* *Listeria monocytogenes* Enterobactérias *P. aeruginosa*	Ampicilina + Cef. 3ª G[4] ou ceftazidima ou meropenem	7 a 21
Meningite pós-traumática ou cirúrgica			
até 3 dias do trauma	*S. pneumoniae*	Penicilina G ou ampicilina ou Cef. 3ª G[4]	14 a 21
após 3 dias do trauma	Enterobactérias *S. aureus* *P. aeruginosa*	Ceftazidima + vancomicina[11] ± aminoglicosídeos[7] Meropenem + vancomicina[11]	21
Meningite tuberculosa	*M. tuberculosis*	Isoniazida + rifampicina + pirazinamida + etambutol	1 ano
Meningite criptocócica	*Cryptococcus neoformans*	Anfotericina B ± 5 – fluorcitosina ou fluconazol ou anfotericina B lipossomal	30 a 90
Meningite fúngica	*Candida* sp. *Histoplasma capsulatum* *P. brasiliensis* *Aspergillus* sp.	Anfotericina B ou fluconazol ou anfotericina B lipossomal	Variável
Neurocisticercose	*Cysticercus cellulosae* de *T. solium*	Praziquantel	15 a 30
		Albendazol	8
Abscessos cerebrais			
Associados a sinusite ou mastoidite ou otite média crônica	*Streptococcus* grupo intermedius *S. aureus* Enterobactérias Anaeróbios	Cef. 3ª G[4] + metronidazol ou meropenem Drenagem cirúrgica	14 a 21
Pós-trauma	*S. aureus* Enterobactérias	Cef. 3ª G[4] + oxacilina ou vancomicina[11] Drenagem cirúrgica	14 a 21
Empiema subdural	*Streptococcus aeróbios* *S. pneumoniae* *H. influenzae* Enterobactérias *S. aureus* Anaeróbios	Cef. 3ª G[4] + oxacilina ou vancomicina[11] + metronidazol Drenagem cirúrgica	14 a 21

INFECÇÕES OPORTUNISTAS NA SÍNDROME DA IMUNODEFICIÊNCIA ADQUIRIDA (Aids)

Situação clínica	Etiologia provável	Opções de antibióticos	Duração da terapia (dias)
Angiomatose bacilar	Bartonella quintana B. henselae	Macrolídeo[10] ou doxiciclina ou ciprofloxacina	8 a 12 semanas
Candidíase Oral	Candida albicans e Candida sp.	Local: nistatina ou miconazol ou clotrimazol Sistêmico: cetoconazol ou itraconazol ou fluconazol	Variável
Esofagiana		Cetoconazol ou fluconazol ou itraconazol ou anfotericina B	
Urinária		Fluconazol ou anfotericina B	
Vaginal		Local: miconazol ou clotrimazol Sistêmico: fluconazol ou itraconazol	
Sistêmica		Anfotericina B ou fluconazol	
Citomegalia	Citomegalovírus	Ganciclovir (IV) ou valganciclovir (oral) ou foscarnet	Indeterminado
Criptococose	Cryptococcus neoformans	Anfotericina B ou anfotericina B lipossomal (5-fluorcitosina pode ser associado) fluconazol (usualmente iniciada após controle com a anfotericina B)	Variável
Criptosporidiose	Cryptosporidium sp.	Nitazoxanida	14
Doença de Chagas	Trypanosoma cruzi	Benzonidazol ou nifurtimox	80
Giardíase e amebíase	G. lamblia Entamoeba histolytica	Secnidazol ou tinidazol ou nitazoxanida ou metronidazol	7 a 10
Histoplasmose	Hystoplasma capsulatum	Anfotericina B ou itraconazol	Variável
Infecções bacterianas	Enterobactérias S. aureus Estreptococos H. influenzae, Pseudomonas sp. Legionella sp. etc.	Instituir terapia empírica com quinolonas[9] ou Cef. 2ª G[3] ou 3ª G[4] associado a macrolídeo[10] ou clindamicina Terapia específica instituída após isolamento do agente	Variável
Infecções herpéticas	Herpes simplex e H. zóster	Aciclovir ou valaciclovir ou famciclovir	7 ou mais
Infecções por micobactérias atípicas	Micobactérias do complexo avium	Claritromicina ou azitromicina + etambutol ± ciprofloxacina	Indeterminado
	Mycobacterium kansasii e outras	Diversas drogas são ativas e usadas em associação. Consultar o infectologista	
Isosporíase	Isospora belli	SMZ/TMP[6] ou pirimetamina ou nitazoxanida	14 ou variável
Leishmaniose	Leishmania sp.	Antimoniato de meglumina ou pentamidina ou anfotericina B convencional ou lipossomal	Variável
Outras micoses	Aspergillus sp.	Caspofungina ou anidulafungina ou micafungina ou voriconazol ou anfotericina B ou anfotericina B lipossomal ou itraconazol	Variável
	Coccidioidis immitis	Anfotericina B ou itraconazol ou fluconazol	
	P. brasiliensis	Sulfadiazina ou SMZ/TMP[8] ou cetoconazol ou anfotericina B	

(continua)

INFECÇÕES OPORTUNISTAS NA SÍNDROME DA IMUNODEFICIÊNCIA ADQUIRIDA (Aids) (continuação)

Situação clínica	Etiologia provável	Opções de antibióticos	Duração da terapia (dias)
Pneumocistose	*Pneumocystis jiroveci* (anteriormente *carinii*)	SMZ/TMP[8] ou dapsona ou pentamidina aerossol ou IV ou clindamicina + primaquina Associar corticosteroide se pO2 < 70 mmHg	21
Toxoplasmose	*Toxoplasma gondii*	Sulfadiazina + pirimetamina + ac. folínico ou clindamicina + pirimetamina ou espiramicina	Variável
Tuberculose	*M. tuberculosis*	Isoniazida + rifampicina + pirazinamida + etambutol	INH + RMP + PZA + ETB por 2 meses; INH + RMP por + 4 meses

MICOSES

Situação clínica	Etiologia provável	Opções de antibióticos	Duração da terapia (dias)
Aspergilose	*Aspergillus* sp.	Caspofungina ou micafungina ou anidulafungina ou voriconazol ou isavuconazol ou posaconazolou anfotericina B ou anfotericina B lipossomal ou Itraconazol Cirurgia pode ser necessária para remoção de bola fúngica pulmonar Corticosteroides são indicados na forma alérgica broncopulmonar	Variável
Blastomicose norte-americana	*Blastomyces dermatiditis*	Itraconazol ou fluconazol ou anfotericina B	6 meses
Candidíase	*Candida albicans* e *Candida* sp.		Variável
Oral		Local: nistatina ou miconazol ou clotrimazol Sistêmico: cetoconazol ou itraconazol ou fluconazol	
Esofagiana		Cetoconazol ou fluconazol ou Itraconazol ou anfotericina B	
Urinária		Fluconazol ou anfotericina B	
Vaginal		Local: miconazol ou clotrimazol Sistêmico: fluconazol ou Itraconazol	
Mucocutânea crônica		Cetoconazol ou fluconazol	
Sistêmica		Anfotericina B ou fluconazol ou caspofungina ou anidulafungina ou micafungina ou voriconazol	
Coccidioidomicose	*Coccidioide simmitis*	Anfotericina B ou itraconazol ou fluconazol	
Criptococose	*Cryptococcus neoformans*	Anfotericina B ou anfotericina B lipossomal (5-fluorcitosina pode ser associado) Fluconazol (usualmente iniciada após controle com a anfotericina B)	

(continua)

MICOSES (continuação)

Situação clínica	Etiologia provável	Opções de antibióticos	Duração da terapia (dias)
Cromoblastomicose	*Cladosporium* sp. *Fonsecaea* sp. *Phialophora* sp. *Rhinocladiella* sp. *Exophiala* sp.	Itraconazol Anfotericina B intralesional Remoção cirúrgica	
Dermatofitoses	*Epidermophyton* sp. *Microsporum* sp. *Trichophyton* sp.	Tópico: miconazol ou clotrimazol ou econazol ou tioconazol ou ciclopiroxolamina Sistêmico: cetoconazol ou fluconazol ou itraconazol ou terbinafina ou griseofulvina	Por até 2 semanas após a cura clínica e micológica
Esporotricose	*Sporothrixschenckii*	Forma subcutânea: itraconazol Forma pulmonar: anfotericina B (cirurgia pode ser necessária – lobectomia) Outras formas: itraconazol	
Feohifomicoses	*Cladosporium* sp. *Fonsecaea* sp. *Phialophora* sp. *Exophiala* sp.	Itraconazol + remoção cirúrgica	
Histoplasmose	*Hystoplasmacapsulatum*	Anfotericina B ou Itraconazol	Variável
Lobomicose	*Loboa Loboi* (Paracoccidioidis Loboi)	Clofazimina ou anfotericina B (cirurgia pode ser necessária para lesões localizadas)	Variável
Micetomas	*Acremonium* sp. *Aspergillus* sp. *Fusarium* sp. *Pseudallescheria boydii* *Madurella grisea* e outros	Itraconazol ou anfotericina B ou voriconazol Remoção cirúrgica	Variável
Onicomicoses	*Epidermophyton* sp. *Microsporum* sp. *Trichophyton* sp.	Terbinafina + amolrofinaou ciclopiroxesmalte tópico ou Itraconazol + amolrofinaou ciclopiroxesmalte tópico	3 meses ou mais Pulsos de Itraconazol (400 mg/dia) por 7 dias, e repetir após 3 semanas
	Candida sp.	Fluconazol ou itraconazol	Variável
Paracoccidioidomicose	*Paracoccidioides brasiliensis*	Sulfadiazina ou SMZ/TMP[8] ou azólico ou anfotericina B	Variável
Piedra branca	*Trichosporum beigelli* (*T. cutaneum*)	Clotrimazol tópico Cortar os cabelos	15 a 30
Piedra negra	*Piedraia hortae*	Clotrimazol tópico Cortar os cabelos	15 a 30
Pitiríase versicolor	*Malassezia furfur*	Miconazol ou clotrimazol ou econazol ou tioconazol ou ciclopiroxolamina e sulfato de selênio a 2,5% (xampu ou solução)	15 a 30
Pneumocistose	*Pneumocystis jiroveci* (anteriormente *carinii*)	SMZ/TMP[8] ou dapsona ou pentamidina aerossol ou IV ou clindamicina + primaquina Associar corticosteroide se $pO_2 < 70$ mmHg	21

(continua)

MICOSES (continuação)

Situação clínica	Etiologia provável	Opções de antibióticos	Duração da terapia (dias)
Rinosporidiose	*Rhinosporidium seeberi*	Remoção cirúrgica	Variável
Tinha negra	*Exophialia wernecki* *Stenella araguata*	Miconazol ou clotrimazol ou econazol ou tioconazol ou ciclopiroxolamina	15 a 30
Zigomicoses	*Rhyzopus* sp. *Absidia* sp. *Mucor* sp.	Anfotericina B ou posaconazol ou isavuconazole remoção cirúrgica da necrose	Variável

DOENÇAS PARASITÁRIAS

Situação clínica	Etiologia provável	Opções de antiparasitários	Duração da terapia (dias)
▪ Protozoários			
Amebíase	*Entamoeba histolytica*	Etofamida Teclosan	3 5
Portador		Secnidazol ou tinidazol ou Metronidazol Nitazoxanida	Dose única 5 a 10 3
Intestinal (disenteria)		Secnidazol ou tinidazol ou metronidazol ou nitazoxanida	3 10 3
Extraintestinal		Secnidazol Tinidazol Metronidazol Cloroquina	3 a 5 3 a 5 10 14 a 21
Amebíase por dientamoeba	*Dientamoeba fragilis*	Metronidazol Tetraciclinas	10
Amebíase por amebas de vida livre	*Acanthamoeba* sp. *Balamuthuia mandrilaris* *Naegleria fowleri*	Pentamidina, cetoconazol, paramomicina Pentamidina Claritromicina + fluconazol + sulfadiazina + fluorcitosina (?) Anfotericina B	
Babesiose	*Babesiamicroti*	Clindamicina + quinino	7
Balantidíase	*Balantidium coli*	Metronidazol Tetraciclinas	10
Blastocistose	*Blastocystis hominis*	Metronidazol SMZ/TMP	10 7
Ciclosporíase	*Cyclospora cayetanensis*	SMZ/TMP Ciprofloxacina	7 ou variável 7 a 14
Criptosporidiose	*Cryptosporidium* sp.	Nitazoxanida	14
Doença de Chagas (Tripanossomíase americana)	*Trypanosoma cruzi*	Benzonidazol ou nifurtimox	30 a 60 até 90
Giardíase	*Giardia lamblia*	Metronidazol Furazolidona Tinidazol Nimorazol Secnidazol Albendazol Nitazoxanida	5 7 a 10 Dose única 5 Dose única 5 3 a 7

(continua)

DOENÇAS PARASITÁRIAS (continuação)

Situação clínica	Etiologia provável	Opções de antiparasitários	Duração da terapia (dias)
Isosporíase	*Isospora belli*	SMZ/TMP Pirimetamina Ciprofloxacina Nitazoxanida	3 semanas 10 ou variável 7 a 10 3
Leishmaniose tegumentar americana		Para qualquer forma clínica:	
Cutânea	*Leishmania (Viannia) brasiliensis* *L. (V.) amazonensis* *L. (V.) guyanensis* *L. (V.) lainsoni*	Antimoniato de N-metilglucamina (glucantime) ou anfotericina B ou Pentamidina ou miltefosina	20
Cutaneomucosa	*Leishmania (Viannia) brasiliensis* *L. (V.) guyanensis*		30
Cutânea difusa	*L. (V.) amazonensis*		30
Outras	*L. (V.) shawi* *L. (V.) naiffi*		20 a 30
Leishmaniose tegumentar do velho mundo	*Leishmania (Leishmania) tropica* *L. (L.) major* *L (L.) aethiopica*	Antimoniato de N-metilglucamina (glucantime) ou anfotericina B ou pentamidina ou paramomicina	20 a 30
Leishmaniose visceral americana (Calazar)	*Leishmania (Leishmania) chagasi* *L. (L.) infantum* *L. (L.) donovani*	Antimoniato de N-metilglucamina (glucantime) ou anfotericina B ou pentamidina	20 a 40
Malária	*Plasmodium vivax*	Cloroquina + primaquina	3 7
	Plasmodium malariae	Cloroquina + primaquina	3 7
	Plasmodium falciparum		
	Não complicada	Artemeter/lumefantrina ou quinino + doxiciclina + primaquina	3 5 6
	Complicada	Artesunato ou artemeter + clindamicina ou quinino + clindamicina	5 7
Microsporidiose	*Enterocytozoon bieneusi* *Encephalitazoon intestinalis*	Albendazol Outros: nitazoxanida (?), furazolidona (?), paramomicina (?), doxiciclina (?), azitromicina (?), itraconazol (?), metronidazol (?)	3 a 4 semanas Variável
Toxoplasmose	*Toxoplasma gondii*	Sulfadiazina + pirimetamina ou espiramicina ou SMZ/TMP ou clindamicina ou claritromicina ou azitromicina ou dapsona + pirimetamina	1 a 2 semanas além da resolução dos sintomas 3 a 4 semanas 30 3 a 6 semanas
Tricomoníase	*Trichomonas vaginalis*	Metronidazol ou tinidazol ou nimorazol ou secnidazol	Dose única ou 7

(continua)

DOENÇAS PARASITÁRIAS (continuação)

Situação clínica	Etiologia provável	Opções de antiparasitários	Duração da terapia (dias)
▪ Helmintos			
Ancilostomíase	*Ancylostoma duodenale* *Necator americanus*	Mebendazol ou albendazol	3 Dose única
Angiostrongilíase	*Angiostrongylus costaricencis* *Angiostrongylus cantonensis*	Mebendazol ou tiabendazol Mebendazol	10 5
Anisaquíase	*Anisakis simplex*	Albendazol (?) Remoção cirúrgica	?
Ascaridíase	*Ascaris lumbricoides*	Albendazol ou levamisol ou mebendazol nitazoxanida	Dose única Dose única 3 dias ou dose única 3
Cisticercose	*Taenia solium* *(Cysticercus cellulosae)*	Praziquantel ou albendazol	15 8
Difilobotríase	*Dyphyllobothrium latum, D.* *pacificum, D. cordatum, D.* *houghtoni*	Praziquantel ou niclosamida	Dose única
Dirofilaríase	*Dirofilaria immitis*	Não há tratamento medicamentoso eficaz Remoção cirúrgica	
Dracunculíase ou dracontíase (filaríase)	*Dracunculus medinensis*	Metronidazol ou tiabendazol Remoção cirúrgica	3 a 7 2
Enterobíase	*Enterobius vermicularis* *(Oxyurus vermicularis)*	Pamoato de pirvínio ou mebendazol ou albendazol ou nitazoxanida	Dose única 3 Dose única 3
Esquistossomose	*Schistosoma mansoni*	Oxamniquina ou praziquantel	Dose única 1 dia, duas doses (12/12 h)
Estrogiloidíase	*Strongyloides stercoralis*	Cambendazol ou tiabendazol ou ivermectina	Dose única 2 a 3 1 a 2
Fasciolíase	*Fasciola hepatica*	Triclabendazol[15]	Dose única 7 dias
Filaríases linfáticas	*Wurchereria bancrofti* *Brugia malayi* *Brugia timori*	Dietilcarbamazina ou ivermectina ou albendazol	2 a 3 semanas Dose única Dose única
Hidatidose	*Echinococcusgranulosus*	Mebendazol ou albendazol	3 a 6 meses 3 meses
	E. vogeli e E. oligarthrus	Albendazol	30 (vários ciclos)
	E. multilocularis	Albendazol	28 (ciclos com intervalos de 14 dias)
Lagoquilascaríase	*Lagochilascaris minor*	Cambendazol ou levamisol	5 dias (4 séries com intervalos de 1 mês) p/ SNC: 3 dias (precedendo a 1ª série de cambendazol)
Larva *migrans* visceral (toxocaríase)	*Toxocara canis*	Albendazol ou mebendazol	5

(continua)

DOENÇAS PARASITÁRIAS (continuação)

Situação clínica	Etiologia provável	Opções de antiparasitários	Duração da terapia (dias)
Loíase (filaríase)	*Loa loa*	Dietilcarbamazina	2 a 3 semanas
Mansonelíase (filaríase)	*Mansonella ozzardi*	Ivermectina	Dose única
	M. perstans	Mebendazol ou albendazol	30 10
Estreptocercíase	*M. stretocerca*	Ivermectina ou dietilcarbamazina	Dose única 2 a 3 semanas
–	*Onchocerca volvulus*	Dietilcarbamazina ou ivermectina	2 a 3 semanas Dose única
Paragominíase	*Paragonimus* sp.	Praziquantel ou bithionol	2 10
Teníase	*Taenia solium* *Taenia saginata*	Praziquantel ou niclosamina ou albendazol ou mebendazol	Dose única Dose única Dose única 4
Tricocefalíase	*Trichocephalus trichiururs e* *Trichuris trichiura*	Mebendazol ou albendazol ou nitazoxanida	3
Triquinelose	*Trichinella spiralis*	Mebendazol ou albendazol ou tiabendazol (associar corticosteroides)	7 ou mais 5 7

INFECÇÕES VIRAIS

Situação clínica	Etiologia provável	Opções de antivirais	Duração da terapia (dias)
Estomatite herpética:	*Herpes simplex* I		
Primária		Aciclovir ou valaciclovir ou fanciclovir	10
Recrudescência		Aciclovir ou valaciclovir ou fanciclovir	5
Imunodeficiente		Aciclovir ou valaciclovir ou fanciclovir	10 ou mais
Herpes genital	*Herpes simplex* II		
Primária		Aciclovir ou valaciclovir ou fanciclovir	10
Recrudescência		Aciclovir ou valaciclovir ou fanciclovir	5
Imunodeficiente		Aciclovir ou valaciclovir ou fanciclovir	10 ou mais
Varicela	Vírus varicela-zóster	Aciclovir ou valaciclovir ou fanciclovir	7
Herpes-zóster	Vírus varicela-zóster	Aciclovir ou valaciclovir ou fanciclovir	7
Citomegalia no imunodeprimido Resistência	Citomegalovírus	Ganciclovir ou valganciclovir ou foscarnet	14 ou mais
Hepatite B crônica	Vírus da hepatite B	PEG-Interferon-alfa peguilado ou Tenofovir ou entecavir	48 semanas Indeterminado
Hepatite C	Vírus da hepatite C	Genótipo 1: sofosbuvir + ledipasvir Genótipos 2, 3, 4, 5 e 6: sofosbuvir + velpatasvir	Ver capítulo específico para detalhes do tratamento
Influenza	Vírus influenza	Oseltamivir	Zanamivir (inalatório)

(continua)

INFECÇÕES VIRAIS (continuação)			
Situação clínica	Etiologia provável	Opções de antibióticos	Duração da terapia (dias)
Raiva	Rabdovírus	Ribavirina + amantadina + ketamina + coma induzido	Consultar Protocolo de Milwalkee http://content.nejm.org/cgi/content/full/352/24/2508#R19
Diarreia por Rotavírus	Rotavírus	Nitazoxanida	3
Portador de HIV ou aids	Vírus da Imunodeficiência Humana (HIV)	Opções para tratamento inicial:[13] TDF + 3TC + DLG ou TDF + 3TC + EFV Reportar ao capítulo sobre tratamento antirretroviral deste livro para outras opções	Reforçar adesão do paciente Indeterminado
?: Indicação não totalmente consensual.			

Notas:
1. Penicilinas: penicilina G, penicilina V; semissintéticas; ampicilina, ampicilina/sulbactam amoxacilina, amoxacilina/clavulanato; com atividade antipseudomonas: piperacilina/tazobactam, ticarcilina/clavulanato.
2. Cefalosporinas de 1ª Geração: cefalotina, cefazolina; via oral: cefalexina, cefadroxil.
3. Cefalosporinas de 2ª Geração: cefoxitina, cefuroxima; via oral: cefuroxima-axetil, cefaclor.
4. Cefalosporinas 3ª Geração: ceftriaxona, cefotaxima; via oral: cefetametpivoxil, cefixima; com atividade antipseudomonas: ceftazidima e ceftazidima/avibactam.
5. Cefalosporinas 4ª Geração: cefepima.
6. Cefalosporinas de 5ª Geração: ceftarolina; ceftobiprola; ceftolozane/tazobactam.
7. Carbapenem: doripenem, imipenem e meropenem; carbapenem sem atividade antipseudomonas: ertapenem (será mencionado no texto quando especificamente indicado).
8. Aminoglicosídeos:gentamicina, tobramicina, netilmicina, amicacina, estreptomicina.
9. SMZ/TMP = sulfametoxazol + trimetoprima.
10. Quinolonas: ciprofloxacina, ofloxacina e norfloxacina (somente para infecções urinárias e intestinais). Quinolonas respiratórias: levofloxacina, moxifloxacina.
11. Macrolídeos: Eritromicina (estolato, estearato) e espiramicina; novos macrolídeos: claritromicina azitromicina e roxitromicina; cetolídeos: telitromicina.
13. glicopeptídeos: vancomicina e teicoplanina.
14. Drogas antimicobacterianas: isoniazida, rifampicina, pirazinamida, etambutol, estreptomicina, PAS, etionamida, cicloserina, claritromicina etc.
15. Antirretrovirais: TDF = tenofovir; EFV = efavirenz; 3TC = lamivudina; DLG = dolutegravir.

POSOLOGIAS*

PENICILINAS: doses, vias de administração, intervalos e apresentações					
Antibiótico	Dose oral diária*	Dose parenteral diária*	Dose máxima diária	Intervalos (horas)	Apresentações
Amoxacilina	Ad.: 0,75 a 1,5 g Cr.: 20 a 40 mg/kg		3 g	8	125, 250, 500 e 875 mg
Amoxacilina (A) + clavulanato (C)	Ad.: 0,75-1,75 g Cr.: 20 a 40 mg/kg	Ad.: 3 a 6 g/dia Cr.: 20 a 40 mg/kg	3 g (A) e 0,75 g (C)	8	Susp.: 250 mg/5 mL (A) + 62,5 mg (C) Comp.: 500 mg (A) + 125 mg (C) Comp.: 875 mg (A) + 125 mg (C) Inj.: 0,5 e 1 g (A) + 125 mg e 200 mg (C)
Ampicilina	Ad.: 2 a 4 g Cr.: 50 a 100 mg/kg	Ad.: 2 a 12 g Cr.: 100 a 400 mg/kg	16 g	4 ou 6	Susp.: 250 mg Comp.: 500 mg e 1 g Inj.: 500 mg e 1 g
Ampicilina/ sulbactam Forma oral = sultamicilina	Ad. 750 a 1.500 mg Cr.: 25 a 50 mg/kg	Ad. 6 a 12 g Cr. 100 a 200 mg/kg	12 g	6 injetável 12 oral	Inj.: 1 g ou 2 g (A) + 0,5 g ou 1 g (S) Comp.: 375 mg Susp.: 250 mg/5 mL

(continua)

PENICILINAS: doses, vias de administração, intervalos e apresentações (continuação)

Antibiótico	Dose oral diária*	Dose parenteral diária*	Dose máxima diária	Intervalos (horas)	Apresentações
Oxacilina		Ad.: 2 a 12 g Cr.: 100 a 200 mg/kg	12 g	4 ou 6	500 mg
Penicilina benzatina		Ad.: 1,2 a 2,4x10⁶ UI Cr.: 50.000 UI/kg	$2,4 \times 10^6$	7 dias	300, 600, 1200 e 2.400×10^3 UI
Penicilina G cristalina		Ad.: 1,2 a 24x10⁶ UI Cr.: 1 a 2,5x10⁵ UI/kg	30×10^6	2 ou 4 ou 6	5 e 10×10^6 UI
Penicilina procaína		Ad.: 3x10⁵ a 4,8x10⁶ UI Cr.: 30.000 a 50.000 UI/kg	$4,8 \times 10^6$ UI	12	300.000 UI de procaína + 100.000 de cristalina
Penicilina V	Ad.: 1 a 2 g Cr.: 25 a 50 mg/kg		4 g	6	400.000 e 500.000 UI (1 mg ≅ 1.600 UI)
Piperacilina (P) + tazobactam (T)		Ad.: 13,5 g Cr.: 100 a 300 mg/kg (P) RN: 75 a 100 mg/kg (P)	18 g	6 ou 8 RN: 12	
Ticarcilina (T) + clavulanato (C)		Ad.: 12-18 g (T) + 0,4-0,6 g (T) [IV] Cr.: 50-200 mg/kg (T) + 80 mg/kg (C) [IV*]	300 mg/kg ou 30 g (T) e 1 g (C)	4 ou 6	Inj.: 3 g (T) + 0,1 g (C) [IV]

*Cr.: Criança; Ad.: Adulto; RN: recém-nascido.

CEFALOSPORINAS: doses, vias de administração, intervalos e apresentações

Antibiótico	Dose oral diária*	Dose parenteral diária*	Dose máxima diária	Intervalos (horas)	Apresentações
Cefaclor**	Ad.: 0,75 a 1,5 g Cr.: 20 a 40 mg/kg		1,5 g	8	Susp.: 125, 250 e 375 mg/5 cm³ Comp.: 500 mg
Cefadroxil*	Ad.: 1 a 2 g Cr.: 30 mg/kg		2 g	12	Susp.: 250 mg/5 cm³ Comp.: 500 mg
Cefalexina*	Ad.: 1 a 4 g Cr.: 25 a 100 mg/kg		4 g	6	Gotas: 100 mg/mL Susp.: 250 mg/5 cm³ Comp.: 500 mg e 1 g
Cefalotina*		Ad.: 2-12 g Cr.: 80-160 mg/kg	12 g	4 ou 6	Inj.: 250, 500, 1.000 e 2.000 mg
Cefazolina*		Ad.: 1,5-6 g Cr.: 25-100 mg/kg	6 g	8	Inj.: 250, 500 e 1.000 mg
Cefepima****		Ad.: 1 a 6 g Cr.: 50 mg/kg	6 g	12	Inj.: 500 mg, 1 e 2 g
Cefotaxima***		Ad.: 1 a 6 g Cr.: 50 a 200 mg/kg	12 g	8 ou 12	Inj.: 0,5 e 1 g
Cefoxitina**		Ad.: 3 a 8 g Cr.: 80 a 160 mg/kg	12 g	6 ou 8	Inj.: 1 e 2 g
Ceftazidima		Ad.: 2 a 6 g Cr.: 25 a 50 mg/kg	6 g	8 ou 12	Inj.: 1 g
Ceftazidime/ avibactam***		Ad.: 7,5 g Cr.: sem dose definida		6 ou 8	Inj.: 2,5 g

(continua)

CEFALOSPORINAS: doses, vias de administração, intervalos e apresentações (continuação)

Antibiótico	Dose oral diária*	Dose parenteral diária*	Dose máxima diária	Intervalos (horas)	Apresentações
Ceftarolina*****		Ad.: 1.200 mg Cr.: 2m a 2a: 8 mg/kg Cr.: >2a a 18a: Peso < 33 kg 12 mg/kg >33 kg 800 mg ou 1.200 mg		8	Inj.: 600 mg
Ceftolozane/ tazobactam*****		Ad: 4,5 g (ITU/IIA) 12g (PAV) Cr.: sem dose definida		8	Inj.: 1,5 g
Ceftobiprola*****		Ad. 1.000 a 1.500 mg sem dose definida	1,5 g	8 ou 12	Inj.: 500 mg
Ceftriaxona***		Ad.: 1 a 2 g Cr.: 50 a 100 mg/kg	4 g	12 ou 24	Inj.: 250, 500 e 1.000 mg
Cefuroxima**	Ad.: 0,5 a 1 g Cr.: 30 a 50 mg/kg	Ad.: 2,25 a 4,5 g Cr.: 50 a 100 mg/kg	Oral: 1 g Par: 4,5 g	8 ou 12	Susp.: 125 mg/5 cm³ Comp.: 125 e 250 mg Inj.: 750 mg

*Cefalosporinas de 1ª Geração; **Idem de 2ª Geração; ***Idem de 3ª Geração; ****Idem de 4ª Geração; *****Idem de 5ª Geração.
Ad.: adulto; Cr.: criança; Susp.: suspensão; Comp.: comprimidos; Inj.: frasco ampola.

OUTROS BETALACTÂMICOS: doses, vias de administração, intervalos e apresentações

Antibiótico	Dose oral diária*	Dose parenteral diária*	Dose máxima diária	Intervalos (horas)	Apresentações
Aztreonam		Ad.: 1 a 8 g (IV) Cr.: 75 a 150 mg/kg	8 g	6 ou 12	Inj.: 0,5 e 1 g (IV e IM)
Doripenem		1,5 g (IV)	1,5 g	8	Inj.: 0,5 g (IV)
Ertapenem		Ad.: 1 g	1 g	24	Inj.: 1 g
Imipenem		Ad.: 2 a 4 g (IV) 1 a 1,5 g (IM) Cr.: 60 a 100 mg/kg	4 g	6 ou 8	Inj.: 500 mg (IV e IM)
Meropenem		1,5 a 3 g Cr.: 60 a 120 mg/kg	6 g	8	Inj.: 1 g

Ad.: adulto; Cr.: criança; Susp.: suspensão; Comp.: comprimidos; Inj.: frasco ampola.

AMINOGLICOSÍDEOS: doses, vias de administração, intervalos e apresentações

Antibiótico	Dose oral diária*	Dose parenteral diária*	Dose máxima diária	Intervalos (horas)	Apresentações
Amicacina		At.: 7,5 mg/kg Manut.: 15 mg/kg	15 mg/kg	8 ou 12	Inj.: 100, 250 e 500 mg
Espectinomicina		Ad.: 2 a 4 g Cr.: 40 mg/kg	4 g	24	Inj.: 2 g
Estreptomicina		Ad.: 1 a 2 g Cr.: 15 a 25 mg/kg	4 g	6 ou 12	Inj.: 1 g
Gentamicina		At.: 2 mg/kg Manut.: 3 a 5 mg/kg	5 mg/kg	8 ou 12	Inj.: 10, 20, 40, 60, 80, 120, 160 e 280 mg
Neomicina	Ad.: 4 a 12 g Cr.: 50-100 mg/kg		12 g	6	Manipulação
Netilmicina		At.: 2,2 mg/kg Manut.: 3 a 6,5 mg/kg	6,5 mg/kg	8 ou 12	Inj.: 15, 25, 50 e 150 mg
Tobramicina		At.: 2 mg/kg Manut.: 3 a 5 mg/kg	5 mg/kg	8 ou 12	Inj.: 75 e 150 mg

QUINOLONAS: doses, vias de administração, intervalos e apresentações

Antibiótico	Dose oral diária*	Dose parenteral diária*	Dose máxima diária	Intervalos (horas)	Apresentações
Ácido nalidíxico	Ad.: 2 a 4 g Cr.: 220 mg/kg		4 g	6	Comp.: 0,5 e 1 g Susp.: 250 mg/5 cm³
Ácido pipemídico	800 mg		800 mg	12 ou 24	Comp.: 200 e 400 mg Susp.: 200 mg/5 cm³
Ciprofloxacina	500 a 1.500 mg	400 a 800 mg	1,5 g oral 1,2 g IV	8 ou 12	Inj.: 200 mg IV Comp.: 250 e 500 mg
Levofloxacina	250 a 500 mg	500 mg	750 mg	24	Comp.: 250 e 500 mg Inj.: 250 e 500 mg
Lomefloxacina	400 mg		400 mg	24	Comp.: 400 mg
Moxifloxacina	400 mg	400 mg	400 mg	24	Comp.: 400 mg Inj.: 400 mg
Norfloxacina	800 mg		800 mg	12	Comp.: 400 mg
Ofloxacina	400 a 800 mg	800 mg	800 mg	12	Inj.: 400 mg IV Comp.: 200 mg
Rosoxacina	300 mg		300 mg	24	Comp.: 150 mg

TETRACICLINAS: doses, vias de administração, intervalos e apresentações

Antibiótico	Dose oral diária*	Dose parenteral diária*	Dose máxima diária	Intervalos (horas)	Apresentações
Doxiciclina	200 mg		200 mg	12	Comp.: 100 mg
Minociclina	200 mg		200 mg	12	Comp.: 50 e 100 mg
Oxitetraciclina	Ad.: 1 a 2 g Cr.: 25 a 50 mg/kg	200 mg a 500 mg (IM)	2 g	6 a 12	Comp.: 500 mg Susp.: 125 mg/5 cm³ Inj.: 100 mg
Tetraciclina	Ad.: 1 a 2 g Cr.: 25 a 50 mg/kg		2 g	6	Susp.: 100 mg/5 cm³ e 250 mg/5 cm³ Comp.: 250 e 500 mg

*Ad.: adulto; Cr.: criança (somente para crianças acima de 9 anos).
Glicilciclinas: doses, vias de administração, intervalos e apresentações

GLICILCICLINAS: doses, vias de administração, intervalos e apresentações

Antibiótico	Dose oral diária*	Dose parenteral diária*	Dose máxima diária	Intervalos (horas)	Apresentações
Tigeciclina		100 mg de ataque e 100 mg/dia	200 mg	12	Inj.: 50 mg

MACROLÍDEOS E CETOLÍDEOS: doses, vias de administração, intervalos e apresentações

Antibiótico	Dose oral diária*	Dose parenteral diária*	Dose máxima diária	Intervalos (horas)	Apresentações
Azitromicina	Ad.: 250 a 500 mg Cr.: 5 a 10 mg/kg		1.200 mg	24	Comp.: 250 e 500 mg Susp.: 200 mg/5 mL
Claritromicina	Ad.: 500 mg a 1 g Cr.: 15 mg/kg	0,5 a 1 g	2 g	12	Comp.: 250 e 500 mg Susp.: 125 mg/5 mL Inj.: 500 mg
Diritromicina	500 mg/dia		500 mg	24	Comp.: 250 mg
Eritromicina	Ad.: 1 a 2 g/dia Cr.: 30 a 50 mg/kg		2 g	6	Comp.: 250 e 500 mg Susp.: 125 e 250 mg

(continua)

MACROLÍDEOS E CETOLÍDEOS: doses, vias de administração, intervalos e apresentações (continuação)

Antibiótico	Dose oral diária*	Dose parenteral diária*	Dose máxima diária	Intervalos (horas)	Apresentações
Espiramicina	Ad.: 2 a 3 g ou 50 a 100 mg/kg		3 g	6 ou 8	Comp.: 250 mg (750.000 UI) e 500 mg (1.500.000 UI)
Fidaxomicina	Ad.: 400 mg		400 mg	12	Comp.: 200 mg
Roxitromicina	300 mg		300 mg	12 ou 24	Comp.: 150 e 300 mg
Telitromicina	800 mg		800 mg	24	Comp.: 400 mg

LINCOSAMINAS: doses, vias de administração, intervalos e apresentações

Antibiótico	Dose oral diária*	Dose parenteral diária*	Dose máxima diária	Intervalos (horas)	Apresentações
Clindamicina	Ad.: 600 a 1.800 mg Cr.: 8 a 25 mg/kg	Ad.: 900 mg a 3,2 g Cr.: 15 a 40 mg/kg/dia	3,2 g	6 a 8	Susp.: 125 mg/5 cm³
Lincomicina	Ad.: 1,5 a 2 g Cr.: 30 a 60 mg/kg	Ad.: 1,2 a 3 g Cr.: 10 a 20 mg/kg	8 g	6, 8 ou 12	Susp.: 250 mg/5 cm³ Comp.: 500 mg Inj.: 300 e 600 mg

CLORANFENICOL E TIANFENICOL: doses, vias de administração, intervalos e apresentações

Antibiótico	Dose oral diária*	Dose parenteral diária*	Dose máxima diária	Intervalos (horas)	Apresentações
Cloranfenicol	Ad.: 1 a 2 g Cr.: 50 a 100 mg/kg	Ad.: 1 a 2 g Cr.: 50 a 100 mg/kg	4 g	6	Susp.: 125 mg e 150 mg/5 cm³ Comp.: 250 mg Inj.: 250 mg, 500 mg e 1 g
Tianfenicol	Ad.: 1 a 2 g Cr.: 25 a 50 mg/kg	Ad.: 1,5 a 4 g Cr.: 25 a 50 mg/kg	4 g	6 ou 8	Susp.: 125 mg/5 cm³ Comp.: 250 mg e 500 mg Inj.: 250 mg, 750 mg

GLICOPEPTÍDEOS: doses, vias de administração, intervalos e apresentações

Antibiótico	Dose oral diária*	Dose parenteral diária*	Dose máxima diária	Intervalos (horas)	Apresentações
Vancomicina	Ad.: 2 g*	Ad.: ataque 25 a 30 mg/kg peso Manut.: 15 a 20 mg/kg Cr.: 40 mg/kg	4 g	6 ou 12	Inj.: 500 mg
Teicoplanina		Ad.: 6 a 12 mg/kg Cr.: 6 a 10 mg/kg/dia	2 mg	12 ou 24	Inj.: 200 mg

*Dose oral de vancomicina somente para colite pseudomembranosa.

LIPOPEPTÍDEO: doses, vias de administração, intervalos e apresentações

Antibiótico	Dose oral diária*	Dose parenteral diária*	Dose máxima diária	Intervalos (horas)	Apresentações
Daptomicina		4 a 6 mg/kg (IV) 10 a 12 mg/kg em endocardites a esquerda	12 mg/kg	24	Inj.: IV 500 mg

OXAZOLIDONA: doses, vias de administração, intervalos e apresentações

Antibiótico	Dose oral diária*	Dose parenteral diária*	Dose máxima diária	Intervalos (horas)	Apresentações
Linezolida	Ad.: 1.200 mg	1.200 mg	1.200 mg	12	Comp.: 600 mg Inj.: 600 mg

SULFONAMIDAS E TRIMETOPRIMA: doses, vias de administração, intervalos e apresentações

Antibiótico	Dose oral diária*	Dose parenteral diária*	Dose máxima diária	Intervalos (horas)	Apresentações
Sulfadiazina	Ad.: 2 a 4 g Cr.: 100 a 150 mg/kg		6 g	4, 6 ou 8	Comp.: 500 mg
Sulfadoxina	0,5 a 1 g/semana		1 g/semana	Semanal	Comp.: 500 mg
Sulfametoxazol + trimetoprim (SMZ/TMP ou cotrimoxazol)	Ad.: 800 mg (S) Cr.: 40 mg/kg (S)	25 a 100 mg/kg (S)	100 mg/kg (S)	6 ou 12	Susp.: 200 mg/5 cm³ (S) Comp.: 400 ou 800 mg (S) Inj.: IV: 400 mg (S) Inj.: IM: 800 mg (S)
Sulfona	Ad.: 100 mg Cr.: 1 a 2 mg/kg		100 mg	24 ou mais	Comp.:100 mg

OUTROS: doses, vias de administração, intervalos e apresentações

Antibiótico	Dose oral diária*	Dose parenteral diária*	Dose máxima diária	Intervalos (horas)	Apresentações
Metronidazol	Ad.: 500 mg a 2 g Cr.: 30 mg/kg	Ad.: 1,5 a 2 g Cr.: 30 mg/kg	2 g	6, 8 ou 12	Susp.: 200 mg/5 cm³ Comp.: 250 e 400 mg Inj.: 500 mg
Polimixina B		Ad.: ou Cr.: 15.000 a 30.000 U/kg ou 1,5 a 3 mg/kg	30.000 U/kg ou 3 mg/kg	12	Inj.: 50 mg ou 50.000 UI
Polimixina E (colistimetato = sulfato de colistina)		3 a 5 mg/kg	5 mg/kg	6 ou 8	Inj.: 150 mg
Rifampicina	Ad.: 600 mg Cr.: 10 mg/kg		600 mg	24	Comp.: 300 mg Susp.: 100 mg/5 mL
Fosfomicina	3 g n.d.				Sachê de 3 g para dissolver em água e tomar VO em dose única

ANTISSÉPTICOS URINÁRIOS: doses, vias de administração, intervalos e apresentações

Antibiótico	Dose oral diária*	Dose parenteral diária*	Dose máxima diária	Intervalos (horas)	Apresentações
Mandelato de metanamina	Ad.: 4 g ou Cr.: 60 mg/kg		4 g	6	Comp.: 500 mg
Nitrofurantoína	400 mg		400 mg	6	Comp.: 100 mg

TUBERCULOSTÁTICOS: doses, vias de administração, intervalos e apresentações

Antibiótico	Dose oral diária*	Dose parenteral diária*	Dose máxima diária	Intervalos (horas)	Apresentações
Capreomicina		Ad.: 1 g IM Cr.: 15 mg/kg	1 g	24	Inj.: 1 g
Ciclosserina	Ad.: 500 a 750 mg Cr.: 10 a 25 mg/kg		1 g	8 a 12	Comp.: 250 mg
Estreptomicina		Ad.: 1 a 2 g Cr.: 15-25 mg/kg	4 g	6 ou 12	Inj.: 1 g
Etambutol	15 a 25 mg/kg		1.200 mg	24	Comp.: 400 mg Susp.: 125 mg/5 mL

(continua)

TUBERCULOSTÁTICOS: doses, vias de administração, intervalos e apresentações (continuação)

Antibiótico	Dose oral diária*	Dose parenteral diária*	Dose máxima diária	Intervalos (horas)	Apresentações
Etionamida	Ad.: 750 mg Cr.: 12 mg/kg		750 mg	24	Comp.: 250 mg
Isoniazida	Ad.: 400 mg Cr.: 10 mg/kg		400 mg	24	Comp.: 100 ou (200 mg associado a 300 mg de rifampicina)
Ofloxacina	400 a 800 mg	800 mg	800 mg	12	Inj.: 400 mg IV Comp.: 200 mg
Pirazinamida	35 mg/kg		2 g	24	Comp.: 500 mg
Rifampicina	Ad.: 600 mg Cr.: 10 mg/kg		600 mg	24	Comp.: 300 mg Susp.: 100 mg/5 mL
Terizidona	Ad.: 21 a 35 kg: 500 mg 36 a 50 kg: 750 mg > 50 kg: 750 a 1.000 mg Cr.: 20 mg/kg		1.000 mg	24	Caps. 250 mg

ANTIFÚNGICOS: doses, vias de administração, intervalos e apresentações

Antibiótico	Dose oral diária*	Dose parenteral diária*	Dose máxima diária	Intervalos (horas)	Apresentações
Anfotericina B		0,3 a 1 mg/kg	1,25 mg/kg	24	Inj.: 50 mg IV
Anfotericina B dispersão coloidal		3 a 4 mg/kg	4 mg/kg	24	Inj.: 50 e 100 mg IV
Anfotericina B lipossomal		1 a 5 mg/kg	5 mg/kg	24	Inj.: 50 mg IV
Anidulafungina		At.: 200 mg 24 h Manut.: 100 mg	200 mg	24	Inj.: 100 mg
Caspofungina		At.: 70 mg 24 h Manut.: 50 mg	70 mg	24	Inj.: 50 e 70 mg
Cetoconazol	200 mg		400 mg	24	Comp.: 200 mg
Flucitosina	150 a 200 mg/kg		200 mg/kg	6	Comp.: 500 mg
Fluconazol	100 a 800 mg		800 mg	24	Comp.: 50, 100 e 150 mg Inj.: 200 mg IV
Griseofulvina	20 a 30 mg/kg ou 1.000 mg			24	Comp.: 500 mg
Isavuconazol	Inicial: 600 mg Manut.: 200 mg	Inicial: 600 mg Manutenção: 200 mg	600 mg	Inicial: 8 Manut.: 24	Comp.: 100 mg Inj.: 200 mg
Itraconazol	100 a 200 mg		400 mg	24	Comp.: 100 mg
Micafungina		> 40 kg: 50 a 150 mg ≤ 40 kg: 1 a 3 mg/kg	200 mg 4 mg/kg	24	Inj.: 50 mg
Nistatina	800.000 a 2.000.000 U		2.000.000 U	6	Comp.: 500.000 U/mL Susp.: 100.000 U/mL
Posaconazol	100 a 800 mg		800mg	12 ou 6	Susp.: 40 mg/mL
Terbinafina	12 a 20 kg: 62,5 mg 20 a 40 kg: 125 mg > 40 kg 250 mg		250 mg	24	Comp.: 125 e 250 mg

(continua)

ANTIFÚNGICOS: doses, vias de administração, intervalos e apresentações (continuação)

Antibiótico	Dose oral diária*	Dose parenteral diária*	Dose máxima diária	Intervalos (horas)	Apresentações
Voriconazol		At.: 12 mg/kg/24 h Manut.: 8 mg/kg	800 mg	12	Comp.: 50 e 200 mg

> 12 anos	At.:
	> 40 kg 800 mg/
	  24 h
	< 40 kg 400 mg/
	  24 h
	Manut.:
	> 40 kg 400 mg
	< 40 kg 200 mg				

de 2 a 12 anos	At.: 12 mg/kg/24 h Manut.: 8 mg/kg				

ANTIPARASITÁRIOS: doses, vias de administração, intervalos e apresentações

Antibiótico	Dose oral diária*	Dose parenteral diária*	Dose máxima diária	Intervalos (horas)	Apresentações
Albendazol	400 a 800 mg		800 mg	24	Comp.: 400 mg Susp.: 40 mg/mL
Antimoniato de N-metilglucamina (Glucantime®)		10 a 20 mg/kg de antimônio pentavalente IM	20 mg/kg	24	Inj.: 5 mL da solução a 30%, com 1,5 g de Antimoniato de N-metilglucamina, correspondendo a 425 mg de antimônio pentavalente

Artemeter/ lumefantrina	5 a 14 kg:
	  40/240 mg
	15 a 24 kg:
	  80/480 mg
	25 a 34 kg:
	  120/720 mg
	> 35 kg:160/960 mg
			160/960 mg	12	Comp.: 20/120 mg

Artesunato	2,4 mg/kg 1° dia 1,2 mg/kg + 4 dias	2,4 mg/kg 1° dia IV 1,2 mg/kg + 4 dias IV	2,4 mg/kg	12 oral 24 IV	Comp.: 50 mg Inj.: 60 mg
Benzonidazol	5 a 7 mg/kg		7 mg/kg	12	Comp.: 100 mg
Cambendazol	360 mg dose única Cr.: 5 mg/kg		360	Dose única	Comp.: 180 mg Susp.: 6 mg/mL
Cloroquina	10 mg/kg de sal base no 1° dia seguido de 7,5 mg/kg nos 2° e 3° dias	600 mg de sal base no 1° dia 450 mg de sal base nos 2° e 3° dias	25 mg/kg	24	Comp.: 250 mg de sal correspondendo a 150 mg do sal base Comp.: de 400 mg Inj.: 150 e 500 mg
Dietilcarbamazina	6 a 10 mg/kg			8	Comp.: 50 e 100 mg
Etofamida	1.000 mg Cr.: 400 mg		1.000 mg	12	Comp.: 500 mg Susp.: 20 mg/mL
Furazolidona	7 mg/kg		400 mg	8 ou 12	Comp.: 100 mg Susp.: 50 mg/5 mL
Ivermectina	150 a 200 µg/kg		200 µg/kg	Dose única	Comp.: 6 mg
Levamisol	150 mg Cr.: 80 mg		150	Dose única	Comp.: 80 ou 150 mg Susp.: 80 mg/30 mL

(continua)

ANTIPARASITÁRIOS: doses, vias de administração, intervalos e apresentações (continuação)

Antibiótico	Dose oral diária*	Dose parenteral diária*	Dose máxima diária	Intervalos (horas)	Apresentações
Mebendazol	200 a 600 mg		600 mg	12	Comp.: 100 mg Susp.:100 mg/5 mL
Mefloquina	1 a 1,5 g Cr.: 15 a 30 mg/kg		1,5 g	Dose única	Comp.: 250 mg
Metronidazol	750 a 2.250 Cr.: 30 a 50 mg/kg	Ad.: 1.500 a 2.000 mg Cr.: 30 mg/kg	2.250 mg	6 a 8	Comp.: 250, 400 e 500 mg Susp.: 40 mg/mL Inj.: 500 e 1.500 mg
Niclosamida	2 g Cr.: 11 a 34 mg/kg		2 g	Dose única	Comp.: 500 mg
Nifurtimox	8 a 10 mg/kg Cr.: 10 a 15 mg/kg			12	Comp.: 120 mg
Nimorazol	500 a 1.000 mg		1.000 mg	12	Comp.: 500 mg Susp.: 250 mg/10 mL
Nitazoxanida	1.000 a 2.000 mg Cr.: 200 a 400 mg		2.000 mg	12	Susp.: 100 mg/5 mL
Oxamniquina	15 mg/kg Cr.: < 12 a 20 mg/kg		Ad.: 1.500 mg Cr.: 20 mg/kg	Dose única	Susp.: 50 mg/mL
Pamoato de pirvínio	10 mg/kg		10 mg/kg	Dose única	Comp. 100 mg Susp.: 50 mg/5 mL
Paramomicina	2 g		2 g	6	Comp.: 500 mg
Pentamidina	4 mg/kg		300 mg	24	Inj.: 300 mg IV ou inalatório
Piperazina	100 mg/kg		4 g	24	Susp.: 500 mg/5 mL ou 130 mg/mL
Pirimetamina	25 mg/dia		75 mg	24	Com.: 25 mg
Praziquantel	50 a 70 mg/kg (esquistossomose) 10 a 25 mg/kg (cestoide) 30 a 50 mg/kg (neurocisticercose)			6 a 8	Comp.: 150 mg e 500 mg
Primaquina	0,5 a 0,75 mg/kg		0,5 a 0,75 mg/kg	24	Comp.: 5 e 15 mg
Quinina	15 a 30 mg/kg (sulfato)	15 a 30 mg/kg (cloridrato)	1,5 g	24	Comp.: 500 mg Inj.: 500 mg
Secnidazol	2.000 mg Cr.: 30 a 50 mg/kg		2.000 mg	Dose única	Comp.: 500 e 1.000 mg Susp.: 450 mg/15 mL ou 900 mg/30 mL
Sulfadiazina	150 mg/kg ou 4 a 8 g		8 g	6	Comp.: 500 mg
Teclosan	1.000 mg Cr.: 300 mg		1.000 mg	12	Comp.: 100 e 500 mg Susp.: 150 mg/5 mL
Tiabendazol	25 a 50 mg/kg		3 g	24	Comp.: 500 mg Susp.: 250 mg/5 mL
Tinidazol	2.000 mg Cr.: 50 mg/kg		2.000 mg	12 ou 24	Comp.: 500 mg
Triclabendazol	5 a 10 mg/kg		?	Dose única	Comp.: 250 e 900 mg Susp.: 5 e 10 g/100 mL

ANTIVIRAIS: doses, vias de administração, intervalos e apresentações

Antibiótico	Dose oral diária*	Dose parenteral diária*	Dose máxima diária	Intervalos (horas)	Apresentações

Aciclovir
 	
Adulto
 	
Crianças
	Herpes simplex:
	  1.000 a 2.000 mg
	Herpes-zóster:
	  4.000 mg
	Herpes simplex:
	  15 a 30 mg/kg
		Herpes simplex:
		  15 mg/kg
		Herpes-zóster:
		  30 a 36 mg/kg
			4.000 mg	Oral:
				4 (5 vezes ao dia)
				Inj.: 8
					Comp.: 200 e 400 mg
					Inj.: frascos de 250 mg

Amantadina	200 mg		200 mg	12	Comp.: 100 mg
Entecavir	0,5 mg (virgem) 1 mg (experiente)		1 mg	24	Comp.: 0,5 e 1 mg

Famciclovir	*Herpes simplex*:
	  750 a 1.000 mg
	Herpes-zóster:
	  1.500 mg
			1.500 mg	12
				
				8
					Comp.: 125 e 250 mg

Ganciclovir		At.: (14 a 21 dias): 10 mg/kg IV Manut.: 5 mg/kg IV	10 mg/kg	24	Inj.: frascos de 250 mg
Glecaprevir + pibrentasvir	300 + 120 mg		300 + 120 mg	24	Comp.: 100 + 40 mg
Interferon-alfa-2A peguilado		180 µg SC	180 µg	Semanal	Inj.: 180 µg
Interferon-alfa-2B peguilado		1 a 1,5 µg/kg SC	1,5 µg/kg	Semanal	Inj.: 80, 100 e 120 µg
Oseltamivir	150 mg		150 mg	12	Comp.: 75 mg
Ribavirina	750 a 1.250 mg (11 a 15 mg/kg)		15 mg/kg	12	Comp.: 250 mg
Sofosbuvir	400 mg		400 mg	24	Comp.: 400 mg
Sofosbuvir + ledipasvir	400 + 90 mg		400 + 90 mg	24	Comp.: 400 + 90 mg
Sofosbuvir + velpatasvir	400 + 100 mg		400 + 100 mg	24	Comp.: 400 + 100 mg

Valaciclovir	*Herpes simplex*:
	  1.000 a 2.000 mg
	Herpes-zóster:
	  3.000 mg
			3.000 mg	12
				
				8
					Comp.: 500 mg
					  e 1.000 mg

Valganciclovir	Ataque (21 dias):
	  1.800 mg
	Manut.:
	  900 mg
			1.800 mg	12	Comp.: 450 mg

ANTIRRETROVIRAIS: doses, vias de administração, intervalos e apresentações

Antibiótico	Dose oral diária*	Dose parenteral diária*	Dose máxima diária	Intervalos (horas)	Apresentações
▪ Inibidores nucleosídeos da transcriptase reversa					
Abacavir (ABC)	600 mg		600 mg	12	Comp.: 300 mg
Emtricitabina (FTC)	200 mg		200	24	Comp.: 200 mg
Lamivudina (3TC)	300 mg		300 mg	12 ou 24	Comp.: 150 mg
Tenofovir (TDF)	300 mg		300 mg	24	Comp.: 300 mg

(continua)

ANTIRRETROVIRAIS: doses, vias de administração, intervalos e apresentações (continuação)

Antibiótico	Dose oral diária*	Dose parenteral diária*	Dose máxima diária	Intervalos (horas)	Apresentações
Zidovudina (ZDV ou AZT)	600 mg		600 mg	12	Comp.: 100 mg
Zidovudina + Lamivudina	600 + 300 mg		600 + 300 mg	12	Comp.: 300 mg (ZDV) + 150 mg (3TC)
■ Inibidores não nucleosídeos da transcriptase reversa					
Efavirenz (EFV)	600 mg		600 mg	24	Comp.: 200 e 600 mg
Etravirina	200 mg		200 mg	24	Comp.: 100 mg
■ Inibidores da protease*					
Atazanavir (ATV)	400 mg		400 mg	24	Comp.: 100, 150 e 200 mg
Atazanavir/ritonavir (ATV/r)	300/100 mg		300/100 mg		ATV: Comp.: 150 mg
Darunavir/ritonavir (DRV/r)	1.200 mg/200 mg		1.200 mg	12	DRV: Comp.: 300 mg
Lopinavir/ ritonavir (LPV/r)	800/200 mg		800/200 mg	12	Comp.: 133/33 mg
Tipranavir/ ritonavir (TPV/r)	1.000/400 mg		1.000/400 mg	12	TPV: Comp.: 500 mg
■ Inibidor de Integrase					
Dolutegravir	50 mg		100 mg	24 ou 12	Comp.: 50 mg
Raltegravir	800 mg		800 mg	12	Comp.: 400 mg
Inibidor de fusão					
Enfuvirtide (T-20)		180 mg SC	180 mg	12	Inj. (SC): 90 mg
■ Antagonista de receptor CCR5					
Maraviroque	300 a 1.200 mg (Ver interação com droga concomitante)		1.200 mg	12	Comp.: 150 e 300 mg

*Com exceção do lopinavir/ritonavir, todos os demais inibidores de protease quando em uso associado ao ritonavir; os comprimidos de ritonavir são fornecidos em separado na apresentação de 100 mg/comp.

USO DE ANTIMICROBIANOS NA INSUFICIÊNCIA RENAL

Uso de antimicrobianos em pacientes com insuficiência renal (IR) deve ser orientado pelo conhecimento do *Clearance* de creatinina (Cl$_{cr}$), medido ou calculado conforme a fórmula de Cockcroft e Gault (Nephron 1976; 16:31).

Para sexo feminino, multiplicar o resultado por 0,85.

$$Cl_{cr} \ (mL/min) = \frac{(140 - idade) \times peso^*}{72 \times creatinina}$$

* Peso corpóreo ideal em kg

Peso corpóreo ideal masculino = (altura em m)^2 × 22,1

Peso corpóreo ideal feminino = (altura em m)^2 × 20,6

A validade dessa fórmula depende da função renal estável e da creatinina sérica constante. Para indivíduos oligúricos ou com níveis crescentes de creatinina, considera-se o Cl$_{cr}$ menor que 10 mL/min. Em idosos, cuja massa muscular é menor, a fórmula pode superestimar o Cl$_{cr}$, resultando em níveis tóxicos.

Aminoglicosídeos

Os aminoglicosídeos gentamicina, tobramicina, netilmicina e amicacina podem ter suas doses acertadas para determinada função renal por dois métodos: aumento do intervalo entre as doses ou a diminuição das doses mantendo os intervalos. O primeiro método pode ser falho, pois pode levar a níveis séricos tóxicos logo após a infusão da droga e também a períodos longos de níveis subterapêuticos, resultando em falência terapêutica. Dessa forma, recomendamos que se façam dosagens dos níveis séricos sempre que possível, 1 hora antes e 30 minutos a 1 hora após a dose administrada, pelo menos 1 vez no dia, a cada 2 ou 3 dias. Recomendamos a seguir as doses de aminoglicosídeos para uso geral, em insuficiência renal:

Droga	Dose de ataque	Dose de manutenção*	Dose diária total	Intervalo (horas)
Gentamicina	2 mg/kg	1,5 a 2 mg/kg/dose	3 a 5 mg/kg/dia	8/8
Tobramicina	2 mg/kg	1,5 a 2 mg/kg/dose	3 a 5 mg/kg/dia	8/8
Netilmicina	2,2 mg/kg	2 a 2,2 mg/kg/dose	4 a 6,5 mg/kg/dia	8/8
Amicacina	7,5 mg/kg	7,5 a 8 mg/kg/dose	15 mg/kg/dia	12/12

*Após a dose de ataque, instituem-se as doses de manutenção calculadas pelo Cl_{cr}: (dose diária usual × Cl_{cr})/100 (a dose de manutenção é dada com o mesmo intervalo habitual).

Exemplo 1

Paciente do sexo masculino, adulto de 70 kg e 65 anos, com creatinina sérica de 2,3 mg/dL. A dose de gentamicina é calculada da seguinte forma:

$$Cl_{cr}\ (mL/min) = \frac{(140-65) \times 70}{72 \times 2,3} = 31,7\ mL/min$$

Dose de ataque = 2 × 70 = 140 mg, IV em 30 minutos, diluída em SG5%.

Dose de manutenção = (140 × 31,7)/100 = 44,38, arredondados para 45 mg IV em 30 minutos, diluídos em SG5% a cada 8 horas.

Exemplo 2

Para paciente obesa utiliza-se o peso corpóreo ideal: paciente feminina, de 1,65 m de altura, 98 kg, 45 anos e creatinina de 1,8 mgdL. A dose de gentamicina é calculada assim:

Peso corpóreo ideal = $(1,65)^2 \times 20,6 = 56$ kg

$$Cl_{cr}\ (mL/min) = \frac{(140-45) \times 56}{72 \times 1,8} = 41,05\ mL/min \times 0,85 = 34,89\ mL/min$$

Dose de ataque = 2 × 56 = 112 mg

Dose de manutenção = (112 × 34,89)/100 = 39,08, arredondando = 40 mg, IV em 30 minutos em Sg 5%, a cada 8 horas.

OUTROS ANTIMICROBIANOS (inclui outro método de correção para aminoglicosídeos)

Nome	Insuficiência renal: ajuste dos intervalos em horas e doses conforme o *clearance* de creatinina (mL/min)			Remoção por diálise e dose suplementar após diálise	
	80 a 50	50 a 10	< 10	Hemodiálise	Diálise peritonial
▪ Penicilinas					
Amoxacilina	8 h	12 h	12 a 24 h	Sim – 250 mg	Sim
Amoxacilina/ clavulanato	8 h	12	12 a 24 h	Sim – 250 mg	Sim
Ampicilina	6 h	8 h	12 h	Sim – 500 a 2.000 mg	Sim
Ampicilina/sulbactam	6 a 8 h	8 a 12 h	24 h	Sim	?
Oxacilina	4 a 6 h	4 h	4 a 6 h	Não	Não
Penicilina benzatina	7 a 14 dias	7 a 14 dias	7 a 14 dias	Sim	Sim
Penicilina G	4 a 6 h	6 a 8 h	4 a 6 h 500.000 a 2 milhões U	Sim – 500.000 U	Sim
Penicilina procaína	12 h	12 h	12 h	Sim	Sim
Penicilina V	6 h	8 h	12 h	Sim – 250 mg	Sim
Piperacilina/tazobactam	6 h	6 h – 2,25 g	8 h – 2,25 g	8 ou 12 h – 2,25 g	8 ou 12 h – 2,25 g
Ticarcilina/clavulanato	4 a 6 h	6 a 8 h	8 a 12 h	Sim – 3,1 g	Sim – 12/12 h – 3,1 g
▪ Cefalosporinas					
Cefaclor	8 h	8 h	8 h	Sim – (1 dose)	Não
Cefadroxila	12 a 24 h	24 h	24 a 36 h	Sim – 1 g	Sim

(continua)

OUTROS ANTIMICROBIANOS (inclui outro método de correção para aminoglicosídeos) (continuação)				
Nome	**Insuficiência renal: ajuste dos intervalos em horas e doses conforme o *clearance* de creatinina (mL/min)**			**Remoção por diálise e dose suplementar após diálise**	
	80 a 50	**50 a 10**	**< 10**	**Hemodiálise**	**Diálise peritonial**
Cefalexina	6 a 8 h	8 a 12 h – 0,5 a 1 g	12 a 24 h – 0,25 a 1 g	Sim – 0,25 a 1 g	Sim
Cefalotina	6 h	8 h – 1 a 1,5 g	12 h – 1,5 g	Sim – 0,5 a 2 g	Sim
Cefazolina	8 h	8 a 12 h – 0,5 a 1 g	24 h – 0,5 a 1 g	Sim	Sim – 0,5 g cada 12 h
Cefepima	8 a 12 h	12 a 24 h – 0,5 a 1 g	24 h – 0,25 a 1 g	Sim	Sim – 0,5 a 2 g cada 48 h
Cefotaxima	4 a 6 h	6 a 12 h – 1 g	12 h – 1 g	Sim (+50%)	Sim
Ceftadizima	8 a 12 h	12 a 24 h – 1 a 1,5 g	24 a 48 h – 0,5 a 0,75 g	1 g, ataque 1 g pós-diálise	1 g, ataque 0,5 g/24 h
Ceftazidime/Avibactam	1,25 g 8 h	0,94 g 12 h	0,94 g 48 h	0,94 g 48 h após dialise	Não
Ceftarolina	12 h	400 mg 12 h	200 a 300 mg 12 h	200 mg 12 g	Não
Ceftobiprola	8 a 12 h	12 h – 250 a 500 mg	12 h – 250 mg	Não disponível	Não disponível
Ceftolozane/ Tazobactam	8 h	750 mg 8 h	375 mg 8 h	150 mg 8 h	Não
Ceftriaxona	24 h – 0,5 a 1 g	24 h – 0,5 a 1 g	24 h – 0,5 a 1 g	Não	Não
Cefuroxima	8 h	8 a 12 h	24 h	Sim – 0,75 a 3 g	Não
▪ Outros betalactâmicos					
Aztreonam	8 a 12 h	12 a 24 h	24 a 36 h	Sim – 15 mg/kg	Sim – 30 mg/kg/dia
Doripenem	8 h	8 a 12 h – 0,25 g	Não disponível	Não disponível	Não disponível
Ertapenem	24 h – 1 g	24 h – 0,5 g	24 h – 0,5 g	150 mg após diálise se a dose usual for administrada mais de 6 horas antes do início da diálise	Não disponível
Imipenem	6 a 8 h – 0,5 g	6 a 8 h – 0,5 g	6 a 12 h – 0,5 g	1 g após diálise	6 a 12 h – 0,5 g
Meropenem	8 h	12 h – 0,5 a 1 g	24 h – 0,5 a 1 g	Sim	24 h – 0,5 a 1 g
▪ Aminoglicosídeos					
Amicacina*	12 h	2 a 36 h	36 a 48 h	Sim – 2,5 a 3,75 mg/kg	Sim – 3-4 mg/21 de dialisato removido
Espectinomicina	2 g dose única	Não recomendado	Não recomendado	?	?
Estreptomicina	24 h	24 a 72 h	72 a 96 h	Sim At.: 500 mg; Manut.: 250 mg/36 h	Sim
Gentamicina*	8 a 12 h	12 a 24 h	24 a 48 h	Sim – 1 a 1,5 mg/kg	Sim – 1 mg/21 de dialisato removido
Neomicina (somente VO)	4 a 6 h	4 a 6 h	4 a 6 h		
Netilmicina*	8 a 12 h	12 a 24 h	24 a 48 h	Sim – 2 mg/kg	Sim
Tobramicina*	8 a 12 h	12 a 24 h	24 a 48 h	Sim – 1 mg/kg	Sim – 1 mg/2 L de dialisato removido

(continua)

OUTROS ANTIMICROBIANOS (inclui outro método de correção para aminoglicosídeos) (continuação)

Nome	Insuficiência renal: ajuste dos intervalos em horas e doses conforme o *clearance* de creatinina (mL/min)			Remoção por diálise e dose suplementar após diálise	
	80 a 50	50 a 10	< 10	Hemodiálise	Diálise peritonial
Quinolonas					
Ácido nalidíxico	6 h	6 h	Não recomendado	?	?
Ácido pipemídico	12 h	Não recomendado	Não recomendado	?	?
Ciprofloxacina	12 h	12 a 18 h – 250-500 mg	24 h – 250-500 mg	1 dose após	?
Levofloxacina	24 h	At.: 500 mg Manut.: 24 a 48 h – 250 mg	At.: 500 mg Manut.: 48 h – 250 mg	At.: 500 mg Manut.: 48 h – 250 mg	At.: 500 mg Manut.: 48 h – 250 mg
Moxifloxacina	24 h	24 h	24 h	Não	Não
Norfloxacina	12 h	12 a 24 h	Não recomendado	Não	?
Rosoxacina	12 h	Não recomendado	Não recomendado		
Tetraciclinas					
Doxiciclina	12 a 14 h	12 a 24 h	12 a 24 h	Não	Não
Minociclina	12 h	12 h	12 h	Não	Não
Oxitetraciclina	Não recomendado	Não recomendado	Não recomendado	?	?
Tetraciclina	Não recomendado	Não recomendado	Não recomendado	Não	Não
Glicilciclinas					
Tigeciclina	12 h	12 h	12 h	Não	Não
Macrolídeos e Cetolídeos					
Azitromicina	24 h	24 h	24 h	Não	Não
Claritromicina	12 h	12 a 24 h	24 h	Sim	Não
Diritromicina	24 h	24 h	24 h	?	?
Eritromicina	6 h	6 h	6 h	Não	Não
Espiramicina	6 ou 8 h	6 ou 8 h	6 ou 8 h	Não	Não
Fidaxomicina	12 h	12 h	12 h	Não	Não
Roxitromicina	12 ou 24 h	12 ou 24 h	12 ou 24 h	Não	Não
Telitromicina	24 h	24 h – 400 mg	24 h – 400 mg	Sim – 800 mg	Não estabelecido
Lincosaminas					
Clindamicina	6 h	6 h	6 h	Não	Não
Lincomicina	6 h	6 a 8 h	8 a 12 h	Não	Não
Cloranfenicol e Tianfenicol					
Cloranfenicol	6 h	6 h	6 h	Não	Não
Tianfenicol	8 a 12 h	8 a 12 h	8 a 12 h	Não	Não
Glicopeptídeos					
Vancomicina	1 g – 24 a 72 h	1 g – 3 a 7 dias	1 g – 5 a 10 dias	1 g – 1x por semana	Dose de ataque habitual, e a seguir 25 a 50 mg/L de dialisato
Teicoplanina	200 mg/24 h ou 400 mg/48 h	200 mg/24 h ou 400 mg/48 h	100 mg/24 h ou 400 mg/72 h	?	?

(continua)

OUTROS ANTIMICROBIANOS (inclui outro método de correção para aminoglicosídeos) (continuação)

Nome	Insuficiência renal: ajuste dos intervalos em horas e doses conforme o *clearance* de creatinina (mL/min)			Remoção por diálise e dose suplementar após diálise	
	80 a 50	50 a 10	< 10	Hemodiálise	Diálise peritonial
■ Lipopeptídeos					
Daptomicina	24 h	24 h (Cl$_{cr}$> 30) 48 h (Cl$_{cr}$ < 30	48 h	48 h (administrar uma dose após o término)	48 h
■ Oxazolidona					
Linezolida	12 h	12 h	12 h	Não	Não
■ Sulfonamidas e Trimetoprim					
Sulfadiazina	4 a 6 h	0,5 a 1,5 g – 8 a 12 h	0,5 a 1,5 g – 12 a 24 h	Sim – 1 g	Sim
Sulfadoxina	?	?	?	?	?
Sulfametoxazol + trimetoprim (SMZ/TMP)	12 h	18 h	24 a 48 h	Sim – 4 a 5 mg/kg de TMP ou 1 g de SMZ	Sim S = 0,8 g; T = 0,16 g – 48 h
Sulfona	24 h	24 h	24 h	?	?
■ Quinolonas					
Ácido nalidíxico	6 h	6 h	Não recomendado	?	?
Ácido pipemídico	12 h	Não recomendado	Não recomendado	?	?
Ciprofloxacina	12 h	12 a 18 h – 250 a 500 mg	24 h – 250 a 500 mg	1 dose após	?
Levofloxacina	24 h	At.: 500 mg Manut.: 24 a 48 h – 250 mg	At.: 500 mg Manut.: 48 h – 250 mg	At.: 500 mg Manut.: 48 h – 250 mg	At.: 500 mg Manut.: 48 h – 250 mg
Lomefloxacina	24 h	24 h	24 h – 200 mg	Não	Não
Moxifloxacina	24 h	24 h	24 h	Não	Não
Norfloxacina	12 h	12 a 24 h	Não recomendado	Não	?
Rosoxacina	12 h	Não recomendado	Não recomendado		
■ Tetraciclinas					
Doxiciclina	12 a 14 h	12 a 24 h	12 a 24 h	Não	Não
Minociclina	12 h	12 h	12 h	Não	Não
Oxitetraciclina	Não recomendado	Não recomendado	Não recomendado	?	?
Tetraciclina	Não recomendado	Não recomendado	Não recomendado	Não	Não
■ Glicilciclinas					
Tigeciclina	12 h	12 h	12 h	Não	Não
■ Macrolídeos e Cetolídeos					
Azitromicina	24 h	24 h	24 h	Não	Não
Claritromicina	12 h	12 a 24 h	24 h	Sim	Não
Diritromicina	24 h	24 h	24 h	?	?
Eritromicina	6 h	6 h	6 h	Não	Não
Espiramicina	6 ou 8 h	6 ou 8 h	6 ou 8 h	Não	Não
Roxitromicina	12 ou 24 h	12 ou 24 h	12 ou 24 h	Não	Não
Telitromicina	24 h	24 h – 400 mg	24 h – 400 mg	Sim – 800 mg	Não estabelecido

(continua)

OUTROS ANTIMICROBIANOS (inclui outro método de correção para aminoglicosídeos) (continuação)

Nome	Insuficiência renal: ajuste dos intervalos em horas e doses conforme o *clearance* de creatinina (mL/min)			Remoção por diálise e dose suplementar após diálise	
	80 a 50	50 a 10	< 10	Hemodiálise	Diálise peritonial
▪ Lincosaminas					
Clindamicina	6 h	6 h	6 h	Não	Não
Lincomicina	6 h	6 a 8 h	8 a 12 h	Não	Não
▪ Cloranfenicol e Tianfenicol					
Cloranfenicol	6 h	6 h	6 h	Não	Não
Tianfenicol	8 a 12 h	8 a 12 h	8 a 12 h	Não	Não
▪ Glicopeptídeos					
Vancomicina	1 g 24 a 72 h	1 g 3 a 7 dias	1 g, 5 a 10 dias	1 g 1x por semana	Dose de ataque habitual, e a seguir 25 a 50 mg/L de dialisato
Teicoplanina	200 mg/24 h ou 400 mg/48 h	200 mg/24 h ou 400 mg/48 h	100 mg/24 h ou 400 mg/72 h	?	?
▪ Lipopeptídeos					
Daptomicina	24 h	24 h (Cl Cr > 30) 48 h (Cl Cr < 30	48 h	48 h (Administrar uma dose após o término)	48 h
▪ Oxazolidona					
Linezolida	12 h	12 h	12 h	Não	Não
▪ Sulfonamidas e Trimetoprim					
Sulfadiazina	4 a 6 h	0,5 a 1,5 g 8 a 12 h	0,5 a 1,5 g 12 a 24 h	Sim – 1 g	Sim
Sulfadoxina	?	?	?	?	?
Sulfametoxazol + trimetoprim (SMZ/ TMP)	12 h	18 h	24 a 48 h	Sim – 4 a 5 mg/kg de TMP ou 1 g de SMZ	Sim S = 0,8 g; T = 0,16 g – 48 h
Sulfona	24 h	24 h	24 h	?	?
▪ Outros					
Metronidazol	6 h	6 h	6 h	Sim	Não (?)
Polimixina B	12 h	12 h	12 h – 1/8 da dose	?	?
Polimixina E (colistimetato)	2,5 mg/kg 1° dia; 1,5 mg/kg 24 h	1,5 mg/kg 1° dia; 1,5 mg/kg – 24 a 72 horas	2,5 mg/kg 1° dia; 1,5 mg/kg – 2 a 5 dias	Sim (?) 2 a 3 mg/kg	Sim (?)
Rifampicina	24 h	24 h	24 h	Não	Não
Fosfomicina	24h			Sim	Sim
▪ Antissépticos urinários					
Mandelato de metanamina	6 h	Não recomendado	Não recomendado	Não aplicável	Não aplicável
Nitrofurantoína	6 h	Não recomendado	Não recomendado	Não aplicável	Não aplicável
▪ Tuberculostáticos					
Capreomicina	24 h	24 h	24 h – 250 mg	Sim	?
Cicloserina	12 h	24 h	24 h – 0,25 g	?	?

(continua)

OUTROS ANTIMICROBIANOS: inclui outro método de correção para aminoglicosídeos (continuação)

Nome	Insuficiência renal: ajuste dos intervalos em horas e doses conforme o *clearance* de creatinina (mL/min)			Remoção por diálise e dose suplementar após diálise	
	80 a 50	50 a 10	< 10	Hemodiálise	Diálise peritonial
Estreptomicina	24 h	24 a 72 h	72 a 96 h	Sim At.: 500 mg; Manut.: 250 mg/ 36 h	Sim
Etambutol	24 h – 15 mg/kg	15 mg/kg/dia	15 mg/kg/dia 24 a 48 h	Sim – 15 mg/kg no dia da diálise	Sim 15 mg/kg durante D.P.
Etionamida	12 h	12 h	24 h	?	?
Isoniazida (usar metade da dose para acetiladores lentos)	24 h	24 h	24 h	Sim	Dose diária após diálise 5 mg/kg (*)
Ofloxacina	12 h	24 a 48 h	48 h	Não	Não
Pirazinamida	25 mg/kg/dia 24 h	25 mg/kg/dia 24 h	10 a 20 mg/kg/dia 24 h	?	?
Rifampicina	24 h	24 h	24 h	Não	Não
Terizidona	24 h	?	?	Sim	?
■ Antifúngicos					
Anfotericina-B (igual para formulações lipídicas)	24 h	24 h	24 h	Não	Não
Anidulafungina	24 h	24 h	24 h	Não	Não
Caspofungina	24 h	24 h	24 h	Não	Não
Cetoconazol	24 h	24 h	24 h	Não	Não
Flucitosina	6 h	12 a 24 h	15 a 25 mg/kg – 24 h	Sim – 3,75 mg/kg	Sim
Fluconazol	24 h	48 h	72 h	Sim – 200 mg	Sim
Griseofulvina	24 h	24 h	24 h	Não	Não
Isavuconazol	Inicial: 8h Manut.: 24h	Inicial: 8h Manut.: 24h	Inicial: 8h Manut.: 24h	Não	Não
Itraconazol	24 h	24 h	24 h	Não	Não
Micafungina	24 h	24 h	24 h	Não	Não
Posaconazol	6, 12 ou 24h	6, 12 ou 24h	6, 12 ou 24h	Não	Não
Terbinafina	24 h	?	?	?	?
Voriconazol	12 h	12 h	12 h (acúmulo do veículo IV – ciclodextrina: usar via oral)	Não	Não
■ Antirretrovirais					
■ Inibidores nucleosídeos da transcriptase reversa					
Abacavir (ABC)	12 h	12 h	12 h	?	?
Emtricitabina (FTC)	200 mg – 24 h	200 mg – 48 a 72 h	200 mg – 96 h	Sim 200 mg – 96 h	?
Lamivudina (3TC)	12 h	150 a 100 mg – 24 h	50 a 25 mg – 24 h	?	?

(continua)

OUTROS ANTIMICROBIANOS: inclui outro método de correção para aminoglicosídeos (continuação)

Nome	Insuficiência renal: ajuste dos intervalos em horas e doses conforme o *clearance* de creatinina (mL/min)			Remoção por diálise e dose suplementar após diálise	
	80 a 50	50 a 10	< 10	Hemodiálise	Diálise peritonial
Tenofovir (TDF)	24 h	30 a 49 mL/min: 48 h 10 a 29 mL/min: 2 vezes/semana Uso com cautela	Não recomendado	7 dias ou uma dose após 12 h de diálise (HD 3 vezes/semana por 4 h cada sessão)	?
Zidovudina (AZT)	100 mg – 4 h	100 mg – 6 h	100 mg – 6 h	Sim – 100 mg	Sim – 100 mg cada 4 a 6 h
▪ Inibidores não nucleosídeos da transcriptase reversa					
Efavirenz (EFV)	24 h	24 h	24 h	Não	Não
Etravirina	12h	12h	12h	Não	Não
▪ Inibidores da protease					
Atazanavir (ATV)	24 h	24 h	24 h	24 h	24 h
Atazanavir/ ritonavir (ATV/r)	24 h	24 h	24 h	24 h	24 h
Darunavir/ritonavir	12 h	12 h	12 h	12 h	12 h
Lopinavir/ ritonavir (LPV/r)	12 h	12 h	12 h	12 h	12 h
Ritonavir (RTV)	12 h	12 h	12 h		
Tipranavir/ ritonavir (TPV/r)	12	12	12	Não	Não?
▪ Inibidor de integrase					
Dolutegravir	24 h	24 h	24 h	Não	Não
Raltegravir	12 h	12 h	12 h	Sem dados	Sem dados
▪ Inibidor de fusão					
Enfuvirtide	12 h	12 h (?)	12 h (?)	?	?
▪ Inibidor de receptor CCR5					
Maraviroque	12 h		12 h	12 h (administrar uma dose após o término)	12 h
▪ Antivirais					
Aciclovir	8 h	12 a 24 h	24 h	Sim (dar doses diárias após HD)	2,5 mg/kg – 24 h
Amantadina	24 a 48 h	48 a 72 h	7 dias	7 dias	7 dias
Entecavir	24 h	Cl$_{Cr}$ 30 a 50: 48 h ou 1/2 dose a cada 24 h Cl$_{Cr}$ 10 a 30: 72 h	7dias	Sim – 7 dias	Sim – 7 dias
Famciclovir	500 mg – 8 a 12 h	500 mg – 12 a 24 h	250 mg – 24 h	Sim – 24 h	?
Ganciclovir	At.: 5 mg/kg Manut.: 2,5 mg/ kg 12 h	2,5 mg/kg 24 h	1,25 mg – 24 h	Sim – 1,25 mg/kg após HD	Sim
Glecaprevir + pibrentasvir	24 h	24 h	24 h	Não	Não

(continua)

OUTROS ANTIMICROBIANOS: inclui outro método de correção para aminoglicosídeos (continuação)					
Nome	Insuficiência renal: ajuste dos intervalos em horas e doses conforme o *clearance* de creatinina (mL/min)			Remoção por diálise e dose suplementar após diálise	
	80 a 50	50 a 10	< 10	Hemodiálise	Diálise peritonial
Intérferon alfa-2A peguilado	1 vez/semana Utilizar com cautela e reduzir a dose se ocorrerem efeitos adversos	1 vez/semana Utilizar com cautela e reduzir a dose se ocorrerem efeitos adversos	1 vez/semana Utilizar com cautela e reduzir a dose se ocorrerem efeitos adversos	Não 1 vez/semana Utilizar com cautela e reduzir a dose se ocorrerem efeitos adversos	Não 1 vez/semana Utilizar com cautela e reduzir a dose se ocorrerem efeitos adversos
Intérferon alfa-2B peguilado	1 vez/semana Utilizar com cautela e reduzir a dose se ocorrerem efeitos adversos	1 vez/semana Utilizar com cautela e reduzir a dose se ocorrerem efeitos adversos	1 vez/semana Utilizar com cautela e reduzir a dose se ocorrerem efeitos adversos	Não 1 vez/semana Utilizar com cautela e reduzir a dose se ocorrerem efeitos adversos	Não 1 vez/semana Utilizar com cautela e reduzir a dose se ocorrerem efeitos adversos
Oseltamivir	12 h	75 mg – 24 h	75 mg (?) – 24 h	12 h reduzir a dose (?)	12 h reduzir a dose (?)
Ribavirina	Reduzir a dose se ocorrerem efeitos adversos	Não recomendada	Não recomendada	Não Reduzir a dose se ocorrerem efeitos adversos	Não Reduzir a dose se ocorrerem efeitos adversos
Sofosbuvir	24 h	24 h	Não recomendado	Não	Não
Sofosbuvir + ledipasvir	24 h	24 h	Não recomendado	Não	Não
Sofosbuvir + velpatasvir	24 h	24 h	Não recomendado	Não	Não
Valaciclovir	8 a 12 h	1.000 mg – 12 h	1.000 mg – 24 h	Sim	?
Valganciclovir	At.: 900 mg – 12 h Manut.: 900 mg – 12 h	At.: 450 mg – 12 a 24 h Manut.: 450 mg – 24 h	At.: 450 mg – 24 a 48 h Manut.: 450 mg – 48 a 72 h	Usar ganciclovir IV	?
■ Antiparasitários					
Albendazol	24 h	24 h	24 h	24 h	24 h
Antimoniato de N-metil glucamina	Não recomendado	Não recomendado	Não recomendado	Não recomendado	Não recomendado
Artemeter	12 h (VO) 24 h (IM)	12 h (VO) 24 h (IM)	12 h (VO) 24 h (IM)	?	?
Artemeter/ Lumefantrina	12 h	Não recomendado	Não recomendado	Não recomendado	Não recomendado
Artesunato	24 h (IV)	24 h (IV)	24 h (IV)	?	?
Benzonidazol	? Eliminação renal de metabólitos	?	?	?	?
Cambendazol	? Eliminação renal de metabólitos	?	?	?	?
Cloroquina	150 mg/dia	150 mg/dia	50 a 100 mg/dia	Não	?
Furazolidona	8 a 12 h	12 h	12 h – uso com cautela	?	?
Ivermectina	Dose única sem correção	Dose única sem correção	Dose única sem correção	Dose única sem correção	Dose única sem correção

(continua)

OUTROS ANTIMICROBIANOS: inclui outro método de correção para aminoglicosídeos (continuação)

Nome	Insuficiência renal: ajuste dos intervalos em horas e doses conforme o *clearance* de creatinina (mL/min)			Remoção por diálise e dose suplementar após diálise	
	80 a 50	50 a 10	< 10	Hemodiálise	Diálise peritonial
Levamisol	?	?	?	?	?
Mebendazol	?	?	?	?	?
Mefloquina (Monitorar a função renal durante a utilização prolongada)	Dose única	Dose única	Dose única	?	?
Metronidazol	6 h	6 h	6 h	6 h	6 h
Nimorazol	?	?	?	?	?
Nitazoxanida	12 h	12 h – uso com cautela	12 h – uso com cautela	12 h – uso com cautela	12 h – uso com cautela
Oxamniquina	Dose única	Dose única	Dose única	?	?
Pamoato de pirvínio	Dose única	Dose única	Dose única	?	?
Paramomicina	6 h (VO)	6 h (VO) – uso com cautela	6 h (VO) – uso com cautela	?	?
Pentamidina	24 h	24 a 36 h	48 h	Não	Não
Piperazina	24 h	24 h	24 h	Não	Não
Pirimetamina	24 h	24 h	24 h	Não	Não
Praziquantel	6 a 8 h	6 a 8 h	6 a 8 h	?	?
Primaquina	24 h	24 h	24 h	?	?
Quinino	8 h	8 a 12 h	24 h	Sim	?
Secnidazol	? Eliminação renal de metabólitos	?	?	?	?
Sulfadiazina	4 a 6 h	0,5 a 1,5 g – 8 a 12 h	0,5 a 1,5 g – 12 a 24 h	?	?
Tiabendazol	24 h	24 h – usar com cautela	Não recomendado	24 h – usar com cautela	24 h – usar com cautela
Tinidazol	12 ou 24 h	12 ou 24 h	12 ou 24 h	12 ou 24 h	12 ou 24 h
Triclabendazol	Não estudado	Não estudado	Não estudado	Não estudado	Não estudado

*Ver item 1.
?: Indicação não totalmente consensual.

Resistência bacteriana a antimicrobianos

Helio Silva Sader
Ana Cristina Gales
Rodrigo Cayô da Silva

INTRODUÇÃO

Desde o início do uso clínico de antibióticos, ficou logo evidente que os micro-organismos não iriam se render facilmente, pois se tornaram rapidamente resistentes a vários dos compostos inicialmente ativos. Por exemplo, o desenvolvimento de resistência à penicilina em *Staphylococcus aureus* pela produção de betalactamases limitou rapidamente a utilização desse composto no tratamento de infecções estafilocócicas graves, principalmente em pacientes hospitalizados.

Atualmente, quase a totalidade das amostras de *S. aureus* é resistente à penicilina, mesmo amostras comunitárias. Fato semelhante ocorre com outro patógeno responsável por infecções comunitárias, a *Moraxella catarrhalis*. A porcentagem de amostras que produzem betalactamases que degradam penicilina e outros betalactâmicos, como ampicilina e amoxicilina, gira em torno de 90% em vários estudos.

As taxas de resistência à penicilina também têm aumentado em *Streptococcus pneumoniae* e *Haemophilus influenzae*, que são os principais agentes etiológicos de infecções de vias aéreas da comunidade, especialmente em crianças de até 5 anos. Ainda no âmbito das infecções comunitárias, observamos o surgimento do *Mycobacterium tuberculosis* multirresistente (MDR), quando ocorre resistência concomitante à rifampicina e à isoniazida, e mais um terceiro fármaco entre os esquemas terapêuticos padronizados, causando infecções que não respondem ao tratamento com os antituberculostáticos disponíveis. Também temos observado o aumento da frequência de infecções de peles e/ou partes moles e pneumonia necrosante adquiridas na comunidade causada por *S. aureus* resistentes à oxacilina.

O aumento da resistência a antimicrobianos é ainda mais importante no ambiente hospitalar, onde notamos, nos últimos anos, a emergência de vários patógenos resistentes a praticamente todos os antimicrobianos disponíveis comercialmente. O enterococo resistente aos betalactâmicos, aminoglicosídeos (alto grau de resistência) e glicopeptídeos surgiu em decorrência do excessivo uso de antimicrobianos em pacientes submetidos a transplante de órgãos, e logo se disseminou pelos hospitais americanos. Cepas de *Acinetobacter baumannii* sensíveis somente às polimixinas (B e E), antimicrobianos que apresentam efeitos colaterais importantes, têm sido responsáveis por vários surtos hospitalares de difícil de controle, principalmente pneumonias associadas à ventilação mecânica (VAP). Fato mais preocupante ainda tem sido o relato de isolados clínicos de *Klebsiella pneumoniae* produtoras de KPC-2 resistentes às polimixinas.

AVALIAÇÃO DA SENSIBILIDADE BACTERIANA AOS ANTIMICROBIANOS

O sucesso no tratamento de uma infecção bacteriana depende, principalmente, da capacidade do antimicrobiano em atingir, no sítio infeccioso, concentrações suficientes para inibir o crescimento bacteriano, sem causar toxicidade ao paciente.

Vários fatores são considerados para categorizar uma amostra bacteriana em sensível ou resistente a um determinado antimicrobiano. Além da interação entre a bactéria e o antimicrobiano (potência do antimicrobiano ou a sensibilidade *in vitro* da bactéria), devem ser considerados também os parâmetros farmacológicos (farmacocinética – PK/farmacodinâmica – PD) e os desfechos dos estudos clínicos.

Podemos simplificar da seguinte forma: a bactéria será considerada sensível ao antimicrobiano, administrado em doses preconizadas, se a concentração necessária para inibir seu crescimento (CIM – Concentração inibitória mínima em µg/mL) for inferior à concentração do antimicrobiano nos fluidos corpóreos (especialmente sangue).

Quando a CIM necessária para inibir a bactéria é superior àquela normalmente alcançada no sangue, a bactéria é considerada resistente; se, contudo, a CIM necessária para inibir a bactéria é semelhante ou próxima à concentração atingida no sangue, o teste de sensibilidade não classificará a bactéria em resistente ou sensível, e sim como intermediária ou sensível dose-dependente (SDD), ou sensível, quando houver aumento da exposição ao antimicrobiano, que significa que o sucesso terapêutico vai depender muito da concentração que o antimicrobiano atingir no sítio infeccioso. Nesses casos, um ajuste na dose pode ser necessário, e a utilização do antimicrobiano depende da análise feita pelo clínico de outros fatores envolvidos.

Vários fatores modulam a interação entre o antimicrobiano, a bactéria e o hospedeiro ou paciente. Somente o médico que assiste o paciente pode analisar e integrar esses dados e decidir qual a terapêutica antimicrobiana é a mais adequada.

MECANISMOS DE RESISTÊNCIA

Os meios pelos quais a bactéria se torna resistente podem ser divididos em dois grandes grupos: (1) no primeiro, estão os mecanismos adquiridos que podem provocar elevações da CIM a níveis extremamente altos, exigindo, assim, concentrações do antimicrobiano que não seriam clinicamente toleradas. Os genes de resistência carreados por elementos genéticos móveis (plasmídeos, transpósons e integrons), como aqueles codificadores da maioria das betalactamases ou a resistência à vancomicina em cepas de enterococo, representam os principais exemplos desse tipo de mecanismo de resistência; (2) no segundo, estão as mutações cromossomais que podem ou não ocasionar uma "proteção completa". Quando as CIMs são baixas na vigência de tais mutações, devem ocorrer mutações subsequentes, que provoquem elevação progressiva da CIM, até que alcance níveis que exigiriam doses de antimicrobianos não toleradas pelo paciente, por exemplo, a resistência à penicilina em amostras de pneumococo. Inicialmente, as amostras de pneumococo eram tão sensíveis à penicilina que eram utilizadas doses bem baixas desse antimicrobiano. Porém, a CIM do pneumococo para a penicilina (e demais betalactâmicos) foi aumentando lenta e progressivamente. Hoje são normalmente necessárias doses de betalactâmicos mais elevadas para tratamento das infecções pneumocócicas.

O grau de resistência também guarda relação com o tipo de mecanismo envolvido. As bactérias podem se tornar resistentes aos antimicrobianos por quatro mecanismos principais: (1) alteração do sítio de ação; (2) degradação enzimática da droga; (3) diminuição da concentração do antimicrobiano

dentro da célula bacteriana por hiperexpressão de sistemas de efluxo; e (4) impermeabilidade de membrana externa em decorrência da perda ou alteração das porinas, canais proteicos pelos quais muitos antimicrobianos utilizam para atravessar a membrana externa de bacilos Gram-negativos.

Alterações de sítio de ação normalmente provocam altos níveis de resistência, enquanto a diminuição da permeabilidade e o efluxo ativo normalmente resultam em um baixo grau de resistência. O grau de resistência provocado pela degradação enzimática do antimicrobiano varia e depende da estabilidade do antimicrobiano à hidrólise e da quantidade de enzima produzida pela bactéria. O efluxo ativo e a perda de porinas, na maioria das vezes, ocorrem concomitantemente à produção de enzimas hidrolíticas, elevando consideravelmente as CIMs. Essa associação é frequentemente observada em bacilos Gram-negativos de importância clínica com fenótipo MDR, causadores de infecções relacionadas à assistência à saúde.

A resistência aos antimicrobianos também pode ser classificada em constitutiva ou induzível. No primeiro caso, a bactéria sempre expressa a resistência independentemente de fatores externos; no segundo, a resistência somente é expressa quando agentes indutores, que normalmente são os próprios antimicrobianos, estiverem presentes. Um dos principais exemplos de resistência induzível é a produção de betalactamases do grupo funcional 1 ou classe molecular C, também conhecidas como AmpCs, em espécies pertencentes ao grupo MYSPACE (anteriormente chamado CESP), composto pelas bactérias *Morganella morganii*, *Yersinia enterocolitica*, *Serratia* spp., *Pseudomonas* spp., *Proteus vulgaris*, *Citrobacter freundii* e *Enterobacter* spp. É importante que o clínico reconheça quais são os principais antimicrobianos indutores desse tipo de resistência e acompanhe a evolução do tratamento, pois, apesar de o teste de sensibilidade ter classificado a bactéria como sensível, antes do início da terapêutica, ela pode se tornar resistente durante o tratamento, provocando falha terapêutica. Em geral, os laboratórios de rotina em análises clínicas costumam incluir uma observação no laudo do antibiograma, indicando que o micro-organismo em questão pode apresentar um mecanismo induzível. Por isso, o clínico deve ficar bem atento a essas informações que são importantes na escolha da melhor conduta terapêutica a ser tomada.

RESISTÊNCIA AOS BETALACTÂMICOS

Os betalactâmicos representam a classe mais variada e mais amplamente utilizada de antimicrobianos. Desde a descoberta da penicilina em 1928, e o início de seu uso clínico na década de 1940, numerosos compostos naturais e sintéticos que apresentam o anel betalactâmico foram descritos. O sucesso dessa classe de drogas é decorrente principalmente da baixa toxicidade e da grande variedade de compostos disponíveis. Com exceção das micobactérias, patógenos intracelulares e espécies que apresentam ausência de parede celular, pouquíssimas bactérias são resistentes a todos os compostos betalactâmicos disponíveis comercialmente.

A atividade dos betalactâmicos decorre, pelo menos em parte, de sua capacidade de interferência na síntese do peptideoglicano, principal componente da parede celular bacteriana. Nas bactérias Gram-positivas, a parede é bastante espessa e representa a estrutura mais externa à membrana celular interna desses micro-organismos; contudo, a parede celular das bactérias Gram-negativas é muito complexa, sendo composta por uma membrana de lipopolissacarídeos chamada membrana externa, onde estão localizadas as porinas, e um espaço localizado entre a membrana externa e a membrana celular interna, chamado de espaço periplasmático ou periplasma, no qual encontra-se imersa uma fina camada de peptideoglicano. As betalactamases dos Gram-negativos ficam localizadas nesse espaço, enquanto, nos Gram-positivos, são liberadas no espaço extracelular. Esse seria um dos fatores para a baixa atividade das betalactamases produzidas por Gram-positivos frente àquelas encontradas entre os Gram-negativos.

As chamadas proteínas de ligação da penicilina (*Penicillin-Binding Proteins* – PBPs) são enzimas bacterianas responsáveis tanto pela síntese e reciclagem do peptideogligano, como pelo reparo da parede celular, e constituem o sítio de ação dos betalactâmicos. Essas proteínas foram denominadas proteínas ligadoras de penicilina porque inicialmente foi documentado que as penicilinas se ligavam a essas proteínas, as quais se encontram ancoradas na parte externa da membrana citoplasmática em contato com o espaço periplasmático. Quando o betalactâmico se liga a essas proteínas, ele impede que a síntese correta da parede celular ocorra, acarretando na liberação de enzimas autolíticas, que degradam a parede, produzindo lise e morte celular rápida. As betalactamases apresentam estruturas muito semelhantes às PBPs, ligando-se assim aos betalactâmicos e inativando-os através da quebra do anel betalactâmico, impedindo a sua ligação com as PBPs. As PBPs das diferentes espécies bacterianas variam em número, função, estrutura e afinidade aos betalactâmicos. O efeito de um betalactâmico na bactéria depende da PBP que ele inativa e do papel desta na síntese do peptideoglicano.

As bactérias podem se tornar resistentes aos betalactâmicos por qualquer um dos quatro mecanismos citados anterior-

mente. Como somente os Gram-negativos apresentam uma membrana externa, a diminuição da permeabilidade só ocorre nessas bactérias e é, normalmente, acompanhada da produção de betalactamases e/ou hiperexpressão de sistemas de efluxo.

A diminuição da velocidade de penetração do betalactâmico através da membrana externa facilita a atuação das betalactamases, por proporcionar uma maior concentração dessas enzimas em relação ao betalactâmico. Como os Gram-positivos não apresentam essa membrana, as betalactamases são secretadas no espaço extracelular, dificultando muito sua atuação. Dessa maneira, nas bactérias Gram-positivas, o principal mecanismo de resistência aos betalactâmicos é decorrente de alteração (mutação) nas PBPs. A resistência dos estafilococos à penicilina é uma exceção a essa regra, pois é decorrente da produção de uma betalactamase (penicilinase) chamada BlaZ. Porém, a resistência dessa bactéria a outros betalactâmicos mais estáveis, como oxacilina e cefalosporinas, é decorrente de alterações nas PBPs, como será descrito a seguir.

Os *S. aureus* possuem normalmente quatro PBPs e se tornam resistentes aos compostos betalactâmicos por meio da produção de uma PBP adicional, denominada PBP2a ou PBP2', uma proteína de 78-kDa capaz de substituir a função das demais PBPs da bactéria, permitindo a reação de transpeptidação, já que possui baixa afinidade pelos compostos betalactâmicos. A codificação dessa nova PBP, tornando essas bactérias resistentes à oxacilina, está relacionada à aquisição do gene *mecA*. Esse gene faz parte de um elemento genético móvel presente em todos os isolados de *S. aureus* resistentes à oxacilina (ORSA, também chamado MRSA de *methicillin-resistant S. aureus*). O gene *mecA* faz parte de um elemento genômico designado cassete cromossômico estafilocócico do gene *mec* (SCC*mec*), integrado ao cromossomo de cepas hospitalares e comunitárias de *S. aureus*. Até o momento, já foram descritas 13 variantes de SCC*mec*, como mostrado na Tabela 8.1. Esse elemento genômico é composto do

TABELA 8.1 Tipos de SCC*mec* descritos pelo *International Working Group on the Staphylococcal Cassette Chromosome Elements*.

Tipos de SCC*mec*	Complexos dos genes *ccr*	Complexos dos genes *mec*	Cepas referenciais
I	1 (A1B1)*	B	NCTC10442, COL
II	2 (A2B2)	A	N315, Mu50, Mu3, MRSA252, JH1, JH9
III	3 (A3B3)	A	85/2082
IV	2 (A2B2)	B	CA05, MW2, 8/6-3P, 81/108, 2314, cm11, JCSC4469, M03-68, E-MRSA-15, JCSC6668, JCSC6670
V	5 (C1)	C2	WIS(WBG8318), TSGH17, PM1
VI	4 (A4B4)	B	HDE288
VII	5 (C1)	C1	JCSC6082
VIII	4 (A4B4)	A	C10682, BK20781
IX	1(A1B1)	C2	JCSC6943
X	7(A1B6)	C1	JCSC6945
XI	8(A1B3)	E	LGA251
XII	9(C2)	C2	BA01611
XIII	9(C2)	A	55-99-44

complexo do gene *mec*, que codifica resistência à oxacilina, e do complexo do gene *ccr*, que codifica recombinases responsáveis pela sua mobilidade. Dos 13 tipos de SCC*mec* caracterizados até o momento, cinco tipos principais (I a V), de tamanhos variáveis de 21 a 67 kb, são reconhecidos (Tabela 8.1). Adicionalmente, esses elementos móveis podem conter genes que codificam resistência para outros agentes antimicrobianos não betalactâmicos, como as quinolonas, por exemplo. Geralmente, os tipos SCC*mec*, encontrados em cepas hospitalares (I a III), carreiam um maior número de genes de resistência aos antimicrobianos, comparados aos SCC*mec* presentes em cepas comunitárias (IVa, IVb, IVc, IVd). Entretanto, frequentemente, as cepas de *S. aureus* comunitárias resistentes à oxacilina (CA-ORSA) carreiam um gene codificador de uma toxina necrosante, a Leucocidina Panton-Valentine (PVL), responsável por quadros graves de infecções comunitárias de pele e partes moles e pneumonias necrosantes, muitas vezes acompanhadas de bacteremia.

Quando a resistência bacteriana é decorrente de alteração do sítio de ação, como alteração das PBPs, essa resistência normalmente afeta todos os antimicrobianos de mesma classe. O ORSA apresenta diminuição de sensibilidade a todos os demais betalactâmicos, com exceção das cefalosporinas de 5ª geração com atividade contra estafilococos resistentes à oxacilina, como ceftobiprole e ceftarolina, pois estas possuem alta afinidade pela PBP2a. A ceftarolina foi aprovada pela Agência Nacional de Vigilância Sanitária (Anvisa) para o tratamento de pacientes com pneumonia comunitária ou infecção de pele e partes moles por *S. aureus*, incluindo àqueles resistentes à oxacilina. É importante frisar que embora a grande maioria das cepas de ORSA sejam carreadoras do gene *mecA*, algumas cepas também podem carrear uma variante do *mecA*, o gene *mecC*. Esse gene *mecC* tem somente 70% de homologia ao gene *mecA*. Por esta razão, testes moleculares que visam a detecção de m*ecA* podem falhar em detectar as cepas com *mecC*. As cepas produtoras de *mecC* podem apresentar um fenótipo atípico – sensibilidade à oxacilina e resistência à cefoxitina. Portanto, para a detecção acurada desse fenótipo de resistência, tem sido sugerido tanto pelo EUCAST, quanto pelo CLSI, que os resultados do teste de disco difusão para cefoxitina devam ser utilizados para predizer a resistência à oxacilina em cepas de *Staphylococcus* spp. Por último, cepas de *S. aureus* que apresentem CIMs aumentadas para oxacilina, mas próximas aos pontos de corte (*boderline; CIMs 1 a 8 µg/mL*) de sensibilidade, são chamadas BORSA (*Borderline oxacillin-resistant Staphylococcus aureus*). Esse fenótipo é resultante da hiperexpressão da betalactamase BlaZ, mecanismo de resistência mais frequentemente observado nessas cepas. Outros dois genes *mec* homólogos foram descritos: *mecB* e *mecD*. Enquanto o primeiro foi descrito em cepas de ORSA, o gene *mecD* foi descrito em uma cepa de *Macrococcus caseolyticus* isolada de amostras bovinas e caninas, e confere resistência a todos os betalactâmicos, incluindo as cefalosporinas de 5ª geração anti-ORSA (ceftobiprole e ceftarolina).

Como o estafilococo normalmente produz betalactamases, betalactâmicos sensíveis à hidrólise pelas betalacta-

mases (penicilinas) não devem ser utilizados no tratamento de infecções causadas por estafilococos, mesmo no caso de estafilococos sensíveis à oxacilina, exceto quando associadas aos inibidores de betalactamases. O betalactâmico de escolha deve ser estável à hidrólise pelas betalactamases produzidas por esse agente, e também apresentar alta afinidade pelas PBPs de *S. aureus*. No caso do estafilococo, os betalactâmicos que apresentam essas características são a oxacilina, a meticilina e a naficilina.

A resistência aos betalactâmicos em enterococos (*Enterococcus faecium* e *Enterococcus faecalis*) é normalmente decorrente de alterações nas PBPs, sendo muito raro, em nosso meio, o isolamento de enterococos produtores de betalactamases. A ampicilina é o betalactâmico que apresenta maior afinidade pelas PBPs do enterococo e representa o tratamento de escolha para infecções por *E. faecalis*, mas não para *E. faecium*, uma vez que a maioria dos isolados dessa espécie apresenta resistência a esse betalactâmico. Da mesma forma que ocorre com estafilococos, o enterococo resistente à ampicilina apresenta resistência cruzada com todos os demais betalactâmicos, com exceção apenas dos raros casos em que a resistência é mediada por produção de betalactamases, que representam menos de 1% dos casos de resistência à ampicilina. Nesses casos, poderia ser utilizado carbapenens ou penicilinas resistentes à hidrólise pelas betalactamases, como imipenem ou as associações com inibidores de betalactamases (ácido clavulânico, tazobactam e sulbactam). Devemos lembrar também que as cefalosporinas de 1ª a 4ª geração não apresentam atividade clínica contra nenhuma das principais espécies patogênicas de enterococos.

No caso dos estreptococos, a situação é um pouco diferente. A diminuição de sensibilidade à penicilina em estreptococos beta-hemolíticos (*Streptococcus agalactiae* e *Streptococcus pyogenes*) é extremamente rara, portanto, esses antimicrobianos betalactâmicos podem ser utilizados empiricamente com segurança. Porém, as taxas de resistência do pneumococo (*Streptococcus pneumoniae*) à penicilina aumentaram rapidamente nos últimos anos entre isolados de pacientes com meningite. A aquisição da resistência aos betalactâmicos pelo pneumococo ocorre de forma diferente da resistência a outros antimicrobianos em outros patógenos Gram-positivos. O pneumococo adquire partes de genes de PBPs de outras espécies de estreptococos mais resistentes aos betalactâmicos, geralmente dos estreptococos alfa-hemolíticos do grupo *viridans* (*S. oralis* e *S. mitis*), formando, assim, genes muito variados, chamados de genes em mosaico, pois são formados por fragmentos de vários outros genes.

Esse modo de desenvolvimento de resistência tem uma grande importância prática. O grau de resistência depende do tipo de gene formado. Dessa maneira, diferente de outras combinações espécies/antibióticos, nas quais temos uma diferenciação clara entre população sensível e população resistente, a distribuição das CIMs do pneumococo para penicilina, amoxicilina e outros betalactâmicos é muito mais heterogênea. Isso torna muito difícil a definição dos pontos de cortes e a categorização das amostras em sensível, intermediária ou resistente.

Esse mecanismo de resistência implica também no estabelecimento de pontos de cortes distintos, de acordo com o sítio de infecção. Uma infecção respiratória, mesmo uma pneumonia severa, por um pneumococo com CIM de 0,25 µg/mL para penicilina pode ser tratada com penicilina ou amoxicilina, enquanto uma meningite por essa cepa (CIM, 0,25 µg/mL para penicilina) dificilmente responde ao tratamento com penicilina cristalina.

Entre os bacilos Gram-negativos, a produção de betalactamases representa um importante mecanismo de resistência aos betalactâmicos, se não o principal e mais efetivo mecanismo dentre esse grupo de micro-organismos. As betalactamases são enzimas bacterianas que catalisam a hidrólise do anel betalactâmico, impossibilitando, assim, sua atividade antimicrobiana. As betalactamases e as PBPs compartilham enorme semelhança na conformação e na estrutura tridimensional, possuindo origem evolutiva comum e consideradas proteínas similares. A principal diferença entre PBP e betalactamases é a velocidade de deacilação (hidrólise do anel betalactâmico).

A resistência ao antimicrobiano betalactâmico depende da quantidade de enzima produzida, da habilidade desta em hidrolisar o antimicrobiano em questão e da velocidade com que o betalactâmico penetra na membrana externa. As betalactamases nas bactérias Gram-negativas permanecem no espaço periplasmático, entre a membrana celular interna e a membrana externa, como descrito anteriormente. Dessa maneira, as enzimas se acumulam nesta região e os betalactâmicos devem atravessar esse espaço para atingir seus receptores ancorados na membrana celular interna.

Os genes responsáveis pela produção das betalactamases podem estar localizados tanto no cromossomo como em plasmídeos, fragmentos de DNA circular extracromossomal com capacidade de reprodução independente. Os genes codificadores de betalactamases localizados em plasmídeos podem ser transferidos horizontalmente entre as diferentes espécies bacterianas, ao contrário do que ocorre com as betalactamases, que são codificadas por genes cromossômicos transmitidos verticalmente. Entretanto, quando tais genes estão localizados em elementos genéticos móveis, como transposon e/ou integrons, eles podem ser transferidos do cromossomo para o plasmídeo e vice-versa.

Por isso, betalactamases mediadas por plasmídeos e transpósons/integrons representam um problema clínico maior, pois, uma vez adquirido esse mecanismo de resistência, este pode sofrer disseminação, tanto para amostras de uma mesma espécie quanto para amostras de espécies diferentes. A produção de betalactamases representa o mais importante mecanismo de resistência entre as bactérias Gram-negativas, com mais de mil betalactamases descritas.

Atualmente, existem dois esquemas usados para classificar as betalactamases: a classificação molecular de Ambler e a classificação funcional de Bush & Jacoby, sendo esta última uma atualização da classificação de Bush, Jacoby & Medeiros. O primeiro esquema classificou as betalactamases com base na sequência de aminoácidos e no sítio ativo da enzima. As enzimas foram classificadas em quatro classes: A, B, C e D. As classes A, C e D possuem uma serina no sítio ativo da enzima, enquanto as enzimas da classe B possuem um resíduo de cisteína. A produção das enzimas da classe A podem ser mediadas tanto por genes localizados em plasmídeos quanto em cromossomos, e seus substratos preferenciais são as penicilinas. Podem ser constitutivas ou induzidas. Esse grupo inclui as betalactamases mais importantes produzidas pelas bactérias Gram-negativas. As enzimas da classe B são menos frequentes em nosso meio – conhecidas como metalo-betalactamases (MBLs) – e requerem zinco (Zn^{2+}) como cofator para ampliarem a sua atividade, sendo, portanto, inibidas por agentes quelantes, como o ácido etilenodiaminotetracético (EDTA) ou o ácido 2-mercaptopropiônico (2-MPA).

As enzimas de classe C incluem as cefalosporinases cromossômicas (AmpCs) produzidas por bactérias Gram-negativas. Embora possuam um resíduo de serina no seu sítio ativo, não apresentam nenhuma homologia com as betalactamases de classe A.

A betalactamase de classe D compreende as enzimas que hidrolisam preferencialmente a oxacilina, por isso são também conhecidas como oxacilinases (OXA), sendo comuns em enterobactérias, *Pseudomonas aeruginosa e Acinetobacter baumannii*. Por possuírem resíduos de serina em seu sítio ativo, tais enzimas são relacionadas às enzimas de classes A e C.

O segundo esquema (Bush & Jacoby, 2010) para classificação das betalactamases é baseado em similaridades funcionais (na atividade das enzimas em relação ao substrato e se elas são inibidas pelo ácido clavulânico ou EDTA). Essa classificação representa uma atualização da classificação anteriormente proposta (Bush, Jacoby & Medeiros, 1995). Esses dois esquemas estão resumidos na Tabela 8.2.

As betalactamases que pertencem à classe molecular C e ao grupo funcional 1, conhecidas como AmpCs, são produzidas em algum grau por todas as bactérias Gram-negativas. Essas betalactamases são de origem cromossômica, podendo ser induzíveis ou constitutivas (não reprimidas). Em *P. aeruginosa*, a produção de betalactamases AmpC é codificada por um gene estrutural designado *ampC*, cuja expressão pode ser induzida na presença de betalactâmicos. Mecanismos que regulam a expressão da betalactamase AmpC em *P. aeruginosa são* similares aos mecanismos encontrados em enterobactérias.

No fenômeno da indução das betalactamases, AmpC pode ter a sua produção aumentada pela presença do betalactâmico – e, quando este é retirado, podem ser sintetizadas em menor quantidade pela bactéria. Betalactâmicos, como cefoxitina e imipenem, são potentes indutores destas betalactamases. O imipenem, apesar de ser um potente indutor, é fracamente inibido pelas enzimas do tipo AmpC, permanecendo estável frente a essas betalactamases. As oximinocefalosporinas (ceftriaxone e ceftazidima) são fracas indutoras e, apesar de serem hidrolisadas, permanecem ativas porque há pequena quantidade dessas enzimas no espaço periplasmático para hidrolisar totalmente o antimicrobiano.

TABELA 8.2 Esquema de classificação das betalactamases com suas principais características funcionais e moleculares.

Classificação de Bush e Jacoby (2010)	Classificação de Bush, Jacoby e Medeiros (1995)	Classificação de Ambler (1980)	Características funcionais	Representantes
1	1	C	Hidrolisam as cefalosporinas e as cefamicinas. Não são inibidas pelo ácido clavulânico e tazobactam.	AmpC de *P. aeruginosa* (grupo MYSPACE) e *Escherichia coli*, CMY-2, FOX-1, MIR-1
1e	NI	C	Hidrolisam as penicilinas, as cefamicinas, as cefalosporinas de espectro ampliado e os monobactâmicos. Não são inibidas pelo ácido clavulânico e tazobactam.	GC1, CMY-37
2a	2a	A	Hidrolisam eficientemente as penicilinas. São inibidas pelo ácido clavulânico e tazobactam.	PC1 e outras penicilinases de *Staphylococcus* spp.
2b	2b	A	Hidrolisam eficientemente as penicilinas, a cefaloridina, a cefazolina e a cefalotina. São inibidas pelo ácido clavulânico e tazobactam.	SHV-1, TEM-1, TEM-2, TEM-90
2be	2be	A	Hidrolisam as penicilinas, as cefalosporinas de espectro ampliado e os monobactâmicos. São inibidas pelo ácido clavulânico e tazobactam.	ESBLs: CTX-M-15, PER-1, SFO-1, SHV-5, TEM-10, TEM-26, VEB-1
2br	2br	A	Hidrolisam eficientemente as penicilinas, a cefaloridina, a cefazolina e a cefalotina. Não são inibidas eficientemente pelo ácido clavulânico.	IRTs: TEM-30, TEM-76, TEM-103, SHV-10, SHV-26
2ber	NI	A	Hidrolisam as penicilinas, as cefalosporinas de espectro ampliado e os monobactâmicos. Não são inibidas eficientemente pelo ácido clavulânico e pelo tazobactam.	CMTs: TEM-50, TEM-68, TEM-89
2c	2c	A	Hidrolisam eficientemente a carbenicilina. São inibidas pelo ácido clavulânico.	PSE-1, CARB-3
2ce	NI	D	Hidrolisa eficientemente a carbenicilina e a cefepima. É inibida pelo ácido clavulânico e tazobactam.	RTG-4
2d	2d	D	Hidrolisam eficientemente a cloxacilina e a oxacilina. Inibição variável pelo ácido clavulânico.	OXA-1, OXA-10
2de	NI	D	Hidrolisam as penicilinas e as cefalosporinas de espectro ampliado. Inibição variável pelo ácido clavulânico.	ESBLs: OXA-11, OXA-15
2df	NI	D	Hidrolisam os carbapenens, a cloxacilina e a oxacilina. Inibição variável pelo ácido clavulânico.	CHDLs: OXA-23, OXA-48, OXA-72, OXA-143
2e	2e	A	Hidrolisa eficientemente as cefalosporinas. É inibida pelo ácido clavulânico e tazobactam.	CepA
2f	2f	A	Hidrolisam os carbapenens, as cefalosporinas, as penicilinas e as cefamicinas. São fracamente inibidas pelo ácido clavulânico e tazobactam.	IMI-1, KPC-2, KPC-3, SME-1, GES-2, GES-5, BKC-1
3a	3	B (B1)	Hidrolisam todos os antimicrobianos betalactâmicos, exceto o aztreonam. São inibidas pelo EDTA e não são inibidas pelo ácido clavulânico e tazobactam.	IMP-1, IMP-10, L1, NDM-1, VIM-1, SPM-1, GIM-1
3b	3	B (B2)	Hidrolisam preferencialmente os carbapenens. São inibidas pelo EDTA e não são inibidas pelo ácido clavulânico e tazobactam.	CphA, Sfh-1
NI	4	ND	Enzimas não sequenciadas que não são agrupadas em outros grupos.	

NI: não incluída; ND: não determinado; EDTA: ácido etilenodiaminotetracético; ESBL: betalactamases de espectro ampliado; CHDL: carbapenemases de classe D; IRTs: enzimas do tipo TEM resistentes aos inibidores de betalactamases; CMTs: *complex mutant TEM*.

Fonte: Adaptada de Bush e Jacoby, 2010.

O mecanismo para a hiperprodução de betalactamases do tipo AmpC comumente envolve a mutação do gene *ampD*. Esse fenômeno resulta em alto nível de produção de betalactamases e independe da concentração do antimicrobiano no meio e, por isso, é considerado constitutivo. As amostras de *P. aeruginosa* que são hiperprodutoras têm importantes implicações clínicas. Durante o tratamento com betalactâmicos, além do fenômeno da indução, há um pequeno número de mutantes que ocorrem naturalmente nessa população bacteriana. Esses isolados mutantes (não reprimidos) são selecionados durante o tratamento na dependência do antimicrobiano betalactâmico, podendo ocasionar falência terapêutica. Os carbapenens e a ceftolozana/tazobactam, uma nova cefalosoporina com atividade contra *P. aeruginosa* não produtora de carbapenemases, são os únicos betalactâmicos que se mantêm estáveis diante da *P. aeruginosa* hiperprodutora (constitutiva) desse tipo de betalactamase. Entretanto, mutações nos genes intrínsecos *ampC* (E247K, T96I e ΔG229--E247) e *ampR* (G154R), tem conferido resistência à ceftolozana/tazobactam. Tal fenótipo de resistência também tem sido associado com a aquisição do gene codificador da ESBL OXA-14. Embora inicialmente codificadas por genes cromossomais, principalmente nos bacilos Gram-negativos do grupo MYSPACE, diferentes genes plasmidiais codificadores de AmpC (pAmpCs) têm sido descritos, principalmente em enterobactérias. A grande maioria das pAmpCs são produzidas constitutivamente, resultando no mesmo espectro de resistências das AmpCs cromossomais.

As carbapenemases podem ser definidas como betalactamases capazes de hidrolisar em maior ou menor grau o ertapenem, o imipenem e/ou meropenem. Contudo, alguns autores acreditam que o termo "carbapenemase" não é apropriado para descrever essas enzimas, uma vez que as cefalosporinas e/ou penicilinas podem ser hidrolisadas de maneira mais eficiente do que os carbapenens. Esses autores utilizam o termo carbapenemase para o subgrupo de MBL (3b) que, preferencialmente, hidrolisam tais betalactâmicos. Vários estudos tentam descrever as propriedades dessas enzimas. A maior parte delas possui grande diversidade genética e bioquímica, o que acarreta problemas de classificação. As carbapenemases podem pertencer, fundamentalmente, a três grupos distintos: 1) classe molecular A ou grupo funcional 2f; 2) classe molecular D ou grupo 2df (CHDLs); e 3) classe molecular B (B1 e B2) ou os grupos 3a e 3b.

As carbapenemases de classe A apresentam inibição variável diante do ácido clavulânico. Os genes que codificam essas enzimas são geralmente cromossomais, mas podem também estar presentes em plasmídeos. Em 1982, em Londres, foi descoberto um novo gene cromossômico em um isolado de *Serratia marcescens*, que codificava a primeira carbapenemase de classe A descrita, chamada SME-1. Posteriormente, a NMC-A (*not metalloenzyme carbapenemase A*) foi descrita em um isolado de *Enterobacter cloacae* proveniente de um paciente internado em um hospital francês. Similarmente, isolados de *E. cloacae* produtores de uma carbapenemase de classe A, denominada IMI (*Imipenemase*), foram encontrados em um mesmo hospital na Califórnia, nos Estados Unidos, em 1984, caracterizando um surto anterior à aprovação do uso clínico de imipenem nesse país. A enzima NMC-A possui somente 68% de similaridade com a SME-1, mas possui 97% de similaridade

com a enzima IMI-1. Atualmente, existem nove variantes da enzima IMI descritas em isolados de *Enterobacter* spp. na França, nos Estados Unidos, na Argentina, na China, na Irlanda, na Finlândia e em Singapura.

Além da SME-1 em *S. marcescens*, foram descritas mais quatro variantes. Atualmente, são descritas cinco variantes de SME. Além dos Estados Unidos, onde há o maior número de descrições dessa família de enzimas, a presença de SME já foi identificada em isolados de *S. marcescens* na Inglaterra, na Suíça, no Canadá, e, mais recentemente, no Brasil e na Argentina (SME-4).

Os genes que codificam as enzimas SME e NMC-A/IMI estão localizados no cromossomo bacteriano, o que contribui para sua distribuição restrita a determinadas espécies bacterianas e regiões geográficas. Porém, vale lembrar que embora tenham sido descritos no cromossomo dessas espécies, tais genes não são intrínsecos. Isolados produtores dessas enzimas apresentam sensibilidade diminuída ou resistência às penicilinas, às cefalosporinas de primeira e segunda gerações, ao aztreonam e aos carbapenens, mas mantêm a sensibilidade às cefalosporinas de amplo espectro e às associações com inibidores de betalactamases.

A KPC-1 (posteriormente renomeada KPC-2) foi inicialmente descrita em uma cepa de *Klebsiella pneumoniae*, isolada na Carolina do Norte, Estados Unidos, em 1996. As carbapenemases do tipo KPC (*K. pneumoniae carbapenemase*) pertencem também à classe A/grupo 2f e se tornaram um dos grupos de carbapenemases mais importantes nos últimos anos. Elas são frequentemente codificadas por genes localizados em transpósons, os quais são geralmente carreados por plasmídeos, hidrolisam os carbapenens de maneira bastante eficaz e são fracamente inibidas pelos antigos inibidores de betalactamases, ácido clavulânico, tazobactam e sulbactam, disponíveis para uso clínico. Os novos inibidores de betalactamases avibactam e vaborbactam, comercializados em combinação com a ceftazidima e o meropenem, são capazes de inibir a atividade hidrolótica das enzimas KPC, bem como a combinação de imipenem com relabactam, que se encontra em fase de aprovação pela agência americana Food and Drug Administration.

Apesar de descritas inicialmente em *K. pneumoniae*, enzimas do tipo KPC já foram descritas em outras espécies de enterobactérias, além de *Acinetobacter* spp. e *Pseudomonas* spp. Até o momento, são reconhecidas 23 variantes de KPC. Os genes que codificam KPC-1 e KPC-2 possuem sequências idênticas. Como houve um erro no depósito da sequência do gene bla_{KPC-1}, esta nomenclatura deixou de ser válida e, por essa razão, é reconhecida somente a denominação bla_{KPC-2}. Enterobactérias produtoras de KPC-2 se disseminaram rapidamente, inicialmente na região de Nova Iorque, nos Estados Unidos, e, posteriormente, para outros estados americanos e outros países, inclusive o Brasil. Cepas de *K. pneumoniae* produtoras de KPC são normalmente resistentes a todos os carbapenens e apresentam resistência cruzada à maioria dos antimicrobianos disponíveis para uso clínico. Recentemente, as taxas de resistência às polimixinas têm aumentado consideravelmente entre cepas de *K. pneumoniae* produtoras de KPC-2 isoladas em hospitais brasileiros. Embora o avibactam, administrado em associação com a ceftazidima, apresente atividade frente a isolados produtores de carbapenemases de classe A, recentemente, cepas de *K. pneumoniae* produtoras de KPC resistentes a essa combinação têm sido relatadas. Tais estudos demonstraram que mutações na carbapenemase KPC-3 (D179Y/T243M) na vigência de tratamento de ceftazidima/avibactam, bem como mutações nas porinas OmpK35 e OmpK36 associado à hiperprodução de KPC-3, estariam relacionados a esse fenótipo de resistência.

Outra betalactamase com capacidade de hidrolisar carbapenens é a GES-2, derivada da betalactamase de espectro ampliado GES-1 (ESBL). A enzima GES-2 difere da GES-1 por uma única substituição de aminoácidos: de glicina por asparagina na posição 170 de Ambler. Em decorrência dessa mutação, o espectro de ação da GES-2 passou a incluir os carbapenens. Atualmente, existem 31 variantes da enzima GES descritas, que diferem entre si por uma a quatro alterações de aminoácidos.* As variantes GES-2, GES-4, GES-5, GES-6, GES-11, GES-14, GES-16 e GES-18 são as enzimas que apresentam atividade de carbapenemase. A variante GES-5 é a carbapenemase mais disseminada dessa classe, presente no Brasil, no Canadá, no México, na Turquia, na Espanha, na África do Sul, na Coreia e na China.

As betalactamases de classe D, ou oxacilinases, apresentam características tão diversas que fazem dessas enzimas um grupo extremamente heterogêneo e complexo. As oxacilinases são classificadas em três subgrupos diferentes: 2d – oxacilinases de espectro restrito, presentes em enterobactérias e capazes de hidrolisar fortemente a oxacilina/cloxacilina; 2de – oxacilinases do tipo ESBL, presentes principalmente em *P. aeruginosa* e carreadas por integrons de classe 1, e, de maneira geral, hidrolisam bem as oximinocefalosporinas e cefepima; 2df – conhecidas como *carbapenem-hydrolyzing class D β-lactamase* (CHDLs), quase exclusivamente restritas a *A. baumannii*, não hidrolisam as oximinocefalosporinas e cefepima, e hidrolisam fracamente os carbapenens.

As oxacilinases não são inibidas pelos inibidores ácido clavulânico, tazobactam e sulbactam, mas geralmente são inibidas pelo cloreto de sódio (NaCl). As CHDLs, em sua maioria, são descritas em *Acinetobacter* spp., principalmente nas espécies incluídas no complexo *A. calcoaceticus-baumannii*, e distribuídas nos seguintes grupos: OXA-23, OXA-24/40, OXA-51, OXA-58, OXA-143 e OXA-235.

A primeira CHDL descrita em *A. baumannii* foi a OXA-23, em 1985, no Reino Unido, e, na época, foi chamada de ARI-1. O *cluster* OXA-23 apresenta seis variantes conhecidas: OXA-23, OXA-27, OXA-49, OXA-73, OXA-134 e OXA-146. Assim como a maioria das CHDLs descritas em *A. baumannii*, a OXA-23 hidrolisa fracamente os carbapenens, sendo necessária a presença de uma sequência de inserção (IS), geralmente a IS*Aba1* (ou IS*Aba4*), a montante do gene, para conferir um promotor forte e, consequentemente, o aumento da expressão do gene que a codifica. A presença da IS a montante do gene *bla*OXA-23 resulta em resistência ao imipenem e meropenem. A OXA-23 já foi descrita em diferentes países, demonstrando ser provavelmente a CHDL de *A. baumannii* mais prevalente no mundo, inclusive no Brasil. Entre as CHDLs de *A. baumannii*, somente a OXA-23 foi descrita em enterobactérias, *P. mirabilis* na França e *E. coli* na Índia. A segunda CHDL descrita em *A. baumannii* foi a OXA-24 (idênti-

ca à OXA-40), em 1997, na Espanha. Atualmente o *cluster* OXA-24 engloba cinco variantes conhecidas: OXA-25, OXA-26, OXA-72, OXA-139, OXA-160 e OXA-207. A variante OXA-24/40 é endêmica na Península Ibérica e já foi descrita nos Estados Unidos, enquanto a variante OXA-72 já foi descrita em diferentes países do mundo, sendo considerada a representante desse grupo mais amplamente disseminada. No Brasil, tem-se verificado um aumento da frequência de OXA-72 entre os isolados de *A. baumannii* resistentes aos carbapenens em todas as regiões geográficas, passando a ser, em muitos hospitais, a carbapenemase mais frequente neste patógeno.

Entre as CHDLs, a expressão dos genes codificadores das enzimas pertencentes aos *grupos* OXA-24/40 e OXA-143 não estão relacionados a IS. O processo de mobilização dessas enzimas ocorre por um processo de recombinação homóloga.

O terceiro *grupo de CHDL* descrito foi OXA-51, em 1994, na Argentina. Atualmente, existem mais de 65 variantes descritas e, por muito tempo, os genes que as codificavam foram considerados exclusivamente como cromossômicos e intrínsecos de *A. baumannii*. Entretanto, recentemente, descreveu-se a presença do gene *bla*OXA-51, mediada por plasmídeos, não somente em *A. baumannii*, como em outras espécies do complexo *A. calcoaceticus-baumannii* na região de Taiwan. A expressão dos genes codificadores das CHDLs do *grupo* OXA-51 também são moduladas pela presença de IS, principalmente a IS*Aba1*, contribuindo para o fenótipo de resistência: os carbapenens. Hoje, sabe-se que boa parte das espécies de *Acinetobacter* spp. carreiam genes codificadores de betalactamases de classe D intrínsecos de cada espécie, como é o caso do gene *bla*OXA-23 encontrado no cromossomo de *A. radioresistens*. Entretanto, a exceção de *A. baumannii*, em nenhuma outra espécie desse gênero foi descrita a resistência aos carbapenens mediada por tais enzimas, demonstrando que não possuem atividade de carbapenemase.

O quarto *grupo* descrito foi a OXA-58, em 2003, na França. Estudos avaliaram o contexto genético da OXA-58 e verificaram que o gene *bla*OXA-58 pode estar associado a diferentes IS, como IS*Aba1*, IS*Aba2*, IS*Aba3* e IS*18*. Outros dois *grupos* de CHDLs foram *descritos* em *A. baumannii*, sendo estes os *grupos* OXA-143 e, mais recentemente, OXA-235. A OXA-143 foi descrita pela primeira vez em uma cepa brasileira de *A. baumannii* isolada em 2009. Em alguns hospitais brasileiros, a OXA-143, ou mesmo sua variante OXA-231, é mais frequente que a OXA-23. Já o *grupo* OXA-235 foi descrito em cepas de *A. baumannii* isoladas nos Estados Unidos e no México entre 2005 e 2009.

Entre os *grupos* de CHDLs descritos em outras espécies, apenas merece destaque a CHDL OXA-48, em decorrência da importância que alcançou, nos últimos anos, por sua disseminação para diferentes espécies de enterobactérias em mais de 23 países da Europa, Turquia e norte da África. A OXA-48 foi descrita originalmente em uma amostra de *K. pneumoniae* resistente aos carbapenens, na Turquia, em 2004. Durante anos, ficou restrita a essa localidade geográfica, mas, nos últimos anos, vários relatos em outras regiões geográficas, como as Estados Unidos e o Brasil. Acredita-se que o Oriente Médio e o Norte da África constituam reservatórios secundários dessa CHDL, já que vários casos reportados em países europeus tinham relação epidemiológica com essas regiões geográficas. As variantes OXA-162, OXA-163, OXA-181, OXA-204, OXA-232, OXA-247 e OXA-370 repre-

---

* Disponível em: ftp://ftp.ncbi.nlm.nih.gov/pathogen/betalactamases/Allele.tab.

sentam variantes da OXA-48. A OXA-370 foi descrita em uma amostra de *Enterobacter hormaechei* resistente a ertapenem, isolada de *swab* retal de vigilância coletado de um paciente hospitalizado na cidade de Porto Alegre, em maio de 2013. Essa enzima era codificada por gene localizado em um plasmídeo de 150 Kb pertencente ao tipo de incompatibilidade plasmidial IncF. Esse isolado também possuía os genes bla_{TEM-1} e $bla_{CTX-M-8}$ em seu genoma. Embora estudos de cinética enzimática precisem ser realizados para determinar o real espectro de atividade da OXA-370, as cepas produtoras dessas betalactamases reportadas até o momento apresentavam resistência às cefalosporinas de amplo espectro e sensibilidade aos carbapenens. Estes indicam que provavelmente a variante de OXA-48 descrita no Brasil trata-se de uma ESBL e não uma carbapenemase. A OXA-163 foi identificada em amostras de *K. pneumoniae* e *E. cloacae* isolados na Argentina e possui um único aminoácido de diferença em relação à OXA-48; porém, essa diferença é suficiente para conferir uma mudança em seu espectro hidrolítico. A OXA-163 e a OXA-247 hidrolisam eficientemente as cefalosporinas de amplo espectro, mas em menor grau os carbapenens quando comparadas à OXA-48, cujo substrato preferencial é o imipenem.

Na classe molecular B/grupo 3, encontram-se as MBLs que requerem Zn^{2+} como cofator para sua atividade catalítica e são inibidas por EDTA ou compostos derivados do ácido tiolático, como o 2-MPA. Os genes que codificam tais enzimas estão geralmente localizados em integrons de classe 1 ou transpósons, que podem ser carreados tanto no cromossomo como em plasmídeos. As MBLs conferem resistência a todos os betalactâmicos, à exceção do aztreonam, e não são inibidas pelo ácido clavulânico. As MBLs cromossômicas (subgrupos B2 e B3) descritas em *Stenotrophomonas maltophilia*, *Myroides (Flavobacterium) odoratum*, *Chryseobacterium (Flavobacterium) meningosepticum*, *Chryseobacterium indologenes*, *Aeromonas hydrophila*, *Aeromonas sobria*, *Aeromonas salmonicida*, *Legionella gormanii* e *Bacillus cereus* são intrínsecas dessas espécies. As enzimas produzidas por esses micro-organismos variam na sequência de aminoácidos e na atividade, por exemplo, as enzimas presentes em *Aeromonas* spp. apresentam pouca atividade contra betalactâmicos que não sejam carbapenens, enquanto outras MBLs intrínsecas têm amplo espectro de atividade, à exceção do aztreonam.

As MBLs que causam maior preocupação são as adquiridas, ou seja, aquelas codificadas por genes localizados em elementos genéticos móveis, pois podem ser transmitidos de uma cepa para outra, mesmo entre bactérias de espécies diferentes. Várias classes de MBLs adquiridas já foram descritas, mas as mais frequentes e importantes clinicamente ainda são as pertencentes aos grupos IMP, VIM e SPM-1, e mais recentemente NDM-1. A SPM-1 (*São Paulo metallo-beta-lactamase*) foi descrita inicialmente pelo Programa SENTRY em uma cepa de *P. aeruginosa* isolada em um hospital da cidade de São Paulo.

Os genes $bla_{IMP-like}$ e $bla_{VIM-like}$ são frequentemente transportados como cassetes inseridos em integrons de classe 1 (Figura 8.1), os quais possuem um sistema de recombinação natural, que abriga uma série de genes adquiridos e que possuem um único promotor. Esse sistema de organização facilita a recombinação de diferentes genes, além de mobilizá-los conjuntamente. Além de promover a resistência para todos os betalactâmicos, os integrons que carregam o gene bla_{IMP-1} também carregam genes que codificam resistência aos aminoglicosídeos.

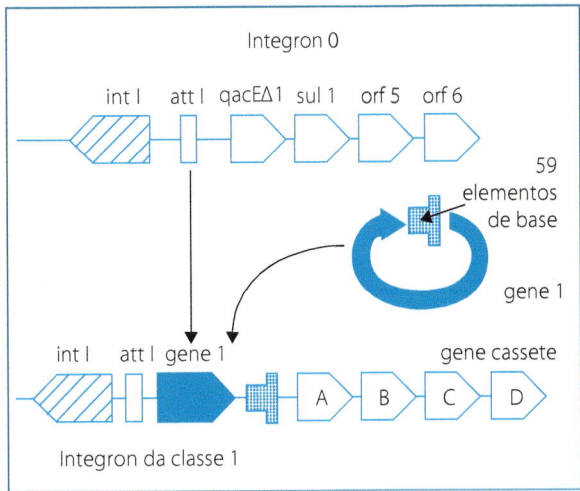

FIGURA 8.1 Estrutura do integron da classe 1.
Fonte: Benett, 1999.

Desde que o gene bla_{IMP-1}, que codifica a MBL IMP-1, foi descrito pela primeira vez no Japão, pelo menos 57 variantes diferentes foram descritas em todas as regiões geográficas, principalmente em cepas de *P. aeruginosa* na Ásia, Europa e na América do Sul. Essas variantes de IMP-1 apresentam distintas homologias em relação a IMP-1, principalmente entre isolados de *P. aeruginosa*. No Brasil, as variantes IMP-1, IMP-10, IMP-16 e IMP-18 foram encontradas em isolados de *K. pneumoniae*, *S. marcescens*, *Proteus mirabilis*, *Enterobacter gergoviae*, *Acinetobacter* spp. e *P. aeruginosa*. A disseminação de cepas de *K. pneumoniae* produtoras de IMP-1 foi observada em seis hospitais da cidade de São Paulo. Essas cepas haviam adquirido o mesmo integron de classe 1 que carreava o gene bla_{IMP-1}, chamado In86, provenientes de *P. aeruginosa* e *A. baumannii*.

Outro tipo de MBL adquirida é a VIM-1, que foi primeiramente reportada em uma cepa clínica de *P. aeruginosa* na Itália. Apesar de apresentar menos de 30% de homologia com as enzimas da família IMP, a VIM-1 apresenta o mesmo amplo espectro de hidrólise desta. O aztreonam é estável à hidrólise por IMP-1 e VIM-1; porém, sua atividade diante das bactérias produtoras dessas enzimas é inconstante. Betalactamases pertencentes à família VIM foram identificadas em isolados de *P. aeruginosa* e em outros bacilos Gram-negativos não fermentadores da glicose. Até o momento, foram reportadas 51 variantes de VIM. No Brasil, esse grupo de MBLs é pouco frequente, tendo sido relatados casos isolados de VIM-2, VIM-7 e VIM-36 em cepas clínicas de *P. aeruginosa*, e VIM-1 em diferentes espécies ambientais.

Em 2001, isolou-se, na cidade de São Paulo, um isolado clínico de *P. aeruginosa* que codificava uma nova classe de MBL, então, denominada SPM. O espectro de atividade da SPM-1 é idêntico às demais MBLs adquiridas. Diferente das MBLs do tipo IMP e VIM, o gene bla_{SPM-1} localiza-se no cromossomo, principalmente de um clone de *P. aeruginosa* pertencente ao ST277, disseminado por vários hospitais brasileiros. A enzima SPM-1 apresenta uma homologia de 35,5% com a enzima IMP-1. A Tabela 8.3 apresenta as principais características das carbapenemases adquiridas. Amostras de *P. aeruginosa* produtoras de SPM-1 permanecem, até o momento, restritas ao território brasileiro, apesar de cepas de *P. aeruginosa* produtoras de SPM-1 terem sido reportadas na Europa, Suíça e Inglaterra, com clara relação epidemiológica com o Brasil.

TABELA 8.3 Principais características das carbapenemases adquiridas.

Classificação de Ambler	Tipo de enzimas	Espectro da hidrólise					Inibidas por		Micro-organismos	Localização genética
		Aminopenicilinas	Ureidopenicilinas	Cefalosporinas de amplo espectro	Aztreonam	Carbapenens	Clavulanato	EDTA		
A	NMC-A; SME-1; IMI-1	O	œ	♦	œ	O	e/ou	–	E. cloacae, S. marcescens	Cromossomo
A	KPC-2	O	O	œ	O	O	+	–	Várias espécies de enterobactérias	Plasmídeo, cromossomo e transpóson
A	GES-2, 4	O	O	O	O	œ	+	–	P. aeruginosa	Plasmídeo, integron
B	IMP-1 a IMP-48	O	O	O	♦	O	–	+	Enterobactérias, Pseudomonas spp., Alcaligenes spp., Acinetobacter spp.	Cromossomo, plasmídeo, integron
B	VIM-1 a VIM-41	O	O	O	♦	O	–	+	P. aeruginosa, P. putida, A. baumannii	Cromossomo, plasmídeo, integron
B	SPM-1	O	O	O	♦	O	–	+	P. aeruginosa	Cromossomo
B	NDM-1	O	O	O	♦	O	–	+	K. pneumoniae, outras enterobactérias, Acinetobacter spp.	Plasmídeo
D	OXA-23, –24/40, –51, –58	O	œ	œ	♦	œ	e/ou	–	A. baumannii	Cromossomo, e/ou integron
D	OXA-48	O	œ	œ	♦	œ	–	–	K. pneumoniae e outras enterobactérias	Plasmídeo

EDTA: ácido etilenodiaminotetracético; (O) alto nível; (œ) baixo nível; (♦) sem hidrólise.

Outras classes de MBL incluem GIM, SIM, AIM, KHM, DIM, TBM e FIM, que permanecem restritas aos locais onde foram descritas inicialmente, por exemplo, a MBL GIM-1 foi descrita em uma amostra de *P. aeruginosa* isolada na Alemanha pelo programa SENTRY. A GIM-1 difere das enzimas IMP, VIM e SPM-1 em 39 a 43%, 28 a 31% e 28%, respectivamente. O gene bla_{GIM-1} foi encontrado em um integron de classe 1, localizado em um plasmídeo. A GIM-1 hidrolisa praticamente todos os betalactâmicos, com exceção da azlocilina e do aztreonam. Durante anos, o gene que codifica GIM-1 esteve confinado a cepas de *P. aeruginosa* isoladas na região de origem, em Düsseldorf, Alemanha. Recentemente, reportou-se GIM-1 em cepas de *E. cloacae* e *Acinetobacter pitti* isoladas em outras regiões da Alemanha. Especula-se que tenha havido a mobilização do integron de classe 1 que carreia bla_{GIM-1} para um novo contexto genético que tenha facilitado sua recente capacidade de mobilização.

Em 2009, foi descrita em uma amostra de *K. pneumoniae* isolada da urina de um paciente repatriado para a Suécia, que exibia resistência aos carbapenens, uma nova MBL denominada *New Delhi metallo-beta-lactamase* (NDM). Essa enzima recebeu essa denominação porque o paciente havia sido previamente hospitalizado em um hospital em Nova Déli. Posteriormente, evidenciou-se que isolados de enterobactérias produtoras de NDM-1 já estavam presentes em Nova Déli, Puna e Mumbai, em 2006. Apresentando o mesmo perfil hidrolítico das demais MBLs adquiridas, até o momento, já foram descritas 16 variantes de NDM. Em 2010, um ano após sua descrição, essa enzima ganhou grande notoriedade porque foi observado por um laboratório britânico de saúde pública um aumento importante no isolamento de enterobactérias resistentes aos carbapenens encaminhados a esse laboratório de referência para confirmação do fenótipo de resistência. Constatou-se, então, que a maioria dessas enterobactérias era resistente aos carbapenens, em razão da produção de NDM-1. A relação epidemiológica com a região da Índia e do Paquistão não pode ser estabelecida em todos os casos, sugerindo disseminação local do gene bla_{NDM-1}. Estudos posteriores confirmaram que isolados produtores de NDM-1 são endêmicos nesses dois países asiáticos.

As enzimas do tipo NDM possuem características epidemiológicas que as distinguem das demais classes de MBLs descritas até então, como sua rápida disseminação mundial a partir do subcontinente indiano; uma alta prevalência em infecções comunitárias, já que, em regiões endêmicas, existe contaminação do meio ambiente (principalmente água), favorecendo a colonização de indivíduos saudáveis e o surgimento de infecções comunitárias; redução das viagens à Índia relacionadas ao turismo médico; alta transmissibilidade do gene bla_{NDM-1}, que, muitas vezes, estava inserido em múltiplos plasmídeos de diferentes tamanhos; e falta de opção terapêutica para o tratamento dessas infecções, já que o gene bla_{NDM-1} foi também adquirido por espécies intrinsicamente resistentes às polimixinas e à tigeciclina.

Na América Latina, os primeiros relatos de enterobactérias produtoras de NDM-1 ocorreram na Guatemala, seguida do Uruguai, Brasil, Colômbia e Paraguai. No Brasil, NDM-1 já foi descrita em várias espécies de enterobactérias, *A. baumannii* e *A. berizinae* em vários estados brasileiros.

Na tentativa de bloquear o efeito das betalactamases, foram desenvolvidos os inibidores de betalactamases, que são compostos betalactâmicos com baixa atividade bactericida, mas potentes inibidores da maioria das betalactamases plasmidiais e de algumas cromossômicas. Eles atuam como substratos suicidas, ligando-se fortemente às betalactamases, inativando-as. Dessa maneira, conseguem restabelecer a atividade de betalactâmicos administrados em associação a estes compostos, como amoxicilina, ampicilina, piperacilina e outros betalactâmicos.

Os inibidores de betalactamases disponíveis clinicamente no Brasil são ácido clavulânico, sulbactam, tazobactam e, mais recentemente, avibactam, em combinação com um betalactâmico. As diferenças, em termos de potência, atividade e farmacologia, são muito pequenas entre o ácido clavulânico, o sulbactam e o tazobactam, o espectro de ação das diferentes combinações depende basicamente do espectro do antimicrobiano, que está associado com esses inibidores. Porém, é importante ressaltar que o sulbactam apresenta atividade contra *A. baumannii em função de uma maior afinidade pelas PBPs desse patógeno*. Dessa maneira, combinações com esse inibidor devem apresentar atividade contra *A. baumannii* independente do antimicrobiano associado. A atividade antibacteriana do sulbactam parece ser específica para essa espécie, e mesmo cepas multirresistentes podem ser inibidas por esse composto. Como comentado anteriormente, o avibactam é um novo inibidor de betalactamase, não betalactâmico, derivado das diazabiciclooctanonas. Ele inibe as betalactamases de classe A e C, incluindo as carbapenemases, mas não tem atividade contra as betalactamases de classe B e CHDLs codificadas por *Acinetobacter* spp. Esse inibidor é disponível clinicamente em associação com a ceftazidima. Como a ceftazidima não é reconhecida como um substrato pelas OXA-48, a combinação de ceftazidima/avibactam tem sido eficaz no tratamento das infecções causadas por OXA-48.

Como já discutido, os antigos inibidores de betalactamases são mais ativos contra as betalactamases produzidas por *S. aureus, H. influenzae, M. catarrhalis, Bacteroides* spp., *E. coli* e *K. pneumoniae* (Tabela 8.2). Entretanto, betalactamases cromossomais do tipo AmpC produzidas pelo grupo MYSPACE são fracamente inibidas pelos antigos inibidores de betalactamases.

O envelope celular bacteriano é uma barreira efetiva, semipermeável a substâncias presentes no ambiente. Nos micro-organismos Gram-negativos, essa barreira é formada por três camadas: a membrana externa, o espaço periplasmático e a membrana celular interna. Os antibióticos, por sua vez, para atingirem seu alvo, necessitam ultrapassar a barreira formada pela membrana externa, e, no caso dos antimicrobianos betalactâmicos, as vias utilizadas são um grupo de protepina s de membrana externa, chamadas porinas.

As porinas são trímeros de proteínas e servem como canais que permitem a passagem de pequenas moléculas hidrofílicas, como ferro, nutrientes e antibióticos. Variações estruturais ou diminuição da expressão das porinas, em resposta a presença de antimicrobianos, são estratégias de sobrevivência que muitas bactérias desenvolveram. Na Tabela 8.4 foram citadas as principais porinas envolvidas com a resistência aos betalactâmicos. Um exemplo importante é a inativação dos genes codificadores das porinas OprD e CarO em isolados clínicos de *P. aeruginosa* e *A. baumannii*, responsáveis pela resistência ao imipenem no primeiro caso, e a ambos carbapenens no segundo, respectivamente.

TABELA 8.4 Porinas relacionadas com a resistência aos betalactâmicos nos principais bacilos Gram-negativos.

Espécies	Porinas	Antimicrobianos
A. baumannii	CarO	Carbapenens
E. cloacae	OmpF OmpC	Carbapenens
E. coli	OmpF OmpC	Betalactâmicos
K. aerogenes	OmpF Omp36	Carbapenens Imipenem, cefepime
K. pneumoniae	OmpK35 OmpK36	Cefalosporinas, carbapenens Carbapenens
K. oxytoca	OmpK36	Carbapenens
S. marcescens	OmpF OmpC	Betalactâmicos
P. aeruginosa	OprD	Imipenem

Os sistemas de efluxo estão presentes em todos os tipos de células, protegendo-as dos efeitos tóxicos de substâncias químicas. A membrana externa das bactérias Gram-negativas age como uma barreira, limitando a entrada de agentes nocivos à célula bacteriana, porém os sistemas de efluxo são responsáveis por ejetarem agentes que conseguiram atingir o interior da célula. São classificados considerando-se três critérios básicos: a fonte de energia utilizada pelo sistema, a relação filogenética com outros sistemas de efluxo e a especificidade de substratos, isto é, a capacidade de transportar diferentes compostos pela membrana. São, dessa forma, agrupados, até o momento, em seis famílias descritas tanto em bactérias Gram-positivas quanto em Gram-negativas: *ATP binding cassette* (ABC), *major facilitador superfamily* (MFS), *small multidrug resistance* (SMR), *multidrug and toxic compound extrusion* (MATE), *drug-metabolite transporter* (DMT) e *resistance-nodulation division* (RND). É interessante notar ainda que esses sistemas possuem múltiplos substratos e são capazes de ejetar detergentes, pigmentos, desinfetantes e metais pesados, além dos antimicrobianos.

A família RND de sistemas de efluxo é a que possui especificidade a um maior número de substratos que englobam antimicrobianos de relevância clínica e a que desempenha um importante papel nas resistências intrínseca e adquirida em diversas bactérias Gram-negativas. Ela utiliza a força protomotriz para expulsar os antimicrobianos da célula e é, provavelmente, a mais estudada por estar relacionada à resistência aos betalactâmicos em bactérias Gram-negativas, como *A. baumannii* e *P. aeruginosa*. Geralmente, os sistemas classificados nessa família são constituídos por três componentes: uma proteína de membrana externa (que pode ser uma pori-

na ou não); a bomba propriamente dita, localizada na membrana citoplasmática; e uma proteína, cuja função é conectar a bomba à proteína da membrana externa, que, às vezes, recebe a denominação de proteína de fusão ou proteína transmembrana. Esses sistemas de efluxo recebem a seguinte nomenclatura: as três primeiras letras designam o sistema de efluxo, seguidas de três letras maiúsculas: a primeira letra se refere à proteína de fusão, a segunda à designação que a bomba recebe, e a terceira à proteína de membrana externa que o sistema de efluxo utiliza para ejetar o substrato fora da célula. Por exemplo, no sistema AdeABC presente em *A. baumannii*, as letras "Ade" se referem ao sistema de efluxo, a letra "A" designa a proteína de fusão, a letra "B" designa a bomba e a letra "C" a proteína de membrana externa, que representa o canal de saída dos substratos deste sistema.

Os sistemas de efluxo são codificados por óperons, dos quais também fazem parte genes regulatórios que reprimem ou ativam a expressão desses genes. Vários fatores influenciaram na regulação desses sistemas. De maneira geral, as bactérias possuem vários sistemas de efluxo, e, embora os genes que codificam esses sistemas possam ser adquiridos por meio de elementos genéticos móveis, a maioria deles está presente no cromossomo bacteriano. Em *A. baumannii*, os sistemas de efluxo AdeABC e AdeIJK pertencem à família RND. A hiperexpressão do sistema AdeABC confere resistência, principalmente, aos aminoglicosídeos, aos betalactâmicos, às fluoroquinolonas, às tetraciclinas, à tigeciclina, aos macrolídeos, ao cloranfenicol e ao trimetoprim. Cefepima, cefpiroma e cefotaxima são os betalactâmicos mais afetados por esse sistema. O sistema AdeABC é regulado por dois genes, *adeR* (resposta regulatória) e *adeS* (sensor quinase), que estão representados na Figura 8.2. Mutações nos genes *adeR* e *adeS* são responsáveis pela hiperexpressão do sistema. Já o sistema AdeIJK contribui para resistência intrínseca às cefalosporinas, ao aztreonam, às fluoroquinolonas, às tetraciclinas, às lincosamidas, à rifampicina, ao cloranfenicol, ao trimetoprim, à novobiocina e ao ácido fusídico. O sistema AdeIJK confere menor grau de resistência aos betalactâmicos que o sistema AdeABC.

O sequenciamento do genoma de *P. aeruginosa* permitiu a identificação de 12 sistemas de efluxo da família RND denominados *multidrug efflux pump* (Mex), de expressão constitutiva e codificada por óperons, sempre regulados pelo produto de um gene regulador proximal. Dez desses sistemas foram caracterizados até o momento: MexAB-OprM (ABM), MexCD-OprJ (CDJ), MexEF-OprN (EFN), MexXY-OprM (XY), MexJK-OprM, MexGHI-OpmD, MexVW-OprM, MexPQ-OpmE, MexMN-OprM e TriABC-OpmH. De todos esses sistemas de efluxo da família RND caracterizados em *P. aeruginosa*, somente ABM, CDJ, EFN e XY têm sido relacionados, até o momento, a resistência intrínseca e adquirida a uma ampla variedade de antimicrobianos de importância clínica. Entre eles, a resistência aos betalactâmicos pode ser conferida pelos sistemas ABM, CDJ e XY. O ABM foi o primeiro sistema de efluxo da família RND caracterizado em *P. aeruginosa*. Esse sistema é expresso constitutivamente e desempenha um importante papel nas resistências intrínseca e adquirida a múltiplos antimicrobianos em cepas selvagens de *P. aeruginosa*. Os substratos preferenciais desse sistema de efluxo são variados e incluem a ejeção dos agentes betalactâmicos, que abrangem os

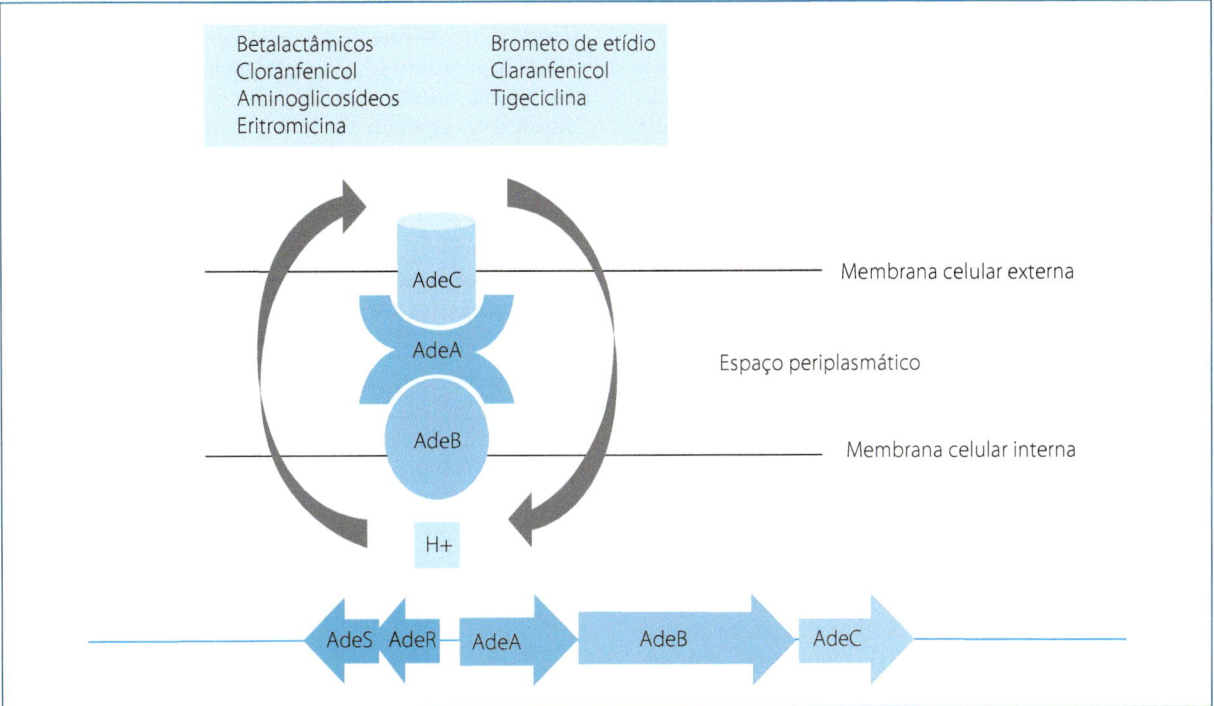

FIGURA 8.2 Representação esquemática do sistema AdeABC reportado em *Acinetobacter baumannii* e do respectivo óperon que o codifica.

carbapenens, exceto o imipenem. A menor afinidade desse sistema pelo imipenem, como substrato, ocorre em função da diferença molecular na estrutura dos carbapenens. Sua regulação é feita pelo gene *mexR*, localizado a montante do óperon *mexAB-oprM*, que codifica uma proteína repressora da sua transcrição, e sua hiperexpressão ocorre em mutantes *nalB*, que carregam alterações no gene repressor e, consequentemente, exibem diminuição da sensibilidade aos seus substratos. Contudo, outros estudos demonstraram que os genes *nalC* e *nalD* também podem modular a expressão do sistema ABM, independentemente do regulador proximal *mexR*.

O sistema CDJ é capaz de utilizar como substratos vários agentes antimicrobianos; porém, mesmo que esse sistema não possua como substrato preferencial os agentes betalactâmicos, ele é capaz de ejetar cefalosporinas, especialmente as de quarta geração. Normalmente, esse sistema não é expresso em cepas selvagens de *P. aeruginosa*, mas, mesmo que pouco frequente, a hiperexpressão de CDJ pode ser observada entre isolados clínicos de *P. aeruginosa* com mutações no gene *nfxB*. Diferentemente dos outros óperons que codificam sistemas de efluxo em *P. aeruginosa*, o óperon XY não possui o gene que codifica a proteína de membrana externa. Para essa função, o sistema XY utiliza a proteína OprN, que também exerce a função de canal de saída para vários outros sistemas de efluxo identificados em *P. aeruginosa*. A resistência aos betalactâmicos, como a cefepima e a cefpiroma, também foi associada à hiperexpressão desse sistema de efluxo. A hiperexpressão do sistema XY foi o principal mecanismo responsável pelo fenótipo de resistência à cefepima e sensibilidade à ceftazidima em isolados clínicos de *P. aeruginosa* oriundos de um hospital francês. Entre amostras

brasileiras de *P. aeruginosa*, é também frequente a hiperexpressão do sistema XY.

RESISTÊNCIA ÀS QUINOLONAS

O espectro de ação das quinolonas é amplo e semelhante entre elas: são ativas contra *S. aureus* sensíveis à oxacilina, estreptococos beta-hemolíticos do grupo B (*Streptococcus agalactiae*) e Gram-negativos aeróbios, como *H. influenzae* e enterobactérias (*E. coli, K. pneumoniae, Enterobacter* spp., *Salmonella* spp., *Shigella* spp., *Campylobacter jejuni* e *S. marcescens*). O ciprofloxacino permanece como a fluoroquinolona mais potente contra amostras de *P. aeruginosa*, e levofloxacina e moxifloxacino apresentam boa atividade contra *S. pneumoniae* e *S. pyogenes*. Amostras de *S. maltophilia* e *Burkholderia cepacia* são habitualmente resistentes às quinolonas. Atualmente, as taxas de resistência à ciprofloxacina em isolados de *Neisseria gonorrhoeae* aumentaram consideravelmente nos últimos anos, e, por esse motivo, esse antimicrobiano deixou de ser recomendado para o tratamento das uretrites gonocócicas.

As fluoroquinolonas agem por meio da inibição da DNA girase bacteriana (topoisomerase II), formada por quatro subunidades (tetrâmero), sendo duas subunidades A e duas B, que são codificadas pelos genes *gyrA* e *gyrB*, respectivamente. Essa enzima atua na diminuição do número de torções durante o processo de duplicação do DNA bacteriano, bem enovelar o DNA. Além da DNA girase, as quinolonas podem se ligar ainda à topoisomerase IV, um tetrâmero formado por duas subunidades C e duas subunidades E, codificadas pelos genes *parC* e *parE*. Essa enzima tem a função de segregar a nova cópia de DNA recém-formada, permitindo a divisão celular bacteriana. Ao se ligarem a essas enzimas, as quinolonas inibem a duplicação de cromossomo bacteriano, promovendo a ruptura das cadeias de nucleotídeos e desencadeando a morte celular. O mecanismo de resistência mais comum é decorrente da formação de topoisomerases (II e IV) que não se ligam às fluoroquinolonas, mediado por mutações nos genes que codificam tais enzimas. A resistência às quinolonas ocorre frequentemente pela seleção de subpopulações de bactérias resistentes, que apresentam mutações, principalmente, nos genes *gyrA* (Gram-negativos) e *parC* (Gram-positivos). Geralmente, tais mutações ocorrem em uma região conhecida como QRDR (*Quinolone-Resistance Determing Region*) nos genes codificadores das topoisomerases bacterianas. A resistência às quinolonas ocorre em etapas; níveis moderados de resistência estão associados a mutações pontuais (*single mutation*) nos genes que codificam as topoisomereses II ou IV (região QRDR). Entretanto, altos níveis de resistência estão associados a mutações adicionais nesses genes. Como as quinolonas apresentam sítio de ação comum (DNA girase e topoisomerase IV), bactérias resistentes a uma quinolona normalmente apresentarão sensibilidade reduzida às demais quinolonas. Porém, alguns compostos são mais potentes (moxifloxacino e gemifloxacino) que outros contra determinadas espécies bacterianas e podem, assim, permanecer ativos contra isolados bacterianos já resistentes às quinolonas menos potentes, como ácido nalidíxico e ácido pipemídico. Geralmente, bactérias resistentes à ciprofloxacino são resistentes também à levofloxacino. Entretanto, cepas resistentes a norfloxacino podem ainda manter sensibilidade a essas duas fluoroquinolonas.

A resistência às quinolonas mediada por genes plasmidiais (PMQR – *Plasmid Mediated Quinolone Resistance*) do tipo *qnr* (*quinolone resistance*) que codificam as proteínas (Qnr), protegendo a DNA girase da ação das quinolonas tornou-se frequente em algumas regiões geográficas. Até o momento, já foram descritas sete famílias de genes *qnr*: *qnrA*, *qnrB*, *qnrC*, *qnrD*, *qnrE*, *qnrS* e *qnrVC*. A resistência às fluoroquinolonas mediada por genes plasmidiais também pode ser decorrente da produção da enzima AAC(6')-Ib-cr, uma variante de um aminoglicosídeo acetiltransferase (cr – *ciprofloxacin resistance*) capaz de modificar tanto a molécula de aminoglicosídeo como a das fluoroquinolonas, principalmente ciprofloxacino e norfloxacino, reduzindo sua atividade. Além disso, dois sistemas de efluxo plasmidiais, QepA e OqxAB, também estão relacionados a resistência adquirida às quinolonas. Embora os PMQRs confiram baixas CIMs para ciprofloxacino e levofloxacino, e altos CIMs para norfloxacino e quinolonas de primeira geração, tais mecanismos podem se disseminar mais rapidamente pelo fato de estarem localizados em elementos genéticos móveis, e contribuem para a aquisição cumulativa de mutações espontâneas na região QRDR das topoisomerases, já que permitem um maior tempo de exposição da bactéria às quinolonas. Além disso, os baixos níveis de resistência permitem que os isolados carreadores de tais mecanismos não sejam detectados *in vitro* na rotina laboratorial. Um mecanismo de resistência adicional às quinolonas em *S. aureus* é decorrente do transporte ativo da droga para o meio extracelular, pelo mecanismo de efluxo codificado pelo gene *norA*, que confere um menor nível de resistência quando comparado com o decorrente das mutações em *gyrA*. Alguns fatores são associados à seleção desses mutantes resistentes, como um inóculo bacteriano elevado no local da infecção e a preexistência de subpopulações resistentes de *S. aureus*. Adicionalmente, muitas vezes, as concentrações de quinolonas atingidas no sítio infeccioso são limitadas, facilitando o surgimento e perpetuação de micro-organismos resistentes.

RESISTÊNCIA AOS MACROLÍDEOS, LINCOSAMINAS E ESTREPTOGRAMINAS

A resistência a eritromicina e demais macrolídeos utilizados na prática clínica pode ocorrer por dois mecanismos distintos. O primeiro envolve uma modificação ribossômica no sítio-alvo da droga (23S rRNA) codificado pelo gene *ermAM (erythromycin ribosome methylation) codificador de uma rRNA metiltransferase*. Essa alteração resulta em resistência aos macrolídeos, lincosaminas e estreptogramina B (fenótipo MLS_B), já que os compostos dessas classes apresentam mecanismo de ação muito semelhante, ou seja, ligam-se à subunidade 50S do ribossomo bacteriano, impedindo a síntese proteica. Quando ocorre expressão constitutiva deste gene (fenótipo MLS_B constitutivo), o teste de sensibilidade mostra resistência aos compostos das três classes (macrolídeos, lincosaminas e estreptogramina B); contudo, em algumas cepas, a expressão completa do gene *erm* somente ocorre após exposição à erythromycin (fenótipo MLS_B induzível). Nessas amostras, o teste de sensibilidade mostra resistência aos macrolídeos e sensibilidade à clindamicina; porém, a bactéria pode expressar a resistência à clindamicina durante o tratamento com esse antimicrobiano. Dessa maneira, é recomendado que o laboratório de microbiologia realize de rotina um teste simples de indução de resistência à clindamicina, chamado "D-teste", para aquelas cepas bacterianas que apresentarem resistência aos macrolídeos (geralmente eritromicina) e sensibilidade à clindamicina. Se o resultado for positivo, o laboratório deve reportar a amostra como resistente à clindamicina, mesmo que o resultado do teste inicial tenha sido sensível a esse antibiótico.

O segundo mecanismo (fenótipo M) confere à célula bacteriana resistência apenas aos macrolídeos. Bombas de efluxo codificadas pelos genes *mef(A)+msr(D)* e *msr(A/B)* ejetam a eritromicina e outros macrolídeos da célula, evitando sua ligação com o sítio-alvo em cepas de pneumococo e *S. aureus*, respectivamente. Os genes *msr* também conferem resistência à Estreptogramina B. Outro mecanismo de resistência aos macrolídeos ocorre através de mutações nas proteínas ribossomais 23S rRNA, L4 e/ou L22. Até o momento, isolados que apresentavam o fenótipo M, não foi descrita a presença do gene *erm*.

RESISTÊNCIA AOS GLICOPEPTÍDEOS, LIPOPEPTÍDEOS E OXAZOLIDINONAS

A resistência aos glicopeptídeos em enterococos é decorrente da síntese de precursores modificados do peptideoglicano pelas cepas resistentes. O precursor modificado apresenta um terminal dipeptídeo D-alanil-D-lactato (D-Ala-D-Lac), em vez de D-alanil-D-alanina (D-Ala-D-Ala), com baixa afinidade de ligação com os glicopeptídeos. Essa modificação do terminal do precursor da parede da bactéria pode resultar da aquisição pela bactéria de um gene codificador de enzimas que atuam em conjunto. O fenótipo de resistência VanA é o mais bem descrito.

No *E faecium* BM4147, o modelo de VanA mais bem estudado, os genes de resistência são carreados pelo transpóson Tn*1546*, que codifica sete polipeptídeos que atuam em conjunto para conferir resistência à vancomicina, a saber: VanR e VanS são responsáveis pela regulação da expressão do gene de resistência; VanH, VanA e VanX conferem resistência aos glicopeptídeos; e VanY e VanZ são proteínas acessórias não essenciais para a expressão de resistência aos glicopeptídeos (Figura 8.3).

VanA é uma proteína de 39 kDa homóloga às ligases bacterianas, enzimas cromossômicas que sintetizam o dipeptídeo D-Ala-D-Ala – incorporado ao final dos precursores tardios do peptideoglicano – e, então, são exportadas para a superfície da bactéria. Ela apresenta funções semelhantes às das ligases da bactéria, mas catalisa especificamente a ligação entre D-alanina e D-lactato para produzir D-Ala-D-Lac, em vez do usual D-Ala-D-Ala.

Os glicopeptídeos apresentam baixa afinidade por D--Ala-D-Lac, portanto, não se ligam a esse precursor modifi-

cado, permanecendo a polimerização do peptideoglicano na presença do antimicrobiano. Entretanto, VanA sozinha não é suficiente para conferir resistência à vancomicina. Visto que D-hidroxiácidos, como D-lactato, não são produtos normalmente presentes no meio ambiente dos enterococos nem são produzidos por estes, é necessária a ação de VanH, que atua como desidrogenase, reduzindo piruvato em D-lactato, o substrato para VanA.

Além de VanA e VanH, a proteína VanX é requerida para conferir resistência aos glicopeptídeos. As enzimas cromossômicas, que produzem os precursores não modificados da parede da célula, ainda são funcionais no enterococo resistente à vancomicina (ERV), e os seus produtos (dipeptídeos) competem com os produtos modificados (depsipeptídeos) na síntese dos precursores modificados e não modificados do peptideoglicano.

O grau de resistência à vancomicina depende das respectivas proporções de cada tipo de precursor. A bactéria somente expressa o fenótipo de resistência quando a quantidade de precursores sensíveis à vancomicina na bactéria for pequena. VanX é uma D,D-dipeptidase que hidrolisa D--Ala-D-Ala, mas não hidrolisa D-Ala-D-Lac, e atua impe-

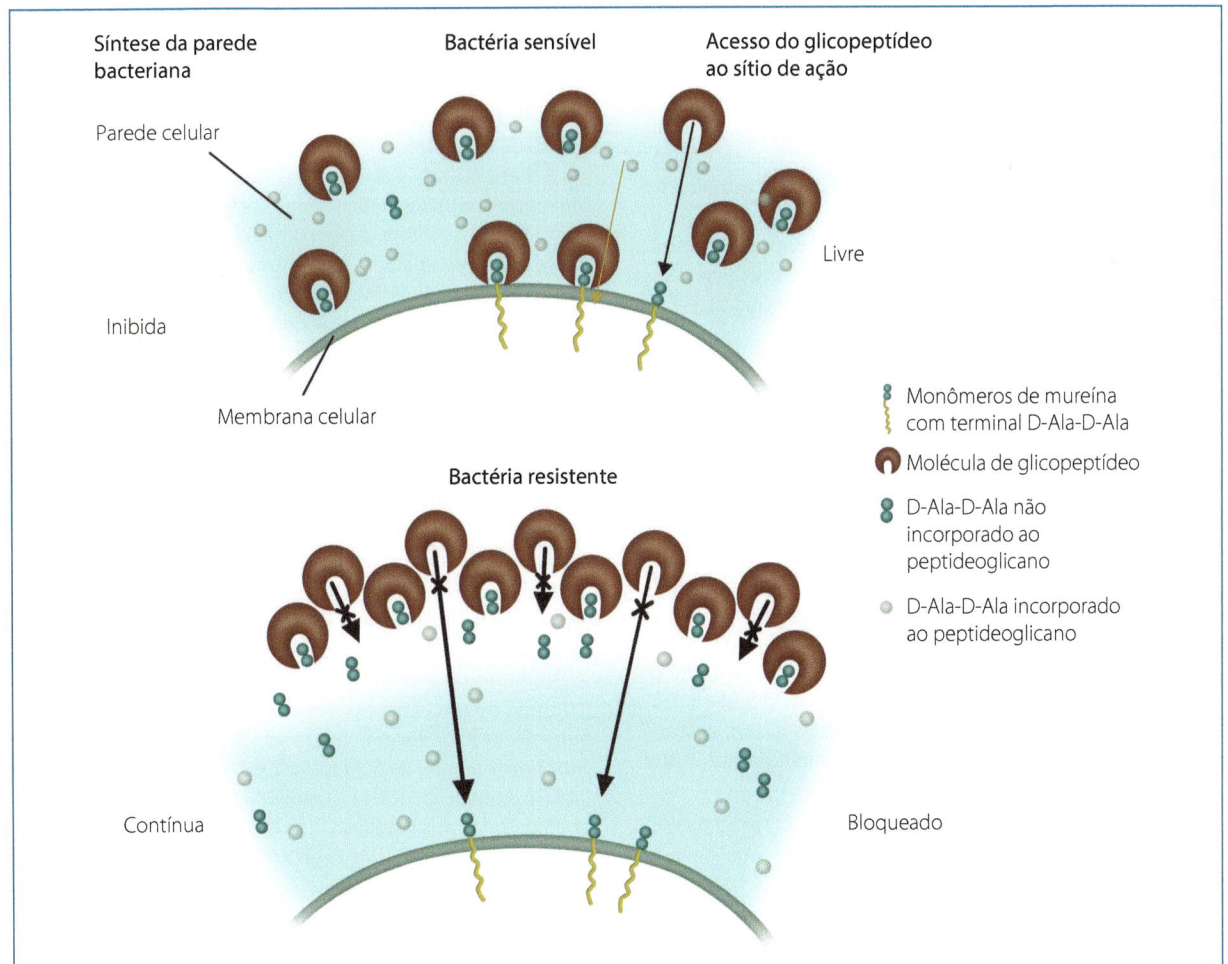

FIGURA 8.3 Mecanismo de ação dos glicopeptídeos na parede celular bacteriana (acima) e mecanismo de resistência de *S. aureus* aos glicopeptídeos (abaixo).

dindo a síntese dos dipeptídeos – precursores finais. A proteína acessória VanY é uma D,D-carboxi-peptidase que poderia contribuir para a resistência aos glicopeptídeos, por clivar o terminal D-Ala dos precursores tardios resultantes da incorporação de D-Ala-D-Ala, que escaparam da hidrólise por VanX. Finalmente, VanZ confere baixo grau de resistência à teicoplanina por meio de mecanismos ainda pouco conhecidos.

A maioria dos enterococos resistentes à vancomicina são *E. faecium* apresentando o fenótipo VanA (resistentes a concentrações elevadas de vancomicina e teicoplanina), mas a resistência também está presente nos *E. faecalis* e em outras espécies de enterococos.

Vários fenótipos de resistência à vancomicina já foram descritos e os mais frequentes são: VanA (alto grau de resistência à vancomicina e à teicoplanina), VanB (moderado grau de resistência à vancomicina e sensibilidade à teicoplanina) e VanC (moderada ou intermediária resistência à vancomicina e sensibilidade à teicoplanina). Os genes que codificam essas classes de resistência são chamados, respectivamente, de *vanA*, *vanB* e *vanC*. Entretanto, a expressão fenotípica de resistência pode não se correlacionar com a presença dos respectivos genes. Além disso, é importante ressaltar que resistência mediada pelos genes *van* não afeta a atividade do lipopeptídeo daptomicina.

O fenótipo VanA resulta de alto grau de resistência à vancomicina (CIM > 32 µg/mL) e teicoplanina (CIM > 8 µg/mL) e pode ser induzido pelo uso de concentrações subinibitórias de vancomicina. Alto grau de resistência a esse glicopeptídeo é usualmente transferível para o enterococo sensível por plasmídeos que são estruturalmente relacionados ao transpóson Tn*1546*, cuja disseminação parece ser responsável pela difusão do alto grau de resistência aos glicopeptídeos entre os enterococos. Esse é, sem dúvida, o fenótipo mais frequentemente encontrado em amostras clínicas.

Cepas com fenótipo VanB demonstram vários níveis de resistência à vancomicina (CIM 16 a 64 µg/mL) e usualmente permanecem sensíveis à teicoplanina (CIM 0,25 a 1 µg/mL). Entretanto, a vancomicina pode induzir resistência à teicoplanina, e foi descrito o desenvolvimento de resistência à teicoplanina *in vivo* em uma cepa de *E. faecium* com fenótipo VanB.

Cepas VanC são intrinsecamente resistentes à vancomicina (CIMs de 8 a 32 µg/mL), mas permanecem sensíveis à teicoplanina (CIMs de 0,25 a 1 µg/mL). Dois genes foram identificados nesse fenótipo de resistência: *vanC-1* (do *E. gallinarum*), *vanC-2* (do *E. casseliflavus*) e *vanC-3* (do *E. flavescens*). A localização dos genes de resistência responsáveis pelo fenótipo VanC é presumivelmente cromossômica, e este fenótipo parece ser intrínseco dessas espécies.

Outros genes *van* já foram descritos em *E. faecium* ou *E. faecalis*, como: *vanD*, *vanE*, *vanG*, *vanL*, *vanM* e *van N*, sendo este último exceção, os demais são induzíveis. A grande maioria desses genes *van* confere baixo (CIM ≤ 16 µg/mL) ou alto grau de resistência (CIM > 256 µg/mL) à vancomicina, mas sensibilidade à teicoplanina (CIM ≤ 0,5 µg/mL). Somente *vanM* confere alto grau de resistência a ambos glicopeptídeos e já foi descrito em *E. faecium*.

A resistência aos glicopeptídeos em *S. aureus* pode se expressar por meio de dois fenótipos distintos, GISA (*Glycopeptide-intermediate S. aureus*) e GRSA (*Glycopeptide-resistant S. aureus*). Esses dois fenótipos são frequentemente chamados VISA e VRSA, respectivamente. Os isolados GISA apresentam sensibilidade intermediária à vancomicina, com CIM variando de 4 a 16 µg/mL para esse agente. Um estágio inicial de resistência, denominado hetero-GISA (hGISA), foi descrito para cepas de *S. aureus* sensíveis à vancomicina, mas que contêm subpopulações resistentes para esse antimicrobiano. O significado clínico dos isolados hGISA, no entanto, ainda não está bem estabelecido. O segundo fenótipo de resistência, GRSA, está relacionado ao alto grau de resistência à vancomicina, com CIM > 32 µg/mL.

Na célula bacteriana de *S. aureus*, os glicopeptídeos podem se ligar a dois alvos principais. O primeiro sítio de ligação se constitui nos resíduos de D-Ala-D-Ala já integrados à camada de peptideoglicano na parede celular, ou nas cadeias em formação de peptideoglicano. O segundo sítio de ligação desses compostos são os precursores de peptideoglicano que se encontram na membrana citoplasmática bacteriana, os monômeros de mureína. A ligação de glicopeptídeos aos resíduos D-Ala-D-Ala na parede celular não inibe a síntese de novas moléculas de peptideoglicano, embora possa interferir na transpeptidação dessas terminações pelas PBPs. Entretanto, a ligação desses antimicrobianos às moléculas precursoras na membrana citoplasmática inibe completamente a síntese de peptideoglicano, cessando a multiplicação celular bacteriana.

Para atingir e se ligar aos monômeros de mureína na membrana citoplasmática bacteriana, as moléculas de glicopeptídeos necessitam atravessar aproximadamente 20 camadas de peptideoglicano constituintes da parede celular, sem se ligar aos resíduos livres de D-Ala-D-Ala. Nos isolados de GISA, em virtude da grande quantidade desses resíduos, geralmente várias moléculas desse agente ficam retidas na parede bacteriana, diminuindo o número de moléculas disponíveis para atingir o sítio de ação na membrana citoplasmática bacteriana, elevando, assim, a concentração de glicopeptídeos necessária para inibir a bactéria, comprometendo assim a eficácia terapêutica desses antimicrobianos (Figura 8.3).

Diferentemente dos isolados GISA, a resistência à vancomicina em GRSA não está relacionada a alterações na parede bacteriana. Esses isolados apresentam alto grau de resistência à vancomicina pelo mesmo mecanismo do enterococo, ou seja, substituição do peptídeo final do terminal D-Ala-D-Ala, que passa a D-Ala-D-Lac. O mecanismo aparente desse fenótipo de resistência está relacionado à aquisição por conjugação, pelo *S. aureus*, de um plasmídeo carreador do gene *vanA* proveniente do *E. faecalis*. Esse fenótipo ainda é bastante raro, com cerca de dez isolados clínicos descritos até o momento, todos nos Estados Unidos – a maioria deles na região da cidade de Detroit. Em 2014, foi descrito o primeiro caso de GRSA no Brasil. Esse isolado havia sido recuperado em 2012, de um homem diabético, dependente químico, com micose fungoide e infecção de pele e partes moles de repetição, que estava hospitalizado na cidade de São Paulo. Apesar do gene *vanA* ter sido detectado em uma cepa que pertencia ao clone USA300, ST8, com ampla distribuição na América Latina, outros casos de VRSA não foram observados no Brasil, inclusive entre os contatantes domiciliares desse paciente.

Nos últimos anos, várias classes de antimicrobianos semelhantes aos glicopeptídeos foram estudados, por exemplo, a daptomicina – novo lipopeptídeo cíclico aprovado para uso clínico nos Estados Unidos (2003), na Europa (2005) e no Brasil (2008). Outros glicopeptídeos/lipoglicopeptídeos aprovados recentemente para uso clínico nos Estados Unidos são a dalbavancina, a telavancina e a oritavancina. Apesar de apresentar alguma semelhança com o glicopeptídeo vancomicina em sua estrutura química, a daptomicina apresenta mecanismo de ação completamente diferente. Enquanto a vancomicina age na parede bacteriana, a daptomicina atua através da interação com o fosfolipídio da membrana celular interna, mecanismo este estritamente dependente da presença de níveis fisiológicos de Ca^{2+}, que induzem alterações conformacionais na molécula de daptomicina. Desse modo, a daptomicina gera o rompimento da membrana celular interna, causando a morte rápida da bactéria. A daptomicina representa uma contribuição importante para o tratamento de infecções causadas por S. aureus resistente à oxacilina (ORSA), especialmente infecções graves, como de corrente sanguínea, endocardites e aquelas que acometem pacientes imunocomprometidos. Porém, esse antibiótico não foi aprovado para tratamento de pneumonias, pelo fato de ser degradado pelo surfactante pulmonar.

A exposição prolongada do S. aureus a concentrações subinibitórias de vancomicina pode ocasionar diminuição de sensibilidade a esse glicopeptídeo, pelo mecanismo de espessamento da parede bacteriana descrito anteriormente (fenótipo GISA). Dessa maneira, alguns estudos relataram que essas alterações podem afetar também a atividade da daptomicina, mas nem todas as amostras que apresentam elevação da CIM para vancomicina apresentarão CIM elevadas para daptomicina.

Outro ponto importante é que, ao contrário da vancomicina, não se observam efeitos colaterais importantes quando a dose de daptomicina é aumentada para proporcionar cobertura a essas amostras com discreta elevação da CIM. A dose de daptomicina preconizada para infecções de pele e tecidos mole é de 4 mg/kg/dia e proporciona cobertura adequada para amostras com CIM ≤ 1 µg/mL (ponto de corte de sensibilidade), enquanto a dose para tratamento de bacteremia e endocardite direita é de 6 mg/kg/dia. Além disso, doses de 8 a 12 mg/kg/dia de daptomicina, que proporcionariam cobertura para infecções por amostras com CIM de até 2 µg/mL, mostraram-se bastante seguras.

Diferentemente da vancomicina e da teicoplanina, a daptomicina não é afetada pela resistência mediada pelos genes vanA, vanB ou qualquer outro tipo de gene van, permanecendo, assim, altamente ativa contra amostras de GRSA e de ERV. Entretanto, cepas de S. aureus não sensíveis à daptomicina têm sido descritas após o uso prolongado desse antimicrobiano, principalmente naqueles casos de infecções graves recalcitrantes (endocardite ou bacteremia relacionada a cateter), ou naquelas associadas a uma elevada carga bacteriana (abscesso). Na grande maioria dos casos, a diminuição da sensibilidade à daptomicina ocorreu quando essa foi administrada como monoterapia.

Até o momento, sabe-se que a resistência à daptomicina em S. aureus é multifatorial, envolvendo uma cadeia complexa de eventos que engloba tanto alterações na membrana celular como na parede celular em razão das adaptações nas funções metabólicas e estresse em resposta às vias regulatórias. Na maioria das cepas de S. aureus com diminuição de sensibilidade à daptomicina (CIM > 1 µg/mL) já descritas, foram verificadas mutações pontuais únicas no gene mprF, que codifica uma proteína de membrana (MprF) composta de um domínio N-terminal de função de flipase (domínio de translocação) e um domínio C-terminal com função de lisinilação (domínio de síntese) do fosfatidilglicerol (PG). Assim, a MprF catalisa a lisinilação de PG para formar o fosfolipídio de membrana lisil-fosfatidilglicerol (L-PG) carregado positivamente na extremidade interna da membrana citoplasmática. Em seguida, MprF transloca o L-PG para a extremidade externa da membrana através da sua atividade de flipase, ocasionando uma neutralização parcial da, normalmente aniônica, superfície celular bacteriana. Outros dois genes (dlt e cls2) já foram relatados como responsáveis pelo aumento da carga positiva da membrana bacteriana em cepas de S. aureus não sensíveis à daptomicina. Enquanto dlt codifica uma proteína responsável pela alanilação do ácido teicóico da parece celular a cardiolipina sintase, o cls2 codifica uma proteína responsável pela modificação do PG, condensando duas moléculas de PG em cardiolipina e glicerol em cepas de S. aureus, respectivamente.

Relatos de isolados de enterococo resistente à vancomicina (ERV), apresentando diminuição da sensibilidade à daptomicina, têm sido reportados tanto naqueles casos em que o paciente estava recebendo terapia prolongada com esse lipopeptídeo, bem como naqueles pacientes que não haviam feito uso de terapia prévia. Neste último caso, nota-se que as CIMs para daptomicina são bem inferiores àquelas observadas em pacientes que fizeram uso de terapia prolongada. Deleções nos genes liaF (proteína de membrana de função desconhecida e pertencente ao sistema LiaFSR), gdpD (glicerofosforil diéster fosfodiesterase), e cls (cardiolipina sintase), sendo os dois últimos genes envolvidos no metabolismo de fosfolipídio, elevaram a CIM para 12 µg/mL em um isolado clínico de E. faecalis na vigência de terapia com daptomicina. Além disso, recentemente, foram descritos que mutações nos seguintes genes poderiam resultar em diminuição da sensibilidade ou resistência à daptomicina em Enterococcus spp.: (1) yycG, que codifica uma histidina quinase pertencente ao sistema YycFG envolvido na homeostase do envelope celular; (2) cls (o mesmo de S. aureus); (3) cfa, que codifica uma enzima envolvida na síntese de ácidos graxos cíclicos, componentes importantes dos fosfolipídeos de membrana, cujas mutações (resposta compensatória durante o tratamento) afetariam a fluidez e a estabilidade da membrana celular nesse patógeno, dificultando a inserção da daptomicina na membrana citoplasmática; (4) ezrA, codifica uma proteína transmembrana que atua como um regulador negativo de ftsZ, responsável pela formação do septo durante a divisão celular.

As oxazolidinonas são uma classe de antimicrobianos sintéticos que atuam como inibidores efetivos da síntese proteica em um grande espectro de bactérias Gram-positivas, sendo a linezolida o primeiro representante disponível clinicamente, seguida pela tedizolida em 2014. A linezolida, especificamente, se liga ao sítio A do centro da peptidiltransferase (PTC) na subunidade ribossomal 50S, local onde os aminoácidos são adicionados na construção de uma nova cadeia de peptídeo, inibindo a formação da ligação peptídica através da perturbação ou impedimento do posicionamento correto do aminoacil-tRNA no PTC. Além da ligação do anel A da linezolida ao PTC, o anel D da tedizolida liga-se a sítios adicionais no ribossomo bacteriano, o que lhe confere potência superior e meia-vida mais longa que a linezolida, conferindo-lhe melhor comodidade posológica.

Até o momento, quatro diferentes mecanismos de resistência à linezolida foram descritos, sendo eles: mutação nos genes *23S rRNA*; metilação da porção 23S rRNA mediada por metiltransferase Cfr; mutações na proteína ribossomal L3 e L4; e ejeção da droga por sistemas de efluxo. Diversas mutações pontuais na alça central do domínio V da porção 23S do rRNA são frequentemente associadas à resistência à linezolida, sendo G2576U a mais frequentemente descrita em diferentes espécies bacterianas. Outras mutações relacionadas à resistência à linezolida foram também descritas em *S. aureus* e *E. faecium*, como G2447U e G2505A, respectivamente. Outro mecanismo de resistência à linezolida são as mutações na proteína L3 ribossomal, que correspondem ao sítio de ligação dessa oxazolidinona. Além disso, foi demonstrado que deleções no gene codificador de L4, proteína ribossomal que também se posiciona próxima ao PCT, causaram redução discreta da sensibilidade à linezoida em isolados de *S. pneumoniae*.

O gene *Cfr*, que codifica uma rRNA metiltransferase, é o único mecanismo de resistência plasmidial à linezolida descrito até o momento. A metiltransferase Cfr adiciona um grupo metil na posição C-8 do nucleotídeo A2503 da subunidade 23S do rRNA, conferindo resistência cruzada a cinco diferentes classes de antimicrobianos, cuja ligação sobrepõe-se no PTC: cloranfenicol, lincosamidas, oxazolidinonas, pleuromutilinas e streptogramina A.

RESISTÊNCIA AOS AMINOGLICOSÍDEOS

Os aminoglicosídeos se ligam ao sítio "A" da porção 16S localizada na subunidade 30S do ribossomo bacteriano, interferindo, assim, na síntese de proteínas e, consequentemente, ocasionando morte bacteriana. A modificação no sítio de ação ribossômico, a alteração da permeabilidade da célula bacteriana e a produção de enzimas modificadoras de aminoglicosídeos (EMA) constituem os principais mecanismos de resistência bacteriana aminoglicosídeos esses antimicrobianos. Tais mecanismos não são mutuamente excludentes e podem coexistir nas mesmas cepas bacterianas.

A modificação ribossomal confere resistência aos aminoglicosídeos, pois diminui a afinidade de ligação da droga ao seu sítio de ligação ribossômica. O exemplo mais comum desse tipo de resistência é aquela encontrada em cepas de *Mycobacterium tuberculosis* que sofreram mutação na subunidade 30S do ribossomo bacteriano (proteína ribossomal S12) e, assim, tornaram-se resistentes à estreptomicina. Alterações no sítio de ação ribossômica dos aminoglicosídeos também podem ocorrer pela ação de enzimas bacterianas

denominadas 16S rRNA metiltransferases, uma vez que inserem o radical metil, alterando a formação de pontes de hidrogênio entre cada anel de açúcar da droga com os nucleotídeos (G1405 ou A1408), que fazem parte do sítio A ribossômico, reduzindo a afinidade dos aminoglicosídeos ao sítio principal de ligação. Os genes que codificam as 16S rRNA metiltransferases foram descritos, inicialmente, em transpósons e plasmídeos de bactérias que produziam aminoglicosídeos (actinomicetos) e foram transferidos horizontalmente ao longo do tempo a patógenos clinicamente relevantes.

A produção de 16S rRNA metiltransferases pela bactéria causa grande preocupação porque essas enzimas são capazes de conferir resistência cruzada a vários aminoglicosídeos disponíveis clinicamente, inclusive à amicacina, à gentamicina e à tobramicina. Além disso, a plazomicina, um novo antimicrobiano derivado dos aminoglicosídeos, apresenta fraca atividade contra cepas bacterianas produtoras de metiltransferases. As enzimas ArmA, RmtA a RmtH pertencem ao grupo N7-1405 e conferem resistência exclusivamente aos aminoglicosídeos pertencentes ao grupo DOS 4,6-dissubstituído, como a amicacina, a gentamicina e a tobramicina. Em contraste, apenas a enzima NpmA é classificada como N1-A1408, e confere resistência aos aminoglicosídeos classificados como DOS 4,6 e 4,5-dissubstituído e DOS monosubstituído (apramicina).

Até o momento, foram descritos dez grupos de 16S rRNA metiltransferases: *armA*, *rmtA*, *rmtB*, *rmtC*, *rmtD*, *rmtE*, *rmtF*, *rmtG*, *rmtH* e *npmA*, identificados em várias espécies de bactérias patogênicas humanas. As metiltransferases mais comumente descritas em todo o mundo são a ArmA e a RmtB, identificadas na ordem *Enterobacteriales* e, principalmente, em isolados de *P. aeruginosa* e *A. baumannii*. No Brasil, algumas cepas de *P. aeruginosa* produtoras de SPM-1 também albergam o gene da metiltransferase RmtD. Recentemente, descreveu-se a produção de uma nova variante de Rmt, a RmtG, em cepas de *K. pneumoniae* produtoras de KPC-2 isoladas nas cidades de Londrina (PR) e São Paulo (SP), e também no Chile. A produção de RmtG e RmtD também foi identificada em isolados de *P. aeruginosa* e *K. pneumoniae/K. aerogenes*, respectivamente. O gene *rmt-B1* também tem sido identificado em clones de *K. pneumoniae* produtores de KPC-2 na cidade de São Paulo.

A diminuição da concentração intracelular de aminoglicosídeos pode ser consequente à redução da entrada, por meio da impermeabilidade da membrana externa ou pelo aumento da saída das moléculas de aminoglicosídeos, pela hiperexpressão dos sistemas de efluxo. Esses mecanismos são geralmente encontrados em espécies bacterianas que são intrinsecamente resistentes aos aminoglicosídeos, como cepas do complexo *B. cepacia*. Existem vários sistemas de efluxo em bactérias Gram-positivas e Gram-negativas, codificados por genes cromossômicos ou plasmidiais, que possuem como substrato os aminoglicosídeos. Contudo, a hiperexpressão dos sistemas de efluxo não é capaz, por si só, de conferir alto grau de resistência a esses antimicrobianos, exceto em *P. aeruginosa*, em que a hiperexpressão dos sistemas de efluxo, como o sistema MexXY-OprD, contribui significativamente para a resistência aos aminoglicosídeos, incluindo amicacina, gentamicina e tobramicina.

O principal mecanismo de resistência aos aminoglicosídeos em bactérias Gram-negativas e Gram-positivas é a produção de enzimas que modificam a estrutura química das moléculas desses compostos, dentre as quais encontram-se as EMAs, que são classificadas de acordo com o modo pelo qual inativam a molécula desses antimicrobianos e são denominadas: fosfotransferases, nucleotidiltransferases ou adeniltransferases (ANT ou AAD)e acetiltransferases (AAC). As EMAs catalisam a ligação covalente de um grupo de transferência específico para um grupo hidroxila ou amino na molécula de aminoglicosídeo, como especificado em seu nome. Os genes que as codificam podem se localizar no cromossomo bacteriano, integrons, transpósons e/ou plasmídeos. Por essa razão, esses genes podem ser transferidos horizontalmente para qualquer espécie bacteriana.

As EMAs recebem uma denominação comum, na qual o tipo de enzima é descrito com letras maiúsculas; a posição do anel de carbono, que é atacado pela enzima, está entre parênteses; seguida por um algarismo romano que especifica o perfil de resistência. Por exemplo, "AAC(3)-I" é uma N-acetil-transferase que inativa o grupo amino ligado ao carbono 3. Um esquema de nomenclatura semelhante é utilizado para nomear o gene que expressa a EMA, com o tipo de enzima em letras minúsculas, seguidas por uma letra minúscula, para diferenciar os múltiplos genes que codificam proteínas com padrões de resistência idênticos. Por exemplo, *aac(3)-Ia* e *aac(3)-Ib* são dois genes capazes de expressar a enzima AAC(3).

As principais EMAs reportadas em patógenos humanos encontram-se listadas na Tabela 8.5. Em 2006, uma nova variante do gene *aac-6'-Ib*, que codificou a acetiltransferase AAC(6')-Ib-cr, foi reportada por ser capaz também de acetilar a molécula de ciprofloxacino, além da molécula de amicacina, como descrito anteriormente. Embora cerca de 30 variantes desse gene fossem relatadas desde 1986, as duas alterações de pares de base responsáveis pela acetilação da molécula de ciprofloxacino são exclusivas dessa variante, relatada pela primeira vez em 2003 – agora amplamente disseminada em bactérias Gram-negativas isoladas de distintas regiões geográficas.

Embora nenhuma das EMAs descritas até o momento tenha sido capaz de modificar todos os antimicrobianos pertencentes à classe dos aminoglicosídeos, todos os aminoglicosídeos são modificados por uma ou mais delas. Com exceção das enzimas AAC(2')-Ia-c, geralmente produzida por *Providencia stuartii*, a molécula de plazomicina não é modificada pela maioria das EMAs reportadas em isolados clínicos até esse momento, demonstrando, portanto, ser ativa diante dos isolados produtores dessas enzimas.

A resistência aos aminoglicosídeos em enterococos apresenta características peculiares. O enterococo normalmente apresenta baixo grau de resistência aos aminoglicosídeos (resistência intrínseca do gênero *Enterococcus*), que se deve à pobre penetração dos aminoglicosídeos pela parede celular. Quando associados a um antimicrobiano que interfere na síntese da parede, os aminoglicosídeos penetram com facilidade e conseguem atuar ocasionando morte da bactéria. Porém, se esta apresentar resistência ao antimicrobiano que

atua na parede ou ao alto grau de resistência ao aminoglicosídeo, não há efeito bactericida, e a chance de falha terapêutica é altíssima quando se trata de infecções sistêmicas. Além da gentamicina ser o aminoglicosídeo mais potente contra enterococos, bem como para cocos Gram-positivos em geral, as EMAs produzidas por bactérias Gram-positivas que degradam a gentamicina também degradam todos os outros aminoglicosídeos, com possível exceção apenas da estreptomicina, que, por esse motivo, deve ser testada. É importante ressaltar que a técnica para avaliação do alto grau de resistência dos enterococos para os aminoglicosídeos é diferente daquela utilizada para avaliação de sensibilidade de outras espécies bacterianas a esses antimicrobianos – somente existe padronização para avaliação da sensibilidade à gentamicina e à estreptomicina.

TABELA 8.5 Principais enzimas modificadoras de aminoglicosídeos (EMAs) reportadas em bactérias patogênicas humanas.

Enzima	Substrato	Observação
Acetiltransferases		
AAC(2')-Ia-c	Gentamicina, tobramicina e plazomicina	*P. stuartii*
AAC(3,3")-x	Amicacina	
AAC(3')-Ia-e AAC(3')-IIa,e AAC(3')-IIIa,b,c AAC(3')-IVa	Gentamicina e tobramicina	Comumente encontrada em *Pseudomonas* spp. e *Samonella* spp.
AAC(4,4")-Ia	Amicacina e tobramicina	
AAC(6')-Ia-f AAC(6')-Ie,f AAC(6')-IIa,b	Amicacina, tobramicina	
AAC(6')-Ib-cr	Amicacina, tobramicina e ciprofloxacina	Enterobactérias
Adeniltransferases		
ANT(4,4")-Ia ANT(4,4")-IIa	Amicacina e tobramicina	
ANT(2")-Ia-c	Canamicina, gentamicina e tobramicina	Disseminada em bactérias Gram-negativas
ANT(3")-Ia	Estreptomicina	
ANT(6)-Ia	Estreptomicina	Encontrada somente em bactérias Gram-positivas
Fosfotransferases		
APH(3')-Ia-c APH(3')-IIa,b APH(3')-IIa APH(3')-VIa APH(3')-VIIa	Amicacina	Encontrada em *S. aureus, E. faecalis, Acinetobacter* spp.
APH(2")-Ia,c,d APH(2")-Ib	Gentamicina e tobramicina	

RESISTÊNCIA ÀS POLIMIXINAS (COLISTINA E POLIMIXINA B)

A falta de opções terapêuticas para tratamento de infecções por *Acinetobacter* spp., *P. aeruginosa* e *K. pneumoniae* MDR resultou em aumento no uso das polimixinas, colistina (polimixina E) e polimixina B, e consequente emergência de resistência nesses micro-organismos. A polimixina B difere-se estruturalmente da colistina em apenas um aminoácido, localizado na posição 6 da molécula. Nesta posição, a polimixina B possui uma D-fenilalanina, enquanto a colistina uma D-leucina. As polimixinas ligam-se ao lipopolissacarídeo (LPS) da parede celular de Gram-negativos, desestruturando a membrana externa e a membrana celular interna, promovendo a morte da bactéria. Uma vez que o LPS possui carga elétrica negativa e as polimixinas são antimicrobianos catiônicos, estas repelem os íons Ca^{2+} e Mg^{2+} da superfície celular e ligam-se a porção lipídica do LPS. A resistência às polimixinas pode se desenvolver por mecanismos adaptativos ou mutações genéticas e, normalmente, conferem resistência tanto à colistina quanto à polimixina B. O desenvolvimento de resistências às polimixinas é descrito especialmente em amostras de *K. pneumoniae* e *Acinetobacter* spp.

Foram descritas várias mutações genéticas que causam resistência às polimixinas por alterações no sítio de ação desses antimicrobianos na membrana externa das bactérias Gram-negativas. Os mecanismos de resistência mais frequentemente reportados envolvem os sistemas regulatórios PmrAB (*pmr – polymyxin resistance*) e PhoPQ (*pho – phosphatase*), especialmente a resposta desses sistemas as alterações no pH, na concentração de magnésio e de ferro no meio ambiente. A ativação desses sistemas regulatórios causa resistência às polimixinas pela ativação de uma variedade de genes que diminuem a carga negativa da membrana externa, reduzindo, assim, os sítios de ligação delas. Em *K. pneumoniae*, o sistema PhoPQ, em baixas concentrações de magnésio, é ativado, promovendo a expressão do gene *pmrD*. Tanto a expressão de *pmrD* quanto a presença de ferro, estimulam a ativação do sensor quinase PmrB, promovendo a ativação de PmrA, que por sua vez, ocasiona modificações no LPS bacteriano. Mutações no *mgrB* também estão associadas à resistência às polimixinas em *K. pneumoniae*, já que a proteína codificada por ele regula negativamente o sistema de dois componentes PhoPQ através da sua ligação com o domínio periplasmático da proteína PhoQ, impedindo, desse modo, a fosforilação de PhoP e, consequentemente, a ativação do óperon *pmrHFIJKLM*. Recentemente, um novo sistema de dois componentes, chamado Crr (*colistin resistance regulation*), foi descrito neste patógeno. Verificou-se que mutações na proteína quinase CrrB, que compõe o sistema regulatório CrrAB, elevou as CIMs de colistina em isolados de *K. pneumoniae*. Até o momento, três sistemas de dois componentes foram descritos em *P. aeruginosa* envolvidos na resistência às polimixinas: PmrAB, PhoPQ e ParRS. Mutações no gene *pmrB* associado à expressão dependente de *pmrA*, promove alterações no sistema PmrAB, que representa um importante mecanismo de regulação da resistência às polimixinas em *P. aeruginosa*. Já mutações que resultam em perda de função do gene *phoQ* (sistema PhoPQ), envolvido na modificação do lipídio A do LPS de bactérias Gram-negativas, contribuem para o desenvolvimento de altos níveis de resistência às polimixinas nesse micro-organismo. Tanto o sistema PmrAB como PhoPQ promovem alterações na expressão do óperon *arnBCADTEF* (também chamado *pmrHFIJKLM*), que é o responsável pela adição de 4-amino-arabinose no lipídio A, promovendo o fenótipo de resistência às polimixinas. Em contrapartida, o sistema ParRS está relacionado com a resistência adaptativa às polimixinas em isolados de *P. aeruginosa*. Na presença de concentrações subinibitórias de polimixina, o sistema ParRS foi relacionado a mutações no óperon *arnBCADTEF*, que ocasionaram modificações no LPS e consequente resistência a essa classe de antimicrobianos. Em *A. baumannii*, os genes do óperon *pmrCAB* compõem um sistema de dois componentes (PmrCAB), em que o *pmrB* é o sensor de histidina quinase e o *pmrA* é a proteína reguladora da resposta. Esse sistema controla a expressão do gene *pmrC* que codifica a proteína responsável pela adição de fosfoetanolamina ao lipídio A do LPS da parede celular bacteriana, provocando resistência às polimixinas. Além disso, sabe-se que mutações nos genes *pmrA* ou *pmrB* também promovem diminuição da sensibilidade às polimixinas.

Até pouco tempo, acreditava-se que a resistência às polimixinas era mediada apenas por mutações nos genes cromossômicos codificadores dos sistemas de dois componentes. Entretanto, um novo mecanismo mediado por plasmídeo foi descoberto recentemente. Em 2013, foi descrita uma cepa de *E. coli* resistente à colistina isolada de um porco em Xangai na China, que carreava o gene *mcr-1* (*mobile colistin resistance*) em um plasmídeo. O gene *mcr-1* codifica uma fosfoetanolamina transferase. Posteriormente, o gene *mcr-1* foi reportado em diferentes bacilos Gram-negativos em todo o mundo. Atualmente, nove variantes de *mcr*, *mcr-1* a *-9*, já foram descritos, com uma baixa homologia de sequência de nucleotídeos entre eles.

RESISTÊNCIA A SULFAMETOXAZOL/ TRIMETOPRIMA (SMX-TMP)

Tanto o SULFAMETOXAZOL como a trimetoprima inibem a síntese do ácido fólico, porém em etapas diferentes, impedindo o crescimento bacteriano. Trimetoprima é uma diaminopirimidina que inibe seletivamente a di-hidrofolato redutase, evitando a redução de di-hidrofolato a tetra-hidrofolato. Este é importante para a síntese das purinas, dos aminoácidos e das vitaminas, e a ausência dessas substâncias ocasiona morte celular. Já o sulfametoxazol é uma sulfonamida que compete com o paraminobenzoato (PABA) pela ligação à enzima de di-hidropteroato sintetase, resultando na ausência de desoxitimidina trifosfato e bloqueando a síntese de DNA. A resistência à trimetoprima é resultado da produção de uma di-hidrofolato redutase alterada por mutação no gene que codifica a enzima ou por aquisição de genes exógenos (*dfrA*) que codificam uma enzima alterada, sendo estes carreados por integrons de classe 1 localizados em plasmídeos. Além disso, o gene *sul1*, localizado na região conservada 3' de integrons de classe 1, e o gene *sul2*, associado a transpósons, são os principais mecanismos de resistência adquirida ao sulfametoxazol. A resistência à trimetoprima é mais determinante e contribui mais intensamente para a resistência à associação, enquanto a resistência a sulfametoxazol tem importância secundária.

RESISTÊNCIA ÀS TETRACICLINAS E GLICILCICLINAS

As tetraciclinas são antimicrobianos que apresentam um amplo espectro de atividade antimicrobiana, além de um perfil farmacocinético favorável. A primeira TETRACICLINA lançada foi a clortetraciclina em 1948, e nas décadas que se seguiram foram lançadas a tetraciclina (1953), a doxiciclina (1967) e a minociclina (1971). Desde 1963, quando foi relatado o primeiro caso de uma amostra clínica com resistência à tetraciclina, isolados resistentes foram descritos em todo o mundo. As elevadas taxas de resistência à tetraciclina podem ser atribuídas à localização dos genes de resistência em elementos móveis de fácil disseminação, como transpósons, que podem ainda estar localizados em plasmídeos conjugativos.

A tetraciclina liga-se à subunidade 30S do ribossomo bacteriano, impedindo a ligação do tRNA. Até o momento, já foram descritos quatros mecanismos de resistência às tetraciclinas, sendo a maioria pertencente à família dos genes *tet*, ainda que com funções neste fenótipo totalmente distintas: ejeção da droga por sistemas de efluxo específicos mediados pelos genes *tet* (principalmente *tetA* e *tetB*), *tcr3* e *otrB* e *otrC*; proteção do sítio-alvo (ribossomo) pelos genes do tipo *tet* (principalmente *tetM* e *tetO*) e *otrA*; degradação enzimática por monooxigenases dependentes de FAD (*tetX* e *tet37*); e mutações do sítio-alvo (G1058C, A926T, G928C, ΔG942). O único mecanismo descrito em *S. pneumoniae* para resistência à tetraciclina é a proteção ribossômica, por meio de proteínas que se ligam ao ribossomo e impedem a ligação da droga no sítio-alvo. Elas são codificadas pelos genes *tetM* ou *tetO*, que possuem grande mobilidade, em decorrência da sua localização plasmidial.

A tigeciclina, uma modificação da molécula da minociclina, foi o primeiro membro das glicilciclinas aprovado para uso clínico nos Estados Unidos em 2005, e na Europa em 2006. As glicilciclinas possuem, assim como as tetraciclinas, um esqueleto central formado por quatro anéis carbocíclicos aromáticos (núcleo naftaleno), essencial para sua atividade antibacteriana. Entretanto, a substituição de um grupo N,N-dimetilglicilamido na posição C-9 do anel D do núcleo naftaleno da molécula de minociclina, especificamente um grupo t-butilglicilamido no caso da tigeciclina, conferiu a estes novos agentes um espectro de atividade mais amplo e permitiu a evasão dos mecanismos de resistência que afetaram drasticamente o uso das tetraciclinas na prática clínica. As glicilciclinas atuam inibindo a síntese proteica bacteriana, assim como as demais tetraciclinas. As glicilciclinas agem ligando-se reversivelmente à subunidade ribossômica 30S bacteriana de 10 a 100 vezes mais que a tetraciclina, bloqueando a entrada de moléculas de aminoacil-tRNA no sítio A ribossômico. Dessa maneira, os resíduos de aminoácidos são impedidos de se incorporarem na cadeia peptídica em formação, inibindo a síntese proteica bacteriana.

A tigeciclina, na maioria das vezes, não é afetada pelos quatro mecanismos de resistência adquiridos descritos para as tetraciclinas de primeira (tetraciclina) e segunda geração (minociclina e doxiciclina), codificados, principalmente, pelos genes do tipo *tet*. Entretanto, a tigeciclina pode ser afetada, ainda que em menor grau, pelos genes *tetA*, *tetB*, *tetX*, e por mutação de sítio-alvo, como G1058C. A tigeciclina não é afetada pelas proteínas de proteção ribossômica. Embora algumas bactérias possam apresentar resistência intrínseca às tetraciclinas, associada à impermeabilidade de membrana externa ou à presença de transportadores de membrana, a atividade das glicilciclinas não é comprometida.

Ainda que os sistemas de efluxo codificados pelos genes *tet*, pertencente à superfamília MFS, tenha pouco impacto na resistência às glicilciclinas, ele não é verificado para aqueles pertencentes à superfamília RND. Isolados clínicos de *P. aeruginosa* são intrinsecamente resistentes à tigeciclina em decorrência da ejeção desse antimicrobiano pelos sistemas de efluxo MexAB-OprM e MexXY-OprM. De modo similar, a atividade de tigeciclina é drasticamente comprometida diante dos isolados clínicos de *P. mirabilis*, *Providencia* spp. e *M. morganii*, em razão da hiperexpressão do sistema de efluxo AcrAB. Em isolados de *A. baumannii*, os sistemas de efluxo AdeABC e AdeJIK foram descritos como responsáveis pela resistência à tigeciclina nesse patógeno.

RESISTÊNCIA AO CLORANFENICOL

O cloranfenicol inibe a síntese proteica ligando-se à peptidil-transferase, que é responsável pela catálise da ligação peptídica formada durante a síntese proteica bacteriana. A resistência a essa droga é causada pela produção da enzima CAT (*chloramphenicol acetiltransferase*), que inativa o antimicrobiano. O plasmídeo, que confere resistência ao cloranfenicol em *S. pneumoniae*, frequentemente contém o gene que confere resistência à tetraciclina, portanto é muito comum encontrar isolados resistentes a esses dois antimicrobianos.

RESISTÊNCIA À FOSFOMICINA

A fosfomicina possui uma estrutura química análoga ao fosfoenolpiruvato. Assim, inibe uma etapa inicial da síntese de peptideoglicano, ligando-se à MurA (UDP-GlcNAc enolpiruvil transferase), uma enzima essencial para a síntese de peptideoglicano. Consequentemente, não ocorre a formação do UDP-GlcNAc-3-O-enolpiruvato a partir do UDP-GlcNAc e do fosfoenolpiruvato durante a primeira etapa de biossíntese do peptideoglicano, conduzindo à lise da célula bacteriana e morte celular. A resistência à fosfomicina é primariamente cromossômica, apesar de resistência mediada por plasmídeos também ter sido descrita. A resistência cromossômica ocorre em virtude das mutações que interferem com sistemas de transporte da célula bacteriana. Estas mutações são incomuns e não estão associadas à resistência a outros agentes antimicrobianos. O principal mecanismo de aquisição de resistência à fosfomicina está relacionado à alteração da sua entrada na célula bacteriana. Em isolados de *E. coli*, dois principais sistemas de transporte de nutrientes são responsáveis pela entrada da fosfomicina na célula bacteriana, os transportadores de glicerol-3-fosfato (GlpT) e de glicose-6-fosfato

(UhpT). A expressão destes transportadores é induzida por seus substratos e requerem a presença de adenosina monofosfato cíclico (cAMP). GlpR atua como proteína repressora de GlpT, bloqueando a transcrição do gene *glpT* ao se ligar próximo à região promotora deste gene, provocando resistência à fosfomicina. Já o sistema de transporte UhpT é controlado por diversos componentes regulatórios, incluindo *uhpA*, *uhpB* e *uhpC*, cujos produtos são necessários para a elevada expressão do transportador UhpT. A inativação de qualquer um destes genes pode resultar na resistência à fosfomicina, em razão da inibição ou da redução da expressão de UhpT, impedindo a entrada de fosfomicina na célula bacteriana. A regulação através da cAMP ocorre uma vez que altos níveis deste complexo são necessários para a expressão dos transportadores de fosfomicina, GlpT e UhpT, em enterobactérias. Por sua vez, a síntese de cAMP depende da atividade da adenil ciclase (CyaA). Os níveis de cAMP também são regulados pela enzima fosfotransferase, PtsI, um componente do sistema de transporte de açúcar fosfotransferase PEP. Mutações em *cyaA* e *ptsI* causam uma redução dos níveis intracelulares de cAMP e, consequentemente, redução na síntese de ambos os transportadores de fosfomicina. A resistência bacteriana à fosfomicina por inativação enzimática envolve uma das três diferentes proteínas: FosA, FosB e FosX. Todas elas catalisam a abertura do anel axirano do antibiótico, inativando-o. Entretanto, elas diferem quanto ao mecanismo químico, utilizando diferentes substratos para adicionar grupos químicos à molécula da fosfomicina.

CONCLUSÃO

A resistência a antimicrobianos é um fenômeno natural. As bactérias são seres vivos que estão há mais de 3,5 bilhões de anos na Terra e apresentam alta capacidade de adaptação. Por essa razão, bactérias resistentes, muitas vezes, já existem antes mesmo que um novo antimicrobiano seja disponibilizado comercialmente. O uso de antimicrobianos irá somente selecionar e favorecer o crescimento das bactérias resistentes. Bactérias resistentes são mais frequentemente detectadas no ambiente hospitalar, mas o fenômeno da resistência não se restringe a esse ambiente e elas também são observadas nas infecções comunitárias. Neste capítulo, procuramos discutir os mecanismos mais comuns pelos quais as bactérias se tornam resistentes a antimicrobianos. Porém, optamos por não comentar sobre a frequência deles em cepas clínicas. A frequência desses mecanismos irá variar de acordo com a epidemiologia local, ou seja, como a idade dos pacientes, o grau de complexidade dos pacientes assistidos pela instituição, pelo consumo local de antimicrobianos, pelas políticas locais de prevenção e controle das infecções relacionadas à assistência à saúde, entre outros fatores. Por isso, cada profissional de saúde deve saber a frequência desses mecanismos nos locais onde atuam. Gostaríamos também de lembrar que a epidemiologia da resistência bacteriana é complexa (Figura 8.4), envolvendo além dos humanos, os animais de produção e o meio ambiente. Por esse motivo, a resistência deve ser combatida sob a visão do conceito de Saúde Única, em que todos os setores da sociedade devem estar envolvidos nessa tarefa.

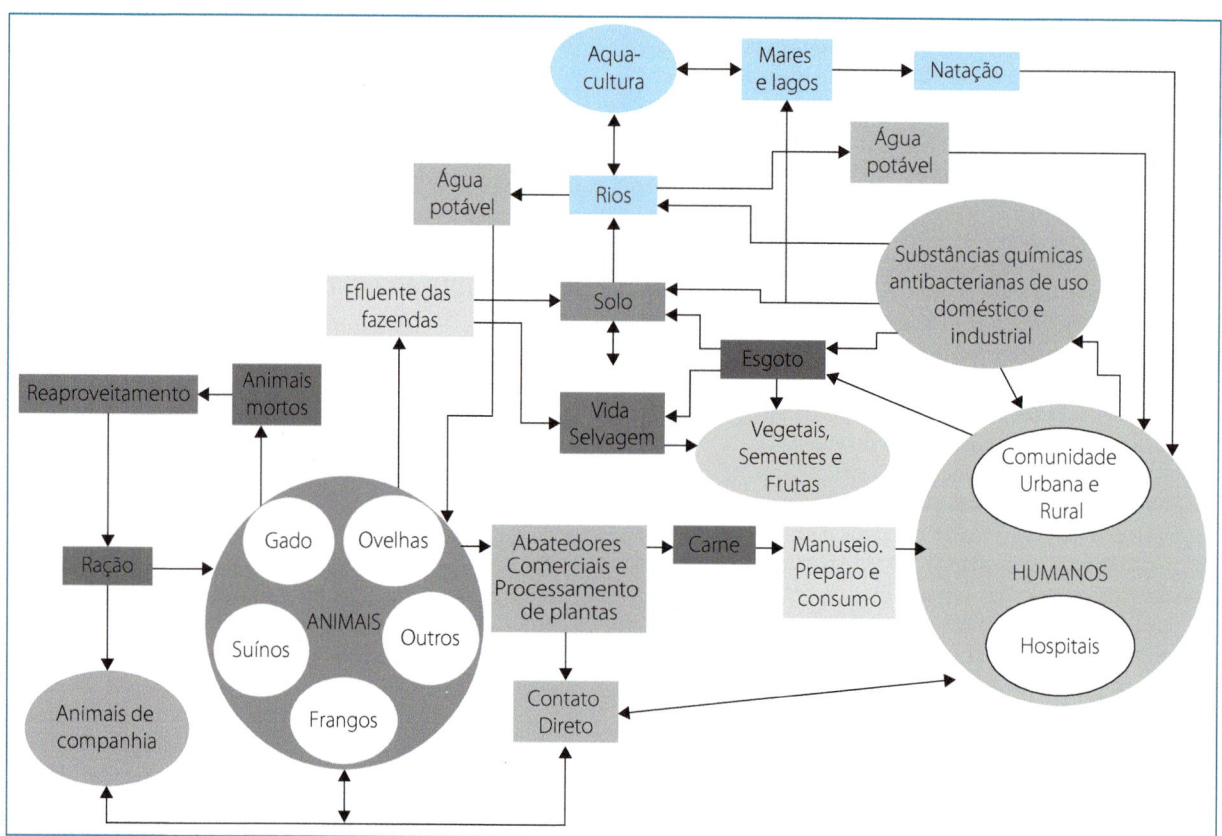

FIGURA 8.4 Interfaces da resistência bacteriana.

Fonte: Figura adaptada. http://www.hc-sc.gc.ca/dhp-mps/alt_formats/hpfb-dgpsa/pdf/pubs/amr-ram_final_report-rapport_06-27-eng.pdf.

BIBLIOGRAFIA SUGERIDA

Advisory Committee on Animal Uses of Antimicrobials and Impact on Resistance and Human Health Uses of Antimicrobials in Food Animals in Canada: Impact on Resistance and Human Health. Veterinary Drugs Directorate, Health Canada June, 2002. [Acesso 2019 jun]. Disponível em: http://www.hc-sc.gc.ca/dhp-mps/alt_formats/hpfb-dgpsa/pdf/pubs/amr-ram_final_report-rapport_06-27-eng.pdf.

Agência Nacional de Vigilância Sanitária (Anvisa). Boletim Informativo: segurança do paciente e qualidade em serviços de saúde n. 17. Avaliação dos indicadores nacionais das infecções relacionadas à assistência à saúde (IRAS) e resistência microbiana do ano de 2017. [Acesso 2019 maio]. Disponível em: http://portal.anvisa.gov.br/documents/33852/3074203/Boletim+Segurança+do+Paciente+e+Qualidade+em+Serviços+de+Saúde+n+17/c0d5caa9-45b9-4861-b07b-b82b40b3334f.

Balero de Paula S et al. Detection of bla (VIM-7) in an extensively drug-resistant Pseudomonas aeruginosa isolate belonging to ST1284 in Brazil. Diagn Microbiol Infect Dis. 2017;89(1):80-2.

Cayô R et al. Serratia marcescens harboring SME-4 in Brazil: A silent threat. Diagn Microbiol Infect Dis. 2017 Apr;87(4):357-8.

Dabos L et al. SME-4-producing Serratia marcescens from Argentina belonging to clade 2 of the S. marcescens phylogeny. J Antimicrob Chemother. 2019 Apr; 16. pii: dkz115. doi: 10.1093/jac/dkz115. [Epub ahead of print] PubMed PMID: 30993333.

Fehlberg LC et al. Beta-lactam resistance mechanisms in Pseudomonas aeruginosa strains causing bloodstream infections: comparative results between Brazilian and American isolates. Microb Drug Resist. 2012;18(4):402-7.

Fraile-Ribot PA et al. Mechanisms leading to in vivo ceftolozane/tazobactam resistance development during the treatment of infections caused by MDR Pseudomonas aeruginosa. J Antimicrob Chemother. 2018;73(3):658-63.

García-Solache M et al. The Enterococcus: a Model of Adaptability to Its Environment. Clin Microbiol Rev. 2019;32(2).

Hryniewicz MM et al. Borderline oxacillin-resistant Staphylococcus aureus (BORSA) – A more common problem than expected? J Med Microbiol. 2017;66(10):1367-73.

Humphries RM et al. Resistance to Ceftazidime-Avibactam in Klebsiella pneumoniae Due to Porin Mutations and the Increased Expression of KPC-3. Antimicrob Agents Chemother. 2017;61(6).

Kim L et al. Biological and Epidemiological Features of Antibiotic-Resistant Streptococcus pneumoniae in Pre- and Post-Conjugate Vaccine Eras: a United States Perspective. Clin Microbiol Rev. 2016;29(3):525-52.

Lakhundi S et al. Methicillin-Resistant Staphylococcus aureus: Molecular Characterization, Evolution, and Epidemiology. Clin Microbiol Rev. 2018;31(4). pii: e00020-18.

Leone S et al. New antimicrobial options for the management of complicated intra-abdominal infections. Eur J Clin Microbiol Infect Dis. 2019;38(5):819-27.

Nelson K et al. Resistance to Ceftazidime-Avibactam Is Due to Transposition of KPC in a Porin-Deficient Strain of Klebsiella pneumoniae with Increased Efflux Activity. Antimicrob Agents Chemother. 2017;61(10). pii: e00989-17.

Poirel L et al. Emergence of the 16S rRNA methylase RmtG in an extended-spectrum-beta-lactamase-producing and colistin-resistant Klebsiella pneumoniae isolate in Chile. Antimicrob Agents Chemother. 2014;58(1):618-9.

Rossi F et al. Transferable vancomycin resistance in a community-associated MRSA lineage. N Engl J Med. 2014;370(16):1524-31.

Shields RK et al. Emergence of Ceftazidime-Avibactam Resistance Due to Plasmid-Borne bla(KPC-3) Mutations during Treatment of Carbapenem-Resistant Klebsiella pneumoniae Infections. Antimicrob Agents Chemother. 2017;61(3). pii: e02097-16.

Vasconcelos AT et al. The changing epidemiology of Acinetobacter spp. producing OXA carbapenemases causing bloodstream infections in Brazil: a BrasNet report. Diagn Microbiol Infect Dis. 2015;83(4):382-5.

Wilson DN. Ribosome-targeting antibiotics and mechanisms of bacterial resistance. Nat Rev Microbiol. 2014;12(1):35-48.

9

Exame do líquor nas doenças infecciosas

Hélio Rodrigues Gomes

INTRODUÇÃO

A análise do líquido cefalorraquidiano (LCR) é um procedimento essencial no diagnóstico das doenças infecciosas do sistema nervoso. Apesar de conhecido desde a Antiguidade, o exame do LCR só passou a ser utilizado como ferramenta diagnóstica no final do século XIX, contribuindo, significativamente, para o diagnóstico de patologias que envolvem o sistema nervoso (SN) e fundamental no diagnóstico do envolvimento neurológico das doenças infecciosas, no seu seguimento terapêutico e análise evolutiva.

O padrão liquórico nas infecções do sistema nervoso central (SNC) depende de algumas variáveis, como tempo de evolução, agente etiológico, atividade imunológica do SNC e integridade da barreira hematoencefálica (BHE). Em linhas gerais, existe, em maior ou menor grau, aumento da pressão liquórica, aumento do número de células e alterações de ordem bioquímica.

Classicamente, os processos infecciosos podem ser divididos de acordo com o período de evolução em agudos, subagudos e crônicos. Na fase aguda, o LCR mostra resposta celular com pleocitose, presença de neutrófilos, linfócitos, eosinófilos e resposta humoral caracterizada pela quebra da BHE e consequente aumento dos teores de albumina. Na fase crônica, a resposta celular pode ser menos intensa, a BHE se refez e existe produção intratecal de anticorpos específicos com aumento dos teores de globulinas gama.

Além das características gerais e inespecíficas, o diagnóstico de vários agentes infecciosos no LCR pode ser feito, diretamente, por visualização direta do agente ou seu crescimento em culturas, detecção de antígenos ou partículas genômicas, biologia molecular ou aglutinação em látex, ou, indiretamente, por determinação de anticorpos, imunofluorescência indireta, hemaglutinação passiva, ensaio imunoenzimático (Elisa).

Na Tabela 9.1, estão listados os grupos de agentes infecciosos que mais comumente afetam o SNC e suas respectivas formas de avaliação laboratorial; na Tabela 9.2, encontra-se a metodologia mais comumente empregada no diagnóstico liquórico das patologias infecciosas do SNC.

TABELA 9.1 Principais agentes infecciosos que acometem o SNC e os métodos diagnósticos empregados.

	Etiologia	Patologias	Exames utilizados
Doenças infecciosas	Bacterianas	Meningite bacteriana	Bacterioscopia direta direto/culturas/provas do látex e PCR no LCR
		Meningoencefalite tuberculosa	Exame direto e PCR no LCR
		Neurossífilis	VDRL, FTA-Abs, hemaglutinação passiva, Elisa no LCR
			Elisa e PCR no LCR
		Neuroborreliose	PCR
		Doença de Whipple	
	Virais	Meningoencefalite herpética (HSV1 e HSV2)	No LCR, PCR (primeira semana) e Elisa IgG/IgM (após primeira semana), RM, EEG
		Infecção pelo CMV	Elisa IgG/IgM e PCR no LCR
		Infecção pelo VVZ	Elisa IgG/IgM e PCR no LCR
		Infecção pelo HTLV1 (HAM/TSP)	Elisa IgG/IgM e PCR no LCR
		Infecção pelo EBV (linfoma primário do SNC)	Elisa IgG/IgM no LCR, RM
		Infecção pelo JCV (leucoencefalopatia multifocal progressiva)	PCR (JCV) no LCR, RM
		Meningite por enterovírus	PCR no LCR
		Infecção por HIV	Elisa/PCR/imunofluorimetria no LCR
	Parasitárias	Neurocisticercose	LCR, TC e RM
		Neurotoxoplasmose	LCR e RM
		Neuroesquistossomose	LCR, pesquisa de ovos pesados nas fezes/biópsia retal
	Fúngicas	Neurocriptococose	Micológico direto/cultura/aglutinação látex no LCR e RM (criptococoma)
		Neuro-histoplasmose	LCR e RM
		Neuroblastomicose	LCR e RM
		Neurocandidíase	LCR

PCR: reação em cadeia da polimerase; LCR: líquido cefalorraquidiano; VDRL: *venereal disease research laboratory*; FTA-Abs: imunofluorescência indireta; Elisa: ensaio imunoenzimático; Elisa (IgG/IgM): se disponível; RM: ressonância magnética; CMV: citomegalovírus; VVZ: vírus varicela-zóster; EBV: vírus Epstein-Barr; HAM/TSP: se disponível; JCV: se disponível.

TABELA 9.2 Métodos empregados no diagnóstico liquórico das patologias infecciosas do SNC.

	Método	Agente infeccioso	Patologia	Sensibilidade
Determinação de anticorpos	Fixação de complemento	*P. braziliensis*	Neuroblastomicose	–
		H. capsulatum	Neuro-histoplasmose	–
		Aspergillus sp.	Neuroaspergilose	–
		Cândida sp.	Neurocandidíase	–
		M. tuberculosis	Neurotuberculose	–
	Imunofluorescência indireta	Cisticerco	Neurocisticercose	+
		T. pallidum	Neurossífilis	+
		T. gondii	Neurotoxoplasmose	+/–
		S. mansoni	Neuroesquistossomose	+
	Hemaglutinação passiva	Cisticerco	Neurocisticercose	+
		T. pallidum	Neurossífilis	+
		T. gondii	Neurotoxoplasmose	+/–
		S. mansoni	Neuroesquistossomose	+
	Elisa	HSV1 e 2	Encefalite herpética	++
		CMV	Encefalite/mielite	++
		HTLV1	Paraparesia espástica tropical	++
		VVZ	Encefalite	+
		EBV	Meningite/linfoma primário SNC	+
		Cisticerco	Neurocisticercose	++
		T. pallidum	Neurossífilis	+
		S. mansoni	Neuroesquistossomose	++
		Borrelia sp.	Neuroborreliose	++

(continua)

TABELA 9.2 Métodos empregados no diagnóstico liquórico das patologias infecciosas do SNC (continuação).

Método		Agente infeccioso	Patologia	Sensibilidade
Identificação de antígenos	Aglutinação em látex	N. meningitidis A, B, C, Y, W135	Meningite bacteriana	
		S. pneumoniae		++
		H. influenzae		+++
		Streptococcus B		++
				++
		C. neoformans	Neurocriptococose	83 a 98%
	PCR	HSV1	Encefalite herpética	95 a 100% (primeiros dias)
		CMV	Encefalite/mielite	80 a 95%
		EBV	Linfoma primário do SNC	90 a 100%
		Enterovírus	Meningite	97%
		HTLV1	Paraparesia espástica tropical	95%
		JCV	Leucoencefalopatia multifocal progressiva	70 a 93%
		M. tuberculosis	Meningoencefalite tuberculosa	60 a 70%
	Exame direto	Bactérias		60 a 90% (G – 50 a 60%)
		Fungos		80% (cripto)
		M. tuberculosis		37 a 87%
	Cultura	Bactérias		70 a 85%
		Fungos		25 a 50%
		M. tuberculosis		50 a 80%

CMV: citomegalovírus; VVZ: vírus varicela-zóster; EBV: vírus Epstein-Barr.

PROCESSOS INFECCIOSOS AGUDOS

O exame do LCR é fundamental para o diagnóstico das meningites agudas. A Tabela 9.3 mostra as alterações mais comumente encontradas no LCR nas meningites de forma geral.

Nas meningites agudas, observa-se aumento da pressão do líquor em decorrência do aumento do volume por diminuição da reabsorção. Com relação à celularidade do LCR, o número de células pode ser superior a 1.000/mm³ nas bacterianas, com predomínio ou totalidade de neutrófilos.

Nas meningites virais, classicamente linfomonocitárias, pode haver predomínio de neutrófilos nas fases iniciais. Do ponto de vista bioquímico, as meningites agudas cursam com aumento dos níveis proteicos, que é mais intenso nas bacterianas.

TABELA 9.3 Padrão liquórico nos principais grupos de infecções meníngeas.

	Meningite bacteriana	Meningite viral	Meningite por fungos	Meningite tuberculosa
Pressão	nl ou –	nl	nl ou ↑ (cripto ↑↑↑)	nl ou ↑
Número de células	↑↑↑	↑	↑	↑↑↑
Perfil citológico	Predomínio de neutrófilos	Linfócitos e monócitos	Linfócitos e monócitos	Perfil misto
Proteínas	↑↑↑	nl ou ↑	↑↑	↑↑
Glicose	↓↓↑	nl	↓↓↑	↓↓↑↑↓↑
Atividade da ADA	nl ou ↑	nl	↑	↑↑↑
Exame direto (% de positividade)	60 a 90	–	80 (cripto)	35 a 85
Presença de antígeno capsular	H. influenzae 78 a 90% S. penumoniae 70 a 100% N. meningitidis 40 a 100% Streptococo B 80 a 100%	Não	Criptococo 95 a 100%	Não
Cultura (% de positividade)	70 a 85	50	25 a 50	50 a 80

nl: normal; ↑: aumentado; ↓: diminuído; ADA: atividade da adenosina deaminase.

Os teores de glicose estão sempre diminuídos nos quadros bacterianos e, muitas vezes, nos quadros virais, tornando o seu valor discutível no diagnóstico diferencial entre os quadros bacterianos e virais. A dosagem do lactato permite, com melhor sensibilidade, fazer o diagnóstico diferencial entre as meningites bacterianas e virais, com aumento significativo nas primeiras.

Classicamente, as meningites bacterianas cursam com aumento importante do número de células, que varia de acordo com o agente etiológico, momento da realização da punção e da capacidade de reação inflamatória do paciente. Predominam os polimorfonucleares (PMN), que podem chegar a 100% do total de leucócitos encontrados, mas a predominância de PMN não é um marcador satisfatório para determinar o tipo de agente causal, pois pode ocorrer em outros tipos de meningites – infecciosas ou inflamatórias. Já o valor preditivo negativo para o predomínio de PMN é alto – 97%.

A proteinorraquia aumenta em virtude da quebra da BHE. Pode-se afirmar que a hiperproteinorraquia é tanto mais sensível e específica para os quadros bacterianos quanto maior for o seu teor.

A glicorraquia tende a ser muito baixa em razão da glicogenólise que ocorre nos processos celulares e, em menor grau, ao consumo bacteriano. Ela apresenta especificidade de 97% no diagnóstico de meningite bacteriana, mas sensibilidade de 70%, decorrente da sua dependência da glicemia.

Assim, a detecção dos níveis do lactato no LCR é importante, sobretudo no diagnóstico diferencial com os processos virais. Nas meningites bacterianas, os níveis de lactato estão aumentados no LCR. A determinação do lactato é mais sensível (89 a 100%) e específica (96 a 100%) na distinção entre as meningites bacterianas e virais, mesmo considerando as bacterianas previamente tratadas.

O exame bacterioscópico direto e o crescimento em cultura do patógeno são considerados *gold standard*, porém apresentam sensibilidades baixas, em torno de 50 e 65%, respectivamente. A pesquisa de antígeno bacteriano pela prova do látex apresenta melhor sensibilidade (entre 75 e 95%) e alta especificidade (entre 85 e 98%). Sua rapidez e fácil execução permitem a realização do teste tão logo a amostra de LCR é obtida. Por meio das provas do látex, pode ser feito o diagnóstico etiológico das meningites por meningococo A, B, C, Y, W135, pneumococo, hemófilo e estreptococo tipo B.

A utilização de exames de biologia molecular permite o diagnóstico de meningites bacterianas de forma sistematizada e rápida. Os custos são mais baixos, evitando-se internações e tratamentos desnecessários. As taxas de sensibilidade do PCR em tempo real (RTPCR) no LCR são de 100% para o *N. meningitidis*, 97,8% para o *S. pneumoniae* e 66,7% para *H. influenzae*. A sensibilidade do RTPCR sofre menos influência da utilização de antibioticoterapia prévia se comparada à cultura.

Alguns marcadores inflamatórios podem ser úteis no diagnóstico liquórico das meningites bacterianas. As isoleucinas, como o fator de necrose tumoral, podem ser detectadas no LCR com 94 a 100% de especificidade, mas, com 34 a 84% de sensibilidade não é um bom teste discriminatório. Das

monoaminas, a IL-6 e a 1β parecem ter desempenho semelhante ao lactato no diferencial entre meningites bacterianas e virais, mas são mais custosas, consomem mais tempo e não permitem o diagnóstico diferencial entre meningites bacterianas e virais ou as previamente tratadas.

O exame do líquor nas meningites virais evidencia, classicamente, pleocitose menos intensa que nas meningites bacterianas agudas, com a concentração de proteínas discretamente elevada e os teores de glicose e lactato tendentes à normalidade.

O *echovirus* é responsável por cerca de 60% das meningites virais. Algumas meningites causadas por vírus podem cursar, nas primeiras 24 horas, com pleocitose às custas de neutrófilos, hiperproteinorraquia pouco mais acentuada e glicorraquia normal ou discretamente diminuída. Nesses casos, cabe ao médico assistente levar em conta a evolução do paciente, que tende a ser benigna e, em caso de dúvida, proceder a nova análise do LCR em 24 horas, para observar a "virada" para o perfil linfomonocitário. Algumas meningites virais podem ser mais precisamente diagnosticadas com a técnica de reação em cadeia da polimerase (PCR).

No caso das meningoencefalites virais, o exame liquórico apresenta características quimiocitológicas de processo inflamatório, com pleocitose discreta a moderada de predomínio linfomononuclear, níveis proteicos discretamente aumentados, glicorraquia e níveis de lactato normais. Nas encefalites pelo HSV1 e pelo VVZ, pode haver hemácias no líquor em virtude da necrose hemorrágica. Como característica dos processos virais, a produção intratecal de anticorpos reflete-se no aumento do percentual de globulinas gama.

O desenvolvimento e o aprimoramento das técnicas moleculares trouxeram avanço muito importante no diagnóstico etiológico das meningoencefalites virais. A Tabela 9.4 indica a sensibilidade e a especificidade do exame de PCR nos diferentes vírus.

Falsos negativos ocorrem, sobretudo, quando há problemas na fase pré-analítica, como descuido no armazenamento da amostra, presença de hemácias ou erros no processamento. Nas fases mais adiantadas da infecção, quando existe a produção intratecal de anticorpos, a reação de PCR tende a tornar-se negativa (Figura 9.1).

A reação de PCR tem sensibilidade baixa para sarampo, rubéola e VVZ, pois a patogenia das encefalites causadas por esses agentes está relacionada à autoimunidade. A presença de reação de PCR positiva para herpes-vírus tipo 6 (HV-6) pode não ter qualquer relação com doença atual, expressando apenas o genoma viral incorporado às células.

TABELA 9.4 Taxas de sensibilidade e especificidade da reação de PCR para o herpes-vírus do tipo 1 (HSV1), o citomegalovírus (CMV) e o vírus Epstein-Barr (EBV).

	Sensibilidade (%)	Especificidade (%)
HSV1	98	100
CMV	79	95
EBV	98	100

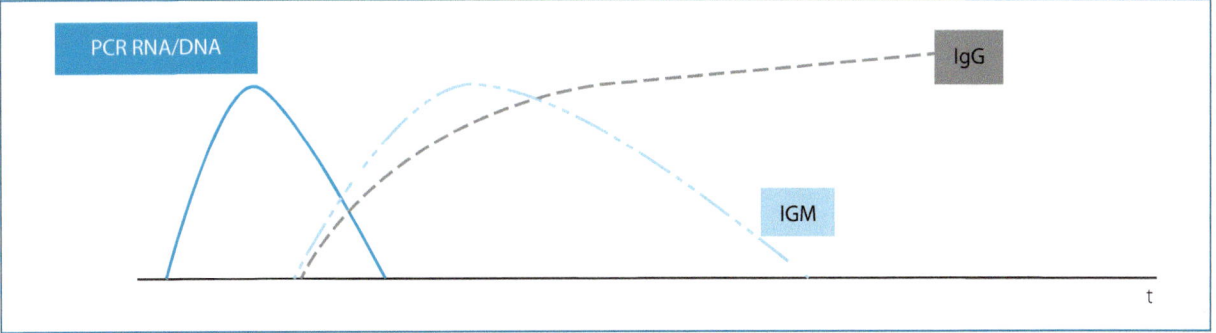

FIGURA 9.1 Esquema mostra a positividade da reação de PCR e o aparecimento de anticorpos de classe IgG e IgM com relação ao tempo da doença.
Fonte: modificada de Studahl, 2013.

O comprometimento neurológico pelo VVZ pode ser responsável por vasculites, mielites, meningoencefalites e ventriculites. Admite-se, atualmente, que o diagnóstico da infecção pelo VVZ pode ser feito por PCR ou pela determinação de anticorpos anti-VVZ no LCR.

O envolvimento do SNC pelo CMV geralmente ocorre em indivíduos imunocomprometidos e pode cursar com radiculite e/ou mielite, encefalite ou polineuropatia periférica. O exame do LCR revela, frequentemente, pleocitose linfocitária ou neutrofílica, sobretudo nas formas mielíticas, e aumento dos níveis proteicos com a glicorraquia normal ou discretamente diminuída.

O PCR apresenta boa sensibilidade – o qualitativo permite a detecção de partículas virais não replicantes, e o quantitativo, a diferenciação entre infecção latente e ativa. Desde que haja um aumento considerável no número de células, é possível determinar a antígenorraquia. A determinação de anticorpos é útil, mas pode refletir apenas a passagem de anticorpos séricos. O ideal, diante da presença de anticorpos anti-CMV no LCR, é determinar o funcionamento da BHE.

Deve-se ter em mente que processos para meníngeos, como tonsilites, mastoidites, otites e sinusites podem, por contiguidade, cursar com um quadro liquórico menos intenso o encontrado nas meningites bacterianas, mais ainda assim com neutrorraquia e aumento da concentração proteica. Nesses casos, a pesquisa do agente etiológico resultará negativa.

A Figura 9.2 apresenta um algoritmo para o diagnóstico de meningites agudas por meio do exame do LCR.

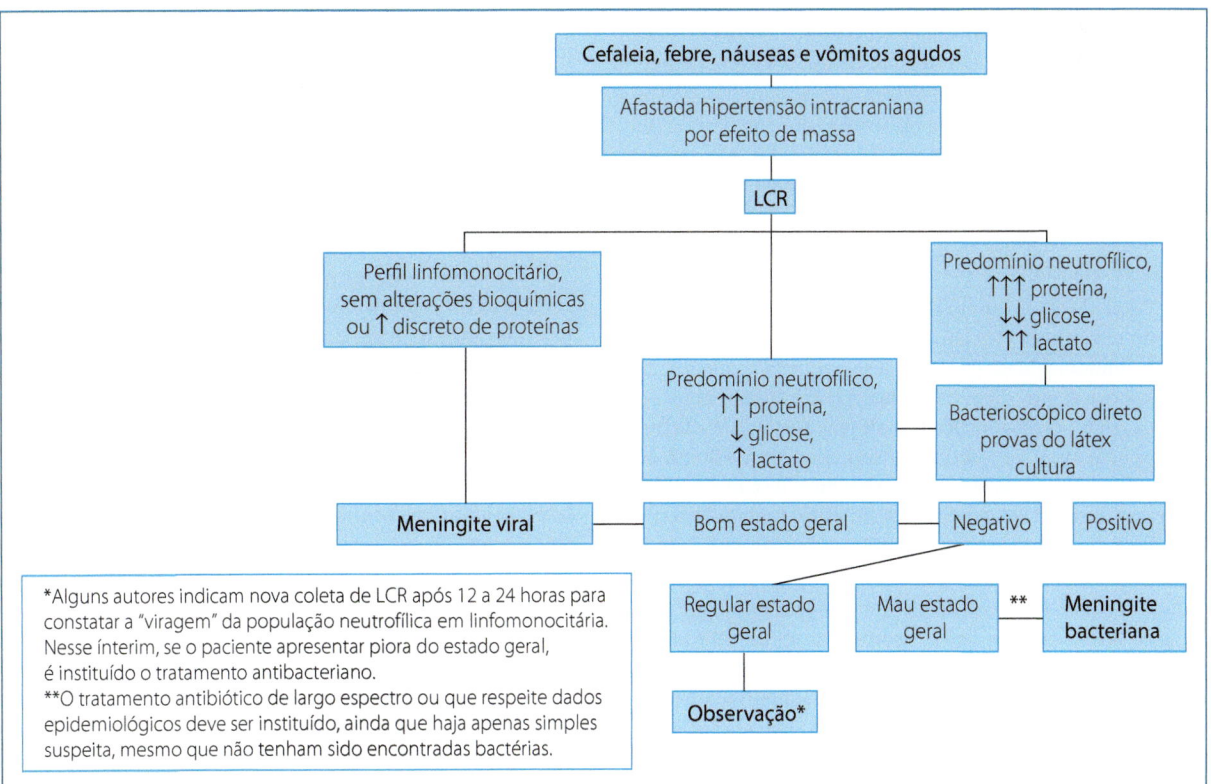

FIGURA 9.2 Algoritmo para o diagnóstico de meningites agudas por meio do exame do LCR.

PROCESSOS INFECCIOSOS SUBAGUDOS

A meningoencefalite tuberculosa é a mais frequente e a mais grave complicação neurológica causada pelo *Mycobacterium tuberculosis*. O diagnóstico laboratorial, que pode ser feito pelo exame do LCR e por avaliação neurorradiológica, é difícil em razão da baixa sensibilidade dos métodos que identificam diretamente o agente etiológico, como micobacteriológico direto, cultura e PCR.

Geralmente, o diagnóstico e, consequentemente, o tratamento são feitos com base no quadro clínico associado a pleocitose liquórica moderada (até 500 células/mm³), hiperproteinorraquia, diminuição dos teores de glicose e aumento da atividade da adenosina deaminase (ADA).

A especificidade da determinação dos níveis de ADA na meningoencefalite tuberculosa é tão mais alta quanto maiores forem os seus teores. A demonstração direta do *M. tuberculosis* é ocasional e o crescimento em cultura, muito lento. Apesar de apresentar boa especificidade (90%), a reação de polimerase em cadeia tem baixa sensibilidade (50 a 70%) (Tabela 9.2).

Além da meningoencefalite, a neurotuberculose pode se apresentar sob forma de tuberculoma e abscesso. A hipertensão intracraniana determina o quadro clínico, e os achados liquóricos são inespecíficos, prevalecendo os dados neurorradiológicos.

PROCESSOS INFECCIOSOS CRÔNICOS

- **Neuromicoses:** o envolvimento neurológico por fungos é uma condição grave cujo diagnóstico nem sempre é fácil, em virtude da inespecificidade dos achados laboratoriais. O quadro clínico pode caracterizar tanto o comprometimento meníngeo quanto o parenquimatoso. Além disso, a forma granulomatosa pode existir, levando à hipertensão intracraniana.

O exame do LCR mostra pleocitose, aumento dos teores proteicos, que é tanto mais intenso quanto maior for o tempo de evolução, e diminuição dos teores de glicose. Uma característica importante nas fases iniciais da doença é a dissociação entre o quadro liquórico e o quadro clínico, ou seja, alterações liquóricas importantes e quadro clínico pouco expressivo.

De modo geral, tanto a identificação direta como o crescimento em cultura têm baixa sensibilidade, assim como os exames imunológicos. Exceção deve ser feita à meningite criptocócica, que, além da caracterização clínica mais específica, pode ser diagnosticada mais facilmente pela alta frequência com que são visualizadas tórulas ao exame direto do LCR, pela facilidade do crescimento em meio de cultura e pela existência de teste de aglutinação em látex (crypto-la test^R) (Tabelas 9.2 e 9.3), sobretudo nos casos de meningite criptocócica em pacientes HIV positivos.

- **Esquistossomose do SNC:** o comprometimento neurológico pelo *S. mansoni* pode ocorrer das seguintes formas: mielítica ou mielorradicular e encefálica, sendo as primeiras as mais comuns. O quadro clínico é bastante sugestivo, sobretudo se aliado a história epidemiológica relevante. Os pacientes podem apresentar dor lombar de instalação aguda, alterações de força muscular em membros inferiores e comprometimento esfincteriano.

O diagnóstico laboratorial pode ser feito pelo exame do LCR, que apresenta pleocitose discreta com presença de eosinófilos, aumento discreto dos teores proteicos, às custas de globulina gama. Anticorpos antiesquistossoma podem ser detectados no soro e no LCR, e a pesquisa diagnóstica deve ser complementada com a pesquisa de ovos de *S. mansoni* nas fezes ou por meio de biópsia de válvula retal.

- **Neurocisticercose:** causada pela forma larvária da *Taenia solium*, o cisticerco (*C. racemosus* ou *C. cellulosae*). O diagnóstico baseia-se em quadro clínico, exame do LCR e nos achados neurorradiológicos. O quadro clínico depende de localização, tamanho, número de parasitas, viabilidade biológica e resposta do hospedeiro. Na maior parte das vezes, manifesta-se sob forma de síndrome convulsiva, mas observam-se também as formas hipertensiva, epiléptica-hipertensiva e outras menos comuns, como a psíquica ou demencial.

As alterações encontradas no exame do LCR dependem da proximidade dos cistos com os espaços liquóricos e do estágio da doença (formas calcificadas tendem a normalidade liquórica). A síndrome clássica do LCR é caracterizada por pleocitose leve (até 50 leucócitos/mm³), às custas de células linfomononucleares, presença de eosinófilos e síntese de anticorpos específicos.

A pesquisa de anticorpos específicos pode ser feita, atualmente, por fixação de complemento (reação de Weinbeg), imunofluorescência indireta, hemaglutinação passiva e Elisa. Essas reações apresentam sensibilidades diferentes de acordo com a fase evolutiva e localização do(s) cisto(s) e, portanto, devem ser realizadas rotineiramente em conjunto, permitindo o diagnóstico em até 95% dos casos. A técnica de *immunoblotting* também pode ser utilizada.

- **Neurossífilis:** o *Treponema pallidum* invade o SNC até 18 meses após a infecção e pode desenvolver um processo inflamatório que se traduz clinicamente como meningite do tipo viral. As formas clínicas mais comuns de neurossífilis são a menigovascular, que se instala entre seis meses e 10 anos após a infecção inicial, e a forma parenquimatosa (paralisia geral progressiva e *tabes dorsalis*), que se manifesta após 15 a 20 anos.

O exame do LCR é a ferramenta mais adequada para o diagnóstico e seguimento dessa patologia. Na fase ativa, os achados liquóricos são compatíveis com um processo inflamatório revelando pleocitose (até 50 leucócitos/mm³) e aumento da concentração proteica com hipergamaglobulinorraquia, sendo frequente e característica a presença de bandas oligoclonais.

Os testes imunológicos específicos são utilizados para detectar anticorpos contra o *T. pallidum,* sendo pesquisados dois grupos de anticorpos, os não treponêmicos, ou reaginas, e os treponêmicos. Faz parte do primeiro grupo o *venereal disease research laboratory* (VDRL); compõem o segundo imunofluorescência indireta (FTA-Abs), hemaglutinação passiva e Elisa.

A pesquisa de anticorpos específica pode ser feita por VDRL, FTA-Abs, hemaglutinação passiva e Elisa. Em razão da sua boa especificidade e baixa sensibilidade, a presença de VDRL reagente em qualquer título é considerada como diagnóstico de neurossífilis. A associação dessas técnicas permite o diagnóstico em 95% dos casos. A presença de reação de VDRL reagente em qualquer título é considerada como diagnóstico de neurossífilis – usado, habitualmente, como *screening*. Embora de grande especificidade, a sensibilidade do VDRL é baixa, em torno de 30 a 70%. Os demais testes são considerados confirmatórios quando o VDRL é positivo.

Resultados de Elisa inconclusivos ou indeterminados não podem indicar um nível muito baixo de anticorpos antitreponemas ou podem ser em decorrência dos fatores não específicos. Pacientes com neurossífilis, após tratamento específico, podem apresentar persistência de reações de VDRL e de Elisa por meses e anos, sem significado clínico, denominadas cicatriz imunológica. Recentes estudos mostram a utilidade de exames de biologia molecular no diagnóstico e acompanhamento da neurossífilis.

- **Infecção pelo HTLV1:** o diagnóstico da paraparesia espástica tropical pode ser feito por determinação da síntese intratecal de anticorpos anti-HTLV1. O PCR também apresenta boa sensibilidade.

- **Doença priônica:** aproximadamente 96% dos pacientes sintomáticos com doença de Creutzfeldt-Jakob apresentam aumento dos teores de proteína 14.3.3 no LCR. A determinação dessa proteína não tem valor como *screening*, mas como adjuvante do diagnóstico clínico. Falsos positivos podem ocorrer em meningoencefalites virais e em acidentes vasculares cerebrais.

INFECÇÃO PELO HIV

O comprometimento neurológico pelo HIV se dá por ação direta do vírus ou das neurotoxinas liberadas, ação imunomediada e patógenos oportunistas decorrentes da imunodepressão. Sabe-se desde o início da pandemia que o HIV tem um alto neurotropismo, por meio de monócitos e linfócitos que cruzam a barreira hematoencefálica. Ao entrar no SNC, estabelece-se infecção crônica de macrófagos e células da micróglia com replicação viral e imunoprodução constante.

O exame do LCR está alterado em mais de 60% dos casos e permite o diagnóstico e a exclusão de algumas infecções oportunistas. De modo geral, e salvo a presença de infecções oportunistas, observam-se pleocitose discreta, aumento dos níveis proteicos e dos teores de globulina gama, que, por vezes, apresenta distribuição oligoclonal. A Tabela 9.5 apresenta a metodologia empregada no diagnóstico de algumas doenças neurológicas associadas à infecção pelo HIV, com alteração de LCR em todas as fases da infecção pelo HIV.

Alguns marcadores liquóricos podem ser utilizados no acompanhamento do envolvimento do SNC pelo HIV. Os marcadores podem ser virais, imunológicos e neurais. Os virais podem ser quantitativos (carga viral) e qualitativos (genotipagem).

Uma vez que HIV RNA pode ser detectado no LCR, já nas primeiras fases da doença sistêmica, assintomática do ponto de vista neurológico, e nas mais variadas quantidades, a sua presença tem um caráter inespecífico para a avaliação da doença neurológica. Já a sua ausência afasta atividade da doença no SNC.

TABELA 9.5 Metodologia empregada no diagnóstico de patologias neurológicas associadas à infecção pelo HIV.

Patologias	Exames utilizados
Meningoencefalite tuberculosa Neurossífilis	Exame direto e no LCR/RM VDRL, FTA-Abs, hemag.pas, Elisa no LCR
Infecção pelo CMV Infecção pelo EBV (linfoma primário do SNC) Infecção pelo JCV (leucoencefalopatia multifocal progressiva Infecção pelo HIV	Elisa IgG/IgM e PCR no LCR Elisa IgG/IgM no LCR, RM, SPECT PCR (JCV) no LCR, RM Elisa/PCR/imunofluorimetria no LCR
Neurotoxoplasmose	LCR, TC e RM (lesões múltiplas)
Neurocriptococose	Micológico direto/cultura/ aglutinação látex no LCR e RM (criptococoma)
Complexo cognitivo motor associado ao HIV	LCR inespecífico e RM atrofia corticossubcortical e alteração de substância branca

PCR: reação em cadeia da polimerase; LCR: líquido cefalorraquidiano; VDRL: *venereal disease research laboratory*; FTA-Abs: imunofluorescência indireta; Elisa: ensaio imunoenzimático; RM: ressonância magnética; SPECT: espectofotometria; SNC: sistema nervoso central; EBV: vírus Epstein-Barr; JCV: vírus John Cunningham.

Pode haver compartimentalização no SNC, ou seja, um comportamento diferente entre o que ocorre no SNC e na periferia, tanto em termos de carga viral quanto em termos de diferenças genotípicas. Na compartimentalização, a carga viral no LCR tende a ser maior que no plasma. Uma vez que, aparentemente, a encefalopatia associada ao HIV pode ser causada por genótipos neurotrópicos ou neuropatogênicos, definindo-se esses genótipos, fica fácil amplificar e ampliar as sequências e aplicá-las a um contexto clínico.

Quanto aos marcadores imunológicos, considera-se a encefalopatia associada ao HIV doença imunológica causada pela infecção do macrófago, pois é nele que há maior replicação viral, além de ser a principal fonte de neurotoxinas. Os principais marcadores imunológicos são a beta-2-microglobulina, a neopterina, o ácido quinolínico e o MCP1. Tanto a neopterina quanto o MCP1 são marcadores de atividade macrofágica, e o aumento na sua relação plasma/LCR precede a instalação da encefalopatia.

A presença concomitante de carga viral e a elevação de MCP1 e de neopterina indicam não somente a infecção pelo HIV como também ativação macrofágica, o que é necessário para ADC-encefalopatia. Esses marcadores também estão presentes em outras doenças inflamatórias, como as infecções oportunistas. Outros marcadores têm sido pesquisados, por exemplo, os marcadores de estresse oxidativo, como o 4-hidroxinonenal, que pode distinguir as formas ativas das inativas da encefalopatia. Foi sugerida determinação do NFL (proteína de neurofilamento de cadeia leve), que poderia ser útil, pois está elevado nos casos de encefalopatia associada ao HIV e em alguns pacientes com manifestações subclínicas.

BIBLIOGRAFIA SUGERIDA

Coyle PK. CSF analysis for infections and non-infections disorders. Am Acad Neurol; 2002.

Gomes HR. Líquido cefalorraquidiano. Manual de Neurodiagnóstico Fleury. São Paulo; 2002/2003.

Kasanmoentalib ES, Brower MC, van de Beek D. Update on bacterial meningitis: epidemiology, trials and a genetic association studies. Curr Opin Neurol. 2013;26:282-8.

Kleine TO, Zwerenz P, Zöfel P, Shiratori K et al. New and old diagnostic markers of meningitis in cerebrospinal fluid (CSF). Brain Research Bulletin. 2003;6:287-97.

Machado LR, Gomes HR. Processos infecciosos do sistema nervoso. In: Nitrini R, Bacheschi LA. A neurologia que todo médico deve saber. Rio de Janeiro: Atheneu; 2003. p. 205-34.

Regeniter A, Kuhle J, Mehling M, Möller H, Wurster U, Freidank H, Siede WH. A modern approach to CSF analysis: Pathophysiology, clinical application, proof of concept and laboratory reporting. Clin Neurol Neurosurg. 2009 May;111(4):313-8.

Reiber H, Peter JB. Cerebrospinal fluid analysis: disease-related data patterns and evaluation programs. J Neurolol Sci. 2001;184:101-21.

Solomon T et al. Management of suspected viral encephalitis in adults e Association of British Neurologists and British Infection Association National Guidelines. J Infect. 2012;64:347-73.

Sakka L, Coll G, Chazal J. Anatomy and physiology of cerebrospinal fluid. Eur Ann Otorhino-laryngol Head Neck Dis. 2011 Dec;128(6):309-16.

Studahl M et al. Acute viral infections of the central nervous system in immunocompetent adults: diagnosis and management. Drugs. 2013;73:131-58.

Thwaites GE. Advances in the diagnosis and treatment of tuberculous meningitis. Curr Opin Neurol. 2013;26:295-300.

Valcour V, Sithinamsuwan P. Pathogenesis of HIV in the central nervous system. Curr HIV/AIDS Rep. 2011;8:54-61.

Parte II

Vírus

10

Infecção por HIV e aids

10.1 HIV e subtipos: etiologia

Ester Cerdeira Sabino
Claudia Cortese Barreto
Sabri Saeed Sanabani
Shirley Vasconcelos Komninakis

INÍCIO DA EPIDEMIA E DESCOBERTA DO AGENTE

Os primeiros casos da síndrome da imunodeficiência adquirida (aids) foram descritos em 1981 nos Estados Unidos, por um grupo de clínicos liderados por Michael Gottlieb que relataram a ocorrência de uma doença incomum em cinco indivíduos aparentemente saudáveis com pneumonia por *Pneumocistis carinii*, um agente infeccioso que era encontrado somente em indivíduos com imunodeficiência severa. A partir daí, surgiram relatos de pacientes com defeitos na imunidade celular com alterações no número de células e em sua função, além da linfoadenopatia – uma forma rara de neoplasia com lesões na pele e associada a imunossupressão –, o Sarcoma de Kaposi e outras infecções oportunistas que se apresentavam no mesmo paciente. Com todas as evidências reunidas, o CDC (Center for Diseases Control and Prevention) anunciou uma nova doença e a denominou aids. Relatos foram seguidos pela descrição da síndrome em hemofílicos, hemotransfundidos, usuários de drogas, crianças nascidas de mães infectadas e parceiros sexuais de indivíduos infectados.

A primeira indicação de que a aids fosse causada por um retrovírus aconteceu em 1983 pelo grupo de Luc Montagnier, quando foi isolado um vírus com atividade de transcriptase reversa a partir do linfonodo de um paciente com linfoadenopatia persistente e de um paciente com aids. Naquela época, os cientistas já tinham técnicas estabelecidas para a identificação de vírus no microscópio eletrônico, como a cultura de células T de longa duração e as técnicas para detectar a enzima transcriptase reversa – que é essencial e específica para os retrovírus. O vírus inicialmente foi designado LAV (*Lymphadenopathy-associated virus*), depois HTLV-3 (*Human T cell leukemia/lynphotropic virus type III*) e ARV (*Aids associated retrovirus*); em 1986, o Comitê Internacional de Taxonomia Viral modificou o nome para vírus da imunodeficiência humana tipo 1 (HIV-1). Em 2008, Luc Montaigner e Françoise Barré-Sinoussi receberam o Prêmio Nobel pela descoberta do HIV-1.

Em 1986, outro retrovírus, diferente do então caracterizado, foi isolado de dois pacientes com aids, originários da África Ocidental, e denominado vírus da imunodeficiência humana tipo 2 (HIV-2).

MORFOLOGIA E ORGANIZAÇÃO GENÔMICA

Retrovírus são vírus RNA que, pela ação da enzima DNA polimerase RNA-dependente (transcriptase reversa – RT), são capazes de copiar seu genoma de RNA em uma dupla fita de DNA, e se integrarem ao genoma da célula hospedeira.

Os retrovírus podem ser divididos em sete gêneros: Lentivirus (HIV-1 e HIV-2), Spumavirus, retrovírus tipo B, retrovírus tipo C de mamíferos, retrovírus tipo C de aves, retrovírus tipo D, e BLV-HTLV (vírus linfotrópico bovino e humano).

O HIV é um vírus de aproximadamente 100 nm de diâmetro (Figura 10.1.1), envelopado por uma bicamada lipídica derivada da membrana celular do hospedeiro. Ancoradas

nesta membrana, encontram-se espículas virais, formadas pelas glicoproteínas virais gp120 (domínio externo) e gp41 (domínio transmembrana). A bicamada lipídica possui várias proteínas da membrana celular do hospedeiro que podem atrapalhar a resposta do sistema imune (5). Internamente a essa membrana, está a matriz proteica, formada pela proteína p17 e pelo capsídeo viral de forma cônica composto pela proteína p24. O material genético, o RNA transportador (tRNA) e as enzimas necessárias para os primeiros eventos da replicação viral encontram-se no capsídeo viral.

O genoma do HIV, de aproximadamente 10 kb, contém nove genes e duas regiões denominadas LTR (*Long Terminal Repeats*), onde estão presentes elementos de controle para in-

tegração, transcrição e poliadenilação dos RNA mensageiros. Os genes podem ser divididos em dois grupos: os que codificam as proteínas estruturais (*gag, pol* e *env*) e os que codificam proteínas não estruturais (*tat, rev, nef, vif, vpu*, e *vpr*).

O gene *gag* (antígeno de grupo) codifica a matriz proteica (MA ou p17), o capsídeo viral (CA ou p24) e as proteínas nucleares (NC ou p6 e p7). O gene *pol* (polimerase) codifica as seguintes enzimas virais: transcriptase reversa (RT ou p51/p66), que também possui atividade de RNase H, protease (PR ou p10) e integrase (IN ou p32). O gene *env* (envelope) codifica uma proteína inicial de 160 kd, que é clivada, dando origem à proteína de transmembrana (TM ou gp41) e à proteína de superfície (SU ou gp120) (Figura 10.1.2).

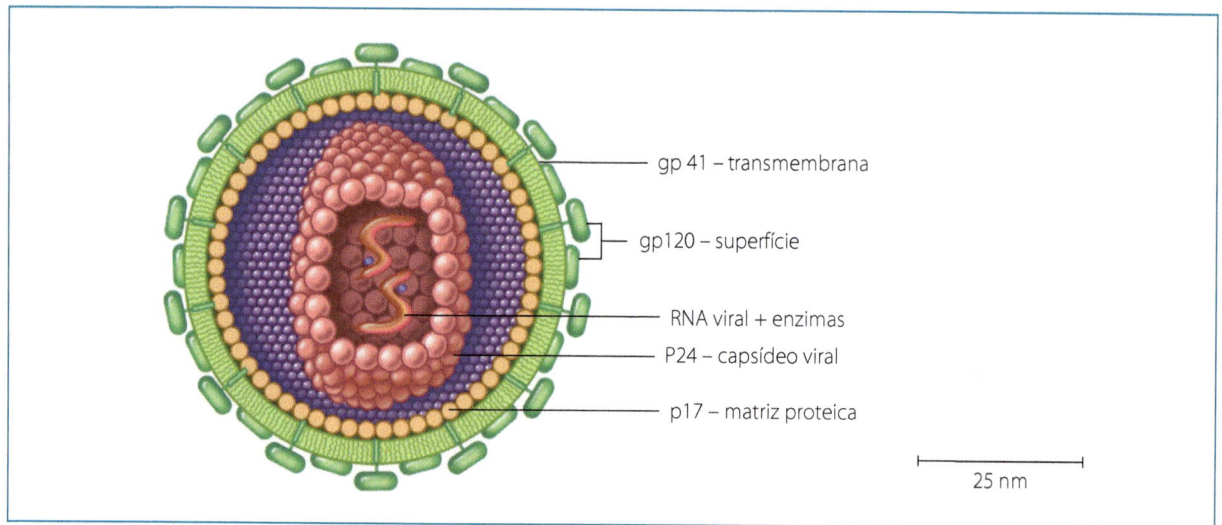

FIGURA 10.1.1 Estrutura do vírus HIV (100 nm). O envelope é constituído pela membrana proveniente da célula do hospedeiro onde está acoplada a proteína de superfície (gp120) e a de transmembrana (gp41). Internamente, estão a proteína matriz (p17) e o capsídeo viral (p24), que envolve o material genético formado por duas moléculas de RNA, além das enzimas necessárias para o início do ciclo viral (protease, transcriptase reversa e integrase) e das proteínas nucleares (p7 e p6).

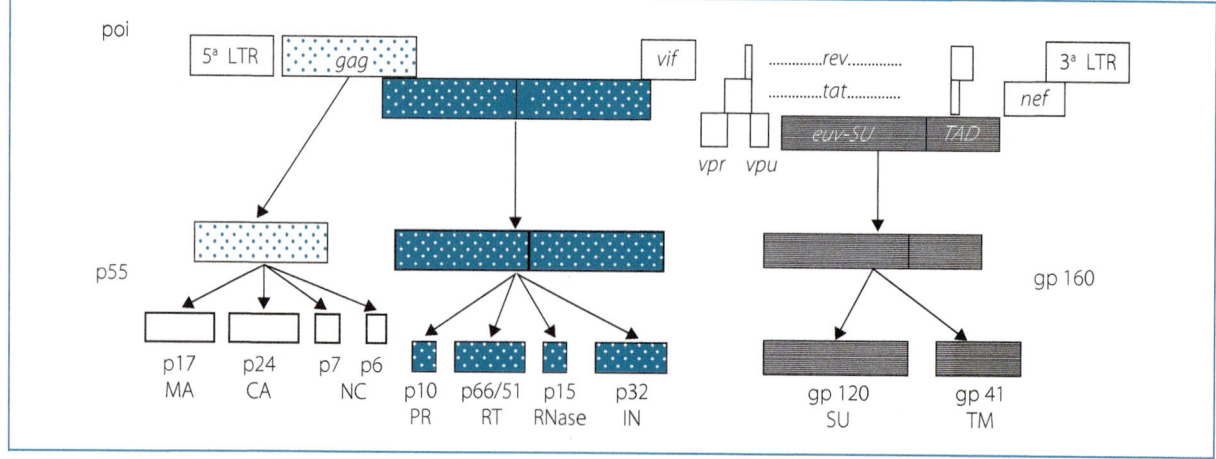

FIGURA 10.1.2 Organização do genoma do HIV-1. Representação esquemática do genoma do HIV e das proteínas estruturais. Os genes *gag* codificam a proteína precursora p 55, que, após clivagem, gera as proteínas matrizes (MA, p17), capsídeo (CA, p24) e proteínas nucleares (NC, p6 e p7). O gene *pol* codifica as enzimas protease (PR, p10), transcriptase reversa (RT, p66/51), Rnase H (p15) e integrase (IN, p32). O gene *env* codifica a proteína gp160, que, após clivagem, gera as proteínas de superfície (SU, gp120) e de transmembrana (TM, gp41).

Os genes não estruturais podem ser subdivididos em regulatórios (*tat* e *rev*), que são necessários para replicação viral *in vitro*, e acessórios (*vif*, *vpu*, *vpr* e *nef*), que não são essenciais. A função desses genes está resumida na Tabela 10.1.1.

TABELA 10.1.1 Função dos genes não estruturais do HIV-1.

Gene	Função
rev (p19)	Regula a expressão do RNA mensageiro
tat (p14)	Transativação
vif (p23)	Fator de infectividade; inibe atividade da APOBEC3G
vpr (p15)	Atua na replicação viral; ajuda na infecção de macrófagos
vpu (p15)	Atua na liberação da partícula viral, rompe os complexos CD4-gp160
nef (p27)	Atua de várias formas com possibilidade de aumentar ou diminuir a expressão viral

CICLO VIRAL

Apesar dos vírus não serem bem-vindos, eles conseguem transformar alguns receptores da membrana celular do hospedeiro em portões de entrada. O receptor CD4 é o "portão" principal de entrada para o HIV, pois é através da ligação receptor CD4 – gp120 viral que tem início as mudanças conformacionais necessárias para a entrada do HIV. Para essa "preferência" do HIV pelas células com o receptor CD4 em sua membrana, chamamos tropismo. (Figura 10.1.3). A entrada ocorre através da fusão do envelope viral com a membrana da célula, reação mediada pela gp41. O evento de entrada é formado por uma sucessão de mudanças conformacionais, sendo uma dependente da outra. O CD4 é crítico para a ligação do vírus à célula do hospedeiro, mas descobriu-se que existiam células suscetíveis à infecção viral que não apresentavam a molécula de CD4 em sua superfície; além disso, não se conseguiu infectar células de camundongos transfectadas com o gene da molécula de CD4. Posteriormente, foi descoberto que as moléculas celulares CXCR4 e CCR5, cujos ligantes naturais são quimoquinas (SDF-1, para a primeira, e RANTES, MIP-1a e MIP-1b, para a segunda), eram correceptores de entrada do HIV. Indivíduos com deleção no gene *CCR5* são resistentes à infecção pelo HIV, e os indivíduos heterozigotos evoluem de forma mais lenta para a aids.

Após entrar na célula, o vírus precisa desarmar a proteína APOBEC3G, um antiviral natural da célula, que promove hipermutação G-A durante a transcrição reversa. A proteína viral Vif se liga a APOBEC3G, ocasionando a sua degradação.

O RNA viral é convertido em DNA pelas enzimas transcriptase reversa e ribonuclease H. Essa reação ocorre no citoplasma da célula nas primeiras 6 horas de infecção. A dupla fita de DNA, assim formada, é integrada de forma randômica ao genoma do hospedeiro pela enzima integrase. O funcionamento da integrase depende da sua ligação com um cofator celular denominado LEDGF/p75. Uma vez integrado, o DNA viral permanece na célula enquanto ela estiver viva.

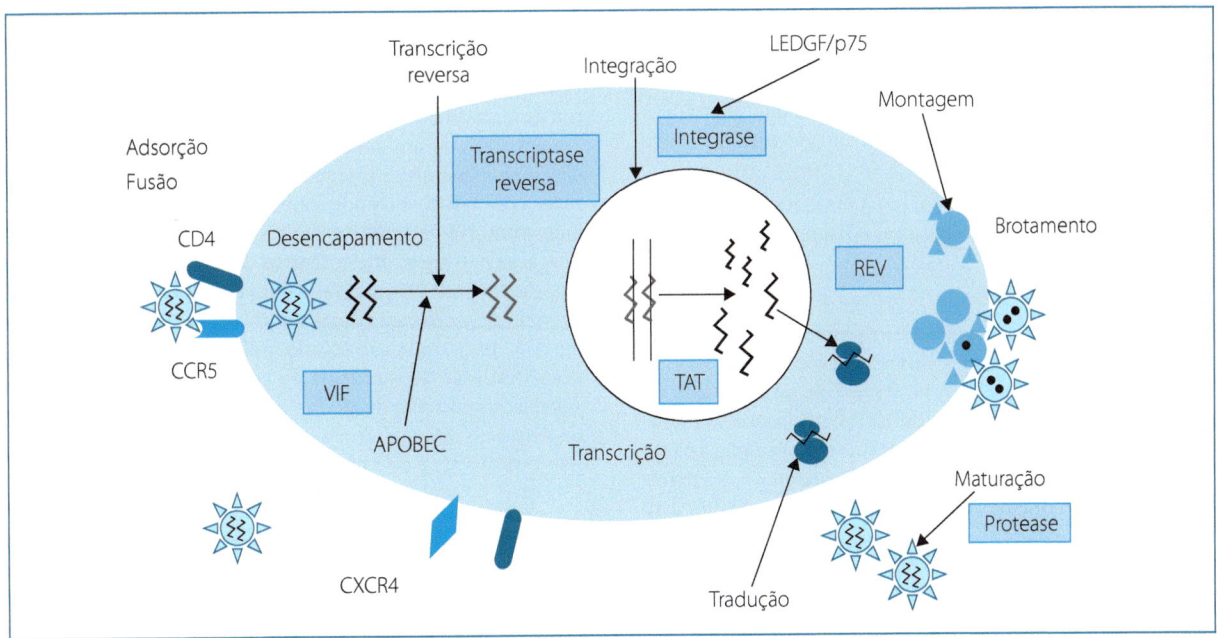

FIGURA 10.1.3 Ciclo do HIV. Descrição esquemática dos principais eventos do ciclo replicativo do HIV. O vírus se liga ao seu receptor (CD4) e aos correceptores (CCR5 e CXCR4). Após entrada na célula, ocorre o processo de transcrição reversa, formando-se o DNA complementar, pela enzima transcriptase reversa, integrado no genoma da célula hospedeira pela enzima integrase. O vírus pode permanecer quiescente ou então segue a fase de replicação, pela síntese das proteínas virais e do RNA genômico. A expressão é controlada pelas enzimas Tat e Rev. As proteínas virais se concentram perto da membrana plasmática, onde ocorre a montagem da partícula viral e o brotamento viral. Proteínas do hospedeiro atuam no ciclo viral, inibindo com APOBEC ou participando como cofatores LEDGF/p75.

Proteínas celulares e virais controlam a expressão gênica do HIV. Inicialmente, apenas as proteínas Tat, Rev e Nef são sintetizadas. O acúmulo da primeira no núcleo da célula aumenta a transcrição da segunda, que regula a expressão do RNA mensageiro, resultando em produção das proteínas estruturais. Após a síntese da proteína precursora do Gag, esta é direcionada a membrana celular para montagem da partícula viral. A liberação do vírus é por brotamento; a clivagem do Gag pela enzima protease separa domínios individuais, conduzindo-o a uma partícula madura, infecciosa e com capsídeo em formato cônico. Recentemente, foi demonstrado que quando ocorre a formação de capsídeos defectivos, eles são montados novamente pelo rearranjo da superfície cônica (montagem de *novo*) em razão da sua característica flexível e por serem cones de fulereno. Os fulerenos são uma forma diferenciada de carbono, sendo mais estáveis que o diamante e o grafite.

Ainda não são conhecidos todos os processos celulares envolvidos na replicação do HIV. Recentemente, utilizando-se técnicas de siRNA (*small interfereing RNA* – pequenas moléculas de RNA que interferem na expressão de um gene), foi possível identificar mais de 200 novas proteínas celulares necessárias para a replicação viral.

O conhecimento do ciclo viral permitiu que fossem desenvolvidas drogas antirretrovirais para impedir os diferentes passos da replicação do HIV-1 e atualmente podem ser divididas em

a) **inibidores da transcriptase reversa:** atuam na fase inicial do ciclo, impedindo a formação do DNA a partir do RNA.

b) **inibidores da protease:** atuam no final do ciclo impedindo a maturação da partícula viral.

c) **inibidores da fusão e entrada:** impedem a fusão da membrana viral com a celular impedindo a entrada do vírus.

d) **inibidores da entrada:** atuam impedindo a ligação do vírus ao receptor (CD4) ou ao correceptor CCR5.

e) **inibidores da integrase:** impedem que o provírus recém-produzido pela RT integre-se ao genoma da célula hospedeira.

f) **inibidores pós-adesão:** bloqueia o receptor CD4 na superfície de certas células imunes. (Disponível em: https://aidsinfo.nih.gov.)

DINÂMICA VIRAL

Com o desenvolvimento de testes de biologia molecular, capazes de quantificar o RNA viral presente no plasma, ficou demonstrado que a replicação do HIV é um processo extremamente dinâmico e contínuo. Durante a fase aguda, a carga viral é de aproximadamente 10^5 a 10^7 cópias/mL. Esses níveis caem aproximadamente 100 vezes após um período de 8 a 10 semanas, provavelmente em decorrência da atividade das células T citotóxicas e da resposta humoral (anticorpos). Segue-se um período em que o nível da carga viral se mantém constante. Nesta fase, a quantidade de vírus presente no plasma correlaciona-se com a progressão para aids. O nível basal da carga viral de um indivíduo pode sofrer flutuações, em decorrência de infecções ou administração de vacinas.

A replicação viral ocorre principalmente nos órgãos linfoides, na região perifolicular dos centros germinativos. Pode-se detectar DNA viral em cerca de 30% dos linfócitos CD4 presentes nesses órgãos, com expressão de 0,1 a 1% de RNA viral, sugerindo infecção ativa. A quantidade de vírus presente neste local pode ser até 100 vezes maior que no sangue.

Partindo do princípio de que a quantidade de vírus presente no plasma corresponde ao equilíbrio entre a produção e o clareamento, foi possível calcular a sobrevida das partículas virais e das células infectadas na história natural do vírus. Concluiu-se que a meia-vida da partícula viral no plasma é de apenas seis horas e que são produzidas cerca de 10^9 a 10^{10} partículas virais por dia.

A maioria das partículas virais (93 a 99%) são produzidas por linfócitos CD4 ativados, que têm meia-vida de apenas 1 dia. As restantes (1 a 7%) são provenientes principalmente de células como macrófagos, cuja meia-vida é de 14 dias. As células T de memória são responsáveis pela produção de menos de 1% das partículas virais presentes no plasma. Caso a meia-vida das células infectadas residuais não fosse muito longa, seria possível erradicar o vírus após um longo período com tratamento potente, desde que não houvesse interrupção deste. Tentativas de erradicação da infecção pelo HIV ainda não tiveram sucesso ou porque as células infectadas residuais podem permanecer períodos muito prolongados com o vírus, ou porque os medicamentos atuais não são suficientemente potentes para inibir completamente a replicação viral, e o reservatório viral é mantido por uma baixa replicação. Alguns estudos têm sido feitos para tentar acabar com o reservatório viral, pois ele é o maior impedimento para a cura do HIV. Uma das estratégias usadas por diferentes grupos de pesquisa no mundo é, além do paciente usar uma combinação de drogas já conhecidas, tratá-lo com duas doses de vacinas para levar o sistema imune (SI) a responder contra o HIV e usar uma outra droga que acordaria ainda mais o vírus dos reservatórios. Isso obriga que o vírus dos reservatórios celulares fique exposto à ação das drogas e do próprio SI, sendo essa estratégia conhecida como *Kick and Kill Therapy*. Outra forma de cura do HIV foi o primeiro transplante de medula óssea em 2007, de um doador que apresentava deleção do gene *CCR5* (o vírus não consegue entrar na célula) para um homem HIV positivo com leucemia. Esse homem ficou conhecido como "O paciente de Berlim" e está livre do HIV até os dias atuais (Cohen, 2019). Outros dois pacientes HIV positivos que tiveram cânceres de células do SI, o de Londres e o de Düsseldorf, sofreram o mesmo procedimento e estão livres do HIV, mas ainda sob estudo, pois são acontecimentos recentes. Apesar da estratégia do transplante ter apresentado sucesso no paciente de Berlim até os dias atuais, ela é muito restrita pelo aumentado risco de morte com os tratamentos pós-transplante e pela probabilidade do HIV ressurgir.

VARIABILIDADE GENÉTICA DO HIV

Assim como outros vírus RNA, o HIV tem alta variabilidade genética e evolução dentro e entre os indivíduos infectados. Entre os mecanismos responsáveis pela geração de variabilidade, está a transcriptase reversa, que incorpora erroneamente em torno de 10^{-4} bases em cada ciclo replicativo. Como o HIV tem 10^4 pares de base em seu genoma, pode-se dizer que ocorre uma substituição nucleotídica por genoma, por ciclo replicativo, fazendo que a população de retrovírus contenha pouco ou nenhum genoma idêntico. Por esse motivo, o HIV é considerado uma quasiespécie. A diversidade é também influenciada pelo tamanho da população viral e pela alta taxa de recombinação.

A alta taxa de replicação é responsável pelo surgimento de mutações encontradas nas populações virais, que são selecionadas e geram resistência aos antirretrovirais. Como são produzidas 10^9 a 10^{10} partículas virais por dia, e o genoma viral é de aproximadamente 10^4, todos os dias são geradas 10^5 a 10^6 variantes que possuem mutação em cada posição do genoma, o que explica por que o vírus torna-se rapidamente resistente quando se utiliza monoterapia. Outro fator que contribui para a alta diversidade viral do HIV são as substituições de bases feitas pela APOBEC (uma atividade antiviral natural da célula do hospedeiro) e mudanças na população de células suscetíveis durante a infecção.

CARACTERIZAÇÃO DO HIV EM CULTURA DE CÉLULAS

Uma das primeiras observações sobre a diversidade genética do HIV foi de que os vírus tinham comportamento diferente quando colocados em cultura de células. Essas observações permitiram a divisão do HIV em dois grupos de vírus:

a) Os capazes de induzir sincício *in vitro* (SI), com crescimento rápido e títulos altos em cultura (*rapid/high*), e capazes de infectar linhagem de célula T (*T cell tropic*).

b) Os que não são capazes de induzir sincício (NSI), com crescimento lento e títulos baixos (*low/slow*), e capazes de infectar macrófagos (*macrophage tropic*).

Vários estudos sugeriram que a alça V3 da gp120 seria a região do vírus responsável por essas características. Essa classificação tem importância clínica, pois os vírus NSI são os que predominam na infecção aguda. Além disso, o surgimento de cepas SI está associado a progressão mais rápida para doença. Posteriormente pôde-se demonstrar que o comportamento do vírus em cultura se deve ao tipo de correceptor usado pela cepa para infectar a célula. Uma nova classificação fenotípica com base nessas descobertas foi sugerida, conforme Tabela 10.1.2. Atualmente, para caracterização do vírus HIV em SI ou NSI é realizado sequenciamento gênico da alça V3 da gp120, e as sequências são enviadas para sites específicos, onde são comparadas a um banco de sequências e o tropismo viral é determinado.

TABELA 10.1.2 Classificação fenotípica do HIV-1.

Receptor da quimoquina	Nova classificação	Terminologias anteriores		
		Citopatologia em células MT2	Taxa de replicação em cultura	Tropismo
CXCR4	X4	SI	Rápida/alta	Linhagem de células T
CCR5 CCR3/CCR2b	R5 R3/R2b	NSI	Lenta/baixa	Macrófagos
CCXCR4, CCR5 e/ou CCR3	X4R5 X4R5R3 X4R3	SI	Rápida/alta	Linhagem de células T

CLASSIFICAÇÃO GENÉTICA DO HIV

Com a melhoria das técnicas de sequenciamento foi possível, em curto espaço de tempo, obter sequências de várias cepas de vírus obtidas de diferentes regiões do mundo. Isso permitiu que em 1993 fosse sugerida uma primeira classificação filogenética do HIV-1. O HIV é classificado em dois tipos (1 e 2), com o HIV-1 subdividido em quatro grupos: M (*major*), O (*outlier*), N (*new*) e P (Figura 10.1.4).

Cada um desses vírus representa eventos separados de transmissão de outras espécies de primatas para a humana, provavelmente há algumas décadas. Aparentemente o HIV-2 tem infectividade e patogenicidade menor que o HIV-1. Ele foi encontrado inicialmente em indivíduos na costa oeste da África. Nos Estados Unidos e na Europa, os casos encontrados em geral correspondem a pessoas oriundas daquelas regiões. Nos Brasil, poucos casos foram descritos e em geral estão associados a indivíduos oriundos da África.

Os grupos O e N do HIV-1 foram inicialmente descritos em pacientes oriundos da República dos Camarões, onde representam 10 e 1% das infecções respectivamente. O grupo O foi encontrado em outros países africanos, como a Nigéria e o Gabão, e é encontrado esporadicamente nos Estados Unidos e Europa; o grupo N não foi encontrado em outras regiões.

Os testes rápidos utilizados atualmente detectam o HIV-2 e o HIV-1 grupo O. Apesar disso, os bancos de sangue devem utilizar testes que possam detectar todas as variantes do HIV. O HIV-2 e o HIV-1 grupo O não são detectados pelos testes comerciais de carga viral, dificultando o monitoramento do indivíduo infectado.

O grupo M do HIV-1 representa a maior parte da pandemia. O sequenciamento de duas cepas de 1959, oriunda do Congo, sugere que a introdução do vírus ancestral deste grupo ocorreu entre 1884 e 1924, espalhando-se lentamente na África. Chegou às Américas nas décadas de 1960 e 1970 – o Haiti foi a primeira provável porta de entrada antes dos Estados Unidos.

Atualmente, este grupo está classificado em subtipos definidos por letras e números (A-D e F-K). O subtipo C representa 56% das infecções no mundo. Alguns subtipos têm sido relacionados com a transmissão viral, ou com a replicação viral. A variação entre os subtipos é de 25 e 35% do genoma, enquanto no subtipo é de 15 a 20%. Com o desenvolvimento de técnicas de sequenciamento completo ficou claro que existe um grande número de cepas recombinantes, que podem ser classificadas em cepas recombinantes circulantes (CRF), sendo que atualmente temos mais de 70 CRFs.

As cepas previamente classificadas em subtipos E e I hoje são chamadas CRF01_AE e CRF04_cpx, respectivamente. A distribuição desses subtipos no mundo está resumida na Figura 10.1.5. Na África, origem da epidemia, encontram-se todos os subtipos, porém a frequência é diferente em cada região. Nos outros locais, predomina o subtipo que iniciou a epidemia naquela população, fenômeno denominado efeito fundador. A exceção é a Tailândia, onde os primeiros casos de HIV foram detectados em usuários de droga, caracterizados como subtipo B. Em seguida, ocorreu uma explosão da epidemia por via heterossexual causada pela CRF01_AE. Atualmente a CRF01_AE também predomina na população de usuários de droga.

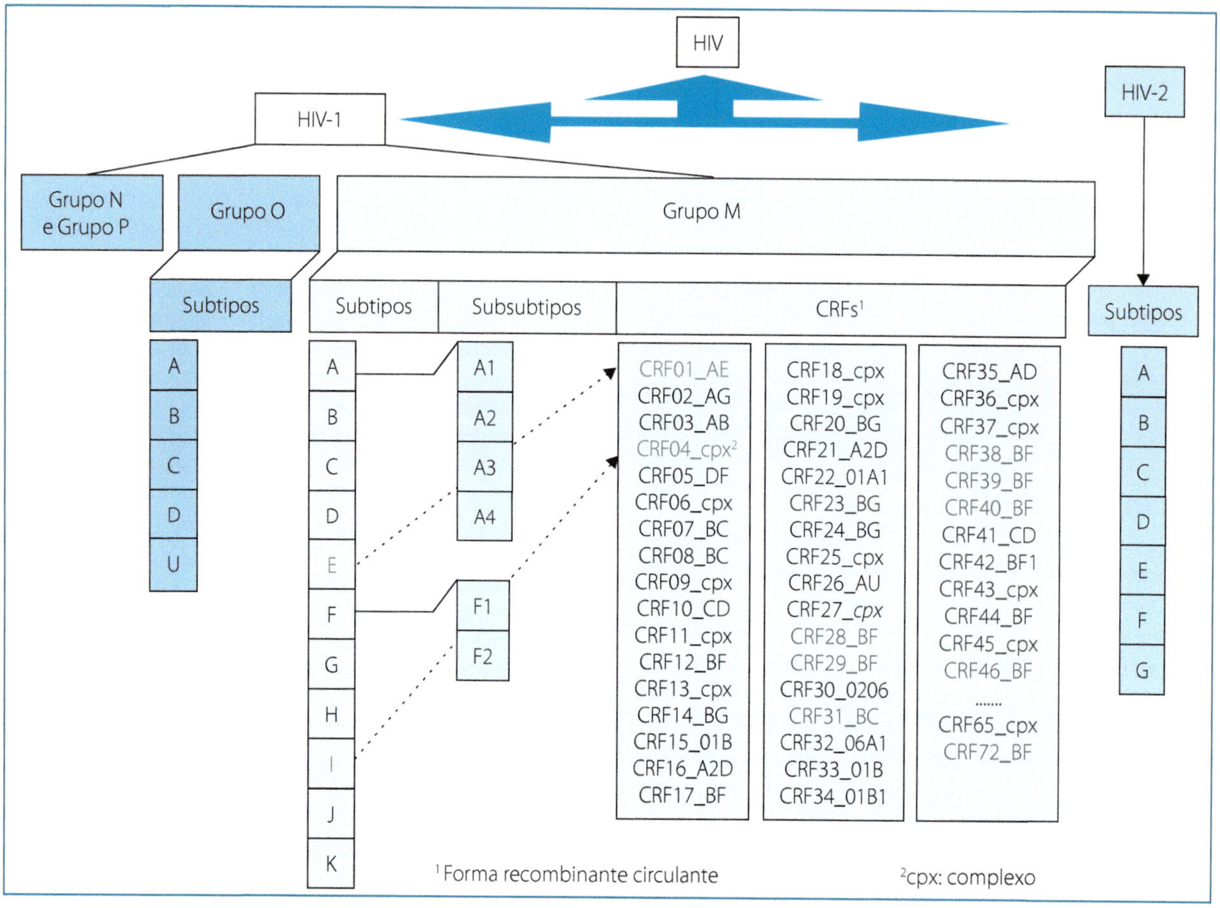

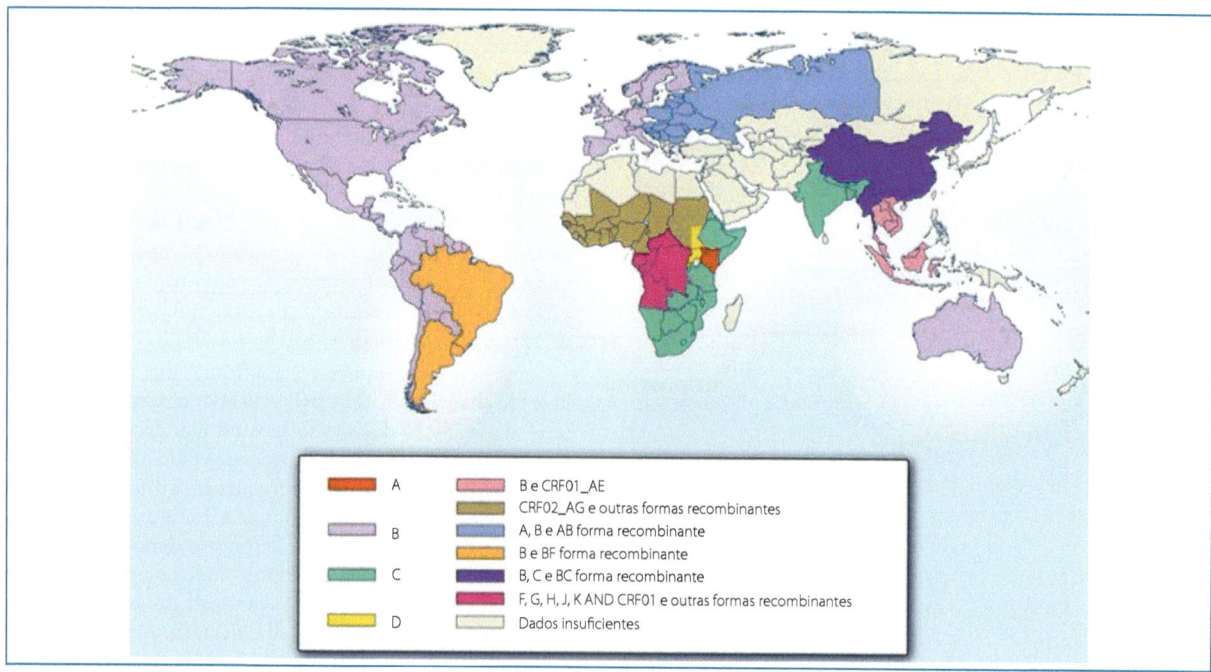

HIV
HIV-1
HIV-2
Grupo N e Grupo P
Grupo O
Grupo M
Subtipos
Subtipos
Subsubtipos
CRFs¹
Subtipos
A
B
C
D
U
A
B
C
D
E
F
G
H
I
J
K
A1
A2
A3
A4
F1
F2
CRF01_AE
CRF02_AG
CRF03_AB
CRF04_cpx²
CRF05_DF
CRF06_cpx
CRF07_BC
CRF08_BC
CRF09_cpx
CRF10_CD
CRF11_cpx
CRF12_BF
CRF13_cpx
CRF14_BG
CRF15_01B
CRF16_A2D
CRF17_BF
CRF18_cpx
CRF19_cpx
CRF20_BG
CRF21_A2D
CRF22_01A1
CRF23_BG
CRF24_BG
CRF25_cpx
CRF26_AU
CRF27_cpx
CRF28_BF
CRF29_BF
CRF30_0206
CRF31_BC
CRF32_06A1
CRF33_01B
CRF34_01B1
CRF35_AD
CRF36_cpx
CRF37_cpx
CRF38_BF
CRF39_BF
CRF40_BF
CRF41_CD
CRF42_BF1
CRF43_cpx
CRF44_BF
CRF45_cpx
CRF46_BF
....
CRF65_cpx
CRF72_BF
A
B
C
D
E
F
G
¹ Forma recombinante circulante
²cpx: complexo

FIGURA 10.1.4 Classificação filogenética do HIV, que é dividido em dois tipos (1 e 2). O HIV-1 pode ser classificado em quatro grupos. O grupo M é responsável pela maioria dos casos e pode ser subdividido em subtipo e formas recombinantes circulantes (CRF). Os subtipos E e I, hoje, são considerados CRF. No Brasil, identificaram-se 7 CRF.

A
B
C
D
B e CRF01_AE
CRF02_AG e outras formas recombinantes
A, B e AB forma recombinante
B e BF forma recombinante
B, C e BC forma recombinante
F, G, H, J, K AND CRF01 e outras formas recombinantes
Dados insuficientes

FIGURA 10.1.5 Distribuição dos subtipos de HIV-1 no mundo.
Fonte: N Engl J Med. 2008;358:1590-602.

No Brasil, pelo menos cinco subtipos foram encontrados até o momento: os subtipos A, B, C, D e F1. Destes, pelo menos sete CRF identificaram-se com destaque:

- **subtipo B:** predomina em quase todas as regiões do país. Cerca de 40% das cepas brasileiras têm uma característica que as diferencia das outras cepas B encontradas nos Estados Unidos e na Europa: no topo da alça V3, região imunodominante da proteína gp120, o motivo GPGR foi substituído por GWGR. Cepas com esta característica estavam presentes desde o início da epidemia no Brasil.

- **subtipo C:** está presente principalmente na região sul do país. A frequência é baixa na cidade de São Paulo, Rio de Janeiro e norte do país.

- **subtipo F:** predomina em usuários de drogas na cidade de São Paulo, onde a frequência pode chegar a 20%. Nas cidades do Rio de Janeiro e de Santos não se encontrou associação entre o subtipo F e o uso de drogas endovenosas.

- **subtipo D:** foi encontrado em uma frequência baixa na cidade do Rio de Janeiro. A primeira cepa de HIV-1 recombinante B/F foi detectada em um casal na cidade do Rio de Janeiro. Recentemente, foi publicado um trabalho com amostras do início da epidemia de HIV provenientes da África do Sul, onde os autores detectaram uma Forma Recombinante Única (URF) em uma amostra. Esse trabalho mostrou que as recombinações entre subtipos do HIV ocorrem há bastante tempo, podendo trazer algum tipo de vantagem evolutiva e de sobrevivência para esse vírus.

Posteriormente, ficou claro que este fenômeno não é raro: cerca de 10% das cepas submetidas ao banco de dados do Laboratório de Los Alamos (Estados Unidos) são recombinantes. Casos de dupla infecção por subtipos diferentes foram encontrados na Tailândia e no Rio de Janeiro. Neste último estudo, ambas as cepas foram transmitidas do caso *index* para a parceira sexual e o recém-nascido.

Diaz et al., em 1995, demonstraram que dupla infecção e recombinação ocorrem quando uma pessoa é exposta a duas cepas ao mesmo tempo. Em 2007, um estudo realizado no Quênia apontou que superinfecção ocorre com frequência, o que dificulta ainda mais o tratamento e o desenvolvimento de vacinas.

Ainda não está definida a importância clínica dos subtipos.

O uso dos correceptores pode variar entre os subtipos: aparentemente as cepas do subtipo D são, na maioria das vezes R5X4, o que em parte poderia explicar os resultados de alguns estudos que sugerem que pacientes infectados por ela têm progressão mais rápida para doença.

Entretanto, raramente são encontradas cepas X4 no subtipo C. Alguns estudos sugerem que a transmissão heterossexual e materno-fetal do subtipo C é maior em relação a outros subtipos.

Com relação ao tratamento, o HIV-2 e o HIV-1 subtipo O não respondem aos inibidores não análogos da transcriptase reversa a alguns inibidores da protease. Já sobre o grupo M, não parece haver diferenças importantes em relação à resposta ao tratamento. Estudos realizados na Europa, com indivíduos infectados por subtipos não B sugerem que a resposta ao tratamento é semelhante. Provavelmente, a principal diferença em relação à resistência sejam os padrões de mutações encontrados que diferem em cada tipo de vírus. Este é o caso do HIV-1 B que apresenta vários polimorfismos relacionados à diminuição da suscetibilidade aos inibidores da integrase.

Em termos de diagnóstico, os testes de Elisa costumam ter alta sensibilidade para todos os subtipos do grupo M do HIV-1. O mesmo não pode ser dito para os testes de biologia molecular que são mais sensíveis a mudanças na sequência do aminoácido viral.

Em relação a vacinas, a diversidade do HIV continua sendo um dos principais obstáculos no desenvolvimento de uma vacina efetiva.

BIBLIOGRAFIA SUGERIDA

Centers for Disease Control (CDC). Pneumocystis pneumonia. Los Angeles: MMWR Morb Mortal Wkly Rep. 5 de junho de 1981;30(21):250-2.

Centers for Disease Control (CDC). Kaposi's sarcoma and Pneumocystis pneumonia among homosexual men. New York City and California: MMWR Morb Mortal Wkly Rep. 3 de julho de 1981;30(25):305-8.

Epidemiologic Aspects of the Current Outbreak of Kaposi's Sarcoma and Opportunistic Infections. New England Journal of Medicine. 28 de janeiro de 1982;306(4):248-52.

Barre-Sinoussi F, Chermann JC, Rey F, Nugeyre MT, Chamaret S et al. Isolation of a T-lymphotropic retrovirus from a patient at risk for acquired immune deficiency syndrome (AIDS). Science. 20 de maio de 1983;220(4599):868-71.

Turner BG, Summers MF. Structural biology of HIV. J Mol Biol. 8 de janeiro de 1999;285(1):1-32.

Lusic M, Siliciano RF. Nuclear landscape of HIV-1 infection and integration. Nat Rev Microbiol. 2017;15(2):69-82.

Mattei S, Glass B, Hagen WJH, Kräusslich H-G, Briggs JAG. The structure and flexibility of conical HIV-1 capsids determined within intact virions. Science. 16 de 2016;354(6318):1434-7.

Hernandez-Vargas EA. Modeling Kick-Kill Strategies toward HIV Cure. Front Immunol. 2017;8:995.

Brown TR. I am the Berlin patient: a personal reflection. AIDS Res Hum Retroviruses. janeiro de 2015;31(1):2-3.

CohenMar. 4 J, 2019, Pm 6:05. Has a second person with HIV been cured? [Internet]. Science | AAAS; 2019 [Acesso 2019 maio 17]. Disponível em: https://www.sciencemag.org/news/2019/03/has-second-person-hiv-been-cured

Andino R, Domingo E. Viral quasispecies. Virology. 2015 Maio;479-80:46-51.

van Zyl G, Bale MJ, Kearney MF. HIV evolution and diversity in ART-treated patients. Retrovirology. 2018;15(1):14.

Lengauer T, Sander O, Sierra S, Thielen A, Kaiser R. Bioinformatics prediction of HIV coreceptor usage. Nat Biotechnol. 2007 Dezembro;25(12):1407-10.

Cohen MS, Hellmann N, Levy JA et al. The spread, treatment, and prevention of HIV-1: evolution of a global pandemic. J Clin Invest. 2008;118:1244-54.

Manual Técnico para Diagnóstico da Infecção pelo HIV em Adultos e Crianças. Manual... HIV/Aids. Última modificação: 27.11.2018;16:24.

Brindeiro RM, Diaz RS, Sabino EC et al. Brazilian Network for HIV Drug Resistance Surveillance (HIV-BResNet): a survey of chronically infected individuals. AIDS. 2003;17:1063-9.

Foley BT, Leitner T, Paraskevis D, Peeters M. Primate Immunodeficiency Virus Classification and Nomenclature: Review. Infect Genet Evol. 2016 Dezembro;46:150-8.

Obasa AE, Engelbrecht S, Jacobs GB. Near full-length HIV-1 subtype B sequences from the early South African epidemic, detecting a BD unique recombinant form (URF) from a sample in 1985. Sci Rep. 2019 Abril 17;9(1):6227.

Diaz RS et al. Dual human immunodeficiency virus tipe I infection and recombination in a dually exposed transfusion recipient. The Transfusion Safety Study Group. J Virol. 1995;69(6):3273-81.

Piantadosi A et al. Chronic HIV-1 infection frequently fails to protect against superinfection. PLoSPathog. 2007;3:e177.

Han Y-S, Mesplède T, Wainberg MA. Differences among HIV-1 subtypes in drug resistance against integrase inhibitors. Infect Genet Evol. 2016;46:286-91.

Taylor BS et al. The challenge of HIV-1 subtype diversity. N Engl J Med. 2008;358:1590-602.

Watkins DI et al. Nonhuman primate models and the failure of the Merck HIV-1 vaccine in humans. Nat Med. 2008;14:617-21.

10.2 HIV/aids: epidemiologia

Ana Freitas Ribeiro
Maria Aparecida Telles Guerra
Roberta Figueiredo Cavalin

INTRODUÇÃO

A epidemia global de aids teve seus primeiros casos relatados na literatura médica no início de 1981, nos Estados Unidos. Mais de três décadas após, o número de pessoas vivendo com HIV/aids em todo o mundo ultrapassou 36,9 milhões em 2017, e cerca de 35,4 milhões de pessoas diretamente afetadas pela doença já morreram ao longo de toda epidemia. Embora o número de casos novos tenha diminuído na última década, o número de pessoas vivendo com HIV/aids no mundo aumenta, e se mantém em um patamar bastante elevado. O sucesso obtido com o tratamento à base de antirretrovirais e as medidas de prevenção implantadas não obscurecem as dramáticas consequências da epidemia em regiões pobres do globo, especialmente abaixo do Saara. Apesar de todos os esforços dispendidos em seu controle até o momento, ainda não se pode prever o futuro da pandemia. Sem cura e ainda sem vacina disponível, a prevenção e o controle da aids devem se basear em ações específicas para a redução de risco, principalmente dirigidas às populações vulneráveis, além de medidas facilitadoras do acesso a diagnóstico precoce e tratamento adequado para os infectados e doentes. A implementação de políticas de transformação dos determinantes estruturais – econômicos, legais, políticos, culturais e psicossociais – e em especial a redução do estigma e discriminação de alguns dos grupos mais afetados pela doença são essenciais.

INVESTIGAÇÃO EPIDEMIOLÓGICA INICIAL

Apesar do início relativamente recente da introdução do HIV na população, antes de sua descoberta, uma "epidemia silenciosa" de aids avançava sem ser detectada. Prontuários médicos e amostras de tecidos e fluidos orgânicos de pacientes com doenças e/ou óbitos mal-esclarecidos nos anos 1960 e 1970, analisados posteriormente, evidenciaram casos de aids existentes em países da Europa, África e nos Estados Unidos.

Em junho de 1981, o jornal *Morbidity and Mortality Weekly Report* (MMWR), do Centers for Disease Control (CDC, de Atlanta, Estados Unidos, instituição responsável pela vigilância epidemiológica naquele país), divulgou o relato de cinco casos de pneumonia causada por *Pneumocystis carinii* em homens jovens anteriormente saudáveis, que tinham em comum o fato de serem homossexuais. Esse artigo veio a ser o primeiro de milhares de comunicações científicas sobre a aids, que foram publicadas nas revistas médicas e em outros meios de divulgação especializados nos anos seguintes. Um mês depois, em julho de 1981, o MMWR divulgou outro artigo histórico sobre a epidemia de aids, relatando, desta vez, um surto de sarcoma de Kaposi e pneumonia por *Pneumocystis carinii* entre as comunidades homossexuais masculinas de Nova Iorque e Los Angeles. Em agosto do mesmo ano, uma lei federal americana tornou obrigatória, em todo o território dos Estados Unidos, a notificação aos órgãos competentes dos casos dessa nova doença, caracterizada como uma síndrome decorrente de um estado de imunodeficiência adquirida.

Com a comunidade médica alerta, a cada dia mais casos semelhantes passaram a ser informados ao CDC. A nova doença, divulgada entre a comunidade médica como *Gay related immunodeficiency disease* (Grid), chamou a atenção de outros setores da sociedade. A imprensa leiga, atenta aos rumores sobre o surgimento de uma doença fatal entre os homossexuais, tratou a questão com destaque. Grande parcela da mídia chamou a aids, inicialmente, de "câncer gay".

A alta letalidade da doença apontava para a necessidade urgente de controle da epidemia.

A procura de um agente causador da imunodepressão, constatada invariavelmente em todos os casos, tornou-se então prioridade dos pesquisadores envolvidos com esse novo problema. Agentes exógenos, como fatores ambientais e químicos, e agentes infecciosos passaram a ser estudados. Os inalantes à base de nitrito de amilo, comumente usados como afrodisíacos em locais de recreação homossexual, foram pesquisados, por mostrarem certa ação antilinfocitária *in vitro,* mas descartados como possíveis causadores da síndrome. Outros vírus investigados foram o citomegalovírus (CMV) e alguns retrovírus.*

Por meio de inquéritos extensos sobre a exposição a possíveis agentes lesivos e aspectos comportamentais do estilo de vida, os pesquisadores do CDC investigaram detalhadamente os afetados pela doença e seus parceiros sexuais. Do mesmo modo, investigaram também o estilo de vida, principalmente a vida sexual, de membros sadios da comunidade homossexual dos locais com maior número de casos conhecidos de aids (Los Angeles, Nova Iorque, São Francisco). Pela análise desses dados, em dezembro de 1981, concluíram tratar-se de uma doença infecciosa, transmitida por via sexual.

No entanto, alguns casos de imunodeficiência adquirida, bastante semelhantes aos anteriormente encontrados, foram reconhecidos, logo após, em usuários de droga endovenosa, embora inicialmente em número bem menor que os casos já observados em homossexuais. Relatos de casos da nova doença em heterossexuais com história recente de transfusão sanguínea levaram à hipótese de transmissão da doença também por sangue contaminado. O aparecimento de um caso em mulher usuária de droga reforçou, afinal, a ideia da transmissão parenteral da aids.Os pesquisadores do CDC, então, relacionaram seus dados aos obtidos em outro estudo, a respeito da incidência de hepatite B entre homossexuais masculinos. Os achados demonstraram a similaridade entre os dois grupos, e duas das principais vias de transmissão da aids, a sexual e a parenteral, ficaram estabelecidas. O surgimento de alguns casos de imunodepressão em crianças, filhas de usuárias de drogas, não muito depois, tornou evidente a ocorrência da transmissão perinatal.

Os modos de transmissão da aids tornaram-se conhecidos antes da identificação de seu agente etiológico, o HIV. Isso foi feito por meio de uma investigação epidemiológica, que concentrou situações/condições de risco para a aquisição da doença. A transmissão do HIV foi associada aos comportamentos e práticas dos subgrupos populacionais inicialmente afetados, que foram caracterizados como grupos de risco.

Se este conceito foi utilizado com a finalidade de facilitar a compreensão da distribuição dos casos e auxiliar o monitoramento da nova doença, o fato de os primeiros casos de aids descritos no mundo ocidental terem aparecido em determinados grupos – que passaram a ser chamados "grupos de risco" – caracterizados por práticas tradicionalmente marginalizadas (relações homossexuais e de uso de drogas), resultou em mais problemas que soluções ao intento de controle da epidemia. A utilização do conceito de grupos de risco de aids colaborou para o aumento da discriminação contra homossexuais, profissionais do sexo e usuários de drogas e propiciou o surgimento de um pesado estigma para os portadores da aids, além de ter contribuído para o mau entendimento dos riscos de transmissão, ao sugerir que outros grupos populacionais não se encontrariam sob risco.

A evolução do combate à epidemia levou a Organização Mundial da Saúde (OMS) a propor a classificação das características da epidemia em cada país/região com base no grau de disseminação da infecção pelo HIV na população, de modo a orientar as estratégias de prevenção. As epidemias foram classificadas em:

- **Epidemias generalizadas:** quando a infecção por HIV afeta mais de um em cada 100 habitantes (> 1%).

- **Epidemias concentradas:** quando afeta mais do que cinco em cada 100 pessoas (> 5%) em qualquer grupo populacional específico (por exemplo, entre usuários de drogas, profissionais do sexo, homens que fazem sexo com homens).

- **Epidemias de baixos níveis de infecção:** quando a detecção de HIV é baixa em qualquer grupo.

Esta é uma definição de caráter operacional para a vigilância, que deve estar atenta à possibilidade de mudanças no padrão ao longo do tempo, bem como a diferentes padrões regionais.

A situação epidemiológica atual do Brasil é classificada como epidemia concentrada.

DEFINIÇÃO DE CASO DE AIDS PARA ADULTOS E CRIANÇAS PARA FINS DE VIGILÂNCIA EPIDEMIOLÓGICA NO BRASIL

A definição de caso compreende um conjunto específico de critérios aos quais um determinado indivíduo deve atender para ser considerado um caso de doença ou agravo sob investigação. Constitui instrumento fundamental na vigilância da epidemia da aids, permitindo analisar as tendências no país ou em regiões, bem como realizar comparações entre os diversos países.

Tais definições são estabelecidas e modificadas de acordo com o conhecimento científico disponível, mas também em função da existência de condições materiais que permitam sua aplicabilidade.

A primeira definição de caso de aids foi publicada no MMWR, em setembro de 1982, com base exclusivamente na presença de infecções oportunistas, quando ainda não se dispunha de um teste que identificasse a presença do HIV. O teste para identificar a presença do vírus constitui item fundamental nas definições de caso elaboradas a partir de 1985.

A coexistência de diferentes critérios e suas subsequentes modificações, acompanhando o maior conhecimento sobre a doença e o desenvolvimento de novos métodos diagnósticos, são fatores que interferem na análise da incidência da doença ao longo do tempo.

Em 1993, o CDC expandiu a definição de caso para fins epidemiológicos, incluindo as pessoas infectadas pelo HIV

---

* A identificação de um retrovírus como agente etiológico da aids foi realizada depois por Françoise Barré-Sinoussi em conjunto com Luc Montagnier, que em 2008 receberam o Prêmio Nobel de Medicina por esta descoberta. Por consenso, o vírus recebeu a denominação Vírus da Imunodeficiência Humana, sob a sigla HIV.

com contagem de células CD4 inferior a 200 células/mm³ de sangue e ampliando a lista preexistente de doenças indicativas de aids, com a inclusão de tuberculose pulmonar, pneumonia bacteriana recorrente e câncer cervical invasivo. Tal expansão resultou em um aumento significativo do número de casos notificados nos Estados Unidos.

A definição de caso elaborada pelo CDC foi adotada e modificada por vários outros países, incluindo o Brasil. Na Europa, a definição de caso é a mesma, não incluindo o critério de evidência laboratorial de imunossupressão pela contagem de células T CD4+ para adultos.

No Brasil, desde o início da epidemia, a vigilância epidemiológica da síndrome da imunodeficiência adquirida (sida/aids) é centrada na notificação universal dos casos de aids (fase mais avançada da infecção pelo vírus da imunodeficiência humana – HIV), incluída na relação de doenças e agravos de notificação compulsória, em 22 de dezembro de 1986, por meio da Portaria n. 542 do Ministério da Saúde, com a sífilis congênita. As definições de caso e a revisão de seus critérios buscaram adequação à realidade epidemiológica brasileira e aos avanços técnicos, científicos e organizacionais do Sistema Único de Saúde (SUS).

Em 2014, o Ministério da Saúde incluiu a infecção pelo vírus da imunodeficiência adquirida na lista nacional de notificação compulsória de doenças, agravos e eventos de saúde pública, por meio da Portaria n. 1.271, de 6 de junho de 2014, mantendo a notificação dos casos de Síndrome da Imunodeficiência Adquirida, infecção pelo HIV em gestantes, parturientes ou puérpera e criança exposta ao risco de transmissão vertical do HIV, em que a mãe infectada transmite o vírus para o filho. Essa inclusão possibilitou ao país conhecer o perfil da epidemia de maneira mais oportuna, considerando que, até que desenvolvam a doença, aproximadamente uma década passará, o que possibilitou o desenho de estratégias de prevenção e controle mais apropriadas. A vigilância do HIV/aids tem uma abordagem longitudinal, que inicia na infecção, acompanha a progressão da doença e vai até o óbito.

DEFINIÇÕES DE CASO DE AIDS EM ADULTOS PARA FINS DE VIGILÂNCIA EPIDEMIOLÓGICA

A primeira definição de caso de aids adotada pelo Brasil foi em 1987, restrita aos indivíduos com quinze anos de idade e mais. Denominada de Critério CDC Modificado, a partir de 1992, fundamentava-se na evidência laboratorial de infecção pelo HIV e na presença de doenças indicativas de imunodeficiência utilizando-se métodos diagnósticos definitivos ou presuntivos.

Em 1992, foi introduzido no Brasil um critério inédito, com base no somatório de pontos estabelecido para sinais, sintomas e doenças característicos da aids, a partir de experiências acumuladas por alguns serviços de saúde no Rio de Janeiro, descrito com o nome de Critério Rio de Janeiro/Caracas. Esse critério foi proposto em reunião de especialistas organizada pela Organização Pan-americana de Saúde (OPAS), em fevereiro de 1989, na cidade de Caracas, Venezuela.

Ambos os critérios foram adotados de forma não excludente para pessoas com 13 anos ou mais de idade, modificando a faixa etária de referência, que anteriormente era de 15

anos. Na revisão de 1992, adotou-se também terceiro critério, o Excepcional CDC, que incluía pacientes sem a evidência laboratorial da infecção pelo HIV, mas que possuíam diagnóstico definitivo de determinadas doenças indicativas de imunodeficiência, desde que excluídas outras causas de imunodeficiência após investigação epidemiológica.

Outros dois critérios excepcionais foram incluídos em 1996, com o objetivo de recuperar uma quantidade significativa de casos da doença que não se enquadravam nas definições vigentes. O Critério Excepcional Óbito passa a abranger as situações em que as Declarações de Óbito faziam menção à aids, em algum dos campos de preenchimento, com investigação epidemiológica inconclusiva. O Critério Excepcional ARC + Óbito contempla aquelas situações em que indivíduos sabidamente infectados pelo HIV, em acompanhamento, evoluíam a óbito com manifestações clínicas do complexo relacionado à aids (aids related complex – ARC), por causa não externa. Esses critérios excepcionais refletiam, necessariamente, a falha do sistema de vigilância em detectar o caso antes do óbito, comprometendo a qualidade das informações.

Ainda em 1996, foi estabelecido o primeiro Consenso Nacional de Terapia Antirretroviral no Brasil frente ao surgimento dos inibidores de protease que passaram a compor um esquema combinado de terapia antirretroviral altamente ativo (tratamento antirretroviral – TARV, do inglês highly active anti-retroviral therapy– HAART), trazendo novas possibilidades e desafios para a vigilância epidemiológica da aids.

A definição de caso de aids para maiores de 13 anos foi revisada novamente, em 1998, e manteve, como base, os dois critérios não exclusivos – CDC Modificado e o Critério Rio de Janeiro/Caracas, além dos critérios excepcionais. A revisão resultou na inclusão de um novo critério e na adição de uma nova patologia na lista de doenças indicativas de aids para as mulheres, como segue:

- Câncer cervical invasivo passa a integrar a lista de doença indicativa de aids em indivíduos do sexo feminino, com idade igual ou superior a 13 anos, tendo em vista a sua importância em termos de especificidade clínica diante da infecção pelo HIV e do valor estratégico para o avanço da assistência à saúde da mulher.

- Em indivíduos com 13 anos ou mais, para aumentar a sensibilidade da definição de caso, foi incluído um marcador laboratorial de imunossupressão, com base na contagem de linfócitos T CD4+ (menor do que 350 células/mm³), que passa a ser suficiente como critério definidor de caso de aids. A inclusão deste critério considera a contribuição decisiva do trabalho que estabeleceu o valor da contagem de células T CD4+ como indicativo prognóstico de imunodeficiência é seguro apenas para valores inferiores a 350 células/mm³.

Para os adultos, os principais critérios de definição de caso de aids também foram revistos, mantendo-se o Critério Rio de Janeiro/Caracas sem qualquer alteração, tendo em vista a sua aplicabilidade e validação anterior e introduzindo-se adaptações no Critério CDC Modificado, que passou, dessa maneira, a ser denominado Critério CDC Adaptado, e que é definido pela evidência laboratorial da infecção pelo HIV associada à evidência de imunodeficiência laboratorial (contagem de linfócitos T CD4+ abaixo de 350 células/mm³) e/ou clínica, com pelo menos uma doença indicativa de aids.

A principal alteração nesse critério foi a inclusão da reativação da doença de Chagas (miocardite e/ou meningoencefalite) na lista de doenças indicativas de aids em vista das evidências clínicas e epidemiológicas da reativação dessa condição em pacientes com aids.

Foi avaliada a possibilidade de inclusão de outras doenças endêmicas brasileiras, como a Leishmaniose Visceral, na lista de doenças definidoras. Entretanto, em decorrência de maior complexidade e polimorfismo da coinfecção HIV e *Leishmania* spp., concluiu-se haver a necessidade de desenvolvimento de estudos e avaliações mais aprofundadas para a validação de critérios.

Quanto aos critérios excepcionais de definição de caso de aids em adultos, foram excluídos o Critério Excepcional ARC + Óbito e o Critério Excepcional CDC, em razão da sua pouca representatividade e da baixa resposta epidemiológica de captação de casos. O Critério Excepcional Óbito permaneceu como único critério excepcional em casos de óbito. Ampliou-se a definição anterior, de modo a incorporar não apenas menção de aids e de seus termos correlatos na declaração de óbito (DO) mas também a menção a infecção pelo HIV (ou termos correlatos), desde que, nesse último caso, haja ainda o registro de doença(s) associada(s) à infecção pelo HIV, com investigação epidemiológica inconclusiva.

DEFINIÇÕES DE CASO DE AIDS EM CRIANÇAS PARA FINS DE VIGILÂNCIA EPIDEMIOLÓGICA

No caso das crianças, a primeira definição de caso de aids data de 1988 e teve como referência os menores de 15 anos de idade, baseando-se em critérios clínicos definidos pela classificação dos CDC. Em 1994, essa definição foi revista e ficou restrita para menores de 13 anos.

Para o estabelecimento da evidência sorológica de infecção pelo HIV, definiu-se como idade de referência 24 meses.

Ao Critério CDC Modificado, com base em lista de doenças oportunistas dos CDC, foi acrescido outro, não excludente em relação ao primeiro, baseado na presença de sinais, sintomas e doenças característicos da aids, o Critério de Confirmação por Sinais, que utilizava a identificação de pelo menos um sinal maior e dois menores ou dois sinais maiores.

A definição de caso de aids pediátrica foi revisada novamente em 2000. Os dois critérios, utilizados até então, foram ampliados, com a incorporação de um novo que valorizava a contagem de células T CD4+ e do Critério Excepcional Óbito, com necessária evidência laboratorial de infecção pelo HIV.

- **Critério CD4+:** caracterizado pela evidência laboratorial de imunossupressão a partir da contagem de linfócitos T CD4+ e de uma escala de proporcionalidade por faixa etária do paciente (< 13 anos). De acordo com este critério, será considerado caso de aids quando o CD4+ se enquadrar em uma das seguintes situações expostas na Tabela 10.2.1.

- **Critério excepcional HIV + óbito:** situações em menores de 13 anos de idade sabidamente infectados pelo HIV, que apresentavam sinais e sintomas relacionados à aids, evoluindo para óbito por causas outras, que não externas.

TABELA 10.2.1 Escala de proporcionalidade por faixa etária.

Idade da criança	Contagem de células CD4+
< 12 meses	< 1.500 células/mm³
1 a 5 anos	< 1.000 células/mm³
6 a 12 anos	< 500 células/mm³

- **Critério excepcional óbito:** situações em que a DO fazia menção a aids, em qualquer dos campos relativos a *causa mortis*, com investigação epidemiológica inconclusiva.

Baseando-se nos resultados do estudo de avaliação dos critérios de definição de casos, até então vigentes, para as crianças a revisão atual (2004) excluiu o Critério de Confirmação por Sinais. Foram revistos os critérios CDC Modificado e CD4+, que passaram a compor o Critério CDC Adaptado, uma adaptação brasileira das categorias da classificação clínica (caráter leve, moderado ou grave, respectivamente, A, B e C) definidoras de imunodeficiência da classificação dos CDC (1994). Para a definição de caso, além da evidência laboratorial da infecção pelo HIV, são necessárias duas situações clínicas consideradas leves ou uma situação de caráter moderado ou grave.

Com relação à definição de imunodeficiência laboratorial, manteve-se a referência de contagem de linfócitos T CD4+ segundo faixa etária, estabelecida pela revisão de 2000.

Quanto aos critérios excepcionais de definição de caso de aids em crianças, foi excluído o Critério Excepcional HIV + Óbito e foi revisto o Critério Excepcional Óbito, que permaneceu como único critério excepcional, como nos adultos, ampliando-se a definição anterior, de modo a incorporar, além de aids, a infecção pelo HIV ou termos correlatos, desde que haja o registro de doença(s) associada(s) à infecção pelo HIV, com investigação epidemiológica inconclusiva.

A idade de referência acima da qual existe a possibilidade de realizar testes para detecção de anticorpos anti-HIV (como método diagnóstico) passou de 24 meses para 18 meses. A evidência laboratorial da infecção pelo HIV (para fins de vigilância epidemiológica) é feita pela quantificação de RNA do HIV-1 circulante (carga viral plasmática) com resultado acima de 1.000 cópias/mL em duas amostras coletadas em momentos diferentes, após o segundo mês de vida.

A modificação da história natural da infecção pelo HIV, após a introdução da terapia antirretroviral, além de outros fatores, resulta em necessidade de novas estratégias e adequação das ações relacionadas com o controle da infecção pelo HIV e da aids. Assim, o Brasil e o mundo estão atentos à notificação de casos de infecção pelo HIV.

AIDS NO MUNDO

As ações de prevenção e controle do HIV/aids são desenvolvidas a partir de estimativas da abrangência da epidemia, incluindo o padrão das notificações de aids no mundo e as estimativas de HIV. A análise epidemiológica dos casos notificados descreve o padrão pregresso de infecção, determinado pelo longo período de incubação da doença (média de 5 a 10 anos).

Também enfrentamos dificuldades na notificação dos casos de aids, em virtude de:

a) dificuldades no diagnóstico;

b) notificações incompletas;

c) atraso nos envios dos registros;

d) diferentes definições de caso de aids empregadas no sistema de informação;

e) outros.

O conhecimento da infecção pelo HIV na população é realizado por estimativas, a partir de estudos em grupos específicos, como doadores de sangue, gestantes, populações que utilizam clínicas de doenças sexualmente transmissíveis ou, ainda, e em menor frequência, estudos nacionais de soroprevalência.

Levando-se em conta esses fatores e a disponibilidade de dados referentes à infecção pelo HIV, a OMS e a Unaids (*Joint United Nations Programs on* HIV/aids) estimaram, até dezembro de 2017, um total de 36,9 milhões de pessoas convivendo com HIV/aids no mundo, com variação de 31,1 a 43,9 milhões. Essa estimativa engloba os infectados que já desenvolveram a doença e os que não apresentaram sinais e sintomas da síndrome. Desde o início da epidemia, estima-se que 77,3 milhões de pessoas foram infectadas pelo vírus HIV no mundo, e cerca de 35,4 milhões de óbitos estiveram relacionados à aids. A distribuição geográfica das pessoas que convivem atualmente com HIV/aids no mundo é apresentada na Figura 10.2.1.

Atualmente, as estimativas foram aprimoradas em decorrência de mais conhecimento da epidemiologia do HIV, a partir de estudos populacionais, ampliação da vigilância sentinela e ajustes nos modelos matemáticos. Durante o ano de 2017, estima-se que aproximadamente 1,8 milhão de pessoas se infectaram com HIV, 180 mil menores de 15 anos.

O número de óbitos estimado para este período foi de 940 mil, com 70% ocorrendo na região subsaariana da África. Nessa região, a aids corresponde à principal causa de morte, com impacto importante para saúde pública. No mundo, houve redução de 34% no número de óbitos, quando comparado ao ano de 2010, atribuída, em parte, pela ampliação da cobertura de tratamento antirretroviral, mesmo que ainda insuficiente, em especial nos países subdesenvolvidos e em desenvolvimento.

É importante ressaltar que proporção importante de pacientes em uso de antirretrovirais em países desenvolvidos evoluíram para óbito por outras causas, por exemplo neoplasias, doenças cardiovasculares e doenças hepáticas. Pacientes com HIV positivo apresentam 50% mais risco de infarto agudo do miocárdio do que pessoas sem HIV, após ajuste por outros fatores de risco cardiovasculares.

ÁFRICA ORIENTAL E MERIDIONAL

A África Oriental e Meridional, desde o início da epidemia, apresenta as maiores taxas de incidência. Atualmente, 52,4% dos adultos e 66,7% das crianças infectadas com HIV no mundo vi-

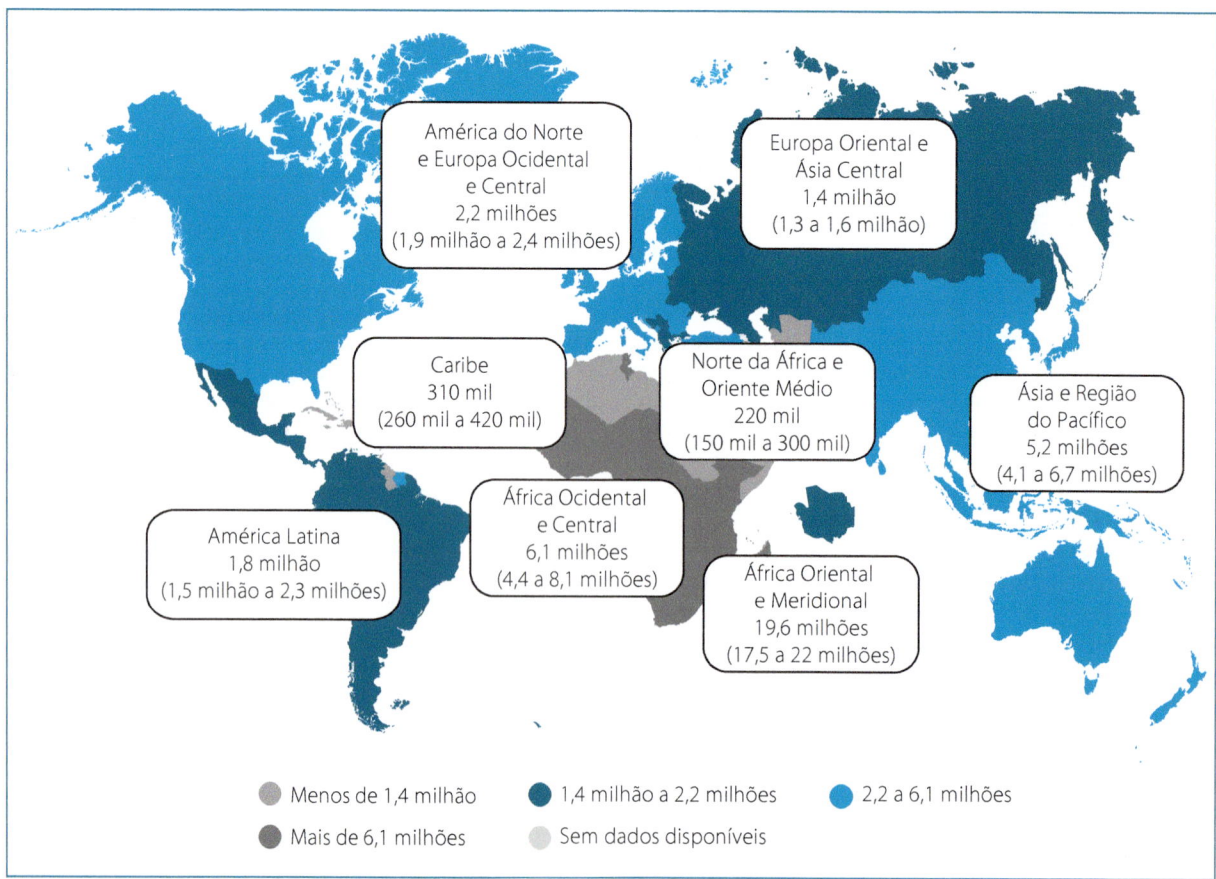

FIGURA 10.2.1 Estimativa de adultos e crianças vivendo com HIV/aids no mundo, 2017.
Fonte: Unaids, 2018.

vem nessa região, onde cerca de 800 mil (650 mil a 1 milhão) de pessoas se infectou com HIV em 2017. Apesar de importante proporção de óbitos do mundo ocorrer nesta região, aproximadamente 40%, a mortalidade relacionada à aids foi reduzida em 42% entre 2010 e 2017, refletindo na ampliação do tratamento antirretroviral nestas áreas. A prevalência de infecção pelo vírus HIV em adultos de 15 a 49 anos é de 6,8% (5,9 a 7,7%). A epidemia na região não é uniforme, com prevalência de HIV em adultos (15 a 49 anos) em 2017, variando de menos de 0,1% em Comores até proporções superiores a 20% em Lesoto, Suazilândia e Botsuana. O risco para a infecção pelo HIV também é bastante desproporcional entre os sexos, com 410 mil novas infecções em mulheres e 300 mil em homens em 2017, reflexo da intensa desigualdade e da violência de gênero nestas regiões.

Apesar de a epidemia ter atingido níveis alarmantes nestas regiões africanas, observa-se declínio importante em alguns países, como no Zimbábue, onde a prevalência de HIV em adultos caiu de 25,1%, em 2000, para 13,3%, em 2017, e o risco de infecção pelo HIV, mensurado pela taxa de incidência por mil habitantes, também apresentou queda, variando de 20,4 a 5,4 casos no mesmo período. Em Botsuana, de modo semelhante, a prevalência decresceu de 27 para 22,8%, no período de 2000 a 2017, e a incidência também apresentou queda, variando de 31,5 para 12,8 casos por mil habitantes, sugerindo que a epidemia pode estar em declínio. Esse país é o primeiro da região sul-africana que disponibilizou a medicação no sistema público de saúde. Atualmente, atinge cobertura de antirretroviral superior a 95%, para prevenção da transmissão vertical e para o tratamento da aids.

ÁFRICA OCIDENTAL E CENTRAL

As regiões da África Ocidental e Central apresentam índices inferiores em relação ao sul e ao leste da África, entretanto, com menores avanços no período mais recente: queda de 8% de novas infecções pelo HIV de 2010 a 2017, enquanto a África Oriental e Meridional obteve 30% de decréscimo. Nestas regiões, ocorrem 21% das novas infecções pelo HIV e 30% óbitos relacionados ao HIV/aids no mundo. A prevalência entre adultos (15 a 49 anos) em 2017 era 1,9%, com taxas de prevalência inferiores a 1,5% encontradas em países do Sahel (Mali, Mauritânia, Níger e Senegal), decorrente de ações multissetoriais, como a intensificação do uso de preservativos, o tratamento das doenças sexualmente transmissíveis e a mobilização social. Contudo, países como Guiné Equatorial, Gabão, República Centro-Africana, Camarões, Guiné Bissau e Congo ultrapassaram a prevalência de HIV em adultos de 3%, em 2017. Nesse mesmo ano, foram identificados 370 mil novos casos de HIV em crianças e adultos. Os países de Camarões, Costa do Marfim e Nigéria apresentaram juntos, aproximadamente, 71% das novas infecções na região em 2017, com mais da metade das infecções e mortes relacionadas à aids, ocorrendo na Nigéria, país mais populoso do continente. Apesar do decréscimo de novas infecções a partir de 1997, graças aos esforços conjuntos nas áreas de informação, educação e comunicação social, a epidemia se estabiliza a partir de 2007, ressaltando a necessidade da expansão das ações de prevenção do HIV na região.

ORIENTE MÉDIO E NORTE DA ÁFRICA

Esta região apresenta uma epidemia oculta de HIV, cuja vigilância epidemiológica ainda é deficiente, prejudicando as-sim a sensibilidade para detecção de casos de HIV/aids e as respostas para o controle da epidemia. Alguns países, como o Marrocos, têm aprimorado os sistemas de informação. A carga de infecção pelo HIV é relativamente baixa no Oriente Médio e norte da África, com concentração de novos casos em populações-chave que enfrentam estigma e criminalização importantes. Por exemplo, em países como Iêmen e Emirados Árabes Unidos, relações sexuais entre pessoas do mesmo sexo são punidas com pena de morte. Em 2017, a estimativa total de pessoas vivendo com HIV/aids foi de aproximadamente 220 mil (150 a 300 mil), com 9,8 mil (6,4 a 15 mil) óbitos. Embora a prevalência de adultos com 15 a 49 anos seja menor que 0,1% (< 0,1 a 0,1%), a região apresentou um aumento de 12% no número de novas infecções pelo HIV no período entre 2010 e 2017, com mais de dois terços das novas infecções ocorrendo no Egito, República Islâmica do Iran e Sudão em 2017. O Sudão é o país mais afetado pela epidemia, sendo a transmissão heterossexual a mais importante, com cobertura de tratamento antirretroviral de apenas 8 a 25% da população em 2017, e com mais de 60% dos óbitos relacionados ao HIV/aids da região.

ÁSIA E REGIÃO DO PACÍFICO

Em 2017, estima-se que 5,2 milhões de pessoas viviam com HIV/aids (4,1 a 6,7 milhões) e 170 mil óbitos. A prevalência de HIV em adultos é de 0,2% (0,1 a 0,2%).

As informações sobre HIV/aids no continente asiático revelam que, embora as taxas de infecção sejam menores em comparação com a África, o número de pessoas infectadas é elevado. Atualmente, o maior número de novas infecções pelo HIV acomete os indivíduos que tiveram contato com profissionais do sexo e parceiros de populações mais vulneráveis para a infecção pelo HIV (35%), homens que fazem sexo com homens (29%) e os indivíduos que fazem uso de drogas injetáveis (14%). No período de 2010 a 2017, os esforços dos países da Ásia e do Pacífico para enfrentar a epidemia diminuíram o número de novas infecções em 14%, com importante queda também no número anual de óbitos relacionados à aids (39%), em especial no Camboja, Índia, Myanmar, Tailândia e Vietnã.

Os cinco principais países que representam 70% das pessoas vivendo com HIV/aids nesta região são: Índia, Indonésia, Tailândia, Vietnã e Mianmar. Em 2017, as prevalências de HIV em adultos nesses países foram de 1,1% na Tailândia, 0,7% em Mianmar, 0,4% na Indonésia, 0,3% no Vietnã e 0,2% na Índia. A Índia representa a segunda maior carga de doença no mundo, com 88 mil novos casos em 2017. Entretanto, observou-se redução de 27% no número de novas infecções de 2010 a 2017. Enquanto no Paquistão e nas Filipinas, os números da epidemia têm se expandido, com aumento entre 45 e 174%, respectivamente, atribuídos às dificuldades de acesso à prevenção do HIV pelas populações mais vulneráveis, como os homens que fazem sexo com homens. O sexo desprotegido entre homens é o mais importante fator para a expansão da epidemia em vários países da região, com destaque para o incremento de novas infecções nos indivíduos mais jovens (15 a 24 anos) de aproximadamente 170% nas Filipinas e 29% no Paquistão, desde 2010.

Em 2010, a cobertura de antirretrovirais para os pacientes com HIV/aids ainda era baixa (39%), com ampliação progressiva até 2017 (53%). Os desafios para o enfrentamento da epidemia na região são reduzir a discriminação das pessoas que vivem com HIV/aids, ampliar a capacidade dos serviços de saúde (treinamento de profissionais, atividades preventivas, laboratoriais, testagem, cobertura dos antirretrovirais), assim como ampliação do financiamento. Apesar da redução da transmissão do HIV entre a população de profissionais do sexo, o aumento expressivo da infecção em homens que fazem sexo com homens, em especial os jovens, requer dos países intenso empenho em ações de prevenção, como a Profilaxia Pré-Exposição (PrEP), que tem sido disponibilizada para esta população, ainda de maneira limitada, em países como China, Índia, Malásia, Nova Zelândia, Filipinas, Tailândia e Vietnã. Na Austrália, a PrEP vem sendo ofertada em grande escala.

EUROPA ORIENTAL E ÁSIA CENTRAL

Na Europa Oriental e na Ásia Central, a epidemia de HIV/aids permanece em crescimento, com 29% de aumento no número de novas infecções pelo HIV entre 2010 e 2017. A prevalência da infecção do HIV em adultos (15 a 49 anos) na região é de 0,8% (0,7 a 0,9%), sendo que os países com números mais expressivos de adultos vivendo com HIV/aids são Rússia, com 1 milhão (7,8 mil a 1,2 milhão) de casos, prevalência de 1,2 e 70% de todos os casos da região, seguida pela Ucrânia, com 240 mil (230 a 260 mil) pessoas infectadas pelo HIV e prevalência de 0,9%.

Em 2017, a maior parte das novas infecções pelo HIV ocorreu entre usuários de drogas injetáveis (39%), indivíduos que tiveram contato com profissionais do sexo e parceiros de populações vulneráveis (28%), seguidos de homens que fazem sexo com homens (21%). O progressivo aumento de casos entre pessoas *trans* e homens que fazem sexo com homens ainda não é reconhecido em alguns países, sendo precário o estudo sobre o impacto do HIV nestas populações marginalizadas. Alguns estudos apontam prevalência concentrada na população de homens que fazem sexo com homens em países como Ucrânia (7,5%), Belarus (9,8%), Macedônia (5,4%) e Tajoquistão (2,3%). Barreiras políticas, legais e técnicas são grandes desafios para estes países

atuarem no avanço do HIV/aids, atrasando assim o uso de ferramentas inovadoras, como as ações de promoção de autotestagem e a distribuição de PrEP. Além disso, as ações de redução de danos e a prevenção são pouco acessíveis à população, com destaque para a falta de seringas descartáveis e a indisponibilidade de terapias de substituição de opiáceos para a prevenção do HIV em pessoas que fazem uso de drogas injetáveis na Rússia. É importante destacar também o impacto negativo da interrupção do fornecimento de testagem, prevenção e tratamento como consequência do conflito armado na região leste da Ucrânia. Na região da Europa Oriental e da Ásia Central, somente 36% das pessoas vivendo com HIV/aids estão em uso de terapia antirretroviral.

AMÉRICA DO NORTE E EUROPA CENTRAL E OCIDENTAL

Apesar da infecção pelo HIV ainda constituir importante problema de saúde pública na Europa Central e Ocidental e na América do Norte, as novas infecções apresentaram declínio de 8% no período entre 2010 e 2017, e redução de 36% das taxas de mortalidade associadas à aids nestas regiões. Em 2017, o número de casos novos de infecção pelo HIV foi de 70 mil, e 2,1 milhões (1,9 a 2,4 milhões) de pessoas vivendo com HIV/aids residiam nestas regiões no final de 2016. A taxa de incidência de HIV foi de 0,15 por 1 mil habitantes na região em 2017, com as maiores taxas nos países da Estônia (0,38), Lituânia (0,23) e Luxemburgo (0,20). No ano de 2017, a prevalência estimada da infecção pelo HIV foi superior nos países da Estônia (0,7%), Portugal (0,6%), França (0,5%) e Espanha (0,4%), enquanto a prevalência geral da região totaliza 0,3% dos adultos.

Em 2017, o grupo populacional mais afetado era o de homens que fazem sexo com homens, representando 57% das novas infecções, seguido pelos indivíduos que tiveram contato com profissionais do sexo e parceiros de populações vulneráveis à infecção pelo HIV (24%). Entretanto, esse padrão não é semelhante em toda a região, conforme Figura 10.2.2.

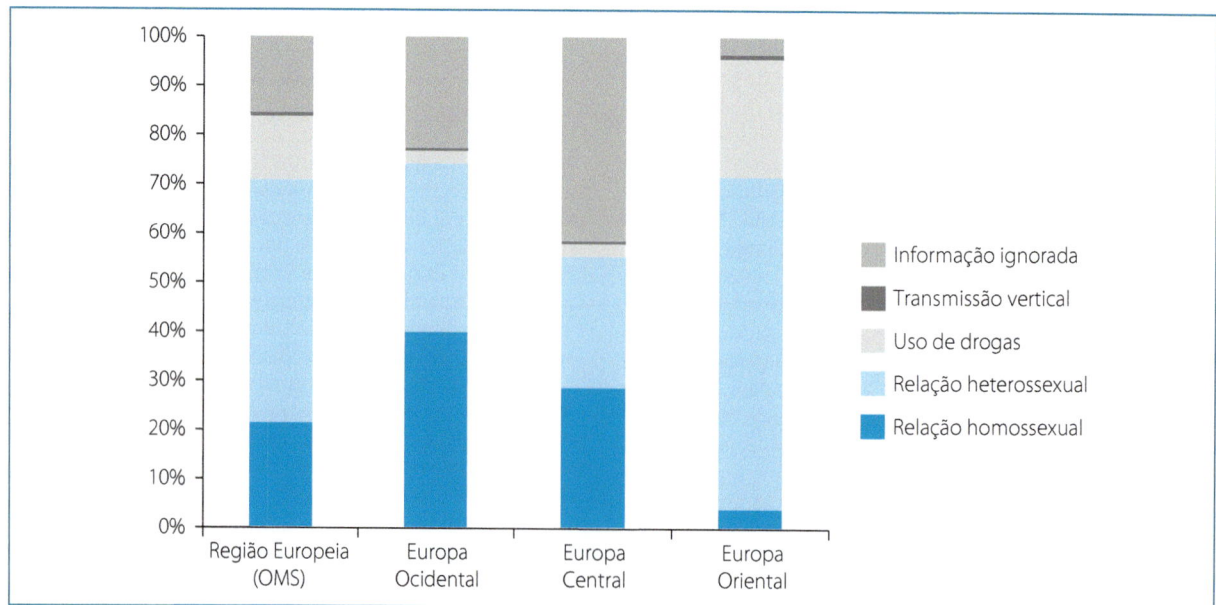

FIGURA 10.2.2 Número de casos com diagnósticos de HIV notificados, segundo categoria de exposição e área geográfica, regiões da Europa – OMS, 2017.

Fonte: European Centre for Disease Prevention and Control, WHO Regional Office for Europe. HIV/aids surveillance in Europe; 2018-2017.

Em 2016, 76% (59 a 88%) das pessoas vivendo com HIV/aids na região estavam em terapia antirretroviral e 65% (50 a 76%) apresentavam supressão viral.

Estima-se que dois terços dos indivíduos que iniciaram PrEP no mundo estão nos Estados Unidos. Na cidade de São Francisco, por exemplo, a PrEP foi incluída no programa de controle do HIV e, juntamente com a ampliação da testagem, oportuno início da terapia antirretroviral e do suporte para a vinculação nos serviços de saúde, a cidade apresentou redução de 43% de novos diagnósticos de HIV. O panorama atual da epidemia de HIV nos países desenvolvidos da América do Norte e da Europa Central e Ocidental indica que o investimento em recursos e o fortalecimento dos sistemas de saúde, com a implementação de estratégias de prevenção combinada, como a ampliação da terapia antirretroviral, a promoção do uso de preservativos e da PrEP, podem contribuir para o controle do agravo. Além disso, ações de mobilização social, atividades educativas, redução de danos, testagem do HIV, em especial para população de maior risco, possibilitam o diagnóstico precoce e o tratamento adequado. O aprimoramento da vigilância epidemiológica, com a melhoria do registro de casos e da qualidade da informação, também é fundamental para o enfrentamento da epidemia.

No Canadá, um total de 63.110 pessoas viviam com HIV/aids em 2017, com prevalência de 0,17%, e incidência de 2.344 casos novos no ano anterior, correspondendo a uma taxa de 6 casos novos por 100 mil habitantes. A província de Saskatchewan reportou a maior taxa de novos diagnósticos (15,1 casos por 100 mil habitantes). Apesar de diversos países desenvolvidos terem apresentado redução de seus índices, o Canadá possui taxas estáveis de HIV/aids, o Canadá presenciou ligeiro aumento na taxa de incidência do HIV/aids em 2016, se comparado aos 5 anos anteriores. A maioria de casos novos pertence ao sexo masculino (76,6%) e na faixa etária entre 30 e 39 anos (28,7%). A população de homens que fazem sexo com homens permanece como o grupo mais afetado entre os adultos (44,1%). Em 2016, segundo dados do Centers for Disease Control and Prevention (CDC), os Estados Unidos apresentavam 991.447 adultos e adolescentes vivendo com HIV/aids. Em 2017, houve a identificação de 38.739 novas infecções, e a incidência foi de 11,8 por 100 mil habitantes. O número estimado de casos novos de aids decresceu 9% no período entre 2010 e 2016, todavia, de modo desigual. Entre os negros, a incidência de HIV foi de 41,1 casos novos por 100 mil; 16,1 por 100 mil em hispânicos; e em brancos 5,1 por 100 mil. As maiores incidências de aids, em 2017, foram encontradas no Distrito de Colúmbia (46,3/100 mil habitantes), seguidos por Georgia (24,9), Florida (22,9) e Louisiana (22,1).

Do total de casos novos de aids estimado nos Estados Unidos, em 2017, em adultos e adolescentes do sexo masculino (38.640), 82,4% ocorreram em homens que fazem sexo com homens, 9,1% entre heterossexuais e 4,4% entre usuários de drogas injetáveis. Com relação às mulheres, a forma mais importante de transmissão foi o contato heterossexual (85,7%) e uso de drogas injetáveis (13,7%). A distribuição dos casos do Estado Unidos e do Canadá, segundo categoria de exposição no sexo masculino e feminino, estão apresentadas nas Figuras 10.2.3 e 10.2.4, respectivamente.

AMÉRICA LATINA E CARIBE

O Caribe apresentou redução de 18% no número de novas infecções no período de 2010 a 2017, e a mortalidade atribuída ao HIV/aids também obteve queda de 23% no mesmo período. Apesar do avanço no controle da epidemia, a região do Caribe ainda demanda esforços para o fortalecimento das estratégias de prevenção combinada, diminuição do estigma e discriminação e facilitação do acesso ao serviço de saúde. Nessa região, em 2017, houve o registro de 15 mil (11 mil a 26 mil) novas infecções pelo HIV e 10 mil óbitos relacionados à doença. Esti-

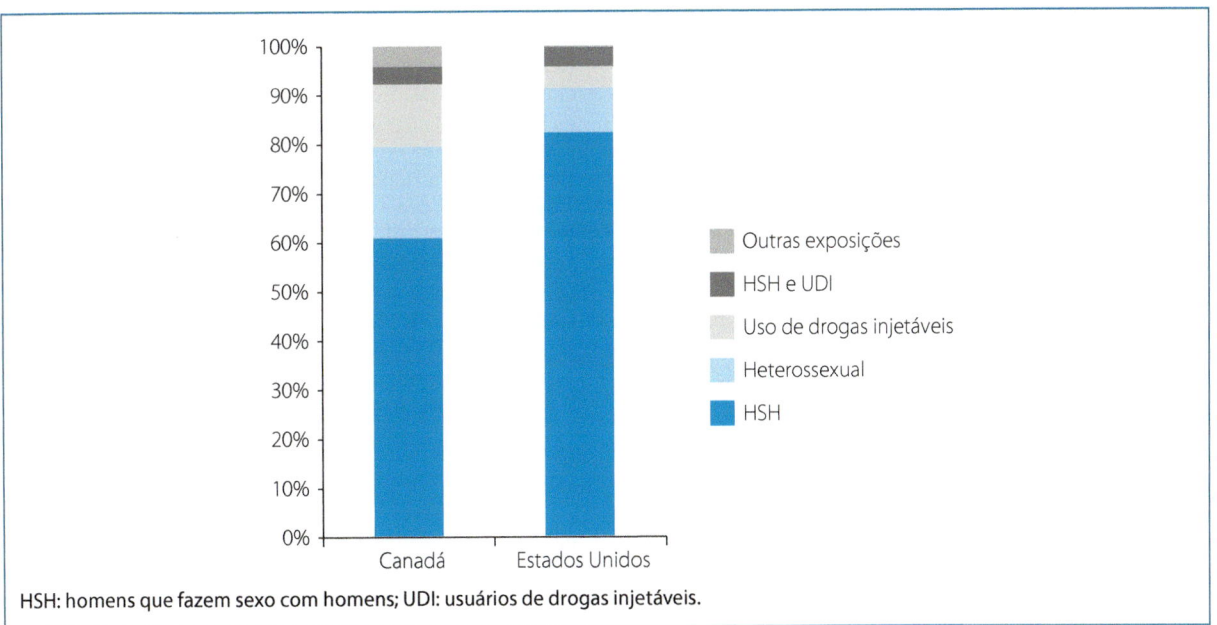

HSH: homens que fazem sexo com homens; UDI: usuários de drogas injetáveis.

FIGURA 10.2.3 Estimativa dos casos novos de HIV/aids em adultos e adolescentes do sexo masculino, segundo categoria de exposição – Canadá e Estados Unidos, 2017.

Fonte: HIV/aids 2017 Surveillance Report – CDC; HIV in Canada – 2017 Surveillance Highlights.

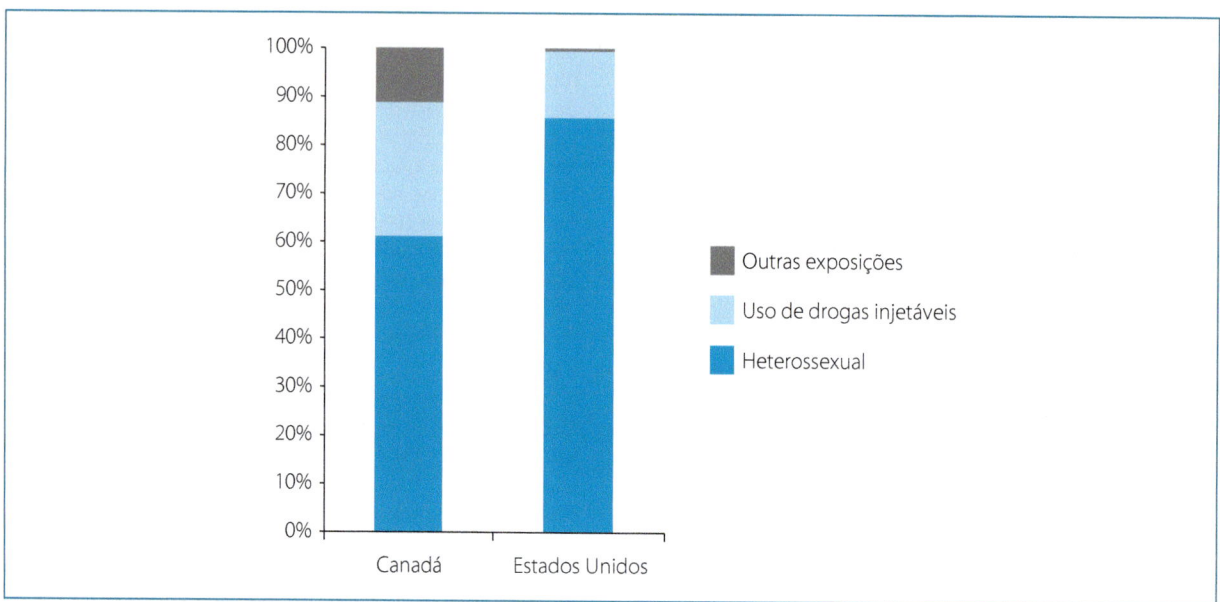

FIGURA 10.2.4 Estimativa dos novos casos de HIV/aids em adultos e adolescentes do sexo feminino, segundo categoria de exposição – Canadá e Estados Unidos, 2017.
Fonte: HIV/aids 2017 Surveillance Report – CDC; HIV in Canada – 2017 Surveillance Highlights.

ma-se que em torno de 90% das novas infecções ocorridas na região estejam concentradas nos países de Cuba, República Dominicana, Haiti e Jamaica. Somente o Haiti é responsável por quase metade dos casos novos (7.600 em 2017) e óbitos (4.700) registrados na região do Caribe. O enfrentamento da epidemia neste país é um grande desafio, sendo o país mais pobre e o menos desenvolvido das Américas, com dificuldades na prevenção e na promoção à saúde, com ausência de ações de educação sexual nas escolas primárias e secundárias, acrescido às limitações para o atendimento dos doentes.

O Caribe é uma região bastante afetada pela epidemia de HIV/aids, com prevalência de 1,2% (1 a 1,7%) de infecção pelo HIV na população adulta (15 a 49 anos) em 2017, porém com variação entre os países Bahamas (1,9%), Haiti (1,9%), Jamaica (1,8%), Belize (1,9%), Trinidad e Tobago (1,1%), República Dominicana (0,9%), Suriname (1,3%), Barbados (1,6%) e Guiana (1,7%). A transmissão do vírus HIV tem destaque nos indivíduos que tiveram contato com profissionais do sexo e parceiros de populações-chave (30%), homens que fazem sexo com homens (23%) e profissionais do sexo (13%), segundo dados de 2017.

Na América Latina, a maior cobertura da terapia antirretroviral contribuiu de maneira significativa para a queda da mortalidade relacionada à aids, com decréscimo de 12% no período entre 2010 e 2017. Houve também diminuição de 1% na incidência do agravo neste período. Apesar de avanços, alguns indivíduos continuam sendo afetados de modo contundente, como os homens que fazem sexo com homens – grupo que representa mais de três quartos das novas infecções na região. Estima-se que, em 2017, 1,8 milhão (1,5 a 2,3 milhões) de novos casos incidiram na região da América Latina, com destaque para alguns grupos: 41% das novas infecções ocorreram em homens que fazem sexo com homens e 24% em indivíduos que tiveram contato com profissionais do sexo e parceiros de populações-chave. A taxa de incidência nos adultos de 15 a 49 anos foi de 0,31 (0,25 a 0,39) novos casos por 100

mil habitantes em 2017. A maior parte dos novos diagnósticos da infecção pelo HIV ocorrem no Brasil (48%), seguido pelo México (14%) e Argentina (6%). No ano de 2017, um total de 37 mil (26 a 51 mil) óbitos foram relacionadas ao HIV/aids, e os seguintes países apresentaram maiores proporções de óbitos da região: Brasil (37%), México (11%) e Peru (6%). É importante destacar que o porte poulacional destes países são distintos, bem como o sistema de vigilância epidemiológico.

Em 2017, a prevalência da infecção pelo HIV em adultos foi estimada em 0,5% (0,4 a 0,6%), com heterogeneidade entre os seguintes países da região: Panamá (1%), Brasil (0,6%), Chile (0,6%), El Salvador (0,6%), Uruguai (0,6%), Colômbia (0,5%), Paraguai (0,5%), Argentina (0,4%), Costa Rica (0,4%), Guatemala (0,4%), Bolívia (0,3%), Equador (0,3%), Honduras (0,3%), México (0,3%), Peru (0,3%) e Nicarágua (0,2%). Entretanto, a epidemia revela-se concentrada em algumas populações, cuja prevalência do HIV atinge grande parcela dos indivíduos, como ocorre na população *trans* do Equador (34,8%), do Panamá (29,6%), da Costa Rica (24,6%) e do Paraguai (23,0%), e na população de homens que fazem sexo com outros homens na Bolívia (25,4%), no Peru (16,4%), no Panamá (14,2%) e na Costa Rica (10,7%). Nesse sentido, ações de prevenção do HIV, como a expansão da PrEP, em especial para populações-chave, podem ter impacto importante no controle da epidemia na América Latina.

AIDS NO BRASIL

O Brasil ocupa o segundo lugar em notificações de aids nas Américas, com registro de 982.129 casos, segundo o Ministério da Saúde, de 1980 até 30 de junho de 2018. A região Sudeste representa 51,8% (479.989) dos casos, seguida das regiões Sul (20%), Nordeste (15,8%), Norte (6,4%) e Centro-Oeste (6,1%). No período de 2007 a junho de 2018, a maioria dos casos de infecção pelo HIV concentrava-se na faixa etária entre 20 e 34 anos (52,6%), com 0,4% em menores de 14 anos,

5,2% na faixa entre 15 e 19 anos, 27,6% na população entre 35 e 49 anos e 9,6% com idade superior a 50 anos. Esse padrão determina impacto importante na população economicamente ativa em idade reprodutiva, e com destaque para os indivíduos mais jovens. Estimativas apontam que aproximadamente 860 mil pessoas vivam com HIV/aids no país. Em 2017, a Unaids estimou a prevalência de HIV em 0,4 a 0,8%.

No início da década de 1980, a epidemia de aids no Brasil atingia principalmente as regiões metropolitanas de São Paulo e do Rio de Janeiro, e os casos caracterizavam-se, em sua maioria, por serem do sexo masculino, por terem alto nível socioeconômico e por pertencerem às categorias de transmissão de homens que fazem sexo com homens. A partir de 1990, constatou-se transição do perfil epidemiológico, resultando na heterossexualização, feminização, pauperização e interiorização da epidemia. Nos últimos anos, a epidemia mostra tendência de estabilização, com 42.420 novos casos de HIV e 37.791 casos de aids, notificados em 2017. Apesar do processo de feminização da epidemia no Brasil, a taxa de detecção de aids no sexo masculino em 2017 foi de 26 por 100 mil habitantes, e de 11,1 entre as mulheres, com aumento da razão de sexo, com índice de 2,2 em 2017, ou seja, para cada 10 casos de aids em mulheres no Brasil, há 22 casos em homens, conforme Figura 10.2.5.

Quando analisamos a epidemia nas diferentes regiões do país na última década, observamos também estabilização ou queda, com exceção das regiões Norte e Nordeste, cujos crescimentos foram de 14% e 16%, respectivamente, quando comparados os anos de 2008 e 2017 (Figura 10.2.6).

Na região Norte, de 2001 a 2017, houve um aumento na taxa de detecção de aids de 8,8 por 100 mil habitantes para 23,6 (168%), e, na região Nordeste, de 7,2 para 15,7 (118%) por 100 mil habitantes. No Centro-Oeste, o aumento na taxa de incidência, no período estudado, foi de 13,5 para 17,9 (33%). A região Sul é a mais atingida, com coeficiente de detecção de 24,1 por 100 mil habitantes em 2017, entretanto houve diminuição de 8% no período. A região Sudeste apresentou o maior decréscimo, em torno de 22%, de 22 para 17,1 casos por 100 mil habitantes, no último ano, conforme Figura 10.2.6.

A distribuição dos casos detectados conforme grupo etário apresenta predominância na faixa entre 25 e 49 anos, com 66,9% em 2017. Observamos um aumento de casos na faixa de 60 anos ou mais, representando um crescimento de 19% na taxa de detecção no período entre 2006 e 2017. Os grupos de 15 a 19 e 20 a 24 anos apresentaram os mais expressivos crescimentos, entre 73 e 56%, respectivamente, quando comparados os anos de 2006 e 2017. Se analisado somente o sexo masculino, o crescimento foi mais intenso, com aumento de 192% na taxa de detecção de jovens na faixa etária entre 15 e 19 anos e 125% nos indivíduos entre 20 e 24 anos. A análise da distribuição dos casos de aids, conforme categoria de exposição, mostra mudanças importantes ao longo do tempo. Em indivíduos do sexo masculino, maiores de 13 anos, as categorias de exposição sexual apresentaram aumento significativo no período desde o início da epidemia até 2017. A proporção de casos atribuída ao contato sexual variou de 69,5% em 1980 para 96,5%, com predomínio entre heterossexuais na última década. Entretanto, a transmissão entre os homens que fazem sexo com homens apresentou crescimento de 81%, com proporção de 39,2% em 2017. Quando agrupado com a categoria bissexual, a proporção alcança 48,7% dos casos de aids notificados no último ano. A proporção de casos por uso de drogas endovenosas decresceu 85%, passando de 18,1% para 2,7%, no período de 2001 a 2017, conforme Figura 10.2.7.

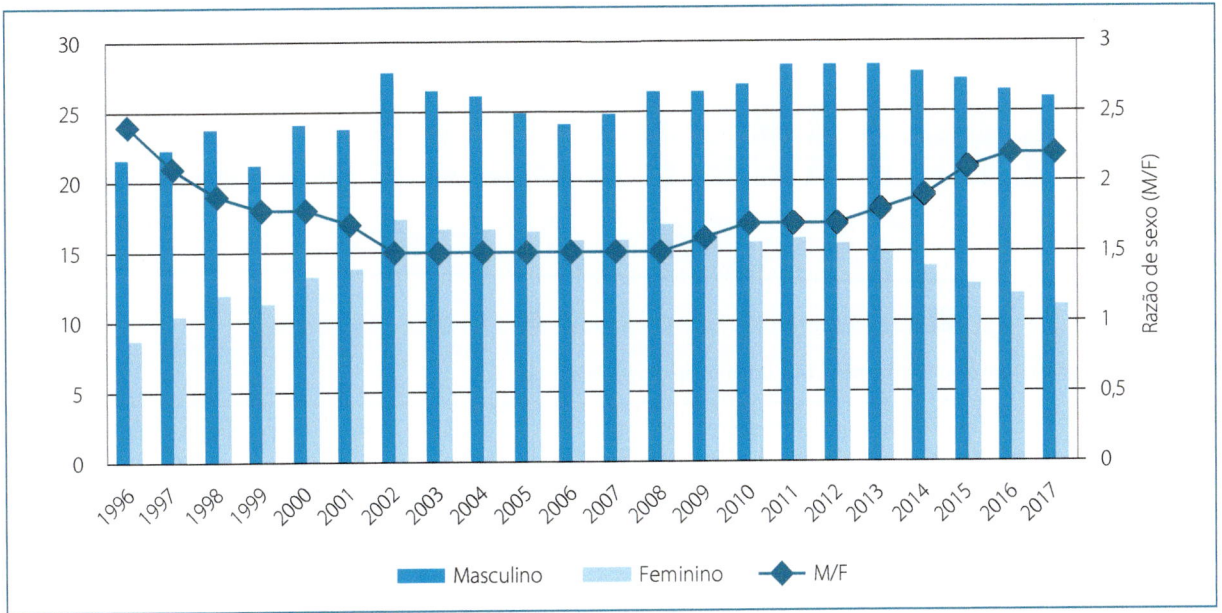

FIGURA 10.2.5 Taxa de detecção de aids (por 100 mil habitantes) por sexo e razão de sexo (m/f), e conforme ano de diagnóstico – Brasil, 1996 a 2017.

Fonte: MS/SVS/Departamento de Vigilância, Prevenção e Controle das Infecções Sexualmente Transmissíveis. Sistema de Informação de Agravos de Notificação (SINAN) e Sistema de Controle de Exames Laboratoriais (SISCEL) até 30/06/2018, e Sistema de Informações sobre Mortalidade (SIM) de 2000 a 2017. Dados preliminares para os últimos 5 anos.

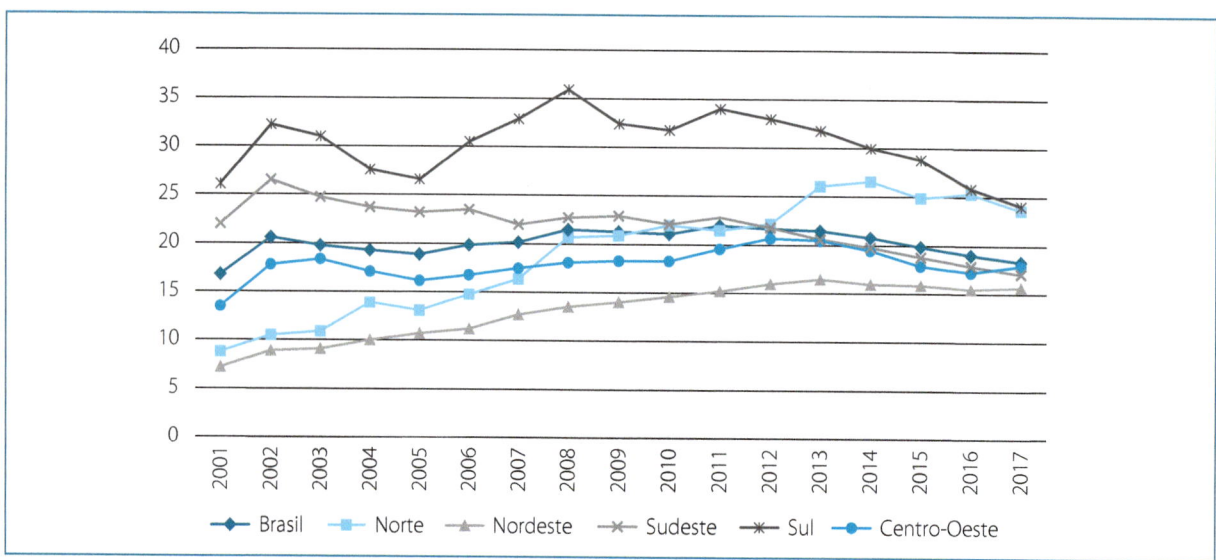

FIGURA 10.2.6 Taxa de detecção (por 100 mil habitantes) de aids, segundo regiões e ano de diagnóstico – Brasil, 2001 a 2017.
Fonte: MS/SVS/Departamento de DST/aids e Hepatites Virais – *Boletim Epidemiológico.* SINAN e SISCEL até 30/06/2018, e SIM de 2000 a 2017. Dados preliminares para os últimos 5 anos.

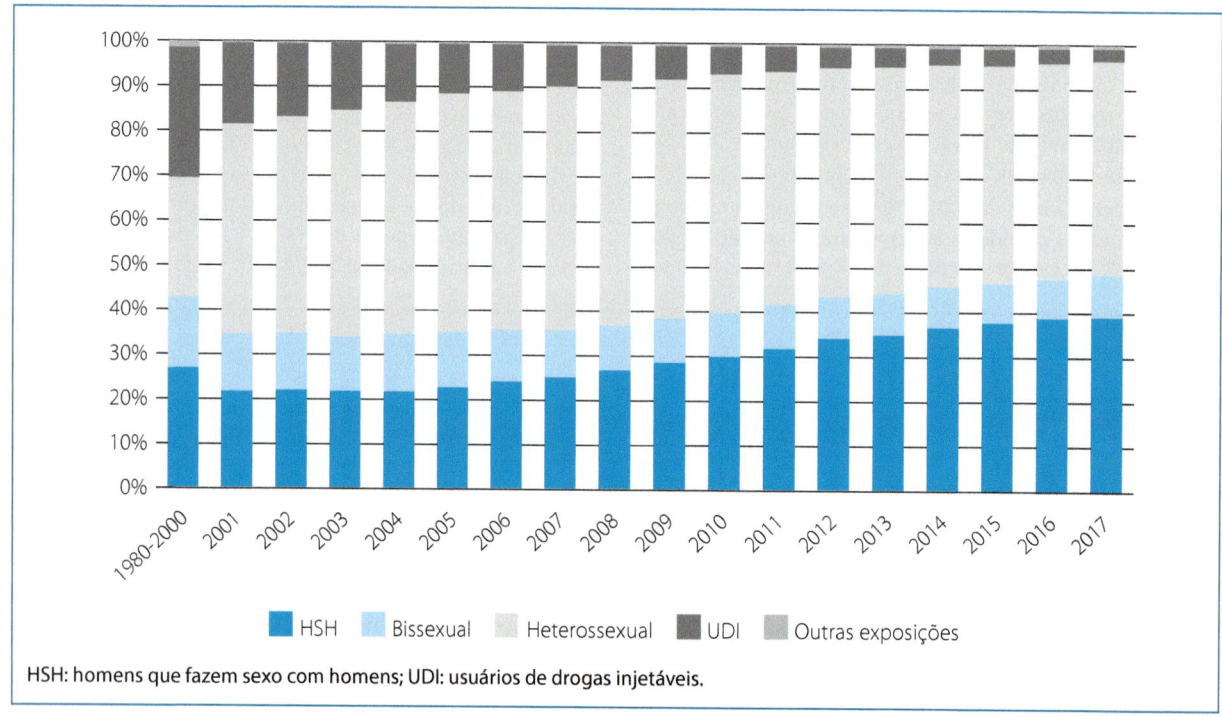

HSH: homens que fazem sexo com homens; UDI: usuários de drogas injetáveis.

FIGURA 10.2.7 Proporção de casos de aids em homens com 13 anos ou mais, conforme categoria de exposição – Brasil, 1980 a 2017.
* Casos com informação ignorada sobre categoria de exposição não estão apresentados.
Fonte: MS/SVS/Departamento de IST/aids e Hepatites Virais – *Boletim Epidemiológico.* Casos notificados no SINAN até 30/06/2018, dados preliminares para os últimos 5 anos.

Característica da epidemia evidente entre as mulheres com 13 anos ou mais é a concentração de casos por contato heterossexual, com 97,4% dos casos, em 2017. Essa categoria de exposição apresenta ascensão na transmissão de aids. Entre os usuários de drogas, o percentual também apresentou declínio, como no sexo masculino, passando de 5,8, em 2001, para 1,4% em 2017, como apresentado na Figura 10.2.8.

No Brasil, a epidemia de HIV/aids é concentrada em alguns segmentos populacionais, que apresentam maior vulnerabilidade e desproporcional prevalência quando comparados à população geral, e que são denominadas populações-chave para o controle da epidemia: homens que fazem sexo com homens; pessoas *trans*; pessoas que usam álcool e outras drogas; pessoas privadas de liberdade e trabalhadoras(es) sexuais. O

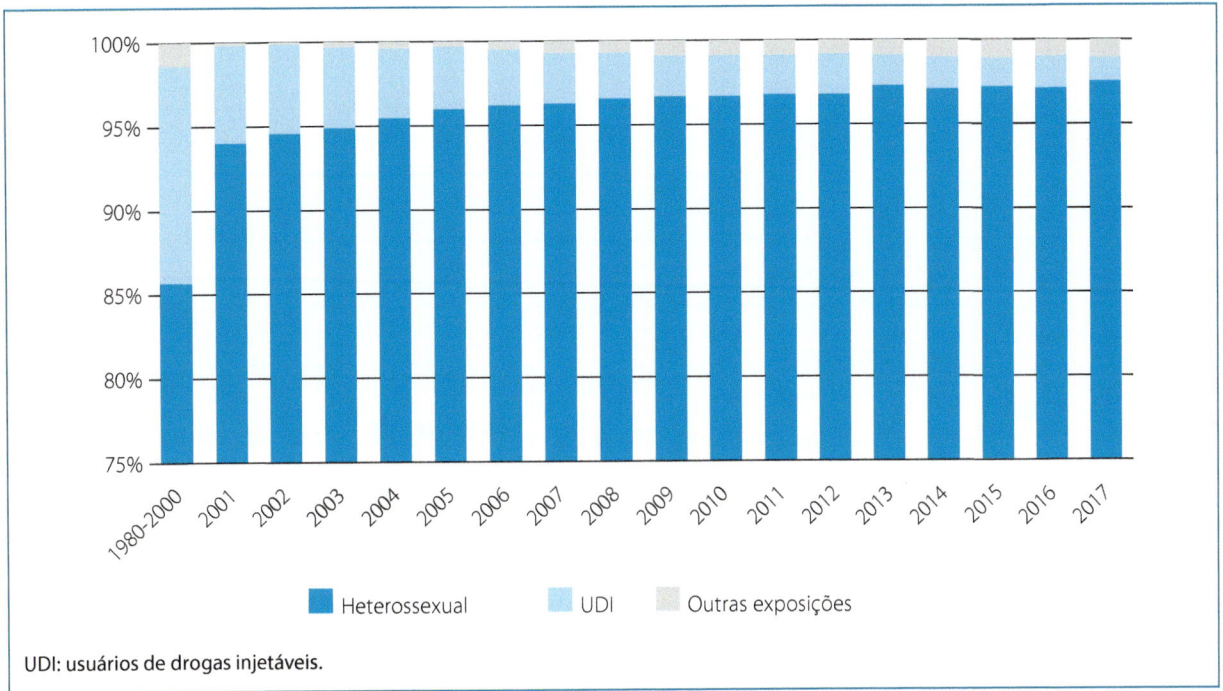

UDI: usuários de drogas injetáveis.

FIGURA 10.2.8 Proporção de casos de aids em mulheres com 13 anos ou mais, segundo categoria de exposição – Brasil, 1980 a 2017.
* Casos com informação ignorada sobre categoria de exposição não estão apresentados.
Fonte: MS/SVS/Departamento de DST/aids e Hepatites Virais – *Boletim Epidemiológico.* Casos notificados no SINAN até 30/06/2018, dados preliminares para os últimos 5 anos.

conceito de populações-chave tem sido utilizado também pela OMS para a formulação de ações de controle que priorizem as populações mais vulneráveis ao HIV/aids.

O número de casos por transmissão perinatal em crianças menores de 13 anos declinou ao longo da epidemia, em razão de ações de prevenção e controle, por exemplo, a testagem das gestantes durante o pré-natal e o uso de antirretrovirais nas gestantes HIV positivas, ou seja, medidas que reduzem substancialmente o risco de transmissão vertical. Todavia, ainda predomina este tipo de transmissão entre os casos de aids em menores de 13 anos, com índice de 99,4% dos casos detectados no ano de 2017 (187 casos menores de 13 anos no total).

No Brasil, programas de prevenção entre usuários de drogas, redução de danos e o acesso ao diagnóstico e tratamento precoce contribuíram com a diminuição da transmissão de HIV/aids relacionada ao uso de drogas injetáveis. Outro fator importante é a mudança no padrão do uso de drogas, por exemplo, com a disseminação da utilização do *crack*, principalmente no estado de São Paulo.

Em 2017, 17,3% dos casos de aids em homens apresentava categoria de exposição ignorada, demonstrando ainda dificuldade na investigação epidemiológica dos casos, em especial quando a notificação é realizada tardiamente. Nas mulheres esta proporção foi de 10,7%.

A distribuição geográfica dos casos de aids no Brasil é heterogênea, com padrões epidemiológicos distintos nas regiões e estados brasileiros. Quando analisamos o impacto da doença nos municípios, observamos maiores taxas de detecção, em 2017, em Balneário Camboriú (RS) (70 casos por 100 mil habitantes), Porto Alegre (RS) (67,7), Itajaí (SC) (63,6), Rondonópolis (SC) (61,4), Florianópolis (SC) (60,9), Rio

Grande (RS) (59,5), Belém (PA) (53,6), Alvorada (RS) (53,4), e São Jose (SC) (53,3).

No Brasil, o número de óbitos aumentou progressivamente até a metade dos anos de 1990. A partir de 1996/1997, os óbitos decresceram, mas se mantêm estáveis nos últimos anos. A redução da mortalidade decorre em grande parte pela ampliação da cobertura da terapia antirretroviral. O Sistema de Informações sobre Mortalidade (SIM) registrou 11.463 óbitos em 2017; destes, 66,2% ocorreram no sexo masculino. A taxa de mortalidade, que foi reduzida a partir de 1996 até 1998, permaneceu relativamente estável desde 1998, com índice de 5,6 óbitos por 100 mil habitantes em 2017, conforme apresentado na Figura 10.2.9.

A política de distribuição gratuita dos medicamentos tem colocado o país no cenário mundial de destaque no controle da epidemia. O início imediato da terapia antirretroviral após a testagem positiva para HIV é recomendado no Brasil desde 2013, independentemente da presença de manifestações clínicas ou comprometimento imunológico, o que tem contribuído para o início oportuno do tratamento, com diminuição da morbimortalidade e da melhoria da qualidade de vida das pessoas vivendo com HIV/aids no país.

Atualmente, os esforços para o controle da epidemia de HIV/aids, no Brasil, estão concentrados no diagnóstico precoce da infecção e no tratamento de pessoas vivendo com HIV/aids. A inclusão da infecção pelo vírus HIV na lista de doenças de notificação compulsória do país também é um marco importante para o aprimoramento da vigilância e controle da epidemia. Destaca-se que o Brasil busca atingir a meta global de controle da epidemia denominada "90-90-90" até 2020. O objetivo é ampliar a testagem e diagnosticar 90%

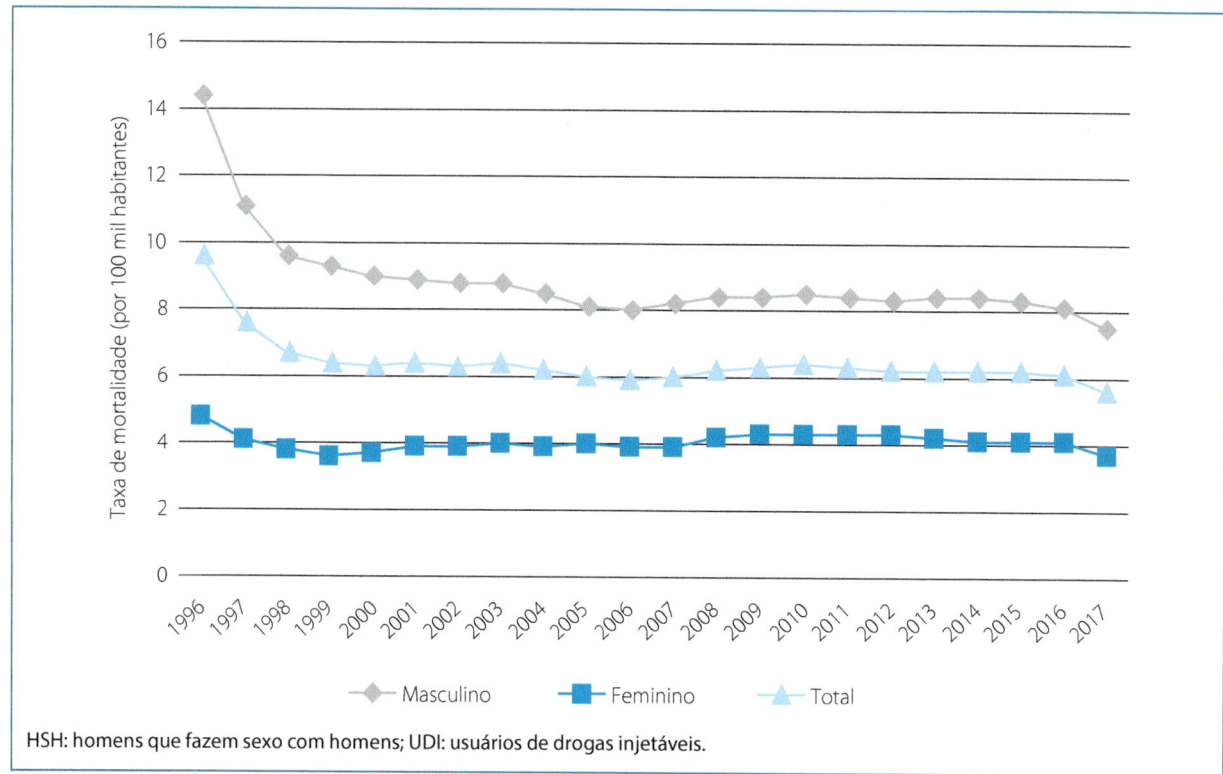

FIGURA 10.2.9 Taxa de mortalidade (por 100 mil habitantes) por aids, conforme sexo e ano do óbito – Brasil, 1996 a 2017.
Notas: (1) 123 casos ignorados com relação ao sexo; (2) dados preliminares para os últimos 5 anos.
Fonte: MS/SVS/DASIS/Sistema de Informações sobre Mortalidade – SIM.

dos indivíduos infectados pelo HIV; tratar 90% dos indivíduos infectados com terapia antirretrovial; manter 90% dos indivíduos em tratamento e 90% com carga viral indetectável. Um instrumento fundamental para o monitoramento dos resultados nacionais para o alcance da meta de controle é a chamada cascata de cuidado contínuo do HIV, que analisa o percentual de indivíduos diagnosticados, a proporção dos casos vinculados e retidos ao serviço de saúde e a parcela em tratamento antirretroviral e com supressão viral (carga viral < 1.000 cópias/mL). As informações sobre a cascata de cuidados contínuos do HIV em 2017 estão apresentadas na Figura 10.2.10. Estima-se que entre as pessoas que vivem com HIV/aids no Brasil (866 mil), 731 mil (84%) foram diagnosticadas, 79% (687 mil) estão vinculadas a algum serviço de saúde e 601 mil (69%) foram retidas nestes serviços. A cobertura antirretroviral foi de 63% (548 mil) e a supressão viral foi atingida por 58% (503 mil).

CARACTERÍSTICAS GERAIS DA EPIDEMIA

As características gerais da epidemia podem ser apreendidas dos dados obtidos dos registros de casos de aids, já que de notificação obrigatória em quase todo o mundo. Em países pobres e/ou em desenvolvimento, as dificuldades relacionadas ao estabelecimento de diagnóstico e ao fluxo de informações resulta em subdimensionamento do número total de casos, porém sem inviabilizar o estudo das características mais proeminentes da epidemia, que refletem as bases biológicas e sociais que favorecem a transmissão da doença.

A distribuição geográfica da síndrome de imunodeficiência adquirida mostra a não existência de fronteiras à sua dispersão. Fenômenos sociais, como guerras, mudanças no estilo de vida e movimentos migratórios intensos, levam a alterações do seu padrão de distribuição.

A aids afeta desproporcionalmente certas subpopulações, e os mais afetados em todo o mundo são mulheres da África Subsaariana, homens que fazem sexo com homens, usuários de drogas injetáveis e profissionais do sexo.

A faixa etária mais acometida pela aids, em qualquer país estudado, é a dos adultos jovens, desde o início da epidemia; nesta faixa se encontra o maior contingente populacional formador da força de trabalho, em todo o mundo. Daí podem ser deduzidas as repercussões socioeconômicas da epidemia, principalmente nos países mais pobres, os mais afetados por ela. Além de constituir a população economicamente ativa, esse grupo etário compõe também a parcela da população de maior atividade sexual, o que favorece o ciclo de transmissão da doença. No Brasil, verifica-se, nos últimos anos, aumento percentual de casos de aids entre a população com mais de 50 anos de idade, em ambos os sexos.

A distribuição por sexo depende fundamentalmente das categorias de exposição mais comuns em cada região, inclusive subsidiando a classificação dos países em padrões, no início da pandemia. Predominam os homens, exceto na África Subsaariana.

Diferenças raciais foram investigadas, mas, embora muitos estudos – principalmente os realizados nos Estados Unidos

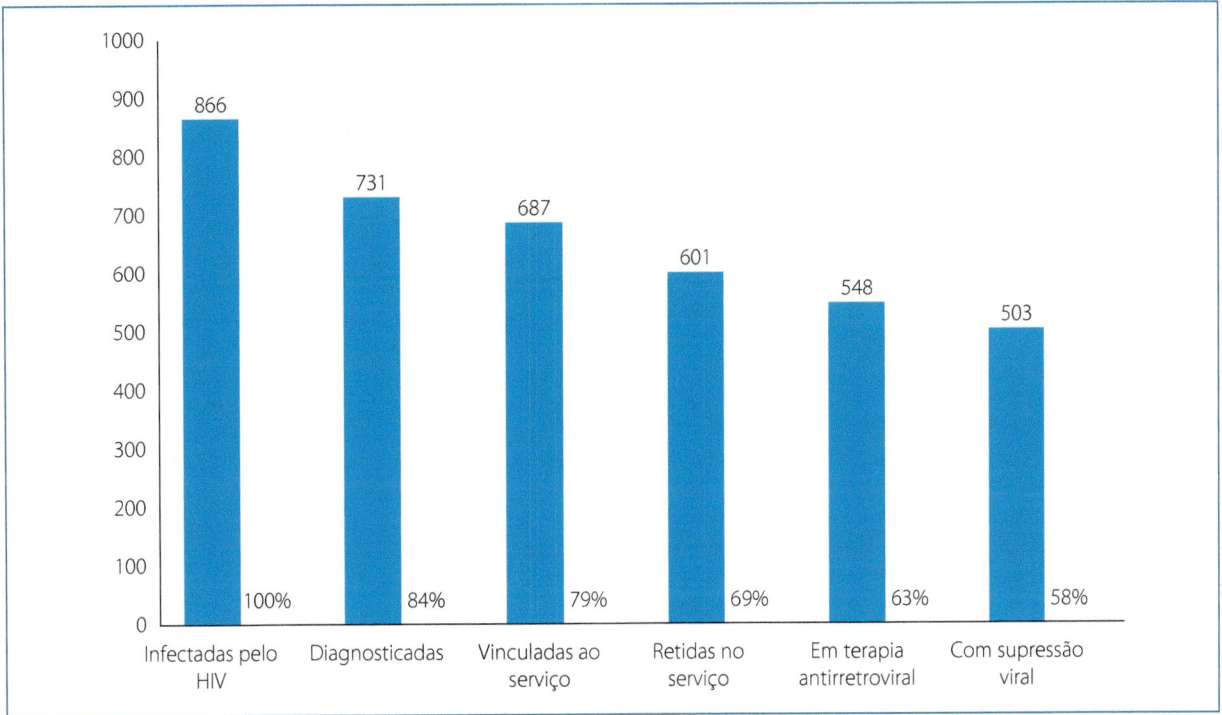

FIGURA 10.2.10 Cascata de cuidado contínuo do HIV – Brasil, 2017.

Nota: Proporções calculadas em relação ao número de pessoas vivendo com HIV/aids.

Fonte: MS/SVS/DIAHV. Relatório de Monitoramento Clínico do HIV, 2018.

– evidenciassem desigualdades acentuadas de prevalência da doença e da infecção em grupos raciais diversos, nada se pôde afirmar sobre uma suposta suscetibilidade racial. Ao contrário, os estudos sugerem diferenças decorrentes das chances desiguais de exposição à infecção, creditadas ao estilo de vida, moldado por fatores socioeconômicos e culturais.

Algumas ocupações foram estudadas, no sentido de se encontrar associação com a maior incidência de aids, aquelas que sabidamente têm maiores chances de exposição ao vírus. Como esperado, em decorrência da alta vulnerabilidade, os chamados "profissionais do sexo" constituem um grupo ocupacional com índices bastante elevados de infecção em todo o mundo. Profissionais de saúde contam com procedimentos de biossegurança bastante eficazes para a prevenção da exposição ao sangue contaminado em seu trabalho, bem como profilaxia após exposição com medicamentos antirretrovirais, o que resultou em relatos ocasionais de infecção ocupacional registrados nesse grupo, nos países que adotam essas medidas. Estima-se em 0,23% a taxa de soroconversão dos profissionais de saúde após acidentes com exposição percutânea. Nos Estados Unidos, 58 casos foram confirmados de exposição ocupacional e 150 casos possíveis, até 31 de dezembro de 2013. No Brasil, há 20 casos notificados de aids por transmissão ocupacional, acidente de trabalho de 1980 a 2018.

Numerosos estudos foram realizados, no sentido de esclarecer a complexa dinâmica da transmissão do vírus da imunodeficiência humana e propagação da pandemia. O conhecimento sobre a aids hoje é imenso; mesmo assim, restam questões ainda não completamente esclarecidas e que seguramente influenciam o seu padrão de distribuição. A grande variabilidade na interação de fatores biológicos, sociais e comportamentais ocasiona padrões diversos de manifestação da epidemia em cada grupo populacional estudado.

Fatores como a diferente suscetibilidade dos indivíduos sadios – ainda pouco conhecida, a participação de cofatores (p. ex.: infecções coexistentes), a cepa e a carga viral transferida são importantes. Todas as pessoas portadoras do vírus são potencialmente infectantes, por sangue e secreções, mas doentes com maior carga viral têm mais chance de infectar seus contatantes. Mais recentemente, a circulação de cepas virais resistentes aos medicamentos antirretrovirais – principalmente em virtude da falha no tratamento, decorrente da não aderência – é mais um grande desafio ao controle da epidemia.

A cronificação da aids, obtida com a terapêutica atualmente disponível (TARV), trouxe maior longevidade e melhora da qualidade de vida aos doentes, e também grande mudança no seu perfil de morbidade: redução acentuada da ocorrência das chamadas doenças oportunistas e surgimento ou aumento da ocorrência de outras: infecciosas, como a coinfecção pela hepatite C; doenças metabólicas, como a lipodistrofia; cardiovasculares, como o infarto do miocárdio; oncológicas, como algumas neoplasias não indicativas de aids.

TRANSMISSÃO SEXUAL DO HIV

As práticas sexuais foram identificadas como a mais importante via de transmissão do HIV, desde as primeiras investigações sobre a nova doença e seu agente etiológico.

Estimativas indicam que de 75 a 85% das infecções por HIV no mundo ocorreram por práticas sexuais. Na África, onde se localiza mais da metade das infecções ocorridas em todo o mundo, e em alguns países do Caribe, a transmissão do vírus HIV se dá por via heterossexual, na maioria das vezes. Na América do Norte, Europa Ocidental, Austrália e em alguns países da América Latina, predominam os casos ocorridos entre homens que fazem sexo com homens e bissexuais, embora no período mais recente da história da epidemia, em muitos desses países, observe-se o crescimento da transmissão heterossexual.Muitos estudos são conduzidos na tentativa de quantificar o risco de infecção associado às diferentes práticas sexuais, buscando estabelecer quais as práticas que apresentam maior ou menor eficiência em relação à transmissão do vírus da aids. Pesquisas realizadas sob diferentes abordagens são consensuais quanto ao alto grau de variabilidade da transmissão em determinada via. De um modo geral, as estimativas da transmissão sexual do HIV levam em consideração dois fatores: a probabilidade de transmissão por ato sexual e o risco acumulado de infecção em um relacionamento sexual. Royce et al. afirmam que "a variabilidade observada entre e dentro de uma via de exposição depende, em parte, da carga viral, mas também se o vírus é transmitido diretamente para o sangue ou através de membrana mucosa".

Encontra-se bem estabelecido que qualquer forma de intercurso sexual na qual ocorra troca de fluidos entre os parceiros apresenta risco de transmissão do HIV.

Estudo de revisão sistemática e metanálise, analisando os dados de 25 pesquisas em diferentes populações, excluindo os casos de sexo comercial, destacou uma probabilidade de transmissão de 0,04% (IC95% de 0,01 a 0,14) entre uma mulher infectada e seu parceiro sexual, a cada relação sexual; a probabilidade de homem portador do HIV infectar sua parceira em uma única relação sexual seria de 0,08% (IC95% de 0,06 a 0,11). Esses valores foram estimados para países desenvolvidos. Quando analisados países em desenvolvimento, as estimativas para as mesmas situações, respectivamente, foram 0,38% (IC95% de 0,13 a 1,10) e 0,30% (IC95% de 0,14 a 0,63), taxas bem mais elevadas.

O sexo anal receptivo desprotegido é identificado como a prática que apresenta o maior risco de infecção para ambos os sexos. Estudo de revisão sistemática e metanálise, analisando 16 estudos, estimou que o risco associado para cada ato sexual anal receptivo desprotegido é de 1,4% (IC95% de 0,2 a 2,5). O sexo oral, apesar de não representar via importante de transmissão, é identificado como a única via de transmissão em alguns estudos, que envolvem diferentes grupos populacionais.

Apesar de todas as evidências, estudos epidemiológicos demonstraram que algumas pessoas permaneceram não infectadas, mesmo após várias relações sexuais com parceiros portadores do vírus. Pesquisas posteriores associaram a não infecção à presença de uma mutação genética (CKR5), em alguns desses casos.

Além da genética, outros fatores relacionados ao hospedeiro, como a ativação da resposta imune, ou a presença de inflamações, microerosões em mucosa, oral ou genital, podem influir na transmissão sexual do HIV.

Estudos demonstram que o estágio da infecção pelo HIV no caso índice e o uso de drogas antirretrovirais influenciam a transmissão sexual do HIV. Na presença de infecção primária ou na fase mais avançada da doença, a transmissão estaria facilitada, e o uso de antirretrovirais atuaria em sentido contrário.

Não há dúvidas que a terapia antirretroviral seja altamente eficaz para a redução da morbimortalidade e o controle do agravo. Nas últimas duas décadas, a ciência buscou analisar os aspectos que podem contribuir ou prevenir a transmissão sexual do vírus. Em três grandes estudos, não ocorreu nenhum caso de transmissão entre casais sorodiscordantes, nos quais o parceiro infectado estava com carga viral indetectável. Com base nas evidências científicas atuais, a OMS declarou, em 2018, que indivíduos com supressão viral e carga viral abaixo de 1.000 cópias/mL não transmitem sexualmente o HIV para outras pessoas. Este é um enorme avanço para o controle da pandemia de HIV/aids, e reafirma a necessidade da ampliação do diagnóstico e o acesso à terapia antirretroviral para todos.

Pilcher et al. examinaram a infecciosidade de homens com infecção primária, com base na carga viral do sêmen. O pico de viremia encontrado foi em torno do 24º dia após a infecção. A probabilidade de transmissão foi estimada em cerca de 20 vezes mais durante o pico de viremia, se comparado com o período subsequente, sugerindo que a transmissão durante a infecção primária pode representar um importante papel na transmissão do HIV.

Nos últimos anos, vários estudos demonstraram o efeito protetor da circuncisão na transmissão do HIV. Homens circuncidados apresentam chances até 60 vezes menores de se infectar, quando comparados com os que não foram submetidos à circuncisão.

A presença de infecções sexualmente transmissíveis (IST), especialmente as que causam ulcerações na região genital, como sífilis, cancroide e herpes, está fortemente associada à transmissão do HIV, como demonstraram diversos estudos, realizados em diferentes regiões do mundo. A epidemia pelo HIV/aids coexiste com altas prevalências de IST, em alguns países da África e Tailândia, por exemplo. Cohen e Ahn (2008) chamam atenção para a dificuldade em comprovar que a presença de IST potencializa o risco de infecção pelo HIV e em compreender os "precisos mecanismos biológicos responsáveis por esse fenômeno".

Entre os fatores do ambiente que podem afetar a epidemia pelo HIV/aids, encontram-se os relacionados a extensão da epidemia e resposta social para enfrentá-la; condições sociais dos indivíduos, determinando o acesso à informação; e métodos preventivos, como preservativo, comportamento sexual, número e tipo de parceria sexual.

A epidemiologia molecular sugere, por meio de vários estudos, que os diferentes subtipos do HIV-1 poderiam apresentar diferenças nas características e vias de transmissão, como demonstrado na Tailândia, em que os subtipos E e A estariam mais relacionados com a transmissão sexual, enquanto o subtipo B estaria mais relacionado com a transmissão por via parenteral. Estudo realizado em Uganda avaliou o efeito da carga viral no risco de transmissão heterossexual do HIV-1 em 415 parceiros com sorologias discordantes. Os resultados mostraram que a carga viral é o maior preditor para transmissão: para cada log de incremento da carga viral, associa-se o risco de 2,45 de soroconversão (95% IC 1,85-3,26) em parceiros HIV-1 negativos no início da pesquisa.

INFECÇÃO PELO HIV EM MULHERES E A TRANSMISSÃO PERINATAL

A proporção de mulheres infectadas pelo HIV cresce rapidamente em todo o mundo. De acordo com o Relatório Global do Unaids, cerca de 200 milhões de mulheres ficam grávidas a cada ano no mundo, das quais 2,5 milhões são infectadas pelo HIV. Ainda de acordo com as estimativas do programa, até o final de 2017, 18,2 milhões de mulheres, com 15 anos ou mais, viviam com HIV e aids.

No Brasil, o primeiro caso de aids em mulher ocorreu em São Paulo, em 1983. Dois anos depois, registrou-se o primeiro caso de transmissão perinatal ou vertical.

O rápido crescimento dos casos em mulheres, que passaram de 4% dos casos diagnosticados, em 1985, para aproximadamente 30,3%, em 2017, é o resultado de uma mudança no perfil epidemiológico da doença no país. A razão de sexo variou de 28:1(homem/mulher) em 1985 para 2,2:1, em 2017, refletindo aumento dos casos por transmissão heterossexual e, em parte, pelo uso de drogas injetáveis entre homens e mulheres.

Considerando que a faixa etária da maioria absoluta de casos de aids coincide com a idade reprodutiva, uma das mais importantes consequências de um maior número de mulheres infectadas é o aumento de casos em crianças por transmissão perinatal.

Em estudos conduzidos em diferentes partes do mundo, as taxas de mulheres grávidas infectadas pelo HIV apresentam grande variação, de 43% em Francistown, Botsuana, a 4% em Pondicherry, Índia. No Brasil, estudos-sentinela conduzidos pelo Ministério da Saúde registraram valores entre 1,5 e 1,7% em duas pesquisas com amostras de diferentes regiões. Em 2009, estudo transversal foi realizado em maternidades brasileiras, sendo entrevistadas 2071 gestantes (86,3%). A prevalência de HIV em gestantes foi de 0,7% (IC 95% 0,4-1,1%). Em estudo mais recente sobre a prevalência da infecção pelo HIV em gestantes encarceradas e não encarceradas no Brasil, foram investigadas mais de 23 mil mulheres em hospitais e foi identificada prevalência de HIV de 3,3% (IC95% de 1,7 a 6,6) e 0,5% (IC95% de 0,4 a 0,7), respectivamente.Em todo o mundo, a transmissão do HIV de mãe para o filho representa a forma mais comum de aquisição do HIV pelas crianças. Pode ocorrer intraútero, durante o trabalho de parto, ou por amamentação, afetada por diversos fatores, como o estágio de infecção da mãe, idade materna, duração e tipo de parto.

De acordo com o Relatório Global do Unaids, a cobertura de antirretrovirais entre gestantes HIV positivas alcançou proporção de 80% em 2017, e o número de novas infecções por HIV em crianças foi 57% menor do que em 2001. No Brasil, o número de casos de aids em crianças menores de 13 anos por transmissão vertical reduziu substancialmente no período de 2001 a 2017, passando de 841 casos para 294 em 2017, decréscimo de 65%. O plano da OMS para eliminação da transmissão perinatal do HIV como problema de saúde pública inclui ações de prevenção primária, aconselhamento, pré-natal, acesso efetivo ao teste de HIV, terapia antirretroviral, parto seguro e apropriadas práticas de alimentação infantil.

Assim como ocorre em outras formas de transmissão, as taxas de infecção mãe/filho também apresentam variações. Na ausência de terapia antirretroviral, as estimativas do Unaids são de que as taxas de transmissão perinatal variem entre 15 e 25% nos países desenvolvidos e entre 25 e 35% nos países em desenvolvimento.

Intervenções efetivas são desenvolvidas e implementadas. A mais importante delas é a utilização de antirretrovirais durante a gestação, parto e no pós-parto. Eles reduzem a replicação viral e, dessa forma, diminuem a carga viral, reduzindo a transmissão materno-infantil. Nos países desenvolvidos, o uso desta terapia diminuiu a transmissão vertical para aproximadamente 2%, na ausência de amamentação. Vários esquemas são estudados, por exemplo, AZT isolado ou em associação com outras drogas, como a lamivudina e a nevirapina, além da terapia múltipla, envolvendo inibidores de transcriptase e de protease, com variados graus de redução da transmissão.

O protocolo de manejo obstétrico e vias de parto na gestante vivendo com HIV do Ministério da Saúde define que as gestantes soropositivas com carga viral CV desconhecida ou maior que 1.000 cópias/mL após 34 semanas de gestação devem ser submetidas a cesárea eletiva por via de regra na 38ª semana de gestação, reduzindo assim o risco de transmissão vertical do HIV. Em mulheres com CV detectável, porém menor que 1.000 cópias/mL, pode ser realizado parto vaginal, se não houver contraindicação obstétrica. O serviço deve estar ciente de que as gestantes com carga viral detectável, independentemente do número de cópias, têm indicação de receber AZT intravenoso durante o parto. Para as gestantes em uso de antirretrovirais e com supressão da carga viral sustentada, caso não haja indicação de cesárea por outro motivo, a via de parto vaginal pode ser indicada, mantendo o TARV habitual por via oral.

A transmissão do HIV por amamentação, comprovada por diversos estudos, representa um problema adicional de saúde pública para populações longamente atingidas pela fome. No Brasil, como em outros países do mundo, o aleitamento materno comprovou ser um importante fator de transmissão do HIV. O uso de leite artificial tem comprovada eficácia na redução da transmissão vertical pela amamentação. Revisão sistemática demonstrou que a probabilidade de infecção pelo HIV aos 24 meses de idade foi de 36,7% com o aleitamento materno e de 20,5% com o aleitamento artificial e tal diferença foi estatisticamente significante (p < 0,001).

A prevenção da transmissão perinatal do HIV pode ser evitada inicialmente por adoção de medidas de prevenção primária, que envolve educação, informação, prevenção e/ou tratamento precoce de IST, prevenção da gravidez não planejada, além da disponibilidade de aconselhamento e testes para detectar a infecção pelo HIV.

TRANSFUSÕES DE SANGUE E DE HEMODERIVADOS

A infecção pelo HIV por transfusão sanguínea foi detectada logo no início da epidemia. Até 1985, antes da disponibilidade dos testes de detecção da infecção por HIV, a transmissão sanguínea desse vírus foi responsável por grande número de casos de aids.

A transmissão do HIV pelo sangue é, entre as vias de transmissão do vírus, a mais eficiente. Esse fato, demonstrado em vários estudos epidemiológicos, deve-se tanto à alta concentração viral encontrada no sangue de infectados – maior que em quaisquer outros fluidos corpóreos – quanto também por introduzir o vírus diretamente na corrente sanguínea. Essa via de transmissão viral mostra-se particularmente eficiente quando se utiliza hemoderivados preparados com plasma de muitos doadores, como ocorreu nos anos de 1980, no tratamento de hemofílicos. Investigações retrospectivas sobre transfusões, ocorridas no período anterior à existência dos testes anti-HIV, verificaram transmissão desse vírus em pelo menos 70% dos casos em que o sangue se revelou contaminado.

Ainda hoje, em países pobres, particularmente na África central, verifica-se, com preocupante frequência, a não realização de testes sorológicos anti-HIV para triagem de doações em bancos de sangue, ou ainda a realização de práticas incorretas. Segundo relatório da Organização Mundial de Saúde, onde se avaliou 148 países, 41 países não investigavam todos os doadores para uma ou mais das seguintes infecções: HIV, hepatite B, hepatite C e sífilis. No continente africano, com alta prevalência de HIV/aids, 33 países (83%) não apresentavam sistema adequado para investigação de doadores, incluindo testes para HIV. Das 2,7 milhões de unidades doadas, em 2004, 88,5% destas não foram testadas para HIV, resultando consequentemente em infecções relacionadas com a transfusão, principalmente em mulheres e crianças. Historicamente, na África Subsaarina, 5 a 10% das novas infecções pelo HIV eram atribuídas à transmissão por transfusão sanguínea. Entretanto, atualmente houve redução desta via de transmissão, e a proporção estimada para 15 países desta região é de 0 a 0,1% de infecções.

As medidas preconizadas para a redução dos riscos de contaminação pelo HIV através do uso de sangue e de hemoderivados combinam estratégias para exclusão de doadores potencialmente infectados, além de um rigoroso controle laboratorial, com testes anti-HIV sensíveis. A seleção dos doadores inclui: a conscientização dos doadores para autoexclusão em caso de dúvida sobre o seu estado de portador; questionamento sobre hábitos e práticas; manutenção do sangue em quarentena até que, passado o período de janela imunológica, o doador apresente novo teste anti-HIV negativo; a realização de cadastros de doadores, com notificação dos casos positivos.

Dependendo da prevalência de infectados em uma população e da sensibilidade dos testes disponíveis para a detecção da infecção, o risco de contaminação por de transfusão sanguínea pode chegar bastante próximo de zero. A possibilidade residual de transmissão se deve à existência de doadores na fase conhecida como "janela imunológica", ou seja, pessoas recentemente infectadas pelo vírus que ainda não produziram anticorpos ou partículas virais detectáveis pelos testes utilizados, ou ainda, a erros laboratoriais.

A utilização terapêutica de produtos derivados do sangue não tratado também pode transmitir eficientemente o HIV, como concentrado de hemácias, linfócitos, plaquetas e plasma. Por isso, o desenvolvimento e implantação de técnicas seguras para a preparação correta desses produtos são de crucial importância e vem merecendo esforços contínuos em países desenvolvidos. Entre as técnicas – em uso ou em estudo – pode-se citar: métodos físicos (calor, filtração) e químicos (tratamento por solvente/detergente) de inativação de patógenos; produção de proteínas sanguíneas recombinantes, desenvolvimento de substitutos sanguíneos.

No Brasil, onde a legislação oficial tornou obrigatória a triagem do sangue com os testes anti-HIV internacionalmente recomendados desde 1986, notou-se declínio, a partir de 1988, das taxas de transmissão da aids por via sanguínea. No período de 2007 a 2018, foram notificados no Brasil 60 casos de infecção pelo HIV, cuja exposição foi transfusão sanguínea.

USO DE DROGAS INJETÁVEIS
INJEÇÃO ENDOVENOSA DE DROGAS ILÍCITAS

O grande potencial de disseminação do HIV entre usuários de drogas injetáveis (UDI) de uma comunidade é fartamente demonstrado. A história da pandemia já registrou várias situações de crescimento explosivo do número de pessoas infectadas por essa via, como na Ásia, no Leste europeu e na Rússia, regiões, ainda hoje, com números importantes e alarmantes de casos. É necessário destacar que nessas regiões vive mais da metade da população mundial. Estima-se que mais de um terço das nova infecções pelo HIV nas regiões do Leste Europeu, Ásia Central, Oriente Médio e Norte da África ocorra pelo uso de drogas injetáveis. Estudos de soroprevalência do HIV em usuários de drogas injetáveis apresentam resultados variáveis nas populações pesquisadas, tanto em função das dificuldades de delimitação e acesso a esses grupos, quanto da complexidade de medição das práticas de risco, ligadas diretamente ao uso da droga ou não. Usuários de drogas injetáveis podem tanto constituir grupos com pouca mobilidade, dependentes de droga socialmente marginalizados, quanto formar agrupamentos instáveis, de limites indefinidos, de usuários que entram e saem da população geral, em frequência irregular, para o consumo de droga. Em constante interação com não usuários, estes últimos desempenham um importante papel na disseminação da epidemia na população geral, pela via sexual – hétero e homossexual – e também vertical.

A relação entre os usuários de drogas e o HIV não pode ser vista apenas como consequência exclusiva do consumo de drogas injetáveis. A maioria dos usuários é jovem e sexualmente ativa. Eles adquirem e transmitem o vírus HIV compartilhando o mesmo equipamento de injeção (transmissão direta) e ao praticarem sexo sem proteção (transmissão indireta) com profissionais do sexo, seus parceiros ou ainda quando se prostituem para obter drogas.

Entretanto, também se verifica o uso de álcool e outras drogas, entre elas as injetáveis, por usuários ocasionais, em busca de estimulantes para atividades sexuais, principalmente as marginalizadas, realizadas clandestinamente, como nos grupos de HSH e entre profissionais do sexo. Além de propiciar a euforia e a desinibição pretendidas, o efeito da droga dificulta a realização de práticas de sexo seguro – escolha de parceiros, uso de preservativos, prevenção de contato com secreções – favorecendo a dupla exposição ao HIV.

Muitos dependentes de drogas vivem em situação de marginalidade, submetendo-se, com frequência, a condições de vida bastante insalubres, agravadas com o estabelecimento da dependência de droga. Essa população habitua-se à convivência com múltiplos riscos, o que dificulta a prevenção da transmissão do HIV nessa comunidade. Mesmo entre usuários não dependentes, a busca da droga os coloca, com frequência, em situações em que a aceitação de riscos, de vários tipos, é a norma.

O uso de equipamento não esterilizado para a injeção das drogas é um dos meios mais eficientes para a transmissão do HIV, sendo o propulsor da epidemia de aids entre os usuários de drogas. Estudos mostram a associação direta das soroconversões ao número de doses injetadas e ao compartilhamento do equipamento de injeção (agulhas, seringas, soluções para diluição da droga e recipientes para seu preparo) entre os usuários de drogas.

O compartilhamento do material de injeção é frequente entre os usuários, sendo parte integrante da cultura do uso da droga. Além de fortalecer os laços grupais, esse modo de consumo diminui os custos da droga. O uso conjunto do equipamento também diminui a insegurança dos usuários recentes quanto ao preparo e a dose da droga a ser administrada.

O alto risco de transmissão do HIV e também de outras doenças – principalmente as hepatites B e C, com alta prevalência entre usuários de drogas – para demais membros do grupo, parceiros sexuais e a população geral não usuária de drogas injetáveis preocupa governos e organizações civis envolvidos com o controle da aids.

Muitas estratégias de abordagem e assistência foram criadas e testadas nas últimas duas décadas, visando a prevenção do uso e da dependência, o controle das situações de risco e a reabilitação dos usuários de drogas. Já há muitas evidências sobre eficácia, vantagens e desvantagens de diversos modelos de atuação, em extensa experiência internacional. No entanto, nem todo o conhecimento acumulado, dinheiro e esforços dispendidos conseguiram evitar milhões de doentes e de mortes pela aids, com todas suas consequências desastrosas.

Dado que muitos usuários não conseguem deixar o consumo de drogas, programas mais pragmáticos, voltados à prevenção das doenças transmitidas por sangue contaminado foram elaborados, assumindo a dificuldade de alcançar metas ideais de abstenção. Essa estratégia, chamada de redução de danos, visa diminuir a ocorrência de aids, hepatites e outras doenças transmitidas parenteralmente, propiciando o uso seguro de equipamentos de injeção. Ela fornece orientação e informações sobre o consumo de drogas, ensina métodos simples de desinfecção do equipamento de injeção, mas, por reconhecer a realidade do uso das drogas, tem sua ação mais efetiva no oferecimento de seringas e agulhas estéreis para os usuários.

Apesar de forte resistência a essa estratégia, em vários países, em parte em decorrência do temor de estimular o uso de drogas, vários estudos demonstram que esta prática diminui o risco da disseminação do HIV e das hepatites, uma vez que, fora a abstinência, de difícil alcance, o uso de equipamento novo e estéril é o meio mais efetivo para evitar a transmissão dessas doenças.

No Brasil, a estratégia da Redução de Danos é a política prioritária do governo para a abordagem dos usuários de drogas injetáveis, como forma de impedir a disseminação do HIV. Com respaldo legal e institucional e integração aos serviços de tratamento da aids, tem obtido bons resultados. O número de casos de aids notificados na população com 13 anos ou mais, cuja transmissão foi por uso de drogas injetáveis, reduziu de maneira importante, ao longo da epidemia no Brasil. Para os indivíduos do sexo masculino, a proporção de casos de aids atribuídos a essa forma de transmissão caiu de 24,2% no período de 1980 a 2005 para 3% em 2018. No sexo feminino, as proporções foram de 9,1% e 2%, respectivamente, segundo informações do Ministério da Saúde. O impacto na redução dos casos de aids por UDI deve ser avaliado a partir da política de redução de danos iniciado pelo Programa Nacional de DST/aids do Ministério da Saúde. Entretanto, os parâmetros devem ser atualizados em função das mudanças nos padrões de consumo não injetáveis de cocaína (e *crack*) no Brasil, verificados desde o final da década de 1990.

Para que esse e outros modelos de programas para redução da transmissão da aids tenham sucesso, é de fundamental importância a melhoria do acesso dos usuários de drogas, principalmente os dependentes, aos serviços de saúde, excluindo ou minimizando as barreiras ocasionadas pelo estigma e a discriminação social, pela ignorância e pela falta de capacitação dos profissionais de saúde. Recomenda-se o estabelecimento de serviços abrangentes, que associem o programa de redução de danos ao de tratamento da aids, em um ambiente de respeito aos direitos dos indivíduos, favorecendo a aderência dos atendidos.

BIBLIOGRAFIA SUGERIDA

Ahn J, Cohen SM. Transmission of human immunodeficiency virus and hepatitis C virus through liver transplantation. Liver Transplan. 2008;14:1603-108.

Baggaley RB, White RG, Boily MC. HIV transmission risk through anal intercourse: systematic review, meta-analysis and implications for HIV prevention. International Journal of Epidemiology. 2010;39:1048-63.

Boily MC et al. Heterosexual risk of HIV-1 infection per sexual act: systematic review and meta-analysis of observational studies. Lancet Infect Dis. 2009;9:118-29

Bourgeois AC, Edmunds M, Awan A, et al HIV in Canada–Surveillance Report, 2016. Can Commun Dis Rep. 2017;43(12):248-56.

Celentano DD, Latimore AD, Mehta SH. Variations in sexual risks in drug users: emerging themes in a behavioral context. Curr HIV/AIDS Rep. 2008;5(4):212-8.

Centers for Disease Control and Prevention. HIV prevention bulletin: medical advice for persons who inject illicit drugs. (Acesso 2009 fev 7). Disponível em: http://www.cdc.gov/idu/pubs/hiv_prev.htm.

Centers for Disease Control and Prevention. HIV/AIDS Surveillance Report – HIV Surveillance in the United States and Dependent Areas, 2017, vol. 29. (Acesso 2019 maio 29). Disponível em: https://www.cdc.gov/hiv/pdf/library/reports/surveillance/cdc-hiv-surveillance-report-2017-vol-29.pdf.

Centers for Disease Control and Prevention. Occupational HIV Transmission and Prevention among Health Care Workers. (Acesso 2019 jun. 28). Disponível em: https://www.cdc.gov/hiv/workplace/healthcareworkers.html.

Centers for Disease Control and Prevention. Zidovudine for the prevention of HIV transmission from mother to infant. MMWR 43.1994;16:285-6.

Centro de Referência e Treinamento DST/Aids – Centro de Vigilância Epidemiológica – Secretaria de Estado da Saúde de São Paulo – Boletim Epidemiológico Aids. 2013;(1).

Chu C, Selwyn PA. Current health disparities in HIV/AIDS. AIDS Read. 2008;18(3):144-6, 152-8, C3.

Cohen MS, Chen YQ, McCauley M et al. Prevention of HIV-1 infection with early antiretroviral therapy. N. Engl. J. Med. 2011;365:493-505.

Dalmau J et al. Contribution of immunological and virological factors to extremely severe primary HIV type 1 infection. Clin Infect Dis. 2009;48(2):229-38.

Dodd RY. Current viral risks of blood and blood products. Ann Med. 2000;32:469-74.

Domingues RM, Szwarcwald CL, Souza PR Jr. et al. Prenatal testing and prevalence of HIV infection during pregnancy: data from the "Birth in Brazil" study, a national hospital-based study. BMC Infect Dis. 2015;15:100.

Fee E, Parry M, Jonathan M. HIV/AIDS and human rights. J Public Health Policy. 2008;29(1): 54-71.

Fry DE. Occupational risks of blood exposure in the operating room. Am Surg. 2007;73(7):637-46.

Ganczak M, Barss P. Nosocomial HIV infection: epidemiology and prevention – a global perspective. AIDS Rev. 2008;10(1):47-61.

Gisselquist D, Upham G, Potterat JJ. Efficiency of human immunodeficiency virus transmission through injections and other medical procedures: evidence, estimates, and unfinished business. Infect Control Hosp Epidemiol. 2006;27(9):944-52.

Grossman MD, Stawicki SP. The impact of human immunodeficiency virus (HIV) on outcome and practice in trauma: past, present and future. Injury. 2006;37(12):1117-24

Hacker MA et al. The first ten years: achievements and challenges of the Brazilian program of universal access to HIV/AIDS comprehensive management and care, 1996-2006. Cad. Saúde pública. 2007;23(supl.3):S345-S359.

Horvath T et al. Interventions for preventing late postnatal mother-to-child transmission of HIV. Cochrane Database Syst Rev. 2009, jan21;(1):CD006734

Grulich A et al. HIV transmission in male sero discordant couples in Australia, Thailand and Brazil. 2015 Conference on Retroviruses and Opportunistic Infections (CROI). Seattle, USA; 2015.

Inglez-Dias A, Ribeiro JM, Bastos FI et al. Harm reduction policies in Brazil: contributions of a North American program. Cien Saude Colet. 2014;19(1):147-57. Doi: 10.1590/1413-81232014191.1778.

Kallings LO. The first postmodern pandemic: 25 years of HIV/AIDS. J Intern Med. 2008;263(3):218-43.

Kim LU et al. Evaluation of sperm washing as a potential method of reducing HIV transmission in HIV-discordant couples wishing to have children. AIDS. 1999;13:645-51.

Kretzschmar M, Wiessing L. New challenges for mathematical and statistical modeling of HIV and hepatitis C virus in injecting drug users. AIDS. 2008;22(13):1527-37.

Maartens G, Celum C, Lewin SR. HIV infection: epidemiology, pathogenesis, treatment and prevention. Lancet. 2014;384:158-271.

Mathers BM et al. 2007 Reference Group to the UN on HIV and Injecting Drug Use. Global epidemiology of injecting drug use and HIV among people who inject drugs: a systematic review. Lancet. 2008;372(9651):1733-45.

Mayer K, Pizer HF, Venkatesh KK. The social ecology of HIV/AIDS. Med Clin North Am. 2008;92(6):1363-75.

Merson MH et al. The history and challenge of HIV prevention. Lancet. 2008;372(9637):475-88.

Ministério da Saúde. Secretaria de Vigilância em Saúde. Agenda estratégica para ampliação do acesso e cuidado integral das populações-chaves em HIV, hepatites virais e outras infecções sexualmente transmissíveis. Brasília; 2018.

Ministério da Saúde. Secretaria de Vigilância em Saúde. Protocolo clínico e diretrizes terapêuticas para prevenção da transmissão vertical de HIV, sífilis e hepatites virais. Brasília; 2018.

Ministério da Saúde – Secretaria de Vigilância em Saúde – Departamento de DST/Aids e Hepatites Virais – Boletim Epidemiológico. 2018;49(53).

Ministério da Saúde – Secretaria de Vigilância em Saúde – Departamento de Vigilância, Prevenção e Controle das Infecções Sexualmente Transmissíveis, do HIV/Aids e das Hepatites Virais. Relatório de Monitoramento Clínico do HIV. Brasília: Ministério da Saúde; 2018.

Ministério da Saúde. Coordenação Nacional de Doenças Sexualmente Transmissíveis e Aids. Critérios de definição de casos de aids em adultos e crianças. Brasília; 2003.

Ministério da Saúde. Programa Nacional de DST e Aids. Redução de Danos. (Acesso 2019 fev. 23). Disponível em: http://www.aids.gov.br/data/Pages/LUMIS21AF2FB2PTBRIE.htm.

Miranda ES et al. HIV infection among young pregnant women in Brazil: prevalence and associated risk factors. AIDS and Behavior. 2014;18(1 Supplement):50-2.

Morar MM, Pitman JP, McFarland W et al. The contribution of unsafe blood transfusion to human immunodeficiency virus incidence in sub-Saharan Africa: reexamination of the 5% to 10% convention. Transfusion. 2016 56(12):3121-3132.

Pilcher CD, Joaki G, Hoffman IF et al. Amplified transmission of HIV-1: comparison of HIV-1 concentrations in semen and blood during acute and chronic infection. Aids. 2007;21(15):1723-30.

Piot P et al. Coming to terms with complexity: a call to action for HIV prevention. Lancet. 2008;372(9641):845-59.

Quinn TC et al., and the Rakai Project Study Group. Viral load and heterosexual transmission of human immunodeficiency virus type 1. N Engl J Med. 2000;342:921-29.

Read J. Mode of delivery and vertical transmission of HIV-1: A meta-analysis from fifteen prospective cohort studies (The International Perinatal HIV Group). (Poster) 12th World AIDS Conference. Geneva; 1998; June 28-July 3.

Read JS, Newell MK. Efficacy and safety of cesarean delivery for prevention of mother-to-child transmission of HIV-1. Cochrane Database Syst Rev. 2005 Oct 19;(4):CD005479.

Revisão da definição nacional de caso de aids. Disponível em: www.aids.gov.br/final/dados/definição.htm.

Rodger AJ, Cambiano V, Bruun T et al. Sexual activity without condoms and risk of HIV transmission in sero different couples when the HIV-positive partner is using suppressive antiretroviral therapy. JAMA. 2016;316:171-81.

Royce RA, Seña A, Cates W Jr. et al. Sexual transmission on HIV. N Engl J Med. 1997 abr 10;336(15):1072-8.

Teitel JM. Viral safety of hemophilia treatment products. Ann Med. 2000;32:485-92.

Tillerson K. Explaining racial disparities in HIV/AIDS incidence among women in the U.S.: a systematic review. Stat Med. 2008;27(20):4132-43.

United Nations& AIDS – Unaids. Joint United Nations Program me on HIV/AIDS. People who use injecting drugs. Disponível em: http://www.unaids.org/en/PolicyAndPractice/KeyPopulations/InjectDrugUsers/.

United Nations& AIDS – Unaids. 90-90-90: On the Right Track towards the Global Target. Geneva: Unaids; 2016.

United Nations& AIDS – Unaids. Miles To Go: Closing Gaps Breaking Barriers Righting Injustices – Global AIDS Update 2018. Geneva; 2018.

United Nations & AIDS – Unaids. Unaids data 2018. Geneva; 2018.

Vlahov D, Celentano DD. Access to highly active antiretroviral therapy for injection drug users: adherence, resistance, and death. Cad. Saúde Pública. 2006;22(4):705-18.

Volmink J et al. Antiretrovirals for reducing the risk of mother-to-child transmission of HIV infection. Cochrane Database Syst Rev. 2002;(2):CD003510.

Wilson PA et al. Situational predictors of sexual risk episodes among men with HIV who have sex with men. Sex Transm Infect. 2008;84(6):506-8.

Wodak A, McLeod L. The role of harm reduction in controlling HIV among injecting drug users. AIDS. 2008;22Suppl 2:S81-92.

Wood E et al. A review of barriers and facilitators of HIV treatment among injection drug users. AIDS. 2008;22(11):1247-56.

World Health Organization. Second Generation Surveillance for HIV/AIDS. Disponível em: http://www.who.int/hiv/topics/surveillance/2ndgen/en/.

World Health Organization – WHO. Global Guidance on criteria and process for validation: Elimination of mother-to-child transmission of HIV and Syphilis, 2014. Disponível em: http://apps.who.int/iris/bitstream/10665/112858/1/9789241505888_eng.pdf?ua=1&ua=1.

World Health Organization – WHO. Making Safe Available Blood in Africa, 2006. (Acesso 2019 mar. 22). Disponível em: http://www.who.int/bloodsafety/makingsafebloodavailableinafricastatement.pdf.

World Health Organization – WHO; Pan American Health Organization – PAHO. Public Health Analysis in Latin America and the Caribbean, 2013. Disponível em: http://www.paho.org/hq/index.php?option=com_docman&task=doc_view&gid=23710&Itemid.

World Health Organization – WHO. Regional Office for Africa. HIV/Aids a Strategy for the WHO African Region, 2013. Disponível em: www.who.int.

World Health Organization – WHO. Regional Office for Europe. European Centre for Disease Prevention and Control. HIV/Aids surveillance in Europe 2018-2017 data. (Acesso 2019 maio 29). Disponível em: https://ecdc.europa.eu/sites/portal/files/documents/hiv-aids-surveillance-europe-2018.pdf.

World Health Organization – WHO. Regional Office for South-East Asia. HIV/Aids Progress Report; 2011. Disponível em: http://www.searo.who.int/entity/hiv/documents/hiv-aids_in_south-east_asia.pdf.

World Health Organization – WHO. Regional Office for the Eastern Mediterranean. HIV Surveillance in the WHO Eastern – Regional update, 2012. Disponível em: http://applications.emro.who.int/dsaf/EMROPUB_2013_EN_1588.pdf?ua=1.

Young TN et al. Antiretroviral post-exposure prophylaxis (PEP) for occupational HIV exposure. Cochrane Database Syst. 2007; Rev;(1):CD002835.

10.3 HIV/aids: imunopatogenia

Edgar de Bortholi Santos

INTRODUÇÃO

Apesar de a aids ser reconhecida como entidade médica no início dos anos 1980 e o agente causal (o vírus da família HIV) ser descoberto logo após, ainda existem muitas dúvidas a respeito do mecanismo pelo qual a infecção com os retrovírus HIV genomatrópicos causa depleção de células T CD4+ e a subsequente imunodeficiência fatal.

Na década de 1990, os estudos sobre a infecção pelo HIV e aids ajudaram a entender tanto a infecção por esse retrovírus quanto o próprio funcionamento do sistema imune dos seres humanos. O estudo da cinética viral da progressão da infecção pelo vírus HIV demonstra um pico inicial da carga viral nos primeiros dias, porém ocorre uma queda acentuada quando relacionada a recuperação das células CD4, demonstrando que a princípio o hospedeiro possui capacidade de resposta inata e adaptativa ao processo infeccioso. A questão é por que essa resposta não se mantém com o decorrer da infecção pelo vírus HIV e seu desenvolvimento inexorável à progressão para a doença. Alguns pacientes avirêmicos, denominados controladores de elite, assim como os pouco controladores virêmicos (*Long-Term Non Progressors*), caracterizam uma vantagem sobre os demais pacientes no que concerne a capacidade de controle viral pelo sistema imune. Tais pacientes estimularam o estudo para o desenvolvimento de vacinas para a infecção para o HIV. O braço efetor da resposta celular CD8 é um forte elemento no controle inicial da replicação viral. Fatores virais e do hospedeiro limitam essa capacidade de ação durante o avançar da doença. Mutações virais produzidas durante a ação da transcriptase reversa combinada com alta replicação viral por longo período de tempo, resultam em uma alta diversidade da população viral. As proteínas modificadas são principalmente do envelope viral, o que permite a evasão do vírus à ação dessas células. No aspecto do hospedeiro, moléculas HLA classe I expressas nas células infectadas permitem a interação com os linfócitos T CD8 citotóxicos, incapacidade de proteínas virais em razão dos processos mutagênicos, não interação com as moléculas do MHC, impedindo a ação dessas células. Estes dados correlacionados parecem sugerir que embora escapes mutacionais possam ocorrer, eles não parecem ser críticos na perda do controle imunológico da grande maioria dos pacientes infectados pelo vírus HIV. A integração do genoma viral nas células infectadas, principalmente das células T, é a causa das principais alterações na expressão de genes das células hospedeiras, ocasionando destruição destas e de células não infectadas, além de ser invisível ao sistema imune. A característica do reservatório do HIV é que mais de 95% das células que albergam o DNA viral apresentam esse provírus defeituoso, incapazes de produzirem vírus infecciosos. Do total de células que carreiam o DNA do HIV, estima-se que somente aproximadamente 1% albergam o provírus intacto.

É notável que o número de células viáveis infectadas pelo vírus é relativamente pequeno – apesar da grande quantidade de vírus e da altíssima taxa de replicação viral, o número de células mononucleares do sangue periférico (PBMC) circulante que está infectada pode ser inferior a 0,1% – a maioria destas com provírus em forma latente ou defeituosa. Em decorrência da baixa frequência de células infectadas, a taxa de destruição e regeneração compensatória de células T CD4+ é inexplicavelmente alta. Portanto, os pesquisadores precisam descobrir por que as alterações causadas pela infecção pelo HIV causam morte celular maciça, mesmo de células não infectadas.

Embora alguns trabalhos tenham sugerido que a taxa de infecção é maior, mesmo durante o período de latência clínica, a simples presença do DNA viral no genoma das células não deve ser fatal na ausência de ativação. Portanto, a questão a respeito da imunopatogênese da aids permanece aberta. Conforme citou-se, a integração do material genético viral com o genoma da célula hospedeira resulta em alterações que afetam tanto as células infectadas como as precursoras.

Entre essas anormalidades, incluem-se diminuição da proliferação das células T antígeno-específicas e da síntese de citocinas e mudanças nos processos celulares básicos, como o ciclo de regulação celular, resultando em morte celular programada prematura. A infecção viral também causa mudanças na homeostase não imunológica com consequências no processo imunológico, como elevação do nível de substância P, que, por sua vez, aumenta a expressão do HIV nos monócitos. Algumas dessas alterações são interligadas, enquanto outras parecem ocorrer por vias paralelas.

Um reservatório do HIV na forma de provírus se encontra também nos linfócitos T reguladores (Treg), contribuindo para a impossibilidade de irradicação do vírus HIV. Estas células possuem vida longa e são resistentes a apoptose, e sendo células imunossupressoras podem inibir a imunidade mediada por células através de múltiplos mecanismos. A contagem destas células no sangue periférico é de aproximadamente 1 a 10% dos linfócitos CD4 circulantes. Entretanto, o tamanho, a distribuição anatômica e sua importância no reservatório do HIV em termos de rebote da viremia após a cessação dos antirretrovirais ainda é desconhecida, assim como é impossível avaliar a contribuição precisa de cada um dos fatores anteriormente mencionados na destruição das células CD4 e, consequentemente, na imunodeficiência na infecção pelo vírus HIV.

CONTATO INICIAL DO HIV COM O HOSPEDEIRO

O HIV, ao penetrar no hospedeiro, se dissemina pelos tecidos, incluindo os tecidos linfoides, onde o sistema imunológico detecta sua presença e responde de maneira específica a seus componentes virais. De modo didático, pode-se acompanhar a penetração do HIV e sua disseminação e consequente ativação do sistema imunológico por etapas que serão descritas a seguir:

1. Penetração pela mucosa: o vírus HIV penetra nas mucosas e interage com as células dendríticas mieloides inativas presentes nestes tecidos e nos linfócitos CD4 intraepitelial, principalmente nas mucosas genitais (cérvix uterino na mulher e prepúcio no homem) e intensamente na mucosa retal. As células dendríticas e os linfócitos intraepiteliais são capazes de reter a infecção viral em suas superfícies ou em compartimento endossomal por certo período de tempo até a infecção das células-alvo e produzir a replicação viral do HIV. Este processo se estabelece em horas.

2. As células dendríticas mieloides (CDM) do epitélio (células de Langerhans) no local de entrada viral captura o vírus e, em seguida, migram para os linfonodos. Estas células expressam uma proteína com um domínio de lectina ligante de manose, chamada DC-SING, que pode ser particularmente importante na ligação do envelope do HIV e no transporte do vírus. AS CDM se ativam e passam a ter atividade fagocítica, além de expressarem antígenos HLA classe II em suas membranas, definindo-se, assim, como células apresentadoras de antígenos (CAA). Com esta função, essas células rapidamente migram por via hematogênica para o linfonodo regional, onde irão interagir com linfócitos T *helper* subtipo zero (TH0) CD4 na região paracortical desse tecido linfoide. Os linfócitos T CD4 entram em uma expansão clonal com especificidade para componentes do HIV, sendo acompanhado pela infecção de outros linfócitos CD4 não específicos pelo HIV via CD4/*CCR5* e, desse modo, se disseminam para outros tecidos linfoides, incluindo outros linfonodos, baço e Galt. Este processo se estabelece em dias/semanas. Nesta fase, a viremia encontra-se na mais alta concentração sérica, acompanhada por uma síndrome aguda do HIV de forma assintomática, com sintomas inespecíficos, ou em casos raros, evoluindo para o quadro clássico desta síndrome aguda.

3. O sistema imune ativado responde através de TH1 celular e TH2 humoral por meio da ação efetora de células CD8 citotóxica e anticorpos, respectivamente.

4. A principal resposta imune ocorre pela resposta TH1 celular, em que linfócitos T citotóxicos interagem com células infectadas via HLA classe I, e por ação das perforinas e das granzimas induzem a apoptose destas células e dos linfócitos CD4 efetores em colaboração com as células fagocíticas via classe II do MHC, aumentando a capacidade microbicida destas células, assim como a ação das células *natural killer* (NK) que agem independentes do HLA, também induzindo apoptose nas células infectadas. Infelizmente, apesar de uma ação efetiva e específica e de um importante declínio da concentração do HIV no soro, o resultado é um incompleto controle da viremia. Esse processo se alonga por meses e anos da infecção e, dessa maneira, a doença causada pelo HIV começa com uma infecção aguda, que é apenas parcialmente controlada pela resposta imune do hospedeiro, e avança para uma infecção crônica progressiva.

PROCESSO DE DESTRUIÇÃO LENTA E GRADUAL DA CAPACIDADE DO SISTEMA IMUNE

ALTERAÇÃO DA ARQUITETURA DOS ÓRGÃOS LINFOIDES

Durante a infecção viral pelo HIV por anos, ocorre a alteração da arquitetura dos órgãos linfoides, como é visto no tecido linfoide dos linfonodos. Os folículos linfoides, na região cortical, local preponderante de linfócitos B, onde a resposta humoral é estimulada e acontece a formação de linfócitos de alta afinidade, a troca de classes de imunoglobulinas e a formação de plasmócitos de vida longa, sofre um processo de involução e fibrose com perda também das células dendríticas foliculares (THFH), as quais têm função de interação e ativação dos linfócitos TH (CD4) nestes tecidos. De acordo com esse quadro, ocorre a perda da resposta imune a novos antígenos e a habilidade de manter a memória imunológica, ocasionando a não contenção da replicação viral do HIV e o aumento da suscetibilidade às infecções oportunistas. Os linfócitos CD4 TH se localizam na região paracortical dos linfonodos e quando ativados migram para a região cortical para interagirem e ativarem os linfócitos B. Na região cortical, isto é, nos folículos linfonodais existem uma outra população de linfócitos TH, os linfócitos TH foliculares (LTFH), que mantêm a ativação dos linfócitos B nesta região com o auxílio das células foliculares dendríticas (FCD) dessa região. Assim, a perda gradual desses tecidos compromete a manutenção da resposta humoral e celular, como é comprovado com a imunossupressão que os pacientes infectados pelo HIV vão adquirindo durante a progressão da síndrome.

Outro importante órgão linfoide comprometido é o GALT (tecido linfoide associado ao trato gastrointestinal), que alcança toda a extensão do intestino delgado e grosso, sendo responsável pela imunidade da mucosa. Essa região é rica em linfócitos B, plasmócitos, linfócitos TH17 e linfócitos T CD4 e CD8 e células de memória, além de expressar intensa atividade mitótica dos linfócitos, principalmente em virtude de uma importante concentração de LPS solúvel constituinte da flora intestinal e, sendo assim, um verdadeiro nicho de replicação do HIV. O aumento do nível de LPS, grande indutor do processo inflamatório que se liga preferencialmente aos macrófagos através da interação com CD4 e receptores toll-like, produzem ampla secreção de citocinas pró-inflamatórias, aumentando a difusão de LPS para a submucosa e consequente manutenção do processo inflamatório local, com intensa concentração de linfócitos CD4, o que permite a replicação viral do HIV.

Em razão da alta concentração do HIV, observa-se abundante morte celular de linfócitos T CD4, tanto naïves como células de memória precocemente; na verdade, cerca de 2 semanas após a infecção, uma grande fração de linfócitos T CD4 pode estar destruída. A alteração do GALT se reflete também na mucosa, com perdas das células da mucosa e alteração da constituição das criptas de absorção. Os pacientes com aids avançada apresentam quadros diarreicos por má-absorção e, consequentemente, menor concentração terapêutica das drogas antirretrovirais e outros medicamentos.

A infecção pelo vírus HIV gera um processo inflamatório sistêmico, resultando em uma velhice precoce destes pacientes. Além de várias características deste envelhecimento, destacam-se as alterações que ocorrem no tecido tímico. Este tecido vai sendo substituído por tecido conjuntivo e tecido gorduroso e, com a diminuição das células epiteliais não linfoides, ocorre também queda na produção dos hormônios tímicos, responsáveis pelo processo de diferenciação e de maturação dos linfócitos T. Apesar deste órgão perder sua importância para os órgãos linfoides secundários com o passar da idade, ele ainda se mantém como um santuário de formação dos linfócitos T, mesmo na vida senil. Os pacientes com aids avançada alcançam uma diminuição consistente da contagem de CD4, não somente na perda dos linfócitos T, mas também na sua produção.

Com as alterações estruturais e funcionais dos órgãos linfoides, a reconstituição imune, após a introdução tardia dos antirretrovirais, fica dificultada.

À medida que a doença progride, os órgãos linfoides originalmente aumentados atrofiam-se pela destruição das FCD e consequente liberação na circulação das partículas de HIV capturadas. É cada vez mais certo que a replicação do vírus HIV é dependente da ativação da célula do hospedeiro. As CAA apresentarão o antígeno aos linfócitos T CD4+ infectados – elas que atuam estimulando sua ativação. ocasionando a expressão da proteína viral e a replicação viral, como visto anteriormente.

COMPROMETIMENTO DOS SUBGRUPOS DE LINFÓCITOS CD4

Há pelo menos seis subgrupos conhecidos atualmente de linfócitos T CD4, incluindo Treg e cinco subgrupos de T helper, TH1, TH1*, TH2, T17 e TFH, sendo que cada um deles demonstrou uma forma de luta específica às infecções. Por exemplo, dos mais novos subgrupos descritos, o TH1* compartilha receptores de citocinas e fatores transcricionais com ambos os subgrupos TH1 e TH17, sendo TH1* produtor de INF-γ em resposta à infecção por micobactérias, em que TH1 produz INF-γ em resposta às infecções virais.

O HIV não parece infectar diferentes subgrupos de CD4 igualmente. Linfócitos TH17 e TFH parecem ser mais permissíveis à infecção pelo HIV que outras células CD4. Durante a fase aguda, o HIV preferencialmente possui como alvo TH17 e TFH, resultando em uma considerável diminuição dos linfócitos TH17. De maneira oposta, o número de linfócitos TFH aumenta em proporção com a hiperplasia folicular. Outras anormalidades observadas nos pacientes infectados pelo vírus HIV incluem a hiperativação de linfócitos T CD8, a expansão da população de linfócitos Treg, a hiperativação de linfócitos B, o comprometimento da função dos linfócitos B de memória, a incapacidade de resposta anticórpica a vacinas, a diminuição do número de células dendríticas mieloides (CDM) e plasmocitoides, células NK e receptores invariantes de células T CD1, restrita aos linfócitos T.

Nos pacientes em tratamento com esquema HAART (antirretrovirais de alta potência), alguns deles não adquirem total reconstituição do seu sistema imunológico, particularmente nos casos de persistência da viremia pelo HIV, transmissão precoce e iniciação tardia dos antirretrovirais.

ALTERAÇÃO DA SÍNTESE DE CITOCINAS

Durante a progressão da infecção causada pelo HIV, até atingir o quadro típico de aids, os pacientes apresentarão queda progressiva da função e do número de células T CD4, acompanhada de hipergamaglobulinemia. É proposto que, após a infecção pelo HIV, os linfócitos dos pacientes que evoluem para aids apresentam produção menor de interleucina 2 (IL-2) e interferon-gama (INF-γ) em resposta ao antígeno, com subsequente aumento de produção de IL-4 e IL-10.

O predomínio dos linfócitos Treg sobre os outros subgrupos de linfócitos CD4 na fase crônica da infecção contribuem para a imunossupressão com a secreção de IL10 e TGF-β. Estas células marcam a sua peculiaridade por serem hiporresponsivas aos antígenos, quando comparadas com outras células CD4, além da sua limitação de ativação celular e a expressão das proteínas virais com menor probabilidade de serem alvo da ação dos linfócitos CD8 citotóxicos.

A combinação desses achados sugere que o desequilíbrio da rede de citocinas poderia ser responsável pelo menos por uma parte das alterações imunológicas que levam à aids. Pacientes que progridem do estágio assintomático para a doença sintomática apresentariam resposta imune alterada secretando, predominantemente, citocinas do tipo Th2 (embora alguns pesquisadores acreditem que a mudança observada seja das células do tipo Th0).

As análises dos clones das células T dos pacientes com HIV, antes e depois da soroconversão, revelaram queda da proporção das células do tipo Th1 após a soroconversão associada com o aumento das células do tipo Th2/Th0. Aumento relativo da frequência das células do tipo Th2/Th0, com consequente redução da proporção das células do tipo Th1, também foi observado em indivíduos infectados com o vírus HIV quando comparados com controles não infectados. Além disso, a adição de IL-12, tanto quanto de anticorpos anti-IL-4 ou anti-IL-10, restaurou a função das células TCD4 em culturas de PBMC de indivíduos infectados pelo HIV. Esses dados analisados em conjunto sugerem que as células do tipo Th1 podem desempenhar função protetora contra a infecção pelo HIV.

Aponta-se que as células do tipo Th2 podem ser diferenciadas das células do tipo Th1, em razão da maior expressão de CD30, um marcador da superfície celular expressado por um subgrupo de linfócitos, tanto no sangue periférico como nos órgãos linfoides. O CD30 é conhecido por ser liberado da superfície celular, embora a função da molécula solúvel ainda não seja conhecida. Surpreendentemente, a rápida progressão para aids é correlacionada com altos níveis de CD30 solúvel circulante, e alguns autores também têm relacionado a presença de CD30 solúvel no ambiente encefálico ao desenvolvimento de demência no portador da infecção pelo vírus HIV.

Do ponto de vista molecular, a ativação das células T e a síntese de citocinas dependem da interação de fatores ligados ao DNA com as regiões promotoras/acentuadoras de genes específicos. Após a recepção dos sinais extrínsecos próprios de ativação, o fator nuclear das células ativadas (NF-AT) será produzido e ligado ao elemento produtor do gene *IL-2*, resultando na expressão aumentada dessa citocina.

O NF-AT responsável pela indução do IL-4 difere do responsável pela indução do IL-2 pela falta do componente AP-1, proteína dimérica que circula no núcleo seguindo a ativação do linfócito e liga-se a uma sequência específica de genes similar ao promotor de IL-2 e a região terminal longa repetida do HIV (LTR). Consequentemente, a expressão do AP-1 seguindo a ativação das células infectadas do tipo Th1 pode causar o aumento da expressão do HIV-1 (Figura 10.3.1). Essa desordem pode levar a células do tipo Th1 mais suscetíveis a morte induzida pela presença do HIV.

Além disso, vários produtos do gene do HIV, como o gp41 e o Nef, alteram a função normal das enzimas envolvidas na indução do AP-1, mais precisamente da proteína cinase C (PKC), e das enzimas da família da proteína ativada mitogênica (MAP/MAAP/MAAAP). A interação entre os produtos dos genes virais e as proteínas sinalizadoras envolvidas no mecanismo de ativação das células T pode explicar em parte a desordem da resposta imunológica que parece afetar predominantemente as células do tipo Th1 (Figura 10.3.1).

Os produtos dos genes *nef, tat* e *vpu* são capazes de inibir a expressão das moléculas HLA da classe I pelas células infectadas, necessário para o reconhecimentos pelos linfócitos T CD8 citotóxico, embora não haja consenso entre os pesquisadores de que este mecanismo, no qual o vírus HIV evita o controle imunológico, seja predominante. A relação da molécula do envelope GP120 do vírus HIV sobre a expressão da molécula CD4 durante a cooperação celular entre a CAA e o linfócito TH tem levado alguns autores a postularem o comprometimento da habilidade de linfócitos CD4 de interagirem apropriadamente com moléculas HLA classe II. Além disso, a ligação da GP120 ao CD4 intracelular recém-sintetizadas pode interferir no processamento normal de proteínas no retículo endoplasmático e bloquear a expressão do CD4 na superfície celular, tornando as células incapazes de responder à estimulação antigênica. A importância relativa desses mecanismos indiretos de depleção das células T CD4 em pacientes infectados pelo HIV é incerto e controverso. A correlação entre a progressão da doença e a subsequente perda da função imune Th1-específica pode ser exemplificada pelos tipos de infecção que os pacientes apresentarão em ordem sequencial. A maioria das infecções oportunistas é do tipo intracelular, para as quais as células Th1 e suas citocinas são a barreira de defesa mais importante. Por exemplo, a secreção de citocina Th1 (mas não Th2), em resposta aos antígenos do toxoplasma, estaria prejudicada nos linfócitos dos pacientes coinfectados com HIV e *Toxoplasma gondii*. Secreção diminuída de citocinas ativadoras de macrófagos (IFN-γ), associada com a diminuição da capacidade dos macrófagos infectados pelo HIV para fagocitar o *T. gondii*, é responsável pela reativação da doença em pacientes com aids.

Portanto, estratégias que restaurem o equilíbrio Th1/Th2 podem ser abordagens imunoterapêuticas úteis para prevenir o desenvolvimento e tratar a aids e as infecções oportunistas subsequentes – além de poder servir para orientar a escolha dos adjuvantes utilizados no desenvolvimento da vacina contra a aids.

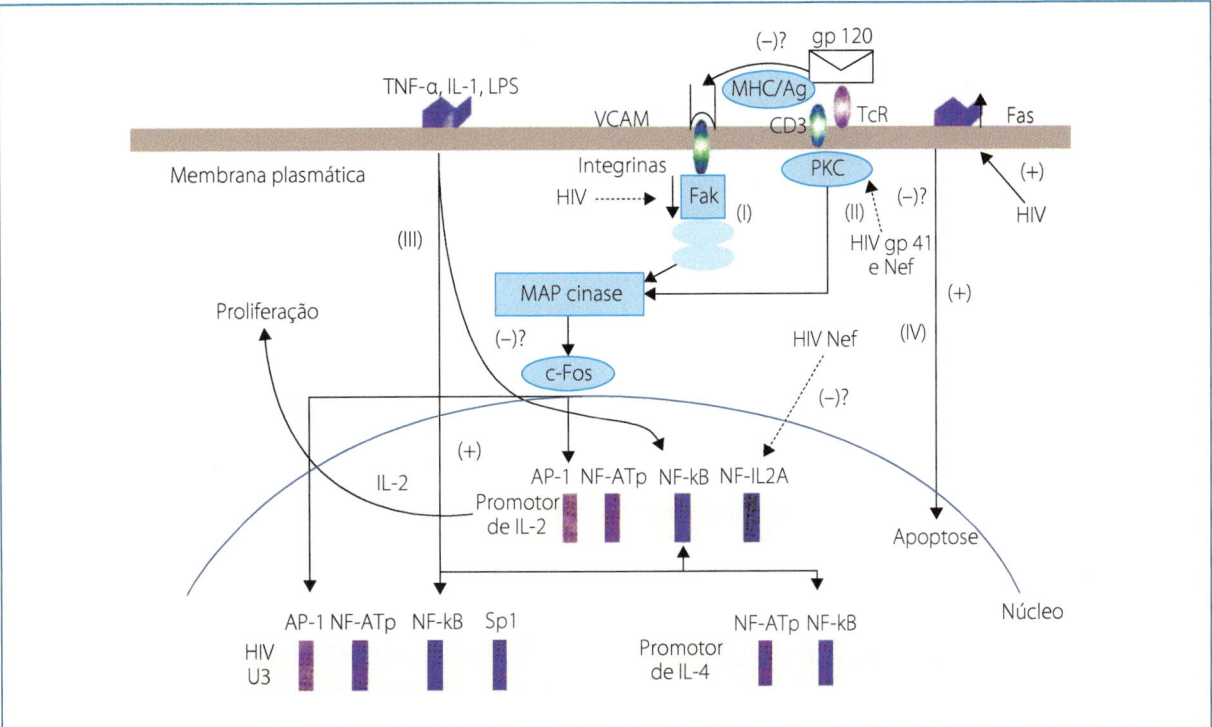

FIGURA 10.3.1 Mecanismo putativo da imunopatogênese do HIV: os produtos do gene do HIV interagem com muitos genes e produtos de genes humanos. As interações conhecidas que causam patologias celulares estão assinaladas (I a V). Outros fatores putativos na imunopatogênese do HIV também são mostrados (aumento da expressão do FAS, interações da integrina e efeito do receptor TNF-α, IL-1 e LPS na morte celular).

Entretanto, alguns pesquisadores sugerem que a mudança do perfil de Th1 para Th2/Th0 não ocorre na aids. É importante mencionar que os trabalhos que apresentam esses resultados foram feitos a partir de células não estimuladas e que, embora esses resultados *ex vivo* devam ser considerados, o que acontece com o paciente provavelmente ocorre sob o estímulo da própria infecção pelo HIV e das infecções concomitantes.

Dois pontos precisam ser esclarecidos se, de fato, as células Th1 forem preferencialmente mortas pelo vírus HIV: a polêmica desencadeada por Sergio Romagnani a respeito de o HIV infectar preferencialmente as células Th1; e o fato de que, embora as células Th1 possam ser mortas seletivamente, no final, todos os linfócitos CD4+ são mortos.

É possível que existam dois caminhos para matar as células CD4+: um envolvendo apoptose das células do tipo Th1 mais suscetíveis; e outro com morte em decorrência da infecção das células do tipo Th2 remanescentes. Demonstra-se que a sobrevida das células do tipo Th2 é altamente favorecida *in vivo* pela presença das células do tipo Th1. Pode-se, portanto, supor que a morte das células do tipo Th1 afeta a habilidade de sobrevivência das células Th2, embora não se saiba por qual mecanismo.

A função de células CD8+ com atividade citotóxica e especificidade para o HIV é cada vez mais exaltada como fundamental para o retardo na progressão para aids e como um marcador positivo de resposta aos antirretrovirais. A infecção pelo HIV de linfócitos T CD4+ ocasiona a destruição dessas células, pela falta de auxílio para manutenção da resposta imune e por um mecanismo ativo via indução de apoptose.

As habilidades supressivas dos linfócitos Treg podem diminuir a ativação e a inflamação associada com a infecção crônica do HIV e, desse modo, limitar novas células-alvo para o vírus. Em contrapartida, eles podem evitar o *clearence* das células infectadas pelo HIV por inibição da atividade dos linfócitos CD8 citotóxicos, especialmente no contexto de estratégias terapêuticas no aumento da imunidade específica ao HIV.

As células dendríticas plasmocitárias são responsáveis pelo controle de infecções virais decorrentes da síntese e da secreção de interferon-α. Durante a infecção pelo vírus HIV, essas células diminuem a produção dessa citocina, e também diminui a quantidade dessas células em circulação, motivo este ainda desconhecido; porém, várias probabilidades são aventadas para essa redução, como a ação direta da infecção pelo HIV e apoptose ou por redistribuição no tecido linfoide.

APOPTOSE

Processo fisiológico utilizado pelo organismo para controlar o ciclo de vida da maioria das populações celulares. A morte celular programada por apoptose ocorre após determinada série de eventos ativar genes específicos. É caracterizada pela condensação da cromatina, fragmentação do DNA em um padrão específico de 200 pares de base e ruptura da membrana celular.

A apoptose é a forma preferida de morte no timo, utilizada pelo sistema imunológico como parte do processo seletivo. Células T maduras são mais resistentes ao sinal de morte pela ativação do receptor das células T (TCR). Entretanto, a infecção pelo HIV ou a interação entre CD4 e gp120 (com ou sem formação de complexos antígeno-anticorpo) diminui o limiar da apoptose induzida por antígenos em células T maduras.

A interação entre gp120 do HIV e CD4 interrompe a atividade de ligação do NF-AT e da proteína NF-kB, reduzindo a proliferação e a produção de citocinas, e é relacionada com a queda da liberação de Ca^{2+} induzida pelo TCR e a ativação do PKC. Em razão da diminuição do limiar necessário para a morte celular induzida pelo TCR, a resposta ao antígeno fica seriamente comprometida porque as células T de memória transformam-se em alvos particularmente suscetíveis a apoptose em indivíduos infectados pelo HIV. Além disso, o gp120 pode, por si só, induzir esse efeito em células não infectadas pelo HIV (Figura 10.3.1).

No entanto, vários estudos mostram resultados conflitantes a respeito da relação entre a progressão da doença e a intensidade de morte celular programada de linfócitos. A apoptose induzida pela infecção com o HIV acontece especificamente em células infectadas, uma vez que, sobre a ingerência do LTR do vírus, o gene *Bax* é ativado e, na presença de Tat, leva à morte celular.

É importante lembrar que as diferentes classes de células T podem ser mortas seletivamente por apoptose induzida por antígeno; que citocinas Th1 foram capazes de suprimir a apoptose em células T de indivíduos infectados pelo HIV; e que clones de Th1 mostraram-se 10 vezes mais sensíveis à morte induzida por TCR que clones Th2/Th0 após exposição ao HIV.

Os níveis do receptor solúvel TNF (sTNFr) e do antagonista do receptor IL-1 (IL-1ra) são elevados em pacientes com aids (grupos III e IV, de acordo com a classificação de aids do Centers for Disease Control – CDC), o que pode contribuir para o aumento da apoptose, em decorrência do bloqueio das citocinas que têm habilidade de resgatar células da morte programada.

Sabe-se que a molécula *TNF-related apoptosis-inducing ligand* (TRAIL) participa ativamente na morte de células T CD4+ em pacientes infectados pelo HIV. Foi demonstrado que TRAIL está aumentada no sangue de pacientes com HIV, comparados com controle, mas que a terapia apropriada diminui os níveis desta molécula àqueles próximos dos controles.

A exposição ao HIV, esteja ele na sua forma infectante ou não, induz a produção de TRAIL por monócitos e por algumas células dendríticas, sugerindo mais um mecanismo de patogênese do HIV, desta feita localizado na sinapse imunológica. Aqui cabe lembrar que esta pode também estar envolvida na infecção de células virgens por células infectadas, pela formação do que se convencionou chamar de sinapse viral.

A ativação bem-sucedida das células T CD4+ ocorre após a liberação de dois sinais: a interação entre o TCR e o complexo principal de histocompatibilidade – MHC/antígeno combinado com a interação entre CD4 e a região da molécula de classe II MHC: e a variedade de moléculas coestimulantes, isoladas ou combinadas entre si ou com citocinas. Uma dessas moléculas é a B7, uma família de receptores de superfície que se liga ao CD28 na superfície dos linfócitos T.

O estímulo de anti-CD28 previne a apoptose de linfócitos de indivíduos infectados pelo HIV e protege as células T contra a infecção pelo HIV. Outras moléculas associadas com sinais coestimulantes e o *homing* de linfócitos T ativados são a ICAM e a VCAM, duas moléculas de adesão da mesma família. Foram encontrados níveis circulatórios desproporcionalmente elevados dessas duas moléculas na infecção pelo HIV-1.

De maneira oposta à forma da molécula que se liga à membrana, a forma solúvel não libera o sinal secundário necessário para a ativação das células T e do *homing* e pode até mesmo competir com a forma que se liga à membrana pelo mesmo receptor na superfície dos linfócitos. Além disso, demonstra-se que o estímulo das moléculas CD2 pode abolir a apoptose das células T induzida por gp120.

Como discutido, falhas na liberação de um segundo sinal adequado podem contribuir para a morte celular induzida por ativação na infecção pelo HIV. Podem também ser um alvo importante na imunoterapia, uma vez que mesmo a morte das células T independentes do antígeno, na infecção pelo HIV, pode ser prevenida pelo correto sinal de recuperação. Nunca é demais ressaltar que a infecção pelo HIV induz a várias mudanças na expressão da adesão e nas moléculas coestimuladoras nos monócitos e células dendríticas. Além disso, sinais mensageiros secundários parecem estar bloqueados pelo menos na cascata envolvida na ativação mediada pelo CD29, mesmo com a expressão do receptor normal.

Nas células infectadas pelo HIV, ocorre frequentemente aumento sustentado do Ca^{2+} intracelular na ausência da ativação concomitante do PKC, após estímulos antigênicos ou miogênicos, causando apoptose. A exposição ao HIV, ou a subunidade gp41 do envelope glicoproteico, inibe a resposta normal do PKC a ativação do linfócito e estimulação da integrina. O desequilíbrio gerado pelas desordens causadas pelo HIV ou pelos produtos de seu gene pode também aumentar a apoptose indiretamente.

A infecção não citopática (abortiva) do HIV ativa a via do inflamassoma e desencadeia uma forma de morte celular, chamada piroptose. Durante esse processo, as citocinas inflamatórias e os conteúdos celulares são liberados, resultando em recrutamento de novas células e aumento do número de células que podem ser infectadas. Essa forma de morte celular pode desempenhar um papel importante não só na destruição das células infectadas, mas também na propagação da infecção.

ALTERAÇÃO DA REGULAÇÃO DOS GENES DO HOSPEDEIRO POR PRODUTOS DOS GENES DO HIV

Muitos genes virais interagem com componentes do genoma celular do hospedeiro, especificamente alguns envolvidos no processo de transcrição (Figura 10.3.1). O *Nef* inibe a indução da atividade ligada ao DNA do NF-kB pelas células T mitogênicas, a transcrição do gene *IL-2* mediada pelo TCR e a captação do AP-1. O *Nef* interage com muitas outras proteínas celulares do hospedeiro, incluindo CD4, p56[lck], p53 e p44[mapk] (uma enzima da família da cinase MAP).

A interação do produto do gene *Nef* com o promotor para CD4 causa diminuição da expressão dessa molécula. Em adição, o gene também interfere com a via de ativação celular coordenada pelo NF-kB, por mecanismos que ainda não estão totalmente esclarecidos. Além desse, Vpu (Viroporina) e Env também participam no aumento de catabolismo da molécula de CD4 e da diminuição de sua produção por linfócitos T, contribuindo para a menor expressão desta molécula observada em pacientes infectados pelo HIV.

Recentemente, Casartelli et al. observaram 182 variantes de *Nef* em crianças com diversos perfis de resposta ao HIV, demonstrando que existe uma nos indivíduos não progressores com mais mutações deste gene. Além disso, a região U3 do HIV-1 LTR codifica potenciais sítios de ligação de fatores de transcrição celular do hospedeiro, como o NF-AT.

Trabalhos publicados recentemente sugerem que tanto o *Nef* como a região *U3* podem desempenhar importante papel no controle da progressão da doença, uma vez que a retirada específica desses genes é associada com progressão clínica mais lenta da infecção.

Outro gene do HIV que interfere com a função normal das células T é o *Tat* (fator de transativação) que interfere com a transcrição do gene e a expressão da superfície do complexo TCR/CD3, consequentemente inibindo a proliferação das células T. A expressão do *Tat* também é relacionada à queda da expressão do CD28 e ao aumento da síntese e adesividade de integrinas aos monócitos. Além disso, induz a síntese e a secreção de fator de crescimento transformador beta (TGF-β), IL-6 e IL-10 e pode induzir a apoptose diretamente em linfócitos cultivados não infectados.

Recentemente, outro gene importante do HIV demonstrou funções patogênicas, o da proteína regulatória assessória – *Vpr*, fundamental para a infecção de células do sistema nervoso central, além de atuar na neuropatogênese da infecção pelo HIV, causando senilidade precoce nas células infectadas.

A proteína Tat também está associada à neuropatologia causada pelo HIV, pela estimulação de células da micróglia a produzirem moléculas pró-inflamatórias e radicais livres que são neurotóxicos, além de interferir com as vias de controle de monofosfato cíclico de adenosina (AMPc), a expressão de canais iônicos e o balanço intracelular de cálcio, conforme visto.

ALTERAÇÃO DA FUNÇÃO DAS CÉLULAS APRESENTADORAS DE ANTÍGENO (CAA) E DO CICLO CELULAR

CAA (monócitos, macrófagos, células dendríticas) e possivelmente algumas células endoteliais desempenham papel importante na infecção pelo HIV e na imunopatogênese da aids. Além do papel óbvio de transmissão do vírus para células não infectadas, as CAA têm outra função importante no início da aids. É cada vez mais certo que a replicação do vírus HIV é dependente da ativação da célula do hospedeiro. As CAA apresentarão o antígeno aos linfócitos T CD4+ infectados – elas que atuam estimulando sua ativação, ocasionando a expressão da proteína viral e a replicação viral, como visto.

A permanência do vírus HIV no hospedeiro se faz não somente pela incorporação do provírus no cromossomo das células de memória, mas também por verdadeiros reservatórios, onde há impedimento de uma ação efetiva tanto da resposta imune quanto da penetração dos antirretrovirais. A principal fonte de manutenção do vírus HIV é o sistema fagocítico mononuclear amplamente distribuído no nosso organismo que expressam nas suas superfícies CD4 e receptores de quimiocinas CCR5 (este predominante) e CXCR4. Desse modo, o vírus se replica cronicamente nessas células de vida longa e se mantém, por exemplo, nas células da microglia no sistema nervoso central, nas células de Kupffer no fígado, nas células do mesângio no rim etc. É decorrente desse fato que os pacientes portadores do vírus HIV podem, durante a evolução da doença, possuir alterações das funções desses órgãos, como demência, hepatites e insuficiência renal, respectivamente, e os atuais ARVs não são capazes de atingir essas células, sendo um desafio para a irradicação do HIV. Os monócitos circulantes são raros de serem encontrados infectados.

Uma das principais fontes do vírus HIV, além do sangue, é o líquor, demonstrando de forma categórica a intensa replicação que ocorre nas células do sistema nervoso central.

Além disso, outros nichos importantes de replicação do vírus HIV estão presentes nos pacientes portadores deste vírus. A próstata é um exemplo importante, mantendo altas concentrações do vírus HIV no sêmen do homem, motivo pelo qual a relação sexual, e principalmente do homem para a mulher, é a principal forma de transmissão dessa infecção viral. No homem, o prepúcio apresenta macrófagos, linfócitos CD4 e CD8 e células dendríticas que permitem a infecção pelo vírus HIV e, por isso, uma das maneiras de diminuição de risco para esta síndrome é a circuncisão.

RECEPTORES DE QUIMIOCINAS E MOLÉCULAS DE ADESÃO

Recentemente, uma nova família de correceptores de fusão para o HIV foi identificada. São receptores das famílias CC e CXC de quimiocinas (LESTR/Fusin, CCR5, os receptores RANTES, MIP-1α e MIP-1β, CCR3, o receptor para eotaxina e CCR2b). O tipo de correceptor utilizado pelo vírus é determinado pelas características do seu envelope glicoproteico. Mutações do código dos genes de alguns correceptores de fusão do HIV-1, ou seja, CCR5 e CCR2, geram correceptores não funcionais (embora continuem a funcionar como receptores de quimiocinas) aparentemente conferindo resistência à infecção pelo HIV-1 nos indivíduos que carregam alelos mutantes.

Um evento importante na infecção pelo HIV e subsequente morte das células CD4+ é a formação de sincício. Vários estudos correlacionam a habilidade do paciente em induzir a formação de sincício *in vitro* com queda mais rápida da taxa de células T CD4+, carga viral aumentada e rápida progressão da doença. A formação de sincício inicia-se pela fusão das membranas de uma célula infectada com uma não infectada, seguida da formação de células multinucleadas por meio de um mecanismo dependente da função das glicoproteínas IFA-1 e ICAM-1 derivadas do hospedeiro e incorporadas ao envelope do HIV-1. Finalmente, a importância das moléculas de adesão solúveis já foi discutida no item da apoptose.

ANTICORPOS, REDE IDIOTÍPICA E DESEQUILÍBRIO AUTOIMUNE DE MHC E SUBSTÂNCIA P

Foram revisados alguns dos mais populares e bem documentados mecanismos da imunopatogênese do HIV.

Durante a fase inicial da infecção pelo vírus HIV, já nos primeiros dias, surgem anticorpos não neutralizantes, com capacidade de ligação com as proteínas do envelope viral, que permitem a evasão do vírus à resposta anticórpica. Com o passar do tempo, anticorpos neutralizantes vão surgindo de acordo com o processo mutagênico do vírus HIV, como escape do vírus à ação do anticorpo. Entretanto, os poucos anticorpos amplamente neutralizantes que têm sido identificados e isolados recebem uma atenção importante, em decorrência do fato de que eles poderão auxiliar na melhora da resposta vacinal.

Outras respostas celulares, tais como citotoxicidade mediada por células dependente de anticorpo, têm também associação com o controle viral em vários estudos, embora a contribuição dessa citotoxicidade na infecção pelo HIV é muito menos estudada quando comparados com a resposta dos linfócitos CD8 citotóxicos.

Alguns pesquisadores sugerem, entretanto, que a resposta imunológica, por si só, pode desempenhar um papel crítico no desenvolvimento da imunodeficiência e progressão para aids e óbito e que a tolerância ao HIV pode realmente ser um fator de sobrevivência. Eles argumentam que o anticorpo contra o envelope do vírus pode favorecer a infecção, em vez de retardá-la, e que os anticorpos anti-anti-D4 têm efeito similar.

Os Antígenos Leucocitários Humanos (HLA) estão associados com o controle da infecção na ausência de terapia, entre os alelos, o HLA B* 5701 em particular. Tais antígenos têm emergido como a mais significante variante genética do hospedeiro no controle da infecção viral. No geral, essas diferenças genéticas são de conhecimento para contribuir aproximadamente entre 10 e 15% das variações na resposta clínica.

A teoria da rede sugere que a regulação imune é mantida no organismo pelo reconhecimento de múltiplos idiotipos em todas as moléculas imunes. Alguns autores sugerem que a autoimunidade, ou o reconhecimento idiotípico das células T CD4+ não infectadas, desencadeada por antígenos de origem viral resulta na destruição das células T.

Nessa mesma linha de raciocínio, acredita-se que algum grau de autodestruição das células T CD4+ ocorre na aids, e que esta destruição é mediada por um processo autoimune. Autores sugerem que o mimetismo do MHC pode ser importante no desenvolvimento da aids. Segundo eles, proteínas virais livres e a indução das células imunorreguladoras podem causar a falência do equilíbrio entre as moléculas que mimetizam as moléculas MHC de Classes I e II. Ainda conforme os autores, um dos marcadores desse desequilíbrio autoimune é a presença de anticorpos anti-Fab, na aloimunização, na autoimunidade e no câncer associado a fenômenos autoimunes, que podem ter importante papel na queda da contagem de células CD4+ e no desenvolvimento de imunodeficiência.

A importância das interações neuroendocrinoimunes na patogênese da aids também é publicada. Embora nenhuma associação entre ACTH ou glicocorticosteroides e *status* da doença tenha sido encontrada, dois grupos descreveram a associação entre substância P e infectividade do HIV e replicação.

A substância neuropeptídio P (SP) é conhecida por aumentar certas respostas mediadas por células em modelos animais e indivíduos saudáveis. Estudos independentes mostram que, diferente do seu efeito imunoestimulador em indivíduos saudáveis, a SP induz a queda da resposta a mitógenos em pacientes com aids. Além do mais, a adição de SP resultou em expressão aumentada do HIV-1 em macrófagos *in vitro*. Como o diagnóstico de aids tem efeito psicológico grave e a liberação de neuropeptídios, como a SP, é associada a circunstâncias estressantes, é lícito supor que a elevação da SP em virtude do estresse pode auxiliar na multiplicação dos vírus.

RELAÇÃO DE INFECÇÕES OPORTUNISTAS NA PATOGÊNESE DA INFECÇÃO PELO HIV

A mais comum infecção fúngica em crianças infectadas pelo vírus HIV é causada pela *Candida albicans*. Estudos têm demonstrado que a imunidade de linfócitos TH17 são essenciais para o controle desse fungo nas barreiras da mucosa e da pele. Nos indivíduos infectados pelo vírus HIV, há uma preferencial perda desses linfócitos por serem altamente permissíveis ao vírus; desse modo, a massiva perda dos linfócitos TH17 durante a fase aguda da infecção pelo HIV pode demonstrar a alta prevalência de candidíase mucocutânea nestes pacientes em estágios iniciais da doença pelo HIV.

Indivíduos HIV positivos com contagem de CD4 < 200 células/mm³ são suscetíveis à infecção pulmonar pelo *micobacterium tuberculosis*, sugerindo que mecanismos subliminares estão trabalhando para a patogênese da tuberculose nesses indivíduos. No avanço da doença aids, pacientes também são suscetíveis a micobactérias menos virulentas, tais como BCG e micobactérias atípicas, quando a contagem de população de CD4 cai abaixo de 100 células/mm³. A análise comparativa de pacientes imunodeficientes não HIV têm demonstrado o comprometimento na imunidade por INF-γ em virtude dos defeitos nas células linfoides e mieloides, interferindo nos seus desenvolvimentos e suas funções. É provável que o comprometimento da imunidade por INF-γ, talvez pelo declínio de LTH1*, favoreça a tuberculose pulmonar durante o curso da infecção pelo vírus HIV, e quanto maior o declínio dessa célula, maior a probabilidade de infecções pelo BCG e micobactérias atípicas.

Os linfócitos TFH são a célula-chave indutora da diferenciação de linfócitos B e a mudança de classe de anticorpos no centro germinativo dos folículos linfoides através da produção de IL21, IL4, CD40L e ICOS. Estas células são altamente permissíveis ao HIV quando comparadas aos linfócitos CD4, e elas servem como o maior sítio de replicação viral. A diminuição no número funcional de linfócitos TH17 nos pacientes HIV pode ocasionar pobre resposta anticórpica às vacinas e suscetibilidade a pneumonias pneumocócicas recorrentes.

Recentes estudos têm demonstrado que ambas as células T CD4 e CD8 de memória tecidual (LTRM) são críticas para o controle de infecções pelos herpes-vírus (HSV) *in situ*. Essas células são um subgrupo de células T que migram para os tecidos, onde eles podem permanecer por anos. Esses linfócitos funcionam como a primeira linha de resposta para infecções recorrentes através da produção de citocinas ou por ação citotóxica direta sobre as células infectadas. Os LTRM podem produzir INF-γ ou IL-17, dependendo do estímulo infeccioso, capacitando-os, assim, a combater diferentes tipos de infecção. Defeitos na migração ou sobrevida dessas células podem resultar em suscetibilidade cutânea para infecção pelo HSV. Os pacientes HIV apresentam infecções cutâneas causadas por vários vírus, tais como HSV-1, HSV-2, VZV e HPV.

Na *Cryptosporidiose* em pacientes infectados pelo vírus HIV, há deficiência com CD40, CD40L, IL21 e IL21R, implicando deficiência na via de células específicas para esses protozoários. Parece provável que a expressão de CD40L e de IL21 nas LTFH interagem com células dendríticas ou macrófagos, ambos expressando CD40 e IL21R, especialmente no tecido linfoide associado ao GALT, sítio de infecção pelo *Cryptosporidium*. A perda da sinalização de IL21 poderia, desse modo, também afetar a função de barreira da mucosa intestinal diretamente. Pacientes infectados pelo vírus HIV têm demonstrado possuir baixos níveis e disfunção de células TFH produtoras de IL21, em conjunto com a drástica perda de linfócitos CD4 no GALT.

Outra doença definidora de aids, a pneumocistose, apresenta como a *Cryptosporidiose* deficiência na interação CD40L-CD40 e IL21 e IL21R.

NOTAS DE CONCLUSÃO

A pesquisa em HIV e aids tem evoluído rapidamente com progressos importantes. O entendimento das bases moleculares da patogênese da infecção pelo HIV permitiu a criação de novas drogas e da combinação de agentes para o controle da evolução da doença. Novos fatores, como os inibidores da ação de Tat e Vpr, os bloqueadores de receptores de quimiocinas e citocinas recombinantes, e os estabilizadores das telomerases, são testados com base nesses avanços; além de outros não discutidos, como a depleção de glutationa, e que podem contribuir para os efeitos deletérios da infecção pelo HIV no sistema imune e em outros sistemas do corpo humano. É importante manter-se atualizado nesta área, com revisões constantes da literatura.

BIBLIOGRAFIA SUGERIDA

Casartelli N et al. Structural defects and variations in the HIV-1 nef gene from rapid, slow and non-progressor children. Aids. 2003;17:1291-1301.

Cohen MS et al. Acute HIV-1. Infection. N. Engl J Med. 2011;364;1943-54.

Deeks SG et al. HIV. 2015 oct;1(art.15035). Disponível em: infection. www.nature.com/nrdp.

Dybul M, Connors M, Fauci AS. The immunology of human immunodeficiency virus infection. In: Mandell GL, Bennett JE, Dolin R (ed.). Principles and practice of infectious diseases. Philadelphia: Elsevier, 2005. Chapter 116, p.1527-1546.

Herbeuval JP et al. TNF-related apoptosis-inducing ligand (TRAIL) in HIV-1-infected patients and its in vitro production by antigen-presenting cells. Blood. 2005;105(6):2458-64.

McCoubrie JE, Kendrick TS, Minchin RF. HIV LTR-dependent expression of Bax selectively induces apoptosis in Tat-positive cells. Biochem Biophys Res Commun. 2004;325(4):1459-64.

Moir S et al. The Immunology of Human Immunodeficiency Virus Infection. In: Mandell GL, Bennett JE, Dolin R (ed.). Principles and practice of infectious diseases. Philadelphia: Elsevier; 2010. Chap. 120, p.1687-1703.

Piguet V, Sattentau Q. Dangerous liaisons at the virological synapse. J Clin Invest. 2004;114(5): 605-610.

Pomerantz RJ. Effects of HIV-1 Vpr on neuroinvasion and neuropathogenesis. DNA Cell Biol. 2004 Apr;23(4):227-38.

Prete GD et al. CD30, Th2 cytokines and HIV infection: a complex and fascinating link. Immunol Today. 1995;16:76-8.

Rizzo LV et al. Regulation of the interaction between Th1 and Th2 cell clones to provide help for antibody production in vivo. Eur J Immunol. 1995;25:708-716.

Rizzo LV. Imunopatogênese da Infecção pelo HIV e aids. In: Veronesi R, Focaccia R, Lomar AV (ed.). Retroviroses humanas: HIV/aids. Rio de Janeiro: Atheneu; 1999. Cap. 3, p. 17-25.

Rocco J et al. Regulatory T cell: the ultimate HIV reservoir? Jornal of Virus Erradication. 2018:4209-214.

Yin J, Chen MF, Finkel TH. Differential gene expression during HIV-1 infection analyzed by suppression subtractive hybridization. Aids. 2004;18(4):587-96.

Zhang Q et al. Pathogenesis of Infection in HIV – Infected Individuals: Insights from Primary Immunodeficiencies. Current Opinion in immunology. 2017;48:122-33.

10.4 HIV: história natural da infecção

Kleber Dias do Prado
*Roberto Muniz Júnior**
Adriana R. Marques
Henry Masur

INTRODUÇÃO

Dados da Organização Mundial da Saúde indicam que, em 2017, 36,9 milhões de pessoas viviam com a infecção pelo HIV em todo o mundo, com largo predomínio do continente africano, com mais de 25 milhões de infectados (cerca de 70% do total mundial). Em seguida, vinham o sudeste asiático, com 3,5 milhões e as Américas, com 3,4 milhões, ficando a Europa em quarto lugar, com 2,3 milhões de pessoas infectadas. No Brasil, dados oficiais de 2010 indicavam prevalência na população entre 15 e 49 anos de 0,5%, que é a mesma porcentagem reportada para todo o continente americano em 2017. Em ter-

_____
* Autor da revisão e atualização para esta edição.

mos de incidência da infecção pelo HIV, foram registrados 1,8 milhão de novos casos no mundo em 2017, com 0,25 casos novos por 1.000 pessoas não infectadas, o que representa redução de 18% em relação a 2010. No Brasil, esses números foram 48 mil e 0,24 casos por 1.000 pessoas não infectadas, respectivamente. Estima-se em 14 mil as mortes por HIV/aids no Brasil em 2017, com 940 mil mortes globalmente no mesmo ano (um decréscimo de 34% em relação a 2010), sendo 830 mil adultos e 110 mil crianças menores de 15 anos. Estima-se que do total de mais de 36 milhões de pessoas infectadas globalmente, 18,2 milhões sejam mulheres e 16,8 milhões homens, com 1,8 milhão de crianças abaixo dos 15 anos de idade.

O HIV é um vírus de RNA de fita simples, que, uma vez em seu hospedeiro, transcreve este material em DNA (transcrição reversa) que se integra ao núcleo celular de suas células-alvo. O HIV infecta linfócitos e macrófagos que têm em sua superfície o receptor CD4, mas pode infectar outras células, como as células dendríticas apresentadoras de antígenos. A infecção seletiva de linfócitos T CD4+, importantes organizadores da resposta imune adaptativa, é o marco fisiopatológico da doença.

A depleção de linfócitos T CD4+ resulta em desorganização da resposta imune e em aumento da suscetibilidade a processos infecciosos, principalmente por germes intracelulares (micobactérias, fungos e parasitas), bem como a processos neoplásicos (linfoma de células B, Sarcoma de Kaposi).

Tão importante quanto a síndrome da imunodeficiência adquirida (aids), decorrente de depleção linfocitária e, geralmente, reativação de infecções latentes (infecções oportunistas), é a doença causada pelo HIV, seja por ação direta, seja por deposição de imunocomplexos, pela ativação inflamatória e processos degenerativos, contribuindo com o aumento de doenças cardiovasculares, cerebrovasculares, renais, hepáticas, entre outras nessa população.

A evolução da doença em um indivíduo decorre de como o sistema imune interage com o vírus. Respostas exacerbadas podem se manifestar com doenças oportunistas, ainda na fase aguda, e progressão rápida para aids em poucos anos. Já uma resposta mais bem modulada pode manter a doença latente por muitos anos.

INFECÇÃO AGUDA

Grande parte das infecções agudas acontece pela via sexual (80% por exposição de mucosas). O coito anal receptivo é a forma com maior probabilidade de adquirir infecção, pois no canal anal há grande quantidade de células dendríticas e linfócitos. A interação mais provável acontece com as células dendríticas, por receptores de manose (C-Lectina) que interagem com gp120 (glicoproteína de superfície do HIV), iniciando o processo de entrada viral.

A via receptiva vaginal é a segunda forma mais frequente de transmissão. A transmissão para o parceiro ativo também é possível, porem depende de vários fatores, como intensidade do ato sexual, microlesões penianas, presença de lesão na mucosa vaginal ou anal decorrente de trauma da relação ou doença sexualmente transmissível (sífilis, por exemplo). Outras formas de transmissão, como sexo oral, transmissão vertical, aleitamento materno, uso de drogas injetáveis e he-

moderivados contaminados, figuram como formas menos frequentes de transmissão, porém não menos importantes. A carga viral plasmática é o determinante crítico da infecção. O risco de transmissão dobra com cada aumento de 1 log na viremia, o que corrobora a observação de que a maioria das transmissões ocorre principalmente durante a infecção aguda e estágios tardios na infecção, caracterizados por alta viremia. Outros fatores que afetam a probabilidade de infecção estão na Tabela 10.4.1.

TABELA 10.4.1 Fatores biológicos que afetam a transmissão sexual do HIV.

Fatores que aumentam o risco	Portador	Receptor
Carga viral	✓	Não aplicável
Outras DST	✓	✓
Não circuncisado	✓	Aumento do risco para recipiente
Menstruação	✓	✓
Sangramento durante coito	✓	✓
Trauma genital	✓	✓
Dispositivo intrauterino	–	✓
Medroxiprogesterona	–	✓
Vaginose bacteriana	–	✓
Fatores que diminuem o risco		
Homozigose CCR5 Delta32	–	✓
Contraceptivo de barreira	✓	✓

Fonte: Adaptada de Royce RA et al. Sexual transmission of HIV. *N Engl J Med.* 1997;336:1072-8.

Após 2 horas do contato do vírus com uma das mucosas relacionadas (anal, vaginal ou peniana), o HIV atravessa a barreira mucoepitelial protetora e pode entrar em contato com macrófagos teciduais, linfócitos e células dendríticas, carreando o vírus até o grupamento linfoide mais próximo (geralmente, um linfonodo mesentérico). Esse processo ocorre em até 24 horas após o contato e, como não houve integração do genoma viral com o DNA de uma célula hospedeira, ainda há chance de evitar a infecção.

Uma vez no linfonodo regional mais próximo, o vírus é apresentado ao linfócito T CD4+ virgem e entregue ao seu alvo sem ter sido reconhecido pelo sistema imune (mecanismo chamado de "cavalo de Troia"). Começa então a replicação viral no linfonodo, atingindo toda subpopulação de linfócitos T CD4+ presente. Essa é a chamada "fase eclipse", com duração aproximada de 7 a 21 dias, período no qual o RNA viral usualmente não pode ser detectado no plasma do paciente.

Com o tráfego celular (*cell traffic*), esses linfócitos carrearão o vírus pelas próximas 2 a 3 semanas a todas as partes do organismo, principalmente os linfócitos do tecido associado a mucosa (MALT) intestinal.

O MALT intestinal representa o maior grupamento linfoide de todo o organismo; tem a função de proteger o hospedeiro de translocações bacterianas intestinais, além de papel importante na regulação e tolerância do sistema imune. A replicação no MALT intestinal é intensa e resulta em depleção importante nessa subpopulação de linfócitos, além de permitir a translocação bacteriana do intestino para a corrente sanguínea. Os lipopolissacarídeos das bactérias Gram-negativas intestinais (*enterobacteriaceas*), uma vez na corrente sanguínea, funcionam como fortes iniciadores da resposta imune, aumentando a ativação de linfócitos circulantes e facilitando ainda mais a infecção pelo HIV. Esse processo de disseminação do vírus pelo sangue é responsável tanto pela queda abrupta de linfócitos e de viremia alta da infecção aguda, como pela progressiva queda na contagem de linfócitos circulantes durante a infecção crônica.

Nesse momento de grande viremia, em que se inicia a resposta imune celular, surgem os sintomas da infecção aguda em 60 a 90% dos pacientes: manifestações inespecíficas, como febre, cefaleia, linfadenomegalia, astenia, erupção cutânea, faringite e mialgia, caracterizam a síndrome retroviral aguda (SRA), a qual também fazem parte manifestações digestivas, como náusea, vômitos e diarreia. As cadeias ganglionares cervicais e axilares são as mais frequentemente atingidas. Outras manifestações menos comumente observadas são esplenomegalia, hepatomegalia, icterícia, plaquetopenia e manifestações, como meningite asséptica, neurites periféricas, paralisia facial e, raramente, síndrome de Guillain-Barré. O espectro de manifestações clínicas da síndrome retroviral aguda admite múltiplas apresentações, desde quadros oligossintomáticos até os mais exuberantes e intensos. Após período variável de 3 a 4 semanas, a SRA regride em decorrência do seu curso autolimitado.

O diagnóstico de infecção aguda por HIV-1 requer um alto índice de suspeita clínica por médicos de todas as especialidades, uma vez que o quadro clínico varia desde febre ao esclarecimento de manifestações gastrointestinais exuberantes, e o uso correto de testes diagnósticos laboratoriais específicos. O diagnóstico de infecção por HIV deve ser inicialmente avaliado por meio de um teste Elisa (*enzime linked immuno sorbent assay*) ou ensaio imunoenzimático. Se o teste Elisa for positivo, um teste Western-blot é feito para confirmar que o resultado do teste Elisa é específico para o HIV. Se os testes Elisa e Western-blot forem negativos ou indeterminados, e houver suspeita de SRA, uma carga viral de HIV-1 pode ser obtida ou uma nova amostra de sangue para sorologia coletada após 2 a 4 semanas de intervalo para detecção da viragem sorológica. O vírus pode ser detectado por reação em cadeia da polimerase (PCR) já a partir de 7 dias após a infecção, tornando este teste uma ferramenta útil, se uma intervenção terapêutica precoce for necessária. Atentar-se para a possibilidade de resultados falso-negativos em fases muito precoces da infecção.

Os testes imunoenzimáticos de 4ª geração apresentam um período médio de janela diagnóstica de 15 dias após a infecção.

Se o paciente for infectado com HIV-2, um teste Elisa, que não contém antígenos HIV-2, pode ser negativo, e o Western-blot do HIV-1 é geralmente fracamente reativo. Para tais infecções, ensaios bDNA podem refletir a carga viral de forma mais acurada, em comparação com ensaios de PCR. Os indivíduos afetados com o grupo O do HIV-1 podem apresentar resultados negativos de Elisa, bem como resultados negativos ou indeterminados de Western-blot.

Testes para HIV-2 e certas variantes pouco usuais do HIV-1 requerem conhecimento especial dos produtos de teste específicos em utilização.

PROGRESSÃO DA DOENÇA

A doença pelo HIV é subdividida em três fases: aguda, crônica assintomática (ou de latência clínica) e crônica sintomática (ou aids propriamente dita). A progressão entre essas fases tem grande variabilidade temporal, porém a fase aguda geralmente se resolve espontaneamente entre 14 e 21 dias. Após a fase inicial de viremia e disseminação para tecidos linfoides do organismo, há uma queda da carga viral e recuperação parcial da contagem de linfócitos T CD4+, coincidindo com a resposta celular contra o vírus. Essa queda parcial da carga viral do HIV cessa em determinado ponto, denominado *set point*, que influencia, em conjunto com outros fatores, a posterior evolução para a fase de aids clinicamente manifesta.

São fatores clínicos e laboratoriais associados a progressão mais rápida da doença:

- Doença primária sintomática.
- Duração prolongada da fase aguda.
- Sintomas neurológicos.
- Presença de candidíase oral.
- Maior número de sinais e sintomas agudos.
- Maior severidade de sintomas.
- Nadir mais baixo de células T CD4+ na fase aguda.
- *Set point* mais elevado de carga viral.
- Carga viral no início do tratamento.
- Queda lenta da carga viral após início da resposta celular.

Ao fim da fase aguda, o paciente entra no período clinicamente assintomático. Esse período dura em média 3 a 7 anos em pacientes não tratados. Embora assintomática, nesta fase podem ser encontradas alterações clínicas ou laboratoriais, como linfadenopatia crônica, generalizada ou localizada, e alterações hematológicas leves ou moderadas, como anemia e plaquetopenia, sem repercussão clínica na maioria das vezes.

Nesta fase, observa-se constante redução da contagem de linfócitos T CD4+ em sangue periférico e aumento de carga viral do HIV. As inclinações dessas curvas, que refletem a velocidade dessas variações, são influenciadas por uma série de fatores e, por sua vez, determinam o ritmo de progressão para a próxima fase, a de aids propriamente dita. Com a imunidade celular moderadamente afetada (CD4 entre 350 e 500 células/mm^3), o paciente pode começar a apresentar episódios de infecções bacterianas (mormente respiratórias) ou reativação de infecções crônicas (p. ex., herpes-zóster unidermatomal). Situando-se o nível de linfócitos T CD4+ entre 200 e 350, sintomas constitucionais como febre prolongada, diarreia crônica, perda de peso e apetite, candidíase oral, leucoplasia pilosa ou reativação de infecções crônicas (p. ex., herpes-zóster unidermatomal) podem ser observados.

Com o avanço da imunodeficiência, com níveis de linfócitos T CD4+ ≤ 200 células/mm^3, o paciente pode apresentar manifestações clínicas decorrentes da ação patogênica direta do HIV, na forma de nefropatia, miocardiopatia ou neuropatias, ou as clássicas definidoras de aids, como infecções oportunistas ou neoplasias (Quadro 10.4.1). As doenças originadas por ação viral direta sinalizam o avanço da imunodeficiência celular.

> **QUADRO 10.4.1** Condições incluídas na definição de caso no rastreamento da aids em 1993.
>
> - Infecções bacterianas, múltiplas ou recorrentes.
> - Candidíase de brônquios, traqueia ou pulmões.
> - Candidíase esofágica.
> - Câncer cervical, invasivo.
> - Coccidioidomicose, disseminada ou extrapulmonar.
> - Criptococose extrapulmonar.
> - Criptosporidiose intestinal crônica (> 1 mês duração).
> - Citomegalovírus (CMV) em outros lugares que não o fígado, o baço ou os linfonodos.
> - Retinite por CMV (com perda de visão).
> - Encefalopatia relacionada ao HIV.
> - *Herpes simplex*, úlcera(s) crônica(s) (> 1 mês duração) ou bronquite, pneumonite ou esofagite.
> - Histoplasmose disseminada ou extrapulmonar.
> - Isosporíase, intestinal crônica (> 1 mês duração).
> - Sarcoma de Kaposi.
> - Pneumonia linfoide intersticial e/ou hiperplasia pulmonar linfoide.
> - Linfoma de Burkitt (ou termo equivalente).
> - Linfoma imunoblástico (ou termo equivalente).
> - Linfoma primário cerebral.
> - Complexo *Mycobacterium avium* ou *M. kansasii*, disseminado ou extrapulmonar.
> - *Mycobacterium tuberculosis*, qualquer local (pulmonar ou extrapulmonar).
> - *Mycobacterium*, outras espécies ou espécies não identificadas, disseminadas ou extrapulmonares.
> - Pneumonia por *Pneumocystis carinii*.
> - Pneumonia recorrente.
> - Leucoencefalopatia multifocal progressiva.
> - Septicemia recorrente por *Salmonella*.
> - Toxoplasmose cerebral.

A taxa de progressão da doença é altamente variável entre os indivíduos infectados, com intervalos de 6 meses a até 20 anos para o óbito. Na ausência de tratamento, o tempo médio de sobrevida até o desenvolvimento de aids é de 10 a 11 anos, e após o aparecimento de doenças oportunistas, ou seja, aids, a média de sobrevida depende da contagem de linfócitos T CD4+ inicial no momento do diagnóstico. Em pacientes com linfócitos abaixo de 200 células/mm³, a média de sobrevida é de 3,7 anos, mas, se a contagem inicial esteve abaixo de 70 células/mm³, esse valor cai para 1,3 anos.

A velocidade de progressão para aids varia de progressão rápida (6 meses) para nenhuma progressão significativa, os chamados "não progressores", que mantêm contagem de linfócitos T CD4+ acima de 500 células/mm³ e são assintomáticos por mais de 10 anos de infecção sem terapia específica. Estima-se que 1 a 5% dos pacientes infectados se enquadrem nessa categoria. Modelos prognósticos mostram que, com seguimento prolongado, esses pacientes progridem para aids.

Existe outra categoria de pacientes que experimentam longos períodos assintomáticos, denominados "controladores de elite"; são pacientes que mantêm carga viral indetectável na ausência de terapia antirretroviral por um ano com três dosagens diferentes ao longo desse tempo. Aproximadamente 0,6% das pessoas convivendo com HIV/aids estão nessa categoria. Nesses pacientes, existe resposta celular específica para o HIV mais robusta, comparada com os pacientes que não controlam a viremia. Fatores genéticos associados aos "controladores de elite" somente foram encontrados em 25% desses pacientes, com 10% dessas pessoas apresentando contagem de linfócitos T CD4+ menor que 350 células/mm³ e 3% manifestando aids. Como marcador importante, os "controladores" tinham níveis mais altos de lipopolissacarídeos circulantes e nível mais alto de ativação imune, comparados com pacientes não infectados.

MARCADORES DE PROGRESSÃO

CONTAGEM DE LINFÓCITOS T CD4+ E CARGA VIRAL PLASMÁTICA

A contagem de células T CD4+ foi o primeiro marcador usado no acompanhamento da doença pelo HIV. Contagem absoluta, porcentagem de CD4 e taxa de declínio são preditores de progressão para aids. O risco de desenvolvimento de doenças oportunistas pode ser estratificado de acordo com a contagem de linfócitos T CD4+. Por exemplo, o risco relativo de um paciente desenvolver pneumonia por *P. jirovecii* é 4,9 se sua contagem de linfócitos T CD4+ estiver abaixo de 200 células/mm³.

A carga viral e a contagem de linfócitos T CD4+ seguem um padrão de comportamento nas três fases evolutivas, permitindo avaliação da evolução da infecção (carga viral) e do dano ao sistema imunológico pela infecção (contagem de CD4) (Figura 10.4.1). Na doença natural, o nível de células CD4 declina ao longo da infecção em um *continuum*, o que possibilita prever as infecções mais prevalentes (Figura 10.4.2). A carga viral, que se inicia muito alta e declina no nível do *set point* no início da fase de latência clínica, apresenta relativa estabilidade com elevação progressiva à medida que se aproxima a fase de doença sintomática (aids).

A taxa de queda de linfócitos T CD4+ é gradual durante a progressão da doença, acelerando-se conforme o tempo, com uma média de 80 a 110 células/mm³ por ano. A queda de CD4 prediz a progressão da doença em qualquer estrato de carga viral, e seu valor preditivo positivo aumenta quanto maior for o tempo de infecção pelo HIV. O nível plasmático de células CD4 não reflete de forma fidedigna a contagem total de linfócitos T CD4+ do indivíduo, uma vez que a maioria dessas células reside no tecido linfoide. A depleção massiva dos linfócitos associados ao MALT intestinal na infecção aguda leva à diminuição do *pool* de linfócitos totais, que permanecem depletados durante toda a história natural da infecção não tratada.

Estudos mais recentes mostram que um nível estável nunca é atingido e que a carga viral plasmática se mantém em constante elevação. Ambos os valores absolutos e a taxa de aumento da carga viral são preditores de progressão de doença. Níveis de DNA pró-viral em sangue periférico extraído de células mononucleares também predizem progressão para aids independentemente de CD4 e carga viral.

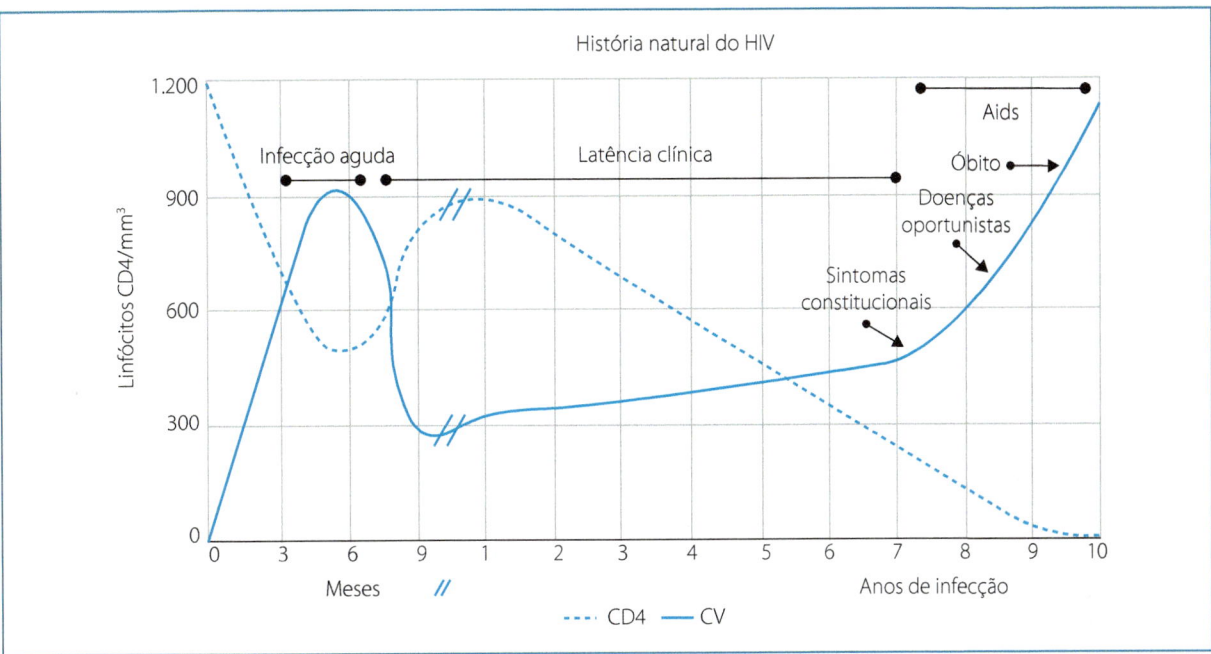

FIGURA 10.4.1 Curvas evolutivas do linfócito CD4+ e da carga viral ao longo da infecção natural.

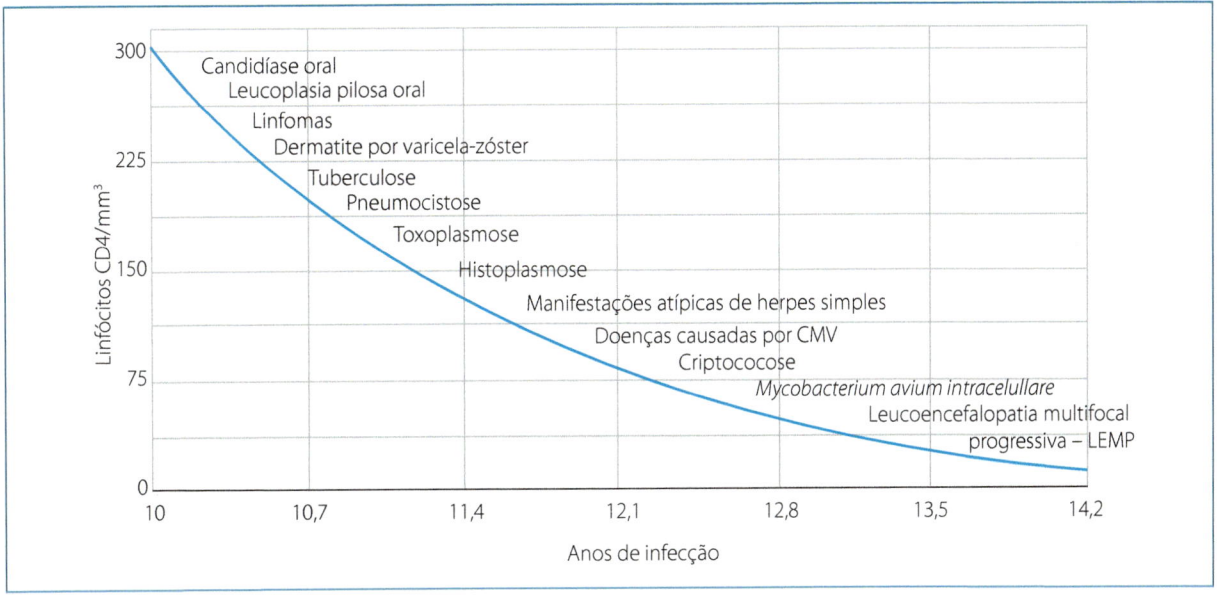

FIGURA 10.4.2 Doenças previsíveis de acordo com a queda da contagem de linfócitos CD4+.

FATORES DO HOSPEDEIRO QUE INFLUENCIAM A PROGRESSÃO DA DOENÇA

Vários fatores genéticos (polimorfismos de receptores de quimiocinas) já demonstraram influenciar tanto a transmissão do HIV quanto a sua progressão. O primeiro polimorfismo reportado foi CCR5Δ32. A deleção homozigótica de 32 pares de bases do correceptor CCR5 leva a resistência em alguns indivíduos, porem estes ainda podem ser infectados por variantes de HIV que se utilize de outros correceptores, como CXCR4.

EVENTOS SÉRIOS NÃO RELACIONADOS À AIDS

As causas de morte em pacientes infectados pelo HIV mudaram muito naqueles que estão sob tratamento com esquema antirretrovirais de alta potência. Pacientes em tratamento com sucesso apresentam raramente doenças oportunistas, porém têm incidência aumentada de eventos sérios não relacionados à aids, como doenças cardiovasculares e cerebrovasculares, malignidades não definidoras de aids, doença renal e hepática. O risco de um evento sério, como infarto, acidente vascular encefálico, doença renal terminal entre outras, é aumentado no paciente convivendo com HIV em relação à população soronegativa.

A infecção pelo HIV leva à inflamação crônica, que ativa sistema de coagulação e outras cascatas inflamatórias, culminando na alteração do perfil de lipoproteínas e aumento de aterosclerose. Níveis aumentados de D-dímero estão relacionados ao aumento de eventos cardiovasculares em pacientes soronegativos e podem ser relevantes também em pacientes convivendo com HIV.

BIBLIOGRAFIA SUGERIDA

Brasil. Ministério da Saúde. Secretaria de Vigilância em Saúde. Departamento de Vigilância, Prevenção e Controle de Infecções Sexualmente Transmissíveis, do HIV/AIDS e das Hepatites Virais. Protocolo Clínico e Diretrizes Terapêuticas para o Manejo da Infecção pelo HIV em Adultos. Brasília: Ministério da Saúde; 2018.

Panel on Antiretroviral Guidelines for Adults and Adolescents. Guidelines for the use of Antiretroviral Agents in Adults and Adolescents with HIV. Department of Health and Human Services. (Acesso 2019 maio 16). Disponível em: http://aidsinfo.nih.gov/contentfiles/lvguidelines/AdultandAdolescentGL.pdf.

Panel on Opportunistic Infections in HIV-Infected Adults and Adolescents. Guidelines for the prevention and treatment of opportunistic infections in HIV-infected adults and adolescents: recommendations from the Centers for Disease Control and Prevention, the National Institutes of Health, and the HIV Medicine Association of the Infectious Diseases Society of America. (Acesso 2019 maio 16). Disponível em: http://aidsinfo.nih.gov/contentfiles/lvguidelines/adult_oi.pdf.

What are the stages of HIV? Disponível em: https://www.cdc.gov/hiv/basics/whatishiv.html.

The stages of HIV infection. Disponível em: https://aidsinfo.nih.gov/understanding-hiv-aids/fact-sheets/19/46/the-stages-of-hiv-infection.

World Health Organization. HIV data. Disponível em: https://www.who.int/hiv/en/.

10.5 Aids: lesões dermatológicas e orais

Luiza Keiko Matsuka Oyafuso
Valéria Petri
Sandra Maria A. Castilho Crivello
Roberto Focaccia

INTRODUÇÃO

Manifestações dermatológicas podem ocorrer em todo o espectro da infecção pelo vírus da imunodeficiência humana (HIV) e podem ser observadas em mais de 90% dos pacientes. Expressam-se desde os primeiros anos de infecção retroviral ativa como indicadores típicos, sugestivos ou inespecíficos.

Os marcadores típicos ocorrem quase exclusivamente entre indivíduos com HIV; os sugestivos induzem à investigação de causas subjacentes de dano imunológico (p. ex., candidíase oral no adulto); e os inespecíficos ocorrem também em indivíduos sem HIV (p. ex., dermatite seborreica, psoríase, herpes *simplex*).

Além de indicar ou sugerir distúrbio imunitário subjacente, afecções da pele, das mucosas e dos anexos podem representar o primeiro indício de doença imunológica, antes mesmo do paciente ter conhecimento da sua condição de infectado pelo HIV. Sinais evidentes de doença dermatológica são mais frequentes em indivíduos que apresentam baixa contagem de células CD4+ (menores que 100 ou 200 células/mm³).

As doenças da pele ou orais (Tabelas 10.5.1 e 10.5.2) associadas à infecção pelo HIV são numerosas, complexas e inter-relacionadas, dificultando a criação de classificação abrangente e satisfatória. Para fins práticos, as doenças da pele, das mucosas e dos anexos, quando associadas à infecção pelo HIV, podem ser: 1) de caráter essencialmente neoplásico; 2) de caráter não neoplásico; 3) da cavidade oral e/ou dos anexos (pelos e unhas).

No início da pandemia de aids, dois tipos de câncer eram indicadores da infecção pelo HIV: o Sarcoma de Kaposi (SK) e o linfoma não Hodgkin de células B. Outros tipos de câncer foram associados à infecção retroviral, mas tem-se como regra que as neoplasias malignas, cujo desenvolvimento é favorecido pelo dano imunitário produzido pelo HIV, estão frequentemente relacionadas a vírus oncogênicos, como o EBV, HHV-8 associado ao SK, e o papilomavírus humano (HPV).

As doenças de caráter não neoplásico podem ser basicamente de natureza infecciosa e não infecciosa. Entre as do primeiro grupo estariam as doenças virais, bacterianas, fúngicas, parasitárias e outras; as do segundo seriam afecções de múltiplas origens: farmacodermias, outros processos inflamatórios (psoríase, dermatite seborreica, granuloma anular, erupções papulopruríticas), manifestações endócrinas e metabólicas (ginecomastia, lipodistrofia iatrogênica), carenciais – com alteração dos anexos (doenças das unhas e dos cabelos), autoimunes e de hipersensibilidade (urticária, estrófulo, prurigos e outras doenças papulopruriginosas).

TABELA 10.5.1 Doenças infecciosas virais associadas à infecção pelo HIV.

Vírus	Doenças
HIV-1	Síndrome retroviral aguda ou síndrome da soroconversão
Herpes-vírus humano (HHV) *Herpes simplex* (sorotipos 1 e 2) (HSV-1 e 2) Vírus varicela-zóster (VVZ) Citomegalovírus (CMV) Vírus Epstein-Barr (EBV) Poxvírus Papilomavírus humano (HPV)	*Herpes simplex* Varicela-zóster Citomegalovirose cutânea Leucoplasia oral pilosa Molusco contagioso Verrugas virais vulgares Verrugas planas Condilomas acuminados Carcinoma anogenital Carcinoma cervical

TABELA 10.5.2 Doenças orais associadas à infecção pelo HIV.

Doenças	Agente causal associado
Herpes simplex, aftose oral herpética, gengivoestomatite herpética Herpes-zóster Úlceras mucosas Leucoplasia oral pilosa e papiloma intraoral	Herpes-vírus simples (HSV-1 e 2) Vírus varicela-zóster (VVZ) Citomegalovírus (CMV) Vírus Epstein-Barr (EBV) + papilomavírus Papilomavírus humano (HPV)
Candidíase pseudomembranosa, eritematosa, queilite angular Histoplasmose Paracoccidioidomicose	*Candida* sp. *Histoplasma capsulatum* *Paracoccidioides brasiliensis*
Gengivite associada ao HIV	Associação bacteriana (bactérias aeróbicas e anaeróbicas, *Klebsiella* e *Enterobacter*)
Gengivoestomatite necrosante Periodontite Angiomatose bacilar Leucoplasia pilosa	*Rochalimaea henselae* e quintana bartonela Associação bacteriana *Bacillary angiomatosis* (*Bartonella* sp.) Vírus Epstein-Barr (EBV)

Neoplasias:
  Sarcoma de Kaposi (SK)
  Linfoma não Hodgkin
  Carcinoma espinocelular
	Herpes-vírus tipo 8 (HHV-8)
	Vírus Epstein-Barr

Outras:
  Úlcera aftosa recorrente
  Púrpura trombocitopênica
  Parotidite crônica
  Síndrome de Sjögren-*like*
  Doenças da glândula salivar	

O prurido é queixa comum em pacientes com infecção pelo HIV e pode causar morbidade significativa. As dermatoses que costumam determinar o prurido de intensidade variável nos pacientes com HIV são xerodermia (pele seca), dermatite seborreica, psoríase, eczemas, erupção papuloprurítica, foliculite estafilocócica e prurigo nodular. Devem ser excluídas as dermatoses comuns, as farmacodermias, as doenças sistêmicas prurigênicas (hepatopatias, nefropatias, diabetes) e outras condições raras antes do diagnóstico de prurido idiopático associado ao HIV. O tratamento deve ser determinado pela causa provável subjacente e pode ser suplementado por anti-histamínicos e sedativos. A fototerapia é um recurso seguro e eficiente para dermatoses pruríticas e prurido idiopático.

São também frequentes as manifestações estomatológicas, a ponto de merecerem atenção especializada, uma vez que a microflora da boca é rica e sofre variações com as alterações metabólicas, nutricionais e o estado imunitário do hospedeiro.

Neste capítulo, serão relacionadas as afecções mais comuns, com atenção para as mudanças de comportamento da pandemia em função da medicação antirretroviral combinada de alta eficácia (TARV).

A imunossupressão associada à infecção pelo HIV aumenta o risco de tipos específicos de câncer (Tabela 10.5.3). Estudo realizado com pacientes soropositivos para o HIV no Estado de Nova York, entre 1981 e 1994, revelou um aumento significativo das neoplasias malignas do reto, retossigmoide e ânus; traqueia, brônquios e pulmões; pele e tecido conectivo em homens; e câncer cervical invasivo em mulheres.

TABELA 10.5.3 Neoplasias oportunistas associadas à infecção pelo HIV.

Neoplasias que definem caso de aids	Neoplasias que podem estar associadas à infecção pelo HIV
Sarcoma de Kaposi (SK)	Carcinoma basocelular
Linfoma de células B	Carcinoma espinocelular
Carcinoma cervical	de cabeça, pescoço e ânus
	Melanoma
	Doença de Hodgkin
	Adenocarcinoma de cólon
	Mieloma múltiplo
	Carcinoma pulmonar
	Câncer de testículo

A regulação dos linfócitos B também depende da integridade dos linfócitos T CD4+ e de sua destruição pelo HIV resultando na proliferação descontrolada dos linfócitos B, observada nos linfomas.

A deficiência imunitária induzida pelo HIV favorece o desenvolvimento de cânceres oportunistas, sendo o SK epidêmico e o linfoma não Hodgkin (LNH)

Os linfomas podem aparecer isoladamente ou associados ao SK epidêmico, expressando-se como nódulos cutâneos ou pelo aumento assimétrico de linfonodos cervicais. É possível o envolvimento do EBV na patogênese do LNH associado à infecção pelo HIV; na maioria dos casos, trata-se de um linfoma de células B (Figura 10.5.1). Carcinomas intraepiteliais derivados de verrugas anogenitais induzidas por HPV e neoplasia intraepitelial da cérvix uterina são observados com frequência, e a TARV não parece interferir no aumento do número de ocorrências. O carcinoma espinocelular intraoral, principalmente da língua, é associado também ao HPV.

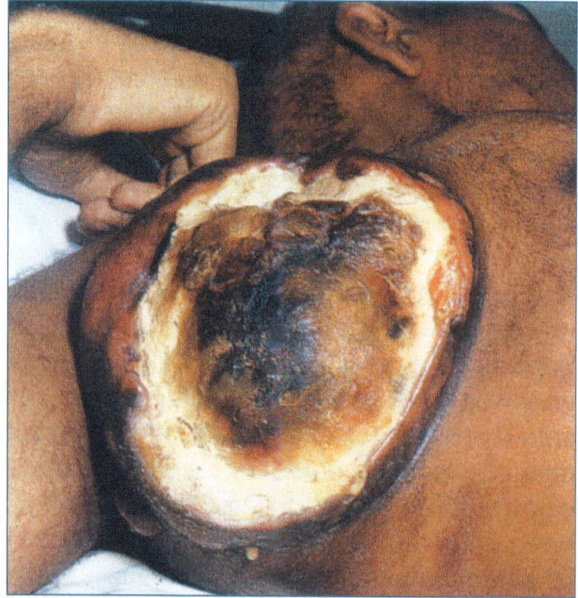

FIGURA 10.5.1 Linfoma não Hodgkin. Tumoração ulcerada extensa com presença de material necrótico em paciente com aids.

SARCOMA DE KAPOSI

Foi identificado como uma doença epidêmica entre indivíduos com hábitos homossexuais nos Estados Unidos, quando a aids foi descrita como nova entidade clínica, em meados dos anos 1980. Até então, eram conhecidos o SK clássico, que ocorria entre pessoas de idade avançada, principalmente de origem judaica ou mediterrânea; ao contrário dessa forma, que tem evolução lenta e é pouco agressiva, a forma endêmica africana do SK atinge adultos jovens e crianças na África Equatorial; o SK iatrogênico foi descrito na década de 1970 entre indivíduos transplantados e submetidos à terapêutica imunossupressora.

Atualmente, existem casos de SK entre indivíduos com hábitos homossexuais que não apresentam soropositividade para o HIV e ao mesmo tempo não se enquadram nas categorias descritas, o que reforça a teoria da participação de um agente infeccioso sexualmente transmissível independente, possivelmente o HHV-8, pelo menos.

O SK é uma neoplasia vascular multifocal (Figura 10.5.2: A, B, C e D) que, na forma epidêmica, revelou-se como um indicador de comportamento de risco entre homens homo e bissexuais, atingindo muito raramente mulheres e crianças com HIV. Seu aparecimento revelou-se, recentemente, dependente da infecção pelo HHV-8, mesmo em pacientes soronegativos para o HIV. Por motivos ainda não esclarecidos, existem populações específicas de portadores do HHV-8 que não desenvolvem o SK.

O tempo de evolução, das primeiras lesões do SK para as formas graves, é variável, e o comprometimento pode ser cutaneomucoso e visceral. No início, surgem lesões violáceas maculosas, nodulares ou em placas, em qualquer ponto da superfície corporal, muitas vezes na cavidade oral em palato duro e língua (Figura 10.5.3). As lesões tendem a se reproduzir nos locais de trauma (fenômeno de Koebner); nos estágios avançados, o linfedema é persistente e ocorre a constrição de segmentos, principalmente nos membros inferiores.

O tratamento de escolha depende de cada caso e os recursos variam de quimioterapia, com vinblastina, etoposide, vincristina e bleomicina, ocasionalmente utilizadas sob a forma intralesional, ao emprego de interferon-α-2-recombinante, radioterapia, laserterapia, crioterapia e cirurgia.

Os resultados terapêuticos não costumam ser expressivos e o tratamento do SK epidêmico pode representar um grande problema. A TARV passou a interferir decisivamente sobre o curso clínico do SK e ofereceu perspectivas excelentes quanto à qualidade de vida dos pacientes.

LINFOMAS

Os LNH de células B estão associados ao agente causal de imunodeficiência (HIV) desde o início da pandemia de aids; o EBV, desde então, apareceu como cofator importante. Pacientes infectados com o HIV também podem apresentar linfomas cutâneos de células T, com manifestações de eritrodermia, com linfoadenopatia e/ou tumorações ulceradas disseminadas. O linfoma de Hodgkin (LH) relacionado ao HIV com envolvimento do Sistema Nervoso Central (SNC) também foi relatado em associação com EBV.

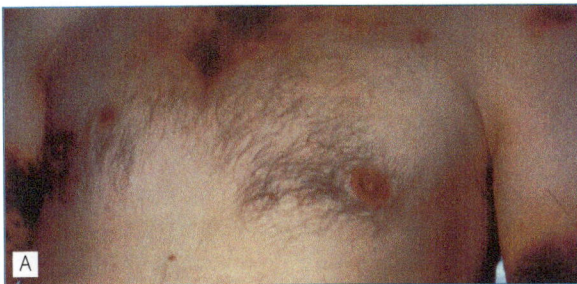

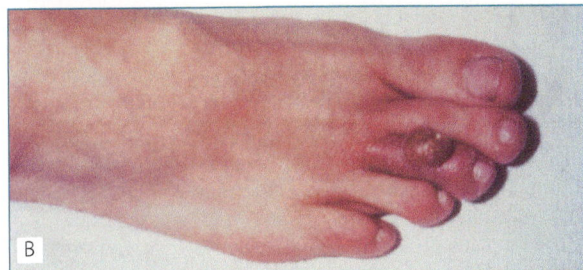

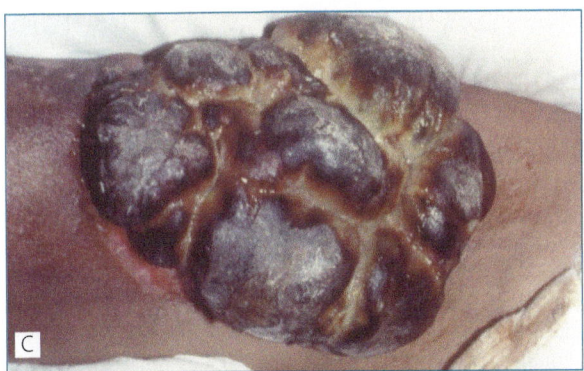

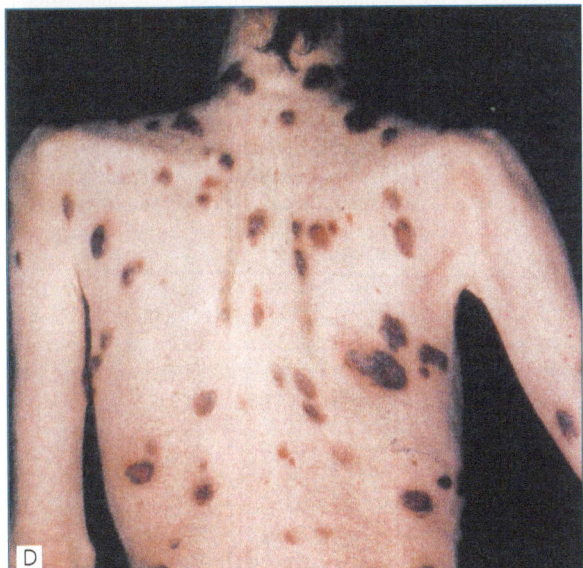

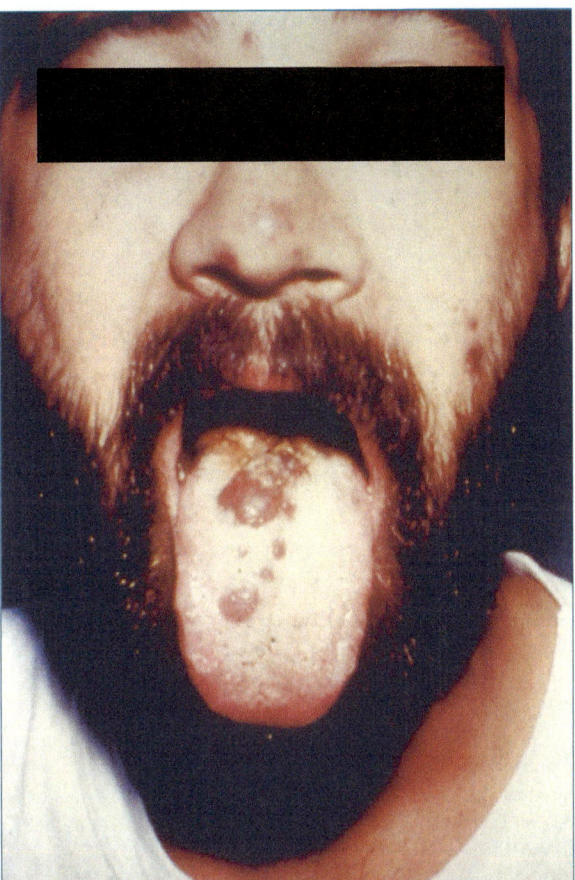

FIGURA 10.5.3 Sarcoma de Kaposi. Lesões papulares avermelhadas na face superior da língua.
Fonte: Acervo do Instituto de Infectologia Emílio Ribas.

As taxas de incidência dos LNH primários do SNC nos Estados Unidos aumentaram, desde o início da pandemia de aids, e declinaram em meados da década de 1990 – à exceção do grupo de pacientes com 60 anos ou mais, considerados de alto risco para LNH primário do SNC. Relatou-se também o raro comprometimento do SNC na evolução do LH associado ao HIV, com o achado do EBV nas células de Reed-Sternberg. Acredita-se que a presença extranodal do LH em pacientes HIV-positivo, situação incomum, esteja relacionada ao estado de imunossupressão.

O prolongamento da expectativa de sobrevida dos pacientes com HIV após o advento da TARV permitiu observar o aparecimento de outras neoplasias, como o LH, os melanomas, os tumores malignos de cabeça e pescoço, os cânceres de pulmões, ânus e testículos.

CARCINOMAS BASO E ESPINOCELULARES, HPV E CARCINOGÊNESE

Os epiteliomas (carcinomas) baso e espinocelulares costumam ser mais agressivos em pacientes com HIV/aids, especialmente em condições de deterioração ativa do sistema imunitário.

Nesses indivíduos, os carcinomas basocelulares podem se expandir largamente pela superfície cutânea ou infiltrar-se de modo anômalo na profundidade do tecido subcutâneo. O

FIGURA 10.5.2 Sarcoma de Kaposi: (A) Lesões maculares avermelhadas e enegrecidas disseminadas na pele da região torácica; (B) Lesão violácea atingindo o dedo do pé, com lesão vegetante; (C) Grande tumoração no joelho, com sinais de infecção purulenta secundária; (D) aids e SK; tumores violáceos maculopapulares e nódulos.
Fonte: Acervo do Instituto de Infectologia Emílio Ribas.

carcinoma espinocelular, por sua vez, parece associar-se ao papel carcinogênico do HPV.

Além disso, homens e mulheres com HIV são mais propensos às infecções por tipos oncogênicos de HPV e estão mais sujeitos a apresentar neoplasias genital, cervical intraepitelial ou intraepitelial anal, gerando cânceres invasivos. O risco parece ter permanecido elevado, mesmo depois da introdução da TARV, ainda que a magnitude da vulnerabilidade dos pacientes com HIV ainda não tenha sido claramente dimensionada.

O carcinoma invasivo da cérvix uterina é uma das doenças referidas na definição de caso de aids pelo Centers for Disease Control (CDC, Atlanta, Estados Unidos), na qual o HPV tem um papel bastante claro. O carcinoma cloacogênico do reto também se relaciona com o HPV, enquanto as verrugas genitais podem ser muito agressivas quando associadas aos tipos carcinogênicos do HPV.

NEOPLASIAS MALIGNAS DA CAVIDADE ORAL

O quadro clínico do LNH de células B caracteriza-se pelo aparecimento, na fase inicial, de linfoadenopatia assimétrica, e a orofaringe é a localização preferencial. Acredita-se que o prognóstico dos pacientes HIV-positivo que desenvolvem LNH pode melhorar com os atuais esquemas TARV.

Alguns vírus de DNA oportunistas, particularmente membros da família *Herpesviridae*, são agentes etiológicos frequentes de lesões orais em pacientes com HIV. Lesões orais descritas nos primeiros anos de pandemia de aids, como o SK, linfoma oral associado à aids e leucoplasia pilosa oral, são pesquisadas para a verificação da prevalência do EBV e HHV-8. O DNA-EBV foi detectado por PCR em todas essas lesões, e constatou-se também abundante replicação viral nos casos de leucoplasia pilosa oral, com indução de alterações histológicas típicas, como acantose e hiperproliferação.

Os papilomas orais em pacientes com HIV podem apresentar displasia intensa, predispondo ao desenvolvimento do carcinoma espinocelular oral. Considerando que o risco de malignização das lesões verrucosas orais é ainda desconhecido, recomendam-se longos períodos de observação dos pacientes que apresentam papilomas orais.

CÂNCER E HIV EM CRIANÇAS

Doenças proliferativas ou neoplasias em crianças com HIV se manifestam por meio de sintomas e sinais atípicos que podem mimetizar outras doenças oportunistas. Dessa forma, é conveniente considerar quatro categorias: linfoproliferação sistêmica, tumores dos músculos lisos, SK e papilomas genitais por HPV. São descritos casos isolados de tumores mistos múltiplos. Tais doenças são consideradas de patogênese indeterminada, mas alguns fatores conhecidos parecem estar relacionados ao desenvolvimento delas. O tipo e o local da proliferação neoplásica tendem a ser igualmente excepcionais, em comparação com as mesmas doenças, ocorrendo em crianças sem infecção pelo HIV.

A ocorrência do linfoma cutâneo de células T foi relatada em adultos com HIV e é considerada excepcional em crianças com esse vírus. Há relatos de doenças linfoproliferativas de linhagem de células T, expressando antígenos do EBV em adolescente de 15 anos de idade com aids. Nesse caso, a evolução

clínica atípica com tratamento não agressivo sugere que, para pacientes imunossuprimidos, quando as células linfoides tumorais expressam antígenos do EBV, o diagnóstico de doença linfoproliferativa relacionada à imunossupressão deveria ser considerado antes do diagnóstico de linfoma maligno.

OUTROS TIPOS DE CÂNCER ASSOCIADOS À INFECÇÃO PELO HIV-1

A neoplasia de células plasmáticas (mieloma anaplástico) é um dos cânceres associados à aids, ainda que muito menos frequente que o LNH. O carcinoma metastático uveal, os melanomas malignos nevoides múltiplos e a leucemia linfoblástica aguda de células B foram recentemente acrescentados à lista aberta de possibilidades de desenvolvimento de doenças malignas nos pacientes com HIV.

A história natural do melanoma maligno em pacientes HIV-positivo é mais agressiva em comparação com pacientes HIV-negativo, que também apresentam melanoma do mesmo tipo. A resposta imunológica alterada e a comorbidade podem ter papel importante no prognóstico e na evolução clínica dos pacientes com melanoma e infecção pelo HIV.

MANIFESTAÇÕES CUTANEOMUCOSAS DE CARÁTER NÃO NEOPLÁSICO
DOENÇAS VIRAIS
Síndrome retroviral aguda (SRA)

Também conhecida como síndrome da soroconversão ou síndrome da viragem sorológica do HIV, é a única condição que pode ser considerada patognomônica da infecção por esse vírus. É a forma primária da infecção retroviral, que se manifesta em 30 a 50% dos indivíduos infectados após 2 a 4 semanas, a partir do contágio pelo HIV. O quadro clínico se assemelha ao da mononucleose e foi, por isso, denominado síndrome mono-*like*.

Clinicamente, trata-se de uma erupção maculopapular disseminada, com febre, mal-estar, cefaleia, irritação na garganta, aumento dos gânglios, artralgia, mialgia, dor abdominal e diarreia. Podem aparecer também ulcerações orais e genitais, paralisia facial, hepatomegalia, encefalopatia, meningite, neurite, mielite e até demência. O quadro costuma durar em torno de 2 semanas e, nessa fase, como regra, a pesquisa dos anticorpos anti-HIV é negativa. A confirmação diagnóstica é feita pelo cultivo do vírus e detecção do antígeno p24 no sangue periférico. Em caso de suspeita de SRA, o sangue deve ser testado durante 6 meses a 2 anos posteriores ao quadro, pois alguns indivíduos podem expressar anticorpos detectáveis mais tardiamente.

INFECÇÕES POR HERPES-VÍRUS

São as infecções cutâneas virais mais comuns nos indivíduos HIV-positivo e compreendem as doenças causadas por vírus HSV, VVZ), CMV, EBV e HHV-8.

Herpes *simplex* (HSV)

Os dois sorotipos de herpes *simplex* (HSV-1 e HSV-2) podem determinar um quadro persistente, atípico, agressivo e de diagnóstico difícil, nos pacientes com HIV. Aqueles que apresentam relativa preservação da função imunitária podem apresentar expressões benignas e relativamente comuns de infecção herpética. Os quadros persistentes e agressivos estão associados a condições imunitárias mais precárias, com contagem de células CD4+ abaixo de 200 ou 100/mm³.

A doença herpética produzida pelo HSV-2, de transmissão sexual, é uma manifestação comum entre indivíduos com HIV, e a suspeita de herpes *simplex* deve sempre estar presente, pois a causa real pode estar mascarada. O herpes *simplex* é polimorfo e pode manifestar-se como sintoma banal (prurido, ardor, sensação de "fissura") ou com aspecto inesperado de erosão, bolha isolada, ulcerada, pustulosa, hiperqueratótica ou escara (Figuras 10.5.4 a 10.5.6). Lesões orais de herpes *simplex* podem apresentar-se como aftas ou bolhas (Figura 10.5.7).

O diagnóstico é confirmado por exame citológico, biópsia com degeneração e células de inclusão viral, cultura e microscopia eletrônica, mas com frequência é orientado pelo aspecto clínico, não devendo ser retardada a terapêutica.

O tratamento requer antiviral específico, em geral por via oral (aciclovir, famciclovir). A resposta terapêutica costuma ser rápida nos pacientes que não apresentam resistência. As cepas resistentes do HSV requerem tratamento hospitalar com foscarnet por via intravenosa.

Vírus varicela-zóster (VVZ)

Também chamado de vírus herpes-zóster, ocorre em cerca de 8% dos pacientes com HIV, e o primeiro episódio pode dar-se na vigência de níveis moderados de células CD4+ (em torno de 300 células ou mais). Pode ser o primeiro indicador de imunossupressão induzida pelo HIV.

O quadro clínico é variável: pode ser típico, com vesículas agrupadas sobre a base eritematosa em placas que se estendem ao longo de trajeto nervoso (metâmeros ou dermátomos), geralmente com dor e queimação (de graus variáveis). Em algumas oportunidades, o quadro é exuberante, com necrose extensa; às vezes até acomete mais de um metâmero. A duração dos quadros menos agressivos pode ser de 2 ou 3 semanas.

Em alguns pacientes, a infecção oportunista do VVZ pode ser muito destrutiva, disseminada e persistente, com lesões ulcerativas que resistem ao tratamento específico (aciclovir, famciclovir, valaciclovir).

As doses iniciais devem ser bem mais altas que aquelas utilizadas no tratamento do herpes *simplex*, e a terapêutica deve ser instituída o mais precocemente possível.

Infecção por citomegalovírus (CMV)

A citomegalovirose em indivíduos com HIV é causa comum de infecção da retina, trato digestivo e dos pulmões. Ocasionalmente, determina lesões dermatológicas ceratósicas persistentes, vasculite, nódulos e placas induradas e pigmentadas, bem como lesões vesicobolhosas. Também são produzidos por CMV quadros atípicos de úlceras anogenitais resistentes, de diagnóstico difícil, e de lesões orais em mucosa bucal e língua (Figura 10.5.8). A confirmação laboratorial é feita pelo exame histopatológico, com a observação de inclusões virais, por imuno-histoquímica e pela cultura de tecido.

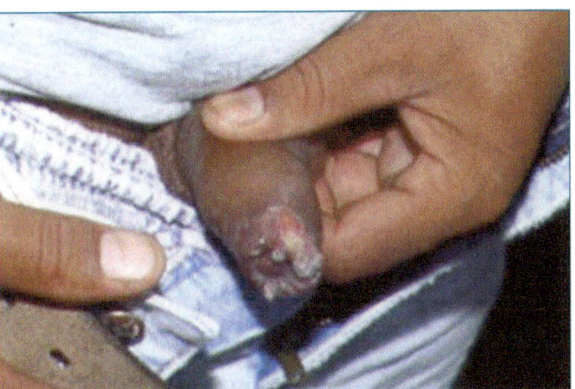

FIGURA 10.5.4 Paciente portador de coinfecção HIV e herpes tipo 2 genital.
Fonte: Acervo do Instituto de Infectologia Emílio Ribas.

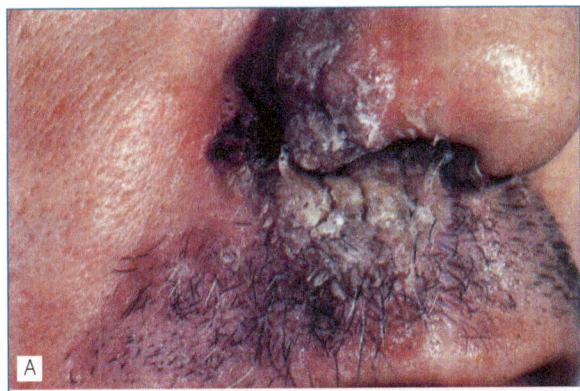

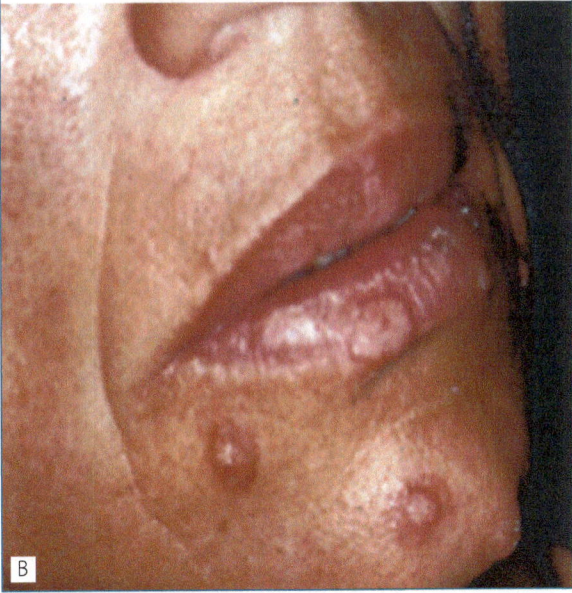

FIGURA 10.5.5 (A) Aids e herpes *simplex*: lesões hiperceratóticas e crostosas; (B) herpes *simplex* do tipo 1: lesões vesiculares labiais e perilabiais.

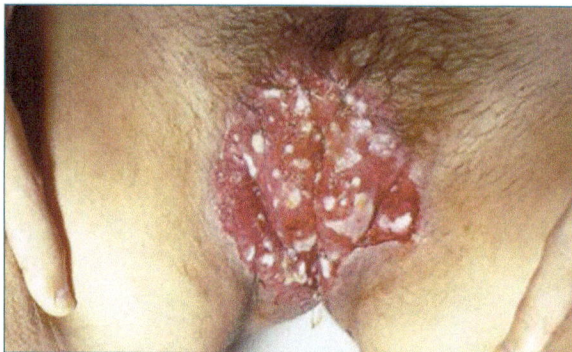

FIGURA 10.5.6 Paciente portadora de aids com lesões herpéticas genitoinguinais extensas, atingindo os grandes lábios, regiões inguinais e perineais.
Fonte: Acervo do Instituto de Infectologia Emílio Ribas.

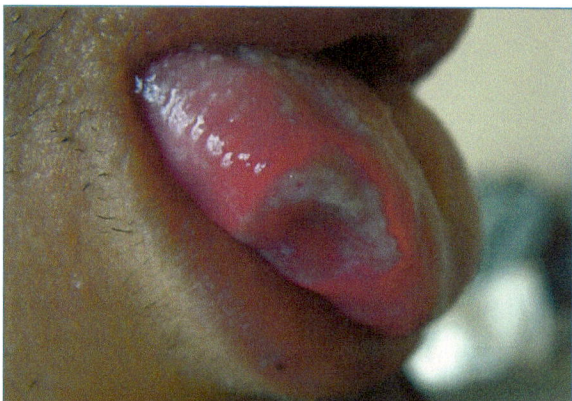

FIGURA 10.5.7 Lesão ulceroinfiltrativa em rebordo lateral de língua, contornada por halo esbranquiçado fibrinoso. É uma lesão rara por ter como agente o herpes *simplex* tipo 2, ser intraoral, não se limitar à mucosa ceratinizada e invadir a região não ceratinizada (diagnóstico diferencial para ulceração aftosa), em razão de sua condição imunossuprimida.

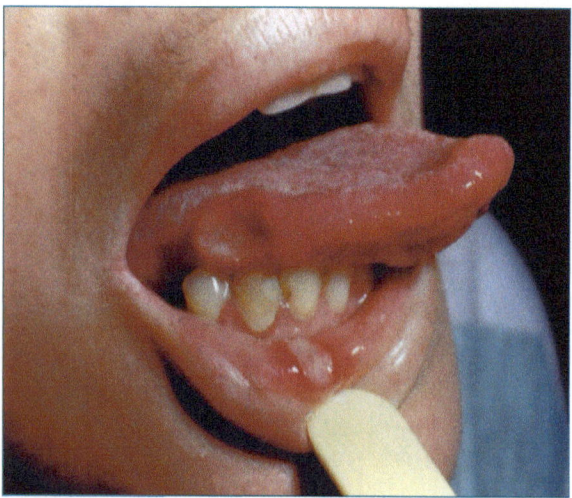

FIGURA 10.5.8 Aids e CMV: lesão crônica em mucosa oral e língua, com destruição tecidual extensa e sinais inflamatórios circundantes.
Fonte: Acervo do Instituto de Infectologia Emílio Ribas.

Infecção pelo vírus Epstein-Barr (EBV)

Doenças cutâneas linfoproliferativas associadas ao EBV ocorrem em indivíduos com síndromes de imunodeficiências congênitas ou adquiridas.

As manifestações cutâneas mais comuns de infecção por EBV nos pacientes com HIV são a mononucleose infecciosa, leucoplasia pilosa oral e doenças linfoproliferativas. A mononucleose infecciosa é autolimitada e representa a oral infecção por EBV na sua forma aguda. Aparece como erupção cutânea maculopapular transitória, predominante no tronco e extremidades superiores.

A leucoplasia pilosa oral (em inglês: *oral hairy leukoplakia* – OHL) (Figura 10.5.9) pode ocorrer tanto em indivíduos soropositivos quanto soronegativos para o HIV. Em pacientes HIV-positivo, entretanto, pode ser um indicador de gravidade da doença imunológica produzida pelo HIV e de progressão rápida para a condição de aids.

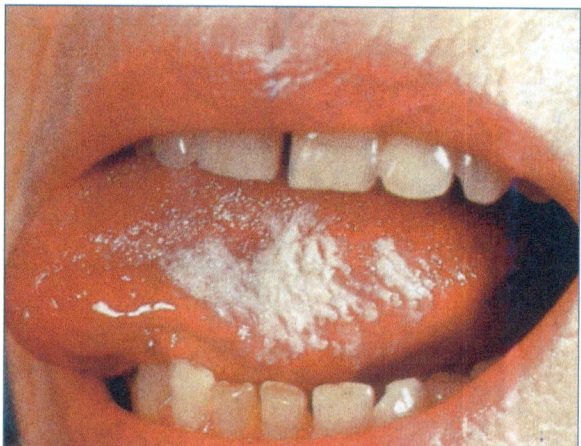

FIGURA 10.5.9 Aids e leucoplasia pilosa: placas esbranquiçadas e enrugadas na borda lateral da língua.

Infecção por herpes-vírus humano do tipo 8 (HHV-8)

Admite-se que o HHV-8 seja um agente causal necessário, mas não suficiente, para o desenvolvimento do SK e que esse vírus esteja associado a algumas doenças linfoproliferativas. Além disso, há relatos da sua presença em neoplasias cutâneas epiteliais e mesenquimais, entre elas o dermatofibroma múltiplo eruptivo.

A infecção latente pelo HHV-8 parece ser controlada pelas células CD4+ intactas, o que aumenta o risco de desenvolvimento do SK entre indivíduos infectados pelo HIV. O risco de aparecimento do SK em homens homo e bissexuais infectados por HIV, em comparação com usuários de drogas intravenosas ilícitas, hemofílicos e mulheres, é, pelo menos, 7 mil vezes maior que em indivíduos não infectados com o HIV. Esse alto risco foi associado à difusão sexual do HHV-8, resultando na diminuição da imunovigilância em razão da profunda imunodeficiência do tipo celular causada pelo HIV; admite-se que sua capacidade transformadora possa ser potencializada pelo HIV ou que seja resultante de efeito direto ou indireto do próprio HIV em indivíduos suscetíveis.

Em suma, fatores genéticos e ambientais parecem desempenhar papel importante na patogênese do SK, e o HHV-8 é um elemento crítico para o desenvolvimento desse câncer em estados de imunodepressão.

A supressão da replicação do HIV em decorrência do tratamento antirretroviral combinado provocou um declínio substancial da incidência do SK no ocidente, e a terapêutica dirigida à angiogênese ou tumorigênese induzida por vírus pode resultar no controle da neoplasia. Parecem promissores os estudos feitos com compostos antiangiogêneses, inibidores das citocinas e terapias dirigidas à patogênese, tais como certos agentes anti-HHV-8.

Infecção por ortopoxvírus: molusco contagioso

Comum nas crianças, o molusco contagioso ocorre em imunodeprimidos adultos com déficit imunitário associado a contagens de células CD4+ inferiores a 200/mm³. Quando disseminado, associa-se a contagens menores que 50 células/mm³. Caracteriza-se clinicamente pelo aparecimento de pápulas esbranquiçadas com 2 a 5 mm em média, com umbilicação central, localizadas predominantemente na face, couro cabeludo, tronco e genitais (Figura 10.5.10). Lesões atípicas são confundidas com verrugas virais (papilomavírus), carcinoma basocelular, criptococose ou histoplasmose.

O diagnóstico pode ser confirmado por exame histopatológico, sendo recomendável orientar o patologista para a investigação dos agentes suspeitos. O tratamento pode ser diversificado: eletrodissecação e curetagem, crioterapia, ou aplicação de ácido tricloroacético (50%).

Infecção por papilomavírus humano (HPV)

As verrugas vulgares não costumam figurar como indicadores de imunodeficiência subjacente, exceto nos casos de disseminação das lesões e expressões atípicas. Pacientes com HIV apresentam verrugas planas disseminadas, filiformes, faciais e intraorais (Figuras 10.5.11 a 10.5.13).

O condiloma acuminado (verruga genital, verrugas anorretais múltiplas, volumosas e/ou persistentes, em homens com hábitos homo ou bissexuais, mulheres e crianças) facilita a relação com a infecção por HIV. O carcinoma intraepitelial cervical pode desenvolver-se em mulheres infectadas pelo HIV, até mesmo na ausência dos tipos de HPV usualmente associados ao câncer do colo uterino.

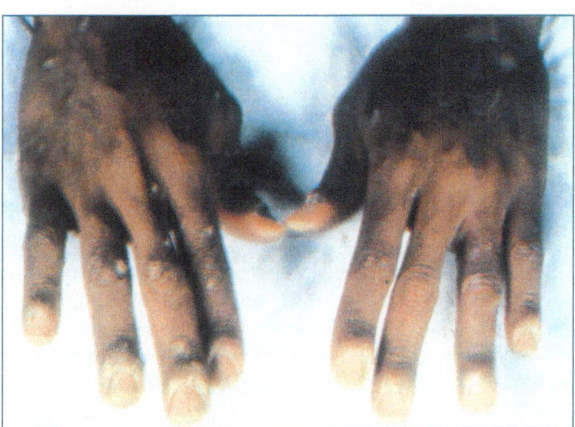

FIGURA 10.5.11 Aids e infecção por papilomavírus: verrugas nas mãos, especialmente periungueais.

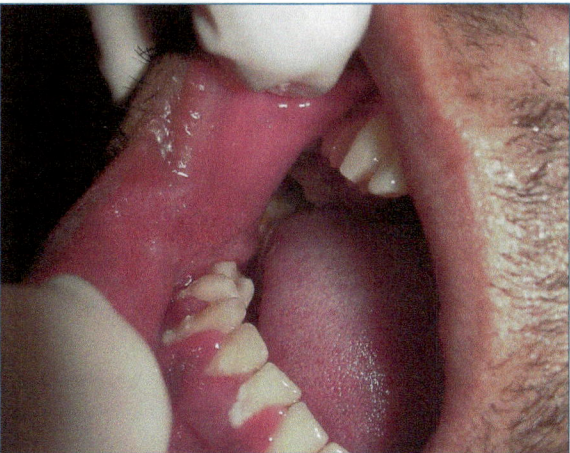

FIGURA 10.5.12 HPV: diversas lesões exofíticas, sésseis, com base pedicular, apresentando projeções filiformes, as quais conferem seu aspecto característico de "crista de galo" em área de comissura labial.

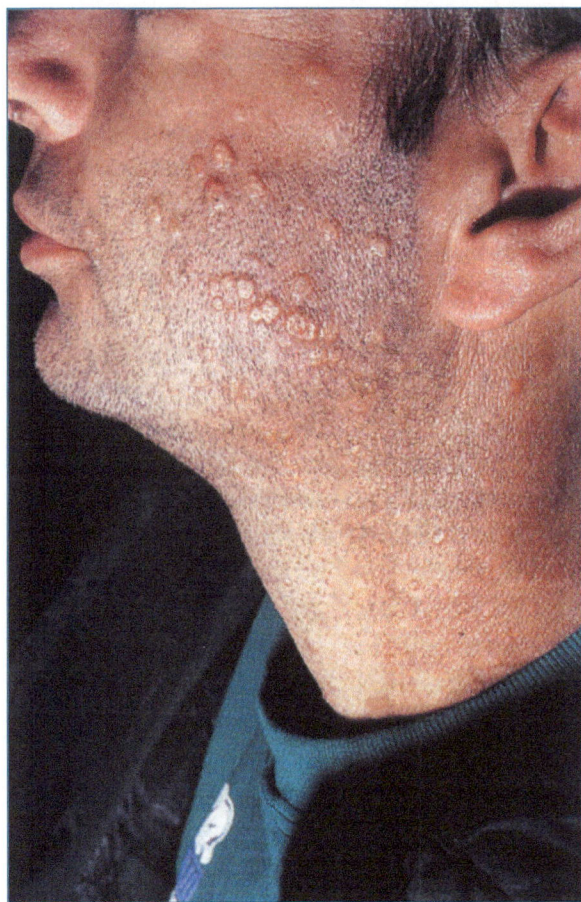

FIGURA 10.5.10 Molusco contagioso: pápulas e lesões papulonodulares umbilicadas em face de paciente infectado pelo HIV.

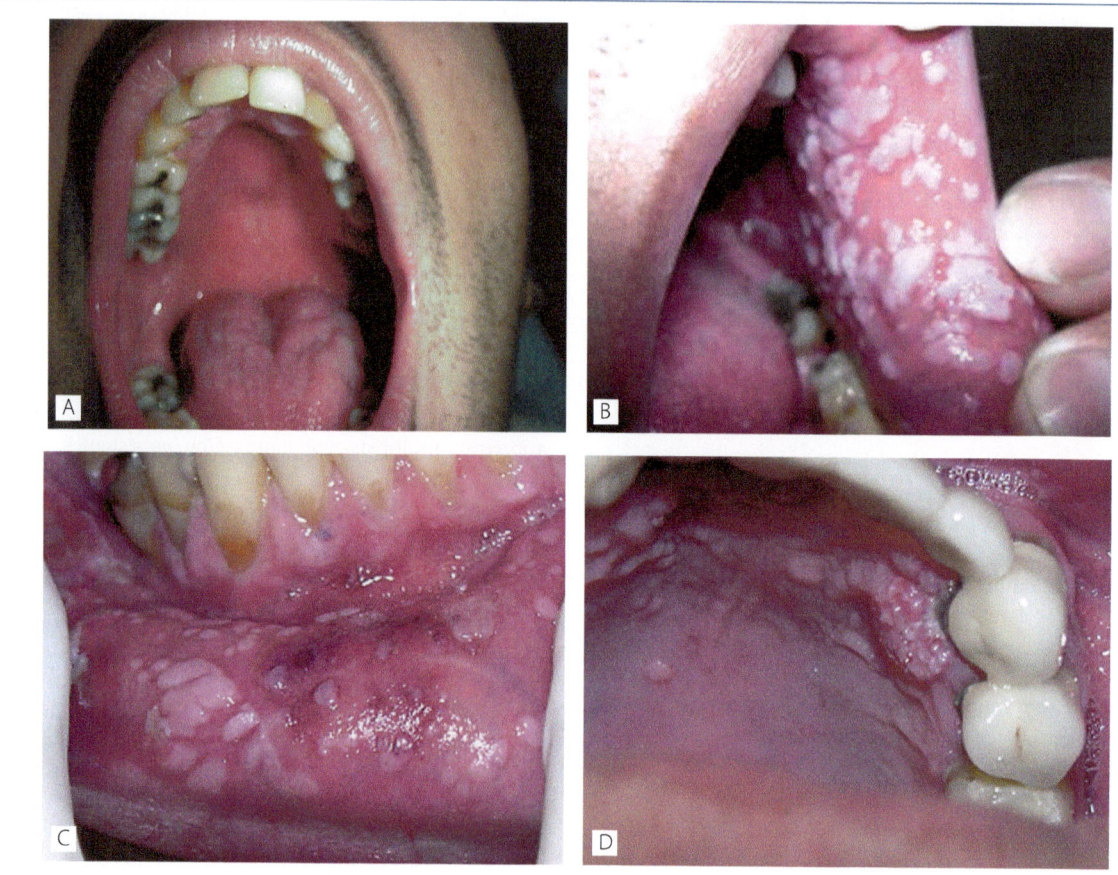

FIGURA 10.5.13 HPV: condiloma acuminado florido – paciente apresentando disseminação altamente exacerbada, desde as regiões bucais mais frequentemente acometidas pelo HPV, como: (A) dorso de língua – notam-se proeminências de coloração esbranquiçada, entremeando as papilas linguais; esta localização é mais rara de ser observada; (B) área com pigmentações enantemáticas em gengiva marginal livre, acompanhando todo o elemento dental; lesão exofítica e base pediculada apresentando aspecto patognomônico-verruciforme; (C) gengiva inserida até vestíbulo oral na região de bateria dentária anterior da arcada inferior, apresentando diversas pequenas lesões, de dimensões variadas; (D) mucosa jugal com diversas áreas esbranquiçadas de contornos e dimensões diversos, lesões estas pediculadas e exofíticas.

Fonte: Fotos gentilmente cedidas pela Dra. Virgínia Chagas Galante.

DOENÇAS BACTERIANAS

Sífilis

Doença que tem grande significado como indicador de exposição ao HIV e sua história natural é alterada na vigência de coinfecção sífilis-HIV. É possível que seja facilitadora ou agravante da ação e da transmissão do HIV.

As manifestações clínicas da sífilis em indivíduos com HIV podem ser incomuns e agressivas (Figura 10.5.14). Aproximadamente 40% das pessoas com sífilis secundária têm envolvimento assintomático do SNC, e a neurossífilis sintomática pode aparecer precocemente.

O quadro clínico e sorológico da sífilis na vigência de coinfecção com HIV pode ser subvertido, de modo que, ainda que as manifestações da fase primária sejam usuais, existe maior probabilidade de aparecimento de lesões nodulares, ulcerativas e queratodermia, caracterizando a sífilis maligna precoce. É possível que as reações sorológicas não venham a refletir a realidade de cada caso, uma vez que pacientes que apresentam manifestações adiantadas do processo podem apresentar sorologia inexpressiva.

O diagnóstico laboratorial consiste da pesquisa do treponema em campo escuro, nos casos de cancro duro, e testes sorológicos na fase sorológica (em geral 4 semanas depois da manifestação de cancro duro) – VDLR/RPR (testes não treponêmicos), FTA-Abs, MHA-TP (testes treponêmicos) e até biópsia, com pesquisa de espiroquetas.

Em todas as fases da coinfecção sífilis-HIV, devem ser obtidos parâmetros liquóricos, em vista da possibilidade de comprometimento precoce do sistema nervoso. Mesmo que os níveis sorológicos sejam altos depois do tratamento adequado, deve-se considerar que os pacientes com HIV sofrem modificações da resposta imunitária capazes de manter indefinidamente respostas imunitárias expressivas, mesmo na ausência de reinfecção pelo *T. pallidum*. Em outros casos, existe perda da reatividade ao treponema, e as respostas sorológicas são incompatíveis (reduzidas ou ausentes).

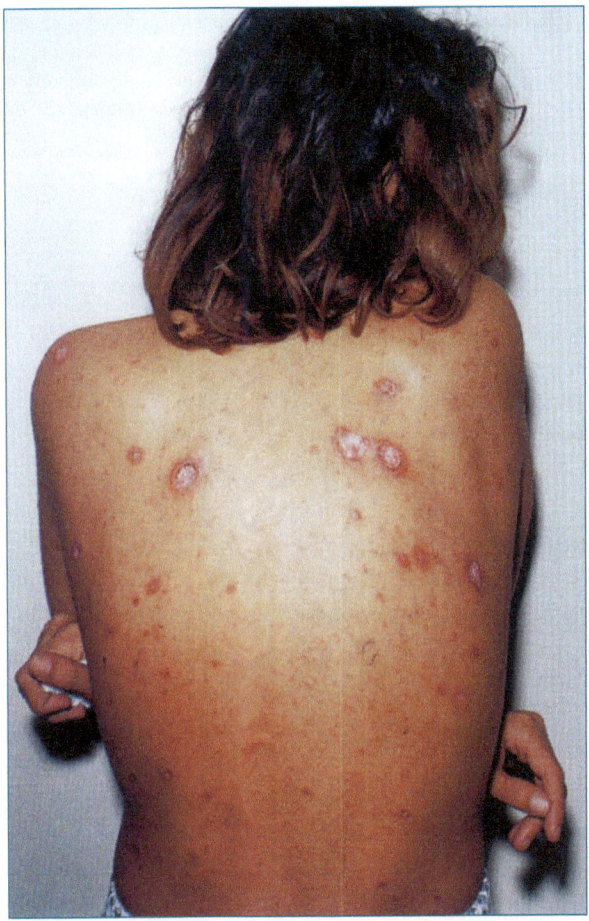

FIGURA 10.5.14 Sífilis maligna precoce: lesões ulceronecróticas localizadas em dorso de paciente portadora do HIV.

O tratamento da sífilis deve ser feito com penicilina – em todos os estágios da sífilis –, sendo mais seguro o esquema em altas doses (7.200.000 UI de penicilina benzatina G, divididos em três doses, com administração semanal), com acompanhamento regular estreito.

É prudente realizar o exame de líquor para o controle de tratamento e o critério de alta. Os exames sorológicos devem ser realizados mensalmente, durante pelo menos 3 meses, depois trimestralmente até um ano. Em seguida, o caso deve ser reavaliado a cada 6 meses, com realização de exame do líquor, pelo menos ao completar-se o segundo ano de acompanhamento clínico e laboratorial. Todo esforço deve ser feito para identificar e tratar todos os comunicantes.

Piodermites estafilocócicas e estreptocócicas

Especialmente nas fases intermediárias da evolução do quadro de infecção pelo HIV, podem surgir complicações com bactérias usuais, especialmente *Staphylococcus aureus*. São comuns os quadros de impetigo e foliculite, abscessos, ectima, hidradenite supurativa e celulite. É interessante recordar que a fonte de infecção de muitos casos de furunculose, tanto em soropositivos quanto em soronegativos para o HIV, reside nas fossas nasais dos adultos,

sendo conveniente tratar todos os comunicantes com antibacteriano tópico.

A foliculite estafilocócica pode manifestar-se sob a forma de pápulas eritematosas e/ou pústulas, com ou sem prurido. Localiza-se principalmente na face, axilas, tronco e virilhas e deve ser tratada com antibioticoterapia específica, durante 1 a 3 semanas.

Angiomatose bacilar

Conhecida como doença muito associada à infecção pelo HIV, ocorre em indivíduos imunodeprimidos por outras causas, raramente em pessoas sadias. É uma doença vasoproliferativa que pode facilmente ser confundida com SK epidêmico e com granuloma piogênico. Ocorre como manifestação tardia de infecção pelo HIV quando a média da contagem de linfócitos costuma ser bastante reduzida (cerca de 20 células CD4+/mm³).

Os agentes causais (*Bartonella B. henselae* e *B. quintana*) são bacilos Gram-negativos, que podem ser identificados, na biópsia da lesão, por meio da coloração especial de Warthin-Starry (impregnação pela prata).

As lesões típicas são inicialmente puntiformes, múltiplas, violáceas ou da cor da pele normal; evoluem como pápulas e nódulos eritemato-violáceos (alguns subcutâneos), que costumam disseminar-se (Figuras 10.5.15 e 10.5.16). Quando traumatizadas, as lesões da angiomatose bacilar podem apresentar sangramento abundante; elas predominam na pele, mas acometem também partes moles, ossos, fígado, baço e linfonodos e podem evoluir com apresentação tumoral e áreas necróticas (Figura 10.5.17).

O diagnóstico pode ser feito pela biópsia com coloração apropriada, cultura de tecido e imunofluorescência indireta (sorologia), estes dois últimos de difícil execução.

O tratamento é eficaz, com eritromicina por via oral (2 g/dia), durante pelo menos 6 semanas. Recomenda-se também o uso de doxiciclina (200 mg/dia) no seguimento posterior a esse período, para evitar recidivas.

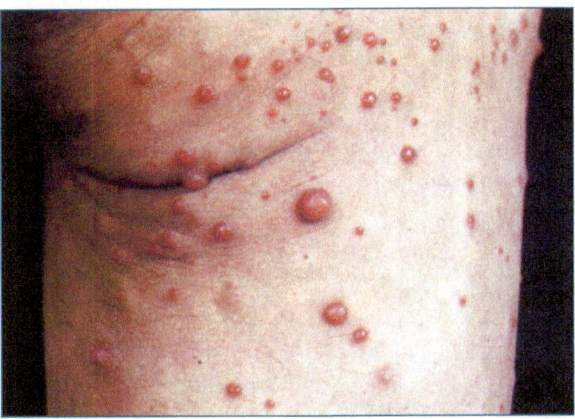

FIGURA 10.5.15 Aids e angiomatose bacilar: lesões eritematosas e nodulares disseminadas.

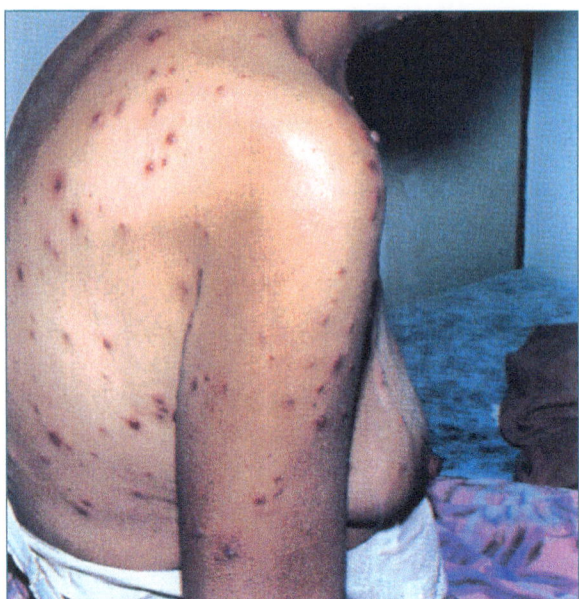

FIGURA 10.5.16 Angiomatose bacilar: pápulas e nódulos eritematosos violáceos disseminados.

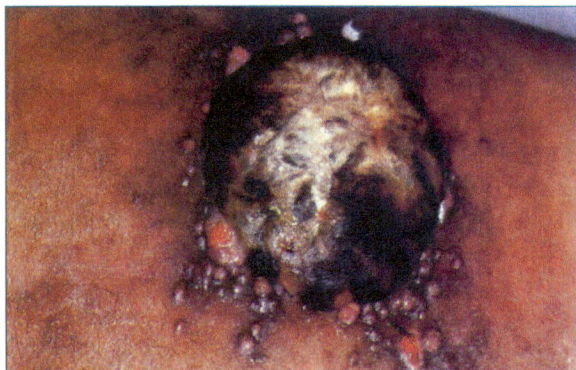

FIGURA 10.5.17 Aids e angiomatose bacilar: lesões humorais necróticas.

MICOBACTERIOSES

Tuberculose e micobactérias atípicas

A tuberculose é uma complicação comum entre infectados imunodeprimidos pelo HIV – observada com menor frequência na atualidade a manifestação cutânea denominada escrofuloderma.

As micobacterioses atípicas por *M. avium intracellulare* e *M. marinum* podem apresentar-se como lesões ectimatosas, nodulares ou abcessos cutâneos (Figura 10.5.18).

DOENÇAS CAUSADAS POR FUNGOS

Candidíase

A infecção por *Candida* (candidíase) oral em indivíduos com HIV é manifestação preditiva do desenvolvimento ou atividade da infecção retroviral, independentemente do número de células CD4+ do momento da identificação da lesão dermatológica (Figura 10.5.19). Vejamos, na Tabela 10.5.4, doenças causadas por fungos.

Ocorre regularmente como infecção ginecológica em mulheres com HIV, sob a forma vulvovaginal com leucorreia intensa, de modo a ser associada ao processo de deficiência imunitária pelo ginecologista, em virtude da intensidade do processo e/ou da resistência terapêutica.

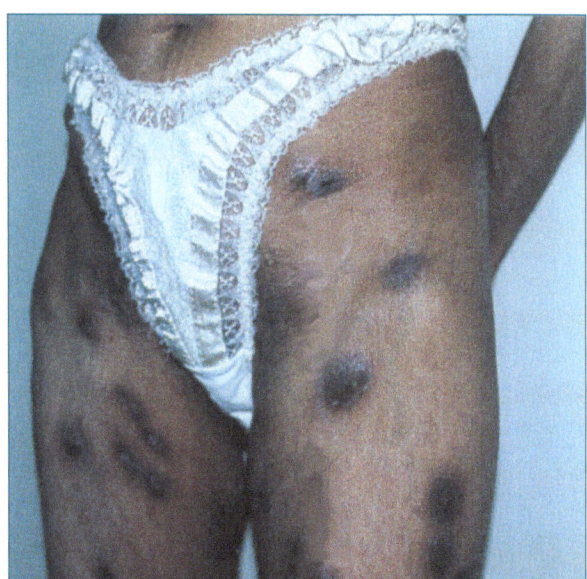

FIGURA 10.5.18 Micobacteriose atípica: placas hiperpigmentadas e abscessos com conteúdo purulento em portadora de aids.

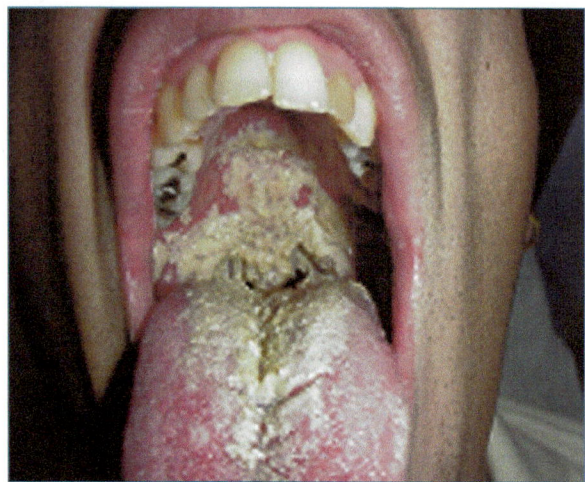

FIGURA 10.5.19 Candidíase pseudomembranosa aguda, conhecida popularmente como "sapinho". Em sua forma aguda, podemos notar que a mucosa apresenta-se hiperêmica, recoberta por placas lisas, branco-amareladas, de consistência cremosa, fracamente aderidas e facilmente esfoliáveis com fricção mecânica, recobrindo intensamente toda a região orofaríngea, onde nota-se a presença de placas confluentes, disseminando-se pela cavidade oral. Essas placas são constituídas fundamentalmente por: epitélio descamado, fibrina, restos necróticos, resíduos alimentares, leucócitos e bactérias, entremeados pelas hifas dos fungos. Após a remoção das pseudomembranas, observa-se aspecto eritematoso característico nas formas agudas atróficas, muito frequentemente em dorso de língua.

TABELA 10.5.4 Doenças infecciosas fúngicas associadas à infecção pelo HIV.	
Fungos	**Doenças**
Candida albicans	Candidíase oral
	Onicomicose
Pityrosporum ovale Dermatófitos	Pitiríase
	Tinhas do corpo (dermatofitose)
	Granuloma tricofítico
	Onicomicose
Histoplasma capsulatum	Histoplasmose
Paracoccidioides brasiliensis	Paracoccidioidomicose
Cryptococcus neoformans	Criptococose
Sporothrix schenckii	Esporotricose
Outros: *Aspergillus, Alternaria, Mucor* e *Prototheca*	Aspergilose, alternariose, mucormicose e prototecose

É mais comum em pacientes com níveis de CD4+ menores que 200 células/mm³. A *Candida albicans* atinge principalmente a cavidade oral e dobras e ocasiona processo inflamatório persistente, nem sempre sensível à medicação específica. Pode produzir, em casos mais graves, esofagite, com disfagia e dor retroesternal intensas. A leuconiquia (unha esbranquiçada) é, muitas vezes, decorrente da infecção ungueal por *Candida*.

A forma mais comum de candidose em indivíduos com HIV é a pseudomembranosa, que aparece como placas esbranquiçadas (em geral, removíveis). A forma eritematosa caracteriza-se por placas avermelhadas, com pontilhado esbranquiçado, semelhantes a pústulas, ou por placas lisas, nos palatos duro e mole. A queilite angular é caracterizada por fissuras nos ângulos da boca, eritema e maceração, ocasionalmente com placas esbranquiçadas destacáveis.

O diagnóstico é essencialmente clínico e pode ser confirmado por exame direto, realizado por meio da preparação com hidróxido de potássio e cultura.

O tratamento é eficaz ou passível de controle com produtos tópicos, como nistatina, cetoconazol e clotrimazol, entre outros, ou por via oral, com cetoconazol, fluconazol, itraconazol ou anfotericina B.

Pitirosporíase

A dermatite seborreica associada à infecção pelo HIV difere daquela observada em indivíduos sem HIV porque apresenta associação intensa com o *Pityrosporum ovale*. As lesões são intensamente inflamatórias e acometem predominantemente a face e o couro cabeludo, promovendo a forma explosiva de dermatite resistente dos estágios intermediários e avançados da infecção pelo HIV.

O tratamento é relativamente bem-sucedido, com o emprego de corticosteroide tópico leve (hidrocortisona 1%) em associação com creme de cetoconazol a 2%, associando ou não com o tratamento sistêmico preconizado para candidose.

Dermatofitoses

Em indivíduos com HIV, as dermatofitoses podem apresentar-se como micoses superficiais comuns ou exuberantes. As lesões podem ser mais disseminadas, extensas, com bordas inflamatórias, vesiculosas, descamativas e prurido intenso. Às vezes, surgem como placas crostosas e produzem espessamento das unhas com distrofia, modificação da cor e resistência ao tratamento tópico (Figuras 10.5.20 a 10.5.23).

A onicomicose dos indivíduos com HIV é causada mais frequentemente por *Trichophyton rubrum*. Alguns casos de granuloma tricofítico (micose subcutânea) podem representar problemas diagnósticos, a serem esclarecidos pelo exame histopatológico.

O diagnóstico é feito por meio do exame direto e da cultura do material retirado das lesões. O tipo e a duração do tratamento dependem da localização, da intensidade e da extensão do processo, em cada caso. Antifúngicos de ação tópica podem ser suficientes em casos brandos e limitados, mas são mais comuns os casos que requerem tratamento sistêmico, em que são empregados, principalmente, cetoconazol, itraconazol, terbinafina e fluconazol.

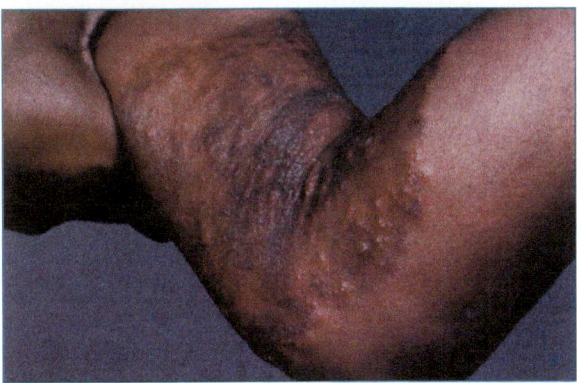

FIGURA 10.5.20 Aids e *Tinea corporis*: placas eritematosas crostosas anulares.

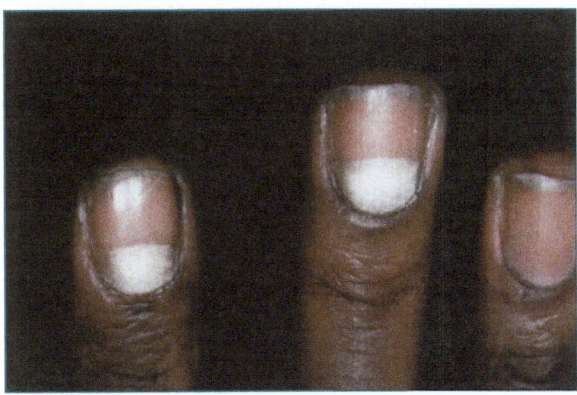

FIGURA 10.5.21 Aids e *Trichophyton rubrum*: lesão subungueal proximal.

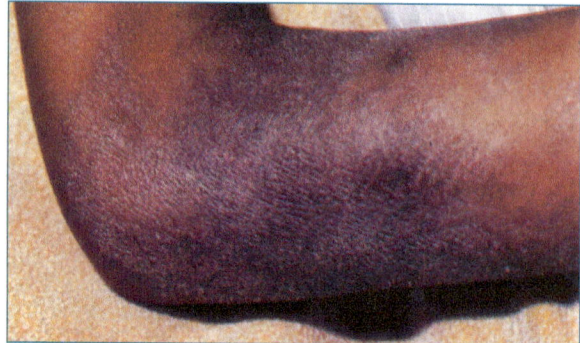

FIGURA 10.5.22 Aids e *Tinea incognitus*: lesão semelhante a uma dermatite (*Tinea manum*).

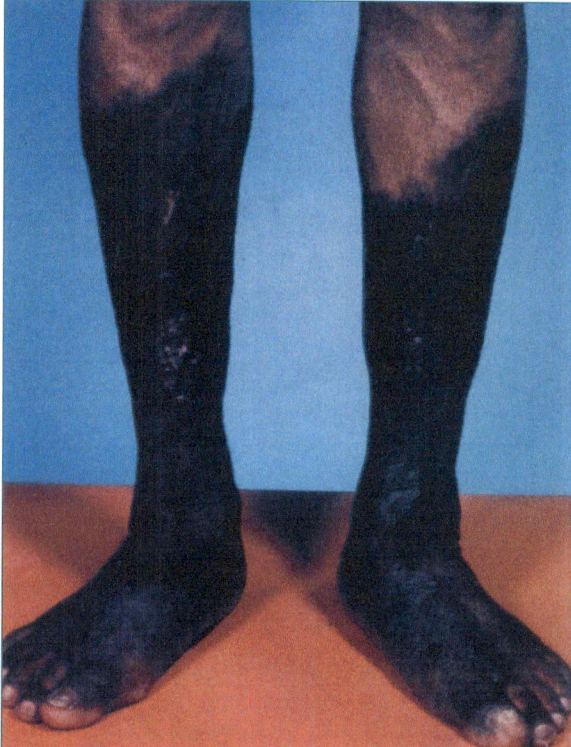

FIGURA 10.5.23 Aids e *Tinea incognitus*: síndrome pés-mãos (*Tinea pedis*).

Micoses profundas: histoplasmose, criptococose, paracoccidioidomicose, esporotricose

A infecção por *Histoplasma capsulatum* ocorre em pacientes imunodeprimidos em fase adiantada de doença retroviral, com níveis médios de células CD4+ abaixo de 50/mm³. O envolvimento da pele e da mucosa ocorre em 2 a 5% dos doentes.

Praticamente todos os doentes apresentam febre, perda de peso e outros sinais constitucionais. As lesões cutâneas consistem de erupção maculopapular difusa com descamação discreta, evoluindo para pústulas, pápulas, nódulos necróticos e úlceras (Figura 10.5.24). O diagnóstico é confirmado por exame histológico e cultura. Pode atingir a mucosa oral (Figura 10.5.25). O tratamento é feito com anfotericina B e itraconazol.

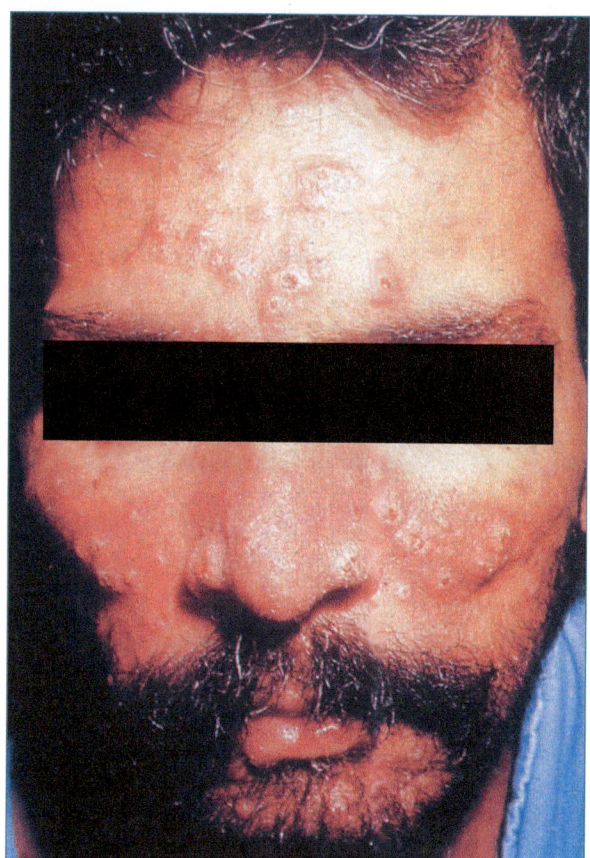

FIGURA 10.5.24 Histoplasmose: pápulas, placas e nódulos ulcerados, coalescentes, em face.

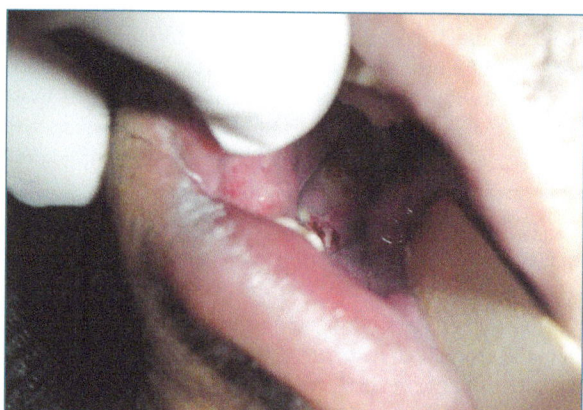

FIGURA 10.5.25 Lesão por *Histoplasma capsulatum* associada à linfadenopatia satélite, com profunda destruição óssea acometendo o palato duro. É indolor, apresenta secreção de coloração citrina e não tem aspecto sanguinolento, em virtude da colonização de seu assoalho por *Candida albicans*. Inicialmente, apresentou aspecto ulcerovegetante, porém deve-se mencionar que a péssima condição dental e a baixa aderência ao tratamento impossibilitaram a remissão completa da lesão.
Fonte: Foto gentilmente cedida pelo Prof. Dr. Oswaldo Crivello Junior, do Departamento de Cirurgia, Prótese e Traumatologia Maxilofaciais. Disciplina de Traumatologia Maxilofacial da Faculdade de Odontologia da Universidade de São Paulo.

A infecção por *Cryptococcus neoformans* atinge os imunodeprimidos pelo HIV com níveis baixos de células CD4+ (menores que 200/mm³). Em 3 a 10% dos doentes com meningite criptocócica, observam-se lesões cutâneas que consistem de pápulas róseas ou nódulos indolores, ocasionalmente com crostas ou eritema periférico, não raro semelhantes a lesões de molusco contagioso ou herpes *simplex*, localizadas na face, couro cabeludo e pescoço (Figura 10.5.26).

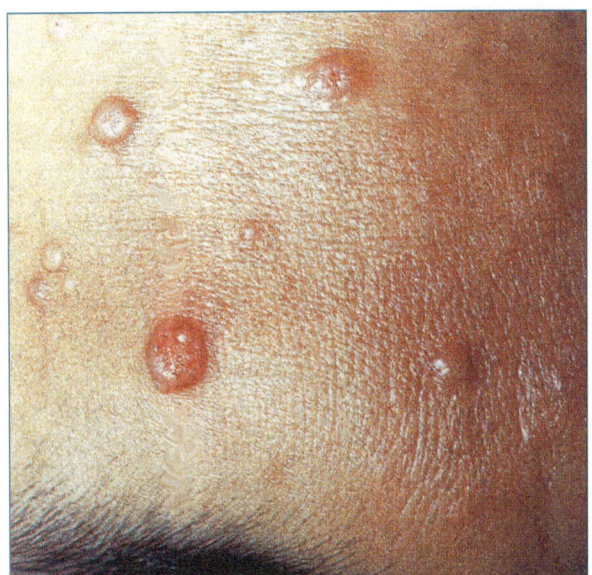

FIGURA 10.5.26 Criptococose: presença de pápulas e nódulos com umbilicação central muito semelhantes ao molusco contagioso; paciente apresentava neurocriptococose.

O diagnóstico é confirmado por exame de esfregaço, histopatológico e cultura. O tratamento consiste de anfotericina B, fluconazol e itraconazol.

A infecção causada pelo *Paracoccidioides brasiliensis* pode representar, em algumas regiões endêmicas, indicador importante da infecção retroviral. O quadro costuma ser grave, exuberante, com envolvimento mucoso e lesões destrutivas (Figura 10.5.27). Na paracoccidioidomicose (blastomicose sul-americana), há um tropismo do parasita por tecido linfoide justificando as linfadenopatias regionais apreciáveis.

Geralmente, o sistema estomatognático e a região orofaringeana são sede da lesão primária.

O diagnóstico é definido por achado do parasita no exame direto, histopatológico e cultura. O diagnóstico sorológico (contraimunoeletroforese e imunodifusão) é útil para o controle da doença. O tratamento é difícil, e são indicados anfotericina B (fase aguda) e cetoconazol, fluconazol ou itraconazol (fase de manutenção), além das sulfas.

A micose subcutânea causada pelo *Sporothryx schenkii* pode ser muito grave em pacientes com HIV, porque costuma disseminar-se com facilidade e é resistente à terapêutica com iodo ou anfotericina B. É caracterizada pelo aparecimento de lesões gomosas que tendem a generalizar-se (Figura 10.5.28). O tratamento é difícil e podem ser empregados anfotericina B, itraconazol, fluconazol, fluocitosina e sulfas. A confirmação diagnóstica é feita por cultura e o exame histopatológico pode ser útil.

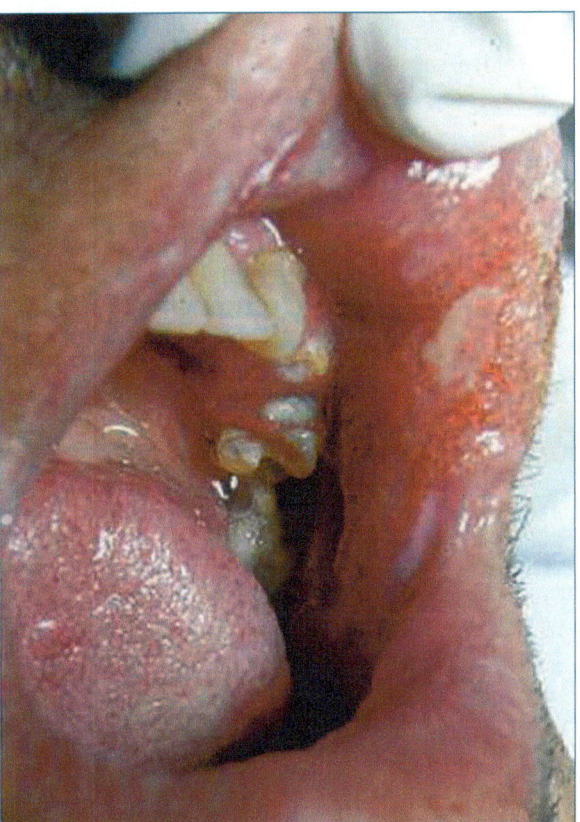

FIGURA 10.5.27 Paracoccidioidomicose (blastomicose sul-americana): estomatite de aspecto moriforme; neste caso, com sua superfície finamente granulosa salpicada por pontilhado hemorrágico e muito infiltrada, apresentando-se extremamente endurecida à palpação, sialorreia.

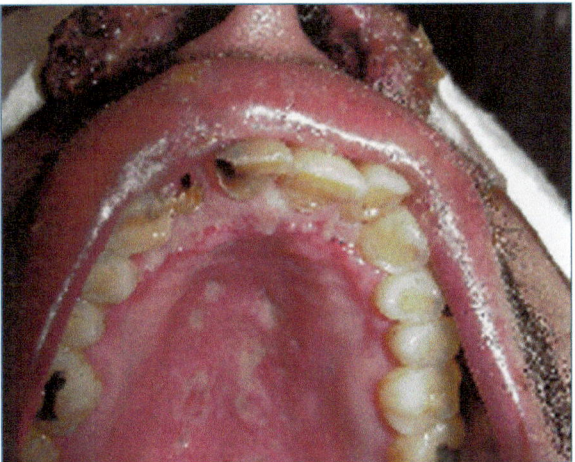

FIGURA 10.5.28 Esporotricose: palato duro e ponta de língua apresentando diversas máculas isquêmicas de coloração esbranquiçada que se transformaram em áreas necróticas, com remissão do quadro clínico após terapia antifúngica e o controle de higienização local.

Outros agentes podem mais raramente provocar infecção em imunodeprimidos com HIV: *Alternaria* sp., *Aspergillus* sp., *Mucor* sp., *Prototheca* sp.

DOENÇAS PARASITÁRIAS

Escabiose, sarna crostosa (ou sarna norueguesa), demodicose e miíase

Em imunodeprimidos, a infestação pelo *Sarcoptes scabiei* tende a ser mais exuberante e disseminada, com pápulas múltiplas, localizadas principalmente nos interdígitos, punhos, cotovelos, linha da cintura e glande. As lesões tendem a ser hiperceratósicas e intensamente pruriginosas, com maior capacidade de contágio que as formas usuais. A variedade grave e altamente contagiosa que afeta principalmente crianças com HIV em estágio avançado de deficiência imunitária é a sarna crostosa ou norueguesa, que se caracteriza pela ocorrência de placas hiperceratósicas não tão pruriginosas, mas capazes de conter quantidade extraordinária de parasitas (Figuras 10.5.29 a 10.5.31). A transmissibilidade é muito grande e os contatos costumam ser sempre comprometidos. O tratamento tópico pode ser feito com escabicidas usuais e agente queratolítico para remoção das placas parasitadas. A ivermectina é eficiente, especialmente no controle das formas resistentes das escabioses comum ou crostosa. Vejamos, na Tabela 10.5.5, as doenças causadas por parasitas.

Alguns artrópodes podem causar doença oportunística no paciente portador da infecção pelo HIV. Descreve-se a seguir um quadro de miíase oral em paciente HIV-positivo associado à lepra virchowiana (Figura 10.5.32).

TABELA 10.5.5 Doenças parasitárias associadas à infecção pelo HIV.

Parasita	Doença
Sarcoptes scabiei	Escabiose comum
	Escabiose crostosa
	Sarna crostosa ou norueguesa
Demodex folliculorum	Demodicose
Dermatobia hominis	Berne

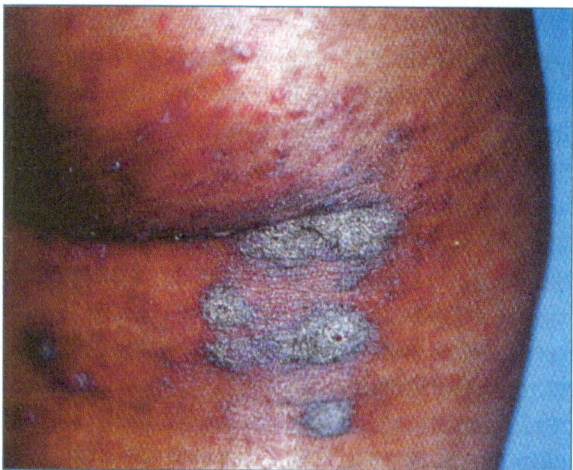

FIGURA 10.5.29 Sarna norueguesa: placas hiperceratóticas em região superior da coxa (região posterior), aderentes em área com presença de pápulas eritematosas.

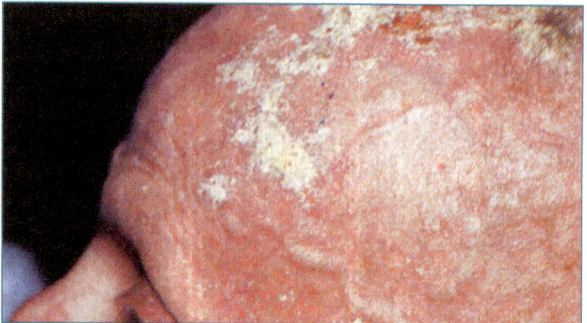

FIGURA 10.5.30 Aids e escabiose norueguesa (*Sarcoptes scabiei var. Hominis*): lesões disseminadas, hiperceratóticas e descamativas semelhantes a psoríase.

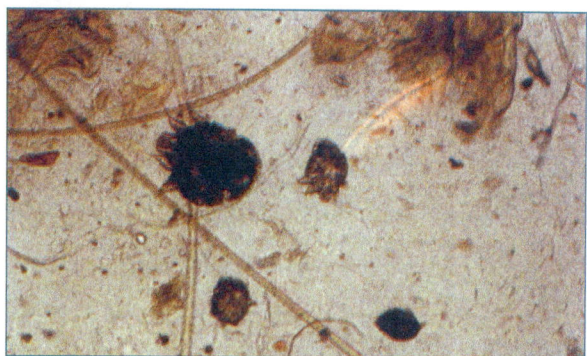

FIGURA 10.5.31 Aids e escabiose norueguesa: raspado cutâneo com a presença de parasito, ovos e fezes, do *S. Scabiei var. Hominis*.

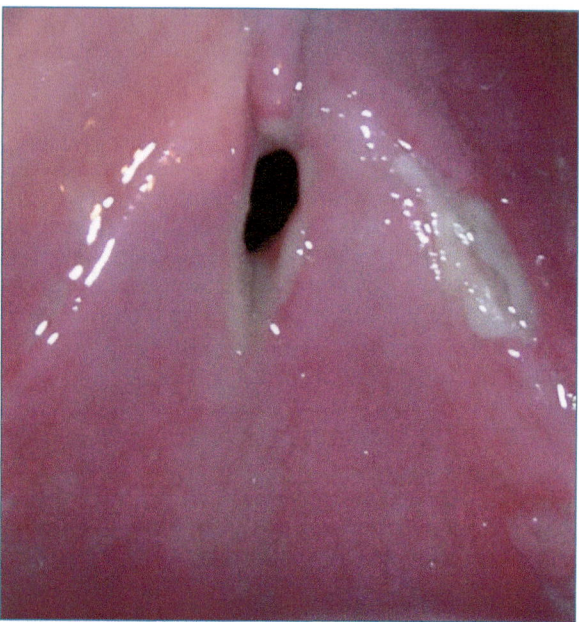

FIGURA 10.5.32 Miíase acidental: paciente HIV-positivo portador de hanseníase virchowiana, apresentando, em sua cavidade bucal, duas lesões; a primeira, menor, com aspecto papular esbranquiçado, na área limite entre o palato duro e o palato mole, e a segunda, situada no palato duro, com aproximadamente 50 mm de diâmetro, apresentando solução de continuidade, de contorno ovalado e halo isquêmico, cujo local estava colonizado por larvas e ovos.

Demodicose

Também chamada demodecidose, a foliculite causada pelo *Demodex folliculorum* pode se apresentar como erupção papular difusa, com numerosos parasitas ao exame microscópico do raspado das lesões. A resposta terapêutica é rápida com o emprego de acaricidas, tópicos ou por via sistêmica (ivermectina oral).

MANIFESTAÇÕES DE CARÁTER NÃO NEOPLÁSICO

Erupções eritemato-descamativas: dermatite seborreica, dermatite atópica, psoríase, Síndrome de Reiter, alopecia

A dermatite seborreica é uma das manifestações mais comuns da doença produzida pelo HIV, aparecendo em pelo menos 50% dos casos, em algum momento do espectro da infecção. Pode ser uma das primeiras expressões da doença imunológica induzida pelo HIV. Acredita-se que a dermatite seborreica associada ao HIV seja uma condição peculiar em razão da reatividade anormal ao saprófita *Pityrosporum ovale*. Vejamos, na Tabela 10.5.6, as manifestações de caráter não neoplásico.

TABELA 10.5.6 Doenças parasitárias associadas à infecção pelo HIV.

Tipo de manifestação dermatológica	Doença
Erupções eritematosas descamativas	Dermatite seborreica
	Psoríase e Síndrome de Reiter
	Dermatite atópica
	Xerodermia
Erupções papulopruríticas	Papulose prurítica ou foliculite prurítica
	Foliculite pustular eosinofílica (Ofuji)
	Prurigo nodular
Reações vasculares por hipersensibilidade	Fenômenos urticariformes
	Eritema polimorfo
	Farmacodermias
	Vasculites
Fenômenos hiperimunes e autoimunes	Dermatite por hiperimunoglobulina E
	Púrpura trombocitopênica autoimune
	Síndrome lúpus-*like*
Outras doenças inflamatórias	Granuloma anular
	Líquen plano
Distúrbios endócrinos, pigmentares, nutricionais e carenciais	Ginecomastia, tricomegalia, canície precoce, vitiligo, discromias, porfiria cutânea tardia
Alterações dos anexos	Onicólise, onicoses, onicodistrofias
	Alterações da conformação dos pelos
	Alteração da textura e quantidade dos pelos, canície e alopecia

O quadro clínico costuma ser exuberante, com eritema, descamação e untuosidade difusos, mais acentuados na porção central da face (Figura 10.5.33). O tratamento consiste do emprego de derivados de enxofre para uso tópico, bem como derivados do coaltar, além de cetoconazol a 2% com hidrocortisona a 1% em loção para uso, 1 ou 2 vezes ao dia. Podem ser empregados derivados imidazólicos por via oral em virtude da associação habitual com o *P. ovale*.

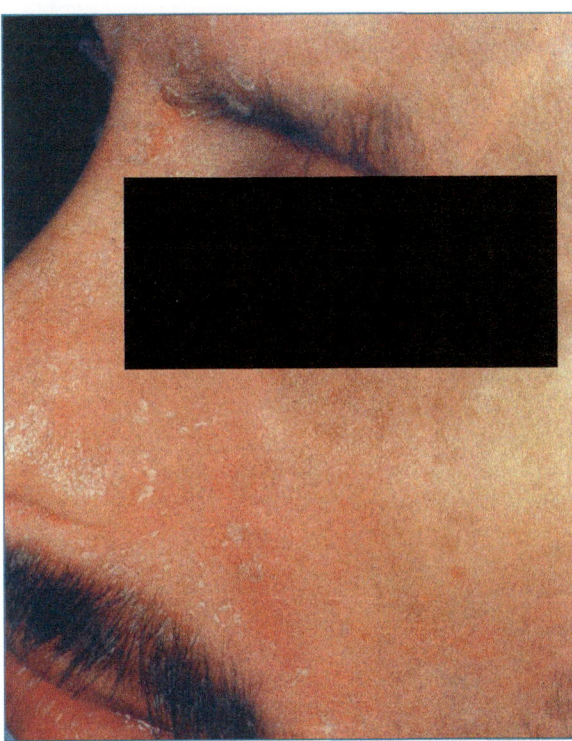

FIGURA 10.5.33 Aids e dermatite seborreica: eritema e descamação em face.

A dermatite atópica costuma aparecer, ser reativada ou exacerbar-se na vigência da infecção pelo HIV. É um indicador comum em crianças HIV-positivo, e o quadro clínico pode ser variável dependendo da intensidade do prejuízo imunitário. O tratamento consiste no uso de corticosteroides tópicos e anti-histamínicos por via oral, com resultados variáveis.

A psoríase é uma manifestação comum em indivíduos com HIV. Pode aparecer ou reativar-se com a infecção retroviral, inclusive com a disseminação de lesões e eritrodermia (Figura 10.5.34). O etretinato é bem tolerado, mas é indiscutível a influência positiva do uso da medicação antirretroviral combinada.

A Síndrome de Reiter pode ocorrer após infecção uretral por clamídia e infecção intestinal por bactérias Gram-negativas; relatada com alguma frequência em imunodeprimidos pelo HIV, pode ser confundida com psoríase. O quadro clínico consiste de dermatite (pústulas superficiais que evoluem como pápulas ceratósicas e queratodermia), artrite (joelhos, tornozelos e pés), conjuntivite e uretrite (não gonocócica). A psoríase também pode estar associada a artrite, conjuntivite e uretrite ou combinação desses elementos, ocasionando uma dificuldade diagnóstica com Síndrome de Reiter.

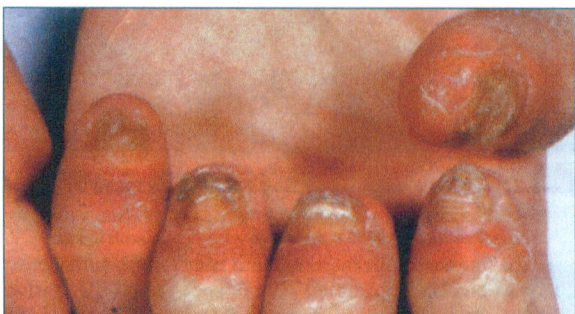

FIGURA 10.5.34 Aids e psoríase: lesões características em área ungueal.

A xerose, xerodermia ou pele seca, é uma condição muito comum nos estágios médios e adiantados de doença do HIV. Pode ser agravada por diarreia e má absorção persistentes. A xerodermia ictiosiforme é típica da forma avançada de aids e ocasionalmente associa-se à neoplasia maligna interna.

O cabelo dos pacientes com infecção pelo HIV pode sofrer mudanças, tornando-se mais fino e retificado com queda acentuada (alopecia).

Erupções papulopruríticas: papulose prurítica, foliculite pustular eosinofílica e prurigo nodular

Papulose prurítica

Também chamada foliculite prurítica, caracteriza-se pela presença de pápulas puntiformes avermelhadas ou da cor da pele, generalizadas e intensamente pruriginosas. É uma condição distinta das causas conhecidas de foliculite (por infecção bacteriana, *Pityrosporum*, demodicose ou erupções acneiformes), sem causa definida, e pode representar reação à distância. O tratamento com antimicrobianos, anti-histamínicos por via oral, esteroides tópicos e emolientes é pouco eficaz. Alguns doentes podem beneficiar-se com a exposição aos raios UVB.

Foliculite pustular eosinofílica

É uma condição caracterizada por lesões disseminadas muito pruriginosas, que coalescem formando placas com bordas papulovesiculares (Figura 10.5.35). O exame histológico faz a distinção com outras formas de foliculite, e estão ausentes patógenos microbianos. O tratamento com raios UVB pode ser benéfico.

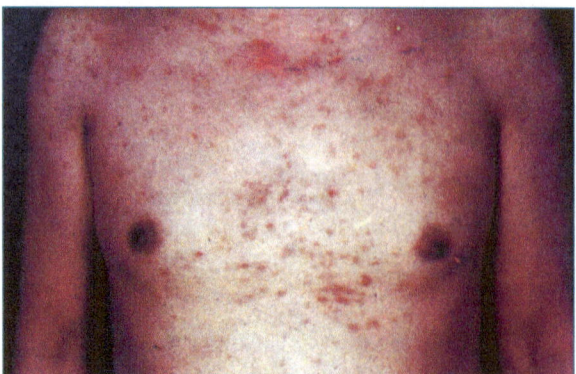

FIGURA 10.5.35 Aids e foliculite eosinofílica: lesões vesiculares urticariformes escoriadas, em razão do prurido.

Prurigo nodular

Caracteriza-se por quadro de pápulas intensamente pruriginosas, que têm início nas superfícies extensoras dos membros superiores e se generalizam. As pápulas são consistentes e assumem cor escura. A etiologia não está clara, e acredita-se em associação com hipersensibilidade à picada de inseto. O tratamento pode ser eficiente com o emprego da talidomida (100 mg via oral, 1 a 3 vezes ao dia, dependendo da intensidade do quadro). O uso de cremes com corticosteroides de média ou alta potência pode ser coadjuvante do tratamento; também está indicada a fototerapia PUVA (tratamento com psoralênico oral associado aos raios UVA).

FENÔMENOS DE HIPERSENSIBILIDADE E AUTOIMUNIDADE

Dermatite por hiperimunoglobulinemia e dermatites medicamentosas

Alguns indivíduos com HIV apresentam intensa reatividade cutânea, caracterizada por fotossensibilidade, resposta excessiva ao calor, eritema generalizado, sudorese profusa, com ou sem história pregressa de doença atópica. Os valores de IgE, nesses casos, podem estar muito aumentados, o que é indicador de prognóstico ruim. Alguns casos são controláveis com o uso de corticosteroides sistêmicos, mas deve-se dispensar atenção especial a esses doentes, uma vez que têm predisposição peculiar para o desenvolvimento de doenças oportunistas graves (CMV, toxoplasmose, tuberculose) e complicações neurológicas (atrofia cortical, leucoencefalopatia multifocal).

Alguns componentes da TARV podem causar lesões cutâneas, como visto em relação ao AZT (Figura 10.5.36).

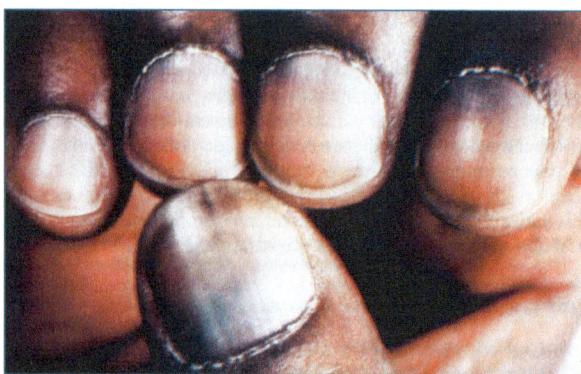

FIGURA 10.5.36 Aids e zidovudina: pigmentação azulada em faixas das unhas em virtude do efeito colateral do AZT.

Púrpura trombocitopênica autoimune

Fenômeno relativamente comum entre imunodeprimidos por HIV. Pode ser identificado pela contagem de plaquetas, em geral com valores inferiores a 100.000/mm³. Os indícios são sangramentos gengival fortuito, ao barbear-se, uretral e anorretal, hematomas e equimoses espontâneos, com raras hemorragias importantes.

Síndrome lúpus-*like*

Caracterizada pelo aparecimento de intensa fotossensibilidade e de lesões localizadas na face e eritemato-edematosas, além de vários outros fenômenos que ocorrem no lúpus eritematoso sistêmico verdadeiro. As provas para lúpus eritematoso são negativas.

Urticária

Fenômenos urticarianos e urticária crônica são comuns entre indivíduos com HIV e ocorrem em qualquer fase do espectro, tendendo a reduzir-se em fases muito adiantadas da doença retroviral. O tratamento com anti-histamínicos por via oral tem resultados variáveis e o processo tende a atenuar-se com o tempo, sem que sejam identificadas causas precisas associadas.

OUTRA DOENÇA INFLAMATÓRIA
Granuloma anular

Não é raro em imunocomprometidos pelo HIV. Caracteriza-se pelo aparecimento de lesões papulonodulares arciformes eritematosas ou da cor da pele, que tendem a agrupar-se como anéis ou arcos de círculo. A forma disseminada pode atingir toda a superfície corporal, particularmente o tronco, o pescoço e as superfícies de extensão dos cotovelos. Admite-se que possa representar reação imunitária especial a vários tipos de antígenos. O tratamento é difícil, a resposta terapêutica pode ser aleatória e a erupção tende a involuir espontaneamente.

OUTRAS CONDIÇÕES DERMATOLÓGICAS

Outras condições cutâneas relatadas como associadas ao HIV incluem ictiose, livedo *reticularis* da aids, granuloma *annulare,* porfiria cutânea tarda, vitiligo, vasculite, estomatite aftosa e dermatite actínica crônica. A porfiria cutânea tardia, causada pela deficiência da enzima hepática uroporfirinogênio descarboxilase, é associada à hepatite C. As manifestações cutâneas incluem vesículas e erosões, com formação de cicatrizes deprimidas, nas áreas de face e dorso das mãos expostas ao sol, hiperpigmentação facial e hirsutismo.

A dermatite actínica crônica é definida como fotossensibilidade de mais de 3 meses de duração na ausência de agentes fotossensibilizantes ambientais. Enquanto muitas drogas são fotossensibilizantes, como o trimetoprim-sulfametoxazol, há uma parcela de pacientes com infecção pelo HIV sensíveis à radiação ultravioleta na ausência de fotossensibilizantes (Figura 10.5.37). O diagnóstico de fotossensibilidade, algumas vezes, é feito durante o curso de fototerapia para outra doença cutânea. Os indivíduos acometidos por essa condição devem utilizar bloqueadores solares físicos, como pastas com óxido de zinco e roupas protetoras. Os filtros solares de UV disponíveis comercialmente são eficazes apenas se forem de amplo espectro, mas, uma vez que a fotossensibilidade pode acometer mesmo dentro da faixa de luz visível, são menos eficazes do que os bloqueadores físicos.

As manifestações cutâneas da infecção pelo HIV são bastante diversas. O maior desafio para o clínico baseia-se na capacidade de reconhecimento das condições cutâneas que podem ser indicativas de imunossupressão, permitindo assim diagnóstico e tratamento precoces, debelando, dessa for-

ma, condições que não apenas causam desconforto físico, mas também marcam o paciente infectado pelo HIV de forma indelével perante a comunidade.

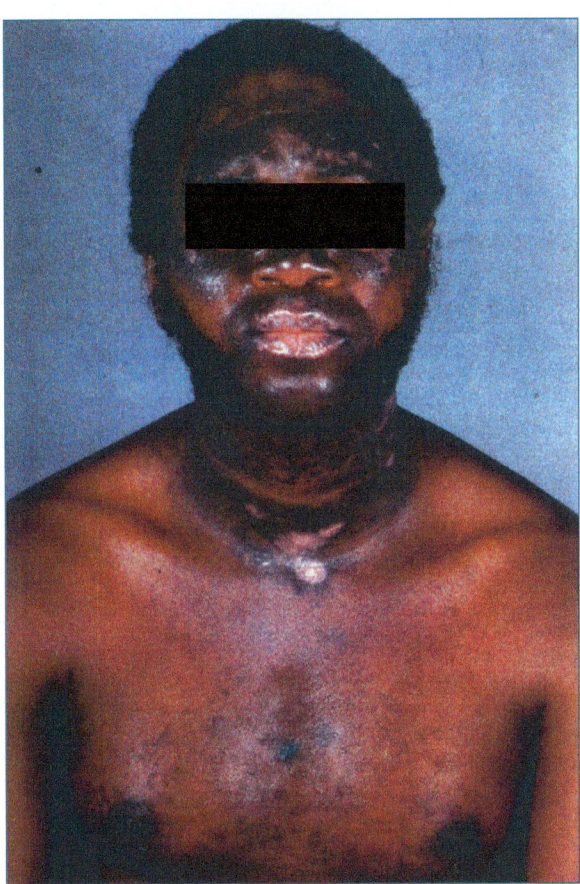

FIGURA 10.5.37 Aids e dermatite actínica crônica: fotossensibilização à radiação ultravioleta.

BIBLIOGRAFIA SUGERIDA

Paul S, Evans R, Maurer T, Muhe LM, Freeman EE. Treatment of Dermatological Conditions Associated with HIV/AIDS: The Scarcity of Guidance on a Global Scale. AIDS Res Treat. 2016; 3272483.

Koelink CJ, Jonkman MF, Van Der Meer K, Van Der Heide WK. Examination of skin lesions for cancer: which clinical decision aids and tools are available in general practice? Eur J Dermatol. 2014 May-Jun;24(3):297-304.

Chin-Hong PV, Palefsky JM. Natural history and clinical management of anal human papillomavirus disease in men and women infected with human immunodeficiency virus. Clin Infect Dis. 2002;35(9):1127-34.

Gates AE, Kaplan LD. AIDS malignancies in the era of highly active antiretroviral therapy. Oncology (Huntingt). 2002;16(5):657-65; discussion 665, 668-70.

Levi JE et al. Human papillomavirus prevalence, viral load and cervical intraepithelial neoplasia in HIV-infected women. Braz J Infect Dis. 2002;6(3):129-35.

Marques BP, Santos LAV, Focaccia R. Atlas de DST. São Paulo: Atheneu; 2001.

Mitsuyasu RT. AIDS-related Kaposi's sarcoma: current treatment options, future trends. Oncology (Huntingt). 2002;14(6):867-78; discussion 878, 881-3, 887.

10.6 Aids: complicações neurológicas

José Ernesto Vidal Bermúdez
Jorge Simão do Rosário Casseb
Tatiane Assone dos Santos
Augusto Cesar Penalva de Oliveira

INTRODUÇÃO

Desde o início da epidemia da síndrome de imunodeficiência adquirida (aids), no princípio da década de 1980, as manifestações neurológicas, frequentes e polimórficas, já chamavam a atenção dos clínicos e pesquisadores.

Alguns relatos datam do período da então chamada *gay related immonussuppressed disease* (GRID). Com mais conhecimento adquirido sobre a síndrome, já com sua denominação definitiva – síndrome de imunodeficiência adquirida (aids), em 1983, Snider publicou edição histórica com série de 50 pacientes com a síndrome e manifestações neurológicas diversas, comprometendo tanto o sistema nervoso central (SNC) quanto o sistema nervoso periférico (SNP). Porém, nesse momento, todas as alterações eram ainda atribuídas a agentes infecciosos oportunistas secundários ou neoplasias.

A partir de então há interesse crescente, gerador de muitas outras publicações, que engrossaram o corpo crítico de conhecimento sobre o tema.

A descrição do vírus da imunodeficiência humana (HIV) e a confirmação de sua relação causal com a aids (retrovírus com notório tropismo primário por células do SNC) permitiram análise mais sistematizada das alterações neurológicas na aids, como a importante contribuição de Navia et al., em 1986. Estabelecia-se clara divisão entre as manifestações neurológicas causadas diretamente pelo HIV-1 e as secundárias, atribuídas a outros processos favorecidos pela imunossupressão.

O conhecimento adquirido posteriormente mostra quadro amplo de complicações neurológicas da infecção pelo HIV/aids, comprometendo praticamente todos os sistemas e o todo da topografia. Elas aparecem desde o momento da soroconversão até as fases mais avançadas da imunossupressão e da expressão sintomática da síndrome. No entanto, as diferentes complicações se apresentam em momentos particulares, baseadas na fisiopatogenia evolutiva da infecção pelo HIV-1. As distintas manifestações, a depender da etiologia, apresentam-se em locais preferenciais e podem ainda coexistir topográfica e temporalmente.

Em meados da década de 1990, a introdução de novas opções terapêuticas (chamada de *Highly Active Antiretroviral Therapy* – HAART) exerceu forte influência sobre esse painel, induzindo a declínio nas doenças oportunistas, bem como relativo aumento das complicações inflamatórias e imunomediadas. Estudos recentes realizados em países desenvolvidos durante a era TARV (tratamento antirretroviral) demonstram diminuição da incidência das principais doenças neurológicas oportunistas em pacientes com aids. Porém, estas continuam causando significativas morbidade e mortalidade. Há que se ressaltar que resultados favoráveis são observados no Brasil, primeiro país em desenvolvimento a dispor de um programa de distribuição gratuita e universal de antirretrovirais. Apesar desses avanços, o impacto parece ser menor, comparado ao que se observa em países desenvolvidos.

Durante a abordagem clínica de quadro neurológico, o contexto da infecção pelo HIV-1 deve ser pensado sob alguns eixos essenciais que o organizam e orientam. De início, o conhecimento da fase evolutiva dessa infecção retroviral, para estabelecimento dos possíveis diagnósticos do período. Em seguida, a localização topográfica das lesões e dos sistemas em disfunção, uma vez que mais de uma topografia pode estar comprometida, por uma ou mais etiologias, o que se denomina investigação paralela. Por fim, a chamada flexibilidade diagnóstica, ou seja, admitir que mais de uma etiologia possa comprometer um mesmo local, o que torna a observação clínica, armada da resposta terapêutica, elemento diagnóstico de exclusão de agentes associados.

APRESENTAÇÕES CLÍNICAS

As afecções neurológicas, no contexto da infecção pelo HIV-1, são frequentes, variando conforme o local e o período, chegando a 31 a 65% em adultos e a 50 a 90% em crianças. São muito polimórficas, comprometendo praticamente todos os setores do sistema nervoso em relação direta ou indireta com o HIV-1. Essas afecções podem ser classificadas:

1. **Segundo a topografia:** se acometem SNC ou SNP.

2. **Segundo o estágio clinicoimunológico evolutivo da infecção pelo HIV-1:** se acontecem no momento da soroconversão, latência clínica; fase tardia, quando já há imunossupressão expressiva; ou na fase de recuperação imunológica, após a introdução da terapia antirretroviral.

3. **Segundo a etiologia da disfunção:** dividida em dois grandes grupos – diretamente relacionadas com o HIV-1, e as secundárias, responsabilidade de várias outras etiologias favorecidas pela imunossupressão (Tabela 10.6.1).

TABELA 10.6.1 Complicações neurológicas em pacientes com infecção pelo HIV.

Complicações primárias	Complicações secundárias
Demência associada ao HIV	Toxoplasmose cerebral
Mielopatia vacuolar	Neurocriptococose, incluindo reconstituição imune
Acidente vascular cerebral	Tuberculose do SNC (meningite, tuberculoma, abscesso, reconstituição imune)
Polineuropatia desmielinizante inflamatória	Encefalite pelo vírus BK; leucoencefalopatia multifocal progressiva
Meningite asséptica	Encefalite pelo vírus herpes tipos 1, 2 e 6, CMV, VVZ ou EBV
Esclerose múltipla-*like*	
Polineuropatia distal simétrica	Neurossífilis
Mononeurite múltipla	Chagas do SNC (menigoencefalite chagásica, lesão expansiva cerebral)
Miopatia	Meningite e abscesso cerebral bacteriano
Meningoencefalite aguda em pacientes com infecção crônica pelo HIV	Acidente vascular cerebral (tuberculose, toxoplasmose, criptococose, sífilis)

SNC: sistema nervoso central; CMV: citomegalovírus; VVZ: vírus varicela-zóster; EBV: vírus Epstein-Barr.

AFECÇÕES DO SISTEMA NERVOSO PERIFÉRICO

Apesar do grande tropismo do HIV pelo SNC, o SNP é acometido de forma muito frequente e em todas as fases da evolução da síndrome. Estima-se que as neuropatias periféricas ocorram em 30 a 95% dos casos e, nos estádios mais avançados da infecção, dependendo dos métodos diagnósticos empregados, assim como as miopatias, com incidência crescente, em razão do uso mais prolongado das drogas antirretrovirais.

Ainda que os sintomas neuropáticos se desenvolvam frequentemente após o aparecimento dos sintomas iniciais da aids, evidências eletrofisiológicas demonstram envolvimento do nervo periférico em muitos pacientes com contagens de linfócitos CD4+ normais ou quase normais. Entretanto, mesmo com sua incidência aumentando com a progressão da doença, nem todos os pacientes desenvolverão neuropatia clínica, apesar de a quase totalidade deles demonstrar alterações patológicas no exame *post-mortem*. Além disso, as neuropatias periféricas podem ser sub ou superestimadas, incorretamente diagnosticadas ou mascaradas pela coexistência de doenças do SNC, como demências, mielopatias ou doenças sistêmicas.

Mesmo com a diminuição das complicações decorrentes diretamente do HIV-1 ou das doenças oportunistas associadas na era TARV, a neurotoxicidade induzida pelos medicamentos aumentou substancialmente, causando elevação das manifestações periféricas decorrentes dela. Os mecanismos de lesão ao SNP incluem ação do próprio vírus, alterações imunológicas, uso das drogas antirretrovirais e infecções oportunistas. Dessa forma, as doenças do SNP podem ser consideradas marcadores da evolução da aids.

MIOPATIAS

O comprometimento muscular pode ser dividido em miopatias ligadas ao HIV-1 e secundárias ao uso de AZT; em síndromes consumptiva miastênicas da aids e na rabdomiólise pela infecção por HIV e/ou decorrente de medicamento. Podem ocorrer nas fases iniciais da infecção, mas são mais encontradas na doença completamente estabelecida.

Miopatia relacionada ao HIV

Trata-se de acometimento muscular com características clínicas, histológicas e imunopatológicas idênticas à polimiosite dos indivíduos soronegativos. Em princípio, a apresentação é subaguda, com fraqueza muscular simétrica, proximal, com início, em geral, nos membros inferiores; posteriormente, acomete os superiores. Pode ocorrer nas fases iniciais da infecção, porém é mais facilmente encontrada nas fases tardias. O nível de CPK pode estar aumentado em até 10 ou mais vezes.

A patogênese ainda não está totalmente definida, mas é possível relacionar-se tanto à invasão direta da fibra muscular quanto ao mecanismo imunológico mediado por células, ou a uma combinação de ambos. Predomina infiltrado de células CD8+ com resposta predominantemente classe I. A biopsia muscular evidencia fibras necróticas, múltiplos focos de células inflamatórias intrafasciculares, além de agressão focal de fibras não necróticas por células inflamatórias.

Vasculite verdadeira não ocorre, entretanto pode haver inflamação perivascular. Em alguns pacientes a miopatia pode estar associada à neuropatia periférica, o que torna comum o achado de fibras anguladas, indicando comprometimento axonal. O perfil imunológico da polimiosite associada ao HIV-1 aparece como infiltrados de células CD8+ e macrófagos. Os antígenos do complexo maior de histocompatibilidade (CMH) de classe II estão nos macrófagos e em outras células mononucleares, enquanto os de classe I estão no sarcolema.

O HIV-1 não causa infecção persistente da fibra muscular, e o genoma proviral não está integrado ao DNA da fibra muscular. Dessa forma, as células CD8+ citotóxicas são restritas ao CMH de classe I, portanto a resposta não é vírus-dependente, e sim relacionada a alguma proteína muscular não identificada, por mecanismo de mimetismo. Esse fato pode ser comprovado pela descrição de sequências de proteínas sarcolêmicas e retrovirais semelhantes.

O tratamento deve ser realizado com corticosteroides, principalmente prednisona com dose de 1 mg/kg, mantida até melhora clínica e normalização da creatinofosfoquinase, para, então, ser lentamente retirado. Casos com resposta inadequada podem se beneficiar do uso de imunossupressores ou imunoglobulina e acompanhados cuidadosamente.

Miopatias relacionadas ao AZT

Costumam ocorrer com uso crônico da droga e em doses mais elevadas, contudo podem se manifestar com baixas doses (500 mg/kg/dia). Caracterizam-se por fraqueza proximal, mialgia e aumento da CPK. A zidovudina induz a miopatia em decorrência da inibição da DNA-γ polimerase, enzima responsável pela replicação do DNA mitocondrial, o qual codifica 13 polipeptídeos, assim como RNA ribossômico e transportador.

O DNA mitocondrial codifica três das 13 subunidades da citocromo oxidase, complexo IV da cadeia de transferência de elétrons, responsável pela estabilização da membrana mitocondrial para síntese de ATP. Além disso, a droga parece atuar também na betapolimerase nuclear e, em razão da disfunção mitocondrial, altera a betaoxidação dos ácidos graxos causando acúmulo de lipídeos dentro da fibra muscular e redução dos níveis de carnitina, além de depleção de energia.

Dessa forma, os achados histopatológicos englobam miopatia mitocondrial com *ragged-red fibers*, alterações nucleares, fibras atróficas angulares, em regeneração e necróticas com fagocitose, agregados tubulares e deficiência da citocromo-*c* oxidase. Esta última alteração pode ser ponto importante no diagnóstico diferencial da miopatia inflamatória.

Ocorrência de hiperlactatemia e acidose lática, decorrente da lesão mitocondrial, aumentou na era TARV, principalmente relacionadas ao uso de d4T e ddI. A rapidez e a eficácia da recuperação dependem da gravidade do acometimento, e a mialgia é o primeiro sintoma a desaparecer. A recuperação completa só ocorrerá com a retirada total da droga. Porém alguns pacientes podem não apresentar melhora, mesmo com a descontinuação da droga. Postula-se o uso de L-carnitina para prevenção e melhora da miopatia.

Os pacientes que não melhoram após a interrupção da droga podem se beneficiar com terapia com corticosteroide. Ressalte-se também que mialgia ou elevação da CPK não são suficientes para diagnóstico da miopatia nos pacientes com aids inicial, e, consequentemente, as decisões sobre mudança da droga ou uso do corticosteroide não podem basear-se nesses sintomas. Não há descrição de miopatia pelo uso de zalcitabina ou didanosina. Mais recentemente foi relatado caso de insuficiência renal aguda, hepatite e rabdomiólise em paciente tratado sucessivamente com ritonavir e indinavir.

Miopatia nemalínica

Doença rara que acomete indivíduos não portadores do HIV, mas relatada também nesta situação. Caracteriza-se por fraqueza muscular proximal lentamente progressiva e com leve aumento da CPK. Biopsia muscular demonstra a presença de estruturas derivadas de filamentos finos e banda Z, chamadas de corpos nemalínicos. Em alguns casos relata-se melhora com uso de corticosteroides.

Miosite a corpos de inclusão

Apresenta caracterização clínica e histopatológica semelhante à forma esporádica, não relacionada ao HIV. Evolui com fraqueza proximal insidiosa para posteriormente acometer, também, a musculatura distal. Há pobre resposta terapêutica.

Síndrome consumptiva da aids

Definida como perda de peso involuntária de mais de 10% do peso inicial, associada à diarreia, com duração superior a 30 dias, ou fraqueza e febre com duração superior a 1 mês, na ausência de doença concomitante ou outra condição, que não o HIV-1, que possam explicar a síndrome. A biopsia muscular evidencia apenas atrofia de fibras do tipo II, ou atrofia angular.

Pode ser considerada mais como condição heterogênea do que propriamente uma miopatia verdadeira. Está relacionada principalmente a fatores nutricionais, porém sugere-se a influência das citocinas, particularmente a IL-1-β, a qual desempenharia papel pró-inflamatório caquetizante.

A produção da interleucina é sistêmica, e não muscular. Em razão da origem multifatorial, propõe-se, além da correção nutricional, o uso de esteroides anabolizantes como a oxandrolona, com efeitos positivos. Pacientes sem queixa neurológica, mas com algum grau de atrofia, apresentam na sua maioria (97%) alterações histológicas caracterizadas por denervação, atrofia de fibras do tipo II, inflamação e necrose com fagocitose.

Síndromes miastênicas

São relatados poucos casos de miastenia em associação com HIV-1. São de leve intensidade e transitórios, melhorando assim que a imunodepressão da doença viral progride.

Infiltrações tumorais e infecciosas

Infiltrações tumorais são raramente descritas, principalmente relacionadas com linfoma não-Hodgkin (LNH). Também são raras as infecções oportunistas dos músculos esqueléticos. As principais são as piomiosites, caracterizadas clinicamente por dor localizada, edema, febre e leucocitose. O principal agente infeccioso é o *Staphylococcus aureus*, e o tratamento é com antibioticoterapia sistêmica. Outro agente descrito é *Toxoplasma gondii*, com quadro subagudo de miopatia dolorosa.

NEUROPATIAS PERIFÉRICAS
POLINEUROPATIAS INFLAMATÓRIAS DESMIELINIZANTES

A forma aguda, ou síndrome de Guillain-Barré, ocorre nos pacientes assintomáticos ou pode ser a primeira manifestação da soroconversão. A forma crônica, no entanto, é mais comum, também se manifestando em fases iniciais da doença. Ambas as formas podem aparecer em fases com contagem muito baixa de linfócitos CD4+.

A alta incidência da síndrome de Guillain-Barré em pacientes com aids talvez possa ser explicada pela alta frequência de infecção por *Campylobacter jejuni*, chegando a quase 40% dessa população. São clinicamente indiferenciáveis das polineuropatias desmielinizantes inflamatórias dos pacientes soronegativos, ou seja, quadro de predomínio motor com fraqueza ascendente e de extensão variável, caracterizando a síndrome de Guillain-Barré ou quadro crônico da polineuropatia inflamatória desmielinizante.

Apesar de clinicamente idênticas, os indivíduos soropositivos tendem a apresentar pleocitose linfocitária ao exame do LCR. A relação CD4+/CD8+ está invertida (diminuição do CD4+), podendo ocorrer hipergamaglobulinemia policlonal. Além disso, existe maior positividade sorológica para infecção por vírus da hepatite B.

O exame eletroneuromiográfico é semelhante aos soronegativos, e, apesar de extremamente raro na criança, o quadro clínico é semelhante àqueles. O tratamento é similar ao dos pacientes soronegativos, ou seja, plasmaférese ou imunoglobulina intravenosa para a síndrome de Guillain-Barré, e corticosteroides ou plasmaférese para as formas crônicas. Variantes axonais foram descritas em associação a *Salmonella typhimurium* e meningite criptocócica.

POLINEUROPATIA SENSITIVO-MOTORA DISTAL SIMÉTRICA

Forma mais comum de neuropatia associada à aids em países que não dispõem de tratamento antirretroviral em grande escala, também chamada de polineuropatia distal sensitiva. Ocorre nas fases mais tardias da infecção pelo HIV-1 e afeta cerca de 35% dos pacientes com aids. São considerados indivíduos de risco os que apresentam imunossupressão pelo HIV-1 de moderada a grave, idades progressivamente mais elevadas, altos níveis de RNA virais plasmáticos, assim como baixas contagens de linfócitos CD4+. Na era TARV, contudo, a relação entre a imunossupressão e o nível da carga viral com a gravidade dos sintomas, após introdução da terapia antirretroviral, enfraqueceu-se.

O gênero, o uso de didesoxinucleotídeos e a polineuropatia assintomática podem não ser fatores de risco para polineuropatia distal sensitiva. Caracteriza-se clinicamente por disestesia dolorosa com início na planta dos pés até a parte superior ao tornozelo. A fraqueza quase sempre é mínima, e as mãos são menos comumente envolvidas.

A patogênese é incompletamente conhecida e certamente multifatorial. Apresenta padrão de acometimento axonal de fibras distais mielinizadas ou amielínicas, padrão indistinguível das neuropatias decorrentes da terapia antirretroviral. A lesão do nervo, pelo HIV, pode decorrer por indução indireta de apoptose ou por toxicidade direta induzida por caspases mitocondriais.

O tratamento é apenas sintomático, por anticonvulsivantes (carbamazepina, fenitoína, gabapentina e lomotrigina), antidepressivos (principalmente os tricíclicos) e até analgésicos narcóticos. O peptídeo T foi considerado seguro, porém ineficaz. O uso de fator de crescimento do nervo ainda é controverso. Enquanto alguns autores não demonstram benefício, outros apresentam algum efeito em relação a dor neuropática e melhora da sensibilidade. Outras terapias em investigação incluem prouridina, levocecarnine (acetil L-carnitina) e neurofilinas.

NEUROPATIAS TÓXICAS

Atualmente, as neuropatias tóxicas constituem a principal causa de neuropatia em pacientes com aids de países que dispõem de acesso aos tratamentos antirretrovirais. A droga que mais comumente causa neuropatia periférica é a didesoxicitidina (ddC). A toxicidade é dose-dependente, tanto em relação à gravidade dos sintomas, quanto à frequência de acometimento, mas com relação temporal inversa.

Desse modo, doses de 0,03 a 0,06 mg/kg causam neuropatia em quase 100% dos casos, mas o tempo para instalação varia de 60 dias para a menor dose a 52 dias para a maior. Porém, recente revisão sobre a ação neurotóxica da zalcitabina (ddC) indica que sua aparente fraca tolerabilidade é decorrente da associação das monoterapias iniciais às baixas contagens de linfócitos CD4+. Parece infrequente sua relação causal direta com neuropatia periférica quando usada em associação com outros antirretrovirais.

Didanosina e estavudina causam neuropatia em 10 a 20% dos casos, com quadros clínicos semelhantes em todas elas. Caracterizam-se por parestesias distais dolorosas, com curso progressivo, fraqueza muscular, hipo ou hiperestesia distal, além de hiporreflexia e problemas vegetativos. Dados recentes indicam risco aumentado para neuropatia com o uso de três inibidores de protease: indinavir, ritonavir e saquinavir; provavelmente pela inibição da polimerase mitocondrial.

Além dessas, outras drogas potencialmente tóxicas são utilizadas no tratamento de doenças concomitantes. As principais delas são isoniazida, dapsona, vincristina e metronidazol. Recentemente, após o advento da era TARV, descreve-se quadro tóxico diferenciado, de curso agudo e progressivo, denominado fraqueza neuromuscular ascendente, que tem evolução em dias ou semanas, com sintomas de parestesias e déficit motor ascendente, associados à acidose láctica. Tem curso fatal em 20 a 50% dos casos, se não prontamente tratados com a suspensão das drogas e correção da acidose metabólica.

MONONEURITES E MONONEURITES MÚLTIPLAS

São menos comuns que as outras neuropatias, muitas vezes com início abrupto; em geral são benignas e autolimitadas. A mononeuropatia craniana mais comum é a do nervo facial, caracterizada por ser do tipo axonal. É seguida, em frequência, pelo nervo trigêmeo e algumas descrições dos nervos oculomotor, abducente, vestibulococlear e glossofaríngeo. Mononeuropatias dos membros incluem plexopatia braquial, síndrome do túnel do carpo, nervo cutâneo femoral lateral e ciático, este último associado a infiltrações pelo linfoma maligno não Hodgkin B de Burkitt. A alteração é do tipo axonal, com relatos de etiologia vasculítica.

POLIRRADICULOPATIAS PROGRESSIVAS

Quase estritamente relacionadas ao CMV, as polirradiculopatias progressivas acontecem em fases mais tardias da infecção pelo HIV-1, quando a contagem de linfócitos CD4+ é inferior a 100 células/mm^3. Tal quadro, muito comum antes do TARV, hoje é pouco usual. Podem ser associadas a sífilis, tuberculose e infiltração linfomatosa, principalmente aos linfomas malignos não Hodgkin B de Burkitt.

Caracterizam-se clinicamente por síndrome assimétrica da cauda equina, geralmente com início na região lombar e irradiação para um dos membros. O exame neurológico evidencia arreflexia, hipotonia, e a eletroneuromiografia demonstra lesão axonal difusa. Ela auxilia ainda no diagnóstico, no encontro de pleocitose polimorfonuclear, com aumento de proteína e consumo de glicose no LCR. O CMV pode ser encontrado nesse fluido por cultura ou exame citológico, além de poder detectar seu genoma por PCR. O tratamento de escolha consiste na associação de ganciclovir e foscarnet, mas se não for possível, monoterapia deve ser utilizada, dependendo do perfil de cada paciente.

GANGLIONEURITES E NEUROPATIAS AUTONÔMICAS

Esses dois tipos de acometimento são raros. No primeiro caso, o comprometimento dos gânglios da raiz dorsal manifesta-se como ataxia sensitiva, enquanto no segundo existem hipotensão ortostática, impotência e diarreia, além de alterações da frequência cardíaca e arritmias.

SÍNDROME DA LINFOCITOSE INFILTRATIVA DIFUSA

Nas infecções virais, incluindo aids, a contagem de linfócitos CD8+ tende a aumentar nos estádios iniciais da doença e a declinar nos estádios mais avançados. Um subgrupo de pacientes pode permanecer com elevação dessas contagens, ao que se denomina hiperlinfocitose CD8+. Parte deles pode desenvolver síndrome que mimetiza a síndrome de Sjögren e associa-se a envolvimento multivisceral, infiltrado nas glândulas salivares, pulmões, rins e trato gastrointestinal, além de raras vezes envolver o sistema nervoso.

Há descrição de comprometimento do VII nervo, meningite asséptica, neuropatia motora e polineuropatia sensitivo-motora axonal. Histologicamente se apresenta como vasculite não necrosante e se caracteriza por lesão imunoproliferativa angiocêntrica, com acentuada infiltração de linfócitos CD8+, abundante presença do HIV-1 no nervo e melhora com uso de zidovudina ou esteroide. Provavelmente a síndrome reflita resposta determinada pelo hospedeiro dirigida contra o HIV-1, no mais das vezes associada à recuperação imunológica, após o TARV, quando foi inicialmente descrita. O tratamento é feito com terapia antirretroviral e/ou corticosteroides.

ALTERAÇÕES DO SISTEMA NERVOSO CENTRAL
PERÍODOS INICIAIS DA INFECÇÃO

No momento da infecção aguda ou soroconversão, vários quadros neurológicos de comprometimento do SNC já foram descritos. A mais observada é a síndrome do tipo meníngítica ou meningoencefalítica aguda. Apresenta-se quase sempre com instalação súbita de febre, cefaleia, rigidez nucal e fotofobia. O exame de líquor, geralmente indicado, mostra pleocitose discreta às custas de linfócitos (inferior a 200 células/mm³), ligeira alteração do conteúdo proteico (inferior a 100 mg/dL) e normalidade da concentração da glicose.

Tem curso autolimitado, mesmo quando não há suspeita nem tratamento, como se fosse qualquer outra infecção comum viral, aguda, benigna de SNC. Esporadicamente pode evoluir de forma insatisfatória, com complicações atípicas, como as tromboses de seios venosos do SNC, as quais podem resultar alguma anormalidade à investigação imageológica.

Manifestações mais raras, como mielopatia aguda, já foram relatadas, contudo em caráter esporádico. Dessa forma, a infecção aguda pelo HIV-1 constitui diagnóstico diferencial obrigatório em relação às meningites em adultos com líquor claro e de evolução aguda autolimitada. As complicações de SNC secundárias a outras etiologias são raras nessa fase, apesar da ocorrência de imunodeficiência transitória.

Segue-se com fase de relativo jejum sintomático, chamada de latência clínica, na qual as manifestações neurológicas de SNC se alinham com a escassez de manifestações clínicas sistêmicas. Predominam nessa fase as alterações de SNP, muitas das quais estão na infecção aguda, como descrito.

No SNC, nesse período intermediário, está presente síndrome desmielinizante denominada esclerose múltipla-*like*, em que possivelmente mecanismo de agressão imunomediada é invocado. Não só a apresentação clínica se compatibiliza com a forma surto-remissiva da esclerose múltipla, como também o estudo anatomopatológico das lesões. Trata-se de manifestação pouco frequente, assim como as complicações secundárias.

Apesar de ter sido classicamente descrita em estádios iniciais da história natural da infecção pelo HIV, a esclerose múltipla-*like* pode-se apresentar em estádios avançados da doença, inclusive como leucoencefalopatia monofásica focal de curso reversível ou fulminante, mimetizando a leucoencefalopatia multifocal progressiva.

É importante ressaltar que, apesar da restrita expressão sintomática nesse período, pode existir atividade inflamatória no SNC, muitas vezes traduzida como pleocitose ou outra alteração liquórica persistente.

Essas alterações são a expressão de encefalopatia crônica, muitas vezes subclínica, mas podem levar a dano lento e progressivo. Isso poderá ser agravado pela imunossupressão tardia e o longo tempo de evolução, tornando-se clinicamente manifesta nas alterações neurocognitivas associadas ao HIV.

Alguns sintomas transitórios nessa fase, como expressão clínica dessa atividade inflamatória, são as crises epilépticas e a cefaleia. As primeiras, mais comuns na fase tardia, podem se manifestar, merecendo sempre investigação e, se recorrentes, tratamento com drogas anticonvulsivantes; a segunda pode se apresentar com padrão contínuo ou com do tipo vascular recorrente – enxaqueca, que, usualmente responde aos tratamentos profiláticos e de crises convencionais, como os oferecidos aos pacientes enxaquecosos sem infecção retroviral.

PERÍODO TARDIO DA INFECÇÃO

Fase em que acontecem as complicações de SNC com maior frequência, caracterizada por diminuição significativa da imunidade celular. De um modo geral, é considerada de risco para as afecções neurológicas, quando a contagem de linfócitos CD4+ está abaixo de 200 células/mm³. Esse risco é progressivo e mostra-se ainda mais acentuado nos pacientes com número de linfócitos CD4+ abaixo de 50 células/mm³. Estão presentes tanto as complicações primariamente ligadas ao HIV-1 (demência, mielopatia e meningite), quanto as secundárias a vários agentes infecciosos e neoplasias. Serão abordados de forma distinta esses dois grandes grupos.

COMPLICAÇÕES SECUNDÁRIAS

Do ponto de vista didático, podemos classificar as complicações secundárias em pacientes infectados por HIV-1, segundo o predomínio da síndrome neurológica envolvida: (1) predomínio de síndrome meningítica ou meningoencefalítica (ao longo do texto, utilizaremos apenas o termo "meningite" para referirmos a essas síndromes); ou (2) predomínio da síndrome encefalítica ou encefalopática, que podem ser divididas em lesões difusas ou focais; estas podem apresentar ou não efeito expansivo.

A Figura 10.6.1 apresenta a lista de doenças que causam, com maior frequência, cada uma dessas síndromes no Brasil. Importante lembrar que, na abordagem diagnóstica de pacientes infectados por HIV-1 que apresentam queixas neurológicas, sempre devemos considerar os seguintes aspectos.

1. Neuroepidemiologia local: é fundamental conhecer quais as doenças mais frequentes e prevalentes em cada cenário específico (país, região). A Tabela 10.6.2 mostra as doenças neurológicas oportunistas mais importantes em três estudos clínicos brasileiros. Por exemplo, linfomas primários do SNC não são frequentes em São Paulo e não constituem o principal diagnóstico diferencial da toxoplasmose cerebral, diferentemente do relatado em países do hemisfério norte.

2. Grau de imunodepressão: é importante conhecer o valor da contagem de linfócitos CD4 dos pacientes para elaborar os diagnósticos diferenciais, por exemplo, doenças neurológicas oportunistas costumam ocorrer com valores inferiores a 200 células/mm³.

TABELA 10.6.2 Estudos clínicos brasileiros indicando as principais doenças neurológicas oportunistas em pacientes infectados por HIV-1.

Diagnóstico	Brasil, MG[1] n = 155 (%)	Brasil, SP[2] n = 219 (%)	Brasil, SP[3] n = 100 (%)
Toxoplasmose	82 (42,3)	220 (50,2)	42 (42)
Criptococose	25 (12,9)	53 (24,2)	14 (14)
Tuberculose	21 (10,8)	32 (14,6)	13 (13)
LMP	7 (3,6)	12 (5,5)	7 (7)
LPSNC	1 (0,5)	4 (1,8)	–
CMV encefalite	3 (1,6)	3 (1)	6 (6)
Sífilis	2 (1)	4 (2)	1 (1)
HSV encefalite	1 (0,5)	–	–

Fonte: [1]Oliveira JF et al. Neurological disease in HIV-infected patients in the era of highly active antiretroviral treatment: a Brazilian experience. Rev Soc Bras Med Trop. 2006;39:146-51; [2]Pereira-Chioccola VL, Vidal JE, Su C. Toxoplasma gondii infection and cerebral toxoplasmosis in HIV-infected patients. Future Microbiol. 2009;4:1363-79; [3]Croda MG et al. Tuberculous meningitis in HIV-infected patients in Brazil: clinical and laboratory characteristics and factors associated with mortality. Int J Infect Dis. 2010;14:586-91.

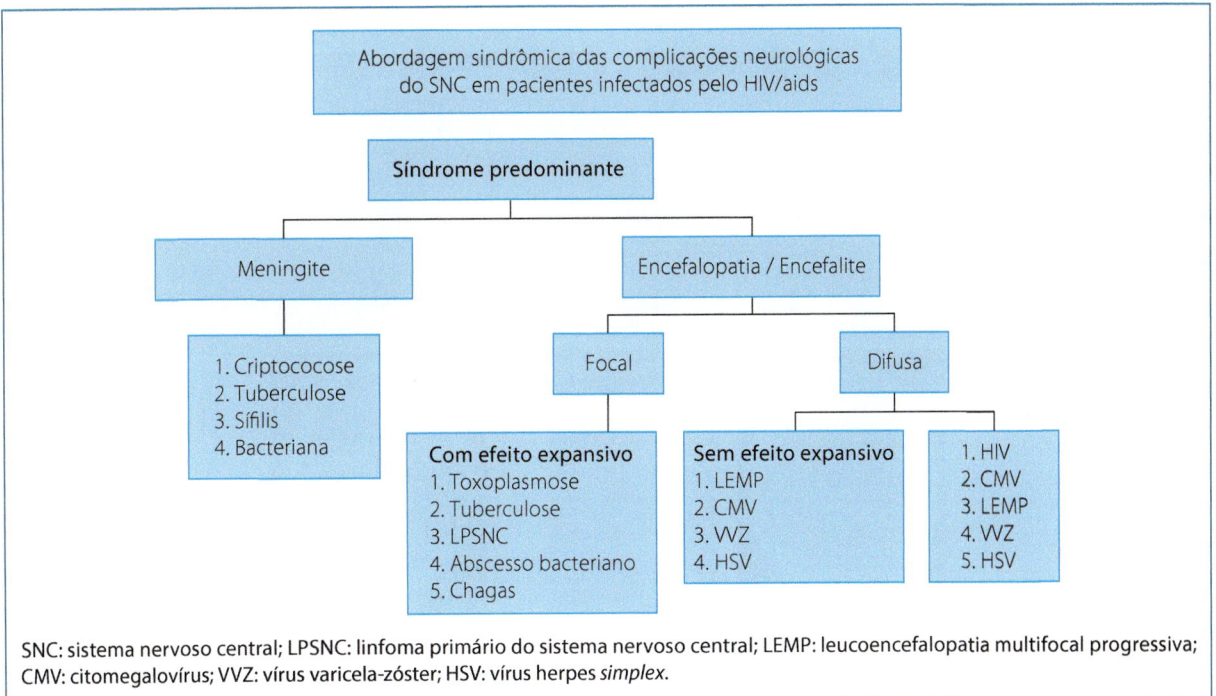

SNC: sistema nervoso central; LPSNC: linfoma primário do sistema nervoso central; LEMP: leucoencefalopatia multifocal progressiva; CMV: citomegalovírus; VVZ: vírus varicela-zóster; HSV: vírus herpes *simplex*.

FIGURA 10.6.1 Principais causas das síndromes neurológicas agudas no SNC em pacientes com infecção pelo HIV.
Fonte: Oliveira JF et al. Neurological disease in HIV-infected patients in the era of highly active antiretroviral treatment: a Brazilian experience. Rev Soc Bras Med Trop. 2006;39:146-51.

3. Características clínicas, laboratoriais e radiológicas: se avaliamos, por exemplo, paciente infectado por HIV-1 com lesão expansiva cerebral, o diagnóstico de toxoplasmose cerebral será presuntivo, devendo-se aguardar ativamente a evolução clínica e radiológica na vigência de tratamento empírico para essa parasitose, a fim de confirmar o diagnóstico. Portanto, é melhor elaborar sempre diagnósticos sindrômicos e não etiológicos, antes de confirmar ou rotular as causas das doenças.

A seguir, apresentaremos os principais aspectos diagnósticos e terapêuticos das doenças neurológicas oportunistas mais frequentes no Brasil.

DOENÇAS COM PREDOMÍNIO DA SÍNDROME MENINGÍTICA OU MENINGOENCEFALÍTICA
CRIPTOCOCOSE

▪ **Manifestações clínicas:** geralmente sintomas e sinais subagudos (2 a 4 semanas), mas podem ser agudos (1 a 2 semanas) e, mais raramente, crônicos (> 4 semanas). As manifestações mais frequentes são febre (75 a 90%), cefaleia (75 a 90%), náuseas e vômitos (40%), meningismo (30 a 45%), fotofobia e alterações visuais (20 a 30%), alterações de conduta (20 a 30%), letargia, alteração do nível da consciência, alteração de personalidade e alterações de memória (11 a 30%), e convulsões (5 a 10%). Hipertensão intracraniana é observada em 50 a 75% dos pacientes. Comprometimento extracerebral (especialmente pulmão, pele, medula óssea e trato geniturinário) pode acompanhar o quadro clínico em aproximadamente a metade dos casos e pode facilitar o diagnóstico.

▪ **Achados radiológicos:** tomografia computadorizada (TC) sempre deve anteceder a punção liquórica em pacientes infectados por HIV-1 que apresentam suspeita de doença oportunista. Usualmente, a TC de crânio não mostra alterações específicas, atribuídas à criptococose, mas é comum a presença de atrofia cortical e subcortical.

Contudo, podem ser visualizadas lesões bilaterais hipodensas sem efeito expansivo nem captação do contraste, especialmente nos espaços perivasculares dos gânglios da base (pseudocistos mucinosos), mais bem visualizadas na ressonância magnética (RM) (Figura 10.6.2). Muito raramente, observam-se lesões hipodensas com captação de contraste nodular ou anelar e efeito de massa variável (criptococomas). Idealmente, todo paciente com criptococose do SNC deveria ter uma RM na admissão, já que permite avaliar melhor a extensão do comprometimento encefalítico na criptococose.

▪ **Diagnóstico laboratorial:** o diagnóstico requer: 1) cultura positiva para *Cryptococcus neoformans* no líquor (sensibilidade ~80%); 2) tinta da China positiva no líquor (sensibilidade ~80%); ou 3) pesquisa positiva do antígeno criptocócico no líquor (aglutinação de látex ou LFA – do inglês, *lateral flow assay*) – (sensibilidade > 95%). A técnica de LFA é imunocromatográfica, similar ao teste de gravidez, utilizando simplesmente uma fita. Essa técnica já foi aprovada pelo FDA (Food and Drug Administration) e já está disponível no Brasil para uso em plasma, soro e líquor. Estudos recentes mostram resultados promissores em sangue periférico, exame que pode ser realizado mediante uma gota de sangue da ponta do dedo. Se o paciente apresentar a pesquisa do antígeno criptocócico positivo no plasma, no soro ou no sangue periférico, independentemente da presença ou da gravidade dos sintomas neurológicos, estão indicadas punção liquórica e culturas de sangue. Importante avaliar os pulmões de pacientes com criptococose do SNC, visando identificar possíveis lesões fúngicas que, às vezes, requerem cirurgia. A contagem de linfócitos CD4+ é geralmente < 100 células/mm³.

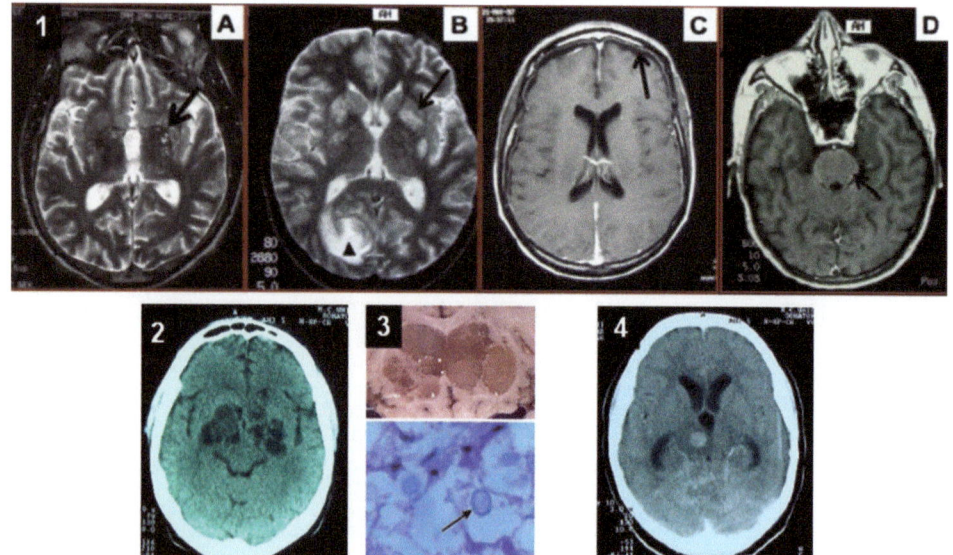

1A e 1B: RM – T2: imagens puntiformes, hiperintensas, nos núcleos da base, bilaterais. 1C e 1D: discreto realce meníngeo (Charlier et al., 2008). 2: TC com imagens hipodensas nos núcleos da base, bilaterais, sem efeito de massa importante. 3: aspectos histopatológicos, acima: macroscopia (pseudocistos mucinosos); abaixo: microscopia (leveduras) (disponível em: http://anatpat.unicamp.br/indexalfa.html. 4: imagem de lesão focal com realce nodular, talâmica, confirmada como criptococoma, muito raro em pacientes infectados por HIV.

FIGURA 10.6.2 Achados radiológicos e histopatológicos da meningoencefalite criptocócica.

- **Fatores associados ao mau prognóstico:** 1) alteração do estado mental; 2) carga fúngica elevada (p. ex., títulos > 1:1024 ou ≥ 1:128, usando aglutinação de látex ou LFA, respectivamente); 3) > 10 leveduras/µL no líquor na 2ª semana de tratamento antifúngico; 4) celularidade liquórica < 20 células/µL; 4) hipertensão intracraniana persistente; 5) criptococose disseminada; e 6) pseudocistos mucinosos ou criptococomas cerebrais.

- **Tratamento:** é fundamental aferir a pressão de abertura, a fim de instituir medidas para o controle da hipertensão intracraniana, segundo fluxograma mostrado na Figura 10.6.3. Não se recomenda o uso de corticosteroides ou acetazolamida. A punção liquórica de alívio deverá reduzir em 50% a pressão inicial ou, de preferência, retirar 20 a 30 mL de líquor. Caso seja necessário, o paciente pode ser puncionado 2 vezes ao dia, para alívio dos sintomas. O tratamento antifúngico pode ser dividido em 3 momentos: indução, consolidação e manutenção.

- **Indução-consolidação**

1. Indução: anfotericina B deoxicolato 1 mg/kg/dia por via endovenosa (EV), mais 5-fluocitosina 25 mg/kg, via oral (VO) 6/6 horas, durante, pelo menos, duas semanas. Consolidação: fluconazol 400 mg/dia, VO, por oito semanas. A utilização desse esquema é limitada no nosso meio pela dificuldade de obter 5-fluocitosina. Este é o tratamento de escolha.

2. Indução: anfotericina B deoxicolato AmBd 1 mg/kg/dia, EV, mais fluconazol (800 a 1.200 mg/dia, VO) durante, pelo menos, duas semanas. Consolidação:

fluconazol 800 mg/dia, VO, durante oito semanas. Recomendamos usar esse esquema quando 5-fluocitosina não estiver disponível.

3. Indução: anfotericina B deoxicolato 1 mg/kg/dia, EV, durante pelo menos quatro semanas. Consolidação: fluconazol 400 a 800 mg/dia, por seis semanas. Este esquema somente será utilizado quando terapia combinada não for possível. Sugerimos consolidação com 800 mg/dia quando foi utilizado fluconazol na indução.

Considerar as formulações lipídicas nos pacientes que apresentam ou têm maior probabilidade de apresentar insuficiência renal aguda (p. ex., pacientes em unidades de terapia intensiva, particularmente se recebem medicamentos vasoativos; desnutridos; idosos; ou que utilizem outros medicamentos nefrotóxicos). As opções incluem: anfotericina lipossomal (3 a 4 mg/kg/dia, EV) e complexo lipídico de anfotericina (ABLC, 5 mg/kg/dia EV).

A decisão de passar da fase de indução para consolidação deverá ser individualizada. É necessário o tempo mínimo de tratamento, associado a melhora clínica inequívoca com controle da hipertensão intracraniana e exames do líquor com pelo menos uma cultura negativa. Se não há resultados das culturas, mas foram preenchidos os critérios anteriores e houve melhora liquórica inequívoca (p. ex., resolução da hipoglicorraquia, se existia), podemos utilizar a contagem de leveduras como marcador de carga fúngica: a presença de 10 ou mais leveduras/µL, no líquor da segunda semana, apresenta elevada correlação com culturas positivas.

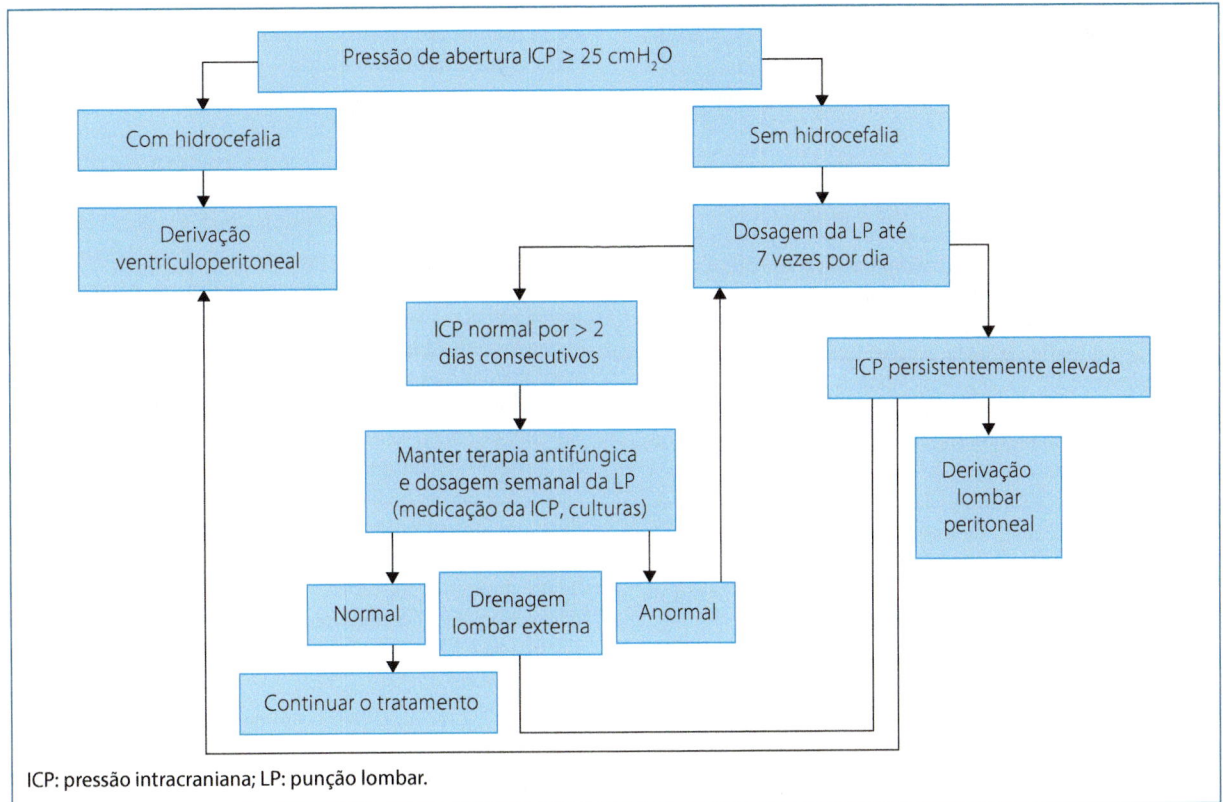

ICP: pressão intracraniana; LP: punção lombar.

FIGURA 10.6.3 Fluxograma do manejo da hipertensão intracraniana em pacientes com meningoencefalite criptocócica e aids.

Portanto, contagens baixas de leveduras, no contexto adequado, podem sugerir controle da doença. Embora seja controverso, nos casos que apresentaram alterações radiológicas iniciais (p. ex., pseudocistos mucinosos), sugerimos manter tempo de tratamento mais prolongado, similar ao proposto para os criptococomas. Nesses casos, o tempo mínimo de indução deverá ser de seis semanas, sendo o controle radiológico fundamental para avaliação conjunta com os parâmetros clínicos e liquóricos.

- **Manutenção:** fluconazol 200 mg/dia; alternativa: itraconazol 200 mg 12/12 horas. A manutenção deve ser descontinuada após pelo menos 1 ano de profilaxia secundária e na vigência de uso regular do TARV, sempre que o paciente apresentar CD4 > 100 células/mm³ e carga viral indetectável por pelo menos 3 meses. Reiniciar se CD4 < 100 células/mm³.

Recomenda-se implementar a estratégia de *screening* de antigenemia criptocócica, a qual tem demonstrado reduzir mortalidade por meningite criptocócica e ser custo-efetiva, e tratamento preemptivo. Todo paciente infectado por HIV-1 com CD4 < 200 células/mm³, que seja naïve ou experimentado em TARV, mas que não apresente controle virológico e também manifestações clínicas compatíveis com meningite criptocócica, deve ser submetido à pesquisa de antígeno criptocócico em soro ou plasma. Se o resultado for negativo, pode iniciar TARV sem demora. Se o resultado for positivo, o paciente deve ser submetido à punção liquórica, visando excluir meningite criptocócica subclínica. Se a pesquisa de antígeno criptocócica no líquor for negativa, o paciente deverá receber 800 mg/dia, VO, durante 2 semanas, e depois 400 mg, durante 8 semanas adicionais. Após a 2ª semana de fluconazol, poderá iniciar TARV. Se a pesquisa de antígeno criptocócica no líquor for positiva, o paciente deverá ser tratado com esquema convencional para meningite criptocócica.

No Brasil, não está indicada a profilaxia primária para meningite criptocócica.

TUBERCULOSE

- **Manifestações clínicas:** usualmente subaguda (2 a 4 semanas) ou agudas (1 a 2 semanas); raramente, crônica (> 4 semanas). As manifestações mais frequentes são cefaleia (75%), febre (75%), confusão mental (75%), meningismo (40%), hemiparesia ou lesão de pares cranianos (20 a 30%) (especialmente III, IV, VI, VII, VIII). A "tríade" clássica de febre, cefaleia e sinais meníngeos apresenta-se em apenas 15% dos casos confirmados, entretanto febre e cefaleia estão presentes em 60% dos casos.

- **Achados radiológicos:** na TC de crânio podem ser observados realce meníngeo, áreas isquêmicas e/ou hidrocefalia. Porém, as imagens podem ser normais. Cerca de 50% dos pacientes podem ter evidência prévia ou concomitante de tuberculose extracerebral, especialmente pulmonar.

- **Diagnóstico laboratorial:** o líquor usualmente orienta o diagnóstico: pleocitose linfomonocitária (> 100 a 200 células/mm³), embora possa ser neutrofílica em fases iniciais, proteinorraquia e hipoglicorraquia. A celularidade pode ser normal em até 20% dos casos confirmados. A presença de pleocitose, proteinorraquia e hipoglicorraquia é observada em ~ 2/3 dos casos confirmados. Demonstram nenhum ou um parâmetro alterado do quimiocitológico ~15%. Pacientes com meningite tuberculosa e CD4+ < 50 células/mm³ apresentam alterações liquóricas mais discretas (apenas 50% mostram pleocitose, proteinorraquia e hipoglicorraquia de forma concomitante). Até 50% dos pacientes podem ter hipertensão intracraniana.

O diagnóstico laboratorial requer: 1) identificação de bacilos álcool-ácidorresistentes (BAAR) no exame direto do líquor (~10% dos casos, portanto, pouco útil na prática clínica diária); 2) cultura positiva para *Mycobacterium tuberculosis* no líquor (sensibilidade ~50%, mas demora algumas semanas); 3) presença de material genético do *M. tuberculosis* no líquor: sensibilidade ~50%, com técnicas comerciais e sensibilidade ~80%, utilizando GenXpert MTB/RIF em condições otimizadas (~6 mL de líquor centrifugado). A repetição do teste melhora o rendimento diagnóstico; ou 4) isolamento de *M. tuberculosis* ou visualização de BAAR em locais extracerebrais, em pacientes com quadro clínico e liquórico compatíveis, e exclusão de outras doenças neurológicas. Vale a pena mencionar que é muito difícil diferenciar meningite tuberculosa de meningite criptococose em pacientes com infecção por HIV-1, apenas utilizando a clínica e os achados quimiocitológicos do líquor. Portanto, é imprescindível a utilização de técnicas rápidas e sensíveis, como a pesquisa de antígeno criptocócico.

Em pacientes com sintomas neurológicos, liquóricos e radiológicos compatíveis e exclusão de diagnósticos alternativos, o diagnóstico de meningite tuberculosa deverá ser considerado e a terapia tuberculostática iniciada sem demora. Lembrar que apresentações "atípicas" não são raras, devendo-se manter um elevado índice de suspeita visando a introdução oportuna de tratamento.

A contagem de linfócitos CD4+ é geralmente < 200 células/mm³, mas diferente de outras doenças oportunistas, a meningite tuberculosa pode ser observada em pacientes com contagens maiores de CD4+. A mediana de CD4+, entre 108 casos confirmados, foi de 65 células/mm³ (variação de 2 a 624 células/mm³).

- **Tratamento:** as recomendações do Ministério da Saúde são apresentadas na Tabela 10.6.3. O uso de coformulações facilita a adesão ao tratamento. Os corticosteroides são fundamentais no tratamento, e o uso de VO (p. ex., 1 a 2 mg/kg/dia de prednisona) ou EV (0,3 a 0,4 mg/kg/dia de dexametasona), por 4 a 8 semanas, dependerá do *status* neurológico do paciente. O tratamento atual da meningite tuberculosa está longe de ser o ideal, considerando as elevadas taxas de mortalidade e morbidade. A associação de quinolonas (p. ex., levofloxacina ou moxifloxacina) não tem diminuído a letalidade da meningite tuberculosa multissensível, mas é uma opção em pacientes com meningite tuberculosa com monorresistência à isoniazida (p. ex., levofloxacina 500 mg, 2 vezes ao dia).

- **Profilaxia primária:** o tratamento da infecção latente pelo *M. tuberculosis* é componente importante das medidas preventivas em pacientes infectados por HIV-1. Recomenda-se que todo paciente com teste tuberculínico > 5 mm receba 6 meses de isoniazida 300 mg/dia, após excluir atividade da doença.

TABELA 10.6.3 Tratamento da meningite tuberculose.

Regime	Fármaco	Faixa de peso	Dose (> 50 kg)	Duração
Fase intensiva RHZE	RHZE[1] 150/75/400/275 mg comprimidos em dose fixa combinada	20-35 kg 36-50 kg 51-70 kg Acima de 70 kg	2 comprimidos/dia 3 comprimidos/dia 4 comprimidos/dia 5 comprimidos/dia	2 meses
Fase de manutenção RH	RH[2] 300/150 mg ou 150/75 comprimidos em dose fixa combinada	20-35 kg 36-50 kg 51-70 kg Acima de 70 kg	1 comprimido 300/150 mg ou 2 comprimidos 150/75 mg 1 comp. 300/150 + 1 comprimido 150/75 mg ou 3 comprimidos 150/75 mg 2 comprimidos 300/150 mg ou 4 comprimidos 150/75 mg 2 comprimidos 300/150 mg + 1 comprimido 150/75 mg ou 5 comprimidos 150/75 mg	10 meses

[1]R: rifampicina; H: isoniazida; Z: pirazinamida; E: etambutol. [2]R: rifampicina; H: isoniazida.

Fonte: Manual de Recomendações para o Controle de Tuberculose no Brasil. Ministério da Saúde, 2019.

DOENÇAS COM PREDOMÍNIO DA SÍNDROME DE LESÃO FOCAL
LESÕES FOCAIS EXPANSIVAS
Toxoplasmose cerebral

- **Manifestações clínicas:** o quadro clínico é geralmente subagudo (2 a 3 semanas), mas em até 10% dos casos pode haver quadros encefalíticos difusos de instalação aguda. As manifestações dependem principalmente da topografia e do número de lesões e incluem: cefaleia (49 a 63%), febre (41 a 68%), alterações neurológicas focais (22 a 80%), convulsões (19 a 29%), confusão mental (15 a 52%), ataxia (15 a 25%), letargia (12 a 44%), alterações de pares cranianos (12 a 19%) e alterações visuais (8 a 15%). Também podem ser observados alterações da fala, síndromes cerebelar, demencial e de hipertensão intracraniana, alterações de comportamento e movimentos involuntários.

- **Achados radiológicos:** a RM é mais sensível que a TC, mas esta permite identificar uma ou mais lesões na maioria dos casos. Tipicamente observam-se lesões que captam contraste e apresentam edema perilesional, porém as manifestações tomográficas são variadas e podem ser classificadas nas seguintes categorias: 1) lesões hipodensas com realce anelar e edema perilesional (44%); 2) lesões hipodensas com realce nodular e edema perilesional (33%); 3) lesões hipodensas com efeito expansivo sem realce após a injeção do contraste (16%); 4) TC sem lesões aparentes e RM com lesões focais (3%); e 5) edema cerebral difuso, sem lesões focais visíveis (3%). Aproximadamente 1/3 das lesões de toxoplasmose cerebral podem apresentar nódulo mural que realça após contraste, na TC ou RM, denominado "lesão do alvo excêntrico".

As duas primeiras categorias, citadas anteriormente, podem ser definidas como alterações "típicas". Mais de uma categoria de alterações radiológicas podem ser visualizadas em até 15% dos pacientes. Nas Figuras 10.6.4 e 10.6.5 se apresentam os principais achados radiológicos da toxoplasmose cerebral. Na Figura 10.6.5, também se apresenta imagem de toxoplasmose hemorrágica. A maioria das vezes se observa apenas componente hemorrágico (secundário à lesão expansiva). Porém, algumas vezes, a lesão pode ser completamente hemorrágica.

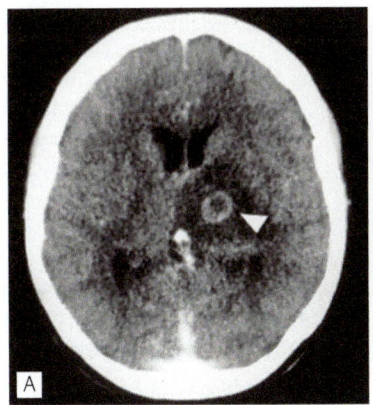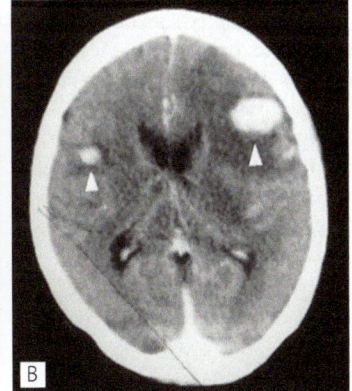

(A) lesão com realce anelar após a injeção do contraste, associada a edema perilesional; (B) lesões com realce nodular após a injeção do contraste, associadas a edema perilesional.

FIGURA 10.6.4 Achados radiológicos "típicos" da toxoplasmose cerebral.

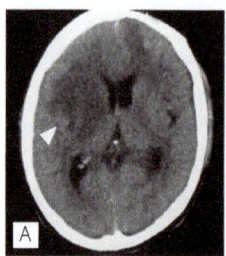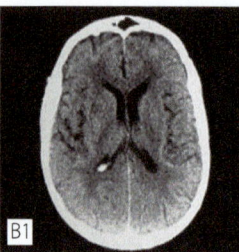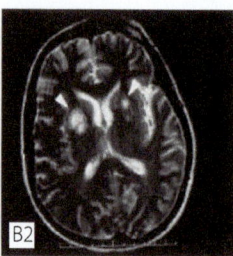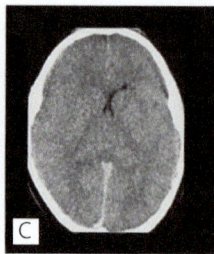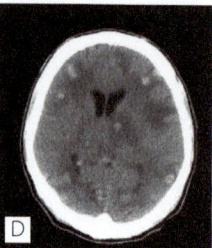

(A) lesão expansiva cerebral que não capta contraste; (B1) TC de paciente infectado por HIV-1 com hemiparesia à esquerda, sem aparentes lesões expansivas; (B2) RM evidenciando duas lesões focais; (C) alterações compatíveis com edema cerebral difuso; (D) múltiplas lesões espontaneamente hiperdensas, correspondentes a áreas focais de hemorragia.

FIGURA 10.6.5 Achados radiológicos "atípicos" da toxoplasmose cerebral.

- **Diagnóstico laboratorial:** aproximadamente 90 a 95% dos pacientes com toxoplasmose cerebral apresentam anticorpos IgG antitoxoplasma, portanto, a ausência deste marcador não exclui a possibilidade de toxoplasmose cerebral. A maioria de pacientes com essa doença (~ 90%) apresenta títulos sorológicos altos (= 150 UI no Elisa ou = 1:1.024 na IFI – imunofluorescência indireta). O quimiocitológico liquórico é usualmente normal, mas podem se observar pleocitose (usualmente < 20 células) ou discreta proteinorraquia (usualmente < 100 mg/dL).

O diagnóstico requer: 1) demonstração de taquizoítos de *Toxoplasma gondii* em amostras de tecido cerebral ou sangue (muito infrequente); 2) achados clínicos e radiológicos compatíveis com toxoplasmose cerebral associados à presença de um teste de PCR positivo em amostra de líquor (sensibilidade ~50%, especificidade > 95%) ou sangue (sensibilidade ~50%, especificidade > 95%). A principal vantagem da PCR para Toxoplasma em sangue consiste em ser menos invasivo; ou 3) achados clínicos e radiológicos compatíveis com toxoplasmose cerebral associados à resposta terapêutica, clínica e radiológica, durante o tratamento antitoxoplasma). Na Figura 10.6.6, propomos algoritmo diagnóstico para o manejo de doenças expansivas cerebrais em pacientes infectados por HIV.

É muito importante avaliar se a(s) lesão(ões) que o paciente apresenta tem probabilidade baixa de corresponder a toxoplasmose cerebral. Por exemplo, imagem compatível com abscesso bacteriano ou micobacteriano precisará de avaliação neurocirúrgica imediata. Entretanto, em paciente em uso regular de TARV e com resultados de exames estáveis (p. ex., CD4 > 500 células/mm³ e carga viral indetectável), é pouco provável o diagnóstico de toxoplasmose cerebral, devendo-se ampliar a investigação, a fim de evitar que entre simplesmente no fluxo do manejo empírico da toxoplasmose cerebral e se descuide de outros diferencias (p. ex., tumores primários não relacionados à imunodepressão ou metástases).

A contagem de linfócitos CD4+ é < 100 células/mm³ em mais de 75% dos casos. Até 10% dos casos podem apresentar > 200 células/mm³.

- **Tratamento**
  - **Fase de ataque:** os esquemas de escolha incluem: 1) 200 mg de pirimetamina no primeiro dia, em seguida 50 mg/dia, mais sulfadiazina 1 g (< 60 kg) – 1,5 g (≥ 60 kg), 6/6 horas, mais 15 mg/dia de ácido folínico, durante 6 semanas; ou 2) sulfametoxazol/ trimetoprim (SMX-TMP) 5/25 mg/kg 12/12 horas, durante 6 semanas.

- **Esquema alternativo:** 1) 200 mg de pirimetamina no 1º dia, em seguida 50 mg/dia, mais clindamicina 600 a 900 mg, 6/6 horas, mais 15 mg/dia de ácido folínico, durante 6 semanas. Os corticosteroides apenas devem ser utilizados em casos de lesões com importante efeito de massa (desvio da linha média, compressão de estruturas adjacentes ou risco iminente de herniação cerebral) ou nos casos com edema cerebral difuso. O uso irrestrito dos corticosteroides pode mascarar o diagnóstico de outras causas de lesões expansivas cerebrais. Os anticonvulsivantes devem ser prescritos após a presença de crises convulsivas.

- **Fase de manutenção:** os esquemas de escolha incluem: 1) 25 a 50 mg/dia de pirimetamina, mais 500 mg de sulfadiazina, 6/6 horas, ou 1.000 mg 12/12 horas (considerar alternativamente em pacientes com adesão complicada), mais 15 mg/dia de ácido folínico; ou 2) trimetoprim/sulfametoxazol 2,5/12,5 mg/kg 12/12 horas (este esquema pode ser particularmente útil em pacientes com problemas de adesão ou tolerabilidade). Esquema alternativo: 50 mg/dia de pirimetamina, mais clindamicina 600 mg 8/8 horas, mais 15 mg/dia de ácido folínico; ou (SMX-TMP) 2,5/12,5 mg/kg, 12/12 horas. Este último esquema pode ser particularmente útil em pacientes com problemas de adesão ou tolerabilidade.

O esquema de manutenção ou profilaxia secundária pode ser descontinuada após CD4 > 200 células/ mm³, durante ≥ 6 meses, na vigência de uso regular do TARV, de preferência com carga viral indetectável. Reiniciá-lo se CD4 < 200 células/mm³.

CENÁRIOS EM QUE SE DEVERIA DISCUTIR A REALIZAÇÃO DE BIÓPSIA CEREBRAL EM PACIENTES COM AIDS E LESÕES EXPANSIVAS CEREBRAIS

1. Lesão cerebral única na RM em paciente com sorologia negativa para *T. gondii*.

2. Falha terapêutica, caracterizada pela persistência ou pela piora dos sintomas clínicos e imagens radiológicas após 10 a 14 dias de tratamento para *T. gondii*.

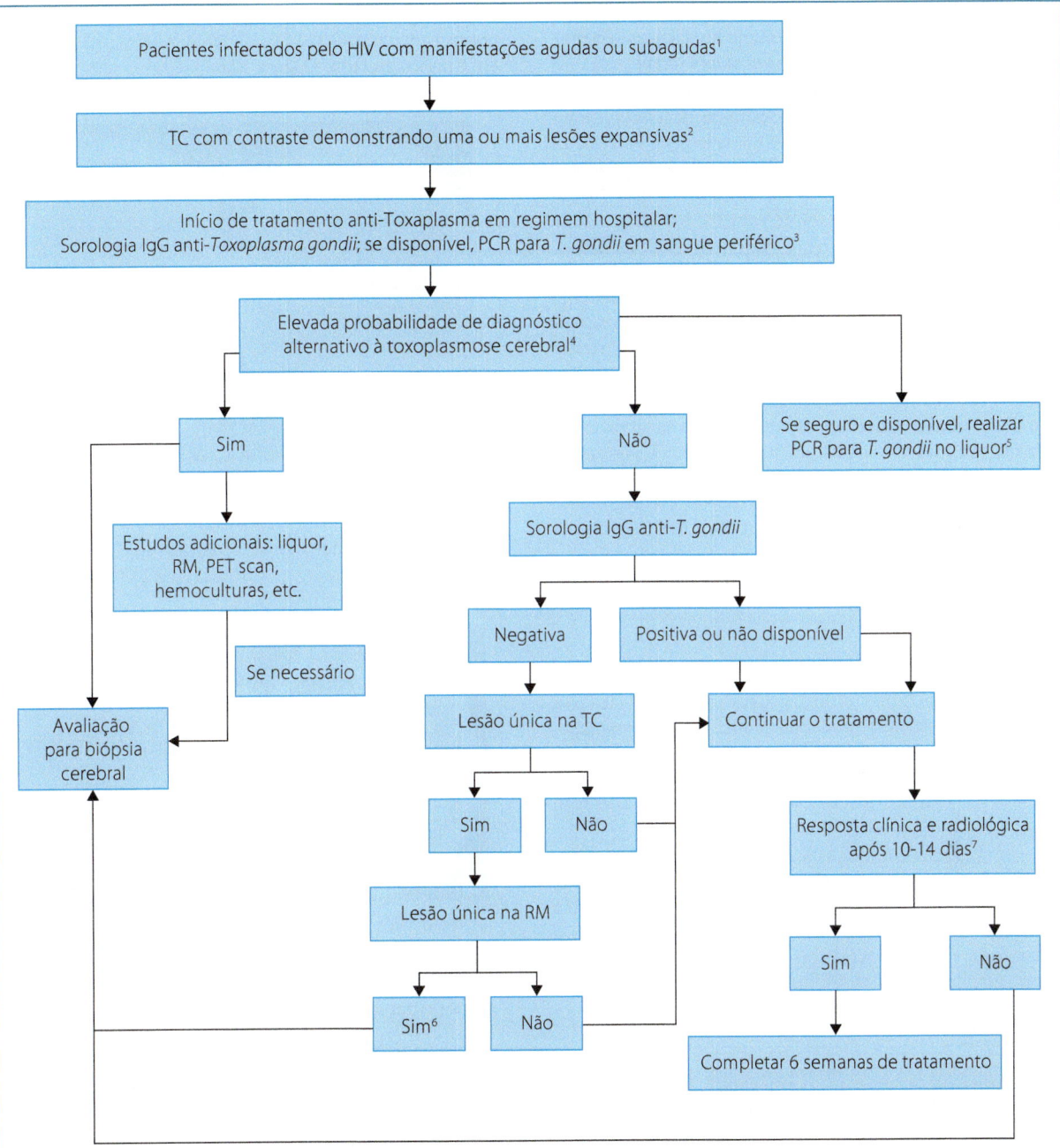

FIGURA 10.6.6 Algoritmo para o diagnóstico e o tratamento das lesões expansivas cerebrais em pacientes com infecção pelo HIV. *Fonte:* Vidal et al., 2015.

Notas: [1]Manifestações clínicas compatíveis com lesões expansivas cerebrais, tais como cefaleia, *déficit* motor focal, crise convulsiva ou confusão mental; [2]Os achados mais frequentes na tomografia computadorizada (TC) são lesões expansivas com: (1) realce anelar, (2) realce nodular ou (3) sem realce. Ressonância magnética (RM) deve ser solicitada em pacientes com achados inespecíficos na TC, mas se disponível, é a técnica de escolha; [3]O tratamento antitoxoplasma é uma ferramenta diagnóstica na abordagem de lesões cerebrais expansivas em pacientes infectados pelo HIV-1. Portanto, o monitoramento clínico e radiológico é importante. A ausência de anticorpos IgG anti-*T. gondii* e resultado negativo da reação em cadeia da polimerase (PCR) para *T. gondii* em sangue periférico não excluem a possibilidade de toxoplasmose cerebral; [4]Esse questionamento é fundamental para avaliar hipóteses alternativas à toxoplasmose cerebral. As principais considerações incluem: (1) neuroepidemiologia local, (2) grau de imunossupressão, e (3) achados clínicos, laboratoriais e neurorradiológicos individuais; [5]Avaliar cuidadosamente se existe risco de herniação cerebral. Resultado negativo da PCR para *T. gondii* no líquor não exclui a possibilidade de toxoplasmose cerebral; [6]A ausência de anticorpos séricos IgG antitoxoplasma associada à presença de lesão expansiva única na RM, sugere um diagnóstico alternativo à toxoplasmose cerebral, e biópsia cerebral é usualmente indicada. Contudo, se existe estabilidade ou melhora clínica, nova imagem pode ser realizada após 1 a 2 semanas de tratamento antitoxoplasma e, se existe melhora radiológica, não será necessária a biópsia cerebral; [7]A melhora clínica usualmente precede a melhora radiológica, mas sempre considerar o impacto isolado dos corticosteroides.

3. Lesão expansiva com forte suspeita de diagnóstico alternativo (p. ex., abscesso bacteriano ou micobacteriano). Nesse caso, a biópsia precoce é diagnóstica e terapêutica.

Lembrar sempre que a decisão cirúrgica deve ser individualizada e variáveis como tamanho e localização da lesão, presença de coagulopatia ou plaquetopenia e o estado geral do paciente precisam ser consideradas sempre. Para realização de punções e procedimentos neurocirúrgicos são usualmente requeridos valores de plaquetas de 50.000 e 100.000, respectivamente.

A presença de lesão cerebral com risco iminente de herniação pode provocar a discussão quanto à realização de cirurgia descompresiva. A decisão para realizar este procedimento continua controversa em pacientes com aids, considerando os riscos e benefícios potenciais. Usualmente, optamos pelo tratamento clínico associado aos cuidados neurointensivos estritos.

- **Fatores associados a menor sobrevida:** maior duração dos sintomas neurológicos, alteração do nível da consciência, confusão mental, Escala de Glasgow < 12, pontuação na Escala de Karnofsky < 70, hemoglobina < 12, padrão tomográfico atípico. Não iniciar TARV depois do diagnóstico da toxoplasmose cerebral ou demorar mais de 2 meses para iniciar esse tratamento.

- **Profilaxia primária:** (SMX-TMP) 160/800 mg/dia, se CD4 < 100 células/mm³.

TUBERCULOMAS E ABSCESSOS

- **Manifestações clínicas:** usualmente associadas à meningite tuberculosa, podendo se identificar como achados incidentais; contudo, podem ser a única manifestação neurológica da tuberculose. As manifestações mais frequentes incluem convulsões (50%), cefaleia (33%), alteração do nível da consciência (33%) e hemiparesia (25%).

- **Achados radiológicos:** aproximadamente 50% apresentam evidência prévia ou concomitante de tuberculose, especialmente pulmonar, ganglionar ou disseminada. As alterações tomográficas podem ser indistinguíveis da toxoplasmose cerebral ou dos abscessos bacterianos. Os tuberculomas geralmente são múltiplos, apresentam realce nodular e/ou anelar e discreto edema perilesional (Figura 10.6.7).

Contudo podem ser únicos e grandes (Figura 10.6.8). Os abscessos tuberculosos são, usualmente, únicos, maiores que 3 cm e multilobulados (Figura 10.6.9).

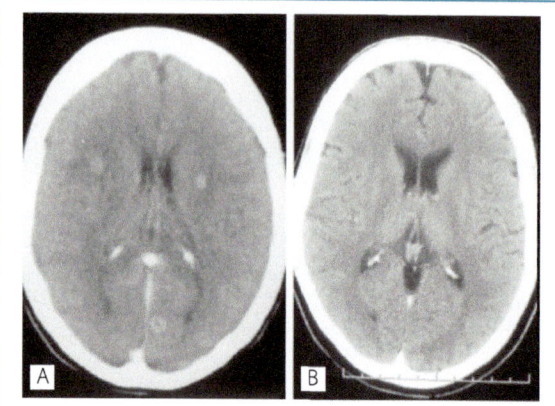

(A) lesões pequenas com realces nodular e anelar e discreto efeito de massa; (B) 2 meses depois de tratamento tuberculostático.

FIGURA 10.6.7 Tuberculomas cerebrais "típicos" em paciente infectado por HIV-1.

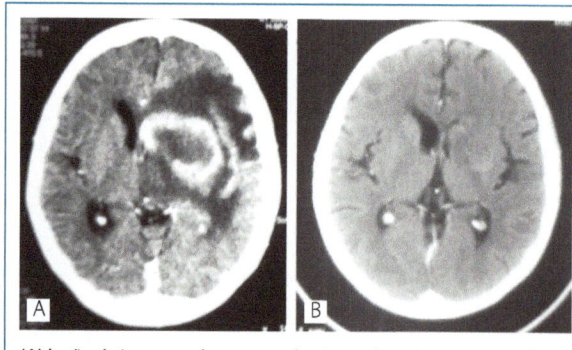

(A) lesão única, grande, com realce irregular e importante efeito de massa; (B) 2 meses depois de tratamento tuberculostático.

FIGURA 10.6.8 Tuberculoma cerebral "atípico" em paciente infectado por HIV-1.

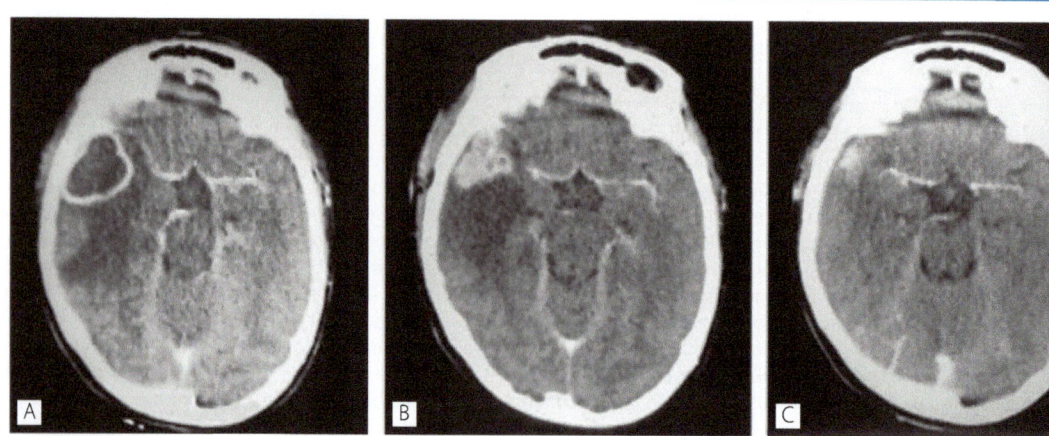

TC após contraste. (A) lesão única e irregular no lobo temporal direito; (B) após drenagem, área visivelmente multilobulada; (C) 7 meses após drenagem, apenas se observa área hiperdensa, residual, no local cirúrgico.

FIGURA 10.6.9 Abscesso tuberculoso.

- **Diagnóstico laboratorial:** requer estudos histopatológicos e microbiológicos; os tuberculomas são verdadeiros granulomas, e os abscessos, no entanto, apresentam um *core* com material purulento associado à reação inflamatória na parede, composta por tecido de granulação vascular e células inflamatórias agudas e crônicas. O BAAR pode ser positivo e o crescimento de *M. tuberculosis* na cultura define o diagnóstico. Na prática clínica diária, o diagnóstico de tuberculose extracerebral facilita o diagnóstico. O PPD é anérgico em 75% dos casos. O CD4 pode ser < 100 células/mm³ (33%), 100 a 200 células/mm³ (33%) ou > 200 células/mm³ (33%). Os achados radiológicos são similares aos dos abscessos bacterianos, mas são caracteristicamente únicos e multilobulados.

- **Tratamento:** o tratamento dos tuberculomas é clínico, prolongando-se usualmente a segunda fase do tratamento até completar 12 a 18 meses. Em contraposição, os abscessos necessitam da combinação de tratamento clínico e cirúrgico. Os procedimentos neurocirúrgicos (trepanações ou biópsias estereotáxicas) são, portanto, diagnósticos e terapêuticos. Os corticosteroides estão indicados nos casos de meningite concomitante ou quando as lesões apresentam importante efeito de massa (desvio da linha média, compressão de estruturas adjacentes ou risco iminente de herniação cerebral). Os anticonvulsivantes devem ser prescritos após a presença de crises convulsivas.

LINFOMA PRIMÁRIO DO SISTEMA NERVOSO CENTRAL (LPSNC)

- **Manifestações clínicas:** o curso clínico acostuma ser subagudo (3 semanas a 2 meses) e similar às outras causas de lesões expansivas cerebrais. Destacam-se: alteração do estado mental (confusão, perda de memória, letargia: 48 a 60%); hemiparesia, afasia ou alterações sensoriais: 31 a 78%; convulsões: 15 a 51%; alterações em nervos cranianos: 10 a 18%; e cefaleia: 5 a 45%. A maioria dos pacientes apresenta sintomas B (febre, sudorese, perda de peso) no momento do diagnóstico. Diferente de outras doenças neurológicas oportunistas, raramente o LPSNC apresenta-se como a primeira condição definidora de aids.

- **Achados radiológicos:** TC ou RM (técnica mais sensível) revelam lesões únicas em até 50% dos casos. Usualmente observam-se lesões hipodensas com realce nodular e/ou anelar, associadas a importante edema perilesional (Figura 10.6.10). As lesões podem ter qualquer topografia, porém são características as localizações periventriculares, perimeníngeas e no corpo caloso, assim como a disseminação subependimária. As técnicas neurorradiológicas funcionais (SPECT – tomografia por emissão de fóton único; e, particularmente, o PET*scan* – tomografia por emissão de pósitrons) podem sugerir o diagnóstico (Figura 10.6.11), mas devem ser interpretadas adequadamente.

- **Diagnóstico laboratorial:** o líquor é geralmente inespecífico (discreta pleocitose linfomonocitária e proteinorraquia), é mais útil para excluir outras etiologias. O exame citológico do líquor é positivo em apenas 10% dos casos, especialmente em estádios avançados da doença. O diagnóstico definitivo requer estudo histopatológico, seguindo o algoritmo da Figura 10.6.6. Alternativamente, sugeriu-se estratégia diagnóstica "minimamente invasiva", diante de paciente com aids e lesão expansiva que não responde ao tratamento antitoxoplasma.

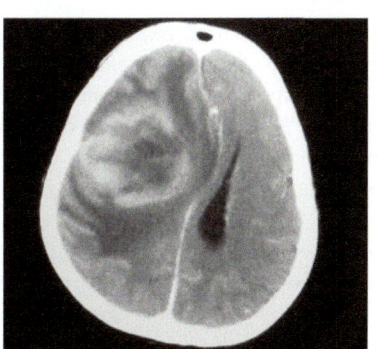

TC após contraste mostra lesão única, periventricular, com importante efeito de massa.

FIGURA 10.6.10 Linfoma primário do SNC.

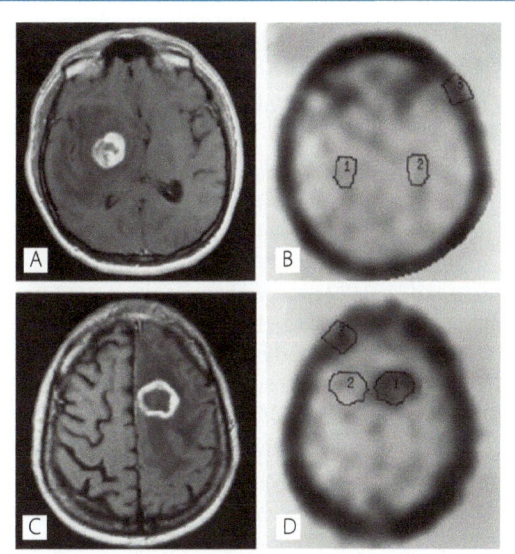

(A e B) paciente com toxoplasmose cerebral. (A) RM com lesão expansiva única com realce nodular e efeito de massa. (B) SPECT-Ta201, ausência de captação, consistente com lesão não maligna. (C e D) paciente com linfoma primário do SNC. (C) RM com lesão expansiva única com realce anelar e efeito de massa. (D) SPECT-Ta 201 com presença de captação, consistente com lesão maligna.

FIGURA 10.6.11 Toxoplasmose cerebral *versus* linfoma primário do SNC.
Fonte: Skiest, 2002.

Nesse cenário, a presença de SPECT, sugerindo tumor, associado à PCR positiva no líquor para o EBV, apresenta elevado valor preditivo positivo. Entretanto, se ambos os testes são negativos, o valor preditivo negativo é muito elevado, podendo se descartar o diagnóstico de LPSNC. Se os resultados dos testes são discordantes, a biópsia cerebral é mandatória. Em parcela significativa de pacientes, a punção liquórica está contraindicada, constituindo limitação para tentar abordagem não cirúrgica. O PET *scan* apresenta elevado rendimento diagnóstico nos LPSNC, mas é de custo elevado e pouco disponível.

Na maioria das vezes, os pacientes apresentam contagem de linfócitos CD4+ < 50 células/mm³ e importante deterioração sistêmica e neurológica, fato que determina, muitas vezes, o mau prognóstico desses casos. Na abordagem inicial de pacientes com aids e lesão(ões) expansiva(s), a ausência de anticorpos antitoxoplasma, particularmente se associada à lesão cerebral única na RM, deve sugerir diagnósticos alternativos, incluindo LPSNC.

- **Tratamento:** associado ao TARV, recomenda-se o uso de radioterapia. Usualmente, os pacientes já estão recebendo corticosteroides, em razão do tratamento presuntivo inicial de toxoplasmose cerebral. Alternativamente, pode ser utilizado metotrexate EV, seguido de radioterapia. Existe alguma evidência sobre a possibilidade de usar esquemas poupadores de radioterapia, baseados em rituximab, doses elevadas de metotrexate e leucovorin.

- **Fatores associados à sobrevida prolongada:** pacientes jovens, pontuação alta na Escala de Karnofsky no momento do diagnóstico e doses elevadas de radioterapia.

LESÕES FOCAIS NÃO EXPANSIVAS
LEUCOENCEFALOPATIA MULTIFOCAL PROGRESSIVA (LEMP)

- **Manifestações clínicas:** similarmente a outras doenças oportunistas, a natureza multifocal das lesões da LEMP pode resultar em ampla variedade de manifestações clínicas. O curso clínico é usualmente subagudo, evoluindo em semanas e caracterizando-se pela presença de alterações focais (50 a 63%), anormalidade na marcha (32 a 43%), alterações cognitivas (29 a 55%), alterações da coordenação (25%), alterações visuais (21 a 50%), alterações da fala (18 a 31%) e convulsões (15 a 20%). Esta última manifestação, muito infrequente em outras doenças desmielinizantes, se apresenta por extensão das lesões na transição córtico-subcortical.

Observa-se síndrome cerebelar isolada em aproximadamente 30% dos casos. O comprometimento principal, mais restrito à substância branca, explica o baixo percentual de convulsões, quando comparada a outras causas de lesões focais cerebrais, como toxoplasmose cerebral. O ideal é diagnosticar a doença precocemente, quando o paciente apresenta apenas uma única manifestação neurológica, podendo evitar, assim, seu caráter multifocal e progressivo.

- **Achados radiológicos:** a TC de crânio pode ser normal ou demonstrar lesão(ões) hipodensa(s) na substância branca subcortical, geralmente assimétricas, sem efeito expansivo nem captação do contraste. A RM de crânio é mais sensível que a TC, demonstrando áreas hiperintensas em T2 e FLAIR e permitindo visualizar com maiores detalhes lesões incipientes e/ou aquelas localizadas na fossa posterior (Figuras 10.6.12 e 10.6.13).

- **Diagnóstico laboratorial:** o perfil quimiocitológico liquórico é usualmente normal, mas se pode observar aumento discreto das proteínas. O diagnóstico definitivo requer estudo histopatológico. O diagnóstico laboratorial requer manifestações clínicas e radiológicas (na TC ou, preferencialmente, na RM), compatíveis com LEMP, associadas a PCR positiva para o vírus JC no líquor (sensibilidade ~80%).

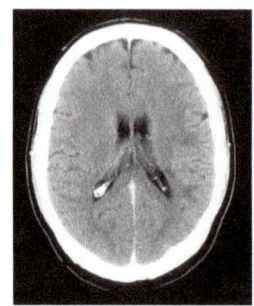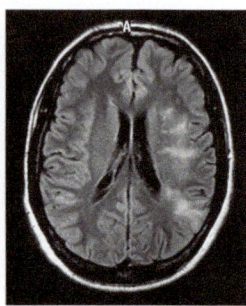

À esquerda, TC após contraste com hiposinal discreto na substância branca da região parietal esquerda. À direita, RM-FLAIR com vários focos subcorticais de hipersinal na região frontoparietal esquerda (uma delas com extensão cortical) e uma pequena parietal direita.

FIGURA 10.6.12 Leucoencefalopatia multifocal progressiva.

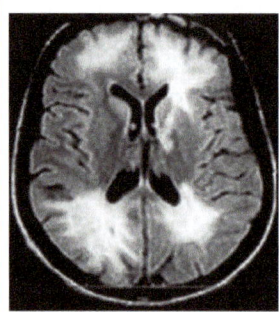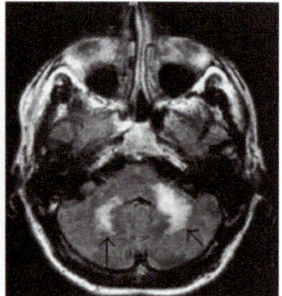

À esquerda, RM-FLAIR mostra múltiplos focos de desmielinização na substância branca subcortical. À direita, RM-FLAIR mostra focos bilaterais de desmielinização nos pedúnculos cerebelares.

FIGURA 10.6.13 Leucoencefalopatia multifocal progressiva.

- **Tratamento:** o TARV estabiliza ou consegue remitir o quadro em 50% dos casos, aumentando a sobrevida. O curso é progressivo nos outros 50%. Estudo mostrou melhores resultados com esquemas que incluíram inibidores da protease. Outro relatou a melhor sobrevida publicada (75%, 1 ano depois do diagnóstico), quando foram utilizados cinco antirretrovirais como terapia inicial em pacientes que nunca tinham usado terapia antirretroviral. Contudo, não existem estudos bem desenhados que identifiquem o melhor esquema antirretroviral em casos de LEMP, devendo-se utilizar as normas terapêuticas convencionais, tanto na terapia inicial como no resgate. Geralmente, associamos mirtazapina 15 a 30 mg/dia, a qual bloqueia os mesmos receptores que o vírus JC utiliza para entrar nos oligodendrócitos, mas o tratamento é considerado experimental. Pode ter o benefício adicional de ser antidepressivo e melhorar o apetite.

- **Fatores associados à sobrevida prolongada em pacientes com LEMP:** uso de TARV; elevada contagem de linfócitos CD4+ no momento do diagnóstico; incremento do CD4 > 100 células/mm³; carga viral baixa do HIV, em sangue; LEMP como doença definidora de aids; carga viral baixa do vírus JC no líquor; clareamento do vírus JC no líquor; ausência de progressão clínica 2 meses depois do diagnóstico; ausência de comprometimento cerebelar ou de tronco encefálico; e ausência de pneumonia intra-hospitalar.

OUTRAS COMPLICAÇÕES
DOENÇA CITOMEGÁLICA

A doença neurológica por CMV apresenta-se usualmente em pacientes com imunodepressão grave (contagem de células CD4+ < 100 células/mm^3 e principalmente CD4+ < 50 células/mm^3). A retinite é a manifestação mais frequente, apresentando diagnóstico relativamente simplificado pelo exame de fundo de olho. Ressaltem-se, pela gravidade, a encefalite e a polirradiculiopatia. Usualmente os pacientes apresentam doença citomegálica disseminada, mas a coriorretinite pode estar ausente.

A encefalite citomegálica apresenta curso clínico mais lento, confundindo-se com a encefalopatia pelo HIV, mas pode ter um curso mais rapidamente progressivo, como uma encefalite aguda ou subaguda. Deve ser prontamente diagnosticada e tratada, pois o prognóstico depende diretamente da precocidade da instituição terapêutica. As imagens, inclusive na RM, são inespecíficas e imitam os achados da encefalopatia pelo HIV, mostrando hiperintensidades periventriculares difusas e profundas, mas, muitas vezes, o único achado radiológico é atrofia corticossubcortical. A polirradiculopatia citomegálica apresenta-se clinicamente como paraparesia flácida arrefléxica de instalação aguda ou subaguda. Nesses pacientes, o líquor apresenta, em ~30% dos casos, pleocitose neutrofílica. A PCR para CMV confirma o diagnóstico tanto na encefalite como na polirradiculopatia citomegálica (sensibilidade ~80%).

O tratamento da encefalite e polirradiculopatia citomegálica deve ser instituído precocemente. Sempre que possível, o tratamento de escolha consiste na associação de ganciclovir e foscarnet. Alternativamente, a monoterapia pode ser utilizada, em função do perfil de cada paciente. O tempo de tratamento oscila entre 3 e 8 semanas (~6 semanas), tanto para a encefalite como para a polirradiculopatia citomegálica. A melhora clínica pode ser mais evidente na encefalite; entretanto, na polirradiculopatia, dificilmente se observa melhora funcional expressiva. Nesses casos, a ausência da piora das alterações neurológicas já é um parâmetro da efetividade do tratamento. O uso de TARV melhorou o prognóstico dessas complicações, embora a letalidade persista elevada. Diferentemente da retinite citomegálica, pacientes que completaram o tratamento antiviral inicial e iniciaram TARV efetiva, não precisam de profilaxia secundária.

DOENÇA DE CHAGAS

A exemplo da tuberculose, a doença de chagas se sobrepõe à epidemia de aids e apresenta modificações no seu comportamento clínico habitual. A meningoencefalite chagásica, já descrita na fase aguda da infecção pelo *Trypanosoma cruzi*, pode estar associada à reativação da infecção crônica induzida por imunossupressão, como indivíduos submetidos a transplante, com leucemia linfoblástica e aids. Atualmente é considerada doença definidora de aids.

Tendo os linfócitos CD4+ papel nuclear na mediação da imunidade celular para a infecção pelo *Trypanossoma cruzi*, esse parasita encontra na infecção pelo HIV um momento de especial facilitação para sua reativação e desenvolvimento de lesões expansivas no SNC, em decorrência da depressão da imunidade celular. Assim, o agente constitui diagnóstico diferencial das meningoencefalites e/ou lesões expansivas cerebrais (similares as descritas na toxoplasmose cerebral) em pacientes infectados por HIV-1, provenientes de regiões endêmicas para a doença de Chagas. O diagnóstico utiliza informação sorológica, exame direto em amostras de líquor e sangue e neuroimagens. Alguns relatos com a utilização de PCR no líquor foram publicados, mas a experiência com essa técnica ainda é muito limitada. O tratamento de escolha é o benzonidazol, porém a letalidade é elevada. Nos últimos anos, a introdução precoce de TARV parece ter melhorado o prognóstico em alguns casos.

NEUROSSÍFILIS

Assunto bastante polêmico na literatura, com variadas formas de apresentação. Antigamente, considerava-se a neurossífilis como uma manifestação exclusiva da sífilis terciária, porém, atualmente, esse conceito tem mudado, classificando-se as manifestações neurológicas em:

1. Neurossífilis precoce: neuroinvasão (possíveis desfechos: "clareamento" espontâneo, meningite autolimitada ou meningite persistente), neurossífilis assintomática (diagnosticada laboratorialmente), meningite sifilítica (meningismo, febre e alteração de pares cranianos) e sífilis meningovascular (meningite associada a AVC isquêmico, usualmente no território da artéria cerebral média).

2. Neurossífilis tardia: demência paralítica (demência rapidamente progressiva) e *tabes dorsalis* (ataxia sensorial e disfunção esfincteriana). As manifestações da neurossífilis precoce podem ocorrer em qualquer estágio da sífilis. Formas atípicas incluem manifestações neurológicas isoladas sem alterações liquóricas (p. ex., neurite óptica ou hipoacusia, usualmente bilaterais). A investigação diagnóstica da neurossífilis parte da confirmação sorológica da sífilis (testes não treponêmicos reagentes (VDRL ou RPR) confirmados por um teste treponêmico reagente (TPHA, FTA-Abs, Elisa ou IE).

A melhor estratégia diagnóstica para identificar neurossífilis em pacientes infectados por HIV-1, consiste na punção lombar de todos os pacientes que apresentem sífilis confirmada. Contudo, isso é inviável na maioria dos serviços, sendo necessário o uso de critérios de punção, visando racionalizar os recursos disponíveis.

As indicações para punção liquórica em pacientes infectados pelo HIV, segundo o Centers for Disease Control and Prevention (CDC) dos Estados Unidos, são as seguintes: presença de sintomas neurológicos ou oftalmológicos, sífilis terciária ativa, falha terapêutica, e sífilis latente tardia ou de duração indeterminada. Essa abordagem é bastante conservadora, principalmente porque não inclui aos pacientes com sífilis precoce e sem sintomas neurológicos.

Abordagem alternativa aos critérios do CDC consiste em indicar punção liquórica em pacientes com HIV e sífilis, que não apresentam sintomas neurológicos, mas que mostrem algum dos seguintes marcadores: (1) títulos do VDRL ≥ 1:16 ou RPR ≥ 1:32 no soro, independentemente do estágio da sífilis, ou (2) valores das contagens de células CD4+ < 350 células/mm^3.

A identificação de VDRL reagente no líquor estabelece o diagnóstico definitivo da neurossífilis. Esse teste é específico, mas pouco sensível, portanto, um teste não reagente não exclui o diagnóstico. Por esse motivo, pacientes infectados por HIV-1 com ≥ 20 células/µL no líquor devem receber tratamento para neurossífilis. Os testes treponêmicos são muito sensíveis e pouco específicos. Assim, um teste não reagente no líquor exclui o diagnóstico das formas meningíticas de neurossífilis, mas o teste positivo, isoladamente, não define o diagnóstico.

Em casos de dúvida diagnóstica, o tratamento deverá ser instituído. O tratamento de escolha para neurossífilis é penicilina cristalina por 10 a 14 dias. O tratamento alternativo consiste em penicilina procaína associada à probenecida por 10 a 14 dias. Em pacientes alérgicos à penicilina, recomenda-se a dessensibilização. Se isso não for possível, a alternativa é o uso de ceftriaxona por 10 a 14 dias, embora tenha sido menos estudada e provavelmente apresenta menores índices de cura.

DOENÇA VASCULAR

Outro destaque deve ser dado à doença vascular, embora relativamente infrequente em pacientes infectados pelo HIV. Hoje se sabe que a prevalência de AVC isquêmico é maior nesse grupo de pacientes, quando comparada à população geral. Com frequência suficiente para ser implicada como complicação da infecção pelo HIV-1, pode estar associada a vários agentes infecciosos, como a própria sífilis, herpes-zóster, micobactérias, fungos e, sobretudo, anticorpo antifosfolipídeo ou estados de hipercoagulabilidade (deficiência de proteína C, S ou antitrombina III).

A etiologia deve ser sempre exaustivamente procurada, a fim de prevenir a reincidência ou instalação definitiva de lesões isquêmicas ou hemorrágicas, as quais têm forte impacto negativo na evolução desses pacientes. Recentemente, após a introdução da terapia antirretroviral de alta eficácia, alguns relatos enfatizam encefalopatia focal de substância branca, sem efeito de massa ou captação de contraste aos exames de imagem, com pesquisa liquórica negativa para os agentes convencionais. Sua uniformidade clínica, suas definições patológicas e etiológicas ainda são capítulos a serem determinados por outros estudos mais amplos e verticalizados.

QUANDO INICIAR O TARV EM PACIENTES COM DOENÇA NEUROLÓGICA OPORTUNISTA
CONSIDERAÇÕES INICIAIS

Existe consenso para o fato de que todo paciente com doença neurológica oportunista deve iniciar TARV; contudo, existe controvérsia sobre o melhor momento, com a doença oportunista ativa. A maioria dos pacientes com complicações neurológicas graves apresenta contagem de linfócitos CD4+ < 100 células/mm^3. Assim, a melhor estratégia preventiva consiste em evitar que pacientes infectados por HIV apresentem imunodepressão grave.

Atualmente, a maioria dos consensos sobre terapia antirretroviral recomenda o início precoce do TARV, considerando os benefícios individuais e também em termos de saúde pública, diminuindo a transmissão do vírus. Apesar de necessária, a introdução precoce do TARV, no contexto de doença neurológica oportunista ativa, apresenta várias considerações: 1) interações farmacocinéticas com outros medicamentos; 2) maior possibilidade de toxicidade; 3) maior complexidade na posologia (maior número de comprimidos, fato que pode prejudicar a adesão dos pacientes); e 4) a presença de síndromes de reconstituição imune, potencialmente graves quando se trata de doenças neurológicas.

CENÁRIOS CLÍNICOS

Atualmente, recomenda-se introduzir precocemente o TARV em paciente com doenças oportunistas, porém existem alguns ensaios clínicos que sugerem a necessidade de abordagem mais cautelosa nos casos de meningite tuberculosa e criptocócica. Desde nosso ponto de vista, as recomendações podem ser enquadradas em 3 cenários: 1) início imediato do TARV, após o diagnóstico da doença oportunista: por exemplo, LEMP e LPSNC; 2) início depois da primeira ou segunda semana de tratamento da doença neurológica oportunista: por exemplo, toxoplasmose cerebral, complicações neurológicas do citomegalovírus; e 3) início entre a 4ª e 6ª semana de tratamento da doença oportunista: por exemplo, tuberculose e meningite criptocócica.

Essas considerações se referem a pacientes sem uso prévio de TARV. O cenário é mais complexo quando o paciente já está em uso de um ou mais esquemas antirretrovirais, abandona o tratamento ou apresenta falha virológica e evolui com doença neurológica oportunista. Nesses casos, conhecer o histórico antirretroviral é fundamental, já que provavelmente será necessário esquema de resgate antirretroviral baseado em genotipagem. Por isso, diante de qualquer paciente internado com doença oportunista, o plano de trabalho deve seguir dois objetivos paralelos: tratar a doença oportunista, motivo da internação, e programar o início oportuno de terapia antirretroviral eficaz, já que o prognóstico, em longo prazo, depende de ambas as variáveis.

SÍNDROME DA RESPOSTA INFLAMATÓRIA (IRIS)
CONSIDERAÇÕES INICIAIS

O termo IRIS foi introduzido para descrever o fenômeno de deterioração clínica, apesar de recuperação virológica e imunológica, após uso de TARV em pacientes infectados por HIV. A causa fundamental seria a exacerbada resposta inflamatória modulada pela presença de micro-organismos ou seus antígenos. Usualmente, a IRIS se apresenta nos dois primeiros meses após introdução de TARV.

FATORES DE RISCO

Podem ser identificados os seguintes: 1) baixa contagem de CD4 (< 50 células/mm^3); 2) declínio rápido da carga viral do HIV após início do TARV; 3) tipo de infecção oportunista subjacente; 4) maior carga microbiana e extensão da doença oportunista; e 5) fatores genéticos. A frequência da IRIS afetando o SNC é variável, mais recorrente, como esperado, em locais com frequências maiores de doenças neurológicas oportunistas que podem cursar com IRIS. A mortalidade é importante, em torno de 20 a 30%, porém varia conforme a infecção subjacente e outras variáveis individuais.

TIPOS DE IRIS

A primeira forma é a IRIS paradoxal, que se apresenta em pacientes com doença oportunista diagnosticada, em tratamento ou tratada. As manifestações podem ser diferentes das iniciais. Doenças neurológicas oportunistas que causam

IRIS paradoxal com mais frequência são criptococose (p. ex., meningite, cerebelite, hipertensão intracraniana), tuberculose (meningite, tuberculomas, radiculopatia) e LEMP (lesões prévias se tornam inflamatórias, com realce após contraste ou efeito de massa).

A segunda forma é a IRIS mascarada, que se apresenta em pacientes que não evidenciavam manifestações clínicas da doença oportunista no início do TARV. As doenças neurológicas que se apresentam como IRIS mascarada com mais frequência são criptococose, tuberculose e LEMP. Às vezes, é bastante difícil definir se o surgimento de uma doença neurológica oportunista se apresenta no contexto de IRIS mascarada ou se simplesmente corresponde a uma doença oportunista secundária à imunodepressão.

TRATAMENTO

Usualmente, não está indicado descontinuar o TARV na presença de IRIS. Apesar de não haver evidências baseadas em estudos clínicos randomizados e controlados, atualmente se recomenda tratamento sintomático para IRIS associada a doenças neurológicas oportunistas. Pode se utilizar 1 a 2 mg/kg/dia de prednisona ou seu equivalente, durante, pelo menos, 2 a 4 semanas, em função da evolução clínica e radiológica, e depois reduzir, progressivamente, até descontinuar.

Nos casos mais graves, pode se utilizar 1 g/dia de metilprednisolona, durante 3 a 5 dias, e depois continuar com corticosteroides, por via oral, mesmo na vigência de imunodepressão grave. O benefício do tratamento sintomático supera riscos potenciais (p. ex., outras infecções, hiperglicemia, gastrite), os quais são observados infrequentemente e são passíveis de manejo, quando necessário.

COMPLICAÇÕES DIRETAMENTE RELACIONADAS AO HIV-1

Antes da descrição do HIV e do estabelecimento de sua relação causal com a aids, as complicações neurológicas eram todas atribuídas a agentes secundários, como na clássica descrição de Snider et al., em 1983. Esses autores já haviam demonstrado a existência de encefalopatia, contudo atribuída por eles ao CMV. Após o conhecimento do HIV e de suas propriedades, um entendimento mais profundo foi alcançado, determinando papel mais amplo ao HIV em relação ao SNC, como nas destacadas contribuições de Navia et al., em 1986.

Nesses dois trabalhos, os autores, em profunda análise cliniconeuropatológica, reconheceram várias complicações secundárias, classicamente contextuais a infecção pelo HIV, e estabeleceram critérios evolutivos mais claros, por meio das alterações estruturais de relação direta com o HIV e suas expressões sintomáticas. Denominaram o que se chamava encefalite ou encefalopatia subaguda de complexo demencial da aids. Posteriormente, em denominação mais abrangente e descritiva, este passaria a ser chamado de complexo cognitivo-motor ligado ao HIV (CCMHIV).

Após essas definições iniciais, houve dúvidas e preocupações sobre a frequência e o momento em que tais alterações cognitivas apareceriam. Proposições iniciais eram favoráveis a alterações cognitivas precoces. Contudo, a ampliação do conhecimento sobre o tema e a melhor definição de critérios diagnósticos e evolutivos esclareceram que os complexos demenciais da aids ou CCMHIV-1 são os principais da fase de imunossupressão instalada.

A prevalência do CCMHIV-1 sempre se mostrou bastante variável, a depender da população, do período e dos critérios utilizados. Navia et al., estudaram um grupo de pacientes necropsiados e encontraram prevalência de 66%, Levy e Bredesen, em 1985, estimaram-na em cerca de 7 a 15%, e McArthur, em 1987, em 16%.

Jansen et al., em 1992, em estudo longo, com grande número de pacientes, encontrou encefalopatia em 7,3% dos pacientes. Ainda nesse trabalho, os autores encontraram incidência anual de 1,9/100.000, entre 20 e 59 anos de idade, e observaram que esse índice crescia nos dois extremos da faixa etária. McArthur et al., em 1993, encontraram dados de prevalência semelhantes (7,1%), porém referem como fatores associados a baixa concentração de hemoglobina, perda de massa corporal e sintomas constitucionais.

Estudo escocês, em 1996, demonstrou significativa diferença quanto à presença de encefalopatia, a depender de grupo de risco (mais frequente em usuários de drogas intravenosas), imunossupressão e uso de AZT, independentemente da presença ou não de infecções secundárias ou neoplasias relacionadas à infecção pelo HIV-1. No entanto, estudo de 1998 demonstrou que 4,5% dos pacientes evoluíram com demência em seguimento de 2 anos. Os fatores que se associaram positivamente à demência foram baixa contagem de linfócitos CD4+, anemia, infecções definidoras de aids e câncer.

Enquanto pacientes com CD4+ superior a 200 células/mm^3 e sem outros fatores de risco apresentavam probabilidade de desenvolvimento de demência menor que 1% em 2 anos, os indivíduos com CD4+ inferior a 100 células/mm^3 e com os fatores de risco tinham a probabilidade de 18,6 a 24,9%, no mesmo período. Com o evoluir da epidemia, o CCMHIV-1 sentiu grande impacto das interferências terapêuticas, sobretudo pela introdução da zidovudina, como reportado por Portegies et al., observando-se queda na prevalência de 36 para 2% entre os pacientes respectivamente não tratados e tratados com AZT.

Parece que os outros agentes antirretrovirais, os quais temos utilizado nos últimos tempos e que, sem dúvida, têm transformado a evolução da epidemia, podem também, de forma direta ou indireta, repercutir sobre a doença viral primária do SNC. Há, no entanto, divergências sobre a magnitude do impacto das terapias combinadas de alta eficácia sobre o declínio cognitivo desses pacientes.

Ferrando et al. relatam queda na incidência, mas extenso trabalho de Dore et al., com grande número de pacientes, refere-se à discreta alteração na prevalência do CCMHIV-1 na Austrália, após a instituição dos novos esquemas de tratamento antirretroviral. E mais, esses esquemas não parecem conferir total proteção ou capacidade de reversão do CCMHIV, podendo, eventualmente, ter sua prevalência aumentada com o maior tempo de sobrevida desses pacientes em virtude do TARV.

Em publicação mais recente, Sacktor et al. descreveram queda da prevalência mundial do complexo CCMHIV-1, de 20 a 30%, antes, para 10,5%, após a introdução do TARV, na década de 1990. Contudo, houve aumento do complexo CCMHIV-1 como doença definidora da aids, ou seja, declínio cognitivo como primeira manifestação sintomática da infecção pelo HIV-1, e aumento do número de casos com média de CD4+ maior que 200 células/mm^3. Trata-se de comportamento diverso da mais grave imunossupressão encontrada por outros autores, anteriormente.

Ponto de destaque e de suma importância relaciona-se com alteração do curso do declínio cognitivo, sendo uma forma menos fulminante o chamado complexo cognitivo motor-menor ligado ao HIV-1. Esse é o mais encontrado atualmente, ao contrário da demência franca, largamente descrita nos tempos anteriores, permanecendo como a principal causa de demência em pacientes com menos de 40 anos e fator de risco isolado de mortalidade para pacientes com infecção pelo HIV-1.

Esses dados apontam para proteção incompleta dos antirretrovirais no controle da ação do HIV-1 no SNC, decorrente da baixa penetração dos inibidores de proteases e de vários análogos nucleosídeos inibidores da transcriptase reversa. Dessa forma, é inevitável a seguinte reflexão: a despeito de o impacto sistêmico ter sido capaz de influir sobre a incidência do CCMHIV-1, quando tempo durará seu efeito indireto, uma vez que sua ação direta no SNC tem cobertura incompleta? Essa dúvida só pode se agravar com as recentes descrições de diferentes padrões de resistência aos antirretrovirais das subpopulações virais no plasma e no líquor, descritas por Cunningham et al.

O complexo demencial da aids ou CCMHIV-1, clinicamente, caracteriza-se por evolução progressiva, em semanas ou meses, de comprometimento dos domínios da cognição, do comportamento e da motricidade, seguindo critérios específicos predeterminados (Quadro 10.6.1). Com base nas suas características, é classificado entre as chamadas demências subcorticais. Os sintomas iniciais incluem esquecimento, perda da capacidade de concentração, diminuição da libido, apatia, inércia, perda de interesse no trabalho e nos *hobbies*, resultando em retração social. Bem no princípio, os pacientes podem ainda, com maior esforço, manter as atividades diárias, inclusive com testagem neuropsicológica sumária dentro dos parâmetros da normalidade.

QUADRO 10.6.1 Critérios diagnósticos do CCMHIV.

Provável: todos os seguintes quesitos devem estar presentes

1. Anormalidade adquirida em dois ou mais domínios da cognição, presentes por, no mínimo, 1 mês, com disfunção cognitiva repercutindo no trabalho ou nas atividades do cotidiano, não atribuível somente à doença sistêmica.
2. Anormalidade adquirida na função motora ou no desempenho de tarefas, verificada no exame clínico e/ou neuropsicológico, e/ou declínio em motivação, controle emocional ou alteração do comportamento.
3. Ausência de alteração do nível da consciência por período suficiente para estabelecer o critério 1.
4. Ausência de outra etiologia concomitante – sistêmica, psiquiátrica, abuso de substâncias químicas ou complicação secundária de SNC.

Possível: um dos quesitos abaixo deve estar presente

5. Os critérios 1, 2 e 3 estão presentes, mas outra etiologia coexiste, e a causa do critério 1 não está determinada.
6. Os critérios 1, 2 e 3 estão presentes, mas há dúvida sobre a existência de outra etiologia concomitante, pelo fato de a avaliação ser incompleta.

HIV: vírus da imunodeficiência humana; SNC: sistema nervoso central.

Porém, pode haver dificuldade expressa por lentificação ou hesitação na realização de testes um pouco mais complexos e, no cotidiano, há necessidade de reler parágrafos anteriores ou de rechecagem de tarefas já realizadas. Com a progressão evolutiva, o paciente torna-se cada vez mais comprometido, confuso e dependente até para as tarefas mais simples, como relatado no Quadro 10.6.2, onde se demonstra a classificação gradual da evolução, em pacientes não tratados.

As alterações motoras, como as cognitivas, têm no alentecimento, um elemento comum e marcador bastante expressivo desse transtorno. Aumento do tremor fisiológico e alteração da coordenação aumentam os sintomas, que podem ser completados por paraparesia espástica com comprometimento quase exclusivamente motor e alteração de esfíncteres quando a mielopatia vacuolar coexiste (Quadro 10.6.2). Ao exame, nota-se dificuldade para realização de movimentos finos e alternos.

QUADRO 10.6.2 Escala de graduação do CCMHIV.

Gravidade da demência

- **Estágio 0 (normal):** funções mentais e motricidade normais.
- **Estágio 0,5 (subclínico):** sintomas ausentes ou mínimos, sem incapacidade para o trabalho ou atividades do cotidiano; exame clínico pode ser normal ou com sinais discretamente anormais, podendo incluir aumento dos reflexos profundos ou discreta lentificação dos movimentos oculares, mas sem clara lentificação dos movimentos dos membros, ou alteração de força e destreza.
- **Estágio 1 (leve):** capacidade de desempenhar atividades mais simples no trabalho ou no cotidiano, mas com inequívoca evidência de alteração intelectual ou motora (incluindo sintomas ou sinais obtidos por meio de avaliação neuropsicológica).
- **Estágio 2 (moderado):** capacidade de desempenhar apenas as atividades mais simples do cotidiano, como cuidados pessoais; incapacidade para o trabalho.
- **Estágio 3 (grave):** maior incapacidade intelectual ou motora; incapacidade de acompanhar notícias ou manter uma conversação mais complexa e desempenho lentificado.
- **Estágio 4 (terminal):** interlocução rudimentar, por alteração tanto da compreensão quanto da expressão; mutismo absoluto ou quase.

Gravidade da mielopatia

- **Estágio 0:** normal.
- **Estágio 1:** a marcha pode estar alterada, mas o paciente anda sem assistência.
- **Estágio 2:** caminha com apoio manual.
- **Estágio 3:** marcha com andador ou apoio humano; membros superiores também podem estar comprometidos.
- **Estágio 4:** paraparético ou paraplégico, com dupla incontinência.

HIV: vírus da imunodeficiência humana.

A anormalidade dos movimentos sacádicos oculares é precoce e pode ser um guia da suspeita do quadro. Os reflexos profundos geralmente estão exaltados, podendo, na existência concomitante de polineuropatia, o que não é raro, apresentar hipoatividade dos aquileus em dissociação com a exaltação dos outros, além de sinal de Babinski bilateral. Pode haver reflexos primitivos, como *snout* e *grasping*. A evolução usualmente tem padrão simétrico, no entanto, descrevem-se manifestações focais atípicas. A descrição, até o momento, refere-se ao denominado complexo CCMHIV-1, quando as manifestações são predominantemente cognitivas, ou à mielopatia associada ao HIV-1, quando predominam os sintomas motores, sobretudo nos membros inferiores (Quadros 10.6.1 e 10.6.2).

Classicamente, o termo distúrbio cognitivo-motor menor associado ao HIV-1 referiu-se a sintomas que se assemelhavam ao estágio inicial de evolução do CCMHIV-1, porém quase estáveis. Havia um ritmo progressivo, entretanto de curso bastante lento, evoluindo em anos. Soma-se a essas formas terceiro grau de classificação das alterações cognitivas ligadas ao HIV, em revisão mais recente, as denominadas alterações neuropsicológicas mínimas. Nelas, os indivíduos guardam desempenho normal nas atividades cotidianas, contudo apresentam alterações leves quando submetidos à avaliação neuropsicológica. Estas duas últimas formas têm sido as mais encontradas em aids, em contraste com a forma da demência clássica, marcante da história natural da doença e de períodos de possibilidade terapêutica reduzida.

Atualmente, temos três formas de apresentação das alterações cognitivas associadas à infecção pelo HIV, compreendidas na denominação HAND (*HIV-associated neurocognitive disorders*) (Quadro 10.6.3). Essas não parecem ser entidades distintas, e inclusive podem ser fases evolutivas diferentes da mesma afecção, expressando encefalopatia crônica parcialmente controlada pelas terapias até então disponíveis. Contudo, o padrão evolutivo é muito variável, não existindo uma única "história natural" da doença.

QUADRO 10.6.3 Classificação atual das alterações cognitivas associadas à infecção pelo HIV (HAND).

A classificação das categorias de HAND é recente e depende basicamente de duas variáveis: avaliação neuropsicológica e avaliação do impacto da doença nas atividades da vida diária (p. ex., trabalho e vida social), como se mostra a seguir:

- Alteração neurocognitiva assintomática (ANI, *asymptomatic neurocognitive impairment*): há alterações de 2 ou mais domínios cognitivos na avaliação neuropsicológica, porém sem comprometimento funcional nas atividades da vida diária.
- Desordem neurocognitiva leve/moderada (MND, *mild neurocognitive disorder*): há alterações de 2 ou mais domínios cognitivos na avaliação neuropsicológica, com comprometimento funcional leve a moderado nas atividades da vida diária.
- Demência associada ao HIV (HAD, *HIV-associated dementia*): há alterações graves de 2 ou mais domínios cognitivos, com comprometimento severo nas atividades da vida diária.

O diagnóstico da HAND baseia-se em histórico, exame físico, neurológico (sensitivo-motor), neuropsicológico, psicopatológico e em vários tipos de exames subsidiários complementares. Estes têm, ao mesmo tempo, função de afastar processos secundários ou exclusão diagnóstica, bem como mostrar alterações sugestivas compatíveis com as alterações centrais de relação direta com o HIV-1.

O exame neuropsicológico tem o encargo da definição qualitativa e quantitativa das alterações cognitivas, sendo elemento fundamental do diagnóstico. Para isso, é necessário dispor de uma testagem suficiente para abordar os domínios da cognição, que geralmente aí estão comprometidos, se ma-

nifestando como alentecimento psicomotor e alteração de memória, concentração e atenção.

Várias são as estratégias, mas uma bateria sugerida é composta de sete conhecidos testes: *digit span forward, digit span reversed, auditory verbal learning test, symbol digit modalities test, verbal fluency, grooveed pegboard* e *trail making* A e B. Estão ainda disponíveis testes de *screening*, com boa sensibilidade, que podem facilitar a avaliação em contexto de suspeita clínica, como proposto por Sacktor et al., em 2005 (Figura 10.6.14).

Esses testes, apesar de não contemplarem classicamente definições diagnósticas, podem auxiliar na definição do manejo clínico, em situações em que as avaliações neuropsicológicas convencionais não estão disponíveis, particularmente quando associados com escalas funcionais de performance cotidiana (Tabela 10.6.4), como proposto pelos autores na Figura 10.6.15.

TABELA 10.6.4 Escala instrumental para atividades da vida diária.

[A] Em relação ao uso de telefone:
3 = recebe e faz ligações sem assistência
2 = necessita de assistência para realizar ligações telefônicas
1 = não tem o hábito ou é incapaz de usar o telefone

[B] Em relação às viagens:
3 = realiza viagens sozinho
2 = somente viaja quando tem companhia
1 = não tem o hábito ou é incapaz de viajar

[C] Em relação à realização de compras:
3 = realiza compras quando é fornecido transporte
2 = somente faz compras quando tem companhia
1 = não tem o hábito ou é incapaz de realizar compras

[D] Em relação ao preparo de refeições:
3 = planeja e cozinha as refeições completas
2 = prepara somente refeições pequenas ou quando tem ajuda
1 = não tem o hábito ou é incapaz de preparar refeições

[E] Em relação ao trabalho doméstico:
3 = realiza tarefas pesadas
2 = realiza tarefas leves, precisando de ajuda nas pesadas
1 = não tem o hábito ou é incapaz de realizar trabalhos domésticos

[F] Em relação ao uso de medicamentos:
3 = faz uso de medicamentos sem assistência
2 = necessita de lembretes ou de assistência
1 = é incapaz de controlar sozinho o uso de medicamentos

[G] Em relação ao manuseio de dinheiro:
3 = paga contas sem auxílio
2 = necessita de assistência para pagar contas
1 = não tem o hábito de lidar com dinheiro ou é incapaz de manusear dinheiro, contas
Pontuação total: _____

Interpretação da Escala instrumental para atividades da vida diária: o escore final consiste no somatório dos itens de A a G. O máximo escore possível é de 21 pontos. Classificação: 1) Dependência total ≤ 7; 2) Dependência parcial: > 7 até < 21; Independência: 21. Para pacientes que usualmente não realizam as atividades dos itens D e E, considerar o máximo escore possível de 15 e usar a seguinte classificação: 1) Dependência total ≤ 5; 2) Dependência parcial: > 5 até < 15; Independência: 15.

Fonte: Lopes dos Santos e Virtuoso Junior, 2008.

■ Registro de memória: mencionar 4 palavras que o paciente deverá recordar (cão, chapéu, feijão, vermelho). Apresentar cada palavra em 1 segundo. Depois, peça para o paciente repetir as 4 palavras que você acabou de mencionar. Repita as palavras que o paciente não lembrou imediatamente. Explique ao paciente que você perguntará por essas palavras alguns minutos depois.

1. Rapidez motora: solicite que o paciente bata os dois primeiros dedos da mão não dominante tão ampla e rapidamente como seja possível.

Pontuação:
4 = 15 em 5 segundos
3 = 11-14 em 5 segundos
2 = 7-10 em 5 segundos
1 = 3-6 em 5 segundos
0 = 0-2 em 5 segundos

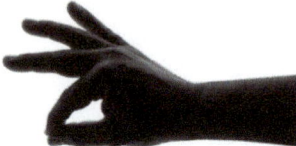

2. Rapidez psicomotora: o paciente deverá realizar os seguintes movimentos com a mão não dominante tão rápido como seja possível: 1) apertar a mão em punho sobre uma superfície plana, 2) colocar a mão sobre uma superfície plana com a palma para baixo, e 3) colocar a mão perpendicular à superfície plana sobre o lado do quinto dedo. Demonstrar e solicitar que o paciente pratique duas vezes esses movimentos.

Pontuação:
4 = 4 sequências em 10 segundos
3 = 3 sequências em 10 segundos
2 = 2 sequências em 10 segundos
1 = 1 sequência em 10 segundos
0 = incapaz de realizar

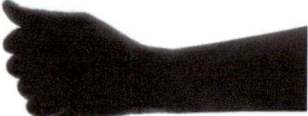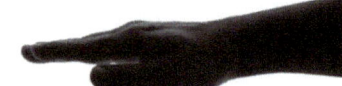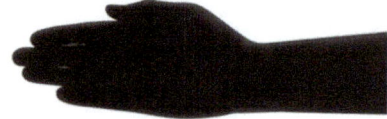

3. Memória: perguntar ao paciente pelas quatro palavras mencionadas ao início desta parte da avaliação. Para as palavras não recordadas, mencionar uma clave semântica, por exemplo: animal (cão), peça de roupa (chapéu), alimento (feijão), cor (vermelho); dar 1 ponto para cada palavra lembrada espontaneamente e 0,5 ponto para cada palavra lembrada após a clave semântica. Máximo = 4 pontos
Pontuação total: _____

Interpretação da *International HIV Dementia Scale*: o escore final consiste no somatório dos itens 1-3. O máximo escore possível é de 12 pontos; pacientes com pontuações ≤ a 11 devem ser considerados para investigação de HAND.

FIGURA 10.6.14 *International HIV Dementia Scale.*
Fonte: Adaptada de Sackor et al., 2005.

Os pacientes com infecção pelo HIV-1 apresentam uma alta prevalência de condições ou comorbidades que podem explicar parcial ou completamente o déficit cognitivo e confundir o diagnóstico das HAND. Portanto, é fundamental avaliar a presença de doenças neurológicas e psiquiátricas; uso de medicamentos psicotrópicos, álcool e drogas ilícitas; coinfecção pelo vírus da hepatite C; assim como doenças vasculares, metabólicas ou degenerativas. Considerar que o antecedente de uma ou mais dessas doenças ou condições pode justificar as alterações neurocognitivas atuais e complicar ou impossibilitar o diagnóstico das HAND.

O exame de imagem (tomografia computadorizada de crânio [CT] e/ou ressonância magnética de encéfalo [RM]) auxilia no diagnóstico da HAND. Entretanto, nenhum achado é patognomônico dessa doença. O exame de imagem auxilia na avaliação dos casos, excluindo diagnósticos alternati-

vos, além de poder demonstrar as alterações mais comuns das HAND. O achado radiológico mais frequente é a redução do volume encefálico (atrofia), em especial da substância branca, núcleo caudado e cortical. Alguns indivíduos com HAND, especialmente os que apresentam HAD, podem apresentar, na RM, hiperintensidades difusas nas regiões periventriculares, evidenciadas nas sequências ponderadas em T2 e FLAIR. Essas alterações, apesar de consistentes com o diagnóstico das HAND, não são específicas desta condição.

A análise do LCR pode também ser útil no diagnóstico, sendo uma ferramenta na exclusão de diagnósticos alternativos, como infecções oportunistas. Adicionalmente, quando indicado e disponível, o LCR permite avaliar marcadores virológicos (p. ex., carga viral do HIV e genotipagem), úteis nas decisões terapêuticas das formas sintomáticas de HAND (MND e HAD).

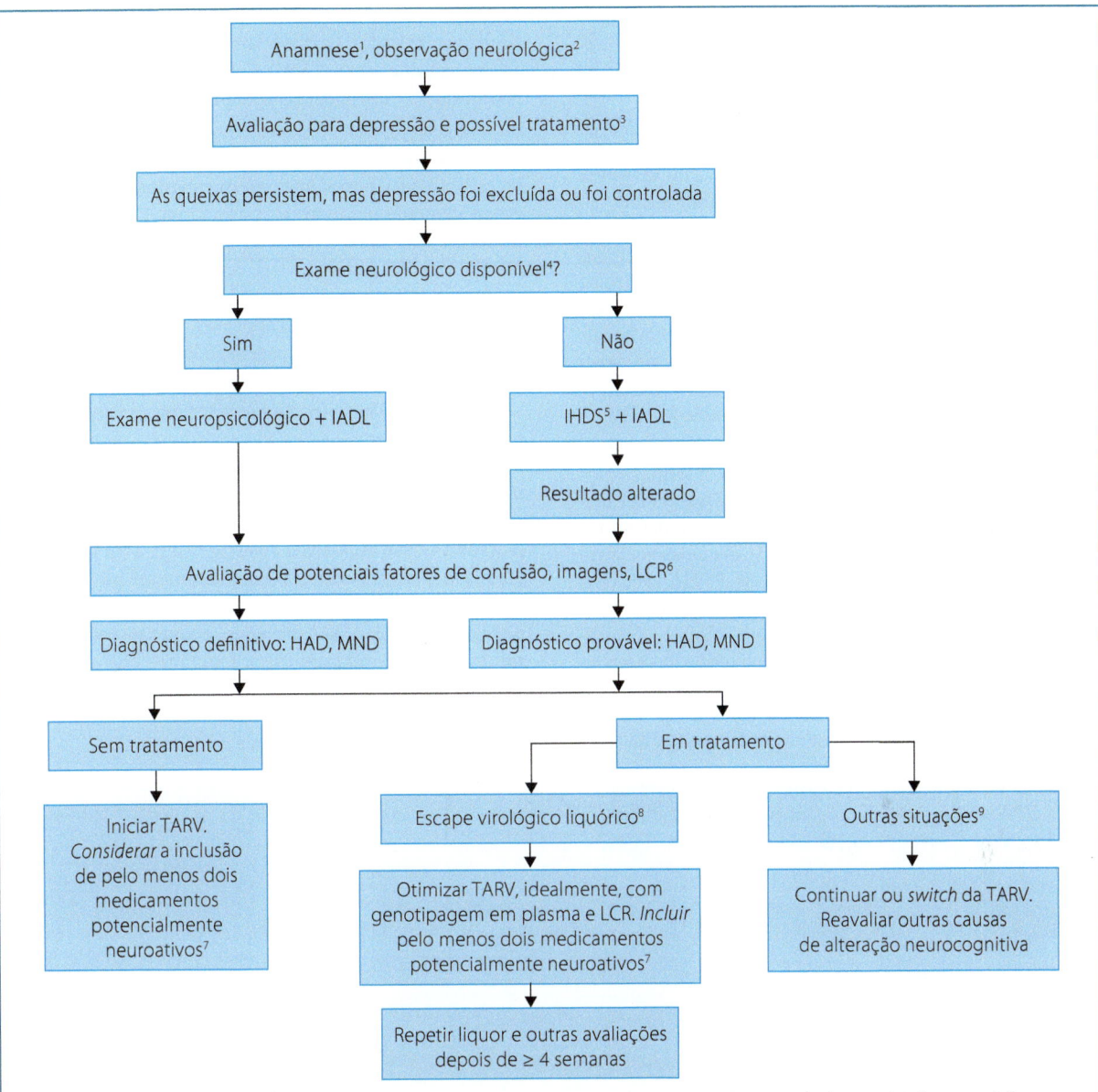

Notas: [1]Tem como objetivo questionar ativamente a presença de alterações de memória ("Você tem perda de memória frequente?; Se esquece de eventos especiais ou reuniões, inclusive aquelas mais recentes?"), lentificação psicomotora ("Você sente que você está mais lento quando pensa, planeja atividades ou resolve problemas?") e atenção ("Você tem dificuldades para prestar atenção, por exemplo, para conversar, ler um jornal ou assistir um filme?, caso as queixas não sejam espontâneas no atendimento. As perguntas devem ser formuladas na primeira consulta, antes do início ou troca da TARV e depois, anualmente; [2]Observar possíveis alterações de atenção, concentração, coerência e adequação. Lembrar que o exame neurológico inicia-se com fácies, atitude e marcha; [3]Considerar a depressão como fator das queixas cognitivas, porém, prosseguir na investigação. Revisar informação sobre depressão no capítulo de alterações psiquiátricas do presente PCDT; [4]A avaliação neuropsicológica (NP) formal deve ser direcionada para alterações neurocognitvas do tipo subcortical; [5]Na impossibilidade de avaliação NP formal, pontuação ≤ 11 na IHDS pode sugerir HAD ou MND (ver Figura 10.6.4); Complementar com a avaliação de atividade de vida diária IADL (Figura 10.6.4); [6]Avaliar imagens (RM ou, alternativamente, TC). LCR para excluir doenças oportunistas, segundo caso a caso e, se disponível, carga viral do HIV. Exclusão de condições ou doenças que podem confundir o diagnóstico das HAND; [7]Os antirretrovirais potencialmente neuroativos que demonstram clara penetração liquórica são: AZT, ABC, IDV/r, LPV/r, DRV/r, EFV, NVP, DTG, MVQ; os antirretrovirais com eficácia clínica provada são: AZT, ABC e LPV/r; [8]Escape liquórico virológico pode ser definido como a presença de carga viral > 50 cópias/mL e carga viral plasmática < 50 cópias/mL ou tanto carga viral liquórica e plasmática > 50 cópias/mL, com carga viral liquórica > 0,5 log10 ou o dobro daquela encontrada no plasma; [9]Se incluem todas as situações que não preenchem a definição de escape liquórico virológico.

Legenda: IHDS: *International HIV Dementia Scale*; LCR: líquido cefalorraquiano; TARV: terapia antirretroviral. HAD: *HIV-associated dementia*; MND: *mild neurocognitive disorder*; IADL: *instrumental activities of daily living*.

FIGURA 10.6.15 Algoritmo diagnóstico e terapêutico das formas sintomáticas (MND e HAD) das alterações neurocognitivas associadas ao HIV (HAND).

Fonte: Adaptada de European Aids Clinical Society.

Cenário que requer destaque são os escapes liquóricos, que podem ser definidos como a presença de carga viral > 50 cópias/mL no LCR e carga viral plasmática < 50 cópias/mL ou tanto carga viral liquórica e plasmática > 50 cópias/mL, com carga viral liquórica > 0,5 $\log_{10}$ ou o dobro daquela encontrada no plasma. O escape liquórico pode acontecer em três cenários, descritos na Tabela 10.6.5. Deles, o mais importante é o escape liquórico neurossintomático. As manifestações clínicas não são específicas, e incluem alterações neurocognitivas, síndrome cerebelar, déficits focais sensitivos ou motores, crises convulsivas, alterações de comportamento e síndrome meníngea ou meningoencefálica. Os fatores de risco para escape liquórico são: história longa de infecção pelo HIV, nadir baixo de LT-CD4+, história de demência, TARV com penetração baixa no SNC, presença de mutações associadas à resistência do HIV aos ARV e problemas de adesão à TARV.

Segundo as recomendações da *European Aids Clinical Society*, a TARV direcionada para pacientes com formas sintomáticas de HAND (MND e HAD), consiste na inclusão de medicamentos potencialmente neuroativos. Podemos definir esses medicamentos como aqueles que (1) demonstram clara penetração liquórica quando estudados em PVHA saudáveis (concentrações acima de concentração inibitória (CI) 90 em > 90% da população avaliada; ou (2) provada eficácia em curto prazo (3 a 6 meses), na função cognitiva ou queda da carga viral liquórica, quando o ARV foi avaliado isoladamente ou em estudos controlados. Na Tabela 10.6.6 se apresentam os antirretrovirais potencialmente neuroativos. Vale ressaltar que essa abordagem não tem validação clínica, com base em ensaios clínicos controlados. Lembrar também que EFV deve ser evitado em pacientes com HAND sintomática, já que seus efeitos neuropsiquiátricos podem confundir a avaliação terapêutica.

Sugerimos que no tratamento das formas sintomáticas das HAND, particularmente na HAD, e no escape liquórico do HIV, a TARV deve conter pelo menos dois antirretrovirais potencialmente neuroativos. Caso a genotipagem liquórica não esteja disponível ou não consiga ter sucesso na amplificação do material genético viral, recomenda-se estruturar esquema de resgate com base no histórico terapêutico e nos exames laboratoriais (LT-CD4+ e carga viral do HIV). Médicos de referência em genotipagem podem auxiliar na composição do esquema antirretroviral de resgate.

O escore de penetração no SNC (*central nervous system penetration-effectiveness* – CPE – *score*) e o escore de eficácia monocítica (*monocytic efficacy score*) constituem modelos interessantes e complementares no entendimento da atividade da TARV em pacientes com HAND. Na Tabela 10.6.7 é apresentada a versão atualizada do escore CPE. TARV, incluindo medicamentos com escores 3 e 4, devem ser priorizados na composição de esquemas para tratar HAND sintomática, principalmente HAD. A principal limitação dessa abordagem é a falta de validação clínica, uma vez que não existem ensaios clínicos controlados que tenham mostrado benefício, quando comparados ao uso de esquemas convencionais. Portanto, seu uso na prática clínica é controverso.

TABELA 10.6.5 Classificação do escape liquórico.

	Fisiopatologia	Apresentação neurológica	Carga viral plasmática (cópias/mL)	Carga viral liquórica (cópias/mL)
Escape liquórico assintomático	Equivalente a *blips* plasmáticos?	Estável ou assintomático; achado incidental em coortes ou outros estudos.	< 50	50 a 200
Escape liquórico neurossintomático	Falha virológica compartimentalizada no SNC	Manifestações neurológicas novas ou progressivas.	< 50 ou 50 a 500	> 50 ou > 0,5 $\log_{10}$ ou > 2 vezes do valor plasmático
Escape liquórico secundário	Replicação viral no SNC associada a outra infecção com inflamação	Infecção causando manifestações neurológicas	< 50 ou 50 a 500	> 50 ou > do valor plasmático

Fonte: Adaptada de Ferreti et al., 2015.

TABELA 10.6.6 Antirretrovirais potencialmente neuroativos.

Classe	Demonstrada penetração liquórica	Demonstrada eficácia clínica
ITRN	Zidovudina, abacavir	Zidovudina, abacavir
ITRNN	Efavirenz, nevirapina	Lopinavir/ritonavir
IP/R	Lopinavir/ritonavir, darunavir/ritonavir	
II	Dolutegravir	
Ant CCR5	Maraviroque	

Nota: ITRN: inibidores da transcriptase reversa análogos nucleosídeos; ITRNN: inibidores da transcriptase reversa não análogos aos nucleosídeos; IP/r: inibidores da protease/ritonavir; II: inibidores de integrase; Ant CCR5: antagonistas de correceptores CCR5.

TABELA 10.6.7 Escore da efetividade de penetração dos antirretrovirais no SNC (escore CPE).

	4 (Melhor)	3	2	1
ITRN	Zidovudina	Emtricitabina Abacavir	Lamivudina Estavudina	Tenofovir Didanosina
ITRNN	Nevirapina	Efavirenz Rilpivirna Delavirdina	Etravirina	
IP		Darunavir/r Fosamprenavir/r Indinavir/r Lopinavir/r	Atazanavir/r	Nelfinavir Ritonavir Saquinavir Saquinavir/r Tipranavir
Inibidores da fusão/entrada		Maraviroque		Enfuvirtida
Inibidores da intergrase	Dolutegravir	Raltegravir	Elvitegravir/cobicistat	

Não existem evidências que justifiquem o uso de nenhum tratamento adjuvante à TARV para o tratamento das HAND. Condutas ativas e eficazes sobre as comorbidades associadas (controle da hipertensão arterial, diabetes, dislipidemia, hepatite C, ansiedade e depressão) e modificações dos fatores ligados ao estilo de vida (dieta, atividade física, tabagismo, consumo de álcool, uso de drogas ilícitas) são benéficos nos pacientes com manifestações neurocognitivas. Para os casos sintomáticos, se disponível, reabilitação cognitiva apresenta benefícios promissores.

Na Figura 10.6.15 apresentamos proposta de algoritmo para o manejo das HAND sintomáticas.

COINFECÇÃO HIV, HTLV-1/2 E HCV

A coinfecção com outras infecções virais pode ocorrer em áreas endêmicas para vírus persistentes, como HIV-1, HTLV-1 e HCV, por exemplo. O vírus linfotrópico de células T humanas tipo 1 (HTLV-1) é um retrovírus etiologicamente ligado a leucemia/linfoma de células T do adulto, paraparesia espástica tropical/mielopatia associada ao HTLV-1 (HAM/TSP) e outras doenças inflamatórias. Esse vírus é endêmico no Japão, no Caribe, na Oceania, na Romênia, no Irã e em alguns países da América Latina, com mais de 5 a 10 milhões de pessoas infectadas no mundo. No Brasil, a maior prevalência de HTLV-1 encontra-se no Nordeste, particularmente nas cidades de São Luiz e Salvador, com 1 milhão de pessoas infectadas, provavelmente o maior número de indivíduos soropositivos de um único país. Estudos anteriores mostraram que o vírus da imunodeficiência humana tipo 1 (HIV-1) e o vírus da hepatite C (HCV) estão cocirculando nesta população, com um alto risco de coinfecções, uma vez que existem mais de 500 mil positivos para o HIV-1 e cerca de 3 milhões de pacientes infectados pelo HCV em todo o país. Em áreas endêmicas para esses vírus, como São Paulo, existe alta probabilidade de coinfecções (HIV, HTLV-1 e HCV), e essas interações podem modificar a resposta imune e, consequentemente, alterar o resultado da infecção pelo HTLV-1.

O HTLV-1 afeta a resposta imunológica e exerce uma influência na proliferação e na contagem de células T, tornan-

do o hospedeiro vulnerável ao desenvolvimento de HAM/TSP. Assim, a carga proviral do DNA do HTLV-1 tem sido implicada como um fator importante no desenvolvimento de HAM/TSP. Pacientes assintomáticos têm, em média, menor carga proviral que os indivíduos HAM/TSP e também podem apresentar proliferação espontânea de linfócitos.

A infecção pelo HTLV-1 tem um contexto histórico interessante, em 1981 esse vírus foi sugerido como agente etiológico da aids, pelo fato de a pesquisa de anticorpos anti-HTLV-1 em indivíduos com aids ser positiva em cerca de 10% dos casos investigados. Entretanto, em 1984 publicou-se o primeiro estudo epidemiológico conduzido na Inglaterra, definindo que o HTLV-1 não era o agente causal dessa enfermidade. Nesse estudo, Tedder et al. demonstraram que apenas 5% dos casos de complexo relacionado à aids estavam também infectados pelo HTLV-1.

Nos Estados Unidos, estudos conduzidos por Robert-Guroff et al. revelaram que cerca de 18% dos indivíduos com aids possuíam anticorpos dirigidos contra HTLV-1/2, sendo a maioria usuários de drogas intravenosas. Estudo realizado nos Estados Unidos com 157 usuários desse tipo revelou, por PCR, que 11% estavam infectados pelo HTLV-2, 45% pelo HIV-1 e cerca de 9% pelo HTLV-1. Page et al. demonstraram que, em usuários de drogas intravenosas coinfectados pelo HTLV-1/2 e HIV-1, houve evolução três vezes mais rápida para morte na era pré-HAART, quando comparados com aqueles somente infectados pelo HIV-1.

No Caribe, observou-se que homossexuais coinfectados pelo HTLV-1 apresentaram maior probabilidade (50%) de progressão para aids, em comparação aos infectados somente pelo HIV-1 (9%), após um período médio de acompanhamento de 3 anos. Entretanto, o significado desses estudos tem sido questionado, em razão do número das amostras analisadas ou de outras dificuldades metodológicas.

No Brasil, a coinfecção foi inicialmente documentada em 1989 por Cortes et al., quando observaram que 10% dos pacientes com aids de São Paulo estavam infectados pelo HTLV-1/2.

Embora o maior risco de infecção pelo HTLV-1/2 foi pelo uso de drogas endovenosas, a transmissão pelo contato sexual pode ocorrer, como relatado anteriormente. Em 229 amostras de pacientes homo/bissexuais masculinos com aids do Instituto de Infectologia Emílio Ribas – IIER – coletadas em 1991, a prevalência da infecção pelo HTLV-1/2 foi de 1,3%, contra 27% entre usuários de drogas intravenosas. Em Salvador, Bahia, elevados índices de infecção pelo HTLV-1 foram observados em pacientes com tuberculose pulmonar (11%) e com aids (20%). Schechter et al. notaram que 6% dos casos de pacientes infectados pelo HIV-1 no Rio de Janeiro estavam coinfectados pelo HTLV-1.

Nesse estudo, evidenciou-se que um número significativamente maior de casos com aids (15%) apresentava coinfecção HIV-1/HTLV-1, quando comparados aos infectados somente pelo HIV-1 (3%). Notou-se ainda que, entre os indivíduos coinfectados, a média de linfócitos T CD4+ foi de 417 células/mm³, ao passo que nos indivíduos infectados somente pelo HIV-1 foi de 285 células/mm³.

De fato, diversos relatos sobre esses achados foram publicados recentemente. Como exemplo da discrepância relativa a contagem de linfócitos T CD4+ nos indivíduos coinfectados, há o relato de um paciente com diagnóstico de coinfecção HIV-HTLV que evoluiu da fase assintomática para aids, sem que houvesse diminuição no número dos linfócitos T CD4+. Esse indivíduo se apresentou na fase assintomática com 790 células/mm³, em contraste a 932 células/mm³ na fase de doença. Desse modo, fica a observação de que o número de células T CD4+ pode não diminuir, apesar da evolução para aids em alguns pacientes coinfectados pelo HTLV-1.

Em Salvador, Bahia, cerca de 20% dos indivíduos com HIV/aids estão coinfectados pelo HTLV-1. Essa associação foi estudada em 198 pacientes (63 casos). A coinfecção foi associada a uso de drogas endovenosas e pacientes do sexo feminino; os pacientes coinfectados tiveram média mais baixa de sobrevida (1.849 dias) do que os controles (2.430 dias), independentemente do gênero ou contagem de linfócitos T CD4+ no início do acompanhamento. Também se notou maior possibilidade de desenvolvimento de escabiose grave nos pacientes com HIV-1/HTLV-1.

Assim, indivíduos com essa coinfecção deveriam também ser monitorados por outros marcadores de valor preditivo, como carga viral plasmática de RNA do HIV-1, tanto no acompanhamento clínico, quanto no momento de decisão sobre a introdução de antirretroviral. A presença desses achados tem bases biológicas descritas, que parecem explicá-los. De fato, estudos *in vitro* demonstram que a ação de proteínas reguladoras (tax/rex) pode induzir à expressão do receptor de IL-2 (IL-2r) nos linfócitos, acarretando linfoproliferação em culturas que apresentam HIV-1 e HTLV-1. Parece que esse estímulo, realizado pelos genes do HTLV-1 na indução da diferenciação e proliferação, pode suplantar a destruição das células T CD4+ causada pela infecção HIV-1.

A coinfecção HIV-1/HTLV-1 pode elevar o risco do desenvolvimento de paraparesia espástica tropical. Enquanto o risco do desenvolvimento dessa doença em portadores assintomáticos infectados pelo HTLV-1 em áreas endêmicas do Japão varia de 0,1 a 0,2%, e no Caribe em torno de 1 a 5%, em indiví-

duos coinfectados pelo HIV-1 esse risco parece aumentado para 25%. As possíveis explicações para a coinfecção aumentar o risco de mielopatia ou até mesmo acelerar sua progressão seria que o HIV-1 aumentaria a carga viral de HTLV-1.

Estudos têm demonstrado que, de fato, tanto o HIV-1 quanto o HTLV-1 podem-se ativar mutuamente em culturas de células, apesar de tal fenômeno não ter sido confirmado *in vivo*, como o não aumento da carga viral plasmática de HIV-1 em indivíduos coinfectados pelo HTLV-1. Com a possibilidade de a coinfecção HIV-1/HTLV-1 aumentar a incidência de mielopatia, têm-se pacientes nessa situação em seguimento.

De fato, alguns pacientes coinfectados pelo HIV-1 e HTLV-1 têm sido investigados e, entre alguns casos em que há paraparesia espástica tropical, observa-se resposta clínica com uso de TARV. Entretanto, a remissão, principalmente dos sintomas de deambulação, não parece acompanhar-se de outras funções alteradas pela mielopatia, como distúrbios de esfíncter e impotência sexual.

Vale ressaltar que o quadro clínico da paraparesia espástica tropical e mielopatia associada ao HTLV (TSP/HAM), em indivíduos coinfectados pelo HIV-1/HTLV-1, pode ser muito semelhante com o quadro de mielopatia vacuolar, associada ao HIV-1. Entretanto, a maioria dos casos de mielopatia vascular ocorre quando há um estado de imunossupressão mais avançado e geralmente acompanhado de demência. Portanto, em pacientes coinfectados com HIV-1 e HTLV-1 e quadro de mielopatia com alto grau de espasticidade, com dor, ausência de sinais clínicos/laboratoriais de imunossupressão e ausência de demência, o diagnóstico mais provável seria de TSP/HAM.

A observação de que indivíduos coinfectados pelo HIV-1/HTLV-1 e com paraparesia espástica tropical melhoram dos sintomas motores, como marcha, pode relacionar-se com a ação de alguns componentes, como a zidovudina, a didanosina e a estavudina, sobre a replicação do HTLV-1. Estudos mais recentes demonstraram o efeito antiviral sobre o HTLV-1 em indivíduos com HAM/TSP, com redução de até 2 log. Nosso grupo de pesquisa no IIER identificou, num período de 9 anos, 38 pacientes com HIV-1/HTLV-1, onde 26 já apresentaram aids e 12 permaneceram assintomáticos para a infecção pelo HIV-1; seis apresentaram (16%) diagnóstico que chamamos de HAM/TSP-símile na primeira avaliação. A média de células T CD4+ foi normal em 70% dos casos, porém mostrou-se mais elevada naqueles com diagnóstico de TSP/HAM-símile e/ou como diagnóstico de aids.

Os 32 pacientes considerados assintomáticos para HTLV-1 na entrada foram seguidos também, e um caso foi considerado incidente para TSP/HAM-símile. Na Tabela 10.6.8 estão os dados demográficos e contagens de células T CD4, carga plasmática de HIV-1 e HTLV-1, assim como os dados clínicos. Os casos com TSP/HAM-símile mostraram carga proviral do HTLV-1 mais elevada que aqueles casos assintomáticos (Tabela 10.6.8). Desse modo, os pacientes com HAM/TSP, independentemente da coinfecção pelo HIV-1, podem se beneficiar em futuros ensaios clínicos de medicamentos antirretrovirais ou imunoterápicos.

TABELA 10.6.8 Dados demográficos, contagem de células T CD4+ e carga viral nos pacientes com HIV-1/HTLV-1.

Característica	HIV-1+/HTLV-1+	
	HAM/TSP*	Sem HAM/TSP
	7	31
Homem/mulher	6/1	22/7
Idade média (anos) ± DP	40 ± 7	40 ± 5
Contagem de células T CD4+ (células/mm³)	965 (36-1.603)	522 (49-1.880)
Carga viral do HIV cópias/mL	220.732	83.400
Carga viral do HTLV-1 Cópias/10⁴ CMN	505 ± 380	97 ± 149

Relatos anteriores apresentavam resultados contraditórios em relação à coinfecção com HTLV-1 e HCV. Se o HTLV-1 piorasse o prognóstico da doença, como alguns autores postulavam, resultados desfavoráveis seriam esperados em uma coorte grande. Na realidade, observou-se um aumento no número de indivíduos coinfectados em uma coorte de São Paulo e ao longo dos anos. A carga proviral de DNA HTLV-1 foi aumentada entre os indivíduos HCV/HTLV-1 em comparação com os coinfectados por HTLV-1/HIV-1 e HTLV-1/HIV-1/HCV, mas não foi observada na proliferação de células T. Assim, parece que, mesmo com a infecção pelo HIV sob controle, algumas proteínas desse vírus podem induzir uma regulação negativa na proliferação de células T. Nos últimos anos, poucos casos novos de HAM/TSP foram relatados em indivíduos coinfectados (HIV-1/HTLV-1), apesar da ocorrência de dez novos casos nos primeiros anos de introdução da HAART.

O aumento da frequência de HAM/TSP entre os indivíduos HIV-1/HTLV-1 pode estar associado à reconstituição imunológica, o que promove um aumento na carga proviral através da expansão clonal e a replicação viral dependente de célula. Um achado comum em HTLV/HIV à infecção é uma contagem aumentada de células T CD4 sem qualquer benefício imunológico adicional para o paciente com a possibilidade de causar um atraso indevido no início do tratamento antirretroviral em pacientes coinfectados, quando comparado com aqueles sem HTLV-1. É possível que um diagnóstico mais precoce, associado a um melhor controle da infecção pelo HIV com esquemas antirretrovirais mais recentes, tenha contribuído para reduzir a ocorrência de HAM/TSP em pacientes coinfectados com HIV/HTLV. Observou-se que as contagens de células T CD8+ estavam aumentadas em todos os pacientes coinfectados, independentemente do vírus coinfectante. Esse aumento pode ser decorrente de um aumento da carga viral ou da disfunção imunológica causada por outros fatores não identificados.

Durante a fase aguda da infecção pelo HCV, uma resposta potente das células T pode ser um fator importante para a depuração viral. No entanto, na fase crônica, a ativação das CTLs resulta em danos hepáticos progressivos. Assim, a resposta anti-HCV poderia ser prejudicada em pacientes infectados pelo HTLV-1, a lise dos hepatócitos infectados pelo HCV seria pequena, causando um atraso na decisão de realizar uma biópsia hepática e/ou iniciar o tratamento anti-HCV.

A maior capacidade proliferativa poderia ter causado uma diminuição no potencial de dano hepático. De fato, os pacientes coinfectados por HCV/HTLV-1 podem ter menos lesão hepática mediada pelo sistema imunológico, mas outros fatores associados ao HTLV-1 podem influenciar a progressão da facilidade. Além disso, os pacientes com HTLV-1/HCV apresentaram menos lesão hepática, e dados do Estudo Coorte de Miyazaki indicaram uma possível interação negativa entre HTLV-1 e HCV em relação a níveis anormais de ALT, com a prevalência de níveis elevados de ALT, sendo menor em indivíduos coinfectados que em indivíduos com HCV isolado. Na Bahia, um estudo mostrou que as coinfecções por HIV/HTLV-1 e HIV/HCV podem piorar os resultados clínicos relacionados, mas os resultados virológicos e imunológicos foram semelhantes. Testes de função hepática foram mais prejudicados em pacientes com imunossupressão mais grave. Essa observação provavelmente se deve a uma terapia antiviral ineficaz para ambas as doenças no passado.

Em contrapartida, quanto a coinfecção HTLV/HIV, o estágio clínico no momento do diagnóstico também deve ser cuidadosamente considerado na interpretação de estudos clínicos, envolvendo coinfecções HTLV/HIV/HCV, uma vez que maior contagem de células T CD4+, em razão do HTLV-1, pode ser responsável pelo viés na estratificação dos pacientes. Além disso, o HCV crônico tem evolução prolongada e o seguimento clínico pode não ser longo o suficiente para permitir conclusões definitivas. Estudos atuais têm relatado maior *clearance* espontâneo de infecção pelo HCV em pacientes com infecção tríplice (HTLV/HIV/HCV) que aqueles com HIV/HCV ou HCV somente. Na verdade, o HTLV-1 pode modular a resposta imune em co-HTLV/HIV. Pacientes infectados, apresentam aumento da produção de interferon-γ e outras citocinas pró-inflamatórias relacionadas a resposta imune do tipo Th1, e esse mecanismo poderia provocar um aumento da resposta contra o HCV, proporcionando condições para o aumento da eliminação espontânea do HCV, o que depende fortemente da produção endógena de interferon, podendo indicar uma resposta positiva para esses casos.

BIBLIOGRAFIA SUGERIDA

Antinori A et al. Updated research nosology for HIV-associated neurocognitive disorders. Neurology. 2007;69:1789-99.

Assone T, Kanashiro TM, Baldassin MPM, Paiva A, Haziot ME et al. In vitro basal T-cell proliferation among asymptomatic Human T cell Leukemia Virus type 1 patients co-infected with hepatitis C and/or Human Immunodeficiency Virus type 1. Braz J Infect Dis. 2018 Mar-Apr;22(2):106-12.

Authier FJ, Chariot P, Gherardi RK. Skeletal muscle involvement in human immunodeficiency virus (HIV)-infected patients in the era of highly active antiretroviral therapy (HAART). Muscle Nerve. 2005;32:247-60.

Bahia F, Novais V, Evans J, Le Marchand C, Netto E et al. The impact of human T-cell lymphotropic virus I infection on clinical and immunologic outcomes in patients coinfected with HIV and hepatitis C virus. J Acquir Immune Defic Syndr 2011;57(Suppl 3):S202-7.

Beilke MA, Theall KP, O'Brien M, Clayton JL, Benjamin SM et al. Clinical outcomes and disease progression among patients coinfected with HIV and human T lymphotropic virus types 1 and 2. Clinical infectious diseases: an official publication of the Infectious Diseases Society of America 2004;39:256-63.

Boschi-Pinto C, Stuver S, Okayama A, Trichopoulos D, Orav EJ et al. A follow-up study of morbidity and mortality associated with hepatitis C virus infection and its interaction with human T lymphotropic virus type I in Miyazaki, Japan. The Journal of infectious diseases. 2000;181:35-41.

BRASIL. Departamento de DST, Aids e Hepatites Virais. Protocolo clínico e diretrizes terapêuticas para manejo da infecção pelo HIV em adultos. 2013. Disponível em: www.aids.gov.br.

Brites C, Sampalo J, Oliveira A. HIV/human T-cell lymphotropic virus coinfection revisited: impact on AIDS progression. AIDS reviews 2009;11:8-16.

Brites-Alves C, Netto EM, Brites C. Coinfection by Hepatitis C Is Strongly Associated with Abnormal CD4/CD8 Ratio in HIV Patients under Stable ART in Salvador, Brazil. Journal of immunology research 2015;174215. Revista da Sociedade Brasileira de Medicina Tropical 2002;35:499-508.

Croda MG et al. Tuberculous meningitis in HIV-infected patients in Brazil: clinical and laboratory characteristics and factors associated with mortality. Int J Infect Dis. 2010;14:586-91.

Ferrari S et al. Human immunodeficiency virus-associated peripheral neuropathies. Mayo Clin Proc. 2006;81(2):213-9.

Fujiyoshi T, Li HC, Lou H, Yashiki S, Karino S et al. Characteristic distribution of HTLV type I and HTLV type II carriers among native ethnic groups in South America. AIDS research and human retroviruses. 1999;15:1235-9.

Gessain A, Cassar O. Epidemiological Aspects and World Distribution of HTLV-1 Infection. Frontiers in microbiology. 2012;3:388.

Le Marchand C, Bahia F, Page K, Brites C. Hepatitis C virus infection and spontaneous clearance in HTLV-1 and HIV co-infected patients in Salvador, Bahia, Brazil. The Brazilian journal of infectious diseases: an official publication of the Brazilian Society of Infectious Diseases. 2015;19:486-91.

Moreira M, Ramos A, Netto EM, Brites C. Characteristics of co-infections by HCV and HBV among Brazilian patients infected by HIV-1 and/or HTLV-1. The Brazilian journal of infectious diseases: an official publication of the Brazilian Society of Infectious Diseases. 2013;17:661-6.

Vidal JE et al. Cerebral toxoplasmosis in HIV-positive patients in Brazil: clinical features and predictors of treatment response in the HAART era. Aids Patient Care. STDS. 2005;19:626-34.

Vidal JE et al. PCR assay using CSF for the diagnosis of cerebral toxoplasmosis in Brazilian aids patients. J Clin Microbiol. 2004;42:4765-8.

Vidal JE et al. Strategies to reduce mortality and morbidity due to aids-related cryptococcal meningitis in Latin America. Braz J Infect Dis. 2013;17:353-62.

Vidal JE. HIV-related cerebral toxoplasmosis revisited: current concepts and controversies of an old disease. J Int Assoc Physicians AIDS Care (Chic) 2019 [Epud ahead of print].

10.7 Aids: manifestações pulmonares

Aércio Sebastião Borges
Marcelo Simão Ferreira

INTRODUÇÃO

Avanços extraordinários no tratamento de pacientes infectados pelo HIV ocorreram nos últimos anos com o advento da terapia antirretroviral potente (TARV). Tais conquistas têm resultado em mudanças na epidemiologia das infecções oportunistas e na apresentação das doenças pulmonares associadas ao HIV, um dos órgãos mais frequentemente acometidos por doenças oportunistas e uma das principais causas de morbidade e mortalidade nessa população. Pneumonias bacterianas, especialmente por *S. pneumoniae*, e pneumopatias de causas não infecciosas, como neoplasias, DPOC, hipertensão arterial pulmonar, doenças autoimunes e a síndrome da reconstituição imune, vêm ganhando destaque. De outra forma, tem se observado redução na ocorrência de infecções oportunistas em locais com adequado acesso aos antirretrovirais. Recentemente, um estudo francês mostrou que entre as internações de pessoas com HIV ou aids 26% foram diagnosticadas com pelo menos uma doença pulmonar e, destes, a proporção de causas não infecciosas aumentou de 45,6% para 54,7% entre 2007 e 2013. DPOC e neoplasia foram os diagnósticos mais comuns.

Nos Estados Unidos, neoplasia e hipertensão arterial pulmonar estão entre os mais prevalentes. Em nosso meio, a tuberculose permanece como a principal doença e causa de mortalidade associada à aids.

Células da linhagem macrofágica, células dendríticas e macrófagos alveolares são alvos da infecção pelo HIV, e o papel do vírus, como causa de dano tecidual local, está bem estabelecido. Estudos também mostram diminuição da capacidade funcional dessas células, prejudicando a fagocitose de agentes oportunistas, como o *Pneumocystis jirovecii*, facilitando a infecção pelo *Mycobacterium tuberculosis*, bem como a perda da capacidade fungistática sobre o *Cryptococcus neoformans*. Tais achados, em conjunto com o comprometimento sistêmico da resposta imunológica, fornecem entendimento da frequência e da gravidade das manifestações pulmonares nesses pacientes.

A propedêutica utilizada para esclarecimento etiológico das manifestações pulmonares na aids inclui o exame de escarro, a broncoscopia com aspirado e lavado brônquicos, biópsia transbrônquica ou guiada por imagem e a toracotomia. Para os infiltrados intersticiais difusos, a toracotomia tem se mostrado mais efetiva quando comparada aos procedimentos via broncoscopia (lavado, aspirado e biópsia), como mostra estudo recente comparando as duas técnicas. Diagnóstico etiológico específico foi alcançado em 73,3% das toracotomias, contra 32,6% ($p < 0,05$).

INFECÇÕES FÚNGICAS

As micoses sistêmicas continuam sendo importantes causas de morbimortalidade em pacientes infectados pelo HIV. Caracteristicamente, estão associadas à baixa contagem de linfócitos T CD4+, em geral < 200 células/mm³, e podem resultar tanto em reativação de infecção latente ou em infecção primária. A apresentação clínica frequentemente é atípica e mais grave, bem como os achados dos estudos de imagens pulmonares. Assim, o diagnóstico precoce requer elevado grau de suspeição. Nesse contexto, será discutido, a seguir, os principais achados clínicos e de imagem, assim como diagnóstico e tratamento das infecções fúngicas pulmonares mais prevalentes em nosso meio.

PNEUMOCISTOSE

Pertencente aos ascomicetos, são conhecidas várias espécies do gênero *Pneumocystis*, as quais são espécie-específicas, ou seja, o *Pneumocystis jirovecii* infecta e coloniza exclusivamente o homem. Seu ciclo de vida não é totalmente elucidado, uma vez que ainda não foi possível estabelecer seu crescimento *in vitro* ou em um meio de cultura adequado. Em adultos sadios, embora colonizados, não é comum encontrar o fungo em secreções respiratórias, exceto em portadores de doenças pulmonares estruturais crônicas, como DPOC e fibrose cística. Nesses casos, acredita-se que a colonização, por si só, contribua para evolução mais rapidamente progressiva ao longo dos anos. Contudo, em imunocomprometidos pode causar doença grave e fatal.

Houve uma queda significativa na incidência da pneumocistose com a TARV no mundo, porém ainda é uma das infecções oportunistas mais prevalentes entre aqueles não aderentes ao tratamento antirretroviral ou que desconhecem o seu diagnóstico e chegam em fase avançada de imunodepressão, sendo, comumente, a primeira manifestação da doença. Além do Pneumocystis jirovecii, outros fungos estão associados à doença pulmonar nesses pacientes, porém raramente como forma isolada de apresentação e, no nosso meio, a criptococose, a histoplasmose e a paracoccidioidomicose são as micoses sistêmicas de maior importância clínica.

A patogenia da pneumocistose ainda não está totalmente elucidada (ver Capítulo 77). O diagnóstico baseia-se em suspeição clínica, indicadores séricos inespecíficos e, principalmente, nos achados radiológicos, sendo o padrão intersticial peri-hilar, bilateral, o mais encontrado. A TC classicamente mostra infiltrado intersticial, padrão mosaico "em vidro fosco", com ou sem as formações císticas características desse fungo (Figuras 10.7.1 e 10.7.2). Recentes estudos têm procurado avaliar o valor da ultrassonografia pulmonar no diagnóstico da pneumocistose, demonstrando que este exame pode ser considerado para diagnóstico diferencial e seguimento do tratamento, principalmente em locais de baixos recursos técnicos de imagem. Múltiplas linhas B de Kerley, consolidação subpleura e consolidações com padrão cístico são achados bastante sugestivos do diagnóstico.

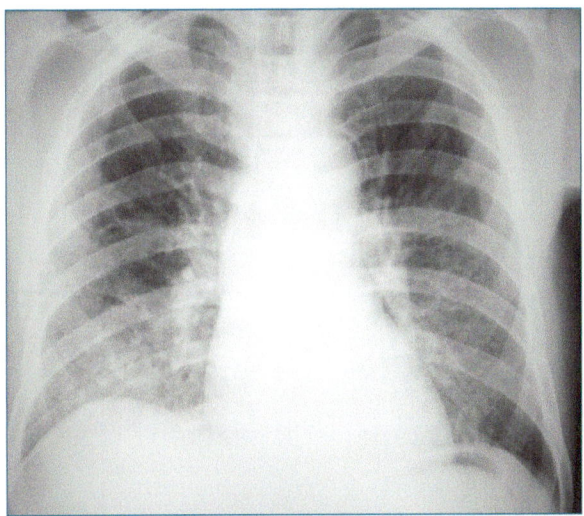

FIGURA 10.7.1 Radiografia simples de tórax de paciente HIV-positivo com pneumocistose, evidenciando infiltrado intersticial bilateral.

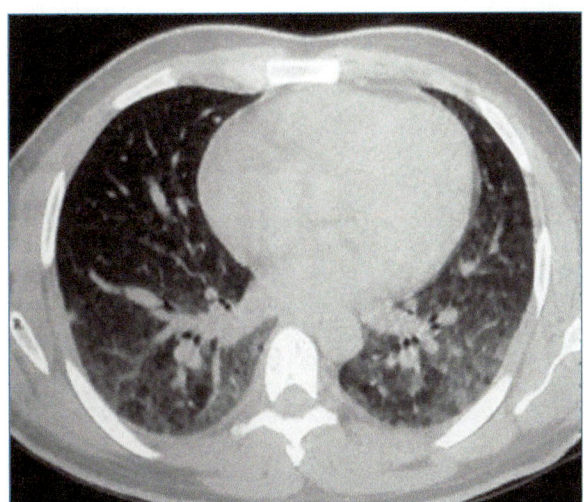

FIGURA 10.7.2 TC de tórax: pneumocistose, evidenciando infiltrado intersticial, padrão mosaico "em vidro fosco", com múltiplas formações císticas.

A DHL sérica encontra-se elevada em mais de 90% dos pacientes, porém variando de normal até títulos acima de 1.000 UI/L, com média de 473 UI/L e mediana de 393 UI/L. Esse achado deve ser interpretado com cuidado, uma vez que outras patologias pulmonares se associam a altos valores de DHL sérica, como visto na histoplasmose e toxoplasmose pulmonar, cujos títulos tendem a ser mais elevados. Tuberculose, linfoma e pneumonias bacterianas, em geral, também cursam com aumento dos níveis séricos da DHL, cujos valores se correlacionam mais com a extensão do infiltrado do que com a doença de base.

Hipoxemia é outro achado frequente, às vezes precedendo as alterações radiológicas da radiografia simples de tórax, porém já evidentes na TC de alta resolução na quase totalidade dos casos, com elevado valor preditivo negativo (Tabela 10.7.1). A contagem de células T CD4 está abaixo de 200/mm³ na grande

TABELA 10.7.1 Manifestações clínicas e radiológicas da pneumocistose em pacientes com aids.

Apresentação clínica		Complicações	
Febre	74%	Pneumotórax	5 a 10%
Tosse	74%	Derrame pleural	2%
Dispneia	65%	**Mortalidade**	
Febre/dispneia/tosse	41%	Pré *versus* pós-TARV	60-80 × 10-20%
Febre/tosse	21%	**Manifestações extrapulmonares**	
Tosse/dispneia	9%	Estudos clínicos	< 3%
Dispneia	9%	Estudos de necropsias	13%
Febre/dispneia	6%	**Raio X simples de tórax**	
Febre	6%	Infiltrado intersticial peri-hilar bilateral	70-80%
Hemoptise	3%	Achados atípicos: cavitações, cistos ou bolhas, nódulos, infiltrados apicais	20%
Tosse	3%	Normal	10%
Assintomáticos	3%	TC de tórax de alta resolução	
Padrão mosaico em "vidro fosco"; imagens císticas (Figura 10.7.2); S: 100%; E: 89%.			

maioria dos pacientes, sendo outro parâmetro útil para o diagnóstico. Altos títulos de beta-D-glucan (BDG), componente da parede celular do fungo, apresentam boa correlação com o diagnóstico, contudo deve ser lembrado o diagnóstico diferencial com outras micoses, principalmente candidíase e aspergilose, que também se associam à elevação desse marcador.

Cistos que se coram pela metenamina de Gomori, pelo azul de Toluidina e pelo ácido periódico de Schiff e trofozoítos, detectados pela coloração de Giemsa ou Papanicolaou, podem ser encontrados por meio da pesquisa no escarro induzido, utilizando solução salina hipertônica, ou por broncoscopia, com lavado broncoalveolar ou biópsia transbrônquica (Tabela 10.7.2). Em imunocomprometidos não HIV, a pesquisa pela microscopia pode resultar em maiores taxas de falso-negativos, em razão da menor carga fúngica nesses casos.

TABELA 10.7.2 Broncoscopia (BCP) *versus* escarro induzido (EI) para o diagnóstico da pneumocistose.

	Sensibilidade	Tolerância/ segurança	Riscos de infecções	Outros diagnósticos
EI	56%	Boa	Tbc	Ruim
BCP	85-95%	Razoável	Baixo risco	Bom

Métodos moleculares ainda não são utilizados na rotina clínica, com estudos demonstrando resultados variados de sensibilidade e especificidade, com falsos positivos nas técnicas convencionais e que não discriminam doentes de portadores. A PCR em tempo real mostrou-se mais sensível e específico, em tecido ou material obtido por lavado broncoalveolar, além de reduzir contaminação, tempo e permitir quantificação, possibilitando distinguir entre portadores e doentes. Tal técnica tem sido melhor estudada e preconizada em guias de recomendação para diagnóstico da pneumocistose em pacientes oncohematológicos e transplantados de medula óssea. Embora o interesse no diagnóstico através da detecção de seu DNA, a confirmação da micose ainda é estabelecida pelo encontro do fungo em secreção respiratória ou tecido pulmonar.

O tratamento da pneumocistose é, na maioria das vezes, iniciado empiricamente, com indicação baseada nas apresentações clínica, laboratorial e radiológica citadas. A conduta empírica é justificada pela gravidade potencial. Postergar o início do tratamento poderá comprometer a evolução, sendo a propedêutica invasiva, como a broncoscopia, reservada para os casos com apresentação atípica ou para aqueles que não responderem ao final da primeira semana da terapêutica.

A escolha ainda é a associação de SMX-TMP, por 21 dias, que se mostra tão efetiva quanto o uso da pentamidina IV (Tabela 10.7.3). Tem-se observado nos últimos anos o surgimento de infecções por cepas de *Pneumocystis jirovecii* com mutações no gene da di-hidropteroato sintetase. Alguns estudos associam falha terapêutica ou mudança no perfil de resposta clínica a essa mutação, sendo um preditor independente de mortalidade, contudo mais informações são necessárias para a conclusão.

Na impossibilidade do uso de SMX-TMP, por intolerância ou falha, sendo a falha considerada como falta de resposta clínica após 5 a 7 dias de tratamento, a clindamicina + pentamidina seriam a escolha para formas graves, definidas quando do $PaO_2 < 70$ mmHg ou gradiente A-a de $O_2 > 35$ mmHg. Outra opção é a combinação de clindamicina + primaquina, com igual eficácia para formas leves a moderadas.

Atovaquone, uma hidroxinaftoquinona, também se mostra efetiva para os casos leves a moderados de pneumocistose, porém ainda não disponível em nosso meio. O trimetrexato, análogo do metotrexato, é droga alternativa aos regimes citados, com bons índices de cura, cerca de 80%, mas a toxicidade e as recidivas mais frequentes limitam seu uso. As equinocandinas, caspofungina, anidalofungina e micafungina, esta última com menor eficácia, mostraram-se efetivas em modelos animais, por sua ação inibitória sobre a síntese de 1,3-BDG, presente predominantemente nos cistos, com pouca ação nas formas tróficas. Em estudos pequenos, associação de caspofungina com outros esquemas citados, SXT-TMP, clindamicina + primaquina ou pentamidina, mostrou-se efetiva,

TABELA 10.7.3 Recomendações para tratamento e profilaxia da pneumocistose.

Tratamento (21 dias)	Doses	Efeitos adversos
SMX-TMP	75-100 mg/kg/d do SMX a cada 6 ou 8 h + corticosteroide	Exantema, febre, mielossupressão, hepatites, náuseas/vômitos, hipercalemia
Clindamicina + primaquina	Clindamicina: 600-900 mg, IV, ou 300 mg, VO, a cada 6-8 h. Primaquina: 30 mg/d	Exantema, anemia, neutropenia, hemólise, colite
Alternativas não empregadas na rotina clínica (toxicidade, custo e ausência no nosso mercado)		
Pentamidina (não disponível no programa DST/aids do MS)	4 mg/k/d 1×/d diluídos em 250 mL, IV, em 1 h	Hiper/hipoglicemia, arritmias, alargamento QT, pancreatite, mielossupressão, hipotensão
Trimetrexato	< 50 kg: 1,5 mg/kg, a cada 6 h 50-80 kg: 1,2 mg/kg > 80 kg: 1 mg/kg	Mielotoxicidade, hepatite
Atovaquona	750 mg, a cada 8 h	Vômitos, exantema
Profilaxia		
SMX-TMP	800 mg SMX 3 x/semana	
Dapsona	100 mg/d	
Pentamidina aerossol	300 mg, sob nebulização mensal (Respirgard II®)	

com eficácia de 90%. Estão publicados tanto relatos de sucesso terapêutico quanto casos de pneumocistose fatais em pacientes que receberam terapia com essa classe de antifúngicos para tratamento de aspergilose.

Para os casos de moderada a elevada gravidade, o uso concomitante de corticosteroides reduz mortalidade e o risco de piora clínica, com insuficiência respiratória, durante o tratamento específico. A dose inicial recomendada é o equivalente a 1 mg/kg de predinisona na primeira semana, 40 mg/dia na segunda e 20 mg/dia na terceira.

A indicação da profilaxia secundária está bem estabelecida para os pacientes que responderam ao tratamento e para pacientes com contagem de CD4 < 200 células/mm³, mesmo assintomáticos, como profilaxia primária. Para pacientes com supressão virológica, tem sido considerado o limite de 100 células/mm³, mas ainda é necessário conclusão.

Quanto ao início de TARV durante tratamento da pneumocistose, para pacientes virgens de terapia antirretroviral, não existem recomendações específicas, devendo ser avaliado o risco de interações medicamentosas, associação de efeitos colaterais que prejudiquem o tratamento da pneumocistose, além da possibilidade da Síndrome de Reconstituição Imune.

CRIPTOCOCOSE

Fungo cosmopolita, com duas espécies de interesse clínico, *Cryptococcus neoformans* e *Cryptococcus gattii*, encontrado na natureza associado a excretas de aves, árvores e frutas em decomposição. *C. neoformans* é a espécie que mais frequentemente acomete hospedeiros imunocomprometidos, como na aids, por sua natureza oportunista, sendo a contagem de linfócitos T CD4+ menor que 100 células/mm³, o principal fator de risco para o surgimento da criptococose.

Embora os pulmões sejam a porta de entrada para o fungo, manifestações pulmonares isoladas, em pacientes com aids, não são achados frequentes. A neurocriptococose é a apresentação clínica mais comum desta micose e somente em cerca de 30 a 40% é evidenciado o acometimento pulmonar (ver Capítulo 73). Em estudos de necropsia, entretanto, esta cifra se eleva. Febre, tosse, dispneia e dor torácica são as manifestações mais comuns, com intervalo entre o início dos sintomas e o diagnóstico, em geral, menor do que 15 dias. Formas graves, com insuficiência respiratória, à semelhança da pneumocistose, são mais raramente descritas, ocorrendo principalmente em fases mais avançadas de imunossupressão.

Os achados radiológicos são variados, sendo o infiltrado intersticial difuso o mais comumente descrito, em 50 a 70% dos casos. Padrão micronodular, lesões cavitadas, nódulos únicos ou múltiplos, infiltrado alveolar e, mais raramente, derrame pleural, são encontrados em menor proporção. Estudo recente, avaliando os achados tomográficos da criptococose pulmonar em pacientes com aids, média de 20 células T CD4+/mm³, mostrou lesões nodulares em 93,3%, frequentemente cavitados e isolados. O prognóstico relaciona-se diretamente com o *status* imunológico, a presença de disseminação, as idades mais avançadas e a titulação do antígeno capsular polissacarídeo, pela aglutinação do látex (criptolátex > 1/1024). Este último poderá ser realizado no soro, líquor, lavado broncoalveolar e líquido pleural. Apresenta alta sensibilidade e especificidade no soro, nos casos de doença disseminada, e no líquor, na neurocriptococose. Para formas pulmonares isoladas a sensibilidade do teste é reduzida.

O diagnóstico é estabelecido, sem dificuldades, por meio da visualização direta do fungo, utilizando tinta da Índia, em secreção respiratória, principalmente lavado broncoalveolar, uma vez que a pesquisa direta no escarro tem menor rendimento. A confirmação se dá por meio de cultura ou, ainda, biópsia pulmonar. O encontro do fungo na hemocultura é um sinal de disseminação e ocorre em 59% dos casos. O tratamento das formas pulmonares isoladas poderá ser feito com fluconazol, 400 mg/dia, ou itraconazol, 200 a 400 mg/dia, por 6 a 12 meses. Para formas mais graves, com insuficiência respiratória, recomenda-se o mesmo esquema de tratamento das formas disseminadas, com anfotericina B isolada ou associada ao fluconazol. Terapia de manutenção ou profilaxia secundária estão indicadas para todos os casos, com fluconazol 200 mg/dia até recuperação imunológica. Profilaxia primária não está recomendada, independentemente do número de células T CD4+, embora alguns autores sugiram *screening* rotineiro com criptolátex para os casos com < 100 linfócitos T CD4+/mm³ e tratamento quando detectado antigenemia, ainda que assintomática, utilizando fluconazol 400 mg/d por 1 ano.

HISTOPLASMOSE

Doença endêmica causada por um fungo dimórfico e oportunista, *Histoplasma capsulatum*, encontrado na natureza associado a dejetos de aves e morcegos. Apresenta elevada distribuição no Brasil e a infecção se dá por via inalatória dos conídios, propagadores do fungo. Em hospedeiros imunocompetentes, a infecção é assintomática na grande maioria dos casos, contida pela resposta imune celular mediada por linfócitos T ou de evolução benigna, muitas vezes autolimitada. Em imunocomprometidos, contudo, a infecção é acompanhada de doença, muitas vezes disseminada, ou ocorre reativação de infecção latente, com disseminação e alta mortalidade.

A histoplasmose é a segunda micose sistêmica, associada à aids, de maior importância clínica e epidemiológica no nosso meio. Como na criptococose, o envolvimento pulmonar isolado é raro, sendo a forma disseminada, com febre, hepatoesplenomegalia, pancitopenia e lesões cutâneas, a apresentação mais comum. De 112 casos de pacientes com aids e histoplasmose observados no nosso serviço, no Hospital de Clínicas da Universidade Federal de Uberlândia, 47% apresentaram alterações radiológicas, na radiografia simples ou TC, de acometimento pulmonar associado, porém em nenhum dos casos registramos a forma pulmonar isolada.

Naqueles casos com envolvimento pulmonar, tosse foi a principal manifestação clínica. O padrão radiológico também é variável, sendo o infiltrado micronodular difuso o mais comumente descrito. Em nossa casuística, encontramos infiltrado micronodular na maioria, 36% dos casos; padrão intersticial difuso também em 36%; alveolar em 16%; e macronodular em 12% dos casos. Como na criptococose, o diagnóstico pode ser realizado por meio do isolamento do fungo em culturas de amostras obtidas por lavado broncoalveolar ou por biópsia. Na forma disseminada, culturas do aspirado de medula óssea e sangue frequentemente demonstram o fungo. O itraconazol é a droga de eleição para as formas localizadas, de baixa a moderada gravidade, na dose de 200 a 400 mg/dia, por 6 a 12 meses. Para formas graves, anfotericina B é a droga de escolha, como recomendado para formas disseminadas. Profilaxia secundária com itraconazol, 100 a 200 mg/dia, está indicada até que a contagem de linfócitos T CD4+ atinja 150 células/mm³. Assim como na criptococose, não há recomendação de profilaxia primária (Figura 10.7.3).

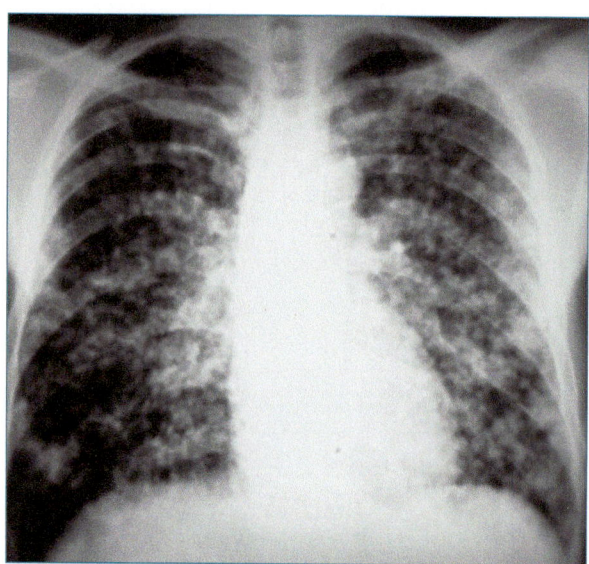

FIGURA 10.7.3 Pneumonia por *Histoplasma capsulatum* em pacientes com aids, apresentando hepatoesplenomegalia febril.

PARACOCCIDIOIDOSE

Micose sistêmica mais prevalente no Brasil, porém, curiosamente, poucos casos associados à aids são descritos. A maior casuística dessa associação, 53 casos, que foram avaliados por Morejón et al., do grupo da Faculdade de Medicina da USP de Ribeirão Preto, SP. A prevalência da paracoccidioidomicose entre 3.744 pacientes com aids, naquele serviço, foi de 1,4%, sendo tosse e dispneia as manifestações pulmonares mais comuns, e o infiltrado reticulonodular difuso o achado radiológico mais encontrado, assim como em pacientes monoinfectados pelo *Paracoccidioides brasiliensis*.

Nesse estudo, a prevalência de infecção pelo HIV entre pacientes com paracoccidioidomicose foi de 5,2% (53 de 1.012). O diagnóstico etiológico não difere dos pacientes sem aids, sendo o exame micológico direto, do escarro ou aspirado broncoalveolar, a propedêutica mais utilizada. O tratamento da forma pulmonar isolada poderá ser feito com itraconazol, 200 mg/dia, respeitando as interações com o esquema antirretroviral em uso, ou SMX-TMP por, pelo menos, 12 meses, seguido de profilaxia secundária até restauração da imunidade, com células T CD4+ > 200 células/mm³.

COCCIDIOIDOMICOSE

A exemplo das micoses anteriormente citadas, a aquisição do fungo se dá por via inalatória, resultando em infecção pulmonar assintomática ou em doença autolimitada, na maioria das vezes. Hospedeiros com deficiência da imunidade celular, porém, podem cursar com doença grave, disseminada e com elevada mortalidade. Causada por fungos dimórficos, do gênero *Coccidioides*, *Coccidioides immitis* e *Coccidioides posadasii*, sendo esta última, a espécie encontrada no Brasil e endêmica na região nordeste, com maior número de casos concentrados no Estado do Piauí. São descritas três formas clínicas da micose: (1) forma pulmonar primária; (2) forma pulmonar progressiva; (3) e disseminada. A descrição de formas mais graves da coccidioidomicose aumentou significativamente após o surgimento da aids, e a doença tende a ser disseminada quando o número de linfócitos T CD4+ cai a < 200 células/mm³, com evidências de envolvimento pulmonar de curso progressivo, cutâneo, meníngeo, linfonodos, pele, ósseo, dentre outros menos comumente relatados, sendo o envolvimento do SNC uma das apresentações mais graves. O primeiro estudo de uma série de casos foi publicado em 1987, no Arizona, e mostrou que 25% dos pacientes avaliados com aids tinham coccidioidomicose. Em seguida, no mesmo Estado, uma coorte avaliada prospectivamente estimou uma incidência cumulativa de 24,6%. A restauração imune com a TARV reduz significativamente a incidência das formas graves.

O quadro clínico, incialmente, se caracteriza por manifestações pulmonares, à semelhança da pneumocistose, com tosse, febre e dispneia. Os achados radiológicos, como nas micoses anteriores, incluem infiltrados difusos, reticulonodulares ou alveolares, nodulares e, menos comumente, cavitações, adenopatias hilares e derrame pleural. O diagnóstico é estabelecido por meio de histopatologia, sorologia e cultura, incluindo hemocultura nas formas disseminadas. Anfotericina B ou agentes triazólicos são as drogas utilizadas para o tratamento. Para formas disseminadas graves, como meníngea, a associação de anfotericina B com fluconazol tem sido encorajada. A profilaxia secundária está recomendada até restauração da imunidade, com fluconazol ou itraconazol.

Síndrome da Reconstituição Imune tem sido descrita, principalmente em pacientes com contagem de células T CD4+ < 150/mm³, porém não há estudos indicando o melhor momento de se iniciar a TARV após diagnóstico da coccidioidomicose.

ASPERGILOSE

Aspergilose Pulmonar Invasiva frequentemente está associada à imunodeficiência e acomete, principalmente, pacientes com prolongada neutropenia (< 500 neutrófilos), usuários crônicos de corticoterapia e aqueles submetidos à transplante alogênico de medula óssea e, mais raramente, pacientes com aids e contagem de LTCD4 < 50 células/mm³, que apresentam outros fatores predisponentes, como neutropenia prolongada, com contagem absoluta de neutrófilos < 500 células, muitas vezes induzida por drogas utilizadas por esses pacientes para tratamento ou prevenção de infecções oportunistas.

Pneumonite invasiva é a forma clássica de comprometimento pulmonar, sendo o *Aspergillus fumigatus* e o *Aspergillus niger* as espécies mais envolvidas. Febre, tosse, dor torácica e hemoptoicos são as manifestações clínicas mais descritas, com infiltrados nodulares, que podem se confluir, formando verdadeiras massas, cavitadas ou não, além de consolidações lobares e, mais raramente, derrame pleural. Um achado característico, porém não exclusivo da aspergilose invasiva, é sinal do halo, evidenciado como um infiltrado circundante aos nódulos.

INFECÇÕES BACTERIANAS

Complicações bacterianas, em particular infecções pulmonares, são mais prevalentes em pacientes com HIV/aids,

cerca de 100 vezes mais do que em controles HIV negativos, principalmente com linfocitopenia T CD4 grave, período no qual também estão comprometidas a imunidade humoral e a função das células fagocitárias, tornando-as incompetentes para erradicar bactérias intracelulares, como *Salmonella* sp., *Shigella* sp. e *Listeria monocytogenes*, o que as tornam mais prevalentes e mais virulentas. Pneumonia bacteriana de repetição é uma condição definidora de aids, ocorrendo com < 200 células/mm³.

Além disso, a disfunção de células fagocitárias, apresentadoras de antígenos, também compromete a opsonização, aumentando o risco de infecções por bactérias capsuladas, como *Streptococcus pneumoniae*, principal agente causador, e *Haemophilus influenzae*.

Uma grande coorte de mulheres infectadas pelo HIV mostrou frequência de pneumonia de 8,5/100 pessoas/ano, comparada com 0,7/100 pessoas/ano, entre 1993 e 2000. Com a TARV, houve redução na prevalência de pneumonias bacterianas, mas o risco permanece elevado, sendo o grau de imunossupressão e o uso de drogas ilícitas, IV, os fatores associados mais relevantes.

Nem a profilaxia com SMX-TMP, nem a história de imunização contra *S. pneumoniae* parecem modificar a maior propensão às pneumonias bacterianas nessa população, como demonstrado por um ensaio clínico, randomizado, conduzido em Uganda. Em países desenvolvidos, de outra forma, os estudos sugerem que a vacinação previne doença pneumocócica invasiva.

Somando-se a essas anormalidades do hospedeiro, fatores iatrogênicos, como internações prolongadas, procedimentos invasivos para propedêutica, cateteres e antibioticoterapia por longos períodos, contribuem para esse cenário e para complicações bacterianas hospitalares.

Bacilos Gram-negativos e *S. aureus* também assumem maior importância nos pacientes infectados pelo HIV, presumivelmente pela má resposta imune inerente, bem como pela pressão seletiva causada por antimicrobianos, comumente utilizados. Neutropenia, uso prévio de cefalosporinas e contagem de CD4 < 50 células/mm³ são condições associadas ao maior risco de infecção por *Pseudomonas aeruginosa*, com recorrência em 25 a 86% dos casos após tratamento.

O quadro clínico, a apresentação radiológica e o tratamento das pneumonias comunitárias (PAC) são comparáveis aos apresentados pela população não infectada pelo HIV, porém com risco maior de gravidade, com bacteremia e sepse. Um estudo randomizado e controlado, comparando tratamento com ceftriaxone monoterapia *versus* tratamento associado a macrolídeo para tratamento das PAC de pacientes internados, não mostrou vantagem na associação.

Outras bactérias ganharam maior importância patogênica e epidemiológica após o surgimento da aids. *Rhodococcus equi* foi pela primeira vez implicado como causa de pneumonia em pacientes infectados pelo HIV em 1986. Nos anos seguintes, 83% dos casos descritos ocorreram em pacientes com aids. *R. equii* é bactéria pleomórfica, que varia morfologicamente sob a forma de cocos e/ou bacilos Gram-positivos, de fácil crescimento nos meios não seletivos, com comportamento intracelular facultativo, aeróbio e ácido resistente variável.

Seu habitat é o solo e classicamente a infecção se dá por via inalatória, embora raros casos de possível contaminação traumática fossem descritos. Enterite com adenite mesentérica, sem o achado de pneumonia, já foi também relatada, sugerindo o trato gastrointestinal como porta de entrada. Com algumas características bioquímicas e componentes da parede celular semelhantes às micobactérias e Nocardia, pode, facilmente, ser confundida, na coloração pelo Ziehl-Neelsen.

Além disso, como na tuberculose, clinicamente se apresenta de forma subaguda ou crônica, com tosse, expectoração, com hemoptoicos, febre, dor pleurítica, emagrecimento e, à radiografia de tórax, infiltrado alveolar, com cavitação ou formação de abscesso, com ou sem derrame pleural. Quanto à suscetibilidade aos antimicrobianos, 100% dos isolados são sensíveis a vancomicina, imipenem e teicoplanina; 95% a rifampicina, ciprofloxacina e macrolídeos; 73% a tetraciclinas; e 65% a SMX-TMP (Figura 10.7.4).

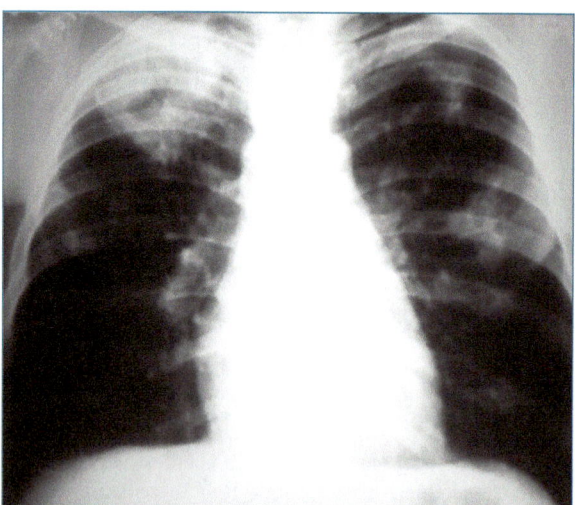

FIGURA 10.7.4 Pneumonia com formação de cavitações por *Rhodococcus equii* em paciente com aids.

TUBERCULOSE

A coinfecção HIV e *Mycobacterium tuberculosis* representa um dos maiores desafios para saúde pública mundial na atualidade (ver Capítulo 62). O HIV aumenta a suscetibilidade à infecção primária e à reativação, produzindo um impacto notável na epidemiologia e história natural da tuberculose, com risco 28 vezes maior de desenvolver tuberculose ativa do que a população geral. Formas atípicas de apresentação clínica atrasam o diagnóstico e, consequentemente, o tratamento. Manifestações mais graves, disseminadas, aumentam o tempo de hospitalização e o risco de transmissão hospitalar, além da maior mortalidade. Ainda, esses pacientes têm menor tolerância aos tuberculostáticos, reduzindo adesão e contribuindo para outro grande desafio da atualidade, o fantasma da tuberculose multidroga-resistente.

Em 2017, foram notificados 69.569 casos novos de tuberculose no Brasil, cerca de 200/dia, e, desses, 8% estavam infectados pelo HIV. Nas Américas, o Brasil detém 1/3 dos casos.

O quadro clínico está relacionado ao grau de imunossupressão. Em indivíduos com linfócitos T CD4+ > 350 células/mm³, as manifestações clínicas da tuberculose, em geral, são semelhantes às dos indivíduos monoinfectados pelo *Mycobacterium tuberculosis*, predominando as formas pulmonares, com imagens localizadas, principalmente em lobos superiores, inclusive com cavitações. Com queda da imunidade, a doença tende a ser disseminada, com envolvimento do sistema retículoendotelial, além do pulmonar, cujas apresentações clínica e radiológica diferem. A evolução também é subaguda/crônica, porém a tosse é menos produtiva, pois não há formação de consolidações ou cavitações, e o padrão radiológico atípico, intersticial ou micronodular, pode dificultar o diagnóstico precoce (Figuras 10.7.5 e 10.7.6).

Em adição, a polifarmácia e o risco de interações indesejáveis entre a rifampicina e os antirretrovirais irão definir o melhor momento de se iniciar a TARV durante o tratamento da tuberculose. Para os pacientes com contagem de CD4 acima de 150 células, o início poderia ser postergado por 4 a 8 semanas, completando a fase de indução do tratamento da tuberculose, acrescentando a profilaxia primária para pneumocistose e toxoplasmose. Para aqueles com CD4 < 100 células, o início mais precoce está recomendado.

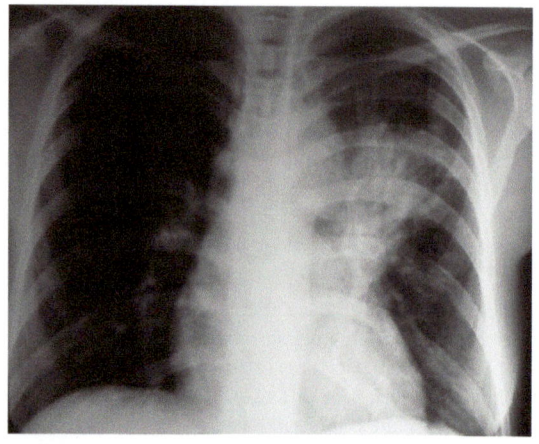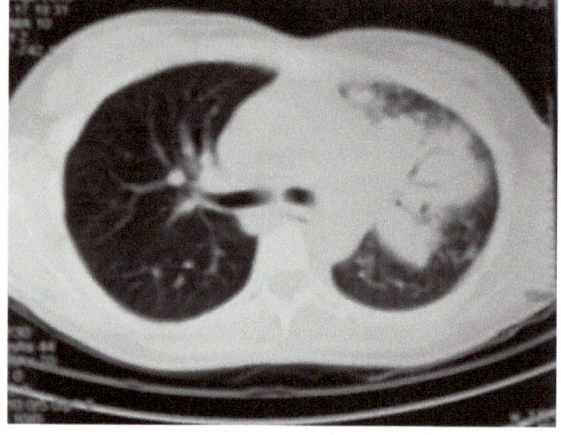

FIGURA 10.7.5 Coinfecção HIV/tuberculose: radiografia simples e TC de tórax de paciente com tuberculose pulmonar e LTCD4 = 350 células/mm³.

Fonte: Acervo do Serviço de Infectologia do HC da Universidade Federal de Uberlândia (MG).

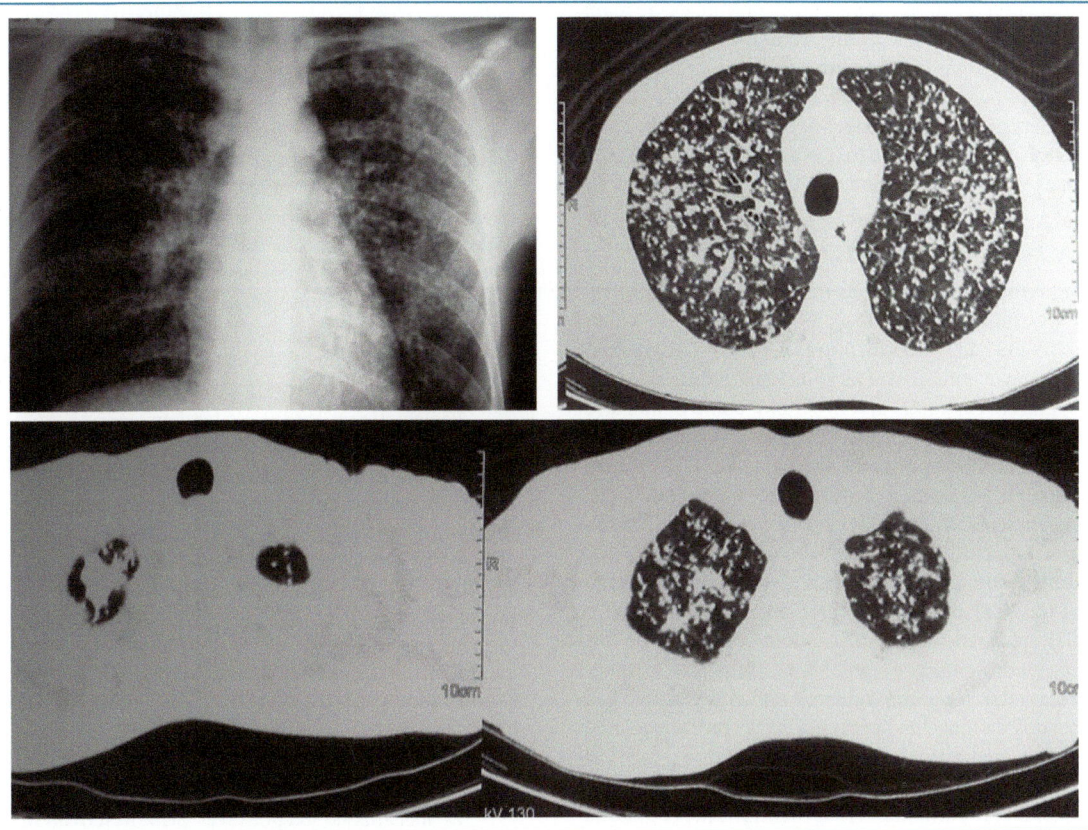

FIGURA 10.7.6 Coinfecção HIV/tuberculose: radiografia simples e TC de tórax de paciente com tuberculose pulmonar e LTCD4 = 120 células/mm³.

Fonte: Acervo do Serviço de Infectologia do HC da Universidade Federal de Uberlândia (MG).

PNEUMONIAS VIRAIS

Na prática clínica, raramente o agente virológico é definido. Pacientes com aids estão entre os grupos de risco para manifestações graves e fatais decorrentes de doenças respiratórias por vírus influenza, adenovírus e outros vírus respiratórios, porém a TARV reduziu significativamente as chances de complicações associadas, como demonstrado durante epidemias de pneumonia por influenza A (H1N1), ao serem comparados com população não infectada pelo HIV, além do papel da vacinação rotineira nessa população. Cada vez menos frequentes, pelo uso precoce da TARV, vírus oportunistas, como citomegalovírus (CMV) e herpes *simplex*, cursam com pneumonia, uma vez que acometem pacientes com linfocitopenia < 50 a 100 células/mm³. O envolvimento pulmonar por esses agentes cursa com apresentação clínica e de imagem muitas vezes indistinguíveis de outros patógenos, como o *P jirovecii*. O diagnóstico é difícil de ser estabelecido, uma vez que a identificação desses agentes em amostras pulmonares nem sempre está associado à doença. O CMV, por exemplo, não raro, é isolado de secreções respiratórias, mas muitos casos têm outro diagnóstico associado, como pneumocistose, tuberculose ou pneumonias bacterianas, que seriam responsáveis pelas manifestações clínicas, uma vez que melhoram sem o tratamento direcionado ao CMV. A mortalidade é maior, 41%, quando comparada à atribuída ao P. jirovecii, ocorrendo, em média, 31 dias após hospitalização.

OUTRAS INFECÇÕES

A criptosporidiose causada pelo *Cryptosporidim parvum* e *C. hominis* e a microsporidiose são causas comuns de diarreia crônica em pacientes com aids. Destes, cerca de 30% apresentam envolvimento extraintestinal, caracteristicamente trato biliar e pulmões, causando manifestações pulmonares inespecíficas e de difícil distinção entre outros agentes oportunistas. O diagnóstico deve ser lembrado naqueles casos com diarreia crônica e manifestações pulmonares concomitantes. A estrongiloidíase, outra causa comum de diarreia nesses pacientes em nosso meio, pode se manifestar com envolvimento pulmonar, no contexto da aids, seja diretamente pelo próprio parasita, como parte do seu ciclo replicativo ou por disseminação hematogênica que, além de manifestações pulmonares pelo próprio parasita, pode resultar em sepse por enterobactérias.

COMPLICAÇÕES PULMONARES NÃO INFECCIOSAS
SÍNDROME DA RECONSTITUIÇÃO IMUNE (SRI)

A SRI representa exacerbação ou ressurgimento de manifestações clínicas durante o tratamento de processo infeccioso, ou mesmo inflamatório, não relacionadas a outras etiologias, que surgem após o início da TARV e queda da viremia. As manifestações pulmonares da SRI são bem descritas com *P. jirovecii* e *M. tuberculosis*.

Na tuberculose, comumente se observa piora paradoxal dos sintomas em pacientes que iniciam a TARV, em vigência do tratamento da tuberculose, ou mesmo o surgimento de manifestações clínicas de infecção latente. Estas incluem tosse, dispneia, febre, adenopatias hilares ou mediastinais, derrame pleural e infiltrados pulmonares ao radiografia simples de tórax. A SRI ocorre, em geral, 6 a 8 semanas após introdução da TARV e se associa a alta carga viral e baixa contagem de CD4 basais. A incidência varia de 7 a 45% em estudos retrospectivos.

NEOPLASIAS PULMONARES

Com redução na incidência das infecções oportunistas e tumores definidores de aids, como o Sarcoma de Kaposi (SK) e o linfoma não Hodgkin, outras neoplasias, entre elas o câncer pulmonar, estão entre as principais causas de morte nessa população, em países desenvolvidos, como demonstrado em uma grande coorte norte-americana. A incidência do SK reduziu de 30/1.000 pacientes/ano para 0,03/1.000 pacientes/ano, como mostra estudo prospectivo comparando o efeito de dois esquemas antirretrovirais na prevenção do sarcoma. O envolvimento visceral isolado, como o pulmonar, é mais raramente diagnosticado sem a presença de lesões cutâneas e/ou mucosas, porém deve ser lembrado no diagnóstico diferencial das doenças pulmonares associadas à aids, uma vez que o quadro clínico é semelhante, com tosse, dispneia hemoptoicas, dor torácica, sudorese noturna e febre, bem como achados de imagem, sendo infiltrado reticulonodular, adenomegalia mediastinal e derrame pleural os mais descritos. Uma interessante revisão do assunto estabeleceu três características do SK pulmonar: (1) as manifestações pulmonares raramente antecedem as cutâneas; (2) o envolvimento pulmonar é mais comumente diagnosticado durante necropsia (50%) do que *in vida* (30%); e (3) outras infecções oportunistas pulmonares estão presentes em 2/3 dos casos. O envolvimento pulmonar está associado a maior chance de Síndrome de Reconstituição Imune (SRI) e presença de plaquetopenia durante a SRI do que maior mortalidade.

De outro modo, atualmente observamos aumento na incidência de neoplasias não associadas ou não definidoras de aids. Em estudo francês que analisou 924 mortes de indivíduos HIV-positivos, 90% deles em uso da TARV, 16% dos óbitos foram atribuídos a neoplasias associadas à aids, 28% a doenças neoplásicas não associadas ao HIV e, ainda, 4,4% atribuídas a câncer de pulmão.

Em outra coorte inglesa, a incidência de doenças malignas foi de 6,7/10.000 pessoas/ano após TARV, comparada com 0,8/10.000 pessoas/ano antes do advento da terapia antirretroviral. Ainda, comparando com a população geral, o risco relativo foi 8,93 (95% CI, 4,92 a 19,98). Acredita-se que a maior predisposição se deva aos possíveis efeitos oncogênicos diretos do HIV, infecções pulmonares, como *P jiroveccii*, à instabilidade genética gerada pela integração do DNA viral, aumentando a suscetibilidade a determinados oncogênicos, como o cigarro, ou, ainda, à redução da capacidade de eliminar células malignas. Inflamação crônica e desregulação do sistema imunológico também parecem se relacionar com a maior incidência. Permanece não definido se o grau de imunodeficiência, carga viral do HIV e a TARV, são fatores de risco para o desenvolvimento de neoplasias e ainda não há recomendações definidas para *screening* ou para o tratamento do câncer pulmonar nesse grupo de pacientes.

HIPERTENSÃO ARTERIAL PULMONAR (HAP)

A mudança na sobrevida dos pacientes com aids trouxe à tona, também, o aumento na frequência de outras complicações não infecciosas, além das neoplasias e das alterações metabólicas induzidas pela TARV. Algumas atribuídas ao próprio vírus, independentemente da imunossupressão. Entre elas, os danos cardiovasculares e a HAP são bastante discutidos na atualidade, como demonstrado por dois estudos que identificaram, no primeiro, 131 pacientes com HAP entre 1987 e 2000 e, no segundo, 150 novos casos reportados de 2000 a 2004. A ocorrência estimada de HAP entre indivíduos infectados pelo HIV é de 0,5% ou 1:1.200, cifra bastante superior à de 1 a 2:1.000.000 de HAP idiopática, vista na população geral, o que sugere fatores de risco associados ao próprio vírus (HAP/HIV).

Pacientes com HAP/HIV tendem a apresentar hipertensão pulmonar mais grave quando diagnosticados nas fases mais avançadas da aids, embora a correlação direta entre o surgimento e progressão da hipertensão pulmonar e a fase evolutiva da infecção pelo HIV não esteja totalmente estabelecida. Não há dúvidas quanto ao pior prognóstico dos pacientes com HAP/HIV, comparados àqueles HIV-positivos sem HAP, visto que aproximadamente 2/3 das mortes nesse grupo estão diretamente relacionadas à hipertensão pulmonar, com insuficiência ventricular direita, choque cardiogênico ou morte súbita. A sobrevida de 3 anos é de 28% para HAP grave e de 84% para os casos de pequena ou moderada gravidade. A terapia antirretroviral não parece influenciar ou prevenir o desenvolvimento da HAP, exercendo apenas pequeno impacto na sobrevida.

O mecanismo responsável pelo desenvolvimento da HAP na aids não está elucidado. Acredita-se que não seja diretamente atribuída ao HIV, uma vez que o vírus não foi identificado no endotélio pulmonar. Do contrário, parece exercer ação indireta na patogenia da HAP, por meio de mediadores, como citocinas que atuam como fatores de crescimento para células da musculatura lisa, fibroblastos e células endoteliais. Além disso, citocinas pró-inflamatórias, liberadas sob estímulo, dentre outros, da Gp120, como IL-1β, IL-6 e TNF, que estão comumente aumentadas no curso da infecção pelo HIV, já foram previamente implicadas na patogênese da HAP, e mecanismos inflamatórios independentes do HIV, como endotelina I, potente vasoconstrictor e marcador de inflamação vascular, estão presentes. Predisposição genética individual também é fator a ser considerado, bem como fatores externos, incluindo o uso abusivo de substâncias tóxicas, como drogas ilícitas, IV, anfetaminas e cocaína. Os achados histológicos não diferem daqueles encontrados na HAP idiopática.

A HAP/HIV, em geral, predomina no sexo masculino, entre usuários de drogas ilícitas IV, com 59% dos casos, e os pacientes são mais jovens do que nas outras formas de HAP, onde predomina o sexo feminino. As principais queixas estão relacionadas à disfunção ventricular direita, com dispneia em 85% dos casos, edema de mmii em 30%, tosse seca em 19% e, ainda, astenia, síncope e dor torácica. O diagnóstico precoce melhora o prognóstico, e o tratamento vigente é baseado nas recomendações gerais para tratamento de HAP idiopática, considerando as possíveis interações entre as drogas utilizadas e a TARV (Tabela 10.7.4). Há alguma evidência de que inibidores da protease (IP) podem atuar beneficamente na hemodinâmica pulmonar, além do inibidor de correceptror CCR5, o maraviroque, que exerceu papel protetor no desenvolvimento da HAP em animais expostos a condições de hipoxemia.

TABELA 10.7.4 Interações entre drogas utilizadas no tratamento da HAP e a TARV.

	Interação
Antagonistas do cálcio	IP (RTV) – aumenta a resposta ao antagonista do cálcio; iniciar com baixas doses e monitorizar.
Prostaciclinas	Não reportado.
Sildenafil Tadalafil	Metabolismo dependente do CYP450, CYP3A4 e CYP 2C9. Indutores, como ITRNN, podem reduzir nível sérico de ambos e os inibidores, como IP, podem elevar níveis séricos, embora não haja contraindicação formal à associação.
Bosentano e ambrisentano (antagonista de receptor de entotelina)	A concentração sérica de drogas metabolizadas pelo CYP3A4 e 2C9 pode ser reduzida com bosentano.
Iloprosta, análogo de prostaciclina e selexipag, agonista receptor prostaciclina	Estudos ainda limitados em pacientes com HIV/HAP.

CYP: citocromo P-450; HAP: hipertensão arterial pulmonar; IND: indinavir; IP: inibidor de protease; ITRNN: inibidores da transcriptase reversa não análogos; RTV: ritonavir.

DOENÇA PULMONAR OBSTRUTIVA CRÔNICA (DPOC)

Como mencionado, existem evidências de que o HIV pode contribuir direta ou indiretamente para o desenvolvimento de doenças pulmonares crônicas, sendo cada vez mais citado como fator predisponente para as DPOC, particularmente o enfisema. Um estudo comparando dois grupos de pacientes com história de tabagismo, infectados e não infectados pelo HIV, mostrou que 15% daqueles HIV-positivos tinham evidências de enfisema na TC de tórax, comparados com 2% entre os não infectados.

Resultado semelhante foi encontrado quando se comparou 1.014 pacientes HIV-positivos com 713 controles, ajustados de acordo com idade, história de tabagismo e outros fatores. O primeiro grupo tinha 50 a 60% mais chances de receber o diagnóstico de DPOC, e a TARV, embora com dados ainda insuficientes, pareceu não interferir nesse resultado. Os resultados dos estudos de prevalência são bastante variáveis entre coortes europeias e norte-americanas, de 6,8 a 21%.

O enfisema pulmonar, classicamente relacionado ao tabagismo, surge após um período de 2 a 3 décadas, com evolução lentamente progressiva e predominante em indivíduos após a quinta década de vida. Quando associado ao HIV, aparece mais precocemente, sendo reconhecido em pacientes com 20 a 40 anos de idade. O mecanismo de lesão pulmonar não está elucidado. Encontra-se, nesses casos, elevada proporção de linfócitos T citotóxicos em material obtido por broncoscopia, quando comparados a outros grupos de indivíduos com DPOC, e, como já demonstrado, tais células parecem exercer um importante papel na gênese do enfisema pulmonar.

Outros fatores relacionados são tabagismo, uso de drogas, elevada carga viral (> 200.000 cp/mL), TARV e colonização ou infecção pelo *P. jirovecii*, sendo o tabagismo o mais comumente relacionado nos diferentes estudos. Entretanto, cada vez mais se tem demonstrado uma maior prevalência mesmo em não fumantes. Os mecanismos exatos, entretanto, não estão bem elucidados. Além do possível efeito direto do vírus, colonização bacteriana, estresse oxidativo e alterações no padrão da resposta inflamatória local, ativação crônica de monócitos, como aumento de CD14 solúvel e CD4 < 200 células/mm³, tem sido implicados. Tais indivíduos apresentam menor número de células T CD4+ e razão CD4/CD8, além de evidências de disfunção dessas células no lavado broncoalveolar. O tratamento segue, em geral, as mesmas recomendações para o tratamento da DPOC associada ao tabagismo. Deve-se considerar as possíveis interações entre drogas, como é o caso de corticosteroides e inibidores do CYP3A4, como o ritonavir; este aumenta a biodisponibilidade dos primeiros, elevando o risco produzir uma síndrome de Cushing iatrogênico. Há vários relatos de casos na literatura, mesmo com as apresentações para uso inalatório ou nasal.

Em conclusão, a terapia antirretroviral potente trouxe mudanças significativas na epidemiologia e apresentação das pneumopatias associadas à aids, com redução progressiva daquelas causadas por agentes oportunistas e aumento das manifestações pulmonares de etiologia não infecciosa. A repercussão disso, portanto, é variável de acordo com os programas de distribuição e acesso à TARV de cada região. Em nosso meio, a pneumocistose e a tuberculose ainda são as manifestações oportunistas de maior relevância.

BIBLIOGRAFIA SUGERIDA

Aboulafia DM. The epidemiologic, pathologic, and clinical features of AIDS-associated pulmonary Kaposi's Sarcoma. Chest. 2000;117(4):1128-45.

Afessa B et al. Pulmonary complications of HIV infection: autopsy findings. Chest. 1998;113:1225-9.

Bower M et al. HIV-related lung cancer in the era of highly active antiretroviral therapy. AIDS. 2003;17:371-5.

Blair JE et al. Coccidioidomycosis in delected immunosuppressed hosts. Medical mycology. 2019 Feb 1;57(Suppl. 1):S56-S63.

Boyton RJ. Infectious lung complications in patients with HIV/AIDS. Curr Opin Pulm Med. 2005;11:203-7.

Chong S et al. Pulmonary fungal infection: Imaging findings in immunocompetent and immunocompromised patients. Eur J Radiol. 2006;59:372-83.

Dheda K et al. Outcome of HIV-associated tuberculosis in the era of highly active antiretroviral therapy. J Infect Dis. 2004;190:1670-6.

Diaz PT et al. Increased susceptibility to pulmonary emphysema among HIV-seropositive smokers. Ann Intern Med. 2000;132:369-72.

Figueiredo-Mello C et al. Ceftriaxone versus ceftriaxone plus a macrolide for community-acquired pneumonia in hospitalized patients with HIV/AIDS: a randomized controlled trial. Clin Microbiol Infect. 2018;24(2):146-51.

Fitzpatrick M et al. Epidemiology of HIV-Associated Lung Disease in the United States Semin Respir Crit Care Med. 2016 Apr;37(2):181-98. doi: 10.1055/s-0036-1572556. [Epub 2016 Mar 14].

Giordani MT et al. Point-of-care lung ultrasound for diagnosis of Pneumocystitis jirovecii pneumonia: notes from he field. Cri Ultrasound J 2018;10(1):1-8.

Grau I et al. Epidemiologic changes in bacteremic pneumococcal disease in patients with human immunodeficiency virus in the era of highly active antiretroviral therapy. Arch Intern Med. 2005;165:1533-40.

Hu Z et al. Radiological characteristics of pulmonary cryptococcosis in HIV-infected patients. PLoS One. 2017 Mar 16;12(3):e0173858. doi: 10.1371/journal.pone.0173858.

Huang Y-S et al. Treatment of pneumocystis jirovecii pneumonia in HIV-infected patients: a review. Expert Review of Anti-infective Therapy. In http://dx.doi.org/10.1080/14787210.

Hull MW, Phillips P, Montaner JS. Changing global epidemiology of pulmonary manifestations of HIV/AIDS. Chest. 2008;134:1288-98.

Kohli R et al. Bacterial pneumonia, HIV therapy, and disease progression among HIV-infected women in the HIV epidemiologic research (HER) study. Clin Infect Dis. 2006;43:90-8.

Lederman MM et al. Pulmonary arterial hypertension and its association with HIV infection: an overview. AIDS. 2008;22(Suppl. 3):S1-S6.

Lee CH et al. The impact of open lung biopsy on diffuse pulmonary infiltrates in patients with AIDS. Am Surg. 2009;75(2):157-62.

Leong MH et al. Human immunodeficiency virus type 1 infection of alveolar macrophages impairs their innate fungicidal activity. Am J Respir Crit Care Med. 2000;162:966-70.

Limonta S et al. Long ultrasound in the management of pneumocystis pneumonia: a case series. Int J STD AIDS. 2019;30(2):188-93.

Maitre T et al. Increasing burden of noninfectious lung disease in persons living with HIV: a 7-year study using the French nationwide hospital administrative database Eur Respir J. 2018 Sep 18;52(3). pii: 1800359. doi: 10.1183/13993003.00359-2018. Print 2018 Sep.

McIlleron H et al. Complications of antiretroviral therapy in patients with tuberculosis: drug interactions, toxicity and immune reconstitution inflammatory syndrome. J Infect Dis. 2007;196(Suppl. 1):S63-S75.

Mehta NJ et al. HIV-related pulmonary hypertension: analytic review of 131 cases. Chest. 2000;118:1133-41.

Meyohas MC et al. Pulmonary cryptococcosis: localized and disseminated infectious in 27 Patients with AIDS. Clin Infect Dis. 1995;21:628-33.fc.

Lebedeva IP et al. Association of chronic obstructive pulmonary disease severity and Pneumocystis colonization. Am J Respir Crit Care Med. 2004;170(4):408-13.

Morejón KM, Machado AA, Martinez R. Paracoccidioidomycosis in patients infecsciurba ted with and not infected with human immunodeficiency virus: a case-control study. Am J Trop Hyg. 2009;80:359-66.

Murdoch DM et al. Immune reconstitution inflammatory syndrome (IRIS): review of common infectious manifestations and treatment options. AIDS Res Ther. 2007;8:4-9.

Mylonakis E et al. Pulmonary aspergillosis and invasive disease in AIDS: review of 342 cases. Chest. 1988;114:251-62.

Opravil M, Sereni D. Natural history of HIV-associated pulmonary arterial hypertension: trends in the HAART era. AIDS. 2008;22(Suppl. 3):S35-S40.

Panel on Opportunistic Infections in HIV-Infected Adults and Adolescents. Guidelines for the prevention and treatment of opportunistic infections in HIV-infected adults and adolescents: recommendations from the Centers for Disease Control and Prevention, the National Institutes of Health, and the HIV Medicine Association of the Infectious Diseases Society of America. [Accessed on November 22, 2016]. Available at http://aidsinfo.nih.gov/contentfiles/lvguidelines/adult_oi.pdf.

Petrache I et al. HIV associated pulmonary emphysema: a review of the literature and inquiry into its mechanism. Thorax. 2008;63:463-9.

Salomon N et al. Clinical features and outcome HIV-related cytomegalovirus pneumonia. AIDS. 1997;11:319-24.

Silverberg MJ, Lau B, Achenbach CJ et al. Ccumulative incidence of cancer amang persons with HIV in North America: a cohort study. Ann Inten Med. 2015;163:507-18.

Skalski JH, Kottom TJ, Limper AH et al. Pathobiology of Pneumocystis pneumonia: life cycle, cell wall and cell signal ransduction. FEMS Yeast Res. 2015;15(6):1.

Wang RJ et al. Approach to fungal infections in HIV-infected individuals: Pneumocystis and beyond. Clin Chest Med. 2017;38(3):465-77.

Wheat LJ, Kauffman CA. Histoplasmosis. Infect Dis Clin N Am. 2003;17:1-19.

World Health Organization – WHO. Global tuberculosis control 2008: surveillance, planning, financing. Disponível em: http://www.who.int/tb/publications/global_report/2008/pdf/fullreport.pdf.

10.8 Aids: manifestações gastrointestinais

Leonardo Weissmann

INTRODUÇÃO

Estima-se que 50 a 90% dos pacientes com infecção pelo HIV/aids apresentem manifestações gastroenterológicas, que se tornam mais frequentes conforme o grau de imunodepressão.

O trato gastrointestinal (TGI) é local favorável ao desenvolvimento de doença pelo HIV, visto a exuberante presença de tecido linfoide e a própria presença de células epiteliais suscetíveis, fazendo com que este seja um potencial reservatório para o vírus e um importante local de indução de resistência. Alterações nas funções das células T citotóxicas e nas células B, como a diminuição de imunoglobulina IgA2, predispõem a infecções por vírus, fungos, bactérias e protozoários.

Em um prazo de 36 meses após a infecção pelo HIV, os pacientes apresentarão sintomas gastrointestinais, tais como diarreia, disfagia, anorexia e emagrecimento, notando-se ainda correlação entre o grau de imunodepressão, os sintomas gastroenterológicos e a sobrevida. O comprometimento do TGI pode ocorrer por diferentes etiopatogenias:

1. Infecções oportunistas e não oportunistas.
2. Neoplasias.
3. Efeitos relacionados ao HIV.
4. Medicamentos.

NÁUSEAS E VÔMITOS

As náuseas e vômitos podem ser causados por medicamentos (antirretrovirais, particularmente ritonavir, outros inibidores de protease, zidovudina, altas doses de sulfametoxazol-trimetoprim [SMX-TMP], macrolídeos, opiáceos), causas metabólicas (insuficiência suprarrenal, uremia, hipercalcemia), doença do sistema nervoso central (lesões de massa, meningoencefalites), doença do trato gastrointestinal (gastrite, gastroparesia, esofagite de refluxo, sarcoma de Kaposi, doença hepatobiliar, pancreatite), privação de opiáceos e gravidez.

É relevante destacar que náuseas e vômitos podem ser sintomas de reações com risco de morte, tais como: hipersensibilidade ao abacavir, hepatotoxicidade pela nevirapina, acidose láctica (estavudina, didanosina, zidovudina, pancreatite em pacientes usando didanosina, especialmente se combinados com estavudina, ribavirina ou tenofovir).

A prevenção e o tratamento destes sintomas são importantes para a melhora na adesão ao tratamento. Se o paciente tem efeito colateral com risco de morte relacionado aos antirretrovirais, deve-se suspender as drogas. Caso os sintomas ocorram com o início da terapia antirretroviral, pode haver melhora dentro de 1 a 2 semanas; considerar a oferta de tratamento sintomático. Se os sintomas não melhorarem significativamente ou se os sintomáticos tiverem resposta inadequada, considerar mudar o esquema terapêutico.

MANIFESTAÇÕES ORAIS

As lesões bucais e peribucais são comuns nos pacientes infectados pelo HIV, podendo aparecer em mais de 50% dos pacientes, com chance de representar os primeiros sinais da doença, antes mesmo das manifestações sistêmicas.

Em pacientes HIV-positivos, alguns fatores podem contribuir para o desenvolvimento precoce dessas lesões: contagem de linfócitos T CD4+ abaixo de 200 células/mm³, carga viral elevada, xerostomia, higiene bucal precária e uso de tabaco.

Com o uso da terapia antirretroviral e, principalmente, com o advento da terapia antirretroviral de alta potência (TARV), mudanças importantes têm ocorrido na frequência e nas características das complicações bucais associadas à infecção pelo HIV.

As lesões da cavidade bucal foram divididas, com base nas suas características clínicas e intensidade, em três grupos. O grupo 1 é composto por seis lesões fortemente associadas à infecção pelo HIV: candidíase pseudomembranosa e eritematosa, leucoplasia pilosa, sarcoma de Kaposi, linfoma não Hodgkin e doenças periodontais (eritema gengival linear,

periodontite e gengivite ulcerativa necrosantes); o grupo 2 inclui lesões associadas ao HIV: infecções por micobactérias, pigmentações melanóticas, doenças de glândulas salivares (aumento bilateral de parótidas e hipossalivação/xerostomia), ulcerações inespecíficas, infecções virais por herpes e papilomavírus (HPV); e o grupo 3 apresenta as lesões vistas na infecção pelo HIV, como infecções bacterianas, reações a drogas, infecções fúngicas (exceto candidíase, como *Cryptococcus neoformans*, *Histoplasma capsulatum* e *Aspergillus flavus*), distúrbios neurológicos (paralisia facial, nevralgia do trigêmeo), ulcerações aftosas recorrentes e infecções virais (CMV, molusco contagioso).

CANDIDÍASE ORAL

Pesquisas destacam a candidíase oral como a lesão mais prevalente em portadores do HIV/aids nas suas diferentes apresentações clínicas, sendo causada, na maioria dos casos, pela *Candida albicans*, comensal comum na boca, cólon e vagina; outros possíveis agentes são *C. tropicalis*, *C. glabrata* e *C. krusei*. A forma mais comum é a pseudomembranosa, conhecida como "sapinho", caracterizada pela presença com placas brancas ou amareladas, indolores, aderentes à mucosa, de fácil remoção, deixando a mucosa subjacente hiperemiada e, por vezes, sangrante.

Pode se manifestar por uma queilite angular. Os sintomas incluem dor bucal e percepção do paladar alterado, mas muitos pacientes são assintomáticos. O diagnóstico é feito geralmente pela avaliação clínica, com base na característica das lesões, podendo-se realizar o exame micológico direto para confirmação.

O tratamento é feito por 7 a 14 dias com fluconazol oral, ou solução de nistatina ou clotrimazol tópicos; como terapias alternativas, pode-se usar itraconazol ou posaconazol. Não se recomenda profilaxia primária de rotina. Terapia supressiva crônica geralmente não é recomendada, a menos que os pacientes tenham recorrências frequentes ou graves; nesse caso, recomenda-se interromper a terapia se a contagem de linfócitos T CD4 estiver acima de 200 células/mm³, sendo a droga de escolha o fluconazol oral, 100 mg por dia, ou três vezes por semana.

LEUCOPLASIA PILOSA ORAL

A leucoplasia pilosa tem sua etiologia associada ao vírus Epstein-Barr (EBV) e manifesta-se clinicamente por lesão da face lateral da língua, de coloração esbranquiçada, superfície rugosa e irregular, geralmente assintomática, podendo ser uni ou bilateral. Apesar de muito relacionada ao HIV, não é exclusiva dos pacientes soropositivos, ocorrendo em outros estados de imunossupressão, e até mesmo em pessoas sem comprometimento do sistema imunológico. É autolimitada, não se indicando tratamento específico.

GENGIVITES E PERIODONTITES

Gengivites e periodontites são manifestações comuns e podem ser causadas por inúmeros agentes, tais como *Gemella morbillorum*, *Dialister* spp., *Veillonella* spp., *Peptostreptococcos micros*, *Candida albicans* (mais comum em pacientes com alta carga viral), *Porphyromonas gingivalis*, *Prevotella intermedia*, *Tannerella* forsythia, *Actinobacillus actinomycetemcomitans*, *Treponema denticola*, *Bacteroides forsythus*, *Capnocytophaga* spp., espiroquetas, anaeróbios Gram-negativos, *Eikenella corrodens*.

As gengivites manifestam-se com sangramento gengival (espontâneo ou com ferimentos sem gravidade), que pode estar associado a edema e eritema. A periodontite pode assumir formas ulcerativas necrosantes, localizadas ou generalizadas; caracteriza-se por rápida necrose do tecido gengival, membrana periodontal e osso alveolar. A inspeção visual é suficiente para o diagnóstico de ambas, na maioria dos casos, enquanto o exame radiográfico pode mostrar perda óssea, no caso da periodontite.

HERPES *SIMPLEX*

Herpes orolabial é a manifestação mais comum de infecção pelo herpes-vírus simples 1 (HSV-1). Manifestações clássicas incluem um pródromo sensorial na área afetada, rapidamente seguido pela evolução das lesões de pápula para vesícula, úlcera e crosta labial. O curso da doença em doentes não tratados é de 5 a 10 dias. As lesões se repetem 1 a 12 vezes por ano e podem ser desencadeadas por luz solar ou estresse fisiológico.

O tratamento é realizado com aciclovir, valaciclovir ou famciclovir. Casos mais graves requerem uso de medicação endovenosa. Os pacientes com HIV têm maior risco de serem portadores de cepas resistentes ao aciclovir, podendo ser necessário o uso de foscarnet nesses casos.

PAPILOMAVÍRUS (HPV)

Lesões extensas causadas pelo HPV na cavidade oral são corriqueiras nos doentes com aids, podendo ser papilomas, hiperplasia epitelial focal ou condiloma acuminado. Os principais tipos são 7, 13 e 32.

MANIFESTAÇÕES ESOFÁGICAS

Odinofagia e disfagia são sintomas presentes em cerca de 50% dos pacientes com infecção pelo HIV. O acometimento esofágico pode prejudicar a nutrição e a hidratação, comprometendo a sobrevida.

As manifestações esofágicas podem ser observadas desde a infecção aguda até o estágio avançado, e estão relacionadas às múltiplas infecções oportunistas, como candidíase, vírus herpes *simplex*, CMV ou úlceras aftosas, embora a causa mais comum seja Cândida.

CANDIDÍASE ESOFÁGICA

A candidíase é a infecção mais comum em pacientes com imunodepressão pelo HIV, ocorrendo em mais de 80% na era pré-TARV. É considerada uma doença definidora de aids e aparece mais frequentemente em pacientes com contagem de CD4 abaixo de 200 células/mm³. O organismo causador é quase sempre a *Candida albicans*, embora outras espécies sejam encontradas ocasionalmente.

O diagnóstico é clínico, sendo a cultura de material dessas regiões pouco útil, em razão da presença do fungo como comensal dessas mucosas. A endoscopia digestiva alta é indicada para casos que apresentam persistência de sintomas após tratamento antifúngico, para investigação de outras causas de esofagite, e revela a presença de placas esbranquiçadas na mucosa, em diferentes graus de inflamação. As biópsias revelam apenas 50% de positividade, por ser uma infecção superficial.

CITOMEGALOVIROSE

A doença gastrointestinal pelo CMV é complicação rara, mas grave da aids. Na era pré-TARV, ocorria em até 5% dos pacientes com aids, principalmente naqueles com imunossupressão avançada. No entanto, a incidência diminuiu substancialmente. A esofagite pelo CMV apresenta-se com odinofagia e pode ser acompanhada de febre, náuseas, dor ou queimação subesternal. Geralmente, causa múltiplas úlceras na junção esofagogástrica, mas esofagite difusa também é descrita.

HERPES *SIMPLEX*

Esofagite pelo herpes-vírus-1 foi identificada em apenas 3 a 5% dos pacientes com aids. As lesões geralmente afetam a mucosa escamosa do esôfago distal, onde a primeira manifestação é uma vesícula, embora nesta fase inicial raramente é vista na endoscopia. As lesões se aglutinam para formar úlceras (geralmente inferiores a 2 cm), frequentemente com aparência normal a mucosa. As úlceras são bem circunscritas e têm aparência "vulcão-*like*", distinguindo-as das úlceras vistas em infecção pelo CMV, que tendem a ser lineares ou longitudinais e mais profundas. Exsudatos, placas ou esofagite erosiva difusa podem também estar presentes.

ÚLCERAS PELO HIV

O HIV pode estar associado a úlceras ou alterações inflamatórias da mucosa esofágica. As úlceras aftoides ou idiopáticas podem ser atribuídas ao vírus somente quando outros agentes ou neoplasias forem descartados.

OUTRAS CAUSAS

Histoplasma capsulatum é causa rara de acometimento esofágico. O EBV também foi associado à presença de úlceras esofágicas. Micobactérias também podem estar associadas, mas são raras e parecem ter papel nas fístulas traqueoesofágicas, talvez secundárias ao envolvimento de gânglios mediastinais. Disfagia medicamentosa é relatada, secundária a zidovudina e zalcitabina

NEOPLASIAS

É relatado aumento na incidência de neoplasias esofágicas e gástricas nos pacientes com HIV, incluindo carcinomas e linfomas não Hodgkin.

MANIFESTAÇÕES GÁSTRICAS

A prevalência de manifestações gástricas é desconhecida. Alguns mecanismos são conhecidos da fisiopatologia do HIV no estômago: normo ou hipossecreção gástrica, retardo do esvaziamento gástrico, aumento da proliferação bacteriana e suas consequências nas infecções entéricas.

Citomegalovírus (CMV) é o agente infeccioso mais encontrado e manifesta-se por dor retroesternal e/ou epigástrica em queimação; hemorragia gastrointestinal é manifestação rara.

Foram descritos casos de infecção gástrica com *Cryptosporidium*, *Pneumocystis jiroveci*, *Histoplasma capsulatum*, úlceras por *Leishmania, Mycobacterium tuberculosis* e complexo *Mycobacterium avium* (MAC).

Vários estudos em pacientes com aids demonstraram baixa prevalência de *Helicobacter pylori*, provavelmente pela utilização de antimicrobianos, alterações do meio gástrico (pH, proliferação bacteriana) ou fatores decorrentes da imunodepressão.

MANIFESTAÇÕES INTESTINAIS

A diarreia é o sintoma mais frequente em pacientes infectados pelo HIV e pode decorrer de múltiplas etiologias, como agentes infecciosos, malignidade (linfoma ou sarcoma de Kaposi) e medicamentos, além de ser também preditor independente de redução da qualidade de vida. Os agentes infecciosos associados à doença diarreica em infecção por HIV pode variar de acordo com o grau de imunossupressão do hospedeiro.

	Intestino delgado	Cólon
Bactérias	Salmonella Escherichia coli Clostridium perfringens Staphylococcus aureus Aeromonas hydrophila Bacillus cereus Vibrio cholerae	Campylobacter Shigella Clostridium difficile Yersinia Vibrio parahaemolyticus E. coli enteroinvasiva Plesiomonas shigelloides Klebsiella oxytoca (rara)
Vírus	Rotavírus Norovírus	CMV Adenovírus Herpes simplex
Protozoários	Cryptosporidium Microsporidium Isospora Cyclospora Giardia lamblia	Entamoeba histolytica

Nos países desenvolvidos, é descrita em 50% dos casos, enquanto nos países em desenvolvimento, essa taxa pode chegar a 90% dos pacientes.

CRIPTOSPORIDIOSE

É causada por várias espécies do protozoário intracelular *Cryptosporidium*, identificado como causa de doença gastrointestinal em humanos em 1976, e agora reconhecida mundialmente como importante causa de diarreia em crianças e adultos, infectando a mucosa do intestino delgado; em pessoas imunodeprimidas, pode comprometer o intestino grosso, cólon e ocasionalmente o trato biliar.

As pessoas em maior risco de doença têm avançada imunossupressão, com contagens de células CD4 abaixo de 100 células/mm³. As três espécies mais comuns que infectam os seres humanos são *C. hominis, C. parvum* e *C. meleagridis*. Apresenta maior prevalência em países em desenvolvimento do que em desenvolvidos.

A infecção ocorre pela ingestão de oocitos de *Cryptosporidium,* transmitidos pelo contato direto com seres humanos ou animais infectados, especialmente aqueles com diarreia. Os oocistos podem contaminar fontes de águas de recreio (p. ex.: piscinas, lagos), bem como sistemas de abastecimento público,

e podem persistir, apesar da cloração. A transmissão inter-humana é comum, especialmente entre os homens sexualmente ativos que têm relações sexuais com homens (HSH).

A criptosporidiose pode causar infecção assintomática, doença diarreica leve ou enterite severa, com ou sem comprometimento das vias biliares. Em imunodeprimidos, a diarreia costuma ser aquosa não sanguinolenta prolongada e severa, sendo muitas vezes acompanhada por náuseas, vômitos e cólica abdominal. Cerca de um terço dos pacientes apresenta febre. Outras manifestações: colecistite acalculosa, colangite esclerosante e pancreatite, em decorrência da estenose papilar; sinusite, traqueíte e infecção pulmonar.

Os métodos parasitológicos convencionais aliados a técnicas de coloração fazem com que aumentem e melhorem a visualização dos oocistos de *C. parvum*. As técnicas mais utilizadas em vários centros de pesquisa são Kymium modificado ou Ziehl Neelsen.

Outras colorações têm apresentado uso corrente, como a safranina, auramina-rodamina e a fucsina carbólica. Detecção sorológica, utilizando imunofluorescência ou Elisa, tem valor apenas epidemiológico, decorrente do anticorpo permanecer persistente, mesmo em pessoas saudáveis. A reação em cadeia de polimerase (PCR) tem sua aplicabilidade apenas em estudos de pesquisa, devendo sofrer um aprimoramento nos *primers* do DNA.

Uma infinidade de drogas anticriptosporídeas já foram testadas sem eficácia na erradicação do organismo. Atualmente, sabe-se que a terapia TARV promove reconstituição imune, melhorando sobremaneira os quadros diarreicos. Advoga-se a ideia de associar à TARV antimicrobianos específicos, além de um suporte de agente antidiarreicos. Atualmente, tem-se usado com frequência a nitazoxanida com sucesso clínico e parasitológico. Outras drogas utilizadas e com menor sucesso de eficácia foram a paromomicina, azitromicina, metrondazol, espiramicina, colostro hiperimune bovino, atovaquona e octreotídeo.

ISOSPORÍASE

Causada pelo *Isospora belli*, um oocisto elíptico, contendo, em seu interior, dois esporocistos com quatro esporozoitos, de localização intracelular absortiva. Tem baixa prevalência no nosso meio, provavelmente pela profilaxia com SMX-TMP para pneumocistose, visto o parasita ser sensível a esta droga. O período de incubação varia de 3 a 14 dias, com manifestações principalmente em indivíduos imunossuprimidos. O quadro diarreico é profuso, líquido, não sanguinolento e pode, algumas vezes, conter muco, acompanhado de febre, cólicas intestinais, anorexia, emagrecimento, mal-estar, cefaleia, vômitos, desidratação e eosinofilia periférica. Pode apresentar ainda quadros de disseminação extraintestinal, acometendo linfonodos mesentéricos, periaórticos, mediastinais e traqueobrônquicos, além de originar quadros de colecistite acalculosa.

O encontro de oocistos de *I. belli* se faz nos mesmos moldes do *Cryptosporidium*, por meio de técnicas de coloração específicas. Não há evidências em testes imunológicos para diagnosticar esse coccídeo.

MICROSPORIDIOSE

Os microsporídeos apresentam mais de 140 gêneros e 1.300 espécies que parasitam todos os grupos animais. Com relação às infecções em humanos, há apenas sete gêneros, com a presença do *Enterocytozoon bienusi* e *Encephalitozoon intestinalis*. São parasitos intracelulares obrigatórios, com uma prevalência mundial que varia de 7 a 50% dos casos. É uma raridade no nosso meio atualmente, em virtude da TARV.

A transmissão é desconhecida, porém há relatos de transmissão congênita e inalação de esporos no ar. São mais comumente associados com diarreia, que normalmente é sem sangue, aquosa, pode ser contínua ou intermitente, e pode estar associada a dor abdominal em cólica. Os pacientes também podem ter perda de peso, náuseas, vômitos e má absorção; febre é rara.

DIARREIA IDIOPÁTICA (ENTEROPATIA PELO HIV)

A infecção pelo HIV pode desempenhar um papel na patogênese da diarreia e da doença gastrointestinal, embora não seja claro se o mecanismo é a infecção direta do enterócito ou a infecção do tecido linfoide do trato gastrointestinal com a desregulação da produção de citoquinas.

CÂNCER COLORRETAL

O câncer colorretal pode ocorrer em uma idade mais jovem e ser mais agressivo em pacientes infectados com HIV. O aumento da incidência de lesões do lado direito em pessoas infectadas pelo HIV sugere que a colonoscopia é preferível para o rastreio, em vez de sigmoidoscopia flexível.

MANIFESTAÇÕES ANORRETAIS

A lesão retal pode estar relacionada com agentes causadores de colite ou por organismos específicos do reto e ânus. Os agentes mais envolvidos são: herpes *simplex*, HPV, *Neisseria gonorrhoeae*, *Treponema pallidum* e *Chlamydia trachomatis*. Tenesmo, dor e puxo são as manifestações clínicas mais frequentes.

CÂNCER ANOGENITAL E LESÕES PRÉ-MALIGNAS

A infecção pelo HPV tem sido relacionada com lesões pré-malignas e cânceres invasivos que envolvem o ânus, vulva, vagina, pênis e colo do útero. Em todos esses sítios, a frequência é maior em indivíduos infectados pelo HIV em comparação com a população geral.

O aumento da incidência dessas lesões pode ter implicações importantes para a seleção e o uso de vacina contra HPV em casos selecionados. A conduta é a mesma abordagem geral aplicada em pessoas não infectadas pelo HIV.

MANIFESTAÇÕES HEPATOBILIARES

Na aids, podemos considerar o sistema hepatobiliar como alvo de relevante importância, pois é o reservatório primário das infecções por hepatites virais e compartilha fatores de risco para o HIV; pode ser o foco primário de infecções oportunistas e do próprio HIV e pode ser a denúncia do diagnóstico de infecções sistêmicas, como infecção pelo complexo *Mycobacterium avium* (MAC), histoplasmose e, menos frequentemente, candidíase, tuberculose, pneumocistose, peliose por *Bartonella henselae* e leishmaniose visceral.

Hepatites virais crônicas, toxicidade medicamentosa, abuso de álcool e esteato-hepatite não alcoólica são fatores importantes de doença hepática nessa população.

As infecções oportunistas relacionadas e a coinfecção com hepatites virais crônicas são abordadas em outros capítulos deste tratado.

COLANGIOPATIA RELACIONADA À AIDS

Síndrome de obstrução biliar resultante de infecções associadas às estruturas do trato biliar. Ela geralmente é observada em pacientes com contagem de CD4 abaixo de 100 células/mm³ e pode ser a manifestação inicial da infecção pelo HIV. Antes do advento da TARV, era vista em até um quarto dos pacientes com aids; atualmente, a incidência é relativamente rara.

O organismo envolvido mais comumente é *Cryptosporidium parvum*; outros patógenos que foram identificados incluem *Microsporidium*, CMV, *Cyclospora cayetanensis*, *Isospora* e *Giardia*. No entanto, em cerca de 20 a 40% dos casos, o agente causador pode não ser identificado.

O sintoma predominante é dor epigástrica e em quadrante superior direito do abdome e diarreia; febre e icterícia são menos comuns, ocorrendo em 10 a 20% dos pacientes. A gravidade da dor abdominal varia com a lesão do trato biliar. Dor abdominal intensa é indicativa de estenose papilar, enquanto dor abdominal mais suave é geralmente associada à colangite esclerosante intra-hepática e extra-hepática, sem estenose papilar. Diarreia é queixa frequente concomitante, desde que o agente infeccioso envolva também o intestino delgado.

Testes de função hepática são, geralmente, sugestivos de colestase. No entanto, podem estar normais em até 20% dos casos.

O diagnóstico da doença é feito geralmente por colangiopancreatografia endoscópica retrógrada (CPRE). Entretanto, outros exames podem ser úteis na avaliação inicial de pacientes e seleção para este exame. O ultrassom é o mais efetivo, com sensibilidade para colangite de 75 a 97% e especificidade de até 100%. Outros exames de imagem são ocasionalmente úteis em pacientes com possível colangiopatia associada à aids, para excluir outras possíveis causas de alteração da função hepática.

A tomografia computadorizada (TC) é útil em pacientes com icterícia, na busca de massas intra-hepáticas, adenopatia abdominal, doença pancreática, cálculos e outras anormalidades biliares. Colangiopancreatografia por ressonância magnética não foi bem estudada nesses doentes, mas provavelmente pode fornecer informações semelhantes. Escovado, biópsia, aspiração biliar, e biopsia do intestino delgado também podem ser realizados para ajudar no diagnóstico. Isso inclui a detecção do agente etiológico por meio de colorações apropriadas.

O tratamento é baseado na causa, devendo-se tratar o agente etiológico, quando possível, além da abordagem endoscópica, baseada na lesão anatômica encontrada. Em pacientes com colangite esclerosante intra-hepática ou extra-hepática, as opções medicamentosas são limitadas. Sugere-se o uso do ácido ursodesoxicólico, 300 mg três vezes ao dia, principalmente em pacientes com doença ductal intra-hepática e testes de função hepática acentuadamente elevados.

A sobrevida dos pacientes não é afetada pela colangiopatia, uma vez que a taxa de mortalidade é determinada, principalmente, pela história natural da aids.

ALTERAÇÕES MEDICAMENTOSAS

Pacientes infectados pelo HIV podem desenvolver lesão hepática induzida por antirretrovirais ou outras drogas comumente usadas, tais como isoniazida, fluconazol, ou SMX-TMP.

Estavudina, didanosina e zidovudina são os medicamentos mais frequentemente implicados na esteatose hepática e acidose lática após semanas ou meses do início da terapia antirretroviral. O uso prolongado de didanosina tem sido associado a doença hepática criptogênica e, recentemente, a hipertensão portal não cirrótica e varizes de esôfago. Nos coinfectados HBV-HIV, a suspensão da lamivudina ou do tenofovir ou a ocorrência de resistência a essas drogas podem levar à reativação/exacerbação da hepatite B.

A nevirapina é o inibidor de transcriptase reversa não análogo de nucleosídeos mais associado à hepatotoxicidade, na maioria das vezes, por hipersensibilidade. O efavirenz também pode causar hepatotoxicidade por ação direta, porém menos frequentemente. Reações de hipersensibilidade resultando em falência hepática podem ocorrer com a etravirina.

Ocasionalmente, discreta icterícia pode ser induzida por antirretrovirais, como indinavir e atazanavir, em função da elevação de bilirrubina indireta, pela inibição da UDP-glucuronosil-transferase (UGT). A elevação da bilirrubina indireta é reversível e não associada com lesão hepática ou de elevações em outros testes hepáticos, como aminotransaminases ou fosfatase alcalina. Estudos mostram também que o atazanavir pode estar associado com colelitíase complicada.

MANIFESTAÇÕES PANCREÁTICAS

Em pacientes HIV-positivos, a incidência de pancreatite aguda (PA) pode chegar a até 40% ao ano, taxa consideravelmente maior do que na população geral, cuja incidência é de 2%.

Diversos fatores podem levar ao acometimento pancreático, associados ou não com a infecção pelo HIV.

Historicamente, a PA tem sido predominantemente associada com o uso de inibidores nucleosídeos da transcriptase reversa, tais como didanosina, estavudina e, mais raramente, com o uso de inibidores de protease por meio da indução de hipertrigliceridemia.

A taxa de pancreatite pode se elevar por causa das comorbidades prevalentes em pacientes com HIV, como o etilismo e doença biliar, o uso de medicamentos, como pentamidina, corticosteroides, cetoconazol, sulfonamidas, metronidazol, isoniazida e infecções oportunistas, como CMV, criptosporidiose, micobacterioses.

Chehter et al. descobriram frequente envolvimento de pâncreas (90%), em um estudo *post-mortem* de mortes relacionadas com a aids, embora a maioria desses pacientes não tivesse doença pancreática clinicamente aparente antes da morte.

BIBLIOGRAFIA SUGERIDA

Chehter EZ, Nunez MRZ, Laudanna AA. Manifestações entéricas da síndrome de imunodeficiência adquirida (Aids). Sinopse de Gastroenterologia. 1999;2(3):73-6.

Mönkemüller KE et al. Occurrence of gastrointestinal opportunistic disorders in AIDS despite the use of highly active antiretroviral therapy. Dig Dis Sci. 2005;50:230.

National Institutes of Health (NIH). Panel on opportunistic infections in HIV-infected adults and adolescents. Guidelines for the prevention and treatment of opportunistic infections in HIV-infected adults and adolescents: recommendations from the Centers for Disease Control and Prevention, the National Institutes of Health, and the HIV Medicine Association of the Infectious Diseases Society of America. [Acesso 2015 fev 17]. Disponível em http://aidsinfo.nih.gov/contentfiles/lvguidelines/adult_oi.pdf.

Pappas PG et al. Clinical practice guidelines for the management of candidiasis: 2009 update by the Infectious Diseases Society of America. Clin Infect Dis. 2009;48:503.

Reynolds NR, Neidig JL. Characteristics of nausea reported by HIV-infected patients initiating combination antiretroviral regimens. Clin Nurs Res. 2002;11:71.

10.9 Aids: manifestações hematológicas e oncológicas relacionadas

Elvira Deolinda Rodrigues Pereira Velloso
Luis Fernando Pracchia
Wellington Fernandes da Silva Junior

INTRODUÇÃO
ALTERAÇÕES HEMATOLÓGICAS

As alterações hematológicas são frequentes em pacientes portadores da infecção pelo vírus da imunodeficiência humana (HIV). A introdução de terapêutica antirretroviral de alta eficácia (TARV) alterou não só a evolução natural da doença, mas também a incidência de malignidades, de citopenias e de eventos trombóticos. Embora com incidência em redução, essas complicações ainda ocorrem e o surgimento de neoplasias nessa população ainda é um importante desafio.

As citopenias periféricas podem ser únicas ou combinadas, e podem decorrer tanto da falta de produção medular, como do aumento na destruição periférica e do hiperesplenismo (Tabela 10.9.1). Vários são os mecanismos citados como agentes causais da supressão medular, incluindo ação direta do HIV e de proteínas virais sobre as células da medula óssea, desregulação imunológica e citocinas e efeitos colaterais dos antirretrovirais e de outras drogas utilizadas para tratamento das complicações infecciosas e neoplásicas da doença.

Apesar de as células progenitoras CD34 e as células do estroma poderem ser infectadas diretamente pelo HIV, este mecanismo parece ser pouco importante *in vivo*. A ação de citocinas, como o interferon-gama (IFN-γ) e o fator de necrose tumoral-alfa (TNF-α) produzidos por linfócitos, e das proteínas virais gp120, gp160 e *tat* podem ocasionar a diminuição da produção de unidades formadoras de colônias, gerando supressão medular. Entre as drogas mais relacionadas às citopenias, destacamos a zidovudina, o SMX-TMP, a dapsona, o ganciclovir e a anfotericina B.

TABELA 10.9.1 Causas de citopenias observadas na infecção pelo HIV.

	Anemia	Neutropenia	Trombocitopenia
Falta de produção	Drogas • Zidovudina • Estavudina • TMP/SMZ • Anfotericina B • Ganciclovir • Valganciclovir • Dapsona Deficiências • Eritropoetina • Ferro • Folato • Vitamina B_{12} Infecção • HIV • Micobacterioses • Histoplasma • Parvovírus B_{19} • Neoplasias Outras • Anemia de doença crônica • Anemia preexistente	Drogas • Zidovudina • Estavudina • Ganciclovir • Valganciclovir • SMX-TMP • Pentamidina Quimioterápicos • Dapsona • Anfotericina • Ritonavir • Delavirdina • Nelfinavir Deficiências • Folato • Vitamina B_{12} Infecção • HIV • Micobacterioses • Histoplasma • Neoplasias Outras • Neutropenia preexistente	Drogas • SMX-TMP • Pentamidina • Pirimetamina • Ganciclovir • Valganciclovir • Fluconazol • Anfotericina • Didanosina • Anfotericina • Indinavir • Ritonavir • Delavirdina • Nelfinavir Deficiências • Folato • Vitamina B_{12} Infecção • HIV • Micobacterioses • Histoplasma • Parvovírus B_{19} • Bartonelose • Neoplasias Outras • Plaquetopenia preexistente
Excesso de destruição ou de perda	Hemólise • PTT • Deficiência de G-6PD • AHAI Idiopática Drogas • Ceftriaxone • Indinavir Infecção • CMV Sangramento TGI • LNH • Kaposi • Infecção	Neutropenia autoimune	PTI PTT Drogas • Saquinavir • Interferon
Hiperesplenismo	Infecção • LNH • Hemofagocitose • Cirrose hepática	Infecção • LNH • Hemofagocitose • Cirrose hepática	Infecção • LNH • Hemofagocitose • Cirrose hepática

SMX-TMP: sulfametoxazol-trimetoprim; CMV: citomegalovírus; LNH: linfoma não Hodgkin; PPT: púrpura trombocitopênica trombótica.

Fonte: Adaptada de Volberding PA, Baker KR, Levine AM. Human immunodeficiency virus hematology. *Hematology Am Soc Hematol Educ Program.* 2003; 294-313.

O estudo da medula óssea em pacientes infectados pelo HIV com frequência revela alterações morfológicas (displasias), com presença de micromegacariócitos, hipossegmentação dos neutrófilos (pseudoanomalia de Pelger-Huet), e eritropoese megaloblastoide e com vacuolização. Bloqueio do ferro medular, hipoplasia eritroide e figuras de hemofagocitose também têm sido observadas.

A biópsia medular pode às vezes revelar infecções oportunistas e/ou infiltração linfomatosa; recentemente sua indicação como triagem de citopenias tem sido menor pela alta sensibilidade de testes menos invasivos, como técnicas moleculares (reação em cadeia da polimerase – PCR para detecção de agentes infecciosos) e de imunofenotipagem (para detecção de clonalidade).

ANEMIA

A anemia é a mais frequente citopenia, sendo relatada em até 95% de pacientes infectados pelo HIV. Está associada a menor contagem de células CD4 e portadores de Síndrome da Imunodeficiência Humana Adquirida (Aids). A presença de anemia foi definida em diversos estudos multicêntricos como um fator independente de menor sobrevida na população HIV.

A anemia de doença crônica e a anemia como efeito colateral de drogas são as causas mais frequentemente apontadas, entretanto a patogênese da anemia é complexa e resulta também de deficiências nutricionais, presença de neoplasias, perdas pelo tubo gastrointestinal (p. ex., citomegalovírus ou sarcoma de Kaposi), hiperesplenismo e/ou alteração na hematopoese induzida pelo HIV.

A anemia de doença crônica decorre da supressão medular e do bloqueio do ferro intersticial por citocinas como TNF-α, IL-1, IFN-γ; ocorre também elevação menor do que a esperada nos níveis séricos de eritropoietina (EPO).

O tratamento tem como base o controle da doença com esquema TARV e uso de altas doses de eritropoietina, com as deficiências vitamínicas devendo ser corrigidas concomitantemente. O uso de eritropoietina exógena parece ser mais benéfico nos pacientes com níveis séricos abaixo de 500 UI/L. A zidovudina, um tipo de análogo de nucleosídeo, é comumente associada com toxicidade medular, especialmente com sua administração prolongada, particularmente em doses superiores a 1.500 mg/dia.

Outros análogos de nucleosídeos e inibidores de protease raramente causam a anemia. Outras drogas, como SMX-TMP, anfotericina B, ganciclovir, valganciclovir, provocam a diminuição de produção eritroide por mecanismos distintos, como interferência no mecanismo do folato, diminuição de EPO, supressão medular. Em pacientes com deficiência de glicose-6-fosfato-desidrogenase, quadro hemolítico pode ser desencadeado por uso de dapsona e primaquina.

O Parvovírus B_{19} resulta em aplasia pura da série vermelha por infectar células eritroides progenitoras via antígeno P do grupo sanguíneo, com intensa replicação celular. Em imunossuprimidos, não há controle da viremia por falta de produção de anticorpos neutralizantes, gerando anemia profunda e crônica. O mielograma revela a presença de menos de 5% de eritroblastos maduros, com presença de eritroblastos jovens e gigantes com inclusões nucleares; a confirmação pode ser feita por técnicas moleculares no soro ou medula óssea. O trata-

mento consiste no uso de imunoglobulina intravenosa e em longo prazo pelo controle da doença com antirretrovirais, apesar da reativação do parvovírus poder ser recorrente e necessitar de múltiplos tratamentos com imunoglobulina. Outros agentes infecciosos como *Mycobacterium avium*, *Mycobacterium tuberculosis* e *Histoplasma capsulatum* podem causar anemia por infiltração medular.

Apesar de o teste da antiglobulina direta poder ser positivo em até 40% dos casos de anemia na população HIV, raramente se observa anemia hemolítica autoimune.

Alguns desses pacientes podem necessitar de transfusão de concentrado de hemácias. Evidências clínicas e experimentais sugerem que a transfusão pode estar relacionada a maior mortalidade e incidência de infecção pelo citomegalovírus (CMV), além da imunomodulação provocada por linfócitos alogênicos presentes no concentrado que podem ativar a replicação viral. Recomenda-se o uso de filtro de leucócitos em pacientes que requerem múltiplas transfusões.

NEUTROPENIA

Neutropenia leve é relativamente frequente em pacientes infectados pelo HIV e geralmente apresenta pouco significado clínico, com exceção dos casos que decorrem do uso de quimioterápicos para tratamento de neoplasia associada. A introdução de TARV mostrou redução na taxa de episódios de neutropenia febril, sendo a contagem de CD4, e não a de neutrófilos, o maior preditor de morbidade.

As causas da neutropenia incluem inibição da granulopoese pelo vírus, infecção medular por germes oportunistas ou neoplasias, efeitos de drogas (principalmente ganciclovir e quimioterápicos), neutropenia autoimune e hiperesplenismo. O tratamento inclui o uso de antibioticoterapia empírica na vigência de neutropenia febril ou de infecção documentada, introdução de TARV, suspensão de drogas que potencialmente podem ocasionar neutropenia e uso de fatores estimulantes da granulopoese. O fator estimulante de colônias de granulócitos (G-CSF) é o mais utilizado, resultando em rápida elevação da contagem de neutrófilos, com poucos efeitos colaterais. Recomenda-se o uso profilático de GCSF na maioria dos esquemas quimioterápicos a serem utilizados na população HIV-positiva.

PLAQUETOPENIA

Achado bastante comum em pacientes com HIV, que ocorre em pacientes assintomáticos, a plaquetopenia pode ser a primeira manifestação da doença. Geralmente, é leve a moderada, com contagens entre 40.000 e 60.000/mm³, mas casos com contagens abaixo de 10.000/mm³ podem ser observados. Apesar de hemorragia espontânea não ser comum, 1/3 dos pacientes podem cursar com petéquias e equimoses.

O mecanismo da trombocitopenia envolve diminuição da sobrevida das plaquetas, por vários mecanismos: imunes, microangiopatia associada ao HIV, hiperesplenismo, presença de febre e de infecções oportunistas.

A púrpura trombocitopênica imune (PTI) ocorre em cerca de 30% dos casos, com maior prevalência no sexo masculino, sendo detectados anticorpos do tipo IgG, IgM, C3, C4 e imunocomplexos circulantes; anticorpos com afinidade pela GPIIIa têm sido observados. Geralmente não há necessidade de introduzir terapêutica específica, apenas para contagens plaquetárias abaixo de 30.000/mm³ ou na vigência de sangramento.

Corticosteroides (prednisona 1 mg/kg/dia) em cursos pequenos produzem rápida resposta entre 60 e 80% dos pacientes. É importante lembrar que os corticoides também são imunossupressores e podem acelerar o desenvolvimento de sarcoma de Kaposi. A introdução combinada de TARV, resulta em melhora das contagens plaquetárias na maior parte dos pacientes. Imunoglobulina intravenosa, globulina anti-D, danazol, interferon, vincristina, e esplenectomia têm sido utilizados como terapias de segunda linha. O rituximabe tem sido extensivamente utilizado para PTI em pacientes HIV-negativos, porém faltam dados de segurança na população HIV-positiva para essa indicação. Análogos de trombopoetina (romiplostim e eltrombopag) se associam com altas taxas de resposta na população geral, mas ainda não foram estudados sistematicamente na subpopulação HIV.

A púrpura trombocitopênica trombótica (PTT) e a síndrome hemolítica urêmica (SHU), caracterizadas por anemia microangiopática, trombocitopenia e trombose na microcirculação, também são complicações associadas à infecção pelo HIV. Essas microangiopatias observadas em 1,4% dos pacientes portadores de aids na era pré-TARV tiveram sua incidência bastante reduzida com a introdução dos esquemas antirretrovirais, por mecanismos desconhecidos.

A fisiopatologia da PTT e da SHU associada ao HIV é ainda controversa. Em alguns casos, é detectada a presença de anticorpos anti-ADAMTS13 (metaloprotease responsável pela clivagem dos multímeros de von Willebrand). Postulam-se também o papel da infecção das células endoteliais pelo HIV, o do CMV, que atua como fator pró-coagulante via Fator X ativado, e o de citocinas, como o TNF-α, que ocasiona a hiperexpressão de moléculas de adesão do endotélio.

Comparando-se com a PTT, a SHU associada ao HIV tende a ocorrer em estádios mais avançados da doença e ter maior gravidade. Já o curso clínico da PTT associada ao HIV tende a ser mais brando do que a da PTT idiopática. O tratamento da PTT associada ao HIV é o mesmo da PTT clássica, consistindo no uso da plasmaferese, podendo ser utilizado nos casos refratários ou em tratamentos adjuvantes antiagregantes plaquetários, vincristina, esplenectomia e infusão de plasma fresco.

Diferente da plaquetopenia por consumo, apenas em fases mais avançadas da doença ocorre diminuição da produção medular. Esta decorre da infecção dos megacariócitos pelo HIV, resultando tanto em efeito citopático como diminuição da formação das plaquetas. Outras causas comuns de diminuição de produção ocorrem pelo uso de drogas (SMX-TMP, ganciclovir, fluconazol, anfotericina B), pela presença de agentes oportunistas na medula óssea ou por infiltração por linfomas.

DISTÚRBIOS DE COAGULAÇÃO

Eventos trombóticos têm sido descritos em 2% dos pacientes infectados pelo HIV, com aumento estimado de 2 até 10 vezes o esperado para população-controle da mesma faixa etária. Os fatores predisponentes para trombose incluem idade superior a 45 anos; presença de infecções oportunistas, particularmente CMV; hospitalização; e uso de indinavir e acetato de megestrol.

Alta incidência de anticorpos antifosfolipídeos é observada nos pacientes infectados, mas esta não parece estar associada a risco trombótico. Deficiência funcional de Proteína S pode ser observada em até 75% dos pacientes infectados, por aumento no nível sérico da proteína 4 ligadora de complemento, ou pelo desenvolvimento de anticorpos antiproteína S. Ela ocorre particularmente na presença de contagem de linfócitos CD4 abaixo de 200 células/mm³ e está associada a risco trombótico. A introdução da TARV levou a importante redução na taxa de trombose, diminuindo a incidência da PTT e da deficiência da proteína S.

SÍNDROME HEMOFAGOCÍTICA

Complicação infrequente, geralmente observada em pacientes com doença avançada. Decorre da desregulação de linfócitos T, excessiva produção de citocinas, gerando febre, hepatoesplenomegalia, *rash* cutâneo, alterações neurológicas, citopenias, coagulopatia e hiperferritinemia.

A presença de figuras de hemofagocitose no aspirado medular orienta o diagnóstico. Pode estar associada apenas à infecção pelo HIV, mas, mais frequentemente, está associada a outras infecções oportunistas, como tuberculose, vírus Epstein-Barr (EBV), herpes-vírus, CMV, vírus do herpes tipo 8 (HHV-8) e parvovirose, e em vigência de neoplasias, como linfoma não Hodgkin de células T e sarcoma de Kaposi. O prognóstico é ruim, o tratamento inclui o controle das doenças desencadeantes e a utilização de terapêutica antirretroviral.

ALTERAÇÕES NEOPLÁSICAS
INTRODUÇÃO

Desde a descrição dos primeiros casos de aids, ficou evidente a relação entre a infecção pelo HIV e a ocorrência de tumores.

Os primeiros casos foram descritos em homossexuais masculinos em fase avançada de imunossupressão, que apresentavam um raro tipo de tumor endotelial: o sarcoma de Kaposi. Posteriormente, outros tumores foram observados mais frequentemente em pacientes com aids do que na população em geral, tais como os linfomas não Hodgkin e o carcinoma cervical invasivo de colo uterino, resultando em inclusão destes tumores como doenças definidoras de aids já no início dos anos 1990.

Desde sua descrição, imensos avanços foram obtidos no tratamento da infecção pelo HIV, predominantemente com a introdução de TARV a partir de 1996. Com a melhora do estado imunológico dos pacientes, houve diminuição na incidência de alguns tipos de tumores relacionados ao HIV/aids. Ainda assim, o câncer é a principal causa de morte na população HIV-positiva sob TARV.

Porém, com a maior sobrevida dos pacientes pôde-se observar o surgimento de outros tipos de tumores, coletivamente denominados de tumores não definidores de aids, por ocorrerem em pacientes com graus menores de imunossupressão ou em pacientes portadores do HIV sem imunossupressão evidente.

Não é claro se apenas o aumento da sobrevida dos pacientes está relacionado ao aparecimento desses cânceres não definidores de aids; aparentemente fatores ambientais e coinfecção por outros vírus podem estar relacionados com sua ocorrência. Nas seções subsequentes, serão descritos os tumores mais frequentemente associados ao HIV/aids, bem como se fará breve explanação do estado atual de seu tratamento e prognóstico.

TUMORES DEFINIDORES DE AIDS
SARCOMA DE KAPOSI (SK)

Tumor composto pela proliferação aberrante de estruturas vasculares. É um tumor definidor de aids, pois ocorre mais comumente em estados avançados de imunossupressão. A incidência do SK diminuiu drasticamente com a utilização de TARV – dados do Grupo Francês de Vigilância em HIV (GFVH) demonstraram redução na incidência de 32/1.000 pacientes/ano na era pré-TARV para 3/1.000 ano/pacientes na era pós-TARV. O risco de desenvolvimento de SK é maior em pacientes com coinfecção por HHV8, que é mais frequente em homossexuais masculinos.

As manifestações clínicas podem ser extremamente variadas, desde lesões cutâneas relativamente inócuas a doença sistêmica com acometimento visceral extenso. A pele e as mucosas são os sítios mais comumente afetados, já os sítios viscerais mais comumente comprometidos são o trato gastrointestinal e o trato respiratório.

O diagnóstico é efetuado inicialmente pelo aspecto característico das lesões cutaneomucosas ou pela presença de alterações viscerais compatíveis com SK, porém o diagnóstico histopatológico é sempre necessário para a tomada de decisões terapêuticas. O prognóstico é variado, a depender se o acometimento é exclusivamente cutâneo ou se existe comprometimento visceral localizado ou extenso.

O tratamento do SK depende de sua apresentação. Nos casos exclusivamente cutaneomucosos, várias terapias têm se mostrado eficazes no controle e erradicação do tumor, podendo ser utilizadas de forma isolada ou combinada. Para os casos com doença localizada, a utilização de cirurgia, radioterapia, INF-α e retinoides é bastante eficaz, resultando em controle do tumor na maioria dos casos, com pequeno comprometimento da sobrevida dos pacientes.

Alguns pacientes com doença cutânea exclusiva podem responder muito bem à TARV, se ainda não tiveram sido previamente expostos. Já os casos com doença visceral têm um prognóstico mais reservado; para estes a utilização de terapias sistêmicas como INF-α e quimioterapia estão indicadas. Casos com acometimento visceral extenso com lesões pulmonares têm o pior prognóstico, na maioria destes casos o tratamento é apenas paliativo visando conforto e minimização dos sintomas.

LINFOMAS NÃO HODGKIN (LNH)

Conjunto de tumores derivados de linfócitos maduros em diferentes estágios de maturação. Em portadores de HIV/

aids, os tipos mais frequentes de LNH encontrados são o LNH primário de sistema nervoso central (LNH-SNC) e os LNH sistêmicos agressivos (LNH-S), majoritariamente do tipo linfoma difuso de grandes células B, linfoma de Burkitt/Burkitt--like, linfoma primário de efusões e linfoma plasmablástico.

Os LNH são o tipo de câncer mais frequente em pacientes com infecção pelo HIV e sua incidência varia com o grau de imunossupressão dos pacientes. Com a introdução da TARV, a sua incidência caiu substancialmente, com o mais dramático declínio do LNH-SNC. A relação entre LNH e HIV é complexa, visto que esses tumores têm sido historicamente relacionados à infecção pelo EBV (especialmente o linfoma difuso e o LNH-SNC). A imunomodulação provocada pelo uso disseminado de TARV está modificando a epidemiologia desses tumores.

O LNH-SNC ocorre principalmente em pacientes extremamente imunossuprimidos com contagens de linfócitos T CD4 abaixo de 50 células/mm^3. Os sintomas mais frequentes são paresias ou parestesias a depender da localização do tumor, que sempre se manifesta na forma de massas intraparenquimatosas, quase sempre múltiplas e acometendo principalmente estruturas cerebrais profundas como os gânglios da base e o cerebelo.

O prognóstico é reservado quando comparado a outros linfomas extranodais. O tratamento paliativo padrão é, historicamente, a radioterapia cerebral, que pode proporcionar sobrevida de 2 a 4 meses. Nos últimos anos, novas estratégias visando a redução ou a eliminação da radioterapia têm sido aperfeiçoadas e o uso de quimioterapia envolvendo metotrexato em altas doses, se tolerada, parece alcançar taxas de remissão e sobrevida superiores aos controles históricos. A incorporação de citarabina, temozolomida, rituximabe e o transplante autólogo de medula também estão sendo progressivamente incorporados nos pacientes HIV-negativos, com relatos de sucesso esporádico, visto que os pacientes HIV-positivos são frequentemente excluídos de ensaios clínicos para essa doença.

Os LNH-S ocorrem em pacientes com quaisquer níveis de imunossupressão, porém são mais frequentes em pacientes com linfócitos CD4 abaixo de 200 células/mm^3. Com exceção do linfoma de Burkitt, sua incidência também diminuiu com a utilização em larga escala da TARV.

Dados do GFVH demonstraram que a incidência dessa neoplasia variou de 8,6/1.000 pacientes/ano na era pré-TARV para 2,8/1.000 pacientes/ano na era pós-TARV. Mesmo com essa importante diminuição em sua incidência, o risco de desenvolver um LNH-S é aproximadamente 20 vezes maior nos portadores de HIV, sendo este tumor uma das principais causas de óbito nesta população.

As manifestações clínicas dos LNHS são predominantemente relacionadas ao aparecimento de massas nodais de crescimento progressivo, normalmente associado à presença de sintomas sistêmicos, como febre, sudorese noturna e emagrecimento (sintomas B). Em contrapartida aos pacientes HIV-negativos, os HIV-positivos tendem a apresentar doença disseminada na maioria dos casos, com frequente acometimento de sítios não nodais, tais como o SNC, trato gastrointestinal, pele e medula óssea. Doença circulante com linfocitose pode ser um achado de linfoma de Burkitt.

Usualmente, os pacientes apresentam outras características de mau prognóstico, como elevação de desidrogenase láctica sérica e índice Karnofsky abaixo de 70. A terapia é sempre composta de quimioterapia sistêmica, profilaxia de SNC e, ocasionalmente, radioterapia de consolidação.

Linfoma primário de efusões representa 1 a 5% dos linfomas relacionados ao HIV e se manifesta usualmente com derrames cavitários sem adenomegalias significativas. Coinfecção pelo HHV-8 é quase sempre encontrada, assim como pelo EBV. Trata-se de uma doença grave com altas taxas de recaída, necessitando tratamento quimioterápico intenso e, se possível, intensificação com transplante autólogo de medula óssea. O linfoma plasmablástico é uma variante CD20--negativa de LNH, que classicamente se manifesta com massa em cavidade oral e lesões ósseas, caracterizando-se por má resposta à quimioterapia em longo prazo.

Na era pré-TARV, em razão da intensa imunossupressão dos pacientes, esquemas de quimioterapia com doses reduzidas mostraram-se menos tóxicos que os esquemas com doses convencionais, sem prejuízo na sobrevida global, de aproximadamente 18 meses. Na era pós-TARV, vários estudos têm demonstrado a possibilidade de utilização de esquemas quimioterápicos mais agressivos, com índices de sobrevida semelhantes aos da população HIV-negativa.

Os poucos dados brasileiros disponíveis mostram sobrevida não tão boa quanto à observada em estudos norte--americanos e europeus, possivelmente pelo maior grau de imunossupressão ao diagnóstico, o que acarreta maior mortalidade relacionada à quimioterapia. Recentemente, estudos avaliam a terapia combinada com quimioterapia e rituximabe (anti-CD20), proteína de superfície celular expressa na maioria dos tipos de LNH-S, parecendo haver benefício em termos de resposta completa e sobrevida em longo prazo, em parte da população tratada, especialmente aquela com níveis de CD4 < 50, que pode experimentar toxicidade exacerbada e morte por infecção. Atualmente, recomenda-se incorporação de rituximabe à quimioterapia, quando possível, associada ao uso profilático de GCSF e antibióticos, se indicado.

CARCINOMA INVASIVO DE COLO UTERINO (CIC)

É reconhecido como doença definidora de aids desde 1993. Seu aparecimento depende não só do grau de imunossupressão das portadoras de HIV, mas também da coinfecção pelo HPV, predominantemente os tipos com maior potencial mutagênico, como o HPV16, HPV18, HPV45 e o HPV31.

Diferente de outros tumores definidores de aids, a incidência do CIC aparentemente não diminuiu após a introdução em larga escala da TARV. Dessa forma, programas de *screening* devem ser sempre estimulados na população de portadoras de HIV, mesmo naquelas em uso de TARV.

O tumor usualmente é descoberto em exame citológico de rotina (Papanicolaou), porém pode apresentar-se já com manifestações clínicas em pacientes sem acesso ao *screening*. Os sintomas mais comumente observados em casos de doença avançada são o sangramento vaginal pós-coito e a presença de corrimento fétido sanguinolento.

O tratamento é similar ao de pacientes HIV-negativas e depende da extensão do tumor. Para casos de neoplasia *in situ*

ou tumores restritos ao colo uterino, o tratamento de escolha é a excisão cirúrgica, seguida ou não de radioterapia. A taxa de recorrência do tumor é maior que nas pacientes HIV-negativas. Nos casos localmente avançados ou metastáticos, o tratamento paliativo usualmente consiste na radioterapia local associada à quimioterapia sistêmica.

TUMORES NÃO DEFINIDORES DE AIDS
LINFOMA DE HODGKIN (LH)

Tumor de linfócitos maduros de centro germinativo que apresenta as características células de Reed-Sternberg (RS). O risco de desenvolvimento de LH em portadores do HIV é 5 a 25 vezes maior em relação a indivíduos HIV-negativos. O LH costuma desenvolver-se em pacientes com níveis de linfócitos CD4 ao redor de 150 a 200 células/mm³, observando-se aumento na incidência desse tumor na era pós-TARV, tendo em vista a manutenção de níveis mais elevados de células CD4 com essa terapia.

Postula-se que os linfócitos CD4 são necessários para a viabilidade das células RS, e, portanto, com a melhora do sistema imune, o risco de desenvolver o LH aumentaria. Clinicamente, os pacientes apresentam-se com massas nodais indolores de crescimento progressivo, usualmente associadas a sintomas B. De forma diferente dos pacientes HIV-negativos, os portadores de HIV tendem a apresentar, mais frequentemente, LH clássico do tipo celularidade mista, doença avançada ao diagnóstico e com maior frequência de acometimento de medula óssea.

O tratamento-padrão do LH é composto de quimioterapia com ou sem radioterapia de consolidação. O tratamento dos pacientes na era pré-TARV apresentava resultados pobres, com menos de 50% de sobrevida em dois anos do diagnóstico. Na era pós-TARV, os pacientes usualmente toleram melhor o tratamento e não necessitam de reduções de doses ou atrasos da quimioterapia, parecendo evoluir de modo semelhante aos pacientes sem HIV.

CARCINOMA EPIDERMOIDE DE CANAL ANAL (CECA)

Apresenta similaridades com o CIC no sentido de também ser associado à coinfecção pelo HPV e por ter sua incidência aumentada em portadores de HIV/aids. Sua incidência aparentemente não mudou após a introdução em larga escala da TARV, porém alguns grupos têm demonstrado aumento de sua incidência na era pós-TARV de causa ainda desconhecida.

Em decorrência da necessidade de coinfecção no epitélio anal pelo HPV, o CECA é mais frequentemente observado em homossexuais masculinos e bissexuais masculinos que se expuseram a sexo anal sem proteção. Não há consenso sobre a necessidade ou a melhor forma de *screening* nesses pacientes de alto risco.

Clinicamente, o CECA avançado apresenta-se como lesão tumoral ulcerativa do canal anal, usualmente com dor e sangramento locais. Em suas formas mais iniciais, apenas pequenos focos de alteração epitelial podem ser visualizados, por meio de exame clínico e anuscopia.

O tratamento das formas localizadas e avançadas é realizado por meio de quimio e radioterapia concomitantes, com taxas de resposta acima de 70%, evitando cirurgias mutiladoras e preservando a função esfincteriana. Aparentemente a resposta e evolução do tumor são similares em pacientes HIV-positivos em uso de TARV e pacientes HIV-negativos.

CARCINOMA PULMONAR (CP)

Os pacientes portadores de HIV têm risco aumentado de CP em relação à população em geral. Não é sabido se este aumento na incidência é causado apenas por algum fator intrínseco à infecção pelo HIV ou se tem relação com o fato de a prevalência de tabagismo ser maior entre os indivíduos HIV-positivos do que na população em geral.

O CP manifesta-se em idade menos avançada nos pacientes com HIV e, como em outros tumores relacionados ao HIV/aids, apresenta-se em estádios mais avançados e com maior frequência de fatores de mau prognóstico. O tipo histológico mais comum é o adenocarcinoma, e o tratamento é similar ao utilizado em pacientes HIV-negativos: cirurgia seguida ou não de quimioterapia. O prognóstico tende a ser ruim, tanto quanto em pacientes sem infecção pelo HIV nos casos localmente avançados ou metastáticos.

CÂNCER DE PELE NÃO MELANOMA

Embora existam poucos dados na literatura sobre a incidência de câncer de pele não melanoma em portadores de HIV, sabidamente esses tumores apresentam comportamento distinto do observado em indivíduos sem infecção pelo HIV. A maioria dos casos tem histologia de carcinoma de células basais da pele e apresenta-se como lesões múltiplas em áreas expostas ou não à radiação solar. O tratamento é cirúrgico para a maioria dos casos e existem evidências de que a taxa de recidiva pode ser maior do que em indivíduos HIV-negativos.

BIBLIOGRAFIA SUGERIDA

Adediran IA, Durosinmi MA. Peripheral blood and bone marrow changes in patients with acquired immunodeficiency syndrome. Afr J Med Med Sci. 2006;35 Suppl:85-91.

Busch MP et al. Allogeneic leukocytes but not therapeutic blood elements induce reactivation and dissemination of latent human immunodeficiency virus type 1 infection: implications for transfusion support of infected patients. Blood. 1992;80:2128-35.

Cadranel J et al. Lung cancer in HIV patients: facts, questions and challenges. Thorax. 2006;61:1000-8.

Chiao EY et al. Human immunodeficiency virus-associated squamous cell cancer of the anus; epidemiology and outcomes in the highly active antiretroviral therapy era. J Clin Oncol. 2008;26:474-9.

Di Lorenzo G et al. Management of AIDS-related Kaposi's sarcoma. Lancet Oncol. 2007;8:167-76.

Herida M et al. Incidence of non-AIDS-defining cancers before and during the highly active antiretroviral therapy era in a cohort of human immunodeficiency virus infected patients. J Clin Oncol. 2003;21:3447-53.

Mounier N, Spina M, Gisselbrecht C. Modern management of non-Hodgkin lymphoma in HIV infected patients. Br J Haematol. 2007;136:685-98.

Nov A, Gulick RM. Acquired immunodeficiency syndrome. In: GREER, John P. et al. Wintrobe's Clinical Hematology. 13. ed. Philadelphia: Lippincott Williams & Wilkins, 2014. Cap. 64. p. 1358-68.

Sloand E. Hematologic complications of HIV infection. AIDS Rev. 2005;7:187-96.

Spano JP et al. AIDS-related malignancies: state of the art and therapeutic challenges. J Clin Oncol. 2008;26:4834-42.

Sullivan PS et al. Epidemiology of anemia in human immunodeficiency virus (HIV)-infected persons: results from the multistate adult and adolescent spectrum of HIV disease surveillance project. Blood. 1998;91:301-8.

Tanaka PY et al. Hodgkin lymphoma among patients infected with HIV in post-HAART era. Clin Lymphoma Myeloma. 2007;7:364-8.

Tanaka PY, Pracchia LF, Calore EE. Non-Hodgkin's lymphoma among patients infected with human immunodeficiency virus: the experience of a single center in Brazil. Int J Hematol. 2006;84:337-42.

Wang CC, Kaplan LD. Clinical management of HIV-associated hematologic malignancies. Expert Rev Hematol. 2016;9:361-6.

10.10 Aids pediátrica

Marinella Della Negra
Wladimir Queiroz
Heloisa Helena de Sousa Marques

INTRODUÇÃO

Ainda que, inicialmente, tenha sido descrita em homossexuais jovens do sexo masculino, a aids não demorou a atingir a mulher e a população infantil. Antes mesmo da descoberta do HIV, em 1983, havia notificações ao CDC (Center for Disease Control – Atlanta, Estados Unidos) de casos suspeitos de aids em crianças. Nessa época, iniciaram-se as primeiras publicações descrevendo o quadro clínico da doença na população pediátrica, compreendida entre 0 e 13 anos de idade, denotando diferenças em relação à definição de caso utilizada para adultos.

Em 1985, com o desenvolvimento de testes sorológicos anti-HIV e a melhor definição do quadro clínico, dos 15.172 casos de aids notificados nos Estados Unidos, 217 (1,43%) eram crianças menores de 13 anos de idade. No Brasil, os primeiros casos foram notificados em 1985 e eram, quase na sua totalidade, infectados por sangue ou hemoderivados.

Apenas em 1987, o CDC estabeleceu uma classificação específica para aids em pacientes com idade inferior a 13 anos. Em 1994, surgiu uma nova classificação considera a apresentação clínica e a condição imunológica, e que está em uso até hoje. Em abril de 2008, surgiu a classificação da WHO (World Health Organization), utilizada especialmente nos países em desenvolvimento.

Dos primeiros casos até os dias de hoje, podemos dizer que o aprendizado sobre a doença e as armas terapêuticas disponíveis têm transformado a aids em uma doença crônica.

EPIDEMIOLOGIA

A quase totalidade dos casos de aids descritos em crianças no início da epidemia tinha como fator de risco a transfusão de sangue ou de hemoderivados. A partir de 1986, dois fatos concorreram para a mudança desse perfil epidemiológico: a obrigatoriedade da sorologia anti-HIV em todo sangue coletado associada a uma evolução tecnológica na produção de hemoderivados e, ao mesmo tempo, o aumento do número de mulheres infectadas pelo HIV.

Observou-se, então, queda no índice de infecção sanguínea e aumento progressivo no número de crianças que adquiriram a infecção por meio de suas mães (transmissão vertical). Durante a década de 1990, observou-se uma elevação da incidência de transmissão vertical que resultou em aumento substancial do número de crianças com aids. Essa via de transmissão é, sem dúvida alguma, a mais importante, responsável por mais de 85% dos casos notificados em crianças e, a partir de 1998, por mais de 90% das notificações. A taxa de detecção em menores de 5 anos teve queda de 42%, passando de 3,5 casos/100.000 habitantes em 2007 para 2 casos/100.000 habitantes em 2017.

Especial atenção tem sido dada, atualmente, aos mecanismos envolvidos na transmissão vertical e às estratégias para sua redução. Essa via de transmissão compreende três momentos: gravidez, parto e amamentação, sendo o parto responsável pela maior parcela de infecção.

Durante a gestação, a infecção pode acontecer com a passagem de partículas virais livres ou de células infectadas pela circulação placentária, podendo ocorrer durante toda a gestação, mas com maior frequência no último trimestre. Já foi descrita a infecção pelo HIV em produto de abortamento de oito semanas de gestação.

Dados clínicos, sorológicos e virológicos sugerem que, em mais de 60% dos casos de transmissão vertical, a infecção da criança ocorre no momento do parto. Essas suposições estão fundamentadas na dificuldade de detecção de partículas virais nas primeiras semanas de vida em um grande percentual de crianças e na demonstração de multiplicação viral e/ou formação de novos anticorpos por volta do segundo mês, sugerindo que a infecção ocorreu no momento do parto.

A amamentação consiste em risco de infecção importante, particularmente em países em desenvolvimento, nos quais as alternativas para a substituição do aleitamento materno são, por vezes, inacessíveis e/ou inadequadas. Importante salientar que estudos recentes avaliam que o aleitamento materno pode oferecer risco adicional de infecção da ordem de 14%.

As taxas de infecção pela transmissão vertical, sem intervenção médica, variam de cerca de 14% em países europeus, até 35 a 40% em países africanos. Essa variação acontece em razão de cofatores amplamente conhecidos, como presença de doenças sexualmente transmissíveis, integridade placentária, hipovitaminose A, estádio imunológico da mãe, carga viral materna, assistência pré-natal e outros ainda discutíveis, como tipo de parto e fatores genéticos maternos e fetais.

A disponibilização do teste anti-HIV no pré-natal, com a consequente identificação precoce da gestante HIV-positivo, a introdução da terapia antirretroviral adequada, a suspenção do aleitamento materno e a cesariana eletiva, quando indicada, favoreceu a queda da transmissão vertical para menos de 2%.

Identificar precocemente a necessidade de tratamento da gestante e a profilaxia do recém-nascido é sem dúvida a razão para a queda nas taxas de transmissão vertical.

PATOGÊNESE

As crianças infectadas por transmissão vertical ou durante o período neonatal apresentam particularidades na evolução clínica e imunológica, comparadas aos pacientes adultos que adquiriram a infecção na fase mais tardia da vida. Se a infecção ocorreu na fase precoce da vida intrauterina, a criança pode apresentar manifestação clínica grave ao nascer e evolução desfavorável da doença.

Uma vez iniciada a infecção pelo HIV, a natureza e o equilíbrio da resposta imunológica de cada criança e as características do vírus desempenham papéis cruciais na evolução da infecção. Sem dúvida, a imaturidade do sistema imune e o tropismo do HIV pelas células de defesa corroboram para a gravidade da doença na população pediátrica.

Em virtude do tropismo viral, a infecção pelo HIV causa destruição de células CD4+, principalmente os linfócitos T CD4 positivos, além de macrófagos e monócitos. A presença de receptores como o CD4 e os receptores de quimoquinas, CCR5 e CXCR4, nas superfícies das células-alvo é imprescindível para ocorrer a ligação do vírus com as células suscetíveis e, consequentemente, a penetração do vírus e a infecção. A alça V3 do envelope do HIV determina os receptores que o vírus utiliza preferencialmente nas fases aguda e intermediária da infecção; os vírus R5 usam principalmente os correceptores CCR5, presentes predominantemente nos macrófagos; os vírus X4 usam mais os correceptores CXCR4, presentes principalmente nos linfócitos e monócitos. Alguns vírus apresentam tropismos para ambos os correceptores, chamados vírus R5X4. Estudos observaram que a transmissão do HIV ocorre, na maioria das vezes, por meio do vírus R5 e durante a progressão da infecção, isto é, a doença, a seletividade das células-alvo diminui e os vírus com característica X4 tornam-se predominantes.

Na fase inicial da infecção, a replicação do HIV ocorre sem impedimento, a viremia aumenta rapidamente, não raro observamos uma carga viral superior a 30 milhões de cópias de RNA-viral em crianças nos primeiros meses de vida.

Estudos recentes observaram que, nas primeiras semanas da infecção, a replicação viral se estabelece principalmente nos linfócitos T CD4-CCR5 da mucosa intestinal e dissemina-se rapidamente para toda a mucosa do tecido linfoide (GALT) e gânglios regionais. Essa fase aguda da infecção pelo HIV causa a rápida e extensiva depleção dos linfócitos T CD4-CCR5+, além da destruição das subpopulações de Th17. A depleção de linfócitos T CD4 na mucosa intestinal ocorre principalmente na lâmina própria, os estudos demonstraram que a infecção do HIV ocorre 10 vezes mais nos linfócitos T CD4 do trato digestivo do que no sangue periférico. A patogênese da infecção pelo HIV está intimamente relacionada com a intensidade da destruição dos linfócitos no trato digestivo.

Com o surgimento do mecanismo de resistência do organismo, a replicação viral diminui e o sistema imune tende a manter o "equilíbrio" entre o vírus e hospedeiro.

Na fase intermediária da infecção, os pacientes podem não apresentar sinal ou sintoma de imunodeficiência adquirida, ou algumas manifestações clínicas leves como adenomegalias, hepatoesplenomegalia e infecções comuns da infância, como a infecção da via aérea superior. Apesar de apresentação clínica discreta nessa fase, acredita-se que a replicação viral se mantém nos reservatórios: trato digestivo, sistema nervoso central (SNC) e tecidos linfoides. Um dos mecanismos de resistência do sistema imune perante a infecção pelo HIV é a ativação dos linfócitos T CD8 positivos, supressores e citotóxicos, considerados de maior relevância. Os estudos demonstram que os indivíduos que apresentam ativação de linfócitos T CD8 positivos, mais intensa na fase aguda e intermediária da infecção, evoluíram com carga viral menor e lenta progressão para a doença. A inversão da relação de linfócitos T CD4+ e T CD8+ na fase precoce da vida, nas crianças infectadas pelo HIV, é o reflexo da ativação e da proliferação de linfócitos T CD8+ com a destruição de linfócitos T CD4+. A resposta protetora dos linfócitos está intimamente relacionada à qualidade desta resposta, como a capacidade de produzir interleucinas 2 (IL-2), interferon-γ e proliferação de células de memórias, assim como manter bom funcionamento de linfócitos T CD8, incluindo a habilidade de reconhecimento polifuncional antígeno-específico e apresenta a reserva adequada de linfócitos T CD4 e T CD8 naïves. Nas infecções crônicas, as atividades polifuncionais dos linfócitos T CD4 e T CD8 são reduzidas, o efeito citotóxico das moléculas efetoras de linfócitos T CD8 citotóxicos é prejudicado pela diminuição de perforina.

Outro mecanismo de resistência perante a infecção é a formação de anticorpos, que contribui para conter a replicação do HIV. Lembramos que os indivíduos com resposta imune predominantemente T *helper* do tipo 1, com nível elevado de IL-2, IL-12 e interferon-γ evoluem de forma mais lenta para a doença; e os que apresentam resposta imune predominantemente do tipo humoral, padrão T *helper* tipo 2, com maior produção de imunoglobulinas e IL-4, 5, 6 e 10, de for-

ma mais rápida. A ativação precoce do linfócito B pelo HIV leva, inicialmente, a uma produção de imunoglobulinas do tipo monoclonal e com a cronicidade da infecção esta resposta torna-se policlonal. Tal ativação acarreta o aparecimento de hipergamaglobulinemia policlonal e inabilidade funcional das células B em face de novos antígenos, o que resulta em um quadro clínico constituído, primariamente, por infecções bacterianas de repetição causadas por agentes comuns à faixa etária. As intercorrências infecciosas mais observadas são: broncopneumonias; infecção das vias aéreas superiores; doenças diarreicas. A disfunção da imunidade humoral nas crianças infectadas pelo HIV também se deve à formação deficitária das células de memória, pois o contato com antígenos ambientais ocorre posteriormente à infecção pelo vírus. A disfunção do linfócito B de memória também foi observada na resposta inadequada após a vacinação da criança portadora de HIV. Não raro, algumas apresentam sinais de sangramento espontâneo, com plaquetopenia como primeira manifestação da infecção, fenômenos relacionados, provavelmente, à produção exacerbada de anticorpos. A ativação crônica dos linfócitos B também favorece o aparecimento de processos linfoproliferativos nas crianças com aids.

A disfunção imunológica causada pelo HIV não é somente a perda de células de defesa por meio de formação de sincícios, da ação de linfócitos T CD8 positivos ou pela apoptose, mas também pelo efeito citopático desempenhado pelo próprio HIV. Além dos linfócitos, as células dendríticas e natural killer (NK) também apresentam disfunções importantes, que corroboram para menor competência da imunidade inata. Estudos observaram que a disfunção celular precede a perda de células.

Com a cronicidade da infecção, os linfócitos T CD8 diminuem pela constante apoptose, além da queda da capacidade de reconhecimento dos antígenos específicos e da lise celular, o controle da infecção viral torna-se ineficiente e o sistema imune entra no estágio de exaustão. Nos últimos anos, estudos observaram dois marcos de progressão para a doença na infecção pelo HIV: ativação e exaustão imune. Acredita-se que a ativação imune persistente, somada ao processo inflamatório crônico, desencadeado pela replicação viral, além da translocação microbiana no intestino e das coinfecções, podem contribuir para a exaustão do sistema imune. A ativação imune crônica também está associada a imunossenescência, doenças cardiovasculares, renal e hepática, e diabetes.

Na fase avançada da doença, com a destruição contínua do sistema imune, a ativação e a proliferação dos linfócitos tornam-se bastante deficitárias, ocorrem fibrose e destruição irreversíveis da arquitetura dos tecidos linfoides, os números de linfócitos T CD4 e T CD8 positivos caem para níveis incompatíveis com a vida; a hipergamaglobulinemia é substituída pela hipogamaglobulinemia. O aparecimento de infecções oportunistas é a consequência da falência de todo o sistema imune, tanto celular quanto humoral.

MANEJO DE CRIANÇAS NASCIDAS DE MÃES INFECTADAS PELO HIV

As crianças nascidas de mães infectadas pelo HIV deverão ser atendidas, preferencialmente, em unidades especializadas, pelo menos até a definição de seu diagnóstico. As informações a seguir constam nos protocolos de tratamento (tanto para a prevenção da transmissão vertical, como para o manejo das crianças e adolescentes expostos ou infectados pelo HIV), elaborados pelo Ministério da Saúde do Brasil, e podem ser consultados no *site*: http://www.aids.gov.br.

PRINCIPAIS CUIDADOS COM O RECÉM-NASCIDO (RN) E LACTENTE

Cuidados imediatos na sala de parto e de pós-parto

1. Sempre que possível, realizar o parto empelicado, com a retirada do neonato mantendo as membranas corioamnióticas íntegras.

2. Clampear imediatamente o cordão após o nascimento, sem qualquer ordenha.

3. Imediatamente após o nascimento (ainda na sala de parto), realizar o banho, preferencialmente com chuveirinho, torneira ou outra fonte de água corrente. Limpar com compressas macias todo sangue e secreções visíveis no RN.

4. Se necessário, aspirar delicadamente as vias aéreas do RN, evitando traumatismos em mucosas.

5. Aspirar delicadamente, também, o conteúdo gástrico de líquido amniótico (se necessário) com sonda oral, evitando traumatismos. Se houver presença de sangue, realizar lavagem gástrica com soro fisiológico.

6. Colocar o RN junto à mãe o mais brevemente possível.

7. Iniciar a primeira dose de zidovudina (AZT) solução oral (preferencialmente ainda na sala de parto), logo após os cuidados imediatos ou nas primeiras 4 horas após o nascimento.

8. Quando indicado, administrar nevirapina (NVP) o mais precocemente possível, antes das primeiras 48 horas de vida.

9. Orientar a não amamentação e prescrever fórmula láctea para o RN.

Maternidade: cuidados antes da alta

1. É recomendado o alojamento conjunto em período integral, com o intuito de fortalecer o vínculo mãe-filho.

2. Iniciar precocemente (ainda na maternidade ou na primeira consulta ambulatorial) o monitoramento laboratorial em todas as crianças expostas, considerando a possibilidade de eventos adversos aos ARV utilizados pela mãe.

3. São terminantemente contraindicados o aleitamento cruzado (amamentação da criança por outra nutriz) e o uso de leite humano com pasteurização domiciliar. Orientar a mãe a substituir o leite materno por fórmula láctea até a criança completar 6 meses de idade.

4. Anotar no resumo de alta do RN as informações do pré-natal, condições do nascimento, tempo de uso do AZT injetável na mãe, momento do início do AZT xarope e da NVP no RN, dose utilizada, periodicidade e data de término, além das mensurações antropométricas, tipo de alimento fornecido à criança e outras informações importantes relativas ao parto.

5. A alta da maternidade deve ser acompanhada de consulta agendada em serviço especializado para seguimento de crianças expostas ao HIV, preferencialmente nos primeiros 15 dias para avaliar a tolerância da criança aos antirretrovirais.

6. Preencher a ficha de notificação da "Criança exposta ao HIV" e enviar o documento ao núcleo de vigilância epidemiológica competente.

Indicação de ARV para a profilaxia da transmissão vertical do HIV do RN

A) Quando a mãe fez uso de ARV no pré-natal e periparto, com carga viral (CV) documentada menor de 1.000 cópias/mL no 3º trimestre, a criança deve receber AZT (VO) durante 4 semanas, nas seguintes doses:

- **RN com 35 semanas ou mais de idade gestacional:** 4 mg/kg/dose de 12/12 horas;

- **RN entre 30 e 35 semanas de idade gestacional:** 2 mg/kg/dose de 12/12 horas por 14 dias e 3 mg/kg/dose de 12/12 horas a partir do 15º dia;

- **RN com menos de 30 semanas de idade gestacional:** 2 mg/kg/dose de 12/12 horas.

B) Quando a mãe não recebeu ARV durante a gestação, independentemente do uso de AZT periparto; ou faz referência do uso de ARV na gestação, mas a CV é desconhecida ou acima de 1.000 cópias/mL no 3º trimestre; ou ainda se há histórico de má adesão. A criança, além do AZT, deverá também receber NVP, com o seguinte esquema:

- **peso de nascimento maior de 2 kg:** 12 mg/dose (1,2 mL);

- **peso de nascimento 1,5 a 2 kg:** 8 mg/dose (0,8 mL);

- **esquema:**
  - **1ª dose:** até 48 horas de vida;
  - **2ª dose:** 48 horas após 1ª dose;
  - **3ª dose:** 96 horas após 2ª dose.

Recomenda-se a realização de hemograma completo da criança no início do tratamento e após 6 e 12 semanas, ou se indicado em qualquer momento, para a monitoração do principal efeito adverso do AZT que é anemia, a qual é reversível após a suspensão da droga.

Na consulta da criança ao completar um mês, ao fim da profilaxia com ARV, iniciar sulfametoxazol + trimetoprima (SMX-TMP), 750 mg/m²/dia de SMX, para profilaxia da pneumonia por *Pneumocystis jiroveci* (PPC), entre 4 e 6 semanas de idade. Os critérios para suspensão ou continuidade da profilaxia estão descritos detalhadamente no Protocolo Clínico para o Manejo de Crianças Infectadas pelo HIV do Ministério da Saúde (www.aids.gov.br/documentos e publicações).

Assegurar que, ao ter alta da maternidade, o RN tenha consulta agendada em serviço de referência.

Esquema vacinal na maternidade

Todas as vacinas do Programa Nacional de Imunização poderão ser feitas na unidade neonatal se o RN atingir a idade cronológica apropriada para a vacinação, segundo o calendário nacional de imunizações.

Aspectos que deverão ser observados:

1. Crianças nascidas pré-termo (< 37 semanas de gestação) ou de baixo peso (< 2.500 g) podem evoluir com intercorrências no período neonatal e internações prolongadas em unidades de terapia intensiva neonatal. Em virtude desses problemas e por precaução nem sempre justificada, muitas crianças ficam sem receber as vacinas necessárias e acabam expostas ao risco de adoecer. Contudo, o pré-termo apresenta peculiaridades no desenvolvimento imunológico que requerem observação especial e, eventualmente, imunobiológicos especiais. A imunização do pré-termo extremo, ou seja, crianças nascidas com menos de 1.000 g ou menos de 31 semanas de gestação, deverá ser composta pela DTPa e VIP (vacina inativada contra a poliomielite, de uso intramuscular).

2. A vacina BCG pode ser administrada imediatamente após o nascimento em todas as crianças com peso de nascimento maior que 2.000 g (os linfócitos T podem ser encontrados no sangue periférico a partir da 28ª semana de idade fetal e permitem uma boa resposta celular no RN a termo).

3. A criança exposta ao HIV deverá ser vacinada, na maternidade, para o vírus da hepatite B, preferencialmente, nas primeiras 12 horas de vida. A resposta de crianças prematuras a doses múltiplas de vacina contra a hepatite B, entretanto, pode ser menor que a observada em RN a termo e crianças maiores; monitorar níveis de anticorpos ao fim do esquema de vacinação.

4. A vacina DTPa (tríplice bacteriana acelular) deverá preferencialmente ser utilizada para essas crianças ainda internadas no berçário, voltando ao esquema habitual após a alta.

5. Recomenda-se que, durante o acompanhamento, a criança assintomática receba todas as vacinas do calendário oficial. As indicações para as crianças sintomáticas também estão bem detalhadas no Protocolo Clínico para Pediatria, disponível em: www.aids.gov.br.

O acompanhamento das crianças expostas ao HIV deve ser mensal nos primeiros 6 meses e bimensal no 2º semestre de vida. Em todas as consultas sempre registrar o peso, a altura, os perímetros, em especial o perímetro cefálico. As crianças infectadas podem já apresentar nos primeiros meses de vida dificuldade de ganho de peso, portanto recomenda-se vigilância mais amiúde para esses casos, avaliação da necessidade de iniciar a terapia antirretroviral e de suporte nutricional. Garantir sempre esquema vacinal adequado.

DIAGNÓSTICO
DIAGNÓSTICO LABORATORIAL

A identificação precoce da criança infectada verticalmente é essencial para o início da terapia antirretroviral, a profilaxia das infecções oportunistas e o manejo das intercorrências infecciosas e dos distúrbios nutricionais. A passagem transplacentária de anticorpos maternos do tipo IgG anti-HIV, principalmente no 3º trimestre de gestação, interfere no diagnóstico da infecção vertical. Os anticorpos maternos podem persistir até os 18 meses de idade, raramente até os 24 meses. Portanto, a detecção de anticorpos anti-HIV não é suficiente para o diagnóstico em crianças menores de 18 meses, sendo necessária a realização de testes virológicos, como a quantificação do RNA viral (carga viral) ou teste qualitativo para a detecção de DNA pró-viral. O diagnóstico da infecção pelo HIV em crianças é orientado de acordo com a faixa etária, conforme detalhado a seguir.

Crianças com idade inferior ou igual a 18 meses

Crianças que presumidamente se infectaram com o HIV durante a gestação, no período intrauterino, podem ter o vírus detectável ao nascimento. No entanto, a maioria das infecções ocorre no periparto e, nesses casos, a detecção do vírus será possível apenas dias ou semanas após o parto.

Considerando-se que a profilaxia com antirretrovirais deve ser iniciada nas primeiras horas de vida e mantida por 4 semanas, pode-se colher uma carga viral ao nascimento apenas se for antes de administrar os antirretrovirais e nos casos em que ocorrer suspeita de infecção intrauterina. Porém 62% das crianças infectadas podem ter a carga viral indetectável nas primeiras 48 horas de vida.

Deve-se ressaltar que os resultados dos exames precisam sempre ser analisados de acordo com o contexto clínico apresentado pela criança.

Para realizar o diagnóstico, é necessário realizar pelo menos dois exames de carga viral. A primeira carga viral deve ser colhida 2 semanas após o término da profilaxia com antirretrovirais, e o segundo exame deve ser colhido pelo menos 6 semanas após o término da profilaxia. Caso a primeira carga viral tenha um resultado indetectável, esta deve ser repetida após 6 semanas do término da profilaxia. Se a segunda carga viral também for indetectável, considera-se a criança não infectada. Quando a primeira carga viral for detectável, deve-se convocar a criança e repetir o exame imediatamente ou o mais rapidamente possível, e se o segundo exame for detectável também, considera-se a criança infectada.

Casos em que não foi feita a profilaxia com antirretrovirais para o RN terão o diagnóstico indetectável, portanto deve-se, sempre que possível, solicitar a carga viral do RN ao completar 1 mês de vida. Caso seja detectável, repete-se o exame imediatamente, e se o segundo exame for detectável também, considera-se a criança infectada. Se o primeiro exame for abaixo do limite de detecção, a segunda carga viral deve ser colhida nos 4 meses de vida e, caso seja indetectável, pode-se considerar a criança não infectada.

Quando há discordância entre os resultados da 1ª e da 2ª carga viral, realiza-se um terceiro exame.

É necessário cuidado na interpretação de resultados de carga viral abaixo de 5.000 cópias/mL em razão da possibilidade de um resultado falso-positivo. Nessas circunstâncias, recomenda-se realizar o teste do DNA pró-viral.

A documentação da sororreversão e da criança não infectada pelo HIV deve ser feita com uma sorologia para HIV não reagente após 12 meses. A proporção de crianças que sororrevertem entre 15 e 18 meses de idade é próxima a 100% e 95% aos 12 meses. Em raras situações, crianças não infectadas pelo HIV podem apresentar anticorpos maternos residuais até 24 meses de vida (sororrevertores tardios). Essas crianças geralmente apresentam o teste de triagem (Elisa) positivo, mas o teste confirmatório (IFA ou WB) indeterminado. Nessas situações, deve-se repetir a sorologia até a sua negativação.

Em recém-nascidos ou lactentes jovens sintomáticos, ou diante de suspeita de infecção pelo HIV, a carga viral pode ser coletada em qualquer momento. É importante que nas consultas o pediatra confirme que a criança não foi amamentada. Para as crianças que foram amamentadas, devem-se realizar as cargas virais após 2 a 6 semanas do término da amamentação.

Crianças com idade superior a 18 meses

O diagnóstico na infecção pelo HIV para a população geral, incluídas as crianças acima de 18 meses de idade, ampliou-se em decorrência da ampla variedade de métodos atualmente disponíveis, como os testes convencionais, os testes rápidos e os testes em fluído oral.

O diagnóstico para crianças em idade superior a 18 meses pode ser feito, em linhas gerais, mediante a três estratégias listadas a seguir:

a) Um teste imunoensaio de triagem de 3ª ou 4ª geração, seguido por um teste complementar confirmatório (western blot, imunoblot, imunoblot rápido ou imunofluorescência indireta) na mesma amostra. Em caso de suspeita de infecção recente, o confirmatório pode ser feito com testes moleculares. Orienta-se sempre repetir o teste de triagem para certificação de que não ocorreu troca de material ou contaminação laboratorial.

b) Dois testes rápidos (imunoensaios) realizados em sangue com *kits* de laboratórios diferentes.

c) Teste rápido com fluido oral (triagem), seguido por testes em sangue (rápidos ou laboratoriais), caso seja positivo.

Os novos algoritmos diagnósticos foram publicados pelo Departamento de DST, Aids e Hepatites Virais, da Secretaria de Vigilância em Saúde, do Ministério da Saúde, no Manual Técnico para Diagnóstico da Infecção pelo HIV de 2013 (atualização de 2016, 3ª edição), disponível em: www.aids.gov.br/sites/default/files/anexos/publicacao/2013/manual_tecnico_hiv_2016_final_25_07_pdf_54115.pdf.

MANIFESTAÇÕES CLÍNICAS
INFECÇÕES DE VIAS AÉREAS SUPERIORES (IVAS)

As infecções de IVAS são especialmente frequentes na infância. Acredita-se que a criança infectada pelo HIV que não faz uso de terapia antirretroviral (TARV) adequada apresente o dobro da frequência observada nas imunocompetentes.

Os agentes infecciosos mais relacionados às Ivas são os mesmos observados na criança não infectada pelo HIV. Na nossa experiência, as Ivas de etiologia viral são frequentes, embora seus sintomas sejam pouco exuberantes e o prognóstico tenha sido sempre muito bom, exceto por uma alta incidência de infecções bacterianas secundárias. O tratamento requer apenas medidas gerais como sintomáticos, descongestionantes e higienização de vias aéreas superiores com soluções antissépticas.

Com os avanços na TARV e a utilização das vacinas para pneumococo, meningococo e *H. influenzae* b (Hib), a incidência de infecções bacterianas diminuiu consideravelmente. A administração de sulfametoxazol + trimetoprima para profila-

xia de pneumocistose ou azitromicina como profilaxia primária para micobacterioses atípicas pode, também, reduzir a incidência das infecções bacterianas, apesar de não haver evidências de que devam ser prescritas com essa finalidade. Imunoglobulina humana endovenosa pode ser uma opção profilática eficaz para crianças com hipogamaglobulinemia ou aquelas que não responderam adequadamente à TARV.

ALTERAÇÕES PULMONARES

Doenças pulmonares são responsáveis por altas taxas de morbidade e mortalidade entre crianças infectadas pelo HIV. Representam a principal causa de hospitalização e apresentam letalidade 3 a 6 vezes superior às taxas observadas entre crianças não infectadas pelo vírus. As pneumopatias em crianças infectadas pelo HIV podem incluir:

▪ Distúrbios linfoproliferativos como a hiperplasia linfoide pulmonar (HLP) ou a pneumonite intersticial linfocítica (PIL).

▪ Processos infecciosos convencionais, cuja frequência e evolução podem ser exacerbadas pela imunodeficiência causada pela infecção pelo HIV.

▪ Doenças por patógenos oportunistas (vírus, fungos ou bactérias).

▪ Hiper-reatividade das vias aéreas provocada por infecções, alergia ou hipersensibilidade associada às desordens do sistema imune.

Complexo pneumonia intersticial linfocítica/hiperplasia linfoide pulmonar (PIL/HLP)

O padrão histológico observado no complexo PIL/HLP foi descrito, em 1966, em adultos portadores de distúrbios imunológicos, como síndrome de Sjögren, hepatite crônica ativa ou lúpus eritematoso sistêmico. Acomete de 25 a 50% das crianças com aids infectadas por transmissão vertical e é um dos critérios de definição de caso de aids pediátrica.

A etiologia desse processo é desconhecida. Classicamente, são caracterizadas como patologias não infecciosas, embora vários agentes como o vírus Epstein-Barr (EBV), o citomegalovírus e o próprio HIV tenham sido incriminados em sua patogênese. Aparentemente, tanto a PIL quanto a HLP podem representar espectro de desordens linfo-proliferativas com acometimento de diversos órgãos, como pulmões, rins, fígado, estômago, meninges, nervos cranianos, parótidas, glândula lacrimal, timo, baço, medula óssea, tubo digestivo e úvea. A maioria das crianças infectadas pelo HIV apresenta algum grau de alveolite linfocítica, geralmente assintomática. A causa da progressão para um dos polos (HLP ou PIL) é incerta e recentes estudos apontam para uma associação com alguns padrões de antígenos de histocompatibilidade (HLA-DR5, HLA-DR6 e HLA-DR7).

Não existe diferença clínica entre PIL e HLP, porém, histologicamente, as duas entidades são distintas. Provavelmente, a HLP é um estágio mais avançado da PIL. Em ambos os casos, existe acúmulo de linfócitos no interstício pulmonar por meio de recrutamento em resposta à quimiotaxia, redução do defluxo de células do tecido pulmonar e resposta linfo-proliferativa decorrente de infecção viral crônica ou produção local de citoquinas como IL-2 e fator de necrose tumoral-alfa (TNF-α). Em qualquer um dos casos, pleura, brônquios e vasos sanguíneos são poupados. O complexo HLP/PIL pode ser observado em crianças infectadas pelo HIV a partir dos 2 meses de idade, embora seu diagnóstico seja mais frequente a partir do primeiro ano de vida.

Clinicamente, o complexo apresenta-se com quadro de tosse não produtiva e hipoxemia de evolução essencialmente crônica, podendo levar meses ou anos até que sejam instalados sinais de insuficiência respiratória crônica. Em estágios avançados, pode-se observar sobrecarga ventricular direita e insuficiência cardíaca por hipertensão pulmonar. A tensão arterial de oxigênio pode estar bastante diminuída, contrastando com padrão respiratório normal ou próximo do normal apresentado pelo paciente em repouso. A evolução costuma ser tão lenta que pode levar ao hipocratismo digital, à semelhança de uma cardiopatia congênita cianótica. Cianose labial ou de extremidades só é observada em estágios avançados do processo ou na presença de infecção secundária.

A ausculta pulmonar pode ser normal ou com discreta diminuição de murmúrio vesicular e/ou estertoração leve, mesmo na ausência de infecção. O estudo radiológico dos pulmões, com frequência, mostra infiltrado intersticial com padrão nodular difuso, simétrico, muito semelhante àquele observado na tuberculose miliar (Figura 10.10.1). Em fases avançadas, pode-se observar adenopatia hilar. Os níveis séricos de desidrogenase láctica costumam ser normais ou levemente elevados. A tomografia computadorizada pode revelar a presença de micronódulos de 1 a 3 mm de diâmetro, com distribuição perilinfática preferencial, além de nódulos subpleurais.

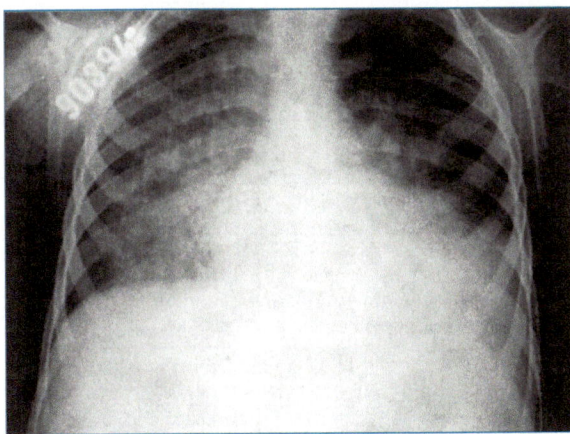

FIGURA 10.10.1 Radiografia de tórax de paciente com hiperplasia linfoide pulmonar.

O diagnóstico definitivo de PIL/HLP só pode ser feito por de biópsia pulmonar. O estudo histológico revela infiltrado intersticial de linfócitos e agregados linfocitários ao redor das vias aéreas. O diagnóstico presuntivo só pode ser feito após a exclusão de outros patógenos capazes de provocar quadro clínico e radiológico semelhante. Não existem, até o momento, estudos controlados sobre eficácia no tratamento da PIL/HLP, embora vários esquemas terapêuticos já tenham sido utilizados e publicados. O uso adequado da TARV reduziu a incidência e a severidade dos casos de PIL/HLP.

Pneumonias bacterianas

Pneumonias bacterianas recorrentes (dois episódios ou mais em dois anos) estão incluídas na definição de casos de aids pediátrica desde a revisão dos critérios de 1987. As infecções adquiridas na comunidade apresentam incidência até cinco vezes maior na criança com aids. Com a maior disponibilidade de esquemas de TARV, observou-se decréscimo de 80% na incidência desses episódios.

O quadro clínico não é diferente do observado entre crianças imunocompetentes, sendo habitualmente composto por febre elevada, tosse, taquipneia e batimento de asas de nariz. A intensidade da imunodeficiência pode acarretar o comprometimento multilobar ou a progressão para bacteremias ou septicemias com maior frequência. A ausculta e o padrão radiológico típicos levam facilmente ao diagnóstico. O *Streptoccocus pneumoniae* (pneumococo) é o agente mais frequentemente encontrado nessas infecções, embora o *Haemophilus influenzae*, outros estreptococos, estafilococos e outras bactérias piogênicas também sejam frequentes. As infecções pneumocócicas costumam ser recorrentes em crianças infectadas pelo HIV.

Ainda que a positividade de hemoculturas seja relativamente baixa, é sempre prudente ter algumas amostras colhidas na tentativa de recuperação do agente antes do início da antibioticoterapia.

As pneumonias bacterianas e, especialmente, a tuberculose podem provocar lesões na parede brônquica, promovendo a instalação de bronquiectasias. Nesse caso, além da alteração da arquitetura pulmonar, existe alteração dos mecanismos de defesa local, instalando-se um ciclo vicioso entre infecção e lesão da parede brônquica.

As vacinas pneumocócica e para Hib são medidas profiláticas eficazes. O uso contínuo de antibióticos, como sulfametoxazol + trimetoprima ou azitromicina, pode ser eficaz na redução de episódios, porém seu uso não está indicado para esse fim. Estudos recentes mostram que não houve maior incidência de infecções bacterianas após a suspensão da profilaxia para pneumocistose e micobacterioses atípicas, em decorrência de recuperação imune.

As crianças infectadas pelo HIV que apresentam disfunção imune mínima e não apresentam neutropenia geralmente respondem ao tratamento de maneira similar às crianças não infectadas pelo HIV. Existem dados conflituosos quanto à morbidade de crianças expostas, mas não infectadas pelo HIV. Estudos em países em desenvolvimento mostram maior mortalidade por pneumonia bacteriana e sepse nessa população em comparação com as crianças que nasceram de mães não infectadas pelo HIV.

TUBERCULOSE

A criança infectada pelo HIV tem probabilidade 5 a 7 vezes maior de desenvolver tuberculose (Tb) que a população em geral. O aparecimento de Tb em crianças infectadas pelo HIV depende basicamente da prevalência da doença na população em geral, especialmente no seu ambiente familiar. Entretanto, diferentemente de infecções por germes oportunistas, a Tb pode acometer crianças sem decréscimo significativo de linfócitos T CD4+. A Tb pode, portanto, ser considerada doença familiar, e a transmissão do M. tuberculosis usualmente parte dos pais ou responsáveis para as crianças.

A progressão para doença é mais frequente no 1º ano após a exposição ao agente, embora a reativação de um foco latente não seja descartada. Na quase totalidade dos casos, a infecção é primariamente pulmonar, embora cerca de 25% das crianças coinfectadas Tb/HIV possam apresentar manifestações extratorácicas, como linfadenopatia cervical, meningite tuberculosa, manifestações ósteo-articulares e abscessos frios (especialmente em região para vertebral).

Em crianças infectadas pelo HIV, a apresentação clínica da Tb pode resultar em um quadro crônico inespecífico. Em nossa experiência, deve-se suspeitar de tuberculose quando a criança apresenta um ou mais dos seguintes sinais e sintomas:

- Febre prolongada de origem indeterminada.
- Perda de peso inexplicável.
- Tosse crônica com ou sem insuficiência respiratória.
- Pneumonia não responsiva à antibioticoterapia convencional.
- Exame radiológico de tórax mostrando padrão micronodular e/ou adenomegalia peri-hilar.

A Tb, nessa população, deve ter diagnóstico e tratamento precoces, uma vez que a doença é capaz de acelerar o curso da infecção pelo HIV pelos seguintes mecanismos:

- A infecção por microbactéria incrementa a replicação do HIV em tecidos por indução do fator kappa-B nuclear, que se liga à região promoter do HIV.
- A ativação do sistema imune promove liberação de citoquinas com consequente elevação da carga viral. Existe ativação local e sistêmica de células mononucleares que expressam HLA-DR, importante fonte de replicação do HIV.
- Observa-se alteração das β-quimoquinas (MIP-1α e RANTES) e seus receptores, o que contribui para a disseminação viral.
- Foi observada indução de apoptose de células T no momento do diagnóstico de tuberculose em crianças, fato que contribui para a redução global de linfócitos T CD4.
- Observa-se uma ampla série de eventos que envolvem ativação celular contínua e irregularidades na produção e na ação de citoquinas e quimoquinas, condições favoráveis para a replicação viral sistêmica e em tecidos.

O diagnóstico definitivo de Tb usualmente depende do isolamento e da identificação do *Mycobacterium tuberculosis* em cultura. O agente deve ser pesquisado em escarro e/ou conteúdo gástrico, lavado broncoalveolar, sangue ou outros sítios. Nas crianças, a baciloscopia apresenta baixa sensibilidade (30 a 60%) e especificidade (50%), razão pela qual postula-se, sempre que possível, a coleta de diversas amostras de escarro, conteúdo gástrico ou lavado broncoalveolar. O achado bacterioscópico de bacilo álcool-acidorresistente (Baar) em secreções ou tecidos é indicativo de tratamento empírico, mas não dispensa a cultura com provas de sensibilidade aos antimicrobianos, especialmente útil em regiões onde há alta incidência de cepas resistentes.

O teste tuberculínico (PPD) mostra-se positivo em cerca de 10 a 30% das crianças infectadas pelo HIV, portanto sua colaboração no diagnóstico é limitada. A vacinação BCG prévia e a anergia decorrente da imunodeficiência prejudicam a interpretação do teste. O Ensaio de Liberação de Interferon-Gama (IGRA) é bastante eficaz para o diagnóstico de Tb latente em adultos, porém o teste apresenta baixa sensibilidade entre crianças que vivem em localidades de alta incidência de Tb, especialmente as mais jovens e aquelas com imunodepressão mais grave. Tanto PPD como IGRA negativos não excluem o diagnóstico. Novas técnicas de amplificação do ácido nucleico (NAATs), incluindo o teste rápido molecular (TRM), têm mostrado excelentes resultados em amostras de escarro e lavado broncoalveolar, entretanto os resultados são precários em amostras de outros sítios, como lavado gástrico e líquido cefalorraquidiano (LCR). Esses testes são especialmente úteis para a identificação de cepas resistentes aos principais quimioterápicos utilizados no tratamento convencional.

O principal diagnóstico diferencial é feito com a PIL/HLP. Crianças acometidas por este complexo são, usualmente, mais velhas, estão em melhor estado clínico e imunológico, e, frequentemente, apresentam aumento do volume das parótidas.

MICOBACTERIOSES ATÍPICAS

Antes da disponibilidade da TARV altamente eficaz as infecções provocadas pelo complexo *Mycobacterium avium* (MAC, composto por espécies como *M. avium*, *M. intracellulare*, *M. paratuberculosis* etc.) correspondiam à segunda doença por agentes oportunistas em frequência nos pacientes pediátricos com aids, perdendo apenas para a pneumocistose. O desenvolvimento da doença está sempre relacionado a um déficit imunológico muito importante, observado em estágios avançados da história natural da aids. Por essa razão, frequentemente existe associação com outras infecções oportunistas, o que dificulta sobremaneira o seu diagnóstico clínico.

O agente, presente na natureza, infecta humanos pelos pulmões ou pelo trato gastrointestinal, e a doença é mais frequentemente resultado de infecção recente do que de reativação de um foco latente.

O acometimento pulmonar é incomum no paciente pediátrico e, quando presente, é muito semelhante ao observado na tuberculose, porém pode-se dizer que a doença é sempre sistêmica, com ataque de múltiplos órgãos. O quadro clínico é, geralmente, composto por febre prolongada, diarreia crônica ou recorrente, dor abdominal frequentemente associada à adenite mesentérica (que pode mimetizar quadros de apendicite), síndrome de má absorção, perda de peso e visceromegalias. Os achados laboratoriais podem incluir anemia severa, leucopenia, plaquetopenia, elevação da fosfatase alcalina e desidrogenase láctica.

O diagnóstico definitivo depende, basicamente, de culturas, que podem ser obtidas por meio da coleta de diversos materiais estéreis, como sangue, medula óssea, fígado, baço, linfonodos etc. A hemocultura é o método menos invasivo e de maior sensibilidade nessa população, com índices de positividade em até 90% dos casos. Ainda que o achado desses agentes em escaro e fezes possa preceder a doença disseminada, não existem dados que sustentam a cultura desses materiais como método diagnóstico ou mesmo possam indicar o uso de profilaxia medicamentosa.

Os achados histológicos em pulmões, fígado etc. são pouco específicos, e o Baar pode ser encontrado no interior de macrófagos, histiócitos ou granulomas pobremente formados.

Novas espécies de micobactérias não tuberculosas vêm sendo descobertas, e já são reconhecidas atualmente mais de uma centena de espécies, nem sempre com comportamento clínico ou virulência semelhante, com algumas diferenças na sensibilidade aos quimioterápicos. A maioria das espécies apresenta sensibilidade à associação de macrolídeos e etambutol, porém acreditamos que o isolamento do agente por culturas ou técnicas moleculares (pouco disponíveis) seja essencial não somente para a confirmação do diagnóstico, mas também para guiar o tratamento. O tratamento deve durar enquanto persistir a imunodeficiência; não existem dados sobre eficácia de profilaxia secundária.

A profilaxia primária com macrolídeos (azitromicina ou claritromicina) está indicada em situações de imunodeficiência severa, como:

- crianças com idade inferior a 1 ano e CD4 inferior a 750 células/mm³;
- crianças com idade entre 1 e 2 anos com CD4 inferior a 500 células/m³;
- crianças com idade entre 2 e 6 anos com CD4 inferior a 75 células/mm³;
- crianças com 6 anos de idade ou mais com CD4 inferior a 50 células/mm³.

PNEUMONITES VIRAIS

As manifestações pulmonares provocadas por infecções por adenovírus, vírus sincicial respiratório (VSR), influenza e parainfluenza, aparentemente frequentes, costumam ser discretas e raramente diagnosticadas. Diversos trabalhos mostram que as infecções por VSR entre crianças infectadas pelo HIV dificilmente produzem as manifestações clínicas típicas da bronquiolite em crianças imunocompetentes. O exame radiológico de tórax geralmente é normal ou mostra padrão intersticial leve, e o leucograma pode ser normal ou mostrar discreta leucocitose. As taxas de mortalidade por pneumonites virais são baixas, exceto quando o quadro é complicado por infecções bacterianas secundárias, que são especialmente frequentes entre crianças com piores condições sanitárias, sociais e nutricionais. As crianças infectadas pelo HIV apresentam incidência de infecções virais 2 a 8 vezes maior que as crianças imunocompetentes, porém a identificação dos agentes é cerca de três vezes inferior (15 contra 45%, nas não infectadas pelo HIV).

Mais de 90% dessa população tem sorologia positiva para CMV. A doença é, portanto, resultado de reativação de uma infecção latente, geralmente associada à imunodepressão grave. O quadro clínico é composto por insuficiência respiratória grave, de instalação aguda, com manifestações clínicas e radiológicas muitas vezes indistinguíveis da pneumocistose, e a coexistência das duas patologias é frequente.

O diagnóstico definitivo de pneumonia por CMV é muito difícil, pois não basta o achado do agente em escarro, secreções ou lavado broncoalveolar. A antigenemia para CMV e os testes moleculares (PCR) podem ser um recurso auxiliar, porém ainda não existe parâmetro estabelecido como preditivo positivo nestes pacientes. Entre os critérios diagnósticos incluem-se:

- culturas positivas para CMV;
- inclusões citomegálicas em células de material obtido por lavado broncoalveolar ou, preferencialmente, biópsia;
- ausência de outros patógenos;
- pneumonite progressiva, com piora clínica e radiológica.

A resposta à terapêutica específica também pode confirmar o diagnóstico.

O vírus do herpes *simplex* (HSV) e o da varicela-zóster (VVZ) também são relatados como causadores de pneumopatias e podem provocar pneumonites com insuficiência respiratória variável. Na ausência de um quadro sistêmico, seu diagnóstico segue os mesmos critérios descritos para o CMV.

O vírus do sarampo pode causar intensa pneumonite com insuficiência respiratória grave e alto índice de mortalidade na vigência de quadro sistêmico. O sarampo pode ter uma evolução particularmente grave em crianças com aids, incluindo formas viscerais com ausência de exantema ou exantemas transitórios.

PNEUMONIA POR *PNEUMOCYSTIS JIROVECI* (PCP)

A pneumonia por *Pneumocystis jiroveci* (PCP – antigamente denominado P. carinii) é a infecção oportunista mais grave e também a mais comum, relatada em 30 a 50% das crianças infectadas pelo HIV sem uso adequado de TARV. A infecção provavelmente se dá por via inalatória, e testes sorológicos demonstram que, aos 4 anos de idade, mais de 80% das crianças já têm evidência de infecção. A evolução para doença requer déficit importante na imunidade celular e, aparentemente, é resultado de uma infecção latente.

Pneumocystis jiroveci é um parasita virtualmente pulmonar, embora já tenha sido recuperado em outros sítios. Desde sua descoberta até o final dos anos 1980, o agente foi classificado como protozoário, com base em suas características morfológicas e sensibilidade aos medicamentos antiprotozoários. A partir de 1988, a análise de seu DNA demonstrou que trata-se de um fungo, ainda que apresente características bem distintas dos fungos clássicos. Com base na análise do RNA ribossomal, identificou-se mais de 50 isoformas de Pneumocystis jiroveccii. Em 20 a 30% dos casos de pneumocistose, múltiplas cepas podem ser responsáveis por coinfecção. Recentes estudos genéticos revelaram sequências de DNA distintas entre cepas de *Pneumocystis jiroveci* coletadas de diversas classes de hospedeiros, resultando em conclusão que a espécie causadora da doença em humanos é distinta.

Pneumonia por *Pneumocystis jiroveci* pode se apresentar com instalação aguda ou subaguda. Geralmente, a criança apresenta quadro febril com marcante dispneia e/ou taquipneia e hipoxemia importantes. A tosse pode estar ausente e, quando presente, costuma ser improdutiva. A ausculta pulmonar é pobre, por vezes denotando apenas diminuição do murmúrio vesicular.

O exame radiológico mostra, na grande maioria dos casos, padrão intersticial difuso (em vidro fosco) e hiperinsuflação, padrão ocasionalmente observado na síndrome da angústia respiratória do adulto e na bronquiolite (Figura 10.10.2). Padrões radiológicos atípicos podem ocorrer em 5 a 10% dos pacientes, como condensação lobar, derrame pleural, cavitações etc. A gasometria arterial revela baixa tensão de oxigênio e há elevação dos níveis plasmáticos de desidrogenase láctica, geralmente superior a 500 UI/L

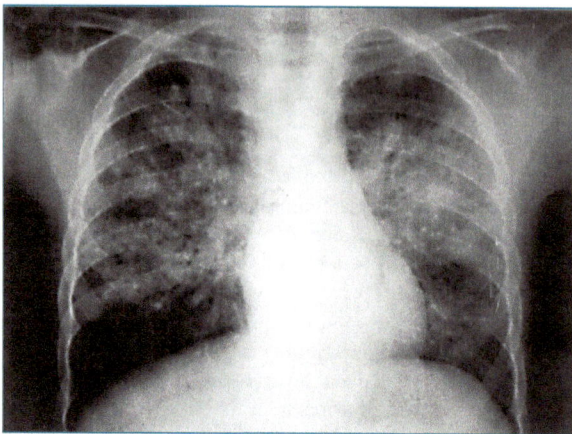

FIGURA 10.10.2 Radiografia de tórax de paciente com pneumonia por *P. jiroveci.*

O diagnóstico definitivo requer visualização direta do agente por meio de biópsia pulmonar ou secreções respiratórias como escarro ou lavado broncoalveolar. Outros testes incluem provas de imunofluorescência ou identificação de DNA.

Várias são as vezes em que o paciente não se encontra em condições clínicas satisfatórias para a realização dos testes para diagnóstico definitivo. Nesses casos, deve-se optar pela prova terapêutica, situação em que a pesquisa deste e de outros agentes deve ser realizada assim que possível.

Preconiza-se profilaxia contra pneumocistose sempre que a contagem de linfócitos CD4+ estiver abaixo de 20% do total esperado para a idade (profilaxia primária) ou após um episódio da doença (profilaxia secundária). Nesses casos, utiliza-se sulfametoxazol + trimetoprima, na dosagem de 25 mg/kg/dia de sulfa, 3 a 7 dias por semanas divididos em uma ou duas tomadas diárias. Recomenda-se a profilaxia primária a partir do segundo mês de vida até o final do primeiro ano, período em que a doença é particularmente mais frequente. Estudos recentes indicam que a profilaxia reduz a mortalidade em 43% e a morbidade em 23% entre crianças infectadas pelo HIV em qualquer faixa etária.

INFECÇÕES FÚNGICAS

A doença por *Cryptococcus neoformans* pode ser resultado de reativação de infecção pregressa ou de infecção recente. A manifestação clínica mais frequente é a meningite, e os pulmões, normalmente, são acometidos apenas em casos de infecção disseminada. O quadro pulmonar é composto de pneumonia intersticial, adenopatia intratorácica, com insuficiência respiratória discreta, tosse produtiva e febre. São descritos casos assintomáticos ou oligossintomáticos, nos quais o diagnóstico é um achado de biópsia de nódulo pulmonar observado em estudos radiológicos. O agente pode ser recuperado em escarro, sangue ou líquido cefalorraquidiano.

Outros agentes, como *Histoplasma capsulatum, Aspergillus* sp. e *Candida* geralmente provocam manifestações pulmonares apenas no curso de infecções sistêmicas. Os critérios diagnósticos são os mesmos observados na criptococose.

SÍNDROME INFLAMATÓRIA DA RECONSTITUIÇÃO IMUNE (SIRI)

Pode ocorrer semanas ou meses após o início de terapia antirretroviral potente, quando existe recuperação da imunidade associada a piora (paradoxal) de uma infecção por germe oportunista não diagnosticada previamente, ou já em tratamento. Nos casos em que a terapia antirretroviral causa uma queda rápida e acentuada da carga viral com consequente elevação da contagem de linfócitos CD4, são frequentes as exacerbações clínicas e radiológicas de infecções pulmonares não diagnosticadas previamente, especialmente aquelas causadas por micobactérias. Nas crianças com diagnóstico confirmado (ou altamente sugestivo) de tuberculose, deve-se iniciar o tratamento da micobacteriose 1 a 2 meses antes da troca (ou do início) da terapia antirretroviral, para redução da morbimortalidade associada à SIRI.

NEOPLASIAS

De maneira geral, os processos malignos são raros na infância, porém sabe-se que a infecção pelo HIV pode favorecer sua incidência. O tratamento antirretroviral e consequente maior sobrevida das crianças infectadas elevam o risco do desenvolvimento de neoplasias, que acometem cerca de 2,5% desses pacientes. Os tumores mais frequentes são: linfoma não Hodgkin, sarcoma de Kaposi, leiomiossarcoma e linfoma de Hodgkin. Nos casos de linfomas, o comprometimento torácico é frequente, mas raramente é a topografia de maior repercussão clínica; nos raros casos de sarcoma de Kaposi, o envolvimento ganglionar é frequente e o pulmão pode ser acometido em até 25% dos casos.

O exame radiológico pode demonstrar derrame pleural, adenopatia hilar ou mediastinal ou alterações do parênquima, que incluem reforço das linhas septais ou infiltrados nodulares únicos ou múltiplos.

Em qualquer dos casos, o diagnóstico só pode ser feito por meio de estudos histopatológicos de pleura, gânglios ou parênquima pulmonar, realizados, preferencialmente, a "céu aberto".

ALTERAÇÕES DO SISTEMA DIGESTIVO

As alterações gastrointestinais em crianças com infecção pelo HIV podem estar presentes em mais de 50% dos pacientes, a frequência depende do grau de imunodeficiência e das condições socioeconômicas. A doença do trato digestivo é responsável pela má absorção de nutrientes, alterações metabólicas, inflamação crônica e desnutrição severa.

Em estudos recentes, observa-se que a fusão do HIV nas células do trato digestivo pode ser por meio do correceptor CCR5 e galactosil ceramida, e não do CXCR4, pois na infecção primária de mucosa intestinal, os vírus expressam fenótipo R5. Entre adultos observa-se que até 60% da mucosa GALT (tecido linfoide associado à mucosa gastrointestinal) é destruído após a infecção aguda pelo HIV. Acredita-se que a perda de linfócitos no intestino é muito mais rápida e intensa do que no sangue periférico. Nos últimos anos, estudos observaram a importância da ativação imunológica crônica na evolução da infecção pelo HIV e a associação desta com a progressão da doença. A subpopulação de linfócito T CD4- -Th17 exerce papel fundamental na regulação da resposta imune da mucosa intestinal contra, principalmente, os patógenos extracelulares. Acredita-se que a sua depleção, durante a infecção pelo HIV, causa dano na estrutura da mucosa intestinal, favorece a translocação bacteriana e a ativação imune. A translocação bacteriana do trato gastrointestinal é a principal causa da ativação imune crônica e do processo inflamatório. A translocação bacteriana causa inflamação e hiperativação da imunidade da mucosa, dano na integridade da mucosa intestinal, perda de células T CD4 e alteração da flora intestinal. A ativação crônica e patológica é o fator-chave na progressão para a aids.

Com o avanço da imunodeficiência, a disfunção da célula epitelial da mucosa intestinal, a depleção de linfócitos, citocinas e células secretoras deixa o trato digestivo muito suscetível às infecções oportunistas. A disfunção celular também afeta a acidez do trato digestivo alto, principalmente do estômago, onde é diminuída, favorecendo a ascensão dos agentes microbianos que normalmente habitam o trato digestivo baixo.

O paciente pode apresentar desde sintomas vagos até quadros clínicos graves, mas a doença diarreica é a manifestação clínica mais observada. Os dados sugerem que os sintomas clínicos e o dano do trato digestivo estão diretamente relacionados com a presença do vírus HIV na mucosa. A coinfecção por bactérias, fungos, CMV, protozoários e helmintos corroboram para a disfunção do trato digestivo das crianças portadoras de HIV. A coinfecção é considerada um fator importante que contribui para a ativação imune e a translocação bacteriana nos pacientes infectados.

MANIFESTAÇÕES ORAIS

Os agentes mais encontrados como causadores de lesões orofaríngeas são *Candida* sp., herpesvírus e CMV.

A candidíase oral recorrente e de difícil tratamento acomete áreas extensas da mucosa bucal, é a lesão orofaríngea mais encontrada nos pacientes pediátricos (Figura 10.10.3) e é indicativa de imunossupressão severa (categoria clínica C). A criança pode apresentar dor e recusa alimentar, o que pode levar a distúrbio hidroeletrolítico e até a perda de peso.

Outra lesão que ocorre com certa frequência é a causada por herpes *simplex* vírus (VHS). Na maioria das vezes, comporta-se como em crianças não portadoras de HIV, porém nas crianças com imunidade comprometida, este processo pode ser mais extenso com evolução mais prolongada. O quadro clínico é composto basicamente de dor, pequenas lesões ulcerativas na língua e na mucosa bucal, com consequente dificuldade para se alimentar, o que pode acarretar perda ponderal e até desequilíbrio metabólico grave.

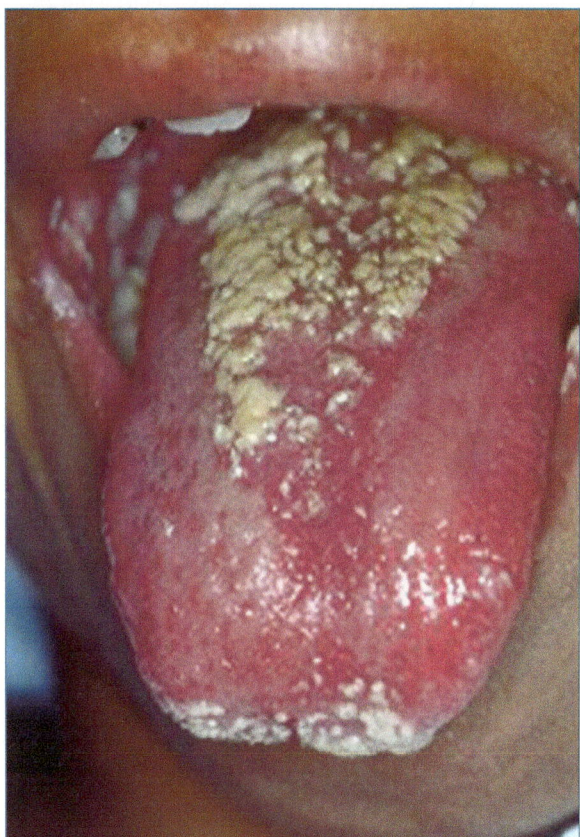

FIGURA 10.10.3 Candidíase oral.

A leucoplasia pilosa, lesão associada ao EBV, diferentemente do que ocorre com os adultos, não é uma lesão encontrada com frequência em crianças nos primeiros anos de vida, mas com a maior sobrevida das crianças e o aumento do número de adolescentes em acompanhamento atualmente, essa lesão pode ser observada com maior frequência.

Infecções bacterianas como úlcera necrosante e abscesso por bactérias aeróbias ou anaeróbias, normalmente secundárias, ocorrem, na maioria das vezes, associadas a baixas condições higiênicas e má conservação dentária (Figura 10.10.4).

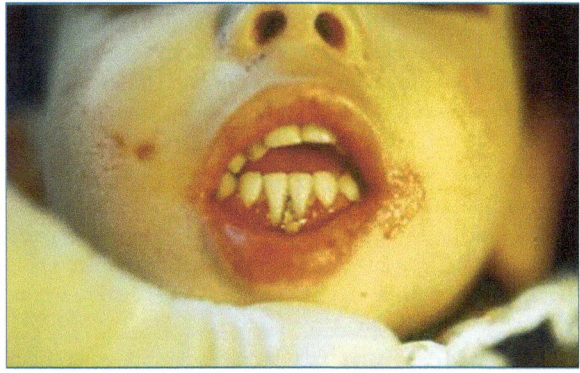

FIGURA 10.10.4 Gengivoestomatite ulcerativa necrosante aguda.

PARÓTIDAS

Antes da disponibilidade da TARV combinada a hipertrofia de parótidas era observada em quase 1/3 das crianças infectadas por transmissão vertical. Atualmente, é um agravo relativamente infrequente. As parótidas apresentam aumento insidioso, uni ou bilateral, e doloroso na fase inicial. Este processo pode evoluir, de forma crônica, por meses ou anos. A consistência da glândula pode ser fibroelástica no início, com possível evolução para pétrea no decorrer do tempo. A patogênese da lesão é incerta, sendo frequente a associação de hiperplasia linfoide pulmonar com hipertrofia crônica de parótidas, o que indica a mesma etiologia para ambas as patologias; alguns estudos sugerem a coinfecção do HIV com o EBV.

A hipertrofia das glândulas parótidas pode evoluir com período de exacerbação e involução, já a diminuição rápida das glândulas pode ser indicação do avanço da imunodeficiência. A alteração anatômica observada nas parótidas favorece maior incidência de infecções bacterianas secundárias, provocando quadros febris, com sinais flogísticos locais e formação de abscessos (Figura 10.10.5).

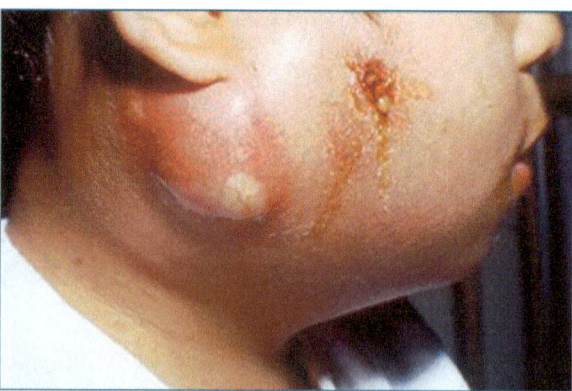

FIGURA 10.10.5 Hipertrofia crônica de parótidas com parotidite bacteriana.

MANIFESTAÇÕES ESOFÁGICAS

Queixa de disfagia e odinofagia está presente em cerca de 10% dos pacientes com aids. Nas crianças mais novas, é difícil estimar qual a exata frequência desses sintomas, pela dificuldade de expressão nessa faixa etária. Normalmente, a disfagia, os vômitos e a odinofagia são acompanhadas de perda de peso, o que pode agravar uma desnutrição preexistente.

A etiologia do comprometimento esofágico é, usualmente, infecciosa, sendo a *C. albicans*, o VHS e o CMV os agentes mais encontrados e os sintomas apresentados por eles são semelhantes, portanto é fundamental o achado do agente para que se possa instituir o tratamento específico.

A candidíase esofágica normalmente é associada à candidíase oral, porém a ausência de lesão orofaríngea não afasta a presença deste agente no esôfago, portanto a endoscopia digestiva alta com biópsia e cultura para fungo é a forma mais segura de obter o diagnóstico definitivo.

Além da odinofagia e da disfagia acredita-se que a dor retroesternal seja uma característica da infecção esofagiana por outros vírus, como CMV e VHS. Nesses casos, raramente as lesões esofagianas são associadas com lesões de orofaringe. Na endoscopia digestiva alta observam-se lesões ulcerativas, de tamanhos variados, muitas acompanhadas de sangramento local. O estudo histopatológico é imprescindível para estabelecer o diagnóstico definitivo.

MANIFESTAÇÕES GÁSTRICAS

Existem poucos estudos específicos sobre alteração gástrica em crianças com infecção pelo HIV. As referências feitas são em relação à úlcera de estresse, à provável infecção por CMV e ao processo neoplásico. Os sintomas são vagos, como epigastralgia, náuseas, vômitos e dor à ingesta. O diagnóstico é feito por endoscopia digestiva alta com biópsia e culturas específicas. O tratamento de úlcera de estresse é feito com a retirada da causa de origem, dieta apropriada e antagonista de receptor H2. Sem dúvida, o uso contínuo de grande número de medicações favorece o aparecimento de queixas gástricas, mas prescrição de antiácidos deve ser cautelosa, pois a absorção de alguns antirretrovirais é prejudicada com a alteração da acidez gástrica. Em razão da queda de acidez e da disfunção celular no estomago, não é raro encontrar parasitos intestinais no local, o mais frequente é o *Strongiloides stercoralis*.

MANIFESTAÇÕES INTESTINAIS

As mais observadas são: diarreia; dor abdominal; anorexia; e perda de peso. A diarreia crônica é, sem dúvida, a manifestação clínica mais encontrada, presente em mais de 50% das crianças e uma das principais causas de internação em decorrência de distúrbios hidroeletrolíticos por ela provocados. A doença diarreica recorrente ou crônica pode ser a manifestação de enteropatias relacionadas ao HIV.

Estudos sugerem que a doença diarreica relacionada ao HIV é desencadeada pelo aumento de permeabilidade da mucosa intestinal, em virtude da apoptose da célula epitelial, da interrupção da função intercelular e da perda de integridade celular. Estudo recente demonstrou que a perda de linfócito T CD4+ no compartimento de mucosa é maior em relação à do sangue periférico, e a recuperação é mais lenta com o uso de antirretrovirais. A produção de Ig-A secretora é consideravelmente menor nos pacientes com aids.

Alterações imunológicas, intercorrências infecciosas frequentes e desnutrição contribuem para menor velocidade de mitose celular e aumentam a atrofia da mucosa intestinal causando má absorção de nutrientes e perda de líquido. Os processos inflamatórios persistentes na mucosa intestinal favorecem a translocação microbiana, aumentam incidência de outros processos infecciosos e hipersensibilidades alimentares.

A etiologia infecciosa é determinada em cerca de 50% dos casos de diarreia crônica ou recorrente. Os agentes encontrados com maior frequência são aqueles habituais causadores de diarreia, como bactérias dos gêneros *Salmonella*, *Shighella*, *E. coli*, além de outros como giárdia, amebas e *S. stercoralis*.

Alguns agentes considerados oportunistas são encontrados nos pacientes que apresentam imunossupressão grave, como *Cryptosporodium* sp., *Isospora belli*, *Microsporidium* spp., micobactérias não tuberculosas e CMV. Estudos apontam criptosporidíase como a causa oportunista mais encontrada nas crianças com aids. Em nossa experiência no Instituto de Infectologia Emílio Ribas, os agentes mais encontrados, em um estudo abrangendo 140 amostras de material fecal de 82 crianças, foram: *Cryptosporidium* sp., *E. coli* enteropatogênica, *Giardia lamblia*, *Salmonella* sp., *Shigella* sp., *Campylobacter* sp., *Ascaris lumbricoides*, *Entamoeba* sp., bacilo álcool-acidorresistente, *Isospora belli*, *T. trichiura* e *S. stercoralis*. O exame parasitológico de rotina e a pesquisa de agentes oportunistas são importantes para o diagnóstico, o tratamento e o acompanhamento da evolução clínica dos pacientes.

Em um estudo comparativo entre crianças infectadas pelo HIV com e sem manifestações diarreicas, observou-se que esses agentes, com exceção do *Cryptosporidium* sp., podem ser encontrados em até 49% das crianças sem diarreia, comprovando que a presença de diarreia crônica está diretamente relacionada ao estado nutricional e imunológico do paciente.

O agente mais encontrado nas colites é o CMV, que pode causar ulcerações de mucosa e até perfuração de alças intestinais. As manifestações clínicas mais frequentes são dor e distensão abdominal, febre e diarreia com muco e sangue, quase sempre em estágios avançados da imunossupressão. Frequentemente, as manifestações intestinais da citomegalovirose são acompanhadas de outras apresentações clínicas: coriorretinite; esofagite; pneumonite; encefalites; e miocardite. Em razão da dificuldade de realização de colonoscopia nas crianças de tenra idade, muitas vezes pela precária condição clínica, a prova terapêutica está indicada. Além da apresentação clínica, o diagnóstico laboratorial da citomegalovirose pode ser estabelecido com a pesquisa de antigenemia pp-65 do CMV ou com a PCR no sangue, líquor e matera de biópsias.

O intestino grosso também pode ser acometido por *Mycobacterium tuberculosis* e micobactérias atípicas. Os sinais e sintomas mais observados são dor abdominal, diarreia com muco e sangue, sudorese noturna e febre prolongada. As micobacterioses intestinais são doenças muito graves que acometem pacientes com imunossupressão severa (CD4 < 50 células) e são responsáveis pelo sangramento intestinal de grande monte, pela perfuração e pela peritonite. Frequentemente, a doença é sistêmica, com acometimento de outros órgãos.

O tratamento de suporte para crianças com aids e diarreia inclui a manutenção do equilíbrio hidroeletrolítico e o suporte dietético, que estará na dependência da idade e do estado nutricional prévio da criança. Em razão da etiologia multifatorial dos processos diarreicos nessa população, e também à demora na sua recuperação, a resposta ao tratamento de suporte pode levar um tempo maior que o observado em crianças sem aids. A utilização regular e adequada de antirretrovirais, com recuperação de sistema imune, é considerada a medida mais importante no manejo da enteropatia relacionada ao HIV.

ALTERAÇÕES HEPÁTICAS

O fígado é um órgão de acometimento precoce na infecção pelo HIV; já nas fases iniciais, 80% das crianças apresentam hepatomegalia, que acompanha a evolução clínica das crianças de forma insidiosa; na maioria das vezes, porém, na dosagem de enzimas hepáticas constata-se alterações em cerca de 86% dos casos. A fosfatase alcalina é a enzima que se altera com maior frequência, porém outras como ALT, AST e gama-GT também podem apresentar alterações. As elevações de bilirrubinas não são frequentes.

Na maioria das vezes, as alterações histopatológicas são inespecíficas, como esteatose, hiperplasia de células de Kupffer, infiltrado inflamatório portal e periportal, portanto é difícil correlacioná-las com os agentes etiológicos específicos. Autores têm postulado o envolvimento do HIV nesses achados inespecíficos, já que o agente foi encontrado em tecido hepático por meio de microscopia eletrônica.

Além do HIV, outros processos infecciosos também podem estar presentes no fígado, variando em frequência com a faixa etária, o estado imunológico e a situação epidemiológica. Normalmente, os processos infecciosos presentes no fígado coexistem em outros sítios, como pulmões, SNC e sistema reticuloendotelial. Os agentes mais encontrados são EBV, CMV, *Mycobacterium tuberculosis* (e outros não tuberculosis), *Cryptococcus neoformans*, vírus da hepatite B (VHB) e da hepatite C (VHC) (Figuras 10.10.6 e 10.10.7).

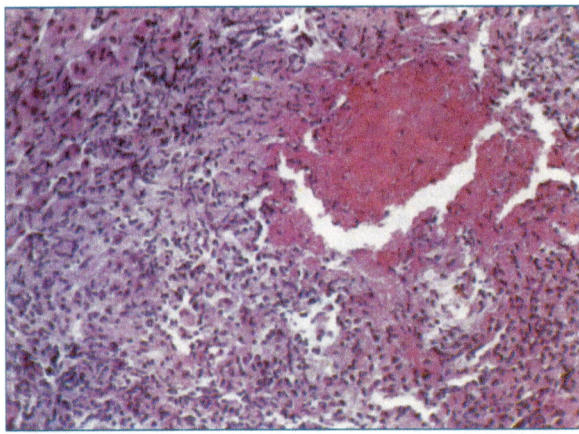

FIGURA 10.10.6 Corte histológico de fígado mostrando granuloma bem formado por *M. tuberculosis*.

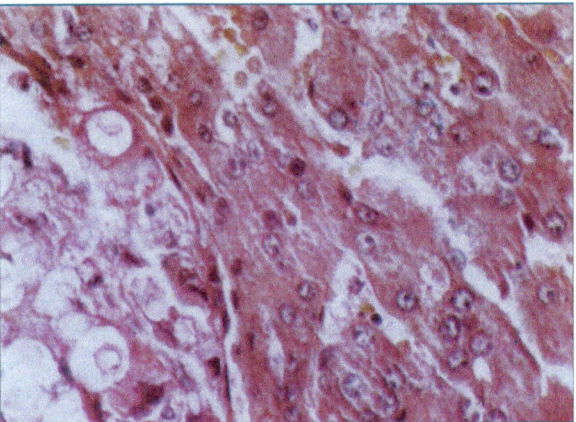

FIGURA 10.10.7 Corte histológico de fígado mostrando criptococose hepática.

Com o uso cada vez mais frequente de antirretrovirais combinados, especialmente os inibidores de proteases, que apresentam hepatotoxicidade como efeito adverso mais importante, as hepatopatias medicamentosas aumentaram consideravelmente nos últimos anos. Mas, sem dúvida, outros fatores contribuíram, como o uso concomitante de outras drogas hepatotóxicas, de substâncias ilícitas, a coinfecção com outros vírus hepatotrópicos, além da maior sobrevida dos pacientes.

A colangite crônica é a outra alteração hepática observada com números crescentes, mais comuns nos pacientes no estágio avançada de imunossupressão. A icterícia e a dor abdominal são as queixas mais encontradas. Além dos fatores conhecidos que favorecem a doença nos pacientes não portadores de HIV, alguns estudos indicam a possibilidade de coinfecção com CMV e criptosporidíase.

NEFROPATIAS ASSOCIADAS AO HIV

Com o a maior sobrevida dos pacientes pediátricos com aids, nota-se o aumento do risco de desenvolvimento de algumas complicações renais relacionadas com a imunossupressão crônica e o uso de medicamentos potencialmente nefrotóxicos por períodos prolongados. As nefropatias podem ocorrer em qualquer estágio da infecção pelo HIV. As doenças renais incluem: nefropatia associada ao HIV; doenças renais por deposição de imunocomplexos; nefrotoxicidade por drogas; e doenças renais relacionadas com comorbidades como hepatite C, diabetes e hipertensão arterial.

A patogênese das nefropatias associadas ao HIV ainda não está bem esclarecida, o conhecimento atual considera a replicação viral e a imunossupressão crônica fatores desencadeantes importantes. Os rins também são reservatórios do HIV. Outro fator de risco relacionado à nefropatia é a suscetibilidade genética. Estudos observaram que os pacientes de raça negra, ascendências africanas e portadores de polimorfismo de enzima conversora de angiotensina apresentam maior probabilidade de desenvolverem alterações renais. Estudos demonstraram a presença do vírus nas células epiteliais tubulares e podócitos nas nefropatias associadas ao HIV, e os rins podem atuar como reservatório potencial do vírus. O HIV induz efeito citopático nas células, além de apoptose mediada por proteínas virais. As respostas do hospedeiro, mediadas pelo aumento de quimoquinas e pela liberação de citoquinas, corroboram para perdurar o processo inflamatório e promovem a inflamação tubulointersticial, lesão característica relacionada à infecção pelo HIV. A alteração morfológica característica observada no estudo histopatológico do tecido renal é glomeruloesclerose segmentar focal, com alterações tubulointersticiais microcísticas, dilatação tubular proeminente e inflamação intersticial.

Além destas, outras condições podem favorecer a nefropatia associada ao HIV:

- **Infecções oportunistas:** causadas por CMV, micobactérias, fungos (como criptococos e *Candida* sp.), e a coinfecção com os vírus das hepatites B e C.
- **Drogas nefrotóxicas:** anfotericina B, aminoglicosídeos e os antivirais, como o foscarnet, podem causar necrose tubular aguda; a sulfadiazina e o aciclovir podem causar cristalúria e obstrução intrarrenal. Entre os antirretrovirais

disponíveis atualmente, sem dúvida, o tenofovir é o mais associado à nefrotoxicidade.

- **Neoplasias comumente observadas nos pacientes com aids:** linfomas e sarcomas de Kaposi podem alterar as estruturas anatômicas e as funções fisiológicas, contribuindo para os distúrbios renais.
- **Alterações hemodinâmicas:** hipo e hipervolemia, hipoxemia, anemia recorrente, insuficiência cardíaca congestiva e queda de volume do fluido extracelular (causada pelo vômito, pela diarreia, pela sepse) – intercorrências observadas com frequência nas crianças infectadas pelo HIV – podem levar a insuficiência pré-renal/renal e à necrose tubular aguda.
- **Distúrbios vasculares:** vasculites, microangiopatias trombóticas relacionadas à infecção pelo HIV, associadas ao uso prolongado de antirretrovirais, o que favorece o aparecimento de doenças cardiovasculares, diabetes *mellitus* e rabdomiólise, atuam como fatores coadjuvantes nas nefropatias associadas ao HIV.

As manifestações clínicas são inespecíficas, muitas vezes, subclínicas, colaborando para o retardo do diagnóstico. No aspecto clínico, as nefropatias associadas ao HIV podem ser agrupadas em:

- **Glomerulopatias:** Os pacientes, em geral, apresentam proteinúria de grau variável; aumento de creatinina sérica; hipoalbuminemia; hematúria; azotemia; sem comprometimento significativo do estado geral. Edema e hipertensão arterial são observados na fase mais avançada da doença. No estudo histopatológico, as alterações mais frequentemente observadas são: glomeruloesclerose segmentar focal e hiperplasia mesangial. A glomerulopatia não diagnosticada ou tratada pode evoluir para síndrome nefrótica e para doença renal crônica. Acredita-se que o principal responsável seja o próprio HIV.
- **Disfunção tubular:** As crianças com maior grau de distúrbio no nível tubular apresentam desequilíbrios hidroeletrolíticos, como hiponatremia, acidose metabólica, hipopotassemia, hipomagnesemia e outros. A nefrotoxicidade por drogas e os fenômenos isquêmicos, sem sombra de dúvida, são os principais responsáveis por essas alterações.
- **Insuficiência renal aguda:** Como consequência grave de necrose tubular aguda decorrente da hipotensão súbita, da sepse, dos distúrbios metabólicos, da insuficiência respiratória e das doses elevadas de drogas nefrotóxicas. Azotemia e oligúria com deterioração rápida de funções renais são observadas. O prognóstico é ruim, porém as alterações das funções renais são reversíveis se o diagnóstico for precoce e houver pronto tratamento.

ALTERAÇÕES NEUROLÓGICAS

Sem o uso de TARV adequada, as alterações neurológicas podem estar presentes em até 90% das crianças infectadas pelo HIV. Os achados variam com a viremia, o período da vida em que ocorreu a infecção, o estado imunológico e os fatores genéticos e ambientais. As manifestações neurológicas precoces estão relacionadas com um prognóstico mais reservado e com a pior qualidade de vida.

O sistema nervoso central é considerado um dos santuários do HIV na infecção, a capacidade do vírus para causar a doença no SNC sugere que ele pode replicar e persistir no sistema nervoso central, com limitada interferência da TARV.

A partícula viral foi identificada nos macrófagos e nas micróglias de origem cerebral, e no líquor. Estudos observaram que, nos pacientes que apresentam sintomas neurológicos, os anticorpos específicos para HIV são detectados no líquor e o vírus isolado tende a apresentar maior tropismo pelo macrófago que o HIV encontrado no plasma do sangue periférico. Portanto, a replicação do vírus pode ser compartimentalizada no SNC. A escolha de um antirretroviral que atinja melhor concentração no SNC é uma arma importante no controle da replicação viral, e também para retardar a evolução da encefalopatia nas crianças com aids.

A entrada do HIV no sistema nervoso central, provavelmente acontece por meio dos monócitos e macrófagos infectados, que atravessam a barreira hematoencefálica e disseminam a infecção para os macrófagos perivasculares. Com frequência as partículas virais encontradas no cérebro têm predominantemente tropismo por CCR5, sugerindo que a penetração no SNC é mediada por monócitos ativados por lipopolissacarídeos. Essas partículas podem permanecer no cérebro por longo tempo, formando subgrupo geneticamente diferente do restante do organismo. A replicação do HIV ocorre principalmente nos macrófagos e micróglias; os astrócitos também podem ser infectados pelo HIV. Posteriormente, o HIV invade a proliferação de células neurais progenitoras, o que apoia o conceito de que a replicação viral é amplificada em cérebros imaturos ou em desenvolvimento.

Uma característica neuropatológica da infecção pelo HIV é a criação de células gigantes multinucleares, formadas pela fusão de macrófagos e micróglias, infectadas ou não; localizam-se nas áreas perivasculares, com predileção pelos gânglios da base. Sem dúvida, a consequência mais significativa da infecção do HIV no SNC é a apoptose neuronal mediada pelos macrófagos e micróglias infectados e ativados; possivelmente, a proteína viral também corrobora para este fenômeno. O desequilíbrio na expressão tanto de quimiocinas quanto de seus receptores na infecção viral pode contribuir para dano cerebral.

Além das infecções e neoplasias decorrentes da imunodeficiência da aids, a infecção pelo HIV no SNC pode resultar em um quadro denominado "encefalopatia pelo HIV", descrito em pelo menos 18% das crianças infectadas. De acordo com os CDC (Centros de Controle e Prevenção de Doenças), o diagnóstico de encefalopatia pelo HIV requer a presença de pelo menos um dos seguintes distúrbios, com duração maior que 2 meses:

- Dificuldade na aquisição de marcos de desenvolvimento ou perda na habilidade intelectual revelada por testes de desenvolvimento neuropsicomotor.
- Crescimento cerebral inadequado (ou microcefalia) demonstrada pela aferição da circunferência craniana ou atrofia cerebral relatada em exames de imagens, como tomografia computadorizada ou ressonância magnética.
- *Déficit* motor adquirido, manifesto por dois ou mais dos seguintes achados: paresias, reflexos patológicos, ataxia ou distúrbios da marcha.

Até 14% das crianças infectadas pelo HIV podem apresentar **epilepsia** como consequência direta da ação do vírus, ou secundária a um agravo associado à imunodeficiência. Crises focais são mais frequentes que as generalizadas na população pediátrica.

Acidentes vasculares cerebrais são reportados em cerca de 2,5% das crianças, embora achados de necrópsias revelem que até 36% das crianças possam apresentar tais fenômenos. Tais lesões podem ter origem em vasculites provocadas por agentes oportunistas, tromboembolismo ou coagulopatias; entretanto, a principal causa é a vasculopatia associada ao HIV. Nessa situação, nota-se o acometimento de vasos de médio calibre e os achados radiológicos incluem estenoses, oclusões ou aneurismas, sem outra causa identificada. Esses sinais são decorrentes da ação direta do vírus na camada muscular e endotélio dos vasos, resultando em disfunção endotelial, fibrose, estreitamento ou perda da camada muscular e hiperplasia da parede vascular, com consequentes alterações estruturais (estenose, oclusão ou dilatação) dos vasos. Fenômenos autoimunes ou inflamatórios em resposta à infecção pelo HIV podem contribuir para o surgimento dessas lesões. Danos vasculares também podem ser provocados pelos elevados níveis de triglicérides e colesterol associados à inflamação crônica e também ao uso prolongado de medicamentos antirretrovirais, especialmente os inibidores da protease. É importante salientar que, embora a maioria das crianças apresente quadros clínicos clássicos de acidentes vasculares cerebrais, com alterações motoras de instalação súbita, outras crianças podem apresentar quadros silenciosos e de instalação lenta, compostos por alterações de comportamento ou dificuldades cognitivas.

LESÕES DERMATOLÓGICAS VIRAIS
HERPES *SIMPLEX*

Mais de 20% das crianças infectadas pelo HIV apresentam infecção pelo vírus herpes *simplex* (VHS). A infecção orolabial geralmente se manifesta por erupção vesicular dolorosa em lábios, língua, faringe ou mucosa oral. A primoinfecção costuma ter apresentação clínica mais exuberante, com lesões mais extensas, frequentemente ultrapassando a zona de transição cutaneomucosa. Apesar da alta prevalência da infecção, a frequência e a evolução dos episódios variam em relação direta com o grau de imunodeficiência. Enquanto a contagem de linfócitos CD4+ é superior a 400 células/mm³, somente 13% das lesões ulcerativas são causadas por VHS. Já quando essa contagem é inferior a 50 células/mm³, 58% das ulcerações contêm VHS. Em estágios avançados da imunodeficiência, pode-se observar intensificação da gravidade, da extensão e da duração dos sintomas, com formação de amplas lesões ulceradas, evolução prolongada (maior que 30 dias), e até mesmo disseminação visceral.

As lesões genitais são raras em crianças e habitualmente apresentam a mesma evolução das orolabiais. Em estágios avançados da aids, é comum o aparecimento de lesões novas semanas após o início do quadro, com contínua destruição tecidual, disseminação persistente do vírus e intensa dor local. As lesões dermatológicas podem estar localizadas em ânus, reto, vagina, vulva ou pênis. A evolução das lesões pode mostrar extensão além da zona de transição cutaneomucosa, comprometendo vastas áreas do períneo e estendendo-se pela prega glútea até envolver a área que recobre o sacro.

VARICELA-ZÓSTER

A infecção primária pelo vírus varicela-zóster (VVZ) geralmente acontece na infância e produz a varicela, considerada uma doença benigna, que pode acometer crianças infectadas pelo HIV durante qualquer fase da história natural da aids. A recorrência da infecção se dá como o herpes-zóster e ocorre nos indivíduos com aids em uma frequência sete vezes maior que na população em geral. Diferente do que se observa entre crianças com outros distúrbios da imunidade, como a leucemia, a varicela costuma ter evolução normal, e a cicatrização das lesões se dá em até 10 dias após o início do quadro entre as crianças infectadas pelo HIV. São elementos que indicam pior prognóstico:

- Aparecimento de lesões (vesículas) novas após o sexto dia de evolução do quadro.

- Aparecimento de vesículas com conteúdo sanguinolento (varicela hemorrágica).

- Sinais de disseminação visceral com comprometimento de SNC, do fígado, dos pulmões etc.

O herpes-zóster (Figura 10.10.8) pode ser a primeira manifestação da infecção pelo VVZ em crianças. Geralmente, inicia-se com dor radicular e é acompanhado por exantema eritematoso, localizado ou segmentar, que cobre 1 a 3 dermátomos. Após um período de 7 a 10 dias, as lesões devem evoluir para a cicatrização. Dependendo da imunidade do hospedeiro, pode haver disseminação do VVZ em pele ou vísceras, como fígado, pulmões e SNC. Em situações de imunodeficiência grave, as lesões cutâneas tendem a ser mais profundas, extensas e dolorosas, formando ulcerações de cicatrização lenta. A disseminação cutânea produz quadro semelhante ao da varicela (sem o polimorfismo regional), com lesões congruentes em vários dermátomos do corpo.

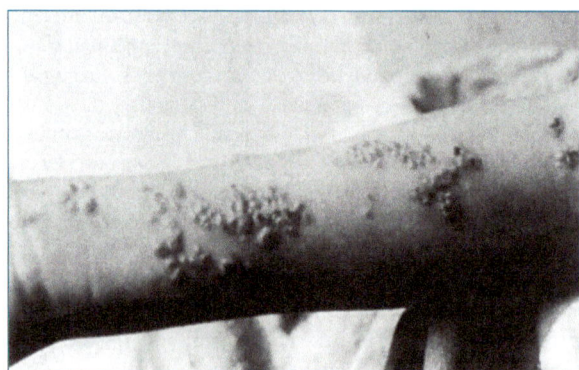

FIGURA 10.10.8 Lesão cutânea de herpes-zóster.

Verrugas anogenitais

Verrugas anogenitais (VAG), venéreas ou condiloma acuminado são denominações utilizadas para determinar lesões cutâneas causadas por um vírus do grupo papovavírus, o papilomavírus humano (HPV). Tais lesões são tumores benignos ou proliferação de epitélio queratinizado ou mucoso, de coloração rósea, hipo ou hiperpigmentado em relação à pele sã. Podem ser sésseis ou pediculados, monomórficos e isolados ou polimórficos e confluentes, formando, por vezes, exuberantes lesões carnosas, com aspecto de couve-flor. Sabe-se, porém, que o sistema imune tem papel proeminente na

determinação de extensão da lesão. A incidência de VAG tem aumentado muito entre adultos, e esse aumento tem se refletido na população pediátrica. Ainda que a principal via de transmissão do vírus seja o contato sexual, outras vias têm sido cogitadas. As VAG são, mais frequentemente, encontradas em região perineal, embora possam estar presentes na boca, na laringe, na conjuntiva, no dorso, nos membros superiores, na vagina, na uretra, na bexiga, no reto e no umbigo. São, geralmente, assintomáticas ou produzem prurido, ardor, presença de secreções, dificuldade na evacuação.

Como o DNA dos HPV já foi detectado em uma série de neoplasias epiteliais humanas, lesões atípicas, com crescimento exagerado, alterações na coloração ou persistentes devem sempre ser biopsiadas. A regressão espontânea do quadro foi descrita, quando há recuperação da função imune.

Molusco contagioso

A infecção por um poxvírus-DNA causa lesões verrucosas, circulares, de diâmetros variados, com o centro "umbilicado" e hiper ou hipopigmentadas em relação à pele normal. São altamente contagiosas, e a transmissão se dá pelo contato direto ou até mesmo por meio de fômites ou objetos de uso pessoal como roupas e toalhas (Figura 10.10.9). Nas crianças, sua incidência é crescente, relatada em 5 a 18% dos casos de infecção pelo HIV. As lesões podem ter disseminação rápida e exuberante. Geralmente, são assintomáticas ou podem apresentar discreto prurido ou ardor; em estágios avançados da imunodeficiência, é comum o aparecimento de lesões gigantes, congruentes.

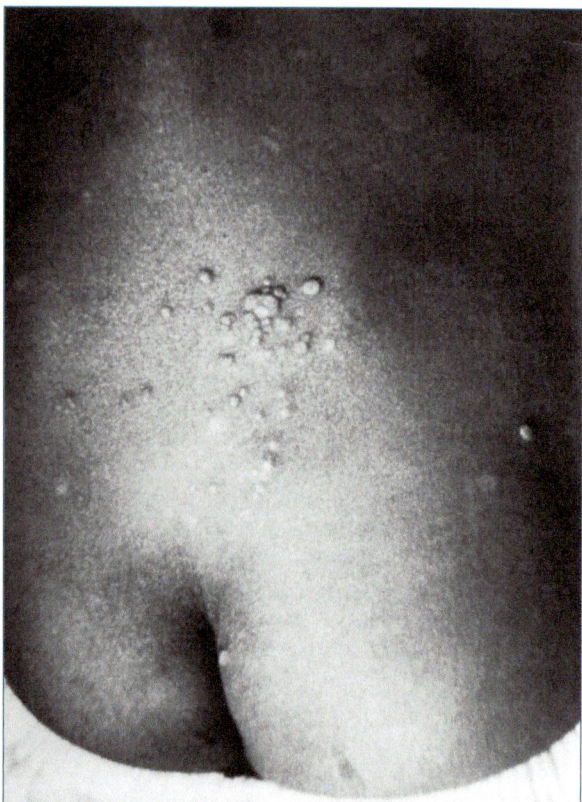

FIGURA 10.10.9 Lesões de molusco contagioso em dorso.

O diagnóstico é eminentemente clínico, porém a biópsia da lesão é fortemente recomendada, uma vez que certas infecções fúngicas de pele (especialmente criptococose e histoplasmose) podem ter apresentação clínica semelhante, sendo frequente o aparecimento de lesões atípicas e até malignização.

BACTERIANAS

As crianças infectadas pelo HIV apresentam suscetibilidade aumentada às infecções bacterianas, entretanto as lesões cutâneas causadas por bactérias são semelhantes às observadas em crianças não infectadas pelo vírus. Essa população apresenta mais infecções bacterianas recorrentes do que infecções tipicamente oportunistas, observadas entre adultos.

Foliculite é uma das manifestações cutâneas bacterianas mais frequentes em crianças. As lesões geralmente são originadas como pápulas com posterior evolução para pústulas. Estreptococos e estafilococos são os agentes mais comuns e, em geral, há boa resposta ao tratamento com penicilinas ou cefalosporinas de primeira geração. As recorrências são frequentes. Em pacientes com história de internação prolongada ou recente, deve ser considerada a possibilidade de infecção por germes resistentes, de acordo com a flora hospitalar.

Impetigo por estafilococo é a infecção cutânea mais frequente, funcionando como porta de entrada para abscessos cutâneos, celulites, linfadenites, sepse e choque tóxico. *Haemophilus influenzae* também foi descrito como causador de abscessos cutâneos.

Em pacientes com maior comprometimento do sistema imune, naqueles com lesões cutâneas prévias, e, especialmente, naqueles com história de internação recente, deve-se considerar sempre uma etiologia variada, incluindo flora Gram-negativa e *Pseudomonas aeruginosa*. Bacteremia por *Pseudomonas* pode produzir manifestações cutâneas, incluindo ectima gangrenoso e *rash* papular, dificilmente observadas em crianças não infectadas pelo HIV.

A profilaxia contra pneumocistose com sulfametoxazol + trimetoprima e a administração mensal de imunoglobulina humana endovenosa podem reduzir a incidência de infecções bacterianas recorrentes.

A angiomatose bacilar, causada por bactérias do gênero *Bartonella henselae*, foi originariamente descrita em adultos com aids. Em crianças, as lesões podem acometer pele e tecido subcutâneo, além de virtualmente qualquer órgão, principalmente fígado e baço. As lesões cutâneas iniciam-se como pequenas pápulas eritematosas vascularizadas que crescem e se tornam nódulos friáveis. O diagnóstico deve ser feito por biópsia da lesão.

FÚNGICAS
Candidíase

Apesar da terapia antirretroviral, a candidíase é a manifestação mucocutânea mais frequente, com incidência aproximada entre 20 e 72%. A lesão oral tem aspecto típico, formando "placas" de diâmetros variados e coloração branca sobre sua superfície (aspecto de "leite coalhado").

As lesões de pele localizam-se preferencialmente no períneo, nas axilas e nas dobras do pescoço. Geralmente são representadas por pequenas úlceras rasas, com fundo eritematoso, brilhante, medindo cerca de 1 mm de diâmetro, e podem coalescer, formando lesões maiores (Figura 10.10.10). A infecção causa prurido e ardor, e a paroníquia (infecção crônica em leito ungueal) é especialmente frequente em crianças, associada a unhas distróficas.

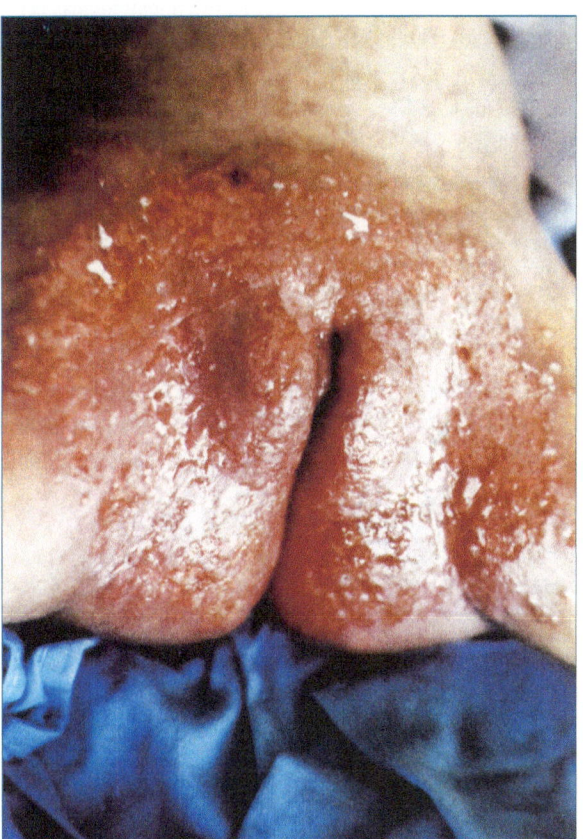

FIGURA 10.10.10 Candidíase perineal.

Dermatofitoses

Lesões por dermatófitos têm alta incidência entre crianças infectadas pelo HIV e, dependendo do grau de imunodeficiência, podem ter apresentação clínica atípica. Agentes como Tricophyton sp. podem causar grande variedade de lesões como Tinea capitis, Tinea corporis, onicomicoses etc. As lesões por Tinea corporis são usualmente eritêmato-descamativas, formando placas pruriginosas, apresentações atípicas como pápulas de superfície plana, lesões disseminadas com áreas de alopecia e onicomicoses, em mais de 50% das unhas, são achados frequentes em fases de imunodeficiência grave. As infecções por dermatófitos são particularmente resistentes ao tratamento tópico, em crianças com aids, e as recidivas são frequentes. Inicialmente, deve-se sempre tentar o tratamento tópico, porém a terapia sistêmica pode ser necessária.

OUTRAS MICOSES

Em crianças com imunodeficiência grave, as infecções fúngicas podem causar uma miríade de quadros clínicos.

Histoplasma capsulatum, Coccidioides immitis, Aspergillus fumigatus, Malassezia furfur, Sporothrix schenckii e outros fungos podem causar doenças oportunistas, porém são relativamente raras em crianças.

Criptococose, esporotricose e histoplasmose podem ter manifestações cutâneas, incluindo pápulas, nódulos, placas, úlceras ou abscessos. Na maioria das vezes, a lesão dermatológica é um reflexo da infecção sistêmica. O diagnóstico pode requerer biópsia de pele com técnicas histopatológicas específicas e cultura de tecidos para fungos.

ECTOPARASITAS
Escabiose

Na ausência de imunodeficiência grave, a escabiose apresenta manifestações clínicas e localização típicas. A infecção pelo HIV pode causar formas severas de escabiose, especialmente em crianças. Quando a contagem de linfócitos CD4+ torna-se inferior a 150 células/mm³, é frequente o quadro de sarna norueguesa. Nesse caso, as lesões têm aspecto verrucoso, com intensa hiperqueratose e fissuras nas superfícies extensoras, é frequentemente descrita acometendo especialmente as superfícies palmares, plantares, nádegas e couro cabeludo.

DESORDENS INFLAMATÓRIAS E DE HIPERSENSIBILIDADE
DERMATITE SEBORREICA

Possivelmente, a manifestação cutânea mais prevalente em aids pediátrico, com incidências entre 32 e 83%. Em crianças com idade superior a dois anos, caracteriza-se por lesões eritêmato-descamativas, atingindo principalmente face e couro cabeludo, semelhante ao observado em adultos. As localizações preferenciais são sulco nasolabial, região retroauricular, axilas, couro cabeludo e blefarite. Em crianças menores, toma a forma de eritema severo e descamativo em face, couro cabeludo e região das fraldas. Geralmente, ocorre enquanto o déficit imunológico do paciente é discreto, e desaparece com a evolução da aids.

Alguns autores acreditam que certos agentes fúngicos, como o Pityrosporum ovale possam estar relacionados à etiologia desse processo nesses pacientes. O tratamento consiste na aplicação tópica de cremes à base de corticosteroides, associados ou não aos agentes antifúngicos, como o cetoconazol.

DERMATITE ATÓPICA E ERUPÇÕES POR DROGAS

Os distúrbios imunológicos observados no paciente com infecção pelo HIV são, per se, um fator predisponente às reações de hipersensibilidade. Associado a esse fator, esses pacientes são frequentemente submetidos a terapêuticas com múltiplas drogas, o que faz com que reações alérgicas sejam particularmente frequentes. Estas podem variar desde discretos eritemas ou lesões urticariformes até síndrome de Stevens Johnson ou necrólise epidérmica. A associação de sulfametoxazol + trimetoprima e os tuberculostáticos são as drogas utilizadas com maior frequência nesses processos alérgicos.

OUTRAS ALTERAÇÕES DERMATOLÓGICAS

São frequentes reações cutâneas manifestadas por prurido com formação de maculopápulas disseminadas (prurigo) sem que haja etiologia claramente definida. Acredita-se que, muitas vezes, essas lesões possam ser causadas pelo próprio HIV (prurigo da aids) e o tratamento seria, inicialmente, a lubrificação da pele e o uso de anti-histamínicos. Os casos mais graves podem ser tratados com talidomida, que tem mostrado um bom efeito anti-inflamatório, aliviando os sintomas pruriginosos e diminuindo o risco de neurodermites.

Entre as neoplasias, o sarcoma de Kaposi, relatado em cerca de 30% dos adultos com aids, é, aparentemente, bastante raro em crianças. Linfomas de Hodgkin e não Hodgkin também podem apresentar lesões cutâneas.

Outras lesões pouco frequentes são: ictiose adquirida (especialmente associada ao linfoma de Hodgkin), alopecia, hipertricose, foliculite eosinofílica, psoríase, vitiligo e pioderma gangrenoso.

DISTÚRBIOS NUTRICIONAIS

Os avanços de conhecimentos sobre a infecção pelo HIV e a ampla utilização de antirretrovirais melhoraram a qualidade de vida e aumentaram bastante a sobrevida das crianças portadoras do vírus. O paciente pediátrico infectado pelo HIV necessita de suporte nutricional adicional para garantir o crescimento e o desenvolvimento normal para idade; em alguns pacientes, a necessidade nutricional pode requerer aumento de até 150% quando comparada com crianças não infectadas pelo HIV. A desnutrição grave – marasmo, kwashiorkor – era observada com frequência nos pacientes pediátricos, situação rara quando há disponibilidade de TARV. As coinfecções no trato gastrointestinal ou sistêmicas por vírus, parasitos, micobactérias e fungos são consideradas fatores de risco para desenvolver desnutrição. Esta, sem dúvida, favorece a quebra de barreira da mucosa intestinal, a translocação bacteriana, o processo inflamatório e aumenta a replicação do HIV com consequente piora da desnutrição. Nas crianças cronicamente doentes, inúmeros fatores contribuem para a desnutrição, como: a diminuição da ingestão nas intercorrências infecciosas, os distúrbios hidroeletrolíticos, a má absorção provocada por doenças gastrointestinais recorrentes e a intolerância gástrica causada pelo uso excessivo de medicamentos. Os micronutrientes são extremamente importantes no desenvolvimento nutricional, imunológico e neurológico desses pacientes. Os mais relevantes são: iodo; vitamina B_{12}; selênio; zinco; cobre; vitaminas A, C, D, E; e ferro. A suplementação de vitamina D nos pacientes portadores de HIV foi sugerida em diversos estudos recentes, pois estes pacientes apresentam fatores que favorecem a hipovitaminose D, como: baixa ingestão de vitamina D; doenças crônicas; pouca exposição solar; dislipidemia; e uso prolongado de antirretrovirais. A deficiência de vitamina D causa impacto negativo na saúde óssea – osteopenia e osteoporose, mas também na homeostase de cálcio, na regulação imune, cardiovascular, saúde cerebral e na prevenção de câncer. A suplementação vitamínica pode resultar em decréscimo significativo de morbidade e mortalidade entre as crianças infectadas pelo HIV. Importante ressaltar o efeito antioxidante das vitaminas C e E, pois, in vitro, a replicação do HIV é maior nas situações de estresse oxidativo Estudos com selênio e zinco nos pacientes pediátricos ainda são escassos, alguns realizados com a suplementação de zinco nos pacientes adultos apresentam resultados controversos.

A dose ideal de suplementação de vitaminas e outros micronutrientes nas crianças portadoras de HIV ainda não está bem estabelecida. A mensuração sérica de 25-hidroxivitamina D no exame de rotina é importante na detecção precoce de hipovitaminose. Crianças com história de doença óssea, doença renal crônica ou outro fatores que podem causar hipovitaminose, devem ser monitoradas regularmente e com pronta suplementação. O uso profilático de micronutrientes e vitaminas nas crianças infectadas pelo HIV apresenta benefícios semelhantes aos das crianças não portadoras do vírus. Entretanto, o uso prolongado e a composição ideal ainda requerem mais estudos.

Os efeitos metabólicos dos antirretrovirais disponíveis atualmente são amplamente conhecidos. As alterações do metabolismo de lipídeos incluem o aumento de colesterol, triglicerídeos e lipídeos de baixa densidades (LDL). A distribuição corpórea de gordura também sofre mudanças, como o acúmulo de gordura no tronco, principalmente no abdome, e a lipoatrofia na face e os membros. Outro distúrbio metabólico frequentemente observado nos pacientes portadores de HIV é o diabetes *mellitus* tipo 2. O uso de antirretrovirais e a infecção pelo HIV contribuem para a maior resistência periférica de insulina. O manejo dos pacientes com dislipidemia e diabetes *mellitus* incluem mudança de hábito alimentar e atividade física, além do acompanhamento com nutricionista e endocrinologista.

ALTERAÇÕES CARDÍACAS

As alterações hemodinâmicas e a falência cardíaca, associadas ou não às alterações em outros órgãos, são complicações graves que, muitas vezes, contribuem para o óbito precoce das crianças portadoras de HIV. Previamente à disponibilização dos medicamentos antirretrovirais para a população pediátrica, eram frequentes as alterações cardíacas (principalmente no ventrículo esquerdo) que pode ser estrutural ou funcional. Atualmente, a cardiopatia relacionada ao HIV é mais comum nos pacientes que apresentam contagem baixa de CD4 ou os não aderentes à TARV. O uso adequado de antirretrovirais, o controle de carga viral e a manutenção estável da contagem de linfócitos CD4 são fatores importantes na prevenção de cardiopatia nas crianças infectadas pelo HIV. Na maioria das vezes, a evolução do comprometimento cardíaco é subclínica e a evolução é indolente. O diagnóstico só é estabelecido na vigência da descompensação cardíaca aguda. Acreditamos que a incidência real é, certamente, maior do que aquela descrita na literatura, que varia de 1 a 45% das crianças portadoras de HIV. Estima-se que a prevalência de lipodistrofia nas crianças infectadas pelo HIV varie de 1 a 43%, a lipodistrofia, a dislipidemia, o aumento de ácido láctico, as alterações vasculares e a resistência à insulina são condições que favorecem o desenvolvimento de doenças cardiovasculares, especialmente o infarto de miocárdio nos pacientes jovens. As mesmas alterações vasculares associadas

aos acidentes vasculares cerebrais estão presentes no miocárdio, favorecendo o aparecimento de lesões agudas ou crônicas. Os dados sugerem comprometimento não só do miocárdio, mas também do sistema de condução, pericárdio, coronárias e demais vasos.

O HIV pode infectar diretamente o miocárdio, pois a partícula viral já foi identificada na célula cardíaca e no líquido do pericárdio das crianças infectadas pelo vírus. A coinfecção por agentes oportunistas, mais frequentes nos pacientes com grau avançado de imunossupressão, como citomegalovírus, toxoplasma e micobactérias, não é rara. Os fenômenos de autoimunidade relacionada à infecção viral também contribuem para as alterações cardíacas, inclusive a vasculite e os fenômenos tromboembólicos. Em razão da desnutrição crônica, das alterações metabólicas, hidreletrolíticas e hemodinâmicas recorrentes, os pacientes com aids são mais vulneráveis às doenças cardíacas. A deficiência de micronutrientes como o selênio e as anemias constantes, pode favorecer o surgimento de miocardiopatia. A criança que apresenta pneumonite intersticial linfoide (hiperplasia linfoide pulmonar) na evolução da infecção pelo HIV pode evoluir para hipertensão pulmonar, dilatação do ventrículo direito inicial e disfunção generalizada do miocárdio na fase avançada da doença. A infecção pelo HIV, o efeito citopático viral, a formação de sincício e apoptose, além da resposta citotóxica do hospedeiro, podem resultar em disfunção miocárdica grave ou até lise celular. O fenômeno de autoimunidade na infecção pelo HIV também foi considerado o mecanismo importante que, além de afetar células infectadas, atinge também células sãs. A produção local aumentada de citocinas, como interleucina 1 (IL-1) e fator de necrose tumoral (TNF), causam efeito negativo sobre a contratilidade do miocárdio, levando a crer que outros fatores ainda obscuros participem direta ou indiretamente na patogênese das alterações cardíacas.

As apresentações clínicas são bastante variáveis, dependentes da idade do paciente, das doenças associadas e da intensidade do comprometimento cardíaco. Em muitos casos, a alteração do ritmo cardíaco é o primeiro sinal do comprometimento, sendo, na maioria dos casos, subclínica ou oligossintomática. Em nossa experiência, a taquicardia sinusal é o sinal mais frequente e precoce. O cansaço aos pequenos esforços representa algum grau de comprometimento cardíaco. Os sinais clássicos de insuficiência cardíaca congestiva, como taquicardia, taquipneia e hepatomegalia são mais tardios e associados à descompensação, frequentemente acompanhados de pneumopatia ou situação de estresse intenso.

Os exames complementares que auxiliam no diagnóstico e no acompanhamento incluem radiografia simples de tórax, eletrocardiografia e ecocardiografia bidimensional com Doppler, ressonância magnética de miocárdio, além de exames de rotina como hemograma completo, eletroforese de proteínas, ionograma e urina tipo 1.

O aumento da área cardíaca na radiografia simples de tórax pode ser um indício de deterioração da função cardíaca (Figura 10.10.11). A diminuição da função contrátil do miocárdio e da fração de ejeção é facilmente evidenciada ao ecocardiograma. Na nossa experiência, o eletrocardiograma é o exame que apresenta alterações mais precoces, que incluem distúrbios de ritmo e/ou condução. O derrame pericárdico é, em geral, de pequena monta, exceto nos casos de processos infecciosos bacterianos, especialmente tuberculose. Em razão de sua evolução lenta, porém progressiva e ameaçadora, a realização periódica de exames complementares não invasivos é imprescindível para a detecção precoce do distúrbio.

O manejo da criança com insuficiência cardíaca congestiva deve ser agressivo, porém cauteloso, pois o miocárdio cronicamente danificado é mais sensível à intoxicação por drogas. A monitoração de sinais vitais, com a administração imediata de diurético e drogas inotrópicas, associadas à restrição hídrica são medidas emergenciais.

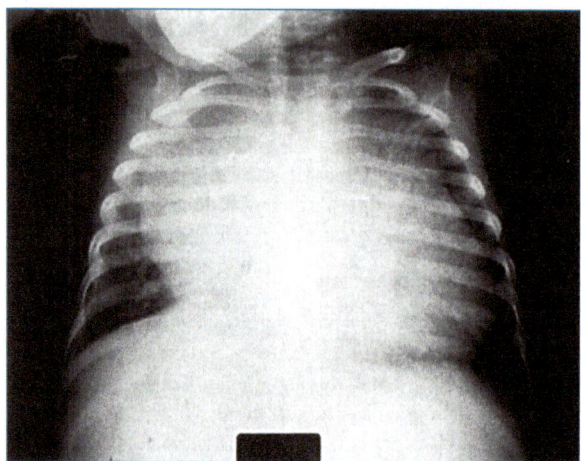

FIGURA 10.10.11 Cardiomiopatia relacionada ao HIV.

CLASSIFICAÇÃO

Em virtude das peculiaridades do quadro clínico e laboratorial desses pacientes, torna-se difícil a classificação nos critérios estabelecidos para adultos. Em 1987, o CDC estabeleceu uma classificação específica para crianças menores de 13 anos de idade, mas somente em 1994 surgiu a que é utilizada até hoje e considera os estados clínico e imunológico das crianças infectadas pelo HIV, mostrada a seguir.

- **Categorias clínicas**

Categoria N – assintomática:

Ausência de sinais e/ou sintomas; ou com apenas uma das condições da categoria A.

Categoria A – sinais e/ou sintomas leves:

Presença de duas ou mais das condições a seguir, porém sem nenhuma das condições das categorias B e C:

- linfadenopatia (maior que 0,5 cm em mais de duas cadeias diferentes);
- hepatomegalia;
- esplenomegalia;
- parotidite; e
- infecções persistentes ou recorrentes de vias aéreas superiores (otite média ou sinusite).

Categoria B – sinais e/ou sintomas moderados:

- anemia (Hb < 8 g/dL), neutropenia (< 1.000/mm³) ou trombocitopenia (< 100.000/mm³), por mais de 30 dias;

- meningite bacteriana, pneumonia ou sepse;
- candidíase oral persistente por mais de 2 meses;
- miocardiopatia;
- infecção por CMV antes de 1 mês de vida;
- diarreia recorrente ou crônica;
- hepatite;
- estomatite pelo HSV recorrente (mais do que dois episódios por ano);
- pneumonite ou esofagite por HSV, com início antes de 1 mês de vida;
- herpes-zóster, com dois episódios ou mais de um dermátomo;
- pneumonia intersticial linfocítica (LIP);
- nefropatia;
- nocardiose;
- febre persistente (> um mês);
- toxoplasmose antes de 1 mês de vida; e
- varicela disseminada ou complicada.

Categoria C – sinais e/ou sintomas graves. Crianças com quaisquer das condições listadas a seguir:

- infecções bacterianas graves, múltiplas ou recorrentes (confirmadas por cultura, dois episódios em intervalo de um ano): sepse, pneumonia, meningite, infecções osteoarticulares, abscessos de órgãos internos;
- candidíase esofágica ou pulmonar;
- coccidioidomicose disseminada;
- criptococose extrapulmonar;
- criptosporidíase ou isosporíase com diarreia (> um mês);
- CMV em locais além do fígado, baço ou linfonodos, a partir de 1 mês de vida;
- encefalopatia pelo HIV (achados que persistem por mais de 2 meses), em razão de:

a) déficit do desenvolvimento neuropsicomotor;

b) evidência de déficit do crescimento cerebral ou microcefalia adquirida identificada por medidas de perímetro cefálico ou atrofia cortical mantida em tomografias computadorizadas ou ressonâncias magnéticas sucessivas de crânio; e

c) déficit motor simétrico com dois ou mais dos seguintes achados: paresias, reflexos patológicos, ataxia e outros.

- infecção por HSV, úlceras mucocutâneas com duração maior do que um mês ou pneumonite ou esofagite (crianças > 1 mês de vida);
- histoplasmose disseminada;
- *Mycobacterium tuberculosis* disseminada ou extrapulmonar;
- *Mycobacterium*, outras espécies ou não identificadas, disseminadas;
- *Mycobacterium avium* ou *M. kansasii* disseminados;
- pneumonia por *Pneumocystis carinii*;

- salmonelose disseminada recorrente;
- toxoplasmose cerebral com início após o 1º mês de vida;
- síndrome da caquexia, manifestada por:

a) perda de peso > 10% do peso anterior; ou

b) queda de dois ou mais percentis nas tabelas de peso para a idade; ou

c) peso abaixo do percentil 5, em duas medidas sucessivas; e

d) diarreia crônica (duração maior que 30 dias); ou

e) febre por 30 dias ou mais, documentada.

- leucoencefalopatia multifocal progressiva;
- sarcoma de Kaposi; e
- linfoma primário do cérebro e outros linfomas.

Baseiam-se na contagem de LT-CD4+ de acordo com a idade, conforme as Tabelas 10.10.1 e 10.10.2 a seguir.

TERAPÊUTICA ESPECÍFICA

OBJETIVO DO TRATAMENTO ANTIRRETROVIRAL

Essa terapêutica tem a finalidade de atingir e manter a supressão total da carga viral e, ao mesmo tempo, minimizar, a curto e a longo prazo, a toxidade às drogas antirretrovirais.

A manutenção da supressão da carga viral previne o aparecimento de cepas resistentes às drogas e mantém a função imune, prevenindo, assim, as infecções oportunistas e os demais quadros relacionados à imunodeficiência.

QUANDO INICIAR

A terapia antirretroviral deve ser iniciada em toda criança, independentemente do CD4 e da carga viral, logo que confirmada a infecção.

O protocolo CHER (The Children with HIV Early Antiretroviral Therapy), conduzido na África do Sul, demonstrou que a utilização de tripla terapia antes dos 12 meses de vida, em crianças assintomáticas com CD4 > 25%, reduzia em 75% a morte precoce (6 meses) comparada com as crianças que eram tratadas considerando-se critérios clínicos e imunológicos.

MONITORAMENTO PRÉ-TRATAMENTO

Antes do tratamento, é importante o exame clínico completo, o interrogatório sobre as infecções e as considerações sobre o crescimento ponderoestatural da criança. É necessário coletar a contagem percentual e a absoluta do CD4; a carga viral; a sorologia para hepatites B e C; e o perfil bioquímico. É importante também o histórico da terapia antirretroviral da mãe e a droga utilizada como profilaxia para a criança. Como, no nosso país, a maioria das mães já sabe de seu estado sorológico e, ou estão em tratamento, ou em profilaxia durante a gestação, é importante que, antes de instituir o tratamento para a criança, seja coletado o teste de genotipagem para identificar eventuais resistências.

A terapia antirretroviral é introduzida logo após a coleta dos exames.

Dados mostram que, nos estados Unidos, a taxa de transmissão de vírus resistente passou de 12 a 19%.

Nem sempre a resistência está associada a drogas às quais a mãe foi exposta para a profilaxia da transmissão vertical. Dados de estudo coorte espanhol revelaram 13% de resistência em crianças virgens de tratamento, enquanto nos Estados Unidos e na Europa, 18% dos adolescentes recém-infectados são resistentes.

MONITORAMENTO CLÍNICO E LABORATORIAL

Após 1ª e 2ª semana do início da terapia é importante avaliar ser surgiram efeitos colaterais.

Após 2 a 4 semanas refazer exames para controle de toxidade e efetividade da terapia.

TABELA 10.10.1 Categorias imunológicas da classificação da infecção pelo HIV em crianças e adolescentes menores de 13 anos.

Alteração imunológica	Contagem de LT-CD4+		
	Idade		
	< 12 meses	1 a 5 anos	6 a 12 anos
Ausente (1)	> 1.500 (≥ 34%)	≥ 1.000 (≥ 30%)	≥ 500 (≥ 26%)
Moderada (2)	750-1.499 (26-33%)	500-999 (22-29%)	200-499 (14-25%)
Grave (3)	< 750 (< 26%)	< 500 (< 22%)	< 200 (< 14%)

TABELA 10.10.2 Classificação da infecção pelo HIV em crianças e adolescentes menores de 13 anos.

Alteração imunológica	N = ausência de sinais e/ou sintomas clínicos	A = sinais e/ou sintomas clínicos leves	B = sinais e/ou sintomas clínicos moderados	C = sinais e/ou sintomas clínicos graves
Ausente (1)	N1	A1	B1	C1
Moderado (2)	N2	A2	B2	C2
Grave (3)	N3	A3	B3	C3

MONITORAMENTO IMUNOLÓGICO

O número absoluto e percentual de CD4 é maior em crianças do que dos adultos e o número absoluto fornece dados mais fidedignos para a evolução prognóstica em crianças < 5 anos.

MONITORAMENTO DA CARGA VIRAL (HIVRNA)

A carga viral é difícil de ser interpretada no 1º ano de vida, pois os valores são altos e menos preditores de risco progressivo de doença do que em crianças mais velhas, assim como nos adultos vivendo com HIV a contagem de CD4 ou percentual e a carga viral plasmática são fatores preditores independentes de progressão da doença e risco de morte. Portanto, a utilização em conjunto dos dois marcadores é um método mais acurado de definição prognóstica.

RECOMENDAÇÕES PARA TRATAMENTO ANTIRRETROVIRAL
CONDIÇÕES GERAIS

Desde a introdução dos esquemas antirretrovirais potentes o risco de falha virológica, em razão do desenvolvimento de cepas resistentes, tem diminuído, assim como tem diminuído também as infecções oportunistas, aumentando a sobrevida e o desenvolvimento ponderoestatural e neurológico.

Os esquemas potentes contemplam o uso de três drogas de pelo menos duas classes distintas. O uso de esquemas potentes resulta em um aumento de adolescentes e adultos jovens infectados por transmissão vertical. A ocorrência de cepas resistentes é em decorrência da falha na adesão, das doses subterapêuticas e dos problemas na absorção.

Com o tratamento das gestantes, a ocorrência de resistência primária, ou seja, a criança é infectada por cepas resistentes, tem aumentado. Assim sendo, toda criança deve fazer genotipagem.

ESCOLHA DA MEDICAÇÃO

Apesar da introdução dos antirretrovirais precocemente (nas primeiras horas de vida) não foi possível a erradicação do vírus, mas foram observados benefícios nessa conduta, a saber:

- previne e reduz a morbimortalidade do HIV;
- restaura ou preserva as funções imunes;
- previne a emergência de cepas resistentes;
- minimiza a toxidade relacionada às drogas;
- mantém o desenvolvimento neurológico e o crescimento;
- melhora a qualidade de vida;
- previne a transmissão do HIV.

O tratamento deve seguir as guias de tratamento da doença, porém devemos ter claro a necessidade de individualização.

A adesão ao tratamento é sem dúvida a maior responsável pelo sucesso ou a falha do tratamento, portanto é importante que tenhamos assegurado o entendimento por parte dos responsáveis sobre a importância da adesão antes da introdução da medicação.

QUANDO INICIAR

Estudos feitos em adultos demonstram vantagem na introdução imediata da terapia.

O estudo CHER demonstrou claramente a vantagem na introdução da terapia em crianças menores de 1 ano de vida.

A identificação da infecção precocemente permite a introdução da medicação no início da infecção, reduzindo os reservatórios virais e, consequentemente, prolongando o período livre de agravos.

COM O QUE INICIAR

Regime recomendado para iniciar a terapia

A seleção do esquema deve ser individualizado, considerando as características do paciente, a família, a eficácia das drogas, os efeitos adversos e o teste de resistência.

QUADRO 10.10.1 Recomendações para tratamento antirretroviral.

Idade	Critérios	Recomendação
< 12 meses	Independentemente da carga viral, estado imune ou sintomas clínicos.	Tratamento
1 a < 6 anos de idade	CDC Categoria 3 – Definição de doenças oportunistas	Tratamento urgente
	CDC Categoria 3 – Imunodeficiência – CD4 < 500 células/mm³	
	Sintomas moderados relacionados com o HIV	Tratamento
	Contagem de CD4 500–999 células/mm³	
	Assintomática ou sintoma leve e CD4 ≥ 1.000 células/mm³	Tratamento
≥ 6 anos de idade	CDC Categoria 3 – Definição de doenças oportunistas	Tratamento urgente
	CDC Categoria 3 – Imunodeficiência – CD4 < 200 células/mm³	
	Sintomas moderados relacionados com o HIV	Tratamento
	Contagem de CD4 200-499 células/mm³	
	Assintomática ou sintoma leve e CD4 ≥ 500 células/mm³	Tratamento

As recomendações têm como base experimentos realizados com adultos e crianças, considerando eficácia, efeitos adversos, farmacocinética e posologia.

O painel de recomendações não é estático, pois é modificado à medida que novos resultados e novas drogas são liberados.

O painel de drogas para início da terapia contém drogas preferenciais e alternativas:

- **Preferenciais:** demonstram eficácia, efetiva e durável, toxidade aceitável, boa posologia.
- **Alternativas:** apresentam desvantagens em relação à eficácia em decorrência de experiências mais limitadas e maior toxicidade ou questões relacionadas a dosagem, formulação e interações.

FATORES ANALISADOS PARA SELECIONAR O REGIME INICIAL

O regime, geralmente, consiste de dois inibidores de transcriptase reversa nucleosídeo (NRTI) mais uma das seguintes classes: inibidores de integrasse (INSTI), inibidores de transcriptase reversa não nucleosídeo (NNRTI) ou inibidores de protease com *booster* (PI).

A escolha depende de alguns fatores, como características do regime do paciente e do teste de resistência. Outros fatores como idade e peso do paciente podem limitar as escolhas.

Como os antirretrovirais devem ser dados por toda a vida, deve-se considerar a complexidade do esquema, a adesão, a administração com alimentação, a palatabilidade e as limitações para regimes posteriores.

Diante de coinfecções como hepatite B, lembrar que entricitabina (FTC), lamivudina (3TC), tenofovir (TDF) e tenofovir alanfenamide (TAF) têm atividade contra o vírus B e devem ser consideradas para compor o esquema.

A escolha entre inibidor de protease e inibidor de não análogo nucleosídeo baseia-se em resultado de estudos feitos em crianças que não demonstraram superioridade estatística com nenhuma das duas classes.

Estudos com inibidores de integrase não foram comparados com outras classes, apenas estudos de segurança, tolerabilidade e PK.

A indicação de INSTI para início de terapia em crianças vem de extrapolações de resultados de estudo em adultos que mostraram superioridade dessa classe de antirretrovirais.

INIBIDORES DE INTEGRASSE (INSTI)

- **Dolutegravir (DTG):** liberado para uso em crianças com mais de 30 kg e crianças acima de 6 anos de idade. É uma droga com perfil de segurança favorável e pode ser ministrada uma vez ao dia para pacientes que nunca fizeram uso de INSTI.
- **Elvitegravir (EVG):** está disponível com combinação fixa (EVG/COB+/FTC/TAF) e foi aprovado pelo FDA para uso em criança e adolescentes com mais de 25 kg, uma vez ao dia.
- **COBI:** é um potente inibidor de citocromo P (CYP) 3 ativo contra o HIV. É utilizado para adolescentes ≥ 12 anos de idade e peso ≥ 35 kg com esquema parcial e com *clearence* de creatinina (CrCL) ≥ 30 mL/min e para > 6 anos de idade com > 25 kg e com (CrCL) ≥ 30 mL/min

- **Raltegravir (RAL):** foi aprovado para uso em crianças com mais de 2 kg e pode ser usado no nascimento (grânulos ou sachê).

INIBIDORES DE TRANSCRIPTASE REVERSA NÃO NUCLEOSÍDEOS

Não nucleosídeos (NNTI)

- **Efavirenz (EFV):** liberado para uso em crianças ≥ 3 anos de idade.
- **Etravirina (ETR):** liberado para uso em crianças ≥ 6 anos de idade.
- **Niverapina (NVP):** liberado para uso em crianças ≥ 15 dias de idade.
- **Rilpivirina (RPV):** liberado para uso em crianças ≥ 12 anos de idade.

A vantagem dos não nucleosídeos é a meia vida longa, menos risco de dislipidemia e lipodisrofia. A maior desvantagem é a baixa barreira genética e a resistência cruzada, além de poder apresentar toxidade hepática e dermatológica.

INIBIDOR DE PROTEASE (PI)

A vantagem dessa classe inclui a alta potência antiviral e a alta barreira genética. Como é metabolizado por enzimas hepáticas, tem potencial de interação com múltiplas drogas. Pode causar lipodistrofia, dislipidemia e resistência à insulina.

- **Ritonavir (RTV):** é um potente inibidor de CYP450 3AY isoenzima e é utilizado em baixas doses com *booster*, quando utilizado com outros PI.
- **Atazanavir/r (ATVr):** aprovado para utilização uma vez ao dia para crianças ≥ 6 anos de idade e a aprovação foi estendida para > 3 meses e > 5 kg.
- **Darunavir/r (DRV/r):** aprovado para uso em crianças ≥ 3 anos de idade, duas vezes ao dia na ausência de mutações para (DRV). O uso uma vez ao dia está restrito para ≥ 40 kg.
- **Lopinavir/r (LPV/r):** liberado para uso duas vezes ao dia entre crianças ≥ 14 dias a < 3 anos, e ele já vem coformulado com ritonavir.

INIBIDOR DE TRANSCRIPTASE REVERSA NUCLEOSÍDEO (NRTI)

- Abacavir + lamivudina ou entricitabina (ABC + 3TC/FTC), aprovado para crianças ≥ 3 meses, duas vezes ao dia. Quando coformulado_pode ser usado uma vez ao dia. O uso do abacavir deve ser precedido do teste de HLA-B*5701 (caso positivo, o ABC não pode ser usado). Existem menos experiências com FTC em crianças do que com 3TC.
- TAF + FTC – TAF é uma pró-droga de tenofovir com efeitos renais muito menores. Encontra-se coformulado FTC + EVG + COBI.
- Associação FTC/TAF é utilizada em crianças ≥ 6 anos de idade com CrCL ≥ 30 mL/min.
- TDF + 3TC ou FTC podem ser usados como alternativa em crianças ≥ 2 anos de idade.
- AZT + 3TC ou FTC usados em crianças em crianças ≤ 6 anos de idade e apresenta grande experiência na utilização.

QUADRO 10.10.2 Esquemas antirretrovirais recomendados para terapia inicial para infecção pelo HIV em crianças.

Esquema preferencial		
Idade	**Esquema**	**Combinação de dose fixa disponível**
Crianças < 14 dias	2 NRTIs + NVP	Não
	2 NRTIs + RAL	Não
Crianças ≥ 14 dias a < 3 anos	2 NRTIs + LPV/r	Não
	2 NRTIs + RALc	Não
Crianças ≥ 3 anos a < 6 anos	2 NRTIs + ATV/r	Não
	2 NRTIs + DRV/r, 2 vezes/dia	Não
	2 NRTIs + RALc	Não
Crianças ≥ 6 anos a < 12 anos	2 NRTIs + ATV/r	Não
	2 NRTIs + DTG	Não
Adolescentes ≥ 12 anos Tunner 1-3	2 NRTIs + ATV/r	Não
	2 NRTIs + DTG	DFC disponível
	2 NRTIs + DRV/rd, 1 vez/dia	Não
	2 NRTIs + EVG/COBI	DFC disponível
Esquema alternativo		
Idade	**Esquema**	**Combinação de dose fixa disponível**
Crianças > 14 dias a < 3 anos	2 NRTIs + NVP	Não
Crianças ≥ 3 meses a < 3 anos e peso ≥ 10 kg	2 NRTIs + ATV/r	Não
Crianças ≥ 3 anos a < 6 anos	2 NRTIs + EFV	Não
	2 NRTIs + LPV/r	Não
Crianças ≥ 6 anos a < 12 anos	2 NRTIs + DRV/r, 2 vezes/dia	Não
	2 NRTIs + EFV	Não
	2 NRTIs +EFV/COBI	DFC Disponível
	2 NRTIs +LPV/r	Não
	2 NRTIs +RAL	Não
Adolescentes ≥ 12 anos e Tunner 1-3	2 NRTIs + EFV	DFC Disponível
	2 NRTIs + RAL	Não
	2 NRTIs + RPV	DFC Disponível
Opções preferenciais de 2-NRTI para uso em combinação com medicamentos adicionais		
Idade	**Opções de Backbone 2-NRTI**	**Combinação de dose fixa acessível**
Crianças < 3 meses	ZDV + (3TC ou FTC)	Não
Crianças ≥3 meses a < 6 anos	ABC + (3TC ou FTC)	DFC Disponível
	ZDV + (3TC ou FTC)	DFC Disponível
Crianças e adolescentes ≥ 6 anos	ABC + (3TC ou FTC)	DFC Disponível
	FTC/TAF	DFC Disponível
Opções alternativas de 2-NRTI para uso em combinação com medicamentos adicionais		
Crianças < 3 meses	ZDV + ABC	Não
Crianças ≥ 2 anos a 12 anos	TDF + (3TC ou FTC)	DFC Disponível
Crianças e adolescentes ≥ 6 anos	ZDV + (3TC ou FTC)	DFC Disponível

MONITORAMENTO DE TERAPIA

Monitoramento clínico e laboratorial deve ser mais frequente após o início ou a troca da terapia e, posteriormente, a cada 3 a 4 meses, para controle de CD4 e da carga viral. O monitoramento da adesão e da toxicidade também deve ser feito sistematicamente.

Adesão

Talvez o fator mais importante para o sucesso terapêutico. A informação sobre a importância do tratamento e o esclarecimento sobre o diagnóstico, tanto para os cuidadores quanto para a criança, são fatores primordiais para uma boa adesão. É importante ter a mínima segurança sobre esse entendimento por parte dos cuidadores para início do tratamento.

Com a utilização de esquemas antirretrovirais potentes, é evidente que as respostas imune e viral levam a maior expectativa e melhor qualidade de vida, porém a falta de aderência conduz, rapidamente, à falência desses esquemas pela indução de cepas resistentes que em pouco tempo não responderão a terapia alguma.

O sucesso do tratamento não está somente na escolha do melhor esquema terapêutico, mas também em um bom trabalho com os cuidadores em relação à aderência. Via de regra, são esquemas complexos para o entendimento de muitos familiares, portanto o trabalho da equipe de saúde junto aos responsáveis, esclarecendo a importância da medicação e como administrá-la, mesmo que adie por algum tempo o início da terapia, trará benefícios incontáveis para o seu sucesso.

Algumas vezes, por impossibilidade de horário ou de entendimento dos cuidadores, a troca para um esquema mais simples, que assegure a tomada correta dos medicamentos, pode ser de grande benefício.

Terapia de suporte

Fatores complexos são responsáveis pela melhor qualidade de vida, como o estado nutricional e psicológico do paciente e de sua família, a situação socioeconômica e o acompanhamento clínico apropriado. Portanto, no tratamento dessas crianças, devem ser considerados e abordados, convenientemente, todos esses enfoques.

O atendimento por uma equipe multiprofissional que aborde todas essas facetas ajuda a promover melhores aderência e qualidade de vida. Hoje, com a chegada dessas crianças à adolescência e à idade adulta, e com a sua consequente necessidade de inclusão, é de suma importância que se promova para elas um crescimento física e mentalmente saudável.

Acompanhamento médico

As crianças devem ser acompanhadas mensalmente ou a cada 2 meses, de acordo com a condição clínica, com exames clínicos completos e exames complementares. Alguns dados devem ser especialmente observados.

Avaliação da curva ponderoestatural

Se a criança tinha um desenvolvimento normal, dentro dos limites esperados para a idade, e, em certo momento da evolução, teve uma curva decrescente ou horizontal, ela merece acompanhamento e observação apurados, pois pode ser o primeiro sinal da infecção pelo HIV.

Observação clínica cuidadosa

Com a finalidade de detectar sinais ou sintomas que possam indicar o início da doença.

Ao lado do acompanhamento clínico, dados laboratoriais podem colaborar para um diagnóstico precoce da infecção pelo HIV. Os exames laboratoriais feitos rotineiramente são:

Essas crianças cursam, quase na sua totalidade, com hipergamaglobulinemia policlonal, com predominância de IgG, já desde o início da infecção. A constatação de hipogamaglobulinemia é sinal de imunocomprometimento imunológico mais grave.

Apesar de ser possível, nesses pacientes, a contagem de CD4+/CD8 dentro da normalidade durante um grande período da infecção, uma queda de CD4+ associada a outros dados laboratoriais ou clínicos indica que os sintomas da doença podem começar a qualquer momento e também é um indicador da introdução dos antirretrovirais.

São frequentes, nessas crianças, anemia, leucopenia ou trombocitopenia, detectadas facilmente pelo hemograma. Este pode ser o momento da introdução de gamaglobulina endovenosa.

A frequência com que devem ser realizados exames como CD4+/CD8 é trimestral e a carga viral, a cada 4 meses.

Sorologias para CMV, EBV, toxoplasmose, sífilis e hepatites B e C devem ser feitas no início do seguimento para elaborar um perfil que servirá como referencial durante a evolução do paciente.

Crianças com quadro sugestivo de imunodeficiência, filhas de mães soropositivas, com sorologia negativa, levam a investigar outras causas de imunodeficiência, que não a aids, além de ter em mente que, em estádios avançados da doença, essas crianças podem ser sorologicamente negativas por incapacidade de produção de anticorpos.

Todas as crianças devem ser submetidas às vacinas do calendário, exceção feita à vacina BCG, que não pode ser dada a criança classificada na categoria clínica C ou nas categorias imunológicas 2 e 3 (CDC). Se preconiza a vacina contra *Haemophilus infiuenzae* e *Pneumococcus*, na tentativa de diminuir o número de infecções por estes agentes, tão frequentes neste grupo de pacientes.

A amamentação pelas mães soropositivas para o HIV não é preconizada, a não ser que não exista qualquer outra possibilidade segura de alimentação.

Estas crianças devem ter convívio normal na sociedade, frequentar creches e escolas. Fica aqui a lembrança de que elas terão melhor qualidade de vida se, ao lado do profissional médico, existir uma equipe multiprofissional composta por nutricionistas, assistentes sociais, psicólogos e enfermeiros, na tentativa de amenizar todos os fatores relativos ao vírus HIV que as acompanham.

BIBLIOGRAFIA SUGERIDA

Bergshoeff A, Burger D, Verweij C et al. Plasma pharmacokinetics of once- versus twice-daily lamivudine and abacavir: simplification of combination treatment in HIV-1-infected children (PENTA-13). Antivir Ther. 2005;10(2):239-46. Disponível em: http://www.ncbi.nlm.nih.gov/pubmed/15865218.

Bierman FZ. Guidelines for diagnosis and management of cardiac disease in children with HIV infection. J Pediatrics. 1991;119(1 pt 2):553-5.

Brasil. Ministério da Saúde. Secretaria de Vigilância em Saúde. Departamento de Vigilância, Prevenção e Controle das Infecções Sexualmente Transmissíveis, do HIV/Aids e das Hepatites Virais. Protocolo Clínico e Diretrizes Terapêuticas para Manejo da Infecção pelo HIV em Crianças e Adolescentes. Brasília: Ministério da Saúde; 2017. 214 p.

Brasil. Ministério da Saúde. Secretaria de Vigilância em Saúde. Recomendações para profilaxia da transmissão vertical do HIV e terapia anti-retroviral em gestantes. Série A. Normas e Manuais Técnicos. Secretaria de Vigilância em Saúde. Brasilia: Ministério da Saúde; 2015.

Centers for Disease Control and Prevention. Revised surveillance case definition for HIV infection. MMWR. 2014;RR-3:1-10.

Chiappini E, Galli L, Tovo PA et al. Five-year follow-up of children with perinatal HIV-1 infection receiving early highly active antiretroviral therapy. BMC Infect Dis. 2009;9:140. Disponível em: http://www.ncbi.nlm.nih.gov/pubmed/19709432.

Chintu C. Tuberculosis and human immunodeficiency virus co-infection in children: management challenges. Pediatric Respir Rev. 2007 Jun;8(2):142-7.

Chirmule N, Lesser M, Gupta A et al. Immunological characteristics of HIV infected children: relationship to age, CD4 counts, disease progression, and survival. Aids Res. Hum. Retroviruses. 1995;11:1209-19.

DeJesus E, Rockstroh JK, Lennox JL et al. Efficacy of raltegravir versus efavirenz when combined with tenofovir/emtricitabine in treatment-naive HIV-1-infected patients: week-192 overall and subgroup analyses from STARTMRK. HIV Clin Trials. 2012;13(4):228-32. Disponível em: http://www.ncbi.nlm.nih.gov/pubmed/22849964.

Della Negra M, Queiroz W, Rodrigues TC et al. Liver disorders in pediatric Aids patients. Pediatric Aids and HIV Infection. 1993;4(4):222-6.

Della Negra M, Queiroz W, Yu CL et al. Tuberculosis in pediatric Aids patients. Pediatric Aids and HIV infection, fetus to adolescent. 1994;5(54):221-5.

Donald P. Kotler, HIV infection and the gastrointestinal tract. Aids. 2005;19:107-17.

French MA. HIV/Aids: immune reconstitution inflammatory syndrome: a reappraisal. Clin Infect Dis. 2009 Jan 1;48(1):101-7.

Gafni RI, Hazra R, Reynolds JC et al. Tenofovir disoproxil fumarate and an optimized background regimen of antiretroviral agents as salvage therapy: impact on bone mineral density in HIV-infected children. Pediatrics. 2006;118(3):e711-8. Disponível em: http://www.ncbi.nlm.nih.gov/pubmed/16923923.

González-Scarano F, Martín-García J. The neuropathogenesis of Aids. Nature Reviews Immunology. 2005;5:69-81.

Guarino A, Bruzzese E, De Marco G et al. Management of gastrointestinal disorders in children with HIV infection. Pediatr Drugs. 2004;6(6):347-62.

Guidelines for the Use of Antiretroviral Agents in Pediatric HIV Infection. [Publicado 2018 set 10]. Disponível em: https://aidsinfo.nih.gov/guidelines.

HIV Pediatric Prognostic Markers Collaborative Study Group. Short-term risk of disease progression in HIV-1 infected children receiving no antiretroviral therapy or zidovudina monotherapy: a meta-analysis. Lancet. 2003;362(9396):1605-11.

Hughes MD, Johnson VA, Hirsch MS et al. Monitoring plasma HIV-1 RNA levels in addition to CD4+ lymphocyte count improves assessment of antiretroviral therapeutic response. ACTG 241 Protocol Virology Substudy Team. Ann Intern Med. 1997;126(12):929-38. Disponível em: http://www.ncbi.nlm.nih.gov/pubmed/9182469.

Iaarikov D, Duke W, Skiest D. Extensive development of flat warts as a cutaneous manifestation of immune reconstitution syndrome. Aids Read. 2008 Oct;18(10):524-7.

Kamin D, Hadigan C. Hyperlipidemia in children with HIV infection: an emerging problem. Expert Rev Cardiovasc Ther. 2003;1(1):143-50.

Marais BJ, Graham SM, Cotton MF, Beyers N. Diagnostic and management challenges for childhood tuberculosis in the era of HIV. J Infect Dis. 2007 Aug 15;196 Suppl 1:S76-85.

Marais BJ, Pai M. Recent advances in the diagnosis of childhood tuberculosis. Arch Dis Child. 2007 May;92(5):446-52.

Marin B, Thiebaut R, Bucher HC et al. Non-AIDS-defining deaths and immunodeficiency in the era of combination antiretroviral therapy. AIDS. 2009;23(13):1743-53. Disponível em: http://www.ncbi.nlm.nih.gov/pubmed/19571723.

Mellors JW, Munoz A, Giorgi JV et al. Plasma viral load and CD4+ lymphocytes as prognostic markers of HIV-1 infection. Ann Intern Med. 1997;126(12):946-54. Disponível em: http://www.ncbi.nlm.nih.gov/pubmed/9182471.

Moss WI, Dedyo T, Suarez Metal. Tuberculosis in children infected with human immunodeficiency virus: a report of five cases. Pediatric Infect Dis. 1992;(1)11:114.

Murray IF, Mills I. Pulmonary infectious complications of human immunodeficiency virus infection, part 1. Am Rev Respir Dis. 1990;141:1356-1372.

Murray IF, Mills I. Pulmonary infectious complications of human immunodeficiency virus infection, part 2. Am Rev Respir Dis. 1990;141:1582-98.

Newton SM, Brent AJ, Anderson S, Whittaker E, Kampmann B. Pediatric tuberculosis. Lancet Infect Dis. 2008 Aug;8(8):498-510.

Nixon DF, Aandahl EM et al. New observations on CD8 cell responses. Aids. 2003;17(Suppl. 4):s61-5.

Pahwa S. Intravenous immune globulin in patients with acquired immunodeficiency syndrome. J Allergy Clin Inmunol. 1989;84(4-part-2):625-31.

Perez-Atayde AR, Kearney DI, Bricker JT et al. Cardiac, aortic, and pulmonary arteriopathy in HIV-infected children: the prospective P(2) C(2) HIV multicenter study. Pediatric Dev Pathol. 2004;7(1).

Pitcher RD, Zar HJ. Radiographic features of pediatric pneumocystis pneumonia – a historical perspective. Clin Radiol. 2008 Jun;63(6):666-72. Epub 2008 Mar 4.

Plebani A, Esposito S, Pinzani R et al. Effect of highly active antiretroviral therapy on cardiovascular involvement in children with human immunodeficiency virus infection. Pediatric Infect Dis J. 2004;23(6):559-63.

Prendergast A, Tudor-Williams G, Jeena P, Burchett S, Goulder P. International perspectives, progress, and future challenges of pediatric HIV infection. Lancet. 2007 Jul 7;370(9581):68-80.

Prose NS. Cutaneous manifestations of HIV infection in children. Dermatol Clin. 1991;19:543-50.

Prose NS. Mucocutaneous disease in pediatric human immunodeficiency virus infection. Pediatr Clin North Am. 1991;38:977-90.

Sax PE, Wohl D, Yin MT et al. Tenofovir alafenamide versus tenofovir disoproxil fumarate, coformulated with elvitegravir, cobicistat, and emtricitabine, for initial treatment of HIV-1 infection: two randomised, double-blind, phase 3, non-inferiority trials. Lancet. 2015;385(9987):2606-2615. Disponível em: http://www.ncbi.nlm.nih.gov/pubmed/25890673.

Scott C, Staughton RC, Bunker CJ, Asboe D. Acne vulgaris and acne rosacea as part of immune reconstitution disease in HIV-1 infected patients starting antiretroviral therapy. Int J STD Aids. 2008 Jul;19(7):493-5.

Sharland M, Blanche S, Castelli G et al. PENTA guidelines for the use of antiretroviral therapy, 2004. HIV Medicine. 2004;5(suppl. 2):63-4.

Smith HV, Corcoran GD. New drugs and treatment for cryptosporidiosis. Curr opin Infect Dis. 2004;17:557-64.

Stebbing J, Gazzard B, Douek DC. Where does HIV live? N Engl J M. 2004;350:1872-80.

The National Institute of Child Health and Human Development Intravenous Immunoglobulin Study Group. Intravenous immune-globulin for the prevention of bacterial infections in children with symptomatic human immunodeficiency virus infection. N Engl J Med. 1991;325:73.

The National Institutes of Health Developed by the Working Group on Antiretroviral Therapy and Medical Management of HIV-Infected. Children Guidelines for the Use of Antiretroviral Agents in Pediatric HIV Infection. 2008 July.

The Writing Committee of the D:A:D: Study Group. Cardio- and cerebrovascular events in HIV-infected persons. Aids. 2004;18:1811-17.

Torre D, Martegani R, Tambini R, Ferrario G. Skin disorders in children with HIV infection. Pediatric Aids and HIV infection. 1992;3(4):193-201.

Violari A, Cotton MF, Gibb DM et al. Early antiretroviral therapy and mortality among HIV-infected infants. N Engl J Med. 2008;359(21):2233-44. Disponível em: http://www.ncbi.nlm.nih.gov/pubmed/19020325.

Wafaie F. Micronutrients and human immunodeficiency virus type! Disease progression among adults and children. Clinical Infectious Diseases. 2003;37(suppl 2):s112-6.

Whittaker E, Kampmann B. Perinatal tuberculosis: new challenges in the diagnosis and treatment of tuberculosis in infants and the newborn. Early Hum Dev. 2008 Dec;84(12):795-9. Epub 2008 Sep 27.

Working Group on PCP Prophylaxis in Children. Guidelines for prophylaxis against Pneumocystis carinii pneumonia for children infected with human immunodeficiency virus. MMWR;40(RR-2):1-13.

10.11 HIV: manuseio da gestante

Jorge Figueiredo Senise

A Organização Mundial de Saúde (OMS) estima que, no final de 2017, havia 36,9 milhões de pessoas vivendo com HIV/aids (vírus da imunodeficiência humana/síndrome da imunodeficiência adquirida) no mundo, dos quais 18,2 eram mulheres; 16,8 milhões, homens; e 1,8 milhão, menores de 15 anos. A cada semana, ao redor de 7 mil mulheres jovens, entre 15 e 24 anos, são infectadas pelo HIV no mundo.

A taxa de cobertura antirretroviral (ARV) no mundo subiu de 12 para 59% entre 2007 e 2017. Porém, infelizmente apenas fornecer o ARV parece não resolver o problema. Estudo realizado em Moçambique, avaliando a adesão aos ARV somente pela retirada do medicamento na farmácia, observou que, em mais de 4 mil pessoas portadoras de HIV, metade deixou de ser aderente em aproximadamente 6 meses e, ao final de 3 anos de seguimento, apenas três pacientes foram considerados aderentes durante o período do estudo. Desta forma, apesar da disponibilização do ARV, o uso irregular e descontrolado pode levar a grandes índices de resistência virológica.

No Brasil, de 2007 a julho de 2018, foram registradas 247.795 pessoas com HIV/aids. Entre os homens, no período observado, verificou-se que 59,4% dos casos decorreram de exposição homossexual ou bissexual, 36,9% heterossexual e 2,6% entre usuários de drogas injetáveis (UDI). Entre as mulheres, nessa mesma faixa etária, nota-se que 96,8% dos casos se inserem na categoria de exposição heterossexual e 1,6%, na de UDI.

No período de 2000 a junho de 2018, foram notificadas 116.292 gestantes infectadas com HIV. Houve um aumento de 21,7% na taxa de detecção de HIV em gestantes em dez anos em 2017, sendo que a taxa observada foi de 2,3 casos/mil nascidos vivos e, em 2017, passou para 2,8/mil nascidos vivos. Chama a atenção que, na região Sul, a taxa de gestantes infectadas passa de 5/mil nascidos vivos.

TRANSMISSÃO MATERNO-FETAL (TMF) DO HIV

Sem tratamento, a transmissão vertical do HIV ocorre em cerca de 25% das vezes. Aproximadamente 75% das transmissões verticais ocorrem no período periparto e 25% no período intrauterino. O risco é acrescido de 14 a 29% pela amamentação.

A primeira tentativa de interferir na TMF do HIV por meio de terapia antirretroviral (TARV) foi feita pelo Pediatric Aids Clinical Trial Group, protocolo 076 (PACTG 076), cujos resultados foram publicados em 1994. Nesse estudo randomizado, duplo-cego, gestantes infectadas pelo HIV receberam zidovudina (ZDV) monoterapia durante a gestação e ZDV endovenoso no parto, além de ser administrado ZDV xarope para os recém-nascidos, durante 6 semanas. Houve redução da transmissão em 67,5% no grupo que utilizou ZDV em relação ao grupo placebo. Como sabemos hoje, o ZDV não tem potência para reduzir a carga viral do HIV em mais de 0,5 log; portanto, esta redução da transmissão resultou da pré e pós-exposição fetal à profilaxia com a ZDV.

Estudos realizados posteriormente a esse ensaio do Pediatric aids Clinical TRIAL Group identificaram fatores de risco para a transmissão vertical do HIV, como parto prolongado, ruptura de membranas amnióticas por mais de 4 horas, magnitude da carga viral no parto, corioamnionite histológica e prematuridade. Após análise multivariada desses fatores, ficou evidenciado que o preditor mais importante de transmissão vertical é a carga viral no momento do parto. Garcia et al. demonstraram que quanto maior a carga viral de HIV no momento do parto, maior foi a transmissão vertical do HIV.

O mesmo conceito se mantém na era de tratamento antirretroviral potente. Estudo prospectivo realizado na África do Sul observou, em 620 gestantes, taxa de TMF-HIV de 0,25, 2 e 8,5% entre gestantes com cargas virais abaixo de 50; entre 50 e 999; e acima de 1.000 cópias/mL respectivamente. (p < 0,001).

Novo conceito foi observado pelo ANRF-EPF Study Group na França, foi o tempo de indetecção como um fator importante na redução da TMF-HIV. Mulheres que estavam em tratamento antirretroviral, com carga viral abaixo de 50 cópias/mL e se mantiveram dessa forma até o parto, tiveram zero de transmissão (0/2651), enquanto aquelas que conseguiram chegar ao parto indetectáveis, mas iniciaram TARV no 1º, 2º ou 3º trimestres tiveram 0,2% (1/507), 0,5% (9/1735) e 0,9% (4/452), respectivamente. A análise multivariada mostrou que tanto a indetecção da carga viral como o tempo de indetecção são fatores independentes associados ao risco de TMF-HIV. Esses resultados lembram o conceito de tempo de indetecção há mais de 6 meses para pessoas que vivem com HIV não transmitirem a infecção por via sexual.

TRATAMENTO ANTIRRETROVIRAL NA GESTAÇÃO

O início do tratamento antirretroviral em grávidas com HIV deve ser o mais precoce possível, conforme a recomendação para adultos não grávidos; porém, se as condições imunológicas e clínicas permitirem, é adequado esperar o 1º trimestre para o início.

Gestantes com infecção aguda por toxoplasmose, citomegalovírus e sífilis recente ou usuárias de drogas pesadas devem iniciar o tratamento antirretroviral imediatamente em razão do risco aumentado de transmissão intrauterina. Deve também ser levada em conta a condição materna de heperemese gravídica, em que o medicamento ingerido, às vezes, não tem tempo de ser absorvido, ensejando concentrações séricas irregulares com risco de resistência viral.

Atualmente, as recomendações brasileira e americana estão usando como 1ª opção o raltegravir, um inibidor da in-

tegrase. A recomendação inglesa ainda usa o efavirenz como 1ª opção. Em relação ao efavirenz, a preocupação, hoje, não é mais com malformação por alteração do tubo neural, e sim com toxicidade direta em células do sistema nervoso central (SNC), tanto do efavirenz como do seu metabólito, o 8 hidroxiefavirenz, demonstrada em modelos animais. Estudo realizado em Botsuana para avaliar capacidade cognitiva em crianças com seguimento de até 2 meses sugeriu que as crianças expostas ao efavirenz podem ter maior risco para déficit de desenvolvimento neurológico e emocional social em relação às crianças exposta a esquemas sem efavirenz.

Pesquisadores analisando parte do estudo SMARTT (Surveillance Monitoring for ART Toxicities) observaram que crianças expostas ao efavirenz intraútero e não infectadas tiveram, em relação às crianças expostas a outros ARV, 60% a mais de probabilidade de desenvolver uma condição neurológica, tais como microcefalia e convulsões febris ou de outras causas e anormalidades nos olhos.

Segmento de 90 gestantes, das quais 66 em uso de raltegravir e 24 com outros ARV, observou que o tempo para redução de 1 log de carga viral no grupo do raltegravir foi de 8 dias, enquanto no outro foi de 35 dias.

Estudo multicêntrico, prospectivo, randomizado, apresentado no CROI 2019 (NICHD P1081), comparou gestantes que iniciaram TARV a partir de 20 semanas de gestação, com raltegravir ou efavirenz. O objetivo primário foi avaliar carga viral abaixo de 200 cópias/mL. Nas gestantes que iniciaram TARV a partir de 28 semanas com raltegravir, 93% obtiveram cargas virais menores que 200 cópias/mL, enquanto aquelas em uso de efavirenz alcançaram apenas 71% (p = 0,0001). Essa diferença de capacidade de reduzir rapidamente a carga viral teve como consequência uma TMF-HIV em 190 gestantes (0,5%) em uso de raltegravir e 3% (6/184) no braço do efavirenz (p = 0,06).

Dolphin 2 foi um estudo prospectivo, randomizado, também apresentado no CROI de 2019, que comparou gestantes com início de TARV a partir de 28 semanas, em um braço sob uso de dolutegravir e outro, de efavirenz. A mediana de início de TARV foi de 31 semanas. O objetivo primário era a obtenção de carga viral abaixo de 50 cópias/mL. Entre as gestantes que atingiram a indetecção para 50 cópias/mL, 73,8% foram com dolutegravir e 42,6% efavirenz (p < 0,0001).

Esses estudos demonstram que, para início **tardio** de TARV em gestantes, é obrigatório o uso de inibidores de integrase.

Estudo observacional realizado em Botsuana comparou o uso de dolutegravir e efavirenz durante a gestação, tendo como objetivo primário eventos adversos, por exemplo, natimortalidade, prematuridade, baixo peso ao nascer, morte neonatal (até 28 dias) e malformações. Não encontrou diferença entre esses dois esquemas em relação às complicações citadas anteriormente, apesar de taxas altas de complicações, 35 e 33,2% respectivamente para efavirenz e dolutegravir, em virtude das condições precárias da população estudada.

Em maio de 2016, o dolutegravir foi adotado como ARV de 1ª linha em Botsuana, e, a partir de abril de 2018, foram detectados defeitos de fechamento de tubo neural acima do esperado em recém-nascidos de mães que engravidaram em uso do dolutegravir. Foi realizado um estudo comparando as mulheres que engravidaram em uso de dolutegravir e efavirenz. A primeira análise mostrou 0,94% (4/426) de malformação do tubo neural no grupo do dolutegravir; 0,05% (5/5787) no grupo do efavirenz; e 0,09% (61/66057) em crianças de mães não HIV infectadas. Esse aumento de praticamente 10 vezes em crianças expostas nas primeiras 6 semanas de gestação ao dolutegravir resultou na contraindicação dessa medicação em mulheres que queriam engravidar ou naquelas que não usavam métodos anticoncepcionais. A última avaliação do estudo, apresentada no Congresso Europeu de HIV de 2019 em Amsterdam, mostrou uma queda nessa porcentagem para 0,67% (4/596), ainda muito acima do esperado. Sendo assim até novos seguimentos, a contraindicação ao dolutegravir em mulheres que querem engravidar permanece.

Em 604 mulheres, a maioria de americanas, reportadas prospectivamente ao Antiretroviral Pregnancy Registry Interim Report (APR), de 1º janeiro de 1989 a 31 julho de 2018, que engravidaram em uso de inibidores da integrase, 16 apresentaram malformações sem nenhuma alteração de tubo neural. Destas, 3,44% (6/174) com dolutegravir, 2,04% (5/244) com raltegravir e 2,68% (5/186) com elvitegravir.

The National French Perinatal Cohort é um grupo multicêntrico que inclui todas as gestantes de 90 maternidades francesas. Ele apresentou, no CROI de 2019, uma avaliação de defeitos congênitos em 301 crianças expostas aos inibidores de integrase na concepção; 183; durante a gestação no 1º esquema; e 324, no 2º esquema. Constataram-se taxas de defeitos congênitos de 5,98% (18/301) na concepção, 2,7% (5/183) e 2,7% (9/324), sendo essas diferenças não significantes (p = 0,9). Porém, se analisarmos apenas a diferença entre as 5,98 (18/301) expostas na concepção com todas 2,76% (14/507) expostas durante a gestação, essa diferença passa a ser significante (p = 0,02). Todos estes estudos sugerem risco aumentado de engravidar em uso de inibidores da integrase.

Outras opções para tratamento de gestantes são os inibidores da protease como atazanavir e darunavir, ambos com *booster* de ritonavir.

As recomendações de 2018 para tratamento de gestantes são as seguintes:

QUADRO 10.11.1 Recomendações de 2018 para tratamento de gestantes.

Britânica	EACS	Americana	Brasileira
EFZ	RAL	RAL	RAL
ATZ/r	ATZ/r	ATZ/r	ATZ/rDRV/r
RAL (CV > 100.000 UI/mL)		DRV/r	
CV: carga viral.			

Fonte: European Aids Clinical Society.

VIA DE PARTO

Está bem estabelecido que o parto por cesárea eletiva reduz a TMF do HIV de forma significativa em mulheres sem tratamento antirretroviral. Na vigência de ZDV monoterapia, a cesárea eletiva também mostrou redução da transmissão. Porém, na era do tratamento antirretroviral potente (TARV), quando normalmente se encontram cargas virais muito baixas no momento do parto, ainda se questiona qual seria o limite mais adequado, abaixo do qual a indicação da via de parto seria claramente obstétrica.

Um estudo colaborativo europeu de 2010 publicado no HIV Medicine avaliou a transmissão vertical do HIV em 960 gestantes conforme a via de parto. Análise não ajustada mostrou TMF-HIV nas mulheres que realizaram o parto vaginal de 4,6% (11/242) e 0,7% (4/571). Ajustando para TARV e prematuridade, as gestantes que fizeram cesárea eletiva tiveram taxa de risco de TMF-HIV cinco vezes menor em relação àquelas que fizeram parto vaginal. (0,20 e 1).

Estudo de Townsend et al., analisando 11.505 recém-nascidos (RN) de gestantes infectadas pelo HIV, avaliou TMF-HIV em todas as vias de parto conforme carga viral periparto. Gestantes com carga viral <50 cópias/mL tiveram taxa de TMF-HIV de 0,09%, enquanto aquelas com CV entre 50 e 400 cps 1%, ou seja, risco maior de 10 vezes. Quando esse mesmo estudo comparou via de parto e TMF em gestantes com carga viral (CV) entre 50 e 400 cps/mL, encontrou 0,26% (2/777) em cesárea eletiva e 1,10% (2/188) no parto vaginal (p = 0,12). Esse valor de "p" não significante dificulta uma melhor avaliação. Porém, se observarmos as amostras, apesar de o número de gestantes que fizeram cesárea eletiva ser quatro vezes maior que o daquelas com parto vaginal, a TMF-HIV foi apenas de 0,26%, enquanto no parto vaginal a TMF foi cinco vezes maior. Esse estudo, apesar de não ter um "p" significante, mostra uma tendência clara de que a cesárea eletiva reduz TMF mesmo nesta faixa de carga viral.

Estudo realizado no Reino Unido e na Irlanda analisou 5.151 grávidas infectadas pelo HIV e seus filhos e apontou, após ajuste para ART e idade gestacional, que parto vaginal teve risco significativamente maior de TMF (OR = 4,16; CI 95%: 1,66 a 10,41; p = 0,002), comparado com parto cesárea eletiva.

Nas recomendações brasileira e americana, gestantes com cargas virais abaixo de 1.000 cópias/mL, a conduta é obstétrica. Nas recomendações britânica e da Sociedade Europeia (EACS), com gestante com carga viral periparto abaixo de 50 cópias/mL, a conduta é obstétrica e acima de 50 cópias/mL, parto cesárea eletiva. A recomendação britânica entre 50 e 400 cópias/mL sugere considerar cesárea eletiva e acima de 400 cópias/mL indica cesárea eletiva. A recomendação americana sugere, em gestantes com cargas virais detectáveis abaixo de 1000 cópias/mL, que cesárea eletiva sem recomendação obstétrica não deva ser *rotineiramente* indicada e, acima de 1.000 cópias/mL, cesárea eletiva está indicada. A recomendação brasileira segue a linha americana e indica cesárea eletiva em gestantes com mais de 1.000 cópias/mL no periparto e via de parto obstétrica abaixa deste limite.

Fica clara, portanto, a falta de consenso entre essas recomendações, principalmente pela falta de estudos mais atuais que permitam maior segurança na conduta. Porém, a tendência das recomendações europeias é fazer o corte em 50 cópias, como alguns estudos sugerem, uma vez que o objetivo é eliminar a TMF do HIV.

USO PROFILÁTICO DO AZT NO MOMENTO DO PARTO

Estudo coorte francês avaliou 554 gestantes que chegaram às maternidades e que não haviam recebido AZT e 10.984 gestantes que utilizaram AZT intraparto, foi comparado as cargas virais no momento do parto e TMF-HIV. Observou que, nas gestantes com carga viral acima de 1.000 cópias, aquelas que usaram AZT tiveram taxa de transmissão materno-fetal de 2,53% e, nas que não usaram, a taxa foi de 7,59% (p = 0,01). Nas gestantes com carga viral abaixo de 400 cópias/mL, o uso do AZT periparto não fez diferença, sendo 0% sem AZT e 0,6% com AZT (p = 0,17), porém o número de gestantes era muito pequeno neste grupo.

É importante salientar que esse estudo foi realizado antes da indicação em gestantes dos inibidores de integrase, como o raltegravir, que atinge no recém-nascido concentração 7 a 9,5 vezes maior do que a materna nas primeiras 3 horas de vida e, nos RN prematuros, tem duração terapêutica de 30 dias. Estudo de farmacocinética do dolutegravir mostra que o tempo de eliminação no RN é 4 a 6 vezes maior que na gestante.

Como sabemos, o AZT endovenoso (EV) no parto é usado para melhorar a profilaxia da TMF com o aumento da concentração no RN. Ocorre que os inibidores de integrase usados nas gestantes já demonstram concentrações aumentadas e prolongadas nos recém-nascidos. Dessa forma, faltam estudos com essas drogas para sabermos se ainda será necessário o AZT EV periparto e em quais situações.

A recomendação britânica sugere o uso profilático de AZT no periparto em gestantes com cargas virais acima de 1.000 cópias/mL, o EACS acima de 50 cópias/mL da mesma forma que a brasileira, enquanto a americana indica acima de 1000 cópias/mL e avalia caso a caso entre 50 e 1.000 cps/mL. O que existe como consenso é que, em gestantes com carga viral periparto abaixo de 50 cópias/mL, o uso de AZT periparto não muda o risco de TMF-HIV.

AMAMENTAÇÃO

A amamentação aumenta o risco de transmissão do HIV. Por conseguinte, ainda há, nas recomendações de países desenvolvidos, contraindicação da amamentação do recém-nascido pela mãe infectada. Entretanto, em situações de pobreza extrema, como as observadas na África, onde a mortalidade no 1º ano de vida é maior em crianças com aleitamento artificial em consequência de diarreia ou septicemia, o aleitamento é sugerido. Estudos realizados na África demonstraram redução do risco de transmissão pelo aleitamento, por meio do tratamento antirretroviral na mãe, no recém-nascido ou em ambos.

Hoje, em países desenvolvidos, surge a questão se indetectável é igual a intransmissível também para amamentação. Estudos demonstram mulheres com cargas virais indetectáveis no sangue e detectáveis no leite e também indetectáveis no sangue e no leite com TMF-HIV pelo aleitamento materno. Existe a passagem de células através da amamentação incluindo linfócitos CD4 infectados, que são ativados nos tecidos mamários. Estudo sugere que nos primeiros 9 meses de aleitamento materno, a principal via de TMF-HIV foi através da passagem de células infectadas em comparação à passagem de vírus livres.

Sendo assim, ainda não há evidências na era de tratamento antirretroviral potente de que a mãe indetectável não tenha risco de transmitir a infecção pelo HIV para seus filhos através da amamentação.

CONCLUSÕES

Toda gestante infectada pelo HIV deve ser tratada com TARV, independentemente de sua situação imunológica e virológica. O tratamento deve ser iniciado o mais precocemente possível, respeitando a situação clínica, imunológica e virológica da paciente.

Os inibidores da integrase, principalmente o raltegravir são os medicamentos de 1ª opção em várias recomendações do mundo, incluindo o Brasil, sendo prioridade em gestantes que iniciam o tratamento antirretroviral a partir de 28 semanas de gestação.

Zidovudina no parto não altera o risco de transmissão materno-fetal em gestantes que estão com carga viral abaixo de 50 cópias/mL, portanto não é necessário seu uso.

Cesárea eletiva é a melhor opção de via de parto em casos de gestantes que apresentam carga viral acima de 50 cópias/mL.

BIBLIOGRAFIA SUGERIDA

All MM et al. Viral load decline achieved faster in pregnant women treated with raltegravir. In: CROI Abstr 39LB; 2019.

Bera E, McCausland K, Nonkwelo R, Mgudlwa B, Chacko S, Majeke B. Birth defects following exposure to efavirenz-based antiretroviral therapy during pregnancy: a study at a regional South African hospital. Aids. 2010 Jan 16;24 (2):283-9.

BRITISH HIV ASSOCIATION. Guidelines for the management of HIV infection in pregnant women 2018. Disponível em: http://www.bhiva.org/documents/Guidelines/Pregnancy/Pregnancy_Guidelines_for_Consultation120125.pdf.

Boer K, England K, Godfried MH, Thorne C. Mode of delivery in HIV-infected pregnant women and prevention of mother-to-child transmission: changing practices in Western Europe. HIV Med. 2010 Jul 1;11 (6):368-78.

Boyajian T, Shah PS, Murphy KE. Risk of preeclampsia in HIV-positive pregnant women receiving HAART: a matched cohort study. J Obstet Gynaecol Can. 2012 Feb;34 (2):136-41.

Cassidy AR, Williams PL, Leidner J, Mayondi G, Ajibola G, Makhema J, et al. In: Utero efavirens exposure and neurodevelopmental outcomes in HIV-exposed uninfected children in Botswana. Pediatr Infect Dis J [Internet]. 2019. Disponível em: http://insights.ovid.com/crossref?an=00006454-900000000-96447.

Crowell CS, Paige P, Yildirim C, Van Dyke R, Smith R et al. Safety of in utero antiretroviral (ARV) exposure: neurologic outcomes in HIV-exposed, uninfected children. In: IDWeeK2018 Session: Oral Abstract Session: Late Breaker Oral Abstracts: HIV and Antibiotic Trials; 2018. p. LB-5.

Connor EM, Sperling RS, Gelber R, Kiselev P, Scott G, O'Sullivan MJ, et al. Reduction of maternal-infant transmission of human immunodeficiency virus type 1 with zidovudine treatment. Pediatric Aids Clinical Trials Group Protocol 076 Study Group. N Engl J Med. 1994 Nov 3;331 (18):1173-80.

Conradie F, Zorrilla C, Josipovic D, Botes M, Osiyemi O, Vandeloise E, et al. Safety and exposure of once-daily ritonavir-boosted atazanavir in HIV-infected pregnant women. HIV Med. 2011 Oct;12 (9):570-9.

Croci L, Trezzi M, Allegri MP, Carli T, Chigiotti S, Riccardi MP, et al. Pharmacokinetic and safety of raltegravir in pregnancy. Eur J Clin Pharmacol. 2012 Mar 1.

Esker S, Albano J, Uy J, Arikan D, Jimenez-Exposito MJ, Seekins D, et al. Monitoring the risk of birth defects associated with atazanavir exposure in pregnancy. Aids Patient Care STDS. 2012 Jun;26 (6):307-11.

Floridia M, Mastroiacovo P, Tamburrini E, Tibaldi C, Todros T, Crepaldi A, et al. Birth defects in a national cohort of pregnant women with HIV infection in Italy, 2001-2011. BJOG. 2013 May 31.

Ford N, Calmy A, Mofenson L. Safety of efavirenz in the first trimester of pregnancy: an updated systematic review and meta-analysis. Aids. 2011 Nov 28;25 (18):2301-4.

Ford N, Mofenson L, Kranzer K, Medu L, Frigati L, Mills EJ, et al. Safety of efavirenz in first trimester of pregnancy: a systematic review and meta-analysis of outcomes from observational cohorts. Aids. 2010 Jun 19;24 (10):1461-70.

Ioannidis JP, Abrams EJ, Ammann A, Bulterys M, Goedert JJ, Gray L, et al. Perinatal transmission of human immunodeficiency virus type 1 by pregnant women with RNA virus loads < 1.000 copies/mL. J Infect Dis. 2001 Feb 15;183 (4):539-45.

Ivanovic J, Bellagamba R, Nicastri E, Signore F, Vallone C, Tempestilli M, et al. Use of darunavir/ritonavir once daily in treatment-naive pregnant woman: pharmacokinetics, compartmental exposure, efficacy and safety. Aids. 2010 Apr 24;24 (7):1083-4.

Mandelbrot L, Mazy F, Floch-Tudal C, Meier F, Azria E, Crenn-Hebert C, et al. Atazanavir in pregnancy: impact on neonatal hyperbilirubinemia. Eur J Obstet Gynecol Reprod Biol. 2011 Jul;157 (1):18-21.

McKeown DA, Rosenvinge M, Donaghy S, Sharland M, Holt DW, Cormack I, et al. High neonatal concentrations of raltegravir following transplacental transfer in HIV-1 positive pregnant women. Aids. 2010 Sep 24;24 (15):2416-8.

Mirochnick M, Best BM, Stek AM, Capparelli EV, Hu C, Burchett SK, et al. Atazanavir pharmacokinetics with and without tenofovir during pregnancy. J Acquir Immune Defic Syndr. 2011 Apr 15;56 (5):412-9.

Mock PA, Shaffer N, Bhadrakom C, Siriwasin W, Chotpitayasunondh T, Chearskul S, et al. Maternal viral load and timing of mother-to-child HIV transmission, Bangkok, Thailand. Bangkok Collaborative Perinatal HIV Transmission Study Group. Aids. 1999 Feb 25;13 (3):407-14.

Mofenson LM, Lambert JS, Stiehm ER, Bethel J, Meyer WA, 3rd, Whitehouse J et al. Risk factors for perinatal transmission of human immunodeficiency virus type 1 in women treated with zidovudine. Pediatric Aids Clinical Trials Group Study 185 Team. N Engl J Med. 1999 Aug 5;341 (6):385-93.

Mofenson LM. Efavirenz reclassified as FDA pregnancy category D. Aids Clin Care. 2005 Feb;17 (2):17.

Panel on Antiretroviral Guidelines for Adults and Adolescents. Guidelines for the use of antiretroviral agents in HIV-1-infected adults and adolescents. Department of Health and Human Services. 2018. Disponível em: http://www.aidsinfo.nih.gov/contentfiles/lvguidelines/adultandadolescentgl.pdf.

Pinnetti C, Baroncelli S, Villani P, Fantoni M, Tozzi V, De Luca A, et al. Rapid HIV-RNA decline following addition of raltegravir and tenofovir to ongoing highly active antiretroviral therapy in a woman presenting with high-level HIV viraemia at week 38 of pregnancy. J Antimicrob Chemother. 2010 Sep;65 (9):2050-2.

Powis KM, Kitch D, Ogwu A, Hughes MD, Lockman S, Leidner J, et al. Increased risk of preterm delivery among HIV-infected women randomized to protease versus nucleoside reverse transcriptase inhibitor-based HAART during pregnancy. J Infect Dis. 2011 Aug 15;204 (4):506-14.

Read PJ, Mandalia S, Khan P, Harrisson U, Naftalin C, Gilleece Y et al. When should HAART be initiated in pregnancy to achieve an undetectable HIV viral load by delivery? Aids. 2012 Jun 1;26 (9):1095-103.

Rahangdale L, Cates J, Potter J, Badell ML, Seidman D, Miller ES, et al. Integrase inhibitors in late pregnancy and rapid HIV viral load reduction. Am J Obstet Gynecol [Internet]. 2016 Mar;214 (3):385.e1-7. Disponível em: http://www.ncbi.nlm.nih.gov/pubmed/26928154.

Saitoh A, Hull AD, Franklin P, Spector SA. Myelomeningocele in an infant with intrauterine exposure to efavirenz. J Perinatol. 2005 Aug;25 (8):555-6.

Senise JCR, Palacios R, Bonafe S, Vaz MJR, Lacerda AP, Ahmed A, Castelo A. Low-birth weight and pre-term delivery in relation to lopinavir/ritonavir use in pregnancy. Am J Infec Dis. 2008.

Siberry GK, Williams PL, Mendez H, Seage GR, 3rd, Jacobson DL, Hazra R et al. Safety of tenofovir use during pregnancy: early growth outcomes in HIV-exposed uninfected infants. Aids. 2012 Jun 1;26 (9):1151-9.

Sibiude J, Mandelbrot L, Blanche S, Le Chenadec J, Boullag-Bonnet N, Faye A, et al. Association between Prenatal Exposure to Antiretroviral Therapy and Birth Defects: an Analysis of the French Perinatal Cohort Study (ANRS CO1/CO11). PLoS Med. 2014;11 (4).

Thorne C, Boer K, England K, Godfried MH, Newell ML, Mahdavi S, et al. Mode of delivery in HIV-infected pregnant women and prevention of mother-to-child transmission: Changing practices in Western Europe. HIV Med. 2010;11 (6):368-78.

Taylor N, Touzeau V, Geit M, Gisinger M, Egle A, Greil R et al. Raltegravir in pregnancy: a case series presentation. Int J STD Aids. 2011 Jun;22 (6):358-60.

Townsend CL, Byrne L, Cortina-Borja M, Thorne C, De Ruiter A, Lyall H, et al. Earlier initiation of ART and further decline in mother-to-child HIV transmission rates, 2000-2011. Aids. 2014;28 (7):1049-57.

The mode of delivery and the risk of vertical transmission of human immunodeficiency virus type 1: a meta-analysis of 15 prospective cohort studies. The International Perinatal HIV Group. N Engl J Med. 1999 Apr 1;340 (13):977-87.

Townsend CL, Cortina-Borja M, Peckham CS, de Ruiter A, Lyall H, Tookey PA. Low rates of mother-to-child transmission of HIV following effective pregnancy interventions in the United Kingdom and Ireland, 2000-2006. Aids. 2008 May 11;22 (8):973-81.

UNAIDS. World Aids Day Report. 2018. USA. Recommendations for use of antiretroviral drugs in pregnant hiv-1-infected women for maternal health and interventions to reduce perinatal HIV Transmission in the United States. 2018

Warszawski J, Tubiana R, Le Chenadec J, Blanche S, Teglas JP, Dollfus C, et al. Mother-to-child HIV transmission despite antiretroviral therapy in the ANRS French Perinatal Cohort. Aids. 2008 Jan 11;22 (2):289-99.

Zash R, Jacobson DL, Diseko M, Mayondi G, Mmalane M, Essex M, et al. Comparative safety of dolutegravir-based or efavirenz-based antiretroviral treatment started during pregnancy in Botswana: an observational study. Lancet Glob Heal [Internet]. 2018 Jul;6 (7):e804-10. Disponível em: http://dx.doi.org/10.1016/.

Zash R, Makhema J, Shapiro RL. Neural-Tube Defects with Dolutegravir Treatment from the Time of Conception. N Engl J Med. 2018;379 (10):979-81.

10.12 HIV: diagnóstico laboratorial

Celso Francisco Hernandes Granato
Carolina dos Santos Lázari
Emerson Carraro

INTRODUÇÃO

A identificação de indivíduos infectados pelo vírus da imunodeficiência humana (HIV), seja na fase que antecede a síndrome da imunodeficiência adquirida (aids), seja depois dela, passou por um processo de sofisticação que, em regra, é ainda mais marcante do que aquele observado em outras doenças infectoparasitárias. Os procedimentos analíticos aplicados a indivíduos suposta ou seguramente infectados pelo HIV-1 ou pelo HIV-2 assumiram importante papel na atividade de profissionais de inúmeras áreas das ciências da saúde, independentemente do setor específico de trabalho, tanto para identificar as pessoas infectadas quanto para avaliar níveis de reserva funcional do sistema imunológico, bem como para introduzir medicações profiláticas ou tratamentos específicos, ou ainda para o seguimento da resposta terapêutica.

A avaliação laboratorial específica para a detecção da infecção pelo HIV teve origem logo após a descoberta do vírus, em 1983. Atualmente, existe grande variedade de técnicas disponíveis, a serem utilizadas conforme a situação que desencadeou a solicitação do exame. De modo geral, essas técnicas iniciais se baseiam na detecção de anticorpos (sorologia), ou na detecção combinada de anticorpos e antígenos.

Habitualmente, as técnicas empregadas apresentam elevada sensibilidade e especificidade, contudo, quando utiliza-das em grupos de pessoas em que a prevalência da infecção é especialmente baixa, podem apresentar valor preditivo positivo muito baixo. Da mesma forma, quando aplicadas em grupos com alta prevalência de infecção, o valor preditivo negativo também é relativamente baixo. Assim, é necessário considerar esses dados todas as vezes em que essas técnicas forem empregadas.

Para compreender adequadamente as técnicas diagnósticas, considera-se importante a descrição dos antígenos virais estruturais, isto é, daqueles que fazem parte do vírion ou partícula viral madura, pois é contra eles que são produzidos os anticorpos detectados nas várias técnicas sorológicas, bem como na situação de detecção combinada de antígeno.

ANTÍGENOS ESTRUTURAIS DO HIV

As proteínas estruturais dos HIV-1 e 2 são importantes alvos do sistema imunológico, uma vez que são produzidas em quantidades relativamente elevadas, resultando na maior parte dos anticorpos detectados pelas técnicas rotineiras. O genoma do HIV é dividido em três regiões mais importantes: *gag* (codifica as proteínas do *core* viral), *env* (codifica as glicoproteínas do envelope viral) e *pol* (codifica as enzimas envolvidas na replicação viral). Os principais componentes envolvidos no diagnóstico da infecção pelo HIV (Tabela 10.12.1) são:

TABELA 10.12.1 Principais proteínas do HIV com importância diagnóstica.

Genes do HIV	Produtos do HIV	Peso molecular das proteínas e glicoproteínas virais	
		HIV-1	HIV-2
Env	Precursor	gp160	gp140
	Glicoproteína externa	gp120	gp105/125
	Glicoproteína transmembranar	gp41	gp36
Pol	Transcriptase reversa	p66	p68
	Transcriptase reversa	p51	P53
	Integrase	p31	P31/34
Gag	Precursor	p55	P56
	Cerne	p24	P26
	Matriz	p17	P16

Fonte: Adaptada de CLSI. *Criteria for laboratory testing and diagnostics of HIV infection.* Approved guideline. CLSI document M53-A. Wayne: Clinical and Standards Institute; 2011.

- **Glicoproteínas do envelope:** no HIV-1, o gene *env* codifica uma glicoproteína de 160 kDa, encontrada nas células infectadas; contudo, nas partículas virais maduras, é cindida em duas importantes glicoproteínas: a glicoproteína externa (gp120), que representa a parte mais exposta da proteína e permite a ligação do vírus aos receptores celulares (proteína de adesão); e a glicoproteína transmembranosa (gp41 ou gp42), que constitui a porção da proteína de superfície que atravessa a bicamada lipídica viral. Essas glicoproteínas contêm os determinantes antigênicos utilizados na distinção entre o HIV-1 e o HIV-2. No HIV-2, os pesos moleculares dessas glicoproteínas são menores, sendo que a glicoproteína codificada apresenta 140 kDa e é cindida nas porções externa de 105 a 124 kDa (gp105-125) e transmembranosa de 36 kDa (gp36).

- **Proteínas do *core*:** o gene *gag* do HIV-1 codifica uma poliproteína de 55 kDa (p55), que origina as proteínas do *core* viral: a p24 e a p17. A p24 é o constituinte proteico mais importante da região central do vírus; em virtude da sua forte reatividade antigênica, estimula a produção de anticorpos de aparecimento precoce. No entanto, apresenta certo grau de homologia com a proteína correspondente de outros retrovírus, o que resulta em reações sorológicas cruzadas entre os vários membros da família Retroviridae. Do mesmo modo, a p17, em razão das suas características imunológicas e do seu peso molecular, pode originar reatividade semelhante a outras proteínas, incluindo celulares, resultando na detecção de anticorpos que não são dirigidos contra o HIV-1. De forma análoga ao HIV-1, o HIV-2 apresenta as proteínas com essas mesmas características, porém denominadas p26 e p15-16, respectivamente.

- **Enzimas virais:** p66, p51 e p31 são proteínas com atividade enzimática, provenientes da expressão do gene *pol* (polimerase), e apresentam atividades de transcrição reversa, ligase e integrase, sendo, portanto, também envolvidas nos estudos de resistência aos antirretrovirais.

Há uma série de outras proteínas no HIV, que são, contudo, produtos da atividade de genes reguladores, logo não estão presentes na partícula viral madura, sendo produzidas em fases específicas do ciclo viral e em quantidades relativamente pequenas em relação às estruturais. Habitualmente, as técnicas de uso corrente não detectam anticorpos contra elas, embora estes sejam produzidos.

Ao longo do tempo, muitas técnicas sorológicas foram sendo adaptadas para detecção de anticorpos anti-HIV. Dependendo da finalidade específica, algumas delas são consideradas mais adequadas do que as outras.

DINÂMICA DE APARECIMENTO DOS MARCADORES ASSOCIADOS À INFECÇÃO PELO HIV

Depois do contágio pelo HIV, há necessidade de certo tempo para que os antígenos virais atinjam os linfonodos regionais, ou sejam fagocitados perifericamente, a fim de que sejam processados e apresentados a linfócitos envolvidos na transmissão de informações a outras células do sistema imune. Dependendo, provavelmente, da carga infectante ou mesmo da via de infecção, pode haver necessidade de maior ou menor tempo para a multiplicação do vírus até atingir nível passível de detecção por qualquer técnica ou para que sensibilize células envolvidas com a síntese de anticorpos.

Quanto à detecção de antígeno viral, relata-se período de 4 a 30 dias após a infecção para sua detecção pelos ensaios imunoenzimáticos comercializados. Depois desse período, com o desenvolvimento da resposta humoral, torna-se progressivamente mais difícil a detecção do antígeno. Durante o período habitualmente longo de silêncio clínico da infecção, pode-se esporadicamente revelar a presença do antígeno p24, porém esse fato é inconstante. Refere-se, ainda, que a dissociação dos imunocomplexos circulantes torna a pesquisa do antígeno mais sensível e sua quantificação revela níveis mais elevados em relação aos obtidos sem o tratamento (ácido ou calor). Posteriormente, quando a resposta imune se torna progressivamente mais deficiente, a detecção do antígeno se torna mais frequente e, se não houver intervenção terapêutica, inexoravelmente crescente. Atualmente, com a disseminação do uso das técnicas moleculares, a pesquisa isolada dos antígenos não é mais empregada, restando apenas a detecção combinada de antígeno + anticorpos.

Quanto ao aparecimento de anticorpos no sangue periférico, refere-se que podem ser detectados mais frequentemente entre 30 e 90 dias após a infecção (Figura 10.12.1). A maioria das proteínas do HIV é imunogênica, mas a resposta anticórpica mais vigorosa e precoce é produzida preferencialmente contra as proteínas p24, seguida da gp41 e da gp120 (gp160).

De qualquer forma, o perfil de anticorpos obtido com o teste de Western-Blot (WB) deve permanecer inalterado durante o transcurso da maior parte da história natural da infecção, vindo a alterar-se apenas quando a resposta imune revelar falência importante e não se mostrar capaz de produzir anticorpos contra certos antígenos. Nessa fase, pode ser mais comum a ausência de anti-p24 no WB, com a manutenção dos demais.

Com relação à detecção dos ácidos nucleicos virais, a curva segue inicialmente o formato da presença de antígenos, isto é, pode-se revelar sua presença durante as primeiras semanas após a infecção (entre a segunda e a quarta, mais frequentemente). De forma geral, a presença de DNA complementar (cDNA) livre ou integrado ao genoma das células hospedeiras é constante durante toda a evolução da doença, mais frequentemente com níveis progressivamente elevados à medida que avança a imunodeficiência, se não houver intervenção terapêutica. Conforme será detalhado posteriormente, a quantificação viral pelas técnicas de detecção de ácidos nucleicos é um dos marcadores de prognóstico na infecção pelo HIV.

TÉCNICAS PARA A DETECÇÃO DE ANTICORPOS ANTI-HIV

A dinâmica da produção de anticorpos após a infecção pelo HIV depende de uma série de fatores, tais como a via de infecção, a quantidade de inóculo, o genótipo de vírus considerado e a resposta imune do hospedeiro. Já foi demonstrado ser possível detectar anticorpos em alguns indivíduos cerca de 1 a 2 semanas após a infecção, entretanto esse não é o caso para a maior parte das circunstâncias. Assim, o valor preditivo de um resultado negativo nessa fase é muito baixo.

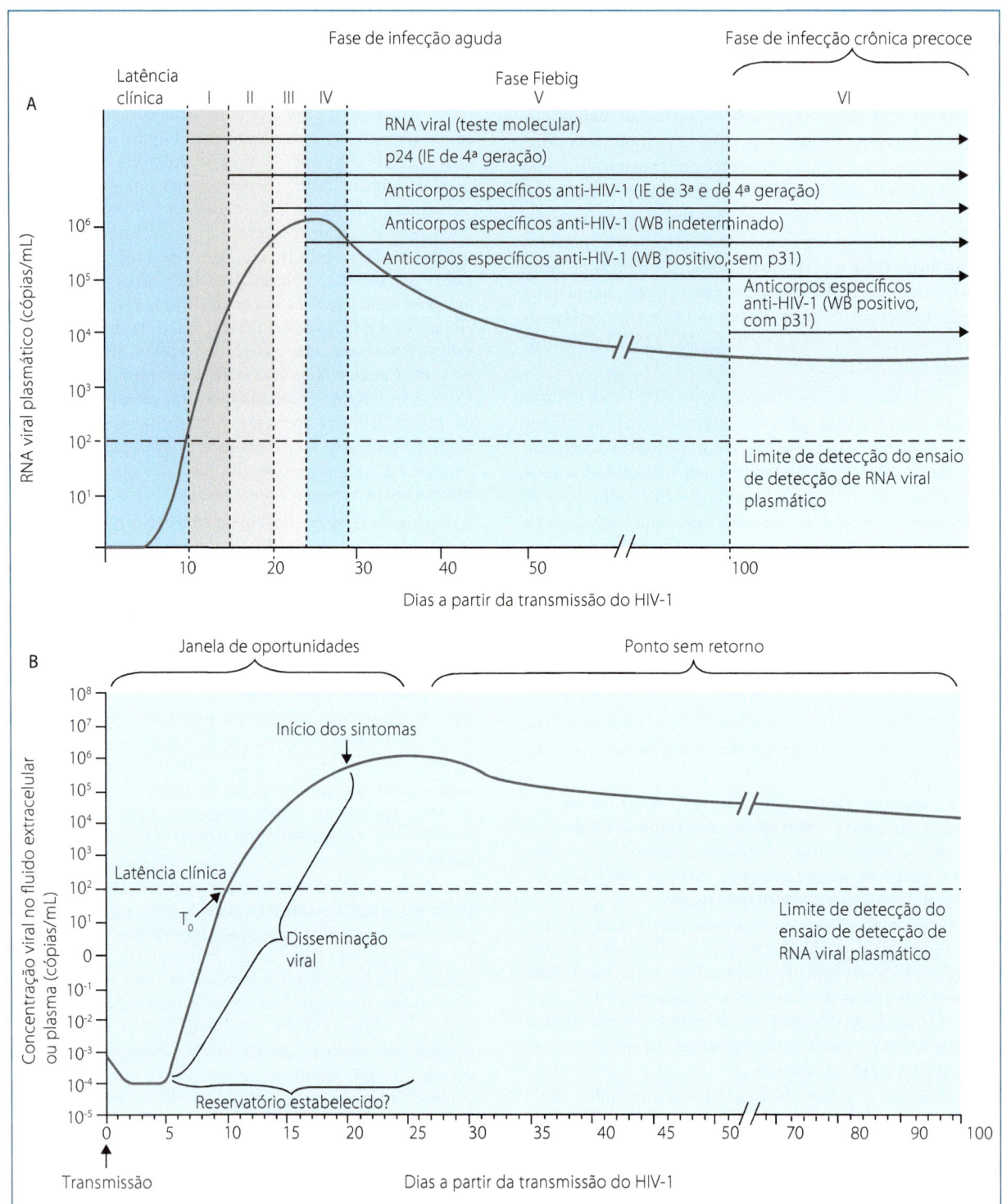

FIGURA 10.12.1 Dinâmica do aparecimento dos marcadores relacionados à infecção por HIV no sangue periférico.
Fonte: McMichael AJ et al., 2010. Disponível em: <http://www.nature.com/nri/journal/v10/n1/fig_tab/nri2674_F1.html>. Acesso em: 27 jun. 2014.

De modo geral, os anticorpos tornam-se detectáveis entre 30 e 90 dias após o evento que levou ao contágio, em 97 a 98% dos indivíduos. Cerca de 2 a 3% das pessoas podem produzir anticorpos em concentrações detectáveis pelas técnicas habituais entre 3 e 12 meses após a infecção.

ENSAIO IMUNOENZIMÁTICO

Essa metodologia se utiliza de antígenos virais, adsorvidos a uma superfície sólida, capazes de reagir com os anticorpos presentes na amostra testada. O soro em análise, em diluição adequada, é colocado em contato com esses antígenos e reage por certo tempo, findo o qual pode-se revelar a presença dos anticorpos eventualmente existentes no soro suspeito pela adição de um conjugado, ou seja, um complexo proteico formado por anticorpo anti-imunoglobulina humana, ligado a uma enzima. Caso tenha ocorrido reação antígeno-anticorpo (na qual o antígeno seria a própria imunoglobulina humana), ao se adicionar o substrato dessa enzima haverá formação de uma solução colorida, cuja densidade óptica será proporcional à concentração de anticorpos no soro em teste, dentro de determinados limites. A maior parte dos produtos comercializados permitem a detecção tanto de anticorpos da classe IgM como os da IgG.

Essa metodologia foi inicialmente descrita como *enzyme linked immunosorbent assay* (Elisa). Nela, a fase sólida pode ser um tubo de ensaio, uma esfera de plástico de poucos milímetros de diâmetro ou a própria escavação da placa de poliestireno; as enzimas mais comumente utilizadas no conjugado são a peroxidase ou a fosfatase alcalina. Essa metodologia foi posteriormente adaptada, podendo ser utilizadas micropartículas como fase sólida (*microparticle enzyme immunoassay* – Meia) ou conjugados marcados com fluorosceínas (*enzyme linked fluorescent assay* – Elfa) ou quimioluminescentes (CMIA), que permitem que toda a reação seja realizada por aparelhos em sistemas fechados (automatizados). Tais aparelhos possibilitam a avaliação de grande número de amostras concomitantemente e com grande rapidez e confiabilidade, com resultados superponíveis ou até superiores aos do Elisa convencional.

O antígeno adsorvido pode ser: natural ou bruto, proveniente da semipurificação dos antígenos virais obtidos através de cultura em células; ou – mais frequentemente – pode ser obtido por meio de técnicas de biologia molecular, nas quais se clonam genes específicos (habitualmente do gene *env* ou do *gag*); ou, ainda, obtido por síntese química. Os testes com antígeno bruto mais usados no passado podem apresentar proteínas contaminantes, isto é, não pertencentes ao HIV, e sim à célula em que foi cultivado o vírus. São chamados testes de "primeira geração" e, atualmente, não são mais empregados. Quando os antígenos são obtidos a partir de técnicas de biologia molecular ou síntese de peptídeos, os testes são chamados de "segunda geração", e a possibilidade de reações cruzadas é menor. O mesmo pode ser dito dos testes de "terceira geração", que também empregam antígenos recombinantes ou sintetizados quimicamente; utilizam conjugados compostos não somente por imunoglobulinas anti-IgG humana, mas também por antígenos sintéticos do HIV. Essa peculiaridade do método permite o incremento de sensibilidade, porque viabiliza a detecção de anticorpos da classe IgM, além da IgG, o que não era possível com a utilização das "gerações" anteriores.

Posteriormente, foram descritos os testes de "quarta geração", que podem detectar os anticorpos (de forma análoga aos de terceira geração) e o antígeno viral (p24), no mesmo teste. Esses testes têm sido cada vez mais utilizados e têm a vantagem adicional de reduzir a chamada "janela imunológica", uma vez que a detecção de antígenos possibilita a positivação do teste mais precocemente em relação ao momento da aquisição da infecção. Estima-se que um teste de quarta geração possa antecipar o diagnóstico em cerca de 5 a 7 dias, porém é preciso ponderar que existem diferenças biológicas entre os indivíduos, de modo que esses prazos são variáveis;

recomenda-se, portanto, sempre considerar o período de soroconversão de pelo menos 30 dias, para mais segurança.

A disseminação dos testes de quarta geração levou à necessidade de se considerar que, nos casos em que ocorreu uma exposição com potencial de transmissão, um resultado positivo que não se repete no teste sorológico confirmatório (ver a seguir) possa ser decorrente da detecção do antígeno p24, e não de anticorpos. Assim, para se confirmar a infecção nessa situação, há necessidade do emprego de um teste molecular para detectar o DNA ou o RNA viral.

Os testes sorológicos mais difundidos no Brasil são os imunoenzimáticos de terceira e quarta geração, pois apresentam custos relativamente acessíveis, facilidade de automação e praticidade, além de demonstrarem sensibilidade e especificidade superiores a 99%. Nos últimos anos, muitos serviços laboratoriais têm preferido a aplicação dos testes de quarta geração em razão da detecção mais precoce nos casos de contágio recente, uma vez que estes kits podem fornecer resultados positivos mesmo antes do surgimento de anticorpos anti-HIV no soro do indivíduo.

Os testes imunoenzimáticos são habitualmente aplicados no soro ou plasma, mas já foram descritos ensaios semelhantes para aplicação na urina e na saliva, com finalidade de rastreamento populacional. Esses testes aplicados em outros materiais biológicos apresentam variações entre si, porém alguns deles revelaram elevada sensibilidade e especificidade também.

A incidência de falsa-positividade nos testes imunoenzimáticos é cada vez menor e, quando ocorre, pode ser decorrente de situações patológicas que resultam em alterações imunológicas, ou de neoplasias, além de outras. Deve-se, no entanto, sempre atentar para o fato de que, por vezes (bancos de sangue, ou triagem gestacional) se aplica um teste de elevadíssima sensibilidade em populações de baixa ocorrência de infecção, fazendo que o valor preditivo de testes reagentes deva ser sempre avaliado com cuidado. Quanto aos resultados falsamente negativos, podem ser observados em hipogamaglobulinêmicos, imunossuprimidos por insuficiência renal ou farmacologicamente, ou ainda na fase da janela imunológica que precede a soroconversão.

ENSAIO DE IMUNOELETROTRANSFERÊNCIA OU WESTERN-BLOT (WB)

Nesse tipo de teste, as proteínas do HIV obtidas quimicamente ou naturalmente a partir de cultivo celular são separadas por eletroforese em gel de poliacrilamida. A seguir, são transferidas, também por ação de cargas elétricas, para uma membrana de nitrocelulose, onde são fixadas. Essa folha de nitrocelulose é cortada em tiras e constitui a própria fase sólida do teste. Os soros em teste são aplicados, após diluição, na membrana e, caso existam anticorpos, haverá ligação entre eles e os antígenos ligados ao papel. Essa reação será revelada posteriormente por meio de um conjugado formado por uma enzima ligada a uma anti-imunoglobulina. O aspecto final é de uma tira de papel com quantidade variável de bandas (0-10), sendo cada uma delas representativa da presença de anticorpos séricos contra determinadas proteínas específicas do vírus.

A interpretação de um teste tipo WB varia de acordo com as inúmeras agências que emitem normas sobre a padronização de técnicas empregadas em hemoterapia. De acordo com o critério estabelecido pelo Ministério da Saúde brasileiro, para que um soro seja considerado reagente ou positivo para anticorpos anti-HIV-1, há necessidade de que seja detectada a presença de anticorpos contra pelo menos duas das seguintes proteínas: p24, gp41 e gp120/160. Há critérios que aceitam como positivo também o soro que apresente anticorpos contra duas proteínas do *env* apenas (Organização Mundial da Saúde – OMS). Quando o soro não mostra nenhuma banda ou apenas a p17, é considerado não reagente ou negativo. Qualquer outro perfil que não seja o negativo ou o positivo é denominado indeterminado.

Após a aquisição da infecção pelo HIV, o paciente passa a produzir anticorpos específicos contra as diferentes frações proteicas virais, com uma dinâmica para cada antígeno. Assim, frequentemente se observa o aparecimento de anticorpos contra os antígenos mais abundantes, como o p24. Seguindo essa cinética de eventos, haverá momentos de detecção de anticorpos contra apenas um ou dois antígenos sem detecção das demais frações. Nessa situação, de soro indeterminado, e sem outras informações, é praticamente impossível diferenciar uma infecção recente de um cruzamento sorológico com outros retrovírus, por exemplo. Portanto, a técnica de WB, nesse caso, não pode evoluir mais em suas conclusões. Há que se fazer um seguimento sorológico, após duas a três semanas, para observar a evolução da produção de anticorpos. Além dessa questão da interpretação, o maior limitante do emprego desses testes refere-se ao seu alto custo.

Na experiência dos autores deste capítulo, cerca de 90% dos soros indeterminados são assim classificados em decorrência da presença de anti-p24 isoladamente e, destes, a maioria resulta negativo ao seguimento, embora existam exceções. Os demais casos indeterminados podem revelar reatividade contra p66, p55, p31, isoladamente ou em associação.

Há que se atentar para o fato de que existem conjuntos comercializados (*kits*) para WB com diferentes qualidades e variedades de produção. Um detalhe importante da técnica é que as glicoproteínas do envelope não são facilmente transferidas do gel para a nitrocelulose e, portanto, a negatividade do teste pode ser decorrente da ausência de antígeno na fase sólida, e não de anticorpos no soro. Para contornar essa questão, é essencial o emprego na rotina do laboratório de soros-controle conhecidos e com reatividade para todas as bandas. Antes de tudo, também, deve-se considerar a história natural da doença na interpretação dos perfis obtidos na técnica de Western-blot.

IMUNOFLUORESCÊNCIA INDIRETA (IFI)

Cita-se essa técnica em virtude de sua importância na história do diagnóstico sorológico da infecção pelo HIV. Atualmente, trata-se de técnica de pouquíssimo uso na rotina. Nessa técnica, células infectadas pelo HIV-1 fixadas em lâmina são incubadas com soro diluído adequadamente e, posteriormente, a reação é revelada pela adição de um conjugado anti-imunoglobulina humana marcado com molécula fluorescente (isotiocianato de fluoresceína). Em mãos experientes, pode ser um importante recurso confirmatório, principalmente em razão da alta especificidade.

TESTES IMUNOCROMATOGRÁFICOS

A fase sólida nesse tipo de teste também é a celulose, à qual se adsorveram antígenos virais. O soro é aplicado sobre o papel e a reação é revelada de forma análoga ao WB, isto é, com substrato insolúvel. A grande diferença em relação ao WB é que os antígenos presentes na fase sólida são colocados em locais definidos, e não separados eletroforeticamente. Essa diferença permite a aplicação em conjunto de antígenos diferenciais de HIV-1 e HIV-2 no mesmo teste, desde que seja este o interesse. Essa variedade de teste apresenta boas sensibilidade e especificidade e costuma ser empregada como testes rápidos (TRAP ou *point-of care* – POCT), assim denominados porque fornecem os resultados em alguns minutos. Sua principal recomendação é para as ocasiões em que a rapidez do resultado é fundamental e, a partir dele, podem-se estabelecer medidas preventivas, como no caso de gestantes em trabalho de parto com sorologia desconhecida ou após acidente ocupacional com material biológico de indivíduos na mesma situação sorológica.

Os testes imunocromatográficos podem ser realizados em uma variedade de materiais, como sangue total, plasma, soro e fluido oral. Devem ser realizados de preferência presencialmente, com o intuito de comunicar o resultado e tomar as providências em relação ao indivíduo potencialmente infectado o mais breve possível. Nesse sentido, e com o objetivo de ampliar o acesso ao diagnóstico e garantir sua precocidade, o Ministério da Saúde brasileiro vem estimulando o uso de testes rápidos na etapa de triagem da investigação da infecção pelo HIV em situações específicas (Quadro 10.12.1). Para tanto, mantém um programa de avaliação de qualidade das diversas marcas desses testes disponíveis no mercado, de modo que somente aqueles avaliados e aprovados pelo programa – com sensibilidade e especificidade acima de 99 a 99,5%, respectivamente – devem ser utilizados na prática clínica.

QUADRO 10.12.1 Recomendações para o uso de testes rápidos para o diagnóstico de infecção pelo HIV.

a) Rede de serviços de saúde sem infraestrutura laboratorial ou localizada em região de difícil acesso.
b) Programas do Ministério da Saúde, como Rede Cegonha, Programa de Saúde da Família, Consultório na Rua, Quero Fazer, entre outros.
c) Centro de Testagem e Aconselhamento (CTA) e Unidade de Testagem Móvel (UTM).
d) Seguimentos populacionais flutuantes.
e) Seguimentos populacionais mais vulneráveis.
f) Parcerias de pessoas vivendo com HIV/aids.
g) Acidentes biológicos ocupacionais.
h) Gestantes no pré-natal e que não tenham sido testadas durante o pré-natal ou cuja idade gestacional não assegure o recebimento do resultado do teste antes do parto.
i) Parturientes e puérperas que não tenham sido testadas no pré-natal ou quando não é conhecido o resultado do teste no momento do parto.
j) Abortamento espontâneo, independentemente da idade gestacional.
k) Laboratórios que realizam pequenas rotinas (rotinas com até 5 amostras diárias para diagnóstico da infecção pelo HIV).
l) Pessoas em situação de violência sexual, como prevenção das DST/aids.
m) Pacientes atendidos em prontos-socorros.

Fonte: Ministério da Saúde, Brasil.

É importante ressaltar que os testes realizados em fluido oral têm menor sensibilidade e especificidade em relação àqueles realizados no sangue, além de se tornarem positivos mais tardiamente, podendo o período entre a exposição e a soroconversão chegar a três meses.

TÉCNICA PARA DETECÇÃO DE ANTÍGENOS DOS HIV

Embora de indicação cada vez mais rara, bem como de acesso cada vez mais difícil, no decorrer da história natural da infecção pelo HIV-1 e pelo HIV-2, pode haver necessidade de se proceder à detecção de antígenos desses agentes, particularmente nas primeiras semanas após a infecção, quando há antigenemia antes da detecção de anticorpos. Os conjuntos disponíveis no comércio detectam tanto o antígeno principal do cerne viral (p24 no HIV-1 e p26 no HIV-2), como o global de antígenos virais, dependendo do anticorpo de captura empregado na fase sólida. A técnica mais frequentemente utilizada é a imunoenzimática (Elisa) e pode ser empregada com a abordagem qualitativa e, após a construção de uma curva de calibração, com a abordagem quantitativa. Os resultados são expressos em picogramas por mililitro.

Recomenda-se atenção quando a quantificação é feita com o emprego de produtos de procedências distintas, pois podem detectar proteínas diferentes e, então, as concentrações divergirão.

Na literatura especializada, são sugeridos recursos para aumentar a sensibilidade da técnica. Trata-se de determinar a presença não apenas de antígenos sob a forma livre, mas também sob a forma de imunocomplexos. Para isso, há necessidade de se fazer dissociação desses imunocomplexos com o emprego de soluções ácidas ou por ação do calor. De forma geral, quando esse recurso é utilizado, há aumento da concentração antigênica em relação à determinação convencional. Esse recurso era preconizado especialmente no diagnóstico da infecção em recém-nascidos, situação em que a presença de anticorpos maternos inviabiliza a interpretação sorológica. O excesso de anticorpos maternos circulantes na criança satura o antígeno presente e pode dificultar a detecção dele. Atualmente, o Ministério da Saúde brasileiro recomenda que o diagnóstico da infecção pelo HIV em crianças menores de 18 meses seja feito somente por meio de técnicas moleculares.

Em contrapartida, a detecção de antígenos virais vem sendo incorporada pelos testes imunoenzimáticos com a detecção de anticorpos nos testes de quarta geração, conforme comentado anteriormente, o que aumenta a sensibilidade da etapa de triagem, mesmo em momentos mais precoces da infecção.

TÉCNICAS PARA DETECÇÃO DO ÁCIDO NUCLEICO VIRAL

Em várias situações, é importante ou mesmo imprescindível a detecção dos ácidos nucleicos do HIV-1 para esclarecimento de suspeitas de infecção. As técnicas de biologia molecular podem ser dirigidas para a detecção do RNA viral, ou para o DNA pró-viral integrado nas células infectadas. Em ambos os casos, permite-se a detecção a partir de poucas de-

zenas de cópias do ácido nucleico do HIV, o que confere elevadas sensibilidade e especificidade a esses testes. Em razão dessas características, as principais aplicações desses ensaios residem em circunstâncias especiais, como no estabelecimento do diagnóstico de infecção aguda pelo HIV, antes do aparecimento de anticorpos (período de "janela imunológica"), ou no diagnóstico de infecção neonatal, quando os anticorpos maternos podem ser transferidos para o recém-nascido e sua detecção perde o valor diagnóstico.

Com o desenvolvimento dessas técnicas de detecção dos ácidos nucleicos do HIV, possibilitou-se a quantificação deles e, dessa forma, a determinação da carga viral plasmática tornou-se um importante parâmetro de prognóstico na evolução para a aids. Atualmente, a rede de laboratórios públicos oferece esses testes como parâmetro no acompanhamento do tratamento antirretroviral.

Existem vários recursos para a detecção laboratorial de ácidos nucleicos virais e, à medida que foram descritos, tornaram-se alvos de patentes e disputas comerciais, o que resultou em algumas variações de técnicas, com resultados bastante próximos, embora não totalmente comparáveis. O primeiro a ser descrito permite a amplificação genômica por uma reação da polimerase em cadeia, conhecida como PCR (*Polymerase Chain Reaction* – Roche Molecular Systems); essa reação foi adaptada para utilização de outras enzimas e descrita como NASBA (*Nucleic Acid Sequence Based Amplification* – Advanced BioScience Laboratories®). Outra técnica desenvolvida consiste na amplificação do sinal de leitura, em vez da amplificação genômica, descrita como bDNA (*Branched-Chain Assay®* – Chiron Diagnostic).

As autoridades de agências regulatórias brasileiras regulamentaram os chamados testes de ácidos nucleicos (NAT, do inglês *Nucleic Acids Tests*), para uso em bancos de sangue. Esse recurso, de acordo com estudos feitos fora do país, permitiu reduzir de forma ainda mais marcante a transmissão transfusional, nas situações em que o doador ainda não tinha anticorpos anti-HIV detectáveis, porém já tinha viremia demonstrada pelo teste molecular.

REAÇÃO EM CADEIA DA POLIMERASE APÓS TRANSCRIÇÃO REVERSA (RT-PCR)

Trata-se de amplificação do RNA viral após sua transcrição em DNA complementar (cDNA), de maneira semelhante ao que ocorre durante o ciclo biológico do HIV numa célula infectada. Iniciado pela obtenção de um molde de DNA a partir do RNA viral, por meio da ação da transcriptase reversa, segue-se a amplificação sequencial de fragmentos de DNA predeterminados e específicos do HIV. Essa amplificação segue o modelo clássico da PCR, empregando uma DNA polimerase termoestável (*Taq* polimerase), na presença de um par de oligonucleotídeos iniciadores (*primers*) e dos nucleotídeos que compõem a molécula de DNA. A reação ocorre em equipamentos chamados termocicladores, que fazem repetidos ciclos de variação de temperatura, iniciando a 94 °C para a desnaturação do DNA-alvo, 45 °C a 70 °C para a hibridização dos oligonucleotídeos a esse DNA, e 72 °C para a polimerização das novas sequências de DNA. Geralmente, são realizados 30 ciclos dessa reação, o que resulta em cerca de um milhão de cópias da sequência-alvo de DNA, tornando mais fácil sua detecção. Depois disso, a revelação é feita por um ensaio imunoenzimático, que pode estar integrado ao mesmo aparelho termociclador, permitindo a automatização e a quantificação da PCR (*Amplicor Monitor Assay*®, Roche Molecular Systems). Atualmente, o limite mínimo de detecção das versões mais recentes desse sistema equivale a cerca de 20 cópias de RNA por mililitro de plasma.

REAÇÃO DE NASBA (*NUCLEIC ACID BASED SEQUENCE AMPLIFICATION*)

Utilizando enzimas diferentes da PCR, essa reação acontece sem a variação de temperatura (isotérmica). Além da transcriptase reversa, a RNAse H e a T7 RNA polimerase permitem a síntese de múltiplas cópias de RNA, com sua transcrição em DNA complementares. Desse modo, após poucos ciclos de reação, há a amplificação na ordem de milhões de novas moléculas, embora o limite mínimo de detecção seja semelhante ao da PCR, de cerca de 50 cópias de RNA por mililitro de plasma.

DNA RAMIFICADO OU *BRANCHED DNA* (BDNA)

Essa técnica permite a detecção e a quantificação do RNA viral sem a amplificação prévia do genoma, por isso não se sujeita a variações da atividade enzimática. Trata-se de uma variante da hibridização clássica, em que as sondas hibridizadas possuem ramificações que permitem, numa segunda fase, a ligação de inúmeras outras sondas marcadas com biotina. Desse modo, ocorre a amplificação do sinal emitido pela hibridização de cada uma das sondas. O sinal somatório será mais ou menos intenso, dependendo da quantidade de RNA viral existente e, principalmente, gerando certa proporcionalidade entre a densidade óptica obtida na reação e a concentração de RNA presente na amostra. A sensibilidade estimada da técnica é de cerca de 100 cópias de RNA por mililitro de plasma.

TRANSCRIPTION MEDIATED ASSAY (TMA)

Trata-se de uma variante de técnica molecular em que se faz uso da enzima T7 polimerase; promove a amplificação do RNA viral, com elevada sensibilidade, semelhante àquela descrita nas técnicas de PCR mais sensíveis.

DIAGNÓSTICO LABORATORIAL DA INFECÇÃO EM ADULTOS

De acordo com normas nacionais e internacionais, o diagnóstico da infecção pelo HIV requer pelo menos dois testes, sendo o primeiro mais sensível – comumente denominado teste de triagem – e o segundo mais específico, a fim de aumentar o valor preditivo positivo do teste inicial. A combinação clássica utiliza um teste imunoenzimático e suas variantes como método de triagem, seguido do WB como teste confirmatório. Além disso, há alguns anos, as recomendações do Ministério da Saúde brasileiro para esse diagnóstico permitem o emprego de testes rápidos realizados em sangue para a etapa de triagem. Mais recentemente, a partir de dezembro de 2013, foram incluídas as possibilidades de utilizar o fluido oral como material para o teste de triagem – em situações específicas – e de proceder à confirmação por método molecular. Desse modo, atualmente, seis fluxogramas diagnósticos diferentes são possíveis, combinando as diversas técnicas disponíveis.

Amostras submetidas à etapa de triagem e que apresentem resultado negativo podem ter esse resultado liberado sem a necessidade de teste confirmatório. Contudo, se a suspeita persiste e especialmente nas situações de exposição potencial recente ao HIV, é necessária a testagem de uma nova amostra coletada em 30 dias para verificar a possibilidade de soroconversão.

Já as amostras reagentes tanto pelo método de triagem quanto pelo confirmatório devem ter esse resultado liberado, com a observação de que o paciente precisa retornar para a coleta de uma nova amostra, que será submetida ao teste de triagem. Essa estratégia visa somente excluir a remota possibilidade de falso-positivo por causas pré-analíticas, como a troca de amostras ou a contaminação com material de outra amostra em equipamentos de automação.

A discordância entre os testes de triagem e confirmatório pode decorrer de algumas situações, que devem ser consideradas conforme a história e a epidemiologia do indivíduo.

a) Testes imunoenzimáticos de quarta geração, amplamente utilizados na etapa de triagem, podem ser positivos em virtude da presença do antígeno p24 no soro do paciente, antes mesmo da produção de anticorpos. Nessa situação, o WB – que detecta somente anticorpos – não será reagente. Esse cenário é comum em infecções recentes, com ou sem síndrome retroviral aguda, quando existe intensa replicação viral, mas ainda sem produção de anticorpos. Tais casos devem ser avaliados por meio de métodos moleculares – que usualmente revelam carga viral alta – e/ou por repetição da sorologia em 30 dias para verificar a soroconversão.

b) Testes imunoenzimáticos de terceira ou quarta geração são mais sensíveis para a detecção de anticorpos – entre outras razões, pela capacidade de detectar IgM – do que o WB, tornando-se positivos mais precocemente. Nessa situação, o teste confirmatório resultará "não reagente" ou "indeterminado". A melhor estratégia nesses casos é repetir a avaliação sorológica em pelo menos duas semanas, para observar a evolução do surgimento das bandas no WB. Os métodos moleculares também podem ser utilizados.

c) Testes de triagem são, de maneira geral, menos específicos, de modo que existe a possibilidade de resultados falso-positivos em circunstâncias especiais, como infecções crônicas por outros vírus e neoplasias. Esses casos são cada vez mais raros, em decorrência da evolução das técnicas, com consequente incremento de sua especificidade. De qualquer modo, a repetição da análise sorológica resultará negativa ou manterá a positividade sem que ocorra o aumento da densidade ótica ou o surgimento de bandas no WB. Ademais, os testes moleculares serão persistentemente indetectáveis. Deve-se ressaltar mais uma vez que, em virtude da elevadíssima sensibilidade dos testes de triagem aplicados a populações de baixa prevalência de infecção pelo HIV (bancos de sangue ou triagem gestacional), fatalmente revelarão resultados falsamente positivos (baixo valor preditivo do positivo), e esse fato precisa estar esclarecido para o indivíduo submetido ao teste, preferencialmente antes da sua realização.

d) Falhas laboratoriais podem ocorrer, contudo são perfeitamente evitáveis com adequação dos processos às normas de controle de qualidade. A utilização de estratégias automatizadas de identificação de amostras, o processamento da amostra a partir do tubo primário sem manipulação para outros exames, o uso rotineiro de controles positivos e negativos durante a execução das técnicas, a calibração e a harmonização dos equipamentos de automação, o treinamento permanente dos profissionais e, sobretudo, a interação do médico assistente com a equipe do laboratório são medidas essenciais para que tais falhas sejam prevenidas.

É importante ressaltar que há indivíduos que evoluem ao longo da infecção crônica pelo HIV com viremia ausente ou muito baixa, considerados "controladores de elite". Para estes, não podem ser utilizados exclusivamente os testes moleculares como etapa confirmatória, uma vez o RNA viral é, naturalmente, indetectável. Assim, sempre que o teste molecular resultar negativo, em indivíduos com ensaio imunoenzimático positivo e sem uso de antirretrovirais, a realização do WB é obrigatória, para confirmar o resultado do teste de triagem e a possibilidade de indivíduo "controlador de elite".

DIAGNÓSTICO LABORATORIAL DA INFECÇÃO EM RECÉM-NASCIDOS

A situação representada pelo nascimento de uma criança de mãe infectada, muitas vezes, é angustiante e de difícil avaliação laboratorial. Inúmeros aspectos intervêm nesse momento, como a aceitação da criança pela família, a hipótese de adoção legal e a administração de drogas profiláticas. Em virtude da transferência passiva de anticorpos da mãe para o feto recém-nascido, os testes sorológicos, isoladamente, costumam ser de pouca ajuda. Esses anticorpos vão permanecer de 6 a 24 meses na circulação da criança, tornando sua detecção desprovida de significado prático.

Muitos recursos já foram descritos para essa finalidade, entre eles a detecção de anticorpos da classe IgM ou IgA, que representam, de forma geral, a ocorrência de infecção quando detectadas no recém-nascido; entretanto, demonstraram sensibilidade bastante limitada. A presença dessas classes de imunoglobulinas pode ser demonstrada em 15 a 80% das crianças cujo seguimento clínico laboratorial termina confirmando a infecção. Essa grande variação depende do período em que a pesquisa é realizada, sendo menor no primeiro mês após o nascimento e atingindo proporções mais elevadas no quarto mês de vida.

A pesquisa de antígeno também já foi muito empregada para essa finalidade. Há necessidade, porém, de que a pesquisa seja feita após a dissociação dos imunocomplexos para que o excesso de anticorpos maternos interfira em menor intensidade com a detecção antigênica. Nessas condições, a sensibilidade para o diagnóstico é da ordem de 60% entre o primeiro e o terceiro mês de vida, quando a resposta anticórpica da criança passa a interferir com a detecção do antígeno.

A PCR tem sido recomendada para o diagnóstico de infecção pelo HIV por transmissão vertical. Ressalta-se que, em 80% dos casos em que há transmissão, esta ocorre no momento do parto, de modo que a PCR realizada nos primeiros dias do pós-parto pode não ser capaz de revelar a infecção. Nessas circunstâncias, recomenda-se aguardar que a criança complete 4 semanas de vida para realizar o primeiro teste, preferencialmente a quantificação do RNA plasmático, podendo ser realizada a detecção qualitativa do DNA pró-viral, alternativamente. Para crianças que receberam profilaxia antirretroviral, a coleta deve ser feita com 6 semanas de vida, após o término dela.

Se o teste molecular for detectável já na primeira amostra, deve ser repetido em nova amostra o mais breve possível para confirmação, sendo consideradas infectadas as crianças que apresentarem dois testes consecutivos detectáveis. Contudo, é fundamental que resultados positivos com carga viral inferior a 5.000 cp/mL sejam interpretados com muita cautela, pela possibilidade de falsa-positividade. As crianças verdadeiramente infectadas terão carga viral persistentemente detectável e com níveis crescentes.

Entretanto, se o primeiro teste molecular resultar negativo, outro deve ser realizado a partir de 4 meses de vida. Se nesse momento o resultado for novamente indetectável, a criança é considerada não infectada. Para crianças que iniciem o acompanhamento com mais de 4 meses, a primeira PCR deve ser colhida na primeira consulta, e a segunda, no mínimo um mês depois.

A sorologia é recomendada apenas para documentar a soroconversão na criança, visto que todas elas terão testes sorológicos positivos ao nascer, em consequência da passagem transplacentária de anticorpos maternos. A negativação ocorre em 95% das crianças até os 12 meses de idade, sendo que aos 18 meses praticamente 100% delas apresentam sorologia negativa. Existe uma pequena proporção, inferior a 1%, que apresenta anticorpos residuais além dessa idade. O perfil sorológico habitual é teste imunoenzimático reagente com teste confirmatório não reagente ou indeterminado. Nesses casos, a sorologia deve ser repetida até se tornar negativa, o que ocorre no máximo até os 24 meses.

Indica-se a sorologia também para crianças menores de 18 meses abandonadas, cuja mãe seja desconhecida, imediatamente após a chegada ao serviço, pois o resultado desse teste reflete o *status* sorológico da mãe. Diante de um resultado positivo, a criança é considerada exposta e deverá ser contemplada com o fluxograma diagnóstico preconizado.

O diagnóstico em crianças com idade acima dos 18 meses segue os fluxogramas recomendados para adultos.

▪ Para confirmação da reatividade de testes rápidos em relação ao estadiamento laboratorial da infecção pelo HIV, o Ministério da Saúde (Manual Técnico para o Diagnóstico da Infecção pelo HIV em adultos e crianças, 2018) faz as seguintes recomendações:

▪ **Fluxograma com amostras de sangue:** dois testes rápidos (TR1 e TR2) realizados em sequência.

QUADRO 10.12.2 Testes realizados presencialmente.

TR1*	TR2*	Resultado	Observações	Desdobramentos
Não reagente	–	"Amostra não reagente para HIV"	Resultado obtido com a utilização do Fluxograma 1, realizado presencialmente em amostra coletada por punção digital, conforme estabelecido pela Portaria n. 29, de 17 de dezembro de 2013. Persistindo a suspeita de infecção pelo HIV, uma nova amostra deverá ser coletada 30 dias após a data da coleta desta amostra.	
Reagente	–			Realizar TR2
Reagente	Reagente	"Amostra reagente para HIV"	Resultado obtido com a utilização do Fluxograma 1, realizado presencialmente em amostras coletadas por punção digital, conforme estabelecido pela Portaria n. 29, de 17 de dezembro de 2013. A oportunidade de início de terapia antirretroviral imediata, com base no resultado reagente obtido com dois testes rápidos, deverá ser avaliada por um profissional de saúde habilitado. Ressalta-se a importância da coleta de amostra para a realização do exame de quantificação da carga viral do HIV anterior ao início do tratamento.	Orientar sobre a necessidade de realização imediata do exame de quantificação da carga viral.
Reagente	Não reagente			Repetir o Fluxograma 1 com os mesmos conjuntos diagnósticos utilizados anteriormente, na mesma ordem. Tratando-se de segunda discordância, uma amostra deverá ser coletada por punção venosa e encaminhada para ser testada com um dos fluxogramas definidos para utilização em laboratório.

Todos os indivíduos que apresentarem resultados reagentes em dois testes rápidos devem realizar imediatamente o exame de quantificação da carga viral, cujo resultado confirma a presença do vírus e a contagem de linfócitos T CD4+. Utilizar um conjunto diagnóstico do mesmo fabricante, preferencialmente de lote de fabricação diferente. Se persistir a suspeita de infecção pelo HIV, uma nova amostra deverá ser coletada 30 dias após a data da coleta desta amostra.

▪ Para confirmação da reatividade sorológica com fluído oral, o Ministério da Saúde recomenda um teste rápido utilizando fluido oral (TR1-FO) seguido por um teste rápido utilizando sangue (TR2). Estes testes não são adequados para o diagnóstico da infecção pelo HIV em crianças com idade inferior ou igual a 18 meses, em razão da transferência de anticorpos maternos anti-HIV pela placenta. Os testes com fluído oral não definem o diagnóstico de infecção por HIV-2, nem são adequados para infecção aguda de HIV-1.

A carga viral igual ou superior a 5.000 cópias/mL (Hecht et al., 2002) confirma a infecção pelo HIV. Na eventualidade de a CV ser inferior a 5.000 cópias/mL, deve-se considerar a ocorrência de um duplo resultado falso-reagente (TR1-FO e TR2) e a não infecção da pessoa pelo HIV. Nessa situação, recomenda-se a realização de um fluxograma laboratorial que inclua como teste complementar o Western-blot (WB), o imunoblot (IB) ou o imunoblot rápido (IBR) para esclarecer se, de fato, trata-se de um resultado falso-reagente ou de um indivíduo controlador de elite. Vale ressaltar que a combinação de teste sorológico reagente e WB ou teste molecular (TM) não reagente, sempre que houver um elo epidemiológico com países endêmicos para HIV-2, é considerada indício de infecção por HIV-2.

▪ Para confirmação da reatividade, utiliza-se um teste imunoensaio de 4ª geração como teste inicial, seguido de teste molecular complementar. O IE4ªG deve ser capaz de detectar anticorpos anti-HIV-1, incluindo o grupo O, e anticorpos anti-HIV-2, além de antígeno p24 do HIV-1. Esse fluxograma é o que permite o diagnóstico mais precoce da infecção pelo HIV. No entanto, ele não é adequado para o diagnóstico da infecção pelo HIV em crianças com idade igual ou inferior a 18 meses, em razão da transferência de anticorpos maternos anti-HIV pela placenta, além de não ser adequado para o diagnóstico de HIV-2. A sensibilidade clínica desse fluxograma é melhor em relação ao estadiamento laboratorial da infecção pelo HIV-1 (classificação de Flebig).

Estágio		0	I	II	III	IV	V	VI
Número de dias após a exposição		10	17	22	25	31	101	∞
Inicial (T1)	IE4ªG			████████████████████████				
Complementar (T2)	TM		██████████████████████████████					
Complementar (T3)	WB, IB ou IBR					░░░░░░░ ████████████		

████ Resultado reagente ou detectável.
░░░░ Resultado indeterminado.

Fonte: DIAHV/SVS/MS.

▪ Para confirmação da reatividade, utiliza-se um teste imunoensaio de terceira geração como teste inicial, seguido de teste molecular, complementar para amostras reagentes no teste inicial. O teste IE3ªG deve ser capaz de detectar anticorpos anti-HIV-1, incluindo o grupo O e anticorpos anti-HIV-2. Esse fluxograma não é adequado para o diagnóstico da infecção pelo HIV em crianças com idade igual ou inferior a 18 meses, em razão da transferência de anticorpos maternos anti-HIV pela placenta, nem é definidor do diagnóstico da infecção pelo HIV-2.

O Ministério da Saúde recomenda aos Serviços de Saúde que utilizam fluxogramas com teste imunoensaio de 3ª ou 4ª geração, seguido de Western-blot, imunoblot ou imunoblot rápido como teste complementar, que considerem a adoção do fluxograma como teste molecular complementar para amostras reagentes no teste inicial.

BIBLIOGRAFIA SUGERIDA

Clarke JR. Molecular diagnosis of HIV. Expert Reviews of Molecular Diagnostics. 2002;2:233-9.

CLSI. Criteria for laboratory testing and diagnostics of HIV Infection. Approved Guideline. CLSI document M53-A. Wayne: Clinical and Standards Institute; 2011.

Fiebig EW, Wright DJ, Rawal BD et al. Dynamics of HIV viremia and antibody seroconversion in plasma donors: implications for diagnosis and staging of primary HIV infection. Aids. 2003;17:1871-9.

Fisher M, Pao D, Murphy G, Dean G, McElborough D, Homer G, Parry JV. Serological testing algorithm shows rising HIV incidence in a UK cohort of men who have sex with men: 10 years application. Aids. 2007;21(17):2309-14.

Khotenashvili L, Matic S, Lazarus JV. HIV testing and counselling policies and practices in Europe: lessons learned, ways forward. HIV Medicine. 2008;9(Suppl 2):30-3.

McMichael AJ et al. The immune response during acute HIV-1 infection: clues for vaccine development. Nature Reviews Immunology. 2010;10:11-23.

Ministério da saúde. Manual Técnico para o diagnóstico da infecção pelo HIV. 2018.

Ministério da saúde. Protocolo clínico e diretrizes terapêuticas para o manejo da infecção pelo HIV em crianças e adolescentes. 2014.

Murphy G, Parry JV. Assays for the detection of recent infections with human immunodeficiency virus type 1. Euro Surveillance. 2008;13(36):18966.

10.13 HIV/aids: tratamento antirretroviral

Margareth da Eira
Rúbia Jalva da Costa Silva
Lilian Mitiko Ouki
Ivelise Maria Moreira
Edison José Boccardo

INTRODUÇÃO

A introdução de combinações eficazes de terapia antirretroviral (TARV) em meados da década de 1990 e seu impacto na qualidade e na expectativa de vida de pessoas vivendo com HIV/aids (PVHA), resultou em recomendações cada vez mais precoces para o início do tratamento em indivíduos com infecção assintomática pelo vírus da imunodeficiência humana (HIV). TARV foi definida como um regime que incluía dois inibidores da transcriptase reversa análogos de nucleosídeos/nucleotídeos (ITRN/ITRNt) e pelo menos um inibidor de protease (IP), ou um inibidor da transcriptase reversa não análogo de nucleosídeo (ITRNN) ou abacavir (ABC). O uso de TARV demonstrou, além da inibição da replicação viral, a possibilidade de restauração da deficiência imunológica avançada em um percentual significativo de pacientes, com recuperação da saúde e qualidade de vida em uma doença inicialmente progressiva e fatal. Contudo, o excesso de confiança nessas recomendações foi posteriormente alterado pela percepção de que a erradicação do HIV não era possível com os esquemas disponíveis, pela ocorrência e pela frequência de toxicidades relacionadas às drogas e pela dificuldade dos pacientes em manter adesão a esquemas mais complexos de TARV. Os regimes iniciais não tinham potência suficiente e o aparecimento de falha virológica com resistência aos antirretrovirais (ARV) era comum. Alguns pesquisadores apontaram os reservatórios virais como a origem da reemergência viral após interrupções do tratamento. Além disso, observou-se também que a replicação do HIV *per se* estaria relacionada com um *status* inflamatório responsável pelo aparecimento de importantes condições crônicas não definidoras de aids, tais como doença renal, doença hepática, doença cardiovascular (DCV), complicações neurológicas e malignidades.

A indicação de TARV em PVHA tem como objetivo prevenir a morbidade e a mortalidade associadas ao HIV, e também proporcionar uma redução no risco de transmissão da infecção. Durante os últimos anos, os regimes iniciais tornaram-se mais simples, mais eficazes e com menos toxicidades, proporcionando inibição eficaz e duradoura da replicação viral plasmática abaixo dos limites de detecção dos ensaios comercialmente disponíveis. Publicações recentes como os estudos randomizados START e TEMPRANO, desenhados para avaliar o momento ideal para iniciar TARV, e estudos de prevenção da transmissão em casais sorodiferentes como o HPTN 052 forneceram fortes evidências que resultaram em diretrizes de tratamento indicando TARV para todos os pacientes, incluindo aqueles com contagem de linfócitos T CD4+ (LT-CD4+) > 500 células/mm³. Desse modo, os principais painéis de especialistas em todo o mundo recomendam atualmente o início da TARV para todas as PVHA, independentemente da contagem de LT-CD4+, desde que essas pessoas sejam capazes de aderir ao tratamento.

Esforços conjuntos devem ser realizados para aumentar a testagem do HIV e outras infecções sexualmente transmissíveis (IST) em indivíduos sexualmente ativos, e vincular os diagnosticados com a infecção pelo HIV aos cuidados médicos no serviço de saúde antes que sejam diagnosticados com doença avançada.

Em razão dos avanços no desenvolvimento dos esquemas antirretrovirais, a infecção pelo HIV passou a ser tratada como uma doença crônica complexa. A decisão de iniciar a TARV deve sempre incluir a consideração das comorbidades do paciente e sua disposição e prontidão para iniciar o tratamento, com suficiente entendimento da importância da adesão para atingir os objetivos citados. Assim, caso a caso, a TARV pode ser adiada em virtude de fatores clínicos e/ou psicossociais, mas com os esforços necessários para tentar reduzir o tempo entre o diagnóstico e o início do tratamento. Sem dúvida, a busca pela cura ou remissão duradoura da infecção pelo HIV é necessária para ultrapassar as limitações da terapia atual e restaurar de forma efetiva a saúde das PVHA.

CLASSES TERAPÊUTICAS DISPONÍVEIS

Atualmente, seis classes de drogas ARV estão disponíveis para o tratamento das PVHA: os ITRN/ITRNt, os ITRNN, os IP/r, os inibidores de integrase (INI), os inibidores de fusão (IF) e os inibidores de entrada (IE) (Quadro 10.13.1). Os ITRN/ITRNt atuam como terminador da cadeia de DNA, inibindo a transcrição reversa do genoma viral (RNA) para DNA, e os ITRNN atuam por meio da ligação direta com essa enzima, impedindo da mesma forma a transcrição do RNA viral presente no citoplasma para o DNA celular. Os inibidores de protease agem inibindo a parte ativa da protease viral, necessária à quebra das proteínas precursoras dos genes *gag* e *gag-pol*, permitindo a embalagem da parte interna da partícula viral e, dessa forma, inibindo a maturação viral e tornando o vírus incapaz de infectar outra célula. Os inibidores da integrase impedem a inserção covalente, ou integração, do provírus no genoma da célula do hospedeiro. Os inibidores de entrada atuam inibindo a entrada do vírus nas células do hospedeiro, entre os quais a enfuvirtida (T-20) age inibindo a molécula gp41 do vírus e, dessa forma, impede a fusão do vírus com a célula do hospedeiro. Os inibidores de entrada bloqueiam a ligação da gp120 ao receptor CD4 ou ao correceptor CCR5 e/ou correceptor CXCR4. O maraviroque (MVC) é um IE que atua ligando-se seletivamente ao receptor de quimiocina humana CCR5, impedindo a entrada do vírus CCR5-trópico nas células (antagonista de CCR5). Os antagonistas de correceptores CCR5 não agem contra os vírus trópicos para CXCR4 ou mistos (R5/X4 ou D/M).

QUANDO INICIAR A TERAPIA

Desde o isolamento e a caracterização do HIV como o agente etiológico da aids, a busca pela cura foi considerada uma grande prioridade para a pesquisa clínica. Quase 4 décadas depois, essa cura ainda está para ser alcançada. Contudo, os avanços alcançados nos regimes antirretrovirais disponíveis ao longo desses anos transformaram a infecção pelo HIV em uma condição crônica manejável, com tratamento disponível e acessível em muitos países, segundo diretrizes terapêuticas nacionais. Mas apesar dos desfechos favoráveis dos esquemas antirretrovirais mais recentes, as PVHA estão em risco de desenvolver complicações infecciosas e/ou não infecciosas associadas ao HIV ou toxicidades relacionadas ao uso de ARV ao longo da vida. Estudos também mostraram que a TARV é altamente eficaz na prevenção da transmissão do HIV. Apesar de todos os avanços obtidos, o acesso universal à TARV ainda pode ser limitado por obstáculos financeiros.

A descrição de um caso de cura do HIV depois de transplante de células-tronco hematopoiéticas (TCTH) impulsionou um considerável otimismo nesse campo e reacendeu a esperança de que a cura para a infecção pelo HIV seja possível. Em 2007, o chamado "paciente de Berlim" – portador da infecção pelo HIV há cerca de 10 anos e diagnosticado com leucemia mieloide aguda (LMA) – recebeu transplante duplo alogênico de CTH de um doador com antígeno de histocompatibilidade (HLA) compatível, selecionado com homozigose para o alelo CCR5 Δ32. Pessoas portadoras dessa homozigose não adquirem o HIV, pois o CCR5 é um correceptor necessário para a entrada do vírus na célula do hospedeiro. Esse paciente interrompeu a TARV 1 dia antes do primeiro transplante e, depois de 6 anos de seguimento, na ausência do tratamento antirretroviral, não mostrava traços de HIV em amostras de sangue, gânglios e de tecidos, sugerindo a erradicação do vírus. Os níveis de anticorpos específicos para o HIV também diminuíram, o que sugere que a estimulação pelos antígenos do HIV era muito baixa ou ausente após o transplante.

QUADRO 10.13.1 Antirretrovirais disponíveis no Brasil, suas apresentações e recomendações.

Classe terapêutica	Nome genérico	Sigla	Dose em adultos	Apresentação	Interação com alimentos	Comentários/eventos adversos
ITRN/ITRNt	Abacavir	ABC	300 mg a cada 12 h	Comprimido 300 mg	Não há	• RHS que pode ser fatal (suspender a droga e não reintroduzir): náuseas, vômitos, *rash*, febre, fadiga, dor abdominal • Não utilizar se teste HLA-B*5701 positivo • Aumento do RCV em algumas coortes (não em todas)
	Lamivudina	3 TC	150 mg a cada/12 h ou 300 mg 1 vez/dia	Comprimido 150 mg	Não há	• Raros efeitos adversos (neuropatia periférica pode ocorrer)
	Tenofovir disoproxil fumarato + lamivudina	TDF + 3TC	300 mg/300 mg 1 vez/dia	Comprimido 300 mg + 300 mg	Administrar com ou sem alimentos	• Avaliar função renal inicial e não usar se ClCre[a] < 60 mL/min • Insuficiência renal, tubulopatia proximal, osteomalácia • Diminuição da DMO
	Zidovudina + lamivudina	AZT + 3TC	300 mg/150 mg a cada 12 h	Comprimido 300 mg + 150 mg	Não há	• Anemia, macrocitose e miopatia • Lipoatrofia, dislipidemia, acidose lática, esteatose hepática, toxicidade mitocondrial • Usar na terapia inicial somente se TDF e ABC forem contraindicados
	Emtricitabina[b]	FTC	200 mg 1 vez/dia	Cápsula 200 mg	Não há	• Hiperpigmentação cutânea e exacerbação aguda da hepatite B em pacientes coinfectados que descontinuaram o FTC • Disponível no Brasil para PrEP em associação com TDF
ITRNN	Efavirenz	EFV	600 mg 1 vez/dia (tomar à noite)	Comprimido 600 mg	Tomar com o estômago vazio	• Efeitos colaterais do SNC, incluindo tonturas, sonhos vívidos, cefaleia, depressão, tendências suicidas, sonolência e insônia • Reações de hipersensibilidade
	Etravirina	ETV	200 mg a cada 12 h	Comprimidos 100 e 200 mg	Administrar após uma refeição	• *Rash* (incluindo Stevens Johnson e eritema multiforme) • RHS caracterizada por erupção cutânea e achados constitucionais • Tonturas

(continua)

QUADRO 10.13.1 Antirretrovirais disponíveis no Brasil, suas apresentações e recomendações (continuação).

Classe terapêutica	Nome genérico	Sigla	Dose em adultos	Apresentação	Interação com alimentos	Comentários/eventos adversos
IP	Ritonavir	RTV	100 mg a cada 12 h ou 100 mg a cada 24 h Exceção: TPV (200 mg a cada 12 h)	Comprimido 100 mg	Não há interação, mas efeitos adversos diminuem com alimentação concomitante	• Náuseas, diarreia, desconforto abdominal, parestesia perioral • Hiperlipemia e resistência à insulina • Elevação de CPK e transaminases • Utilizado somente como adjuvante farmacológico associado a outros IP
	Atazanavir	ATV	300 mg 1 vez/d (+ RTV 100 mg 1 vez/dia)	Cápsula 300 mg	Administrar com refeição	• Hiperbilirrubinemia indireta (icterícia) e potencial para prolongamento do intervalo PR • Hiperglicemia, colelitíase e nefrolitíase • Toxicidade renal • Elevação das transaminases séricas • Hiperlipemia (especialmente com RTV)
	Darunavir[c]	DRV	600 mg a cada 12 h (+ RTV 100 mg de a cada12 h)	Comprimido 600 mg	Administrar com refeição	• Potencial para *rash* (em 10%) • Náuseas, fadiga, cefaleia e diarreia • Hepatotoxicidade • Elevação das transaminases séricas
	Tipranavir	TPV	500 mg a cada 12 h (com RTV 200 mg a cada 12 h)	Cápsula 250 mg	Administrar com refeição (com RTV comprimidos)	• Vômitos, cefaleia, *rash* cutâneo e cefaleia • Hepatotoxicidade (incluindo descompensação hepática) • Casos raros de hemorragias intracranianas fatais e não fatais foram relatados • Contém sulfonamida (risco de alergia)
IF	Enfuvirtida	T-20	90 mg SC a cada 12 h (aplicação)	Ampola 90 mg	Não há	• Efeitos locais: nódulos subcutâneos, dor e eritema
Inibidores de IE	Maraviroque	MVQ	150 mg a cada 12 h (com qualquer IP, exceto TPV/r, com ou sem ETV ou EFV) ou 300 mg a cada 12 h (com TPV/r) ou 600 mg a cada 12 h (com EFV ou ETV, sem IP)	Comprimidos 150 e 300 mg	Não há	• São raros os efeitos adversos • Podem ocorrer insônia, tontura, dor abdominal, aumento de transaminases, fadiga e astenia

(continua)

QUADRO 10.13.1 Antirretrovirais disponíveis no Brasil, suas apresentações e recomendações (continuação).

Classe terapêutica	Nome genérico	Sigla	Dose em adultos	Apresentação	Interação com alimentos	Comentários/eventos adversos
INI	Raltegravir	RAL	400 mg a cada 12 h	Comprimido 400 mg	Não há	• Potente e bem tolerado (dor abdominal, diarreia e miopatia). Elevação de CPK. Baixa barreira para resistência
	Dolutegravir	DTG	50 mg 1 vez/dia ou 50 mg a cada 12 h (no caso de resistência ao RAL)	Comprimido 50 mg	Administrar com ou sem alimentos	• Insônia, cefaleia, hipersensibilidade e hepatotoxicidade • Não indicado em gestantes ou MVHIV com potencial para engravidar

Notas:
a) ClCre = *clearance* de creatinina estimado (através do uso das fórmulas CKD-EPI ou MDRD). Sugestão: www.mdrd.com.
b) A emtricitabina está disponibilizada pelo Programa Nacional de DST/Aids do Ministério da Saúde para uso em PrEP (coformulada com TDF).
c) Existe a apresentação de comprimidos de 800 mg permitindo dose única diária com 100 mg de RTV, mas não está disponível no Brasil.
ITRN/ITRNt: inibidores da transcriptase reversa análogos de nucleosídeos/nucleotídeos; ITRNN: inibidores da transcriptase reversa não análogos de nucleosídeos; INI: inibidores da integrase; IP: inibidores da protease; IF: inibidores de fusão; IE: Inibidores de entrada; RHS: reação de hipersensibilidade sistêmica; RCV: risco cardiovascular; DMO: densidade mineral óssea; SNC: sistema nervoso central.

Entretanto, o transplante de medula não é uma alternativa viável para um paciente que não tenha uma indicação específica para esse procedimento. Assim, diante dos conhecimentos atuais, as PVHA ainda farão uso de TARV por toda a vida.

O uso prolongado de TARV pode ocasionar o aparecimento de efeitos adversos, em curto e longo prazo, os quais devem ser previamente explicados pela equipe de saúde para que o paciente possa enfrentar de forma adequada essas adversidades, evitando-se dificuldades na adesão e até mesmo o abandono do tratamento. As toxicidades em longo prazo da TARV incluem dislipidemia (hipercolesterolemia, hipertrigliceridemia e hiperlipemia mista), resistência à insulina, diabetes *mellitus* (DM), DCV, disfunção renal e diminuição da densidade mineral óssea (com risco aumentado de osteoporose e fraturas). Efeitos adversos foram relatados com todos os ARV e, no início da era HAART (*Highly Active Antiretroviral Therapy*), estavam entre os principais motivos para mudança ou interrupção do tratamento e para a baixa adesão. Felizmente, os esquemas ARV mais recentes estão associados com melhor tolerância e eventos adversos de menor gravidade quando comparados aos regimes utilizados no passado.

Estudos recentes demonstraram que a replicação viral e a ativação imune crônica estão associadas ao desenvolvimento de doenças de caráter inflamatório que provocam lesões de órgãos e tecidos do organismo (como doenças cardiovasculares, alterações da coagulação, alterações neurológicas e doença renal), contribuindo para estabelecer novos critérios para o início precoce da TARV. Além disso, outros benefícios clínicos demonstrados com a TARV precoce foram a redução da morbimortalidade em PVHA, a diminuição da transmissão do HIV e o impacto na redução da tuberculose (Tb), que constitui a principal causa infecciosa de óbito nestes pacientes no Brasil e no mundo.

No início desta década, o estudo HPTN 052 demonstrou que o uso da TARV representa uma potente intervenção para prevenir a transmissão do HIV. Esse estudo clínico avaliou a transmissão do HIV entre 1.763 casais sorodiferentes randomizados em dois grupos: um para início imediato de TARV com contagem de LT-CD4+ entre 350 e 550 células/mm^3; e outro para início do tratamento com a contagem de LT-CD4+ < 250 células/mm^3. Ocorreram 39 episódios de transmissão, dos quais 28 foram virologicamente vinculados ao parceiro infectado – entre estes, somente um episódio de transmissão no grupo tratado com contagem de LT-CD4+ entre 350 e 550 células/mm^3. Os resultados encontrados neste e em outros estudos de prevenção não controlados forneceram fortes evidências para estimular o início imediato de TARV para todas as PVHA, independentemente da contagem de LT-CD4+.

A duração da resposta ao tratamento antirretroviral está diretamente relacionada aos seguintes fatores: potência do esquema com obtenção da máxima supressão da replicação viral, tolerabilidade ao esquema e emergência de cepas virais resistentes do HIV. O tempo médio estimado para se obter a supressão máxima da replicação viral varia de 4 a 16 semanas, dependendo dos valores iniciais da carga viral do HIV. Evidências de estudos observacionais demonstraram que a efetividade da TARV depende também da contagem de LT-CD4+ no sangue. Em pacientes com LT-CD4+ < 200 células/mm^3 o impacto da TARV na sobrevida fica comprometido, com maior chance de incidência de infecções oportunistas (IO) e evolução para o óbito.

A TARV deve ser iniciada quando a pessoa vivendo com HIV (PVHIV) estiver informada sobre o benefícios e riscos da terapia, ciente da necessidade de não interrupção do tratamento, respeitando sua autonomia e priorizando o atendimento de pessoas sintomáticas, com Tb ativa, coinfecção com hepatites B e C, alto risco cardiovascular, gestantes e pacientes com LT-CD4+ < 350 células/mm³.

Com base em todas as evidências citadas, a última atualização do nosso Protocolo Clínico e Diretrizes Terapêuticas para Manejo da Infecção pelo HIV em Adultos (PCDT Adultos), em 2018, recomenda o início imediato de TARV para todas as PVHA independentemente da contagem de LT-CD4+, objetivando a redução da transmissibilidade do HIV, e desde que o paciente aceite e esteja motivado para o tratamento.

COMO INICIAR A TERAPIA ANTIRRETROVIRAL – ESQUEMAS TERAPÊUTICOS

Uma vez indicada e havendo concordância com o início da TARV pelo paciente, a terapia inicial deve sempre incluir combinações de três ARV: dois ITRN/ITRNt associados a um inibidor de integrase (INI) ou um ITRNN; no Brasil, indica-se como esquema inicial preferencial de tratamento a associação de dois ITRN/ITRNt ao INI. As drogas preferenciais em cada classe são, respectivamente, tenofovir + lamivudina (TDF + 3TC – dupla de ITRN), associados ao Dolutegravir (DTG – INI). As situações a seguir caracterizam exceções a esse esquema inicial: pacientes com Tb (indicado o ITRNN efavirenz para pacientes com coinfecção

HIV-TB sem critérios de gravidade; e indicado o INI raltegravir para os pacientes coinfectados com LT-CD4 < 100 células/mm³, ou presença de outra infecção oportunista, ou necessidade de internação hospitalar ou Tb disseminada – critérios de gravidade); mulheres vivendo com HIV (MVHIV) em idade reprodutiva (indicado EFV); e gestantes (indicado raltegravir – RAL).

As drogas recomendadas para 1ª linha de tratamento (Quadro 10.13.2) foram escolhidas com base em estudos clínicos prospectivos e randomizados que demonstraram altas taxas de supressão viral e maior durabilidade da resposta ao tratamento, perfil de segurança favorável com poucos eventos adversos, melhor tolerabilidade com maiores taxas de adesão, carga de comprimidos, frequência de dosagem e alta barreira genética, além do custo e do acesso. Todas essas características devem contribuir para esquemas ARV mais seguros e duradouros em longo prazo, favorecendo a adesão das PVHA. Como a ciência do HIV evolui rapidamente, a disponibilidade de novos agentes e de novos dados clínicos pode mudar com certa frequência as opções e as preferências terapêuticas. Nesse sentido, apresentamos no Quadro 10.13.3 as principais diretrizes terapêuticas internacionais de regimes de TARV recomendados como terapia inicial para pacientes virgens de tratamento, com algumas drogas não disponíveis no Brasil até o momento. Em comum, essas diretrizes e a diretriz brasileira recomendam atualmente o início da TARV para todas as PVHA sintomáticas e assintomáticas, independentemente da contagem de LT-CD4+, com a classe dos INI presentes em todas as recomendações.

QUADRO 10.13.2 Esquemas preferenciais para TARV inicial em adultos.	
Situação	**TARV indicada**
Adultos em início de tratamento	TDF[1]/3TC + DTG[2] Opções para casos com contraindicações ao TDF[1]: a) ABC[3] + 3TC (com teste HLA-B*5701 negativo) b) AZT + 3TC (com teste HLA-B*5701 positivo, ou intolerância ao ABC[3]) Opção para intolerância ou contraindicação do DTG[2]: a) Substituir o DTG por EFV
Coinfecção HIV/TB sem critérios de gravidade	TDF[1] + 3TC + EFV[4]
Coinfecção HIV/TB com critérios de gravidade: LT-CD4+ < 100 céls/mm³, presença de outra infecção oportunista, indicação de internação hospitalar, TB disseminada	TDF[1] + 3TC + RAL[5]

Notas:
(1) TDF é contraindicado na disfunção renal preexistente, insuficiência renal ou ClCr < 60 mL/min, e deve ser usado com precaução em pacientes com osteoporose/osteopenia.
(2) DTG não é recomendado em MVHIV em idade fértil e que não utilizem métodos contraceptivos eficazes; também não está indicado para PVHA em uso de fenitoína, fenobarbital, oxicarbamazepina e carbamazepina.
(3) Recomendado fazer o teste para o alelo HLA-B*5701; ABC deve ser usado com precaução em pessoas com RCV alto (escore de Framingham > 20%); ABC + 3TC + EFV deve ser usado com precaução em PVHA com CV > 100.000 cópias/mL.
(4) Poderá ser realizada a troca do EFV por DTG após término do tratamento da TB.
(5) Deverá ser feita a troca do RAL pelo DTG após concluído tratamento da TB, em até 3 meses. A TARV deve ser iniciada dentro de 2 semanas após o início do tratamento da TB em pacientes com LT-CD4+ < 50 células/mm³ para diminuição da mortalidade, e na 8ª semana para os demais casos.

QUADRO 10.13.3 Diretrizes internacionais de regimes de TARV inicial preferenciais para adultos (DHHS 2018, IAS; IAS 2018; WHO 2018).

Diretrizes de tratamento	Esquemas antirretrovirais recomendados para terapia inicial
US Department of Health and Human Services (DHHS ART) Regimes baseados em INI	Bictegravir (BIC)/emtricitabina (FTC)/tenofovir alafenamida (TAF) – comprimido coformulado
	ABC/DTG/3TC – comprimido coformulado DTG + FTC/TDF – FTC/TDF comprimido coformulado DTG + FTC/TAF – FTC/TAF comprimido coformulado
	RAL + FTC/TDF RAL + FTC/TAF
International Antiviral Society-USA (IAS-USA ART) Regimes baseados em INI	BIC/FTC/TAF
	ABC/DTG/3TC DTG + FTC/TAF
European Aids Clinical Society (EACS ART) Regimes baseados em: a) INI b) ITRNN c) IP	a) ABC/DTG/3TC a) FTC/TAF + DTG a) FTC/TDF + DTG a) BIC/FTC/TAF a) FTC/TAF + RAL a) FTC/TDF + RAL
	b) Rilpivirina (RPV)/TAF/FTC b) RPV/TDF/FTC
	c) FTC/TAF + DRV/r c) FTC/TDF + DRV/r c) FTC/TAF + DRV/c – darunavir/cobicistat c) FTC/TDF + DRV/c
WHO Regimes baseados em: a) INI b) ITRNN	a) TDF/3TC ou FTC/TDF + DTG b) TDF/3TC ou FTC/TDF + EFV 600mg

WHO: Word Health Organization; ITRNN: inibidores da transcriptase reversa não análogos de nucleosídeos; INI: inibidores da integrase; IP: inibidores da protease.

A associação de TDF + 3TC permite uma tomada única diária e apresenta perfil favorável em termos de eficácia virológica (quando comparada ao abacavir + 3TC) e toxicidade, sendo a lamivudina um ITRN com raros eventos adversos. Contudo, o TDF apresenta como desvantagens a nefrotoxicidade e a diminuição da densidade mineral óssea (DMO), devendo ser evitado em pessoas com doença renal preexistente e utilizado com cautela em diabéticos, hipertensos, negros, idosos e no uso concomitante de outras drogas nefrotóxicas. Na Tabela 10.13.1, encontram-se as recomendações para correção de doses dos ITRN na insuficiência renal aguda ou crônica.

A associação abacavir + lamivudina (ABC + 3TC) é alternativa para os pacientes com contraindicação ao uso do TDF. O ABC não deve ser utilizado por pacientes com teste positivo para o alelo HLA-B*5701, em decorrência do risco de uma reação de hipersensibilidade (RHS) potencialmente fatal. Os resultados do teste HLA-B*5701 devem estar disponíveis antes do início da TARV, e essa informação deve estar documentada no prontuário médico. Uma associação entre o uso de ABC e o infarto agudo do miocárdio (IAM) foi relatada pela primeira vez no estudo multicêntrico prospectivo observacional *Data Collection on Adverse Events on anti-HIV Drugs* (D: A: D), que totaliza atualmente mais de 40 mil participantes. Desde que esse resultado foi publicado, vários es-

tudos foram realizados para avaliar a relação entre o uso de ABC e os eventos cardiovasculares. Alguns trabalhos encontraram uma associação enquanto outros, incluindo uma metanálise da agência americana Food and Drug Administration (FDA) de 26 ensaios clínicos randomizados que avaliaram o ABC, não encontraram aumento significativo desses eventos. Até o momento, não existe consenso sobre a associação entre o uso de ABC e o risco de IAM, ou o mecanismo que explique tal associação. O ABC deve então ser indicado com precaução em pessoas com risco cardiovascular alto (escore de Framingham > 20%). Não temos ainda disponível no Brasil o comprimido coformulado de ABC + 3TC.

Apesar de a coformulação zidovudina + lamivudina (AZT + 3TC) ser uma das mais estudadas em ensaios clínicos randomizados, demonstrando nesses estudos eficácia e segurança equivalentes às de outras duplas de ITRN/ITRNt, a recomendação atual do PCDT brasileiro indica AZT somente nos casos de contraindicação ao TDF e teste HLA-B*5701 positivo. Presença de maior carga de toxicidades em comparação aos outros ITRN recomendados (incluindo supressão da medula óssea, miopatias, cardiomiopatia e toxicidades mitocondriais, tais como lipoatrofia, acidose láctica e esteatose hepática), contribuíram para mudar a indicação do AZT na terapia inicial das PVHA. A presença desses eventos adversos, em especial a lipoatrofia, pode comprometer a adesão à TARV.

TABELA 10.13.1 Recomendações de dosagens dos antirretrovirais em pacientes com insuficiência renal (aguda ou crônica).

TARV	Dose em adultos	Dose na insuficiência renal *Clearance* de creatinina estimado – ClCre (mL/min)		
ITRN	≥ 50	30 a 49	10 a 29	< 10
Zidovudina[a,b]	300 mg a cada 12 h	300 mg de 12/12 h	300 mg de 12/12h	100 mg de 8/8 h
Lamivudina[a,b]	150 mg a cada 12 h ou 300 mg 1 vez/dia	150 mg a cada 24 h	150 mg na 1ª dose e a seguir 100 mg a cada 24 h	150 mg na 1ª dose e a seguir 50 a 25 mg a cada 24 h
Tenofovir[a]	300 mg 1 vez/dia	300 mg a cada 48 h	300 mg cada 72 a 96 h (recomendado suspender)	300 mg cada 7 dias se não for recomendado suspender

Notas:
a) Não utilizar a apresentação coformulada com 3TC se necessitar de correção de dose de algum dos medicamentos.
b) Zidovudina e lamivudina: solução oral de 10 mg/mL/dia.
TARV: terapia antirretroviral; ITRN: inibidores da transcriptase reversa análogos de nucleosídeos.

O dolutegravir (DTG) é um ARV da classe dos INI com maior barreira à resistência do que outras drogas da classe, como o elvitegravir (EVG) e o RAL. Até o momento, não foram relatadas mutações emergentes da TARV inicial em regime de três drogas, incluindo DTG, que confiram resistência ao DTG. Ensaios clínicos randomizados demonstraram que o DTG associado a dois ITRN/ITRNt, em dose única diária, apresenta alta eficácia para alcançar a supressão viral, com poucos eventos adversos. O DTG é geralmente bem tolerado, sendo as reações adversas mais comuns insônia e cefaleia, de intensidade moderada a grave. Recomenda-se o uso de DTG pela manhã aos pacientes que apresentam insônia. Séries de casos de eventos adversos neuropsiquiátricos (distúrbios do sono, depressão, ansiedade, ideação suicida) associados ao início do DTG e RAL foram relatados. Entretanto, depressão e ideação suicida são raras, ocorrendo principalmente em pacientes com alterações psiquiátricas preexistentes. Um relatório de farmacovigilância internacional da Organização Mundial da Saúde (OMS) relatou eventos neuropsiquiátricos com todas os INI aprovados, e não apenas o DTG.

O DTG não é recomendado como terapia inicial em gestantes e nas 12 semanas após a concepção, ou em MVHIV em idade fértil que planejam engravidar, ou que sejam sexualmente ativas e não utilizem métodos contraceptivos eficazes. Um relatório preliminar revelou defeitos do tubo neural entre lactentes nascidos de mulheres que tomavam um esquema ARV contendo DTG na concepção, sugerindo essas recomendações até que novos dados estejam disponíveis. Todas as MVHIV em idade fértil deveriam ter documentado em prontuário um resultado negativo no teste de gravidez antes de iniciar o uso do DTG, e recomenda-se que sejam aconselhadas em relação a esse risco potencial. Ainda não está claro se outros INI apresentam um risco similar de defeitos do tubo neural. O DTG não é recomendado em PVHA em uso de fenitoína, fenobarbital, oxicarbamazepina, carbamazepina, dofetilida e pilsicainida, devendo ser avaliada a possibilidade de troca desses medicamentos para viabilizar o uso do DTG, quando indicado. O DTG aumenta a concentração plasmática da metformina, sendo indicado iniciar a metformina com dose mais baixa e avaliar o controle glicêmico e os seus potenciais efeitos adversos. A dose máxima habitualmente recomendada da metformina nesta situação é de 1 g/dia. O DTG inibe a secreção tubular renal da creatinina sem afetar a função glomerular, com um possível aumento da creatinina sérica verificado nas primeiras 4 semanas de tratamento.

Grandes estudos controlados randomizados e estudos de coorte em pacientes virgens de tratamento antirretroviral demonstraram supressão viral potente e durável em pacientes tratados com EFV (um ITRNN) e dois ITRN. Em ensaios clínicos, os regimes com base em EFV demonstraram superioridade ou não inferioridade a vários regimes comparativos em terapia inicial. As principais desvantagens do EFV e de outros ITRNN são a prevalência de resistência primária em pacientes virgens de tratamento (mutação K103N) e a baixa barreira genética para o desenvolvimento de resistência, indicando a necessidade de realização de exame de genotipagem pré-tratamento.

Os eventos adversos do EFV estão relacionados ao SNC, incluindo tonturas, irritabilidade, cefaleia, sonhos vívidos, alucinações, sonolência e insônia, sendo mais comuns nas primeiras 2 a 4 semanas de tratamento, e resolvendo num período de dias a semanas na maioria dos pacientes. A indicação do EFV deve ser avaliada criteriosamente em pessoas com depressão ou que necessitem trabalhar durante a noite. O uso de EFV também foi associado com suicidalidade (que vai desde a ideação suicida até o suicídio consumado), mas os resultados de alguns grandes estudos forneceram resultados diferentes. Uma análise de subgrupo do estudo START (*Strategic Timing of Antiretroviral Treatment*) revelou maior risco de comportamento suicida entre os participantes do grupo de TARV imediato que tomaram EFV do que entre os controles virgens de TARV, sendo o risco maior para aqueles com diagnósticos psiquiátricos prévios. Essa associação, entretanto, não foi encontrada em dois grandes estudos de coorte observacionais, incluindo uma análise do estudo D: A: D. Outro estudo de coorte observacional prospectivo realizado em Uganda não encontrou nenhuma evidência de que o EFV tivesse um risco aumentado de ideação suicida ou depressão, comparado com a nevirapina (NVP). Realização de triagem para depressão e suicidalidade é recomendada para PVHIV que sejam candidatas a um regime que inclua EFV. Deve-se orientar o paciente a ingestão do medicamento a noite antes de dormir, preferencialmente duas horas após o jantar.

O RAL é um potente inibidor da integrase que foi o primeiro da classe aprovado para uso em pacientes virgens de tratamento e multiexperimentados em TARV, com falência virológica. Está atualmente indicado em gestantes e na coinfecção HIV-TB com critérios de gravidade, devendo ser trocado pelo DTG em até 3 meses após o término do tratamento da Tb. Deve ser administrado duas vezes ao dia, sendo esta posologia uma potencial desvantagem em relação aos esquemas de tomada única diária. RAL apresenta excelente tolerabilidade, poucos eventos adversos, alta potência, poucas interações medicamentosas e segurança para o uso em coinfecções como hepatites e tuberculose. O uso de RAL tem sido associado com elevações de creatinofosfoquinase (CPK). Miosite e rabdomiólise foram relatadas. RAL tem uma menor barreira à resistência que os IP/r, bictegravir (BIC – um novo INI ainda não disponível no Brasil) e DTG.

GENOTIPAGEM PRÉ-TRATAMENTO

A transmissão de cepas resistentes a drogas está bem documentada na literatura e tem associação com resposta virológica subótima ao esquema ARV inicial. O risco de adquirir vírus com resistência transmitida a medicamentos está relacionado à prevalência de resistência a drogas em PVHIV que se envolvem em situações de alto risco dentro de uma determinada comunidade. Em países de alta renda, aproximadamente 10 a 17% dos indivíduos virgens de tratamento com ARV têm mutações de resistência a pelo menos um desses medicamentos. Até 8%, mas geralmente < 5%, de vírus transmitidos exibirão resistência a drogas em mais de uma classe. A resistência transmitida do HIV geralmente é relacionada aos ITRNN ou ITRN. A resistência transmitida aos IP/r é muito menos comum e, até o momento, a resistência transmitida aos INI é considerada rara.

As recomendações brasileiras indicam a realização de genotipagem pré-tratamento (em PVHIV virgens de tratamento com TARV) para as seguintes situações: pessoas que tenham se infectado com um parceiro em uso atual ou prévio de TARV, gestantes, crianças e coinfectados HIV-Tb. A indicação do teste baseia-se na efetividade e no custo-efetividade da genotipagem, de acordo com a prevalência da resistência primária ou transmitida do HIV-1 na população. A prevalência nacional de mutações de resistência primária aos IP/r e aos inibidores de transcriptase reversa (análogos e não análogos de nucleosídeos/nucleotídeos) descrita foi de 9,5%. Considerando isoladamente os ITRNN, a prevalência nacional de mutações que conferem resistência a essa classe de ARV foi de 5,8%. A adoção do DTG como esquema inicial preferencial diminui a possibilidade de resistência transmitida, eventualmente relacionada aos ITRN. No futuro serão necessários mais estudos para avaliar a magnitude da resistência primária do HIV no Brasil. Consideramos relevante que a genotipagem seja realizada sempre que possível em pacientes virgens de tratamento, como em pacientes da clínica privada.

FALHA NO TRATAMENTO ARV E TERAPIA DE RESGATE

Atualmente dispomos de regimes de tratamento com ARV para terapia inicial que são suficientemente potentes para alcançar e manter níveis plasmáticos de RNA do HIV abaixo dos limites inferiores de detecção dos ensaios utilizados. Pelo menos 80% dos pacientes apresentam supressão virológica, definida como carga viral do HIV (CV-HIV) do HIV < 50 cópias/mL, após 1 ano de uso regular de TARV. Intolerância gástrica, efeitos adversos, má adesão, resistência viral primária (avaliada pelo teste de genotipagem, sempre que possível) e interações medicamentosas com os inibidores de bomba de prótons, rifampicina e anticonvulsivantes podem interferir na boa resposta ao esquema prescrito. O acompanhamento regular e contínuo em contexto ambulatorial deve ser realizado após a introdução da TARV, abordando-se alguns aspectos importantes junto ao paciente relacionados à adesão, presença de eventos adversos, uso de drogas e álcool, desestímulo pelo uso contínuo dos medicamentos e monitorização laboratorial com contagem de LT-CD4+ e carga viral, avaliando-se com esses parâmetros a ocorrência de falha terapêutica ou o sucesso do tratamento. Pacientes em TARV que não atingem esse objetivo de tratamento ou que experimentam rebote virológico podem desenvolver mutações de resistência a um ou mais componentes de seu regime. A adesão aos regimes de TARV pode ser um desafio para alguns pacientes, e a baixa adesão contínua ou intermitente pode resultar em falha terapêutica ao esquema ARV e/ou a drogas específicas do esquema, podendo ocorrer no início ou mesmo após longo período de ótima adesão. Dependendo das histórias individualizadas de tratamento, alguns desses pacientes podem ter pouca ou nenhuma resistência a medicamentos; outros podem ter resistência extensa. O gerenciamento de pacientes com resistência extensa é complexo e geralmente requer consulta com um especialista em HIV (médico de referência em genotipagem – MRG).

A falha virológica é caracterizada por uma incapacidade de atingir ou manter a supressão virológica após 6 meses do início ou modificação do tratamento antirretroviral, ou por rebote da carga viral nos indivíduos que a mantinham indetectável na vigência do tratamento. Pode também ser definida como a não obtenção ou não manutenção de carga viral indetectável (≤ 200 cópias/mL após 24 semanas) ou, ainda, pelo rebote virológico confirmado de carga viral ≥ 200 cópias/mL para pacientes que atingiram supressão viral completa. Em todos os casos, a CV-HIV detectável deve ser confirmada em coleta consecutiva após intervalo de 4 semanas do exame anterior.

Na presença de falha terapêutica, deve ser solicitada genotipagem sempre que possível, uma vez que a falha virológica prejudica a recuperação imunológica com maior risco de progressão da doença e ocasiona emergência de cepas resistentes aos ARV, comprometendo tratamentos futuros. A manutenção dos ARV na presença de carga viral detectável resulta em um acúmulo de mutações de resistência. A equipe de saúde deverá estar preparada para fornecer suporte contínuo de adesão a todos os pacientes antes e depois das mudanças de regime em razão da falha virológica, destacando a importância do uso correto dos novos medicamentos introduzidos, com o objetivo de, na primeira ou na segunda falha, tentar novamente suprimir a carga viral abaixo dos limites de detecção – evita-se, com isso, o acúmulo de mais mutações. A falha virológica na presença de múltiplas mutações de resistência, situação na qual os pacientes são portadores de vírus multirresistentes, é muito mais difícil de reverter, devendo-se particularizar o conceito de falha terapêutica, já que não haverá para alguns indivíduos opções de drogas ativas suficientes para promover a supressão viral. Nesses casos, a terapia continuada é geralmente preferida quando comparada à interrupção terapêutica, considerando-se que o valor desta última não está comprovado em estudos clínicos que demonstraram risco aumentado de infecções oportunistas.

Recomenda-se que o teste de genotipagem seja realizado o mais precocemente possível em relação ao diagnóstico da falha virológica ao esquema ARV em uso, preferencialmente enquanto o paciente ainda estiver fazendo uso deste esquema ou dentro de 4 semanas de interrupção do regime se o nível plasmático de CV-HIV do paciente for > 1.000 cópias/mL, e possivelmente mesmo se estiver entre 500 e 1.000 cópias/mL. A falta de evidência de resistência nesse cenário não exclui a possibilidade de que mutações de resistência possam estar presentes em níveis baixos. O reconhecimento precoce da falha virológica e a escolha adequada e oportuna do novo tratamento são fundamentais para evitar graves consequências, como maior progressão de doença e, principalmente, o acúmulo de mutações de resistência aos ARV com perda de futuras opções terapêuticas. A CV persistente, mesmo baixa, leva a acúmulo de mutações e resistência cruzada nas classes dos medicamentos em uso. Cerca de 60% dos pacientes mantidos com supressão viral parcial desenvolvem novas mutações de resistência após 18 meses. Após 1 ano sob viremia persistente, há perda de uma opção de medicamento em cerca de um terço dos casos.

Um novo regime deve incluir pelo menos dois e, se possível, três agentes totalmente ativos. Um medicamento totalmente ativo é aquele que deve ter uma atividade não comprometida com base na história de TARV do paciente e nos resultados atuais e passados do teste de genotipagem. Pode ainda ser um medicamento com um novo mecanismo de ação (nova classe). Em geral, a adição de um único agente ARV a um regime com falha virológica não é recomendada, pois isso pode desencadear um risco de desenvolvimento de resistência a todas as drogas do esquema. Para alguns pacientes altamente experimentados em TARV com ampla resistência a medicamentos, a supressão virológica máxima pode não ser possível. Nesse caso, a TARV deve ser mantida com esquemas planejados para minimizar a toxicidade, preservar as contagens de LT-CD4 + e retardar a progressão clínica. Os clínicos devem avaliar a extensão da resistência aos medicamentos, levando em consideração a história prévia de TARV e, mais importante, os resultados dos testes de resistência genotípica anteriores. Os ensaios convencionais detectam apenas resistência aos ITRN, ITRNN ou IP/r, enquanto para casos de falha atual ou prévia a esquemas incluindo INI, o teste de resistência à integrase deve ser solicitado separadamente. Testes adicionais de resistência a drogas também estão disponíveis para pacientes que experimentam falha na vigência do uso de T-20, um inibidor de fusão (GP41), e o teste de genotropismo (alça V3 GP120, MVC) se o uso de um antagonista

de CCR5 está sendo considerado para pacientes com suspeita de resistência nas três classes. Solicitar genotropismo na suspeita de resistência aos ITRN, ITRNN e IP/r.

Entre os princípios gerais para manejo da falha terapêutica propostos pelo Protocolo Clínico e Diretrizes Terapêuticas para Manejo da Infecção pelo HIV em Adultos/Ministério da Saúde, temos os seguintes passos:

- Identificar precocemente a falha (CV-HIV detectável após 6 meses do início ou troca do tratamento).
- Solicitar precocemente o teste de genotipagem (CV-HIV > 500 cópias/mL, com falha virológica confirmada, e uso regular de TARV por 6 meses).
- Rever o esquema ARV em uso (adesão, tolerância, interações, potência).
- Rever o histórico de uso de TARV e de resposta virológica (falha prévia com EFV ou NVP ou 3TC, presumindo resistência a estes medicamentos, mesmo que não detectada no teste; falha prolongada, com provável acúmulo de mutações; atividade plena dos IP/r, se não houve falha prévia a IP sem ritonavir).
- Considerar todos os testes de genotipagem já realizados (mutações desaparecem na ausência de pressão seletiva de drogas, mas ficam arquivadas e reemergem quando o ARV é reintroduzido).
- Incluir IP/r ativo no regime de resgate (avaliar tolerância e posologia).
- Avaliar a necessidade de regimes de ARV mais complexos (considerar: CV-HIV, contagem de LT-CD4+, resistência à protease e necessidade de associar novas classes).
- Em casos de maior complexidade, consultar sempre que possível um médico de referência de genotipagem (MRG).

Cabe lembrar finalmente que, para solicitação de teste de genotipagem junto à Rede Nacional de Genotipagem (RENAGENO), o paciente deve ter falha virológica confirmada com carga viral ≥ 500 cópias/mL (teste validado) e uso regular de TARV há pelo menos 6 meses para pacientes em geral, e 3 meses para gestantes. Existem atualmente laboratórios de biologia molecular capacitados para realizar genotipagem de baixa viremia (CV-HIV < 500 cópias/mL), porém tais testes só estão disponíveis mediante solicitação específica em laboratórios capacitados para a realização desse método. A detecção esporádica de viremia baixa (< 200 cópias/mL) representa, na maior parte dos casos, replicação de vírus selvagens a partir de células latentes infectadas (*blip* viral). Porém, viremias persistentes > 200 cópias/mL podem representar presença de falha virológica.

CONSIDERAÇÕES SOBRE RESGATE APÓS MÚLTIPLAS FALHAS AOS ARV

A disponibilidade de seis classes terapêuticas e o surgimento, dentro dessas classes, de medicamentos ativos e bem tolerados contra vírus resistentes possibilitam hoje a elaboração de esquemas terapêuticos de resgate altamente eficazes. Taxas de resposta superiores a 80% têm sido alcançadas tanto em estudos clínicos como na vida real. O manejo de pacientes experimentados com falha virológica muitas vezes requer aconselhamento com especialistas (MRG) para a construção de esquemas virologicamente supressivos. Antes de modificar um regime, é fundamental avaliar cuidadosamente as causas potenciais de falha virológica, incluindo aderência incompleta, baixa tolerabilidade e interações medicamentosas e alimentares, bem como rever as mudanças na contagem de CV-HIV e LT-CD4+ ao longo do tempo, histórico de tratamento e resultados de testes de resistência a drogas atuais e anteriores. Se a supressão da CV-HIV não for possível com os agentes atualmente aprovados, considere a possibilidade de uso de agentes em investigação por intermédio da participação em ensaios clínicos ou programas de acesso expandido. Se ainda assim a supressão virológica não for alcançada, a escolha dos regimes deve se concentrar em minimizar a toxicidade e preservar as opções de tratamento, mantendo a contagem de LT-CD4+ para retardar a progressão clínica. A escolha dos medicamentos de uso restrito para compor esquemas de resgate após múltiplas falhas aos ARV seguem algumas indicações do PCDT Adulto que apresentamos a seguir, de acordo com a classe terapêutica.

ANTIRRETROVIRAIS DE USO RESTRITO APÓS MÚLTIPLAS FALHAS
INIBIDORES DA PROTEASE
Darunavir/ritonavir (DRV/R)

Considerado o IP/r preferencial quando há mutações na protease, pois apresenta uma alta potência, alta barreira genética com baixa taxa de resistência transmitida por inibidor da protease e boa tolerabilidade. Para que ocorra resistência completa, são necessárias pelo menos sete mutações. Em pacientes experimentados e com presença de certas mutações de resistência para IP, deve ser usado sempre em duas doses diárias associado ao ritonavir (600 mg/100 mg – 2 vezes/dia). Em pacientes virgens de tratamento pode ser utilizado em dose única diária associado ao RTV (800 mg/100 mg, embora o comprimido com 800 mg de DRV não seja disponível no Brasil).

Por ser um potente inibidor do CYP3A4, não pode ser coadministrado com rifampicina. A atorvastatina e outras estatinas devem ser iniciadas em doses baixas (10 mg). Os pacientes em uso de DRV/r podem desenvolver uma erupção cutânea, que geralmente é de gravidade leve a moderada, e autolimitada. A interrupção do tratamento só está indicada em raras ocasiões, quando ocorrer erupção cutânea grave com febre ou transaminases elevadas. O DRV contém sulfonamida e deve ser utilizado com cautela em pacientes com antecedente de alergia severa à sulfonamida. Os eventos adversos mais comuns relacionados à droga foram diarreia, fadiga, flatulência, erupção cutânea e cefaleia. Nos ensaios clínicos, a incidência e a gravidade da erupção cutânea foram semelhantes nos participantes que tiveram ou não história de alergia à sulfonamida.

Tipranavir/ritonavir (TPV/R)

A principal característica do tipranavir é a atividade contra vírus resistentes a outros inibidores de protease e ele representa uma alternativa ao DRV/r na classe dos IP/r, caso o DRV/r se mostre resistente (R) no teste de genotipagem e o TPV/r apresente susceptibilidade. Deve ser tomado em duas doses diárias de 500 mg, com necessidade de potencialização com uma dose maior de RTV (200 mg a cada 12 h).

Por ser inibidor do CYP3A4 e usado em doses maiores com RTV, apresenta maior taxa de eventos adversos que outros IP/r, estando contraindicado o uso com rifampicina. Não pode ser utilizado em associação com ETV e, em caso de mutações na integrase, com DTG.

Os principais eventos adversos são diarreia, náuseas, cefaleia, hiperlipemia e hepatotoxicidade, incluindo descompensação hepática associada à hepatite clínica. Está indicado monitorização clínica e laboratorial dos pacientes, especialmente aqueles com doenças hepáticas subjacentes. Há relatos raros de hemorragias intracranianas fatais e não fatais associados ao uso do TPV. Situações de risco para esses eventos incluem traumatismo craniano, neurocirurgia recente, coagulopatias, alcoolismo e uso de agentes anticoagulantes ou antiplaquetários. O TPV contém sulfonamida e deve ser utilizado com precaução em indivíduos com história de alergia à sulfonamida. Exantemas ocorrem em 10 a 15% dos pacientes.

INIBIDORES DE INTEGRASE
Raltegravir (RAL)

O RAL é um potente inibidor de integrase que está indicado e restrito aos casos de susceptibilidade ao RAL quando o DTG não seja recomendado, como nos pacientes em uso de fenitoína, fenobarbital, oxicarbamazepina e carbamazepina. Seu uso também pode ser uma opção em gestantes e MVHIV com possibilidade ou desejo de engravidar que não utilizem métodos contraceptivos eficazes, preferencialmente aqueles que não dependem de adesão (como o DIU ou implantes anticoncepcionais). Pode ser coadministrado com a rifampicina sem ajuste de dose. Eventos adversos são pouco frequentes, incluindo *rash* cutâneo e casos de rabdomiólise.

Dolutegravir (DTG)

O DTG é o INI preferencial, exceto para gestantes ou pacientes em uso de rifampicina. Além do comprimido de 50 mg para dose única diária, existe uma coformulação com abacavir e lamivudina (ABC/3TC/DTG), a qual não está disponível no Brasil.

Nos casos de resistência comprovada ao RAL ou coadministração de EFV ou TPV, deve ser usado em dose dobrada (50 mg 2 vezes/dia). Se houver resistência ao RAL, não pode ser combinado com EFV ou TPV. Há poucos dados sobre a coadministração com rifampicina, particularmente na situação de resistência na integrase. Seu uso em MVHIV com possibilidade de engravidar deve ser associado a método contraceptivo eficaz, preferencialmente os que não dependam da adesão. A absorção do DTG pode ser reduzida quando o ARV é coadministrado com cátions polivalentes, devendo ser tomado 2 horas antes ou 6 horas após a tomada de antiácidos catiônicos ou de laxativos. Suplementos contendo cálcio ou ferro podem ser tomados simultaneamente com alimentos. Mutações emergentes do tratamento que conferem resistência ao DTG não foram relatadas em pacientes que receberam o DTG como parte de um esquema de três drogas para terapia inicial, o que sugere que o DTG, assim como o bictegravir, tem maior barreira à resistência do que o elvitegravir (INI usado em coformulação como terapia inicial em outros consensos) ou o RAL. Há extensa resistência cruzada entre EVG e RAL.

INIBIDORES DA TRANSCRIPTASE REVERSA NÃO ANÁLOGOS DE NUCLEOSÍDEOS
Etravirina (ETV)

Recomendada para compor esquema de resgate quando o IP/r e o INI são considerados insuficientes para garantir a supressão viral. A genotipagem pode subestimar a resistência à ETV em casos de falha prévia a EFV e NVP, principalmente esta última. Indicada em caso de sensibilidade plena à ETV e resistência ou contraindicação ao EFV. Em situações de falta de opções terapêuticas, pode compor o esquema de resgate, mesmo se a atividade prevista pela genotipagem for intermediária (I). Não pode ser coadministrada com rifampicina.

INIBIDOR DE FUSÃO
Enfuvirtida (T-20)

A enfuvirtida (T-20) foi o primeiro inibidor de fusão aprovado para uso clínico e continua sendo o único disponível. Cada passo da entrada do HIV dentro do LT-CD4+ pode teoricamente ser inibido, entre estes a fusão entre vírus e célula (alvo dos inibidores de fusão). O T-20 está indicado exclusivamente para terapia de resgate compondo um esquema que deve conter no mínimo mais uma ou duas drogas ativas. Tendo em vista apresentar baixa barreira genética, a resistência desenvolve-se rapidamente se for usado em monoterapia funcional. Não há resistência cruzada com as outras classes de antirretrovirais por ter um mecanismo de ação distinto. Por seu alto custo, seu uso em pacientes sem resposta ao tratamento não é indicado, pois afeta negativamente a relação custo-benefício da droga. Medicamento injetável, restrito a pacientes portadores de vírus multirresistentes sem outras opções terapêuticas que permitam estruturar um esquema ARV de resgate.

INIBIDORES DE ENTRADA
Maraviroque (MVC)

O maraviroque é um antagonista de CCR5 indicado para pacientes com infecção pelo HIV com tropismo R5 (vírus R5), evidenciado por um teste de tropismo realizado no máximo 6 meses antes do início do novo esquema. Recomendado para compor esquemas de resgate nas situações em que, mesmo com a utilização de DRV/r, DTG e ETV, a chance de supressão viral seja considerada baixa ou insuficiente. Apresenta em pacientes virgens de tratamento potência similar ao EFV, sem os efeitos adversos do EFV. Além do receptor CD4, o HIV requer correceptores para a entrada na célula-alvo. Os dois mais importantes são CCR5 e CXCR4. Variantes do HIV usando principalmente CCR5 são denominadas vírus R5, e aqueles usando CXCR4 são referidos como vírus X4. Cerca de 80% de todos os vírus apresentam tropismo CCR5, isto é, são vírus R5. O tropismo parece correlacionar-se com o estágio da infecção, com os vírus R5 ocorrendo em pacientes com contagem de CD4 mais elevada e menor carga viral, e o vírus X4 aparecendo em estágios mais avançados da infecção. Vírus X4 geralmente ocorrem apenas nas populações duotrópi-cas (X4/R5), já que populações consistindo exclusivamente de vírus X4 são muito raras.

Esse medicamento somente pode ser indicado se houver teste de genotropismo recente (6 meses), evidenciando presença exclusiva de vírus R5. Pode ser coadministrado com rifampicina e há necessidade de ajuste de dose do MVC quando associados alguns ARV.

BIBLIOGRAFIA SUGERIDA

Arenas-Pinto A, Grund B, Sharma S et al. Risk of Suicidal Behavior With Use of Efavirenz: Results from the Strategic Timing of Antiretroviral Treatment Trial. Clin Infect Dis. 2018;67(3):420-9.

Bartlett JA, DeMasi R, Quinn J et al. Overview of the effectiveness of triple combination therapy in antiretroviral-naive HIV-1 infected adults. AIDS. 2001; 15:1369-77.

BRASIL. Ministério da Saúde. Secretaria de Vigilância em Saúde. Departamento de DST/aids e Hepatites Virais. Protocolo Clínico e Diretrizes Terapêuticas para Manejo da Infecção pelo HIV em adultos. Brasília: Ministério da Saúde; 2018. [Acesso 2019 maio 29]. Disponível em: http://www.aids.gov.br/pt-br/pub/2013/protocolo-clinico-e-diretrizes-terapeuticas-para-manejo-da-infeccao-pelo-hiv-em-adultos.

Cohen MS, Chen YQ, McCauley M et al. Prevention of HIV-1 infection with early antiretroviral therapy. N Eng J Med. 2011; 365(6):493-505.

Department of Health and Human Services. Guidelines for the use of antiretroviral agents in HIV-1 infected adults and adolescents. Online. [Acesso 2019 maio 22]. Disponível em: http://aidsinfo.nih.gov/guidelines.

Grant PM, Zolopa AR. The use of resistance testing in the management of HIV-1-infected patients. Curr Opin HIV AIDS. 2009; 4(6):474-480.

Grinsztejn B, De Castro N, Arnold V et al. Raltegravir for the treatment of patients co-infected with HIV and tuberculosis (ANRS 12 180 Reflate TB): a multicentre, phase 2, non-comparative, open-label, randomised trial. Lancet Infect Dis. 2014;14(6):459-67.

Hütter G, Nowak D, Mossner M et al. Long-term control of HIV by CCR5 Delta32/Delta32 stem-cell transplantation. N Engl J Med. 2009; 360(7):692-8.

INSIGHT START Study Group, Lundgren JD, Babiker AG et al. Initiation of Antiretroviral Therapy in Early Asymptomatic HIV Infection. N Engl J Med. 2015; 373(9):795-807.

Kheloufi F, Boucherie Q, Blin O et al. Neuropsychiatric events and dolutegravir in HIV patients: a worldwide issue involving a class effect.AIDS. 2017;31(12):1775-7.

TEMPRANO ANRS 12136 Study Group, Danel C, Moh R et al. A trial of early antiretrovirals and isoniazid preventive therapy in Africa. N Engl J Med. 2015; 373(9):808-822.

The SMART/INSIGHT and the D:A:D study groups. Use of nucleoside reverse transcriptase inhibitors and risk of myocardial infarction in HIV-infected patients. AIDS. 2008; 22(14):F17-24. Disponível em: https://www.ncbi.nlm.nih.gov/pubmed/18753925.

Yeni PG, Hammer SM, Hirsch MS, et al. Treatment for adult HIV infection: 2004 recommendations of the International AIDS Society – USA Panel. JAMA. 2004; 292:251-65.

World Health Organization. Updated recommendations on first-line and second-line antiretroviral regimens and post-exposure prophylaxis and recommendations on early infant diagnosis of HIV: interim guidelines. Supplement to the 2016 consolidated guidelines on the use of antiretroviral drugs for treating and preventing HIV infection. [Acesso 2019 maio 22]. Geneva: World Health Organization; 2018 (WHO/CDS/HIV/18.51).

10.14 HIV: resistência viral: genotipagem, fenotipagem e fenotipagem virtual

Roberta Sitnik
Suzane Silbert
João Renato Rebello Pinho

INTRODUÇÃO

O uso de agentes antirretrovirais para o tratamento da infecção causada pelo vírus da imunodeficiência humana do tipo 1 (HIV-1) resultou na melhoria da evolução clínica, incluindo significante redução na morbidade e na mortalidade de pacientes portadores do vírus. Os esquemas de tratamento utilizados atualmente são compostos de combinações de várias drogas, que incluem inibidores da transcriptase reversa (RT) e da protease (PR) do vírus, agindo em diferentes etapas do ciclo de replicação do HIV-1 (Figura 10.14.1).

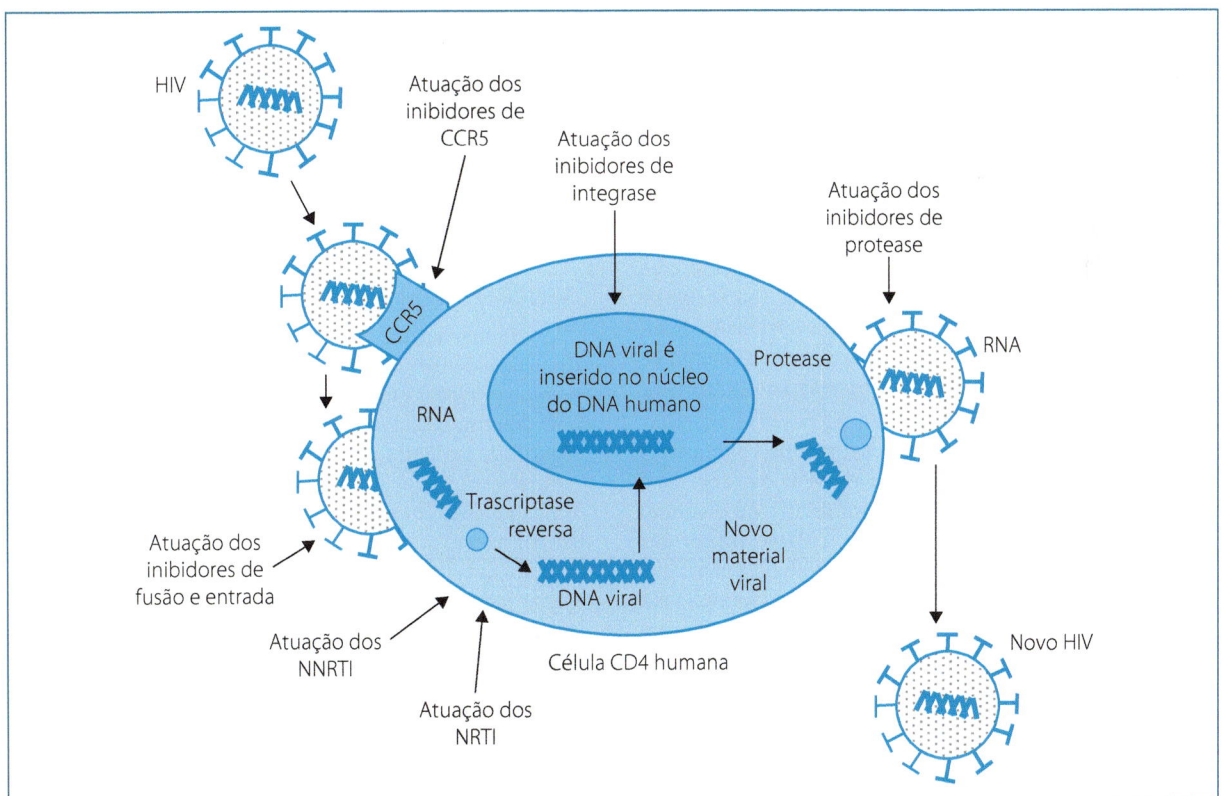

FIGURA 10.14.1 Drogas antirretrovirais e seus sítios de ação. As drogas atuam em passos dependentes da RT, da PR e da integração do vírus no ciclo de replicação viral. Os inibidores da RT análogos de nucleosídeos (NRTI) inibem a RT pela competição com o substrato de ligação. Outros inibidores da RT pertencem a outra classe estrutural de componentes, coletivamente chamados inibidores não nucleosídicos da RT (NNRTI), os quais se ligam a um sítio hidrofóbico da RT adjacente ao sítio ativo. Os inibidores da protease (PI) são inibidores peptideomiméticos que se ligam ao sítio ativo da enzima. Um inibidor de fusão de membrana está aprovado, e diversas drogas candidatas (que têm como alvo diferentes passos no processo de integração do vírus) estão em avaliação em estudos pré-clínicos e clínicos. Os focos para o desenvolvimento de novas drogas são: a integração do genoma do HIV no cromossomo do hospedeiro após a transcrição reversa; e a distribuição das partículas virais no final do ciclo de replicação.

São usadas no Brasil, atualmente, sete drogas da classe de inibidores da RT análogos de nucleosídeos (NRTI): abacavir, didanosina, estavudina, lamivudina, tenofovir, zalcitabina e zidovudina; três drogas da classe de inibidores da RT não análogos de nucleosídeos (NNRTI): delavirdina, efavirenz e nevirapina; e sete da classe de inibidores de protease (PI): amprenavir, atazanavir, indinavir, lopinavir, nelfinavir, ritonavir e saquinavir. O Ministério da Saúde recomenda que a terapia inicial para pacientes infectados pelo HIV-1 inclua três drogas, sendo duas da classe dos NRTI associadas a uma da classe dos NNRTI ou da classe dos PI.

Embora observadas melhorias nessa área, mesmo as combinações mais potentes de antirretrovirais ainda não são capazes de eliminar por completo a infecção causada pelo HIV-1. A aderência ao tratamento por muitos anos é difícil, em virtude da alta toxicidade das drogas, dos efeitos colaterais desagradáveis e da necessidade de um esquema de horários complexo para segui-lo. Para a obtenção de um benefício clínico contínuo, porém, a terapia antirretroviral nunca deve ser interrompida e, por isso, a maioria dos pacientes passa por pelo menos uma experiência de falha no tratamento e necessita de um ajuste ou mudança no esquema utilizado.

Segundo o *Guia de Tratamento* do Ministério da Saúde, a falha de um esquema antirretroviral é definida como a ocorrência de deterioração clínica ou piora dos parâmetros laboratoriais imunológicos e/ou virológicos. A ocorrência de infecção oportunista é, na maior parte das vezes, uma indicação de falha terapêutica; porém, quando o tratamento é iniciado já na vigência de um quadro de imunodeficiência avançada, é um parâmetro da persistência da imunossupressão. Em contrapartida, o início de uma terapia potente pode resultar em recomposição imunológica parcial em pacientes com doença avançada, com resposta inflamatória a infecções oportunistas anteriormente subclínicas, sendo possível também o desenvolvimento de infecções oportunistas. Esses quadros não devem ser interpretados como falha no tratamento, principalmente se ocorrerem até 3 a 4 meses após o início da terapia.

Do ponto de vista laboratorial, os principais parâmetros que sugerem falha terapêutica são a elevação da carga viral (maior que 0,5 log ou três vezes o valor inicial) e/ou a redução significativa da contagem de linfócitos T-CD4+ (maior que 25% no valor absoluto e/ou no valor percentual). Entretanto, não se deve modificar o esquema terapêutico com base em apenas um exame que tenha mostrado queda da contagem absoluta ou do percentual de linfócitos CD4+.

A falha do tratamento com antirretrovirais está associada a vários fatores, incluindo doença muito avançada, presença de comorbidades, resistência viral prévia a um ou mais agentes antirretrovirais, absorção gastrointestinal alterada, interações medicamentosas, pouca aderência, esquemas de tratamento não adequados, dosagem fraca e consequente nível sérico insuficiente das drogas. Sempre que possível, a causa da falha deve ser investigada, definida e corrigida. Qualquer desses fatores é capaz de resultar em emergência de linhagens virais resistentes às drogas, podendo comprometer a eficácia do tratamento. O uso inadequado é a causa mais frequente de falha no tratamento, pois os medicamentos utilizados em doses subótimas ou de forma irregular aceleram o processo de seleção de cepas virais resistentes.

Até pouco tempo atrás, as recomendações eram para que se mudasse completamente o esquema terapêutico depois de detectado o aparecimento de resistência. Porém, a grande resistência cruzada entre as classes de drogas e a baixa tolerância a estas limitam as opções de tratamento, mesmo com a disponibilidade de 17 drogas (Figura 10.14.1). Independentemente de como se define a falha do tratamento ou sua causa, os testes de resistência às drogas surgiram como uma ferramenta essencial para auxiliar os médicos na seleção de um esquema terapêutico potente, tolerável e com mais chances de uma resposta favorável.

Diferentes estratégias laboratoriais são utilizadas para acessar a resistência viral: a genotipagem, a fenotipagem e a fenotipagem virtual, que utiliza a metodologia laboratorial da genotipagem, com obtenção de resultados semelhantes aos da fenotipagem. Os testes genotípicos utilizam uma grande variedade de técnicas, em especial o sequenciamento do ácido nucleico, que identifica mutações genéticas no genoma viral, associadas à suscetibilidade reduzida aos antirretrovirais, ou seja, mutações de resistência às drogas. O padrão de mutações de resistência é interpretado por peritos ou algoritmos de computadores para gerar uma previsão da sensibilidade à droga. Os ensaios fenotípicos geram características funcionais da replicação viral ou da atividade de uma proteína específica na presença das drogas antirretrovirais. Finalmente, os testes de fenotipagem virtual comparam os resultados obtidos pelo sequenciamento com um banco de dados contendo diversas sequências para as quais já foram previamente determinados os padrões de resistência às diferentes drogas.

GENOTIPAGEM

O sequenciamento de ácidos nucleicos é o método-padrão para identificar mudanças críticas nos nucleotídeos que possam provocar uma perda na função da proteína associada com determinada doença ou condição. Esse método permite identificar variantes genéticas dos genes virais que ocorrem naturalmente e são selecionadas em decorrência das drogas. Uma mudança em um único par de bases no gene da protease, por exemplo, pode causar uma substituição de um aminoácido que altera a função da proteína resultante. Essa pequena alteração pode evitar a ligação dessa proteína com determinada droga, aparecendo assim os vírus resistentes aos medicamentos antirretrovirais.

É importante deixar clara a definição de genótipos e subtipos para o HIV.

O termo genótipo é utilizado para identificar as diferentes linhagens virais em relação à resistência aos antirretrovirais. O genótipo é definido pela sequência nucleotídica viral, a partir da qual é possível se inferir a sequência de aminoácidos das proteínas. Para que seja usada clinicamente, a sequência de interesse deve ser comparada com uma sequência-referência e toda mudança em relação a esta é relatada como uma mutação. Uma mudança de ATG para GTG no códon 184, por exemplo, é relatada como uma mudança de uma metionina para valina no resíduo 184, ou M184V. Na genotipagem do HIV-1, isso significa que há uma resistência desse vírus ao antirretroviral lamivudina.

Já os subtipos, para o HIV, são definidos como as diferentes linhagens virais existentes que refletem as origens evolucionárias. Existem três grupos principais: "M" (*major*, o qual compreende a maior parte dos vírus atualmente circulantes pelo mundo); "N" (um grupo viral encontrado por enquanto apenas na África, provável recombinante do vírus de seres humanos e de chimpanzés); e "O" (*outlier*, que compreende um grupo de vírus encontrado principalmente na África Ocidental e em frequência muito baixa em outras regiões do mundo). O grupo M é ainda subdividido em 10 subtipos, que são identificados por letras (de A a J) e diferem entre si por diferenças de 10 a 30% nos seus genomas. O subtipo B é o que se apresenta mais espalhado pelo mundo, sendo o mais frequente nas Américas e na Europa. No Brasil, o subtipo B é o mais frequente, embora também tenham sido identificados os subtipos C, D e F. A maior diversidade genética viral encontra-se na África, onde todos os tipos e subtipos do HIV-1 são encontrados, além do HIV-2.

APLICAÇÕES CLÍNICAS DA GENOTIPAGEM

A utilidade clínica do teste de genotipagem para resistência aos antivirais no tratamento de pacientes infectados pelo HIV-1 tem sido estudada em diferentes ensaios clínicos prospectivos e randomizados. O primeiro estudo foi o VIRADAPT, que comparou um grupo que realizou a genotipagem com um grupo-controle para investigar a utilidade da genotipagem na escolha do regime de tratamento em pacientes que não tiveram resposta com uma terapia com um PI e um NRTI. O grupo-controle recebeu o esquema de resgate com base no tratamento antiviral realizado anteriormente, ao passo que os pacientes do grupo com genotipagem receberam a terapia de acordo com os resultados do ensaio de genotipagem (Trugene; Bayer Diagnostics Corp., Tarrytown, NY). A cada três meses foram verificados os resultados da contagem de células CD4, carga viral e teste de genotipagem (apenas no grupo com genotipagem). Após 3 e 6 meses do início do tratamento, os pacientes do grupo com resultados de genotipagem mostraram uma resposta melhor quando comparados ao grupo-controle. Seis meses após o início da terapia, por exemplo, 32% dos pacientes do grupo com resultados de genotipagem tinham carga viral inferior a 200 cópias/mL, ao passo que no grupo-controle apenas 14% apresentavam carga viral inferior a esse valor. Depois desses seis meses iniciais, foi oferecido o teste de genotipagem aos pacientes do grupo-controle. Doze meses após o início do estudo, 28% dos pacientes do grupo inicial com resultados de genotipagem mantiveram a carga viral abaixo de 200 cópias/mL; e 26% dos pacientes do grupo-controle atingiram uma carga viral inferior a 200 cópias/mL. Esses resultados mostraram que a melhora notada no grupo com resultados de genotipagem pode ser mantida por até 12 meses e que a genotipagem pode ser benéfica mesmo com um atraso de 6 meses.

O estudo GART (*genotipic antirretroviral resistance testing*) foi um estudo multicêntrico no qual pacientes que haviam falhado em um esquema de PI mais NRTI foram randomizados em dois grupos: GART e não GART. O grupo GART incluía o teste de genotipagem e análises por peritos para auxiliar na se-

leção do próximo esquema terapêutico; já no grupo não GART, a troca do esquema terapêutico foi realizada sem o uso da genotipagem. Após 12 semanas do início do novo tratamento, os pacientes do grupo GART tiveram uma queda média de 0,94 $\log_{10}$ na carga viral, comparado a uma queda de 0,47 $\log_{10}$ no grupo não GART (p = 0,003).

Para esclarecer o papel da qualidade da interpretação dos resultados, o estudo Havana dividiu os pacientes em quatro grupos:

1. Com resultados de genotipagem e análise por peritos.
2. Apenas com resultados de genotipagem.
3. Apenas com análise por peritos (sem genotipagem).
4. Sem genotipagem ou análise por peritos (grupo-controle).

Depois de 24 semanas, a proporção de pacientes com menos de 400 cópias de RNA do HIV-1 por mL era de 48,5% e 36,2% (p < 0,05) para os grupos com e sem genotipagem, respectivamente. Os fatores associados com mais probabilidade de atingir uma carga viral inferior a 400 cópias/mL foram a genotipagem e a análise por peritos. Uma característica importante desse estudo foi a demonstração do benefício de uma boa análise dos resultados quando da mudança do esquema terapêutico.

A Sociedade Internacional de Aids – Painel Americano estabeleceu normas clínicas para o uso do teste de resistência do HIV-1 em adultos. Os testes de resistência são recomendados para pacientes que apresentaram falha após o esquema inicial de antirretrovirais ou após diversos tratamentos. Também são recomendados para mulheres grávidas infectadas pelo HIV-1, a fim de aperfeiçoar o tratamento e minimizar as chances de transmissão materno-fetal do vírus. Os médicos devem considerar a necessidade do teste de genotipagem antes do início da terapia em pacientes com infecção primária pelo HIV ou em pacientes virgens de tratamento. Um estudo recente mostrou que o uso do teste de genotipagem para determinação do regime terapêutico tem bom custo-benefício.

O programa nacional de DST e aids do Ministério da Saúde implantou uma rede nacional para executar e interpretar testes de genotipagem, conhecida como Rede Nacional de Genotipagem (Renageno). O objetivo é detectar a ocorrência de resistência genotípica do HIV-1 aos antirretrovirais e selecionar a terapia de resgate mais adequada aos pacientes atendidos no Sistema Único de Saúde (SUS). Essa rede foi implantada como uma pesquisa cujos critérios de inclusão, avaliação e acompanhamento foram estabelecidos por um comitê técnico. Para realização da genotipagem pela Renageno, os pacientes deverão apresentar evidências de falha terapêutica por critérios virológicos definidos como:

a) primeira falha com terapia dupla;
b) primeira falha com terapia tripla contendo NNRTI; ou
c) primeira ou segunda falha com PI.

Além desses critérios, a Renageno exige que a carga viral do paciente esteja acima de 5.000 cópias/mL e que a coleta seja realizada na vigência da terapia antirretroviral, pois muitos casos de não detecção de mutações de resistência se devem à volta do predomínio do vírus selvagem após interrupção do tratamento.

TESTES GENOTÍPICOS DISPONÍVEIS

O passo inicial para os testes de genotipagem é a extração do RNA do HIV-1 das amostras clínicas, geralmente do plasma do paciente. Esse passo é seguido pela transcrição reversa e pela amplificação por reação em cadeia da polimerase (PCR) do gene da protease (PR) e da maior parte do gene da transcriptase reversa (RT). Os produtos amplificados podem então ser analisados, por meio de diversos métodos, como o sequenciamento, a hibridização de DNA com *microarrays* de alta densidade e a hibridização reversa (*line probe assay* – LiPA).

Para o teste de genotipagem, é muito importante que a coleta, o transporte, o processamento e a estocagem do material sejam feitos de modo adequado, para que seja minimizada a degradação do RNA. Não existem muitos estudos avaliando qual a estabilidade do RNA para os testes de genotipagem. Por isso, são utilizadas as mesmas recomendações do teste de carga viral, levando-se em conta que os testes de genotipagem são ainda mais problemáticos em razão do grande tamanho dos genes que são amplificados (1.200 a 1.500 pb). Mesmo pequenas quantidades de RNA degradado podem interferir nos resultados. Amostras de sangue devem ser colhidas com anticoagulante e o plasma deve ser separado o mais rápido possível e não mais do que seis horas após a coleta. O ideal é que sejam utilizados tubos com gel separador e com EDTA como anticoagulante. Deve-se evitar a heparina, já que esta apresenta uma atividade inibitória na amplificação. A temperatura ideal de estoque da amostra para conservar o RNA é –70 °C.

A extração do RNA também é um passo crítico. O método utilizado pode ser alterado dependendo da carga viral da amostra. Bons resultados são obtidos com métodos que utilizam isotiocianato de guanidina, em geral associado com a ligação do RNA viral com partículas de sílica em solução ou em colunas. O procedimento mais comum para melhorar a extração em amostras com baixa carga viral é concentrar os vírions por centrifugação em alta velocidade (23.000 X g ou mais), antes de realizar a extração. O recomendado é que haja uma carga viral maior que 1.000 cópias/mL para que se obtenham resultados confiáveis no sequenciamento; porém, com métodos para concentrar o vírus a partir de um volume maior de plasma, é possível obter dados de sequenciamento em amostras com cargas virais inferiores a 1.000 cópias/mL.

A organização geral do laboratório deve obedecer estritamente às recomendações para laboratórios que utilizam testes de amplificação de ácidos nucleicos para diagnóstico. Isso significa que deve existir separação física entre as áreas de trabalho com as amostras, antes e depois da amplificação dos ácidos nucleicos, bem como os equipamentos, materiais de laboratório e reagentes devem ser específicos para cada uma dessas áreas de trabalho.

Como o teste de genotipagem do HIV-1 utiliza amplificação por PCR, diversas precauções devem ser tomadas para impedir a contaminação com produtos amplificados ou entre amostras durante o procedimento. Existem programas de identificação genética que são ferramentas importantes para ajudar o laboratório a detectar uma contaminação ou mistu-

ras de amostras. Cada sequência gerada é comparada com um banco de dados do laboratório que contém as sequências de outras amostras e dos controles. O banco de dados mostra, então, a sequência anterior que é mais semelhante à amostra analisada. Em virtude da grande variação na sequência do HIV-1, não deve haver sequências muito parecidas no banco de dados, a não ser que se trate de uma amostra anterior do mesmo paciente. Se dois pacientes diferentes apresentarem sequências muito semelhantes, isso pode ser uma indicação de contaminação no laboratório. Essa função está inclusa no sistema Trugene, descrito a seguir. O teste ViroSeq, também descrito posteriormente, usa a Uracil N-Glicosilase e UTP para controlar a contaminação com produtos amplificados.

Grande parte dos testes utilizados para decisões clínicas são realizados pelo método de sequenciamento automático, que necessita posteriormente de ferramentas de bioinformática para o alinhamento das sequências obtidas, edição, detecção das mutações e interpretação do padrão obtido. Inicialmente, foram disponibilizados dois testes comerciais que permitiram a automação de diversos passos do exame: o Trugene HIV-1 *Genotyping kit/OpenGene DNA-sequencing system* (Bayer Corp., Tarrytown, N.Y.); e o *ViroSeq HIV-1 genotyping system* (Applied Biosystems, Foster City, Calif.); ambos aprovados pelo FDA (Food and Drug Administration). Além desses testes, muitos laboratórios desenvolveram métodos próprios, utilizando o sequenciamento automático para o teste de resistência do HIV-1.

Existem poucos estudos sobre as diferenças entre os testes utilizados na prática clínica. Um estudo comparando os testes Trugene e ViroSeq mostrou que ambos identificaram mutações similares. Foram testadas no total 21 amostras; em 19 delas, os resultados obtidos foram equivalentes nos dois ensaios, apresentando uma concordância geral de 99% (249 de 252 mutações). Outro estudo comparou o Trugene com três métodos caseiros diferentes. Dez alíquotas de cinco plasmas diferentes foram testadas em cada ensaio. O Trugene foi o teste que apresentou mais precisão e reprodutibilidade. A performance dos testes caseiros foi mais variável, mas mostrou uma performance comparável aos *kits* comerciais. É interessante notar que os testes variaram quanto à linhagem de referência, algoritmo de leitura da sequência (*base-calling algorithm*) ou referências de resistência, demonstrando que existe uma necessidade urgente de padronizar esses parâmetros. Tanto o sistema Trugene como o ViroSeq conseguem genotipar os subtipos não B do HIV-1. Atualmente, têm sido desenvolvidos outros testes comerciais para a realização da genotipagem utilizando a técnica do sequenciamento. São eles: GenoSure™ (LabCorp), GENChec™ (Virco) e GeneSeq™ (Virologic).

Os métodos de sequenciamento também permitiram o desenvolvimento de testes que determinam a sequência pela hibridização com sondas de oligonucleotídeos definidas. Um deles, o GeneChip® (Affymetrix, Santa Clara, Calif.), pode gerar a sequência nucleotídica de toda o gene da PR e de grande parte do gene da RT do HIV-1. Nesse teste, realiza-se a hibridização dos genes virais amplificados em *arrays* de alta densidade, miniaturizados e contendo sondas de oligonucleotídeos; a hibridização é seguida por uma detecção automatizada das mutações. Estudos mostraram boa concordância (> 97%) dos dados de sequências obtidas pelo método de sequenciamento e pelo método de GeneChip®. Notou-se, porém, que a versão inicial do GeneChip® apresenta problemas na análise de HIV não pertencentes ao subtipo B, bem como em alguns padrões de resistência em isolados do próprio subtipo B. Outro problema que pode ocorrer com o GeneChip® é que misturas de vírus mutantes e selvagens podem ser reportadas apenas como selvagens, particularmente quando o vírus mutante está presente em menos de 50% da população viral. Atualmente, esse produto não está sendo comercializado.

O método LiPA (Innogenetics, Ghent, Belgium) pode determinar rápida e simultaneamente a presença de mutações que geram resistência em códons pré-selecionados, em vez de determinar toda a sequência. Por necessitar apenas de equipamentos simples de laboratório, pode ser bastante útil em locais onde não há acesso a sequenciadores automáticos. O produto amplificado de partes dos genes da RT e da protease marcados com biotina é hibridizado em fitas de nitrocelulose contendo sondas que são complementares às sequências-alvo com as mutações específicas. As fitas também contêm sondas complementares às sequências selvagens correspondentes. Um complexo avidina-enzima e um substrato da enzima produzem uma mudança de cor na fita em que o produto de PCR foi hibridizado com a sonda. Esse método pode identificar mutações específicas, mas não fornece nenhuma informação sobre a sequência genômica. Atualmente, existem sondas para as mutações nos códons no gene da RT e para os códons no gene da PR. Um estudo encontrou uma discordância de 8% entre o LiPA e o sequenciamento para o gene da RT. Em outro trabalho, encontrou-se falha da hibridização em alguns códons em cerca de 10% dos casos, mas ainda assim o LiPA parece ser mais sensível do que o sequenciamento na detecção de populações mutantes minoritárias.

Os métodos de sequenciamento automático podem detectar populações mutantes em quantidades de até 20% da população viral total; já o LiPA pode detectá-los em quantidades de até 4% da população viral. A detecção desses mutantes minoritários é importante porque, na presença de uma pressão seletiva pelas drogas, essa população minoritária se torna rapidamente predominante. Da mesma forma, a pressão seletiva pelas drogas é necessária para que tais mutações persistam e, na ausência delas, a população pode reverter para o tipo selvagem. Em um estudo, foi mostrado que a reversão para o tipo selvagem pode ocorrer algumas semanas após cessar o tratamento antirretroviral. Apesar de os vírus parecerem sensíveis, a reintrodução dessas drogas selecionará novamente as variantes resistentes. Por essa razão, como comentado anteriormente, é recomendado que as amostras para o teste de genotipagem sejam obtidas enquanto o paciente ainda estiver recebendo tratamento.

Até o momento, o LiPA foi desenvolvido para identificar apenas mutações de resistência primárias. As fitas devem ser constantemente atualizadas à medida que novas drogas são disponibilizadas e novas mutações são identificadas.

INTERPRETAÇÃO E RESULTADOS

Os testes genotípicos de resistência são bastante úteis clinicamente, já que a genética da resistência aos agentes antirretrovirais é relativamente bem conhecida. Para muitas drogas, a mutação associada com a resistência já está bem caracterizada. Entretanto, quando as drogas são usadas em combinação, o que é o padrão no tratamento de indivíduos infectados pelo HIV-1, podem ocorrer interações entre as mutações, capazes de aumentar ou diminuir a suscetibilidade às drogas. Essas interações, apesar de complexas, devem ser entendidas para que possa ocorrer uma interpretação eficiente dos resultados.

Os termos "mutações de resistência primárias" e "mutações de resistência secundárias" são comumente usados nos laudos interpretativos. As mutações primárias são relativas à especificidade inibitória e podem alterar a suscetibilidade viral à droga. Já as mutações secundárias sozinhas não têm efeito na suscetibilidade do vírus, mas podem melhorar sua capacidade, permitindo que um vírus com uma mutação primária aumente sua capacidade replicativa.

Os testes de genotipagem envolvem dois processos independentes: a identificação das mutações de resistência; e a interpretação de como essas mutações alteram a suscetibilidade do HIV-1 às drogas. Qualquer erro nesses processos levará a um resultado impreciso. Quando determinadas as sequências dos genes da RT e da protease, estas são comparadas com sequências selvagens para identificar as mutações de resistência. Após a identificação dessas mutações, sistemas com base em regras são utilizados para interpretar o significado delas. Essas regras são estabelecidas por um painel independente de peritos, bem como atualizadas frequentemente, conforme novas informações se tornem disponíveis. Com base nessas regras, foi desenvolvido um algoritmo que interpreta as mutações primárias e secundárias, a resistência cruzada e as interações entre mutações. Além do rol das mutações identificadas, é gerado um laudo interpretativo que lista cada droga e aponta: "não há evidência de resistência", "possível resistência", "resistência" ou "evidências insuficientes". O termo "não há evidência de resistência" é usado se não forem encontradas mutações ou se não foi relacionada diminuição da resistência com a mutação encontrada. A mutação T215Y, por exemplo, diminui a suscetibilidade ao antirretroviral zidovudina, mas não tem efeito sobre o antirretroviral lamivudina. O termo "possível resistência" é usado quando as mutações encontradas forem associadas a uma pior resposta virológica em apenas alguns pacientes. Também é usado se a mutação for associada a uma queda intermediária de suscetibilidade à droga. O termo "resistência" refere-se às mutações que forem associadas com redução máxima na sensibilidade à droga. Se não há informação suficiente para determinar a sensibilidade, usa-se o termo "evidências insuficientes". Esse sistema é essencial, porque fornece aos médicos resultados em um formato fácil de ser entendido, sem a necessidade de grandes conhecimentos sobre a genética da resistência do HIV-1.

A Figura 10.14.2 mostra a distribuição de mutações de resistência a drogas conhecidas na PR e RT.

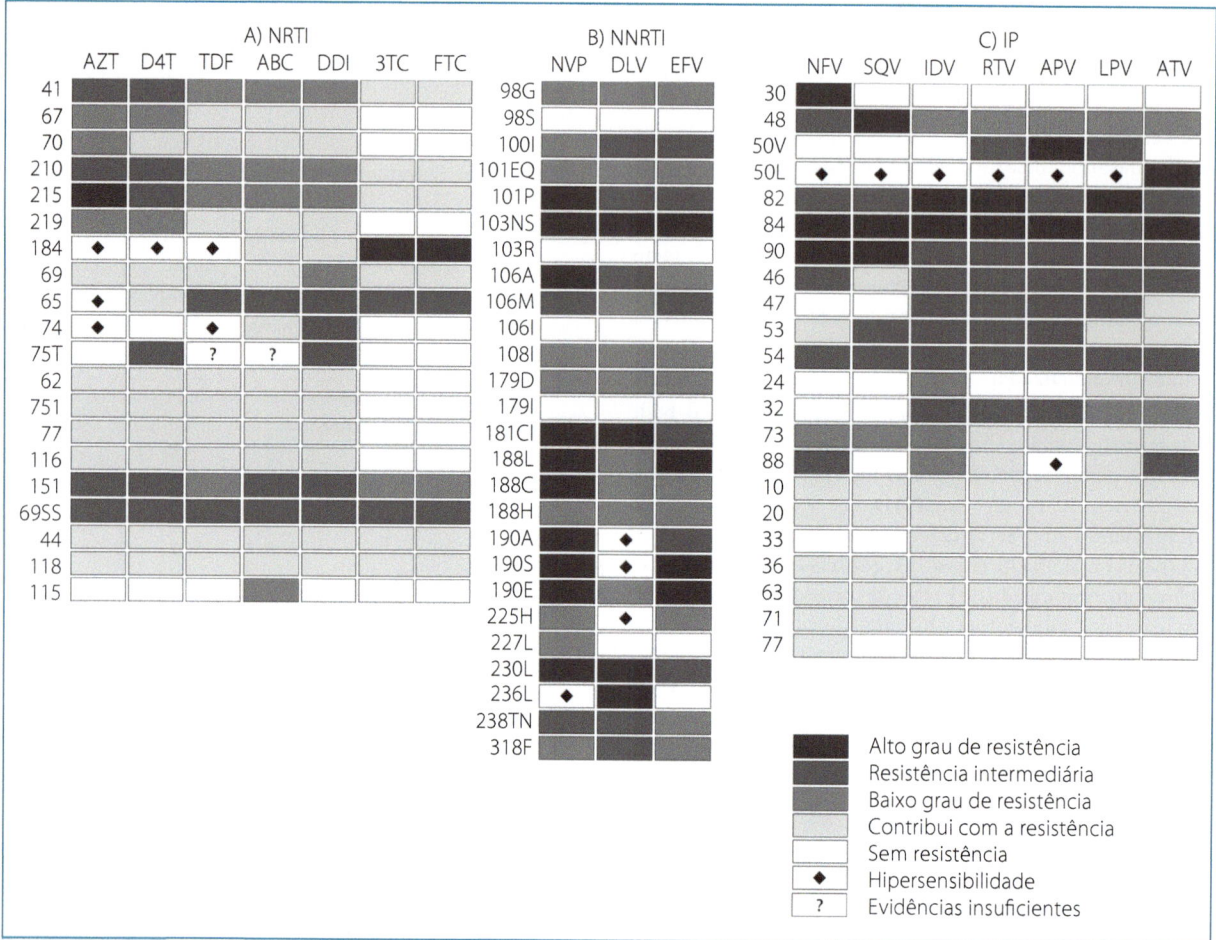

FIGURA 10.14.2 Distribuição das mutações conhecidas que levam à resistência às drogas. A contribuição à resistência é proporcional à intensidade da cor dos retângulos. Inibidores de RT análogos de nucleosídeos (NRTI): AZT: zidovudina; D4T: estavudina; TDF: tenofovir; ABC: abacavir; DDI: didanosina; 3TC: lamivudina; FTC: emtricitabina (zalcitabina não está mostrada por ter um perfil de resistência similar ao do DDI). Inibidores de RT não análogos de nucleosídeos (NNRTI): NVP: nevirapina; DLV: delavirdina; EFV: efavirenz. Inibidores de protease (IP): APV: amprenavir; ATV: atazanavir; IDV: indinavir; LPV: lopinavir + ritonavir; NFV: nelfinavir; RTV: ritonavir; SQV: saquinavir.

Estão disponíveis na internet bancos de dados que auxiliam na interpretação dos algoritmos. O mais utilizado é o banco de dados de sequências RT e PR da Universidade de Stanford. Esse site é constantemente atualizado e liga os dados de sequências aos tratamentos de pacientes cujos isolados foram obtidos e com resultados de sensibilidade às drogas. O banco de dados também contém dois programas para análise das sequências: o HIV-SEQ; e o HIVdb. O programa HIV-SEQ recebe as sequências submetidas pelos usuários, compara-as com uma sequência de referência e usa as diferenças encontradas para interrogar o banco de dados. O segundo programa, HIVdb, recebe as sequências enviadas pelo usuário e retorna níveis de sensibilidade inferidos para 17 drogas anti-HIV aprovadas pelo FDA. Cada mutação de resistência recebe uma pontuação, sendo a pontuação total para cada droga a soma dos pontos de cada mutação encontrada associada a ela.

O controle de qualidade para os testes de genotipagem é bastante complexo, já que deve avaliar as sequências geradas e a subsequente interpretação. Estudos mostraram que existe uma variação considerável nos resultados de genotipagem de diferentes laboratórios. Em um estudo internacional (ENVA-2), cinco amostras de plasma contendo clones com mutações nos genes da RT e da protease foram enviadas a 60 laboratórios. As amostras continham diferentes misturas de vírus mutantes e selvagens para cinco mutações. De 32 laboratórios, 30 (94%) identificaram corretamente os códons que eram 100% selvagens nos sítios analisados. Entretanto, nas amostras que eram 100% mutantes em todos os códons, apenas 63% identificaram corretamente as mutações. Em misturas de 50:50, todas as mutações foram encontradas por 9 (27%) de 33 laboratórios. Esses resultados mostraram que ainda existem falhas na identificação das mutações de resistência. Uma comparação cega dos resultados de genotipagem de 54 pacientes foi feita entre dois laboratórios utilizando testes caseiros. A concordância entre os dois foi de 99,1% para o gene da protease e de 99% para o gene da RT. Esse estudo ressalta que a experiência do laboratório é muito importante para a obtenção de um resultado reprodutível nos testes de genotipagem.

Posteriormente, a proficiência do teste para genotipagem do HIV-1 foi avaliada pelo painel ENVA-3. Neste estudo, cinco amostras de plasma foram distribuídas para 175 laboratórios, e 107 deles enviaram os resultados. Uma amostra continha uma mistura de 50:50 entre os tipos selvagem e mutante com mutações em vários códons de resistência. Para essa amostra, pelo menos oito das nove mutações de resistência foram detectadas em 55% dos laboratórios usando ViroSeq, 62% dos laboratórios usando o Trugene e 33% usando métodos caseiros. Esses resultados foram comparáveis com os obtidos pelo painel ENVA-2. Além das dificuldades em identificar as mutações de resistência, houve uma grande variação na interpretação delas pelos laboratórios. A aplicação constante de testes de proficiência é necessária tanto para avaliar a identificação das mutações como para sua interpretação.

A interpretação de um teste tão complexo como a genotipagem do HIV-1 representa um novo desafio para os laboratórios clínicos. Como nem todo laboratório possui um perito para interpretar os resultados, a maioria baseia-se em bancos de dados e algoritmos estabelecidos, como citado anteriormente. Entretanto, os laboratórios podem usar diferentes linhagens de referência, algoritmos, ou arquivos de referência de resistência, o que leva a diferentes interpretações da mesma mutação. Uma padronização dos componentes do teste é necessária para diminuir o problema. Testes de proficiência para a genotipagem do HIV-1 estão disponíveis nos Programas de Pesquisa (HIV/HV2) do Colégio Americano de Patologistas (CAP; Northfield, Ill – <www.cap.org>) e a AcroMetrix (Benicia, Calif. – <www.acrometrix.com>). Ambos os programas se concentram na identificação das mutações de resistência, e não na interpretação dessas mutações.

FENOTIPAGEM

Os testes fenotípicos de suscetibilidade às drogas medem a replicação viral na presença das drogas. A sensibilidade é quantificada com base na concentração da droga requerida para inibir a replicação viral. Esses testes são interpretados comparando-se a replicação dos vírus isolados do paciente com linhagens de laboratório previamente caracterizadas em concentrações equivalentes de drogas. Dessa forma, os testes fenotípicos fornecem uma medida direta da suscetibilidade à droga sem a necessidade de identificar e interpretar as mutações de resistência presentes. Em vários casos, a medida direta e individual da sensibilidade à droga fornecida pelo teste fenotípico oferece diversas vantagens sobre medidas ou interpretações errôneas de padrões de mutações de resistência às drogas.

Dois pontos foram importantes para o avanço dos testes fenotípicos realizados com o HIV. Os métodos que utilizam vírus recombinantes, descritos inicialmente em 1994, permitiram uma melhora na performance do teste e o desenvolvimento dos métodos comerciais atuais. Mais recentemente, os esforços para se estabelecer os *cut-off* dos testes com base no progresso do tratamento (referido como *cut-off* clínicos) simplificaram a interpretação dos resultados e a seleção de esquemas terapêuticos potentes que, ao mesmo tempo em que asseguram uma resposta favorável ao tratamento, minimizam a exposição a drogas ineficazes e com efeitos colaterais.

Nos últimos anos, os benefícios clínicos dos testes fenotípicos de resistência aos antirretrovirais têm sido demonstrados em diversos estudos retrospectivos e prospectivos, assim como discutidos em diferentes artigos de revisão. Os resultados desses estudos justificam o uso dos testes fenotípicos de resistência como padrão para o manejo do tratamento da infecção pelo HIV-1 e contam com diversos painéis com guias de recomendações para o uso adequado dos testes.

APLICAÇÕES CLÍNICAS DA FENOTIPAGEM

Diversos estudos retrospectivos demonstraram que os testes de fenotipagem para avaliar a sensibilidade às drogas são altamente preditivos da resposta ao tratamento. Para pacientes que mudaram para um novo esquema em razão da falha no tratamento anterior, o fenótipo basal é fortemente correlacionado com o resultado do tratamento subsequente. Indivíduos submetidos a um esquema de resgate com mais drogas para as quais os vírus eram no início mais suscetíveis apresentaram melhor resposta em relação aos indivíduos submetidos a tratamento com menos drogas para as quais os vírus eram suscetíveis. O fenótipo basal também tem valor preditivo no momento da falha do tratamento. Em uma análise multivariada, o número de drogas suscetíveis no novo esquema foi o único fator independente associado com a falha do tratamento. Uma metanálise realizada pelo Grupo Colaborativo de Resistência usando cinco estudos independentes demonstrou uma queda de 2 a 3 vezes na probabilidade de falha no tratamento para cada droga suscetível no novo esquema. Em conjunto, esses estudos apontam que o uso dos testes de fenotipagem para selecionar drogas mais ativas deve ocasionar melhores resultados dos tratamentos.

Quatro grandes estudos prospectivos foram conduzidos para acessar os benefícios clínicos do uso dos testes de fenotipagem após falha do tratamento: VIRA3001, NARVAL/ANRS088, CCTG-575 e CERT. No estudo VIRA3001, os testes de fenotipagem levaram ao uso de um maior número de drogas suscetíveis aos vírus. Esses resultados foram associados com melhoras significativas nas respostas ao tratamento na 16ª semana (carga viral < 400 cópias/mL). Os *end points* primários dos estudos NARVAL, CCTG-575 e CERT não demonstraram benefício geral quando a fenotipagem foi utilizada para suplementar o tratamento-padrão; porém, outra análise dos dados do estudo CCTG-575 demonstrou que a fenotipagem melhorou significativamente a resposta ao tratamento dos pacientes tratados mais extensivamente. A resposta ao tratamento foi altamente correlacionada com a suscetibilidade dos componentes do esquema de IP e NNRTI, mas não apresentou boa correlação com os inibidores de NRTI. Acredita-se que a reprodutibilidade dos *cut-off* dos testes que foram aplicados nos estudos CCTG-575 e NARVAL subestimou a atividade do abacavir e superestimou as atividades da didanosina e da estavudina. Por isso, é importante notar que ambos os estudos foram realizados sem o benefício de *cut-off* definidos clinicamente para o teste (abacavir, mudanças maiores que 4,5X; didanosina e estavudina, mudanças maiores que 1,7X). Em geral, aceita-se que a inclusão de um *cut-off* para determinado teste, com base em dados de resposta clínica, melhora muito o poder preditivo dos testes fenotípicos que determinam a resistência às drogas antir-retrovirais.

Apesar das limitações, dois grandes estudos prospectivos (CCTG-575 e CERT) demonstraram claramente o valor dos testes de fenotipagem em pacientes com maior extensão de tratamento antirretroviral. No estudo CCTG-575, a fenotipagem beneficiou pacientes com vírus que exibiam redução de sensibilidade a três ou mais inibidores da PR ou aqueles que já estavam em tratamento há mais de 60 meses. O estudo CERT demonstrou o valor do teste de fenotipagem para pacientes com histórico de tratamento prévio com NNRTI ou com exposição anterior a mais de quatro drogas antirretrovirais.

Foram desenvolvidos guias para o uso de testes de fenotipagem por diversas agências, incluindo o Departamento Americano de Saúde e Serviços Humanos e a Sociedade Internacional de Aids – Painel Americano. Existe um consenso geral entre todos os guias em relação ao uso de testes de resistência às drogas para o HIV-1.

ENSAIOS FENOTÍPICOS INICIAIS

O primeiro teste para a investigação dos vírus resistentes às drogas, desenvolvido no final da década de 1980, usava culturas de células linfomononucleares (PBMC, do inglês *peripheral blood mononuclear cells*). Protocolos-padrão para esses testes foram adotados logo depois para minimizar a variabilidade interlaboratorial em razão das diferenças nos procedimentos. O teste de PBMC necessita de uma cultura direta do HIV-1 do sangue do paciente. O isolamento do vírus e a expansão são realizados pelo cocultivo das PBMC do paciente com PBMC ativadas (geralmente por fitoemaglutinina) obtidas de doadores HIV-1 soronegativos. Os vírus são submetidos a uma titulação por diluição limitante para se determinar a quantidade necessária para estabelecer uma infecção produtiva em 50% das culturas inoculadas. A infecção viral é quantificada por meio de um ensaio imunoenzimático capaz de detectar a produção do antígeno p24, a proteína do capsídeo do HIV-1. No teste para sensibilidade à droga, inoculam-se em triplicata culturas de PBMC ativadas por fitoemaglutinina e HIV-soronegativos, com o vírus titulado do paciente. A capacidade de replicação do vírus é testada com uma série de diluições seriadas das drogas, bem como na ausência destas. Após um período de incubação de sete dias, a replicação viral é quantificada pela medição da produção do antígeno p24. A capacidade de uma droga inibir a replicação do HIV-1 é obtida pela comparação da quantidade de replicação (produção de p24) em cada concentração da droga com a quantidade de replicação na ausência da droga. A sensibilidade é tipicamente relatada como a concentração de droga requerida para inibir a replicação viral em 50% (IC_{50}) ou 90% (IC_{90}) em relação à ausência da droga.

Existem diversos problemas associados à avaliação de sensibilidade às drogas usando o teste com PBMC. Nem todas as culturas de PBMC dos pacientes geram estoques de vírus com títulos altos. O teste envolve longos períodos de incubação e, por isso, necessita de 4 a 6 semanas para ser realizado. Também inclui vários procedimentos de difícil automação e, portanto, é trabalhoso e limitado à capacidade técnica do laboratório. O vírus deve passar primeiro por diversos ciclos de replicação, o que pode resultar em um crescimento seletivo de subpopulações que podem não representar a população predominante presente no paciente. As PBMC podem também conter arquivos de vírus que não representam a população replicante ativa no plasma. O teste é extremamente sensível a variações no inóculo viral, o que pode comprometer a precisão e a reprodutibilidade do ensaio. São utilizadas culturas de PBMC de doadores HIV-soronegativos e a variabilidade do doador também contribui para uma variação interensaios. E, por fim, as variações dinâmicas e limitadas do ensaio para medição do p24 podem apresentar resultados fora de escala, que vão precisar ser repetidos, usando-se novas diluições.

FUNDAMENTOS DOS TESTES FENOTÍPICOS ATUAIS

Os testes fenotípicos atuais que se baseiam na utilização de testes com vírus recombinantes são também conhecidos como RVA (do inglês *recombinant virus assay*). O primeiro RVA para testar a sensibilidade às drogas para o HIV-1 foi desenvolvido em meados da década de 1990 e tinha como objetivo tentar resolver as diversas limitações associadas aos testes com células PBMC. A ideia era eliminar a necessidade de cultivar o vírus de amostras de PBMC dos pacientes, usando linhagens celulares estabelecidas pelos laboratórios no lugar das culturas primárias, derivadas de PBMC de doadores soronegativos.

A incapacidade da maioria dos isolados primários do HIV de replicar em linhagens de células T levou à necessidade do uso das culturas de PBMC nos primeiros ensaios fenotípicos. Acredita-se que essa restrição ocorra, já que muitos isolados de pacientes penetram nas células usando o correceptor CCR5 (tropismo R5), que não é expresso na superfície da maioria das linhagens celulares estabelecidas. O advento de vetores virais recombinantes derivou de isolados de laboratório adaptados que entram na célula usando o correceptor CXCR4 (tropismo X4) e permitiu a utilização de linhagens de células T estabelecidas que expressam CD4 e CXCR4.

Os testes fenotípicos comerciais geralmente usam o plasma do paciente como amostra. Testes especializados para pesquisa podem usar uma série de outros compartimentos, incluindo PBMC, líquor e secreções genitais. A fim de se evitar resultados ambíguos (em razão da presença de populações virais mistas, causada por pressão seletiva), as amostras devem ser coletadas antes do início, do fim ou da interrupção de um tratamento antirretroviral.

Após a coleta, deve-se realizar o isolamento do RNA do HIV-1 a partir do plasma do paciente. Em um segundo momento, a atividade de DNA polimerase RNA-dependente de uma transcriptase reversa é utilizada para gerar uma cópia de fita simples (cDNA) do RNA do HIV-1. Essas reações de transcrição reversa podem ser iniciadas por oligonucleotídeos específicos para o HIV-1 ou não.

Os produtos de cDNA gerados na reação de transcrição reversa são usados como amostras para reações de amplificação (geralmente PCR) para o HIV, que utilizam DNA polimerases DNA-dependentes e *primers* específicos, gerando grandes quantidades de DNA de dupla fita, compreendendo os genes da PR e da RT. Os *primers* senso são desenhados para reconhecer sequências altamente conservadas localizadas à montante (5') da região codificante da PR, ao passo que os *primers* antissenso reconhecem sequências altamente conservadas localizadas perto da extremidade 3' ou à jusante da região codificante da RT. Em alguns casos, os *primers* de amplificação podem conter sítios específicos de reconhecimento da endonuclease que facilitam a inserção das sequências amplificadas no vetor retroviral.

Posteriormente, a sensibilidade às drogas é medida por vírus recombinantes, que são gerados pelo uso de vetores retrovirais especiais. Esses vetores são derivados de clones moleculares completos do HIV-1, ou seja, que não possuem apenas as regiões da PR e da RT do gene *pol*. As partículas virais recombinantes geradas por esses vetores são incapazes de se replicar, a não ser que as sequências que faltam de RT e PR sejam substituídas por sequências funcionais derivadas dos vírus dos pacientes.

Duas estratégias têm sido usadas para inserir as sequências da PR e da RT derivadas dos pacientes em vetores retrovirais utilizados nos testes de fenotipagem para testar a sensibilidade às drogas: 1) recombinação homóloga; e 2) clivagem por endonuclease sítio-específica. A formação de vírus recombinantes por recombinação homóloga é realizada pela cotransfecção de uma linhagem celular humana com as sequências amplificadas da PR e da RT, bem como de um vetor retroviral que não tem as sequências da PR e/ou da RT (HIVDRT, HIVDPR ou HIVDPR/RT). Essa estratégia se baseia na recombinação de células transfectadas para incorporar as sequências de PR e RT no vetor retroviral. A recombinação homóloga necessita que as extremidades 5' e 3' dos produtos de PR e RT amplificados se sobreponham com as bordas 5' e 3' da deleção da PR e da RT no vetor. Os vetores que adquirirem as sequências da PR e da RT, mesmo em baixa frequência (cerca de 0,5%), serão capazes de gerar partículas infecciosas.

Alternativamente, as sequências de PR e/ou RT podem ser inseridas diretamente nos vetores retrovirais. Os produtos amplificados são digeridos com enzimas de restrição sítio-específicas e ligados a um vetor retroviral com sítios de restrição compatíveis nas bordas 5' e 3' das regiões da PR e/ou RT. Os produtos de ligação são introduzidos em células bacterianas capazes de propagar rapidamente os vetores como plasmídeos de DNA epissomais.

Os vírus recombinantes produzidos em linhagens celulares estabelecidas após a transfecção dos vetores recombinantes de HIV são então utilizados para os testes de sensibilidade com diferentes estratégias.

Em método comumente usado, estoques de vírus com altos títulos são gerados. Esses estoques são resultantes da propagação de vírus replicantes competentes, que emergem em cultura celular após a recombinação homóloga entre vetores de HIV (HIVDRT, HIVDPR ou HIVDPR/RT) e as sequências da PR e/ou RT derivadas do paciente (conforme descrito anteriormente). A produção viral necessita de vários ciclos de replicação e, geralmente, é obtida após um período de 1 a 2 semanas, quando é observado o efeito citopático ou a produção da proteína p24. A determinação exata da sensibilidade do HIV às drogas usando estoques de vírus replicantes competentes demanda um inóculo de vírus definido em baixa multiplicidade de infecção (razão de unidades de vírus infecciosos por célula). Para isso, os estoques virais são submetidos a uma determinação do título por métodos de diluições limitantes, que são realizados antes de testar a suscetibilidade às drogas.

Outro método utiliza estoques de vírus com altos títulos, coletados de células após ciclo único de replicação viral. Nesse método, os vetores de vírus recombinantes, contendo as sequências da PR e/ou da RT do paciente, são montados em reações de ligação e propagados como plasmídeos epissomais em bactérias antes da transfecção. Os estoques de vírus são gerados pela transfecção de quantidades relativamente altas (5 a 10 µg) de vetores virais recombinantes. Como esse método não se baseia nos raros eventos de recombinação homóloga, nem em muitos ciclos de replicação, os estoques virais para o teste de suscetibilidade podem ser obtidos 48 horas após a transfecção.

A estratégia utilizada no RVA possibilita uma grande variedade de métodos que simplificam a detecção e a quantificação da replicação viral, aumentando a sensibilidade e reduzindo a variabilidade do teste. Como a maioria dos testes fenotípicos é usada para avaliar diferentes drogas antirretrovirais simultaneamente e em várias concentrações (> 1.000 vezes), são normalmente realizados em placas de 96 poços. Para assegurar a reprodutibilidade e a precisão do teste, as replicações são feitas em duplicata. Até o momento, foram desenvolvidos testes que medem a sensibilidade às drogas em múltiplos ciclos de replicação ou após ciclo único de infecção. Há diferenças de formatação (Figura 10.14.3)

Os testes de ciclo único utilizam vírus recombinantes, que são limitados a ciclo único de replicação, resultado de uma alteração genética específica, geralmente uma deleção no gene *env* do HIV. Para avaliar os inibidores da RT, diluições seriadas da droga são adicionadas às células-alvo no momento da inoculação viral, bloqueando a atividade da RT associada com a entrada na célula. Os estoques virais usados para avaliar os inibidores de RT são preparados na ausência da droga (Figura 10.14.3A). Em contraste, inibidores da PR são avaliados, adicionando as diluições seriadas das drogas nas células utilizadas para preparar os estoques virais, ou seja, nas células transfectadas. Esse processo acontece porque a atividade da PR está associada com a saída do vírus da célula. A infecção das células-alvo é então realizada na ausência da droga (Figura 10.14.3B).

Os testes de múltiplos ciclos utilizam vírus recombinantes capazes de realizar sucessivos ciclos de replicação durante o ensaio. Nessa estratégia, as culturas de células-alvo são inoculadas em multiplicidade de infecção relativamente baixa e com um estoque viral preparado na ausência da droga. Conforme o vírus se replica e se espalha pela cultura celular, são produzidas novas partículas virais e novas células-alvo são infectadas. Portanto, tanto inibidores de PR como de RT podem ser avaliados usando o mesmo formato, adicionando diluições seriadas das drogas nas culturas, no momento da inoculação viral (Figura 10.14.3C).

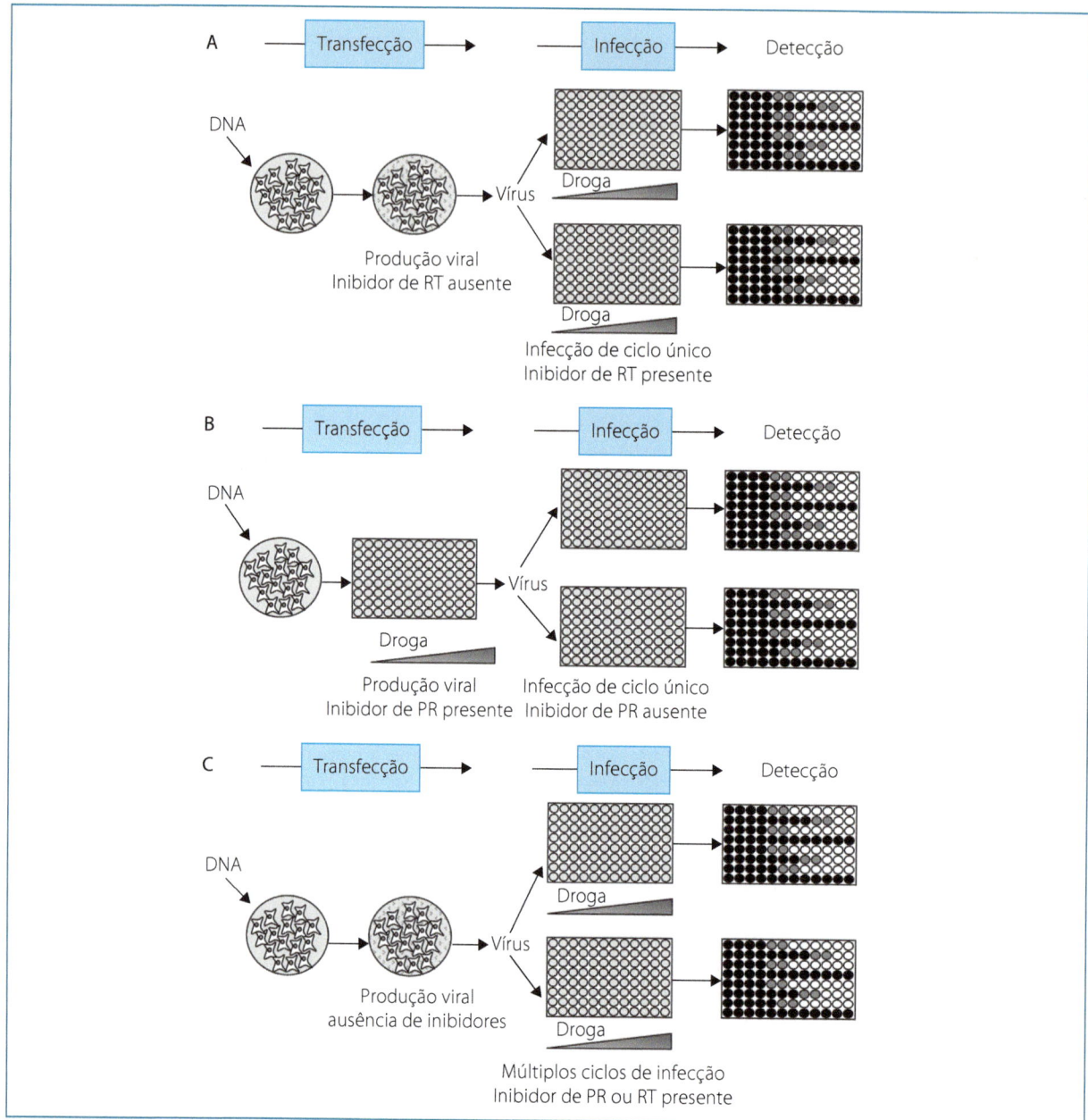

FIGURA 10.14.3 Estratégias dos testes de sensibilidade às drogas. Ensaios com vírus recombinantes (RVA). Os testes fenotípicos de sensibilidade às drogas podem ser realizados usando vírus recombinantes desenhados para passar por múltiplos ou apenas um ciclo de replicação. Os estoques virais são obtidos pela transfecção de células com o DNA do vetor retroviral recombinante. Os vírus colhidos das células transfectadas são usados para inocular as células-alvo, geralmente em duplicata, usando placas com 96 poços. Alguns dias após a inoculação, cada cultura é avaliada para a atividade do gene, que depende da replicação viral. Os testes de múltiplos ciclos de replicação utilizam vetores replicantes-competentes que conseguem manter a replicação viral. (A) teste de ciclo único, inibidor da RT. O estoque viral é preparado na ausência da droga e as infecções são realizadas na presença da droga. (B) teste de ciclo único, inibidor da PR. O estoque viral é preparado na presença da droga e a infecção é realizada na ausência da droga. (C) teste de múltiplos ciclos, inibidor de RT ou PR. Os estoques virais são preparados na ausência da droga e as infecções são realizadas na presença de inibidores de RT ou PR.

Dependendo do formato do ensaio, as culturas são avaliadas para suportar a replicação viral por alguns dias ou por 1 a 2 semanas após a inoculação. A inibição de vírus recombinantes derivados de linhagens virais resistentes necessita de concentrações mais altas de drogas do que os derivados de populações virais sensíveis. O método utilizado para medir a replicação viral varia conforme a célula-alvo escolhida para o teste. Os primeiros testes com PBMC verificavam a replicação viral pela quantificação da produção da proteína p24. Os sistemas de RVA iniciais quantificavam a replicação viral pela observação do efeito citopático induzido pelo vírus, isto é, morte celular ou formação de sincício.

As linhagens celulares de células T, MT-2 e MT-4 têm sido bastante utilizadas para detectar e quantificar a replicação do HIV-1, pois são muito sensíveis ao efeito citopático induzido pelo vírus. A replicação de muitas (mas não todas) linhagens X4-trópicas do HIV-1 em células MT-2 resulta em uma formação de sincício (fusão celular) que aparenta ser tão grande quanto uma célula multinucleada. A replicação de poucas linhagens de HIV-1 X4-trópicas em células MT-4 resulta em morte celular, que pode ser medida quantitativamente por meio de procedimentos colorimétricos padrões. A capacidade das drogas antirretrovirais em inibir a morte das células MT-4 induzida pelo HIV-1 tem sido bastante usada para avaliar a sensibilidade às drogas antirretrovirais.

Mais recentemente, os testes com vírus recombinantes foram adaptados para explorar o uso de linhagens celulares que contenham genes indicadores ou repórteres, os quais são induzidos quando a célula-alvo é infectada pelo HIV-1. Tipicamente, a transcrição do gene repórter ocorre sob o controle regulatório do *enhancer* do promotor do HIV-1, dentro da longa repetição terminal. Na infecção com o vírus recombinante, a expressão do gene repórter é transativada pela proteína Tat do HIV-1, que é produzida no início do ciclo de replicação. Indicadores de linhagens celulares utilizam uma grande variedade de genes repórteres, incluindo os genes da acetiltransferase do cloranfenicol (CAT); β-galactosidase; fluoresceína verde; fosfatase alcalina e luciferase do vagalume. Nesses sistemas, a sensibilidade às drogas é avaliada medindo-se a habilidade das drogas antirretrovirais de inibir a produção da atividade do gene repórter após a infecção pelo vírus recombinante. Os sistemas mais recentes foram desenvolvidos pela incorporação dos genes repórteres diretamente no vetor viral recombinante. Esse passo elimina a necessidade do uso de indicadores de linhagens celulares especiais, que geralmente expressam níveis detectáveis de ruído de fundo de indicadores de atividade em células não infectadas, o que pode comprometer a performance do teste.

Desde o desenvolvimento dos primeiros testes de sensibilidade às drogas do HIV-1, o entendimento sobre a ligação e a entrada do HIV-1 na célula avançou muito. A identificação dos correceptores CCR5 e CXCR4 e seus papéis no processo de entrada trouxe a oportunidade de expandir o repertório de células que são permissivas para infecção com as linhagens X4 e R5-trópicas do HIV-1. Diversas dessas linhagens celulares têm sido usadas para desenvolver testes de sensibilidade às drogas, capazes de avaliar uma grande variedade de inibidores que têm como alvo a entrada do vírus. Alternativamente, os testes de sensibilidade às drogas também podem ser desenvolvidos usando linhagens celulares que não têm CD4, CCR5 e CXCR4. Nesses casos, são formados sistemas de vírus recombinantes, os quais geram partículas de HIV-1 que expressam e usam as proteínas do envelope de outros vírus, como o vírus da leucemia murina e o vírus da estomatite vesicular (VSV).

Como mencionado anteriormente, a capacidade das drogas antirretrovirais de inibir a replicação viral é testada em diferentes concentrações. Geralmente, os dados são analisados em um gráfico contendo, em um eixo, a porcentagem de inibição da replicação viral e, no outro eixo, o $\log_{10}$ da concentração da droga (Figura 10.14.4). Uma curva de inibição de droga típica é sigmoidal, exibindo pouca ou nenhuma inibição da replicação viral nas concentrações mais baixas, e uma inibição quase completa nas concentrações mais altas. As curvas de inibição são usadas para calcular o IC_{50} e/ou IC_{90}. A sensibilidade à droga é obtida comparando-se o IC_{50} do vírus do paciente com o de um vírus de referência, derivado de uma linhagem com sensibilidade conhecida ao HIV-1 (p. ex., NL4-3 ou HXB2). A sensibilidade a determinada droga é geralmente expressa como o número de vezes de mudança (FC, do inglês *fold change*) da IC_{50}, calculada dividindo-se o IC_{50} do vírus do paciente pelo da linhagem de referência. Se o IC_{50} para o vírus do paciente é igual ao IC_{50} de uma linhagem de referência sensível à droga, o FC é igual a 1 e o vírus é designado como sensível à droga (Figura 10.14.4A). Quando o IC_{50} do vírus do paciente é maior do que o IC_{50} do vírus de referência, o FC é maior que 1 e o vírus é considerado menos sensível à droga (Figura 10.14.4B) (p. ex., um aumento de cinco vezes no IC_{50} indica que é necessária uma concentração cinco vezes maior da droga para inibir a replicação do vírus do paciente). Já quando o IC_{50} do vírus do paciente é menor do que o do vírus de referência, o FC é menor que 1 e o vírus é considerado mais sensível à droga (hipersensível) (Figura 10.14.4C). Uma mudança no IC_{50} de 0,2 indica que a replicação do vírus do paciente é inibida em uma concentração de droga cinco vezes menor que a concentração que inibe a replicação do vírus de referência.

TESTES COMERCIAIS

Os testes para fenotipagem são altamente complexos e necessitam de procedimentos laboratoriais e analíticos bastante sofisticados, não existindo *kits* de ampla distribuição disponíveis. Consequentemente, apenas poucos laboratórios clínicos de referência, altamente especializados, possuem a metodologia e profissionais capazes de fornecer resultados de fenotipagem confiáveis em um espaço de tempo relativamente curto.

Desde 1998, três testes de fenotipagem para sensibilidade às drogas têm sido comercializados para ajudar os médicos a escolher esquemas terapêuticos individualizados para seus pacientes: Antivirogram (Tibotec Virco, Durham, N.C. – <www.vircolab.com> ou <www.tibotec-virco.com>), PhenoSense (ViroLogic, Inc., South San Francisco, Calif. – <www.phenosense.com>) e Phenoscript (VIRalliance, Paris, França – <www.viralliance.fr>).

Apesar de as estratégias gerais dos três testes comerciais para fenotipagem serem semelhantes, como será comentado a seguir, cada teste utiliza diferentes protocolos (extração de RNA e amplificação) e reagentes (vetores virais e linhagens celulares). Estudos avaliando diretamente os resultados dos diferentes testes são limitados, mas os dados disponíveis sugerem que os resultados (sensível ou resistente) produzidos são qualitativamente consistentes. Foi observada uma concordância excelente em um estudo comparando o PhenoSense HIV e o Antivirogram, porém a maioria dos vírus testados nesse estudo foi coletada de pacientes recém-infectados e virgens de tratamento. Assim, as comparações entre linhagens resistentes às drogas não foram frequentes. Os resultados de um estudo comparativo entre o Antivirogram e o Phenoscript também mostraram boa correlação. Uma comparação entre os três testes comerciais foi conduzida usando-se 30 vírus que exibiam uma grande variedade de sensibilidade às drogas. Nesse estudo, todas as correlações realizadas com os diferentes testes, utilizando-se uma análise de variância em medidas repetidas, foram boas: Antivirogram × PhenoSense = 0,863; PhenoSense × Phenoscript = 0,908; Antivirogram × Phenoscript = 0,870.

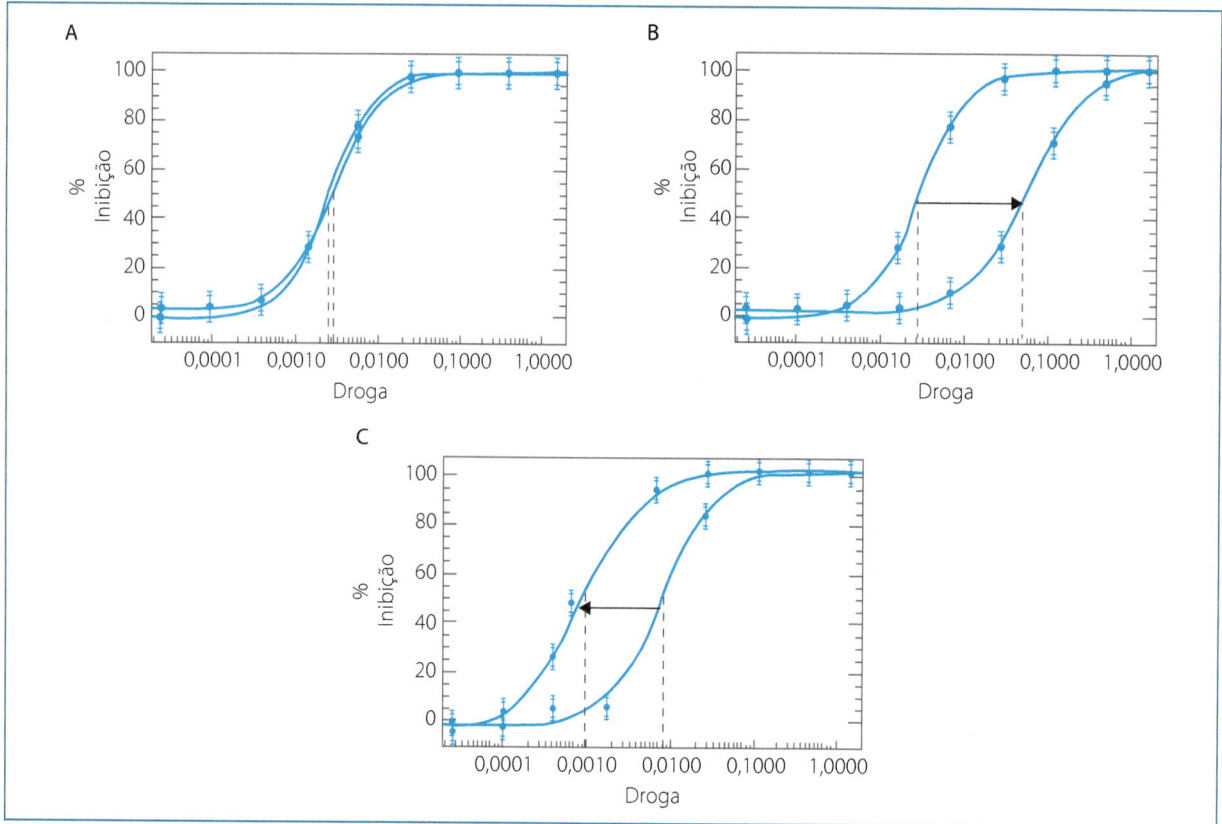

FIGURA 10.14.4 Análise dos dados fenotípicos de sensibilidade às drogas. Os dados são analisados plotando-se a porcentagem de inibição da replicação viral contra o $\log_{10}$ da concentração da droga. A sensibilidade à droga é obtida pela comparação da curva de inibição do vírus do paciente (losango) com a da linhagem de referência (quadrado). As curvas de inibição são utilizadas para calcular o IC_{50}. A sensibilidade é expressa como FC, que é calculada dividindo-se o IC_{50} do vírus do paciente pelo da linhagem de referência. (A) um vírus é designado sensível à droga se o seu IC_{50} é equivalente ao IC_{50} da linhagem de referência (FC = 1); (B) um vírus é caracterizado menos sensível à droga se o seu IC_{50} é maior do que o do vírus de referência (FC > 1); (C) um vírus é mais sensível (hipersensível) à droga quando o IC_{50} é menor do que o IC_{50} do vírus de referência (FC < 1).

Um aspecto importante notado é que os testes de fenotipagem atuais são destinados para avaliar os vírus que predominam nas Américas do Norte e Sul e na Europa Ocidental (HIV-1 grupo M, subtipo B). Esses testes podem ser utilizados para avaliar as linhagens do HIV-1 que predominam em outras partes do mundo (Grupo M, subtipos A, C, D, F e G), mas, nessas situações, a amplificação das sequências da PR e da RT pode necessitar de cargas virais mais altas. Para lidar com essas limitações, novos *primers* da PR e da RT desenhados para reconhecer os subtipos B e não B estão sendo escolhidos, e testes de segunda geração com melhor sensibilidade estão disponíveis. Nenhum desses testes é capaz de avaliar o HIV-1 dos grupos O ou N, ou o HIV-2.

Antivirogram

Foi o primeiro RVA adaptado para avaliar comercialmente a sensibilidade do HIV-1 tanto aos inibidores da RT como aos da PR. Esse teste mede a sensibilidade do HIV-1 aos medicamentos aprovados pelo FDA. No primeiro teste, Antivirogram, a replicação do HIV era acessada pela verificação da morte celular induzida pelo vírus, ou efeito citopático. A versão atual do teste baseia-se na transativação de um gene indicador fluorescente após a infecção das células-alvo. O teste Antivirogram necessita de, aproximadamente, quatro semanas para ser completado e pode ser realizado usando amostras de plasma de pacientes com carga viral ≥ 1.000 cópias/mL.

O RNA do HIV é extraído das amostras de plasma de pacientes positivos para o HIV-1 e usado como amostra em uma reação de transcrição reversa, que produz uma cópia de cDNA. Depois é realizado um *nested* PCR de dois *rounds* para amplificar uma região de 2,2 kb do gene *pol* do HIV-1, que codifica as proteínas PR (aminoácidos 1 a 99) e RT (aminoácidos 1 a 400). Os estoques virais são produzidos usando células MT-4, uma linhagem celular linfocítica CD4+. A eletroporação é usada para transfectar as células MT-4 com o produto da PR ou da RT derivado do vírus do paciente e com um vetor retroviral (pGEMT3ÄPRT), criado pela deleção da PR e da RT de um clone infectante do HIV-1. Eventos de recombinação homóloga, sítio-específicos, entre o produto amplificado da PR-RT e o vetor pGEMT3ÄPRT reconstituem o genoma do HIV competente para replicação. Estoques de vírus recombinantes são colhidos após o aparecimento de efeito citopático nas culturas, e os títulos virais são determinados. O teste de suscetibilidade às drogas é realizado pela inoculação de novas culturas de células com os estoques virais recombinantes. A capacidade do vírus de passar por múltiplos ciclos de replicação em células MT-4, mantidas em diluições seriadas de vários inibidores de PR ou RT, pode ser medida pela observação do efeito citopático induzido pelo vírus, em um ensaio colorimétrico conhecido, ou usando uma linhagem celular indicadora contendo um gene repórter fluorescente, que é transativado pela proteína Tat do HIV após a infecção.

O Antivirogram usa vetores com capacidade de replicação e é baseado em múltiplos ciclos de replicação, o que raramente pode resultar na seleção de subpopulações virais durante o teste. A incorporação das células-alvo contendo um gene repórter fluorescente gera um método mais conveniente, sensível e rápido para medir a replicação viral do que a observação do efeito citopático induzido pelo vírus. Os valores de *cut-off* biológicos derivados do uso do teste Antivirogram são a base para a liberação dos resultados para quase todas as drogas testadas. Os resultados para tenofovir (Viread) e lopinavir-ritonavir (Kaletra) são baseados em dados de resposta clínica. O laudo mostra os resultados do teste numericamente (com os valores de IC_{50}) e graficamente (como mudanças em vezes dos valores de sensibilidade em relação ao vírus sensível).

PhenoSense HIV

Esse teste mede a sensibilidade do HIV-1 aos inibidores da RT e da PR aprovados pelo FDA. Utiliza uma estratégia de vírus recombinante, mas incorpora diversas inovações tecnológicas que melhoram a performance e reduzem o tempo do teste. A mais significativa delas é o uso de um vetor retroviral, que contém o gene indicador da luciferase do vaga-lume para acessar a replicação viral. O teste pode ser realizado usando amostras de plasma de pacientes com níveis de RNA do HIV-1 ≥ 500 cópias/mL. O procedimento pode ser finalizado em sete dias, porém o tempo necessário para receber as amostras, organizar a programação do exame e analisar os dados geralmente faz com que o resultado seja liberado 14 dias após o recebimento da amostra.

O procedimento é iniciado pela extração do RNA genômico do HIV-1 a partir de 1 mL de plasma. Em seguida, é realizada uma reação de transcrição reversa para converter o RNA viral em uma cópia de cDNA. O produto do cDNA *pol* é utilizado como amostra para amplificar uma sequência de 1,5 kb, que inclui os sítios de clivagem dos genes *gag* p7/p1 e p1/p6, toda a região codificante da PR (aa 1 a 99) e a região codificante da RT (aa 1 a 305). Os produtos amplificados são digeridos com duas enzimas de restrição, *Apa*I e *Pin*AI, e ligados a um vetor genômico que foi digerido com as mesmas enzimas, para remover a região da PR e da RT. Reações de ligação são usadas para transformar bactérias competentes que, durante a incubação, propagam o vetor retroviral em muitas cópias, como um plasmídeo epissomal. Os vetores retrovirais contendo as sequências da RT e da PR derivadas dos vírus dos pacientes são denominados vetores de teste de resistência (RTV). Os RTV também carregam um gene da luciferase do vaga-lume em uma região deletada do gene envelope. A ausência de um gene *env* funcional do HIV limita a replicação viral a um único ciclo. É importante notar que os RTV são preparados e testados com grandes populações para que seja possível acessar a sensibilidade às drogas das diferentes variantes virais que possam estar presentes no paciente.

Após a montagem dos RTV com as sequências de RT e PR derivadas do paciente, os vetores são usados para preparar os vírus para os testes de suscetibilidade às drogas. Os estoques virais são produzidos pela cotransfecção da linhagem celular de rim humano embrionário 293 (HEK 293) com os plasmídeos RTV e mais um plasmídeo de expressão, codificando a proteína Env do vírus anfotrópico da leucemia murina (A-MLV). As células transfectadas produzem vírions que contêm as proteínas do envelope do A-MLV em sua superfície. Estoques de altos títulos são colhidos 48 horas após a transfecção e usados para infectar células-alvo HEK 293 frescas. As células-alvo HEK 293 expressam um receptor para A-MLV (PiT-2) em sua superfície. Com base nos distintos mecanismos de ação dos inibidores da PR e da RT, diluições seriadas de inibidores da PR são adicionadas às células transfectadas (sítio da produção da partícula viral) e os inibidores da RT são adicionados no passo da infecção (o sítio da síntese do DNA viral). Aproximadamente 72 horas após a infecção, as células-alvo são lisadas e a atividade da luciferase é medida para verificar a replicação viral na ausência e na presença de cada droga antirretroviral. A sensibilidade à droga é obtida comparando-se o IC_{50} do vírus do paciente com um vírus de referência suscetível, derivado da linhagem NL4-3 do HIV-1. A suscetibilidade é reportada como a FC do IC_{50}, que é obtida dividindo-se o IC_{50} do vírus do paciente pelo IC_{50} do vírus de referência. Além dos valores de IC_{50} e das representações numéricas e gráficas dos valores de FC, os laudos incluem as curvas de inibição para cada droga testada.

Esse teste incorpora várias características úteis da tecnologia dos vírus recombinantes. O RNA viral é purificado usando-se uma matriz de afinidade, a qual permite sucesso na amplificação de amostras de plasma colhidos em vários preservantes e anticoagulantes, incluindo heparina (apesar de o EDTA ser recomendado). A amplificação de sequências de PR e RT em baixas cargas virais (500 cópias/mL) não necessita de um *nested* PCR e é menos sujeita a um efeito fundador. As sequências de PR e RT derivadas do paciente são incorporadas em vetores recombinantes por uma ligação do DNA seguida por uma transformação bacteriana para assegurar que a maioria das variantes seja capturada para análise. O vetor recombinante é estruturado para limitar a replicação a um único ciclo, evitando-se o crescimento seletivo de subpopulações. Como o gene indicador (luciferase) está presente no vírus recombinante, e não nas células-alvo, essas células não expressam ruídos de fundo da atividade da luciferase, permitindo uma medição precisa de 100% de inibição. Atualmente, os resultados do teste para lopinavir-ritonavir (Kaletra), indinavir-ritonavir, abacavir (Ziagen), tenofovir (Viread), estavudina (Zerit), didanosina (Videx) e lamivudina (Epivir) são liberados usando *cut-off* derivados de resultados clínicos. Resultados para Zalcitabina (Hivid) e todos os PI são liberados usando *cut-off* biológicos. As drogas NNRTI são liberadas usando um *cut-off* (FC > 2,5) um pouco maior que o da reprodutibilidade do ensaio (FC < 2). *Cut-off* clínicos para cada droga serão implementados quando os dados de resposta clínica forem disponibilizados.

Em muitas situações, testes de resistência fenotípicos e genotípicos podem fornecer informações complementares. A tecnologia dos testes de genotipagem foi discutida anteriormente. Os testes de fenotipagem podem detectar resistência cruzada e resistência a novas drogas usando algoritmos de previsão genotípicos imperfeitos; já os testes de genotipagem são úteis na identificação de evidências de uma resistência prévia às drogas ou de populações mistas de vírus sensíveis e selvagens. Recentemente, uma combinação de um teste de resistência fenotípico-genotípico foi desenvolvida, o PhenoSense GT. Os resultados da genotipagem e da fenotipagem são liberados em um único laudo, que também fornece explicações para possíveis discordâncias.

Phenoscript

O teste Phenoscript tem muitas características em comum com o teste Antivirogram, mas foi modificado para diminuir o tempo de ensaio e melhorar a detecção da replicação viral. Mede a suscetibilidade aos inibidores de RT e PR aprovados pelo FDA. O processo pode ser realizado em 7 a 10 dias, usando amostras de plasma de pacientes com níveis de RNA de HIV-1 maiores que 1.000 cópias/mL; porém, como o teste foi disponibilizado recentemente, não existe ainda informação sobre o tempo necessário para sua realização.

O Phenoscript inicia-se com o isolamento do RNA do HIV a partir das amostras de plasma e é seguido pela transcrição reversa, utilizada para copiar o RNA em cDNA. As regiões 3'gag-PR (aa 1 a 99) e RT (aa 1 a 503) são amplificadas separadamente, por *nested* PCR. Dois vetores do HIV foram desenvolvidos para aceitar as sequências da PR ou da RT; um perdeu a região PR, e o outro, a região RT. Vírus recombinantes expressando a PR ou a RT derivadas do paciente são produzidos pela transfecção de células HeLa, com um dos produtos amplificados mais o vetor retroviral que perdeu a região correspondente. Para limitar a replicação viral a um único ciclo, cada vetor contém deleções na sequência do envelope; portanto, as células HeLa são também transfectadas com um vetor de expressão que codifica a proteína de envelope VSVg. A proteína VSVg é usada para mediar a entrada do vírus por receptor. A recombinação homóloga sítio-específica situada entre as sequências derivadas do vírus do paciente e do vetor correspondente resulta na formação de um genoma de HIV funcional e na produção de partículas virais (Figura 10.14.2A). Os estoques virais usados para o teste de inibidores de PR são produzidos na presença de diluições seriadas de cada inibidor de PR. Para o teste de inibidores de RT, os estoques virais são produzidos na ausência de drogas. Aproximadamente 48 a 72 horas após a transfecção, os estoques de vírus recombinantes são colhidos e usados para inocular as células-alvo (P4), contendo o gene da β-galactosidase como repórter. Para avaliar a sensibilidade a inibidores de PR, as infecções são realizadas na ausência de drogas, e as infecções para testes de sensibilidade aos inibidores de RT são realizadas na presença de diluições seriadas para cada droga analisada. Alguns dias após a infecção, as células-alvo são lisadas e a atividade da β-galactosidase é medida para verificar a extensão da replicação viral.

Os vetores do Phenoscript contêm genes defeituosos do envelope que limitam a replicação viral a um ciclo único e evitam a seleção de subpopulações virais durante o ensaio. O uso de células-alvo contendo um gene transfectado estável da β-galactosidase como indicador é um método mais conveniente, sensível e rápido para medir a replicação viral do que a observação do efeito citopático induzido pelo vírus. A quantidade de β-galactosidase produzida pelas células-alvo é proporcional à quantidade de replicação viral e pode ser medida por um teste colorimétrico simples. Interações entre a PR e a RT que podem influenciar na sensibilidade às drogas não são capturadas nesse teste, pois a PR e a RT são analisadas usando-se dois vetores retrovirais separados. O resultado da sensibilidade final é expresso como índices de resistência, que são calculados dividindo-se o IC_{50} para a amostra viral pelo IC_{50} do vírus de referência NL4-3. As interpretações do Phenoscript são baseadas em *cut-off* biológicos ou em *cut-off* derivados de dados de resposta ao tratamento compilados durante o estudo NARVAL. Os médicos devem estar atentos, pois as análises realizadas para gerar os *cut-off* clínicos do Phenoscript não se ajustam para a contribuição de outras drogas ativas no esquema terapêutico e, portanto, provavelmente superestimam as respostas em qualquer nível de sensibilidade.

INTERPRETAÇÃO E RESULTADOS

Diferentes tipos de *cut-off* foram utilizados para reportar e interpretar os dados de sensibilidade às drogas gerados pelos testes de fenotipagem. Primeiro, encontramos os *cut-off* da variabilidade dos testes. Nos métodos iniciais, as sensibilidades que diferiam em menos do que 10 vezes geralmente caíam na variação do ensaio. Consequentemente, era necessária uma variação maior do que dez vezes para que a resistência fosse detectada. Quando diferenças menores do que dez vezes eram observadas, o teste era repetido para confirmação. As melhorias que foram ocorrendo nos testes fenotípicos também foram gradualmente diminuindo a variabilidade desses testes para 4 e 2 vezes, permitindo a detecção de mudanças mais sutis na sensibilidade às drogas.

Os *cut-off* biológicos foram determinados em um esforço para melhorar a interpretação clínica dos resultados dos testes fenotípicos. A sensibilidade de uma grande quantidade de vírus (cerca de 1.000) obtidos de pacientes virgens de tratamento foi medida para definir a distribuição natural da sensibilidade às drogas em linhagens do HIV-1. A sensibilidade do HIV-1 "selvagem" aos inibidores da RT e da PR apresentou uma distribuição normal com uma variação relativamente estreita (1 a 3 vezes) para a maioria das drogas; porém, uma variação maior na sensibilidade foi observada para as seguintes drogas: delavirdina, nevirapina e nelfinavir. Tem sido sugerido que sensibilidades semelhantes às da distribuição natural do HIV-1 selvagem evidenciam sensibilidade à droga, ao passo que números encontrados fora da distribuição normal evidenciam resistência à droga. Contudo, na ausência de dados clínicos definidos, não se pode assumir que todos os vírus que estejam dentro da distribuição natural respondam bem ao tratamento, nem que todos os vírus que estejam fora dessa distribuição não respondam tão bem quanto eles.

Os *cut-off* de sensibilidade aos medicamentos antirretrovirais baseados nas respostas aos tratamentos fornecem a interpretação clínica mais relevante dos resultados dos testes fenotípicos. Os dados necessários para estabelecer *cut-off* clínicos adequados para algumas drogas são bastante difíceis de se obter. Deve-se ter uma quantidade apropriada de amostras, e estas precisam apresentar um amplo espectro de sensibilidades basais. Diferenças significativas na resposta ao tratamento (como queda na carga viral) devem ser atribuídas predominantemente à atividade da droga que está sendo avaliada. Consequentemente, os *cut-off* clínicos não estão disponíveis para todas as drogas usadas rotineiramente e que são testadas em *kits* comerciais (ver "testes fenotípicos comerciais"). Esforços recentes para coletar esses dados forneceram *cut-off* clínicos para drogas aprovadas recentemente, como abacavir, lopinavir e tenofovir.

Os *cut-off* clínicos são as medidas mais precisas para predizer a resposta ao tratamento antirretroviral. Estas são descritas usando os valores de *cut-off* superior e inferior para sensibilidade. Uma sensibilidade abaixo do *cut-off* inferior prediz uma atividade completa; uma sensibilidade entre os *cut-off* inferior e superior prediz uma atividade parcial; e uma sensibilidade acima do *cut-off* superior prediz uma perda total da atividade da droga. É importante reconhecer que os valores de *cut-off* clínicos são diferentes para cada droga antirretroviral e devem ser definidos para cada método; não se pode assumir que um *cut-off* clínico definido usado para determinado método seja relevante para outro método.

Nos Estados Unidos, na União Europeia e em parte da América do Sul, pacientes com evidência de vírus com resistência aos medicamentos representam um segmento da população infectada pelo HIV-1 em grande e rápida expansão. Esquemas de tratamento potentes contendo múltiplas drogas com atividade total não estão disponíveis para esses pacientes, em decorrência, em grande parte, da existência de uma grande resistência cruzada. Nesses casos, os *cut-off* clínicos são extremamente úteis, pois podem ser usados para designar esquemas terapêuticos relativamente potentes, consistindo de combinações de drogas parcialmente ativas e cuidadosamente selecionadas.

Em resumo, os resultados dos testes fenotípicos são rotineiramente liberados usando uma combinação de valores de *cut-off* com base na variabilidade do ensaio, na distribuição natural da suscetibilidade e nos dados de respostas clínicas. Quando interpreta o resultado desses testes, o médico deve considerar cuidadosamente o tipo de *cut-off* que o método utiliza e como este foi gerado. Apesar de serem raros, os dados de *cut-off* baseados na resposta ao tratamento representam o maior avanço nos testes de resistência do HIV-1. Existem esforços para se estabelecer *cut-off* clínicos para a maioria das drogas aprovadas pelo FDA. Depois de estabelecido, o *cut-off* clínico fenotípico é bastante útil para a definição de algoritmos genotípicos que são preditivos de resposta (ou falha) ao tratamento a drogas atuais ou novas. Na ausência de dados fenotípicos de sensibilidade às drogas, deve-se realizar estudos para estabelecer a ligação de cada mutação ou padrão de mutações a uma resposta clínica.

FENOTIPAGEM VIRTUAL

O teste de fenotipagem virtual é uma combinação do método de genotipagem com o poder de previsão do teste de fenotipagem. O primeiro teste disponibilizado é conhecido como Virco®TYPE HIV-1 e é comercializado pela Virco (<www.virco.be>). Para a realização desse teste, podem ser enviadas amostras de plasma do paciente ou podem ser enviadas diretamente a sequência obtida da amostra em link do site da empresa (VircoNET™). O método necessita dos mesmos passos iniciais da genotipagem tradicional, ou seja, extração do RNA do HIV-1 do paciente, transcrição reversa desse RNA e posterior amplificação por PCR das regiões da PR e da RT do gene *pol*. Esse produto é então sequenciado; a sequência obtida é analisada por um software que procura em um banco de dados da Virco (contendo mais de 32 mil resultados de diferentes isolados, com comparações entre genótipo e fenótipo) amostras com padrões de mutações de resistência semelhantes. As informações da fenotipagem convencional das amostras similares encontradas são extraídas desse banco de dados e um valor de resistência médio (FC no IC_{50}) é calculado para cada droga.

Como em outros métodos descritos anteriormente, as amostras de plasma devem ser colhidas em tubos com EDTA (ou Citrato) e com gel separador. Não se deve usar heparina para evitar possíveis inibições no PCR. A carga viral mínima para a realização do teste é de 1.000 cópias/mL. O resultado pode ser obtido de 10 a 15 dias, a partir do recebimento das amostras de plasma, e de 2 a 5 dias, a partir do recebimento das sequências já prontas, sendo considerado, portanto, um método bastante rápido.

O laudo da fenotipagem virtual apresenta três páginas com as informações a seguir.

Na primeira página, é mostrada uma tabela onde estão descritas as mutações associadas com a resistência encontrada nos genes da PR e da RT do vírus do paciente, agrupadas de acordo com a classe das drogas (NNRTI, NRTI e PI). Também são mostradas, para cada droga, as mudanças no IC_{50} de acordo com a previsão do *Virtual*Phenotype® (um equipamento de bioinformática capaz de gerar previsões genotípicas de sensibilidade às drogas, clinicamente equivalentes ao teste de fenotipagem convencional) e os valores de *cut-off* biológicos e clínicos. Em outra coluna, a tabela mostra o resultado encontrado na categoria de sensível ou resistente, com base na mudança do IC_{50} (FC) em relação aos *cut-off* biológicos ou clínicos. Se FC for menor do que o *cut-off* biológico, ou maior que ele, mas menor que o *cut-off* clínico, a amostra é liberada como sensível. Se FC for maior que os *cut-off* biológico e clínico, a amostra é liberada como resistente. Uma análise dos resultados é liberada, caso a previsão do *Virtual*Phenotype® não consiga obter uma significância estatística, ou quando a análise invalidar o resultado da análise bruta com base em FC e valores de corte. Atualmente, isso só ocorre com o Tenofovir, quando a mudança prevista é menor que o *cut-off* biológico e o genótipo apresenta três ou mais mutações análogas a timidina (TAM), incluindo M41L ou L210W. Finalmente, na última coluna da tabela existe um espaço para notas clínicas.

Essas notas clínicas adicionais são descritas na segunda página do laudo, com detalhes da análise de resistência e avaliações com conhecimentos técnicos por peritos. Nessa página, existe outra tabela, mostrando as mutações encontradas com uma análise fenotípica quantitativa que relata para cada droga: a FC do IC_{50}, de acordo com a previsão do *Virtual*Phenotype®; o *cut-off* biológico para uma sensibilidade normal; o *cut-off* clínico para uma resposta virológica máxima; o número de sequências semelhantes encontradas no banco de dados; e a porcentagem de amostras do banco de dados que estavam dentro da variação de sensibilidade, acima ou dentro desta, mas abaixo do *cut-off* clínico.

Na última página, estão apresentados detalhes como definições, aprovações e a sequência original do paciente que foi submetida à interpretação.

Três grandes estudos foram realizados para comparar os resultados obtidos com o Virco®TYPE HIV-1 e testes de fenotipagem convencionais. O mais recente foi o estudo PhenGen, que mostrou que o teste foi tão eficiente para auxiliar os médicos na seleção de esquemas terapêuticos para pacientes que haviam apresentado resistência prévia às drogas quanto o teste Antivirogram. O PhenoGen foi um ensaio prospectivo e randomizado que envolveu 311 pacientes de 30 centros diferentes na Itália e é uma extensão do estudo GenPheRex.

O GenPheRex mostrou que o Virco®TYPE HIV-1 é tão eficiente quanto o Antivirogram para decisões no tratamento de pacientes que haviam tomado diversos tipos de drogas antirretrovirais (mais de seis) e falhado em múltiplos esquemas. O PhenoGen também mostrou que o Virco®TYPE HIV-1 é eficiente para pacientes com exposições limitadas a drogas antirretrovirais (entre 2 e 5 drogas). E, por fim, o estudo RealVirfen também analisou pacientes que já haviam utilizado múltiplas drogas antirretrovirais.

Todos os pacientes do estudo PhenoGen estavam sem resposta ao tratamento quando entraram no estudo. Metade deles recebeu um novo esquema terapêutico com base nos resultados do Antivirogram, e a outra metade, nos resultados do Virco®TYPE HIV-1. Seis meses depois, não houve diferença significativa entre os pacientes dos dois grupos. Ambos apresentaram aumento semelhante das células CD4 e diminuição na carga viral, e a proporção de pacientes que apresentaram carga viral inferior a 400 cópias/mL foi comparável.

Esses três estudos em conjunto comprovaram que o Virco®TYPE HIV-1 é uma alternativa confiável aos testes de fenotipagem convencionais, podendo auxiliar os médicos a selecionar as drogas corretas para seus pacientes, não importando o número de medicamentos tomados anteriormente. Concluindo, esse método possui a vantagem de não exigir um procedimento técnico tão elaborado quanto os testes de fenotipagem convencionais, apresentando resultados equivalentes em pouco tempo e com um custo mais acessível.

Outro teste comercializado mais recentemente, denominado HIV GenoSure Plus® (LabCorp, Estados Unidos), também realiza a fenotipagem virtual, seguindo a mesma metodologia do Virco®TYPE HIV-1; porém, é realizado em associação com o teste de genotipagem GenoSure® (LabCorp) e utiliza um banco de dados e um sistema de análise próprio da LabCorp.

COMPARAÇÃO ENTRE AS DIFERENTES ESTRATÉGIAS

Os *Guidelines* americanos e europeus atuais não distinguem entre o uso de testes de genotipagem ou fenotipagem. A maioria dos peritos concorda que os resultados desses dois testes geram informações complementares. Portanto, a decisão de se usar o teste fenotípico, o genotípico ou ambos é deixada para o clínico.

Os testes de genotipagem têm a vantagem de serem mais baratos, mais rápidos e menos complexos de serem realiza-

dos. Seus resultados são indicadores binários da atividade da droga, isto é, se o vírus é sensível ou resistente. A indicação de atividade parcial da droga está limitada a aproximações estatísticas, baseadas em medidas de sensibilidade fenotípicas de vírus com resultados similares, mas não idênticos. Isso causa uma dificuldade no momento da interpretação do resultado, principalmente quando se leva em conta a grande complexidade e a interatividade entre as mutações e sua real suscetibilidade às drogas. Por exemplo, a mutação M184V, que confere resistência à lamivudina, reverte a resistência à zidovudina. A mutação 333D/E, porém, reverte essa ressensibilização ao AZT e pode provocar uma resistência dupla ao AZT/3TC quando presente em combinação com a mutação M184V e mutações que levam à resistência ao AZT. Entretanto, o teste de genotipagem é capaz de mostrar evidências precoces de possível resistência e detecta mutações presentes em subpopulações, mesmo antes que estas possam afetar a suscetibilidade em um teste fenotípico. Além disso, o teste de genotipagem é capaz de detectar: mutações que não causam a resistência à droga, mas indicam a presença de pressão seletiva; e mutações cujo efeito fenotípico está suprimido por outras mutações na sequência.

Já o teste de fenotipagem fornece uma medida quantitativa da sensibilidade às drogas para o vírus de cada paciente testado. Várias características dos testes de fenotipagem descritas não podem ser previstas usando os algoritmos interpretativos atuais dos testes de genotipagem. Os testes de fenotipagem são certamente apropriados para todas as circunstâncias que requerem uma informação da resistência à droga, mas pode ser particularmente útil em determinadas situações:

1. Quando o padrão de mutações de resistência é complexo e sua interpretação não fica clara.

2. Quando as previsões genotípicas e as medidas fenotípicas parecem discordantes, ou quando são reportadas discrepâncias ou inconsistências entre o genótipo e a resposta clínica.

3. Após múltiplas falhas de tratamento em que as opções de antirretrovirais restantes são limitadas e é necessário o uso de drogas com atividade parcial.

4. Quando os algoritmos de genotipagem não conseguem definir a resistência cruzada.

5. Para a avaliação de drogas que receberam aprovação recentemente, antes de determinar as mutações genotípicas.

6. Para avaliar novos alvos para as drogas (p. ex., entrada e integração).

Além das aplicações relacionadas com o cuidado individual dos pacientes discutidas neste capítulo, os testes de fenotipagem têm sido usados também para monitorizar a prevalência de vírus resistentes aos antirretrovirais e a frequência de transmissão desses vírus. O acesso aos padrões epidemiológicos de resistência às drogas tem contribuído para se debater e formular políticas da saúde pública visando reduzir a transmissão de linhagens virais resistentes e para facilitar o desenvolvimento de tratamentos antirretrovirais mais efetivos e esquemas profiláticos. Sobretudo, os testes de fenotipagem têm sido amplamente usados para ajudar no desenvolvimento pré-clínico e clínico de novas drogas. A resposta ao tratamento baseada na sensibilidade basal é atualmente caracterizada rotineiramente nos estágios finais de ensaios clínicos; esse tipo de informação fornece um guia para os clínicos, uma vez que a droga se torna disponível após a sua aprovação.

Finalmente, a fenotipagem virtual é um método que tem se difundido bastante entre os laboratórios por ser mais rápido, mais barato e de realização mais fácil do que a fenotipagem convencional, porém traz os mesmos resultados e benefícios no momento de escolher o esquema terapêutico do paciente. Possui ainda a vantagem de o laboratório poder optar entre o envio da sequência ou da amostra de plasma, porém só pode ser realizado pela Virco® ou pela LabCorp e os bancos de dados para análise de sequências não são públicos.

OUTROS ASPECTOS DA RESISTÊNCIA ÀS DROGAS

A sensibilidade às drogas de vírus coletados de um grande número de pacientes virgens de tratamento revelou que nem todos os vírus "selvagens" são igualmente suscetíveis a todas as drogas. Exemplos de variação incluem a delavirdina (NNRTI) e o nelfinavir (inibidor de PR). Esses dados mostram que as variações naturais nas sequências da RT e da PR influenciam na sensibilidade aos inibidores de RT e de PR, por pequenas mudanças na estrutura tridimensional da proteína. Apesar de estas pequenas variações terem pouco impacto na resposta ao primeiro esquema de tratamento, podem influenciar na resposta a esquemas de resgate após o vírus já ter adquirido uma ou mais mutações-chave de resistência.

Uma resistência cruzada significante entre as drogas NNRTI foi verificada durante os últimos anos. Estudos mais recentes demonstraram também níveis de resistência cruzada entre as drogas das classes de IP e NRTI. A resistência cruzada em todas as classes de drogas é consistente com a falta de eficácia do tratamento observada em esquemas de resgate, quando uma droga é substituída por outra pertencente à mesma classe. Por exemplo, até recentemente os clínicos questionavam por que o tratamento com estavudina, após falha no tratamento com zidovudina, não levava a uma redução significante na replicação viral. Agora se sabe que isso ocorre em virtude da resistência cruzada da estavudina com a zidovudina, a qual não era detectada pelos testes de genotipagem e fenotipagem anteriores. Não se pode assumir que toda mutação dentro das NNRTI gera resistência classe-específica. Uma mutação na posição 190 da RT confere redução na sensibilidade a nevirapina e efavirenz, enquanto preserva ou aumenta a sensibilidade à delavirdina. Já a mutação P236L reduz a sensibilidade à delavirdina, mas aumenta a susceptibilidade a nevirapina e efavirenz.

Outro aspecto observado em estudos recentes foi o aumento da sensibilidade (ou hipersensibilidade) de alguns vírus a algumas drogas antirretrovirais durante o tratamento (Figura 10.14.4C). Por exemplo, já foi visto que o desenvolvimento de resistência à lamivudina na classe NRTI está associado ao aumento da sensibilidade à zidovudina. Da mesma forma, a resistência ao indinavir ou nelfinavir entre os inibidores da PR pode estar acompanhada pelo aumento na sensibilidade ao amprenavir, que tem sido associado com melhora na resposta ao tratamento. Mais recentemente, uma importante associação entre a resistência ao NRTI e a hipersensibilidade ao NNRTI foi demonstrada. Várias análises retrospectivas demonstraram que uma hipersensibilidade ao NNRTI anterior a um esquema terapêutico que contém NNRTI é indicativa de boa resposta ao tratamento.

O tratamento da infecção do HIV com NNRTI tem sido associado com o aparecimento de linhagens resistentes que também exibem estimulação droga-dependente da replicação viral, ainda que raramente. Mutações na RT (p. ex., G190X) que conferem um fenótipo de estimulação da NNRTI foram parcialmente descritas. Consequentemente, não é possível acessar com precisão a estimulação da droga dependente de NNRTI usando testes de genotipagem.

A utilidade dos resultados dos testes para suscetibilidade às drogas pode ser aumentada quando usados em conjunto com as dosagens no plasma do paciente. Os níveis das drogas podem flutuar bastante durante o dia em decorrência de vários fatores, incluindo os horários e o metabolismo delas. Foi observada uma considerável variação entre os pacientes, em decorrência, em grande parte, das diferenças na absorção e no metabolismo das drogas. Consequentemente, alguns médicos começaram a utilizar o monitoramento terapêutico para verificar se os níveis em determinado paciente podem ser estabelecidos e mantidos acima do IC_{50} (ou IC_{90}) do vírus infectante, que foi determinado por um teste de fenotipagem. Com a comparação do monitoramento terapêutico das drogas e com os resultados dos testes de fenotipagem, os clínicos podem obter melhores informações e, com isso, modificar o esquema terapêutico a fim de maximizar a exposição à droga e/ou minimizar os efeitos colaterais e a toxicidade. As modificações podem envolver o ajuste da dose ou o horário em que a droga deve ser administrada, o aumento dos níveis de inibidores de PR com doses subterapêuticas de ritonavir, o ajuste das dosagens a fim de acomodar combinações de drogas antagônicas, ou até mesmo a mudança de uma droga para outra dentro da mesma classe.

Estudos recentes indicam que, em alguns casos, o tratamento antirretroviral continua a apresentar benefícios imunológicos e clínicos, apesar da evidência de uma replicação viral contínua, isto é, falha virológica. A literatura científica tem mostrado uma forte associação entre a resistência às drogas antirretrovirais e a replicação viral mais fraca. A hipótese é que a seleção de variantes resistentes também mostra perda na capacidade de replicação, o que estaria relacionado com o benefício clínico sustentado durante o tratamento. Os testes fenotípicos de sensibilidade que restringem a replicação viral a um único ciclo têm sido adaptados para gerar medidas adequadas da capacidade de replicação do HIV, e essa informação pode ser liberada com os dados de sensibilidade às drogas. Um grande número de estudos com o objetivo de avaliar a utilidade clínica da capacidade de replicação tem sido realizado. Possíveis aplicações incluem o uso como ferramenta prognóstica para predizer a progressão da doença ou como ferramenta diagnóstica para auxiliar o médico e o paciente em decisões relativas ao início do tratamento, modificações (trocas de drogas e/ou dosagens), interrupção ou descontinuação de um tratamento antirretroviral.

NOVAS CLASSES DE DROGAS

A prevalência de linhagens de HIV resistentes aos inibidores de PR e RT existentes é grande entre os pacientes com infecção crônica, e a incidência de transmissão de vírus resistentes está aumentando entre os indivíduos recém-infectados. Uma ampla resistência cruzada entre as classes de drogas parece reduzir a eficácia dos inibidores de PR e RT de segunda geração. Consequentemente, existe uma urgência para novas drogas que têm como alvo outros passos do ciclo da replicação viral (Figura 10.14.1). Inibidores promissores, que agem em diferentes passos da entrada do vírus, incluindo a ligação ao receptor, o reconhecimento do correceptor e a fusão na membrana, estão em diversos estágios de avaliação clínica.

A enfuvirtide (ENF ou T-20) é a primeira droga aprovada de uma nova classe de antirretrovirais, os inibidores de fusão. Essa nova classe atua no ciclo de vida viral, intervindo no processo de entrada do HIV-1 na célula CD4. Esse processo envolve três passos principais: primeiro, a proteína gp120 do gene do envelope viral (*env*) liga-se à célula CD4; depois, a mesma proteína gp120 liga-se ao correceptor CCR5 ou CXCR4. É seguido pela mudança na região de ligação, mediada por outra proteína do *env*, a gp41, que permite a entrada do vírus na célula. A ENF é um peptídeo sintético derivado da proteína gp41, que impede a mudança na região de ligação, inibindo a fusão do vírus com a célula CD4.

Dois grandes estudos randomizados, fase 3 (TORO-1 e TORO-2) foram realizados em vários países, incluindo o Brasil. Esses estudos avaliaram a eficácia e a segurança da ENF em pacientes que haviam apresentado falha terapêutica, utilizando esquemas de tratamento com as três drogas antirretrovirais existentes. A análise dos resultados mostrou que os benefícios da ENF são maiores quando o tratamento é iniciado precocemente, com doença menos avançada e em pacientes que ainda possuem opções de uso de antirretrovirais ativos para combinar com a ENF.

Já foram encontradas mutações de resistência à ENF na gp41, relacionadas ao mecanismo de ação da droga. Aparentemente, porém, esses mutantes apresentam uma capacidade replicativa menor que os vírus não mutantes. Já existe também um teste de genotipagem feito especialmente para detectar as mutações relacionadas com os inibidores de fusão, o GenoSure® Fusion Resistance Testing (Labcorp, Estados Unidos). Esse teste realiza o sequenciamento de uma região do gene *env* envolvido na ligação dos inibidores de fusão às células CD4.

Estudos clínicos mostraram a resistência mediada por mutações na região HR1 do complexo gp41. Mutações de ponto na região altamente conservada da gp41 foram associadas a alterações na IC_{50} da enfuvirtide de até 45 vezes. Um segundo inibidor de fusão, o T1249, está em desenvolvimento. Os dados sugerem que essa droga tenha padrão único de resistência com mutações alternadas. Tem sido bem tolerada e não mostrou toxicidade.

Os inibidores do correceptor CCR5 também são potencialmente promissores, já que indivíduos homozigotos para uma deleção no gene CCR5 são altamente resistentes à infecção pelo HIV. Também é especulado que deve ser mais difícil para o HIV tornar-se resistente a um componente que se liga a uma proteína do hospedeiro do que a uma proteína de um vírus mutável. A questão é se o uso de inibidores de CCR5 selecionará ou não o vírus com maior tropismo pelo correceptor CXCR4. Um exemplo dessa classe de drogas é o UK-427,857, que tem demonstrado

atividade *in vitro* a todos os subtipos testados do HIV, além de apresentar ótima tolerância na primeira fase de estudos clínicos.

Outra classe de drogas é a dos inibidores de integração. Alguns já foram testados em estudos pré-clínicos e estão atualmente sendo analisados em estudos clínicos. A distribuição do vírus no hospedeiro e sua saída das células também são alvos possíveis para drogas, assim como a busca de inibidores específicos dos passos da replicação viral. Caracterizações compreensivas das novas classes de drogas e das correlações com as mutações virais necessitarão de investigações clínicas extensivas e, consequentemente, não deverão estar disponíveis nos próximos anos. Testes laboratoriais, especialmente os de fenotipagem, estão sendo adaptados para medir a sensibilidade viral a essas novas drogas e serão extremamente úteis em seu contínuo desenvolvimento e futuras aplicações clínicas.

BIBLIOGRAFIA SUGERIDA

Acosta EP, Gerber JG. Position paper on therapeutic drug monitoring of antiretroviral agents. Aids Res Hum Retroviruses. 2002;18:825-34.

Arens M. Methods for subtyping and molecular comparison of human viral genomes. Clin Microbiol Rev. 1999;12:612-26.

Back DJ, Khoo SH, Gibbons SE et al. The role of therapeutic drug monitoring in treatment of HIV infection. Br J Clin Pharmacol. 1999;51:301-18.

Barry M, Gibbons S, Back D et al. Protease inhibitors in patients with HIV disease. Clinically important pharmacokinetic considerations. Clin Pharmacokinet. 1997;32:194-209.

Berger EA, Murphy PM et al. Chemokine receptors as HIV-1 correceptors: roles in viral entry, tropism, and disease. Annu Rev Immunol. 1999;17:657-700.

Calvez V. Resistance. In: Larder B, Richman D, Vella S (eds.). HIV resistance and implications for therapy. Atlanta: Medicom Inc.; 2001. p. 2.1.1-2.1.18.

Cohen CJ, Hunt S, Sension M et al. A randomized trial assessing the impact of phenotypic resistance testing on antiretroviral therapy. Aids. 2002;16:579-88.

Condra JH, Miller MD, Hazuda DJ et al. Potential new therapies for the treatment of HIV-1 infection. Annu Rev Med. 2002;53:541-55.

DeGruttola V, Dix L, D'Aquila R et al. The relation between baseline HIV drug resistance and response to antiretroviral therapy: re-analysis of retrospective and prospective studies using a standardized data analysis plan. Antiviral Ther. 2000;5:41-8.

Demeter L, Haubrich R. International perspectives on antiretroviral resistance. Phenotypic and genotypic resistance assays: methodology, reliability, and interpretations. J Acquir Immune Defic Syndr. 2001;26(Suppl. 1):S3-S9.

Hanna GJ, D'Aquila RT. Clinical usage of genotypic and phenotypic drug resistance testing to monitor antiretroviral chemotherapy. Clin Infec Dis. 2001;32:774-82.

Haubrich R, Demeter L. International perspectives on antiretroviral resistance. Clinical utility of resistance testing: retrospective and prospective data supporting use and current recommendations. J Acquir Immune Defic Syndr. 2001;26(Suppl. 1):S51-S59.

Hellmann NS. The role of phenotypic drug susceptibility testing in HIV treatment decisions. Curr Opin Anti-Infect Invest Drugs. 2000;2:237-47.

Hoetelmans R, Miller V. Therapeutic drug monitoring in HIV disease. J HIV Ther. 2001;6:65-7.

Kellam P, Larder BA. Recombinant virus assay: a rapid, phenotypic assay for assessment of drug susceptibility of human immunodeficiency virus type 1 isolates. Antimicrob Agents Chemother. 1994;38:23-30.

Mammano F, Trouplin V, Zennou V et al. Retracing the evolutionary pathways of immunodeficiency virus type 1 resistance to protease inhibitors: virus fitness in the absence and in the presence of drug. J Virol. 2000;74:8524-31.

Meynard JL, Vray M, Morand-Joubert L et al. Phenotypic or genotypic resistance testing for choosing antiretroviral therapy after treatment failure: a randomized trial. Aids. 2002;16:727-36.

Miller V. HIV drug resistance: overview of clinical data. J HIV Ther. 2001;6:68-71.

Petropuolos CJ. Phenotypic testing of human immunodeficiency virus type 1 drug susceptibility. In: Persing HD, Tenover FC, Versalovic J, Tang Y-W, Unger ER, Relman DA, White TJ (eds.). Molecular microbiology: diagnostic, principles and practice. Washington: ASM Press; 2004. Cap. 38. p. 501-28.

Stanford University. HIV drug resistance database. Disponível em: http://hivdb.stanford.edu.

Vandamme AM, Houyez F, Banhegyi D et al. Laboratory guidelines for the practical use of HIV drug resistance tests in patient follow-up. Antiviral Ther. 2001;6:21-39.

10.15 Aids: lipodistrofia e síndrome metabólica

Juvencio José Duailibe Furtado
Heverton Zambrini
Érika Ferrari Rafael da Silva

INTRODUÇÃO

A síndrome da imunodeficiência adquirida (aids) foi descrita há mais de 30 anos, era confundida inicialmente com a "pneumonia por *Pneumocistis carinii*". O agente causador dessa afecção, o vírus da imunodeficiência humana (HIV), foi identificado em 1983. A aids caracteriza-se por imunodeficiência grave associada a infecções oportunistas, neoplasias, e com evolução quase sempre fatal, ao longo dos anos, na ausência de tratamento específico.

Os avanços na terapia antirretroviral (TARV) suprimiram marcadamente a atividade virótica e aumentaram a longevidade daqueles que vivem com HIV/aids; entretanto inúmeras anormalidades metabólicas relacionadas ao tratamento foram descritas após a introdução da TARV combinada.

Nos últimos anos, observou-se mudanças na silhueta corpórea, na distribuição de gordura e no metabolismo dos infectados pelo HIV, notadamente aqueles em uso de antirretrovirais. O primeiro relato de redistribuição anômala de gordura corpórea relacionado ao HIV em pacientes utilizando TARV foi publicado em 1997.

A lipodistrofia relacionada ao HIV só foi reconhecida após a introdução da TARV e descrita inicialmente em 1998. Essa síndrome é caracterizada por acúmulo de gordura na região dorsocervical ("giba"), aumento da circunferência abdominal e do tamanho das mamas, lipoatrofia de face, glúteos e de membros, ocasionando a proeminência das veias dos braços e pernas.

As mudanças metabólicas observadas após a introdução da terapia antirretroviral incluem: resistência insulínica, hiperlipemias, mudanças na redistribuição de gordura (lipodistrofia periférica e adiposidade central), alterações ósseas como osteopenia, osteonecrose e osteoporose, e com menor frequência, no momento, acidose lática e alterações renais. A lipodistrofia tem sua importância, não apenas por suas deformidades e potencial estigmático, mas também por ser parte de uma "síndrome" associada ao aumento do risco cardiovascular.

O impacto na qualidade de vida desses pacientes é traduzido por sintomas, como distensão abdominal e refluxo gastroesofágico, em razão do acúmulo de gordura abdominal que pode resultar em anormalidades no sono, dores lombares decorrentes da ginecomastia e, ainda, quadros de ansiedade e depressão.

O desenvolvimento da lipodistrofia pode ocasionar importantes complicações psicossociais impactando na qualidade de vida. São relatados sentimentos negativos relacionados às alterações corpóreas, baixa autoestima, isolamento social, dificuldade em encontrar roupas e depressão. Pesquisa recente mostrou que 67% dos pacientes infectados pelo HIV trocariam um ano de vida adquirido com a TARV, pelo não desenvolvimento de lipodistrofia.

A lipodistrofia também pode estar associada com menor adesão ao tratamento. Dados revelam que adesão maior que 95% é mais comum naqueles sem lipodistrofia; além disso, a adesão tende a diminuir ao longo do tempo após o diagnóstico de lipodistrofia, trazendo consequências como o desenvolvimento de resistência aos antirretrovirais e o aumento da morbimortalidade relacionada ao HIV.

DEFINIÇÃO E APRESENTAÇÃO CLÍNICA

O termo "lipodistrofia associada ao HIV" foi introduzido após dois anos do início da utilização dos inibidores da protease (IP); desde então, várias definições são empregadas para descrever a extensão das complicações morfológicas e metabólicas associadas a infecção pelo HIV e TARV. A lipodistrofia compreende os seguintes componentes:

1. **Lipoatrofia:** redução da gordura em regiões periféricas, como braços, pernas, face e nádegas, podendo apresentar proeminência muscular e venosa.

2. **Lipo-hipertrofia:** acúmulo de gordura na região abdominal, presença de gibosidade dorsal, aumento de mamas em mulheres e homens e ainda acúmulo de gordura em diversos locais do corpo, como região submentoniana, pubiana etc.

3. **Forma mista:** associação de lipoatrofia e lipo-hipertrofia.

Os sinais físicos da lipodistrofia normalmente aparecem progressivamente, em um período de 18 a 24 meses, estabilizando-se a seguir, durante pelo menos 2 anos, e pode acometer homens, mulheres e crianças. Essa síndrome também foi descrita em alguns poucos casos, durante o tratamento da infecção primária pelo HIV, assim como em indivíduos não infectados que receberam antirretrovirais de forma profilática pós-exposição de risco (profilaxia pós exposição – PEP). Esses dados são conflitantes na literatura.

Não existe uniformidade quanto à caracterização da lipodistrofia, o que dificulta determinar a sua real prevalência, etiologia e tratamento. Um estudo caso-controle, com mais de mil indivíduos infectados pelo HIV foi usado para definição de lipodistrofia, por meio da análise de 10 variáveis: sexo, idade, duração da infecção, estágio da doença, razão circunferência/quadril, *anion gap*, HDL colesterol, porcentagem de gordura da perna, razão gordura tronco/membros e proporção gordura intra-abdominal/superficial. Essa definição alcançou 79% de sensibilidade (IC 95%:70 a 80%) e 80% de especificidade (IC 95%:71 a 87%) para o diagnóstico de lipodistrofia.

Ao longo do tempo, observa-se que os componentes dessa síndrome podem ocorrer em conjunto ou isoladamente, dependendo de interação complexa entre vários fatores, incluindo o hospedeiro, a doença e a TARV. A maioria dos estudos de lipodistrofia tem por base sintomas subjetivos relatados pelos pacientes, nos sinais clínicos observados pela equipe de saúde ou na combinação de ambos. Essas observações podem ou não ser confirmadas por medidas antropométricas ou por exames de imagem.

Apesar dos relatos iniciais de associação entre os inibidores da protease (IP) e a lipodistrofia, observou-se que outros medicamentos também estavam implicados no desenvolvimento dessa síndrome. Em 1999, foi descrita a associação entre análogos timidínicos, particularmente a estavudina (d4T) e a perda de gordura. Essa observação foi sustentada pela redução da gordura subcutânea e dos níveis de triglicerídeos após a troca de d4T por zidovudina (AZT) ou abacavir (ABC).

Com o decorrer do tempo, ficou claro que os componentes da lipodistrofia têm processos parcialmente independentes. Antirretrovirais diferentes estão associados com vários tipos e graus de toxicidade, e a síndrome da lipodistrofia é o resultado de uma complexa interação entre diversos fatores. Em geral, os análogos timidínicos, especialmente o d4T, estão associados com lipoatrofia, e os IPs com lipo-hipertrofia. Recente revisão, avaliando os fatores de risco associados ao acúmulo de gordura e às alterações morfológicas, está resumida na Tabela 10.15.1.

Alguns estudos mostram que etnia, sexo ou idade estão associados com risco de lipodistrofia, entretanto uma avaliação feita de uma subcoorte do ACTG 384 não confirmou essas associações em análise multivariada.

Estudo coordenado por Dubé avaliou 334 indivíduos em 1998 com seguimento até 2001; tiveram suas medidas antropométricas triplicadas em 329. Os que receberam Efavirenz (n = 110) foram comparados com os que receberam Nelfinavir (n = 99); os que receberam zidovudina/lamivudina (n = 154) foram comparados com os designados para receber didanosina/estavudina (n = 180).

Um grupo de 157 pacientes realizou *Dual Energy X-Ray Absorptiometry* (DEXA-scan). A análise mostrou que a contagem elevada de células CD4+ no início do tratamento esteve associada a lipodistrofia, diferente do anteriormente verificado. Apesar desse achado, o número de células CD4+ inferior a 200/mm^3 ainda é mencionado como um fator de risco.

A coinfecção com o vírus da hepatite C deve aumentar o risco de lipodistrofia. Em estudo seccional cruzado, a lipodistrofia esteve associada mais frequentemente com a resistência à insulina naqueles coinfectados HIV-HCV, em comparação com portadores apenas do HIV (41% *versus* 14%, p = 0,003). O valor da associação com a resistência à insulina deve ser interpretado com cautela, já que vários estudos sugerem associação independente entre a infecção pelo vírus B ou C e o desenvolvimento de diabetes *mellitus* (DM).

A lipoatrofia é reconhecida primariamente pela perda de gordura subcutânea da face e de regiões periféricas, particularmente das extremidades (membros). Os indivíduos atingidos por essa síndrome apresentam proeminência das veias e da musculatura das extremidades. Alguns exibem conjuntamente excesso de gordura ao redor do pescoço, sobre a coluna cervical (giba) e na região abdominal (visceral).

TABELA 10.15.1 Fatores de risco associados à lipodistrofia.

Lipoatrofia	Lipo-hipertrofia	Ambas
• Análogos timidínicos • Caucasianos • Baixa taxa de gordura corpórea • Sexo masculino • Início da TARV com infecção avançada • Coinfecção HIV-HCV • Baixa/alta contagem de células CD4+ • Aumento do ácido láctico	• Inibidores da protease • Sexo feminino • Alta taxa de gordura corpórea • Hipertrigliceridemia	• Duração da terapia • Baixa contagem de células CD4+ • Alta carga viral

Fonte: Adaptada de Lichtenstein KA, 2005.

O aumento da mama é observado em mulheres e homens, possivelmente ocasionado pelo excesso de tecido subcutâneo, hipertrofia glandular ou ambos. Comparada aos homens, a perda de gordura periférica nas mulheres com lipodistrofia é mais sutil, enquanto o aumento da gordura central é mais acentuado. Na mulher podemos observar também irregularidades menstruais.

Indivíduos com lipodistrofia habitualmente estão clinicamente estáveis e não apresentam perda significante de peso ou infecções oportunistas. A contagem de células CD4+ é relativamente alta, e a carga viral é indetectável em decorrência da TARV efetiva. Entretanto, quando atingidos pela lipodistrofia grave, que ocasiona deformidades faciais, aparência bizarra do corpo, alteração da postura, modificação do tamanho das roupas e desconforto ocasionado pela giba, grande parte das vezes eles preferem descontinuar o tratamento.

A Tabela 10.15.2 apresenta correlação entre as alterações clínicas e os antirretrovirais.

PREVALÊNCIA

Não há uniformidade nos dados sobre prevalência da lipodistrofia, visto haver diferenças nos critérios diagnósticos. Os relatos de Martinez e Narciso descrevem prevalência de lipodistrofia entre 8 e 84%, com média de 42% em pacientes tratados com regimes com IP, sendo a média de incidência entre 7,3 e 11,7 por 100 pacientes/ano.

Apesar dessas diferenças, é descrita alta prevalência após um longo tempo de tratamento. Em análise de dados agrupados, a prevalência de lipodistrofia é de 17% em adultos tratados com IP por menos de um ano e de 43% naqueles tratados por um ano ou mais, conforme os relatos de Chen. Em mulheres, não há diferenças significativas. Cada seis meses de TARV estão associados com 45% de aumento de risco de lipodistrofia. Aumento da prevalência da lipodistrofia é esperado no futuro, em virtude do maior tempo do uso das medicações específicas (efeito cumulativo).

A prevalência da lipodistrofia varia de 13 a 38% em publicações de Miller e de Jacobson. A proporção de pacientes com lipodistrofia subclínica é maior porque perda de no mínimo 30% de gordura dos membros é necessária para a percepção da lipodistrofia, seja pelo médico ou pelo paciente. As diferenças nas estimativas da prevalência da lipodistrofia são provavelmente secundárias às diversas definições, do tipo de avaliação, duração da TARV e do tempo de uso dos análogos timidínicos.

A lipoatrofia facial geralmente se inicia com perda simétrica de gordura na região zigomática, provocando proeminência do sulco nasolabial. Nos casos mais graves, há extensão para bochechas, proeminência dos sulcos faciais e visualização da musculatura subjacente. Essas alterações são estigmatizantes e afetam a adesão à TARV.

Dados brasileiros publicados por Diehl em 2008 mostraram em análise de 180 pacientes que 57% dos entrevistados rela-

TABELA 10.15.2 Medicamentos antirretrovirais e seus efeitos metabólicos na distribuição de gordura.

Classe	ARV	Abreviatura	Lipoatrofia	Lipo-hipertrofia	Dislipidemia	Resistência a insulina
ITRN	Estavudina	d4T	+++	++	++	++
	Zidovudina	AZT	++	+	+	++
	Didanosina	ddl	+/−	+/−	+	+
	Larrivudina	3TC	0	0	+	0
	Abacavir	ABC	0	0	+	0
	Tenofivir	TDF	0	0	0	0
	Entricitabina	FTC	0	0	0	0
ITRNN	Efavirenz	EFV	+/−	+/−	++HDL↑	+
	Nevirapina	NVP	0	0	+HDL↑	0
IP	Ritonavir	RTV	+/−	+	+++	++
	Indinavir	IDV	+/−	+	+	+++
	Nelfinavir	NFV	+/−	+	++	+
	Liponavir	LPV	+/−	+	++	++
	Amprenavir/fosamprenavir	APV/FPV	+/−	+	+	+/−
	Saquinavir	SQV	+/−	+	+/−	+/−
	Atazanavir	ATV	0	++	+/−	0
	Darunavir	DRV	0	+	+/−	+/−
Inibidor de fusão	Enfurvitida	T20	?	?	0	0
Inibidor CCRS	Maraviroque	MVC	?	?	0	0
INT	Raltegravir	RAL	?	?	0	0

Fonte: Adaptada de Caron-Debarle et al., 2010.

taram alguma alteração do contorno corporal após o diagnóstico da infecção pelo HIV. As mulheres notaram principalmente lipo-hipertrofia central e lipodistrofia mista (43 e 40% dos casos, respectivamente), enquanto os homens perceberam lipodistrofia periférica, lipodistrofia mista e lipo-hipertrofia central com a mesma frequência (34, 34 e 32% respectivamente).

No exame clínico dirigido, 73% dos pacientes apresentavam algum tipo de redistribuição do tecido adiposo. Com relação a alterações corporais, 96% foram confirmadas ao exame clínico, entretanto apenas 76% dos indivíduos com alterações visíveis ao exame relataram a presença dessas alterações. A falta de percepção das alterações corporais foi mais frequente no sexo masculino (32%) que no feminino (15%).

PATOGÊNESE

Os mecanismos exatos pelos quais os IP ou os ITRN provocam as alterações de gordura ainda não estão completamente esclarecidos. Informações acumuladas ao longo dos últimos 15 anos sustentam a hipótese que os eventos adversos relacionados aos ITRN são impulsionados primariamente pela toxicidade mitocondrial. Algumas evidências demonstram que a toxicidade mitocondrial associada às alterações no tecido adiposo tem importante papel na patogênese da perda de gordura subcutânea.

Vários mecanismos para a perda de gordura são propostos, incluindo o prejuízo da diferenciação mitocondrial, apoptose dos adipócitos, desregulação da 11-beta-hidroxiesteroide deidrogenase (enzima importante para a diferenciação dos adipócitos) e a toxicidade mitocondrial.

Os inibidores de integrase parecem ter um papel de proteção da lipodistrofia, porém os dados da literatura ainda são escassos. Em um estudo de 2014, foi demonstrada a redução de gordura visceral aferida por tomografia computadorizada no grupo de pacientes tratados com raltegravir (3,6%) em comparação ao grupo no qual não utilizaram raltegravir (elevação de 1,9%). As alterações observadas no tecido adiposo dos pacientes com lipodistrofia incluem: aumento da apopto-

se, da fibrose, do nível das citocinas inflamatórias, da infiltração nos macrófagos, do pleomorfismo dos adipócitos e da perda da arquitetura tecidual. A lipodistrofia começa a se desenvolver antes do aparecimento dos seus sinais clínicos. Ela é guiada pelas mudanças moleculares precoces até a perda de gordura visível clinicamente. As alterações moleculares mitocondriais são detectáveis nas primeiras quatro semanas de TARV, e estudos longitudinais demonstram que elas ocorrem após um ano da utilização dos ITRN.

Não há dados atuais na literatura que corroborem com o papel dos inibidores de entrada para a patogênese da lipodistrofia.

ADIPOGÊNESE

O tecido adiposo é o que mais contribui para os aspectos clínicos e metabólicos da síndrome, por sofrer influências a partir da célula progenitora até a diferenciação em adipócito maduro. Foi demonstrado *in vitro* que a exposição aos IP e ITRN altera a diferenciação dos adipócitos (Figura 10.15.1).

Entre os IP, o uso de nelfinavir e ritonavir diminuiu a expressão dos marcadores associados com a diferenciação dos adipócitos. Em contraste, observou-se que a utilização do indinavir em concentrações ≤ 20 mM pode diminuir, não causar alteração ou até aumentar a diferenciação dos adipócitos ou a expressão dos marcadores destas células, enquanto a exposição ao saquinavir não tem efeito na diferenciação deles.

Com relação aos ITRN, a exposição *in vitro* dos adipócitos ao AZT diminuiu a expressão dos marcadores da diferenciação terminal; isso não foi traduzido em efeito adverso global na diferenciação dos adipócitos, independentemente se as células haviam sido expostas apenas ao AZT ou em combinação com outro ITRN.

As biópsias de tecido adiposo com lipodistrofia apresentam heterogeneidade marcante no tamanho dos adipócitos, com células menores quando comparadas a controles saudáveis (Figura 10.15.2).

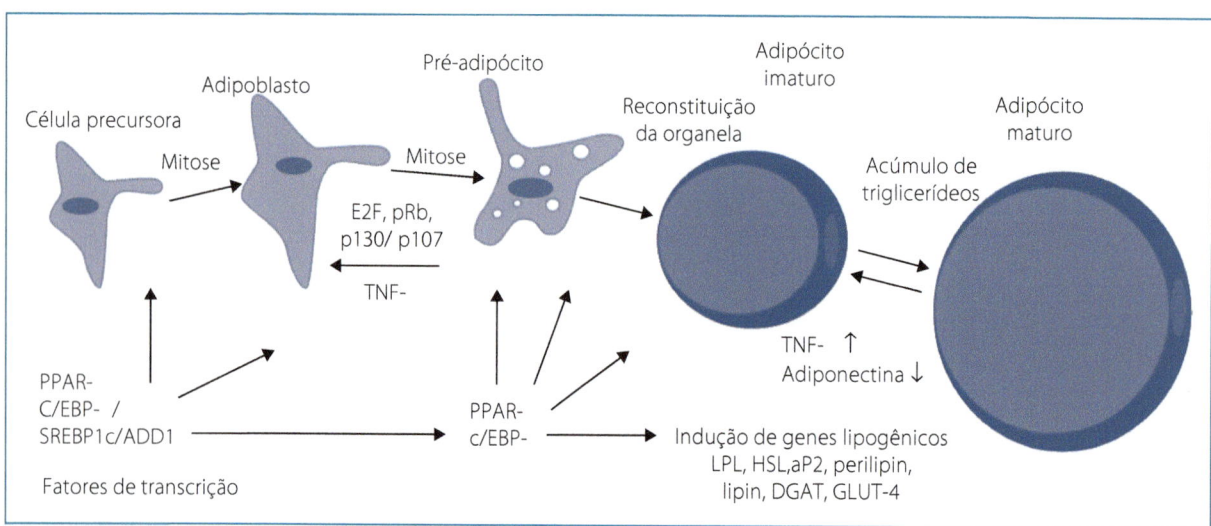

FIGURA 10.15.1 Características básicas da diferenciação do adipócito da célula precursora até o adipócito maduro e seus fatores de regulação.

Fonte: Adaptada de Anthony S. *Current Medical Research and Opinion.* 2008; 24(3):609-24.

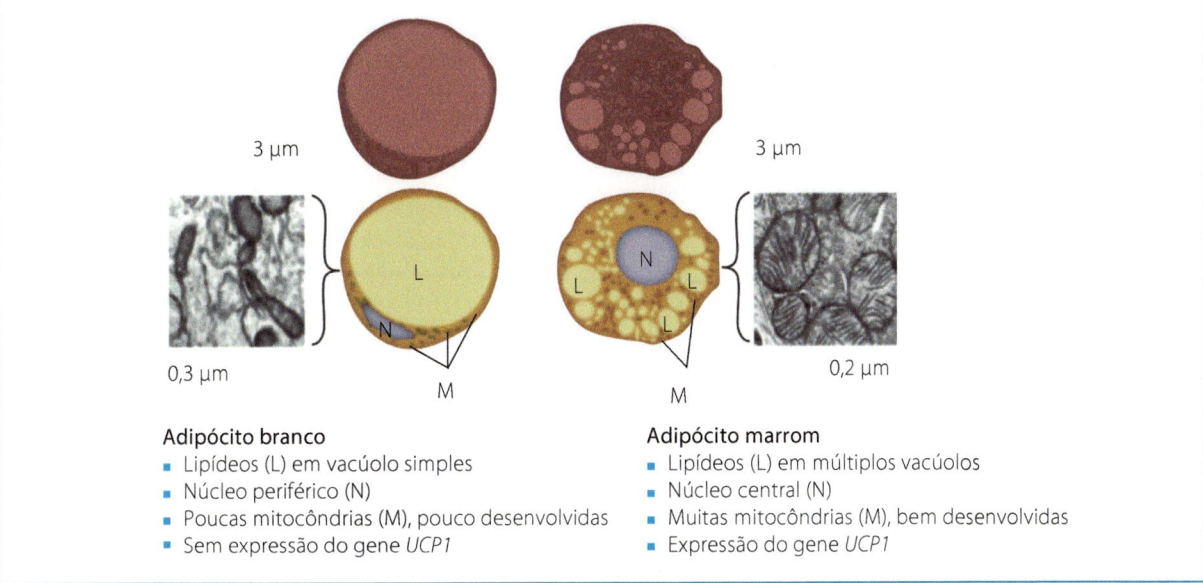

Adipócito branco
- Lipídeos (L) em vacúolo simples
- Núcleo periférico (N)
- Poucas mitocôndrias (M), pouco desenvolvidas
- Sem expressão do gene *UCP1*

Adipócito marrom
- Lipídeos (L) em múltiplos vacúolos
- Núcleo central (N)
- Muitas mitocôndrias (M), bem desenvolvidas
- Expressão do gene *UCP1*

FIGURA 10.15.2 Mudanças observadas na célula adiposa de pacientes com lipodistrofia.
Fonte: Adaptada de Villarroya. *Trends in Pharmacological Sciences.* 2005;26(2)88-93.

O tamanho dos adipócitos é determinado pela quantidade do reservatório intracelular de lipídeos (Figura 10.15.3). *In vitro*, as reservas intracelulares são depletadas nos adipócitos expostos aos inibidores da protease (IP) e aos inibidores da transcriptase reversa análogos de nucleosídeos (ITRN). Nos ITRN, este efeito é mais marcado nos indivíduos expostos à zidovudina (AZT) e à estavudina (d4T). Com os IP, este efeito nos lipídeos intracelulares pode variar: o nelfinavir (NFV) é igual ao saquinavir (SQV), que é mais intenso que o ritonavir (RTV), que, por sua vez, é maior que o indinavir (IDV), e este é igual ao amprenavir (AMP).

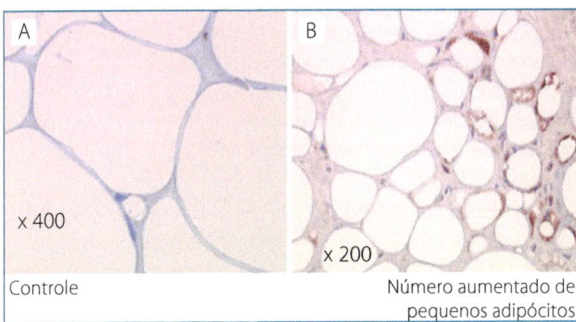

FIGURA 10.15.3 Micrografia do adipócito de paciente sem lipodistrofia (A) e de paciente com lipodistrofia (B).

O tamanho dos adipócitos também pode ser reduzido pela lipólise, o que resulta na liberação de triglicerídeos para a circulação. *In vitro*, a exposição ao NFV levou a aumento na lipólise, e o mesmo efeito foi observado em outros estudos com RTV e SQV. Tal efeito *in vivo* contribuiria para a lipodistrofia e hipertrigliceridemia.

O aumento da apoptose (morte celular programada) também é demonstrado *in vivo* em biópsias de tecido adiposo de indivíduos com lipodistrofia e nas culturas de adipócitos expostos a vários IP, AZT ou d4T. Além da apoptose, a citotoxicidade direta dos adipócitos também ocorre *in vitro* com a exposição aos IP, mas não aos ITRN.

Análise completa da expressão do genoma, usando ensaios tipo *microarrays*, mostrou claramente os desarranjos que ocorrem nos genes envolvidos na diferenciação dos adipócitos e no metabolismo dos lipídeos dos pacientes expostos a TARV. A superexpressão desses genes inibiria a adipogênese. A supressão pelos IP da adipogênese e da lipogênese tem sido copiada *in vivo* no tecido adiposo subcutâneo (SAT) de pacientes infectados pelo HIV e com lipodistrofia.

TOXICIDADE MITOCONDRIAL

A toxicidade mitocondrial ocorre pela inibição da DNA polimerase γ resultando em hiperlactatemia e toxicidade em órgãos, em particular no fígado, pâncreas, nervos periféricos e musculatura esquelética. Foi demonstrada uma ligação entre a lipodistrofia periférica e a toxicidade mitocondrial em que os pacientes com lipodistrofia apresentam depleção mitocondrial mais pronunciada, observada na biópsia de tecido subcutâneo lipodistrófico.

O grau da toxicidade mitocondrial depende da droga utilizada. Estudos *in vitro*, utilizando células de hepatoma humano HepG2, mostraram os piores efeitos com zalcitabina, ddI e d4T. Tenofovir, emtricitabina e abacavir causam prejuízo da proliferação celular e aumento da produção de lactato e lipídeos, mas não ocasionaram alteração mitocondrial.

Combinações de drogas mostraram sinergismo em relação à toxicidade mitocondrial, e as combinações de pirimidinas (como zalcitabina e estavudina) foram as mais responsáveis por esses transtornos. O grau de afinidade desses metabólitos ativos das drogas com a mtDNA polimerase γ, pode ser o responsável por essas diferenças.

CITOCINAS INFLAMATÓRIAS

Outros mecanismos importantes na patogênese da lipodistrofia são os elevados níveis de citocinas inflamatórias. O tecido lipodistrófico dos indivíduos infectados pelo HIV apresenta expressão aumentada dos níveis de TNF-α, citocina que induz a apoptose das células de gordura. Algumas dessas citocinas pró-inflamatórias e adipocitocinas envolvidas diretamente nas alterações da distribuição da gordura corporal serão analisadas:

a) **TNF-α:** citocina pró-inflamatória que tem seus níveis aumentados nos adipócitos, na obesidade e no DM tipo II e é um mediador de resistência à insulina (RI). Induz a lipólise, menor regulação do substrato do receptor da insulina (IRS-1) e do transportador de glicose insulinossensível-4 (GLUT-4). Pode atuar de maneira autócrina alterando profundamente a biologia do tecido adiposo. Alguns estudos mostraram que a expressão de TNF-α é maior nos pacientes infectados pelo HIV com redistribuição de gordura se comparada àqueles sem esta alteração e que existe relação entre a expressão desta citocina e a redistribuição de gordura.

b) **Adiponectina:** citocina produzida e secretada exclusivamente pelo tecido adiposo. Seus níveis plasmáticos se correlacionam negativamente com o índice de massa corpórea (IMC) e com a quantidade de gordura visceral, e estão diminuídos em diabéticos, obesos e na doença cardíaca isquêmica.

Estudos mostram que essa citocina possui atividade antiaterogênica, anti-inflamatória e antitumoral. Ela inibe a produção do TNF-α e os eventos adversos na parede vascular, inibindo, portanto, o processo aterogênico. A lipodistrofia associada ao HIV está relacionada com baixos níveis plasmáticos de adiponectina e com a menor expressão de adiponectina no tecido adiposo particularmente após a administração de IP, e foi observada também com o uso de estavudina e zidovudina.

Estudos *in vitro* mostram que a expressão do gene regulador da adiponectina é mais diminuída pelos IP do que pelos ITRN. As concentrações de adiponectina também podem ser reduzidas pelas citocinas pró-inflamatórias TNF-α e IL-6. Relação inversa entre os níveis de adiponectina e a quantidade de gordura visceral, triglicerídeos e RI é observada em pacientes infectados pelo HIV. Essas características são consistentes com o papel da gordura visceral no desenvolvimento da RI e das anormalidades lipídicas associadas com a síndrome metabólica.

Considerando que a expressão da adiponectina é maior no tecido gorduroso subcutâneo do que no visceral, o acúmulo de gordura visceral combinado com a perda de gordura subcutânea pode provocar diminuição da produção de adiponectina na lipodistrofia e na síndrome da redistribuição de gordura associada ao HIV.

c) **Leptina:** hormônio derivado dos adipócitos; os seus níveis plasmáticos se correlacionam diretamente com a quantidade do tecido adiposo. É responsável pela regulação da homeostase de energia e tem efeito periférico na oxidação de ácidos graxos. É observado que níveis de leptina coletados em jejum se correlacionam com a concentração total de gordura corporal em pacientes infectados pelo HIV.

Nagy et al. mostraram que os níveis de leptina eram mais baixos nos pacientes com lipodistrofia, intermediário nos pacientes com lipodistrofia mista ou com contorno corporal normal, e mais elevado nos pacientes com lipo-hipertrofia. Esses achados podem ser atribuídos a redução da síntese de leptina nos indivíduos com lipodistrofia e diminuição da gordura subcutânea e a excesso dos níveis circulantes de leptina em decorrência da resistência à leptina naqueles com hipertrofia do tecido gorduroso visceral. Esse estado de resistência à leptina pode também estar associado a síndrome metabólica e resistência à insulina em infectados pelo HIV com lipo-hipertrofia.

d) **Interleucina 6 (IL-6):** citocina pró-inflamatória produzida por vários tecidos e células, em particular, pelo tecido adiposo. É mais comum no tecido adiposo, mas também está presente na circulação sanguínea e no líquor. Tem efeito central no hipotálamo, para aumentar o gasto de energia, a expressão do peptídeo inibidor do apetite no hipotálamo e consequentemente diminuir o ganho de peso. Também possui efeitos periféricos na musculatura esquelética, fígado, pâncreas, tecido adiposo e outros tipos de células em que atua via 5' AMP-proteína quinase ativada, diminui as vias anabólicas (como a síntese de glicose, lipídeos e proteínas) e aumenta a via catabólica (utilização da glicose e lipídeos).

É possível que a secreção aumentada de certas citocinas, como o TNF-α e a IL-6, no tecido adiposo, e maior atividade sistêmica pró-inflamatória possam ter papel no remodelamento do tecido adiposo e das anormalidades metabólicas observadas nos pacientes com lipodistrofia associada ao HIV.

e) **Vifastina:** adipocitocina da gordura visceral previamente identificada como fator estimulador de colônia celular pré-B. Tem efeito mimético ao da insulina em cultura de células e em ratos, causando diminuição dos níveis plasmáticos de glicose, acúmulo de triglicerídeos em pré-adipócitos, nos depósitos de gordura, e aumento da síntese de triglicerídeos, a partir da glicose. Estudo mostrou que os níveis de vifastina estão elevados em até sete vezes em indivíduos HIV-positivos em uso de TARV por 1 ano, quando comparados a indivíduos HIV-negativos, embora outros parâmetros do metabolismo da glicose e da massa corpórea não tenham sido alterados.

f) **Cortisol local e 11-ß-HSD1:** apesar da exclusão do cortisol elevado ou das anormalidades do receptor de glicocorticosteroides como causa potencial de lipodistrofia, isso não exclui sua possibilidade de efeito local nos depósitos de gordura. O cortisol promove a adipogênese e, desse modo, quanto maior a sua concentração, maior a quantidade de gordura visceral.

As células do tecido gorduroso visceral expressam altos níveis da enzima 11-beta hidroxiteroide deidrogenase tipo 1 (11-ß-HSD1), a qual ajuda a catalisar cortisona inativa em cortisol. Sutinen et al. mostraram níveis significativamente mais altos de 11-ß-HSD1 no tecido gorduroso subcutâneo de pacientes infectados pelo HIV e com lipodistrofia, quando comparados a pacientes sem lipodistrofia. A insulina pode estimular a produção da 11-ß-HSD1, e a RI pode causar o aumento da quantidade de gordura visceral pelo estímulo a maior produção local de cortisol.

g) **Hormônio do crescimento e 11-ß-HSD1:** as concentrações do hormônio do crescimento (GH) variam inversamente com o excesso de peso. A redução da secreção e o aumento do *clearance* de GH são associados com a adiposidade visceral em pacientes não infectados pelo HIV. Algumas evidências sugerem que o GH tem papel na regulação local do cortisol no tecido adiposo visceral pela inibição da

11-ß-HSD1, o que pode resultar na diminuição da ativação do cortisol e na menor produção de tecido gorduroso visceral.

ANORMALIDADES METABÓLICAS

Pessoas que vivem com HIV (PVHIV), particularmente aquelas recebendo terapia antirretroviral (TARV), podem apresentar atrofia de gordura periférica, acúmulo de gordura visceral e anormalidades cardiometabólicas, incluindo dislipidemia, prejuízo na homeostase da glicose e aumento do risco cardiovascular. Embora determinados ARVs pareçam estar mais rapidamente associados com alterações na redistribuição de gordura do que outros, mudanças na composição corporal podem ocorrer em algum grau com qualquer estratégia de tratamento. Com o aumento da expectativa de vida nas PVHIV, o manejo dessas alterações, a fim de prevenir futuras complicações, é de suma importância.

Algumas semelhanças na redistribuição de gordura entre os pacientes com lipodistrofia e a síndrome de Cushing levaram ao exame do eixo hipotálamo-suprarrenal-pituitária. Alguns indivíduos com lipodistrofia têm aumento discreto no cortisol plasmático ou na sua excreção urinária de 24 horas, mas o ritmo circadiano estava preservado em todos os indivíduos e com resposta normal à dexametasona. Desse modo, a hipótese do hipercortisolismo foi abandonada.

Os IP são designados para atingir a região catalítica da protease do HIV-1. Essa região é homóloga a regiões de duas proteínas humanas que regulam o metabolismo lipídico: proteína citoplasmática tipo 1 ligadora do ácido retinoico (CRABP-1) e a proteína relacionada ao receptor da lipoproteína de baixa densidade (LRP), o que poderia justificar as alterações metabólicas e somáticas que se desenvolvem nos pacientes tratados com IP.

A hipótese é que os IP inibem a CRABP-1 modificada e a síntese mediada pelo citocromo P-450 (CYP) do ácido cis-9-retinoico e do receptor tipo gama heterodímero peroxisomo proliferador ativado (PPARγ). Essa inibição aumenta a taxa de apoptose dos adipócitos, reduz a diferenciação deles em pré-adipócitos e tem como efeito final a redução do armazenamento dos triglicerídeos e maior liberação de lipídeos.

A ligação dos IP à LRP pode prejudicar a captação de quilomícrons pelo fígado e o *clearence* de triglicerídeos, resultando em hiperlipemia e RI. Essa hiperlipemia resultante contribui para a redistribuição morfológica de gordura característica da lipodistrofia induzida pelos IP.

Estudos preliminares *in vitro*, entretanto, não sustentam essa hipótese (IP inibem a CRABP-1 e consequentemente a diferenciação dos adipócitos). Até o momento, a análise tridimensional do CRABP-1 e da protease do HIV-1 não mostrou semelhança estrutural. Outros pesquisadores propuseram que a inibição de proteínas humanas não específicas, como as enzimas degradadoras da insulina ou as catepsinas (aspartil proteases) pelos IP, podem causar hiperinsulinemia primária. Esse mecanismo, entretanto, não pode explicar a perda de gordura.

Acredita-se que as alterações na função dos adipócitos sejam as responsáveis pela RI. Estudos mostram que a RI associada com a obesidade e DM tipo II é mediada em nível dos adipócitos e do tecido adiposo. Indivíduos obesos e com DM tipo II apresentam níveis aumentados de TNF-α, IL-6 e leptina, além de menores quantidades de adiponectina, enquanto os valores de resistina são variáveis. Estudos *in vivo* mostram alterações nos níveis de adipocitocinas e marcadores pró-inflamatórios com o uso de ITRN (AZT e d4T) e com IP em pacientes infectados pelo HIV.

Considerando todos esses fatores em conjunto, essas alterações provavelmente contribuem para aumento da apoptose e diminuição da diferenciação dos adipócitos nesses pacientes, os quais levam a lipodistrofia e RI. É importante notar que alterações semelhantes (autorregulação do TNF-α e baixa regulação da adiponectina e leptina) também são encontradas em pacientes infectados pelo HIV sem TARV, sugerindo que o próprio HIV tenha papel na etiologia da lipodistrofia.

Resistência à insulina e ao diabetes *mellitus*

As PVHIV virgens de tratamento antirretroviral parecem ter risco semelhante ou pouco aumentado comparado a população em geral quanto ao desenvolvimento de diabetes *mellitus* (DM). Indivíduos sob TARV apresentam um aumento marcante na intolerância a glicose e na prevalência de DM tipo 2 (DMT2). Hadigan et al. mostraram que em pacientes com distribuição anormal de gordura, aproximadamente um terço tinha intolerância a glicose e 7% apresentavam DM não diagnosticada previamente de acordo com o teste de tolerância oral a glicose. Brown et al. mostraram que homens infectados pelo HIV recebendo TARV apresentam prevalência de DM de 14% comparada a 5% nos controles, e que no seguimento o risco de desenvolver DM foi quatro vezes maior.

Vários fatores têm papel importante na alta prevalência de RI e DM nessa população. Alguns fatores primários que contribuem para o desenvolvimento de intolerância a glicose nas PVHIV são a distribuição anormal de gordura, principalmente a adiposidade visceral, e a atrofia de gordura periférica. Os níveis de lípides intramiocelular que estão geralmente aumentados em PVHIV, quando comparados a controles, estão fortemente associados à resistência insulínica (RI). Brown et al. demonstraram que marcadores de inflamação sistêmica, incluindo proteína C-reativa altamente sensível e receptores do TNF-alfa 1 e 2 estão associados com um aumento no risco de desenvolvimento de DM na infecção pelo HIV, sugerindo uma participação da inflamação crônica no prejuízo do metabolismo da glicose.

Os ARVs também contribuem para o aumento do desenvolvimento de DM. No estudo Data Collection on Adverse Events of Anti-HIV Drugs (D: A: D) a incidência de DM aumentou com a exposição cumulativa à TARV mesmo após controle para outros fatores de risco. Capeau et al. demonstraram que a incidência de DM pode estar relacionada mais especificamente com o uso de indinavir, estavudina e didanosina, bem como o aumento da relação circunferência/quadril e da lipoatrofia (LA), e isso tende a diminuir com o uso dos novos agentes ARV.

Os mecanismos pelos quais os ARVs podem prejudicar o metabolismo da glicose são inúmeros. Muitos inibidores da protease (IP) bloqueiam o transportador da glicose GLUT 4 e também alteram a sensibilidade à insulina através do prejuízo da liberação de insulina pelas células-beta pancreáticas. Os inibidores da transcriptase reversa análogos de nucleosídeos (ITRN), particularmente os análogos timidínicos, estavudina e zidovudina contribuem com a RI através da toxicidade mitocondrial. A infecção pelo vírus da hepatite C também está associada a um maior risco de DM nas PVHIV.

Risco cardiovascular

As consequências em longo prazo da lipodistrofia associada ao HIV ou da síndrome metabólica, incluindo os distúrbios metabólicos típicos da homeostase da glicose e dos lipídeos, ainda não foram completamente elucidadas. Nos pacientes não infectados pelo HIV, a tríade acúmulo de gordura visceral, hiperlipemia e resistência à insulina aumenta dramaticamente o risco de DM, doença cardíaca coronariana (DCC) e acidente vascular cerebral (AVC).

Indivíduos com manifestação de lipodistrofia podem estar sob o mesmo risco. A lipodistrofia pode, por meio de variados mecanismos, estar associada com dislipidemia e resistência à insulina e consequentemente DM, aterosclerose e pancreatite.

O estudo D:A:D (*Data Collection on Adverse Events of Anti-HIV Drugs*) demonstrou que o maior tempo de exposição à TARV está associado com aumento do risco cardiovascular em pacientes infectados pelo HIV. Em subanálise do D:A:D, avaliaram-se 91 pacientes infectados pelo HIV e com redistribuição de gordura e 30 pacientes sem esta alteração; controles pareados para os dois grupos foram selecionados do estudo *Framingham Offspring*. Comparado com os controles, o risco para DCC era significativamente maior nos pacientes infectados pelo HIV com alguma redistribuição de gordura, e não naqueles sem esta alteração.

Quando analisadas as alterações relacionadas à lipodistrofia, perguntou-se se era possível predizê-la. Trabalhos publicados, em 2006, questionaram a hipótese de se predizer ou não a lipodistrofia. O primeiro estudo envolveu *screening* genotípico de 135 genes e 285 polimorfismos de nucleotídeos únicos (SNP). Um SNP no gene que codifica a resistina (proteína envolvida na sensibilidade à insulina) esteve associado com maior alteração lipídica e com a perda de gordura dos membros em todos os regimes antirretrovirais estudados.

Outro estudo analisou a composição corporal de 60 pacientes virgens de tratamento a cada seis meses durante 2 a 3 anos. A lipodistrofia foi determinada pelo DEXA, e o acúmulo de gordura visceral pela tomografia computadorizada (TC). O alto índice de IMC esteve fortemente associado com a maior perda de gordura, em contraste com pesquisas anteriores que sugeriam que o baixo IMC no início estava correlacionado com a maior perda de gordura.

Observou-se também que, quanto maior a alteração nos níveis séricos de leptina nos primeiros seis meses de tratamento, maior o grau de perda de gordura. Os níveis basais de leptina também tiveram algum valor preditivo na lipodistrofia. A maior parte dos pacientes desses dois estudos estavam em regime com d4T e ddI.

Dislipidemia

Na infecção pelo HIV não tratada, os níveis de HDL-c e LDL-c diminuem e os de triglicerídeos aumentam. Após a introdução da TARV, os níveis de triglicerídeos aumentam expressivamente, o HDL-c permanece baixo e os níveis de LDL-c frequentemente aumentam para níveis mais elevados que antes da aquisição do HIV. Desse modo, muitos pacientes infectados pelo HIV, particularmente aqueles com anormalidades da composição corporal, têm um perfil de dislipidemia com diminuição do HDL-c e aumento dos triglicerídeos e LDL-c. O aumento dos níveis dos triglicerídeos é a anormalidade lipídica mais frequente e pronunciada nessa população e parece contribuir independentemente para o aumento do risco cardiovascular nesses indivíduos. No estudo D:A:D o aumento duplicado nos níveis do triglicerídeos esteve associado a um aumento de 17% no risco de infarto agudo do miocárdio, após controle para outros fatores de risco tradicionais. A hipertrigliceridemia em conjunto com o aumento da circunferência abdominal (CA) foi altamente preditiva do desenvolvimento da síndrome metabólica, RI e aumento do risco cardiovascular avaliado pelo escore de risco de Framingham.

Riddler et al. também demonstraram que PVHIV sob uso de TARV tem alteração no tamanho das partículas lipídicas comparado a controles não infectados pelo HIV. Há um aumento nos níveis de VLDL-c e partículas de LDL-c pequenas (mais aterogênicas) e diminuição do HDL-c e das partículas grandes de LDL-c. Estas anormalidades não foram encontradas em pacientes infectados pelo HIV virgens de tratamento que também exibem um baixo nível de HDL-c, mas uma diminuição do número de partículas de LDL-c pequenas comparada aos controles.

Vários estudos mostraram inúmeras anormalidades no metabolismo da gordura durante a infecção pelo HIV. O aumento da gordura visceral (VAT) e a diminuição do tecido adiposo subcutâneo (SAT) estão associados a um aumento dos ácidos graxos circulantes e dos triglicerídeos. Níveis basais de lipólise estão significativamente aumentados em pacientes infectados pelo HIV quando comparados a controles. A lipogênese hepática também fica aumentada, além de haver prejuízo na captação periférica de ácidos graxos. Tais anormalidades juntas resultam em aumento dos ácidos graxos circulantes, VLDL-c e triglicerídeos. A etiologia dessas anormalidades parece ser em parte decorrente do próprio HIV, já que alterações nos lípides são observadas mesmo antes da introdução da TARV, e os níveis de citocinas inflamatórias, principalmente interferon-alfa encontram-se elevados. Pacientes infectados pelo HIV apresentam aumento na captação de gordura saturada comparado a controles, o que exacerba as alterações lipídicas. Os IP contribuem de modo significativo para essas perturbações nos lípides. Muitos IP prejudicam a diferenciação dos adipócitos e diminuem o acúmulo de triglicerídeos nessas células, ocasionando um aumento dos níveis de triglicerídeos circulantes. O ritonavir aumenta a lipólise *in vitro* e lopinavir/ritonavir, darunavir/ritonavir e atazanavir/ritonavir diminuem a oxidação de ácidos graxos nas células musculares esqueléticas *in vitro*. Estes dois efeitos, se presentes *in vivo*, poderiam aumentar os níveis de ácido graxos circulantes. O atazanavir/ritonavir tem o menor efeito na diferenciação dos adipócitos, armazenamento de triglicerídeos e oxidação de ácidos graxos comparados a outros IP.

Antirretrovirais e lipodistrofia

O tratamento da infecção pelo HIV inclui medicamentos de várias classes com diferentes mecanismos de ação e, atualmente, está focado em adesão com menor número de comprimidos e poucos efeitos colaterais. Uma consideração a esse respeito é que o envolvimento de novas classes de antirretrovirais, isoladas ou em combinação, pode dificultar o discernimento de quais medicações são responsáveis pelas complicações em longo prazo, principalmente em pacientes infectados pelo HIV multiexperimentados.

Ensaios clínicos avaliaram o papel dos ARV no desenvolvimento da lipo-hipertrofia (LH). De modo geral, poucas alterações são observadas com os ITRN e ITRNN (inibidores da transcriptase reversa não análogo de nucleosídeo). O INSTI (inibidor da integrase) raltegravir resultou em acúmulo de gordura semelhante aos IP, mas esses efeitos permanecem incertos. Embora os IP não provoquem LH maior que os ITRNN, o atazanavir com *booster* de ritonavir talvez seja uma exceção: quando esse IP foi comparado aos ITRNN ou antigos IP, foi observada tendência a um maior ganho de gordura central.

Na avaliação da LA, o risco em longo prazo da toxicidade mitocondrial responsável pela perda de gordura facial e apendicular não existe mais com medicamentos lançados após 2006, e o quadro de LA está sendo progressivamente menos prevalente no contexto metabólico da infecção pelo HIV.

A LH não parece ser um efeito adverso da TARV, já que pacientes em diferentes regimes de tratamento ganham quantidades de gordura similar ao longo do tempo. A LA em contraste é claramente um evento adverso da TARV. O uso da estavudina e zidovudina está associado com a perda de gordura subcutânea, sendo parcialmente reversível após a troca para abacavir e tenofovir. A LA ainda é comum em países em desenvolvimento em que o uso da estavudina foi descontinuado apenas recentemente e a zidovudina ainda é amplamente utilizada. Entretanto, mesmo que a LH não esteja associada ao uso de TARV, a lipodistrofia e a LA, em particular, estão independentemente associadas com um aumento de doença cardiovascular (DCV). Desse modo, o reconhecimento da lipodistrofia é importante para identificar pacientes sob risco de desenvolvimento de DCV, a fim de desencadear o uso de medidas preventivas, enquanto o reconhecimento da LA é importante para sinalizar a substituição da estavudina e da zidovudina.

DIAGNÓSTICO

Métodos subjetivos e objetivos têm sido utilizados para diagnosticar a lipodistrofia, resultando em uma série de definições. O método subjetivo mais utilizado para o diagnóstico é a percepção, o relato pelo paciente e a confirmação pelo médico.

O conjunto de sinais associados com a lipoatrofia facial é mais comum nas áreas zigomática, bucal e nasolabial em graus variados. Sinais mais graves de lipoatrofia facial incluem a perda de volume nas regiões periocular e temporal. Essa condição, quando presente, pode tornar público o diagnóstico da aids. A estigmatização dessa síndrome tem ocasionado baixa autoestima, isolamento social, depressão e algumas vezes revelação involuntária do diagnóstico da infecção pelo HIV. Como resultado, a não adesão à terapia e a recusa em iniciar o tratamento são frequentes.

A ausência de escala validada para lipodistrofia associada ao HIV não permite avaliação adequada. É necessário escala graduada confiável para identificar não apenas a extensão da doença antes do tratamento, mas também para ajudar a determinar a terapia mais efetiva. Funk et al. estabeleceram escala após a análise de fotografias de pacientes com vários graus de lipodistrofia facial. Segundo esse autor, a lipodistrofia facial pode ser classificada em:

Grau	Descrição
0	Normal
I	Depressão malar
II	Depressão malar com extensão bucal
III	Depressão malar com extensão bucal e definição do sulco mielobucal
IV	Depressão malar com extensão bucal, definição do sulco mielobucal e emaciação generalizada de toda a face

Medidas objetivas para o diagnóstico incluem o DEXA e a tomografia computadorizada. Estes exames de imagens são onerosos e não estão amplamente disponíveis em todos os centros, principalmente em países com poucos recursos destinados à saúde.

PARÂMETROS ANTROPOMÉTRICOS

Os principais parâmetros para avaliar a lipodistrofia associada ao HIV são peso, altura e IMC, no entanto esses critérios não são suficientes para distinguir lipodistrofia ou lipo-hipertrofia de obesidade. Além disso, alguns quadros de lipodistrofia, principalmente nos pacientes com a síndrome mista, não são acompanhados por alterações significativas no peso ou no IMC.

Peso corpóreo e índice de massa corpórea (IMC) devem ser avaliados pelo menos anualmente e o ganho de peso deve ser considerado, já que medidas preventivas são mais efetivas que a reversão do acúmulo de gordura. A perda de massa magra pode diminuir o cálculo do IMC apesar de um aumento da gordura total; assim, é recomendado anualmente a medida da circunferência abdominal (CA) nos PVHIV. O aumento da CA é responsável pelo aumento no risco cardiometabólico independentemente do valor do IMC. Vários grupos sugeriram limites para a CA: International Diabetes Fondation (IDF) propôs ≥ 94 cm para homens e ≥ 80 cm para mulheres), e o US National Education Program (NECP) > 102 cm para homens e > 88 cm para mulheres.

A diferenciação clínica entre obesidade e LH é difícil, pois essas condições frequentemente coexistem. História familiar de obesidade e distribuição difusa de gordura sustentam o diagnóstico de obesidade generalizada; já a gordura localizada no tronco ou visceral sustenta o diagnóstico de LH, que normalmente se torna visível entre 1 e 2 anos após a introdução da TARV. Embora a maior parte das definições padronizadas de LH incluam a avaliação radiológica para quantificar a gordura, o uso da imagem é limitado, não sendo disponível na rotina da prática clínica. Além disso, as definições de LH foram estabelecidas em coortes com alta prevalência de LH mista e exposição prolongada aos antigos ITRN, tornando a validade dessa definição desconhecida em relação a nova geração de antirretrovirais. Existe correlação entre as medidas antropométricas e os resultados do DEXA e de TC para avaliar a massa de gordura corporal. As dobras cutâneas também podem ser utilizadas para estimar a composição corporal em pacientes com lipodistrofia obtidas a partir de medidas com adipômetros.

PARÂMETROS BIOLÓGICOS

Como descrito anteriormente, pode haver aumento da incidência de distúrbios metabólicos associados à lipodistrofia, entretanto a síndrome pode existir mesmo na ausência destes. A lipo-hipertrofia é muitas vezes associada ao aumento de colesterol total, triglicerídeos e insulina. A hipertrigliceridemia pode ser preditor de lipodistrofia em uma série de estudos. Contudo, o aumento dos níveis de ácido láctico pode estar associado com risco maior de lipodistrofia. Até o momento não foi descrita associação entre a lipodistrofia e outros parâmetros biológicos.

PARÂMETROS RADIOLÓGICOS

A medida objetiva da composição de gordura corporal de acordo com a região e compartimentos em pacientes HIV-positivos com lipodistrofia pode ser feita por meio da ultrassonografia (US), DEXA, TC e a ressonância nuclear magnética (RNM). No entanto, a maioria desses métodos não é utilizada na prática médica cotidiana, em razão dos elevados custos e da falta de padronização. A medida da gordura subcutânea (SAT) na região malar, utilizando a ultrassonografia, é empregada em pesquisas para avaliar a resposta ao tratamento corretivo e tem sensibilidade de 88% e especificidade de 84%, de acordo com critérios clínicos de diagnóstico.

A utilização de US para avaliar a lipodistrofia em outras regiões é menos sensível. O DEXA permite avaliar a distribuição de massa gorda no tronco e membros ou calcular a composição de gordura total. Com o DEXA, no entanto, é difícil determinar a distribuição de gordura entre os compartimentos da mesma região (Figura 10.15.4).

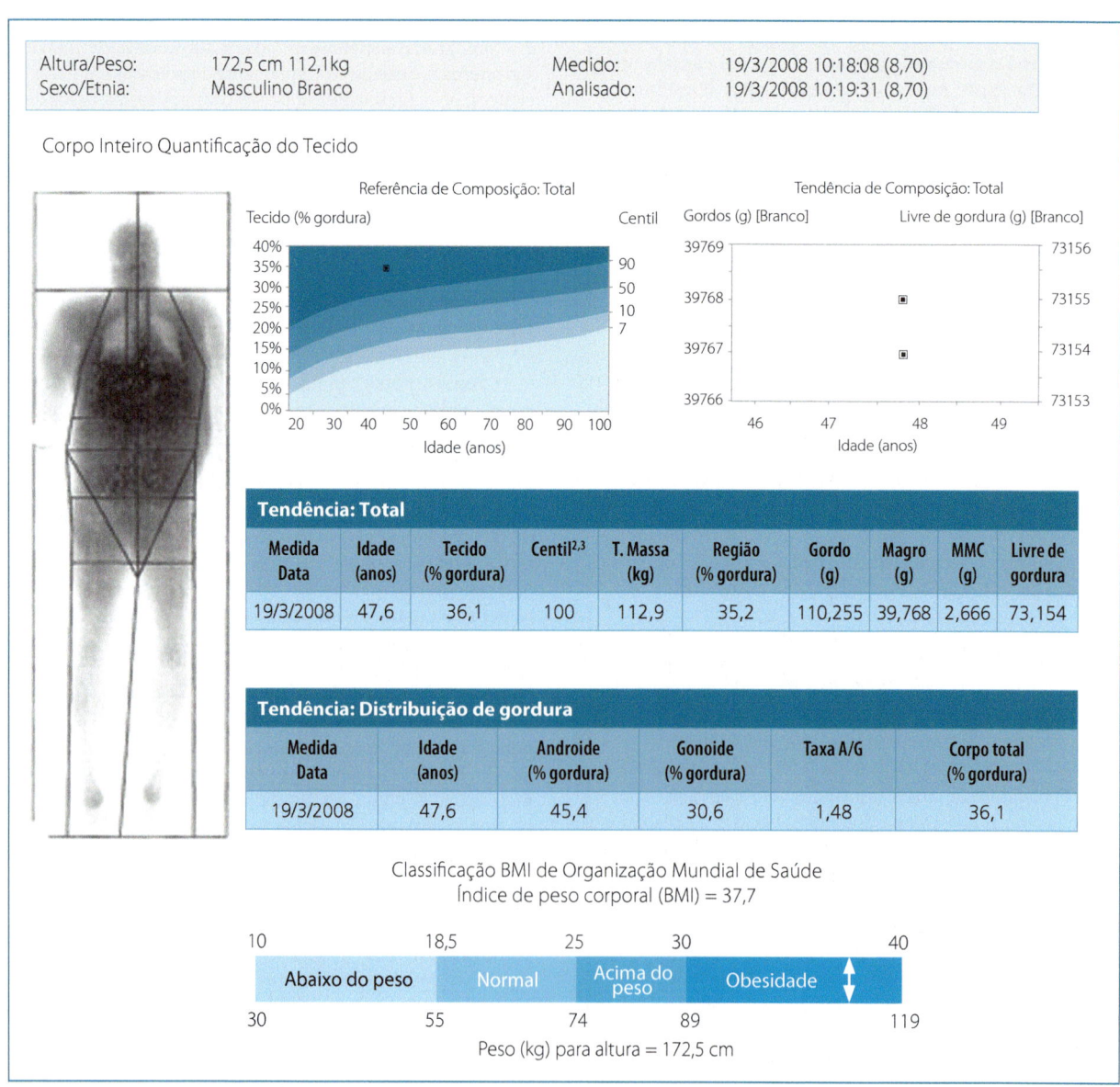

| Altura/Peso: | 172,5 cm 112,1kg | Medido: | 19/3/2008 10:18:08 (8,70) |
| Sexo/Etnia: | Masculino Branco | Analisado: | 19/3/2008 10:19:31 (8,70) |

Corpo Inteiro Quantificação do Tecido

Tendência: Total

Medida Data	Idade (anos)	Tecido (% gordura)	Centil[2,3]	T. Massa (kg)	Região (% gordura)	Gordo (g)	Magro (g)	MMC (g)	Livre de gordura
19/3/2008	47,6	36,1	100	112,9	35,2	110,255	39,768	2,666	73,154

Tendência: Distribuição de gordura

Medida Data	Idade (anos)	Androide (% gordura)	Gonoide (% gordura)	Taxa A/G	Corpo total (% gordura)
19/3/2008	47,6	45,4	30,6	1,48	36,1

Classificação BMI de Organização Mundial de Saúde
Índice de peso corporal (BMI) = 37,7

FIGURA 10.15.4 Densitometria de corpo inteiro para quantificação de gordura corporal em paciente com lipodistrofia e IMC compatível com obesidade.
Fonte: Ambulatório de lipodistrofia do Hospital Heliópolis.

A TC e a RNM (Figuras 10.15.5 e 10.15.6) são os métodos de referência considerados padrão-ouro utilizados em investigação radiológica, pois fornecem representação tridimensional da distribuição e do volume da massa gorda. Eles permitem analisar a distribuição do tecido adiposo entre os compartimentos específicos a serem avaliados. A partir dos resultados, a relação entre gordura visceral (VAT)/gordura subcutânea (SAT) e a relação entre VAT/gordura total podem ser calculadas. Relação de VAT/gordura total superior a 0,4 é considerada anormal, entretanto, em razão do custo elevado, essas modalidades não são rotineiramente empregadas.

BIOIMPEDÂNCIA ELÉTRICA

Análise por bioimpedância elétrica (BIA) é utilizada como ferramenta diagnóstica quantitativa para lipodistrofia, entretanto não fornece dados sobre a distribuição de gordura localizada, o que prejudica a avaliação da lipodistrofia. Ela avalia a composição corporal (massa magra e gordura) de uma pessoa por meio da passagem de uma corrente elétrica imperceptível pelo corpo. A acurácia e precisão da BIA dependem da equação utilizada para estimar a composição corporal. Pode ser um método útil na análise da composição corporal de PVHIV.

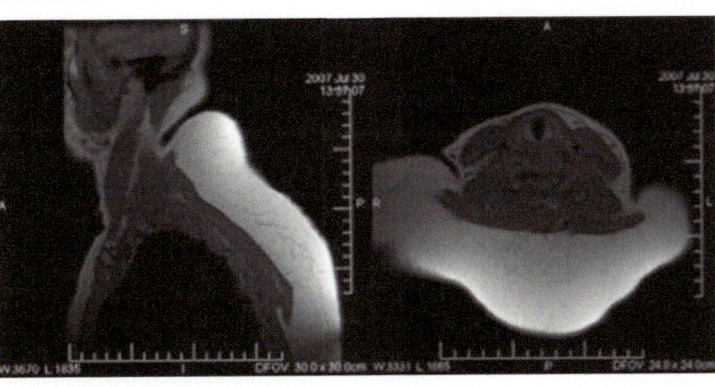

FIGURA 10.15.5 RNM de região dorsocervical que demonstra acúmulo de gordura em paciente com lipodistrofia.
Fonte: Ambulatório de lipodistrofia do Hospital Heliópolis.

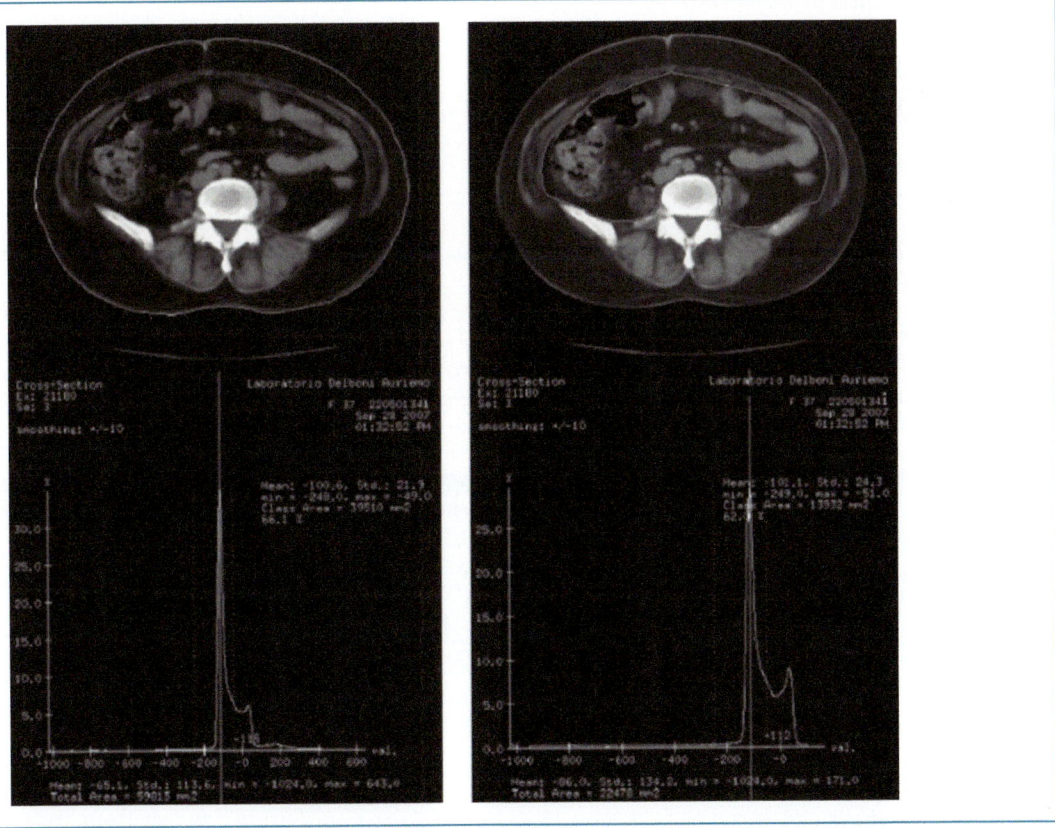

FIGURA 10.15.6 TC de região abdominal (nível de L4) que demonstra acúmulo de gordura parietal em paciente com lipodistrofia.
Fonte: Ambulatório de lipodistrofia do Hospital Heliópolis.

As novas classes de antirretrovirais têm ainda pouco tempo de uso na prática clínica, e os estudos que determinam os efeitos metabólicos e a composição corporal são limitados. Dados publicados até o momento, mostram menores consequências metabólicas das novas classes de antirretrovirais quando comparados aos regimes antigos de tratamento. Uma outra questão debatida é no paciente com baixo peso que tem aumento de gordura periférica durante o uso da TARV, pois isso é considerável desejável e um retorno à saúde; já se esse aumento de gordura ocorre em um paciente com índice de massa corpórea normal ou elevado, isso representa um acúmulo de gordura ectópica potencialmente associado ao aumento do risco de desenvolvimento de DM tipo 2 e DCV.

TRATAMENTO

Não existe até o momento nenhum tratamento definitivo para as alterações morfológicas provocadas pela lipodistrofia. Várias opções são exploradas com diversos graus de sucesso, objetivando reduzir os danos causados pela lipodistrofia:

- mudanças no estilo de vida (atividade física, adequação nutricional, parar de fumar etc.);
- redução no tempo de exposição às drogas (retardar, quando possível, o início da terapia antirretroviral e/ou modificar as medicações);
- intervenções farmacológicas;
- tratamentos cirúrgicos.

No Quadro 10.15.1, estão descritos os impactos das intervenções terapêuticas para a lipodistrofia.

TRATAMENTO CLÍNICO

A combinação de exercícios cardiovasculares e de fortalecimento pode reduzir o acúmulo de gordura intra-abdominal e, simultaneamente, melhorar a força muscular, aumentar a massa magra e reduzir os lipídeos séricos. O exercício pode, entretanto, agravar a lipoatrofia. Não foi avaliada prospectivamente a importância da orientação nutricional no impacto sobre mudanças morfológicas, mas, em geral, a alimentação adequada e o seguimento dos pacientes para minimizar as alterações metabólicas associadas à lipodistrofia poderiam reduzir o acúmulo de gordura.

Análise retrospectiva da ingestão alimentar em homens HIV-positivos indicou que dieta de alta qualidade, rica em fibras e adequada em energia e proteína pode ser benéfica na prevenção do desenvolvimento de deposição de gordura. O adiamento do início da terapia antirretroviral em pacientes assintomáticos com contagens de células CD4+ maior que 350 células/mm³ é estratégia que visa diminuir o tempo de exposição aos medicamentos e, com isso, reduzir a chance de complicações metabólicas. Em longo prazo, no entanto os benefícios dessa abordagem devem ser avaliados, sobretudo considerando que o número inicial de células CD4+ foi relacionado com maior incidência de lipodistrofia. Atualmente, com o perfil mais favorável do novos antirretrovirais não se justifica essa estratégia medicamentosa.

Estratégias que envolvem a troca de antirretrovirais foram objetos de pesquisa para avaliar o impacto sobre as mudanças corporais da lipodistrofia. A substituição de drogas demonstra ganho de gordura dos membros após a descontinuação da estavudina (aumento de 35% de gordura nos membros superiores ao longo de dois anos após a substituição da estavudina ou zidovudina por abacavir – Estudo MITOX) e aumento de 12 a 35% na semana 48 após a mudança de estavudina para abacavir (Estudo TARHEEL).

A troca do análogo timidínico por tenofovir mostra-se tão eficiente quanto a troca por abacavir. Contudo as substituições de antirretrovirais trazem poucos benefícios nos casos de lipo-hipertrofia. Os potenciais benefícios que a troca de antirretrovirais pode proporcionar na melhora da lipodistrofia devem ser ponderados contra os efeitos colaterais do novo esquema, a adesão e a perda do controle virológico. Antes de qualquer modificação no tratamento, deve-se analisar a presença de resistência antirretroviral, doenças preexistentes, interações medicamentosas, custos, conveniência dos esquemas ou outros fatores relevantes.

TRATAMENTO FARMACOLÓGICO

Várias intervenções farmacológicas (Tabela 10.15.3) são estudadas para orientar quais os fármacos que podem trazer algum benefício para o controle da lipodistrofia e quais devem ser evitados. Como exemplo, as pesquisas com suplementação de testosterona, metformina e hormônio de crescimento recombinante (GHr) consideraram que esses agentes têm um valor limitado para o aumento de gordura e, em alguns casos, podem, inclusive, reduzir a gordura subcutânea, piorando, dessa forma, a lipodistrofia.

QUADRO 10.15.1 Impacto das opções terapêuticas para a lipodistrofia associada ao HIV.
Medicamentos injetáveis para lipodistrofia facial (polimetilmetacrilato).
Intervenções cirúrgicas (lipoaspiração dorsocervical, abdominal).
Hormônio de crescimento humano recombinante (para gordura abdominal).
Troca da terapia antirretroviral (substituição da estavudina por tenofovir ou abacavir).
Mudança no estilo de vida (redução de ingesta de gordura saturada e colesterol, atividade física, abolir o fumo).
Uso da metformina (para adiposidade central).
Uso de glitazonas (rosiglitazona).
Uso de estatinas (atorvastatina, pravastatina).
Uso de fibratos (bezafibrato).

Impacto na lipodistrofia

TABELA 10.15.3 Intervenções para as alterações morfológicas durante a TARV.

	Intervenção	Comentários
Lipoatrofia	Troca do análogo timidínico	A maior parte dos estudos subestimou o d4T, mas alguns dados sugerem que a troca do AZT também é efetiva para aumentar a gordura dos membros.
	Pioglitazona	Estudo único não publicado. O medicamento foi menos efetivo para aumento de gordura nos membros nos pacientes que utilizavam d4T.
	Uridina	Dados clínicos limitados. Pode aumentar a gordura subcutânea e visceral.
	Pravastatina	Estudo único. Aumento da gordura subcutânea e visceral.
Lipo-hipertrofia	Metformina	Os resultados são mistos e a maior parte tem pouco tempo de seguimento. A diminuição da gordura visceral depende da dose utilizada e pode ser mais efetiva nos pacientes com alterações do metabolismo da glicose. Diminuição da gordura subcutânea, incluindo a dos membros. A acidose láctica, embora rara, pode ser uma complicação.
	Hormônio do crescimento humano recombinante	Reduz a gordura subcutânea e visceral, incluindo a dos membros. Pode ser efetivo na diminuição da giba. Tem efeitos adversos e alto custo.
	Tesamorelin (fator liberador do hormônio do crescimento)	Pode ter menor impacto na gordura subcutânea do que o hormônio do crescimento, entretanto é melhor tolerado. Reação de hipersensibilidade é incomum, mas um evento adverso.
	Dieta e exercícios	São efetivas na diminuição da cintura abdominal. Necessário treino aeróbico e de resistência, além da diminuição da ingestão de gordura saturada.

O uso de GHr tem impacto importante na redução de gordura visceral abdominal e na gordura dorsocervical, porém o alto custo e a falta de indicações precisas do seu uso em pacientes HIV-positivos levam a um acesso limitado a essa droga. Recentemente, o Tesamorelin (um análogo do Fator Liberador do Hormônio de Crescimento – GHRH), que aumenta a secreção do GH pela glândula pituitária, tem sido estudado em pacientes HIV-positivos com aumento da circunferência abdominal (> 95 cm para homens e > 94 cm para mulheres). Dados de 26 semanas de tratamento mostram uma redução de 15% da gordura visceral abdominal em comparação a 5% no grupo placebo. Outras três intervenções mostraram resultados iniciais promissores: pioglitazona, uridina e pravastatina.

Estudo randomizado utilizando pioglitazona em 130 pacientes com lipodistrofia demonstrou ganho de 380 g na gordura de membros visualizados por meio do DEXA na semana 48. Esses resultados foram melhores nos pacientes que não utilizavam estavudina como parte do esquema antirretroviral. Nesses casos, observou-se ganho de 450 g de gordura nos membros, também demonstrado pelo DEXA. Nessa pequena amostra, a pioglitazona foi bem tolerada, porém na população em geral esse medicamento pode trazer efeitos colaterais (retenção de líquidos, aumento no risco cardiovascular e redução da densidade mineral óssea) que devem ser considerados antes da recomendação do seu uso para os pacientes HIV-positivos. O nucleosídeo uridina foi utilizado para atenuar a toxicidade mitocondrial nos adipócitos e hepatócitos expostos *in vitro* à estavudina e à zalcitabina, porém número pequeno de sujeitos de pesquisa foram analisados.

O uso da pravastatina, um inibidor da HMG-CoA redutase (redutor da biossíntese do colesterol), tem mostrado ganho de gordura em membros de pacientes do sexo masculino com níveis de CT elevados. O mecanismo desse incremento na gordura de membros ainda é obscuro. A metformina pode diminuir o peso e a obesidade central em pacientes não infectados pelo HIV. Dados iniciais de estudos clínicos também demonstraram a redução de gordura visceral em pacientes HIV-positivos. Um dos efeitos colaterais da metformina é a toxicidade mitocondrial e, dessa forma, ela pode piorar a lipodistrofia, devendo ser utilizada com extrema cautela para essa finalidade.

TRATAMENTO CIRÚRGICO

Sabe-se que as alterações da redistribuição de gordura corporal associadas ao tratamento antirretroviral, uma vez estabelecidas, são irreversíveis. Não existem estratégias medicamentosas eficazes para recuperar o tecido gorduroso acometido, o que torna a cirurgia praticamente a única maneira de corrigir essas alterações.

Com o objetivo de realizar procedimentos cirúrgicos para minimizar os danos causados pela lipodistrofia, o Ministério da Saúde do Brasil publicou as "Diretrizes de Indicação para Tratamento de Lipodistrofia em Portadores de HIV/aids", que consideram critérios de indicação para os procedimentos:

1. Paciente com diagnóstico de HIV/aids e lipodistrofia decorrente do uso de antirretroviral.

2. Pacientes submetidos à terapia antirretroviral por pelo menos 12 meses.

3. Pacientes que não responderam ou não podem ser submetidos à mudança da TARV.

4. Pacientes clinicamente estáveis, ou seja, aqueles sem manifestações clínicas sugestivas de imunodeficiência nos últimos seis meses.

5. Pacientes com os seguintes resultados clínico-laboratoriais:

a) CD4 > 200 células/mm³ (exceto para lipodistrofia facial);

b) carga viral < 10.000 cópias/mL e estável nos últimos seis meses (ou seja, sem variação de 0,5 log entre duas contagens);

c) parâmetros clínico-laboratoriais que preencham os critérios necessários e suficientes de segurança para qualquer procedimento cirúrgico.

d) são considerados critérios de exclusão:

1. Qualquer condição clínica ou comorbidade descompensada nos últimos seis meses que confira aumento de risco ao procedimento.

2. Qualquer tratamento concomitante com anticoagulantes, imunomoduladores, imunossupressores e/ou quimioterápicos.

Sabe-se que os procedimentos cirúrgicos *per si* não conferem solução definitiva para as lipodistrofias e que medidas adicionais e conjuntas devem ser implementadas. Os candidatos às correções cirúrgicas devem ter estilo de vida adequado, adesão consistente à terapia antirretroviral e, principal e preferencialmente, cargas virais indetectáveis, revelando esquema terapêutico efetivo.

Tratamento cirúrgico para lipodistrofia
Lipoatrofia facial

O conjunto de sinais associados com a lipoatrofia facial são mais proeminentes no meio da face, atingindo as áreas zigomática, bucal e nasolabial em graus variados. Sinais mais graves de lipoatrofia facial incluem a perda de volume nas regiões periocular e temporal. A lipoatrofia facial é um sinal frequente e gerador de estresse nos pacientes que recebem TARV. Para muitos indivíduos, esse sintoma, em particular, pode tornar pública sua doença, piorar sua autoestima, provocar isolamento social, depressão e, algumas vezes, revelação involuntária do diagnóstico da infecção pelo HIV. As principais consequências desse contexto são a não adesão aos ARV e a recusa em iniciar o tratamento. A ausência de uma escala validada para lipoatrofia associada ao HIV não permite uma avaliação apropriada da evolução do tratamento. Considerando que a lipoatrofia facial decorrente da aids tem características muito semelhantes às do envelhecimento, foi necessário estabelecer um padrão de restauração, com base em critérios técnicos, tendo a perda de gordura na face quantificada a partir do índice de lipoatrofia facial (ILA). Esse índice tem por objetivo quantificar o grau de atrofia e a melhora do paciente com o tratamento. Consiste na avaliação da gravidade da área acometida e de sua extensão, nas três regiões da face a serem tratadas. É atribuído um valor para o grau de gravidade e extensão, que será multiplicado por um fator de correção.

Esse instrumento foi desenvolvido por médicos brasileiros, especialistas em preenchimento facial em pacientes infectados pelo HIV, tendo como base os parâmetros utilizados na hanseníase.

O ILA consiste na avaliação do grau de gravidade ou profundidade (P) da área acometida, multiplicado pela extensão da área acometida (A), em cada uma das três regiões a serem tratadas – região malar (M), temporal (T) e pré-auricular (A) –, multiplicado ainda pelo fator de correção correspondente. Esse fator de correção foi estipulado para cada região da face e corresponde ao grau de importância de cada uma delas na atrofia facial. Os fatores de correção são: região malar (M) = 0,7; região temporal (T) = 0,2 e região pré-auricular (A) = 0,1. Como a perda de gordura não é simétrica, considera-se o lado mais afetado para definir a gravidade e a extensão da área acometida. Ao final, somam-se as notas parciais das três regiões, chegando-se ao índice final, resultando na seguinte equação: ILA = [(PM × AM × 0,7) + (PT × AT × 0,2) + (PA × AA × 0,1)]. O ILA pode variar de zero a vinte (ILA 0 a 20), conforme se observa na Tabela 10.15.4, tendo-se definido como passíveis de tratamento os pacientes que obtiverem um índice maior ou igual a seis (ILA ≥ 6).

Mesmo considerando que esse índice é adequado e que permite uma avaliação objetiva, os preenchimentos faciais podem obedecer a critérios subjetivos do cirurgião plástico em concordância com o indivíduo envolvido. Existem no mercado mundial produtos que podem ser utilizados para o preenchimento facial (Tabela 10.15.5), assim classificados:

a) **Temporários:** ácido polilático, ácido hialurônico, colágeno bovino e humano e gordura autóloga.

b) **Permanentes:** silicone, politetrafluoroetileno expandido, hidroxiapatita de cálcio, polimetilmetacrilato e gel de poliacrilamida.

No Brasil, o Ministério da Saúde estabeleceu critérios de uso desses produtos por meio de Portaria Conjunta SAS SVS n. 1, de 20 de janeiro de 2009, autorizando a lipoenxertia ou o preenchimento facial com polimetilmetacrilato (PMMA) (Figura 10.15.7) de acordo com as técnicas cirúrgicas já estabelecidas.

TABELA 10.15.4 Cálculo do índice de lipoatrofia facial (ILA).

Profundidade (P)					
Escore	0	1	2	3	4
Profundidade	Nenhum	Leve	Moderado	Grave	Muito grave
Área acometida (A)					
Escore	0	1	2	3	4	5
Área	Zero	< 20%	21 < 50%	51 < 70%	71 < 90%	91 < 100%

ILA = M + T + A + = TOTAL: (___)

TABELA 10.15.5 Componentes dos preenchimentos faciais.		
Tipo	**Composição**	**Comentários**
Temporários		
Poli-L-lático (Sculptra®)	Sintético, biologicamente inerte	▪ Não necessita de teste intradérmico. ▪ Rapidamente efetivo, mas necessita de múltiplas aplicações. ▪ Pode durar até 24 meses. ▪ Pode ser administrado ambulatorialmente. ▪ Caro.
Implante injetável de hidroxiapatita de cálcio (Radiesse®)	Implante injetável na forma de gel	▪ Não necessita de teste intradérmico. ▪ Pode durar de 7-12 meses. ▪ Formação de nódulo em até 50% dos pacientes. ▪ Caro.
Fáscia lata articulada	Fragmentos cadavéricos de fáscia lata	▪ Não necessita de teste intradérmico. ▪ Reaplicação a cada 2-3 meses. ▪ Caro.
Alloderme micronizada	Derme cadavérica	▪ Necessita de teste intradérmico.
Ácido hialurônico	Ácido hialurônico	▪ Não necessita de teste intradérmico. ▪ Pode durar 6 meses. ▪ Pode necessitar de grandes volumes, opção cara.
Permanentes		
Arteffil, Artecoll	Polímero PMMA suspenso em colágeno bovino	▪ Necessita de teste intradérmico. ▪ Risco de formação de granuloma.
Polialquilamida	Polialquilamida	▪ Não reabsorvível, facilmente injetável e removível. ▪ Geralmente não disponível.
Iodo c-ST silicone (SilSkin)	Silicone	▪ Pode ocorrer migração se a técnica seriada de aplicação com microgotas não for utilizada. ▪ Pode ocorrer rejeição se o componente não for puro. ▪ Pode ocorrer granuloma ou formação de cistos.

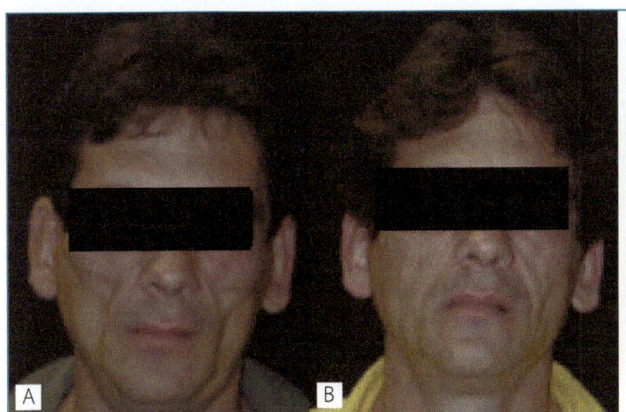 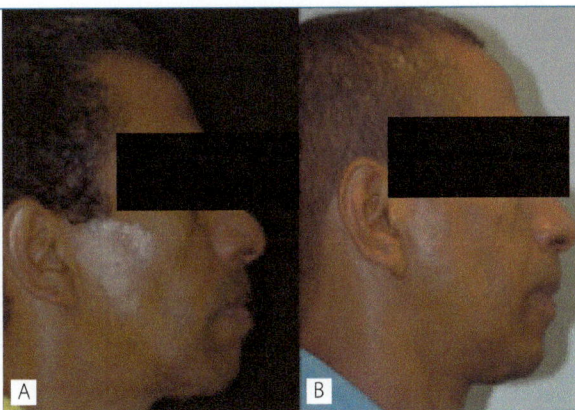

FIGURA 10.15.7 Pacientes que receberam PMMA para correção de lipoatrofia facial. (A) antes do preenchimento; (B) após o preenchimento.

Fonte: Pacientes do Ambulatório de Lipodistrofia do Hospital Heliópolis.

Lipoatrofia glútea

A lipoatrofia glútea é definida por perda de gordura na região glútea e/ou por exposição perianal, diminuindo seu volume e causando atrofia grave, estigmatizante, não responsiva a outras condutas terapêuticas prévias, como mudança da terapia antirretroviral, exercícios físicos e dieta adequada. Como na lipoatrofia facial, não existe uma classificação clini-

corradiológica para a lipoatrofia glútea. A utilização de lipoenxertia é indicada para os casos em que haja áreas doadoras de depósitos de gordura; e a utilização de prótese glútea, apenas para os casos em que outras modalidades terapêuticas não forem satisfatórias. Utilizam-se próteses de silicone específicas para a região, por meio de implantes intramusculares, evitando-se o uso de próteses de grandes dimensões, para reduzir as complicações. Sabe-se que os resultados da colocação dessas próteses (Figura 10.15.8) são mais estéticos do que funcionais, em decorrência da localização de inserção. Com isso, as queixas de dor em região perianal, na atrofia glútea, não são resolvidas.

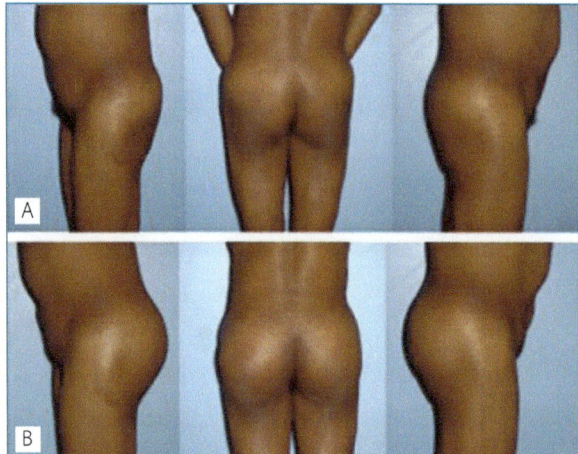

FIGURA 10.15.8 Paciente com lipoatrofia glútea (A) submetida ao implante de prótese glútea (B).
Fonte: Pacientes do Ambulatório de Lipodistrofia do Hospital Heliópolis.

Tratamento cirúrgico para lipo-hipertrofia

Lipo-hipertrofia dorsocervical (giba)

A lipo-hipertrofia dorsocervical é definida como a presença de massa visível, palpável e circunscrita, estigmatizante, com ou sem limitação dos movimentos do pescoço. A correção cirúrgica é realizada por meio da lipoaspiração tradicional ou da lipoaspiração assistida por ultrassom, que são realizadas sob anestesia geral, com o paciente em decúbito ventral. Utilizam-se, nessas operações, seringas de 60 mL (bico cateter), lipoaspiradores convencionais e o vibrolipoaspirador. A passagem da cânula, decorrente do denso tecido adiposo, e o acesso às partes mais altas da deformidade tornam o procedimento mais difícil, por isso as cânulas usadas nas lipoaspirações são de diâmetros maiores, variando entre 4 e 7 mm. Não existem diferenças significativas entre a lipoaspiração convencional e a lipoaspiração realizada nesses pacientes. As Figuras 10.15.9 a 10.15.11 apresentam resultados desses procedimentos.

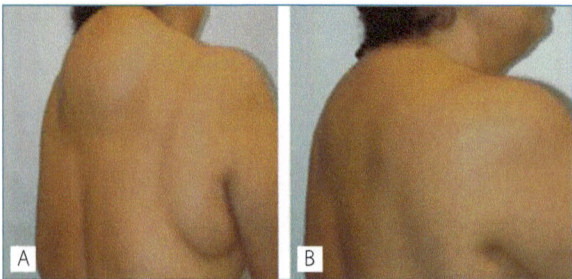

FIGURA 10.15.9 (A) paciente com giba; (B) submetida a lipoaspiração.
Fonte: Pacientes do Ambulatório de Lipodistrofia do Hospital Heliópolis.

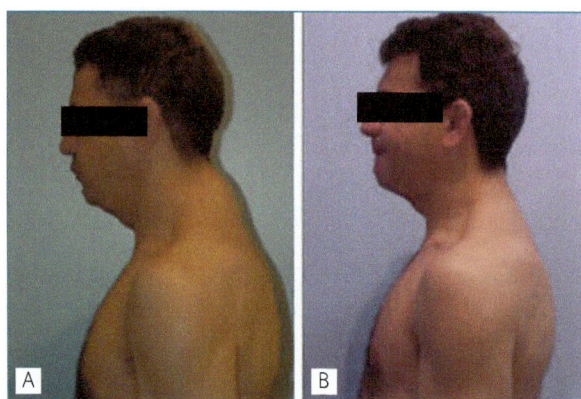

FIGURA 10.15.10 (A) paciente com giba; (B) submetido a lipoaspiração.
Fonte: Pacientes do Ambulatório de Lipodistrofia do Hospital Heliópolis.

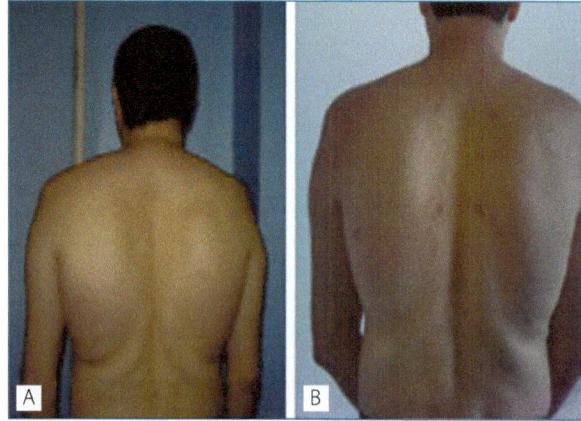

FIGURA 10.15.11 (A) paciente com lipo-hipertrofia dorsal; (B) submetido a lipoaspiração.
Fonte: Pacientes do Ambulatório de Lipodistrofia do Hospital Heliópolis.

Lipo-hipertrofia de parede abdominal anterior e/ou posterior

A presença de massa visível, palpável e circunscrita em região abdominal anterior e/ou posterior, associada a IMC < 25, define a lipo-hipertrofia abdominal. Não existe classificação clinicorradiológica para essas alterações, porém a ultrassonografia de abdome e/ou a tomografia computadorizada podem auxiliar na diferenciação da gordura visceral da gordura parietal. Vale lembrar que o procedimento de lipoaspiração abdominal se dá somente na gordura parietal.

A técnica cirúrgica consiste em lipoaspirações e em sua associação com as dermolipectomias abdominais, sendo estas últimas realizadas com mais frequência no sexo feminino. Também não existem diferenças entre as técnicas utilizadas nos procedimentos estéticos e as da lipodistrofia. A indicação da técnica é baseada no exame prévio da deformidade. Os excessos de pele são ressecados e as plicaturas dos músculos retoabdominais são realizadas nas mulheres, conforme demonstrado na Figura 10.15.12.

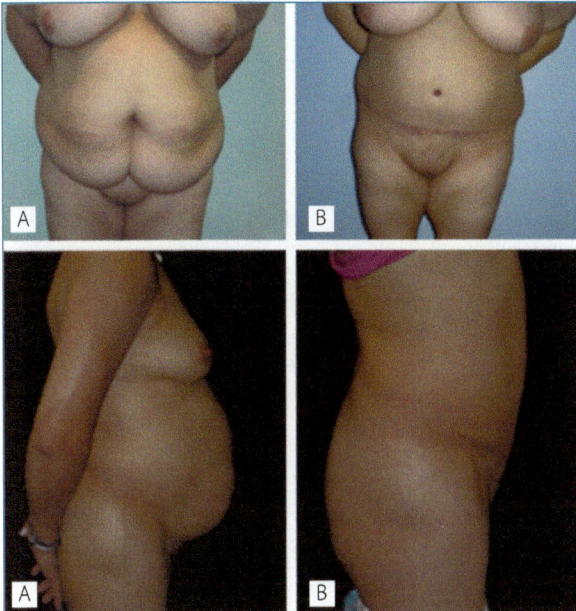

FIGURA 10.15.12 (A) pacientes com lipo-hipertrofia abdominal; (B) submetidas a lipoaspiração/dermolipectomia.
Fonte: Pacientes do Ambulatório de Lipodistrofia do Hospital Heliópolis.

Lipo-hipertrofia mamária

Os pacientes com aumento significativo do volume mamário por tecido adiposo, que à mamografia apresentem ausência de nódulos, calcificações e/ou outros achados radiológicos que indiquem patologia mamária, são considerados eletivos para as cirurgias de lipodistrofia. Ultrassonografia mamária, complementar à mamografia, pode ser solicitada para melhor definição do quadro clínico. O tratamento cirúrgico das mamas femininas (Figura 10.15.13) consiste de técnicas utilizadas nas mastoplastias redutoras e seguem os mesmos tempos cirúrgicos utilizados rotineiramente. Nos homens, o tratamento cirúrgico mais utilizado é a associação das lipoaspirações com as ressecções de tecido mamário glandular, utilizando-se principalmente as incisões periareolares inferiores.

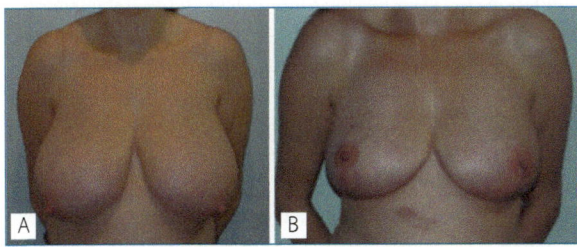

FIGURA 10.15.13 (A) paciente com lipo-hipertrofia de mamas; (B) submetida a lipoaspiração.
Fonte: Pacientes do Ambulatório de Lipodistrofia do Hospital Heliópolis.

Lipo-hipertrofia submentoniana

O acúmulo de gordura em região submentoniana também é observado em vários pacientes. O procedimento cirúrgico realizado é a lipoaspiração tradicional (Figura 10.15.14), porém é preciso tomar cuidado com as estruturas vasculonervosas e com a densidade do tecido gorduroso. Outras técnicas operatórias foram introduzidas com a finalidade de tornar esse procedimento mais adequado e com melhores resultados.

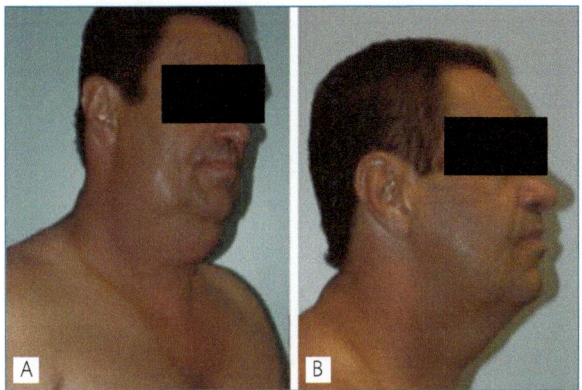

FIGURA 10.15.14 (A) paciente com lipo-hipertrofia submentoniana; (B) submetido a lipoaspiração.
Fonte: Pacientes do Ambulatório de Lipodistrofia do Hospital Heliópolis.

CONCLUSÕES

A introdução da TARV levou à diminuição da morbimortalidade dos pacientes infectados pelo HIV, entretanto uma variedade de anormalidades metabólicas (componentes da lipodistrofia) passou a fazer parte do cenário dessa síndrome. O padrão dos desarranjos metabólicos relacionados à lipodistrofia assemelha-se ao observado na "síndrome metabólica", o que pode resultar em aumento do risco de doença cardiovascular. Essas alterações estão relacionadas à TARV, ao HIV e a fatores do próprio paciente e do meio ambiente. As alterações corporais trazem grande impacto na qualidade de vida dos acometidos por HIV/aids, com potencial risco de não adesão ao tratamento. Não existe até o momento nenhum tratamento definitivo para as alterações morfológicas e as opções disponíveis tentam reduzir os danos causados pela lipodistrofia. Na Tabela 10.15.6, estão resumidas as principais ações preventivas e terapêuticas para a lipodistrofia, de acordo com o padrão de alteração corporal.

A lipodistrofia constitui um assunto complexo e merece estudos mais aprofundados. Essa síndrome envolve aspectos clínicos, psicossociais e, principalmente, os estigmatizantes, que podem resultar em falha terapêutica por descontinuação do tratamento ou mesmo relutância do infectado em iniciá-lo. Todos os profissionais da saúde envolvidos no acompanhamento dos soropositivos para o HIV devem ter conhecimento sobre essa matéria. O estudo de alterações metabólicas e lipodistróficas em casos de HIV/aids ocupa espaço cada vez maior no cenário das doenças infecciosas, principalmente por ainda não haver uma linha de tratamento adequado e definitivo.

TABELA 10.15.6 Ações preventivas e terapêuticas para a lipodistrofia.

Lipoatrofia	Lipo-hipertrofia
Prevenção	
Evitar d4T e AZT, ou preemptivamente substituí-los.	▪ Nenhuma estratégia até o momento. ▪ Ganho de peso esperado com a TARV efetiva. ▪ Reduzir o peso ou evitar o ganho de peso pode diminuir a adiposidade visceral.
Manejo	
Modificação dos ARV Troca do d4T ou AZT por ABC ou TDF: ▪ apenas a modificação do ARV promoveu a recuperação parcial do aumento da gordura subcutânea; aumento da gordura total dos membros de aproximadamente 400-500 g/ano; ▪ risco de nova toxicidade (hipersensibilidade ao ABC, nefrotoxicidade associada ao TDF). Troca por esquema sem ITRN: ▪ aumento da gordura total dos membros de aproximadamente 400-500 g/ano; ▪ pode aumentar o risco de dislipidemia; ▪ menos dados quanto à eficácia virológica. Intervenção cirúrgica: ▪ preenchimento facial nos casos de lipoatrofia (as substâncias devem ser absorvíveis ou permanentes). ▪ Há poucos estudos randomizados e nenhum estudo comparativo sobre as diversas abordagens. Intervenções farmacológicas não foram tão efetivas e podem introduzir novas complicações. ▪ Pioglitazona – possíveis benefícios em pacientes que não estejam recebendo D4T. ▪ Rosiglitazona e Pioglitazona – melhora na sensibilidade à insulina. ▪ Rosiglitazona – aumento dos lipídeos séricos.	Dieta e atividade física podem diminuir a adiposidade visceral. ▪ Dados limitados, mas possível redução da adiposidade visceral e melhora da sensibilidade à insulina e dos lipídeos, especialmente na obesidade associada a lipo-hipertrofia. ▪ Não há estudo prospectivo para, definitivamente, indicar o tipo de dieta e/ou atividade física necessários para manter a redução da gordura visceral. ▪ Pode piorar a lipoatrofia subcutânea. Intervenções farmacológicas para tratar a lipo-hipertrofia não promoveram efeitos em longo prazo, e podem introduzir novas complicações. ▪ Hormônio do crescimento: ▪ diminui a adiposidade visceral; ▪ pode piorar a lipoatrofia subcutânea e a resistência à insulina. ▪ Metformina: ▪ diminui o tecido adiposo visceral em indivíduos com resistência à insulina; ▪ pode piorar a lipoatrofia subcutânea. ▪ Procedimentos cirúrgicos: ▪ a duração do efeito é variável.

BIBLIOGRAFIA SUGERIDA

Abrahams Z, Dave JA, Maartens G, Lesosky M, Levitt NS. The development of simple anthropometric measures to diagnose antiretroviral therapy-associated lipodystrophy in resource limited settings. AIDS Res Ther. 2014 Aug 4;11:26.

Ascher B, Katz P. Facial lipoatrophy and the place of ultrasound. Dermatol Surg. 2006;32(5):698-708.

Baril JG, Junod P, Leblanc R, Dion H, Therrien R, Laplante F, Falutz J, Côté P, Hébert MN, Lalonde R, Lapointe N, Lévesque D, Pinault L, Rouleau D, Tremblay C, Trottier B, Trottier S, Tsoukas C, Weiss K. HIV-associated lipodystrophy syndrome: a review of clinical aspects. Can J Infect Dis Med Microbiol. 2005;16(4):233-43.

Carr A, Emery A, Law M et al. An objective case definition of lipodystrophy in HIV-infected adults: a case-control study. Lancet. 2003;361:726-35.

Davison SP, Timpone J Jr, Hannan CM. Surgical algorithm for management of HIV lipodystrophy. Plast Reconstr Surg. 2007;120(7):1843-58.

De Waal R, Cohen K, Maartens G: Systematic review of antiretroviral-associated lipodystrophy: lipoatrophy, but not central fat gain, is an antiretroviral adverse drug reaction. PLoS One 2013, 8(5):e6362.

De Wit S, Sabin CA, Weber R et al. Incidence and risk factors for new-onset diabetes in HIV-infected patients: the Data Collection on Adverse Events of Anti-HIV Drugs (D:A:D) study. Diabetes Care 2008; 31:1224-9.

Diehl LA, Dias JR, Paes AC, Thomazini MC, Garcia LR, Cinagawa E, Wiechmann SL, Carrilho AJ. Prevalence of HIV-associated lipodystrophy in Brazilian outpatients: relation with metabolic syndrome and cardiovascular risk factors. Arq Bras Endocrinol Metabol. 2008;52(4):658-67.

Fundación para la Formación e Información sobre Tratamientos en el VIH/sida (FIT). Surgical treatment of lipodystrophy associated with HIV-infection: conclusions of a multidisciplinary meeting. Enferm Infecc Microbiol Clin. 2007;25(5):324-8.

Funk E, Brissett AE, Friedman CD, Bressler FJ. HIV-associated facial lipoatrophy: establishment of a validated grading scale. Laryngoscope. 2007;117(8):1349-53.

Gallant JE, Staszewski S, Pozniak AL et al. Efficacy and safety of tenofovir DF vs stavudine in combination therapy in antiretroviral-naïve patients: 3-year randomized trial. JAMA. 2004;292:191-201.

Horberg MA1, Oakes AH2, Hurley LB3, Towner WJ4, Chao CR4, Silverberg MJ3, Chantra JQ4, Ellis CG3, Quesenberry CP3. HIV Clin Trials. 2018 Oct;19(5):177-87.

Lake JE, Stanley TL, Apovian CM, Bhasin S, Brown TT, Capeau J et al. Practical Review of Recognition and Management of Obesity and lipohypertrophy in Human Immunodeficiency Virus Infection. Clin Infect Dis. 2017 May 15;64(10):1422-9.

Lichtenstein KA, Delaney KM, Armon C, Ward DJ, Moorman AC, Wood KC, Holmberg SD; HIV Outpatient Study Investigators. Incidence of and risk factors for lipoatrophy (abnormal fat loss) in ambulatory HIV-1-infected patients. J Acquir Immune Defic Syndr. 2003 Jan 1;32(1):48-56.

Ref: Srinivasa S1, Grinspoon SK. Eur J Endocrinol. 2014 Apr 10;170(5):R185-202.

Srinivasa S, Grinspoon SK. Metabolic and body composition effects os newer antirretrovirals in HIV-infected patients. Eur J Endocrinol. 2014 Apr 10;170(5):R185-202.

Srinivasa S1, Grinspoon SK. Eur J Endocrinol. 2014 Apr 10;170(5):R185-202.

The IDF consensus worldwide definition of the Metabolic Syndrome. International Diabetes Federation, 2019. [Acesso 2019 maio 19.]. Disponível em: https://www.idf.org/e-library/consensus-statements.html.

Third Report of the National Cholesterol Education Program (NCEP) Expert Panel on Detection, Evaluation, and Treatment of High Blood Cholesterol in Adults (Adult Treatment Panel III). Diponível em nhlbi.nih.gov, 2019. [Acesso 2019 maio 19]. Disponível em: https://www.nhlbi.nih.gov/files/docs/guidelines/atp3xsum.pdf.

10.16 HIV: a prevenção combinada

Josué Nazareno de Lima
Mariângela Ribeiro Resende
Márcia Teixeira Garcia
Francisco Hideo Aoki

INTRODUÇÃO

Para a compreensão das intervenções relativas à prevenção do vírus da imunodeficiência humana (HIV) hoje, no Brasil e no mundo, é imprescindível reconhecer que a produção do conhecimento interdisciplinar e a construção de intervenções dinâmicas e efetivas representaram importantes passos para o avanço no acesso às estratégias de prevenção que reconheçam os riscos e as vulnerabilidades dos indivíduos. Dessa forma, a prevenção ao HIV mudou inicialmente o foco na redução do risco individual, passando, assim, a considerar fatores biomédicos, comportamentais, estruturais, socioculturais, ambientais, econômicos, políticos, legais e outros fatores contextuais que também influenciam diretamente na tomada de decisão para a proteção de uma possível infecção do HIV. Neste capítulo veremos os diferentes métodos e estratégias de prevenção combinada, com ênfase nas intervenções biomédicas.

PREVENÇÃO COMBINADA

O termo "prevenção combinada do HIV" tem sua origem no Plano de Emergência do Presidente para o Alívio da Aids do Governo dos Estados Unidos (PEPFAR) em 2009 e, subsequentemente, foi adotado e expandido pelo Programa Conjunto das Nações Unidas para a Aids (Unaids) em 2010. A prevenção combinada é definida pelo Unaids como "programas baseados em evidências, que utilizam uma combinação de intervenções biomédicas, comportamentais e estruturais, priorizados para atender as necessidades atuais de prevenção de HIV de indivíduos e comunidades em particular, de modo a ter o maior impacto sustentado na redução de novas infecções" (Unaids, 2010). Esse modelo de prevenção combi-

na diferentes intervenções e leva em consideração as características do indivíduo, o grupo social a que pertence, o momento de vida, suas necessidades e as formas de transmissão do vírus no contexto em que o indivíduo está inserido.

A epidemia do HIV no Brasil está presente em todo o território nacional, mas com número elevado de casos em alguns segmentos populacionais. O Unaids define essa característica[*] como uma epidemia concentrada, com uma taxa de detecção na população geral de 0,4% (Unaids, 2010). A epidemia do HIV está concentrada em segmentos da população chamados de populações-chave, definidas pelo Ministério da Saúde (MS) como as prioritárias para as atividades de prevenção: (1) gays e outros homens que fazem sexo com homens (HSH); (2) pessoas que usam álcool e outras drogas; (3) trabalhadoras e trabalhadores do sexo; (4) pessoas trans; e (5) pessoas privadas de liberdade. Outras populações apresentam fragilidades que as tornam mais vulneráveis tais como negros, jovens, pessoas em situação de rua e população indígena. Portanto elas também devem ser priorizadas em suas especificidades. Nesse sentido, a prevenção combinada tem papel importante no direcionamento de tecnologias de prevenção que atendam as características das populações-chave em seus contextos individuais, estruturais e sociopolíticos.

---

[*] Segundo a Organização Mundial da Saúde, uma epidemia concentrada se caracteriza por casos de infecção de um determinado agravo que contabilizam menos de 1% na população geral, mas que atingem ao menos 5% em grupos populacionais específicos. Ainda de acordo com a OMS, quando os casos ultrapassam a marca de 1% na sociedade como um todo, a epidemia passa a ser considerada generalizada.

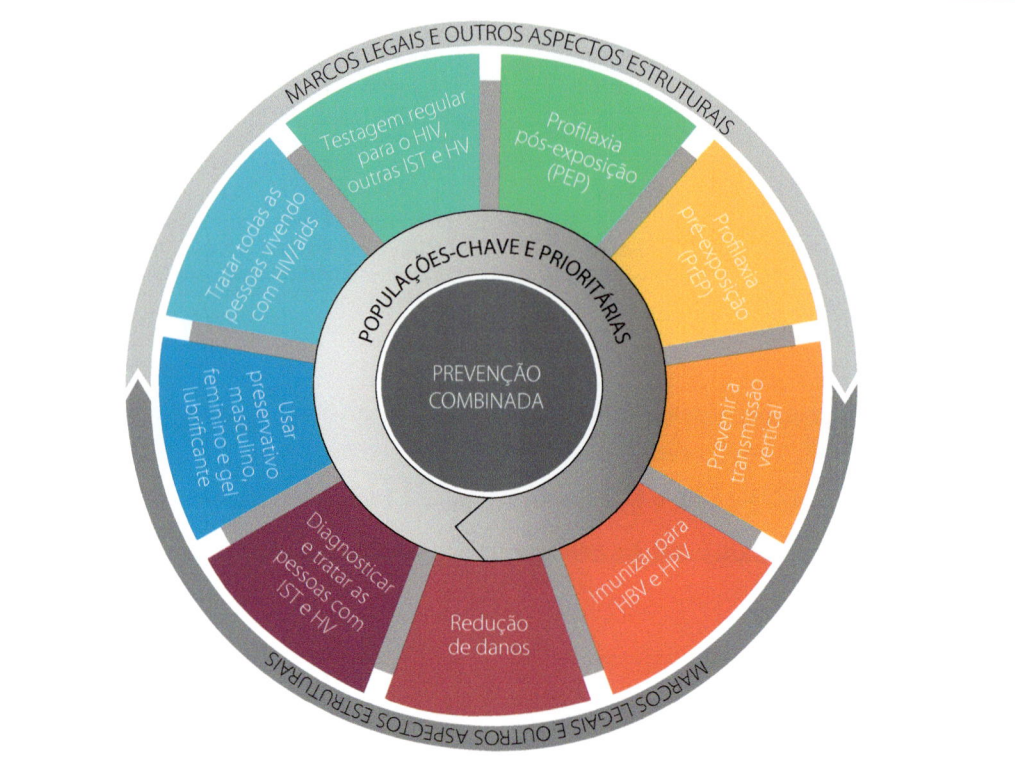

HIV: vírus da imunodeficiência humana; IST: infecções sexualmente transmissíveis; HBV: vírus da hepatite B; HPV: papiloma vírus humano; HV: herpesvírus.

FIGURA 10.16.1 Marcos legais e outros aspectos estruturais.
Fonte: Adaptada de Unaids, 2010.

TESTAGEM REGULAR PARA O HIV, OUTRAS IST E HV

A testagem para o HIV é um dos aspectos mais importantes para a prevenção, sendo inclusive um determinante para o tratamento. Oferecida de forma gratuita e universal pelo Sistema Único de Saúde (SUS), a testagem dever ser acompanhada pelo aconselhamento, ou seja, por orientações e informações acerca do teste, possíveis resultados, janela imunológica, infecções sexualmente transmissíveis (IST) e os próximos passos a partir do diagnóstico. O aconselhamento acolhe a realidade do indivíduo na escolha do melhor método de prevenção para o seu contexto e ressalta, principalmente, as possibilidades de gerenciamento de risco também para exposição às IST e redução de risco nas diversas formas de uso de drogas, silicone industrial e hormônios.

No Brasil, segundo orientações do MS*, a infecção pelo HIV é definida com dois resultados reagentes contendo antígenos diferentes, usados sequencialmente. O MS ainda recomenda, como teste confirmatório, o teste de quantificação da carga viral do HIV, que descarta a possibilidade de falso-reagente e, ao mesmo tempo, se configura como o primeiro exame de monitoramento.

Resultados da Pesquisa de Conhecimentos, Atitudes e Práticas 2013 (PCAP) apontam que o percentual de indivíduos sexualmente ativos com idade entre 15 e 64 anos que fizeram o teste de HIV alguma vez na vida é de 36,1% (BRASIL, 2016b). Destes, 60% fizeram o teste em um centro de testagem e aconselhamento (CTA) ou nos demais pontos de atendimentos da rede pública. Esses dados demonstram a importância da divulgação dos serviços de testagem e aconselhamento disponíveis a toda a população, considerando que o diagnóstico tardio é um dos grandes desafios da resposta brasileira ao HIV. Mensagens sobre a necessidade de realizar a testagem devem estar associadas às mensagens sobre os benefícios que o tratamento traz às pessoas vivendo com HIV, sem reforçar o estigma em relação ao HIV e à aids que contribui para o medo do resultado do teste.

PROFILAXIA PÓS-EXPOSIÇÃO (PEP)

A PEP – sigla oriunda da terminologia em inglês *post-exposure profilaxis* – é uma tecnologia de prevenção com o uso de antirretrovirais, o que evita a multiplicação do vírus HIV. A PEP é recomendada em seguida à possível exposição ao HIV por meio do sexo consentido sem o uso de preservativo ou com o rompimento deste, pela via sexual que envolva violência (estupro e outras situações de abuso), bem como em seguida à exposição ocupacional ao HIV, ou seja, quando profissionais da área de saúde têm contato acidental com fluídos

---

* As modalidades de testagem e diagnostico do HIV estão estabelecidas na Portaria n. 29, de 17 de dezembro de 2013, que já prevê revisões periódicas. Detalhes acerca dos seis diferentes fluxogramas de testagem propostos pelo Ministério da Saúde podem ser encontrados no "Manual Técnico para o Diagnóstico da Infecção pelo HIV", disponível em: http://www.aids.gov.br/biblioteca.

corporais cuja fonte tenha diagnóstico confirmado ou esteja em situação de risco e vulnerabilidade.

O Ministério da Saúde sugere **quatro passos para a avaliação do uso da PEP**, conforme mostra a Figura 10.16.2.

1. O tipo de material biológico é de risco para a transmissão do HIV?
2. O tipo de exposição é de risco para a transmissão do HIV?
3. O tempo transcorrido entre a exposição e o atendimento é menor do que 72 horas?
4. A pessoa exposta é **não reagente** para o HIV no momento do atendimento?

Se todas as respostas forem "sim", a PEP para HIV está indicada.

PEP: *post-exposure profilaxis*; HIV: vírus da imunodeficiência humana.

FIGURA 10.16.2 Quatro passos para a avaliação do uso da PEP (2018).

Existem materiais biológicos que oferecem mais risco para a infecção do HIV como o sangue e o sêmen, ou sem risco como a urina e isso deve ser levado em consideração no momento da avaliação*. Para a garantia da sua efetividade, a PEP deve ser iniciada em até duas horas após a exposição, podendo ser iniciada em até 72 horas da exposição ao risco. Em função da necessidade de início precoce da PEP para a garantia de eficácia, o primeiro atendimento após a exposição ao HIV é considerado de urgência.

É importante ressaltar que o resultado da sorologia do HIV da pessoa exposta será determinante para o início ou não da PEP. Se o resultado do teste rápido for reagente, a PEP não está indicada, e a pessoa deverá ser encaminhada para monitoramento clínico e início imediato do tratamento antirretroviral (ARV)**. Para a eficácia dessa intervenção biomédica, o antirretroviral deve ser utilizado de maneira ininterrupta por 28 dias seguidos. O esquema terapêutico preferencial para a PEP é o TDF (tenofovir) + 3TC (lamivudina) + DTG (dolutegravir), pois apresenta menos efeitos adversos e baixa interação medicamentosa, o que facilita a adesão ao tratamento. Qualquer pessoa exposta deve ser acompanhada pela equipe de saúde por 90 dias.

PROFILAXIA PRÉ-EXPOSIÇÃO (PREP)

A profilaxia pré-exposição (PrEP) se insere como uma estratégia adicional de prevenção disponível no SUS, que consiste no uso de ARV por pessoas não infectadas pelo HIV, com o objetivo de reduzir o risco de infecção pelo HIV nas

relações sexuais. A efetividade dessa estratégia foi comprovada em diversos estudos de demonstração. Um dos estudos mais importantes, o iPrEx – que avaliou o uso da PrEP Oral –, esquema antirretroviral diário de TDF, combinado à emtricitabina (FTC) – em HSH e mulheres transexuais, cuja eficácia foi fortemente associada à adesão. A redução da incidência foi de 95% nos indivíduos com níveis de medicação detectáveis na corrente sanguínea. No estudo IPERGAY, em que os participantes fizeram uso da medicação somente antes e depois da exposição em vez do uso diário/contínuo, a redução no risco da aquisição foi de 86%.

Em decorrência das suas especificidades, HSH, gays, pessoas que usam drogas, profissionais do sexo, pessoas trans e parcerias sorodiscordantes são segmentos populacionais prioritários para o uso da PrEP. No entanto, o simples pertencimento a esses segmentos não determina a exposição frequente ao HIV. Neste sentido, a gestão de risco parte do pressuposto de que as pessoas são autônomas e capazes de fazer escolhas informadas. Portanto, o profissional precisa investigar o contexto de risco e vulnerabilidade de cada indivíduo, suas práticas e parcerias sexuais para fazer uma avaliação do risco para infecção. A adesão é o grande desafio para a utilização da PrEP, portanto requer a vinculação do indivíduo ao serviço de saúde, o acompanhamento clínico e laboratorial – incluindo a testagem para o HIV e outras IST; a avaliação de eventos adversos, a da adesão e a de exposições ao risco; e orientações sobre prevenção.

O esquema recomendado para uso na PrEP combina o tenofovir associado à emtricitabina, em dose fixa combinada TDF/FTC (300/200 mg) de um comprimido por dia, via oral, em uso contínuo. Para o alcance da proteção nas relações anais, são necessários sete dias de uso da PrEP, enquanto para as relações vaginais são necessários 20 dias.

RESPOSTA À PREVENÇÃO DA TRANSMISSÃO VERTICAL

De acordo com a Organização Mundial da Saúde (OMS), a transmissão vertical do HIV, ou seja, a transmissão que ocorre pela passagem do vírus da mãe com HIV para o bebê no momento do parto ou na amamentação pode ser reduzida para menos de 2% se medidas eficazes de prevenção são adotadas. No entanto, sem o devido acompanhamento e seguimento, a OMS estima um risco de transmissão vertical de 15 a 45% (WHO, 2016).

O Brasil assinou junto à Organização Panamericana da Saúde (OPAS/OMS) o acordo para a eliminação da transmissão vertical do HIV e da sífilis nas Américas. A OPAS define a eliminação do HIV quando são alcançadas taxas de incidência menores que dois casos de HIV para cada 100 mães infectadas. Para a sífilis congênita, a OPAS considera a doença eliminada, quando se atinge a cifra de 0,5 caso para cada 1.000 nascidos vivos. Segundo o Boletim Epidemiológico HIV/Aids 2016, a taxa de transmissão vertical do HIV no Brasil se situa em 2,5 casos/100 mil habitantes.

O aconselhamento e a testagem para o HIV e a sífilis devem ser oferecidos a todas as mulheres em idade fértil que procuram os serviços de saúde, devendo ser ofertados às gestantes e aos seus parceiros como parte da rotina do pré-natal e nos diferentes níveis de cuidado. O teste do HIV deve ser

---

* Para informações mais detalhadas consulte o Protocolo Clínico e Diretrizes Terapêuticas para PEP em http://www.aids.gov.br/pt-br/pub/2015/protocolo--clinico-e-diretrizes-terapeuticas-para-profilaxia-pos-exposicao-pep-de-risco.

** Para mais informações, consultar o "Protocolo Clínico e Diretrizes Terapêuticas para Manejo da Infecção em Adultos", o "Protocolo Clínico e Diretrizes Terapêuticas para Manejo da Infecção pelo HIV em Crianças e Adolescentes" e o "Protocolo Clínico e Diretrizes Terapêuticas para Prevenção da Transmissão Vertical de HIV, Sífilis e Hepatites Virais", disponível em http://www.aids.gov.br/pcdt.

oferecido à grávida no 1º trimestre ou na primeira consulta pré-natal, devendo ser repetido no 3º trimestre da gravidez e no momento do parto. Além disso, o teste deve ser ofertado em todas as situações em que houver história de exposição ao risco e/ou violência sexual. O diagnóstico precoce é imprescindível para o início imediato do TARV no pré-natal.

As mulheres que vivem com HIV têm o direito de decidir se querem ou não ter filhos. As expectativas em relação à reprodução em mulheres que vivem com HIV devem ser discutidas nas consultas para que formas seguras de concepção e cuidados durante a gestação sejam conversadas para uma decisão informada e segura. O Ministério da Saúde propõe cinco medidas de orientação aos profissionais cujas pacientes com HIV optam pela gestação:

1. Garantir que esteja em tratamento regular, com boa adesão à TARV, assintomáticas e sem infecções oportunistas.

2. Atualizar situação vacina.

3. Assegurar que tenham pelo menos duas cargas virais indetectáveis consecutivas, sendo a última com até 6 meses de realização.

4. Garantir que tenham exames negativos para sífilis e outras IST, mesmo assintomáticas.

5. Adequar medicações de potencial teratogênico, quando for o caso.

As crianças nascidas de mães que vivem com o HIV devem iniciar a primeira dose de AZT ainda na sala de parto, de preferência, logo após os cuidados imediatos ou em até 4 horas após o nascimento. Além disso, as crianças não devem ser amamentadas e o leite materno pode ser substituído por fórmula láctea até os 6 meses*.

Toda mulher deve exercer o seu direito à saúde sexual e reprodutiva num ambiente livre de violência, coerção e discriminação, de modo que sua autonomia seja assegurada.

IMUNIZAR PARA HBV E HPV

A imunização é um dos componentes biomédicos da prevenção combinada consequentemente à correlação direta entre algumas infecções e a probabilidade de infecção pelo HIV. A hepatite B e o HPV são infecções de transmissão sexual e, portanto, fatores de risco para a aquisição e transmissão do HIV. Dessa forma, o Ministério da Saúde preconiza a vacinação contra hepatite B como uma das formas de prevenção no contexto das ITS, tendo sido universalizada para todas as faixas etárias em 2016. A vacina contra hepatite B também é indicada para todos os pacientes com HIV. Mas, antes da vacinação, é aconselhável realizar testes sorológicos para hepatite B. Na mesma perspectiva, a vacina contra HPV é voltada para meninos com idades entre 11 e 13 anos e meninas de 9 a 14 anos, com duas doses aplicadas com intervalo de 6 meses. As pessoas que vivem com HIV tendem a apresentar uma resposta inferior ao tratamento para o HPV, por isso a determinação do Ministério da Saúde é de que todas as pessoas que vivem com HIV, homens e mulheres, independentemente da contagem de CD4, devem ser vacinadas contra o HPV, mesmo que previamente infectadas pelo HPV.

---

* Informações sobre tratamento e cuidados no Protocolo Clínico e Diretrizes Terapêuticas para Manejo da Infecção pelo HIV em crianças e adolescentes, disponível em: http://www.aids.gov.br/pt-br/pub/2017/protocolo-clinico-e-diretrizes-terapeuticas-para-manejo-da-infeccao-pelo-hiv-em-criancas-e.

REDUÇÃO DE DANOS

Popularmente conhecida como RD, redução de danos é um conjunto de políticas, estratégias e práticas baseadas no compromisso com a saúde pública e com os direitos humanos, utilizadas com o objetivo de reduzir os danos à saúde – entre estes, as IST, HIV e aids, bem como sociais e econômicos associados ao uso de drogas psicoativas, sem necessariamente reduzir o seu consumo (IHRA, 2010). Diferentemente da prevenção ao uso de drogas, a RD tem seu foco na redução dos danos em pessoas que não querem ou não podem parar de fazer uso de drogas, beneficiando, assim, a pessoa que usa droga, bem como sua família e a sociedade. As primeiras iniciativas de RD no Brasil se deram nas cidades de Santos, Rio de Janeiro e Salvador no final da década de 1980. No entanto, a compreensão da RD como uma estratégia de saúde no âmbito do SUS se deu em 2003 com o lançamento da Política de Atenção Integral a Usuários de Álcool e outras Drogas.

Tal qual na prevenção ao HIV, as políticas de RD levam em consideração as causas que fazem o indivíduo correr risco no uso de drogas, assim como os fatores que o tornam mais vulnerável como idade, gênero e local de inserção social. Dessa forma, a decisão de fazer uma intervenção é precedida de um diagnóstico minucioso acerca de cada caso. As pessoas que usam droga são uma das populações-chave prioritárias na prevenção do HIV, IST e hepatites virais. É imprescindível entender que a própria vulnerabilidade das pessoas que usam droga cria barreiras para a inclusão social e para o acesso aos serviços de saúde, principalmente em virtude da estigmatização pelo uso de drogas ilícitas. Incluir a pessoa que usa essas drogas como um sujeito de direitos e com liberdade de escolha em relação à pluralidade de modalidades de atenção é um dos primeiros passos para a efetivação de ações de RD fundamentadas nos direitos humanos.

A troca de informações e o aconselhamento são parte integrante de toda e qualquer ação de RD. A participação de educadores de pares, ou seja, de pessoas que usam ou já usaram drogas, é uma estratégia eficiente para propiciar a troca de informação, considerando a vivência e o conhecimento desses profissionais sobre a realidade do uso de drogas. O aconselhamento para a testagem diagnóstica do HIV está sempre inserido nas ações de RD. Os *kits* de redução de danos surgem também não apenas para potencializar a troca de informações por meio de folhetos e materiais informativos, mas na perspectiva de reunir estratégias distintas para uso de acordo com a necessidade do indivíduo, tais como materiais para o tratamento de feridas, água destilada, preservativos, lubrificantes, agulhas e seringas. A troca de agulhas e seringas e de material esterilizado, uma das práticas mais conhecidas e utilizadas no Brasil, tem por objetivo diminuir o risco de infecção pelo HIV e hepatites virais, bem como aumentar o acesso às informações de prevenção. As agulhas e seringas podem ser trocadas ou distribuídas em serviços de saúde, nas cenas de uso, em farmácias cadastradas em programas de RD. Os estudos apontam que essa prática não diminui o uso nem aumenta a incidência de novas pessoas que usam drogas injetáveis. Com os avanços farmacológicos, as terapias de substituição têm sido viabilizadas em países cujos ambientes políticos e estruturais sejam favoráveis à alternativa. É o caso, por exemplo, da metadona e do composto buprenorfina-naloxona, utilizados no tratamento para a dependência de opiáceos, nos Estados Unidos, na Tailândia e em outros países.

DIAGNOSTICAR E TRATAR AS PESSOAS COM IST E HV

A saúde sexual, o que também inclui o diagnóstico das infecções sexualmente transmissíveis (IST), tem papel importante na prevenção do HIV. Atualmente o MS adota uma atenção estratégica que combina triagem e tratamento das IST assintomáticas e o manejo das IST sintomáticas com uso de fluxogramas* como integrantes de uma estratégia de prevenção combinada às IST. A estratégia também inclui o diagnóstico e o tratamento das parcerias sexuais das pessoas com IST, com o objetivo de interromper a cadeia de transmissão, bem como prevenir possíveis complicações e outras infecções. É importante ressaltar que as seguintes IST são de notificação obrigatória: sífilis adquirida; sífilis em gestante; sífilis congênita; hepatites virais B e C; aids; infecção pelo HIV; infecção pelo HIV em gestante, parturiente ou puérpera; e criança exposta ao risco de transmissão vertical do HIV. As IST são um fator de risco para a aquisição e transmissão do HIV, como a sífilis, na qual as úlceras genitais podem facilitar a transmissão sexual e perinatal do HIV. A prevalência da sífilis é até oito vezes maior em pessoas com HIV. A coesão entre os diagnósticos precoces do HIV, da sífilis e das hepatites virais deve ser valorizada em todos os níveis de atenção. Ademais, essa sinergia tem impacto direto no tratamento imediato e também contribui para a diminuição de casos de transmissão vertical desses agravos. A relação de confiança entre a pessoa com IST e o profissional de saúde é determinante na adesão ao tratamento.

USAR PRESERVATIVO MASCULINO, FEMININO E GEL LUBRIFICANTE

O preservativo, além de ser o método mais eficaz de prevenção quando usado corretamente e de maneira consistente, é um componente crítico para abordagens amplas, sustentáveis e de alto impacto para a prevenção da infecção pelo HIV, da hepatite B e de outras infecções de transmissão sexual, bem como da gravidez. O Unaids estima que 45 milhões de infecções pelo HIV tenham sido evitadas por meio do preservativo desde 1990 em todo o mundo. No entanto, com o avanço do tratamento e a descontinuidade de estratégias de prevenção para a promoção do uso consistente do preservativo, o método foi menos usado do que deveria. De acordo com a Pesquisa de Conhecimentos, Atitudes e Práticas relacionada às IST e Aids na População Brasileira de 15 a 64 anos (PCAP, 2013) do Ministério da Saúde, 39% das pessoas de 15 a 64 anos de idade fizeram uso do preservativo na última relação sexual, nos últimos 12 meses, mas o uso de preservativos em todas as relações sexuais caiu para 20% com parceria fixa e atingiu 55% com parceiro casual. Com o aumento de novos casos de HIV e o recrudescimento entre algumas populações-chave, novas abordagens têm sido implementadas para promover um aumento no uso de preservativos, bem como melhorar a percepção sobre esse método. O preservativo feminino se apresenta como um método de barreira que traz mais autonomia no uso pela mulher. Os preservativos masculinos podem ser mais propensos ao rompimento durante o intercurso anal do que durante outros tipos de sexo por consequência de maiores atrito e fricção durante o ato. Assim, é importante associar o gel lubrificante ao uso do preservativo para evitar o rompimento e consequente exposição ao risco de infeção pelas IST.

TRATAR TODAS AS PESSOAS VIVENDO COM HIV/AIDS (TTP)

Tratar todas as pessoas que vivem com HIV é uma estratégia de prevenção que parte de evidências científicas de que pessoas que estão em tratamento antirretroviral têm menor quantidade de vírus circulante no organismo, o que impacta na qualidade de vida e na redução da transmissão do HIV. Diante das evidências, a estratégia de tratar todas as pessoas com HIV entra no cenário da prevenção com o principal objetivo de colocar o maior número de pessoas em tratamento e, consequentemente, diminuir a transmissão do HIV e a carga viral comunitária. Além de ampliar a oferta do teste para outros serviços do SUS e disponibilizá-lo para todas as populações-chave, o Ministério da Saúde retirou o critério de contagem do CD4 para início do tratamento com antirretrovirais, antecipando a oferta de início do tratamento para imediatamente após o diagnóstico, independentemente da manifestação dos sintomas da aids** ou da contagem de CD4. A adesão ao tratamento é o fator mais importante para o alcance da supressão viral.

"Indetectável = intransmissível" é a nova mensagem do Unaids para todos os países membros, que confirma a alta eficácia do tratamento na redução da transmissão do HIV.

BIBLIOGRAFIA SUGERIDA

PEPFAR (THE U.S. PRESIDENT'S EMERGENCY PLAN FOR AIDS RELIEF). PEPFAR's Five – Year Strategy. December 2009. [Acesso 29 Jul 2019]. Disponível em: <https://www.pepfar.gov/about/strategy/document/133251.htm>.

UNAIDS (UNITED NATIONS...). Combination HIV prevention: tailoring and coordinating biomedical, behavioural and structural strategies to reduce new HIV infections: a UNAIDS discussion paper. 2010. [Acesso 29 Jul 2019]. Disponível em: http://www.unaids.org/en/resources/documents/2010/20101006_JC2007_Combination_Prevention_paper.

Ministério da Saúde. Secretaria de Vigilância em Saúde. Departamento de DST, Aids e Hepatites Virais. Pesquisa de conhecimento, atitudes e práticas na população brasileira. Brasília: Ministério da Saúde; 2016. Disponível mediante solicitação.

WORLD HEALTH ORGANIZATION. Elimination of Mother-to-child transmission of HIV and Syphilis in the americas. Update 2016 da publicação on-line. Washington, DC: PAHO; 2017. Disponível em: http://iris.paho.org/xmlui/bitstream/han dle/123456789/34072/9789275119556-eng.pdf?sequence=4&isAllowed=y.

Ministério da Saúde. Secretaria de Vigilância em Saúde. Departamento de DST, Aids e Hepatites Virais. [Acesso 1 Ago 2019].

---

* Detalhes sobre os protocolos de tratamento no Protocolo Clínico e Diretrizes Terapêuticas para Atenção Integral às Pessoas com Infecções Sexualmente Transmissíveis, Ministério da Saúde, disponível em: http://bvsms.saude.gov.br/bvs/publicacoes/protocolo_clinico_diretrizes_terapeutica_atencao_integral_pessoas_infeccoes_sexualmente_transmissiveis.pdf.

** Para informações adicionais, consultar o "Protocolo Clínico e Diretrizes Terapêuticas para Manejo da Infecção em Adultos", disponível em http://www.aids.gov.br/en/node/64484.

Publicação online: http://www.aids.gov.br/pt-br/centrais-de-conteudos/boletins-epidemiologicos.

Ministério da Saúde. Secretaria de Vigilância em Saúde. Departamento de DST, Aids e Hepatites Virais. Protocolo Clínico e Diretrizes Terapêuticas para Manejo da Infecção pelo HIV em Crianças e Adolescentes [publicação on-line]. Brasília: Ministério da Saúde, 2014a. [Acesso 25 Ago 2019].

Disponível em: http://www.aids.gov.br/pt-br/pub/2017/protocolo-clinico-e-diretrizes-terapeuticas-para-manejo-da-infeccao-pelo-hiv-em-criancas-e.

Harm Reduction International. O que é redução de danos? [Acesso 20 Ago 2019].

Disponível em: https://www.hri.global/files/2010/06/01/Briefing_what_is_HR_Portuguese.pdf.

Estratégias de redução de danos no uso prejudicial de álcool e outras drogas: revisão de literatura – Ciênc. saúde colet. 23 (7) Jul 2018.

Thaísa Borges Gomes Marcelo Dalla Vecchia. [Acesso 20 Ago 2019].Disponível em: https://www.scielosp.org/pdf/csc/2018.v23n7/2327-2338/pt.

https://doi.org/10.1590/1413-81232018237.21152016.

Stöver HJ, Schäffer D. Smoke it! Promoting a change of opiate consumption pattern – from injecting to inhaling. Harm Reduct J 2014; 11(18). [Acesso 20 Ago 2019].

Disponível em: http://www.harmreductionjournal. com/content/11/1/18.

Ministério da Saúde. Secretaria de Vigilância em Saúde. Departamento de DST, Aids e Hepatites Virais. Pesquisa de conhecimento, atitudes e práticas na população brasileira. Brasília: Ministério da Saúde; 2016. 166p.

Ministério da Saúde. Secretaria de Vigilância em Saúde. Departamento de DST, Aids e Hepatites Virais. Protocolo Clínico e Diretrizes Terapêuticas para Atenção Integral às Pessoas com Infecções Sexualmente Transmissíveis. Brasília: Ministério da Saúde; 2015c. 120p.

Ministério da Saúde. Secretaria de Vigilância em Saúde. Departamento de Vigilância, Prevenção e Controle das Doenças Sexualmente Transmissíveis, do HIV/Aids e das Hepatites Virais. Manual técnico para o diagnóstico da infecção pelo HIV. Brasília: Ministério da Saúde; 2015a. 85p.

Ministério da Saúde. Secretaria-Executiva. Núcleo Técnico da Política Nacional de Humanização. HumanizaSUS: equipe de referência e apoio matricial/Ministério da Saúde, Secretaria-Executiva, Núcleo Técnico da Política Nacional de Humanização. Brasília: Ministério da Saúde; 2004.

DOURADO I, et al. Revisitando o uso do preservativo no Brasil. Rev. bras. epidemiol. São Paulo, v. 18, supl. 1, p. 63-88; set. 2015.

FERRAZ D, PAIVA V. Sexo, direitos humanos e AIDS: uma análise das novas tecnologias de prevenção do HIV no contexto brasileiro. In: REV BRAS EPIDEMIOL SET 2015; 18 SUPPL 1: 89-103. (p.97).

PEPFAR (THE U.S. PRESIDENT'S EMERGENCY PLAN FOR AIDS RELIEF). PEPFAR's Five – Year Strategy. December 2009. [Acesso 25 Jul 2019]. Disponível em: https://www.pepfar.gov/about/strategy/document/133251.htm.

UNAIDS (UNITED NATIONS...). Combination HIV prevention: tailoring and coordinating biomedical, behavioural and structural strategies to reduce new HIV infections: a Unaids discussion paper. 2010. [Acesso 20 Ago 2019].

Disponível em: http://www.unaids.org/en/resources/documents/2010/20101006_JC2007_Combination_Prevention_paper.

10.17 Avaliação ambulatorial de pessoas vivendo com HIV e aids (PVHA)

Aline Carralas Queiroz de Leão
Maria Silvia Biagioni Santos
Sumire Sakabe
Simone Queiroz Rocha
Rosa de Alencar Souza
Francisco Ivanildo de Oliveira Junior

INTRODUÇÃO

No Brasil, a política de distribuição universal da terapia antirretroviral (TARV) de alta potência inicia-se a partir de 1996, contribuindo para melhoria da qualidade de vida e para o aumento da longevidade das pessoas vivendo com HIV e aids (PVHA) no País. Durante todo esse período, em especial na década de 1990, o Ministério da Saúde impulsionou a criação de serviços especializados no manejo da infecção pelo HIV/aids e de outras infecções sexualmente transmissíveis (IST), apoiando técnica e financeiramente os municípios na implantação e implementação dos serviços, por meio da aquisição de equipamentos médico-hospitalares, criação e melhoria da infraestrutura de apoio diagnóstico e prestação de assistência nas diversas modalidades de serviços.

Desde a sua criação, os Centros de Testagem e Aconselhamento (CTA) e os Serviços de Assistência Especializada (SAE) no seguimento de PVHA preveem a presença de equipes multiprofissionais que favoreçam a ampliação da clínica e o desenvolvimento de atividades para promover e apoiar a vinculação e a retenção aos serviços, a adesão à TARV, além de garantir um olhar integral considerando as dimensões subjetiva, social e biomédica das PVHA nos serviços especializados. É neste novo cenário, que combina um tratamento eficaz e serviços bem estruturados para o cuidado, que observávamos diminuição significativa da morbimortalidade pela aids, melhora da saúde e da qualidade de vida e aumento bastante expressivo da expectativa de vida das PVHA, sobretudo quando diagnosticadas e tratadas em momento oportuno.

Entretanto, novas questões emergiram ante a vigência de uma doença crônica que, na ausência de uma cura, persistirá por muitas décadas. Os médicos e a equipe de saúde, além de lidarem com complicações agudas potencialmente fatais, agora são também desafiados pelos efeitos colaterais do uso prolongado dos antirretrovirais (ARV), o impacto das coinfecções e o envelhecimento das PVHA, requerendo serviços com novas habilidades para a promoção do cuidado integral e longitudinal.

As comorbidades como a síndrome metabólica, que envolve o aumento da resistência periférica à insulina, diabetes *mellitus* (DM), alterações no metabolismo dos lipídeos e na distribuição de gordura corpórea, as alterações da densidade mineral óssea, a hipertensão arterial sistêmica, transtornos neurocognitivos e as doenças renais são mais prevalentes e podem ocorrer mais precocemente nas PVHA, quando comparadas a não infectados pelo HIV, podendo estar associadas ao próprio efeito fisiopatogênico do HIV, ao uso dos ARV, aos hábitos de vida da PVHA e ao envelhecimento.

Esse novo contexto fortalece a necessidade de cuidado mais integrado com a atenção primária e com os demais serviços (como prontos-socorros, unidades de pronto-atendimento, hospitais, unidades básicas de saúde, ambulatórios de especialidades e centros de atenção psicossocial), os quais devem estar preparados e articulados com os SAE para garantir o cuidado integral em rede.

No ano de 2011, motivado pelos avanços tecnológicos no campo da prevenção e tratamento para infecção pelo HIV/aids, o Programa Conjunto das Nações Unidas sobre HIV/aids (Unaids) lançou um desafio mundial conhecido como "meta 90-90-90", em que prevê que diagnosticar 90% das pessoas infectadas pelo HIV, inserir 90% dessas pessoas em tratamento e suprimir a carga viral (CV-HIV) de 90% das pessoas tratadas seria o suficiente para acabar, até 2030, com a epidemia de aids no mundo. Considerando, no entanto, que historicamente a utilização de medicamentos não foi suficiente para pôr fim às epidemias, o tratamento do HIV é uma ferramenta crítica para acabar com a epidemia de aids, mas não a única. Fazem-se necessários esforços urgentes para intensificar outras estratégias essenciais de prevenção, incluindo a disponibilização de preservativos, profilaxia antirretroviral pós-exposição e pré-exposição, tratamento de outras IST, testagem do HIV, gerenciamento de risco, além de programas dirigidos a outras populações mais vulneráveis. Os CTA, que se iniciaram como local para realização de testagem e aconselhamento, agora também se estabelecem como

serviço preferencial para oferta das estratégias envolvidas na prevenção combinada às populações mais vulneráveis às IST e à infecção pelo HIV.

Tendo clara a importância do uso da TARV e da supressão da replicação viral para a prevenção da transmissão do HIV e para a saúde das PVHA, tem-se como desafio o monitoramento da efetiva inserção da pessoa diagnosticada no cuidado, bem como da oferta do tratamento e da adesão à TARV. A partir da análise da cascata do cuidado contínuo para o Brasil e dos dados de mortalidade, identifica-se como ações prioritárias reduzir o *gap* de tratamento ARV, buscando a oferta precoce da TARV e investir esforços para ampliar a vinculação e a retenção das pessoas diagnosticadas nos serviços de saúde.

Entende-se por vinculação o processo que se inicia no momento do diagnóstico, continua com o acompanhamento do início do seguimento no serviço e finaliza com a oferta de TARV. Para efetivar tal vinculação, várias estratégias têm sido propostas, entre elas a implantação da figura do vinculador que pode ser exercida por um profissional de saúde ou por pares. Por retenção, entende-se a manutenção do seguimento nos serviços e a adesão ao tratamento com ARV. Orienta-se que os serviços monitorem indivíduos identificados como vulneráveis para não vinculação ou retenção ao serviço desde o momento do diagnóstico, acompanhem o comparecimento das PVHA às consultas médicas, o início da TARV, a retirada da medicação na farmácia e a supressão viral, bem como que realizem busca ativa das PVHA não vinculadas ou não aderentes ao seguimento e/ou ao tratamento, de modo a estabelecer intervenção oportuna para o alcance da meta do tratamento (carga viral indetectável).

Nessa perspectiva, entendemos que uma rede de cuidados deve ser implementada para articular o cuidado nos diversos pontos de atenção, utilizando arranjos e dispositivos da clínica ampliada, como o Projeto Terapêutico Singular, as equipes de referência, o matriciamento e a telessaúde, entre outros. Dessa forma, a assistência ambulatorial das pessoas vivendo com HIV deve incluir os seguintes aspectos: diagnóstico; vinculação e retenção do paciente ao serviço; prescrição da terapia antirretroviral e adesão; alcance de supressão virológica; imunizações; manejo de comorbidades; reconstituição imunológica; além do tratamento e das profilaxias de infecções oportunistas (IO) quando indicado.

É fundamental que o cuidado contemple também a atenção à saúde sexual e reprodutiva e que o indivíduo seja devidamente orientado quanto a questões de transmissibilidade. O objetivo do tratamento é alcançar a supressão virológica com qualidade de vida comparável a das pessoas que não tenham o vírus, além de reduzir o risco de transmissão.

ABORDAGEM INICIAL

O acolhimento adequado assim que a pessoa chega ao serviço é o primeiro passo necessário para o manejo integral e o sucesso terapêutico.

Devem-se coletar informações detalhadas sobre o diagnóstico do HIV, explicar a história natural da doença e orientar sobre formas de transmissão, o significado da contagem de linfócitos T CD4 (LT-CD4+), do exame de carga viral do HIV (CV-HIV) e da importância da TARV no sucesso do tratamento. Coletar informações sobre história pregressa, uso de medicamentos concomitantes, imunizações, parceria sexual, utilização de preservativos e outros métodos de prevenção, histórico de IST, uso de tabaco, álcool e outras drogas, histórico familiar. Abordar também questões referentes ao impacto psicológico do diagnóstico, suporte familiar, desejos reprodutivos e relacionamentos.

A investigação laboratorial na primeira consulta deve ser completa, incluindo os seguintes exames:

- contagem de LT-CD4+ e exame de CV-HIV;
- hemograma completo;
- glicemia de jejum;
- dosagem de lipídeos (colesterol total e frações – CT, HDL, LDL, triglicerídeos);
- avaliação hepática e renal (AST, ALT, fosfatase alcalina [FA], bilirrubinas total [BT] e frações, creatinina, exame básico de urina);
- sorologias para sífilis, hepatites virais (anti-HAV, anti-HCV, HBsAg, anti-HBc total e anti-HB), toxoplasmose, HTLV I e II e Chagas (áreas endêmicas);
- prova tuberculínica (PT);
- radiografia de tórax.

A genotipagem pré-tratamento está indicada para gestantes, casos novos com coinfecção TB-HIV, pessoas que tenham se infectado com parceria em uso de TARV, na prescrição de efavirenz (EFV), crianças e adolescentes e demais indivíduos em uso de profilaxia pré-exposição (PrEP).

A periodicidade das consultas de retorno dependerá das condições clínicas de cada paciente e da fase do tratamento. Após a introdução ou alteração da TARV, está recomendado o retorno precoce para avaliação de possíveis eventos adversos e de dificuldades relacionadas à adesão. Pessoas com quadro clínico estável e supressão virológica poderão retornar nas consultas em intervalos de até 6 meses.

A frequência de solicitação de exame de LT-CD4+ e de carga viral dependerá da situação clínica de cada um, conforme Quadro 10.17.1.

Para aqueles com CV-HIV indetectável e LT-CD4+ > 350 células/mm³ em dois exames consecutivos com pelo menos 6 meses de intervalo, a recomendação é de não solicitar mais LT-CD4+ rotineiramente.

Naqueles que não estão em uso regular de TARV, que se encontram em falha virológica ou sintomáticos, a recomendação é de solicitar contagem de LT-CD4+ a cada 6 meses.

A frequência de solicitação de exame de CV-HIV para monitoramento laboratorial de PVHA deve ser feita de acordo com a situação clínica, conforme Quadro 10.17.2.

QUADRO 10.17.1 Frequência de solicitação de LT-CD4+.

Situação clínica	Contagem de LT-CD4+	Frequência de solicitação
PVHA com: - Em uso de TARV; e - Assintomática; e - Com carga viral indetectável	CD4 < 350 células/mm³ CD4 > 350 células/mm³ em dois exames consecutivos, com pelo menos 6 meses de intervalo	A cada 6 meses[b] Não solicitar
PVHA que NÃO apresentem as condições tais como: - Sem uso de TARV; ou - Evento clínico[a]; ou - Em falha virologia	Qualquer valor de LT-CD4+	A cada 6 meses[b]

PVHA: pessoas vivendo com HIV e aids; TARV: terapia antirretroviral.
(a) Infecções (inclusive IO), toxicidade e possíveis causas de linfopenias (neoplasias, uso de interferon).
(b) Pacientes em uso de profilaxia de IO podem ter a frequência de solicitação de contagem de LT-CD4+ reduzida para 3 meses, a fim de avaliar critérios de resposta imunológica para suspensão ou manutenção da profilaxia.
Para as pessoas que se encontram em uso de TARV com carga viral indetectável e com contagem de LT-CD4+ < 350 células/mm³, a recomendação atual é de solicitar CD4 a cada 6 meses.

Fonte: DIAHV/SVS/MS.

QUADRO 10.17.2 Frequência de solicitação da CV-HIV.

Situação clínica	Frequência de solicitação	Principais objetivos	
PVHA em seguimento clínico	A cada 6 meses	Confirmar continuidade da supressão viral e adesão do paciente	
Início de TARV ou modificação de TARV por falha virológica		Após 8 semanas do início de TARV ou de novo esquema TARV	Confirmar resposta virológica adequada à TARV ou ao novo esquema de TARV e adesão do paciente
Confirmação de falha virológica	Após 4 semanas da primeira CV-HIV detectável	Confirmar falha virológica e necessidade de solicitação de exame de genotipagem	

PVHA: pessoas vivendo com HIV e aids; TARV: terapia antirretroviral; CV-HIV: carga viral de HIV.

Fonte: DIAHV/SVS/MS.

EXAMES COMPLEMENTARES E AVALIAÇÕES DE SEGUIMENTO CLÍNICO

Além dos exames de contagem de LT-CD4+ e CV-HIV, é recomendada a realização de exames complementares antes do início dos antirretrovirais e no seguimento do paciente.

A frequência dependerá da condição clínica e do esquema de terapia antirretroviral em uso.

ACONSELHAMENTO REPRODUTIVO

O aconselhamento reprodutivo tem por objetivo informar, orientar e proporcionar um espaço seguro de discussão para tomada de decisões relativas à concepção e anticoncepção. É fortemente recomendado entre as PVHA em idade reprodutiva para minimizar o risco de transmissão vertical e sexual e para que a gravidez aconteça em condições clínicas e de prevenção ideais. É uma atividade processual na qual a abordagem do tema pode ser realizada por qualquer profissional de saúde, em todos os momentos do atendimento. Não devem ocorrer interferência dos valores pessoais no reconhecimento e manejo do desejo reprodutivo das PVHA.

O atendimento deve ser realizado com o casal visando garantir o planejamento conjunto, apoio psicossocial, adesão ao tratamento e ao seguimento clínico. A linguagem deve ser clara e acessível para auxiliar as escolhas do casal por meio do fornecimento de informações sobre as técnicas conceptivas e contraceptivas adequadas, o melhor momento para sua utilização e os potenciais riscos e benefícios de cada alternativa disponível para uma decisão mais segura.

Para as PVHA que desejam engravidar, recomenda-se: estar em uso de TARV no mínimo por 6 meses, com boa adesão ao tratamento; ter pelo menos duas CV-HIV abaixo do limite de detecção nos últimos 6 meses; ausência de infecções do trato genital; ausência de doenças oportunistas ativas e de manifestações clínicas associadas à infecção pelo HIV; adequar a terapia antirretroviral para as mulheres que vivem com HIV, excluindo o uso de drogas com potencial teratogênico.

QUADRO 10.17.3 Frequência de realização de exames complementares.

Exame	Pré-TARV	Seguimento	Observação
Hemograma completo	Sim	6 a 12 meses	Repetir em 2-8 semanas se início ou troca de TARV com zidovudina (AZT) Intervalo de 3-6 meses se em uso de AZT ou outras drogas mielotóxicas
Creatinina sérica e TFGe	Sim	Anual	Intervalo de 3-6 meses se: em uso de TDF ou outras drogas nefrotóxicas, TFGe < 60 mL/min ou risco aumentado para doença renal (p. ex.: diabetes, hipertensão)
Exame básico de urina	Sim	Anual	Intervalo de 3-6 meses se em uso de TDF ou outras drogas nefrotóxicas, TFGe < 60 mL/min, proteinúria ou risco aumentado para doença renal (p. ex.: diabetes, hipertensão)
AST, ALT, FA, BT e frações	Sim	3 a 12 meses	Intervalos mais frequentes se uso de drogas hepatotóxicas, doença hepática ou coinfecções com HCV ou HBV
CT, LDL, HDL e TGL	Sim	Anual	Intervalo de 6 meses em caso de alteração na última análise
Glicemia de jejum	Sim	Anual	Considerar teste de tolerância à glicose caso o resultado da glicemia de jejum esteja entre 100 e 125 mg/dL
PT	Sim	Anual, se exame inicial < 5 mm	Iniciar tratamento para infecção latente quando PT ≥ 5mm e excluída TB ativa ou se contato com paciente com TB pulmonar, independentemente da PT
Teste imunológico para sífilis	Sim	Semestral/conforme indicação	Considerar maior frequência de triagem em caso de risco ou exposição
Anti-HCV	Sim	Anual/conforme indicação	Considerar maior frequência de triagem em caso de risco ou exposição Solicitar carga viral de HCV se anti-HCV positivo ou em caso de suspeita de infecção aguda
Triagem HBV HBsAg e anti-HBc total	Sim	Anual/conforme indicação	Considerar maior frequência de triagem em caso de risco ou exposição Vacinar pacientes não imunizados Pacientes imunizados (anti-HB positivos) não necessitam de nova triagem para HBV

TARV: terapia antirretroviral; TFGe: taxa de filtração glomerular estimada; TDF: tenofovir; HCV: vírus da hepatite C; HBV: vírus da hepatite B; TB: tuberculose; PT: prova tuberculínica.

Fonte: DIAHV/SVS/MS.

Com relação à concepção em casais sorodiferentes para o HIV que desejam conceber, deve-se considerar que o risco de transmissão do HIV por via sexual é insignificante quando a pessoa vivendo com HIV/Aids tem carga viral indetectável há pelo menos 6 meses e boa adesão ao tratamento.

Em fevereiro de 2019, foi publicada a Nota Técnica 01/2019 do Programa Estadual de DST/Aids de São Paulo, que orienta sobre reprodução em casais sorodiferentes para o HIV. As diretrizes incluem orientações para que os profissionais de saúde:

1. Utilizem informações atualizadas e acuradas no aconselhamento de pessoas vivendo com HIV/aids e seus(suas) parceiros(as) sobre o risco de transmissão neste cenário.

2. Sempre trabalhem na perspectiva da prevenção combinada e, em particular com casais sorodiferentes que desejem conceber; discutam as vantagens e desvantagens das diferentes possibilidades existentes, considerando as particularidades e práticas de cada casal, de modo que os casais sejam adequadamente subsidiados de informações e orientações que os possibilitem escolher o(s) método(s) que julgarem mais adequados. As possibilidades incluem acordos de confiança do casal, profilaxia pré-exposição (PrEP), adesão ao antirretroviral de forma a garantir supressão viral; e decisões sobre o gerenciamento de risco para IST.

3. Sempre respeitem a autonomia da pessoa vivendo com HIV/aids e de sua parceria, garantindo o acesso ao diagnóstico e tratamento de IST, outros métodos de prevenção ao HIV, métodos anticoncepcionais e acompanhamento pré-natal.

4. Adaptem a terapia antirretroviral e outras medicações para as mulheres que vivem com HIV/aids, excluindo o uso de drogas com potencial teratogênico.

No caso de casais sorodiferentes que desejem engravidar, à luz do conhecimento atual, duas possibilidades de concepção natural são possíveis:

5. Prevenção da transmissão do HIV baseada exclusivamente na supressão viral do(a) parceiro(a) vivendo com HIV/aids, nos casos em que este(a) apresente as duas últimas CV-HIV abaixo do limite mínimo de detecção (uma delas coletada nos últimos 6 meses), com boa adesão aos antirretrovirais, ausência de doenças oportunistas ativas e manifestações clínicas associadas ao HIV

6. O uso de PrEP pelo parceiro HIV negativo. A PrEP é recomendada para todos os casos em que não há supressão viral sustentada da pessoa vivendo com HIV/aids, ou para os casos em que há supressão, mas a pessoa HIV negativa prefere usar um método sobre o qual tenha total controle.

IMUNIZAÇÕES

As doenças imunopreveníveis são causas importantes de morbimortalidade nas PVHA. O desafio de imunizar essa população é escolher o antígeno mais adequado, o esquema mais apropriado para a condição de saúde e o momento certo para que se obtenham os melhores resultados.

COMORBIDADES E ASPECTOS CLÍNICOS ESPECÍFICOS

Se a supressão viral é o objetivo mensurável do sucesso da retenção do paciente em tratamento, a sobrevida livre de complicações clínicas e com satisfação pessoal é a intenção primordial do cuidado prestado. Para isso, são importantes a abordagem sistemática, as medidas para prevenção, o diagnóstico e a condução das condições clínicas mais prevalentes. De forma sucinta, discutiremos as condições mais frequentes, sem a ambição de esgotar os tópicos neste texto.

Principal causa de óbito em PVHA, **a tuberculose (TB) ativa** deve ser investigada em todas as consultas por intermédio do questionamento direto sobre febre, tosse, perda de peso ou sudorese noturna. A presença de quaisquer desses sintomas, independentemente da duração, demanda investigação para TB ativa. Ressalta-se que, nesta investigação, a infecção pelo HIV torna imperativa a realização de cultura para micobactérias no escarro ou outro material clínico pertinente.

A TARV e o tratamento da **infecção latente da tuberculose (ILTB)** são medidas que protegem contra o adoecimento por TB de forma independente e somatória. Um estudo em pacientes no Rio de Janeiro mostrou redução de 80% de TB, quando realizado tratamento de ILTB associado à TARV. Além disso, a proteção conferida pela isoniazida perdurou pelos 7 anos de seguimento. Recomenda-se a repetição do teste tuberculínico (PPD) ou teste baseado na liberação de interferon-gama (IGRA) tão logo se observe reconstituição imunológica. Se teste negativo, deve ser repetido anualmente. Se IGRA positivo ou PPD maior ou igual a 5mm, em exame atual ou pregresso; se contato com caso de TB pulmonar; ou se sinal radiológico de lesão sequelar de TB sem tratamento prévio, tão logo esteja excluída TB ativa (com anamnese, exame físico, radiografia de tórax, escarro quando sintomático), deve-se instituir tratamento para ILTB. A droga de escolha para tratamento de ILTB é isoniazida por 6 ou 9 meses, sendo disponível comprimido de 300 mg para PVHA. A rifampicina por 4 meses poderá ser utilizada quando a isoniazida estiver contraindicada e o paciente não fizer uso de inibidores de protease (IP).

O risco de **doenças cardiovasculares (DCV)** também é maior em PVHA. A inflamação crônica gerada pela ativação imune persistente contribui para o aumento do risco cardiovascular (RCV) nesta população. Enquanto não houver consenso sobre os instrumentos mais acurados para medir RCV em PVHA, sugere-se utilizar a escala de risco de Framingham. O risco deve ser calculado a cada mudança de TARV, a cada 2 anos para pacientes com risco baixo (inferior a 10%); a cada 6 a 12 meses se risco moderado a alto (10 a 20%) e a cada 3 meses para pacientes com risco elevado (acima de 20%). Anualmente, recomenda-se a dosagem de lípides, rastreamento de DM (considerar que a dosagem de hemoglobina glicosilada pode ser subestimada em até 1% em PVHA), e aferição da pressão arterial, circunferência abdominal e índice de massa corpórea.

QUADRO 10.17.4 Vacina indicadas para PVHA.

Vacinas	Esquemas e recomendações	Disponibilidade nos CRIEs
Hepatite A	▪ Duas doses: 0 a 6 meses	Sim
Hepatite B	▪ Quatro doses: 0 a 1 – 2 a 6 meses, com o dobro da dose para a faixa etária	Sim
Influenza	▪ Uma dose anual	Sim
HPV	▪ Três doses: 0 a 1 – 2 a 6 meses	Sim HPV4 para indivíduos de 9 a 26 anos
Meningocócicas conjugadas (menC ou menACWY)	▪ Duas doses com intervalo de 2 meses Reforço a cada 5 anos ▪ Preferir a vacina meningocócica ACWY	Sim menC com uma só dose de reforço Não menACWY
Meningocócica B	▪ Duas doses com intervalo de 1 a 2 meses	Não
Haemophilus influenzae b	▪ Duas doses com intervalo de 2 meses	Não
Dupla adulto (dT)	▪ Três doses (0, 2, 4 meses) e reforço a cada 10 anos	Sim
Tríplice bacteriana acelular do tipo adulto (dTpa)	▪ Atualizar dTpa independentemente de intervalo prévio com dT Com esquema de vacinação básico completo: reforço com dTpa a cada 10 anos ▪ Com esquema de vacinação básico incompleto: uma dose de dTpa a qualquer momento e completar a vacinação básica com uma ou duas doses de dT (dupla bacteriana do tipo adulto) de forma a totalizar três doses de vacina contendo o componente tetânico	Não
Pneumocócica conjugada (VPC13)	▪ Uma dose	Não
Pneumocócica 23V (VPP23)	▪ Duas doses com intervalo de 5 anos entre elas	Sim

1. Iniciar esquema com vacina conjugada, seguida pela aplicação da vacina VPP23, respeitando o intervalo mínimo de 2 meses entre as vacinas.
2. Para indivíduos que já receberam a VPP23, não vacinados com VPC13, recomenda-se o intervalo mínimo de 1 ano para a aplicação de VPC13 e de 5 anos para a aplicação da segunda dose da VPP23, com intervalo mínimo de 2 meses entre a vacina conjugada e a polissacarídica.

Tríplice viral	▪ É considerado protegido o adulto que tenha recebido duas doses da vacina tríplice viral acima de 1 ano de idade, com intervalo mínimo de 1 mês entre elas ▪ Contraindicação a depender do CD4	Sim
Varicela	▪ Para suscetíveis: duas doses com intervalo de 1 mês ▪ Contraindicação a depender do CD4	Não
Febre amarela	▪ Contraindicação a depender do CD4 ▪ Recomendar quando o risco de infecção superar o risco da vacinação	

Fonte: GUIA DE IMUNIZAÇÃO SBIm/SBI – HIV/aids 2016-2017.

QUADRO 10.17.5 Parâmetros imunológicos para tomada de decisão em imunizações com vacinas vivas atenuadas em adultos com HIV/aids.

Contagem de LT-CD4+	Recomendação
> 350 (> 20%)	Indicar o uso
200 – 350 (15 a 19%)	Avaliar parâmetros clínicos e risco epidemiológico para tomada de decisão
< 200 (< 15%)	Não vacinar

Fonte: Adaptado do Manual dos CRIEs/MS, 2014.

São três os pilares para prevenção de DCV:

1. Adoção de hábitos nutricionais e de vida mais saudáveis, como suspensão do tabagismo e a prática de exercícios aeróbicos regulares (pelo menos 150 minutos de atividade aeróbica moderada na semana), é estratégia de suma importância na prevenção de DCV.

2. Seleção e eventual troca de ARV priorizando drogas com menor potencial de distúrbios metabólicos.

3. Tratamento farmacológico das dislipidemias, baseado em fibratos (recomendados quando triglicérides > 500 mg/dL) e estatinas. Ressalta-se a impossibilidade de coadministrar sinvastatina com quaisquer IP, bem como a necessidade de se observar a dose máxima de atorvastatina quando prescrita com essa classe.

DM, hipertensão arterial, obesidade e hipercolesterolemia não apenas definem síndrome metabólica e elevam risco de DCV, como também contribuem para o surgimento de **alterações neurocognitivas relacionadas ao HIV (HAND)**. Outros fatores de risco para HAND são: nadir de CD4 < 350 células/mm³; idade superior a 50 anos; coinfecção pelo HCV; baixo nível de escolaridade; e comorbidades psiquiátricas. Estima-se prevalência de HAND em 30 a 70%, cuja apresentação pode variar em espectro de subclínico até incapacidade para atividades de vida diária e comprometimento motor. Ainda que o diagnóstico definitivo demande teste neuropsicológico, triagem semestral deve ser realizada nas consultas, com questionamento sobre memória, lentificação motora ou falhas na atenção. Qualquer alteração em um desses campos indica a necessidade de avaliação mais detalhada.

Considerando que as ferramentas utilizadas para a avaliação de outras formas de demência, como o Mini-Exame do Estado Mental (MiniMental), podem não ser suficientemente discriminatórias, sugere-se a utilização do International HIV Dementia Scale.

Tomografia, ressonância magnética e exame de líquido cefalorraquiano (LC R) são indicados para a avaliação de diagnósticos diferenciais. Além disso, a avaliação da CV-HIV no LCR permite detectar escapes liquóricos, situação na qual a CV-HIV é detectável no LCR de paciente com CV-HIV indetectável no plasma. A adequação da TARV neste cenário pode surtir melhora ou estabilização do quadro neurológico.

Medidas de suporte, como identificação de rede de suporte social entre familiares e amigos, oferecendo aconselhamento e discutindo eventual readequação de atividades cotidianas e prevenção de acidentes, são fundamentais.

A **Saúde mental** é componente de alta relevância no cuidado à saúde. Transtornos psiquiátricos são mais prevalentes em PVHA do que na população geral, e não é estabelecido o nexo causal: se alterações psíquicas aumentam o risco de infecção pelo HIV ou se a infecção contribui para o aparecimento de doenças psíquicas. Independentemente da ordem da causa e efeito, a abordagem desse aspecto é fundamental para a melhor qualidade de vida, inserção na vida em sociedade e adesão ao TARV.

Depressão é a principal causa de incapacidade para o trabalho no mundo. Ansiedade, transtorno afetivo bipolar, esquizofrenia e outras psicoses, uso de álcool e de outras drogas são outras situações que, em PVHA, precisam ser avaliadas e tratadas à luz das particularidades, observando-se interações potenciais entre os tratamentos prescritos, características de cada população, vulnerabilidades e percepções de cada paciente.

Os inibidores de recaptação de serotonina (ISRS) são considerados a intervenção farmacológica de primeira escolha em PVHA, dada a menor interação com ARV. Inibidores da monoamina oxidase (MAO) devem ser evitados e os tricíclicos podem ser uma segunda opção. Via de regra, na prescrição de qualquer droga, para qualquer patologia, em pessoas em uso de TARV, recomenda-se consultar as potenciais interações e tomar a decisão com base no risco e benefício dos efeitos terapêuticos e adversos potenciais.

Para o tratamento do transtorno bipolar, o uso de carbonato de lítio demanda monitoramento do nível sérico de lítio, sódio, função tireoidiana, bem como função hepática e pancreática na prescrição de valproato de sódio.

Especial atenção deve ser tomada na prescrição de EFV e DTG e o potencial risco de precipitar ou exacerbar quadros psiquiátricos.

O questionamento sobre o uso de álcool, drogas e tabaco deve ser realizado de forma rotineira, uma vez que o hábito de consumo pode variar conforme o momento vivido e, ainda que não haja mudança no padrão, é sempre uma oportunidade para discutir potenciais riscos e danos, bem como avaliar estratégias para cessação, diminuição ou redução de danos.

A diretriz nacional para o enfrentamento dos agravos decorrentes do uso de álcool e de outras drogas está descrita no Decreto 9.761 de 11 de abril de 2019 e está centrada no tratamento, acolhimento, recuperação, apoio, mútua ajuda e reinserção social dos dependentes do tabaco e derivados deste, do álcool e de outras drogas, inclusive seus familiares, por meio de atividades articuladas e integradas das unidades básicas de saúde, ambulatórios, centros de atenção psicossocial, unidades de acolhimento, comunidades terapêuticas, hospitais gerais, hospitais psiquiátricos, hospitais-dia, serviços de emergências, corpo de bombeiros, clínicas especializadas, casas de apoio e convivência, moradias assistidas, grupos de apoio e mútua ajuda, com o Sistema Nacional de Políticas Públicas sobre Drogas (Sisnad), o SUS, o Sistema Único de Assistência Social (Suas), o Sistema Único de Segurança Pública (Susp) e outros sistemas relacionados, bem como por meio de comunidades terapêuticas, de adesão e permanência voluntárias pelo acolhido, de caráter residencial e transitório e instituições residenciais de apoio provisório, criadas como etapa intermediária na recuperação, dedicadas à reinserção social e ocupacional após período de intervenção terapêutica aguda.

Intervenções combinadas abrangentes para a prevenção, tratamento e cuidado para HIV entre usuários de drogas injetáveis foram endossadas pela OMS, Unaids, Escritório das Nações Unidas sobre Drogas e Crime (UNODC), Assembleia Geral da Organização das Nações Unidas (ONU), Conselho Econômico e Social da ONU, Comissão das Nações Unidas sobre Drogas Narcóticas, Fundo Global e President's Emergency Plan for Aids Relief (PEPFAR). O pacote de medidas inclui programa de troca de seringas e agulhas, terapia de substituição de opioides, aconselhamento e testagem para HIV, TARV, prevenção de IST, distribuição de preservativos, comunicação e educação direcionada a usuário(a)s de drogas injetáveis e seu(ua) parceiro(a)s, prevenção, imunização e diagnóstico de hepatites virais, prevenção, diagnóstico e tratamento de TB. Essa estratégia de redução de danos é intervenção em saúde pública que visa reduzir danos sociais e dos danos à saúde associados ao uso de álcool e outras drogas. Consiste em assumir que a abstenção total nem sempre é alcançável e que intervenções comportamentais e oferecimento de cuidado integral e intersetorial podem minimizar o sofrimento do usuário e melhorar as condições de vida e de saúde do indivíduo e da sociedade.

Drogas lícitas, ilícitas e aquelas prescritas para tratamento podem acarretar toxicidade hepática. Além disso, a coinfecção por HIV e hepatites virais e a esteatose hepática representam outros eventos que fazem das **alterações hepáticas** demanda clínica frequente em PVHA.

Esteato-hepatite, fibrose e cirrose hepáticas induzidas por álcool devem ser prevenidas e monitoradas e, na falha do monitoramento, tratadas as complicações advindas. Além do álcool, a própria TARV pode ser hepatotóxica, ensejando a esteatose hepática e a acidose lática secundária à toxicidade mitocondrial, em geral associada ao uso de estavudina (d4T) e de didanosina (ddI). Nevirapina (NVP) é classicamente associada à hepatotoxicidade por reação de hipersensibilidade direta, mas o uso de EFV e de etravirina (ETR) pode ter o mesmo efeito. Enquanto o atazanavir (ATV) pode causar aumento de bilirrubina indireta não associada à lesão hepática, há descrição de insuficiência hepática por tipranavir (TPV). Estima-se elevação de transaminases acima de três vezes o valor normal em 2 a 5%. Há relatos de casos de insuficiência hepática associada à reação de hipersensibilidade a essa droga.

É importante lembrar que outros medicamentos utilizados com frequência para o tratamento de comorbidades também podem ser hepatotóxicos, em especial aqueles para tratamento de TB, imidazólicos, dapsona, azitromicina, ganciclovir, aciclovir, anabolizantes, entre outros.

As hepatites virais, particularmente as crônicas, B e C, demandam tratamento específico que não abordaremos neste capítulo. Ressaltamos a indicação de vacinar todas as PVHA susceptíveis contra hepatites A e B. PVHA coinfectadas com HBV devem receber TDF como parte de sua TARV. Na contraindicação absoluta ao uso de tenofovir, entecavir deve ser associado à TARV. Quando o TDF não estiver indicado para o tratamento do HIV em virtude de resistência, ainda assim deverá ser mantido para o tratamento da hepatite B. PVHA infectado com HCV tem indicação de TARV e tratamento da HCV, independentemente da contagem de LT-CD4+ ou do grau de fibrose hepática. Idealmente, deve-se alcançar a supressão viral do HIV para então iniciar o tratamento da HCV. É fundamental atentar para as potenciais interações entre TARV e os esquemas para tratamento HCV.

A doença gordurosa não alcoólica do fígado (NASH) pode ser causada por obesidade, dislipidemia, medicamentos, HCV crônica, nutrição parenteral, entre outros. Diabetes, hipertrigliceridemia e perda abrupta de peso são fatores de risco adicionais. Sem tratamento específico, torna-se mandatório minimizar os fatores de risco.

O monitoramento da função renal é imprescindível, não apenas pelo risco de nefropatia associada ao HIV, mas também pela potencial **nefrotoxicidade** de alguns medicamentos. Além disso, o envelhecimento e eventuais comorbidades associadas, como hipertensão arterial e DM, podem aumentar o risco de doença renal crônica. A prescrição do esquema ARV deve antever e rever periodicamente a potencial nefrotoxicidade dos medicamentos em uso.

O TDF pode, especialmente em pessoas mais idosas, com baixo índice de massa corpórea (IMC), associado a ritonavir (RTV) e na presença de polimorfismos específicos, causar tubulopatia com síndrome de Fanconi, com proteinúria, acidose metabólica, glicosúria sem hiperglicemia e hiperfosfatúria.

Atazanavir (ATV) pode ocasionar nefrolitíase e o RTV pode, ao aumentar a concentração intracelular de TDF, potencializar sua nefrotoxicidade.

Dolutegravir (DTG) pode elevar a creatinina sem, entretanto, impactar no *clearance*, que, neste caso, é mais fidedignamente mensurado pelo *clearance* de iomalato, inulina ou cistatina-c.

Rabdomiólise induzida por raltegravir (RAL) pode incorrer em nefrotoxicidade.

A **nefropatia associada ao HIV (NAHIV)** se manifesta com proteinúria, hipoalbuminemia, em geral sem edema ou hipertensão, e perda da função renal. Histologicamente, observa-se a variante colapsante da glomeruloesclerose segmentar e focal. O principal tratamento é a supressão viral. Recomenda-se ainda o uso de inibidores da enzima conversora da angiotensina (IECA) ou bloqueadores do receptor da angiotensina (BRA) para controle da proteinúria e corticosteroides como terapia de 2ª linha.

PVHA também podem cursar com doença renal mediada por imunocomplexos ou ainda, microangiopatia trombótica, além do comprometimento glomerular relacionado a DM e hipertensão arterial sistólica (HAS).

Além de HAS e DM, outros fatores de risco para o desenvolvimento de **doença renal crônica** em PVHA são: etnia negra; presença de proteinúria na análise do sedimento urinário; antecedente familiar de nefropatia; CV-HIV elevada; baixa contagem de LT-CD4+; idade avançada; tabagismo; e obesidade. PVHA em diálise têm sobrevida equiparável à da população geral, tanto em hemodiálise como em diálise peritoneal. Também o transplante renal deve ser considerado, particularmente em centros de transplante renal que tenham protocolos específicos para as PVHA.

Dado o risco aumentado de perda de massa óssea em PVHA, inclusive naquelas em uso de ARV, principalmente, mas não de forma excludente, nos pacientes em uso de TDF, recomenda-se particular atenção ao rastreamento de **osteopenia** e de **osteoporose**, em especial se risco aumentado para fraturas: aqueles com história prévia de fraturas de fragilidade; aqueles que usaram corticosteroide por mais de 3 meses (equivalente a > 5 mg de prednisona/dia) e aqueles com alto risco de quedas.

Além dessas situações, homens e mulheres com mais de 40 anos devem ser avaliados a cada 10 anos. Sugere-se utilizar o algoritmo FRAX (*Fracture Risk Assessment Tool*), desenvolvido para estimar o risco de fraturas a partir de fatores clínicos, com ou sem medidas da densitometria. Quando risco calculado pela FRAX for maior que 10%, bem como nas mulheres pós-menopausa e nos homens com mais de 50 anos, recomenda-se a realização de densitometria óssea.

A ingestão insuficiente de cálcio e fosfato pode acarretar **osteomalácia**, que pode cursar com dor óssea, fraqueza muscular, baixa densidade óssea e culminar em fraturas.

Pode estar associada ao uso de EFV, que compromete o metabolismo da vitamina D e, menos frequentemente, ao TDF. Desnutridos, negros, obesos, renais crônicos e pessoas com baixa exposição à luz solar têm risco aumentado de osteomalácia. Assim, função renal e fosfato sérico devem ser monitorados semestralmente em pessoas em uso de TDF.

Também a **ostenoecrose** é mais frequente em PVHA, de forma que a queixa de dor na articulação do quadril deve ser valorizada. O uso de ARV não parece estar associado a maior risco de osteonecrose.

As medidas preventivas para perda de massa óssea incluem minimizar fatores de risco mediante cessação do tabagismo, diminuição da ingesta alcoólica, prática de atividades físicas, prevenção de quedas e prescrição adequada, tentando minimizar exposição a medicamentos que possam acelerar a perda de massa óssea, como TDF, alguns anticonvulsivantes, inibidores de bomba de próton, corticosteroides e tiazolidinedionas. Quando a ingestão for insuficiente, recomenda-se a suplementação de cálcio. Para mulheres menopausadas e homens acima de 50 anos, recomendam-se, respectivamente, ingestão diária de 1.000 e 1.200 mg de cálcio/dia.

Quando à vitamina D, deve-se almejar manter níveis de vitamina 25 OH D acima de 30 ng/mL, repondo até 50.000 UI semanais por 8 a 12 semanas em pacientes com dosagens abaixo de 20 ng/mL, mantendo-se 2.000 a 3.000 UI/dia para sustentar níveis adequados.

Determinadas **neoplasias** são doenças definidoras de aids. Entre as mais comuns, destacam-se o sarcoma de Kaposi (SK), linfoma não Hodgkin e câncer de colo uterino, em mulheres jovens. Via de regra, pacientes acometidos por essas patologias apresentam contagem de LT-CD4+ abaixo de 200 células/mm³.

Como o aumento da sobrevida das PVHA, é importante atentar para o rastreamento das neoplasias mais frequentes, em especial nas situações em que o diagnóstico precoce melhora o prognóstico e a sobrevida. Além do rastreamento rotineiro, deve-se atentar para queixas e alterações clínicas ou laboratoriais, bem como para antecedentes epidemiológicos e familiares relevantes.

A **lipodistrofia**, ou alteração da distribuição de gordura corporal, com acúmulo excessivo em alguns sítios corporais e atrofia em outros, pode impactar na qualidade de vida dos pacientes, por vezes comprometendo a adesão à TARV. AZT, D4T, EFV e IP estão associadas a seu desenvolvimento e a substituição desses fármacos deve ser considerada caso a caso. Fatores de risco adicionais são tempo prolongado de infecção pelo HIV, baixo nadir de LT-CD4+, sobrepeso no diagnóstico de HIV, predisposição genética. Etnia negra parece ser um fator protetor. Atividade física e alimentação balanceada também têm efeito protetor e devem ser recomendadas a todos os pacientes especialmente antes da instalação da lipodistrofia.

O pioneirismo do Brasil no enfrentamento da aids se mostra também por ter sido o primeiro país a oferecer gratuitamente cirurgia reparadora para portadores de HIV com lipodistrofia. A incorporação desses procedimentos no SUS se deu em 2004 e oferece:

- Preenchimento facial com polimetilmetacrilato (PMMA).
- Lipoaspiração de giba ou região submandibular.
- Lipoaspiração de parede abdominal ou dorso em pacientes.
- Lipoenxertia de glúteo.
- Preenchimento facial com tecido gorduroso.
- Reconstrução glútea e/ou perianal, com lipoenxertia ou PMMA.
- Redução mamária.
- Tratamento da ginecomastia ou pseudoginecomastia.

Para o encaminhamento para o tratamento cirúrgico, pacientes com lipodistrofia decorrente do uso de ARV devem estar em TARV por pelo menos 1 ano, sem sinais de imunodeficiência nos últimos 6 meses, comorbidades controladas, LT-CD4+ acima de 200 células/mm³, CV-HIV abaixo de 1.000 cópias/mL em duas medidas com intervalo mínimo de 6 meses e clinicamente aptos para o procedimento proposto.

QUADRO 10.17.6 Rastreamento das neoplasias em PVHA.			
Local	**Pacientes**	**Procedimento**	**Frequência**
Mama	Mulheres entre 50 e 69 anos	Mamografia	Bianual
Colo uterino	Mulheres	Preventivo do câncer do colo do útero	Semestral no 1º ano e, se normal, manter seguimento anual. Se contagem de LT-CD4+ < 200 células/mm³, priorizar correção dos níveis de LT-CD4+ e realizar rastreamento citológico a cada 6 meses até recuperação imunológica Realizar colposcopia na presença de alterações patológicas
Ânus	Relação receptiva anal, antecedente de HPV, histologia vulvar ou cervical anormal	Toque retal e preventivo anal	Anual; realizar anuscopia na presença de alterações patológicas
Fígado	Pacientes cirróticos e portadores de HBsAg positivos	Dosagem de alfafetoproteína e realização de ultrassonografia	Semestral

BIBLIOGRAFIA SUGERIDA

CRT-DST/Aids – 30 anos. BEPA especial. 2018;15(175-176):3-122. Disponível em: http://portal.saude.sp.gov.br/coordenadoria-de-controle-de-doencas/publicacoes/edicoes-em-pdf/edicoes-2018.

FRAX® Fracture Risk Assessment Tool [Internet]. Calculation tool. Disponível em: https://www.sheffield.ac.uk/FRAX/tool.aspx?country=55.

Golub JE, Saraceni V, Cavalcante SC, Pacheco AG, Moulton LH, King BS, et al. The impact of antiretroviral therapy and isoniazid preventive therapy on tuberculosis incidence in HIV-infected patients in Rio de Janeiro, Brazil. AIDS. 2007;21(11):1441-1448.

Golub JE, Cohn S, Saraceni V, Cavalcante SC, Pacheco AG, Moulton LH, et al. Long-term protection from isoniazid preventive therapy for tuberculosis in HIV-infected patients in a medium-burden tuberculosis setting: the TB/HIV in Rio (THRio) study. Clin Infect Dis. 2015;60(4):639-645.

Michelin L, Levi M, coordenadores. HIV/AIDS Guia de Imunização SBIm/SBI: 2016-17. Sociedade Brasileira de Infectologia e Sociedade Brasileira de Imunizações: 2016. Disponível em: https://sbim.org.br/images/files/guia-hiv-sbim-sbi-2016-2017-160915b-bx.pdf.

Ministério da Saúde (BR), Secretaria de Vigilância em Saúde, Departamento de Vigilância das Doenças Transmissíveis. Manual de recomendações para o controle da tuberculose no Brasil. Brasília (DF); 2019. Disponível em: http://portalarquivos2.saude.gov.br/images/pdf/2019/marco/25/manual-recomendacoes-tb-20mar19-isbn.pdf.

Ministério da Saúde (BR), Secretaria de Vigilância em Saúde, Departamento de Vigilância, Prevenção e Controle das Infecções Sexualmente Transmissíveis, do HIV/Aids e das Hepatites Virais. Protocolo clínico e diretrizes terapêuticas para hepatite C e coinfecções. Brasília (DF); 2019. Disponível em: http://www.aids.gov.br/pt-br/pub/2017/protocolo-clinico-e-diretrizes-terapeuticas-para-hepatite-c-e-coinfeccoes.

Ministério da Saúde (BR), Secretaria de Vigilância em Saúde, Departamento de Vigilância, Prevenção e Controle das Infecções Sexualmente Transmissíveis, do HIV/Aids e das Hepatites Virais. Protocolo clínico e diretrizes terapêuticas para manejo da infecção pelo HIV em adultos: 2018. Brasília (DF); 2018. Disponível em: http://www.aids.gov.br/pt-br/pub/2013/protocolo-clinico-e-diretrizes-terapeuticas-para-manejo-da-infeccao-pelo-hiv-em-adultos.

Ministério da Saúde (BR), Secretaria de Vigilância em Saúde, Departamento de Vigilância Prevenção e Controle em IST/Aids e Hepatites Virais. Boletim Epidemiológico – HIV/Aids. 2018;49(53).

Ministério da Saúde (BR), Secretaria-Executiva. Recomendações para o manejo da coinfecção TB-HIV em serviços de atenção especializada a pessoas vivendo com HIV/AIDS. Brasília (DF); 2013. Disponível em: http://bvsms.saude.gov.br/bvs/publicacoes/recomendacoes_manejo_coinfeccao_tb_hiv.pdf.

Ministério da Saúde (BR), Secretaria de Vigilância em Saúde, Programa Nacional de DST/Aids. Alimentação e nutrição para pessoas que vivem com HIV e Aids. Brasília (DF): 2006. Disponível em: http://www.cfn.org.br/wp-content/uploads/2017/12/alimentacao_nutricao_pessoas_aids_hiv_biblioteca.pdf.

National Institute of Health [internet]. Clinical and Research information on drug-induced liver injury: Dolutegravir. Disponível em: https://livertox.nih.gov/Dolutegravir.htm.

Secretaria de Estado da Saúde (SP), Centro de Controle de Doenças, Programa Estadual de DST/Aids, Centro de Referência e Treinamento DST/Aids. Saúde reprodutiva das pessoas que vivem e convivem com HIV. São Paulo (SP); 2015.

Secretaria de Estado da Saúde (SP), Centro de Controle de Doenças, Programa Estadual de DST/Aids, Centro de Referência e Treinamento DST/Aids. Nota Técnica n. 01/2019/RT-PE-DST/AIDS/SES-SP. Dispõe sobre a orientação de casais sorodiferentes quanto à reprodução. Disponível em: http://www.saude.sp.gov.br/centro-de-referencia-e-treinamento-dstaids-sp/homepage/destaques/nota-tecnica-n-012019crt-pe-dstaidsses-sp?.

Secretaria de Estado da Saúde (SP), Centro de Controle de Doenças, Centro de Referência e Treinamento DST/Aids. Diretrizes para implementação da rede de cuidados em IST/HIV/Aids, Manual de gestão da rede e dos serviços de saúde. São Paulo (SP); 2017. Disponível em: http://www.saude.sp.gov.br/centro-de-referencia-e-treinamento-dstaids-sp/rede-de-cuidados-em-isthivaids-e-hepatites-virais/arquivos-para-download.

Viana MMO, organizadora. Manual de Boas Práticas em adesão e retenção de usuários em serviço ambulatorial para PVHA. São Paulo, 2018. Disponível em: http://www.saude.sp.gov.br/centro-de-referencia-e-treinamento-dstaids-sp/publicacoes/publicacoes-download.

World Health Organization [internet]. Harm reduction. Disponível em: http://www.euro.who.int/en/health-topics/communicable-diseases/hivaids/policy/policy-guidance-for-areas-of-intervention/harm-reduction.

World Health Organization [internet]. Depression. Disponível em: https://www.who.int/en/news-room/fact-sheets/detail/depression.

10.18 Coinfecção HIV-hepatite C

Edgar de Bortholi Santos
Roberto Focaccia

UMA BREVE HISTÓRIA

Na época em que não havia o esquema efetivo de controle viral – terapia antirretroviral altamente ativa (TARV, do inglês HAART) –, os pacientes portadores de aids evoluíam para óbito principalmente em decorrência das infecções oportunistas e de raras neoplasias. Com o advento do HAART os pacientes passaram a ter maior sobrevida e, por via de consequência, as infecções passadas começaram a se exteriorizar com maior frequência no quadro clínico da aids. As hepatites B e C evoluíram para a cronicidade e suas consequências (cirrose e o hepatocarcinoma), elevando o número de pacientes internados decorrentes de insuficiência hepática grave e a mortalidade por doença terminal do fígado.

A terapêutica de que dispúnhamos para as hepatites B e C era monoterápica com interferon padrão e seu uso estava restrito aos pacientes monoinfectados porque existia grande preocupação com o uso desse fármaco em pacientes HIV-positivos decorrente da intensa queda do número de linfócitos CD4 e da possibilidade de evolução para as infecções oportunistas. Os primeiros tratamentos nos coinfectados pelo HIV e pelo vírus da hepatite C (VHC) se mostraram inócuos principalmente para os que apresentavam contagem de linfócito CD4 inferior a 200 células (cels)/mm³. Porém, nestes pacientes tratados não ficou evidente o aumento da incidência de infecções oportunistas, o que demonstrava que essas células sofriam apenas uma redistribuição tecidual. Em 1998, a terapêutica para a hepatite C ganhou uma droga adicional, a ribavirina, com uma pequena melhora dos resultados, atingindo aproximadamente 16% de resposta virológica sustentada (RVS) após o término do tratamento em pacientes coinfectados. Em locais em que a terapia para VHC com interferon-alfa (IFN-α) foi amplamente empregada em pacientes coinfectados com HIV-VHC, aqueles que não foram curados frequentemente apresentavam um fenótipo difícil de tratar, caracterizado por níveis elevados de VHC-RNA, infecção por genótipos-1 ou 4 de VHC, alelos desfavoráveis IL-28B e/ou fibrose hepática avançada.

No início dos anos 2000, as indústrias farmacêuticas conseguiram aumentar a eficácia da ação do interferon aumentando sua meia-vida circulante por meio da peguilação da molécula dessa citocina e por meio da associação com a ribavirina, o que fez aumentar a resposta sustentada para aproximadamente 40% no genótipo 1. Essa imunoterapia associada à ribavirina acarretava inúmeros efeitos adversos severos, tanto no âmbito psíquico com distúrbios de comportamento como hematológico com neutropenias, plaquetopenias e anemias importantes; muitas das vezes com a necessidade da introdução de filgrastima e eritropoetina ou mesmo da interrupção do tratamento.

O primeiro passo para uma resposta mais efetiva foi o advento dos inibidores da enzima viral protease que, associadas ao interferon peguilado e à ribavirina, podem atingir cifras de resposta semelhantes aos monoinfectados com porcentagens de 67 a 68% obtidas no braço do boceprevir e de 76% de resposta sustentada com o telaprevir. Porém, infelizmente, com vários efeitos adversos importantes que fizeram muitos pacientes desistirem do tratamento. Apesar do entusiasmo inicial, o uso de inibidores da protease do VHC de 1ª geração foi desafiado por esquemas de administração complicados, toxicidades graves frequentes, interações medicamentosas indesejáveis, seleção de resistência a fármacos e alto custo. A prescrição dessas drogas de 1ª geração sem o conhecimento adequado mostrou-se inadequado para o tratamento de coinfecção HIV-HCV com mais danos do que benefícios.

A introdução das drogas de ação direta (DAA), em 2013, com a melhora das taxas de cura, significou a abertura do tratamento para todos os infectados e a diminuição da progressão da doença para cirrose e hepatocarcinoma. Em 2014, esses medicamentos foram licenciados pela agência americana Food and Drug Administration (FDA), pela União Europeia (EMA) e por muitos outros órgãos internacionais de referência para uso em monoinfectados pelo HCV. Entretanto, até março de 2015, esses fármacos ainda não haviam sido licenciados para uso em coinfectados em virtude da não publicação dos protocolos pivotais de seu uso nessa população. As DAA atingiram resposta terapêutica com resultados preliminares que revelaram eficácia, alcançando a casa dos 90% ou mais de resposta virológica sustentada em coinfectados, com boa tolerância, facilidade de administração, ação pangenômica (dos inibidores de polimerase), sem a necessidade de associação com interferon, com pouco efeitos adversos, número reduzido de comprimidos e também com apenas 12 semanas de terapêutica. Até os dias atuais, a indústria farmacêutica mantém os investimentos de novas drogas com uma promissora resposta virológica de 100%, isto é, a cura da hepatite C para todos os pacientes tratados, independentemente da monoinfecção ou da coinfecção HIV-HCV.

Em longo prazo, a face preocupante da coinfecção por HIV-VHC será progressivamente limitada, nos países ocidentais, aos indivíduos sem acesso adequado a cuidados de saúde como os sem-teto, os alcoólatras, os usuários ativos de drogas intravenosas e os imigrantes ilegais.

Novos regimes como a associação sofosbuvir e revidasvir, patrocinado pela Organização Mundial da Saúde (OMS) e pela Drugs for Negleted Diseases Iniciative (DNDi), muito eficaz, é pangenotípico e principalmente de baixo custo, têm permitido aos países de baixa renda o tratamento de hepatite C em monoinfectados e coinfectados HIV/HCV.

INTRODUÇÃO

PECULIARIDADES CLÍNICAS IMPORTANTES DOS PACIENTES COINFECTADOS HIV-HCV

Em pacientes que buscam os ambulatórios de atendimento para HIV, tem se constatado a alta frequência de complicações prévias hepáticas decorrentes principalmente de hepatite viral crônica, hepatotoxicidade relacionada com fármacos antirretrovirais e outros medicamentos, além do frequente uso abusivo de álcool, esteatose hepática e envolvimento do fígado como parte de outras condições sistêmicas (p. ex.: tuberculose), conforme mostrado no Quadro 10.18.1

QUADRO 10.18.1 Principais causas de lesão hepática em pacientes infectados pelo HIV.
Hepatites virais (B, C, D, E)
Anormalidades metabólicas – NASH
Abuso de álcool
Hepatotoxicidade relacionada a drogas
Envolvimento em outras condições, como infecções (tuberculose) ou cânceres (linfomas)

A doença hepática é uma das principais causas de hospitalização e morte em pessoas infectadas pelo HIV no mundo ocidental, apesar de a TARV estar já amplamente disponível atuando com alta eficiência contra o HIV. Por consequência, na maioria dos pacientes HIV-positivos, em todo o mundo ocidental, tem sido constatada a rápida progressão da fibrose hepática quando coinfectados com o HCV, ao contrário de monoinfectados pelo HCV (mesmo com altas taxas de fibrose -F3 e F4, pelo metavir), a despeito do esquema antirretroviral efetivo.

Mais de 25% dos pacientes coinfectados com fibrose leve na avaliação histológica inicial do fígado desenvolvem fibrose significante em biópsias subsequentes (com tempo médio entre as biópsias de 2,8 anos). Com essa progressão da fibrose é de se esperar também um tempo mais rápido de evolução para o hepatocarcinoma. Importante adicionar a este processo a relevância da ingesta de álcool por esses pacientes.

Atualmente tem se demonstrado que os pacientes coinfectados que progrediram para o transplante hepático tiveram pior evolução no pós-transplante comparados aos monoinfectados, uma vez que a reinfecção pelo HCV do enxerto é quase universal e a progressão para a cirrose é mais acelerada nesses doentes, com taxas de sobrevida abaixo de 50% em 5 anos pós-transplante. Felizmente, alguns grupos de transplante hepático ainda se mantêm abertos à inscrição de pacientes que preencham os critérios para a realização da cirurgia, já que, diante do relativo insucesso cirúrgico, muitas equipes de transplantadores deixaram de realizá-la em coinfectados.

Um dos principais problemas na terapia dos pacientes coinfectados é a associação de fármacos concomitantes ao tratamento do HIV e HCV. O ajuste das concentrações das drogas e mesmo a troca de algumas drogas que se faz necessária trazem implicações farmacológicas de interações incompatíveis com as DAA.

PATOGÊNESE DA LESÃO HEPÁTICA EM PACIENTES COINFECTADOS

No ambiente do parênquima hepático, durante o processo infeccioso pelos vírus HIV e HCV, ocorre intensa secreção de citocinas pró-inflamatórias como efetores da inflamação e da desregulação imune induzindo a fibrogênese. Esse processo interfere direta e indiretamente nos metabolismos glicídico e lipídico, gerando aumento dos níveis de ácidos graxos livres, adipocitocinas e hiperglicemia.

Os hepatócitos comprometidos pelo processo infeccioso estimulam os linfócitos CD4 TH2 com síntese e secreção de interleucina 4, 5, 6, 9 e 13 e diminuição das citocinas de TH1 como o IFN-γ. Esse desequilíbrio e a estimulação das células de Kupffer com síntese de fator de crescimento tumoral β e o fator necrótico tumoral (TNF) estimulam e ativam as células estrelares hepáticas a se transformarem em miofibroblastos com intensa produção de colágeno tipo IV. Essas células também podem sofrer ativação via receptor CCR5 li-

gante de GP120 do HIV. A persistência do processo inflamatório e a produção de colágeno na matriz extracelular, e consequente morte por apoptose dos hepatócitos, lesam o parênquima hepático, favorecendo a evolução para a cirrose hepática, em um processo rápido, quando comparado à infecção por apenas um vírus.

A manutenção do processo inflamatório no paciente infectado pelo HIV se deve principalmente à hiperestimulação do tecido linfoide da mucosa intestinal (GALT), sobretudo pelo lipopolissacarídeo solúvel (LPS) da parede das bactérias Gram-negativas da flora intestinal, gerando, dessa forma, intensa produção de citocinas pró-inflamatórias. Com o avanço do tempo de infecção, ocorre depleção da população linfocitária do tecido linfoide, principalmente de linfócitos CD4, permitindo, dessa forma, a progressão do HCV nos pacientes coinfectados. O fígado é o grande filtro dos componentes bacterianos, portanto a lesão hepática reduz o processo de filtração, aumentando, assim, a circulação de componentes bacterianos e de citocinas pró-inflamatórias de forma sistêmica, bem como a constância destas últimas, permitindo a evolução para a aids. A doença hepática ocorre somente nos pacientes coinfectados.

RECOMENDAÇÕES PARA O INÍCIO DO TRATAMENTO COM AS DAA PARA OS PACIENTES COINFECTADOS HIV-HCV

Para o início do tratamento com as DAA, são importantes alguns aspectos relacionados aos pacientes que possam interferir na resposta terapêutica ou ensejar um agravo da doença pré-existente. A primeira recomendação é se certificar da presença de infecção pelo vírus da hepatite B. Alguns autores têm levantado a importância desse diagnóstico pelo fato de pacientes portadores dessa coinfecção, após a resolução da infecção pelo vírus da hepatite C, evoluírem para um grave processo infeccioso agudo pelo vírus da hepatite B. Portanto, para portadores de AgHBs + com ou sem AgHBe+, deve-se estar atento, sobretudo para os pacientes HIV que não tenham no seu esquema antirretroviral a lamivudina e o tenofovir, drogas sabidamente responsáveis pelo controle virológico do vírus da hepatite B, devendo-se, nesses casos, solicitar a realização do teste HBV-DNA. Pacientes com HBV-DNA indetectável ou baixo (< 2.000 UI/mL) deverão ser monitorados durante e após o tratamento. A introdução da terapia deverá ser considerada se houver elevação dos níveis de HBV-DNA. Para os pacientes que não apresentam marcadores sorológicos para essa hepatite e para a hepatite A, é mandatória a sua vacinação.

A visão para infecção do HCV, tal como em quaisquer infecções virais crônicas, o médico assistente deverá sempre se ater às condições clínicas gerais e sociais do paciente. As condições sociais predizem se o paciente terá condições do acompanhamento ambulatorial e se há baixo risco de adesividade ao tratamento. A presença de infecções sexualmente transmissíveis (IST) demonstra a alta possibilidade de reinfecção e/ou infecções por outros vírus de transmissão sexual. Importante salientar que o vírus da hepatite C só confere imunidade ao seu genótipo, consequentemente o contato com pessoas que apresentem infecção por outro genótipo passa a ter alto risco para a reinfecção.

Muito comum neste perfil de pacientes é a presença da síndrome metabólica, caracterizada por hipertensão arterial, diabetes e dislipidemia. Os trabalhos têm demonstrado a relação de resistência insulínica e a menor resposta virológica; desta feita, faz-se necessário o acompanhamento laboratorial da resposta terapêutica aos antiglicemiantes em uso por esses pacientes e a recomendação principalmente de atividade física.

Drogas e chás (ervas) potencialmente hepatotóxicas devem ser evitados, daí a importância de um conhecimento prévio de todos os medicamentos em uso por parte do paciente e seus hábitos dietéticos.

Os pacientes com cirrose compensada Child-A deverão ter um segmento com tempos mais curtos de retorno com exames periódicos tanto durante o tratamento como também pós-tratamento com segmento principalmente com alfafetoproteína e ultrassonografia de abdome. Esses pacientes também deverão ser encaminhados para a vacinação contra pneumococo e influenza.

Atualmente o protocolo clínico e diretrizes terapêuticas para o manejo da infecção HCV (PCDT) do Ministério da Saúde recomendam oferecer o tratamento a todos os indivíduos diagnosticados com infecção pelo vírus da hepatite C independentemente do estágio da doença no Brasil.

Nos casos de carga viral do HCV inferior ao limite de detecção (500 UI/mL) em que não é possível caracterizar o genótipo, deve-se considerar o mesmo esquema terapêutico indicado para o genótipo 3. Naqueles casos em que a subtipagem do genótipo 1 não for possível, por exemplo em casos em que se identifica o subtipo indeterminado ou subtipo 1a/1b, ou quando outros subtipos do genótipo 1 forem identificados (1c ou outros), devem-se adotar os esquemas de tratamentos indicados para o tratamento para o genótipo 1a.

DEVE-SE TRATAR PRIMEIRO O HCV OU A INFECÇÃO PELO HIV?

Em 2019, o início de tratamento é recomendado concomitantemente ao diagnóstico; neste caso, se o diagnóstico do HIV **foi concomitante** ao diagnóstico da infecção pelo vírus HCV, a terapêutica deverá ser iniciada para os dois vírus e os esquemas de tratamento devem ser compatíveis com a terapia antirretroviral (TARV). Existe a necessidade de ajuste posológico dos medicamentos para a hepatite C ou dos antirretrovirais (ARV), a fim de se evitarem interações medicamentosas e prejuízo ao sucesso terapêutico. Caso o diagnóstico seja separado um do outro, inicia-se o tratamento de um e, quando do diagnóstico do segundo, acrescentam-se à terapêutica os medicamentos pertinentes tendo sempre o cuidado das orientações aqui descritas. O Quadro 10.18.2 sumariza as drogas antivirais de ação direta eficazes para pacientes coinfectados por HIV-HCV.

Os inibidores análogos nucleosídeos têm ação por competitividade por semelhança estrutural com as bases nitrogenadas, alterando os aminoácidos, os quais são incorporados na cadeia proteica de enzimas em formação. Em consequência, bloqueiam o sítio ativo do sítio NS5B. Em razão de o centro ativo da NS5B ser uma região altamente conservada do genoma do VHC, as DAA são potencialmente efetivas contra diferentes genótipos. Essas drogas apresentam alta eficácia, acima de 95%, de resposta virológica sustentada contra monoinfecção por HCV.

Os inibidores de polimerase NS5B são um grupo de drogas que bloqueiam a síntese da RNA polimerase dependente de RNA a partir da tradução da fração gênica NS5B. Essa enzima é altamente conservada; portanto, presente em todos os genótipos do HCV.

Os inibidores não análogos agem por ligação a diferentes centros alostéricos da enzima, resultando em uma mudança conformacional na fita de RNA.

Os inibidores de polimerase NS5A bloqueiam a síntese de um grupo de proteínas que desenvolvem um papel na replicação, na construção e na liberação das partículas virais, sem atividade enzimática. A NS5A também é capaz de interagir com a NS5B, aumentando a atividade da polimerase. Os inibidores da proteína NS5A são distintos por sua potência picomolecular e seu espectro de ação, agindo em todos os genótipos do VHC.

As recomendações da PCDT em 2019 e da Associação Europeia para Estudo das Doenças do Fígado (EASL) para tratamento de coinfectados são vistas, respectivamente, nos Quadros 10.18.3 e 10.18.4.

Os atuais esquemas terapêuticos para o tratamento de pacientes infectados pelo HCV monoinfectados e coinfectados disponíveis com registro no Brasil e incorporados ao Sistema Único de Saúde (SUS) apresentam efetividade no tratamento desses pacientes entre todos os esquemas propostos, salvo algumas exceções com esquemas diferenciais entre si. Em pacientes cirróticos Child-Pugh B e C, a dose inicial da ribavirina deve ser de 500 mg ao dia, podendo ser aumentada conforme a tolerância do paciente e a avaliação médica. A dose máxima não deve ultrapassar 11 mg/kg/dia. A adição da ribavirina, quando possível, é sempre recomendada em pacientes cirróticos e em todos aqueles com menor chance de resposta virológica: não respondedores ao esquema com interferon, genótipo 3, sexo masculino, maior de 40 anos ou a critério médico. Pacientes com genótipos 1, 2, 4 e 6 com cirrose Child B e Child C sem contraindicação e tolerantes à ribavirina poderão ter o tempo de tratamento diminuído para 12 semanas, desde que haja a associação da ribavirina ao NS5A indicado.

QUADRO 10.18.2 Drogas antivirais de ação direta potencialmente eficazes para pacientes coinfectados HIV-HCV.

Inibidores de protease
- Apresentam-se como drogas de alta potência, com cobertura limitada ao genótipo 1, uma alta a moderada barreira de resistência do vírus a estas drogas e alta interação com as coenzimas do citocromo P460 CYP3A. A nomenclatura destes fármacos se faz com o sufixo -previr. Exemplos: paritaprevir; asunaprevir; danoprevir; vaniprevir; grazoprevir.

Inibidores de polimerase (NS5A)
- Drogas de alta potência com cobertura pangenômica, baixa a intermediária barreira de resistência, principalmente para os genótipos 1 e 4, e menor ação para os genótipos 2 e 3. Apresentam alta interação com outras drogas decorrente da interação com a coenzima CYP3A, assim como os inibidores de protease. A nomenclatura destes fármacos se faz com o sufixo-asvir. Exemplos: daclatasvir; ledispavir; ombitasvir.

Inibidores de polimerase (NS5B), análogos nucleosídeos
- Fármacos de alta a intermediária potência com cobertura pangenômica e alta barreira de resistência do vírus; diferentemente das anteriores, apresentam baixa interação com outras drogas e sua nomenclatura tem como sufixo-buvir. Exemplo: sofosbuvir.

Inibidores de polimerase (NS5B), não análogos
- Drogas de baixa a intermediária potência, com limitada cobertura, apenas para o genótipo 1, e com aumento do risco de resistência viral decorrente da sua baixa barreira; sua nomenclatura é igual à anterior com o mesmo sufixo. Exemplo: lomibuvir; dasabuvir; beclabuvir.

Inibidores de polimerase (NS5A) 2ª onda
- Drogas de alta potência antiviral, com cobertura pangenômica e alta barreira de resistência e sua nomenclatura apresenta como sufixo -asvir. Exemplos: elbasvir; velpatasvir; sofosbavir; odalasvir.

TABELA 10.18.1 Posologia das drogas de antivirais de ação direta (DAAs).

Medicamento	Posologia
Alfapeguinterferona 2a	180 µg/1,73 m², via subcutânea, uma vez/semana (crianças)
Daclatasvir 60 mg	1 comprimido, uma vez ao dia, via oral
Daclatasvir 30 mg	1 comprimido uma vez ao dia, via oral
Sofosbuvir 400 mg	1 comprimido, uma vez ao dia, via oral
Glecaprevir 100 mg/pibrentasvir 40 mg	3 comprimidos, uma vez ao dia, via oral
Sofosbuvir 400 mg/velpatasvir 100 mg	1 comprimido, uma vez ao dia, via oral
Sofosbuvir 400 mg/ledipasvir 90 mg	1 comprimido, uma vez ao dia, via oral
Elbasvir 50 mg/grazoprevir 100 mg	1 comprimido, uma vez ao dia, via oral
Ribavirina 250 mg	11 mg/kg/dia ou 1 g (< 75 kg) e 1,25 g (> 75 kg) via oral (adultos) e 15 mg/kg/dia (crianças)
Alfaepoetina 10.000 UI	10.000 UI a 40.000 UI, via subcutânea, uma vez/semana, a critério clínico
Filgrastim 300 mcg	300 mcg, via subcutânea, uma ou duas vezes/semana

Fonte: PCDT, 2019.

QUADRO 10.18.3 Tratamento de hepatite C aguda e crônica para pacientes monoinfectados e coinfectados com idade superior a 18 anos, não submetidos a tratamentos anteriores com DAA.

		INDICAÇÃO DO TEMPO DE TRATAMENTO POR MEDICAMENTO E CONDIÇÃO CLÍNICA				
		Pacientes não submetidos a tratamento prévio com DAA			Pacientes renais com depuração de creatinina interior a 30 mL/min não submetidos a tratamento prévio com DAA	
		Pacientes iniciais sem cirrose	Pacientes iniciais com cirrose Child-A	Pacientes iniciais com cirrose Child-B ou C	Pacientes renais sem cirrose	Pacientes renais com cirrose Child-A
Genótipo 1a	Sofosbuvir + daclatasvir ± ribavirina OU	12 semanas	12 semanas	24 semanas	X	X
	Elbasvir/grazoprevir	16 semanas	16 semanas	X	16 semanas	16 semanas
	Sofosbuvir/ledipasvir ± ribavirina OU	12 semanas	12 semanas	24 semanas	X	X
	Glecaprevir/pibrentasvir OU	8 semanas	12 semanas	X	8 semanas	12 semanas
	Sofosbuvir/velpatasvir ± ribavirina	12 semanas	12 semanas	24 semanas	X	X
Genótipo 1b	Sofosbuvir + daclatasvir ± ribavirina OU	12 semanas	12 semanas	24 semanas	X	X
	Elbasvir/grazoprevir OU	12 semanas	12 semanas	X	12 semanas	12 semanas
	Sofosbuvir/ledipasvir ± ribavirina OU	12 semanas	12 semanas	24 semanas	X	X
	Glecaprevir/pibrentasvir OU	8 semanas	12 semanas	X	8 semanas	12 semanas
	Sofosbuvir/velpatasvir ± ribavirina	12 semanas	12 semanas	24 semanas	X	X
Genótipo 2	Sofosbuvir + daclatasvir ± ribavirina OU	12 semanas	12 semanas	24 semanas	X	X
	Glecaprevir/pibrentasvir OU	8 semanas	12 semanas	X	8 semanas	12 semanas
	Sofosbuvir/velpatasvir ± ribavirina	12 semanas	12 semanas	24 semanas	X	X
Genótipo 3	Sofosbuvir + daclatasvir ± ribavirina OU	12 semanas	24 semanas	24 semanas	X	X
	Glecaprevir/pibrentasvir OU	8 semanas	12 semanas	X	8 semanas	12 semanas
	Sofosbuvir/velpatasvir ± ribavirina	12 semanas	12 semanas	24 semanas	X	X
Genótipo 4	Sofosbuvir + daclatasvir ± ribavirina OU	12 semanas	12 semanas	24 semanas	X	X
	Glecaprevir/pibrentasvir OU	8 semanas	12 semanas	X	8 semanas	12 semanas
	Sofosbuvir/velpatasvir ± ribavirina OU	12 semanas	12 semanas	24 semanas	X	X
	Elbasvir/grazoprevir	12 semanas	12 semanas	X	12 semanas	12 semanas
Genótipo 5	Sofosbuvir + daclatasvir ± ribavirina OU	12 semanas	12 semanas	24 semanas	X	X
	Glecaprevir/pibrentasvir OU	8 semanas	12 semanas	X	8 semanas	12 semanas
	Sofosbuvir/velpatasvir ± ribavirina	12 semanas	12 semanas	24 semanas	X	X
Genótipo 6	Sofosbuvir + daclatasvir ± ribavirina OU	12 semanas	12 semanas	24 semanas	X	X
	Glecaprevir/pibrentasvir OU	8 semanas	12 semanas	X	8 semanas	12 semanas
	Sofosbuvir/velpatasvir ± ribavirina	12 semanas	12 semanas	24 semanas	X	X

Fonte: PCDT, 2019.

QUADRO 10.18.4 Tratamento de hepatite C para pacientes submetidos a tratamento prévios com DAA.

		PACIENTES SUBMETIDOS A TRATAMENTO PRÉVIO COM MEDICAMENTOS DE AÇÃO DIRETA (DAA)			
		Pacientes sem cirrose ou com cirrose Child-A sem tratamento prévio com NS5A, mas tratados com esquemas com simeprevir (genótipo 1), SOF + RBV (genótipo 2) ou PR + SOF (genótipo 3)	Pacientes com cirrose Child-B ou C sem tratamento prévio com NS5A, mas tratados com esquemas com simeprevir (genótipo 1), SOF + RBV (genótipo 2) ou PR + SOF (genótipo 3)	Pacientes sem cirrose ou com cirrose Child-A não respondedores a tratamento prévio com NS5A ou ombitasvir/veruprevir/ritonavir + dasabuvir	Pacientes sem cirrose ou com cirrose Child-B ou C não respondedores a tratamento prévio com NS5A
Genótipo 1a	Sofosbuvir + daclatasvir OU	24 semanas	24 semanas	X	X
	Sofosbuvir/ledpasvir OU	24 semanas	24 semanas	X	X
	Glecaprevir/pibrentasvir OU	12 semanas ± sofosbuvir	X	12 semanas + sofosbuvir	X
	Sofosbuvir/velpatasvir	24 semanas	24 semanas	X	24 semanas
Genótipo 1b	Sofosbuvir + daclatasvir OU	24 semanas	24 semanas	X	X
	Sofosbuvir/ledipasvir OU	24 semanas	24 semanas	X	X
	Glecaprevir/pibrentasvir OU	12 semanas ± sofosbuvir	X	12 semanas + sofosbuvir	X
	Sofosbuvir/velpatasvir	24 semanas	24 semanas	X	24 semanas
Genótipo 2	Sofosbuvir + daclatasvir OU	24 semanas	24 semanas	X	X
	Glecaprevir/pibrentasvir OU	12 semanas	X	12 semanas + sofosbuvir	X
	Sofosbuvir/velpatasvir	24 semanas	24 semanas	X	24 semanas
Genótipo 3	Sofosbuvir + daclatasvir OU	24 semanas	24 semanas	X	X
	Glecaprevir/pibrentasvir OU	16 semanas	X	12 semanas + sofosbuvir + ribavirina	X
	Sofosbuvir/velpatasvir	24 semanas	24 semanas	X	24 semanas
Genótipo 4	Sofosbuvir + daclatasvir OU	X	X	X	X
	Glecaprevir/pibrentasvir OU	X	X	12 semanas + sofosbuvir	X
	Sofosbuvir/velpatasvir OU	X	X	X	24 semanas
Genótipo 5	Sofosbuvir + daclatasvir OU	X	X	X	X
	Glecaprevir/pibrentasvir OU	X	X	12 semanas + sofosbuvir	X
	Sofosbuvir/velpatasvir	X	X	X	24 semanas
Genótipo 6	Sofosbuvir + daclatasvir OU	X	X	X	X
	Glecaprevir/pibrentasvir OU	X	X	12 semanas + sofosbuvir	X
	Sofosbuvir/velpatasvir	X	X	X	24 semanas

Fonte: PCDT, 2019.

As recomendações da Associação Europeia para o tratamento da hepatite C são vistas nos Quadros 10.18.5 e 10.18.6

QUADRO 10.18.5 Pacientes não cirróticos virgens e experimentados aos esquemas terapêuticos para HCV.

Pacientes	Experiência anterior em tratamento	SOF/VEL	CLE/PIB	SOF/VEL/ VOX	SOF/LDV	GZR/EBR	OBV/PTV/r + DSV
Genótipo 1a	Tratamento naïve	12 semanas	8 semanas	Não	8 a 12 semanas	12 semanas (HCV RNA ≤ 800.000 IU/mL)	Não
	Tratamento em experiência	12 semanas	8 semanas	Não	Não	12 semanas (HCV RNA ≤ 800.000 IU/mL)	Não
Genótipo 1b	Tratamento naïve	12 semanas	8 semanas	Não	8 a 12 semanas	8 semanas (FO-F2) 12 semanas (FO-F2)	8 semanas (FO-F2) 12 semanas (FO-F2)
	Tratamento em experiência	12 semanas	8 semanas	Não	12 semanas	12 semanas (F3)	12 semanas
Genótipo 2	Tratamento naïve	12 semanas	8 semanas	Não	Não	Não	Não
	Tratamento em experiência	12 semanas	8 semanas	Não	Não	Não	Não
Genótipo 3	Tratamento naïve	12 semanas	8 semanas	Não	Não	Não	Não
	Tratamento em experiência	12 semanas	12 semanas	Não	Não	Não	Não
Genótipo 4	Tratamento naïve	12 semanas	8 semanas	Não	12 semanas	12 semanas (HCV RNA ≤ 800.000 IU/mL)	Não
	Tratamento em experiência	12 semanas	8 semanas	Não	Não	Não	Não
Genótipo 5	Tratamento naïve	12 semanas	8 semanas	Não	12 semanas	Não	Não
	Tratamento em experiência	12 semanas	8 semanas	Não	Não	Não	Não
Genótipo 6	Tratamento naïve	12 semanas	8 semanas	Não	12 semanas	Não	Não
	Tratamento em experiência	12 semanas	8 semanas	Não	Não	Não	Não

SOF/VEL: Sofosbuvir/Velpatasvir; CLE/PIB: Glecaprevir/Pibrentasvir; SOF/VEL/VOX: Sofosbuvir/Velpatasvir/Voxilaprevir; SOF/LDV: Sofosbuvir/Ledipasvir GZR/EBL: Grazoprevir/Elbasvir; OBV/PTV/DSV: Ombitasvir, Paritaprevir, Dasabuvir.

Fonte: Journal of Hepatology 2018 vol. 69/461-511.

QUADRO 10.18.6 Pacientes cirróticos (Child-A) virgens e com experiência nos esquemas terapêuticos para HCV.

Pacientes	Experiência anterior em tratamento	SOF/VEL	CLE/PIB	SOF/VEL/ VOX	SOF/LDV	GZR/EBR	OBV/PTV/r + DSV
Genótipo 1a	Tratamento naïve	12 semanas	12 semanas	Não	12 semanas	12 semanas (HCV RNA ≤ 800.000 IU/mL)	Não
	Tratamento em experiência	12 semanas	12 semanas	Não	Não	12 semanas (HCV RNA ≤ 800.000 IU/mL)	Não
Genótipo 1b	Tratamento naïve	12 semanas	12 semanas	Não	12 semanas	12 semanas	12 semanas
	Tratamento em experiência	12 semanas	12 semanas	Não	12 semanas	12 semanas	12 semanas
Genótipo 2	Tratamento naïve	12 semanas	12 semanas	Não	Não	Não	Não
	Tratamento em experiência	12 semanas	12 semanas	Não	Não	Não	Não
Genótipo 3	Tratamento naïve	Não	12 semanas	12 semanas	Não	Não	Não
	Tratamento em experiência	Não	16 semanas	12 semanas	Não	Não	Não
Genótipo 4	Tratamento naïve	12 semanas	12 semanas	Não	12 semanas	12 semanas (HCV RNA ≤ 800.000 IU/mL)	Não
	Tratamento em experiência	12 semanas	12 semanas	Não	Não	Não	Não
Genótipo 5	Tratamento naïve	12 semanas	12 semanas	Não	12 semanas	Não	Não
	Tratamento em experiência	12 semanas	12 semanas	Não	Não	Não	Não
Genótipo 6	Tratamento naïve	12 semanas	12 semanas	Não	12 semanas	Não	Não
	Tratamento em experiência	12 semanas	12 semanas	Não	Não	Não	Não

SOF/VEL: Sofosbuvir/Velpatasvir; CLE/PIB: Glecaprevir/Pibrentasvir; SOF/VEL/VOX: Sofosbuvir/Velpatasvir/Voxilaprevir; SOF/LDV: Sofosbuvir/Ledipasvir GZR/EBL: Grazoprevir/Elbasvir; OBV/PTV/DSV: Ombitasvir, Paritaprevir, Dasabuvir.

Fonte: Journal of Hepatology 2018 vol. 69/461-511.

A seguir, alguns detalhes práticos sobre os medicamentos comercializados até março de 2019.

SOFOSBUVIR

Deverá ser administrado na dose de 400 mg (um comprimido [cp]) uma vez ao dia, com ou sem alimento. A sua farmacocinética é excretada por via urinária em 80% do volume total e 15% pelas fezes. Convencionou-se que nenhuma dose de sofosbuvir é recomendada para pacientes com comprometimento severo da função renal (eGFR < 30 mL/min/1.73m² ou em estado final da doença renal) em virtude da alta exposição do metabólito do sofosbuvir derivado da desfosforilação do metabólito nucleosídeo GS-331007, sua maior forma de eliminação na sua forma ativa. Porém, há evidências atuais na segurança dos regimes baseados no sofosbovir com eGFR < 30 mL/min/1.73m², incluindo pacientes em hemodiálise. A exposição ao sofosbuvir não apresenta mudanças significativas nos pacientes com leve comprometimento hepático, mas aumenta duas a três vezes nos pacientes com moderada atividade. O sofosbovir, assim como a maioria das DAA, se apresenta com boa tolerabilidade quando administrado nas 12 semanas (em não cirróticos) e por 24 semanas em pacientes cirróticos; com genótipo 3, pode se associar também à ribavirina por 24 semanas. Os principais efeitos adversos observados, que acometem aproximadamente 20% dos pacientes, são fadiga e cefaleia e, com a associação à ribavirina, esses sintomas podem aumentar. Quanto aos exames laboratoriais, observa-se leve aumento da creatinoquinase (CPK), amilase e lipase sem nenhum impacto clínico observado.

Importante ressaltar que o sofosbuvir não é metabolizado pelas enzimas do citocromo P-450, mas é transportada pela P-gp. As drogas que são potentes indutoras desse transportador de ânions inorgânicos induzem significativamente a diminuição da concentração plasmática do sofosbuvir e podem diminuir o efeito terapêutico. Dessa forma, não deverá ser administrado concomitantemente a conhecidos indutores da P-gp, tais como rifampicina, carbamazepina, fenitoína ou erva-de-são-joão. Outras potenciais interações podem ocorrer com rifabutina e modafenil. Não há significantes interações com os antirretrovirais como entricitabina, tenofovir, efavirenz, darunavir/ritonavir e raltegravir, e não há nenhuma interação droga-droga com outros antirretrovirais.

Regimes baseados em sofosbuvir são contraindicados em pacientes sob tratamento com antiarrítmicos como amiodarona em virtude do risco de morte por assistolia; bradicardias têm sido observadas com horas ou dias após o início dessa DAA, mas há casos relatados acima de 2 semanas do início do tratamento do HCV. O mecanismo de interação e o papel de outras drogas desta classe (como betabloqueadores) ainda não estão claros, embora um número de mecanismos potenciais tenha sido proposto envolvendo a inibição da P-gp, o deslocamento de proteínas ligadoras e os efeitos diretos do sofosbuvir e de outras DAA sobre os cardiomiócitos ou canais de íons. Sua toxicidade resulta, na realidade, da sobreposição de diferentes mecanismos. Em virtude da meia-vida longa da amiodarona, seus efeitos ainda podem ser evidenciados após meses da interrupção do uso. Portanto, deve-se sempre ter cautela quando do uso de qualquer tipo de antiarrítmicos.

DACLATASVIR

É administrado em comprimidos de 30 e 60 mg uma vez ao dia, com ou sem alimento.

Essa droga é pangenômica, devendo estar associada ao sofosbuvir por 12 semanas (genótipo 1, sem cirrose) e por 24 semanas em cirróticos. Em pacientes com genótipo 3, deve associar-se ao sofosbuvir e à ribavirina por 24 semanas. Genótipo 4 exige associação com sofosbuvir e interferon por 24 semanas.

O daclatasvir é metabolizado pela enzima CYP3A; sua eliminação se dá pelas fezes e há 6,6% de excreção renal da droga inalterada.

Os principais efeitos adversos dessa DAA são: anemia; hiporexia; cefaleia; alterações intestinais; náuseas; prurido; fadiga. Esses efeitos são potencializados quando da administração do daclatasvir com ribavirina.

Não deve ser associado daclatasvir a darunavir/ritonavir e a lopinavir/ritonavir; com atazanavir/ritonavir e atazanavir/cobicistat, a dosagem deve ser limitada a 30 mg; e com efavirens, etravirina ou nevirapina, recomenda-se aumentar a dose de daclatasvir para 90 mg. Se associado aos antibióticos claritromicina e eritromicina, a dosagem deve ser reduzida a 30 mg/dia. A coadministração com indutores potentes de CYP3A4 (como carbamazepina, oxcarbazepina, fenobarbital, fenitoína, imidazólicos, rifampicina e outros da mesma classe, bloqueadores de canal de cálcio, verapamil) e com indutores potentes de P-gp está contraindicada. O uso de estatinas deve ser feito com cautela.

ASSOCIAÇÕES COM SOFOSBUVIR
Sofosbuvir + ledispavir

Em uma coorte de pacientes coinfectados HIV-HCV, a taxa de RVS ao esquema sofosbuvir e ledispavir na 12ª semana de tratamento foi de 98,2%, não havendo diferença na resposta entre pacientes coinfectados e monoinfectados, não sendo indicado o tempo de tratamento de 8 semanas para coinfectados. Fatores associados à baixa resposta incluem a baixa contagem de linfócitos CD4 (< 200 células/mm³), carga viral do HIV detectável pré-tratamento e doença psiquiátrica ativa.

Essa associação é liberada comercialmente em apenas um comprimido de 400 mg de sofosbuvir e 90 mg de ledispavir, sendo administrada uma vez ao dia com ou sem alimento.

A excreção do ledispavir se faz principalmente por via biliar de forma não alterada, sendo a via renal a de menor importância, com apenas 1% do volume total excretado. A avaliação farmacocinética da população de pacientes infectados pela hepatite C, mesmo os cirróticos descompensados, era de que não havia efeito relevante à exposição ao ledispavir.

Não há necessidade de ajuste na associação sofosbuvir-ledispavir para pacientes que apresentem leve a moderada disfunção renal, não sendo liberada para pacientes com insuficiência renal grave e em estágio final da doença.

Os efeitos adversos mais comuns a essa associação são fadiga e cefaleia.

Sofosbuvir e ledispavir são transportados por P-gp e por outro transportador de ânions orgânicos, como o BCRP (*breast câncer resistence protein*). Qualquer droga que se utiliza desses transportadores poderá interferir na concentração plasmática do sofosbuvir e do ledispavir, diminuindo as concentrações destes, o que provoca a redução do efeito terapêutico, drogas coadministradas que inibem a P-gp e a BCRP podem aumentar a exposição ao sofosbuvir e ao ledispavir com consequências clínicas desconhecidas.

Em uma visão inversa, o ledispavir, inibindo a P-gp e a BCRP, poderá aumentar potencialmente a absorção intestinal de drogas coadministradas. Então, sempre se deverá ter cautela no uso de digoxina, também para outras drogas que são, em parte, transportadas por essas proteínas, como a amlodipina, o carvedilol, a ciclosporina etc. O uso concomitante à amiodarona é contraindicado como já descrito aqui para o sofosbuvir. O uso da associação com as estatinas decorrente de outro transportador de aníons potencialmente inibido pelo ledispavir, o OATP, também deverá ser feito com cautela. O ledispavir sofre diminuição de sua ação com o aumento do pH gástrico; dessa forma, os antiácidos, antagonistas do receptor H2 e os inibidores de bomba de prótons não devem ser prescritos.

Esta associação pode ser administrada com todos os antirretrovirais. O uso de tenofovir disoproxil fumarato em associação com ritonavir ou combicistat deverá ser feito com cautela e frequente monitorização da função renal. Níveis do tenofovir também são aumentados quando do regime com efavirenz. O recente tenofovir alafenamida (TAF) se apresenta com menor efeito sobre a função renal e, consequentemente, um menor aumento da exposição do tenofovir.

Sofosbuvir + Velpatasvir

Sofosbuvir e velpatasvir são comercializados em comprimidos únicos contendo 400 mg de sofosbuvir e 100 mg de velpatasvir, sendo administrado um comprimido ao dia com ou sem alimento.

A farmacologia do velpatasvir se demonstra pela metabolização hepática por meio das enzimas CYP2B6, CYP2C8 e CYP3A4 e seu transporte se faz pelos polipeptídeos transportadores de íons P-gp, BCRP e OATP, sendo a excreção do fármaco, em sua maior extensão, pela via biliar, tendo uma vida média de 15 horas.

Em razão do metabolismo já descrito, existem contraindicações a medicamentos administrados concomitantemente ao velpatasvir (p. ex.: rifampicina; rifabutina; carbamazepina; fenobarbita; fenitoína; erva-de-são-joão) que diminuem a concentração do sofosbuvir e/ou do velpatasvir, com perda da sua eficácia. Atualmente, há o consenso segundo o qual algumas drogas que são substratos para P-gp poderão ser utilizadas com cautela (p. ex.: digoxina, carvedilol, amlodipina e diltiazem).

A absorção do velpatasvir, assim como a do ledispavir, é diminuída pelo aumento do pH; dessa forma, não se recomenda a administração concomitante do velpatasvir com antiácidos, inibidores do receptor H2 e inibidores de bomba. Se houver necessidade clínica da administração, esta poderá ser realizada com inibidor de bomba como omeprazol na dose máxima de 20 mg após 4 horas da administração dessas DAA.

Os efeitos adversos dessas drogas foram cefaleia, fadiga e náuseas.

Nos pacientes coinfectados HIV/HCV, poderão ser administradas com muitos antirretrovirais, com exceção de efavirenz, etravirina e nevirapina. Importante que solfosbuvir/velpatasvir aumenta a concentração de tenofovir, devendo haver maior preocupação com o perfil renal do paciente.

Sofosbuvir, Velpatasvir e Voxilaprevir

São dispensados contendo em cada comprimido 400 mg de sofosbuvir, 100 mg de velpatasvir e 100 mg de voxilaprevir, administrando-se um comprimido uma vez ao dia, após ingestão de alimentos.

A farmacocinética de sofosbuvir e velpatasvir já foi discutida neste capítulo; quanto ao voxilaprevir, este é metabolizado pelo CYP3A4, como a vasta maioria das drogas metabolizadas no fígado; da mesma forma que o velpatasvir, é transportado pelo P-gp, BCRP, OATPB1 e OATPB3. A maior do voxilaprevir é, tendo uma meia vida de 33 horas.

A análise farmacocinética populacional de pacientes infectados pelo HCV e cirróticos compensados (Child-A) apresenta exposição 73% maior ao voxilaprevir quando comparados com pacientes sem cirrose. Dessa forma, estas drogas são recomendadas para pacientes com cirrose compensada e não recomendadas para a terapêutica de pacientes portadores de cirrose moderada (Child-B) e contraindicadas para pacientes com comprometimento severo do fígado (Child-C). Não há relevância da concentração desse esquema nos pacientes renais crônicos, podendo ser utilizado no tratamento de pacientes HCV com insuficiência renal.

Os efeitos adversos dessa combinação foram cefaleia, diarreia e náuseas.

Como já descrito para outras DAA, a coadministração com outros fármacos que se utilizam das mesmas proteínas transportadoras também terá restritos seus usos durante a terapêutica da infecção pelo HCV, consequentemente a suas elevações de concentração plasmática associadas a sérios eventos, assim como outros que podem requerer ajustes de doses ou adicional monitoramento. Assim, principalmente para as drogas que se utilizam do transportador BCRP, não serão recomendados, para uso concomitante com o voxilaprevir, o metrotrexate, o imatinib e a sulfazalazina; e similar cautela deverá ser observada para o inibidor de OATP1B, como a ciclosporina e o edoxaban.

Para mulheres gestantes ou em idade fértil, o uso de contraceptivos contendo etinilestradiol é contraindicado em razão do alto risco de elevação das transaminases. Contraceptivos contendo progesterona são permitidos.

Semelhantes às DAA já mencionadas, o uso concomitante de antiácidos deve seguir as recomendações anteriores.

O uso de solfosbuvir, velpatasvir e voxilaprevir em pacientes coinfectados HIV/HCV não será recomendado aos pacientes em uso dos antirretrovirais efavirenz, etravirina, nevirapina, atazanavir+ ritonavir e lopinavir e ritonavir. Cautela deverá ser observado na posologia de duas vezes ao dia do darunavir + ritonavir, darunavir cobicistat e atazanavir + cobicistat. O efavirens reduz em 50% a eficácia do velpatasvir e o atazanavir causa **aumento quatro vezes a ação farmacológica do** voxilaprevir. Da mesma forma dos esquemas anteriores, o uso de sofosbuvir, velpatasvir e voxilaprevir também aumenta a concentração do tenofovir e, consequentemente, o monitoramento da função renal é muito importante.

Ombitasvir, Paritaprevir, Dasabuvir e *booster* com Ritonavir

O paritaprevir é um inibidor de protease metabolizado pela enzima CYP3A4 que é inativada pelo ritonavir que potencializa a ação desta DAA por aumentar a sua concentração plasmática permitindo uma melhor posologia. O ombitasvir é um inibidor NS5A administrado uma vez ao dia em associação ao paritaprevir. A dose recomendada dessa combinação é de dois comprimidos de ritonavir, paritaprevir e ombitasvir (50 mg, 75 mg e 12,5 mg por comprimido), uma vez ao dia com alimentação. Dasabuvir é um inibidor não nucleosídeo da RNA dependente de RNA-polimerase, administrado em comprimidos de 250 mg, duas vezes ao dia em combinação com os outras DAA para pacientes infectados pelo vírus HCV, genótipo 1.

Estas DAA são eliminadas principalmente pelas fezes, sendo o dasabuvir eliminado por via biliar, todos com o mínimo de *clearance* renal. Não há necessidade de ajuste da dose em pacientes com leve, moderada e severa insuficiência renal; podendo essas DDA ser utilizadas em pacientes em diálise. Em razão de alterações de concentrações plasmáticas dessas drogas em pacientes com moderado a severo comprometimento hepático (Child-B e C), não é recomendado seu uso terapêutico nesses pacientes.

Os efeitos adversos mais comuns dessa associação foram fadiga e náuseas.

Essa associação também sofre metabolização pela enzima do citocromo P 450 e é transportada pelas proteínas transportadoras de íons. Dados o perfil dessas drogas e a presença do ritonavir, há um potencial de interações droga-droga. O ritonavir é um forte inibidor da enzima CYP3A4, portanto a coadministração com drogas que se utilizam para o seu metabolismo dessa enzima sofrerá um marcante aumento da sua concentração e, consequentemente, uma possibilidade de sérios efeitos adversos, exemplos de medicamentos nessas condições: amiodarona; astemizole; terfenadina; cisaprida; derivados do ergot; lovastatina; sinvastatina; atorvastatina; midazolan; triazolan; quetiapina; salmoterol; e sildenafil quando utilizado para hipertensão arterial pulmonar. Também são contraindicadas drogas que aumentam a ação da enzima CYP3A4 e, portanto, diminuem a concentração da associação de DAA, comprometendo a ação antiviral, como a carbamazepina, fenitoína, fenobarbital, rifampicina, erva-de-são-jorge. Os azóis e alguns antibióticos macrolídeos inibem a enzima CYP3A4 e, assim, aumentam a exposição do paritaprevir.

As interações de fármacos que devem merecem uma atenção especial em pacientes coinfectados HIV/HCV. Assim, os inibidores de protease são contraindicados. Atazanavir e darunavir devem ser administrados sem ritonavir e cobicistat. A administração de antirretrovirais não-análogos (efavirenz, etravirina e nevirapina) são contraindicados; e a rilpivirina deverá ser usada com cautela sob monitorização cardíaca com eletrocardiograma periódico.

Grazoprevir e Elbasvir

São comercializados em comprimidos contendo 100 mg de grazoprevir e 50 mg de elbatasvir. A recomendação terapêutica é de um comprimido uma vez ao dia com ou sem alimentação. Como as demais DAA, são metabolizados pela enzima CYP3A4 e utilizam-se para transporte as proteínas transportadoras de íons P-gp e OATP B1, havendo uma vida média para o grazoprevir de 24 horas e elbatasvir de 31 horas. Suas excreções se fazem por via biliar com eliminação pelas fezes, com menos de 1% recuperado na urina.

Consequentemente a suas concentrações plasmáticas, essa associação é contraindicada nos pacientes cirróticos com moderado a severo comprometimento hepático (Child-B e C). Nenhum ajuste é necessário para pacientes com comprometimento renal leve e moderada a severa insuficiência renal (incluindo pacientes em hemodiálise ou diálise peritoneal).

Os efeitos adversos dessa associação foram cefaleia e fadiga, raros casos de elevação das transaminases foram relatados em mulheres, asiáticos e pacientes idosos.

A coadministração de **efavirenz**, etravirina, fenitoína, carbamazepina, modafenil e erva-de-são-joão podem reduzir marcadamente a concentração plasmática de ambas DAA e, portanto, essas drogas são contraindicadas. Fortes inibidores da CYP3A4 como **inibidores de protease dos antirretrovirais** e os azóis são contraindicados e não recomendados. Assim como as drogas inibidoras da CYP3A4, como inibidor de OATP B1, rifampicina, cobicistat, ciclosporina e rifampicina podem aumentar intensamente a concentração do grazoprevir. Diferentemente das DAA anteriores, inibidores do pH ácido não interferem na absorção das DAA grazoprevir e elbatasvir. Alguma cautela deve existir para o uso concomitante de tacrolimus, estatinas e quetiapina, esta quando usada exige monitoramento eletrocardiológico se em altas doses.

Baseados nessas descrições, existem limitações sobre quais antirretrovirais podem ser usados nos pacientes coinfectados HIV-HCV com grazoprevir e elbatasvir. Atualmente os antirretrovirais que podem ser coadministrados são os inibidores nucleotídeos da transcriptase reversa como abacavir, lamivudina, tenofovir, emtricitabina, raltegravir, dolutegravir e maraviroc.

Glecaprevir e Pibrentasvir

São comercializados em comprimidos com doses fixas de 100 mg de glecaprevir e de 40 mg para pibrentasvir, cuja dose recomendada é de três comprimidos uma vez ao dia com alimento. A excreção dessas drogas se faz principalmente por via biliar, tendo o glecaprevir uma vida média de 6 horas e o pibrentasvir, 23 horas.

Essa associação é contraindicada para pacientes cirróticos Child-B e C coinfectados em virtude do aumento importante de suas concentrações no sangue, sendo indicada apenas em pacientes Child-A. Nos pacientes com insuficiência renal não houve aumento significativo na área sob a curva (AUC); dessa forma, esta terapêutica foi liberada para indivíduos com ou sem diálise.

Glecaprevir e pibrentasvir, por consequência de sua ação inibitória de P-gp; BCRP, OATP1 e OATP 3, podem aumentar a concentração de algumas drogas quando administrados concomitantemente a elas. As drogas que sofrem esta ação são: etexilado de dabigatrana; estatinas. Por outro lado, a concentração das DAA poderá estar diminuída quando utilizadas com indutores de P-gp e CYP3A, tais como a rifampicina, carbamazepina, erva-de-são-joão e fenitoína; oxcarbazepinae eslicarbazepina também não são recomendadas. A ciclosporina, o darunavir e o lopinavir aumentam a concentração do glecaprevir. Cautela deve ser observada quando da administração de tacrolimus e quetiapina em altas doses.

O uso do contraceptivo etinilestradiol é contraindicado para mulheres em idade fértil em uso dessas DAA, sendo permitidos contraceptivos contendo progesterona.

Similarmente às DAA anteriores, não se recomenda o uso de inibidores de bomba de prótons, não devendo ultrapassar 40 mg/dia a dose de omeprazol.

Nos pacientes coinfectados, em virtude dos mecanismos já citados, o glecaprevir e o pibretasvir são contraindicados em regimes contendo atazanavir e outros inibidores de protease. Os inibidores da transcriptase reversa não análogos efavirenz, etravirina e nevirapina não são indicados por diminuírem a concentração plasmática dessas DAA. Todos os outros ARV poderão ser coadministrados, incluindo ritonavir e cobicistat quando usados com inibidores de integrase como o dolutegravir e o elvitegravir.

O esquema glecaprevir e pibrentasvir será indicado nos seguintes pacientes:

a) Não respondedores ao uso prévio de sofosbuvir e simeprevir, devendo-se nesses casos associar o sofosbuvir ao esquema duplo para o retratamento.

b) Não respondedores ao sofosbuvir e à ribavirina, genótipo 2.

c) Não respondendores ao interferon/ribavirina e ao sofosbuvir para o genótipo 3.

Quando indicados, administrar glecaprevir/pibrentasvir por 12 semanas sem a necessidade da adição do sofosbuvir e, nos não respondedores genótipo 1 aos esquemas prévios com NS5A, ou experimentados com ombitasvir/veruprevir/ritonavir/dasabuvir. O tratamento com o esquema duplo associado à ribavirina poderá ser estendido por 16 semanas sem a necessidade da associação com o sofosbuvir. Deve-se, igualmente se estender por 16 semanas em pacientes genótipo 3 que tenham recebido previamente drogas NS5A.

RESISTÊNCIA ÀS DAA

A resistência às DAA pelo vírus da hepatite C tem emergido como importante consideração quando do tratamento dessa infecção. A dinâmica da replicação viral do HCV em pacientes cronicamente infectados combina com uma alta taxa de produção viral com erros provenientes da ação da RNA-polimerase viral, favorecendo a emergência de substituições de nucleotídeos que conferem resistência específica a uma droga ou a uma classe de drogas, particularmente sobre uma pressão seletiva medicamentosa. Embora teoricamente todas as substituições associadas à resistência (RAS) em todas as proteínas geradas diariamente nos indivíduos infecta-

dos tenha impacto clínico muito mais limitado. Essas limitações são determinadas pela classe da droga, pelo genótipo viral, pela perda da potência de replicação viral pelo RAS e pelas características inerentes ao paciente virgens e experimentados de tratamento e cirróticos.

Em uma análise não variável, foram identificados alguns fatores com relação com NS5A RAS, tais como: senilidade; fibrose avançada; não infecção pelo HIV; e presença de anticorpos anti-HBc do vírus B. Outra possível explicação seria alguma pressão imune para RAS, incluindo Y93H. Dados prévios têm associado a variante Y93H em pessoas com infecção pelo HCV genótipo 1b com o genótipo IL28B CC, enquanto outros dados têm relacionado o genótipo IL 28 B CC com rápida fibrose.

De acordo com o parágrafo anterior, muitos dados sobre o impacto e seleção de RAS concernem ao genótipo 1 (13% de prevalência para o genótipo 1a e 18% para o genótipo 1b) e, em menor extensão, ao genótipo 3 (17%); e a prevalência preexistente de RAS a proteínas não estruturais 5A (NS5A) tem apresentado um relativo comprometimento clínico. Com respeito às proteínas não estruturais NS5B, sua inibição (conferida pela mutação S282T) pelo sofosbuvir não está presente nos indivíduos que não se expuseram a essa droga e apenas menos de 1% naqueles que falharam nessa terapia.

A resistência aos inibidores de protease (IP) NS3 também tem uma baixa taxa de RAS na ausência de exposição primária à droga. Embora muita atenção tenha sido dada ao polimorfismo Q80 K no genótipo 1 a do HCV, evidências atuais não suportam essa assertiva sobre a resposta ao esquema sofosbuvir e simeprevir com o tempo de tratamento proposto, com exceção dos pacientes experimentados com cirrose, nos quais é recomendado o teste Q80K. Relativamente aos outros inibidores de protease, como o paritaprevir mais *booster* com ritonavir associado ao grazoprevir, a taxa de RAS é de 50% (variando de 25 a 78%) de casos de falência virológica com as variantes na posição 155, 156 e 168. A variante R155K é somente observada no genótipo 1a do HCV e não tem impacto na atividade do grazoprevir. As variantes 156 e 168 são observadas em outros IP e a presença dessas variantes são muito comuns e observadas em ambos os subtipos 1a e 1b. Felizmente muitas variantes dessas posições desenvolvem pobre capacidade replicativa viral *in vitro* e são rapidamente eliminadas por intermédio da pressão seletiva das drogas. Não se sabe se essas variantes selecionadas previamente podem ainda ter algum impacto em terapias subsequentes, uma vez que elas não são detectadas em seguimento de longo prazo.

CARACTERÍSTICAS DO RAS NAS PROTEÍNAS NÃO ESTRUTURAIS NS5A

As posições-chaves, tais como 28, 30, 31 e 93, no RNA viral no genótipo 1a do HCV resultam em um espectro de resistência cruzada para as primeiras gerações de inibidores de NS5A. As exceções incluem a falta de impacto do RAS na posição L31M sobre o ombitasvir e da posição M28V sobre o elbatasvir e o ledispavir. Embora o velpatasvir sofra menos a ação do RAS no NS5A, a posição Y93H/N no genótipo 1a ainda confere alto nível de resistência a essa droga. Os inibidores de NS5A pibrentasvir e ruzasvir retêm atividades em todas as posições de resistência ao RAS do NS5A dos genótipos 1a e 1b; dessa feita, podem manter atividade apesar da resistência aos atuais inibidores de NS5A.

Testes comerciais para a identificação dessas posições-chaves do RAS são utilizados nos Estados Unidos; no Brasil somente em laboratórios de pesquisa *in house*. Os testes comerciais já disponíveis são Quest Diagnostics, Madison, New Jersey; UDS assay (LabCorp/Monogram Biosciences, South San Francisco, California. Esses testes atualmente são distribuídos somente para os genótipos 1a, 1b e 3 do HCV.

RETRATAMENTO APÓS FALÊNCIA DE INIBIDORES DE NS5A

O tempo e as opções para o retratamento após a falência de regimes contendo inibidores de NS5A ainda são um desafio, em virtude da limitação das opções e de dados que suportem o retratamento. Consensos atuais sugerem adiar o retratamento para pacientes não cirróticos e, quando não há indicação de retratamento de urgência, aguardar a liberação de melhores regimes atualmente em desenvolvimento. Para os pacientes em que haja a necessidade do retratamento com os regimes atuais, testes de resistência para NS5A e NS3 são recomendados para o seguimento: se não houver RAS NS5A presente, tratar com sofosbuvir mais um inibidor de NS5A (ledipasvir ou velpatasvir), mais ribavirina por 24 semanas; se estiver presente RAS ao NS5A, mas não ao inibidor de protease NS3 (especificamente Q80K), tratar com simeprevir mais sofosbuvir e ribavirina por 24 semanas; e se estiver presente RAS para o NS5A e NS3, adiar o tratamento. Alternativamente, tentar utilizar os esquemas atuais com índice de resultados positivos em trabalhos mencionados a seguir.

Entre nove pacientes coinfectados HIV-HCV cujo tratamento por 12 semanas com sofosbuvir e ledispavir falhou, sete tinham RAS ao ledispavir no tempo da falha do tratamento, incluindo quatro com RAS Y93H/N. No retratamento desses pacientes com sofosbuvir e ledispavir, acrescentando-se ribavirina por 24 semanas, oito dos nove atingiram uma RVS na 12ª semana, e o único paciente em que não houve resposta apresentava RAS ao L31M antes do retratamento.

Quanto aos resultados obtidos com o esquema de DAA sofosbuvir e velpatasvir, a presença de RAS ao NS5A não apresentou diferença na RVS para os genótipos 1 (97%) ou 2 (91%) e, com exceção ao genótipo 3, a presença de RAS Y93H/N pode reduzir o seu índice de cura.

Regimes terapêuticos com multidrogas têm demonstrado resultados promissores em pacientes falhados com regimes baseados em inibidores de NS5A, independentemente de resistência pré-existente. Esquemas terapêuticos com glecaprevir e pibrentasvir atingiram, em pacientes sem resistência prévia ao NS5A, 100% de RVS e, em pacientes com resistência prévia, atingiram 83%, na 12ª semana de tratamento e 96% em 16 semanas.

A combinação sofosbuvir, velpatasvir e voxilaprevir com tratamento por 12 semanas sem ribavirina levou à cura 96% dos pacientes submetidos a esse esquema, independentemente do genótipo envolvido e que apresentavam falência

prévia ao NS5A. Nesse regime de DAA, a presença de RAS para NS3 e NS5A não impacta a RVS.

Esquemas futuros de DAA ainda não disponíveis como grazoprevir, ruzasvir e um inibidor de NS5B, uprifosbuvir, dado por 16 semanas com ribavirina ou 24 semanas sem ribavirina, obtiveram 100% de RVS mesmo para os pacientes que falharam em regimes contendo inibidores de NS5A com 65% dos pacientes apresentando RAS ao NS5A e 65% tinham RAS ao NS3 prévio ao tratamento.

BIBLIOGRAFIA SUGERIDA

AASLD. HCV Guidance: Recommendations for Testing, Managing, and Treating Hepatitis C. 2019. [Acesso 8 Set 2019]. Disponível em: https://www.hcvguidelines.org.

Bifano M, Hwang C, Oosterhuis B, et al. Assessment of pharmacokinetic interactions of the HCV NS5A replication complex inhibitor daclatasvir with antiretroviral agents: ritonavir-boosted atazanavir, efavirenz and tenofovir. AntivirTher. 2013;18(7):931-40.

Dore G, Torriani F, Rodriguez-Torres M, et al. Baseline factors prognostic of sustained virological response in patients with HIV-hepatitis C virus co-infection. Aids. 2007;21:1555-9.

EASL. Recommendation on treatment of hepatitis C. April 2018. [Acesso 8 set 2019].

Disponível em: http://files.easl.eu/easl-Recommendations-on-treatment-of-hepatitis-C.pdf.

Lawitz E, et al. Sofosbuvir-Velpatasvir-Voxilaprevir with or without ribavirin in direct-acting antiviral-experienced patients with genotype 1 hepatitis C. Hepatology, 2017;65(6)1803-09.

Luetkemeyer FA, Wyles LD. CROI 2018: Hepatitis. Highlights of viral hepatitis. 2018 April/may: 26,30-38.

Maida I, Núñez M, González-Lahoz J, et al. Liver transplantation in HIV-HCV coinfected candidates: what is the most appropriate time for evaluation? Aids Res Hum Retroviruses. 2005;21:599-601.

Osinusi A, Townsend K, Kohli A, et al. Virologic response following combined ledipasvir and sofosbuvir administration in patients with HCV genotype 1 and HIV co-infection. JAMA. 2015 Feb 23.

Plaza Z, Soriano V, Vispo E, et al. Prevalence of natural polymorphisms at the HCV NS5A gene associated with resistance to daclatasvir, an NS5A inhibitor. AntivirTher. 2012;17(5):921-6.

Ministério da Saúde-2019. Protocolo Clínico e Diretrizes Terapêuticas para Hepatite C e Coinfecções. [Acesso 8 set 2019]. Disponível em: http://www.aids.gov.br/pt-br/pub/2017/protocolo-clinico-e-diretrizes-terapeuticas-para-hepatite-c-e-coinfeccoes.

Soriano V, Labarga P, Barreiro P, et al. Drug interactions with new hepatitis C oral drugs. Expert Opin. Drug Metab Toxicol. 2015;11(3):333-341.

Sulkowski MS, Eron JJ, Wyles D, et al. Ombitasvir, paritaprevir co-dosed with ritonavir, dasabuvir, and ribavirin for hepatitis C in patients co-infected with HIV-1: a randomized trial. JAMA. 2015 Feb 23. [Epubahead of print]. Acesso em: 28 fev 2015.

Sulkowski MS, Gardiner DF, Rodriguez-Torres M, et al. Daclatasvir plus sofosbuvir for previously treated or untreated chronic HCV infection. N Engl J Med. 2014;370:211-221.

WHO (WORLD HEALTH ORGANIZATION). Hepatitis C Atualizado 9. July 2019. [Acesso 8 set 2019]. Disponível em: https://www.who.int/news-room/fact-sheets/detail/hepatitis-c.

10.19 Aids: cuidados paliativos

Karla Carbonari
Paula Vieira de Vincenzi Gaiolla
Maria Helena Pereira Franco

"Ao cuidar de você no momento final da vida, quero que você sinta que me importo pelo fato de você ser você, que me importo até o último momento de sua vida e faremos tudo que estiver ao nosso alcance, não somente para ajudá-lo a morrer em paz, mas também para você viver até o dia de sua morte."

Cicely Saunders

INTRODUÇÃO

A terapia antirretroviral aumentou a expectativa de vida entre pessoas com HIV, todavia o tratamento ainda é insuficiente quando pensamos no ser humano e nas complexidades que o compõem.

A Organização Mundial da Saúde (OMS), em seu recente "Global Atlas of Palliative Care at End of Life", identificou a necessidade de cuidados paliativos em 20 milhões de pessoas, em um total de 29 milhões de mortes em todo mundo. Essas pessoas apresentam necessidades relacionadas a sobrecarga de sintomas não controlados, planejamento da assistência em ambiente hospitalar, necessidades familiares não valorizadas, sofrimento da equipe envolvida no cuidado, configurando, assim, a gritante necessidade da implementação do cuidado paliativo.

O QUE É CUIDADO PALIATIVO?

É uma abordagem de cuidado destinada à pessoa acometida por uma doença que ameace a vida, requerendo a identificação precoce, avaliação e tratamento da dor e de outros problemas de natureza biopsicossocial, espiritual e cultural baseada em princípios e deve ser iniciada logo que o diagnóstico seja feito, considerando a possibilidade ou não de tratamento modificador da doença, incluindo a família e a equipe de cuidados. De acordo com a OMS, os princípios que regem os cuidados paliativos são:

A. Promover o alívio da dor e de outros sintomas desagradáveis

▪ Utilizando recursos farmacológicos e não farmacológicos, devemos também gerenciar os aspectos psicossociais e espirituais, considerando assim a "dor total", conceito cunhado por Cicely Saunders. Vale ressaltar que todos esses aspectos podem contribuir para a exacerbação ou atenuação dos sintomas.

B. Afirmar a vida e considerar a morte como um processo normal da vida

▪ A ênfase está na vida com qualidade que pode ser vivida, resgatando a possibilidade da morte como um evento natural e esperado na presença de doença ameaçadora da vida.

C. Não acelerar nem adiar a morte

▪ Um diagnóstico objetivo, o conhecimento da história natural da doença, um acompanhamento ativo, acolhedor e respeitoso e uma relação empática com o paciente e seus familiares certamente auxiliarão nas melhores escolhas e num melhor planejamento terapêutico. A obstinação terapêutica só prolongará o sofrimento.

D. Integrar os aspectos psicológicos e espirituais no cuidado ao paciente

▪ Uma doença que ameace a continuidade da vida anuncia uma série de perdas, tanto para o paciente como para família. A perda da saúde, da autonomia, da segurança, e também do emprego, de poder aquisitivo e de *status* social faz emergir a desesperança e a o colapso de sentido na vida, interferindo objetivamente na evolução da doença, na intensidade e na frequência dos sintomas. A abordagem desses aspectos sob a ótica da espiritualidade e da psique nos permite estar mais conectados à dimensão divina e transcendente do ser humano, independentemente da nossa religião. Somos compostos por nossas histórias, sonhos, crenças, princípios e experiências vividas.

E. Oferecer um sistema de suporte que possibilite o paciente viver tão ativamente quanto possível até o momento da sua morte

▪ Não devemos nos esquecer de que qualidade de vida e bem-estar implicam a observância de vários aspectos da vida. Problemas sociais e dificuldades de acesso a serviços, a medicamentos e a outros recursos podem ser também motivos de sofrimento e devem ser incluídos entre os aspectos a serem abordados pela equipe multiprofissional. A equipe de cuidados deverá ser mediadora e também facilitadora para a resolução dos problemas que envolvem o paciente e sua família.

F. Oferecer sistema de suporte para auxiliar os familiares durante a doença do paciente e a enfrentar o luto

▪ O ser humano é por natureza um ser gregário. Todo o núcleo familiar e social do paciente também "adoece". A unidade de cuidados paciente-família se coloca como uma e específica ao mesmo tempo. A célula de identidade do ser humano é a família, respeitadas todas as condições que fazem dela um universo cultural próprio, muitas vezes distante ou até mesmo alheio ao universo cultural dos profissionais da saúde. A família, tanto a biológica como a adquirida (amigos, parceiros, animais e outros), pode e deve ser parceira e colaboradora para planejar e desempenhar o melhor cuidado possível para cada pessoa, pois ela sabe muito sobre o paciente, suas necessidades, suas peculiaridades, seus desejos e angústias, que na maioria das vezes não são verbalizados pelo próprio paciente. Vale ressaltar que essas pessoas também sofrem e seu sofrimento deve ser acolhido e cuidado.

G. Abordagem multiprofissional para focar nas necessidades dos pacientes e de seus familiares, incluindo acompanhamento no luto

- Devemos planejar um cuidado que considere o paciente sob todas as suas dimensões, valorizando a importância de todos estes aspectos para uma abordagem mais efetiva e eficaz dos sintomas. O sujeito da ação é sempre o paciente, respeitado na sua autonomia. A família sempre deverá ser incluída neste processo, recebendo cuidados inclusive para a elaboração do processo de luto.

H. Melhorar a qualidade de vida e influenciar positivamente o curso da doença

- Com uma abordagem holística, devemos planejar o cuidado considerando o paciente como um ser biográfico, respeitando seus desejos e necessidades, impactando no cur-so da doença e acrescentando vida aos seus dias, incluindo o resgate de algumas pendências pessoais e/ou familiares.

I. Deve ser iniciado o mais precocemente possível, juntamente com outras medidas de prolongamento da vida, como a quimioterapia e a radioterapia, e incluir todas as investigações necessárias para melhor compreender e controlar situações clínicas estressantes

- Instituir cuidados paliativos concomitantemente ao diagnóstico nos permite cuidar do paciente em diferentes momentos da evolução da doença, favorecendo a prevenção dos sintomas e de complicações inerentes à doença de base, além de propiciar o diagnóstico e tratamento adequados de doenças que possam cursar paralelamente à doença principal. Uma boa avaliação embasada nos exames necessários, além da definição da capacidade funcional do paciente, é indispensável para a elaboração de um plano integral de cuidados adequado a cada caso e adaptado a cada momento da evolução da doença.

AVALIAÇÃO FUNCIONAL EM CUIDADOS PALIATIVOS

A avaliação funcional é importante para dimensionar e evidenciar a evolução da doença, sendo fundamental para as tomadas de decisão da equipe, que serão discutidas com o paciente e com a família.

QUADRO 10.19.1 Palliative Performance Scale (PPS).

%	Deambulação	Atividade e evidência da doença	Autocuidado	Ingesta	Nível de consciência
100	Completa	Atividade normal e trabalha sem evidência de doença	Completo	Normal	Completa
90	Completa	Atividade normal e trabalha com alguma evidência de doença	Completo	Normal	Completa
80	Completa	Atividade normal com esforço; alguma evidência de doença	Completo	Normal ou reduzida	Completa
70	Reduzida	Incapaz para o trabalho; doença significativa	Completo	Normal ou reduzida	Completa
60	Reduzida	Incapaz para hobbies e trabalho doméstico; doença significativa	Assistência ocasional	Normal ou reduzida	Completa ou períodos de confusão
50	Maior parte do tempo sentado ou deitado	Incapacitado para qualquer trabalho Doença extensa	Assistência considerável	Normal ou reduzida	Completa ou períodos de confusão
40	Maior parte do tempo acamado	Incapacitado para a maioria das atividades Doença extensa	Assistência quase completa	Normal ou reduzida	Completa ou períodos de confusão +/– sonolência
30	Totalmente acamado	Incapacitado para qualquer atividade Doença extensa	Dependência completa	Normal ou reduzida	Completa ou períodos de confusão +/– sonolência
20	Totalmente acamado	Incapacitado para qualquer atividade Doença extensa	Dependência completa	Mínima a pequenos goles	Completa ou períodos de confusão +/– sonolência
10	Totalmente acamado	Incapacitado para qualquer atividade Doença extensa	Dependência completa	Cuidados com a boca	Sonolência ou coma +/– Confusão
0	Morte				

Fonte: Maciel MG, Tavares RT. Palliative performance scale: PPS versão 2. Disponível em: https://www.victoriahospice.org/sites/default/files/pps_portugese_0.pdf.

A escala de Karnofsky (KPS) foi elaborada em 1940 para classificar o paciente por meio de seu comprometimento funcional, com resultados que variam de 0 a 100%. Pode ser utilizada para comparação da efetividade de diferentes terapias e para avaliar o prognóstico individualmente e escores mais baixos na KPS estão associados a menor tempo de sobrevida em pacientes com doenças graves. Em 1996, o Victória Hospice, no Canadá, desenvolveu um instrumento de avaliação de performance, baseado no Karnofsky e adaptado aos cuidados paliativos. A Palliative Performance Scale (PPS) deve ser aplicada todos os dias, podendo, inclusive, apresentar valor prognóstico quando associada a outros sintomas como edema, *delirium*, dispneia e baixa ingesta alimentar segundo a Academia Nacional de Cuidados Paliativos (ANCP).

A Edmonton Symptom Assessment Scale (ESAS) é hoje uma das escalas mais utilizada para avaliar sintomas como dor, cansaço, dispneia, sonolência, náuseas, apetite, tristeza, ansiedade, bem-estar e menção livre, classificando o paciente de 0 a 10, sendo zero quando não há sintomas e dez para o pior deles. Deve ser aplicada diariamente, com reavaliação periódica, para aferir os resultados obtidos com as intervenções.

AVALIAÇÃO DE SINTOMAS

A proposta dos cuidados paliativos emerge de um modelo de assistência inglesa que se desenvolvia nos *hospices* medievais (instituições monásticas que ofereciam assistência a peregrinos que rumavam a lugares sagrados), onde eram prestados cuidados focados no controle dos sintomas físicos e espirituais para proporcionar conforto. *Hospice* vem do latim – *hospitium*: hospedagem/hospitalidade, traduzindo uma intenção de acolhimento.

Cicely Saunders, entre 1950 e 1960, capacitada por suas experiências como enfermeira, assistente social e médica, lidera o movimento de luta pela humanização do cuidado, em prol do cuidado integral, buscando melhorar a qualidade de vida das pessoas com doenças que limitavam a vida. Ela dedicou-se a estudos sobre a dor, cunhando o conceito "dor total", considerando que a dor física não é fator isolado ou meramente físico, mas uma dor que envolve aspectos sociais, culturais, espirituais e psicológicos.

Cicely Saunders propõe uma abordagem de cuidado cujo foco é a pessoa e sua família, sendo esse cuidado realizado por uma equipe composta por pessoas de distintas formações profissionais, contando com voluntários para a continuidade e o acompanhamento dos cuidados que devem se estender à família após a morte do paciente.

A unidade de cuidados "paciente-família" é considerada de extrema importância para a equipe de cuidados, possibilitando o desenvolvimento de um atendimento integral e compartilhado, que considere as mudanças de papéis dentro do núcleo familiar; mantendo o foco na pessoa e em suas vivências e na de seus familiares, ao conviver agora com a impossibilidade de cura e com os processos do morrer.

A avaliação do paciente em cuidados paliativos deve ser sistemática e ocorrer desde sua admissão em um processo contínuo de planejamento, com evoluções diárias, consultas ambulatoriais e visitas domiciliares.

Por princípio, a autonomia do paciente sempre deve ser respeitada. O objetivo de alcançar qualidade de vida está diretamente relacionado ao resgate da funcionalidade e da autonomia, visto que estas apresentam declínio durante todo o pro-

---

QUADRO 10.19.2 Escala de avaliação de sintomas versão brasileira ESAS-r.

Por favor, circule o número que melhor descreve como você está se sentindo agora

Sem dor	0	1	2	3	4	5	6	7	8	9	10	Pior dor possível
Sem cansaço	0	1	2	3	4	5	6	7	8	9	10	Pior cansaço possível
Cansaço = falta de energia												
Sem sonolência	0	1	2	3	4	5	6	7	8	9	10	Pior sonolência possível
Sonolência = sentir-se com sono												
Sem náusea	0	1	2	3	4	5	6	7	8	9	10	Pior náusea possível
Com apetite	0	1	2	3	4	5	6	7	8	9	10	Pior falta de apetite possível
Sem falta de ar	0	1	2	3	4	5	6	7	8	9	10	Pior falta de ar possível
Sem depressão	0	1	2	3	4	5	6	7	8	9	10	Pior depressão possível
Depressão = sentir-se triste												
Sem ansiedade	0	1	2	3	4	5	6	7	8	9	10	Pior ansiedade possível
Ansiedade = sentir-se nervoso												
Com bem-estar	0	1	2	3	4	5	6	7	8	9	10	Pior mal-estar possível
Bem-estar/mal-estar = como você se sente em geral												
Sem _____	0	1	2	3	4	5	6	7	8	9	10	Pior _____ possível
Outro problema (p. ex.: prisão de ventre)												

Fonte: ESAS-r na versão brasileira. Porto Alegre, RS, 2011. Versão on-line em Português/Inglês: http://www.scielo.br/scielo.php?script=sci_serial&pid=1983-1447&lng=pt&nrm=iso.

cesso de adoecimento. Os objetivos devem ser estabelecidos a curto prazo, enfatizando os pequenos resultados para restauração da dignidade, melhora da autoestima e reinserção social.

Apesar dos avanços no tratamento da pessoa com HIV/SIDA, a cura ainda é desconhecida. À medida que a doença progride, a necessidade de alívio dos sintomas torna-se mais importante do que o tratamento em si.

Vale ressaltar que a avaliação dos sintomas deve incluir o cuidado com as fontes de sofrimento e como esses sintomas interferem na vida do paciente e seus familiares. Devem ser avaliadas também as necessidades financeiras, a importância dos relacionamentos, as necessidades culturais e demandas espirituais.

Procedimentos desconfortáveis e alguns exames devem ser cuidadosamente avaliados em sua relação custo-benefício, evitando, assim, a obstinação terapêutica.

O prolongamento da vida a qualquer custo é efetivado à medida que os avanços tecnológicos ocorram. O emprego da tecnologia pode ser devastador para o paciente, na medida em que esta é utilizada como "instrumento salvador" dos pacientes sem possibilidades terapêuticas de cura, transformando-se em um potente recurso causador de sofrimento. Sem perspectivas de melhora, o paciente é levado a padecer em decorrência desta obstinação terapêutica. Os termos "obstinação terapêutica" e "tratamento fútil" não são encontrados nos dicionários. Já o termo "distanásia", no dicionário Aurélio, é conceituado como morte lenta, dolorosa em consequência da agonia prolongada, também pode ser compreendida como a morte ansiosa e sofrida, decorrente de tratamentos desnecessários, ou fúteis, para manter o paciente vivo, por meio de medidas extraordinárias, geralmente caras, invasivas e tecnologicamente complexas. Essa prática nada mais é do que, uma forma de negar a morte como processo vital, promovendo intensa dor e sofrimento, que não beneficiam o paciente e o afastam da vida.

Os cuidados paliativos promovem a qualidade de vida dos pacientes e familiares que enfrentam doenças ameaçadoras da vida, por meio da prevenção e do alívio do sofrimento, da avaliação adequada e do tratamento da dor e de problemas de ordem física, psicossociocultural e espiritual.

COMUNICAÇÃO

A comunicação é um fator importante na formação do vínculo. Comunicação é a troca de mensagens que exerce influências no comportamento dos envolvidos no processo, e é por meio da habilidade de comunicar-se que o homem se relaciona e transmite os seus conhecimentos para o mundo. Envolve intercâmbio de mensagens enviadas e recebidas e influencia o comportamento a curto, médio ou longo prazo, sendo essencial no atendimento humanizado. Esta competência ou capacidade interpessoal permite ao profissional decodificar, decifrar e perceber integralmente o paciente e sua família, promovendo uma interação adequada entre todos. A comunicação vai além das palavras e contempla gestos, silêncios, expressões faciais, movimentos do corpo e distâncias mantidas entre as pessoas.

A comunicação é considerada uma intervenção tão poderosa na medicina como qualquer procedimento invasivo,

logo deve-se primar por sua qualidade, uma vez que afeta a experiência da doença e o projeto terapêutico, assim como a satisfação dos indivíduos.

Os profissionais devem acolher e assistir tanto o paciente como seus familiares, apresentando habilidades para dar más notícias e colocar-se disponível para fornecer informações e esclarecimentos que possibilitem qualidade de vida até o último minuto de vida, devendo, inclusive, estar acessível mesmo após o óbito.

De acordo com o artigo 34 do Código de Ética Médica, é vedado ao profissional: deixar de informar ao paciente sobre o diagnóstico e prognóstico de sua doença, os riscos e objetivos do tratamento, salvo quando a comunicação direta possa provocar-lhe dano; neste caso, deve-se fazer a comunicação a seu representante legal.

Considerada uma tecnologia leve, a comunicação é imprescindível na mediação humanizada dos artefatos que se interpõem entre os profissionais, o paciente e sua família. A qualidade relacional em saúde é determinante para todo processo de cuidado, tornando o sofrimento suportável. Desse modo, a comunicação empática é um poderoso recurso para humanização das práticas e condutas, agindo de maneira positiva sobre a adesão ao tratamento, aumentando a corresponsabilidade entre todos, favorecendo a autonomia dos sujeitos, fortalecendo-os para que ocupem um papel ativo perante seu tratamento.

Existem alguns protocolos que apresentam passos para uma comunicação eficaz e efetiva, para comunicar más notícias, como o Protocolo SPIKES, utilizado na Johns Hopkins University e integrante das ações do HUMANIZASUS. São consideradas más notícias as informações que afetam adversa e negativamente a rotina, a visão de futuro e os planos de uma pessoa.

SPIKES é um acrônimo que significa:

S Setting Up the Interview – Preparação e planejando para entrevista com o paciente e a família.

P Perception – Avaliação da percepção do paciente e dos familiares.

I Invitation – Convite ao paciente e familiares respeitando seus limites.

K Knowledge – Conhecimento das informações ao paciente e seus familiares.

E Emotions – Exploração das emoções dos pacientes e seus familiares com compaixão.

S Strategy and summary – Estratégia e resumo do plano terapêutico.

O protocolo sugere que deve ser respeitado o direito do paciente de querer saber – ou não – sobre sua saúde e doença, levando-se em conta os aspectos culturais, assim como o vocabulário utilizado, os valores e as crenças dos pacientes e familiares.

INTERVENÇÕES – SINTOMAS FÍSICOS E SUA GESTÃO

Os sintomas mais comuns entre as pessoas com doenças infecciosas que ameaçam a vida incluem dor, fadiga, confusão mental (*delirium* ou demência), convulsões, diarreia, dispneia, náuseas, vômitos, prurido, ansiedade e anorexia.

DOR

Mesmo sendo universal, a dor não é sentida de modo idêntico por todas as pessoas, nem tão pouco é expressada da mesma maneira em todas as culturas. Dor é definida como uma sensação e uma experiência emocional desagradável relacionada à lesão tecidual real ou potencial ou descrita em termos de tal lesão.

A prevalência da dor em pacientes com doenças avançadas é alta. Em doenças oncológicas, a prevalência pode chegar a 90%; em pacientes infectados pelo HIV, a dor está presente em mais de 50% daqueles na fase final de vida. Essa dor é muitas vezes negligenciada, sendo causa importante de sofrimento do paciente e dos familiares.

A dor deve ser avaliada quanto a intensidade, duração, características físicas, ritmo, fatores desencadeantes e atenuantes. A avaliação deve ser constante, feita a cada visita por todos os profissionais do grupo, na UTI, ambulatório, enfermaria, domicílio ou por contatos telefônicos. O paciente e seu cuidador precisam ser estimulados a relatar qualquer nova alteração no padrão de dor. Importante lembrar que a dor é a que o paciente refere e descreve e não deve ser questionada ou julgada. Se a dor parecer desproporcional à lesão, em vez de julgar, devem ser pesquisadas outras causas, considerando a "dor total". O tratamento da dor segue alguns princípios básicos estabelecidos pela OMS:

1. Uso preferencial da via oral.

2. Prescrever doses de horário e não só se necessário.

3. Utilizar a escada analgésica para a escolha correta do analgésico.

4. Individualizar as doses analgésicas.

5. Utilizar adjuvantes para potencializar efeito analgésico e tratar efeitos colaterais.

6. Atenção aos detalhes: profilaxia de efeitos colaterais previsíveis e reavaliação sistemática do controle analgésico.

A Figura 10.19.1 ilustra a escada de tratamento da dor preconizado pela OMS.

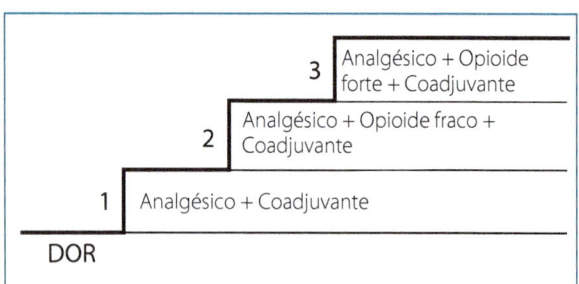

FIGURA 10.19.1 Escada de tratamento da dor preconizado pela OMS.
Fonte: OMS.

FADIGA

Sintoma presente em 85% dos pacientes portadores de HIV no final da vida, podendo ser decorrente de progressão da doença, anemia, infecções, depressão ou hipogonadismo. O tratamento deve ser voltado para o tratamento específico da causa com terapia farmacológica e não farmacológica, avaliando-se a necessidade de estimulantes do sistema nervoso central (SNC).

CONFUSÃO MENTAL (*DELIRIUM* OU DEMÊNCIA)

Pode ser causada por infecções, tumores oportunistas, distúrbios hidroeletrolíticos ou metabólicos além da própria demência associada ao HIV. O tratamento deve ser voltado para o tratamento específico da causa com terapia farmacológica e não farmacológica, avaliando-se a necessidade do uso de neurolépticos.

CONVULSÕES

As causas podem ser infecções ou tumores oportunistas do SNC, distúrbios hidroeletrolicos. O tratamento deve ser voltado para o tratamento específico da causa com terapia farmacológica e não farmacológica, sendo necessário o uso de anticonvulsivantes e corticosteroide em caso de tumorações.

DIARREIA

As causas podem ser infecções ou tumores oportunistas gastrointestinais, efeitos colaterais de medicações e infusão rápida da dieta por sonda nasoenteral (SNE). O tratamento deve ser voltado especificamente para sua causa, corrigindo distúrbios hidroeletrolicos, tendo especial atenção com a hidratação. Considerar a necessidade do uso de antidiarreicos e antiespasmódicos.

DISPNEIA

As causas podem ser infecções oportunistas ou não oportunistas pulmonares, ansiedade, pânico, insuficiência cardíaca congestiva (ICC), acidose metabólica e anemia. O tratamento deve ser voltado especificamente para a causa com terapia farmacológica e não farmacológica como elevar o decúbito, abrir as janelas, fazer fisioterapia respiratória, conservação de energia e oxigenioterapia. Avaliar a indicação de ventilação invasiva, não invasiva ou a paliação da dispneia com morfina ou até mesmo a sedação paliativa, sempre respeitando as diretivas antecipadas.

NÁUSEAS E VÔMITOS

As causas podem decorrer de infecções gastrointestinais, medicamentos ou distúrbios metabólicos. O tratamento deve ser especificamente para a causa com terapia farmacológica e não farmacológica como dieta fracionada e adaptações alimentares, podendo ser necessário o uso de antieméticos e/ou de neurolépticos.

PRURIDO

As causas podem ser escabiose, prurido pelo HIV, alergias, pele seca, dermatites e infecção fúngica. O tratamento deve ser voltado especificamente para a causa com terapia farmacológica e não farmacológica como hidratação da pele e banho com água morna.

ANSIEDADE

As causas podem ser uma história de ansiedade previamente existente exacerbada pelo quadro atual ou pode ser causada por um sintoma mal controlado que deve ser tratado com psicoterapia sempre. Os ansiolíticos podem ser necessários quando os sintomas forem resistentes ou de difícil controle.

ANOREXIA

Pode ser causada por mecanismos inflamatórios relacionados à doença de base, ou secundária a infecções, tumores ou efeito colateral de medicações. O tratamento dependerá da fase da doença, dos objetivos de cuidado e até mesmo das diretivas antecipadas, podendo variar de orientação nutricional, nutrição enteral, nutrição parenteral, corticosteroideterapia e até nutrição com foco no prazer ou com jejum.

GERINDO OS ÚLTIMOS MOMENTOS

O final de vida pode ser um momento de muito sofrimento ou um momento tranquilo e bem planejado. Para planejarmos este momento, não podemos esquecer alguns tópicos:

- Comunicação efetiva com o paciente e a família.
- Orientar precocemente os pacientes sobre as diretivas.
- Seguir as diretivas.
- Evitar obstinação terapêutica e terapêutica fútil.
- Respeitar os valores do paciente e sua família, ajudando-os a organizar o que já foi definido como importante neste momento; como quem estará presente e os rituais.
- Manejo impecável dos sintomas.

O mais importante é estar presente e se manter presente no apoio ao luto, cuidando sempre da família e dos detalhes necessários. Surgirão demandas diferentes para cada paciente, o importante é não o abandonar. Cada demanda nova deve ser compreendida com empatia e cuidada com compaixão.

CUIDADOS COM O PROCESSO DE LUTO

Entendendo-se o processo de luto como aquele vivenciado em razão do rompimento de um vínculo, seja com uma pessoa significativa, ou com partes e funções do corpo, com projetos, ideias e ideais, nota-se que em cuidados paliativos encontram-se situações para viver e entender o luto. A esta experiência deu-se o nome de "luto antecipatório", aquele que acompanha o processo de doença, com as perdas dele decorrentes, como perda da saúde, do contato social, da identidade, da independência, por exemplo.

O luto antecipatório se inicia com o diagnóstico de uma doença que ameace a continuidade da vida e mesmo das doenças progressivas, que representam múltiplas perdas à medida que se dá o seu agravamento e significam uma ameaça real ao vínculo.

No aspecto emocional, encontram-se dúvidas, medos, inseguranças e incertezas para quem precisa lidar com diferentes sentimentos ao mesmo tempo, às vezes ambivalentes, e requer ajuda para compor esse cenário sobre o qual não se é possível conhecer, *a priori*, nem como se encaminhará.

Em relação ao sistema de crenças, seja ele religioso ou não, muitas vezes a proximidade da morte, essencialmente uma experiência crítica, traz questionamentos a respeito do sentido da vida.

Portanto, o luto antecipatório requer participação não só de familiares e dos profissionais da equipe de saúde, tais como médicos, enfermeiros, psicólogos, fisioterapeutas, nutricionistas, entre outros, como também são necessários profissionais de outras áreas, advogados, assistentes sociais e assistentes espirituais, cada um à sua maneira.

Nos cuidados necessários ao luto antecipatório, pelas suas qualidades protetivas em relação ao luto complicado pós-morte, ressalta-se a importância da validação deste por parte da equipe. Paralelamente a isso, a consciência de seu papel na prevenção do luto complicado possibilita à equipe desenvolver habilidades na identificação dos fatores de risco para luto complicado, como ausência de rede de apoio, família disfuncional, dificuldades na comunicação entre paciente, família e equipe.

Ainda de acordo com a OMS, em sua definição de cuidados paliativos, o luto deve e precisa ser acolhido não só durante o período de desenvolvimento da doença, como também acompanhado após a morte. A família precisa ser considerada da mesma maneira que o paciente em sua vivencia de luto, seja como integrante da unidade de cuidados, seja em suas particularidades de modo de enfrentamento de crises decorrentes do adoecimento.

CONCLUSÕES

As estratégias aqui apresentadas almejam cumprir o mero objetivo de serem alguns caminhos para nos aproximarmos com muita gentileza e compaixão do sofrimento, dos sinais e sintomas, das boas práticas e também das perdas dos pacientes e familiares, sugerindo alguns objetivos implícitos. A busca por conhecimento científico deve ser rigorosa até que se esgotem todos os recursos aplicáveis ao caso, podendo proporcionar aos profissionais a consciência de ter oferecido o que existe de mais recente no campo dos cuidados paliativos, destacando que a exposição cotidiana aos desafios clínicos e emocionais e as trocas compartilhadas, possivelmente, sejam recursos poderosos para o aprimoramento de cada um envolvido nesta lógica do cuidado.

No percurso de qualquer tratamento, em especial em condições que ameaçam a vida, prescrições medicamentosas devem ser revistas cuidadosamente, exames complementares devem ser repetidos e novas diretrizes deverão ser traçadas buscando o melhor plano terapêutico para cada pessoa. Será gentil e bem razoável assumir que todos devemos estar presentes e acessíveis, integrando essa rede de cuidado, examinando e acompanhando a evolução de cada caso, com o mesmo rigor que nos dedicamos aos exames, do mais simples e revelador bom dia ao mais refinado resultado de uma tomografia computadorizada por emissão de pósitrons (Pet-TC).

O processo de cuidar oferece um espaço potencial de transformação do impossível em possível. Nessa relação, nos aprimoramos na medida em que nos permitimos a revivência das perdas necessárias, mantendo ao mesmo tempo um apurado respeito à complexidade e singularidades de cada um, como seres humanos.

> "Nenhuma dor é tão mortal quanto a da luta para sermos nós mesmos."
>
> L. Vinokurov

BIBLIOGRAFIA SUGERIDA

Harding R. Palliative care as an essential component of the HIV care continuum [published online July 16, 2018]. Lancet HIV. doi:10.1016/S2352-3018(18)30110-3.

Selwyn PA, Rivard M. Palliative care for AIDS: challenges and opportunities in the era of higly active anti-retroviral therapy. J Palliative Med 2003; 6:475.

Selwyn PA, Rivard M. Overview of clinical issues. In: A clinical guide to supportive & palliative care for HIV/AIDS 2003.

Sims R, Moss VA (eds). Where to care. Palliative care for people with AIDS. London: Edward Arnold, 1995. p. xviii.

Vogl D, Rosenfeld B, Breitbart W, et al. Symptom prevalence, characteristics and distress in AIDS outpatients. J Pain Symptom Manage 1998; 18:253-62.

Harding Richard. Palliative care as an essential component of the HIV care continuum. Published online July 16, 2018. Disponível em: http://dx.doi.org/10.1016/S2352-3018(18)30110-3. www.thelancet.com/hiv.

Carvalho RT, Parsons HA. Manual de cuidados paliativos ANCP. 2ed. Porto Alegre: Sulina, 2012.

Maciel MG, Tavares RT. Palliative performance scale: PPS versão 2. Disponível em: https://www.victoriahospice.org/sites/default/files/pps_portugese_0.pdf.

ESAS-r na versão brasileira. Porto Alegre, RS, 2011. Versão on-line em Português/Inglês: http://www.scielo.br/scielo.php?script=sci_serial&pid=1983-1447&lng=pt&nrm=isso.

11

Infecções causadas por vírus linfotrópicos de células T humanas (HTLV 1 e 2)

Aluisio Augusto Cotrim Segurado
Juliana Yamashiro
José Ernesto Vidal Bermúdez

INTRODUÇÃO

Os vírus linfotrópicos de células T humanas (HTLV) compreendem diferentes variantes genotípicas, duas das quais, a do tipo 1 (HTLV-1) e a do tipo 2 (HTLV-2), foram os primeiros retrovírus humanos isolados e identificados. O isolamento do HTLV-1 foi descrito por Poiesz et al., em 1980, nos Estados Unidos, a partir de linfócitos de um paciente com linfoma cutâneo de células T. O HTLV-2 foi isolado por Kalyanaraman et al., em 1982, a partir de células esplênicas de um indivíduo que apresentava variante de células T da tricoleucemia (leucemia hairy-cell). Em 2005, descreveram-se na África Central, isolados das variantes denominadas HTLV-3 e HTLV-4, em populações que exibiam contato próximo com primatas não humanos. Como o potencial patogênico dos vírus HTLV-3 e HTLV-4 ainda não foi demonstrado e nem a transmissão entre humanos foi documentada, este capítulo abordará, exclusivamente, as infecções causadas por HTLV-1 e HTLV-2.

ASPECTOS VIROLÓGICOS

HTLV-1 e HTLV-2 pertencem à família Retroviridae e, segundo suas características genotípicas, foram classificados entre os *deltaretrovírus*, ao lado do vírus da leucemia bovina (BLV). Distinguem-se, assim, dos lentivírus, grupo dos retrovírus, no qual são classificadas as variantes genotípicas do vírus da imunodeficiência humana (HIV-1 e HIV-2). Os vírus HTLV apresentam similaridade genética de cerca de 65% entre si, acarretando dificuldades de distinção diagnóstica nos testes sorológicos de triagem, ante a ocorrência de soror-

reatividade cruzada. No entanto, sabe-se que ambas as variantes virais de HTLV apresentam subtipos genômicos, que apesar de aparentemente não diferirem entre si quanto à sua patogenicidade, associam-se à procedência geográfica dos isolados. Estudos comparando sequências de nucleotídeos em regiões genômicas menos conservadas de HTLV-1 sustentam a separação dele em seis subtipos: A (também conhecido como cosmopolita), endêmico em diferentes regiões, tais como a Europa, sul da América do Norte, Caribe, América do Sul, norte da África, países da África Ocidental e Japão; B, D e F, encontrados na África central; C, descrito na Melanésia e E, encontrado na África central e setentrional. De maneira similar, estudos de análise de sequências genômicas do DNA proviral do HTLV-2 indicam existirem dois subtipos virais, denominados HTLV-2A e 2B. Os isolados de HTLV-2 encontrados no Brasil, possuem certo grau de variabilidade genômica em relação aos do tipo 2A, fazendo com que Hall et al. tenham-lhe proposto a denominação 2C, classificação essa, porém, ainda não aceita consensualmente.

À microscopia eletrônica, os vírions de HTLV-1 e HTLV-2 reúnem características estruturais de retrovírus, com partículas de forma esférica, com aproximadamente 100 nm de diâmetro, que se formam por brotamento direto na superfície da membrana celular das células infectadas (Figura 11.1). Apresentam um envelope glicoproteico constituído pelos multímeros de duas proteínas subunitárias (p21 e gp46). O core central é constituído por três proteínas (p15, p19 e p24), que contêm o genoma e as enzimas importantes para o ciclo replicativo viral, tais como a transcriptase reversa, a integrase e a protease.

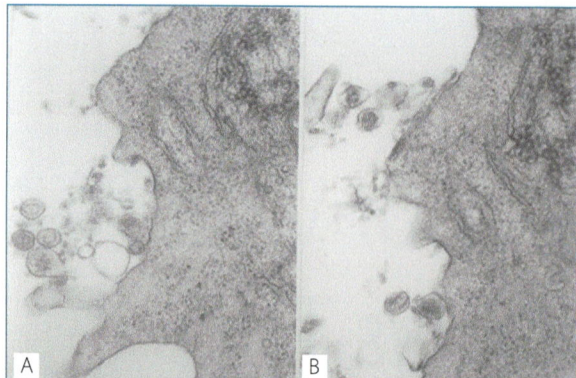

FIGURA 11.1 Estrutura da partícula viral de HTLV-1, vista à ultra-microscopia de cultura de linfócitos infectados, obtidos a partir do sangue periférico de portadores assintomáticos da infecção. *Fonte:* Acervo da autoria.

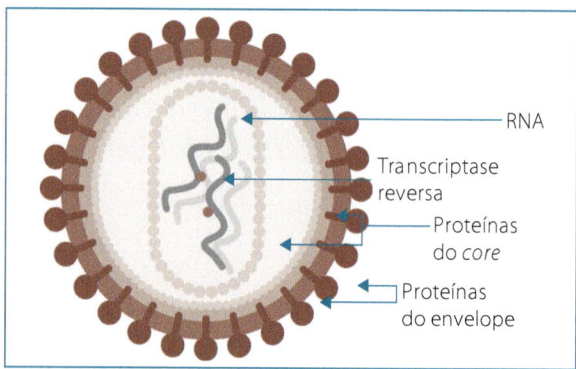

FIGURA 11.2 Estrutura esquemática da partícula viral de HTLV. *Fonte:* Acervo da autoria.

O genoma do HTLV-1 e HTLV-2 é constituído por duas moléculas de fita simples de RNA, dispostas em espiral com polaridade positiva e compostas por aproximadamente 9 mil nucleotídeos. Pode ser dividido em sete regiões genômicas: LTR-5', gag, pro, pol, env, pX e LTR-3'. O gene gag codifica as proteínas do core (p15, p19 e p24), que formam as estruturas da matriz, cápside e núcleocápside do vírion. A região pro codifica uma protease que dividirá a proteína precursora, codificada pelo gene gag, para formar as proteínas do core maduro. O gene pol codifica a transcriptase reversa, a integrase e a RNAse, enzimas necessárias para o ciclo replicativo do vírus. O gene env codifica a glicoproteína gp46 de superfície e a proteína transmembrana gp21. A região chamada pX distingue o HTLV dos demais retrovírus pela codificação de proteínas regulatórias da expressão viral e contém quatro fases de leitura abertas (ORF – open reading frames): pX-I e pX-II, que codificam as proteínas p12 e p30, respectivamente envolvidas no processo inicial da infecção e na persistência viral; pX-III, que contém o gene rex, codificador da proteína p27*rex*; pX-IV, que contém o gene tax e codifica a proteína p40*tax*. Sabe-se que as proteínas Rex e Tax são essenciais para a regulação da expressão e da replicação do vírus. Além disso, a proteína Tax parece estar envolvida na patogênese da infecção, por sua ponte ação transativadora de genes celulares, como detalhado mais adiante neste capítulo. Outro segmento

gênico do HTLV-1 de importância patogênica no desenvolvimento nas neoplasias hematológicas associadas à infecção é o HBZ (fator HTLV-1 bZIP). Por fim, as regiões LTR são importantes locais de reconhecimento de sinais para síntese e processamento de DNA e RNA virais.

O ciclo de replicação viral é complexo e pode ser descrito sucintamente, de forma didática, em duas fases distintas. Na primeira fase, inicialmente observa-se a ligação e a entrada do core viral no citoplasma da célula-alvo. Sabe-se que os vírus HTLV-1 possuem tropismo preferencial para linfócitos T CD4+, ao passo que o HTLV-2 infecta linfócitos CD4+ e CD8+ (com predomínio destes). Até o momento não foram completamente elucidados os mecanismos de invasão celular na infecção pelos vírus HTLV. Especula-se a participação de moléculas de superfície celular na invasão das células-alvo, entre elas, as moléculas GLUT-1 e proteoglicanas heparan sulfato. Após a interiorização dos vírions e liberação do RNA viral no citoplasma das células infectadas, ocorre a transcrição reversa, por meio da qual se sintetiza uma molécula de DNA a partir da molécula de RNA em fita simples do genoma viral, utilizada como modelo. Na sequência ocorre translocação do DNA complementar para o núcleo da célula hospedeira e sua integração ao genoma da célula, passando então a ser denominado DNA proviral ou provírus. Essa fase transcorre com a mediação enzimática da transcriptase reversa e da integrase e processa-se na ausência de expressão do genoma viral.

A segunda fase ocorre pela expressão do genoma viral integrado (provírus) e consiste na formação transcricional do RNA viral pela RNA polimerase celular. A síntese das proteínas virais dá-se pelo uso do aparato ribossômico da célula hospedeira. Os genes tax e rex codificam proteínas não estruturais, que são importantes na expressão do genoma viral, com funções de transativação e regulação da transcrição e tradução. Nessa fase, acontece ainda a montagem viral através da encapsidação do genoma, da ligação da nucleocápside com a membrana celular, quando se dá a liberação das partículas virais por brotamento. Finalmente, observa-se a conformação definitiva das partículas, por ação proteolítica em proteínas precursoras da estrutura viral. É importante destacar que, diferentemente do que se verifica em relação ao HIV, na infecção pelos vírus HTLV-1 e HTLV-2 não ocorre replicação viral significativa in vivo, cabendo o incremento da carga proviral à proliferação das células T infectadas.

EPIDEMIOLOGIA

DISTRIBUIÇÃO GEOGRÁFICA E ASPECTOS DEMOGRÁFICOS

O HTLV-1 apresenta uma distribuição mundial, porém podem-se identificar algumas regiões como de alta prevalência de infecção. No Japão, área de grande endemicidade, a maior frequência de casos é observada nas ilhas do sul do país, sobretudo em Kyushu e Okinawa. Outro foco de grande concentração da infecção por HTLV-1 atinge os países da bacia do Caribe, tais como Jamaica, Trinidad e Tobago e na ilha de Martinica. Ainda na América Central, são descritos casos no Panamá, República Dominicana e em Honduras. Blayney et al. relataram áreas de ocorrência da infecção na costa sudeste dos Estados Unidos. Em países da costa leste e oeste da

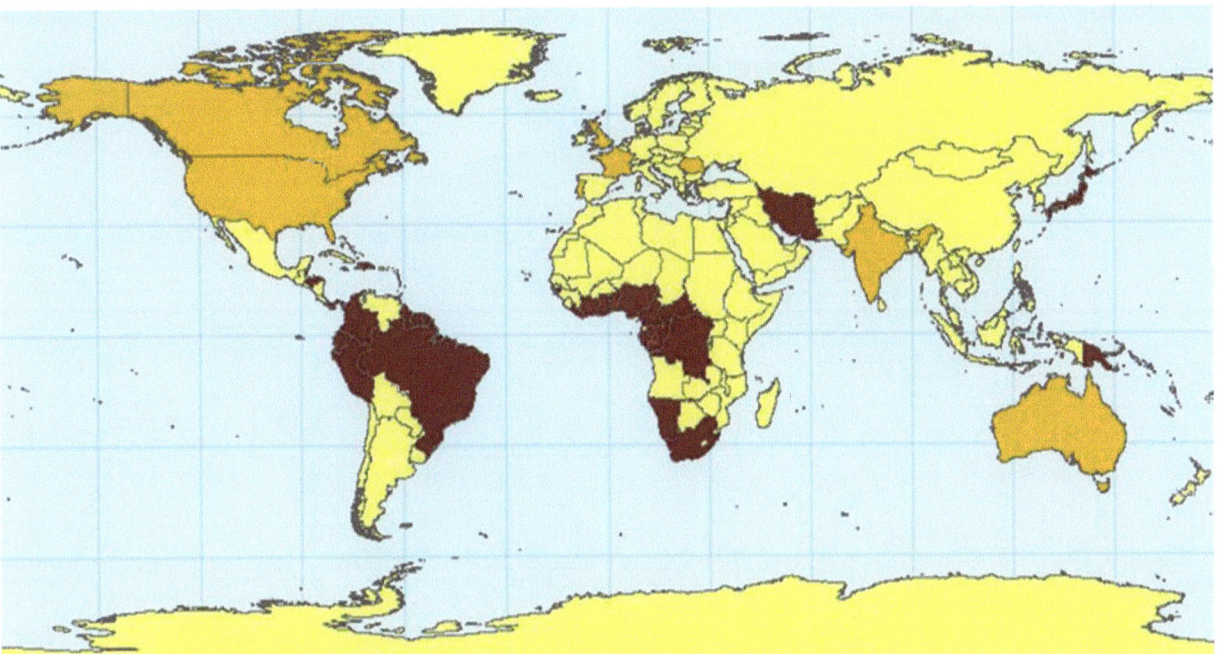

FIGURA 11.3 Distribuição mundial da infecção por HTLV-1. As regiões em que se observam prevalências mais elevadas (> 1%) são assinaladas em tom escuro.
Fonte: Adaptada de Proetti et al., 2005.

América do Sul, focos são encontrados no Brasil, no Peru, na Colômbia, na Venezuela e no Chile. Inquéritos na África indicam a presença da infecção por HTLV-1 na região Subsaariana do continente, e em países como Costa do Marfim, Gabão, Camarões, Guiné-Bissau e República Democrática do Congo (antigo Zaire). Focos isolados foram identificados nas ilhas Seychelles, localizadas no Oceano Índico, a sudoeste da Índia, na Indonésia e entre judeus no norte do Irã. Por sua vez, o subtipo da Melanésia é encontrado nas ilhas de Papua-Nova Guiné e em aborígenes da Austrália, exibindo divergência genotípica de 8 a 10% com o subtipo predominante no mundo inteiro (cosmopolita).

Muito menos se sabe acerca da distribuição do HTLV-2, em parte pelas dificuldades históricas de se confirmar o diagnóstico pelos métodos sorológicos disponíveis. De maneira interessante, a infecção por HTLV-2 é encontrada fundamentalmente entre populações indígenas nativas das Américas do Norte, Central e do Sul, e em tribos de pigmeus africanos, no antigo Zaire e em Camarões. A infecção por HTLV-2 também se encontra presente, de uma forma significativa, entre os usuários de drogas endovenosas em países da América do Norte e do Sul, bem como na Europa e na Ásia (Vietnã).

HTLV-1 E HTLV-2 NO BRASIL

No Brasil, a primeira descrição da infecção por HTLV-1 data de 1986. Kitagawa et al. estudaram comunidades de imigrantes japoneses procedentes de Okinawa em Campo Grande (MS) e relatam taxas de 13% de positividade nos indivíduos nascidos no Japão e de 8% nos descendentes deles, nascidos no Brasil. Ainda como parte dos estudos pioneiros no Brasil, Andrada-Serpa et al. relatam a ocorrência de infecção pelo

HTLV-1 em 3,72% de 215 pacientes hematológicos e Lee et al., em 0,45% de 2138 doadores de sangue, ambos no Rio de Janeiro. A primeira descrição da infecção por HTLV-2 no Brasil data de 1992. Com base no encontro do HTLV-2 em ameríndios das Américas Central e do Norte, Maloney et al. pesquisaram a presença de anticorpos nas tribos isoladas dos Kayapó e Kraho, do Estado do Pará. Analisando soros congelados, coletados em 1974, observaram taxas de positividade para o HTLV-2 atingindo 33,3%. Ishak et al. estenderam tais achados, ao identificarem infecção por esse agente em várias tribos indígenas amazônicas.

Os registros de positividade nas triagens de doadores em bancos de sangue, compulsória em nosso país desde 1983, variam de acordo com a região do país considerada, podendo atingir de 0,45 a 1,8% nas áreas de maior frequência. Em estudo de abrangência nacional em doadores de sangue no Brasil, Galvão-Castro et al. indicaram os Estados da Bahia e Pernambuco como importantes áreas de ocorrência endêmica da infecção por HTLV-1, com prevalências de até 1,35%. Os Estados de São Paulo e Rio de Janeiro revelam níveis intermediários de 0,1 a 0,4% de prevalência, e as outras regiões, taxas inferiores a 0,1% na população estudada. No que tange à população geral, devem-se destacar o estudo de base populacional conduzido na cidade de Salvador, que revelou prevalência de 1,76% de infecção por HTLV e o inquérito realizado em gestantes baianas, que apontou para a existência de infecção em 0,84% das pacientes testadas.

Estima-se, assim, que 10 a 20 milhões de pessoas vivam em todo o mundo com a infecção pelo HTLV-1 e que o Brasil seja o país com o maior número absoluto de infectados por esse retrovírus, correspondendo a 2,5 milhões de indivíduos.

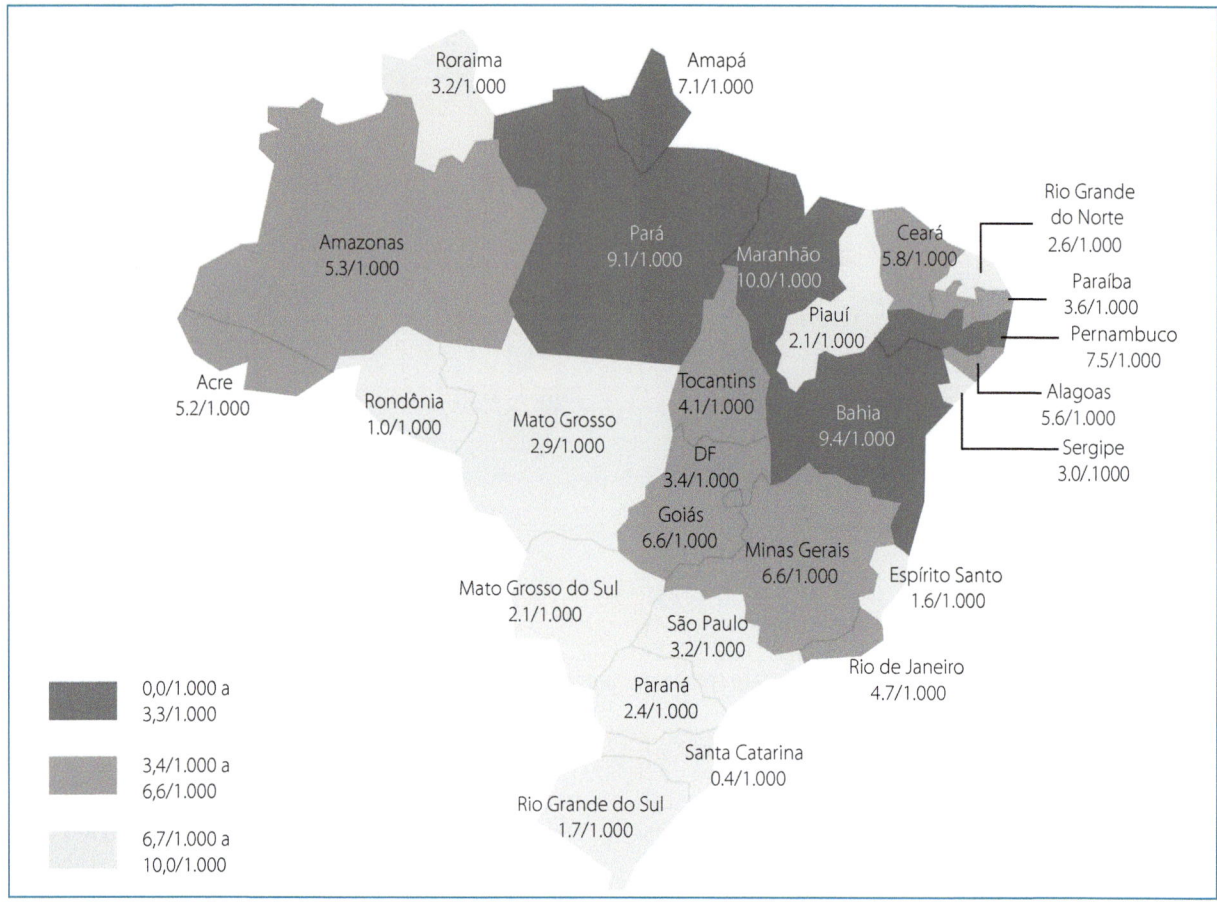

FIGURA 11.4 Distribuição nacional das taxas de prevalência de infecção por HTLV, encontradas entre candidatos a doador de sangue. *Fonte:* Adaptada de Proetti et al., 2002.

TRANSMISSÃO E FATORES DE RISCO

HTLV-1, HTLV-2 e HIV apresentam as mesmas formas de transmissão, resultando em fatores comuns de risco e em sobreposição de populações expostas. Entretanto, a transmissão do HTLV-1 e do HTLV-2 ocorre de maneira menos eficiente que a do HIV, pelo fato de estar primariamente associada à veiculação inter-humana de células infectadas e não de partículas virais livres.

A soropositividade para o HTLV aumenta com a idade e é maior em indivíduos com risco para adquirir infecções sexualmente transmissíveis, em pacientes politransfundidos e em usuários de drogas endovenosas.

Nas áreas endêmicas para o HTLV, a transmissão intrafamiliar e a sexual são as principais vias de transmissão.

A via de transmissão pode favorecer o desenvolvimento de doenças específicas associadas ao HTLV-1. A leucemia/linfoma de células T do adulto correlaciona-se com o aleitamento materno, enquanto a mielopatia associada ao HTLV-1/paraparesia espástica tropical correlaciona-se com a transfusão de sangue.

TRANSMISSÃO VERTICAL

Mães infectadas podem transmitir o HTLV-1 para seus filhos. Embora a transmissão possa também se dar por via transplacentária, ela ocorre essencialmente pela veiculação de linfócitos infectados contidos no leite materno e é tão mais fre-quente quanto maior for o tempo de aleitamento. Estudos em populações endêmicas revelam taxa média de soroconversão com aleitamento materno de 15 a 25%, sendo esta a principal via de transmissão vertical do HTLV-1 (Tabela 11.1). A soroconversão via transmissão intrauterina e periparto foi < 5%.

TRANSMISSÃO SEXUAL

O HTLV-1 é encontrado em taxas significativamente elevadas entre profissionais do sexo, entre homens que fazem sexo com homens e em pacientes que comparecem para atendimento clínico em ambulatórios especializados no manejo de doenças sexualmente transmissíveis. A transmissão heterossexual é mais frequente do homem para a mulher do que o inverso, ocorrendo, geralmente, em parcerias sexuais de longa duração. Acredita-se que o risco de infecção da parceira suscetível em uma parceria sorodiscordante se eleva após a menopausa, em função, provavelmente, da perda de barreiras naturais na mucosa genital feminina, que ocorre nessa fase da vida da mulher. Há forte evidência de que uma elevada carga proviral circulante é também fator determinante para a transmissão sexual de homens para mulheres, tanto do HTLV-1 como do HTLV-2. Há trabalhos demonstrando a presença de provírus em secreções genitais (sêmen e secreções cervicovaginais) de indivíduos soropositivos. A presença de anticorpos anti-*tax*, considerada como marcador de replicação viral, parece estar também associada ao incremento do risco de transmissão sexual.

TABELA 11.1 Taxa de transmissão materno-infantil do HTLV-1, de acordo com a duração da amamentação.

Referência	País	Sem amamentação	Taxa de transmissão materno-infantil do HTLV-1	
			Intervalo de tempo curto	Intervalo de tempo longo
Paiva et al., 2018	Brasil		4,8% (< 12 meses)	23,8% (> 12 meses)
Ureta-Vidal et al., 1999	Guiana Francesa	2,5% (0 a 3 meses)	5,9% (4 a 6 meses)	7% (7 a 9 meses) 10,3% (10 a 12 meses) 12,9% (> 12 meses)
Wiktor et al., 1997	Jamaica		9% (< 6 meses)	32% (> 6 meses)
Wiktor et al., 1993	Jamaica		7% (< 6 meses)	21% (> 6 meses)
Hino, 2011	Japão	2,5%	7,4% (< 6 meses)	20,3% (> 6 meses)
Hino et al., 1996	Japão		6% (< 6 meses)	13,7% (> 6 meses) 15,7% (> 12 meses)
Oki et al., 1992	Japão	5,6%	3,8% (< 7 meses)	25% (> 7 meses)
Takahashi et al., 1991	Japão	5,7%	4,4% (< 6 meses)	14,4% (> 7 meses)

Fonte: Adaptada de Rosadas C, Taylor GP. Mother-to-Child HTLV-1 Transmission: Unmet Research Needs. Front. Microbiol. 2019;10:999. doi: 10.3389/fmicb.2019.00999.

Em uma coorte de 10 anos com 30 casais sorodiscordantes para HTLV-1 e 55 para HTLV-2, acompanhados no estudo de Roucoux et al., a incidência de infecção do parceiro soronegativo foi estimada entre 0,9 e 0,4 transmissões por 100 pessoas/ano para HTLV-1 e HTLV-2 respectivamente.

Analogamente ao que se verifica na infecção por HTLV-1, a transmissão sexual do HTLV-2 tem sido observada em populações isoladas de índios das Américas, nas quais se demonstra grande concordância de soropositividade entre casais.

TRANSMISSÃO SANGUÍNEA

Os vírus HTLV-1 e HTLV-2 podem ser transmitidos pela transfusão de hemocomponentes celulares e tal ocorrência tem sido descrita com frequência nas regiões de maior endemicidade dessas infecções. O uso de drogas endovenosas com compartilhamento de seringas e dispositivos de punção contaminados tem se caracterizado como uma das mais importantes vias de transmissão. A transfusão é a maneira mais eficiente de transmissão, ocorrendo soroconversão em 35 a 60% dos indivíduos expostos a componentes sanguíneos celulares contaminados com HTLV. Em contraste com o HIV, a transmissão de HTLV-1 e HTLV-2 não foi observada através da transfusão de hemocomponentes ou hemoderivados acelulares, tais como plasma fresco congelado e concentrado de fatores de coagulação.

Desde a aprovação da Portaria n. 1.376/1993 e da Portaria n. 2.600/2009 do Ministério da Saúde, a testagem sorológica para HTLV-1 e HTLV-2 é obrigatória no Brasil para os doadores de sangue e hemoderivados e doadores ou receptores de órgãos, tecidos, células ou partes do corpo humano.

Já o risco de adquirir o vírus em um acidente com material perfurocortante é mais baixo e restrito principalmente à exposição percutânea com agulhas contaminadas, em razão da baixa carga proviral, habitualmente encontrada em sangue periférico de portadores de infecção pelo HTLV-1, pelo fato de o mecanismo de infecção ser dependente do contato célula a célula, e possuir menor volume de sangue no material.

FISIOPATOLOGIA

HTLV-1 e HTLV-2 são vírus exógenos. Apresentam tropismo por linfócitos T, sendo que na infecção por HTLV-1 os linfócitos infectados podem sofrer imortalização e transformação celular. Como não foram identificados oncogenes em seu genoma, acredita-se que a transformação celular induzida pelo HTLV-1 se dê por transativação gênica celular com participação da proteína p40, codificada pelo gene tax. Recentemente, identificou-se que a proteína HBZ também contribui para a oncogenicidade do HTLV-1. Sabe-se que a expressão dessa proteína viral dificulta o reconhecimento das células CD4+ proliferadas pelo sistema imune do hospedeiro, favorecendo, dessa forma, a proliferação das células transformadas. De uma forma geral, as doenças causadas pelo HTLV-1 ocorrem ou pela ação direta do vírus, através de transformação celular, ou pela via indireta, por mecanismos de mediação imunológica. Particularmente, no que se refere ao desenvolvimento do dano neurológico degenerativo observado nos pacientes que desenvolvem a mielopatia associada ao HTLV-1, tal mediação parecer estar envolvida. A partir do reconhecimento imunológico de antígenos virais presentes no sistema nervoso central, desencadeia-se a liberação crônica de citocinas pró-inflamatórias, com consequente dano ao tecido nervoso. Consideradas apenas as principais manifestações clínicas associadas a essa retrovirose: a leucemia/linfoma de células T do adulto (ATLL) e a mielopatia associada ao HTLV-1 (HAM/TSP), pode-se dizer que o desenvolvimento de doença associada ao HTLV-1 em um indivíduo soropositivo é um evento pouco usual. O risco estimado de um portador desenvolver um desses desfechos clínicos durante a vida é de até 3 a 5%, o que ocorre, em geral, após longo período de latência. Em contraste, a patogenicidade do vírus HTLV-2 parece ser ainda mais reduzida, tendo sido relatados, até o presente, raros casos de doença neurológica relacionados com esse agente retroviral.

ASPECTOS CLÍNICOS

O desenvolvimento de manifestações clínicas dependerá da interação entre o vírus e os fatores genéticos e imunológicos do hospedeiro.

A maioria dos indivíduos infectados pelo HTLV-1 permanecerá assintomático ao longo da sua vida; entretanto, entre 2 e 5% evoluirá com quadro de HAM/TSP e entre 1 e 3% com ATLL. Outras doenças também associadas ao HTLV-1 já foram descritas, tais como uveítes, dermatite infecciosa, infecção urinária de repetição, síndrome de *Sjögren*, tireoidite, artropatia, poliomiosite, polineuropatia e alveolite. A infecção por esse retrovírus humano é ainda considerada fator de risco para o desenvolvimento de outras infecções, tais como as causadas por *Strongyloides stercoralis*, escabiose, hanseníase e tuberculose.

O HTLV-1 está associado de forma bem definida ao desenvolvimento da ATLL e da HAM/TSP. Recentemente, tem-se destacado a ocorrência de manifestações neurológicas, tais como a disfunção erétil e alterações urinárias, mesmo na ausência de quadro parético, o que poderia representar manifestações iniciais de comprometimento neurológico da infecção. Assim sendo, pode-se concluir que o potencial de morbidade relacionado com a infecção pelo HTLV-1 é mais relevante do que se poderia imaginar a princípio, consideradas apenas a ATLL e a HAM/TSP.

As demais manifestações de doença devem merecer também a atenção do clínico. Embora menos graves do ponto de vista clínico, podem acarretar prejuízo significativo da qualidade de vida das pessoas afetadas. A Tabela 11.2 resume as manifestações clínicas associadas ao HTLV-1.

TABELA 11.2 Manifestações clínicas associadas ao HTLV-1.

Sistema/órgão	Manifestações
Sangue	- Leucemia/linfoma de células T do adulto
Sistema nervoso central	- Mielopatia associada ao HTLV/paraparesia espástica tropical - Vasculite - Neuropatia periférica - Doença do neurônio motor - Encefalomielite - Degeneração espinocerebelar - Disautonomia - Paquimeningite hipertrófica
Músculo	- Polimiosite
Olho	- Uveíte
Pulmão	- Alveolite
Pele	- Dermatite infecciosa - Foliculite decalvante - Escabiose crostosa
Articulação	- Artrite
Tireoide	- Tireoidite
Bexiga/próstata	- Cistite - Prostatite
Comprometimento sistêmico	- Síndrome de Sjögren - Doença de Behçet

Fonte: Adaptada de BRASIL. Ministério da Saúde. HTLV: guia de manejo clínico da infecção pelo HTLV. [Acesso 2019 jun. 2013]. Disponível em: http://www.aids.gov.br/sites/default/files/anexos/publicacao/2014/56099/_p_guia_de_manejo_clinico_do_htlv_pdf_p__16013.pdf.

A mielopatia associada ao HTLV-1 ou paraparesia espástica tropical (HAM/TSP) é uma doença desmielinizante do sistema nervoso central, de evolução crônica e progressiva. Não foi demonstrada ação viral direta no processo de desmielinização das células-alvo. A patogenia da doença provavelmente se deve a agressão citotóxica indireta, mediada pela ação de linfocinas no sistema nervoso central. Um possível mimetismo molecular entre proteínas virais e a proteína básica da mielina é também aventado. A doença neurológica ocorre mais frequentemente em pacientes do sexo feminino, raramente antes dos 20 anos ou após os 70 anos. Os sintomas, em geral, se iniciam com dor lombar e distúrbios da marcha, causados por espasticidade e paresia de uma ou ambas as pernas, associados com manifestações sensoriais parestésicas e reflexos motores exacerbados nos membros inferiores. É comum a ocorrência de distúrbios esfincterianos urinários, além de impotência sexual nos homens. Ataxia eventualmente é observada e as funções cognitivas são normais. A evolução costuma ser insidiosa e lentamente progressiva, porém pode levar o paciente à restrição a cadeira de rodas após alguns anos. Para estabelecimento diagnóstico, é importante afastar a possibilidade de compressão extrínseca da medula espinhal, através de métodos de neuroimagem, além de quadros de mielopatia de outras etiologias (p. ex., mielopatia vacuolar do HIV, mielorradiculopatia esquistossomótica). Habitualmente, verificam-se alterações ao exame do líquido cefalorraquidiano, que incluem pleocitose discreta, à custa de células linfomononucleares, hiperproteinorraquia discreta e glicorraquia normal. Anticorpos específicos anti-HTLV são encontrados tanto no soro como no líquor dos pacientes acometidos.

Entre 1 e 3% dos infectados evoluirão com ATLL pelo menos entre 20 e 30 anos após a infecção viral latente, e ocorre mais frequentemente em regiões nas quais a infecção pelo HTLV-1 é endêmica. Trata-se de uma doença neoplásica, derivada da transformação celular e expansão monoclonal de linfócitos T CD4+, a partir da infecção pelo HTLV-1. A doença é descrita como uma leucemia ou linfoma de linfócitos T maduros (pós-tímicos), que ocorre com maior incidência em regiões de alta endemicidade para o HTLV-1, particularmente a partir da 4ª década de vida, embora possa ser ocasionalmente diagnosticada entre indivíduos mais jovens. As principais manifestações clínicas e laboratoriais na forma aguda da doença incluem lesões de pele persistentes, linfadenopatia generalizada, envolvimento visceral, infiltração pulmonar intersticial, lesões ósseas líticas, hipercalcemia, eosinofilia com leucocitose, linfocitose persistente, elevação das dosagens bioquímicas de alfa-2 microglobulina e da desidrogenase lática, alteração de perfil imunofenotípico de linfócitos T circulantes (aumento de células CD4+/CD25+ e diminuição de CD8+/CD56+) e o encontro de células leucêmicas no sangue periférico, com aspecto característico de núcleo multilobulado (*flower cells*). Essa forma clínica possui comportamento habitualmente bastante agressivo, estando associada a prognóstico sombrio, com sobrevida inferior a 12 meses. No entanto, são também reconhecidas outras apresentações clínicas dessa neoplasia hematológica, que incluem a forma crônica, de evolução mais arrastada e frequentemente associada a leucocitose, a forma indolente ou smoldering, que se caracteriza basicamente por manifestações dermatológicas crônicas e a forma linfomatosa, de diagnóstico diferencial difícil entre os linfomas não Hodgkin de células T. Alguns marcadores imunofenotípicos linfocitários, como CD25 e HLA-

-DR, associam-se à ATLL e podem auxiliar no diagnóstico diferencial. A demonstração molecular de integração do DNA proviral em padrão monoclonal em células infectadas pode ser útil na caracterização diagnóstica da ATL. A Tabela 11.3 apresenta um resumo dos achados clínicos caracterizados por subtipo da ATLL.

TABELA 11.3 Resumo dos achados clínicos caracterizados por subtipo da ATLL.

Achados clínicos	Sinais/sintomas	Subtipos da ATLL			
		Crônica	Indolente	Aguda	Linfoma
Astenia	Falta de ânimo	Frequente	Frequente	Frequente	Frequente
Dor abdominal	Pode ser secundária à hipercalcemia ou massas abdominais (compressão)	Sim	Não	Não	Não
Lesões de pele	Eritrodermia, nódulos, pápulas, tumores	39%	Não	Variável	Variável
Linfadenopatia e alargamento do mediastino	Linfonodos palpáveis em vários sítios	60%	98%	Não	Não
Infiltração de medula óssea	Presença de células em flor, apresentando ou não fibrose	25%	Não	Moderada	Variável
Hepatomegalia	Fígado palpável	26%	Variável	Moderada	Não
Esplenomegalia	Baço palpável	22%	Variável	Moderada	Não
Complicações infecciosas	Estrongiloidíase, *Pneumocistys jirovecci,* citomegalovírus e *mycobacterium*	Frequente	Raro	Variável	Variável
Lesões pulmonares	Infiltração por infecções oportunistas em pulmões/expectoração e exame radiológico anormal	—	Raro	Raro	Frequente
Lesões ósseas	Lesões líticas secundárias a descalcificação	30%	Raro	Raro	Raro
Lesões oculares	Infiltração de retina por linfócitos anormais, uveítes	Raro	Não	Não	Não
Ascite	Líquido ascítico em cavidade peritoneal	Moderado	Não	Não	Não
Hipercalcemia	Constipação, anorexia, náusea e vômitos, dor abdominal, íleo paralítico, insuficiência renal, confusão mental, delírio, estupor e coma. Taquicardia e arritmia cardíaca	32%	Raro	Não	Não
Eosinofilia	Aumento de eosinófilos no sangue periférico	Frequente	Raro	Raro	Raro

Fonte: Adaptada de BRASIL. Ministério da Saúde. HTLV: guia de manejo clínico da infecção pelo HTLV. [Acesso 2019 jun 13]. Disponível em: http://www.aids.gov.br/sites/default/files/anexos/publicacao/2014/56099/_p_guia_de_manejo_clinico_do_htlv_pdf_p__16013.pdf.

As manifestações oculares têm causas multifatoriais e podem ser principalmente classificadas em três grupos: uveítes, infecções oportunistas/infiltração de células neoplásicas no olho em pacientes com ATLL e ceratoconjuntivite sicca. A uveíte associada à infecção pelo HTLV-1 é a terceira principal entidade clínica da infecção pelo HTLV-1, seguida de HAM/TSP e ATLL, e a mais comum é a intermediária, de início súbito, recorrente e duas vezes mais frequente em mulheres e adultos. Caracteriza-se por visão embaçada, dor, queimação, coceira, sensação de corpo estranho e opacidade vítrea. O diagnóstico é estabelecido após exclusão de causas mais comuns de uveítes.

A dermatite infecciosa é uma síndrome caracterizada por eczemas repetidos com erupção papular generalizada, com exsudato e crostas no couro cabeludo, orelha, margens das pálpebras, seios paranasais, pele, pescoço, axila e virilha; rinorreia crônica e infecção cutânea causada por *Staphylococcus aureus* e *Streptococcus pyogenes*, de curso crônico e recidivante. É mais comum na infância e pode evoluir ao longo dos anos para a forma linfomatosa da ATLL.

Nos indivíduos com coinfecção HIV/HTLV, o número de células CD4+ tende ser mais elevado, com maior mortalidade, maior incidência de mielopatia, maior associação com formas graves de escabiose e maior risco de infestação por *Strongyloides stercoralis*.

A coexistência de HAM/TSP e ATLL no mesmo paciente, apesar de relatada, permanece incomum.

Embora o papel patogênico do HTLV-2 não tenha sido definitivamente caracterizado, evidências recentemente acumuladas sugerem existir potencial em causar doença. Um número pequeno de pacientes com doença neurológica crônico-degenerativa, semelhante à mielopatia associada ao HTLV-1, foi identificado até o momento. Além disso, descreveram-se casos de mielopatia em portadores do HTLV-2, que se distinguem pela presença concomitante de ataxia como aspecto clínico proeminente, como também episódios de polineuropatia de predomínio sensitivo e de miopatia inflamatória.

Como consequência das mesmas práticas de risco para a transmissão, HTLV-1 e HTLV-2 são frequentemente encontrados entre portadores do HIV. O efeito da coinfecção de HIV com HTLV-1 e/ou HTLV-2 sobre o sistema imunológico e sobre a evolução das doenças envolve um grande interesse, e ainda é motivo de controvérsia. Embora a coinfecção possa acarretar aceleração da história natural da infecção pelo HIV, quando estiver relacionada com HTLV-1, mas não com HTLV-2, situação em que tem se observado benefício prognóstico, os estudos clínicos a esse respeito exibem resultados conflitantes e, portanto, não permitem uma avaliação plenamente conclusiva.

DIAGNÓSTICO DAS INFECÇÕES POR HTLV

De forma geral, o diagnóstico da infecção por HTLV-1I e HTLV-2 pode ser realizado por meio de:

a) Identificação de anticorpos específicos por diversas técnicas sorológicas. Uma vez que a infecção é perene, a detecção de anticorpos específicos indica a presença de infecção atual. Por se tratar de um método seguro, de fácil execução e

reprodutibilidade, além de baixo custo comparativo, as técnicas sorológicas constituem o método diagnóstico de escolha para a maioria das situações, dando-se preferência às técnicas passíveis de automação laboratorial.

b) Identificação e amplificação de sequências genômicas provirais em células mononucleares do sangue periférico por técnicas moleculares, tais como a reação em cadeia da polimerase (PCR). É um método de grande acurácia e, embora recentes avanços venham contribuindo para sua maior reprodutibilidade, ainda representa uma técnica alternativa, em função de padecer da inexistência de reagentes comerciais com finalidade diagnóstica e da falta de padronização entre os protocolos empregados em diferentes laboratórios. Reconhecida como o "padrão-ouro" para o diagnóstico da infecção por HTLV-1 e HTLV-2, a PCR tem sua aplicação reservada para as pesquisas de desempenho e padronização dos testes sorológicos, além de situações em que eles sejam insuficientes para confirmar e ou discriminar a infecção. A determinação quantitativa de DNA-HTLV em células mononucleares do sangue periférico tem sido descrita recentemente, empregando-se a reação de PCR em tempo real. Sabe-se que a carga proviral no sangue é mais elevada em pacientes com mielopatia associada ao HTLV-1, quando comparados com portadores assintomáticos. Entretanto, até o momento não se pode estabelecer valor prognóstico evolutivo desse biomarcador como preditor de adoecimento, durante o seguimento de coortes de portadores assintomáticos.

c) Isolamento viral em cultivo celular de linfócitos. Técnica de alta complexidade, pouco utilizada e sem aplicabilidade direta no diagnóstico da infecção. Segue apropriada apenas para pesquisas que exijam a demonstração de atividade biológica e análise ultraestrutural dos vírus em microscopia eletrônica.

DIAGNÓSTICO SOROLÓGICO

Como regra geral, são necessários dois tipos de testes para se identificar a presença de anticorpos específicos no soro e em outros fluidos corpóreos para, desse modo, se estabelecer o diagnóstico de uma infecção por HTLV-1 e HTLV-2. Em uma primeira fase, realiza-se um teste de triagem, que se caracteriza por apresentar uma alta sensibilidade, mas que em populações de baixa prevalência de infecção pode acarretar número excessivo de resultados falso-positivos. Dessa forma, as amostras reagentes à triagem devem ser sequencialmente submetidas a outro teste para confirmação diagnóstica.

Vários métodos são utilizados na triagem sorológica, entre os quais se podem citar o método imunoenzimático (Elisa) e o ensaio de aglutinação em partículas (PA). Por se tratar de técnica simples e sensível, o ensaio imunoenzimático é o teste de uso mais corrente. Existem vários produtos comerciais que utilizam bases antigênicas diferentes. Primeiramente os preparados foram construídos a partir de lisados virais obtidos de cultura de linfócitos infectados. Produtos recentemente utilizados apresentam a sua base antigênica constituída por proteínas recombinantes ou peptídeos sintéticos, associados ou não a lisados virais. O acréscimo de proteínas recombinantes e/ou peptídeos sintéticos acarretou significativa melhora na sensibilidade e especificidade dos testes.

Os testes confirmatórios disponíveis são: o ensaio de radioimunoprecipitação (RIPA), a reação de imunofluorescência (IFA) e o Western-blot (WB). O ensaio de radioimunoprecipitação apresenta custo elevado, é uma reação demorada e tem o inconveniente da necessidade de se utilizar material radioativo, razão pela qual não é utilizado na rotina. A reação de imunofluorescência, embora de baixo custo e possibilitar a quantificação de anticorpos específicos pela diluição de soros positivos em títulos seriados, tem o inconveniente de ser um teste de difícil padronização e de análise subjetiva. A maioria das publicações emprega um algoritmo diagnóstico, composto por um ou mais produtos disponíveis de Elisa como triagem e de Western-blot como teste confirmatório. Deve-se lembrar que a elevada similaridade genética entre HTLV-1 e HTLV-2 determina sororreatividade cruzada entre ambos. Assim, em geral, mesmo após terem sido submetidas a testes confirmatórios, as amostras são identificadas como soropositivas para HTLV. No entanto, alguns testes confirmatórios desenvolvidos permitem discriminar entre infecção por HTLV-1 e HTLV-2, por incluírem em sua base antigênica peptídeos recombinantes tipo-específicos. Deve-se ressaltar, todavia, que os insumos diagnósticos disponíveis na atualidade parecem não apresentar bom desempenho na identificação de infecções causadas por HTLV-2, resultando em testes falso-negativos em número significativo de casos. Ao lado disso, o elevado custo do teste confirmatório e discriminatório tem limitado sua aplicação em saúde pública no Brasil. Há, portanto, necessidade premente de se aprimorar o diagnóstico das infecções por HTLV em nosso meio, com definição de algoritmos laboratoriais atualizados que sejam factíveis em termos de disponibilidade e custo-efetividade para os serviços ligados ao Sistema Único de Saúde.

TRATAMENTO E PROFILAXIA

Aos portadores assintomáticos de HTLV não se indica qualquer tratamento, ficando este restrito àqueles que exibem sinais e sintomas de doenças a eles associadas. Mesmo nessas situações, as intervenções terapêuticas exibem resultados pouco efetivos, o que pode ser evidenciado pelo prognóstico reservado delas. Com relação à ATL/L, os recursos quimioterápicos usualmente utilizados para a terapêutica de outros linfomas não Hodgkin e de leucemias linfoblásticas resultam em apenas 20 a 40% de remissão para uma sobrevida média de 5 meses. Relatos recentes apontam para a possibilidade da associação de antirretrovirais e interferon-α constituir uma alternativa terapêutica promissora, a depender de mais dados clínicos. O transplante alogênico de células tronco hematopoiéticas pode ser considerado para indivíduos com idade inferior a 50 anos, parcela minoritária dentre os acometidos por ATL/L. relação à mielopatia associada a HTLV-1, os ensaios clínicos existentes, com base terapêutica antirretroviral e anti-inflamatória, empregando diversos medicamentos, além de imunoglobulinas endovenosas, ou mesmo interferon-α, não evidenciaram benefício duradouro em pacientes com dano neurológico instalado. No entanto, tem-se rotineiramente empregado corticoesteroides e/ou miorrelaxantes de ação central, associados à fisioterapia em pacientes com história recente de HAM/TSP, com o intuito de propiciar alívio sintomático e reduzir a possibilidade de progressão da mielopatia.

As medidas de prevenção utilizadas são as mesmas propostas para outras retroviroses. Entretanto, o aconselhamento das pessoas soropositivas exige a clara distinção entre as infecções causadas por HTLV-1, HTLV-2 e aquela decorrente de infecção pelo HIV. Para limitar a transmissão vertical, mães soropositivas devem ser desaconselhadas ao aleitamento materno, desde que a nutrição do lactente possa ser garantida pelo aleitamento artificial, como foi demonstrado de forma contundente no Japão. O uso de preservativos de barreira pode evitar o risco de transmissão sexual. Práticas de redução de danos como o uso de seringas e dispositivos descartáveis e não compartilhados devem ser implementadas junto aos usuários de drogas endovenosas. Por fim, o controle sorológico dos doadores nos bancos de sangue é essencial e reduziu drasticamente a transmissão transfusional. Embora o HTLV-1 tenha sido descrito em 1980, a triagem dos doadores em bancos de sangue só se tornou prática corrente a partir de 1986, no Japão, e de 1988, nos Estados Unidos. No Brasil, desde 1993 a realização de testes anti-HTLV é obrigatória em todos os bancos de sangue.

O Ministério da Saúde brasileiro recentemente editou material educativo atualizado, voltado aos profissionais de saúde que atuam no âmbito do SUS, contendo diretrizes para o manejo clínico de pessoas que vivem com HTLV. O material é bastante útil e pode ser acessado eletronicamente pelo endereço: http://bvsms.saude.gov.br/bvs/publicacoes/guia_de_manejo_clinico_do_paciente_com_HTLV.pdf.

BIBLIOGRAFIA SUGERIDA

Andrada-Serpa MJ, Tosswill J, Schor D, Linhares D, Dobbin J, Pereira MS. Seroepidemiologic survey for antibodies to human retroviruses inhuman and non-human primates in Brazil. Int. J. Cancer. 1989;44:389-93.

Black FL, Biggar JB, Neel JV, Maloney EM, Waters DJ. Endemic transmission of HTLV type II among Kayapo indians of Brazil. AIDS Res. Hum. Retroviruses. 1994;10:1165-71.

Brasil. Ministério da Saúde. HTLV: guia de manejo clínico da infecção pelo HTLV. [Acesso 2019 jun 13]. Disponível em: http://www.aids.gov.br/sites/default/files/anexos/publicacao/2014/56099/_p_guia_de_manejo_clinico_do_htlv_pdf_p__16013.pdf.

BRASIL. Ministério da Saúde. Portaria n. 1376 de 19 de novembro de 1993. Aprova as normas técnicas para coleta, processamento e transfusão de sangue, componentes e derivados e dá outras providências. Brasília: Diário Oficial da União; 1993, 2 dez., seção 1, p. 18405.

Carvalho HB, Mesquita F, Massad E, Bueno RC, Lopes GT, Ruiz MA, Burattini MN. HIV and infections of similar transmission patterns in a drug injectors community of Santos, Brazil. J. Acquir. Immune Defic. Syndr. Hum. Retrovirol. 1996;12:84-92.

Casoli C, Pilotti E, Bertazzoni U. Molecular and cellular interactions of HIV-1/HTLV coinfection and impact on AIDS progression. AIDS Rev. 2007;9:140-9.

Catalan-Soares B, Carneiro-Proietti AB, Proietti FA. Interdisciplinary HTLV Research Group. Heterogeneous geographic distribution of human T-cell lymphotropic viruses I and II (HTLV-I/II): serological screening prevalence rates in blood donors from large urban areas in Brazil. Cad Saúde Pública. 2005;21:926-31.

Chen YA, Okayama A, Lee T, Tachibana N, Mueller N, Essex M. Sexual transmission of human T-cell leukemia virus type I associated with the presence of anti-Tax antibody. USA: Proc. Natl. Acad. Sci. 1991;88:1182-6.

Dourado I, Alcantara LC, Barreto ML, Da Gloria Teixeira M, Galvão-Castro B. HTLV-I in the general population of Salvador, Brazil: a city with African ethnic and sociodemographic characteristics. J. Acquir. Immune Defic. Syndr. 2003;34:527-31.

Frutos MC, Gastaldello R, Balangero M, Remondegui C, Blanco S et al. Silent dissemination of HTLV-1 in an endemic area of Argentina. Epidemiological and molecular evidence of intrafamilial transmission. PLoS One. 2017;12(4):e0174920. doi: 10.1371/journal.pone.0174920.

Gessain A, Cassar O. Epidemiological Aspects and World Distribution of HTLV-1 Infection. Front Microbiol. 2012;3(Art 388):388. doi: 10.3389/fmicb.2012.00388.

Johnson JM, Harrod R, Franchini G. Molecular biology and pathogenesis of the human T-cell leukaemia/lymphotropic virus type-1 (HTLV-1). Int. J. Exp. Pathol. 2001;82:135-47.

Kamoi K, Mochizuki M. HTLV infection and the eye. Curr Opin Ophthalmol. 2012;23:557-61.

Kaplan JE, Khabbaz RF, Murphy EL, Hermansen S, Roberts C et al. And the retrovirus epidemiology donor study group male-to-female transmission of human T-cell lymphotropic virus types I and II: association with viral load. J. Acquir. Immune Defic. Syndr. Hum. Retrovirol. 1996;12:193-201.

Matsuoka M, Jeang KT. Human T-cell leukemia virus type 1 (HTLV-1) infectivity and cell transformation. Nat. Rev. Cancer. 2007;50:402-3.

Murphy EL, Oger J, Remondegui C, Taylor GP. Proposal for diagnostic criteria of tropical spastic paraparesis/HTLV-I-associated myelopathy (TSP/HAM). AIDS Res. Hum. Retrov. 2006;22:931-5.

Nishioka K, Maruyama I, Sato K, Kitajima I, Nakajima Y et al. Chronic inflammatory artropathy associated with HTLV-I. Lancet; 1989 february 18, p. 441-2.

Nunes D, Boa-Sorte N, Grassi MF, Taylor GP, Teixeira MG et al. HTLV-1 is predominantly sexually transmitted in Salvador, the city with the highest HTLV-1 prevalence in Brazil. PLoS One. 2017;12(2):e0171303. doi: 10.1371/journal.pone.0171303.

Prendergast AJ, Goga AE, Waitt C, Gessain A, Taylor GP et al. Transmission of CMV, HTLV-1, and HIV through breastmilk. Lancet Child Adolesc Health. 2019;3(4):264-73.

Rosadas C, Taylor GP. Mother-to-Child HTLV-1 Transmission: Unmet Research Needs. Front Microbiol. 2019;10:999.

Roucoux DF, Wang B, Smith D, Nass CC, Smith J et al. A prospective study of sexual transmission of human T lymphotropic virus (HTLV)-I and HTLV-II. J Infect Dis. 2005;191:1490-7.

Satou Y, Matsuoka M. Molecular and cellular mechanisms of leukemogenesis of ATL: emergent evidence of a significanr role for HBZ in HTLV-1-induced pathogenesis. Leuk. Res. Treat. 2012;(ID 213653):1-8.

Willems L, Hasegawa H, Accolla R, Bangham C, Bazarbachi A et al. Reducing the global burden of HTLV-1 infection: An agenda for research and action. Antiviral Res. 2017;137:41-8.

Yamamoto JH, Segurado AA, Hirata CE et al. Human T-lymphotropic virus type 1 infection and ocular manifestations in São Paulo, Brazil. Arch. Ophthalmol. 1999;117(4):513-7. [S.I.].

12

Caxumba

Maria Patelli Juliani Souza Lima

CONCEITO

Também conhecida como parotidite epidêmica, a caxumba é uma infecção viral, aguda, benigna, autolimitada, cujo agente etiológico tem tropismo por glândulas, principalmente as salivares, e pelo sistema nervoso central. É conhecida há mais de dois milênios e no final do século XVIII, Hamilton observou a ocorrência de orquite acompanhando a caxumba. Em 1934, Johnson e Goodpasture comprovaram que o responsável pela caxumba era um vírus e, na década de 1940, Enders conseguiu atenuar o vírus *in vitro,* o que culminou, posteriormente, com o desenvolvimento da vacina de vírus vivo por Buynak e Hilleman, em 1966.

Na era pré-vacinal, a caxumba foi uma causa frequente de epidemias entre militares, assim como, uma das causas mais comuns de meningite linfomonocitária e surdez neurossensorial na infância.

EPIDEMIOLOGIA

É endêmica em todo o mundo, ocorrendo esporadicamente durante o ano, mas com maior incidência de casos no final do inverno e início da primavera. Das infecções, 30 a 40% são assintomáticas.

No período pré-vacinal, quase 90% dos casos de caxumba relatados ocorriam em crianças menores de 14 anos de idade, concentrando 50% desse total na faixa etária de 5 a 9 anos. A partir de 1990, já na era pós-vacinal indivíduos com 15 anos de idade ou mais passaram a responder por 30 a 40% dos casos de caxumba. Homens e mulheres têm sido afetados igualmente.

Os casos notificados pelo centro de vigilância epidemiológica do Estado de São Paulo estão relacionados a seguir na Tabela 12.1. Como pode ser observado, em 2016, o surto de caxumba foi o maior já registrado nos últimos 10 anos em São Paulo, e ocorreu predominantemente na faixa etária entre 20 e 49 anos de idade, seguida pela faixa entre 15 e 19 anos. Nesse mesmo ano, foram registrados surtos de caxumba em nove Estados brasileiros, principalmente os das regiões Sul e Sudoeste.

ETIOLOGIA

O agente da caxumba é um RNA vírus de cadeia simples, pertencente ao grupo V da classificação de Baltimore, membro da família Paramyxoviridae, gênero Rubulavirus, ao qual também pertence outro vírus da espécie humana: o parainfluenza tipos 2, 4 a e 4 b.

O vírus da caxumba é grande e pleiomórfico, com diâmetro médio de 200 nm (90 a 300 nm). O genoma viral codifica seis proteínas estruturais e, no mínimo, duas proteínas não estruturais. O capsídeo consiste da fosfoproteína (P), a maior proteína estrutural do nucleocapsídeo, e da grande proteína (L). Acredita-se que ambas formem a RNA polimerase. O envelope é uma membrana lipídica dupla composta da proteína matriz (M) e de duas glicoproteínas, a neuroamidase-hemoaglutinina (NH) e a proteína de fusão (F) envolvidas na adsorção viral e na fusão da membrana do vírion com a membrana da célula do hospedeiro, respectivamente. A fusão da membrana do vírion parece estar associada à virulência para o sistema nervoso central. As proteínas F e NH são as mais importantes na indução da resposta imunológica protetora. O sexto componente estrutural, a pequena proteína hidrofóbica (SH), ainda não tem sua função conhecida e o seu gene codificante é a parte mais variável do genoma, sendo utilizado na genotipagem do vírus da caxumba. As duas proteínas não estruturais, a (v) e a (c) são codificadas dentro do gene da proteína P.

TABELA 12.1 Caxumba: distribuição de surtos, casos e óbitos, de acordo com ano de início dos sintomas e faixa etária (Estado de São Paulo, 2001 a 2018).

Ano		< 1 ano	1-4 anos	5-9 anos	10-14 anos	15-19 anos	20-29 anos	30-49 anos	> 50 anos	Ign	Total
2001	Surtos										2
	Casos	0	6	48	31	1	2	3	0	0	91
	Óbitos	0	1	1	0	0	0	0	0	0	2
2002	Surtos										154
	Casos	2	31	142	166	21	4	3	0	0	369
	Óbitos	0	0	0	0	0	0	0	0	0	0
2003	Surtos										250
	Casos	1	110	252	513	186	81	37	9	0	1.189
	Óbitos	0	0	0	0	0	0	0	0	0	0
2004	Surtos										130
	Casos	3	84	101	136	41	21	8	5	0	399
	Óbitos	0	1	0	0	0	0	0	3	0	4
2005	Surtos										75
	Casos	0	9	68	157	122	12	7	0	0	375
	Óbitos	0	0	0	0	0	0	0	0	0	0
2006	Surtos										148
	Casos	2	17	158	230	135	25	14	1	0	582
	Óbitos	0	0	0	0	0	0	0	0	0	0
2007	Surtos										788
	Casos	4	129	566	1.145	879	342	129	14	218	3.426
	Óbitos	0	0	0	1	2	0	0	0	0	3
2008	Surtos										627
	Casos	10	111	356	1.165	919	443	139	24	227	3.394
	Óbitos	0	0	0	0	0	1	0	0	0	1
2009	Surtos										131
	Casos	1	20	72	214	172	75	25	2	72	653
	Óbitos	0	0	0	0	2	0	0	0	0	2
2010	Surtos										90
	Casos	2	42	69	102	47	85	27	5	36	415
	Óbitos	0	0	0	0	0	0	0	0	0	0
2011	Surtos										40
	Casos	1	22	14	16	33	48	11	5	21	171
	Óbitos	0	0	0	0	0	0	0	0	0	0
2012	Surtos										88
	Casos	3	40	47	38	22	30	21	8	6	215
	Óbitos	2	0	0	0	0	0	0	0	0	2
2013	Surtos										37
	Casos	4	31	31	33	30	65	23	8	6	231
	Óbitos	0	0	0	0	0	0	0	0	0	0

(continua)

TABELA 12.1 Caxumba: distribuição de surtos, casos e óbitos, de acordo com ano de início dos sintomas e faixa etária (Estado de São Paulo, 2001 a 2018) (continuação).

Ano		< 1 ano	1-4 anos	5-9 anos	10-14 anos	15-19 anos	20-29 anos	30-49 anos	> 50 anos	Ign	Total
2014	Surtos										30
	Casos	0	20	11	6	12	37	17	2	13	118
	Óbitos	0	0	0	0	0	0	0	0	0	0
2015	Surtos										103
	Casos	2	33	52	120	163	217	65	15	59	726
	Óbitos	0	0	0	0	0	0	0	0	0	0
2016	Surtos										1.252
	Casos	18	169	514	1.531	2093	1789	800	99	347	7.360
	Óbitos	0	0	0	0	0	0	0	0	0	0
2017	Surtos										343
	Casos	13	55	139	294	488	403	196	42	155	1.785
	Óbitos	0	0	0	0	0	0	0	0	0	0
2018	Surtos										62
	Casos	0	9	61	65	27	30	29	3	25	249
	Óbitos	0	0	0	0	0	0	0	0	0	0

SINAN Net dados provisórios em 20/12/2018.

Fonte: SINANW/SINAN Net/DDTR/CVE/CCD/SES-SP.

No vírus da caxumba existem variações de nucleotídeos dentro dos genótipos e entre eles. Foram descritos, até então, 12 genótipos diferentes (A-L), que apresentam uma distribuição geográfica variada, com vários genótipos circulando simultaneamente em uma mesma região. O vírus da caxumba não é classificado em sorotipos, porém achados *in vivo* e *in vitro* indicam que a neutralização cruzada entre os genótipos possa estar diminuindo. A repercussão desses achados sobre a epidemiologia e a vacinação da caxumba precisa ser definida.

O vírus se multiplica em diferentes células de tecido humano, de macacos e em ovos embrionados. Nos indivíduos com caxumba, o vírus foi isolado em saliva, líquor, urina, sangue, leite e em tecidos infectados. A membrana lipídica torna o vírus suscetível ao éter e desinfetantes alcoólicos; perde sua infectividade após 20 minutos de exposição sob temperatura de 55 a 60 °C. Na temperatura ambiente, o vírus permanece infectante por um período de até 90 dias; a –20 °C, por algumas semanas; e a –65 °C, por muitos anos.

TRANSMISSÃO E PATOGÊNESE

O vírus da caxumba é altamente infectante, sendo transmitido por gotículas, contato direto ou fômites. O período de incubação é de 14 a 24 dias e o período de maior transmissibilidade corresponde ao intervalo de 1 a 2 dias, antes de iniciar o edema das glândulas salivares, até 5 a 7 dias após o seu início. Com a pesquisa do RNA viral, inúmeros estudos mostraram uma redução substancial da carga viral na saliva ou em *swab* de orofaringe, após os primeiros 5 dias do início da doença.

Durante o período de incubação, a replicação viral acontece nas células epiteliais do trato respiratório superior e nos linfonodos regionais, resultando emviremia (3 a 5 dias). Nessa fase, o vírus se espalha para múltiplos tecidos, incluindo meninges e glândulas, como as salivares, as lacrimais, o pâncreas, os testículos e os ovários. A inflamação nos tecidos infectados desencadeia os sintomas característicos da caxumba.

PATOLOGIA

O exame anatomopatológico da parótida revela um interstício com edema difuso e exsudato serofibrinoso composto de células linfomonocitárias; o epitélio ductal mostra alterações degenerativas com a luz ductal preenchida por neutrófilos e restos celulares. As células acinares são pouco envolvidas, mas sofrem a ação do edema intersticial.

Quando há o envolvimento do pâncreas e dos testículos, observa-se, ao exame microscópico, além de infiltrado linfomonocitário perivascular, hemorragia intersticial e maior quantidade de neutrófilos, quando comparados à parótida. O testículo, pela pouca elasticidade da túnica albugínea, tem maior sofrimento em razão do edema, que leva a um aumento de pressão no seu interior. Nos casos mais intensos, o epitélio germinativo pode sofrer atrofia e fibrose.

O exame anatomopatológico do encéfalo é diferente, dependendo do tipo de encefalite. Na encefalite primária (aguda), resultante da lesão direta dos neurônios, existe lise difusa dessas células sem desmielinização. A encefalite pós-infecciosa é desencadeada pela resposta imunológica do hospedeiro à infecção. É caracterizada por desmielinização e infiltrado linfomonocitário, ambos perivasculares, e pela formação de gliose no processo evolutivo.

QUADRO CLÍNICO

As infecções assintomáticas ocorrem em 15 a 20% dos infectados e é mais comum entre os adultos do que entre as crianças, assim como a frequência de manifestações graves. Os indivíduos sintomáticos desenvolvem a doença com sintomas e quadro clínico de intensidades variáveis, segundo os sítios de infecção (Tabela 12.2), observando-se raramente manifestação sistêmica grave. A maioria das infecções em crianças menores de 2 anos é subclínica.

TABELA 12.2 Frequência das manifestações clínicas da caxumba.*

Manifestação	Frequência
Glandular	
Parotidite-Bilateral	60 a 70% 90% dos casos
Sialadenite de submandibular e sublingual	10%
Orquiepidimite-Bilateral	20 a 30% (pós-púbere) 15 a 30% dos casos
Ooforite	5% (pós-púbere)
Pancreatite	4%
Sistema nervoso central	
Pleiocitose no líquor	50%
Meningite	1 a 10%
Encefalite	0,1%
Surdez de alta frequência transitória	4,4%
Outras	
Alterações no eletrocardiograma	5 a 15%
Alterações (leves) na função renal	> 60%
* Sintomas clínicos em 60 a 70% das infecções.	

O período prodrômico dura, em média, um dia, com sinais e sintomas inespecíficos que incluem mialgia, anorexia, mal-estar, cefaleia e febre baixa.

PAROTIDITE

A parotidite é a manifestação mais comum da caxumba, ocorrendo em 60 a 70% das infecções e em 95% dos pacientes com sintomas. O comprometimento da parótida começa a ser percebido pelo paciente, mesmo antes da visualização do seu aumento, pela dor no ouvido e dor à mastigação. Esse desconforto irá progredir, intensificando-se na presença de alimentos ácidos. O aumento da parótida acontece em 2 a 3 dias, acompanhado de dor local, consequente à

distensão da glândula e, quando a parótida atinge o seu volume máximo, observa-se a perda do ângulo da mandíbula (Figura 12.1). Aproximadamente dois dias depois do início do edema, a outra parótida pode começar a doer e a aumentar de volume. O comprometimento da parótida é bilateral em 75% dos casos. Ao exame da orofaringe, o orifício do ducto de Stensen está edemaciado e eritematoso e, acompanhando a parotidite. Pode-se ter adenite satélite, na região submandibular do mesmo lado. A parótida começa a regredir de tamanho, voltando ao seu normal entre 3 e 7 dias.

O envolvimento das outras glândulas salivares como manifestação única da caxumba é raro, mas sua associação à parotidite ocorre em cerca de 10% dos casos. O comprometimento da glândula submandibular é mais frequente que o da sublingual, sendo necessário diferenciá-lo da adenite de cadeia cervical anterior. O acometimento da glândula sublingual é bilateral, caracterizado por edema da língua e assoalho da boca. Na presença de adenite submandibular pode ocorrer edema pré-esternal e/ou laríngeo, em 6% dos pacientes com caxumba.

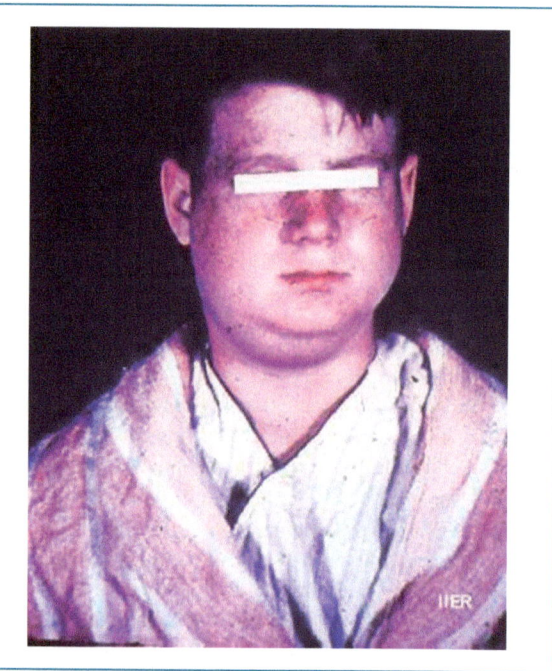

FIGURA 12.1 Adolescente com caxumba. Parótidas bastantes edemaciadas. Observa-se a perda dos ângulos da mandíbula. *Fonte:* Acervo da Biblioteca do Instituto de Infectologia Emílio Ribas. Cortesia do dr. Marcelo Babosa, Diretor-Técnico do Serviço de Informação e Documentação Científica.

MENINGITE E ENCEFALITE

O envolvimento do sistema nervoso central (SNC) acontece com muita frequência e, em aproximadamente 50% dos indivíduos com caxumba, observa-se pleiocitose no líquor, a maioria sem outros sinais de meningite. A utilização do termo meningoencefalite para o comprometimento do SNC, na caxumba, deve ser evitada, uma vez que a meningite da caxumba é benigna e não deixa sequelas, enquanto a encefalite é um quadro mais grave, podendo resultar em sequelas ou até mesmo em morte. No líquor de indivíduos com meningite pelo vírus da caxumba, foi detectado o aumento de interferon-γ (IFN-γ), interleucina 2 (IL-2) e interleucina 10 (IL-10).

A meningite clinicamente manifesta acontece em 1 a 10% das infecções e a encefalite em 0,1%. A infecção no SNC aparece cerca de cinco dias após o início da parotidite, entretanto também pode precedê-la em uma semana ou até mesmo surgir após duas semanas do seu início. O quadro clínico de meningite é caracterizado por febre, cefaleia, náuseas, vômitos e rigidez de nuca (sinais de Kernig e Brudzinski podem estar ausentes). Em cerca de 50% dos casos, a meningite por caxumba ocorre na ausência de envolvimento das glândulas salivares.

Os sintomas da meningite desaparecem 3 a 10 dias após o início do quadro, com evolução benigna e sem sequelas. O líquor tem padrão linfomonocitário (ver Diagnóstico inespecífico adiante) e suas alterações podem persistir por um período de até cinco semanas.

A presença de convulsões, de alterações marcantes no nível de consciência ou de sinais neurológicos focais é um indicativo de encefalite por caxumba. Ataxia, mudanças no comportamento e anormalidades no eletroencefalograma podem ser observadas em crianças durante a convalescença, e se resolvem em poucas semanas. Os pacientes que desenvolvem sequelas permanentes após a infecção no SNC, provavelmente tiveram encefalite. Manifestações mais raras do SNC incluem ataxia cerebelar, mielite transversa, paralisia facial, polirradiculite ascendente e neurite óptica.

ORQUIEPIDIDIMITE

A orquite, tipicamente unilateral, é a manifestação extrassalivar mais comum da caxumba. Ocorre em aproximadamente 10 a 20% das infecções em homens pós-púberes, sendo rara antes da puberdade. Embora a eficácia da vacina da caxumba não seja ideal para a prevenção da doença clínica, como discutiremos adiante, a vacinação veio limitar a gravidade da doença, prevenindo manifestações, como foi demonstrado com a orquite.

Em 2/3 dos casos a orquite acompanha a parotidite, já na primeira semana, e em 1/4 durante a segunda semana. É raro a orquiepididimite preceder ou mesmo acontecer sem a presença de parotidite. O vírus da caxumba foi recuperado no sêmen e no testículo, sugerindo que a orquiepididimite é o resultado da infecção direta das células testiculares. No entanto, um mecanismo imunomediado também foi sugerido. Tanto as células de Leydig (produtoras de testosterona) quanto as células germinativas estão envolvidas, associadas a produção reduzida de testosterona. Observa-se necrose das células do epitélio germinativo dos túbulos seminíferos dos testículos. A orquite é quase sempre acompanhada de epididimite e de febre alta, que se resolvem em 1 semana. A atrofia do testículo acometido acontece em aproximadamente metade dos casos e pode estar associada à oligospermia e hipofertilidade, mas raramente à esterilidade. Tem sido descrita a malignização do testículo afetado pelo vírus da caxumba.

PANCREATITE

Manifesta-se subitamente com febre alta, calafrios, náuseas, vômitos e forte dor na região epigástrica. Essa grave manifestação de doença é rara, sendo mais comum sintomas de desconforto no abdome superior. Após um período de 3 a 7 dias, o paciente recupera-se sem sequelas.

MANIFESTAÇÕES GLANDULARES MENOS FREQUENTES
OOFORITE

A presença de febre, náuseas, vômitos e dor no abdome inferior, em mulheres com caxumba, sugere o diagnóstico de ooforite, que acontece em 5% das mulheres pós-puberdade. O comprometimento da fertilidade e menopausa precoce são consequências raras da ooforite.

TIREOIDITE, MASTITE E PROSTATITE

São manifestações extremamente raras do vírus da caxumba.

MANIFESTAÇÕES EXTRAGLANDULARES MENOS FREQUENTES
SURDEZ

A surdez de alta frequência transitória acontece em cerca de 4% dos indivíduos com caxumba. Pode ter início abrupto ou gradual e a queixa de tonturas é frequente. Pacientes com encefalite pelo vírus da caxumba têm maior risco de comprometimento da audição do que aqueles sem esse envolvimento.

ARTICULAR

O envolvimento articular inicia-se na segunda semana de doença, podendo persistir por várias semanas seguidas. Geralmente, caracteriza-se por artralgia migratória, sendo mais frequente nos adultos do que nas crianças. A artralgia monoarticular, com ou sem artrite, também pode ser notada, tendo resolução espontânea.

RENAL

São descritas alterações leves na concentração urinária e no *clearance* de creatinina, sem consequências clínicas.

MIOCARDITE

Tem sido observada em adultos. É rara e pode acontecer nas duas primeiras semanas de caxumba. Alterações no eletrocardiograma (na onda T, no intervalo P-R aumentado e no infradesnivelamento do segmento ST) podem estar presentes em cerca de 15% dos pacientes com caxumba, mesmo sem manifestações clínicas de miocardite.

HEMATOLÓGICAS

São raras, sendo representadas por trombocitopenia e anemia hemolítica.

COMPLICAÇÕES
PERDA DA AUDIÇÃO NEUROSSENSORIAL

A surdez unilateral permanente tem uma estimativa de 1 em 20 mil casos de caxumba e a bilateral é muito mais rara.

NA GRAVIDEZ

O aborto espontâneo pode ser uma complicação da caxumba ocorrida no início da gestação. Existem resultados conflitantes na literatura. Em um estudo foi descrito morte fetal em 27% das gestações após caxumba no primeiro trimestre e, em um outro, mostrou-se que a taxa de abortos não foi maior nas mulheres com caxumba. Não foram encontradas malformações congênitas entre os recém-nascidos (RN) de mães que tiveram caxumba na gestação.

Há mais de três décadas, diversos pesquisadores vêm tentando correlacionar a infecção intrauterina pelo vírus da caxumba e a fibroelastose endocárdica. No entanto, a despeito dessa associação não ter sido comprovada, a incidência dessa patologia cardíaca vem diminuindo desde a introdução da vacina contra a caxumba.

DIABETES *MELLITUS* JUVENIL

O vírus da caxumba é um dos vírus implicados na etiologia do diabetes *mellitus* juvenil e apesar dos diversos estudos epidemiológicos e experimentais realizados até hoje, não foi possível provar, definitivamente, esse vínculo. Curiosamente, após a introdução da vacina contra a caxumba, não se tem observado a queda na incidência do diabetes *mellitus* juvenil, ao contrário, esse índice está aumentando.

HIDROCEFALIA

Como consequência de estenose do aqueduto.

DIAGNÓSTICO
DIAGNÓSTICO CLÍNICO

A definição de um caso clínico padrão de caxumba é o início agudo de edema unilateral ou bilateral da parótida ou outra glândula salivar, com duração de dois ou mais dias, sem outra causa aparente. Embora a parotidite seja a marca registrada da caxumba, em muitos casos o edema das glândulas salivares não é aparente, especialmente em indivíduos com meningite (ver Diagnóstico diferencial adiante). Existem também outras causas de aumento das glândulas salivares. Esses fatos reduzem o valor preditivo positivo do diagnóstico clínico da caxumba quando a incidência da doença é baixa. Desse modo, a comprovação diagnóstica faz-se necessária.

DIAGNÓSTICO INESPECÍFICO
Leucograma

Com frequência, o número total de leucócitos e a contagem diferencial são normais, podendo, às vezes, apresentar leucopenia leve com linfocitose relativa. Nos casos de meningite, orquite ou pancreatite, geralmente existe leucocitose com desvio à esquerda.

Amilase sérica

Está sempre aumentada, mesmo na ausência de sinais clínicos de envolvimento das glândulas salivares.

Lipase pancreática

Na suspeita clínica de pancreatite (dor abdominal, febre e vômitos persistentes), esse é o exame que confirmará o envolvimento pancreático, uma vez que, a amilase sérica está aumentada, tanto na infecção das glândulas salivares quanto na infecção do pâncreas.

Líquor

Na meningite pelo vírus da caxumba, o líquor apresenta celularidade que varia de 10 a 2.000 leucócitos/mm^3, com predomínio de células linfomonocitárias (20 a 25% podem apresentar predomínio de neutrófilos). Os níveis de proteína em geral não excedem 70 mg/100 mL. Níveis de glicose diminuídos (menores que 40 mg/100 mL) estão presentes em 6 a 30% dos pacientes, sendo mais comum do que em outras meningites virais.

DIAGNÓSTICO ESPECÍFICO
Direto (identificação do vírus-diagnóstico molecular)

A reação em cadeia pela polimerase após a transcrição reversa (RT-PCR) permite a detecção do RNA do vírus da caxumba em *swab* bucal, saliva, no sangue, líquor, líquido seminal e na urina (esta com baixa sensibilidade). A coleta do espécime deve ocorrer nos três primeiros dias de doença e a amostra clínica de preferência é a saliva. Na meningite pelo vírus da caxumba, realiza-se a RT-PCR para a confirmação etiológica do quadro. A detecção do RNA e da carga viral diminui ao longo dos três primeiros dias de sintomas, sendo menor entre os indivíduos vacinados ou com história prévia de doença. Foram demonstradas maiores taxas de isolamento viral (64%) entre os doentes não vacinados, seguidos dos vacinados (41%) e daqueles com história prévia de caxumba (17%). Entre aqueles que receberam vacina, os resultados da RT-PCR podem ser falsamente negativos, uma vez que, quando infectados, excretam menor quantidade de vírus por menor período.

A detecção do RNA viral complementa a investigação epidemiológica, fornecendo informações relativas ao genótipo viral.

Indireto (exames sorológicos)

A confirmação sorológica de imunidade é realizada com base na demonstração de imunoglobulina G (IgG) específica, utilizando os testes imunoenzimáticos (Elisa) disponíveis. Para o diagnóstico de infecção, pesquisa-se a imunoglobulina M específica (IgM). Deve-se ter cautela na interpretação de resultado positivo para IgM, pela possibilidade de existir reação cruzada com anticorpos contra o vírus parainfluenza.

A detecção IgM no soro é uma boa medida diagnóstica de infecção nos pacientes não vacinados. Um resultado com

IgM não reagente pode ocorrer, quando o soro é coletado antes do quarto dia de manifestação clínica. Quando a pesquisa de IgM é negativa, pode-se confirmar o diagnóstico de caxumba demonstrando a soroconversão de IgG ou aumento significativo (quatro vezes) no título de IgG entre a amostra de soro de fase aguda e de convalescença.

Nos indivíduos vacinados, o diagnóstico sorológico é um desafio. Em geral, a IgM sérica contra caxumba é negativa em aproximadamente metade dos indivíduos vacinados (independentemente do momento da coleta da amostra).

A soroconversão de IgG não é mais usada como um marcador de infecção pelo vírus da caxumba nesse cenário, uma vez que entre as pessoas vacinadas raramente é detectado aumento de quatro vezes nos níveis de IgG. Os testes sorológicos não podem diferenciar imunização de exposição prévia à caxumba e não se conhecem os níveis de IgG necessários para proteção contra infecção pelo vírus da caxumba.

Considerando-se que um número elevado de resultados falso-negativos pode ocorrer entre os indivíduos previamente vacinados ou infectados, não podemos descartar o diagnóstico de caxumba diante de um quadro clínico compatível.

DIAGNÓSTICO DIFERENCIAL

Durante uma epidemia de caxumba ou quando ela é epidêmica, a presença da parotidite permite fazer um diagnóstico clínico de caxumba, sem dificuldades. No entanto, quando a taxa de caxumba é baixa, outras causas de parotidite devem ser afastadas, como exposto a seguir.

Outras parotidites
Virais

As parotidites causadas pelos vírus *Coxsackie A*, influenza A, parainfluenza tipos 1 e 3, echovirus, vírus da coriomeningite linfocítica, vírus Epstein-Baar ou pelo HIV não podem ser diferenciadas clinicamente da caxumba, necessitando, portanto, de comprovação sorológica. O diferencial é que esses agentes não causam parotidite em nível epidêmico.

Bacterianas
Parotidite supurativa

A parotidite bacteriana primária acomete com frequência pacientes acima de 60 anos, com doença de base, como o diabetes. São fatores desencadeantes a desidratação, o uso de medicamentos que levam à xerostomia, como anticolinérgicos e eventualmente diuréticos, ou higiene oral pobre (refluxo de bactérias para o interior da glândula salivar).

É predominantemente causada por *Staphylococcus aureus, S. pyogenes,* estreptococos *viridans, Haemophilus influenzae* e, raramente, por bactérias anaeróbicas *(Bacteroides, Fusobacterium* e *Peptostreptococcus)*. A parótida apresenta-se aumentada de volume e dolorosa à palpação, com a pele eritematosa e quente sobre a glândula. Quando a parótida é comprimida e massageada, observa-se saída de pus pelo ducto de Stensen.

Outras causas de aumento da parótida
Hipersensibilidade a medicamento

Iodetos, fenilbutazona, tiouracil (tiocianato) são as mais envolvidas no aumento bilateral das parótidas, que podem ser recorrentes.

Alterações metabólicas

Desnutrição, alcoolismo, cirrose hepática, diabetes *mellitus* e uremia são as causas mais frequentemente envolvidas no crescimento bilateral e assintomático das parótidas.

Obstrução

Estreitamento, corpo estranho ou tumor no ducto de Stensen; sialolitíase (geralmente o aumento da glândula é intermitente); sialectasia crônica; trauma da papila.

Tumores ou cistos

Tumores parenquimatosos (benignos ou malignos); hemangioma e linfangioma são responsáveis por crescimento crônico da glândula que, na fase inicial, podem ser confundidos com a caxumba; cisto congênito ou adquirido da parótida.

Situações clínicas raras

Síndrome Mikulicz (aumento crônico e bilateral das glândulas lacrimais e das parótidas); febre uveoparotídea (manifestação da sarcoidose); síndrome de Sjögren; síndrome de Parinaud.

Condições que simulam parotidite epidêmica

Adenite da região cervical anterior e pré-auricular: além da localização anatômica diferente, os linfonodos têm contornos bem definidos, são firmes e não têm limites anatômicos com a orelha, como ocorre com a parótida; linfoma; abscesso dentário; hipertrofia do masseter.

TRATAMENTO

A dieta deve ser leve, com grande quantidade de líquidos, de preferência não ácidos. Às vezes, faz-se necessária a hidratação parenteral em pacientes com meningite ou pancreatite, que apresentem vômitos de difícil controle.

Não há tratamento antiviral específico para a caxumba. Desde que a doença é, em geral, benigna e autolimitada, o tratamento é sintomático e de suporte, por exemplo, com o uso de um analgésico/antipirético, como paracetamol. Também para aliviar o desconforto da parotidite, pode ser usado compressa quente ou fria; punção lombar para reduzir a cefaleia da meningite da caxumba. O uso de corticosteroide deve ser evitado no tratamento de orquite, pois o medicamento pode reduzir a concentração de testosterona e, assim, aumentar a quantidade dos hormônios folículo-estimulantes e luteinizantes, o que facilitaria a atrofia testicular. Recomenda-se para os casos de orquite, repouso, anti-inflamatórios não hormonais, compressas com gelo e suspensão da bolsa escrotal.

PREVENÇÃO
ISOLAMENTO

Com o ressurgimento da caxumba nos Estados Unidos, o Centro de Controle de Doenças (CDC), o Comitê Consultivo sobre Controle de Infecções em Estabelecimentos de Saúde (HICPAC) e a Academia Americana de Pediatria (AAP) recomendam um período de pelo menos cinco dias, após o início da parotidite, para o isolamento de pessoas com caxumba, na comunidade e nos estabelecimentos de saúde, com a implantação das precauções de gotículas.

IMUNIZAÇÃO PASSIVA

A imunoglobulina específica contra o vírus da caxumba não foi eficaz para prevenir a doença entre os contactuantes, assim como não diminuiu a incidência de meningite e de orquite, não sendo mais produzida. A imunoglobulina simples endovenosa é usada no tratamento das complicações da caxumba, como encefalite pós-infecciosa, síndrome de Guillain-Barré ou púrpura trombocitopênica imune.

IMUNIZAÇÃO ATIVA – CARACTERÍSTICAS DA VACINA

No mínimo, 11 cepas de vírus vivo atenuado da caxumba estão atualmente em uso nos diferentes continentes: a Jeryl-Lynn, a RIT 4385 (cepa mais nova derivada da Jeryl-Lynn) e a Urabe AM-9 são as mais utilizadas seguidas pela Leningrado-Zagreb (L-Zagreb), Leningrado-3 e Rubini. As demais cepas vacinais têm uso limitado, na maioria das vezes, apenas a um país. A vacina da caxumba é disponível em duas combinações de vacinas: com as vacinas antissarampo e rubéola, formando a tríplice viral SCR (Sarampo, Rubéola, Caxumba) ou com as vacinas de sarampo, rubéola e varicela, formando a tetraviral.

A cepa Jeryl-Lynn, licenciada nos Estados Unidos em 1967 e indicada para uso de rotina em 1977, confere proteção contra caxumba clínica entre 75 e 91%. Não foi observado risco aumentado de meningite entre os receptores da vacina com essa cepa.

A cepa RIT 4385, derivada da cepa dominante da vacina Jeryl-Lynn, apresenta taxas de soroconversão e de eventos adversos semelhantes à da vacina original, com exceção dos sintomas no local da aplicação, que foram menos frequentes entre aqueles que receberam a cepa RIT 4385.

A cepa Urabe AM-9, licenciada inicialmente no Japão em 1979 e depois na França, Bélgica e Itália, parece que fornece uma proteção maior que a Jeryl-Lynn. É composta de uma mistura do vírus selvagem A e da variante G, sendo mais imunogênica e, no entanto, com mais eventos adversos.

A cepa Leningrado-3, desenvolvida na extinta União Soviética, tem sido usada desde 1974 com eficácia entre 92 e 99%. Na Eslovênia, de 1979 a 1986 foram detectados 100 casos de meningites para cada 100 mil doses de vacinas administradas contra sarampo e caxumba. A Leningrado-3 foi atenuada, atendendo às exigências da Organização Mundial de Saúde (OMS), dando origem a Leningrado-Zagreb (L-Zagreb) que é usada, especialmente, nos países em desenvolvimento, com um custo mais acessível.

A cepa Rubini, licenciada na Suíça em 1985, resultou em baixa resposta imunogênica, provavelmente pelo fato de ser muito atenuada, não sendo mais disponível.

Na vacina tríplice viral, o ingrediente ativo para a caxumba é a cepa RIT 4385, derivada da cepa Jeryl-Lynn baseada no genótipo A, mesmo não sendo o genótipo mais prevalente entre os infectados.

Estudos clínicos realizados sobre a vacina com a cepa Jeryl Lynn demonstraram eficácia de 95%, porém estudos de efetividade realizados pós-licenciamento demonstraram que a efetividade da vacina oscilava entre 65 e 85%.

Esquema vacinal

As estratégias para o controle da caxumba estão intimamente integradas aos objetivos da eliminação do sarampo e rubéola, com a utilização de uma ferramenta comum, a vacina SRC. Do mesmo modo que acontece com a rubéola, a insuficiência da cobertura vacinal da caxumba na infância pode resultar em maior incidência da doença nos indivíduos mais velhos. Esse deslocamento eleva as taxas de doenças mais graves, assim como, de complicações se comparadas à época anterior à introdução da imunização em larga escala, quando era maior a circulação do vírus selvagem. A experiência acumulada ao longo das últimas décadas mostrou que são necessárias duas doses da vacina da caxumba para uma proteção mais duradoura.

No Estado de São Paulo, em 1992, houve uma campanha com a vacina tríplice viral para crianças entre 1 e 10 anos de idade e, a partir desse mesmo ano, foi incluída no calendário básico de imunização para crianças com 15 meses de idade. Após o ano de 2000, a vacina foi disponibilizada para as crianças com 12 meses de idade e, em 2004, houve a inclusão de uma dose de reforço entre os 4 e 6 anos de idade. Em 2013, com o surgimento da vacina associada também ao componente da varicela-SCRV (tetraviral), esta foi incluída no calendário para substituir a tríplice viral para as crianças de 15 meses, que já tenham recebido a 1ª dose da vacina tríplice viral.

A imunogenicidade da vacina SCRV é semelhante à da imunização com a SCR e à da varicela em locais de injeção separados, seja a SCRV administrada na primeira, na segunda ou em ambas as doses.

Para crianças maiores, adolescentes e adultos recomendam-se duas doses com intervalo de 1 mês entre elas, com a vacina tríplice ou quádrupla viral (Quadro 12.1).

A partir de 2017, o Ministério da Saúde ampliou a utilização da vacina tríplice viral no adulto, que antes recebiam a segunda dose até os 19 anos e, a partir de então, passou a ser até 29 anos. A faixa etária para receber uma dose foi de 20 anos para 30 anos até o limite de 59 anos (nascidos antes de 1960).

QUADRO 12.1 Calendário do Estado de São Paulo de vacinação contra caxumba, 2018.

Grupo-alvo	Idade	Vacina	Dose
Lactentes	12 meses	Tríplice viral	1 Dose
	15 meses	Tetra viral	1 Dose
Crianças e adolescentes	< 7 anos	Tríplice viral Tetra viral	1 Dose 1 Dose
	7 a 19 anos	Tríplice viral	2 Doses*
Adultos	Até 29 anos	Tríplice viral	2 Doses*
	Acima de 30 anos até 59 anos	Tríplice viral	1 Dose

*Intervalo mínimo de 30 dias.
A indicação de três doses da vacina tríplice viral não está bem estabelecida, apesar do componente de caxumba da vacina tríplice viral ser o menos eficaz dos três, as duas doses de tríplice viral são suficientes para evitar a transmissão em larga escala. Diversos estudos têm demonstrado que, após a terceira dose, os títulos de anticorpos neutralizantes contra o vírus da caxumba inicialmente aumentaram, mas diminuíram para valores próximos ao basal um ano depois. Assim, esse aumento temporário resultante da terceira dose poderia ser suficiente para ajudar a controlar os surtos. Nos Estados Unidos, em outubro de 2017, o Comitê Consultivo em Práticas de Imunizações (ACIP) recomendou que pessoas previamente vacinadas com duas doses de uma vacina contendo vírus da caxumba, identificadas por autoridades de saúde pública como parte de um grupo ou população com risco aumentado de adquirir caxumba durante um surto, deve receber uma terceira dose de uma vacina contendo o vírus da caxumba para melhorar a proteção contra essa doença e complicações relacionadas.

Contraindicações

A vacina da caxumba é constituída por vírus vivo, portanto deve ser evitada em mulheres grávidas, pacientes em terapia imunossupressora, pacientes com doença febril aguda e em crianças com imunodeficiência congênita ou adquirida. Quanto à criança portadora assintomática do vírus HIV, especificamente, recomenda-se o uso da vacina da mesma maneira que para as crianças sem esse vírus. A resposta à SCR é melhor em crianças infectadas pelo HIV que estejam recebendo terapia antiviral e que apresentem carga viral indetectável. A vacina SCRV não é recomendada para crianças infectadas pelo HIV, pois não foi estudada nessa população.

A alergia ao ovo não é uma contraindicação para a administração da SCR ou da SCRV. Essas vacinas podem ser administradas com segurança para crianças com alergia ao ovo, sem testes prévios da pele ou protocolos especiais.

Uma vez diante da presença de sinais clínicos ou laboratoriais de imunodeficiência, a relação risco-benefício da administração de uma vacina de vírus vivo deve ser criteriosamente avaliada. Contraindica-se a segunda dose da vacina quando existe história de anafilaxia na primeira aplicação.

Eventos adversos

As reações adversas à vacina SCR incluem febre, erupção cutânea, linfadenopatia, dor articular, reações de hiper-

sensibilidade, trombocitopenia imune e convulsões. Essas reações ocorrem mais frequentemente com a primeira dose do que com a segunda.

A febre é observada em 5% dos receptores da vacina da caxumba após 2 a 3 semanas da aplicação. Com os outros dois componentes da tríplice viral (sarampo e rubéola), a febre é mais precoce após 5 a 12 dias da aplicação e, geralmente, estão relacionados com exantemas e sintomas articulares pós-vacinais. Reações de hipersensibilidade são possíveis em indivíduos alérgicos a ovo e à neomicina. A SCR está associada a um risco aumentado de convulsões febris dentro de 6 a 14 dias pós-imunização (aproximadamente um evento para cada 3.000 a 4.000 doses de vacina). Quanto à vacina SCRV, o risco de convulsão febril aumenta quando a SCRV é administrada na primeira dose em crianças < 4 anos de idade. Em vários estudos de grande porte pós-licenciamento, a SCRV foi associada a um risco de convulsão febril de aproximadamente duas vezes, 1 a 2 semanas após a imunização, em comparação com injeções separadas de SCR e varicela. Em um outro grande estudo pós-licenciamento, nem a SCRV e as injeções separadas das vacinas SCR e varicela foram associadas a um risco aumentado de convulsão febril, entre 4 e 6 anos de idade.

De 0,7 a 1,4% dos vacinados tem a probabilidade de apresentar parotidite mais relacionada com a cepa Urabe AM-9 e com início ao redor do 10º a 21º dia da aplicação; a orquite e a ooforite são eventos raríssimos.

A meningite linfomonocitária é uma complicação que pode acontecer 2 a 4 semanas após a aplicação da vacina, principalmente quando as cepas L-Zagreb e Urabe AM-9 são utilizadas. O quadro meníngeo, que parece ser mais leve e mais transitório do que o causado pelo vírus selvagem, não deixa sequelas e tem o diagnóstico confirmado pelo isolamento do vírus no líquor. Quanto às cepas vacinais Jeryl-Lyn e RIT 4385 (utilizadas no Brasil), até o momento, pequenas taxas de meningite linfomonocitária estão associadas a essas vacinas.

A controvérsia sobre a vacina tríplice viral, como causa de doença inflamatória intestinal e autismo, começou com uma pesquisa realizada em Londres, em 1998. Entretanto, outros estudos epidemiológicos com casuísticas maiores não mostraram evidências dessa associação.

As complicações pós-vacinais (meningite, encefalite, orquite e parotidite) devem ser notificadas ao Sistema de Vigilância Epidemiológica dos Estados.

CONTROLE E ELIMINAÇÃO DA CAXUMBA

Em 1992, no estado de São Paulo, foi implantado o programa de controle da rubéola e da síndrome da rubéola congênita. Nesse ano aconteceu a primeira campanha de vacinação com a tríplice viral e, mais de oito milhões de crianças, entre 1 e 10 anos de idade, foram vacinadas. O impacto dessa primeira campanha de vacinação pôde ser observado por meio da redução na incidência da meningite associada à caxumba de 600 casos notificados, no ano de 1988, para cinco casos, em 1993.

Em alguns outros estados brasileiros, a vacina tríplice viral foi disponibilizada para a rede pública a partir de 1997, quando aconteceram campanhas de imunização desencadeadas pela epidemia de sarampo ocorrida no mesmo ano. Nessa campanha, em Salvador, foram vacinadas (cepa Urabe) crianças entre 1 e 11 anos de idade e verificou-se a ocorrência de um caso de meningite para 14 mil doses aplicadas. Também foram marcantes os surtos de meningite após vacinação em massa com a vacina tríplice viral contendo a cepa L-Zagreb: no estado do Rio Grande do Sul em 1997 (1 caso para 3.390 doses), no Mato Grosso e Mato Grosso do Sul (1 caso para 6.199 e 19.247 doses, respectivamente) e no Paraná em 1998 (1,7 casos para 10 mil doses). Esses últimos surtos citados foram questionados pela comunidade científica internacional uma vez que, não houve comprovação laboratorial do envolvimento da cepa vacinal na etiologia das meningites.Na campanha nacional de 2004, foram utilizadas vacinas com as cepas Jeryl-Lynn e Urabe Am9 produzidas pelos laboratórios Bio-Manguinhos, Chiron e Pasteur.

Do ponto de vista de agravo em saúde pública, a caxumba tinha alcançado o *status* de doença controlada, seja pela imunidade duradoura atribuída à doença natural seja pelas campanhas de vacinação. A partir do final da década de 1990, os surtos de caxumba registrados nos diferentes continentes voltam a classificá-la como uma ameaça à saúde pública.

Nenhuma vacina é 100% eficaz e casos de caxumba em pessoas vacinadas são esperados, mesmo naqueles que receberam duas doses da SRC. Os casos seriam motivados pela falha vacinal primária ou pela redução dos níveis de anticorpos ao longo dos anos (falha secundária).

As estratégias para o controle da caxumba incluem a alta cobertura vacinal (> 90%). No Brasil, nos últimos cinco anos, a cobertura vacinal foi superior a 95% considerando-se apenas o grupo etário de 12 meses.

Taxas de cobertura vacinal abaixo de 70 a 80% podem mudar o perfil epidemiológico, com a redução, mas não a interrupção da circulação do vírus da caxumba na comunidade, que resultaria no aumento de casos entre os adultos suscetíveis.

Na maioria dos inúmeros estudos sobre a eficácia das vacinas da caxumba, é avaliada apenas a capacidade dos anticorpos em neutralizar o vírus vacinal e não o vírus selvagem, resultando em altas taxas de soroconversão, que são interpretadas como eficácia. Em um estudo alemão, também foi avaliada a taxa de resposta ao vírus selvagem, que foi de 75 contra 96% de resposta ao vírus vacinal. A eficácia de uma dose da vacina da caxumba de aproximadamente 80% é considerada inadequada para proteger a população. A eficiência da vacina da caxumba, isto é, a magnitude na redução das taxas de doenças atribuíveis à vacinação em condições da vida real, não é possível estimar.

Desde 1999, vem ocorrendo entre escolares paulistas, a maioria provenientes de escolas de primeiro grau, vários surtos de caxumba, alguns deles com comprovação seja pelo isolamento viral seja por sorologia. No bloqueio desses surtos, uma segunda dose da tríplice viral foi administrada aos pré-escolares e aos alunos do primeiro grau. Nos surtos dos anos seguintes, a faixa etária veio aumentando e, no período de

2006 a 2008, os doentes eram jovens de 15 a 29 anos, não vacinados ou com apenas uma dose. Em um surto ocorrido no período de 2015 a 2017, em uma universidade paulista, observou-se que 21% dos infectados tinham duas doses da vacina SRC, 40% uma dose e 35% sem nenhuma dose.

Quando há a presença de surtos, são considerados suscetíveis os indivíduos:

a) Com menos de duas doses de vacina contra caxumba.

b) Que não apresentem documentação diagnóstica de doença prévia.

c) Que não possuam documentação laboratorial de imunidade (isolamento viral e/ou sorologia).

VACINAÇÃO DE BLOQUEIO

As ações de bloqueio, quando possíveis, devem ser realizadas até 72 horas após o contato, mas como nem sempre é possível precisar o momento da exposição, a vacina deve ser administrada, ainda que tenha ultrapassado o período proposto.

A vacinação de bloqueio (Quadro 12.2) deve ser realizada nos indivíduos considerados suscetíveis, com a vacina tríplice viral.

QUADRO 12.2 Ações de bloqueio diante de surtos de caxumba.

Crianças entre 6 e 11 meses de idade:
- Aplicar a SCR, e essa dose não será considerada válida para o esquema de rotina.
- A criança deverá receber novamente a vacina SCR aos 12 meses e a vacina tetraviral aos 15 meses de idade.

Crianças de 12 a 14 meses de idade:
- Sem dose da SCR: deverão ser vacinadas no bloqueio D1 (1ª dose) e ter a vacina tetraviral agendada aos 15 meses de idade.
- Com uma dose de SCR: aplicar a vacina tetraviral aos
- 15 meses de idade (intervalo mínimo de 30 dias).

Crianças de 15 meses a 19 anos, 11 meses e 29 dias:
- Não vacinadas para SCR: aplicar a 1ª dose da SCR e agendar a 2ª dose da SCR com intervalo mínimo de 30 dias. Para as crianças < 7 anos de idade, aplicar a 2ª dose com a vacina tetraviral.
- Com uma dose da SCR: aplicar a 2ª dose da SCR ou 1º dose da vacina tetraviral, se criança < 7 anos.
- Com duas doses da SCR: verificar se o intervalo mínimo entre as doses é de 30 dias, se sim, não há necessidade de vacinar.

Adultos nascidos a partir de 1960:
- Os contatos que não comprovem ter recebido 2 doses de vacina tríplice viral, com intervalo mínimo de 30 dias, deverão ser vacinados com uma dose da vacina, independentemente de história pregressa da doença.

Adultos nascidos antes de 1960:
- Não há necessidade de vacinar, pois a maioria já teve a doença.

Fonte: Secretaria de Estado da Saúde do Estado de São Paulo, Coordenadoria de Controle de Doenças. Centro de Vigilância Epidemiológica Prof. Alexandre Vranjac.

EPIDEMIAS EM POPULAÇÕES ALTAMENTE VACINADAS

Embora a incidência de caxumba tenha diminuído nos países com alta cobertura vacinal, têm ocorrido nessa população casos de caxumba e até surtos. Na Europa e na América do Norte, desde 2005, frequentemente vêm sendo descritos entre os vacinados surtos de caxumba causados por cepas do genótipo G. Esse genótipo G parece ser o genótipo mais prevalente, porém as cepas utilizadas na fabricação das vacinas possuem genótipo A (Jeryl Lynn e Rubini) e B (Urabe). Entre os indivíduos vacinados, os anticorpos contra várias as cepas vacinais, incluindo a Jerryl Lynn, demonstraram uma capacidade reduzida em neutralizar as cepas do genótipo G.

Nos Estados Unidos, a epidemia ocorrida em 2006 com mais de 6 mil casos de caxumba, teve uma maior incidência de infecção na faixa etária entre 18 e 24 anos de idade. Foi a primeira epidemia em grande escala que caracterizou a falha vacinal em uma população com ampla cobertura de duas doses da SRC. Outras epidemias ocorreram, entre escolares com altas coberturas vacinais, no Canadá entre 2009 e 2010, no Reino Unido em 2012 e na Holanda entre 2009 e 2012. Entre 2009 e 2010, nos Estados Unidos, foi descrito um surto em crianças altamente vacinadas que, provavelmente foi resultante de uma intensa exposição entre os alunos de uma escola religiosa. Esse fato teria facilitado a transmissão do vírus da caxumba e suplantado a proteção induzida pela vacina.

Diferentemente, as aglomerações nas populações não estudantis, além de não ser tão intensa, geralmente são constituídas de uma mistura heterogênea de diferentes grupos etários. Nessas circunstâncias, a imunidade populacional (de rebanho) é suficiente para impedir a disseminação viral.

Assim, múltiplos fatores podem contribuir para essas epidemias como, a redução nos níveis de anticorpos após a segunda dose, principalmente se ela foi recebida há mais de 10 anos, a alta densidade populacional, a grande circulação de alunos, contatos próximos entre esses alunos e a imunidade incompleta ao vírus selvagem.

A variação antigênica entre os vírus da caxumba foi citada como uma possível explicação para a falha da vacina ou para a reinfecção, sendo observada uma reduzida neutralização cruzada entre os diferentes genótipos. O significado dessas diferenças não está claro.

Mais estudos são necessários para estabelecer uma conexão entre a proteção contra o vírus da caxumba e um determinado nível de anticorpos neutralizantes, e para investigar o papel das cepas heterólogas do vírus da caxumba em diminuir a eficácia da vacina.

CAXUMBA E OS TRABALHADORES DA SAÚDE

Surtos de caxumba na comunidade têm sido associados às significantes taxas de transmissão entre os trabalhadores da saúde. Os dados da era pré-vacinal, indicam que os trabalhadores da saúde apresentam um risco maior de contrair caxumba, quando comparados às outras profissões, incluindo aquelas de alto risco, como os professores. Surtos associados às unidades de saúde levam a infecção para os trabalhadores da saúde, com a possibilidade de transmissão subsequente aos pacientes suscetíveis. Considerando-se que 1/3 dos infectados é assintomático, a transmissão da caxumba nesse cenário deve ser subnotificada.

As recomendações atuais orientam que todos os profissionais de saúde tenham documentação de imunidade presuntiva contra os vírus do sarampo, da caxumba e da rubéola.

Evidências presuntivas de imunidade incluem:

1. Carteira de vacinação com duas doses da vacina SCR após 1 ano de idade, com intervalo mínimo de um mês.

2. Evidência laboratorial de imunidade (pela doença ou pela vacina) com a demonstração de imunoglobulinas séricas (IgG) específicas para o sarampo, caxumba e rubéola. O nascimento antes de 1957 já foi considerado evidência presuntiva de imunidade ao sarampo, caxumba e rubéola. No entanto, estudos de soroprevalência e as investigações de surtos revelaram uma falha de imunidade ao sarampo e rubéola de 3 a 9% entre os indivíduos nascidos antes de 1957. Portanto, os estabelecimentos de saúde devem considerar a possibilidade de avaliar os trabalhadores da saúde, nascidos antes de 1957, quanto à evidência laboratorial de doença ou de imunidade ao sarampo, caxumba e rubéola, aplicando-se a SCR (duas doses) para aqueles sem evidência sorológica de imunidade.

Conduta para os trabalhadores da saúde:

- Para aqueles que não apresentarem a carteira vacinal ou a documentação de imunidade, aplicar duas doses da SCR, respeitando-se o intervalo mínimo de 30 dias entre elas.

- Para aqueles que previamente receberam uma dose da SCR, deve-se aplicar uma segunda dose para completar a imunização. Não se justifica uma terceira dose como rotina, podendo ser considerada em situações de surto de caxumba e risco para a doença.

- Teste sorológico de rotina pós-vacinação não é recomendado.

BIBLIOGRAFIA SUGERIDA

Albertson JP, Clegg WJ, Reid HD, Arbise BS, Pryde J, Vaid A, Thompson-Brown R, Echols F. Mumps Outbreak at a University and Recommendation for a Third Dose of Measles-Mumps-Rubella Vaccine – Illinois, 2015-2016. MMWR. 2016;65(29):731.

American Academy of Pediatrics. Immunization and other considerations in immunocompromised children. In: Red Book: 2018 Report of the Committee on Infectious Diseases, 31st ed, Kimberlin DW, Brady MT, Jackson MA, Long SS (Eds), American Academy of Pediatrics, Itasca, IL 2018. p.72.

Camargo JP. Surto de caxumba em uma instituição de ensino superior do Estado de São Paulo, 2015-2017. [Dissertação]. São Paulo: Faculdade de Ciências Médicas da Santa Casa de São Paulo; 2018.

Cardemil CV, Dahl RM, James L et al. Effectiveness of a third dose of MMR vaccine for mumps outbreak control. N Engl J Med. 2017;377:947.

Centers for Disease Control and Prevention. Manual for the Surveillance of Vaccine-Preventable Diseases. Chapter 9: Mumps. [Acesso 2019 fev 6]. Disponível em: https://www.cdc.gov/vaccines/pubs/surv-manual/chpt09-mumps.

Centers for Disease Control and Prevention. Mumps for healthcare providers [Internet]. Atlanta: 2019 [cited 2019 Feb 06]. Available from: https://www.cdc.gov/mumps/hcp.html.

Centers for Disease Control and Prevention. Mumps: Questions and Answers about Lab Testing. [Acesso 2019 fev 6]. Disponível em: http://www.cdc.gov/mumps/lab/qa-lab-test-infect.html#st3.

Centers for Disease Control and Prevention. Recommendation of the Advisory Committee on Immunization Practices for Use of a Third Dose of Mumps Virus-Containing Vaccine in Persons at Increased Risk for Mumps During an Outbreak. MMWR Morb Mortal Wkly Rep. 2018; 67:33.

Centers for Disease Control and Prevention. Signs & Symptoms of Mumps. [Acesso 2019 fev 6]. Disponível em: https://www.cdc.gov/mumps/about/signs-symptoms.html.

Dilcher M, Barratt K, Douglas J, Strathdee A, Anderson T, Werno A. Monitoring viral genetic variation as a tool to improve molecular diagnostics for mumps virus J Clin Microbiol. 2018;56.pii:e00405.

Donahue M, Schneider A, Ukegbu U et al. Complications of Mumps During a University Outbreak Among Students Who Had Received 2 Doses of Measles-Mumps-Rubella Vaccine – Iowa; July 2015/May 2016. MMWR. 2017;66(14):390.

May M, Rieder CA, Rowe RJ. Emergent lineages of mumps virus suggest the need for a polyvalent vaccine. Int J Infect Dis. 2018; 66:1.

Principi N, Esposito S. Mumps outbreaks: a problem in need of solutions. J Infect. 2018;76:503.

Ramanathan R, Voigt EA, Kennedy RB, Poland GA. Knowledge gaps persist and hinder progress in eliminating mumps. Vaccine 2018;36:3721.

Secretaria de Estado da Saúde De São Paulo. Centro de Vigilância Epidemiológica Prof. Alexandre Vranjac. Informe Surtos de Caxumba: atualização para profilaxia pós-exposição. São Paulo; julho de 2017.

Secretaria de Estado da Saúde De São Paulo. Centro de Vigilância Epidemiológica Prof. Alexandre Vranjac. Suplemento da norma técnica do programa de imunização principais alterações introduzidas no calendário estadual de imunização. São Paulo; 2018.

Trotz-Williams LA, Mercer NJ, Paphitis K et al. Challenges in Interpretation of Diagnostic Test Results in a Mumps Outbreak in a Highly Vaccinated Population. Clin Vaccine Immunol. 2017;24(2):e00542-16.

Urbano PR, Fujita DM, Romano CM. Reemergence of mumps in São Paulo, Brazil – The urgent need for booster shot campaign to prevent a serious infectious disease. Rev Soc Bras Med Trop. 2017;50:535.

Westphal DW, Bowen AC. Mumps outbreaks in ethnic subpopulations: what can we learn? Lancet Infect Dis. 2019;19:119.

13

Enterovírus

13.1 Enteroviroses humanas (ver Subcapítulo 13.3)

Eliseu Alves Waldman

CARACTERÍSTICAS GERAIS DAS ENTEROVIROSES E PARECHOVIROSES

Os vírus RNA são parasitas intracelulares obrigatórios, ubíquos, de elevada plasticidade genética, com ampla capacidade de adaptação e de replicação rápida e eficiente. Entre eles, temos os gêneros *Enterovírus* e *Parechovírus*, ambos pertencentes à família *Picornaviridae,* que incluem amplo número de RNA vírus com organização estrutural e genômica similar. Os picornavírus caracterizam-se pela heterogeneidade genética e fenotípica, compondo um dos grupos de vírus que mais comumente infecta o homem. Os enterovírus e os parechovírus apresentam mutações com elevada frequência durante a replicação no trato intestinal humano e, quando na vigência de infecções mistas por diferentes tipos desses gêneros, podem ocorrer recombinações. Enterovírus e parechovírus são transmitidos pelas vias oral-fecal e respiratória, atingindo seres humanos de todas as faixas etárias, porém com maior intensidade as crianças. Sua relevância deve-se a ampla distribuição geográfica e ao fato de serem responsáveis por inúmeras síndromes, dentre elas: paralisias, encefalites, meningites assépticas, doenças exantemáticas, mialgias epidêmicas, pericardites, miocardites e gastroenterites infantis. No entanto, as infecções por esses agentes são predominantemente assintomáticas ou oligossitmáticas.

HISTÓRIA

Os coxsackievírus do grupo A (C-A) foram isolados, pela primeira vez, em 1948, por Dalldorf e Sickles, em ca-mundongos recém-nascidos, mediante inoculação de material obtido a partir de amostras de fezes de pacientes com suspeita clínica de poliomielite. A denominação Coxsackie originou-se do nome da localidade, próxima a Nova York, onde foram identificados os primeiros indivíduos infectados por esses agentes. Os coxsackievírus do grupo B (C-B) foram isolados, pela primeira vez, por Melnick et al., em 1949, em camundongos recém-nascidos, a partir de amostras de pacientes que apresentavam quadro infeccioso agudo, porém, sem manifestações do sistema nervoso central.

Em 1951, Robbins et al., estudando pacientes com suspeita de poliomielite, isolaram o vírus em amostras de fezes, que provocavam efeito citopático em culturas celulares, mas não eram neutralizados com antissoros específicos contra poliovírus, como também não se mostravam patogênicos para camundongos recém-nascidos. Enders et al., também no início da década de 1950, isolaram vírus semelhantes de amostras de fezes de crianças sadias, e tais agentes foram denominados "vírus entéricos" ou "vírus órfãos", sendo esta última denominação dada em virtude de não existir uma associação documentada com alguma doença humana. Esses agentes formaram uma espécie de enterovírus, que recebeu a denominação Echovírus, a qual tem origem da sigla, em inglês, *enteric cytopathogenic human orphan viruses,* isto é, vírus órfãos do intestino humano, possuidores de atividade citopatogênica. Em 1997, os echovírus 22 e 23 foram reclassificados, passando a fazer parte do gênero parechovírus humanos (PeVH), com a denominação parechovírus 1 e 2. Os parechovírus, apesar das semelhanças com os demais picornavírus, apresentam diferenças genômicas e proteônicas que os distinguem dos enterovírus, fato que justifica a sua classificação em um gênero específico.

ETIOLOGIA

Originalmente, os enterovírus humanos (EVH) eram classificados em cinco subgêneros: os poliovirus, os coxsackievirus A (C-A) e B (C-B), os echovírus e os "novos" enterovírus, com base no espectro de hospedeiros que podiam infectar e no seu potencial patogênico. O poliovírus é o protótipo do gênero Enterovírus. Esses vírus foram assim agrupados, em função das semelhanças de suas propriedades físicas e bioquímicas, assim como pela sobreposição de muitas das suas características epidemiológicas, da patogenia e de síndromes associadas a infecções por eles causadas.

Recentemente, porém, a taxonomia dos picornavírus foi reformulada com fundamento nas propriedades moleculares, biológicas e genéticas desses vírus. Por consequência, os enterovírus humanos passaram a ser classificados em cinco grupos:

- **Poliovírus:**
  - tipos 1, 2 e 3.
- **Enterovírus humanos A (EVH-A):**
  - coxsakievírus A tipos 2 a 8, 10, 12, 14, 16;
  - enterovírus tipos 71, 76, 89, 90, 91, 92.
- **Enterovírus humanos B (EVH-B):**
  - coxsakievírus A tipo 9;
  - coxsakievírus B tipos 1 a 6;
  - echovírus tipos 1 a 9, 11 a 21, 24 a 27, 29 a 33;
  - enterovírus tipos 69, 73 a 75, 77 a 88, 93, 97, 98, 100, 101.
- **Enterovírus humanos C (EVH-C):**
  - coxsakievírus A tipos 1, 11, 13, 17, 19, 20 a 22, 24.
- **Enterovírus:**
  - tipos 95, 96, 99, 102.
- **Enterovírus humanos D (EVH-D):**
  - enterovírus tipos 68, 70, 94.

Os parechovírus humanos são classificados atualmente como pertencentes ao gênero Parechovírus, os quais dividem-se em duas espécies: Parechovírus A e Parechovírus B:

- **parechovírus A (PeVHA):** genótipos 1 a 19;
- **parechovírus B (PeVHB):** genótipos 1 a 4.

Os enterovírus são muito semelhantes entre si, em suas propriedades físicas e bioquímicas, no comportamento epidemiológico, na sua patogenia e nas características das síndromes às quais podem estar associados. Os enterovírus diferem imunologicamente, pelo fato de serem neutralizados somente por antissoros específicos do vírus homotípico.

Os parechovírus destacam-se por determinarem infecções potencialmente graves em neonatos e lactentes. O genótipo 1 dos PeVHA é conhecido por ser o mais prevalente, enquanto o genótipo 3 é o mais relevante por suas manifestações clínicas mais graves em lactentes. Nesse grupo etário, as principais manifestações clínicas são: febre, intensa irrita-

bilidade, exantema. As crianças com manifestações intensas do sistema nervoso central apresentam risco de sequelas prolongadas.

Os enterovírus e os parechovírus são vírus RNA de fita simples, esféricos, com dimensões variando de 24 a 30 nm; não possuem envelope lipídico. São resistentes a variações do pH de 3 a 9 e à bile, características que lhes permitem ultrapassar a barreira gástrica e implantarem-se no intestino delgado, onde a sua replicação se faz de forma mais intensa. Esses agentes são resistentes a todos os antibióticos e quimioterápicos conhecidos, ao éter, deoxicolato e a vários detergentes que destroem outros vírus, mas são rapidamente inativados por formaldeído a 0,3%, ou por cloro residual em uma concentração de 0,3 a 0,5 ppm. A presença de material orgânico no ambiente pode proteger esses vírus da inativação. Os enterovírus e os parechovírus são estáveis, podendo permanecer durante dias à temperatura ambiente, sem perder sua viabilidade e, por vários anos, quando armazenados à temperatura de –70 °C.

Todos os enterovírus e os parechovírus contêm proteínas estruturais formando cadeias de polipeptídeos: VP1, VP2, VP3 e VP4. Essas camadas proteicas protegem o genoma de RNA das nucleases, determinam a sua antigenicidade e são responsáveis pela liberação do genoma de RNA, no citoplasma das células do novo hospedeiro.

IMUNIDADE

De maneira geral, aceita-se que a imunidade conferida por infecções causadas pelos vírus pertencentes aos gêneros Enterovírus e Parechovírus seja semelhante àquela induzida pelo seu protótipo, o poliovírus, que pela sua importância em saúde pública, foi a espécie desse gênero mais amplamente estudada.

A imunidade induzida por infecções causadas pelos gêneros Enterovírus e Parechovírus tipo-específica. Os anticorpos neutralizantes passam a ser produzidos logo após a infecção e geram imunidade por tempo prolongado, e o tempo de duração está condicionado à ocorrência de reinfecções. Já os anticorpos fixadores de complemento surgem lentamente na circulação, e deixam de ser detectados cerca de três anos após. A presença de anticorpos neutralizantes, especialmente quando em baixos títulos, não previne a reinfecção pelo enterovírus e parechovírus homotípico, porém, bloqueia a viremia, impedindo a disseminação dos vírus no organismo.

A presença de anticorpos humorais é marcadora de infecção anterior. Sua presença protege contra a recorrência da doença, mas não, obrigatoriamente, contra a reinfecção assintomática. Estima-se que cerca de 25% das crianças imunes, menores de 10 anos, quando expostas à infecção por coxsackievírus homotípicos, em ambiente domiciliar, possam se reinfectar. Porém, pouco se sabe a respeito da reinfecção nessas circunstâncias, quando a exposição ocorre com echovírus, EVH-70, EVH-71 ou com parechovírus.

Os anticorpos maternos tipo-específicos contra enterovírus e parechovírus são transferidos da mãe para o recém-nascido por via transplacentária e pelo leite materno, conferindo proteção contra as infecções causadas por esses agentes. Os anticorpos circulantes não constituem a única forma de proteção contra essas infecções, pois os anticorpos secretórios da classe IgA, também atuam de maneira importante para a proteção contra as enteroviroses. Os anticorpos secretórios da classe IgA surgem nas secreções nasais e do duodeno 2 a 4 semanas após a primoinfecção e persistem aproximadamente 15 anos. Essa classe de anticorpos é também encontrada no colostro e no leite materno da mulher imune. Os anticorpos da classe IgA bloqueiam ou diminuem substancialmente a replicação dos enterovírus. Os portadores de deficiências na imunidade humoral e celular constituem o grupo de maior risco para as formas atípicas e graves de infecções por enterovírus.

As investigações clínicas e laboratoriais sugerem que os anticorpos humorais são insuficientes para inibir a replicação dos enterovírus no intestino. Uma evidência que suporta essa afirmação é o fato da administração parenteral de imunoglobulina, após o início dos sintomas, não modificar o curso da infecção ou da doença. Estudos experimentais sugerem que a função dos macrófagos constitui um componente crítico da resposta imune. A inibição da função do linfócito T tem pequeno efeito no curso das infecções por enterovírus, embora esses linfócitos participem dos eventos imunopatológicos que contribuem para a citotoxicidade, que acompanha a infecção.

PATOGENIA

A maioria dos autores aceitam que a patogênese das enteroviroses não pólio e parechoviroses se assemelham àquela verificada em estudos experimentais com poliovírus em primatas não humanos. A porta de entrada para a maioria dos enterovírus e parechovírus é o trato digestivo e/ou respiratório. A implantação e a multiplicação do vírus ocorrem na faringe e no intestino. Em seguida, a infecção estende-se para os linfonodos regionais e após cerca de três dias desencadeia a pequena viremia, permitindo que o agente atinja vários órgãos e tecidos; nas infecções congênitas o processo inicia-se nessa fase. A multiplicação dos vírus nos pontos atingidos durante a pequena viremia coincide com o início dos sintomas clínicos. A apresentação clínica da doença pode, então, variar desde formas assintomáticas ou oligossintomáticas a casos fatais. Na maioria das infecções por enterovírus e parechovírus em que o sistema nervoso central é atingido, isso se dá durante a chamada viremia menor; em determinadas situações, porém, as manifestações do sistema nervoso central ocorrem tardiamente, durante a segunda viremia. A cessação da viremia coincide com o aparecimento dos anticorpos. A concentração viral nos pontos secundários de infecção começa a diminuir a partir do sétimo dia.

O período de incubação, ou seja, o intervalo entre a penetração do agente e o início dos sintomas da doença, situa-se comumente entre 7 e 14 dias, podendo variar de 2 a 35 dias. O período de incubação pode variar conforme a síndrome clínica.

A patogenia e a patologia das infecções causadas pelos enterovírus e parechovírus dependem da virulência, do tropismo e da concentração do inóculo, assim como de vários fatores específicos do hospedeiro. De modo geral, acredita-se que as infecções por enterovírus são mais graves no feto e no neonato, do que em faixas etárias mais elevadas. Isso é indubitavelmente verdade para os parechovírus e coxsackievírus B e, de certa forma, também para os coxsackievírus A. Alguns autores explicam essa diferença pela menor capacidade que teriam o feto e o recém-nascido de produzir quantidades adequadas e suficientes de interferon. Existem, ainda, outras explicações aceitas em relação aos casos graves de coxsackiose, como:

1. O aumento, por via transplacentária, da concentração de hormônios adrenocorticais.

2. A possível existência de maior variedade de tecidos no recém-nascido, em relação a grupos etários mais velhos, fato esse que facilitaria a implantação do vírus.

3. A progressiva perda, com a idade, de receptores celulares.

PATOLOGIA

Existem poucas descrições de lesões causadas pelo echovírus e coxsackievírus A, em consequência da pequena gravidade apresentada pela maioria das infecções associadas a esses agentes. Estudos anatomopatológicos realizados em casos de morte súbita, em crianças, com isolamento de coxsackievírus-A4 do cérebro, não revelaram alterações anatomopatológicas. No entanto, conforme a descrição feita em casos de infecção por coxsackievírus-A7, as alterações neuro-histológicas, quando presentes, são semelhantes àquelas produzidas pelos poliovírus. O coxsackievírus-A7, estudado em casos fatais em adultos, está implicado em pancardites difusas e pneumonites.

Por sua vez, com referência aos coxsackievírus B (C-B), existem diversas descrições anatomopatológicas envolvendo principalmente miocardites e meningoencefalites, mas, com menor frequência. Existem, também, descrições de alterações do pâncreas, suprarrenais, fígado e pulmões. Nas miocardites verificam-se dilatações dos ventrículos e do miocárdio, com infiltração de neutrófilos, macrófagos e eosinófilos; as lesões são, geralmente, focais; o sistema nervoso central mostra meninges congestas, edema e, em algumas ocasiões, células inflamatórias; as lesões degenerativas do cérebro e do cordão espinal são frequentemente focais. Podem ser citados também focos hemorrágicos e congestão de parênquima pulmonar, com necrose do epitélio bronquiolar e necrose aguda centrolobular do fígado.

Um achado frequente entre os estudos anatomopatológicos de echoviroses é a necrose hepática. Entre outras lesões descritas, que podem ocorrer isoladamente ou não, temos: alterações da leptomeninge, hemorragia dos rins e glândula suprarrenal, aumento e congestão do parênquima hepático com necrose central e pneumonite intersticial pouco intensa.

EPIDEMIOLOGIA

Os enterovírus humanos (EVH) não pólio e os parechovírus (PeVH) têm uma distribuição universal. Ocorrem na comunidade sob a forma de casos isolados ou de epidemias. Um aspecto peculiar dos EVH, ainda que haja exceções, é a inexistência de um vínculo entre determinados sorotipos e específicas manifestações clínicas, ou seja, diferentes sorotipos associam-se aos mesmos sintomas, enquanto um mesmo sorotipo pode causar várias síndromes. Por exemplo, podemos citar as epidemias de enterovírus 71 (EVH-71) ocorridas no Leste Europeu, entre 1969 e 1975, associadas à meningite asséptica, síndromes da mão, pé e boca e poliomielite-*like*, atualmente denominada mielite flácida aguda. Cabe assinalar como exceção o CA-16, que se apresenta fortemente associado à doença da mão, pé e boca.

A frequência com que os diferentes sorotipos de enterovírus e parechovírus são identificados na comunidade varia anualmente. Ainda que não se saiba a explicação, um sorotipo pode deixar de ser isolado do ambiente e de seres humanos por determinado período e, quando reaparece, apresenta marcada variação de seu genótipo.

Os seres humanos são os únicos reservatórios naturais dos enterovírus humanos e parechovírus humanos. No entanto, esses agentes podem ser recuperados no ambiente, por exemplo, em esgotos, em água do mar até alguns quilômetros da costa, em frutos do mar e em primatas não humanos. Existem relatos de isolamento de EVH em gado bovino e suíno, em cães, gatos e entre outros mamíferos. No entanto, é provável que a infecção desses animais ocorra a partir do contato com fezes humanas, pois não se comprovou, até hoje, a circulação desses vírus exclusivamente nessas populações animais sem a participação do homem.

As crianças constituem a coorte mais vulnerável aos EVH e parechovírus humanos, uma vez que são imunologicamente mais suscetíveis e seus hábitos higiênicos facilitam a disseminação desses agentes por meio da transmissão direta, especialmente em grupos familiares. Kogon et al., em 1969, verificaram que uma fonte de infecção no domicílio pode contaminar com coxsackievírus, 76% dos suscetíveis e 25% dos imunes, com echovírus, 43,8% dos suscetíveis, mas raramente infecta os imunes. A prevalência de anticorpos é diretamente relacionada com a idade, não havendo diferenças com referência ao sexo.

Existem muitos relatos, na literatura, de infecções por EVH no período neonatal entre crianças vivendo na comunidade ou quando internadas em enfermarias de hospitais. Vale salientar que, frequentemente, os surtos ocorridos em berçários constituem uma extensão da epidemia em curso na comunidade.

A forma de transmissão predominante é a direta, via oral-fecal, podendo ocorrer também por via respiratória. Infecções detectadas nos primeiros dias de vida podem ter sido adquiridas durante o nascimento, na passagem pelo canal de parto ou por transmissão transplacentária. Em determinadas ocasiões, pode ocorrer a transmissão indireta, por água, alimentos, ou mesmo pelo ar. Sabe-se também que, em condições precárias de higiene, as moscas podem assumir o papel de vetor mecânico. Durante o verão, as piscinas podem constituir um foco de disseminação de EVH na comunidade.

Quando infectados, os indivíduos suscetíveis eliminam os coxsackievírus pelas vias aéreas superiores, por períodos que variam de 10 a 15 dias, e pelas fezes, por várias semanas.

Um aspecto de interesse, diante da continuada utilização das campanhas de vacinação em massa contra a poliomielite, diz respeito ao fato de que a ampla circulação dos poliovírus vacinais não altera o comportamento dos demais enterovírus.

As infecções causadas pelos EVH são preponderantemente assintomáticas, fato que, na maior parte vezes, permite que a circulação desses vírus se faça de forma pouco perceptível. A variação sazonal é bem marcada nos países de clima frio, onde a incidência aumenta no final do verão e início do outono, enquanto nas regiões tropicais não existe uma variação evidente, nas diferentes estações do ano.

A falta de saneamento básico e as más condições habitacionais e de higiene pessoal tornam precoces as infecções pelos EVH, que podem ocorrer já nas primeiras semanas de vida. A contaminação ambiental por esses agentes é um fenômeno comum; condições favoráveis, como pH neutro, baixas temperaturas e, especialmente, a presença de material orgânico permitem a sobrevivência desses vírus por meses. A presença de EVH em esgotos é frequentemente utilizada como indicador da circulação de um sorotipo particular na comunidade. Vale salientar, no entanto, não ser comum a incriminação da água de abastecimento público como veículo de transmissão responsável por situações epidêmicas.

MANIFESTAÇÕES CLÍNICAS

A caracterização clínica das enteroviroses humanas não pólio e das parechoviroses humanas constituem tarefa difícil por vários motivos: os EVH são capazes de determinar inúmeras síndromes que, por sua vez, podem estar associadas a infecções causadas por amplo espectro de agentes, nem todos necessariamente pertencentes à família Picornaviridae; a maior parte dos EVH produz formas clínicas inaparentes ou oligossintomáticas; a associação temporal entre o isolamento de um EVH e um determinado quadro clínico não implica, obrigatoriamente, uma associação causal, mesmo mediante a demonstração de conversão sorológica para o mesmo vírus, uma vez que, geralmente, observamos a resposta imune, mesmo em infecções subclínicas. No entanto, as repetidas observações feitas no correr dos últimos 50 anos, com o isolamento dos agentes do sangue, líquor e tecidos, tomam consistentes diversas associações entre determinadas síndromes e tipos de coxsackievírus e echovírus. Um exemplo recente está relacionado a investigação da possível associação causal entre infecção pelo EVH-D68 e a ocorrência de casos de polio-*like* (mielite flácida aguda), hipótese levantada em epidemias de doença respiratória ocorridas em crianças, a partir de 2014, na América do Norte, coincidentes temporalmente com surtos de polio-*like*.

ENTEROVÍRUS NÃO PÓLIO HUMANOS
INFECÇÕES ASSINTOMÁTICAS

Se aceita comumente que 90 a 95% das infecções causadas pelos coxsackievírus e echovírus cursam de forma assintomática, afirmação que é fortalecida pela elevada quantidade de relatos de isolamento de coxsackievírus e echovírus, em crianças sadias. No entanto, existem poucos estudos a respeito da taxa de casos assintomáticos entre infecções causadas por esses agentes. Em revisão realizada por Cherry (1998) descreveram-se diferenças na frequência de formas assintomáticas conforme o sorotipo do vírus, variando de 11 a 96%.

MENINGITES ASSÉPTICAS E ENCEFALITE

Manifestações neurológicas são comumente assinaladas em infecções causadas por coxsackievírus, echovírus e EV-71; entre elas, a mais frequente é a meningite asséptica, podendo ocorrer também, em menor número de casos: encefalites, ataxia cerebelar, paralisias, síndrome de Guillain-Barré e mielite transversa.

Os coxsackievírus A e B podem estar associados a casos esporádicos ou a epidemias de meningites assépticas. Dentre eles, o mais frequentemente apontado como responsável por epidemias é o coxsackievírus-B5. Os echovírus mais frequentemente envolvidos em epidemias de meningite asséptica são os tipos 4, 6, 9 e 30. Nessas epidemias, ocorre ampla circulação, na comunidade, do vírus associado ao evento, sendo comum o aparecimento de outras síndromes concomitantemente.

As manifestações clínicas mais frequentes das meningites são: febre, mal-estar, náusea e dor abdominal na fase inicial do quadro, seguidas, após cerca de 1 a 2 dias, de sinais de irritação meníngea, com rigidez de nuca, geralmente, acompanhada de vômitos. O curso da doença pode ser bifásico e a evolução, na maior parte dos casos, é benigna com recuperação sem sequelas.

PARALISIAS

A síndrome poliomielítica (polio-*like*) ou como passou a ser denominada recentemente, mielite aguda flácida, resultante de lesões de células do corno anterior da medula, pode ser determinada por inúmeros EVH não poliovírus, inclusive pelos coxsackievírus A e B e pelos echovírus, ainda que esses casos sejam pouco frequentes. Apresentam-se na forma de casos esporádicos, existindo, no entanto, relatos da década de 1950, de epidemias ocorridas na Escócia e na antiga União Soviética, causadas pelo coxsackievírus-A7 e pelo echovírus 11, na região do Caribe. A eliminação, nas Américas, desde 1994, da poliomielite causada pelos poliovírus "selvagens" aumenta a importância relativa desses casos.

A distinção entre a síndrome poliomielítica causada pelos poliovírus e por outros EVH é difícil, seja do ponto de vista clínico, seja utilizando exames anatomopatológicos ou, ainda, exames subsidiários como a eletromiografia.

DOENÇA FEBRIL NÃO ESPECÍFICA

Expressão clínica mais comum entre as doenças causadas pelos coxsackievírus e echovírus, mas sua frequência também varia com o sorotipo. Seu início é abrupto, sem pródromos, geralmente acompanhado por mal-estar e cefaleia; a temperatura varia de 38,5 a 40 °C e a duração média do quadro é de três dias. Em algumas circunstâncias, a febre é bifásica, ocorrendo por um dia, desaparecendo após outros 2 a 3 dias e, em seguida, voltando por mais 2 a 4 dias. Esse quadro é mais comum em crianças menores de 4 anos. Seu curso é benigno, não existindo tratamento específico.

PLEURODINIA EPIDÊMICA (DOENÇA DE BORNHOLM)

Quadro infeccioso agudo, caracterizado por febre e dor forte e espasmódica no tórax, e na porção superior do abdome. A síndrome foi descrita pela primeira vez, em 1872, na Noruega. Os coxsackievírus do grupo B são os agentes mais frequentemente implicados, porém os echovírus também podem estar associados a esse quadro clínico, especialmente os tipos 1 e 6. Atinge faixa etária mais elevada do que aquela verificada na maioria das enteroviroses. Acomete, muitas vezes, simultaneamente ou em um intervalo de poucos dias, mais de uma pessoa da mesma família. A taxa de ataque é maior em populações esparsas do que em áreas urbanas. Como frequentemente acontece com as enteroviroses, as epidemias de pleurodinia podem ser acompanhadas por manifestações de outras síndromes, por exemplo meningites assépticas, pericardite e orquites.

Trata-se de uma doença muscular e não de pleura ou peritônio. Embora suas manifestações resultem, provavelmente, da invasão direta dos músculos pelos vírus após a viremia, não existe ainda comprovação definitiva desse fato por meio de técnicas virológicas.

A pleurodinia epidêmica geralmente se inicia de forma abrupta, sem pródromos, com dor espasmódica no tórax e porção superior do abdome. A febre varia de 38 a 39,5 °C, coincidindo com as manifestações da doença e cedendo com a diminuição da dor. Cerca de metade dos pacientes, especialmente adultos, apresentam dores musculares no tórax, atingindo principalmente os intercostais, o trapézio e ocasionalmente o grande peitoral. Nos casos restantes predominam as dores abdominais. A duração da doença é de 4 a 6 dias e o prognóstico é favorável. Quando se sobrepõem complicações nervosas, a evolução pode ser problemática, ocorrendo recidivas que podem ser múltiplas.

O diagnóstico durante situações epidêmicas é relativamente fácil. Em casos esporádicos, porém, há necessidade, muitas vezes, de se fazer diagnóstico diferencial com dores originadas de coronariopatias e abdome agudo.

PERICARDITES E MIOCARDITES

As coxsackioses raramente atacam o pericárdio, sem envolver o miocárdio, portanto, o termo miopericardite é o que melhor descreve a doença causada por esses vírus. Existem inúmeros relatos de miopericardite associadas aos coxsackivírus, destacando-se entre eles os coxsackievírus B, que seriam responsáveis por mais de 1/3 das afecções miopericárdicas, quando ocorrem na forma de casos esporádicos, e, virtualmente, pela totalidade, em situações epidêmicas. São raras as epidemias de miopericardite associadas ao coxsackievirus B, porém elas podem ocorrer, conforme já descrito na Finlândia, em 1965. Em adolescentes e adultos a gravidade das miopericardites varia de assintomática a casos fatais com falência cardíaca e morte. Existem poucos relatos de associação entre a infecção por ecovírus e pericardites e miocardites, sendo o tipo 6 o mais comumente envolvido com o acometimento cardíaco.

Nas miopericardites, o miocárdio é atingido pelos vírus C e B, durante a viremia que sucede à replicação do vírus no intestino. A patogenia da lesão do miocárdio não está bem definida, podendo ocorrer ação direta do vírus ou alteração do mecanismo imunopatológico.

Frequentemente as miocardites causadas por enterovírus são precedidas de doença do trato respiratório superior, que têm duração de 7 a 14 dias. Os sintomas mais comuns das miocardites são febre, dispneia, dor torácica, arritmias, sinais de insuficiência cardíaca congestiva e, com menor frequência, dor precordial. Em 50% dos casos, verifica-se o aumento da área cardíaca à radiografia. Galope e sinais mais exuberantes de insuficiência cardíaca congestiva são observados em cerca de 20% dos casos. Algumas vezes podem ocorrer, com a miopericardite, outras manifestações clínicas sistêmicas, incluindo meningites assépticas, pleurodinia, hepatites e orquite.

O prognóstico desses casos é, em sua maioria, favorável, com recuperação completa após algumas semanas. A letalidade situa-se em torno de 2%, sendo geralmente associada a manifestações graves de miocardite.

HERPANGINA

Doença que atinge, predominantemente, crianças menores de 11 anos. Caracteriza-se clinicamente por início abrupto, com febre, dor de garganta, disfagia em graus de intensidade variáveis, anorexia, vômitos e dor abdominal. As lesões de orofaringe são papulovesiculares, branco-acinzentadas, com 1 a 2 mm de diâmetro e delimitadas por um halo hiperêmico. As lesões se situam na parte posterior da faringe, palato, úvula e tonsilas. A doença é causada predominantemente pelos coxsackievírus A e a evolução é benigna.

DOENÇA DA MÃO, PÉ E BOCA

Acomete predominantemente crianças menores de 10 anos, caracterizando-se por manifestações pouco intensas, com febre, dor de garganta e perda do apetite. Um sinal muito frequente é o enantema, visualizado principalmente na mucosa oral, seguido de exantema, principalmente de extremidades. As lesões orais são ulcerativas, enquanto as de pés e mãos são vesiculares. A doença da mão, pé e boca ocorre, geralmente, na forma de surtos epidêmicos. Os vírus mais comumente associados a essa doença são o coxsackievírus A16 e o enterovírus-71.

EXANTEMAS

As infecções por coxsakievirus A e B podem apresentar grande variedade de exantemas, entre os quais podemos citar: rubeoliforme, roseoliforme, vesicular e petequial. Com exceção da doença da mão, pé e boca, esses exantemas não são suficientemente característicos para permitir um diagnóstico exclusivamente clínico. A patogenia dessas lesões de pele é pouco estudada. A tentativa de diagnóstico etiológico pode ser feita pelo isolamento do vírus a partir de vesículas, sangue, fezes e secreções de orofaringe.

DOENÇAS RESPIRATÓRIAS

Existem relatos associando infecções causadas por coxsackievírus A e B e echovírus com formas leves de doenças respiratórias do trato superior e inferior, atingindo particularmente crianças nos primeiros meses de vida. Doenças respiratórias determinadas por coxsackioses e echoviroses não podem ser clinicamente diferenciadas daquelas causadas por outros vírus e apresentam dor de garganta, tosse e/ou coriza. Nos últimos anos, o EVH-D68 tem sido apontado como o responsável por frequentes epidemias de doença respiratória, em vários continentes, atingindo principalmente crianças, com gravidade variável, mas raramente levando ao óbito.

SÍNDROME DA FADIGA PÓS-VIRAL

Também conhecida como síndrome da fadiga crônica, apenas recentemente passou a merecer atenção especial. Caracteriza-se por excessiva fadiga muscular, acompanhada de mialgia e disfasia durante exercícios. Entre os vírus associados a essa síndrome destacam-se os coxsackievírus B. Existem relatos de surtos e de casos esporádicos dessa síndrome, nos quais os pacientes apresentam elevados títulos de anticorpos contra um tipo específico de coxsackievírus B. O caráter etiológico da associação entre os coxsackievírus B com essa síndrome ainda está por ser confirmada.

PANCREATITES

As pancreatites agudas causadas por enterovírus são pouco frequentes e quando ocorrem, geralmente, estão associadas aos coxsackievírus B. Em recém-nascidos a pancreatite causada por coxsackievírus, geralmente acompanha doença sistêmica. Por sua vez, em adultos ela é menos grave do que as pancreatites determinadas por outras causas.

DIABETES *MELLITUS*

A possível associação entre diabetes *mellitus* juvenil e o coxsackievírus B4 foi apontada pela primeira vez por Gamble e Taylor, em 1969. Um segundo estudo demonstrou a presença de altos títulos de anticorpos anti-coxsackievíru-B4, em pacientes com diabetes *mellitus* insulino-dependente (DMID), nos três meses seguintes ao início da doença, quando comparados com pacientes que apresentavam DMID há muito tempo. Um estudo prospectivo efetuado na Finlândia encontrou elevada incidência de conversão sorológica para enterovírus entre as crianças que desenvolveram diabetes *mellitus* insulino-dependente, se comparado com crianças que não desenvolveram a doença.

Recentemente, alguns autores têm levantado a hipótese de que enteroviroses crônicas, em indivíduos aparentemente imunocompetentes, poderiam estar envolvidas, por mecanismos ainda não esclarecidos, na patogênese da diabetes *mellitus* juvenil. Alguns estudos utilizando novas técnicas sorológicas e de biologia molecular têm demonstrado infecção persistente por coxsackievírus A e B após primoinfecção aguda, muitas vezes assintomática. Esses resultados, acrescidos de dados epidemiológicos, de estudos genéticos de suscetibilidade e da análise de citoquinas, sugerem que a infecção viral seria o fator desencadeante da destruição das células beta do pâncreas, seguida por fenômenos autoimunes. No entanto, permanecem dúvidas quanto à frequência em que esse evento ocorreria e se algum mecanismo imune estaria envolvido.

COXSACKIOSES E ECHOVIROSES NA GESTAÇÃO E NOS PERÍODOS PERI- E NEONATAL

As infecções por coxsackievírus-B durante a gestação parecem determinar manifestações mais graves, e o risco da transmissão transplacentária desses agentes está comprovado. Existem também evidências de malformações congênitas associadas a infecções por coxsackievírus A e B, entre elas podemos citar as anomalias urogenitais, cardiovasculares e do sistema digestivo. Em boa parte dos casos relatados de malformações congênitas, as mães apresentaram infecção assintomática e as crianças, em sua maioria, tinham baixo peso ao nascer.

Os lactentes e, em especial, os neonatos são vulneráveis a infecções graves causadas por coxsackievírus, principalmente os do grupo B. Quando o início dos sinais clínicos ocorre na primeira semana de vida, provavelmente houve transmissão perinatal, possivelmente transplacentária. São muito frequentes epidemias causadas por coxsackievírus em ambiente hospitalar.

Existem poucos relatos, na literatura, de infecções por echovírus durante a gestação, possivelmente pela menor capacidade de esses EVH reinfectarem indivíduos imunes. Não existem, também, evidências de malformações congênitas associadas a infecções por echovírus. No entanto, a literatura apresenta relatos de infecção congênita por echovírus.

As manifestações clínicas mais frequentes incluem hipertermia, gastroenterites, meningites, encefalites, pneumonia e miocardites. A evolução desses casos algumas vezes obedece a um padrão bifásico. Os casos graves caracterizam-se por letargia, dificuldade para a alimentação e vômitos, podendo estar ou não acompanhados de febre. Nesses casos, a miocardite e/ou a pericardite podem se desenvolver nos primeiros oito dias de vida, com desconforto cardíaco e respiratório.

As infecções por coxsackievírus no período neonatal são de difícil diagnóstico, particularmente quanto à sua diferenciação com infecções bacterianas

PACIENTES IMUNOCOMPROMETIDOS

Pacientes com defeitos na função do linfócito B adquiridos ou hereditários podem apresentar infecção persistentes por EVH de evolução algumas vezes fatal, particularmente em infecções disseminadas. Boa parte desses casos graves está associada aos echovírus. Nesses casos, a infecção prolongada do sistema nervoso central pode manifestar-se clinicamente como letargia, fraqueza motora, meningite crônica, tremores e ataxia. Quando a infecção prolongada incide no sistema musculoesquelético e no fígado, pode induzir a síndrome dermatomiosite-*like* e/ou hepatite crônica.

PRINCIPAIS MANIFESTAÇÕES CLÍNICAS DAS PARECHOVIROSES

De maneira geral, as infecções por parechovírus apresentam um espectro de manifestações clínicas semelhantes aos echovírus, predominando infecções do trato respiratório, exantema, síndrome febril, meningite viral, encefalites, miocardites e infecções neonatais graves. Infecções autolimitadas podem apresentar febre alta por tempo prolongado em crianças com idade inferior a seis meses. Nesses casos, é necessário o diagnóstico diferencial com sepse bacteriana. Entre as características laboratoriais, destacam-se a leucopenia e uma discreta elevação das transaminases hepáticas.

As manifestações mais frequentes dos parechovírus são gastroentestinais e respiratórias em crianças em seus primeiros anos de vida, mas raramente causam doença em escolares e adultos. Os lactentes podem apresentar um quadro sepse--*like*, muitas vezes com envolvimento do sistema nervoso central (SNC) de difícil diagnóstico diferencial com sepse bacteriana. Os quadros graves associados aos parechovírus podem deixar sequelas.

DIAGNÓSTICO

O amplo espectro de manifestações clínicas das enteroviroses torna difícil o seu diagnóstico clínico, pois um mesmo sorotipo pode determinar diferentes síndromes, enquanto infecções por diferentes sorotipos podem se manifestar de forma semelhante. Por sua vez, a valorização do isolamento de um enterovírus associado à determinada síndrome deve ser feita com cuidado. A ampla circulação desses agentes na comunidade, a frequência com que essas infecções se apresentam na forma assintomática ou oligossintomática, ou ainda, o isolamento de mais de um EVH, em uma única amostra de fezes, exige cuidados na interpretação dos resultados. Portanto, é recomendável a execução rotineira de testes sorológicos específicos, em amostras de sangue coletadas em época oportuna, juntamente com a tentativa de isolamento do vírus. Os testes sorológicos são considerados positivos quando se verifica aumento significativo nos títulos de anticorpos contra o vírus isolado, em amostras pareadas de sangue, ou seja, aumentos de três vezes ou mais. A execução do exame sorológico na ausência do isolamento não oferece resultados práticos, diante da existência de reação cruzada entre alguns sorotipos e pelo elevado número de sorotipos de coxsackievírus.

Os EVH estão presentes no trato respiratório por períodos de 1 a 2 semanas, nas fezes por 4 a 6 semanas e durante poucos dias no líquor, por ocasião do processo infeccioso. Em situações particulares, podem estar presentes por períodos variáveis em órgãos envolvidos, tais como: miocárdio, líquido pericárdico, fígado e líquido vesicular. Em pacientes imunodeficientes, esses vírus podem estar presentes por longos períodos.

As tentativas de isolamento dos vírus devem ser efetuadas em amostras de fezes, lavado de orofaringe, líquor, sangue, secreção conjuntival e em fragmentos de órgãos de pacientes que chegaram ao óbito. O isolamento se faz em cultura de tecidos e em camundongos recém-nascidos. As linhagens celulares mais utilizadas são as contínuas (HEp-2,

HeLa e RD, de origem humana, e a Vero e LLC-MK$_2$, originadas de macacos). Quando ocorre replicação do vírus, observa-se o efeito citopático característico do gênero Enterovirus. Os coxsackievírus, com exceção de alguns representantes do grupo A, podem ser isolados em cultura de células das linhagens citadas. Vale citar, no entanto, que as culturas de células da linhagem RD derivadas de rabdomiossarcoma humano são sensíveis à replicação de muitos coxsackievírus do grupo A. A identificação do vírus se faz por provas sorológicas, sendo a mais indicada, a técnica de neutralização. O processo de identificação é simplificado pelo uso de misturas combinadas de soros-padrão, conforme proposto por Lim e Benyesh-Melnick. A impossibilidade de identificação pode ser consequência da presença de uma mistura de vírus ou, o que é menos provável, do isolamento de um novo EVH.

Nas últimas décadas, têm sido desenvolvidos com sucesso, métodos rápidos de diagnóstico, utilizando a técnica de reação em cadeia da polimerase (PCR) que detecta o RNA viral na amostra examinada. Nesses trabalhos, os autores puderam demonstrar que não apenas a sensibilidade e a especificidade do PCR são superiores às técnicas habituais de diagnóstico, como também o tempo para a definição etiológica foi substancialmente reduzido, evitando assim terapêutica desnecessária e diminuindo o tempo de internação.

Os testes sorológicos para diagnóstico de enterovírus requerem tempo e têm custo elevado. A técnica-padrão continua sendo o teste de neutralização; no entanto, existem pesquisas recentes empregando a captura de IgM pelo teste imunoenzimático para revelar anticorpos anticoxsackievírus do grupo B que se tornam detectáveis a partir do terceiro dia após o início dos sintomas e que permanecem por períodos de 1 a 6 meses.

TRATAMENTO E PROFILAXIA

Não existe tratamento específico para as enteroviroses, devendo restringir-se a medidas visando o controle dos sintomas e, quando necessário, cuidados especiais, por exemplo: restrição do esforço físico; dieta alimentar; respiração assistida; digitalização.

Não existem vacinas disponíveis para as enteroviroses, à exceção da poliomielite e, mais recentemente, para EV-A71 licenciada na China. Para o controle de infecções causadas por esses agentes, em ambiente hospitalar, estão indicadas medidas gerais de higiene pessoal. No entanto, diante da ocorrência de um surto de doença grave, como é o caso da miocardite causada por esses agentes, pode ser indicada administração de imunoglobulina.

BIBLIOGRAFIA SUGERIDA

Bendig J, Earl P. The Lim Benyesh-Melnick antiserum pools for serotyping human enterovirus cell culture isolates still useful, but may fail to identify current strains of echovirus 18. Virol methods. 2005;127(1):96-9.

Cherry JD, Krogstad. Enteroviruses and parechoviruses. In: Feigin RD, Chery JD, Demmler-Harrison GJ, Kaplan SL. Feigin & Chery's textbook of pediatric infectious diseases. 6. ed. Philadelphia: Saunders & Elsevier; 2009. p. 2110-70.

Cherry JD. Enteroviruses and parechovirus infections. In: Remington J S, Klein JO, Wilson CB, Baker CJ (ed.). Infectious diseases of the fetus and newborn infant. 6. ed. Philadelphia: Elsevier & Saunders Co; 2006. p. 784-822.

Dalldorf G, Sickles GM. An unidentified, filterable agent isolated from faces of children with paralysis. Science. 1948;108:61-2.

Diaz-Horta O, Baj A, Maccari G, Salvatoni A, Toniolo A. Enteroviruses and causality of type 1 diabetes: how close are we? Pediatric Diabetes. 2012;13:92-9.

Dunn JJ. 2016. Enteroviruses and parechoviruses. Microbiol Spectrum 4(3):DMIH2-0006-2015. doi:10.1128/microbiolspec. DMIH2-0006-2015.

Grist NR & Bell EJ. Enterovirus etiology of the paralitic poliomyelitis syndrome. Arch Envin Health. 1970;21:382-7.

Helm M, Savola J, Lapinleimu K. Cardiac manifestation during a coxsackie B$_5$ epidemic. Br Med J. 1968;2:97-101.

Horstman DM, Emmons J, Gimpel L et al. Enterovirus surveillance following a community wide oral poliovirus vaccination program: a seven-year study. Amer J Epidem. 1973;97:173-86.

Hyoty H, Hiltunem M, Lonnrot M. Enterovirus infections and insulin dependents diabetes mellitus – evidence for causality. Clin Diagn Virol. 1998;9:77-84.

Kogon S, Spigland J, Frothinghan TE et al. The virus watch program: a continuing surveillance of viral infections in metropolitan New York families. VII-Observations on viral excretion, seroimmunity, intra familial spread and illness association in coxsackie and echovirus infection. Amer J Epidem. 1969;89:51-61.

Lugo D, Paul Krogstad P. Enteroviruses in the Early 21st Century: New Manifestations and Challenges. Curr Opin Pediatr. 2016 February;28(1):107-113. doi:10.1097/MOP.0000000000000303.

Lukashev AN. Role of recombination in evolution of enteroviruses. Rev Med Virol. 2005;15:157-67.

Melnick JL. Poliovirus and other enteroviruses. In: Evans A, Kaslow RA (ed.). Viral infections of humans, epidemiology and control. 4. ed. New York: Plenum; 1997. cap. 21, p. 583-663.

Modlin JF. Coxsackieviruses, Echoviruses, Newer Enteroviruses and Parechoviruses. In: Mandell GL, Bennett JE, Dolin R. Principles and practices of infectious diseases. 7th. ed. Philadelphia: Elsevier Inc., 2010. p. 2353-65.

Modlin JF. Introduction to the Enteroviruses and Parechoviruses. In: Mandell GL, Bennett JE, Dolin R. Principles and practices of infectious diseases. 7th. ed. Philadelphia: Elsevier Inc., 2010. p. 2337-44.

Stanway G, Brown F, Christian P et al. Picornaviridae. In: Fauquet CM, Mayo MA, Maniloff J, Desselberger U, Ball LA (eds.). Virus taxonomy-classification and nomenclature of viruses. 8. ed. Report of the International Committee on the Taxonomy of Viruses. Amsterdam: Elsevier Academic Press; 2005. p. 757-78.

Tebruegge M, Curtis N. Enterovirus infections in neonates. Sem in Fetal Neonatal Med. 2009;14:222-27.

Tokarz R, Firth C, Madhi SA, Howie SRC, Wu W, Sall AA, Haq S, Briese T, Lipkin WI. Worldwide emergence of multiple clades of enterovirus 68. J Gen Virology. 2012;93:1952-58.

13.2 Enteroviroses emergentes

Eliseu Alves Waldman

CONCEITO

A partir de meados do século XX, assistimos a expressivas modificações nos padrões de morbimortalidade em todo o globo, com acentuada queda nas taxas de mortalidade por doenças infecciosas, aumento da expectativa de vida e da importância das doenças crônicas não transmissíveis. Tal fenômeno se fez sentir mais precocemente e de forma mais acentuada nas regiões industrializadas, mas atingiu também os países de média e baixa renda, ainda que, com menor intensidade. Contrariando as previsões feitas na década de 1970, de que as doenças infecciosas tenderiam a perder sua relevância em saúde pública, à medida que as nações alcançassem níveis mais elevados de desenvolvimento econômico e de bem-estar social, temos presenciado, nos últimos 30 anos, o aparecimento de inúmeras doenças infecciosas, até então desconhecidas, assim como, o ressurgimento inesperado de outras que pareciam ter sido eliminadas ou controladas.

Estimativas recentes apontam que em torno de 26% dos óbitos, que ocorrem em todo o mundo, podem ser atribuídos a doenças infecciosas. Fatores biológicos, sociais, políticos e econômicos estão envolvidos no surgimento de novas doenças infecciosas e na reemergência de algumas que tiveram relevância em saúde pública no passado, mas que já haviam sido controladas. Tais fatores abrangem os processos de adaptação e de mutação de micro-organismos e parasitas; mudanças demográficas e do comportamento humano; alterações ambientais, decorrentes do processo de industrialização; intensificação do intercâmbio internacional; incorporação de novas tecnologias aplicadas à criação intensiva de animais para consumo humano, ampliação do consumo de alimentos industrializados, especialmente os de origem animal; aprimoramento das técnicas de diagnóstico; desestruturação dos serviços de saúde e/ou desatualização das estratégias e instrumentos de controle de doenças.

As viroses emergentes, em boa parte, têm caráter zoonótico e originam-se, mais frequentemente, de sua transferência de reservatórios animais ao homem do que, exclusivamente, do processo espontâneo de evolução. O comportamento humano é um importante fator para a ampliação da probabilidade de transmissão dessas viroses de seus hospedeiros animais para o homem e sua posterior adaptação, sendo que pequenos mamíferos e artrópodes têm importante papel nessa transferência, especialmente quando as mudanças em práticas agrícolas e a urbanização promovem condições favoráveis a sua multiplicação.

Em função de suas características, várias enteroviroses assumiram caráter emergente em diferentes momentos da história recente, destacando-se os poliovírus que emergiram na segunda metade do século XIX e foram responsáveis por grandes epidemias no decorrer da primeira metade do século XX, até a introdução e a ampla utilização da vacinação, a partir do final da década de 1950. Além dos poliovírus, os enterovírus 70, 71 e o coxsakievírus A24$_{variante}$, surgiram no final dos anos 1960, determinando amplas epidemias e, mais recentemente, assistimos a emergência do enterovírus D-68.

CARÁTER EMERGENTE DOS ENTEROVÍRUS HUMANOS

O caráter emergente das enteroviroses deve-se, em boa parte, à elevada plasticidade de seu genoma que apresenta alta taxa de mutação durante a replicação no trato gastrointestinal e às condições favoráveis à recombinação, na vigência de infecção por distintas cepas desses agentes em uma única célula, principalmente quando essas cepas são do mesmo sorotipo; porém, pode ocorrer também, ainda que com menor frequência, na presença de diferentes sorotipos. Essa elevada plasticidade pode ser verificada pelas diferenças existentes entre distintos enterovírus humanos (EVH) isolados mais recentemente e os respectivos protótipos, diferenças que resultam, geralmente, em recombinações. Algumas vezes, tipos distintos de EVH isolados recentemente apresentam maior similaridade entre si do que em relação aos protótipos.

Classicamente aceitava-se que os sorotipos dos EVH apresentavam um processo evolutivo próprio, no entanto, estudos mais recentes sugerem fortemente que os EVH podem ser entendidos como unidades de informação genética que evoluem de forma independente. Os EVH, ao se recombinarem, criariam condições para o surgimento de variantes com características potencialmente únicas, constituindo uma resposta evolucionária desses agentes ao complexo sistema imune de seus hospedeiros.

O fato de os EVH possuírem cerca de 90 sorotipos e, portanto, uma ampla diversidade genética e capacidade de evoluírem por meio de mutações e recombinações, explica a emergência relativamente frequente de novos sorotipos que apresentam comportamento epidêmico associados a distintas síndromes clínicas, muitas vezes com importante repercussão em saúde pública. Entre os exemplos mais conhecidos, temos as grandes epidemias de poliomielite, ocorridas na primeira metade do século XX, que pelo seu impacto na sociedade, situaram-na entre as doenças infecciosas mais relevantes nesse período, atingindo fortemente, os países industrializados.

Atualmente, cinco enterovírus humanos assumem as características de infecções emergentes. São eles: os enterovírus D-68, 70, 71; o coxsackievírus A24$_{variante}$; e o poliovírus derivado da vacina. O enterovírus 70 (EVH-70) e o coxsackievírus A24 variante (C-A24v) surgem, no final da década de 1960, na África e na Ásia, sem que deles houvesse notícia anterior de circulação na população humana. Ambos determinaram epidemias de conjuntivites hemorrágicas agudas, algumas vezes, de caráter pandêmico. A partir desses dois continentes, o EVH-70 e o C-A24v disseminaram-se rapidamente, atingindo a Europa e as Américas, já no início dos anos 1980. Por sua vez, o enterovírus 71 (EVH-71) foi identificado em 1969, por Schmidt et al. (1974), a possível explicação para sua identificação tardia, se comparado aos demais enterovírus humanos, refere-se ao fato de apresentar crescimento lento em culturas celulares e por ser pouco neutralizado pelo antissoro homólogo. A partir de sua identificação, o EVH-71 tem sido assinalado em todos os continentes, tanto na forma de casos isolados como em amplas epidemias da doença da mão, pé e boca, de meningites assépticas, paralisias flácidas (*poliomyelitis-like*) e, recentemente, de afecções neurológicas graves associadas a óbitos por rápida falência cardíaca e edema pulmonar neurogênico. Outro enterovírus emergente que assumiu importância em saúde pública, foi o poliovírus derivado da vacina (PDV), detectado pela primeira vez em epidemia de poliomielite paralítica ocorrida na ilha Hispaniola, em 2000-2001, cuja investigação identificou uma cepa neurovirulenta de poliovírus, geneticamente relacionada com a cepa vacinal (Sabin) do tipo 1, que além da neurovirulência, havia recuperado a capacidade de se transmitir de pessoa a pessoa, por tempo prolongado. Os poliovírus com essa característica receberam, então, a denominação de poliovírus derivados da vacina (PDV), e passaram a ser identificados em várias regiões do globo, inclusive, mediante estudo restrospectivos. Finalmente, devemos destacar a emergência recente do enterovírus humano do grupo D sorotipo 68 (EVH-D68), o qual foi isolado pela primeira vez na Califórnia, em 1962, mas que até 2005 fora registrado só esporadicamente. Nos últimos anos, esse vírus tem sido apontado como responsável por frequentes epidemias de doença respiratória, em vários continentes, atingindo principalmente crianças, com gravidade variável, mas raramente ocasionando óbito. Além disso, mais recentemente passa a existir suspeita de uma associação da infecção desse enterovírus com a ocorrência de casos de *polio-like*. Tais características que lhe conferem o papel de patógeno emergente de importância crescente em saúde pública. O EVH-68, diferente dos demais enterovírus, é muito semelhante aos rinovírus, apresentando-se associado, quase exclusivamente, a doenças respiratórias.

ENTEROVÍRUS 70 E COXSACKIEVÍRUS A24 VARIANTE

ETIOLOGIA

A conjuntivite hemorrágica aguda (CHA) de caráter epidêmico foi relatada pela primeira vez em 1969, em Ghana, país da África Ocidental. Da África, disseminou-se rapidamente, atingindo vários continentes, adquirindo a amplitude de uma pandemia que durou até 1972. Em 1971, no Japão, Kono et al. (1972), ao investigarem casos de CHA, isolaram da secreção conjuntival de alguns pacientes um enterovírus,

até então desconhecido, que recebeu a denominação EVH-70, tendo sido apontado como agente etiológico da CHA.

Entre as propriedades físico-químicas do EVH-70, temos a de que é um vírus RNA, semelhante aos demais enterovírus, estável em pH 3,0 a 8,6 e em cloro na concentração de 0,1 molar, em pH 6, durante uma hora. É resistente ao deoxicolato de sódio, ao clorofórmio e ao éter. Segundo a nova classificação taxonômica, o EVH-70, assim como, os EVH-68 e o EVH-94, situam-se entre os enterovírus humanos da espécie D.

O EVH-70 não apresenta patogenicidade em camundongos recém-nascidos ou adultos. No entanto, mostra-se patogênico quando inoculado no sistema nervoso central de macacos, determinando paraplegia ou monoplegia.

Até sua emergência em 1969, não havia descrição de nenhum vírus humano ou animal semelhante ao EVH-70. Estudos filogenéticos de cepas isoladas em epidemias ocorridas em diferentes pontos do globo apontam que todas essas cepas derivam de uma ancestral comum, isolado na pandemia, que se seguiu ao seu surgimento na África Ocidental em 1969.

Diferentemente dos demais enterovírus, a infecção primária dos EVH-70 parece ocorrer na conjuntiva e não no trato digestivo. Apesar de já ter sido isolado concomitantemente de secreções de conjuntiva e das fezes de pacientes com CHA, não existem dados sugestivos de que possa se replicar em células do aparelho digestivo. Essa hipótese torna-se mais consistente mediante verificação *in vitro* de que a replicação do EVH-70 encontra condições mais favoráveis a temperaturas de 32 a 34 °C do que a 37 °C. O fato de replicar-se melhor em temperaturas mais baixas sugere que esse vírus adquiriu sua patogenicidade ao homem como resultado de uma possível adaptação à temperatura da conjuntiva, que é inferior àquela encontrada no intestino.

Acredita-se que, com poucas exceções, os enterovírus humanos cresçam somente em cultura de linhagens de células de origem humana ou de macacos. O EVH-70 é uma dessas poucas exceções, pois se replica, apresentando efeito citopático evidente, em cultura de células de coelho e bovina, e também em culturas de células de rato, hamster e de porco, porém sem manifestação, nessas células de efeito citopático. Esse comportamento, analisado sob o aspecto da evolução desse agente, pode constituir evidência de sua possível origem a partir de um enterovírus animal. Quase simultaneamente ao EVH-70, surge em Singapura, em 1970, um novo variante antigênico do coxsackievírus A24 (C-A24v), também associado à ocorrência de epidemias de CHA.

O C-A24v pode ser isolado da conjuntiva, orofaringe e das fezes. Esse vírus apresenta as características gerais dos enterovírus, é um RNA vírus, com aproximadamente 22-29 nm de diâmetro. É resistente ao éter, clorofórmio e ao meio ácido (pH 3,0), é inativado pelo aquecimento a 50 °C, durante uma hora. De acordo com a última classificação dos enterovírus, o C-A24v situa-se entre os enterovírus humanos da espécie C.

Embora o EVH-70 e o C-A24v tenham surgido como agentes patogênicos ao homem na mesma época, entre 1969 e 1970, determinam idêntico quadro clínico – a CHA – e apresentam comportamento epidemiológico semelhante. Eles não são vírus relacionados. Estudos realizados por meio de hibridização RNA-RNA revelaram pequena homologia entre ambos, o que pode explicar o fato de anticorpos específicos contra um, não reagirem contra o outro.

EPIDEMIOLOGIA

Desde seu aparecimento em 1969, a característica mais relevante do comportamento das CHA é a forma explosiva das epidemias causadas pelos EVH-70 e C-A24v. Esse comportamento está, em boa parte, relacionado com o curto período de incubação da doença, especialmente quando causada pelo EVH-70. Apesar das semelhanças entre ambos, o CA24 variante apresenta distribuição geográfica mais restrita.

A plasticidade genética dos enterovírus lhes confere, frequentemente, caráter emergente, porém, sem apresentar comportamento pandêmico. No entanto, uma exceção é o EVH-70, que esteve associado ao menos a duas pandemias bem descritas: a primeira delas no período de 1969 a 1972; e a segunda entre 1980 e 1982. Esses dois eventos atingiram os cinco continentes, afetando milhões de pessoas, sendo que a rapidez de sua disseminação e a extensão da área atingida somente apresenta paralelo com as pandemias de influenza.

Em duas ocasiões, nas epidemias ocorridas em Hong-Kong e Índia, respectivamente, em 1971 e 1975, confirmaram-se a circulação concomitante dos vírus EVH-70 e C-A24v.

Vários estudos têm demonstrado a circulação do EVH-70 mesmo em períodos interepidêmicos. As regiões tropicais são as mais vulneráveis às epidemias de CHA, especialmente as regiões litorâneas, com alta densidade populacional e submetidas a condições de higiene e habitacionais inadequadas. No entanto, esses fatores não impediram que regiões desenvolvidas, de clima frio e distante da costa fossem também atingidas.

A CHA causada pelo EVH-70 foi introduzida no Brasil em 1981, atingindo inicialmente o norte do país, disseminando-se, a seguir, por todo o território nacional. Por sua vez, o C-A24v vindo do Caribe, introduziu-se no Brasil a partir do estado do Pará, no final da década de 1980, tendo provocado, até recentemente, várias epidemias em distintos pontos do país.

Diferente do que ocorre com as demais enteroviroses, o EVH-70 e o C-A24v são provavelmente transmitidos pelo contato direto dos dedos contaminados do indivíduo infectado com os olhos da pessoa suscetível ou indiretamente por meio de fômites. A transmissão direta, pessoa a pessoa, é mais frequente em ambiente domiciliar associada a condições precárias de higiene e ao número elevado de indivíduos em um mesmo domicílio. A transmissão respiratória ou por via oral-fecal, pelo que se conhece, não é importante em se tratando de infecção causada pelos EVH-70 ou C-A24v. A taxa de ataque secundário no domicílio, em períodos epidêmicos, varia de 44 a 90%, apresentando uma relação direta com o tamanho da família.

Tanto o EVH-70 como o C-A24v, pela sua elevada transmissibilidade, podem causar surtos epidêmicos entre clientes de clínicas oftalmológicas, quando os instrumentos não são adequadamente esterilizados.

Embora a CHA não apresente uma sazonalidade nítida, existem dados indicando uma influência importante da umidade relativa do ar na disseminação da doença, à semelhança do que ocorre com as demais enteroviroses.

Outro comportamento distinto da CHA, se comparada com as demais enteroviroses, é a distribuição etária, uma vez que atinge pequena proporção dos casos entre menores de 10 anos, apresentando o predomínio da faixa etária entre 21 e 30 anos. Quando analisamos separadamente o EVH-70 e o C-A24v, verificamos que o primeiro apresenta maior proporção dos casos no grupo de 11 a 20 anos e o segundo no grupo de 21 a 30 anos de idade. Existem poucos estudos a respeito da taxa de ataque por grupo etário; os dados disponíveis indicam taxas mais elevadas entre 5 e 14 anos, em regiões tropicais e subtropicais. Inquéritos sorológicos realizados em período epidêmico mostram uma proporção relativamente elevada de indivíduos não atingidos pelo CHA, mas que apresentam anticorpos específicos da classe IgM contra o EVH-70, sugerindo a ocorrência de casos subclínicos, fenômeno que seria mais frequente em crianças nos primeiros anos de vida. Um aspecto epidemiológico, pouco conhecido, das infecções causadas pelo EVH-70, diz respeito ao seu comportamento nas fases interepidêmicas ou "silenciosas". Por motivos não perfeitamente conhecidos, desde o início deste século não se têm praticamente registros de epidemias de CHA associadas ao EVH-70.

QUADRO CLÍNICO

A CHA distingue-se por ser uma das síndromes menos frequentes entre as causadas por enterovírus, porém a mais facilmente reconhecível clinicamente. Seu período de incubação é curto, situando-se em tomo de 24 horas, quando o agente envolvido é o EVH-70, podendo variar de 1 a 6 dias, nos casos determinados pelo C-A24v. O início do quadro é súbito, geralmente binocular, caracterizando-se clinicamente por irritação com hiperemia da conjuntiva de progressão rápida, com sensação de queimação e de presença de corpo estranho, dor ocular, fotofobia, edema da porção interna das pálpebras e da região periorbital, lacrimejamento e secreção seromucosa. A hemorragia subconjuntival é o sinal mais característico da CHA, podendo ser puntiforme ou ocupar toda a conjuntiva, estando presente em 70 a 90% dos casos em que o EVH-70 está envolvido, e em uma proporção bem menor, quando o agente etiológico é o C-A24v. Sintomas como mal-estar geral, febre e cefaleia estão presentes em cerca de 20% dos casos. Ao exame clínico é frequente a adenopatia pré-auricular.

A evolução clínica da CHA é benigna, atingindo a fase mais intensa em poucas horas e regredindo em 7 a 10 dias. Uma análise comparativa sugere que a CHA associada ao CA24v pode ser menos intensa, porém é mais frequentemente acompanhada de manifestações respiratórias.

O diagnóstico clínico das CHA durante períodos epidêmicos é simples, no entanto em casos esporádicos é necessária a sua diferenciação com outras conjuntivites agudas, especialmente as queratoconjuntivites por adenovírus, pois nesses casos a hemorragia subconjuntival não é incomum. A diferenciação pode ser feita considerando conta que, nas infecções causadas por adenovírus, o período de incubação é mais longo, de 5 a 14 dias; há presença de secreção serofibrinosa e a fase de manifestações clínicas mais intensas ocorre vários dias após seu início.

Nenhum outro enterovírus está associado à CHA, no entanto alguns sorotipos podem ser responsáveis por conjuntivites não hemorrágicas, especialmente os coxsakievírus A9, Al0, A16, o coxsakievírus B5 e os echovírus sorotipos 1, 4, 7, 9, 16 e 20; nesses casos, é frequente a conjuntivite apresentar-se associada à outra síndrome determinada pelo mesmo enterovírus. Existe também a possibilidade da ocorrência de surtos de CHA causados pelo adenovírus tipo 11.

COMPLICAÇÕES
Oculares

Em casos graves de CHA, a queratite pode persistir por várias semanas, mas raramente induz uma lesão permanente. A complicação mais frequente é a infecção bacteriana secundária.

Neurológicas

Talvez o que confira maior significado clínico às infecções causadas pelo EVH-D70 sejam as afecções neurológicas agudas, que podem surgir entre 1 e 5 semanas após a infecção. Essa manifestação apresenta-se em uma frequência estimada de 1/10.000 casos de CHA. Entre as manifestações neurológicas mais frequentes temos a paralisia facial periférica e as paralisias flácidas assimétricas dos membros, geralmente irreversíveis, mas com preservação da sensibilidade. Existem relatos dessas complicações associadas a infecções subclínicas causadas por EVH-D70. Quanto ao comportamento, segundo sexo e idade, as afecções neurológicas agudas são mais frequentes em indivíduos com mais de 20 anos e do sexo masculino.

Apesar de a neurovirulência do EVH-D70 ter sido estudada por vários autores, a patogenia das formas paralíticas não é ainda bem conhecida. Se aceita que a porta de entrada desses vírus seja o olho, porém, em casos paralíticos, o EVH-D70 já foi isolado das fezes, o que pode sugerir a ocorrência de infecções sistêmicas. Katiyar et al. (1981) afirmaram que, no caso de a alteração neurológica ocorrer durante ou logo após a CHA, provavelmente há a invasão direta das células nervosas, no entanto, quando o aparecimento é tardio, o mecanismo mais provável é o autoimune. Até o momento, não existem relatos da associação do C-A24v a afecções neurológicas agudas.

DIAGNÓSTICO

O isolamento do EVH-D70 é difícil, sendo obtido em pequena proporção dos casos. O isolamento ocorre com maior frequência quando a amostra é colhida na fase aguda da doença, de preferência nas primeiras 48 a 72 horas, geralmente a partir de secreção de conjuntiva, raramente de amostras de orofaringe ou de fezes. Não existe registro de isolamento do EVH-D70 de líquido cefalorraquidiano. A amostra deve ser enviada ao laboratório em meio de transporte adequado e inoculada imediatamente.

Testes sorológicos são os mais utilizados para a confirmação diagnóstica, em virtude das dificuldades de isolamento do vírus. O procedimento mais utilizado é a pesquisa de anticorpos neutralizantes específicos ou a técnica de imuno-fluorescência indireta.

O diagnóstico das complicações neurológicas, por constituírem manifestações tardias da infecção, é exclusivamente por sorologia, sendo impossível o isolamento do vírus. Nesses casos indica-se a pesquisa de anticorpos específicos da classe IgM no soro e no líquido cefalorraquidiano. A alternativa para o diagnóstico é a reação em cadeia da polimerase em tempo real (PCR-RT), com a utilização de *primers* específicos.

O C-A24v é mais facilmente isolado do que o EVH-D70. O isolamento se faz a partir da secreção de conjuntiva e de amostras de fezes, sendo que a probabilidade é maior no início da conjuntivite. O diagnóstico sorológico é feito mediante pesquisa de anticorpos neutralizantes.

TRATAMENTO E PROFILAXIA

Não existe tratamento específico para a CHA, no entanto, são recomendados cuidados especiais de higiene local para a prevenção de infecções secundárias causadas por bactérias: lavar as mãos frequentemente com água e sabão; o uso de toalhas separadas; e a esterilização de instrumentos oftalmológicos. A aplicação tópica de corticosteroides deve ser evitada.

ENTEROVÍRUS 71
ETIOLOGIA

O enterovírus 71 (EVH-7l) foi associado, pela primeira vez, na California, Estados Unidos, a quadros de encefalite e meningite asséptica. A partir de sua identificação e da disponibilidade de técnicas apropriadas de diagnóstico, a presença do EVH-71 passou a ser assinalada em várias regiões do mundo, em casos esporádicos e em epidemias de meningites assépticas, de paralisias flácidas agudas (*poliomyelitis-like*), da doença da mão, pé e boca e, recentemente, de casos graves de acometimento do tronco encefálico associados a falência cardíaca e edema pulmonar neurogênico, com elevada letalidade.

A importância da infecção causada pelo EVH-A71 em saúde pública passa a ser notada a partir de extensas epidemias de meningite asséptica e de paralisias flácidas agudas (*poliomyelitis-like*) ocorridas no final da década de 1970, em países do Leste Europeu, onde a poliomielite já havia sido controlada. A partir de 1997, houve expressivo aumento de episódios epidêmicos relacionados com o EVH-71 na Ásia, atingindo, especialmente, a Malasia e Taiwan, com elevado número de casos fatais em lactentes. Atualmente é o enterovírus humano de maior relevância em saúde pública e a principal causa de encefalite viral em todo o globo, sendo responsável nos últimos anos por epidemias sucessivas na Ásia, que têm apresentado amplitude e gravidade, aparentemente, crescentes.

O EVH-A71 é classificado como um enterovírus humano espécie A. Apresenta dimensões de cerca de 27 nm e suas propriedades físico-químicas são semelhantes aos demais enterovírus. Algumas cepas do EVH-A71 crescem melhor em camundongos recém-nascidos do que em culturas de células de primatas. O tratamento com clorofórmio é a técnica de escolha para a sua tipagem por neutralização, mesmo quando a suspensão do vírus está em títulos baixos. A semelhança do verificado com os demais enterovírus, a tipagem por técnicas de neutralização foi substituída progressivamente pelas de sequenciamento genético. Em termos filogenéticos, o EVH-A71 é estreitamente relacionado com o CA16, seus protótipos apresentam reação cruzada, mas a despeito dessa semelhança, o EVH-A71 é frequentemente associado a manifestações neurológicas, característica não apresentada pelo CA16. O EVH-A71 apresenta uma constante evolução, estimando-se sua taxa de variação em $1,35 \times 10^{-2}$. Existem evidências de que a evolução em suas características genéticas tenha determinado importantes modificações em seu comportamento clínico e epidemiológico, fato que tem justificado estudos mais aprofundados das relações filogenéticas de cepas isoladas em diferentes partes do mundo, buscando identificar genótipos mais frequentemente associados a formas mais graves de infecção.

EPIDEMIOLOGIA

A presença dos EVH-A71 foi assinalada em praticamente todas as regiões do globo, inclusive no Brasil. Após os estudos iniciais na década de 1970, seu comportamento passa a ser investigado em maior profundidade a partir das epidemias ocorridas na Ásia, a partir de 1997.

O EVH-A71 pode apresentar-se na comunidade sob a forma epidêmica ou em casos isolados. Em condições epidêmicas, à semelhança dos demais enterovírus, encontramos com certa frequência, diferentes síndromes simultaneamente.

Em regiões de elevada circulação endêmica do EVH-A711, cerca de 50% dos neonatos apresentam anticorpos neutralizantes específicos que deixam de ser detectados, em torno do sexto mês de vida. Quanto ao seu modo de transmissão, as evidências disponíveis sugerem que seja semelhante ao dos demais enterovírus, com predomínio da via oral-fecal. O grupo etário mais atingido é o das crianças menores de 5 anos.

Na segunda metade da década de 1970, ocorreram duas extensas epidemias no Leste Europeu, atingindo a Bulgária e a Hungria. Nesses eventos predominaram afecções do sistema nervoso central, especialmente meningites assépticas, encefalite e paralisias flácidas agudas (*poliomyelitis-like*). Em 1979, ocorreu na França um surto atingindo principalmente crianças de 5 a 9 anos, com predomínio de manifestações semelhantes à influenza, porém, os casos graves envolviam, com alguma frequência, o sistema nervoso central. Em 1973 e 1978, ocorreram no Japão duas extensas epidemias de doença da mão, pé e boca, com milhares de casos.

A partir da década de 1980, o EVH-A71 passa a circular também na Ásia, inicialmente associado à doença da mão, pé e boca. No entanto, desde 1997, essa região tem sofrido extensas epidemias e elevado nível de circulação endêmica desse vírus, com predomínio da doença da mão, pé e boca, herpangina e complicações neurológicas como meningite asséptica, paralisia flácida aguda e ataxia cerebelar. A maior dessas epidemias ocorreu em Taiwan, em 1998, atingindo 1 milhão e meio de pessoas, com cerca de 400 internações por complica-

ções graves e aproximadamente 80 óbitos. Mais recentemente, em 2008, ocorreu outra grande epidemia, dessa vez, acometendo cerca de meio milhão de pessoas, resultando em 126 óbitos entre crianças. Além dessas grandes epidemias, vários países, entre eles, Taiwan, Singapura, Japão e Vietnã têm sofrido epidemias a ciclos regulares de 2 a 3 anos.

O fato mais preocupante nessas epidemias foi o aparecimento de uma síndrome grave de rápida evolução fatal, o edema pulmonar neurogênico associado ao acometimento do tronco encefálico, atingindo especialmente crianças de 6 meses a 3 anos de idade. Os fatores de risco para infecção pelo EVH-A71 identificados nessas epidemias foram: ter irmãos mais velhos com sorologia positiva para EVH-A71; número de crianças na família; história de contato com caso de doença da mão, pé e boca ou herpangina.

QUADRO CLÍNICO

O EVH-A71 é um exemplo de agente associado a manifestações clínicas que variam no tempo e no espaço. As infecções a ele associadas podem determinar doença da mão, pé e boca, meningite asséptica, paralisia flácida e vários outros quadros neurológicos.

A manifestação clínica mais frequente da infecção pelo EVH-71 caracteriza-se por um quadro exantemático que atinge mais a infância, conhecido como doença da mão, pé e boca, não sendo clinicamente distinto daquele associado ao coxsakievírus A16. A doença da mão, pé e boca geralmente é precedida de pródromos febris com duração de 1 a 3 dias; o enantema de mucosa oral aparece em quase todos os casos, logo em seguida temos exantema, frequentemente, nas mãos e pés. As lesões da boca são ulcerativas, enquanto as das mãos e pés são vesiculares. Além do EVH-A71 e do coxsakievírus A16, os coxsakievírus A5, A9 e A10 podem estar associados a essa doença.

Desde sua identificação, o EVH-A71 tem sido apontado como altamente neurotrópico e associado ao amplo espectro de doenças neurológicas. Entre as manifestações do sistema nervoso central associadas à infecção pelo EVH-A71, temos a meningite asséptica, infecções acometendo o cerebelo e o tronco encefálico, paralisias flácidas assimétricas e várias síndromes neurológicas pós-infecciosas.

O quadro clínico de paralisia flácida aguda assimétrica associada à infecção pelo EVH-71 é semelhante ao da poliomielite. Após pródromos febris acompanhados de manifestações gerais com duração de 1 a 2 dias, surge a paralisia flácida aguda assimétrica, a qual parece ser menos grave e apresentar taxa mais elevada de completa recuperação, o que a distingue daquelas associadas ao poliovírus. Segundo alguns autores, o EVH-A71 induz a paralisia flácida assimétrica não somente pela destruição do corno anterior da medula pela ação do vírus, como também por outros mecanismos, o que explicaria a maior variedade de manifestações clínicas que acompanham os quadros paralíticos associados ao EVH-71 se comparado aos verificados em infecções pelo poliovírus.

Os dados disponíveis indicam diferenças na distribuição proporcional de casos de doença de mão, pé e boca e de afecções neurológicas durante distintas epidemias de EVH-71; em algumas delas, como as da Europa Oriental, nos anos

1970, houve amplo predomínio de encefalite e de *poliomyelitis-like* e somente raros casos de doença de mão, pé e boca; em outras, porém, foram raras as ocorrências de quadros neurológicos.

A forma neurológica mais grave da infecção pelo EVH-A71 é quando temos o acometimento do tronco encefálico, que pode ocorrer isoladamente ou como uma extensão de afecção do cordão espinal. Esse quadro acomete crianças e caracteriza-se pela presença de mioclonos, tremores, ataxia, nistagmo e paralisia de nervos cranianos. Nas formas mais graves associadas à rápida evolução para falência cardiopulmonar ou síndrome do edema pulmonar neurogênico, a letalidade é aproximadamente de 80%. Nesses casos o óbito ocorre de 12 a 18 horas após o início da síndrome.

DIAGNÓSTICO

O diagnóstico de infecções causadas pelo EVH-A71 pode ser feito pelo isolamento do vírus a partir de amostras de fezes, secreção de orofaringe, de líquido de lesão vesicular e, em casos de óbito, de fragmentos de tecido do sistema nervoso central. O isolamento primário é mais fácil por inoculação de camundongo recém-nascido e em cultura de células de rim de macaco-verde africano, em célula diploide de pulmão humano e de rabdomiossarcoma. A observação do efeito citopático, em condições ideais, pode demorar de 5 a 8 dias. A progressão do efeito é lenta, com certa frequência, incompleta; muitas vezes são necessárias múltiplas passagens cegas para o isolamento do vírus. Para a pesquisa de anticorpos utiliza-se a técnica de neutralização. Existem também técnicas indiretas para pesquisa de anticorpos específicos da classe IgM utilizando enzimaimunoensaio (Elisa) ou do RNA viral pela reação em cadeia da polimerase (PCR) da transcriptase reversa.

TRATAMENTO E PROFILAXIA

O tratamento da infecção causada pelo EVH-A71 é sintomático e de suporte, não existindo, no momento, nenhum antiviral efetivo para o tratamento das infecções causadas pelo EV-A71. Nos casos de paralisia, devem-se evitar exercícios físicos, sendo indicado repouso no leito. Atualmente, são disponíveis na China, três vacinas licenciadas de vírus inativado para o EV-A71, todos apresentando elevada efetividade.

POLIOVÍRUS DERIVADO DA VACINA

Em 1988, a Organização Mundial da Saúde propôs a erradicação global da poliomielite, com fundamento nos bons resultados obtidos mediante elevadas coberturas com vacinações de rotina, suplementadas por campanhas de imunização em massa com a vacina oral de poliovírus atenuado (OPV), esta última estratégia inicialmente aplicada com sucesso em Cuba, em 1963, e depois seguida por vários países, entre eles o Brasil. O êxito do Plano de Erradicação da Poliomielite é indiscutível, pois conseguiu diminuir o número médio anual de casos da doença, em todo o globo, de 350 mil, em 1988 para algo em torno de 30 casos, em 2018.

Os resultados tão favoráveis devem-se, em boa parte, às qualidades da OPV desenvolvidas pelo pesquisador Albert Sabin, na década de 1950. Ela é de fácil administração e de baixo custo, viabilizando seu uso em amplas campanhas de vacinações em massa, independente do grau de desenvolvimento econômico do país. Além disso, confere elevados níveis de imunidade humoral (IgG) e intestinal (IgA) por longos períodos e, especialmente, em áreas sem condições adequadas de habitação e saneamento, espalha-se com facilidade entre contatos não vacinados, ampliando o impacto da vacinação.

A vacina OPV inclui os três sorotipos de poliovírus (tipos 1, 2 e 3) aplicados isoladamente ou combinados. Os três vírus foram atenuados por técnicas clássicas por passagem em cultura de células e seleção clonal do fenótipo atenuado. A atenuação dos três poliovírus selvagens foi obtida a partir de pequeno número de mutações em pontos críticos. Os poliovírus atenuados utilizados na vacina OPV são, como os demais enterovírus, geneticamente instáveis e à medida que se replicam em vacinados e nos seus contatos, podem perder a atenuação e recuperar sua neurovirulência e a capacidade de circular na população por longos períodos.

Quando isso ocorre, os vírus derivados da vacina Sabin passam virtualmente a não apresentar diferenças fenotípicas em relação aos poliovírus selvagens, adquirindo, portanto, capacidade de circularem de forma sustentada na população humana, principalmente, em comunidades com baixas coberturas de vacinação, determinando casos esporádicos e surtos de poliomielite.

A avaliação do grau de variação genética dos vírus relacionados com a vacina Sabin é efetuada pela determinação do número de substituições de nucleotídeos do gene VP1, que se estima ocorrer numa taxa de 1% ao ano, em infecções sucessivas. Um vírus relacionado com a vacina Sabin será classificado como poliovírus derivado da vacina (PDV) quando apresentar uma divergência superior a 1% na sequência do gene VP1 se comparado a correspondente sorotipo vacinal, portanto, isso implica que o mesmo esteja circulando na comunidade por período superior a um ano.

Os poliovírus derivados da vacina, tal qual os selvagens, apresentam três sorotipos, os quais podem ser classificados em três categorias, segundo a extensão de sua divergência na sequência de nucleotídeos do gene VP1 quando comparado com o sorotipo correspondente. São elas:

a) vírus OPV-*like* quando a divergência em relação a respectiva cepa vacinal for menor de 1%.

b) PDV quando a divergência em relação à cepa ancestral vacinal for de 1 a 15%.

c) Poliovírus selvagem quando a divergência for > 15%.

Por sua vez, os PDV podem ser categorizados em:

1. PDV associado à imunodeficiência (PDVi): quando for isolado de pessoa com imunodeficiência primária que apresenta prolongada infecção pelo PDV após exposição ao OPV.

2. PDV circulantes (PDVc): quando surgem em áreas com transmissão sustentada pessoa a pessoa.

3. PDV ambíguo (PDVa): quando for isolado de pessoa não portadora de imunodeficiência conhecida ou não associado a um surto, ou ainda, isolada do ambiente, sem que tenha sido identificada sua última fonte de infecção humana.

A maior parte das identificações do PDVi, inclusive na forma de infecções crônicas, ou seja, por período maior do que três anos, ocorreu em países industrializados, e diferentemente do que ocorre com o PDVc, ele não pode ser prevenido pela manutenção de elevadas coberturas de vacinação, mas somente pela suspensão do uso da OPV. Por sua vez, se aceita que o PDVa à semelhança do PDVi resulta de limitada circulação entre contatos próximos.

O PDVc foi pela primeira vez identificado durante um surto ocorrido na ilha Hispaniola, em 2000. Desde a sua identificação, no início deste século, foram registrados vários surtos associados ao PDVc em diferentes regiões do globo, porém, em sua maioria eram de pequena magnitude. No entanto, em 2005 tem início na Nigéria uma grande epidemia associada ao poliovírus 2 derivado da vacina, que prolongou-se por vários anos e foi responsável por mais de 380 casos de poliomielite. O poliovírus derivado da vacina do sorotipo 2 tem sido o principal responsável por surtos de poliomielite por PDV em todo o globo, ainda que, atingindo, exclusivamente, populações com baixas coberturas de vacinação.

O registro da transmissão do PDVc em vários continentes, de maneira assintomática, determinando casos esporádicos ou surtos, tem implicações nas estratégias aplicadas para a erradicação da poliomielite, principalmente, na proposta de substituição sequencial da vacina OPV pela vacina inativada da poliomielite (VIP), já efetuada pelos países desenvolvidos.

A proposta atual para a fase final, implementada a partir de 2013, inclui a erradicação dos poliovírus selvagens e vacinais e, portanto, inclui a progressiva substituição da VOP pela VIP. Essa substituição, em etapas, em todo o globo, teve início em 2015, com a retirada do componente polio 2 da VOP, que passa a ser aplicada, desde então, na apresentação bivalente, incluindo os poliovírus 1 e 3.

A ocorrência do PDVc no Brasil não é conhecida, mas apesar de não haver registro da sua circulação no país, é pouco provável que não ocorra, uma vez que utilizamos amplamente a vacina OPV há décadas e a reversão da neurovirulência não é um fenômeno raro. Contudo, o risco potencial da sua introdução por correntes migratórias tem se ampliado recentemente, pois o Brasil tornou-se, nos últimos anos, um polo importante de atração migratória, especialmente da América Latina, África e Oriente Médio. Portanto, as implicações da virtual presença do PDV em nosso país devem ser consideradas seja em condutas clínicas ou em intervenções de saúde pública.

ENTEROVÍRUS D-68

ETIOLOGIA

O enterovírus D68 (EV-D68) foi isolado pela primeira vez, em 1962, de amostras respiratórias de crianças com pneumonia, no estado da Califórnia (Estados Unidos). Nos 40 anos que se seguiram à sua identificação, poucos foram os registros de sua circulação. O EV-D68 é um enterovírus não polio com características biológicas e clínicas muito similares aos rinovírus humanos, fato que justificou a sua classifi-

cação inicial como rinovírus 87. A temperatura ótima para o seu crescimento é de 33 °C, o que permite melhor replicação na cavidade nasal. Tem preferência por receptores de ácido siálico do trato respiratório alto; sua transmissão é predominantemente respiratória e o seu isolamento é mais frequente em amostras respiratórias, no início dos sintomas da infecção. Ao contrário dos demais enterovírus, são raramente isolados nas fezes.

EPIDEMIOLOGIA

Desde o seu primeiro isolamento até 2005, foram poucos os relatos de ocorrência de surtos associados ao EV-D68. No entanto, de 2008 a 2010, passam a ser registrados na Europa, na Ásia e nos Estados Unidos, um número crescente de surtos de doença respiratória associados a esse vírus. Dados disponíveis de vigilância de enterovírus, nos Estados Unidos, sugerem que no hemisfério norte sua circulação predomine entre o verão e o outono. Em 2014, foi registrado no território norte-americano uma ampla epidemia de doença respiratória aguda, atingindo predominantemente crianças, com isolamento do EV-D68 em mais de 1.150 casos. Estudos posteriores, confirmaram a ampla circulação desse vírus na Europa, no mesmo período. Um aspecto que chama a atenção nessa epidemia é o aumento expressivo de casos graves de infecção respiratória aguda e o aumento concorrente de casos de paralisia flácida aguda (PFA) e de isolamento de EV-D68 de amostras respiratórias entre os casos de PFA, sugerindo uma associação, ainda não definitivamente aceita, entre o EV-D68 e a mielite flácida aguda (MFA) ou *polio-like*, após serem descartadas as hipóteses de participação do poliovírus e de outros enterovírus nesses casos. Esse aumento da patogenicidade do EV-D68, determinando maior gravidade dos casos de infecção respiratória e a possibilidade de ter adquirido um neurotropismo, aumenta a importância em saúde pública desse vírus, que passa a ser classificado como um vírus emergente. Outro aspecto que lhe confere relevância é o fato de apresentar caráter potencialmente pandêmico, distinguindo-o dos demais enterovírus, com exceção do EV-A70, salientando-se que ambos são de transmissão respiratória.

QUADRO CLÍNICO

É provável que a maioria das infecções causadas pelo EV-D68 sejam assintomáticas ou oligossintomáticas. Quando as infecções se manifestam clinicamente, há predomínio de formas leves de doença respiratória com rinorreia, tosse, dor de garganta, associado a febre e mal-estar. Pode determinar tanto infecções do trato respiratório alto como baixo, com manifestações de bronquite, bronquiolite e exacerbação de asma em crianças. Infecções respiratórias fatais têm sido relatadas tanto em crianças como em adultos, particularmente em pacientes com comorbidades e imunocomprometidos. Existem também relatos de infecções pelo EV-D68 associadas a vária afecções neurológicas. Investigações de surtos em crianças apresentando mielite flácida aguda (MFA) ou *polio--like* têm encontrado o EV-D68 em amostras respiratórias em proporção elevada de casos. Essas lesões neurológicas permanecem após um ano de seguimento. Essa associação da infecção do EV-D68 e da mielite flácida aguda merece ainda ser mais bem estudada.

DIAGNÓSTICO

As coletas de amostras para diagnóstico de infecção pelo EV-D68 devem ser efetuadas nos primeiros dias após o início dos sintomas. As amostras devem incluir líquor, fezes e secreções respiratórias. É importante salientar que a coleta de amostras de fezes é fundamental para afastar poliomielite, nos casos de mielite flácida aguda, cujo diagnóstico se faz por meio de testes moleculares, como o PCR-RT.

TRATAMENTO E PROFILAXIA

Atualmente, não são disponíveis tratamentos específicos com antivirais ou prevenção com o uso de vacinas. No entanto, recomenda-se medidas gerais de higiene aplicáveis a prevenção da transmissão de infecções respiratórias agudas.

BIBLIOGRAFIA SUGERIDA

Ang LW, Koh BKW, Chan KP et al. Epidemiology and control of hand, foot and mouth disease in Singapure. Ann Acad Med. 2009;38:106-12.

Burns CC, Diop OM, Sutter RW, and Kew OM. Vaccine-Derived Polioviruses. JID. 2014;210(S1):S283-93. DOI: 10.1093/infdis/jiu295.

Centers for Disease Control and Prevention. Update on vaccine-derived polioviruses – worldwide. MMWR. 2007;Rep 56:996-1001.

Faucci AS & Morens DM. The perpetual challenge of the infectious diseases. N England J Med. 2012;366:454-61.

Huang P-N, Shih S-R. Update on enterovirus 71 infection. Curr Opin Virol. 2014;5:98-104.

Lévêque N, Huguet P, Norder H et al. Les Enterovirus responsables de conjunctivite aiguë hémorragique. Enteroviruses responsible for acute hemorrhagic conjunctivitis. Méd mal infect. 2010;40:212-18.

Lukashev AN, Ivanova OE, Eremeeva TP et al. Analysis of echovirus 30 isolates from Russia and new independent states revealing frequent recombination and reemergence of ancient lineages. J Clin Microbiol. 2008;46:665-70.

Modlin JF. Coxsackieviruses, Echoviruses, Newer Enteroviruses and Parechoviruses. In: Mandell GL, Bennett JE, Dolin R. Principles and practices of infectious diseases. 7th. ed. Philadelphia: Elsevier Inc., 2010. p. 2353-65.

Modlin JF. Introduction to the Enteroviruses and Parechoviruses. In: Mandell GL, Bennett JE, Dolin R. Principles and practices of infectious diseases. 7th. ed. Philadelphia: Elsevier Inc., 2010. p. 2337-44.

Morens DM, Folkers GK, Fauci AS.2019. Acute flaccid myelitis: something old and something new. mBio 10:e00521-19. https://doi.org/10.1128/mBio.00521-19.

Nathanson N, Kew OM. Poliovirus vaccine: past, present, and future. Arch Pediatr Adolesc Méd. 2011;165(6):489-91.

Solomon T, Lewthwaite P, Perera D et al. Virology, epidemiology, pathogenesis, and control of enterovirus 71. Lancet Infect Dis. 2010;10:778-90.

Tokarz R, Firth C, Madhi SA et al. Worldwide emergence of multiple clades of enterovirus 68. J Gen Virology. 2012;93:1952-58.

Waldman EA, Takimoto G, Ishida MA et al. Enterovírus 70 na região da Grande São Paulo, Brasil, de 1984 a 1987: aspectos da infecção em períodos epidêmico e endêmico. Rev Inst Med Trop São Paulo. 1990;32(3):221-8.

Wassilak S, Patê MA, Wannemuehler K et al. Outbreak of type 2 vaccine-derived poliovirus in Nigeria: emergence and widespread circulation in an underimmunized population. JID. 2011;203(7):898-909.

Wu D, Ke C-W, Mo Y-L et al. Multiple outbreaks of acute hemorrhagic conjunctivitis due to a variant of coxsackievirus A24: Guandong, China, 2007. J Med Virol. 2008;80:1762-68.

13.3 Poliomielite

Décio Diament
Aron Diament

CONCEITO

A poliomielite é uma síndrome clínico-patológica causada por vírus, geralmente pertencentes à família Picornaviridae, do gênero Enterovirus. Esse gênero compreende três grupos de importância na patologia humana: gênero ECHO (34 sorotipos), Coxsackie (A, com 24, e B, com seis sorotipos), Poliovirus (três sorotipos). Mais recentemente, foram identificados novos enterovírus relacionados com a patologia humana, que receberam identificação numérica (p. ex., EVH-70 e EVH-71).

Dos enterovírus conhecidos, apenas os poliovírus (tipos 1, 2 e 3) podem determinar a forma epidêmica de doença paralítica, por comprometimento do neurônio motor periférico. Com frequência, qualquer infecção por poliovírus selvagem (= não vacinal) é denominada "poliomielite", embora isso não seja, a rigor, correto, pois, como veremos a seguir, conhecem-se outras apresentações clínicas da infecção pelo poliovírus selvagem. Contudo, síndromes poliomielíticas podem ser determinadas, de forma não epidêmica, por enterovírus não pólio e, possivelmente, por outros vírus e suas manifestações são indistinguíveis das causadas por poliovírus (Tabela 13.3.1).

TABELA 13.3.1 Enterovírus não pólio "etiologicamente" associados à poliomielite paralítica.	
Grupo	**Tipo**
Coxsackie A	4, 7, 9
Coxsackie B	2, 3, 4, 5
ECHO	1, 2, 3, 6, 7, 9, 11, 16, 18, 30
Não agrupados (EV)	70, 71

HISTÓRICO

As deformidades provavelmente resultantes de poliomielite foram representadas em artefatos produzidos há 3.500 anos, no antigo Egito. As primeiras descrições clínicas datam do século XIX: Heine, em 1840, sugeriu comprometimento do neurônio motor periférico na poliomielite; e Medin, em 1891, demonstrou o caráter epidêmico da doença.

A etiologia infecciosa foi postulada por Landsteiner e Popper, em 1908. Eles transmitiram a doença para macacos, por meio de inoculação no SNC, de extratos da medula espinal de pessoas falecidas, na fase aguda da poliomielite. Em 1936, Sabin descreveram o cultivo de cepa de poliovírus em fragmentos de sistema nervoso, provenientes de embriões humanos. Somente em 1949, no entanto, Enders, Weller e Robbins conseguiram cultivar o poliovírus em uma variedade de tecidos embrionários. Essa técnica permitiu o cultivo de grandes quantidades de poliovírus, abrindo caminho para que, em 1954, Jonas Salk desenvolvesse uma vacina com o vírus inativado. Posteriormente, em 1959, Albert Sabin produziu a agora amplamente utilizada vacina contendo poliovírus atenuados.

ETIOLOGIA

O poliovírus é uma pequena partícula icosaédrica, constituída de apenas cinco diferentes macromoléculas: 60 cópias das quatro proteínas do capsídeo (VP1-VP4) e uma cópia de RNA de fita única, com 7.441 nucleotídeos, que, na célula invadida, funcionará como RNA mensageiro, codificando uma única poliproteína. Ela, ao ser fragmentada, dará origem a diversos peptídeos, que funcionarão como proteases. Formarão o capsídeo ou estarão envolvidas no processo de replicação do genoma viral. O poliovírus penetra nas células por meio de endocitose, após ligar-se a um receptor celular, que foi recentemente identificado e denominado receptor do poliovírus (PVR). O PVR é uma glicoproteína de superfície, cuja função é desconhecida, e pertence à superfamília das imunoglobulinas. Uma vez dentro do citoplasma da célula, o RNA genômico serve como molde para a síntese da poliproteína viral. Ela, por sua vez, será fragmentada pelas proteases virais e dará origem a diferentes proteínas. Em 1990, Ren et al. desenvolveram um camundongo transgênico, que expres-

sava o PVR humano (TgPVR). Com isso, o camundongo mostrou-se suscetível à infecção por poliovírus selvagem e passou-se a dispor de um novo modelo laboratorial para a poliomielite.

A replicação do genoma do poliovírus é realizada por polimerases que cometem erros frequentes, da ordem de um a cada 150 bases copiadas. Isso resulta em uma taxa de mutação que é pelo menos um milhão de vezes maior do que a observada durante a replicação do genoma nuclear de eucariotes. Essa circunstância faz com que os poliovírus sejam definidos como uma quasiespécie, não existindo uma única sequência de nucleotídeos comum a todos os vírus, mas uma sequência de consenso. Em consequência desse fenômeno, o poliovírus tem maior chance de se adaptar a um ambiente em transformação, com a possibilidade de ocorrerem cepas revertentes (ou seja, que recobraram patogenicidade) a partir de cepas atenuadas, vacinais.

As vacinas com vírus vivos provocam infecção assintomática ao intestino, que imita a infecção natural, e, dessa forma, estimula uma ampla gama de respostas imunológicas. Sabe-se, no entanto, que em circunstâncias raras, estimadas em uma a cada 500 mil primeiras doses vacinais ou uma em cada dois milhões de doses aplicadas, a vacina pode determinar poliomielite paralítica. Nos últimos anos, tem havido grande número de estudos com a finalidade de se estabelecerem as bases genéticas da atenuação e definir as propriedades dos vírus vacinais que ocasionaram no aparecimento de paralisias. Sabe-se que o fenótipo atenuado das cepas vacinais é causado por um número restrito de mutações de ponto. O maior determinante para esse comportamento é a mutação existente em porção do RNA viral, que não é traduzida em proteína. Essa mutação possivelmente altera a estabilidade do RNA, provocando menor proliferação viral e, dessa forma, menor patogenicidade.

Os poliovírus são inativados pelo calor, raios ultravioleta e pelo cloro. Resistem ao éter e a variações grandes de pH (3,8 a 8,5).

EPIDEMIOLOGIA

Os poliovírus possuem alta infectividade, atingindo grande número de pessoas quando circula por uma determinada comunidade. Todavia, a patogenicidade é baixa, pois somente 0,1 a 2% dos infectados desenvolverão a doença na forma paralítica. A transmissão se dá por via direta, pelas secreções nasofaríngeas de pessoas infectadas ou por via indireta, pela água, alimentos ou objetos contaminados por fezes de indivíduos portadores ou doentes. A transmissão inicia-se de 36 a 72 horas após a infecção e mantém-se até seis semanas após ela. O vírus persiste na orofaringe por cerca de uma semana. A suscetibilidade é geral e somente indivíduos vacinados ou previamente infectados estarão protegidos durante um surto, assim como as crianças nascidas de mães portadoras de anticorpos, que passam através da placenta e protegem-nas por algumas semanas. A infecção natural produz imunidade tipo-específica duradoura e a vacinação completa, contando com três doses básicas e dois reforços, imuniza a maioria dos indivíduos.

SITUAÇÃO DA POLIOMIELITE POR POLIOVÍRUS SELVAGEM NO MUNDO

Em maio de 1988, a Organização Mundial de Saúde (OMS) tomou a resolução de, até o ano 2000, erradicar a poliomielite causada por poliovírus selvagem. Para atingir esse objetivo, vem utilizando três estratégias:

1. Manutenção de altas taxas de cobertura vacinal, com pelo menos três doses de vacina oral trivalente (OPV3).

2. Instituição de doses suplementares por meio de dias nacionais de vacinação.

3. Desenvolvimento de programas de vigilância epidemiológica e laboratorial.

Essas estratégias têm obtido resultados, com expressiva redução do número de casos em todo o mundo, com exceção de algumas regiões ainda afetadas por surtos da doença, como a África e a Ásia. Nessa última, a maioria dos casos está concentrada no norte do Paquistão e Afeganistão, nas chamadas regiões tribais. Na África a situação melhorou e países como a Somália e Guiné Equatorial não tem casos de poliomielite por vírus selvagem desde 2014. A Nigéria não tem casos notificados desde 2016. Na Ásia a poliomielite continua endêmica no Paquistão e no Afeganistão. Países como Síria e Iraque não tem casos desde 2014. A Tabela 13.3.2 mostra a notificação de casos de poliomielite no mundo, de 2014 a fevereiro de 2019.

TABELA 13.3.2 Casos de poliomielite por países de 2014 a fevereiro de 2019.

País	2014	2015	2016	2017	2018	2019
Paquistão	306	54	20	8	12	6
Afeganistão	28	20	13	14	21	3
Nigéria	6	0	4	0	0	0
Somália	5	0	0	0	0	0
Camarões	5	0	0	0	0	0
Guiné Equatorial	5	0	0	0	0	0
Iraque	2	0	0	0	0	0
Síria	1	0	0	0	0	0
Etiópia	1	0	0	0	0	0
Total	359	74	37	22	33	9

Fonte: OMS.

O poliovírus, no entanto, mostra excepcional inventividade em localizar bolsões de pessoas suscetíveis, mesmo em países com alta cobertura vacinal, como é o caso da Holanda.

Nesse país, que apresenta cobertura vacinal superior a 95%, ocorreu em 1992, uma epidemia por poliovírus tipo 3, que afetou 71 pessoas, das quais 59 tiveram paralisia. Essa epidemia atingiu pessoas que não haviam sido vacinadas e que pertenciam ao grupo religioso que recusa imunizações. Estudo do genoma desse vírus mostrou similaridade com a cepa identificada na Índia em 1992, sugerindo que ele tenha sido importado do subcontinente indiano. Também em 1993, identificou-se esse mesmo poliovírus no Canadá, em três membros de comunidade religiosa, que mantinha estreitos vínculos com a Holanda. Nenhum deles, no entanto, apresentou paralisia.

SITUAÇÃO DA POLIOMIELITE POR POLIOVÍRUS SELVAGEM NAS AMÉRICAS

Em decisão que precedeu à da OMS, em maio de 1985, a Organização Pan-Americana de Saúde propôs a meta de, até 1990, interromper a transmissão do poliovírus selvagem nas Américas. Em um esforço que foi apoiado por inúmeras agências internacionais e por governos locais, procurou-se ampliar a cobertura vacinal e promoveram-se medidas de vigilância epidemiológica, com o intuito de se detectar os casos de paralisia flácida de instalação aguda, especialmente em crianças. A combinação de vacinação com a busca ativa de casos de paralisia permitiu que o número de casos confirmados de poliomielite fosse reduzido. O último isolamento de poliovírus selvagem no Brasil deu-se em 1990 e o último caso de poliomielite com isolamento de poliovírus selvagem nas Américas ocorreu na província de Junín, no Peru, em 1991. Em agosto de 1994, a Comissão Internacional para Certificação da Erradicação da Poliomielite concluiu que a transmissão autóctone do poliovírus selvagem foi interrompida nas Américas. No entanto, isso não garante que o poliovírus selvagem, que ainda é um problema na Ásia, não possa ser reintroduzido e causar sérios problemas nas Américas.

No Brasil, a instituição de 2 dias nacionais de vacinação, desde 1980, levou a uma abrupta redução do número de casos notificados de poliomielite. É obrigatória a notificação de casos de paralisia flácida de instalação aguda (excetuando-se a paralisia facial isolada) em pessoas com menos de 15 anos de idade. Com isso, pretende-se excluir a possibilidade de poliomielite, ao mesmo tempo em que se tomam as necessárias medidas de contenção da doença. A melhor garantia para se permanecer livre do poliovírus selvagem é a manutenção de altas coberturas vacinais e de um adequado sistema de vigilância para paralisias flácidas de instalação aguda. E, claro, é também necessário que se estenda a outros continentes o mesmo sucesso que se obteve com o programa das Américas, de erradicação da poliomielite causada por poliovírus selvagem. As Figuras 13.3.1 a 13.3.4 mostram séries históricas da situação da poliomielite e da paralisia flácida aguda no Brasil e suas regiões, e no estado de São Paulo.

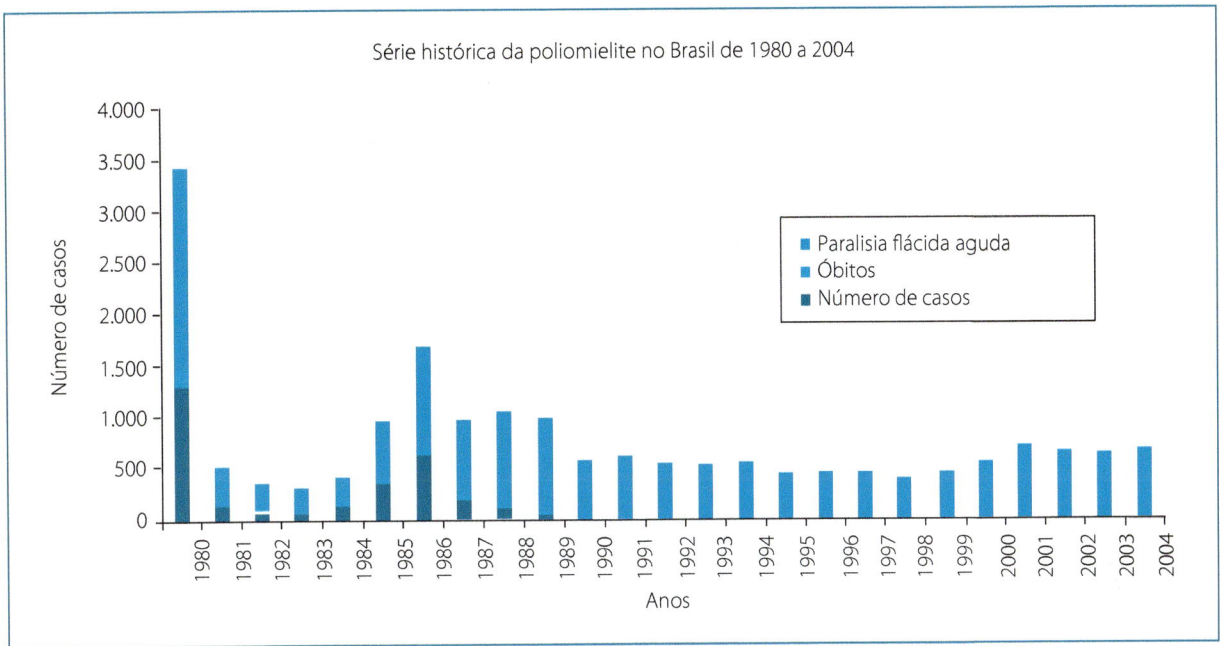

FIGURA 13.3.1 Casos de poliomielite no Brasil no período de 1980 a 2004.
Fonte: SINAN Net/DATASUS. Ministério da Saúde.

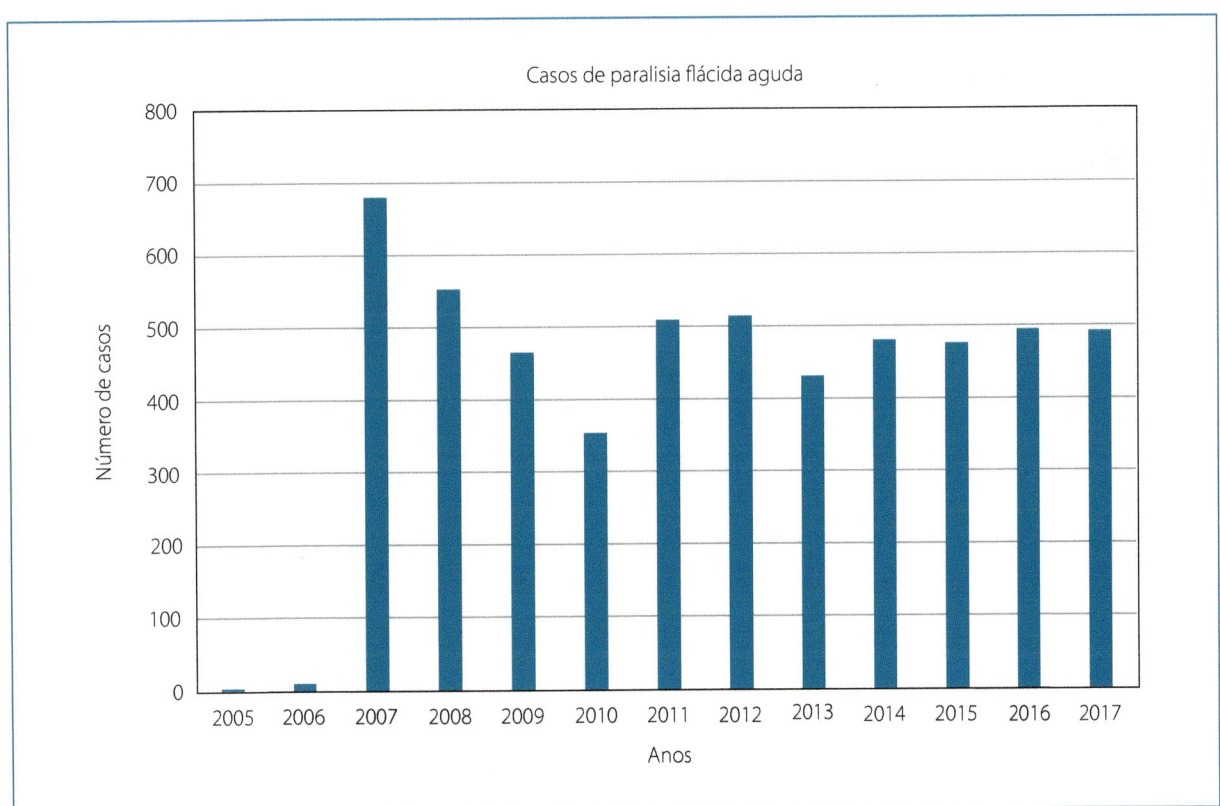

FIGURA 13.3.2 Casos de paralisia flácida aguda no Brasil no período de 2005 a 2017.
Fonte: SINAN Net/DATASUS. Ministério da Saúde.

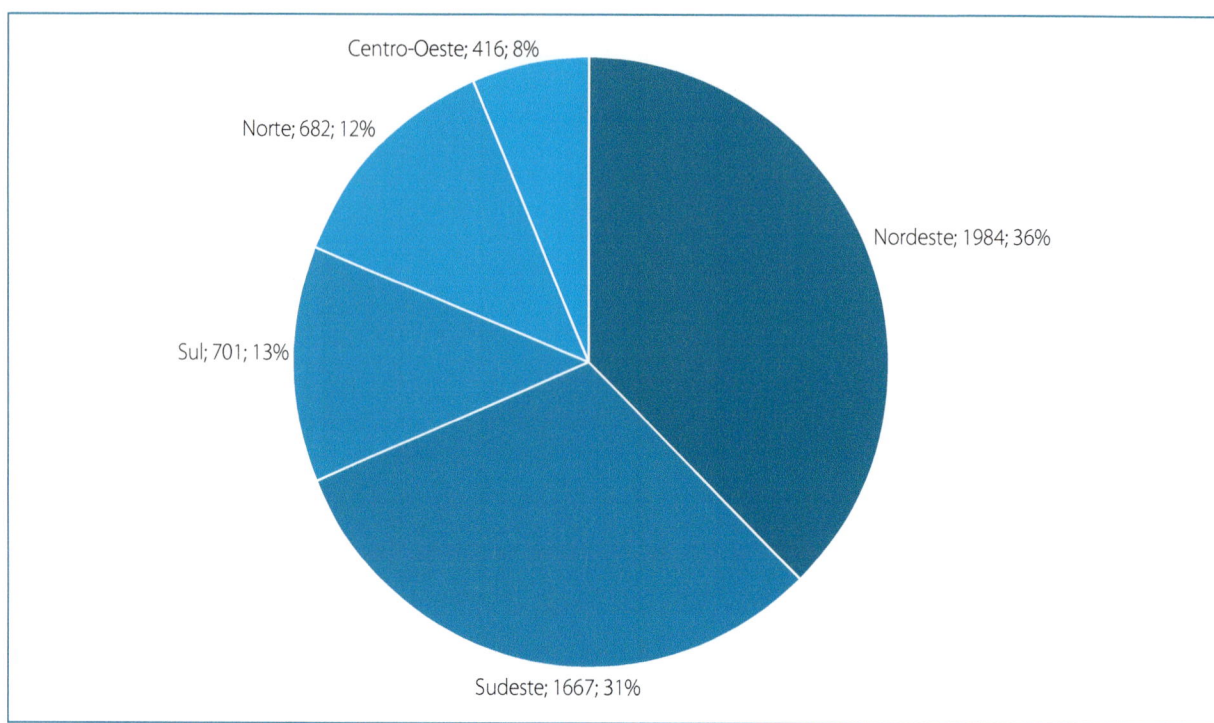

FIGURA 13.3.3 Distribuição dos casos de paralisia flácida aguda no Brasil, por regiões, no período de 2005 a 2017. *Fonte:* SINAN Net/DATASUS. Ministério da Saúde.

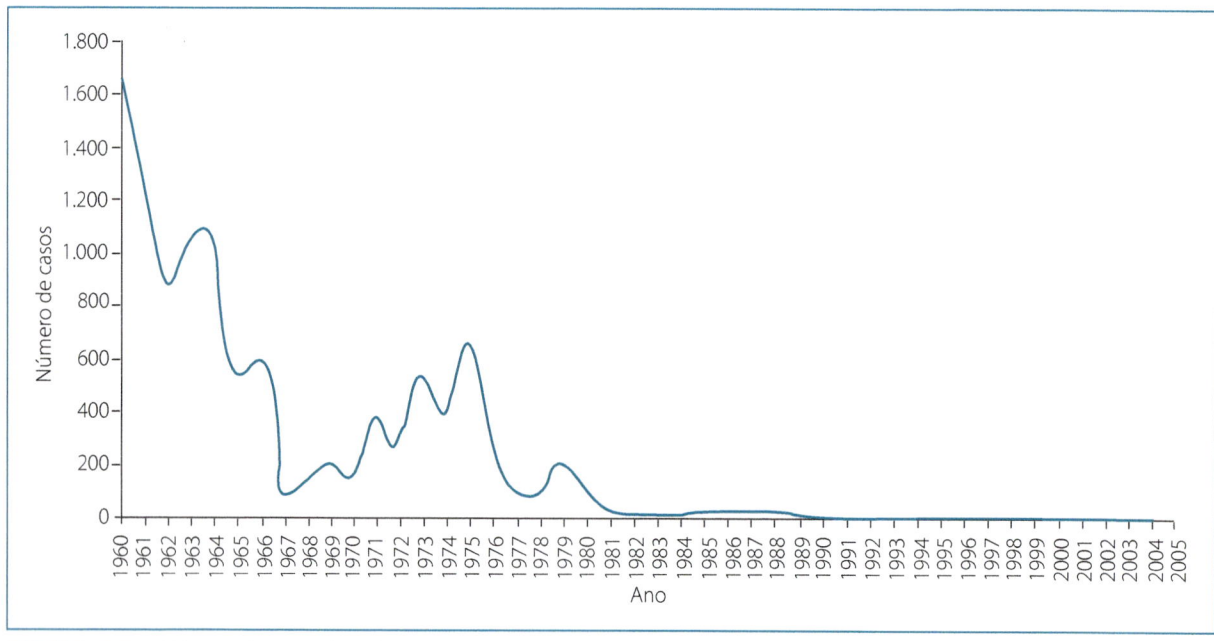

FIGURA 13.3.4 Número de casos de poliomielite no estado de São Paulo, no período de 1960 a 2005. *Fonte:* Divisão de doenças de transmissão hídrica (CVE-SP).

PATOGENIA

O poliovírus apresenta elevada infectividade e, da mesma forma que o vírus do sarampo, coloniza 100% dos indivíduos suscetíveis que se encontrem em seu raio de ação. O comprometimento neurológico na infecção pelo poliovírus é a exceção, ocorrendo em 1 a 2% dos indivíduos suscetíveis; destes, 75% correspondem à forma paralítica e 25%, à meningite linfomononuclear. Em cerca de 5% dos casos, a doença se caracteriza por sintomas inespecíficos, o que corresponde às chamadas formas abortivas ou de "doença menor". Finalmente, em mais de 90% dos casos, a infecção por poliovírus é inaparente.

No homem, o vírus é contraído por via oral e a seguir atinge a orofaringe e o tubo intestinal, onde inicia sua proliferação. Posteriormente, ocorre a invasão dos tecidos linfáticos regionais e um período de viremia *minor,* durante o qual, os tecidos do sistema reticuloendotelial (SRE) são atingidos. Em poucas pessoas, após a replicação do vírus no SRE há uma segunda viremia, ou viremia *major,* que, clinicamente, caracteriza-se por sintomas inespecíficos, como os observados na forma abortiva da infecção pelo poliovírus. Na maioria das vezes, ocorre apenas a multiplicação viral no tecido linfoide do trato digestivo e a invasão dos gânglios linfáticos regionais. Essa proliferação é suficiente para conferir ao indivíduo infectado anticorpos protetores para toda a vida. Não existe imunidade cruzada entre os três sorotipos de poliovírus.

Uma pequena minoria de infectados pelo vírus desenvolve a forma paralítica da doença. A maneira pela qual o vírus atinge o SNC é objeto de controvérsia. Sugerem-se duas possibilidades: o vírus entraria no SNC por via hematogênica, atravessando a barreira hematoencefálica; ou atingiria o SNC por meio de um nervo periférico. Em concordância com a disseminação hematogênica, existem os fatos de que a viremia parece ser necessária para a disseminação da doença no SNC e precede a infecção paralítica e de que a virulência do poliovírus é dependente da cepa e se correlaciona com o grau de duração da viremia. A favor da hipótese de disseminação por meio de terminações nervosas, sabe-se que o poliovírus inoculado intramuscularmente em macacos levaram, com muito mais frequência, à paralisia do membro em que ocorreu a injeção, sugerindo que os vírus tenham sido transportados centralmente, a partir do local da injeção, pelos nervos. Demonstrou-se em camundongos transgênicos (TgPVR) que, após inoculação intramuscular, o poliovírus atinge o sistema nervoso central por via neural. A secção do nervo ciático, por sua vez, impediu a instalação de paralisia.

Durante a etapa neurológica, ocorre proliferação intraneuronal do vírus, especialmente nos motoneurônios, e o quadro clínico será dependente do número de células nervosas atingidas. Os primeiros sinais de doença surgem apenas quando há comprometimento de pelo menos 60% dos neurônios correspondentes a um determinado grupamento muscular. Com apenas 20% dos motoneurônios sobrevivendo, ainda é possível realizar movimentos contra a força da gravidade. A proliferação viral é inibida pela resposta imunológica do indivíduo infectado e alguns neurônios inicialmente agredidos podem recuperar, paulatinamente, suas funções, o que explicaria a regressão de algumas paresias, observadas na fase pós-febril imediata e até seis meses após a fase aguda.

PATOLOGIA

As alterações de maior importância na poliomielite ocorrem nos motoneurônios situados na coluna anterior da medula, particularmente no nível das intumescências cervical e lombar. Os motoneurônios de maior dimensão são caracteristicamente mais atingidos do que os pequenos. Pode também existir comprometimento dos neurônios motores situados em núcleos dos nervos cranianos e de neurônios da formação reticular, tronco cerebral, núcleos cerebelares, substância negra e núcleo rubro. Podem ainda ser atingidos o tálamo, o hipotálamo e a área motora do córtex cerebral.

Em estudos realizados com macacos, durante a fase aguda, e ainda, na fase pré-paralítica, as primeiras alterações observadas limitam-se a alterações intracelulares relacionadas com a replicação viral. Posteriormente, nota-se, nas células

mais atingidas, lise dos corpúsculos de Nissl, com cromatólise difusa que resulta em desintegração neuronal. É evidente, ainda, infiltrado inflamatório, principalmente perivascular em fases iniciais à custa de polimorfonucleares, e subsequentemente, de linfomononucleares. Essa infiltração é com frequência, acompanhada de congestão vascular e micro-hemorragias.

FORMAS CLÍNICAS

A infecção pelo poliovírus selvagem pode apresentar-se sob quatro formas (Figura 13.3.5): inaparente, abortiva, meningite linfomonocitária e paralítica. O período de incubação varia de 2 a 30 dias, sendo mais frequente de uma semana.

FORMA INAPARENTE OU ASSINTOMÁTICA

Não tem manifestação clínica e pode ser demonstrada por meio de isolamento do poliovírus na orofaringe ou em fezes de pessoas clinicamente sadias. Ela ocorre em mais de 90% das infecções.

FORMA ABORTIVA

Ocorre em cerca de 5% dos casos, caracteriza-se por sintomas inespecíficos, tais como febre, cefaleia, tosse e coriza, e manifestações gastrointestinais, como vômito, dor abdominal e diarreia. Da mesma maneira que na forma inaparente, só é possível estabelecer esse diagnóstico por meio do isolamento do vírus.

O comprometimento do SNC pode-se dar como *meningite asséptica* ou com o aparecimento de *paralisias*. Na primeira eventualidade, o início apresenta-se com as mesmas características da forma abortiva, com sintomas inespecíficos. Posteriormente, surgem sinais de irritação meníngea (Kernig e Brudzinski positivos) e rigidez de nuca.

FORMA PARALÍTICA

Podem ser observados diversos quadros clínicos, dependentes do comprometimento da medula espinal, tronco ou hemisférios cerebrais, isolada ou associadamente. O período transcorrido entre o contágio inicial e o aparecimento da paralisia é, em média, de duas semanas. A metade dos casos tem curso caracterizado por sinais clínicos progressivos, desde a instalação do quadro febril até as manifestações paralíticas. Os demais pacientes têm curso bifásico, havendo etapa com sintomas semelhantes aos encontrados na forma abortiva da infecção pelo poliovírus, seguida por intervalo livre de sintomas de 3 a 5 dias, e, finalmente, instalação da deficiência motora, acompanhada de febre e sinais meníngeos. Raramente, o primeiro sinal da doença é a paralisia, não ocorrendo qualquer sintoma prévio.

FORMA ESPINAL

Caracteriza-se por padrão de fraqueza muscular muito variado, podendo ir desde comprometimento seletivo de alguns grupamentos musculares até quadros de paraplegia ou tetraplegia, sempre do tipo flácido. Qualquer grupamento muscular pode ser afetado, mas os localizados nos membros inferiores são mais frequentemente atingidos.

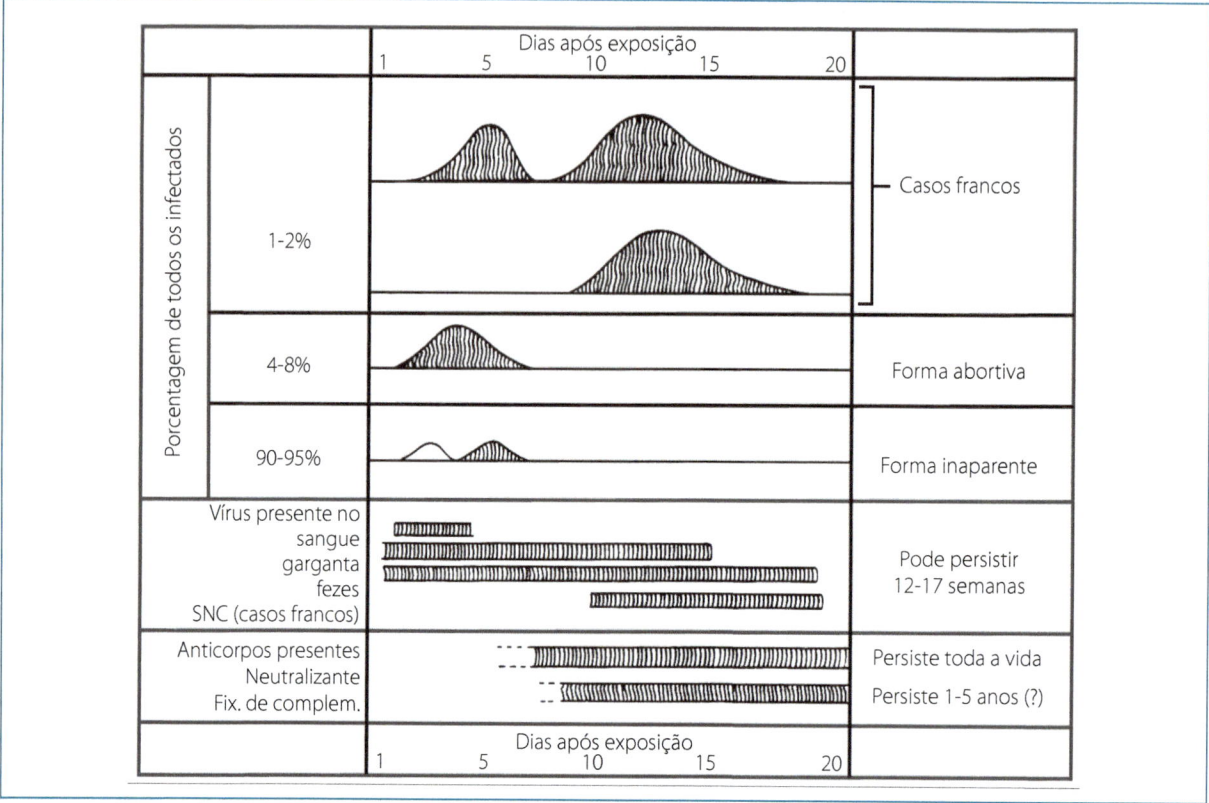

FIGURA 13.3.5 Diagrama esquemático das formas clínicas de poliomielite correlacionadas com os períodos em que o vírus está presente nos vários locais e o desenvolvimento de anticorpos circulantes.
Fonte: Modificada de Horstmann, 1963.

Na forma com "comprometimento bulbar", isolada ou associada à espinal, podem ocorrer paralisias ou sinais de disfunção de qualquer região do tronco encefálico. Variando de acordo com a epidemia, ela corresponde a cerca de 10% dos casos de poliomielite. É comum o envolvimento dos nervos glossofaríngeo e vago, com paralisia da musculatura da laringe e faringe, assim como distúrbios respiratórios, determinados pelo comprometimento de centros de comando da ventilação. A paralisia de musculatura facial e oculomotora são incomuns.

A "encefalite por poliovírus" é uma forma bastante rara e grave de infecção, apresentando altos índices de mortalidade. Caracteriza-se por envolvimento do tronco e hemisfério cerebrais e determina distúrbios da consciência, alterações autonômicas e sinais de comprometimento de vias piramidais.

EXAMES AUXILIARES AO DIAGNÓSTICO

Como já vimos, espera-se que na fase aguda da poliomielite o líquido cefalorraquidiano (LCR) mostre-se alterado, com presença de pleocitose superior a 10 e inferior a 200 células por mm³. Nas primeiras horas de doença, pode haver predomínio de polimorfonucleares e, subsequentemente, o padrão é francamente linfomonocitário. Após duas sema-

nas do início dos sintomas neurológicos, o LCR geralmente é normal. Não se espera a ocorrência de elevação do teor de proteínas desacompanhada do aumento da celularidade.

Semanas ou meses após a instalação da deficiência motora, a eletroneuromiografia permite mostrar sinais de comprometimento dos neurônios motores, com aparecimento de rarefação das unidades motoras e aparecimento de potenciais gigantes. Além disso, não há alteração das velocidades de condução sensitiva e motora.

A etiologia da poliomielite pode ser presumida por meio do isolamento do vírus. A frequência de isolamento de vírus na orofaringe é baixa e, ainda mais raramente, consegue-se isolá-lo no LCR. Os enterovírus, no entanto, podem ser excretados nas fezes até dois meses após a instalação da paralisia, mas a possibilidade de isolamento é maior, até 15 dias após o início dela. Com o intuito de aumentar a chance de isolamento do agente infeccioso, recomenda-se a obtenção de pelo menos duas amostras de fezes, em dias consecutivos. Em caso de isolamento de poliovírus, é importante determinar se é uma cepa vacinal ou selvagem. Isso se tornou possível por meio de técnicas de sequenciamento do material genético do vírus, com o que é possível diferenciar-se o poliovírus selvagem do vacinal (caracterização intratípica).

A elevação de pelo menos quatro vezes nos títulos de anticorpos neutralizantes contra o vírus, especialmente quando aliada ao seu isolamento nas fezes ou orofaringe, indica fortemente infecção recente. Os anticorpos neutralizantes permanecem positivos por toda a vida. Mais recentemente, técnicas de detecção de anticorpos contra pólio da classe IgM passaram a permitir diagnóstico precoce e em uma única amostra de sangue.

DIAGNÓSTICO DIFERENCIAL

Diversas condições clínicas podem determinar o aparecimento de deficiência motora súbita, e o diagnóstico diferencial dependerá de elementos clínicos e de exames subsidiários.

Síndromes poliomielíticas (ou seja, paralisias de instalação aguda consequentes a comprometimento do motoneurônio) podem ser decorrentes de infecção tanto por poliovírus (selvagem ou vacinal) como também por enterovírus não pólio. Nos últimos anos, os enterovírus EVH-70 e EVH-71 têm sido associados a síndromes poliomielíticas, e a Tabela 13.3.1 mostra a relação dos enterovírus que já se mostraram associados a síndromes paralíticas. O diagnóstico etiológico (ou seja, do agente causador) da poliomielite dependerá de comprovação laboratorial, por meio de isolamento do vírus em fezes ou orofaringe e de evidências de conversão sorológica. No entanto, deve-se considerar uma síndrome poliomielítica como sendo causada por poliovírus, a não ser que se consiga determinar o contrário.

O principal diagnóstico diferencial da poliomielite é a síndrome de Guillain-Barré (SGB) ou polirradiculoneurite. Nessa afecção, há comprometimento inflamatório da mielina de raízes e nervos, e a instalação da deficiência motora se dá em dias, costuma ser simétrica e, geralmente, inicia-se pelos membros inferiores, tendo caráter ascendente. Não costuma haver febre no início da paralisia. Podem-se observar distúrbios sensitivos, particularmente relacionados com a sensibilidade profunda, e distúrbios de coordenação. O exame do LCR caracteristicamente mostra a existência de hiperproteinorraquia sem pleocitose. A evolução, uma vez superada a fase aguda da doença, costuma ser favorável, com recuperação geralmente completa da função motora. A eletroneuromiografia mostra diminuição na velocidade de condução nervosa.

A neuropatia pós-diftérica é a complicação tardia da infecção por *C. difteriae* e clinicamente se assemelha à SGB, com a diferença de que o comprometimento de musculatura do palato e cervical é bastante frequente e costuma ter caráter descendente.

Descreveu-se na China, uma síndrome paralítica que se assemelha clinicamente à SGB em relação à forma de instalação e distribuição da deficiência motora. Ao contrário desta, no entanto, apresenta caráter nitidamente sazonal, sendo muito mais frequente no verão. Além disso, o comprometimento é especialmente dos axônios, sem haver envolvimento primário da mielina. Demonstrou-se também que a chamada "síndrome paralítica chinesa", ou, mais apropriadamente, neuropatia aguda axonal motora, está associada à infecção recente por *Campilobacter jejuni*. Em casos em que persistem sequelas, que costumam ser simétricas e distais, os achados eletroneuromiográficos são semelhantes aos encontrados na poliomielite. Desconhece-se a frequência dessa síndrome em outros países.

A mielite transversa caracteriza-se por paralisia de instalação súbita, acompanhada de perda da sensibilidade e do controle de esfíncteres, consequente a comprometimento da medula espinal. Pode estar associada à infecção viral ou parasitária (*Schistosoma mansoni*).

A paralisia facial periférica, que eventualmente está associada à infecção de ouvido médio e, na maioria dos casos não tem etiologia definida (paralisia de Bell), é bastante frequente. No entanto, sua associação à infecção por poliovírus selvagem parece não ser forte.

A paralisia semelhante à pólio associada à infecção de vias aéreas, ou síndrome de Hopkins, é um evento raro, reconhecido pela primeira vez em 1974, e consiste em paralisia súbita afetando geralmente um único membro, ocorrendo dias após um ataque da asma. Estudo eletroneuromiográfico mostra comprometimento do neurônio motor e a sequela é semelhante à encontrada na poliomielite, com mínima recuperação do déficit motor.

Comprometimento do plexo braquial ou crural (plexite) pode provocar o aparecimento de paralisia de instalação súbita, afetando um único membro. Isso pode ocorrer na vigência de quadros infecciosos e vir acompanhada de comprometimento meníngeo. A eletroneuromiografia permite estabelecer o diagnóstico topográfico e afastar poliomielite.

Neuropatia periférica, seja traumática (paralisia por injeção intramuscular), seja por compressão periférica de nervos, pode ocasionar aparecimento de deficiência motora assimétrica e evoluir com sequela permanente. A eletroneuromiografia permite estabelecer diagnóstico diferencial com pólio.

Finalmente, quadros álgicos podem resultar em impotência funcional. Assim, artralgias ou dores ósseas em crianças podem ser interpretadas como deficiência motora.

TRATAMENTO

Não há tratamento específico para a poliomielite. Nos primeiros dias de evolução da doença, os pacientes devem ser mantidos em repouso absoluto, além de receberem cuidados gerais, como mudança de decúbito frequente, tratamento sintomático da dor e da febre e, eventualmente, controle da hipertensão arterial e da retenção urinária. As evacuações podem ser estimuladas com laxantes leves. Pacientes atingidos por paralisia respiratória devem receber assistência ventilatória. A fisioterapia motora deve ser instituída quando a dor passar. Posteriormente são instituídos cuidados ortopédicos e fisioterápicos visando à reabilitação e redução das deformidades resultantes de paralisias.

PROFILAXIA

O controle da poliomielite é uma das histórias de sucesso da saúde pública e foi conseguida com o desenvolvimento das vacinas de vírus inativados de Salk e de vírus atenuados de Sabin. A primeira é aplicada por via intramuscular e a segunda, por via oral. As vantagens e desvantagens dessas vacinas são apresentadas nas Tabelas 13.3.3 e 13.3.4.

TABELA 13.3.3 Vantagens e problemas da vacina inativada (Tipo Salk).

Vantagens	Problemas
Confere imunidade humoral em número satisfatório de indivíduos vacinados.	São necessários reforços para a manutenção dos títulos de anticorpos.
Pode ser incorporada à vacina tríplice (DPT).	Não induz a imunidade local (intestinal).
A ausência de vírus vivos evita as potenciais mutação e reversão.	Custo mais elevado.
Pode ser empregada em indivíduos imunodeficientes.	Falhas técnicas na sua inativação podem ocasionar surtos.

Fonte: Adaptada de Melnick, 1978.

TABELA 13.3.4 Vantagens e problemas da vacina atenuada (Tipo Sabin).

Vantagens	Desvantagens
Confere imunidades humoral e intestinal, da mesma forma que a infecção natural.	Pode levar, por mutação, a casos de poliomielite no receptor ou em seus contatos.
A imunidade é duradoura, podendo persistir por toda a vida.	O vírus pode se propagar por outros indivíduos não vacinados.*
A via de administração oral é mais fácil e tem maior aceitabilidade do que a intramuscular.	Em regiões tropicais, doses repetidas são, muitas vezes, necessárias para que o indivíduo se imunize.
Em condições epidêmicas, não apenas induz a produção de anticorpos, como também bloqueia a proliferação intestinal do vírus epidêmico.	É contraindicada em pessoa com deficiência imunitária primária ou secundária ao uso de drogas imunossupressoras.
É mais barata e não necessita de reforços sistemáticos.	

*Alguns consideram esse efeito uma vantagem, pois imunizará indivíduos não vacinados; no entanto, dado o risco de o vírus excretado ser um mutante, mais virulento, essa propagação pode não ser benéfica.

Fonte: Adaptada de Melnick, 1978.

VACINA COM POLIOVÍRUS INATIVADO (SALK)

Foi extensamente utilizada a partir de 1955 e até o início da década de 1960, e permanece sendo utilizada em diversos países. Recomenda-se o seu uso em crianças com imunodeficiências, pelo risco de acidentes vacinais com a vacina Sabin.

A vacina inativada da poliomielite (VIP) entrou no calendário vacinal brasileiro desde de 2012 e recomenda-se três doses, aos 2, 4 e 6 meses após o nascimento.

VACINA COM POLIOVÍRUS ATENUADO (SABIN)

Está disponível desde 1960 e tem sido empregada na maior parte do mundo, sendo altamente eficaz no controle da pólio. Atualmente, ela é composta pelos três tipos de poliovírus, e, no Brasil, o calendário vacinal recomenda que seja administrada aos 15 meses e 4 anos de idade.

A vacinação em massa possibilitou a erradicação da poliomielite em várias regiões do mundo, inclusive nas Américas, incluindo o Brasil, onde a vacina oral de vírus atenuado (VOP) por via oral faz parte do calendário oficial de vacinações do Ministério da Saúde. Além disso, o esquema básico é complementado por campanhas de vacinação contra a poliomielite, que vêm sendo conduzidas anualmente desde 1980, visando às crianças menores que 5 anos de idade. O objetivo dessas campanhas é o aumento da cobertura vacinal, por meio da introdução do vírus vacinal em larga escala, nas co-munidades vacinadas, além de atualizar as vacinas na população infantil.

A substituição da VOP pela VIP no início da vida tem como racional que, uma vez que a poliomielite por vírus selvagem foi erradicada no Brasil e em razão do risco de ocorrência de casos de poliomielite paralítica causada pelo vírus vacinal, a IPV daria a proteção necessária contra essa eventualidade, pois os indivíduos submetidos à vacinação parenteral prévia à vacinação oral têm anticorpos circulantes protetores no momento da vacinação oral. Desse modo, impediria uma eventual infecção por vírus vacinal mutante em nível sistêmico, evitando a infecção do sistema nervoso central. A imunização oral provocaria o reforço da imunidade intestinal local, por IgA, e talvez sistêmica (efeito *booster*).

BIBLIOGRAFIA SUGERIDA

Abraham R, Minor P, Glynis D, Modlin JF, Ogra PL. Shedding of virulent poliovirus revertants during immunization with oral poliovirus vaccine after prior immunization with inactivated polio vaccine. J Infect Dis. 1993;168:1105-09.

CDC. Case of paralytic illness associated with Enterovirus 71 infection. JAMA. 1988;259:1621-22.

CDC. Isolation of wild poliovirus type 3 among members of a religious community objecting to vaccination — Alberta, Canada. MMWR. 1993;42:337-39.

CDC. Progress toward interruption of wild poliovirus transmission – Worldwide, January 2004-March 2005. MMWR. 2005;54(16):408-12.

Domingues CM, de Fátima Pereira S, Cunha Marreiros AC, Menezes N, Flannery B. Introduction of Sequential Inactivated Polio Vaccine–Oral Polio Vaccine Schedule for Routine Infant Immunization in Brazil's National Immunization Program. J Infect Dis; 2014;210(Suppl 1):S143-51.

Enders JF, Robbins FC, Weller TH. Classics in infectious diseases. The cultivation of the poliomyelitis viruses in tissue culture. Rev Infect Dis. 1980;2(3):493-504.

McKhann GM, Cornblath DR, Griffin JW et al. Acute motor axonal neuropathy: a frequent cause of acute flaccid paralysis in China. Ann Neurol. 1993;33:333-42.

Melnick JL. Advantages and disadvantages of killed and live poliomyelitis vaccines. Bull World Health Org. 1978; 56:21-7.

Melnick JL. The discovery of Enterovirus and the classification of Poliovirus among them. Biologicals. 1993; 21:305-09.

Mendelsohn C, Wimmer E, Racaniello R. Cellular receptor for poliovirus: molecular cloning, nucleotide sequence and expression of a new member of immunoglobulin superfamily. Cell. 1989; 56:855-65.

Minor PD, Macadam Al, Stone DM, Almond JW. Genetic basis of attenuation of the Sabin oral poliovirus vaccines. Biologicals. 1993;21:357-63.

Oostvogel PM, Van Wijngaarden JK, Van Der Avoort HGAM et al. Poliomyelitis outbreak in an unvaccinated community in the Netherlands. Lancet. 1994;344:665-70.

Ren R, Costantini FC, Gorgacz El, Lee JJ, Racaniello VR. Transgenic mice expressing a human poliovirus receptor: A new model for poliomyelitis. Cell. 1990;63:353-62.

Ren R, Racaniello VR. Poliovirus spreads from muscle to the central nervous system by neural pathways. J Infect Dis. 1992;166:634-35.

Sabin AB. Status of field trials with an orally administered live attenuated poliovirus vaccine. J Am Assoc. 1959; 171:863-8.

Sabin AB. The natural history of human poliomyelitis. J Exp Med. 1941;73(6):771-93.

Salk JE, Basiley PL, Bennett BL et al. Studies in human subjects on active immunization against poliomyelitis. Am J Public Healt Notions Health. 1954;44(8):994-1009.

Tatem JM, Weeks-Levy C, Georgiu A et al. A mutation present in the amino terminus of Sabin 3 poliovirus VPI protein is attenuating. J Virol. 1992;66:3194-97.

Ward NA, Milstien IB, Hull HF, Kim-Farley RJ. The WHO-EPI iniciative for the global eradication of poliomyelitis. Biologicals. 1993;21:327-33.

14

Febre aftosa

Júlio César Augusto Pompei
Edviges Maristela Pituco

INTRODUÇÃO

A febre aftosa é uma doença infectocontagiosa, epizoótica, febril, aguda, de difusão rápida, causada por vírus, caracterizada por formação de vesículas, principalmente na boca, focinho, língua, patas e tetos. A doença acomete principalmente animais de casco bipartido, dentre os quais bovinos, suínos, ovinos, caprinos, búfalos e, ocasionalmente, animais silvestres, como cervídeos, porco do mato, anta, capivaras e elefante. Raramente afeta o homem.

ETIOLOGIA

O vírus da febre aftosa é um RNA-vírus, família Picornaviridae, gênero *Aphtovirus,* apresenta alta capacidade de mutação e, por isso, está em constante evolução genética que se traduz em alterações na estrutura antigênica do vírus, ocasionando falha de imunidade das vacinas utilizadas no controle da doença. O genoma viral contém uma fita simples de RNA de polaridade positiva, com aproximadamente 8.500 nucleotídeos (varia de 7.250-8.203 nt), envolto por um capsídeo de proteína não envelopado que apresenta coeficiente de sedimentação 146S e densidade em CsCl de 1,43 a 1,45 g/cm³. O capsídeo é de simetria icosaédrica, medindo entre 22 a 30 nm de diâmetro, composto por 60 cópias das quatro diferentes proteínas da cápside: (1D), VP2 (1B), VP3 (1C) e VP4 (1A). As proteínas VP1-3 são expostas à superfície enquanto o VP4 é interna. Durante a replicação viral, cerca de 10 proteínas não capsidiais, como L, 2A, 2B, 2C, 3A, 3B, 3C, 3D, ou complexos, tais como 3AB ou 3ABC, são produzidas (Figuras 14.1

e 14.2). O vírus tem sete sorotipos (O, A, C, Asia-1, SAT-1, SAT-2 e SAT-3) antigenicamente distintos e numerosas variantes foram identificadas. Alguns sorotipos têm distribuição geográfica restrita, por exemplo Asia-1, enquanto outros, notavelmente o sorotipo O, ocorrem em muitas regiões diferentes. Não há proteção cruzada entre os sorotipos e, às vezes, a proteção conferida por vacinas até do mesmo sorotipo pode ser limitada. Assim, é importante caracterizar os vírus que circulam se a vacinação estiver sendo usada para controle da doença. O sorotipo C foi considerado erradicado em 2016, sendo os últimos surtos ocasionados por esse vírus relatados no Brasil e no Quênia em 2004. Consequentemente, os países membros da Comissão Sul-Americana de Luta contra a Febre Aftosa (Casalfa) aprovaram a exclusão do vírus tipo C das vacinas, recomendação no mesmo sentido foi realizada pela Organização Mundial de Saúde Animal (OIE) em 2016.

O vírus da febre aftosa é resistente ao éter e estável em pH neutro. Inativado rapidamente em pH abaixo de 6 e acima de 8, pelo calor acima de 60 °C e pelo carbonato de sódio a 5% em 15 minutos.

O isolamento viral em amostras de animais com suspeita de febre aftosa pode ser realizado em linhagem celular BHK, IBRS-2, em células primárias de rim bovino e outros cultivos celulares. O vírus também pode ser isolado por inoculação em coxim plantar de cobaia, desencadeando viremia e aparecimento de vesículas nas patas e na língua, ou pela via intracerebral em camundongos lactentes, provocando paralisia e morte em 2 a 10 dias.

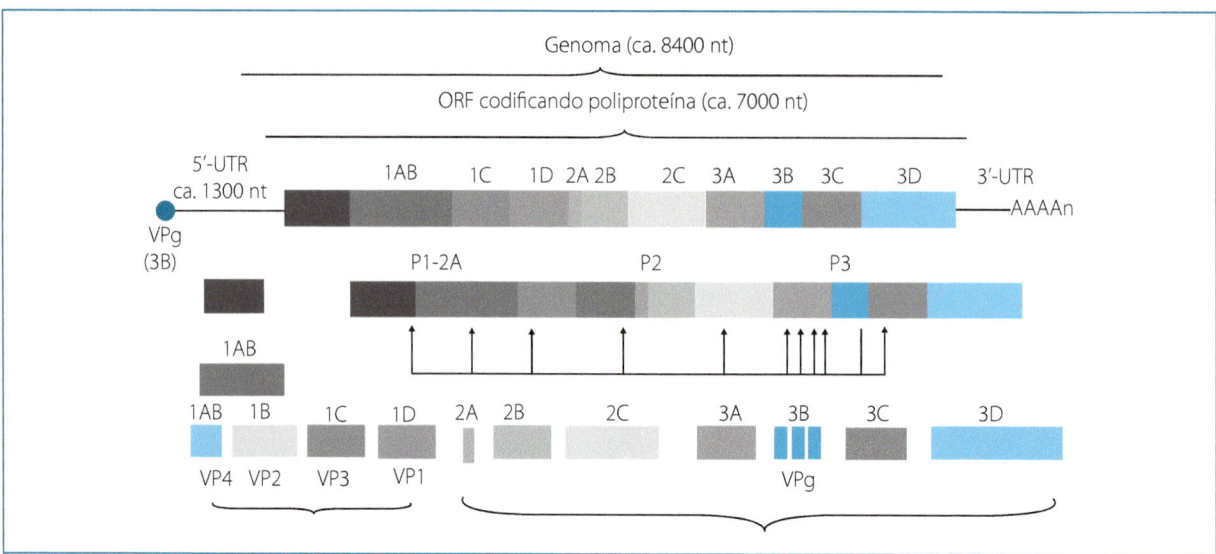

FIGURA 14.1 Organização do genoma do vírus da febre aftosa. O genoma de RNA codifica uma poliproteína que é processada, em grande parte, por proteases codificadas por vírus em 15 produtos maduros. O capsídeo do vírus compreende 60 cópias de VP1, VP2, VP3 e VP4, enquanto as proteínas não estruturais estão principalmente envolvidas na replicação do vírus (p. ex., 3D).
Fonte: Jamala SM, Belshamb GJ (2018).

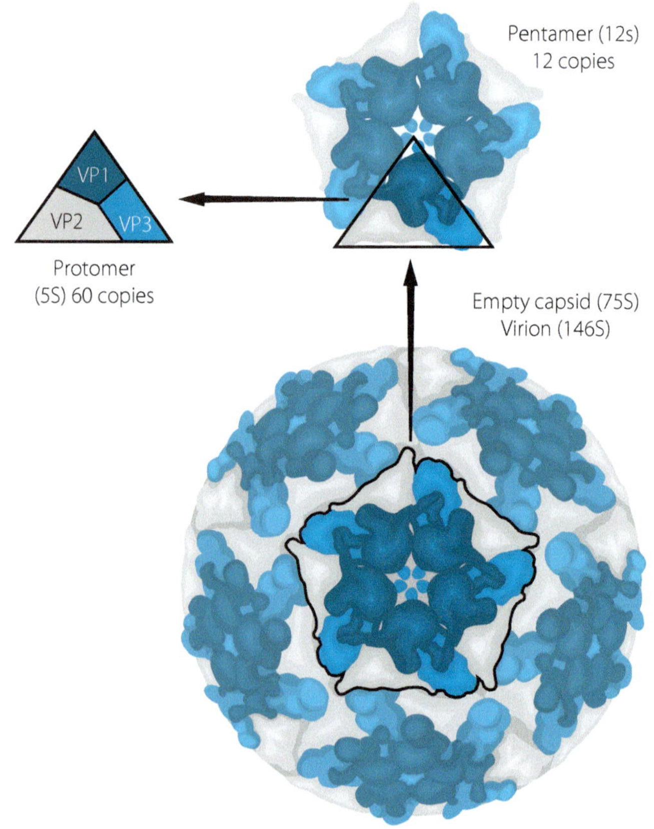

FIGURA 14.2 Estrutura do vírus da febre aftosa. A montagem das partículas virais de subunidades protoméricas e pentaméricas estão indicadas. As partículas de vírus montadas contêm uma única cópia do RNA viral e 60 cópias das quatro diferentes proteínas da cápside (VP1-VP4). A automontagem de partículas vazias do capsídeo, sem o genoma do RNA, também pode ocorrer. O VP4 é uma proteína interna.
Fonte: Jamala SM, Belshamb GJ. Disponível em: http://www.veterinaryresearch.org/content/44/1/116.

EPIDEMIOLOGIA

A febre aftosa é muito temida devido às enormes perdas econômicas resultantes da redução da produtividade e das restrições comerciais aos países afetados, e é reconhecida como ameaça significativa à segurança alimentar global. Foi erradicada com sucesso nos Estados Unidos, Canadá, México, América Central, ilhas do Caribe, Europa Ocidental, Austrália, Nova Zelândia e Japão, entre outros. Em 2007, ocorreu reintrodução viral na Grã-Bretanha e, em 2010, no Japão. Ambos os países restituíram sua condição perante a OIE após a erradicação dos surtos e a comprovação da ausência de transmissão viral. As áreas indenes de febre aftosa são mantidas nessa condição por medidas de controle sanitário rigoroso. Conforme dados da OIE, a situação global de febre aftosa em 2019 é a seguinte: 68 países livres sem uso da vacinação; 10 países com zonas livres com vacinação ou todo o país livre com vacinação; e 12 países com zona livre de febre aftosa sem vacinação. A doença ainda é enzoótica em muitos países, especialmente aqueles em desenvolvimento do continente asiático e africano. Aproximadamente 100 países não têm reconhecimento oficial da OIE, com ocorrência de surtos ocasionais ou intermitentes. Por essa razão, os países livres impõem severas barreiras à importação de produtos de origem animal procedentes desses países afetados pela febre aftosa, agravando os problemas socioeconômicos. Apesar da propensão e das oportunidades de disseminação do vírus da febre aftosa em novas regiões, análise comparativa das sequências nucleotídicas da VP1 revelam a tendência dos mesmos vírus atuarem em determinada área geográfica. Essa tendência aparentemente reflete algum grau de isolamento ecológico, provavelmente refletindo padrões de movimento animal e comércio ou reservatórios específicos da fauna silvestre.

Os reservatórios naturais do vírus são os animais biungulados domésticos e silvestres. Os bovinos e os suínos são os mais suscetíveis, seguidos pelos ovinos e caprinos. A eliminação de vírus pelos animais doentes ocorre por todas as excreções e secreções. Em bovinos, a transmissão ocorre principalmente por inalação (aerossóis) e contato direto com o conteúdo das vesículas, secreções e excreções ou indireto por meio de fômites e de produtos e subprodutos contaminados. Leite, saliva, urina, sêmen e fezes de animais infectados contêm o vírus que pode contaminar o ambiente ou infectar outros animais. Em suínos, a principal via de infecção é por ingestão de produtos de origem animal contaminados com o vírus, como carne, leite e outros produtos; por esse motivo, em suinoculturas, especial atenção deve ser dada à procedência dos alimentos. Essa espécie também é conhecida como amplificadora da doença, uma vez que elimina, em suas secreções, altas concentrações de vírus. Objetos contaminados, como botas, mãos, roupas e veículos ou equipamentos, podem disseminar o vírus de uma fazenda para outra, assim como aves e carnívoros necrófagos.

A morbidade é alta, próxima a 100% em rebanho não imunizado, com difusão rápida (ao redor de uma semana), mas letalidade baixa (1 a 10%). Os sintomas variam em intensidade, sendo mais grave em animais jovens que podem apresentar comprometimento cardíaco e consequente morte.

Ruminantes podem tornar-se portadores, mantendo o vírus na região esofágico-faríngea por até 24 meses após infecção em bovinos e seis meses em pequenos ruminantes. Não foi demonstrado que suínos convalescentes se tornam portadores.

A resposta imunológica ao vírus da febre aftosa é específica para cada grupo ou subgrupo viral, ou seja, a infecção por um sorotipo não confere imunidade contra o outro. Por esse fato, podem ocorrer novos surtos no mesmo rebanho, por contaminação por sorotipo ou subgrupo diferente ou após a queda da imunidade natural conferida pelo mesmo sorotipo. Algumas cepas do vírus podem afetar umas espécies mais que outras.

A grande importância da febre aftosa nos rebanhos bovinos e suínos é de natureza econômica e social pois, apesar da baixa mortalidade, os prejuízos para a cadeia produtiva da pecuária e para o país são altos pelas consequências da doença: queda de produtividade do rebanho, quarentena rigorosa em áreas afetadas, interferindo na movimentação de animais e veículos, além da limitação às exportações de animais, seus produtos e subprodutos para áreas ou países indenes.

Os solípedes (equídeos) são naturalmente refratários aos vírus da febre aftosa.

A febre aftosa é considerada uma zoonose de baixa frequência, o homem raramente se contamina, sendo esse um hospedeiro acidental do vírus, e a maioria não apresenta sinais clínicos evidentes. A transmissão pode ocorrer por contato direto com conteúdo das vesículas, pela ingestão de leite cru contaminado, pela manipulação de animais afetados ou em ambiente de laboratório. Para que humanos se infectem, há necessidade de exposição à alta carga viral e queda de resistência orgânica. Não há informações de transmissão inter-humana. A resistência natural do homem ao vírus da febre aftosa é evidenciada pelo reduzido número de casos humanos descritos no mundo (por volta de 40 casos), mesmo perante as frequentes oportunidades de exposição ao agente em alguns países onde a doença é endêmica.

FEBRE AFTOSA NO BRASIL

O sucesso do Programa Nacional de Erradicação de Febre Aftosa (PNEFA) foi constatado pela ausência de focos desde 1998 no Brasil, com esporádicas reintroduções em 2000 no Rio Grande do Sul e 2005 em Mato Grosso do Sul (Figura 14.3) e pelo reconhecimento da OIE, em 2018, de todo território brasileiro como livre de febre aftosa com vacinação.

Por se tratar de uma das principais barreiras sanitárias às exportações de animais suscetíveis e seus produtos, o Programa Nacional de Erradicação e Prevenção da Febre Aftosa (PNEFA), tendo como diretriz a erradicação, somente foi assumido pelo país quando houve, em 1985, sérias restrições da União Europeia à importação de carne do Brasil.

Sob a coordenação regional do Centro Pan-Americano de Febre Aftosa da Organização Pan-Americana da Saúde e da Organização Mundial da Saúde (Panaftosa-OPAS/OMS) e seguindo normas recomendadas pela OIE para controle e erradicação da doença, foram propostas as seguintes medidas:

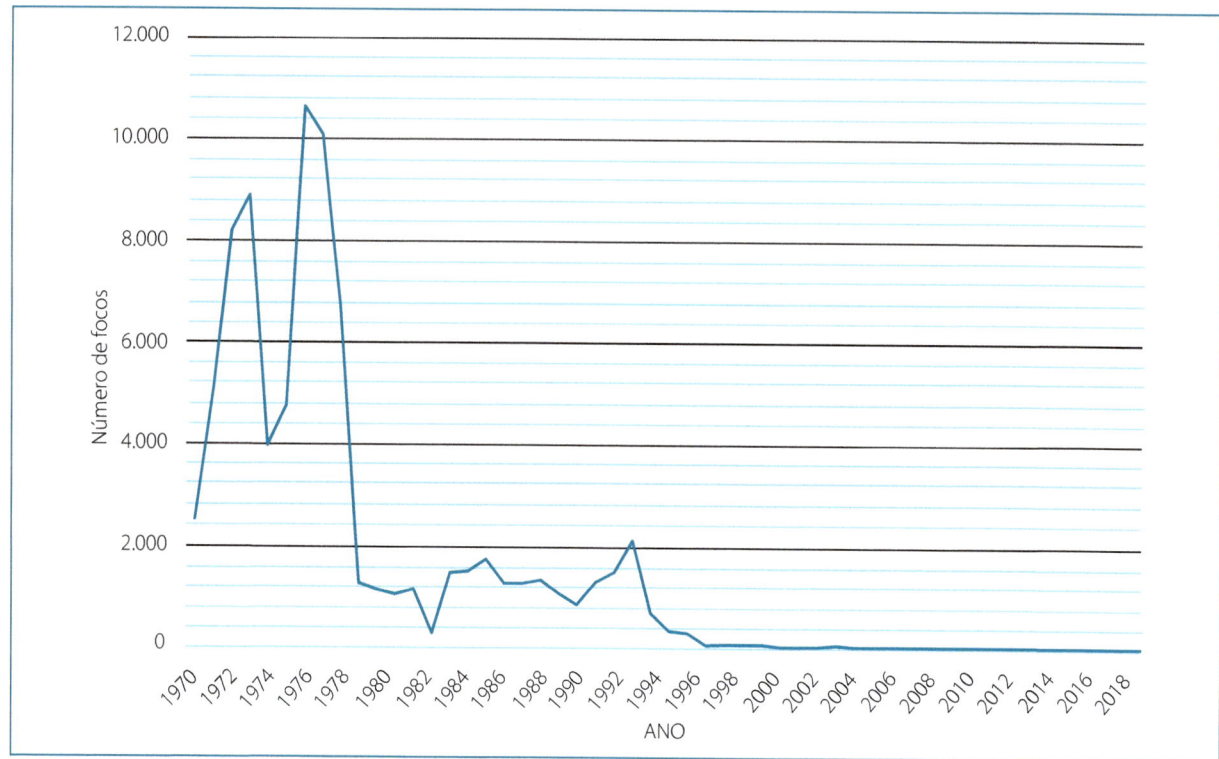

FIGURA 14.3 Número de focos de febre aftosa no Brasil, de 1970 a 2018.
Fonte: Ministério da Agricultura, Pecuária e Abastecimento.

vacinação compulsória e em massa do rebanho bovino e bubalino; estruturação do serviço oficial de vigilância e regionalização do programa (identificação de blocos, incluindo estados com mesmas características); e, paulatinamente, retirada da vacinação em estados onde a situação de biosseguridade permitisse. Santa Catarina foi o primeiro estado a suspender a vacinação, no ano 2000, e, em 2007, foi reconhecido pela OIE como estado livre sem vacinação, portanto, tem a *melhor situação* com referência às exigências sanitárias internacionais, com a doença erradicada no estado. *Para manter o status sanitário diferenciado,* há rigoroso controle sobre a movimentação de animais e produtos de origem animal, *m*antém barreiras sanitárias que controlam a entrada e a saída de animais e produtos agropecuários nos estados e países limítrofes, além disso todos os bovinos e bubalinos são identificados e rastreados.

PATOGENIA E QUADRO CLÍNICO

A doença se manifesta pela formação de vesícula primária no local de entrada do vírus (mucosa digestiva ou respiratória), após período de incubação de até 3 dias (podendo variar entre 2 e 14 dias). A partir da vesícula primária ocorre viremia com duração de 1 a 2 dias e disseminação para órgãos de eleição, que são pele e mucosas, onde aparecem vesículas secundárias. Os animais apresentam febre alta de até 41 °C que declina a partir do segundo dia. As vesículas aparecem nas regiões do focinho, narinas, boca, banda coronária (coroa) dos cascos, espaço interdigital, tetos e úbere acompanhados de anorexia, sialorreia, claudicação (suínos, em particu-

lar, com grande dificuldade de locomoção) e emagrecimento rápido. Na evolução, podem ocorrer hemorragias discretas pela ruptura das vesículas e até o desprendimento dos estojos córneos dos cascos, em alguns casos. Em animais jovens, pode ocorrer morte súbita causada por miocardite hiperaguda provocada pelo vírus (degeneração na musculatura estriada do miocárdio, aparecimento de estrias amareladas na superfície do órgão denominadas coração tigrado de Kitt). Os animais que sofrem processo degenerativo na hipófise apresentam, como sequelas, alterações do ciclo estral e infertilidade, além de alterações da pelagem, do tipo hirsutismo. Com a ruptura das vesículas secundárias ocorre reepitelização rápida das úlceras e erosões das mucosas e da pele e, se não aparecerem infecções bacterianas secundárias, desaparecimento gradual da disfagia e da claudicação.

Na espécie humana, a febre aftosa é considerada infecção acidental, não transmissível e de caráter benigno, com as seguintes características à observação clínica:

- Incubação de 2 a 6 (ou 8) dias.
- Febre, anorexia, taquicardia e vesícula primária no ponto de penetração do vírus.
- Faringite, ocasionalmente.
- Formação de vesículas secundárias na boca, nas palmas das mãos, nos pés e nos dedos.
- Cicatrização rápida por reepitelização das vesículas rompidas, se não ocorrer infecção secundária por bactérias. No Quadro 14.1 é apresentado um diagrama com as principais fases da patogenia da febre aftosa.

QUADRO 14.1 Patogenia da febre aftosa em bovinos.	
Patogenia da febre aftosa	
a – Inalação do vírus b – Infecção de células na cavidade nasal, faringe e esôfago c – Replicação do vírus e disseminação para células adjacentes d – Passagem do vírus a vasos sanguíneos e linfáticos e – Infecção de nódulos linfáticos e outras glândulas f – Infecção de células da cavidade oral, patas, úbere e rúmen	24 a 72 horas (1 a 3 dias)
g – Começo da febre h – Aparecimento de vesículas na cavidade oral, patas, úbere e rúmen i – Salivação e descarga nasal e claudicação	72 a 96 horas (3 a 4 dias)
j – Ruptura de vesículas e intensificação de sintomas k – Final da febre l – Final da viremia e começo da produção de anticorpos	120 horas (5 dias)
m – Diminuição do título de vírus em vários tecidos e líquidos	A partir do 8º dia
n – Cura de lesões e o animal começa a comer	A partir do 10º dia
o – Desaparecimento gradual do vírus de tecidos e líquidos p – Aumento da produção de anticorpos	A partir do 15º dia
q – Cura completa (O vírus pode persistir na região nasofaringeana por tempo de 6 a 24 meses em bovinos e de 4 a 6 meses em pequenos ruminantes, segundo fichas técnicas da OIE)	15 dias

Fonte: www.panaftosa.org.br (links: Enfermidades Vesiculares/Febre Aftosa/Diagnósticos, acesso em: jul. 2016).

DIAGNÓSTICO

Em razão da rapidez da disseminação da febre aftosa e da gravidade das consequências econômicas que podem surgir de um surto, é essencial o diagnóstico laboratorial imediato, sensível e específico, e identificação do sorotipo do vírus envolvido no surto. A doença é diagnosticada com base em sinais clínicos, incluindo alta temperatura, sialorreia, formação de vesículas na mucosa bucal, no focinho, espaços interdigitais e bandas coronárias dos cascos. No entanto, os sinais clínicos podem ser confundidos com outras doenças vesiculares, sendo, portanto, necessária análise laboratorial de amostra clínica para confirmação do diagnóstico. O sistema de vigilância para as doenças vesiculares é do tipo "sindrômico", incluindo as seguintes doenças vesiculares: estomatite vesicular (ocorre também em equinos); doença vesicular dos suínos (nunca foi registrada nas Américas, baixa incidência mun-

dial, sendo registrada em países europeus e asiáticos); exantema vesicular dos suínos (erradicada no mundo desde 1959, com diagnosticado confirmado apenas nos Estados Unidos e na Islândia); e outras doenças que durante seu curso podem apresentar lesões vesiculares ou ulcerativas, denominadas doenças confundíveis, como senecavirus A em suínos, vaccínia bovina, pseudovaríola bovina, ectima contagioso, língua azul, mamilite herpética bovina, rinotraqueíte infecciosa bovina, diarreia viral bovina/doença das mucosas, entre outras.

O material de eleição para detecção viral inclui fluido vesicular e o epitélio que recobre as vesículas que contêm alta concentração viral. Paralelamente, deverá ser realizada colheita de sangue sem anticoagulante (obtenção de soro sanguíneo) para pesquisa de anticorpos antivírus da febre aftosa ou de outros vírus para diagnóstico diferencial. Em situações nas quais os animais apresentam sinais clínicos brandos ou em atendimentos tardios (presença de lesões quase cicatrizadas), com pouca possibilidade de colheita de epitélio, deve-se incluir a colheita pareada de líquido esofágico-faríngeo (LEF) com intervalo de 15 dias, utilizando copo coletor apropriado, de acordo com a técnica de Probang. A colheita de LEF exige treinamento específico e os animais devem estar em jejum de, pelo menos, 12 horas. O líquido colhido deve ser misturado em igual quantidade de meio MEM para estabilizar o pH da amostra.

Antes de colher ou enviar qualquer amostra de suspeita de doença vesicular, as autoridades competentes devem ser comunicadas. As amostras só devem ser enviadas sob condições de segurança e para laboratórios autorizados, a fim de prevenir a disseminação da doença. Como as doenças vesiculares não podem ser distinguidas clinicamente, e algumas são zoonóticas, as amostras devem ser colhidas e manuseadas com todas as precauções.

O Brasil conta com um laboratório de referência nacional com nível de biosseguridade NBS 4 OIE, o Laboratório Federal de Defesa Agropecuária-Minas Gerais (LFDA-MG), instalado em Pedro Leopoldo, Minas Gerais, preparado para diagnóstico laboratorial completo de doenças vesiculares. Esse é o único laboratório no Brasil que atende aos requisitos de biossegurança para manipulação do vírus da febre aftosa.

Além disso, no Brasil, está instalado o Laboratório do Panaftosa-OPAS/OMS, reconhecido pela OIE/FAO como de Referência Internacional para febre aftosa e estomatite vesicular. O Panaftosa colabora para os programas nacionais dos países sul-americanos no aperfeiçoamento das capacidades técnicas laboratoriais, no fornecimento de insumos biológicos de qualidade, na harmonização de procedimentos e no suporte ao banco de vacinas e antígenos. Assim, o Programa Hemisférico de Erradicação da Febre Aftosa (PHEFA) e o PNEFA contam com uma rede laboratorial para apoiar e sustentar o diagnóstico diferencial e final, com recursos humanos qualificados para cumprir os requisitos descritos na legislação.

Os laboratórios de referência utilizam reagentes que detectam ampla diversidade antigênica e molecular de cepas de febre aftosa para todos os sorotipos, e mantêm vigilância constante desses reagentes, considerando que cada sorotipo de febre aftosa contém múltiplas estirpes em constante evolução. A falta de reatividade imunológica cruzada entre os sorotipos de febre aftosa e entre algumas estirpes dentro de um sorotipo exige dos laboratórios atualização permanente dos métodos de análise para estudar as características antigênicas e imunogênicas do vírus e as modificações do genoma viral, mantendo ativa e contínua informação referente às características dos vírus atuantes no campo, assim contribuindo para acelerar o processo de erradicação.

Os programas de controle devem integrar pecuaristas, serviços de campo e laboratórios de diagnóstico e produção de vacinas. Ademais, os envolvidos no processo devem fazer o possível para implantar novas técnicas que estudem as características antigênicas e imunogênicas do vírus e as modificações de seu ácido nucleico para sua melhor identificação e que permitam acelerar o processo de erradicação.

Os métodos disponíveis para detecção e tipificação do vírus em amostras clínicas estão descritos a seguir.

1. Elisa para detecção e tipificação do antígeno viral: composto por antissoros com altos títulos de anticorpos contra a proteína 146S do vírus da febre aftosa, produzidos por inoculação da proteína 146S purificada em coelhos (anticorpo de captura) e em cobaias (detecção e tipificação do vírus). Esse ensaio é confiável, fácil, barato de realizar e prontamente transferível para laboratórios responsáveis pelo diagnóstico laboratorial de febre aftosa. A desvantagem desse método é que requer anticorpos anti-FMDV para todos os sete sorotipos.

2. Transcrição reversa e reação em cadeia da polimerase (RT-PCR): em tempo real, demonstrou ser ferramenta útil como método de triagem de suspeita de febre aftosa, uma vez que oferece a vantagem de identificar todos os sete sorotipos da febre aftosa utilizando *primers* universais. No entanto, a discriminação entre sorotipos por essa metodologia carece de mais estudos. Para tipificação viral, uma variedade de métodos de RT-PCR foi relatada nos últimos anos utilizando *primers* específicos para cada sorotipo.

Para detecção de anticorpos contra proteínas capsidiais do FMDV, o teste de neutralização viral (VNT) é atualmente considerado o "padrão ouro", prescrito para certificação de importação e exportação de animais e seus produtos. No entanto, como várias linhagens celulares podem ser utilizadas com graus variados de sensibilidade, a VNT está mais propensa à variabilidade dos resultados que outros testes sorológicos. Além disso, a VNT é um teste demorado, sujeito à contaminação e que requer instalações biosseguras, ao contrário dos outros testes sorológicos, como o Elisa CFL, que podem usar vírus inativados como antígenos.

Para detecção de anticorpos contra proteínas não capsidiais do vírus da febre aftosa, são utilizados os testes de Elisa (teste de triagem) e imunoeletrotransferência (EITB). Geralmente são utilizadas, nesses testes, as proteínas virais não capsidiais recombinantes 3A, 3B, 2C, 3D e 3ABC.

Na Figura 14.4, é apresentado um esquema representando a evolução teórica das reações biológicas esperadas em um animal pós-infecção, sem histórico de vacinação, destacando os momentos ideais para colheita de material para isolamento viral. Essas informações foram adaptadas de materiais elaborados pelo Panaftosa.

CONTROLE E PROFILAXIA

A luta contra a febre aftosa no Brasil, de forma organizada e oficial, vem se desenvolvendo há pelo menos 35 anos. A vacinação juntamente com o controle de trânsito de animais e produtos cárneos e abate sistemático de animais infectados quando das incursões virais tem formado a base do PNEFA. O sucesso foi possível devido à vacinação massiva de bovinos e bubalinos durante anos, mantendo altos índices de animais vacinados e imunizados.

Nos países e/ou áreas em que a febre aftosa foi erradicada, como por exemplo o estado de Santa Catarina, livre sem vacinação desde 2007 e sem uso da vacinação nos rebanhos bovinos desde 2000, os animais vivos ou abatidos que chegam de regiões com condição sanitária inferior, assim como seus produtos e subprodutos industrializados (embutidos, laticínios, farinhas de carne, ossos e sangue, couros, lã), são submetidos a quarentenas e testes sanitários rigorosos. Na ocorrência de surto em uma dessas regiões, as normas preconizam, entre as medidas a serem adotadas, o abate de todo o rebanho afetado e seus contatos diretos, disposição adequada dos cadáveres, desinfecção rigorosa do ambiente e dos utensílios e interdição da área até que a introdução de animais suscetíveis como sentinelas demonstre a ausência de vírus no local. O repovoamento ocorrerá de forma gradativa, conforme critérios técnicos indicados.

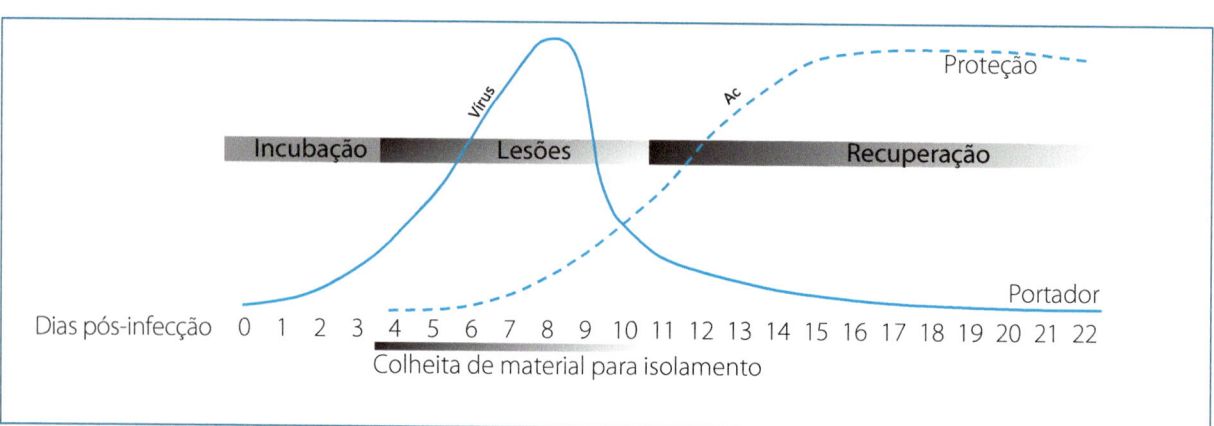

FIGURA 14.4 Evolução teórica da febre aftosa em bovino infectado. Após curto período de incubação (2 a 4 dias), o animal infectado com febre aftosa apresenta sinais clínicos caracterizados por letargia e claudicação. Lesões vesiculares se desenvolvem na mucosa da boca, língua e casco em torno de dias 3 a 5 pós-infecção e geralmente duram até 10 a 12 dias pós-infecção. Resposta de anticorpos neutralizantes inicia-se por volta de 8 dias, atingindo pico aos 15 dias pós-infecção. Há clara correlação do aumento de resposta humoral e diminuição da viremia. *Fonte:* www.panaftosa.org.br (links: Enfermidades Vesiculares/Febre Aftosa/Diagnósticos, acesso em: jul. 2016).

No Brasil, até 2018, as regiões em que se praticava vacinação utilizaram vacina trivalente O1 Campos, A24 Cruzeiro e C3 Indaial. A partir de 2019, devido à erradicação do vírus C, adotou-se o uso de vacina oleosa bivalente que contém antígenos O1 Campos e A24 Cruzeiro. Em 2018, foi aprovado, pela Secretaria de Defesa Agropecuária – DSA/Ministério da Agricultura, Pecuária e Abastecimento (Mapa), o Plano Estratégico 2017–2026, que prevê suspensão da vacinação em todo o território brasileiro até 2021, com expectativa de que todo o país seja reconhecido pela OIE como livre de aftosa sem vacinação até maio de 2023. O PNEFA emprega as definições técnicas e científicas estabelecidas por órgãos e instituições internacionais, em especial a OIE. Seus objetivos encontram-se inseridos no PHEFA, que busca a eliminação da doença em toda a América do Sul. A sustentação dessa condição sanitária será no compartilhamento de responsabilidades entre o setor público (federal e estadual) e o setor privado para realizar controle da movimentação animal, a vigilância epidemiológica, incluindo ações de prevenção e planos de intervenção diante de emergências.

Portanto, o PNEFA encontra-se em fase de transição de vacinação massiva e sistemática em rebanhos bovinos e bubalinos para ampliação gradativa da zona livre de febre aftosa sem vacinação de acordo com o plano estratégico. A decisão para retirada da vacinação foi sustentada após longo período de ausência de novos casos clínicos e respaldada pelas evidências de ausência de transmissão, verificada pelas ações acumuladas de vigilância (passiva e ativa), bem como as altas coberturas de vacinação e de imunidade por muito anos, permitindo a alteração de estratégia de luta contra a febre aftosa de uma com base na vacinação sistemática, por outra com base na prevenção nas fronteiras, detecção oportuna e resposta rápida. Importante destacar que todos os países da América Latina exportadores de carnes querem se tornar livres sem vacinação, uma vez que essa prática se constitui em mais uma barreira comercial internacional. Diversos países da região têm apresentado significativos avanços em seus programas de controle e erradicação, com expansão de zonas livres, com ou sem vacinação, reconhecidas pela OIE; em 2018, grande parte do território sul-americano foi declarado livre da doença.

Pelas normas sanitárias brasileiras, é proibido vacinar outras espécies sensíveis, como ovinos, caprinos e suínos.

No Brasil, como em todo o continente americano, nunca houve a ocorrência dos sorotipos ÁSIA e SAT. Porém, os países devem se preparar para essas ameaças (acidental ou bioterrorismo) e, por isso, promover estudos para revisar e atualizar os requisitos e manter as condições de segurança biológica. A preocupação com a erradicação da doença e com os riscos de introdução do vírus da febre aftosa nos países e em zonas livres se reflete também nos elevados gastos com prevenção, preparação para emergências, controles fronteiriços, estabelecimento de bancos de vacinas e laboratórios com alta biossegurança, gastos esses justificados pelas avaliações de risco e de custo/benefício com base nas estimativas de onerosos impactos econômicos de eventual introdução da doença nos territórios. Com relação à profilaxia da infecção no homem, por ser acidental e rara, as recomendações principais são o controle da enfermidade nos animais, a pasteurização ou fervura do leite para o consumo e os cuidados gerais de higiene e assepsia na manipulação de animais e seus subprodutos.

VACINAS

No Brasil, foi utilizada, até 2018, contra a febre aftosa, uma vacina oleosa, inativada, trivalente, formulada com os sorotipos de vírus da febre aftosa: O1 Campos, A24 Cruzeiro e C3 Indaial. A partir de 2019, passou a ser utilizada vacina bivalente com sorotipos O1 Campos e A24 Cruzeiro, com as mesmas características da anterior. O vírus C foi retirado por ser considerado exótico.

As cepas de vírus foram definidas pelo Mapa em função de estudos epidemiológicos realizados pelos técnicos e especialistas do Panaftosa-OPAS/OMS. Os vírus são multiplicados nos laboratórios produtores de vacina contra o vírus da febre aftosa em cultivos celulares, mantidos em suspensão e inativados. Todas as operações são realizadas em ambiente biosseguro, evitando-se, assim, o risco de escape de vírus para o ambiente externo. Após a inativação, os antígenos são purificados e emulsificados; a fase oleosa é constituída por um óleo mineral e emulsificantes.

Durante o processo de fabricação, os antígenos são submetidos a vários tipos de controle: esterilidade; pesquisa de vírus ativo; inocuidade; potência; tipificação; título viral; massa antigênica; purificação etc. Após o envase, todos os lotes de vacina são controlados pelo próprio laboratório e pelo Ministério da Agricultura. As vacinas comercializadas no Brasil são purificadas e contêm, em suas preparações, partículas 146S que induzem anticorpos contra as proteínas estruturais do vírus.

Se a vacina contra a febre aftosa for inoculada acidentalmente em humanos, não há risco de transmissão da doença, já que os vírus estão inativados. No entanto, pode haver infecção no local de inoculação por bactérias presentes na agulha ou seringa, bem como reação inflamatória aos adjuvantes da vacina.

ORGANISMOS E INSTRUMENTOS DE COOPERAÇÃO INTERNACIONAL

Organismos sub-regionais, regionais e mundiais de cooperação técnica – Panaftosa-OPAS/OMS, OIE, Organização das Nações Unidas para a Alimentação e Agricultura (FAO), Comitê Veterinário Permanente do Cone Sul (CVP), Comissão Sul-Americana de Luta contra a Febre Aftosa (COSAL-FA), Comitê Hemisférico da Erradicação da Febre Aftosa (COHEFA), Grupo Interamericano de Erradicação da Febre Aftosa (GIEFA) – participam dos esforços e contribuem para a consolidação da meta de erradicação da febre aftosa no continente americano, considerando que, para essa enfermidade em especial, não se pode trabalhar de forma individualizada. Essa participação depende de ações coordenadas entre os diferentes organismos e instrumentos de cooperação internacional, para que seus respectivos programas estejam alinhados com os objetivos e estratégias do PHEFA, com vistas à maximização dos recursos humanos e financeiros dos países, evitando a omissão e a superposição de algumas atividades. Nesse sentido, ministros de Agricultura e Saúde de todos os países das Américas participam sistematicamente de reuniões que têm como objetivo definir políticas de saúde pública e veterinária que permitam melhorar a gestão de risco relacionada com a saúde humana, a produção e inocuidade dos alimentos e do ecossistema, buscando uma vigilância epidemiológica integrada entre as áreas envolvidas.

A OIE é uma organização intergovernamental, com sede em Paris, e tem como principal objetivo coordenar e incentivar a informação, a investigação e a elaboração de normas sanitárias para o controle das epizootias. A OIE coopera estreitamente com outras organizações internacionais do Sistema das Nações Unidas e conta com cerca de 178 países e territórios membros. A necessidade de combater as enfermidades dos bovinos no mundo constituiu o motivo de criação da OIE mediante acordo internacional firmado por 28 países, entre eles o Brasil, em 25 de janeiro de 1924. A OIE desempenha papel importante na segurança sanitária do comércio de bovinos e seus produtos e subprodutos mediante a autoridade e o controle da assembleia mundial dos delegados composta pelos chefes dos serviços veterinários oficiais de cada país, cabendo, ao país membro, em dia com suas contribuições, o direito a um voto de igual peso. Os países membros da OIE estão obrigados a informá-la imediatamente a ocorrência de qualquer enfermidade de alto impacto, com vistas à salvaguarda da sanidade animal dos demais países integrantes. As normas da OIE são reconhecidas como de referência mundial, descrevem os procedimentos-padrão e fixa os requisitos mínimos sobre as enfermidades dos animais, além das provas diagnósticas recomendadas. O Capítulo 8.8 do Código Zoossanitário Internacional e o Capítulo 3.1.8 do Manual de Provas de Diagnóstico e de Vacinas para os Animais Terrestres da OIE estão destinados exclusivamente à febre aftosa.

CONCLUSÕES

A erradicação da febre aftosa continuará sendo a principal meta de saúde pública animal a ser atingida por todos os países que pretendem participar do livre comércio no futuro. Apesar de considerável informação estar disponível sobre o vírus, a febre aftosa continua sendo grande ameaça à indústria pecuária em todo o mundo. Novas cepas podem surgir, às vezes rompem a imunidade induzida pela vacina e podem resultar em grandes epidemias. Portanto, o conhecimento da etiologia, patogenia, diagnóstico, profilaxia, epidemiologia, vacinas, expectativa percentual de proteção vacinal e aspectos de sua economia é fundamental para atingir a erradicação da febre aftosa.

Na nova fase do PNEFA, o sistema de vigilância deve ser fortalecido, alicerçado em um bom suporte laboratorial capaz de detectar e identificar o vírus de um foco no menor espaço de tempo possível.

A transmissão e a manutenção do vírus da febre aftosa na natureza em várias espécies animais (bovinos, suínos, ovinos, caprinos, bubalinos e animais silvestres biungulados) e o estado de portador em ruminantes dificultam a eliminação completa do vírus na natureza (particularmente na África, em que o reservatório é o búfalo africano, que vive em condições silvestres).

A vacinação em massa não elimina completamente o vírus do animal pré- ou pós-infectados – ademais, há o inconveniente de mascarar a presença do animal portador, embora haja pouca evidência de que o animal vacinado e portador possa disseminar o vírus a outros animais.

Não existe prova laboratorial segura e internacionalmente aceita capaz de discernir anticorpos provenientes de animais vacinados de não vacinados (identificar portador).

A política de sacrifício de animais doentes e em contato, quando da ocorrência de um surto, tem por objetivo evitar problemas de manutenção de animais vacinados e "infectados", condição essa imprescindível para o retorno à condição de zona livre e também crucial para o comércio de animais e subprodutos para países livres da doença.

BIBLIOGRAFIA SUGERIDA

Abaracon D, Alonso FA, Magallanes N et al. Protección de bovinos después de vacunados con vacunas antiaftosa con adyuvante oleoso. Bol Centr Panam Fiebre Aftosa. 1980;37-8:41-3.

Acha PN, Szyfres B. Zoonoses y enfermedades transmissibles al hombre y a los animales. Publ Cient n. 354. Organización Panamericana de la Salud, 1977.

Bergmann IE. The role of reference laboratories in animal health programmes in South America. Rev Sci Tech. 2003;22(2):537-45. Review.

BRASIL. Ministério da Agricultura, Pecuária e Abastecimento. Instrução Normativa n. 44, de 02 de outubro de 2007. Aprova as diretrizes gerais para a Erradicação e a Prevenção da Febre Aftosa. Diário Oficial da República Federativa do Brasil, Poder Executivo, Brasília, 3 out. 2006. Seção 1, p. 2-10.

BRASIL. Ministério da Agricultura, Pecuária e Abastecimento. Instrução Normativa n. 50, de 23 de setembro de 2008. Aprova o Regulamento Técnico para a Produção, Controle de Qualidade, Comercialização e Emprego de Vacinas contra a Febre Aftosa. Diário Oficial da República Federativa do Brasil, Poder Executivo, Brasília, 24 set. 2008. Seção 1, p. 1.

BRASIL. Ministério da Agricultura, Pecuária e Abastecimento. Plano Estratégico do PNEFA – 2017 – 2026, Versão 1.0, Brasília – DF Julho de 2017. Disponível em http://www.agricultura.gov.br/ assuntos/sanidade-animal-e-vegetal/saude-animal/programas-de-saude-animal/febre-aftosa/pnefa-2017-2026.

BRASIL. Ministério da Agricultura, Pecuária e Abastecimento. Vigilância veterinária de doenças vesiculares: Orientações gerais. Brasília: MAPA, 2007. Disponível em http://www.agricultura.gov. br/assuntos/sanidade-animal-e-vegetal/saude-animal/arquivos-das-publicacoes-de-saude-animal/vigilancia-veterinaria.pdf/@@ download/file/vigilancia%20veterinaria.pdf. Acesso em: 19 junho 2019.

Correa Melo E, Lopez A. Control of foot and mouth disease: the experience of the Americas. Rev Sci Tech. 2002;21(3):695-8, 689-94. Review.

Dawson PS. The involvement of milk in the spread of foot and mouth disease: an epidemiological study. Vet Rec. 1970; 87:543-548.

Gomes I, Sutmoller P, Casas Olascoaga R. Respuesta en bovinos a la exposición del virus de la fiebre aftosa un año después de inmunizados con vacuna con adyuvante oleoso. Bol Centr Panam Fiebre Aftosa. 1980;37-38:25-9.

Hyslop NST. Transmission of the vires of foot and mouth disease between animals and man. Bull WHO. 1973;49:577-85.

ICTV 2018 Virus Taxonomia – Comitê Internacional de Taxonomia Viral. Disponível em: https://talk.ictvonline.org/ictv-reports/ictv_online_report/positive-sense-rna-viruses/picornavirales/w/picornaviridae/707/genus-aphthovirus. Acesso em: 15 jun 2019.

Jamala SM, Belshamb GJ. Molecular epidemiology, evolution and phylogeny of foot-and-mouth disease virus. Infect Genet Evol 2018;59:84-98. doi: 10.1016/j.meegid.2018.01.020.

Mello PA, Astudillo V, Gomes L et al. Respuesta imunitaria de bovinos adultos vacinados contra la fiebre aftosa con vacina oleosa. Bol Centro Panam Fiebre Aftosa. 1977;26:23-5.

Mello PA. Aplicación en el campo de vacuna antiaftosa oleosa e inactivada: vacunación y revacunación de bovinos jóvenes. Bol Centro Panam Fiebre Aftosa. 1975;19-20:31-8.

Melo EC, Saraiva V. How to promote joint participation of the public and private sectors in the organization of animal health programmes. Rev Sci Tech. 2003;22(2):517-22.

Muzio FJ, Dias LE, Blanco ML. Risk of transmission of foot and mouth disease by milk and its products: perspectives in South America. Rev Sci Tech. 1997; 16(1):125-34.

NARANJO J, COSIVI O. Elimination of foot-and-mouth disease in South America: lessons and challenges. Philos Trans R Soc London B: Biological Sciences. 2013;368:20120381.

NEGREIROS RL. Caracterização e análise da rede de movimento de bovinos no Estado de Mato Grosso [tese de doutorado]. São Paulo (SP): Faculdade de Medicina Veterinária Preventiva e Saúde Animal da Universidade de São Paulo; 2010. Disponível em: http://www.bdpi.usp.br/single.php?_id=002306206. Acesso em: 18 jun 2019.

Olascoaga R C et al. Fiebre Aftosa. Rio de Janeiro: Atheneu, 1999.

Panaftosa – Organização Pan-Americana da Saúde/Organização Mundial da Saúde. Programa Hemisférico de Erradicação da Febre Aftosa – PHEFA. Plano de ação 2011-2020.

Panaftosa – Organização Pan-Americana da Saúde/Organização Mundial da Saúde. Disponível em: http://bvs1.panaftosa.org.br/local/File/textoc/PHEFA-PlanAccion-2011-2020port.pdf. Acesso em: 18 jun 2019.

Panaftosa – Organização Pan-Americana da Saúde/Organização Mundial da Saúde. Disponível em: http://www.panaftosa.org.br/. Acesso em: 7 dez 2006.

Saraiva V. Foot-and-mouth disease in the Americas: epidemiology and ecologic changes affecting distribution. Ann NY Acad Sci. 2004;1026:73-8.

Sutmoller P, Mcvicar JW. Pathogenesis of foot-and-mouth disease: the lung as an additional portal of entry of the virus. J Hyg. 1976; 77(2):235-43.

World Organisation for Animal Health /Food and Agriculture Organization of the United Nations. The Global Foot and Mouth Disease Control Strategy. Strengthening animal health systems through improved control of major diseases. OIE; FAO, 2012. Disponível em: http://www.oie.int/doc/ged/D11886.PDF. Acesso em 9 mar 2019.

World Organization for Animal Health. Manual of Diagnostic Tests and Vaccines for Terrestrial Animals 2019. Disponível em: http://www.oie.int/fileadmin/Home/eng/Health_standards/tahm/3.01.08_FMD.pdf. Acesso em: 15 jun 2019.

World Organization for Animal Health. Terrestrial Animal Health Code [online]. 2019. Disponível em: http://www.oie.int/index.php?id=169&L=0&htmfile=chapitre_fmd.htm. Acesso em: 19 jul 2019.

15

Febres hemorrágicas virais

Jorge Fernando Soares Travassos da Rosa
Francisco de P. Pinheiro
Márcio Roberto Nunes Brasil

INTRODUÇÃO

As febres hemorrágicas virais (FHV) são zoonoses geralmente associadas a animais silvestres, envolvendo roedores, primatas e, possivelmente, morcegos infectados por vírus pertencentes às famílias *Arenaviridae, Filoviridae, Flaviviridae, Hantaviridae* e *Nairoviridae* (ICTV 2018b). As FHV compreendem síndromes febris graves, de evolução aguda, nas quais os fenômenos hemorrágicos constituem as manifestações mais proeminentes. Apresentam, todavia, características diferentes quanto à etiologia, epidemiologia e patogênese.

Apesar da similaridade com certas manifestações sistêmicas e hemorrágicas, observam-se peculiaridades clínicas que, certamente, ocorrem pelas diferenças de tropismo dos agentes etiológicos nos diversos órgãos do hospedeiro. Assim, nas formas graves da dengue, o quadro de choque é um componente clínico dominante, ao passo que, nos casos graves de febre amarela (FA), é característica marcante a presença de icterícia e de albuminúria, e na febre do vale do Rift não raro se observam encefalite e danos à retina.

As FHV ocorrem em várias regiões do mundo. Algumas apresentam distribuição ampla, como é o caso da febre hemorrágica da dengue (FHD), que incide nas Américas, África, Ásia e regiões do Pacífico, e da FA, que ocorre na América do Sul e África. Outras, ao contrário, como a doença da floresta de Kyasanur (KFD) e as febres hemorrágicas da Argentina (FHA), da Bolívia e da Venezuela, limitam-se a áreas relativamente pouco extensas.

Constituem importante problema em saúde pública, em razão não só da elevada taxa de letalidade que determinam, como também pelo significativo número de pessoas acometidas anualmente. Assim, a magnitude do problema da FHD pode ser avaliada ao se analisar a situação no Vietnã, onde, no período de 1956 a 1990, notificaram-se 1.189.379 casos, com 13.049 óbitos (Halstead, 1992). Apesar da sua ocorrência recente nas Américas, até 1994 já se haviam notificado quase 30 mil casos de FHD e cerca de 400 óbitos nessa região. No que se refere à FA, estima-se que, no período de 1986 a 1988, ocorreram, na Nigéria, 440 mil casos, dos quais 250 mil fatais (WHO, 1990).

A maioria dos agentes etiológicos responsáveis pelas febres hemorrágicas são os arbovírus pertencentes às famílias *Togaviridae, Flaviviridae, Phenuiviridae* e *Nairoviridae*, sendo os demais causados por vírus que não são arbovírus e se encontram situados nas famílias *Arenaviridae* (gênero *Mammarenavirus*) e *Hantaviridae* (gênero *Orthohantavirus*), constituídas por vírus transmitidos por roedores; e na família *Filoviridae*, em que recentemente, estabeleceu-se que os filovírus são transmitidos por excretas de morcegos para humanos e primatas não humanos do Velho Mundo. Alguns desses vírus são transmitidos pela picada de mosquitos (dengue, FA, chikungunya, febre do vale do Rift) ou de carrapatos (Omsk, KFD, Congo-CHF), enquanto outros são provavelmente transmitidos pela inalação de aerossóis de excretas de roedores infectados (como é o caso das espécies de mammarenavirus *Argentinian mammarenavirus* – antigo Junin arenavirus –, *Machupo mammarenavirus, Guanarito mammarenavirus* e *Lassa mammarenavirus*, bem como das espécies de *orthohantavirus: Andes orthohantavirus, Sin Nombre Orthohanta-*

virus, *Laguna Negra orthohantavirus*, *Hantaan orthohantavirus* e *Puumala orthohantavirus*, entre outros).

A Quadro 15.1 identifica os tipos de febres hemorrágicas viróticas abordadas neste capítulo, de acordo com o agente etiológico, mecanismo de transmissão e distribuição geográfica. Os vírus causadores de algumas febres hemorrágicas são abordados em capítulos específicos ante a importância epidemiológica no Brasil, como a febre amarela (Capítulo 16.3 – Febre Amarela), a dengue (Capítulo 16.4 – Dengue) e as hantaviroses (Capítulo 17 – Hantaviroses).

FEBRE HEMORRÁGICA CHIKUNGUNYA

(Ver também estudo específico no Capítulo 16.7 – Chikungunya.)

O nome da doença significa "aqueles que se dobram", no idioma swahili, da Tanzânia, ou mesmo maconde, do idioma africano, "inclinou-se ou contorceu-se de dor", em alusão à aparência dos pacientes. O primeiro relato do quadro clínico causado pelo vírus chikungunya (CHIKV) ocorreu durante uma epidemia causada pelo agente, na Tanzânia, no leste da África, em 1952 e 1953. Na oportunidade, o curso da doença foi bifásico, inicialmente, constando de febre alta, artralgia intensa e cefaleia moderada. Após um período afebril de 1 a 3 dias, a febre reaparecia mais brandamente, porém acompanhada por exantema maculopapular em 80% dos doentes e forte artrite. Em outras áreas da África, os surtos não revelaram a mesma evolução bifásica. Entretanto, na Ásia, a enfermidade mostra algumas diferenças nos sintomas, sendo as

QUADRO 15.1 Febres hemorrágicas virais que acometem o homem.

Família	Espécie viral	Doença	Transmissor	Distribuição geográfica
Togaviridae	*Chikungunya virus*	Chikungunya	Mosquitos	África, Ásia, Europa e Américas
Flaviviridae	*Yellow fever virus* (febre amarela)	Febre amarela	Mosquitos	América do Sul e África
	Dengue virus	Febre hemorrágica da dengue		Ásia, África, Américas do Sul e Central, Caribe e Oceania
	Doença da floresta de Kyasanur	Doença da floresta de Kyasanur	Carrapatos	Índia
	Febre hemorrágica de Omsk	Febre hemorrágica de Omsk		Antiga União Soviética (Sibéria)
Phenuviridae	Rift Valley fever phlebovirus (febre do vale do Rift)	Febre do Vale do Rift	Mosquitos	África
Nairoviridae	Crimean Congo hemorrhagic fever orthonairovirus (CHF-Congo)	Febre hemorrágica da Crimeia-Congo	Carrapatos	Ex-União Soviética, Bulgária, Iugoslávia, Paquistão, Iraque e África
Hantaviridae	*Hantaan orthohantavirus, Puumala orthohantavirus*	Febre hemorrágica com síndrome renal, febre hemorrágica da Coreia, nefropatia epidêmica	Roedores	Coreia, China, Japão e Manchúria, Ex-União Soviética, Escandinávia, Bulgária, Romênia, República Tcheca e Eslováquia
	Andes orthohantavirus, Choclo orthohantavirus, Laguna Negra orthohantavirus, Sin Nombre orthohantavirus	Síndrome pulmonar por hantavírus		Américas
Arenaviridae	*Argentinian mammarenavirus* (Junin arenavirus)	Febre hemorrágica da Argentina	Roedores	Argentina
	Machupo mammarenavirus	Febre hemorrágica da Bolívia		Bolívia
	Guanarito mammarenavirus	Febre hemorrágica da Venezuela		Venezuela
	Lassa mammarenavirus	Febre do Lassa		Nigéria Libéria e Serra Leoa
	Brazilian mammarenavirus (Sabiá arenavirus)	Febre hemorrágica	?	Brasil
Filoviridae	*Marburg marburgvirus, Zaire ebolavirus, Sudão ebolavirus, Costa do Marfim ebolavirus, Bundibugyo ebolavirus*	Doença de Marburg, febre hemorrágica africana	Possivelmente morcegos	África

?: Possivelmente os hospedeiros primários são roedores.

hemorragias frequentemente presentes e, durante a evolução do quadro, representam as consequências mais importantes.

ETIOLOGIA

O CHIKV pertence ao gênero *Alphavirus*, família *Togaviridae*, e sorologicamente está incluído no grupo A da classificação de Casals, e com outros alphavirus (Mayaro, O'nyong-nyong, Ross River etc.), está incluído no complexo *Semliky Forest*, cuja característica inclui causar doença febril acompanhada de exantema e artrite. O CHIKV também tem causado quadro de febre hemorrágica, especialmente na Ásia, e isso está relacionado à linhagem genética asiática que ocorre nesse continente.

O CHIKV foi isolado originalmente no distrito de Newala, na Tanzânia, em 1952. É patogênico para camundongos lactentes, nos quais causa encefalite fulminante, multiplica-se em cultivos celulares primários de rim de macaco Rhesus e de rim de pato, assim como nas linhagens celulares BSC-1, Vero e HeLa, produzindo efeito citopático. O agente viral determina uma hemaglutinina ativa contra hemácias de ganso e pinto. São reconhecidas três linhagens genéticas do CHIKV, o genótipo asiático mais comumente associado à febre hemorrágica, o genótipo ocidental africano e o genótipo centro-oriental africano, recentemente descrito e associado às epidemias de febre chikungunya, que emergiram no Quênia, a partir de 2004, e se estenderam pelos continentes africano (Madasgacar, Ilhas La Reunion, Comoros, Seichelles), asiático (China, Índia, Indonésia, Ilhas Maldivas, Singapura, Sri Lanka, Tailândia etc.) e europeu (Itália e França).

O CHIKV foi identificado causando casos autóctones na região das Américas, no Caribe, em novembro de 2013, onde se disseminou, e até julho de 2014, mais de 60 mil casos da arbovirose foram notificados no Caribe e América Central (El Salvador, Honduras); curiosamente, o genótipo do CHIKV detectado no Novo Mundo é o asiático, que não estava circulando intensamente na epidemia iniciada em 2004. Entre 2004 e 2014, mais de 10 milhões de casos de febre chikungunya foram notificados no mundo, com a maioria absoluta ocorrendo na Ásia e, particularmente, na Índia.

Atualmente, a doença já foi identificada em mais de 60 países na Ásia, África, Europa e Américas. Chegou ao Brasil em setembro de 2014, na cidade de Oiapoque, no Amapá, com fortes indícios de autoctonicidade, embora, em junho desse mesmo ano, tenha havido, na cidade de São Paulo, seis casos importados de infecção pelo chikungunya em soldados brasileiros vindos do Haiti e, a seguir, entre julho e agosto, mais 37 casos vindos do Haiti e República Dominicana. Em setembro desse mesmo ano, ocorreu a primeira epidemia no Brasil, em Feira de Santana, Bahia, com grande impacto socioeconômico. Durante 2014, ocorreram 2.847 casos autóctones e 94 importados.

Em 2015, foram 38.332 casos prováveis, com 13.236 confirmados por critério laboratorial e clínico-epidemiológico, com seis óbitos. Grande disseminação do CHIKV ocorreu em 2016, atingindo 2.829 municípios, com 277.882 casos prováveis, dos quais 151.318 foram confirmados pelos mesmos dois critérios, resultando em 196 óbitos, e outros que estão em investigação. Em 2017, foram detectados 185.854 prová-

veis casos de febre chikungunya, com 189 óbitos e 32 em investigação. E, 2018 (até outubro), foram contabilizados 80.010 prováveis casos, com 33 óbitos e 51 em investigação.

EPIDEMIOLOGIA

As maiores epidemias causadas pelo CHIKV têm sido assinaladas na Ásia e África. Extensos surtos têm ocorrido em cidades da Índia onde, na epidemia de Madras, em 1965, há estimativa de que cerca de 300 mil pessoas tenham sido infectadas pelo agente enquanto, na epidemia de 2006, estimou-se que ocorreu cerca de 1,3 milhão de casos. A cada ano o número de casos tem se mantido em valores aproximados. Acima de 1,6 milhão de casos suspeitos ou confirmados de chikungunya com pelo menos 253 mortes associadas à doença foram relatados nas Américas, desde que o vírus ocorreu pela primeira vez, em dezembro de 2013, no Caribe, de acordo com um relatório da Organização Pan-Americana da Saúde (OPAS). Na África, duas espécies de mosquitos, quais sejam, *Aedes aegypti* e *Aedes africanus*, têm participado, decididamente, na transmissão desse vírus. Na Índia (área urbana), o transmissor é o *Aedes aegypti*, embora haja implicação do *Culex quinquefasciatus* como vetor. São evidentes as participações de macacos e de *Aedes africanus* no ciclo selvático do vírus na África. Entretanto, na epidemia iniciada no Quênia em 2004, a transmissão foi atribuída a outro vetor, o *Aedes albopictus*. De fato, além de o vírus ter sido isolado desses mosquitos, dois trabalhos independentes mostraram mutações no genótipo centro-africano no nível da proteína do envelope (E1) viral, nos aminoácidos E1-98 e E1-226 que trocaram, respectivamente, treonina e alanina por valina, o que, segundo os autores, teria facilitado a adaptação do vírus ao *Aedes albopictus*. Curiosamente, o genótipo asiático que atualmente circula no Caribe e América Central é refratário ao *Aedes albopictus* e, aparentemente, a totalidade da transmissão de CHIKV no Novo Mundo tem sido atribuída ao *Aedes aegypti*.

Os principais hospedeiros do arbovírus são humanos e primatas não humanos, além de outros vertebrados, como roedores, pássaros e pequenos mamíferos.

Além do diagnóstico feito entre o terceiro e o quinto dia de doença por sorologia com a pesquisa de anticorpos específicos (IgM), a partir de 2015, os laboratórios de análises clínicas de maior porte estão realizando diagnóstico molecular na fase aguda da doença, de início de custo inacessível aos pacientes do Sistema Único de Saúde (SUS) e que veio a melhorar, em termos de acessibilidade a esse exame, com o passar do tempo.

Por tratar-se de uma doença com muitos sintomas iniciais semelhantes à dengue, pode ser clinicamente confundida com facilidade. Há que se atentar para algumas diferenças: 1) a dengue apresenta fortes sangramentos, muito mais frequentes e graves que a chikungunya; 2) a dengue pode apresentar "sinais de alarme", tais como fortes dores abdominais, hepatomegalia, intensificação dos sangramentos, queda brusca da febre, derrames cavitários, vômitos persistentes, prova do laço positivo, hipotensão sudorese, letargia, pulso filiforme, intensa palidez, todos os sinais que podem preceder a instalação de choque hemorrágico; 3) na febre chikungunya predomina o quadro clínico de artrites com fortes dores, inchaço e calor, assim como dores nas costas, limitando a movimentação e, apesar de o risco de morte ser muito pequeno, na febre chikungunya as artralgias podem, às vezes, prolongar-se por muitos anos (20% dos casos) e ter recidivas após cerca de 3 meses (50% dos casos) ou mesmo deformações ósseas, lembrando a artrite reumatoide. Gera, por isso, grande impacto social, pela incapacidade das pessoas de trabalhar, às vezes por longo período.

O período de incubação intrínseco, que ocorre no ser humano, é, em média, de 3 a 7 dias (podendo variar de 1 a 12 dias). O extrínseco, que ocorre no vetor, dura em média 10 dias. Os mosquitos adquirem o vírus a partir de um hospedeiro virêmico. Após o período de incubação extrínseca, o mosquito é capaz de transmitir o vírus a um hospedeiro suscetível, como o ser humano. Em seguida, o mosquito permanece infectante até o final da sua vida (6 a 8 semanas). O período de viremia no ser humano pode perdurar por até 10 dias e, geralmente, inicia-se 2 dias antes da apresentação dos sintomas. Todos os indivíduos não previamente expostos ao vírus (suscetíveis) têm risco de adquirir a infecção e manifestar a doença, desenvolvendo imunidade duradoura e protetora contra novas infecções.

O diagnóstico específico pode ser obtido por técnicas moleculares pesquisando-se o RNA viral (RT-PCR), apesar das dificuldades práticas no Brasil. Por técnicas sorológicas, é possível pesquisar os anticorpos IgM após o quarto dia de viremia ou da IgG, quando ocorre a elevação de quatro vezes o título inicial na segunda amostra coletada após 15 dias da inicial. A Figura 15.1 mostra a sequência de ocorrência dos anticorpos no decorrer da infecção. O hemograma não é patognomônico de febre chikungunya, mas pode apresentar queda discreta das plaquetas, leucopenia e linfocitose.

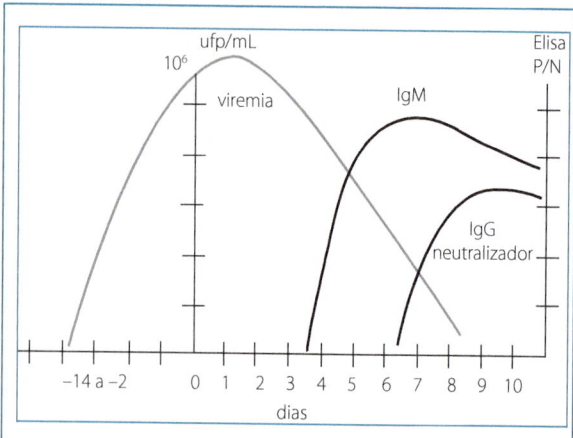

FIGURA 15.1 Sequência de ocorrência dos anticorpos séricos no decorrer da infecção pelo vírus chikungunya.

Fonte: Centers for Disease Control and Prevention (USA) e Organização Pan-Americana de Saúde. Adaptada de Ministério da Saúde. Secretaria de Vigilância em Saúde. Departamento de Vigilância das Doenças Transmissíveis – 2014.

PATOLOGIA

No hemograma, observa-se intensa leucopenia acompanhada de trombocitopenia. As fortes dores articulares estão associadas às células infectadas nas juntas, especialmente fibroblastos, enquanto células satélites musculares respondem pelas mialgias intensas. Várias citocinas estão com níveis séricos elevados, sendo as mais comumente relatadas o TNF e INF-γ. Estudos experimentais em camundongos têm mostrado que tecidos sinoviais mantêm infecção persistente por CHIKV de macrófagos perivasculares, o que resulta em hiperplasia de fibroblastos e ativação de células NK, linfócitos CD4+, mas, curiosamente, muito poucas células CD8+. Esse quadro resulta em ativação de diversas citocinas, sendo que a artralgia persistente tem sido imputada em níveis elevados do IL6 e do fator estimulante de crescimento de macrófagos. Ocasionalmente, têm sido relatadas lesões erosivas das articulações.

Modelos animais têm sido utilizados para experimentos com o CHIKV. Esse vírus infecta macacos *Cynomolgus* adultos e o quadro clínico nesses animais inclui febre, artrite, exantema, encefalite e lesão hepática com elevação das aminotransferases. A necropsia desses animais mostrou intensa infiltração de células mononucleares em linfonodos, nas articulações, nos músculos e no fígado. O interessante é que macrófagos nessas áreas expressam RNA viral. A severidade da doença em camundongos infectados em laboratório tem mostrado que a gravidade da doença é idade-dependente. De fato, camundongos neonatos sucumbem à infecção pelo CHIKV, enquanto camundongos jovens, com 2 a 3 semanas de vida, resistem ao vírus, mas apresentam vários sintomas, como dificuldade de deambulação, perda de peso, inflamação das juntas distais, miosites, tenossinovite etc., que mimetizam o quadro articular observado em humanos.

Estudos experimentais demonstraram que os fibroblastos são as células alvo do CHIKV e são responsáveis por grande parte da patogenia observada. Como essas células são fontes de IFN, a elevação dos níveis séricos dessa citocina resulta na ativação de macrófagos que passam, então, a produzir TNF, IFN e MCP-1, que estão associados à fisiopatologia viral nos tecidos dos camundongos infectados. Ainda, ratos e camundongos deficientes de IFN α/β e STAT-1 são extremamente suscetíveis ao vírus. E mesmo os animais adultos desenvolvem infecção invariavelmente fatal com o vírus, sendo encontrado em abundância no fígado, músculos, articulações e fibroblastos cutâneos. Por vezes, outros tecidos são acometidos, e aí se incluem o sistema nervoso central (SNC), com meningoencefalite. A infecção experimental, tanto de macacos quanto de camundongos gestantes, não resultou em infecção do feto, sugerindo que o CHIKV não ultrapassa a barreira placentária.

MANIFESTAÇÕES CLÍNICAS

Kleber Giovanni da Luz
*Hareton Teixeira Vechi**

Após o período de incubação intrínseco, a maioria dos indivíduos infectados pelo CHIKV se torna sintomática. Dife-

---

* *Nota do editor científico.* Em face da epidemia que se desenvolveu no Brasil a partir de 2015, sobretudo no Nordeste, tomei a liberdade de solicitar à equipe de infectologistas da Universidade Federal do Rio Grande do Norte um depoimento sobre as manifestações clínicas da febre chikungunya, os quais deram assistência médica a centenas de casos. Mantive as referências bibliográficas por se tratar de epidemia inédita. Ver também Subcapítulo 16.7.

rentemente de outras arboviroses, como a dengue, em que apenas 25% das infecções são sintomáticas, a febre chikungunya tem alta taxa de ataque e até 85% dos infectados desenvolvem sinais e sintomas. A doença pode evoluir em três fases: aguda, com duração de 5 a 14 dias; subaguda, ou pós-aguda, durando de 15 dias até 3 meses; e crônica, quando os sintomas persistem além de 3 meses após o início do quadro clínico.

Durante a fase aguda, também chamada de fase febril, os pacientes relatam habitualmente início abrupto dos sintomas, sem uma fase prodrômica. A febre e a poliartralgia (ou poliartrite) são os achados característicos dessa fase. A febre costuma ser de alta intensidade, acima de 39 °C, sendo mais comumente contínua, embora possa apresentar uma curva intermitente ou bifásica, com duração de até 7 dias em 90% dos pacientes, porém mais intensa nos primeiros 2 dias. Diferentemente da dengue, a queda da temperatura corporal não se associa com piora dos sintomas. A febre coincide com o período de viremia, havendo correlação direta entre a exuberância clínica da fase aguda e a carga viral. Apesar de ser um sintoma frequente, a ausência de febre não exclui o diagnóstico da doença. Em uma epidemia de febre chikungunya na Martinica, em 2014, até 16% dos idosos (≥ 65 anos) e 8% dos adultos jovens não reportaram febre durante a fase aguda.

A febre se acompanha das artralgias, observadas em mais de 90% dos pacientes afetados, que normalmente são poliarticulares e bilaterais, usualmente simétricas, porém pode se observar assimetria quanto à intensidade, sobretudo na presença de doenças osteoarticulares e/ou reumatológicas subjacentes, quando o paciente pode relatar dor de novo em sítios de fratura prévia ou piora de sua dor artrósica e/ou artrítica. Afetam grandes e pequenas articulações dos membros superiores e inferiores, com predomínio dessas últimas, destacando-se as articulações interfalangeanas, metatarso- e metacarpo-falangeanas, tornozelos e punhos. Envolvimento do esqueleto axial e das articulações temporomandibulares e esternocostais tem sido descrito. Rigidez matinal é queixa frequente e proeminente. Fascite plantar, na forma de talalgia, sobretudo ao se levantar pela manhã, é descrita em 14% dos casos. As dores são intensas e incapacitantes, com restrição de movimento, comprometendo, sobremaneira, a realização das atividades básicas da vida diária, a qualidade de vida e o sono do paciente.

Edema periarticular é observado em 30 a 50% dos pacientes, localizando-se, principalmente, em mãos e pés. Decorre da inflamação do tecido sinovial (sinovite), sobretudo das bainhas dos tendões (tenossinovites) e das bursas (bursites) e, em menor frequência, das articulações sinoviais (artrites). Aumento de volume das articulações por derrame articular é raro na febre chikungunya. Da mesma forma, outros sinais inflamatórios articulares, como calor e rubor, não são frequentes. Não existem grandes diferenças clínicas entre os sexos, embora mulheres apresentem mais propensão a comprometimento de mais articulações, sobretudo nas mãos, e edema periarticular. Vale salientar que, em áreas endêmicas, para fins de diagnóstico diferencial entre doenças febris agudas, a presença de poliartralgia debilitante tem valor preditivo positivo superior a 80% para febre chikungunya.

Lesões cutâneas são comuns na doença, observadas em frequência variável de 20 a 80% dos casos, e compõem, junto com a febre e as artralgias, a tríade clínica da febre chikun-gunya. Ampla variedade de manifestações dermatológicas tem sido descrita e pode ocorrer em qualquer fase da doença, predominando nas fases aguda (73%) e subaguda.

Na fase aguda, exantema maculopapular é o mais comum e surge habitualmente entre o segundo e o quinto dia de doença, embora possa ocorrer junto com o início da febre ou após a defervescência. Inicia-se no tronco e, em seguida, dissemina-se para membros superiores e inferiores, podendo afetar as regiões palmoplantares, com duração de 3 a 5 dias. Episódios recorrentes desse exantema, na ausência de febre, têm sido relatados, estendendo-se além da fase aguda, com duração de semanas. A face também pode ser acometida. Em cerca de 20% dos pacientes, o exantema se acompanhada de prurido, em geral de leve intensidade, ao contrário da Zika, em que o prurido costuma ser intenso. No seu desaparecimento, pode causar descamação palmoplantar importante, associada a prurido e parestesias locais.

Hiperpigmentação de pele e mucosas é uma manifestação dermatológica frequente, sobretudo no subcontinente indiano. Essas lesões consistem em máculas preto-acastanhadas do tipo efélides, na região central da face, na maioria dos casos, mas também incluem: hiperpigmentação difusa de face, pavilhões auriculares e extremidades; hiperpigmentação de língua e palato; pigmentação de lesões cicatriciais de acne e hiperpigmentação flagelada em face e extremidades. Ao estudo histopatológico, encontram-se as seguintes alterações: infiltrado linfocitário perivascular; pigmentação basal aumentada; incontinência pigmentar; e melanófagos. Tais achados levantam a possibilidade de que a hiperpigmentação seja causada pela maior retenção/dispersão de melanina intraepidérmica desencadeada pelo CHIKV ou um padrão de reação de pigmentação pós-inflamatória e, vista a localização em áreas expostas, sugere-se que sejam agravadas pela exposição solar.

Lesões ulcerosas, do tipo aftas, são observadas em 2 a 24% dos pacientes com febre chikungunya, ocorrendo predominantemente na fase aguda. As úlceras são ovais, rasas e dolorosas, medindo de 0,5 a 2,0 cm, e localizam-se no períneo, regiões flexurais, como axilas e virilhas, e mucosa oral, variando desde lesão única a múltiplas lesões por paciente, sendo precedidas por vesículas e acompanhadas de eritema e espessamento da pele circunjacente e linfadenopatia regional. Costumam desaparecer sem deixar sequelas após 3 a 10 dias, embora, em alguns casos, hiperpigmentação residual possa sobrevir.

Outras manifestações mucocutâneas incluem eritema e edema do pavilhão auricular (pericondrite), linfedema uni ou bilateral simulando celulite e erisipela em membros inferiores, piora de dermatoses já existentes (psoríase, estados reacionais hansênicos, melasma e líquen plano), eritema nodoso, lesões simulando eritema multiforme, manifestações hemorrágicas (equimoses, petéquias, gengivorragia e hemorragia subungueal), erupção liquenóide, eritema nasal transitório, eritema generalizado, lesões vasculíticas, dermatite esfoliativa e lesões vesicobolhosas. Alterações ungueais, como pigmentação de unhas e onicólise, são também descritas.

A diversidade de lesões cutâneas e mucosas – de máculas eritematosas à necrose cutânea – observadas durante a fase aguda da doença, possivelmente reflete a combinação de diferentes mecanismos patogênicos que reúnem fatores imunes e graus variáveis de efeito citopático do CHIV. A biópsia das lesões eritematosas revela, em geral, infiltrado linfocitário perivascular, edema da derme, espongiose e presença de melanófagos em alguns casos. O estudo histopatológico das úlceras demonstra a presença de infiltrado linfocitário perivascular, edema da derme e alterações do endotélio vascular. À biópsia de vesículas e bolhas, notam-se degeneração de células basais, necrose de ceratinócitos, clivagem intraepidérmica ou subepidérmica e infiltrado perianexial misto de linfócitos e neutrófilos. Espongiose e infiltração neutrofílica de vasos da derme foram observadas nas lesões, simulando eritema multiforme. As evidências histológicas de infiltrado linfocitário perivascular e danos vasculares de grau variável uniformemente observadas nas diversas lesões apontam para possíveis efeitos vasculares diretos e indiretos do CHIV. Evidências de efeito citopático direto do CHIV sobre a epiderme também existem.

Outros sintomas e sinais descritos na fase aguda da doença são calafrios, mialgias, cefaleia, astenia, anorexia, disgeusia, hiperemia conjuntival (conjuntivite não purulenta), distúrbios digestivos (náuseas, vômitos, dor abdominal e diarreia), linfadenopatia cervical, lipotimia, síncope, vertigem, disestesias cutâneas, principalmente em regiões plantares, confusão mental e déficit de atenção. A adenopatia, as manifestações gastrointestinais, observadas em 50% dos casos, e o prurido são mais comuns após o término da viremia. A sensação de desmaio, síncope, vertigem, os distúrbios de atenção e do estado mental transitórios estão relacionados à intensidade da febre e à desidratação. Faringite e tosse seca raramente estão presentes e devem suscitar outros diagnósticos.

A idade parece influenciar a apresentação clínica da doença na fase aguda. Entre os idosos (≥ 65 anos), além da menor frequência de febre, observam-se mais apresentações atípicas e graves da febre chikungunya que podem estar relacionadas à maior prevalência de comorbidades nessa faixa etária e ao remodelamento imune relacionado com a idade, comprometendo as imunidades humoral e celular. Entre as crianças, observa-se maior frequência de infecções assintomáticas, da ordem de 40%, especialmente naquelas mais velhas, embora sejam raras em lactentes e neonatos. As crianças apresentam menos mialgias e artralgias (30 a 50%). Os lactentes apresentam febre alta, assim como os adultos, associada a sintomas constitucionais como letargia, irritabilidade, recusa da alimentação e choro persistente. Cianose de extremidades na ausência de alterações hemodinâmicas e edema de pés, sem anormalidades renais, hepáticas ou cardíacas, é achado característico da doença. Sintomas digestivos, como diarreia, estão presentes em cerca de 40% das crianças.[22] Convulsões febris são descritas em até 39% das crianças afetadas pela febre chikungunya, podendo ser atípicas, em termos de frequência e duração, estendendo-se além da faixa etária habitual de 6 meses a 6 anos, com duração média de 3 a 5 dias, até o máximo de 10 dias. Raramente observada em adultos, dermatose vesicobolhosa induzida pelo CHIKV é reportada em 38 a 48% dos lactentes menores de 6 meses, podendo afetar áreas extensas da superfície corporal e mimetizar síndrome de Stevens-Johnson e necrólise epidérmica tóxica. Lactentes menores de 1 ano e neonatos, à semelhança dos idosos, são mais propensos a formas graves da doença.

Embora a febre chikungunya seja considerada uma doença de evolução benigna, formas atípicas e graves podem

ocorrer. Durante a epidemia da Ilha de Reunião, entre 2005 e 2006, cerca de 255 mil pessoas (aproximadamente um terço da população) adoeceram e a taxa de letalidade dos casos foi de 1/1.000 casos. As apresentações atípicas e potencialmente fatais representaram 0,3% de todos os doentes, com taxa de mortalidade significativamente alta, de 10,6%. No Brasil, entre 2015 e 2016, ocorreu grande epidemia da febre chikungunya, após a introdução do vírus; em 2014, foram notificados 310.323 casos prováveis da doença (dos quais, 173.289 foram confirmados) e 210 óbitos foram confirmados, com taxa de letalidade de 1,2/1.000 casos. Os principais fatores de risco associados à gravidade são idade avançada e presença de condições mórbidas subjacentes, especialmente doenças cardiovasculares (incluindo hipertensão arterial), doenças neurológicas, doenças pulmonares e diabetes *mellitus*. O uso de anti-inflamatórios não esteroides tem sido associado à hospitalização e à gravidade. Apesar disso, indivíduos jovens sem histórico médico importante também podem desenvolver quadros graves da doença.

As formas graves e atípicas da febre chikungunya envolvem: 1) exacerbação de doenças subjacentes; 2) associação com outras doenças infecciosas agudas; e 3) manifestações específicas do CHIKV. A descompensação de condições mórbidas prévias, sobretudo das doenças cardiovasculares, tem sido frequente durante a fase aguda da doença, podendo os sintomas e sinais clínicos da descompensação se sobressaírem em relação àqueles da própria infecção. A "tempestade de citocinas" induzida pelo CHIKV é apontada como fator desencadeante para tais exacerbações, resultando na falência orgânica. Coinfecção de CHIKV tem sido descrita como vírus dengue e/ou vírus Zika. Formas graves também têm sido associadas a infecções bacterianas complicadas com sepse e choque séptico, principalmente pneumonia bacteriana aguda, com mortalidade de até 75%. Ademais, a infecção aguda pelo CHIKV pode se manifestar na forma de complicações neurológicas (encefalopatia, convulsões, meningoencefalite, síndrome de Guillain-Barré, mielite transversa, hemorragia subaracnóidea), cardíacas (miocardite e pericardite), musculares (miosite e rabdomiólise), hepáticas (hepatite aguda e insuficiência hepática aguda), renais (nefrite), oculares (uveíte, iridociclite e retinite), pancreáticas (pancreatite) e hemodinâmicas (sepse e choque séptico, na ausência de evidências clínicas e/ou microbiológicas de outros micro-organismos). As principais causas de óbito são: insuficiência cardíaca; falência múltipla de órgãos; sepse; miocardite; pericardite; doença cerebrovascular; pneumonia; insuficiência respiratória; meningoencefalite; hepatite aguda; insuficiência renal; dermatose bolhosa; e infarto agudo do miocárdio.

A transmissão vertical de CHIKV foi identificada pela primeira vez na epidemia da Ilha de Reunião, em 2005-2006, e, na ocasião, os neonatos foram apontados como um grupo de risco adicional para formas graves da febre chikungunya. A transmissão vertical, cuja taxa é elevada e da ordem de 50%, dá-se na presença de viremia materna no período periparto, compreendido entre 2 dias antes e após o parto. O parto cesáreo não protege contra a transmissão perinatal nesses casos. Os neonatos são assintomáticos no momento do nascimento e, após um período de incubação variável de 3 a 7 dias, com média de 4 dias, desenvolvem um quadro clínico inespecífico de febre, recusa alimentar, choro persistente e irritabilidade, edema de extremidades, cianose periférica, petéquias e exantema maculopapular, conforme descrito anteriormente. Em metade dos casos, complicações neurológicas, como encefalopatia, meningoencefalite, edema cerebral e hemorragia intracraniana, ocorrem, podendo culminar no óbito ou causar sequelas permanentes como transtornos posturais, cognitivos e comportamentais, paralisia cerebral e epilepsia secundária. Outras complicações, como coagulação intravascular disseminada, hemorragias, insuficiência respiratória e hipotensão/choque com necessidade de fármacos vasoativas, são também descritas.

Os sintomas da fase aguda duram cerca de 1 a 2 semanas, período após o qual ocorre melhora significativa do quadro. Contudo, para uma parcela considerável de pacientes, essa melhora é aparente e é seguida por comprometimento articular (artropatia por chikungunya ou reumatismo inflamatório crônico por chikungunya) com padrão recorrente ou persistente. Mais comumente, esses pacientes apresentam ataques recorrentes de poliartralgia (ou poliartrite) intercalados com períodos de recuperação. Em menor frequência, outros pacientes apresentam doença articular persiste e intensa que se estende além da fase aguda, requerendo analgésicos e anti-inflamatórios. Seja recorrente ou persistente, a artropatia por chikungunya afeta significativa e negativamente a qualidade de vida, as atividades diárias e a saúde física e mental dos indivíduos afetados.

A percentagem de pacientes que se recupera completa ou parcialmente na fase aguda e progride para fase subaguda e/ou crônica da doença varia amplamente entre os diferentes estudos, em sua maioria observacionais de grandes surtos da febre chikungunya, sugerindo diferenças quanto a fatores da população, como predisposição genética, idade e gênero, a fatores virais, como virulência dos genótipos, e/ou às características dos estudos, como metodologia empregada, definição de casos e tempo de seguimento. Entretanto, uniformemente, os estudos mostram que a proporção de indivíduos sintomáticos diminui progressivamente com o tempo. Em uma metanálise de estudos de coorte no continente americano, concluiu-se que 52% dos pacientes infectados por CHIKV nas Américas desenvolverão reumatismo crônico por chikungunya. Em uma metanálise conduzida por Paixão et al., a prevalência de reumatismo inflamatório crônico por chikungunya foi de 39% [intervalo de confiança (IC) 95%, 37 a 41%] entre 3 e 6 meses, 18% (IC 95%, 16 a 21%) entre 6 e 12 meses, 21% (IC 95%, 19 a 22%) entre 12 e 24 meses e 3% (IC 95%, 2 a 5%) além de 24 meses. Esse mesmo estudo também encontrou diferença de prevalência da doença crônica conforme o genótipo do CHIKV, sendo maior entre o genótipo do Oceano Índico (50%, IC 95%, 40 a 60%), seguida do genótipo Asiático (36%, IC 95%, 20 a 52%) e, por último, o genótipo Leste-Centro-Sul-Africano (13%, IC 95%, 7 a 18%), suscitando a hipótese de diferença de virulência entre os genótipos.

DIAGNÓSTICO

Não há achados hematológicos patognomônicos significativos. Achados laboratoriais anormais podem incluir trombocitopenia leve (> 100.000/mm³) e leucopenia e transaminases discretamente elevadas. O diagnóstico laboratorial específico é feito por meio das tentativas de isolamento viral, utilizando-se camundongos e células BSC-1, Vero ou HeLa, bem com a RT-PCR, que também tem sido utilizada com sucesso no diagnóstico da infecção. A conversão sorológica em soros pareados (aumento de pelo menos quatro vezes nos títulos entre soros agudos e convalescentes), mediante o uso do teste de inibição de hemaglutinação (IH) é uma alternativa interessante para o diagnóstico sorológico, entretanto o uso dos ensaios imunoenzimáticos para detecção de IgM (IgM-Elisa) e de IgG (IgG-Elisa) são mais práticos e podem fornecer um diagnóstico presuntivo rápido de infecção recente com uma única amostra sérica obtida a partir do quinto ou sexto dia de doença.

PREVENÇÃO E CONTROLE

Atualmente, encontra-se disponível uma vacina de vírus vivo atenuado que induz resposta imune com produção de anticorpos neutralizantes, que tem sido usada para proteger pessoal de laboratório que manipula o CHIKV, e está sendo testada para uso em saúde pública. Outra vacina disponível é uma com vírus inativado que, testada em camundongos, resultou em proteção contra desafio letal. Muitas outras abordagens para desenvolvimento de vacina para o CHIKV estão em desenvolvimento, sendo as principais vacinas: de DNA recombinante e de vírus quiméricos. No entanto, ainda não estão disponibilizadas para comercialização.

A forma mais prática de prevenir a infecção pelo CHIKV em larga escala é o controle vetorial dos transmissores *Aedes aegypti* e *Aedes albopictus*, ou uso de proteção individual, como repelentes e barreiras físicas que evitem a ação do mosquito.

FEBRE MAYARO – NOVO DESAFIO

Observa-se, nos últimos 20 anos, que a emergência de algumas doenças, como as arboviroses transmitidas por mosquitos, a exemplo da dengue, febre amarela, Zika, chikungunya, febre do Oeste do Nilo, e agora bem recente o mayaro, em diferentes países das Américas, é facilitada pela ação humana ao modificar os ecossistemas, embora outros fatores também estejam relacionados a essa condição, tais como a globalização e a ampliação do intercâmbio de pessoas em nível internacional, as alterações climáticas e o desordenado crescimento populacional urbano. Especificamente em relação ao trânsito populacional entre as várias regiões dos continentes, o risco de turistas transportarem patógenos às áreas indenes é significativo, o que leva à instalação de doenças consideradas emergentes ou mesmo reemergentes.

Em contrapartida, estudos sobre o aquecimento global com influência no mecanismo de transmissão de patógenos ao homem levam-nos a crer que o aumento da temperatura vem afetando diretamente os mosquitos vetores, porquanto, via de regra, há redução no tempo de desenvolvimento das larvas e, com isso, diminuição do ciclo para atingir a fase adulta.

A interação dos mosquitos vetores com o homem é um desafio para o entendimento da dinâmica reguladora da transmissão das doenças causadas pelos arbovírus. Cite-se o *Aedes aegypti* e o *Culex quinquefasciatus*, que têm ampla distribuição no Brasil e encontram-se fortemente ligados ao homem e ao ambiente urbano, bem como o *Aedes albopictus*, presente em quase todo território nacional, podendo ser encontrado em ambientes rurais e periurbanos, aumentando a possibilidade de surtos ou epidemias em diferentes regiões do país. É fato que o crescimento desordenado das cidades e as mudanças climáticas também atuam positivamente na proliferação dos mosquitos vetores e, por conseguinte, no aparecimento das doenças. Outro desafio relevante para a saúde pública é o diagnóstico dessas novas arboviroses que apresentam sintomas muito semelhantes entre si, além do que, alguns testes sorológicos utilizados para detecção desses arbovírus em hospedeiros vertebrados podem apresentar reação cruzada, dificultando o diagnóstico conclusivo.

É de importância a ressalva de que a entrada recente de novos arbovírus no Brasil desafia profissionais da saúde e pesquisadores para que se estabeleça uma investigação mais constante e detalhada sobre os sintomas apresentados pelos pacientes e os consequentes diagnósticos, bem como dos vetores envolvidos, dos agentes etiológicos e fatores ambientais que podem estar associados aos surtos e epidemias e ao surgimento de novos casos, incluindo sua expansão geográfica. Dessa forma, fazem-se necessários o fortalecimento e a integração das vigilâncias entomológica e epidemiológica, a fim de facilitar melhor direcionamento dos métodos de controle e prevenção contra essas doenças no país.

A febre mayaro é uma doença febril aguda, infecciosa, predominantemente benigna, assemelhando-se clinicamente à dengue e mais ainda à chikungunya. O agente causador é o vírus mayaro, que é um arbovírus, ou seja, vírus transmitido por artrópodes, particularmente mosquitos. Pertence à família *Togavirus*, gênero *Alphavirus*, e se relaciona genética e antigenicamente ao CHIKV.

O mayaro é um vírus originário das Américas. O primeiro isolamento ocorreu em 1954, em trabalhadores rurais que viviam em Trinidad e Tobago, ilhas na região do Caribe, numa cidade chamada Mayaro, a qual deu origem ao nome da doença. No Brasil, o primeiro caso foi registrado no ano seguinte (1955), durante o surto de uma doença febril aguda que acometeu uma comunidade rural localizada às margens do Rio Guamá, próxima à cidade de Belém do Pará. Desde então, casos esporádicos e surtos localizados têm sido registrados nas Américas. Atualmente, o vírus mayaro apresenta-se endêmico na Amazônia, especialmente nos estados das regiões Norte, como Pará e Tocantins, e Centro-Oeste, como Goiás, que concentra o maior número de casos confirmados da doença em indivíduos que foram infectados na zona rural ou de mata.

Os vírus mayaro e da FA silvestre apresentam um ciclo epidemiológico semelhante, pois há a participação de mosquitos silvestres, principalmente do gênero *Haemagogus*, com hábitos estritamente diurnos, vivendo nas copas das árvores e de primatas (principal hospedeiro do vírus). Provavelmente, outros gêneros de mosquitos participam do ciclo de manutenção do vírus mayaro na natureza, tais como *Sabethes*, *Psorophora*, *Culex*, *Coquillettidia* e *Aedes*, além de outros hospedeiros vertebrados como pássaros, preguiças, marsupiais, roedores, tamanduás e tatus que podem atuar na amplificação e na manutenção do vírus em seu ambiente natural. O homem é considerado um hospedeiro acidental, já

que precisa adentrar na mata (*habitat* natural de hospedeiros, reservatórios e vetores silvestres infectados) no momento em que o mosquito está próximo ao solo por conta, por exemplo, de derrubada de árvores. Como zoonose silvestre, a doença pelo vírus mayaro não pode ser eliminada.

Experimentos laboratoriais sinalizam para a possibilidade do *Aedes aegypti* e *Aedes albopictus* serem infectados pelo vírus mayaro, os quais se somam aos achados de infecções em natureza. O fato de viverem próximos do homem e de se adaptarem facilmente ao ambiente urbano representa risco maior de se tornarem vetores envolvidos na disseminação da infecção pelo vírus mayaro. Essa realidade leva os pesquisadores a considerar o risco potencial de transmissão urbana que poderia ser sustentada num ciclo homem-mosquito-homem. Isso ocorre a partir da picada de mosquitos fêmeas que se infectam ao se alimentar do sangue de primatas ou humanos infectados com o vírus mayaro durante o período de viremia. Há um processo natural no mosquito denominado incubação extrínseca que vai até o 12º dia, quando se torna apto a transmitir o vírus por toda a sua existência. Até o momento, não foram registrados casos de transmissão urbana do vírus.

Estudo publicado na revista Memórias do Instituto Oswaldo Cruz relata, pela primeira vez, evidências da presença do vírus mayaro no Pantanal do Mato Grosso do Sul, onde foram detectados anticorpos para o vírus mayaro em cavalos, jacarés e ovelhas, indicando a circulação viral em uma camada mais baixa da mata, diferindo do conceito clássico de que a circulação do vírus mayaro acontece na parte alta da floresta, entre primatas e mosquitos. Esse fato revela que a distribuição geográfica do vírus está crescendo no país.

Apesar de pouco conhecida pela população e por profissionais de saúde do país, a febre mayaro é uma doença antiga. Tem grande importância médica e atinge principalmente a Região Norte. Em especial no estado do Pará, já foram reportados surtos/epidemias e casos isolados da doença são relativamente frequentes. Estudos apontam que é difícil ter uma noção do número real de casos, já que é uma doença não fatal, na maioria das vezes com um quadro clínico brando, levando as pessoas que adoecem a não procurar assistência médica e, quando o fazem, não serem diagnosticadas devidamente.

Outro fator que dificulta a notificação dos casos é que a febre pelo vírus mayaro ocorre em locais de difícil acesso e distantes de assistência médica, o que complica ainda mais o diagnóstico. As manifestações clínicas nos pacientes são muito semelhantes àquelas produzidas principalmente pelo CHIKV. Os sintomas têm início geralmente de 1 a 3 dias após a picada do mosquito infectado, embora esse tempo possa variar de indivíduo a indivíduo, dependendo da sua imunidade, do número de partículas virais inoculadas e do tipo de cepa viral, entre outras condições. A presença de um quadro clínico com síndrome febril aguda inespecífica (branda ou moderada), e que pode acompanhar cefaleia, calafrios, mialgia e exantema, dificulta o diagnóstico diferencial com outras arboviroses, prejudicando que se estabeleça a incidência do Mayaro nas regiões onde circula. Na maioria dos casos, a doença é autolimitada, com o desaparecimento dos sintomas em 1 semana; entretanto, a artralgia (dor nas articulações), que pode ser acompanhada de edema (inchaço) articular, é o principal sintoma das formas graves e, em alguns casos, pode ser incapacitante, persistindo por vários meses. Torna-se importante o paciente relatar, no momento do atendimento médico, dados como local onde reside e trabalha ou qualquer local que tenha estado ou viagem que tenha feito para áreas rurais, de mata, nos últimos 15 dias antes do início dos sintomas. Igualmente, informar se no local visitado foi observada a presença de macacos, incluindo possíveis mortes desses animais na região.

O diagnóstico da febre mayaro apoia-se na clínica, epidemiologia e laboratório. Logo na avaliação clínica do paciente, com base nos sintomas relatados e no histórico de exposição de risco nos 15 dias que precedem o início dos sintomas, já há condições de orientar o diagnóstico, incluindo o diferencial. Tendo em vista a similaridade com outras arboviroses, principalmente chikungunya, o diagnóstico laboratorial (isolamento viral, sorologia e biologia molecular) é crucial para a conclusão da causa etiológica, em associação com os achados clínicos e epidemiológicos.

Com relação ao tratamento, não existe terapia específica ou vacina. O indicado é o repouso para o paciente, acompanhado de tratamento sintomático, com analgésicos e fármacos anti-inflamatórias que podem proporcionar alívio dos sintomas como dor e febre.

Considerando-se a impossibilidade de se eliminar o ciclo silvestre de transmissão do vírus e a indisponibilidade de uma vacina, as medidas de prevenção consistem em evitar o contato com áreas onde há transmissão do vírus e minimizar a exposição à picada do vetor, seja por meio do uso de repelentes e roupas compridas, ou ainda de mosquiteiros, principalmente em área rural, visando minimizar o contato homem e vetor silvestre.

No que concerne à vigilância epidemiológica, o vírus mayaro é considerado endêmico na região amazônica, fundamentalmente nos estados da região Norte e Centro-Oeste. O vírus ocorre em áreas de mata, rural ou silvestre e geralmente afeta pessoas suscetíveis que penetram nos espaços onde vivem os macacos e vetores silvestres.

Estudos recentes fazem alerta para uma possível urbanização da doença. Nesse sentido, alguns fatores se apresentam fundamentais, como o contato da população urbana com os mosquitos transmissores e a presença de hospedeiros com a função de amplificadores nas cidades. Essa situação, à vista dos recentes casos de febre pelo vírus mayaro em centros urbanos, pode estar ocorrendo justamente com o vírus mayaro, o que revela a importância do estabelecimento da vigilância do vírus antes que ele se torne um problema de saúde pública no país.

Como parte desses estudos, essa análise pode-se estender em relação aos vetores e suas implicações no contexto, levando-se em conta possibilidades como: a capacidade de o mosquito *Haemagogus janthinomys* poder circular abaixo das copas das árvores, com possibilidade de infectar moradores de regiões próximas da mata e, ainda, ao real crescimento de cidades circunvizinhas a áreas de mata nas regiões Norte e Centro-Oeste do Brasil; a participação de outros mosquitos considerados comuns nas grandes cidades e com hábitos noturnos na transmissão do vírus mayaro, já que isso vem ocorrendo em locais com floresta degradada na Amazônia, so-

mando-se, ainda, a possibilidade de o *Aedes aegypti* surgir como potencial vetor para o Mayaro em áreas urbanas por ter sido demonstrada, em laboratório, sua capacidade de transmissão. Com relação aos hospedeiros vertebrados, considerar possibilidades como: a amplificação viral por meio de primatas (micos e saguis) que vivem em centros urbanos; a participação de aves como hospedeiros amplificadores secundários por se ter comprovação de isolamento do vírus mayaro em uma ave migratória no sul dos Estados Unidos (EUA), sugerindo que essa tenha sido originária de áreas endêmicas da América Central ou do Sul; e por que não cogitar a possibilidade, no futuro, de uma adaptação viral levando o homem a se prestar também como hospedeiro amplificador do vírus, o que parece ter ocorrido com o CHIKV na África.

Em maio de 2019, pesquisadores do Laboratório de Virologia Molecular da Universidade Federal do Rio de Janeiro (UFRJ) confirmaram infecção pelo vírus mayaro por sorologia, em 2016, em três pacientes, na cidade de Niterói. Estudos epidemiológicos afirmam que essas pessoas não se ausentaram da região onde moram, anulando a possibilidade de terem contraído a virose em outra área geográfica. Foram analisadas 279 amostras por biologia molecular (PCR em tempo real) que foram, pelos sintomas, identificadas como infecção pelo CHIKV, com 57 negativas, as quais foram submetidas a outros testes para o diagnóstico diferencial. Dos mais de seis mil casos registrados esse ano, pelo estado do Rio de Janeiro, como indicativos de chikungunya, aproximadamente 20% não confirmaram a doença, levando à possibilidade de outros agravos, até mesmo do Mayaro.

Pesquisadores da Universidade de São Paulo (USP) também detectaram a presença de anticorpos para o vírus mayaro ao analisarem amostras de sangue de doadores da cidade de São Carlos, interior paulista.

O Brasil registrou poucas centenas de casos isolados de febre pelo vírus mayaro a partir daquele ocorrido em 1955, em Belém, demonstrando-se ser de característica eminentemente silvestre e se apresentar, via de regra, concomitantemente, nos surtos de febre amarela, em particular na Amazônia brasileira. Entende-se, por esse fato, que a subnotificação do número de casos é evidente, e seria necessário resgatar os materiais cujos diagnósticos foram inconclusivos, mas com epidemiologia compatível, lançando-os contra testes específicos (sorológicos e de biologia molecular). A realidade atual, entretanto, remete para a possibilidade de termos um cenário mais favorável à urbanização de algumas arboviroses, porquanto mosquitos como *Aedes aegypti*, *Aedes albopictus* e *Haemagogus janthinomys* em áreas periurbanas, e mais a possibilidade de, acidentalmente, outros vetores, como *Culex*, também alimentarem a cadeia de transmissão desses vírus. E, nesse contexto, encontramos o vírus mayaro que poderá se adaptar às condições urbanas e começar a transmitir a doença, com reflexos negativos à já difícil situação em que se encontra a saúde pública brasileira.

Cabe o alerta para os cuidados especiais que devem ser observados nas áreas endêmicas e naquelas recentemente afetadas. Recomenda-se, como estratégia, intensificar a vigilância epidemiológica para quando houver aumento dos índices de chuva e temperatura (momento em que há o favorecimento da transmissão das doenças que se utilizam da proliferação de vetores), e que essa seja aplicada tanto na área urbana como rural, independentemente da forma que venha a se instalar, se de surtos e/ou epidemias. E, por último, lembrar que os sintomas da febre pelo vírus mayaro são semelhantes aos da chikungunya, como: febre alta (acima de 38 °C), pele e olhos avermelhados, coceira, dores musculares no corpo e articulações, incluindo inchaços (joelhos e pulsos), dor de cabeça, sendo as manchas no corpo aplicáveis apenas para a febre mayaro. Esses sintomas perduram por até 15 dias e pode haver complicações neurológicas. Não há ainda vacina disponível para nenhuma dessas doenças.

FEBRES HEMORRÁGICAS CAUSADAS POR VÍRUS MARBURG E EBOLA

Foi em marburg, Alemanha, em 1967, que houve a descrição original dos casos clínicos dessa FHV, daí a denominação de febre hemorrágica de marburg para os casos gerados pelo vírus marburg (MARV), não obstante a comprovação de esse vírus ser de origem africana, já que tanto o marburg quanto o ebola são vírus originalmente identificados em populações de macacos dessa região. Recentemente, foram encontrados fortes indícios de que ambos os vírus são transmitidos para os humanos e também para os macacos, por excretas de morcegos. Aparentemente, os morcegos transmitem os vírus para os macacos e, em algumas epidemias, transmitem para os humanos.

A importação de macacos da espécie *Cercopithecus aethiops* contaminados da África (Uganda), nessa época, foi realizada com objetivo de empreender estudos em laboratórios na Europa para produção de vacinas antipoliomielite, introduzindo, com isso, o vírus naquele continente. Após esse fato, somente casos esporádicos do MARV foram reconhecidos na África, até a ocorrência de uma extensa epidemia em 1998. De igual maneira (contato com a mesma espécie de macacos), a doença se apresentou em Belgrado, na Sérvia (ex-Iugoslávia).

Em 1976, a febre hemorrágica induzida pelo vírus ebola foi identificada pela primeira vez em duas simultâneas epidemias: Nzara, no Sudão, e em uma aldeia de Yambuku, na República Democrática do Congo (RDC – ex-Zaire). O último é um vilarejo situado perto do Rio Ebola, pelo qual a doença toma seu nome. Diversas epidemias têm sido registradas na África e nenhum episódio tem sido observado fora do continente africano.

ETIOLOGIA

Os MARV e ebola pertencem à família *Filoviridae* da ordem Mononegavirales. Morfologicamente, são vírus idênticos e epidemiologicamente apresentam distribuição semelhante. Nos humanos, as manifestações clínicas e patológicas são indiferenciáveis. Não se verificou relacionamento antigênico entre esses dois vírus e os ensaios em cobaias, macacos e camundongos revelaram serem eles patogênicos, causando doença febril ou mesmo a morte dos animais. Em culturas de células Vero, ocasionam efeito citopático.

O nome da família é derivado do latim *filum* (fio ou linha). Recentemente, a classificação taxonômica dos filovírus foi revista pelo International Committee on Taxonomy of Viruses (ICTV) e, por causa das diferenças genéticas entre os vírus ebola e marburg, o ICTV propôs a reclassificação dos filovírus em dois gêneros: o gênero *Marburgvirus*, com uma única espécie, *Marburg marburgvirus*, e o gênero *Ebolavirus*, com cinco espécies, *Zaire ebolavirus*, *Sudão ebolavirus*, *Reston ebolavirus*, *Costa do Marfim ebolavirus* e *Bundibugyo ebolavirus*, anteriormente classificados como genótipos do vírus ebola. A detecção de um possível novo filovírus em morcegos na Espanha, denominado *Lloviu virus*, suscitou a proposição de estabelecimento de um terceiro gênero na família *Filoviridae*, denominado *Cueva*, e o vírus foi renomeado para *Lloviu cuevavirus*, sendo considerada a única espécie viral pelo ICTV até hoje.

No gênero Ebolavirus, com exceção da espécie *Reston ebolavirus* não associada com casos de FHV naturalmente adquiridos em humanos, todas as demais espécies já foram isoladas de casos humanos e causaram epidemias com severos quadros hemorrágicos em diversas áreas do continente africano. A espécie *Reston ebolavirus* apenas é reconhecida em macacos capturados nas Filipinas.

As partículas virais dos filovírus medem 100 nm de diâmetro e de 130 a 2.600 nm, chegando até 14.000 nm o comprimento das formas filamentosas. Têm um envoltório com nucleocapsídeo de simetria helical e RNA de polaridade negativa. São pleomórficos com configuração cilíndrica em "U", circulares ou filamentosas, as quais apresentam ramificações.

EPIDEMIOLOGIA

No curso de uma epidemia da doença em Marburg, na Alemanha e na Sérvia (ex-Iugoslávia), em 1967, os primeiros casos comprovados resultaram da contaminação do próprio pessoal de laboratório que manipulou os espécimes clínicos como sangue, órgãos ou cultivos dos macacos infectados. Outros casos ocorreram entre os profissionais de saúde que promoveram o atendimento aos doentes. A doença voltou a manifestar-se em 1975 em um australiano, em passeio pelo Zimbábue, na África meridional, e também na África do Sul. No Quênia, foram registrados dois casos em 1980 e um em 1987, possivelmente com a participação de morcegos, tendo em vista a referência do ingresso dessas pessoas em grutas com grandes populações de morcegos. Em 1998, surgiram novamente casos de infeção pelo MARV em Durba, RDC, num grupo de mineiros (mina de ouro) e o surto ampliou-se por contágio dos familiares e pessoas próximas. O surto foi declarado extinto em 2000. No total, deu origem a 128 mortes de 154 casos reportados, com taxa de mortalidade de 83%. No período de 2004 a abril de 2005, foram identificados 252 casos de febre hemorrágica de Marburg, sendo 227 fatais, em sete províncias de Angola, com origem na de Uíge, responsável por 90% dos casos, superando o surto registrado na RDC, no período de 1998 a 2000. No período de 2007 a 2008, foram reportados seis casos isolados de infeção por MARV em Uganda, alguns por visitarem a gruta Python, localizada no Queen Elizabeth National Park, em Uganda. Essa gruta foi extensivamente estudada por ter sido identificada como epicentro de múltiplos casos de infeção por MARV e ser conhecida pela presença de grande população de morcegos. O último surto ocorreu em 2012, em Uganda, quando foram identificados 23 casos de infeção por MARV, dos quais resultaram 15 mortes, com taxa de mortalidade de 65%. Em setembro de 2014, registrou-se uma morte por esse vírus em Uganda (funcionário de hospital em Kampala) e, em outubro de 2017, um óbito, também em Uganda, segundo informações do ministério da saúde desse país.

A primeira ocorrência de febre hemorrágica induzida pelo *Zaire ebolavirus* ocorreu em 1976, ocasionando uma explosiva epidemia no nordeste do Zaire (atual RDC), com 280 óbitos, dos 318 casos reconhecidos e notificados.

Em 1979, nova epidemia de FHV foi diagnosticada no Sudão, sendo isolada a espécie *Sudão ebolavirus*. Casos isolados de FHV causada pela espécie *Zaire ebolavirus* foram diagnosticados em 1977 e 1978. Em 1994, um caso de FHV foi reconhecido na floresta Tai, na Costa do Marfim, e o vírus isolado se mostrou diferente dos demais filovírus conhecidos, e a espécie viral associada ao caso foi denominada *Floresta Tai ebolavirus*. Antes desse vírus, uma espécie diferente foi isolada em Reston, Virgínia, EUA, em 1989, denominada *Reston ebolavirus*, que causou uma epizootia em macacos importados das Filipinas. Por fim, a espécie *Bundibugyo ebolavirus* foi reconhecida em 2007, durante uma epidemia de FHV no distrito de Bundibugyo, em Uganda, onde ocorreram 125 casos, e a letalidade foi a mais baixa, situando-se em 25%, já que para a maioria das epidemias causadas pelas outras espécies virais do gênero *Ebolavirus* a letalidade tem variado entre 41 e 90%. Na Tabela 15.1 estão listados os surtos e as epidemias por vírus ebola.

Diferentemente dos outros eventos documentados, a epidemia de FHV, do gênero *Ebolavirus*, ocorreu na África Ocidental, em 2014 e 2015, em especial na Guiné, onde houve o primeiro caso, em dezembro de 2013, e que se somou à da Libéria e Serra Leoa, considerada a mais extensa e duradoura doença em registro na literatura.

TABELA 15.1 Cronologia de surtos e epidemias prévias pelo vírus ebola.*

Ano	País	Espécie	Casos	Morte	Fatalidade (%)
2018	República Democrática do Congo	Zaire	754	457	60
2017	República Democrática do Congo	Zaire	11	3	27
2016	Guiné, Libéria, EUA*	Zaire	4	4	100
2014-2015	Guiné, Libéria, Serra Leoa	Zaire	28.454	11.297	39,7
2012	República Democrática do Congo	Bundibugyo	57	29	51
	Uganda	Sudão	7	4	57
	Uganda	Sudão	24	17	71
2011	Uganda	Sudão	1	1	100
2008	República Democrática do Congo	Zaire	32	14	44
2007	Uganda	Bundibugyo	149	37	25
	República Democrática do Congo	Zaire	264	187	71
2005	República Democrática do Congo	Zaire	12	10	83
2004	Sudão	Sudão	17	7	41
2003 (nov-dez)	República Democrática do Congo	Zaire	35	29	83
2003 (jan-abr)	República Democrática do Congo	Zaire	143	128	90
2001-2002	República Democrática do Congo	Zaire	59	44	75
2001-2002	Gabão	Zaire	65	53	82
2000	Uganda	Sudão	425	224	53
1996	África do Sul	Zaire	1	1	100
1996 (jul-dez)	Gabão	Zaire	60	45	75
1996 (jan-abr)	Gabão	Zaire	31	21	68
1995	República Democrática do Congo	Zaire	315	254	81
1994	Costa do Marfim	Floresta Tai	1	0	0
	Gabão	Zaire	52	31	60
1979	Sudão	Sudão	34	22	65
1977	República Democrática do Congo	Zaire	1	1	100
1976	Sudão	Sudão	284	151	53
	República Democrática do Congo	Zaire	318	280	88

*Primeiro caso de ebola por transmissão sexual nos Estados Unidos.

Áreas densamente urbanizadas e a proximidade das pessoas contribuíram muito para o elevado número de doentes. Rituais necrológicos de hábitos locais têm influenciado a disseminação do vírus nesses países. A Figura 15.2 mostra as regiões mais atingidas na África Ocidental. Em 14 de outubro de 2015, segundo a Organização Mundial de Saúde (OMS), já haviam ocorrido 28.454 casos na região, com 11.297 óbitos. Essa casuística, entretanto, pode estar subdimensionada pela dificuldade de obtenção de dados em uma área com população dispersa e arredia à atenção médica. Estimativas mais pessimistas calculam um número maior de óbitos pela doença, com 70% de mortalidade, embora a OMS tenha estimado a letalidade em 46%. Em agosto de 2014, a OMS declarou a epidemia como em estado de emergência internacional. Os primeiros países atingidos pela epidemia foram Guiné, Libéria, Serra Leoa e Nigéria. Serra Leoa e Guiné declararam o fim da transmissão da doença em novembro e dezembro de 2015, respectivamente, e a Libéria em janeiro de 2016, observando a ausência de casos por mais de 40 dias (duas vezes o período máximo de incubação do vírus). Alguns países na África mais organizados sanitariamente, como a Nigéria e outros em que o número de casos foi reduzido, como na RDC, conseguiram controlar a epidemia em 2014, declarando-a extinta. Nesse mesmo ano, um liberiano, em visita aos EUA, foi diagnosticado no Texas com o vírus ebola (primeiro caso no país), indo a óbito. A enfermeira que o atendeu no hospital também contraiu a doença. Precedeu essa ocorrência o caso de um pequeno número de trabalhadores humanitários americanos que adquiriu o vírus na África e foi tratado nos EUA, recuperando-se satisfatoriamente, assim como outros importados que se sucederam a esses. Em meados de setembro, a OMS recomendou que transfusões de sangue de sobreviventes de ebola deveriam ser o tratamento prioritário imediato, por não se ter, até agora, nenhuma terapia medicinal ou vacina aprovada cientificamente para combater o Ebola, embora várias candidatas estejam passando por ensaios clínicos. Esse sangue, provavelmente lotado de anticorpos contra o vírus, poderia ajudar os recém-infectados a reagir mais rapidamente à doença. Na Figura 15.3, encontram-se demonstrados numericamente os pacientes e os respectivos países envolvidos com Ebola fora da África Ocidental nesse período.

Após essa marcante epidemia, ocorreram em 2016 dois casos na Guiné, com o alerta da OMS para permanência do vírus ebola nos fluidos corporais de pessoas que sobreviveram à doença, um caso na Libéria e um caso nos Estados Unidos por transmissão sexual, revelando, após estudos, que dois terços dos homens que sobreviveram à infecção (curados) apresentavam o vírus no sêmen, fato esse que também fora registrado em uma mulher na Libéria, em 2015, depois do contato com um sobrevivente da epidemia de 2014.

Segundo a OMS, em 2017, na RDC, ocorreu um surto de Ebola com 11 casos diagnosticados da doença, dos quais três foram a óbito.

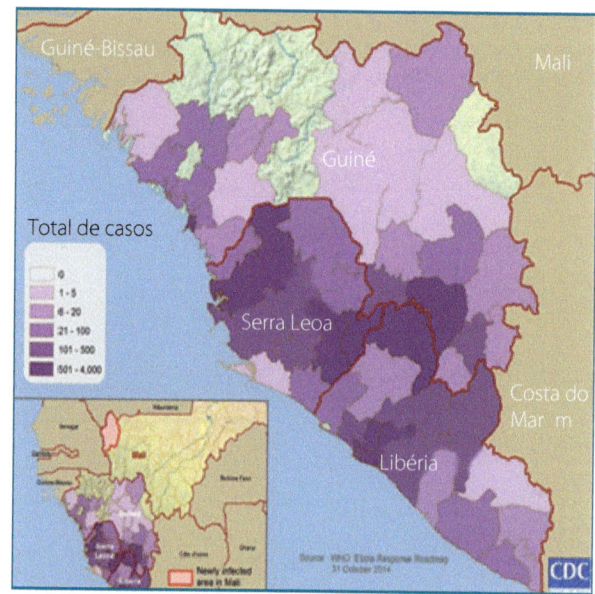

FIGURA 15.2 Regiões mais atingidas pela epidemia de 2014, localizadas na África ocidental.
Fonte: CDC Estados Unidos.

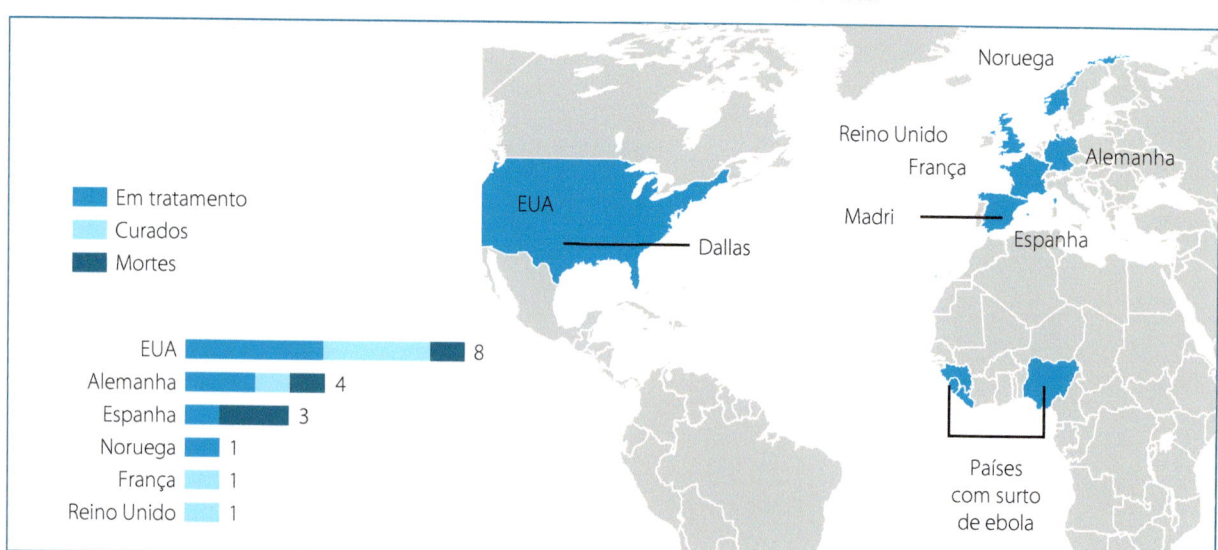

FIGURA 15.3 Pacientes com ebola fora da África Ocidental.*

* Exceto em um caso na Espanha e dois nos Estados Unidos, os pacientes foram infectados na África Ocidental, até outubro de 2014.
Fonte: BBC News WORLD SERVICE.

Em abril de 2018, a noroeste da RDC, foram confirmados dois casos de Ebola, e, em maio, na cidade de Bikoro, foi declarada nova epidemia de ebola, depois de espalhar-se para as margens do Rio Congo (cidade de Mbandaka), infectando 58 pessoas, com 27 óbitos. Em junho, houve vacinação para 10 mil pessoas sujeitas a risco eminente. Em agosto desse mesmo ano, a OMS informou o registro de 41 mortes de 57 casos da doença identificados, no leste da RDC (Província de Kivu do Norte), e o Ministério da Saúde da RDC, no final de julho, declarou o fim da epidemia da província de Équateur, após 33 mortes de 54 casos registrados. Em seguida, período de novembro a dezembro nas províncias de Kivu do Norte e Ituri, a leste da RDC, ocorreu a segunda maior epidemia da história do ebola, superando aquela registrada em Uganda no período de 2000 e 2001, com 425 casos, segundo a OMS. Foram 583 infectados com 354 óbitos, de acordo com informações do Ministério da Saúde da RDC. Essa epidemia encontra-se em curso em 2019, concentrada na Província de Kivu do Norte, e até 9 de abril foram notificados 1.186 casos de Ebola confirmados e prováveis, dos quais 751 morreram (taxa de letalidade de 63%). O número de profissionais de saúde afetados é de 87 (7% do total de casos), incluindo 31 mortes.

Todos os casos documentados fora da África ocorreram em profissionais de saúde que trabalharam nas regiões afetadas ou que tiveram contato com casos importados, e não há, até esse momento, transmissão sustentada, documentada em nenhum outro país fora do continente africano.

É possível, porém improvável, que a epidemia se estenda para além do território africano, dada as características da forma de transmissão que nos países mais desenvolvidos é dificultada por se utilizar de uma barreira sanitária, no entorno de casos confirmados ou suspeitos. Até janeiro de 2015, nenhum caso de ebola ocorreu no Brasil. Apesar disso, o Centro de Vigilância Epidemiológica está atento à ocorrência de casos suspeitos. As portas de entrada do vírus mais vulneráveis no país são, em teoria:

- **Aeroportos internacionais:** está sendo medida a temperatura de todos os passageiros vindos da África. Chegam ao Brasil cerca de 20 aeronaves por semana.
- **Portos:** Porto de Santos, por exemplo, recebe cerca de 15 navios vindos da África por semana.
- **Via terrestre:** pelas fronteiras, na observação de migrantes ilegais de países africanos, especialmente nas divisas do Peru, Guiana Francesa e Rio Grande do Sul, por onde têm entrado clandestinamente. Não há relatos de transmissão em voos comerciais e navios.

O cuidado ao paciente e o manejo de seus fluidos corporais exigem alto nível de isolamento do profissional de saúde, com paramentação especial e treinamentos específicos para colocação e retirada do equipamento de proteção pessoal (Figura 15.4). Os materiais provenientes dos pacientes devem ser manejados em laboratórios com total isolamento do técnico e do ambiente onde as amostras são analisadas (nível IV de segurança máxima). No Brasil, o Instituto Evandro Chagas, em Belém do Pará, apesar de ser nível III, está preparado para proceder ao diagnóstico molecular das amostras provenientes de caso suspeitos. Há um hospital de referência em cada estado brasileiro para atendimento de eventuais pessoas suspeitas

da doença. Em São Paulo, o Instituto de Infectologia Emilio Ribas está apto para receber pacientes, caso seja necessário.

A transmissão dos filovírus se dá pelo contato íntimo com secreções e fluidos corporais dos pacientes contaminados. O período de incubação da doença pelo Marburg vai de 3 a 9 dias; já o da febre hemorrágica pelas espécies de Ebola, varia de 2 a 21 dias. Os hospedeiros, os reservatórios e os transmissores das várias espécies de filovírus não estão bem identificados, nem como ocorreu a transmissão do caso *índex*. Permanece desconhecida a ecologia dos dois vírus. Os macacos, por sua vez, exercem importante papel na transmissão para o homem. Evidências de que morcegos frugívoros poderiam atuar como hospedeiros do MARV foram detectadas em casos de mineiros que frequentavam cavernas (minas) no Quênia.

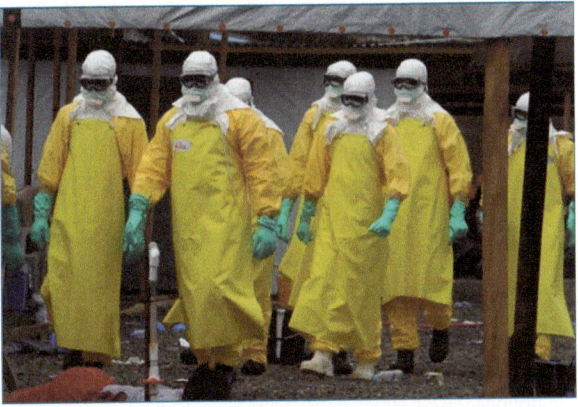

FIGURA 15.4 Paramentação necessária para os profissionais da área de saúde no cuidado aos pacientes suspeitos ou com a febre hemorrágica ebola.

Dados recentemente publicados indicam que os morcegos frugívoros das espécies *Hypsignathus monstrosus*, *Epomops franqueti* e *Myonycteris torquata* seriam os hospedeiros dos filovírus, pois, respectivamente, 24% (4/17), 7% (8/117) e 7% (4/58) animais foram positivos para anticorpos específicos. Sequências nucleotídicas do RNA viral foram detectadas no fígado e baço de *H. monstrosus* (19%, 4/21), *E. franqueti* (4%, 5/117) e *M. torquata* (3%, 4/141). Posteriormente, detectou-se alta prevalência de anticorpos antiebolavírus (37%) em soros de morcegos de espécies da África, incluindo a *E. franqueti* (37%, 10/27). Assim, atualmente há um consenso de que morcegos frugívoros são os possíveis hospedeiros primários dos filovírus, e que a transmissão se dá por contato com as excretas desses morcegos. Pode ainda ocorrer a transmissão por aerossóis em cavernas, como ocorreu na epidemia de 1995 na RDC, associada à transmissão do *Zaire ebolavirus* para mineiros em Kikwit, com 315 casos notificados e letalidade de 81%. Não há evidências de transmissão por vetores (mosquitos).

PATOLOGIA

Há semelhança dos efeitos patológicos no organismo humano para as febres hemorrágicas por filovírus. De fato, praticamente todos os órgãos são afetados. Lesões mais graves, no entanto, ocorrem no fígado, baço e tecidos linfáticos.

No fígado, observam-se hipertrofia e hiperplasia das células de Kupffer e áreas multifocais de necrose dos hepatócitos. Verificam-se, ainda, degeneração acidófila de hepatócitos isolados e presença de corpúsculos acidófilos tipo Councilman, enquanto no baço nota-se necrose focal da polpa vermelha, com substituição das células por material necrótico finamente granular. Lesões necróticas se apresentam no pâncreas, suprarrenais, hipófise, tireoide, rins e pele.

MANIFESTAÇÕES CLÍNICAS

O período de incubação das infecções por filovírus, em geral, é de 5 a 7 dias após o contato infectante, mas pode exceder 2 semanas. As manifestações iniciais, que podem ser insidiosas ou abruptas, traduzem-se em febre, cefaleia e mialgias generalizadas, seguindo-se prostração, odinofagia, cólicas abdominais, náuseas, vômitos e diarreia aquosa intensa. Nessa fase, comumente os pacientes também são acometidos de conjuntivite e faringite e referem secura na boca e dor torácica.

Entre o quinto e sétimo dia de doença, além do exantema maculopapular, ocorrem alterações hematológicas importantes, com ocorrência de diversos tipos de sangramento, como epistaxe, gengivorragia, metrorragia, urorragia, e outras como hematêmese, melena e hemorragias pulmonares. Observam-se, ainda, leucopenia, trombocitopenia e proteinúria e elevação significativa dos níveis séricos das aminotransferases e da amilase. Nesse período, também as dores se intensificam, surgem dor torácica importante e manchas avermelhadas pelo tórax. O quadro é dramático e piora em até 3 semanas, mas geralmente o óbito ocorre entre 7 e 16 dias de doença, quase sempre precedido de choque.

DIAGNÓSTICO

O diagnóstico sorológico se processa pelas técnicas Elisa, incluindo IgM-Elisa e IgG-Elisa para detecção de IgM e IgG, respectivamente; alguns laboratórios usam a imunofluorescência (IFA) para as mesmas detecções. Os anticorpos começam a ser detectados após a primeira semana de doença. Em contrapartida, os antígenos de Ebola ou Marburg podem ser detectados no soro ou tecidos de doentes ou de macacos infectados pela técnica Elisa.

O diagnóstico virológico mediante detecção do RNA viral costuma ser realizado em vida, utilizando amostras de soro ou sangue total ou, em casos fatais, também em fragmentos de vísceras de humanos e macacos por procedimento molecular; como os filovírus são vírus de RNA, a técnica a ser utilizada é a RT-PCR, ou seja, o PCR é precedido da etapa de transcrição reversa (RT) para transformar o RNA viral em DNA complementar (DNAc). Além do diagnóstico molecular, o vírus pode ser isolado mediante a inoculação do sangue dos doentes em cobaias, camundongos e em células Vero. Vale ressaltar que os filovírus devem ser manipulados em materiais suspeitos utilizados para diagnóstico, preferencialmente em ambiente de biossegurança nível IV. Portanto, manipulações de espécimes clínicos suspeitos devem ser realizadas apenas em poucos laboratórios dotados de instalações apropriadas (NB3 ou NB4) para a extração do RNA viral. Após a extração, as demais etapas de amplificação e identificação dos produtos da PCR por eletroforese podem ser realizadas em laboratórios NB2.

Por fim, é bom lembrar que, no Brasil, não existem laboratórios NB4, e, portanto, não se recomenda a tentativa de isolamento viral, preferindo-se a indicação da RT-PCR para diagnóstico molecular, já que, excepcionalmente, a extração do RNA viral poderia ser processada em ambiente laboratorial dotado de instalações NB3, usando todos os equipamentos de proteção individual (EPI) disponíveis, até mesmo o uso de roupas e máscaras protetoras para evitar a contaminação por aerossóis.

O diagnóstico por imuno-histoquímica também tem sido utilizado com anticorpos específicos para detecção de antígenos virais nos tecidos, principalmente no fígado de casos fatais de filovirose. Embora não seja usual, o relato da técnica de microscopia eletrônica tem sido usado para diagnóstico das filoviroses.

TRATAMENTO

Atualmente, não há tratamento específico para as FHV causadas por filovírus. Os pacientes devem ser atendidos em ambientes bem arejados e os cuidados devem ficar por conta de uma assistência médica e de enfermagem com experiência em casos de doenças hemorrágicas viróticas, observando proteção com nível de segurança IV, ofertando, inclusive, terapia intensiva. A administração de plasma hiperimune foi realizada, em alguns casos, sem que tenha havido resultados conclusivos.

CONTROLE

Não há disponibilidade, ainda, de vacinas comercializadas para os filovírus. Entretanto, no final de 2016, a OMS informou que os testes finais com a vacina experimental VSV EBOV da companhia farmacêutica Merck, contra o Ebola, demonstraram alta proteção contra o vírus. Participaram desse experimento cerca de 12 mil pessoas na Guiné, em 2015. Essa vacina está sendo utilizada na RDC e conseguiu gerar uma resposta imune duradoura para o vírus. O isolamento do paciente e a utilização de EPI pelos profissionais de saúde, como roupas apropriadas, máscaras, luvas, seringas e agulhas descartáveis, devem ser observados. As informações sobre os perigos e riscos de infecção, bem como o modo de evitá-los, servem também aos familiares ou pessoas que, de algum modo, manipulam o doente ou mesmo o cadáver, pois na África tem sido comum a ocorrência de casos em pessoas que manipularam cadáveres sem o uso de EPI.

FEBRES HEMORRÁGICAS DA ARGENTINA, BOLÍVIA E VENEZUELA E FEBRE POR LASSA E SABIÁ

São doenças causadas por vírus pertencentes à mesma família, a *Arenaviridae*, gênero *Mammarenavirus*, e que apresentam manifestações clínicas similares, excetuando-se os distúrbios neurológicos, somente encontrados nas febres hemorrágicas da Argentina (FHA), da Bolívia (FHB) e da Venezuela (FHV), assinaladas na América do Sul. A febre do vírus lassa apresenta registro apenas em países da África Ocidental e o vírus sabiá só foi isolado uma vez, de uma infecção natural, em um caso ocorrido em 1990, em São Paulo, Brasil. Essas doenças são encontradas apenas em áreas limitadas dos países onde ocorrem, ou seja, têm distribuição focal.

ETIOLOGIA

Os agentes responsáveis pelas FHA, FHB, FHV e febre do vírus lassa são, respectivamente, os vírus *Argentinian mammarenavirus* (Junin arenavirus), *Machupo mammarenavirus*, *Guanarito mammarenavirus* e *Lassa mammarenavirus*, assim como o *Brazilian mammarenavirus* (Sabiá arenavirus), todos pertencentes à família *Arenaviridae*, do único gênero, *Mammarenavirus*. Os arenavírus são assim chamados porque as partículas virais visualizadas por microscopia eletrônica lembram grãos de areia (do latim arena), têm morfologia semelhante e guardam importante relação antigênica entre si. Os arenavírus são divididos em dois grupos ou complexos: os arenavírus do Velho Mundo (complexo Lassa-LCM) e arenavírus do Novo Mundo (complexo Tacaribe). As partículas virais têm RNA de fita simples senso-negativo, tendo dois segmentos, um pequeno (P) e um grande (L). As partículas virais são pleomórficas e medem entre 50 a 300 nm de diâmetro. O segmento S codifica o precursor da glicoproteína e a nucleoproteína, enquanto o segmento L codifica o RNA polimerase, dependente de RNA. A proteína Z atua como matriz proteica e é fundamental, juntamente com o precursor da glicoproteína, para a montagem da partícula viral.

Os membros do Velho Mundo são os vírus LCM (meningite coriolinfocitária – LCM, do inglês *lymphocytic choriomeningitis*), cuja espécie é denominada *Lymphocytic choriomeningitis mammarenavirus*, que causa meningite asséptica; o vírus *Lassa mammarenavirus*, causador da febre por vírus lassa, importante febre hemorrágica que incide na África Ocidental; e os vírus *Mobala mmamarenavirus*, *Mopeia mammarenavirus* e *Ippy mammarenavirus*, que não foram associados à doença em humanos. Já os arenavírus do Novo Mundo são muito mais numerosos, distribuídos na América do Sul (a maioria) e América do Norte e são divididos em três grupos ou clados: A, B e C. O grupo A é formado pelos vírus *Flexal mammarenavirus*, *Parana mammarenavirus*, *Cali mammarenavirus* (anteriormente conhecido por Pichinde virus), *Parital mammarenavirus* e *Allpahuayo mammarenavirus*, nenhum associado a casos de febre hemorrágica, embora o *Flexal mammarenavirus* tenha sido isolado de paciente com quadro febril e queda de cabelo durante infecção adquirida em laboratório. O grupo B contém os vírus associados à febre hemorrágica, tais como os vírus *Argentinian mammarenavirus* (Junin virus), *Machupo mammarenavirus*, *Guanarito mammarenavirus* e *Brazilian mammarenavirus* (vírus sabiá), bem como os vírus *Serra do Navio mammarenavirus* (amapari vírus), *Cupixi mammarenavirus*, *Chapare mammarenavirus* e *Tacaribe mammarenavirus*, não associados à doença em humanos. Por fim, o grupo C é formado pelos vírus *Latino mammarenavirus*, *Oliveros mammarenavirus* e *Pinhal mammarenavirus*. Além desses vírus, vários arenavírus foram isolados na América do Norte, entre os quais inclui o vírus Whitewater *Arroyo mammarenavirus*, associado à febre hemorrágica e falência hepática, isolado nos EUA, além dos arenavírus *Tamiami mammarenavirus*, *Bear Canyon mammarenavirus* e os recém-descobertos *Catarina mammarenavirus* e *Skinner Tank mammarenavirus*, subtipos do *Whitewater Arroyo mammarenavirus* e não reconhecidos como patógenos de humanos. É interessante assinalar que todos os arenavírus apresentam roedores como hospedeiros primá-

rios, com exceção do vírus tacaribe, que tem morcegos do gênero *Artibeus* como hospedeiros.

EPIDEMIOLOGIA

A FHA restringe-se às províncias situadas ao norte do país, como Buenos Aires, Córdoba, Santa Fé e La Pampa. Com o advento da vacina Candid-1 (inativada) contra a FHA (em que testes com voluntários humanos utilizando as vacinas fabricadas na Argentina e EUA da América revelaram a mesma eficácia de 95,5%), os casos que chegavam a várias centenas, preferencialmente entre agricultores do sexo masculino e faixa etária entre 20 e 60 anos, foram reduzidos drasticamente, a partir de 1992. O transmissor da FHA é o roedor *Calomys musculinus*, comumente encontrado em áreas agriculturáveis dessas províncias.

A ocorrência de FHB se concentra na Bolívia e zonas fronteiriças. A prevalência do vírus machupo está limitada à localização dos seus hospedeiros específicos, roedores encontrados em pastagens e regiões de florestas nas planícies bolivianas ao leste, norte do Paraguai e a oeste do Brasil. A doença, entretanto, resume-se a casos que ocorrem em certas áreas da região do estado de Beni (pequenas vilas e zona rural), na Bolívia. Na década de 1960, ocasionou epidemias significativas, sendo acometidos, predominantemente, indivíduos do sexo masculino. O número total de pessoas infectadas foi estimado em 470 e resultou em 192 mortes no período de 1959 a 1965. Houve silêncio da doença por quase 2 décadas (1975-1992), voltando a manifestar-se restritamente em 1993 e 1994, esse último ano com 10 casos e seis óbitos. O transmissor da FHB é o roedor *Calomys callosus*. A taxa de incidência é maior durante épocas de colheita de cereais, entre os meses de março e junho. A FHV está restrita ao estado de Portuguesa, zona central da Venezuela. O primeiro caso foi descrito em 1989, e têm sido registrados principalmente no município de Guanarito. De acordo com as informações de sociedades científicas e médicas locais, desde o descobrimento da enfermidade até 2012, foram registrados quatro surtos no país: o primeiro no período de 1989 a dezembro de 1991, com 104 casos, o segundo de 1996 a 1998, com 139 casos, o terceiro de 2001 a 2003, com 301 casos, e o quarto episódio, com início em 2011, apresentando 76 casos, estendendo-se até 2012, com mais 10 casos, sem distinção de sexo e faixa etária. O transmissor da FHV é o roedor *Zygodontomys brevicauda*, presente nas plantações da cana-de-açúcar.

A febre por vírus lassa ocorre em muitos países da África Ocidental, sem apresentar diferença de letalidade por sexo. É comum a ocorrência da infecção em várias aldeias desses países. Em alguns surtos hospitalares, verificou-se que a letalidade pode chegar a 50%, diferindo das febres hemorrágicas sul-americanas, cujos surtos em hospitais são incomuns. Os principais transmissores da febre por vírus lassa são os roedores do gênero *Mastomys* spp., que habitam grandes áreas de vários países da parte ocidental do continente africano.

A OMS informou a ocorrência de uma epidemia de febre por vírus lassa na Nigéria, a partir de janeiro de 2012. Foram notificados, naquele ano, 623 casos suspeitos, incluindo 70 óbitos provenientes de 19 dos 36 estados daquele país. Exames laboratoriais confirmaram a doença em 108 pacientes. Em março de 2018, as equipes de Médicos Sem Fronteiras (MSF) se uniram ao Ministério da Saúde do Estado de Ebonyi, um dos mais afetados pela febre de lassa, para dar resposta a um dos maiores surtos dessa doença na história da Nigéria. Vinte e três estados na Nigéria relataram 3.498 casos suspeitos da doença em 2018, com 45 profissionais de saúde infectados dentre os 633 casos confirmados.

Ressalte-se que, além do arenavírus lassa, os vírus machupo e sabiá, comprovadamente apresentaram, respectivamente, surtos e casos isolados de transmissão por aerossóis, sendo que esse último foi constatado apenas em laboratório.

O ciclo desses agentes é relativamente simples, mantido na natureza por intermédio de roedores. O vírus encontra-se na urina, sangue e garganta dos animais e a transmissão entre esses animais se dá tanto vertical como horizontalmente. O mecanismo pelo qual o homem se infecta não está ainda bem esclarecido. A ingestão de alimentos e a inalação de aerossóis com excretas de animais contaminados, penetração do vírus por solução de continuidade da pele e entre pessoas pelo contato com sangue de doentes são possibilidades para a transmissão aceitas pelos autores. O período de incubação varia de 7 a 16 dias.

Quatro arenavírus foram assinalados no Brasil, quais sejam: amapari, cupixi, flexal e sabiá, sendo os três primeiros encontrados na Amazônia.

O vírus sabiá foi implicado apenas em um caso de infecção natural, que resultou em morte, e em dois casos de infecção em laboratório, um no Brasil e outro nos Estados Unidos, que evoluíram para a cura.

PATOLOGIA

Nos doentes acometidos por arenavírus, são vários os órgãos atingidos pela ação viral, causando frequentes lesões e disfunções no organismo. A lesão predominante na FHA é vascular, o que culmina com hemorragias perivasculares em vários órgãos, enquanto na febre por vírus lassa, o fígado é o principal órgão atingido, com hiperplasia das células de Kupffer, necrose acidofílica de hepatócitos individuais e focos maiores de necrose, entre outros achados. Lesões similares nesse órgão são encontradas nas FHA e FHB. As hemorragias observadas nos pulmões, na virose Argentina, são intra-alveolares e bronquiais; é comum o encontro de petéquias nesses e em outros órgãos; há ocorrência de pneumonias e o SNC apresenta congestão meníngea grave ou mesmo encefalite. Contudo, na febre do lassa, os rins revelam necrose tubular aguda e pode ocorrer pneumonia intersticial, sinal de mau prognóstico. Na FHA, FHB e FHV ocorre importante trombocitopenia, o que não é um achado frequente na febre lassa.

MANIFESTAÇÕES CLÍNICAS

A evolução clínica das febres hemorrágicas por arenavírus é muito similar e, mais ainda, quando se trata das arenaviroses que ocorrem na América do Sul.

O período de incubação viral é variável, podendo ser curto – até 7 dias – ou estender-se por várias semanas; no entanto, a incubação média é de 7 a 21 dias para a maioria dos casos de FH por arenavírus bem documentados. O quadro clínico se inicia com febre que se eleva gradualmente atingindo 40 °C no terceiro dia. Acompanhando a febre, é comum a ocorrência de cefaleia, mialgias, dor retro-orbital, astenia, anorexia, náuseas, mal-estar, vômitos e obstipação ou diarreia. Frequentemente, observa-se congestão conjuntival, bradicardia e hipotensão arterial. A mialgia apresenta-se intensa, principalmente na região lombar e nas pernas. Muitos pacientes apresentam faringite ou faringotonsilites e petéquias no palato.

A congestão da face e pescoço, com possibilidade de apresentar edema periorbital ou facial, é comumente apresentada nas FHA, FHB e FHV.

Parte dos pacientes apresenta fenômenos hemorrágicos, até mesmo hematúria microscópica após a ocorrência de petéquias na face, pescoço, tórax e axilas; no entanto, esse quadro é pouco comum para a febre por vírus lassa, excetuando-se os casos graves. A hipotensão para cerca de 50 a 70% dos doentes na Argentina e Bolívia se apresenta entre 6 e 10 dias de doença, o que coincide com o desaparecimento da febre. A oligúria é a manifestação renal mais comum, assim como as manifestações neurológicas acometem cerca de 20% dos pacientes da Argentina e Bolívia.

Aproximadamente 20% dos pacientes com FHA e FHB apresentam manifestações neurológicas.

Até os dias atuais, o vírus sabiá ocorreu uma única vez. A paciente apresentou febre, cefaleia, náuseas, vômitos, mialgias, sonolência, tremores, convulsões, hematêmese, hemorragia vaginal e, em seguida, coma e choque, chegando a óbito. Durante a identificação do vírus, outros dois casos de infecção laboratorial induzida por aerossóis foram registrados. Ambos desenvolveram quadros febris, plaquetopenia, mialgias e outros, mas a evolução se deu sem mais intercorrências.

A infecção pelo vírus lassa apresenta maior gravidade durante a gravidez, principalmente no último trimestre, quando a letalidade se aproxima dos 40%.

É comum a ocorrência de leucopenia, podendo a série branca cair a mil células por mm³, entre o quarto e quinto dia de doença, e junto à trombocitopenia (plaquetas entre 20 e 80 mil por mm³) são achados laboratoriais de importância que servem para avaliar a gravidade do caso.

A convalescença é prolongada com os pacientes apresentando, no seu curso, acentuada astenia. Recuperação ou morte pelo vírus lassa geralmente ocorre em 7 a 31 dias (média de 12 a 15 dias) depois do início dos sintomas. Em pacientes com doença multissistêmica grave, a mortalidade é 16 a 45%. Por fim, é bom lembrar que, além das formas graves, os pacientes com arenavírus podem desenvolver quadros leves ou mesmo infecções inaparentes.

DIAGNÓSTICO

O diagnóstico clínico presuntivo pode ser realizado, tomando-se por base a soma de sinais e sintomas demonstrados pelo paciente e associando-os as evidências epidemiológicas. Já o diagnóstico etiológico somente se faz pelo isolamento viral ou por meio de comprovação sorológica. O isolamento é obtido pela inoculação do sangue, urina ou secreção da orofaringe em camundongos, *hamsters*, cobaias e culturas celulares, sendo a mais eficiente o cocultivo de células mononucleares periféricas em células Vero. Recomenda-se a adoção de medidas de proteção para os examinadores de material suspeito de arenavirose, sendo indicado laboratório com nível de biossegurança IV para o processamento das amostras. Na ausência desse, o processamento em laboratórios NB3 pode ser realizado se todas as medidas de biossegurança forem adotadas para proteção do pessoal que manipulará as amostras.

A prova de IgM-Elisa para o diagnóstico sorológico presuntivo tem-se revelado de grande utilidade, pela detecção de anticorpos da classe IgM. A IFA igualmente tem sido útil, já que em 50% dos casos de febre por vírus lassa anticorpos IgG e IgM são detectados a partir do quinto dia de doença e, em 100%, no 15º dia por essa técnica. Os antígenos do vírus Junin e Machupo podem ser detectados por intermédio de Elisa por captura no soro de pacientes em fase aguda. Entretanto, testes de fixação de complemento e neutralização podem também ser usados para detecção de anticorpos, sendo essencial dispor-se de duas amostras séricas (aguda e convalescente).

TRATAMENTO

O tratamento das febres hemorrágicas por arenavírus é sintomático e de suporte. O combate à febre deve ser feito com o cuidado de evitar derivados do ácido acetilsalicílico. Deve-se também evitar, sempre que possível, a administração de injeções intramusculares, pelo risco de sangramento. O combate aos sangramentos pode ser feito com transfusão de concentrados de plaquetas. A administração endovenosa de plasma obtido de sobreviventes na fase convalescente (soroterapia) tem sido utilizada com bons resultados no tratamento da arenavirose argentina e mesmo, em algumas vezes, da boliviana. Para que a resposta seja favorável, entretanto, é necessário que o plasma seja aplicado nos primeiros 8 dias de doença. Manifestações neurológicas leves e de caráter benigno são observadas em alguns pacientes, cerca de 3 semanas após a soroterapia, e podem ser tratadas com doses leves de opiáceos. O tratamento do choque é difícil e pode ser dramático, sendo recomendado o uso de fármacos vasopressoras; a administração de fluidos e expansores plasmáticos deve ser cuidadosa, para evitar a ocorrência de edema agudo de pulmão. O monitoramento da pressão venosa central é medida recomendada na suspeita de choque ou choque instalado.

O tratamento com o antiviral ribavirina, em qualquer etapa da febre lassa, diminui a mortalidade entre doentes de alto risco. O uso de ribavirina em um caso humano de arenavirose sabiá adquirida em laboratório nos EUA resultou na cura do paciente, mas, em outro caso de infecção laboratorial no Brasil, em que não foi usada a ribavirina, também se obteve a cura, e assim não se sabe se esse medicamento é ou não é eficiente nos casos de FH por *Arenavirus sabiá*. Outro problema a considerar é a dificuldade em obter ribavirina para uso parenteral no Brasil.

Os doentes devem permanecer em isolamento e as pessoas de contato devem se precaver dos perigos, tomando medidas adequadas de proteção individual para lidar com os arenavírus, por serem agentes classificados nos níveis de segurança III ou IV.

CONTROLE

Atualmente, encontra-se disponível uma vacina eficaz contra a FHA, com efeitos colaterais mínimos, sendo aplicada em grupos de maior risco, desde 1991. Essa vacina tem também protegido contra o vírus Machupo, em experimentações realizadas com macacos. Para a FHB e a FHV, a estratégia é o controle de roedores nos locais onde há animais infectados. A eliminação de lixo e a tomada das medidas de higiene nas casas e arredores ajudam a evitar a proliferação desses animais. Atualmente, desenvolve-se uma vacina recombinante contra a febre por vírus lassa. Cuidado especial deve ser tomado no manuseio de pacientes, pois há relatos de transmissão inter-humana em casos de febre por vírus lassa, e há descrição de casos de infecção laboratorial adquirida possivelmente por inalação de aerossóis contaminados pelos vírus sabiá e flexal. Há ainda descrição de surto familiar de FHB causado pelo arenavírus Machupo na Bolívia.

FEBRE HEMORRÁGICA DO VALE DO RIFT

Várias epizootias envolvendo ovinos, caprinos e bovinos, de grande letalidade, acontecem há décadas na África. O caráter da doença nas infecções humanas, com evolução sem mais problemas, verificado antes de 1975, foi modificado quando, a partir dessa data, uma forma hemorrágica acompanhou-se de numerosos óbitos, em várias partes da África, particularmente no Egito, em uma área represada para a construção de uma hidroelétrica. Em 2000, a febre do Vale do Rift foi detectada pela primeira vez fora da África, causando uma epidemia na Arábia Saudita e Iêmen.

ETIOLOGIA

O vírus do Vale do Rift é o agente etiológico da Febre do Vale do Rift. É um arbovírus pertencente à família *Phenuviridae*, gênero *Phlebovirus* e sorologicamente pertence ao grupo da febre dos flebótomos, pela classificação de Casals, sendo transmitido por mosquitos do gênero *Aedes, fundamentalmente o Aedes aegypti, e* ocasionalmente pelo *Culex* (mosquito doméstico). Diversos animais de laboratório são suscetíveis ao vírus, incluindo camundongos, *hamsters*, ratos e furões, e a infecção desses resulta, invariavelmente, em hepatite fulminante e morte. O vírus multiplica-se em cultivos de fibroblastos de origem humana e de animais (ratos, camundongo e suínos), bem como linhagens celulares contínuas de vertebrados (Vero, BHK21 etc.) e invertebrados (C6/36), produzindo efeito citopático. A hemaglutinina viral pode ser obtida de soro de camundongo.

EPIDEMIOLOGIA

A ecologia e a epidemiologia do vírus do Vale do Rift (Rift Valley phlebovirus) são bastante complexas e não completamente compreendidas, sendo o vírus amplamente distribuído, praticamente, em toda a África, bem como no Oriente Médio. Historicamente, a primeira notícia sobre o achado do agente aconteceu no Quênia, em ovinos, em 1912, em uma epizootia. A seguir, outras foram registradas na África do Sul, Rodésia, Quênia, Uganda, Sudão e Egito. Ovinos, caprinos e bovinos são os animais mais comuns de serem afetados, embora camelos e bubalinos (epizootia do Egito em 1977) também sejam. A letalidade é altíssima e os animais apresentam uma forma de hepatite aguda, sendo comum a ocorrência de abortamento. Os primeiros casos fatais em humanos naturalmente infectados ocorreram em 1975, na África do Sul.

Em 1977, no Egito, 600 óbitos foram registrados com a ocorrência de 200 mil casos de infecções humanas. A possibilidade de entrada do vírus pode ter ocorrido pelo Sudão, onde, em 1976, ocorrera uma epidemia. A transmissão ao homem se faz pela picada de insetos (culicoides, culicídeos dos gêneros *Aedes* e *Culex* e carrapatos), contato com tecidos de animais infectados e por inalação de aerossóis. Por insetos, a transmissão pode ser tanto biológica como mecânica. O ciclo de manutenção não está ainda completamente esclarecido. Presume-se que haja um ciclo selvático com roedores e outros animais participando, sem que se exclua a persistência do agente em baixo nível enzoótico, em animais domésticos.

Fora da África, a primeira epidemia registrada de febre do Vale do Rift ocorreu na Arábia Saudita e Iêmen, em 2000. Investigações realizadas durante a mesma época, nos dois países, sugeriram que o excesso de chuvas e inundações dos vales das montanhas Asir foram determinantes para as ocorrências de 884 hospitalizações e 124 mortes, na Arábia Saudita, e de 1.087 casos da arboviroses e 121 óbitos, no Iêmen. Recentemente, foram registradas epidemias em Madagascar, no extremo leste do continente africano, área até então indene da virose. A expansão da doença a outras regiões geográficas pode ocorrer, segundo a OMS, desde que haja condições propícias, como bons sistemas de irrigação e populações adequadas de mosquitos, transformando-se em epidemias entre animais domésticos, seguindo-se a de humanos.

PATOLOGIA

A infecção natural de animais de produção pelo vírus do Vale do Rift geralmente é reconhecida pelo número imenso de abortos que ocorrem em uma área, sendo frequente que 1 a 2 semanas após ocorram infecções humanas febris que geralmente evoluem sem intercorrências.

Nos animais, a patologia é muito bem conhecida nos ovinos, em que no fígado se desenvolve lesão comparável à da FA, com formação de corpúsculo tipo Councilman e inclusões nucleares acidófilas. Em humanos, as lesões apresentam-se como hemorragia gastrointestinal profusa associada a intensos fenômenos degenerativos hepáticos que ocasionam a perda da arquitetura do órgão. Verifica-se, ainda, a presença de encefalite focal em alguns casos. Os achados patológicos da doença em animais de produção variam consideravelmente, mas, em geral, ocorre leucopenia, vista durante os 3 ou 4 dias iniciais de doença. Coincidentemente, essa diminuição das células brancas acompanha o período de febre e de viremia. Há também alterações das aminotransferases, o que indica lesão hepática, vista principalmente na fase aguda. Nessa fase, também costumam ocorrer trombocitopenia e formação de trombos, sugerindo a ocorrência de coagulação intravascular disseminada, indicativo de doença grave nos animais, e também presente nos humanos, sendo nesses de prognóstico reservado.

Nos animais gestantes, a infecção frequentemente resulta em aborto; vários autores consideram que aborto precoce resulta da febre elevada associada às manifestações clínicas da fase aguda da doença, enquanto abortos tardios sugerem a infecção do próprio feto, que resulta em extensas áreas de necrose hepática. Em contrapartida, não é bem definida a relação causal de abortamento e infecção viral em humanas gestantes.

Infecções experimentais do vírus do Vale do Rift em carneiros recém-nascidos demonstraram uma incubação média de 24 a 36 horas. A febre foi o sintoma inicial de doença, seguida de perda de apetite, dispneia, dor abdominal e perda de movimento. A letalidade é de 90%; já nos carneiros mais velhos e nos adultos, a letalidade fica em torno de 60%. Os animais infectados apresentam elevada viremia, lesões destrutivas em múltiplos órgãos, vasculite e intensa necrose hepática. Experimentações em animais gestantes, geralmente, resultam em aborto e a letalidade, dependendo do estudo, variou de 40 a 100%.

MANIFESTAÇÕES CLÍNICAS

Após o período de incubação médio de 3 a 7 dias, os sintomas iniciam-se repentinamente com febre, calafrios, cefaleia, mialgias, fotofobia e dor ocular. Para a maioria dos casos, decorridos alguns dias, ocorre regressão dos sintomas, reservando-se para uma minoria a evolução para a forma hemorrágica ou para encefalite, o que se dá entre o segundo e quarto dia da doença. Os casos graves podem evoluir para a morte, geralmente entre o terceiro e o sexto dia de doença. A ocorrência de retinite ou encefalite se dá em aproximadamente 0,5% dos pacientes e geralmente se manifesta em torno de 1 a 4 semanas do início dos sintomas. A encefalite inicia com dor de cabeça intensa, sinais de irritação meníngea e confusão mental. Nos casos mais dramáticos, pode progredir para alucinações, estupor, coma e morte. Exames do encéfalo, de casos fatais mostraram intensa destruição neuronal, especialmente do cérebro.

DIAGNÓSTICO

De acordo com os sintomas apresentados e conhecendo-se a história epidemiológica, pode-se fazer o diagnóstico clínico presuntivo. Laboratorialmente, o isolamento viral (diagnóstico específico) pode ser realizado por inoculação de sangue ou de suspensão dos órgãos de casos fatais em camundongos e cultivos celulares. Por técnica sorológica, o aumento do título de anticorpos para o vírus em soros pareados por IH constitui outra possibilidade para a comprovação de infecção, mas o método de escolha é o Elisa para detecção de IgM (IgM-Elisa) e de IgG (IgG-Elisa). Recentemente, a RT-PCR tem sido utilizada para diagnóstico rápido da infecção. O sequenciamento nucleotídico é outra técnica que tem ajudado no entendimento da epidemiologia molecular do vírus.

TRATAMENTO

Como para outras febres hemorrágicas, o tratamento é apenas sintomático e se baseia na reposição de líquidos e de sangue para compensar a desidratação e as perdas sanguíneas. Ademais, deve-se fazer uso de antitérmicos e analgésicos ou de outros sintomáticos, a depender do quadro clínico. Os casos graves com febre hemorrágica e encefalite devem ser referenciados para hospitais com unidade de terapia intensiva (UTI).

PREVENÇÃO

Há, atualmente, disponível uma vacina formolizada, preparada a partir de cultivos de vírus em células de rins de macaco e sem ocorrência de efeitos adversos, utilizada em humanos. Os anticorpos neutralizantes apresentam-se em títulos elevados, com imunidade por um período mínimo de 18 meses. A proteção mais prolongada requer revacinação.

Para animais como ovinos caprinos, bovinos e bubalinos existem vacinas de vírus vivo atenuado ou inativado, sendo aconselhado o uso nesses animais nas áreas endêmicas. É recomendado controlar o vírus do Vale do Rift em nível animal, antes que alcance os humanos, quando causaria sérios problemas. O impacto econômico dessa doença para fazendeiros africanos é de imenso prejuízo.

FEBRE HEMORRÁGICA DA CRIMEIA-CONGO

No final da Segunda Guerra Mundial, essa enfermidade despertou a atenção porque alguns civis e soldados russos, envolvidos em atividades agrícolas, foram acometidos de doença hemorrágica aguda na Crimeia. Posteriormente, a Ásia Central e certos países europeus foram os locais onde a moléstia se instalou definitivamente. A expansão da doença continua a ocorrer, particularmente no continente europeu. Em 2008, comprovou-se um caso na Grécia e, na Bulgária, seis casos em 2010, quatro em 2011, cinco em 2012 e oito em 2013. Na Turquia, mais de 9 mil casos entre 2002 e 2014. E, mais recentemente (2016), os dois primeiros casos confirmados da doença em humanos na Europa Ocidental, especificamente na Espanha, com um óbito. Carrapatos contaminados são os responsáveis pela transmissão ao homem.

ETIOLOGIA

O agente responsável por essa enfermidade, denominado vírus da Crimeia, foi isolado em 1967, de carrapatos e de sangue de pacientes infectados em fase aguda, por pesquisadores russos (ex-soviéticos); esse vírus apresenta-se antigenicamente indistinguível do vírus Congo, isolado na RDC, em 1956. Esses vírus pertencem ao gênero *Orthonairovirus* da família *Nairoviridae*, sendo comumente designados *Crimean-Congo hemorrhagic fever orthonairovirus* (CCHFV), patogênicos para camundongos recém-nascidos e cultiváveis em células LLC-MK2, Vero e BHK-21.

EPIDEMIOLOGIA

Com relação ao aspecto geográfico, a febre hemorrágica da Crimeia-Congo tem sido encontrada em várias regiões fora da Crimeia, como Bulgária, Sérvia, Croácia e outros países da antiga Iugoslávia, bem como Rússia e nas ex-repúblicas soviéticas, e também no Paquistão, Iraque e Emirados Árabes Unidos. Curiosamente, na África subsariana, apresenta-se sob a forma de doença febril autolimitada. Há ainda evidências de que a doença ocorre na China e Turquia (nesse país, a doença emergiu em 2002 e aparentemente se tornou endêmica). Os humanos afetados são os que desenvolvem atividades agrícolas ou criação de ovinos, caprinos e bovinos. A doença é sazonal, ocorrendo na primavera e reservando maior incidência aos meses de junho e julho. A transmissão para humanos se faz pela picada de diversas espécies de carrapatos, sendo na Crimeia o *Hyalomma marginatum* a mais incriminada, porém o vírus já foi isolado de mais de 30 espécies de carrapatos dos gêneros *Hyalomma*, *Dermatocentor* e *Rhipicephalus*. Mas os casos de FH pelo vírus CHF-Congo se superpõem à distribuição dos carrapatos *Hyalomma*, sugerindo forte relação causal. Os hospedeiros vertebrados incluem os bovinos, caprinos, ovinos, lebres e outros. Infecções hospitalares têm sido registradas em alguns países. Há suspeita de transmissão transovariana e em larvas de diferentes estágios em carrapatos. A transmissão humana acontece, geralmente, por picada de carraças, mas pode também ocorrer por contato com sangue e outros líquidos de animais ou de seres humanos infectados. Os vírus são patógenos classificados como de risco NB4, acarretando rigoroso cuidado na manipulação de material biológico, de pacientes ou animais contaminados.

PATOLOGIA

Nos animais (bovinos, caprinos e ovinos) a infecção costuma ser inaparente. Em contraste, nos humanos a doença é caracterizada por ser uma doença febril aguda, acompanhada de graves hemorragias. Apresenta-se como franca púrpura hemorrágica, sendo que epistaxe, gengivorragia e hemorragias do trato gastrointestinal são os sangramentos mais comuns. Cerca de 50% dos pacientes desenvolve hepatomegalia. Após a infecção, aparentemente o vírus é fagocitado e transportado aos linfonodos próximos à área da infecção, nos quais sofre replicação e, daí, ocorre a viremia para então atingir os órgãos alvo do vírus, principalmente o fígado, mas também para outros órgãos linfoides. No fígado, ocorre intensa replicação viral com elevados títulos. Em muitos órgãos, observam-se congestão e edema intensos, bem como hemorragias focais e necrose, mas no fígado as consequências são dramáticas e resultam em trombocitopenia, elevação do tempo médio de protrombina parcial e consumo de vários fatores de coagulação que em conjunto resultam em coagulação intravascular disseminada, desempenhando papel crucial na evolução dos casos graves.

MANIFESTAÇÕES CLÍNICAS

Após um período de incubação que varia de 7 a 12 dias, a doença cursa em duas fases: na primeira, ou pré-hemorrágica, surgem febre elevada, calafrios, cefaleia, mal-estar, irritação e dores musculares. Dores abdominais, náuseas e vômitos costumam estar presentes nessa fase inicial, podendo confundir-se com a malária e com outras infecções causadas por vírus que provoquem febres hemorrágicas. Em seguida, observa-se congestão da face e pescoço e as conjuntivas e faringe tornam-se injetadas. Na segunda fase, ou fase hemorrágica, os sinais hemorrágicos ocorrem no quarto ou quinto dia de doença, iniciando com erupção petequial. Comumente há hemorragias nasais e gengivais, bem como hematêmese e melena. Leucopenia e acentuada trombocitopenia são achados comuns do hemograma. Nos casos graves, choque e hemoconcentração elevada geralmente precedem o óbito. A letalidade costuma ser elevada e varia de 30 a 50% dos casos de infecção.

DIAGNÓSTICO

Pode ser realizado a partir do isolamento viral, mediante a inoculação de sangue coletado nos primeiros dias da doença, em camundongos lactentes ou em cultivos celulares. Quanto ao diagnóstico sorológico, utiliza-se a detecção de IgG e IgM pela IFA ou Elisa. As técnicas imunoenzimáticas, atualmente, por sua praticidade, são mais utilizadas. Os anticorpos IgM ocorrem entre o quinto e sétimo dia, após o início dos sintomas. Há possibilidades de detecção de antígenos no soro desde que a viremia seja elevada. As técnicas moleculares, incluindo a RT-PCR, também têm mostrado resultados promissores.

TRATAMENTO

O tratamento para essa moléstia é sintomático, consistindo na administração endovenosa de fluidos e manutenção do balanço eletrolítico. As transfusões de sangue se recomendam para compensar as perdas sanguíneas nos casos graves. Os antibióticos se aplicam às infecções bacterianas que podem acompanhar a enfermidade.

PREVENÇÃO E CONTROLE

Medidas de proteção contra a picada dos carrapatos devem ser adotadas, como, por exemplo, roupas apropriadas, considerando-se o difícil controle do vetor. Profissionais que atuam na pecuária devem ter cuidados especiais no manuseio de fluidos dos animais com o uso de luvas e roupas protetoras. Recomendam-se o isolamento dos pacientes e os cuidados de higiene, assim como intensificar as medidas de proteção individual (máscaras e roupas protetoras) a serem adotadas pelos profissionais de saúde durante o atendimento a pacientes suspeitos. A vacina, com pouca expressão, é usada nos países do leste da Europa.

FEBRE HEMORRÁGICA DE OMSK

Enfermidade de caráter hemorrágico agudo, afetando principalmente o sistema respiratório e o SNC, restrita a área geográfica de Omsk e de Novosibirsk, na região da Sibéria, na Rússia. A transmissão ao homem, segundo observações realizadas, usualmente acontece pela picada de carrapatos infectados, o qual provavelmente se mantém em natureza utilizando-se de pequenos animais mamíferos como os roedores silvestres.

ETIOLOGIA

O agente viral da febre hemorrágica de Omsk (FHO) é um arbovírus do gênero *Flavivirus*, família *Flaviviridae*, pertencente a um complexo no qual estão inseridos os vírus da encefalite russa vernestival, da doença hemorrágica da floresta de Kyasanur, encefalites de Powasan e Louping-ill. O vírus é patogênico para camundongo e multiplica-se nas linhagens celulares HeLa e BHK-21 e em ovos embrionados. A hemaglutinina pode ser obtida a partir do cérebro de camundongos infectados.

EPIDEMIOLOGIA

A transmissão da doença ao homem se faz por meio da picada de duas espécies de carrapatos: *Dermacentor pictus* e *Dermacentor marginatus*, podendo ser adquirida também pelo contato direto com os roedores infectados. Provavelmente, a inalação de aerossóis é o mecanismo de transmissão que tem justificado as infecções em laboratório. A enfermidade é sazonal, com incidência na primavera, verão e outono. O ciclo de manutenção não é bem conhecido, sendo provável que exista importante participação de carrapatos e certas espécies de roedores. Atualmente são raros os casos de FHO entre populações de áreas endêmicas.

PATOLOGIA

As alterações histopatológicas de maior evidência no organismo ocorrem nas paredes capilares, possibilitando a hemorragia e a produção de edema. A lesão encefálica mostra a destruição neuronal e da glia, com infiltração linfocitária perivascular.

MANIFESTAÇÕES CLÍNICAS

Após um período de incubação do vírus no organismo, que varia de 3 a 7 dias, o início dos sintomas é súbito e vem acompanhado de febre, cefaleia, vômitos e diarreia. A observação de enantema na mucosa bucal é geralmente comum, às vezes adquirindo caráter hemorrágico. Outras manifestações, como epistaxe, hematêmese, melena e, nos casos de maior gravidade, hemorragias em nível pulmonar, nasal, intestinal e uterinas podem ocorrer. Trombocitopenia e leucopenia são achados frequentes no hemograma. Na urinálise, a evidência mais comum é a albuminúria. A broncopneumonia se instala em vários pacientes e a linfadenopatia generalizada é achado comum. A duração total da FHO varia de 15 a 40 dias e a letalidade fica entre 0,5 e 3%, não havendo, aos pacientes que se recuperam, registro de sequelas.

DIAGNÓSTICO

Pode ser feito por isolamento viral a partir do sangue de doentes e pela demonstração da viragem sorológica, utilizando-se soros pareados, bem como pela detecção de anticorpos IgM, pelo teste Elisa, além da apreciação da história clínica e epidemiológica da doença.

TRATAMENTO

É, exclusivamente, sintomático. As medidas terapêuticas se voltam para o controle das hemorragias e administração de transfusões sanguíneas. O combate aos sintomas que mais incomodam é recomendado para a melhoria do estado geral do paciente.

PREVENÇÃO

A utilização de vacina formalizada preparada a partir de cérebro de camundongos contribui para reduzir a incidência de casos da doença.

DOENÇA DA FLORESTA DE KYASANUR

Os primeiros relatos de casos da KFD, identificada como febre viral hemorrágica endêmica no sul do continente asiático, também conhecida como doença ou febre do macaco, aconteceram na floresta de Kyasanur, em Mysore, na Índia, em 1956, onde havia informações pregressas sobre a morte de vários primatas não humanos (epizotias) ocasionada pela mesma virose.

ETIOLOGIA

O vírus causador dessa moléstia é um flavivírus da família *Flaviviridae*, gênero *Flavivirus* denominado *Kyasanur Forest disease virus*. Esse agente é patogênico para camundongo lactente, causando-lhe a morte. Multiplica-se em cultivos primários de rins de macaco e *hamster*, de embrião de pinto e em linhagem celular HeLa, causando efeito citopático. O agente viral determina uma hemaglutinina ativa contra hemácias de ganso e pinto.

EPIDEMIOLOGIA

A doença se apresenta restrita à floresta de Kyasanur, no estado de Mysore, na Índia. No ciclo de manutenção do vírus, há relatos de possível participação de pequenos roedores, aves e de várias espécies de carrapatos; os macacos atuam como hospedeiros amplificadores, podendo, entretanto, adoecer e morrer. O porco-espinho se apresenta, também, como reservatório e o carrapato *Haemaphysalis spinigera* é o maior incriminado como vetor da doença. Principalmente durante os meses de seca (de novembro a maio), criam-se as condições para a ocorrência da doença, que se correlaciona com o aumento da atividade de ninfa de carrapatos, sendo que 55% dos humanos infectados apresemta, clinicamente a doença. Os trabalhadores florestais, agricultores e caçadores são os de maior risco de contrair o vírus. As infecções laboratoriais que ocorrem são usualmente transitórias e de pouca repercussão. Presume-se que o vírus já existisse na área e que a criação de bovinos tenha servido para amplificar a população dos carrapatos transmissores da virose.

PATOLOGIA

As alterações patológicas que mais chamam a atenção são observadas no trato gastrointestinal e pulmões (áreas hemorrágicas), onde se apresentam também áreas de consolidação que algumas vezes apresentam exsudatos hemorrágicos nos alvéolos e bronquiolite. São discretas as alterações hepáticas, notando-se fagocitose de hemácias pelas células de Kupffer. Edema dos glomérulos e degeneração das alças e dos tubos coletores são as alterações verificadas nos rins. Pesquisas utilizando camundongos descobriram que a KFDV se reproduz principalmente no cérebro, causando gliose, inflamação e morte de suas células. Os autores desse trabalho apresentaram a ideia de que essa doença poderia ser primariamente neuropática e que os outros sintomas são decorrentes dessa patogênese.

MANIFESTAÇÕES CLÍNICAS

O período de incubação viral é de 3 a 8 dias. Nos pacientes, os sintomas ocorrem subitamente com febre acompanhada de cefaleia e mialgias intensas. Seguem-se náuseas, vômitos, diarreia, desidratação, confusão mental, agitação ou prostração, tosse e linfadenopatia generalizada. As manifestações hemorrágicas se apresentam, em alguns enfermos, a partir do terceiro dia de doença. Após 1 a 2 semanas, alguns pacientes se recuperam totalmente, entretanto, na maioria, a doença apresenta-se bifásica, com uma onda de sintomas na terceira semana. Os achados laboratoriais mais comuns são trombocitopenia, leucopenia e redução do hematócrito. O curso é bifásico; após um período afebril de 7 a 15 dias, advém quadro de meningoencefalite e retorno de febre. A letalidade gira em torno de 3 a 10%, acometendo entre 100 a 500 pessoas por ano.

DIAGNÓSTICO

Além do isolamento viral a partir de sangue de doentes, deve-se utilizar a sorologia para pesquisa de anticorpos para o vírus em soros pareados, utilizando-se as técnicas sorológicas tradicionais, ou a detecção de IgM em testes imunoenzimáticos. Métodos mais eficientes, como a RT-PCR, têm-se mostrado útil na pesquisa, bem como para um diagnóstico mais ágil e seguro.

TRATAMENTO

Apenas sintomático. Aos doentes, adotam-se uma terapia de suporte que engloba medidas de controle que consistem na administração de fluidos endovenosos e transfusão de sangue para repor a hidratação e as perdas sanguíneas. Recomendam-se a utilização de antitérmicos e analgésicos e as precauções necessárias para os doentes com quadro hemorrágico.

CONTROLE

Há atualmente vacina contra a KFD que consiste na utilização do vírus inativado por formalina. O programa de vacinação inclui oito doses, com três doses administradas no primeiro ano, as quais já apresentam eficácia de 83%, e mais uma a cada ano. O serviço de saúde local estabeleceu seu programa de vacinação a partir de outubro de 2016. O controle de carrapatos transmissores e a educação da população local, tornando-a consciente sobre como evitar picadas de carrapatos, são as medidas mais eficazes para prevenir a transmissão.

FEBRE SEVERA COM SÍNDROME TROMBOCITOPÊNICA

Foi reconhecida em 2006, após o isolamento do agente causal durante uma epidemia entre agricultores em algumas províncias da China. Trata-se de uma nova síndrome causada pelo vírus SFTS (do inglês *severe fever with thrombocytopenia síndrome virus*), doença infecciosa emergente causada por um arbovírus da família Bunyaviridae (gênero Phlebovirus), membro do grupo sorológico da febre dos flebótomos e relacionado sorologicamente com o complexo do vírus Bhanja.

EPIDEMIOLOGIA

O vírus SFTS está amplamente distribuído no nordeste e centro da China e é responsável por surtos sazonais da doença. A partir de 2009, implantou-se uma vigilância mais intensa com objetivo de monitorar os estados febris nesse país. Dessa forma, várias centenas de casos de SFTS foram revelados a partir de amostras de pacientes com definição de caso afim, em seis de suas províncias. O material coletado (sangue) foi utilizado para isolar o patógeno em cultura celular e para a detecção de RNA viral por RT-PCR, afora sua caracterização em microscopia eletrônica e sequenciamento viral. Até meados de 2017, haviam sido registradas 266 infecções de SFTS em seres humanos no Japão, com 57 óbitos, onde 16 das 47 províncias, principalmente as localizadas na região oeste, já detectaram o vírus, e revelados, na Coréia do Sul, dezenas de casos de contágio. Em contrapartida, na China, em especial no centro e nordeste do país, houve o registro de várias centenas de casos da doença. A transmissão do vírus SFTS provavelmente é feita por carrapato da espécie *Haemaphysalis longicornis*. De fato, 10 espécimes de *H. longicornis* coletados de animais domésticos, de um total de 186 (5,6%), em que casos humanos positivos da doença foram registrados, apresentaram-se positivos por RT-PCR. Um estudo registrou a ocorrência de transmissão inter-humana em *clusters* estudados na China. A transmissão se dá pelo contato com sangue contaminado de casos com viremia. Um estudo conduzido na província de Shandong, na China, com caprinos, mostrou que 111 (83%) de 134 animais, cujos soros obtidos foram positivos por Elisa para o vírus SFTS, sugeriu que caprinos podem atuar como hospedeiros do vírus. Em 2016, comprovou-se, no Japão, o primeiro caso de contágio humano do vírus SFTS transmitido por um gato de rua. A vítima foi a óbito 10 dias após a mordida, excluindo-se, na oportunidade, pela epidemiologia, qualquer possibilidade de transmissão por picadas de parasitas (carrapatos), única forma de repassar o vírus, até então aceita pelos cientistas.

MANIFESTAÇÕES CLÍNICAS

Os principais sintomas associados com a síndrome trombocitopênica incluem febre elevada, calafrios, náuseas e vômitos, diarreia, dor abdominal, anorexia, fadiga, congestão conjuntival, falência de múltiplos órgãos e linfonodomegalia. Em muitos casos, foram observados também mialgias, petéquias, cefaleia, dor na orofaringe, apatia, confusão mental e coma. A letalidade da doença na China tem variado de 12 até 30%, mostrando que o vírus SFTS situa-se como um dos arbovírus com maior letalidade conhecida.

DIAGNÓSTICO

Laboratorialmente, observam-se, no hemograma, leucopenia intensa com neutropenia e linfocitose e trombocitopenia, e, no soro dos pacientes, os níveis elevados das aminotransferases são frequentemente encontrados, indicando comprometimento hepático importante. Também se observa aumento da desidrogenase láctica e da creatinoquinase; já na urina, os achados mais importantes foram hematúria e proteinúria.

O diagnóstico específico pode ser feito por isolamento viral em diversos cultivos celulares, incluindo Vero, Vero-E6, HeLa, DH82 e outros mais, sendo a célula DH82 a que mostrou melhor eficiência no isolamento do vírus SFTS, mostrando efeito citopatogênico. O diagnóstico também pode ser feito por RT-PCR que, em um estudo, mostrou elevada sensibilidade e especificidade, e, finalmente, por sorologia, recomendando-se o IgM-Elisa em amostra única coletada a partir do sexto dia de doença ou a IH, IFA e microneutralização, usando duas amostras: uma aguda e outra convalescente coletadas entre 2 e 3 semanas após a coleta da amostra da fase aguda. Nesse caso, a soroconversão ou o aumento de pelo menos quatro vezes no título entre as amostras aguda e convalescente é indicativo de infecção recente. O diagnóstico diferencial da doença deve ser feito com leptospirose, febre hemorrágica com síndrome renal (hantavirose do Velho Mundo) e anaplasmose humana.

CONTROLE

Não existe vacina desenvolvida para esse vírus e recomenda-se o uso de medidas individuais para prevenção da doença onde ela estiver grassando. Deve-se evitar o contato com o sangue de pessoa confirmada de estar infectada pelo vírus SFTS, já que há descrição de transmissão interpessoal por meio do sangue contaminado, e cuidados redobrados com animais de estimação que porventura sejam expostos em áreas com a presença de carrapatos transmissores da doença.

BIBLIOGRAFIA SUGERIDA

Atanu B, Pragya Y, Sharda P, Badole S, Patil D et al. An early passage human isolate of Kyasanur Forest disease virus shows acute neuropathology in experimentally infected CD-1 mice. Vector Borne Zoonotic Dis. 2016;16(7):496-8.

Bandyopadhyay D, Ghosh S. Mucocutaneous manifestations of chikungunya fever. Indian J Dermatol. 2010;55(1):64.

Barau G, Michault A, Bintner M et al. Multidisciplinary prospective study of mother-to-child Chikungunya virus infections on the Island of La Réunion. PLoS Med.2008;5(3):e60.

Bausch DG, Borchert M, Grein T et al. Risk factors for Marburg hemorrhagic fever Democratic Republic of the Congo. Emerg Infect Dis. 2003;9:1531-37.

Borgherini G, Poubeau P, Staikowsky F et al. Outbreak of Chikungunya on Reunion Island: early clinical and laboratory features in 157 adult patients. Clin Infect Dis. 2007;44(11):1401-7.

Bowen MP, Trappier SG, Sanches AJ et al. A reassortant bunyavirus isolated from acute hemorrhagic fever cases in Kenya and Somalia. Virology. 2001;291:185-90.

Brasil. Ministério da Saúde. Secretaria de Vigilância em Saúde. Coordenação-Geral de Desenvolvimento da Epidemiologia em Serviços. Guia de Vigilância em Saúde. 3a. ed. Brasília: MS; 2019.

Brighton SW, Prozesky OW, Harpe A. L de La. Chikungunya infection. S Afr Med J. 1983;63:313-5.

Brouard C, Bernillon P, Quatresous I et al. Estimated risk of chikungunya viremic blood donation during an epidemic on reunion island in the indian ocean, 2005 to 2007. Transfusion. 2008;48(7):1333-41.

Brunini S, França DDS, Silva JB, Silva LN, Silva FPA, Spadoni M et al. High frequency of Mayaro virus IgM among febrile patients, central Brazil. Emerg Infect Dis. 2017;23(6):1025-6.

Buckey SM, Casals J. Pathobiology of Lassa fever. Int Rev Exp Pathol. 1978;18:97-136.

Burt FJ, Rolph MS, Rulli NE, Mahalingam S, Heise MT. Chikungunya: a re-emerging virus. Lancet. 2012;379(9816):662-71.

Bwaka MA, Bonnet MJ, Calain P et al. Ebola hemorrhagic fever in Kikwit, Democratic Republic of the Congo: clinical observations in 103 patients. J Infect Dis. 1999;179(Suppl.):S1-7.

Casals J. Arenaviruses. In: Evans AS (ed.). Viral infection of humans, epidemiology and control. New York: Plenum Medical Book; 1982. p. 127-50.

Castro MC, Wilson ME, Bloom DE. Disease and economic burdens of dengue. Lancet Infect Dis. 2017;17(3):e70-8.

Chavan RB, Salunke AS, Belgaumkar VA, Bansal NM, Tharewal SS. Varied cutaneous manifestation of chikungunya fever: a case series. Int J Res Dermatology. 2017;3(2):289.

Chumakov MP (ed.). Etiology, epidemiology and clinical manifestations of Crimean hemorrhagic fever and West Nile fever. Astrakhan: Academy of Medical Sciences USSR; 1969.

Coimbra MTL, Nassar ES, Burattini MN et al. New arenavirus isolated in Brazil. The Lancet. 1994;343:391-2.

Couturier E, Guillemin F, Mura M et al. Impaired quality of life after chikungunya virus infection: a 2-year follow-up study. Rheumatology. 2012;51:1315-22.

Crosby L, Perreau C, Madeux B et al. Severe manifestations of chikungunya virus in critically ill patients during the 2013-2014 Caribbean outbreak. Int J Infect Dis. 2016;48:78-80.

da Cunha RV, Trinta KS. Chikungunya virus: clinical aspects and treatment. Mem Inst Oswaldo Cruz. 2017;112(8):523-31.

De Brito CAA. Alert : severe cases and deaths associated with Chikungunya in Brazil. Rev Soc Bras Med Trop. 2017;50(5):585-9.

Deller JJ, Russel PK. Chikungunya disease. Am J Trop Med Hyg. 1968;17:107-11.

Dipta TF, Hasan MM, Mosabbir AA et al. Chikungunya outbreak (2017) in Bangladesh: clinical profile, economic impact and quality of life during the acute phase of the disease. PLoS Negl Trop Dis. 2018;12(6):e0006561.

Economopoulou A, Dominguez M, Helynck B et al. Atypical Chikungunya virus infections: clinical manifestations, mortality and risk factors for severe disease during the 2005-2006 outbreak on Réunion. Epidemiol Infect. 2009;137(4):534-41.

Esposito DLA, Fonseca BALD. Will Mayaro virus be responsible for the next outbreak of an arthropod-borne virus in Brazil? Braz J Infect Dis. 2017;21(5):540-4.

Feldmann H, Jones S, Klenk HD, Schnittler HJ. Ebola virus: from discovery to vaccine. Nat Rev Immunol. 2003;3:677-85.

Garg T, Sanke S, Ahmed R, Chander R, Basu S. Stevens-Johnson syndrome and toxic epidermal necrolysis-like cutaneous presentation of chikungunya fever: a case series. Pediatr Dermatol. 2018;35(3):392-6.

Godaert L, Najioullah F, Bartholet S et al. Atypical clinical presentations of acute phase Chikungunya virus infection in older adults. J Am Geriatr Soc. 2017;65(11):2510-5.

Hochedez P, Jaureguiberry S, Debruyne M et al. Chikungunya infection in travelers. Emerg Infect Dis. 2006;12(10):1565-7.

Inamadar AC, Palit A, Sampagavi VV, Raghunath S, Deshmukh NS. Cutaneous manifestations of chikungunya fever: observations made during a recent outbreak in south India. Int J Dermatol. 2008;47(2):154-9.

Jadhav M, Namboodripad M, Carman RH, Carey DE, Myers RM. Chikungunya disease in infants and children in Vellore: a report of clinical and hematological features of virologically proved cases. Ind J Med Res. 1965;53:764-76.

Jain J, Nayak K, Tanwar N et al. Clinical, serological, and virological analysis of 572 Chikungunya patients from 2010 to 2013 in India. Clin Infect Dis. 2017;65(1):133-40.

Johnson KM, Wiebenga NH, Machenzie RB et al. Virus isolation from human cases of hemorrhagic fever in Bolivia. Proc Soc Exp Biol Med. 1965;118:113-8.

Johnson KM. Viral hemorrhagic fevers. In: Beeson P, McDermott W (ed.). Textbook of medicine;1981 [s.n.].

Josseran L, Paquet C, Zehgnoun A et al. Chikungunya disease outbreak, Reunion Island. Emerg Infect Dis. 2006;12(12):1994-5.

Kware SI, Omaswa FG, Zaramba S et al. An outbreak of Ebola in Uganda. Trop Med Int Health. 2002;7:1068-75.

Lemant J, Boisson V, Winer A et al. Serious acute chikungunya virus infection requiring intensive care during the Reunion Island outbreak in 2005-2006. Crit Care Med. 2008;36(9):2536-41.

Leroy EM, Rouquet P, Formenty P et al. Multiple Ebola virus transmission events and rapid decline of central African wildlife. Science. 2004;303:387-90.

Levi LI, Vignuzzi M. Arthritogenic alphaviruses: A worldwide emerging threat? Microorganisms. 20194;7(5):pii:E133.

Mackay IM, Arden KE. Mayaro virus: a forest virus primed for a trip to the city? Microbes Infect. 2016;18(12):724-34.

Maes P, Adkins S, Alkhovsky SV, Avšič-Županc T, Ballinger MJ et al. Taxonomy of the order Bunyavirales: second update 2018. Arch Virol. 2019;164(3):927-41.

Marimoutou C, Vivier E, Oliver M, Boutin JP, Simon F. Morbidity and impaired quality of life 30 months after chikungunya infection: comparative cohort of infected and uninfected french military policemen in reunion island. Medicine. 2012;91:212-9.

Martini GA. Marburg virus disease: clinical syndrome. In: Martini GA, Siegert R (ed.). Marburg virus disease. Berlin: Springer Verlag; 1971. p. 50.

Mavian C, Rife BD, Dollar JJ, Cella E, Ciccozzi M et al. Emergence of recombinant Mayaro virus strains from the Amazon basin. Sci Rep. 2017;18(1):8718.

Meegan JM, Shope RE. Emerging concepts on Rift Valley fever. In: Pollard M (ed.). Perspectives in virology. New York: Alan R Liss; 1981, p. 267-82.

Mettler NE. Argentine hemorrhagic fever: current knowledge. Pan American Health Organization; 1969.

Ministério da Saúde. Boletim Epidemiológico – monitoramento dos casos de dengue, febre de Chikungunya e febre pelo vírus Zika até a Semana Epidemiológica 52, 2016 [Internet]. Disponível em: http://portalarquivos2.saude.gov.br/images/pdf/2017/abril/06/2017-002-Monitoramento-dos-casos-de-dengue--febre-de-chikungunya-e-febre-pelo-v--rus-Zika-ate-a-Semana-Epidemiologica-52--2016.pdf. Acesso em: 10 ago 2019.

Monath TP. Ecology of Marburg and Ebola viruses: speculations and directions for future research. J Infect Dis. 1999;179(Suppl.1):S127-38.

Monath TP. Lassa fever: review of epidemiology and epizootiology. Bull World Health Organ. 1975;52:577-92.

Mourão MP, Bastos M de S, de Figueiredo RP, Gimaque JB, Galusso E dos S et al. Mayaro fever in the city of Manaus, Brazil, 2007-2008. Vector Borne Zoonotic Dis. 2012;12(1):42-6.

Paixão ES, Rodrigues LC, Costa M da CN et al. Chikungunya chronic disease: a systematic review and meta-analysis. Trans R Soc Trop Med Hyg. 2018;112(7):301-16.

Peters D, Muller G, Slenczka W. Morphology, development and classification of the Marburg virus. In: Martini G, Siegert R (ed.). Marburg virus disease. New York: Springer Verlag; 1971. p. 68.

Pinheiro FP, Shope RE, Andrade AHP et al. Amapari virus, a new virus of the Tacaribe group from rodents of the Amapá territory. Proc Soc Exp Biol Med. 1966;122:531.

Pinheiro FP, Woodall JP, Travassos da Rosa APA, Travassos da Rosa JFS. Studies on arenaviruses in Brazil. Medicina (Buenos Aires). 1977;37:175-81.

Pinzón-Redondo H, Paternina-Caicedo A, Barrios-Redondo K et al. Risk factors for severity of Chikungunya in children. Pediatr Infect Dis J. 2016;35(6):702-4.

Ramful D, Carbonnier M, Bouhmani B et al. Mother-to-child transmission of Chikungunya. Pediatr Infect Dis J. 2007;26:811-.5

Ritz N, Hufnagel M, Gérardin P. Chikungunya in children. Indian J Pract Pediatr. 2016;18(3):270-3.

Riyaz N, Riyaz A, Rahima A et al. Cutaneous manifestations of chikungunya during a recent epidemic in Calicut, north Kerala, south India. Indian J Dermatol Venereol Leprol. 2010;76(6):671.

Robin S, Ramful D, Zettor J et al. Severe bullous skin lesions associated with Chikungunya virus infection in small infants. Eur J Pediatr. 2010;169(1):67-72.

Rougeron V1, Feldmann H2, Grard G3, Becker S4, Leroy EM5. Ebola and Marburg haemorrhagic fever. J Clin Virol. 2015;64:111-9.

Sanchez A, Peters CJ, Rollin P, Ksiazek T, Murphy FA. Filoviridae: Marburg and Ebola viruses. In: Fields BN, Knipe DM, Howley PM (ed.). Fields virology. New York: Lippincott; 2001. p. 1161-76.

Sardi SI, Campos GS, Somasekar S et al. Coinfections of zika and chikungunya viruses in bahia, Brazil, identified by metagenomic next-generation sequencing. J Clin Microbiol. 2016;54(9):2348-53.

Schilte C, Staikovsky F, Couderc T et al. Chikungunya virus-associated long-term arthralgia: a 36-month prospective longitudinal study. PLoS Negl Trop Dis. 2013;7(3):e2137.

Seetharam KA, Sridevi K, Vidvasagar P. Cutaneous manifestations of Chikungunya fever: significance. Indian Pediatr. 2012; 49(1):51-3.

Staikowsky F, Talarmin F, Grivard P et al. Prospective study of chikungunya virus acute infection in the Island of La Réunion during the 2005-2006 outbreak. PLoS One. 2009;4(10).

Thiberville SD, Moyen N, Dupuis-Maguiraga L et al. Chikungunya fever: epidemiology, clinical syndrome, pathogenesis and therapy. Antiviral Res. 2013;99(3):345-70.

Valamparampil JJ, Chirakkarot S, Letha S, Jayakumar C, Gopinathan KM. Clinical profile of Chikungunya in infants. Indian J Pediatr. 2009;76(2):151-5.

Viasus D. Clinical and histopathological features of fatal cases with dengue and chikungunya virus co-infection in Colombia, 2014 to 2015. Eurosurveillance. 2016;21(22):1-6.

Villamil-Gómez WE, Rodríguez-Morales AJ, Uribe-García AM et al. Zika, dengue, and chikungunya co-infection in a pregnant woman from Colombia. Int J Infect Dis. 2016;51:135-8.

Ward CE, Chapman JI. Chikungunya in children: A clinical review. Pediatr Emerg Care. 2018;34(7):510-7.

Weaver SC, Lecuit M. Chikungunya Virus and the global spread of a mosquito-borne disease. N Engl J Med. 2015;372(13):1231-9.

World Health Organization. Ebola response roadmap situation report, 28 January 2015 [Internet]. Disponível em: http://www.who.int/csr/disease/ebola/situation-reports/archive/en.

World Health Organization. Viral hemorrhagic fevers. Technical Report Series. 1985;721:126.

Yu X-J, Liang M-F, Zhang S-Y et al. Fever with thrombocytopenia associated with a novel bunyavirus in China. New England J Med. 2111;364:1523-32.

16

Arboviroses

16.1 Arboviroses

Lívia Carício Martins
Raimunda do Socorro da Silva Azevedo
Jannifer Oliveira Chiang
Pedro Fernando da Costa Vasconcelos

IMPORTÂNCIA DOS ARBOVÍRUS

O termo arbovirose é utilizado para definir doença causada por arbovírus, que é um grupo de vírus ecologicamente bem definido, transmitidos por vetores artrópodes hematófagos. O espectro clínico da doença que esses vírus causam varia desde formas graves, caracterizadas por manifestações hemorrágicas e neurológicas, a formas leves, de natureza febril, acompanhadas, por vezes, de erupções exantemáticas. Mais recentemente também tem sido associado a um arbovírus o vírus zika, que causa uma síndrome congênita, com marcantes malformações, principalmente a microcefalia e a artrogripose (AZEVEDO, et al., 2007b, 2018a; VASCONCELOS, et al., 2013).

Não se sabe exatamente quando as arboviroses surgiram e começaram a figurar no cenário mundial de doenças. Porém, existem relatos, na literatura, de doença febril provavelmente associada ao vírus dengue que datam do século X, na China. O que se sabe é que as arboviroses chegaram para ficar e vêm causando diversas epidemias ao longo da história, algumas com elevado índice de morbidade e letalidade, que causam grande impacto em termos de saúde pública.

As arboviroses apresentam distribuição geográfica extensa, abrangendo todos os continentes, exceto a Antártida, embora assumindo, muitas vezes, características regionais bem definidas. De modo geral, elas predominam nos trópicos em decorrência de condições climáticas mais favoráveis à replicação dos vetores e à propagação contínua dos arbovírus, em razão, principalmente, da pouca variação de temperatura, geralmente elevada (ideal para a replicação dos vetores), e da biodiversidade de vetores e hospedeiros primários silvestres desses vírus. Entretanto, numerosas arboviroses são assinaladas em regiões de clima frio, inclusive algumas de natureza grave para o homem ou para os animais domésticos, como é o caso das encefalites russa vernestival, da japonesa, das equinas leste e oeste, da Saint Louis, do Nilo Ocidental e outras.

Sob o ponto de vista epidemiológico, a ocorrência das arboviroses se verifica nas formas esporádica, endêmica e epidêmica. As pessoas que mantêm contato mais estreito com o ambiente silvestre – em que se situam os nichos ecológicos dos arbovírus – são atingidas com maior frequência. Contudo, extensas epidemias causadas pelos vírus dengue, da chikungunya, da encefalite japonesa, Oropouche, Ross River, Nilo Ocidental e outros são periodicamente observadas em zonas urbanas ou rurais, geralmente com o acometimento de dezenas de milhares de pessoas. Registrem-se, também, as graves epidemias de febre amarela que assolaram a Etiópia entre 1960 e 1962 e a Nigéria entre 1986 e 1988, durante as quais se estimou a ocorrência de 100 mil casos com 30 mil mortes e 440 mil casos com 250 mil mortes, respectivamente. Mais recentemente em Darfur, no Sudão do Sul, com centenas de mortes e milhares de casos suspeitos ou confirmados, e no Brasil entre 2016 e 2018 com quase 3 mil casos confirmados e cerca de 700 óbitos. A emergência de novos tipos de arbovírus e de arboviroses ainda é observada com frequência, sendo importante salientar o reconhecimento, em 1975, de uma forma grave de encefalite no litoral sul do estado de São Paulo, provocada por um tipo novo de arbovírus denominado "Rocio" e, mais recentemente, do Zika no Brasil (CAMPOS; BANDEIRA; SARDI, 2015; IVERSSON, 1980; IVERSSON; TRAVASSOS DA ROSA; ROSA, 1989; ZANLUCA, et al., 2015).

CONCEITO DE ARBOVÍRUS

O acrônimo "arbovírus" é originado da expressão inglesa *arthropod-borne* acrescido da palavra vírus. Os arbovírus constituem um grupo heterogêneo de vírus do ponto de vista de suas propriedades físico-químicas, apresentando, entretanto, certas características ecológicas e epidemiológicas comuns. Assim, consideram-se arbovírus os vírus transmitidos em natureza, principalmente ou de modo importante, mediante transmissão biológica entre hospedeiros vertebrados suscetíveis por meio de artrópodes hematófagos ou, entre estes, por meio da via transovariana e sexual, a qual já foi demonstrada para alguns arbovírus (AZEVEDO et al., 2007b; PEREIRA-SILVA, et al., 2017; VASCONCELOS et al., 2013). Os vertebrados suscetíveis são infectados a partir da picada de artrópodes hematófagos que têm um arbovírus e, usualmente, desenvolvem uma fase de viremia, durante a qual novos vetores se infectam ao realizarem um repasto sanguíneo. O intervalo decorrido entre a ingestão do sangue infectante e o momento em que o inseto é capaz de transmitir o vírus denomina-se "período de incubação extrínseca"; durante o qual o vírus replica-se nos tecidos do inseto, inclusive nas glândulas salivares. É importante assinalar que os insetos permanecem infectados por toda a sua existência, sem nada sofrer ou, ainda, podendo apresentar lesões mínimas.

CLASSIFICAÇÃO DOS ARBOVÍRUS

Existem catalogados, na 3ª edição do *International Catalogue of Arboviruses Including Certain Other Viruses of Vertebrates* (1985), 537 vírus, incluindo arbovírus e outros vírus de vertebrados, dos quais 110 foram associados às arboviroses em humanos, sob a forma de infecções naturais ou adquiridas em laboratório (KARABATSOS, 1985).

Desde o princípio dos estudos com os arbovírus, foram utilizadas diversas características desses vírus para proceder à sua classificação em uma família e gênero viral, entre as quais as morfológicas, as físico-químicas e as sorológicas. Pela classificação sorológica, os arbovírus foram distribuídos em grupos antigênicos, segundo critérios estabelecidos por Casal. Cada grupo foi constituído por dois ou mais vírus que apresentavam relações antigênicas entre si, evidenciadas por meio de uma ou mais técnicas sorológicas, como a inibição da hemaglutinação, a fixação do complemento ou a neutralização. Os três primeiros grupos caracterizados foram designados pelas letras A, B e C, e os demais receberam os nomes do primeiro vírus a ser isolado no respectivo grupo. Dentro de cada grupo antigênico, os membros que exibiram relacionamento mais íntimo formaram subgrupos ou complexos (CASALS, 1957).

Nos últimos anos, os estudos por ferramentas moleculares vieram complementar e corroborar a grande maioria das classificações anteriores. Além disso, tem sido muito utilizada nas classificações atuais de novos arbovírus, de vírus que permaneciam não grupados e/ou não identificados ou ainda em revisões sistemáticas de taxonomia viral, aliados aos estudos sorológicos. De acordo com o sistema de classificação e nomenclatura dos vírus, com base em suas propriedades físico-químicas e moleculares, a maioria absoluta registrada pertence às famílias *Peribunyaviridae*, *Nairoviridae*, *Phenuiviridae*, *Flaviviridae*, *Reoviridae*, *Rhabdoviridae*, *Togaviridae* e *Asfaviridae*. Convém ressaltar que, com exceção da família Togaviridae que tem apenas um gênero, nem todos os gêneros das demais famílias indicadas contêm arbovírus. Existem ainda alguns membros das famílias *Arenaviridae*, *Asfaviridae*, *Poxviridae*, *Coronaviridae*, *Herpesviridae* e *Orthomyxoviridae* que são arbovírus e 44 vírus sobre os quais ainda não há informações suficientes na literatura para classificá-los em uma família ou gênero viral, permanecendo como não classificados (ICTV, 2019).

No ano de 2018, o Comitê Internacional de Taxonomia Viral realizou uma atualização da classificação viral, de forma que, hoje, a família Togaviridae tem apenas um gênero viral, o *Alphavirus*. Este compreende 31 espécies virais, das quais 27 são arbovírus. A família *Flaviviridae* contempla quatro gêneros (*Flavivirus*, *Hepacivirus*, *Pegivirus* e *Pestivirus*), porém os arbovírus estão todos classificados no gênero Flavivirus com 52 membros, sendo que os vírus pertencentes aos demais gêneros não são arbovírus (ICTV, 2019).

A família *Peribunyaviridae* compreende cinco gêneros de importância médica – *Orthobunyavirus*, *Herbivirus*, *Pacuvirus* e *Shangavirus* –, dos quais somente os três primeiros abrangem vírus considerados arbovírus e que acometem vertebrados. O gênero *Shangavirus* tem apenas um integrante, que é um vírus de inseto, o *Insect shangavirus*, não sendo arbovírus. Os antigos gêneros *Hantavirus*, *Nairovirus* e *Phlebovírus* da atual família *Peribunyaviridae*, após a revisão da classificação viral pelo ICTV, passaram a ser as famílias virais *Hantaviridae*, *Nairoviridae* e *Phenuiviridae*, respectivamente. Apenas a família Hantaviridae não tem arbovírus, as demais agrupam nove arbovírus cada uma. A família Nairoviridae tem três gêneros (*Orthonairovirus*, *Shaspivirus* e *Striwavirus*), com 17 integrantes no total, sendo a maioria (15) do gênero *Orthonairovirus*. Já a família *Phenuiviridae* reúne 15 gêneros (*Banyangvirus*, *Beidivirus*, *Goukovirus*, *Horwuvirus*, *Hudivirus*, *Hudovirus*, *Kabutovirus*, *Laulavirus*, *Mobuvirus*, *Phasivirus*, *Phlebovirus*, *Pidchovirus*, *Tenuivirus*, *Wenrivirus*, *Wubeivirus*), com 38 integrantes virais no total, sendo que os arbovírus estão classificados apenas no gênero *Phlebovirus* (ICTV, 2019).

PROPRIEDADES DOS ARBOVÍRUS

Todos os arbovírus têm ácido ribonucleico (RNA), com exceção do vírus da peste suína africana, considerado um verdadeiro arbovírus, que apresenta ácido desoxirribonucleico (DNA); ressalte-se que esse vírus foi retirado da família Iridoviridae e reclassificado como espécie da família *Asfarviridae*, gênero *Asphivirus* (AZEVEDO et al., 2007b; LEFKOWITZ et al., 2017; VASCONCELOS et al., 2013).

As partículas dos vírus da família *Togaviridae* são esféricas, com 60 a 70 nm de diâmetro, e apresentam RNA linear de fita única e polaridade positiva. O envoltório lipoproteico contém lipídeos de origem celular e proteínas especificadas pelo vírus; é constituído de dupla camada e, na superfície, veem-se projeções de 6,5 a 10 nm de comprimento. Apresentam um nucleocapsídeo presumivelmente icosaédrico, cujo diâmetro varia de 35 a 40 nm. Três antígenos distintos são encontrados nos vírions: E1; E2 (glicoproteínas); e C (nucleoproteína). A nucleoproteína C é um antígeno de grupo, reagindo em fixação do complemento (FC). O antígeno E2 do vírus *Sindbis* é tipo-específico, ele fixa o complemento e estimula a produção de anticorpos neutralizantes, enquanto o E1 é um antígeno de subgrupo. Ao contrário, no vírus da encefalite equina venezuelana (VEE), o E1 é um antígeno tipo-específico e o E2, de subgrupo. O vírus *Semliki forest* apresenta uma terceira glicoproteína, de pequeno tamanho, denominada E3. Os *Alphavirus* têm quatro proteínas não estruturais (KNIPE AND HOWLEY, 2013; LEFKOWITZ et al., 2017).

A morfologia dos *Flavivirus* é também esférica, porém eles medem apenas 40 a 60 nm de diâmetro e também apresentam projeções na superfície do envoltório. Os vírions dos flavivírus têm três proteínas estruturais, sendo uma delas denominada proteína C, associada ao RNA de fita simples e polaridade positiva; as duas outras fazem parte do envoltório e são chamadas "pré-M" e "E", esta última é glicolisada. Além disso, existem sete glicoproteínas não estruturais, denominadas NS1, NS2A, NS2B, NS3, NS4A, NS4B e NS5; as glicoproteínas NS3 e NS5 provavelmente são componentes importantes para a replicação viral. A primeira é uma helicase, e a segunda é a RNA polimerase-dependente de RNA (KNIPE AND HOWLEY, 2013; LEFKOWITZ, et al., 2017).

Os *Alphavirus* e os *Flavivirus* contêm uma hemaglutinina ativa principalmente contra hemácias de pintos recém-nascidos e de ganso, cuja atividade é influenciada, de forma marcante, pelo pH e, vários deles, também pela temperatura. A hemaglutinina pode ser obtida a partir do cérebro, soro ou fígado de camundongos ou de hamsters, bem como de sobrenadantes de cultivos celulares. A obtenção do antígeno hemaglutinante se dá mediante a extração pela sucroseacetona ou de outros métodos de tratamento. A hemaglutinina dos *Alphavirus sindbis* e VEE corresponde, respectivamente, às glicoproteínas E1 e E2 (KNIPE, AND HOWLEY, 2013; LEFKOWITZ et al., 2017).

Os membros da família Peribunyaviridae, Nairoviridae e Phenuiviridae têm partículas esféricas dotadas de um envoltório, cujo diâmetro varia de 90 a 120 nm. O RNA apresenta uma fita com três segmentos senso-negativos ou ambisenso e não é infeccioso. Os segmentos do RNA denominam-se L (grande), M (médio) e S (pequeno), e cada um está unido a uma proteína formando três nucleocapsídeos de estrutura helicoidal. Os vírions contêm três proteínas estruturais principais: as glicoproteínas G1 e G2 situadas no envoltório; e a proteína N, do nucleocapsídeo; além de uma proteína denominada L, que atua como polimerase viral. As glicoproteínas reconhecem os receptores celulares, contêm os antígenos hemaglutinantes e induzem a imunidade protetora. Os gêneros *Orthobunyavirus* e *Phlebovirus* têm proteínas não estruturais nos segmentos S (NSs) e M (NSm). Replicam-se no citoplasma e formam-se primariamente por brotamento através do retículo endoplasmático para as vesículas citoplásmicas (KNIPE, AND HOWLEY, 2013; LEFKOWITZ et al., 2017).

Os membros da família *Rhabdoviridae* apresentam RNA linear de fita única e senso-negativo e não são infeccio-

sos. A família é constituída por 20 gêneros, porém os que possuem arbovírus que infectam humanos são o Vesiculovirus e o Ledantevirus. Morfologicamente, os vírions se assemelham a um projétil de revólver, medindo de 100 a 430 nm de comprimento por 45 a 100 nm de diâmetro. O nucleocapsídeo é uma estrutura formada pelo RNA em ligação à proteína N, constituindo um complexo de simetria helicoidal, com aproximadamente 50 nm de diâmetro, dotado de poder infectante; o nucleocapsídeo apresenta, ainda, duas outras proteínas, designadas L e NS. O envoltório contém a proteína M e apresenta projeções na superfície (proteína G), cujo comprimento varia de 5 a 10 nm. Pelo menos dois antígenos são encontrados nos vírions, um deles é a glicoproteína G, tipo-específica; e o outro, a proteína N, que apresenta reatividade de grupo. O nucleocapsídeo é sintetizado no citoplasma, e o envoltório é formado pela inserção da proteína G na membrana constituída com lipídeos da célula hospedeira. O local de formação das partículas depende do tipo de vírus e do hospedeiro; no caso do vírus da estomatite vesicular, por exemplo, há brotamento diretamente da membrana plasmática, na maioria das células (LEFKOWITZ, et al., 2017).

Os vírus pertencentes aos gêneros *Orbivirus* e *Coltivirus* da família *Reoviridae* são, em sua maioria, transmitidos por artrópodes, portanto, arbovírus. As partículas virais são esféricas, destituídas de envoltório, medindo 60 a 80 nm de diâmetro. O capsídeo exibe simetria cúbica, com duas camadas proteicas. O RNA é ambisenso e apresenta fita dupla, formado por vários segmentos (10 nos Orbivirus e 12 nos Coltivirus), e não tem caráter infeccioso. A infectividade é perdida quando os vírus são expostos a pH ácido como 3 ou menor. A replicação dos *Orbivirus* se processa no citoplasma (AZEVEDO et al., 2007b; LEFKOWITZ et al., 2017; VASCONCELOS et al., 2013).

Os arbovírus das famílias *Togaviridae*, *Flaviviridae*, *Peribunyaviridae*, *Phenuiviridae*, *Nairoviridae* e *Rhabdoviridae* apresentam acentuada sensibilidade aos solventes de lipídeos (éter, clorofórmio, desoxicolato de sódio), pois são vírus com um envoltório lipoproteico (envelope), enquanto os arbovírus da família *Reoviridae* são pouco sensíveis ou resistentes a esses solventes, sendo destituídos de envelope viral. Inúmeros Peribunyavirus têm uma hemaglutinina igualmente ativa contra hemácias de pinto e de ganso. Nas partículas do *Oriboca orthobunyavirus*, por exemplo, encontram-se, pelo menos, dois componentes que fixam o complemento. Um deles com reatividade de grupo e o outro, aparentemente relacionado com a hemaglutinina viral, é tipo-específico (AZEVEDO et al., 2007b; LEFKOWITZ et al., 2017; VASCONCELOS et al., 2013).

Praticamente todos os arbovírus são patogênicos para camundongos recém-nascidos, quando inoculados pela via intracerebral, determinando um quadro de encefalite. Inúmeros tipos são letais para camundongos adultos e podem ser também para hamsters e cobaias. Variantes de um mesmo tipo podem exibir diferentes graus de virulência para os animais de laboratório. Geralmente, os arbovírus são lábeis em pH ácido e estáveis em pH alcalino. São também rapidamente inativados a 56 °C ou em temperaturas elevadas. Entretanto, na presença de proteína, a infectividade viral resiste melhor à inativação térmica. Preservam-se bem quando mantidos à temperatura de –70 °C ou liofilizados e conservados a 4 °C (AZEVEDO et al., 2007b; LEFKOWITZ et al., 2017; VASCONCELOS et al., 2013).

Uma grande diversidade de cultivos celulares tem sido utilizada para o estudo dos arbovírus, possibilitando o crescimento da maioria dos tipos conhecidos. Nesses sistemas, a multiplicação viral pode ser comumente detectada mediante a evidência de efeito citopático ou de formação de placas sob uma camada de ágar ou, ainda, por meio de outros métodos, como a imunofluorescência e a imunocitoquímica. Entre as linhagens celulares contínuas que apresentam sensibilidade a um grande número de arbovírus, mencionam-se as linhagens celulares de artrópodes, que têm boa suscetibilidade a inúmeros arbovírus, particularmente as culturas de *Aedes pseudoscutellaris* (AP61) e de A*edes albopictus* (clone c6/36). Ainda, a VERO (rim de macaco *Chlorocebus aethiops),* a BHK-2l (rim de hamster recém-nascido) e a LLC-MK2 (rim de macaco *rhesus) apresentam boa susceptibilidade*; quanto aos cultivos primários, as células de embriões de galinha e de pato, as de rim de hamster, as de tecido nervoso de camundongos recém-nascidos ou de embriões destes são as que apresentam maior suscetibilidade (AZEVEDO et al., 2007b; LEFKOWITZ et al., 2017; VASCONCELOS et al., 2013).

PATOLOGIA

A patologia humana das arboviroses é diversificada porque o mesmo agente pode induzir lesões com graus de diferentes intensidades ou, ainda, pequenas variações nos órgãos ou tecidos comprometidos, justificando, assim, algumas variantes clínicas observadas.

A viremia inicial leva o vírus, principalmente por via hematogênica, para todo o organismo e coincide com os pródromos iniciais. Após a viremia inicial, o vírus se aloja no órgão com maior tropismo, onde se multiplica e ocasiona lesões teciduais cuja extensão e gravidade determinam não só a sintomatologia clínica, como também, em alguns casos, o prognóstico do paciente.

Nos quadros febris, a despeito de algumas manifestações clínicas exantemáticas e de envolvimento do sistema musculoesquelético, em razão de a infecção ser autolimitada, não se tem comprovação dos danos histopatológicos em humanos, exceto na dengue, em que biópsias da pele de pacientes mostram edema do endotélio dos pequenos vasos sanguíneos, edema perivascular e infiltrados de células mononucleares. Não obstante, em alguns arbovírus como Chikungunya, Mayaro e outros, têm-se demonstrado lesões da musculatura esquelética, do tecido conjuntivo periarticular, periósteo e do derma de animais infectados experimentalmente, assim como diversas alterações orgânicas têm sido relatadas em infecções experimentais por dengue, Ilhéus, Rocio, entre outros (FERREIRA et al., 2014; HENRIQUES et al., 2012; MARTINS et al., 2007; VASCONCELOS; CALISHER, 2016b).

Nas síndromes hemorrágicas, os mecanismos patogênicos causados pelos arbovírus não estão bem esclarecidos e os quadros anatômicos são variáveis, com envolvimento ocasional de algumas vísceras, como o rim e o fígado, e mesmo do sistema nervoso central (SNC). Têm sido descritas alterações capilares discretas, como tumefação endotelial, edema e infiltrados ocasionais mononucleares perivasculares ou mesmo hemorragias perivasculares, sem danos parietais evidentes. Danos hepáticos podem ser observados concomitantemente em algumas arboviroses, principalmente nas de caráter hemorrágico; na maioria das vezes, as lesões são de leve intensidade. Entretanto, em certos casos, são dominantes nos quadros clínicos e anatômicos, como acontece na febre amarela. Nesta, uma hepatite médio-zonal, com necrose e principalmente apoptose (representada pelos corpúsculos de Councilman-Rocha Lima), domina o quadro; também ocorrem lesões degenerativas hialina e lipídica (esteatose) em pequenas gotas (esteatose microgoticular). Experimentalmente, alguns arbovírus têm demonstrado grande eletividade para o parênquima hepático, como ocorre com vários membros dos Orthobunyavirus em camundongos e com o *Orthobunyavírus oropouche* em hamsters. Recentemente, vários outros arbovírus amazônicos mostraram tropismo considerável para o fígado. Outros ocasionam o envolvimento renal, como o vírus *Mucambo*, que determina lesões da glomerulopatia hemorrágica em camundongos (AZEVEDO et al., 2018b; HAMEL et al., 2015; PAGLIARI et al., 2016; QUARESMA et al., 2006, 2007; VASCONCELOS et al., 2013).

Nas encefalites por arbovírus, as lesões fundamentais desenvolvem-se no nível dos neurônios, que apresentam variado grau de degeneração e necrose, acompanhadas ou não de neuronofagia, proliferação glial e infiltrados perivasculares e meníngeos, quase sempre do tipo mononuclear. Os quadros anatômicos das encefalites nem sempre mostram localização topográfica eletiva, embora, com certa frequência, algumas estruturas sejam mais atingidas, por exemplo, nas encefalites japonesa e do vale Murray, nas quais as células de Purkinje do cérebro são seriamente comprometidas. Com o vírus rocio, causador de epidemia de encefalite do litoral sul de São Paulo, as lesões da base do cérebro, especialmente no tálamo, núcleo denteado e núcleos hipotalâmicos, mostraram uma topografia relativamente constante. Estudo sobre casos de microcefalia por zika refere intensos danos celulares como necrose, apoptose, neuronofagia, bem como alterações vasculares e em demais órgãos, ocasionando o dramático desfecho de microcefalia (AZEVEDO et al., 2016, 2018a, 2018b; IVERSSON; TRAVASSOS DA ROSA; ROSA, 1989).

QUADRO CLÍNICO

Uma das peculiaridades das arboviroses é a variedade das manifestações clínicas que podem ser induzidas pelos arbovírus considerados patogênicos para seres humanos. É necessário salientar que muitas infecções por arbovírus podem apresentar-se de forma assintomática. Ainda, tipos diferentes de arbovírus são capazes de apresentar os mesmos sintomas, enquanto respostas clínicas diversas podem ser ocasionadas por um tipo determinado de arbovírus. Assim, embora os sinais clínicos mais característicos da febre amarela sejam as hemorragias, a icterícia e a albuminúria existem em infecções amarílicas de caráter exclusivamente febril. Ou ainda, como recentemente demonstrada a capacidade do vírus dengue, zika e chikungunya estarem envolvidos no desenvolvimento de doença neuroinvasiva. Outro exemplo é o do vírus da encefalite Saint Louis, capaz de causar encefalite, meningite, síndrome febril ou infecções inaparentes. Esse fato decorre de vários fatores, entre os quais assumem importância a quantidade do inóculo, o tempo de exposição aos transmissores, a cepa do vírus e a resistência individual (VASCONCELOS et al., 1992a, 1998, VIEIRA et al., 2017a, 2018a, 2018b). O período de incubação varia em média de 3 a 8 dias, e o início da doença se faz usualmente de modo súbito.

Apesar desses aspectos singulares, as formas clínicas sintomáticas podem manifestar-se em diferentes graus de intensidade clínica, desde os oligossintomáticos até quadros mais severos e, do ponto de vista didático, usualmente são consideradas quatro formas clínicas principais de arboviroses: doença febril; doença febril exantemática; febril hemorrágica; e doença neuroinvasiva. O Quadro 16.01.1 mostra a distribuição dos arbovírus patogênicos para o homem, de acordo com a principal síndrome clínica a eles associada.

QUADRO 16.1.1 Arbovírus patogênicos para o homem, segundo a síndrome clínica, o vetor e a distribuição geográfica.

| Família | Gênero | Vírus | Tipo doença | | | | Vetor | Distribuição geográfica |
			F	FEx	FH	DN		
Peribunyaviridae	Orthobunyavirus	Apeú, Caraparu, Itaqui, Marituba, Murutucu, Oriboca, Restan	+				Mosquito	América do Sul
		Madrid, Ossa	+				Mosquito	Panamá
		Tacaiuma	+				Mosquito	América do Sul
		Bunyamwera, Germitson, Ilesha	+				Mosquito	África
		Wyeomyia	+				Mosquito	América do Sul, Panamá
		Bwamba	+				Mosquito	África
		La Crosse	+			+	Mosquito	América do Norte
		Guaroa	+				Mosquito	América do Sul
		Tahyna	+				Mosquito	Europa
		Guamá, Catu	+				Mosquito	América do Sul
		Oropouche	+	+		+	Culicoides	América do Sul
		Shuni	+				Mosquito	África
		Nyando	+				Mosquito	África
Phenuiviridae	Phlebovirus	Alenquer, Candiru, Morumbi, Serra Norte	+				?	Brasil
		Chagres, Puntatoro	+				Flebótomo	Panamá
		Naples *fever*	+				Flebótomo	Europa, Oriente Médio
		Sicilian *fever*	+				Flebótomo	Itália, África, Oriente Médio
		Rift Valley *fever*	+		+	+	Mosquito	África, Oriente Médio
		Toscana	+			+	Flebótomo	Europa
		Zinga	+				Mosquito	África
Nairoviridae	Orthonairovirus	*Crimean-Congo hemorrhagic fever*			+	+	Carrapato	África, Ásia, Europa
		Dugbe, Nairobi sheep disease	+				Carrapato	Índia
Reoviridae	Orbivirus	Bluetongue, Lebombo, Orungo	+				Mosquito	África, América Latina, EUA
		Changuinola	+				Flebótomo	Panamá
		Lipovnik	+			+	Carrapato	República Tcheca
		Kemerovo	+				Carrapato	Europa, África
	Coltivirus	Colorado *tick fever*	+				Carrapato	Estados Unidos
		Eyach	+			+	Carrapato	Alemanha e França
Rhabdoviridae	Vesiculovirus	VSV-Indiana, VSV-New Jersey, VSV-Alagoas	+				Flebótomo	América do Norte/Central
		Piry	+				?	América do Sul
		Chandipura	+			+	Mosquito	Índia, África
	Ledantevirus	Le danted	+			+	?	Senegal

(continua)

QUADRO 16.1.1 Arbovírus patogênicos para o homem, segundo a síndrome clínica, o vetor e a distribuição geográfica (continuação).

Família	Gênero	Vírus	Tipo doença				Vetor	Distribuição geográfica
			F	FEx	FH	DN		
Togaviridae	Alphavirus	Chikungunya	+	+	+	+	Mosquito	África, Ásia, América do Sul e Central
		EEEV	+			+	Mosquito	Américas
		Everglades	+				Mosquito	América do Norte
		Mayaro	+	+			Mosquito	América do Sul/Central
		Mucambo	+				Mosquito	América do Sul
		O'nyong-nyong	+	+			Mosquito	África
		Ross River	+	+			Mosquito	Austrália
		Sindbis	+				Mosquito	África, Ásia, Austrália
		VEEV	+			+	Mosquito	Américas
		WEEV	+			+	Mosquito	Américas
Flaviviridae	Flavivirus	Banzi	+				Mosquito	África
		Bussuquara	+				Mosquito	América do Sul
		Dengue 1	+	+	+	+	Mosquito	Ásia, África, Américas, Austrália
		Dengue 2	+	+	+	+	Mosquito	Ásia, África, Américas, Austrália
		Dengue 3	+	+	+	+	Mosquito	Ásia, África, Américas
		Dengue 4	+	+	+	+	Mosquito	Ásia, África, Américas
		Encefalite japonesa	+			+	Mosquito	Ásia
		Febre amarela	+		+		Mosquito	África, América do Sul
		Ilhéus	+			+	Mosquito	América do Sul/Central
		Kunjn	+				Mosquito	Austrália
		Kaysanur Forest			+	+	Carrapato	Índia
		Louping ill				+	Carrapato	Grã-Bretanha
		Murray Valley	+			+	Mosquito	Austrália
		Negishi			+		?	Japão
		F. H. de Omsk			+		Carrapato	Ásia
		Powassan	+			+	Carrapato	América do Norte
		Rocio				+	Mosquito	Brasil
		RSSE	+			+	Carrapato	Europa, Ásia
		Sepik	+				Carrapato	Nova Guiné
		St. Louis	+			+	Mosquito	Américas
		Usutu	+	+		+	Mosquito	África, Europa
		Wesselsbron	+				Mosquito	África, Ásia
		West Nile	+	+	+	+	Mosquito	África, Ásia, Américas, Europa, Oriente Médio
		Zika	+	+	+	+	Mosquito	África, Ásia, América Latina

F: febril; FEx: febril exantemática; FH: febril hemorrágica; DN: doença neuroinvasiva; EEEV: vírus da encefalite equina leste; VEEV: vírus da encefalite equina venezuelana; RSSEV: vírus da encefalite russa vernestival; WEEV: vírus da encefalite equina oeste.

DOENÇA FEBRIL

Praticamente todos os arbovírus patogênicos para humanos determinam esse tipo de manifestação clínica, conforme se observa no Quadro 16.11.

Febre, calafrios moderados, cefaleia, mialgias, artralgias, tonturas e fotofobia são as manifestações clínicas mais frequentes. Dor retro-orbitária ou ao movimento dos olhos, dor epigástrica, congestão conjuntival, náuseas e vômitos também podem estar presentes, bem como astenia, anorexia e inapetência são comumente referidas. A intensidade dos sintomas varia consideravelmente e, nos casos mais graves, obriga o paciente a recolher-se ao leito. A febre pode ser elevada, chegando a atingir 40 °C. A cefaleia intensa, de localização frontal, occipital ou generalizada, é referida por muitos doentes. O comprometimento articular (dores e/ou edema) pode ser particularmente grave nas infecções provocadas pelos vírus o'nyong-nyong (África), chikungunya (África, Ásia e Américas) e mayaro (Américas), a ponto de obrigar os enfermos a permanecerem recurvados e/ou imóveis. A poliartrite é a manifestação clínica mais característica da infecção ocasionada pelos Alphavirus chikungunya, mayaro, o'nyong-nyong e ross river, este último responsável por epidemias na Austrália e em algumas ilhas do Oceano Pacífico, particularmente da Polinésia.

Pode ainda ocorrer o ingurgitamento dos linfonodos, e a duração dos sintomas varia usualmente de 3 a 7 dias. No entanto, em algumas arboviroses, após a cura segue-se um período prolongado de astenia (oropouche, mayaro, chikungunya) ou de dores articulares (com ou sem edema articular), principalmente nos quadros causados por chikungunya, mayaro, o'nyong-nyong e ross river.

Na Amazônia, um dos arbovírus associado com maior frequência aos quadros febris é o vírus Oropouche. Alguns pacientes infectados com esse agente chegam a ficar seriamente enfermos e, até mesmo, prostrados, mas, apesar disso, não se têm registros de casos fatais decorrentes da infecção por esse arbovírus. Ressaltam-se algumas características clínicas peculiares observadas nas infecções pelo Oropouche, tais como a cefaleia, que pode ser muito intensa, acometendo a região occipital com irradiações para a nuca e coluna vertebral, sendo às vezes de difícil alívio com os analgésicos comuns, acompanhada com frequência de fortes tonturas e lipotímias. Ainda, em uma parcela significativa dos pacientes acometidos pela febre do Oropouche, verifica-se a recorrência dos sintomas (curso bifásico), um ou mais dias após o final do episódio inicial. As crises de recorrência (segunda fase) caracterizam-se pelo reaparecimento dos mesmos sintomas da fase aguda, além do exantema que surge na maioria dos casos. Os sinais e sintomas podem persistir por 2 a 3 semanas (AZEVEDO et al., 2002, 2007c; NUNES et al., 2005; VASCONCELOS et al., 1992b; VASCONCELOS; CALISHER, 2016b).

Entre outros arbovírus responsáveis por quadros febris na Amazônia, assinalam-se os vírus Mucambo (Alphavirus), Ilhéus e Saint Louis (Flavivirus), Tacaiuma, Guaroa, Guama e Catu (Orthobunyavirus), bem como Candiru, Alenquer, Morumbi e Serra Norte (Phlebovirus), entre outros (Tabela 16.1.1).

DOENÇA FEBRIL EXANTEMÁTICA

Os arbovírus responsáveis por apresentações febris exantemáticas pertencem às famílias Togaviridae, Flaviviridae e Peribunyaviridae. Além da febre e de outras manifestações sistêmicas inespecíficas, observa-se em torno de 80% dos pacientes um exantema, geralmente maculopapular, que atinge o tronco e as superfícies extensoras dos membros inferiores e superiores. Os vírus dengue 1, 2, 3 e 4, Nilo Ocidental, Zika (Flavivírus), Ross River, Chikungunya, Mayaro, O'nyong-nyong (Alphavírus) e Oropouche (Orthobunyavírus) são exemplos de arbovírus associados às manifestações exantemáticas (Tabela 16.1.1).

No Brasil, até o presente, circulam os vírus chikungunya, o da dengue, mayaro, oropouche, nilo ocidental e zika, capazes de determinar quadro febril exantemático. Curiosamente, nos casos de febre por mayaro diagnosticados na Amazônia brasileira antes de 1978, esse tipo de manifestação cutânea não foi referido, salvo em um paciente, vítima de infecção de laboratório, em Belém, que exibiu um exantema discreto nos antebraços. Naquele ano, porém, durante uma epidemia da virose que incidiu em Belterra, no estado do Pará, observou-se o aparecimento de exantema em dois terços dos pacientes. O exantema é mais proeminente no tórax, no dorso, nos braços e nas pernas, sendo a face e as mãos os locais menos atingidos. As lesões surgem em torno do 5º dia de doença e persistem por cerca de 3 dias. Artralgia é referida pela maioria dos doentes (90%), afetando sobretudo os punhos, os dedos, os tornozelos e os artelhos, embora as articulações maiores (joelhos, cotovelos) também sejam atingidas; quando isso acontece, há dificuldade de movimentação e comprometimento de realização de tarefas diárias dos enfermos. Edema de uma ou várias articulações afetadas é observado em mais da metade (58%) dos casos, bem como se verifica a presença de ingurgitamento dos linfonodos inguinais. As manifestações clínicas persistem por 2 a 7 dias, com exceção das dores articulares, que podem permanecer por vários meses e, em alguns casos, por anos. Não se observam sinais hemorrágicos, tampouco hepatomegalia, esplenomegalia ou icterícia. Leucopenia é achado constante, registrando-se em algumas situações contagens de apenas 2.500 glóbulos brancos por mm³, e a única alteração na fórmula diferencial consiste em moderada linfocAse. Os níveis séricos da bilirrubina e da alanino-aminotransaminase (ALT) encontram-se nos limites de normalidade (AZEVEDO et al., 2009; CASALS; WHITMAN, 1957; VASCONCELOS; CALISHER, 2016b).

FEBRE HEMORRÁGICA

Os arbovírus responsáveis por fenômenos hemorrágicos em seres humanos pertencem às famílias *Togaviridae*, *Flaviviridae*, *Peribunyaviridae*, *Phenuiviridae* e *Nairoviridae*. O Alphavirus Chikungunya, diversos Flavivirus, entre eles o da dengue, a febre a amarela e o VNO, o Phlebovirus Rift Valley Fever e o Orthonairovirus Crimean-Congo Hemorrhagic Fever constituem os arbovírus causadores de febre hemorrágica em humanos (Tabela 16.1.1), sendo o vírus da febre amarela, o da dengue, o Chikungunya e o vírus do Nilo Ocidental (VNO) os únicos já circulantes no Brasil. Ressalta-se que manifestações hemorrágicas em infecções pelo vírus zika têm sido relatadas, especialmente as cutâneas (petéquias). Neste livro, há um capítulo referente à febre amarela (Capítulo 16.3) e outro sobre febres hemorrágicas (Capítulo 15), portanto deixou-se de abordar os aspectos clínicos pertinentes às arboviroses em questão.

DOENÇA NEUROINVASIVA

Uma das formas mais graves de apresentação clínica das arboviroses em humanos são os quadros com comprometimento do sistema nervoso (meninges, encéfalo, medula espinhal e terminações nervosas periféricas), configurando quadros clínicos de meningite, encefalite, meningoencefalite, mielite, encefalomielite ou a polirradiculoneuropatia (síndrome Guillain-Barré). Tais quadros podem levar à morte ou deixar sequelas graves nos sobreviventes. Inúmeros arbovírus têm capacidade encefalitogênica e já foram associados com essa apresentação clínica em humanos (Tabela 16.1.1), sendo os vírus oropouche (Orthobunyavirus), chikungunya, da encefalite equina leste, da encefalite equina oeste, da encefalite equina venezuelana (*Alphavirus*), da dengue, Ilhéus, Rocio, Saint Louis, Nilo Ocidental e Zika *(Flavivírus)* os circulantes no Brasil. O período de incubação oscila entre 5 e 15 dias. Nas doenças neuroinvasivas por arbovírus transmitidos por mosquitos, pode ocorrer uma fase prodrômica com manifestações sistêmicas; porém, geralmente o início é repentino, com febre elevada, cefaleia, vômitos, confusão mental e sonolência. Sinais e sintomas apresentam-se de acordo com a(s) área(s) acometida(s); porém, nos casos mais graves surgem delírios, convulsões, letargia, coma, com possível evolução para o óbito. Rigidez de nuca, tremores, nistagmo, espasticidade, fraqueza muscular e paralisias também podem estar presentes. Irritabilidade e agitação são mais comuns em crianças, enquanto, nos adultos, predominam a letargia e o coma. Em alguns casos, a letargia se alterna com períodos de delírio. O óbito normalmente ocorre nos primeiros 10 dias de doença, mas pode sobrevir após algumas semanas. Algumas vezes a remissão é dramática, observando-se o completo desaparecimento das alterações neurológicas; outras vezes a recuperação é lenta (AZEVEDO et al., 2007a, 2018b; OLIVEIRA; VASCONCELOS, 2016; TEMPORÃO et al., 2011; VASCONCELOS et al., 1992a, 1998, VIEIRA et al., 2015, 2017b).

Nos casos de doença neuroinvasiva por arbovírus transmitido por carrapatos, que ocorre nas repúblicas da ex-União Soviética (Rússia, Ucrânia etc.) e na Europa Central, o curso clínico é bifásico. Na primeira fase, que corresponde ao período virêmico, os sintomas são leves, consistindo em febre, cefaleia moderada e mal-estar que podem durar até 1 semana, sobrevindo, então, um período assintomático de alguns dias de duração. Após isso, instala-se a segunda fase, com o aparecimento súbito da febre, cefaleia, náuseas, vômitos, sintomas e sinais característicos de comprometimento neurológico.

O líquido cefalorraquiano (LCR) mostra pleocitose, podendo-se encontrar até mil células por mm³, com predominância de polimorfonucleares na fase inicial, sobrevindo mais tarde um predomínio de mononucleares. O hemograma usualmente acusa uma leucocitose.

A letalidade na doença neuroinvasiva por arbovírus varia consideravelmente de acordo com o vírus envolvido, sendo de 0,5% nas infecções pelo vírus da encefalite equina venezuelana, 1% para o Nilo Ocidental, 2 a 3% para o vírus da encefalite equina oeste, 5 a 10% para o vírus da encefalite St. Louis, 20 a 30% na doença neuroinvasiva transmitida por carrapatos e 50 a 70% para as infecções por vírus da encefalite equina leste.

No Brasil, uma minoria de pacientes infectados pelo vírus Oropouche exibe comprometimento neurológico, já bem caracterizados e descritos com relatos de cefaleia intensa, tonturas, vômitos, letargia moderada, nistagmo, diplopia, distúrbios do equilíbrio e rigidez de nuca.

Em 1975, registrou-se uma epidemia de encefalite no litoral sul do Estado de São Paulo, provocada por um novo membro do gênero *Flavivirus*, o rocio. Os pacientes apresentavam manifestações gerais (febre, cefaleia, tonturas, náuseas, vômitos e congestão conjuntival) e neurológicas, consistindo em distúrbios da marcha (marcha ébria) e do equilíbrio, diplopia, dislalia, hiperacusia, letargia superficial ou profunda e coma. Convulsões e delírios foram raros. Rigidez de nuca foi descrito em 50% dos casos. A hipotonia ou a hipertonia, alterações dos reflexos profundos, presença de reflexos patológicos e paralisia facial também foram observadas (IVERSSON, 1980; IVERSSON; TRAVASSOS DA ROSA; ROSA, 1989) (ver Subcapítulo 16.2).

A frequência, a intensidade e a duração das manifestações neurológicas apresentam variações acentuadas em função do agente etiológico e de outros fatores como a idade. Geralmente, a forma clínica de encefalite equina leste que ocorre nos Estados Unidos é a mais grave de todas, particularmente em crianças. Da mesma maneira, na encefalite equina oeste, as crianças com idade inferior a 1 ano são as que exibem maiores danos neurológicos. Em relação ao vírus da encefalite St. Louis e ao vírus do Nilo Ocidental, são as pessoas idosas que ficam mais gravemente enfermas. Contudo, em muitos pacientes o quadro clínico consiste em meningite asséptica de evolução autolimitada, porém existem formas simplesmente febris ou inaparentes. Há ainda quadros de mielite, mielite transversa, polirradiculoneuropatia, também conhecida como síndrome Guillain-Barré (SGB). Nos Estados Unidos, muitos casos têm sido associados com transfusão de sangue ou transplante de órgãos, o que não é comum ocorrer com arbovírus, entretanto já relatado com outros arbovírus, como o zika (FARIA et al., 2016; OLIVEIRA; VASCONCELOS, 2016; VASCONCELOS; CALISHER, 2016b; VASCONCELOS, 2015; VASCONCELOS et al., 2013).

Inúmeras sequelas são observadas em sobreviventes, sendo, em geral, mais graves entre as crianças. Na encefalite equina leste, as crianças com menos de 5 anos podem exibir alterações de personalidade, retardamento mental, convulsões e paralisias, ao passo que os adultos com mais de 40 anos se recuperam totalmente ou apresentam danos leves. Na encefalite equina oeste, as crianças com menos de 1 ano de idade apresentam convulsões recorrentes, bem como acentuados danos motores e mentais, enquanto nas crianças com mais de 1 ano, as sequelas são mais brandas e raras. Sequelas, principalmente motoras, são observadas em 20% dos sobreviventes da encefalite causada pelo vírus rocio, traduzidas em ataxia de marcha, paralisia facial periférica e/ou central, e síndromes piramidais ou extrapiramidais.

Estudo realizado sobre doença neuroinvasiva associada aos arbovírus, mas com investigação concomitante para herpes-vírus, enterovírus e *Campylobacter jejuni*, mostrou que, diferentemente do que é observado em áreas não tropicais, aproximadamente um terço dos pacientes com encefalite, mielite, encefalomielite ou SGB está associado às arboviroses por DENV, ZIKV e CHIKV (SOUZA et al., 2018; VIEIRA et al., 2018b).

DIAGNÓSTICO DIFERENCIAL

O diagnóstico das arboviroses em bases clínicas não é simples, especialmente no Brasil, onde diversos arbovírus patogênicos para o homem circulam. Entretanto, diante do conhecimento sobre as síndromes clínicas que podem ser desencadeadas pela infecção, aliada ao entendimento da distribuição geográfica e epidemiologia das arboviroses, as possibilidades de acerto aumentam, especialmente nas manifestações clínicas clássicas, características de certas arboviroses (Quadros 16.1.2 e 16.1.3).

QUADRO 16.1.2 Diagnóstico diferencial a ser considerado para as arboviroses, segundo as síndromes clínicas.

Síndrome febril	Síndrome febril exantemática	Síndrome febril hemorrágica	Doença neuroinasiva
Malária	Rubéola	Hepatites virais	Enterovirose
Doença de Chagas	Exantema súbito	Arenavirose	Herpes
Febre tifoide	Mononucleose	Ebola, Marburg	Poliomielite
	Eritema infeccioso (Parvovirose)	Sepse	Raiva
	Sarampo		Meningite bacteriana

QUADRO 16.1.3 Diagnóstico diferencial entre dengue, zika, chikungunya, mayaro e oropouche.

Sinais/Sintomas	Dengue	Zika	Chikungunya	Mayaro	Oropouche
Febre Duração	Alta (> 38 °C) 4 a 7 dias	Ausente ou baixa (≤ 38 °C) 1 a 2 dias	Alta (> 38,5 °C) 2 a 3 dias	Alta (> 38,5 °C) 2 a 3 dias	Alta (> 38,5 °C) 2 a 3 dias Recorrência após 2 a 3 semanas
Rash cutâneo Frequência	Surge a partir do 4º dia 50% Geralmente pruriginoso	Surge no 1º ou 2º dia 90%	Surge entre 3 a 5 dias 50%	Surge entre 3 e 5 dias 49%	Surge a partir do 4º dia 49%
Mialgia (frequência)	+++	++	++	++	+++
Artralgia (frequência) Intensidade	+ Leve a moderada	++ Leve	+++ Moderada a intensa	+++ Moderada a intensa	++ Leve a moderada
Edema da articulação	Raro	Pouco frequente e de leve intensidade	Frequente e de moderado a intenso	Frequente e de moderado a intenso	Raro
Conjuntivite	Rara	50 a 90% dos casos	30%	Rara	Rara
Cefaleia (frequência) Intensidade	+++ Leve a moderada	++ Raro	++ Leve a moderada	++ Leve a moderada	+++ Moderada a intensa
Sinais/sintomas hemorrágicos	+++	+	++	Raro	Raro

Nas síndromes febris a dificuldade é maior, haja vista que a infecção por praticamente todos os arbovírus patogênicos para o homem ocasionam febre, acompanhada de outros sinais e sintomas inespecíficos. As características da febre podem sugerir o arbovírus envolvido na infecção. É o que se observa na zika, em que a febre, quando presente, costuma ser baixa e pouco duradoura, enquanto na dengue e chikungunya, ela é alta e com duração de 4 ou mais dias nos quadros clássicos. Cabe mencionar que os quadros diarreicos, quando presentes, são brandos e diferentes daqueles ocasionados pelas infecções primordialmente do trato gastrointestinal, assim como não há sintomatologia respiratória nas arboviroses.

Na síndrome febril exantemática, observa-se predominantemente febre, baixa ou elevada, acompanhada de exantema, devendo-se avaliar cuidadosamente as características da febre, do exantema e dos demais sinais ou sintomas presentes, que podem propiciar o diagnóstico diferencial e indicar possivelmente a arbovirose ou outra doença. De fato, na rubéola o exantema, na maioria das vezes, tem surgimento cefalocaudal; assim como na parvovirose observa-se o acometimento característico da face. Entre as arboviroses, o exantema da zika e da chikungunya surge nos primeiros dias da doença, sendo menos duradouro na zika (1 a 2 dias); já na dengue ele surge por volta do 4º dia de doença e costuma ser intensamente pruriginoso. Há ainda os quadros clássicos provocados pelos vírus chikungunya e mayaro, em que o comprometimento articular (artralgia intensa ou artrite) está presente, configurando a tríade sintomática (febre, exantema artralgia/artrite), características marcantes dessas duas arboviroses. No entanto, o ciclo de transmissão do mayaro, até o momento, ocorre no ambiente silvestre, apesar de evidências experimentais e de infecções humanas recentes sugerirem a possibilidade de transmissão urbana (Quadro 16.1.3).

Quanto aos quadros de doença neuroinvasiva por arbovírus, a obtenção de uma boa história e anamnese clínica, aliada ao conhecimento de dados epidemiológicos, possibilita diferenciá-los de outras entidades neurológicas infecciosas como poliomielite, raiva, quadros neurológicos produzidos por vírus coxsackie e ECHO, herpes etc. (Tabelas 16.1.2 e 16.1.3). Todavia, o diagnóstico preciso do agente etiológico causador da arbovirose só pode ser conseguido por meio de exames laboratoriais específicos em LCR.

EPIDEMIOLOGIA

Os arbovírus usualmente apresentam ciclos de manutenção silvestre muitas vezes complexos, dos quais participam numerosas espécies de vertebrados silvestres e artrópodes hematófagos. Essa característica se deve ao fato de que a grande maioria dos arbovírus é vírus zoonótico, presentes em áreas florestais, onde existem todos os fatores ambientais necessários para a manutenção de seus ciclos de vida. As pessoas se infectam ao frequentarem as áreas enzoóticas ou quando ocorre uma extensão da atividade viral dessas áreas para os locais habitados por humanos. Alguns arbovírus extrapolam essa barreira e estabelecem, também ou exclusivamente, um ciclo urbano de manutenção, como é o caso dos vírus dengue, oropouche, zika e chikungunya, entre outros (AZEVEDO et. al. 2007C).

Essa característica favorece uma predominância geográfica dos arbovírus nas regiões tropicais, embora a distribuição desses vírus seja ampla, abrangendo todos os continentes, tanto nas regiões tropicais como nas temperadas, uma vez que vírus, vetores e vertebrados coabitam o ambiente durante todo o ano, não havendo interrupção do ciclo durante o inverno, como é observado nas regiões fora dos trópicos. Devido a isso, a região Amazônica é considerada o "berço" dos arbovírus, pois uma grande diversidade de arbovírus isolados no mundo é proveniente dessa região.

Ao modificar o ambiente, o homem pode criar condições favoráveis para aumentar a multiplicação do vírus em seu *habitat* natural, conforme se verificou, por exemplo, com o vírus da doença da floresta de Kyasanur, na Índia. No passado, encontrou-se o exemplo de febre amarela urbana, disseminada em razão das condições favoráveis criadas pelo homem à proliferação de *Aedes aegypti* em ambiente urbano. Fato similar ocorreu com o vírus Oropouche, posto que alterações introduzidas pelo homem em centros urbanos, favorecedoras à proliferação de *Culicoides paraensis,* juntamente com a melhoria de transporte, tem contribuído para detecção do vírus, aparecimento de casos humanos esporádicos e de epidemias ocasionadas pelo agente em questão em diversas localidades da Amazônia Sul-Americana e estados brasileiros extra-Amazônicos, como Minas Gerais (FIGUEIREDO, 2007; NUNES et al., 2007; VASCONCELOS et al., 2011; VASCONCELOS; CALISHER, 2016b).

Estudos realizados antes, durante e depois da construção da hidrelétrica de Tucuruí, no Pará, na década de 1980, mostraram que não houve impacto significativo das arboviroses entre os residentes da área, embora após a enchente e formação do lago reservatório da usina, tenham emergido diversos novos tipos de arbovírus e sido registrados epizootias associadas aos vírus Gamboa e Guaroa, sendo este último causador de quadro febril em humanos (VASCONCELOS; TRAVASSOS; TRAVASSOS, 2001) (Quadro 16.1.1).

A associação a vertebrados e vetores suscetíveis em densidades críticas em um *habitat* favorável constitui fator fundamental para a persistência de determinado arbovírus. Para atuar como hospedeiro, o vertebrado necessita desenvolver viremia em título suficiente para infectar o vetor. Por regra, a viremia dura apenas alguns dias, sobrevém a imunidade e, por conseguinte, o vertebrado deixa de participar do ciclo de transmissão. Do contrário, o artrópode permanece infectado por toda sua vida, podendo transmitir o agente várias vezes ao picar vertebrados suscetíveis (sem anticorpos para o vírus).

Os vertebrados e vetores responsáveis pela continuidade do ciclo dos arbovírus por tempo prolongado denominam-se "hospedeiros de manutenção", como é o caso das aves e de *Culex tarsalis,* no caso da encefalite equina oeste. Nos Estados Unidos, certos vertebrados, embora não essenciais à manutenção do ciclo básico de um vírus, ao serem infectados tornam-se virêmicos e possibilitam a infecção de vetores suscetíveis, daí serem chamados de "hospedeiros amplificadores". Na encefalite japonesa, as aves silvestres e o *Culex tritaeniorhynchus* têm grande importância no Japão na manutenção do vírus. No entanto, porcos domésticos, ao serem infectados, fazem o agente circular em título elevado, possibilitando a infecção de grande número de mosquitos e, dessa forma, atuam como hospedeiros amplificadores; como os animais são criados nas proximidades das habitações humanas, o envolvimento deles no ciclo torna-se ainda mais relevante. Os equinos também desempenham papel importante como amplificadores do vírus da encefalite equina venezuelana. Certos vertebrados ou vetores podem ser infectados ocasionalmente sem, no entanto, contribuir para a manutenção do ciclo básico, daí serem chamados hospedeiros incidentais. Deve ser enfatizado que, com raras exceções, os humanos constituem hospedeiros incidentais para a grande maioria dos arbovírus (BEATY, CALISHER, SHOPE, 1989; BOULOS, 1975).

A transmissão dos arbovírus para seres humanos usualmente se efetua por meio da picada de insetos hematófagos infectados. Contudo, outros tipos de transmissão já foram documentados como a sexual, congênita, por transfusão sanguínea e transplante de órgãos para o zika, assim como pela ingestão de leite de cabras e ovelhas infectadas na encefalite russa vernestival. A transmissão transovariana em artrópodes constitui outro mecanismo de importância para a manutenção de certos arbovírus. A ocorrência do fenômeno foi documentada em condições naturais com o vírus da encefalite russa vernestival em carrapatos, com o vírus La Crosse em *Aedes triseriatus,* com outros membros do grupo Califórnia e com o vírus da estomatite vesicular em flebotomíneos. Ademais, foi demonstrado em laboratório que os vírus da encefalite japonesa e da febre amarela também podem ser transmitidos via transovariana e, em natureza, com o vírus dengue, porém o significado desses achados no ciclo natural dos três membros do gênero Flavivirus ainda necessita ser esclarecido. Mesmo nos casos em que a transmissão transovariana ocorre em condições naturais, admite-se que esse mecanismo *per se* pode não ser capaz de manter o ciclo do vírus por período prolongado, sendo necessárias constantes introduções do vírus de áreas com circulação para áreas receptivas, segundo vários autores e, como descrito no Brasil, para os quatro sorotipos de dengue. No caso particular da dengue, o tráfego aéreo intracontinental foi o fator de risco mais importante associado às recentes e sucessivas introduções de diferentes linhagens genéticas virais dos quatro sorotipos de dengue (AZEVEDO, et. al., 2007C; GOULD et al., 2017; VASCONCELOS; CALISHER, 2016a).

Um dos aspectos ecológicos ainda não bem compreendidos é o da persistência de certos arbovírus durante a estação fria, em zonas de clima temperado. Várias explicações têm sido aventadas, como: a hibernação de vertebrados (morcegos, cobras, roedores) e de artrópodes infectados; mediante a reintrodução anual do agente a partir dos trópicos, por meio de aves migratórias; e pela transmissão transovariana e sexual. Esse mecanismo provavelmente constitui o principal meio de sobrevivência de alguns vírus da família *Peribunyaviridae*, no inverno na América do Norte. No caso da encefalite russa vernestival (família *Flaviviridae*), há evidências experimentais demonstrando que o vírus persiste em vertebrados e em carrapatos hibernados, tendo sido isolado de roedores durante o inverno. Ao terminar o período de hibernação, o vírus volta a circular no sangue do animal, permitindo

a infecção dos vetores. Presume-se que a transmissão transovariana do vírus da encefalite russa vernestival em carrapatos também contribua para a sua sobrevivência. Contudo, permanece ainda em aberto, a maneira pela qual os vírus das encefalites equinas leste e oeste e o da encefalite Saint Louis são mantidos durante os rigorosos invernos da América do Norte (LEQUIME; LAMBRECHTS, 2014; LINDQUIST, 2014).

Inúmeros vertebrados atuam como hospedeiros silvestres de manutenção dos arbovírus, tais como aves silvestres, répteis e mamíferos (roedores, marsupiais, primatas, morcegos, edentados e, possivelmente, outros). Quanto aos vetores conhecidos, compreendem mosquitos, carrapatos, fiebotomíneos e culicoides; em algumas situações, ácaros, simulídeos e tabanídeos também podem veicular certos arbovírus, mas aparentemente carecem de importância na cadeia epidemiológica de transmissão das arboviroses (KUNO et al., 2017).

As aves silvestres têm grande importância na epidemiologia de um grande número de arbovírus, inclusive vários deles responsáveis por encefalite em humanos. Assim, aves e mosquitos são os principais componentes do ciclo enzoótico dos vírus das encefalites equinas leste e oeste, Saint Louis, japonesa, do vale do Murray, do Nilo Ocidental e, possivelmente, do vírus rocio. Existem igualmente evidências da participação das aves no ciclo do vírus da encefalite equina venezuelana e do vírus Oropouche (KUNO et al., 2017).

Nos Estados Unidos, considera-se o *Culiseta melanura* o principal vetor do vírus da encefalite equina leste e, na floresta Amazônica, o *Culex taeniorhynchus* parece constituir o transmissor mais comum, porém durante epizootias, o principal transmissor foi o *Culex pedroi*. O mosquito *Culex tarsalis* é apontado como o vetor potencial do vírus da encefalite equina oeste nos Estados Unidos e do vírus Saint Louis na parte oeste desse país. Nas regiões centrais, o *Culex pipiens* e o *Culex quinquefasciatus* têm sido implicados na transmissão do vírus do Nilo Ocidental e do vírus Saint Louis; enquanto na Flórida, considera-se o mosquito *Culex nigripalpus* o principal vetor do vírus da encefalite Saint Louis; na Floresta Amazônica, o *Culex declarator* e o *Culex coronator* têm sido consistentemente implicados na transmissão desse vírus. No Japão, o *Culex tritaeniorhynchus* é o principal transmissor do vírus da encefalite japonesa; a mesma espécie também está envolvida no ciclo do vírus em outras regiões da Ásia, bem como as espécies *Culex gelidus, Culex annulirostris* e, possivelmente, outras. O *Culex annulirostris* é ainda considerado o principal vetor do vírus da encefalite do vale do Murray. As aves silvestres e diversas espécies de culicídeos, notadamente o *Psorophora ferox,* estão implicados no ciclo do vírus Ilhéus. O único isolamento do vírus rocio a partir de artrópodes foi obtido de *Psorophora ferox;* porém, é prematuro afirmar que esse mosquito seja o vetor epidêmico do vírus (KUNO et al., 2017).

Os roedores silvestres têm grande relevância no ciclo de manutenção dos vírus da encefalite russa vernestival e da doença da floresta de Kyasanur, com a provável participação de aves silvestres residentes no solo. Os carrapatos *Ixodes ricinus* e *Ixodes persulcatus* são considerados os principais vetores do vírus da encefalite russa, enquanto o carrapato *Haemaphysalis spinigera* é apontado como o transmissor mais importante do vírus da doença da floresta de Kyasanur. Os roedores silvestres também atuam como hospedeiros vertebrados dos vírus Mucambo, Bussuquara, Guamá e Capim, sendo a transmissão efetuada por diversas espécies do gênero Culex. Nos Estados Unidos, o vírus La Crosse é mantido por meio de um ciclo do qual participam mamíferos (roedores e veados) e diversas espécies de mosquitos do gênero Aedes. Os roedores e flebotomíneos estão implicados no ciclo de alguns vírus dos grupos da febre dos flebótomos e da estomatite vesicular (KUNO et al., 2017; LAMBRECHTS; SCOTT, 2009; N DÉGALLIER, 1987).

Os primatas são considerados os principais hospedeiros vertebrados do vírus da febre amarela. Na América do Sul, mosquitos do gênero Haemagogus, em particular o *Hg. janthinomys* no Brasil, são os vetores de maior importância na transmissão da febre amarela, considerando-se o *Sabethes chloropterus* e outros mosquitos do gênero Sabethes vetores secundários. Na África, o *Aedes africanus* e outras espécies silvestres de *Aedes* são os vetores do vírus. É possível que marsupiais estejam envolvidos no ciclo do vírus amarílico, em certas áreas da América do Sul. O Chikungunya, o Mayaro, o Oropouche e outros são exemplos de vírus, cujos ciclos de manutenção estão associados a primatas. Evidências sorológicas sugerem que certas espécies de aves e de roedores participem do ciclo do vírus mayaro, no entanto o *Hg. janthinomys* constitui o vetor mais comum do agente.

Os arbovírus têm sido assinalados nas regiões temperadas e tropicais de todos os continentes. Mas é nos trópicos que se encontra a maior incidência dos arbovírus. Alguns tipos apresentam uma distribuição ampla, como os vírus dengue que são encontrados nas Américas do Sul e Central, Caribe, África, Ásia, Austrália e em certas ilhas da Oceania. Mais recentemente, os vírus chikungunya e zika se disseminaram por vários continentes, seguindo o padrão do vírus dengue, ou seja, além dos já endêmicos continentes Ásia e África, a partir de 2013 passaram a ocorrer na área do Oceano Pacífico e das Américas. O chikungunya também tem causado epidemias na Europa, mais especificamente na região mediterrânea da Itália e da França. Esse arbovírus se disseminou na última década chegando a causar epidemia na Itália, sendo também isolado no sudeste da França, e, em novembro de 2013, atingiu o Caribe causando, desde então, epidemias em mais de 30 países. Até o final de maio de 2014, mais de 51 mil casos suspeitos foram notificados, 5 mil deles com a confirmação laboratorial, registrando-se 13 mortes decorrentes do chikungunya (AZEVEDO; OLIVEIRA; VASCONCELOS, 2015; PAIXÃO; TEIXEIRA; RODRIGUES, 2018; REITER, 2001).

No Brasil são reconhecidos, atualmente, cerca de 220 tipos diferentes de arbovírus e de seletos vírus de vertebrados, dos quais 205 foram isolados na Amazônia pelo Instituto Evandro Chagas. Desse total, cerca de 80 tipos ainda não estão registrados no *International Catalogue of Arboviruses Including Certain Other Viruses of Vertebrates*. No Brasil, são conhecidos pelo menos 37 tipos associados a infecções humanas adquiridas em natureza ou no laboratório, dos quais 34 foram comprovados na Amazônia. Os mais importantes,

pelo poder patogênico para o homem, são os sorotipos da dengue, os vírus chikungunya, da febre amarela, rocio, oropouche, mayaro, o da encefalite Saint Louis, o zika e outros (AZEVEDO, at al, 2007C).

O VNO desde o final do século XX, além dos continentes africano e europeu, passou a circular também nas Américas, principalmente na América do Norte e só mais recentemente também na América do Sul e Central. Os vírus das encefalites equinas leste e oeste, Saint Louis, o da febre amarela e o da febre hemorrágica do Congo são exemplos de agentes que incidem em dois continentes. A maioria dos vírus, contudo, é encontrada em apenas um continente, chegando inclusive a ter uma distribuição focal, como é o caso do vírus da doença da floresta de Kyasanur, que ocorre apenas no estado de Mysore, na Índia.

A partir de 1999, uma extensa epidemia de doença febril e de encefalite atingiu os Estados Unidos, causada pelo VNO. De fato, esse vírus originário da África, quando se estabeleceu em Nova York em 1999, rapidamente se disseminou naquele país, onde milhares de casos da doença com centenas de óbitos por encefalite têm sido diagnosticados nos Estados Unidos e, a partir de 2004, o vírus tornou-se endêmico naquele país, onde são descritos anualmente, em média 4 mil casos e entre 140 e 250 óbitos por encefalite. No ano de 2018, foram reportados 2.544 casos humanos nos 49 Estados desse País, dos quais, 1.594 (63%) foram classificados como doença neuroinvasiva (meningite e encefalite) e 950 (37%) como não neuroinvasiva (CDC). Esses dados mostram a grande capacidade de dispersão do VNO nos Estados Unidos e o risco de disseminação para outros países do continente americano. De fato, o VNO foi isolado no México, em alguns países da América Central e do Caribe, e também na Argentina, o primeiro país da América do Sul a registrar a circulação desse flavivírus africano. No Brasil, foi reportada evidência sorológica para o VNO no ano de 2008 em soro de animais capturados nas regiões central e oeste do Mato Grosso do Sul, particularmente no Pantanal e, em 2013, foram detectados anticorpos em cavalos no Estado da Paraíba. O primeiro caso humano de encefalite por Nilo Ocidental foi diagnosticado em 2014 em Aroeiras do Itaim, no estado do Piauí. Em 2017, ocorreu uma epizootia em equídeos, sem aparentes casos em humanos, na região de Pedra Grande, Município de São Matheus, no Estado do Espírito Santo. Nessa oportunidade foi isolado o VNO do cérebro de um cavalo que apresentou manifestações neurológicas e foi eutanasiado para obtenção de espécimes biológicos para investigação laboratorial. Esse isolado constituiu o protótipo do VNO isolado no Brasil (EYBPOOSH et al., 2019; KLEINSCHMIDT-DEMASTERS; BECKHAM, 2015; MARTINS et al., 2019; VIEIRA et al., 2015)

O VNO tem sido transmitido por inúmeras espécies de mosquitos de diversos gêneros da família Culicidae, mas a espécie mais frequentemente associada à transmissão é a *Culex pipiens*. O vírus tem sido isolado em dezenas de espécies de aves silvestres, que atuam como hospedeiros vertebrados, mas os corvídeos, em especial o corvo americano, são os hospedeiros principais do VNO nos Estados Unidos. É interessante observar que nos Estados Unidos pessoas idosas têm sido as mais acometidas pelas formas severas da arbovirose. Assim como já dito para o zika, mecanismos não usuais de transmissão de arbovírus têm sido descritos, assumindo importância a transmissão parenteral por sangue e hemoderivados e, por transplantes de órgãos, para o VNO. Esses casos, aliás, quase sempre fulminantes, levam à morte por encefalite de grande parcela dos infectados. Naqueles que sobreviveram à doença, arrasta-se por várias semanas (KLEINSCHMIDT-DEMASTERS; BECKHAM, 2015; KUNO, 2015).

A encefalite causada pelo vírus rocio, um membro do gênero *Flavivirus* isolado no Estado de São Paulo, foi detectada pela primeira vez, em 1975, no litoral sul, onde provocou uma epidemia, no período de março a junho desse ano, em que foram notificados 465 casos. Todos os grupos etários de ambos os sexos foram atingidos; entretanto, a maior incidência de encefalite registrou-se em indivíduos do sexo masculino com 15 a 30 anos de idade. No ano seguinte, o vírus determinou nova epidemia na mesma região, com alguns casos no litoral norte do Estado do Paraná. O total de casos registrados no biênio 1975–1976 ascendeu a quase mil, porém, desde então, não se comprovaram mais casos clínicos de encefalite pelo vírus rocio; no entanto, detectou-se a presença de anticorpos IgM para esse vírus no soro de dois pescadores em 1983 e de duas crianças em 1987, residentes na região do Vale do Ribeira, o que sugere a persistência do agente nessa região. Após essa epidemia, interessantemente nenhum outro caso de infecção humana por VROC foi reportada, porém evidências sorológicas em diferentes regiões do Brasil foram reportadas em amostras sorológicas de animais e humanos (FERREIRA et al., 1994; PAUVOLID-CORRÊA et al., 2014; SILVA et al., 2014; SUELI et al., 2010).

Neste cenário epidemiológico de arboviroses com caráter neuroinvasivo, é pertinente mencionar o achado de anticorpos específicos para o vírus da encefalite equina leste em 29% dos habitantes de Cametá, Estado do Pará, sem que se observem surtos de encefalite, o que leva a crer que as infecções, nessa cidade, sejam mais brandas. É digno de nota, também, o isolamento do vírus da encefalite St. Louis a partir do sangue de dois pacientes na Amazônia, nos quais, entretanto, não se observaram alterações neurológicas. Por outro lado, diversos casos de encefalite e meningoencefalite, causadas pelo vírus da encefalite Saint Louis, foram diagnosticados em São José do Rio Preto, Estado de São Paulo, durante epidemia de dengue na região. Antes desses episódios no Brasil, vários surtos de encefalite por esse vírus foram registrados na Argentina, que atingiram particularmente a região de Córdoba, no norte do País portenho. Várias mortes foram documentadas e parcela considerável dos sobreviventes apresentou sequelas de maior ou menor intensidade.

A febre amarela é enzoótica nas regiões Amazônica e Centro-Oeste e no Estado do Maranhão, onde todos os anos se registram casos da virose; periodicamente, o vírus incursiona em direção sul, ocasionando epidemias na parte ocidental de Minas Gerais e de São Paulo, na região Sudeste. No período de 2001 a 2003, surtos da arbovirose foram reconhecidos na região ocidental da Bahia, e epizootias foram identificadas no Rio Grande do Sul, inclusive com isolamento do vírus de *Haemagogus leucocelaenus*, além de grande epidemia em Minas Gerais, com casos diagnosticados inclusive em área do estado considerada livre da arbovirose. Em 2008, uma grande epidemia ocorreu no Brasil, principalmente em

Goiás e que provavelmente se estendeu para Paraguai e Argentina, onde surtos da virose ocorreram após mais de 40 anos de ausência. Em 2009, epidemias foram registradas nos estados de São Paulo e Rio Grande do Sul com dezenas de casos notificados. No Sul, além dos casos humanos, milhares de mortes de macacos caracterizaram a mais ampla e disseminada epizootia de febre amarela no Brasil neste século e no século XX. O vírus da febre amarela foi isolado de *Haemagogus leucocelaenus* e de várias espécies de Sabethes, bem como de dezenas de bugios (macacos guariba) e de humanos com quadros clássicos de febre amarela (GARDNER; RYMAN, 2010; HUBA, 2004; MONATH, 2001; STAPLES; MONATH, 2008; MONATH, VASCONCELOS, 2015).

Mais recentemente, entre 2016 e 2019, epidemias de febre amarela com milhares de casos e centenas de mortes foram confirmados nos estados da região Sudeste. Em 2016 e 2017, os casos foram mais prevalentes nos Estados de Minas Gerais, Rio de Janeiro e Espírito Santo, com poucos casos no Estado de São Paulo. Já nos anos de 2018 e 2019, os casos foram mais prevalentes no Estado de São Paulo. Ressalte-se que, embora tenha havido casos confirmados em áreas urbanas, nenhum caso foi transmitido por *Aedes aegypti*. De fato, os casos foram de febre amarela silvestre em ambientes urbanos, especialmente em parques e áreas protegidas com importante vegetação onde os primatas não humanos e os vetores dos gêneros *Haemagogus* e *Sabethes* são encontrados e foram envolvidos na transmissão da febre amarela. É importante assinalar que vários parques urbanos foram temporariamente fechados à visitação pública em Belo Horizonte, Rio de Janeiro e São Paulo durante as epidemias entre 2016 e 2019 (GOLDANI, 2017).

A partir da década de 1980, o Brasil passou a ser afetado por várias epidemias importantes de dengue. Saliente-se que essa arbovirose provavelmente não ocorria no País desde os idos de 1950, em razão do efetivo combate que se fazia contra o *Aedes aegypti*, com o objetivo de erradicar a febre amarela urbana. Com a reinfestação do País por esse vetor, em 1976, e, desde então, com sua progressiva disseminação por muitos estados brasileiros, criaram-se condições favoráveis à reintrodução da dengue. A primeira epidemia de febre da dengue no Brasil ocorreu em Boa Vista, Roraima, em 1982, durante a qual cerca de 11 mil pessoas foram infectadas pelos sorotipos 1 e 4 do vírus. Em 1986, a área metropolitana do Rio de Janeiro sofreu uma explosiva epidemia de febre da dengue e, no mesmo ano, os Estados de Alagoas e do Ceará foram atingidos por surtos causados pelo mesmo sorotipo. Saliente-se que em todas essas epidemias, a forma clínica observada foi a de dengue clássica. Estimativas com base em estudos sorológicos mostram que várias centenas de milhares de pessoas foram infectadas durante esses surtos epidêmicos. Nos anos seguintes, a virose disseminou-se pelo País e, até 1995, 18 dos 26 estados haviam registrado sua ocorrência, na maioria das vezes em caráter epidêmico (EBI; NEALON, 2016; GUZMAN et al., 2003; TRAVASSOS, 1998; VASCONCELOS et al., 1998, 2013).

No período de 1986 a 1995, o Brasil notificou cerca de 460 mil casos de dengue, dos quais quase 50% foram no Rio de Janeiro, enquanto entre 1996 e 2003, mais de 1,5 milhão de casos foram notificados. Isso mostra um aumento assombroso da dispersão dos sorotipos da dengue e do transmissor no Brasil. Atualmente todos os estados brasileiros já registraram casos autóctones ou epidemias de dengue. No Rio Grande do Sul, em 2007, apresentaram-se pequenos surtos isolados de febre da dengue e, em 2010, o Estado de Santa Catarina foi o último a registrar transmissão autóctone da arbovirose. No início de 1990, demonstrou-se a primeira epidemia de dengue 2 no Brasil, a qual afetou o Estado do Rio de Janeiro; embora a epidemia tenha sido predominantemente de dengue clássica, um total de 462 casos (oito óbitos) de febre hemorrágica da dengue foram notificados no Rio de Janeiro, durante 1991 e 1992. Em 1991, registrou-se uma epidemia de dengue clássica causada pelo sorotipo 2 em Araguaína, Tocantins. Em 1994, o Estado do Ceará sofreu uma extensa epidemia de dengue clássica associada, principalmente, à dengue 2, durante a qual foram notificados 24 casos de dengue hemorrágica com 11 óbitos. Em 2000, foi introduzida, também pelo Rio de Janeiro, a dengue 3 e, desde então, esse sorotipo se disseminou rapidamente para outros estados e foi o sorotipo responsável pela maioria dos casos de dengue e de dengue hemorrágica no Brasil, no período de 2000 a 2006. Em 2007, evidenciou-se uma tendência de aumento no número de casos da dengue 2, entretanto, ainda predominou a dengue 3. Em 2008 e 2009, a maioria dos isolamentos de dengue foi do sorotipo 2 e, mais importante, a maioria dos casos de febre hemorrágica de dengue foi associada à dengue 2. Em 2010, foi reintroduzida a dengue 4, em Boa Vista, Estado de Roraima, 28 anos depois do episódio inicial de dengue no Brasil. Várias reintroduções do sorotipo 4 sucederam em um curto período, tendo sido identificadas nos estados do Amazonas, Bahia, Pará, Rio de Janeiro e São Paulo.

A constante presença dos sorotipos de dengue no Brasil tem sido marcada por sucessivas trocas na prevalência dos diferentes sorotipos ao longo dos anos. O que se tem observado quanto à dengue é a tendência ao aumento no número de casos ano após ano. De fato, nos últimos anos, mais de 1 milhão de casos presumíveis de dengue foram notificados no País. Observa-se igualmente o aumento no número de hospitalizações e de óbitos por dengue no Brasil. As ausências de efetivo controle vetorial e de uma vacina licenciada efetiva contra a arbovirose tornam sombria as perspectivas do dengue no Brasil, e é de esperar infelizmente, o crescente número de casos e de mortes por dengue no Brasil e em muitos países da Ásia e América do Sul. Durante a grande epidemia do vírus zika nos anos de 2014 a 2018, os casos notificados e confirmados de infecção pelo vírus dengue caíram drasticamente em todo o Brasil. Porém no final de 2018 e início de 2019, esse vírus voltou a ser detectado, com explosão de casos em alguns estados do Brasil (ANTONIO et al., 2017).

Epidemias de febre chikungunya e zika foram registradas no Brasil a partir de 2013. No tocante ao vírus chikungunya, dois diferentes genótipos foram identificados originalmente no Amapá (genótipo Asiático) e na Bahia (genótipo Centro Sul Leste Africano). A dispersão de ambos tem ocorrido por vários estados. Não existem evidências de diferenças na patogenicidade ou virulência entre os dois genótipos do chikungunya circulantes no Brasil. Quanto ao vírus zika, o genótipo asiático foi o responsável pelas epidemias nas Amé-

ricas e associado com os casos de síndrome congênita por Zika vírus. Os aspectos epidemiológicos desses dois vírus serão abordados nos Subcapítulos 16.6 e 16.7.

No Brasil, o vírus Oropouche (VORO) foi isolado pela primeira vez no ano de 1960, a partir do sangue de uma preguiça (*Bradypus tridactillus*), durante a construção da rodovia Belém-Brasília, sendo endêmico na região Amazônica. No ano seguinte (1961), foi registrado o primeiro surto de febre do Oropouche na Cidade de Belém, onde mais de 11 mil pessoas foram infectadas. Durante os anos de 1961 a 1980, várias epidemias por VORO foram registradas no Estado do Pará, com mais de 5 mil infecções. Nos anos seguintes, de 1980 a 2017, vários surtos e epidemias foram documentadas tanto no Pará como nos Estados do Amazonas, Amapá, Tocantins, Maranhão, Acre, Rondônia e Roraima. De fato, mais de 1 milhão de pessoas já foram infectadas pelo VORO nas áreas tropicais e subtropicais das Américas Central e do Sul, demonstrado o elevado potencial de dispersão do vírus (AZEVEDO et al., 2002; NUNES et al., 2005; VASCONCELOS et al., 2009).

Existem dois ciclos de manutenção do VORO, sendo o ciclo silvestre mantido entre animais silvestres, como macaco, aves e preguiças, porém o vetor transmissor ainda é desconhecido, sendo provavelmente associado ao *Aedes serratus* e *Coquilletidia venezuelensis*. No ciclo urbano, o principal vetor é o *Culicoides paraensis, conhecido* popularmente como "maruin", mosquito pólvora ou borrachudo. O *Culex quinquefasciatus tem sido* incriminado como transmissor secundário do VORO no ciclo urbano. Existem descritos na literatura quatro genótipos do VORO (I a IV e, no Brasil, foi confirmada, mediante estudos moleculares, a circulação de todos os genótipos (AZEVEDO et al., 2002; NUNES et al., 2005; VASCONCELOS et al., 2009).

O vírus Mayaro (VMAY) também é endêmico na região Amazônica, e evidências sorológicas demonstram que as infecções humanas causadas por ele são bastante comuns na Amazônia. Assim, 10 a 20% das populações rurais de diferentes localidades da Amazônia apresentam anticorpos para o VMAY e, em certos grupos indígenas, a prevalência de anticorpos atinge até 60%. Em uma epidemia provocada pelo agente em Belterra, no Estado do Pará, 20% da população foi infectada, mas não se observaram casos fatais (ABAD-FRANCH et al., 2012; AZEVEDO et al., 2009; CASALS; WHITMAN, 1957; COIMBRA et al., 2007; TESH et al., 1999).

O primeiro isolamento do vírus no Brasil foi realizado em 1955, às margens do Rio Guamá, a 200 km da Cidade de Belém; após 23 anos, foi registrada a primeira epidemia de febre do Mayaro na Cidade de Belterra, no Estado do Pará. Após esse evento, vários outros surtos e epidemias foram documentados nos Estados do Pará, Amazonas, Rondônia, Mato Grosso, Tocantins e Goiás. O primeiro surto de febre do Oropouche na região Centro-Oeste do Brasil foi registrado em 1987 na Cidade de Itarumã, em Goiás e, neste mesmo Estado, 28 anos após, foi documentado o segundo surto da doença. Vale ressaltar que os casos confirmados de febre do Mayaro tinham a suspeita clínica de febre do chikungunya, momento em que estava ocorrendo a dispersão do VCHIK no Brasil e, em razão da semelhança clínica das duas doenças, é importante durante a realização do diagnóstico laboratorial, testar as amostras biológicas para os dois agentes virais, os vírus Mayaro e Chikungunya. Recentemente, no ano de 2018, foi registrado um pequeno surto de infecção pelo vírus Mayaro em moradores de um assentamento (Expedito Ribeiro) no Município de Santa Bárbara, distante 56 km de Belém. Nesta mesma localidade, em 2008, já havia sido confirmada a circulação do VMAY, demonstrando que o vírus continua mantendo seu ciclo de vida na localidade, ocasionando casos esporádicos e eventualmente surto (ABAD-FRANCH et al., 2012; AZEVEDO et al., 2009; CASALS; WHITMAN, 1957; COIMBRA et al., 2007; TESH et al., 1999).

Cerca de 30 outros tipos de arbovírus patogênicos para o homem foram assinalados no Brasil, com maior ocorrência na Amazônia, inclusive três agentes responsáveis por importantes surtos de encefalite nos Estados Unidos, os vírus das encefalites equinas leste e oeste e da encefalite Saint Louis; na Amazônia, contudo, nenhuma epidemia determinada pelos agentes em questão registrou-se até o momento. Apenas um caso clínico de infecção pelo vírus da encefalite equina leste é conhecido no Brasil, cuja ocorrência se verificou na Bahia, com o paciente chegando ao óbito e dele tendo sido isolado o vírus. É digno de nota assinalar que a imunidade para o vírus da encefalite Saint Louis tem sido encontrada em populações da Amazônia, Rio de Janeiro, São Paulo, Minas Gerais, Alagoas, Ceará e Bahia e, com raras exceções, não se sabe a razão da ausência de registro de casos graves, já que as cepas isoladas desses arbovírus encontram-se entre as mais virulentas. Casos humanos têm sido registrados nos Estados do Pará e São Paulo, mas a ausência de registro de casos em outros estados, possivelmente decorre da dificuldade no diagnóstico laboratorial específico e da ausência de suspeita clínica. Casos de encefalites em humanos pelo vírus da encefalite de Saint Louis têm sido diagnosticados no norte da Argentina na província de Córdoba.

DIAGNÓSTICO LABORATORIAL

O diagnóstico laboratorial específico das arboviroses depende do tempo de doença em que se encontra o paciente. Ele pode ser realizado por métodos virológicos nos primeiros 5 dias de doença ou métodos sorológicos se o tempo de doença for maior que 5 dias do início dos sintomas no momento de coleta da amostra biológica (sangue, soro, LCR e vísceras). Os testes virológicos compreendem o isolamento viral, tanto em camundongos recém-nascidos como cultura de células, e o teste de reação em cadeia da polimerase em transcrição reversa (RT-PCR) em tempo real. Para esses testes, são utilizadas amostras biológicas coletadas de 1 a 5 dias após o início dos sintomas, pois se trata do período virêmico da infecção, momento em que existe a presença do vírus no organismo do paciente, sendo possível isolar o agente viral ou detectar o material genético. Já os testes sorológicos utilizados são comumente o ensaio imunoenzimático (Elisa) e inibição da hemaglutinação (IH). Para esses testes, são utilizadas amostras de soro e LCR coletadas após o 5º dia do início dos sintomas (BEATY, CALISHER, SHOPE, 1989; CASALS, 1957, 1961, 1967).

ISOLAMENTO VIRAL

Método ideal para a determinação do arbovírus específico responsável pela infecção. Sangue total, soro, plasma, LCR, fragmentos de vísceras (*in natura*) são os materiais de escolha para as tentativas de isolamento. A coleta do sangue deverá ser feita preferencialmente nos 2 ou 3 primeiros dias da doença, por ser o período médio de duração da viremia na maioria das arboviroses. Em alguns casos, a secreção da orofaringe (encefalite equina venezuelana) ou o líquido vesicular (*Sindbis*) são apropriados para o exame. Nos desenlaces fatais, fragmentos de tecido nervoso (cérebro, cerebelo, medula), fígado, baço, rim, coração e pulmão devem ser utilizados nas tentativas de isolamento. Em razão da labilidade dos arbovírus, os espécimes necessitam ser mantidos a –70 °C ou em nitrogênio líquido, até sua utilização no laboratório (BEATY, CALISHER, SHOPE, 1989; CASALS, 1957, 1961, 1967).

O sangue ou seus derivados devem ser preparados em solução fosfatada tamponada (pH 7,2) contendo 0,7% de albumina bovina ou 20% de soro de animais (coelho, cavalo, vitelo, macaco) e antibióticos. Os fragmentos de tecidos devem ser macerados e suspensos a 10 a 20% em um dos diluentes mencionados, centrifugados a 2.000 rpm por 15 a 20 minutos sob baixa refrigeração (4 °C), e o sobrenadante utilizado para as inoculações.

A inoculação do material suspeito via intracerebral (0,02 mL) em camundongos albinos *Swiss* de 2 a 3 dias de idade constitui o método mais sensível para a detecção da maioria dos arbovírus. Os hamsters lactentes também podem ser usados para o isolamento viral, pois exibem uma sensibilidade similar à dos camundongos. O cérebro ou o fígado, ou ambos, dos animais doentes são coletados e utilizados para a identificação do agente ou, quando necessário, para novas passagens. As suspensões do cérebro ou do fígado são usadas como antígeno em testes de fixação de complemento (FC) contra os soros hiperimunes dos grupos de arbovírus existentes na área ou específicos para os arbovírus circulantes mais prevalentes na área. Para a determinação do tipo específico de arbovírus, também se pode usar a FC ou, quando houver indicação, utilizam-se os testes de inibição da hemaglutinação (IH) e de neutralização. Também se pode empregar testes de imunofluorescência e Elisa. A escolha deve ser de acordo com as peculiaridades de cada vírus e da disponibilidade dos testes no laboratório (BEATY, CALISHER, SHOPE, 1989; CASALS, 1957, 1961, 1967).

Cultivos celulares de origem animal, tanto de natureza primária como as linhagens contínuas, têm sido utilizados com êxito no isolamento de inúmeros arbovírus; em muitos casos, o crescimento viral é revelado pelo aparecimento de alterações morfológicas e tintoriais das células infectadas, o que caracteriza o efeito citopático. As culturas primárias de embrião de galinha ou de pato, por exemplo, apresentam boa sensibilidade aos vírus das encefalites equinas leste e oeste e outros membros do gênero *Alphavirus*. As linhagens celulares de vertebrados VERO, LLC-MK2 ou BHK-2l têm sido empregadas com bons resultados no isolamento de vários arbovírus, como encefalite equina leste, Mayaro, Ross River, febre amarela, Oropouche, febre do Vale Rift e outros (BEATY, CALISHER, SHOPE, 1989; CASALS, 1957, 1961, 1967).

Entretanto, linhagens celulares derivadas de insetos *Aedes pseudoscutellaris* (AP-61), *Aedes albopictus* (clone C6/36) e *Toxorhynchites amboinensis* (TRA-284) constituem os cultivos de escolha para o isolamento dos vírus dengue. A linhagem TRA-284 é particularmente útil porque pode ser mantida em meio de cultivo sem soro animal. As células AP-61 e C6/36 também têm sido utilizadas com sucesso no isolamento do vírus da febre amarela e de alguns outros arbovírus, embora nesses casos os camundongos recém-nascidos ainda ofereçam maior sensibilidade (BEATY, CALISHER, SHOPE, 1989; CASALS, 1957, 1961, 1967).

Atualmente, no Brasil, o clone C6/36, por ser de fácil manuseio em laboratório, tem sido utilizado na rotina e constitui a principal linhagem celular usada para tentativas de isolamento de dengue. A detecção e a identificação desse vírus em tais sistemas são feitas por meio da imunofluorescência, primeiramente com anticorpos de grupo antiflavivírus e, em seguida, com anticorpos monoclonais específicos para os quatro sorotipos de dengue ou para o vírus da febre amarela. A inoculação em mosquitos *Toxorhynchites amboinensis* apresenta maior sensibilidade do que os cultivos de insetos no isolamento dos vírus dengue, porém a técnica mostra-se bem mais trabalhosa, por isso tem sido pouco utilizada (BEATY, CALISHER, SHOPE, 1989; CASALS, 1957, 1961, 1967).

DETECÇÃO DE ANTÍGENO

Nos últimos anos, tem surgido grande interesse na detecção de antígeno de arbovírus em plasma ou soro humano ou de animais. O método já se mostrou aplicável em infecções causadas pelos vírus dengue, do Nilo Ocidental, da febre hemorrágica da Crimeia-Congo, Chikungunya, da febre do Vale Rift e da febre amarela. A detecção de antígeno tem sido demonstrada por meio de radioimunoensaio ou mesmo pelo Elisa. Embora a sensibilidade dessa metodologia não seja igual ao isolamento de vírus, não resta dúvida de que, pela sua rapidez (24 horas ou menos), a detecção de antígeno viral assume grande importância clínica. É possível, também, detectar antígeno dos arbovírus em tecidos formolizados, mediante o uso da técnica de imunoperoxidase e, melhor ainda, pela técnica de imuno-histoquímica, como já demonstrado para o vírus dengue, da febre amarela, zika e Chikungunya. Vale ressaltar que também tem sido possível detectar antígeno de arbovírus em mosquitos, por meio de imunofluorescência ou pelo Elisa.

DETECÇÃO DE GENOMA VIRAL

Nos últimos anos, tem-se buscado desenvolver técnicas para a detecção de ácido nucleico com fins diagnósticos por meio da amplificação do genoma viral, utilizando o teste de PCR, especialmente em tempo real. A técnica vem sendo usada para a detecção de inúmeros arbovírus no plasma, soro, sangue, LCR, urina e fragmentos de tecidos e em lotes de mosquito. Como os arbovírus são vírus de RNA, a técnica de PCR, que foi desenvolvida para DNA, foi acrescida de uma etapa inicial de transcrição reversa (RT) para preparação de um DNA complementar a partir do molde de RNA, para a detecção do genoma dos arbovírus.

A partir do material amplificado ou do isolado viral, pode-se realizar o sequenciamento nucleotídeo. Atualmente a RT-PCR clássica, que está caindo em desuso, ou em tempo real tem sido empregada para diagnóstico. O sequenciamento nucleotídeo é ferramenta importante para os estudos de caracterização e epidemiologia viral.

DIAGNÓSTICO SEROLÓGICO

A curta duração da viremia e da antigenemia nas arboviroses é um fator limitante no sucesso do isolamento viral. Diante disso, o diagnóstico sorológico específico assume grande importância. Entretanto requer cuidados e precauções em sua interpretação, principalmente no cenário brasileiro, em que diversos arbovírus circulam, especialmente os Flavivírus, o que torna a investigação sorológica e a interpretação dos resultados um grande desafio. A pesquisa de anticorpos da classe IgG requer a coleta de soros pareados. A primeira amostra deve ser tomada na fase aguda da doença (5 a 10 dias após o início dos sintomas) e a outra na fase convalescente (15 a 30 dias após o início dos sintomas). A detecção de IgM por Elisa pode ser feita a partir do 6º dia do início dos sintomas, mas por recomenda-se também a coleta de amostras pareadas (fase aguda e convalescente). O sangue deve ser colhido sob condições assépticas e, após a separação, os soros devem ser preservados a –20 °C até o uso no laboratório (BEATY, CALISHER, SHOPE, 1989; CASALS, 1957, 1961, 1967).

Existem diversos testes sorológicos que podem ser empregados para a detecção de anticorpos, entre os quais os testes de IH, Elisa, FC e neutralização são os mais utilizados. Devem ser usados nos testes os arbovírus prevalentes na área onde reside o paciente. O diagnóstico de infecção corrente depende da demonstração de um aumento no título de anticorpos IgG de pelo menos quatro vezes entre as amostras de soro pareadas examinadas (conversão ou viragem sorológica). Os resultados devem ser interpretados com cautela, em face da existência de reações cruzadas entre membros do mesmo gênero viral e, diante do cenário dos Flavivírus no País, esse teste tem se mostrado pouco eficiente na elucidação diagnóstica para esses agentes, entretanto, até o momento, para os Alphavirus pode corroborar ou elucidar o diagnóstico (BEATY, CALISHER, SHOPE, 1989; CASALS, 1957, 1961, 1967).

A detecção de imunoglobulina M (IgM) por Elisa é a ferramenta de escolha para o diagnóstico recente das arboviroses em virtude da rapidez no diagnóstico. O ensaio de captura de anticorpo IgM por meio de Elisa é o mais indicado, porquanto dispensa a eliminação prévia de IgG e de fator reumatoide e geralmente permite se fazer o diagnóstico presuntivo com apenas uma amostra sérica obtida após 6 dias ou mais do início dos sintomas. O método também tem sido usado para a detecção de IgM no LCR de pacientes com doença neuroinvasiva por arbovírus. Todavia, é preciso ter em mente a possibilidade de resultados falso-positivos em razão das reações cruzadas, particularmente nas infecções por membros do gênero Flavivirus. Na interpretação dos resultados, deve-se considerar também que a IgM pode persistir vários meses após a infecção aguda ou, ao contrário, nas infecções secundárias a produção de IgM é fugaz e geralmente em baixos títulos, por vezes abaixo do limiar de detecção do teste, criando a possibilidade de gerar resultados falso-negativos. Portanto, o diagnóstico sorológico é presuntivo, devendo ser interpretado em conjunto com resultados de outros exames laboratoriais, dados de clínicos e epidemiológicos (BEATY, CALISHER, SHOPE, 1989; CASALS, 1957, 1961, 1967).

TRATAMENTO

A terapêutica para a grande maioria das arboviroses é sintomática e visa diminuir o desconforto e propiciar qualidade de vida aos pacientes. Nos quadros febris, devem ser administrados antitérmicos e analgésicos. Em pacientes que apresentam dores lancinantes, tem-se recorrido ao uso de associações com cafeína ou codeína. O uso de anti-inflamatórios não hormonais (AINH) é proscrito na fase aguda da doença; entretanto, nas infecções por Mayar e Chikungunya, há indicação após a fase aguda da doença, podendo-se utilizar os corticosteroides para os casos de persistência de sinais/sintomas articulares.

Nas encefalites, é importante manter o doente em repouso, utilizar antitérmicos, analgésicos, antieméticos, anticonvulsivantes e hidratação, bem como proporcionar-lhe boa assistência. Nos casos de mau prognóstico, tem-se recomendado o uso de corticosteroides. A importância dessas medidas pode ser ilustrada, por exemplo, com a encefalite pelo vírus rocio, cuja letalidade foi reduzida de 20 para 4,3%, depois que o atendimento dos enfermos passou a ser feito em um hospital instalado na área epidêmica. O tratamento das sequelas motoras é feito por meio de exercícios fisioterápicos por meio de ginástica e de aparelhos mecânicos.

PROFILAXIA E CONTROLE

Essencialmente, as medidas de proteção contra as arboviroses consistem na vacinação das pessoas suscetíveis e no combate aos vetores. Existe uma excelente vacina contra a febre amarela, preparada com a amostra 17D atenuada do vírus amarílico, descrita no Capítulo XX, concernente a essa virose. Vacinas inativadas formolizadas foram desenvolvidas contra diversos arbovírus encefalotigênicos, mas o seu uso quase sempre se restringe ao pessoal de laboratório e às profissões de alto risco. Uma exceção é a vacina contra a encefalite japonesa, cujo uso vem sendo feito desde 1954. A vacina é preparada a partir do cérebro de camundongo recém-nascido, e a inativação é feita pelo formol. Essa vacina tem sido gradualmente submetida a modernos métodos de purificação para reduzir a quantidade de tecido nervoso, de tal modo que as complicações pós-vacinais diminuíram de forma acentuada. Acredita-se que o sensível declínio da incidência dessa encefalite observado no Japão deve-se à intensa vacinação realizada nesse país. Na ex-União Soviética, tem sido utiliza-

da uma vacina formolizada contra a encefalite russa vernestival em populações de certas regiões. Na Áustria, vem sendo usada uma vacina semipurificada contra a encefalite transmitida por carrapatos da Europa Central. Existem vacinas inativadas contra as encefalites equinas leste e oeste, bem como uma vacina atenuada para a encefalite equina venezuelana, todas para uso de pessoal de laboratório e de equinos.

Em certas circunstâncias, o método mais eficaz para proteger os seres humanos consiste no combate aos vetores. Na febre amarela urbana, no passado e atualmente, na dengue e chikungunya, por exemplo, o controle ou mesmo a erradicação do *Aedes aegypti* constitui o método principal para interromper o ciclo dos vírus. Para isso, procede-se à eliminação ou ao tratamento dos criadouros de *Aedes aegypti* com larvicidas (Bti), e ao extermínio das formas adultas do vetor mediante a utilização de compostos organofosforados (Malathion, Fenitrothion). A aplicação desses inseticidas, durante epidemias sob a forma de aerossóis em volume ultrabaixo, tem mostrado bons resultados, mas são temporários uma vez que eliminam apenas as formas aladas dos insetos. Esse tipo de aplicação pode ser feito tanto no nível do solo, utilizando-se máquinas montadas em veículos ou do tipo mochila, como por meio de aspersão aérea, empregando-se aviões ou helicópteros. Nos Estados Unidos, o combate aos vetores tem sido usado para prevenir ou interromper epidemias causadas pelos vírus da encefalite equina oeste, da encefalite Saint Louis, Nilo Ocidental e dengue. Na Ásia, tem-se conseguido interromper epidemias de dengue mediante a aplicação de inseticidas em volume ultrabaixo por meio de aeronaves.

Outras medidas profiláticas incluem a pasteurização ou a fervura do leite de cabras e ovelhas em áreas da Europa onde a encefalite transmitida por carrapatos é enzoótica, e onde existe registro de transmissão da arboviroses pelo leite. As medidas de proteção individual como o uso de repelentes, roupas protetoras e mosquiteiros podem ser benéficas.

BIBLIOGRAFIA SUGERIDA

Abad-Franch F et al. Mayaro virus infection in Amazonia: a multimodel inference approach to risk factor assessment. PLoS Neglected Tropical Diseases, v. 6, n. 10, p. e1846; 11 out 2012.

Antonio FJ et al. Spatial patterns of dengue cases in Brazil. PLOS ONE, v. 12, n. 7, p. e0180715; 17 jul 2017.

Azevedo RSS, Martins LC, Rodrigues SG, Travassos da Rosa JFS, Vasconcelos PFC, Azevedo et al, 2007 – Trat de infectologia. In: Tratado de Infectologia. [s.l: s.n.]. p. 533-551.

Azevedo RSS et al. Reemergence of Oropouche fever, Northern Brazil. Emerging Infectious Diseases, v. 13, n. 6, p. 912-915; jun 2007a.

Azevedo R S.S et al. Ocorrência endêmica de febre por Oropouche em Belém/PA no período de 2000 a 2001. Rev. Soc. Bras. Med. Trop, p. 386, 2002.

Azevedo RSS et al. Arboviroses. In: Farhat C, Carvalho LHFR, Succi RC de M (eds.). Infectologia Pediátrica. 3. ed. São Paulo: Atheneu; 2007b. p. 533–51.

Azevedo RSS et al. Reemergence of Oropouche fever, Northern Brazil. Emerging Infectious Diseases, v. 13, n. 6, p. 912-915, jun. 2007c.

Azevedo R S. S, Oliveira CS, Vasconcelos PF da C Chikungunya risk for Brazil. Revista de Saúde Pública, v. 49, p. 1-6, 2015.

Azevedo RSS et al. Mayaro Fever Virus, Brazilian Amazon. Emerging Infectious Diseases, v. 15, n. 11, p. 1830-1832, nov 2009.

Azevedo RSS et al. Zika virus epidemic in Brazil. I. Fatal disease in adults: clinical and laboratorial aspects. Journal of Clinical Virology, v. 85, p. 56-64, dez 2016.

Azevedo RSS et al. Zika virus epidemic in Brazil. II. Post-Mortem Analyses of Neonates with Microcephaly, Stillbirths, and Miscarriage. Journal of Clinical Medicine, v. 7, n. 12, p. 496; nov 2018a.

Azevedo RSS et al. In situ immune response and mechanisms of cell damage in central nervous system of fatal cases microcephaly by Zika virus. Scientific Reports, v. 8, n. 1, p. 1; 8 dez 2018b.

Beaty BJ, Calisher CH, Shope R. Arboviruses. In: Schmidt NJ, Emmons RW (ed.). Diagnostic Procedures for Viral Rickettsial and Chlamydial Infections. Washington ed. [s.l: s.n.]. p. 797-855.

Boulos M. Doenças emergentes e reemergentes no Brasil. v. 29, p. 58-60; 1975.

Campos GS, Bandeira AC, Sardi SI. Zika Virus Outbreak, Bahia, Brazil. Emerging Infectious Diseases, v. 21, n. 10, p. 1885-1886, out 2015.

Casals J. Section of Biology and Division of Mycology*: viruses: the versatile parasites: I. the arthropod-borne group of animal viruses**. Transactions of the New York Academy of Sciences, v. 19, n. 3 Series II, p. 219-235; jan 1957.

Casals J. Procedures for identification of arthropod-borne viruses. Bulletin of the World Health Organization, v. 24, p. 723-34; 1961.

Casals J. Immunological techniques for animals viruses. In: Maramorosh K & Koprowski H. (Ed.). Methods in virology. Academic Ped. New York: [s.n.]. p. 75-81.

Casals J, Whitman L. Mayaro virus: a new human disease agent. I. Relationship to other arbor viruses. The American Journal of Tropical Medicine and Hygiene, v. 6, n. 6, p. 1004-11; nov 1957.

Coimbra TLM et al. Mayaro virus: imported cases of human infection in São Paulo State, Brazil. Revista do Instituto de Medicina Tropical de São Paulo, v. 49, n. 4, p. 221-224; ago 2007.

Ebi KL, Nealon J. Dengue in a changing climate. Environmental Research, v. 151, p. 115-123; nov 2016.

Eybpoosh S et al. Epidemiology of West Nile Virus in the Eastern Mediterranean region: a systematic review. PLoS Neglected Tropical Diseases, v. 13, n. 1; 2019.

Faria NR et al. Zika virus in the Americas: early epidemiological and genetic findings. Science, v. 352, n. 6283, p. 345-349; abr 2016.

Ferreira IB et al. Surveillance of arbovirus infections in the Atlantic Forest Region, State of São Paulo, Brazil. I. Detection of hemagglutination-inhibiting antibodies in wild birds between 1978 and 1990. Revista do Instituto de Medicina Tropical de São Paulo; 1994.

Ferreira MS et al. Callithrix penicillata: a feasible experimental model for dengue virus infection. Immunology Letters; 2014.

Figueiredo LTM. Emergent arboviruses in Brazil. Revista da Sociedade Brasileira de Medicina Tropical, v. 40, n. 2, p. 224-229; abr 2007.

Gardner CL, Ryman KD. Yellow fever: a reemerging threat. Clinics in Laboratory Medicine, v. 30, n. 1, p. 237-260; mar 2010.

Goldani LZ. Yellow fever outbreak in Brazil, 2017. The Brazilian Journal of Infectious Diseases, v. 21, n. 2, p. 123-124; mar. 2017.

Gould E. et al. Emerging arboviruses: why today? One Health, v. 4, n. June, p. 1-13; 2017.

Guzman MG et al. Dengue in the American region. An update. p. 1-14; 2003.

Hamel R. et al. Biology of Zika virus infection in human skin cells. Journal of Virology, v. 89, n. 17, p. 8880-8896; set 2015.

Henriques DF et al. Persistence of experimental Rocio virus infection in the golden hamster (Mesocricetus auratus). Memórias do Instituto Oswaldo Cruz, v. 107, n. 5, p. 630-636; ago 2012.

Huba Z. An annotated checklist of pathogenic microorganisms. Journal of Wildlife Diseases, v. 40, n. 4, p. 639-659; 2004.

ICTV. International Committee of Viral Taxonomy Master Species List 2018b.v1.

Iversson LB. Aspectos da epidemia de encefalite por arbovirus na região do Vale do Ribeira, S. Paulo, Brasil, no período de 1975 a 1978. Revista de Saúde Pública, v. 14, n. 1, p. 9-35; mar 1980.

Iversson LB, Travassos da Rosa APA, Rosa MDB. Recent occurence of human infection by Rocio arbovirus in Ribeira Valley, Brazil. Revista do Instituto de Medicina Tropical de São Paulo, v. 31, n. 1, p. 28-31; fev 1989.

Karabatsos N. International catalogue of arboviruses, including certain other viruses of vertebrates. 3. ed. [s.l: s.n.].

Kleinschmidt-Demasters BK, Beckham JD. West Nile virus encephalitis 16 years later. Brain Pathology, v. 25, n. 5, p. 625-633, set. 2015.

Knipe DM, and Howley PM. Fields' Virology – 6th ed. In: Lippincott Williams & Wilkins. [s.l: s.n.].

Kuno GA. Re-Examination of the history of etiologic confusion between dengue and chikungunya. PLOS Neglected Tropical Diseases, v. 9, n. 11, p. e0004101; 12 nov 2015.

Kuno G et al. Vertebrate reservoirs of arboviruses: myth, synonym of amplifier, or reality? Viruses, v. 9, n. 7, p. 185; 2017.

Lambrechts L, Scott TW. Mode of transmission and the evolution of arbovirus virulence in mosquito vectors. Proc Biol Sci, v. 276, n. 1660, p. 1369-1378; 2009.

Lefkowitz EJ et al. Virus taxonomy: the database of the International Committee on Taxonomy of Viruses (ICTV). Nucleic Acids Research, v. 1977, p. 1-10; 2017.

Lequime S, LAmbrechts L. Vertical transmission of arboviruses in mosquitoes: a historical perspective. Infection, Genetics and Evolution, v. 28, p. 681-690; 2014.

Lindquist L. Tick-borne encephalitis. In: Singh SK, Ruzek D (eds.). Neuroviral infections: RNA viruses and retroviruses. [s.l.] CRC Press; 2014. v. 123p. 531-559.

Martins LC et al. Characterization of Minaçu virus (Reoviridae: Orbivirus) and pathological changes in experimentally infected newborn mice. International Journal of Experimental Pathology, v. 88, n. 1, 2007.

Martins LC et al. First isolation of West Nile virus in Brazil. Memorias do Instituto Oswaldo Cruz, v. 114, p. e180332; 2019.

Monath T P. Yellow fever: an update. Lancet Infectious Diseases, v. 1, n. 1, p. 11-20; 2001.

Monath TP. Yellow fever. Journal of Clinical Virology, v. 64, p. 160-173.

Dégallier N et al. Modifications of arbovirus eco-epidemiology in Tucurui, Para, Brazilian Amazonia, related to the construction of a hydroelectric DAM; 1987.

Nunes MRT et al. Oropouche virus isolation, Southeast Brazil. Emerging Infectious Diseases, v. 11, n. 10, p. 1610-1613; out 2005.

Nunes MRT et al. A febre do Oropouche: uma revisão dos aspectos epidemiológicos e moleculares na Amazônia brasileira. Cad. Saúde Colet., (Rio J.), p. 303-318; 2007.

Oliveira CS de, Vasconcelos PF da C. Microcephaly and Zika virus. Jornal de Pediatria, v. 92, n. 2, p. 103-105; mar 2016.

Pagliari C et al. Human kidney damage in fatal dengue hemorrhagic fever results of glomeruli injury mainly induced by IL17. Journal of Clinical Virology, v. 75, p. 16-20; fev 2016.

Paixão ES, Teixeira MG, Rodrigues LC. Zika, chikungunya and dengue: the causes and threats of new and re-emerging arboviral diseases. BMJ Global Health, v. 3, n. Suppl 1, p. e000530; jan 2018.

Pauvolid-Corrêa A et al. Serological evidence of widespread circulation of West Nile virus and other Flaviviruses in equines of the Pantanal, Brazil. PLoS Neglected Tropical Diseases, v. 8, n. 2; 2014.

Pereira-Silva JW et al. First evidence of Zika virus venereal transmission in Aedes aegypti mosquitoes. Memórias do Instituto Oswaldo Cruz, v. 113, n. 1, p. 56-61; nov 2017.

Quaresma JAS et al. Revisiting the liver in human yellow fever: virus-induced apoptosis in hepatocytes associated with TGF-beta, TNF-alpha and NK cells activity. Virology, v. 345, n. 1, p. 22-30; 5 fev 2006.

Quaresma JAS et al. Hepatocyte lesions and cellular immune response in yellow fever infection. Transactions of the Royal Society of Tropical Medicine and Hygiene, v. 101, n. 2, p. 161-8; fev 2007.

Reiter P. Climate change and mosquito-borne disease. v. 109, n. September 2000, p. 141-161; 2001.

Silva JR et al. A Saint Louis encephalitis and Rocio virus serosurvey in Brazilian horses. Revista da Sociedade Brasileira de Medicina Tropical, v. 47, n. 4, p. 414-417; ago 2014.

Souza CO et al. Serological markers of recent campylobacter jejuni infection in patients with Guillain-Barré syndrome in the state of Piauí, Brazil, 2014-2016. American Journal of Tropical Medicine and Hygiene, v. 98, n. 2, 2018.

Staples JE, Monath TP. Yellow fever: 100 years of discovery. Jama, v. 300, n. 8, p. 960-2; 2008.

Sueli D et al. Epidemiology of Saint Louis encephalitis virus in the Brazilian Amazon region and in the State of Mato Grosso do Sul, Brazil : elevated prevalence of antibodies in horses. v. 1, n. 1, p. 81-86; 2010.

Temporão JG et al. Dengue virus serotype 4, Roraima State, Brazil Emerging Infectious Diseases; 2011.

Tesh RB et al. Mayaro virus disease: an emerging mosquito-borne zoonosis in tropical South America. Clinical Infectious Diseases, v. 28, n. 1, p. 67-73; jan 1999.

THE LANCET INFECTIOUS DISEASES. Yellow fever: the consequences of neglect. The Lancet Infectious Diseases, v. 16, n. 7, p. 753; jul 2016.

Travassos JFS. An overview of arbovirology in Brazil and neighbouring countries. In: [s.l: s.n.].

Vasconcelos HB et al. Oropouche fever epidemic in Northern Brazil: epidemiology and molecular characterization of isolates.

Journal of Clinical Virology : the official publication of the Pan American Society for Clinical Virology, v. 44, n. 2, p. 129-33, fev. 2009.

Vasconcelos HB et al. Molecular epidemiology of Oropouche virus, Brazil. Emerging Infectious Diseases, v. 17, n. 5, p. 800-806; maio 2011.

Vasconcelos PFC. et al. Clinical and ecoepidemiological situation of human arboviruses in Brazilian Amazonia. Ciência e Cultura (Journal of the Brazilian Association for the Advancement of Science); 1992a.

Vasconcelos PFC et al. Clinical and ecoepidemiological situation of human arboviruses in Brazilian Amazonia. Ciencia e Cultura, v. 44, p. 117-124; 1992b.

Vasconcelos PFC et al. Arboviruses pathogenic for man in Brazil. In: Travassos da Rosa AP de A, Vasconcelos PF da C, Travassos da Rosa JFS (Eds.). An overview of arbovirology in Brazil and neighbouring countries. 1ª ed. [s.l.] Gráfica Santo Antonio; 1998. p. 72-99.

Vasconcelos PFC, Calisher CH. Emergence of human arboviral diseases in the Americas, 2000-2016. Vector borne and zoonotic diseases (Larchmont, N.Y.), v. 16, n. 5, p. 1-7; 2016a.

Vasconcelos PFC, Calisher CH. Emergence of human arboviral diseases in the Americas, 2000-2016. Vector-Borne and Zoonotic Diseases, v. 16, n. 5, p. 295-301; maio 2016b.

Vasconcelos PFC, Travassos ES, Travassos JFS. Inadequate management of natural ecosystem in the Brazilian Amazon region results in the emergence and reemergence of arboviruses – Gestão imprópria do ecossistema natural na Amazônia brasileira resulta na emergência e reemergência de arbovírus. v. 17, p. 155-164; 2001.

Vasconcelos PFda C. Doença pelo vírus Zika: um novo problema emergente nas Américas? Revista Pan-Amazônica de Saúde, v. 6, n. 2, p. 9-10; jun 2015.

Vasconcelos PF da C et al. Arboviroses. In: Leão RNQ de (ed.). Medicina Tropical e Infectologia na Amazônia. 2. ed. Belém, Pará: [s.n.]. p. 481-503.

Vieira MACS et al. West Nile virus encephalitis: the first human case recorded in Brazil. American Journal of Tropical Medicine and Hygiene, v. 93, n. 2, p. 377-379; ago 2015.

Vieira MACS et al. Guillain-Barré syndrome and dengue-like disease in 2015: temporal relationship in Piauí State and implications on Zika virus surveillance. Revista do Instituto de Medicina Tropical de Sao Paulo, v. 59; 2017a.

Vieira MACS et al. Encephalitis associated with Zika virus infection and reactivation of the Varicella-Zoster virus in a Brazilian child. Revista da Sociedade Brasileira de Medicina Tropical, v. 51, n. 3; 2018a.

Vieira MAS et al. Guillain-Barré syndrome and dengue-like disease in 2015: temporal relationship in piauí state and implications on Zika virus surveillance. Revista do Instituto de Medicina Tropical de Sao Paulo; 2017b.

Vieira MACS et al. Potential role of Dengue virus, Chikungunya virus and Zika virus in neurological diseases. Memorias do Instituto Oswaldo Cruz; 2018b.

Wiwanitkit V, House W. Viewpoint Non vector-borne transmission modes of dengue. p. 18-21, [s.d.].

Zanluca C et al. First report of autochthonous transmission of Zika virus in Brazil. Memórias do Instituto Oswaldo Cruz, v. 110, n. 4, p. 569-572; jun 2015.

531

16.2 Encefalite por arbovírus rocio

Lygia Busch Iversson
*Roberto Focaccia**

INTRODUÇÃO

A encefalite por arbovírus rocio é doença aguda do sistema nervoso central, identificada na década de 1970, no Brasil, especificamente no sudeste do Estado de São Paulo e na região limítrofe do Estado do Paraná, sem antecedentes da doença no Brasil. Surpreendentemente, nenhum outro caso de infecção por ROCV foi identificado após este surto. Entretanto, o encontro de anticorpos antivírus rocio em humanos e animais em várias regiões do Brasil sugerem que o vírus possivelmente ainda circula em nosso País. Como os vírus da mesma família do rocio apresentam reação cruzada e imunidade cruzada, a circulação de outros flavivírus pelo Brasil poderia sugerir novos surtos de rocio por imunidade induzida por outros flavivírus.

Em março de 1975, observou-se epidemia da moléstia em municípios do Vale do Ribeira e do Litoral Sul de São Paulo. As características da região (clima tropical úmido e extensa cobertura florestal) e o grupo populacional mais atingido (adultos do sexo masculino com atividade de trabalho no interior e nas proximidades de matas) provocaram a suspeita de arbovirose. Lopes et al. identificaram, em fragmentos de cérebro e medula espinal, de um paciente falecido, um arbovírus, até então não conhecido, que foi chamado Rocio, nome do local onde residia o doente. Posteriormente, outros isolamentos foram obtidos em amostras coletadas de nove casos que evoluíram para óbito até o 5º dia da doença.

A epidemia de encefalite disseminou-se para 20 municípios das regiões conhecidas como Baixada Santista e Vale do Ribeira (Figura 16.2.1), atingindo 1.100 pessoas, no período de 1975 a 1977, com prevalência maior em homens jovens. Ocorreram 100 mortes e mais de 200 pacientes sobreviventes com sequelas neurológicas graves.

As investigações conduzidas por pesquisadores do Instituto Adolfo Lutz (São Paulo) e do Centers for Diseases Control (Estados Unidos) no Vale do Ribeira e Litoral Sul de São Paulo, em material de vertebrados e artrópodes, coletados na área no período de 1975 a 1978, permitiram também a identificação de outros 12 arbovírus, conhecidos ou não como patogênicos para o homem, entre os quais, os vírus da encefalite equina do leste (EEE), encefalomielite venezuelana (VEE) e Caraparu.

Há indícios da encefalite causada por arbovírus no município litorâneo de Iguape, no período de 1973 e 1974, anterior à epidemia. Fundamenta-se a suspeita na observação de sequelas características da doença em sete pessoas, e em exames sorológicos sugestivos de infecção pregressa por flavivírus em três pessoas que apresentaram, à época, moléstia febril afetando o sistema nervoso central.

ETIOLOGIA

Rocio (ROC) é um arbovírus da família Flaviviridae. Como os demais arbovírus, ele se mantém na natureza, principalmente pela transmissão biológica entre hospedeiros vertebrados suscetíveis, por artrópodes hematófagos.

Estudos morfológicos em cérebros infectados de camundongos recém-nascidos, examinados por microscopia eletrônica, mostraram que as partículas virais apresentam forma esférica, com um diâmetro aproximado de 43 nm. Distribuem-se ao longo do sistema reticular endoplasmático, ocupando, frequentemente, vacúolos ou cisternas (Figura 16.2.2). O vírus é sensível ao deoxicolato de sódio. Inoculado em camundongo, por via intracerebral e intraperitoneal, e em *hamsters* recém-nascidos, por via intracerebral, determina encefalite e morte. Em *hamsters* adultos desenvolve encefalite com possibilidade de recuperação; em cobaias (Cavia cobaya), não se observa doença até o 18º dia de inoculação, embora altos níveis de anticorpos fixadores de complemento sejam detectados. O vírus cresce em culturas primárias de embriões de galinha e de pato, em células de linhagem contínua (VERO, MA 111, PS, BHK 21, MA 104 e de pele humana) ou em culturas celulares do mosquito Aedes albopictus (C6/36).

O vírus rocio apresenta reatividade cruzada, nos testes de inibição de hemaglutinação (IH), fixação de complemento (FC) e neutralização (N), com os vírus da encefalite St. Louis (SLE), Ilhéus (ILH), encefalite japonesa (JE) e encefalite de Murray Valley (MVE), os dois últimos não isolados no Brasil. Pelo método de Western-blot, que permite a identificação de polipeptídeos antigênicos vírus-específico, a reatividade mais próxima foi observada com o vírus MVE, seguida pelos vírus WN (West Nile, não isolado no Brasil), SLE e JE.

Um estudo filogenético do gênero *Flavivirus* foi conduzido por Kuno et al. para estabelecer a relação genética entre os vírus desse gênero, e comparar a classificação com base na caracterização molecular, com o método sorológico existente. Esse estudo filogenético revelou, pela primeira vez, que do suposto ancestral evoluem dois grupos de vírus: os não transmitidos por vetor e os transmitidos. Do último grupo emerge dois grupos: os vírus transmitidos por carrapatos e os transmitidos por mosquitos. Os três grupos se correlacionam significantemente com os complexos antigênicos existentes. O vírus rocio situa-se no grupo XI da árvore filogenética, com

* Atualizou o capítulo para esta edição.

outros dois vírus do antigo complexo da encefalite japonesa (SLE e Ilhéus).

A partir desse trabalho uma série de pesquisas relacionadas com o aprimoramento do método PCR na rápida detecção e identificação de Flavivirus em material humano, e em mosquitos realizada por Scaramozzino et al., e ao estudo filogenético de Flavivirus identificados no Brasil, como as conduzidas por Baleotti et al., Batista et al. foram divulgadas. Baleotti et al. mostraram que os *Flavivírus* brasileiros estudados são agrupados em três ramos principais: febre amarela, dengue e complexo da encefalite japonesa. Nesse complexo, estão os vírus Cacicaporé, Iguape, Rocio, Ilhéus, Bussuquara e SLE. Batista et al. também incluíram os vírus estudados Cacicaporé, Rocio, Ilhéus e SLE no ramo do complexo da encefalite japonesa.

Gaunt et al. realizaram a análise filogenética do gênero *Flavivirus* usando sequências de gene NS5 e gene E, e definiram, como Kuno et al., três maiores grupos de *Flavivirus*: transmitidos por mosquitos, por carrapatos e não transmitidos por vetor. O grupo transmitido por mosquitos revelou dois grupos epidemiológicos distintos: vírus neurotrópicos, frequentemente associados à encefalite em humanos ou outros animais, correlacionadas com vetores espécies de mosquitos do gênero *Culex* e a reservatórios aves; e vírus não neurotrópicos, associados à doença hemorrágica em humanos, correlacionada com vetores espécies de mosquitos do gênero *Aedes* e a hospedeiros primatas. Os autores usaram o mesmo critério epidemiológico para os outros dois grupos citados, transmitidos por carrapatos e não transmitidos por vetor, e observaram que as relações filogenéticas dos *Flavivirus* correlacionavam com sua epidemiologia, doença associada e distribuição geográfica.

Recentemente, Coimbra (2004) efetuou a caracterização molecular de duas cepas do vírus rocio, isoladas durante a epidemia de encefalite (SPAn 37630, isolada de camundongo sentinela e SPH 37623, isolada de paciente que evoluiu para óbito). O resultado dessa pesquisa confirmou a inclusão do vírus rocio no complexo da encefalite japonesa.

PATOLOGIA

Nas ocorrências de óbito, o exame anatomopatológico mostrou que o padrão topográfico das lesões parece ser característico, com densidade de lesões em ordem decrescente: tálamo, núcleos denteados do cerebelo, substância inominada de Reichert, mesencéfalo, tronco cerebral, medula e núcleos da base. A maioria dos casos mostrou necrose inflamatória do tálamo. A substância cinzenta é mais atingida. Observaram-se infiltração mononuclear intersticial, proliferação microglial (difusa, na maior parte das vezes) e infiltrado linfocitário perivascular.

O constante comprometimento das vias cerebelares e da substância reticular do tegumento mesencefálico foi considerado base anatômica dos frequentes distúrbios da marcha e das alterações da consciência, que variavam da letargia aos graus de coma.

Detectou-se, pela reação de imunofluorescência, antígeno de rocio no citoplasma de células do tálamo, em paciente que evoluiu para óbito, no 3º dia de doença e de cujo tecido se isolou, por técnicas tradicionais, o vírus rocio.

Mais recentemente, tem-se encontrado grande número de macrófagos no SNC de camundongos infectados com o ví-rus rocio, evidenciando-se esse imunócito como importante célula de defesa. Amarilla et al. constataram que o quimiorreceptor CCL2 no sangue resulta em penetração dos macrófagos no SNC, e que sua ausência está relacionada com quadros mais graves pela ausência dos macrófagos no cérebro de camundongos infectados. Este mesmo autor, à frente de um grupo de estudo internacional, com participação ativa dos imunologistas e virologistas da Universidade de São Paulo (Ribeirão Preto), descreveram também as proteínas virais ROC prpr e E como determinantes de virulência, inibindo a resposta do Interferon-α e β. Na mesma linha de pesquisa, Chávez et al. descreveram a importância dos quimiorreceptores CCR5 e MIP-1 na facilitação de imunócitos ao SNC, portanto, na determinação da patogênese da infecção pelo vírus rocio.

QUADRO CLÍNICO

As informações clínicas constam dos prontuários de 234 doentes assistidos em um hospital de emergência, instalado em 72 horas, pelo Governo do Estado de São Paulo no próprio local da epidemia. Uma equipe do Hospital Emílio Ribas, de São Paulo, deslocou-se para o local, chefiada pelo Dr. Arary da Cruz Tiriba. A atividade desse hospital durou dois meses e meio, de 16 de abril a 30 de junho de 1975.

Essa iniciativa governamental, rápida e oportuna, repercutiu no atendimento aos doentes, com a redução da letalidade para 4,3%, e possibilitou à equipe de profissionais uma experiência valiosa do ponto de vista clínico e epidemiológico, com uma visão global dos doentes em seus componentes sociais (atividade de trabalho, nível econômico) e ambientais (clima, proximidade a matas, rios, pântanos, presença de alta densidade de mosquitos), visão que se revela nos textos divulgados sobre a epidemia por Tiriba (1975) e Tiriba et al. (1976).

O quadro clínico é fundamentalmente constituído por febre, cefaleia, tonturas, vômitos, ao lado de sinais de sofrimento cerebral, como a alteração de consciência.

A encefalite, na forma clínica pura, não traduz a totalidade das ocorrências. Outros quadros clínicos nervosos são sugestivos do envolvimento (parcial ou associado) de setores do SNC: meningite, meningoencefalite, encefalomeningomielite e meningomielite.

O período de incubação (10 dias, em média) foi estimado pelo adoecimento de indivíduos, habitantes do planalto, que estiveram na área epidêmica por breve período.

Quando característico, o quadro clínico é composto por hipertermia, dor de cabeça, vômitos, tonturas, estado geral deprimido, sem chegar a ser toxêmico, e fraqueza dos membros inferiores. A cefaleia intensa aumenta, até tornar-se insuportável. Os movimentos a agravam, provocando mais vômitos. A atitude de imobilismo lembra o quadro da hemorragia meníngea e do tumor intracraniano. São comuns perturbações oculares, por ocasião da instalação da doença, como diminuição da acuidade visual, fotofobia, injeção conjuntival e lacrimejamento. A comunicação verbal é comprometida pelo mutismo ou pela dislalia e, raramente, por logorreia. A fácies típica dos casos graves é amímica, letárgica, com infiltração global e secreção untuosa. Em muitos casos de adultos, esse quadro, associado à marcha insegura, retrata o do alcoolismo. Hiperacusia chega, às vezes, a ser intolerável. Retenção urinária, por paresia vesical, e hipertensão arterial transitória são registradas.

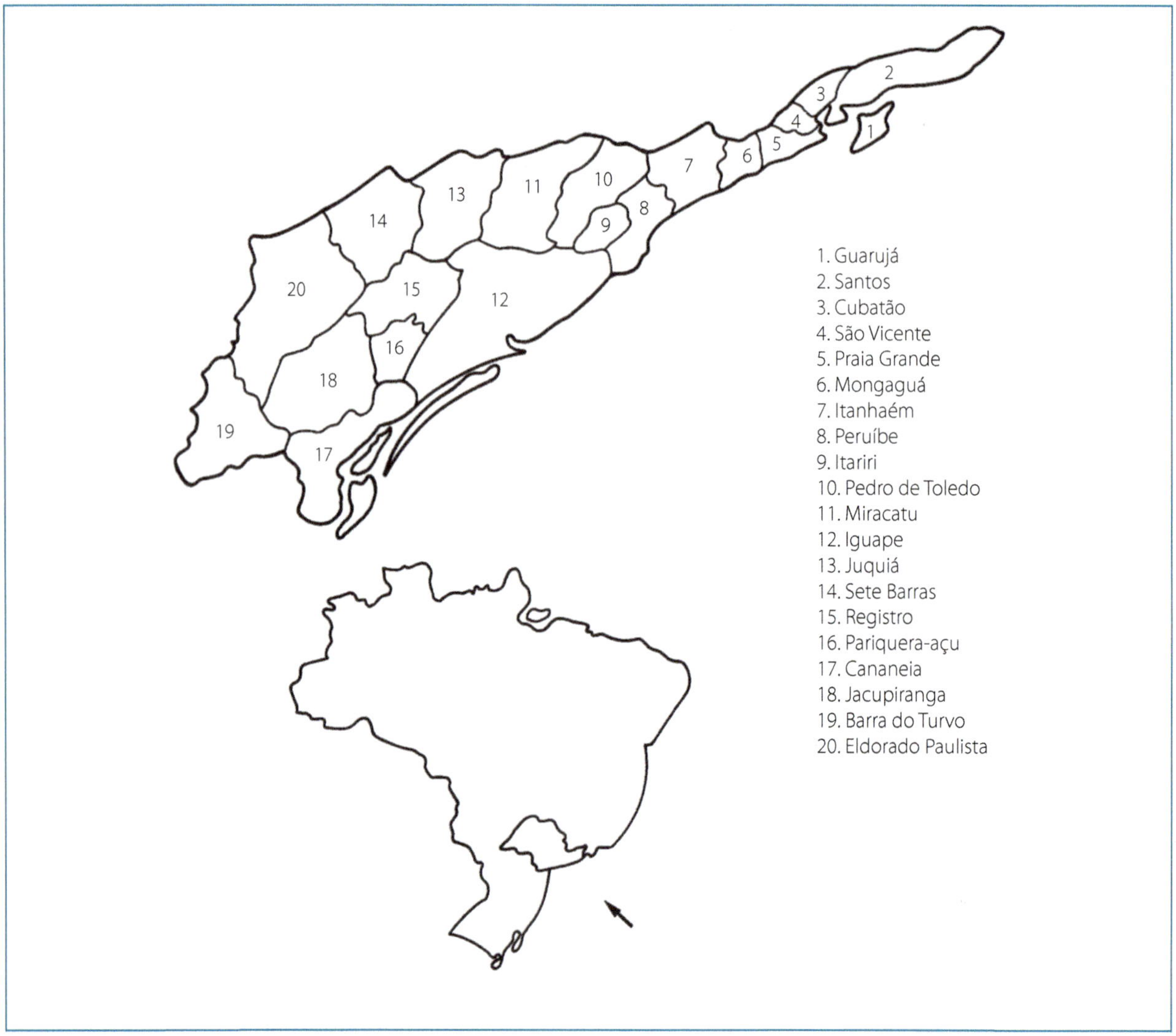

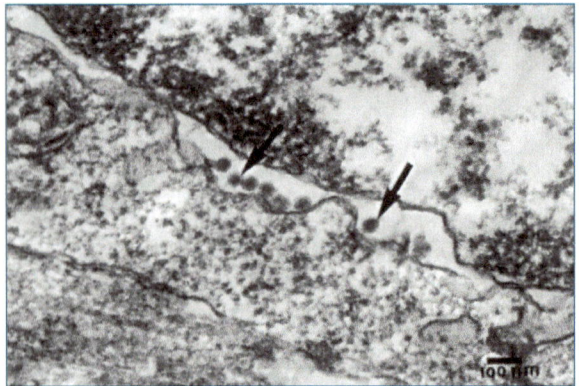

1. Guarujá
2. Santos
3. Cubatão
4. São Vicente
5. Praia Grande
6. Mongaguá
7. Itanhaém
8. Peruíbe
9. Itariri
10. Pedro de Toledo
11. Miracatu
12. Iguape
13. Juquiá
14. Sete Barras
15. Registro
16. Pariquera-açu
17. Cananeia
18. Jacupiranga
19. Barra do Turvo
20. Eldorado Paulista

FIGURA 16.2.1 Área epidêmica de encefalite por arbovírus rocio.

FIGURA 16.2.2 Célula do SNC de camundongo (*Mus musculus*, variedade albino) infectado experimentalmente com o vírus rocio SPH 34675. As setas apontam vírus rocio no espaço perinuclear da célula hospedeira.

Fonte: Fotomicrografia eletrônica gentilmente cedida pela Dra. Hatune Tanaka, chefe da Seção de Microscopia Eletrônica do Instituto Adolfo Lutz.

De maneira geral, não há choque infeccioso e distúrbios da crase sanguínea. Estão ausentes do quadro clínico: icterícia, linfonodomegalias, petéquias e exantemas. Apesar das alterações motoras, não ocorrem atrofias musculares. Escaras são raras ou presentes durante coma de longa duração.

Depois de um curso febril de 7 a 10 dias, habitualmente marcado por profunda letargia, inicia-se a convalescença. Nessa fase da evolução, assinalam-se: diplopia, quedas espontâneas, fraqueza muscular, parkinsonismo e paralisias.

A proporção de ocorrência dos sinais e sintomas, em 234 doentes internados no hospital de emergência, instalado na área epidêmica em 1975, está expressa nas Tabelas 16.2.1 e 16.2.2.

TABELA 16.2.1 Percentual de ocorrência das manifestações clínicas gerais, nos doentes internados do hospital de emergência de Itanhaém (1975).

Manifestações clínicas	%
Cefaleia	93,6
Febre	90,6

(continua)

TABELA 16.2.1 Percentual de ocorrência das manifestações clínicas gerais, nos doentes internados do hospital de emergência de Itanhaém (1975) (continuação).

Manifestações clínicas	%
Vômitos	51,3
Fraqueza	45,3
Anorexia	23,5
Distensão abdominal	20,9
Náuseas	19,2
Hiperemia da orofaringe	19,2
Hiperemia conjuntival	15,8
Sudorese	6
Mialgia	4,7
Retenção urinária	4,3
Outras: sialorreia, otofobia, mastigação sem finalidade, hipertensão arterial, suspiros, ranger dos dentes, lacrimejamento, mutismo, aerofobia, quedas.	

Fonte: Prontuários médicos.

A evolução da doença, habitualmente imprevisível, não permite prognosticar e aconselha hospitalização. Casos benignos, à admissão, podem evoluir para o coma, requerendo respiração assistida por paralisia respiratória, assim como doentes graves podem apresentar evolução favorável até a cura, sem qualquer sequela. A morte é observada em sequência, às perturbações ventilatórias e à má perfusão periférica.

TABELA 16.2.2 Percentual de ocorrência das manifestações nervosas, nos doentes internados do hospital de emergência de Itanhaém (1975).

Manifestações nervosas	%
Alteração da consciência	51
Sinais meníngeos	
Rigidez da nuca	57,3
Kernig	13,7
Brudzinski	12,4
Alterações motoras	
Distúrbio da marcha	49,6
Distúrbio do equilíbrio	28,6
Dismetria e tremores cerebelares	13,7
Tetraparesia	1,7
Hemiparesia	0,4
Alteração dos reflexos profundos	
Hiper-reflexia	25,2
Hiporreflexia	13,7
Arreflexia	6,8

Alteração do tono muscular	
Hipotonia	12,8
Hipertonia	12
Reflexos patológicos	
Palmomentual	13,7
Wartenberg	8,5
Hoffman	7,3
Dislalia	10,3
Alterações de pares cranianos	
Oculomotores	5,6
Facial	2,1
Óptico	1,3
Trigêmeo	0,4
Nistagmo	2,1
Síndromes periféricas de sensibilidade	1,7
Convulsões	1,7

Fonte: Prontuários médicos.

Sequelas graves e definitivas, ligadas à motricidade e ao equilíbrio, apresentam-se em 20% dos sobreviventes, originando graves problemas de reabilitação física, social e ocupacional. Convulsões e alterações da personalidade são raras, possivelmente em razão da escassa participação de indivíduos jovens, em crescimento.

EXAMES SUBSIDIÁRIOS

LÍQUIDO CEFALORRAQUIDIANO (LCR)

A punção lombar revela aspecto macroscópico do LCR, quase sempre, com alteração. A média da pleocitose é de 242 células/mm^3 (número máximo de 3.500 células/mm^3). Predominam células mononucleares; entretanto, em 27% prevalecem as polinucleares. As proteínas apresentam-se aumentadas, em termos médios de 80 mg/dL. Cloretos e glicose são encontrados em valores próximos aos normais.

EXAME HEMATOLÓGICO

Hemácias, hemoglobina, hematócrito e valor globular estão abaixo do normal em metade dos casos. Leucocitose é observada em 50% dos casos, e leucopenia em 14%, notando-se predominância de neutrófilos; eosinofilia moderada ocorre em 60%, provavelmente pela presença de vermes intestinais.

ELETROENCEFALOGRAMA (EEG)

Alterações estão presentes, sobretudo na primeira semana da doença, durante vigília, e hiperpneia, em surtos, bilaterais, às vezes com lateralização e anteriorização. EEG obtido durante o sono acusa depressão da atividade elétrica cerebral, significativa de lesão difusa.

DIAGNÓSTICO DIFERENCIAL

Afastadas as causas bacterianas, como a doença meningocócica, o diagnóstico deve ser procedido com as infecções por vírus entéricos e neurotrópicos, como Coxsackie, ECHO, poliomielite e outros arbovírus, que podem determinar doença no SNC, como SLE, EEE, VEE e ILH. Há indícios de que EEE e uma cepa de VEE possam ter sido responsáveis por alguns casos de encefalite, na região do Vale do Ribeira. A hipótese de intoxicação mercurial pode ser investigada.

DIAGNÓSTICO LABORATORIAL

A confirmação diagnóstica etiológica baseia-se em:

- Isolamento do vírus de tecidos do sistema nervoso de pacientes que faleceram, o qual só foi obtido naqueles cujo óbito ocorreu até o 5º dia do início da doença; no sangue não se conseguiu isolamento do vírus, em 420 pacientes, 367 dos quais examinados nos primeiros 5 dias do aparecimento dos sintomas.

- Testes sorológicos, quando há aumento significante (quatro ou mais vezes) no título de anticorpos, em testes de fixação de complemento, inibição de hemaglutinação e neutralização (em camundongo recém-nascido ou em culturas de células VERO), realizados em soros pareados coletados na fase aguda e na convalescença, com intervalo mínimo de 10 dias.

- Antígenos de outros flavivírus existentes no país (Ilhéus, Bussuquara, encefalite St. Louis e febre amarela) são incluídos rotineiramente no teste. A interpretação dos resultados sorológicos, tendo em vista a presença de infecções primárias ou superinfecções por flavivírus, segue os critérios descritos para a febre amarela. O método imunoenzimático com captura de imunoglobulina M (MAC-Elisa) tem sido utilizado, desde 1984, para diagnóstico de infecção recente pelo vírus rocio. O teste realizado, segundo procedimentos descritos por Monath et al., permitiu esclarecimento diagnóstico de casos suspeitos de encefalite por rocio, ocorridos durante e após a epidemia, os quais apresentavam resultados inconclusivos pelos testes tradicionais, e mostrou-se útil para identificação de infecções recentes, nos inquéritos sorológicos em população sadia, realizados visando à vigilância epidemiológica.

TRATAMENTO

Não há tratamento específico que interrompa o processo infeccioso. Trata-se, entretanto, de doença, cujos índices de letalidade e de sequelas são elevadíssimos, tanto mais altos quanto de menos assistência se dispuser, em quantidade, qualidade e oportunidade. O tratamento, embora inespecífico, equivale ao da poliomielite, tétano e meningite: repouso no leito (cuidando-se das formas convenientes de evitar quedas), nutrição adequada por regime alimentar apropriado, em qualidade e consistência (frequentemente por sonda nasogástrica), antitérmicos, analgésicos, antieméticos, anticonvulsivantes e hidratação. Cateterismo vesical é frequentemente necessário.

Importante é o papel do médico ao proceder, sob situação epidêmica, à triagem, reconhecendo prontamente a doença e orientando a conduta a seguir: conservadora ou — ao indicar traqueostomia e respiração assistida — intervencionista.

De fundamental importância é a assistência de enfermagem vigilante. As causas que podem precipitar o desequilíbrio irreversível das funções vitais e provocar a morte devem ser neutralizadas uma a uma. O doente grave de encefalite, durante o período crítico, em que a sua sobrevivência está em jogo, é incapaz de atender, por si próprio, às necessidades fisiológicas elementares.

Os corticosteroides, na encefalite viral aguda, em período inicial, próximo ainda da reação inflamatória à presença do vírus, podem ter efeito contrário ao esperado, inibindo a formação de anticorpos específicos. A proteção natural é, provavelmente, a saída que o organismo encontra para suplantar a infecção, autolimitando-a, quando obtém êxito. A probabilidade de o agente infeccioso ser hábil a produzir viremia induz à cautela, em relação a essa terapêutica. Deve ser assegurada a manutenção das condições fisiológicas próximas às do repouso natural, a fim de facilitar o processo imunitário espontâneo. Sobre o efeito de drogas consideradas antivirais, não se concluiu acerca de seus efeitos.

EPIDEMIOLOGIA

Não estão perfeitamente identificados os vetores e os hospedeiros vertebrados envolvidos nos ciclos de manutenção do vírus rocio. Os dados disponíveis levam a pensar em um ciclo silvestre, envolvendo mosquitos e, possivelmente, aves, com participação acidental do homem, e um ciclo no ambiente modificado, envolvendo mosquitos silvestres que frequentam ou se adaptaram a esse ambiente, e animais domésticos e/ou o homem.

Com relação aos possíveis vetores, Lopes et a., durante o período epidêmico, obtiveram isolamento único do vírus em um pool de 18 exemplares de Psorophora ferox, o qual continha dois mosquitos ingurgitados com sangue, identificado como de origem canina. Entre os 38.896 mosquitos coletados, P. ferox representava apenas 0,7%.

Uma série de estudos ecológicos dirigidos aos culicídeos foi conduzida, na região do Vale do Ribeira, por Forattini et al., a partir de 1976. Essas observações, realizadas em áreas de mata primitiva, mata residual, campo de cultura, pastagem ou em domicílio, permitiram identificar espécies predominantes em áreas que ocorreram casos, e raras, onde a doença não ocorreu: Aedes serratus, Aedes scapularis e subespécies de Culex (Melanoconion). Essas espécies apresentam aumento de sua atividade no período crepuscular. O estudo do repasto sanguíneo, por reações de precipitina, mostrou preferência alimentar dos Aedes por mamíferos, e dos Culex por aves. A apreciável antropofilia nas coletas intradomiciliares de A. scapularis e subespécies de Culex (Melanoconion) leva a considerar esses culicídeos com certo grau de endofilia e, portanto, com tendência à domiciliação. Estudos experimentais foram realizados por Mitchell et al. para verificar a suscetibilidade oral de algumas espécies de mosquitos à infecção pelo vírus rocio e a taxa de transmissão ao hospedeiro vertebrado. A. scapularis e P. ferox mostraram-se igualmente suscetíveis à infecção e com capacidade de transmissão. A. serratus não se apresentou suscetível à infecção, sugerindo a improbabilidade de ser vetor epidemiologicamente importante.

Considerando a constante atividade de A. scapularis dentro e fora do ambiente florestal e sua apreciável antropofilia, Forattini et al. concluíram por sua maior oportunidade de contato com a população humana e probabilidade de transmissão de infecções por arbovírus, como a encefalite por rocio.

Com relação aos hospedeiros vertebrados, Lopes et al. conseguiram isolar o vírus rocio de um tico-tico (Zonotrichia capensis) capturado em um dos municípios da região do Vale do Ribeira. A presença de anticorpos IH para rocio foi detectada em animais silvestres e domésticos examinados em 1975: 24,2% (37/153) dos pássaros silvestres, 31,8% (7/22) dos roedores, 60% (3/5) dos marsupiais, 10,9% (6/55) dos morcegos, 28,5% (2/7) dos pombos, 25% (1/4) dos patos e 7,3% (7/96) de galinhas. Observações experimentais de viremia em pardais e pintos, e o hábito cultural na área de criação de aves domésticas no interior das casas, sugerem que as aves atuem como reservatórios, amplificando a infecção. Porém, não se pode excluir a participação de mamíferos silvestres ou domésticos nos ciclos de transmissão do vírus.

CARACTERÍSTICAS DA EPIDEMIA

Distribuição espacial

Observou-se, à semelhança do já verificado em outras arboviroses, que a epidemia se deslocou em onda, do leste para oeste e sudoeste, de tal forma que o centro geográfico de epidemia, em 1975, se situava nos municípios de Mongaguá, Itanhaém e Peruíbe e, em 1976, nos municípios de Iguape, Cananeia e Pariquera-Açú. Em 1976 e 1977 foram observados cinco casos no Estado do Paraná, em localidades próximas ao extremo sul do Estado de São Paulo. A cadeia montanhosa situada ao norte e ao noroeste parece ter atuado como barreira à propagação da doença para o planalto. Recentemente, no curso de um inquérito sorológico para estudo de infecções por arbovírus, na área de Ribeirão Preto, norte do Estado de São Paulo, foram identificados anticorpos neutralizantes do rocio, em moradora da região que nunca havia se deslocado para área epidêmica de encefalite. Não se pode excluir a possibilidade de ser reação sorológica a outro vírus antigenicamente muito relacionado a rocio.

Os municípios litorâneos foram os mais atingidos, com coeficientes de morbidade máximos de 1.915/100.000 habitantes em Peruíbe, 1.502/100.000 habitantes em Cananeia; 1.074/100.000 habitantes em Itanhaém e 718/100.000 habitantes em Iguape.

Distribuição no tempo

A curva epidêmica na região do Vale do Ribeira (Figura 16.2.3) mostra picos nos meses de verão e início do outono. Essa variação sazonal coincide com épocas de maiores pluviosidade e temperatura, as quais criam condições favoráveis ao aumento da densidade de mosquitos.

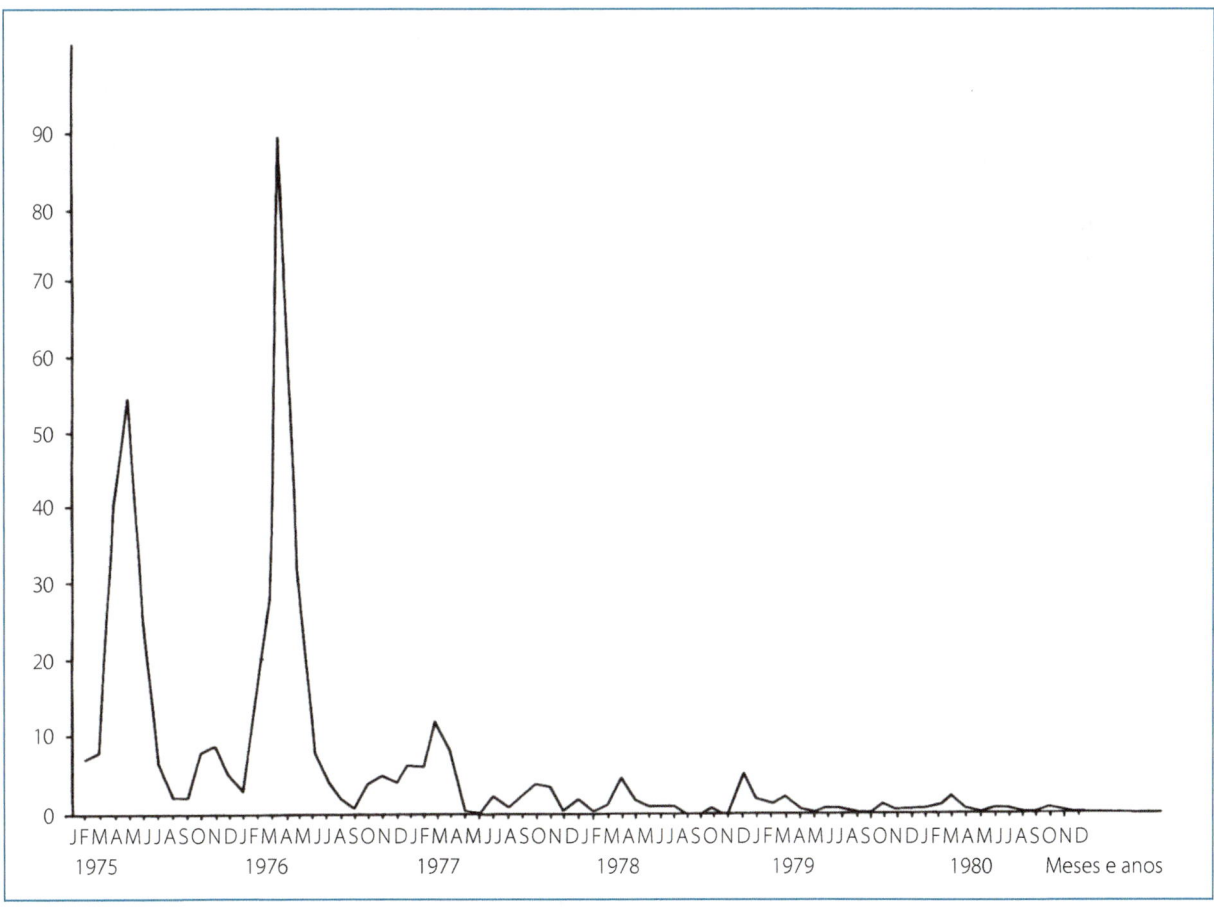

FIGURA 16.2.3 Morbidade da encefalite por arbovírus, na região do Vale do Ribeira, período de 1975 a 1980.
Fonte: Secretaria do Estado da Saúde de São Paulo. Fundação Sistema Estadual de Análise de Dados (SEADE).

Entre 1978 e 1983, a incidência de casos de encefalite caiu. Na região do Vale do Ribeira, diminuiu de 19,6/100.000 habitantes para 0,9/100.000 habitantes.

FATORES DE RISCO

A maior exposição a vetores determinou a maior incidência da moléstia nos diversos grupos populacionais. Assim, os adultos do sexo masculino envolvidos em atividades no interior ou próximo ao ambiente silvestre (atividades agropecuárias ou extrativas, especialmente pesca) foram os mais atingidos. Todavia, ocorreu um progressivo aumento, observado na região do Vale do Ribeira, entre 1975 e 1977, de casos em crianças menores de cinco anos, sugerindo maior frequência de vetores infectados ao peridomicílio e domicílio. Em inquéritos sorológicos realizados naquela região, os pescadores foram o grupo de maior risco para infecções por arbovírus, incluindo as infecções pelo vírus rocio, o que, provavelmente, se explica pelas características de seu trabalho em horário que inclui o crepúsculo, quando a atividade dos mosquitos aumenta.

A maioria dos pacientes investigados era natural da região ou lá residia por 6 meses ou mais, sugerindo que a população local não tinha imunidade prévia ao vírus rocio. O nível socioeconômico dos doentes, avaliado por características das moradias, mostrou maior incidência em casas de barro ou madeira. Na verdade, parte significativa da população da área epidêmica do Vale do Ribeira vive de forma precária na zona rural.

O coeficiente geral da letalidade foi de 10%, sendo maior nas idades extremas: 31,6% em crianças menores de um ano, e 27,8% em adultos acima de 60 anos de idade. O risco de sequelas aumentou com a idade.

VIGILÂNCIA EPIDEMIOLÓGICA

A vigilância epidemiológica baseia-se em:

- Diagnóstico dos doentes.
- Identificação da infecção em animais silvestres, primordialmente pássaros, sistematicamente capturados em localidades predeterminadas.
- Exames sorológico e virológico sistemáticos de *hamsters* ou camundongos sentinelas.

O último caso em que foi possível diagnóstico sorológico da doença pela identificação de anticorpos IgM para rocio, na única amostra de soro coletada, ocorreu em abril de 1980. Não se confirmou o diagnóstico em outros casos esporádicos ocorridos na área epidêmica após essa data. Há, todavia, evidências da circulação do vírus, pela detecção de anticorpos IgM para rocio, em soros humanos coletados naquela área em 1984 e em 1987; no curso de inquéritos sorológicos realizados em populações sadias e pela detecção de anticorpos IH-reação monotípica, em aves silvestres pertencentes a oito espécies, capturadas em 1985 e 1986 na região do Vale do Ribeira; e em mamíferos silvestres capturados na região da Mata Atlântica do Estado de São Paulo.

PROFILAXIA

Fundamenta-se no controle dos vetores, com uso de larvicidas nos locais de criadouros e combate a formas aladas com inseticidas aplicados no interior e em torno de moradias, onde ocorreram casos. Operações mais extensas de aplicação de inseticida foram utilizadas durante a epidemia, ao lado de medidas de engenharia para facilitar a drenagem das águas estagnadas.

Uma vacina contra encefalite rocio foi preparada em 1977, no Instituto Butantã, São Paulo, por inativação do vírus, de acordo com técnica usada para produzir a vacina da encefalite japonesa. Porém, por apresentar baixo poder imunogênico, quando utilizada em um estudo-piloto (em 1983) em empregados de uma indústria localizada na área epidêmica, não foi usada extensivamente na população.

PERSPECTIVAS

Muitos aspectos da história natural da doença não estão ainda esclarecidos. Considerando as características da região epidêmica e o crescente interesse econômico na área — que determinará mudanças ambientais, com a possibilidade de novas ocorrências epidêmicas —, impõe-se trabalho integrado de clínicos, epidemiologistas, virologistas, imunologistas, veterinários, entomologistas, ecologistas, agrônomos, engenheiros sanitaristas, educadores e outros profissionais para ampliar o conhecimento, visando à melhor profilaxia dos elementos envolvidos na transmissão das moléstias, cujo foco natural está no ambiente silvestre, entre as quais se incluem a encefalite por arbovírus rocio e as outras arboviroses.

BIBLIOGRAFIA SUGERIDA

Amarilla AA, Fumagalli MJ, Figueiredo ML, Lima-Junior DS, Santos-Junior NN et al. Ilheus and Saint Louis encephalitis viruses elicit cross-protection against a lethal Rocio virus challenge in mice. PLoS One. 2018 Jun 13;13(6):e0199071. doi: 10.1371/journal.pone.0199071. eCollection 2018.

Amarilla AA, Santos-Junior NN, Figueiredo ML, Luiz JPM, Fumagalli MJ et al. CCR2 Plays a Protective Role in Rocio Virus-Induced Encephalitis by Promoting Macrophage Infiltration Into the Brain. J Infect Dis. 2019 May 24;219(12):2015-25.

Amarilla AA, Setoh YX, Periasamy P, Peng NY Figueiredo LT et al. Chimeric viruses between Rocio and West Nile: the role for Rocio prM-E proteins in virulence and inhibition of interferon-α/β signaling. Sci Rep. 2017 Mar 20;7:44642.

Baleotti FG, Moreli ML, Figueiredo LTM. Brazilian flavivirus phylogeny based on NS5. Mem Inst Oswaldo Cruz, 2003;98(1):379-82.

Batista WC, Kashima S, Marques AC, Figueiredo LTM. Phylogenetic analyses of Brazilian flavivirus using nucleotide sequences of parts of NS5 gene and 3' non-coding regions. Virus Research, 2001;75:35-42.

Chávez JH, França RF, Oliveira CJ et al. Influence of the CCR-5/MIP-1 α axis in the pathogenesis of Rocio virus encephalitis in a mouse model. Am J Trop Med Hyg. 2013 Nov;89(5):1013-8.

de Souza Lopes O, Coimbra TL, de Abreu Sacchetta L, Calisher CH. Emergence of a new arbovirus disease in Brazil. Isolation and characterization of the etiologic agent. Rocio virus. Am J Epidemiol. 1978 May;107(5):444-9.

Figueiredo M, Figueiredo L. Review on infections of the Central Nervous System by St. Louis Encephalitis, Rocio and west nile flaviviruses in Brazil, 2004-2014. Adv Microbiol. 2014;4:955-61.

Gaunt MW, Sall AA, Lamballerie X, Falconar AKI, Tatyana I, Dzhivanian TI, Gould EA. Phylogenetic relationships of flaviviruses correlate with their epidemiology, diseases association and biogeography. J Virol. 2001:1867-76.

Iversson LB e Tiriba AC. Encefalite por arbovírus Rocio. In: Veronesi R, Foccacia R. editores. Veronesi – Tratado de Infectologia. São Paulo: editora Atheneu; 1997. p.233-39.

Iversson LB, Coimbra TLM, Travassos da Rosa APA & Monath TP. Use of immunoglobulin M antibody capture enzyme-linked immunosorbent assay in the surveillance of Rocio encephalitis. Ciência e Cultura (Journal of the Brazilian Association for the Advancement of Sciences). 1992;44(2,3):164-6.

Kuno GC, Chang GJ, Tesuchiya RK, Karabatsos N and Cropp CB. Phylogeny of the Genus Flavivirus. J Virol. 1998;72(1):73-83.

Medeiros DB, Nunes MR, Vasconcelos PF, Chang GJ, Kuno G. Complete genome characterization of Rocio virus (Flavivirus: Flaviviridae), a Brazilian flavivirus isolated from a fatal case of encephalitis during an epidemic in Sao Paulo state. J Gen Virol. 2007 Aug(Pt 8):2237-46.

Scaramozzino N, Crance JM, Louan A, DeBriel DA, Stoll F, Garin D. Comparation of Flavivirus universal primer pairs and development of a rapid highly sensitive heminested reverse transcription PCR assay for detection of Flaviviruses targeted to a conserved region of the NS5 gene sequences. J Clin Microbiol. 2001;39(5):1922-7.

Silva JR, Romeiro MF, Souza WM, Munhoz TD, Borges GP et al. A Saint Louis encephalitis and Rocio virus serosurvey in Brazilian horses. Rev Soc Bras Med Trop. 2014 Jul;47(4):414-7.

16.3 Febre amarela

Luiz Tadeu Moraes Figueiredo
Benedito Antônio Lopes da Fonseca

INTRODUÇÃO

A febre amarela é uma doença infecciosa aguda que se encontra em expansão no Brasil. Ocorrendo, na maioria das vezes, de forma subclínica ou leve, é um importante problema de saúde pública no país, porque também causa dezenas de casos graves anualmente, muitos fatais. Nas formas graves, cursa com a tríade: icterícia, hemorragias e insuficiência renal aguda, com letalidade de 20 a 50%. Seu agente etiológico é um vírus transmitido por artrópode (arbovírus) que pertence ao gênero *Flavivirus* da família *Flaviviridae. O vírus da febre amarela tem origem africana e teria chegado ao Brasil com seu vetor urbano Aedes aegypti.* Após ter saltado do ciclo urbano para um ciclo silvestre, o vírus se mantém na natureza tendo primatas como reservatório e mosquitos do gênero *Haemagogus* como vetores. A febre amarela pode causar epidemias graves quando sua transmissão acontece no meio urbano, tendo o próprio homem como reservatório e o mosquito *Aedes aegypti* como vetor. É doença de notificação compulsória ao sistema de saúde. A partir de 2015, o Sudeste do Brasil tem vivido a mais grave epidemia de febre amarela dos últimos 60 anos. O controle da doença baseia-se na vacinação, que tem alta capacidade protetora, e no controle vetorial, que evita os surtos urbanos.

HISTÓRICO

A febre amarela foi também chamada de tifo icteroide, tifo amaril, mal de Sião, vômito negro e febre das Antilhas. O vírus foi, muito provavelmente, trazido da África para o Continente Americano em navios que traficavam escravos, mais de uma vez, a partir do século XVI, juntamente com seu vetor urbano, o mosquito *Aedes aegypti.* A primeira referência à doença nas Américas foi feita pelo jesuíta Raymond Breton, em 1635, descrevendo uma doença que ocorria nas Antilhas, causando dor de cabeça intensa, prostração e "deixando os enfermos mais amarelos que marmelos". O nome, febre amarela, só foi criado posteriormente, por Hughes, em 1750.

A primeira referência à febre amarela no Brasil é do padre Antônio Vieira, citado por Almeida, que relatava, em 1692, um pavoroso surto na Bahia, deixando "cheias as casas, de moribundos; as igrejas, de cadáveres e as ruas, de tumbas". Em 1694, João Ferreira da Rosa refere-se à febre amarela em seu *Tratado único da constituição pestilencial de Pernambuco, o primeiro livro de medicina redigido no Brasil.* Em 1849, inicia-se uma pavorosa sequência de surtos da doença, começando na Bahia e chegando, por mar, ao Rio de Janeiro, com os marinheiros doentes do navio dinamarquês Navarre. Em março de 1850, toda a cidade do Rio de Janeiro estava acometida. Observou-se que a doença poupava os pretos e matava europeus, em muito maior frequência que aos nativos, independentemente de idade e com maior mortalidade entre os do sexo masculino. Ocorriam, portanto, casos assintomáticos e não característicos, assemelhando-se a uma gripe, casos moderados e casos graves ou malignos. Entre 1850 e 1902, a febre amarela ocorreu anualmente no Rio de Janeiro, com exceção de 1865, 1866 e 1867, tendo causado o impressionante número de 58.063 óbitos nesse período, numa cidade que, em 1850, contava com 166 mil habitantes.

Na Venezuela, em 1854, o Dr. Louis Beauperthuy sugeriu que mosquitos fossem os possíveis disseminadores da febre amarela. Posteriormente, em 1881, o médico cubano Carlos Finlay indicou, precisamente, ser o mosquito *Culex taeniatus,* também conhecido como *Stegomyia fasciata* e, hoje, pelo nome de *Aedes aegypti,* o transmissor da doença. Contudo, os resultados de suas pesquisas eram insuficientes para uma confirmação absoluta. Em 1900, seguindo as ideias de Finlay, viria a confirmação pela equipe médica do exército norte-americano em Cuba, chefiada por Walter Reed. Em fevereiro de 1901, iniciaram-se trabalhos de saneamento e combate ao *Aedes aegypti,* que confirmaram, na prática, a descoberta de seu mecanismo de transmissão, o qual foi combatido, sendo a febre amarela erradicada de Havana em seis meses. As medidas de combate ao mosquito, tomadas pelo exército norte-americano ocupando a cidade, eram rigorosas e foram efetuadas sob o comando do sanitarista militar William Gorgas. Por fim, a comissão médica do exército norte-americano pôde concluir que o agente específico estaria presente no sangue, pelo menos nos três primeiros dias de doença, e que poderia ser transmitido a outras pessoas, embora nesse sangue não se encontrasse qualquer micro-organismo que crescesse nos meios de cultivo bacteriológico. O micro-organismo era inativado pelo calor e transmissível mesmo quando passado por filtro de bactérias Berkefeld. Concluíram tratar-se de um micróbio ultramicroscópico filtrável (vírus).

Com base nas informações obtidas em Cuba, Emílio Ribas, em 1901, promoveu em Sorocaba, pela primeira vez no mundo, campanha preventiva para controle da febre amarela, combatendo o *Aedes aegypti.* Em 1903, Oswaldo Cruz instituiu medidas de saneamento no Rio de Janeiro, São Paulo e Minas Gerais, visando à erradicação da doença. Essas medidas, tomadas com base no conhecimento do ciclo arbovírico, incluíam: notificação compulsória dos casos suspeitos, isolamento dos enfermos, lacre imediato das moradias dos doentes e matança de mosquitos no local, cuidados com reservatórios de água e extermínio de criadouros de mosquitos. Em seis anos, os mortos por febre amarela foram reduzidos de 2 mil para zero. Outros cientistas brasileiros tiveram importante atuação nessa ocasião, estudando a doença: Adolpho Lutz e Emílio Ribas estiveram envolvidos em estudos que confirmaram o papel do *Aedes aegypti* como vetor. Posteriormente, Rocha Lima, no Instituto Manguinhos do Rio de Janeiro, descreveu o padrão anatomopatológico típico da necrose hepática que ocorre na febre amarela.

Em 1928, após acreditarem que a doença estava erradicada na Capital, ocorreu um surto no Rio de Janeiro que durou 17 meses, com 738 casos notificados e 478 óbitos. As campanhas sucessivas de controle do *Aedes aegypti* no Brasil, iniciadas por Oswaldo Cruz e, a partir de 1923, promovidas com a colaboração da Divisão Sanitária da Fundação Rockefeller, terminaram por erradicar o vetor do país nos anos 1950, como foi considerado na XV Conferência Pan-Americana de Saúde. Provavelmente por essa razão, e também pelo aparecimento da vacina antiamarílica, as epidemias urbanas de febre amarela decresceram em número, tendo a última ocorrido no Estado do Acre em 1942.

A vacina antiamarílica com a cepa viral atenuada 17D foi desenvolvida em 1937, nos laboratórios da Fundação Rockefeller, em Nova York, por Theiler e Smith. A vacina foi testada em campo, pela primeira vez, no Brasil, mostrando uma excelente capacidade imunogênica. Por essa razão, começou a ser produzida, ainda em 1937, no Instituto Oswaldo Cruz, no Rio de Janeiro.

Epidemias de febre amarela no Estado do Espírito Santo e na Bolívia, na década de 1930, teriam ocorrido sem a presença do vetor urbano *Aedes aegypti.* Os indivíduos acometidos eram trabalhadores das matas, e Soper, em 1936, admitiu a existência de uma forma silvestre da doença, causada pelo contato humano com o ciclo enzoótico viral, envolvendo macacos e mosquitos da copa das árvores, os *Haemagogos.* Surtos de febre amarela silvestre, com alta mortalidade, são observados até os dias atuais, quase anualmente, nas regiões amazônica e do Planalto Central, chegando, nas últimas décadas, ao Sudeste e ao Sul do país. Desde 2015, a região Sudeste do Brasil sofre a maior epidemia de febre amarela dos últimos 60 anos.

ETIOLOGIA

O vírus da febre amarela é o protótipo do gênero *Flavivirus* da família *Flaviviridae* (a palavra latina *flavus* significa amarelo), que inclui pelo menos 68 membros. Também, após atenuação, o vírus tem sido amplamente utilizado como vacina e modelo para a elucidação da estrutura e da estratégia de replicação genômica dos Flavivírus em estudos para a definição de suas bases moleculares e estrutura antigênica. O vírus da febre amarela (YFV) é envelopado e possui 50 nm de diâmetro. O capsídeo (C), a membrana (prM/M) e o envelope (E) correspondem às suas três proteínas estruturais. A estrutura do *vírion* inclui um nucleocapsídeo circundado por uma bicamada lipídica derivada do hospedeiro, com um invólucro de glicoproteína externa composto por duas glicoproteínas, a M e a E, das quais 180 cópias são montadas seguindo uma simetria icosaédrica. Como todos os Flavivírus, o genoma do YFV encontra-se em uma fita única de RNA com polaridade positiva (+ssRNA), com cerca de 11 mil nucleotídios (nts), possuindo um Cap tipo I no terminal 5' (estrutura própria de RNAs mensageiros eucarióticos, que consiste em uma ligação 5'-5' trifosfato da extremidade 5' de um mRNA precursor com um nucleotídeo alterado, m7GpppAm). Entretanto, YFV não possui outra estrutura comum aos RNAs mensageiros, a cauda polyA no terminal 3'. O Cap atua na tradução do genoma viral e para protegê-lo da degradação por exonucleases celulares. O genoma viral inclui grande cadeia aberta de leitura (ORF), flanqueada em seus terminais 5' e 3' por sequências nucleotídicas não traduzidas (UTRs), mas que são imprescindíveis para a replicação e a tradução do RNA. O ORF do YFV, com 10.233 a 10.236 nts, codifica um polipeptídio de 3.411 a 3.412 aminoácidos. Os resíduos amino-terminais da ORF correspondem às três proteínas estruturais do vírus, enquanto o restante, codifica sete proteínas não estruturais (NS). Portanto o genoma do YFV possui a seguinte organização: 5'cap-C-prM-E-NS1-NS2A-NS2B-NS3-NS4A-2k-NS4B-NS5-3'. O 5' UTR possui cerca de 110 nts, sendo muito menor que o 3', com 400 a 650 nts, segundo diferentes estirpes de YFV. A proteína C localiza-se no capsídeo viral, o embrulho proteico que envolve o RNA. A proteína E, a maior do envelope viral, é glicosilada e contém importantes determinantes antigênicos. A proteína M (não glicosilada) é resultante da clivagem da pré-M (glicosilada) e também faz parte do envelope viral.

A proteína E permite a entrada do vírus na célula, interagindo com moléculas receptoras na sua superfície. Para a ligação com os receptores de membrana celular, ocorrem interações de baixa afinidade com moléculas de sulfato de heparano e, em seguida, interações de alta afinidade com E ligando-se a moléculas receptoras específicas – e ainda desconhecidas –, como as integrinas. Após a ligação, o vírus é endocitado por mecanismo dependente de clatrina, dentro de um endossoma. Após acidificação, o envelope viral funde-se à membrana do endossoma e o capsídeo é lançado no citoplasma. Desnuda-se o RNA viral e tem início seu processo replicativo em áreas focais perinucleares, intermediado por um RNA de polaridade negativa. Após a síntese ribossômica de proteínas não estruturais que agem como replicases, o RNA de polaridade positiva dos Flavivírus é copiado em um RNA complementar de polaridade negativa, o qual, por sua vez, será usado para a preparação das cópias de orientação positiva do RNA, na progênie viral. Os *vírions* são montados por combinação das proteínas virais sintetizadas e seus ácidos nucleicos. Isso ocorre no retículo endoplasmático (RE), que permite uma estreita associação do processo replicativo com a encapsidação do genoma. *Vírions* imaturos adquirem seu envelope lipídico derivado do hospedeiro por brotamento no lúmen do RE e vão maturando sob ação de proteases e do pH, ao transitarem pela rede trans-Golgi, até a superfície celular. A maturação viral envolve reorganização da proteína E e clivagem da proteína prM pela furina celular, que separa o peptídeo "pr" de M em mecanismo dependente de cálcio. Ao serem exocitados, os *vírions* encontram-se maduros e capazes de infectar outras células. A proteína E, além de ser fundamental para a ligação viral ao receptor de membrana, possui os mais importantes domínios antigênicos do YFV, assim, seus epitopos antigênicos podem ser detectáveis por anticorpos monoclonais. Os epítopos de E são os maiores responsáveis pela indução de imunidade com produção de anticorpos específicos neutralizantes para o tipo viral e para o gênero Flavivirus. Esses anticorpos podem ser detectados por ensaios imunoenzimáticos, de imunofluorescência, testes de neutralização e inibição da hemaglutinação. As proteínas não estruturais, em contato com a superfície celular ou secretadas, também, possuem capacidade antigênica.

A NS5 e a NS3 do YFV atuam no seu complexo replicativo intracelular, que promove a síntese genômica da progênie viral e seu capeamento. A NS3 é uma enzima bifuncional nucleotídeo trifosfatase/helicase e as sequências que a codificam, comparadas entre os Flavivírus, possuem alto grau de conservação genômica e baixo nível mutagênico. A NS3 é secretada por células infectadas e tem papel na resposta imune, estimulando a sua destruição pelos linfócitos. A replicação viral se dá em vesículas que emergem do retículo endoplasmático com a participação de NS4A. NS4A e NS4B são cofatores atuantes sobre o domínio helicase da NS3. Ainda, NS4B bloqueia a produção de interferon protetor produzido pela célula.

A NS1, uma proteína altamente conservada entre os Flavivirus, existe dentro das células sob a forma dimérica, ligada à membrana da célula infectada, e tem papel na replicação viral. NS1 é secretada sob forma hexamérica e induz resposta imune não neutralizante das partículas virais, mas relaciona-se à destruição das células infectadas antes da liberação da progênie viral. Também, NS1 tem papel na evasão viral do sistema imune. A NS1 secretada tem sido usada como marcadora sérica para infecções por distintos Flavivirus, incluindo o YFV.

Estudos filogenéticos dos YFV mostram quatro genótipos: o dos vírus do Leste e do Centro da África, o dos vírus do Oeste da África e dois de vírus sul-americanos. Os vírus do Oeste da África e os sul-americanos nascem de um mesmo ramo, mostrando suas origens comuns e próximas. O ramo dos vírus da América do Sul subdivide-se no genótipo I, no qual estão os vírus isolados no Brasil, e no genótipo II, no qual se situam os vírus do Peru. Vírus da febre amarela isolados no Brasil possuem considerável variabilidade genética. O YFV associado à recente epidemia no Sudeste brasileiro é similar, infectando seres humanos e macacos, sendo ainda, o mesmo vírus que um outro descrito em 2002, em Rondônia. Portanto, YFV iguais têm sido encontrados em surtos ocorridos a até 3.000 km de distância. Esse deslocamento viral poderia dar-se pela migração de primatas, porém, pela larga distância observada, mais provável seria estar associado à migração humana.

EPIDEMIOLOGIA

Por um critério eminentemente epidemiológico, os Flavivírus e, entre eles, o vírus da febre amarela são classificados como arbovírus *(arthropod-borne viruses)*. Alguns são causadores de zoonoses no meio silvestre e podem, eventualmente, infectar o homem quando este entra em contato com seus ecossistemas. Outros, como os vírus do dengue, são causadores de grandes epidemias urbanas, tendo como vetores os mosquitos do gênero *Aedes*.

O vírus da febre amarela infecta organismos distintos, como o do homem, o de outros primatas e o de mosquitos, mostrando enorme capacidade de adaptação. A adaptação ao meio natural tem relação direta com a manutenção dessas viroses na natureza. Exemplo fantástico ocorreu quando o vírus da febre amarela, após ser introduzido nas Américas a partir da África e ter causado epidemias urbanas, transmitidas muito provavelmente por *Aedes aegypti*, ter se adaptado a um novo ciclo, envolvendo macacos silvestres americanos e mosquitos *Haemagogus* da copa das árvores. Portanto, atualmente, a febre amarela é uma zoonose, cujo ciclo de manutenção primária envolve primatas não humanos e mosquitos *Haemagogus* da floresta, principalmente aqueles que vivem na copa das árvores e se reproduzem em buracos no tronco de árvores (Figura 16.3.1). Esse ciclo é denominado silvestre e o homem adquire a doença quando, acidentalmente, penetra nesse meio ambiente. Epizootias de febre amarela podem se originar na Amazônia e migrar infectando macacos pelas remanescentes florestas, principalmente aquelas de galeria que margeiam os rios, atingindo as regiões Sudeste e Sul do país. Epizootias entre macacos americanos, detectadas pelo aparecimento de animais mortos, têm indicado a circulação do vírus, com risco de ocorrerem casos humanos. Contudo, existe a outra forma de manutenção desse vírus na natureza, a qual ocorre em ambientes urbanos, tendo como vetor um mosquito de hábitos peridomiciliares que tem relação de sobrevivência muito íntima com o homem, o *Aedes aegypti*. Esse ciclo é o da febre amarela urbana, cujo único hospedeiro virêmico é o homem.

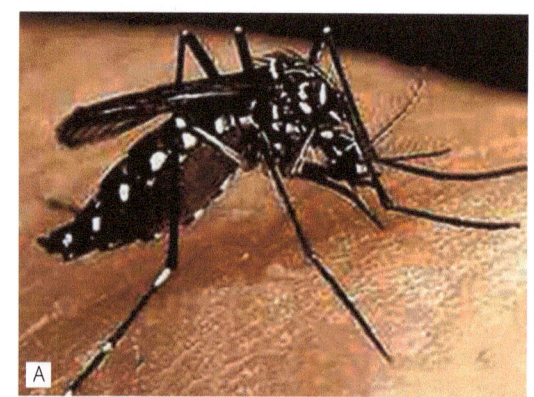

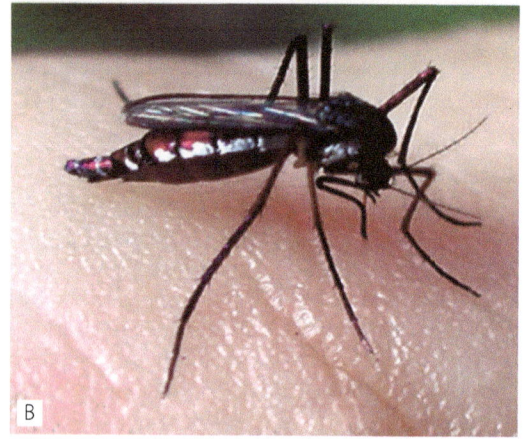

FIGURA 16.3.1 Mosquitos vetores da febre amarela. (A) *Aedes aegypti*, vetor da febre amarela urbana; (B) *Haemagogus janthinomys*, vetor da febre amarela silvestre.

Mundialmente, a grande maioria dos casos de febre amarela ocorre na África, onde ainda existe transmissão urbana. Na América do Sul, costumavam ocorrer cerca de 300 casos por ano, sendo a maioria no Peru. Porém, entre 2000 e 2010, surtos de febre amarela passaram a atingir as regiões mais povoadas do país. Em 2000, epizootias passaram a ocorrer no Estado de Goiás, próximo ao Distrito Federal, e em 2001 atingiram o Estado de Minas Gerais, próximo a Belo Horizonte. Também, casos autóctones ocorreram no Norte do Estado de São Paulo. No Brasil, em 2003 e 2004, foram notificados 67 casos, com 25 óbitos, a maioria no Estado de Minas Gerais. Nesses surtos, 80% dos casos ocorrem em indivíduos do sexo masculino, de 14 a 35 anos, provavelmente por se exporem mais ao local de ocorrência da zoonose. Observou-se que o perfil dos indivíduos que adquiriam febre amarela, na maioria lenhadores, garimpeiros, seringueiros, pessoas ligadas à vida na mata mudou para, fazendeiros, pescadores, caminhoneiros e turistas ecológicos. Em verdade, correm risco de adquirir febre amarela pessoas não vacinadas e que, em regiões florestais ou rurais onde ocorra o vírus, sejam expostas à picada dos mosquitos vetores. Entre

2008 e 2009, no Oeste do Rio Grande do Sul, detectou-se uma epizootia de primatas em 67 municípios e ali ocorreram 21 casos humanos. Também em 2009, na região de Marília, Estado de São Paulo, ocorreram 28 casos humanos, com letalidade de 39,3%. Ali se isolou o vírus de *Haemagogus leucocelaenus*, os prováveis vetores.

Desde 2015, uma epizootia de primatas seguida de uma grande epidemia de febre amarela, a maior dos últimos 60 anos, vem ocorrendo na região Sudeste do Brasil. Essa epidemia acometeu os Estados de Minas Gerais, Espírito Santo e Rio de Janeiro, chegando a São Paulo entre 2017 e 2019, e ainda, o Paraná. Sucedendo uma grande epizootia nos macacos, ocorreram cerca de 2.200 casos humanos confirmados, com aproximadamente 750 óbitos até janeiro de 2019. É muito preocupante a existência do mosquito *Aedes aegypti* em praticamente todas as cidades do Brasil, inclusive as grandes metrópoles, pois ali poderiam reaparecer surtos urbanos, potencialmente com número muito maior de casos de febre amarela, o que, felizmente, não foi detectado até o momento. Os surtos descritos ocorreram em áreas com baixa cobertura vacinal contra a febre amarela e foram ou vem sendo controlados por vacinação em massa das populações locais.

CICLO SILVESTRE DA FEBRE AMARELA

No Brasil, a febre amarela silvestre é endêmica na Região Amazônica e no Planalto Central. Trata-se de uma doença de macacos *(Callitrichidae e Cebicidae)* que, ao se infectarem, costumam ter alta mortalidade. O macaco guariba *(Alouatta)* e o macaco-prego *(Cebus)* são sensíveis à infecção viral, que costuma resultar em morte do animal. Provavelmente, os macacos americanos, pela recente ocorrência da doença nas Américas, ainda não se adaptaram ao vírus. Durante a epidemia de febre amarela em Minas Gerais, entre 2016 e 2017, acredita-se que tenham morrido 95% dos macacos guariba *(Alouatta)* locais. Primatas funcionam como amplificadores da infecção de mosquitos e disseminadores do vírus, na medida em que se deslocam na mata. Também outros animais silvestres, como marsupiais e roedores, podem se infectar com o vírus. Os vetores da febre amarela silvestre são mosquitos antropófilos de atividade diurna nas copas das árvores, os *Haemagogus janthinomys, leucocelaenus* e *albomaculatus* (Figura 16.3.1). O vírus também tem sido isolado de mosquitos *Sabethes*. A infecção humana costumava ser acidental e consequente à penetração humana no local onde ocorre a zoonose. Entretanto, essas infecções têm ocorrido em grande frequência na última epidemia iniciada em 2015.

CICLO URBANO DA FEBRE AMARELA

É importante ressaltar que a forma urbana da febre amarela não tem ocorrido no Brasil. A última epidemia urbana ocorreu no Estado do Acre, em 1942.

A febre amarela urbana tem o próprio homem como reservatório do vírus e fonte para a infecção do artrópode/vetor, mantendo, dessa forma, o ciclo da arbovirose. Para tanto, faz-se necessária a presença de vetores antropófilos vivendo no domicílio ou peridomicílio do homem urbano, como é o caso do mosquito vetor da febre amarela e do dengue, o *Aedes aegypti*.

Portanto, o ciclo urbano envolve mosquitos *Aedes aegypti* fêmeas que são hematófagas em virtude das necessidades proteicas relacionadas à oviposição. Elas se infectam após picarem indivíduos virêmicos e transferem o vírus, através da picada, ao homem suscetível, determinando um ciclo. A viremia em seres humanos costuma ser curta, perdurando por apenas 3 a 5 dias após o aparecimento dos sintomas.

Depois da picada infectante, o vírus multiplica-se no aparelho digestivo do mosquito, disseminando-se pelos diferentes tecidos do inseto. A chegada do vírus às glândulas salivares, após um período de incubação denominado extrínseco, de 7 a 11 dias, determina o início do período de transmissão pelo mosquito, que ocorre por toda a sua vida.

Outra forma importante de transmissão, que ocorre entre os mosquitos, é a transovariana, que já foi demonstrada para o vírus da febre amarela, em condições naturais, na África. Os *Aedes* spp. podem transmitir os vírus diretamente para a prole, dispensando o homem no ciclo mantenedor. A transmissão transovariana, mesmo em baixos níveis, poderia manter o vírus durante estações secas ou frias, quando não existem mosquitos adultos ou reservatórios infectados.

O mosquito *Aedes aegypti* é, provavelmente, oriundo da Etiópia, na África, e teria sido introduzido nas Américas há quatro séculos, com o tráfico de escravos. Faz sua oviposição em depósitos artificiais de água, como pneus, latas, tanques, barris, tonéis, caixas-d'água, vasos de plantas aquáticas, cascas de ovo, oco de bambu etc. Recipientes vêm aumentando numericamente nos tempos atuais, favorecendo a proliferação do mosquito. Os ovos são postos alguns milímetros acima da linha da água, fixando-se à parede do recipiente, onde resistem à dessecação, podendo permanecer viáveis por mais de um ano; iniciam seu ciclo evolutivo (larva, pupa e mosquito adulto) quando em contato com água. Os mosquitos adultos possuem pequeno raio de ação, mantendo-se, em geral, por toda a vida, a uma distância não maior que 200 m dos locais da oviposição. Contudo, os ovos ou o mosquito podem, acompanhando o homem, viajar de navio, avião etc., sendo estas as formas mais aceitas, atualmente, para sua disseminação.

Epidemias de febre amarela urbana relacionam-se a fatores de ordem social e climática. Em geral, os surtos se iniciam quando o vírus é introduzido, através de indivíduo virêmico, em comunidade humana suscetível, com moradias infestadas pelo mosquito vetor e sob condições de temperatura e umidade elevadas, estimulando sua multiplicação. A oviposição acelerada aumenta a voracidade do mosquito, que necessita sugar várias pessoas em curto espaço de tempo, facilitando a transmissão viral.

Como o sangue de indivíduos com febre amarela é infectante para o mosquito 24 a 48 horas antes do aparecimento dos sintomas até 3 a 5 dias depois, há risco de que indivíduos virêmicos cheguem a cidades infestadas por *Aedes aegypti* e, dessa forma, iniciem surto de febre amarela urbana. Existem duas maneiras complementares de atuação para que se evite a chamada urbanização da doença: o combate ao mosquito vetor urbano; e a vacinação antiamarílica da população.

PATOLOGIA

A replicação do vírus da febre amarela começa no local da inoculação viral pelo mosquito, atingindo linfonodos regionais e, finalmente, o vírus atinge a corrente sanguínea e dissemina-se para outros órgãos, produzindo disfunção hepática, insuficiência renal, coagulopatia e choque. O patógeno tem tropismo hepático, e cargas virais muito altas são encontradas no fígado e no baço de casos fatais.

A lesão hepática ocorre predominantemente na zona médio-lobar, preservando células que delimitam a veia central e a região periportal. Com relação à imunohistoquímica, na zona médio-lobar encontram-se antígenos virais em abundância. A lesão hepatocítica caracteriza-se por degeneração eosinofílica e cromatina nuclear condensada (corpúsculos de Councillman-Rocha Lima) e não pela necrose em balão e rarefação comumente vistas nas hepatites virais convencionais. Hepatócitos na zona média do lóbulo hepático expressam o ligante Fas e os linfócitos que se infiltram no fígado medeiam a apoptose que mata essas células. As células de Kupffer mostram-se hipertrofiadas e os sinusoides dilatados, podendo haver grande quantidade de exsudato intersticial e mesmo hemorragia, com resposta inflamatória moderada ou mesmo ausente. Também, células CD4+, NK e CD8+ estão presentes no local. Em casos fatais, aproximadamente 80% dos hepatócitos sofrem necrose coagulativa, mas não se observa destruição da arquitetura hepática. Nos sobreviventes, a cicatrização hepática é completa e sem fibrose (Figura 16.3.2). É importante salientar que a biópsia hepática, como procedimento diagnóstico, está contraindicada na fase aguda da doença, em decorrência dos altos riscos de sangramento.

O dano renal na febre amarela ocorre sem inflamação e as alterações glomerulares são relativamente insignificantes. Entretanto, observa-se degeneração eosinofílica e alteração gordurosa do epitélio tubular renal. As lesões renais poderiam ser causadas por lesão viral direta, pois o vírus infecta células tubulares, ou por causas inespecíficas, como a hipotensão e a síndrome hepatorrenal. O comprometimento renal atinge, principalmente, os túbulos proximais, que mostram degeneração gordurosa e tumefação turva; em casos graves, observa-se acentuada necrose por coagulação. Os rins podem se apresentar com volume aumentado, tensos, com o córtex amarelo-pálido e de aspecto gorduroso.

O coração de casos fatais por febre amarela mostra fibras miocárdicas edemaciadas, degeneradas e com infiltração gordurosa. No miocárdio, observam-se lesões focais com degeneração celular, provavelmente consequente à replicação viral. Os fenômenos hemorrágicos observados na febre amarela devem-se à redução na síntese de fatores de coagulação hepáticos dependentes de vitamina K, por coagulação intravascular disseminada e disfunção plaquetária. O cérebro pode se mostrar edemaciado e com hemorragia petequial consequente à lesão microvascular. Elementos linfocíticos do baço e linfonodos apresentam-se depletados, com acúmulo de histiócitos nos folículos esplênicos.

O choque circulatório observado na febre amarela deve-se a uma tempestade de citocinas, como na sepse. Em comparação com casos não fatais da doença, pacientes com febre amarela fatal apresentam níveis elevados de citocinas pró-inflamatórias, como a IL-6 antagonista do receptor de IL-1, o fator de necrose tumoral (TNF-α) e a proteína induzida por interferon-10. Altos teores da NS1 viral são encontrados no sangue de casos graves de febre amarela.

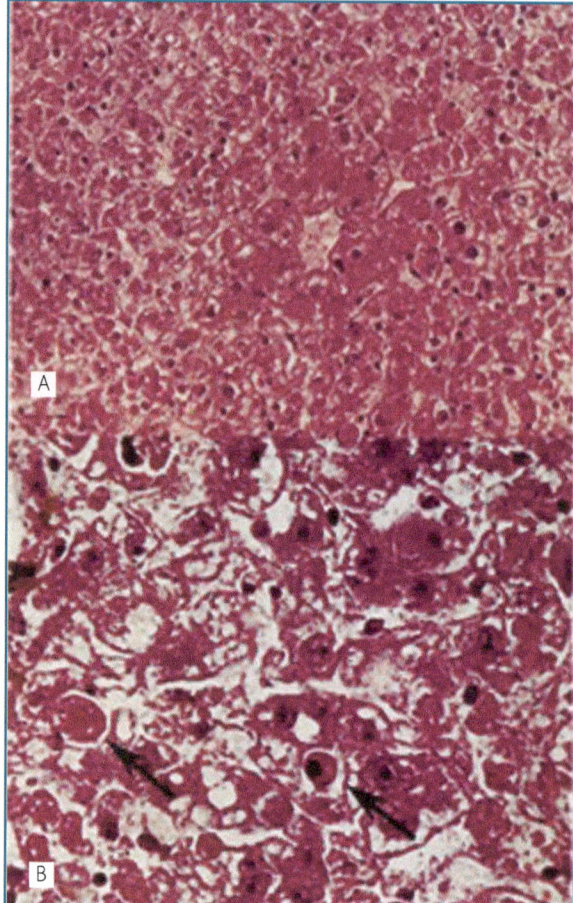

FIGURA 16.3.2 (A) Fígado corado por hematoxilina-eosina mostrando área periportal com necrose (círculos), esteatose e corpúsculos de Councilman/Rocha Lima. (B) Imuno-histoquímica de fígado mostrando antígenos de vírus da febre amarela em vermelho (setas). Ao centro de cada foto, vê-se a veia centrolobular. *Fonte:* Fotos de Barros V. In: Vasconcelos PFC. Febre amarela. *Revista da Sociedade Brasileira de Medicina Tropical.* 2003;36:275-93. Publicadas com autorização do autor.

PATOGENIA E RESPOSTA IMUNE

Um mosquito fêmea infectado inocula cerca de 1 mil a 100 mil partículas de vírus da febre amarela por via intradérmica durante seu repasto. A replicação viral começa no local da inoculação, em células dendríticas da epiderme e se espalha pelos canais linfáticos até linfonodos regionais. Ocorre replicação viral em células linfoides, principalmente monócitos-macrófagos e histiócitos. A partir dos linfonodos, pela linfa, o vírus da febre amarela atinge a corrente sanguínea e dissemina-se para outros órgãos incluindo fígado, baço, medula óssea, músculos cardíacos e esqueléticos. O patógeno tem tropismo hepático, e cargas virais muito altas são encontradas no fígado e no baço de casos fatais.

A resposta imune celular na febre amarela é complexa, envolvendo linfócitos CD8, células T citotóxicas, macrófagos, células polimorfonucleares, linfócitos T CD4 (S100) e células *natural killer*. O padrão celular da resposta imune é determinado, principalmente, por linfócitos T CD4 e, em menor grau, por linfócitos T CD8. As citocinas produzidas pelas células imunes têm um padrão de resposta observável em modelos experimentais e na infecção humana. Caracteriza-se por elevada expressão de TNF-α, IFN-γ e TGF-β, especialmente nos casos fatais. A imunidade humoral com produção de anticorpos IgM (de fase aguda) e IgG, ambos neutralizantes do vírus, são a mais importante arma do sistema imune contra esse micro-organismo.

O parênquima hepático é o principal órgão-alvo da infecção pelo vírus da febre amarela, com envolvimento intenso, principalmente da região mediozonal. Entretanto, observa-se que o mesmo padrão de hepatite mediozonal também ocorre em outras arboviroses, como o dengue e a febre do Vale do Rift. É importante, na fisiopatologia da febre amarela, o dano vascular que produz hipóxia tecidual por baixo fluxo sanguíneo. O exame histopatológico de fígados oriundos de casos fatais por febre amarela mostra fenômeno inflamatório escasso associado à presença dos corpúsculos de Councilman/Rocha Lima e Torres em hepatócitos, e estes corpúsculos estão associados a apoptose. Observa-se, em amostras de seres humanos e nas de primatas não humanos, que a apoptose hepatocítica predomina sobre a necrose lítica. Características celulares ultraestruturais confirmam a apoptose como o principal mecanismo de morte celular nos casos graves da doença. Entretanto, sabe-se que um padrão semelhante de lesão hepática é observado nas hepatites virais comuns.

A patogênese da lesão renal, apesar da presença do vírus da febre amarela no local, não está bem definida. Oligúria tem sido associada a mudanças no fluxo sanguíneo intrarrenal, secundário à diminuição do débito cardíaco efetivo. A necrose tubular aguda, de aparecimento tardio no curso da infecção, é resultado do colapso circulatório generalizado, característico da forma grave da doença.

Nos casos graves, lesão celular, dano endotelial, microtrombose, coagulação intravascular disseminada (CIVD), anóxia tecidual, oligúria e choque relacionam-se ao desbalanço nos teores de citocinas. TNF-α e outras citocinas produzidas por macrófagos, bem como a ação de células T citotóxicas, desencadeariam esse quadro. O choque na febre amarela pode se agravar com a falência de múltiplos órgãos.

Participam da diátese hemorrágica na febre amarela uma somatória de fatores. A síntese diminuída de fatores da coagulação dependentes de vitamina K em razão da infecção hepática é uma parte importante do componente hemorrágico. Entretanto, é provável que a CIVD e a função plaquetária alterada atuem no desencadeamento das hemorragias em casos graves.

É possível que fatores genéticos sejam responsáveis, pelo menos em parte, pela evolução grave em infecções pelo vírus da febre amarela.

QUADRO CLÍNICO

O período de incubação da febre amarela é habitualmente de 3 a 6 dias, apesar de períodos mais longos terem sido descritos. O espectro clínico da doença é variável, podendo haver: quadros assintomáticos, que ocorrem na metade dos infectados; formas leves ou moderadas, em 30% dos casos, caracterizadas por doença febril não específica ou até mesmo cursando com icterícia; formas ictéricas graves, em cerca de 20% das infecções; e formas malignas, que cursam com icterícia, disfunção de múltiplos órgãos e hemorragias, tendo evolução fatal em 5 a 10% dos casos.

A febre amarela começa abruptamente, com febre, calafrios, cefaleia intensa, dor lombossacral, mialgia generalizada, anorexia, náuseas e vômitos, além de hemorragias gengivais de pequena intensidade ou epistaxe. Apesar de o paciente apresentar febre alta, pode haver bradicardia relativa à temperatura (sinal de Faget). Essa síndrome dura aproximadamente 3 dias e corresponde ao período de infecção, durante o qual o vírus está presente na circulação. Essa fase pode ser seguida pelo período de remissão, no qual ocorre a melhora dos sintomas e que dura, em média, 24 horas. Entretanto, nos quadros graves, a febre e os sintomas reaparecem. Os vômitos tornam-se mais frequentes, e aparecem dor epigástrica, prostração e icterícia. Esses sintomas caracterizam o período de intoxicação. A viremia já não está mais presente e os anticorpos aparecem nessa fase. A diátese hemorrágica se apresenta como hematêmese (vômito negro), melena, metrorragia, petéquias, equimoses e sangramento difuso pelas membranas mucosas. Desidratação é geralmente devida aos vômitos e às perdas insensíveis aumentadas. A disfunção renal é marcada pelo aparecimento súbito de albuminúria e pela diminuição do débito urinário. Miocardite e pneumonia são achados frequentes. O óbito acontece em 20 a 50% dos casos graves, geralmente entre o 7º e o 10º dia de doença. Precedendo o óbito, há piora da icterícia, hemorragias, taquicardia, hipotensão, acidose metabólica, oligúria e azotemia. Hipotermia, agitação, delírios, soluços incoercíveis, hipoglicemia, estupor e coma são sinais que apontam para o êxito letal.

Leucopenia ocorre na fase aguda da doença. Outras alterações laboratoriais incluem albuminúria, elevação da bilirrubina e transaminases séricas, trombocitopenia, tempos de protrombina e coagulação prolongados, hiperamoniemia, bem como alterações do segmento ST-T no eletrocardiograma.

A convalescença é, muitas vezes, prolongada, com profunda astenia, que pode durar até 2 semanas. Os níveis de transaminases podem permanecer elevados por pelo menos dois meses. Óbitos, nessa fase, são eventos raros e decorrentes de complicações cardíacas ou insuficiência renal. A recuperação costuma ser completa, exceto em casos com complicações hemorrágicas.

Os quadros de gravidade moderada não podem ser diferenciados clinicamente de outras doenças infecciosas. Na presença de icterícia e outros sinais de febre amarela grave, esta deve ser diferenciada clinicamente de outras infecções, como hepatite viral, malária por *Plasmodium falciparum*, leptospirose, febre tifoide, dengue grave e efeitos tóxicos induzidos por drogas. Causas mais raras em nosso meio são as febres hemorrágicas causadas por arenavírus, que geralmente se apresentam sem icterícia, como a febre hemorrágica da Bolívia, da Argentina e da Venezuela, além de, mais recentemente, no Brasil, infecções pelo vírus Sabiá. Doenças hemorrágicas que devem ser diferenciadas da febre amarela, quando existe história de viagens ao exterior, são febre de Lassa, febre do Vale Rift, febre hemorrágica do Congo e da Crimeia, assim como as doenças causadas pelos Filovírus, Marburg e Ebola.

DIAGNÓSTICO LABORATORIAL

O diagnóstico laboratorial da febre amarela depende do isolamento viral, da demonstração de antígenos ou do genoma viral, ou da resposta humoral desenvolvida contra esse vírus pelos pacientes infectados. Também, pode depender de estudos anatomopatológicos de órgãos como o fígado, obtidos de casos fatais e eventualmente em biópsia. Nos tecidos, o diagnóstico das infecções pelo vírus da febre amarela pode ser feito por métodos de hibridização de ácidos nucleicos ou imuno-histoquímica. Esses métodos têm sido aplicados com sucesso em amostras de tecido hepático, detectando material genético ou antígenos do vírus, o que resolve dúvidas que podem ocorrer quando o diagnóstico é feito exclusivamente com base em características histopatológicas.

DIAGNÓSTICO VIROLÓGICO

O vírus é mais facilmente isolado do sangue obtido durante os primeiros 6 dias de doença, existindo, porém, relatos de isolamento viral de soro após períodos tão tardios quanto 14 dias. Ocasionalmente, consegue-se o isolamento viral de fragmentos hepáticos colhidos no momento do óbito. As técnicas de isolamento viral mais utilizadas, a partir de material clínico, são as de inoculação intracerebral em camundongos, que vem sendo abandonada, ou em culturas de células de mosquito.

O diagnóstico pode ser feito com rapidez e alta sensibilidade pela detecção do genoma viral em sangue e outros materiais clínicos ou fragmentos de órgãos, pela reação em cadeia da polimerase precedida por transcrição reversa do RNA viral em DNA (RT-PCR). Esse método possui como vantagem a possibilidade de sequenciar os nucleotídeos do fragmento de genoma viral produzido, permitindo análise sobre a ocorrência de mutações e sobre características filogenéticas do vírus infectante. Existem vários ensaios comerciais para diagnóstico molecular da febre amarela. As técnicas mais modernas, por sequenciamento nucleotídico de alto rendimento (*high throughput nucleotide sequencing*), permitem, simultaneamente ao diagnóstico, distinguir entre vírus selvagens da febre amarela e vírus vacinal. Antígenos virais ou complexos vírus-IgM podem ser detectados por teste imunoenzimático. Também, recentemente, desenvolveu-se um Elisa para captura quantitativa de NS1 específico do vírus da febre amarela utilizando anticorpo monoclonal e proteína NS1 recombinante. Testes preliminares com 73 amostras humanas mostraram resultados com 80% de sensibilidade e 100% de especificidade quando comparados aos obtidos por RT-PCR, o que mostra ser este um ensaio promissor e que poderá ser disseminado para o diagnóstico da febre amarela.

DIAGNÓSTICO SOROLÓGICO

Existem alguns ensaios sorológicos, inclusive vendidos no comércio, para o diagnóstico de pacientes com febre amarela. Entretanto, no Brasil, a técnica mais usada, é a imunoenzimática (Mac-Elisa), que permite detectar anticorpos IgM contra o vírus. Os anticorpos IgM desaparecem em aproximadamente dois meses após o surgimento da doença. A técnica não permite fazer distinção entre anticorpos produzidos pelo vírus selvagem ou pela vacina de febre amarela, ou até mesmo, em alguns casos, por infecções causadas por outros Flavivírus. Trata-se de importante problema prático ainda não completamente resolvido no diagnóstico sorológico. Portanto, o diagnóstico sorológico da febre amarela pode ser dificultado pela reatividade cruzada com outros Flavivírus (como dengue, zika e vírus da encefalite de Saint Louis). O teste de neutralização por redução de *plaques* (PRNt) é o mais específico dentre os testes sorológicos, porém, esse ensaio não é utilizado rotineiramente, limitando-se, principalmente, à pesquisa científica. Outros testes sorológicos usados são os de inibição da hemaglutinação (HI), fixação do complemento (FC) e imunofluorescência indireta (lEI). Os anticorpos detectáveis por HI e lEI aparecem durante a primeira semana da doença, enquanto os FC aparecem mais tardiamente. Para os testes HI e PRNt, amostras pareadas são geralmente necessárias, permitindo que se estabeleça o diagnóstico, com base em aumento maior que quatro vezes do título de anticorpos ou sua positivação no soro de convalescença.

TRATAMENTO

Até recentemente não havia droga antiviral que atuasse adequadamente contra o vírus da febre amarela e que fosse bem tolerada para uso em tratamento. A ribavirina e o interferon-α foram avaliados com resultados insatisfatórios. Recentemente, surgem estudos mostrando, em camundongos infectados, que a droga sofosbuvir apresenta excelente ação antiviral contra febre amarela. Também, alguns pacientes com febre amarela tomaram a droga com resultados encorajadores, mas ainda não há divulgação desses resultados.

Portanto, até o momento, o tratamento dos casos ictéricos e graves de febre amarela se baseia no suporte em terapia intensiva em que faz-se administração vigorosa de fluidos, correção da hipotensão e dos distúrbios do equilíbrio acidobásico. Alguns pacientes em insuficiência renal são submetidos a diálise e em alguns casos utiliza-se a plasmaferese. Não se confirmou que esses tratamentos influenciariam na reversão do inexorável curso dos casos graves. Ainda, sete pacientes em estado grave receberam transplantes hepáticos. Apesar do aparente sucesso obtido no primeiro caso, os outros não se mostraram tão bem-sucedidos pois, deles, sobreviveram apenas três pacientes.

Nas formas leves ou moderadas da doença, faz-se apenas tratamento sintomático da febre, cefaleia, mialgias e artralgias. Contudo, deve-se evitar o uso de salicilatos, que podem ser causa de hemorragias digestivas altas e acidose. Prefere-se utilizar o paracetamol e seus derivados.

PREVENÇÃO E CONTROLE

Embora a zoonose que determina casos de febre amarela silvestre não possa ser controlada, a ocorrência de casos humanos pode ser prevenida com o uso de vacina (YF-17DD). Também é importante prevenir o aparecimento de surtos urbanos e, para tanto, faz-se necessário monitorar os índices de infestação por vetores, particularmente o *Aedes aegypti*, com eliminação de criadouros e uso de inseticidas para prevenção do ciclo urbano.

VACINA DE FEBRE AMARELA

A vacina YF-17D é de vírus atenuado, altamente imunogênica, segura e efetiva. Tem sido produzida em vários centros ao redor do globo, sob supervisão da Organização Mundial de Saúde, inclusive no Brasil, por Bio-Manguinhos (17DD é fabricada no Brasil). A vacina antiamarílica 17DD é parte do calendário nacional de vacinas para ser usada em crianças aos nove meses de idade. É ministrada em dose única, pela via parenteral, como parte da rotina do Programa Nacional de Imunização. Também, está indicada a todas as pessoas que se deslocam para zonas endêmicas da doença.

A proteção conferida pela vacina é próxima a 100%. Anticorpos contra o vírus da febre amarela aparecem aproximadamente 10 dias após a imunização em 95% dos vacinados, e a imunidade mantem-se por toda a vida. Pouco menos de 10% dos indivíduos vacinados experimentarão efeitos colaterais, como cefaleia e mal-estar geral. A atenuação viral feita pela passagem sucessiva em ovos embrionados causa reações alérgicas, aproximadamente um caso em cada um milhão de vacinas aplicadas, em pessoas com alergia prévia a ovos. Efeitos colaterais relacionados ao sistema nervoso central são infrequentes e geralmente limitados a crianças menores de 1 ano de idade. O risco associado ao uso dessa vacina na gravidez ainda não está bem definido, mas um estudo mostrou a ocorrência de infecção congênita (sem efeitos danosos para o feto) em uma paciente grávida entre 41 que foram acidentalmente imunizadas. Se imunização acidental acontecer na gravidez, a paciente deve ser seguida e informada que, à luz do conhecimento atual, o risco para o feto é baixo. Além disso, a imunização durante a gravidez parece não induzir proteção adequada contra a infecção pelo vírus selvagem. Portanto, recomenda-se não usá-la em grávidas ou nos primeiros seis meses de vida. Por tratar-se de uma vacina de vírus atenuado, deve-se evitar seu uso em indivíduos com imunodeficiências, incluindo aqueles com a infecção pelo HIV, ou em usuários de drogas imunossupressoras. Entretanto, em estudo no qual 484 pacientes com aids receberam vacina antiamarílica, observou-se resposta imune ligeiramente menor que nos não infectados, mas com produção de níveis protetores de anticorpos neutralizantes. Não foram observados eventos adversos graves relacionados à vacina. Maiores níveis de células CD4 e níveis mais baixos de RNA do HIV nos pacientes com infecção pelo HIV parecem ser determinantes para o desenvolvimento de títulos de anticorpos neutralizantes protetores contra a infecção pelo vírus da febre amarela.

A vacinação é a melhor prevenção contra a aquisição da doença. Acredita-se que a cobertura vacinal ideal para uma população deve ser acima de 80%. Por meio da vacinação de crianças e de campanhas, o Ministério da Saúde busca manter altos níveis de imunização, principalmente nas regiões onde tem ocorrido casos de febre amarela. Também turistas visitantes de zonas endêmicas devem estar imunizados. No início deste século, com o surgimento de casos de febre amarela nas regiões mais povoadas do sudeste do país, as autoridades nacionais de saúde pública decidiram realizar vacinação em massa na população. Cerca de 60 milhões de vacinas foram aplicadas e ocorreram quatro casos fatais de doença multissistêmica em decorrência da vacinação antiamarílica. Foram três indivíduos do sexo feminino e um do masculino, com idades entre 4 e 22 anos. Os casos foram comprovadamente causados pelo vírus vacinal atenuado, que não sofreu qualquer mutação justificadora para tal ação virulenta. As vítimas eram indivíduos aparentemente imunocompetentes e exibiram quadro similar à febre amarela grave, evoluindo para o óbito em 4 a 6 dias de doença. É possível que esses óbitos tenham sido causados por uma resposta imune rara ao vírus vacinal, determinada por fatores genéticos particulares e desconhecidos. As mortes em consequência do uso da vacina antiamarílica forçaram o Ministério da Saúde, naquela ocasião, a refrear a campanha de vacinação em massa.

Durante epidemias de febre amarela, para uma vacinação protetora de grandes populações, faz-se necessário lançar mão de milhões de doses da vacina, o que nem sempre é possível para uso imediato. Assim, sabendo-se dos altos teores de vírus atenuados contidos na vacina antiamarílica 17DD, mais de 25 mil unidades internacionais (UI), decidiu-se que 1/5 dessa dose vacinal seria suficientemente imunogênica e poderia ser utilizada de maneira emergencial. Uma dose fracionada da vacina contra febre amarela 17DD, conteria, em 0,1 mL (fracionada a 1/5), 8.709 UI de vírus em média ou, no mínimo, 2.692 UI. Esta dose fracionada da vacina contra febre amarela 17DD já havia se mostrado eficaz na indução da soroconversão na maioria dos vacinados previamente soronegativos em estudo africano, e foi autorizada para uso emergencial, no auge do surto de febre amarela, no Brasil.

A epidemia atual de febre amarela iniciada em 2015, no Sudeste brasileiro, tem exigido vacinação da população regional contra a febre amarela, mas, também, chamou atenção para o problema em todo o país. Portanto, a partir de 2018, planeja-se vacinar 77,5 milhões de pessoas, nas regiões Sudeste, Sul e Nordeste. Inclusive, foi momentaneamente autorizada a vacinação fracionada em São Paulo, Rio de Janeiro e Bahia. A vacinação deverá ser realizada gradualmente, seguindo cronogramas do Ministério da Saúde e das Secretarias Estaduais de Saúde. Assim, pretende-se que em meados de 2019 a vacina seja recomendada e permanentemente utilizada em todo o território nacional.

Também, a partir de 2017, durante a recente epidemia de febre amarela silvestre, a Secretaria da Saúde do Estado de São Paulo realizou estudo com base na vigilância e na contagem de macacos guariba encontrados mortos e em fotos de satélite. A integração dessas informações permitiu mapear corredores ecológicos pelos quais avançava a epizootia de febre amarela. Essa epizootia de febre amarela em primatas migrou rumo ao Sul de Minas Gerais para São Paulo, e foi possível prever e prevenir que localidades a serem atingidas tivessem casos humanos de febre amarela, vacinando previamente a população. Acredita-se que isso tenha reduzido significativamente o número de casos de febre amarela na cidade de São Paulo e em sua periferia.

Nos últimos anos, a vacina 17D de vírus atenuado da febre amarela tem sido usada como estrutura para a produção de vacinas de engenharia genética contra outros Flavivírus. O gene da proteína E do vírus vacinal tem sido substituído pela proteína equivalente dos 4 sorotipos de vírus do dengue e do vírus da encefalite japonesa, com bons resultados imunogênicos. Essas vacinas, que poderão ser usadas no futuro, estão em fase de teste e ainda não se encontram disponíveis para uso rotineiro.

CONTROLE VETORIAL

Os mosquitos do gênero *Haemagogus* são os principais vetores da febre amarela em ciclo silvestre, bem como de outros arbovírus, como o Mayaro. Mosquitos *Haemagogus* fazem oviposição preferencial em cavidades e buracos de árvores, mas também podem ser encontrados colonizando entrenós de bambus e cascas de frutas. O mosquito *Haemagogus leucocelaenus* utiliza *habitats* florestais em diferentes níveis e isso favorece a transmissão do vírus da febre amarela entre animais arbóreos, incluindo primatas e humanos. Infelizmente, o controle dos vetores associados à transmissão da febre amarela silvestre não é factível em termos práticos.

Visando à prevenção urbana, o programa urbano de controle do *Aedes aegypti* deve reduzir o índice de infestação domiciliar (índice de Breteau) a valores abaixo de 5%. Abaixo desse nível, supõe-se que não haveria densidade vetorial suficiente para causar uma epidemia de febre amarela urbana, nem do dengue. A detecção e a avaliação quantitativa de vetores são fundamentais para o estabelecimento e a análise das medidas de combate. A metodologia utilizada nesse tipo de avaliação, no Estado de São Paulo, é o cálculo do índice de Breteau, considerado o mais adequado avaliador dos níveis de infestação domiciliar por *Aedes aegypti* e *Aedes albopictus*. Essa técnica envolve o dimensionamento dos criadouros existentes, pela contagem dos recipientes com larvas por residência, dando indicação da intensidade de infestação no local, além de dar noção de sua extensão, porque associa os recipientes às casas.

Para o controle vetorial, recomenda-se um sistema ativo de vigilância epidemiológica dos casos de febre amarela, que permita detecção precoce da presença viral e uma resposta imediata de controle vetorial. Esse sistema integrado deve incluir vigilância virológica, epidemiológica, clínica, sorológica e entomológica. Recomenda-se também, como extremamente importante, a instrução e a participação ativa da comunidade no controle vetorial. A população atuaria, principalmente, na erradicação dos criadouros do mosquito em coleções de água domiciliares e peridomiciliares, fazendo a remoção de recipientes que possam acumular água limpa (pneus velhos, latas vazias etc.) e a colocação de tampas em reservatórios de água. Recipientes que não podem ser tapados devem ter a água substituída semanalmente. Também larvicidas, como o abate, podem ser colocados em reservatórios de água, com ação por até um ano. As medidas-controle, heroicas, das formas aladas do vetor são feitas por meio da borrifação de inseticidas como o malathion ou o fenitrothion, em aerossóis de ultrabaixo volume. Em razão do custo e dos inconvenientes, esses inseticidas ficam restritos a situações em que os índices vetoriais superam o limiar de 5%.

O desenvolvimento de resistência aos inseticidas, que resultou em proibição no uso de inseticidas residuais, tem impulsionado pesquisas de métodos alternativos para controle vetorial. O uso de uma cepa especial do *Bacillus thuringiensis* no controle das larvas do *Aedes aegypti* vem sendo utilizada em experimentos de campo, em diferentes ecossistemas, com bons resultados. Também a possibilidade de alteração genética dos mosquitos (de maneira a aumentar a suscetibilidade aos inseticidas, reduzir a capacidade de suportar a replicação do vírus e diminuir o sucesso da reprodução pela introdução de machos estéreis) é estratégia de controle que vem sendo pesquisada. Novas e prometedoras abordagens para intervenção em mosquitos envolvem modificação hereditária do inseto por inserção de novos genes no núcleo de suas células ou um endossimbionte hereditário citoplasmático. Também a *Wolbachia*, um gênero de bactérias que infectam artrópodes, vem produzindo um interesse considerável no controle vetorial. Em 2010, descobriu-se que espécies desse gênero podem bloquear a reprodução do mosquito *Aedes aegypti*, atuando sobre a partenogênese, a feminização, e produzindo alteração espermática nos insetos. Assim, uma vez liberadas na população-alvo, Wolbachias reduzem a capacidade vetorial da população de *Aedes aegypti* por reduzir o número e a longevidade das fêmeas. Testes de campo bem-sucedidos têm sido realizados com *Aedes* e estão demonstrando uma nova forma de intervir nesse mosquito.

BIBLIOGRAFIA SUGERIDA

Barrett AD, Monath TP. Epidemiology and ecology of yellow fever vírus Adv Virus Res. 2003;61:291-315.

Benchimol JL. Febre amarela: a doença e a vacina, uma história inacabada. Rio de Janeiro: Fiocruz; 2001. p. 469P.

Brasil. Ministério da Saúde. Secretaria de Vigilância em Saúde – Centro de operações de emergências em saúde pública sobre febre amarela: Informe 23/2017. Disponível em: http:// portalarquivos.saude.gov.br/images/pdf/2017/fevereiro/24/coes-febre-amarela-informe23-atualizacao-23fev2017-13h.pdf.

Bronzoni RVM, Nogueira RMR, Nunes M, Figueiredo LTM. Detection and identification of Brazilian alphaviruses and flaviviruses by multiplex RT-PCR. J Clin Microbiol. 2005;43:696-702.

De Freitas CS, Higa LM, Sacramentom CQ et al. Yellow fever virus is susceptible to sofosbuvir both in vitro and in vivo. Plos Negl Trop Dis; 2019. p.e0007072.

Faria NR, Kraemer MUG, Hill SC et al. Genomic and epidemiological monitoring of yellow fever virus transmission potential. Science. 2018;361:894-9.

Figueiredo LTM. The Brazilian flaviviruses. Microbes and Infection. 2000;2:1643-9.

Fioravanti CH. O combate à febre amarela no Estado de São Paulo: história, desafios e inovações. CVE, São Paulo; 2018.

Goldani LZ. Yellow fever outbreak in Brazil, 2017. The Brazilian Journal of Infectious Diseases. 2017 March-April:21(2):123-24. Disponível em: https://doi.org/10.1016/j.bjid.2017.02.004.

Klitting R, Fischer C, Drexler JF et al. What does the future hold for yellow fever. Genes 2018;9:425.

Monath T. 17D yellow fever virus vaccine. Am J Trop Med Hyg. 2013;89:1225.

Monath TP, Barrett AD. Pathogenesis and pathophysiology of yellow fever Adv Virus Res. 2003;60:343-95.

Monath TP, Vasconcelos PF. Yellow fever. J Clin Virol. 2015 Mar;64:160-73. doi: 10.1016/j.jcv.2014.08.030.

Poland JD, Calisher CH, Monath TP et al. Persistence of neutralizing antibody 30-35 years after immunization with 17D yellow fever vaccine. Bull World Health Organ. 1981;59:895-900.

Quaresma JA, Pagliari C, Medeiros DB, Duarte MI, Vasconcelos PF. Immunity and immune response, pathology and pathologic changes: progress and challenges in the immunopathology of yellow fever. Rev Med Virol. 2013;23:305-18.

Romano APM, Costa ZGA, Ramos DG, Andrade MA, Jayme VS et al. Yellow fever outbreaks in unvaccinated populations, Brazil, 2008-2009. PLoS Negl Trop Dis. 2014;1024;8:e2740.

Song ATW, Abdala E, De Martino RB et al. Liver transplantation for fulminant hepatitis attributed to yellow fever. Hepatology. 2019;69:1349-52.

Vasconcelos PFC, Bryant JE, Travassos da Rosa APA et al. Genetic divergence and dispersal of yellow fever virus, Brazil. Emerging Infectious Diseases. 2004;10:1578-84.

Vasconcelos PFC. Febre amarela. Revista da Sociedade Brasileira de Medicina Tropical. 2003;36:275-93.

World Health Organization. International Travel and Health. Updates on Yellow fever vaccination recommendations for International Travelers related to current situation in Brazil (posted 31 January 2017). Disponível em: http://www.who.int/ith/updates/20170214/en/.

World Health Organization. Yellow Fever – Brazil. Disease outbreak news (cited January 27, 2017). Disponível em: http://www.who.int/csr/don/27-january-2017-yellow-fever-brazil/en/.

16.4 Dengue

Benedito Antônio Lopes da Fonseca
Luiz Tadeu Moraes Figueiredo

INTRODUÇÃO

A dengue é uma doença causada por qualquer um dos sorotipos dos vírus dengue, que pertencem à família Flaviviridae, e são transmitidos ao homem pela picada de fêmeas de mosquitos do gênero *Aedes*. A dengue, em termos de morbidade e mortalidade, é considerada a mais importante virose transmitida por artrópodes que acomete o ser humano. A Organização Mundial da Saúde relata que, anualmente, mais de 100 milhões de indivíduos, habitantes dos países localizados nas regiões tropicais e subtropicais de todo o mundo, sejam infectados com os vírus dengue. Entretanto, uma reavaliação desse número por Bhatt et al. estima que haja aproximadamente 390 milhões de casos de dengue anualmente, e que somente 1/4 desses casos se manifestam clinicamente. As epidemias de dengue vêm ocorrendo em quase todo o Brasil desde 1986 e, anualmente, durante o primeiro semestre, há aumento considerável na incidência da doença, incluindo os casos hemorrágicos ou com acometimento de órgãos-alvo, por exemplo, o coração e o sistema nervoso central. Em razão do acometimento de vários órgãos pela dengue, resultando em um grande espectro de manifestações clínicas, a Organização Mundial da Saúde sugeriu que fosse usada uma nova classificação para a dengue, em que outras manifestações clínicas, que não a dengue hemorrágica, mas com considerável morbidade e mortalidade, fossem contempladas.

A origem do nome dengue seria do árabe arcaico, significando fraqueza (astenia). Nas línguas portuguesa e espanhola, que possuem influência moura, existe a palavra dengue significando afetação. Com ambos os sentidos, a palavra descreve sintomas da doença ou comportamento praticado, em virtude dela. Outra origem para o nome é sugerida por Halstead, em que o nome teria surgido em Zanzibar, durante a epidemia ocorrida em 1870, e estaria relacionado com a frase nativa *Ki-denga Pepo*, que significa pancada ou golpe dado por um mau espírito, provocando ataque doloroso semelhante à cãibra.

ETIOLOGIA

Os quatro sorotipos de vírus dengue, denominados dengue-1, 2, 3 e 4 pertencem à família *Flaviviridae,* gênero *Flavivirus,* que inclui pelo menos 70 membros e possui, como protótipo, o vírus da febre amarela. De acordo com a classificação mais recente (2018) do International Committee on Taxonomy of Viruses, os quatro sorotipos dos vírus dengue são definidos espécies virais que, por possuírem características estruturais e epidemiológicas semelhantes e serem transmitidos pelo mesmo vetor, pertencem a um grupo denominado Grupo Dengue, no gênero *Flavivirus.*

Os vírus dengue, bem como todos os flavivírus, são esféricos, envelopados, com projeções na superfície e medem, aproximadamente, 50 a 60 nm de diâmetro. A composição química dos flavivírus, obtida com o vírus *Saint Louis Encephalitis*, é de 6% de RNA, 66% de proteínas, 17% de lipídios e 9% de carboidratos. Esses vírus possuem uma fita única de RNA, com peso molecular (PM) de 4×10^6, contendo, aproximadamente 11 mil nucleotídeos e, por ser de polaridade positiva, comporta-se como um RNA mensageiro. O RNA genômico dos flavivírus possui 10 genes, distribuídos na seguinte ordem: 5'-C-prM-E-NS1-NS2a-NS2b-NS3-NS4a-NS4b-N55-3', que codificam uma poliproteína clivada nas proteínas individuais por proteases virais e celulares. Cada um desses genes codifica proteínas do mesmo nome: três estruturais (E, prM e C) e sete não estruturais (NS1, NS2a e NS2b, NS3, NS4a e NS4b, e NS5). A proteína C, de PM 14-16 Kilodaltons (kd), rica em arginina e lisina é constituinte do capsídeo viral, onde está intimamente associada ao RNA viral. A proteína E, de PM 53 kd, a maior proteína do envelope viral, é glicosilada, e possui 20 resíduos conservados de cisteína, os quais formam seis pontes dissulfídicas, que contêm importantes determinantes antigênicos. Além disso, é a hemaglutinina viral e a mediadora da ligação ao receptor celular e da fusão do envelope à membrana celular para que o RNA viral seja liberado no citoplasma celular. A proteína M, de PM 8,7 Kd, não é glicosilada, embora resulte da clivagem da sua precursora, a proteína prM (PM 20-24 Kd), que é glicosilada no ambiente intracelular. Juntamente com a proteína E, a proteína M constitui o envelope viral. Entretanto, no meio intracelular, auxilia no correto processamento da proteína E. Dentre as proteínas não estruturais, a NS1 é a responsável pela fixação do complemento e parece estar envolvida na maturação viral, tendo recentemente surgido como um dos alvos para o desenvolvimento de testes diagnósticos de fase aguda. As proteínas NS3 e NS5 são componentes do complexo de replicação viral. Informações sobre genes e proteínas dos flavivírus estão resumidas na Figura 16.4.1.

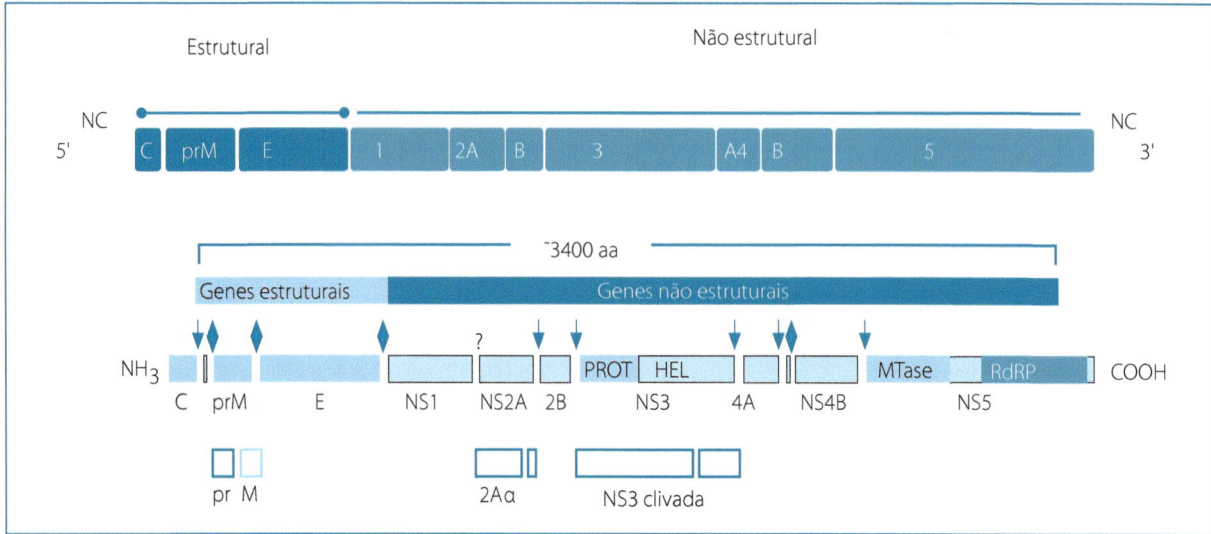

FIGURA 16.4.1 Organização do genoma de vírus dengue e as proteínas por ele codificadas.
Fonte: Elaborada pela autoria.

Os vírus dengue se replicam no citoplasma celular, após um período de latência de 12 a 16 horas (células de vertebrados) e esse processo relaciona-se à proliferação de organelas no retículo endoplasmático. Os vírus dengue entram nas células por meio da endocitose mediada por receptores de membrana, ainda desconhecidos, sendo que as moléculas de heparan sulfato e DC-SIGN são possíveis alvos de ligação do vírus à célula. Após a penetração viral no citoplasma e o desnudamento do capsídeo, ocorre a replicação do RNA viral em áreas focais perinucleares, intermediado por um RNA de polaridade negativa, que serve como molde na replicação do RNA do vírus. O RNA genômico possui uma longa fase de leitura aberta (ORF, do inglês *open reading frame*), que codifica todas as proteínas virais, e é flanqueada por duas sequências não codificadoras, localizadas nas extremidades 5' e 3' (Figura 16.4.1). A tradução do RNA viral ocorre no retículo endoplasmático, próximo à membrana nuclear. Nos polissomos, ocorre a tradução dos RNAs em uma poliproteína contendo todas as proteínas virais que, concomitantemente à tradução ou imediatamente após ela, é clivada nas proteínas individuais por uma *signal-peptidase* e uma *trypsin-like* proteinase, contida na porção N-terminal de NS3, e também por proteases celulares. Após a tradução e a síntese ribossômica de proteínas não estruturais que agiriam como replicases, o RNA de polaridade positiva dos flavivírus é traduzido para um RNA complementar de fita negativa que, por sua vez, serve de molde para a confecção dos RNAs da progênie viral. A maturação dos vírions ocorre em membranas intracelulares, com o vírus brotando a partir do retículo endoplasmático. A clivagem de prM para M está relacionada com a liberação das partículas virais infectantes, pois enquanto "protegida" pela proteína prM as partículas virais intracelulares não são infectantes.

A proteína E localiza-se nas espículas do envelope, e é fundamental para a ligação viral ao receptor de membrana e possui os mais importantes domínios antigênicos dos vírus dengue, os quais podem ser detectáveis por anticorpos monoclonais. Os domínios antigênicos de E contêm epítopos, que são os maiores responsáveis pela indução de imunidade contra os flavivírus. Esses epítopos definem a produção de anticorpos específicos para o tipo viral, para o complexo da dengue e para o gênero flavivírus. Podem ser detectados por ensaios imunoenzimáticos e de imunofluorescência, testes de neutralização, de inibição da hemaglutinação, ou de facilitação da infectividade. As proteínas não estruturais, em contato com a superfície celular, ou secretadas, também possuem capacidade antigênica. A NS1, de 40 KDa, possui atividade na maturação viral e é encontrada ligada à membrana da célula infectada, sendo secretada em grande quantidade e, atualmente, tem sido usada no diagnóstico da dengue, durante a fase aguda da doença. Anticorpos contra a NS1, descritos na infecção humana pelos vírus dengue, são fixadores do complemento. A imunização com NS1 é capaz de proteger camundongos da encefalite causada pelos vírus dengue, após serem inoculados pela via intracerebral. Entretanto, o mecanismo de proteção conferido pela proteína NS1 não é neutralizante das partículas virais e relaciona-se à destruição das células infectadas previamente a liberação da progênie viral, possivelmente pela ação do complemento. A NS3, 69 KDa, é uma enzima trifuncional, exercendo as funções de nucleotídeo-trifosfatase/helicase viral e protease, e as sequências que a codificam, comparadas com os flavivírus, possuem alto grau de conservação genômica e baixo nível mutagênico. A NS3 secretada por células infectadas pela dengue tem papel na resposta imune, estimulando a imunidade mediada por linfócitos T.

RESUMO HISTÓRICO

Embora se suspeite que venha causando epidemias há vários séculos, a primeira descrição detalhada da dengue foi feita por Benjamin Rush, em 1780, durante um surto ocorrido na Philadelphia, Estados Unidos. Inúmeras epidemias de dengue foram descritas no século XIX, em Zanzibar, Calcutá, Grécia, Japão etc. Em 1906, Bancroft descobriu que a doença era transmitida pelo mesmo vetor da febre amarela, o mosquito *Aedes aegypti*. No ano seguinte, Ashburn e Craig descreveram, nas Filipinas, um micro-organismo ultramicroscópico filtrável (nome antigo dado aos vírus) como causador da dengue. Progressos importantes no estudo da dengue ocorreram durante a Segunda Guerra Mundial, com múltiplos isolamentos de vírus, durante epidemias nas ilhas do Oceano Pacífico, as quais, muitas vezes, acometeram simultaneamente soldados japoneses e norte-americanos (por exemplo, durante a batalha pela posse da ilha de Okinawa).

Até o fim da década de 1940, a grande importância médica da dengue devia-se às epidemias explosivas de doença febril aguda que afetavam ou incapacitavam, temporariamente, milhões de pessoas. A partir de 1954, a dengue inicia uma nova era. Nessa ocasião, Hammon et al., nas Filipinas, descreveram uma nova doença causada pelos vírus dengue, caracterizada por hemorragia grave e/ou choque, causando a morte em 40% dos enfermos. Desde então, a chamada dengue hemorrágica ou febre da dengue hemorrágica/síndrome do choque da dengue (*Dengue hemorrhagic fever/Dengue shock syndrome* – DHF/DSS) vem ocorrendo em países do sudeste da Ásia e oeste do Pacífico, de forma endêmica ou epidêmica, produzindo milhares de óbitos infantis anualmente, a ponto de, em alguns países – como o Vietnã, Tailândia e a Indonésia – ser esta uma das principais causas de mortalidade infantil.

Até 1968, havia milhares de isolamentos de vírus dengue e uma grande confusão, em relação à classificação deles. Scherer sugeriu a um comitê da Organização Mundial da Saúde a classificação dos vírus dengue em quatro sorotipos (1, 2, 3 e 4). Agruparam-se, assim, todos os isolamentos dentro dos quatro tipos, com base no relacionamento antigênico encontrado entre as cepas.

Nos anos de 1970, o problema das epidemias de dengue agravou-se, particularmente nos países tropicais de todos os continentes, tendo sido estimado um número maior que 10 milhões de infecções por ano. Também nessa ocasião, os estudos de Halstead e outros autores esclareceram aspectos importantes relacionados com a causa e com a fisiopatologia da dengue hemorrágica.

No ano de 1981, ocorreu em Cuba a primeira epidemia de DHF/DSS descrita nas Américas. Durante essa epidemia, foram hospitalizados 116.151 pacientes e ocorreram 158 óbitos. O vírus implicado foi o da dengue sorotipo 2.

Na década de 1980, avolumaram-se, de maneira impressionante, os conhecimentos relacionados com a estrutura molecular de todos os componentes dos vírus dengue. Tal processo iniciou-se com a produção de anticorpos monoclonais específicos para cada tipo viral e os progressos continuaram com o sequenciamento dos seus genes e dos aminoácidos de suas proteínas, que hoje podem ser sintetizadas. As vacinas contra a dengue que utilizam o vírus atenuado, quiméricos, ou mesmo constituída de subpartículas, vêm sendo estudadas em várias partes do mundo, inclusive no Brasil, com resultados não muito promissores, apesar da associação de grandes companhias farmacêuticas aos laboratórios que desenvolveram essas vacinas. Além disso, métodos diagnósticos, como o RT-PCR, com o qual se faz amplificação abundante e específica do DNA complementar dos vírus dengue após uma transcrição reversa, foram desenvolvidos na década de 1990 e continuam sendo de extrema importância nos dias de hoje.

DENGUE NO BRASIL

As primeiras referências sobre a dengue no Brasil são do século XIX. Mariano, em 1917, menciona uma epidemia que teria ocorrido no Rio de Janeiro, em 1846. A doença era denominada *polka* por causa dos trejeitos característicos da dança, causados por mialgias e artralgias, que os doentes apresentavam. Provavelmente, epidemias de dengue assolaram o Rio de Janeiro por mais de uma vez, durante o século XIX. Também teriam ocorrido no Nordeste e no Sul do país. Trajano Joaquim dos Reis, em 1896, descreveu o quadro clínico da dengue, em casos ocorridos durante um surto em Curitiba. Posteriormente, em 1917, Mariano descreveu uma epidemia de febre da dengue, no Rio Grande do Sul. Em 1923, Antônio Pedro relatou surto de dengue ocorrido no Rio de Janeiro e em Niterói, entre 1922 e 1923, descrevendo, de forma acurada, o quadro clínico apresentado por alguns doentes.

A campanha brasileira de erradicação do *Aedes aegypti* começou com Emilio Ribas, em 1903, e Oswaldo Cruz, em 1904, com o intuito de combater a febre amarela. Após 1920, com a assistência técnica e o suporte financeiro da Fundação Rockefeller, a campanha ganhou impulso nacional e culminou com a erradicação do mosquito no país. Provavelmente, essa é a razão da ausência de surtos de dengue no Brasil, entre 1923 e 1981. Nesse período a dengue foi apenas lembrada como antecedente infeccioso, em inquéritos sorológicos.

O reaparecimento do *Aedes aegypti* no Brasil, provavelmente, está ligado ao reinício das epidemias de dengue no país. O primeiro sinal de reinfestação pelo mosquito foi observado em Belém, em 1967. Posteriormente, em 1976, o *Aedes aegypti* foi detectado em Salvador e, em 1977, no Rio de Janeiro. No estado de São Paulo, o *Aedes aegypti* foi detectado no porto de Santos, em 1980. Cinco anos mais tarde o mosquito estava presente em 2,1% dos municípios do Estado, e em 1991, esse número subiu para 56,1% de infestados. O mosquito *Aedes albopictus,* conhecido vetor da dengue no Sudeste Asiático, foi introduzido nas Américas após 1980. Em 1986, foi observado em três diferentes localidades brasileiras: Itaguaí, no Rio de Janeiro; Viçosa, em Minas Gerais; e Vila Velha, no Espírito Santo. Atualmente, encontra-se amplamente disseminado no Sudeste do Brasil. Em São Paulo, o *Aedes albopictus,* notificado inicialmente no Vale do Paraíba, em 1986, disseminou-se pelo estado. Atualmente, o *Aedes aegypti* está presente em quase todos os municípios Brasileiros e o *Aedes albopictus* tem uma distribuição menos abrangente, assim como sua importância na transmissão dos vírus dengue no Brasil, onde ainda não foi notificada a transmissão da dengue por esse mosquito.

Em julho de 1981, seguindo-se à expansão da dengue na América Central e no Caribe, um surto da virose foi observado em Boa Vista, estado de Roraima. A notificação de casos cessou em agosto de 1982. Um total de 11 mil indivíduos foram infectados pelos vírus dengue tipos 1 e 4, os quais foram isolados de pacientes e de amostras do mosquito *Aedes aegypti*. Os doentes, em Roraima, apresentaram uma doença febril indiferenciada ou a febre clássica da dengue.

A dengue ressurgiu quatro anos mais tarde na região Sudeste. Os primeiros casos ocorreram em Nova Iguaçu, próximo ao Rio de Janeiro. O vírus dengue tipo 1 se disseminou pela região metropolitana do Rio de Janeiro, causando uma epidemia de enormes proporções. A epidemia mostrou características explosivas nessa população completamente suscetível. Cerca de 95 mil casos foram notificados até 1987. É possível que 3 milhões de pessoas tenham sido infectadas no Rio de Janeiro, durante essa epidemia. A maioria dos pacientes apresentou as formas indiferenciadas ou a febre clássica da dengue. A partir do Rio de Janeiro, a dengue-1 espalhou-se pelo Nordeste com epidemias em Alagoas, em junho de 1986, e Ceará, em setembro de 1986. Em 1987, surtos de dengue foram observados em Pernambuco e Bahia. No Ceará foram notificados 5 mil casos, entre 1986 e 1993. A região Centro-Oeste também foi acometida, com epidemia em Mato Grosso do Sul.

Em abril de 1990, um novo surto se iniciou no Rio de Janeiro e em Niterói. O vírus dengue tipo 2 foi isolado, pela primeira vez, de casos autóctones brasileiros. Nesse surto ocorreram mais de 300 casos de dengue hemorrágica (DHF/DSS), causando um número incerto de óbitos. Os casos de DHF/DSS eram, provavelmente, relacionados com as infecções sequenciais causadas pelo tipo 1 e, posteriormente, pelo tipo 2. Desde a primeira metade da década de 1990 vem ocorrendo uma circulação alternada de todos os sorotipos dos vírus dengue no Rio de Janeiro.

Um pequeno surto de dengue ocorreu no oeste de São Paulo, em 1987, tendo sido rapidamente controlado. Entretanto, em novembro de 1990, uma segunda epidemia de dengue surgiu em Ribeirão Preto, na região nordeste do estado. O número de casos notificados aumentou de 174, em novembro de 1991, para 7.325, em dezembro, e a epidemia desapareceu no segundo trimestre de 1991.

Assim como em São Paulo, um pequeno número de casos de dengue foi observado no estado de Minas Gerais, entre 1987 e 1991, aumentando em 1993. Fato incomum foi o vírus dengue sorotipo 1 ser isolado de larvas de *Aedes albopictus*, em Campos Altos, em 1993, mostrando a possibilidade de transmissão transovariana da dengue sorotipo 1 entre esses mosquitos. Porém, não tendo sido confirmada a transmissão da dengue por esse vetor no Brasil.

Em 1991, uma epidemia de dengue sorotipo 2 teve início no estado de Tocantins, com o vírus introduzido, provavel-

mente, a partir do Rio de Janeiro. Não foram observados casos de dengue hemorrágica nesse surto. Finalmente, em 1994, uma epidemia explosiva de dengue sorotipo 2 surgiu em Fortaleza, com 27 mil casos notificados em três meses. Observaram-se 26 casos de dengue hemorrágica, que causaram 14 óbitos. O sorotipo 1 também foi isolado, durante esse surto, e, é provável que infecções sequenciais tenham ocorrido.

Em 2000, o vírus dengue tipo 3 foi introduzido no Brasil. Mais precisamente no estado do Rio de Janeiro. E de lá, disseminou-se para todo o país não sendo detectável, em 2003, em apenas três estados, e contribuindo para que em 2002 fossem notificados quase 800 mil casos de dengue clássico e 270 casos de dengue hemorrágica, que resultaram em 150 óbitos. Desde a sua introdução no território Brasileiro, os vírus dengue tipos 1, 2 e 3 espalharam-se sucessivamente pelo país, causando epidemias de grande expressão em praticamente todas as regiões do Brasil e, no final de 2006, 25 dos 27 estados brasileiros relataram epidemia de dengue.

Finalmente, é importante ressaltar que em um estudo que se entendeu de 2005 a 2007 no estado do Amazonas, mais especificamente em Manaus, foi detectada a presença de pacientes infectados pelo vírus dengue tipo 4. Os vírus foram detectados em pacientes que não haviam viajado nos 15 dias que precederam o início da doença, levantando a possibilidade de que esse vírus estaria circulando naquele estado. Esse achado não foi confirmado pelas análises feitas pelo Ministério da Saúde. Mas em 2010, o vírus dengue tipo 4 foi isolado na região Amazônica e, desde então, tem se disseminado por todo o país e causou a sua primeira e única epidemia de grandes proporções em 2013.

A Figura 16.4.2 mostra a série histórica da distribuição dos sorotipos dos vírus dengue no Brasil, considerando a concomitância de infecções e mostrando que os quatro sorotipos estão presentes no Brasil.

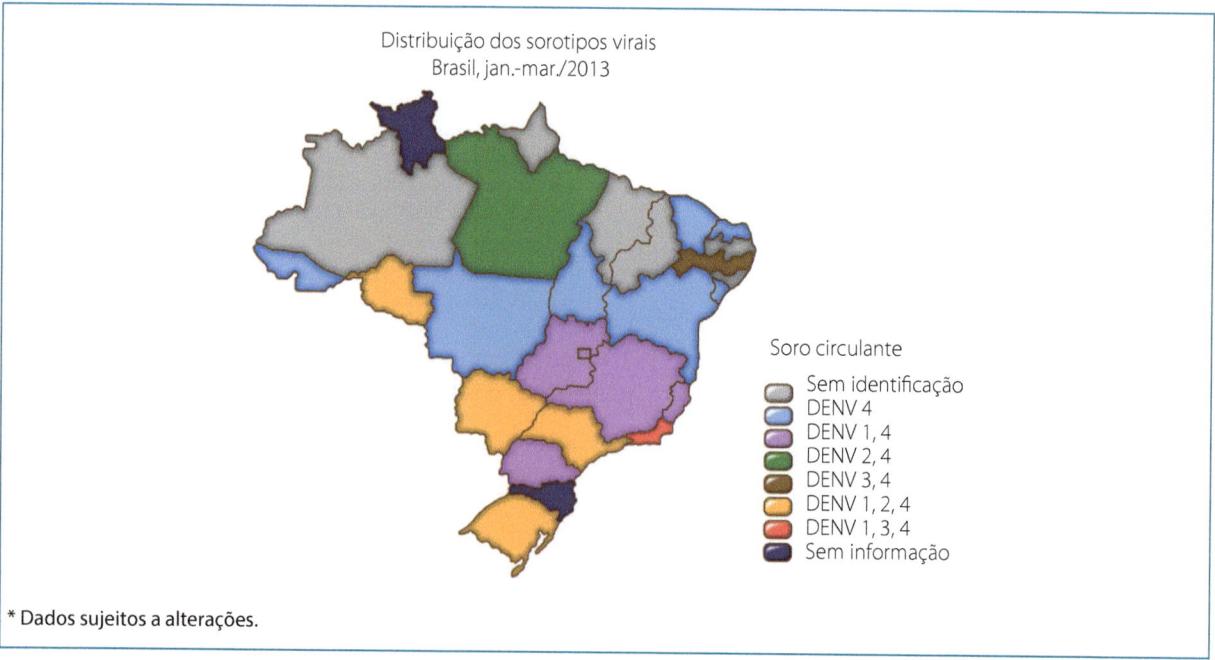

FIGURA 16.4.2 Série histórica da circulação dos sorotipos de dengue no Brasil desde a reintrodução do vírus no país, de acordo com dados do Ministério da Saúde.

Fonte: Ministério da Saúde.

O número de casos notificados ao Ministério da Saúde, apesar de haver oscilações, está aumentando, tendo, em 2010 e 2013, superado a marca de mais de um milhão de casos notificados no Brasil A região Sudeste foi a mais afetada, enquanto a região Norte contribuiu com o menor número de casos. Em 2015, ocorre, no Brasil, nova e grande epidemia, com mais de um milhão de casos e cerca de 200 óbitos, até a semana epidemiológica de 15 de maio, em 11 estados brasileiros, sendo mais da metade dos casos no estado de São Paulo. O vírus dengue tipo 1 causou 80% dos casos. Desde a introdução do vírus dengue-4 no Brasil, a circulação desses vírus, no território nacional, depende do sorotipo e da região do país. Como exemplo, podemos citar ao ano de 2009 em que, segundo o Ministério da Saúde, a circulação predominante dos sorotipos era a seguinte: Norte e Centro-Oeste (DENV-1 > DENV-2 > DENV-3); Nordeste (praticamente somente DENV-2, com circulação muito reduzida de DENV-1 e DENV-3); Sudeste (DENV-1 > DENV-3 > DENV-2); e Sul (DENV-1 > DENV-2 = DENV-3), sendo a circulação de DENV-4 desprezível em todo o país. Finalmente, outras evidências de que a circulação dos sorotipos dos vírus dengue é errática, no ano de 2015, 93% dos casos de dengue no Brasil eram causados pelo DENV-1, e mais recentemente, em 2019, de acordo com o Ministério da Saúde, a predominância dos casos em todo o território nacional é decorrente do DENV-2 (dados disponíveis em: http://portalarquivos2.saude.gov.br/images/pdf/2019/abril/30/2019-013-Monitoramento-dos-casos-de-arboviroses-urbanas-transmitidas-pelo-Aedes-publicacao.pdf). Assim, a cada ano, e variando de região para região, os sorotipos virais variarão em importância, mas do ponto de vista clínico e de tratamento não há diferenças entre os sorotipos. Nessa situação, em virtude da grande circulação dos sorotipos dos vírus dengue no país, a maior preocupação será a incidência de casos graves em decorrência do aumento da infecção por um determinado sorotipo em indivíduos que já foram previamente infectados por um sorotipo diferente do que circular no momento.

EPIDEMIOLOGIA

Dentro de um critério eminentemente epidemiológico, os flavivírus são classificados como arbovírus (arthropod-borne viruses), sendo eles importantes causadores de problemas de saúde pública no Brasil, particularmente os vírus dengue e da febre amarela. Os flavivírus possuem capacidade de replicação em organismos distintos, tais como o do homem e o de mosquitos, mostrando enorme capacidade de adaptação a diferentes organismos e tipos celulares. A adaptação ao meio natural tem relação direta à manutenção dessas viroses na natureza.

VETORES DA DENGUE

A transmissão dos vírus dengue envolve mosquitos do gênero *Aedes* que se infectam após picarem indivíduos virêmicos e transferem, pela picada e após replicação em seu organismo, os vírus ao indivíduo suscetível, determinando, dessa forma, o ciclo de transmissão. O único animal reservatório a participar no ciclo transmissor dos vírus dengue é o próprio homem. Porém, estudos de campo na Malásia documentaram manutenção de vírus dengue em florestas, por meio de ciclos enzoóticos, envolvendo mosquitos da copa de árvores *Aedes* (Finlaya) *niveus* e macacos. Esses ciclos silvestres ocorrem na região do Sudeste Asiático, de onde se acredita tenham se originado os vírus dengue.

Os principais vetores da dengue são mosquitos *Aedes* das espécies *aegypti* e *albopictus,* embora o vírus tenha sido isolado a partir de outras espécies de *Aedes (africanus, leuteochephalus, opok, taylori, furcifer, mediovittatus).* O *Aedes aegypti* é hoje considerado cosmopolita, ocorrendo principalmente nas regiões tropicais e subtropicais, tendo resistência limitada a baixas temperaturas e altitudes elevadas. É um mosquito urbano, facilmente encontrada em domicílios e áreas peridomiciliares, enquanto o *Aedes albopictus* se dispersa com facilidade nos ambientes rural, semissilvestre e silvestre, não dependendo dos locais de grande concentração humana. A transmissão dá-se por fêmeas que, ao se alimentarem de sangue para suprir necessidades proteicas da oviposição, infectam-se picando indivíduos virêmicos. Os vírus dengue multiplicam-se no aparelho digestivo do mosquito, disseminando-se por diferentes tecidos do inseto. A chegada do vírus às glândulas salivares, após um período de incubação, dito extrínseco, com duração média de 7 a 11 dias, determina o início da transmissão viral pelo mosquito, que passa a transmiti-lo por toda a vida.

Outra forma importante de transmissão que ocorre entre os mosquitos é a transovariana. Os *Aedes* spp. podem transmitir os vírus dengue de forma transovariana, diretamente para a prole, dispensando o homem no ciclo mantenedor. A transmissão transovariana, mesmo em baixos níveis, poderia manter os vírus durante estações secas ou frias, quando não existem mosquitos adultos ou reservatórios. Isso se deve ao fato de os ovos de *Aedes* podem se manter viáveis na natureza por até um ano e meio e, após contato com a água, eles iniciam seu ciclo que pode variar de 12 a 15 dias.

O mosquito *Aedes aegypti* (Figura 16.4.3) é, sem dúvida, o mais importante vetor da dengue, em razão da sua antropofilia e de seus *habitats* urbano-domésticos (domiciliares e peridomiciliares). É provavelmente oriundo da Etiópia, na África, e teria sido introduzido nas Américas há quatro séculos, com o tráfico de escravos. Faz sua oviposição em depósitos artificiais de água, tais como pneus, latas, tanques, barris, tonéis, caixas-d'água, vasos de plantas aquáticas, cascas de ovo, oco de bambu etc. Esses recipientes vêm aumentando em número nos tempos atuais, favorecendo a proliferação do mosquito. Os ovos são postos alguns milímetros acima da linha de água, fixando-se à parede do recipiente onde resistem à dessecação, podendo permanecer viáveis por mais de um ano. Os ovos iniciam seu ciclo evolutivo para larva, pupa e mosquito adulto, quando em contato com água, em temperatura adequada (Figura 16.4.4). Os mosquitos adultos possuem pequeno raio de ação, mantendo-se, em geral, toda a vida, a uma distância não maior que 200 m dos locais da oviposição. Contudo, os ovos ou o mosquito podem, acompanhando o homem, viajar longas distâncias, por navio, avião etc., sendo essas formas reconhecidas na disseminação vetorial.

O *Aedes albopictus,* em razão dos seus *habitats* rurais, silvestres e, também, à transmissão transovariana mais frequente, tem importância como potencial causador ou mantenedor de endemias por vírus dengue. Esse mosquito é oriundo da Ásia Oriental e Pacífico Sul, tendo sido introduzido nas Américas por meio das rotas do comércio internacional. Entretanto, não existem evidências de que essa espécie esteja envolvida na transmissão da dengue em nosso país.

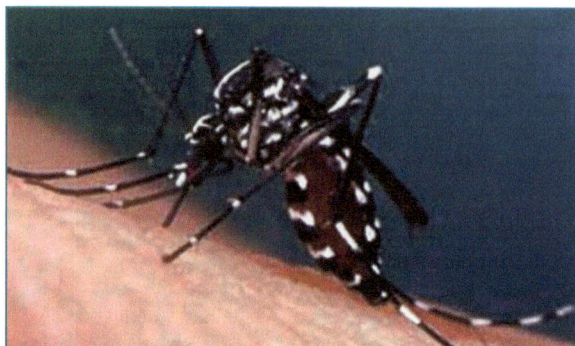

FIGURA 16.4.3 O mosquito *Aedes aegypti*.
Fonte: Acervo da autoria.

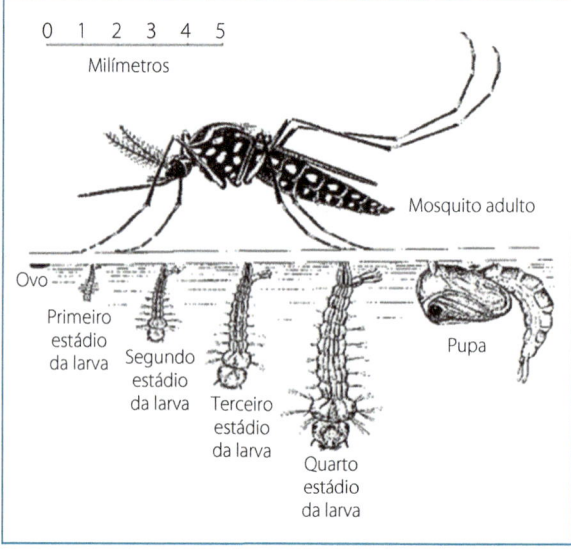

FIGURA 16.4.4 Representação esquemática das fases evolutivas do *Aedes aegypti*.
Fonte: Elaborada pela autoria.

FATORES CAUSAIS DAS EPIDEMIAS DE DENGUE

O aumento numérico das epidemias de dengue ocorridas nas últimas cinco décadas deve-se à intensificação do processo de urbanização em países tropicais, à incapacidade de controlar os mosquitos vetores por parte desses países e à facilidade com que se faz a introdução viral por meios de transporte rápido, por avião, levando em 24 horas indivíduos virêmicos a qualquer lugar do mundo.

A análise genômica dos vírus dengue isolados no Brasil mostra que o tipo 1 relaciona-se à variedade genotípica América/Caribe; o tipo 2 relaciona-se à variedade genotípica Jamaica; a dengue tipo 3 relaciona-se ao genótipo encontrado no Sri Lanka; e a dengue tipo 4 relaciona-se aos genótipos 1 e

2, provenientes da América Central e Sudeste Asiático, respectivamente. Provavelmente, todos esses vírus foram introduzidos no Brasil a partir do Caribe, ou países fronteiriços do norte, onde vêm causando epidemias de dengue.

Os fatores de ordem social e climática influem para o surgimento dos surtos de dengue. O vírus, quando introduzido em comunidade humana suscetível, com alta densidade populacional e com moradias infestadas pelo mosquito vetor, sob condições de temperatura e umidade elevadas, idealmente obtém as condições adequadas para o início de uma epidemia. No calor úmido, como o que ocorre na maior parte do Brasil, especialmente durante o verão, ocorre a oviposição acelerada e o aumento da voracidade do mosquito, que necessita sugar vários seres humanos em curto espaço de tempo, facilitando a transmissão viral.

Com relação às epidemias de DHF/DSS, acredita-se que possam ocorrer como resultado de uma interseção de fatores epidemiológicos, como a densidade e a eficiência dos vetores, fatores próprios do vírus e fatores individuais, como infecções pregressas por outros tipos de dengue.

PATOGENIA E RESPOSTA IMUNE

Após a inoculação dos vírus dengue, por meio da picada do mosquito, eles são fagocitados pelas células dendríticas (células de Langherhans) residentes no local, transportados aos linfonodos regionais, onde realizam a sua primeira replicação. Essa replicação inicial resulta em uma viremia que dissemina esse patógeno por todo o organismo, livre no plasma ou no interior de monócitos. Os vírus dengue têm tropismo por células fagocitárias, as quais são reconhecidas como importantes sítios para sua replicação.

Acredita-se que a resposta imune do hospedeiro à infecção pelos vírus dengue possa atuar de duas maneiras diferentes. A primeira previne a infecção e propicia a recuperação nas infecções, envolvendo inicialmente a resposta imune inata e sequencialmente, a resposta imune celular e humoral. A segunda relaciona-se à imunopatologia da manifestação hemorrágica da dengue.

A infecção primária (primoinfecção) pelos vírus dengue é controlada inicialmente pela resposta imune inata e celular. Esses vírus estimulam a produção de anticorpos IgM que se tornam detectáveis, em média, a partir do 4º dia após o início dos sintomas, atingindo os níveis mais elevados por volta do 7º ou 8º dias e declinando lentamente, a ponto de não serem mais detectáveis após alguns meses. Os anticorpos da classe IgG, que são observados em níveis baixos a partir da primeira semana do início dos sintomas elevam-se gradualmente atingindo altos valores em 2 a 3 semanas e mantêm-se detectáveis por vários anos, conferindo imunidade contra o sorotipo infectante, provavelmente por toda a vida. Durante a convalescência, os anticorpos induzidos durante infecção aguda por um dos sorotipos de dengue também protegem contra a infecção por outros sorotipos virais. Entretanto, essa imunidade é mais curta, com duração de poucos meses. As infecções pelos vírus dengue, em indivíduos que já tiveram contato com outros sorotipos do vírus, ou mesmo outros flavivírus (como os vacinados contra a febre amarela), podem alterar o perfil da resposta imune, que passa a ser do tipo anamnéstico ou de infecção secundária (reinfecção), com baixa produção de IgM, e resposta precoce e intensa de IgG.

A resposta imune humoral é fundamental para a prevenção e a cura das infecções pelos vírus dengue. A proteína E, parte do envelope viral, é o alvo dominante dos anticorpos protetores contra a dengue. Esses anticorpos podem promover a lise de células infectadas ou inibir a ligação dos vírus aos receptores celulares com consequente neutralização viral. Embora não seja constituinte da partícula viral, a proteína NS1 também é um importante alvo de anticorpos antidengue. Essa proteína é expressa na superfície das células infectadas e também é secretada na circulação. Anticorpos contra a NS1 promovem a lise das células infectadas fixando o complemento e, além disso, atuam como mediadores de fenômenos de citotoxidade celular mediada por linfócitos CD8+.

A resposta imune celular contra o vírus é direcionada para múltiplas proteínas virais, entre elas, C, prM, E, NS1, NS3, NS4B e NS5, porém a proteína NS3 parece ser a mais imunogênica, em relação à imunidade celular, com uma maior preponderância de epítopos de células T identificados. As células T CD4+ e CD8+ reativas aos vírus dengue produzem predominantemente altos níveis de IFN-γ, TNF-α, TNF-β e quimiocinas, incluindo MIP-1β, após interação com células apresentadoras de antígenos infectadas com o vírus, e também são eficientes na lise das células infectadas *in vitro*. Portanto, as células T participam ativamente na resposta imune reduzindo o número de células infectadas com o vírus.

Nos quadros de dengue, os sintomas gerais de febre e mal-estar relacionam-se à presença, em níveis elevados, de citocinas séricas, como TNF-α, IL-6, IFN-γ etc. As mialgias relacionam-se, em parte, à multiplicação viral no próprio tecido muscular, inclusive o tecido oculomotor é acometido, produzindo cefaleia retrorbitária. Outras apresentações clínicas graves, como a miocardite induzida pela dengue, estão mais provavelmente associadas à tempestade de citocinas induzidas pela infecção viral do que à infecção de cardiomiócitos propriamente ditos. As mesmas observações podem ser feitas sobre o acometimento de outros órgãos, como o envolvimento hepático na dengue.

FISIOPATOLOGIA DA DENGUE HEMORRÁGICA (DHF/DSS)

Apesar da nova classificação das formas clínicas da dengue, definida pela Organização Mundial da Saúde, que classifica a doença como dengue sem ou com sinais de alarme e dengue grave, sendo que nesta última classificação estão englobadas as várias apresentações clínicas resultantes do envolvimento dos vários órgãos acometidos pela dengue, além das manifestações hemorrágicas. A causa responsável pelo desenvolvimento das formas graves da doença tem sido alvo de diversos trabalhos nos últimos anos. A forma hemorrágica da doença, cuja definição pela Organização Mundial da Saúde inclui quadros com hemorragias de pequena monta, como nos casos mais leves da doença, é a forma da doença mais estudada por ser a mais frequente, ou pela dificuldade em se realizar o diagnóstico das outras formas clínicas da dengue. Desse modo, discutiremos aqui apenas os conceitos adquiridos no estudo da forma hemorrágica da dengue e na síndrome do choque da dengue (DHF/DSS).

A patogênese da DHF tem sido explicada por teorias centradas nos efeitos dos fatores virais e dos hospedeiros, a virulência da cepa viral e a imunopatogênese da doença.

As diferenças na virulência entre as cepas circulantes de dengue parecem apresentar importância no desenvolvimento da DHF/DSS, por causa das diferenças nas manifestações clínicas observadas em diferentes surtos da doença. Estudos em praticamente todos os países, onde a dengue é endêmica, demonstraram a associação de DHF/DSS e a dengue clássica, com diferentes genótipos de dengue. Estudos de epidemiologia molecular realizados com as cepas circulantes no Brasil mostram que os mesmos sorotipos e genótipos são capazes de produzir todas as formas da doença. Contudo, os mecanismos e as regiões do genoma desses vírus, responsáveis pela diferença na virulência, ainda não foram completamente determinados.

Estudos soroepidemiológicos sugerem que a DHF/DSS é mediada pelas respostas imunes dos pacientes. No Sudeste Asiático, onde os primeiros estudos sobre a fisiopatologia da DHF/DSS foram feitos, os casos de dengue hemorrágica podem ser observados em dois grupos de indivíduos: nos primeiros anos de idade, apresentando infecção secundária por dengue (mais de 90% dos casos); e em crianças menores de um ano de idade, com infecção primária, filhos de mães possuidoras de anticorpos para dengue. Assim, supõe-se que a presença de anticorpos contra um dos sorotipos virais tenha importante papel nesse quadro fisiopatológico, pois na vigência de uma infecção por sorotipo diferente, esses anticorpos, oriundos de uma infecção prévia, se ligariam ao vírus causador da infecção atual, mas não o neutralizaria, e na verdade, facilitaria a infecção, como será discutido adiante.

A sequência de infecções pelos vírus dengue foi claramente definida como importante fator de risco para DHF/DSS. Em epidemias de DHF/DSS, ocorridas no Sudeste Asiático e ilhas do Oceano Pacífico, observou-se que pacientes com DHF/DSS sofreram, com maior frequência, infecção inicial por dengue-1, 3 ou 4, seguida, após intervalo de 1 a 5 anos, de infecção por dengue-2. Em 1981, na epidemia de DHF/DSS ocorrida em Cuba, isolou-se de pacientes o vírus dengue-2, quatro anos após a ocorrência de uma epidemia "benigna" pelo tipo dengue-1. Na ocasião, determinou-se que o risco de DHF/DSS, em infecção secundária, seria de aproximadamente 100 vezes maior do que em uma primoinfecção. Contudo, a sequência de infecção pelo vírus dengue-1, seguida pela infecção pelo vírus dengue-2, não resultou em infecções graves como era esperado, e este achado foi atribuído ao genótipo América do vírus dengue-2.

Com relação ao mecanismo fisiopatológico envolvido na gênese da DHF/DSS deve-se ter em mente que as células mononucleares representam um papel central na fisiopatologia da DHF/DSS. Estudos sobre a resposta imune na infecção sequencial por diferentes sorotipos dos vírus dengue mostram que anticorpos preexistentes podem não neutralizar um segundo vírus infectante de sorotipo diferente e, em muitos casos, paradoxalmente, amplificam a infecção, facilitando a esse novo tipo infectante, a penetração em macrófagos, utilizando para isso os receptores de membrana Fcγ. Esse fenômeno seria explicado pela ligação dos anticorpos dirigidos contra o sorotipo responsável pela primeira infecção ao sorotipo infectante atual, porém sem a capacidade de neutralizá-lo. Esse vírus teria agora, a oportunidade de penetrar nas células por meio do seu receptor natural e pelos receptores Fcγ das imunoglobulinas (Figura 16.4.5). O estímulo causado pela liberação de IFNγ por células CD4+ ativadas agrava esse quadro, causando um aumento da expressão dos receptores Fcγ na membrana dos macrófagos e, assim, tornando-os mais permissíveis ao vírus. Acredita-se que indivíduos com DHF/DSS possuam populações de macrófagos maciçamente infectadas e produzam viremias elevadas. Uma presença aumentada de moléculas HLA classes I e II nos macrófagos estimulados pelo IFNγ também facilitaria o reconhecimento de maior número de epítopos virais pelos linfócitos CD4+ e CD8+, com consequente aumento na produção de citocinas e citólise por linfócitos T ativados, agravando o quadro clínico. Esse processo é sumarizado na Figura 16.4.6, onde são mostrados que anticorpos, linfócitos e o sistema do complemento atuam conjuntamente para causar o aumento da permeabilidade capilar.

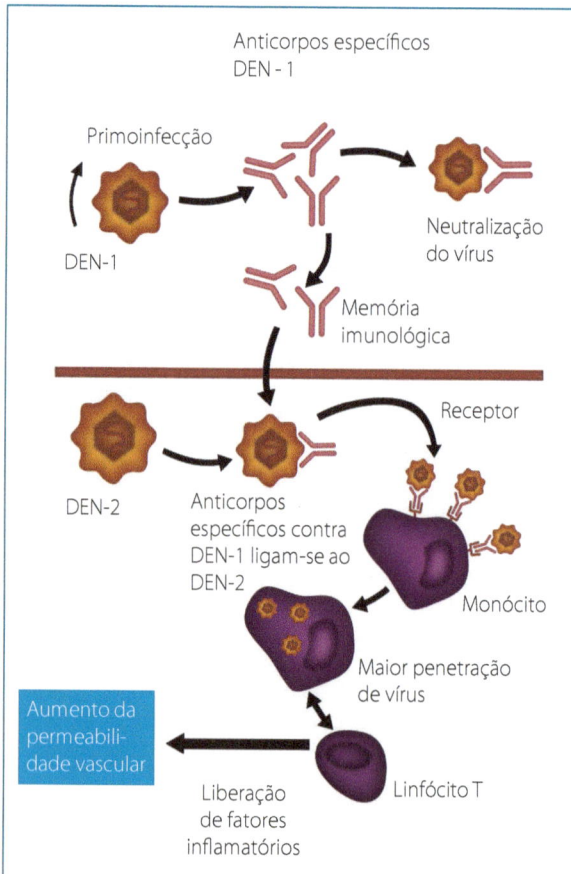

FIGURA 16.4.5 Esquema representativo da penetração do vírus dengue nas células.
Fonte: Elaborada pela autoria.

A presença de antígenos dos vírus dengue, expressos na membrana macrofágica, induz fenômenos de eliminação imune por linfócitos T CD4+ e CD8+ citotóxicos. Os macrófagos, ativados pelos linfócitos e agredidos ou lisados pelas células citotóxicas, liberam tromboplastina, que inicia os fenômenos da coagulação e, também, liberam proteases ativadoras do complemento, causadoras da lise celular e do choque. O fator de necrose tumoral α (TNF-α), de origem macrofágica e linfocitária, foi observado em níveis elevados, em casos graves de DHF/DSS. O TNF-α afeta células inflamatórias e endoteliais, podendo contribuir para a trombocitopenia e induz a IL-8, estimulando a liberação de histamina pelos basófilos e aumentando a permeabilidade vascular. A IL-6 foi observada em níveis elevados, em alguns casos graves de DHF/DSS, e foi relacionada com a hipertermia apresentada pelos pacientes. Anafilotoxinas como C3a e C5a, leucotrienos, histamina e o fator inibidor do ativador do plasminogênio (que impede a fibrinólise e leva à deposição de fibrina intravascular) encontram-se presentes por curto tempo na DHF/DSS.

Um segundo grupo de pacientes em risco para DHF/DSS são os lactentes que receberam, intraútero, anticorpos IgG maternos contra a dengue. Com o passar de meses, esses anticorpos, que apresentam decaimento paulatino, atingem níveis subneutralizantes. No caso de infecção desses lactentes por outro sorotipo de vírus dengue, diferente daquele que causou a infecção materna e na presença dos anticorpos subneutralizantes, ocorreria um desequilíbrio estequiométrico entre as concentrações de anticorpos neutralizantes e vírus, desencadeando o fenômeno de facilitação da entrada do vírus em macrófagos, desencadeando todos os eventos discutidos anteriormente, e assim, esses pacientes desenvolveriam DHF/DSS.

Portanto, a DHF/DSS tem como base fisiopatológica um aumento da carga viral resultante de uma cepa virulenta ou a facilitação da infecção mediada por anticorpos, ocasionando uma resposta imune exacerbada, envolvendo células do sistema imune, citocinas e imunocomplexos, causando aumento da permeabilidade capilar por má função vascular endotelial, sem destruição do endotélio, induzindo queda da pressão arterial e manifestações hemorrágicas, associadas a trombocitopenia. Observa-se na Figura 16.4.6 uma representação esquemática do fenômeno de imunofacilitação da infecção de vírus dengue em macrófagos e suas consequências.

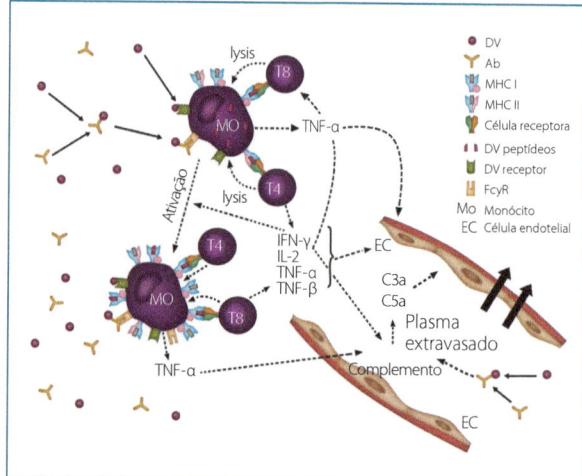

FIGURA 16.4.6 Representação esquemática do fenômeno de imunofacilitação e dos fatores amplificadores e efetores que determinam a DHF/DSS.
Fonte: Elaborada pela autoria.

Os níveis elevados de marcadores de ativação imune, incluindo receptores de TNF-α, de IL-2 e CD8+ solúvel, correlacionam-se com a gravidade da doença. Além disso, os macrófagos, ativados pelos linfócitos ou lisados pelas células citotóxicas, liberam tromboplastina, que inicia os fenômenos da coagulação e, também, liberam proteases ativadoras do complemento, causadoras de lise celular e choque. O TNF-α, de origem macrofágica e linfocitária, apresenta níveis elevados, em casos graves de DHF/DSS. O TNF-α afeta células inflamatórias e endoteliais, podendo contribuir para a plaquetopenia e indução da IL-8, estimulando liberação de histamina pelos basófilos, aumentando a permeabilidade vascular. A IL-6 foi observada em níveis elevados, em alguns casos graves de DHF/DSS, e foi relacionada com a hipertermia apresentada pelos pacientes. Anafilotoxinas como C3a e C5a, leucotrienos, histamina e o fator inibidor do ativador do plasminogênio (que impede a fibrinólise e leva à deposição de fibrina intravascular) encontram-se presentes por curto tempo no DHF/DSS.

Em resumo, especula-se que os mecanismos patogênicos da DHF/DSS englobem uma teoria conciliatória de múltipla causalidade, na qual se incluem os vários fatores de risco relacionados com a epidemiologia (dentre esses, imunidade de grupo, intervalo de tempo entre as infecções por diferentes sorotipos), ao indivíduo (idade, comorbidades, sexo, raça, mecanismos genéticos, presença de anticorpos resultantes de infecções prévias e intensidade da resposta) e, por fim, ao vírus (virulência, sorotipos e genótipos envolvidos em cada epidemia e mutações genômicas). Todos esses fatores contribuiriam, então, em maior ou menor grau, para o agravamento da doença. A base fisiopatológica da DHF/DSS seria, então, uma resposta imune anômala, causando aumento da permeabilidade por má função vascular endotelial, sem destruição do endotélio, causando queda da pressão arterial e manifestações hemorrágicas, associadas à trombocitopenia.

PATOLOGIA

As alterações patológicas observadas na dengue referem-se, principalmente, a casos de DHF/DSS. Em necropsias de pacientes falecidos com esta doença, observam-se hemorragias cutâneas, em trato gastrointestinal, no septo interventricular cardíaco, no pericárdio, em espaços subaracnóideos e superfícies viscerais. A hepatomegalia e derrames cavitários também são achados frequentes. Os derrames em cavidade abdominal e espaço pleural possuem alto teor proteico, com predomínio de albumina, contendo pouco material hemorrágico.

À microscopia observa-se edema perivascular com grande extravasamento de hemácias e infiltrado rico em monócitos e linfócitos. Entretanto, não parece haver dano de paredes vasculares. Em alguns pacientes adultos, com hemorragias, observam-se abundantes megacariócitos em capilares pulmonares, glomérulos renais, sinusoides hepáticos e esplênicos. São evidências de coagulação intravascular. Em linfonodos e baço há proliferação linfoplasmocitária, com grande atividade celular e necrose de centros germinativos. Reduz-se a polpa branca esplênica e ali se observa linfocitólise abundante, com fagocitose dessas células. Na medula óssea

ocorre bloqueio da maturação megacariocítica e de outras linhagens celulares. No fígado observam-se hiperplasia, necrose hialina de células de Kuppfer e a presença, em sinusoides, de células mononucleares, com citoplasma acidófilo e vacuolizado, semelhantes a corpúsculos de Councilman, lembrando o aspecto encontrado na febre amarela. Os hepatócitos apresentam graus variáveis de esteatose e necrose mediozonal. Os rins apresentam achados anatomopatológicos compatíveis com glomerulonefrite, relacionada, provavelmente, com a deposição de imunocomplexos em membrana basal glomerular. O acometimento cardíaco é caracterizado por intenso edema intersticial e um infiltrado inflamatório no miocárdio composto por células mononucleares. As fibras miocárdicas se apresentam edemaciadas, mas normalmente não mostram grande quantidade de vírus dengue em seu interior, já que eles encontram-se predominantemente nas células inflamatórias presentes no edema entre as fibras miocárdicas, ocasionando a conclusão cuja miocardite observada na dengue é predominantemente imunomediada.

Chama atenção o fato de que as lesões patológicas observadas, excetuando-se as relacionadas com as hemorragias profusas, não justificam a extrema gravidade e o óbito nesses casos de DHF/DSS.

QUADRO CLÍNICO

As manifestações clínicas observadas durante a infecção pelos vírus dengue ocorrem após um período de incubação de 2 a 8 dias e são muito variáveis, podendo ser didaticamente classificadas em quatro grupos: 1) as infecções assintomáticas; 2) a febre da dengue, subdividida em quadros de febre indiferenciada (síndrome viral) e as manifestações clássicas da dengue (dengue clássica); a febre hemorrágica da dengue e síndrome de choque da dengue (DHF/DSS); e aqueles quadros menos frequentes, e manifestações clínicas menos usuais, como a hepatite e acometimento cardíaco, e do sistema nervoso central. Em 2009, após um estudo multicêntrico em vários países do mundo, incluindo o Brasil, a Organização Mundial da Saúde recomendou que houvesse uma mudança na classificação das formas clínicas da dengue. Com essa nova classificação, a forma hemorrágica da dengue ainda mantém sua importância, mas outras manifestações clínicas não devem ser desprezadas, pois também estão associadas a considerável morbidade e mortalidade. Uma grande contribuição dessa nova classificação é o fato de que há a possibilidade de classificar o doente de acordo com a gravidade da doença, considerando-se a presença dos sinais de alarme ou não. De acordo com essa nova classificação, a dengue pode ser classificada em dengue sem ou com sinais de alarme e como dengue grave, onde estão classificadas as manifestações cardíacas, neurológicas e a DHF/DSS, entre outras.

DENGUE CLÁSSICA OU DENGUE SEM OU COM SINAIS DE ALARME

A doença causada pelos vírus dengue, na maioria dos casos, costuma ser benigna, manifestando-se de forma variável quanto ao tipo e à intensidade dos sintomas, segundo características do vírus e da população acometida. A dengue clássica apresenta-se com início abrupto e com temperaturas de 39 a 40 °C, acompanhada de cefaleia intensa, dor retro-ocular, mialgias, artralgias e manifestações gastrointestinais, como vômitos e anorexia. Um exantema pode surgir no 3º ou 4º dia de doença e é caracterizado por um exantema intenso em que se salientam pequenas áreas de pele sã, sendo que alguns autores o caracterizam por "ilhas brancas em um mar vermelho" (Figura 16.4.7). O prurido geralmente acompanha o aparecimento do exantema, sendo muitas vezes de difícil controle. Além disso, em alguns casos, fenômenos hemorrágicos discretos (epistaxe, petéquias, gengivorragias) podem ocorrer e não caracterizam um caso de dengue hemorrágica. A febre costuma ceder em até 6 dias, iniciando-se a convalescença, que pode durar semanas, com astenia e depressão (Tabela 16.4.1). Apesar desses sintomas aparecerem na maioria dos pacientes, eles podem variar de pessoa a pessoa. Rodrigues et al.(2002), ao investigarem um surto de dengue em uma unidade da FEBEM, em Ribeirão Preto, encontraram que as pessoas apresentando dor retro-orbital tinham um risco 17,5 maior de estarem com dengue do que aqueles que não apresentavam esse sintoma. Os achados de exame físico são pobres, exceto pelo exantema, quando presente, e pelas possíveis manifestações hemorrágicas de pequena monta. Com menor frequência encontra-se micropoliadenopatia e hepatomegalia. Quanto ao exame hematológico, observa-se leucopenia com linfocitopenia após o 2º dia de doença. O número de plaquetas encontra-se normal ou, em alguns casos mais graves, podendo estar bastante diminuído. Há uma elevação discreta nos teores séricos de aminotransferases, geralmente em torno de 2 a 5 vezes superior ao limite de normalidade e, na grande maioria dos casos, a aspartato aminotransferase (AST/TGO) em níveis mais elevados do que a alanina aminotransferase (ALT/TGP).

TABELA 16.4.1 Principais sinais e sintomas observados em 505 pacientes com dengue.	
Sinais e sintomas	Número (%)
Febre	501 (99,2)
Cefaleia	470 (93,1)
Artralgia	405 (80,2)
Mialgia	338 (66,9)
Anorexia	338 (66,9)
Astenia	323 (63,9)
Dor retro-ocular	282 (55,8)
Vômitos	185 (36,6)
Exantema	130 (25,7)
Prurido	104 (20,5)
Náuseas	65 (12,8)
Diarreia	46 (10,3)
Fotofobia	25 (49)
Tontura	14 (2,7)
Sangramento nasal	14 (2,7)
Gosto amargo na boca	10 (1,9)
Linfoadenomegalia	1 (0,2)
Parestesias em MMII	1 (0,2)
Tosse	1 (0,2)

Fonte: Ministério da Saúde – SUCAM, MS.

Nas crianças, a dengue pode ser assintomática ou manifestar-se como febre indiferenciada, comumente acompanhada de exantema maculopapular.

É importante na avaliação dos pacientes com dengue clássica, a procura pelos sinais de alarme, que apontam para um quadro mais grave e, portanto, pacientes apresentando esses sinais devem ser internados e avaliados frequentemente. Os sinais de alerta/alarme mais frequentemente observados na dengue são: dor abdominal, vômitos persistentes, evidência clínica de acúmulo de fluidos (p. ex., derrame pleural), letargia/irritabilidade, sangramento de mucosas, hepatomegalia maior do que 2 cm e aumento do hematócrito associado à trombocitopenia.

DENGUE HEMORRÁGICA (DHF/DSS)

É comum em países do Sudeste Asiático e Oceano Pacífico ocidental, onde a dengue ocorre endemicamente, com circulação simultânea de mais de um tipo viral. Nesses locais, a DHF/DSS é mais comumente observada em crianças. Em surtos de dengue hemorrágica ocorridos nas Américas e, em especial, no Brasil, os doentes eram, predominantemente, indivíduos adultos de ambos os sexos, apesar de que nos anos recentes a média de idade desses casos tem diminuído, muito provavelmente pela maior circulação do vírus no Brasil e pela possibilidade dessas crianças estarem apresentando infecções secundárias por diferentes sorotipos virais.

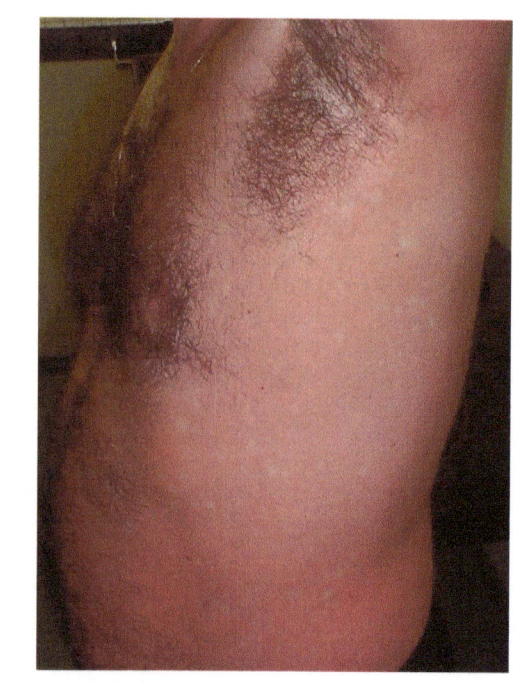

FIGURA 16.4.7 *Rash* de paciente com diagnóstico confirmado de dengue.
Fonte: Acervo da autoria.

O quadro costuma iniciar-se de forma abrupta, similar à forma clássica da dengue, com febre alta, náuseas e vômitos, mialgias e artralgias. Os fenômenos hemorrágicos surgem no 2º ou 3º dia de doença, com petéquias na face, véu palatino, axilas e extremidades. Pode-se realizar o teste do torniquete ou prova do laço, que consiste na insuflação de um esfigmomanômetro até a média aritmética entre as pressões arterial sistólica e diastólica, mantendo-se essa pressão por cinco minutos e buscando-se a presença de petéquias, sob o torniquete ou abaixo. O teste é considerado positivo quando se encontram 20 petéquias ou mais, em área de uma polegada quadrada, isto é, em um quadrado cujos lados tenham aproximadamente 2,5 cm. Quando positivo pode preceder o surgimento espontâneo das sufusões hemorrágicas, mas deve-se ter em mente que esse teste pode ser positivo em outras doenças, cursando fragilidade capilar ou trombocitopenia. Podem ocorrer púrpuras e grandes equimoses na pele, epistaxes, gengivorragias, metrorragias e hemorragias digestivas moderadas. Ao exame físico observa-se fígado palpável e doloroso, 2 a 4 cm abaixo do rebordo costal. Esplenomegalia é observada em alguns casos. A presença de hepatomegalia, hematêmese e dor abdominal indica mau prognóstico, com provável evolução para o choque.

A síndrome de choque da dengue costuma surgir entre o 3º e o 7º dias de doença, mantendo-se esse estado crítico por 12 a 24 horas. Os pacientes mostram-se agitados e em alguns casos referem dor abdominal. Posteriormente, tornam-se letárgicos, afebris e com sinais de insuficiência circulatória: pele fria e pegajosa, cianose perioral, pulso rápido e sudorese fria. A pressão arterial mostra-se convergente, baixa ou imensurável. Instala-se acidose metabólica e coagulação intravascular disseminada (CIVD). Com a ausência de tratamento, o óbito costuma ocorrer em 4 a 6 horas. Entretanto, após a recuperação, o doente geralmente não apresenta sequelas.

Portanto, o diagnóstico de DHF/DSS deve ser lembrado sempre que houver um paciente que apresentou um quadro clínico compatível com dengue clássica e que apresente, após 3 a 5 dias do início do quadro, prova do laço positiva, equimoses, petéquias ou púrpuras, sangramento de mucosas, hematêmese ou melena, plaquetopenia (plaquetas < 100.000/mm^3), alteração do hematócrito > 20% ou sinais de perda plasmática, tais como derrame pleural, ascite ou hipoproteinemia. Outro achado de importância na avaliação laboratorial desses pacientes é o edema da parede da vesícula biliar ao exame ultrassonográfico.

Para a confirmação de um quadro de DHF/DSS levam-se em consideração parâmetros clínicos e laboratoriais, sendo que todos devem estar presentes para que a DHF/DSS seja confirmada. Os parâmetros clínicos da DHF/DSS são uma doença febril com sintomas característicos da dengue e duração de aproximadamente uma semana, e a presença de manifestações hemorrágicas, sejam elas provocadas, como no caso da prova do laço, ou espontâneas como as petéquias, equimoses ou hemorragias de grande monta. Como critério laboratorial de DHF/DSS utilizam-se dois importantes parâmetros: o hematócrito deve estar elevado em 20% ou mais do nível habitual do paciente ou deve diminuir em 20% ou mais após a hidratação vigorosa, e a plaquetopenia deve estar em níveis abaixo de 100.000/mm^3 (a plaquetopenia é observada em 70 a 80% dos casos). A hemoconcentração presente nos casos de dengue hemorrágica está geralmente em níveis acima de 45%. Outras alterações laboratoriais incluem hipoproteinemia, elevação dos níveis séricos de transaminases e ureia, hiponatremia e redução da fração C_3 do complemento. Nos casos com CIVD, reduzem-se os fatores V, VII, IX e X; prolonga-se o tempo de protrombina, de tromboplastina parcial; e elevam-se os produtos de degradação da fibrina.

A Organização Mundial da Saúde (OMS) classifica a DHF/DSS em quatro graus de gravidade, localizando nos dois primeiros, as formas mais benignas, apenas com febre hemorrágica; e nos dois últimos os quadros graves, com falência circulatória, a síndrome do choque da dengue. É importante ressaltar que a hemoconcentração está presente em todos os níveis e que todos os sintomas presentes na doença menos grave estarão presentes nos quadros mais graves.

A classificação preconizada pela OMS é a seguinte:

- **Grau I:** febre e sintomas inespecíficos tendo como principais achados a plaquetopenia, manifestações hemorrágicas de pequena monta e a prova do laço positiva.

- **Grau II:** sintomas contidos no Grau I e presença de fenômenos hemorrágicos espontâneos.

- **Grau III:** características do Grau II associado à insuficiência circulatória caracterizada por pulso fraco e rápido, redução da pressão de pulso a 20 mmHg, hipotensão, pele pegajosa e fria, agitação.

- **Grau IV:** choque profundo caracterizado por ausência de pulso e pressão arterial após o aparecimento dos sintomas dos graus anteriores.

Os graus III e IV são classificados como síndrome do choque da dengue, ao passo que todos os quatro graus são classificados como febre hemorrágica da dengue.

FORMAS CLÍNICAS MENOS FREQUENTES

Incluem quadros que acometem o sistema nervoso, como encefalites e polineuropatias (p. ex., síndrome de Guillain-Barré). Esses quadros podem surgir no decorrer da doença ou na convalescença. Quadros de hepatite com icterícia e importante elevação de transaminases séricas têm sido descritos, inclusive com raros quadros de hepatite fulminante. Outro acometimento que cada vez mais tem sido descrito, é o acometimento miocárdico na dengue, podendo resultar em miocardite viral, pericardite e choque cardiogênico, provocando a óbito, se não houver pronta intervenção. Estudos com mães que tiveram dengue durante a gravidez e seus filhos não mostraram casos de infecção congênita, mas podem influenciar no desenvolvimento da criança, resultando em recém-nascidos de baixo peso e também pode desencadear partos prematuros.

DIAGNÓSTICO DIFERENCIAL

A dengue, nas suas formas indiferenciada e clássica, faz diagnóstico diferencial com doenças viróticas variadas, tais como a influenza, o sarampo, a rubéola e as hepatites. Dentre as arboviroses, é importante destacar a febre amarela, a zika e a Chikungunya. Para uma avaliação adequada dessas doenças, é importante considerar a epidemiologia do local onde estão ocorrendo a possível epidemia de dengue, pois como no caso da febre amarela, há concomitantemente aos casos humanos mortalidade excessiva de macacos bugios, considerados sentinelas para a circulação do vírus da febre amarela. A zika diferencia-se da dengue pelos sintomas mais brandos, o acometimento articular e conjuntival, além de um exantema maculopapular, pruriginoso e que aparece precocemente na doença. Outra característica importante que pode antecipar o reconhecimento da circulação do vírus zika em uma determinada região foi o que aconteceu no Brasil em 2015, quando se detectou o aumento do número de casos de microcefalia. A Chikungunya é uma doença que pode apresentar sintomas semelhantes à dengue, mas o acometimento articular é mais importante e debilitante, muitas vezes apresentando lesões bolhosas nas articulações, sendo o acometimento conjuntival bastante frequente. O exantema também é maculopapular e pruriginoso, aparecendo precocemente na doença. Outros patógenos que também entram no diagnóstico diferencial são as formas não ictéricas da leptospirose e a malária. Contudo, deve-se lembrar de que surtos de influenza são mais comuns no inverno, e nesses surtos predominam os sintomas respiratórios (tosse, coriza e obstrução nasal), o que não costuma ocorrer na dengue. No sarampo, ocorrem pródromos com sintomas respiratórios, coriza, tosse, conjuntivite, o exantema morbiliforme costuma ser mais intenso e apresenta, na mucosa oral, o sinal de Koplik. A rubéola ocorre principalmente em crianças e adolescentes e costuma cursar, mais comumente, com micropoliadenopatias, produzindo mialgias e cefaleia menos intensas que na dengue. As hepatites virais costumam cursar com icterícia e elevação importante nos teores de transaminases séricas, sendo a ALT/TGP predominantemente mais elevada do que a AST/TGO. Na leptospirose, importam para a diferenciação o antecedente epidemiológico de contato com águas suspeitas, a leucocitose com neutrofilia ao exame hematológico, o comprometimento renal e a evolução mais arrastada que na dengue. Em termos de distribuição sazonal, a leptospirose talvez seja o principal diagnóstico diferencial da dengue em nosso meio. Para o diagnóstico diferencial com a malária importam o antecedente epidemiológico de contato com zona malarígena, a anemia, a febre característica, a esplenomegalia e a presença do parasita no sangue. A DHF/DSS faz diagnóstico diferencial com infecções bacterianas graves, como septicemias por Gram-negativos e estafilococos, febre amarela e malária grave por *Plasmodium falciparum*. Pela sazonalidade e pela semelhança no modo de transmissão da doença, a febre maculosa brasileira deve entrar na discussão dos diagnósticos diferenciais, respeitando os critérios epidemiológicos e, particularmente, a área de distribuição. Assim como na dengue, os sintomas iniciais são, na sua maioria inespecíficos, tais como, febre elevada, mialgia, mal-estar generalizado e hemorragia conjuntival, sintomas esses muito semelhantes àqueles encontrados na dengue, exceto pelo fato de que o exantema tende a ser precoce na doença e quando tardio, tende a dificultar o diagnóstico e resultar em óbito. Na sua forma mais grave, assim como nas formas graves da dengue, ocorre também aumento da permeabilidade capilar, hemorragias com necrose tecidual, insuficiência pré-renal e acometimento do sistema nervoso central. Outra doença, cujas características laboratoriais cursam com hemoconcentração e plaquetopenia, é a hantavirose. Mas, devemos salientar que sazonalmente a hantavirose não ocorre na mesma época da dengue e as manifestações respiratórias da hantavirose não estão presentes na dengue.

DIAGNÓSTICO LABORATORIAL

Pode-se lançar mão de métodos virológicos e sorológicos. Desse modo, os laboratórios envolvidos no diagnóstico da dengue devem ser capazes de realizar atividades relacionadas com o diagnóstico de casos humanos e detecção viral em artrópodes-vetores. Devem, também, promover a identificação sorotípica dos vírus isolados e, recentemente, tem assumido importância a avaliação genotípica dos sorotipos.

DIAGNÓSTICO VIROLÓGICO

Os métodos virológicos compreendem o isolamento viral por inoculação em culturas celulares, em animais de laboratório (camundongos recém-nascidos) e mosquitos; a detecção de antígenos virais por testes imunoenzimáticos e imunocromatografia; a detecção do genoma viral por transcrição reversa do seu RNA em DNA complementar, seguida de amplificação em cadeia pela polimerase (RT-PCR); ou hibridização com sondas moleculares marcadas. O diagnóstico virológico da dengue deve ser realizado na fase aguda das infecções, enquanto ocorre a viremia, embora a RT-PCR possa ser usada até o início da fase de convalescência. Essa técnica tem sido o método diagnóstico de eleição quando se tem o objetivo da detecção viral, já que cada vez menos tem sido utilizada a inoculação em animais de laboratório. O período virêmico costuma durar até o 6º dia após o aparecimento dos sintomas. A partir desse período, os testes sorológicos devem ter preferência ante os virológicos, na rotina diagnóstica. O diagnóstico virológico pode ser efetuado a partir do sangue ou de outros fluidos orgânicos, fragmentos de órgãos e, também, macerados de mosquitos. As amostras de sangue devem ser colhidas em frasco estéril, sem anticoagulante, e mantidas a 4 °C por período de, no máximo, 24 horas, quando devem ser processadas ou armazenadas a temperaturas iguais ou inferiores a –70 °C. A técnica virológica mais comumente utilizada no Brasil é a tentativa de isolamento viral por inoculação em culturas celulares, particularmente a linhagem C6/36, oriunda do mosquito *Aedes albopictus*. Durante a observação das células infectadas, a alteração morfológica (efeito citopático) faz suspeitar da presença viral, contudo esse achado não é constante. Uma positividade de 5 a 40% pode ser conseguida nas tentativas de isolamento de vírus dengue em células de mosquito. A confirmação do isolamento viral na cultura celular é feita, comumente, de 6 a 10 dias após a inoculação, utilizando-se anticorpos monoclonais tipo-específicos, em um teste de imunofluorescência indireto. Essa metodologia fácil e rápida evita os laboriosos testes de neutralização, que eram utilizados previamente. Para se obter um diagnóstico mais rápido pode ser usada a RT-PCR em culturas de células inoculadas com material suspeito, como demonstrado por De Paula et al., em 2003.

A detecção por imuno-histoquímica de antígenos de vírus dengue tem sido efetuada em material de necropsia obtido de casos fatais de DHF/DSS, usando anticorpos monoclonais ou policlonais-específico para os vírus dengue.

Nos últimos anos, foram sequenciados os genomas dos vírus dengue, possibilitando a síntese de iniciadores (*primers*) específicos e permitindo o diagnóstico virológico, em algumas horas, por RT-PCR. Contudo, existem dificuldades técnicas e comerciais, e o método ainda não é viável para uso rotineiro. Como essa técnica depende muito da padronização, cada etapa dela deve ser padronizada em cada laboratório, após ter sido escolhido um dos muitos protocolos disponíveis para esse teste.

Recentemente, foi desenvolvida uma técnica de detecção da proteína NS1 dos vírus dengue por teste imunoenzimático e por imunocromatografia. Esses testes têm a vantagem de fazer o diagnóstico da dengue na fase aguda da doença já que detecta, na circulação, uma proteína estrutural desses vírus que somente está presente durante a replicação viral. O teste imunoenzimático tem sensibilidade e especificidade altas, comparáveis, e em alguns estudos melhores, àquelas observadas à RT-PCR. Ainda como vantagem, essa técnica é rápida e adequada ao uso em situações epidêmicas. O teste rápido de diagnóstico da dengue, com base em imunocromatografia, consiste de uma fita, em que deve ser colocado o soro do paciente e incubado à temperatura ambiente por apenas 15 minutos. A sensibilidade e especificidade são comparáveis as do teste NS1 Elisa. Deve ser salientado que esse teste apresenta sensibilidade diferenciada aos diversos sorotipos, tendo recentemente, apresentado uma sensibilidade diminuída à dengue-4.

DIAGNÓSTICO SOROLÓGICO

Os métodos sorológicos indiretos baseiam-se na pesquisa de anticorpos específicos contra o vírus dengue infectante. As técnicas de neutralização por redução de placas em culturas celulares, fixação do complemento e a inibição da hemaglutinação (HAI) são classicamente utilizadas. Contudo, apesar de adequadas em termos de sensibilidade (HAI) e de especificidade (neutralização), essas técnicas não permitem discriminar anticorpos IgG de IgM. Portanto, faz-se necessário ao diagnóstico à coleta de soros pareados, observando-se elevação maior do que quatro vezes nos títulos séricos da convalescença ou a soroconversão para a detecção de anticorpos específicos contra os vírus dengue. Além disso, a HAI tem importância no diagnóstico das infecções secundárias por dengue, quando os níveis séricos de anticorpos são muito elevados (> 2.560).

Métodos sorológicos modernos discriminam IgM, e facilitam o diagnóstico por basearem-se na presença dessa imunoglobulina em apenas uma amostra sérica. Os testes mais utilizados são os imunoenzimáticos, principalmente o de captura de IgM (MAC-Elisa). Deve-se considerar o fato de que com essa técnica, o diagnóstico da dengue será feito apenas na fase de convalescença, pois eles devem ser realizados após o 6º dia de doença, para que assegurem a certeza do resultado. Os Western-blots, utilizados em alguns trabalhos de pesquisa, permitem especificar antígenos virais contra os quais ocorre a resposta imune. O problema comum com os testes sorológicos (HAI, ensaios imunoenzimáticos etc.) são as reações cruzadas que ocorrem para os diferentes tipos de vírus dengue e, mesmo com outros flavivírus, dificultando o diagnóstico específico do vírus infectante.

TRATAMENTO

Não existe, até o momento, droga antiviral em uso clínico que tenha ação efetiva contra os vírus dengue. Nos casos benignos de febre indiferenciada e da dengue clássica faz-se apenas o tratamento sintomático da febre, cefaleia, mialgias e artralgias; contudo, evita-se o uso de salicilatos, que podem ser causa de hemorragias digestivas altas e acidose. Prefere-se utilizar o paracetamol ou a dipirona. Deve-se ter cuidado com doses elevadas de paracetamol já que eles são hepatotóxicos e, em razão da dor apresentada pelos pacientes com dengue, podem alcançar níveis tóxicos. A abordagem terapêutica da dengue tem como base a hidratação do paciente com dengue, podendo seguir os critérios definidos pelo Ministério da Saúde, que classifica os casos de dengue em grupos A, B, C e D, de acordo com a gravidade dos casos.

TRATAMENTO DA DENGUE HEMORRÁGICA (DHF/DSS)

Nos casos de DHF/DSS, muitas vezes, faz-se necessário tomar medidas terapêuticas, das quais dependerá a vida do paciente. O período crítico para o aparecimento da febre hemorrágica e da síndrome do choque ocorre após o 3º dia de doença. Os casos propensos a desenvolver DHF/DSS são aqueles que apresentam sinais de alerta, como dor abdominal, vômitos incoercíveis, irritabilidade, entre outros sintomas. Devem ser levadas em consideração as comorbidades, especialmente a hepatopatia e doença pulmonar crônica. Pacientes apresentando esses quadros devem ser mantidos em íntima observação buscando-se detectar distúrbios da coagulação e um aumento agudo da permeabilidade vascular com extravasamento de líquidos para o interstício. Busca-se pelo exame clínico a ocorrência de hemorragias, desidratação e derrames intracavitários. Deve-se realizar diariamente o hematócrito e a contagem de plaquetas no sangue visando à detecção de alterações que precedem o quadro e apontam para o aumento da permeabilidade vascular.

Nos casos de dengue hemorrágica sem choque, mas com desidratação e hemoconcentração, recomenda-se, quando possível (na ausência de vômitos frequentes), a reposição hídrica e de eletrólitos por via oral, utilizando-se, idealmente, solução contendo, em um litro de água, 3,5 g de cloreto de sódio, 2,9 g de citrato de sódio, 1,5 g de cloreto de potássio e 20 g de glicose. Nos pacientes com vômitos e acidose, deve-se promover a reidratação intravenosa por período de 24 a 72 horas, utilizando-se líquidos em volume e composição similares aos usados no tratamento de diarreia com desidratação moderada. Recomenda-se 1/2 a 1/3 dos líquidos totais como soro fisiológico, e o restante, como solução de glicose a 5%. Em casos de acidose metabólica, 1/4 dos líquidos totais deverá consistir em solução de bicarbonato de sódio 0,167 mol/L. Os volumes utilizados variam de 88 mL/kg em adultos a 220 mL/kg em lactentes (prescreve-se 1/3 do volume nas primeiras 8 horas). Essas recomendações foram delineadas pela Organização Mundial da Saúde, baseando-se na experiência obtida no Sudeste Asiático. Mas, como cada paciente poderá comportar-se de maneira diferente, a administração de fluidos deverá ser avaliada individualmente.

Nos pacientes com choque (DSS), observa-se agitação ou letargia, extremidades frias, cianose perioral, pulso rápido e fraco, hipotensão, aumento do hematócrito, que surge subitamente ou de forma continuada, apesar da reidratação. Trata-se de uma emergência médica. Devem-se manter os pacientes sob contínua observação e promover imediatamente a expansão plasmática. Utiliza-se 20 mL/kg de solução fisiológica ou Ringer lactato em fluxo rápido, controlado pela medida da pressão venosa central. Nos casos de choque persistente pode-se utilizar plasma (20 a 30 mL/kg) ou dextran 40 (10 a 15 mL/kg). A reposição hídrica deve continuar por 24 a 72 horas e, após melhora dos sinais vitais e queda do hematócrito, reduz-se a infusão para 10 mL/kg/h. O tratamento deverá ser suspenso quando iniciar-se a reabsorção do plasma extravasado e, nesse momento, deve-se ter cuidado com o possível estado hipervolêmico do paciente. A partir de então as condições hemodinâmicas se normalizam, retorna o apetite do paciente e o hematócrito cai a níveis próximo de 40%.

A reposição de sangue e concentrado de plaquetas não é preconizada, mas pode ser utilizada em casos de hemorragia profusa. Essas situações são, muitas vezes, de difícil diagnóstico, e é preciso saber diferenciar a queda do hematócrito gradual e consequente ao tratamento de expansão plasmática, de uma queda de 20% ou mais do hematócrito, que ocorre sem melhora das condições hemodinâmicas, sugerindo hemorragia. Em resumo, a evolução para a cura, dos pacientes com DHF/DSS, dependem basicamente dos cuidados de terapia intensiva disponíveis para o tratamento e do tratamento precoce das alterações hemodinâmicas apresentadas por esses pacientes.

PROFILAXIA

Apesar do relativo sucesso observado com vacinas monovalentes utilizando vírus dengue atenuados dos sorotipos 1, 2, 3 e 4, inexiste, até o momento, uma vacina que, com a mesma eficácia, imunize, simultaneamente, contra os quatro sorotipos, o que é necessário para evitar infecções sequenciais e consequentemente casos de dengue hemorrágica. Portanto, limita-se o controle das epidemias dessa virose às medidas de combate ao vetor.

Atualmente, no Brasil, o programa de controle do dengue vem sendo descentralizado, transferindo responsabilidades aos estados e municípios. A detecção e a avaliação quantitativa de vetores são fundamentais para o estabelecimento e a análise das medidas de combate. Metodologia comumente utilizada neste tipo de avaliação é o cálculo do índice de Breteau, considerado o mais adequado avaliador dos níveis de infestação domiciliar por *Aedes aegypti* e *Aedes albopictus*. Essa técnica envolve o dimensionamento dos criadouros existentes, pela contagem dos recipientes com larvas, dando indicação da intensidade de infestação no local e, também, uma noção de sua extensão, associando os recipientes às casas. Dados obtidos durante epidemias de febre amarela urbana indicam que um limiar de infestação vetorial domiciliar de até 5%, em comunidade urbana, limitaria o ciclo de transmissão, impedindo o aparecimento de epidemias daquela vi-

rose e também, provavelmente, da dengue, embora se acredite que, para a dengue, esse índice deva permanecer em níveis abaixo de 1%, bem menores do que aquele preconizado para a febre amarela.

Para o controle vetorial, recomenda-se um sistema ativo de vigilância epidemiológica, que permita detecção precoce da presença viral e uma resposta imediata com controle vetorial. Esse sistema integrado deve fazer vigilância virológica, epidemiológica, clínica, sorológica e entomológica. Recomenda-se, também, como extremamente importante, a instrução e a participação ativa da população no controle vetorial. Ela atuaria na erradicação dos criadouros do mosquito em coleções de água domiciliares e peridomiciliares, fazendo a remoção de recipientes que podem acumular água limpa, incluindo a colocação de tampas em reservatórios. Recipientes que não podem ser tapados devem ter a água substituída semanalmente. Além disso, larvicidas, como o abate, podem ser colocados em reservatórios de água, com ação por até um ano. As medidas de controle das formas aladas são feitas por meio da borrifação de inseticidas, como o malathion ou fenitrothion em aerossóis de ultrabaixo volume. Essas medidas, por causa do custo e de outros inconvenientes, ficariam restritas às situações em que os índices vetoriais superam o limiar de 5%. Outro problema dessa estratégia é a resistência aos inseticidas desenvolvidas pelos vetores da dengue.

As repetidas epidemias de dengue ocorridas no Brasil nas últimas duas décadas, afetando todas as regiões do país, com a circulação de todos os sorotipos de vírus dengue, culminando com casos de DHF/DSS notificados em praticamente todos os estados, são evidências de que existem condições adequadas no Brasil para a manutenção dessas arboviroses, em padrão endêmico, similar ao do Sudeste Asiático. A presença do *Aedes aegypti*, responsabilizado pelas epidemias brasileiras, em praticamente todo o país e do mosquito *Aedes albopictus*, potencial vetor, presente em vários estados, garantiriam essa situação.

VACINAS CONTRA A DENGUE

A vacinação contra a dengue é, sem sombra de dúvida, a forma ideal para se controlar essa doença. Entretanto, o desenvolvimento de vacinas para a dengue tem frustrado a comunidade científica mundial, pois tem sido retardado, em razão das próprias características dos vírus. Um dos problemas é que, por causa da hipótese do "aumento da infecção mediado pelo sistema imune", a vacina para a dengue necessita ser uma vacina tetravalente. Entretanto, os vírus dengue não atingem altos títulos, quando inoculados em camundongos e em cultura de células aceitas para a produção de vacinas, eliminando assim a possibilidade de produção em massa de vacinas inativadas. Portanto, grande parte desse trabalho tem se concentrado na produção de vacinas de vírus atenuados para os quatro tipos de dengue e apesar de existirem vacinas monovalentes com níveis adequados de imunogenicidade e reatogenicidade, elas não conseguem induzir imunidade adequada, quando combinadas na forma tetravalente, resultando em atenuação e/ou imunogenicidade subótimas.

Recentemente, métodos de biologia molecular têm sido empregados na busca de novas estratégias para o desenvolvimento de vacinas. Vacinas produzidas por engenharia genética são potencialmente mais seguras e mais facilmente administráveis. Além disso, a produção em massa dessas vacinas resultará em um menor custo por vacina, tratando-se de uma grande vantagem econômica, considerando que grande proporção da população afetada pela dengue e que se beneficiaria com o uso destas vacinas reside em países em desenvolvimento. No Brasil, as vantagens seriam muitas, pois, todos os anos, o país é tomado por epidemias de dengue e, pela atual endemicidade da dengue no Brasil, a probabilidade de ocorrer DHF/DSS e outras formas graves da doença é muito grande. Além disso, temos que lidar com o crescimento da distribuição da população do vetor *Aedes aegypti* no país e a crescente resistência aos inseticidas.

Uma estratégia diferente, com base em genética reversa, foi adotada pelo National Institute of Allergy and Infectious Diseases (Bethesda, Estados Unidos). A atenuação foi alcançada pela deleção de 30 bases nitrogenadas da região 3' não codificadora do genoma dos 4 sorotipos dos vírus dengue. Essa estratégia funcionou bem para os sorotipos 1 e 4, mas não gerou candidatos vacinais adequados para os sorotipos 2 e 3. Então, o candidato vacinal para o sorotipo 2 foi construído como quimera, isto é, usando a estrutura do genoma do vírus vacinal para o vírus dengue-4 como espinha dorsal" (*backbone*), foram deletados os genes que codificam as proteínas prM e E do vírus dengue-4 e substituídos pelos mesmos genes do sorotipo 2, criando assim uma vacina quimérica, em que a porção do genoma que codifica para os genes não estruturais pertence ao vírus dengue-4 e a porção estrutural pertence ao vírus dengue-2. O vírus vacinal contra o vírus dengue-3 foi construído pela adição de mais uma deleção de 31 nucleotídeos na porção 3' não codificadora do vírus dengue-3, resultando em um vírus atenuado. Esses vírus vacinais, na sua composição tetravalente, estão sendo testados em humanos, em ensaios clínicos de fase II/III.

Uma formulação tetravalente de vacinas quiméricas contra a dengue, usando como suporte (*backbone*) para a inserção dos genes dos vírus dengue, o genoma do vírus vacinal da febre amarela, foi produzida pela Sanofi-Pasteur. Nessa estratégia, os genes que codificam para as proteínas estruturais prM e E do vírus da febre amarela foram substituídos pelos mesmos genes dos vírus dengue tipos 1, 2, 3 e 4, resultando em quatro candidatos vacinais que, individualmente são bastante imunogênicos. O objetivo das vacinas quiméricas é reter a atenuação do vírus servindo como *backbone* e aperfeiçoar a imunogenicidade dos candidatos vacinais para a dengue, sem aumentar a reatogenicidade. Essa é a primeira vacina tetravalente licenciada contra a dengue (CYD-TDV), atua como uma vacina de vírus atenuado, sendo constituída por um vírus recombinante, em que a indução de anticorpos neutralizantes é dirigida a cada um dos vírus dengue, e é feita pela produção das proteínas estruturais dos vírus dengue-1, 2, 3 e 4 após a inoculação de um vírus cujo arcabouço pertence ao vírus vacinal da febre amarela. O esquema vacinal consiste em três injeções, administradas por via subcutânea, em intervalos de seis meses, para evitar o bloqueio dos vírus vacinais pelos anticorpos neutralizantes produzidos pela vacinação anterior. Essa vacina foi inicialmente liberada para o uso em populações com idades entre 9 e 45 anos, pois a vacina apresentou resultados não adequados em crianças menores de nove anos, e não foi adequadamente

testada em populações de pessoas acima de 45 anos. Estudos mais recentes mostram que essa vacina confere proteção em longo prazo em indivíduos previamente soropositivos contra a dengue, mas também revelou aumento no risco de dengue grave em indivíduos soronegativos para a dengue e que receberam a vacina CYD-TDV quando comparados com indivíduos soronegativos para a dengue e que não receberam a vacina. Com base no fato de que o risco de dengue grave aumenta naqueles indivíduos que experimentam uma primeira infecção por qualquer um dos sorotipos dos vírus dengue após a vacinação, a Organização Mundial da Saúde recomenda aos países que essa vacina pode ser liberada desde que seja evitada a vacinação dos indivíduos que nunca tiveram dengue na vida. Desse modo, esquecendo as características populacionais necessárias para liberação dessa vacina em grande escala, do ponto de vista do indivíduo, ela deve ser indicada somente àqueles indivíduos que sabidamente tiveram dengue e, se possível, através de comprovação laboratorial.

BIBLIOGRAFIA SUGERIDA

Abrão EP, Espósito DLA, Lauretti F, Fonseca BAL. Dengues vaccines: what we know, what has been done, but the future hold? Revista de Saúde Pública. 2015;49. Epub September 18, 2015. Disponível em: http://dx.doi.org/10.1590/S0034-8910.2015049006146.

Adikari TN, Gomes L, Wickramasinghe N, Salimi M, Wijesiriwardana N et al. Dengue NS1 antigen contributes to disease severity by inducing interleukin (IL)10 by monocytes. Dengue NS1 antigen contributes to disease severity by inducing interleukin (IL)-10 by monocytes. Clin Exp Immunol. 2016 Apr; 184(1):90-100.

Bastos MS, Figueiredo RM, Ramasawmy R et al. Simultaneous circulation of all four dengue serotypes in Manaus, State of Amazonas, Brazil in 2011. Rev Soc Bras Med Trop. 2012 Jun;45(3):393-94.

Bhatt S, Gething PW, Brady OJ et al. The global distribution and burden of dengue. Nature. 2013;496(7446):504-07.

Brasil. Ministério da Saúde. Dengue: diagnóstico e manejo clínico: adulto e criança [recurso eletrônico]. Secretaria de Vigilância em Saúde, Departamento de Vigilância das Doenças Transmissíveis. 5. ed. Brasília: Ministério da Saúde; 2016. 58 p. ISBN 978-85-334-2344-2.

Dissanayake HA, Seneviratne SL. Liver involvement in dengue viral infections. Rev Med Virol. 2018;28:e1971.

Guzman MG, Kouri G. Dengue: an update. Lancet Infect Dis. 2002 Jan;2(1):33-42.

Halstead SB. Dengue. Lancet. 2007 Nov 10;370(9599):1644-52.

Lopes da Fonseca BA, Fonseca SNS. Dengue virus infections. Curr Opin Pediatr. 2002 Feb;14(1):67-71.

Macedo GA, Gonin ML, Pone SM et al. Sensitivity and specificity of the World Health Organization dengue classification schemes for severe dengue assessment in children in Rio de Janeiro. PLoS One. 2014; 9(4):e96314.

Marques-Toledo CA, Bendati MM, Codeço CT, Teixeira MM. Probability of dengue transmission and propagation in a non-endemic temperate area: conceptual model and decision risk levels for early alert, prevention and control. Parasit Vectors. 2019;12:38.

Mathew A, Rotman AL. Understanding the contribution of cellular immunity to dengue disease pathogenesis. Immunol Rev. 2008 Oct;225:300-13.

McBride WJ. Evaluation of dengue NS1 test kits for the diagnosis of dengue fever. Diagn Microbiol Infect Dis. 2009 May;64(1):31-6.

Miranda CH, Borges Mde C, Matsuno AK, Vilar FC, Gali LG, Volpe GJ, Schmidt A, Pazin-Filho A, Silva FM, Castro-Jorge LA, Oliveira MF, Saggioro F, Martines RB, Fonseca BA. Evaluation of cardiac involvement during dengue viral infection. Clin Infect Dis. 2013 Sep;57(6):812-9. doi:10.1093/cid/cit403.

Nunes PCG, Daumas RP, Sánchez-Arcila JC, Nogueira RMR et al. 30 years of fatal dengue cases in Brazil: a review. BMC Public Health. 2019;19:329.

Oliveira De Paula S, Lopes da Fonseca BA. Dengue: A review of the laboratory tests a clinician must know to achieve a correct diagnosis. The Brazilian Journal of Infectious Diseases. 2004;8(6):394-402.

Potts JA, Rothman AL. Clinical and laboratory features that distinguish dengue from other febrile illnesses in endemic populations. Trop Med Int Health. 2008 Nov;13(11):1328-40.

Puccioni-Sohler M, Rosadas C, Cabral-Castro MJ. Neurological complications in dengue infection: a review for clinical practice. Arq Neuropsiquiatr. 2013 Sep;71(9B):667-71.

Rodrigues EM, Dal-Fabbro AL, Salomão R et al. Epidemiology of dengue infection in Ribeirão Preto, SP, Brazil. Rev Saúde Pública. 2002;36(2):160-5.

Rodriguez-Roche R, Gould EA. Understanding the Dengue Viruses and Progress towards Their Control. Biomed Res Int; 2013.

Rothman AL, Ennis FA. Immunopathogenesis of dengue hemorrhagic fever. Virology. 1999 Apr 25;257(1):1-6.

Santos CL, Sallum MA, Foster PG, Rocco IM. Molecular analysis of the dengue virus type 1 and 2 in Brazil based on sequences of the genomic envelope-nonstructural protein 1 junction region. Rev Inst Med Trop. São Paulo. 2004 May-Jun;46(3):145-52.

Slifka MK. Vaccine-mediated immunity against dengue and the potential for long-term protection against disease. Front Immunol. 2014 May 6;5:195.

Thisyakorn U, Thisyakorn C. Latest developments and future directions in dengue vaccines. Ther Adv Vaccines. 2014;2(1):3-9.

Watts DM, Porter KR, Putvatana P, Vasquez B, Calampa C, Hayes CG, Halstead SB. Failure of secondary infection with American genotype dengue 2 to cause dengue haemorrhagic fever. Lancet. 1999 Oct 23;354(9188):1431-4.

16.5 Etioepidemiologia e histórico da síndrome congênita causada pelo vírus Zika

Celina Maria Turchi Martelli
Maria de Fátima Pessoa Militão de Albuquerque
Wayner Vieira de Souza
Carlos Alexandre Antunes de Brito
Thália Velho Barreto de Araújo
Ricardo Arraes de Alencar Ximenes
Demócrito de Barros Miranda Filho

CONTEXTO DA VIGILÂNCIA EPIDEMIOLÓGICA E INTRODUÇÃO DO VÍRUS ZIKA NO BRASIL

No período da introdução do zika vírus (ZIKV) (2015), o Ministério da Saúde do Brasil (MS), no contexto da vigilância epidemiológica das arboviroses, fez o alerta para o aumento da incidência e óbitos por dengue. Iniciou-se também a preparação estratégica para a possível introdução e dispersão do chikungunya vírus (CHICKV) no território nacional. Chikungunya, classificada entre as doenças exantemáticas agudas, é considerada uma ameaça porque apresenta clinicamente a possibilidade de evoluir com artralgias duradouras e síndromes neurológicas. Do ponto de vista de saúde pública, dengue e chikungunya representavam prioridades pelo seu reconhecido potencial epidêmico, pela abundante presença do vetor *Aedes aegypti* em áreas urbanas e carga de doença na população.

No período de 2014 a 2015, os serviços de vigilância epidemiológica de estados do Nordeste relataram um surto de doença exantemática afebril ou com febre baixa, acompanhada artralgia, edema articular e conjuntivite não purulenta. O surto dessa doença exantemática foi inicialmente notificado como doença similar à dengue. No entanto, o Zika vírus (ZIKV) foi isolado em laboratório de pesquisa na Bahia conforme descrito por Zanluca et al. (2015), constituindo-se a primeira evidência científica de introdução do ZIKV no continente americano.

A linha do tempo da infecção pelo ZIKV no mundo foi descrita por Baud et al. (Figura 16.5.1). O conhecimento acumulado sobre o ZIKV entre o ano de 1947 e o de 2007, desde a sua identificação em macacos Rhesus na Floresta Zika em Uganda (África), não apontava para desfechos graves para a saúde humana. O vírus zika era descrito em compêndios de virologia, no capítulo dos Flavivirus, como zoonose envolvendo primatas não humanos, descoberto no continente Africano. O hospedeiro humano era considerado hospedeiro acidental e fim de linha (reservatório dead-end), sendo a transmissão vetorial entre humanos considerada improvável. Casos humanos eram considerados benignos e não havia relatos de associação da infecção com manifestações neurológicas na população adulta ou de efeitos adversos por transmissão vertical em fetos e neonatos. Havia relatos de casos esporádicos de transmissão sexual na literatura científica, e estudos em animais de laboratório apontavam para tropismo viral para sistema nervoso central (SNC). No período 1947 a 2007, a infecção pelo ZIKV era considerada uma "curiosidade médica", com 14 casos humanos notificados. Em resumo, nesse período de quase 70 anos, o ZIKV não estava no radar da saúde pública e estava excluído dos livros de infectologia.

Um segundo marco epidemiológico foi o registro da epidemia pelo ZIKV na isolada ilha de Yap, Estado Federado da Micronésia no Pacífico em 2007. A introdução dessa arbovirose em população susceptível, a existência de vetores competentes em extensas e populosas áreas geográfica apontaram para o potencial epidêmico do ZIKV. A próxima surpresa veio com a epidemia de ZIKV ocorrida nas ilhas da Polinésia Francesa, no Pacífico Sul (2014), temporalmente relacionada com aglomerado de casos de síndrome de Guillain-Barré (SGB) distúrbio neurológico em adultos, com paralisia ascendente e outras manifestações neurológicas. Portanto, acrescenta-se ao conhecimento da infecção pelo ZIKV, considerada doença benigna com alto percentual de casos assintomáticos, a possibilidade de comprometimento neurológico, como fenômeno pós-infecção. Do ponto de vista de vigilância epidemiológica global surge a pergunta se a dispersão do ZIKV seguiria a mesma trajetória geográfica dos vírus dengue e CHICKV, do continente asiático ao americano e quais seriam as consequências da sua introdução em áreas com alta densidade populacional nas Américas.

EMERGÊNCIA EM SAÚDE PÚBLICA NACIONAL E INTERNACIONAL

Um aglomerado de casos graves de microcefalia ao nascimento em curto espaço de tempo, que não se enquadrava nas síndromes congênitas infecciosas conhecidas, foi identificado e notificado por duas neuropediatras à vigilância epidemiológica da Secretaria de Saúde do Estado de Pernambuco (SES-PE), em agosto de 2015. Novos casos de recém-nascidos com malformações em outras maternidades foram também registrados no mesmo período. De acordo com o Sistema de Informações sobre Nascidos Vivos (SINASC-PE), houve aumento do número de microcefalia de aproximadamente cinco vezes entre agosto e outubro de 2015. Esse aumento da prevalência de microcefalia não estava restrito ao Estado de Pernambuco, mas também foi observado em outros estados do Nordeste.

Em editorial, Brito (2015) levantou a hipótese de infecção congênita pelo vírus zika, apontando a temporalidade entre o aparecimento de casos agudos de zika no início de 2015, seguido por casos de SGB e, após aproximadamente 6 meses, o aparecimento de casos de microcefalia. Essa hipótese precisava ser comprovada por estudos epidemiológicos. Assim estudos caso-controle, coorte e ecológicos foram delineados para testar a associação entre microcefalia e infecção pelo ZIKV como exposição principal e/ou ainda excluir outros potenciais agentes etiológicos tais como o uso de larvicidas (piriproxifeno), uso de vacinas em gestantes, síndromes genéticas ou doenças infecciosas congênitas conhecidas. Vale lembrar que o uso do larvicida piriproxifeno adicionado em reservatórios de água de consumo humano, para o controle do Aedes aegypti, havia sido introduzido pelo Ministério da Saúde do Brasil em 2014. No mesmo ano, foi incorporada ao Calendário Nacional de Vacinação a dTpa (vacina acelular, contra difteria, tétano e coqueluche) na gravidez, visando reduzir a mortalidade infantil por coqueluche.

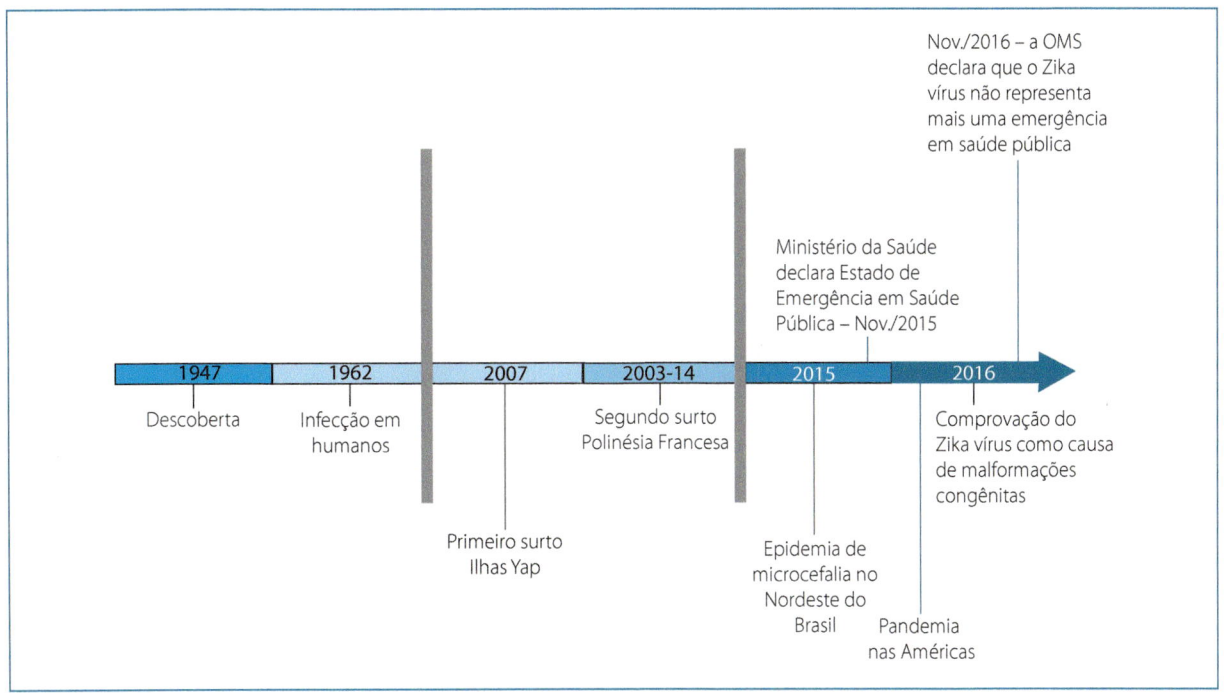

FIGURA 16.5.1 Linha do Tempo – Zika vírus: da zoonose à infecção humana.

No final de 2015, esse aglomerado de casos de microcefalia ganhou atenção dos gestores de saúde, da sociedade e dos meios de comunicação nacional e internacional. Foi considerada a primeira epidemia de causa desconhecida com informações circulando em tempo real. Iniciou-se uma intensa articulação entre o Ministério da Saúde e a Organização Pan-Americana de Saúde com as instituições de pesquisa, ainda em vigência desse surto, para mensurar o excesso de casos de microcefalia e qual(is) era(m) o(s) determinante(s) etiológico(s) dessa ocorrência excepcional de microcefalia de grande repercussão social, conforme descrito por Albuquerque et al. (2018).

Em 11 de novembro de 2015, o Ministério da Saúde do Brasil declarou Estado de Emergência de Importância Nacional (ESPIN), com duração de aproximadamente 18 meses. Reconhece-se a ameaça potencial de uma nova infecção congênita, transmitida vetorialmente, com potencial de transmissão vertical, sexual e sanguínea. Portanto, reconhece-se que a introdução de novo agente viral em uma população susceptível, com múltiplas formas de transmissão e com potencial dispersão territorial é uma prioridade em saúde pública. Em fevereiro de 2016, a Organização Mundial de Saúde (OMS) declarou ESPIN, reconhecendo também que o aumento de prevalência de microcefalia constituía um evento extraordinário, com risco de expansão para outras regiões ou países. Essa declaração pressupõe uma situação de saúde pública grave, não usual ou inesperada com implicações além das fronteiras da região afetada e que requer imediata coordenação internacional. Esse posicionamento oficial da OMS significa priorizar as ações de saúde pública para o conhecimento e controle dos eventos, incluindo o apoio de recursos humanos e financeiros às pesquisas a serem conduzidas durante ou após o surto para controlar e reduzir o seu potencial de dispersão além das fronteiras da epidemia.

EPIDEMIA DE MICROCEFALIA CONGÊNITA

O ineditismo de uma epidemia de microcefalia congênita, descrita inicialmente em Pernambuco em 2015, mobilizou a comunidade científica. A microcefalia é um achado clínico raro, associado em sua maioria, ao comprometimento do SNC e alterações cognitivas, o que torna a mensuração do perímetro cefálico PC uma ferramenta de triagem importante ao nascimento e durante a trajetória de crescimento, independentemente de sua etiologia. Define-se como microcefalia uma circunferência occiptofrontal, abaixo da média para o sexo e para a idade gestacional. Um PC abaixo do padrão das curvas de crescimento sugere redução do cérebro, e exames de neuroimagens e testes laboratoriais auxiliam na investigação de anomalias congênitas e recomenda-se o uso dos parâmetros de curvas InterGrowth para definição de microcefalia. A microcefalia congênita resulta de um crescimento anormal do cérebro durante a vida intrauterina, associado às síndromes genéticas ou hipóxia, distúrbios metabólicos, infecções congênitas tais como toxoplasmose, rubéola, citomegalovírus, herpes *simplex* entre outras causas.

Os marcos do conhecimento epidemiológico da síndrome da zika congênita (SZC) foram descritos por Albuquerque et al. (2018). Seguindo o roteiro da construção do conhecimento em epidemiologia, as primeiras séries de casos publicadas descreveram suas características. As publicações iniciais descreviam neonatos com um fenótipo raro que envolvia microcefalia e anomalias cerebrais, chamando atenção a desproporção craniofacial e a presença de cutis gyrata, isto é, dobras por excesso do couro cabeludo. Ao nascimento, os reflexos arcaicos de deglutição estavam presentes, mas alguns neonatos evoluíram com disfagia. Ao exame neurológico, os recém-nascidos apresentavam hipertonia ou espasticidade, hiper-reflexia, irritabilidade, tremores e convulsões. Casos de microcefalia podiam apresentar atrofia macular pelos exames oftalmológico e/ou distúrbios auditivos em menor frequência. Os exames de imagem mostravam anormalidades do SNC e presença de calcificações intracranianas sugestivas de infecção intrauterina. Outras alterações foram sendo descritas como integrantes da síndrome que apresentava características de infecção congênita, tais como pés tortos (talipes equinovarus) e artrogripose, esta última definida como contraturas congênitas articulares em consequência de anormalidades neurológicas. Evidenciou-se posteriormente que a microcefalia representava apenas a ponta do iceberg e que várias outras manifestações poderiam estar presentes mesmo na ausência de microcefalia. Atualmente, o desfecho adverso da infecção congênita pelo ZIKV está incluído na Classificação Internacional de Doenças (CID11, versão 2018), da OMS.

ETIOLOGIA DA SÍNDROME DA ZIKA CONGÊNITA

A hipótese etiológica do aglomerado de casos de microcefalia apontava para a associação de desfechos adversos fetais com a infecção congênita pelo vírus zika. A presença desse vírus no Nordeste do País havia sido confirmada por biologia molecular (reação da transcriptase reversa, seguida de reação em cadeia da *polimerase* [RT-PCR]) em amostras provenientes de casos de doença exantemática em adultos na Bahia e no Rio Grande do Norte, em abril de 2015. Após o início da epidemia por ZIKV, observou-se aumento de casos não apenas de SGB, mas de outras manifestações neurológicas agudas. Os primeiros casos de SGB tiveram diagnóstico confirmado de infecção pelo ZIKV por RT-PCR pelo laboratório de virologia (LAVITE) da Fiocruz-Pernambuco. Aproximadamente 6 meses depois, surgiram os primeiros casos de microcefalia. Além disso, a investigação inicial dos casos de microcefalia em maternidade de referência em Pernambuco, mostrou alto percentual das gestantes que relatavam quadro clínico com padrão semelhante à infecção por ZIKV: exantema maculopapular pruriginoso, ausência ou pouca febre, conjuntivite não purulenta e edema articular. Essa correlação espaço-temporal entre a epidemia de microcefalia e surtos de infecção pelo ZIKV, as altas taxas de ataque e rápida dispersão, ocorrendo simultaneamente em várias cidades num curto espaço de tempo, sugeriam a transmissão de vírus por mosquitos artrópodes, responsáveis pela disseminação de outro flavivírus em áreas urbanas, o vírus dengue. Os mesmos fatores que impulsionaram a disseminação do vírus da pandemia de dengue são também responsáveis pela emergência e disseminação do ZIKV, tais como a ausência ou déficit de equipamentos de infraestrutura urbana, em países de baixo e média renda, facilitando a proliferação de vetores.

A análise e interpretação desses aspectos epidemiológicos fundamentaram a hipótese de causalidade entre infecção congênita pelo ZIKV e microcefalia. Outras evidências foram se acumulando, o ZIKV foi encontrado em líquido amniótico de gestantes que apresentavam fetos com microcefalia detectada intraútero e em tecido de cérebros e placentas de neonatos e fetos mortos. No início do surto de microcefalia em Pernambuco, a investigação laboratorial de 30 casos de microcefalia detectou IgM anti-ZIKV no soro e no líquido cefalorraquidiano (LCR), confirmando a infecção congênita e neurológica pelo ZIKV, considerando-se que IgM materna não ultrapassa a barreira placentária ou hematoencefálica, conforme publicação de Cordeiro et al. (2016).

Estudo de coorte realizado durante o surto de zika na população no Rio de Janeiro por Brasil et al. (2016) evidenciou que a infecção pelo ZIKV em mulheres grávidas precedeu os achados de microcefalia e de efeitos adversos da gestação como abortos, natimortos e outras anormalidades em fetos ou neonatos. Só após a constatação e divulgação feitas no Brasil sobre a possibilidade de malformação congênita pela infecção pelo ZIKV, foram investigados e reportados retrospectivamente casos de malformações fetais ocorridos durante a epidemia por ZIKV em 2014 nas ilhas do Pacífico.

A hipótese de relação de causalidade entre a infecção congênita pelo ZIKV e a microcefalia foi testada em estudos caso-controle desenvolvidos nos Estados de Pernambuco e da Paraíba, com o apoio do Ministério da Saúde e com colaborações internacionais. Em Pernambuco, o estudo caso-controle foi realizado na vigência da epidemia de microcefalia por Araújo et al. (2016). Foram recrutados 91 casos de microcefalia e 173 controles sem microcefalia ao nascimento em oito maternidades públicas. Evidenciou forte associação entre microcefalia ao nascimento e infecção congênita pelo ZIKV (OR_ajustado = 73; IC 95% 13-∞). Outro estudo caso-controle, realizado por Krow-Lucas et al. (2016) na Paraíba, recrutou casos de microcefalia notificados ao sistema vigilância durante a epidemia de 2015 e 2016 (n = 43) e utilizou o registro de nascidos vivos (SINASC) para seleção dos controles (n = 114), mostrando também evidência de forte associação entre a infecção pelo ZIKV e efeitos adversos da gestação. Com base na presença de anticorpos anti-zika nas crianças, conclui-se que entre 35 e 87% das microcefalias que ocorreram durante a investigação podem ser atribuídas ao ZIKV. Nos dois estudos caso-controle, foi possível também afastar o efeito de vacinas durante a gravidez e do uso de larvicida no ambiente domiciliar. Essas evidências epidemiológicas consolidaram a interpretação da associação causal entre microcefalia em neonatos e infecção congênita do ZIKV durante a epidemia no Brasil. A recomendação foi que essa nova síndrome congênita, denominada SZC, fosse incluída no conjunto de infecções transmitidas da mãe para o filho durante a gravidez como TORCHZ como sugerido inicialmente por Miranda et al. (2016).

Do ponto de vista do pensamento científico, os critérios de Bradford Hill, classicamente usados na pesquisa médica

etiológica, estavam contemplados, como descrito na revisão de evidências de causalidade por Rasmussen et al. (2016). A fundamentação do critério de plausibilidade biológica foi a observação do neurotropismo do ZIKV, demonstrado em animais à época de sua identificação, e em seres humanos, conforme a verificação de complicações neurológicas concomitante ou logo após a infecção pelo ZIKV. O isolamento do RNA viral e de antígenos no líquido amniótico de mães infectadas e em cérebros de neonatos e fetos com microcefalia evidenciou que a infecção congênita pelo ZIKV atinge a placenta e atravessa a barreira hematoencefálica fetal. A infecção de células progenitoras neurais interrompe a proliferação e pode induzir a morte celular, o que parece ser o mecanismo de produção de microcefalia na SZC. O relato de caso de microcefalia congênita e infecção pelo ZIKV em gestante que esteve em área epidêmica e a descrição de séries de casos de neonatos com microcefalia representam a repetição dos achados em diferentes grupos populacionais, o que configura o critério de consistência da associação.

A temporalidade, ou seja, a causa precede o efeito, foi demonstrada pelos achados de uma coorte de 182 gestantes com exantema e positivas para o ZIKV, em que 58 (46%) apresentaram desfechos desfavoráveis da gestação incluídos abortos, natimortos, anormalidades em exames de imagem em nascidos vivos de acordo com Brasil et al. (2016).

Os experimentos em animais também deram suporte à hipótese de causalidade em estudos recentes. O ZIKV parece atingir principalmente os neurônios progenitores no cérebro em desenvolvimento e, em primatas, a infecção materna com viremia prolongada causa malformações fetais.

Finalmente, a análise das grandes bases brasileiras de dados populacionais e de vigilância em saúde, incluindo 4 milhões de nascidos em todas as regiões do Brasil, reforçou a associação entre a infecção congênita pelo vírus zika e a microcefalia ao nascimento no Brasil, entre 2015 e 2017. Mulheres infectadas pelo ZIKV durante a gestação apresentaram 17 vezes mais chance (IC 95% 3-369) de desfechos com microcefalia, conforme Brady et al. (2019). Outras causas etiológicas alternativas investigadas, como o uso de larvicida (piriproxifeno), vírus da diarreia bovina, dengue prévio, vacina de febre amarela, não mostraram associação com o surto de microcefalia. Também não se encontraram evidências de que o risco de microcefalia pudesse ser modificado por infecção concorrente de dengue por vacinação prévia de febre amarela. Ainda há controvérsias na literatura científica sobre a possibilidade de proteção ou ampliação de riscos de desfechos adversos da infecção pelo ZIKV em indivíduos previamente infectados por virus da dengue.

VIGILÂNCIA EPIDEMIOLÓGICA DA SÍNDROME DA ZIKA CONGÊNITA

Em 2015, o Ministério da Saúde instituiu o Registro de Eventos em Saúde Pública – Microcefalia (RESP-Microcefalia), formulário eletrônico para notificação dos casos de microcefalia, abortos, óbitos fetais/natimortos ou de nascidos vivos suspeitos de infecção pelo vírus zika ou de outras etiologias infecciosas (http://www.resp.saude.gov.br). Para a confirmação dos casos, aqueles notificados são investigados pelos setores de vigilância das Secretarias Estaduais e Municipais de Saúde. Outra fonte de monitoramento consiste no Sistema de Informações sobre Nascidos Vivos (Sinasc), instituído na década de 1990 pelo Ministério da Saúde. Posteriormente, foram feitas alterações para registrar as anomalias congênitas (2011) e para incluir campos para registro do perímetro cefálico e comprimento do recém-nascido (2016).

A vigilância epidemiológica dos casos de infecção pelo ZIKV tem sido voltada aos grupos de maior risco de danos graves como a notificação de gestante com exantema. A triagem laboratorial nos serviços de pré-natal para identificação de casos poderia monitorar a tendência temporal da infecção em gestantes. No entanto, o fato de a interrupção da gravidez ser ilegal no Brasil, ainda que na presença da infecção pelo ZIKV e de possível desenvolvimento de malformação grave, e pela inexistência de intervenções que possam coibir danos ao concepto, persistem questões éticas e sociais a serem equacionadas. A divulgação de informação sobre medidas de proteção individual e o fornecimento de repelentes são ações que se impõem aos serviços de saúde voltados às gestantes, incluindo também a ampliação de acesso a métodos que favoreçam práticas de sexo seguro.

As definições dos casos suspeitos e confirmados tendem a ser atualizadas à medida que avance o conhecimento sobre a SZC e suas manifestações clínicas de longo prazo. O documento "Orientações Integradas de Vigilância e Atenção à Saúde no âmbito da Emergência de Saúde Pública de Importância Nacional", elaborado pelo Ministério da Saúde (2017), apresenta procedimentos padronizados para notificação, investigação e classificação dos casos notificados, por critérios antropométricos, clínicos e laboratoriais, além de definições operacionais, abrangendo da infecção pelo vírus zika na gestação à primeira infância de nascidos vivos.

Por ser a microcefalia a manifestação mais evidente da SZC, a medição do perímetro cefálico e o acompanhamento do perímetro cefálico e dos marcos de desenvolvimento neuropsicomotor nos primeiros anos como parte da rotina dos serviços de saúde são indispensáveis. Também os casos suspeitos de SZC sem microcefalia devem ser referidos aos serviços especializados e notificados para possibilitar ações de vigilância e controle. Em relação à detecção da infecção pelo ZIKV, existem algumas dificuldades referentes à confirmação laboratorial de infecção pelo SZC. Citamos a curta duração do período virêmico, o potencial de reação cruzada entre os testes sorológicos para detecção da infecção pelo ZIKV e dengue, dificultando a confirmação da infecção pelo ZIKV em mulheres grávidas e também a confirmação dos casos suspeitos de síndrome da zika congênita.

No período de 2015 a 2016, o sistema de informação RESP registrou 9.953 casos suspeitos de SZC, aproximadamente 20% foram confirmados como associados à infecção congênita e cerca de 30% ainda estavam em investigação no início do ano seguinte. O coeficiente global de prevalência de casos confirmados SZC foi de 3,8 por 10 mil nascidos vivos em 2015 e de 3,1 por 10 mil nascidos vivos em 2016, de acordo com estimativas publicadas por França et al. (2018). Houve,

no entanto, diferenças marcantes na distribuição espacial e temporal dos casos de SZC entre as regiões do Brasil. O estado de Pernambuco foi inicialmente considerado o epicentro da epidemia apresentando o maior número de casos absolutos confirmados (n = 399), quando comparado a outros estados do Nordeste, entre a semana epidemiológica 45 de 2015 e a semana epidemiológica 52 de 2016. No entanto, nesse mesmo período as taxas de prevalência de Sergipe (31,5 por 10 mil nascidos vivos) e da Paraíba (27,3 por 10 mil nascidos vivos) foram superiores às de Pernambuco (23,8 por 10 mil nascidos vivos) conforme o estudo de Albuquerque et al. (2018).

Em uma revisão de 1.501 neonatos com microcefalia associados à infecção pelo ZIKV notificados no Brasil, chamou a atenção que um em cada cinco casos notificados, classificados como definitivos ou prováveis de síndrome de zika congênita, apresentavam perímetro cefálico no intervalo normal pela curva InterGrowth. Assim, o perímetro cefálico ao nascimento não deve ser o único critério de triagem para a investigação da SZC, conforme a publicação de França et al. (2016).

A vigilância da síndrome da zika congênita foi também instituída em outros países da América. Conforme o boletim epidemiológico da Organização Mundial de Saúde e da Organização Pan-Americana de Saúde, dos 3.720 casos de SZC confirmados até janeiro de 2018, aproximadamente 80% foram registrados no Brasil, seguido de 248 e 140 casos na Colômbia e Guatemala respectivamente. Em resumo, um surto de ZIKV, inicialmente identificado no Nordeste do Brasil em 2015, torna-se motivo de emergência nacional e internacional pela descoberta SCZ, expande-se para outras regiões do mundo, sendo caracterizado como uma pandemia e passa a exigir intensa vigilância epidemiológica e desenvolvimento de vacina e controle vetorial para controle e prevenção.

PESQUISAS EPIDEMIOLÓGICAS EM ANDAMENTO

O conhecimento atual da infecção pelo ZIKV nos diferentes grupos populacionais, particularmente durante a gestação está fundamentado apenas em um curto período de 4 anos. Assim as consequências de longo prazo da síndrome da zika congênita ainda são desconhecidas. Ainda há questões que precisam ser respondidas como a persistência de imunidade de longo prazo contra ZIKV; papel de coinfecções na gravidade da infecção e a interação entre a imunidade ao ZIKV e os vírus dengue, da febre amarela e de outras infecções virais. A falta de estudos de base populacional em diferentes localidades no Brasil e no mundo ainda representa uma lacuna epidemiológica importante. Estudos de coorte e de prevalência base populacional permitirão estabelecer a dinâmica de transmissão da infecção pelo ZIKV, bem como estabelecer as diferentes taxas de ataque, o percentual de indivíduos sintomáticos na fase aguda, bem como o risco de complicações como microcefalia em diferentes regiões. A avaliação do real risco de casos de SZC em uma população de susceptíveis atingida por uma epidemia de ZIKV pode ser apropriadamente avaliada por estudos desse tipo.

Coortes de gestantes vêm sendo acompanhadas em diversas regiões do mundo visando preencher lacunas ainda existentes no conhecimento do risco de acometimento fetal pelo ZIKV e na descrição completa do espectro de manifestações clínicas no concepto, especialmente as manifestações mais tardias. Um consórcio brasileiro (RENEZIKA), consórcios internacionais tais ZikaPLAN e ZIKAlliance e o da OMS foram instituídos com o objetivo de aglutinar dados que permitam identificar até manifestações menos comuns da doença congênita e estimar seu risco e a possível variabilidade inter-regional. Ainda diversas coortes de crianças estão sendo acompanhadas e devem contribuir para a descrição do espectro mais completo de manifestações da SZC, da evolução das diferentes manifestações ao longo do tempo e a identificação de possíveis manifestações tardias, como comprometimento do desenvolvimento neuropsicomotor, epilepsia, déficit de atenção, autismo, entre outros

Finalmente, a infecção pelo ZIKV continua representando um desafio pelo seu potencial epidêmico. Os desfechos adversos da gestação atribuíveis à infecção viral constituem-se um importante problema de saúde pública e representam um desafio para esse setor e para a sociedade em geral. A Classificação Internacional de Doenças incluiu a infecção congênita pela ZIKV no capítulo "Infecção Congênita no Feto ou Recém-Nascido (KA62)", catalogando essa nova doença congênita viral. O virus zika também foi incluído pela OMS entre os patógenos humanos considerados prioridades para pesquisa e desenvolvimento pelo risco de causar epidemias. As múltiplas formas de transmissão que incluem transmissão vetorial, vertical, sexual e sanguínea, o espectro dos desfechos da gestação e a gravidade da síndrome da zika congênita, o contexto de saúde pública, impacto social são importantes aspectos a serem considerados e na preparação de respostas às futuras epidemias do ZIKV.

BIBLIOGRAFIA SUGERIDA

Albuquerque MFPM, Souza WV, Araújo TVB et al. Epidemia de microcefalia e vírus Zika: a construção do conhecimento em epidemiologia. Cadernos de Saúde Pública. 2018 Oct;34(10).

Araújo TVB, Ximenes RAA, Miranda-Filho DB et al. Association between microcephaly, Zika virus infection, and other risk factors in Brazil: final report of a case-control study. Lancet Infect Dis. 2018 Mar;18(3):328-336.

Baud D, Gubler DJ, Schaub B et al. An update on Zika virus infection. Lancet. 2017 Nov 4;390(10107):2099-2109.

Brady OJ, Osgood-Zimmerman A, Kassebaum NJ et al. The association between Zika virus infection and microcephaly in Brazil 2015-2017: an observational analysis of over 4 million births. PLOS Medicine; 2019.

Brasil. Ministério da Saúde (MS). Secretaria de Vigilância em Saúde. Secretaria de Atenção à Saúde. Orientações integradas de vigilância e atenção à saúde no âmbito da Emergência de Saúde Pública de Importância Nacional: procedimentos para o monitoramento das alterações no crescimento e desenvolvimento a partir da gestação até a primeira infância, relacionadas à infecção pelo vírus Zika e outras etiologias infeciosas dentro da capacidade operacional do SUS. Brasília: Ministério da Saúde; 2017. 158 p.

Brasil P, Pereira JP, Moreira ME et al. Zika virus infection in pregnant women in Rio de Janeiro. N Engl J Med. 2016 Dec 15;375(24):2321-2334.

Brito C. Zika virus: a new chapter in the history of medicine. Acta Med Port; 2015 Nov-Dec;28(6):679-80.

Cordeiro MT, Pena LJ, Brito CA, Gil LH, Marques ET et al. Positive IgM for Zika virus in the cerebrospinal fluid of 30 neonates with microcephaly in Brazil. Lancet; 2016 Apr 30;387(10030):1811-2.

Del Campo M, Feitosa IM, Ribeiro EM et al. The phenotypic spectrum of congenital Zika syndrome. Am J Med Genet A; 2017 Apr;173(4):841-57.

França GV, Schuler-Faccini L, Oliveira WK et al. Congenital Zika virus syndrome in Brazil: a case series of the first 1501 livebirths with complete investigation. Lancet; 2016 Aug 27;388(10047):891-7.

França GV, PediVD, Garcia MHO et al. Síndrome congênita associada à infecção pelo vírus Zika em nascidos vivos no Brasil: descrição da distribuição dos casos notificados e confirmados em 2015-2016. Epidemiol. Serv. Saúde; 2018. 27(2):e2017473.

Haby MM, Pinart M, Elias V et al. Prevalence of asymptomatic Zika virus infection: a systematic review. Bull World Health Organ. 2018; 96:402-413.

Krow-Lucas ER, Andrade MR, Nunes A et al. Association and birth prevalence of microcephaly attributable to Zika virus infected among infants in Paraíba – Brazil, in 2015-2016: a case-control study. Lancet Child Adolesc Health; 2018; 2: 205-13.

Li C, Xu D, Ye Q et al. Zika virus disrupts neural progenitor development and leads to microcephaly in mice. Cell Stem Cell. 2016 Jul 7;19(1):120-6.

Lowe R, Barcellos C, Brasil P et al. The Zika virus epidemic in Brazil: from discovery to future implications. Int J Environ Res Public Health; 2018 Jan 9;15(1).

Miranda-Filho DB, Martelli CMT, Ximenes RAA et al. Initial description of the presumed congenital Zika syndrome. Am J Public Health; 2016 Apr; 106(4):598-600.

Moore CA, Staples JE, Dobyns WB et al, Characterizing the pattern of anomalies in congenital Zika syndrome for pediatric clinicians. JAMA Pediatr; 2017 Mar;171(3):288-95.

Oliveira WK, Cortez-Escalante J, Oliveira W et al. Increase in reported prevalence of microcephaly in infants born to women living in areas with confirmed Zika virus transmission during the first trimester of pregnancy ⊠ Brazil; 2015. MMWR Morb Mortal Wky Rep. 2016 Mar;65(9):242-7.

Oliveira WK, França GVA, Carmo EH et al. Infection-related microcephaly after the 2015 and 2016 Zika virus outbreaks in Brazil: a surveillance-based analysis. Lancet; 2017 Aug;390(10097):861-70.

Rasmussen SA, Jamieson DJ, Honein MA et al. Zika virus and birth defects – Reviewing the evidence for causality. N Engl J Med; 2016 May 19;374(20):1981-7.

Souza WV, Albuquerque MFPM, Vazquez E et al. Microcephaly epidemic related to the Zika virus and living conditions in Recife, Northeast Brazil. BMC Public Health; 2018 Jan 12;18(1):130.

Tang H, Hammack C, Ogden SC et al. Zika virus infects human cortical neural progenitors and attenuates their growth. Cell Stem Cell; 2016 May 5;18(5):587-90.

World Health Organization. International Classification of Diseases, 11th Revision (ICD-11). [Acesso 3 jun 2019]. Disponivel em: https://icd.who.int/.

Zanluca C, Melo VC, Mosimann AL et al. First report of autochthonous transmission of Zika virus in Brazil. Mem Inst Oswaldo Cruz; 2015 Jun;110(4):569-72.

16.6 Infecção pelo vírus Zika: epidemiologia, clínica e diagnóstico

Kleber Giovanni Luz
Daniel Calich Luz
Igor Thiago Borges de Queiroz e Silva
Selma Maria Bezerra Jeronimo
Hareton Teixeira Vechi

INTRODUÇÃO

O Zika vírus foi primeiramente encontrado na floresta Ziika em Uganda no ano de 1947. Sua detecção ocorreu em uma investigação de febre amarela em macacos. Casos humanos de infecção por Zika vírus só foi detectado no ano de 1952, na Tanzânia e posteriormente outros casos em outros países e, em geral, tratava-se de acidentes de laboratório. O zika vírus não tinha comportamento epidemiológico importante até que após os anos 2000 passou a ser responsável por surtos na Polinésia Francesa. Lá, foi responsável por surtos epidêmicos importantes e foi responsável por um aumento de casos de síndrome de Guillain-Barré.

No ano de 2014, tem início um surto de enfermidade exantemática no Nordeste do Brasil. Os pesquisadores locais fazem a suspeita de que se tratava de Zika vírus. Amostras enviadas da cidade de natal para o laboratório da Fiocruz em Curitiba confirmaram, em março de 2015, que a doença exantemática em questão era causada pelo Zika vírus.

No ano de 2015, já se percebeu um aumento significativo dos casos de síndrome de Guillain-Barré no Nordeste brasileiro. No segundo semestre deste ano o aumento significativo de casos de microcefalia e sua relação com o Zika vírus fez com que o Zika vírus que antes era apenas mais um arbovírus circulante ganhasse importância mundial.

EPIDEMIOLOGIA

A principal forma de transmissão do Zika vírus é por meio da picada do mosquito Aedes. Neste sentido, áreas aonde se detecta a presença do mosquito são vulneráveis a circulação do Zika vírus. Ele está presente vários continentes. Segue com sua transmissão na África, expandiu-se para a Ásia, Oceania e Américas (Figura 16.6.1).

A picada pelo mosquito é a forma mais importante de transmissão, semelhante aos outros arbovírus. Entretanto, assim como alguns arbovírus, podem ter outras vias de transmissão. No caso deste vírus e graças ao seu potencial teratogênico as outras vias de transmissão têm grande importância clínico-epidemiológica.

A mais importante é a transmissão materno-fetal que ocorre durante o desenvolvimento embrionário fetal e é responsável pela síndrome do zika congênita, que tem como sinal de alerta a microcefalia.

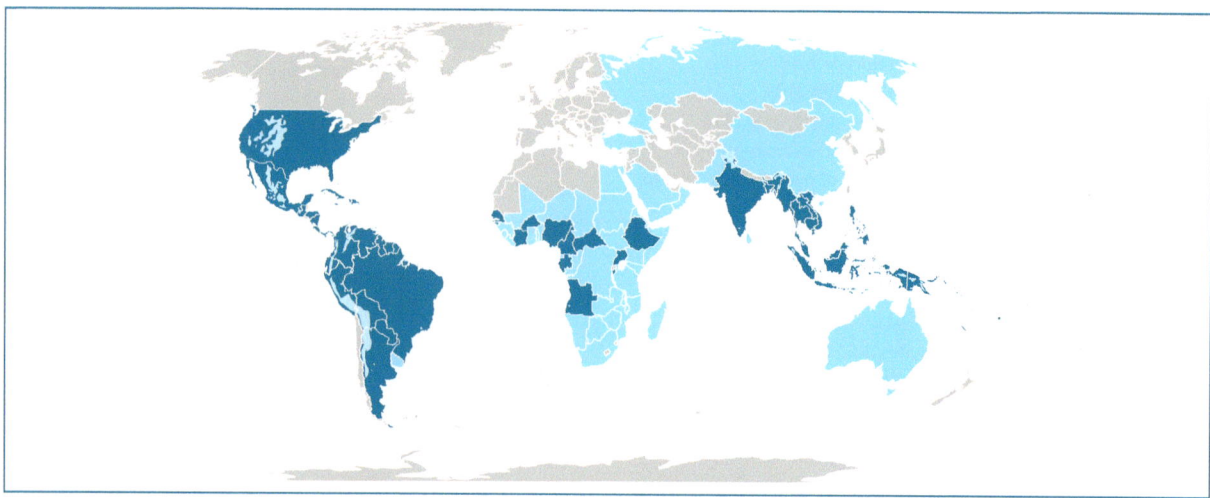

FIGURA 16.6.1 Áreas onde há a ocorrência do Zika vírus. Nas áreas mais escuras se detecta a circulação viral.
Fonte: Adaptada de Organização Mundial da Saúde, 2018.

A via de transmissão sexual que inclui todas as formas de relação seja ela vaginal, anal ou oral. Em geral esta via é responsável por casos de infecção em áreas aonde não há transmissão endêmica ou não se encontra a presença do mosquito.

A transmissão pelo uso de hemotransfusão, seja sangue ou seus produtos, já foi comprovada inclusive no Brasil. O risco de transmissão por doação de órgãos já foi comprovado. Com as técnicas atuais de biossegurança acreditamos que a detecção de casos produzidos por acidentes de laboratório seja muito pequena, mas sua transmissão é possível.

Atualmente por meio de técnicas de detecção do RNA viral pode-se detectar o RNA do Zika vírus em fluidos humanos por tempo superior ao esperado para outros arbovírus. Claramente sua detecção não significa necessariamente um risco evidente de transmissão do agente.

Todavia a detecção por tempo prolongado do RNA viral potencialmente pode representar um risco de transmissão. Tem-se estudado a presença do RNA em sangue e, embora para fins de diagnóstico, sua detecção seja recomendada a ser pesquisada até o quinto dia de enfermidade, estudos moleculares encontram o RNA até cerca de duas semanas após o início da infecção sendo no sangue total detectado até 81 dias após o início da doença, no sêmen sua detecção acompanha o sangue, mas há relatos de encontro até 188 dias após a infecção. A urina também permite o encontro do RNA até seis semanas após o início da doença. Todavia o isolamento viral só se dá até o final dos sintomas da doença.

Estes achados tornam possível a transmissão por longos períodos, porém há a necessidade de mais estudos afim de que se concluam-se quais períodos são realmente de risco. A secreção vaginal também pode conter vírus assim como a saliva.

Finalmente acredita-se que um contato íntimo entre o doente com alta carga viral e o susceptível poderia permitir a transmissão. Concluindo-se existem vários mecanismos de transmissão do vírus zika, mas nas regiões onde ocorreram casos de zika clinicamente manifesto, em especial, com grande número de casos inclusive com casos de síndrome congênita havia uma grande quantidade de infestação pelo Aedes.

PATOGÊNESE

Há poucos estudos da patogênese da infecção em adultos ou crianças. Sabe-se que o vírus é pouco virulento. Após a picada do mosquito haverá uma disseminação para os linfonodos regionais com posterior disseminação sanguínea. Pode infectar todos os tecidos corporais, porém o efeito citopático não é grave.

A maioria dos estudos se fez na infecção congênita. Após a infecção materna o vírus é capaz de atravessar a placenta e atingir o tecido cerebral fetal que está em desenvolvimento. Lá atingirá as células neuronais progenitoras assim como outras células nos mais variados estágios de desenvolvimento. O Zika vírus compromete o desenvolvimento, migração e diferenciação das células nervosas. A atividade inflamatória frente ao Zika vírus é pouco robusta. O dano clínico será tanto maior quanto mais precoce se der a infecção gestacional.

MANIFESTAÇÕES CLÍNICAS

A maioria dos casos de infecção pelo Zika vírus é assintomática, acredita-se que somente um quarto dos infectados apresentem manifestações clínicas. Cerca de dois a quatorze dias após a picada do mosquito, em geral em período inferior a sete dias o paciente inicia a desenvolver os sintomas, portanto o período de incubação é semelhante as outras arboviroses. O curso clínico da doença é de curta duração, se resolvendo entre dois a sete dias.

Basicamente as manifestações clínicas bem características. A principal é a presença de um exantema crânio caudal, máculopapular (Figura 16.6.2) e que tem como principal manifestação clínica o prurido. O prurido em geral é o principal motivo para a consulta médica e serve de alerta para a equipe médica de que seja possível a presença de um caso de Zika vírus. O prurido tem seu início detectado nos três primeiros dias da enfermidade. O rash caracteristicamente pode atingir a palma das mãos e planta dos pés. Além do prurido, há muito frequentemente a presença de uma inflamação da conjuntiva ocular, seria basicamente uma conjuntivite assintomática, pois os pacientes não se queixam da sensação de areia nos olhos. Além do exantema e conjuntivite, a febre pode estar presente. Habitualmente de curta duração, de um até três dias, de baixa intensidade. Na maioria das vezes não incomoda o paciente.

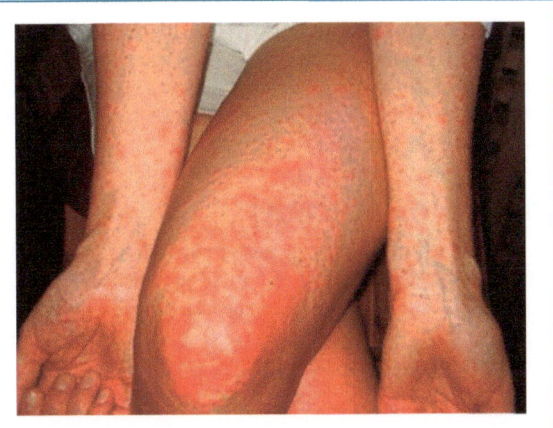

FIGURA 16.6.2 Exantema maculopapular disseminado em todo o corpo causado pela zika.
Fonte: Acervo da Biblioteca do Instituto de Infectologia Emílio Ribas. Cortesia: Marcelo Babosa, Diretor Técnico do Serviço de Informação e Documentação Científica.

Diferentemente do vírus dengue, o Zika vírus frequentemente produz uma inflamação articular, lembrando o comportamento de um alfavirus, como o chikungunya. É uma inflamação discreta e clinicamente o paciente se queixa de uma poliartralgia. Frequente mente esta poliartralgia é apendicular, acomete mãos, punhos, joelhos e tornozelos. Em alguns casos pode ser intensa semelhante aos casos típicos de chikungunya. O comprometimento articular é de curta duração e não cronifica. Ao exame clínico em geral se percebe edema periarticular, mas não se identifica sinais tipo rubor e calor.

Além dos aspectos já citados, uma linfadenopatia cervical, retroauricular ou até mesmo inguinal pode ser encontrada. A presença de hepatomegalia ou esplenomegalia seria muito infrequente, exceto nos casos de síndrome congênita.

Os sintomas gerais como mal-estar, mialgias, dor retro-orbitária, diarreia, dor abdominal e cefaleia podem se fazer presentes como em outras doenças virêmicas. Distintamente dos outros flavivírus que circulam no Brasil, pode-se detectar ulcerações orais durante a doença. Há relatos de recaídas dos sintomas sem que tenha havido nova exposição, apesar de acreditar-se ser a imunidade duradoura.

Durante uma epidemia casos mais sintomáticos de infecção pelo Zika vírus podem ser encontrados. Como por exemplo miocardites, pericardites, uveítes e sangramentos em palato, todavia são as manifestações do comprometimento do sistema nervoso central que chama mais a atenção.

As manifestações do sistema nervoso podem representar casos graves, que muitas vezes necessitam de tratamento em terapia intensiva. Desta forma um paciente com quadro febril acompanhado de exantema e manifestações do sistema nervoso chama a atenção para a possibilidade de infecção pelo Zika vírus.

Desta forma mielites, encefalomielites, encefalites, mielites transversas, distúrbios psiquiátricos e polineurites podem ser manifestações da zika. Os quadros de encefalites variam desde quadro mais brandos até quadros graves associados ao óbito. Casos de isquemia cerebral foram relatados, embora sua patogenia não esteja completamente elucidada.

Deve-se observar que no grupo pediátrico as dores articulares podem ser difíceis de se caracterizar, neste sentido a irritabilidade, ou a dificuldade de caminhar podem ser marcadores de artralgia. É importante a palpação articular a fim de que se verifique a dor articular.

COMPLICAÇÕES CLÍNICAS

É importante sempre se alertar para o fato de que a SGB (síndrome de Guillain-Barré) é uma complicação da infecção, assim como a síndrome congênita pelo Zika vírus enquanto os quadros neurológicos como as encefalites, são manifestações clínicas da doença.

A SGB foi relacionada a infecção prévia pelo Zika vírus em vários países. Tanto na Polinésia Francesa, como no Brasil e Colômbia s detectou incremento no número de casos de SGB durante os surtos de zika. Em alguns casos se detectou o RNA viral em outros a IgM reativa para o Zika vírus. Distintamente de outros casos de SGB, o início das manifestações clínicas pode surgir em um curto período de incubação com seis dias após o evento agudo de zika. Formas grave da SGB podem ocorrer e as vezes se faz necessário tratamento em terapia intensiva. Quando se realiza estudos de eletroneuromiografia se detecta um padrão axonal da doença.

A SCZV (Síndrome Congênita pelo Zika Vírus) é a complicação mais temível da infecção. Todas as mulheres suscetíveis que adquirem a infecção durante a gravidez podem transmitir a doença ao feto. A chance de transmissão varia de 5 até 30% dos casos. O risco de dano fetal é maior no primeiro trimestre, mas todo o período da gravidez pode representar risco de transmissão.

A depender do momento da infecção as manifestações clínicas no feto podem variar desde abortamento, natimorto ou até o nascimento de uma criança com manifestações leves ou graves da infecção.

O comprometimento cerebral acompanhado na maioria das vezes pela microcefalia é o mais grave. Quando se realiza os estudos de imagem após o nascimento ou ainda durante a gravidez pode se detectar calcificações cerebrais, estas calcificações em geral estão na substância cinzenta, microgirias, ventriculomegalias, polimicrogiria, lesões cerebelares como hipoplasia cerebelar ou anormalidades do vermis cerebelar, dentre outras no sistema nervoso central. A desproporção craniofacial é frequente. Pode haver ainda cavalgamento dos ossos do crânio (Figura 16.6.3).

Um exame mais aprofundado realizado por um oftalmologista poderá detectar anormalidades oculares leves ou graves. Anormalidades neurossensoriais auditivas podem ocorrer no recém-nascidos.

As atrogriposes são frequentes e podem ser detectadas durante a gravidez ou após o parto. Malformações pulmonares e cardíacas foram descritas.

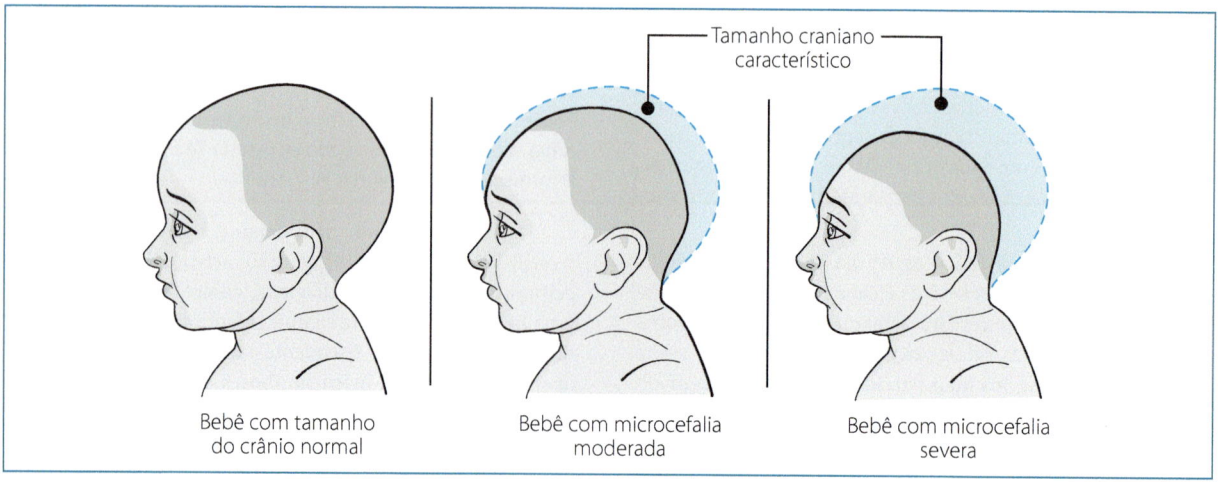

FIGURA 16.6.3 Graus de redução do tamanho da caixa craniana com perda de massa encefálica.
Fonte: CDC (USA).

DIAGNÓSTICO CLÍNICO

O diagnóstico clínico é baseado na presença do exantema pruriginoso ou não que em geral está acompanhado por febre baixa ou artralgias. Os sintomas como cefaleia, mialgias e mal-estar geral. Certamente a história de viver ou ter visitado uma área de transmissão de zika é fundamental para a suspeita diagnóstica. Ter tido contato sexual com alguém que vive ou tenha visitado uma área de risco reforça o diagnóstico.

DIAGNÓSTICO DIFERENCIAL

O diagnóstico diferencial da infecção pelo Zika vírus deve ser realizado tanto com as enfermidades exantemáticas, como com as outras arboviroses.

O sarampo é uma enfermidade exantemática febril aguda que também apresenta uma conjuntivite. Todavia a ausência de vacinação contra o sarampo, a presença de tosse e de um período prodrômico mais prolongado que se caracteriza pela presença de febre alta, muita tosse, fotofobia e conjuntivite faz pensar mais em sarampo que em zika. Um aspecto que pode confundir seria a presença de exantema em palma da mão e sola dos pés que pode estar presente em ambas as doenças. Os casos de sarampo diferentemente da zika podem evoluir de forma grave e casos de broncopneumonia bacteriana ou mesmo a pneumonia produzida pelo vírus do sarampo pode ocorrer, assim como gastroenterites agudas podem complicar a evolução clínica.

A rubéola também é uma enfermidade exantemática, mas a cobertura vacinal ampla no Brasil tem controlado a doença. Entretanto como se vive uma epidemia de sarampo no ano de 2018/2019 é possível que casos de rubéola surjam. Diferentemente do sarampo a rubéola é uma enfermidade menos grave e após os pródromos de quatro a cinco dias com febre, astenia e adenomegalia, pode surgir um exantema de evolução craniocaudal, que às vezes pode ser pruriginoso. Na rubéola as dores articulares junto com edema articular podem estar presentes. O dado fundamental para se pensar em rubéola seria a ausência de vacinação, e para pensar em zika seria o curto período prodrômico que ocorre na zika até o surgimento do exantema pruriginoso.

EXANTEMA SÚBITO

Esta é uma enfermidade muito frequentemente encontrada nas crianças e sua característica principal é um período de febre que em torno do terceiro dia desaparece dando início ao quadro exantemático.

ESCARLATINA

Nesta enfermidade há história de um foco pelo estreptococo, febre e o exantema caracteristicamente é áspero, além disso há uma palidez perioral. Habitualmente não há artralgia, exceto se o paciente for portador de febre reumática.

DENGUE

Embora as manifestações clínicas da dengue sejam diversas da zika existe uma necessidade de fazer o diagnóstico diferencial entre as doenças causadas pelos arbovírus. A febre mais alta, a mialgia importante, a cefaleia mais intensa e as artralgias sem sinais de edema articular apontariam para um diagnóstico de dengue. Embora o rash na dengue possa ocorrer nos primeiros dias da doença, a percepção de um rash intenso só se dá no final da doença. Neste momento, o rash é muito significativo, atinge a palma e planta dos pés e é intensamente pruriginoso. Na dengue os fenômenos hemorrágicos devem sempre ser interpretados como manifestação da doença, podendo ser um sinal de alarme ou não. A conjuntivite e a adenomegalia podem ocorrer nos casos de dengue, todavia não são frequentes.

CHIKUNGUNYA

Quando a apresentação da chikungunya se faz na forma típica, facilmente se diferencia da zika, todavia há casos mais sintomáticos da zika e desta forma é difícil se fazer o diagnóstico diferencial usando dados clínicos. Um prurido que se manifesta no início dos sintomas, uma febre baixa aponta para zika. Em alguns pacientes com chikungunya pode ocorrer quadros neurológicos semelhantes a zika, como a SGB ou encefalites ou ainda encefalomielites. Nestes casos necessitaremos de dados laboratoriais para definir a etiologia.

PARVOVÍRUS B$_{19}$

O diagnóstico diferencial muitas vezes é difícil, mas em geral na parvovirose as manifestações clínicas são mais prolongadas, mas o quadro pode se sobrepor com febre baixa, rash e artralgias.

DIAGNÓSTICO LABORATORIAL

Em geral os pacientes com suspeita de infecção pelo zika não necessitam de exames laboratoriais para seu manejo.

O hemograma pode apresentar uma leucopenia, a série vermelha está mantida e a contagem de plaqueta é normal. Há relatos de casos com plaquetopenia importante, mas não é frequente.

DIAGNÓSTICO ESPECÍFICO

O diagnóstico definitivo de infecção pelo Zika vírus atualmente se faz pela detecção do RNA viral em amostras biológicas. Uma vez que o resultado seja positivo o caso será considerado confirmado. A coleta de sangue deverá ser realizada preferencialmente até o quinto dia de início da doença. O sangue total, plasma e até mesmo a urina podem ser testados. A detecção na urina pode ser feita até duas semanas após o início dos sintomas.

Muitas vezes não se dispõe de amostras coletadas até o quinto dia de doença para ser realizado testes de biologia molecular e a pesquisa da IgM pode ser solicitada (Figura 16.6.4). Todavia há uma possibilidade de que uma infecção prévia pelo vírus dengue produza falsos resultados desta IgM. Neste sentido durante uma infecção aguda pelo Zika vírus, uma IgM positiva para dengue poderá ser detectada confundindo o diagnóstico. Um teste de PRNT, teste de redução e neutralização em placa ajudaria a diferenciar se se trata de um caso de dengue ou zika. Mas, mesmo se utilizando o PRNT, os resultados podem ser conflitantes.

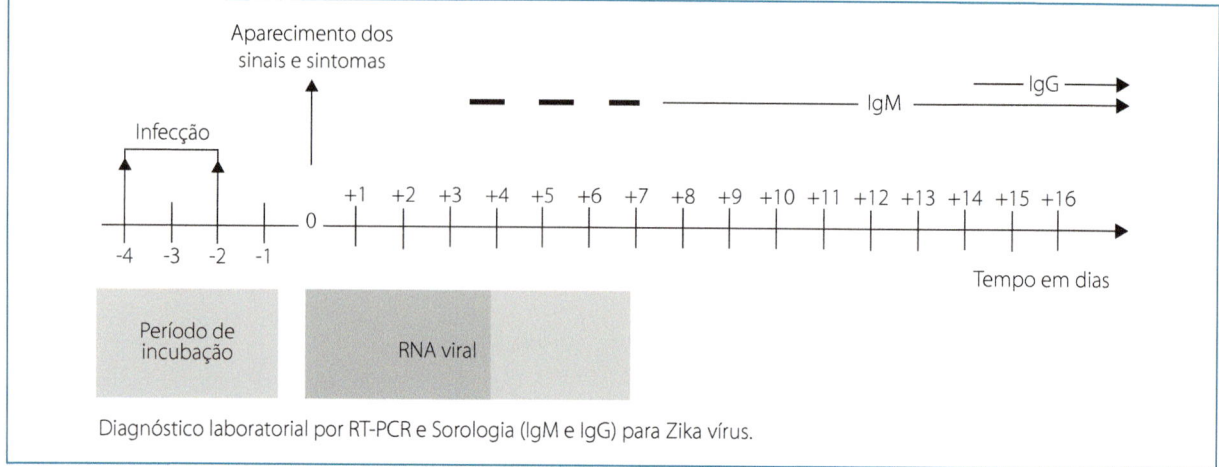

Diagnóstico laboratorial por RT-PCR e Sorologia (IgM e IgG) para Zika vírus.

FIGURA 16.6.4 Relação de tempos da resposta anticórpica e da detecção do RT-PCR em relação ao aparecimento dos sinais e sintomas. *Fonte:* Adaptada de Sulivan Nicolaides, Pathology, 2014.

Caso o paciente tenha IgM reativa para dengue e zika só poderemos afirmar que se trata de uma infecção recente por um flavivírus. Embora menos comum a IgM pode apresentar resultados reagentes cruzados com alfavírus, como o Chikungunya. Erros na conservação da amostra pode produzir resultados não reativos da IgM.

Nas grávidas com suspeita de infecção pelo Zika vírus, todo esforço deverá ser feito para se buscar uma confirmação por testes moleculares em sangue, plasma ou urina. O uso de amostras de líquido placentário ou de sangue do cordão são úteis, mas exigem uma tecnologia muito avançada para sua coleta. Recomenda-se verificar as recomendações do Ministério da Saúde para o manejo adequado, pois tais recomendações podem variar de acordo com o senário epidemiológico.

Os testes moleculares atualmente em uso são capazes de detectar o RNA da dengue, chikungunya e zika em um mesmo teste, facilitando o diagnóstico virológico.

Pessoas assintomáticas em geral não deverão ser testadas para zika. O acompanhamento das grávidas deve ser feito pela coleta de sangue para testes moleculares uma vez a cada trimestre se assintomáticas ou assim que manifeste a doença nas clinicamente manifestas.

MANEJO CLÍNICO

O manejo clínico é puramente sintomático nos casos agudos. O uso de antitérmicos como dipirona ou paracetamol e medicações antipruriginosas está recomendado em casos onde o médico julgue necessário.

Deve-se evitar o uso de ácido acetilsalicílico ou os anti-inflamatórios não hormonais assim como os corticosteróides.

Deve-se observar o estado de hidratação do paciente e neste sentido a hidratação por via oral deve ser incentivada. Algumas vezes pode-se recomendar uma hidratação venosa, especialmente se há suspeita da dengue.

O manejo da grávida com infecção pelo Zika vírus se faz principalmente pelo apoio psicológico para a mãe e sua família. O esclarecimento sobre os resultados dos exames e sobre o prognóstico do seu filho deverá ser discutido preferencialmente com uma equipe multidisciplinar.

A criança com síndrome congênita pelo Zika vírus deverá ser acompanhada por uma equipe multidisciplinar. O controle das convulsões muitas vezes necessita do apoio de um neuropediatra, o estímulo ao desenvolvimento psicomotor será mais bem obtido em centros de referência. Muitas vezes há a necessidade do uso de lentes corretivas de aparelhos auditivos para melhorar a interação da criança com o meio em que vive. Casos mais grave com dano neurológico grave podem necessitar de gastrostomia para a administração de alimentos.

PROFILAXIA

A prevenção da infecção pelo Zika vírus se faz pelo uso de repelentes, em especial, nas grávidas, assim como o uso de preservativos.

Caso a pessoa desenvolva a doença deverá evitar manter relação sexual desprotegida por três meses para os homens e oito semanas para as mulheres.

O uso de mosquiteiros, embora, pouco utilizado no Brasil, faz parte das medidas de proteção individual recomendadas pela Organização Mundial da Saúde.

Até o momento não há vacinas disponíveis e o controle vetorial é ainda a melhor forma de se evitar a infecção.

Existe uma recomendação que indivíduos sintomáticos deverão se abster de doação de sangue por um mínimo de seis meses.

BIBLIOGRAFIA SUGERIDA

Pereira JP, Nielsen-Saines K, Sperling J, et al. Association of prenatal ultrasonographic findings with adverse neonatal outcomes among pregnant women with Zika virus infection in Brazil. JAMA Netw Open. 2018;1(8):e186529.

Falcao MB, Cimerman S, Luz KG, et al. Management of infection by the Zika vírus. Ann Clin Microbiol Antimicrob. 2016 Sep 29;15(1):57.

Martines RB, Bhatnagar J, de Oliveira Ramos AM, et al. Pathology of congenital Zika syndrome in Brazil: a case series. Lancet; 2016 Aug 27;388(10047):898-904.

Bhatnagar J, Rabeneck DB, Martines et al. Zika Virus RNA Replication and Persistence in Brain and Placental Tissue. Emerg Infect Dis. 2017 Mar; 23(3):405-414.

Eppes C, Rac M, Dunn J, et al Testing for Zika virus infection in pregnancy: key concepts to deal with an emerging epidemic. Am J Obstet Gynecol. 2017 Mar; 216(3):209-225. Epub 2017 Jan 23.

Rozé B, Najioullah F, Fergé JL, et al. Zika virus detection in urine from patients with Guillain-Barré syndrome on Martinique, January 2016. Euro Surveill 2016; 21:30154.

Barzon L, Pacenti M, Berto A, et al. Isolation of infectious Zika virus from saliva and prolonged viral RNA shedding in a traveller returning from the Dominican Republic to Italy, January 2016. Euro Surveill 2016; 21:30159.

Prisant N, Bujan L, Benichou H, et al. Zika virus in the female genital tract. Lancet Infect Dis 2016; 16:1000.

Lozier MJ, Rosenberg ES, Doyle K, et al. Prolonged Detection of Zika Virus Nucleic Acid Among Symptomatic Pregnant Women: A Cohort Study. Clin Infect Dis 2018; 67:624.

Villamil-Gómez WE, González-Camargo O, Rodriguez-Ayubi J, et al. Dengue, chikungunya and Zika co-infection in a patient from Colombia. J Infect Public Health 2016; 9:684.

Waggoner JJ, Gresh L, Vargas MJ, et al. Viremia and Clinical Presentation in Nicaraguan Patients Infected With Zika Virus, Chikungunya Virus, and Dengue Virus. Clin Infect Dis 2016; 63:1584.

Petersen LR, Jamieson DJ, Powers AM, Honein MA. Zika Virus. N Engl J Med 2016; 374:1552.

Musso D, Gubler DJ. Zika Virus. Clin Microbiol Rev 2016; 29:487.

Anderson KB, Thomas SJ, Endy TP. The Emergence of Zika Virus: A Narrative Review. Ann Intern Med 2016; 165:175.

Sullivan Nicolaides Pathology. Arbovirus Reports Week 31 (Ending 1/08/2015). [Internet]. Cited 2015, May, 05. Avaliable from: http://www.snp.com.au/media/425805/arbo_graph.pdf.

16.7 Chikungunya

Carlos Alexandre Antunes de Brito
Marli Tenório Cordeiro
Jorge Fernando Soares Travassos da Rosa

INTRODUÇÃO

A febre de chikungunya é uma arbovirose (doença transmitida por artrópodes) causada pelo Chikungunya vírus (CHIKV). Os primeiros relatos de surtos de chikungunya foram descritos em 1952 na Tanzânia, porém foi a partir de 2005 que surtos de grandes proporções ocorreram em ilhas do oceano Índico, atingindo no ano seguinte a maioria dos estados da Índia. Em um período de 10 anos, dez milhões de casos foram relatados no mundo.

Em dezembro de 2013, a Organização Mundial da Saúde (OMS) relatou a primeira transmissão local da CHIKV no hemisfério ocidental na ilha caribenha de Saint Martin. Até dezembro de 2017, CHIKV causou 2.673.671 casos da doença em países do Caribe e da América Central e do Sul.

A doença tem altas taxas de ataques, atingindo 50% de uma população em poucos meses. O acometimento musculoesquelético é a principal manifestação clínica associado à chikungunya, incluídos sintomas como edema e dor intensa, pouco responsivos a analgésicos, com cerca de metade dos pacientes da fase aguda, cronificando os seus sintomas por meses a anos, o que compromete a qualidade de vida dos milhares de pacientes acometidos. Além do acometimento articular, manifestações graves e óbitos associados à chikungunya fazem parte do espectro da doença.

Nos últimos anos diretrizes, têm sido formuladas para o tratamento das manifestações musculoesqueléticas em suas diferentes fases e alertas sobre as formas graves e o risco de óbitos têm se intensificado, objetivando minimizar o impacto causado por este grave problema de saúde pública.

ETIOLOGIA E TRANSMISSÃO

O CHIKV é um arbovírus da família *Togaviridae*, gênero Alphavirus. Pertence ao grupo antigênico do Semliki Forest juntamente com outros alfavírus artritogênicos, tais como o'nyong-nyong, ross river, barmah forest e mayaro (MAYV).

O genoma viral consiste de um RNA de fita simples, polaridade positiva, com 11.8 kb; tem quatro proteínas não estruturais (nsP1-4) envolvidas na replicação do vírus e cinco proteínas estruturais. A partícula viral mede 70 nm de diâmetro, e o capsídeo (C) é envolto por uma camada lipídica (envelope). As proteínas do envelope (E2 e E1) são responsáveis pela ligação do vírus à membrana da célula hospedeira e subsequente invasão celular, respectivamente. Anticorpos anti-CHIKV direcionados às proteínas do envelope neutralizam o vírus *in vitro*, constituindo, portanto, um alvo para o desenvolvimento da proteção natural (resposta imune) ou de uma vacina.

Desde o isolamento em 1952, foram identificados quatro genótipos do CHIKV: East-Central-South-African (ECSA), West African, Asian e o Indian Ocean (IOL). O sequenciamento e genotipagem de isolados do CHIKV de diferentes epidemias, em diferentes anos e regiões, nos permite conhecer a origem das cepas e traçar o caminho percorrido por elas.

A transmissão ocorre através da picada de fêmeas de mosquitos do gênero Aedes, predominantemente *Aedes albopictus* e *Aedes aegypti* infectados pelo vírus, que são as mesmas espécies envolvidas na transmissão dos vírus dengue (DENV) e zika (ZIKV). A ampla distribuição dessas espécies no Brasil propicia a propagação do CHIKV no território nacional.

O ser humano serve como reservatório primário do vírus durante o período epidêmico. No período interepidêmico, vários vertebrados têm sido implicados como reservatório potencial, incluindo primatas não humanos, roedores, pássaros e alguns pequenos mamíferos.

Os mosquitos adquirem o vírus durante o repasto sanguíneo em hospedeiros virêmicos, em que ocorre o período de incubação extrínseco do vírus e, dentro de 10 dias em média, o mosquito estará apto para transmitir o vírus a outros hospedeiros susceptíveis, inclusive o homem. No ser humano infectado, os sintomas da doença aparecerão depois do período de incubação intrínseco, que varia de 1 a 12 dias (em média 7 dias). O período de viremia no homem pode perdurar por até 10 dias e, geralmente, começa 2 dias antes do início dos sintomas.

Todos os indivíduos são susceptíveis à infecção pelo CHIKV e, uma vez exposto ao vírus, sejam sintomáticos, sejam assintomáticos, adquirem imunidade duradoura para todos os quatro genótipos do vírus, ficando protegido contra nova infecção.

EPIDEMIOLOGIA

Os primeiros registros da febre de chikungunya foram feitos nos anos de 1952-1953 com o surto de uma doença semelhante à dengue ocorrido na Tanzânia (antiga Província de Tanganyka) que acometeu pessoas de todas as idades e se distinguiu da infecção por dengue pela gravidade dos sintomas, em especial a artralgia que impedia as pessoas de se locomoverem. Durante essa epidemia, Lumsden et al. isolaram o CHIKV pela primeira vez de amostras de soros humanos e de mosquitos.

O nome "chikungunya" deriva do idioma Makonde (Bantu), falado por esse grupo étnico que habita o sudeste da Tanzânia e norte de Moçambique, que significa "aquele que se curva", devido à postura curvada das pessoas que sofrem com as fortes dores articulares características da doença.

Depois da identificação inicial do CHIKV, foram registrados surtos esporádicos da doença até meados dos anos 1980. A partir de 2004, as epidemias por CHIKV tornaram-se explosivas com grande número de pessoas atingidas. Um surto que se originou na costa do Quênia se disseminou para as ilhas Comoros, La Reunion e várias outras ilhas do oceano Índico, estima-se que mais de 500 mil casos ocorreram em 3 anos.

Nas ilhas La Reunion de abril de 2005 a junho de 2006, aproximadamente 270 mil casos foram notificados, correspondendo a 30% da população. Em 2006, a epidemia atingiu a Índia, com surtos registrados em grande número de estados (17 dos 28 estados) e atingiu 1,3 milhões de pessoas.

Os surtos de CHIKV continuaram a se disseminar, causando grandes epidemias no Sri Lanka e em outros países do Sudeste da Ásia. O vírus passou então a ser introduzido por viajantes na fase de viremia, em países onde o vírus não era endêmico, e casos autóctones foram registrados pela primeira vez em muitos países como Itália, França, Nova Caledônia, Papua Nova Guiné, Butão e Iêmen. Primariamente, o Aedes aegypti é o principal vetor do CHIKV, porém a adaptação do Aedes albopictus ao vírus muito contribuiu para a disseminação do CHIKV para outras regiões, incluindo as de clima temperado.

Em dezembro de 2013, o vírus atingiu a região das Américas causando um surto no Caribe pelo genótipo Asiático e disseminando-se para outras 38 regiões das Américas. Em um período de 5 anos, após entrada do vírus, foram relatados nas Américas 2.673.671 casos, com 773 mil (29%) deles relatados pelo Brasil.

O primeiro caso autóctone de CHIKV no Brasil (genótipo Asiático) foi confirmado na região Norte, no Oiapoque (Estado do Amapá), em setembro de 2014. No mesmo mês, foram confirmados casos autóctones na região Nordeste, com um importante surto ocorrendo em Feira de Santana (Bahia), tendo sido identificados os genótipos Asiático e ECSA.

No Brasil, desde então, outros estados passaram a identificar e notificar casos suspeitos de infecção pelo CHIKV, com importantes surtos registrados. Atualmente, todos os estados da Federação notificam casos de chikungunya.

A doença apresenta altas taxas de ataques e um grande percentual de infectados sintomáticos quando comparada a outras arboviroses (Figura 16.7.1). As taxas de ataque atingem 35 a 75% de uma população em uma única epidemia. Na ilha Reunião, o sistema de vigilância durante epidemia confirmou 16.050 casos laboratorialmente e fez uma estimativa de 244 mil casos, o que correspondeu a uma taxa de ataque de 35%. Cerca de 75 a 95% dos indivíduos infectados pelo CHIKV apresentam doença sintomática.

Na dengue, por exemplo, estimam-se taxas de ataques de 3 a 25% com apenas 5 a 25% dos pacientes infectados sintomáticos, torna-se evidente um expressivo número absoluto esperado para chikungunya em comparação à dengue.

No Brasil, há poucos estudos de soroprevalência, o que impossibilita definir quais as taxas de ataques nas diferentes regiões de circulação viral e, consequentemente, estimar o percentual de susceptíveis a novos surtos epidêmicos. Um estudo de Dias et al. realizado em duas cidades de Salvador, porta de entrada do vírus no Brasil, identificou taxas de ataques em torno de 50%, com 40% tornando-se sintomáticos na fase aguda e mais de 60% cronificando as queixas musculoesqueléticas.

No ano de 2016, foi notificado o maior número de casos desde a entrada do vírus no País, com 277.882 casos, com 86% das notificações concentrados no Nordeste. No ano de 2017, foram notificados no Brasil 185.737 casos e 192 óbitos confirmados laboratorialmente. Em 2018, o número de notificação se reduziu a 87.687 casos, uma incidência de 42,1 casos/100.000 habitantes; com 39 óbitos. Em 2019, até a semana 12 (23/3/2019) foram notificados 15.352 casos, com registro de dois óbitos (Tabela 16.7.1).

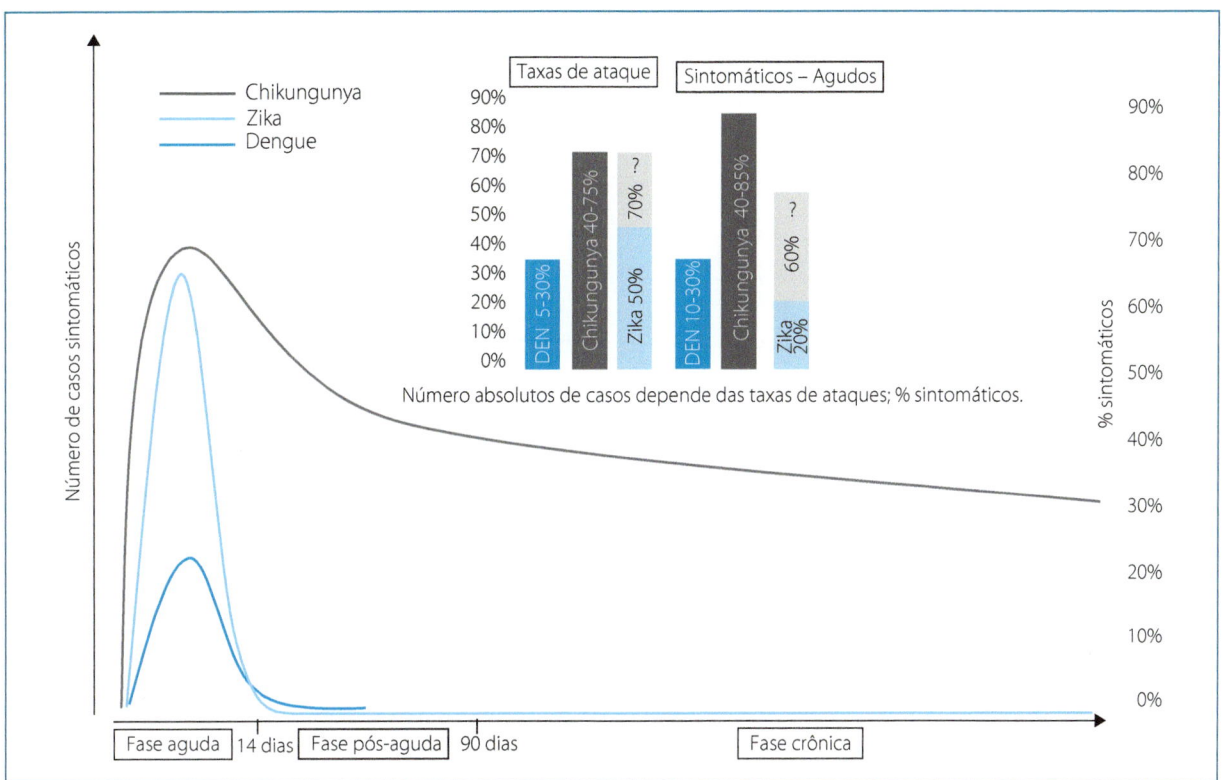

FIGURA 16.7.1 Número absoluto de casos em epidemias: comparativo de impacto entre dengue, zika e chikungunya.
Fonte: Acervo do Dr. Jorge Travasso.

TABELA 16.7.1 Número de casos prováveis e incidência de febre de chikungunya (100 mil/hab.), até a semana epidemiológica 52, por região e unidade da Federação, Brasil, 2016, 2017 e 2018.

Região/Unidade da Federação	Casos Notificados (n)			Taxa de Incidência		
	2016	2017	2018	2016	2017	2018
Norte	9.019	16.570	9.315	50,9	93,6	51,2
Rondônia	829	22	66	46,4	12,4	3,8
Acre	372	115	302	45,5	14,1	34,7
Amazonas	878	244	81	21,9	6,1	2
Roraima	240	4.088	42	46,7	795	7,3
Pará	4.343	8.505	8.203	52,5	102,8	96,4
Amapá	976	221	177	123,6	28,3	21,3
Tocantins	1.390	3.175	444	90,7	207,1	28,5
Nordeste	239.714	142.131	11.287	421,2	249,7	19,9
Maranhão	13.853	6.416	685	199,2	92,3	9,7
Piauí	2.779	6.358	611	86,5	197,9	18,7
Ceará	48.324	113.927	1.559	539,1	1.271	17,2
Rio Grande do Norte	24.927	2.082	2.156	717,3	59,9	62
Paraíba	20.289	1.675	1.021	507,3	41,9	25,5
Pernambuco	50.139	1.933	1.200	532,8	20,5	12,6
Alagoas	18.451	520	208	549,3	15,5	6,3
Sergipe	9.268	401	39	409	17,7	1,7
Bahia	51.684	8.819	3.808	338,3	57,7	25,7

(continua)

TABELA 16.7.1 Número de casos prováveis e incidência de febre de chikungunya (100 mil/hab.), até a semana epidemiológica 52, por região e unidade da Federação, Brasil, 2016, 2017 e 2018 (continuação).

Região/Unidade da Federação	Casos Notificados (n)			Taxa de Incidência		
	2016	2017	2018	2016	2017	2018
Sudeste	25.245	22.984	52.966	29,2	26,6	60,4
Minas Gerais	1.452	16.771	11.761	6,9	79,9	55,9
Espírito Santo	470	841	670	11,8	21,2	16,9
Rio de Janeiro	18.516	4.288	39.725	11,3	25,8	231,5
São Paulo	4.807	1.084	810	10,7	2,4	1,8
Sul	1.978	373	257	6,7	1,3	0,9
Paraná	1.050	229	136	9,4	2	1,2
Santa Catarina	578	79	69	8,4	1	1
Rio Grande do Sul	342	74	52	3	0,7	0,5
Centro-Oeste	1.926	3.679	13.862	12,3	23,5	86,2
Mato Grosso do Sul	284	168	271	10,6	6,3	9,9
Mato Grosso	568	3.154	13.341	17,2	95,4	387,6
Goiás	486	227	176	7,3	3,4	2,5
Distrito Federal	588	130	74	19,7	4,4	2,5
Brasil	277.882	185.737	87.687	134,8	90,1	42,1

A redução do número de casos em 2018 e 2019 pode levar à falsa segurança de que a doença já teve o seu pico de ocorrência no País, mas esse é o padrão epidemiológico esperado para as epidemias por arbovírus, com ocorrências de grandes surtos a intervalo de 3 a 4 anos, que pode ser ampliado com a cocirculação de outros vírus como dengue e zika, que se alternam entre as epidemias. Apesar de a imunidade para chikungunya ser duradoura, os estudos até o momento realizados em cidades da Bahia mostram soroprevalência máxima de 51%, reforçando os resultados que, mesmo em regiões que tiveram surtos expressivos, há cerca de metade da população susceptíveis à infecção pelo CHIKV.

Casos podem ser detectados em uma localidade e não desencadear imediatamente surtos epidêmicos de grandes proporções. Em Pernambuco, o surto de maior proporção ocorreu em 2016, com a entrada do vírus ao final de 2015; porém, no Ceará, apesar de uma primeira onda epidêmica expressiva com taxas de incidência de 539 casos/100 mil habitantes, esta foi inferior à segunda onda epidêmica em 2017 que atingiu taxas de 1.271 casos/100 mil habitantes (Tabela 16.7.1).

Ao se analisarem as notificações de casos de vários estados do Sudeste, Centro-Oeste e Norte do Brasil, observamos taxas de incidência inexpressiva, o que torna provável que milhões de habitantes no País venham a ser acometidos pela doença, uma vez que os índices de infestação domiciliar pelo vetor divulgado no Brasil demonstram que não conseguimos vencer a batalha contra o Aedes.

Com base nas taxas de ataques e percentual de sintomáticos em epidemias descritas na literatura, estes números oficiais de casos são provavelmente bem menores do que aquele que de fato houve no Brasil, principalmente na região Nordeste, estando estas diferenças relacionados à subnotificação de casos e a um sistema de vigilância passivo que depende das notificações de casos por parte das unidades de saúde.

FISIOPATOGÊNESE

Muitos dos estudos de imunopatogênese da chikungunya estão voltados para os danos osteomusculares causados pela doença. Apesar do melhor entendimento desse dano articular associado à infecção por alfavírus, as causas da persistência dos sintomas permanecem ainda não resolvidas. Resposta inflamatória do hospedeiro, presença de produtos virais nos macrófagos e tecidos articulares, bem como processos autoimunes podem estar envolvidos na patogênese.

Modelos experimentais de artrite induzida por alfavírus sugerem que a patogênese seja resultado de uma combinação de dano celular e tecidual direto causado por replicação viral e por uma ativação da resposta imune indireta nos tecidos-alvo.

Diferentes citocinas, quimiocinas e outros mediadores inflamatórias são produzidos e relacionados com intensidade de inflamação na sua fase aguda e estão envolvidos no recrutamento de macrófagos, células NK e linfócitos T para o local de replicação viral e uma desregulação da inflamação desta fase levaria à expressão de outras proteínas inflamatórias responsáveis pelo dano articular nas fases crônicas, como interleucinas (IL) e fator de necrose tumoral (TNF, na sigla em inglês).

Estudos demostram que na fase aguda da doença predominam a resposta do tipo Th1 com detecção de elevação de citocinas como interferon-alfa (IFN-α), mas também a IL-1RA (antagonista do receptor de IL-1), IL-6, IL-12, CCL2 e CXCL e as citocinas pró-inflamatórias, como TNF-α, IL-1b e IL-8, foram pouco expressas na fase aguda da infecção pelo CHIKV. Em estudo de Venugopalan et al., as citocinas TNF-α, MCP-1, IL-4, IL-6 e IL-10 foram máximas em fase sintomática prolongada e houve correlação com níveis elevados de TNF-α e presença de sintomas nas diferentes fases da doença.

Persistência viral poderia também ser a causa para cronificação da doença articular em um subgrupo de pacientes. A persistência da IgM detectada meses após a infecção aguda tem sugerido a persistência do vírus ou seus antígenos e que poderia justificar a perpetuação do processo inflamatório articular. Em um surto na Itália, Moro et al. detectaram IgM positiva em 52% (131/249) dos pacientes com 5 meses de doença e em 13,2% (30/227) com 12 meses de evolução.

Alguns pacientes apresentam polimorfismos do antígeno leucocitário humano (HLA) que estão associados a doenças reumáticas, como HLA-27 e que poderiam estar envolvidos na patogênese da persistente da doença. Outros fatores de risco estão associados à evolução para forma crônica, que incluem maiores de 45 anos, acometimento articular intenso na fase aguda e doença articular prévia.

Não bastasse os danos e processos inflamatórios de curso crônico, um subgrupo de pacientes refere dor com características neuropáticas (dor em queimação, sensação de frio desconfortável, sensação de choques, agulhadas, formigamento, dormência e coceira). Síndromes dolorosas neuropáticas são causadas por lesão ou disfunção do sistema nervoso, mas seus mecanismos não são completamente entendidos.

Parece, portanto, que os mecanismos são multifatoriais e que podem ter pesos diferentes para diferentes pacientes. Um claro entendimento dos mecanismos fisiopatogênicos nos pacientes com chikungunya terá um reflexo direto sobre a escolha terapêutico ideal para o alívio do acometimento articular.

A imunopatogênese das formas graves da doença não tem sido estudada em profundidade, mas sugere que a resposta imune exacerbada comum a outros arbovírus esteja relacionada ao dano celular dos órgãos-alvo nas formas graves, com uma resposta imune inata e humoral desencadeando uma cascata de resposta inflamatória, com ativação de complemento, liberação diferentes citocinas pró-inflamató-

ria ensejando alterações do endotélio, ao choque, lesão de órgãos, além do efeito direto do vírus sobre órgãos como coração, cérebro e rim.

MANIFESTAÇÕES CLÍNICAS

O período de incubação ocorre em média de 3 a 7 dias (podendo variar de 1 a 12 dias). A maioria dos pacientes torna-se sintomática, com consequente elevado número de pacientes que necessitarão de atendimento, gerando uma sobrecarga às unidades de saúde.

O espectro clínico da doença cronologicamente envolve três fases: aguda (até 14 dias); pós-aguda (15 a 90 dias); e crônica (após 3 meses).

Do ponto de vista de apresentação clínica, há um padrão inicial de doença febril aguda, porém as manifestações musculoesqueléticas respondem pela maior frequência dos sintomas da doença, ocorrendo na fase aguda e persistindo após regressão da febre por meses a anos, com cerca de 50% dos casos com cronificação dessas queixas.

O espectro da doença inclui também formas graves da doença, denominadas por alguns autores como atípicas, com acometimento de sistema nervoso central (SNC) e periférico, coração, rins, pulmões, fígado e sistema circulatório (Figura 16.7.2). Os óbitos estão relacionados a essas causas e o seu aumento tem sendo percebido e descrito por profissionais de saúde e pesquisadores no Brasil desde os primeiros surtos em 2016.

FASE AGUDA

Manifestações musculoesqueléticas

A fase aguda da doença é caracterizada por febre acompanhada de intensa poliartralgia e ou artrite. A febre é alta, contínua, com vários episódios ao dia, sendo mais intensa nos primeiros 3 dias, mas podem persistir por até 7 dias.

A artralgia tem sido descrita em mais de 90% dos pacientes com chikungunya na fase aguda, com padrão poliarticular, simétrico, acometendo principalmente as articulações de mãos, punhos, ombros, joelhos, tornozelos e pés. A dor é incapacitante e dificulta o paciente a realizar atividades como andar, pentear os cabelos, pegar objetos. O edema (periarticular e/ou articular) é frequentemente presente nesta fase, bem como a presença de tenossinovites e rigidez articular (Figura 16.7.3).

Manifestações cutâneas

Exantema surge a partir do 3º ou 4º dia, normalmente é macular ou maculopapular, acomete 30 a 50% dos doentes, atingindo principalmente o tronco e as extremidades (incluindo palmas e plantas), podendo atingir a face. O prurido está presente em um terço dos pacientes (Figura 16.7.4).

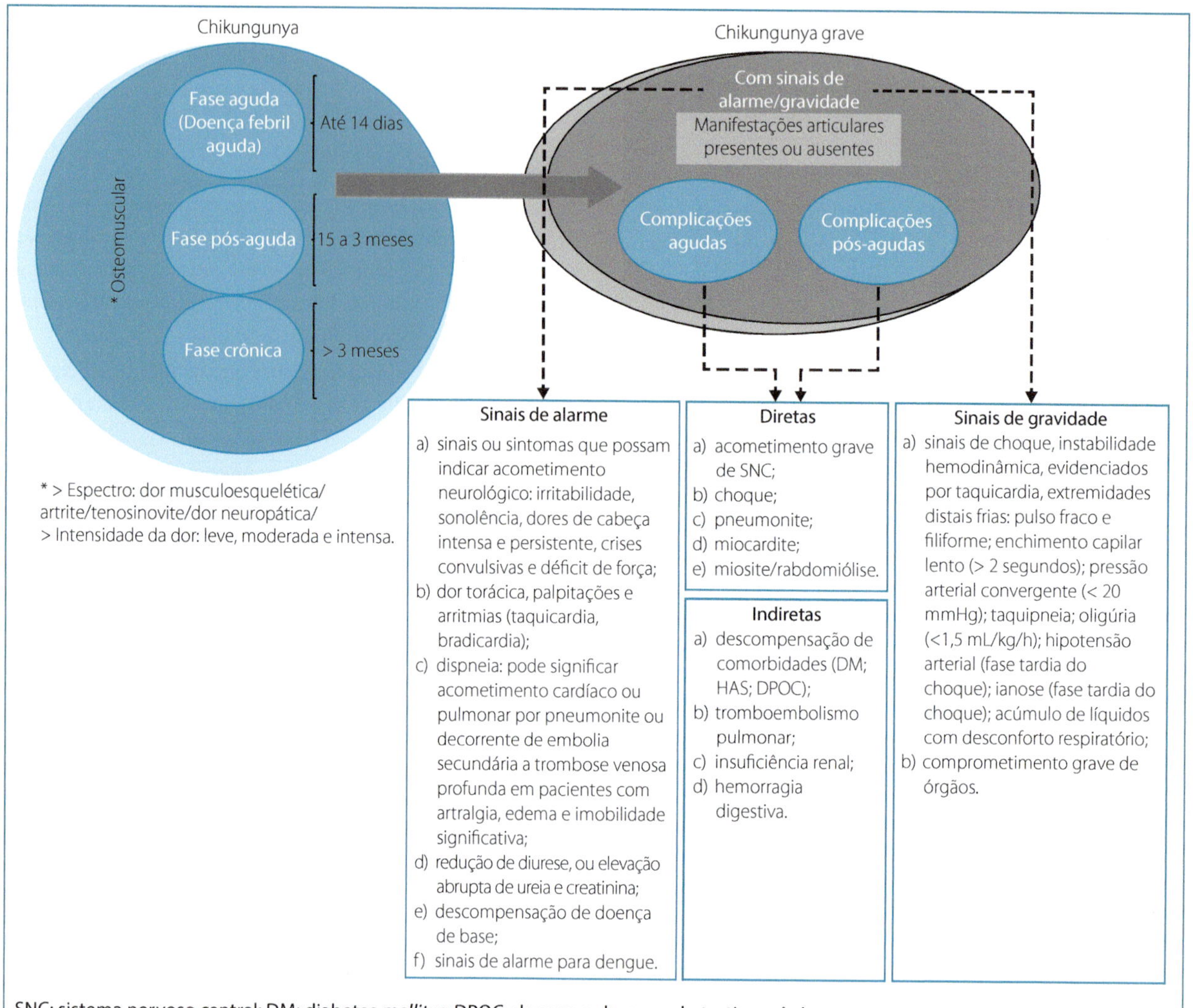

Chikungunya
Fase aguda (Doença febril aguda)
Até 14 dias
Fase pós-aguda
15 a 3 meses
Fase crônica
> 3 meses
* Osteomuscular
* > Espectro: dor musculoesquelética/artrite/tenosinovite/dor neuropática/
> Intensidade da dor: leve, moderada e intensa.
Chikungunya grave
Com sinais de alarme/gravidade
Manifestações articulares presentes ou ausentes
Complicações agudas
Complicações pós-agudas
Sinais de alarme
a) sinais ou sintomas que possam indicar acometimento neurológico: irritabilidade, sonolência, dores de cabeça intensa e persistente, crises convulsivas e déficit de força;
b) dor torácica, palpitações e arritmias (taquicardia, bradicardia);
c) dispneia: pode significar acometimento cardíaco ou pulmonar por pneumonite ou decorrente de embolia secundária a trombose venosa profunda em pacientes com artralgia, edema e imobilidade significativa;
d) redução de diurese, ou elevação abrupta de ureia e creatinina;
e) descompensação de doença de base;
f) sinais de alarme para dengue.
Diretas
a) acometimento grave de SNC;
b) choque;
c) pneumonite;
d) miocardite;
e) miosite/rabdomiólise.
Indiretas
a) descompensação de comorbidades (DM; HAS; DPOC);
b) tromboembolismo pulmonar;
c) insuficiência renal;
d) hemorragia digestiva.
Sinais de gravidade
a) sinais de choque, instabilidade hemodinâmica, evidenciados por taquicardia, extremidades distais frias: pulso fraco e filiforme; enchimento capilar lento (> 2 segundos); pressão arterial convergente (< 20 mmHg); taquipneia; oligúria (<1,5 mL/kg/h); hipotensão arterial (fase tardia do choque); ianose (fase tardia do choque); acúmulo de líquidos com desconforto respiratório;
b) comprometimento grave de órgãos.

SNC: sistema nervoso central; DM: diabetes *mellitus*; DPOC: doença pulmonar obstrutiva crônica.

FIGURA 16.7.2 Espectro clínico da chikungunya.
Fonte: Ministério da Saúde.

Edema punho
Edema em área de metacarpo
Edema entre as falanges
Edema do dorso do pé
Edema de tornozelo e da face interna do pé
Apagamento do maléolo medial

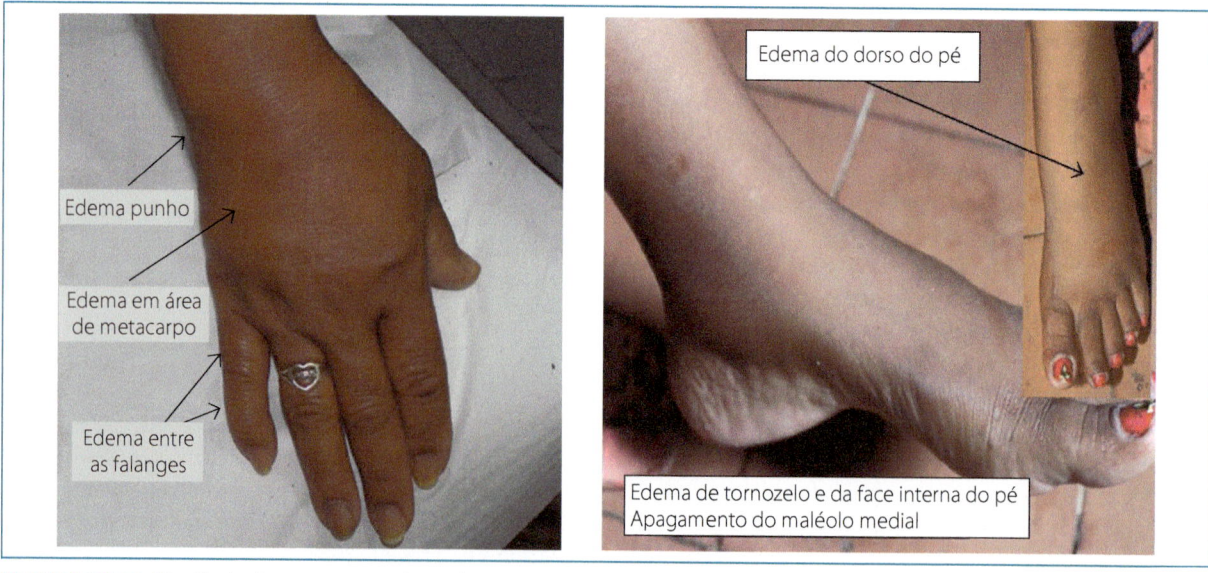

FIGURA 16.7.3 Manifestações osteomusculares de pacientes com chikungunya na fase pós-aguda.

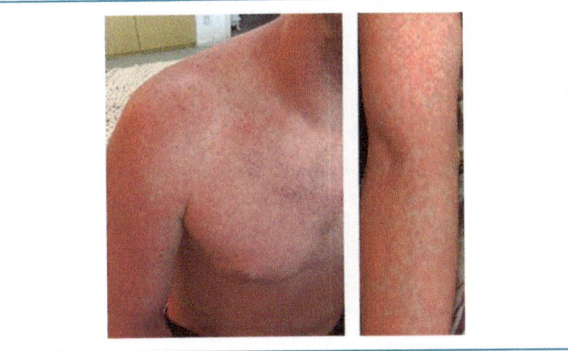

FIGURA 16.7.4 Manifestações cutâneas de pacientes com chikungunya. *Rash* maculopapular em fase aguda (4º dia de doença).

Descamação das plantas dos pés é frequentemente descrito pelos pacientes e menos frequentemente em mãos e pavilhão auricular (Figura 16.7.5).

A chikungunya é a arbovirose com maior polimorfismo de lesões, com diferentes manifestações cutâneas descritas na fase aguda: rash com padrão urticariforme, dermatite esfoliativa, lesões vesicobolhosas, hiperpigmentação, fotossensibilidade, lesões simulando eritema nodoso e úlceras orais (Figura 16.7.6).

Hiperemia bilateral de membros inferiores bilateral, algumas vezes com padrão de vasculite ocorrem em pacientes idosos e tendem a perdurar por dias. Casos de vasculite grave têm sido descritos, apesar de raros, mas reforça que a resposta inflamatória sistêmica desta doença pode ser intensa (Figura 16.7.7).

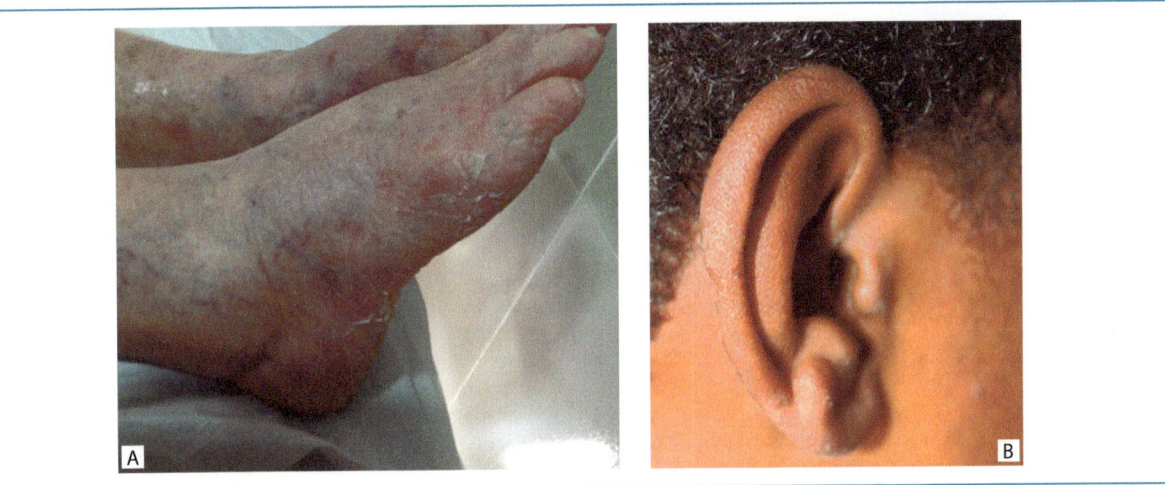

FIGURA 16.7.5 Lesões descamativas de pés e pavilhão auricular em fase aguda e pós-aguda. (A) Mulher de 80 anos. (B) Homem de 19 anos.
Fonte: Acervo do Dr. Carlos Brito.

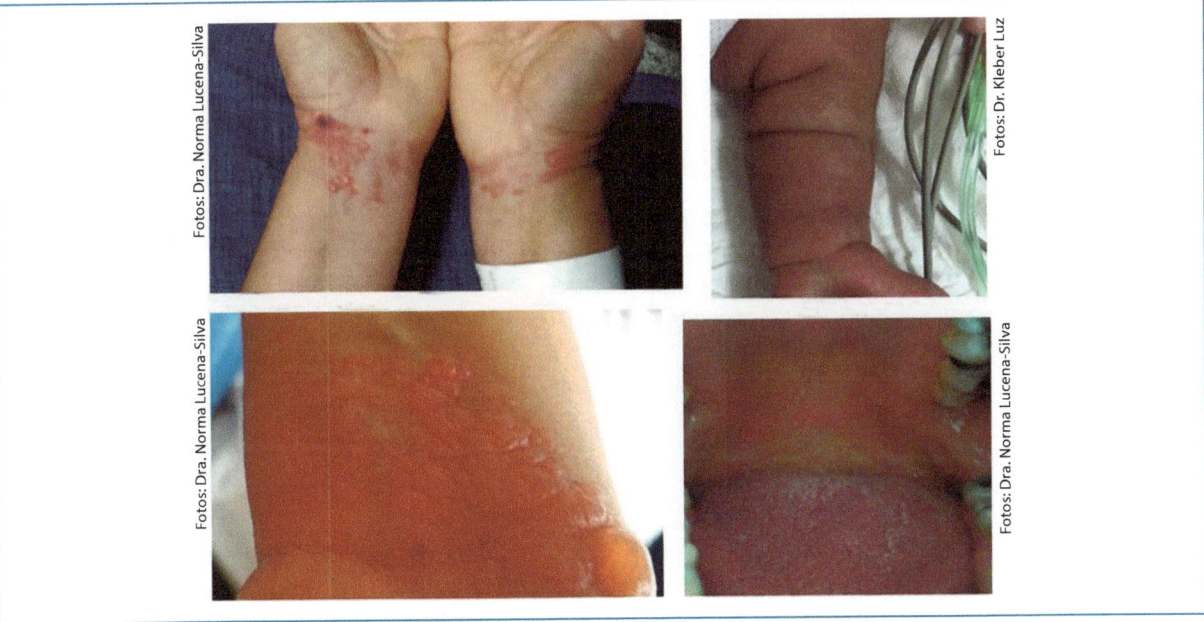

FIGURA 16.7.6 Lesões vesicobolhosas em fase aguda de chikungunya em adulto e criança e úlceras orais.
Fonte: Acervo da Dra. Norma Lucena-Silva e do Dr. Kleber Luz.

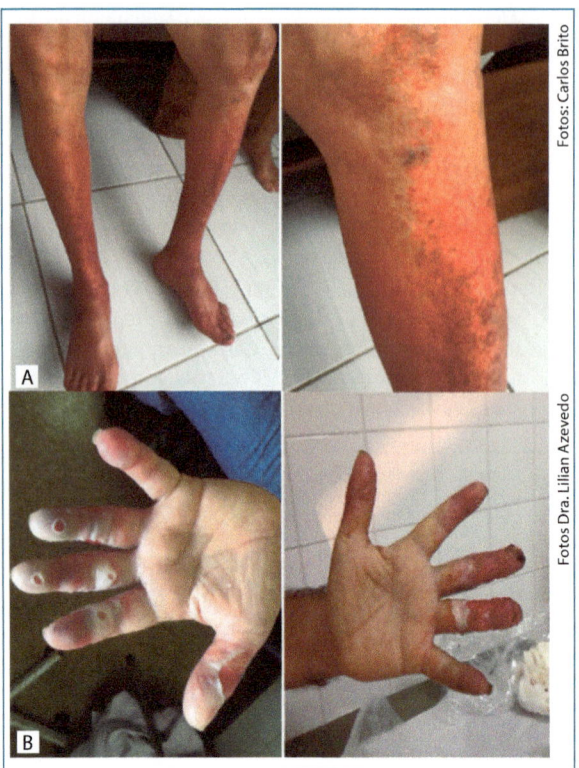

FIGURA 16.7.7 Padrão de vasculite associado à chikungunya. (A) Hiperemia bilateral com padrão de vasculite. (B) Vasculite grave de extremidades.
Fonte: Acervo da Dra. Lilian Azevedo e do Dr. Carlos Brito.

Hiperpigmentação residual de pele pode continuar após a fase aguda e torna-se permanente, predominando o acometimento distal dos membros inferiores (Figura 16.7.8).

Outras manifestações clínicas

Sintomas inespecíficos comuns à doença febril aguda como cefaleia, fadiga, mialgia, anorexia, náuseas, vômitos e adenomegalias estão presentes. Conjuntivite não purulenta pode estar presente em 30 a 40% dos casos.

Formas graves

Nesta fase é preciso estar atento ao surgimento das formas graves e atípicas da doença, com acometimento grave do sistema nervoso central e periférico, cardíaco, pulmonar, renal, hepáticos e vascular, que será abordado em tópico específico (Quadro 16.7.1).

Manifestações clínicas em crianças menores

Crianças menores podem não apresentar os sintomas típicos descritos nos adultos, podendo a febre ser o sintoma predominante, acompanhada de hiperalgesia difusa ou de rash cutâneo, o que dificulta o diagnóstico diferencial com outras doenças febris exantemáticas comuns nesta faixa etária.

Os neonatos de mães infectadas ao final da gestação têm risco de 50% de transmissão vertical no período intraparto. O recém-nascido é assintomático nos primeiros dias, com surgimento de sintomas a partir do 4º dia (3 a 7 dias), que incluem a presença de febre, síndrome álgica, recusa da mamada, exantemas, descamação, hiperpigmentação cutânea e edema de extremidades.

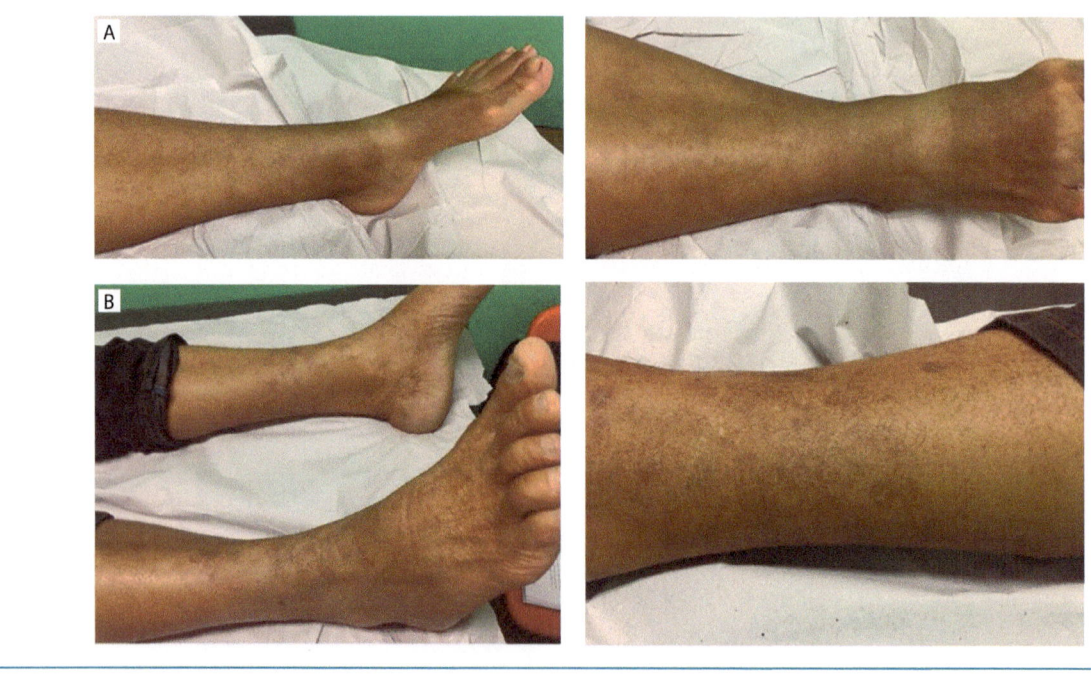

FIGURA 16.7.8 Hipercromia de membros inferiores persistente. (A) Mulher, 47 anos, com hipercromia de membros inferiores persistente após 8 meses. (B) Homem, 62 anos, com hipercromia de membros inferiores persistente após 16 meses.
Fonte: Acervo do Dr. Carlos Brito.

Em recém-nascidos, as lesões vesicobolhosas e esfoliativas são frequentemente descritas e, na aspiração do conteúdo das lesões bolhosas, pode se detectar a presença do vírus.

As formas graves são frequentes nesta faixa etária, como o surgimento de complicações neurológicas, hemorrágicas e acometimento miocárdico (miocardiopatia hipertrófica, disfunção ventricular, pericardite). Os quadros neurológicos, também reconhecidos como sinal de gravidade nesta faixa etária, incluem meningoencefalites, edema cerebral, hemorragia intracraniana, convulsões e encefalopatias. Atraso a longo prazo no neurodesenvolvimento ocorre em 50% dos neonatos infectados que tiveram os sintomas de acometimento de SNC.

Alterações laboratoriais

As alterações laboratoriais de chikungunya, durante a fase aguda, são inespecíficas. A leucopenia é frequentemente, porém diferente de outras doenças virias em que se espera linfocitose, na chikungunya linfopenia é frequentemente encontrado.

Apesar de ser mais frequente em arboviroses como dengue, a trombocitopenia pode ocorrer na chikungunya, levando a risco de complicações hemorrágicas, que pode muitas vezes ser desencadeadas pelo uso inadequado de anti-inflamatórios não hormonais (AINH) na fase aguda.

A velocidade de hemossedimentação e a proteína C-reativa (PCR) encontram-se geralmente elevadas como marcadores de processo inflamatório e podem permanecer elevados nas diferentes fases da doença.

Elevação de enzimas musculares como creatinofosfoquinase (CPK), mioglobina e aldolase são frequentes e ex-

pressivas em casos de rabdomiólise associados à chikungunya. Elevações discretas das enzimas hepáticas (TGO e TGP) podem ocorrer, lembrando que a TGO pode estar elevada também pela lesão muscular.

FASE PÓS-AGUDA
Manifestações musculoesqueléticas

De 45 a 75% dos pacientes persistem com sintomas após 14 dias, com duração de até 3 meses. Nesta fase, a febre normalmente desaparece, persistindo as queixas musculoesqueléticas, com poliartralgia e/ou poliartrite de forte intensidade. Os sintomas podem ter caráter persistente (20 a 40%) ou apresentar fases de remissão com duração de semanas seguidas de recidivas com característica e intensidade semelhantes à fase aguda (60 a 80%).

A exacerbação da dor pode atingir articulações previamente acometidas, podendo ser acompanhada de tenossinovite hipertrófica subaguda, com acometimento predominante em punhos e tornozelos, associado à rigidez matinal (Figura 16.7.9). Dor neuropática e síndrome do túnel carpo são queixas frequentes. Sintomas gerais como astenia, depressão, alopecia podem acompanhar esta fase.

Formas graves

Além das manifestações osteomusculares, formas graves podem surgir e diferente das que ocorrem na fase aguda, as complicações e óbitos são consequência principalmente de descompensação de comorbidades preexistentes, como debates *mellitus*, doença cardíaca, hipertensão, asma, doença pulmonar obstrutiva crônica (DPOC), nefropatias. Quadros neurológicos, como síndrome de Guillain-Barré, podem ocorrer na fase pós-aguda (Quadro 16.7.1).

Causas	Quadro clínico
Causas Diretas	**Cardiovascular** Miocardite, pericardite, insuficiência cardíaca, arritmia, instabilidade hemodinâmica. **Sistema Nervoso Central e Periférico** Encefalite, mileíte, meningoencefalite, AVE, síndrome de Guillain-Barré, neurite óptica, cerebelite, romboencefalites **Pulmonar** Pneumonite, tromboembolismo pulmonar, insuficiência respiratória **Renal** Nefrite, insuficiência renal aguda **Gastrointestinal** Hemorragia digestiva alta e baixa, hepatite aguda, **Outros** Rabdomiólise, síndrome da secreção inapropriada do hormônio antidiurético, insuficiência adrenal
Causas Indiretas	Decorrentes principalmente da descompensação de comorbidades, que incluem pacientes com prévia doença cardiovascular (hipertensão arterial, insuficiência cardíaca), doenças renais ou pulmonares (DPOC, asma) ou por outras causas secundárias com tromboembolismo pulmonar em pacientes com imobilidade, edema articular ou hipercoagulabilidade

QUADRO 16.7.1 Quadros clínicos das formas graves associadas à chikungunya.

AVE: acidente vascular encefálico; DPOC: doença pulmonar obstrutiva crônica.

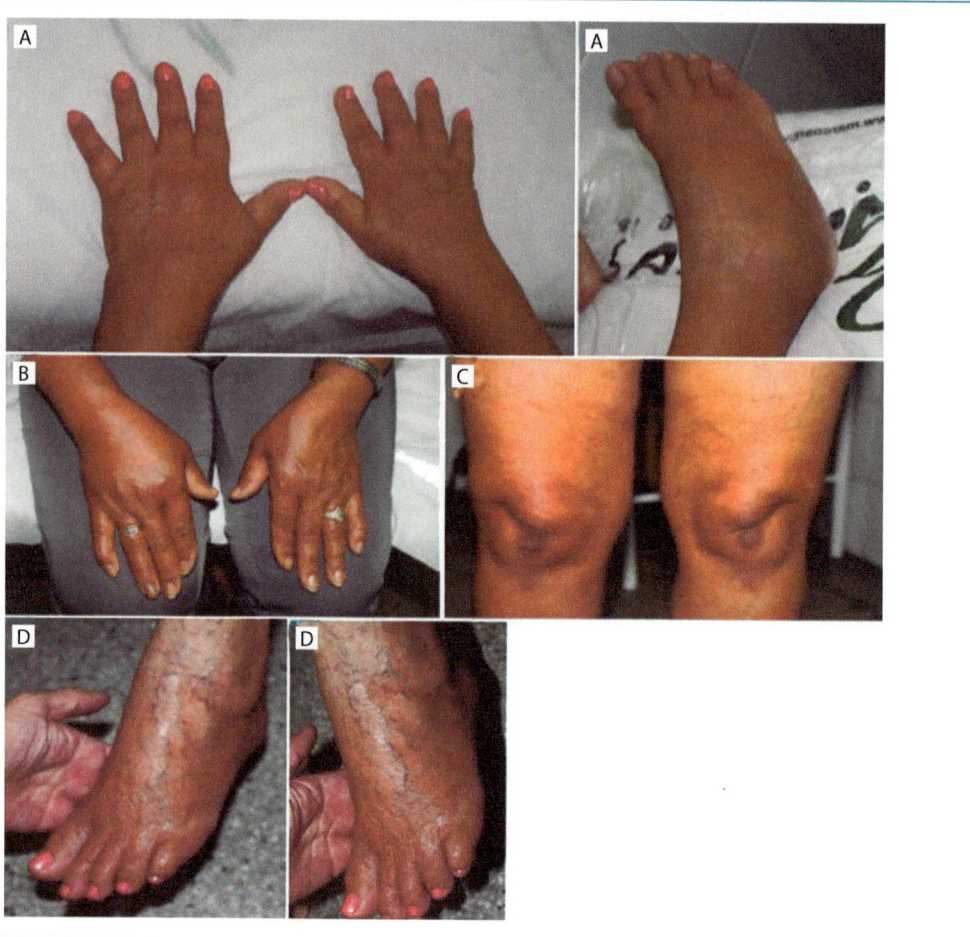

FIGURA 16.7.9 Manifestações osteomusculares de pacientes com chikungunya na fase pó-aguda. (A) Paciente com edema persistente nas mãos, pé e tornozelo. (B) Paciente com edema persistente na mão direita, em torno de 60 dias após o início dos sintomas. (C) Paciente com edema nos joelhos e perda das depressões normais. (D) Paciente com edema persistente no pé e tornozelo após 50 dias do início dos sintomas.
Fonte: Acervo do Dr. Carlos Brito.

FASE CRÔNICA

Manifestações musculoesqueléticas

São considerados em fase crônica os pacientes que persistem com queixas osteomusculares por períodos superiores a 3 meses. A frequência de pacientes que cronificam variam entre os estudos, com cerca de 40 a 80% evoluindo para esta fase. Em recente revisão sistemática de 38 artigos, Paixão et al. estimou que 43% dos pacientes têm sintomas de chikungunya por mais de 3 meses e persistência após 12 meses em 21% dos casos. O estudo sugeriu que a prevalência de cronificação podem estar relacionados ao tipo de linhagem do vírus, sendo maior entre os genótipos do oceano Índico (525) e a linhagem asiática (39%).

Dias et al. realizaram estudo de soroprevalência de chikungunya em duas cidades da Bahia, Feira de Santana e Riachão do Jacuípe, que foram porta de entrada da epidemia no Brasil pelo vírus da linhagem africana ECSA. A soroprevalência foi de 51%, com persistência dos sintomas articulares em 68,1% dos participantes do estudo em George Américo e de 75% no Alto Cemitério, superiores às prevalências relatadas na literatura.

Nesta fase, as queixas osteomusculares são caracterizadas por dor intensa e incapacitante que pode ser persistente ou recidivante, semelhante às descritas nas fases anteriores. Em um estudo de Schilte et al., da Polinésia Francesa, 60% dos pacientes cronificaram suas queixas; destes, 76 pacientes foram acompanhados até 3 anos, com 45% destes apresentavam quadros de artralgia persistente, 24% tiveram uma recuperação inicial seguida de recidiva e apenas 31% apresentaram completa recuperação da fase aguda.

O padrão de acometimento articular frequentemente é poliarticular e simétrico, mas pode ser assimétrico e oligoarticular, acometendo predominantemente mãos, punhos, joelhos e tornozelos, associado a rigidez matinal e edema. No Brasil temos observado frequentemente queixas de dores nas regiões cervical e em ombros.

A dor nas diferentes fases, incluindo nas formas crônicas, além de intensa, é pouco responsiva a analgésicos. Em estudo de Andrade et al., envolvendo 106 casos de chikungunya, a intensidade da dor avaliadas pela escala analógica-visual era em média de 5,8 ± 2.1. Os autores relataram que muitos dos pacientes não respondem aos analgésicos prescritos, com apenas 26% apresentando um bom alívio da dor com os analgésicos (alívio de > 70% da dor).

Dor neuropática acomete cerca de 20% dos pacientes e frequentemente é negligenciada, o que justifica em muitos casos a falha terapêutica uma vez que não é responsiva a analgésicos e opioides, requerendo terapia específica.

A dor articular na chikungunya causa importante incapacidade física, impactando de forma significativa na qualidade de vida dos pacientes acometidos

O estudo de Schilte et al. analisou o impacto da doença na qualidade de vida desses pacientes após 36 semanas e limitações para realizar atividades habituais: 62,9% tinham limitações para levantar da cadeira; 54,8% para andar; 54,8% para pegar um objeto; 53,2% para abrir uma garrafa; e 37,1% para tomar banho. O sofrimento relacionado à infecção não se limita à dor, com parte significativa dos pacientes apresentando transtornos mentais, do humor e do sono. A doença apresentou impacto também no status emocional, levando frequentemente à desordem do sono (56,4%), depressão (50%), desordem de memória (43,5%) e de concentração (38,7%).

Alguns pacientes poderão evoluir com artrite erosiva progressiva e evoluem com padrão de artrite psoriásica ou reumatoide. Na avaliação de 159 pacientes encaminhados para o reumatologista, Javelle et al. classificaram 112 (70%) pacientes como uma doença reumática inflamatória crônica, sendo que 40 casos preenchiam os critérios clínicos e radiológicos para artrite reumatoide, 33 para espondiloartrite e 21 para poliartrite indiferenciada e todos estes sem história prévia de doença reumática.

Vários fatores em diferentes estudos têm sido associados ao risco de cronificação das queixas osteomusculares: sexo feminino; idade maior de 45 anos; dor intensa; presença de edema; rigidez ou poliartrite na fase aguda; doença articular prévia; diabetes; alta carga viral; níveis elevados da proteína C na fase aguda; e IgM persistentemente elevada.

Outras manifestações clínicas

Outras manifestações descritas durante a fase crônica são: fadiga; cefaleia; prurido; alopecia; bursite; tenossinovite; fenômeno de Raynaud; alterações cerebelares; auditivas; distúrbios do sono; alterações da memória; déficit de atenção; alterações do humor; turvação visual; e depressão.

MANIFESTAÇÕES CLÍNICAS: FORMAS GRAVES

Além da dor articular incapacitante, casos graves e óbitos relacionados à chikungunya tem sido relatado (Quadro 16.7.1). Na epidemia de 2005-2006, na Ilha Reunion, com uma população de cerca de 800 mil habitantes, 244 mil casos de chikungunya foram estimados e 203 mortes foram relatadas por Renault et al., com uma proporção de um óbito para cada mil casos notificados e uma mortalidade global de 25/100 mil habitantes.

A faixa etária mais acometida entre os óbitos era dos idosos, com uma média de 79 anos. A causa da maioria dos óbitos, 121 casos (60%), era por efeito direto da infecção e as demais como indiretas, decorrentes de descompensação de comorbidades preexistentes. Outros 123 casos classificados como grave foram relatados, tendo como principais motivos da internação insuficiência respiratória (19 casos); descompensação cardiovascular (18), meningoencefalite (16), hepatite grave (11), lesões cutâneas graves (10), insuficiência renal (7), entre outros.

Casos atípicos que necessitaram de internação e que estão sobre risco de desfecho desfavorável foram relatados em um outro estudo de Economopoulo et al. Entre 610 adultos com complicação, alterações cardiovascular ocorreram em 37% (insuficiência cardíaca, arritmia, miocardite, doença coronariana aguda), 24% apresentaram desordens neurológicas (encefalites, meningoencefalites, convulsões, síndrome de Guillain-Barré), 20% insuficiência renal pré-renal, 17% desenvolveram pneumonite, 8% insuficiência respiratória, entre as causas mais frequentes.

Apesar de 89% terem condições médicas associadas, para algumas complicações não havia comorbidades prévias, reforçando a gravidade da doença independentemente de doenças associadas. De 120 pacientes hospitalizados por insuficiência renal pré-renal, 66% não relatavam doença renal prévia. De 44 casos de arritmia, 63% não tinham antecedentes de doença cardiovascular e de 131 casos com alterações de níveis de glicemia, 20% foram diagnosticados com diabetes *mellitus* pela primeira vez.

Sessenta e cinco pacientes foram a óbitos decorrente das seguintes complicações: insuficiência cardíaca (15 casos); falência de múltiplos órgãos (11 casos); hepatite aguda (7 casos); encefalites ou meningoencefalites (6 casos); epidermólise bolhosa (6); miocardite ou pericardite (5); falência respiratória (3); falência renal (3); pneumonia (2); infarto agudo do miocárdico (2); doença cerobrovascular (1); hipotireoidismo (1); septicemia (1).

EXCEDENTES DE MORTES NO BRASIL E NA AMÉRICA LATINA

A Organização Pan-Americana de Saúde, em seu boletim de 2015, considerou que na América Latina a taxa de letalidade era mais baixa do que relatado na literatura, porém esse dado tem sido questionado. Os primeiros alertas surgiram em março de 2016, quando médicos e enfermeiros relataram aumento no número de óbitos de pacientes com apresentação clínica compatível com chikungunya em diferentes cidades do estado de Pernambuco. Naquele ano, até o mês de novembro, houve apenas 54 óbitos registrados nas estatísticas oficiais, fato questionado em editorial Collucci destacando o alerta dos especialistas, em que reforçavam a possibilidade de esses números representarem uma subnotificação.

Como várias cidades pernambucanas estavam passando por epidemias de chikungunya (SESPE 2016), foi levantada a hipótese de que a doença estava causando um aumento no número de mortes não identificadas pelos médicos como resultado de infecção viral consequente ao conhecimento limitado sobre as possíveis complicações dessa doença emergente no Brasil. Para muitas dessas mortes, é possível que apenas a causa secundária tenha sido registrada, como doença pulmonar ou cardíaca, sem referência ou diagnóstico de chikungunya, ou que as mortes foram relatadas como suspeitas de terem sido causadas por outras infecções virais ou bacterianas.

Frente a essa percepção, Brito e Teixeira publicaram um estudo comparando o número de óbitos hospitalares ocorridos no período de janeiro a novembro de 2016 com o número de óbitos ocorridos no mesmo período dos 4 anos anteriores em Pernambuco por todas as causas. Essa análise mostrou que houve um excedente de 4.235 óbitos no estado de Pernambuco no ano de 2016 quando comparado à média dos 4 anos anteriores, com as maiores diferenças focadas no período de janeiro a abril, que correspondem ao período do pico da epidemia de chikungunya. Em Pernambuco, nos primeiros 4 meses de 2016, havia 2.919 comparados à média dos anos anteriores: janeiro (aumento de 33%); fevereiro (48%); março supera óbitos (66,1% de todas as mortes) e corresponde aos meses de maior percentual (52%) e abril (40%). As causas do excesso de óbitos observado incluíam doença cardiovascular, pulmonar e renal, entre outras, causas frequentemente relacionadas às formas graves de chikungunya.

Nos meses subsequentes outros estudos avaliaram excedentes de mortes no Brasil e em outros países da América Latina, utilizando diferentes metodologias, obtendo os mesmos resultados. Freitas encontrou, além de em Pernambuco, um excesso de mortes, coincidindo com a epidemia de chikungunya, no Rio Grande do Norte e na Bahia, estados com importantes epidemias.

Os estudos de Freitas avaliando excedentes de mortes se estenderam para outras regiões do mundo com passado de epidemias por chikungunya, como Republica Dominicana, Guadalupe, Porto Rico e resultados semelhantes foram obtidos. A república Dominicana, com uma população de 9 milhões de habitantes, teve uma epidemia, em 2014, com 539.099 casos notificados e com apenas 6 óbitos oficialmente relatados associados às chikungunya, porém Freitas et al. encontraram 2.853 excedentes de óbitos por todas as causas quando comparado o ano de 2014 aos anos anteriores coincidindo com a epidemia: uma taxa de 5,09 mortes para cada 100 casos notificados, se considerarmos que estes óbitos devem estar associados a chikungunya. Nenhum outro fator ou outra epidemia foi identificado que justificasse os excessos de morte.

Na literatura há outros dois estudos na Índia publicados em 2006 que encontraram semelhantes resultados. Mavalankar et al. alertaram para a gravidade da epidemia na Índia, sugerindo que havia um elevado número de óbitos percebido pela assistência e não registrado pelo governo, fato atribuído a um limitado sistema de vigilância e de investigação de óbitos no País. Os autores sugerem que entre os 1.391.165 casos oficialmente divulgados de chikungunya ocorreram 1.194 óbitos, mas consideram que o número de casos deva ser sido cinco vezes maior, com cerca de 6,5 milhões de vítimas e de até 19.168 mortes (3/1000), considerando que a mortalidade pode ter sido bem maior do que as relatadas na ilha Reunion (1/1.000 casos).

Claramente há uma associação temporal entre os excedentes de óbito e a epidemia, bem como uma consistência dos resultados que se mostram semelhantes, demostrados em vários locais e tempos, o que, aliado ao conhecimento da fisiopatogênese da doença e das formas graves, reforça a causalidade entre tais excedentes de mortes e uma provável etiologia por chikungunya.

O potencial grande número de casos de óbitos associados à chikungunya não relatados pelos sistemas oficiais, pode estar não apenas relacionado a falhas do sistema de vigilância para notificações de casos ou de investigação de óbitos, mas principalmente ao não registro da infecção por chikungunya como ligada ao desfecho fatal na declaração de óbito preenchida pelos profissionais da saúde.

Os óbitos relacionados à infecção podem ser decorrentes de causas diretas e indiretas (Quadro 16.7.1). Diferentemente dos quadros de dengue que tendem a ocorrer na fase aguda, principalmente após o 4º dia, a chikungunya pode acometer os pacientes na fase aguda, por causas semelhantes, porém apresentam um segundo pico mais tardio por causas indiretas.

As causas diretas tendem a ocorrer na fase aguda e subaguda da doença, decorrentes de acometimento do SNC e periférico, pneumonite, miocardite, miosites/rabdomiólise/insuficiência renal, hemorragia digestiva e quadros de choque.

As causas indiretas atuam ao término da fase aguda e início da subaguda, podendo, em alguns casos, o desfecho fatal ocorrer dias ou semanas após o início da infecção. São decorrentes principalmente da descompensação de comorbidades, que incluem pacientes com prévia doença cardiovascular (hipertensão arterial, insuficiência cardíaca), doenças renais ou pulmonares (DPOC, asma), tromboembolismo pulmonar.

Os casos neurológicos mais frequentes são as encefalites, meningites e meningoencefalites; porém, em casuística de Brito et al., outras manifestações neurológicas surgem associadas à chikungunya como mileíte, acidente vascular encefálico, síndrome de Guillain-Barré, neurite óptica, cerebelite, romboencefalites. As manifestações podem ocorrer na fase aguda ou semanas após exposição ao vírus. Nesses casos, a detecção do RNA viral por PCR ou isolamento viral pode ser feita em sangue e líquido cefalorraquiano (LCR) semanas após a infecção aguda.

As causas indiretas, por serem mais tardias, podem estar sendo registradas nas declarações oficiais de óbito, sem referência ao CHIKV, além disso, o diagnóstico de infecção pode não ser pensado para os casos de óbitos causados por quadros neurológicos e pneumonite, em pacientes jovens ou aqueles sem antecedentes de comorbidades e por desconhecimento do profissional médico desse risco.

Um outro relevante motivo que pode estar dificultando a identificação dos casos graves relacionados à chikungunya por parte dos médicos é o fato de que esses casos podem não ser precedidos de manifestações típicas articulares causados pelo CHIKV.

Um estudo de Godaert et al., avaliando 267 pacientes idosos maiores de 65 anos e comparando com 109 menores de 65 anos, detectou uma maior frequência de casos graves e atípicos entre idosos, correspondo a 49,1% dos casos. Apenas 8,2% deste grupo tinham queixas típicas de febre e artralgia, reforçando a necessidade de se investigar chikungunya em doentes com quadro grave e atípicos em vigência de epidemia que não tenham outra etiologia identificada, mesmo na ausência de artralgia/artrite prévia. Neste estudo, cerca de 23% dos jovens tinham manifestações atípicas ou graves e apenas 60% apresentaram quadro típico de febre alta e artralgia/artrite intensa.

A chikungunya pode levar a um número maior de óbitos do que outras graves arboviroses epidêmicas no Brasil, como a dengue. Mesmo se considerando os dados mais conservadores e disponíveis na literatura, a letalidade por chikungunya de um óbito para mil casos da doença é maior do que a relatada na dengue em 2016 no Brasil, com cerca de 0,6 óbitos por mil casos da doença, porém o que realmente impacta é o grande número absoluto de óbitos esperado em uma epidemia, percebida mais claramente em grandes populações, reflexo das altas taxas de ataques e de sintomáticos em epidemias de CHIKV (taxas de ataque entre 35 e 75% e percentual de sintomáticos de 75 a 90%) da população, bem superiores às da dengue (taxas de ataque entre 3 e 25% e percentual de sintomáticos de 5 a 25%). Portanto, ao se estimarem os óbitos baseados nessas variáveis, torna-se evidente um expressivo número absoluto esperado para chikungunya quando esta é comparada à dengue (Figura 16.7.10).

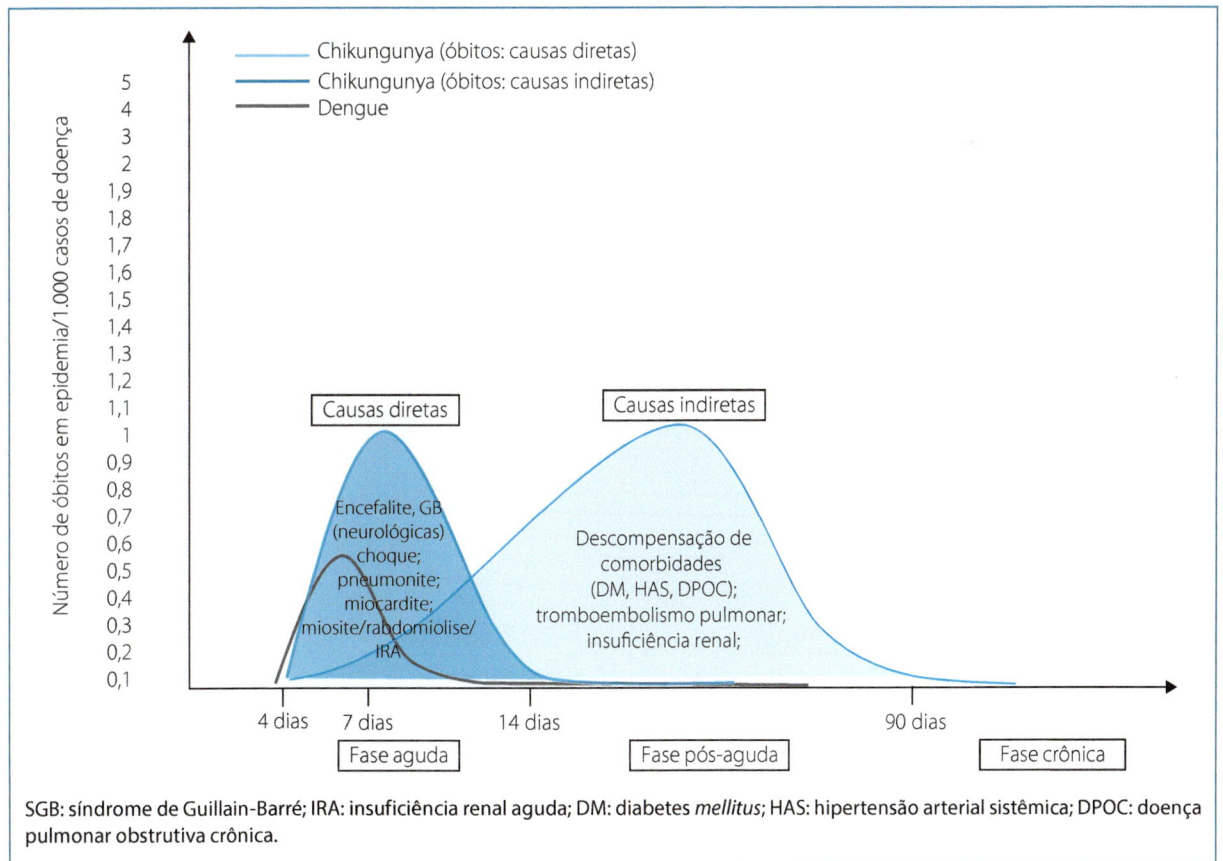

SGB: síndrome de Guillain-Barré; IRA: insuficiência renal aguda; DM: diabetes *mellitus*; HAS: hipertensão arterial sistêmica; DPOC: doença pulmonar obstrutiva crônica.

FIGURA 16.7.10 Comparativo entre estimativas de óbitos por chikungunya e dengue e causa de óbitos associados à chikungunya nas diferentes fases da doença.

GESTANTES

A infecção pelo CHIKV, no período gestacional, não está relacionada a efeitos teratogênicos, e há raros relatos de abortamento espontâneo.

Mães que adquirem chikungunya no período intraparto podem transmitir o vírus a recém-nascidos por via transplacentária. A taxa de transmissão, neste período, pode chegar a 49%; destes, cerca de 90% podem evoluir para formas graves. Não há evidências de que a cesariana altere o risco de transmissão. O vírus não é transmitido pelo aleitamento materno.

É importante o acompanhamento diário das gestantes com suspeita de chikungunya, e se verificadas situações que indiquem risco de sofrimento fetal ou viremia próxima ao período do parto, é necessário o acompanhamento das gestantes internadas e os recém-nascidos precisam ser observados por 5 a 7 dias na maternidade, que correspondem ao tempo de incubação do vírus.

COINFECÇÕES

Isolamento simultaneamente do vírus Chikungunya, da dengue e zika tem sido detectado em mosquito e, em humanos, os percentuais de coinfecção têm sido relatados de ocorrência entre 2 e 24% em alguns estudos de série de casos.

Ainda não há evidências se a presença de coinfecção está associada a formas mais graves. Apesar da presença de coinfecção, em um estudo de Taraphdar et al., comparando em uma mesma epidemia 131 casos de chikungunya, 104 com dengue e 68 casos de coinfecção, não houve maior gravidade; havendo, pelo contrário, na coinfecção, uma menor frequência de artralgia e de edema articular em comparação com chikungunya isoladamente, e menor frequência de vômitos e dor abdominal quando em comparação com os casos apenas de dengue.

DIAGNÓSTICO DIFERENCIAL

O diagnóstico diferencial de chikungunya é bastante amplo e depende da fase clínica em que o paciente se encontra. Nos primeiros 14 dias, o diagnóstico diferencial inclui as doenças febris agudas (malária, dengue, zika, febre amarela, leptospirose) e aquelas associadas à artralgia (artrite séptica, febre reumática, mayaro) e a artralgia. Em virtude do atual cenário epidemiológico o diagnóstico entre dengue, zika e chikungunya deve sempre ser realizado (Quadro 16.7.2).

QUADRO 16.7.2 Diagnóstico diferencial entre dengue, zika e chikungunya.

Sinais/sintomas	Dengue	Zika	Chikungunya
Febre	Febre alta (> 38 °C)	Sem febre ou febre baixa (≤ 38 °C)	Febre alta (> 38,5 °C)
Duração	2 a 7 dias	1 a 2 dias subfebril	2 a 3 dias
Exantema	Surge do 3° ao 6° dia (3° ao 6° dia)	Surge no 1° ou 2° dia	Surge do 2° ao 5° dia
Mialgias (frequência)	+++	++	++
Artralgia (frequência)	+	++	++
Artralgia (intensidade)	Leve	Leve/moderada	Moderada/intensa
Edema da articulação (frequência)	Raro	Frequente	Frequente
Edema da articulação (intensidade)	Leve	Leve	Moderado a intenso
Conjuntivite	Raro	50 a 90% dos casos	30%
Cefaleia	+++	++	++
Linfonodomegalia	+	+++	++
Discrasia hemorrágica	++	Ausente	+
Acometimento neurológico	+	+++	++
Leucopenia	+++	++	++
Linfopenia	Incomum	Incomum	Frequente
Trombocitopenia	+++	+	++

Fonte: Adaptado de Brito e Cordeiro; 2016.

O vírus mayaro, apesar de não estar associado a surtos epidêmicos em todo o Brasil, deve ser lembrado pela sua semelhança clínica e eventual risco de dispersão no País. O mayaro é um *Alphavirus* da família *Togaviridae*, como o chikungunya, e as manifestações clínicas são semelhantes, porém costumam ser mais intensas na chikungunya e a cronificação é frequente neste último.

Nas fases subagudas e crônicas, devem ser incluídas no diagnóstico diferencial as doenças reumatológicas como febre reumática, doença de Still, espondiloartrite e lúpus eritematoso sistêmico. Pacientes na fase crônica após chikungunya podem inclusive preencher critérios clínicos e laboratoriais dessas doenças reumatológicas. Uma história epidemiológica de um quadro agudo típico associado à chikungunya e testes sorológicos positivos indicam que o quadro articular é decorrente de chikungunya. É importante lembrar que a chikungunya pode ser também gatilho para o surgimento dessas doenças em uma parcela de pacientes.

Para as formas graves que surgem nas fases agudas e subagudas, o diagnóstico deve ser bastante amplo, incluindo doenças de outras etiologias que possam levar a síndromes clínicas semelhantes às causadas pela chikungunya (Quadro 16.7.1).

DIAGNÓSTICO LABORATORIAL

O diagnóstico laboratorial da infecção pelo CHIKV pode ser feito por três métodos principais: isolamento viral; reação em cadeia da polimerase precedida da transcrição reversa (RT-PCR) para detecção do RNA viral; e sorologia, dependendo da fase da doença em que se encontra o paciente. A amostra de sangue coletada durante a primeira semana dos sintomas (fase aguda da doença) poderá ser testada empregando-se testes sorológicos para detecção de anticorpos específicos para o vírus (imunoglobulina M [IgM] e G [IgG]) e métodos virológicos e/ou moleculares (isolamento do vírus e RT-PCR). As amostras de sangue coletadas durante a convalescença (10 a 15 dias após a coleta de fase aguda) deverão ser testadas por técnicas sorológicas para detecção de anticorpos. Os resultados dos testes que confirmarão a infecção recente dependem do tipo de exame e do período da doença em que foi realizado (Quadro 16.7.3).

QUADRO 16.7.3 Resultados típicos de amostras de pacientes infectados por CHIKV testadas em diferentes intervalos de tempo após a infecção.

Dias após o início dos sintomas	Detecção viral	Detecção de anticorpos
Dia 1 a 3	RT-PCR = Positivo Isolamento = Positivo	IgM = Negativo PRNT = Negativo
Dia 4 a 8	RT-PCR = Positivo Isolamento = Negativo	IgM = Positivo PRNT = Negativo
Dia > 8	RT-PCR = Negativo Isolamento = Negativo	IgM = Positivo PRNT = Positivo

Fonte: PAHO/CDC; 2011.

Além do sangue, outros espécimes biológicos poderão ser analisados para pesquisa do vírus e/ou anticorpos nos casos com manifestações atípicas. Casos com envolvimento do sistema nervoso, o LCR poderá ser coletado e testado para a presença do RNA viral e detecção de anticorpos específicos (IgM); casos com lesões (bolhas) na pele, o fluído das bolhas poderá ser testado por RT-PCR; nos casos de óbitos, o RNA viral poderá ser pesquisado em órgãos, como o fígado, cérebro etc.

ISOLAMENTO VIRAL

O isolamento do vírus poderá ser feito de mosquitos capturados no campo; em amostras de sangue (sangue total, soro e/ou plasma) coletadas durante a primeira semana de doença (≤ 8 dias), preferencialmente, nos primeiros 5 dias dos sintomas, pois a duração da viremia em geral é de 2 a 4 dias (Figura 16.7.11). A amostra de sangue coletada deverá ser transportada sob refrigeração e processada para separação do soro e/ou plasma o mais rápido possível para que o vírus permaneça viável. Os espécimes, no laboratório, devem ser estocados em freezers a –20º C ou –80º.

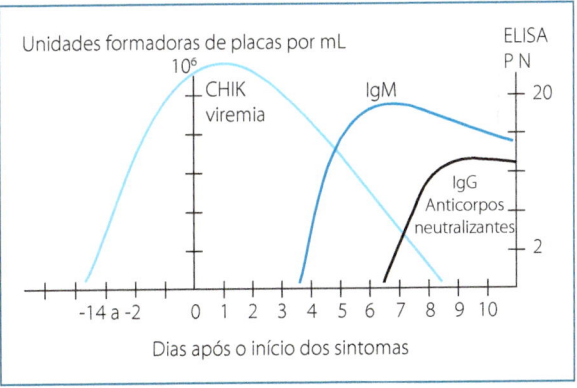

FIGURA 16.7.11 Infecção pelo vírus chikungunya: viremia e resposta imune.
Fonte: Organização Pan-Americana de Saúde; Centros para Controle e Prevenção de Doenças; 2014.

Os espécimes poderão ser inoculados em cultivo de células susceptíveis, tais como, Vero, BHK-21, C6/36 etc. Após a inoculação, em 2 a 3 dias o vírus produzirá, nas células, um efeito citopático característico, e a presença do vírus deverá ser confirmada por meio de teste de imunofluorescência utilizando soro anti-CHIKV e/ou por RT-PCR. Os espécimes também poderão ser inoculados em camundongos recém-nascidos, dependendo das instalações laboratoriais e de biotério disponíveis. Os procedimentos para isolamento viral devem ser realizados com equipamentos de proteção individual e em cabine biológica de segurança nível 2 (NB2); anteriormente, no Brasil, exigia-se nível de segurança 3 (NB3), a fim de se reduzir o risco de transmissão viral.

DIAGNÓSTICO MOLECULAR

A detecção do RNA viral poderá ser feita por meio da RT-PCR convencional e por RT-PCR em tempo real (qualitativa) e quantitativa (qRT-PCR). As técnicas de RT-PCR em tempo real são mais sensíveis e apresentam reduzido risco de contaminação. Existem vários protocolos publicados de RT--PCR em tempo real, padronizados e com boa sensibilidade que podem ser utilizados tanto em pesquisas científicas como para fins de diagnóstico; por exemplo, o descrito por Lanciotti RS et al. que detecta ≤ 50 cópias de RNA viral. Comercialmente, já existem kits para diagnósticos automatizados de RT-PCR em tempo real, ideais para testagem de grande número de amostras.

DIAGNÓSTICO SOROLÓGICO

Para os testes sorológicos são utilizadas amostras de soro de fase aguda e/ou convalescença, preferencialmente, ambas as amostras deverão ser testadas. Os testes comumente utilizados são o ensaio imunoenzimático de captura de IgM (MAC Elisa) e o teste de neutralização por redução de placas (PRNT), adaptados para outros arbovírus, para pesquisa de anticorpos neutralizantes contra o CHIKV.

O diagnóstico sorológico é feito pela demonstração da presença de anticorpos IgM específicos para o CHIKV, e/ou pelo aumento de quatro vezes no título de anticorpos neutralizantes das amostras de fase aguda e convalescente (conversão sorológica). Em virtude da possibilidade de ocorrer reação cruzada, no MAC Elisa, entre os vírus chikungunya e outros alfavírus, como o mayaro, o resultado IgM positivo para CHIKV poderá ser confirmado por PRNT. Alternativamente, para eliminar a suspeita de reação cruzada, no MAC Elisa (teste in house), as amostras de soro deverão ser testadas simultaneamente com os antígenos de CHIKV e MAYV.

Outro teste sorológico como a inibição da hemaglutinação (HI) também pode ser utilizado para identificar uma infecção recente por alfavírus, utilizando-se amostras pareadas de soro (fase aguda e convalescente).

Para uma melhor precisão no diagnóstico sorológico, a amostra de soro da fase aguda deverá ser coletada imediatamente, no início dos sintomas; e a convalescente, 10 a 14 dias depois (ou mais dias). Os anticorpos IgM-CHIKV específicos e os neutralizantes geralmente se formam a partir do 5º ou 6º dia de doença, e os resultados dos testes MAC Elisa e PRNT serão negativos. A amostra convalescente deverá ser positiva se a infecção ocorreu (Figura 16.7.11). O teste sorológico para detecção de anticorpos IgG para o CHIKV poderá ser feito por ensaio imunoenzimático (Elisa) e confirma a infecção passada ou na fase convalescente.

Comercialmente, existem alguns kits de Elisa disponíveis para detecção de anticorpos IgM e IgG para o CHIKV, contudo, nos testes de sensibilidade e especificidade realizados por alguns deles, observa-se que não foram incluídos no painel de vírus testados outro alfavírus, de modo que, não se sabe se, nas regiões onde o mayaro (um alfavírus) esteja circulando, o *kit* CHIKV-IgM apresentará reação cruzada, ou seja, se será obtido um resultado falso-positivo para o CHIKV.

CONFIRMAÇÃO LABORATORIAL DE CASO SUSPEITO

Quando houver um resultado positivo em um dos seguintes testes:

- Detecção do RNA viral por RT-PCR.
- Isolamento do vírus.
- Detecção de IgM CHIKV específico (confirmado por PRNT, quando necessário).
- Conversão sorológica (IgM Negativa na fase aguda/IgM Positiva na convalescente).
- Conversão sorológica no PRNT: título de anticorpos neutralizantes negativo na amostra aguda e positivo na convalescente; ou, aumento de quatro vezes (ou mais) no título de anticorpos da amostra convalescente em relação à primeira.

DIAGNÓSTICO LABORATORIAL DIFERENCIAL

O principal diagnóstico diferencial é com a dengue, uma vez que ambos os vírus são transmitidos pelo mesmo vetor e as manifestações clínicas da fase aguda são similares. Nas localidades onde circula o vírus Mayaro, que pertence à mesma família e gênero do CHIKV e apresenta sintomatologia muito semelhante, o diagnóstico laboratorial diferencial deverá ser realizado nas amostras de casos suspeitos de infecção por chikungunya com resultados negativos, especialmente por RT-PCR na fase aguda. Nos testes sorológicos para detecção de IgM e/ou IgG para o CHIKV, podem ocorrer reações cruzadas entre os vírus chikungunya, mayaro e outros alfavírus, fornecendo resultados falso-positivos para o CHIKV, consequentemente um caso suspeito pode ser diagnosticado erroneamente.

No Brasil, em publicação de Esposito et al., os autores sugerem que vários casos de infecção por MAYV que ocorreram entre dezembro de 2014 e janeiro de 2016 foram notificados como casos de chikungunya. Dependendo do contexto clínico e epidemiológico, o diagnóstico laboratorial diferencial para os vírus dengue e zika devem ser considerados nos casos suspeitos de infecção pelo CHIKV quando apresentem resultados negativos.

DEFINIÇÃO DE CASO

Todo caso suspeito de chikungunya deve ser notificado. O Ministério da Saúde utiliza as seguintes definições de casos:

- Caso suspeito: paciente com febre de início súbito maior que 38,5 °C e artralgia ou artrite intensa de início agudo, não explicado por outras condições, sendo residente ou tendo visitado áreas endêmicas ou epidêmicas até 2 semanas antes do início dos sintomas ou que tenha vínculo epidemiológico com caso confirmado.

- Caso confirmado: todo caso suspeito de chikungunya confirmado laboratorialmente por isolamento viral positivo, detecção de RNA viral por RT-PCR, detecção de IgM em uma única amostra de soro durante a fase aguda (a partir do 6º dia) ou convalescente (15 dias após o início dos sintomas), demonstração de soroconversão entre as amostras na fase aguda (primeira amostra) e convalescente (segunda amostra) ou detecção de IgG em amostras coletadas de pacientes na fase crônica da doença, com clínica sugestiva.

TRATAMENTO

A abordagem terapêutica deve estar voltada para os diferentes espectros clínicos da doença, incluindo os sintomas gerais e associados à fase aguda febril, à doença musculoesquelética e às formas graves.

ABORDAGEM DA DOENÇA MUSCULOESQUELÉTICA

A doença musculoesquelética representa a manifestação clínica mais frequente da doença e o manejo envolve as diferentes fases: aguda; pós-aguda; e crônica. Além disso, nas fases pós-aguda e crônica, a abordagem terapêutica depende da identificação do padrão de manifestação articular que pode ser predominantemente inflamatória ou musculoesquelética (mecânico) sem evidências de inflamação.

Nas formas inflamatórias, a articulação pode ser acometida (artrite) ou periarticular (tenossinovite), esta última podendo se apresentar com tendinite com risco de ruptura de tendão, entesite, capsulite e periostite.

Apesar da importância do tema, há apenas três diretrizes no mundo que sistematizam a conduta do tratamento da doença osteomuscular; o primeiro deles publicado em 2015 pelo grupo francês liderado por Simon et al.; o segundo de Brito et al., publicado no Brasil em 2016 formado por uma equipe multidisciplinar e que incorporou as diretrizes de manejo clínico do Ministério da Saúde do Brasil de 2017; e neste mesmo ano foi publicado o consenso de Marques et al. da Sociedade Brasileira de Reumatologia (SBR). Em 2019, uma atualização incorporou as diretrizes do Ministério da Saúde do Brasil, resultado de encontro de especialistas envolvidos nos protocolos da SBR e MS, que também serão abordados neste capítulo.

FASE AGUDA (DOENÇA MUSCULOESQUELÉTICA)

Nesta fase, a doença é caracterizada por intensa artralgia, associada a edema, cujo objetivo da abordagem terapêutica é o alívio da dor, que tem como característica ser intensa e pouco responsivo a analgésicos (Fluxograma 16.7.1).

A dor deve ser tratada de forma efetiva. Estudos em neurociência consolidaram que a dor aguda, por diferentes etiologias, tratada de forma inadequada, é uma das principais causas de sua cronificação, podendo inclusive desencadear outros sintomas como a depressão, a fadiga, os distúrbios do sono, justificando a necessidade de uma abordagem eficaz no controle da dor desses pacientes, diminuindo o tempo da doença clínica.

Na avaliação inicial dos quadros dolorosos é necessário aplicar a escala analógica visual (EAV) de dor, transformando um dado subjetivo em um dado objetivo que permita avaliar a resposta terapêutica e a condução adequada do caso.

Os analgésicos e opioides são empregados nesta fase para o controle da dor. Os anti-inflamatórios não esteroides (AINE) não devem ser prescritos pelo risco de sangramento aumentado nesses pacientes com chikungunya ou de lesão renal, bem como outras doenças febris agudas podem ter quadros semelhantes na fase inicial para alguns poucos pacientes e são também contraindicados.

Na dor de leve intensidade (EAV de 1 a 3), a dipirona ou o paracetamol devem ser prescritos sempre em doses fixas e nunca "se necessário". A dipirona pode ser utilizada em adultos na dose de 30 a 50 mg/kg/dose em intervalos de 6 horas. O paracetamol pode ser prescrito em doses de 750 mg, via oral, com intervalos de 6 horas.

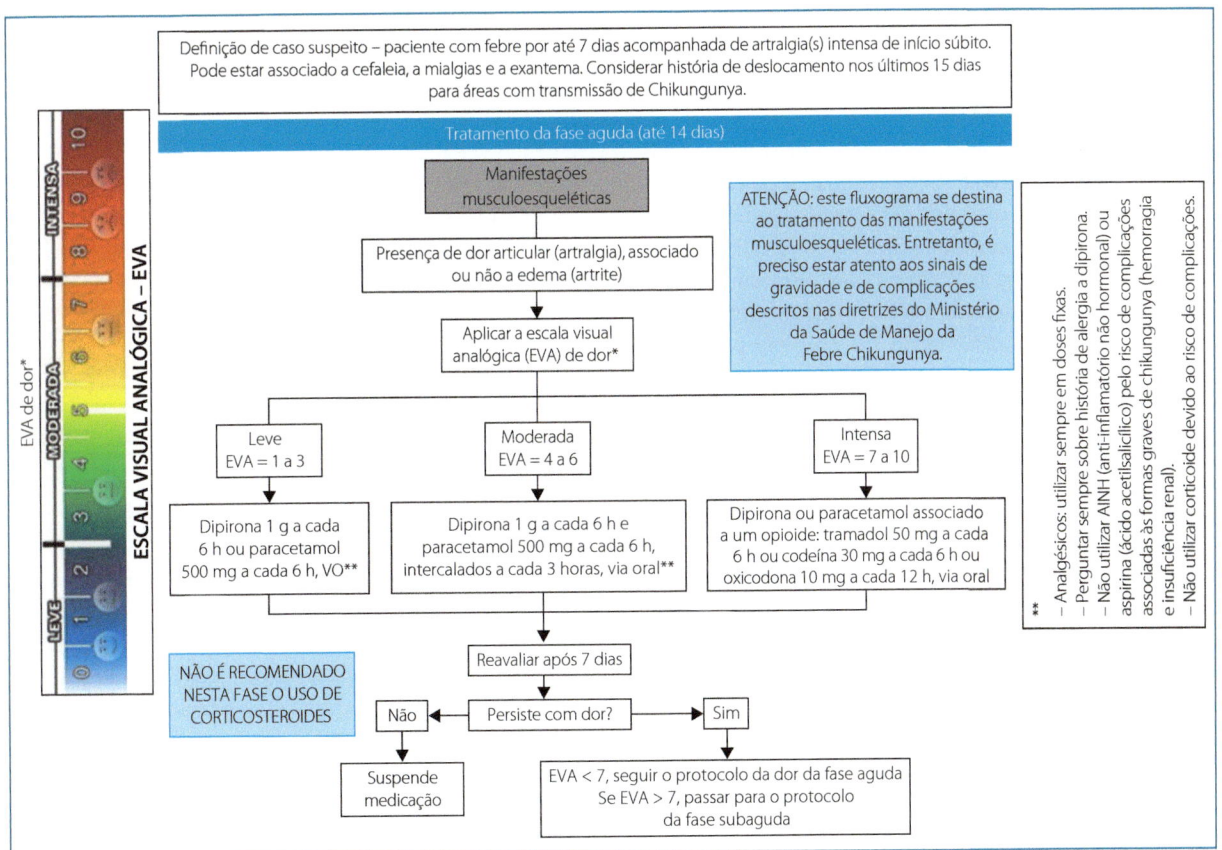

FLUXOGRAMA 16.7.1 Abordagem terapêutica das manifestações osteomusculares da chikungunya nas diferentes fases.

Nos casos de dor moderada (EAV de 4 a 6), as duas drogas devem ser prescritas conjuntamente, sempre em horários fixos intercalados a cada 3 horas, em horários alternados (o paciente tomará uma dose analgésica a cada 3 horas).

Na dor classificada como intensa (EAV de 7 a 10), deve-se desde o inicio ser associado um analgésico a um opioide. As drogas opioides são potentes analgésicos e seguros, desde que sejam monitorizados e os pacientes alertados dos eventuais eventos adversos. O tratamento adequado da dor aguda de forte intensidade é um dos principais fatores profiláticos do processo de sensibilização do SNC que leva à dor crônica. A codeína deve ser prescrita na dose de 30 mg a cada 6 horas ou a oxicodona na dose de 10 mg a 20 mg a cada 12 horas. Os principais efeitos colaterais dos opioides são sonolência no idoso, náuseas e a constipação intestinal.

Alguns pacientes com dor moderada a intensa (EAV ≥ 4), persistente, poliarticular ou incapacitante, podem necessitar do uso de medicações por via intravenosa (IV) em unidade de pronto atendimento ou serviço de urgência, que inclui a dipirona e, persistindo, pode ser utilizado o tramadol.

Os pacientes devem ser reavaliados regularmente para avaliar a resposta terapêutica e ajustes de drogas, sempre aplicando escala de dor.

FASE PÓS-AGUDA (DOENÇA MUSCULOESQUELÉTICA)

Nesta fase a dor musculoesquelética persiste por mais de 14 dias. Uma avaliação clínica e eventualmente com métodos de imagem se faz necessária para definir o padrão clínico predominante: a) dor musculoesquelética localizada ou difusa não inflamatória; b) artrite/tenossinovite (doença articular ou periarticular associado a edema = inflamatória); c) dor neuropática. É importante reforçar que o paciente pode apresentar combinação de padrões como artrite ou dor musculoesquelética não inflamatória associada à dor neuropática (Fluxogramas 16.7.2).

Alguns autores sugerem incluir outros índices para avaliar a reposta terapêutica do paciente que incluem a avaliação global do paciente e do médico, cálculo do Disease Activity Score (DAS28 – índice utilizado amplamente em avaliação de acometimento em artrite reumatoide) e outras escalas habitualmente aplicadas pelos reumatologistas. O Ministério da Saúde do Brasil sugere uma abordagem mais ampla uma vez que, em virtude do número elevado de casos após epidemias, os pacientes não terão acesso ao especialista; além disso, não há evidências que essas abordagens sejam mais efetivas na condução de casos, devendo o médico generalista estar apto na condução desses casos para o controle dos sintomas nas fases iniciais de tratamento.

Na dor musculoesquelética localizada ou difusa não inflamatória, os pacientes devem ser medicados com AINH (ibuporfeno, naproxeno, celecoxibe, meloxican), devendo ser reavaliados após 10 dias. Se apresentarem boa resposta, a medicação pode ser mantida por até 4 semanas, com posterior redução gradual até a retirada. Analgésicos isolados ou associado a opioides por 4 semanas devem ser prescritos para pacientes com contraindicação ou risco para uso de AINH. Considerar associar ciclobenzaprina (relaxante muscular).

Na doença com componente inflamatório (artrite/tenossinovite), o corticosteroide após passados 14 dias é efetivo. A prednisona deve ser prescrita em 0,5 mg/kg/dia (dose máxima de 40 mg), isolada ou associada a analgésico comum ou opioide fraco. Após 4 semanas, se o paciente apresentar boa resposta, a dose deve retirada lentamente (desmame), reduzindo um quarto da dose a cada 7 dias (tempo total de uso 8 semanas). A suspensão abrupta ou retirada rápida pode levar a efeito rebote com recidiva da doença. As contraindicações ao uso do corticosteroide devem ser respeitadas.

Na presença de componente neuropático, terapia específica necessita ser instituída. Cerca de 30% dos pacientes podem apresentar componente de dor neuropática associada à dor articular, que não responderá aos analgésicos habituais, fazendo-se necessário associar esta classe terapêutica ao tratamento, após confirmação clínica do quadro.

O questionário para dor neuropática deve ser aplicado (Figura 16.7.12), sendo composto por duas questões realizadas por entrevista e duas questões de exame físico, totalizando dez respostas. Se quatro ou mais respostas forem positivas, provavelmente o paciente apresenta um quadro de dor com componente neuropático. Nesses casos, devem ser utilizados antidepressivos tricíclicos (amitriptilina, nortriptilina) ou anticonvulsivantes (gabapentina, pregabalina, carbamazepina). O início de ação é mais lento, ocorrendo após 2 semanas de uso. Nos idosos, a amitriptilina pode levar à sedação, sendo preferível o uso da gabapentina, iniciada em doses baixas. Pacientes com história de arritmia, a amitriptilina não deve ser utilizada, e sim optar por gabapentina.

Exames laboratoriais prévios às terapias medicamentosas e de controle devem ser solicitados em usuários de AINH e de corticosteroide, que incluem hemograma, glicemia de jejum, ureia, creatinina, transaminases.

Reabilitação com fisioterapia e terapias alternativas como acupuntura, atividade física e educação do paciente são importantes em paralelo ao tratamento farmacológico.

Protocolos detalhados da abordagem terapêutica em crianças para as diferentes faixas etárias estão descritas em recente publicação de Brito et al., que foi adotado no manual de manejo clínico de chikungunya do Ministério da Saúde.

(1) AINH: somente após fase aguda (>14 dias). A função renal deve ser previamente avaliada em idosos e com comorbidades. Atenção ao maior risco em pacientes com doenças crônicas degenerativas, idosos, diabéticos, doença ulcerosa péptica, nefropatas, hepatopatas, cardiopatas, entre outras.

(2) Até o início da ação do corticosteroide, deve-se prescrever analgésico usar corticosteroide (prednisona) com cautela em pacientes portadores de diabetes e hipertensão de difícil controle, passado de fratura por osteoporose documentada, transtorno de humor bipolar, insuficiência renal crônica em diálise, síndrome de *Cushing*, obesidade grau III, arritmias e coronariopatias.
O uso em até 21 dias não aumenta o risco de insuficiência adrenal.

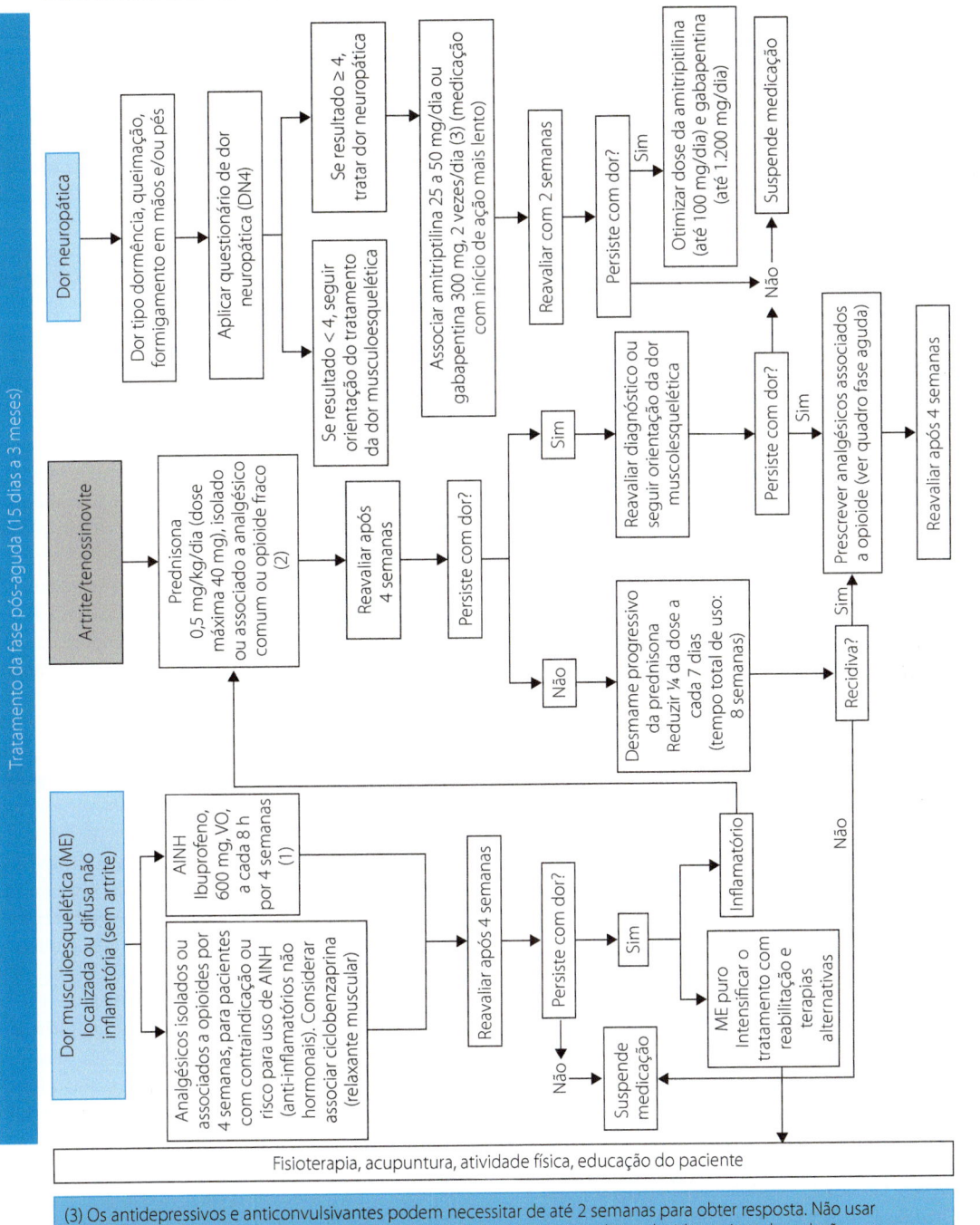

FLUXOGRAMA 16.7.2 Abordagem terapêutica das manifestações osteomusculares da chikungunya na fase pós-aguda.

(3) Os antidepressivos e anticonvulsivantes podem necessitar de até 2 semanas para obter resposta. Não usar amitriptilina em pacientes com história de arritmia e evitar seu uso em idosos devido ao risco de sedação.
A gabapentina deve ser utilizada em doses baixas com aumento progressivo.

Por favor, nas quatro perguntas a seguir, complete o questionário marcando uma resposta para cada número:

ENTREVISTA DO PACIENTE

Questão 1: A sua dor tem uma ou mais das seguintes características?

	Sim	Não
1 – Queimação		
2 – Sensação de frio ou dolorosa		
3 – Choque elétrico		

Questão 2: Há presença de um ou mais dos seguintes sintomas na mesma área de sua dor?

	Sim	Não
4 – Formigamento		
5 – Alfinetada e agulhada		
6 – Adormecimento		
7 – Coceira		

EXAME DO PACIENTE

Questão 3: A dor está localizada numa área onde o exame físico pode revelar uma ou mais das seguintes características?

	Sim	Não
8 – Hipoestesia ao choque		
9 – Hipoestesia à picada de agulha		

Questão 4: Na área dolorosa a dor pode ser causada ou aumentada por:

	Sim	Não
10 – Escovação		

FIGURA 16.7.12 Questionário para diagnóstico de Dor Neuropática (DN4).

FASE CRÔNICA (DOENÇA MUSCULOESQUELÉTICA)

A fase crônica da chikungunya é definida como a permanência dos sintomas por mais de 3 meses após o início da doença, podendo ter duração por vários anos.

Nesta fase o uso de analgésicos, opioides, AINH e corticosteroides podem ser instituídos nos casos refratários ou recidivantes, ou ainda como ponte enquanto se aguarda o início de ação das drogas de fase crônica (Fluxogramas 16.7.1 e 16.7.4).

Não há, até o momento, evidências científicas, com estudos de intervenção de alta qualidade, avaliando-se o arsenal terapêutico disponível na chikungunya. As diretrizes foram baseadas principalmente em série de casos, em experiência clínica e na extrapolação das terapias utilizadas em doença reumatológica crônica.

Nesta fase, exames como radiografia simples, para avaliar dano articular, podem ser solicitados. A ultrassonografia musculoesquelética pode ser útil para diferenciar alterações articulares, periarticular e edema de origem vascular (útil também na fase aguda e subaguda), além de ajudar na identificação de outras lesões de ligamentos, tendões, presença de erosões e avaliar intensidade de inflamação.

A Sociedade Brasileira de Reumatologia sugere que os pacientes, nesta fase, sejam testados com sorologia para chikungunya e testes reumatológicos para diagnóstico diferencial com outras doenças reumatológicas como fator reumatoide (FR) e anticorpo antipeptídeo citrulinado (ACPA) e, para os casos suspeitos de espondiloartrite, o HLA-B27. Na diretriz atualizada de 2019, o Ministério da Saúde do Brasil não incluiu avaliação desses exames específicos na avaliação por parte do médico generalista ou especialista não reumatologista, deixando essa investigação para esses especialistas após falha terapêutica na fase crônica.

As drogas de escolha nesta fase são os antimaláricos, preferencialmente hidroxicloroquina (HCQ) e metotrexato (MTX). Na atualização de 2019 das diretrizes do Ministério da Saúde do Brasil, o MTX é a opção para doença mais intensa (doença moderada ou intensa = acometimento ≥ 5 articulações; edema e dor moderada a intensa) e a HCQ nas formas mais leve.

Os pacientes devem ser avaliados após 8 semanas e, em caso de resposta, manter a droga por mais 6 meses. Na falha do HCQ, deve ser prescrito MTX. Para os casos de falha do MTX, o médico deve encaminhar o paciente para o reumatologista.

Na maioria dos pacientes os sintomas tendem a regredir com as terapias sugeridas, ficando um percentual pequeno para avaliação do reumatologista, que ampliará a investigação clínica, diagnóstico diferencial, exames laboratoriais e de imagem específico e decidir pelas terapêuticas a serem ajustadas ou instituídas. Alguns pacientes com quadro articular inflamatório crônico e com falha terapêutica podem até necessitar de imunobiológicos (seguindo as recomendações utilizadas para o tratamento da artrite reumatoide ou espondiloartrite).

Os médicos devem estar atendo aos efeitos adversos próprios de cada classe terapêutica prescritos nesta fase do tratamento e da necessidade de monitorização clínica e laboratorial específica antes e durante o uso. Para as drogas imunossupressoras, exames específicos são necessários como pesquisa de hepatite B (HBsAg, Anti-HBs, Anti-HBC), hepatite C (anti-HCV), teste de Mantoux e radiografia de tórax.

Tratamento fisioterápico é recomendado em todas as fases da doença, bem como outras terapias alternativas (acupuntura, atividade física e educação domiciliar do paciente).

É importante lembra que essa divisão cronológica da terapêutica em períodos é o ideal, mas alguns pacientes procuram o médico já na fase crônica (após 3 meses do início dos sintomas) e nunca foram tratados com a terapêutica de fase pós-aguda. Neste caso, apesar do tempo dos sintomas, a terapia de fase anterior deve ser oferecida.

TRATAMENTO DA DOENÇA FEBRIL AGUDA E CHIKUNGUNYA GRAVE: FASE AGUDA E PÓS-AGUDA

Além da abordagem terapêutica do acometimento osteomusculares, os profissionais de saúde devem estar atentos aos outros sintomas da fase aguda da doença.

O paciente que preenche critério clínico para caso suspeito de chikungunya deve ser aplicado o estadiamento clínico proposto pelo Ministério da Saúde do Brasil (Fluxograma 16.7.4).

Os médicos devem estar atentos, na fase aguda e pós-aguda, à presença de sinais de alarme. Apesar de as formas graves de chikungunya apresentarem sinais de alarme comuns aos propostos na dengue, na chikungunya se faz necessário acrescentar outros sinais e sintomas decorrentes de complicações mais frequentes nesta arbovirose (Quadro 16.7.4).

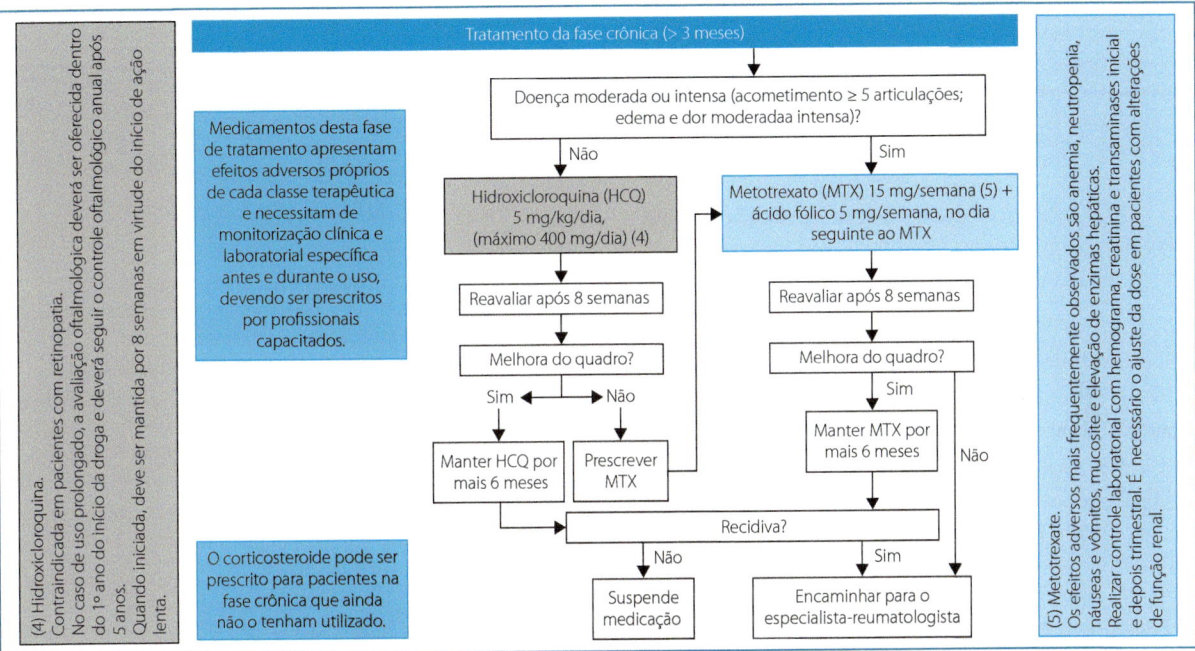

FLUXOGRAMA 16.7.3 Abordagem terapêutica das manifestações osteomusculares da chikungunya na fase crônica.

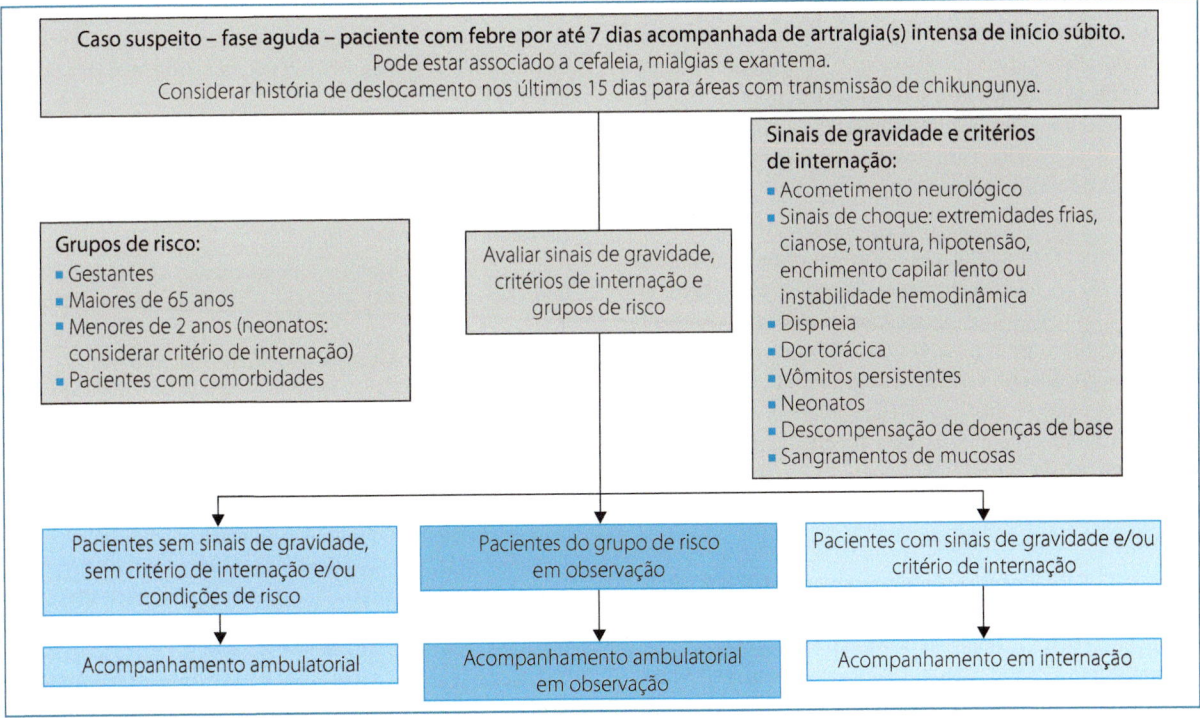

FLUXOGRAMA 16.7.4 Classificação de risco do paciente com suspeita de chikungunya.

QUADRO 16.7.4 Sinais de alarme e gravidade sugeridos para chikungunya.	
Sinais de alarme	**Sinais de gravidade**
• Sinais ou sintomas que possam indicar acometimento neurológico: irritabilidade, sonolência, dores de cabeça intensa e persistente, crises convulsivas e déficit de força (déficit de força pode estar relacionado também à miosite). • Dor torácica, palpitações e arritmias (taquicardia, bradicardia). • Dispneia: pode significar acometimento cardíaco ou pulmonar por pneumonite ou decorrente de embolia secundária a trombose venosa profunda em pacientes com artralgia, edema e imobilidade significativa. • Redução de diurese, ou elevação abrupta de ureia e creatinina. • Descompensação de doença de base. • Sinais de alarme para dengue.	• Sinais de choque, instabilidade hemodinâmica, evidenciados por taquicardia, extremidades distais frias: pulso fraco e filiforme; enchimento capilar lento (> 2 segundos); pressão arterial convergente (< 20 mmHg); taquipneia; oligúria (< 1,5 mL/kg/h); hipotensão arterial (fase tardia do choque); cianose (fase tardia do choque); acúmulo de líquidos com desconforto respiratório. • Comprometimento grave de órgãos.

Na fase aguda, a abordagem deve ser voltada para os sinais e sintomas da doença febril aguda que incluem:

- Prescrever antitérmico (dipirona ou paracetamol);
- Antiemético em caso de náuseas ou vômitos;
- Hidratação.

- Para os casos de pacientes sem sinais de alarme ou gestantes, seguir as orientações de hidratação por via oral, semelhante ao padronizado no Guia de Manejo da Dengue Grupo A

- Para os pacientes com sinais de alarme ou gravidade, seguir as orientações de hidratação, semelhante ao padronizado do Guia de Manejo da Dengue para os Grupos C e D respectivamente.

- Para os pacientes com comorbidades cardiovasculares, renais e respiratória, ficar atento a risco de sobrecarga de volume durante a hidratação, ajustando caso a caso.

- Exames laboratórios como hemograma, ureia, creatinina, eletrólitos, glicemia, gasometria, coagulograma, enzimas cardíacas e musculares e de imagens como roeletroencefalograma, radiografia, ultrassonografia e ecocardiograma podem ser solicitados para auxiliar na condução de casos com sinais de alarme ou gravidade ou a critério médico para os demais casos.

O tratamento das formas e graves e complicações (Fluxograma 16.7.2) na chikungunya não requer abordagem específica e devem seguir as recomendações de tratamento para cada síndrome clínica. O mais relevante na incorporação dessas formas clínicas nos fluxogramas de classificação e tratamento é que os médicos estejam atento a elas para uma identificação precoce e assistência adequada, reduzindo danos e sequelas e evitando o óbito.

BIBLIOGRAFIA SUGERIDA

Morrison TE. Reemergence of Chikungunya virus. J of Virol. 2014; 88(20): 11644-11647.

Dias JP, Costa MDCN, Campos GS, Paixão ES, Natividade MS, Barreto FR, Itaparica MSC, Goes C, Oliveira FLS, Santana EB, Silva NSJ, Brito CAA, Rodrigues LC, Sardi SI, Saavedra RC, Teixeira MG. Seroprevalence of Chikungunya Virus after Its Emergence in Brazil. Emerg Infect Dis. 2018 Apr;24(4):617-624. doi: 10.3201/eid2404.171370.

Assunção-Miranda I, Cruz-Oliveira C, Da Poian AT. Molecular mechanisms involved in the pathogenesis of Alphavirus-induced arthritis. Biomed Res Int. 2013;2013:973516.

Lucena-Silva N, Assunção MELSM, Ramos FAP, Azevedo F, Lessa R Junior, Cordeiro MT, Brito CAA. Encephalitis associated with inappropriate antidiuretic hormone secretion due to chikungunya infection in Recife, State of Pernambuco, Brazil. Rev Soc Bras Med Trop. 2017 May-Jun;50(3):417-422.

Schilte C, Staikovsky F, Couderc T, MadeC Y, et al. Chikungunya Virus-associated long-term arthralgia: a 36-month prospective longitudinal study. PLOS Neglected Tropical Diseases. 7(3): e2137.

Javelle E, Ribera A, Degasne I, et al. Specific management of post-chikungunya rheumatic disorders: a retrospective study of 159 cases in Reunion Island from 2006-2012. PLoS Negl Trop Dis 9(3): e0003603.

Renault P, Solet J, Sissoko D, Balleydier E, Larrieu S, Filleul L. Major epidemic of Chikungunya virus infection on Réunion Island, France, 2005-2006. Am J Trop Med Hyg. 2007;77(4):727–31

Economopoulou a, Dominguez M, Helynck B, Sissoko D, Wichmann O, Quenel P, et al. Atypical Chikungunya virus infections: clinical manifestations, mortality and risk factors for severe disease during the 2005-2006 outbreak on Réunion. Epidemiol Infect. 2009;137(4):534–41.

Collucci C. Brazilian health authorities on alert after rise in deaths from chikungunya. BMJ. 2016 Nov 24;355:i6360. doi: 10.1136/bmj.i6360.

Brito CAA. Alert: Severe cases and deaths associated with Chikungunya in Brazil. Rev Soc Bras Med Trop. 2017;50(5):585-9

Brito CAA, Teixeira MG. Increased number of deaths during a chikungunya epidemic in Pernambuco, Brazil. Mem Inst Oswaldo Cruz. 2017;112(9):650-1.

Freitas ARR, Cavalcanti L, Von Zuben AP, Donalisio MR. Excess Mortality Related to Chikungunya Epidemics in the Context of Co-circulation of Other Arboviruses in Brazil. PLoS Curr. 2017;9.

van Aalst M, Nelen CM, Goorhuis A, Stijnis C, Grobusch MP. Long-term sequelae of Chikungunya virus disease: a systematic review. Travel Med Infect Dis. 2017 Jan-Feb;15:8-22.

Mavalankar D, Shastri P, Bandyopadhyay T, Parmar J, Ramani K. Increased mortality rate associated with chikungunya epidemic, Ahmedabad, India. Emerg Infect Dis. 2008;14(3):412–5.

Beesoon S, Funkhouser E, Kotea N, Kotea N, Spielman A, Robich M. Chikungunya fever, Mauritius, 2006. 2008;14(2):337-38.

Godaert L, Najioullah F, Bartholet S, Colas S, Yactayo S, Cabié A, Fanon JL, Césaire R, Dramé M. Atypical clinical presentations of acute phase Chikungunya virus infection in older adults. J Am Geriatr Soc. 2017 Nov;65(11):2510-2515.

Simon F, Javelle E, Cabie A, Bouquillard E, Troisgros O, Gentile G, et al. French guidelines for the management of chikungunya (acute and persistent presentations). November 2014. Med Mal Infect. 2015;45(7):243-63.

Marques CDL, Duarte ALBP, Ranzolin A, Dantas AT, Cavalcanti NG, Gonçalves RSG, Junior LFDR, Valadares LDA, Melo AKG, Freire EAM, Teixeira R, Neto FAB, Medeiros MMDC, Carvalho JF, Santos MSF, Océa RALC, Levy RA, Andrade CAF, Pinheiro GDRC, Abreu MM, Verztman JF, Merenlender S, Ribeiro SLE, Costa IPD, Pileggi G, Trevisani VFM, Lopes MIB, Brito C, Figueiredo E, Queiroga F, Feitosa T, Tenório ADS, Siqueira GR, Paiva R, Vasconcelos JTS, Christopoulos G. Recommendations of the Brazilian Society of Rheumatology for the diagnosis and treatment of chikungunya fever. Part 2 – Treatment Rev Bras Reumatol Engl Ed. 2017;57 Suppl 2:438-451.

Brito CA, Sohsten AK, Leitão CC, Brito RC, Valadares LD, Fonte CA, Mesquita ZB, Cunha RV, Luz K, Leão HM, Brito CM, Frutuoso LC. Pharmacologic management of pain in patients with chikungunya: a guideline. Rev Soc Bras Med Trop. 2016 Nov-Dec;49(6):668-679. doi: 10.1590/0037-8682-0279-2016.

Brasil (a). Febre de chikungunya: manejo clínico/Ministério da Saúde, Secretaria de Vigilância em Saúde, Secretaria de Atenção Básica. – Brasília: Ministério da Saúde, 2017.

17

Hantaviroses

Lygia Busch Iversson
Mariângela Ribeiro Resende
Roberto Focaccia

INTRODUÇÃO

A hantavirose é uma doença infecciosa aguda causada por diversos vírus pertencentes à família Hantaviridae, transmitidos por roedores. O nome originou-se do rio Hantaan, localizado na Coreia do Sul, onde foi isolado o protótipo do vírus. A via de infecção humana dominante é a respiratória, a partir de partículas infectantes geradas no ambiente contaminado com urina, excrementos ou saliva dos roedores reservatórios. As formas clínicas mais frequentes são a síndrome cardiopulmonar associada ao hantavírus (SCPH ou SPH) nas Américas e a síndrome febril hemorrágica renal (SFHR) na Europa e Ásia, hantavirose do Novo e Velho Mundo, respectivamente. A suspeita precoce e o manejo clínico oportuno e assertivo reduzem a alta letalidade da doença. Este capítulo dará ênfase à SCPH por se tratar da forma clínica prevalente nas Américas.

ETIOLOGIA

Os hantavírus pertencem à **ordem** *Bunyavirales*, à família *Hantaviridae*, subfamília Mammantavirinae, gênero Orthohantavírus, que compreende dezenas de diferentes espécies, que, por sua vez, agrupam genótipos/variantes, conforme revisão taxonômica de 2019 (Abudurexiti et al., 2019) (Figura 17.1; Quadro 17.1).

Na Europa e Ásia, prevalecem os vírus e genótipos relacionados ao *Hantaan orthohantavirus* (HANTV), como agentes da hantavirose do Velho Mundo, manifesta como SFHR; enquanto, na América do Sul, destacam-se as espécies e genótipos relacionados ao *Andes orthohantavirus* (ANDV), e na América do Norte predomina o *Sin Nombre orthohantavirus* (SNV).

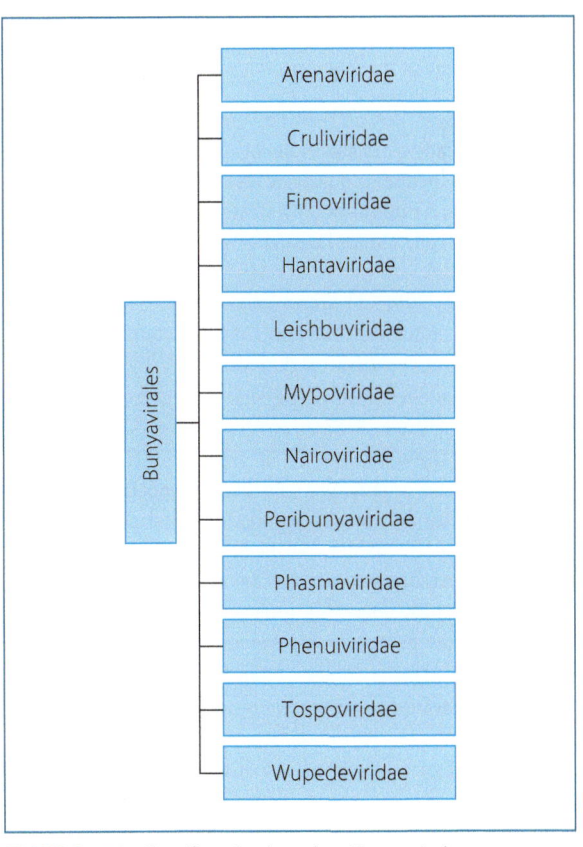

FIGURA 17.1 Classificação da ordem Bunyavirales.

QUADRO 17.1 Espécies da família Hantaviridae de maior relevância.

Subfamília Mammantavirinae Orthohantaviridae		
Espécies	**Vírus**	**Variantes**
Andes orthohantavirus	Vírus Andes (ANDV) Vírus Castelo dos Sonhos (CASV) Vírus Orán (ORNV)	Juquitiba, Araucária, Itapoã Araraquara, Paranoá
Laguna Negra orthohantavirus	Vírus Laguna Negra (LANV) Vírus Maripa (MARV) Vírus Río Mamoré (RIOMV)	Anajatuba, Rio Mearim
Caño Delgadito orthohantavirus	Vírus Caño Delgadito (CADV)	
Prospect Hill orthohantavirus	Vírus Prospect Hill (PHV)	
Sin Nombre orthohantavirus	Vírus Sin Nombre (SNV) Vírus New York (NYV)	
Bayou orthohantavirus	Vírus Bayou (BAYV)	
Black Creek Canal orthohantavirus	Vírus Black Creek Canal (BCCV)	
Dobrava-Belgrade orthohantavirus	Vírus Dobrava virus (DOBV)	
El Moro Canyon orthohantavirus	El Moro Canyon virus (ELMCV)	
Hantaan orthohantavirus	Vírus Hantaan (HTNV) Vírus Amur (AMRV)	
Puumala orthohantavirus	Vírus Hokkaido (HOKV) Vírus Puumala (PUUV)	
Sangassou orthohantavirus	Vírus Sangassou (SANGV)	
Seoul orthohantavirus	Vírus Seoul (SEOV)	
Thailand orthohantavirus	Vírus Thailand (THAIV)	
Tula orthohantavirus	Vírus Tula (TULV)	

Fonte: Adaptado de *International Commitee on Taxonomy Viruses*, 2019.

Foram descritos no Brasil diversos genotipos de hantavírus relacionados, em sua maioria, ao ANDV, nomeados de acordo com a localização geográfica em que foram descritos: Juquitiba (SP); Araraquara (SP); Castelo dos Sonhos (Altamira, PA); Anajatuba (MA); Laguna Negra (Paraguai); Paranoá (DF); e Rio Mamoré (Bolívia; AM) (Mendes et al., 2004; de Oliveira et al., 2014; de Souza et al., 2016; Guterres et al., 2018). As variantes Rio Mearim (MA) e Jaborá (SC) foram relatadas apenas em roedores (Quadro 17.2).

São vírus envelopados, esféricos, RNA de fita simples, polaridade negativa com cerca de 80 a 120 nm. São inativados pelo calor (30 minutos a 60 °C), detergentes, irradiação ultravioleta, solventes orgânicos e soluções de hipoclorito. Seu genoma é constituído por três segmentos assim denominados: pequeno (S-*small*); médio (M-*medium*); e grande (L-*large*). Esses diferentes segmentos codificam, respectivamente, a proteína do nucleocapsídeo (N), uma poliproteína que, clivada, originará as glicoproteínas do envelope Gn e Gc e a proteína L, com funções de transcriptase e replicase viral (Figura 17.2A).

Os hantavírus apresentam tropismo pelas células endoteliais, epiteliais, células dendríticas e linfócitos, e a glicoproteína viral se liga à integrina β-3 e os vírus são internalizados por endocitose. Os nucleocapsídeos são liberados e há a fusão à membrana endossomal, dependente do pH, no citoplasma da célula do hospedeiro onde ocorrem a replicação e a trans-

crição. Em sequência a translação, montagem e a liberação do novo vírus (Figura 17.2B).

QUADRO 17.2 Distribuição dos hantavírus mais frequentes no Brasil de acordo com a localização e o roedor reservatório.

Genotipo	Bioma/Região	Roedor reservatório
Araraquara	Cerrado (SP, MG, MT, GO, DF) e Caatinga	*Necromys lasiurus**
Anajatuba	Central e nordeste (MA, MT)	*Oligoryzomys fornesi* *Oligoryzomys mattogrossae*
Castelo dos Sonhos	Floresta Amazônica (Pará)	*Oligoryzomys moojeni*
Juquitiba	Mata Atlântica (SP, PR, SC, RS)	*Oligoryzomys nigripes#*
Laguna Negra	Transição Cerrado e Floresta Amazônica	*Calomys callosus*
Rio Mamoré	Floresta Amazônica	*Oligoryzomys microtis*

*Rato do mato, rato do cerrado; #rato do arroz, camundongo do mato de patas pretas.

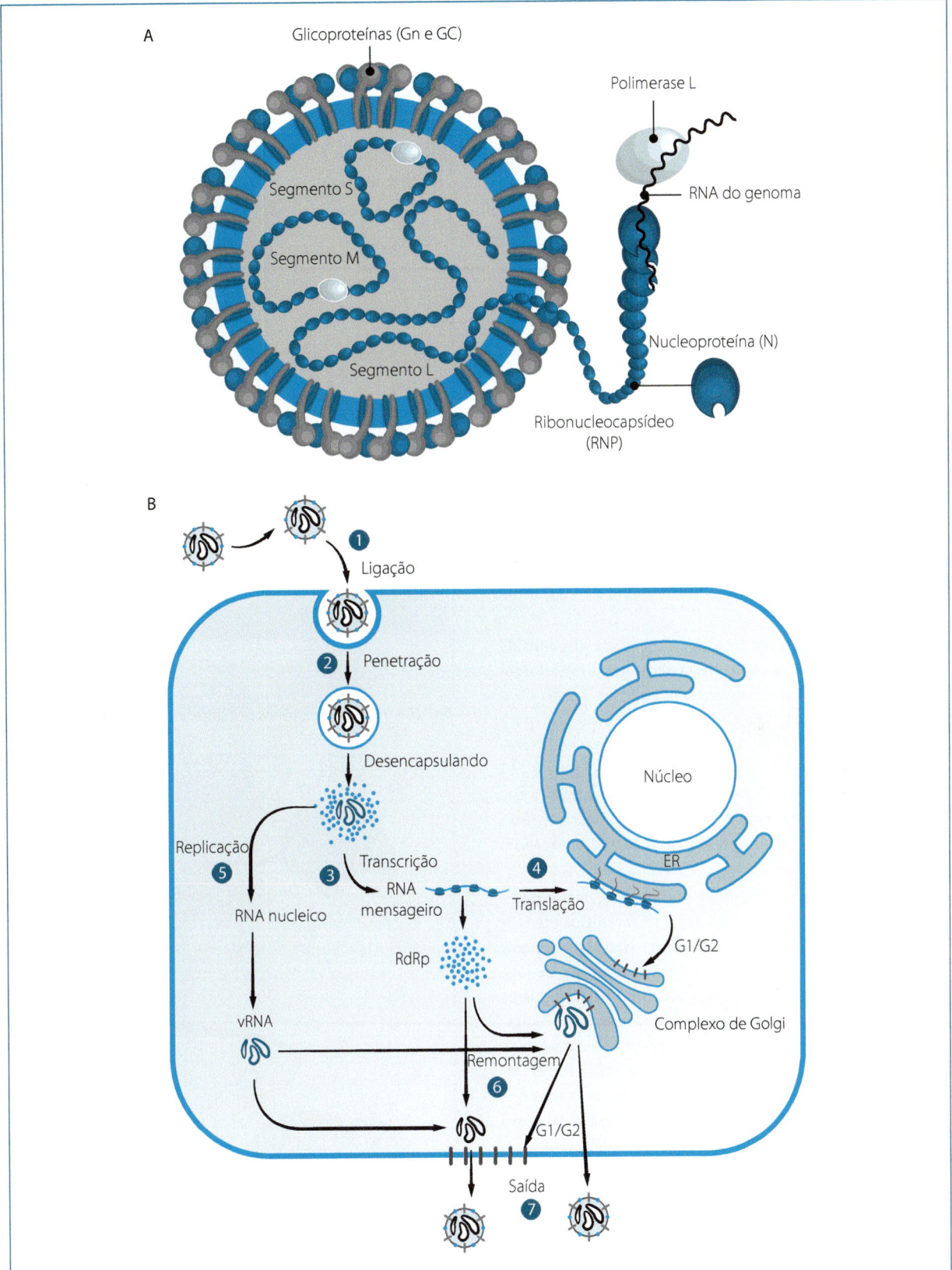

FIGURA 17.2 Translação, montagem e a liberação do novo vírus. (A) Representação esquemática do hantavírus. (B) ciclo replicativo na célula do hospedeiro humano.

Fonte: Adaptada de Swiss Institute of Bioinformatics. Disponível em: https://viralzone.expasy.org/250?outline=all_by_species.

ECOEPIDEMIOLOGIA

A distribuição geográfica da hantavirose associa-se à do roedor reservatório espécie-específico, existindo uma estreita coevolução filogenética entre eles. Destaca-se o predomínio de variantes viriais que causam a forma SFHR na Ásia, Leste Europeu e Escandinávia, ao passo que, nas Américas, tem sido reportada à forma SCPH (Jonsson, Figueiredo & Vapalahti, 2010), conforme Tabela 17.1.

Nas Américas, no mínimo 13 países são endêmicos para SCPH, segundo a Organização Pan-Americana de Saúde, com destaque para os Estados Unidos, Canadá, Argentina Bolívia, Brasil, Chile, Equador, Paraguai, Panamá, Uruguai e Venezuela (Firth et al., 2012; Kruger et al., 2015; Eastwood et al., 2018). A Argentina tem notificado, em média, cerca de 100 casos novos anuais com pelo menos quatro regiões endêmicas: Norte (Salta, Jujuy); Central (Buenos Aires, Santa Fé e Entre Rios); Nordeste (Missões); e Sul (Neuquén, Rio Negro e Chubut). A taxa de letalidade média naquele País, nos últimos anos, tem sido de 18,6%. No final de 2018 e início de 2019, a Organização Mundial da Saúde (OMS) relatou a existência de surto na região Sul da Argentina (Chubut), com 29 casos confirmados laboratorialmente com grande potencial de transmissão inter-humana, já previamente descrita para o ANDV circulante na Argentina (WHO, 2019).

No Brasil, foram notificados 13.181 casos suspeitos de hantavirose, de 2007 a 2015. Desta série, 1060 (8%) foram confirmados, com maior frequência nas regiões Centro-Oeste (Dusi et al. 2016), Sudeste e Sul; 410 (38,7%) evoluíram para óbito (Fonseca et al., 2018). De 2016 a 2018, foram confirmados 184 casos, com predomínio nas regiões Sudeste e Sul (Brasil, 2019). Inquéritos sorológicos têm demonstrado a circulação dos hantavírus em diversos estados brasileiros (Medeiros et al., 2010; Gimaque et al., 2012; Moreli et al., 2017; Terças-Trettel et al., 2019)

Fatores ambientais e ecológicos impactam na distribuição, população e hábitos dos roedores reservatórios (de Oliveira et al., 2014b). No Brasil, os roedores *Necromys lasiurus* (rato do cerrado, rato do mato) e diversas espécies de Oligoryzomys (rato do arroz, camundongo do mato de patas pretas) são reservatórios relevantes na transmissão da hantavirose no País (Figuras 17.3 e 17.4). Observou-se sazonalidade nos meses de seca (março a julho) na região Sudeste. Descreve-se caráter cíclico, a cada 10 ou 20 anos, associado aos períodos de floração e frutificação de algumas vegetações, como os bambuzais da mata Atlântica (Figueiredo et al., 2009b).

A ecoepidemiologia da hantavirose resulta de complexas interações entre o ambiente, o roedor e o homem nos diferentes biomas. Destaca-se a interferência de fenômenos climáticos, além das diversas formas de ocupação do solo e atividades agrícolas como o cultivo de cana ou de Pinus (Prist et al., 2017; Nava et al., 2017; de Oliveira Santos et al., 2018). Paisagens fragmentadas, rodeadas por áreas agrícolas, favorecem o crescimento da população de roedores silves-

tres, facilitando o contato com o ser humano e a transmissibilidade da hantavirose (Raboni et al., 2009; Prist et al., 2016; Prist et al., 2017).

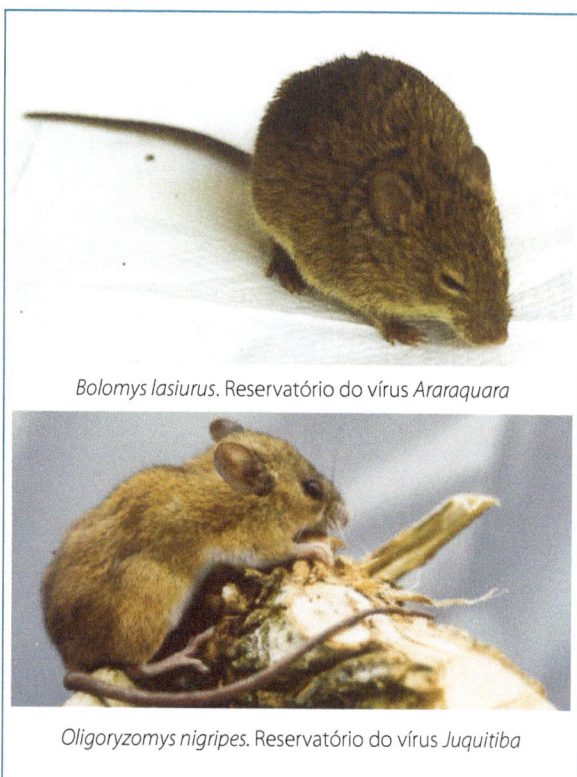

Bolomys lasiurus. Reservatório do vírus *Araraquara*

Oligoryzomys nigripes. Reservatório do vírus *Juquitiba*

FIGURA 17.3 Reservatórios de hantavírus identificados no Brasil.

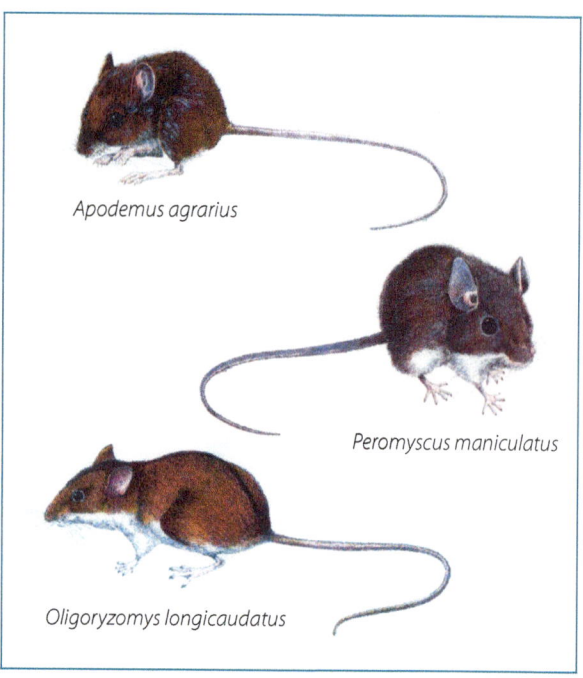

Apodemus agrarius

Peromyscus maniculatus

Oligoryzomys longicaudatus

FIGURA 17.4 Reservatórios de hantavírus identificados na Coreia, nos Estados Unidos e na Argentina.
Fonte: Centers for Disease Control and Prevention (CDC).

TABELA 17.1 Principais hantavírus, distribuição geográfica, reservatórios e enfermidades.

Linhagem	Vírus	Distribuição	Reservatório	Enfermidade humana
Velho Mundo	Hantaan	Ásia e Europa	Rattus norvegicus	FHSR grave
	Seoul	Cosmopolita		FHSR leve ou moderada
	Dobrava/Belgrado	Europa	Apodemus flavicollis	FHSR grave
	Puumala	Europa Escandinava, Rússia, Eslovênia	Clethrionomys glareolus	FHSR leve
Novo Mundo	Prospect Hill	América do Norte	Microtus pennsylvanicus	Desconhecida
	Sin Nombre	América do Norte	Peromyscus maniculatus	SCPH
	Black Creek Canal	Estados Unidos	Sigmodon hispidus	SCPH
	New York	Estados Unidos	Peromyscus leucopus	SCPH
	El Moro Canyon	Estados Unidos	Reithrodontomys megalotis	Desconhecida
	Bayou	Sudeste dos Estados Unidos	Oryzomys palustris	SCPH
	Bloodland Lake	América do Norte	Microtus ochrogaster	Desconhecida
	Isla Vista	Oeste dos Estados Unidos	Microtus californicus	Desconhecida
	Rio Segundo	Costa Rica e Panamá	Reithrodontomys mexicanus	Desconhecida
	Caño Delgadito	Venezuela	Sigmodon alstoni	Desconhecida
	Choclo	Panamá	Oligoryzomys fulvescens	SCPH
	Pergamino	Argentina	Akodon azarae	Desconhecida
	Maciel	Argentina	Bolomys obscurus	Desconhecida
	Rio Mamoré	Bolívia	Oligoryzomys microtis	Desconhecida
	Lechiguanas	Argentina	Oligoryzomys flavescens	SCPH
	Bermejo	Argentina	Oligoryzomys chacoensis	SCPH

FHRS: febre hemorrágica com síndrome renal; SCPH: síndrome cardiopulmonar por hantavírus.

Fontes: Bonvicino, 2008; Travassos, 2008; Oliveira, 2007; Elkhory; Wada et al., 2005; Enria, 2003; Levis, 2004; Ministério da Saúde, Secretaria de Vigilância em Saúde. Departamento de Vigilância Epidemiológica. *Manual de vigilância, prevenção e controle das hantaviroses, 2013.*

INTERAÇÃO PATÓGENO-HOSPEDEIRO

Acredita-se que houve uma coevolução dos hantavírus e dos seus respectivos roedores reservatório. Os roedores não adoecem, mas disseminam o vírus cronicamente através de excrementos e saliva contaminando o ambiente e transmitindo a doença ao homem. O ser humano é exposto em zonas rurais ou silvestres em atividades laborais na agricultura como plantio, colheita, moagem, transporte e armazenamento de grãos ou em atividades recreacionais (WHO, 2019).

A infecção humana ocorre pela via respiratória, sendo a via percutânea ou mucosa de menor relevância epidemiológica. As partículas infectantes são geradas no ambiente pelos roedores e são inaladas atingindo as vias aéreas, brônquios e alvéolos. Transmissão inter-humana tem sido relatada para o ANDV na Argentina (CDC, 2019).

O vírus infecta, de forma predominante, as células endoteliais (CE) pulmonares e os macrófagos. As CE são centrais nos fenômenos fisiopatogênicos da doença. Uma vez atingido o parênquima pulmonar, o hantavírus é fagocitado e transportado aos gânglios linfáticos regionais. Estabelece-se a infecção nos gânglios regionais seguida da disseminação primária aos órgãos distantes. Os vírus replicam-se nas células endoteliais e estabelecem a viremia secundária (Spiropoulou & Srikiatkhachorn, 2013).

A perda da integridade endotelial pulmonar na SCPH (HCPS) e a subsequente edema pulmonar ocorrem de forma imunomediada, sem efeitos citopáticos (Hepojoki, Vaheri & Strandin, 2014). A presença de níveis elevados de mediadores pró-inflamatórios circulantes, como o fator de necrose tumoral alfa (TNF-α, na sigla em inglês), interleucina 1(IL-1) e interferon γ na fase aguda da hantavirose, favorece esta teoria (Khaiboullina et al., 2017). Postula-se que o TNF-α e a IL-1-β exerçam relevante papel na patogênese da SCPH, além de ter sido observado que a IL-10 é uma proteína intestinal associada à lesão (*intestinal fatty acid-binding protein*, I-FABP) como marcadores de gravidade e evolução para óbito (Maleki et al., 2019).

Além do envolvimento das células pulmonares, os hantavírus interagem com as integrinas plaquetárias e dos neutrófilos, mediando a aderência das plaquetas às células endoteliais infectadas e promovendo a liberação de cromatina dos neutrófilos (Gavrilovskaya, Gorbunova & Mackow, 2010; Raftery et al., 2014). Esses fenômenos contribuem para a plaquetopenia, coagulopatia e aumento da permeabilidade vascular. Na SCPH, a disfunção renal é decorrente de volume intravascular inadequado, e não da infecção direta.

O papel das células T citotóxicas (CD8+) tem sido amplamente estudado e há evidências de super-regulação dessas células, tanto na SCPH como na SHRH (Kilpatrick et al.,

2004). Em modelo experimental, a depleção das células T não impediu a ocorrência da síndrome cardiopulmonar (Hepojoki, Erberk & Hooper, 2011) e. em outro estudo, agentes imunossupressores aumentaram a suscetibilidade à síndrome (Brocato et al., 2014).

A infecção por hantavírus induz uma robusta resposta imune humoral direcionada às proteínas estruturais virais (Yoshimatsu & Arikawa, 2014). Aspecto peculiar consiste na presença de imunoglobulinas M, A e G de forma precoce, concomitante ao aparecimento dos sintomas iniciais. Esses anticorpos contribuem para a ativação do complemento. Na patogenia da infecção por hantavírus, tanto a resposta imune inata como a adquirida são evocadas e determinam a magnitude do extravasamento capilar e, por conseguinte, a morbidade e mortalidade associada.

Os achados histopatológicos pulmonares na SCPH revelam pneumonite intersticial com infiltrado de células mononucleares e deposição hialina alveolar (Figura 17.5), observa-se infiltrado intersticial de linfócitos T, edema alveolar pulmonar com ausência de envolvimento de polimorfonucleares e de necrose. Efusão pleural é encontrada com características de plasma, evidenciando o extravasamento proteico, mesma característica reportada no aspirado traqueal de pacientes com SCPH. Infiltrados inflamatórios compostos por células monucleares imaturas da linhagem B, denominadas imunoblastos são visualizados também nos linfonodos, fígado e baço. Pacientes com evolução rápida para óbito, em geral, apresentam maciço envolvimento dos tecidos pelos antígenos virais.

A suscetibilidade genética tem sido avaliada com alguns marcadores sendo protetores como o HLA-B27 para o SNV e Puumala vírus; em contrapartida, o HLA-B*3501 tem sido associado à maior gravidade da SCPH (Borges et al., 2014).

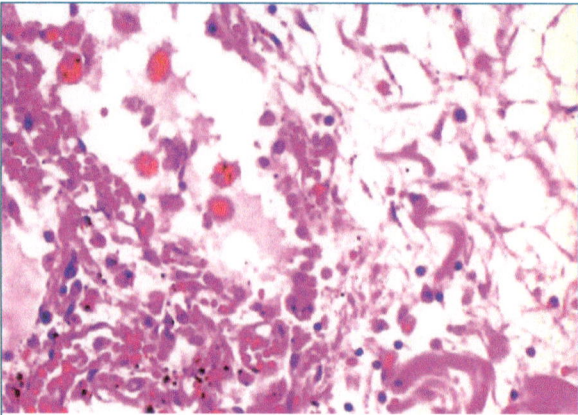

(HE – 400×): infiltrado inflamatório pulmonar constituído por linfócitos, histiócitos e imunoblastos; síndrome cardiopulmonar pelo Hantavírus

FIGURA 17.5 Corte histológico pulmonar.
Fonte: Ferreira MS, 2003, Revista da Sociedade Brasileira de Medicina Tropical 36:81-96. Figura autorizada pelo autor Marcelo Simão Ferreira.

APRESENTAÇÃO CLÍNICA DA HSCP

A HSCP caracteriza-se por três fases clínicas distintas: a fase inicial ou prodrômica; a cardiopulmonar; e a de convalescença. Após um período de incubação, em média de 2 a 3 (variação de 1 a 8) semanas, instala-se quadro clínico inespecífico: febre; calafrios; mialgia; cefaleia; náuseas; e lombalgia. Nesta fase, o paciente pode apresentar ainda sintomas associados ao trato gastrointestinal como dor abdominal e diarreia. A febre inicia-se de forma abrupta sem a presença da tosse ou sintomas respiratórios, estes surgirão após 4 ou 5 (variação de 1 a 10) dias (Figura 17.6).

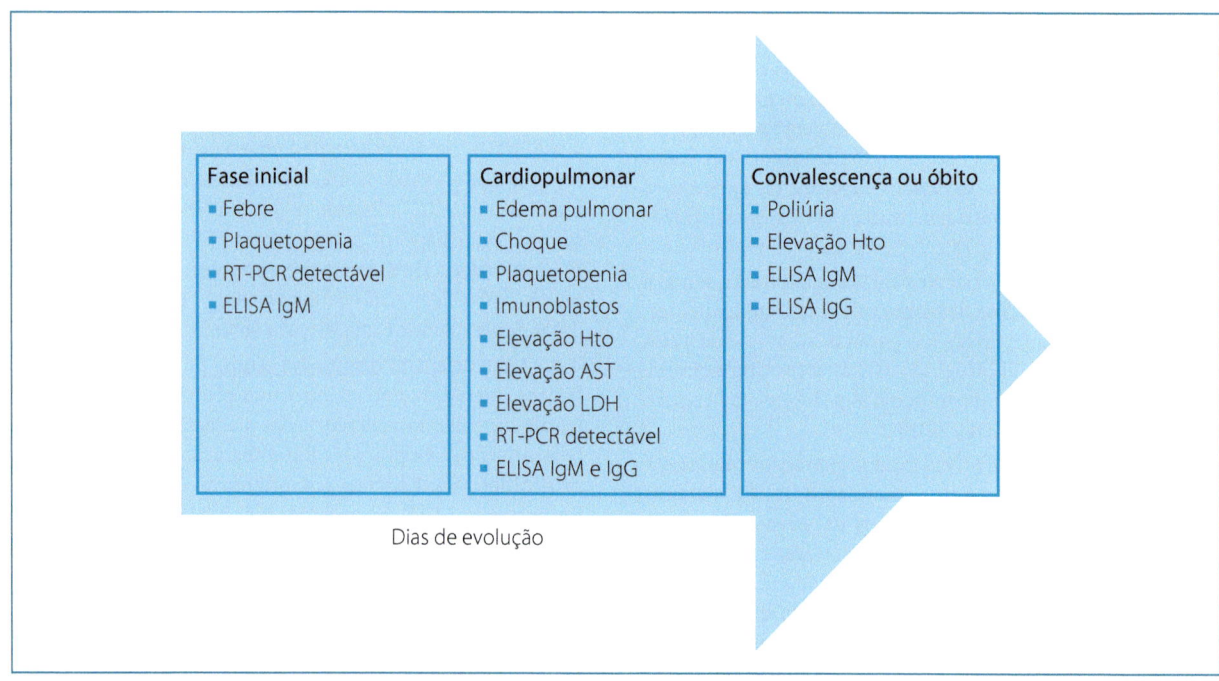

Fase inicial
- Febre
- Plaquetopenia
- RT-PCR detectável
- ELISA IgM

Cardiopulmonar
- Edema pulmonar
- Choque
- Plaquetopenia
- Imunoblastos
- Elevação Hto
- Elevação AST
- Elevação LDH
- RT-PCR detectável
- ELISA IgM e IgG

Convalescença ou óbito
- Poliúria
- Elevação Hto
- ELISA IgM
- ELISA IgG

Dias de evolução

FIGURA 17.6 Progressão clínico-laboratorial na SCPH.

Nesta fase, a investigação dos antecedentes de exposição a roedores, de forma direta ou indireta, é o determinante para a suspeita diagnóstica. Destaca-se a possibilidade de exposição indireta aos roedores, ou seja, atividades agrícolas como transporte, armazenagem e moagem de grãos, atividades que envolvam o manuseio de fardos de capim ou lenha (desmatamento, corte de árvores, corte de lenha), limpeza de celeiros, de outras construções (estufas, tulhas, paióis e silos) e de maquinário agrícola, além de atividades de lazer.

O início da segunda fase, cardiopulmonar, é marcado por tosse, dispneia evoluindo com edema pulmonar e instabilidade hemodinâmica. Cerca de um terço dos casos não desenvolve a síndrome cardiopulmonar, evoluindo direto para a convalescença. A resolução do quadro cardiopulmonar pode dar-se rapidamente em 24 a 48 horas ou se prolongar até uma semana (Pinto Junior et al., 2014).

Os sobreviventes à fase cardiopulmonar apresentam poliúria com remissão do edema pulmonar (Arita & Shimakura, 2019), alguns autores denominam esta fase em separado da cardiopulmonar. A convalescença pode ser prolongada. A letalidade da SHCP no continente americano, associada ao ANDV e ao SNV, varia de 30 a 50%, nas formas graves; de 10 a 30%, nas moderadas (WHO, 2019). No Brasil, a letalidade está ao redor de 38% (Brasil, 2019).

DIAGNÓSTICO

Em virtude de a apresentação da SCPH ser variável desde uma síndrome febril inespecífica, dor abdominal até insuficiência respiratória grave e choque cardiogênico, alto índice de suspeição diagnóstica dever ser mantido. Os elementos que contribuem para o direcionamento diagnóstico na investigação clínica são: antecedente de exposição direta ou indireta aos roedores; dispneia; e hipotensão.

A investigação diagnóstica complementar inespecífica deve incluir a realização de hemograma, dosagem de lactato desidrogenase (LDH), de aspartato aminotransferase (AST), albumina e gasometria. Exame radiológico do tórax e eletrocardiograma são recomendados. A plaquetopenia ocorre em 80 a 95% dos casos e aparece de forma precoce ainda na primeira fase da doença. Observam-se hemoconcentração, leucocitose com desvio à esquerda, elevação da LDH e da AST, além de hipoalbuminemia. A gasometria pode demonstrar hipoxemia e acidose metabólica, sendo o lactato sérico superior a 4,5 mmol/L, indicador de desfecho desfavorável.

Ao eletrocardiograma, podem ser diagnosticadas arritmias diversas e, nos casos de evolução mais grave, o ecocardiograma mostrará diminuição da fração de ejeção. A monitorização hemodinâmica evidenciará parâmetros distintos de um choque séptico: na SCPH são observados índice cardíaco reduzido e aumento na resistência periférica avaliados mediante o uso de um cateter arterial pulmonar na direção do fluxo (cateter Swan-Ganz).

Os exames de imagem do tórax, radiografia e tomografia de alta resolução mostram alterações inespecíficas, mas que contribuem para corroborar a hipótese diagnóstica diante de um caso suspeito. No início da fase pulmonar, a radiografia torácica pode ser normal ou apresentar alterações sugestivas de edema intersticial inicial, como infiltrado em vidro fosco. O edema intersticial inicial progride ou não para doença alveolar; a distribuição, em geral, é central ou em ambas as bases pulmonares (von Ranke et al., 2013) (Figura 17.7).

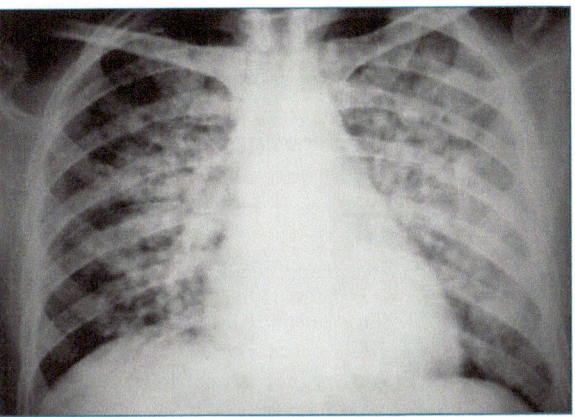

FIGURA 17.7 Síndrome cardiopulmonar pelo hantavírus: radiografia de tórax demonstrando infiltrado reticulonodular difuso bilateral.
Fonte: Acervo Prof. Dr. Marcelo Simão Ferreira (Universidade Federal de Uberlândia).

Na tomografia de tórax de alta resolução, evidenciam-se opacidades em vidro fosco e espessamento septal interlobular, com maior frequência e pavimentação em mosaico, de forma menos frequente. Além dos achados principais descritos, destaca-se a ocorrência de nódulos, consolidações focais, espessamento peribroncovascular e derrame pleural (Barbosa et al., 2017). Essas características são inespecíficas, sendo necessário o diagnóstico sorológico ou molecular para a sua confirmação.

A sorologia por meio do teste imunoenzimático (Elisa) IgM por método de captura tem sido o diagnóstico laboratorial específico mais utilizado. Os anticorpos aparecem de forma precoce na SCPH e a proteína N apresenta desempenho adequado como antígeno nos imunoensaios (Figueiredo et al., 2008; Figueiredo et al., 2009; Figueiredo et al., 2010). A reação em cadeia da polimerase utilizando transcrição reversa (RT-PCR) apresenta utilidade clínica na fase inicial da hantavirose (Vial et al., 2016). A quantificação da carga sérica do RNA viral (PCR quantitativo) (Machado et al., 2013) pode ser preditiva de evolução desfavorável nos pacientes com alta viremia. Nos tecidos obtidos de biópsias ou autópsias, realiza-se a imuno-histoquímica para pesquisa de antígenos específicos.

Como diagnóstico confirmado de SCPH consideram-se os pacientes com história compatível e confirmação diagnóstica laboratorial por meio de teste sorológico reagente com detecção de IgM e/ou títulos elevados de IgG específicos, para o hantavírus, e/ou evidência de antígeno viral no tecido por imuno-histoquímica e/ou a presença de amplificação de RNA viral (RT-PCR) no sangue ou tecido.

DIAGNÓSTICO DIFERENCIAL DA SCPH

O diagnóstico diferencial é variável de acordo com a fase da doença. Na primeira fase, a falta de especificidade dos sintomas iniciais sugere diversas doenças infecciosas agudas como dengue, leptospirose, entre outras.

Na fase cardiopulmonar, o diferencial deve ser feito com síndromes respiratórias agudas como pneumonias bacterianas adquiridas na comunidade, causadas por *Legionella pneumoniae*, *Chlamydia pneumoniae*, *Mycoplasma pneumoniae* ou pneumonias virais (influenza) ou fúngicas como pelo *Pneumocistis jiroveci* ou por *Histoplasma capsulatum*. Doenças sistêmicas devem ser incluídas, como dengue, leptospirose, febre maculosa brasileira, sepse associada à tularemia ou à peste, além de síndromes agudas abdominais, como apendicite ou colecistite.

Causas não infecciosas incluem vasculites pulmonares (granulomatose de Wegener, síndrome de Goodpasture), pneumonia eosinofílica, pneumonite por hipersensibilidade e síndrome da angústia respiratória do adulto por diferentes etiologias, além de edema agudo de pulmão cardiogênico.

MANEJO TERAPÊUTICO

O manejo terapêutico deve ser ajustado à fase da doença, entretanto ressalta-se que a evolução para quadros graves é rápida. A atenção ao paciente com SCPH deve incluir cuidados intensivos, medidas de suporte com extrema cautela na administração de fluídos e terapia antimicrobiana empírica para sepse. Não há tratamento antiviral específico na SCPH, sendo a terapia de suporte o determinante na evolução do paciente com hantavirose.

A sobrevida é relacionada à suspeita precoce, à hospitalização em unidade de cuidados intensivos com suporte ventilatório e hemodinâmico de maneira oportuna. Recomenda-se manejo da hipotensão mediante o uso precoce de vasopressores e inotrópicos, além de cauteloso controle na infusão de líquidos intravenosos, tendo em vista o extravasamento capilar e edema pulmonar com risco de agravamento da insuficiência respiratória. Tem sido relatado o uso de hemofiltração de alto volume com resultado satisfatório (Bugedo et al., 2016).

O uso de oxigenação através de membrana extracorpórea (ECMO) tem sido recomendado para pacientes com risco elevado de óbito. São parâmetros para esta indicação índice cardíaco inferior a 2,5 litros/minuto/m² e ausência de resposta às medidas de ressuscitação com vasopressores e inotrópicos (Yao & McDonald, 2016).

Corticosteroideterapia não tem sido recomendada, com base em ensaio clínico que demonstrou a ausência de redução da mortalidade com ou sem uso de altas doses de metilprednisolona (Vial et al., 2013). Em alguns relatos de caso, os corticosteroides foram utilizados com resultados favoráveis. Outras terapias têm sido utilizadas, como o uso de imunoglobulina humana obtida de doadores que apresentaram a SCPH que reduziu a letalidade, embora sem significância estatística, necessitando de comprovação em estudos mais robustos (Vial et al., 2015).

Não há evidências de eficácia clínica dos antivirais disponíveis até o momento para o tratamento da SCPH. Embora a ribavirina, um antiviral análogo de nucleosídeo, seja efetiva para a SFHR causada pelo HTNV, o fármaco não é recomendado para a SCPH pela ausência de estudos clínicos em humanos que demonstrem eficácia (Moreli et al., 2014). O favipiravir (5-fluoro-2-hidroxipirazina-3-carboxamida) um antiviral de amplo espectro ainda não aprovado na maioria dos países foi avaliado em modelo de infecção pelo SNV, adaptado ao hamster, tendo demonstrado redução nas concentrações de antígenos virais teciduais (Safronetz et al., 2013; Delang & Abdelnabi & Neyts, 2018).

As complicações decorrentes da SCPH, em curto prazo, consistem em óbito por choque cardiogênico ou, mais raramente, coagulação intravascular disseminada. Os fatores relacionados à evolução para óbito na SCPH são um índice cardíaco < 2,5 L/minuto/m²; lactato sérico > 4 mmol/L; arritmia cardíaca (fibrilação ventricular, taquicardia ou dissociação eletromecânica); choque refratário a fluidos e terapêutica vasoativa (da Rosa et al., 2012). Complicações mais tardias e raras são relatadas, como defeitos cognitivos, doença pulmonar residual ou doença renal crônica. A imunidade é duradoura no indivíduo que sobrevive à doença.

No ambiente hospitalar, de forma geral, não há procedimentos específicos baseados em evidência para a utilização de precauções outras que a padrão durante o cuidado do paciente com hantavirose. Para o ANDV na Argentina, tem sido documentada a transmissão inter-humana e, para este agente em particular, sugere-se a adição de precauções para gotículas (CDC, 2019).

PREVENÇÃO E CONTROLE

A vigilância em saúde da hantavirose no Brasil tem como objetivo detectar precocemente casos e ou surtos; reduzir a letalidade; identificar fatores de risco associados à doença; e recomendar medidas de prevenção e controle. A hantavirose faz parte da lista de doenças de notificação compulsória no Brasil devendo ser notificada na suspeita e garantida a investigação laboratorial para confirmação ou exclusão.

A detecção precoce da doença depende da educação continuada dos profissionais de saúde para a ocorrência da hantavirose em diferentes regiões do mundo. Em situações de surtos, os fatores de risco associados à exposição a roedores devem ser investigados e intervenções específicas adotadas. Os contatos devem ser avaliados tendo em vista a possibilidade de fonte comum. O rastreamento sorológico de populações de risco assintomáticas não é recomendado como medida de saúde pública, visto que estudos evidenciam soroprevalência inferior a 1%. O ambiente relacionado à exposição deve ser visitado e as medidas de controle relacionadas aos roedores permitem evitar novos casos da doença.

Para a SCPH, não há disponibilidade de vacina ou imunoglobulina específica, portanto, a educação em saúde é fortemente recomendada. Medidas básicas gerais, como a proteção dos domicílios da invasão de roedores como uso de vedação, armadilhas e conservação dos alimentos em recipientes fechados, devem ser encorajadas. Além disso, deve-se evitar a exposição desprotegida em atividades de limpeza de locais fechados, silos, celeiros e outras construções. Deve-se arejar o local antes de adentrá-lo, a limpeza deve ser feita de forma que evite a geração de poeira e partículas, deve-se evitar varrer o local, e equipamentos de proteção individual são recomendados quando houver possibilidade de exposição a poeiras e excrementos de roedores. As pesquisas realizadas com os hantavírus devem ser realizadas em laboratórios com nível de segurança 3.

A SCPH apresenta alta letalidade e consiste em grande desafio nas áreas rurais e silvestres e deve ser compreendida numa abordagem de saúde única, *One Health*, visto que o seu enfrentamento depende de medidas complexas com vistas a minimizar e prevenir a exposição e atuar de forma sustentável em relação ao meio ambiente, sobretudo no Brasil, País com intensa atividade econômica relacionada à agricultura.

BIBLIOGRAFIA SUGERIDA

Abudurexiti A, Adkins S, Alioto D et al. Taxonomy of the order Bunyavirales: Update 2019. Arch Virol. 2019; 164: 1949.

Arita DA, Shimakura SE. Sobrevida de pessoas com hantavirose diagnosticadas no Estado do Paraná. Cad Saúde Pública. 2019; 35(3):e00105518.

Barbosa DL, Hochhegger B, Souza Jr. et al. High-resolution computed tomography findings in eight patients with hantavirus pulmonary syndrome. Radiologia Brasileira. 2017; 50(3):148-153.

Borges AA, Donadi EA, Campos GM et al. Polymorphisms in human leukocyte antigens, human platelet antigens, and cytokine genes in hantavirus cardiopulmonary syndrome patients from Ribeirão Preto, Brazil. J Med Virol. 2014;86(11):1962-70.

Brasil, Ministério da Saúde, Secretaria de Vigilância em Saúde. Casos confirmados de Hantavirose. Brasil, Grandes Regiões e Unidades Federadas, 1993 a 2018. www.saude.gov.br/images/pdf/2019/janeiro/25/CONF-HANTA-25-01-2019.pdf.

Brocato RL, Hammerbeck CD, Bell TM et al. A lethal disease model for hantavirus pulmonary syndrome in immunosuppressed Syrian hamsters infected with Sin Nombre virus. J Virol. 2014;88(2):811.

Bugedo G, Florez J, Ferres M, Roessler E, Bruhn A. Hantavirus cardiopulmonary syndrome successfully treated with high-volume hemofiltration. Rev Bras Ter Intensiva. 2016;28(2):190-194.

Centers for Disease Control and Prevention. Hantavirus Technical/Clinical Information. Disponível em: https://www.cdc.gov/hantavirus/technical/index.html Acesso em: 1 jun. 2019.

da Rosa Elkhoury M, da Silva Mendes W, Waldman EA, et al. Hantavirus pulmonary syndrome: prognostic factors for death in reported cases in Brazil. Trans R Soc Trop Med Hyg. 2012;106(5):298-302.

de Oliveira RC, Cordeiro-Santos M, Guterres A et al. Rio Mamoré virus and hantavirus pulmonary syndrome, Brazil. Emerg Infect Dis. 2014 20:1568-1570.

de Oliveira RC, Guterres A, Fernandes J et al. Hantavirus reservoirs: current status with an emphasis on data from Brazil. Viruses. 2014;6:1929-1973.

de Oliveira Santos F, Teixeira BR, Passos Cordeiro JL, de Sousa RHA, Lucio CDS, Gonçalves PR, et al. Expansion of the range of Necromys lasiurus (Lund, 1841) into open areas of the Atlantic Forest biome in Rio de Janeiro state, Brazil, and the role of the species as a host of the hantavirus. Acta Trop. 2018;188:195-205.

Delang L, Abdelnabi R, Neyts J, Favipiravir as a potential countermeasure against neglected and emerging RNA viruses, Antiviral Res. 2018; 153:85-94.

Dusi RM, Bredt A, Freitas DR, et al. Ten years of a hantavirus disease emergency in the Federal District, Brazil. Rev Soc Bras Med Trop. 2016;49:34-40.

Eastwood G, Camp JV, Chu YK, et al. Habitat, species richness and hantaviruses of Sigmodontine rodents within the Interior Atlantic Forest, Paraguay. PLoS One. 2018;13(8):e0201307.

Figueiredo LT, Moreli ML, Borges AA, et al. Evaluation of an enzyme-linked immunosorbent assay based on Araraquara virus recombinant nucleocapsid protein. Am J Trop Med Hyg. 2009a; 81:273-276.

Figueiredo LT, Moreli ML, de -Sousa RL, et al. Hantavirus pulmonary syndrome, central plateau, southeastern, and southern Brazil. Emerg Infect Dis. 2009b; 15:561-567.

Firth C, Tokarz R, Simith DB, et al. Diversity and distribution of hantaviruses in South America. J Virol. 2012 86:13756-13766.

Fonseca LX, de Oliveira SV, Duarte EC. Magnitude e distribuição dos óbitos por hantavirose no Brasil, 2007 a 2015. Epidemiol. Serv. Saúde. 2018;27(2):e2017221.

Gavrilovskaya IN, Gorbunova EE, and Mackow ER. Pathogenic hantaviruses direct the adherence of quiescent platelets to infected endothelial cells. J Virol. 2010; 84(9): 4832-9.

Gimaque JB, Bastos Mde S, Braga WS, et al. Serological evidence of hantavirus infection in rural and urban regions in the state of Amazonas, Brazil. Mem. Inst. Oswaldo Cruz. 2012;107:135-137.

Guterres A, de Oliveira RC, Fernandes J, et al. Co-circulation of Araraquara and Juquitiba Hantavirus in Brazilian Cerrado. Microb Ecol. 2018;75(3):783-9.

Hepojoki J, Vaheri A, Strandin T. The fundamental role of endothelial cells in hantavirus pathogenesis. Front Microbiol. 2014, 5:727.

Khaiboullina SF, Levis S, Morzunov SP, et al. Serum cytokine profiles differentiating hemorrhagic fever with renal syndrome and Hantavirus pulmonary syndrome. Front Immunol. 2017;8:567.

Kilpatrick ED, Terajima M, Koster FT, Catalina MD, Cruz J, Ennis FA. Role of specific CD8+ T cells in the severity of a fulminant zoonotic viral hemorrhagic fever, hantavirus pulmonary syndrome. J Immunol. 2004;172(5):3297.

Kruger DH, Figueiredo LT, Song JW, Klempa B. Hantaviruses – globally emerging pathogens. J Clin Virol. 2015;64:128-36.

Machado AM, de Souza WM, de Pádua M, da Silva Rodrigues Machado AR, Figueiredo LT. Development of a one-step SYBR Green I real-time RT-PCR assay for the detection and quantitation of Araraquara and Rio Mamore hantavirus. Viruses. 2013; 5:2272-2281.

Maleki KT, García M, Iglesias A, et al. Serum markers associated with severity and outcome of Hantavirus pulmonary syndrome. Infect Dis. 2019;219(11):1832.

Medeiros DB, da Rosa ES, Marques A, et al. Circulation of hantaviruses in the influence area of the Cuiabá-Santarém Highway. Mem. Inst. Oswaldo Cruz. 2010;105:665-671.

Moreli ML, Marques-Silva AC, Pimentel VA, da Costa VG. Effectiveness of the ribavirin in treatment of hantavirus infections in the Americas and Eurasia: a meta-analysis. Virus Disease. 2014;25(3):385-9.

Moreli ML, Novaes DPDS, Flor EC, Saivish MV, Costa VGD. Seropositivity diagnosis for hantavirus in Jataí, Goiás State, Brazil. Rev Soc Bras Med Trop. 2017;50(4):530-4.

Nava A, Shimabukuro JS, Chmura AA, Luz SLB. The impact of global environmental changes on infectious disease emergence with a focus on risks for Brazil. ILAR J. 2017;58(3):393-400.

Pinto Junior VL, Hamidad AM, Albuquerque Filho DeO, dos Santos VM. Twenty years of hantavirus pulmonary syndrome in Brazil: a review of epidemiological and clinical aspects. J Infect Dev Ctries. 2014;8(2):137-42.

Prist PR, Uriarte M, Fernandes K, Metzger JP. Climate change and sugarcane expansion increase Hantavirus infection risk. PLoS Negl Trop Dis. 2017;11(7):e0005705.

Prist PR, Uriarte M, Tambosi LR, Prado A, Pardini R, D'Andrea PS, et al. (2016) Landscape, environmental and social predictors of Hantavirus risk in São Paulo, Brazil. PLoS ONE 11(10): e0163459.

Raboni SM, Hoffmann FG, Oliveira RC, et al. Phylogenetic characterization of hantaviruses from wild rodents and hantavirus pulmonary syndrome cases in the state of Parana (southern Brazil). J Gen Virol. 2009;90:2166–2171.

Safronetz D, Falzarano D, Scott DP, Furuta Y, Feldmann H, Gowen BB. Antiviral efficacy of favipiravir against two prominent etiological agents of Hantavirus pulmonary syndrome. Antimicrobial Agents Chemother. 2013; 57(10):4673-4680.

Spiropoulou CF, Srikiatkhachorn A. The role of endothelial activation in dengue hemorrhagic fever and hantavirus pulmonary syndrome. Virulence. 2013;4:525-36.

Swiss Institute of Bioinformatics. Orthohantavirus. Disponível em: https://viralzone.expasy.org/213?outline=all_by_species. Acesso em: 27 maio 2019.

Terças-Trettel ACP, Oliveira EC, Fontes CJF, et al. Malaria and Hantavirus pulmonary syndrome in gold mining in the Amazon region, Brazil. Int J Environ Res Public Health. 2019;16(10):1852.

Vial C, Martinez-Valdebenito C, Rios S, et al. Molecular method for the detection of Andes hantavirus infection: validation for clinical diagnostics. Diagn Microbiol Infect Dis. 2016;84(1):36-39.

Vial PA, Valdivieso F, Ferres M, et al. High-dose intravenous methylprednisolone for Hantavirus cardiopulmonary syndrome in Chile: a double-blind, randomized controlled clinical trial. Clin Infect Dis. 2013;57(7):943-951.

von Ranke FM, Zanetti G, Hochhegger B, et al. Infectious diseases causing diffuse alveolar hemorrhage in immunocompetent patients: a state-of-the-art review. Lung. 2013;191:9-18.

World Health Organization. Hantavirus Pulmonary Syndrome – Argentine Republic. Disease Outbreaks News. Disponível em: https://www.who.int/csr/don/23-January-2019-hantavirus-argentina/en. Acesso em: 20 maio 2019.

Yao H, McDonald EG. Extracorporeal membrane oxygenation for the treatment of severe refractory hantavirus cardiopulmonary syndrome. CMAJ. 2016;188(17-18):E528-E530.

Yoshimatsu K, Arikawa J. Serological diagnosis with recombinant N antigen for hantavirus infection. Virus Res. 2014:17;187:77-83.

18

Hepatites virais

Coordenador: Roberto Focaccia

18.1 Quadro clínico das formas agudas benignas

Roberto Focaccia

INTRODUÇÃO

Apesar de muitos vírus terem capacidade de agredir secundariamente o fígado, reserva-se o termo "hepatite virais" a um conjunto de cinco vírus bem conhecidos até 2019 (A, B, C, D e E), os quais produzem doenças diferentes, mas em comum apresentam a propriedade de se multiplicarem primariamente no tecido hepático, além de se exteriorizam clinicamente.

As hepatites agudas podem evoluir de forma benigna, forma prolongada (benigna, porém com longo curso de doença) e formas graves (insuficiência hepática aguda fulminante ou crônica). Há formas intermediárias de hepatites agudas com insuficiência hepática transitória.

HISTÓRIA NATURAL

A evolução mais frequente das hepatites agudas benignas, podem ser caracterizadas por quatro fases:

1. período de incubação;
2. fase prodrômica ou pré-ictérica;
3. fase ictérica;
4. fase convalescente.

Apesar do caráter geralmente sequencial das fases, os pródromos e a icterícia podem não ocorrer. É grande, aliás, o número de casos anictéricos da doença, mais comuns que os ictéricos (90% na hepatite A, 40 a 50% na hepatite B, 95% na

hepatite C, variável na hepatite D e 100% na hepatite E). Excepcionalmente, a doença pode seguir um curso fulminante na fase aguda, com elevada letalidade.

PERÍODO DE INCUBAÇÃO

O tempo entre a penetração do vírus no organismo e o início dos sintomas, em geral, não é perfeitamente conhecido, a não ser em surtos epidêmicos e infecções experimentais:

- **Hepatite A (HAV):** 2 a 6 semanas (média de três semanas).
- **Hepatite B (HBV):** 2 a 6 meses (média de 70 dias).
- **Hepatite C (HCV):** 2 semanas a 5 meses (média de 50 dias).
- **Hepatite delta (HDV):** depende da forma como se associa à HBV, pois só ocorrem lesões hepáticas quando dessa coinfecção. Hepatite E (HVE): 2 a 8 semanas (média de 40 dias).

FASE PRODRÔMICA OU PRÉ-ICTÉRICA

Compreende um conjunto de sintomas não específicos que antecede o aparecimento de icterícia. Esta fase poderá não existir, surgindo a icterícia como o primeiro sintoma. Alguns pacientes apresentam apenas sintomas "gripe-símile".

Nessa fase, predomina uma sensação de cansaço e adinamia. Entre os sintomas mais frequentes nesta fase, predominam aqueles de ordem gastrointestinal, como anorexia, náuseas e, às vezes, vômitos, diarreia (ou obstipação, raramente). Associados ou isoladamente, podem ocorrer: febre baixa; cefaleia; mal-estar; astenia e fadiga; perversões do paladar (sabor), com aversão a cigarro; coriza com ou sem manifestações respiratórias; perversões do olfato; mialgia; fotofobia. Pacientes referem dor em peso no hipocôndrio direito, usualmente leve, conferindo uma sensação de peso ou desconforto. A colúria já pode ser notada também. O quadro persiste entre 3 e 10 dias.

Eventualmente, podem surgir urticária, artralgia ou artrite e febre alta; raramente, glomerulonefrite ou púrpura de Henoch-Schönlein, em geral causadas pela deposição de imunocomplexos.

Em crianças, os sintomas pré-ictéricos são mais brandos e infrequentes. Às vezes, dor abdominal e hipocolia fecal podem ser indícios de hepatite viral. Na HBV, há casos descritos de crianças que apresentam a "doença de Gianotti", uma actodermatite papular, caracterizada por exantema maculopapular, adenomegalia e linfadenite.

FASE ICTÉRICA

O aparecimento de icterícia marca o início desta fase, em geral com diminuição dos sintomas prodrômicos. O paciente volta a se sentir bem mais disposto, tanto que alguns pacientes até relatam a sensação de que a síndrome ictérica instalada possa tratar-se de "outra doença". Desenvolve-se hepatomegalia discreta, eventualmente, dolorosa, com ocasional esplenomegalia. Icterícias intensas podem produzir bradicardia. Sinais de hipertensão portal não são vistos na hepatite aguda. Quando a icterícia é intensa, os sintomas prodrômicos podem persistir por mais alguns dias e podem surgir colestase intra e extracelular associada, resultando em acolia fecal por falta de estercobilinogênio e prurido cutâneo. O excesso de urobilinogênio na urina provoca colúria, chegando a manchar a roupa íntima branca.

Do ponto de vista da bioquímica sanguínea, as elevações das aminotransferases, ou transaminases (ALT e AST), ocorrem ao final do período de incubação, precedendo a elevação das bilirrubinas em 1 ou 2 semanas, na dependência do tipo de hepatite. Elas podem permanecer elevadas por períodos variáveis, cerca de 30 a 40 dias. Na dependência de colestase intrabiliar muito intensa elas também podem se prolongar por vários meses, sem indicar necessariamente que a infecção tenha já se cronificado (formas agudas prolongadas). A dosagem das transaminases é um bom parâmetro para medir a evolução das infecções. Aminotransferases muito elevadas e icterícias muito intensas e persistentes podem sugerir a evolução para formas agudas graves.

A frequência de manifestações clínicas nas hepatites virais depende do agente etiológico. Assim, a HAV (cerca de 5% das infecções), e a HBV aguda apresentam quadro ictérico em 30 a 50% das vezes, enquanto a HCV raramente apresenta icterícia. A HDV, somente na coinfecção com a HBV e na dependência do curso clínico desta última. A HVE é sempre anictérica, exceção feita à infecção que acomete gestantes ou pacientes transplantados.

FASE CONVALESCENTE

Período que se segue ao desaparecimento de icterícia, quando o paciente retoma progressivamente a sensação de bem-estar. A recuperação completa ocorre após algumas semanas, mas uma certa sensação de fraqueza pode persistir por algum tempo. Às vezes, a astenia é referida em grau desproporcional à fase da doença, além de uma sensação de desconforto no hipocôndrio direito, evacuações episódicas com fezes amolecidas e intolerância a alimentos gordurosos, rotulado por alguns autores de "síndrome pós-hepatite", de caráter benigno. Essa situação pode ser confundida pelo paciente como início de cronificação da doença e, frequentemente, ocorre em indivíduos ansiosos, sugerindo que possa existir um componente emocional causal.

PARTICULARIDADES
HVA

É raramente sintomática. Cerca de 5% dos infectados apresentarão pródromos e síndrome ictérica, sobretudo em crianças e adolescentes. A relação entre casos anictéricos e ictéricos é muito variável em surtos epidêmicos, embora tenham maior tendência a desenvolver doença aguda benigna. Os demais evoluem para a cura infectológica. Cerca de 1% dos que apresentam quadro ictérico podem evoluir para formas graves fulminantes.

Pacientes que apresentam a síndrome ictérica podem ter pródromos ou não, com febre baixa, às vezes diarreia. Quando comparados aos da HBV, seus sintomas são mais leves. Vários fatores, como idade, carga viral e resposta imune interferem na intensidade da doença. Evidências epidemiológicas sugerem que a HAV é, frequentemente, uma doença subclínica com recuperação completa e que confere imunidade subsequente permanente. Em casos sintomáticos, podem ocorrer formas de evolução mais prolongada, porém com resolução benigna e completa (forma "polifásica"). São esporádicas e geralmente em adultos. As formas graves fulminantes são percentualmente raras e menos frequentes do que na HBV.

HBV

Tem início insidioso, geralmente afebril, com pródromos mais prolongados que a HAV. Não raro, a HBV apresenta manifestações extra-hepáticas nos pródromos: artralgias ou artrites; exantemas; púrpuras, entre os mais frequentes. A icterícia pode ser prolongada, com valores de bilirrubinas mais elevados do que nas demais hepatites. Nos casos ictéricos, a elevação das bilirrubinas ocorre em 2 a 4 semanas após o início das alterações das transaminases, que apresentam uma curva evolutiva semelhante a uma curva de Gauss. Pode atingir todos os grupos etários.

Em cerca de 50 a 70% dos casos, a HBV aguda é subclínica.

HCV

De evolução "silenciosa" e oligossintomática. Mais de 98% dos casos são anictéricos. Em 80% das vezes, a infecção se torna crônica. Outra característica da HCV são as intensas flutuações dos níveis de transaminases séricas.

HVE

É frequentemente assintomática. Entretanto, gestantes que adquirem a infecção pelo vírus da hepatite E podem evoluir para uma forma ictérica aguda grave, assim como pacientes transplantados de órgãos que adquirem HVE podem cronificar a infecção.

EVOLUÇÃO

Apesar das hepatites virais se exteriorizarem clinicamente de modo indiferenciável, cada tipo de hepatite viral pode ter um curso clínico diferente, dependente da virulência da cepa viral e da resposta imunitária de cada indivíduo. Nas hepatites agudas benignas, a evolução é para remissão clínica. A evolução para cronicidade, com ou sem complicações, não ocorre na HAV. A cronificação da HBV depende da faixa etária. Até cerca de 10 anos de idade ela ocorre em cerca de 20 a 30%, e após a cronificação da infecção se restringe a 5%, porém não há cura microbiológica da HBV, evoluindo para formas clinicamente inativas. Já a HCV se cornifica frequentemente.

Lembramos que o diagnóstico de cronicidade é critério histopatológico. Dessa forma, não se pode definir o caráter agudo ou crônico das hepatites virais tão somente pelas manifestações clínicas ou pelo tempo decorrido de doença. As evoluções polifásicas (recrudescências) são comuns na HAV, ao passo que as formas agudas prolongadas são encontradas com alta ocorrência na HCV e, em adultos com HAV.

CRITÉRIOS DE ALTA

Os seguintes critérios tem sido utilizados: remissão completa dos sintomas, exceção feita a sintomas digestivos vagos, dolorimento espontâneo no hipocôndrio direito e certa adinamia, que podem persistir; desaparecimento ou redução quase total da icterícia; normalização do nível sérico de bilirrubinas e das provas de síntese hepática (tempo de protrombina e dosagem de albumina); normalização dos níveis de transaminasemias, com o seguinte critério:

- **HAV:** uma dosagem normal de ALT (ainda que não isenta de uma ocorrência de recrudescência nas formas agudas prolongadas benignas).
- **HBV:** três dosagens normais intercaladas por 15 dias, e com menos de seis meses de evolução clínica (período que sugere cronificação da infecção).
- **HCV:** seis dosagens bimensais normais, com RNA/PCR (reação em cadeia da polimerase) negativo.
- **HDV:** negativação sustentada do RNA/HDV por PCR.

DIAGNÓSTICO DIFERENCIAL

Deve ser feito com colestase reacional (bacteremias por germes capsulados, como pneumococo e enterobactérias); leptospirose ictérica leve; hepatite por drogas (paracetamol, isoniazida + rifampicina, cetoconazol etc.) ou substâncias tóxicas (álcool, tetracloreto de carbono etc.); alterações hemodinâmicas (hipóxias); colecistopatias; síndrome de Gilbert; processos expansivos neoplásicos ou granulomatosos; colangites; cirrose.

TRATAMENTO
REPOUSO

Considerado medida adequada, especialmente na fase de maior atividade clínico-bioquímica da doença, que corresponde às fases inflamatórias e necróticas dos hepatócitos. Discute-se o período de repouso, bem como seu caráter absoluto ou não. Como norma geral, recomenda-se repouso "relativo" até praticamente a normalização das transaminases, liberando-se progressivamente o paciente para atividades físicas. O repouso no leito, ou em sofá, pode ser interrompido para a utilização do sanitário e para higiene corporal. Deve-se pedir ao paciente que evite fazer esforços físicos, deambule o mínimo necessário e repouse em decúbito por meia hora após as grandes refeições. Manter o quanto possível a higidez psicoemocional parece ser importante para uma boa evolução.

O racional científico para a recomendação do repouso é no sentido de se alcançar redução do processo inflamatório e manter um fluxo sanguíneo adequado aos hepatócitos.

DIETA

Costuma-se liberar os pacientes no que diz respeito à dieta, podendo-se restringir alimentos gordurosos (que são menos tolerados) na fase inicial da hepatite ou quando os sintomas digestivos são preponderantes. Deve-se impedir a ingestão de bebidas alcoólicas e drogas de metabolização hepática. Recomenda-se dieta variada.

DROGAS

As drogas consideradas hepatoprotetotas, associadas ou não a complexos vitamínicos, são destituídas de valor. A suplementação de vitamina K na dosagem de 10 mg/dia (ou alimentos ricos em vitamina K), por 1 a 3 dias, pode ser recomendável nos casos de queda apreciável dos fatores protrombínicos devido à absorção intestinal inadequada. Não há evidências de que as drogas capazes de inibir profilaticamente a replicação viral *in vitro* (cyanidanol-3, ribavirin, isoprinosina) sejam eficazes nas hepatites agudas.

Na HBV indica-se o uso de drogas antivirais (tenofovir, entecavir) em casos agudos graves. Na gestante HBV discute-se atualmente (2019) o benefício da administração de tenofovir ou lamivudina no terceiro trimestre gestacional como proteção ao recém-nascido, além da vacinação e gamaglobulina humana hiperimune no recém-nascido.

Na HCV aguda, entretanto, já existem drogas de ação antiviral direta que promovem a cura infectológica em cerca de 95% dos casos, e são recomendadas já na fase aguda, quando for possível diagnosticá-las, já que a HCV raramente se exterioriza.

A administração de corticosteroide está formalmente contraindicada. Em casos de prurido muito intenso, pode-se utilizar: anti-histamínicos (pela ação sedativa); colestiramina (quelante de ácidos biliares intestinais; usar 0,06 g/kg, 3 a 4 vezes por dia, via oral [VO], por 3 a 7 dias); em casos excepcionalmente severos com sintomas remitentes, indica-se rifampicina (3 a 5 dias) ou irradiação com raios ultravioleta. Deve-se evitar a administração de drogas sintomáticas hepatotóxicas, tais como o paracetamol e anti-inflamatórios não esteroides.

BIBLIOGRAFIA SUGERIDA

Focaccia R. Tratado de hepatites virais. 3. ed. Rio de Janeiro: Atheneu; 2013. p. 1-1282.

Gayotto LCC, Alves VAF. Doenças do fígado e vias biliares. Rio de Janeiro: Atheneu; 2003. p. 1-1392.

Goldman LC. Medicine. 24. ed. Philadelphia: W.B. Saunders Elsevier; 2014.

Gordon SC, Reddy KR, Schiff L et al. Prolonged intrahepatic hepatitis A. Ann Intern Med. 1984;101:635.

Losowsky MS. The clinical course of viral hepatitis. Clin Gastroenterol. 1980;9:3.

Mandell GL, Bennett JE, Dolin R (ed.). Mandell, Douglas and Bennett's – Principles and practice of infectious diseases. 9th edition. New York: Churchill Livingstone;2019.

McIntryre N, Benhamou J-P, Bircher J, Rizzetto M, Rodes J (ed.). Oxford Textbook of Clinical Hepatology; 1991. p. 1-1570. Vol. 2.

18.2 Avaliação propedêutica nas hepatites virais

Roberto Focaccia
Edgar de Bortholi Santos

ANAMNESE

Diante de uma suspeita de hepatite aguda ou crônica é necessário a obtenção de um histórico bem conduzido para identificar fatores de risco potenciais para a doença hepática ou para os diagnósticos diferenciais. O exame físico pode trazer informações complementares que reforçam a hipótese.

SINAIS E SINTOMAS DA HEPATITE VIRAL

Importante ressaltar que os cinco tipos de hepatites virais são clinicamente indistinguíveis, requerendo avaliação diagnóstica laboratorial específica para definir o agente etiológico.

As hepatites virais, em geral, se manifestam clinicamente em cenários muito semelhantes. Com frequência, são assintomáticas ou oligossintomáticas. Quando se manifestam na fase aguda, é comum cursarem com uma fase prodrômica inespecífica não ictérica, antecedendo o período ictérico ou de estado. A hepatite A (HVA) é a única que não se cronifica, sendo que 1% delas evolui para formas agudas graves.

Na fase crônica, quase sempre são doenças clinicamente silenciosas, por vezes apresentando manifestações extra-hepáticas.

A finalidade deste capítulo é trazer informações sobre os sinais e sintomas que podem estar presentes nas hepatites virais, além de discutir sobre os exames complementares relacionados a elas.

COLÚRIA

O excesso de urobilinogênio urinário atribui coloração escura à urina, a qual surge precocemente no período de estado da fase aguda da infecção, constituindo-se em um dos primeiros sintomas a ser percebido pelo paciente no início da fase aguda ictérica.

ACOLIA FECAL

A falta de estercobilinogênio nas fezes, em decorrência dos processos colestáticos, acarreta, nas fases mais agudas e iniciais, a sua descoloração. As fezes se apresentam acólicas, semelhante à "massa de vidraceiro". Nessas formas da doença, a concentração dos ácidos biliares está diminuída no intestino delgado, tendo como consequência má absorção de gordura, evoluindo para síndrome de má absorção e diarreia.

FADIGA

Constitui um dos sintomas mais comuns da doença hepática viral crônica e de causa ainda desconhecida. Está presente nos pródromos da fase aguda e crônica. Na fase crônica, é muito recorrente, com frequência associada a adinamia, insônia e depressão mental, em decorrência da ação sobre os sistemas de neurotransmissão opioide e serotoninérgico.

ICTERÍCIA

Instala-se em cerca de 1 a 5% das hepatites A (HAV), em 30 a 50% das hepatites B (HBV), em cerca de 0,1% das hepatites C (HCV), excepcionalmente na hepatite E (HVE) e, na hepatite D (HDV), sendo que nestas, na dependência das circunstâncias da coinfecção ou superinfecção com o vírus da hepatite B. A icterícia demonstra alteração no metabolismo da bilirrubina tanto na captação como conjugação e sua excreção. Ela se manifesta somente quando os níveis séricos de bilirrubina estão acima de 2 mg/dL. Precedendo a icterícia, muitas das vezes, a colúria (a pigmentação da urina) se manifesta, sendo a queixa inicial dos pacientes. Esses sinais estão presentes nas hepatites agudas colestáticas, com elevação das enzimas canaliculares (gama glutamil transpeptidase e fosfatase alcalina). A icterícia se manifesta na mucosa conjuntival (que deve ser visualizada sob luz solar), no palato e no freio sublingual. Quando muito intensa, é vista na pele.

PRURIDO

O prurido, resultante da colestase, e a fadiga podem preceder o diagnóstico da doença hepática. Assim, a deficiência da secreção de bile pode se acumular na pele e mucosas. Outra hipótese aventada é que o prurido da colestase decorra da neurotransmissão opiodérgica aumentada. Essas hipóteses não são excludentes. O prurido está frequentemente presente na hepatite crônica; pode ter severidade variável, de apresentação intermitente, leve ou, por vezes, muito severa; e acomete mais o tronco e os membros inferiores.

INAPETÊNCIA E PERDA PONDERAL

A diminuição do apetite (hiporexia) pode estar presente tanto nas hepatites agudas como crônicas, muitas das vezes acompanhada de perda de peso e de massa muscular. Importante ressaltar que, nos pacientes com doença hepática avançada, a perda de peso pode não ser um indicador confiável, haja vista, que esses pacientes tendem a reter líquidos, compensando, dessa forma, a perda ponderal.

ALTERAÇÕES DO PALADAR E DO OLFATO

Pacientes com doença hepática aguda ou crônica apresentam alteração do paladar (hipogeusia ou disgeusia), provavelmente, de mediação central. Alterações na concentração de certos elementos, como magnésio, zinco e vitamina A em cirróticos, têm tido relação com a perda do paladar. A hiposmia pode estar associada à cirrose. Durante o tratamento de pacientes com HCV crônica, alguns fármacos têm induzido, como efeito adverso, tanto hipogeusia como disgeusia.

DISTÚRBIOS DO SONO, ALTERAÇÕES COGNITIVAS, DEPRESSÃO MENTAL, CANSAÇO

A inversão sono/vigília, as alterações cognitivas (memória de curto prazo), o cansaço fácil e a depressão mental são manifestações frequentemente encontradas em pacientes portadores de hepatites virais crônicas, independentemente do grau de lesão hepática. Na HCV, especula-se atualmente que esses sintomas possam decorrer da presença do vírus no sistema nervoso central (SNC), quando não decorrem de características próprias da pessoa, inatos ou resultantes de outros fatores. Pacientes cirróticos em fase avançada podem apresentar alterações cognitivas decorrentes de encefalopatia.

DISPNEIA

Complicações da doença hepática avançada podem resultar do envolvimento pulmonar como síndrome hepato-pulmonar em virtude da *shunts* porto-pulmonares. A dispneia decorrente de cardiomiopatia foi também identificada como uma complicação da HCV crônica. Nos pacientes ascíticos, a limitação da excursão diafragmática pode dificultar a expansão pulmonar.

SANGRAMENTO

Na fase de cirrose inicial, podem ocorrer pequenos sangramentos como epistaxe (sangramento nasal) ou sangramento gengival na higiene bucal com escova dental. Na medida em que a doença avança, é possível haver sangramento por hematêmese, melena ou perda de sangue vivo (hematoquezia) em virtude de alterações da síntese das proteínas do sistema de coagulação pelo fígado e alterações plaquetárias que convergem para o êxito do sangramento. Pacientes com doença hepática descompensada podem apresentar sangramento até mesmo fatal, como na perda sanguínea por rompimento de varizes esofágicas.

DISTÚRBIO DA VISÃO

Uma das fontes de vitamina A são as células de Ito do parênquima hepático que, nos pacientes cirróticos, podem estar comprometidas e cuja deficiência pode se manifestar na forma de má acomodação visual ao escuro, um sintoma que pode não ser notado pelo paciente. A vitamina A é um componente integral da rodopsina e da iodopsina, proteínas sensíveis à luz e integrantes dos bastonetes e cones na retina. A vitamina A também é importante na resposta imune adaptativa celular. O paciente com doença hepática também é passível de deficiência dessa vitamina por má absorção e pela disponibilidade diminuída da proteína transportadora do retinol.

CALAFRIOS E TREMORES

Podem se constituir em um dos primeiros indícios de peritonite bacteriana espontânea em pacientes cirróticos, decorrente da translocação bacteriana intestinal ou de focos infecciosos a distância. Esses sintomas, associados ou não à febre, ganham importância no diagnóstico da peritonite espontânea, merecendo maior atenção pela gravidade da condição clínica.

IMPOTÊNCIA E PERDA DA LIBIDO

A cirrose hepática compromete a função testicular, ensejando a ginecomastia, a atrofia testicular e a impotência. Em pelo menos 50% dos pacientes, há diminuição da espermatogênese com fibrose peritubular. Em contraste com redução dos níveis séricos de testosterona, as concentrações de estradiol normalmente estão elevadas, resultando em aumento da relação entre estradiol e testosterona no soro, com propensão aumentada à ginecomastia. Com relação às mulheres, foi constatado que a depressão e a fadiga são os fatores mais relevantes da falta de interesse nas atividades sexuais.

CÂIMBRAS

Hepatites crônicas em fase avançada produzem câimbras, espasmos musculares involuntários, localizados mais nos membros inferiores, às vezes mioclonias, extremamente dolorosos e geralmente durante o sono. Muitos fatores contribuem para o sintoma: hipóxia em decorrência da anemia; alterações hidroeletrolíticas, especialmente a hipocalcemia; hipomagnesemia; desidratação por uso de diuréticos; falta de condicionamento físico adequado.

EXAME FÍSICO

Pode não apresentar alteração ao exame físico, evoluindo silenciosamente, exceção nas formas agudas ou na doença avançada.

Quando a forma aguda benigna sintomática se exterioriza clinicamente, o que predomina no quadro é a icterícia e dolorimento à palpação do hipocôndrio direito. Apesar de o fígado não apresentar dor, a inflamação do órgão distende a cápsula de Glisson que o envolve, sendo esta inervada por ramos nervosos sensitivos.

Nas evoluções agudas graves, em infecções superajuntadas ou infecção que ocorre em fígado previamente doente (cirrose alcoólica, superinfecção HBV-HDV etc.), podem surgir sinais de discreta insuficiência hepática.

Na forma fulminante, a necrose maciça do fígado produz intensa e persistente icterícia, alterações neuropsíquicas com obnubilação mental em evolução ao coma hepático, sangramentos, edemas, asterix (*flapping*), tremores das mãos e cabeça, hálito hepático, redução significativa do tamanho do fígado.

Nas formas crônicas, a doença cursa por longos períodos sem nenhum sinal visível. Nas fases mais avançadas (cirrose, insuficiência hepática crônica), a propedêutica pode revelar vários sintomas, não excludentes, como leve icterícia conjuntival; hepatomegalia; hipersensibilidade à palpação do fígado; esplenomegalia; angiomas estelares; eritema palmar; sinais de escoriações decorrentes do ato de coçar em áreas pruriginosas; ascite; aumento das evacuações fecais em virtude da elevação da gordura intestinal (baixa concentração de bile); déficit cognitivo de curto prazo; choro fácil e alheamento por depressão mental; edemas; câimbras; circulação superficial venosa visível por dilatação das veias abdominais; emaciação muscular; hálito hepático; síndrome hepato-pulmonar; tremores e *flapping*; e, no homem, hiperestrongenemia como ginecomastia, exantemas, atrofia testicular e perda da distribuição dos cabelos de padrão masculino. Em fase avançada, advêm emagrecimento intenso, alteração da cor da pele, confusão mental, estupor e coma.

Durante a evolução da hepatite viral crônica, são possíveis inúmeras manifestações extra-hepáticas autoimunes (ver capítulo específico). Detectar essas manifestações pode se constituir em parâmetro independente a sugerir a presença da infecção viral, portanto é de grande importância na clínica médica.

ICTERÍCIA

Geralmente conjuntival apenas. Quando muito intensa, é vista no freio da língua e na pele. Torna-se visível quando os níveis de bilirrubina total sérica excedem 2,5 mL/dL, porém pode se manter detectável abaixo desse nível durante a recuperação em virtude da ligação da bilirrubina conjugada a proteínas e tecidos. Deve ser pesquisada à luz solar.

ANGIOMAS ESTELARES (*SPIDERS* OU *ARANHAS VASCULARES*)

Consistem em arteríolas serpiginantes superficiais que ficam esbranquiçadas à digitopressão e, ao contrário das telangiectasias, enchem-se tipicamente do centro para a periferia. Localizam-se, principalmente nos braços, na face e na parte superior do tronco.

Em pacientes cirróticos, em virtude do aumento da pressão portal, os angiomas provocam circulação colateral visível acima da cicatriz umbilical, que drena em direção ascendente para o sistema cava superior, enquanto a que está abaixo do mesmo ponto drena para baixo, em direção ao sistema cava inferior. Quando essas veias se tornam exuberantes em torno do umbigo, caracteriza-se o que é conhecido como cabeça de medusa (*caput medusae*), de presença muito rara.

HEPATOMEGALIA

A avaliação clínica volumétrica e morfológica do fígado por palpação e percussão é dificultada, muitas vezes, pelos obstáculos físicos. É necessário, durante o exame físico, que o paciente se mantenha em inspiração, dessa forma, um grande volume hepático estará presente a alguns centímetros da borda costal, facilitando a respectiva análise. A cuidadosa avaliação da borda hepática pode demonstrar uma consistência firme aumentada (fígado endurecido), irregularidade de superfície ou nódulos francos. O desconforto ao toque ou à pressão deve ser cuidadosamente investigado com percussão dos quadrantes superiores direito e esquerdo para comparação.

ESPLENOMEGALIA

A avaliação física do baço deve ser feita com o paciente em decúbito lateral direito, com a perna esquerda em flexão e o braço esquerdo em adução para trás da cabeça.

ASCITE

O abdome pode mostrar-se mais ou menos flácido ou, então, tenso, caracterizando a chamada ascite hipertensa (Figuras 18.2.1 e 18.2.2). O aumento da ascite provoca abaulamento e convexidade para os flancos e região anteroposterior, até a genitália. Pode, então, comprimir o diafragma, elevando as cúpulas diafragmáticas e causando dispneia. Geralmente, é associada com edemas de membros inferiores. A presença de hérnia umbilical é achado frequente nas grandes ascites. O sinal de piparote está presente nas grandes ascites, mas é pouco efetivo nas ascites de médio ou pequeno porte. O sinal de Skoda é reconhecido pela pesquisa de macicez móvel à percussão cuidadosa, que delimita uma linha semicircular na transição entre o timpanismo e a macicez ou submacicez das áreas mais em declive; a concavidade da linha semicircular estará voltada para a região epigástrica.

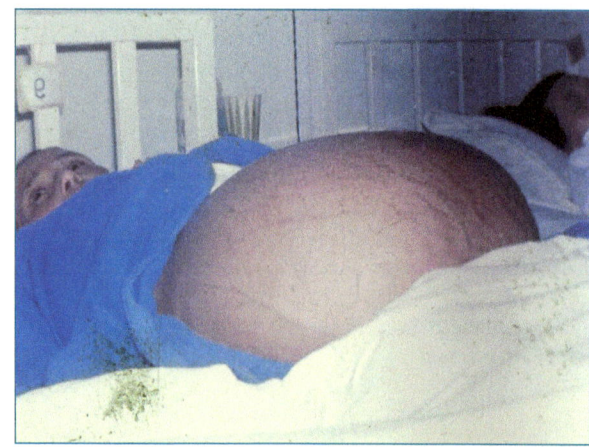

FIGURA 18.2.1 Ascite volumosa em cirrose por hepatite C, decorrente da hipertensão portal. Circulação venosa visível.

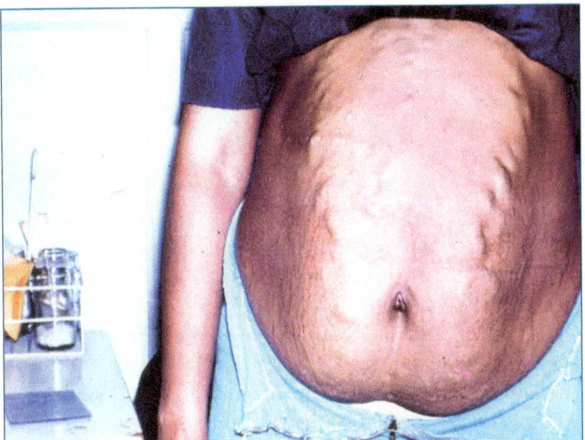

FIGURA 18.2.2 Ascite moderada com circulação venosa superficial visível.

Nos casos duvidosos, a ultrassonografia deverá confirmar o achado de ascite.

ENCEFALOPATIA HEPÁTICA

Os achados físicos incluem *flapping* e tremor adjacente do corpo e da língua. O hálito hepático refere-se ao odor levemente adocicado e amoniacal comum em pacientes com insuficiência hepática, particularmente se houver derivação porto-venosa na vasculatura hepática. Outras causas de coma e confusão mental devem ser excluídas, principalmente desequilíbrios hidroeletrolíticos, uso de sedativos e insuficiência renal ou respiratória.

Os pacientes com cirrose de longa duração e hipertensão portal tendem a manifestar a síndrome hepatopulmonar, definida pela tríade de hepatopatia, hiporexia e *shunt* arteriovenoso pulmonar.

RASH CUTÂNEO

Diversas alterações e distúrbios cutâneos são comuns nas hepatites na forma aguda e crônica. Nas hepatites virais agudas, pode surgir *rash* cutâneo, muitas das vezes antecedendo o período de estado. Na crioglobulinemia mista, a púrpura palpável, principalmente nos membros inferiores, é detectada. A hiperpigmentação é típica das doenças colestáticas crônicas avançadas, como cirrose biliar primária e colangite esclerosante.

EXAMES LABORATORIAIS

Provas bioquímicas auxiliam na avaliação da função hepática e na colestática, ajudando a definir se a doença é aguda ou crônica e se o paciente apresenta cirrose com ou sem insuficiência hepática.

Os testes sorológicos definem o agente causal das hepatites virais, assim como a biologia molecular complementa o diagnóstico dessas hepatites.

Marcadores autoimunes permitem o diagnóstico diferencial de cirrose biliar primária, colangite esclerosante e he-

patite autoimune, tanto quanto na pesquisa de manifestações extra-hepáticas de autoagressão associada à hepatite viral.

PRINCIPAIS PROVAS BIOQUÍMICAS

Alanino aminotransferase (ALT) = transaminase glutâmico-pirúvico (TGP)

A ALT encontrada no plasma tem alta especificidade para o parênquima hepático. É de origem citoplasmática, onde 95% do volume dessas enzimas é produzido. Elas são liberadas no sangue em grande quantidade quando há dano na membrana do hepatócito, resultando em aumento da permeabilidade. Na fase aguda benigna, a ALT sobe em pico e cai em lise na HAV após 1 ou 2 semanas; na HBV se eleva menos e apresenta uma curva de trasaminasemia semelhante à curva de Gauss; na HCV, a ALT é bastante oscilante. Nas formas fulminantes, a ALT se eleva em pico e cai subitamente após alguns dias, em virtude da destruição do parênquima hepático. Na fase crônica, a ALT, geralmente, permanece oscilante em torno do limite superior de normalidade.

Aspartato-aminotransferase (AST) = transaminase glutâmico-oxalacético (TGO)

A AST é uma enzima transaminase que catalisa a conversão da porção nitrogenada de um aminoácido para um resíduo de aminoácido. Essencial para a produção de energia no ciclo de Krebs, a AST é encontrada no citoplasma e nas mitocôndrias de muitas células, primariamente no fígado, coração, músculo esquelético, rins, pâncreas e hemácias. São encontrados níveis mais elevados desta enzima em desordens que causam morte celular (necrose hepática extensa). Isso acontece nas hepatites virais crônicas, alcoólicas, autoimunes e nas hepatites medicamentosas.

A relação normal de ALT/AST é maior que 1. Quando o quociente é negativo, indica lesão fibrótica avançada.

Gama glutamiltranspeptidase

Enzima que pode ser encontrada no retículo endoplasmático e nas células epiteliais dos dutos biliares, estando envolvida na transferência de aminoácidos através da membrana. Embora razoavelmente específica para o fígado, é um marcador mais sensível para lesões colestáticas. A gama glutamiltranspeptidase pode estar elevada até mesmo em pequenos níveis subclínicos de disfunção hepática. Seus níveis aumentam em resposta ao microssomo, realizada por barbitúricos e álcool. É utilizada na avaliação de pacientes etilistas.

Fosfatase alcalina

A fosfatase alcalina sérica normal engloba muitas isoenzimas diferentes encontradas no fígado, nos ossos, na placenta e, menos comumente, no intestino delgado. Sendo uma hidrolase, remove o grupo fosfato (desfosforilação) de muitas moléculas diferentes, incluindo nucleotídeos, proteínas e alcaloides.

A elevação da fosfatase alcalina de origem hepática não é totalmente específica de colestase e uma elevação menor que três vezes pode ser observada em quase todos os tipos de doença hepática.

As isoenzimas produzidas pelo fígado e pelos ossos podem ser separadas por eletroforese para melhor percepção do motivo de um valor elevado nas análises, contudo uma elevação simultânea da gama glutamil-transpeptidase sugere que o fígado é o lugar de síntese da fosfatase alcalina.

Hemograma

Na hepatite viral, aguda ou crônica, não apresenta um padrão patognomônico. A redução de plaquetas acontece sequencialmente com a evolução da fibrose hepática, na forma crônica da doença, em decorrência de alguns fatores, como redução da produção de plaquetas por falta de estímulo hepático; sequestro pelo baço (hiperesplenismo) em virtude da hipertensão portal; e, destruição periférica por anticorpos antiplaquetários. Deve-se sempre proceder à contagem manual de plaquetas que permita o diagnóstico de várias condições, tais como pseudoplaquetopenia, doenças plaquetárias qualitativas, púrpura trombocitopênica trombótica (PTT), entre outras. Valores abaixo de 90 mil estão quase sempre presentes na cirrose hepática.

TESTES QUE AVALIAM A FUNÇÃO DE SÍNTESE HEPÁTICA
ALBUMINA

A hipoalbuminemia é mais comum nos distúrbios hepáticos crônicos, como a cirrose, e geralmente reflete dano hepático grave com síntese de albumina diminuída. Nos processos inflamatórios hepáticos, os hepatócitos diminuem a capacidade de síntese de albumina, decorrente da ação dos níveis séricos de interleucina 1 e/ou fator necrótico tumoral (TNF), em detrimento da síntese de proteínas de fase aguda. Na hepatite viral, níveis de albumina sérica < 3 g/dL devem levantar a possibilidade de doença crônica com alto grau de fibrose hepática. É necessário excluir outras causas, como falta de ingestão de proteínas, perdas fecais ou urinárias, principalmente nas fases mais avançadas da hepatopatia ao processo consumptivo.

GLOBULINAS SÉRICAS

Constituem um grupo de proteínas compostas por gamaglobulinas (imunoglobulinas) produzidas por linfócitos B, bem como pelas α e β-globulinas produzidas principalmente pelos hepatócitos. As gamaglobulinas mostram-se aumentadas nas hepatites virais crônicas. Na cirrose, a concentração está aumentada, alguns dirigidos contra produtos bacterianos intestinais, já que o fígado cirrótico não consegue depurar antígenos bacterianos que normalmente passam pelo fígado pela circulação hepática.

COAGULOGRAMA

Deve-se proceder a cinco fatores de coagulação: tempo de tromboplastina parcial ativada (TTPA), tempo de protrombina (TP), tempo de sangramento (TS), tempo de trombina (TT) e contagem de plaquetas. Os fatores de coagulação são sintetizados nos hepatócitos com exceção do fator VIII. O TP mede os níveis dos fatores da via extrínseca II, VII, IX e X e estará ampliado em virtude da lentidão dos hepatócitos em suprir a demanda dessas proteínas dentro de sua vida-média. Alterações nos níveis de fibrinogênio indicam alto comprometimento hepático. A biossíntese destes fatores depende da vitamina K, portanto os distúrbios que levam à deficiência dessa vitamina, como icterícia obstrutiva ou má absorção dos lipídios de qualquer origem, comprometem o sistema de coagulação. No coagulograma de pacientes cirróticos, o TP e o cálculo do INR são marcadores eficientes de função hepática e se somam aos primeiros parâmetros indicativos de insuficiência hepática importante. O TT avalia o tempo de coagulação do plasma na presença de trombina, permitindo testar a conversão de fibrinogênio em fibrina. Esse teste avalia diretamente o fibrinogênio funcional. A contagem de plaquetas e TS pela técnica de Ivy constitui o melhor parâmetro de risco de sangramento em hepatites virais.

OUTROS TESTES IMPORTANTES
MODEL END STAGE LIVER DISEASE (MELD)

Indicado em estágios terminais de pacientes cirróticos. É calculado a partir dos níveis de bilirrubinas, creatininas, INR e sódio. São utilizados atualmente no Brasil como critério para admissão na fila de transplantes hepáticos.

HOMA-IR

Indica resistência insulínica produzida pela hepatite crônica, especialmente a HCV. É calculado na multiplicação dos valores de glicemia pelos de insulina de jejum, divididos pela constante 405. Valores superiores a 2,7 são considerados positivos.

FATOR ANTINÚCLEO

Quando acima de 1/320, tem sido utilizado como *screening* para presença de autoanticorpos. Nessa situação e se a clínica evidenciar outros autoanticorpos circulantes, deve-se pesquisar autoanticorpos contra o fígado (antimúsculo liso, anti-KLM, antimembrana hepática etc.).

FERRITINA SÉRICA

Elevações *baseline* de ferritinas indicam risco de fibrose e esteatose hepática aumentada, além de, eventualmente, a presença de hemocromatose. A detecção torna-se importante no início do tratamento porque pode indicar menor resposta terapêutica e requerer melhor avaliação do metabolismo do ferro.

ELETRÓLITOS

O sódio tende a diminuir na doença muito avançada. O magnésio, o cálcio e o potássio, que estão relacionados com produção de câimbras, exigem correções.

TSH E T4 LIVRE

É bastante frequente a associação de HCV e doença de Hashimoto, que evolui, inicialmente, com hipertireoidismo seguido por hipotireoidismo. Decorre do desenvolvimento de autoanticorpos contra a tireoide. Entre os pacientes subclínicos com substrato genético favorável infectados pelo HCV, 10% desenvolvem a doença em decorrência da liberação de imunoglobulinas e citocinas pelo vírus da HCV, desencadeando a doença de Hashimoto. A dosagem de TSH e T4 livre serve como *screening* para a tireoidopatia.

LIPIDOGRAMA

Pacientes em fase avançada produzem lipídeos de forma reduzida. Contudo, se em fase inicial, apresentarem elevação lipídica, também merecem atenção para sua correção dietética ou medicamentosa, evitando esteatose hepática, que constitui alto risco de progressão da fibrose.

CRIOGLOBULINAS SÉRICAS

As crioglobulinas são proteínas que se precipitam quando resfriadas. Elas são classificadas em três tipos: tipo I (monoclonal), tipo II (mista) e tipo III (policlonal). Na hepatite C, tem se demonstrado uma associação com a crioglobulina mista. Pode causar: púrpura, artralgia, fraqueza, neuropatia periférica, comprometimento renal, fenômeno de Raynaud, entre outros sintomas. O mecanismo patogenético não é conhecido.

GLICEMIA

Diabetes constitui um dos mais importantes fatores de risco para a aceleração da doença hepática. A pesquisa e seu rigoroso controle são fundamentais para o tratamento da HCV. Em contrapartida, a hepatite crônica pode causar resistência insulínica e predispor ao diabetes.

EXAME DE FUNDO DE OLHO

Todo paciente com HCV deve fazer o exame para avaliação da retina. Retinopatias podem ser decisivas para o desenvolvimento de cegueira durante tratamento com interferon (atualmente, praticamente substituído na terapia de hepatites virais).

ENDOSCOPIA DIGESTIVA ALTA

Todo paciente com doença avançada deve fazer a pesquisa de varizes de esôfago anualmente. Em caso de varizes de médio ou grosso calibre, deve-se proceder à respectiva ligadura e fazer controles semestrais.

DETECÇÃO DE POLIMORFISMO DOS ALELOS DO GENE IL28B

Em caso de utilização de interferon (nos dias de hoje, em raríssimos casos), antes de iniciar o tratamento, o teste pode informar maior probabilidade de resposta ao interferon se for detectado o alelo CC, sensibilidade média com o alelo CT e muito baixa com o alelo TT. Em virtude das novas terapias antivirais, o teste caiu praticamente em desuso.

DOSAGEM DE ALFAFETOPROTEÍNAS

Constitui importante marcador tumoral, a qual deve ser solicitada a cada seis meses em pacientes com hepatite crônica, especialmente portadores de cirrose, para indicar a eventual presença de um hepatocarcinoma primário. Apesar de sua sensibilidade e especificidade não ser muito elevada, pode trazer um alerta para uma investigação mais indicativa.

ULTRASSONOGRAFIA ABDOMINAL SUPERIOR

Exame de maior sensibilidade que pode trazer uma avaliação significativa do fígado e das vias biliares. O exame bem conduzido informa a presença de nódulos hepáticos que possam sugerir provável hepatocarcinoma, indicando a necessidade de uma tomografia computadorizada de fígado ou ressonância magnética contrastada para informar ou afastar o câncer primário de fígado. Nesse exame, o hepatocarcinoma se confirma quando a imagem nodular não se homogeniza com o tecido hepático nas fases venosas finais do exame, persistindo a imagem nodular. A ultrassonografia permite ainda estudar o sistema porta na pesquisa de hipertensão portal.

O exame hepático por ultrassonografia também deve, associadamente às alfafetoproteínas, ser pesquisado a cada seis meses em pacientes com hepatite crônica.

BIÓPSIA HEPÁTICA PERCUTÂNEA

Foi creditado a Paul Ehrlich o pioneirismo na realização uma biópsia hepática percutânea. Menghini introduziu a técnica com agulha em 1958.

A biópsia hepática ainda é o teste "*gold standard*" para avaliar a natureza e a severidade da doença hepática. Existem vária técnicas para sua realização: biópsia percutânea; biópsia transjugular; biópsia laparoscópica; ou biópsia por agulha guiada por ultrassonografia ou tomografia computadorizada (TC). Esta última é a mais simples e de menor risco.

O tamanho do espécime da biópsia varia entre 1 e 3 cm de comprimento e 1,2 e 2 mm de diâmetro, que representa 1/50.000 do total da massa hepática. Usualmente, para avaliação da doença hepática difusa, um espécime de 1,5 cm de comprimento é adequado para o diagnóstico.

O número de espaços-porta é relevante para a representatividade da amostragem. Muitos patologistas acham de melhor tamanho as amostragens que apresentam 15 a 20 espaços-porta. As agulhas em uso clínico providenciam espécimes de bom tamanho, tendo a Menghini e a Tru-cut diâmetro de 2 mm, permitindo a retirada de fragmentos de áreas distantes da cápsula de Glisson que, sendo subcapsulares, mostram muitas alterações inespecíficas.

A biópsia hepática propicia uma sensibilidade diagnóstica superior a 95%.

As agulhas de biópsia percutânea são categorizadas como agulhas de sucção (Menghini, Klatskin, Jamshidi), agulhas cortantes (Vim-Silverman, Tru-cut) e a variedade *spring-loaded*, que requer um mecanismo de gatilho. As agulhas cortantes, exceto a variedade *spring-loaded*, exigem um maior tempo no interior do fígado, durante a biópsia, o que aumenta o risco de sangramento. A maior incidência de sangramento após biópsia tem, algumas vezes, sido observada com agulhas de maior diâmetro. Nas cirroses, a agulha cortante é a de escolha, em razão do fato de o tecido fibrótico tender a se fragmentar com as agulhas por succção.

A utilização desse instrumental na técnica de biópsia por agulha veio sobrepujar os resultados e a segurança do método. A não utilização dos instrumentos resultava em frustrantes ausências de tecido hepático (biópsias brancas), aumento do risco de traumas vasculares e peritonite química por lesão da vesícula biliar ou de seus canalículos. A introdução de técnicas de imagem como ultrassonografia ou TC colaborou para melhor visualização da área a ser puncionada, eliminando punções de hemangiomas e possíveis agressões a rede vascular, vesícula biliar, rins, pulmão e a outras vísceras.

Hoje, é fundamental que os hospitais capacitados para a realização de biópsia hepática tenham esses instrumentos.

Embora o fígado seja ricamente vascularizado, complicações associadas com a biópsia percutânea são raras. Após o procedimento, 6% das complicações ocorrem em duas horas e 96% delas, em 24 horas. Aproximadamente, 1 a 3% dos pacientes requerem hospitalização para as complicações após a biópsia, especialmente se o procedimento foi realizado com a agulha trucut. Dor e hipotensão são as complicações que predominam nos pacientes hospitalizados.

Complicações menores após a biópsia incluem desconforto transitório e localizado no sítio de punção; dor que requer analgesia; hipotensão moderada e transitória (em razão da reação vagal). Aproximadamente 1/4 dos pacientes tem dor no quadrante superior direito ou no ombro direito. A dor é usualmente breve e moderada. Uma dor severa em abdome poderá alertar o médico da possibilidade de complicações mais sérias, como sangramento e peritonite.

Embora mais rara, clinicamente significante é a hemorragia peritoneal, a mais séria das complicações da biópsia percutânea, que se torna aparente na primeira, segunda ou terceira hora após o procedimento. O sangue livre no peritônio pode resultar de laceração causada pela aspiração profunda durante a biópsia ou pode estar relacionado à lesão de um ramo da artéria hepática ou da veia porta. Os fatores de risco para hemorragia após biópsia hepática são idade avançada, mais de três tentativas com a agulha durante a biópsia e a presença de cirrose ou câncer de fígado.

Achado radiológico de líquido livre no peritônio após a punção, detectado por ultrassonografia ou TC, pode sugerir sangramento. Nessa situação, deve-se imediatamente requerer papa de hemácias, plaquetas e plasma fresco, e o cirurgião geral ou gástrico poderá ser chamado. A melhora do estado hemodinâmico do paciente pode ser obtida mediante administração do sangue ou de seus derivados, fluidos intravenosos, ou ambos. Se a instabilidade hemodinâmica persistir, apesar das condutas citadas, estarão indicadas angiografia e embolização ou exploração cirúrgica.

Pequenos hematomas subcapsulares e intra-hepáticos podem ser evidenciados após a biópsia em pacientes assintomáticos. Grandes hematomas podem causar dor associada com taquicardia, hipotensão e queda do hematócrito. O tratamento conservador é, quase sempre, suficiente.

A menos comum das complicações hemorrágicas é a hemobilia, a qual se apresenta classicamente com a tríade de sangramento gastrointestinal, dor biliar e icterícia aproxima-damente cinco dias após a biópsia. Bacteremia transitória tem sido reportada em 5 a 13% dos pacientes após a biópsia hepática, normalmente sem consequências. Septicemias e choque podem assomar em raras ocasiões em pacientes com obstrução biliar ou colangite. Atualmente, não há indicação de antibioticoprofilaxia em pacientes submetidos à biópsia hepática.

Outras raras complicações da biópsia percutânea incluem ascite biliar, pleurite biliar, peritonite biliar, pneumotórax, hemotórax, enfisema subcutâneo, pneumoperitônio, abscesso subfrênico, anafilaxia após ruptura de cistos equinococos, pancreatite após hemobilia e quebra da agulha de biópsia.

A mortalidade é rara após a biópsia percutânea, sendo de 1 em cada 10.000 a 12.000 procedimentos, especialmente em cirróticos, razão pela qual se deve dispensar a biópsia hepática, caso o paciente revele indícios clínicos de cirrose, até pelo fato de que clinicamente é possível hipnotizar com alta segurança a hipótese de cirrose hepática.

AVALIAÇÃO DA FIBROSE POR MÉTODOS NÃO INVASIVOS

Infelizmente, a biópsia hepática, por ser um procedimento invasivo e passível de complicações, tem sua indicação dificultada, em muitos casos, principalmente em pacientes cirróticos ou hemofílicos.

Procedimentos não invasivos para acessar o grau de fibrose hepática são atualmente divididos em duas categorias: técnica por imagem, tal como a elastometria (FibroScan® e outros); e por marcadores bioquímicos (Fibrotest, APRIS, SHASTA, FIB-4 e Index de Forn). Esses procedimentos são, geralmente, acurados para discriminar entre a ausência de fibrose e a fibrose avançada, mas são pouco precisos para avaliar os estágios intermediários de fibrose. Seu valor preditivo é bom para a fibrose hepática avançada e cirrose.

A utilização dos marcadores bioquímicos é de pouca utilidade, dada a natureza inflamatória da doença hepática.

Em razão das dificuldades técnicas, suas complicações e a quantidade de vezes necessária para o acompanhamento do grau de fibrose nos pacientes com hepatopatias, a biópsia hepática poderá ser substituída pela elastografia hepática, em algum momento do seguimento clínico.

QUADRO 18.2.1 Marcadores bioquímicos.	
Fibrotest	Idade, sexo, α-macroglobulina, apolipoproteína, A1, haptoglobulina, bilirrubina e gama-GT
Índice de Forns	Idade, gama-GT, colesterol, plaquetas
ELF	Idade, ácido hialurônico, procolageno III, TIMP-1
APRI	AST, plaquetas
SHASTA	Ácido hialurônico, ALT, albumina
FIB-4	Idade, plaquetas, AST, ALT

BIBLIOGRAFIA SUGERIDA

Ausiello D, Goldman L. Cecil – Tratado de medicina interna. 23. ed. Editora Elsevier; 2009.

Focaccia R. Tratado de hepatites virais e doenças associadas. 3. ed. Rio de Janeiro: Atheneu; 2013.

Gayotto LCC et al. Doenças do fígado e vias biliares. Rio de Janeiro: Atheneu; 2001. Vol. 1.

Mandell GL, Bennett JE, Dolin R (ed.). Mandell, Douglas and Bennett's – principles and practice of infectious diseases. New York: Churchill Livingstone; nineth edition, 2019.

McIntyre N et al. Oxford textbook of clinical hepatology. Oxford Medical Publications; 1991. Vol 1.

Sherlock S, Dooley J. Diseases of the liver and biliary system. 9. ed. Londres: Blackwell Scientif Publications; 1993.

Shouval D. Hepatitis A. In: Boyer T, Manns M, Sanyal A. Zakim and Boyer's Hepatology. 6. ed. Elsevier Inc.; 2015. Capítulo 29. p. 521.

Vieira R. Semiologia médica. 11. ed. Rio de Janeiro: Guanabara-Koogan; 1968.

18.3 Formas agudas graves: hepatite fulminante

Carlos Eduardo Sandoli Baía

INTRODUÇÃO

Hepatite fulminante, ou insuficiência hepática aguda grave (IHAG), corresponde à descrição de uma situação clínica das mais graves entre as doenças do fígado. O termo "fulminante" foi escolhido na época para designar um quadro de doença hepática grave que se instala em pessoa previamente hígida e que, em poucos dias, acarretando morte a maior parte dos indivíduos acometidos – mesmo os submetidos a tratamento. Coagulopatia, icterícia e encefalopatia são as características mais marcantes nesse quadro. Múltiplos fatores podem desencadear essa situação, incluindo hepatites virais, reações medicamentosas idiossincráticas, doenças metabólicas e da imunidade e toxicidade a drogas e outras substâncias. Pode também ocorrer sem que se consiga definir uma causa. O tratamento consiste essencialmente em fornecer apoio para recuperação da função hepática e, em algumas etiologias, tentar controlar a causa com antivirais ou "antídotos", por exemplo. Na multiplicidade de sistemas orgânicos afetados e complexidade nos quadros graves, a hipertensão intracraniana (HIC) é um dos aspectos mais desafiadores. A decisão mais crítica é definir se a evolução do paciente mostra sinais de recuperação ou se deverá ser indicado o transplante de fígado. Vários critérios foram apresentados e até validados em algumas casuísticas, mas na maior parte dos países – inclusive no Brasil – a legislação considera os critérios de O'Grady/King's College e de Clichy/Hospital Beaujon como pré-requisitos para se colocar pacientes em lista de espera para transplante nessa situação, o que confere prioridade para receber órgãos de doadores falecidos.

Ao longo do tempo, com o conhecimento da fisiopatologia e a criação de novas abordagens terapêuticas, a hepatite fulminante tem apresentado índices de letalidade progressivamente menores. Continua sendo, no entanto, uma das situações mais desafiadoras da prática clínica da hepatologia.

DEFINIÇÕES

Algumas definições são importantes para melhor compreensão dos fenômenos envolvidos. Considerando-se a gravidade do quadro clínico, uma das formas de se classificar essa síndrome é em relação ao tempo de evolução. O quadro é deflagrado por uma intensa agressão hepática aguda (ALI – *acute liver injury* na literatura em inglês) que surge em um paciente sem evidências de doença hepática prévia. Essa agressão determina os primeiros sinais detectáveis da alteração hepática: elevação das transaminases em pelo menos duas a três vezes seu valor de referência. Seguida da hiperbilirrubinemia com coagulopatia, define o comprometimento da função hepática. A IHAG (que corresponde, em inglês, a ALF – *acute liver failure*) inclui a ocorrência da encefalopatia hepática. A partir desses pontos, podem ser definidas classificações que podem guardar relação com a evolução e prognóstico da doença.

O quadro foi originalmente definido em 1970, por Trey e Davidson, como insuficiência hepática fulminante, sendo "uma condição potencialmente reversível, consequência de lesão hepática grave, com início de encefalopatia no prazo de até oito semanas após o aparecimento do primeiro sintoma e na ausência de doença hepática pré-existente". Após várias publicações sobre o tema, a definição mais amplamente aceita de IHAG inclui evidência de coagulopatia com Índice de Normalização Internacional (INR) maior que 1,5 e qualquer grau de encefalopatia em um paciente sem preexistência de doença hepática em 26 semanas após o início das manifestações da doença. Exceções a essa regra incluem doença de Wilson, ou hepatite aguda por vírus D (VHD) em pacientes com infecção pelo vírus da hepatite B (VHB). Nos casos de pacientes com hepatite aguda alcoólica, esses são considerados como apresentando agudização de hepatopatia crônica, já que a maioria desses pacientes tem história de uso de álcool e doença hepática crônica subjacente. Já a Associação Internacional para o Estudo do Fígado (IASL) define falência hepática hiperaguda como menos de 10 dias entre icterícia e encefalopatia, falência hepática fulminante (FHF) como 10 dias a 30 dias de intervalo e falência hepática subaguda de 5 a 24 semanas de intervalo. A apresentação hiperaguda geralmente cursa com coagulopatia grave, aumento acentuado das transaminases séricas e aumento moderado da bilirrubina no início do quadro. As apresentações subagudas/subfulminantes geralmente estão acompanhadas de aumento das transaminases séricas, icterícia profunda e coagulopatia moderada. Deve-se notar, no entanto, que os níveis séricos de transaminases podem não ser considerados um parâmetro confiável para o diagnóstico. Pacientes com insuficiência hepática subaguda frequentemente apresentam esplenomegalia, ascite e progressiva atrofia hepática. Quando esse quadro se desenvolve, esses pacientes têm chance muito baixa de sobrevivência espontânea. As apresentações hiperagudas mostram chance muito maior de recuperação espontânea, apesar de frequentemente se acompanharem de insuficiências de outros órgãos e sistemas.

Na insuficiência hepática subaguda, a presença de encefalopatia geralmente ocorre tardiamente no curso da doença e é habitualmente manifestação de infecção; uma vez que se desenvolve, o paciente tem uma janela muito curta para realizar um transplante de fígado. Propostas recentes sugerem que, em um contexto clínico apropriado, acompanhado de um volume de fígado progressivamente menor, esses pacientes poderiam ser incluídos em lista de prioridade para transplante, mesmo sem a presença de encefalopatia clinicamente clara. As regras de inclusão em lista desses grupos devem ser reavaliadas em orientações futuras, considerando o prognóstico desfavorável desses pacientes.

Considera-se pré-requisito para a definição de casos de IHAG a ausência de doença hepática crônica fibrótica ou cirrose prévia. Exceções específicas são a apresentação aguda *de novo* de hepatite autoimune (HAI) e síndrome de Budd-Chiari. Nessas condições, a doença crônica subjacente pode não ter sido reconhecida ou previamente diagnosticada, e não deve haver evidência clínica ou histológica de cirrose. Doença de Wilson é outra categoria de exceção; um cenário clínico pos-

sível seria quando há doença hepática crônica clara com esplenomegalia, embora frequentemente não diagnosticado. O evento precipitante é frequentemente infecção. No entanto, esses pacientes podem ser considerados portadores de IHAG, já que compartilham o mau prognóstico num quadro clínico comum de insuficiência aguda do fígado, com coagulopatia significativa e encefalopatia.

Há um grupo de pacientes que frequentemente causa grandes discussões. São aqueles sem fibrose evidente, mas com evidência ou diagnóstico de alguma doença hepática potencialmente fibrosante (por exemplo, síndrome metabólica e esteatose hepática, hepatite C ou B) que então desenvolvem IHAG. Esses pacientes podem progredir para encefalopatia, coagulopatia grave e elevação de transaminases. No contexto de um cenário clínico, apoiado por ultrassonografia ou outro exame de imagem prévio sem fibrose ou hipertensão portal evidente, esses pacientes podem ser classificados como IHAG.

PATOGÊNESE

A IHAG ocorre quando a destruição ou morte dos hepatócitos excede a capacidade de regeneração e o fígado remanescente não consegue acompanhar a demanda metabólica. A patogênese da IHAG inclui lesão hepática direta e imunomediada desencadeada por diversas etiologias. A lesão imunomediada é predominantemente vista em VHB, agressão hepática idiossincrática induzida por droga e HAI, considerando que a citotoxicidade direta é o mecanismo predominante em hepatite viral não B, isquemia e doenças metabólicas. Após agressão parenquimatosa grave, o caminho para a morte do hepatócito geralmente segue um dos dois padrões – necrose ou apoptose. A apoptose é caracterizada por colapso do núcleo e retração da membrana celular, sem solução de continuidade da membrana ou liberação de conteúdo intracelular. Isso é mediado pela ativação da caspase após estimulação de receptores de morte na membrana celular ou via estresse oxidativo nas mitocôndrias. Tanto o complexo ligante-Fas/receptor-Fas quanto as vias apoptóticas do fator de necrose tumoral α (TNF-α) foram implicadas nesse processo. Mais recentemente, uma proteína-quinase ativada pelo estresse [quinase N-terminal c-Jun (JNK)] tem sido implicada na lesão de hepatócitos causada por acetaminofeno que apresenta carac-

QUADRO 18.3.1 Apresentação clínica habitual de diferentes etiologias de insuficiência hepática aguda grave (IHAG).

Etiologia	Exemplos	Apresentação
Viral	VHA, VHB, VHE, dengue, febre amarela, citomegalovírus, herpes, varicela-zóster	Aguda/fulminante
Drogas/toxinas	Antituberculose, quimioterapia, estatinas, anti-inflamatórios, *ecstasy*, fenitoína, carbamazepina, flucloxacilina Paracetamol (acetaminofen), *Amanita phalloides*	Aguda/fulminante Aguda/fulminante e subaguda/subfulminante
Vascular	Budd-Chiari Hipóxia	Aguda/fulminante e subaguda/subfulminante Aguda/fulminante
Gravidez	Ruptura hepática em pré-eclâmpsia, síndrome HELLP, fígado gravídico esteatótico	Aguda/fulminante
Outras	Doença de Wilson, HAI, linfoma, câncer, HLH	Aguda/fulminante e subaguda/subfulminante

HAI: hepatite autoimune; HELLP: hemólise, elevação de enzimas, plaquetopenia; HLH: linfohistiocitose hematofagocítica; VHA: hepatite A; VHB: hepatite B; VHE: hepatite E.

terísticas de ambos os padrões: apoptose e necrose. Necrose hepatocelular, em contrapartida, está associada à depleção de adenosina trifosfato celular (ATP) que, em última instância, causa edema, lise celular e liberação subsequente de conteúdo celular, resultando em inflamação secundária e lesão adicional de hepatócitos. Processos que acarretam estresse oxidativo normalmente causam morte celular por dano mitocondrial grave e inibição da cascata de caspase pró-apoptótica. Mediadores adicionais que podem influenciar a morte de hepatócitos incluem óxido nítrico sintetase induzível (citotóxico), interferon-γ (via ativação macrófagos), interleucina (IL) 12 (hipertrofia das células de Kupffer) e antioxidantes (glutationa).

A IHAG provoca a ocorrência de uma síndrome da resposta inflamatória sistêmica (SIRS), que é mediada pela liberação de citocinas pró-inflamatórias tais como TNF-α, IL1β e IL6. A necrose e inflamação predispõem os pacientes à infecção devido à deficiência de complemento ou deficiência na função das células polimorfonucleares ou de Kupffer. A obstrução da microcirculação devido à formação de microtrombos decorrentes da ativação plaquetária, em conjunto com adesão de leucócitos ao endotélio, pode exacerbar o potencial de hipóxia tecidual. Resposta anti-inflamatória compensatória mediada por várias citocinas (IL4, IL10, fator de crescimento β) pode coexistir em pacientes com IHAG para reduzir a SIRS, mas geralmente é insuficiente para proporcionar benefícios e, na verdade, pode contribuir para sepse e mortalidade tardia. Assim sendo, a IHAG é uma síndrome clínica que resulta da ação de citocinas pró e anti-inflamatórias liberadas na circulação a partir do fígado.

O aspecto histológico mais comum no fígado afetado é de necrose confluente e colapso do parênquima, que pode ser de distribuição zonal ou não zonal. Alguns descrevem esse aspecto como necrose pan-acinar (PAN). Outros padrões de lesão que podem ser vistos em hepatite fulminante incluem esteatose microvesicular (como no fígado gorduroso da gravidez, toxinas mitocondriais, algumas drogas) ou infiltração por doenças malignas. Poucas vezes o exame anatomopatológico tem peso decisivo na investigação e diagnóstico de quadros de IHAG, porém, quando a infiltração hepática por doenças malignas é uma possibilidade, torna-se essencial.

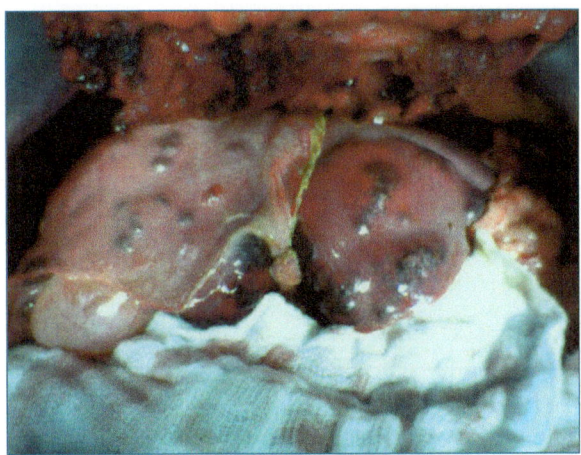

FIGURA 18.3.1 Fotografia de um fígado com aspecto característico de hepatite fulminante. Os nódulos correspondem a nódulos de regeneração.
Fonte: Acervo da autoria.

EPIDEMIOLOGIA

A hepatite fulminante apresenta diferentes perfis etiológicos, de acordo com a região considerada. Na literatura disponível, poucos dados são publicados em bases nacionais sobre IHAG, exceto descrições de casos e casuísticas de hepatites virais e de pacientes transplantados. Em base internacional, há uma publicação de 2013, no New England Journal of Medicine, que sumariza as causas de IHAG em alguns países. A análise da Figura 18.3.2, adaptada dessa publicação, sugere intoxicação por acetaminofeno como causa principal no Reino Unido (57% do total) e Estados Unidos (39% do total). Grande parte desses casos está associada à tentativa de suicídio. Embora na Alemanha a incidência descrita seja de 15%, nos outros países do estudo essa causa esteve ausente (Sudão, Índia, Bangladesh e Japão). Hepatite E é a causa principal na Índia, com 44%, e em Bangladesh, com 75% dos casos; não foi testada rotineiramente nem nos Estados Unidos nem na Alemanha. Outras drogas correspondem a cerca de 10 a 15% (3% em Bangladesh), e a causas ignoradas cerca de 20%, nos Estados Unidos, Alemanha e Reino Unido, pouco mais de 30% no Japão e Índia e quase 40% no Sudão. Embora na estatística americana e britânica a incidência seja de 7 e 5%, a hepatite B é causa importante no Japão, com 42%, contribuindo com cerca de 15 a 20% nas demais casuísticas.

QUADRO 18.3.2 Drogas associadas à lesão hepática idiossincrática que podem causar insuficiência hepática aguda grave (IHAG).				
Isoniazida	Halotano	Efavirenz	Lisinopril	Labetalol
Sulfonamidas	Ácido valpróico	Metformina	Ácido nicotínico	Etoposide
Dissulfiran	Amiodarona	Ofloxacin	Imipramina	Flutamida
Fenitoína	Dapsona	Troglitazona	Gemtuzumab	Tolcapone
Estatinas	Nefazodona	Diclofenaco	Quetiapina	
Propiltiouracil	Disanosina	Isofluorano	Anfetaminas/*ecstasy*	
Cetoconazol	Metildopa	Alopurinol	Ervas e produtos "naturais"	

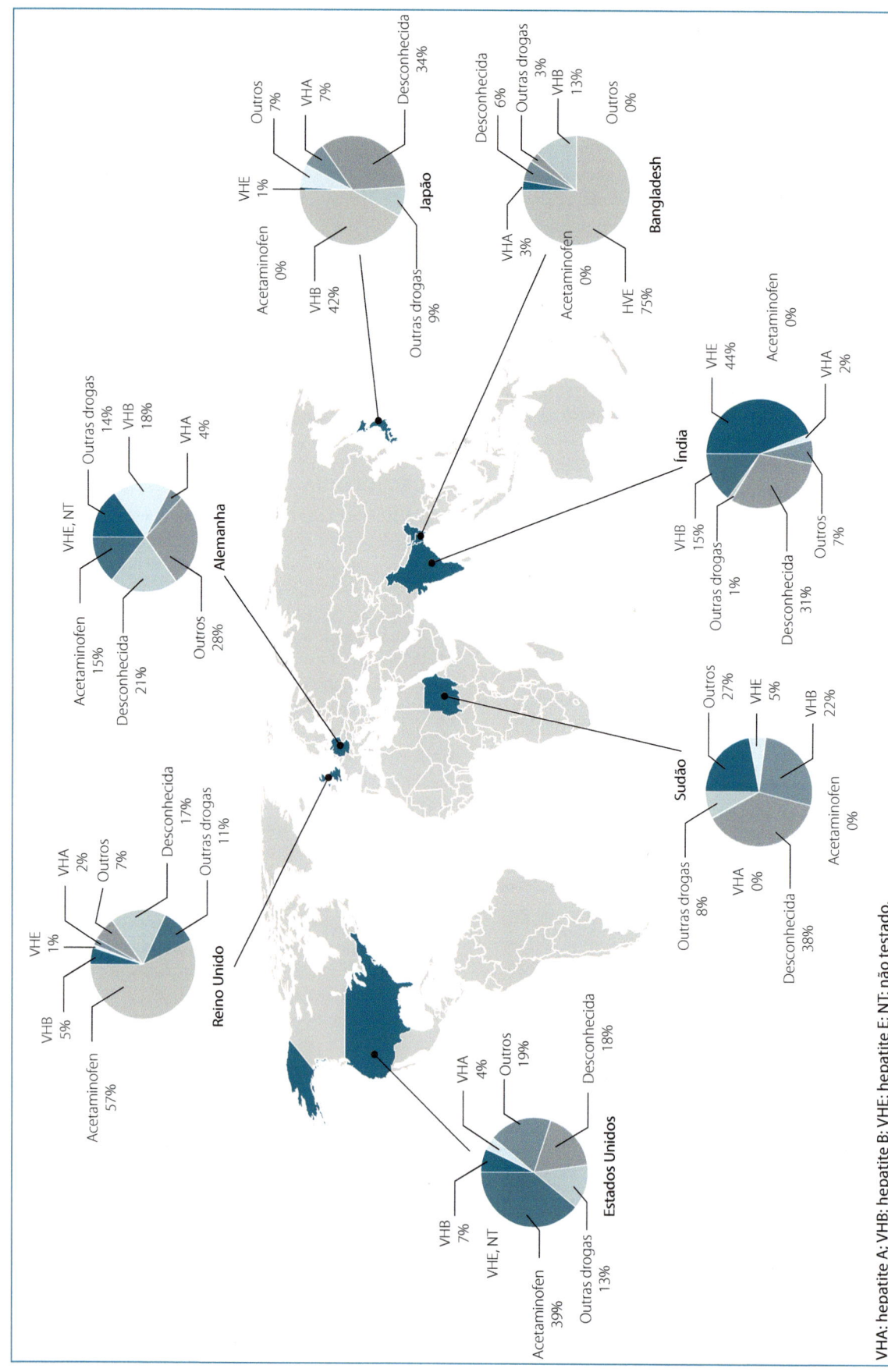

VHA: hepatite A; VHB: hepatite B; VHE: hepatite E; NT: não testado.

FIGURA 18.3.2 Causas de hepatite fulminante em alguns países.

Fonte: Adaptada de Bernal & Wendon, NEJM 2013; 369:2525-34.

O Boletim Epidemiológico do Ministério da Saúde de 2018 refere apenas as incidências de hepatite fulminante associada às hepatites virais, no período de 1999 a 2017. Embora não cite dados sobre apresentação fulminante da hepatite A, mostra 0,2% de hepatites fulminantes associadas ao VHB, até 0,2% no VHC (variando com a faixa etária), 0,4% nos casos de VHD. Publicação da Secretaria de Estado da Saúde de SP alerta sobre surto de hepatite A que ocorreu no estado em 2017, destacando que apenas no município de São Paulo foram notificados 604 casos, com 155 hospitalizações e quatro casos de hepatite fulminante (0,66%).

Em se tratando de causas virais, há dois pontos que devem ser destacados. Embora a dengue seja uma causa conhecida de hepatites agudas graves, as descrições de hepatites fulminantes causadas por dengue são publicadas, na sua grande maioria, em casuísticas de países do sudeste asiático – nos quais o acesso a transplantes de fígado é muito difícil. Em 2014, nossa equipe no Hospital de Transplantes de São Paulo realizou um transplante de fígado em paciente portadora de hepatite fulminante associada a dengue. Havia na época um surto de dengue no estado de São Paulo. No levantamento bibliográfico feito à época foi o primeiro caso de transplante de fígado em portador de hepatite fulminante associada à dengue descrito mundialmente. A paciente apresenta excelente evolução. Outro ponto a ser destacado é a normatização em nível nacional para realização de transplantes de fígado por hepatite fulminante causada por febre amarela, tendo como base a experiência inicial do Hospital das Clínicas da Faculdade de Medicina da Universidade de São Paulo. As características peculiares desse tipo de paciente geraram a necessidade de abordagem diferenciada na indicação do transplante de fígado (comentada adiante).

Entre as causas que podem ser consideradas incomuns, mas descritas como fatores causais associados a IHAG, podemos citar óleo de cártamo (usado como suplemento alimentar para emagrecimento e antioxidante).

QUADRO 18.3.3 Lista de etiologias da insuficiência hepática aguda grave (IHAG).
Insuficiência Hepática Aguda
Hepatite A
Hepatite B
Hepatite C
Hepatite D (delta)
Intoxicação por acetaminofen/paracetamol
Hepatite autoimune com apresentação aguda
Drogas (anti-inflamatórios não hormonais, drogas ilícitas, reações idiossincráticas)
Doença de Wilson com apresentação aguda
Síndrome de Budd-Chiari
Causa ignorada
Infiltração gordurosa aguda da gravidez
Síndrome de Reye
Hepatite isquêmica
Infiltração cancerosa (leucemia, linfoma, câncer de mama, melanoma, câncer de próstata)

COMPONENTES HABITUAIS DA IHAG
EDEMA CEREBRAL

Edema cerebral e elevação da pressão intracraniana (PIC) são as complicações clínicas mais graves da IHAG e podem ocorrer em cerca de 70% dos casos com encefalopatia graus II e III. IHAG pode resultar em aumento do fluxo sanguíneo cerebral, redução da taxa metabólica e falha na autorregulação cerebrovascular. Embora os mecanismos moleculares sejam pouco conhecidos, várias hipóteses foram feitas. A hiperemia cerebral e o edema vasogênico ocorrem por ruptura da barreira hematoencefálica, enquanto a disfunção da bomba de sódio-potássio e perda da autorregulação vascular colaboram para a hiperemia cerebral. Níveis elevados de amônia podem resultar na alteração de vários neurotransmissores excitatórios e inibitórios, inibem a oxidação da glicose e alteram a função mitocondrial. A amônia e outras neurotoxinas são metabolizados por astrócitos por meio da conversão de glutamato em glutamina, mas seu acúmulo intracelular pode acarretar edema celular. Mais permeabilidade na barreira hematoencefálica é desencadeada por citocinas inflamatórias, amônia e outras neurotoxinas, bem como aumento do fluxo sanguíneo cerebral pela SIRS. Se a PIC se eleva a ponto de superar a pressão de perfusão cerebral (PPC), haverá hipoperfusão ou infarto cerebral com sequelas detectáveis nos sobreviventes. Há publicações que indicam que parte dessas sequelas possam se manifestar em alterações do psiquismo, como depressão, por exemplo.

O objetivo é manter a PIC menor que 20 mmHg e PPC maior que 50 a 60 mmHg em todos os momentos. Fatores que aumentam a PIC precisam ser evitados e incluem alta pressão expiratória final positiva, movimentos frequentes, compressão venosa do pescoço, febre, hipertensão arterial, hipóxia, tosse, espirros, convulsões, cabeça em posição baixa e aspiração de vias aéreas. A lidocaína intravenosa profilática pode ser usada para evitar as consequências das manobras de Valsalva. Intervenções ativas para manejo de edema cerebral inclui elevação da cabeça até 30 graus, manter a posição neutra do pescoço, evitar ou minimizar estímulos dolorosos, hiperventilação para manter pCO_2 entre 30 e 35 mmHg, controle de hipertensão arterial, infusão de manitol e evitar sobrecarga de líquido. A PIC de mais de 20 mmHg necessita do uso de manitol, desde que a osmolaridade sérica seja inferior a 310 mOsm/L. *Bolus* de manitol podem ser necessários para reverter o aumento persistente da PIC. Se a osmolaridade sérica for superior a 320 mOsm/litro, o manitol não deve ser usado. O manitol é menos eficaz se a PIC for maior que 60 mmHg; seu melhor uso é para PIC leve a moderadamente elevada. Se o paciente estiver com anúria e apresentar insuficiência renal, a diálise deve acompanhar o uso de manitol. Cerca de um quinto dos pacientes pode responder paradoxalmente com aumento na PIC após o manitol. Por isso, a resposta inicial do PIC ao manitol deve ser avaliada cuidadosamente. Aqueles pacientes que não respondem (50%) ou têm contraindicações para uso de manitol podem ser tratados com infusão intravenosa contínua de barbitúricos. A PPC em resposta ao tratamento deve guiar a taxa de infusão, com objetivo de alcançar um padrão de supressão no EEG. Cuidado adicional deve ser tomado para que os efeitos da terapia com barbitúricos não sejam confundidos com o diagnóstico de morte encefálica, pois se manifestam de forma semelhante, com a perda dos reflexos do tronco encefálico. Hipotermia de graus moderados, de 33 a 35 °C, mostrou algum benefício em séries preliminares. No entanto, a utilização da hipotermia para auxiliar o tratamento de HIC da IHAG permanece experimental no momento. Da mesma forma, há evidências de que o uso de solução salina hipertônica pode trazer benefícios no controle da HIC. Uma das abordagens possíveis para redução da produção hepática de moléculas inflamatórias é a realização de hepatectomia total com derivação porto-cava. Embora com evidências limitadas, nossa equipe realizou essa abordagem em um caso, em 2005, numa paciente que permaneceu anepática por 17 horas, recebendo o órgão de doador falecido, com boa evolução; permanece atualmente (2019) em acompanhamento.

COAGULOPATIA

Uma das peças fundamentais no diagnóstico da IHAG, a alteração da coagulação decorre do importante papel do fígado na síntese de proteínas do sistema de coagulação – pró e anticoagulantes. Deficiências de fibrinogênio, fatores II, V, VII, IX e X e plaquetas estão frequentemente presentes na IHAG. Níveis reduzidos de inibidores da coagulação, como antitrombina, proteína C e proteína S, não conseguem equilibrar completamente seu efeito sobre a coagulopatia. Consumo de fatores de coagulação e plaquetas ocorrem especialmente quando associadas à coagulação intravascular disseminada. Essas alterações se evidenciam por meio do prolongamento de tempo de protrombina, amplamente utilizado como indicador da gravidade da lesão hepática. Infusão de plasma fresco congelado é indicado apenas para controle de sangramento ativo ou durante procedimentos invasivos, como a inserção do monitor de PIC, para manter o INR < 1.5. O crioprecipitado pode ser administrado se os níveis de fibrinogênio forem < 100 mg/dL. A transfusão de plaquetas é indicada apenas para auxiliar no controle do sangramento ativo ou durante procedimentos invasivos, se a contagem for menor que 50.000/mL ou profilaticamente se menor que 10 a 20.000/mL. Aumento da PIC devido à sobrecarga de volume deve sempre ser uma preocupação com a transfusão de hemocomponentes. A reposição do fator VII tem sido usada com sucesso, também apenas durante procedimentos invasivos. Vitamina K, 5 a 10 mg, pode ser administrada para corrigir eventual deficiência. Fatores de risco para sangramento gastrointestinal incluem ventilação mecânica por mais de 48 horas e coagulopatia em pacientes com IHAG gravemente doentes. Outros fatores de risco incluem insuficiência renal, sepse e choque. Inibidores da bomba de prótons e os bloqueadores H2 demonstraram ser eficazes na redução do risco de sangramento significativo.

INSUFICIÊNCIA RENAL AGUDA

Disfunção renal significativa pode ocorrer em mais de 50% dos pacientes com IHAG; é decorrente de múltiplos fatores e contribui significativamente para a mortalidade. Hipovolemia, baixa resistência vascular sistêmica, necrose tubular aguda (NTA), perda sanguínea pelo trato gastrointestinal e síndrome hepatorrenal estão entre as entidades mais importantes associadas à insuficiência renal aguda (IRA). Distúrbios ácido-base e acidose láctica são particularmente comuns na toxicidade do acetaminofeno e denotam mau prognóstico. Expansão volêmica imediata com cristaloides para hipotensão arterial, ou coloides na síndrome pré-hepatorrenal, juntamente com midodrina, terlipressina e octreotide, têm sido sugeridos. Agentes nefrotóxicos devem ser evitados. Em situações de baixa resposta à ressuscitação volêmica, inotrópicos como noradrenalina podem ser necessários para manter a pressão arterial média de 50 a 60 mmHg. A pressão arterial sistêmica em níveis adequados é desejada para evitar efeitos prejudiciais sobre a PPC, conforme discutido anteriormente. A dopamina é associada ao aumento da liberação sistêmica de oxigênio, mas outros agentes, como a noradrenalina e a epinefrina, podem ser usados quando necessário para manter a perfusão de órgãos vitais. Diálise contínua e não intermitente é geralmente usada para alcançar maior estabilidade metabólica e hemodinâmica. Além das indicações para o uso de terapia renal substitutiva em outras formas de doença crítica, essa terapia pode ser usada para controlar a hiperamonemia e outras perturbações bioquímicas e ácido-base. Embora a disfunção renal esteja associada ao aumento da mortalidade, a resolução da insuficiência hepática é acompanhada por um retorno aos níveis preexistentes na maioria dos casos.

INFECÇÃO

Vários fatores concorrem para que a ocorrência de infecção, especialmente bacteriana, seja um evento frequente na IHAG. O diagnóstico de infecção em pacientes com IHAG é difícil; as características clínicas são inespecíficas e exames como proteína C-reativa e procalcitonina são frequentemente de pouca utilidade. Um alto nível de suspeita clínica de infecção deve ser mantido para esses pacientes. Culturas de vigilância rotineira podem resultar em detecção e tratamento precoces de infecções. Culturas de sangue e urina devem ser colhidas periodicamente. Escore SIRS na admissão > 2 é preditor de bacteremia, e deterioração do estado mental, febre inexplicável e leucocitose (particularmente em doentes com toxicidade ao paracetamol) podem representar o início da infecção. Piora da encefalopatia após melhora inicial, febre não responsiva aos antibióticos, insuficiência renal e piora da leucocitose devem acarretar investigação agressiva para fungos, infecção bacteriana ou viral. Isso é especialmente importante para pacientes já em uso de antibióticos de amplo espectro. Uso de biomarcadores para infecção fúngica é imperativo, reconhecendo sua alta taxa de falsos positivos, mas baixo risco de falsos negativos.

Antibióticos de amplo espectro geralmente são empregados nesses casos para cobrir organismos tais como estreptococos, estafilococos ou bacilos Gram-negativos. Tratamento empírico deve ser administrado a pacientes com IHAG que tenham sinais de SIRS, hipotensão refratária ou progressão inexplicável para graus mais elevados de encefalopatia. A terapia antimicrobiana parenteral profilática reduz a incidência de infecção em certos grupos de pacientes com IHAG. No entanto, o benefício de sobrevida não foi mostrado. Descontaminação seletiva do intestino com antibióticos não absorvíveis e antibióticos parenterais também não afeta a sobrevivência. Há associação entre infecção e SIRS com piora de encefalopatia hepática, e redução da infecção e SIRS pode ter impacto na PIC. Mas não existem ensaios controlados confirmando que o uso de antimicrobianos profiláticos diminua a probabilidade de progressão de encefalopatia ou o desenvolvimento de HIC. Portanto, não há dados suficientes para apoiar uma prática generalizada de profilaxia antibiótica na IHAG. Entretanto, o uso de antibióticos empíricos é recomendado para pacientes listados em prioridade, uma vez que o desenvolvimento de infecção e sepse pode acabar removendo o paciente de lista. As decisões em torno da escolha antimicrobiana devem ser baseadas no conhecimento de dados microbiológicos locais. Dessa forma, cada serviço de referência aplica seu protocolo, considerando a experiência local nesse tipo de situação. Porém considerando não apenas o uso profilático, mas o tratamento preemptivo, com uso eventual de antibióticos e antifúngicos.

ASSOCIAÇÃO ENTRE SIRS E DISFUNÇÃO ORGÂNICA

A IHAG está associada a uma disfunção imune que se comporta de forma dinâmica. O equilíbrio alterado entre substâncias pró e anti-inflamatórias podem contribuir para a falência de órgãos e morte na IHAG, independentemente da etiologia. A lesão hepática devido a qualquer tipo de agressão provoca a ativação do sistema imune, macrófagos alterados, função do neutrófilo prejudicada, ativação inicial do sistema do complemento (e daí a redução acentuada de níveis de complemento), fagocitose e opsonização prejudicados, resultando em imunoparesia funcional. Morte celular hepática acarreta a liberação de mediadores pró-inflamatórios que podem ter como função a eliminação de patógenos e regeneração tecidual. No entanto, também podem estar associados a piora e progressão da lesão tecidual.

SUPORTE NUTRICIONAL

Como em muitas outras situações críticas, o suporte nutricional tem papel importante em vários aspectos da IHAG. O objetivo do tratamento é alcançar a estabilidade metabólica e hemodinâmica geral, com a ideia razoável, embora não comprovada, de que tal terapia melhorará muito as condições para a regeneração hepática e minimizará o risco de complicações. Em pacientes com IHAG, esse tipo de suporte é fornecido como o é para outros pacientes graves, com ressalvas específicas. Pacientes com insuficiência hepática aguda têm risco aumentado de hipoglicemia que pode ser evitada por uma infusão intravenosa de glicose. Infusões de grandes volumes de fluidos hipotônicos, que podem resultar em hiponatremia e inchaço cerebral, devem ser evitadas. Pacientes com insuficiência hepática aguda apresentam alto gasto energético e catabolismo proteico, necessitando de suporte nutricional para preservar a massa muscular e função

imunológica. Pragmaticamente, em pacientes com encefalopatia, geralmente administra-se 20 a 25 Kcal/kg/dia e 1,0 a 1,5 g/kg/dia de proteína por via enteral, com medidas frequentes dos níveis de amônia no sangue. A carga de proteína pode ser reduzida por períodos curtos em pacientes com hiperamonemia em ascensão ou que estejam com alto risco de HIC. Quanto ao metabolismo lipídico, a oferta de triglicérides de cadeia média é mais adequada, pois não demandam muita energia para absorção e seu metabolismo e não depende de formação de quilomícrons para serem utilizados como fonte de energia, e devem ser considerados especialmente em pacientes com evidência de resistência periférica à insulina. Entretanto, monitorização dos níveis de lipídios séricos está indicada, já que seu excesso pode piorar a lesão hepática e, às vezes, o uso de propofol para sedação acentua essa tendência, já que tem triglicerídeos como veículo. O uso da via parenteral deve estar reservado para casos selecionados, dados os riscos de infecção e do próprio procedimento de acesso venoso.

IHAG EM CRIANÇAS

Em crianças, os sinais de encefalopatia hepática podem ser súbitos e ocorrer tardiamente no curso da doença. Assim, são usados critérios modificados para IHAG: encefalopatia com coagulopatia (INR 1.5) ou coagulopatia isolada severa (INR 2.0) em uma criança com evidência de lesão hepática aguda. Isso permite que a definição de IHAG ocorra em um ponto anterior da doença. Atualmente, a base de dados de IHAG pediátrico do Grupo de estudos de IHAG pediátrico (Pediatric ALF Study Group) registrou 548 casos: 38% ocorreram em crianças com menos de 3 anos de idade. As etiologias foram: intoxicação por acetaminofeno em 12% dos casos; causas metabólicas em 10% dos casos; hepatites virais em 6% dos casos; isquemia em 4% dos casos; lesão hepática não acetaminofeno induzida por drogas em 4% dos casos; e outras causas em 15% dos casos. Quarenta e nove por cento foram considerados indeterminados. Esse grupo é formado por 19 centros, nos Estados Unidos, Canadá e Reino Unido. A distribuição das etiologias diferiu dos adultos e variou com a idade. Em crianças maiores, a toxicidade do acetaminofeno e a doença de Wilson foram mais frequentes. Causas virais incomuns predominaram. Não houve casos de hepatite B, houve um de hepatite C e cinco casos de hepatite A, mas 11 vírus tipo simples, sete vírus Epstein-Barr e um de cada infecção por adenovírus, enterovírus, paramixovírus e influenza A. Ocorreram 21 casos de doença hepática induzida por drogas. Os desfechos da IHAG foram mais favoráveis em crianças do que em adultos. Em geral, 56% sobreviveram sem transplante, 31% foram transplantadas e 13% morreram. É importante destacar que 16% de crianças com IHAG que nunca desenvolveram encefalopatia hepática morreram ou necessitaram de transplante hepático, o que dá apoio adicional ao argumento para o uso de critérios modificados em crianças. Os diagnósticos associados a altas taxas de sobrevida incluíram toxicidade por paracetamol (93%) e hepatite A (100%).

Causas metabólicas variam de acordo com a idade do paciente. Como os pacientes com causas metabólicas têm doença hepática preexistente, a inclusão de causas metabólicas na etiologia da FHF em crianças não é uniformemente aprovada. Em neonatos, erros inatos do metabolismo, incluindo tirosinemia, intolerância hereditária à frutose, galactosemia e hemocromatose neonatal, são as principais causas metabólicas da FHF. Em crianças mais velhas e adolescentes com FHF, a doença de Wilson, a causa metabólica mais comum nessa faixa etária, deve ser considerada.

O INR máximo atingido durante o curso da doença é indicador sensível do resultado. Com um INR de 4 ou mais, a taxa de mortalidade atinge 86%; com INR inferior a 4, é tão baixo quanto 27%.

Quanto ao tratamento, segue as mesmas bases daquele para adultos, com consideração especial sobre a possível progressão rápida do quadro clínico e a vigilância para indicação de transplante de fígado. Causas de IHAG com possíveis tratamentos específicos incluem galactosemia e frutosemia, que podem ser tratados com eliminação desses componentes da dieta, e tirosinemia hereditária tipo 1, que pode ter, além de eliminação da dieta, o uso de NTBC.

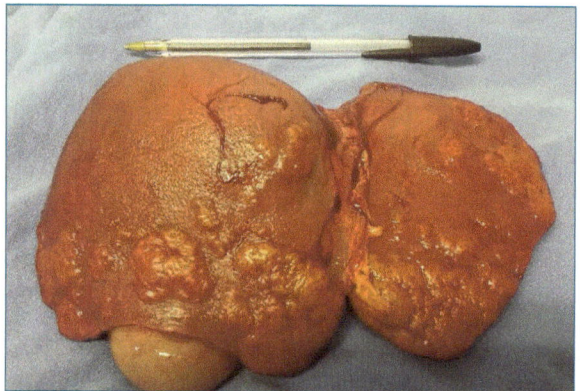

FIGURA 18.3.3 Fígado removido de paciente com insuficiência hepática aguda grave (IHAG) associada à dengue.
Fonte: Acervo da autoria.

TRATAMENTOS ESPECÍFICOS PARA A CAUSA DA IHAG
PARACETAMOL/ACETAMINOFENO

Embora muito pouco presente nas estatísticas nacionais, a intoxicação por paracetamol/acetaminofeno é responsável por mais de 50% dos casos de IHAG em adultos nos Estados Unidos, e corresponde à causa mais comum de hepatite medicamentosa nesse país, com mais de 60 mil casos registrados por ano. Embora a maior parte ainda seja com a intenção de tentativa de suicídio, os casos de toxicidade acidental vêm aumentando, por se tratar de medicamento com venda sem necessidade de prescrição médica, associado ao aumento de uso de analgésicos com associação de drogas, que tem como componente o acetaminofeno. A dose considerada tóxica é de 150 mg/kg em crianças e 7 a 10 g/d em adultos. O mecanismo de toxicidade pode ser resumido da seguinte forma: o excesso do acetaminofeno metabolizado pelo citocromo P450 provoca o excesso de um metabólito tóxico (NAPQI) que, até certo ponto, pode ser neutralizado pela

conjugação com o glutation. Com a saturação de todo o glutation disponível (cuja disponibilidade pode estar adicionalmente reduzida no alcoolismo), a toxicidade se manifesta como disfunção mitocondrial, redução de ATP, insuficiência de energia intracelular e alteração do metabolismo de cálcio com fragilidade de membranas, lesão de DNA e morte celular. Durante esse período de alterações bioquímicas, o paciente habitualmente se encontra oligossintomático nas primeiras 24 horas, mas, entre 24 e 72 horas, as manifestações laboratoriais vão se tornando mais evidentes (elevação de enzimas hepáticas, INR e lactato), e entre 48 e 96 horas, surgem coagulopatia e encefalopatia, além de lesão renal aguda.

Os protocolos para ingestão aguda intencional sugerem provocar vômito ou realizar lavagem gástrica até 4 horas após a ingestão do acetaminofeno. Administração oral de carvão ativado pode evitar absorção de parte da droga, geralmente na dose de 1 g/kg até 50g. A administração de N-acetil cisteína (NAC) pode ser feita até 24 horas após a ingestão. As indicações para instituir o tratamento com NAC são: concentração plasmática do paracetamol acima ou na linha de risco possível do nomograma de Rumack-Matthew (para ingestões únicas de acetaminofeno); suspeita de ingesta acima da dose tóxica quando não houver possibilidade de realização da análise sérica em até 8 horas; paciente com tempo de ingesta desconhecido e concentração sérica acima de 10 mcg/mL; ou história de ingesta da medicação associado a sinais de dano hepático. Deve idealmente ser iniciado até 8 horas após a ingesta. Após esse tempo, cada hora a mais gera a queda na efetividade. Pode ser administrado via oral (VO) ou endovenosa (EV), com eficácia semelhante entre as duas vias, exceto na presença de sinais de falência hepática, que requer a administração EV. Os regimes de administração do antídoto são os seguintes:

VO – Esquema de 72 horas: uma dose de ataque 140 mg/kg diluídos a 5% e manutenção com 17 doses de 70 mg/kg com intervalos de 4 horas.

EV – Esquema de 20 horas: dividido em 3 fases:

a) 150 mg/kg diluídos em 200 mL SG 5% e administrados em 15 a 60 minutos;

b) 50 mg/kg diluídos em 500 mL SG 5% e administrados em 4 horas;

c) 100 mg/kg diluídos em 1L SG 5% e administrados em 16 horas.

Eventos adversos associados à administração de NAC intravenosa são relatados em até 20% dos casos e incluem náuseas, rubor, erupção cutânea, prurido, broncoespasmo, febre, hipotensão e anafilaxia. NAC pode ser continuada até que o nível sérico de acetaminofeno esteja indetectável e com clara evidência de recuperação da função hepática ou que o paciente tenha sido transplantado.

HEPATITES VIRAIS

Embora a hepatite A seja uma causa significativa de IHAG, não há tratamento específico antiviral disponível nessa situação clínica. O mesmo se aplica à infecção pelo VHE. A infecção aguda pelo VHB acarreta IHAG em 0,1 a 1,2% dos pacientes acometidos. Habitualmente, o *status* do paciente que apresentou IHAG causada por VHB na infecção aguda é de imunidade, com anti-HBs e anti-HBe tornando-se rapidamente positivos, como o anti-HBc IgM. A hipótese é que a IHAG, nesses casos, tenha origem na resposta imune exacerbada do hospedeiro em relação ao vírus.

Deve-se lembrar, também, da eventual superinfecção do VHB com o VHD, fator importante a se considerar, especialmente em regiões de maior prevalência. Atualmente, nos Estados Unidos, cerca de 20% dos casos de IHAG causados pelo VHB são devidos à reativação viral após tratamento com corticosteroides ou quimioterápicos como rituximab e outros tratamentos para doenças linfoproliferativas. Mesmo pacientes com anticorpos detectáveis contra o VHB (anti HBc-IgG) estão em risco, e o uso de entecavir ou tenofovir é recomendado desde antes do início da quimioterapia até 6 meses após, especialmente para pacientes AgHBs positivos. A Figura 18.3.4 resume as atuais diretrizes nacionais para pacientes com sorologia positiva para VHB que tem indicação de receber quimioterapia ou imunossupressão.

HAI

A literatura atual não apresenta consenso a respeito da efetividade do tratamento com base em corticosteroides para apresentação aguda grave da HAI. É possível a tentativa de controle com 1 mg/kg de prednisona ou prednisolona durante a avaliação sobre a necessidade de transplante, em casos selecionados. Existe a preocupação sobre a tendência para a ocorrência de infecções. A literatura mostra sobrevida sem transplante em cerca de 50% dos casos.

REAÇÃO IDIOSSINCRÁTICA A DROGAS

Com incidência variável de acordo com a localização geográfica, a reação a drogas decorrente de deficiência enzimática específica do paciente ou resposta imunoalérgica "explosiva" segue vias metabólicas de lesão diferentes de mecanismos dose-dependentes, como no caso do paracetamol/acetaminofeno. O Quadro 18.3.2 mostra as principais drogas

implicadas na gênese da IHAG causada por drogas. Quanto ao tratamento possível, alguns trabalhos demostram bons resultados com o uso de NAC. Há evidências de efeito protetivo para função renal e alguma recuperação hemodinâmica sistêmica com sua utilização.

IHAG ASSOCIADA À GRAVIDEZ

Nesses casos, deve-se considerar a interrupção da gravidez como uma das possibilidades, além dos cuidados de suporte. A antecipação do parto, em estudo americano, reduziu a mortalidade materna de 50 para 15%, com sobrevida fetal ao redor de 50%. A sobrevida sem transplante pode chegar a 75%.

DOENÇA DE WILSON

A apresentação aguda da doença de Wilson, causada por acúmulo de cobre, pode ser fatal em até 100% dos casos sem transplante de fígado. O quadro clínico é habitualmente composto por anemia hemolítica com teste de Coombs negativo, hiperbilirrubinemia, elevação moderada de transaminases (geralmente abaixo de 500 UI/L) e alta concentração de cobre sérico e urinário. Pacientes em tratamento da doença que interrompem bruscamente o uso de quelantes de cobre também podem desenvolver quadros agudos graves. Reiniciar o tratamento com quelantes de cobre pode resolver alguns casos, porém melhores desfechos são conseguidos com o transplante de fígado. A realização de plasmaferese tem sido utilizada, mas ainda não há estudos que demonstrem seu benefício de forma conclusiva.

TRANSPLANTE DE FÍGADO

A legislação brasileira prevê a alocação de órgãos de doadores falecidos em caráter de priorização de acordo com critérios estabelecidos para cada órgão. No caso do fígado, um dos casos passíveis de priorização é a "hepatite fulminante". O Quadro 18.3.4 mostra os casos previstos para priorização de transplante de fígado com doador falecido, segundo a legislação vigente.

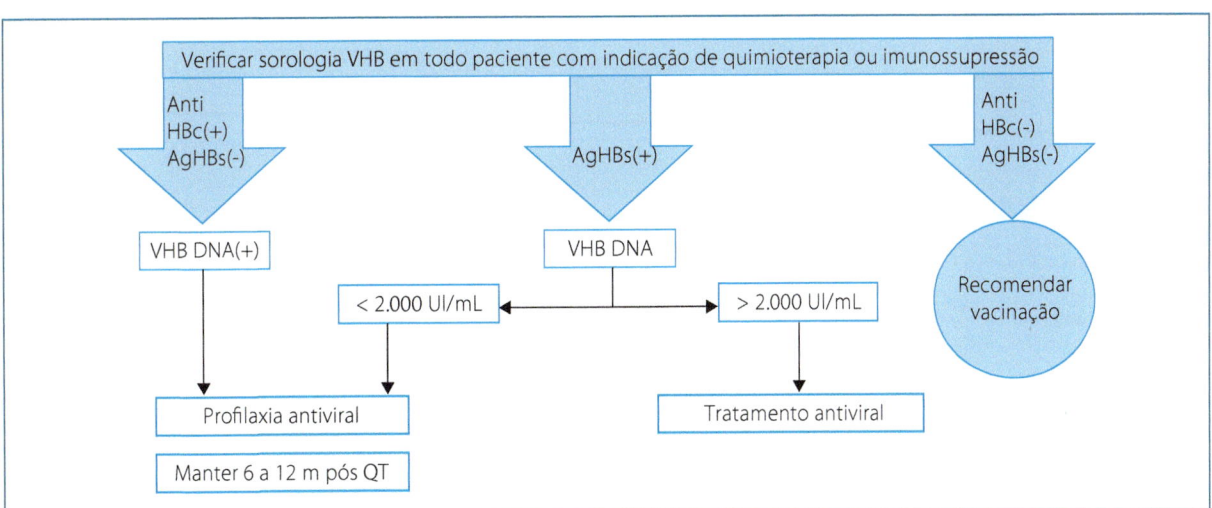

FIGURA 18.3.4 Diretrizes para casos de pacientes VHB+ com indicação de terapia imunossupressora.

QUADRO 18.3.4 Critérios de priorização para transplante de fígado com doador falecido.

Casos previstos para priorização para transplante de fígado
Anepático por não funcionamento primário (após transplante de fígado)
Anepático por trauma
Autorizado pela comissão técnica
Determinação judicial
Insuficiência hepática fulminante
Retransplante pós-Tx com doador falecido/não funcionamento primário (solicitação até 7º dia após o transplante)
Retransplante pós-Tx com doador vivo/não funcionamento primário (solicitação até 7º dia após o transplante)

A legislação define, também, quais os parâmetros para diagnóstico de hepatite fulminante: "Definida como desenvolvimento de encefalopatia até 8 semanas após o início de icterícia em receptor potencial sem doença hepática preexistente". Adicionalmente, define os critérios que os portadores de hepatite fulminante devem apresentar para que possam ser priorizados: que preencham critérios de indicação de transplante de fígado do O'Grady/King's College Hospital ou Clichy/Hospital Beaujon, internados sob cuidados intensivos. O diagnóstico prévio de doença de Wilson não impede a priorização por IHAG. Ver no Quadro 18.3.5 os critérios citados na legislação.

QUADRO 18.3.5 Critérios de O'Grady/King's College Hospital e de Clichy/Hospital Beaujon para indicação de transplante de fígado em pacientes com diagnóstico de hepatite fulminante.

Critérios de O'Grady/King's College Hospital	
Induzida por acetaminofen	**Não induzida por acetaminofen**
(1) pH arterial < 7.3 *independentemente* do grau de encefalopatia	(1) INR > 6.5 (TP > 100 s) *independentemente* do grau de encefalopatia
OU	OU quaisquer três dos seguintes:
(1) TP > 100 s	(1) INR > 3.5 (TP > 50 s)
(2) Creatinina sérica > 3.4 mg/dL	(2) Idade < 10 ou > 40 anos
(3) Encefalopatia graus 3 ou 4	(3) Bilirrubina > 18 mg/dL
	(4) Intervalo > 7 dias entre icterícia e encefalopatia
	(5) etiologia: hepatite não A, não B, reações idiossincráticas a drogas

Critérios de Clichy/Hospital Beaujon
Encefalopatia hepática (em qualquer grau) e
Fator V < 20% em pacientes < 30 anos
Fator V < 30% em pacientes ≤ 30 anos

Embora possa se tratar de situação de evidente indicação, é prudente lembrarmos os critérios de contraindicação absoluta e relativa nessa situação, mostrados no Quadro 18.3.6. Quanto às contraindicações, discute-se a situação da IHAG causada por drogas tipo *ecstasy* ante a contraindicação descrita como "abuso de álcool e outras drogas psicotrópicas". Cabe a cada equipe de transplante, ante a legislação nacional e estadual e sua avaliação protocolar em cada caso, considerar esse item e sua aplicabilidade em cada situação. A legislação vigente no estado de São Paulo (Resolução SS-SP n. 6, de 8 de fevereiro de 2019) reitera que "não serão aceitas inscrições em receptores potenciais com doença alcoólica com menos de 6 meses de abstinência".

QUADRO 18.3.6 Contraindicações para transplante de fígado absolutas e relativas.

Contraindicações para o transplante de fígado
Absolutas
Neoplasia maligna extra-hepática
Neoplasia maligna do fígado, difusa ou com invasão vascular
Infecção ativa e não controlada fora do sistema hepatobiliar
Abuso de álcool ou substâncias psicotrópicas
Hipertensão pulmonar grave não controlada com tratamento
Obesidade mórbida (IMC > 40 kg/m²)
Doença cardiopulmonar avançada
Fatores psicossociais que, provavelmente, impedem a recuperação após o transplante
Barreiras técnicas ou anatômicas
Morte encefálica
Aids
Relativas
Idade
Diagnóstico de colangiocarcinoma
Trombose de veia porta
Infecções crônicas ou refratárias
Sorologia positiva para HIV
Neoplasia maligna prévia
Doença psiquiátrica
Falta de apoio familiar/social

No aspecto técnico cirúrgico, a realização do transplante de fígado na maior parte dos pacientes com IHAG apresenta alguns aspectos peculiares. Alguns pacientes, devido ao risco de aumento da PIC, são operados em proclive, ou seja, posição na qual o plano do decúbito dorsal horizontal passa a ser inclinado, com a cabeça mais alta que os pés. Outra variante da técnica utilizada por algumas equipes é a confecção de uma derivação porto-cava temporária, para alívio da pressão do sistema porta, com anastomose direta da veia porta à face anterior da veia cava infra-hepática. Outra variação, já citada neste capítulo, é a realização de hepatectomia total prévia ao transplante, também com realização de anastomose porto-cava; raramente indicada, pode reduzir o impacto da produção hepática de substâncias inflamatórias decorrentes da agressão ao fígado que estejam acentuando o quadro de HIC. Outro fator a ser considerado pela equipe cirúrgica é a severa insuficiência hepática como causa de hipertensão portal aguda e coagulopatia grave. O aspecto habitual do fígado pode ser verificado nas Figuras 18.3.1 e 18.3.3. A equipe anestésica deverá utilizar todos os recursos disponíveis para monitorização não apenas hemodinâmica, respiratória, renal, mas também de métodos que permitam avaliar a possível HIC até com métodos invasivos, se necessário.

A evolução pós-operatória dos pacientes transplantados por hepatite fulminante tende a apresentar mais eventos indesejáveis, como infecção, múltiplas insuficiências orgânicas ou mesmo disfunção do enxerto ou não funcionamento primário. Embora os resultados publicados sejam progressivamente melhores, a incidência de retransplantes é maior que nas séries eletivas. Morte por HIC e herniação são menos frequentes com monitoramento e tratamento adequados.

OUTRAS TERAPIAS

A disponibilidade limitada de transplante hepático levou à avaliação de outras terapias em pacientes com doença avançada. O transplante de hepatócitos envolve infusão intraportal ou intraperitoneal de hepatócitos humanos isolados para aumentar a função hepática. O procedimento tem sido usado com sucesso em recém-nascidos e crianças com erros inatos do metabolismo, mas até hoje a experiência na insuficiência hepática aguda pediátrica tem sido limitada. A massa celular infundida representa apenas 5% da massa hepática teórica, o que é insuficiente em pacientes com necrose hepática maciça, e a técnica permanece experimental.

Outras terapias procuram apoiar a insuficiência do fígado por meio da remoção de mediadores tóxicos circulantes para estabilizar as condições clínicas dos pacientes enquanto aguardam o transplante definitivo ou para facilitar a regeneração nativa do fígado. Entre esses dispositivos de assistência hepática extracorpórea estão sistemas não biológicos com base em diálise para desintoxicação sistêmica e dispositivos bioartimentais que incorporam células hepáticas de origem suína ou humana para substituir funções de desintoxicação e sintéticas. O dispositivo mais extensamente estudado é o sistema de recirculação adsorvente molecular, com séries de casos sugerindo melhorias bioquímicas durante seu uso. Um estudo multicêntrico, randomizado e controlado envolvendo pacientes com insuficiência hepática aguda não mostrou benefício na sobrevida, mas foi confundido por uma taxa de transplante de 75%

logo após a inclusão. O dispositivo HepatAssist, com base na hepatócito porcino, pareceu ser seguro em um estudo randomizado e controlado, mas não mostrou benefício de sobrevida, exceto na análise secundária. Por enquanto, o uso de dispositivos extracorpóreos deve ser restrito a ensaios clínicos. Relatórios preliminares sugerem que a troca de plasma de alto volume possa ser uma alternativa promissora.

BIBLIOGRAFIA SUGERIDA

Boletim Epidemiológico Paulista. Surto de Hepatite A no estado de São Paulo. BEPA 2018;15(170):13-16.

European Association for the Study of the Liver. EASL Clinical Practical Guidelines on the management of acute (fulminant) liver failure. J Hepatol. 2017(66):1047-81.

Fontana RJ, Bari K. Acute liver failure. In: Schiff ER, Maddrey WC, Reddy KR, editors. Schiff's diseases of the liver. 12a ed. Chichester: John Wiley & Sons; 2018.

Habib M, Roberts LN, Patel RK, Wendon J, Bernal W, Arya R. Evidence of rebalanced coagulation in acute liver injury and acute liver failure as measured by thrombin generation. Liver Int. 2014;34:672-8.

Helbok R, Olson DM, Le Roux PD, Vespa participants in the International Multidisciplinary Consensus Conference on Multimodality Monitoring. Intracranial pressure and cerebral perfusion pressure monitoring in non-TBI patients: special considerations. Neurocrit Care. 2014;21(Suppl.):S85-94.

Karvellas CJ, Cavazos J, Battenhouse H, Durkalski V, Balko J, Sanders C, et al. Effects of antimicrobial prophylaxis and blood stream infections in patients with acute liver failure: a retrospective cohort study. Clinical Gastroenterol Hepatolol. 2014;12:1942-9.

Kathemann S, Bechmann LP, Sowa JP, Manka P, Dechene A, Gerner P, et al. Etiology, outcome and prognostic factors of childhood acute liver failure in a German single center. Ann Hepatol. 2015;14:722-8.

Lee WM, Squires Jr RH, Nyberg SL, Doo E, Hoofnagle JH. Acute Liver Failure: summary of a workshop. Hepatology. 2008;47:1401-15.

Lee WM. Acute liver failure. New Eng J Med. 1993;329:1862-72.

Longhi MS, Mieli-Vergani G, Vergani D. Autoimmune hepatitis. Curr Pediatr Ver. 2014;10:268-74.

Mendizabal M, Silva MO. Liver transplantation in acute liver failure: a challenging scenario. World J Gastroenterol. 2016;22(4):1523-31.

Ministério da Saúde. Boletim Epidemiológico Hepatites Virais 2018. Brasília: MS; 2018.

Moore JK, Love E, Craig DG, Hayes PC, Simpson KJ. Acute kidney injury in acute liver failure: a review. Expert Rev Gastroenterol Hepatol. 2013;7:701-12.

Murphy N, Auzinger G, Bernel W, Wendon J. The effect of hypertonic sodium chloride on intracranial pressure in patients with acute liver failure. Hepatology. 2004;39:464-70.

Parkash et al. Severity of acute hepatitis and its outcome in patients with dengue fever in a tertiary care hospital Karachi, Pakistan (South Asia). BMC Gastroenterol. 2010;10:43.

Polson J, Lee W. AASLD Position Paper: the management of acute liver failure. Hepatology. 2005;41(5):1179-97.

Song ATW et al. Liver transplantation for fulminant hepatitis attributed to yellow fever. Hepatology. 2019;69(3):1349-52. https://doi.org/10.1002/hep.30273.

Tsipotis E, Shuja A, Jaber BL. Albumin dialysis for liver failure: a systematic review. Adv Chronic Kidney Dis. 2015;22:382-90.

Varma V, Mehta N, Kumaran V, Nundy S. Indications and contraindications for liver transplantation. Int J Hepatol. 2011;121862.

18.4 Diagnóstico laboratorial das hepatites virais

Neiva Sellan Lopes Gonçales
Eduardo Sellan Lopes Gonçales

HEPATITE PELO VÍRUS A
DIAGNÓSTICO LABORATORIAL INESPECÍFICO

O diagnóstico das hepatites virais é sugerido pela elevação acentuada das aminotransferases. Essas enzimas apresentam-se aumentadas, no início dos sintomas, nas formas sintomáticas ou ainda na fase assintomática das várias hepatites. As enzimas podem atingir valores muito altos, geralmente acima de 1.000 UI, seguidos de queda progressiva na resolução do processo infeccioso. Quando adultos ou crianças são acometidos, sem nenhuma imunidade prévia, a elevação das aminotransferases pode se prolongar por vários meses, caracterizando as formas agudas prolongadas.

A bilirrubina no soro ao redor de 40 µmol/L (2,5 mg/dL) é o limiar para diferenciar a forma ictérica da não ictérica. A fração da bilirrubina conjugada e não conjugada no soro está elevada nas formas ictéricas. Usualmente, o valor do pico de bilirrubina é menor do que 400 µmol/L (25 mg/dL) e, então, cai a taxas de aproximadamente 50% por semana, em infecções sem complicações. Os níveis elevados de bilirrubina no soro aparecem em pacientes com hepatites colestáticas, coexistindo com falência renal, anemia falciforme ou deficiência de glicose 6-fosfato-desidrogenase (G6-PD). A bilirrubina pode ser detectada na urina antes do início da icterícia.

Os níveis da fosfatase alcalina e gamaglutamil-transpeptidase (gama-GT) estão pouco elevados, a não ser na doença progressiva ou na fase colestática ou de recaída da infecção. As dosagens dos fatores de coagulação são amplamente utilizadas na triagem de hepatites graves e possibilitam identificar o grupo com risco de desenvolver falência hepática aguda. Os ensaios usualmente utilizados incluem a medida do tempo e atividade de protrombina (TP/AP), INR e dosagem do fator V. Os níveis de albumina permanecem normais nas hepatites agudas.

Os autoanticorpos podem estar positivos durante a fase aguda da hepatite A e persistir em pacientes que ocasionalmente tiveram o diagnóstico de hepatite crônica autoimune tardiamente estabelecido. Anormalidades hematológicas incluindo leucopenia, linfócitos atípicos e aplasia de eritrócitos podem ser observados nas hepatites virais.

DIAGNÓSTICO LABORATORIAL ESPECÍFICO
Sorológico

O vírus da hepatite A (VHA) pode ser detectado nas fezes, soro e fígado pela pesquisa de antígenos virais ou do áci-do ribonucleico (RNA) do próprio vírus. A eliminação viral pelas fezes cessa em 30 dias após o início da infecção.

O anticorpo anti-VHA da classe IgM (anti-VHA IgM) é usualmente detectado, no soro, no início dos sintomas, sendo, portanto, um importante marcador de infecção aguda ou recente pelo VHA. Diferentes métodos têm sido usados para detectar essa classe de anticorpos vírus-específico, incluindo radioimunoensaio (RIA), imuno-histoquímica (IH), imunoblot e enzimaimunoensaio (Elisa) que é mais utilizado, rotineiramente. Níveis elevados de anti-VHA IgM têm sido encontrados durante a fase aguda e nas fases de convalescença precoce, tornando-se indetectáveis em 75% dos pacientes seis meses após o início da infecção. Resultados anti-VHA IgM falso-negativos são incomuns, mas podem ocorrer em decorrência da curta permanência desses anticorpos na circulação. Resultados anti-VHA IgM falso-positivos têm sido descritos e atribuídos a reações cruzadas pela presença no soro de fatores reumatoides ou hipergamaglobulinemia e em alguns indivíduos recentemente imunizados com vacina contra o VHA. Embora a sensibilidade e especificidade dos testes sejam elevadas, em 1 a 2% dos casos pode haver reação cruzada com imunoglobulinas (IgM) estimuladas por outros vírus. A anti-VHA IgM tende a permanecer detectável no curso das hepatites em doentes com recaídas.

Os níveis de anti-VHA IgM aumentam durante o período de convalescença e permanecem detectáveis por muitos anos. Esses anticorpos também estão presentes em indivíduos vacinados para a HVA e, em alguns casos (8 a 20%), pode-se observar, também, a presença de uma resposta transiente ao anti-VHA IgM. Assim, o diagnóstico específico pode ser obtido por: elevação de anticorpos anti-VHA da classe IgM; detecção do RNA do VHA viral por reação em cadeia da polimerase (PCR); pesquisa de vírus nas fezes, sendo este último, um exame não rotineiro e restrito aos primeiros 14 dias após a instalação da icterícia (Figura 18.4.1).

Molecular

As técnicas de detecção de ácidos nucleicos (NAT) são mais sensíveis que os ensaios imunoenzimáticos para detecção de antígeno em amostras de diferentes origens (p. ex., amostras clínicas, ambientais ou de alimentos). O VHA tem sido detectado com técnicas como polimorfismo no comprimento do fragmento de restrição (RFPL, do inglês *restriction*

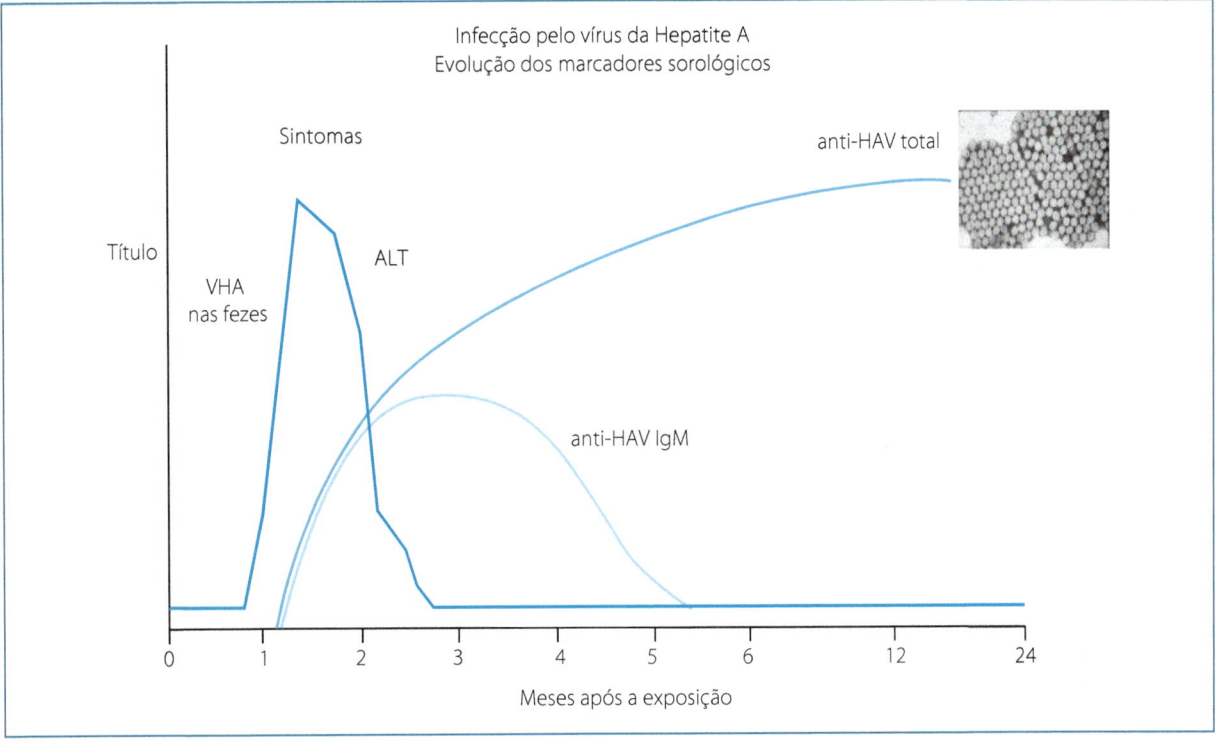

FIGURA 18.4.1 Representação gráfica da sequência de eventos durante a infecção pelo VHA.

fragment length polymorphism), polimorfismo conformacional de cadeia simples (SSCP, do inglês *single strand conformation polymorphism*), *southern blotting*, sequenciamento baseado na amplificação de ácidos nucleicos, hibridização e por transcrição reversa (RT) seguida da PCR (RT-PCR) e captura de antígeno por RT-PCR. A amplificação do RNA viral pela RT-PCR é atualmente o método mais sensível e mais amplamente utilizado para detecção do RNA do VHA. A captura de antígeno por RT-PCR e as esferas magnéticas revestidas com anti-VHA têm sido utilizadas para separar o vírus de potenciais inibidores da RT-PCR, frequentemente encontrados em amostras de fezes e ambientais.

A detecção do antígeno do VHA pode ser obtida a partir das fezes, atingindo seu pico de excreção entre 10 a 20 dias após a infecção. No início do quadro clínico, apenas 20 a 50% das amostras apresentam positividade, embora o RNA do VHA possa ser detectado até seis semanas após o início dos sintomas, em casos prolongados. Embora a identificação do VHA nas fezes constitua diagnóstico de certeza, tem pouca utilidade na prática clínica, em razão das dificuldades de realização na rotina laboratorial, principalmente porque o período maior de eliminação de vírus nas fezes precede o quadro clínico e raramente os pacientes procuram atendimento médico.

Os marcadores moleculares têm sido utilizados para determinar o grau de identidade genética dos organismos, tanto para identificar e monitorizar as vias de transmissão como para caracterizar a evolução dos organismos nas populações hospedeiras. A epidemiologia molecular tem desempenhado um importante papel, ampliando a compreensão da infecção pelo VHA mediante a identificação das fontes de infecção e da dinâmica da evolução viral.

HEPATITE PELO VÍRUS B

DIAGNÓSTICO LABORATORIAL INESPECÍFICO

Os exames laboratoriais hematológicos e de bioquímica hepática são úteis, como coadjuvantes, para o diagnóstico das hepatites virais.

O hemograma na hepatite por vírus B (HBV), geralmente, mostra leucócitos em números normais ou leucopenia leve acompanhada de linfocitose relativa com velocidade de hemossedimentação (VHS) normal. Na fase aguda, pode ocorrer linfocitose com presença de grande número de linfócitos atípicos. Nas hepatites fulminantes, geralmente aparece leucocitose com neutrofilia e desvio à esquerda. Quando ocorre acometimento da medula óssea, surgem anemia, leucopenia e neutropenia intensas.

As dosagens das aminotransferases (ALT e AST) nas hepatites virais são fundamentais para o diagnóstico, para acompanhamento da doença e também para monitorizar o tratamento clínico e a alta dos pacientes. Os alaninos aminotransferase (ALT ou TGP) e o aspartato aminotransferase (AST ou TGO) podem ser dosadas no soro por vários métodos distintos. Classicamente, considera-se que, quando as dosagens de aminotransferases ultrapassam 500 UI/L, está ocorrendo intensa destruição hepatocítica, geralmente causada por agentes virais. Na hepatite B aguda, as dosagens dessas enzimas podem alcançar valores expressivos bem maiores que 1.000 UI/L. A AST é uma enzima mitocondrial e citoplasmática, presente também em tecidos extra-hepáticos (coração, rins, musculatura esquelética); enquanto a ALT é encontrada primariamente no fígado e nos rins e, em menor quantidade, no coração e no músculo esquelético. A ALT é uma enzima exclusivamente citoplasmática cujo sérico se correlaciona, na maioria das vezes, com a presença de lesão hepatocítica aguda. A queda abrupta dos níveis de ALT/AST no soro pode representar o principal sinal laboratorial de evolução para hepatites fulminantes.

A persistência dos níveis de AST/ALT por mais de seis meses, a contar do quadro agudo, é indicativa de provável cronificação da hepatite B. As dosagens de outras enzimas como a lactato desidrogenase (LDH) e a colinesterase podem estar alteradas na hepatite B (HVB), refletindo lesões hepatocíticas, porém têm pouca utilidade clínica. Rotineiramente, são realizadas dosagens quinzenais de AST/ALT para acompanhamento dos pacientes com HVB.

A dosagem das bilirrubinas mostrará, nos casos ictéricos, o padrão de icterícia hepatocelular com aumento das bilirrubinas totais, principalmente à custa das frações diretas. A presença do urobilinogênio na urina é característica das hepatites virais denotando disfunção celular. A gama-GT apresenta-se aumentada no soro nas lesões hepatocelulares e nos casos de colestase, estando suas dosagens séricas bastante elevadas nos alcoolistas. Apresenta pouca utilidade diagnóstica nas hepatites virais agudas. As dosagens de fosfatase alcalina apresentam-se muito elevadas nos casos de icterícias obstrutivas naqueles indivíduos com hepatites virais que desenvolvem a forma colestática, tais dosagens elevadas são importantes para o diagnóstico e o seguimento clínico. O aumento de colesterol e a acentuação na fração beta na eletroforese de proteínas podem indicar a ocorrência de colestase.

A eletroforese das proteínas séricas não sofre alterações nos quadros agudos de HVB, porém pode haver aumentos substanciais das gamaglobulinas nos quadros de hepatites crônicas. Na cirrose hepática instalada, notam-se redução da albumina sérica e aumento das gamaglobulinas, às vezes é possível observar aumento dessas IgM na fase aguda da HVB. Podemos encontrar, principalmente nos estágios avançados da HBV, diminuição da AP e aumento do RNI. Em pacientes com insuficiência hepática ocorre grande decréscimo da AP e alargamento do RNI que servem de parâmetros para a indicação ou não de biópsia hepática com agulha.

DIAGNÓSTICO LABORATORIAL ESPECÍFICO

O VHB é um vírus hepatotrópico da família Hepadnaviridae (Hepdnavírus) que apresenta alta complexidade antigênica. A confirmação diagnóstica de infecção pelo VHB pode ser realizada com testes sorológicos (enzimaimunoensaio ou Elisa; imunoensaio de micropartículas ou MEIA; por quimioluminescência ou CMIA; e eletroquimioluminescência ou ECL) que buscam identificar no soro os antígenos (AgHBs, AgHBcr e AgHBe) e anticorpos (Anti-HBc, Anti-HBe, anti-HBs) presentes nessa infecção e com os testes moleculares (pesquisa quantitativa e qualitativa do DNA e RNA do VHB). Além disso, pode ser realizada a pesquisa de antígenos AgHBs e AgHBc no tecido hepático (marcadores virais teciduais) pela IH. A pesquisa do DNA do VHB por meio de PCR in situ pode também ser realizada em laboratórios especializados. Esses antígenos e anticorpos aparecem e desaparecem do soro, de acordo com a fase evolutiva da infecção, e podem ser correlacionados, temporalmente, com a ocorrência de sinais clínicos, como a icterícia, e com as elevações e quedas dos níveis das ALT e AST.

A detecção sanguínea do AgHBs é considerada o teste sorológico padrão para confirmar a infecção pelo VHB. Esse teste é usado também para triagem em estudos epidemiológicos de base populacional para estabelecer a prevalência de infecção VHB crônica. A definição de uma infecção crônica por VHB é dada pela persistência do AgHBs por mais de 6 meses, após o primeiro teste positivo. Em contraste, após a recuperação da infecção aguda por VHB, os níveis de AgHBs tornam-se indetectáveis. As concentrações de AgHBs diferem durante as várias fases longitudinais da doença e são geralmente mais altas em indivíduos com AgHBe detectável. É importante ressaltar que o AgHBs permanece mensurável quando o DNA do VHB sérico cai a níveis indetectáveis em PCR de alta sensibilidade.

Atualmente, a quantificação do AgHBs (q AgHBs) é usada na prática clínica durante o tratamento com antivirais como marcador indireto do ccDNA medida indireta da quantificação do ccDNA intranuclear.

Como marcador indireto do prognóstico, a quantificação foi incorporada nos escores de risco para predizer o risco de CHC, e também indicar o risco de rebote viral após a interrupção dos antivirais, análogos de nucleos(t)ídeos (NUCs). Um teste positivo para anti-AgHBs, em pacientes com teste negativo para AgHBs, pode estar associado à resposta à vacinação contra o VHB, ery de hepatite aguda ou AgHBs soroconversão na infecção crônica por HBV. No AgHBs a sorclearância ocorre entre 0,1 e 2% dos pacientes com infecção crônica por HBV por ano. Assim, a taxa acumulada pode ser substancial em longo prazo de seguimento.

Tais variações estão esquematizadas na Figura 18.4.2, que ilustra a sequência dos principais eventos clínicos e laboratoriais em um caso hipotético de HVB aguda benigna ictérica.

Após o período de incubação (PI), que varia de 50 a 180 dias, e 2 a 6 semanas antes do aparecimento da icterícia, já podem ser detectados no soro os antígenos AgHBs e AgHBe, que indicam, em última análise, a presença do VHB replicante e infectante. O AgHBe é, portanto, um marcador de replicação e infectividade do vírus e sua presença, usualmente, se associa com a alta concentração do DNA do VHB no soro e com alto risco de transmissão da infecção. O antígeno AgHVDc é intracelular e insolúvel, indetectável no soro. Nesse período pré-ictérico, ocorre elevação gradativa dos níveis de ALT e AST, expressando a lesão hepatocítica progressiva. No início do período ictérico, as dosagens dessas enzimas alcançam seus níveis mais altos. No período ictérico, além dos sintomas da doença aguda, nota-se também o aparecimento, em concentrações crescentes, do anticorpo anti-HBc dirigido contra o antígeno do core do VHB (AgHVDc), pois, por não se apresentar circulante em quantidades mensuráveis, não é pesquisado rotineiramente. Os anticorpos IgM contra o AgHVDc (anti-HBc), normalmente, são considerados importantes marcadores para o diagnóstico de hepatite B recente sendo o primeiro anticorpo que surge no soro desses pacientes cerca de um mês após o aparecimento do AgHBs. Essa fração IgM também pode estar elevada, de maneira intermitente, em pacientes com hepatite B crônica AgHBe positivos, que apresentam períodos de elevações de ALT (flares de ALT) durante os episódios de reativação da doença. O anti-HBc total geralmente persiste por toda a vida do indivíduo infectado pelo VHB. O aparecimento do anti-HBe evidencia que o indivíduo está caminhando para a recuperação, pois, o anticorpo é indicativo de diminuição de replicação, com conse-

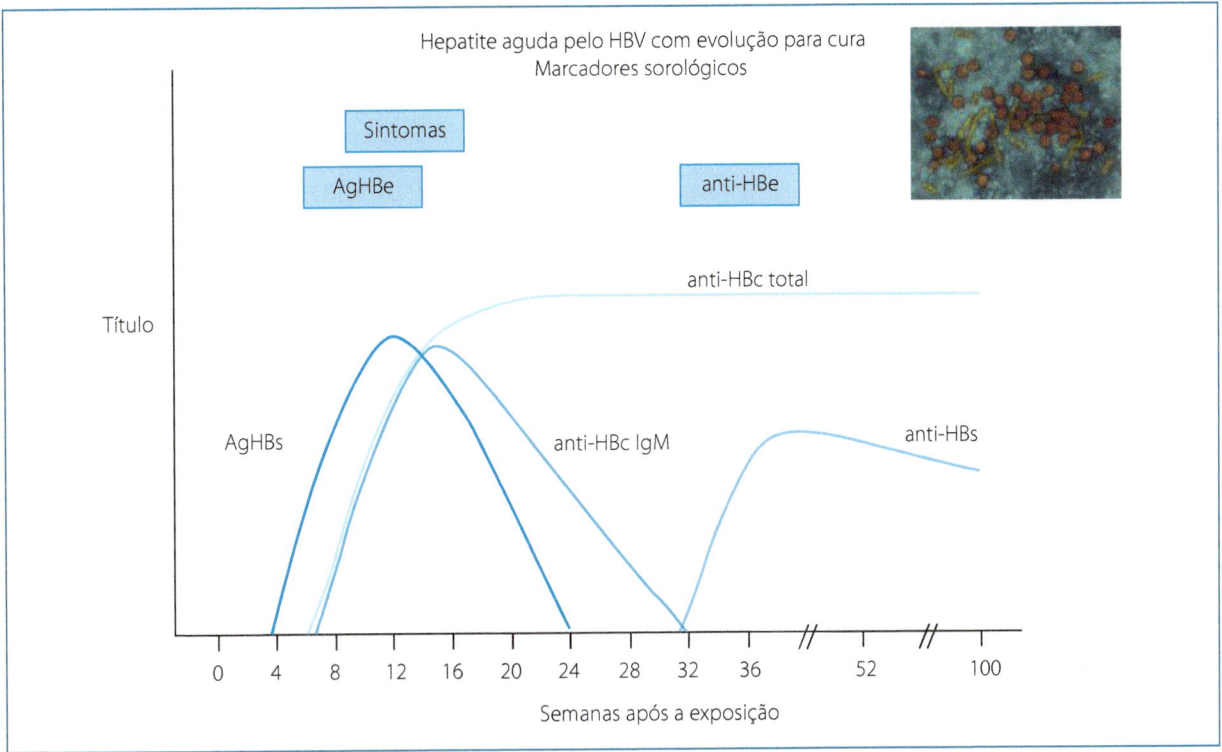

FIGURA 18.4.2 Representação gráfica da sequência de eventos durante a infecção aguda pelo VHB.

quente queda na infectividade. Na convalescença, ocorrerá aumento progressivo das concentrações do anti-AgHBs que, associado ao anti-HBc, indica cura funcional da infecção pelo VHB, com o resultante desenvolvimento de imunidade para esse vírus. Apesar da presença de anticorpos protetores (anti-AgHBs e anti-AgHBc), existe a persistência, no tecido hepático do DNA covalente circular fechado(cccDNA), um DNA episomal, que serve de molde transcricional para o vírus da hepatite B, portanto o responsável pela reativação da infecção, em pacientes sob imunossupressão. Como se observa na fase aguda, a icterícia diminui conjuntamente com as concentrações do AgHBs, do AgHBe e da ALT no soro do paciente. Existe um período chamado janela imunológica em que não se detecta o AgHBs no soro e, também, ainda não está presente o anti-AgHBs. Nesse período, o diagnóstico de infecção pelo VHB é evidenciado pela pesquisa de anticorpos, principalmente o anti-HBc total. O anti-HBc pode, portanto, ser detectado durante a fase de antigenemia do AgHBs (fase aguda), na fase intermediária (janela imunológica) e durante a fase de convalescença e de imunidade, associado ao anti-HBs. Nos casos de infecção pelo VHB, quando o AgHBs está diminuindo sua concentração e se apresenta em níveis circulantes menores que 10^8 partículas/mL, os testes laboratoriais (Elisa, CMIA e ECL) podem não detectá-lo. Nessa situação, o anti-HBc pode ser o único indicador de infectividade. Existem relatos de transmissão do VHB através de indivíduos AgHBs negativos, principalmente quando o anti-HBc é positivo em altos títulos. Durante o processo de negativação do AgHBe, com a consequente soroconversão para o anti-HBe, ocorre uma rápida elevação dos níveis de ALT pela lise dos hepatócitos infectados que antecede a resolução da infecção e a parada da replicação viral. O anti-HBc positivo

isolado pode também representar baixo nível virêmico e estar associado ao padrão laboratorial conhecido como infecção oculta pelo VHB (OBI), perda de anti-HBs muitos anos após a recuperação, ou resultado falso positivo. Dois fatores estão associados com prováveis resultados falso-positivos: reatividade baixa ao anti-HBc; e ausência de anti-HBs em ensaio de alta sensibilidade. O indivíduo será considerado curado e estará imune à reinfecção pelo VHB somente após o aparecimento do anti-HBs no soro. Raras vezes o AgHBs e o anti--HBs estão presentes no soro simultaneamente, já que o anti-HBs é incapaz de neutralizar os vírus circulantes. Nesses casos, o indivíduo deve ser considerado provável portador com mutação genômica da região S do VHB. Uma nova terminologia foi sugerida para denominação das fases da infecção crônica por VHB, de acordo com o perfil sorológico, os níveis de ALT e o VHB-DNA. Os termos utilizados anteriormente de imunotolerância, imunoeliminação, controle imune (pacientes denominados portador inativo) e reativação foram substituídos por infecção crônica AgHBe-positivo, hepatite crônica AgHBe-positivo, infecção crônica AgHBe--negativo, hepatite crônica AgHBe-negativo.

■ **Infecção crônica AgHBe-positivo (fase de imuno-tolerância):** a infecção crônica por VHB pode ser dividida em várias fases. A primeira fase, atualmente, denominada infecção crônica AgHBe-positiva (conhecida anteriormente como fase de imunotolerância com alta replicação viral e baixa atividade inflamatória) ocorre tipicamente durante a infecção por transmissão vertical ou infecção na infância antes de cinco anos de idade. Essa fase é caracterizada por elevada carga viral (com níveis de DNA do VHB frequentemente > 10^7 UI/mL), histologia hepática quase normal e positividade para o AgHBe sérico.

■ **Hepatite crônica AgHBe-positivo (fase de imuno-eliminação):** a segunda fase, historicamente denominada imunoeliminação ou imunoativação, ocorre na terceira ou quarta década de vida em pacientes infectados pelo VHB na infância. A intensidade da resposta imune é variável, resultando em níveis flutuantes de ALT e do DNA do VHB. Essa fase pode ter duração variável, terminando com a redução das concentrações de DNA do HBV e do AgHBe, com soroconversão para o anti-AgHBe.

■ **Infecção crônica AgHBe-negativo (fase de controle imune):** a terceira fase, anteriormente conhecida fase de controle imune, tem como característica pacientes com níveis de transaminases normais e DNA de HBV < 2.000 UI/mL e biópsia hepática sem atividade inflamatória.

■ **Hepatite crônica AgHBe-negativa (reativação):** na quarta fase, chamada, anteriormente, fase de reativação, os pacientes apresentam transaminases acima do limite superior da normalidade, DNA do VHB > 2.000 UI/mL, com AgHBe-negativo (em razão da presença de vírions com mutações do VHB *pré-core* e *core promoter*) e anti-AgHBe positivo.

Nos pacientes que evoluem para hepatites crônicas (Figura 18.4.3), o AgHBs permanecerá detectável no soro por mais de seis meses. Nesses quadros de infecções crônicas, o indivíduo poderá permanecer reagente para o AgHBe por vários anos ou apresentar soroconversão em um período de tempo variável. Essa soroconversão se caracteriza pelo surgimento do anticorpo anti-HBe, com o consequente desaparecimento do antígeno AgHBe, associado à negativação do DNA do VHB no soro. Tal soroconversão se associa com parada da replicação e com significativa redução na infectividade do soro, o que, usualmente, leva à normalização dos níveis de aminotransferases. Em decorrência desses fatos, haverá progressiva remissão da doença hepática. Uma pequena porcentagem de pacientes anti-HBe positivos pode continuar a apresentar doença hepática ativa com positividade para o DNA do VHB, resultante de uma baixa replicação residual do vírus selvagem, apesar de já ter ocorrido soroconversão para o AgHBe. Isso pode ser observado também nos casos do surgimento de cepas do VHB com mutações na região do pré--core. A fase de convalescença da infecção, caracterizada por perda do AgHBs e desenvolvimento do anti-HBs, pode ocorrer em um número restrito de paciente com infecção crônica pelo HBV. Esse fenômeno parece ser particularmente comum em pacientes em hemodiálises (7%) quando comparados com outros pacientes AgHBs positivos (2%). A presença do anti--HBs nesses pacientes parece não ter importância clínica.

Pacientes vacinados contra o VHB apresentam um padrão sorológico típico, com desenvolvimento apenas dos anticorpos contra o antígeno de superfície (anti-AgHBs). Quando o AgHBs e o anti-AgHBs são encontrados, concomitantemente positivos, no soro de um determinado indivíduo, devemos pensar em reações falso-positivas, na formação de imunocomplexos ou em infecções por diferentes subtipos do AgHBs e/ou infecção por mutantes da região do S, na posição do determinante "a" do VHB (região hidrofóbica do principal domínio da região S, presente em todas as cepas virais). Mutações no determinante "a" do AgHBs estão associadas à não resposta às imunoglobulinas específicas (IgHB) e à vacina contra o VHB. Os anticorpos induzidos pela vacina contra o VHB e anticorpo anti-HBs presentes em IgHB são predominantemente dirigidos para essa região da proteína AgHBs. Assim, alterações da imunogenicidade da proteína do AgHBs e a subsequente falha de anticorpos anti-HBs para neutralizar o VHB podem ocorrer como uma consequência de mutações no determinante "a".

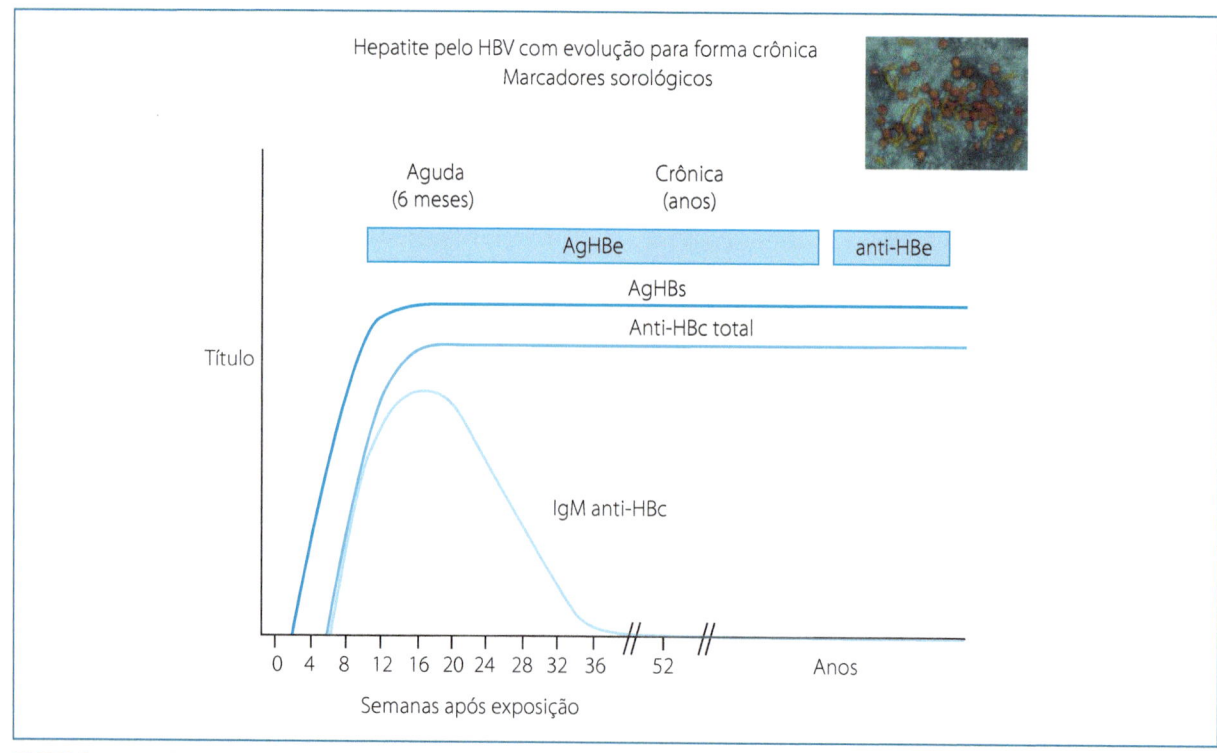

FIGURA 18.4.3 Representação gráfica da sequência de eventos durante a infecção crônica pelo VHB.

O significado da presença dos diferentes marcadores no soro dos indivíduos com hepatite B e os principais padrões sorológicos habitualmente encontrados nesta infecção estão esquematizados nos Quadros 18.4.1, 18.4.2 e 18.4.3.

A pesquisa do antígeno X do VHB (HB × Ag) nos tecidos e a procura do anticorpo anti-HBx no soro têm sido praticadas ainda em caráter especulativo. O significado da presença desses marcadores nas infecções pelo VHB não está completamente esclarecido, requerendo futuras investigações. A expressão de antígenos pré-S1, pela técnica de RIA, se correlaciona bem com os níveis de replicação do VHB em pacientes com hepatite B crônica. A persistência do antígeno pré-S1 (que participa da adsorção do VHB ao hepatócito) e do anticorpo anti-HBc IgM no soro se associa à replicação viral em casos de hepatite crônica pelo VHB, tanto nos pacientes AgHBe reagentes como naqueles indivíduos com infecções por cepas mutantes.

Os antígenos associados à infecção pelo VHB (AgHBs e AgHVDc) podem ser pesquisados, rotineiramente, em fragmentos de tecido hepático mediante técnicas imuno-histoquímicas (imunofluorescência e imunoperoxidase). O AgHVDc está presente no núcleo dos hepatócitos cronicamente infecta-dos e se associa com a replicação viral, enquanto o AgHBs é detectado na membrana das células hepáticas. Esses marcadores estão presentes nos portadores e nos casos de hepatites crônicas, não sendo encontrados nos estágios agudos da infecção.

Molecular

A importância da quantificação do DNA do VHB, ou seja, da carga viral do VHB, no prognóstico e curso da HVB, tem se tornado evidente. Vários estudos têm demonstrado a correlação entre carga viral do VHB, no soro de pacientes com hepatite crônica pelo vírus B, e o risco de desenvolver cirrose, hepatocarcinoma (HCC) e doença hepática relacionada com maior morbidade.

O avanço desses conhecimentos tem colocado como primeira meta a ser alcançada pela terapia a supressão ou a diminuição da carga viral do VHB. Assim, a quantificação do DNA-VHB tem sido considerada um marcador determinante dos candidatos à terapêutica bem como do sucesso desta. A melhoria do instrumental de análise e monitoramento virológico tem contribuído para a condução da infecção crônica pelo VHB, maximizando as decisões de individualização dos tratamentos.

QUADRO 18.4.1 Interpretação dos diferentes marcadores sorológicos presentes na infecção pelo vírus da hepatite B.

Marcadores	Interpretação
AgHBs	Primeiro marcador a aparecer no soro precedendo os sintomas clínicos. Nos casos que evoluem para cura, deixa de ser detectado. Sua persistência por mais de seis meses indica infecção crônica. Em 1% das vezes pode não ser expresso, devendo ser substituído, para efeito diagnóstico, pelo anti-HBc (fração IgM) ou pesquisa do DNA viral por PCR. O AgHBs quantitativo é preditor de carcinoma hepatocelular (CHC) e indicador de risco de recaída após interrupção dos antivirais.
IgM Anti-HBc	A positividade da fração IgM associada à presença do AgHBs geralmente indica infecção aguda recente ou exacerbação aguda na infecção crônica (*flare*). Pode persistir por até 12 meses ou ser o único marcador sorológico presente na hepatite fulminante pelo VHB. É também o marcador característico da janela imunológica. A presença tardia desse marcador tem valor preditivo de evolução grave.
IgG Anti-HBc	Presente no início da doença aguda e persistindo por toda a vida. Associado ao anti-HBs, indica desenvolvimento de imunidade (cura funcional) ao VHB. O encontro isolado desse marcador pode indicar infecção antiga (baixos títulos de anti-AgHBs), infecção oculta, ou falso-positivo.
AgHBe	Importante marcador de replicação viral ativa e de infectividade nas infecções por vírus selvagens. Pode não ser expresso nas infecções por vírus mutantes da região *pré-core* e *core promoter*. Está sempre presente no início da infecção, sem valor preditivo nessa etapa da infecção.
Anti-HBe	Indica a transição da fase de infecção/hepatite crônica AgHBe-positiva para a fase infecção/hepatite crônica AgHBe-negativo.
Anti-HBs	Anticorpo associado à cura funcional e ao desenvolvimento de imunidade. É o marcador cuja presença isolada indica desenvolvimento de imunidade vacinal ao VHB.

QUADRO 18.4.2 Fases evolutivas da hepatite B e principais marcadores da infecção.

Marcadores	Infecção aguda recente	Infecção aguda	Infecção resolvida	Infecção crônica	Vacinação
AgHBs	+	+	−	+	−
AgHVDc	+	+	−	+/−	
DNA-VHB	+	+	+/−[a]	+	−
Anti-HBc IgM	−	+	−	+/−[b]	−
Anti-HBc IgG	−	−/+	+	+/−[c]	−
Anti-HBs	−	−	+	−	+

+: detectável; −: não detectável; +/−: pode ser detectável; [a]método de PCR; [b]pode ser positivo em 10 a 15% dos pacientes com reativação da doença; [c]pacientes com infecção crônica geralmente têm AgHVDc detectável no fígado.

QUADRO 18.4.3	Principais padrões sorológicos encontrados na infecção pelo vírus da hepatite B.					
AgHBs	AgHBe	Anti-HBc IgM	Anti-HBc total	Anti-HBe	Anti-HBs	Interpretação
(+)	(+)	(+)	(+)	(−)	(−)	HVB aguda (fase inicial)
(+)	(−)	(+)	(+)	(+)	(−)	HVB aguda (fase tardia)
(+)	(+)	(−)	(+)	(−)	(−)	HVB crônica
(+)	(−)	(−)	(+)	(+)	(−)	HVB crônica
(−)	(−)	(−)	(+)	(+)/(−)	(−)	Janela imunológica
(−)	(−)	(+)	(+)	(+)/(−)	(−)	HVB aguda com imunocomplexo
(−)	(−)	(−)	(+)	(+)/(−)	(+)	HVB pregressa, imune
(−)	(−)	(−)	(−)	(−)	(+)	Imunidade pela vacina
(−)	(−)	(−)	(+)	(−)	(−)	HBV pregressa ou reação cruzada ou infecção oculta

A introdução de técnicas mais padronizadas para quantificação do DNA-VHB e genotipagem, no soro, tem facilitado o desenvolvimento de algoritmos para a customização da terapêutica e monitoramento dos pacientes. Em adição, essas ferramentas têm permitido os pesquisadores compreenderem melhor a eficácia das terapias disponíveis para o VHB; pela supressão da carga viral; pelas taxas de resistência; e pelas relações entre genótipos e eficácia da terapêutica aplicada.

As técnicas moleculares podem ser divididas em duas categorias: ensaios de amplificação de sinal e ensaios de amplificação de ácidos nucleicos.

Ensaio de amplificação do sinal

Realiza-se por hibridação em fase líquida que inclui os ensaios do DNA ramificado ou *branched* DNA (bDNA) e o de captura híbrida.

O ensaio de captura híbrida está baseado na hibridização, em solução, de longas sondas sintéticas de RNA complementares às sequências genômicas do DNA do VHB. Assim, o DNA presente na amostra é hibridizado em solução com uma mistura de sondas permitindo a formação de híbridos específico DNA-VHB/RNA da sonda. Esses híbridos são, em seguida, reconhecidos por anticorpos adsorvidos aos poços de uma placa de microtitulação e imobilizados. Os híbridos imobilizados são, então, reconhecidos por um anti-DNA/RNA marcado com enzima. Estes, por sua vez, são detectados pela adição do substrato que produz uma série de reações químicas que liberam luz. A intensidade da luz emitida é medida por luminômetro e expressa como unidades relativas de luz que é proporcional à quantidade de DNA-alvo presente na amostra e, portanto, uma medida semiquantitativa da carga viral. As primeiras gerações destes ensaios não apresentavam boa sensibilidade (5 $\log_{10}$ cópias/mL). Modificações no ensaio de amplificação do sinal melhoraram a sensibilidade, estabelecendo um limite inferior de detecção de 1.000 cópias/mL (~ 200 UI/mL). Ensaio de amplificação de sinal comum inclui o de captura híbrida da Digene II (sensibilidade: 190.000 cópias/mL) e o de ultracaptura híbrida II da Digene (sensibilidade: 8.000 cópias/mL).

Outro ensaio de amplificação do sinal é VERSANT HBV 3,0, que utiliza o método de bDNA para quantificação do DNA do VHB. Esse teste, similarmente ao de captura híbrida, envolve a lise de partículas do VHB, a liberação do DNA e posterior hibridização com as sondas de oligonucleotídeos presentes nas cavidades de uma placa de microtitulação. Os DNA hibridizados são, então, marcados com enzimas ligadas às moléculas de DNA ramificado que asseguram a amplificação e posterior leitura do sinal luminoso. Esse teste apresenta sensibilidade de 2.000 a 3.000 cópias/mL (400 a 600 UI/mL). A principal limitação dos ensaios de amplificação do sinal é a sensibilidade reduzida e a reprodutibilidade em detectar amostras de pacientes que apresentam os níveis de viremia próximos ao limite de detecção do teste ("viremia *borderline*"). Resultados falso-positivos não são comuns, mas têm sido relatados em até 3% dos casos. Além disso, o nível mais baixo de detecção desses ensaios está bem acima dos limites de detecção de outras metodologias disponíveis com maior sensibilidade. Isso limita a sua utilidade no acompanhamento clínico, uma vez que não permitem visualizar completamente o grau de supressão viral alcançado por uma determinada terapêutica, nem permitem a detecção precoce de aumentos no DNA do VHB em pacientes *breakthrough* virológico.

Ensaios de amplificação de ácidos nucleicos (NAT)

Inclui ensaios baseados na amplificação direta do DNA do VHB da amostra, como a técnica de PCR, um método que possibilita a amplificação de um fragmento específico de DNA cuja concentração final excede em milhares de vezes ao DNA inicialmente presente na amostra. De maneira sucinta, esse procedimento consiste em repetidos ciclos de síntese de DNA, por meio de *primers* ou iniciadores, com orientações opostas, ou seja, dois segmentos de aproximadamente 20 nucleotídeos, com sequências complementares às duas extremidades do fragmento-alvo e levado a efeito por reação enzimática mediadas por polimerase, Taq polimerase, com atividade em temperatura elevada. Cada ciclo de amplificação é constituído por três fases distintas: separação das fitas do DNA a ser amplificado (denaturação); ligação complementar entre os *primers* e o DNA (anelamento); e síntese do DNA pela Taq polimerase (extensão). A orientação dos *primers* provoca a síntese de DNA na região interna entre eles. Assim, um produto de extensão é utilizado como molde para o outro, resultando, em cada ciclo, na duplicação da quantidade de DNA sintetizado na fase precedente. Dessa forma, o número de cópias do fragmento-alvo tem um crescimento exponencial, o que leva, ao final de 30 ciclos, a aumentos da ordem de 10^6 cópias, partindo-se de uma única molécula.

A técnica pode ser utilizada para quantificar o DNA do VHB após o término do ciclo PCR (designado por *endpoint* medição) ou para medir produtos de amplificação, no início de cada fase exponencial da reação de amplificação, conhecido como PCR em tempo real. Comparando-se a PCR tradicional com a PCR em tempo real, pode-se dizer que o primeiro é um método relativamente restrito por não apresentar um limite dinâmico (ou linear) amplo como o PCR em tempo real. A maioria das gerações atuais da PCR em tempo real, usadas para medir o DNA do VHB, é capaz de detectar cargas virais em torno de 5 a 10 UI/mL, com um limite linear de até $8.9 \log_{10}$ UI/mL. Exemplos de PCR em tempo real incluem ensaios como Roche Cobas Taqman 48 HBV assay®, Abbott Realtime PCR assay®, e os Artus – Biotech RealArt HBV teste PCR® (Qiagen Diagnostics). Várias modificações recentes têm melhorado a confiabilidade desses testes. Por exemplo, métodos automatizados para extração e medição do sinal após cada ciclo térmico têm contribuído para melhorar os ensaios, reduzido substancialmente as imprecisões na quantificação do DNA do VHB (Figura 18.4.4).

PADRONIZAÇÃO PARA MEDIDA DE QUANTIFICAÇÃO DNA DO VÍRUS DA HEPATITE B

Até o momento, as unidades quantitativas do DNA do VHB usadas nos diferentes ensaios não representam a mesma quantidade de DNA do VHB em uma mesma amostra. Assim, a padronização da nomenclatura e do intervalo de referência é necessária para permitir a uniformidade das quantificações entre os diferentes ensaios utilizados. A Organização Mundial da Saúde (OMS), em 2001, estabeleceu as normas de padronização para garantir a homogeneidade de medidas entre os ensaios. As determinações reportam unidades internacionais por mililitro (UI/mL), o qual pode ser utilizado como valor de referência por qualquer laboratório de realização de testes de DNA HBV quantitativo, fazendo comparação de valores em todo ensaio possível. A conversão de unidades para a maioria dos ensaios comerciais atualmente disponíveis está na Tabela 18.4.1.

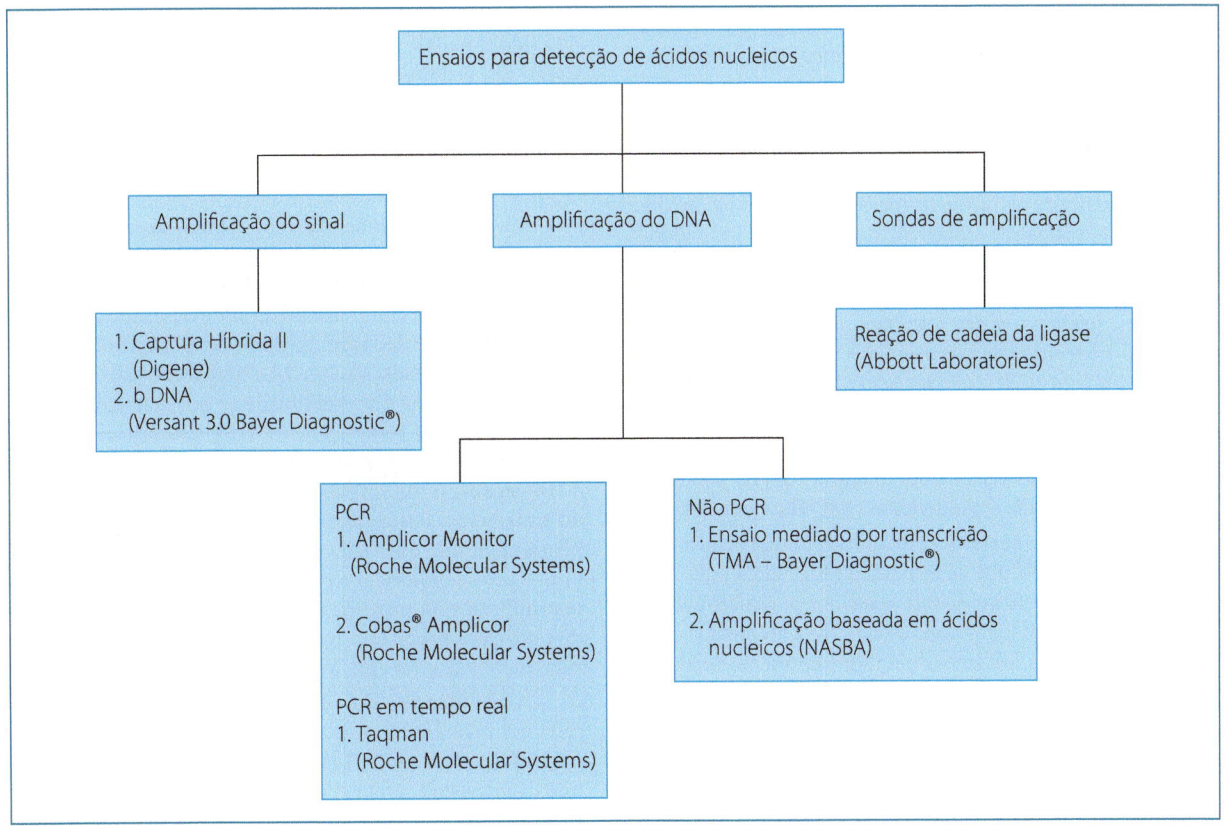

FIGURA 18.4.4 Representação dos ensaios de NAT para o VHB.

TABELA 18.4.1 Fator de conversão para ensaios comerciais de quantificação do DNA do VHB.

Ensaio	Fator de conversão
Captura Híbrida II Digene (Digene Corporation)	Inexistente
b DNA – Versant HBV DNA 3.0® (Bayer Diagnostics)	UI/mL = 5,2 cópias/mL
PCR – Cobas Amplicor HBV Monitor® (Roche Molecular Systems)	UI/mL = 5,6 cópias/mL
PCR em tempo real – Cobas Taqman 48 HBV® (Roche Molecular Systems)	UI/mL = 5,8 cópias/mL

O PAPEL DAS FERRAMENTAS VIROLÓGICAS NA PRÁTICA CLÍNICA

A investigação de pacientes com infecção crônica pelo VHB envolve, em primeiro lugar, a detecção do antígeno de superfície do vírus da hepatite B (AgHBs) no soro. A presença no soro do AgHBs por mais de seis meses, geralmente, sugere a forma crônica da doença. Deve-se, em conjunto, incluir a avaliação dos testes sorológicos para detecção da presença do antígeno HBe e do anticorpo anti-HBe. Um resultado positivo para o AgHBe indica a presença de replicação viral ativa com o do tipo selvagem do VHB. A presença de anticorpos anti-HBe no soro pode refletir tanto doença inativa, com baixos níveis de replicação do HVB como uma infecção por mutantes do HBV pré-*core* ou *core promoter*, os quais são caracterizados por ativa replicação viral, acompanhada pela positividade do anti-HBe.

Assim, mutações do genoma do VHB na região do pré--*core* e *core promoter* podem alterar a produção do AgHBe. Mais especificamente, mutações na região pré-*core* do genoma do VHB resultam na ausência da produção do AgHBe, enquanto mutações da região do *core promoter* estão associadas com a diminuição da produção do AgHBe. Como resultado sorológico, ambas mutações apresentam AgHBe negativo e anti-HBe positivo; entretanto; na mutação da região do pré-*core*, também pode ser observada a presença do AgHBe. Logo, a presença de mutações da região do pré-*core* ou do *core promoter* se expressa de maneira distinta entre os indivíduos com hepatite B crônica. Por exemplo, vários estudos têm demonstrado que pacientes com hepatite B crônica, AgHBe--negativos, tendem a apresentar maiores flutuações nos níveis de ALT e redução da carga viral do VHB no soro quando comparados com pacientes com hepatite B crônica AgHBe--positivos.

Com relação à concentração do AgHB, observa-se que ela difere durante as várias fases longitudinais da doença e geralmente é mais alta em indivíduos com HBeAg detectável.

Atualmente, a quantificação do AgHBs tem sido considerada o melhor preditor de resposta à terapêutica tanto durante o uso de interferon quanto o melhor parâmetro prognóstico do sucesso após suspensão do tratamento com nucleosídeos. A quantificação do AgHBs representa de forma indireta a quantidade de cccDNA presente no núcleo dos hepatócitos, sendo fator preditor de clareamento viral.

A quantificação do AgHBs no soro também pode ser útil, particularmente na infecção por HBV crônico HBeAg--negativo e em pacientes a serem tratados com interferon-α (IFN-α).

Além disso, a medição quantitativa do AgHBs tem importância prognóstica e foi incorporada nos escores de risco para predizer o risco de CHC, e também indicar o risco de rebote viral após a interrupção das NUCs78. Um teste positivo para anti-HBs, em pacientes com teste negativo para AgHBs, pode ser associada a uma resposta à vacinação contra o VHB da hepatite aguda ou soroconversão do AgHBs na infecção crônica por HBV. A seroclearância do AgHBs ocorre entre 0,1 e 2% dos pacientes com infecção crônica por HBV por ano. Assim, a taxa cumulativa pode ser substancial no acompanhamento em longo prazo.

É importante ressaltar que o AgHBs permanece mensurável quando o DNA do VHB sérico cai para níveis indetectáveis por PCR sensível.

A presença ou a ausência de replicação viral ativa no fígado pode ser identificada pela detecção do DNA-VHB no soro, que representa uma medida direta do vírus no soro. A relevância clínica do monitoramento dos níveis séricos de DNA-VHB tem aumentado consideravelmente nos últimos anos por diversas razões. Historicamente, a HVB crônica tem sido tratada e manipulada como uma doença do fígado. Como tal, o monitoramento sorológico tem sido utilizado para identificar pacientes com maior probabilidade de doença hepática avançada e a terapêutica tem sido essencialmente destinada a reduzir a severidade da doença hepática crônica.

Mais recentemente, os estudos têm demonstrado que os níveis de DNA-VHB no soro podem ter valor prognóstico independente. Entre os pacientes asiáticos, o título de DNA--VHB mostrou-se como um preditor de desenvolvimento de cirrose e HCC. A redução do título do DNA-VHB também mostrou uma correlação com a melhora da atividade histológica. Além disso, a disponibilidade de novas terapias antivirais orais para o tratamento da HBV crônica determinou uma nova ênfase no monitoramento dos níveis de DNA do VHB durante o tratamento. O nível de DNA-VHB no início do tratamento e as respectivas mudanças no curso da terapêutica têm sido úteis para predizer a resposta à terapia antiviral e para monitorizar a resistência à terapêutica. O AgHBs tem importância prognóstica e foi incorporado nos escores de risco para predizer o risco de CHC, e também indicar o risco de rebote viral após a interrupção das NUCs78.

A genotipagem do vírus da hepatite B tem se tornado cada vez mais importante com base em estudos da história natural e pode fornecer informações adicionais como preditora da resposta à terapêutica. A infecção com genótipo A do HBV, por exemplo, tem sido associada a taxas significativamente maiores de soroconversão em pacientes tratados.

Dados recentes sugerem que a infecção pelo genótipo C do VHB pode ser associada ao aumento das taxas de HCC e doença mais ativa. A genotipagem clínica está agora também disponível para ensaio de mutações induzidas por drogas comuns, como as relacionadas com a lamivudina ou adefovir. Na prática, alguns ajustes para genotipagem do vírus-associado e para o tratamento de mutações já se tornaram padrão. Em consonância com essa tendência, o uso de testes virológicos será cada vez mais comum no futuro próximo.

Nos últimos anos, métodos mais sensíveis para avaliar os níveis de DNA-VHB tornaram-se disponíveis e foram padronizadas as unidades de medida para determinação da quantidade de DNA-VHB. Entretanto, uma variedade de métodos para avaliar os níveis de DNA-VHB continua utilizada tanto na investigação clínica como na pesquisa e uma melhor compreensão a respeito desses vários métodos é necessária para permitir uma correta interpretação dos dados.

DIAGNÓSTICO LABORATORIAL DA INFECÇÃO OCULTA PELO VHB

Os recentes avanços no diagnóstico das infecções virais, consequentes ao desenvolvimento de novos testes e métodos de biologia molecular, têm aumentado consideravelmente a capacidade de diagnóstico de novas modalidades de infecção pelo VHB. Em locais onde a endemicidade do VHB é baixa, nota-se que cerca de 10% dos pacientes que apresentavam um padrão sorológico de positividade isolada do anti-HBc (janela imunológica) são positivos para o DNA-VHB pela PCR. O padrão laboratorial dessas infecções ocultas pelo VHB (OBI) é a ausência de positividade para o AgHBs no soro associada à presença de anticorpos VHB, particularmente o anti-HBc, e ao baixo nível de DNA do VHB circulante. A base molecular da OBI é atribuída ao ciclo de vida do VHB, o qual produz uma cadeia de DNA covalente circular (cccDNA) que persiste no núcleo da célula hepática, como uma forma epissomal, que serve de molde para transcrição genética do vírus. O mecanismo responsável pelo *status* de AgHBs negativo" em portadores de OBI é dado pela forte supressão da replicação viral, provavelmente devida à resposta imunológica do hospedeiro, coinfecção com outros agentes infecciosos e fatores epigenéticos (definidos como modificações genéticas estáveis ao longo de diversas divisões celulares, mas que não envolvem mudanças na sequência do DNA do organismo) que podem contribuir na redução da eficácia de replicação do VHB por regulação do seu processo transcricional.

Variação na sequência do genoma do VHB, incluindo mutações no determinante "a" do AgHBs; tratamento associado a mutações e deleções de genes; e mutações na região pré-S têm sido ligados à infecção oculta pelo VHB.

A mutação do determinante "a" do AgHBs é um dos mais recentes mecanismos reconhecidos que levam à infecção oculta. As mutações na região S levam a mudanças conformacionais na proteína do AgHBs, tornando-a indetectável pelos ensaios comerciais disponíveis. O termo "falsa infecção oculta" tem sido usado para descrever os casos de indivíduos AgHBs negativo/anti-HBc positivo que apresentam níveis de DNA-VHB comparáveis com os dos indivíduos com infecção pelo VHB. A "falsa infecção oculta pelo VHB" está, usualmente, associada com mutações no gene do antígeno de superfície e que não são detectáveis por ensaios comerciais. Indivíduos com *status* do anti-HBc isolado com carga viral $> 10^4$ cópias/mL, frequentemente, são mutantes da região S. Subsequentemente, várias mutações que ocorrem no determinante "a" são associadas com a redução da afinidade da ligação de anticorpos monoclonais anti-HBs dos ensaios diagnósticos e pela perda da afinidade de neutralização dos anticorpos anti-HBs contra os antígenos AgHBs em pacientes vacinados.

Essas infecções têm sido confirmadas por estudos que utilizam os testes de PCR *in house* para pesquisar o DNA do VHB, pois, estes são comumente mais sensíveis que os testes comerciais disponíveis. O limite de detecção dos testes de PCR *in house* tem variado de 10 a 100 cópias/mL, enquanto os testes automatizados apresentam menores sensibilidades (geralmente acima de 400 cópias/mL). Isso confirma os baixos níveis de DNA do HBV presentes nos pacientes com infecção oculta pelo HBV, tanto no soro como no tecido hepático. Tem sido observada a ocorrência de infecção oculta pelo HBV em pacientes coinfectados com o vírus da hepatite C (HCV), bem como entre pacientes coinfectados pelo vírus da imunodeficiência humana (HIV). Em outros pacientes, no entanto, o único sinal sorológico de infecção é a presença do anti-HBc como o que foi observado em 6% dos doadores de sangue, que eram anti-HBc isolados e apresentavam o DNA do VHB. Hoje, existem evidências crescentes de que, para tais pacientes AgHBs-negativos, a infecção pelo HBV ainda não deve ser considerada resolvida e poderia, inclusive, ser transmitida para outros indivíduos. Há relatos de transmissão para contatantes sexuais, por via perinatal (mãe-filho), por transfusões de sangue, para chimpanzés, em estudos experimentais e em casos de transplantes de órgãos a partir de doadores AgHBs-negativo. Em estudo realizado recentemente, em pacientes com infecção oculta pelo VHB (AgHBs/Anti-HBs negativo e anti-HBc positivo), foram observadas na maioria deles, depois de terem recebido vacinação específica contra o vírus B, a negativação do DNA do VHB e a soroconversão para anti-AgHBs.

HEPATITE PELO VÍRUS C (VHC)

Para melhor compreensão dos métodos laboratoriais disponíveis para detecção do VHC, torna-se necessário o conhecimento das principais características genéticas do VHC.

Trata-se de um vírus RNA de cadeia simples, com uma região aberta de leitura (ORF, do inglês *open reading frames*) ininterrupta de aproximadamente 9.400 nucleotídeos flanqueada por uma porção inicial 5' e uma porção terminal 3' não codificadora (5'NC e 3'NC respectivamente). Uma poliproteína de 3.000 aminoácidos é formada e, após ação das proteases do hospedeiro e viral, é clivada nas proteínas do VHC *core*, glicoproteínas do envelope (E1 e E2) e proteínas não estruturais N2 a NS5. A proteína do *core* interage com o RNA para formar o nucleocapsídeo viral, ao passo que as regiões não estruturais têm, provavelmente, um papel na replicação viral e na codificação das proteases (NS2, NS3), a helicase (NS3) e uma RNA polimerase dependente de RNA (NS5B). A região do envelope (E2/E1) é conhecida como região hipervariável, sendo responsável pela grande diversidade genética viral; enquanto a região 5'NC é altamente conservada, variando pouco entre os genótipos. Assim, de acordo com as características de cada região é que se selecionam as proteínas para produção dos testes diagnósticos. Com base no conhecimento da estrutura do vírus, foram desenvolvidos os métodos diagnósticos que podem ser divididos em:

DETECÇÃO DE ANTICORPOS ANTI-HCV

A detecção indireta de anticorpos anti-HCV, no soro ou plasma, é baseada no uso de Elisa, método que não discrimina contra quais antígenos está direcionada a resposta imunológica, já que diferentes antígenos do vírus estão imobilizados na fase sólida da reação. Antígenos recombinantes são usados para capturar os anticorpos anti-HCV circulantes em microcavidades, microesferas ou suportes específicos em sistemas fechados automatizados. A presença do anticorpo anti-HCV é revelada por antianticorpos marcados com enzima que catalisa a transformação do substrato em um composto colorido. A interpretação dos resultados de baseia na divisão da densidade óptica (DO) da amostra pelo valor de corte (C) que estabelece uma razão unitária conhecida como DO/C que corresponde proporcionalmente à quantidade de anticorpos, no soro ou no plasma, do indivíduo analisado.

Os primeiros testes desenvolvidos para detecção do anti-HCV (Elisa 1ª geração) eram baseados na detecção de anticorpos circulantes reativos ao epítopo recombinante c-100.3 derivados da porção NS4 do VHC, a primeira porção antigênica identificada no processo de clonagem do VHC. No entanto, o uso desse antígeno isolado resultou em baixas sensibilidade e especificidade, uma vez que a detecção do anti-HCV só era possível após várias semanas ou meses do início da infecção e, mesmo assim, a positividade identificava 30 a 40% dos indivíduos infectados pelo VHC. Com o intuito de melhorar a sensibilidade e a especificidade do ensaio, foram incorporadas novas porções antigênicas do VHC, representando as regiões do *core*, NS3 e NS4 do genoma viral (Elisa de 2ª geração) e a porção NS5 que resultou no atual Elisa de 3ª geração. A especificidade do Elisa de 3ª geração para o anti-HCV é maior do que 99%. Os Elisa podem ser totalmente automatizados e adaptam-se bem a grandes rotinas. A sensibilidade desse ensaio é mais difícil de determinar porque não existem métodos considerados padrão-ouro, mas ele tem se mostrado excelente na detecção de pacientes imunocompetentes com infecção crônica pelo VHC.

Estão disponíveis comercialmente os Elisa de 4ª geração, também conhecidos como testes combinados ou combo, denominação relativa à capacidade de um único ensaio identificar simultaneamente a presença do antígeno e do anticorpo do VHC. O ensaio apresenta anticorpos monoclonais fixados na fase sólida, capazes de identificar a presença dos antígenos do VHC no soro. Além disso, pela presença de antígenos recombinantes ou sintéticos adsorvidos na mesma fase sólida, o teste consegue formar imunocomplexos com os anticorpos presentes na amostra e, dessa forma, detectá-los. Assim, esse ensaio detecta simultaneamente os antígenos e anticorpos presentes no soro, fato que permite reduzir a janela imunológica (quando não são detectados os anticorpos) em torno de 56 dias, o que o torna um ensaio de altíssima sensibilidade, aproximando-se de resultados obtidos com ensaios NAT. Estudos realizados com Elisa mostraram que o limite de detecção é de aproximadamente 12 dias após infecção pelo VHC, com uma diferença média de detecção de 1 a 2 dias em relação aos testes de NAT.

No entanto, a utilização do Elisa em populações de baixo risco pode ocasionar resultados falso-positivos, consequentemente, o valor preditivo positivo do anti-HCV nessas populações é menor. Além disso, por se tratar de um teste baseado na detecção de anticorpos, apresenta limitações, como nos casos de infecção aguda e imunossuprimidos. Sabe-se que os anticorpos contra o VHC serão detectáveis, quando do início dos sintomas, em cerca de 50 a 70% dos indivíduos infectados; nos demais, somente depois de 3 a 6 semanas. Assim, o diagnóstico com base em Elisa, nesse período de janela imunológica, pode resultar em resultados falso-negativos e, portanto, nesses casos será necessária a utilização de um método de detecção qualitativa do RNA viral. Indivíduos gravemente imussuprimidos, como pacientes com aids e transplantados, também podem apresentar resultados falso-negativos pela baixa resposta humoral contra o VHC.

Um resultado positivo por Elisa para o VHC significa, portanto, que o indivíduo testado apresenta anticorpos contra o VHC, porém não permite discriminar se o resultado está relacionado com uma hepatite aguda ou crônica, ou se é decorrente de cicatriz sorológica. Contudo, um resultado negativo significa que o indivíduo não possui anticorpos por não ter tido contato com o HCV ou por não ter ainda desenvolvido anticorpos (janela ou imunossupressão).

Uma alternativa para auxiliar no diagnóstico é o uso da relação densidade ótica dividida pelo valor de corte (DO/C ou Sample/Cutoff) como um indicador de real positividade do Elisa. Estudos realizados em nosso meio mostram que Elisa repetidamente reagentes com DO/C maior que 3 se associam a 100% de resultados verdadeiros positivos (valor preditivo positivo) e apresentam em torno de 92% de positividade para o RNA do VHC por RT-PCR.

O teste complementar, conhecido como imunoblot, foi desenvolvido com a finalidade de eliminar os eventuais resultados falso-positivos do Elisa em populações de baixo risco. Ele se baseia na imobilização de antígenos específicos do HCV, recombinantes e/ou sintéticos, em fita de nitrocelulose. Os anticorpos específicos se ligam aos antígenos e, posteriormente, são revelados pela adição de um antianticorpo marcado por enzima que, em contato com o substrato específico, produz uma reação colorimétrica traduzida em um produto colorido insolúvel sobre a porção da tira onde ocorreu a reação antígeno-anticorpo. A interpretação do resultado varia de acordo com o fabricante, porém a maioria considera positiva a amostra que apresenta reatividade contra dois ou mais antígenos e negativas com ausência de reatividade. Amostras com reatividade contra apenas um antígeno terão seus resultados interpretados como indeterminados. Atualmente, no entanto, não são considerados de grande importância na prática clínica em razão do bom desempenho dos testes de anti--HCV Elisa de 3ª e 4ª gerações.

DETERMINAÇÃO SOROLÓGICA DE GENOTIPAGEM DO VHC

Os genótipos do VHC podem ser determinados pela observação de anticorpos diretamente dirigidos aos epítopos específicos dos genótipos do VHC com o uso de um Elisa competitivo. No mercado, existe um ensaio disponível (Murex HCV serotyping 1-6 HCO2®, Abbott Laboratories, North Chicago) que identifica o tipo (1 a 6), mas não discrimina entre os subtipos, permitindo interpretar resultados em 90% dos pacientes imunocompetentes com infecção crônica pelo VHC. Reatividade sorológica mista pode ser observada e pode estar relacionada à infecção com mais de um genótipo do VHC no mesmo indivíduo. Entretanto, reatividade cruzada ou recuperação de infecção com um genótipo e persistência de outro genótipo não é possível de ser diferenciada.

DETECÇÃO E QUANTIFICAÇÃO DO RNA-VHC

Por muitos anos, as unidades de quantificação do RNA--VHC usadas em diferentes ensaios não representavam a mesma quantidade de RNA-VHC em uma mesma amostra clínica. A Organização Mundial da Saúde (OMS) estabeleceu um padrão internacional baseado em unidades internacionais (UI) para descrever a quantidade de RNA-VHC de uma amostra clínica. Assim, a UI deve ser preferida a qualquer outro tipo de medida e é adotada em todos os ensaios comerciais de quantificação do RNA-VHC. Na verdade, o padrão de UI para descrever a quantidade de RNA-VHC em amostra clínica permite estabelecer recomendações e padrões em ensaios clínicos e aplicá-los na rotina da prática clínica.

Detecção qualitativa, não quantitativa do RNA-VHC

Ensaios de detecção qualitativa são baseados no princípio da amplificação do alvo usando a clássica PCR, a PCR em tempo real ou a amplificação mediada por transcrição (TMA).

O RNA-VHC é extraído e é transcrito em uma cadeia complementar (cDNa) pela enzima transcriptase reversa. A partir desta fase o cDNA é processado dentro dos ciclos de reações enzimáticas, provocando detecção de um grande número de cópias idênticas ao alvo. Trata-se de um método muito sensível pelo fato de amplificar exponencialmente as sequências do genoma viral.

Amplificação de cadeias de dupla fita de DNA do genoma do VHC é sintetizada em ensaios baseados na PCR, ao passo que cópias de cadeia simples de RNA são geradas pela técnica do TMA. As detecções de produtos amplificados são realizadas por hibridização e pelos *amplicons* produzidos por específicas sondas após reação na clássica PCR ou na técnica de TMA. Na PCR em tempo real, cada etapa de amplificação

conduz à emissão de um sinal fluorescente e o número de sinais por ciclo é proporcional à quantidade de RNA-VHC na amostra clínica. Ensaios de detecção qualitativa do RNA--VHC devem apresentar um limite de detecção inferior menor que 50 UI/mL e ter uma sensibilidade que permita identificar igualmente qualquer genótipo.

O limite de detecção inferior dos ensaios qualitativos ou não quantitativos RT-PCR como o Amplicor® HCV v2.0, ou versão semiautomatizada Cobas Amplicor HCV v2.0® (Roche Molecular Systems, Pleasanton, Califórnia) é de 50 UI/mL, enquanto o do ensaio baseado no TMA Versant HCV RNA® qualitativo (Siemens, Tarrytown, New York) é de 10 UI/mL. Os ensaios de PCR em tempo real, capazes de quantificar o RNA-HCV, têm limites inferiores de detecção de 15 UI/mL (Cobas Ampliprep®, Cobas Taqman® – Cap-CTM, HCV *test*®, Roche molecular Systems) e de 12 a 30 UI/mL de acordo com a quantidade de amostra de sangue testada (ABBOTT Real Time HCV assay®, ABBOTT Diagnostic) quando são usados como testes puramente não quantitativos ou ensaios qualitativos.

Detecção quantitativa do RNA-VHC

Pode ser feita por meio de técnicas de amplificação do alvo (PCR competitivo ou por PCR em tempo real) ou por técnica de amplificação do sinal (Branched DNA – bDNA assay). Existem cinco ensaios comerciais padronizados. Dois deles são baseados no PCR competitivo: Amplicor HCV Monitor v2.0® (e a versão semiautomatizada Cobas Amplicor HCV Monitor v2.0®) do Roche Molecular Systems, e o LCx HCV RNA quantitaive assay® do ABBOTT Laboratories; um é baseado na tecnologia do b DNA, Versat HCV RNA 3.0 assay® da Siemens; e os outros dois são baseados na técnica de amplificação de PCR em tempo real, o Cobas Taqman HCV *test*®, que pode ser acoplado com extração automatizada no Cobas Ampliprep – CAP-CTM® do Roche Molecular Systems e o ABBOTT Real Time HCV assay® do ABBOTT Diagnostics, que utiliza o Sistema Abbott M200RT e pode também ser acoplado com um processador de extração automatizado no m200sp (m200 Real--Time PCR Systems). As amostras que apresentam a quantificação do RNA-HCV no limite superior de detecção devem ser retestadas em diluições de 1/10 ou 1/100 para que se consiga acurácia na quantificação. O Cobas Taqman HCV test® tem se mostrado menos sensível para quantificar algumas amostras de HCV genótipos 4 e 2. Em adição, diferenças na calibração dos ensaios relativos à padronização do RNA-VHC levam a diferenças entre os resultados encontrados na mesma amostra, por diferentes ensaios, a despeito do uso de UI como medida--padrão para quantificação do RNA-VHC. Os ensaios de automação total de RT-PCR em tempo real são, hoje, uma realidade e representam o que há de melhor para diagnóstico e monitoramento de terapêutica para o VHC.

Determinação molecular dos genótipos do VHC (genotipagem)

O método de referência para determinação da genotipagem do VHC é o sequenciamento das regiões NS5B ou E1 do genoma do VHC por técnicas *in house*, seguidas por alinhamento com sequências protótipos e análise filogenética.

A técnica de sequenciamento para genotipagem do HCV consiste na amplificação de parte do genoma viral pela PCR, especialmente das regiões 5'NC, NS5B e *core*. Essas regiões são conservadas a ponto de permitirem a seleção de *primers* confiáveis, capazes de identificar todos os genótipos e, ao mesmo tempo, apresentar diversidade suficiente para discriminação dos diferentes tipos e subtipos do VHC. A PCR utilizada para o sequenciamento parte dos produtos amplificados previamente por PCR qualitativa ou quantitativa. Essa segunda reação de PCR é feita com nucleotídeos marcados que possibilitam a leitura nos sequenciadores e posterior interpretação pelo banco de dados internacionais.

Na prática clínica, o genótipo do VHC pode ser determinado por diferentes ensaios comerciais, usando a análise direta da sequência da região 5'NC (Trugene 5'NC HCV Genotyping Kit®, Siemens Medical Solution Diagnostics, Tarrytown, NY), hibridização reversa mediante sondas genótipo-específicas localizadas na região 5'NC (INNO-LIPA HCV II®, Innogenetics, Ghent, Belgium or Versant HCV Genotyping Assay®, Siemens Medical Solutions Diagnostics, Tarrytown, NY) e o mais recente, o Abbott RealTime HCV Genotype II® (Abbott Molecular Inc, Des Plaines, IL), que utiliza o produto amplificado pela RT-PCR em tempo real para a detecção dos genótipos.

O teste de genotipagem da Trugene oferece um software acoplado ao equipamento com uma biblioteca genômica previamente selecionada, que analisa as sequências da região 5'NC imediatamente após o sequenciamento, apresentando com os resultados a homologia com os padrões de tipos e subtipos do VHC baseados na região 5'NC. Esta metodologia está disponível apenas para pesquisa. Já o INNO-LIPA faz uso de fitas de nitrocelulose, onde estão imobilizadas sondas de oligonucleotídeos da região 5'NC complementares a cada tipo/subtipo específico do VHC. Essas fitas são hibridizadas em condições de alta estringência com produtos da PCR marcados com *primers* biotinilados no processo de amplificação. Após a hibridização, um conjugado de avidina terá a função de ligar-se ao híbrido biotinilado, permitindo a formação de um produto colorido que se precipita sobre a banda onde houve ligação do produto amplificado e a sonda. Portanto, a leitura é visual e permite discriminar os tipos de 1 a 6 e os subtipos 1a, 1b, 1a/1b, 2a/2c, 2b, 3a-c, 4a-h, 5a, 6a. Este método é de fácil execução e de alta sensibilidade, especificidade e reprodutibilidade.

O Abbott RealTime HCV genotype II® é um ensaio baseado na reação de RT-PCR em tempo real. O ensaio consegue detectar os genótipos 1, 2, 3, 4, 5, 6 e os subtipos 1a e 1b pelo uso de sondas de oligonucleotídeos marcadas com fluorescência, específicas para os genótipos.

O ensaio utiliza quatro conjuntos de *primers* da PCR para amplificar o genoma do VHC, presente em amostras clínicas. Um conjunto visa uma sequência dentro da região 5'NC para amplificar todos os genomas do VHC, isolados da amostra. O segundo conjunto de *primers* é dirigido para amplificar a região NS5B do genótipo 1a. O terceiro conjunto de *primers* se destina a amplificar a região NS5B do genótipo 1b, além de con-

ter um conjunto de *primers* para amplificação do controle interno (CI) da reação, usado para monitorizar todo o processo.

Durante a reação de amplificação, o RNA alvo é convertido em cDNA pela atividade da enzima transcriptase reversa. Primeiramente, os *primers* do VHC e CI reversos se anelam aos seus respectivos alvos, permitindo a extensão e a formação do cDNA. Após essa etapa, o conjunto de *primers* específicos marcados se anelam à fita de cDNA, para gerar o produto de DNA de cada genótipo. O ensaio requer três reações separadas e simultâneas por amostra, para que se possa identificar o genótipo do VHC. A reação A permite a identificação de todos os genótipos isolados e especificamente o genótipo 3 e o subtipo 1a. A reação B é específica para identificar os genótipos 2, 1 e o subtipo 1b. A reação C detecta isoladamente os genótipos 4, 5 e 6. Ao final do processo de amplicação, as amostras são analisadas por um software que determina qual o genótipo do VHC está presente na amostra. Esse é o método utilizado nos laboratórios de rotina e atendimento do SUS.

Mistura de subtipos é rara com essas técnicas, mas a presença de subtipos mistos pode ocorrer em 10 a 25% dos casos em estudo utilizando-se as sondas da região 5'NCR. Esses erros não têm grandes consequências, uma vez que somente os subtipos 1a e 1b são importantes na decisão terapêutica. Entretanto, a identificação exata dos genótipos reveste-se de grande importância clínica, uma vez que os genótipos condicionam o tipo e a duração da terapêutica contra o VHC.

DIAGNÓSTICO DA INFECÇÃO PELO VHC
Hepatite C aguda

Pacientes com suspeita de hepatite C aguda devem ser avaliados com ambos os testes de anticorpos anti-HCV Elisa e com RNA-VHC de técnica sensível, isto é, com um ensaio de RNA-VHC com limite inferior de detecção de pelo menos 20 UI/mL.

Após a exposição ao VHC, os anticorpos anti-HCV podem ser detectados pelo Elisa em 50 a 70% dos pacientes no início dos sintomas, aumentando para aproximadamente 90% após três meses. O RNA-VHC pode ser detectado, rotineiramente, no final da primeira até a terceira semana após a exposição e está presente no início dos sintomas (Figura 18.4.5).

A presença do RNA-VHC na ausência do anticorpo anti-HCV é um forte indicador de infecção aguda pelo VHC e deve ser confirmada pela soroconversão (isto é, o aparecimento de anticorpos anti-HCV) poucos dias a semanas mais tarde. Pacientes infectados agudamente podem também apresentar o RNA-VHC e os anticorpos anti-HCV ao mesmo tempo no diagnóstico. A dificuldade, nesse caso, é para distinguir hepatite C aguda de uma exacerbação aguda de uma infecção crônica pelo VHC ou de uma hepatite aguda de outra causa, em um paciente com infecção crônica pelo VHC.

A infecção aguda pelo VHC é pouco provável, em que ambos, os anticorpos anti-HCV e o RNA-VHC, estejam ausentes ou se o anticorpo anti-HCV estiver presente sem o RNA-VHC. Entretanto, esses pacientes devem ser retestados após algumas semanas porque o RNA-VHC pode estar temporariamente indetectável em razão de eventual estado transiente ou pelo controle parcial da replicação viral antes da infecção se tornar crônica.

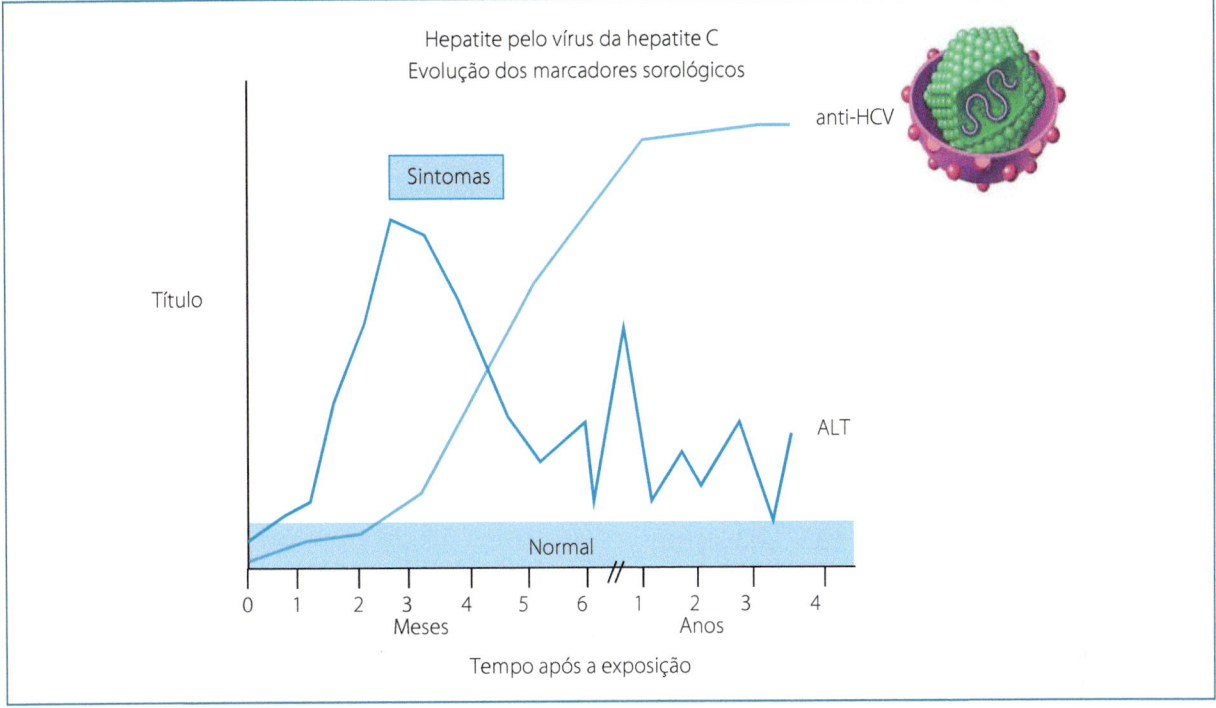

Hepatite pelo vírus da hepatite C
Evolução dos marcadores sorológicos

FIGURA 18.4.5 Representação gráfica da sequência de eventos durante a infecção pelo VHC.

Fora esses casos, a presença dos anticorpos anti-HCV na ausência do RNA-VHC é geralmente observada em pacientes que se recuperaram de antiga infecção pelo VHC. Entretanto, esse padrão deve ser diferenciado de um resultado falso-positivo do Elisa, para que se possa avaliar a real prevalência desses casos.

Infecção pelo VHC por transmissão vertical

A questão que deve ser levantada é de como se define a transmissão materno-infantil da infecção pelo VHC. Muitas crianças nascidas de mães com infecção crônica pelo VHC apresentam anti-HCV detectável (IgG) no sangue adquirido por transferência passiva placentária. Esses anticorpos adquiridos passivamente continuarão detectáveis na criança nos primeiros 12 a 15 meses de vida. Assim, o critério para identificar a transmissão materno-infantil da infecção pelo VHC será a detecção do anti-HCV e do RNA-VHC no sangue da criança após os 18 meses de vida.

Infecção crônica pelo VHC

Em pacientes com sinais clínicos e biológicos de doença crônica do fígado, a infecção crônica pelo VHC é confirmada quando estão presentes o RNA-VHC e o anticorpo anti-HCV. Detecção da replicação do VHC na ausência de anticorpos anti-HCV é excepcional com os ensaios de Elisa atuais (3ª e 4ª gerações) e observada exclusivamente em pacientes com imunossupressão severa, pacientes hemodialisados ou agaglobulêmicos.

Em pacientes sem indicação para terapia ou com contraindicação do uso das drogas antivirais, os testes virológi-

cos não têm valor diagnóstico. Dessa forma, eles podem ser usados para predizer o curso natural da infecção ou do início de manifestações extra-hepáticas. Em pacientes não tratados, a severidade da inflação ou fibrose do fígado deve ser avaliada a cada 3 ou 5 anos mediante biópsia hepática, testes sorológicos não invasivos ou testes de ultrasom.

HEPATITE PELO VÍRUS DELTA (VHD)

Considerado subvírus satélite do VHB e de outros pertencentes à família hepaDNAvírus, o VHD é constituído de uma pequena partícula esférica, envelopada, organizada e medindo cerca de 36 nm, variando de 35 a 37 nm. Esta partícula reveste-se externamente pelo AgHBs e, no interior do vírion, encontram-se o antígeno da hepatite D (AgHVD) e o genoma circular constituído de RNA-VHD. A classificação do VHD como subvírus satélite do VHB baseia-se nos princípios biológicos de que o VHD compõe-se de RNA, de pequeno tamanho, de cadeias simples, circulares e defeituosas, de não infectar na ausência do VHB e finalmente de depender da "função ajuda" de um vírus constituído de DNA. Na parte externa do VHD, observa-se envelope lipídico derivado do VHB e, no interior do vírion, encontra-se o seu antígeno, o AgHVD, único e específico, composto de duas proteínas, uma curta (*short*) denominada de AgHVD-S e outra longa (*long*) chamada de AgHVD-L. A forma curta (AgHVD-S) é requerida para a replicação viral do RNA e a longa (AgHVD-L) para inibir a replicação do RNA e promover o empacotamento do RNA nos vírions. Esse antígeno com duas formas de proteínas está localizado no núcleo das células hepáticas. Observa-se também pequeno genoma constituído de RNA, com 1,75 kilobases (kBa) de comprimento.

DIAGNÓSTICO LABORATORIAL ESPECÍFICO

O diagnóstico laboratorial da infecção pelo VHD é complexo em decorrência de sua própria história natural (tipos de infecção) e da utilização de diversos marcadores virais, tanto do VHB como do VHD, pela pesquisa de antígenos virais ou pela identificação de anticorpos específicos (Tabela 18.4.2).

O encontro do AgHVD em tecido hepático constitui o principal exame laboratorial utilizado no diagnóstico das diversas formas clínicas de hepatite D. A identificação do antígeno é feita pelas técnicas de imunoperoxidase ou imunofluorescência. Ele se localiza no núcleo dos hepatócitos e, ocasionalmente, em fases mais avançadas da doença, no citoplasma. Não se aconselha a mensuração do AgHVD no soro, uma vez que, na hepatite D crônica, os anticorpos homólogos estão em altos títulos e bloqueiam os antígenos, formando imunocomplexos, o que impede sua detecção.

Para o sorodiagnóstico da hepatite aguda D (coinfecção ou superinfecção), destaca-se a detecção da fração IgM anti-HDV mediante técnicas imunoenzimáticas (Elisa) ou de RIA.

A persistência da fração IgM anti-HDV no soro dos pacientes que desenvolvem a forma aguda de hepatite D, tanto por coinfecção como por superinfecção, prediz a tendência à cronicidade, com evolução para cirrose. A alta positividade para a fração IgM anti-HVD nos pacientes cirróticos indica a manutenção da atividade replicativa do VHD por longo período. Nos pacientes com hepatite aguda D, a produção da fração IgM anti-HDV surge e desaparece rapidamente.

No curso da coinfecção aguda VHB + VHD (Figura 18.4.6), o perfil sorológico sugere infecção aguda pelo VHB, identificando-se a fração anti-HBc IgM, sem a expressão da antigenemia D. A expressão dos marcadores sorológicos do VHD dar-se-á 4 a 8 semanas após a exposição, com aparecimento inicial do RNA-VHD, seguido do AgHVD e, posteriormente, da fração anti-HDV IgM. A expressão inicial do VHB provoca um pico maior da alanino minotransferase (ALT), ocorrendo o segundo pico da ALT na expressão do VHD.

Na superinfecção aguda pelo VHD (Figura 18.4.7) em portador do VHB (AgHBs-reativo), ou seja, com antigenemia VHB preexistente, o perfil sorológico revela-se mais simples. Nesse tipo de infecção, não se encontra a fração anti-HBc IgM e ocorre a positividade para o AgHBe ou anti-HBe, dependendo do estado do portador do AgHBs. A expressão do VHD, nesse caso, mostra-se semelhante ao observado na coinfecção (Figura 18.4.8).

Nas formas crônicas de hepatite D (HDV), o diagnóstico sorológico baseia-se na detecção da fração IgM anti-HD ou IgG anti-HD com altos títulos (1 título > 1/100.000) e a confirmação da presença do AgVHD no tecido hepático. O isolamento do RNA do VHD no soro ou no tecido hepático, mediante técnicas de hibridização molecular e PCR, tem importância no diagnóstico da HDV crônica e sua presença indica alta infectividade. O VHD-RNA persistentemente positivo no soro no estágio agudo de infecção indica a progressão para a cronicidade em portadores do AgHBs com infecção aguda pelo VHD. O seu desaparecimento resultaria em hepatite aguda pelo VHD autolimitada.

Outra forma de pesquisar a infecção pelo VHD é oferecida pelas técnicas de análise molecular do genoma VHD, clonando e sequenciando diretamente o VHD-RNA. Esses testes não têm as limitações dos imunoensaios enzimáticos ou RIA que fazem a detecção direta do AgHVD, podendo este ser sequestrado em imunocomplexos com anticorpos circulantes. A técnica de PCR desempenha um papel importante nas fases iniciais da infecção (antes da soroconversão) e também durante a hepatite aguda e a crônica. Ela também permite monitorizar a eficácia dos agentes antivirais, uma vez que pode detectar 10 a 100 cópias do genoma viral no soro. Em consequência da heterogeneidade genética do VHD, testes moleculares que avaliam a região conservada, a metade C-terminal do gene AgHVD, são os mais úteis na prática clínica. O diagnóstico molecular da infecção pelo vírus D, apesar da complexidade do método e de não ser utilizado na rotina, possibilitou um conhecimento maior das formas de infecção e de seu prognóstico.

TABELA 18.4.2 Interpretação dos marcadores sorológicos, moleculares e teciduais na infecção pelo VHD.

Marcador	Interpretação
AgHVD	Marcador sorológico de infecção aguda e precoce.
	Presente na maioria dos casos de coinfecção aguda (VHB+VHD).
	Presente no tecido hepático nas fases aguda, fulminante e crônica da infecção.
Anti-HVD IgM	Marcador sorológico de infecção aguda (transitório e limitado).
	Presente por longo período nas formas crônicas da infecção.
	Presente em altos títulos, indica infecção ativa persistente.
Anti-HVD IgG	Presente tardiamente nas formas crônicas da infecção.
	Presente em altos títulos ($\geq 10^3$), indica replicação viral (cronicidade).
	Presente com anti-HBs e anti-HBc, indica infecção pregressa.
RNA-VHD	Expressão intra-hepática do AgHVD.
	Marcador de replicação (fase aguda e crônica da infecção).
	Utilizado como controle (resposta ao tratamento).

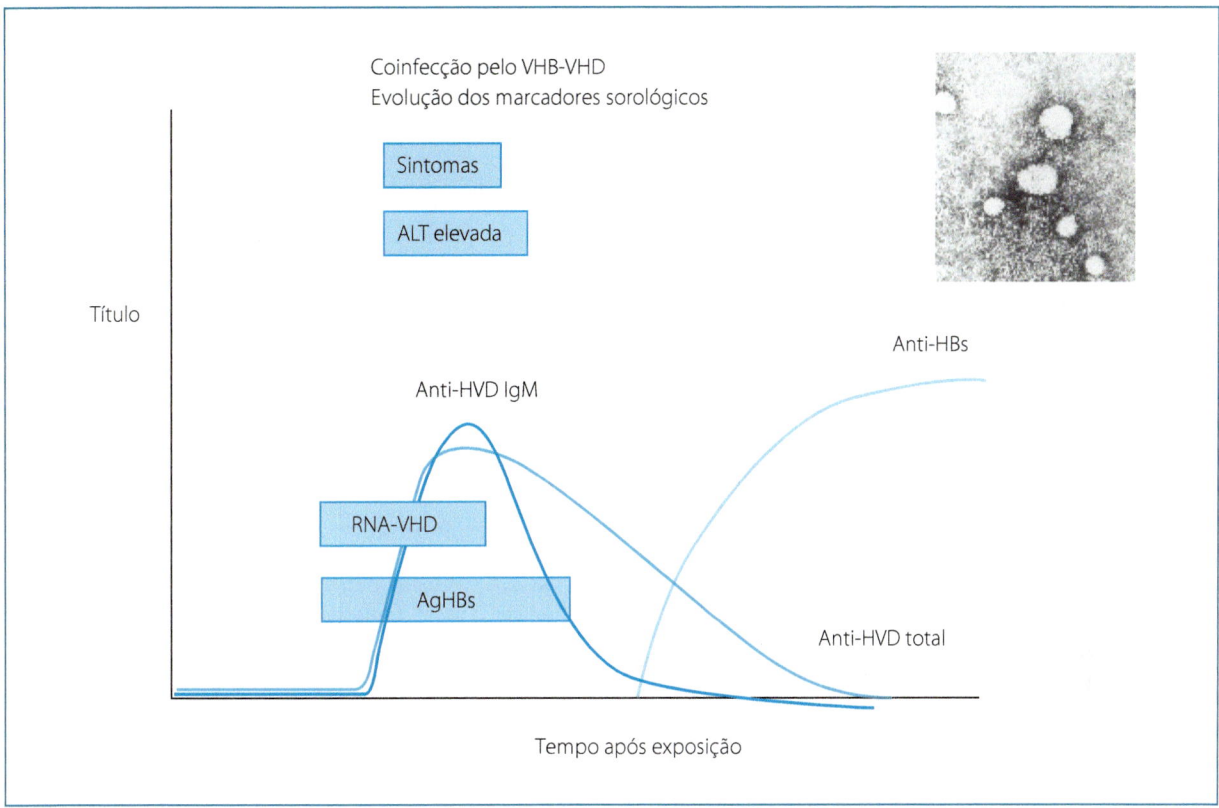

FIGURA 18.4.6 Representação gráfica da sequência de eventos na coinfecção pelo VHB+VHD.

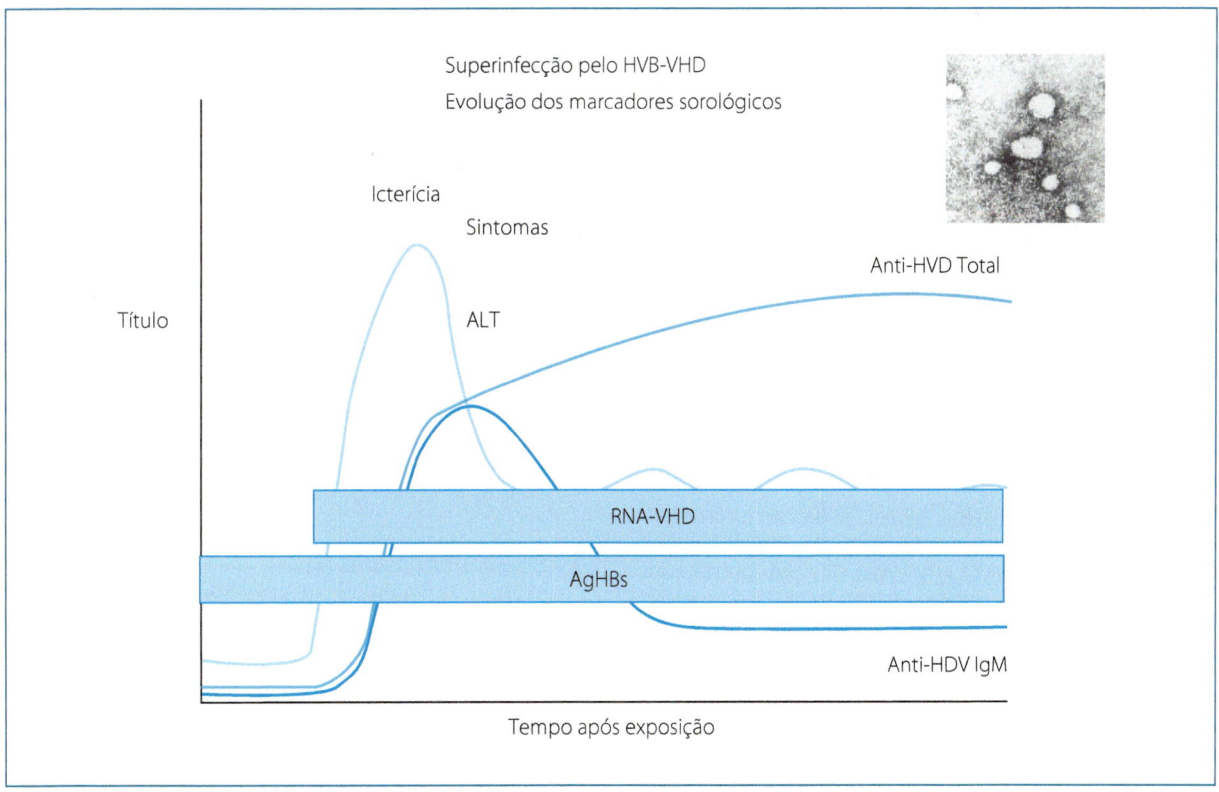

FIGURA 18.4.7 Representação gráfica da sequência de eventos na superinfecção pelo VHB+VHD.

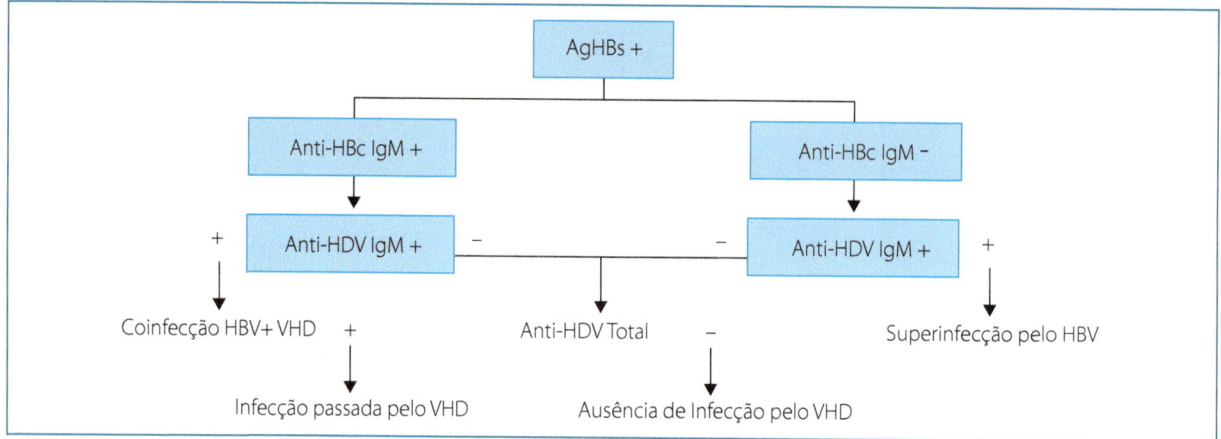

FIGURA 18.4.8 Algoritmo para diagnóstico e seguimento da infecção pelo VHD.

HEPATITE PELO VÍRUS E
DIAGNÓSTICO LABORATORIAL ESPECÍFICO

Os primeiros métodos utilizados para o diagnóstico de infecção pelo VHE foram a imunoeletromicroscopia (IEM), e os ensaios de bloqueio com anticorpos fluorescentes. Os dois métodos mostraram-se trabalhosos e com baixa sensibilidade. A PCR é um método muito sensível e específico que pode detectar o RNA viral na bile, sangue, fígado e fezes. Entretanto, tem sido mais utilizada em pesquisas em virtude do seu custo e das dificuldades para sua utilização rotineira. O Elisa é o método laboratorial mais utilizado em virtude de sua padronização, da facilidade de execução e por permitir a detecção de anticorpos das classes IgM e IgG.

Imunoeletromicroscopia (IME)

Tem sido usada para detecção de partículas virais nas fezes e para determinar títulos de anticorpos no soro. O método é altamente específico, porém apresenta desvantagens, como seu desempenho ineficiente, exigindo grandes quantidades de antígenos e/ou altos títulos de anticorpos, além de exigir um profissional altamente qualificado para o respectivo manuseio. Independentemente das desvantagens apresentadas, a IEM tem sido utilizada em estudos de modelos animais, clonagem do genoma viral e na identificação das diferentes cepas virais do VHE.

Ensaio de bloqueio com anticorpos fluorescentes

O antígeno do vírus da hepatite E (AgHVE) foi identificado por meio de sondas preparadas com soros de doentes na fase de convalescência, em hepatócitos de macacos e chimpanzés infectados experimentalmente. O ensaio de bloqueio com anticorpos fluorescentes detecta os anticorpos que reagem contra o AgHVE pelo uso de sondas preparadas com soro, previamente demonstrado por IME, contendo partículas virais do paciente com HVE. Embora a técnica seja trabalhosa, difícil, cara e sem possível uso em diagnósticos de rotina, ela foi aplicada na identificação sorológica de infecção pelo VHE no mundo todo.

Reação em cadeia da polimerase (PCR)

A detecção da viremia por transcrição reversa e reação em cadeia da polimerase (RT-PCR) tem sido um fator importante na compreensão do padrão da doença e dos aspectos moleculares do VHE. O RNA viral tem sido detectado nas fezes e amostras de soros de pacientes e animais infectados experimentalmente. A sequência amplificada mais comum está localizada na região da polimerase na ORF1, ou na região 3' terminal da ORF2.

A detecção do RNA do VHE, por RT-PCR, tem sido aplicada para avaliar o título de inóculo usado em estudos de transmissão experimental e detectar fitas negativas de replicação intermediárias do RNA-VHE no fígado de animais infectados e RNA senso-positivo em meio de cultura de células infectadas. A RT-PCR tem possibilitado os estudos de epidemiologia molecular, permitindo avaliar os padrões da evolução viral das diferentes localizações geográficas.

Recentemente, uma RT-PCR em tempo real (*real time*) foi descrita para detecção do VHE. Entretanto, a reação usando o cDNA padrão pode aumentar o risco potencial de erros incidentais, quando se utiliza para detecção direta do RNA da amostra. Outro método, o ensaio Taqman, tem sido considerado de sensibilidade não satisfatória para o diagnóstico do VHE no soro (1.000 cópias/mL).

Um novo método mais rápido e sensível tem sido proposto baseado na PCR em tempo real, em que o cDNA é gerado por transcrição *in vitro* derivado da ORF 2, os *primers* e sondas são desenhados baseados na sequência do VHE. Esse método detecta $1,68 \times 10$ cópias do VHE mRNA. A detecção por nested RT-PCR é de $3,55 \times 10^3$ cópias/mL de RNA em comparação com o real time RT-PCR. Esses dados indicam que a RT-PCR em tempo real pode ser, em curto prazo, o mais sensível e efetivo método para detecção da infecção pelo VHE em investigações epidemiológicas.

Enzimaimunoensaios (Elisa)

Até meados da década passada, o diagnóstico da HVE era baseado na exclusão sorológica de outros vírus causadores de hepatites. Em 1990, o isolamento de um clone parcial de cDNA do VHE possibilitou a elaboração de testes para a identificação de anticorpos anti-VHE, quer pela construção de antígenos recombinantes peptídeos sintéticos, quer por um mosaico proteico do VHE. Os exames para pesquisa do anti-VHE (IgM e IgG) são realizados por Elisa ou por técnica de imunoblot.

Os antígenos-alvo para esses ensaios são as proteínas recombinantes ou os peptídeos sintéticos que correspondem aos epítopos imunodominantes das proteínas estruturais (ORF2 e ORF3), derivadas das duas principais cepas do VHE, Burma e México.

Os produtos dos genes das três ORF levam a formação de anticorpos após a infecção, mas os testes sorológicos disponíveis apresentam preferencialmente antígenos derivados das ORF2 e 3. Entretanto, a heterogeneidade genética, expressa ao nível dos aminoácidos das proteínas da ORF3, é maior que a da ORF2, resultando na diminuição da sensibilidade do teste, quando comparado com os que apresentam diferentes regiões do genoma do VHE. Além disso, anticorpos derivados das proteínas da ORF3 têm uma vida-média menor do que aqueles derivados da ORF2. Finalmente, as proteínas derivadas da ORF2 estimulam anticorpos neutralizantes, enquanto aquelas derivadas da ORF3 não. Assim, as proteínas derivadas da ORF2 são suficientes para a produção de ensaios sensíveis e específicos para detecção do VHE.

Anticorpos IgM anti-VHE têm sido detectados em 95% dos pacientes com infecção recente cerca de quatro dias após o início dos sintomas. Os títulos de IgM anti-VHE estão elevados durante o pico de transaminases no soro e tornam-se indetectáveis dentro de 4 a 5 meses após o início da infecção. O teste para a pesquisa do anti-VHE IgM apresenta alta sensibilidade para o diagnóstico de infecção recente. O padrão de anormalidade das enzimas hepáticas é similar ao de outras causas de hepatites virais agudas e é monofásico. As transaminases e as bilirrubinas do soro tendem a se normalizar 1 a 6 semanas após o pico.

Anticorpos anti-VHE IgG são encontrados desde o início da infecção, com pico entre 30 a 40 dias após a fase aguda da doença, e podem persistir por 8 a 14 anos. Entretanto, os títulos de anti-VHE IgG tendem a baixar com o passar do tempo e sua capacidade para sustentar a imunidade é questionável.

Em amostras de fezes, a RT-PCR tem auxiliado no diagnóstico dos casos agudos de hepatite pelo vírus E. O VHE pode ser detectado nas fezes aproximadamente uma semana antes do início dos sintomas da doença e persistir por mais duas semanas. Em alguns casos, o RNA do VHE pode ser detectado nas fezes, por RT-PCR, até 52 dias após o início da infecção. No soro, o RNA do VHE pode ser detectado, na maioria dos pacientes, duas semanas após o início da doença; e, em alguns casos, a reatividade pode se prolongar de 4 a 16 semanas. Em estudos experimentais envolvendo macacos inoculados com cepas Mianmá e do México, foi possível a detecção do RNA-VHE, no soro e nas fezes, paralelamente ao pico das transaminases. Entretanto, algumas vezes, o curso da viremia (RNA-VHE sérico) pode ser curto e preceder os sintomas e o pico das enzimas, conduzindo, nessas situações, a um resultado negativo de PCR (Figura 18.4.9).

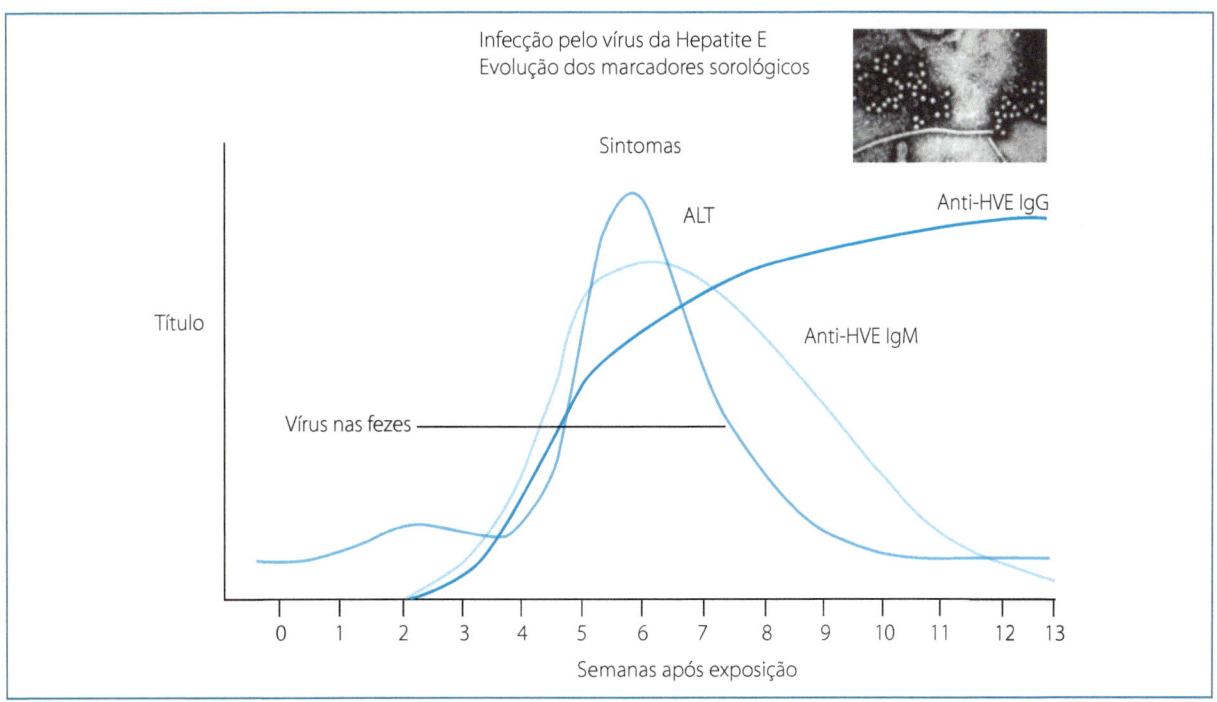

FIGURA 18.4.9 Representação gráfica da sequência dos eventos durante a infecção pelo VHE, com base no seguimento de pacientes e primatas infectados experimentalmente.

BIBLIOGRAFIA SUGERIDA

Ahn J-M, Rayamaiji N, Kang SG, Yoo HS. Comparison of real time reverse transcriptase-polymerase chain reaction and nested or comercial reverse trancriptase-polymerase chain recation for the detection of hepatitis E virus particle in human serum. Diagn Microbiol Infect Dis. 2006;56:269-74.

Blackberg J, Kidd-Ljunggren K. Occult hepatitis B virus after acute self-limited infection persisting for 30 years without sequence variation. J Hepatol. 2000;33:992-7.

Blum HE, Liang TJ et al. Persistence of hepatitis B viral DNA after serologiocal recovery from hepatitis B virus infection. Hepatology. 1991;14:56-63.

Brechot C, Thiers V et al. Persistent hepatitis B virus infection in subject without hepatitis B surface antigen: clinically significant or purely "occult"? Hepatology. 2001;34:194-203.

Buti M, Esteban R, Jardi R et al. Chronic delta hepatitis: detection of hepatitis delta virus antigen in serum by immunoblot and correlation with others markers of delta viral replication. Hepatology. 1989;10:907-10.

Buti M, Jardi R, Bosch A et al. Assessment of the PCR-Southern blot technique for analysis of viremia in patients with hepatitis A. Gastroenterol. 2001;24:1-4.

Cacciola I, Pollicino T, Squadrito G et al. Occult hepatitis B virus infection in patients with chronic hepatitis C liver disease. N Engl J Med. 1999;341:22-6.

Chevaliez S, Bouvier-Alias M, Brillet R, Pawlotsky JM. Overestimation and underestimation of hepatitis C vírus RNA levels real-time polymerase chain reaction. Hepatology. 2007;46:22-31.

Colin C, Lanoir D, Touzet S et al. Sensitivity and specificity of third-generation hepatitis C virus antibody detection assays: an analysis of the literature. J Viral Hepat. 2001;8:87-95.

Gonçales NSL, Costa FF, Vassalo J et al. Diagnosis of hepatitis C in Brazilian blood donors using a reverse transcriptase nested polymerase chain reaction: comparison with enzyme immunoassay and recombinant protein immunoblott assay. Rev Inst Med Trop S Paulo. 2000;42:263-7.

Gonçales NSL, Pinho JRR, Moreira RC et al. Hepatitis E vírus immunoglobulin G antibodies in different populations in Campinas, Brazil. Clin Diagn Lab Immunol. 2000;7:813-6.

Grandjacques C, Pradat P, Stuyver L et al. Rapid detection of genotypes and mutations in the pre-core promoter and the pre-core region of hepatitis B virus genome: correlation with viral persistence and disease severity. J Hepatol. 2000;33(3):430-9.

Jardim RN, Gonçales NS, Pereira JS et al. Occult hepatitis B vírus infection in immunocompromised patients. Braz J Infect Dis. 2008;12:300-5.

Jean J, Blais B, Darveau A et al. Detection hepatitis A virus by the nucleic acid sequence-based amplification technique and comparison with reverse transcription-PCR. Appl Environ Microbiol. 2001;67:5593-600.

Jilg W. Sieger E et al. Individuals with antibodies against hepatitis B core antigen as the only serological marker for hepatitis B infection: high percentage of carriers of hepatitis B and C virus. J Hepatol. 1995;23:14-20.

Jothikumar N, Cliver DO, Marian TW. Immunomagnetic captures PCR for rapid concentration and delection of hepatitis A virus from environmental samples. Appl Environ Microbiol. 1998;64:504-8.

Lakshmi V, Reddy AK, Dakshinamurty Kv. Evaluation of commercially avaiable third-generation anti-HCV vírus enzyme-linked immunosorbent assay in patients on haemodialysis. Indian J Med Microbiol. 2007;25:140-2.

Liu CJ, Kao JH. Hepatitis B virus genotype: what the should clinician know? Curr Hepat Rep. 2007;6:17-23.

Valsamakis A. Molecular testing in the diagnosis and management of chronic hepatitis B. Clin Microbiol Rev. 2007;20:426-39.

18.5 Hepatite viral A[*]

Coordenadores: *Rinaldo Focaccia Siciliano e Roberto Focaccia*

Ana Maria Coimbra Gaspar // Cláudia Lamarca Vitral
Jaqueline Mendes de Oliveira // Orlando Jorge Gomes da Conceição
Linda Muñoz Espinosa // Paula Cordero Pérez
Idalia Cura Esquivel // Milagros Dávalos Mosco
Martin Padilla Machaca // Fernando Brandão Serra

INTRODUÇÃO

A hepatite pelo vírus A (VHA) historicamente foi denominada, entre muitas outras terminologias, como hepatite infecciosa, hepatite epidêmica, hepatite AgHbs negativa, hepatite de período de incubação curto, hepatite MS_1. Epidemias de icterícia são relatadas desde os tempos de Hipócrates, provocadas pelo clima frio ou excesso de ingestão de álcool. As epidemias de hepatite eram frequentes em campanhas militares, não havendo dúvidas de que algumas delas foram causadas pelo vírus da hepatite A (VHA). No século IX, a doença era conhecida como icterícia epidêmica ou icterícia catarral aguda, com duração de poucas semanas e de evolução benigna. Em 1923, Blumer publica trabalho em que apresenta evidências de que a hepatite infecciosa é a causa da icterícia catarral epidêmica. Durante e após a Se-

---

[*] Este capítulo resultou de uma síntese dos vários capítulos publicados no *Tratado de Hepatites Virais e Doenças Associadas*, 3ª edição, por nós coordenado e editado pela Editora Atheneu, e que contou com a colaboração de grandes especialistas em cada um dos aspectos da doença na profundidade requerida por essa publicação especializada. Pretendemos apresentar o essencial de todo o trabalho publicado, integrando os capítulos em uma síntese de cada um deles, sem alterar o conteúdo, porém adequando aos objetivos didáticos possíveis e no espaço apropriado para esta publicação. Esse difícil trabalho deveu-se a um grande esforço do **Prof. Dr. Rinaldo Focaccia Siciliano,** com a supervisão do Editor Científico.

gunda Guerra Mundial, por meio de estudos virológicos e epidemiológicos com voluntários, foi possível diferenciar claramente a hepatite infecciosa da hepatite sérica, esta última relacionada com o vírus da hepatite B (VHB). Somente nas duas últimas décadas é que foi possível individualizar o agente etiológico por microscopia eletrônica e reproduzir a doença em animais de experimentação (o sagui *Saguinus mystax* é o modelo biológico mais susceptível de infecção experimental). Também foi possível obter o crescimento do vírus em meio de cultura com células de primatas, permitindo o desenvolvimento de testes diagnósticos e de vacinas atenuadas e inativadas contra o VHA.

ETIOLOGIA

CLASSIFICAÇÃO E MORFOLOGIA

O VHA está classificado na família Picornaviridae como representante único do gênero Hepatovirus. Como os demais membros dessa família, o VHA não tem envelope lipídico e seu genoma é revestido por um capsídeo proteico composto por 60 cópias de cada uma de suas proteínas estruturais, VP1, VP2 e VP3. O genoma do VHA é constituído por uma molécula de RNA de fita simples com polaridade positiva que funciona, também, como RNA mensageiro.

Além do hepatotropismo e da inabilidade em suprimir a síntese de macromoléculas da célula hospedeira, outras características distinguem o VHA dos demais membros da família Picornaviridae, como a notável estabilidade da partícula viral e o ciclo replicativo lento, não citopático, do VHA selvagem. Muitos outros aspectos que tornam esse hepatovírus "único" incluem a morfogênese do vírion, o processamento da poliproteína e suas interações com a célula hospedeira.

A partícula viral, não envelopada, apresenta simetria icosaédrica e diâmetro de 27 a 32 nanômetros. Imagens da partícula do VHA reveladas por criomicroscopia eletrônica mostram, também, diferenças significativas na estrutura desse vírus em comparação com os outros picornavírus.

ORGANIZAÇÃO DO GENOMA DO VHA

O genoma do VHA, de aproximadamente 7,5 kilobases (kb), contém uma única fase de leitura aberta (ORF, do inglês *open reading frame*) flanqueada por regiões não traduzidas (NT): a região 3'NT, constituída por uma sequência curta (40 a 80 *nucleotídeos*), seguida por uma cauda poli-A, e uma região 5'NT típica, de tamanho correspondente a 10% do genoma (Figura 18.5.1). A região 5'NT do VHA, como a de outros membros da família Picornaviridae, abriga um sítio interno de entrada no ribossoma (IRES, do inglês *internal ribosomal entry site*), que direciona a tradução cap-independente da poliproteína.

A ORF é traduzida em uma única poliproteína de 2.225 a 2.227 aminoácidos. O terço aminoterminal da ORF (segmento P1) codifica para as proteínas estruturais VP2, VP3 e VP1, que compõem o capsídeo viral. Deve-se assinalar que, enquanto a maioria dos picornavírus tem quatro polipeptídios em seu capsídeo, a proteína VP4 não foi demonstrada para o VHA.

Os segmentos P2 e P3 da ORF codificam para as proteínas não estruturais, necessárias para a replicação do VHA: 2B, 2C, 3A, 3B, 3C^{pro} e 3D^{pol}. O processamento proteolítico da poliproteína ocorre simultaneamente à tradução, sob a atividade da protease 3C^{pro}. A partir da clivagem na junção 2A/2B, são gerados, além da proteína VP3 madura, dois precursores das proteínas de capsídeo: VP0 (VP4-VP2) e VP1/2A. Esse complexo (estrutural/não estrutural) intermediário, VP1/2A, essencial para o processo de morfogênese do vírion, será clivado por uma protease celular posteriormente.

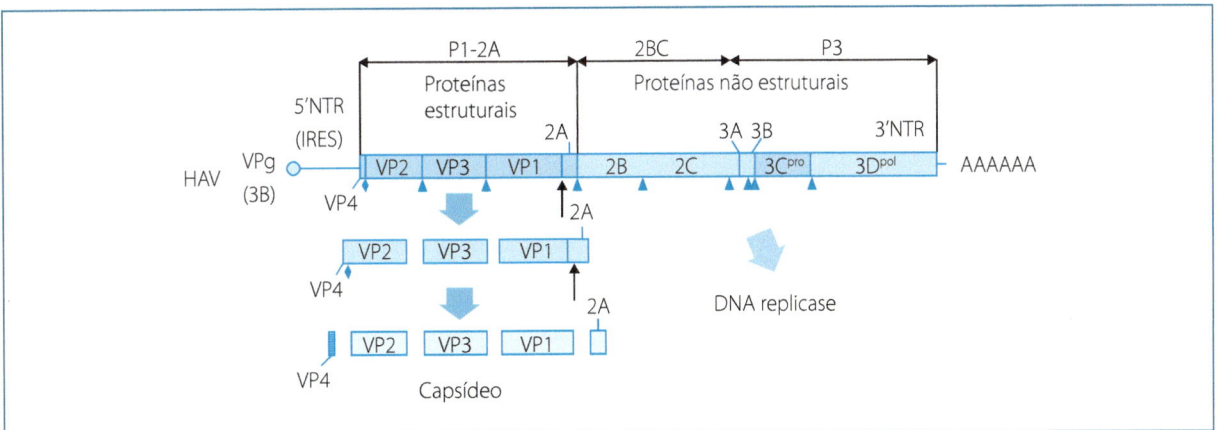

FIGURA 18.5.1 Organização do genoma e processamento da poliproteína do VHA. O genoma RNA de fita simples de polaridade positiva contém uma única fase de leitura aberta. A poliproteína é processada proteoliticamente pela protease viral 3C^{pro} (os sítios de clivagem estão identificados por triângulos) e por uma protease celular (indicada na figura por uma seta apontada para a junção VP1/2A). As proteínas maduras estruturais (VP2, VP3 e VP1) e não estruturais (2B, 2C, 3A, 3B, 3C^{pro} e 3D^{pol}) estão representadas por retângulos. Um segmento curto (supostamente VP4), localizado na junção com região VP2, seria liberado a partir da clivagem no sítio, representado na figura por uma forma de diamante.

Fonte: Adaptada de Martin e Lemon, 2006.

No entanto, o papel da proteína não estrutural 2A do VHA, que supostamente estaria envolvida na montagem da partícula viral, é controverso. Alguns estudos de infecção experimental demonstraram a atenuação da virulência em saguis, resultante de mutações na região 2A, embora não interfiram na propagação do VHA em cultura celular. Por outro lado, mutações nas regiões 2B e 2C são importantes na adaptação de cepas selvagens do VHA para replicação em cultura celular. É provável que essas proteínas interajam de forma altamente específica com as proteínas celulares.

A proteína 3A provavelmente participa na adsorção do complexo vírus-célula. A proteína 3B (também conhecida como VPg), ligada covalentemente à região 5'NC, parece atuar como proteína iniciadora para a síntese do RNA. A proteína 3D^{pol} é uma RNA polimerase dependente de RNA.

REPLICAÇÃO DO VÍRUS DA HEPATITE A

A primeira etapa na replicação, após a descapsidação do RNA, é a síntese da poliproteína, que é direcionada pela região IRES, localizada no último domínio da região 5'NT. O IRES liga-se à subunidade 40S do ribossoma celular para dar início ao processo de tradução, a partir de dois códons de iniciação (AUG) localizados em regiões bem próximas, entre os nucleotídeos 735-737 e 741-743 da região 5'NT. Demonstrou-se, por deleção seletiva, que o segundo códon AUG era mais frequentemente utilizado *in vitro* em células BS-C-1, embora ambos os códons possam funcionar de forma independente. O IRES do VHA tem um nível muito baixo de atividade de tradução, mesmo em células mais permissivas, quando comparado a outros picornavírus. É provável que essa baixa atividade do IRES contribua de forma substancial para a propagação lenta e não citolítica do VHA, tanto em culturas celulares como em primatas experimentalmente infectados.

Para a replicação do genoma, o VHA sintetiza uma cópia de RNA complementar de polaridade negativa (intermediário replicativo), que servirá de molde para a síntese de novas fitas de polaridade positiva. A síntese das fitas positivas ocorre dentro do retículo endoplasmático liso, um processo catalisado pelas proteínas não estruturais recém-formadas. Esse processo gera, rapidamente, grande quantidade de moléculas de RNA de polaridade negativa (intermediário replicativo) e muitas cópias de RNA de polaridade positiva. Essas novas moléculas de RNA podem ser traduzidas para síntese de novas proteínas virais ou servir de molde para síntese de outras moléculas de polaridade negativa ou, ainda, podem ser empacotadas para formação de novas partículas virais.

A última etapa do ciclo replicativo consiste na montagem da partícula viral. Os três polipeptídios (VP1, VP2 e VP3) de capsídeo do VHA são montados em uma estrutura icosaédrica contendo 60 cópias de cada um. Nas preparações virais para microscopia eletrônica, encontram-se tanto capsídeos vazios como partículas virais completas contendo RNA. Ambas apresentam epítopos definidos que contribuem para a formação de um sítio de neutralização imunodominante na superfície viral.

VARIABILIDADE GENÉTICA E ANTIGÊNICA

A variabilidade genética do VHA foi demonstrada a partir do desenvolvimento de métodos de detecção e análise das sequências genômicas de isolados de VHA de várias regiões do mundo. Nesses primeiros estudos, que se basearam no critério de classificação dos poliovírus, foram analisadas sequências parciais, correspondentes a duas regiões do genoma que compreendem cerca de 350 pares de bases: a primeira é uma região altamente conservada (carboxiterminal do VP3); e a outra é mais variável (região da junção VP1/2A).

Em 1992, Robertson et al. selecionaram um segmento curto (168 nucleotídeos) da região da junção VP1/2A para analisar 152 isolados do VHA procedentes dos Estados Unidos e da Ásia. Esse estudo pioneiro, que não incluiu amostras procedentes de outras regiões do mundo como América do Sul e África, resultou na classificação do vírus em sete genótipos (I a VII). Posteriormente, Costa-Mattioli et al. (2002) empregaram um método alternativo utilizando a sequência completa da região VP1 (900 nucleotídeos), que possibilitou o agrupamento dos isolados analisados em cinco grupos genéticos distintos. Deve-se ressaltar que esse estudo não incluiu a cepa JM-55 (genótipo VI) nem aquelas previamente classificadas como genótipo IIIB. No entanto, a compilação desses estudos levou à atual classificação do VHA em seis genótipos: três de origem humana (I, II e III) e três de origem símia (IV, V e VI) encontrados em algumas espécies de macacos do Velho Mundo. Como sugerido por esses autores e, em seguida, confirmado por Lu et al. (2004), os genótipos previamente descritos como II e VII eram, de fato, subgenótipos do genótipo II.

A distribuição geográfica dos genótipos do VHA (Figura 18.5.2) é variável. O genótipo 1 apresenta distribuição global, com predomínio do subgenótipo IA sobre o IB. Na América do Norte, assim como na China e no Japão e em diversos países da Europa, os subgenótipos IA e IB são os mais frequentes. Na América do Sul (excetuando-se o Brasil), observa-se a circulação exclusiva do subgenótipo IA.

A cocirculação de diversos subgenótipos tem sido relatada em algumas regiões, como a ocorrência simultânea dos subgenótipos IA e IB na França e de IA e IIIA na Índia. No Brasil, a análise filogenética de isolados de VHA, procedentes das cinco regiões geográficas, demonstrou o predomínio do subgenótipo IA, identificado em 231 das 232 amostras analisadas pelo método tradicional de genotipagem na região VP1/2A (168 nucleotídeos). Outros estudos empregando o mesmo método revelaram a cocirculação dos subgenótipos IA e IB no Rio de Janeiro, Pernambuco, Amazonas e Goiás. A identificação simultânea dos dois subgenótipos em amostras procedentes de surtos de hepatite A, como demonstrado em alguns desses estudos, sugere a ocorrência simultânea de mais de uma fonte de transmissão.

Poucas sequências nucleotídicas completas do genoma do VHA estão, atualmente, disponíveis; a maioria (15/26) de origem asiática (Japão, China, Tailândia) e as demais procedentes da Austrália, Estados Unidos, Alemanha, França, Itália, Noruega, Norte da África, Quênia, Brasil e Uruguai. A

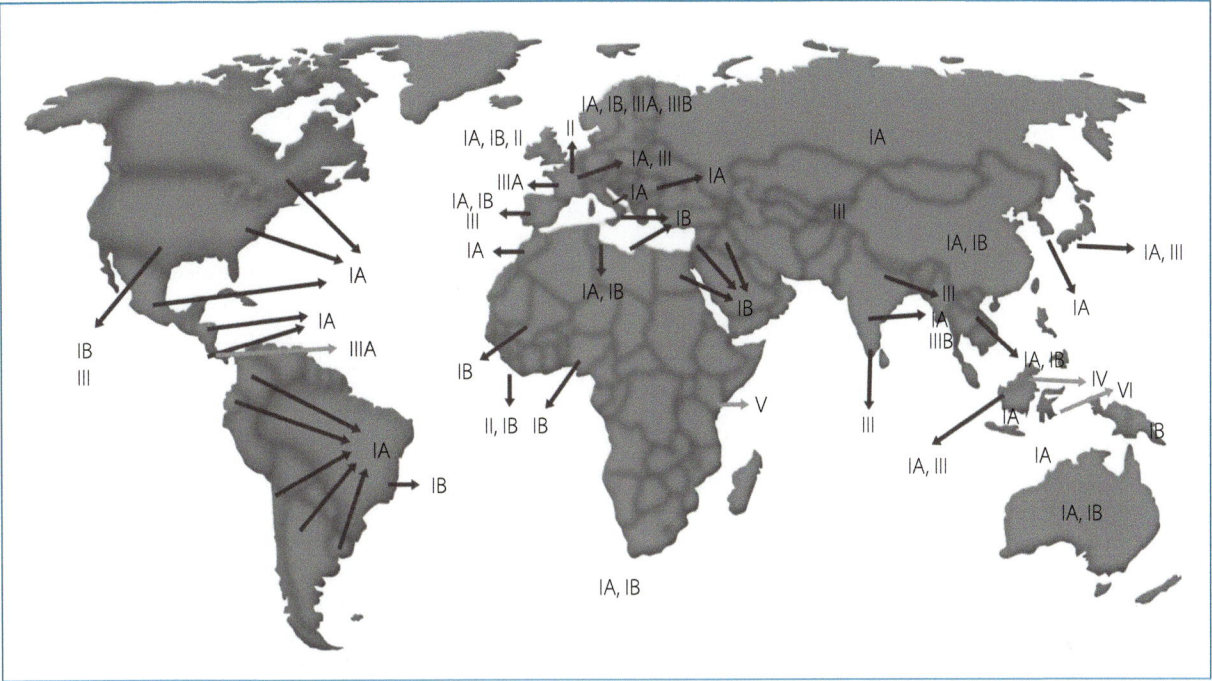

FIGURA 18.5.2 Distribuição geográfica dos genótipos do VHA. Os genótipos IV, V e VI são isolados de símios. O subgenótipo IIIA, identificado no Panamá, foi isolado de macaco-coruja (*Aotustrivirgatus*).
Fonte: Adaptada de Cristina J, Costa-Mattioli M, 2007.

sequência completa da cepa HAF-203 – isolada no Brasil e adaptada para propagação em cultura celular – foi descrita por Baptista et al. (2006). Essa sequência, de aproximadamente 7.500 nucleotídeos, foi analisada filogeneticamente e por comparação com outros 24 isolados disponíveis (inclusive com a cepa protótipo HM-175), classificada como genótipo I, subgenótipo IB. O alto grau de homologia verificado entre a HAF-203 e as cepas HM-175 (99,7%), HM-175 atenuada (99,5%) e MBB (94,8%) sugere uma ancestralidade comum. Quando comparada com as cepas GBM, VHA-FG, M2, HAS-15, LA, FH1, AH2, AH3, LY6, FH3, DL3, AH1 e FH2, classificadas como subgenótipo IA, a HAF-203 apresentou níveis de homologia entre 90,7 e 91,6%.

O VHA exibe uma considerável diversidade de sequências nucleotídicas entre os isolados de diferentes regiões do mundo. No entanto, com relação às sequências de aminoácidos, o que se observa é um alto grau de conservação entre as amostras de origem humana, o que explica a baixa diversidade antigênica do VHA e, consequentemente, a existência de um único sorotipo.

Os estudos filogenéticos utilizando a sequência completa da cepa HAF-203 revelaram 10 substituições nucleotídicas – únicas para essa cepa – associadas à substituição de aminoácidos e, destas, três resultaram em substituições conservativas nos genes que codificam para as proteínas VP1, 2C e 3D. É provável que tais mutações tenham contribuído para a adaptação do vírus em cultura de células. No entanto, não afetaram a atividade proteica do vírus, que se manteve infeccioso quando transmitido experimentalmente às espécies *Callithrix jacchus* (mico) e *Saimiri sciureus* (macaco-esquilo).

Alto grau de conservação antigênica foi também observado entre amostras geneticamente divergentes, como a cepa HM-175 – de origem humana, genótipo I – e a amostra PA-21 (Panamá), isolada da espécie *Aotus trivirgatus* (macaco-da--noite), classificada como genótipo III. A infecção experimental de primatas não humanos revelou, também, um alto nível de proteção cruzada entre essas amostras.

Por outro lado, as amostras isoladas de macacos do Velho Mundo, pertencentes aos genótipos IV, V e VI, mostraram diferenças antigênicas relevantes, associadas a substituições de aminoácidos nas regiões que codificam para as proteínas VP3 e VP1, que contêm os principais epítopos de neutralização no vírion do VHA. De fato, *escapes* mutantes selecionados a partir da amostra HM-175 adaptada em cultura celular não foram neutralizados por anticorpos monoclonais específicos para amostras de VHA de origem humana.

REPLICAÇÃO *IN VITRO* E *IN VIVO*

O VHA foi adaptado para replicar *in vitro* mediante passagens em linhagens celulares de primatas. O vírus selvagem, normalmente, não seria capaz de estabelecer infecção persistente em cultura de células. No entanto, mesmo as cepas adaptadas a sistemas de cultivo celular apresentam replicação lenta e baixo rendimento antigênico, quando comparadas com as de outros picornavírus. Essas características dificultam o isolamento primário do VHA a partir de amostras clínicas e ambientais. Além disso, o VHA selvagem não induz efeito citopático (CPE) nas células infectadas. Entretanto, evidência de CPE tem sido observada em algumas variantes do vírus, adaptadas em cultura de células.

O cultivo celular tem sido utilizado na seleção de partículas do VHA com alterações fenotípicas. Por exemplo, no decorrer de passagens seriadas em culturas, algumas mutações podem ser selecionadas, permitindo a replicação do vírus de maneira mais eficaz. Mutações induzidas nas regiões 2B e 2C do genoma da cepa HM175 adaptada às linhagens celulares AGMK e FRhK resultaram em maior eficiência da replicação *in vitro*. Mutações nos genes 2B e 2C, frequentemente encontradas em cepas adaptadas à cultura de células, foram também observadas no genoma da HAF-203 e, muito provavelmente, contribuíram para a sua propagação eficiente na linhagem celular FRhK4.

A adaptação de vírus selvagens em cultura celular pode acarretar, também, uma atenuação do VHA, a exemplo da cepa HM-175 selvagem, capaz de causar hepatite quando transmitida experimentalmente a saguis (uma espécie de macacos do Novo Mundo), que, após passagens seriadas em células de primatas não humanos (AGMK), tornou-se atenuada. A sequência nucleotídica dessa amostra atenuada, quando comparada com a da amostra selvagem, apresentou substituições de apenas 21 nucleotídeos.

Alguns estudos revelaram diferenças sutis entre as amostras de VHA quanto à sua capacidade de propagação em cultura celular. Por exemplo, as cepas MS1 e SD11 não apresentaram a mesma eficiência para a replicação *in vitro* quando comparadas às cepas HM-175, PA21, CR326 e HAF-203. Diferenças biológicas também foram observadas quanto à suscetibilidade de primatas não humanos às cepas de origem humana e de origem símia. Primatas não humanos do Novo Mundo são suscetíveis às cepas de origem humana, conforme demonstrado por diversos autores. Ao contrário, os macacos do Velho Mundo, dos quais foram isoladas as amostras de VHA de origem símia, apresentam menor suscetibilidade às cepas de origem humana.

EPIDEMIOLOGIA

A infecção pelo VHA ocorre no mundo todo, representando a causa mais comum de hepatite viral aguda na maioria dos países. É notificado por ano cerca de 1,5 milhão de casos clínicos, muito embora essa taxa esteja abaixo da real incidência por causa da subnotificação, com mais de 90% dos casos de assintomáticos. A Organização Mundial da Saúde (OMS) estima que a hepatite A causou aproximadamente 7.134 mortes em 2016 (ou seja, 0,5% da mortalidade por hepatite viral).

A distribuição e a prevalência da infecção pelo VHA estão intimamente relacionadas com o nível de desenvolvimento econômico e com o acesso a água potável e saneamento; à medida que o nível socioeconômico aumenta e o acesso a essas facilidades também, a incidência da infecção pelo VHA diminui. A infecção pelo VHA é adquirida principalmente pela via fecal-oral, sendo facilmente disseminada por contato pessoa a pessoa ou pela ingestão de água, alimentos contaminados e falta de higiene (lavagem das mãos). Em países onde o risco de infecção por alimentos ou água é baixo, há surtos entre homens que fazem sexo com homens em decorrência das relações sexuais orais-anais e pessoas que usam drogas injetáveis.

O impacto da infecção pelo VHA em comunidades e nações é altamente relacionado à idade média em que a infecção é normalmente adquirida. Em áreas de alta endemicidade, quase todas as crianças se infectam no início da infância, quando a infecção assintomática é mais frequente. À medida que a incidência diminui, a média de idade em que ocorre a infecção pelo vírus gradualmente aumenta. Em regiões de baixa endemicidade, observa-se uma taxa muito baixa de incidência e poucos indivíduos se infectam pelo VHA na infância, de forma que a maioria das crianças e muitos adultos permanecem suscetíveis à infecção.

O perfil epidemiológico da infecção pelo VHA de uma população em determinado país é definido pelos resultados dos estudos de soroprevalência. Esses estudos medem a proporção de indivíduos imunes ao VHA em cada grupo etário analisado pela detecção de anticorpos específicos (anti-VHA) em amostras de soro. Uma revisão sistemática da prevalência global da infecção pelo VHA foi publicada pela OMS. Foi também realizada, recentemente, uma revisão sistemática das taxas de prevalência de hepatite A de acordo com a idade, observadas nas 21 regiões do mundo, assim estabelecidas pelas diretrizes de um estudo de análise global do impacto das doenças (*GBD Study, Global Burden of Diseases*), baseando-se em perfis geográficos e epidemiológicos. Essa revisão se fundamentou em uma metanálise de dados de mais de 500 artigos publicados, confirmando a correlação do desenvolvimento econômico do país com a endemicidade da infecção pelo VHA. De forma geral, os diversos países e regiões no mundo podem ser caracterizados como áreas de alta, média e baixa endemicidade para o VHA (Figura 18.5.3). África Subsaariana e sul da Ásia são consideradas regiões tradicionalmente endêmicas para hepatite A. Países do Oeste Europeu, bem como Austrália, Nova Zelândia, América do Norte, Japão, República da Coreia e Singapura, apresentam baixo nível de endemicidade do VHA. Um padrão intermediário de endemicidade pode ser atualmente visto em países em desenvolvimento da América do Sul, Ásia, Leste Europeu e Oriente Médio, nos quais vem sendo observado aumento no número de indivíduos suscetíveis em virtude da implementação de melhorias socioeconômicas e sanitárias. Na América do Sul, por exemplo, muitos estudos vêm consistentemente mostrando uma diminuição nas taxas de soroprevalência da infecção pelo VHA. Essa transição no perfil epidemiológico da hepatite A de um padrão de alta para média endemicidade pode ser problemática, uma vez que o atraso na idade em que ocorre a exposição ao VHA não elimina o risco de infecção posteriormente. Da perspectiva da saúde pública, é importante identificar tais mudanças epidemiológicas porque a gravidade da doença aumenta normalmente com a idade, determinando um aumento no impacto da enfermidade em grupos etários mais elevados.

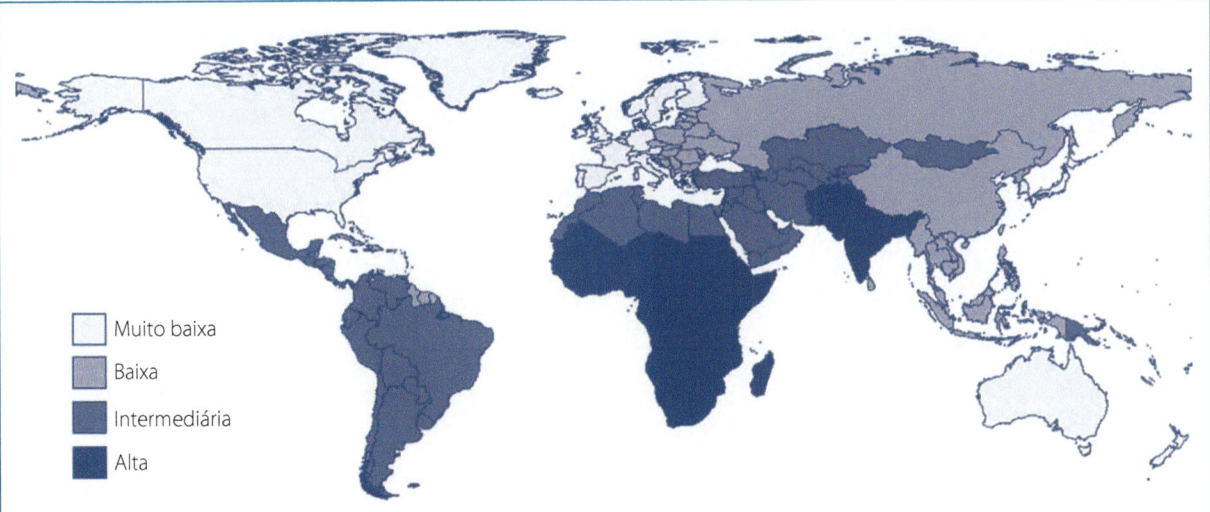

Alta: ≥ 90% dos indivíduos são imunes até a idade de 10 anos; intermediária: ≥ 50% dos indivíduos são imunes por volta dos 15 anos; baixa: ≥ 50% dos indivíduos são imunes por volta dos 30 anos; muito baixa: < 50% dos indivíduos são imunes aos 30 anos.

FIGURA 18.5.3 Prevalência estimada da infecção pelo vírus da hepatite A no mundo.
Fonte: Adaptada de Cristina J, Costa-Mattioli M, 2007.

HEPATITE A NO BRASIL

O Brasil é um país em desenvolvimento com problemas de saneamento em grande parte do seu vasto território. Esse cenário foi responsável por uma alta prevalência de diversas doenças veiculadas pela água e alimentos, como a hepatite A, cujo agente vem, de longa data, circulando intensamente tanto em cidades pequenas como em grandes, assim como em áreas rurais. Entretanto, o Brasil vem passando por um processo de desenvolvimento econômico importante, que gerou melhorias sanitárias, além de melhores condições de vida para um grande número de brasileiros que vivem em áreas urbanas. Na área da saúde, merece destaque o notável decréscimo no número de mortes relacionadas a doenças infecciosas nos últimos 80 anos. Grande parte desse mérito deve-se ao Programa Nacional de Imunização, criado na década de 1980, que apresenta um imenso êxito por ter uma das maiores taxas de cobertura vacinal no mundo, sem o uso de estratégias coercivas. São distribuídos gratuitamente, nesse programa, 12 tipos de vacinas, sendo a maior parte delas (70%) produzida por instituições brasileiras como o Instituto Butantan (SP) e Bio-Manguinhos, Fiocruz (RJ).

Com relação ao saneamento básico no país, de acordo com os últimos dados disponibilizados pelo IBGE, a proporção de municípios em 2008 com rede geral de distribuição de água e rede coletora de esgoto é de 99,4 e 55,1%, respectivamente. Nas últimas décadas, houve um avanço no número de municípios cobertos pelo saneamento básico em todas as regiões do Brasil. Esse incremento foi mais significativo em torno dos grandes centros urbanos, em especial no litoral e nas áreas de influência imediata das capitais estaduais, além das cidades médias. Entretanto, persistem diferenças regionais marcantes com relação à abrangência municipal dos serviços de esgotamento sanitário, de abastecimento de água, de ma-

nejo de águas pluviais e de resíduos sólidos, especialmente no que diz respeito ao acesso à rede de esgoto. Por exemplo, enquanto 95,1% dos distritos da Região Sudeste têm acesso à rede de esgoto, esse sistema só está presente em 13,4% dos distritos da Região Norte.

INCIDÊNCIA DA HEPATITE A NO BRASIL

A hepatite A é de notificação compulsória no país, sendo os dados do sistema de vigilância baseados na notificação passiva dessa doença. Por questões culturais, a subnotificação de HVA é marcante. As maiores taxas de casos notificados de hepatite A ocorrem nas Regiões Centro-Oeste e Norte do Brasil. Apesar das flutuações vistas de ano a ano, as taxas nessas regiões permanecem sempre acima da média nacional.

Estudo soroepidemiológico de base populacional por método indutivo de inferências estatísticas preditivas a partir de amostragem casualizada por sorteio aleatório, com coleta domiciliar no município de São Paulo na década de 1990, por Focaccia et al., revelou prevalência estimada de 56,2% na população até 17 anos, crescendo para 65,3% nos indivíduos entre 18 e 29 anos e atingindo o pico de 90% nos indivíduos acima dos 40 anos de idade (Tabela 18.5.1). Não houve diferenças entre sexos. Não há estudos comparativos, senão por grupos populacionais específicos. O estudo mostra a ampla disseminação do VHA na nossa população.

MORTALIDADE DA HEPATITE A NO BRASIL

Em uma tentativa de gerar informação confiável sobre as tendências da incidência da hepatite A no Brasil, Vitral et al. (2006) analisaram as taxas relativas à mortalidade decorrente da infecção pelo VHA, uma vez que os casos fatais são geralmente mais bem investigados e adequadamente diag-

TABELA 18.5.1 Prevalência estimada de hepatite A por grupo etário.

Hepatite A	Total	Grupos etários								
		2 a 4	5 a 9	10 a 14	15 a 17	18 a 29	30 a 39	40 a 49	50 a 59	> 60
Positivo (%)	66,59	12,10	28,09	35,81	56,16	65,30	85,89	90,81	94,97	97,99
Negativo (%)	29,04	68,99	68,11	61,16	40,20	31,55	9,28	6,24	1,25	–
Não testado (%)	4,36	18,91	3,80	3,03	3,63	3,15	4,82	2,95	3,78	2,01
Total (%)	100	100	100	100	100	100	100	100	100	100
N. testado	1,059	61	108	104	58	250	184	123	81	90

Grupo etário/Intervalo de confiança: 2-4/3,71-20,49; 5-9/19,49-36,69; 10-14/26,44-45,19; 15-17/43,04-69,28; 18-29/59,35-71,24; 30-39/80,81-90,97; 40-49/85,62-95,99; 50-59/90,10-99,84; > 60/95,04-100.

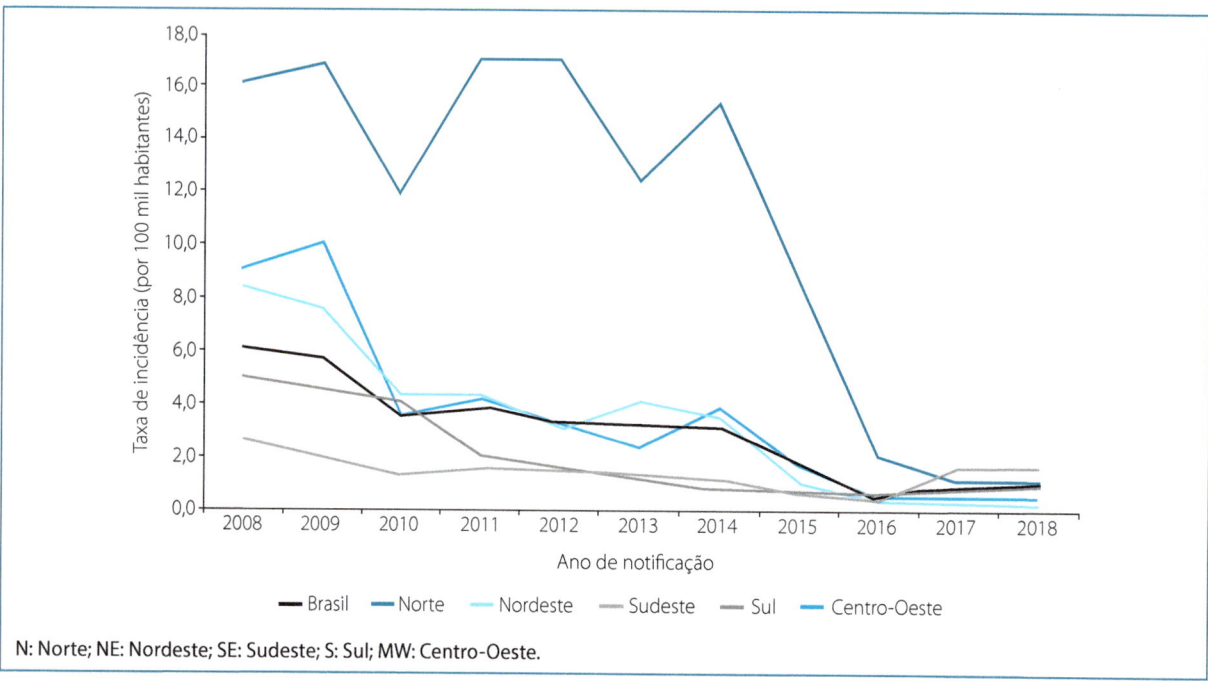

N: Norte; NE: Nordeste; SE: Sudeste; S: Sul; MW: Centro-Oeste.

FIGURA 18.5.4 Taxa de incidência de hepatite A, segundo região de residência e ano de notificação no Brasil entre 2008 e 2018. *Fonte:* SINAM/SVS/MS. Brasil. Boletim Epidemiológico; 2018. p. 9.

nosticados, clínica e laboratorialmente. A análise da evolução das taxas de mortalidade da hepatite A por 100 mil habitantes ao longo das últimas décadas no país mostrou um declínio progressivo em todas as regiões brasileiras durante o período estudado. Em toda a nação, as taxas de mortalidade declinaram continuamente de 0,2/100.000 habitantes em 1980 para 0,02/100.000 habitantes em 2002. Durante esse período, a taxa de mortalidade na Região Norte foi 3 a 4 vezes maior do que a taxa média nacional, mas também seguiu a tendência de queda vista no resto do país. De fato, no final de 2002, as taxas na Região Norte se aproximaram daquelas vistas em outras regiões brasileiras. Esses dados sugerem a ocorrência de um declínio progressivo na incidência de casos fatais relacionados à infecção pelo VHA no Brasil. Como esses casos constituem uma fração pequena, mas previsível, de todos os casos agudos de hepatite A, os quais, por sua vez, representam uma parte do total do número de infecções pelo VHA, esses dados sugerem que tem ocorrido um declínio na circulação do VHA em todas as regiões brasileiras nas últimas décadas.

SURTOS DE HEPATITE A NO BRASIL

A redução na exposição ao VHA durante a infância vem sendo observada em diversas regiões do mundo como resultado de melhorias socioeconômicas e sanitárias. Entretanto, a persistência da circulação do vírus pode resultar em surtos de hepatite A, particularmente em adolescentes e adultos, o que de fato vem ocorrendo em diversas comunidades no Brasil, especialmente em instituições fechadas, como pré-escolas públicas, creches, orfanatos. As investigações sorológicas de alguns desses surtos foram publicadas. Aqueles reportados no estado do Rio de Janeiro, por exemplo, envolveram indivíduos que, apesar de apresentarem nível socioeconômico baixo, viviam em residências com acesso a saneamento básico. Alguns fatores foram associados com o aumento da chance de disseminação do VHA dentro das escolas, tais como a higiene inapropriada (mais frequentemente vista em crianças menores), condições de limpeza inadequadas em banheiros escolares e contato com indivíduos infectados, especialmente quando assintomáticos. Nessas condições, a transmissão pessoa a pessoa parece ser o principal modo de disseminação do VHA, dada a alta proporção (> 50%) de indivíduos suscetíveis ao vírus e abaixo de 20 anos vista na maioria desses surtos. Foi também relatado que, nos surtos envolvendo crianças abaixo de 5 anos, somente 16 a 17% eram imunes para hepatite A. No estado de São Paulo, são notificadas algumas dezenas de casos de microepidemias explosivas limitadas (*outbreakes*) anualmente.

Nunes et al. (2004) reportaram um surto de hepatite A ocorrido em uma população ameríndia na Bacia Amazônica, curiosamente uma região conhecida por ser altamente endêmica para essa doença. Um total de 352 indígenas foi testado para anticorpos contra o VHA após uma criança ter morrido de febre íctero-hemorrágica, 30,5% dos quais foram positivos para anti-VHA IgM.

Em 2018 e 2019, ocorreram alguns surtos de HVA no Brasil, sobretudo entre pacientes homossexuais. O evento é refletido estatisticamente, pois no período entre 2008 e 2018, a proporção de casos de hepatite A no sexo masculino foi de 54,9%, e no sexo feminino de 45,1%. Com relação aos casos notificados no ano de 2018, a proporção entre indivíduos do sexo masculino foi de 68,2%, e de 31,8% entre indivíduos do sexo feminino. Ao longo do período, a razão de sexos variou entre 1,1 no ano de 2008 e 2,1 em 2018.

PATOGENIA

O VHA, geralmente adquirido pela via fecal-oral, em razão de sua capacidade de resistir ao pH ácido, atravessa o estômago e, provavelmente, se replicará em algum ponto, ainda não determinado, no trato digestivo. Atravessando o epitélio intestinal mediante sistemas de transporte ainda não bem definidos, que levam às veias mesentéricas e ao fígado pelo sistema porta. No hepatócito, ocorre a replicação viral com participação de mecanismo mediado por uma polimerase RNA dependente. O VHA é excretado nos sinusoides e canalículos biliares, atingindo o intestino por meio da bile. O conhecimento mais detalhado dos aspectos relacionados ao tropismo hepático e a replicação viral extra-hepática do VHA encontra dificuldade na falta de modelos animais para estudo, uma vez que somente os humanos e primatas não humanos são susceptíveis à infecção experimental. Em estudos utilizando modelo animal, foi demonstrada a presença de vírus em saliva e *swab* de orofaringe e verificou-se a presença de antígeno de VHA nas células das criptas intestinais e na lâmina própria do intestino delgado três dias após a inoculação, persistindo até a quinta semana, sugerindo que essas células podem representar um local para replicação viral.

Apesar da possibilidade da existência de replicação extra-hepática do vírus da hepatite A, assim como outros picornavírus, o VHA é órgão específico e a patologia relacionada com a infecção está praticamente restrita ao fígado. Entretanto, existe a possibilidade de o VHA, assim como outros vírus, exercer o papel de gatilho para desencadear hepatite autoimune. Em estudo prospectivo de pacientes com hepatite crônica autoimune, foi observada, durante o seguimento, a presença de infecção subclínica pelo VHA em três pacientes, com progressão da doença em dois deles.

A idade de aquisição da doença exerce importante influência na evolução clínica. A infecção, quando ocorre em indivíduos mais jovens, frequentemente, está associada a quadro clínico pouco sintomático ou assintomático; enquanto em infecções após os 50 anos, a evolução é mais grave e sintomática. A razão pela qual observa-se esse tipo de evolução não está bem estabelecida. O período de incubação verificado após infecção experimental em humanos voluntários foi de 14 a 49 dias. Em epidemias com fonte de contaminação conhecida, esse período variou entre 20 e 45 dias. Apesar de não ser frequente, foi descrita uma evolução bifásica com recaída 7 a 10 semanas após rápida recuperação dos sinais e sintomas. Não existem relatos de infecção pelo VHA provocando hepatite crônica ou hepatocarcinoma, no entanto existem casos com evolução para hepatite fulminante.

Durante a fase aguda, ocorre viremia inicial acompanhada de eliminação fecal do vírus. Com a utilização de infecção experimental em humanos voluntários, foi observado que a infectividade sérica estava presente cerca de 3 a 4 semanas antes do início da icterícia. Em estudos experimentais com modelo animal, foi constatada a viremia 1 a 2 semanas após a inoculação. Em análise retrospectiva de soro estocado de pacientes com infecção por VHA, mediante detecção de RNA por técnica de PCR (reação em cadeia da polimerase), foi observado que a viremia estava presente cerca de 17 dias antes da elevação da ALT, persistindo, em média, durante 79 dias após o pico enzimático. O período total da viremia foi, em média, de 95 dias (variando de 36 a 391 dias). Estima-se que a excreção do VHA nas fezes ocorra 1 a 2 semanas antes do início dos sintomas e pelo menos até uma semana após. A eliminação viral atinge seu pico ao início dos sintomas e, então, declina de modo acelerado. Excepcionalmente, alguns indivíduos infectados podem eliminar pequenas quantidades de vírus nas fezes por meses, mas sua importância epidemiológica não é conhecida. Recentemente, foi observado que na coinfecção VIH-VHA, os pacientes podem apresentar viremia do VHA mais elevada e de duração mais prolongada, aumentando o período de infectividade. Deve ser considerado que positividade pela PCR, em decorrência da sensibilidade do método em detectar quantidade pequena de partículas virais, pode não ter correlação direta com a infectividade, porém os dados sugerem que o período no qual o sangue representa fonte de infecção pode ser maior do que o previamente relatado.

A resposta imune humoral e celular pode ser detectada pouco antes da elevação das transaminases; inicialmente, pela imunoglobulina da classe IgM seguida da IgG. A resposta imune humoral se caracteriza por atividade de anticorpos neutralizantes presente após cinco dias do início dos sintomas, encontrada com a duas frações (IgM e IgG) na fase aguda de infecção e somente com IgG nos indivíduos previamente infectados. A utilização de imunoglobulina na prevenção da infecção pelo VHA e a análise sorológica dos estudos de transmissão em humanos sugere que os anticorpos neutralizantes representam o principal mecanismo de proteção contra o vírus.

Apesar de ser um enterovírus (família Picornaviridae), em contraste com os outros vírus de seu grupo que destroem as células hospedeiras, o VHA estabelece uma infecção persistente em culturas celulares sem nenhum efeito citopático aparente. Durante a hepatite viral aguda *in vivo*, ocorre intensa agressão aos hepatócitos, entretanto o pico de produção e excreção viral precede a elevação das transaminases. Os dados *in vitro* tendem a indicar que os sintomas e a eliminação do VHA *in vivo* não são resultado de um efeito citopático direto, mas sugerem a participação de mecanismos imunológicos na destruição de hepatócitos infectados. A atividade citotóxica anticorpo dependente não foi comprovada como mecanismo de eliminação das células infectadas no fígado. Em análise de pacientes com hepatite A aguda foram detectados complexos imunes circulantes com IgM e IgG, predominando os complexos da classe IgM (CIC-IgM). A prevalência de CIC-IgM elevado foi maior nos pacientes com icterícia e naqueles com níveis mais elevados de ALT, sugerindo a participação de complexos imunes na patogênese da hepatite A.

O grau de lesão hepática durante a infecção HAV depende da resposta imune do hospedeiro. Infecção por HAV, tradicionalmente, tem sido considerada um processo bifásico. Na primeira fase, aquela não citopática, a replicação viral ocorre exclusivamente no citoplasma do hepatócito. Na segunda fase, a citopática, há infiltração portal zonal, necrose e erosão da placa limitante. Dano hepatocelular e destruição não resultam de um efeito citopático direto pelo HAV, mas de um processo mediado por HLA-restritos específicos de HAV, CD8 e células assassinas naturais. Interferon-γ parece ter um papel central na promoção da folga dos hepatócitos infectados. Uma resposta excessiva do hospedeiro, refletida por uma redução acentuada do RNA viral durante a infecção aguda, está associada com hepatite aguda e, eventual e muito mais raramente, com a forma fulminante.

Uma resposta imune hiperativa, observável clinicamente por um acentuado grau de *clearence* de HAV durante a infecção aguda está associada com hepatite aguda clinicamente exteriorizada. Entretanto, para concluir que a atividade de linfócitos CD8 positivos citotóxicos representa o mecanismo principal de lesão hepática, deve ser levado em consideração que não foi comprovada a correlação entre o pico de destruição celular e o início da atividade citotóxica. As células NK podem contribuir para a interação de macrófagos, células T e células B antes da indução de resposta imune específica. Por meio de experimentação *in vitro* utilizando culturas de fibroblastos humanos infectados por VHA, foi possível evidenciar que a atividade de células NK pode ter importância em estágios iniciais da doença antecedendo a ativação CD8 positivos citotóxicos. Em modelo animal com saguis, foi demonstrada a expressão óxido nítrico sintetase. A indução dessa enzima, que resultam em produção de óxido nítrico (NO), precedeu a lesão hepática necroinflamatória, e sua expressão máxima coincidiu com a lesão tecidual, indicando que a produção de NO contribui como mecanismo citotóxico hepático, assim como do *clearance* viral.

Estudos recentes em chimpanzés infectados agudamente com o HAV ou HCV mostraram que o VHA pesquisado por PCR permaneceu mais tempo no fígado (35 a mais de 48 semanas) em relação ao HCV (10 a 20 semanas) e mostrou uma surpreendente redução muito mais limitada de indução dos genes estimulados do interferon tipo I do que o HCV, a despeito de níveis semelhantes de viremia e de quantidades 100 vezes maiores do RNA do HCV no fígado. O processo inflamatório no fígado da HAV persistiu por 3 a 4 semanas correlacionado com o aparecimento de anticorpos específicos, apoptose e proliferação de hepatócitos. A despeito disso, o RNA viral persistiu por meses, mesmo após o *clearence* viral sérico e fecal, demonstrando diferenças importantes na cinética viral dos processos de *clearences* nos três compartimentos.

A interação entre HAV e seu receptor CR1 inibe a função regulatória do linfócito CD4+, resultando em um desequilíbrio imunológico que permite a expansão viral com dano limitado celular característica da HAV.

A participação da imunidade celular tem sido evidenciada como o principal mecanismo da lesão hepática. Atividade de linfócitos CD8 citotóxicos VHA específico foi encontrada no tecido hepático e no sangue periférico de pacientes infectados. Também foi demonstrada a produção de γ-interferon pelas células T VHA específicas em culturas de fibroblastos humanos com possível participação no processo imunológico. A ocorrência de uma intensa resposta do hospedeiro, observada clinicamente por uma marcante redução da carga viral durante a infecção aguda, está relacionada com hepatite grave.

QUADRO CLÍNICO

A infecção por VHA frequentemente resulta em uma doença aguda benigna autolimitada, e raramente leva a uma insuficiência hepática fulminante. As formas mais graves da doença ocorrem com maior frequência em indivíduos com doença hepática prévia, como infecção crônica por VHC ou VHB. A expressão clínica da doença varia também de acordo com a idade no momento da infecção. Em crianças, grande parte das infecções ocorre de forma assintomática ou sintomática anictérica, especialmente em áreas endêmicas. Os adultos, diversamente, tendem a apresentar mais quadros ictéricos e maiores riscos de evolução à hepatite fulminante.

Os sintomas se iniciam com um quadro prodrômico inespecífico, com sintomas constitucionais e gastrointestinais. Estes incluem uma variável combinação abrangendo astenia, náuseas, vômitos, diarreia, hiporexia, febre baixa e dor em hipocôndrio direito. Sintomas *flu-simile* como tosse, faringite, coriza, além de mialgias podem estar presentes em crianças. Entre alguns dias e uma semana, surge a fase ictérica com escurecimento da urina (colúria), hipocolia fecal, icterícia e prurido. Nesse momento, os sintomas gerais do período prodrômico tendem a reduzir de intensidade e o paciente deixa de apresentar febre, embora geralmente a astenia e anorexia possam persistir. A icterícia tende a se intensificar, atingindo seu pico na segunda semana. O exame físico revela, na grande maioria dos casos, icterícia e hepatomegalia. Achados menos frequentes são esplenomegalia, adenomegalia cervical, *rash* fugaz ou artrite.

Algumas formas clínicas atípicas da hepatite A são bem reconhecidas: bifásica ou polifásica, colestática, recidivante, aguda prolongada.

APRESENTAÇÕES BIFÁSICAS OU POLIFÁSICAS

A maioria dos casos de hepatite A é curável. Em alguns deles, principalmente de hepatite A, os sintomas reaparecem e novamente os exames bioquímicos apresentam-se alterados mesmo depois de o paciente já ter apresentado uma melhora significativa; essas são apresentações bifásicas ou polifásicas e ocorrem em 6 a 17% dos casos. Recidivas foram relatadas após uma recuperação clínica e bioquímica completa (4 a 15 semanas) e, em outros relatos, depois de melhora clínica e bioquímica transitória; o fato é que, em ambas as situações, trata-se do mesmo episódio de hepatite viral. Histologicamente, a resolução da doença tem uma duração maior que três meses. Geralmente, esses pacientes terminam por recuperar-se completamente, e é importante que o médico adote uma atitude expectante e somente recomende repouso, já que melhoram mais rápido, e dieta normal ou com baixo teor de gordura, em caso de intolerância a ela. A hepatite A não evolui para formas crônicas, mais de 99% dos pacientes são curados e apenas uma pequena porcentagem, que é inferior a 1%, apresenta hepatite fulminante (vide também Capítulo 18).

Às vezes, as manifestações polifásicas e colestáticas ocorrem juntas. Ocasionalmente, foram descritos casos de insuficiência hepática grave associados a apresentações polifásicas (5%).

Em uma revisão de casos realizada na instituição em que os autores atuam, foram incluídos 26 pacientes com hepatite A no curso de três anos (2006 a 2009). As apresentações atípicas corresponderam a 23%: quatro pacientes com trombocitopenia grave, um com evolução colestática e outro com insuficiência fulminante.

HEPATITE COLESTÁTICA

Nos casos ictéricos típicos, a concentração sérica das bilirrubinas tende a ser inferior a 10 mg/dL, e declina dentro de duas semanas a partir do pico. Alguns pacientes, no entanto, apresentam uma colestase prolongada que se caracteriza por manutenção da icterícia e prurido, podendo ocorrer periodicamente febre baixa, perda de peso, diarreia e fraqueza. A concentração sérica das bilirrubinas supera 10 mg/dL, há elevação moderada da fosfatase alcalina e do colesterol, e mínima elevação das transaminases. As bilirrubinas atingem seu pico perto da oitava semana, mas o prognóstico é bom e há recuperação completa dos sintomas após cerca de 12 semanas. A colestase desaparece espontaneamente sem sequelas, por isso o tratamento é de apoio. O reconhecimento dessa variante da hepatite A é importante para evitar testes desnecessários. Uma ultrassonografia deve ser realizada para descartar uma obstrução biliar. No entanto, a biópsia do fígado ou colangiografia não é necessária na maioria dos pacientes. Um curso curto de esteroides pode ajudar a abreviar a evolução (por exemplo, prednisolona) para acelerar a resolução do desconforto e do prurido e reduzir os níveis séricos de bilirrubina. No entanto, essa abordagem não tem sido evidentemente benéfica em alguns casos e pode predispor ao desenvolvimento de recorrência da hepatite A. A colestiramina deve ser administrada se o prurido for intenso.

HEPATITE RECIDIVANTE

A resolução das alterações laboratoriais da hepatite A aguda benigna ocorre dentro de 2 a 6 meses na maioria dos pacientes. Uma forma recidivante foi observada em 3 a 20% dos casos. A recidiva simula a hepatite aguda, mas pode tanto ser mais branda quanto mais grave do que o episódio inicial. Em geral, há completa recuperação clínica e laboratorial antes da ocorrência da recidiva. Nesses casos, há eliminação de vírus nas fezes e o paciente pode ser novamente fonte de infecção. Há importante elevação das transaminases e anticorpos anti-VHA da classe IgM se mantêm presentes. Alguns pacientes podem experimentar múltiplas recidivas, mas o prognóstico é bom, ocorrendo recuperação completa.

Embora esporádicas, várias manifestações extra-hepáticas relacionadas com a infecção pelo VHA foram descritas. As mais comuns são artralgia e discreto *rash* cutâneo. A maior parte delas é mediada pela formação de imunocomplexos e ocorre com maior frequência nos casos mais protraídos, como nas formas clínicas recidivantes ou colestáticas. Algumas das manifestações descritas são artrite de extremidades, vasculite leucocitoclástica que se apresenta como lesões eritêmato-papulares em membros inferiores e glúteos, glomerulonefrite, miocardite, neurite óptica, mielite transversa, trombocitopenia e anemia aplásica.

AGUDA PROLONGADA

Com menor frequência, e mais prevalente em adultos ou imunossuprimidos, a hepatite A pode evoluir por vários meses de forma ictérica e, geralmente, sem sintomas. Quase sempre, tem prognóstico bom e raramente evolui para formas agudas graves. Os pacientes devem ser observados mais atentamente e devem manter repouso mais acentuado.

MANIFESTAÇÕES ASSOCIADAS À HEPATITE A

Os fatores que podem influenciar na gravidade da hepatite A em adultos são idade avançada, sexo masculino, abuso de álcool, positividade para antígeno de superfície da hepatite B e outros. Há evidências de que alguns pacientes com formas graves de hepatite A podem apresentar níveis baixos de albumina e contagem de plaquetas e níveis mais elevados de AST, ALT e creatinina, assim como prolongamento do tempo de protrombina (TP) quando comparados com pacientes sem formas mais graves.

A presença de anticorpos antinucleares (FAN) na hepatite A foi associada a uma maior frequência no sexo feminino, na maioria dos pacientes com títulos ≥ 1:80, com uma tendência para diminuição deles e, finalmente, desaparecimento no espaço de três meses. A presença de FAN não tem sido associada ao aumento da gravidade da hepatite A. No entanto, a hepatite A pode ser um fator desencadeante para hepatite autoimune em indivíduos suscetíveis, com o perfil genético adequado.

A lesão renal aguda sem insuficiência hepática fulminante pode ser observada em 1,5 a 4,7% dos pacientes e, ocasionalmente, requer diálise. Foram descritos alguns fatores preditivos independentes de insuficiência renal aguda em pacientes com hepatite A, como são os níveis reduzidos de colesterol e albumina e elevados de ALT e proteína C-reativa. A manifestação da doença é variável e pode ir de proteinúria leve até síndrome nefrótica, hipertensão arterial sistêmica, hematúria, síndrome nefrítica, oligúria e insuficiência renal aguda.

Anormalidades transitórias do sedimento urinário e alterações histológicas menores e inespecíficas do parênquima renal são relativamente comuns.

A maioria dos acometidos por essa complicação é composta de adultos, considerando que a hepatite A é uma doença endêmica em crianças, embora nos últimos anos tenha havido um fenômeno de transição epidemiológica em muitos países, observando-se o contágio em idade mais avançada. Quando a insuficiência renal aguda surge, predominam as formas oligúricas e uma elevada percentagem de diálise é necessária; no entanto, o prognóstico de função renal é geralmente favorável, com normalização em um período que varia entre 2 e 8 semanas. A lesão histológica predominante é a necrose tubular aguda, o que explicaria o bom prognóstico da doença. Outras lesões menos frequentemente documentadas são a nefrite intersticial aguda e a glomerulonefrite proliferativa mesangial, nefropatia intersticial por IgA e vasculite crioglobulinêmica (Quadro 18.5.1). Embora o mecanismo exato não seja conhecido, é, provavelmente, mediado por complexos imunes, como se observa em outro tipo de hepatite viral (hepatite B, C). Diversos estudos mostraram que os diferentes químicos medidores, como a endotelina-1, o tromboxano A2, leucotrienos, fator de necrose tumoral alfa (TNF-α), interleucina 1, 2 e fator de ativação de plaquetas são responsáveis pela lesão glomerular e a proliferação de células mesangiais.

QUADRO 18.5.1 Manifestações atípicas da hepatite A.

Pele
- Erupção macular transitória
- Necrólise epidérmica tóxica

Articulações
- Artralgias
- Artrite
- Crioglobulinemia
- Vasculite leucocitoclástica

Rim
- Glomerulonefrite
- Insuficiência renal aguda

Cardiovascular
- Miocardite

SNC e periférico
- Mielite transversa
- Neurite óptica
- Polineurite

Hematológicas
- Trombocitopenia
- Anemia aplásica

A hepatite A durante a gravidez tem sido associada a complicações na mãe e a parto prematuro, particularmente nos casos com febre e hipoalbuminemia; não há evidências de transmissão vertical e os produtos não são relatados com complicações, apesar de partos prematuros. Portanto, em áreas de alto risco, devem-se considerar a realização de sorologia para hepatite A em gestantes e a valorização da aplicação de vacina. Ocasionalmente, são relatados casos de hepatite A grave durante a gravidez com recuperação.

Estudo realizado em crianças, na Índia, mostrou que 21,5% das hepatites agudas por VHA ocorriam com ascite e, inclusive, 33% delas associadas ao aparecimento de peritonite bacteriana espontânea. O aparecimento de ascite com hepatite A foi documentado como associado a uma redução significativa das proteínas séricas e da albumina e com prolongamento do tempo de protrombina (TP). Foram relatadas muitas manifestações extra-hepáticas de hepatite A. Erupção cutânea evanescente e artralgias foram as mais comuns, ocorrendo em aproximadamente 11 e 14% dos pacientes, respectivamente. Várias condições relacionadas com a doença incluem:

- **Vasculite leucocitoclástica (muitas vezes, mais evidente nas pernas e nas nádegas):** anti-VHA/IgM e o complemento podem ser demonstrados nas paredes dos vasos sanguíneos na biópsia.

- **Mielite transversa e síndrome de Guillian-Barré:** aproximadamente 75% dos casos de síndrome de Guillian-Barré são precedidos em 1 a 3 semanas por uma infecção aguda, geralmente respiratória ou gastrointestinal. Na fisiopatologia, presume-se que envolva a cascata imune induzida pelo agente infeccioso, que conduz a uma desmielinização das fibras nervosas grandes. Não é de se admirar que o primeiro relatório dessa associação venha de Israel, o primeiro país a iniciar um programa de vacinação universal em 1999 para a hepatite A (aos 18 e 24 meses de idade).

- **Trombocitopenia:** pode ser resultado da depressão da medula óssea viral associada à destruição hemofagocítica com emperipoiese, imunologicamente mediada pela destruição periférica de plaquetas ou o aumento do consumo de plaquetas associado à coagulação intravascular disseminada. A trombocitopenia mediada imunologicamente pode ocorrer durante o curso da hepatite A aguda e estar relacionada com a presença de anticardiolipina transitória e anticorpos antifosfolipídeos, anticorpos antiplaquetas ou complexos imunes circulantes. A púrpura trombocitopênica imune pode ser a única manifestação da hepatite A aguda, sem outras manifestações, como vômitos, icterícia e dor abdominal. A causa da trombocitopenia associada à hepatite A não é totalmente conhecida.

O desenvolvimento das manifestações extra-hepáticas pode ser mais comum em pacientes que têm doença prolongada. Aqueles que desenvolvem artrite e crioglobulinemia podem desenvolver vasculite e crioglobulinas contendo anti-VHA/IgM. Essas formas têm sido relatadas em apresentações colestáticas e recorrentes.

DIAGNÓSTICO (vide também Capítulo 18.4)
DIAGNÓSTICO INESPECÍFICO

Nas hepatites virais, é sugerido pela elevação acentuada das aminotransferases. Essas enzimas apresentam-se aumentadas, no início dos sintomas, nas formas sintomáticas ou ainda na fase assintomática das várias hepatites. As elevações das enzimas podem atingir valores muito altos, geralmente acima de 1.000 UI, seguidas de queda progressiva na resolução do processo infeccioso. Quando acometem adultos ou crianças, sem nenhuma imunidade prévia, a elevação das aminotransferases pode se prolongar por vários meses, caracterizando as formas agudas prolongadas.

A bilirrubina no soro ao redor de 40 µmol/L (2,5 mg/dL) é o limiar para diferenciar a forma ictérica da não ictérica. A fração da bilirrubina conjugada e não conjugada no soro está elevada nas formas ictéricas. Usualmente, o valor do pico de bilirrubina é menor que 400 µmol/L (25 mg/dL) e, então, cai a taxas de aproximadamente 50% por semana, em infecções sem complicações. Os níveis elevados de bilirrubina no soro aparecem em pacientes com hepatites colestáticas, coexistindo com falência renal, anemia falciforme ou deficiência de glicose 6-fosfato-desidrogenase (G6-PD). A bilirrubina pode ser detectada na urina antes do início da icterícia.

Os níveis da fosfatase alcalina e γ-glutamiltranspeptidase (γ-GT) estão pouco elevados, a não ser na doença progressiva ou na fase colestática ou de recaída da infecção. As dosagens dos fatores de coagulação são amplamente utilizadas na triagem de hepatites graves e possibilitam identificar o grupo com o risco de desenvolver falência hepática aguda. Os ensaios usualmente utilizados incluem TP, atividade de protrombina (AP), razão normalizada internacional (RNI) e dosagem do fator 5. Os níveis de albumina permanecem normais nas hepatites agudas.

Os autoanticorpos podem estar positivos durante a fase aguda da hepatite A e persistirem em pacientes que ocasionalmente tiveram o diagnóstico de hepatite crônica autoimune tardiamente estabelecido. Anormalidades hematológicas incluindo leucopenia, linfócitos atípicos e aplasia de eritrócitos podem ser observados nas hepatites virais.

DIAGNÓSTICO ESPECÍFICO

O VHA pode ser detectado nas fezes, soro e fígado pela pesquisa de antígenos virais ou do RNA do VHA. A eliminação viral pelas fezes cessa dentro de 30 dias após o início da infecção.

O anticorpo anti-HAV da classe IgM (anti-HAV IgM) é usualmente detectado, no soro, no início dos sintomas, sendo, portanto, um importante marcador de infecção aguda ou recente pelo VHA. Diferentes métodos têm sido usados para detectar esta classe de anticorpos vírus-específico rotineiramente, incluindo radioimunoensaio (RIA), imuno-histoquímica (IH), imunoblot e ensaio imunoenzimático (Elisa) que é mais utilizado. Níveis elevados de anti-HAV IgM têm sido encontrados durante a fase aguda e nas fases de convalescen-

ça precoce, tornando-se indetectáveis em 75% dos pacientes, seis meses após o início da infecção. Resultados anti-HAV IgM falso-negativos são incomuns, mas podem ocorrer em razão da curta duração desses anticorpos na circulação. Resultados anti-HAV IgM falso-positivos têm sido descritos e atribuídos a reações cruzadas pela presença no soro de fatores reumatoides ou hipergamaglobulinemia e em alguns indivíduos recentemente imunizados com vacina contra o VHA. Embora a sensibilidade e especificidade dos testes sejam elevadas, em 1 a 2% dos casos pode haver reação cruzada com imunoglobulinas estimuladas por outros vírus. A anti-HAV IgM tende a permanecer detectável no curso das hepatites que recaem.

O aumento dos níveis de anti-HAV IgG aparece durante o período de convalescença e permanecem detectáveis por muitos anos. Esses anticorpos também estão presentes em indivíduos vacinados para o VHA, sendo que em alguns casos (8 a 20%), pode-se observar, também, a presença de uma resposta transiente ao anti-HAV IgM. Assim, o diagnóstico específico pode ser obtido por: elevação de anticorpos anti-HAV da classe IgM; detecção do RNA do VHA viral por PCR; pesquisa de vírus nas fezes, sendo este último, um exame não rotineiro, e restrito aos primeiros 14 dias após a instalação da icterícia.

DIAGNÓSTICO MOLECULAR

As técnicas de detecção de ácidos nucleicos (NAT) são mais sensíveis que os Elisa para detecção de antígeno em amostras de diferentes origens (p. ex., amostras clínicas, amostras ambientais ou de alimentos). O VHA tem sido detectado com técnicas como polimorfismo por comprimento do fragmento de restrição (RFPL, do inglês *restriction fragment length polymorphism*), polimorfismo conformacional de cadeia simples (SSCP, do inglês *single strand conformation polymorphism*) ou *Southern blotting*, sequenciamento baseado na amplificação de ácidos nucleicos, hibridização e por transcrição reversa seguida pela PCR e captura de antígeno também por esta última técnica. A amplificação do RNA viral pela transcrição reversa seguida pela PCR é, hoje, o método mais sensível e mais amplamente utilizado para detecção do RNA do VHA. A técnica de captura de antígeno por RT-PCR e as esferas magnéticas revestidas com anti-HAV têm sido utilizadas para separar o vírus de potenciais inibidores da RT-PCR frequentemente encontrados em amostras de fezes e ambientais.

A detecção do antígeno do VHA pode ser obtida a partir das fezes, atingindo seu pico de excreção entre 10 e 20 dias após a infecção. No início do quadro clínico, apenas 20 a 50% das amostras apresentam positividade, embora, o RNA do VHA possa ser detectado até seis semanas após o início dos sintomas, em casos prolongados. Embora a identificação do VHA nas fezes, constitua diagnóstico de certeza, tem pouca utilidade na prática clínica em decorrência das dificuldades de realização na rotina laboratorial, principalmente porque o período maior de eliminação de vírus nas fezes precede o quadro clínico e raramente os pacientes procuram atendimento médico.

Os marcadores moleculares têm sido utilizados para determinar o grau de identidade genética dos organismos, tanto para identificar e monitorizar as vias de transmissão como para caracterizar a evolução dos organismos nas populações hospedeiras. A epidemiologia molecular tem desempenhado um importante papel, possibilitando uma maior compreensão da infecção pelo VHA pela identificação das fontes de infecção e da dinâmica da evolução viral.

TRATAMENTO

Não há tratamento específico da forma aguda benigna da HVA. Podem-se utilizar medicações de suporte apenas para aliviar sintomas. Deve-se contraindicar medicina folclórica ou alternativa. Há relato de complicações severas em decorrência do uso de chás e outras substâncias de origem vegetal desconhecidas, drogas supostamente hepatoprotetoras etc. O repouso recomendado é apenas relativo. O paciente pode deambular pela casa, fazer sua higiene corporal, e até sair de automóvel, porém está contraindicado esforço físico maior; exceção aos pacientes que apresentam intensa e persistente icterícia, quando o repouso absoluto é recomendado.

O paciente deve se alimentar do que lhe apetece, evitando alimentos gordurosos. Bebidas alcoólicas estão formalmente proibidas. Após as refeições, o paciente deve repousar física e emocionalmente por pelo menos uma hora. Após a alta, deve voltar às suas atividades normais de modo gradativo.

As formas colestáticas exigem maior repouso e dieta rigorosamente hipolipídica. A colestase desaparece espontaneamente sem sequelas, por isso o tratamento é de apoio. O reconhecimento dessa variante da hepatite A é importante para evitar testes desnecessários. Uma ultrassonografia deve ser realizada para descartar obstrução biliar. No entanto, a biópsia do fígado ou colangiografia não é necessária na maioria dos pacientes. Um curso breve de esteroides pode ajudar a encurtar a evolução (p. ex., prednisolona) para acelerar a resolução do desconforto e do prurido e reduzir os níveis séricos de bilirrubina. Contudo, essa abordagem não tem sido claramente benéfica em alguns casos e pode predispor ao desenvolvimento de recorrência da hepatite A. A colestiramina deve ser administrada se o prurido for intenso.

Nas formas redicivantes, não há indicação de maiores cuidados do que na primeira fase.

O tratamento das formas graves e fulminantes é visto no Capítulo 18.3.

PROFILAXIA VACINAL

Após a identificação da partícula, em 1973, por Feinstone, os avanços para alcançar uma vacina foram baseados na obtenção de um modelo animal (primatas) para reproduzir a infecção pelo HAV. Isso permitiu desenvolver testes específicos de diagnóstico e, em 1979, Provost e Hilleman conseguiram a proliferação do vírus A em cultivo celular *in vitro*. Esses autores, em 1978, foram os primeiros a obter uma vacina preparada por purificação e inativação de vírus presentes no fígado de *marmosets* infectados, porém ela foi pouco imunogênica.

Em 1986, Binn e Bancroft foram os primeiros a produzir uma vacina inativada de vírus proliferados em culturas celulares.

VACINA DE VÍRUS INATIVADOS

É preparada por métodos similares àqueles usados para a obtenção da vacina contra a pólio. Nessas vacinas, o processo de inativação do vírus impede a replicação, o que representa maior segurança.

Foram determinadas as sequências de nucleotídeos tanto da cepa selvagem quanto da variante da cepa HM 175. Logo, foi obtida a sequência total do clone cDNA do vírus adaptado ao cultivo celular. Assim, puderam ser determinadas as mutações responsáveis para sua adaptação e atenuação.

Depois, demonstrou-se que as substituições e deleções na região 5' não codificada e as substituições nas regiões codificadas 2B/2C são muito importantes para a adaptação do vírus à cultura celular e para a atenuação da virulência. Não obstante, as mutações por meio do genoma contribuíram para a melhora da replicação *in vitro*.

O processo industrial da vacina de vírus inativados começa com a proliferação do vírus em cultura celular, purificação e posterior inativação em formaldeído sob condições nas quais não são alterados os determinantes antigênicos das proteínas da cápside viral.

Essas vacinas são geralmente adsorvidas em hidróxido de alumínio, embora a indústria japonesa as liofilize.

Diferentes vacinas foram desenvolvidas nesses últimos anos. A primeira vacina de vírus inativados usando a cepa HM 175 (HAVRIX®-GSK) foi licenciada na Europa em 1992; e; nos Estados Unidos; em 1995. A vacina seguinte utilizando a cepa CR 326 F (VAQTA® – MSD) foi aprovada para uso em 1996.

As vacinas inativadas disponíveis atualmente são bem toleradas e altamente imunogênicas.

Cepa HM 175

A cepa FIM 175, originalmente isolada de fezes de um paciente infectado na Austrália, logo após sua inclusão em células MRC5', foi adaptada para replicar em células de rim de macaco verde africano.

Demonstrou-se que passagens seriadas dessa cepa em culturas celulares reduziam significativamente sua patogenicidade para *marmoset*. Por essa razão, foi apropriada para o desenvolvimento de uma vacina de vírus vivos.

O vírus replica em células MRC5' por um período de três semanas; logo, é extraído e as partículas virais são progressivamente purificadas por clareamento, ultrafiltração e técnicas cromatográficas.

A suspensão viral é inativada com formaldeído por 15 dias, a uma concentração de 250 µg/mL a 37 °C, que é pelo menos três vezes o período necessário para inativar completamente a infectividade viral.

A suspensão viral inativada é formulada em uma vacina por adsorção em hidróxido de alumínio (0,5 mg/mL) como adjuvante e o 2-fenoxietanol é usado como preservante (0,5%).

O antígeno contido é medido por um método Elisa específico, potencialmente expressado em unidades Elisa.

Esse método, comparável ao procedimento empregado para medir a potência da vacina inativada contra a pólio, mede locais antigênicos que reagem com anticorpos específicos.

Cepa CR 326

É a que contém a vacina da MSD and Co. (VAQTA®) e também foi adaptada ao crescimento em cultura celular e teve atenuada sua potencialidade de causar doença em primatas suscetíveis. Esse processo, certamente, contribui com um nível de segurança adicional ao processo de inativação.

Não existe evidência alguma de que possa acontecer falha na inativação se o processo realizado com formaldeído for cuidadosamente controlado.

A região codificada da proteína da cápside do genoma do VHA tem baixa frequência de mutação durante a adaptação à cultura celular. Dados fidedignos sugerem que essas cepas adaptadas às culturas celulares ajam, desde o ponto de vista antigênico, igualmente ao vírus selvagem.

O grau de pureza das vacinas de vírus inativados difere amplamente. Uma das primeiras vacinas empregadas em humanos foi a do Centro de Investigações da Armada, que era simplesmente um lavado de células infectadas. Enquanto a vacina VAQTA® é altamente purificada, cada dose para adulto contém menos que 0,1 μg/proteína, e a HAVRIX® contém menos que 5 μg/proteína.

A VAQTA® não contém preservantes, diferente da HAVRIX®, que emprega o 2-fenoxietanol.

As vacinas de vírus inativados contêm partículas virais l55S ou vírions completos e 70S ou cápsides ocas, as quais são antigenicamente indistinguíveis das que contêm o vírus selvagem.

As vacinas de vírus inativados produzem anticorpos IgM e IgG contra as proteínas da cápside, enquanto, contra uma infecção evidente, é possível detectar anticorpos antiP$_2$-P$_3$ contra as proteínas não estruturais do vírus.

A inativação do VHA em formalina à concentração de 1:4.000 produz queda da infectividade para 5 $\log_{10}$ em um período de 24 horas a 35 °C.

Em diferentes trabalhos, demonstrou-se que a inativação não altera significativamente a imunorreatogenicidade.

O antígeno contido nas vacinas inativadas não é padronizado e expressa a quantidade absoluta dele; a VAQTA® contém 25 UI (unidades) de antígeno viral.

A proteína viral da HAVRIX® tem sido medida em unidades Elisa (UI). Não existem dados comparativos de conteúdos de Ag viral da HAVRIX® com a VAQTA® ou outras vacinas.

VACINAS ATENUADAS

Uma vacina atenuada poderia ter vantagens em relação à do vírus inativado, como menor custo, dose única e proteção mais duradoura.

Para que a vacina atenuada seja segura e eficaz, devem cumprir-se diferentes passos no processo de atenuação.

Durante as passagens seriadas em culturas celulares, devem-se preservar o potencial imunogênico e assegurar a estabilidade genética da cepa atenuada.

Provost e Banker, empregando os *marmosel* como modelo experimental, mostraram que, em extratos de fezes submetidos à atenuação, não houve reversão da cepa F' previamente atenuada.

Em 1989, Mao et al. mostraram a primeira experiência com uma vacina atenuada em crianças e adultos, de igual forma, Midthun et al. o fizeram dois anos após.

Em 3.089 adultos e 3.072 crianças injetadas por via intramuscular (IM), a soroconversão alcançada em três semanas foi de 95,6%.

A persistência de anticorpos comprovou-se além dos três anos pós-vacina. Não houve efeitos adversos de gravidade nem elevação das transaminases.

O vírus atenuado foi encontrado nas fezes em 75% dos vacinados, mas não se comprovou a transmissão do VHA aos soronegativos não vacinados. Isso demonstra que esse tipo de vacina é bem tolerado e altamente imunogênico.

Mecanismos de atenuação

As cepas de VHA foram submetidas a sucessivas passagens em culturas celulares a 37 °C ou temperaturas menores.

As bases moleculares da atenuação do fenótipo permanecem pouco claras, mas estariam associadas à reduzida capacidade de replicação em outros primatas suscetíveis.

Os estudos moleculares da atenuação do fenótipo são limitados à cepa HM 175. As variantes dessa cepa adaptada à cultura celular indicam que as mutações são particularmente possíveis nas regiões 5'NTR e P$_2$ (proteínas 2B e 2C) do genoma durante a adaptação do vírus ao crescimento em cultura celular.

As mutações responsáveis pela atenuação da cepa HM 175 produziram-se nas regiões P$_2$ e P$_3$ do genoma.

O primeiro evento que se produz durante a adaptação do VHA ao crescimento em cultura celular é a perda da capacidade de infectar primatas por via oral.

A replicação desses vírus atenuados é difícil de demonstrar com variantes da cepa CR 326 submetidas a múltiplas passagens. Não houve evidência de replicação em primatas, inclusive após inoculação parenteral, mas, com menor número de passagens de atenuação, podem-se comprovar diversos graus de replicação, com elevação de enzimas neles.

Provost et al. mostraram o aparecimento do vírus atenuado nas fezes após a inoculação em primatas e, de igual forma, Mao et al., em 1989, mostraram em humanos.

A imunogenicidade das vacinas atenuadas mostra que o aparecimento de anticorpos é tardio, o nível alcançado é menor quando comparado com a infecção pelo vírus selvagem (menor que 1.000 mUI/mL seis meses após a infecção) e refere-se à cepa CR 326 F'. Do ponto de vista imunológico, é possível que o vírus atenuado replique no homem, produzindo resposta das células T citotóxicas tipo 1, assim como a produção de anticorpos circulantes. A resposta das células

T citotóxicas pode ser mais importante que a resposta de anticorpos na produção de imunidade protetora.

A vacina com a cepa atenuada H2, testada amplamente em humanos na China, parece ser menos atenuada que a CR 326 F' e parece ter capacidade de induzir bom nível de anticorpos, como mostram Mao et. al. em sua publicação.

Efeitos adversos

O efeito mais importante que pode apresentar-se após a aplicação de uma cepa atenuada é o aparecimento de um quadro leve de hepatite, principalmente com as vacinas que foram submetidas a baixo número de passagens celulares para sua atenuação. Também pode acontecer de a cepa atenuada usada reativar sua virulência.

Sabe-se que os vírus RNA podem alterar seu genoma durante a fase de replicação; os vírus adaptados a culturas celulares têm atenuação estável quando o número de passagens é maior que três.

A eficácia das cepas atenuadas foi comprovada em um trabalho realizado na China, em 1987, com a administração da vacina H2 a crianças em idade escolar. Obteve-se muito boa soroconversão.

Nos países ocidentais, abandonaram-se os esforços para obter uma vacina atenuada, talvez porque já foi aprovada uma vacina de vírus inativados que provou ser altamente imunogênica e com baixa reatogenicidade.

Nos últimos anos, Schultz et al. obtiveram novos vírus atenuados utilizando tecnologia de DNA recombinante.

O mais interessante que surge das variantes virais é a presença de grande quantidade de mutações dentro da 5'NTR ou região que codifica a proteína 2A do genoma viral. Algumas dessas mutações são sensíveis ao calor e observa-se que a replicação diminui a 37 °C.

Um estudo publicado por Mao et al., em 1997, comprovou a não transmissão da cepa H2 (aplicada via subcutânea ou oral) dos pacientes vacinados aos controles. Isso demonstra sua segurança e eficácia.

VACINA DE VÍRUS INATIVADOS

São similares à vacina Salk. A HAVRIX® foi a primeira vacina licenciada para uso nos Estados Unidos e aprovada pela FDA. A segunda foi a VAQTA®. A imunogenicidade e a tolerância entre ambas foram comparadas em um trabalho em 520 adultos, no qual se demonstrou igual imunogenicidade; mas, com a VAQTA®, foram observados menos efeitos adversos locais.

Depois, foram aprovadas outras vacinas no mundo, todas inativadas, como a do laboratório Berna ou Pasteus-Mérieux, com comprovada imunogenicidade.

ADMINISTRAÇÃO, DOSES E ESQUEMAS

As vacinas contra hepatite A foram inicialmente aprovadas para uso em crianças maiores de 2 anos e adultos, com apresentações diferentes para cada uma dessas populações. Atualmente, têm seu uso aprovado e são recomendadas para crianças a partir de 1 ano de idade (Tabela 18.5.2).

A formulação de adultos da VAQTA® é para maiores de 19 anos e a da HAVRIX®, para maiores de 18 anos.

A via de administração é IM, na região deltoide, embora em pacientes com tendência a sangramentos (hemofílicos) possa ser aplicada via subcutânea (SC), mas pode estar associada à diminuição da sua imunogenicidade.

DETECÇÃO DE ANTICORPOS ESPECÍFICOS PÓS-VACINAÇÃO

As concentrações de anticorpos (Ac) anti-VHA IgG detectados após a vacinação são entre 10 e 100 vezes menores do que as alcançadas quando a infecção é natural, e eles são expressos em mUI/mL.

Estudos realizados *in vitro* mostram que baixos níveis de Ac podem ser neutralizantes. Observou-se em macacos que baixos níveis de anticorpos administrados passivamente não protegem contra a infecção, mas evitam a hepatite clínica e a eliminação de partículas virais nas fezes.

Os limites inferiores que conferem imunidade ainda não estão claramente estabelecidos, assim, para a VAQTA®, determinaram-se por RIA níveis maiores que 10 mUI/mL; e para a HAVRIX®, níveis de 20 mUI/mL ou maiores, medidos por teste de Elisa modificado.

O anticorpo IgM para o vírus VHA pode ser detectado em adultos de 2 a 3 semanas após aplicação da vacina. Não existem dados com referência a esse fato em crianças.

Quando esses pacientes foram testados, um mês após a vacinação de 311 adultos, somente 1% tinha IgM anti-VHA detectável.

TABELA 18.5.2 Doses e esquemas recomendados.

Anos	Vacinas	Doses de antígeno	Volume (mL)	N. de doses	Esquema inicial
1 a 16 anos	HAVRIX®	720 UEL*	0,5	2	Inicial e 6 a 12 meses
2 a 17 anos	VAQTA®	25 UI	0,5	2	Inicial e 6 a 18 meses
> 19 anos	HAVRIX®	1.440 UEL	1	2	Inicial e 6 a 12 meses
> 18 anos	VAQTA®	50 UI**	1	2	Inicial e 66 meses

*Unidades Elisa; **Unidades de antígeno (cada unidade equivale a 1 mg da proteína viral).

SEGURANÇA E EFICÁCIA

Os primeiros trabalhos de vacinas anti-VHA em humanos iniciaram-se em 1987. Até 1993, foram realizados aproximadamente 100 trabalhos envolvendo mais de 50 mil pessoas, com 120 mil doses aplicadas.

A segurança e a eficácia da vacina HAVRIX® foram comprovadas em um trabalho duplo-cego, realizado com 40.119 crianças na Tailândia. Nele, aplicou-se a HAVRIX® 360 UEL aos 0, 1 e 12 meses ou vacina contra a hepatite B GSK Engerix® aos 0, 1 e 12 meses.

Durante o acompanhamento, detectaram-se 30 casos de hepatite A sintomática; 29 apresentaram-se entre os que receberam vacina contra a hepatite B, que demonstrou eficácia de 97%.

O trabalho foi publicado em 1994 na revista *JAMA* e mostra que não houve efeitos adversos severos e a taxa de soro conversão foi de quase 100%.

O número de casos de hepatite A aguda estendeu-se a 40, dos quais 38 ocorreram no grupo controle.

Outro trabalho duplo-cego realizado por Werzberger, em 1992, em uma comunidade judaica, com 1.037 crianças sadias, fez uso da cepa CR 326 (VAQTA®), em que os participantes receberam 25 UI ou placebo, obtendo-se soroconversão de 99% após a primeira dose. Somente 25 casos de hepatite ocorreram dois meses após a primeira dose e em todos do grupo placebo. Essa foi a razão pela qual este trabalho também provou a eficácia protetora da vacina empregada. Além dele, o estudo MONROE publicado avaliou a vacina VAQTA® em 2.595 crianças, comprovando a boa tolerabilidade, sem eventos adversos importantes.

Estudos em macacos mostraram que a vacina pode prevenir a infecção se administrada logo após a exposição. No controle pós-exposição, pode não se detectarem casos clínicos de hepatite entre os vacinados após o contato. Os resultados demonstram que é segura, clinicamente bem tolerada e altamente imunogênica em todos os grupos estudados.

Embora Sagliocca et al. tenham mostrado até 79% de eficácia protetora pós-exposição, quando comparada com os não tratados, o intervalo de confiança foi de 7 a 95% e esses autores não avaliaram a eficácia da vacina comparada com a da imunoglobulina. Por essa razão, alguns pesquisadores duvidam da eficácia desse uso.

IMUNOGENICIDADE

A soroconversão (Sc) se define como uma concentração de anticorpos maior ou igual a 20 mUI/mL medidos pelo método Elisa de forma rotineira.

O laboratório SKB Biological desenvolveu uma técnica de Elisa em que os anticorpos, em diluições seriadas de soros, reagem com quantidades conhecidas de VHA inativado, imobilizado em placas de poliestireno. A quantidade de anticorpos captados é estimada por uma segunda reação, fazendo uso de anticorpos anti-VHA ligados à peroxidase. O título de anticorpos é determinado pelo uso de uma preparação-padrão de imunoglobulina obtida da OMS.

Outro método para comprovar a imunogenicidade é a titulação de anticorpos neutralizantes do VHA por um teste de inibição. A infecção viral das células em cultura pode ser inibida previamente à incubação do vírus no inóculo, com diluições de soro contendo anticorpos contra o VHA; as suspensões virais são incubadas com diluições seriadas do soro. A diminuição da infectividade viral pelas culturas celulares é monitorada por autorradiografia. O título de anticorpos neutralizantes é expresso como diluições séricas, as quais causam pelo menos 50% de inibição na infectividade. É importante salientar que as pessoas com títulos elevados detectados pelo método Elisa também têm níveis elevados de VHA por anticorpos neutralizantes.

Em 1995, Clemens et al. publicaram a experiência com 50.677 vacinados, de 104 estudos desde 1993. Certificaram-se de que a vacina de vírus inativados da SKB é altamente imunogênica em todas as faixas etárias, com uma taxa de soroconversão de 100%, adquirida um mês após a aplicação da primeira dose de 1.440 UEL em adultos ou duas doses de 360 UEL em crianças. A dose *booster* aos 6 a 12 meses produz título elevado de anticorpos com uma proteção esperada de 20 anos.

Quando a vacina HAVRIX® foi licenciada para seu uso em 1995, com apresentações pediátrica de 360 UEL e de adultos de 720 UEL, com esquema de três doses aos 0 e 1 mês e *booster* aos 6 a 12 meses da primeira dose, a taxa de soroconversão final foi de 100%. A HAVRIX® demonstrou Sc de 95,7% um mês após a primeira dose em adultos, com média geométrica do título TMG de 304 mUI/mL e de 99,8% após a segunda dose (517 mUI/mL), mantendo a soropositividade até o mês seis, quando foi aplicada a dose *booster*, que permitiu aumentar o título final de anticorpos até 20 vezes os níveis prévios ao *booster* (Tabela 18.5.3).

TABELA 18.5.3 Taxas de soroconversão e média geométrica do título (TMG) para HAVRIX® 720 UEL.		
	Mês 1	**Mês 2**
Taxa de soroconversão (%)	95,7	99,8
TMG (mUI/mL)	304	517

Os níveis médios caíram 60% desde do mês 7 ao 12 pós-vacina e, desde esse ponto, 14% a cada 12 meses, e isso permitiu predizer a duração dos anticorpos por 20 anos.

Em 1997, adotou-se um novo esquema para adultos com uma dose única de 1.440 UEL e *booster* no mês 6 ou 12. A taxa de Sc no dia 15 foi de 92% (143 mUI/mL), ao mês foi de 97 a 100% (410 mUI/mL), no mês 6 prévio ao *booster* de 100% (291 mUI/mL). Um mês após foi de 100%, com um TMG de 7.999 mUI/mL (Tabela 18.5.4).

TABELA 18.5.4 Taxas de Sc e TMG para HAVRIX® 1.440 UEL.				
	Dia 14	**Mês 1**	**Mês 6**	**Mês 7**
Sc (%)	92,7	100	100	100
TMG (mUI/mL)	143	410	291	7.999

Em pacientes pediátricos, após uma dose de 360 UEL, 93,1% da população soroconverteu (181 mUl/mL); após a segunda dose, 100%, com um TMG de 239 mUI/mL. Comprovou-se que um mês após da dose *booster* (mês 7), 100% continuavam a Sc e o TMG elevou-se 20 vezes com relação aos níveis prévios ao *booster* (Tabela 18.5.5).

TABELA 18.5.5 Taxas de soroconversão (Sc) e média geométrica do título (TMG) para HAVRIX® 360 UEL.

	Mês 1	Mês 2
Sc %	93,1	100
TMG (mUI/mL)	18,1	239

Em 1997, adotou-se o novo esquema para crianças de uma dose única de 720 UEL com reforço entre os 6 e 12 meses da primeira dose, obtendo uma Sc de 88 a 93% aos 15 dias e 95 a 99% ao mês.

Um mês após a dose *booster*, 100% tinham anticorpos protetores com TMG elevados. Similares resultados foram obtidos com a VAQTA®: um mês após a primeira dose da vacina, 95 a 100% das crianças e adultos tinham anticorpos protetores, ao mês, da dose *booster* e 100% soroconverteram. Ambas as vacinas são altamente imunogênicas e efetivas na prevenção da hepatite clínica.

As diferentes formulações das vacinas são similares em relação à sua imunogenicidade quando administradas em esquemas e doses adequados.

A maioria dos estudos demonstra quase 100% de soroconversão após esquema primário de vacinação, tanto em adultos quanto em crianças.

A concentração de anticorpos adquiridos com a vacina e sua persistência com o tempo são maiores do que aqueles obtidos com a aplicação de uma dose protetora de gamaglobulina (Tabela 18.5.6).

TABELA 18.5.6 Soroconversão após a aplicação da vacina, comparação com a aplicação da gamaglobulina.

	16 dias	1 mês	3 meses	6 meses
Vacina	73%	100%	–	100%
Gamaglobulina	100%	–	10%	0%

Imunogenicidade e anticorpos maternos

As crianças com anticorpos maternos circulantes após esquema completo mostram altas taxas de soroconversão, mas os títulos finais de anticorpos são menores quando comparados aos daqueles que recebem a vacina sem ter anticorpos maternos.

A intercambialidade entre vacinas de diferentes laboratórios fabricantes é possível, embora seja preferível o uso do mesmo produto comercial para as duas doses.

Situações em que a imunogenicidade diminui

Os pacientes imunocomprometidos respondem menos à vacina que os sadios.

Em pacientes infectados pelo HIV, talvez a vacina deva ser recomendada mais precocemente por causa da maior resposta quando a contagem de CD4 é elevada.

Não existem trabalhos que recomendem o uso dessa vacina em gestantes no primeiro trimestre, quando estaria indicado o uso de gamaglobulina de forma segura e eficaz, para a prevenção da infecção pelo HAV.

A presença de anticorpos anti-VHA no momento da vacinação está associada a TMG menor, mas com excelente soroconversão.

Os filhos de mulheres anti-VHA IgG-positivas também têm menor imunogenicidade, mas os níveis finais de anticorpos são 1/3 menores em relação aos níveis obtidos naquelas crianças nascidas de mães soronegativas.

A soroconversão de pacientes adultos com doença hepática crônica de etiologia não viral foi similar à dos pacientes sadios, mas seu TMG final foi menor.

Com referência a outros aspectos como idade, os pacientes maiores de 40 anos obtêm soroconversão normal, mas com títulos finais menores quanto maior a idade cronológica.

Em pacientes submetidos à hemodiálise, Kuramoto et al., em 1994, demonstraram que a soroconversão e o TMG foram similares quando comparados com o grupo controle de pacientes sadios.

Não acontece o mesmo nos pacientes nefróticos em remissão ou sob tratamento imunossupressor. Demonstrou-se, em um trabalho realizado pelo nosso grupo, em 1999, que a soroconversão foi mais lenta, porém perto de 96% no mês sete, com um TMG 10 vezes menor que o alcançado pelo grupo controle (361 contra 3.644 mUI/mL).

PORTADORES DE DOENÇA HEPÁTICA CRÔNICA

Em um estudo de Vento et al., realizado com 163 pacientes com hepatite B crônica e 432 com hepatite C crônica, a infecção ocorreu em 27 pacientes. Em nove deles, a evolução foi favorável; um paciente com cirrose teve quadro severo de colestase; sete de 17 pacientes com infecção pelo VHC desenvolveram falha hepática fulminante e seis deles faleceram.

Outro trabalho mostrou soroconversão de 94 a 97% com TMG menor comparado com o grupo sadio (467 a 749 mUl/mL contra 1.315 mUI/mL).

Em pacientes com doença hepática descompensada, a soroconversão pode chegar perto de 50%.

Em 1999, publicou-se a experiência da vacinação contra o VHA em 33 crianças portadoras crônicas do AgHBs, as taxas de soroconversão após a primeira, segunda e terceira doses foram de 90,9, 96,9 e 100%, respectivamente.

Os pacientes com doença hepática crônica podem ter evolução fulminante quando infectados pelo HAV.

Em maio de 2000, publicou-se o consenso para a vacinação contra a hepatite A em pacientes com doença hepática crônica.

DETECÇÃO DE ANTICORPOS APÓS VACINAÇÃO

Os anticorpos produzidos após um esquema de vacinação completo contra o VHA são de 10 a 100 vezes menores que aqueles produzidos após contato com o vírus selvagem.

Os anticorpos são medidos por imunoensaios modificados expressos em miliunidades internacionais por mL.

O nível mínimo protetor não foi definido, embora se considerem, em geral, títulos maiores que 20 mUI/mL ou maiores que 33 mUl/mL para a HAVRIX®, segundo os últimos trabalhos.

Para a VAQTA®, os níveis foram definidos em maiores do que 10 mUI/mL, fazendo uso de RIA.

Em alguns pacientes adultos, podem-se detectar anticorpos da variedade IgM contra o VHA duas semanas após da aplicação da vacina, como foi referido previamente.

Esses dados não são aplicáveis às crianças nas quais esses anticorpos não foram demonstráveis até um mês após a vacinação.

DURAÇÃO DA PROTEÇÃO

A necessidade de aplicação de uma dose *booster* ainda é de difícil determinação, pois o tempo de acompanhamento dos pacientes vacinados é curto; sabe-se que os anticorpos após a vacinação persistem pelo menos oito anos em adultos e seis em crianças para zonas de endemicidade alta e intermediária. Esse tempo de proteção, aplicando uma equação de regressão, pode ser estendido a 20 anos. Para adultos vacinados entre 1992 e 1993 com duas doses de 1.440 UEL aos 0 e 6 ou 12 meses, aplicando o mesmo método matemático, o TMG aos 50 anos após a segunda dose é estimado em 160 mUL/mL e 243 nUT/mL, respectivamente.

Também foi demonstrado em adultos, com seguimento de seis anos, que mais da metade dos vacinados mostrava uma resposta imune mediada por células *in vitro*, o que demonstra a longa persistência da imunidade das células T induzida por essa vacina.

A expressão das células T CD69 ou a produção de IL-2 foram consideradas evidência da resposta celular imune ao HAV. Essa resposta imune celular precede a soroconversão.

Entre as crianças vacinadas antes de 1 ano de idade e que não tinham anticorpos maternos, a concentração de anticorpos protetores persistiu mais de seis anos na maioria, embora tenha sido baixa em muitas que apresentavam anticorpos maternos no momento da vacinação.

Todas as constatações referidas anteriormente têm importância quando se quer conhecer a evolução dos anticorpos específicos no tempo.

Entre os adultos que receberam três doses de HAVRIX®, 100% tiveram níveis iguais ou maiores do que 20 mUI/mL oito anos depois, 313 adultos que receberam duas doses de 1.440 UEL foram testados após seis anos, e quase 100% tinham níveis maiores que 20 mUI/mL.

Em 549 vacinados com a VAQTA®, 99% tiveram anticorpos tituláveis em 5 a 6 anos após. Outra publicação de Werzberger com pacientes vacinados com a VAQTA® mostrou soroconversão de 99% com níveis persistentes depois de seis anos, aplicando também modelos cinéticos para a queda dos anticorpos. Em 2002, foi publicado o acompanhamento de nove anos dos pacientes vacinados no estudo MONROE com VAQTA®, ficando comprovada a efetividade duradoura da vacina nesse período, com persistência de anticorpos e nenhum caso de doença.

Desconhece-se se a memória imune pode contribuir com esse longo tempo de proteção.

Em 1993, foram vacinadas 52 crianças com duas doses de 720 UEL, alcançando títulos de anticorpos de 3.644 mUI/mL um mês após a dose *booster*; 36 dessas crianças foram testadas seis anos depois, obtendo-se um TMG de 225 mUI/mL, com soroconversão de 96,7%. Não houve casos de hepatite entre as crianças acompanhadas durante seis anos.

O grupo de pacientes com doença renal crônica vacinado com o esquema de rotina alcançou um TMG de 330 mUl/mL com soroconversão de 86% um mês após a dose *booster*; 50% deles foram retestados 12 meses depois, obtendo-se soroconversão de 73% e TMG de 34 mUI/mL. Para esses pacientes, foi indicada uma dose de reforço de 720 UEL, o que permitiu alcançar soroconversão de 100% um mês após, com TMG de 1.499 mUI/mL, demonstrando, assim, existência de memória imune naquelas crianças que eram negativas na detecção de anticorpos prévia ao *booster*.

ADMINISTRAÇÃO SIMULTÂNEA COM OUTRAS VACINAS

A administração simultânea da vacina contra as hepatites A e B não altera sua imunogenicidade, muito pelo contrário, os TMG alcançados para as duas podem ser maiores do que quando administrados isoladamente. Também se demonstrou que não existe aumento dos efeitos adversos e que a administração simultânea com as vacinas contra difteria, pólio (oral ou parenteral), tétano, febre tifoide, cólera, raiva, encefalite japonesa ou febre amarela não altera a resposta imune.

EFEITOS ADVERSOS
Reações locais e gerais

De quase 50 mil adultos vacinados com a HAVRIX®, 56% apresentaram, dentro dos três dias após a vacinação, dor no local; 14%, cefaleia; e 7%, mal-estar. Em pacientes pediátricos, 15% apresentaram dor no local; 8%, anorexia; e 4%, cefaleia. Relativamente às 9 mil pessoas que receberam a VAQTA®, não foram comunicados efeitos adversos graves.

Nos adultos, os efeitos adversos mais frequentes aos cinco dias foram cefaleia em 16%, dor local em 51% e calor local em 17%. Já nas crianças, foram dor local em 19% e aumento da sensibilidade em 17%.

Efeitos adversos graves temporalmente associados à vacina contra hepatite A incluem anafilaxia, síndrome de Guillain-Barré, neuropatia do plexo braquial, mielite transversa, esclerose múltipla, encefalopatia e eritema multiforme.

A maioria desses eventos ocorreu em adultos e 1/3 destes recebeu outras vacinas simultaneamente.

Entre as 40 mil crianças vacinadas na Tailândia, não foram comunicados efeitos adversos graves, assim como em 11 mil crianças e 25 mil adultos que receberam a VAQTA®, em 1999.

Treze eventos de gravidade ocorridos entre crianças e 85 entre adultos foram considerados síndromes autoimunes.

A incidência dos casos de Guillain-Barré (0,2 caso/100.000 pessoas/ano) entre adultos que receberam vacina contra a hepatite A foi menor que as taxas de incidência dessa síndrome na população geral.

Desde que ambas as vacinas foram licenciadas, segundo dados da SKB e MSD, mais de 65 milhões de doses foram administradas nesses cinco anos. Nenhum efeito adverso grave pode ser atribuído à vacinação.

Foi comprovada a segurança da vacina em um primeiro trabalho realizado na Tailândia que hoje continua sendo avaliada a cada ano.

CONTRAINDICAÇÕES E PRECAUÇÕES

A vacina não deve ser aplicada em pessoas que refiram efeitos adversos graves após aplicação da primeira dose.

A segurança da vacina contra hepatite A durante a gravidez não foi determinada, contudo, uma vez que ela é constituída de vírus inativados, o risco teórico de dano ao feto é muito baixo. O risco associado à vacinação deve ser pesado contra o risco da doença na gestante.

Com relação aos imunodeprimidos, nenhuma precaução especial precisa ser tomada.

TESTAGEM SOROLÓGICA PRÉVIA À VACINAÇÃO

A testagem pré-vacina na população em que se espera elevada taxa de infecção prévia pelo VHA poderia reduzir custos. A testagem de crianças estaria indicada em zonas de elevada endemia.

Em adultos, a testagem permite:

- Conhecer a prevalência da imunidade.
- Comparar o custo da vacinação com a testagem sorológica.
- Saber que o custo da testagem não interferirá no início da vacinação.

Se o custo do *screening* é um terço da vacinação, a testagem pré-vacina de pessoas maiores de 40 anos provavelmente seja custo-efetiva.

A testagem pós-vacina não está indicada por causa da elevada taxa de soroconversão entre adultos e crianças.

MEIOS DE CONSERVAÇÃO

A vacina deve ser mantida entre 2° e 8 °C e não deve ser congelada.

A reatogenicidade e a imunogenicidade não são alteradas se a vacina permanecer uma semana em temperatura de 30 °C.

CRIANÇAS QUE DEVEM SER VACINADAS DE ROTINA OU CONSIDERADAS PARA A VACINAÇÃO

Crianças que vivem em áreas onde a taxa de hepatite A é pelo menos duas vezes a média nacional deveriam ser vacinadas de rotina. Entre as quais se incluem:

- Crianças que vivem em estados cuja taxa anual de hepatite A, entre 1987 e 1997, foi maior ou igual a 20 casos/100.000 habitantes.
- Crianças que vivem em países ou comunidades cuja taxa anual de hepatite A, entre 1987 e 1997, foi maior que ou igual a 20 casos/100.000 habitantes.
- Para crianças que vivem em estados com taxas de hepatite A maiores que a média nacional, porém menores que duas vezes a média nacional, deveria ser considerada a vacinação de rotina. Entre essas crianças se incluem:
  - Aquelas que vivem em estados cuja média anual de hepatite A, durante 1987 e 1997, foi maior ou igual a 10 casos/100.000 habitantes, porém menor que 20 casos/100.000 habitantes.
  - As que vivem em países ou comunidades cuja taxa média anual de hepatite A, durante 1987 e 1997, foi maior ou igual a 10 casos/100.000 habitantes, porém menor que 20 casos/100.000 habitantes.

A vacinação rotineira é aconselhada para crianças que vivem em estados com taxas de hepatite A maiores ou iguais a duas vezes a média nacional alcançada entre 1987 e 1997. Com relação àqueles que vivem em estados onde a incidência é menor que duas vezes a média nacional, a decisão de adotar uma estratégia de vacinação deveria incluir aspectos como a facilidade de implementação e saber se essa estratégia baixará a incidência.

A determinação de recomendar a vacina por faixa etária deve ser levada em conta de acordo com o padrão da doença nessa comunidade.

Em comunidades com taxas elevadas de hepatite A, a vacinação rotineira deve ser prioridade, iniciando-se com as crianças de 2 anos ou mais e em pré-escolares. Para prevenir epidemias de forma efetiva nessas comunidades, deve-se continuar com a vacinação em crianças maiores (10 a 15 anos de idade).

A testagem sorológica pré-vacinação não está indicada nesse grupo de crianças.

A vacina contra hepatite A é recomendada rotineiramente para crianças, pessoas com risco aumentado de infecção pelo HVA e para quem desejar obter imunidade para hepatite A.

Nos Estados Unidos e agora no Brasil, a vacina contra hepatite A é recomendada para todas as crianças de 1 ano de idade (12 a 23 meses). Crianças acima dessa idade, ainda não vacinadas, também devem receber a vacina.

PESSOAS SUSCETÍVEIS COM RISCO AUMENTADO PARA A INFECÇÃO PELO VHA QUE DEVERIAM SER VACINADAS ROTINEIRAMENTE

- Viajantes que se dirigem para áreas de alta ou intermediária endemicidade de infecção pelo HAV.
- Após administrada a primeira dose da vacina, assume-se que a proteção se faz efetiva entre a 2ª e a 4ª semanas. Como essa cobertura poderia não ser completa até depois da quarta semana, aconselha-se o uso conjunto da gamaglobulina.
- Homens que fazem sexo com homens.

- Usuários de drogas intravenosas ou não.
- Trabalhadores que tenham risco ocupacional (aqueles que trabalham com pacientes em investigação de laboratório).
- Pessoas com desordens dos fatores da coagulação (especialmente aquelas que recebem preparados tratados com solvente-detergente).
- Doentes hepáticos crônicos.
- Transplantados e candidatos a transplante.
- Vacinação em situação de surto: o uso da vacina contra hepatite A para o controle de surtos tem alcançado sucesso em comunidades pequenas, bem delimitadas, quando a vacinação é iniciada precocemente no curso do surto e quando são alcançadas altas coberturas em coorte de idade variada. Nos Estados Unidos, a vacina contra hepatite A não está licenciada para uso em profilaxia pós-exposição.
- A gamaglobulina é recomendada especialmente para crianças menores de 2 anos de idade e para aquelas cuja vacina não tenha licença de uso.

SURTO EM COMUNIDADES COM TAXA ELEVADA DE HVA

Se o programa de vacinação de rotina não alcançou cobertura de 70% em crianças de idade pré-escolar e escolar, devem ser implementados programas de vacinação rápida entre elas. A idade para a vacinação dos maiores será de 10 a 15 anos. Para a prevenção de futuros surtos, a vacinação de crianças pequenas deve ser mantida após o controle do surto.

SURTO EM COMUNIDADES COM TAXA INTERMEDIÁRIA DE HVA

A vacinação das crianças é recomendada de forma regular para a maioria dessas comunidades, e o estabelecimento desses programas é o que prevenirá o surto.

Se a vacinação rotineira de crianças não foi aplicada, deve-se recomendar vacinação rápida, que pode ser considerada uma medida a mais para controle desses surtos, que costumam comprometer adultos e crianças, podendo, dessa forma, incluir adultos pertencentes aos grupos de alto risco, como usuários de drogas intravenosas.

Os resultados desses programas são variáveis e a avaliação da efetividade é fundamental.

Em tais comunidades, a vacinação das crianças deve ser contínua para manter os níveis de imunidade e prevenir futuras epidemias.

SURTO EM COMUNIDADES COM TAXA BAIXA DE HVA

Os grandes surtos não são comuns nessas comunidades e, se isso acontece, a resposta deve basear-se na análise das características apresentadas no surto.

Os programas de controle de surtos entre adultos de alto risco foram de difícil aplicação.

Se o surto compromete as crianças, devem-se aplicar medidas similares das zonas com taxas intermediárias.

OUTRAS SITUAÇÕES DE SURTO

A frequência de surtos em unidades de cuidados intensivos ou hospitais não é alta, e o uso de gamaglobulina é útil quando o contato se produz entre pessoas próximas. As pessoas que trabalham manipulando alimentos podem adquirir hepatite A e transmiti-la, razão pela qual elas têm indicação de vacinação.

CUSTO EFETIVO DA TESTAGEM SOROLÓGICA

Deve-se ter como base a prevalência da imunidade e o custo da vacinação, comparado com o custo da sorologia. Se alguém viaja duas vezes em 10 anos por curtos períodos, é conveniente o uso de gamaglobulina. Se viaja três vezes em 10 anos com longa permanência, aconselha-se a vacinação. A sorologia é indicada em viajantes de idade avançada procedentes de países endêmicos ou com história prévia de icterícia.

A ACIP (Comitê Assessor de Imunizações e Práticas) recomenda, para investigação de anticorpos prévios à vacinação, que esse procedimento não seja indicado, por causa da baixa prevalência da infecção nessa faixa etária, para zonas de baixa endemicidade.

CUSTO-EFICÁCIA DA VACINA PARA O VÍRUS DA HVA

Trata-se de tema particularmente relevante, sobretudo para conhecimento da gestão em saúde pública. Com relação à HVA, nos Estados Unidos, tem sido demonstrada uma avaliação positiva da relação custo-eficácia. Assim, Zhou et al. demonstraram que, em 2004, ocorreu uma redução de 68,5% na taxa de hospitalização e 41,5% na de consultas ambulatoriais devidas à hepatite A, originando uma economia de 20 milhões de dólares. Na América Latina, onde a prevalência de HVA é muito desigual, há que se calcular de acordo com o país estudado. No Brasil, por exemplo, a avaliação de Coelho et al. não permitiu uma conclusão sobre custo-benefício da imunização universal em crianças face à heterogeneidade dos estudos existentes. Entretanto, deve-se levar em conta o estudo argentino de Vacchino, no qual o impacto da vacinação permitiu praticamente suprimir casos de insuficiência hepática fulminante em crianças. Em resumo, a América Latina necessita conhecer melhor a própria realidade epidemiológica da infecção pelo VHA e, assim, poder determinar o custo-eficácia de uma intervenção preventiva.

ESTRATÉGIAS DE IMUNIZAÇÃO

Sabe-se que a hepatite A é uma doença social, pois sua incidência está diretamente relacionada com o nível socioeconômico e as condições sanitárias a que está submetida a população.

A possibilidade do uso da vacina permite diminuir a incidência dessa doença e eliminar, assim, a infecção. Na hipótese de se obter uma população com taxa elevada de imunidade, a incidência da hepatite A diminuirá, assim como a sua transmissão.

Objetivos da vacinação:

- Proteger as pessoas da infecção.
- Reduzir a incidência da doença, prevenindo a transmissão.
- Eliminar a transmissão.

Pelo fato de as crianças representarem o maior reservatório do vírus, elas devem ser o principal alvo.

Deve-se:

- Prevenir a infecção por faixas etárias.
- Eliminar a maior fonte de infecção.
- Prevenir a infecção nos adultos (vacinando as crianças que depois serão adultas), pois a imunidade parece ser de longa evolução.

Quais são as estratégias para alcançar esses objetivos?

Estão baseadas na epidemiologia da hepatite A e na facilidade e efetividade da vacinação. As primeiras recomendações seriam vacinar as pessoas com risco aumentado para hepatite A e as crianças que vivem em comunidades com as mais altas taxas de infecção e doença. A vacinação de grupos com risco aumentado para adquirir a infecção, como viajantes ou doentes hepáticos crônicos, os protegerá, mas terá pouco efeito nas taxas nacionais da doença. A vacinação rotineira das crianças que vivem em comunidades com as mais altas taxas de doença foi efetiva na interrupção de surtos atuais e futuros nessas comunidades.

A vacinação limitada a essas áreas poderia ter alguma repercussão na incidência média, não obstante um pequeno número de casos ocorra nessas comunidades. Para adquirir redução sustentada na incidência nacional de hepatite A, seria necessária a vacinação rotineira mais ampla em crianças. Caso se assumisse que as crianças que vivem em áreas com taxas elevadas serão vacinadas, seria produzida uma queda no número de casos nos próximos 30 anos.

Van Damme diz que a vacinação universal das crianças poderia conseguir redução sustentada na incidência da hepatite A entre adultos e crianças.

Em evento realizado em Sorrento, Itália, em junho de 2000, com especialistas da OMS, consideraram-se as prováveis estratégias por meio da implementação da vacinação universal. A proporção de pacientes que perdem seus anticorpos detectáveis 25 anos após a primeira dose de vacina não ultrapassa 12%, inclusive os piores respondedores. Ainda restam dúvidas que não podem ser esclarecidas totalmente, como qual o tempo real de persistência dos anticorpos, ou se a vacina induz memória imune, podendo, assim, oferecer proteção, mesmo não havendo anticorpos detectáveis. Também não é clara a persistência dos anticorpos em crianças e talvez pudesse ser diferente do que acontece com os adultos. O ponto mais importante foi considerar o uso da vacinação universal e estabelecer que essa decisão deve estar baseada em dados epidemiológicos para cada região.

Em áreas de alta endemia, as taxas de doença são geralmente baixas porque a maioria das infecções ocorre em idades iniciais da vida, quando os pacientes são assintomá-ticos geralmente. A imunização em massa não é apropriada, embora possam existir indivíduos suscetíveis isolados em grupos de risco. Em zonas de endemicidade intermediária, onde a incidência da doença e de surtos aumenta em virtude do grande *pool* de população suscetível, em que os indivíduos expostos podem desenvolver doença clínica, o uso da vacina deve ser considerado ao lado de outras prioridades de saúde pública. Em zonas de baixa endemia, a maioria da população alcança a idade adulta sendo suscetível, podendo haver episódios de surtos. O uso da vacina para deter esses episódios é de custo elevado e de pouco sucesso. Foram efetuadas diferentes estratégias em longo prazo, orientadas para a vacinação rotineira.

Pode-se concluir que a hepatite A é uma doença prevenível com a vacina, e o seu uso é indicado quando ela se produz com maior frequência entre adultos jovens.

Os dados epidemiológicos podem ser usados para gerar informação, orientar estratégias de prevenção, monitorizar e antecipar surtos e auxiliar na determinação de grupos de risco. Se o controle da hepatite é apropriado ao lado de outras prioridades, talvez a estratégia mais adequada para obter reduções sustentadas na incidência da doença seja a imunização rotineira de crianças pequenas.

BIBLIOGRAFIA SUGERIDA

Aggarwal R, Goel A. Hepatitis A: epidemiology in resource-poor countries. Curr Opin Infect Dis. 2015 Oct;28(5):488-96.

Alberts CJ, Boyd A, Bruisten SM, Heijman T, Hogewoning A, Rooijen MV, Sie-denburg E, Sonder GJB. Hepatitis A incidence, seroprevalence, and vaccina-tion decision among MSM in Amsterdam, the Netherlands. Vaccine. 2019 May 09;37(21): 2849-56.

Baba M, Hasegawa H, Nakayabu M et al. Atividade citolítica das células natural killer e células assassinas ativadas linfoquina contra hepatite A fibroblastos infectadas por vírus. J Clin Lab Immunol. 1993;40:47.

Baptista ML, Silva M, Lima MA et al. Genetic variability of hepatitis A virus strain HAF-203 isolated in Brazil and expression of the VP1 gene in Escherichia coli. Mem Inst Oswaldo Cruz. 2006;101(7):759-66.

Barragan DF, Velasco-Benitez CA. Hepatitis colestasica. Rev Gastrohnup. 2010:12(2 Supl 1):S4-7.

Blumenthal D, Prais D, Bron-Harlev E et al. Possible association of Guillain-Barré syndrome and hepatitis A vaccination. Pediatr Infect Dis J. 2004;23(6):586-8.

Bower WA, Nainan OV, Han X, Margolis HS. Duration of viremia in hepatitis A virus infection. J Infect Dis. 2000;182:12-7.

Brasil. Ministério da Saúde. Boletim Epidemiológico Secretaria de Vigilância em Saúde. Hepatites Virais. 2018;49:9-14.

Brasil. Ministério da Saúde. Boletim Epidemiológico. 2019 Jul;50(17):8-14.

Brennan J, Moore K, Sizemore L, Mathieson SA, Wester C, Dunn JR, Schaffner W, Jones TF. Notes from the Field: Acute Hepatitis A Virus Infection Among Previously Vaccinated Persons with HIV Infection – Tennessee, 2018. MMWR Morb. Mortal. Wkly. Rep. 2019 Apr 12;68(14):328-9.

Carrillo-Santisteve P, Tavoschi L, Severi E, Bonfigli S. ECDC HAV Expert Pa-nel. Seroprevalence and susceptibility to hepatitis A in the European Union and European Economic Area: a systematic review. Lancet Infect Dis. 2017 Oct;17(10):e306-e319.

Centers for Disease Control and Prevention (CDC); Advisory Committee on Immunization Practices. Updated recommendations from the Advisory Committee on Immunization Practices (ACIP) for use of hepatitis A vaccine in close contacts of newly arriving international adoptees. MMWR Morb Mortal Wkly Rep. 2009 Sep 18;58(36):1006-7.

Chen GJ, Lin KY, Sun HY, Sheng WH, Hsieh SM et al. Incidence of acute hepatitis A among HIV-positive patients during an outbreak among MSM in Taiwan: Impact of HAV vaccination. Liver Int. 2018 Apr;38(4):594-601.

Conceição OJG, Siciliano RF, Focaccia R. Patogenia In: Focaccia R. Editor Científico. Tratado de Hepatites virais e doenças associadas. 3.ed. Rio de Janeiro: Atheneu; 2013, cap. 11, pp. 245-8.

Cristina J, Costa-Mattioli M. Genetic variability and molecular evolution of hepatitis A virus. Virus Res. 2007 Aug;127(2):151-7.

De Paula VS, Niel C, Teves SC et al. Molecular epidemiology of hepatitis A virus in Brazilian Amazon. J Gastroenterol Hepatol. 2006;21(9):1435-8.

Desombere I, Van Herck K, Van Damme P et al. Long-Term persistence of cellular immunity towards hepatitis A vaccine (HAV) following HAV vaccination. Antivir Ther. 2000;5(Suppl l):7.

Doshani M, Weng M, Moore KL, Romero JR, Nelson NP. Recommendations of the Advisory Committee on Immunization Practices for Use of Hepatitis A Vaccine for Persons Experiencing Homelessness. MMWR Morb. Mortal. Wkly. Rep. 2019 Feb 15;68(6):153-6.

Espinosa LEM, Pérez PC, Esquivel, IC. Complicações da hepatite A. In: Focaccia R. Editor Científico. Tratado de hepatites virais e doenças associadas. 3.ed. Rio de Janeiro: Atheneu; 2013, cap. 13, pp. 257-64.

Fleischer B, Fleischer S, Maier K et al. Análise clonal de linfócitos T infiltrando no tecido do fígado em hepatite viral A. Immunology. 1990;69:14.

Focaccia R et al. Estimated Prevalence of Viral Hepatitis in the General population of the Municipality of São Paulo, Measured by a Serologic Survey of a Stratified, Randomized and Residence-Based Population. Braz J Infect Dis. 1998;2:269-83.

Foster MA, Hofmeister MG, Kupronis BA, Lin Y, Xia GL et al. Increase in Hepatitis A Virus Infections. United States, 2013-2018. MMWR Morb Mortal Wkly Rep. 2019 May 10;68(18):413-5.

Franco E, Meleleo C, Serino L et al. Hepatitis A: epidemiology and prevention in developing countries. World J Hepatol. 2012;4:68-73.

Gaspar AMC, Vitral CL, Oliveira JM. Biologia Molecular do Vírus da Hepatite A. In: Focaccia R. Editor Científico. Tratado de hepatites virais e doenças associadas. 3.ed. Rio de Janeiro: Atheneu; 2013, cap. 12, pp. 249-56.

Gordon SC, Reddy KR, Schiff L et al. Prolonged intrahepatic cholestasis secondary to acute hepatitis A. Ann Intern Med. 1984;101:635.

Kim J, Kim YS, Jung YK et al. Factors influencing the severity of acute viral hepatitis A. Korean J Hepatol. 2010;16(3):295-300.

Lemon SM. Tipo A hepatite viral. Novos desenvolvimentos em uma velha do-ença. N Engl J Med. 1985;313:1059.

Lu L, Ching KZ, de Paula V S et al. Characterization of the complete genomic sequence of genotype II hepatitis A virus (CF53/Berne isolate). J Gen Virol. 2004;85:2943-52.

Mosco M, Machaca MP, Serra FB. Hepatite A: Profilaxia Vacinal. In: Focaccia R. Editor Científico. Tratado de hepatites virais e doenças associadas. 3.ed. Rio de Janeiro: Atheneu; 2013, cap. 14, pp. 237-44.

Nelson NP, Link-Gelles R, Hofmeister MG, Romero JR, Moore KL, Ward JW, Schillie SF. Update: Recommendations of the Advisory Committee on Immunization Practices for Use of Hepatitis A Vaccine for Postexposure Prophylaxis and for Preexposure Prophylaxis for International Travel. MMWR Morb. Mortal. Wkly. Rep. 2018 Nov 02;67(43):1216-20.

Nunes HM, Soares MC, Silva HM. Hepatitis A virus infection in Amerindian area in the east Brazilian Amazon. Rev Soc Bras Med Trop. 2004;37:52-6.

O'Grady JG. Acute liver failure. Postgrad Med J. 2005;81(953): 148-54.

Paglieroni TG, Betlach B, Holland PV. Cellular immune response to hepatitis A vaccine in health individuals with delayed seroconversion. Antivir Ther. 2000;5(Suppl 1):8.

Rachima CM, Cohen E, Garty M. Acute hepatitis A: combination of the relapsing and the cholestasic forms, two rare variants. Am J Med Sci. 2000;319:417.

Sanches G, Villena C, Bosch A et al. Hepatitis A virus molecular detection and typing. Methods Mol Biol. 2004;268:103-14.

Santos DR, Villar LM, Paula VS et al. Hepatitis A virus subgenotypes dissemination during a community outbreak in a surrounding region of Rio de Janeiro. Mem Inst Oswaldo Cruz. 2008;103:254-8.

Savage RD, Rosella LC, Brown KA, Khan K, Crowcroft NS. Underreporting of hepatitis A in non-endemic countries: a systematic review and me-ta-analysis. BMC Infect Dis. 2016 Jun 13;16:281.

Schiff ER. Atypical clinical manifestations of hepatitis A. Vaccine. 1992;10(Suppl 1):S18-20.

Seo YS, Lee KG, Jung ES et al. Clinical significance of the detection of antinuclear antibodies in patients with acute hepatitis A. Gut Liver. 2011;5(3):340-7.

Singh V, Crosby RA, Gratzer B, Gorbach PM, Markowitz LE, Meites E. Disclosure of Sexual Behavior Is Significantly Associated With Receiving a Panel of Health Care Services Recommended for Men Who Have Sex With Men. Sex Transm Dis. 2018 Dec;45(12):803-7.

Sjogren MH, Joseph G. Cheatham. In: Feldman M, Friedman LS, Brandt LJ et al. (eds.). Sleisenger & Fordtran's Gastrointestinal and Liver Disease. Pathophysiology/Diagnosis/Management. 9th ed. Philadelphia: Saunders Elsevier; 2010. Chapter 77. p. 1282.

Vallbracht A, Fleischer B, Busch FW. Hepatite A: hepatotropismo e influência sobre mielopoese. Intervirology 1993; 35:133.

Vento S, Garofano T, Di Perri G et al. Identification of Hepatitis A virus as a tri-gger for autoimmune chronic hepatitis type 1 in susceptible individuals. Lancet. 1991;337:1183-7.

Villar LM, Lampe E, Meyer A et al. Genetic variability of hepatitis A virus isolates in Rio de Janeiro: implications for the vaccination of school children. Braz J Med Biol Res. 2002;37(12):1779-87.

Vitral CL, Gaspar AMC, Souto FJD. Changing epidemiology of hepatitis A in Brazil: reassessing immunization policy. J Viral Hepat. 2008;15(Suppl 2):22-5.

Vitral CL, Oliveira JM. Epidemiologia da Hepatite A no Brasil. In: Focaccia R. Editor Científico. Tratado de hepatites virais e doenças associadas. 3.ed. Rio de Janeiro: Atheneu; 2013, cap. 10, pp. 237-44.

Wasley A, Feinstone SM, Bethn BP. Hepatitis A. In: Mandel, Douglas and Bennet's Principles and Practices of Infectious Diseases. 7.ed. Elsevier Ed.; 2010. Cap. 173. p. 2367-87.

WHO 2010. The global prevalence of hepatitis a virus infection and susceptibility: a systematic review. Disponível em: <http:\\whqlibdoc.who.int/hq/2010/WHO_IVB_10.01_eng.pdf>.

WHO. Global disease elimination and eradication as public health strategies. WHO Bull. 1998;76(Suppl 2):94-102.

Zuckerman A. Viral hepatitis and liver diseases. London: AR Liss Ed.; 1988.

18.6 Hepatite viral B*

Aline Gonzalez Vigani
Selma de Andrade Gomes e Natalia Motta de Araújo (Genoma Viral)
Norma de Paula Cavalheiro (Genótipos do VHB)
Hugo Alberto Fainboim e Claudio Estepo (Epidemiologia)
Roger Stanley Williams, Sandra Phillips e Shilpa Chokshi (Imunopatogenia)
Fernando Lopes Gonçales Junior (História Natural da Infecção)
Fernando Bessone (Diagnóstico)
Hugo Cheinquer (Tratamento)
Eliana Battaggia Gutierrez e Marta Heloísa Lopes (Profilaxia Vacinal)

ETIOLOGIA
ESTRUTURA DO VÍRUS DA HEPATITE B (VHB)

O VHB pertence à família Hepadnaviridae, sendo formado por um genoma DNA, por uma proteína do envoltório externo (contendo o antígeno de superfície da hepatite B, o AgHBs) e por uma região nuclear densa (*core*) (Figura 18.6.1).

Esse núcleo central tem uma proteína interna, o antígeno do *core* (AgHBc), o qual induz a formação de anticorpos específicos (anti-HBc) pelos indivíduos infectados. O AgHBc não é secretado, por isso é muito difícil sua detecção no sangue circulante, mas pode ser detectado por meio da técnica da imunoperoxidase, nos hepatócitos de doentes aguda ou cronicamente infectados pelo VHB. Na parte central do vírus, está presente outro antígeno, denominado antígeno e (AgHBe), o qual, diferentemente do AgHBc, pode ser detectado no sangue. Esse antígeno está associado com a replicação e a infectividade do VHB e induz a formação de anticorpos específicos (anti-HBe), e a presença do anti-HBe pode significar a parada da replicação viral. Também na parte central do vírus, encontram-se as enzimas DNA-polimerase e fosfoquinase e, também, o ácido nucléico viral (DNA-VHB), o qual forma a matriz genética do vírus e tem uma dupla cadeia disposta circularmente.

GENOMA DO VHB

O DNA do VHB é circular, com uma cadeia parcialmente duplicada (uma cadeia longa e outra um pouco mais curta) e com um genoma composto de aproximadamente 3.200 nucleo-

tídeos. Nesse genoma identificam-se quatro principais estruturas gênicas, com diferentes funções, denominadas S, P, C e X (Figura 18.6.2).

O gene S é dividido em três sítios de iniciação, o que reulta na formação de três diferentes proteínas de superfície com suas formas glicosiladas: a proteína de cadeia curta ou S, a proteína de cadeia média ou pré-S2 e a proteína de cadeia longa ou pré-S1. Todas as proteínas de superfície de diferentes comprimentos são coletivamente referidas como AgHBs. Entre essas proteínas, a proteína S é predominante e é encontrada em níveis elevados na fase aguda ou na fase crônica da infecção pelo VHB. As proteínas pré-S1 e pré-S2 unem-se à membrana hepatocítica por meio da formação de pontes e são os elementos de ligação para a adsorção do VHB no hepatócito.

O gene P codifica a DNA-polimerase, enzima fundamental para a duplicação do DNA e com atividade de transcriptase reversa. A transcrição reversa ocorre nos retrovírus, nos quais, a partir de um genoma RNA, é produzido DNA; no caso do VHB, a atividade de transcriptse reversa da DNA-polimerase permite que o DNA-VHB seja produzido a partir de RNA mensageiro pré-genômico. O gene C e a região pré-C (pré-*core*) codificam, respectivamente, o antígeno do *core* (AgHBc), o qual forma o nucleocapsídeo viral e o antígeno e (AgHBe), uma proteina do pré-*core* proteloliticamente processada e secretada por células infectadas e, também, utilizada como marcador de estágio de doença (Figura 18.6.2). Podem ocorrer mutações na região pré-C, gerando cepas virais com regiões C alteradas que, embora continuem mantendo a replicação viral, são incapazes de produzir e expresssar o AgHBe solúvel (mutantes pré-*core*). No genoma do VHB encontramos, ainda, o gene X (Figura 18.6.2).

Esse gene produz a proteína viral X (HBxAg), uma proteína não estrutural que provavelmente atua como transativador transcricional e desempenha um papel na regulação da expressão gênica viral.

---

* *Nota do Editor Científico*: o capítulo sobre hepatite viral B resultou de uma síntese dos vários capítulos publicados no *Tratado de Hepatites Virais e a Doenças Associadas* e no *Tratado de Infectologia*, ambos coordenados por nós e editado pela Editora Atheneu e que contou com a colaboração de grandes *experts* em cada um dos aspectos da doença na profundidade requerida por essa publicação especializada. Pretendemos apresentar o essencial de todo o trabalho publicado, integrando os capítulos numa síntese de cada um, sem alterar o conteúdo, porém adequando aos objetivos didáticos possíveis e no espaço apropriado para essa publicação. Esse imenso e difícil trabalho deveu-se ao esforço magistral da Profa. Dra. Aline Gonzalez Vigani, atualizando-o para essa Edição.

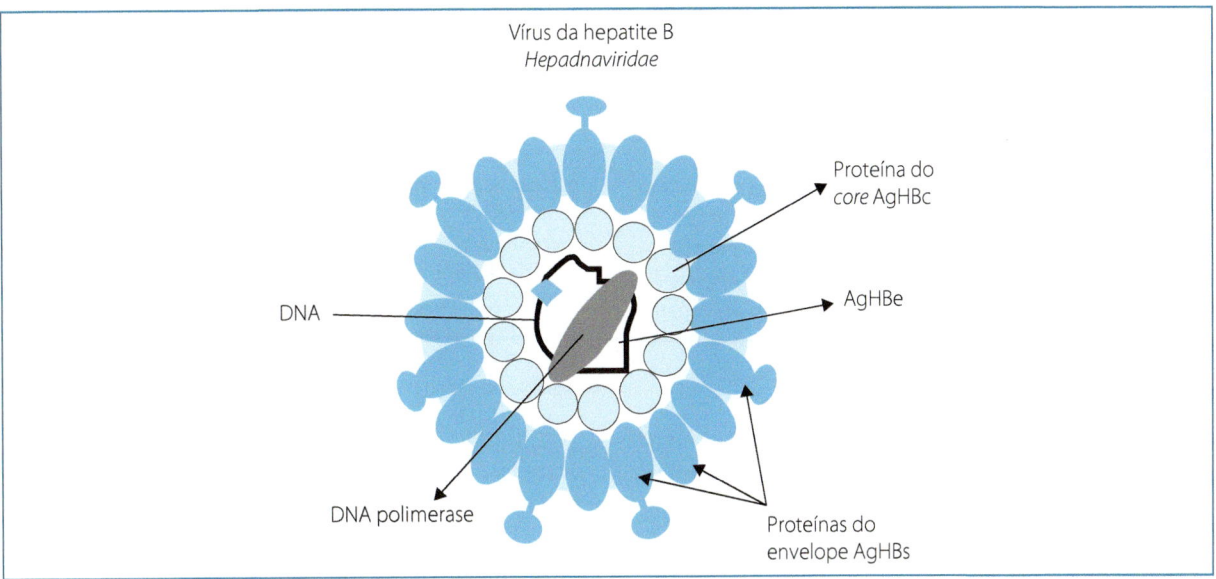

FIGURA 18.6.1 Componentes do vírus da hepatite B (VHB) e seus antígenos associados.

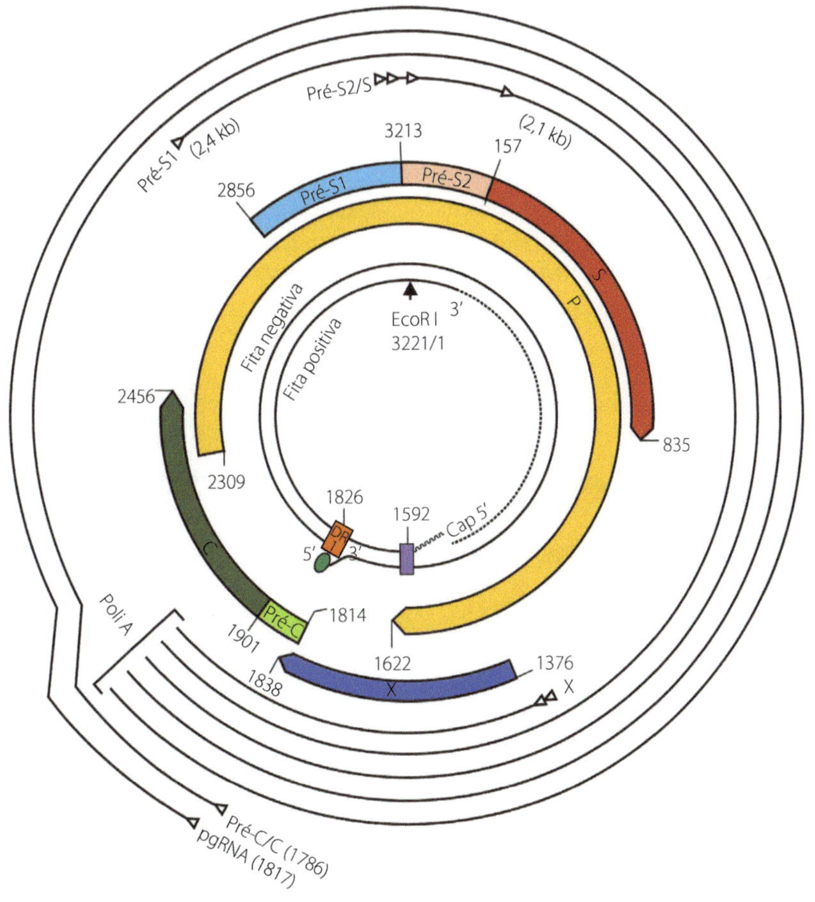

O círculo interno representa o DNA viral, indicando a posições do DR1 e DR2. A linha pontilhada indica a região de fita simples. A numeração do genoma a partir do sítio EcoRI está baseada em uma cepa de VHB de 3221 pb. As linhas em cores indicam as quatro fases de leitura aberta: pré-S/S, pré-C/C, P e X. As linhas externas indicam os RNA virais com a localização das extremidades 5' (triângulos) e com a extremidade 3' (sítio de poliadenilação) comum a todos os RNA.

FIGURA 18.6.2 Representação esquemática da organização do genoma do vírus da hepatite B (VHB).
Fonte: Adaptada de Seeger C, Ganem D, Vermus HE; 1984.

REPLICAÇÃO DO VHB

A replicação do VHB ocorre predominantemente no hepatócito. Outros tecidos e células, como linfócitos, baço, rins, pâncreas e talvez cérebro e pulmões, são prováveis sítios de replicação extra-hepática do VHB.

O vírion se liga, por meio de um peptídeo codificado pela região pré-S1, a um receptor específico localizado na membrana do hepatócito quando, então, perde seu envoltório e o DNA circular relaxado (rcDNA) contido no nucleocapsídeo é liberado no citoplasma. Ao atingir o núcleo do hepatócito, o rcDNA, por meio da ação da DNA-polimerase, perde sua disposição circular e se converte em DNA super-helicoidal (ccc-DNA) (Figura 18.6.3).

O ccc-DNA, por meio da transcrição de genes virais pela RNA transcriptase, serve de molde para a síntese de RNA viral e consequente produção de RNA pré-genômico e RNA mensageiro no núcleo do hepatócito. Posteriormente, tanto o RNA mensageiro como o RNA pré-genomico são transportados para o citoplasma no qual são transcritos para a produção do pré-genoma, o qual serve de molde para a transcrição reversa. No citoplasma da célula hospedeira são sintetizadas as proteínas do *core*, as quais vão encapsular o RNA pré-gênomico e a DNA-polimerase. No citoplasma, particularmente no retículo endoplasmático e no complexo de Golgi, ocorrerá a transcrição reversa do pré-genoma, sendo então sintetizada a cadeia longa (minus) do DNA viral. O pré-genoma que produziu a cadeia longa é então destruído por ação enzimática, e a cadeia longa, por meio da DNA-polimerase, produzirá a outra cadeia do DNA-viral (cadeia curta ou plus). Por fim, o capsídeo será envolvido pelo envelope externo e a estrutura viral completa deixa a célula.

MUTAÇÕES DA REGIÃO PRÉ-*CORE*

Como a replicação do VHB envolve transcrição reversa, podem ocorrer mutações no genoma viral. A mutação mais significativa para a prática clínica é a mutação na região pré-*core* do DNA-VHB que resulta em falha na expressão do AgHBe. Essa mutação na região pré-*core* caracteriza-se pela substituição do aminoácido glicina pelo aminoácido arginina no nucleotídeo 1896. O desfecho dessa mutação se caracteriza pela replicação significativa do VHB em indivíduos AgHBe negativos. A análise pela reação em cadeia de polimerase (PCR) do soro de indivíduos anti-HBe reagente, que paradoxalmente apresentavam altos níveis séricos de DNA-VHB, demonstrou, após a amplificação da região pré-C, que esses eram incapazes de sintetizar o AgHBe.

MUTAÇÕES DO AgHBs

As cepas mutantes da região S do VHB foram inicialmente descritas em crianças que contraíram a infecção pelo VHB por transmissão vertical. Observou-se que crianças cujas mães eram portadoras do VHB, mesmo tendo recebido vacina e imunoglobulina específicas contra o VHB ao nascimento, desenvolveram infecção. A amplificação pela PCR mostrou um ponto de mutação no gene S de seu antígeno de superfície, no qual havia a substituição de uma glicina por arginina no aminoácido 145, embora o vírus isolado da mãe mantivesse a glicina nessa posição. A mutação no gene S da criança reduziu a suscetibilidade do VHB da criança à neutralização pelo anticorpo anti-HBs.

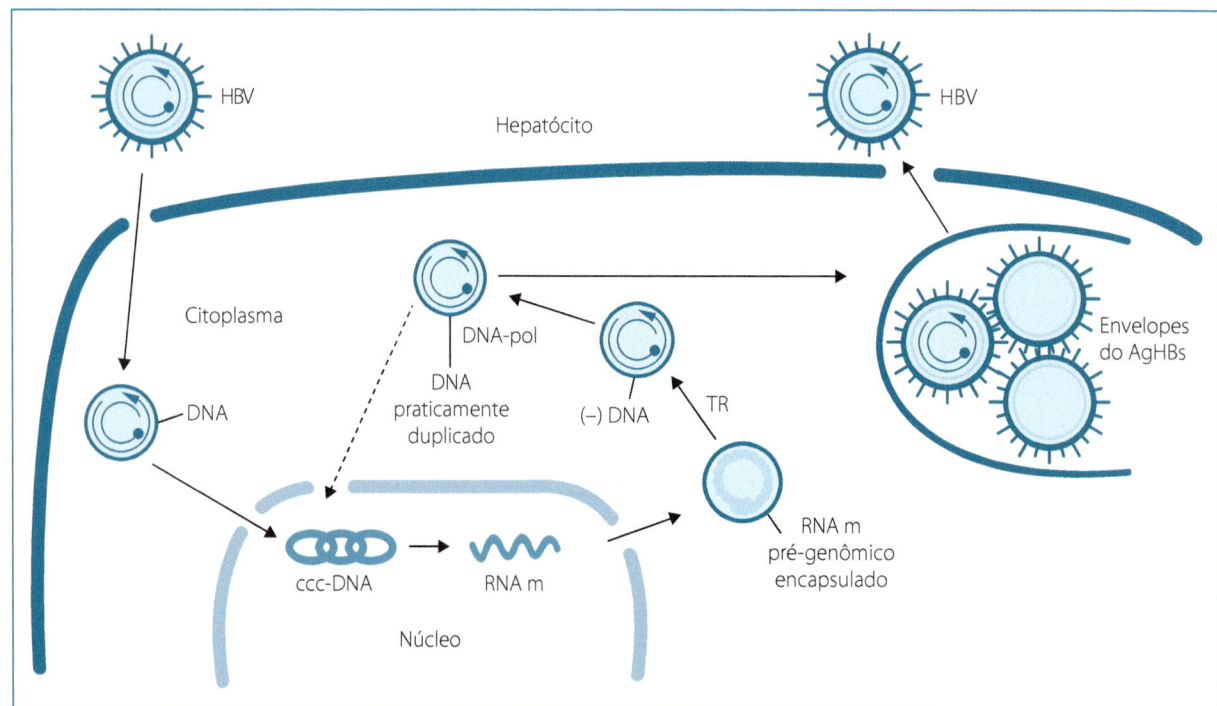

FIGURA 18.6.3 Replicação do vírus da hepatite B (VHB) na célula hepática.
Fonte: Adaptada de Zoulim F et al. Antiviral Res. 2012.

GENÓTIPOS DO VHB

Genótipos do VHB são definidos por uma variabilidade genética entre 5 e 10% do genoma. Oito genótipos distintos foram identificados e denominados genótipos A-H. Do ponto de vista epidemiológico, esses genótipos são encontrados em populações com diferenças geográficas (Quadro 18.6.1). Por exemplo, os genótipos B e C são mais frequentes na Ásia e os genótipos F e H na América do Sul. Existem algumas evidências associando a influência do genótipo do VHB no curso clínico da infecção e na resposta à terapia antiviral. Estudos sugerem que o genótipo C associa-se com mais risco de carcinoma hepatocelular (CHC), e os genótipos A e B respondem melhor ao tratamento com interferon (IFN) do que os genótipos C ou D. Em contraste, não existem diferenças entre os genótipos na resposta ao tratamento com inibidores da transcriptase reversa.

QUADRO 18.6.1 Distribuição geográfica dos genótipos do vírus da hepatite B (VHB).

Genótipo do HBV	Distribuição geográfica
A	Norte da Europa, África
B e C	Ásia
D	Sul da Europa, Oriente Médio
E	África
F e H	América Central, América do Sul
G	África
A, B, C e D	Estados Unidos
A, F e D	Brasil

EPIDEMIOLOGIA

A hepatite B é um problema de saúde pública global. A OMS calcula que cerca de 350 milhões de pessoas estão cronicamente infectadas pelo VHB no mundo. Embora a incidência da infecção pelo VHB esteja diminuindo globalmente, novos casos continuam a ocorrer, assim como complicações decorrentes da infecção crônica pelo VHB. Complicações associadas por essa infecção são responsáveis por 500 a 1.200 mil mortes por ano e é a 10ª causa de morte no mundo. Indivíduos com infecção pelo VHB têm entre 15 a 40% de risco de desenvolver cirrose, insuficiência hepática ou CHC, e entre 15 a 25% de risco de morte por doença relacionada com a infecção por VHB.

Durante o período de 1990 a 2007, a incidência global de casos notificados de hepatite B aguda nos Estados Unidos diminuiu 82%, de 8,5 para 1,5 casos por 100 mil habitantes. Durante esse período, a incidência diminuiu em todas as faixas etárias, mas a redução foi mais acentuada entre as crianças com menos de 15 anos de idade, destacando o impacto significativo do programa de vacinação. Nos Estados Unidos, as taxas continuam altas entre os adultos, especialmente entre homens na faixa etária entre 25 a 44 anos de idade, com incidência superior a 3 casos por 100 mil habitantes. Elevada percentagem desses casos envolve indivíduos com fatores de risco para infecção, como usuários de drogas injetáveis, homens que fazem sexo com homens e pessoas com múltiplos parceiros sexuais, reforçando a necessidade de vacinação de adultos.

A redução da incidência da infecção pelo VHB está diminuindo globalmente, em decorrência de ações preventivas, especialmente programas amplos de vacinação. No entanto, complicações tardias, como o CHC e óbito por complicações hepáticas associadas à infecção pelo VHB, continuam a ocorrer de forma significativa. Em regiões de alta prevalência do VHB, como a África e a Ásia, por exemplo, o CHC associado à hepatite B é uma das principais causas de morte por neoplasias.

Infecção pelo VHB ocorre globalmente, no entanto, a prevalência, as vias de transmissão e o genótipo do VHB variam amplamente entre as diferentes regiões geográficas. As áreas com maior prevalência (AgHBs+ > 8%) incluem a África tropical e sudeste da Ásia, e 45% da população mundial vive em áreas de alta prevalência. As áreas com prevalência intermediária (AgHBs + 2 a 7%) incluem o Japão, a Índia, partes da Ásia Central, Oriente Médio e Leste e Sul da Europa. A prevalência é menor (AgHBs% + < 2) na América do Norte, Europa Ocidental e Austrália. Na América Latina, a maioria dos países tem baixa endemicidade. No entanto, existem regiões com endemicidade intermediária e alta, como a Bacia Amazônica, parte do noroeste argentino e países como o Haiti e a República Dominicana. Os fluxos migratórios de áreas de alta prevalência para áreas de baixa prevalência tiveram impacto significativo sobre a epidemiologia da doença.

Na América do Sul, a prevalência da infecção pelo VHB aumenta no sentido sul-norte, sendo de 0,5 a 1,1% no Chile, Argentina, Uruguai e regiões Sul e Sudeste do Brasil, alcançando taxas moderadas (1,5 a 3%) no nordeste e no centro-oeste brasileiro e, por fim, apresenta valores elevados (5 a 15%) na região amazônica. Na Região Sudeste do Brasil, em estudos realizados nas décadas de 1980 e 1990 evidenciaram prevalências intermediárias (1 a 3%) entre doadores de sangue, sendo de 1,5% em Campinas, de 1,7% em Londrina, de 1 a 2% em São Paulo e de cerca de 2% no Rio de Janeiro. Esses porcentuais vêm diminuindo progressivamente nas várias regiões brasileiras por conta, possivelmente, dos programas vacinais. De acordo com um inquérito epidemiológico realizado nas capitais brasileiras, a prevalência da presença do AgHBs em indivíduos entre 10 a 19 anos e entre 20 a 69 anos foi, respectivamente, 0,055 e 0,6%.

TRANSMISSÃO

O VHB está presente no sangue, saliva, sêmen, secreções vaginais e, em menor grau, suor, leite materno, lágrimas e urina de indivíduos infectados. Esse vírus é resistente ao calor, sobrevive fora do corpo e pode ser transmitido pelo contato com líquidos corporais infectados. O VHB é transmitido por meio dos fluidos corpóreos ou do sangue, sendo que a transmissão ocorre a partir de exposição perinatal, sexual e por exposição a sangue ou derivados, como transplante de órgão ou tecidos, ou compartilhamento de seringas entre usuários de drogas endovenosas (Figura 18.6.4).

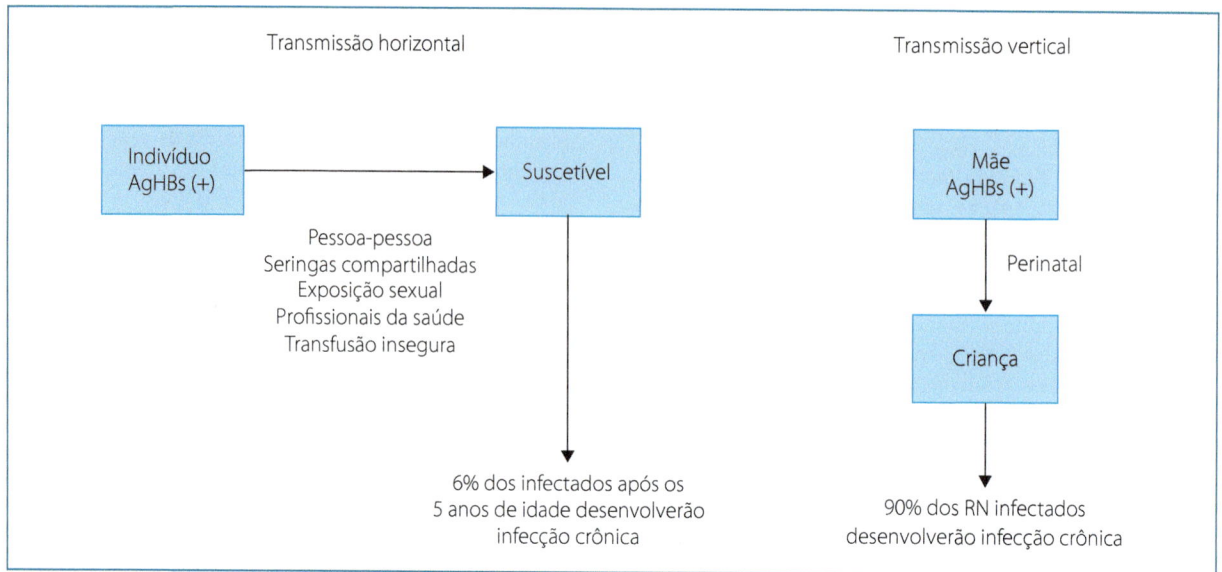

FIGURA 18.6.4 Principais vias de transmissão do vírus da hepatite B (VHB).

Fonte: CDC Fact Sheet. Lavanchy. J Viral Hepat. 2004. Disponível em: http//www.cdc.gov.

Nas áreas de alta incidência de infecção pelo VHB, a forma de transmissão preponderante é vertical (mãe-filho). Na exposição vertical, a transmissão mãe-filho pode ocorrer durante a passagem pelo canal vaginal, durante o parto pela exposição do recém-nascido (RN) a sangue ou líquido amniótico (nos quais está presente o VHB), pela amamentação e, também, mais raramente, por transmissão transplacentária. O risco de transmissão é proporcional à carga viral do VHB da mãe, sendo maior o risco quanto maior a carga viral. A transmissão vertical do VHB ocorre em 5 a 20% dos RNs de mães AgHBs(+) AgHBe(-) e em 70 a 90% dos RNs de mães AgHBe(+). A hepatite B aguda no terceiro trimestre da gravidez está associada ao aumento do risco de transmissão perinatal, devido à alta carga viral do VHB na infecção aguda. A infecção intrauterina pode ocorrer, mas é raro. Em RNs nascidos de mães com infecção pelo VHB, a aplicação de vacina e imunoglobulina para hepatite B logo após o parto evitam infecção em 95%.

Nas áreas de baixa prevalência, a forma de transmissão preponderante do VHB é sexual e parenteral, ocorrendo principalmente em adolescentes e adultos jovens. A transmissão do VHB por relações sexuais declinou entre homens que fazem sexo com homens, nos últimos anos, tendo, no entanto, apresentado crescimento relativo entre indivíduos heterossexuais. Estudos do CDC mostram que cerca de 40% das novas infecções pelo VHB nos Estados Unidos são provavelmente transmitidas por relações heterossexuais e 25% ocorrem em homens que fazem sexo com homens. Em contrapartida, a transmissão por meio do sangue aumentou substancialmente entre usuários de drogas injetáveis que compartilham seringas ou agulhas. Entre usuários de longa data, 95% tinham evidências sorológicas de infecções prévias pelo VHB. Atualmente, em áreas de baixa prevalência, nos Estados Unidos e Europa, cerca de 15% das novas infecções são em usuários de drogas injetáveis. O risco de aquisição do VHB aumenta com o número de anos de uso dessas drogas, com a frequência das injeções e com o grau de compartilhamento de equipamentos usados no preparo das drogas. Nos adolescentes com infecção pelo VHB, cerca de metade dos casos se associa ao contato sexual, e a outra metade ao uso de drogas injetáveis.

Triagem sorológica para infecção pelo VHB nos serviços hemoterápicos diminuiu substancialmente os casos de infecções pelo VHB transmitidas por transfusões de sangue ou hemoderivados. Atualmente, em regiões onde a triagem sorológica de doadores é feita de forma adequada, a transmissão do VHB por transfusão de hemoderivados é próxima a zero. Da mesma forma, a transmissão do VHB por transplante de órgãos é rara atualmente em decorrência da testagem sorológica para hepatite B entre os doadores de órgãos. Dessa forma, os casos de transmissão ocorrem nas raras falhas de triagem (Elisa falso-negativo).

A transmissão nosocomial do VHB também pode ocorrer. Existem casos de transmissão entre pacientes, de pacientes para profissionais de saúde (acidentes perfurocortantes) e desses para pacientes (cirurgias). A vacinação dos profissionais de saúde e a aplicação de imunoglobulina para hepatite B, em caso de não respondedores à vacina, são medidas eficazes na prevenção de infecção pelo VHB após acidentes perfurocortantes ou de mucosa. Além disso, medidas de controle de infecção hospitalar contribuem para a redução do risco de transmissão do VHB no ambiente hospitalar.

Nos últimos anos, houve queda da transmissão do VHB por transfusão de sangue, pelas práticas homossexuais e pelas exposições profissionais e nosocomiais. Paralelamente, observou-se aumento de transmissão entre heterossexuais de risco e, principalmente, no grupo de usuários de drogas endovenosas. No entanto, aproximadamente 30% dos pacientes infectados pelo VHB não apresentam riscos identificáveis para aquisição desse vírus.

Medidas preconizadas para evitar infecção pelo VHB são a vacinação, o uso de preservativo nas relações sexuais e não compartilhar utensílios com risco de transmissão do VHB.

PATOGÊNESE

A infecção pelo VHB é dinâmica, com diferentes fases clínicas e com grande variabilidade na sua evolução clínica. A infecção pelo VHB, durante seu curso natural, pode se apresentar como uma doença aguda autolimitada, como uma forma grave com comprometimento agudo da função hepática, tanto na infecção aguda como crônica, como um quadro crônico com evolução para cirrose hepática ou como uma infecção crônica sem lesão hepática significativa. Os fatores determinantes para as diferentes evoluções clínicas são a resposta imunológica do hospedeiro desencadeada pelo VHB e a interação entre a resposta imune e o VHB. Esses fatores determinam a história natural da infecção em cada caso.

Como o VHB não é diretamente citopático, a hepatite B se inicia por uma resposta imunecelular dirigida contra antígenos virais específicos, desencadeando um processo inflamatório que resultará em dano hepático (Figura 18.6.5).

Provavelmente, tanto a participação dos dois componentes da resposta imune (celular e humoral) quanto a inativação viral intracelular, produzida por citocinas liberadas pelas células linfomononucleares, sejam necessárias para que ocorra a eliminação do vírus. As principais citocinas produzidas e liberadas no fígado são as interleucinas (IL), o IFN-gama e o fator de necrose tumoral (FNT) que podem provocar diretamente a morte dos hepatócitos infectados ou sãos. Os IFN produzem um estado de "alerta" antiviral no fígado, reduzindo a replicação e induzindo a expressão das glicoproteínas da classe 1 do complexo maior de histocompatibilidade (MHC). Além disso, ocorre ativação das células T citotóxicas antivirais específicas, com a consequente produção de anticorpos antivirais neutralizantes que limitam a reinfecção das células hepáticas pelos vírus circulantes. A ativação das células destruidoras naturais (*natural killer* – NK) faz com que essas migrem para o fígado para destruir os hepatócitos infectados. Durante a fase aguda da hepatite viral, os hepatócitos infectados pelo VHB expressarão na sua superfície um complexo formado por proteínas do *core* do VHB e proteínas da classe 1 do HLA (antígeno linfocitário humano). O linfócito T citotóxico reconhece as proteínas do *core* viral (AgHBc e AgHBe) e o peptídeo da classe 1 do HLA e, ao atacar esse hepatócito infectado, produz a lise celular ou sua degeneração.

A resposta das células T às proteínas virais sintetizadas, e que se expressam em antígenos HLA de classe 1 na superfície dos hepatócitos infectados, representa o maior determinante da lise dessas células. Quando esse mecanismo é eficiente, ocorre recuperação da infecção. Essa lise imunológica dos hepatócitos infectados é, portanto, a base histopatológica da enfermidade crônica produzida pelo VHB. O indivíduo poderá desenvolver infecção crônica porque não ocorre a expressão da classe 1 do HLA, ou porque o linfócito citotóxico não é apropriadamente estimulado ou, ainda, por algum outro mecanismo desconhecido.

A resposta imune do hospedeiro à infecção pelo VHB envolve tanto resposta imune inata (natural) como imunidade adaptativa (adquirida). A resposta imune inata é a primeira linha de defesa contra agentes patogênicos virais e é iniciada durante a fase aguda da infecção por VHB. O principal alvo da resposta inata é limitar a disseminação do vírus e iniciar o desenvolvimento de respostas adaptativas eficientes à jusante. É caracterizada pela indução de IFN do tipo I, células NK, células T NK (NK-T) e as células dendríticas (CD).

A produção de IFN tipo I pelos hepatócitos infectados com VHB é desencadeada pelo reconhecimento de assinaturas de vírus altamente conservadas conhecidas como padrões moleculares associados ao patógeno (PAMP) por receptores *toll-like* expressos por CD e hepatócitos. Isso conduz à ativação de cascatas de sinalização intracelular específicas que

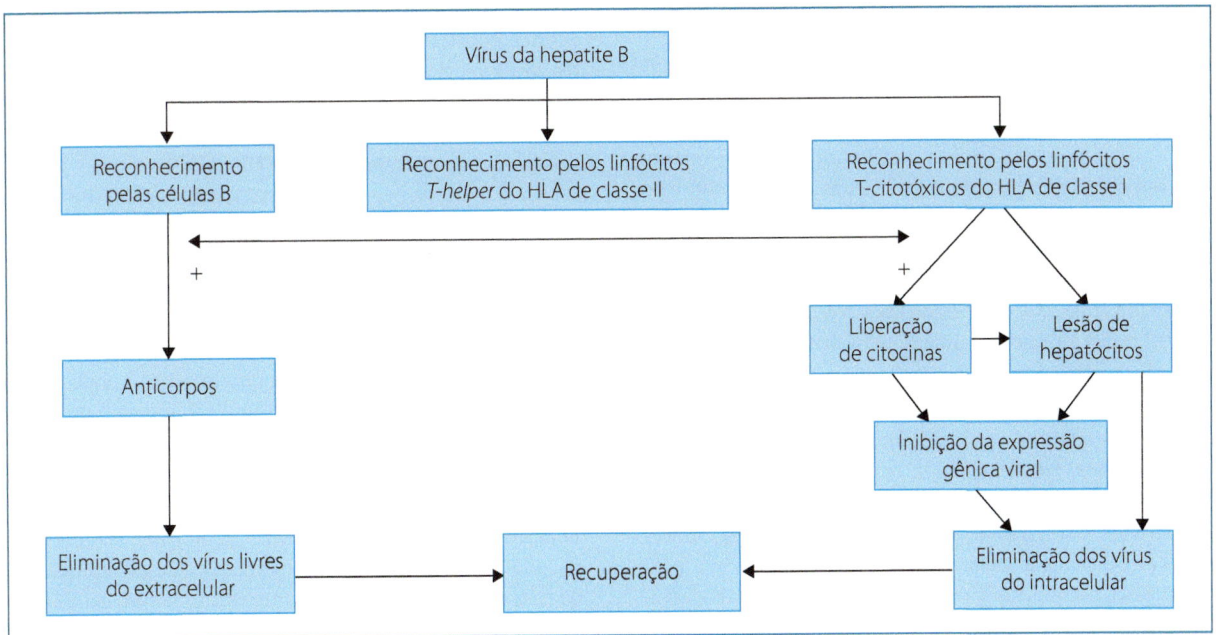

FIGURA 18.6.5 Patogênese da infecção pelo vírus da hepatite B (VHB).
Fonte: Ferrari et al.; 1994.

resultam na ativação de fatores de transcrição que ativam a produção de IFN tipo I, induzindo um estado antiviral forte, tanto em hepatócitos infectados como em hepatócitos vizinhos, para prevenir a disseminação do vírus. Essa é mediada via indução de proteínas do efetor IFN, tais como proteinocinases (PKR), 2'5' oligoadenilato sintetase e proteínas Mx, que têm funções antivirais diretas. No modelo de camundongos transgênicos da infecção por VHB, a produção de IFN tipo I está associada à redução de 10 vezes de capsídeos virais que contêm RNA pré-genômico e à ativação da atividade de PKR que inibe a síntese de proteínas de VHB. Além disso, o IFN tipo I recruta e medeia as atividades das células apresentadoras de antígenos (APC), em particular as CD. Essas células orquestram as respostas imunes adaptativas à jusante, mas também produzem citocinas para ativar a atividade das células NK e células NK-T. O fígado é o órgão com a maior proporção de células NK e NK-T no corpo (22 a 40%), o que evidencia a importância dessas células na defesa contra vírus hepatotrópicos.

A resposta imune adaptativa, que inclui as respostas humoral e celular, é específica para o agente indutor e é aumentada em encontros repetidos com esse agente, expondo, assim, memória. O passo inicial da imunidade adaptativa é o processamento e a apresentação de antígenos virais por células apresentadoras de antígeno, como as CD, para linfócitos CD4+ e CD8+. As células T CD4+ de classe HLA restritas à classe II, específicas do antígeno, também conhecidas como células T auxiliares, subsequentemente coordenam as reações imunológicas efetoras e são amplamente divididas em dois subgrupos funcionais: células T auxiliares 1 (Th1) produzem IFN-gama e IL-2 e promovem a atividade de linfócitos T CD8+, enquanto as células Th2 produzem IL-4, IL-5 e IL-10 e promovem as respostas de anticorpos. No entanto, o reconhecimento dos hepatócitos infectados por VHB por células T CD8+ restritas à classe I HLA específica do antígeno é o principal mecanismo efetor responsável, paradoxalmente, tanto pela depuração viral como pelo desenvolvimento de lesão hepática relacionada com o VHB.

A depuração viral após infecção por VHB não implica na erradicação viral, sendo necessária uma resposta contínua e eficiente de células T específicas contra o vírus. O controle mediado pela citocina não citolítica e a inibição da expressão de genes virais, e não o controle citotóxico direto e a morte de hepatócitos infectados, mediados por células T CD8+, representam o mecanismo dominante para inativação do VHB e controle da replicação viral.

O desenvolvimento do CHC ocorre após a integração do DNA do VHB no genoma do hospedeiro. Essa alteração cromossômica, frequentemente envolvendo o cromossoma 17, provocará transformações celulares que produzirão, após alguns anos, o carcinoma de células primárias do fígado. Por técnicas de biologia molecular, conseguiu-se inserir o gene que produz o antígeno X do VHB em ratos, os quais desenvolveram CHC mesmo na ausência de lesão hepatocítica. Esses fatos apontam para a participação do VHB no desenvolvimento de neoplasias hepáticas.

DIAGNÓSTICO LABORATORIAL
DIAGNÓSTICO LABORATORIAL INESPECÍFICO

As dosagens das aminotransferases (ALT e AST) nas hepatites virais são importantes para o diagnóstico, acompanhamento da doença e, também, para monitorar o tratamento clínico e a alta dos pacientes. Na hepatite B aguda, as dosagens dessas enzimas podem alcançar valores expressivos superiores a 1.000 UI/l. AST é uma enzima mitocondrial e citoplasmática presente, também, em tecidos extra-hepáticos (coração, rins, musculatura esquelética). A ALT é uma enzima exclusivamente citoplasmática e encontrada primariamente no fígado e rins e, em menor quantidade, no coração e músculo esquelético. Na infecção pelo VHB, aumento sérico da ALT se correlaciona, na maioria das vezes, com a presença de lesão hepatocítica. Recomenda-se dosagem quinzenal de AST/ALT para acompanhamento dos pacientes com hepatite B aguda ou intervalo menor, a depender dos exames de função hepática. Na infecção aguda pelo VHB, a queda abrupta dos níveis de ALT/AST no soro pode representar o principal sinal laboratorial de evolução para hepatites fulminantes. Dosagens de aminotransferases acima de 500 UI/l correlacionam-se com intensa destruição hepatocítica. A persistência de níveis elevados de AST/ALT por mais de 6 meses, a contar do quadro agudo, é indicativa de provável cronificação da infecção pelo VHB.

A dosagem das bilirrubinas mostrará, nos casos ictéricos, o padrão de icterícia hepatocelular com aumento das bilirrubinas totais, principalmente à custa da fração direta. A presença do urobilinogênio na urina é característica das hepatites virais, denotando disfunção celular. A gamaglutamiltranspeptidase (gama-GT) apresenta-se aumentada no soro nas lesões hepatocelulares, mas tem pouca utilidade no diagnóstico e na evolução da infecção pelo VHB. As dosagens de fosfatase alcalina apresentam-se muito elevadas nos casos de icterícias obstrutivas e, também, nos indivíduos com hepatites virais que desenvolvem a forma colestática. O aumento de colesterol e a acentuação na fração beta na eletroforese de proteínas podem indicar a ocorrência de colestase. As dosagens de outras enzimas, como LDH e a colinesterase, podem estar alteradas na hepatite B crônica, refletindo lesões hepatocíticas, porém, têm pouca utilidade clínica. A eletroforese das proteínas séricas não apresenta alterações nos quadros agudos de hepatite B, porém pode apresentar aumentos substanciais das gamaglobulinas nos quadros de hepatites crônicas. Nos estágios avançados da hepatite B com o desenvolvimento de cirrose e insuficiência hepática, pode haver diminuição da atividade de protrombina, aumento do RNI e hipoalbuminemia.

O hemograma na hepatite por VHB geralmente cursa leucócitos em números normais ou leucopenia leve acompanhada de linfocirose relativa com VHS normal. Na fase aguda, pode ocorrer linfocitose com presença de grande número de linfócitos atípicos. Nas hepatites fulminantes, geralmente aparece leucocitose com neutrofilia e desvio à esquerda. Quando ocorre acometimento da medula óssea, surgem anemia, leucopenia e neutropenia.

DIAGNÓSTICO LABORATORIAL ESPECÍFICO

O diagnóstico de infecção pelo VHB é feito por meio de testes sorológicos [ensaio imunoenzimático (EIA) ou radioimunoensaio (RIE)], que buscam identificar no soro tanto os antígenos (AgHBs e AgHBe) como os anticorpos (anti-HBc, anti-HBe e anti-HBs) presentes nessa infecção. Esses antígenos e anticorpos aparecem ou desaparecem do soro de acordo com a fase evolutiva da infecção e podem ser correlacionados temporalmente com a ocorrência de sinais clínicos, como icterícia, e com as elevações e quedas dos níveis das aminotransferases séricas (ALT e AST). Essas variações estão esquematizadas na Figura 18.6.6, que ilustra a sequência dos principais eventos clínicos e laboratoriais na infecção aguda pelo VHB com evolução para cura e cronicidade.

Após o período de incubação, que varia de 50 a 180 dias e 2 a 6 semanas antes do aparecimento da icterícia, podem ser detectados no soro os antígenos AgHBs e AgHBe que indicam a presença do VHB. O AgHBe é um marcador de replicação e infectividade do VHB, e sua presença associa-se com a elevada carga viral do VHB (DNA VHB) no soro e com alto risco de transmissão da infecção. Nesse período pré-ictérico, ocorre elevação gradativa dos níveis de ALT e AST decorrente da lesão hepatocítica progressiva.

No início do período ictérico, as dosagens das enzimas AST e ALT alcançam seus níveis mais altos e, além dos sintomas da doença aguda, nota-se o aparecimento em concentrações crescentes do anticorpo anti-HBc dirigido contra o antígeno do *core* do VHB (AgHBc) que, por não se apresentar circulante em quantidades mensuráveis, não é pesquisado rotineiramente. Anticorpos IgM contra o AgHBc (anti-HBc-IGM) normalmente são considerados importantes marcadores para o diagnóstico de hepatite B aguda, sendo o primeiro anticorpo que surge no soro, cerca de um mês após o aparecimento do AgHBs. Essa fração IgM também pode estar elevada, de maneira intermitente, em pacientes com hepatite B crônica AgHBe positivos que apresentam períodos de elevações de ALT (flares de ALT) durante os episódios de reativação da doença.

O anti-HBc total geralmente persiste por toda a vida do indivíduo infectado pelo VHB. O aparecimento do anti-HBe evidencia, em boa parte das vezes, que o indivíduo está cami-

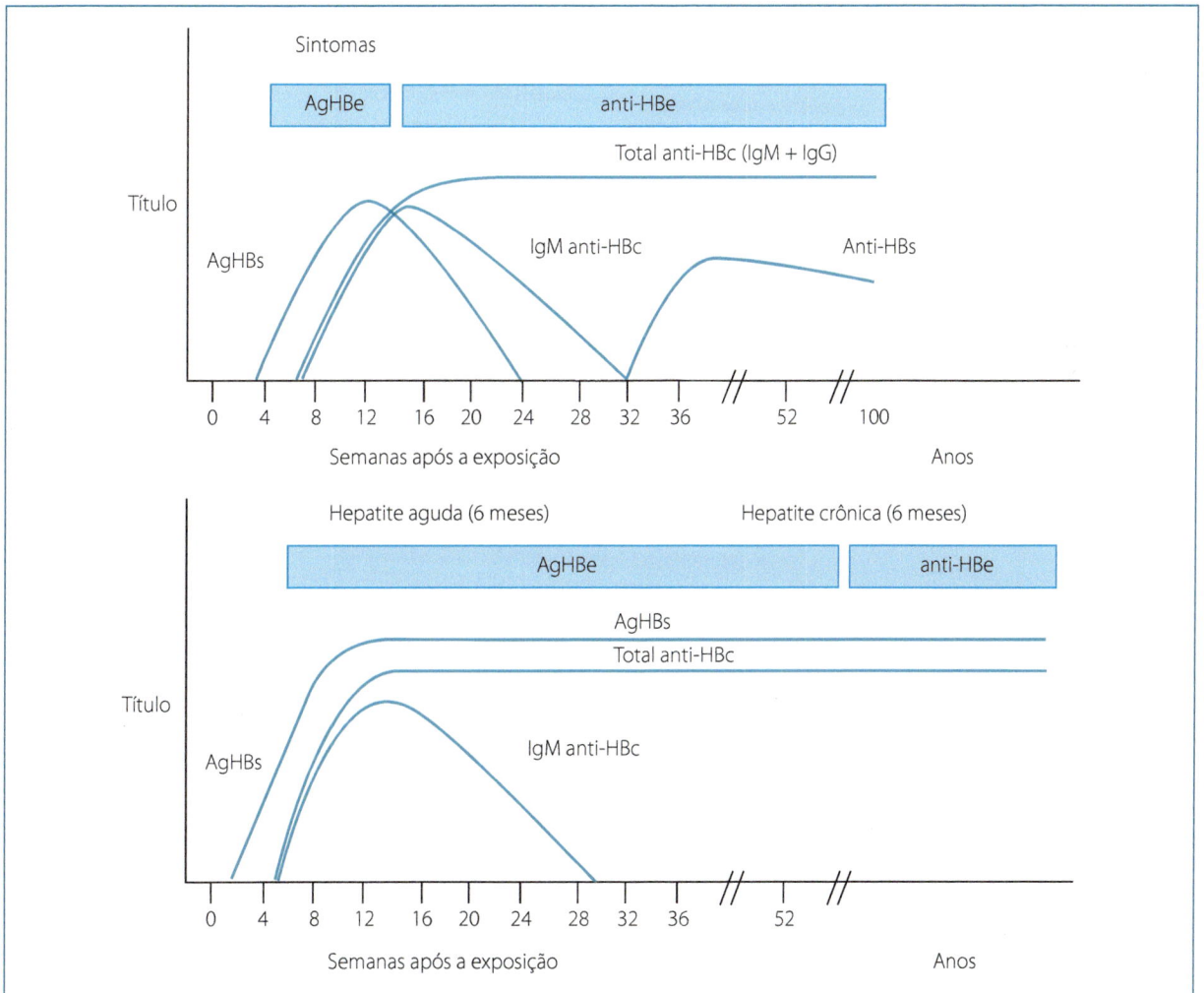

FIGURA 18.6.6 Evolução dos marcadores sorológicos na hepatite B aguda com evolução para cura (acima) e para cronicidade (abaixo). *Fonte:* Adaptado de Center for Diseases Control and Prevention (USA); 2015. Hepatitis B: CDC Viral Hepatitis Serology.

nhando para a recuperação, pois é indicativo de diminuição da replicação com consequente queda na infectividade. Na fase de convalescença, a icterícia diminui conjuntamente com as concentrações do AgHBs, do AgHBe e da ALT no soro do paciente e ocorrerá aumento progressivo das concentrações do anti-HBs que, associado ao anti-HBc, indica cura da infecção pelo VHB com o consequente desenvolvimento de imunidade para esse vírus.

Existe um período chamado janela imunológica no qual não se detecta o AgHBs no soro e, também, ainda não está presente o anti-HB. Nesse período, o diagnóstico de infecção pelo VHB é evidenciado pela pesquisa de anticorpos, principalmente o anti-HBc total. O anti-HBc pode, portanto, ser detectado durante a fase de antigenemia do AgHBs (fase aguda), na fase intermediária (janela imunológica) e durante a fase de convalescença e de imunidade, associado ao anti-HBs. Nos casos de infecção pelo VHB, quando o AgHBs está diminuindo sua concentração e se apresenta em níveis circulantes menores que 10^8 partículas/mL, os testes laboratoriais (RIE e Elisa) podem não o detectar. Nesses casos, o anti-HBc pode ser o único indicador de infectividade. Existem relatos de transmissão do VHB por indivíduos AgHBs negativos, principalmente quando o anti-HBc for positivo em altos títulos. O anti-HBc isoladamente positivo pode representar baixo nível virêmico, perda do anti-HBs muitos anos após a recuperação, resultado falso-positivo ou janela imunológica. Dois fatores estão associados com resultados falso-positivos, a reatividade baixa ao anti-HBc e a ausência de anti-HBs em RIE de alta sensibilidade.

O indivíduo será considerado curado e estará imune à reinfecção pelo VHB somente após o aparecimento do anti-HBs no soro. Raras vezes o AgHBs e o anti-HBs podem ser concomitantemente encontrados no soro, dada a incapacidade do anticorpo em neutralizar os vírus circulantes. Nesses casos, o indivíduo deve ser considerado portador do VHB. Isso também pode ser observado durante o tratamento específico da hepatite B com antivirais ou imunomoduladores

quando, por um período de tempo variável, podem ser encontrados os dois marcadores no soro. Nesses casos, deve-se seguir o paciente até que a situação se defina. A situação de copositividade AgHBs/anti-HBs pode, ainda, ser resultado de reações falso-positivas, de formação de imunocomplexos ou de infecções por diferentes subtipos do AgHBs.

Nos pacientes que evoluem para hepatites crônicas, o AgHBs permanece detectável no soro por mais de 6 meses, sendo que a persistência do AgHBs por um período maior ou igual a 6 meses define infecção crônica pelo VHB. Nesses casos, o indivíduo poderá permanecer reagente para o AgHBe por vários anos ou apresentar soroconversão para o anti-HBe em um período de tempo variável. A soroconversão AgHBe+ para anti-BHe+ se caracteriza pelo surgimento do anticorpo anti-HBe com negativação do AgHBe e com a negativação do DNA do VHB no soro. A soroconversão se associa com parada da replicação e com significativa redução na infectividade do soro, o que usualmente resulta em normalização dos níveis de aminotransferases. Em decorrência desses fatos haverá progressiva remissão da doença hepática. Uma porcentagem de pacientes AgHBe negativo/anti-HBe positivo pode continuar a apresentar doença hepática ativa com positividade para o DNA-VHB decorrente de uma baixa replicação residual do vírus selvagem, apesar da soroconversão para o anti-HBe. Isso pode, também, ser observado nos casos da emergência de cepas do VHB com mutações na região do pré-*core* ou do *core promoter*. A perda espontânea do AgHBs com desenvolvimento do anti-HBs pode ocorrer em um número restrito de pacientes com infecção crônica pelo VHB.

Pacientes vacinados contra o VHB apresentam um padrão sorológico típico, com desenvolvimento apenas dos anticorpos (anti-HBs) contra o antígeno de superfície. O significado da presença dos diferentes marcadores no soro dos indivíduos com hepatite B e os principais padrões sorológicos habitualmente encontrados nessa infecção estão esquematizados nos Quadros 18.6.2, 18.6.3 e 18.6.4.

QUADRO 18.6.2 Interpretação dos marcadores sorológicos presentes na infecção pelo vírus da hepatite B (VHB) e vacina.	
Marcadores	**Interpretação**
AgHBs	Primeiro marcador a aparecer no soro precedendo os sintomas clínicos. Nos casos que evoluem para cura, deixa de ser detectado. Sua persistência por mais de seis meses indica infecção crônica. Em 1% dos casos pode não ser expresso, devendo ser substituído, para efeito diagnóstico, pelo anti-HBc (fração IgM) ou pela pesquisa do DNA viral pela PCR.
IgM Anti-HBc	A positividade da fração IgM associada à presença do AgHBs geralmente indica infecção aguda recente. Sua persistência por longo tempo tem valor preditivo de evolução grave.
IgG Anti-HBc	Presente nas fases iniciais da doença, é, também, o marcador característico da janela imunológica. Associado ao anti-AgHBs, indica desenvolvimento de imunidade ao HBV. O encontro isolado deste marcador pode indicar infecção antiga, em que o anti-AgHBs já não é mais encontrado.
HBeAg	Importante marcador de replicação viral ativa e de infectividade nas infecções por vírus selvagens. Costuma não ser expresso nas infecções por vírus com mutações na região do pré-*core* ou *core promoter*
Anti-HBeAg	Indica evolução para cura, com parada da replicação viral nas infecções por vírus selvagens. Costuma estar positivo nas infecções por vírus mutantes pré-*core*.
Anti-AgHBs	Anticorpo associado à cura e ao desenvolvimento de imunidade. É o marcador que, presente de forma isolada, indica desenvolvimento de imunidade vacinal ao HBV.

QUADRO 18.6.3 Principais padrões sorológicos encontrados na infecção pelo vírus da hepatite B (VHB).

AgHBs	HBeAg	Anti-HBc (IgM)	Anti-HBc (total)	Anti-HBe	Anti-HBs	Interpretação
(+)	(+)	(+)	(+)	(−)	(−)	Hepatite B aguda (fase inicial)
(+)	(−)	(+)	(+)	(+)	(−)	Hepatite B aguda (fase tardia)
(+)	(+)	(−)	(+)	(−)	(−)	Hepatite crônica pelo HBV/HBV selvagem
(+)	(−)	(−)	(+)	(+)	(−)	Hepatite crônica pelo HBV/HBV mutante pré-*core*
(−)	(−)	(−)	(+)	(+)/(−)	(−)	Janela imunológica
(−)	(−)	(+)	(+)	(+)/(−)	(−)	Hepatite B aguda
(−)	(−)	(−)	(+)	(+)/(−)	(+)	Hepatite B pregressa, imune
(−)	(−)	(−)	(−)	(−)	(+)	Vacinação prévia
(−)	(−)	(−)	(+)	(−)	(−)	HVB pregressa ou falso-positivo

QUADRO 18.6.4 Marcadores presentes nas diferentes fases da infecção pelo vírus da hepatite B (VHB) e vacinação.

Marcadores	Incubação	Infecção aguda	Infecção pregressa	Infecção crônica	Vacinação
AgHBs	+	+	−	+	−
AgHVDc	+	+	−	+/−	−
DNA-HBV	+	+	+/−a	+	−
Anti-HBc IgM	−	+	−	+/−b	−
Anti-HBc IgG	−	+/−	+	+/−c	−
Anti-HBs	−	−	+	−	+

Os antígenos associados à infecção pelo VHB (AgHBs e AgHBc) podem ser pesquisados, rotineiramente, em fragmentos de tecido hepático, por meio de métodos imuno-histoquímicos (imunofluorescência e imunoperoxidase). O AgHBc está presente no núcleo dos hepatócitos cronicamente infectados e se associa com a replicação viral, enquanto o AgHBs é detectado na membrana das células hepáticas. Esses marcadores podem estar presentes nos portadores inativos e nos casos de hepatites crônicas, não sendo encontrados nos estágios agudos da infecção. Do ponto de vista prático, a presença do AgHBc no tecido hepático pode ser útil para se diagnosticar replicação viral; no entanto, sua ausência não descarta essa replicação, dada a relativa baixa sensibilidade da técnica de imuno-histoquímica.

Embora a quantificação de AgHBs tenha mais de duas décadas, os avanços recentes nas técnicas de detecção contribuíram para aumentar sua proeminência. Embora existam dados que mostrem a correlação entre os níveis de AgHBs e DNA-VHB, sua cinética é complexa e varia de acordo com as diferentes fases da doença. Nos pacientes AgHBe positivos e altamente virêmicos, os níveis de AgHBs apresentam títulos elevados. Em contrapartida, em pacientes que desenvolveram anticorpos anti-HBe, esses níveis são mais baixos. Vários pesquisadores demonstraram que os níveis de AgHBs variam de acordo com as diferentes fases da história natural de VHB, diminuindo progressivamente a partir da fase de tolerância imunológica até a fase não replicativa.

Indivíduos com hepatite crônica AgHBe positiva e níveis de AgHBs pré-tratamento inferiores a 1.500 UI/l (sensi-

bilidade de 71 a 84% de especificidade), quando tratados com IFN-peguilado (IFN-PEG), demonstraram maiores taxas de resposta virológica sustentada (RVS). Além disso, a queda nos níveis de AgHBs, em comparação com os níveis pré-tratamento, é um marcador preditivo de resposta no tratamento com terapia baseada em IFN. A redução do nível de AgHBs para 1.500 UI/l na semana 12 e 300 UI/l na semana 24 associa-se a um valor preditivo positivo (VPP) de resposta ao tratamento com IFN-PEG de 75%. Além disso, tanto o nível de AgHBs inferior a 10 UI/l na semana 48 de tratamento com IFN-PEG, como o declínio do nível do AgHBs foram associados ao maior desaparecimento de AgHBs 3 anos após a conclusão do tratamento.

A biópsia hepática no indivíduo com hepatite por vírus B pode ser realizada tanto por agulha intercostal guiada por ultrassom como por laparoscopia. É um procedimento importante para estadiamento da infecção, avaliação de diagnósticos diferenciais, indicação de tratamento e para pesquisa tecidual dos marcadores virais. A decisão de realizar biópsia hepática inclui a análise de outras variáveis, como idade do paciente, níveis de ALT, carga viral do VHB, estado de AgHBe e presença ou ausência de sinais de hipertensão portal. A avaliação da fibrose e da atividade inflamatória hepática por meio da histologia hepática é uma ferramenta importante para indicação de tratamento, em casos em que a carga viral do VHB e os níveis de ALT não são suficientes para definição da indicação de tratamento, como, por exemplo, naqueles casos em que, independentemente do estado de AgHBe, os níveis de DNA-VHB são elevados acima dos valores de corte, mas as transaminases continuam nos limites normais ou, inversamente, os pacientes com níveis de carga viral entre 2.000 a 20.000 UI/mL, na presença de aumento persistente da ALT. Existem evidências que confirmam que um grupo de pacientes com transaminases normais ou minimamente elevadas pode ter risco de comprometimento hepático após os 40 anos e, nesses casos, é importante a avaliação da fibrose e s atividade inflamatória hepática.

Atualmente, existem outros métodos disponíveis para avaliação da fibrose hepática em pacientes com infecção pelo VHB, como o exame de elastografia hepática, que mede o grau de dureza do fígado, podendo se correlacionar com o grau de fibrose hepática. No entanto, existem limitações por esse método, principalmente em pacientes com hepatite B associada à obesidade e naqueles que apresentam ALT superior a duas vezes o valor de normalidade.

FASES DA INFECÇÃO CRÔNICA PELO VHB

As manifestações clínicas variáveis e as diferentes evoluções da lesão hepática observadas durante a infecção pelo VHB são reflexo do equilíbrio entre fatores virais e do hospedeiro. Em 95% dos adultos imunocompetentes, a exposição ao VHB resulta em hepatite aguda clínica ou subclínica, com eliminação espontânea do VHB em hepatócitos previamente infectados, e resulta em imunidade duradoura. Em contraste, mais de 90% dos RN com infecção pelo VHB no momento do parto tornam-se cronicamente infectados. A distinção entre os dois desfechos, controle sustentado da infecção ou falha em eliminar o vírus com subsequente estabelecimento de infecção persistente após a exposição ao VHB, depende da eficácia do sistema imune do hospedeiro. Na maior parte dos adultos imunocompetentes, a resposta imunitária é robusta, o que resulta em resolução espontânea na maioria dos casos. Durante a infecção aguda, respostas imunes vigorosas do hospedeiro, multiespecíficas e coordenadas, celulares e humorais, são necessárias para a resolução da infecção por VHB. RN infectados toleram a replicação do vírus sem indução de resposta imune vigorosa, situação que ocasiona invariavelmente infecção crônica. Assim como durante a infecção crônica pelo VHB, a imunidade celular que visa o vírus é fraca e estreitamente concentrada, possibilitando que a replicação viral continue em níveis elevados nos hepatócitos infectados.

A história natural da infecção crônica pelo VHB pode ser dividida em quatro fases, embora nem todos os pacientes passem por cada uma das fases. Na fase inicial, os pacientes são soropositivos para o AgHBe, com alto nível de replicação viral, mas com danos mínimos no fígado e nível sérico de alanina aminotransferase (ALT) normal. Essa fase, frequentemente chamada de fase "imunotolerante", ocorre quando a infecção pelo VHB se estabelece no momento do parto (transmissão vertical). As diretrizes clínicas atuais recomendam que esses pacientes sejam monitorizados regularmente, mas o tratamento nesse estágio não é recomendado, pelo risco mínimo de lesão hepática. Com o tempo, há uma perda gradual da "tolerância" imune do hospedeiro ao vírus, resultando em transição para a fase ativa

da infecção crônica pelo VHB. Nessa fase, a replicação viral é mantida, as transaminases séricas estão elevadas, o AgHBe está presente e o exame histológico do fígado mostra infiltração de células mononucleares dos tratos portais com interface e hepatite lobular.

Os fatores do hospedeiro e/ou virais que acarretam transição de "imunotolerante" até a fase ativa ainda são desconhecidos. A duração da fase ativa tem impacto importante para determinar se haverá desenvolvimento de cirrose. Esses pacientes têm necroinflamação contínua do fígado e necessitam de tratamento com agentes antivirais. Durante a fase ativa, alguns pacientes são capazes de, espontaneamente, suprimir a replicação do VHB, passando, então, para a fase inativa, caracterizada pela soroconversão de AgHBe em anti-HBe. Esse desfecho favorável é mediado por uma resposta imune do hospedeiro aumentada e está associado à redução acentuada do número de cópias virais no soro (geralmente < 2.000 DNA do VHB UI/mL), resolução da inflamação hepática caracterizada por nível de ALT normal. A maioria desses pacientes permanece como portadores inativos crônicos do AgHBs com bom controle da replicação viral e necroinflamação mínima ou ausente do fígado.

No entanto, alguns pacientes podem sofrer reativação da replicação do VHB. Isso ocorre mais comumente em decorrência de uma variante de VHB com mutação(ões) da região pré-core do genoma viral, o que anula a translação de AgHBe. Os pacientes nessa fase de reativação são AgHBe negativos, anti-HBe positivos, mas com níveis aumentados de DNA do VHB e ALT elevada. Isso é definido como hepatite B crônica negativa para AgHBe.

INTERAÇÕES VHB-HOSPEDEIRO APÓS RESOLUÇÃO DA HEPATITE B AGUDA

Entre indivíduos com marcadores sorológicos de exposição pregressa ao VHB – soropositivos para anti-HBc, mas negativos para AgHBs –, utilizando-se a técnica de PCR, demonstraram-se baixos níveis de DNA do VHB no soro e/ou em células mononucleares desses pacientes; além disso, observou-se a persistência de DNA do VHB no fígado desses indivíduos. Utilizando PCR quantitativa, a maioria dos pacientes estudados tinha DNA do VHB detectável no fígado, mas em nível significativamente menor do que aquele encontrado em pacientes com infecção crônica pelo VHB (média 224, faixa de 60 a 2.370 cópias de VHB/μg de tecido do fígado). A análise dos genomas de VHB encontrados no fígado de pacientes com exposição pregressa ao VHB revelou a presença de todas as formas de ácidos nucléicos virais em diferentes etapas do ciclo replicativo – DNA circular covalentemente fechado, RNA pré-genômico e intermediários replicativos de DNA. Assim, as evidências demonstram que, após a resolução da infecção aguda pelo VHB, a maioria, se não todos os indivíduos saudáveis que eliminam o AgHBs, ainda permanece com a infecção por VHB latente com nível muito reduzido de replicação viral. Esse último é mantido sob controle pela presença de respostas fortes de células T específicas ao VHB por meio de mecanismos não citolíticos induzidos por citocinas.

MECANISMOS DE TOLERÂNCIA IMUNOLÓGICA EM HEPATITE CRÔNICA

A persistência viral em pacientes com infecção crônica pelo VHB é consequência da reatividade fraca ou não detectável das células T aos antígenos virais. A frequência e a funcionalidade de células T vírus-específica são inversamente proporcionais ao nível de DNA do VHB. Os antígenos virais estão diretamente envolvidos na hiporresponsividade imune durante a infecção crônica por VHB. O AgHBe, a forma secretora do antígeno do nucleocapsídeo, é produzido em excesso, mas não é necessário para a montagem viral, replicação ou infecção. No entanto, sua função primária é induzir a tolerância imunológica. Evidências demostram que as exacerbações clínicas da hepatite B crônica, como consequência da resposta imune, são mais frequentemente observadas com cepas virais mutantes que não produzem AgHBe. Além disso, o AgHBe pode atravessar a placenta e induzir tolerância neonatal à infecção por VHB em camundongos transgênicos, sugerindo que desempenha um papel na alta proporção de infecções crônicas observadas em indivíduos com transmissão vertical do VHB.

Há também evidências que sugerem que o AgHBs tem um papel tolerogênico. A replicação do VHB está associada à produção de quantidades excessivas de partículas subvirais compostas apenas de antígeno de superfície (AgHBs) presentes em 10^3-10^6 vezes mais que o número de vírions. A produção pelo vírus dessas quantidades sugere um papel na tolerância imunológica, pois a resposta da célula T AgHBs-CD8+ é embotada e alterada em pacientes que apresentam altos títulos de AgHBs. Estudos em modelos murinos mostraram, também, que essa tolerância pode ser quebrada por meio do uso de variantes de AgHBs que podem preparar a resposta imune de maneira adequada. Por fim, a proteína HBx desempenha um papel na modificação de várias vias celulares, podendo suprarregular a expressão de moléculas de HLA de classe 1 nos hepatócitos, recrutando células T para o fígado e causando lesão hepática contínua.

HISTOPATOLOGIA

Do ponto de vista de classificação morfológica, a hepatite B aguda é considerada uma doença necroinflamatória difusa que envolve, primariamente, o parênquima lobular, enquanto a hepatite B crônica acomete, predominantemente, as áreas portais e periportais. A hepatite B aguda geralmente dura menos do que 6 meses e produz degenerações hepatocelulares (necroses focais, corpos acidófilos e apoptose celular), inflamações difusas (ativações de células sinusoidais, células de Kupffer, inflamação das células mononucleares lobulares e portais e endoflebites das vênulas centrais) e regenerações hepatocelulares (mitoses e hepatócitos multinucleados). Necroses em ponte, necroses multilobulares e necroses submaciças ou maciças podem se desenvolver nos casos mais graves.

A hepatite B crônica é definida morfologicamente como uma doença hepática necroinflamatória, difusa e fibrosante. As principais alterações observadas são inflamação e fibrose dos espaços-porta com graus variáveis de necroinflamação parenquimatosa, principalmente nas localizações peripor-

tais. Na hepatite B crônica, hepatócitos com aspecto de "vidro fosco" podem ser vistos no citoplasma por meio de métodos histoquímicos com antissoros específicos para detecção do AgHBs, e o AgHBc também pode ser demonstrado no núcleo dos hepatócitos por meio da imuno-histoquímica. As necroses do tipo *piecemeal necrosis* aparecem nos casos graves, sendo do tipo focal nos casos leves. As inflamações, nos casos graves, alcançam as regiões portais e periportais, enquanto, nos casos leves, restringem-se às áreas portais. A fibrose progressiva, com destruição da arquitetura lobular, é notada nos casos graves. Em casos de menor gravidade, essa fibrose é leve, permanecendo preservada a arquitetura lobular.

FORMAS CLÍNICAS DA INFECÇÃO PELO VHB

A infecção pelo VHB apresenta diferentes formas clínico-patológicas e distintos padrões evolutivos, sendo classificadas em hepatite aguda benigna, hepatite aguda grave e infecção crônica.

HEPATITE B AGUDA BENIGNA

Na infecção pelo VHB com evolução clássica, o período de incubação varia de 50 a 180 dias, com média de 75 dias. Decorrido esse período, inicia-se o chamado período prodrômico (pré-ictérico), com duração de vários dias e que se caracteriza por sintomas como fraqueza, anorexia, mal-estar geral, dores abdominais difusas, náuseas, intolerância a vários alimentos, distúrbios gustativos, desconforto abdominal e vômitos. O período de pródromo e o curso da hepatite B são mais prolongados que o observado na hepatite A, e sintomas agudos presentes na hepatite A, como febre e diarréia, geralmente estão ausentes. A ocorrência de exantemas cutâneos rubeoliformes ou lembrando urticárias, assim como artrites, artralgias e mialgias, é frequente na hepatite B aguda. O acometimento articular pode se prolongar até o início do período ictérico, manifestando-se em grandes e pequenas articulações, sendo observado em 10 a 20% dos pacientes. Essas artrites raramente são do tipo migratório e, quando acompanhadas de exantemas, podem simular quadros de doença do soro. O exame físico pode revelar hepatomegalia dolorosa. O ocorrência de icterícia com colúria e hipocolia fecal (período ictérico) se dá em somente 20% dos doentes, sendo a hepatite B aguda uma doença incaracterística ou assintomática no restante dos casos.

Quando surge a icterícia, os sintomas gerais, como mal-estar e mialgias, diminuem de intensidade. Nesse momento, ocorre a elevação dos níveis séricos das bilirrubinas, principalmente da fração direta. As transaminases estarão muito elevadas no soro, expressando a ocorrência de lesões hepatocíticas. Esse quadro ictérico costuma durar cerca de 20 dias ou mais e pode, às vezes, provocar prurido cutâneo. Os demais sinais observados nas icterícias hepatocelulares, como hipocolia ou acolia fecal e colúria, tornam-se bastante evidentes no período ictérico da hepatite B aguda.

Com a evolução da doença, a hepatomegalia dolorosa e a esplenomegalia, se presentes, diminuirão paulatinamente, bem como todos os sintomas dispépticos e aqueles relacionados com a icterícia. Esse período de convalescência persiste, em média, por 20 a 30 dias. Cerca de 90% dos doentes curam após o quadro agudo e os demais evoluem para infecção crônica.

HEPATITE B AGUDA GRAVE

A hepatite aguda pelo VHB pode evoluir para formas graves, como hepatite fulminante e hepatite subaguda. A hepatite fulminante se caracteriza por uma evolução rápida, entre 3 a 8 semanas contadas do início da doença, para insuficiência hepática e desenvolvimento de encefalopatia. Considera-se hepatite fulminante a ocorrência de encefalopatia nas primeiras 8 semanas do início da icterícia em pacientes sem história de hepatopatia prévia. A ocorrência de insuficiência hepática na vigência de hepatite B aguda, após as 8 primeiras semanas do início da doença, é considerada caso de insuficiência hepática de início tardio.

Na hepatite fulminante, a necrose hepatocelular é rápida e maciça, acompanhada do clareamento dos antígenos virais (AgHBs, AgHBc) e DNA-VHB do soro e o desenvolvimento precoce dos anticorpos anti-HBs e anti-HBe. Além disso, os títulos de anticorpos anti-HBc IgM são elevados e essa elevação é importante para o diagnóstico de hepatite aguda fulminante pelo VHB. Em adição, a pesquisa de antígenos (AgHBs e AgHBc) nos cortes histológicos, por meio da imunoperoxidase, não revela positividade. Isso porque a gravidade do dano hepático está associada a mecanismos imunológicos relacionados com o rápido desaparecimento do VHB. Em alguns estudos, o AgHBe e o DNA do VHB estiveram presentes em somente 9 a 12% dos indivíduos com hepatites fulminantes pelo VHB. Outros observaram rápido clareamento dos antígenos do soro em somente um terço dos doentes e, também, o precoce aparecimento dos anticorpos coincidiu com a parada da replicação viral ativa e consequente melhora do nível de consciência e coma. Na hepatite fulminante também ocorrem alterações dos fatores de coagulação e hemorragias, principalmente digestivas.

A evolução para hepatite fulminante com consequente insuficiência hepática ocorre a partir do período ictérico, quando se acentuam os sintomas dispépticos e os vômitos e ocorre febre persistente prolongada. A icterícia se intensifica progressivamente e a palpação do hipocôndrio direito revela diminuição do volume hepático devido à rápida e maciça necrose hepatocelular. Os demais sintomas associados à encefalopatia hepática, como confusão mental, sonolência, períodos de excitabilidade e coma, aparecem rapidamente. O doente se apresenta, então, com *flapping*, intensamente ictérico, com distúrbios hidroeletrolíticos e metabólicos e desenvolve-se quadro de insuficiência renal em cerca de 30% desses. Infecções fúngicas e bacterianas são comuns e contribuem para agravar a doença. Essas infecções costumam afetar o trato respiratório e são causadas, geralmente, por bacilos Gram-negativos, *Staphylococcus aureus* e Cândida sp.

O desenvolvimento de leucocitose com neutrofilia e desvio à esquerda é comum na hepatite fulminante e nem sempre sugere a presença de infecções bacterianas secundárias. Também pode ocorrer, na vigência da hepatite fulminante, pancreatite (40%) e arritmias cardíacas (como extras-

sistolias e bloqueios) em mais de 70% dos indivíduos em coma hepático. A mortalidade é bastante alta, ultrapassando 50% dos casos. No Brasil, a doença é fatal em mais de 80% dos casos. Os indivíduos que evoluem para óbito mostram necrose maciça dos hepatócitos com grande redução do volume hepático. Naqueles que se recuperam, há regeneração hepatocítica e normalização histológica e funcional, na maioria das vezes. Recuperação total com negativação do AgHBs ocorre em mais de 90% daqueles que sobrevivem ao quadro fulminante. Se houver coinfecção com o vírus da hepatite delta, pode haver desenvolvimento de hepatopatia crônica em curto espaço de tempo em 45% dos sobreviventes, diferentemente dos indivíduos com hepatites fulminantes causadas somente pelo VHB. Nesses, somente 3% desenvolvem hepatopatia crônica no seguimento. Em pacientes com evolução para hepatite B aguda fulminante há indicação de transplante hepático.

Os quadros de necrose hepática submaciça ou de necrose hepática confluente encontradas nos estudos histopatológicos se expressam clinicamente pelo nome não apropriado de hepatite subaguda. O lento desenvolvimento de insuficiência hepática (semanas ou meses) é o principal elemento diagnóstico dessa hepatite. O período prodrômico, o quadro febril e os sintomas gerais, como anorexia, fadiga e náuseas, geralmente duram mais de 4 semanas. A persistência da hepatomegalia e o desenvolvimento de ascite com edema periférico são frequentemente observados. A proeminente necrose submaciça se associa a intenso processo regenerativo dos hepatócitos e pode cursar com insuficiência hepática em até 20% dos doentes, e em tudo se assemelha ao observado nas hepatites fulminantes. As hepatites com necrose submaciça podem evoluir para hepatites crônicas em 15-30% dos casos. A maioria dos pacientes evolui bem, com recuperação completa.

INFECÇÃO CRÔNICA PELO VHB

Ao longo da infecção aguda, entre 90 a 95% evoluem para cura, menos de 1% para hepatite fulminante e cerca de 5 a 10% persistirá com AgHBs reagente por mais de 6 meses, caracterizando o estado de infecção crônica pelo VHB. A evolução para cronicidade, provavelmente, relaciona-se com a incapacidade do sistema imunológico em eliminar a totalidade dos hepatócitos infectados pelo VHB. Essa incapacidade pode ser resultado da insuficiente produção de HLA da classe 1 na superfície do hepatócito ou da ausência do AgHBc, que deve estar presente nesse local e, dessa forma, o hepatócito não é alvo de ataque dos linfócitos. A produção insuficiente de IFN pode ser responsável pela insuficiente produção de HLA da classe 1, pois a produção desse é estimulada pelo IFN intracelular

História natural da infecção crônica pelo VHB

Após a infecção aguda pelo VHB, diversas manifestações clínicas e diferentes evoluções podem ser observadas na infecção crônica (Figura 18.6.7).

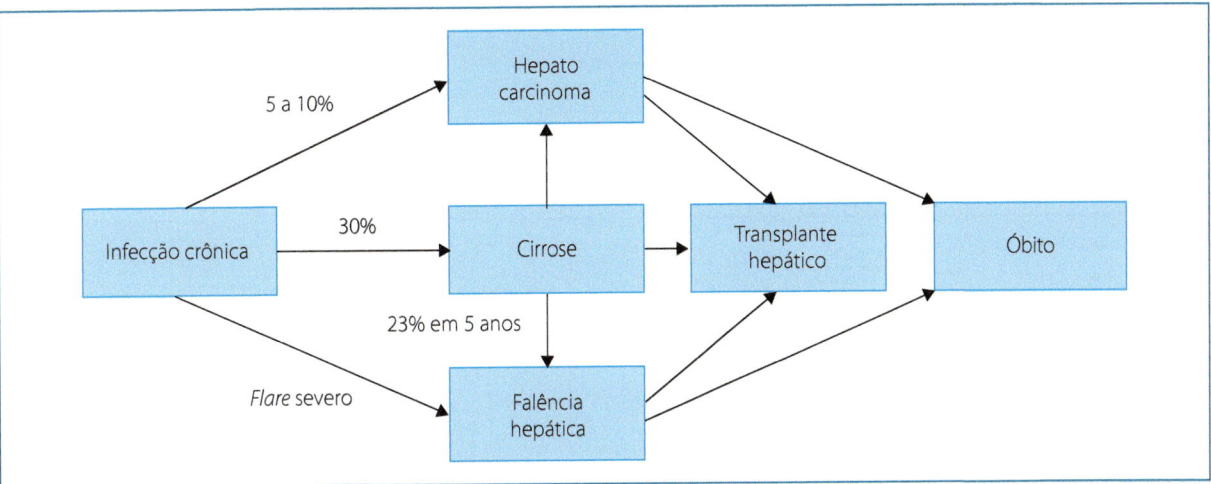

FIGURA 18.6.7 Progressão da hepatite B crônica.

Fonte: Torresi et al. Gastroenterology. 2000; Fattovich et al. Hepatology. 1995; Perrillho et al. Hepatology. 2001.

A recuperação da hepatite aguda é dependente da resposta das células B que produzem anticorpos contra os antígenos das regiões pré-S e S, bem como da resposta das células T. Assim, pacientes com infecção aguda autolimitada pelo VHB expõem vigorosa resposta policlonal HLA classe I restrita dos linfócitos T citotóxicos (CTL) contra múltiplos epítopos presentes nas regiões do envelope, do nucleocapsídeo e da polimerase do VHB. Essa resposta é mantida por décadas após a recuperação da infecção pelo VHB. A resposta T citotóxica (CTL) é mantida por fragmentos residuais do VHB que podem ser detectados no fígado e nos linfócitos do sangue periférico, indicando que a completa eliminação desse vírus é raramente observada, mesmo nos pacientes considerados curados. Quando a resposta dos CTL é fraca e limitada a poucos epítopos, a infecção pode se tornar crônica. Nesses pacientes, a resposta das células T-*helper* CD4+ também se mostra fraca.

A progressão para infecção crônica do VHB é percentualmente maior nos indivíduos infectados pela via vertical. Isso é frequentemente encontrado nos países orientais, onde cerca de 90% desses RN se tornarão portadores crônicos do VHB, contrastando com os 5-10% de portadores crônicos desse vírus comumente observados nos casos de pacientes infectados na idade adulta (países ocidentais). A infecção crônica pelo VHB pode produzir quadros de portador inativo ou de hepatite crônica propriamente dita que pode causar o desenvolvimento de cirrose hepática e hepatocarcinoma, após vários anos de evolução (Figuras 18.6.8 e 18.6.9).

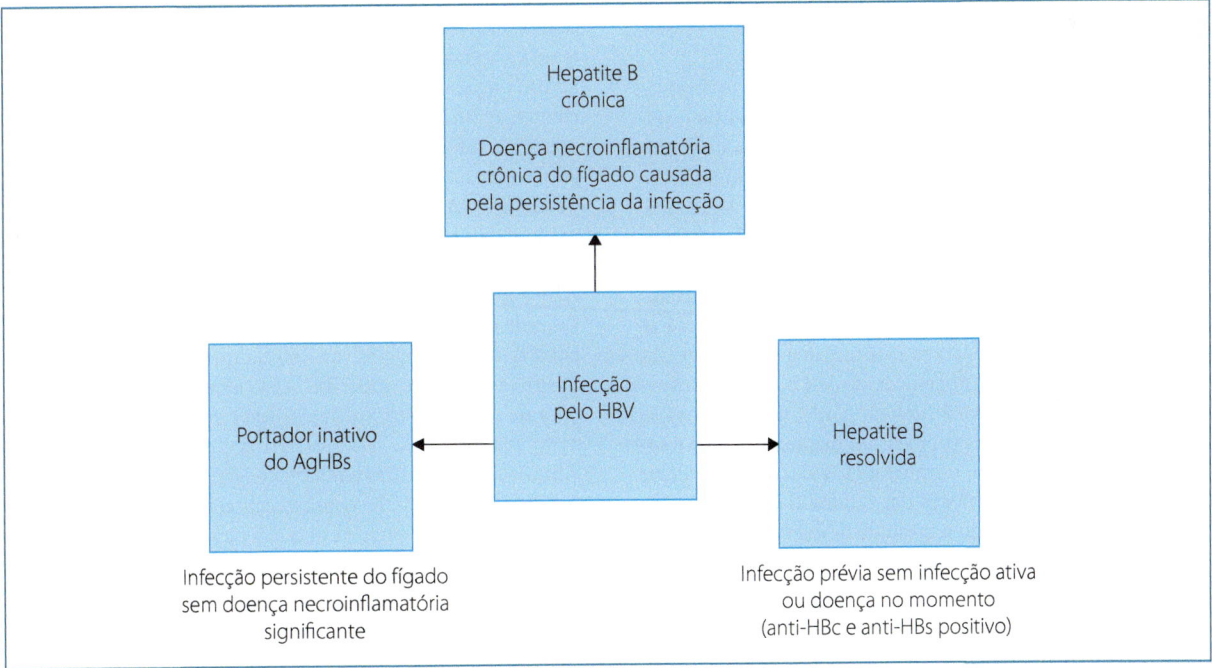

FIGURA 18.6.8 Desfechos da infecção pelo vírus da hepatite B (VHB).

Fonte: Sugestão dos autores.

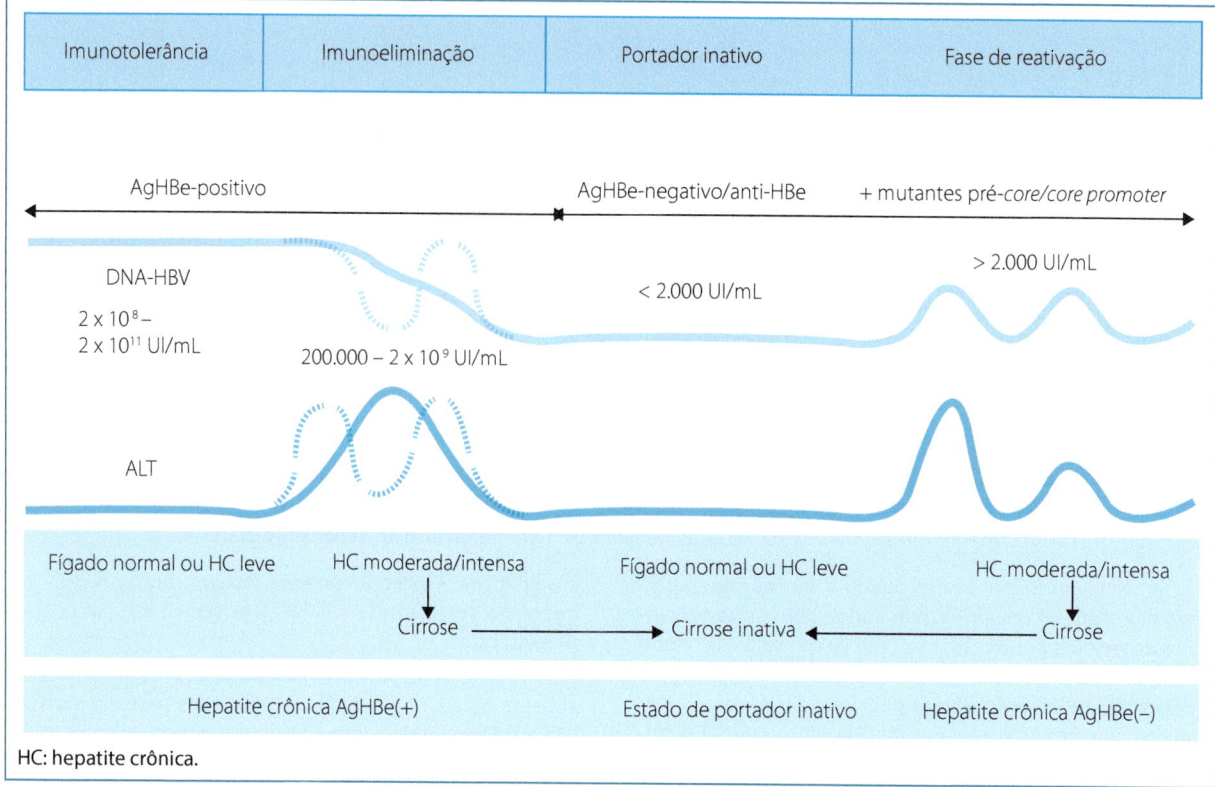

FIGURA 18.6.9 Fases da infecção pelo vírus da hepatite B (VHB).
Fonte: Lok ASF. N Engl J Med. 2002;356:1682.

Nesses indivíduos cronicamente infectados com o VHB e que são AgHBs e AgHBe reagentes, pode, em dado momento da evolução, surgir espontaneamente os anticorpos anti-HBe (soroconversão), significando que cessou a replicação viral. Essa negativação do AgHBe precede a remissão clínica da doença. Após um tempo variável poderá ocorrer negativação do AgHBs.

Nas infecções crônicas pelo VHB existem diferentes evoluções dependentes da época de aquisição do vírus B (Figura 18.6.9). Em pacientes com infecção adquirida no período perinatal, inicialmente, existe a fase de imunotolerância, que se caracteriza por altos níveis de replicação do VHB, sem doença hepática ativa e com baixíssimas taxas de soroconversão espontânea do AgHBe para o anti-HBe. Nessa época, o sistema imune é tolerante ao VHB e os pacientes são usualmente assintomáticos. Essa fase persiste por 15 a 35 anos e se caracteriza por uma resposta imune mínima ou ausente das células T aos estímulos antigênicos do VHB. O mecanismo de indução da tolerância não é bem conhecido. É provável que a passagem do AgHBe (por ser um pequeno antígeno solúvel) através da placenta, durante a gravidez, possa induzir tolerância no feto, pela deleção das células T aptas a responder ao AgHBe, produzindo um estado de exaustão imune. As células do RN infectado também não exporão reação cruzada contra o AgHBc. Durante a fase de imunotolerância, o AgHBs, o AgHBe e o DNA-VHB estarão positivos no soro e os níveis da ALT serão normais.

Ainda na fase replicativa, em um período que pode se estender dos 15 aos 30 anos de idade, o paciente infectado precoce-

mente pelo VHB ingressará na fase de imunoeliminação (*imunoclearance*) (Figura 18.6.9). Nessa época, cerca de 15% dos pacientes irão soroconverter para o anti-HBe a cada ano. Durante a soroconversão, ocorrem exacerbações da doença hepática produzidas pelo aumento da fagocitose pelo sistema imune provocando maior lise dos hepatócitos infectados. A transição para a fase não replicativa pode ser rápida e silenciosa ou prolongada e com exacerbações recorrentes. Em alguns pacientes, existe uma recrudescência dos sintomas da hepatite aguda. Raramente podem ser observados casos de falência hepática progressiva. Nessa fase de imunoeliminação, a quantidade de DNA-VHB sérico declinará progressivamente e aumentarão os níveis de ALT pela lise dos hepatócitos infectados. Caracterizando essa fase, haverá aumento da concentração de ALT e importante atividade inflamatória no fígado, como reflexo da resposta imunológica para tentar eliminar os hepatócitos doentes. Progressivamente aumentará a frequência de positividade para o anti-HBe. Após alguns episódios de elevações de ALT (*flares*), os níveis dessa enzima se normalizam, caraterística da fase não replicativa. Enquanto não ocorrer a eliminação do VHB, as tentativas de fagocitose dos hepatócitos infectados se sucederão com intermitentes ou continuadas elevações de ALT, fazendo com que a hepatite crônica persista e progrida. Ao final da fase de imunoeliminação, todos os pacientes terão soroconvertido para o anti-HBe.

Se a fase de imunoeliminação for bem-sucedida, tem início a fase não replicativa (Figura 18.6.9). Nessa fase, os pacientes serão negativos para o DNA-VHB e para o AgHBe no soro, anti-HBe positivo, e a replicação terá terminado. Alguns doentes não replicantes permanecerão positivos para o AgHBs no soro, porém a maioria não terá o DNA-VHB detectável pelo teste da PCR. Esses pacientes com AgHBs positivo apresentam doença hepática inativa sem evidências clínicas ou laboratoriais de replicação ou hepatite. Alguns poucos indivíduos apresentarão leves flutuações nos níveis de ALT, devido à presença de poucas cepas residuais de VHB selvagens (que ainda não soroconverteram para o anti-HBe) ou às mutações na região do *core promoter*, sem produção de AgHBe (mutantes da região pré-*core* do VHB). Em suma, pacientes com prolongada transição da fase replicativa para fase não replicativa e que apresentaram múltiplos episódios de exacerbações da hepatite terão mais possibilidade de desenvolver cirrose hepática e CHC no futuro.

Diferentemente dos indivíduos infectados pelo VHB no período neonatal, em indivíduos com infecção adquirida na infância ou na idade adulta observam-se somente duas fases: uma fase inicial de imunoeliminação com intensa replicação viral e doença hepática e uma outra fase posterior de infecção, não replicante, sem doença hepática significativa. Durante a fase de replicação viral ocorrem vários episódios de necroinflamação e regeneração do fígado. Os vários episódios de lise dos hepatócitos (fagocitose), durante a fase de replicação, provocam um risco aumentado de exacerbações intensas. Esse processo é responsável pelo desenvolvimento de fibrose hepática e cirrose. Se houver remissões bioquímicas, com parada da replicação viral (soroconversão para o anti--HBe e negativação do DNA-VHB), haverá melhor evolução, mesmo em estágios avançados de lesão hepatocítica.

A HISTÓRIA NATURAL DA HVB CRÔNICA E OS MUTANTES DO PRÉ-*CORE* E *CORE PROMOTER*

Nem todos os indivíduos com soroconversão do *status* AgHBe para o anti-HBe manterão uma remissão sustentada da doença. Parte desses permanecerão AgHBe negativos, porém apresentarão altos níveis séricos de DNA-VHB (geralmente > 20.000 UI/mL) acompanhados de aumentos persistentes ou intermitentes da ALT sérica. Esses indivíduos geralmente abrigam variantes do VHB que apresentam mutações nas regiões do pré-*core* ou do *core promoter* e terão o quadro clínico de hepatite B crônica com AgHBe negativo. A mutação predominante na região pré-*core* é a troca de G (guanina) para A (adenina) no nucleotídeo 1896 que provoca terminação prematura da proteína pré-*core* no códon 28, impedindo, assim, a produção do AgHBe. Esses mutantes do VHB, dada sua replicação continuada, acarretam danos hepáticos progressivos. Na maioria dos indivíduos, a doença hepática crônica progride para cirrose após múltiplos picos (*flares*) de ALT. Algumas evidências demonstram que a hepatite B crônica com AgHBe negativo é mais comum do que a hepatite B crônica produzida por cepas AgHBe positivas (selvagens). A hepatite B AgHBe negativa é comum no sul da Europa e na Ásia, onde 30-80% dos pacientes com infecção crônica pelo VHB são AgHBe negativos, comparada com o norte da Europa e com os Estados Unidos, onde somente 10-40% dos infectados cronicamente pelo VHB são AgHBe negativos. No Brasil, não temos estudos em escala nacional estimando a ocorrência desses mutantes pré-*core*.

Em conclusão, a hepatite crônica pelo VHB pode se apresentar com dois perfis sorológicos distintos: o primeiro com AgHBs positivo/AgHBe positivo e o segundo com AgHBs positivo/AgHBe negativo. Ambos podem provocar cirrose e falência hepáticas.

DOENÇAS ASSOCIADAS À HEPATITE B

Algumas doenças associadas à presença de imunocomplexos contendo AgHBs podem ocorrer no indivíduo com hepatite B. Além de síndrome semelhante à doença do soro, que pode preceder o quadro ictérico, podem ser observados quadros de poliarterite, de glomerulonefrite membranosa ou membranoproliferativa, de polimialgia reumática, de crioglobulinemia, de pericardite, de pleurite com derrame pleural e, mais raramente, de desenvolvimento da síndrome de Guillain-Barré. Essa complicação neurológica ocorre, geralmente, no período de 1 a 2 meses após o início da hepatite. Pode ocorrer também sinais e sintomas neurológicos, como paralisias faciais, ataxias, arreflexias, meningites, meningoencefalites e mielites, bem como de mononeurites de nervos cranianos e periféricos.

Na hepatite aguda é frequente a ocorrência de anemia leve, leucopenia e plaquetopenia usualmente transitórias. As hepatites virais podem causar anemia aplástica quando incidem em adolescentes e adultos jovens. Esse acometimento se processa, geralmente, 2 a 3 meses após o quadro da hepatite clínica, com recuperação total em boa parte dos pacientes. Algumas alterações dermatológicas podem acompanhar a hepatite B aguda, como a púrpura de Henoch-Schonlein e a acrodermatite papular das crianças. Essa se caracteriza por *rash* eritematopapular na face e membros, com duração de alguns dias, e pode surgir também nos casos de hepatites agudas anictéricas.

DIAGNÓSTICO DIFERENCIAL

No período pré-ictérico, a hepatite B aguda pode ser confundida com outras viroses. Nos casos em que ocorre leucocitose com linfocitose atípica, deve ser feito o diagnóstico diferencial com outras patologias, tais como a mononucleose infecciosa, a rubéola, a toxoplasmose e a citomegalovirose. A evolução clínica dessas infecções e os exames laboratoriais específicos são importantes para essa diferenciação. Nos casos ictéricos, o diagnóstico diferencial inclui as icterícias obstrutivas ou hemolíticas. A leptospirose pode se assemelhar à hepatite por VHB, principalmente nas fases iniciais. No hemograma da leptospirose, diferentemente da HVB, ocorre leucocitose, neutrofilia e desvio à esquerda com aumento da VHS. As mucoproteínas costumam estar elevadas, contrastando com a hepatite B, que não expõe alterações dessas dosagens. As aminotransferases estão muito elevadas na hepatite B aguda, estando apenas discretamente aumentadas na leptospirose, Outras doenças ictéricas, como a malária e a febre amarela, às vezes podem se confundir com as hepatites agudas, porém a avaliação epidemiológica dos casos fornecerá dados indicativos. As hepatites tóxicas, transinfecciosas, alcoólicas e medicamentosas podem mimetizar quadros de hepatites virais.

TRATAMENTO DA HEPATITE B CRÔNICA
INTRODUÇÃO

Existe relação direta entre a carga viral do VHB e progressão da doença, e a supressão da replicação viral se associa com controle da progressão da doença hepática e complicações associadas. O tratamento da hepatite crônica B se baseia no emprego de medicamentos capazes de inibir a replicação do VHB, tanto por mecanismo imunomodulador (IFN-α convencional ou peguilado) quanto por ação antiviral direta (lamivudina, telbivudina, entecavir, adefovir e tenofovir). Até o momento, não há comprovação de que a combinação de fármacos seja superior em comparação com a monoterapia, para pacientes virgens de tratamento e sem resistência genotípica comprovada.

OBJETIVOS DO TRATAMENTO

O objetivo principal do tratamento da hepatite crônica B é evitar o desenvolvimento de cirrose e CHC e, para tanto, é necessária a supressão da replicação viral; para tanto, o nível sérico do VHB-DNA deve se manter abaixo do limite de detecção, medido por teste molecular de alta sensibilidade. A PCR medida em tempo real detecta o VHB-DNA a partir de 10 a 15 UI/mL.

Indivíduos com carga viral baixa (< 2.000 UI/mL) ou indetectável evoluem com normalização das aminotransferases (ALT/AST) e regressão da fibrose hepática. Nos indivíduos que alcançam a resposta virológica, pode haver resposta sorológica caracterizada pela soroconversão do AgHBe para anti-HBe (em pacientes AgHBe positivos) e/ou soroconversão do AgHBs para anti-HBs, (tanto em pacientes AgHBe positivos quanto AgHBe negativos).

Mesmo indivíduos com soroconversão de AgHBs para anti-HBs não são considerados completamente curados, uma vez que o VHB permanece indefinidamente no organismo, hibridizado ao DNA do hospedeiro no núcleo dos hepatócitos, na forma de DNA circular, covalente e fechado (cccDNA).

CANDIDATOS AO TRATAMENTO

A indicação do tratamento não é para todos os pacientes com infecção pelo VHB. Nesse contexto, são utilizados critérios sorológicos, bioquímicos, virológicos e histológico ou marcadores não invasivos de fibrose hepática para indicação de tratamento do VHB. Os critérios utilizados na indicação terapêutica são:

1. AgHBs positivo no sangue por mais de 6 meses. Exceções incluem pacientes com hepatite B aguda com sinais de comprometimento da função hepática e pacientes com hepatite B oculta (AgHBs negativo com HBV DNA detectável) em situação de imunossupressão, com objetivo de evitar a reativação. Outra exceção é indicação do tratamento profilático em pacientes com HBV inativa que serão submetidos à imunossupressão medicamentosa, devendo-se manter o tratamento por 3 semanas após o início do procedimento clínico.

2. Replicação viral, identificada tanto pela presença do AgHBe positivo quanto pelo achado de AgHBe negativo, com carga viral elevada (> 2.000 UI/mL), caracterizando o VHB com mutação na região pré-*core*.

3. ALT elevada ou lesão histológica moderada, geralmente maior ou igual do que A2 e/ou F2 na classificação Metavir ou equivalente. Marcadores não invasivos estão sendo testados para substituir a biópsia hepática e poderão ser empregados quando validados.

4. Para indicar o tratamento adequado, a fase da doença precisa ser estabelecida (Figura 18.6.10). Para isso, torna-se necessário conhecer os resultados de AgHBe, ALT e VHB-DNA, visando subdividir os pacientes nas seguintes fases (Figuras 18.6.9 e 18.6.10):

4.1) Fase de imunotolerância: indivíduos jovens (< 35 anos) com AgHBe positivo, ALT normal e HBV DNA bastante elevado (usualmente acima de 10 milhões de UI/mL) não devem ser biopsiados nem tratados, exceto quando esse perfil for encontrado em pacientes > 35 anos. Nesse caso, recomenda-se biópsia hepática e considera-se tratamento se houver lesão histológica maior ou igual a A2 e/ou F2 na classificação Metavir ou equivalente.

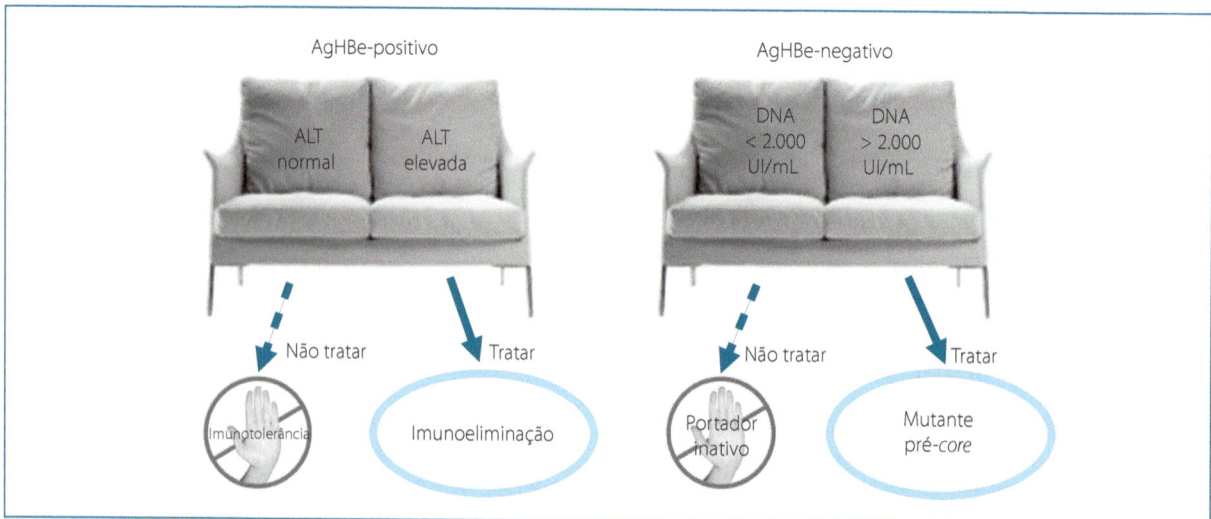

FIGURA 18.6.10 Fases da infecção crônica pelo vírus da hepatite B (VHB).

Fonte: Adaptada de Lok & McMahon. ASLD Clinical Pratice Guidelines. Hepatology. 2009.

4.2) Fase de imunoeliminação: indivíduos com AgHBe positivo, ALT elevada (usualmente acima de duas vezes o limite superior da normalidade) e VHB-DNA elevado (usualmente acima de 20.000 UI/mL) devem ser tratados, sendo a biópsia considerada opcional.

4.3) Fase de portador inativo: indivíduos AgHBe negativos, com ALT normal e VHB-DNA baixo (< 2.000 UI/mL) ou indetectável têm alta probabilidade de estar em fase de portador inativo, não sendo indicado tratamento. Considerar biópsia hepática naqueles com VHB-DNA ou ALT flutuantes, pois podem ser mutantes pré-*core* em fase temporária de baixa replicação ou com ALT flutuante, pois esses pacientes podem apresentar lesão hepática significativa.

4.4) Fase de mutante pré-core: indivíduos AgHBe negativos, com ALT elevada e VHb-DNA ≥ 2.000 UI/mL. Com esse perfil, recomenda-se iniciar tratamento, sendo a biópsia opcional. Nos casos com HBV-DNA ≥ 2.000 UI/mL, porém com aminotransferases persistentemente normais ou pouco elevadas, a biópsia hepática pode ser usada para decidir o tratamento se ≥ A2 e/ou F2 na classificação Metavir ou equivalente.

A biópsia hepática vem sendo considerada opcional na maioria dos consensos, podendo ser até mesmo dispensada nos casos com ALT e VHB-DNA elevados que preencham claramente os critérios de tratamento. No entanto, em situações nas quais as dosagens de ALT e VHB-DNA não sejam conclusivas para indicação do tratamento, a biópsia pode auxiliar nessa indicação.

Nos pacientes com cirrose compensada, tanto AgHBe positivos quanto negativos, o tratamento deve ser considerado quando o HBV DNA estiver ≥ 2.000 UI/mL, independentemente dos níveis de ALT. Alguns consensos indicam tratamento mesmo com níveis menores de VHB-DNA para indicar tratamento em cirróticos, mesmo quando compensados. A portaria brasileira, por exemplo, indica iniciar tratamento na cirrose compensada com níveis séricos de VHB-DNA > 200 UI/mL, independentemente dos níveis de ALT e do AgHBe. Em contrapartida, nos pacientes com cirrose descompensada, o tratamento deve ser instituído em todos os pacientes com VHB-DNA detectável por técnica de PCR de tempo real, independentemente dos níveis de carga viral, ALT e *status* do AgHBe.

PRINCIPAIS AGENTES TERAPÊUTICOS

Atualmente estão disponíveis duas linhas de tratamento para a hepatite B: uma baseada no uso de IFN, que inclui os fármacos IFN-α convencional e IFN-α peguilado (PEG-IFN-α), que são imunomoduladores, e outra baseada em inibidores da polimerase e inclui lamivudina, telbivudina, adefovir, entecavir, tenofovir disoproxil e tenofovir alafenamida. Entre os inibidores de polimerase, os fármacos considerados de primeira linha são, pela maior potência antiviral e melhor perfil de resistência, entecavir, tenofovir disoproxil e tenofovir alafenamida. A seguir são descritos os principais resultados obtidos com cada um dos fármacos utilizados no tratamento da hepatite B.

IFN-α convencional (IFN-α)

▪ **Pacientes AgHBe positivos:** o tratamento recomendado é de 5 MU/dia ou 10 MU três vezes por semana, por 16 a 24 semanas. Estudo de metanálise demostrou que o IFN foi estatisticamente superior ao placebo na indução da negativação do AgHBe (33 *versus* 12%), negativação do HBV-DNA (37 *versus* 17%) e soroconversão do AgHBs para anti-HBs (8 *versus* 2%). Seguimento em longo prazo dos pacientes com perda do AgHBe demonstra que a resposta é durável em cerca de 80% dos casos, havendo regressão significativa na atividade histológica, menor chance de descompensação hepática e CHC e mortalidade em comparação com os controles. Entre pacientes ocidentais que perdem o AgHBe, a soroconversão do AgHBs atinge 8 a 10% ao ano, porém em asiáticos fica ao redor de 1% ao ano.

▪ **Pacientes AgHBe negativos:** o esquema mais usado nessa população é a dose de 5 MU três vezes por semana, por 12 a 24 meses. Cerca de 60 a 70% dos pacientes alcança negativação do VHB-DNA ao final do tratamento, porém o alto percentual de recidiva após a suspensão do IFN faz com que menos de 10% dos pacientes mantenha a resposta após o término do tratamento.

PEG-IFN-α

Esse fármaco é formado pela adição de polietilenoglicol à molécula de IFN. A proteína resultante tem maior peso molecular e menor excreção renal, proporcionando aumento da meia-vida e manutenção do nível sérico por vários dias.

▪ **Pacientes AgHBe positivos:** o tratamento recomendado é de 180 mcg/semana (PEG-α-2a) ou 1,5 mcg/kg/semana (PEG-α-2b) por 48 semanas. A maior eficácia do PEG sobre o IFN em AgHBe positivos foi descrita por Cooksley et al. Ao término de 24 semanas de tratamento, a resposta combinada (perda do AgHBe, normalização da ALT e HBV DNA < 500.000 cópias/mL) foi de 24 *versus* 12% nos pacientes tratados com as diferentes doses de PEG-IFN-α-2a (90, 180 e 270 µg) *versus* IFN convencional na dose de 4,5 MIU 3 vezes por semana, respectivamente (p = 0,036). Houve perda do AgHBe em 35% dos pacientes tratados com PEG-IFN-α-2a na dose de 180 µg/semana *versus* 25% no grupo tratado com IFN-α-2a. PEG-IFN foi superior à LAM, com soroconversão do AgHBe após 48 semanas de tratamento em cerca de 32 a 36% dos tratados com PEG-IFN *versus* 14 a 19% dos tratados com LAM. A combinação de PEG-IFN com LAM não foi superior ao uso de PEG-IFN isolado em nenhum dos estudos.

▪ **Pacientes AgHBe negativos:** empregado na mesma dose e duração dos AgHBe positivos, os resultados mostraram VHB-DNA indetectável ao final de 48 semanas em mais de 60% dos indivíduos tratados com PEG-IFN-α-2a. A combinação de PEG-IFN com LAM não foi superior ao uso de PEG-IFN isolado. Seguimento de subgrupo de pacientes tratados com PEG-IFN-α-2a por 4 anos após o término do tratamento mostrou VHB-DNA indetectável e perda do AgHBs em 17 e 11% dos pacientes, respectivamente. O tratamento de pacientes AgHBe negativos com PEG-IFN deve ser interrompido na semana 12 se o VHB-DNA tiver queda inferior a 2log associado à ausência de queda da quantificação do AgHBs.

Lamivudina (LAM)

Análogo da citidina, aprovado desde 1998 para o tratamento da hepatite B crônica, age inibindo a DNA polimerase do VHB e, dessa forma, inibe a transcrição reversa. No entanto, LAM não é mais considerada fármaco de primeira linha nos consensos atuais.

- **Pacientes AgHBe positivos:** estudos randomizados em mais de 700 pacientes tratados com 100 mg/dia de LAM por via oral por 1 ano demonstraram taxas de seroconversão do AgHBe entre 16 a 18% *versus* 4 a 6% em controles não tratados. Uso contínuo por 4 anos mostrou soroconversão do AgHBe em 47% dos pacientes, porém a maioria dos que não respondeu desenvolveu resistência YMDD.

- **Pacientes AgHBe negativos:** cerca de 50% alcançam VHB-DNA indetectável e ALT normal ao final do tratamento, contudo a recidiva ocorre em mais de 90% após suspensão do tratamento. O principal obstáculo ao emprego desse fármaco é o alto percentual cumulativo de mutação de resistência no sítio YMDD da polimerase do VHB, da ordem de 15 a 20% ao ano, alcançando cerca de 70% em 5 anos. Pacientes com VHB-DNA detectável no 6º mês de tratamento apresentam maior risco de resistência no futuro, e o tratamento deve ser trocado imediatamente. Mesmo nos casos com resposta virológica inicial (VHB-DNA indetectável após 24 semanas de tratamento), o percentual de resistência chegou a quase 10% em 3 anos. O uso de LAM fica reservado para tratamentos em curto prazo, incluindo proteção contra reativação do VHB durante quimioterapia ou hepatite fulminante pelo VHB.

Adefovir (ADV)

Análogo da adenosina, aprovado desde 2003 para o tratamento da hepatite crônica B, age inibindo a transcrição reversa do VHB. Usado na dose de 10 mg/dia, por via oral. ADV também não é mais considerado fármaco de primeira linha nos consensos atuais.

- **Pacientes AgHBe positivos:** estudo com mais de 500 pacientes obteve 14% de soroconversão do AgHBe *versus* 6% no grupo-controle tratado com placebo, ao final do primeiro ano de uso. Após 2 anos de uso contínuo, a soroconversão do AgHBe passou para 23%, com menos de 2% de resistência antiviral. No entanto, após 5 anos de uso, a resistência chegou a 42%. Nos pacientes com VHB-DNA negativo ao final do 1º ano, o risco de resistência cai para menos de 3% em 3 anos.

- **Pacientes AgHBe negativos:** estudo com 185 pacientes controlados com placebo mostrou, após 1 ano, VHB indetectável em 51 *versus* 0% e ALT normal em 72 *versus* 29%, respectivamente. O percentual de recidiva foi alto após a suspensão do tratamento, sendo que apenas 8% dos pacientes continuaram com VHB-DNA indetectável 48 semanas após o término do tratamento, e a resistência antiviral chegou a 29% após 5 anos de uso. Esse fármaco é inferior ao tenofovir, tanto na potência quanto em sua barreira genética, razão pela qual não é mais indicado como primeira linha no tratamento da hepatite crônica B. Apresenta também maior risco de nefrotoxicidade em comparação com tenofovir.

Entecavir (ETV)

Análogo da guanosina, com atividade contra os três passos da replicação do HBV: a) inibição da iniciação da DNA polimerase do VHB; b) inibição da transcrição reversa da fita negativa do VHB-DNA a partir do RNA mensageiro pré-genômico; e c) inibição da síntese da fita positiva do VHB-DNA. Usado na dose de 0,5 mg/dia para pacientes sem resistência à LAM. A dose de 1 mg/dia seria reservada para pacientes com resistência à LAM, porém, devido à possibilidade de resistência cruzada com LAM, seu uso em monoterapia não tem sido recomendado nessa situação. O ETV apresenta a maior potência antiviral dentre todos os análogos de núcleos(t)ídeos aprovados para uso em hepatite crônica B. Além disso, tem alta barreira genética, necessitando três mutações do VHB para diminuir sua eficácia.

- **Pacientes AgHBe positivos:** após 1 ano de tratamento, a queda média do VHB-DNA foi de cerca de 7 log, sendo que 67% apresentaram VHB-DNA indetectável. A soroconversão do AgHBe ocorreu em 21% dos pacientes no 1º ano, chegando a 41% no 4º ano de uso. A perda do AgHBs foi de 2% no 1º ano, chegando a quase 10% no 5º ano de uso.

- **Pacientes AgHBe negativos:** VHB-DNA indetectável em 90% dos pacientes após 1 ano de uso. A recidiva é alta após a suspensão do tratamento, porém a chance de resistência ao ETV em pacientes virgens de análogos de núcleos(t)ídeos foi de apenas 1,7% após 5 anos de uso, tanto em AgHBe positivos quanto AgHBe negativos. Em pacientes resistentes à LAM, a resistência antiviral chega a quase 40% após 4 anos de uso. Evidências recentes indicam que o ETV tem ação anti-HIV e não deve ser usado em indivíduos coinfectados VHB/HIV que ainda não estejam em terapia antirretroviral. Em pacientes com cirrose descompensada, ETV foi superior ao ADV e alcançou percentual significativamente maior de VHB-DNA indetectável após 48 semanas de uso (57 *versus* 20%, respectivamente). Não houve casos de acidose lática nesse estudo, embora esse achado tenha sido descrito em 5 de 16 pacientes, particularmente quando o valor de MELD estava entre 22 e 28.

Telbivudina (LdT)

Análogo da timidina, com ação potente e seletiva contra o HBV, porém com resistência cruzada a LAM, é usada na dose de 600 mg/dia, por via oral. Tem alta potência, com queda média do VHB-DNA superior a 6 log após 2 anos de uso em pacientes AgHBe positivos e negativos. No entanto, não é recomendada como fármaco de primeira linha nos consensos atuais, devido ao alto percentual de resistência comparado a ETV e tenofovir.

- **Pacientes AgHBe positivos:** após 3 anos de uso, VHB-DNA indetectável e soroconversão do AgHBe ocorreu em 77 e 37% dos pacientes, respectivamente. Resistência genotípica após 2 anos de uso contínuo ocorreu em 22% do grupo total, caindo para 4% no subgrupo de pacientes com VHB-DNA indetectável após 24 semanas de tratamento. A durabilidade da soroconversão do AgHBe foi de 84% após seguimento de 52 semanas pós-tratamento.

- **Pacientes AgHBe negativos:** cerca de 85% apresentaram HBV-DNA indetectável após 3 anos de tratamento. Resistência genotípica após 3 anos de uso contínuo ocorreu em 7%, caindo para 2% em 2 anos no subgrupo de pacientes com VHB-DNA indetectável após 24 semanas de tratamento.

Tenofovir disoproxil (TdF)

Análogo da adenosina, age por inibição da transcrição reversa, sendo recomendado na dose de 300 mg/dia, por via oral. Apresenta risco de nefrotoxicidade, com lesão tubular renal relatada principalmente em pacientes HIV positivos durante terapia antirretroviral. Tem alta potência e ótima barreira genética, sem relatos conclusivos de resistência ao HBV em monoinfectados até hoje. Não apresenta resistência cruzada com LAM, no entanto parece ter menor potência em pacientes com resistência ao ADV, que também é análogo de nucleotídeo.

- **Pacientes AgHBe positivos:** TdF por 144 semanas alcançou VHB-DNA indetectável em 72% e soroconversão do AgHBe em 34% dos casos, com perda cumulativa do AgHBs da ordem de 8% e não houve resistência genotípica detectada.

- **Pacientes AgHBe negativos:** TdF por 144 semanas alcançou VHB-DNA indetectável em 87% dos pacientes, porém não houve soroconversão do AgHBs. Nenhum paciente desenvolveu resistência genotípica.

Tenofovir alafenamida (TAF)

Tal como o TDF, é um análogo nucleotídeo que inibe a transcrição reversa do RNA pregenômico em VHB-DNA. O TAF tem um período mais curto de concentração no plasma do que o TDF, com liberação do metabólito ativo nos hepatócitos mais eficiente, permitindo que doses menores sejam utilizadas com atividade antiviral similar, mas com menor exposição sistêmica, o que resulta em menor toxicidade renal e óssea.

Os principais resultados obtidos com esses fármacos são demonstrados nas Figuras 18.6.11 a 18.6.14.

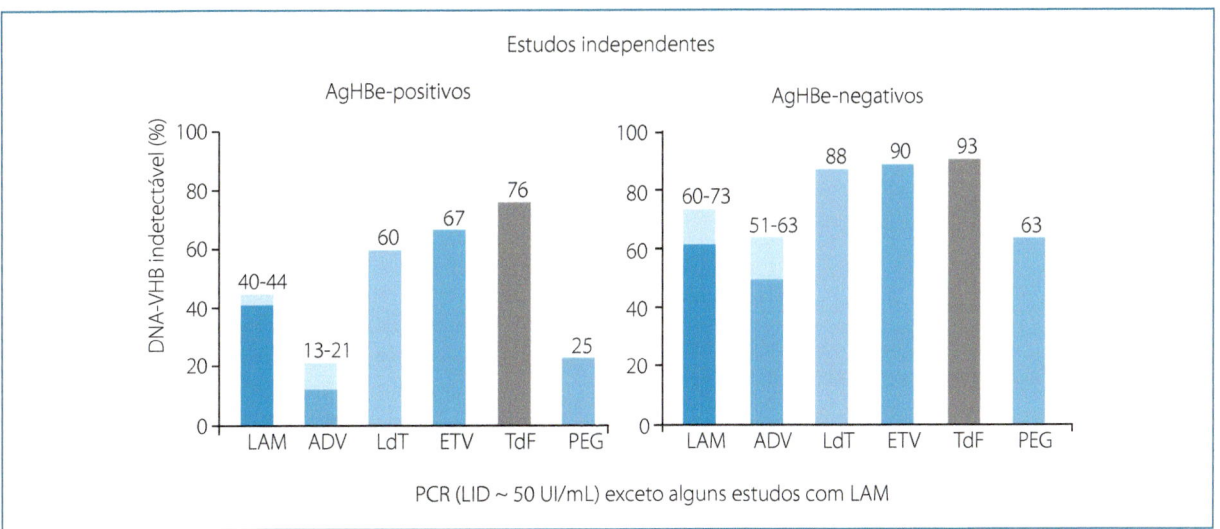

FIGURA 18.6.11 Taxa de vírus da hepatite B (VHB) DNA indetectável após 1 ano de tratamento de acordo com a terapêutica utilizada. *Fonte:* Lok AS et al. Hepatology. 2009;50:661-2.

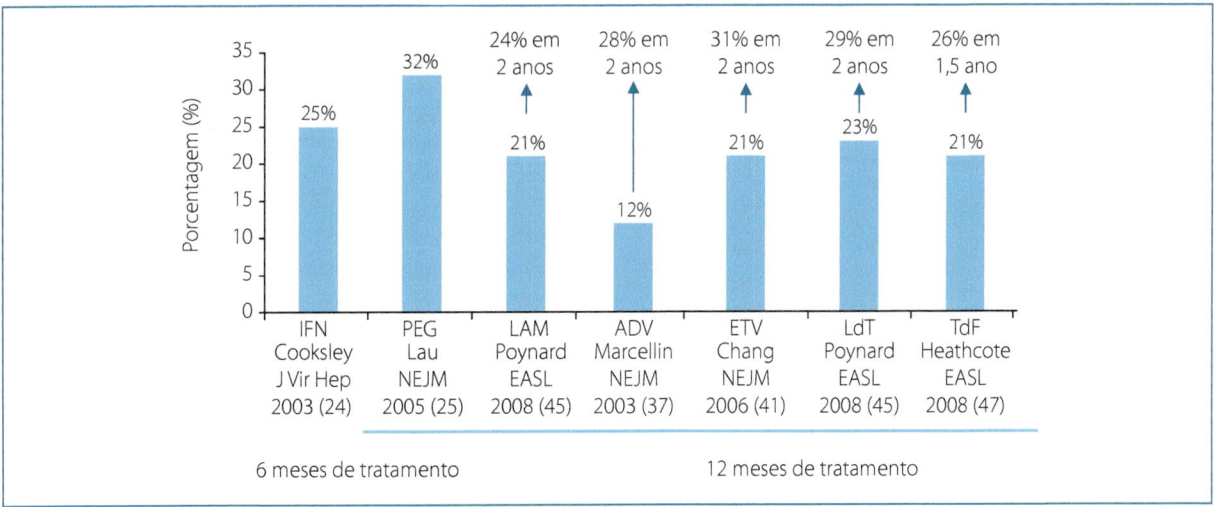

FIGURA 18.6.12 Taxa de soroconversão AgHBe/anti-HBe com 6 e 12 meses de tratamento. *Fonte:* Hugo Cheinker. Tratado de hepatites virais e doenças associadas, 3. ed., Atheneu, 2015, p. 378.

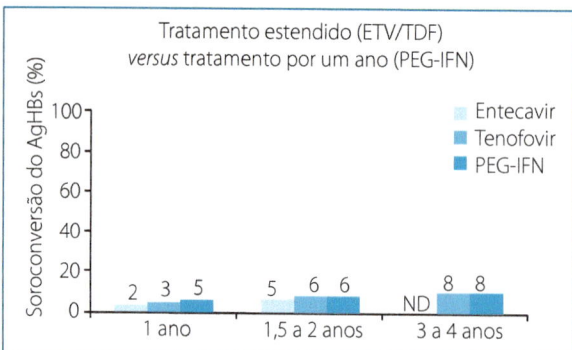

FIGURA 18.6.13 Taxa de soroconversão do AgHBs em pacientes AgHBe positivos.

Fonte: Chang TT et al. NEJM. 2006; Marcellin P et al. NEJM. 2008; Buster EH et al. Gastroenterology. 2008; Gish R et al. Gastroenterology. 2007; Heathcote J. AASLD. 2008. Heathcote J. AASLD, 2009; Janssen HL et al. Lancet.

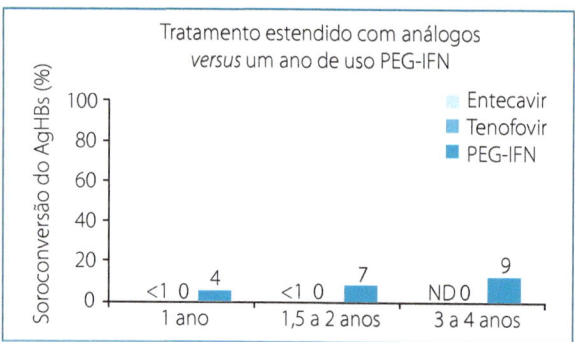

FIGURA 18.6.14 Taxa de soroconversão do AgHBs em pacientes AgHBe negativos.

Fonte: Lai CL et al. N Engl J Med. 2006; Marcellin P et al. N Engl J Med. 2008; Marcellin P et al. AASLD. 2008; Shouval D et al. J Hepatol. 2009. Marcellin P et al. AASLD. 2009. Brunetto M et al. EASL. 2008.

COMO ESCOLHER O MELHOR TRATAMENTO E QUANDO INTERROMPER

A escolha do tratamento mais adequado para pacientes com hepatite B crônica envolve alguns fatores, como os níveis de ALT e VHB-DNA, AgHBe positivo ou negativo, idade, comorbidades, avaliação histológica e genótipo do VHB (Figura 18.6.15).

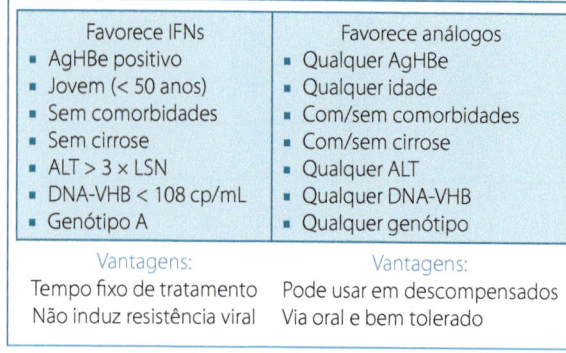

FIGURA 18.6.15 Características associadas com melhor resposta ao tratamento com interferon (IFN) ou análogo.

Fonte: Sugestão dos autores.

Bons candidatos para IFN ou PEG-IFN incluem indivíduos jovens, sem comorbidades, AgHBe positivos, sem cirrose, com ALT bastante elevada, VHB-DNA abaixo de 10 milhões de UI/mL e genótipo A ou B. A duração do tratamento com IFN ou PEG-IFN é fixa, sendo usualmente entre 6 a 12 meses, respectivamente, em AgHBe positivos, e de 12 a 24 meses em AgHBe negativos. Bons candidatos para análogos de núcleos(t)ídeos incluem indivíduos de qualquer idade, com ou sem comorbidades, AgHBe positivos ou negativos, com ou sem cirrose (inclusive descompensada).

Todos os genótipos do VHB parecem responder de modo semelhante ao tratamento com análogos de nucleos(t)ídeos. No entanto, o genótipo D não responde bem a PEG-IFN. A escolha do melhor análogo deve levar em consideração a potência e a barreira genética desse, sendo ETV, TdF e TAF considerados, atualmente, agentes de primeira linha dentre os antivirais de ação direta. Os consensos atuais recomendam, sempre que possível, evitar o uso de fármacos pouco potentes e/ou de baixa barreira, tais como LAM, ADV ou LdT.

Caso somente haja opção de utilizar fármacos de segunda linha, por qualquer motivo, está indicado medir frequentemente os níveis séricos de VHB-DNA, preferencialmente a cada 12 a 24 semanas. Qualquer que seja o análogo empregado, caso não ocorra queda do VHB-DNA > 1 log até a semana 12, recomenda-se modificar o tratamento por falha primária. No entanto, deve-se checar antes se o paciente está efetivamente tomando o fármaco. Nos indivíduos tratados com LAM ou LdT, recomenda-se a troca da medicação se o VHB-DNA estiver detectável na semana 24, e nos indivíduos tratados com ADV, o tratamento deve ser trocado caso o VHB DNA esteja detectável na semana 48.

Nos indivíduos em tratamento com fármacos de primeira linha, a medida do VHB-DNA não necessita ser tão frequente, a menos que haja suspeita de que o paciente não esteja usando corretamente o medicamento. O VHB-DNA pode ser feito a cada 24 a 48 semanas. Mesmo que esteja detectável ao final do 1º ou 2º ano, o tratamento pode ser mantido desde que a cada medida do VHB-DNA continue caindo. Nesses pacientes com resposta lenta, a chance de negativar o VHB-DNA no 2º ou 3º ano de uso é maior do que naqueles com VHB-DNA inferior a 1.000 UI/mL na semana 48. Se houver interrupção na sequência de queda do VHB-DNA, deve ser considerada a troca ou adição de outro fármaco sem resistência cruzada. Nesses casos, entre aqueles que estiverem em uso de ETV, recomenda-se adicionar TdF ou TAF; entre aqueles em uso de TdF ou TAF, recomenda-se adicionar ETV.

A interrupção do tratamento ainda é assunto controverso pelo risco de reativação viral e maior compreensão do significado clínico do perfil sorológico. Autores adeptos da suspensão indicam que, em pacientes AgHBe positivos com VHB-DNA indetectável e em uso de análogos núcleos(t)ídeos, a interrupção do tratamento deveria aguardar 6 a 12 meses após a soroconversão do AgHBe. Em contrapartida, pacientes AgHBe negativos com VHB-DNA indetectável deveriam começar a interrupção do tratamento 6 a 12 meses após a soroconversão do AgHBs.

Após a interrupção, os pacientes devem ser monitorados com VHB-DNA preferencialmente a cada 12 semanas. O tratamento deverá ser reiniciado se houver elevação do VHB-DNA. Na cirrose descompensada, o paciente deverá ser encaminhado para lista de transplante hepático. Não existe recomendação de interromper o tratamento nesses casos, mesmo havendo soroconversão do AgHBe e/ou do AgHBs.

RESISTÊNCIA DO VHB

Não há resistência demonstrada ao IFN ou ao PEG-IFN. No caso dos análogos de nucleos(t)ídeos, a resistência genotípica diz respeito à seleção de mutações do VHB que resulta na diminuição da susceptibilidade desse aos antivirais. Algumas

semanas ou meses após o surgimento da resistência genotípica, nota-se elevação do VHB-DNA (escape virológico) seguida da elevação da ALT (escape bioquímico). Testes fenotípicos comprovam *in vitro* a redução da susceptibilidade do VHB ao fármaco antiviral, embora sejam raramente necessárias na rotina clínica. A sequência de eventos que ocorrem durante o fenômeno de seleção de resistência do HBV encontra-se ilustrada na Figura 18.6.16. O percentual de resistência encontrado com os diferentes agentes antivirais ao longo da duração do tratamento encontra-se resumido na Figura 18.6.17.

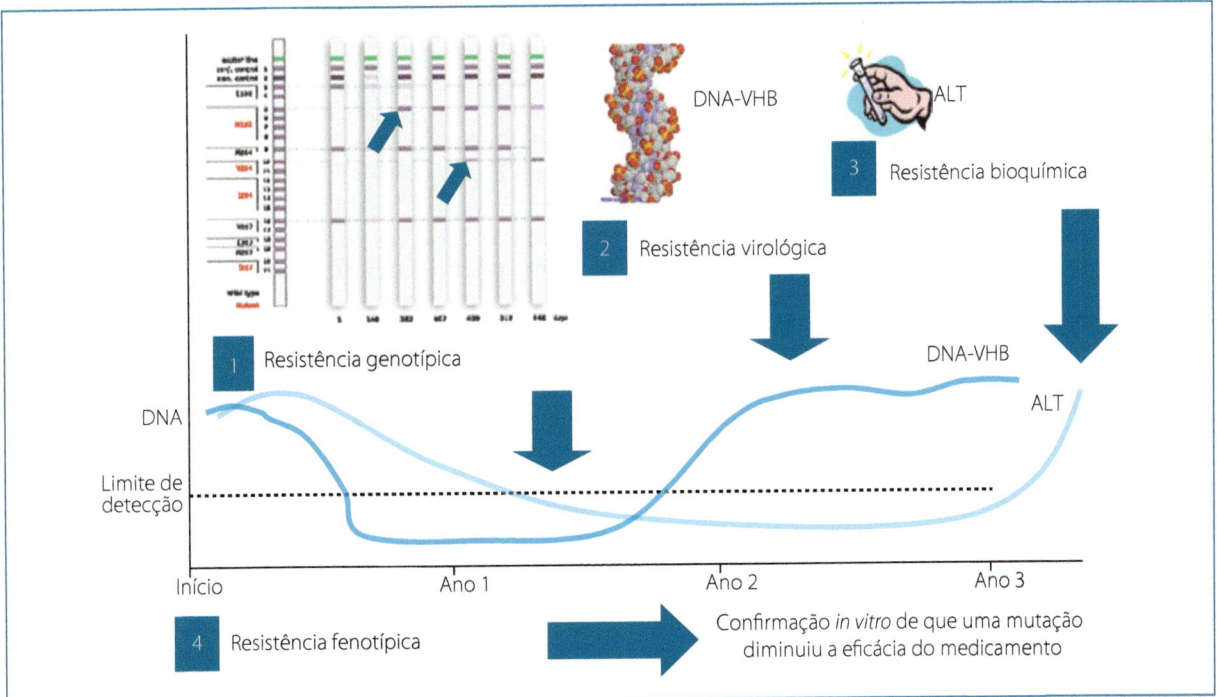

FIGURA 18.6.16 Sequência de eventos na resistência do vírus da hepatite B (VHB).
Fonte: Cheinker H. Tratado de hepatites virais e doenças associadas. 3. ed. Atheneu; 2015. p. 384.

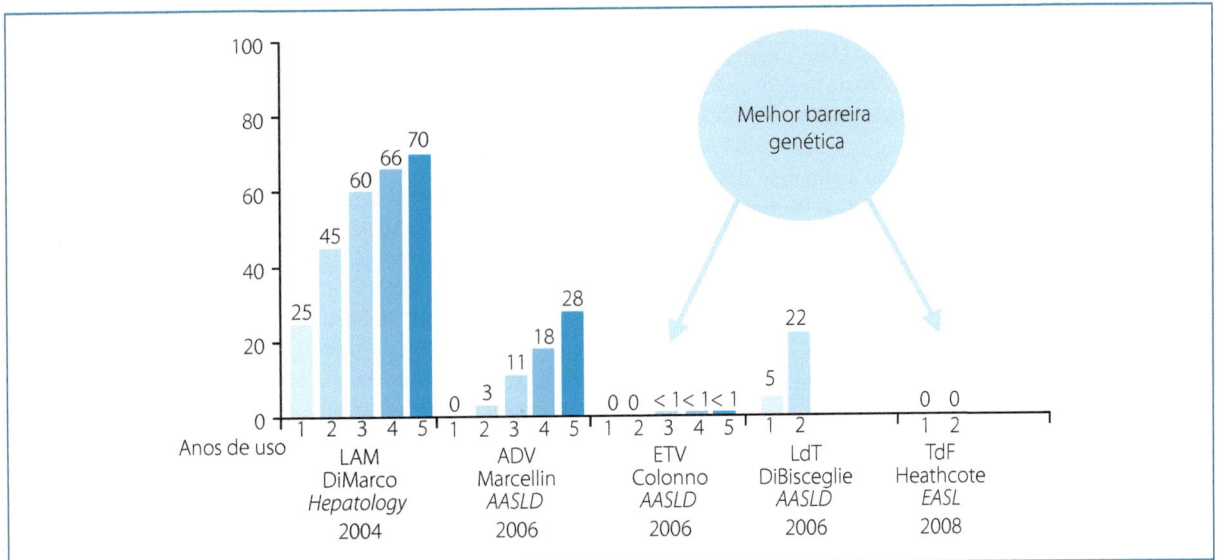

FIGURA 18.6.17 Taxa de resistência genotípica do VHB de acordo com o tempo de uso do análogo.
Fonte: Cheinker H. Tratado de hepatites virais e doenças associadas. 3. ed. Atheneu; 2015. p. 384.

MANEJO DA RESISTÊNCIA

A melhor maneira de manejar a resistência é evitar seu aparecimento. Para isso, recomenda-se empregar, sempre que possível, fármacos com alta potência e elevada barreira genética. Na classe dos análogos de nucleosídeos, a melhor opção é o ETV, e na classe dos análogos de nucleotídeos, as melhores opções são o TdF ou TAF. PEG-IFN não seleciona cepas resistentes.

Além da escolha do fármaco com maior potência antiviral e maior barreira genética, é importante monitorizar a resposta virológica por meio de medidas frequentes dos níveis de VHB-DNA. Considera-se essencial, em pacientes tratados com análogos de nucleos(t)ídeos, a realização de carga viral pré-tratamento. O paciente que estiver tomando o medicamento e apresentar queda inferior a 1 $\log_{10}$ na semana 12 é identificado como falha terapêutica primária e deve ter seu tratamento modificado, com troca ou adição de outro fármaco sem resistência cruzada.

Entre pacientes em uso de fármacos de segunda linha, o VHB DNA deverá estar indetectável na semana 24 (LAM ou LdT) ou 48 (ADV), caso contrário recomenda-se a troca da medicação. Com fármacos de segunda linha, mesmo que o HBV-DNA esteja indetectável na semana 24 (LAM ou LdT) ou 48 (ADV), a chance de resistência em 2 a 3 anos será ainda maior do que a observada com ETV e TdF, variando entre 4 (LdT e ADV) e 8% (LAM).

Se houver seleção de cepas resistentes, o resgate deverá ser com antivirais sem resistência cruzada. Resistência a nucleosídeos (ETV, LAM ou LdT) é resgatada pela substituição por adição de TdF ou TAF. Resistência a nucleotídeos (TdF ou TAF) é resgatada pela substituição por ETV em pacientes que não utilizaram LAM previamente; naqueles que fizeram uso, a recomendação é a associação de ETV ao TdF ou TAF.

VACINA CONTRA HEPATITE B

O objetivo da vacinação contra a hepatite B é prevenir a ocorrência de doença hepática aguda e crônica pelo VHB. As vacinas disponíveis contra a hepatite B são constituídas de antígeno de AgHBs altamente purificado. Como essa partícula é imunogênica, induz a formação do anticorpo específico anti-HBs, o qual confere proteção contra a infecção pelo VHB.

A engenharia genética permitiu a obtenção das vacinas de DNA recombinante contra a hepatite B. Nessas vacinas, o AgHBs é obtido por meio da inserção de um plasmídeo contendo o gene responsável pela expressão do AgHBs em culturas de células de fungos ou de mamíferos. O AgHBs expresso nas culturas é purificado para que resíduos dos fungos sejam completamente eliminados, garantindo a segurança do imunógeno. O AgHBs obtido se ordena de modo que o epítopo *a* seja exposto na superfície da partícula. Os peptídeos pré-S1 e pré-S2 podem também estar presentes, desde que os genes responsáveis pela sua expressão tenham sido inseridos no plasmídeo. No Brasil, são utilizadas as vacinas de DNA recombinante, formuladas para conter 10 a 40 mcg de proteína AgHBs/mL. A eficácia protetora da vacina contra hepatite B está associada ao aparecimento de anticorpos anti-HBs, em concentrações a partir de 10 mIU/mL.

Cerca de 90% dos vacinados com até 40 anos de idade desenvolvem anticorpos protetores após as 3 doses de vacina preconizadas. Adultos com mais de 40 anos apresentam menor soroconversão; aos 60 anos, 65 a 75% dos vacinados apresentam títulos protetores de anti-HBs. Esse fato deve-se à senescência do sistema imune, embora outros fatores, como doenças crônicas, infecção pelo HIV e tabagismo, também se associem com menor taxa de soroconversão. Outro fator relacionado ao desenvolvimento de títulos de anticorpos mais baixos se refere ao local de injeção da vacina. Com relação aos pacientes vacinados no deltoide, pacientes vacinados no glúteo podem apresentar tanto menores títulos de anti-HBs como menores taxas de soroconversão. Essa diferença tem sido atribuída à quantidade de gordura em cada um desses sítios. Em contrapartida, o aumento do intervalo entre a segunda e terceira dose está relacionado a títulos mais elevados de anticorpos protetores.

A duração da imunidade não está completamente estabelecida. A queda dos títulos de anticorpos é mais intensa no 1º ano após a vacinação. Estima-se que 30 a 60% dos vacinados que soroconverteram tenham redução dos títulos de anti-HBs abaixo de 10 mUI/mL entre 9 e 11 anos após a vacinação. Entretanto, a resposta anamnéstica à dose de reforço administrada a pacientes vacinados vários anos antes é excelente, com rápida e intensa elevação dos títulos de anticorpos. Assim, a despeito da queda dos títulos de anticorpos, não se recomenda, com base nos dados atuais, doses de reforço em indivíduos saudáveis, desde que eles tenham soroconvertido.

EFICÁCIA PROTETORA

Em populações com alta prevalência de infecção pelo VHB, a eficácia protetora das vacinas contra hepatite B pode ser avaliada por meio de medidas das taxas de prevalência de infecção crônica pelo VHB, doença hepática crônica e CHC, antes e depois da instituição de programas de imunização com elevadas coberturas vacinais. Estudos realizados em populações no Alaska, Taiwan, Indonésia, Gâmbia e Polinésia mostraram que, após a introdução de programas de vacinação universal na infância contra a hepatite B, houve queda de 85 a 100% das taxas de prevalência da infecção crônica por esse vírus nas populações vacinadas quando comparadas às taxas anteriores.

Em crianças nascidas de mães AgHBe-positivas, a administração de vacina e imunoglobulina humana específica contra hepatite B (HBIG) imediatamente após o nascimento tem eficácia protetora de até 95% na prevenção da infecção crônica pelo VHB. Embora menor, a eficácia protetora da vacina isolada, desde que administrada precocemente, também é muito elevada. As crianças nascidas de mães AgHBs positivas devem receber o esquema de vacina mais HBIG preferencialmente nas primeiras horas de vida, no máximo até 7 dias após o nascimento. A falência da imunoprofilaxia da infecção ao nascimento pode estar associada à elevada carga viral de VHB da mãe. Ressalte-se a importância de, associadamente, administrar lamivudine ou tenofovir à gestante HBV+ durante o 3º trimestre gestacional para reduzir risco de transmissão vertical.

INDICAÇÕES DE IMUNIZAÇÃO CONTRA A HEPATITE B

A estratégia de controle da hepatite B mediante imunização deve levar em conta a epidemiologia dessa doença e identificar quais os objetivos que se deseja alcançar. Atualmente, preconiza-se a vacinação universal na infância, iniciada logo após o nascimento. As crianças filhas de mães portadoras do AgHBs devem receber também a HBIG ao nascimento. A vacinação contra hepatite B deve ser feita em todos os demais grupos populacionais que não foram vacinados na infância. A vacina contra hepatite B também é recomendada para gestantes suscetíveis, independentemente do período de gestação.

Devido ao risco elevado de transmissão do VHB em determinados grupos, esses devem ser alvo de estratégias diferenciadas. São considerados de risco elevado os seguintes grupos:

- Comunicantes sexuais e domiciliares de pacientes AgHBs-positivos.
- Profissionais da área da saúde.
- Profissionais de outras áreas com risco elevado de contato com sangue e hemoderivados, como bombeiros, policiais etc.
- Pacientes em programas de hemodiálise.
- Pacientes com hemoglobinopatias ou outras doenças que necessitam receber sangue e hemoderivados com frequência.
- Pacientes com infecção pelo HIV ou Aids.
- Pacientes com infecção pelo vírus da hepatite C (VHC).
- Homens homo e bissexuais.
- Profissionais do sexo.
- Profissionais e pacientes de instituições para deficientes mentais.
- Pacientes com doenças sexualmente adquiridas.

EVENTOS ADVERSOS E CONTRAINDICAÇÕES À VACINAÇÃO

As vacinas contra hepatite B são seguras. Os eventos adversos são raros e estão, na maioria dos casos, restritos às reações no local da injeção e febre baixa. Eventos sérios após a vacinação, incluindo reação anafilática, síndrome de Guillain--Barré e esclerose múltipla, foram relatados. No entanto, estudos não identificam relação causal entre a vacinação e síndromes desmielinizantes e esclerose múltipla. A vacina é contraindicada para pessoas com alergia comprovada aos seus componentes, aos alérgicos ao *Saccharomyces cerevisiae* e aqueles que apresentaram reações adversas graves em doses anteriores dessa vacina.

Não há contraindicação à sua administração na gestação e não há trabalhos demonstrando danos ao feto de mulheres vacinadas na gestação.

ESQUEMA E VIAS DE IMUNIZAÇÃO
Prevenção pré-exposição (Tabela 18.6.1)

TABELA 18.6.1 Posologia recomendada das vacinas contra hepatite B atualmente licenciadas, de acordo com faixa etária.

Grupo etário	Vacina de antígeno único				Vacina combinada					
	Recombivax HB		Engerix-B		Comvax*		Pediatrix†		Twinrix§	
	Dosagem (μg)	Volume (mL)	Dosagem (μg)	Volume (mL)	Dosagem (μg)	Volume (mL)	Dosagem (μg)	Volume (mL)	Dosagem (μg)	Volume (mL)
Crianças (< 1 ano)	5	0,5	10	0,5	5	0,5	10	0,5	NA	NA
Crianças (1-10 anos)	5	0,5	10	0,5	5*	0,5	10†	0,5	NA	NA
Adolescentes										
11-15 anos	10††	10	NA	NA	NA	NA	NA	NA	NA	NA
11-19 anos	5	0,5	10	0,5	NA	NA	NA	NA	NA	NA
Adultos (≥ 20 anos)	10	1	20	1	NA	NA	NA	NA	20§	1
Pacientes em hemodiálise e outras pessoas imunocomprometidas										
< 20 anos§§	5	0,5	10	0,5	NA	NA	NA	NA	NA	NA
≥ 20 anos	40¶¶	1	40***	2	NA	NA	NA	NA	NA	NA

*Combinada à vacina conjugada contra *Haemophilus influenzae* tipo b. Esta vacina não pode ser administrada ao nascimento, antes de 6 semanas de vida, ou após 71 meses de vida.
†Vacina contra hepatite B combinada com vacinas contra difteria, tétano, antipertússis acelular adsorvida e poliovírus inativada.
§Vacina combinada contra hepatites A e B. Recomendada a pessoas com 18 anos ou mais com risco para ambas as infecções.
¶Dosagem do antígeno proteico do AgHBs.
NA: não aplicável.
††Esquema de administração de dosagem dupla por dose em formulação para adultos e imunossuprimidos.
§§Dosagens maiores poderiam ser mais imunogênicas, mas não há recomendação específica.
¶¶Formulação para diálise administrada em esquema de 3 dias, 0, 1 e 6 meses.
***Dupla dosagem de 1 mL administrada em esquema de 0, 1 e 6 meses.

O esquema básico de imunização contra a hepatite B consiste em três doses de vacina, com intervalos de 1 a 2 meses, entre a primeira e a segunda dose, e de 5 meses, entre a segunda e a terceira dose. O intervalo mínimo entre a segunda e a terceira dose é de 2 meses. As vacinas devem ser aplicadas no músculo deltoide em maiores de 2 anos e no vasto lateral da coxa nos menores de 2 anos. Com base nos dados atuais da literatura, não são recomendadas doses de reforço. Indivíduos até os 18 anos de idade devem receber metade da dose preconizada por aplicação. Para o adulto, a partir dos 19 anos, deve ser administrada uma dose inteira por aplicação.

Testes sorológicos

Testagem sorológica pré-vacinação pode ser custo efetivo em adultos, em populações com alta prevalência de infecção pelo VHB (mais de 20% da população infectada), em usuários de drogas, em prisioneiros e em homens que fazem sexo com homens.

Testes sorológicos pós-vacinação são indicados nos seguintes casos:

▪ Indivíduos com elevado risco de exposição, como os profissionais da saúde, nos quais a falta de soroconversão resulta em mudança de conduta na profilaxia pós-exposição;

▪ Pacientes nefropatas, para os quais doses de reforço são indicadas sempre que os títulos de anticorpos caírem a menos de 10 mUI/mL;

▪ Outros: trabalhadores de segurança pública; imunocomprometidos; infecção pelo HIV; parceiros sexuais de portadores do VHB; indivíduos que compartilham seringas.

Os pacientes que não soroconvertem com as três doses do esquema habitual devem receber mais três doses, nos mesmos intervalos, com resposta adequada em até 50% dos casos.

PROFILAXIA PÓS-EXPOSIÇÃO
Prevenção da transmissão perinatal

Idealmente, todas as mulheres devem fazer sorologia em todas as gestações, exceto se um resultado positivo for anteriormente conhecido. Nas situações em que não se conhece a situação sorológica da mãe, deve-se administrar a vacina contra a hepatite B ao RN, nos músculos adutores da coxa, nas primeiras 12 horas após o nascimento, tendo em vista o elevado efeito protetor dessa medida. As demais doses devem ser administradas nos intervalos-padrão, com a segunda dose 1 a 2 meses após a primeira e a terceira dose aos 6 meses de idade.

Nas crianças filhas de mães AgHBs-positivas, recomenda-se que seja administrada a HBIG concomitantemente com a primeira dose da vacina, preferencialmente nas primeiras 12 horas após o nascimento. A vacina e a HBIG devem ser administradas em locais diferentes (nos músculos adutores da coxa no lado oposto da vacina), não podendo, sob hipótese alguma, ser misturadas na mesma seringa.

Exposição acidental a material biológico

Sempre que houver exposição percutânea ou de mucosa a sangue, é importante verificar a situação sorológica do pa-

ciente-fonte e da vítima do acidente com material biológico. As condutas preconizadas estão descritas no Quadro 18.6.5.

QUADRO 18.6.5 Recomendações para profilaxia após exposição ocupacional ao vírus da hepatite B (VHB).

Exposição	Fonte AgHBs		Sorologia da fonte desconhecida
	Risco elevado	Sem risco	
Vacinado com < 3 doses	HBIG* + vacina	HBIG + vacina	Nada
Vacinado com resposta adequada	Nada	Nada	Nada
Vacinado sem HBIG	HBIG + 1 dose vacina	1 dose de vacina	
Resposta desconhecida	1 dose de vacina	1 dose de vacina	Nada

* HBIG: imunoglobulina humana anti-VHB. Dose recomendada: 0,06 mL/kg.

Comunicantes sexuais e domiciliares de pacientes com hepatite B aguda

▪ **Comunicantes sexuais:** quando o último contato ocorreu em um intervalo máximo de 14 dias, os comunicantes suscetíveis devem receber HBIG e iniciar a vacinação contra a hepatite B.

▪ **Comunicantes domiciliares:** as crianças não vacinadas devem receber HBIG e iniciar a vacinação, se o caso agudo for a mãe ou pessoa responsável pelos cuidados. As crianças que já iniciaram a vacinação devem prossegui-la sem administração de HBIG. Nos casos em que houver contato acidental com sangue, deve-se adotar a conduta descrita acima para esses casos.

Vacinas disponíveis no Brasil

A vacina da hepatite B está disponível como uma formulação de antígeno único e também em combinação fixa com outras vacinas. Duas vacinas estão disponíveis no Brasil: Recombivax HB® (Merck & Co., Inc., Whitehouse Station, New Jersey) e Engerix-B® (GlaxoSmithKline Biologicals, Rixensart, Bélgica). Das três vacinas combinadas licenciadas, uma [Twinrix® (GlaxoSmithKline Biologicals, Rixensart, Bélgica)] é utilizada para a vacinação de adultos e duas [Comvax® (Merck & Co., Inc., Whitehouse Station, New Jersey) e Pediarix® (GlaxoSmithKline Biologicals, Rixensart, Bélgica)] são utilizadas para a vacinação de RN e crianças pequenas. Twinrix® contém AgHBs recombinante e vírus inativado da hepatite A. Comvax® contém AgHBs recombinante e *Haemophilus influenzae* tipo b (Hib), fosfato poliribosilribitol conjugado a *Neisseria meningitidis* exterior ao complexo de proteína da membrana. Pediarix® contém toxóides diftérico e tetânico, coqueluche acelular (DTPa), AgHBs recombinante e de poliovírus inativado (IPV).

A situação epidemiológica global da vacinação anti-VHB

A hepatite B continua sendo um problema de saúde global, apesar da disponibilidade de vacinas eficazes e seguras. Ao final de 2011, 179 países tinham acrescentado a vacina contra hepatite B em seus programas de imunização (em comparação com 31, em 1992, e 126 em 2001). No entanto, ainda existem problemas de acesso para segmentos da população, aliados à baixa resposta anticórpica em alguns grupos de pacientes, em especial aqueles imunossuprimidos (HIV-positivos, nefropatas, transplantados, desnutridos, dependentes químicos, com deficiências imunológicas congênitas e inatas etc.). Isso explica o esforço na busca de vacinas mais imunogênicas e mais baratas, o que inclui melhorar a soroproteção em não respondedores às vacinas existentes com adjuvantes imunogênicos mais potentes, vacinas orais ou por via intradérmica. Os dados demonstram que, apesar da queda e da perda de anticorpos protetores detectáveis em uma considerável proporção dos indivíduos vacinados, a vacina contra hepatite B confere completa proteção contra a doença clínica aguda durante longos períodos. Dados relatados por países tanto com altas taxas, intermediário ou baixa de endemicidade para a hepatite B mostram que o programa universal de vacinação neonatal e de adolescentes interrompe a disseminação do vírus e diminui drasticamente a prevalência de portadores do AgHBs. Nos Estados Unidos, houve decréscimo de 98% nos últimos 20 anos no número de casos em crianças e adolescentes e menor incidência de CHC associado à infecção crônica pelo VHB. Na Itália, no final da década de 1980, a prevalência de AgHBs em gestantes era 2,4% e de 2008 a 2009 declinou para 0,86%.

Observou-se proteção completa por até 22 anos de imunizados quando crianças e adultos. No entanto, a imunidade celular protetora pode durar mais do que o período durante o qual a imunidade humoral pode ser demonstrada. Existe ao longo dos anos uma proporção crescente de pessoas que não conseguem gerar uma resposta anamnéstica a uma vacina de reforço, mas isso não significa que elas automaticamente se tornem suscetíveis à infecção pelo VHB. Pesquisas recentes confirmam as recomendações feitas em 2009 pela Organização Mundial da Saúde (OMS), de que não há provas convincentes sobre administrar reforços vacinais contra a hepatite B em programas de imunização universal.*

BIBLIOGRAFIA SUGERIDA

Berg T, Simon KG, Mauss S, Schott E, Heyne R, Klass DM et al. FINITE CHB study investigators. Long-term response after stopping tenofovir disoproxil fumarate in non-cirrhotic HBeAg-negative patients - FINITE study. J Hepatol 2017;67:918-24.

Chen CJ, Yang HI, Su J et al. REVEAL-HBV Study Group. Risk of hepatocellular carcinoma across a biological gradient of serum hepatitis B virus DNA level. JAMA. 2006;295:65-73.

Chu CM, Liaw YF. HBsAg seroclearance in asymptomatic carriers of high endemic areas: appreciably high rates during a long-term follow-up. Hepatology. 2007;45:1187-92.

Comitê de Hepatites da Sociedade Brasileira de Infectologia. Proceedings do I Consenso da Sociedade Brasileira de Infectologia para o Diagnóstico e Manuseio da Hepatite B (e Delta). Bras J Infect Dis. 2006;10(Suppl.1):1-86. Disponível em: http://www.infectologia.org.br/anexos/Consenso.

EASL 2017. Clinical Practice Guidelines on the management of hepatitis B virus infection. Journal of Hepatology. 2017;67:370-98.

Fattovich G, Bortolotti F, Donato F. Natural history of chronic hepatitis B: special emphasis on disease progression and prognostic factors. J Hepatol. 2008;48(2):335-52.

Feld JJ, Heathcote E, Jenny MBBS. Hepatitis B e antigen-positive chronic hepatitis B: natural history and treatment. Seminars Liver Dis. 2006;26:116-29.

Ferrari C, Penna A, Bertoletti A, Valli A, Antoni AD, Giuberti T et al. Cellular immune response to hepatitis B virus-encoded antigens in acute and chronic hepatitis B virus infection. J Immunol. 1990;145:3442-49.

Focaccia R, Conceição OGJ et al. Estimated prevalence of viral hepatitis on the general population of the municipality of São Paulo, measured by plasmatic makers through samples collected from a stratified, randomized and residence-based population survey. Braz J Infec Dis. 1998;2: 268-83.

Ganem D, Prince A. Hepatitis B virus infection-natural history and clinical consequences. N Engl J Med. 2004;350:1118-29.

Hadziyannis SJ, Papatheodoridis GV. Hepatitis B e antigen-negative chronic hepatitis B: natural history and treatment. Seminars Liver Dis. 2006;26:130-41.

Jeng WJ, Chen YC, Chien RN, Sheen IS, Liaw YF. Incidence and predictors of hepatitis B surface antigen seroclearance after cessation of nucleos(t)ide analogue therapy in hepatitis B e antigen-negative chronic hepatitis B. Hepatology. 2018;68:425-34.

Keeffe EB, Dieterich DT, Pawlotsky JM et al. Chronic hepatitis B: preventing, detecting, and managing viral resistance. Clin Gastroenterol Hepatol. 2008;6:268-74.

Konerman MA, Lok AS. Interferon treatment for hepatitis B. Clin Liver Dis. 2016;20:645-65.

Konerman MA, Lok AS. Interferon treatment for hepatitis B. Clin Liver Dis. 2016;20:645-65.

Kowdley KV. The cost of managing chronic hepatitis B infection: a global perspective. J Clin Gastroenterol. 2004;38(Suppl.10):S132-3.

Lange CM, Bojunga J, Hofmann WP et al. Severe lactic acidosis during treatment of chronic hepatitis B with entecavir in patients with impaired liver function. Hepatology. 2009;50:2001-6.

Lee HM, Banini BA. Updates on chronic HBV: current challenges and future goals. Curr Treat Options Gastroenterol. 2019;17(2):271-91.

Lok AL, Zoulim F, Dusheiko G. et al. Hepatitis B cure: from discovery to regulatory approval. Hepatology. 2017;67:847-61.

Lok AS, McMahon BJ, Brown RS Jr et al. Antiviral therapy for chronic hepatitis B viral infection in adults: a systematic review and meta-analysis. Hepatology. 2016;63:284-30.

Lok AS, McMahon BJ, Brown RS Jr, Wong JB, Ahmed AT, Farah W et al. Antiviral therapy for chronic hepatitis B viral infection in adults: a systematic review and meta-analysis. Hepatology. 2016; 63:284-306.

Lok AS, Zoulim F, Dusheiko G, Ghany MG. Hepatitis B cure: from discovery to regulatory approval. Hepatology 2017;66:1296-1313.

Lok AS. Hepatitis B treatment: what we know now and what remains to be researched. AASLD. Hepatology Communications. 2019;3(1):8-19.

Lucifora J, Xia Y, Reisinger F, Zhang K, Stadler D, Cheng X et al. Specific and nonhepatotoxic degradation of nuclear hepatitis B virus cccDNA. Science. 2014; 343:1221-8.

---

* *Nota do Editor Científico*: desde março de 2000, as vacinas contra a hepatite B produzidas para distribuição no Brasil não contêm timerosal como conservante ou contêm apenas uma quantidade vestigial (< 1,0 mcg de mercúrio/mL) a partir do processo de fabricação.

Marcellin P, Castelnau C, Martinot-Peignoux M et al. Natural history of hepatitis B. Minerva Gastroenterol Dietol. 2005;51(1):63-75.

Marcellin P, Gane E, Buti M, Afdhal N, Sievert W, Jacobson IM et al. Regression of cirrhosis during treatment with tenofovir disoproxil fumarate for chronic hepatitis B: a 5-year open-label follow-up study. Lancet. 2013;381:468-75.

Ministério da Saúde do Brasil. Protocolo clínico e diretrizes terapêuticas para hepatite b e coinfecções. Brasília: MS; 2017.

Paccoud O, Surgers L, Lacombe K. Hepatitis B virus infection: natural history, clinical manifestations and therapeutic approach. Rev Med Interne. 2019;40(9):590-8.

Papatheodoridis GV, Idilman R, Dalekos GN, Buti M, Chi H, van Boemmel F et al. The risk of hepatocellular carcinoma decreases after the first 5 years of entecavir or tenofovir in Caucasians with chronic hepatitis B. Hepatology. 2017;66:1444-53.

Park JY, Park YN, Kim DY et al. High prevalence of significant histology in asymptomatic chronic hepatitis B patients with genotype C and high serum HBV DNA levels. J Viral Hepat. 2008;15(8):615-21.

Phillips S, Chokshi S, Riva A et al. CD8(+) T cell control of hepatitis B virus replication: direct comparison between cytolytic and noncytolytic functions. J Immunol. 2010;184(1):287-95.

Polaris Observatory Collaborators. Global prevalence, treatment, and prevention of hepatitis B virus infection in 2016: a modelling study. Lancet Gastroenterol Hepatol. 2018;3:383-403.

Rehermann B, Nascimbeni M. Immunology of hepatitis B virus and hepatitis C virus infection. Nat Rev Immunol. 2005;5(3):215-29.

Song J, Yang F, Wang S, Tikande S et al. Efficacy and safety of antiviral treatment on blocking the mother-to-child transmission of hepatitis B virus: a meta-analysis. J Viral Hepat. 2019;26(3):397-406.

Terrault NA, Lok ASF, McMahon BJ et al. Update on prevention, diagnosis, and treatment of chronic hepatitis B: AASLD 2018 Hepatitis B Guidance. Clin Liver Dis (Hoboken). 2018;12:33-4.

Thimme R, Wieland S, Steiger C et al. CD8(+) T cells mediate viral clearance and disease pathogenesis during acute hepatitis B virus infection. J Virol. 2003;77(1):68-76.

Tillmann HL, Samuel G. Current state-of-the-art pharmacotherapy for the management of hepatitis B infection. Expert Opin Pharmacother. 2019;20:873-85.

Zoulim F, Lebossé F, Levrero M. Current treatment for chronic hepatites B virus infections. Curr Opin Virol. 2016;18:109-16.

18.7 Hepatite C

18.7.1 Virologia molecular

Qui-Lim Choo
João Renato Rebello Pinho
Fernanda de Mello Malta

GENOMA VIRAL

A sequência completa do vírus da hepatite C (VHC) foi determinada pelo isolamento de vários clones parcialmente complementares por meio de hibridações com os clones prévios. O vírus tem genoma de RNA fita simples de polaridade positiva, com cerca de 9.400 nucleotídeos. Nessa sequência, encontra-se uma única longa fase de leitura aberta (ORF, do inglês *open reading frame*), que compreende quase todo o genoma e codifica uma poliproteína de pouco mais de 3 mil aminoácidos (Figura 18.7.1.1).

Uma característica importante do VHC é a presença de regiões não traduzidas (UTR, do inglês *untranslated region*) nas extremidades 5' e 3' do genoma viral. Anteriormente, essas regiões eram conhecidas como regiões não codificantes de proteínas (NCR, do inglês *non-coding region*). Como apresentam a menor diversidade entre os diferentes isolados virais, acredita-se que elas

desempenhem importante papel no processo de replicação viral. Essas sequências conservadas, que contêm estruturas secundárias, são mais resistentes à digestão por ribonucleases (RNases) e ideais para a detecção dos diferentes genótipos do VHC.

REGIÃO 5' NÃO TRADUZIDA (5'UTR)

A região 5'UTR mostra-se como a mais conservada no genoma do VHC, quando são comparadas diferentes sequências de nucleotídeos de diferentes cepas de VHC, com uma identidade sequencial total de mais de 85% refletindo sua importância funcional na tradução e replicação viral. Tem uma extensão moderada de cerca de 340 nucleotídeos, consideravelmente mais curta que aquela dos picornavírus, como os poliovírus, porém mais longa que a dos flavivírus, como o vírus da febre amarela. Usando modelo em computador, a região 5'UTR formou RNA muito estruturado com várias alças-

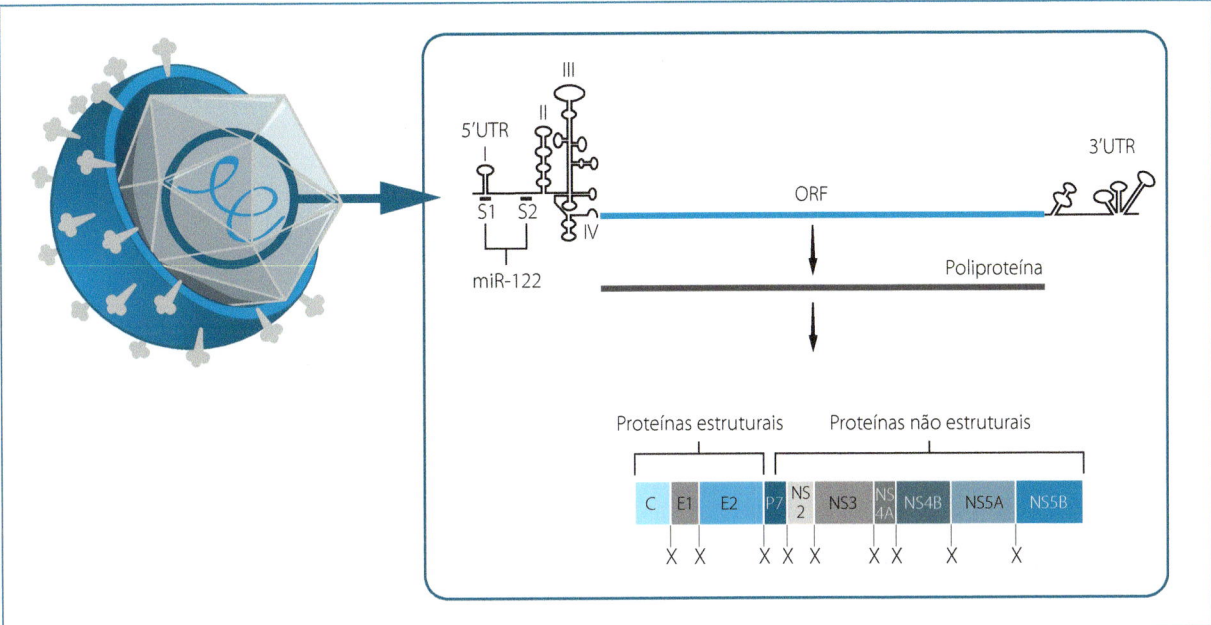

FIGURA 18.7.1.1 Genoma do vírus da hepatite C.

-troncos estáveis que compõem quatro domínios I-IV. Os domínios I e II são essenciais para a replicação viral, e nessa região foram descritos dois sítios de ligação para o microRNA celular miR-122. Essa interação é fundamental para a estabilidade genômica do VHC contra a ação de exoribonucleases e para facilitar a síntese da nova molécula de RNA durante o processo de replicação do genoma viral. A maneira como o miR-122 participa desses processos ainda é desconhecida, no entanto, já existem drogas que o bloqueiam, resultando em inibição da replicação do VHC. Como os poliovírus, contém múltiplos códons AUG entre a terminação 5' e o verdadeiro AUG de iniciação. Até agora, não há relato de uma estrutura 5'– no genoma RNA do VHC. Dessa forma, parece que a iniciação da tradução do VHC é dirigida pelo sítio interno de entrada do ribossoma (IRES, do inglês *internal ribosome entry site*) em vez da exploração ribossomal da terminação 5', e esse sítio está localizado nos domínios II-IV. No entanto, o IRES do VHC tem uma estrutura muito diferente se comparada à dos elementos IRES tipos 1 e 2 dos picornavírus, o que levou à proposição de classificá-los como elemento tipo 3.

REGIÃO 3' NÃO TRADUZIDA (3'UTR)

A sequência da região 3'UTR é formada por uma região tipo-específica (logo após o códon de terminação), uma fita de poli U, inúmeras repetições C(U)n e uma região altamente conservada denominada cauda 3'X que forma uma estrutura secundária com papel crítico no início da replicação viral por meio da interação com proteínas celulares e virais. Variações de sequência nessa região podem também estar envolvidas com diferenças na patogenicidade e na sensibilidade ao interferon (IFN) do VHC.

O VHC está classificado na família Flaviviridae como um gênero separado dos Flavivirus e Pestivirus, pois, apesar de apresentar uma estrutura genômica geral semelhante a eles, o VHC não se aproxima muito de nenhum deles quanto à sequência. Para esse novo gênero, foi proposto o nome Hepacivirus.

PROTEÍNAS VIRAIS

A poliproteína precursora é processada em diversas proteínas individuais por meio da ação de proteases virais e celulares. As proteínas estruturais provêm do quarto aminoterminal (N-terminal) da poliproteína e as não estruturais da parte restante carboxiterminal (C-terminal).

PROTEÍNAS ESTRUTURAIS

CORE

A proteína do nucleocapsídeo ou *core* é o primeiro domínio expresso durante a síntese da poliproteína do VHC na membrana do retículo endoplasmático (RE). Não é glicosilada e mostrou-se o domínio mais conservado de toda a poliproteína entre diversas cepas de VHC. Separa-se da poliproteína entre os resíduos 191 e 192 por uma sinalase luminal do RE, formando uma espécie de *core* de 23 kD ancorado na membrana. A ancoragem é produzida pelo segmento hidrofóbico transmembrana que atua como um sinal peptídico para a glicoproteína E1 à jusante. Esse sinal peptídico está envolvido na translocação da poliproteína nascente por meio da membrana do RE, de modo que o domínio *core* N-terminal permanece no lado citoplasmático do RE, enquanto o domínio E1 C-terminal está situado no lúmen. Mutações que afetam o processamento adequado do *core* também interrompem o processamento e a glicosilação dos domínios E1 e E2 à jusante.

O processo de maturação da proteína *core* não é bem compreendido. Ele provavelmente envolve uma reação de corte (*trimming*) ao redor do resíduo 174, formando uma proteína madura, porém menor, de 21 kD. A enzima do hospedeiro envolvida é provavelmente a mesma sinalase do RE ou uma peptidase independente de sinal peptídico do RE. Em um estudo cinético, essa espécie de 21 kD é o *core* expressado predominante após três horas de infecção em um sistema vaccínia recombinante. O *core* maduro consiste de um domínio hidrofílico maior na porção N-terminal com muitos resíduos básicos e um domínio hidrofóbico menor na porção C--terminal. O domínio hidrofóbico tende a se associar com lipídeos na membrana e é necessário para a estabilidade da proteína *core*. Em células que expressam *core* maduro em cultura de tecido, foram observados no citoplasma ambos os padrões de coloração imunofluorescente, puntiforme e reticular, com o *core* provavelmente associado à membrana do RE ou às gotículas lipídicas. Um estudo demonstrou que, na ausência desse domínio hidrofóbico pelo truncamento da molécula no resíduo 152, a proteína *core* localizou-se no núcleo, provavelmente em virtude da presença de sinais putativos de localização nuclear.

Um outro tipo de *core* de 16 kD também tem sido observado sob circunstâncias especiais, privado da sequência C--terminal do *core* maduro. Essa proteína é codificada por uma ORF com fase de leitura +1, em relação à proteína *core* e recebe o nome de proteína F, AFRP (do inglês *alternative reading frame protein*) ou *core* +1. É o produto dominante em um estudo de tradução *in vitro* padrão com membrana microsomal, no qual o gene *core* do VHC estava expresso por si só, sem domínio E1 à jusante. A produção dessa espécie de *core* é intensificada pela presença de um resíduo de lisina no códon 9 que é único para a cepa VHC-1. Como a truncada, essa forma curta do *core* localiza-se no núcleo. O papel biológico desse *core* curto é desconhecido. Contudo, a espécie *core* molecular presente nos vírions VHC isolados de pacientes demonstrou ter o mesmo peso molecular do *core* maduro, sugerindo que este último é uma espécie verdadeiramente nativa.

Como a proteína *core* é um componente estrutural do vírion VHC, considera-se que a proteína *core* madura é capaz de se agrupar espontaneamente para encapsular o RNA viral e interagir com glicoproteínas do envelope E1 e E2. Alguns estudos recentes têm procurado enfocar essa questão. Demonstrou-se que o RNA viral pode realmente ligar-se ao domínio N-terminal da proteína *core*. A ligação deve-se provavelmente ao alto conteúdo de resíduos básicos na região e mostrou-se inespecífica, já que outros tipos de RNA poderiam também ligar-se àquele domínio. Três estudos independentes, usando o sistema de duplo-híbrido de levedura, relataram que um domínio específico da proteína *core* é capaz de autoassociação por meio de interação homotípica, mas cada relato identificou um domínio diferente responsável por esta interação, incluindo a região N-terminal, a porção central e o domínio hidrofóbico C-terminal. A razão desta discrepância é desconhecida. Já que diferentes construções genéticas foram usadas nesses estudos, é difícil a comparação de seus achados. Todavia, notou-se nesses relatos que o *core* maduro em toda sua extensão não produz formas multiméricas em virtude da dobradura interna. Para que ocorra a interação homotípica, a estrutura do *core* tem de se abrir até revelar o domínio responsável, provavelmente por meio de uma mudança conformacional. Em um sistema de expressão em vaccínia recombinante, a glicoproteína E1, mas não a E2, associou-se à proteína *core* porque a E1 pôde coimunoprecipitar com a proteína *core* usando um anticorpo anticore. Essa interação aconteceu independentemente da ligação *in cis* ou da separação em diferentes plasmídeos dos genes do *core* e da

expressão de E1. Ademais, os domínios C-terminais do *core* e E1 demonstraram ser responsáveis por essa interação, provavelmente ocorrendo dentro da membrana do RE. Em consequência da falta de um sistema de cultura de tecidos para dar suporte a uma replicação viral robusta, é difícil estudar a biogênese dos vírions VHC. Um recente relato acerca da formação de partículas, quando o domínio estrutural do genoma do VHC foi expressado em baculovírus, deve oferecer uma oportunidade para o estudo do processo de reunião dos diversos componentes estruturais.

Independentemente de servir como um componente estrutural do vírion VHC, a proteína *core* apresenta efeitos pleiotrópicos sobre as funções celulares que vão da transcrição, regulação de genes e apoptose à transformação celular, metabolismo lipídico e supressão imune. A modulação dessas funções celulares pela proteína *core* usualmente prossegue pela sua ligação a componentes celulares específicos e provavelmente resulta na patogênese do VHC. De fato, usando o sistema de duplo-híbrido da levedura, vários estudos relataram a ligação específica da proteína *core* a receptores celulares, tais como o receptor 1 do fator de necrose tumoral (FNT-R1) e receptor da linfotoxina B, ribonucleoproteína heterogênea nuclear K, ou RNA helicases citoplasmáticas, tais como DBX e CAP-Rf.

Ensaios de ligação bioquímica e estudos de colocalização por imunofluorescência indireta acrescentam provas de sua interação específica. Além disso, os sítios dessas interações foram mapeados. Por exemplo, parece que a sequência N-terminal da proteína *core* está envolvida na ligação dessas proteínas celulares. Para o FNT-R1, o local de interação com a proteína *core* foi mapeado no seu domínio de morte citoplasmática. Da mesma forma, demonstrou-se que a extremidade C-terminal de CAP-Rf interage com a proteína *core*. As helicase CAP-Rf e o DBX são membros da família DEAD de RNA helicases que têm efeitos modulatórios sobre a estrutura secundária do RNA e participam de diversas funções celulares, como processamento, tradução, montagem de ribossomos, espermatogênese, embriogênese, crescimento e divisão celular. Recentemente, foi demonstrado que a proteína *core* madura pode interagir com DBX e, assim, interferir com sua função helicase no processamento do RNA celular. Interessantemente, um experimento de tradução *in vitro* indicou que a proteína *core* inibe a tradução de RNA recoberto, presumivelmente pela interação com DBX, mas não tem efeito sobre a tradução do RNA não recoberto. Se confirmado, isso significa que o VHC, que produz sua própria RNA helicase (NS3), faz um movimento estratégico de fabricar precocemente a proteína *core* em seu ciclo biológico para inibir a tradução do RNA celular, que é recoberto, enquanto preserva o processamento normal de seu próprio RNA não recoberto.

A proteína *core* também influencia a regulação dos genes celulares. Por exemplo, foi relatado que, no núcleo, a proteína *core* exibiu atividade transupressiva sobre a expressão de genes e a replicação do vírus da hepatite B em uma linhagem celular de hepatoma humano. Essa supressão requer a fosforilação da proteína *core* em determinados resíduos serina, predominantemente Ser-99 e Ser-116. O mecanismo de entrada nuclear do *core* é desconhecido, mas a fosforilação dos dois resíduos serina não é um requisito. O envolvimento do *core* na apoptose celular é obscuro. Em alguns casos, os achados são conflitantes. Por exemplo, Ray et al. (1998) relataram que a proteína *core* pode inibir apoptose mediada pelo FNT em seus estudos *in vitro*. Em contraste, Zhu et al. (1998) demonstraram que a proteína *core* pode realmente estimular a apoptose FNT-induzida. As razões para esta discrepância decorrem provavelmente, de diferenças nas linhagens celulares utilizadas e no estímulo apoptótico aplicado. Recentemente, estudos mostraram que a proteína *core* pode suprimir a apoptose FNT-mediada por meio da ativação de um fator de transcrição, o fator nuclear kappa B, sugerindo que um mecanismo mais complexo possa estar envolvido.

Independentemente de trabalhos realizados *in vitro*, o efeito do *core* do VHC tem sido estudado também em modelos animais. Moriya et al. (1997) relataram que a proteína *core* induz esteatose hepática em ratos transgênicos. Em um estudo de longa duração, eles também relataram que os animais desenvolveram carcinoma hepatocelular, corroborando estudos *in vitro*, segundo os quais a proteína *core* pode cooperar com alguns oncogenes envolvidos na transformação celular. No entanto, tais achados não foram confirmados em outros experimentos que estudaram o efeito do *core* em ratos transgênicos. Em outro estudo animal usando infecção por vaccínia em ratos, a proteína *core* foi capaz de suprimir a resposta imune do hospedeiro. Os ratos não puderam eliminar a infecção por vaccínia recombinante, expressando a proteína *core* e eventualmente morreram da infecção, enquanto os ratos infectados com o tipo selvagem ou com vaccínia recombinante expressando proteínas não estruturais do VHC foram capazes de montar uma resposta imune apropriada e, assim, eliminar a infecção viral.

Envelope (E1 e E2)

As principais proteínas do envelope viral são as glicoproteínas E1 (gp35) e E2 (gp70), liberadas da poliproteína precursora também por peptidases celulares e são altamente glicosiladas. A E2 pode ser encontrada em uma forma maior, incluindo em sua extremidade carboxila uma proteína menor conhecida como p7. A clivagem de p7 parece ocorrer posteriormente e a função das diferentes formas E2, E2/p7.

Complexas interações proteicas acontecem durante a replicação viral: E1 se associa com C; E2 com NS2 (45); E1 e E2 formam complexos não covalentes estáveis (precursores do envelope viral) e complexos por pontes dissulfeto (que formam agregados). Os primeiros se formam na membrana do retículo endoplasmático e dependem da chaperonina calnexina, antes do brotamento do envelope viral para dentro do retículo endoplasmático.

Em termos antigênicos, como proteínas de envelope, E1 e E2 foram bastante estudadas quanto à sua variabilidade e são os principais componentes das vacinas em desenvolvimento. E2 contém na sua extremidade amino uma região de 34 aminoácidos que apresenta maior variabilidade dentro do VHC, conhecida como região hipervariável 1 (HVR1), com o aparecimento de variantes por mutações ao acaso e seleção dos mutantes capazes de escapar aos anticorpos neutralizantes. Uma outra região hipervariável, denominada HVR2 foi também descrita, mas sua importância e real existência não foram confirmadas.

A região HVR1 de E2 parece desempenhar papel fundamental na determinação do curso evolutivo da hepatite C. Os casos que se resolvem na fase aguda apresentam uma menor variabilidade dentro de um mesmo paciente em relação àqueles casos que evoluem para hepatite crônica. Esse fenômeno ocorre porque a pressão imunológica nos casos que se resolvem é maior e não permite o desenvolvimento de variantes virais diversas a escapar constantemente de uma pressão imunológica ineficiente, propiciando o desenvolvimento de uma infecção crônica. Nos casos de hepatites fulminantes, a variabilidade genética é ainda menor do que aquela encontrada nos casos agudos menos graves porque haveria a tendência de se preservar uma única linhagem extremamente adaptada, o que estaria de acordo com a hipótese de que a virulência de uma variante viral particular poderia provocar necrose hepatocelular maciça. Também poderíamos especular se no caso de uma hepatite fulminante a pressão imunológica seria máxima, não permitindo o aparecimento de variantes virais.

Anticorpos contra E2 são protetores em chimpanzés e existem ensaios para anticorpos neutralizantes contra peptídeos sintéticos em culturas de células e contra E2 expresso em células de mamíferos. Por meio desse último ensaio, foi possível perceber que após a vacinação em chimpanzés aparecem anticorpos neutralizantes contra dois epítopos em E2 e apenas um deles fica na região hipervariável. Contudo, entre doentes com hepatite C, os anticorpos neutralizantes estão ausentes ou em títulos muito baixos. Em outro trabalho, demonstrou-se que anticorpos contra a região hipervariável aparecem em maior frequência após infecção com VHC do genótipo 2a em relação à infecção com o genótipo 1b, o que pode explicar o melhor prognóstico da infecção causado por aquele genótipo. Além disso, a presença de anticorpos contra essa região no início da infecção se associa com um melhor prognóstico. Por outro lado, em um paciente com agamaglobulinemia, não foi observada variabilidade nessa região em um prazo de 2,5 anos, o que está de acordo com a ausência de pressão seletiva.

Outras duas funções foram também associadas à proteína E2: a de conter o sítio de ligação para a CD81, proteína de membrana encontrada em linfócitos e hepatócitos; e a de parecer participar do processo de penetração do VHC nessas células. Permanece controverso se CD81 é o receptor para VHC de linfócitos e hepatócitos, pois outras proteínas ainda não conhecidas e glicosaminoglicanas da membrana celular parecem também ser necessárias para a entrada do VHC nas células. Existem evidências claras da interação de E2 com CD81, mas sabe-se que as partículas virais utilizam também o receptor de LDL para penetrar nas células, embora não esteja claro como ocorre a interação desse com as proteínas virais, apesar de alguns trabalhos já terem determinado quais seriam as regiões na proteína E2 importantes para esta interação.

Além disso, outra região da proteína E2 tem a capacidade de interagir com a PKR, uma das proteínas que media os efeitos antivirais do VHC. Essa região tem um trecho com sequência homóloga à PRK e ao fator de elongação da tradução eIF2α, denominada PePHD (*PKR-eIF2-α phosphorylation homology domain*), cuja sequência nucleotídica é variável, conforme o padrão de sensibilidade ou resistência ao tratamento com IFN. A importância dessa região na predição da reposta sustentada ao IFN ainda não é certa e resultados controversos foram obtidos por diferentes grupos e para a região ISDR da proteína NS5A, como será discutido a seguir.

A proteína E1 também tem sido proposta como um possível antígeno a ser utilizado em vacinas terapêuticas para a hepatite C e estudos têm sido realizados sobre a variabilidade de E1 na fase aguda da hepatite C. Entre os genótipos 1b e 2a, que muitas vezes apresentam comportamento biológico bem diverso, a proteína E1 apresenta o maior grau de diversidade.

PROTEÍNAS NÃO ESTRUTURAIS

P7

A proteína p7 é uma viroporina, um canal iônico da membrana, cuja principal função é a inibição da acidificação das vesículas intracelulares durante os processos de montagem e de liberação da partícula viral nas células infectadas. Dessa maneira, ela protege as partículas virais recém-formadas da ação de ácidos.

NS2

A proteína NS2 tem sua extremidade aminotranslocada dentro do retículo endoplasmático e está intimamente associada às proteínas estruturais. Essa proteína tem como função conhecida a mediação de sua própria clivagem em *cis* da proteína NS3 e parece ser uma metaloprotease, pois é estimulada por zinco e inibida por EDTA, análoga à endopeptidade 24.15 e envolvida com o processamento de hormônios peptídicos. Clivagem em *cis* é aquela que ocorre apenas dentro da mesma molécula da poliproteína que catalisa a reação, enquanto a clivagem em *trans* ocorre em outras moléculas da poliproteína. Embora a NS2 não participe diretamente do processo de replicação do VHC-RNA, ela tem papel crucial na montagem da partícula viral, atuando como um suporte que une as proteínas do envelope às proteínas não estruturais na etapa inicial da montagem.

NS3

A proteína NS3 é uma das mais estudadas do genoma viral, talvez por representar a primeira região do vírus a ser identificada. Tem peso molecular de 70 kDa e diversas funções biológicas: protease, helicase e trinucleotidase (NTPase). Estudos de transcrição e tradução *in vitro* demonstraram tratar-se de uma serinoprotease, responsável pela proteólise de toda a região à jusante do genoma viral. Exceto a clivagem de NS3 e NS4, que só ocorre dentro de uma mesma molécula de RNA, as outras clivagens mediadas por NS3 podem ocorrer tanto em *cis* como em *trans*. Para que a clivagem em *trans* seja eficiente, é necessária a presença de NS4A como cofator, especialmente no sítio NS4B/NS5A, sugerindo que NS3 e NS4A formem um complexo estável.

Outros motivos de sequência sugeriam a presença das outras funções, que foram confirmadas experimentalmente. A presença da atividade nucleotidase (NTPase) na extremidade carboxila foi confirmada, assim como a atividade de helicase. A enzima atua sobre qualquer tipo de híbrido entre DNA e RNA, mas prefere moléculas de fita dupla contendo regiões de fita simples à 3' e liga-se preferencialmente à região de poli U, características estas da região 3'UTR. Os dois domínios dessas funções não são separados, sugerindo uma atuação conjunta durante a replicação viral.

A proteína NS3 pode também estar envolvida em outros aspectos da infecção pelo VHC. Ela parece interagir com a proteína quinase A, que participa da transdução de sinais intracelulares e deve participar do mecanismo patogênico do VHC, principalmente com o desenvolvimento de carcinoma hepatocelular. De fato, a capacidade da proteína NS3 de induzir transformação celular e oncogênese em culturas de células já foi demonstrada. A região NS3 é um dos alvos do tratamento atual da hepatite C, com base no uso de antivirais de ação direta (DAAs, do inglês *direct antiviral agents*).

NS4

Esta região compreende duas proteínas: NS4A (p4), cuja função como cofator de NS3 foi discutida anteriormente; e NS4B (p27), cuja função ainda é desconhecida. A NS4A também participa da hiperfosforilação de NS5A, conforme será visto a seguir.

NS5

Duas proteínas diferentes são encontradas nesta região: NS5A (p56) e NS5B (p65), liberadas pela ação conjunta de NS3 e NS4A. Tanto NS5A como NS5B têm sinais para localização nuclear, suportando sua participação de um complexo de replicação ligado à membrana.

A proteína NS5A pode ser hiperfosforilada, apresentando-se, então, como p58. A proteína é fosforilada em resíduos de serina, sendo hiperfosforilada na presença de NS4A. A molécula é composta de três domínios distintos, sendo que o domínio N-terminal (domínio I) contém um motivo de ligação a Zn^{2+}, essencial para a replicação do RNA viral. Modelos de cristalografia de alta resolução sugerem que esse domínio exista como um dímero que se associa a bicamadas lipídicas em complexos replicase ligados à membrana. O domínio II da NS5A tem como função antagonizar as respostas imunes inatas, enquanto o domínio C-terminal III da NS5A é pouco conservado, não estruturado, e provavelmente participa da montagem da partícula viral.

A suscetibilidade do VHC ao IFN parece depender da sequência da proteína NS5A. Ao menos para VHC do genótipo 1b, foi estabelecida uma região determinante de sensibilidade ao IFN (ISDR, do inglês *interferon sensitivity determining region*), localizada na metade próxima à extremidade carboxila da região NS5A (códons 2154-2383). Em trabalho posterior, estudando um número maior de pacientes, a região correspondente aos resíduos de aminoácidos 2209-2248 foi sequenciada, o que permitiu dividir os pacientes em três grupos: resistente (vírus selvagem, sem mutação) – nenhum dos 30 pacientes respondeu ao tratamento com IFN; intermediário (1 a 4 mudanças de aminoácidos) – 5/38 (13%) dos pacientes responderam ao tratamento; e sensível (4 a 11 mudanças de aminoácidos) – todos os 16 pacientes responderam ao tratamento.

Resultados semelhantes foram encontrados quando do estudo de 40 pacientes com genótipos 1 e 2 tratados com IFN: nenhum dos 10 pacientes com vírus selvagem respondeu ao tratamento, assim como nenhum dos seis pacientes com vírus com ISDR intermediário. Todavia, responderam ao tratamento 75% (4/6) dos pacientes com VHC-1b com ISDR sensível; 46% (6/13) dos pacientes com VHC-2a e 40% (2/5) dos pacientes com VHC-2b. Um outro estudo no Japão confirmou a importância do sequenciamento do ISDR em hepatite C causada pelo genótipo 1b.

Entretanto, a utilidade do sequenciamento desta região não foi confirmada em estudo envolvendo pacientes europeus infectados com genótipos 1a ou 1b ou com os genótipos 1b e 3a. Esse resultado foi relatado nos Estados Unidos, apresentando apenas um caso VHC-1b com ISDR de padrão sensível ao IFN, enquanto todos os casos com genótipo 1a apresentaram padrão sensível. O mesmo resultado foi também encontrado em trabalho realizado no Japão.

Onde também estudos correlacionando resposta ao IFN no genótipo 2 do VHC encontraram uma associação com variações de aminoácidos na região NS5A 2193-2228 que seria correspondente à região NS5A 2209-2248 do genótipo 1b. Os resultados sugeriam que a sensibilidade ao IFN pelo VHC-2 está altamente relacionada à proporção de mutações nessa região desse genótipo.

Em um trabalho na Espanha, foi realizada a análise da carga viral, da complexidade de quasiespécie e da sequência da região NS5A em pacientes infectados pelo VHC. Verificou-se também a associação entre o número de mutações presentes na região NS5 e a resposta sustentada ao tratamento com IFN. Entre os pacientes infectados com o genótipo 1b, os melhores fatores prognósticos para a resposta ao tratamento foram carga viral baixa e o padrão de sensibilidade ao IFN, determinado na região NS5A.

Em outro estudo realizado na França, foi encontrada correlação entre mutações na região NS5A e resposta ao tratamento também entre pacientes infectados com o genótipo 3. Analisaram-se, antes e após o tratamento, amostras de 52 pacientes infectados pelo VHC de genótipos 1, 2 e 3. Os pacientes foram classificados como não respondedores (NR), respondedores com recaída (RR) e respondedores a longo prazo (LTR). Entre os pacientes infectados por VHC do genótipo 1b, apenas 2 entre 11 NR tinham Arginina na posição 2218 do ISDR, enquanto todos os 3 LTR e 10 entre 13 RR apresentavam essa característica. Entre os pacientes infectados com genótipo 1a, todos os 2 LTR e 1 entre os 3 RR tinham mutações nas posições 2216-2218, em comparação às sequências de 3 NR. Para o genótipo 3, foi encontrada uma outra mutação, de Treonina para Valina ou Alanina na posição 2161, dentro da mesma região. Essas mutações foram encontradas em 4 de 5 LTR, mas estavam ausentes em todos os pacientes que não haviam apresentado resposta sustentada.

Apesar desses resultados controversos, que necessitam ser confirmados, o mecanismo que explica a ligação da proteína NS5A com a resposta ao IFN se dá pela interação da proteína NS5A diretamente com a PKR, uma proteína quinase induzida pelo IFN, que foi comprovada em estudos de duplo híbrido realizados em leveduras.

Para contornar o efeito do IFN induzido pela ativação da PKR, muitos vírus eucarióticos têm desenvolvido mecanismos para bloquear a atividade da PKR, incluindo diretamente a interação física da PKR com moléculas inibidoras específicas.

A PKR é a principal responsável pelo efeito antiviral do IFN. Além da região ISDR, a região carboxila adjacente é também necessária para que ocorra ligação com PKR. A proteína NS5A de linhagens de VHC, resistentes ao IFN, é capaz de romper a formação dos dímeros de PKR, resultando na repressão da função da PKR e inibição de fosforilação da subunidade α do fator 2 de iniciação de tradução (eIF2-α). Esse fator, quando não fosforilado, permanece ativo, e, consequentemente, permanece a síntese de proteínas e a replicação viral na célula.

Outra função atribuída à NS5A é a capacidade de ativar promotores celulares, o que pode explicar alguns processos que envolvem o VHC, como o de persistência da infecção, desenvolvimento de cirrose e carcinogênese. O potencial oncogênico e inibidor da apoptose da proteína NS5A parece ser importante não só para a manutenção da infecção viral persistente, com também para a carcinogênese e a resistência ao IFN.

Foram também descritas mutações em NS5A correlacionadas à capacidade de replicação do VHC e diferentes mutações espalhadas pelo genoma do VHC envolvidas com a evolução da doença ou com a resposta ao IFN, algumas delas na região NS5A, mas fora do ISDR. Além das NS5A e E2, outras proteínas do VHC demonstram efeito anti-IFN, o que deve explicar a alta taxa de infecção persistente estabelecida pelo VHC e a dificuldade no tratamento da infecção.

A região NS5A também é um dos alvos dos DAAs utilizados no tratamento da infecção pelo VHC, o que reforça a importância dessa proteína no processo de replicação viral.

A proteína NS5B tem sua sequência razoavelmente conservada e apresenta o motivo GDD característico de RNA replicase (ou RNA polimerase RNA dependente) presente em diferentes vírus RNA.

Os primeiros estudos revelaram uma estrutura globular particular entre as polimerases e elucidou características estruturais novas importantes para a ligação do RNA viral e outros substratos ribonucleotídicos. Os resultados cristalográficos também forneceram as bases para estudos bioquímicos e desenho de drogas. Alguns inibidores dessa polimerase também foram relatados e esses compostos podem ser os primeiros de uma nova série de drogas antivirais para o VHC. A determinação precisa da estrutura indispensável do substrato para a ligação com NS5B foi fundamental para que inibidores efetivos da RNA polimerase do VHC fossem desenvolvidos. As regiões NS3 e NS5A, assim como a região NS5B, são alvos da terapia atual, e os inibidores de polimerase são a base do tratamento da hepatite C.

Os sítios importantes para a atividade de polimerase e interação com o RNA viral e a proteína NS5A foram determinados e apresentam especial predileção para ligação com segmentos de poli U, como o presente na extremidade 3'UTR do VHC. A ligação específica de uma estrutura secundária com a extremidade 3' do genoma viral garante a iniciação da replicação do genoma completo a partir de 3'UTR.

O uso de sistemas de biologia molecular que permitam a expressão das diferentes proteínas do VHC facilitará o desenvolvimento de novos fármacos para o tratamento da hepatite C, a análise dos mecanismos de resistência e das interações vírus-célula.

DIVERSIDADE GENÉTICA VIRAL

A replicação dos vírus RNA não envolve mecanismos de reparo, acarretando uma porcentagem muito maior de erros de incorporação de nucleotídeos do que nos vírus DNA. Dessa forma, qualquer população de vírus RNA é formada, por uma quasiespécie, ou seja, um conjunto de moléculas muito semelhantes entre si, que guardam muitas características gerais em comum, porém heterogêneas em virtude de diferenças na sequência nucleotídica. Como vírus RNA, esse fenômeno também acontece com o VHC e desempenha importante papel no desenvolvimento da infecção viral, permitindo a seleção de variantes mais resistentes, sob a pressão da resposta imunológica do hospedeiro. Enquanto a taxa média de mutações do VHC foi estimada por volta de $1\text{-}2 \times 10^{-3}$ nucleotídeos, a frequência de mutações é muito maior na extremidade 5' terminal do gene que sintetiza a glicoproteína E2. Alguns autores têm proposto que a pesquisa da quasiespécie do VHC poderia mesmo ser utilizada para fins clínicos: quanto mais diversa a população viral presente em um indivíduo, maior seria a probabilidade de evolução para doença e menor a possibilidade de resposta ao tratamento, conforme discutido anteriormente, na seção sobre a proteína de envelope E2, que apresenta a região hipervariável 1, a região que apresenta maior variabilidade.

Embora as variantes do VHC apresentem grande diversidade genética entre si, atualmente são descritos 7 genótipos e 86 subtipos, segundo as regras do Comitê Internacional de Taxonomia dos Vírus (ICTV, do inglês *International Commitee on Taxonomy of Viruses*). Os genótipos com maior distribuição mundial são os genótipos 1, 2 e 3.

CARGA VIRAL

A detecção e a quantificação do RNA-VHC têm importância clínica, uma vez que permitem a confirmação da viremia persistente na infecção crônica e a avaliação da resposta à terapia antiviral. A terapia antiviral tem como objetivo a resposta virológica sustentada, que é eliminação da infecção viral e, consequentemente, a não detecção do RNA-VHC após 12 ou 24 semanas do final do tratamento, dependendo do esquema terapêutico utilizado.

Testes moleculares estão disponíveis para a determinação da carga viral do VHC. A Organização Mundial da Saúde (OMS) estabeleceu o padrão internacional de RNA-VHC com base em unidades internacionais (UI/mL) e todos os testes moleculares clinicamente aplicados devem ser calibrados a partir desse padrão. Portanto, os resultados obtidos com os diferentes métodos (bDNA (*branched DNA method*), TMA (*transcription-mediated amplification*) e RT-PCR (*reverse transcription polymerase chain reaction*) podem ser comparados entre si.

CINÉTICA VIRAL

Desde a aprovação dos primeiros antivirais de ação direta, em 2011, o tratamento da hepatite C apresentou notável melhoria na taxa de resposta virológica sustentável. As opções terapêuticas atuais compreendem diferentes combinações de DAAs em regimes livres de interferon, duração mais curta, maior eficácia e menos eventos adversos. Os DAAs têm como alvo a protease NS3/4A, a proteína NS5A e a polimerase NS5B, promovendo o bloqueio da replicação viral.

Durante a infecção crônica do VHC, em decorrência da grande diversidade genética do VHC, as variantes selvagens coexistem com populações minoritárias geneticamente diversas, e essas, por sua vez podem apresentar substituições associadas à resistência (RASs, do inglês *resistance-associated substitutions*) mesmo na ausência do uso de DAAs. De modo geral, essas variantes não têm a mesma capacidade replicativa que a população selvagem, de modo que elas serão perdidas ao longo do tempo ou permanecerão em níveis muito baixos.

A administração dos DAAs interrompe a replicação viral das variantes sensíveis, que são prontamente eliminadas, resultando em um declínio da carga viral. No entanto, as populações virais contendo RASs, que conferem suscetibilidade reduzida ao tratamento, diminuem lentamente, e as variantes resistentes podem permanecer em níveis baixos. Eventualmente, durante o tratamento, podem ser selecionadas variantes virais resistentes, que apresentam mutações secundárias, aumentando sua capacidade replicativa. Após o término da terapia, essas variantes selecionadas começam a se replicar novamente, caracterizando a falha terapêutica.

BIBLIOGRAFIA SUGERIDA

Asselah T, Boyer N, Saadoun D, Martinot-Peignoux M, Marcellin P. Direct-acting antivirals for the treatment of hepatitis C virus in- fection: optimizing current IFN-free treatment and future perspec- tives. Liver Int. 2016;36:47-57.

Bartenschlager R, Lohmann V, Penin F. The molecular and structural basis of advanced antiviral therapy for hepatitis C virus infection. Nat Rev Microbiol. 2013;11:482-96.

European Association for the Study of the liver. EASL Recommendations on Treatment of Hepatitis C 2018. J Hepatol. 2018 Aug;69(2):461-511.

Friebe P, Lohmann V, Krieger N, Bartenschlager R. Sequences in the 5' nontranslated region of hepatitis C virus required for RNA repli- cation. J Virol. 2001;75:12047-57.

Fung A, Jin Z, Dyatkina N, Wang G, Beigelman L, Deval J. Eficiency of incorporation and chain termination determines the inhibition potency of 2'-modi ed nucleotide analogs against hepatitis C virus polymerase. Antimicrob Agents Chemother. 2014;58:3636-45.

Hanoulle X, Badillo A, Wieruszeski JM et al. Hepatitis C virus NS5A protein is a substrate for the peptidyl-prolyl cis/trans isomerase activity of cyclophilins A and B. J Biol Chem. 2009;284:13589-601.

Honda M, Beard MR, Ping LH, Lemon SM. A phylogenetically conserved stem-loop structure at the 5' border of the internal ribosome entry site of hepatitis C virus is required for cap-independent viral translation. J Virol. 1999;73:1165-74.

Janssen HL, Reesink HW, Lawitz EJ et al. Treatment of HCV infection by targeting microRNA. N Engl J Med. 2013;368:1685-94.

Jopling CL, Yi M, Lancaster AM, Lemon SM, Sarnow P. Modulation of hepatitis C virus RNA abundance by a liver-speci c MicroRNA. Science. 2005;309:1577-81.

Love RA, Brodsky O, Hickey MJ, Wells PA, Cronin CN. Crystal structure of a novel dimeric form of NS5A domain I protein from hepatitis C virus. J Virol. 2009;83:4395-403.

Ma Y, Anantpadma M, Timpe JM, Shanmugam S, Singh SM, Lemon SM, Yi M. Hepatitis C virus NS2 protein serves as a scaffold for virus assembly by interacting with both structural and nonstructural proteins. J Virol. 2011;85:86-97.

McGivern DR, Masaki T, Williford S et al. Kinetic analyses reveal potent and early blockade of hepatitis C virus assembly by NS5A inhibitors. Gastroenterology. 2014;147:453-62.

Pawlotsky JM, Hepatitis C. Virus resistance to direct-acting antiviral drugs in interferon-free regimens. Gastroenterology. 2016;151:70-86.

Petruzziello A, Marigliano S, Loquercio G, Cozzolino A, Cacciapuoti C. Global epidemiology of hepatitis C virus infection: An up-date of the distribution and circulation of hepatitis C virus genotypes. World J Gastroenterol. 2016 Sep 14;22(34):7824-40.

Sakai A, Claire MS, Faulk K et al. The p7 polypeptide of hepatitis C virus is critical for infectivity and contains functionally important genotype-speci sequences. Proc Natl Acad Sci USA. 2003;100:11646-51.

Sarrazin C. The importance of resistance to direct antiviral drugs in HCV infection in clinical practice. J Hepatol. 2016;64:486-504.

Smith DB, Bukh J, Kuiken C, Muerhoff AS, Rice CM, Stapleton JT, Simmonds P. Expanded classification of hepatitis C virus into 7

genotypes and 67 subtypes, updated criteria assignment web resource Hepatology; 2013.

Steinmann E, Penin F, Kallis S, Patel AH, Bartenschlager R, Pietschmann T. Hepatitis C virus p7 protein is crucial for assembly and release of infectious virions. PLoS Pathog. 2007;3:e103.

Tellinghuisen TL, Marcotrigiano J, Gorbalenya AE, Rice CM. The NS5A protein of hepatitis C virus is a zinc metalloprotein. J Biol Chem. 2004;279:48576-87.

Tellinghuisen TL, Marcotrigiano J, Rice CM. Structure of the zinc binding domain of an essential component of the hepatitis C virus replicase. Nature. 2005;435:374-9.

Wozniak AL, Grif S, Rowlands D, Harris M, Yi M, Lemon SM, Weinman SA. Intracellular proton conductance of the hepatitis C virus p7 protein and its contribution to infectious virus production. PLoS Pathog. 2010;6:e1001087.

18.7.2 Epidemiologia da hepatite C

Roberto Focaccia
Virgínia Chagas Galante
Mario Peribanez Gonzalez

O vírus da hepatite C (VHC), identificado apenas em 1989, é um dos maiores problemas de saúde pública mundial. Em 2015, a Organização Mundial de Saúde (OMS) estimou que 71 milhões de pessoas no mundo, ou seja, 1% da população mundial estava infectada pelo VHC. Ainda segundo a OMS, em 2015, as hepatites virais foram responsáveis por 1,34 milhões de mortes em todo o mundo, sendo que 30% (aproximadamente 400 mil) dessas mortes são atribuídas às complicações associadas à hepatite C. Dessas complicações, a morte por cirrose descompensada é mais frequente que carcinoma hepatocelular, 280 *versus* 120 mil mortes, respectivamente, em números aproximados.

O objetivo deste capítulo é: 1) descrever características do vírus; 2) esclarecer os meios de transmissão do VHC; 3) trazer os dados de prevalência do VHC e seus subtipos no mundo e no Brasil; e 4) mencionar as estratégias de eliminação global do VHC e a estratégia brasileira.

CARACTERÍSTICAS DO VHC

Nas décadas de 1970 e 1980, desconhecia-se a etiologia dos casos de hepatite pós-transfusão sanguínea. Na primeira metade da década de 1970, testes de triagem sorológicos direcionados à investigação dos vírus das hepatites A (VHA) e B (VHB) revelaram que 25% dos casos de hepatite associados às transfusões sanguíneas estavam relacionados ao VHB; os casos remanescentes (75%) foram então denominados hepatites não A e não B (NANB). Aproximadamente 10 a 12% dos indivíduos que haviam recebido múltiplas transfusões sanguíneas desenvolveram hepatite NANB, com risco relativo de 0,45% por unidade transfundida.

Os sintomas na infecção aguda, ocasionados pelo vírus da hepatite NANB de origem pós-transfusional, nem sempre estavam presentes após episódios de transfusão. Esse fato colaborou para que a doença fosse pouco compreendida, pois não havia o conhecimento necessário em biologia molecular para aprofundar a investigação laboratorial. Somente após observados alguns casos de hepatite NANB que evoluíam com níveis elevados de alaninoaminotransferase (ALT) e progressão para cirrose, houve mais interesse em estudar um possível agente causador dessa "nova" doença.

No final da década de 1980, pesquisadores da Chiron Corporation, ao trabalharem em uma pesquisa iniciada por Bradley, conseguiram sequenciar o genoma e, assim, identificar o agente causador da hepatite NANB, denominado vírus da hepatite C (VHC).

O VHC é um vírus de RNA, envelopado, classificado como pertencente à família *Flaviviridae* e ao gênero *Hepacivirus*. O HCV apresenta alto grau de variabilidade genética, justificando a presença de vários subtipos e até mesmo *quasispecies* (população de genomas variáveis). Apresenta aproximadamente 9,6 kb nucleotídeos em seu genoma, sendo responsável por codificar três proteínas estruturais (core, E1 e E2), a proteína p7 e seis proteínas não estruturais (NS2, NS3, NS4A, NS4B, NS5A e NS5B). Cada proteína está envolvida em uma função específica, tais como: entrada do vírus na célula, replicação e maturação.

A diferenciação em genótipos ocorre por diferença de 25 a 35% nos nucleotídeos. Entretanto, pelo fato do VHC ter altas taxas de mutação, em um mesmo genótipo podemos ter diferenciação em subtipos, com diferença de 15 a 25% em seus nucleotídeos, ao que denominamos quasispécies.

Atualmente, seis genótipos de HCV e diferentes subtipos têm sido identificados (67 subtipos confirmados). Todos os genótipos, com exceção do 5, são subdivididos em diversos subtipos. A principal implicação dessa variabilidade genética é a resposta ao tratamento antiviral, pois os fármacos antivirais têm seu alvo de ação dirigido às proteínas não estruturais codificadas pelo genoma, impedindo que o ciclo viral se realize. Devido a essa especificidade de alvo, os genótipos apresentam diferente suscetibilidade aos fármacos.

O genótipo tipo 1 é o mais prevalente em todo mundo (46%), seguido do genótipo tipo 3 (22%), genótipo 4 (13%) e genótipo 2 (13%). Os genótipos tipo 5 e 6 representam cerca de 6% dos casos.

Com relação à distribuição, os genótipos 1, 2 e 3 são amplamente disseminados em todo o mundo, sendo o genótipo 4 mais prevalente no norte da África e Oriente Médio. Infecções pelos genótipos 5 e 6 são comuns na África do Sul e Ásia.

Apenas o homem e o chimpanzé são suscetíveis à infecção natural. A hepatite C ocorre com maior prevalência em pessoas de nível socioeconômico mais baixo. Não há, porém, um padrão epidemiológico predominante do ponto de vista étnico-racial. A infecção ocorre com leve predomínio no sexo masculino. A letalidade estimada nas formas crônicas é de 3 a 5%. É frequente a coinfecção VHB ou HIV devido às várias vias comuns de contágio.

O período de incubação é, em média, de 6 a 7 semanas (2 a 26 semanas). A manifestação clínica da hepatite C aguda é rara e ocorre de forma assintomática em 95% dos casos. O clareamento viral espontâneo do VHC se desenvolve em apenas 20% dos indivíduos que entram em contato com o vírus, enquanto cerca de 80% dos casos evoluem para a forma crônica ativa. A progressão da infecção por VHC ocorre lentamente, por várias décadas, mas pode ser acelerada pela presença de comorbidades, como consumo excessivo de álcool, coinfecção com HIV e hepatite B e diabetes *mellitus*. A taxa de mortalidade pelas complicações da HCV está em torno de 4 a 5% ao ano. As estimativas de progressão do número de casos diagnosticados em todo o mundo podem ser vistas na Figura 18.7.2.1.

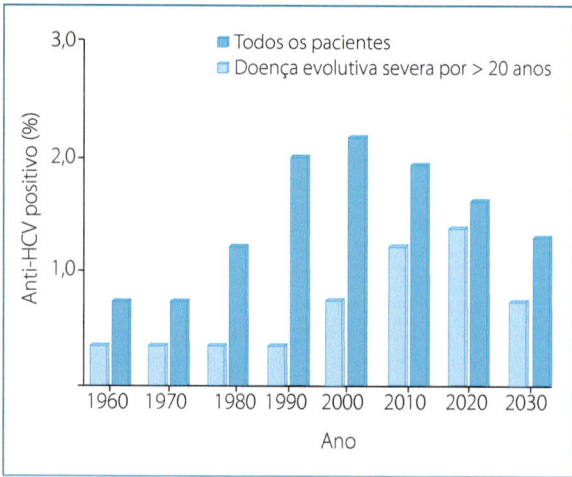

FIGURA 18.7.2.1 Estimativa de prevalência em anos passados e futuros.

Fonte: Adaptada de Clinical Care Option. Disponível em: http://www.clinicaloptions.com.

Entre 20 e 25% das hepatites crônicas causadas por VHC evoluem para cirrose hepática, e especialmente os cirróticos desenvolvem câncer primário de fígado na frequência de 1 a 8%.

Em todo o mundo, a hepatite C crônica se associa ao desenvolvimento de carcinoma de fígado, o hepatocarcinoma primário de fígado (HCC). Segundo uma estimativa da OMS, dos 500 mil casos de câncer de fígado, 22% se associam ao VHC. Estima-se que entre 5 a 15% dos infectados com HCV sem tratamento evoluem para HCC, com maior risco algumas etnias como os povos orientais e os afrodescendentes puros americanos. O Brasil se situa numa faixa intermediária, ainda que tenha crescido o número de casos de HCC entre nós.

MODO DE TRANSMISSÃO

A hepatite C é transmitida principalmente por exposição percutânea ou pela mucosa, por sangue e seus derivados contaminados por VHC. Os principais fatores de risco de transmissão são transfusão de sangue e produtos derivados do sangue, transplante de órgãos sólidos de doadores infectados por VHC, uso de drogas injetáveis e filhos de mães portadoras desse vírus. A transmissão por transfusão de sangue está virtualmente eliminada nos grandes centros hospitalares, nos quais se realiza eficiente triagem em doadores.

O VHC é transmitido de forma mais eficaz por meio de sangue contaminado e com muito menor risco de contágio por secreções orgânicas. O vírus tem sido detectado também na saliva, urina, sêmen, líquido ascítico, na bile e mucosa intestinal, porém com muito baixo potencial de risco de transmissão.

Constituem situações de risco, com variados potenciais de contágio:

- Transfusão de sangue ou derivados não adequadamente triados.

- Uso de drogas ilícitas por via intravenosa.

- Hemodiálise em máquinas cuja rotina de biossegurança tenha sido inadequada.

- Exposição a sangue pelos profissionais da área de saúde (mais raramente) por meio de agulha, bisturi em procedimentos cirúrgicos ou acidentes percutâneos e receptores de órgãos ou tecidos transplantados.

- Recém-nascidos de mães VHC-positivas (cerca de 2% de risco em gestantes com alta carga viral no dia do parto).

- Exposição a sangue por material cortante ou perfurante de uso coletivo não devidamente esterilizado ou reutilização de material descartável empregado em: procedimentos médicos (endoscopia, plasmaférese, diálises, flebotomia, acupuntura, injeções não seguras, hemodinâmica etc.); procedimentos odontológicos de alto risco; rituais ou procedimentos cosméticos (tatuagem, acupuntura, *piercing*, circuncisão, escarificação etc.); por determinados profissionais (manicures/pedicuros, barbeiros, cabeleireiros etc.); contato social ou familiar com material de uso pessoal (barbeadores, escovas dentais, depiladores, lâminas etc., ou contato com sangue de ferimentos, epistaxe, menstruação etc.; medicina folclórica.

FORMAS ESPECÍFICAS DE TRANSMISSÃO

Percentual elevado dos pacientes infectados não apresenta fonte de contágio conhecida. Provavelmente, contraem a infecção por formas alternativas, envolvendo material perfurocortante compartilhado e contaminado com sangue. Esses percentuais são mais elevados nas comunidades nas quais os cuidados de biossegurança não são adequadamente seguidos. Muitas vezes, situações corriqueiras da vida doméstica, tal como compartilhar instrumentos perfurocortantes, por exemplo lâminas de barbear, podem apresentar um risco de transmissão.

TRANSFUSÃO DE SANGUE E DERIVADOS

Antes de 1986, a prevalência de hepatite NANB pós-transfusional era de 5 a 13% nos Estados Unidos, decrescendo a 1,5 a 9,0% na década de 1980, após a inserção de programas preventivos contra a infecção por HIV e a introdução de marcadores alternativos na seleção de doadores de sangue (anti-HBc, ALT). A exclusão de doadores profissionais de sangue também contribuiu para o decréscimo no risco de VHC pós-transfusional. Nos anos de 1990, com a introdução de testes de alta sensibilidade e técnicas de inativação viral, o risco de contágio por transfusão de sangue e de produtos biológicos humanos derivados do sangue (fatores de coagulação, imunoglobulinas, crioprecipitados etc.) reduziu-se drasticamente, de 0,5% por unidade transfundida, nos anos de 1970, para 0,01 a 0,001% após 1994 nos Estados Unidos (Figura 18.7.2.2). Com os testes de terceira geração, e em alguns centros de hemoterapia em que se faz a seleção de doadores de sangue por reação em cadeia da polimerase (PCR) individualmente ou em *pool*, o risco diminuiu ainda mais acentuadamente. Não tem sido notificada transmissão por albumina humana ou por concentrados de fatores de coagulação recombinantes.

Entre 1994 e 1996, o CDC reportou mais de uma centena de casos comprovados de VHC transmitidos por imunoglobulina. A partir disso, à técnica de fracionamento plasmático com etanol a frio somaram-se outros procedimentos mais eficazes nos fármacos biológicos, como pasteurização, aquecimento seco e detergentes solventes aliados à melhoria da seleção de doadores e ao controle continuado dos produtos comercializados. Atualmente, esses produtos apresentam elevada segurança.

TRANSPLANTES DE ÓRGÃOS E TECIDOS

O transplante de órgãos sólidos ou tecidos humanos foi, até a metade da década de 1990, importante fonte de contágio. Apesar da divergência sobre o porcentual de contágio, é indiscutível que órgãos ou células transplantadas constituem importante fator de risco. Com o emprego de técnicas mais sensíveis de detecção do VHC e mais cuidados no procedimento, a prevalência de transmissão reduziu-se acentuadamente nos últimos anos.

USO DE DROGAS

É um dos mais importantes entre os fatores atuais de risco de transmissão do VHC, alcançando até 40 a 60% dos novos casos em comunidades urbanas de países mais desenvolvidos.

Um estudo de revisão sistemática sobre a epidemiologia da VHC e hepatite B em usuários de drogas injetáveis em 77 países revelou, em 25 países, a prevalência estimada de anti-VHC de 60 a 80% e em 12 países, acima de 80% (Figura 18.7.2.2). Em 6 a 12 meses, após o início do uso de drogas ilícitas compartilhadas por via intravenosa, até 80% dos usuários poderão se tornar soropositivos. O risco é proporcional ao tempo de uso, coinfecção com HIV e/ou hepatite B e frequência de uso das drogas. O contágio por VHC em usuários de drogas ilícitas se dá mais rapidamente logo após o início do hábito. Usuários de drogas ilícitas inalatórias apresentam maior prevalência que a população geral. Entretanto, ainda não está bem esclarecido se a via intranasal constitui um modo independente de transmissão, decorrente da absorção de sangue contaminado pela mucosa nasal por meio dos "canudos" utilizados coletivamente, ou se a prática de uso inalatório de drogas ilícitas seria apenas indicativa do uso concomitante de drogas por vias injetável e não injetável, fato frequentemente omitido pelos pacientes.

HEMODIÁLISE

Estima-se que a prevalência de anticorpos de VHC em pacientes que sofrem hemodiálise varia de 15 a 50% na América do Norte. Porém, essas taxas são um pouco mais altas em outras partes do mundo. A grande variação de prevalência do VHC decorre do rigor empregado nos cuidados de biossegurança. A presença de anticorpos de anti-VHC em pacientes com doença renal crônica relaciona-se com transfusões múltiplas, tempo em hemodiálise (risco estimado de 10% por ano de contágio) ou transplante renal prévio. A prevalência em pacientes renais em diálise peritoneal é de apenas 5%.

RISCO DE CONTÁGIO POR EXPOSIÇÃO OCUPACIONAL

A prevalência da hepatite C em profissionais da área de saúde após exposição a sangue e/ou secreções orgânicas varia entre 0,16 e 0,32%. A proporção de soroconversão é maior nos acidentes com agulhas ocas em relação às sólidas. Há relatos de raros casos agudos ou de soroconversão pós-acidente com sangue contaminado em pele íntegra ou mucosas. O risco de contágio da hepatite C por acidente percutâneo na área de saúde é quase 10 vezes menor que o da hepatite B (indivíduos suscetíveis) e 100 vezes menor que o do HIV.

A transmissão de profissionais da área de saúde portadores de VHC a seus pacientes parece muito baixa, embora já tenha sido reportada, especialmente em grandes cirurgias (próteses ortopédicas profundas etc.).

RISCO PÓS-EXPOSIÇÃO PERCUTÂNEA E OUTRAS SITUAÇÕES

Outras possíveis vias de transmissibilidade do VHC se associam a rituais e serviços de cosmética, como tatuagem, *piercing*, escoriações resultantes de rituais religiosos, acupuntura, cortadores de cutícula, barbeador, lâmina ou qualquer outro material cortante ou perfurante de uso compartilhado e não descartável. Tumminelli detectou a presença de anti-VHC em 38% dos profissionais que trabalham com barbeadores não descartáveis no sul da Itália.

No Brasil, há um grande contingente de pacientes que se infectou nas décadas de 1960 a 1980 ao consumir supostos estimulantes energéticos (p. ex., Glucoenergan®) administrados coletivamente por via intravenosa antes do início de uma competição esportiva.

TRANSMISSÃO DO VHC NO PERÍODO PERINATAL

Alguns estudos reportaram que a positividade do anti--VHC em gestantes é de 2 a 3%. A coinfecção com HIV constitui importante fator coadjuvante de transmissão da infecção de mães VHC-soropositivas para seus conceptos. O risco estimado de contágio na coinfecção HIV-VHC eleva-se para cerca de 17%. O uso de drogas intravenosas ilícitas em gestantes VHC-crônicas eleva o risco de contágio. Não há diferença entre os tipos de partos no risco de contágio para o recém-nascido. A decisão deve caber à conduta obstétrica.

O aleitamento materno não é contraindicado. Apesar de o RNA viral ter sido isolado no leite materno, não se constatou transmissão do VHC por meio da amamentação. Dessa forma, parece que o risco é desprezível.

TRANSMISSÃO DO VHC POR VIA SEXUAL

A transmissão sexual do VHC entre casais monogâmicos heterossexuais constitui risco infrequente de contrair o vírus. Estudos apontam risco de 0,07% ao ano (um por 190 mil contatos sexuais) ou até mesmo apontam para risco nulo de transmissão do HCV em estudos prospectivos de longa duração. Há, até mesmo, desencorajamento no uso de preservativos entre essa população.

No entanto, na população portadora de HIV e nos homens que fazem sexo com homens (HSH), a tendência ao aumento da incidência de VHC foi observada em diversos trabalhos europeus e nos Estados Unidos. Dentre as 36,7 milhões de pessoas portadoras de HIV no mundo, em 2015, aproximadamente 2,3 milhões são também coinfectadas pelo VHC. A maior proporção dos casos de coinfecção ainda é associada ao uso de drogas intravenosas. No entanto, estudos prospectivos foram realizados a partir dos anos 2000, com o objetivo de avaliar a associação entre o aumento de incidência de VHC na população HSH, portadores de HIV, não usuários de drogas injetáveis e sem outros fatores de risco para aquisição do VHC que não o contato sexual.

Dentre esses estudos, vale ressaltar os dados da maior coorte europeia de pacientes com HIV em acompanhamento, a qual observou incidência crescente de infecção por VHC nessa população. Esse estudo foi realizado em pacientes suíços, HSH, por longo período de acompanhamento (23.707 pessoas/ano), demonstrando aumento de incidência de 0,23 por 100 pacientes acompanhados em 1998 para 4,09 por 100 pacientes acompanhados em 2011. A tendência de aumento não foi observada em heterossexuais ou em usuários de drogas injetáveis, também contemplados no estudo. O estudo ainda observou como fatores de risco significativos para aquisição do VHC nos HSH a inconsistência de uso de preservativo e história de sífilis.

A partir da observação que correlaciona o HIV com maior prevalência de VHC, cabe a hipótese de considerar o HIV fator de risco para transmissão de VHC. De fato, a exposição a partículas virais de VHC provenientes do sêmen ou sangue nesse grupo tende a ser maior, sobretudo se houver relação sexual traumática. Não foi vista associação entre pior *status* imunológico ou cargas virais elevadas de HIV, propiciando maior risco de aquisição do VHC. Curioso também observar que pacientes com altas cargas virais plasmáticas de VHC RNA podem não ter sequer VHC detectável no sêmen, enquanto outros com baixa carga plasmática podem ter VHC RNA positivo no sêmen.

Com relação à investigação da população brasileira, até o momento nenhum estudo foi publicado avaliando a análise da soroconversão para VHC entre HSH. A realidade talvez mais próxima à brasileira seria a do Peru, em que um estudo sentinela realizado no período de 2002 a 2003 não demonstrou soroconversão confirmada. O possível viés desse estudo talvez seja o curto tempo de seguimento e número de participantes limitado.

O conceito de atribuirmos ao VHC característica de infecção sexualmente transmissível em HSH portadores de HIV tem implicações potencialmente sérias, tendo em vista que a coinfecção impacta a história natural das duas doenças. É sabido que nos indivíduos coinfectados há taxa mais baixa de depuração espontânea do VHC, risco de doença hepática acelerada, possibilidade de aumento de hepatotoxicidade e, ainda, possibilidade de progressão aumentada da fibrose nesses indivíduos.

INCIDÊNCIA E PREVALÊNCIA DO VHC

Foi apenas em 1989 que Choo et al. desenvolveram um teste de detecção para VHC pelo método de enzimaimunoensaio (Elisa). O National Institutes of Health (NIH) utilizou esse teste para diagnosticar casos de icterícia aguda pós--transfusional e identificou cerca de 70 a 90% de positividade para hepatites NANB.

Incidência pode ser definida como a taxa de ocorrência de novas infecções. É descrita como o número de novas infecções na população por um determinado período de tempo. Incidência mede o risco de contrair a infecção e reflete a transmissão.

Entre os anos de 2000 e 2015, apesar dos esforços em controlar os meios de transmissão e tratar portadores, não só a mortalidade por hepatite viral aumentou, como o número de novas infecções. O número estimado de novas infecções por VHC foi de 1,75 milhões de pessoas em 2015, o que ainda ultrapassou o total estimado no mesmo ano para os pacientes curados pelos novos tratamentos (843 mil) e os óbitos por complicações (400 mil).

Apesar de a transmissão ainda ser bastante alta, muitos estudos sugerem que a incidência de VHC haja reduzido ao longo do século XX. Alguns desses estudos chegaram a essa conclusão por encontrar prevalência significativamente maior em pessoas mais velhas, o que indica que houve diminuição em infecções recentes, em princípio pelo risco cumulativo de essas pessoas serem expostas ao longo do tempo.

Mais de 90% das infecções evoluem de forma assintomática, ou seja, a não ser que as pessoas sejam testadas e diagnosticadas, não saberão da sua doença, enquanto a inflamação continua progredindo silenciosamente no fígado. Prevalência é a proporção da população que está infectada em um dado momento.

Na década de 1990, a prevalência da então rotulada NANB, atual hepatite C, apresentou significativa redução, pelo menos nos países com estrutura de saúde pública mais desenvolvida, e decorreu do controle rigoroso na seleção de doadores de sangue e consequente mudança nos padrões de transmissão. Entretanto, a infecção ainda atinge índices elevados de prevalência em algumas regiões do mundo.

A maioria dos casos ainda é detectada de modo ocasional (bancos de sangue, exames de rotina etc.). O sistema de notificação de casos é ainda bastante falho na maioria dos sistemas de saúde, mas no Brasil a notificação é obrigatória para prescrever o tratamento.

Em 2018, 71 milhões de pessoas, ou seja, 1% da população mundial, viviam cronicamente infectados pelo VHC. Entretanto, a distribuição dessa prevalência é heterogênea, pode apresentar diferenças regionais, dependendo de falhas nas práticas de controle de infecção ou do uso de drogas ilícitas injetáveis em alguns países. A região do leste do Mediterrâneo apresenta a maior prevalência, com 2,3% da população infectada (Figura 18.7.2.2).

A prevalência é maior em comunidades de países subdesenvolvidos ou em desenvolvimento, chegando a aproximadamente 4 a 6% em alguns grupos populacionais de regiões da África e Oriente Médio. No Egito, são encontradas as mais altas taxas de prevalência de VHC do mundo, chegando a 22% da população. Um estudo publicado em 2011 mostrou

que cerca de uma em cada sete pessoas da população geral apresentava anti-VHC positivo e uma a cada 10 pessoas apresentava RNA-VHC positivo, o que representa um enorme reservatório de VHC. A alta prevalência se associa a uma campanha de saúde pública realizada durante as décadas de 1950 a 1980 para erradicar a esquistossomose, em que milhões de egípcios receberam injeções intravenosas de tártaro emético com reutilização de agulhas e seringas de vidro. Atualmente, o Egito oferece tratamento do VHC a toda população portadora e é um dos países que mais avança para a meta de eliminação global do VHC como problema de saúde pública até 2030.

Poucos estudos epidemiológicos foram realizados em base populacional. Assim, a maior parte das pesquisas tem se restringido a estudar a prevalência da infecção em grupos limitados ou de maior risco de contágio.

No Brasil, o primeiro estudo de base populacional realizado por Focaccia et al. no município de São Paulo, com a colaboração do Instituto Datafolha, Instituto de Infectologia Emílio Ribas e Fundação Hemocentro de São Paulo (Hospital das Clínicas, Faculdade de Medicina, Universidade de São Paulo), estratificado por sorteio aleatório e coleta domiciliar, em indivíduos entre 2 e 80 anos de idade, revelou a estimativa pontual de 1,42% e índices superiores a 3% nas faixas etárias acima de 50 anos (estimativa que guarda relação com os casos notificados). Não houve diferenças entre sexo (apesar de haver diferenças por sexo nos casos notificados de todo o país para o Ministério da Saúde) (Figura 18.7.2.3) e áreas geográficas da cidade. Houve prevalência em níveis socioeconômicos inferiores.

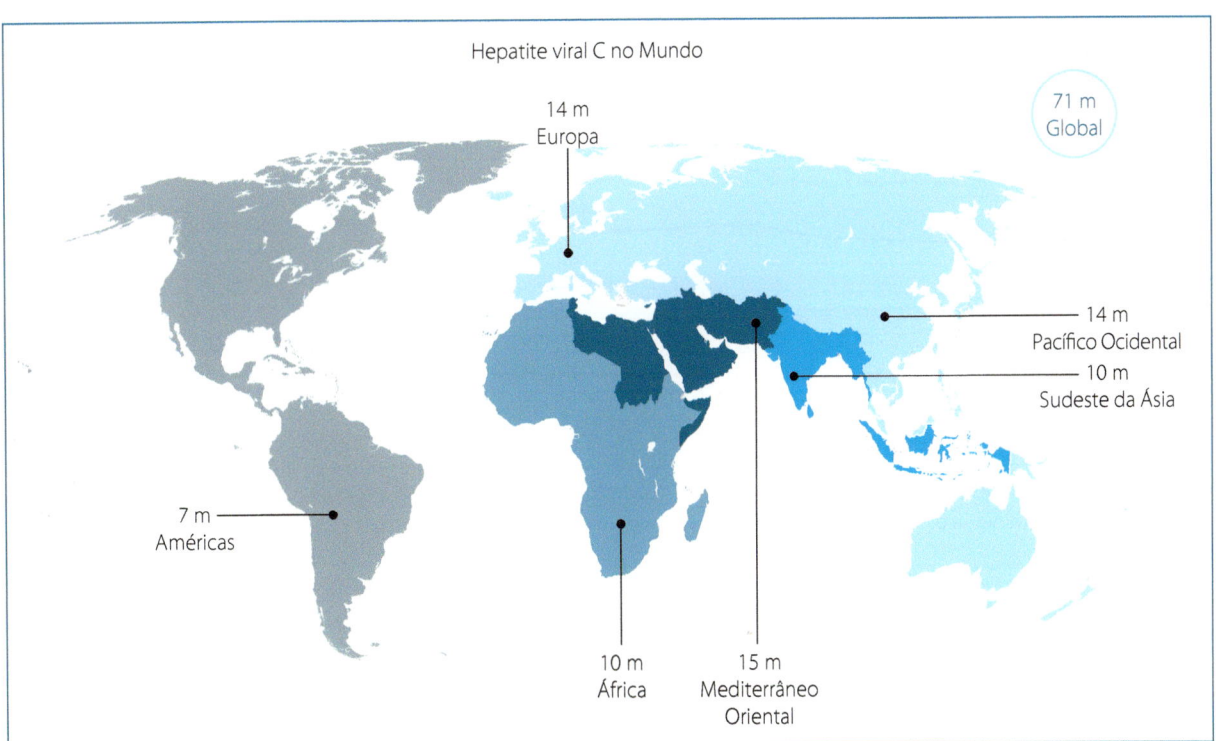

FIGURA 18.7.2.2 Prevalência estimada atualmente pela Organização Mundial da Saúde.

Fonte: WHO. 2019. Disponível em: https://www.who.int/news-room/fact-sheets/detail/hepatitis-c.

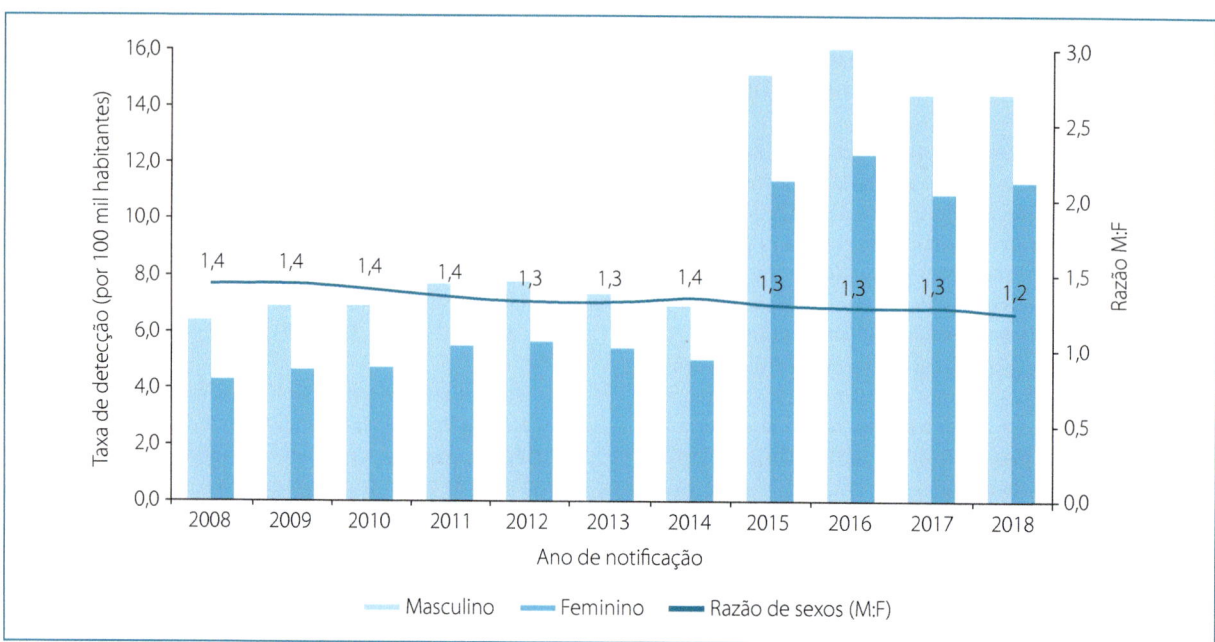

FIGURA 18.7.2.3 Taxa de detecção de casos de hepatite C/100 mil habitantes/ano, segundo sexo, razão de sexos e ano de notificação, Brasil, 2008 a 2018.

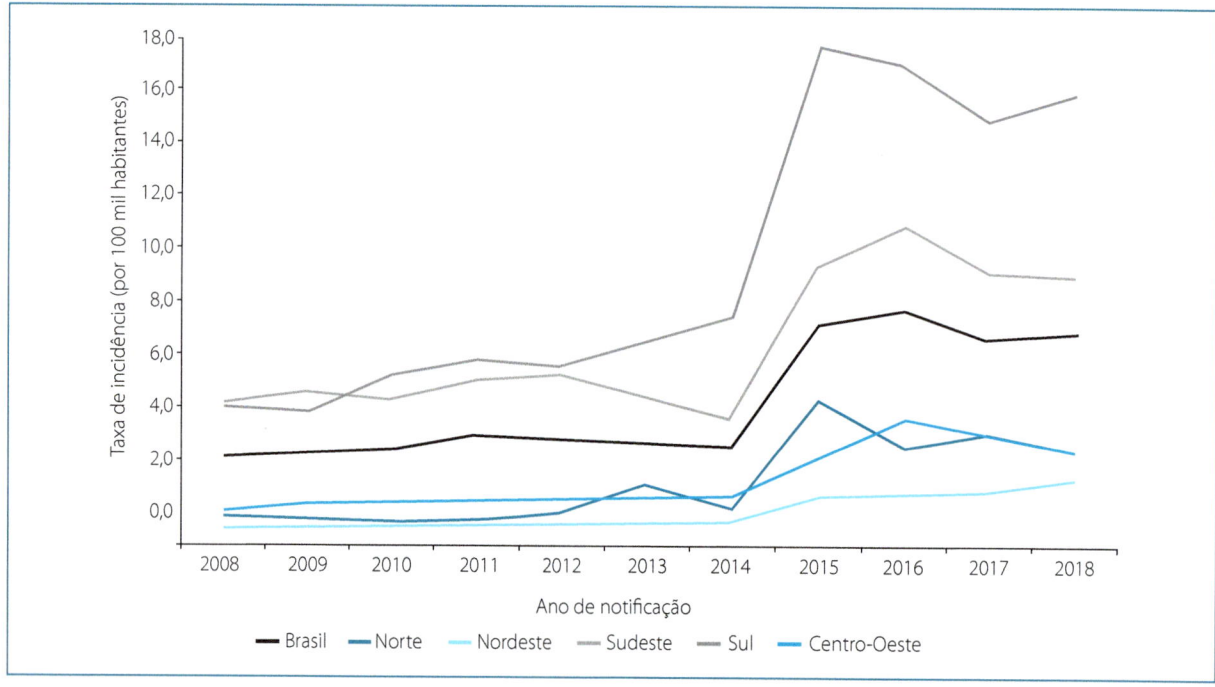

FIGURA 18.7.2.4 Taxa de detecção de casos de hepatite C segundo região de residência e ano de notificação, Brasil, 2008 a 2018. *Fonte:* Boletim Epidemiológico, Secretaria de Vigilância em Saúde, Ministério da Saúde, 2018.

Com base nesses dados, estudos de projeção matemática estimavam cerca de 400 mil pessoas infectadas no estado de São Paulo e de 2,5 a 3 milhões no Brasil. Entretanto, o panorama epidemiológico mudou muito após o grande número de casos diagnosticados e curados e a mortalidade ocorrida. Na vida real, não é possível fazer uma estimativa correta porque a HCV é doença muito silenciosa clinicamente, sendo difícil identificar os portadores. Até mesmo a OMS reduziu sua estimativa de prevalência de portadores globais de 220 milhões em 1999 para 71 milhões de casos em 2018 (Figura 18.7.2.2). Há que se lembrar que há enorme subnotificação por parte dos gestores de saúde por dificuldades culturais na cadeia de notificação no Brasil. Foram notificados, ao Ministério da Saúde, 359.673 casos de hepatite C com um dos marcadores – anti-HCV ou HCV-RNA – reagentes. Considerando-se os casos que tinham ambos os marcadores anti-HCV e

HCV-RNA reagentes, foram notificados 174.703 casos. A Figura 18.7.2.4 mostra a distribuição de casos notificados no Brasil de 2018 a 2018, por região geográfica, com predomínio do Sul e Sudeste, provavelmente refletindo maior número de diagnósticos feitos.

Segundo o estudo de prevalência de base populacional das infecções pelos vírus A, B e C nas capitais do Brasil, patrocinado pelo Ministério da Saúde, verificou-se a estimativa de um índice de prevalência de 1,38% para VHC. Esse estudo utilizou metodologia semelhante à empregada por Focaccia et al., porém sem sorteio aleatório e excluindo crianças menores e idosos, e teve como objetivo principal estimar a prevalência das infecções virais A, B e C para o conjunto das capitais, em cada macrorregião e no Distrito Federal (DF). Esse estudo foi realizado em parceria com a Universidade Federal de Pernambuco. Com relação à VHC, o estudo incluiu as faixas etárias de 10 a 69 anos e avaliou variáveis biológicas, socioeconômicas e epidemiológicas. A população estudada foi de residentes em áreas urbanas, em domicílios particulares de todas as 26 capitais e no DF, conforme informações do censo de 2000 realizado pelo Instituto Brasileiro de Geografia e Estatística (IBGE). A população estudada para VHC foi de 19.634 indivíduos. Durante as visitas domiciliares, coletaram-se amostras de sangue que foram submetidas a testes sorológico e de biologia molecular, anti-VHC e VHC-RNA, respectivamente. Os exames foram processados pelos laboratórios centrais de saúde pública (Lacen).

Segundo o estudo, a endemicidade da infecção por VHC foi baixa, diferentemente dos parâmetros da OMS, que consideram o Brasil de endemicidade intermediária. A maior positividade para anti-VHC se associa a situações de extrema pobreza e aumento da idade. Demonstrou-se que a infecção por VHC se relacionou ao uso de fármacos injetáveis e inalados e ao uso de agulhas e seringas de vidro em algum momento da vida dos indivíduos pesquisados. O estudo não permitiu a avaliação populacional geral por estar restrito às capitais.

Nos Estados Unidos, estima-se, atualmente, a ocorrência de 40 mil novos casos/ano, associados a 8 a 10 mil óbitos/ano. A prevalência atual estimada por estudos de base populacional está próxima a 1,8%, totalizando quase 3,9 milhões de pessoas infectadas, das quais 2,7 milhões cronicamente. Estudos do Centers for Disease Control and Prevention (CDC) mostram vários aspectos da hepatite C nos Estados Unidos relacionados a seguir:

- Cerca de 70% das mortes devido a hepatites virais estão relacionadas à hepatite C.

- A doença causada por VHC constitui a principal causa de transplantes de fígado.

- Houve quase cinco vezes mais internações em decorrência da hepatite C nos últimos anos, a custo suplementar próximo a US$ 1 bilhão.

- Apesar do decréscimo da incidência anual de hepatite C pós-transfusional, devido ao controle rigoroso do sangue transfundido nesse país, a prevalência da doença continua bastante elevada, quer pelas infecções crônicas contraídas antes da metade da década de 1990 (e que somente agora se exteriorizaram em decorrência das complicações clínicas), quer pelo aumento de usuários de drogas ilícitas, até mesmo o crescente número de usuários de heroína, e da imigração de indivíduos provenientes de áreas de alta endemicidade. A maior prevalência de infecção pelo VHC nos Estados Unidos ocorreu em indivíduos nascidos entre 1945 e 1965.

- O elevado número de indivíduos cronicamente infectados e assintomáticos constitui fonte de transmissão à comunidade mundial. Pode-se estimar que 25% desses indivíduos soropositivos deverão exteriorizar a infecção nas próximas décadas, tornando a hepatite C um dos mais importantes problemas de saúde pública mundial por pelo menos mais algumas décadas.

Nos países menos desenvolvidos, a manutenção da alta incidência de hepatite C resulta, em grande parte, da transmissão por vias alternativas de contágio de sangue. Tal situação decorre de fatores culturais que envolvem o desconhecimento da infecção e de suas vias de transmissão e cuidados de prevenção. É frequente a utilização de materiais cortantes ou perfurantes de uso coletivo sem a devida esterilização (por manicures, pedicuros, barbeiros, dentistas, acupunturistas, tatuadores, perfurantes corporais como *piercings*, além do uso de agulhas não descartáveis etc.) ou o compartilhamento de apetrechos usados para inalar drogas ilícitas.

Segundo o CDC, no mundo inteiro, cerca de 10% dos casos não têm fator de risco definido. Nos países subdesenvolvidos ou em desenvolvimento, o fenômeno atinge patamares maiores, em uma demonstração da influência de fatores culturais, além do aumento do número de usuários de drogas ilícitas. No Brasil, estima-se em torno de 60% os pacientes sem fatores conhecidos de risco.

Tem-se descrito a existência de três modelos epidemiológicos de acordo com fatores geográficos e temporais:

- O primeiro modelo mostra maior frequência de diagnósticos na faixa etária entre 30 e 49 anos e em consumidores de drogas ilícitas, como se verifica nos Estados Unidos e na Austrália. Como há declínio da prevalência após os 50 anos de idade, deduz-se que a infecção tenha ocorrido nos últimos 30 anos.

- No segundo modelo, o diagnóstico é feito prevalentemente em adultos mais velhos, sendo raro em crianças e adolescentes, como se verifica na Itália e no Japão. A transmissão, provavelmente, ocorreu entre 30 e 50 anos atrás. O estudo epidemiológico de base populacional realizado em São Paulo por Focaccia situa o Brasil nesse padrão.

- O terceiro modelo, em que o diagnóstico prevalece em todas as faixas etárias, tal como verificado em países subdesenvolvidos, decorre da exposição a múltiplos fatores de risco.

- De 2000 a 2015, intervenções escalonadas resultaram em redução da mortalidade de importantes pandemias. A mortalidade por HIV reduziu de 1,46 para 1,06 milhões de mortes, a mortalidade por tuberculose caiu de 1,67 para 1,37 milhões de mortes e por malária de 0,86 para 0,44 milhões. Em contraste, a mortalidade em decorrência de hepatites virais está aumentando. O número de mortes aumentou de 1,1 milhões em 2000 para 1,34 milhões em 2015 (aumento de 22%). Mortalidade essa que ainda apresenta expectativa de aumento.

Tendo em vista esses números, a hepatite C é considerada grave ameaça à saúde pública mundial. Ainda no final do século XX, principalmente em decorrência de infecções relacionadas à assistência em saúde e uso de drogas injetáveis, houve aumento de transmissão do VHC em alguns países. Nessas regiões, a mortalidade pode continuar a aumentar nos próximos anos se a testagem e subsequente tratamento não estiverem acessíveis aos infectados.

Em 2016, a World Health Assembly aprovou uma estratégia global para atingir a redução do número de casos a cerca de um milhão de casos de HCV no mundo para evitar uma grave ameaça à saúde pública até 2030. Para tanto, tendo como base o ano de 2015, os países e blocos regionais precisam reduzir novas infecções em 90% e reduzir as mortes em 65% até 2030.

METAS EM PREVENÇÃO

Em todo o mundo, em 2013, 97% dos países já rastreavam adequadamente as doações de sangue com qualidade garantida, mas ainda existem lacunas nesse cuidado. A meta é 100%.

Injeções não seguras caíram de 39% em 2000 para 5% em 2010 em âmbito mundial. No entanto, em algumas regiões, como o leste do Mediterrâneo e sul da Ásia, agulhas e seringas ainda eram frequentemente reutilizadas sem esterilização.

A redução de danos a pessoas que injetam drogas ainda precisa expandir bastante, pois, em 2015, a média global de conjuntos de agulha e seringa distribuídos por pessoa por ano era de apenas 27 e necessita expandir para 300 até 2030.

METAS EM TESTAGEM

Apenas uma minoria de indivíduos portadores de HCV havia sido testada até 2015, em torno de 14 milhões de pessoas, ou seja, em torno de 20%. A meta é chegar a 2030 com 90% das pessoas diagnosticadas.

METAS PARA TRATAMENTO

Entre as 71 milhões de pessoas diagnosticadas com infecção crônica pelo VHC, 7% começaram tratamento em 2015 (1,1 milhão). Até 2015, 5,5 milhões de pessoas haviam recebido tratamento, mas a maioria desses tratamentos foi realizada com interferon, com baixas taxas de resposta. O objetivo até 2030 é chegar em 80% dos indivíduos tratados e curados.

BIBLIOGRAFIA SUGERIDA

Alter MJ, Hutin YJF, Armstrong GL. Epidemiology of hepatitis C. In: Gallin JI, Fauci AS (ed.). Hepatitis C. San Diego: Academic Press; 2000. p. 169-83.

Apostolou A, Bartholomew ML, Greeley R, Guilfoyle SM, Gordon M et al. Transmission of hepatitis C virus associated with surgical procedures – New Jersey 2010 and Wisconsin 2011. MMWR Morb Mortal Wkly Rep. 2015; 27;64(7):165-70.

Bagheri Amiri F, Mostafavi E, Mirzazadeh A. HIV, HBV and HCV coinfection prevalence in Iran – A systematic review and meta-analysis. PLoS One. 2016;31;11(3):e0151946. https://doi.org/10.1371/journal.pone.0151946.

Centers for Disease Control and Prevention (CDC). Sexual transmission of hepatitis C virus among HIV-infected men who have sex with men – New York City, 2005-2010. MMWR Morb Mortal Wkly Rep; 2011;22;60(28):945-50.

Chan DP, Sun HY, Wong HT, Lee SS, Hung CC. Sexually acquired hepatitis C virus infection: a review. Int J Infect Dis. 2016;49:47-58.

Conti F, Buonfiglioli F, Scuteri A, Crespi C, Iondi L et al. Early occurrence and recurrence of hepatocellular carcinoma in HCV-related cirrhosis treated with direct-acting antivirals. J Hepatol. 2016;65(4):727-733.

Elrazek A, Amer M, El-Hawary B, Salah A, Bhagavathula AS et al. Prediction of HCV vertical transmission: what factors should be optimized using data mining computational analysis. Liver Int. 2017;37(4):529-533.

Focaccia R, da Conceição OJ, Sette H Jr et al. Estimatedprevalenceof viral hepatitis in the general population of the municipality of Sao Paulo, measured by a serologic survey of a stratified, randomized and residence-based population. Braz J Infect Dis. 1998;2(6):269-84.

Global Burden of Disease Liver Cancer Collaboration et al. The burden of primary liver cancer and underlying etiologies from 1990 to 2015 at the global, regional, and national level: results from the Global Burden of Disease Study 2015. JAMA Oncol. 2017;3(12):1683-91.

Messina JP, Humphreys I, Flaxman A, Brown A, Cooke G et al. Global distribution and prevalence of hepatitis C virus genotypes. Hepatology. 2015;61(1):77-87.

Nelson PK, Mathers BM, Cowie B et al. Global epidemiology of hepatitis B and hepatitis C in people who inject drugs: results of systematic reviews. The Lancet. 2011;378:571-83.

Nguyen DB, Bixler D, Patel PR. Transmission of hepatitis C virus in the dialysis setting and strategies for its prevention. Semin Dial. 2019 Mar;32(2):127-34.

Platt L, Easterbrook P, Gower E, McDonald B, Sabin K et al. Prevalence and burden of HCV co-infection in people living with HIV: a global systematic review and meta-analysis. Lancet Infect Dis. 2016 Jul;16(7):797-808.

Secretaria de Vigilância em Saúde. Ministério da Saúde. Bol Epidemiol. 2019;50(17).

Steven K, Herrine MD, David S et al. Jefferson Medical College, Philadelphia. Epidemiology of hepatitis C viral infection. Infect Med. 1999;16(2):111-7.

Terrault N. Sexual activity as risk factor for hepatitis C. Hepatology. 2002;36:99-105.

Wasley A, Alter MJ. Epidemiology of hepatitis C: geographic differences and temporal trends. Semin Liver Dis. 2000;20(1):1.

World Health Organization. Hepatitis C: Global prevalence (update). Wkly Epidemiol Rec. 2000;75:18-9.

Wreghitt TG, Gray Allain JP et al. Transmission of hepatitis C virus by organ transplantation in the United Kingdom. J Hepatol. 1994;20:768-72.

18.7.3 História natural da hepatite C

Roberto Focaccia
Virgínia Chagas Galante
Umbeliana Barbosa de Oliveira

INTRODUÇÃO

O vírus da hepatite C é de conhecimento recente (1989). A história natural da infecção pelo vírus da hepatite C (VHC) ainda não é totalmente conhecida. Apresenta pontos obscuros que tornam o curso da doença frequentemente imprevisível.

Vários fatores impedem o conhecimento da sequência de etapas pelas quais a infecção evolui. Algumas dificuldades que se antepõem são notórias, como:

- A doença cursa geralmente de forma assintomática, impossibilitando o diagnóstico de um grande número de casos, exceção feita a sintomas extra-hepáticos, sendo que a infecção pelo HCV pode passar despercebida (ver Capítulo 18.7.4).

- A progressão da doença é insidiosa, de evolução muito lenta, não exteriorizando sintomas por muitos anos ou várias décadas; o diagnóstico, na maioria das vezes, surge em decorrência de exames circunstanciais em exames de rotina ou ao doar sangue.

- Em países mais desenvolvidos, por motivo cultural e educação de saúde pública, as pessoas evitam fatores conhecidos de transmissão, e somente cerca de 5 a 10% dos pacientes não conseguem identificar um fator de risco prévio que tenham tido no decorrer da vida. Entretanto, nos países menos desenvolvidos, e no Brasil inclusive, uma grande parcela (50 a 60% das vezes) dos pacientes que ficam sabendo que são portadores do VHC não reconhecem um fator potencial de risco. A resultante é a impossibilidade de estabelecer com alguma margem de segurança a época do contágio. Perde-se, então, o tempo de evolução da infecção. Muitos procuram assistência médica já com alto grau de fibrose hepática ou mesmo com cirrose. O único fator de risco que pode oferecer certo grau de confiabilidade para cálculo do tempo de doença reside em pacientes que receberam transfusão de sangue antes de 1994, quando não havia triagem sorológica para VHC em doadores de sangue.

- Há sérias limitações metodológicas para a compreensão da complexa interação entre o vírus e o hospedeiro, como a evolução da doença dependente de fatores individuais, a falta de animais adequados de experimentação e a ausência de marcadores séricos totalmente sensíveis para avaliação correta do grau de fibrose hepática por métodos não invasivos. E, paradoxalmente, a terapêutica com drogas de ação antiviral já alcançam índices de cura virológica acima de 95% (ver Capítulo 18.7.6).

Há uma multiplicidade de fatores interferentes na história natural da infecção, não necessariamente excludentes. Os fatores conhecidos que podem interferir na evolução da HCV estão ligados ao vírus, ao hospedeiro e a fatores externos.

Fatores ligados ao vírus:

- carga viral;
- variantes (talvez);
- genótipos.

Fatores conhecidos ligados ao hospedeiro:

- **Idade:** < 30 anos evolução mais lenta. Se é linear ou exponencial, não está definido.

- **Sexo:** as mulheres evoluem moderadamente mais favoráveis que os homens.

- **Raça/etnia:** os afro-americanos e os japoneses apresentam evolução mais rápida e tormentosa.

- **Coinfecção:** pacientes coinfectados com HIV e/ou VHB evoluem com rapidez para cirrose e insuficiência hepática.

- **Fatores genéticos:** portadores de alguns genes que induzem maior fibrose, como os genes alelos ligados à angiotensina II.

- **Hepatopatias:** pacientes portadores de doença prévia do fígado, como cirrose alcoólica, hemocromatose, esteato-hepatite, esquistossomose, esteatose hepática não alcoólica etc. tem evolução mais rápida para insuficiência hepática.

- **Síndromes metabólicas:** dislipidemias, resistência insulínica periférica, níveis altos de ferritina hepática.

- **Dependência química:** drogas ilícitas, uso contínuo de medicamentos hepatotóxicos ou imunodepressores.

- **Obesidade:** IMC > 30 kg/m².

Os fatores externos mais conhecidos que interferem na evolução natural da infecção são:

- **Bebidas alcoólicas:** muito agravantes da lesão hepática. Discute-se, entretanto, a influência maior ou menor de alguns eventos relacionados, como quantidade ingerida, tipo de bebida, uso contínuo, alcoolista masculino ou feminino, sinérgico e/ou aditivo à lesão.

- **Fumantes:** associação apenas estatisticamente significativa de agravo. Hepatotoxicidade eventual.

EVOLUÇÃO CLÍNICA

A Figura 18.7.3.1 mostra em um algoritmo as possíveis evoluções da infecção e seus prováveis percentuais.

O período de incubação é muito difícil de ser estabelecido em razão do desconhecimento do momento em que ocorreu o contágio. Nos casos pós-transfusionais, que oferecem maior

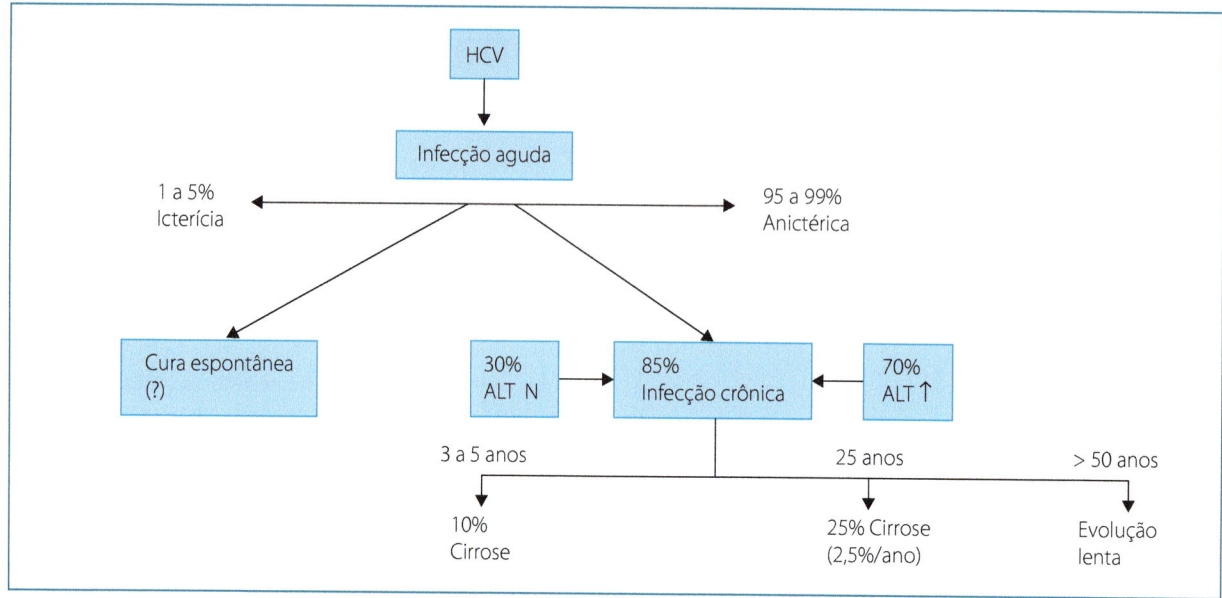

FIGURA 18.7.3.1 História natural da infecção pelo HCV.

certeza, gira em torno de 50 dias, mas há relatos sugerindo a possibilidade de períodos muito curtos ou muito longos de incubação (2 a 26 semanas). A cirrose hepática depende dos fatores vistos anteriormente. O câncer de fígado sofre influência genética. Em algumas etnias são mais prevalentes, como nos povos orientais e afrodescendentes puros. A letalidade varia muito de acordo com fatores genéticos, estilo de vida e situações clínicas individuais. Pacientes tratados e curados podem ter regressão parcial da fibrose hepática, mas os cirróticos não estão livres do câncer de fígado na proporção entre 1 e 3%, merecendo pesquisa semestral de nódulos hepáticos por ultrassonografia e alfafetopeínas séricas pelo resto da vida para surpreender tumores ainda *in situ* (Tabela 18.7.3.1).

TABELA 18.7.3.1 Hepatite viral C.	
Período de incubação	Média 6 a 7 semanas (2 a 26 semanas)
Doença aguda sintomática	(< 5%)
Cronificação da infecção	80 a 85%
Doença crônica sintomática	< 10%
Cirrose hepática sem tratamento	2 a 25%
Câncer de fígado	8 a 15%
Letalidade	2 a 8%

INFECÇÃO ASSINTOMÁTICA

A maior parte dos pacientes não exterioriza clinicamente a infecção, quer na fase aguda, quer na sua evolução crônica. Muitos não apresentarão nenhum sintoma durante toda a vida, a menos que já tenham desenvolvido complicações hepáticas ou extra-hepáticas da infecção. Alguns fatores estão estatisticamente associados com a produção de pouca lesão fibrótica no tecido hepático, tal como jovens do sexo feminino que se infectaram antes dos 30 anos de idade. Podem, entretanto,

exteriorizar manifestações clínicas extra-hepáticas que decorrem da presença frequente de componentes autoimunológicos ou hematológicos desencadeados pela infecção. Alguns sintomas inespecíficos como cansaço crônico, déficit cognitivo, cansaço inexplicável, insônia, depressão mental podem fazer parte da doença, já havendo demonstração de provável ação do HCV no sistema nervoso central.

Poynard defende a tese de que, na dependência de múltiplos fatores e cofatores, os indivíduos infectados, sem tratamento, têm três tendências a evoluir. Os "fibrosantes rápidos" (portadores de comorbidades graves, alcoolistas, coinfectados, imunossuprimidos, entre outras causas), os quais evoluem em poucos anos para cirrose; os "fibrosantes moderados" (cerca de 25%), que evoluiriam para cirrose em 20 a 30 anos; e os "fibrosantes lentos", com risco estimado de evolução à fibrose depois de 50 anos, morrendo geralmente por outras causas (ver Figura 18.7.3.1).

Fica, então, imprevisível clinicamente até os dias de hoje estabelecer um prognóstico correto da evolução de alguém que se contaminou com o VHC.

INFECÇÃO AGUDA

A infecção aguda raramente se exterioriza. Por via de consequência, não é possível estimar a sua frequência, mas certamente é inferior a 5% no Brasil.

A resolução espontânea da HCV aguda parece ocorrer em cerca de 15 a 20% dos pacientes adultos, ao passo que cerca de 80 a 85% dos casos evoluem à cronificação da infecção com viremia persistente (ver Figura 18.7.3.1).

Quando a infecção se manifesta, pode ocorrer icterícia (25% das vezes) ou outros sintomas inespecíficos como mal-estar, náuseas e dor no hipocôndrio direito. Os sintomas surgem após 2 a 12 semanas do início da infecção e podem durar, também, entre 2 e 12 semanas até vários meses. As aminotransferases se elevam geralmente depois de 6 a 12 semanas do contágio.

O RNA viral pode ser detectado no período de 1 a 8 semanas após a exposição, constituindo sua detecção o melhor método diagnóstico. A carga viral não se correlaciona com a apresentação clínica e, por vezes, nem mesmo com o grau e extensão das lesões hepáticas.

Aparentemente, as infecções agudas sintomáticas têm maior probabilidade de resolução espontânea. Raramente a infecção aguda evolui para a forma fulminante.

Na prática clínica, pode-se suspeitar de uma infecção aguda quando ocorre soroconversão e/ou elevação da ALT pós-exposição. Entretanto, o diagnóstico bem definido somente é alcançado com a detecção sérica do RNA viral em paciente anteriormente negativo.

A agressão à célula hepática ocorre dentro de 15 a 50 dias do início da infecção e nem sempre é acompanhada de elevação dos níveis séricos das aminotransferases.

O anticorpo anti-VHC começa a ser detectável após cerca de 20 dias do início da infecção.

A curva de transaminasemias apresenta uma grande oscilação nesta fase, indicando atividade de doença hepática, não refletindo, porém, o nível de gravidade. A relação entre os eventos clínicos e os marcadores laboratoriais é vista na Figura 18.7.3.2.

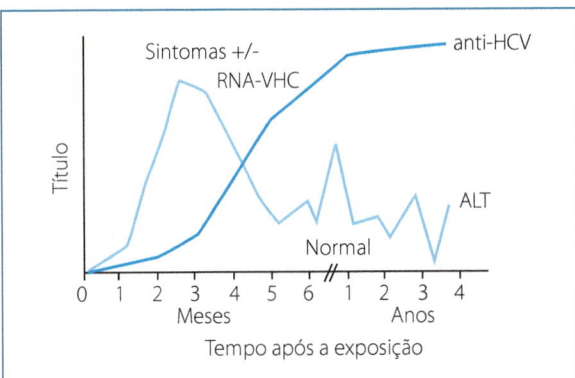

FIGURA 18.7.3.2 Inter-relação entre ALT e RNA-VHC na evolução da hepatite C aguda para a cronicidade.
Fonte: CDC, USA.

Os fatores preditivos da evolução da doença não são totalmente conhecidos. A resposta imunológica efetiva e sustentada é variável, podendo eliminar o vírus. Elevadas viremias, na fase aguda, podem reduzir a resposta imunológica, favorecendo a cronificação da infecção. O tratamento da infecção aguda impede a evolução para a forma crônica.

INFECÇÃO CRÔNICA

A evolução da HCV crônica é extremamente lenta, geralmente sem manifestação clínica nas primeiras décadas da infecção. A depuração do vírus após seis meses é muito rara e o mecanismo responsável pela alta prevalência de infecção crônica não está claro ainda. Parece haver múltiplos fatores não excludentes. Um fator relacionado ao vírus decorre da sua diversidade genética e sua tendência a rápidas mutações, permitindo-lhe escapar do reconhecimento do sistema imune. Os fatores ligados ao organismo infectado apontam para a presença de alelos específicos dos antígenos de histocompatibilidade

HLA-DRB1 e DQB1. Outros fatores possíveis são a capacidade de produzir anticorpos neutralizantes contra epítopos estruturais e a persistência da resposta VHC específica mediada pelos linfócitos T-CD4 positivos. Ao contrário, crianças e mulheres apresentam baixos picos de viremia, favorecendo a depuração viral. O Quadro 18.7.3.1 mostra os prováveis cofatores de aceleração da evolução da HCV crônica à cirrose.

QUADRO 18.7.3.1 Cofatores interferentes na evolução da HCV crônica.

Fatores ligados ao vírus:
- Genótipo
- Alta diversidade genômica
- Carga viral muito elevada

Fatores ligados ao hospedeiro:
- **Idade:** < 40 anos evolução mais lenta
- **Sexo:** mulheres moderadamente < homens
- **Raça/etnia:** afro-americanos; populações orientais
- **Coinfecção:** HAV, HBV, HIV, HTLV (talvez): cirrose em 3 a 7 anos
- **Ferritina:** genes hemocromatose c2824 homozigotos
- **Esquistossomose:** fibrose de Symmers + imunodepressão
- *Nash:* alta fibrinogênese
- **Obesidade:** IMC > 30 kg/m²
- **Esteatose:** genótipo 3
- **Diabetes:** por resistência insulínica ou genética
- **Genéticos:** genes alelos ligados angiotensina II e HLA

Fatores externos:
- **Bebidas alcoólicas:** quantidade(?); tipo(?); uso contínuo(?); homem = mulher(?); sinérgico ou aditivo(?).
- **Fumo:** apenas estatístico(?); hepatotóxico(?).
- **Toxinas e contaminantes:** apenas provável.

Alguns pacientes referem esporadicamente colúria, episódios de febrículas mal definidas, e um cansaço insidioso, mal definido e inconstante, perda da memória de curto prazo, depressão mental. Outros referem que sentem dolorimentos episódicos no hipocôndrio direito não relacionado com a refeição ou movimentação. Nesta fase, os sintomas não guardam relação com as lesões hepáticas.

Nesta fase inicial da evolução, os níveis de aminotransferases são fracamente relacionados com a lesão histológica. Apenas quando estão em valores acima de dez vezes do limite de normalidade é que se pressupõe um processo intenso de inflamação periportal e necrose (hepatite de interface).

Quando a doença hepática avança, aparecem os primeiros sintomas: pequenos sangramentos, inicialmente gengivais após escovação; epistaxes e mais à frente hematomas pós-traumas pequenos e, depois, espontâneos; diminuição da diurese e, mais tarde, edemas dos membros inferiores, agora já revelando disfunção hepática.

Na maioria dos casos, os sintomas relacionados à hepatopatia crônica, surge apenas com o advento de fibrose hepática avançada, ao longo de 20 a 30 anos de infecção, exceção a manifestações extra-hepáticas. Entretanto, a infecção crônica pode se exteriorizar nesta fase inicial da cronicidade por manifestações extra-hepáticas que traduzem a presença de componentes autoimunológicos. Lesões de pele são frequentes, incluindo a porfiria cutânea tarda, líquen plano, psoríase, prurido cutâneo crônico e púrpura (ver Capítulo 18.7.5).

A infecção crônica pode permanecer inativa por várias décadas ou evoluir para cirrose em cerca de 25% das vezes e HCC em 2 a 8%. Em alguns casos, pode haver insuficiência hepática crônica, mesmo na ausência de cirrose. O HCC se desenvolve, geralmente, na presença de cirrose. O risco do HCC parece ter maior frequência na infecção pelo genótipo 3, comparado com os demais. Outros estudos experimentais em ratos sugerem que o próprio vírus da hepatite C possa estimular genes oncogênicos despertando-os e induzindo o HCC.

A cirrose, por sua vez, também pode permanecer inativa por muitas décadas, ou evoluir com insuficiência hepática e/ou hipertensão portal e suas complicações (hiperesplenismo, varizes gastroesofágicas, ascite, anasarca, encefalopatia hepática etc.) (Quadro 18.7.3.2). Esta fase de descompensação se instala em aproximadamente 20% dos pacientes com cirrose, ao longo de cinco anos. Eles apresentam maior risco de mortalidade (cerca de 50% em cinco anos) e são candidatos ao transplante hepático.

A relação entre genótipos e progressão das lesões é controversa. Entretanto, agora há evidência científica e constatação clínica de que o genótipo 3, por apresentar mais esteatose hepática, predisporia com mais intensidade à fibrinogênese hepática. O Quadro 18.7.3.3 mostra estudo coorte recente, de um grupo suíço, em que o genótipo 3 apresentou evolução mais rápida que os demais.

O Quadro 18.7.3.4 mostra quando se deve suspeitar da presença de hepatite C crônica.

A história natural da HCV encontra agora dificuldades na determinação de novos conhecimentos porque a terapêutica universal utilizada impede eticamente novos estudos prospectivos de coorte em pacientes HCV-infectados.

QUADRO 18.7.3.3 Genótipo 3 associado à fibrose hepática acelerada em hepatite C crônica.

- A progressão da fibrose de F0 para F1 foi de 1,26% ao ano no genótipo 3 contra 0,91% ao ano nos outros genótipos.
- A progressão da fibrose de F1 para F2 foi de 0,99% ao ano no genótipo 3 contra 0,65% ao ano nos outros genótipos.
- A progressão da fibrose de F2 para F3 foi de 0,77% ao ano no genótipo 3 contra 0,68% ao ano nos outros genótipos.
- A progressão da fibrose de F3 para F4 foi de 1,71% ao ano no genótipo 3 contra 1,12% ao ano nos outros genótipos.

Fonte: Bochud PS, Cai T, Overbeck K et al. And on behalf of the Swiss Hepatitis C Cohort Study Group. *J Hepatology.* 2009. Acesso em: 5 out. 2009.

QUADRO 18.7.3.4 Situações clínicas e epidemiológicas em que se deve suspeitar de infecções crônicas assintomáticas pelo HCV.

- Transfusão sanguínea na década de 1990
- Contato com sangue
- Paciente em hemodiálise
- Usuário de drogas ilícitas
- Profissional da área de saúde após acidente percutâneo
- Contato com familiares soropositivos
- Sintomas de hepatite
- Lesões de pele ou mucosa (porfiria tarda, líquen plano, vasculite urticariforme, poliarterite nodosa, síndrome de Gianotti-Crosti, crioglobulinemia mista, síndrome de Jögren)
- Doenças raras sem diagnóstico
- Doenças autoimunes
- Infecção com HIV, hepatite B ou qualquer outra doença sexualmente transmissível
- ALT elevada ou hepatomegalia
- Febre prolongada não esclarecida
- Síndrome neurológica, incluindo cansaço desproporcional e alterações cognitivas (perda de memória de curto prazo em adultos jovens e depressão mental grave)

QUADRO 18.7.3.2 Hepatite C crônica apresentações clínicas.

- Assintomática
- Aguda ictérica
- Fulminante
- Crônica

- Manifestações autoimunes:
  - Artrites
  - Hashimoto
  - Glomerulites
  - Líquen plano
  - Porfiria tarda
  - Poliarterite nodosa crioglobulinemia
  - Sjögren
  - Diabetes
  - Urticária crônica
  - Serorites

- Cirrose inativa ou descompensada

- Hipertensão portal descompensada
- Pancitopenia
- Ascite
- Varizes de esôfago

- Insuficiência hepática crônica:
  - Sangramentos
  - Sepse
  - Spyders-ginecomastia
  - Encefalopatia
  - Circulação venosa superficial
  - Edemas
  - Cansaço
  - Alopecia
  - Peritonites espontâneas
  - Síndrome hepatorrenal

- Hepatocarcinoma
- Inicialmente assintomático – dores/tumoração hipocôndrio direito

BIBLIOGRAFIA SUGERIDA

Alter HJ, Seeff LB. Recovery, persistence, and sequelae in hepatitis C virus infection: a perspective on long-term outcome. Semin Liver Dis. 2000;20(1):17-35.

Amarapurkar D. Natural history of hepatitis C virus infection. J Gastroenterol Hepatol. 2000;15(Suppl):E105-10.

Benvegnu L, Gios M, Boccato S et al. Natural history of compensated viral cirrhosis: a prospective study on the incidence and hierarchy of major complications. Gut. 2004;53(5):744-9.

Dore GJ, Freeman AJ, Law M, Kaldor JM. Is severe liver disease a common outcome for people with chronic hepatitis C. J Gastroenterol Hepatol. 2002 Apr;17(4):423-30.

Forton DM, Thomas, Murphy CA et al. Hepatitis C and cognitive impairment in a cohort of patients with mild liver diseases. Hepatology. 2002;35:433.

Hajarizadeh B, Grebely J, Dore GJ. Epidemiology and natural history of HCV infection. Nat Rev Gastroenterol Hepatol. 2013 Sep;10(9):553-62.

Kanwal F, Kramer JR, Asch SM, Cao Y, Li L, El-Serag HB. Long-term risk of hepatocellular carcinoma in HCV patients treated with direct acting antiviral agents. Hepatology. 2019 Jun 20. doi: 10.1002/hep.30823.

Kramer I, Bauer E, Funk G et al. Subclinical impairment of brain function in chronic hepatitis C infection. J Hepatol. 2002;37:349.

Lee MH, Yang HI, Yuan Y, L'Italien G, Chen CJ. Epidemiology and natural history of hepatitis C virus infection. World J Gastroenterol. 2014 Jul 28;20(28):9270-80.

Lewandowski Z, Boron-Kaczmarska A, Radkowski M. Natural history of acute symptomatic hepatitis type C. Infection. 2004;32(3):138-43.

Sarin SK, Kumar M. Natural history of HCV infection. Hepatol Int. 2012 Oct;6(4):684-95.

Seeff LB. Natural history of chronic hepatitis C. Hepatology. 2002 Nov;36(5 Suppl 1):S35-46.

Sharara A. Chronic hepatitis C. Southern Medical Journal. 1997;90:872-7.

Silva MC, Silva CA, Machado GU, Atta A, Paraná R.et al. HCV/HTLV coinfection: Does HTLV-1 interfere in the natural history of HCV-related diseases? J MedVirol. 2016 Nov;88(11):1967-72.

Strauss E. História Natural. Fatores de progressão. Avaliação prognóstica da HCV crônica. In: Focaccia R (ed.). Tratado de hepatites virais. Rio de Janeiro: Atheneu; 2003. Cap. 4.6, p. 231-45.

18.7.4 Manifestações extra-hepáticas da hepatite C

Aline Gonzalez Vigani
Roberto Focaccia
Cecília Sepúlveda

INTRODUÇÃO

A infecção crônica pelo vírus da hepatite C (VHC) associa-se essencialmente à doença hepática crônica, cirrose e carcinoma hepatocelular, mas suas manifestações podem estender-se além do fígado. Ela pode desencadear inúmeras manifestações extra-hepáticas, incluindo:

■ Doenças hematológicas, como crioglobulinemia mista e linfomas.

■ Distúrbios autoimunes, como tireoidite de Hashimoto, artrites, psoríase, poliarterite nodosa, urticária crónica, serosites.

■ Doença renal.

■ Diabetes em decorrência da resistência insulínica que o HCV produz.

■ Condições dermatológicas, como líquen plano e porfiria cutânea tardia.

■ Doenças linfoproliferativas, como glomerulonefrite.

■ Membranoproliferativa (GNMP), linfomas e porfiria cutânea tarda (PCT).

■ Complicações neurológicas centrais e periférica. A ação do HCV sobre o SNC tem sido amplamente demonstrada em pesquisas recentes, seja produzindo manifestações clínicas diretamente relacionadas à invasão do tecido neural do SNC, seja atuando sobre a desregulação da vigilância imunológica e distúrbios neurodegenerativos. Além disso, são encontrados vários distúrbios desmielinizantes periféricos, como a polineuropatia desmielinizante inflamatória crônica, a síndrome de Lewis-Sumner e a polineuropatia associada à crioglobulina, com características desmielinizantes.

A Figura 18.7.4.1 e a Tabela 18.7.4.6 mostram as principais manifestações extra-hepáticas na hepatite C.

Em razão da ampla variedade e alta frequência das manifestaçãoes extra-hepáticas, entre 40 e 74% dos pacientes com infecção pelo VHC, apresentam ao menos uma manifestação extra-hepática ao longo da vida.

A infecção pelo VHC pode ser considerada uma doença sistêmica. Por ação do VHC no sistema nervoso central, muitos pacientes desenvolvem algumas manifestações clínicas inespecíficas, também frequentes por outras condições clínicas na população geral, como depressão mental, déficit cognitivo, insônia, cansaço crônico, adinamia.

Embora não plenamente esclarecidos, a maioria dos mecanismos desencadeantes das manifestações extra-hepáticas baseiam-se em desordens hematológicas, linfoproliferativas e autoimunes. Além de hepatotrópico, o VHC é também linfotrópico. O linfotropismo do VHC associa-se com persistência da infecção e desenvolvimento de alterações imunológicas. A presença do vírus em linfócitos e órgãos linfoides pode resultar em alta taxa de mutação do seu genoma e na produção de variantes que escapam da resposta imune. Em consequência, há um acúmulo de imunocomplexos e condições para a ocorrência de fenômenos autoimunes.

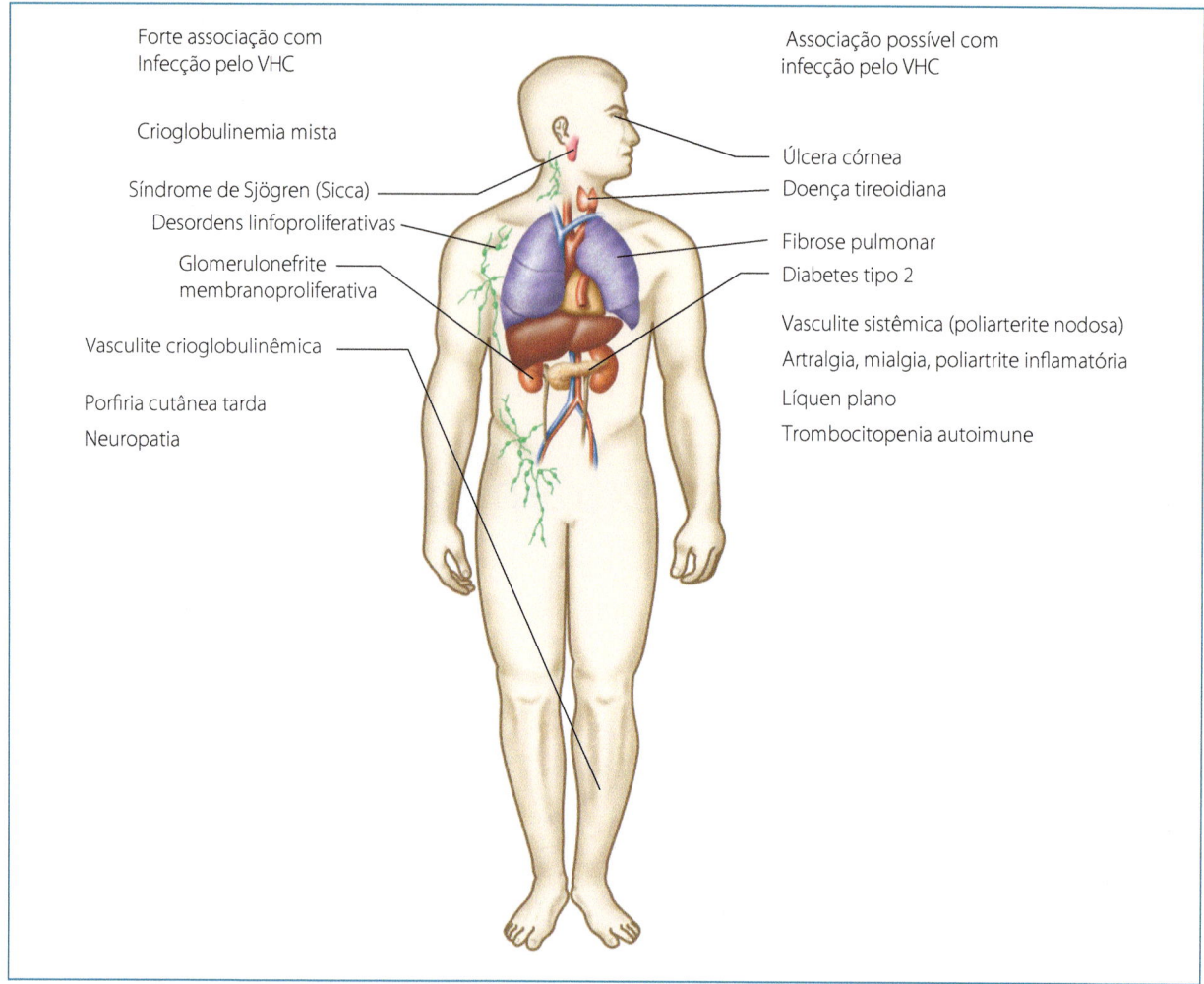

Forte associação com
Infecção pelo VHC

Crioglobulinemia mista

Síndrome de Sjögren (Sicca)

Desordens linfoproliferativas

Glomerulonefrite
membranoproliferativa

Vasculite crioglobulinêmica

Porfiria cutânea tarda
Neuropatia

Associação possível com
infecção pelo VHC

Úlcera córnea
Doença tireoidiana

Fibrose pulmonar
Diabetes tipo 2

Vasculite sistêmica (poliarterite nodosa)
Artralgia, mialgia, poliartrite inflamatória
Líquen plano
Trombocitopenia autoimune

FIGURA 18.7.4.1 Infecção pelo vírus da hepatite C (VHC) e manifestações extra-hepáticas.
Fonte: Adaptada de Ali A, Zein NN. Hepatitis C infection: a systemic disease with extrahepatic manifestations. Cleve Clin J Med. 2005;72:1005-8.

CRIOGLOBULINEMIA MISTA

A crioglobulinemia refere-se à presença de imunocomplexos no soro com a propriedade de precipitar em temperaturas abaixo de 37 °C e redissolver em temperaturas mais altas. As crioglobulinas são classificadas em três tipos de acordo com a clonalidade das imunoglobulinas presentes no imunocomplexo (Tabela 18.7.4.1). A do tipo I é composta exclusivamente por imunoglobulinas monoclonais IgM ou IgG e é identificada principalmente em pacientes com doença linfoproliferativa (mieloma múltiplo, linfoma de células B e macroglobulinemia de Waldenström). A do tipo II é conhecida como crioglobulinemia mista (CM) por ser composta por imunoglobulinas monoclonais e policlonais e resultam tanto da produção de fator reumatoide monoclonal-IgM como de autoanticorpos contra imunoglobulinas policlonais da classe IgG. Na CM, os imunocomplexos circulantes produzidos são responsáveis pelas manifestações clínicas de doenças inflamatórias como artrite reumatoide e vasculite. Por fim, crioglobulinemia tipo III é composta por imunoglobulinas policlonais IgM e IgG e associa-se com doenças inflamatórias e

infecciosas. A crioglobulinemia associada à infecção pelo VHC envolve principalmente o tipo II, mas o III também pode ser encontrado.

TABELA 18.7.4.1 Classificação dos tipos de crioglobulinemia.

Tipo	Clonalidade das imunoglobulinas	Doença associada
Tipo I	Imunoglobulinas monoclonais (IgG ou IgM)	Doenças linfoproliferativas
Tipo II	Imunoglobulinas policlonais (principalmente IgG) e IgM monoclonal com atividade do fator reumatoide	Crioglobulinemia mista
Tipo III	Imunoglobulina policlonal IgG e IgM	Crioglobulinemia mista

A CM associada à infecção pelo VHC é uma doença vasculítica sistêmica e caracteriza-se pela deposição de imunocomplexos criopreciptáveis (crioglobulinas) em vasos sanguíneos de pequeno e médio calibres. Os crioprecipitados contêm antígeno do VHC e anticorpos contra o vírus. O mecanismo pelo qual o VHC induz a formação de crioglobulinas associa-se tanto à sua propriedade linfotrópica, caracterizada pela persistência do VHC em células do sistema imunológico, como à estimulação crônica da resposta imune. Tais características propiciam a expansão clonal de células B e a formação de anticorpos. Inicialmente, somente crioglobulinas policlonais são produzidas; depois, emerge um clone dominante de linfócitos B, produzindo imunoglobulinas monoclonais (Figura 18.7.4.2).

As crioglobulinas séricas são detectáveis em 40 a 60% dos pacientes com infecção pelo VHC, entre os quais, a minoria, 10 a 15%, apresenta manifestações clínicas asociadas à deposição vascular de imunocomplexos. A apresentação clínica da CM varia de vasculite leve (fenômeno de Raynaud, artralgia, fraqueza e púrpura), vasculite grave (neuropatia periférica, isquemia intestinal e glomerulonefrite) à vasculite sistêmica. A razão para essa grande variedade de sintomas e órgãos envolvidos não está esclarecida. Os sintomas mais frequentes associados à infecção pelo VHC e CM são fadiga e artralgia, presentes em 35 a 54% dos pacientes. Púrpura ocorre em 18 a 33% dos pacientes, neuropatia periférica em 11 a 30% e GNMP em 27%.

Os sintomas cutâneos variam de púrpura palpável, petéquias nas extremidades até ulcerações necróticas. A biópsia dessas lesões demonstra vasculite imunocomplexa de pequenos vasos com infiltrado mononuclear. A neuropatia periférica caracteriza-se, clinicamente, como uma mononeuropatia ou polineuropatia, principalmente sensorial, mas comprometimento motor também pode estar presente. É predominantemente distal, o início é subagudo e os sintomas mais frequentes são dormência, queimação e prurido em mãos e pés. A biópsia de nervo demonstra degeneração axonal e infiltrado inflamatório epineural e microangiopatia endoneural. O acometimento renal predominante associado com CM é GNMP, a qual caracteriza-se na maioria dos casos por hematúria e proteinúria.

O diagnóstico de CM sintomática associada à infecção pelo VHC baseia-se em critérios clínicos, sorológicos e histopatológicos (Tabela 18.7.4.2), contemplando achados clínicos compatíveis, achados laboratoriais como redução de C4, crioglobulina e fator reumatoide positivos.

TABELA 18.7.4.2 Critérios diagnósticos de crioglobulinemia mista.

Sorológico	Histopatológico	Clínico
Redução C4	Vasculite leucocitoclástica	Púrpura
Fator reumatoide positivo	Infiltrado monoclonal de células B	Fadiga
Crioglobulinas tipo II ou III		Artralgia
Sorologia positiva hepatite C		GNMP
		Neuropatia

Estudos demonstraram associação entre crioglobulinemia, independentemente da presença de sintomas relacionados, e cirrose hepática secundária à infecção pelo VHC. Os mecanismos envolvidos nessa associação não estão plenamente esclarecidos; especula-se que a diminuição da perfusão sanguínea hepática e as alterações nas células de Kupffer presentes na cirrose retardem a depuração dos imunocomplexos circulantes.

Os objetivos do tratamento da CM são prevenir danos irreversíveis de órgãos, controlar a dor e melhorar a qualidade de vida dos pacientes. Para tanto, os alvos terapêuticos incluem erradicação do VHC, supressão da proliferação de linfócitos B, redução do processo inflamatório e redução dos complexos imunes circulantes. Cada um desses alvos terapêuticos requer o uso de diferentes classes de medicamentos ou procedimentos específicos, mas poucos dados estão disponíveis a partir de estudos randomizados e controlados.

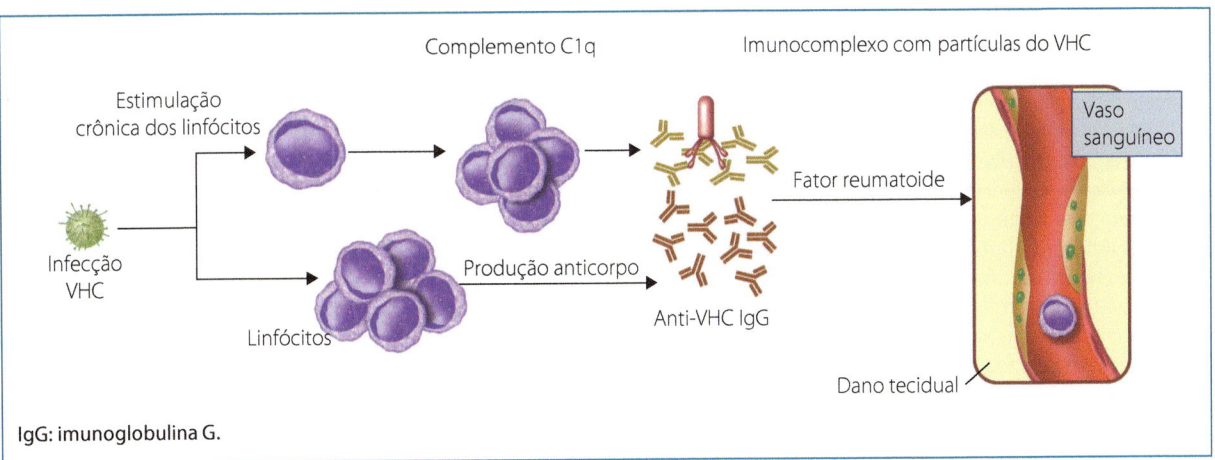

IgG: imunoglobulina G.

FIGURA 18.7.4.2 Possíveis mecanismos envolvidos na vasculite da crioglobulinemia mista associada à hepatite C. Efeitos mediados pelo VHC sobre os linfócitos conduzem à produção de anticorpos e formação/depósito de imunocomplexos contendo fator reumatoide, resultando em dano tecidual.
Fonte: Adaptada de Jacobson IM, Cacoub P, Dal Maso L et al. Manifestations of chronic hepatitis C virus infection beyond the liver. Clin Gastroenterol Hepatol. 2010;8:1017-29.

Entre pacientes com infecção pelo VHC, criglobulinemia assintomática por si só não é indicação de tratamento antiviral, mas CM sintomática sim, independentemente do grau de lesão hepática, e a abordagem terapêutica deve concentrar-se na erradicação do VHC por meio do tratamento antiviral. Pacientes com infecção pelo VHC e CM sintomática tratados com interferon (IFN) monoterapia apresentaram taxas de resposta virológica sustentada (RVS) entre 14 e 35%; naqueles tratados com IFN e ribavirina (RBV) ou IFN-PEG (interferon peguilado) e RBV, as taxas de RVS variaram entre 53 e 64% e 44 e 78%, respectivamente. No entanto, a maioria desses estudos incluiu um número reduzido de pacientes (intervalo: 9-120), e alguns receberam tratamento adicional com corticosteroides e plasmaférese. A eficácia do tratamento antiviral no controle dos sintomas associados à CM relaciona-se com RVS. Dois estudos prospectivos, controlados e randomizados demonstraram significativa melhora dos sintomas associados à CM em pacientes com eliminação viral mediante tratamento antiviral. No entanto, a recaída virológica, após tratamento antiviral, geralmente é acompanhada por uma recorrência dos sintomas associados à CM. Em 2015, não havia ainda experiência suficiente com as novas drogas antivirais de ação direta (DAA).

Em casos de úlcera cutânea e neuropatia periférica, a terapia antiviral deve ser cuidadosamente avaliada, apesar de ainda controversa. Alguns estudos demonstraram melhora clínica após tratamento com IFN e RBV, mas outros relataram piora clínica, inclusive com o desenvolvimento de polineuropatia desmielinizante durante terapia com IFN e IFN-PEG. Nesse contexto, o tratamento antiviral na presença de neuropatia requer uma avaliação cautelosa do risco-benefício. Com o advento das DAA, substituindo o interferon, abre-se uma grande perspectiva de controle dessas manifestações.

A terapia antiviral não é eficaz no controle da inflamação, não impede a deposição de crioglobulinas nas paredes dos vasos e, em razão da propriedade imunomodulatória do IFN, pode ocorrer exacerbação dos sintomas associados à vasculite, além de desencadear eventos adversos, como anemia e piora da função renal. Alguns pacientes têm contraindicação ao uso de IFN e/ou RBV, tais como cirrose descompensada e quadro depressivo grave e sem controle, o que torna desaconselhável o tratamento antiviral. Além disso, a resposta à terapia antiviral é incerta e lenta e pacientes com CM grave e rapidamente progressiva (incluindo síndrome nefrítica aguda ou nefrótica, úlcera cutânea extensa, vasculite generalizada e síndrome de hiperviscosidade) requerem tratamento com resposta rápida. Em função desses aspectos, em casos de manifestações graves da CM, piora dos sintomas associados, a CM durante o uso de terapia antiviral, contraindicação ao tratamento antiviral, efeitos adversos graves ou falha terapêutica antiviral, outras estratégias terapêuticas são necessárias para controle temporário dos sintomas. Essas estratégias incluem drogas imunossupressoras (rituximabe, esteroides e ciclofosfamida) que suprimem a produção de anticorpos e crioglobulinas e, também, plasmaférese que, embora não suprima a produção de crioglobulinas, remove-as do soro e previne o seu depósito na parede dos vasos.

O rituximabe é um anticorpo monoclonal quimérico contra o antígeno CD20 seletivamente expresso em linfócitos B, os quais desempenham um papel patogênico importante na produção de crioglobulinas. Terapia com rituximabe associa-se com depleção de células B, redução de crioglobulina e dos níveis de fator reumatoide e aumento dos níveis do C4, o que resulta em melhora clínica dos sintomas associados à CM, como fadiga, púrpura, úlcera de pele, artralgia e artrite, glomerulonefrite, neuropatia periférica e síndrome de hiperviscosidade. Também pode ser eficaz em alguns casos de vasculite gastrointestinal com risco de vida. A glomerulonefrite (GN) responde ao rituximabe entre 1 e 6 meses, mais frequentemente nos primeiros três meses. Úlceras de pele geralmente melhoram no prazo de três meses após o início do medicamento, mas a cura completa requer tempo maior de tratamento. Neuropatia motora e sensitiva melhora em 1 a 5 meses. Em curto prazo, de 3 a 4 meses após interrupção do rituximabe, a minoria dos pacientes sofre recaída, no entanto, em longo prazo, mais de um ano, é frequente. O retratamento com rituximabe após recidiva da doença provou ser eficaz na maioria dos casos. A terapia de manutenção com rituximabe foi pouco estudada até o momento, mas pode ser considerada naqueles com nefrite grave ou vasculite abdominal. Alguns autores sugerem que pacientes virgens de tratamento com manifestações clínicas graves iniciem essa terapêutica e, após o controle dos sintomas, seja instituída a terapia antiviral. Dois estudos demonstraram que terapia combinada com antiviral e rituximabe, quando comparada com terapia antiviral somente, reduz o tempo para remissão clínica e aumenta a taxa de resposta entre os pacientes com manifestações renais, mas não entre aqueles com outros órgãos envolvidos.

Os glicocorticosteroides (GC) em altas doses (1 a 10 mg/kg) ou como terapia de pulso são úteis no tratamento de vasculite sistêmica e manifestações graves e agudas da CM. A eficácia do seu uso em doses baixas (0,1 a 0,5 mg/kg/dia) é controversa e os efeitos secundários de longa duração podem ser graves, como elevação da carga viral do VHC e progressão da doença hepática. A administração em longo prazo de baixa ou média dosagem de corticosteroides não deve ser utilizada pelos efeitos colaterais e, também, porque o rituximabe impede o desencadeamento do mecanismo da produção de crioglobulinas de forma mais seletiva do que os imunossupressores convencionais. Cursos de curta duração (semanas) de doses baixas ou intermediárias de GC podem ser considerados para controlar sintomas vasculíticos agudos em pacientes que não respondem ou que são refratários a outros tratamentos.

Plasmaférese, em geral combinada com outros tratamentos, é utilizada em casos graves de CM e com risco de vida, quando outras terapias falharam ou são contraindicadas, e é o tratamento de escolha para síndrome de hiperviscosidade. Deve ser utilizada com cautela em pacientes com doença hepática avançada, especialmente quando combinada com imunossupressores.

A ciclofosfamida (CTX) é utilizada em combinação com plasmaférese em casos de graves manifestações de CM, quando outras abordagens terapêuticas falharam ou são contraindicadas. Isoladamente, a CTX não deve ser utilizada para tratar CM. Seu uso no tratamento de CM após plasmaférese baseia-se na necessidade de imunossupressão temporária. No entanto, não existem estudos controlados e randomizados que suportem essa abordagem. Essa conduta baseia-se em pequenas séries de casos nos quais CTX foi utilizada em pacientes com GNMP grave ou polineuropatia grave. A função hepática deve ser cuidadosamente monitorizada após a administração de CTX.

A dor é um dos principais sintomas associados à CM e frequentemente compromete a qualidade de vida dos pacientes. Não existem dados publicados disponíveis sobre o uso de analgésicos ou anti-inflamatórios não esteroides (AINE) em pacientes com CM. As drogas potencialmente úteis para controle da dor incluem paracetamol, gabapentina, ópio, AINE, amitriptilina e benzodiazepínicos. O paracetamol é sugerido como a 1ª escolha e, na ausência de estudos, o controle da dor deve ser adaptado individualmente.

As recomendações terapêuticas para CM estão resumidas na Figura 18.7.4.3. O tratamento de CM associada à infecção pelo VHC deve ser adaptado para cada paciente com base na progressão e gravidade das manifestações clínicas. O tratamento com rituximabe é proposto para paciente com CM grave, como GN, úlceras de pele e neuropatia periférica. A associação de rituximabe e terapia antiviral é possível, mas deve ser cuidadosamente avaliada. O uso de plasmaférese (com ou sem ciclofosfamida) deve limitar-se a pacientes com risco de vida, que falharam ou não puderam utilizar outros esquemas terapêuticos.

DOENÇA RENAL

A forma mais frequente de doença renal associada à infecção pelo VHC é GNMP em pacientes com crioglobulinemia. A crioglobulinas são depositadas no mesângio e nos capilares glomerulares, podendo induzir endotelite. Esses fenômenos estão associados com sinais histológicos de vasculite e necrose fibrinoide à jusante dos glomérulos. A deposição de complexos imunes, tais como crioglobulina, ocasiona danos à barreira de filtração glomerular, o que resulta em proteinúria e insuficiência renal. Outras formas de doença renal associadas com infecção pelo VHC e mediadas por complexo imune são GNMP sem crioglobulinemia, nefropatia membranosa e eventuais casos de glomerulosclerose segmentar e focal, GN fibrilar, glomerulopatia imunotactoide e nefropatia IgA. Em pacientes com GNMP sem crioglobulinemia, demonstrou-se a deposição de IgM, IgG e componente do complemento 3 (C3) nas paredes mesangiais e nos capilares.

MANIFESTAÇÕES CLÍNICAS E DIAGNÓSTICO DA GLOMERULONEFRITE

A GN se desenvolve, geralmente, após décadas de infecção pelo VHC e evolui de forma indolente. Os pacientes apresentam episódios de proteinúria variando de leve a intensa, hematúria persistente e insuficiência renal, a qual pode ou não estar presen-

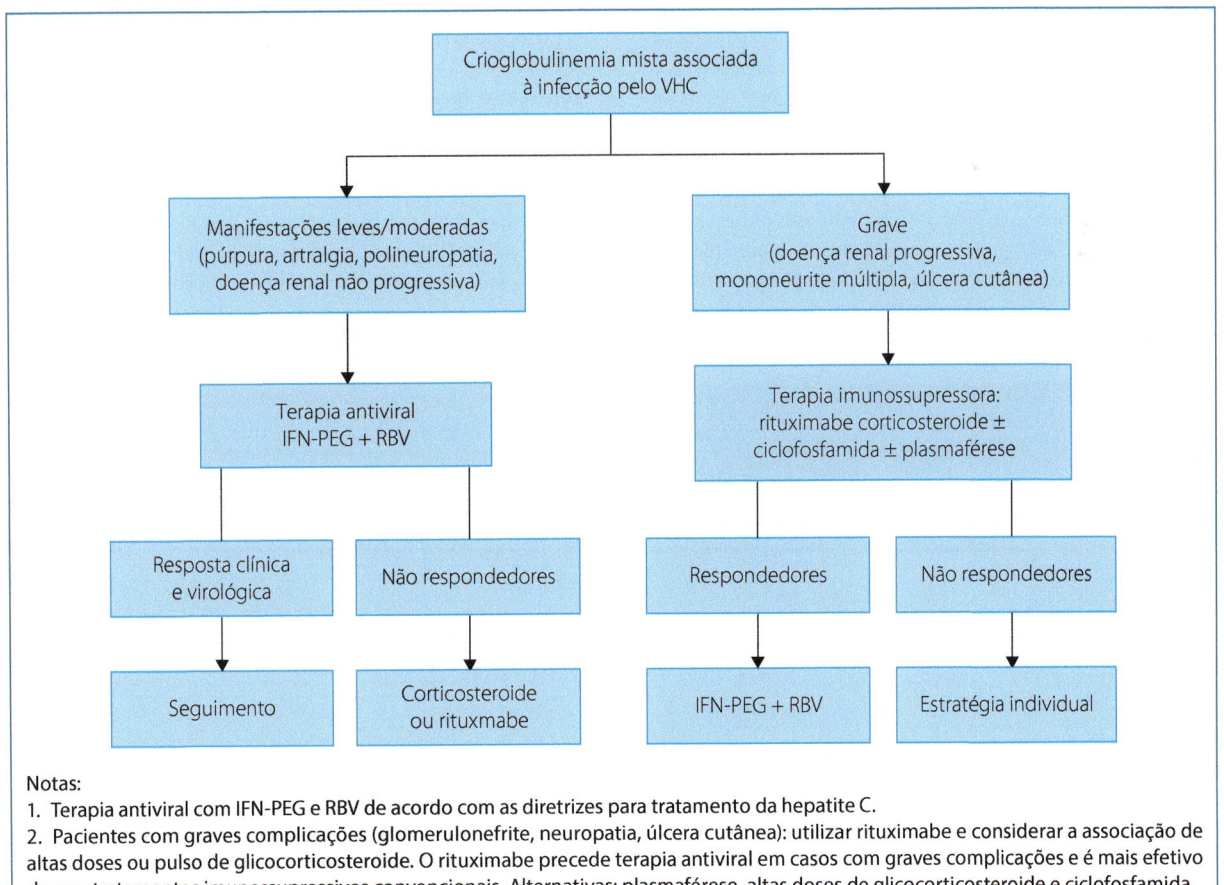

Notas:
1. Terapia antiviral com IFN-PEG e RBV de acordo com as diretrizes para tratamento da hepatite C.
2. Pacientes com graves complicações (glomerulonefrite, neuropatia, úlcera cutânea): utilizar rituximabe e considerar a associação de altas doses ou pulso de glicocorticosteroide. O rituximabe precede terapia antiviral em casos com graves complicações e é mais efetivo do que tratamentos imunossupressivos convencionais. Alternativas: plasmaférese, altas doses de glicocorticosteroide e ciclofosfamida.
3. Pacientes com risco de vida utilizar plasmaférese, altas doses de glicocorticosteroide e ciclofosfamida.

FIGURA 18.7.4.3 Algoritmo para tratamento da crioglobulinemia mista sintomática associada à infecção pelo VHC.

te. A função renal pode permanecer estável por muitos anos. A maioria dos pacientes, 55%, apresenta hematúria e proteinúria leve; entre 20 e 25% evolui com episódios recorrentes de síndrome nefrótica e síndrome nefrítica aguda e, em 30%, ocorre deterioração da função renal. Insuficiência renal com necessidade de diálise é pouco frequente, afetando de 10 a 15% dos casos.

Hipertensão arterial está presente em aproximadamente 80% dos pacientes, sendo, quase sempre, grave e de difícil controle. Eventos cardiovasculares são a causa mais comum de morte entre esses pacientes (62%), seguidos por insuficiência hepática, infecção e doença neoplásica. A maioria dos pacientes tem crioglobulinemia, fator reumatoide positivo e hipocomplementemia caracterizada pela redução dos complementos 3, 4 e C1q. Achados de biópsia renal são inespecíficos e a correlação clinicopatológica é necessária para diagnosticar GNMP relacionada à infecção pelo VHC. Os achados histológicos mais característicos são trombos capilares, consistindo de crioglobulinas precipitadas e depósitos de imunocomplexos IgG, IgM com fator reumatoide e atividade C3 em alças capilares.

A maioria dos estudos relacionados ao tratamento da GN associada a infecção pelo VHC não são controlados e incluíram número reduzido de pacientes, por isso não existem muitas evidências e diretrizes para o manejo dessa condição. As opções terapêuticas disponíveis atualmente são plasmaférese, drogas imunossupressoras e antivirais. Embora não suprima a produção de crioglobulina, a plasmaférese as remove do soro e impede sua deposição no glomérulo. Drogas imunossupressoras (esteroides e ciclofosfamida), por sua vez, ao suprimirem a produção de anticorpos, suprimem a formação de crioglobulinas. Finalmente, a terapia antiviral pode eliminar o VHC e reduzir a produção de anticorpos e complexos imunes como crioglobulinas.

Estudos não controlados demonstram que o tratamento com terapia imunossupressora e plasmaférese pode resultar em remissão da fase aguda da glomerulonefrite, com melhora significativa da função renal e redução da proteinúria (Tabela 18.7.4.3). Na fase aguda, o tratamento com terapia imunossupressora é uma opção para manter a função renal, mas o trata-

mento prolongado provavelmente não tem benefício adicional. Cursos de curta duração de corticosteroides (< 6 meses) associam-se com aumento da carga viral do VHC e uma progressão mais rápida da doença hepática. Esse fenômeno é um pouco semelhante ao observado em outros grupos de pacientes com infecção pelo VHC e imunossupressão, como aqueles com coinfecção HIV/VHC e aqueles com hipogamaglobulinemia.

Estudos analisaram o uso de rituximabe para o tratamento de GN associada à infecção pelo VHC (Tabela 18.7.4.3). O medicamento é um anticorpo monoclonal que se liga ao antígeno de superfície CD20, uma proteína transmembrana expressa somente em linfócitos B. Como a estimulação crônica de linfócitos B e a produção de autoanticorpos estão envolvidas na patogênese da GN associada à infecção pelo VHC, o rituximabe é considerado eficaz para esses pacientes pela sua propriedade de depletar células B, interferindo, assim, na produção de IgM monoclonal, na síntese de crioglobulina e na deposição renal de complexos imunes. Estudos demonstraram que o rituximabe associa-se com diminuição da proteinúria e melhora da função renal, mas com efeito rebote quando o seu uso é interrompido. Além disso, o uso prolongado de rituximabe associa-se com linfopenia de células B, complicações infecciosas e aumento da carga viral do VHC.

Outra abordagem para o tratamento da GN associada à infecção pelo VHC é a terapia antiviral com IFN ou IFN-PEG, como monoterapia ou em associação com RBV (Tabela 18.7.4.4). A maioria dos estudos envolvendo terapia antiviral demonstrou relação entre RVS e decréscimo da proteinúria, inclusive em alguns casos houve aumento da taxa de filtração glomerular (TFG). No entanto, a recidiva virológica associou-se à recidiva de proteinúria nefrótica e, em não respondedores ao tratamento antiviral, não houve redução da proteinúria ou melhora da TFG.

Entre pacientes com GN associada à infecção pelo VHC tratados com IFN monoterapia ou associado com RBV, a taxa de RVS variou de 0 a 33% e de 71 a 100%, respectivamente (Tabela 18.7.4.4). No entanto, a maioria desses estudos incluiu um número reduzido de pacientes (intervalo: 2-20), o que

TABELA 18.7.4.3 Resultados de tratamentos com esteroides, imunossupressores e plasmaférese em pacientes com glomerulonefrite associada à infecção pelo VHC.

Autor	Pacientes (n)	Tratamento	Resposta renal	
			Decréscimo proteinúria (%)	Função renal melhor ou estável (%)
Ferri et al.	9	plasmaférese e corticosteroide	55	83
Singer et al.	10	plasmaférese, esteroides e ciclofosfamida	NR	80
Frankel et al.	10	plasmaférese, esteroides e ciclofosfamida	NR	100
De Vecchi et al.	15	metilprednisolona seguido por prednisona	86,6	78
Sinico et al.	16	plasmaférese, esteroides, ciclofosfamida	87	87
Bombardieri et al.	7	plasmaférese	100	100
Roccatello et al.	6	rituximabe	100	83
Quartuccio et al.	5	rituximabe	100	100
Basse et al.	5	rituximabe	100	100
NR: não relatado.				

TABELA 18.7.4.4 Terapia antiviral para glomerulonefrite associada à infecção pelo VHC.

Autor	Pacientes (n)	Tratamento	RVS (%)	Eventos adversos	Resposta renal
Johnson et al.	20	IFN-α 3 MU 3 × sem por 6 a 12 m	0	Síndrome gripal, fadiga, irritabilidade, depressão, anemia, cefaleia, eritema multiforme	Nível creatinina inalterado Redução da proteinúria
Stehman-Breen et al.	3	IFN-α 3 MU 3 × sem por 2 a 6 m	33	Fadiga, náusea, anorexia, cefaleia, depleção do volume intravascular, líquen plano	Redução da proteinúria
Bruchfeld et al.	7	IFN-α 3 MU 3 × sem ou IFN-PEG, ambos com RBV por 6 a 15 m	71,4	Anemia, hiperuricemia	Redução da proteinúria e melhora da taxa de filtração glomerular
Lopes et al.	2	IFN-α 3 MU 3 × sem e RBV por 12 m	100	Decréscimo no nível de hemoglobina	Redução da proteinúria
Saadoun et al.	22	IFN-α 3 UM 3 × sem ou IFN-PEG, ambos com RBV pelo menos l6 m	59	Fadiga, febre, anemia, mialgia, depressão, prurido, alopecia, trombocitopenia	Nível creatinina inalterado Redução da proteinúria
Alric et al.	18	IFN-α 3 UM 3 × sem ou IFN-PEG, ambos com RBV por 6 a 24 m	66,7	Anemia	Nível creatinina inalterado Redução da proteinúria

RBV: ribavirina; IFN: interferon; IFN-PEG: interferon peguilado; MU: milhões unidades; sem: semana(s); m: mês.

pode comprometer o poder estatístico desses achados. Contudo, entre aqueles tratados com IFN-PEG e RBV, a taxa de RVS variou de 60 a 66% e o número de pacientes incluídos nesses estudos foi maior, variando de 18 a 22 (Tabela 18.7.4.4). Um estudo comparou IFN-PEG combinado à RBV com IFN associado à RBV, em pacientes com GN combinada à infecção pelo VHC e demonstrou maior taxa de RVS e menor taxa de recaída da proteinúria entre os pacientes tratados com IFN-PEG associado a RBV. Além disso, ensaios clínicos controlados em pacientes sem disfunção renal demonstraram taxas de RVS significativamente maiores entre aqueles tratados com IFN-PEG associado à RBV, quando comparados com aqueles tratados com IFN associado à RBV. Por fim, uma metanálise de ensaios clínicos controlados demonstrou resultados mais favoráveis em relação à redução da proteinúria entre pacientes com GN associada à infecção pelo VHC, tratados com terapia antiviral do que entre aqueles que receberam terapia imunossupressora. No entanto, em ambos os tratamentos não houve melhora da função renal. Esse desfecho desfavorável pode ser resultado do início tardio do tratamento, quando alterações morfológicas renais irreversíveis já ocorreram. Em conclusão, IFN-PEG em combinação com RBV parece ser o tratamento de escolha para pacientes com GN associada à infecção pelo VHC.

Embora os resultados da terapia antiviral em pacientes com GN associada à infecção pelo VHC sejam encorajadores, o risco dos efeitos colaterais associados às medicações utilizadas é desafiador. O rim é responsável pela depuração tanto do IFN-PEG como da RBV e, se a função renal está comprometida, é necessário reduzir a dosagem de ambas as drogas. Em pacientes com *clearance* de creatinina (ClCr) < 30 mL/minu-

to, tanto a concentração plasmática máxima como a área sob a curva de concentração plasmática (AUC) do IFN-PEG-2b aumentam 90%, e a meia-vida aumenta em 40% em comparação a pacientes com função renal normal.

Em pacientes com insuficiência renal moderada (ClCr: 30 a 50 mL/minuto), a dose de IFN-PEG-α-2b deve ser reduzida em 25%; naqueles com insuficiência renal grave (ClCr: 10 a 29 mL/minuto), deve ser reduzida em 50%. Para IFN-PEG-α-2a, a redução da dose deve ser de 180 µg/semana para 135 µg/semana naqueles com insuficiência renal moderada ou grave.

Em pacientes com ClCr entre 10 e 30 mL/minuto e naqueles com ClCr entre 30 e 60 mL/minuto, a AUC para RBV é três vezes e duas vezes maior, respectivamente, do que aquela observada em pacientes com ClCr > 90 mL/minuto. Como resultado dos níveis elevados da droga e consequente aumento da toxicidade, a RBV tem sido contraindicada naqueles com ClCr < 50 mL/minuto. No entanto, vários relatos de caso ou séries de casos avaliaram o uso de RBV em combinação com IFN em pacientes com hepatite C crônica e insuficiência renal. Em pacientes com hepatite C crônica e função renal normal recebendo 1.200 mg de RBV por dia, a concentração plasmática da RBV é 2.300 ng/mL. Entre pacientes em hemodiálise recebendo 200 mg de RBV por dia, a concentração plasmática de RBV é 2.517 ng/mL, semelhante àquela encontrada em pacientes com função renal normal. Como RBV não é removida de forma eficaz pela hemodiálise, propõe-se o uso de 200 mg de RBV por dia em pacientes com ClCr < 50 mL/minuto, mas com acompanhamento rigoroso do nível de hemoglobina pelo risco de anemia intensa.

Em conclusão, IFN-PEG em combinação com RBV é o tratamento de escolha para pacientes com proteinúria moderada e doença renal lentamente progressiva (Figura 18.7.4.4). Entretanto, a terapia antiviral não é eficaz em controlar o processo inflamatório e a deposição de crioglobulinas nos glomérulos e na parede dos vasos. Além disso, o tratamento antiviral pode resultar em exacerbação da vasculite, eventos adversos graves, como anemia e piora da função renal. Dessa forma, terapia imunossupressora com ciclofosfamida ou rituximabe, bem como pulso de corticosteroide e plasmaférese, são opções terapêuticas para pacientes com insuficiência renal progressiva secundária à vasculite ou com proteinúria nefrótica (Figura 18.7.4.4). Curso de esteroides e drogas citotóxicas (com ou sem plasmaférese) podem ser utilizados para redução da produção e deposição de imunocomplexos. Uma vez que a fase aguda seja controlada, a terapia antiviral deve ser iniciada.

Quando o tratamento antiviral está indicado para pacientes com ClCr < 50 mL/minuto, deve-se utilizar uma dosagem menor de IFN-PEG (IFN-PEG-2a, 135 µg/semana; IFN-PEG-2b, 1 µg/kg/semana). A dosagem de RBV também deve ser reduzida para 200 mg/dia. Em pacientes com indicação de terapia imunossupressora, a opção é o uso intravenoso de metilprednisolona (500 mg) por três dias consecutivos, seguida por prednisona por via oral (1 mg/kg/dia) e ciclofosfamida (1 a 2 mg/kg por dia por 2 a 4 meses). A plasmaférese (troca de 3 L de plasma três vezes por semana, durante 2 a 4 semanas) associada à prednisona e ciclofosfamida pode ser utilizada como tratamento inicial para pacientes com doença renal aguda grave. O rituximabe tem sido utilizado como alternativa à terapia convencional imunossupressora (pulsos de metilprednisolona seguidos por corticosteroides orais e ciclofosfamida) com bons resultados. No entanto, ainda são necessários ensaios clínicos randomizados com tamanho de amostra adequado para definir o risco-benefício do tratamento dos pacientes com GN associada à infecção pelo VHC.

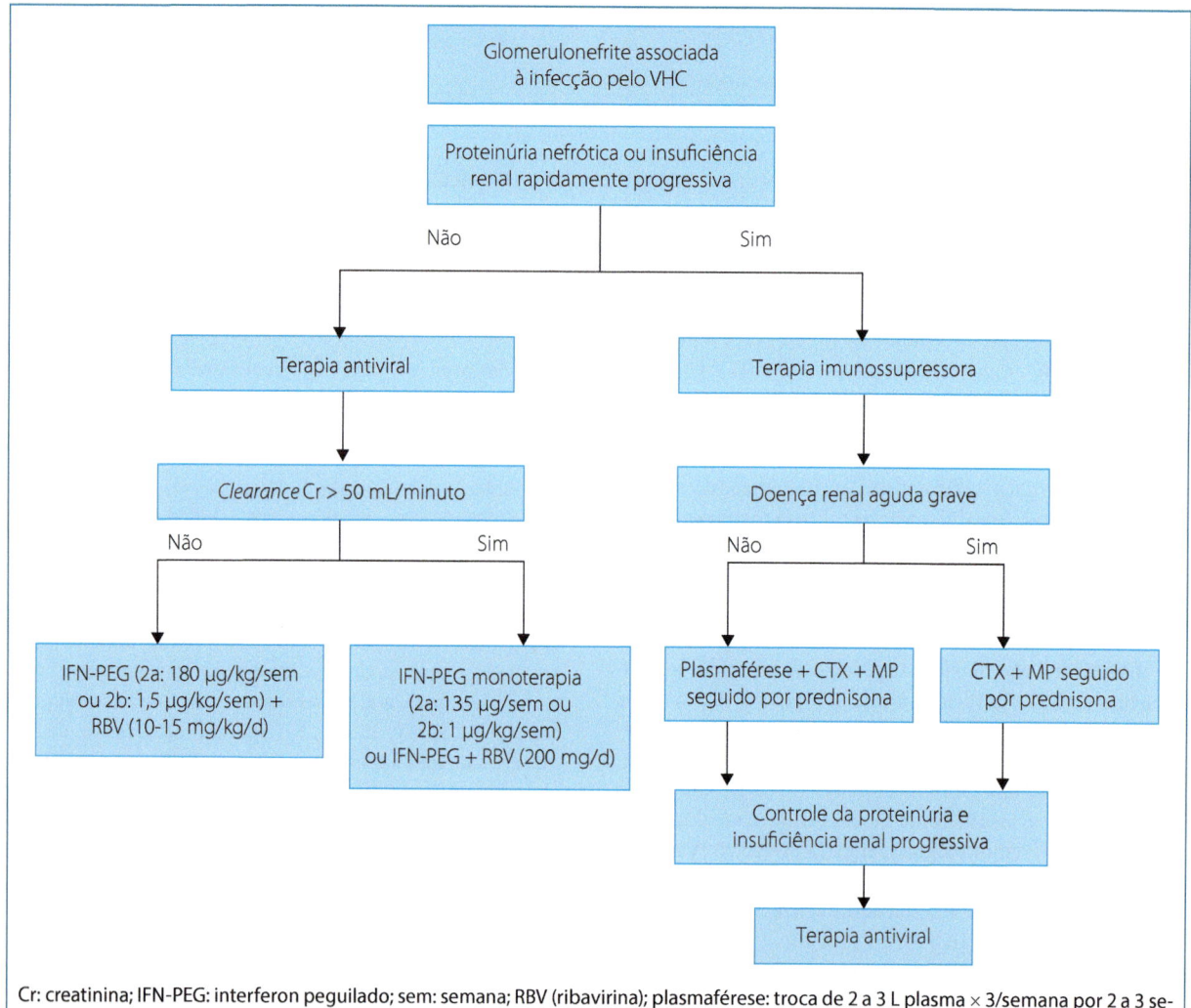

Cr: creatinina; IFN-PEG: interferon peguilado; sem: semana; RBV (ribavirina); plasmaférese: troca de 2 a 3 L plasma × 3/semana por 2 a 3 semanas; CTX: ciclofosfamida, 1 a 2 mg/kg por dia por 2 a 4 meses; MP: metilprednisolona (0,5 a 1 g/dia por 3 dias consecutivos); prednisona: 0,5 mg/kg por dia lentamente reduzida para 0,1 a 0,2 mg/kg/dia por 4 a 6 meses; d: dia.

FIGURA 18.7.4.4 Algoritmo para o manejo de glomerulonefrite associada à infecção pelo VHC.

Proteinúria nefrótica (excreção superior a 3 g de proteína por 24 horas), insuficiência renal rapidamente progressiva (doença renal com lesão de estruturas internas renais com perda progressiva da função renal e biópsia renal demonstrando lesão renal em crescente).

Em conclusão, são necessários planos de tratamento individualizados para pacientes com GN associada à infecção pelo VHC, levando-se em consideração a intensidade da doença renal e a condição clínica do paciente.

DESORDENS LINFOPROLIFERATIVAS

Em razão da elevada prevalência de infecção pelo VHC entre pacientes com desordens linfoproliferativas de células B, particularmente linfoma não Hodgkin (LNH), estabeleceu-se uma associação entre as duas patologias. A prevalência de infecção pelo VHC em pacientes com LNH varia entre 15 e 35% e, na população geral, entre 2 e 3%, o que sugere um papel etiológico do VHC no LNH. Em indivíduos com LNH e crioglobulinemia, a infecção pelo VHC está presente em quase 90% dos casos. Dados de pesquisas epidemiológicas e de metanálise demonstraram que pacientes com infecção pelo VHC possuem um risco 2,5 vezes maior de desenvolver LNH quando comparados com pacientes sem a infecção. Entre pacientes com vasculite por crioglobulinemia e infecção pelo VHC, o risco para LNH é ainda maior (risco relativo [RR]). A prevalência de infecção pelo VHC em indivíduos com LNH apresenta ampla variação geográfica, o que sugere que, além do VHC, fatores genéticos e ambientais também estejam envolvidos na patogênese dessa associação.

Inicialmente, o campo de investigação de LNH associado à infecção pelo VHC baseou-se em estudos epidemiológicos e, depois, estudos de biologia molecular investigaram os possíveis mecanismos biológicos envolvidos nessa associação. Embora não esteja plenamente esclarecido, o potencial oncogênico do VHC ocorre provavelmente mediante fatores patogênicos diretos e indiretos.

O mecanismo patogênico direto envolvido baseia-se na propriedade linfotrópica desse vírus, caracterizada por sua replicação em células B. Estudos demonstraram a presença de proteínas e partículas de replicação do VHC em linfócitos periféricos e em amostras de biópsia de linfoma. No entanto, ainda há certa contradição, pois alguns estudos não detectaram VHC em células de linfoma. De acordo com o mecanismo direto, a replicação viral nas células B resulta em inibição da apoptose de linfócitos infectados por meio da translocação t (18; 14), o que resulta em uma superexpressão do oncogene *bcl2*, e uma segunda mutação (*myc* oncogene) pode provocar o desenvolvimento de linfoma. Em um estudo que incluiu 75 pacientes com infecção crônica pelo VHC, a análise multivariada demonstrou que a presença do VHC RNA em células B associa-se com a presença de pelo menos um marcador de linfoproliferação.

O mecanismo patogênico indireto caracteriza-se pela ativação e proliferação sustentada de células B mediante persistente estimulação antigênica. A ligação da proteína E2 do envelope viral do VHC ao receptor CD81, um potente ativador de células B e expresso na superfície dos linfócitos, induz expansão clonal de células B, o que, por sua vez, favorece o estabelecimento de crioglobulinemia, assim como o de alterações genéticas que resultam na ativação de oncogenes e no desenvolvimento de LNH. Os linfomas em pacientes com hepatite C frequentemente expressam os mesmos genes de imunoglobulinas que codificam o fator reumatoide encontrado na crioglobulinemia, sugerindo um componente antígeno dependente comum às duas condições. A patogênese da crioglobulinemia e do LNH compartilham achados similares, sendo possível que, na linfoproliferação benigna desencadeada pelo antígeno do VHC, a crioglobulinemia represente uma desordem intermediária. Esta pode ser substituída, mediante uma combinação de fatores genéticos e ambientais, por desordens hematológicas mais agressivas, como LNH, em aproximadamente 11% dos casos após um longo período de infecção pelo VHC e crioglobulinemia.

Os tipos mais comuns de LNH associados com infecção pelo VHC são linfoma folicular, leucemia linfocítica crônica, linfoplasmocitoma/imunocitoma e linfoma de zona marginal (esplênico, nodal e extranodal). O acometimento extranodal é frequente entre pacientes com infecção pelo VHC e linfoma, ocorre em 65% dos casos e entre aqueles sem infecção pelo VHC, em 19%. Os sítios extranodais mais frequentes na associação hepatite C e LNH são fígado e glândulas salivares. Em indivíduos com infecção pelo VHC, comparados aos sem infecção, o RR de linfoma nas glândulas salivares e fígado é 50 vezes maior e, nos outros sítios extranodais, o risco é quatro vezes maior. A associação entre LNH, envolvimento extranodal e infecção pelo VHC baseia-se na característica do LNH de zona marginal extranodal de se iniciar seletivamente na zona marginal de células B e derivar de tecido linfoide organizado em resposta à infecção ou como componente de doença autoimune. Infecção pelo VHC também se associa com linfoma do tecido linfoide da mucosa (MALT). O VHC-RNA foi isolado na mucosa gástrica de pacientes com linfoma MALT.

O tratamento efetivo para infecção crônica pelo VHC pode ser também efetivo para doença linfoproliferativa. Estudo de revisão avaliou os resultados obtidos em pacientes com infecção pelo VHC e doença linfoproliferativa tratados com IFN com ou sem associação de RBV. Foram revisados 16 estudos com inclusão de 65 pacientes e em 75% dos casos houve remissão completa da desordem linfoproliferativa. No entanto, a remissão só se manteve naqueles com RVS; entre aqueles com recaída virológica também ocorreu recaída da desordem linfoproliferativa. Outros estudos com inclusão de um número reduzido de pacientes também demonstraram efetividade da terapia antiviral na remissão do LNH. Esses estudos incluíram 18 indivíduos com linfoma de zona marginal esplênica (linfoma esplênico com linfócitos vilosos). A maioria (78%) evoluiu com remissão do LNH após tratamento com IFN associado ou não à RBV. Reforçando a associação entre LNH e infecção pelo VHC, um indivíduo sofreu recaída do linfoma esplênico concomitantemente à recaída virológica e, após um segundo tratamento com antiviral, evoluiu com RVS e remissão do LNH. Outros estudos também relataram regressão de diferentes tipos de linfomas associados à infecção pelo VHC, tais como linfomas nodais de zona marginal e imunocitoma, após tratamento com IFN. Além disso, demonstou-se que simultaneamente à eliminação do VHC, pode haver remissão da infiltração medular pelo linfoma, sugerindo que a terapia antiviral pode ser útil mesmo em casos com curso clínico agressivo.

A regressão de linfoma MALT gástrico, após a erradicação do *Helicobacter pylori* com antibióticos, é provavelmente o exemplo mais conhecido para a conexão terapêutica entre um micro-organismo e uma doença linfoproliferativa. Sugere-se que essa conexão possa ser estendida para a relação entre infecção pelo VHC e linfoma MALT. Dezoitos pacientes com infecção pelo VHC, linfoma MALT gástrico com ou sem infecção pelo *H. Pylori*, mas sem regressão do linfoma após tratamento da bactéria, receberam IFN associado à RBV. Dezeseis pacientes evoluíram com RVS e remissão sustentada do linfoma MALT gástrico. Outros estudos têm confirmado o efeito benéfico do tratamento com IFN em pacientes com infecção pelo VHC e linfoma MALT das glândulas salivares, cavidade oral e baço.

A remissão de doença linfoproliferativa em pacientes com infecção pelo VHC não se deve apenas ao efeito antiproliferativo do IFN. Estudo que incluiu pacientes com doença linfoproliferativa, mas sem infecção pelo VHC, demonstrou que nesses casos o uso de IFN não tem efeito sobre a doença linfoproliferativa.

Os linfomas associados à infecção pelo VHC representam um grupo heterogêneo, incluindo linfoma indolente, de baixo, intermediário e alto graus e, por fim, linfomas agressivos. É provável que mecanismos patogenéticos diferentes estejam envolvidos nos diversos tipos de linfomas associados à infecção pelo VHC. A despeito de terapia antiviral com IFN associado à RBV ser uma opção terapêutica razoável para LNH de baixo grau associado à infecção pelo VHC, é insuficiente para o tratamento de LNH de médio e alto grau, em que a quimioterapia é necessária. Pacientes com LNH de grau intermediário e infecção pelo VHC foram randomizados para receber somente quimioterapia ou quimioterapia associada à IFN. A remissão do linfoma foi obtida em 60% dos 20 pacientes tratados com quimioterapia e IFN e em 46% dos que receberam somente quimioterapia. Embora essa diferença não tenha sido estatisticamente significativa, o número reduzido de pacientes pode explicar o baixo poder estatístico do estudo.

A infecção pelo VHC pode dificultar o manejo e agravar o curso do LNH. Pacientes com infecção pelo VHC apresentam estágio mais avançado do linfoma, quando comparados com aqueles sem infecção. Sugere-se que o VHC possa favorecer a disseminação do tumor por interferir na resposta imunológica. Entretanto, a quimioterapia pode ter um efeito tóxico sobre o fígado de pacientes com doença hepática de base e a terapia imunossupressora citotóxica, particularmente corticosteroide, pode aumentar a replicação viral. Toxicidade hepática associada à quimioterapia acontece mais frequentemente entre pacientes com infecção pelo VHC do que entre aqueles sem, mas, a despeito disso, na maioria dos casos não há necessidade de interrupção do tratamento quimioterápico. Da mesma forma, entre pacientes com infec-

ção pelo VHC e LNH tratados com corticosteroides e quimioterapia, não se observou deterioração da função hepática. Estudo randomizado incluiu um grupo de pacientes com LNH sem infecção pelo VHC tratado somente com quimioterapia e outros dois grupos com infecção pelo VHC e LNH, um grupo recebeu somente quimioterapia e o outro quimioterapia e IFN. Houve disfunção hepática significativa em um dos 18 dos pacientes não infectados, em 10 dos 22 do grupo com infecção pelo VHC tratados somente com quimioterapia e em três dos 20 pacientes com infecção e tratados com IFN e quimioterapia. Essa diferença foi estatisticamente significativa, sugerindo que a adição de IFN à quimioterapia pode reduzir os efeitos hepáticos ao desempenhar um papel na proteção hepática. Além disso, como a quimioterapia pode acelerar a taxa de progressão para cirrose entre pacientes com infecção pelo VHC, o tratamento antiviral deve ser considerado, em alguns casos, após quimioterapia e remissão completa do linfoma.

Finalmente, deve-se ressaltar que nem todos os linfomas respondem ao tratamento antiviral. Em relato de caso, paciente com infecção pelo VHC, crioglobulinemia mista e linfoma de células B indolente iniciou o tratamento com IFN e RBV. Um mês após, apresentou eliminação viral. No entanto, um mês depois da eliminação viral desenvolveu vasculite de pequenos vasos e necrose isquêmica de ambos os dedos indicadores. O tratamento antiviral foi interrompido e iniciou-se uma terapêutica com altas doses de corticosteroides, plasmaférese e quimioterapia.

Em conclusão, a triagem sistemática para a infecção pelo VHC deve ser realizada em pacientes com diagnóstico de linfoma. Embora sejam necessários ensaios clínicos controlados e com maior número de pacientes para definir estratégias terapêuticas, os dados disponíveis sugerem que a terapia antiviral pode ser considerada, talvez, em todos os tipos de doenças linfoproliferativas associadas com infecção pelo VHC.

DOENÇAS DERMATOLÓGICAS
(ver Subcapítulo 18.7.5)

Diversas patologias dermatológicas associam-se com infecção pelo VHC e podem ser divididas em três categorias de acordo com sua relação epidemiológica com infecção pelo VHC (Tabela 18.7.4.5).

TABELA 18.7.4.5 Relação entre doenças dermatológicas e infecção pelo VHC.

Relação com infecção pelo VHC	
Certamente relacionada	vasculite crioglobulinêmica, porfiria cutânea tarda, líquen plano, síndrome de Sjögren
Possivelmente relacionada	poliarterite nodosa, prurido, psoríase ou psoríase-*like*
Casos esporádicos	vasculite leucocitoclástica, urticária, eritema multiforme, eritema nodoso, síndrome de Behçet

PORFIRIA CUTÂNEA TARDA

A porfiria cutânea tarda (PCT) é consequência da atividade reduzida da enzima uroporfirinogênio-descarboxilase (UROD-D), a qual converte uroporfirinogênio III em coproporfirinogênio III. Desse modo, embora a concentração da UROD-D permaneça normal, há superprodução e acúmulo da proteína uroporfirinogênio no sangue e na urina.

Na forma esporádica da doença, tipo I, a atividade da enzima está reduzida em 50% nos hepatócitos, mas não nos eritrócitos e, nos períodos de remissão da doença, a atividade catalítica da enzima pode tornar-se próxima do normal. Na forma familiar, tipo II, o defeito enzimático surge também em outros tipos de células, como os eritrócitos. O defeito enzimático é essencial, mas não suficiente para as manifestações clínicas da PCT, para as quais são necessários outros fatores. Aqueles extrínsecos, que modulam a expressão da doença, incluem infecção pelo VHC, ingesta de bebida alcoólica, estrógenos e sobrecarga de ferro.

A infecção pelo VHC está presente em 40 a 50% dos pacientes com PCT. Entre pacientes com PCT, a prevalência de infecção pelo VHC apresenta ampla variedade geográfica. Na região sul da Europa, é significativamente maior quando comparada com aquela encontrada no norte da Europa e entre caucasianos da Oceania. O VHC, provavelmente, não induz alterações do metabolismo das porfirinas, mas induz a doença em indivíduos geneticamente predispostos. Estudos sugerem que a PCT associada à infecção pelo VHC relaciona-se com a sobrecarga hepática de ferro e com o desenvolvimento de cirrose relacionados com infecção pelo VHC.

As manifestações clínicas da PCT caracterizam-se por lesões cutâneas em áreas expostas ao sol em decorrência de fotossensibilidade. Essas lesões assomam principalmente no dorso das mãos e dos pés, face, antebraços e pernas. Ocorre, também, aumento da fragilidade cutânea secundária ao acúmulo de porfirinas no tecido subcutâneo e, como consequência, surgem vesículas ou bolhas subepidérmicas, as quais podem tornar-se hemorrágicas. A pele acometida cicatriza-se lentamente e sofre espessamento, fibrose e calcificação. Ao longo do tempo, pode haver pigmentação, despigmentação, hirsutismo, hipertricose e esclerodermia, como consequência de lesão de repetição. O diagnóstico da PCT baseia-se em alterações cutâneas características e em níveis elevados de uroporfirinas I e III na urina, coproporfirinas nas fezes e de porfirinas no plasma.

As opções terapêuticas incluem interrupção do uso de substâncias desencadeantes da doença, como bebida alcóolica, estrogênio e suplemento de ferro. Recomenda-se o uso de protetor solar para evitar fotossensibilidade. Outra opção terapêutica baseia-se na redução dos níveis de ferro do organismo por meio da flebotomia. A remissão da doença acontece, em geral, após 5 a 6 flebotomias com retirada de 500 mL de sangue em intervalos de 1 a 2 semanas. Quando a flebotomia está contraindicada, podem-se utilizar ciclos de cloroquina em doses baixas (125 mg via oral duas vezes por semana para adultos). A cloroquina concentra-se no fígado e forma complexos com as porfirinas em excesso, promovendo a sua remoção. A desferoxamina também pode ser utilizada no tratamento. De acordo com relatos de caso, terapia antiviral para o VHC parece melhorar as lesões cutâneas, mas estudos clínicos randomizados corroborando esse fato não estão disponíveis.

LÍQUEN PLANO

Erupção pruriginosa recorrente, caracterizada por pápulas achatadas e violáceas que podem desenvolver-se em qualquer sítio cutâneo (braços, tronco, genitais, unhas e couro cabeludo) e, também, mucosa oral. Biópsia da lesão demonstra infiltrado linfocítico da derme superior, com degeneração vacuolar do epitélio basal e a presença de corpos acidofílicos (queratinócitos apoptóticos).

A associação entre infecção pelo VHC e líquen plano baseia-se na alta prevalência dessa infecção, aproximadamente 27%, entre pacientes com líquen plano oral, na identificação do VHC em biópsia de mucosa oral e indícios de sua replicação em células epiteliais (pele e mucosa). Alguns estudos encontraram associação entre infecção pelo VHC e líquen plano, mas outros não. Como ele se associa com doença hepática avançada, alguns autores sugerem que somente a infecção pelo VHC não é suficiente para uma associação, mas também a presença de cirrose secundária a ela.

Nenhuma conclusão definitiva sobre a eficácia do tratamento antiviral com IFN e RBV no líquen plano é possível. Alguns estudos demonstraram eficácia do tratamento antiviral sobre o líquen plano e, outros, o agravamento da condição com exacerbação dos sintomas.

SIALADENITE LINFOCÍTICA

Caracteriza-se por produção insuficiente de lágrima e saliva, em decorrência da infiltração de linfócitos nas glândulas lacrimais e salivares, ocasionando ressecamento dos olhos e da boca.

Estudos epidemiológicos e de biologia molecular associaram sialadenite linfocítica à infecção pelo VHC. Primeiramente, verificou-se alta prevalência de sialadenite linfocítica em pacientes com infecção pelo VHC; na população geral, sua prevalência é de aproximadamente 1% e, entre pacientes com infecção pelo VHC, chega a 6%. Posteriormente, demonstrou-se o desenvolvimento de sialadenite em camundongos transgênicos após infecção pelo VHC; a replicação desse vírus em células epiteliais das glândulas salivares infectadas pelo VHC e o RNA-VHC foi detectada no tecido das glândulas salivares de pacientes com infecção pelo VHC. Embora esses estudos demonstrem que o VHC exerce algum papel no desenvolvimento de sialadenite, ainda não foi determinado se o VHC, a resposta imunológica ou ambos são responsáveis pelo seu desenvolvimento. Os mecanismos imunológicos propostos incluem reatividade cruzada entre o envelope do VHC e o tecido salivar ou estimulação imunomediada pelo envelope do VHC contra glândulas salivares.

A sialadenite linfocítica associada à infecção pelo VHC assemelha-se à forma idiopática presente na síndrome de Sjögren, mas existem algumas diferenças, como a ausência dos anticorpos anti-SSA/Ro, anti-SSB/La presentes na síndrome de Sjögren e uma pericapilarite linfocítica mais leve na sialadenite linfocítica associada à infecção pelo

VHC, além da ausência de xerostomia e xeroftalmia em aproximadamente 90% dos casos de sialadenite linfocítica associados à infecção pelo VHC. Embora somente 10% dos pacientes com infecção pelo VHC apresentem sintomas de secura, até 75% têm evidência histológica ou alguma anormalidade de testes como a sialometria de Schirmer, ou teste de Rose Bengal.

As terapias disponíveis para sialadenite permitem o alívio dos sintomas, como o uso de fluido lacrimal e saliva artificiais. Poucos estudos avaliaram a evolução da sialadenite em pacientes tratados com terapia antiviral para hepatite C. Por um lado, demonstrou-se incidência elevada, superior a 50%, de complicações imunológicas IFN-mediadas em pacientes com sialadenite linfocítica tratados com IFN monoterapia e, por outro, a resposta foi favorável quando a RBV foi associada ao IFN.

ALTERAÇÕES DA GLICOSE

Diabetes tipo 2, resistência à insulina e síndrome metabólica associam-se com infecção pelo VHC. A primeira ocorre em 14 a 50% dos pacientes com infecção pelo VHC, resistência à insulina em 32 a 70% e síndrome metabólica em 26 a 51%. Pacientes com infecção pelo VHC e idade superior a 40 anos possuem um risco duas vezes maior de desenvolver diabetes tipo 2 quando comparados com indivíduos sem infecção pelo VHC. Além disso, o diabetes é significativamente mais frequente entre pacientes com hepatite C do que naqueles com hepatite B (21% *versus* 12%). A presença de cirrose em decorrência de diferentes etiologias associa-se com o desenvolvimendo de resistência a insulina e diabetes, no entanto, a taxa de diabetes nos pacientes com cirrose e infecção pelo VHC é de 50%; naqueles com cirrose, mas sem infecção pelo VHC, é de 9%. Demonstrando que o VHC, além da presença de cirrose, tem um papel no desenvolvimento de diabetes e de resistência à insulina. Resistência à insulina e deficiência de secreção de insulina estão envolvidas na patogênese do diabetes tipo 2 associado à infecção pelo VHC.

O desenvolvimento da resistência à insulina associada à infecção pelo VHC envolve três aspectos. O primeiro o relaciona à cirrose associada à infecção pelo VHC. Em relação ao segundo aspecto, os mecanismos específicos não estão elucidados, mas envolvem um efeito direto do VHC sobre a sensibilidade à insulina. A presença do VHC promove o aumento de citocinas específicas pró-inflamatórias, como o fator de necrose tumoral (TNF-α), o que resulta em ativação de proteínas específicas, como as supressoras de citocinas de sinalização (SOCS) 1 e SOCS-3, as quais regulam negativamente a via de sinalização de insulina. Em adição, o TNF-α promove a regulação negativa do receptor de insulina substrato-1 (IRS-1) e e estimula a lipólise, ocasionando o aumento de ácidos graxos livres. Tanto alterações no IRS-1 como o aumento de ácidos graxos livres associam-se com o desenvolvimento de resistência à insulina. Por fim, o terceiro aspecto abrange a presença de obsesidade em pacientes com hepatite C e o desenvolvimento de esteatose. O tecido adiposo branco dos adipócitos viscerais presente na esteatose produz uma série de adipocitocinas importantes, incluindo adiponectina, leptina, resistina, visfatina, vaspin e apelina, bem como o TNF-α, interleucina 6 (IL-6), e IL-8, as quais contribuem para o desenvolvimento ou agravamento de resistência à insulina em pacientes com hepatite C.

A resistência à insulina em pacientes com infecção pelo VHC associa-se, por um lado, com maior taxa de progressão da fibrose hepática e, por outro, com menores taxas de RVS após o tratamento com IFN-PEG e RBV, sugerindo que pacientes insulinorresistentes têm um risco maior de progressão para cirrose e menor eficácia do tratamento antiviral. Nesse contexto, é importante melhorar a sensibilidade à insulina mediante perda de peso, exercício, bem como a utilização de agentes sensibilizadores de insulina com o objetivo de melhorar as taxas de RVS e diminuir a progressão da fibrose.

ALTERAÇÕES REUMATOLÓGICAS

Entre 45 e 65% dos pacientes com infecção pelo VHC têm autoanticorpos. Os autoanticorpos mais frequentemente presentes são antinúcleo (FAN), fator reumatoide, anticardiolipina (ACL), crioglobulinas, antimúsculo liso, antimicrossomais e antiperoxidase. O linfotropismo do VHC é a base para a produção dos autoanticorpos. Na maioria dos casos, esses autoanticorpos não se associam com outras manifestações patológicas, no entanto, também estão presentes em pacientes com hepatite autoimune e outras doenças hematológicas, o que representa um desafio diagnóstico.

A artralgia ou a artrite estão presentes em até 74% dos pacientes com infecção pelo VHC, normalmente relaciona-se com crioglobulinemia mista, mas, mesmo na ausência desta, o comprometimento articular pode acontecer.

HEPATITE AUTOIMUNE

A associação de autoimunidade, doenças autoimunes, infecção viral e sua distinção exata é particularmente importante para o estabelecimento de uma estratégia terapêutica segura e eficaz. Pacientes com doenças autoimunes se beneficiam do tratamento imunossupressor. Em contraste, há exacerbação de doença autoimune como resultado da administração de interferon. Contudo, o efeito do tratamento imunossupressor em hepatite crônica viral traz alguns riscos.

Um exemplo é a distinção entre hepatite autoimune tipo 1 (com anticorpos antinucleares positivos e/ou anticorpos antimúsculo liso positivos) ou tipo 2 (com anticorpos anti-LKM-1 positivos) associadas à infecção pelo VHC, e uma hepatite C crônica associada à autoimunidade sorológica inespecífica.

Alguns critérios clínicos e laboratoriais podem ajudar a discriminar o diagnóstico, mas às vezes isso pode ser bem difícil. Nesses casos, a corticosteroideterapia pode ser justificada como um teste terapêutico.

Na hepatite autoimune tipo 2, os marcadores sorológicos-chave são os autoanticorpos microssomais de fígado/rim tipo 1 (LKM-1) que, quando detectados na genuína hepatite autoimune tipo 2, têm como alvo um importante epítopo de células B composto por 8 aminoácidos na molécula do citocromo P450 2D6 (CYP2D6) (aminoácidos 263-270). Os pacientes portadores de hepatite autoimune tipo 2 são geralmente jovens, do sexo feminino, que apresentam alta atividade inflamatória hepática e respondem bem ao tratamento imunossupressor. Nesses pacientes, o tratamento com interferon deve ser evitado. Ao contrário, na presença de autoanticorpos LKM-1 associados ao VHC, o padrão de reconhecimento é mais diversificado, com uma preponderância de epítopos externos aos aminoácidos 257-269. Os pacientes com VHC associado a anticorpos LKM-1 são mais velhos, não há predominância de nenhum sexo, a atividade inflamatória é baixa, a imunossupressão não é benéfica e a resposta ao tratamento com interferon pode ser perigosa.

Um grande número de diferentes autoanticorpos é encontrado regularmente na infecção crônica pelo VHD e os mais destacados são os LKM-3 (13% dos casos). O autoantígeno LKM-3 foi recentemente clonado e identificado como membro da família das 1UDP-glucoronosiltransferases (UGT1A).

DOENÇA DE HASHIMOTO E TIREOIDOPATIA

A presença de anticorpos antimicrossomal e antitireoglobulina, hipotireoidismo e bócio multinodular foi detectada em 12,5% dos casos de hepatite C crônica sem tratamento, e apenas em mulheres, em algumas investigações. No entanto, estudos recentes não os encontraram mais frequentemente do que na população geral.

Contrariamente, não existem dúvidas de que pacientes tratados com interferon podem desenvolver alterações tireoidianas como: tireoidite autoimune; hipo ou hipertireoidismo sem autoanticorpos; presença de autoanticorpos sem manifestações clínicas. É altamente recomendável a dosagem de TSH e anticorpos antitireoperoxidase antes do início de qualquer tratamento com interferon e controlá-los periodicamente durante o seguimento.

SÍNDROME DE SJÖGREN (SS)

Na respectiva forma primária, a prevalência do VHC está entre 10 e 14% e é mais alta que na população geral. Alterações mínimas de glândulas salivares e graus III ou IV de infiltração linfocítica foram descritas em apenas 14% dos casos.

A síndrome de Sjögren associada ao VHC é caracterizada pela presença da síndrome oral *sicca* e pela ausência de manifestações multissistêmicas e anticorpos anti-SSA ou anti-SSB.

TROMBOCITOPENIA

A trombocitopenia (definida como uma contagem de plaquetas abaixo de 150.000/mm³ de sangue) é uma desordem hematológica comum na hepatite crônica, observada em 75 a 85% dos pacientes com cirrose. Trombocitopenia significativa (contagem plaquetária < 50/mm³) ocorre em aproximadamente 15% dos pacientes com cirrose.

Múltiplos fatores foram, ao longo dos anos, sugeridos para o desenvolvimento de trombocitopenia, incluindo sequestro plaquetário em decorrência do hiperesplenismo na hipertensão portal, supressão da medula óssea, níveis reduzidos, processos autoimunes e, mais recentemente, atividade reduzida do fator de crescimento hematopoiético, a citocina trombopoietina.

Com relação à causa determinante pelo hiperesplenismo, tem sido colocado em dúvida seu grau de importância em razão da recuperação insuficiente da plaquetopenia após a redução da hipertensão portal por procedimentos de *shunt* ou embolização da artéria hepática. O mesmo acontece com os fatores imunológicos, em razão do pequeno número de anticorpos antiplaquetários, encontrados em sangue periférico. A descoberta da citocina trombopoietina tem conduzido a questão da redução dessa citocina como um mecanismo central.

O restabelecimento da produção adequada de trombopoietina após o transplante de fígado resulta em pronta restauração da produção de plaquetas, valorizando a importância da redução da produção de trompoeitina como um dos fatores mais importantes. Estudos recentes com a descoberta da eficácia de drogas agonistas da trompoietina parecem caminhar para a valorização primordial dessa causa de trombocitopenia em hepatites crônicas.

Pacientes com trombocitopenia podem apresentar púrpura trombocitopênica idiopática numa frequência de 10 a 25%. A prevalência do HCV tem variação de 10 a 25%.

CARDIOPATIAS E ATEROSCLEROSE

Matsumori et al. descreveram recentemente alta presença de VHC (> 10%) em pacientes com miocardiopatia hipertrófica, mais de 6% com cardiopatia dilatada em comparação com 2,5% de grupo controle. Ishizaka et al. descreveram alta prevalência de aterosclerose aórtica em pacientes VHC-positivos com alta carga viral. Há controvérsias nos dias de hoje, mas constitui mais algumas associações extra-hepáticas com a HCV, que merecerão investigação futura.

OUTRAS COMPLICAÇÕES AUTOIMUNES

Algumas complicações autoimunes menos frequentes, porém relatadas pelos centros médicos, incluem anticorpos antinúcleo, polimiosites, polirradiculoneurites, eritema multiforme, fibrose pulmonar, úlcera de córnea de Mooren, encefalomielite progressiva, polineuropatia, anemia aplástica, anemia hemolítica (Coombs+), hepatite autoimune, doença de Kawasaki-símile, colecistite acalculosa e obstrução do ducto biliar, fenômeno de Raynaud, glomerulonefrite membranoproliferativa, miocardiopatia hipertrófica e dilatada, pericardite, gamopatias monoclonais (Tabela 18.7.4.6).

Independentemente da lesão hepática ocasionada pela hepatite C, a presença de manifestações extra-hepáticas pode ser indicativo de terapia antiviral porque muitas delas são controladas com a eliminação sustentada do VHC. Na prática clínica, reconhecer as manifestações extra-hepáticas e associá-las à infecção pelo VHC pode permitir um diagnóstico precoce de infecção pelo VHC e um tratamento abrangente, cuidadoso e não tardio (Tabela 18.7.4.6). Algumas manifestações extra-hepáticas podem ser graves e requerem tratamento medicamentoso específico e alteração do esquema terapêutica antiviral padrão.

TABELA 18.7.4.6 Resumo das manifestações extra-hepáticas da hepatite C.

Manifestação extra-hepática	Manifestações clínicas	Diagnóstico diferencial	Opções terapêuticas
Crioglobulinemia mista	Presença de crioglobulina no soro, vasculite, púrpura, fadiga, artralgia, neuropatia, glomerulonefrite membranoproliferativa.	Artrite reumatoide, linfoma células B, crioglobulinemia mista essencial.	Leve a moderada: clareamento do VHC com IFN-PEG + RBV. Grave: rituximabe ± IFN-PEG + RBV. Risco de vida: regime imunossupressor potente ± plasmaférese antes do início da terapia antiviral.
Complicações renais	Glomerulonefrite, proteinúria, hematúria microscópica, hipertensão.	Doença renal crônica.	Proteinúria não nefrótica/progressão insuficiência renal lenta: rituximabe seguido de IFN-PEG + RBV (dose habitual). Se *clearance* creatinina < 50 mL/min: IFN-PEG-2a, 135 µg/semana; IFN-PEG-2b, 1 µg/kg/semana ± RBV 200 mg por dia. Proteinúria nefrótica e/ou insuficiência renal rapidamente progressiva: rituximabe, plasmaférese, imunossupressão (corticosteroide/agente citotóxico).
Desordens linfoproliferativas	Linfonodomegalia, citopenia periférica.	Carcinoma, melanoma, linfoma Burkitt.	IFN-PEG + RBV pode ser efetivo em alguns casos de linfoma de baixo grau relacionados ao VHC. Em caso de quimioterapia, monitorizar para hepatotoxicidade.
Sialadenite crônica	Secura ocular, xerostomia.	Conjuntivite, blefarites.	Não há melhora com tratamento antiviral. Agentes tópicos para aumentar a hidratação e diminuir a inflamação podem reduzir os sintomas.
Poliartrite	Pequenas articulações afetadas, artralgia, sinovite, ausência de erosões articulares.	Artrite reumatoide, crioglobulinemia mista essencial.	IFN-PEG + RBV pode resolver. Hidroxicloroquina e baixa dose de corticosteroide. Frequentemente não responde a anti-inflamatório. Intensa: imunossupressor (metrotrexate) pode ser usado com cautela.
Produção de autoanticorpos	Produção de crioglobulinas, fator antinúcleo, antimúsculo liso, antitireoglobulina.	Outras doenças autoimunes.	–
Porfiria cutânea tarda	Pele frágil, vesículas, fotossensibilidade.	Dermatite medicamentosa.	IFN-PEG + RBV pode resolver. Protetor solar, abstinência alcoólica.
Alterações da glicose	Resistência à insulina, síndrome metabólica, diabetes tipo 2.	–	IFN-PEG + RBV, mudança do estilo de vida, agentes sensibilizadores de insulina.

BIBLIOGRAFIA SUGERIDA

Adinolfi LE, Nevola R, Rinaldi L, Romano C, Giordano M. Chronic Hepatitis C Virus Infection and Depression. Clin Liver Dis. 2017 Aug;21(3):517-34.

Antonelli A, Ferri C, Fallahi P et al. Thyroid disorders in chronic hepatitis C virus infection. Thyroid. 2006;16:563-72.

Areias J, Velho GC, Cerqueira R et al. Lichen planus and chronic hepatitis C: exacerbation of the lichen under interferon-alpha-2a therapy. Eur J Gastroenterol Hepatol. 1996;8:825-8.

Cacoub P, Comarmond C, Domont F, Savey L, Saadoun D. Cryoglobulinemia Vasculitis. Am J Med. 2015 Sep;128(9):950-5.

Carloni G, Fioretti D, Rinaldi M, Ponzetto A. Heterogeneity and coexistence of oncogenic mechanisms involved in HCV-associated B-celllymphomas. Crit Rev Oncol Hematol. 2019 Jun;138:156-171. Review.

Chacko EC, Surrun SK, Mubarack Sani TP, Pappachan JM. Chronic viral hepatitis and chronic kidney disease. Postgrad Med J. 2010; 86:486-92.

Craxì A, Laffi G, Zignego AL. Hepatitis C virus (HCV) infection: a systemic disease. Mol Aspects Med. 2008;29:85-95.

Di Domenicantonio A, Politti U, Marchi S, De Bortoli N, Giuggioli D. A review on thyroid autoimmune disorders and HCV chronic infection. Clin Ter. 2014;165(5):e376-81.

Gangireddy VG, Kanneganti PC, Sridhar S, Talla S, Coleman T. Management of thrombocytopenia in advanced liver disease. Can J Gastroenterol Hepatol. 2014 Nov;28(10):558-64.

Harrison SA. Liver disease in patients with diabetes mellitus. J Clin Gastroenterol. 2006; 40:68-76.

Kazakos EI, Kountouras J, Polyzos SA, Deretzi G. Novel aspects of defensins' involvement in virus-induced autoimmunity in the central nervous system. Med Hypotheses. 2017 May;102:33-6.

Khiani V, Kelly T, Shibli A et al. Acute inflammatory demyelinating polyneuropathy associated with pegylated interferon alpha 2a therapy for chronic hepatitis C virus infection. World J Gastroenterol. 2008;14:318-21.

Koike K, Moriya K, Ishibashi K et al. Sialadenitis histologically resembling Sjögren syndrome in mice transgenic for hepatitis C virus envelope genes. Proc Natl Acad Sci USA. 1997;94:233-6.

Mariotto S, Ferrari S, Monaco S. HCV-related central and peripheral nervous system demyelinating disorders. Inflamm Allergy Drug Targets. 2014;13(5):299-304.

Markus Peck-Radosavljevic.Thrombocytopenia in chronic liver disease. Liver International Volume37, Issue 6 June 2017:778-793.

Negro F, Forton D, Craxì A, Sulkowski MS, Feld JJ, Manns MP. Extrahepatic morbidity and mortality of chronic hepatitis C. Gastroenterology. 2015 Nov;149(6):1345-60.

Peck-Radosavljevic M. Thrombocytopenia in chronic liver disease. Liver Int. 2017 Jun;37(6):778-93.

Pozzato G, Mazzaro C, Gattei V. Hepatitis C Virus-Associated Non-Hodgkin Lymphomas: Biology, Epidemiology, and Treatment. Clin Liver Dis. 2017 Aug;21(3):499-515.

Sayiner M, Golabi P, Farhat F, Younossi ZM. Dermatologic Manifestations of Chronic Hepatitis C Infection. Clin Liver Dis. 2017 Aug;21(3):555-64.

Stehman-Breen C, Alpers CE, Couser WG et al. Hepatitis C virus associated membranous glomerulonephritis. Clin Nephrol. 1995;44:141-7.

Thornhill MH. Immune mechanisms in oral lichen planus. Acta Odontol Scand. 2001;59:174-7.

Vigani AG, Macedo de Oliveira A, Tozzo R et al.The association of cryoglobulinaemia with sustained virological response in patients with chronic hepatitis C. J Viral Hepat. 2011;18:e91-8.

Weissenborn K, Ennen JC, Bokemeye M, Ahl B, Wurster U et al. Monoaminergic neurotransmission is altered in hepatitis C virus infected patients with chronic fatigue and cognitive impairment. Guto online. 2006;55;1624-30; originally published online 8 May 2006. doi:10.1136/gut.2005.080267

Zuckerman E, Zuckerman T. Hepatitis C and B-cell lymphoma: the hemato-hepatologist linkage. Blood Rev. 2002;16:119-25.

18.7.5 Manifestações dermatológicas e orais na hepatite C

Luiza Keiko Matsuka Oyafuso // Valéria Petri
Alessandra Rodrigues de Camargo // Roberto Focaccia

INTRODUÇÃO

Desarranjos extra-hepáticos (artrite, erupções cutâneas, neurite e glomerulonefrite) são vistos em hepatites B e C, agudas e crônicas. A associação entre hepatites virais e manifestações cutâneas tem sido relatada e o assunto, muito discutido. De outro modo, a hepatite C tem sido mencionada mais frequentemente em associação a um número crescente de quadros cutâneos.

A infecção pelo vírus da hepatite B (VHB) está associada à síndrome de Gianotti-Crosti e à vasculite urticariforme, mas algumas outras manifestações dermatológicas anteriormente associadas ao VHB são agora reconhecidas como provavelmente relacionadas ao vírus da hepatite C (VHC), por exemplo, crioglobulinemia, poliarterite nodosa e porfiria cutânea tarda. Mais recentemente, muitas outras manifestações dermatológicas relacionadas ao VHC foram reconhecidas: líquen plano, síndrome de Behçet, síndrome *sicca* ou síndrome de Sjögren ou da boca seca, vasculite linfocítica e câncer da língua.

A hepatite C crônica associa-se a um grande número de manifestações extra-hepáticas, muitas das quais podem ser observadas por dermatologistas. Algumas associações de manifestações dermatológicas à infecção pelo VHC estão bem estabelecidas, enquanto outras continuam prováveis ou remotas. São manifestações extra-hepáticas bem estabelecidas de infecção pelo VHC a crioglobulinemia mista, algumas anormalidades da tireoide e líquen plano. Outras desordens dermatológicas, por exemplo, psoríase, urticária crônica, prurido crônico, pseudossarcoma de Kaposi, eritema migratório necrolítico e doença de Behçet, têm sido associadas aos relatos de casos de doença hepática induzida pelo VHC (Figuras 18.7.5.1 e 18.7.5.2).

Vasculite cutânea necrosante, crioglobulinemia mista, porfiria cutânea tarda e líquen plano são as principais doenças de pele frequentemente associadas à infecção pelo VHC, mas outras doenças cutâneas como a síndrome de Behçet, eritema multiforme e nodoso, malacoplaquia, urticária e prurido podem ocasionalmente ser ligadas à hepatite C. Mais estudos são necessários para estabelecer ou refutar o papel etiopatogênico do VHC nessas condições. Manifestações cutâneas são também parte do quadro clínico de outras desordens extra-hepáticas associadas à infecção pelo VHC, como disfunção da tireoide e trombocitopenia relacionada ao VHC. A resposta das doenças de pele ao tratamento com interferon-alfa (IFN-α) é imprevisível, com alguns pacientes melhorando, outros permanecendo estacionários ou piorando.

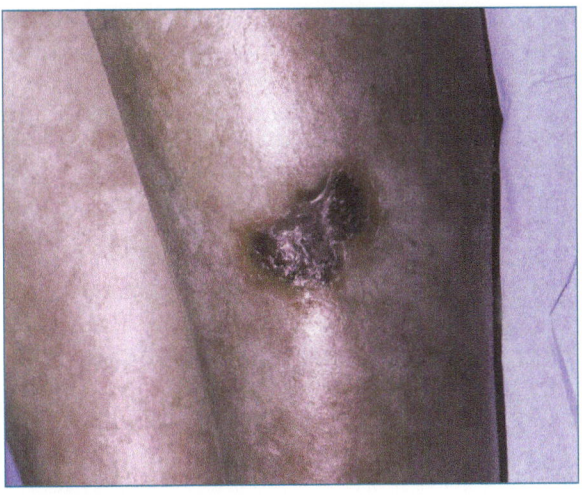

FIGURA 18.7.5.1 Prurigo.

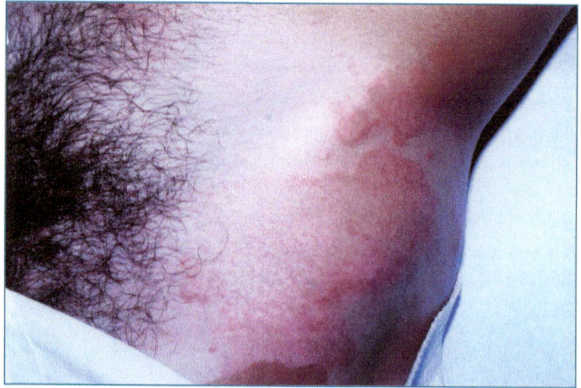

FIGURA 18.7.5.2 Psoríase em placas.

O vírus da hepatite C (VHC) infecta células mononucleares e pode ser responsável, como são outros vírus, por distúrbios imunológicos. As anormalidades imunológicas observadas em infecções pelo VHC são usualmente inespecíficas (crioglobulinemia, depósitos de imunocomplexos, autoanticorpos). Muitas das síndromes associadas implicam o VHC como um mediador de autoimunidade ou formador de imunocomplexos. Fenômenos linfoproliferativos e/ou autoimunes são, aparentemente, os mecanismos essenciais envolvidos por meio de uma ação primária sobre o sistema linfático.

Apesar da controvérsia acerca dos mecanismos patogênicos e do verdadeiro significado de algumas associações alegadas, as hepatites virais B e C têm uma lista crescente de possíveis marcadores dermatológicos que podem ser pistas valiosas abertas à discussão. Na prática, é de grande importância reconhecer as manifestações dermatológicas associadas das duas hepatites virais para otimizar o tratamento da doença crônica.

SÍNDROME DE GIANOTTI-CROSTI

Relacionada inicialmente com o vírus da hepatite B, tem sido encontrada também na HCV. As alterações histopatológicas são discretas: espongiose epidérmica; acantose; e eventualmente paraqueratose. Intenso infiltrado linfocitário perivascular pode estar associado a exocitose de eritrócitos e edema e dilatação da parede dos vasos. Pode haver também edema dérmico papilar. Algumas inclusões virais podem ser encontradas e, apesar da aparência clínica liquenoide ocasional, um infiltrado *band-like* está ausente.

O diagnóstico diferencial deve incluir mononucleose infecciosa, púrpura de Henoch-Schönlein e outras síndromes papulovesiculares acrolocalizadas.

Tratamento tópico com uma simples loção de zinco pode ser o único cuidado. Cremes de corticosteroides podem, eventualmente, piorar e devem ser empregados apenas no início da doença e se as lesões forem pruriginosas.

VASCULITE URTICARIFORME E URTICÁRIA CRÔNICA

Os pacientes com vasculite urticariforme confirmada precisam ser extensivamente investigados para a detecção de paraproteínas, lúpus eritematoso, hepatites B e C e doença intestinal inflamatória. Dos pacientes com urticária idiopática crônica,

alguns (< 5%) provaram ter reatividade alimentar aditiva confirmada por testes experimentais controlados por placebo.

As lesões individuais de vasculite urticariforme são caracteristicamente persistentes, durando mais de 24 horas; algumas vezes, até 3 a 5 dias e podem ser curadas com hiperpigmentação. Os sintomas sistêmicos incluem febre, artralgia, mal-estar e mialgia, prurido, dor e, ocasionalmente, equimoses. Podem ocorrer formas cutâneas puras de vasculite urticariforme (Figuras 18.7.5.3 e 18.7.5.4) e outras podem ter manifestações sistêmicas. Como características adicionais, surgem linfadenopatia, glomerulonefrite, dor abdominal, dor de cabeça, doença renal, inflamação ocular e desconforto respiratório.

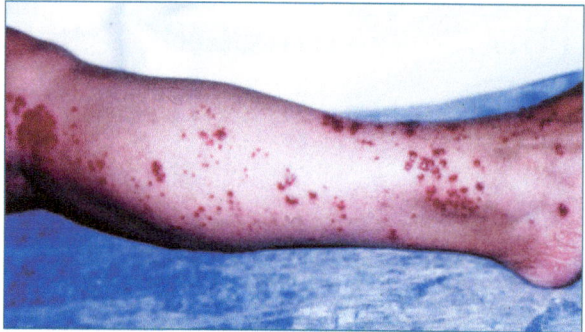

FIGURA 18.7.5.3 Vasculite leucocitoclástica e úlcera com necrose.

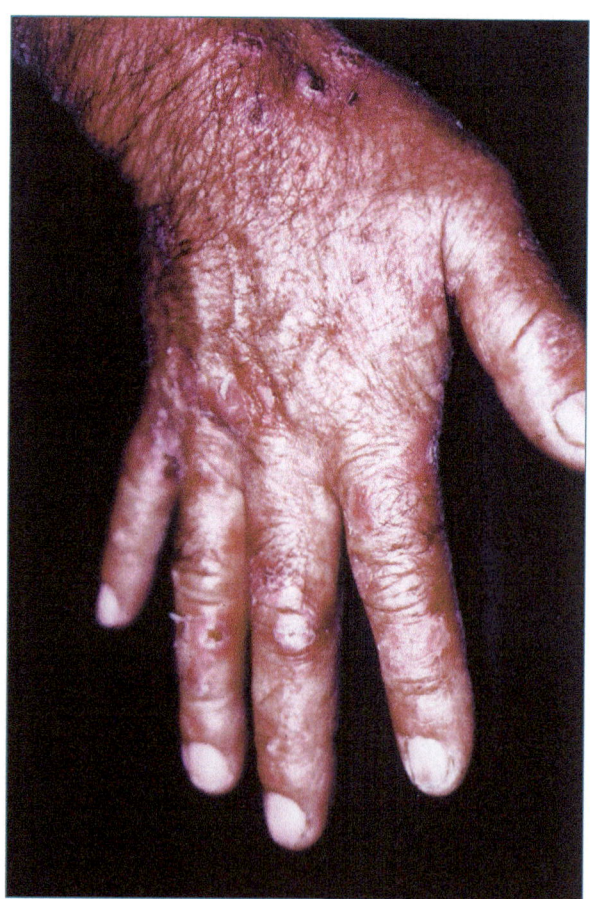

FIGURA 18.7.5.4 Urticária crônica.

O quadro histopatológico apresenta venulite necrosante, degeneração fibrinoide na derme superior e leucocitoclasia. A imunofluorescência de lesões recentes revela depósitos de IgG e C nas paredes vasculares.

O tratamento de rotina de todos os pacientes com urticária idiopática crônica, independentemente da etiologia, permanece o uso criterioso de anti-histamínicos H1. O tratamento da vasculite urticariforme depende da gravidade do quadro. Anti-histamínicos H1, corticosteroides, sulfonas, antimaláricos, colchicina e imunossupressores podem ser úteis.

LÍQUEN PLANO

Definido como uma desordem dermatológica relativamente comum, doença papular pruriginosa, clínica e histologicamente típica, não infecciosa, de etiologia desconhecida. O envolvimento mucoso é observado frequentemente. Distrofias ungueais ou alopecia cicatricial são encontradas menos frequentemente. A média de idade de início do líquen plano situa-se em torno de 40 anos e pode haver discreto predomínio feminino.

Em anos recentes, o líquen plano tem sido considerado clínica, imunológica e histologicamente similar à doença do enxerto *versus* hospedeiro. A ativação de elementos celulares do sistema imune pode desempenhar um papel central na patogênese da doença. Tem sido sugerida a associação com hepatite crônica ativa, cirrose biliar primária, hepatites virais B e C e ao HLA-B3 e B5. Líquen plano é, frequentemente, atribuído a fatores emocionais e, em alguns casos, pode ser provocado por medicamentos, como sais de ouro. Agentes químicos usados na revelação de filmes coloridos são também, ocasionalmente, responsáveis.

A lesão típica do líquen plano é uma pequena pápula lisa, violácea e achatada (Figura 18.7.5.5). O prurido é intenso e o fenômeno de Koebner é uma marca característica. As pápulas tendem a coalescer produzindo máculas, como sugere o nome líquen. As lesões são limitadas por linhas na pele, assumindo, assim, um formato poligonal. As superfícies das pápulas mostram as clássicas estrias de Wickham, que podem ser visualizadas como uma trama rendilhada de finas linhas brancas que representam o espessamento focal da camada granular. As pápulas são usualmente vermelhas, vermelho-azuladas ou vermelho-violetas. As lesões resolvidas deixam, quase sempre, uma hiperpigmentação marrom pós-inflamatória. Muitas variantes clínicas do líquen plano são descritas: eruptiva; localizada; anular; linear; hipertrófica; atrófica; nodular; bolhosa; erosiva; actínica; palmoplantar; folicular; planopilar; lúpus-*like*; genital; anal; oral; e líquen plano das unhas.

O líquen plano oral pode ser comum e é difícil de tratar. As pápulas típicas não são vistas, as estrias de Wickham são maiores, facilmente visíveis como tramas rendilhadas que cruzam primariamente a mucosa bucal, mas também vistas nas gengivas e na língua. Líquen plano genital e anal podem ser responsáveis por prurido intenso.

O envolvimento ungueal afeta cerca de 10% dos pacientes e pode ser uma pista clínica valiosa. As alterações incluem sulcos longitudinais, rachaduras, depressões irregulares, hiperqueratose subungueal e adelgaçamento, pterígio e mesmo distrofia das vinte unhas.

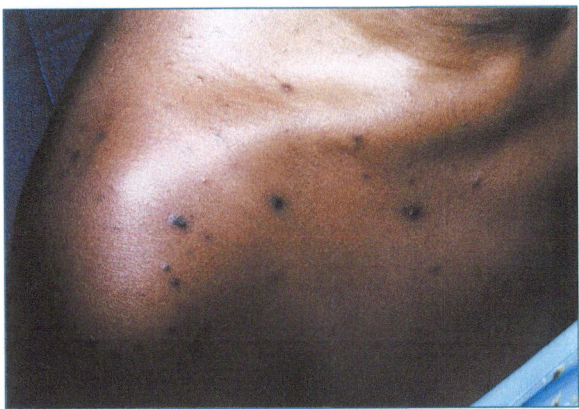

FIGURA 18.7.5.5 Líquen plano.

O quadro histológico do líquen plano é relativamente uniforme apesar de todas as variantes clínicas, e a marca-chave é um infiltrado de células T *band-like* na junção dermoepidérmica. A camada basal apresenta alteração vacuolar junto com corpos coloides que refletem queratinócitos lesados frequentemente disqueratóticos.

A ocorrência de líquen plano em um paciente com infecção pelo VHC foi relatada pela primeira vez em 1991. Considera-se o líquen plano associado à infecção pelo VHC com base na observação de uma frequência aumentada de VHC entre pacientes com líquen plano, particularmente no Japão e Itália. Esse resultado não foi confirmado por relatos de outras áreas geográficas, e o papel etiopatogênico da infecção pelo VHC permanece obscuro.

Desenvolvimento e exacerbação de líquen plano oral durante e após tratamento com interferon para hepatite C também foram observados. Foi sugerido que a patogênese do líquen plano oral pode resultar do sistema imune do hospedeiro e que o tratamento com interferon não está necessariamente contraindicado em pacientes com hepatite C.

Foram reportados melhora espontânea da psoríase durante o desenvolvimento de líquen plano e o desaparecimento subsequente do líquen plano associado a uma exacerbação da psoríase, a despeito da rara coexistência das duas doenças.

Muitos estudos sugerem uma alteração maligna no líquen plano, mas ainda é controverso se é ou não uma condição pré-maligna. Recomenda-se exame anual da cavidade oral, particularmente entre pacientes com hepatite viral tipo C, para detecção de transformação maligna do líquen plano oral.

O tratamento do líquen plano é difícil. Pode ser empregado o tratamento sistêmico com prednisona (20 a 40 mg/dia por várias semanas), acitretina (25 a 50 mg/dia) e isotretinoína (0,3 a 0,5 mg/kg por dia). Anti-histamínicos orais usualmente são inefetivos. Muitos outros produtos sistêmicos têm sido usados, como antimaláricos, antibióticos e isoniazida, mas não está claro se uma resolução espontânea ocasional coincide com a medicação. Esteroides tópicos podem ser úteis para aliviar o prurido. Fototerapia (PUVA) pode ser efetiva para líquen plano extenso ou altamente pruriginoso. O curso da doença é imprevisível. A forma eruptiva pode se resolver em 6 a 12 meses e a recorrência é comum.

POLIARTERITE NODOSA (PAN)

Manifestações dermatológicas na PAN ocorrem em cerca de 10 a 15% dos casos. Os vasos cutâneos são afetados em cerca de 1/3 dos pacientes e os achados clínicos são altamente variáveis. O quadro clássico é caracterizado por dolorosos nódulos urticariformes crônicos subcutâneos de 1 a 2 cm de diâmetro que se desenvolvem ao longo das artérias em um padrão de livedo com ulceração nas extremidades inferiores. Pequenos aneurismas e cicatrizes nodulares podem produzir alterações palpáveis no curso das artérias subcutâneas ou musculares. Paniculite e púrpura podem ser vistas. Erupção urticariforme e angioedema podem também ocorrer. Os nódulos subcutâneos produzem uma sensação de peso nas pernas.

Quando limitada à pele, a PAN provoca alterações livedo racemosas nas pernas, lesões nodulares, ulcerações e extrema sensibilidade do arco dos pés. A doença cutânea continua ao longo dos anos, mas não ameaça a vida do paciente, que deve ser avaliado periodicamente à procura de sinais de envolvimento sistêmico.

O envolvimento cutâneo pode ocorrer como um achado isolado ou como parte de uma doença multissistêmica. Na ausência de envolvimento visceral, a PAN cutânea tem um curso benigno, embora protraído. Tem sido relatado que os pacientes com envolvimento cutâneo como parte de uma doença multissistêmica têm melhor prognóstico.

Histopatologicamente, a lesão clássica é uma panarterite de artérias musculares de tamanho médio, com infiltrado de leucócitos polimorfonucleares nas paredes dos vasos. Quando o processo atinge as fases subaguda e crônica, o infiltrado se torna mononuclear e há oclusão dos vasos com trombose, isquemia tecidual e necrose consequentes. Vasculite leucocitoclástica de vênulas é também produzida nesta síndrome. Frequentemente são produzidas dilatações aneurismáticas nas artérias de tamanho médio.

O diagnóstico de PAN baseia-se essencialmente na evidência histológica de vasculite. A velocidade de hemossedimentação é usualmente elevada e tanto leucocitose quanto eosinofilia estão frequentemente presentes. Estudos de imagem podem ajudar a achar os vasos envolvidos para orientar a biópsia. Biópsias musculares podem ser úteis na indicação de locais para exame histológico. Estudo angiográfico do abdome e dos rins pode revelar alterações típicas nas bifurcações dos vasos.

Indica-se primeiramente o tratamento sistêmico, com prednisona (1 mg/kg/dia). Se falhar em deter a doença, prednisona (1 mg/kg/dia) combinada à ciclofosfamida (1 a 2 mg/kg/dia) pode ser útil. A ciclofosfamida é dada em dose única matinal. Hidratação adequada, monitoração do débito urinário e profilaxia da cistite são muito importantes. Quando a remissão é obtida, usualmente após 3 a 6 meses, o tratamento pode ser mudado para uma dose mensal de ciclofosfamida (15 a 20 mg cada 3 a 4 semanas). Azatioprina e metotrexate também têm sido usados para sustentar as remissões. Em pacientes com hepatites B e C crônicas, interferon-α e, talvez, ribavirina também podem ser considerados.

Quando a PAN é limitada à pele, corticosteroides tópicos podem ser tentados, mas a maioria dos pacientes, ao menos ocasionalmente, necessita de tratamento sistêmico. A associação de prednisona e ciclofosfamida não é recomendada se a doença está limitada à pele. Alguns autores utilizam azatioprina com sucesso em pacientes com úlceras resistentes ao tratamento.

O prognóstico depende do padrão de envolvimento dos órgãos. Em média, 60% dos pacientes sobrevivem cinco anos com o moderno tratamento. Duas décadas atrás, a taxa de sobrevida de cinco anos era inferior a 20%. O envolvimento cutâneo tem sido considerado um marcador de melhor prognóstico.

CRIOGLOBULINEMIA MISTA ESSENCIAL

Em geral, a crioglobulinemia mista essencial (CME) é, agora, aceita como fortemente associada ao VHC. É uma desordem com deposição de imunocomplexos circulantes em pequenos e médios vasos sanguíneos. As características clínicas compreendem púrpura palpável nas extremidades inferiores, artralgias e fraqueza. Pode ocorrer durante distúrbios autoimunes, doenças hepáticas e infecções virais, entre as quais a infecção pelo vírus da hepatite C desempenha papel central. Os pacientes com CME têm um risco considerável de doença renal e podem desenvolver problemas autoimunes.

Manifestações dermatológicas têm sido relatadas em 67 a 100% dos pacientes e o principal sinal é um infiltrado purpúrico das mãos e pés após exposição ao frio, frequentemente associado a hemorragias maiores e necrose focal. Úlceras nas pernas são observadas em 20% dos pacientes.

Crioglobulinas mistas podem ser detectadas em pacientes com hepatite C e vasculite sintomática associada à crioglobulinemia. Podem ocorrer diminuição do componente C4 do complemento, fator reumatoide positivo e elevação de enzimas hepáticas. Anticorpos antivírus da hepatite C e/ou RNA viral são encontrados em quase todos os pacientes com crioglobulinemia mista, o que pode ser considerada uma prova definitiva da associação etiopatogênica entre infecção pelo vírus da hepatite C e crioglobulinemia mista.

O tratamento de 1ª escolha é o interferon-α, embora respostas transitórias sejam frequentes. Ele reduz a viremia do VHC e melhora os sinais clínicos e as anormalidades bioquímicas da crioglobulinemia. A associação com crioglobulinemia é clara e os sintomas relacionados à crioglobulinemia geralmente melhoram com o uso de interferon-α, embora os pacientes frequentemente sofram recaídas após o fim do tratamento.

Histopatologicamente, os vasos dérmicos podem estar ocluídos por depósitos amorfos de proteínas. Os pequenos vasos podem apresentar trombos. Às vezes, há vasculite leucocitoclástica.

Os sintomas podem ser reduzidos evitando-se o frio. A plasmaférese pode remover a proteína responsável.

PORFIRIA CUTÂNEA TARDA

Distúrbio do metabolismo das porfirinas associado à atividade diminuída da uroporfirinogênio descarboxilase (URO-D) no fígado.

Recentemente, foi cogitada uma forte associação entre PCT e o VHC. Estudos no sul da Europa têm demonstrado alta prevalência (53 a 91%) de marcadores do VHC em pacientes com PCT. Esses achados implicam o VHC na etiologia da doença hepática associada à PCT, sugerindo que testes sorológicos e virológicos para hepatite C poderiam estar indicados em todos os pacientes com PCT.

A prevalência de infecção pelo VHC foi estudada em um grupo de pacientes japoneses com PCT tipo esporádico e 85% tinham anticorpos anti-VHC.

Há alta prevalência de infecção pelo vírus da hepatite C em pacientes com PCT, especialmente naqueles sem história familiar da doença. A PCT em pacientes infectados pelo vírus da hepatite C deve-se a uma alteração adquirida da URO-D hepática. O VHC não modifica a URO-D eritrocítica.

Clinicamente, a PCT é caracterizada por bolhas e fragilidade da pele em áreas expostas à luz. Pode ser clinicamente indistinguível de outras desordens incluindo porfiria variegada, e o diagnóstico somente pode ser feito por rigorosa análise bioquímica. Os sintomas clínicos dominantes são bolhas, vulnerabilidade cutânea aumentada, hipertricose e elastose. As formas agudas de PCT se manifestam com bolhas tensas e erosões; e as crônicas são caracterizadas por *milia,* cicatrizes e alterações esclerodermatosas. Relatou-se uma vasculite de vasos médios em associação a PCT esclerodermoide e infecção pelo VHC. Essa evidência sublinha a importância do VHC e seu potencial para manifestações cutâneas, assim como a importância do reconhecimento de manifestações cutâneas de doenças internas que podem ser a primeira pista para o diagnóstico de hepatite C (Figura 18.7.5.6).

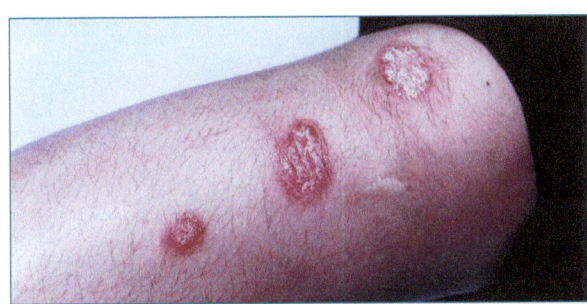

FIGURA 18.7.5.6 Porfiria cutânea tarda.

A hipertricose também é um sinal comum e reversível de PCT. Mais frequentemente, envolve as têmporas, conectando as sobrancelhas à linha capilar e bochechas. Além disso, muitos pacientes têm hiperpigmentação facial que se assemelha a melasma. Um sinal particularmente sutil, mas interessante, é a descoloração heliotrópica com edema palpebral e conjuntivite. Achados similares têm sido descritos em policitemia vera, mas também podem ser vistos em alcoolismo crônico, de modo que seu significado exato é obscuro.

A PCT é uma das causas clássicas de pseudoesclerodermia. Com mais frequência, a pele das partes laterais da face e do pescoço está envolvida, embora áreas não expostas, como o tórax, também possam ser acometidas. Clinicamente, a pele é firme e indurada. Possíveis pistas de que se trata de PCT, e

não de esclerose sistêmica, são a presença de pequenas erosões, áreas hemorrágicas, crostas ou cicatrizes varioliformes. As placas esclerodermoides podem calcificar e, então, ulcerar. As alterações esclerodermoides podem também ser vistas na porfiria hepatoeritropoiética.

Muitos pacientes têm sido reportados com PCT e lúpus eritematoso. Se um paciente com lúpus eritematoso tem bolhas, deve-se pensar em PCT; e se um paciente com PCT tem fotossensibilidade aguda, deve-se pensar em lúpus eritematoso. Essa sobreposição é clinicamente importante, já que a dose de cloroquina usada em lúpus eritematoso é alta demais para pacientes com PCT.

Hemocromatose hereditária, infecção pelo VHC, álcool, estrógenos e uma história familiar de PCT são os principais fatores de risco para a condição e devem ser pesquisados especificamente em todos os pacientes. Doença hepática, incluindo carcinoma hepatocelular, é comum em pacientes com PCT e deve ser investigada na apresentação por meio de uma biópsia hepática onde for possível.

Os autores sugerem que um diagnóstico de PCT, especialmente em um paciente jovem, deve incitar a investigação de infecção pelo HIV e VHC subjacentes. Estudos das porfirinas devem ser realizados em qualquer paciente com HIV e fotossensibilidade. Os médicos precisam estar cientes do risco infeccioso associado às vesículas e erosões nesses pacientes.

Bioquimicamente, os níveis totais de porfirinas na urina estão aumentados com predomínio de uroporfirina e porfirina heptacarboxílica. A isocoproporfirina é demonstrável nas fezes. As melhores estratégias terapêuticas são a administração oral de baixas doses de cloroquina (125 mg) duas vezes por semana ou sangrias repetitivas, ou a combinação de ambas. A venossecção deve ser usada em pacientes com sobrecarga severa de ferro ou doença hepática relacionada ao VHC. Subsequentemente, é necessário seguimento de longo-prazo em todos os pacientes para monitorizar recaídas.

SÍNDROME DE SJÖGREN

Também chamada síndrome *sicca,* é uma doença autoimune multissistêmica crônica das glândulas exócrinas, de etiologia desconhecida, caracterizada por uma ativação policlonal de células B, ceratoconjuntivite *sicca* (olhos secos), xerostomia e poliartrite.

As queixas usuais dos pacientes são secura dos olhos (os pacientes frequentemente dizem que não podem chorar), da boca e de outras superfícies mucosas (p. ex., mucosa genital). Lesão de córnea pode ser muito grave causando lesões como ceratite filiforme. Doença vascular inflamatória pode se apresentar como petéquias, púrpura palpável, urticária crônica ou vasculite urticariforme. A crioglobulinemia pode também resultar em desenvolvimento de angeíte leucocitoclástica. Em pacientes japoneses com síndrome de Sjögren, um eritema anular incomum torna-se relativamente comum. Alterações similares podem ser vistas em bebês de mães com síndrome de Sjögren. Uma alopecia difusa não cicatricial pode estar presente.

Os pacientes apresentam larga margem de queixas inespecíficas como febre, mal-estar e mialgias, de modo que, com frequência, são diagnosticados erroneamente como se tivessem síndrome da fadiga crônica ou depressão. A glândula salivar parótida está aumentada. Podem ocorrer doença gastrointestinal, pancreatite e doença tireoidiana. Pericardite, neuropatias (particularmente do nervo facial) e complicações renais podem ser vistas. A poliartrite é discreta, recidivante e não erosiva, não preenchendo os critérios para artrite reumatoide. Artrite destrutiva, síndrome de Raynaud e disfunção esofagiana usualmente são sinais de uma desordem secundária associada do tecido conectivo.

Um denso infiltrado linfocítico é observado quando estudadas glândulas salivares menores em biópsias do lábio inferior. Os espécimes de biópsia das lesões de pele podem mostrar angeíte leucocitoclástica ou infiltrados perivasculares linfocíticos. A maioria dos pacientes apresenta anticorpos contra fator reumatoide Ro (SS-A) e, frequentemente, La (SS-B). Os anticorpos Ro e La são vistos também no lúpus eritematoso. Em alguns casos, outros ANA (anticorpos antinucleares) são encontrados. Pode haver anemia e níveis elevados de imunoglobulinas.

Os achados de olho e boca são tratados com lágrimas e saliva artificiais. Frequentemente, a doença sistêmica exige agentes corticosteroides ou imunossupressores. Nenhum agente ou regime isolado tem se destacado dos demais.

OUTRAS MANIFESTAÇÕES DERMATOLÓGICAS

Muitas outras manifestações dermatológicas têm sido associadas à hepatite C, incluindo várias decorrentes de reações vasculares da pele. Encontram-se em estudos as relações causais e mecanismos imunopatogenéticos envolvidos.

MANIFESTAÇÕES ORAIS
LÍQUEN PLANO ORAL

Nos últimos anos, a associação entre hepatite C e uma série de alterações extra-hepáticas tem sido relatada e o assunto, discutido. Algumas dessas manifestações podem afetar exclusiva ou predominantemente a cavidade oral e podem ser avaliadas por cirurgiões-dentistas. Dentre as manifestações associadas ao VHC, algumas apresentam associação bem estabelecida com a infecção, enquanto outras permanecem alvo de grande controvérsia. São manifestações extra-hepáticas bem estabelecidas na literatura a crioglobulinemia mista, algumas anormalidades da tireoide e o líquen plano.

O líquen plano é uma desordem inflamatória crônica, relativamente comum, que afeta mucosas e pele. Essa resposta inflamatória causa danos às células do epitélio estratificado escamoso produzindo lesões mucocutâneas. A doença normalmente apresenta manifestação entre a 5ª e a 6ª décadas de vida, sendo duas vezes mais comum em mulheres do que em homens.

O líquen plano oral (LPO) é uma doença de natureza desconhecida e, nos últimos anos, a sua etiopatogenia foi relacionada a uma alteração autoimune, mediada por células T (linfócitos T citotóxicos CD8+). Pode ser desencadeada tanto por fatores endógenos (fatores hormonais, distúrbios emocionais, endócrinos e doenças autoimunes) como exógenos (medicamentos, materiais restauradores odontológicos, alimentos, micro-organismos e trauma) em indivíduos com predisposição genética para desenvolver a doença. O evento inicial para desencadear o processo estaria associado ao aumento na produção de citocinas TH1 em lesões orais (IFN–γ associado) e em lesões mucocutâneas (TNF-α associado).

Na maioria dos casos, as lesões cutâneas são autolimitadas e caracterizadas por prurido. As lesões orais são mais comuns que as cutâneas, podem ocorrer de forma independente, tendem a ser crônicas e mais resistentes ao tratamento. Elas raramente sofrem remissão espontânea e, apesar de controversos, alguns estudos sugerem que lesões orais ulceradas e/ou erosivas são potencialmente cancerizáveis com taxas de malignização que variam de 0,4 a 5%.

Clinicamente, as lesões de líquen plano oral são polimorfas e podem manifestar-se de diferentes formas: reticular, eritematosa (atrófica) e erosiva (ulcerativa, bolhosa). Lesões reticulares, a forma mais reconhecida de LPO, são caracterizadas por finas linhas esbranquiçadas denominadas estrias de Wickham, que se entrelaçam formando um rendilhado (Figura 18.7.5.7). Embora alguns pacientes possam exibir uma grande diversidade no aspecto reticulado, raramente se queixam de sintomas e, muitas vezes, não têm conhecimento de sua presença. Lesões eritematosas e erosivas, normalmente, são acompanhadas de lesões reticulares e resultam em diferentes graus de desconforto. O número de ulcerações é variável, assim como seu tamanho e localização. Independente da característica clínica que assumam, normalmente as lesões são múltiplas, simétricas e bilaterais; e podem estar presentes em mucosa jugal, língua (dorso), gengiva, mucosa labial e lábio inferior.

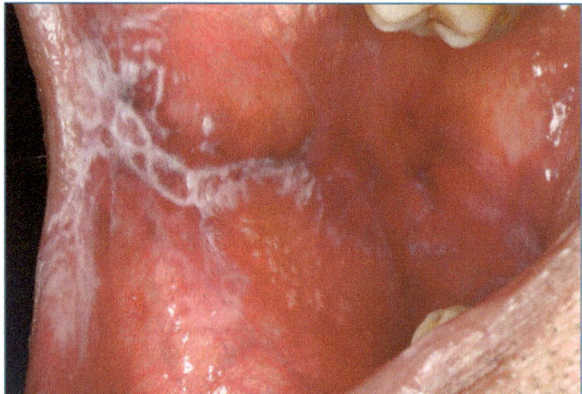

FIGURA 18.7.5.7 Líquen plano reticular em mucosa jugal direita. *Fonte:* Imagem concedida pela Disciplina de Estomatologia Clínica da FOUSP.

A análise clínica e confirmação histopatológica são recomendadas para o diagnóstico do LPO e o quadro histológico é marcado pela presença de degeneração da camada basal, infiltrado inflamatório linfocitário de células T disposto em banda junto ao epitélio, hiperparaqueratose e/ou hiperqueratose com formação de projeções epiteliais em "dentes em serra" e corpos de Civatte (Figura 18.7.5.8).

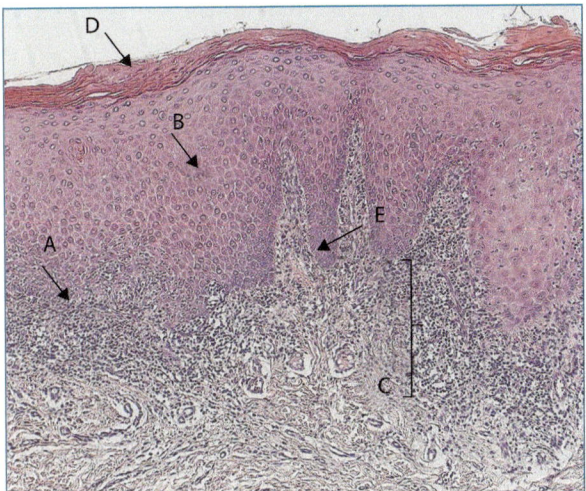

FIGURA 18.7.5.8 Principais características histopatológicas comumente encontradas no líquen plano bucal. (A) degeneração da camada basal; (B) queratinócitos em degeneração, também conhecidos como corpúsculos de Civatte; (C) infiltrado inflamatório subepitelial em banda, predominantemente linfocitário; (D) hiperqueratose; e (E) projeções epiteliais afiladas com aspecto de "dente de serra".
Fonte: Agradecimento à Disciplina de Patologia Bucal – FOUSP – Prof. Décio Santos Júnior.

O tratamento do LPO deve ser reservado apenas para os casos sintomáticos que podem variar desde uma aspereza da mucosa até moderada ardência. Três classes de medicamentos podem ser utilizadas para o controle da doença. A escolha da droga e sua via de administração devem ser embasadas pelos sintomas relatados, associados ao grau de envolvimento clínico oral e extraoral do paciente. As medicações de escolha incluem corticosteroides, retinoides e imunossupressores de uso tópico ou sistêmico. Para o tratamento tópico, pode ser utilizado o propionato de clobetasol 0,05%, forma de gel carboximetilcelulose ou suspensão oral, por várias semanas, até que a remissão dos sintomas seja significativa. O tratamento com agentes tópicos é preferido ao uso de medicações sistêmicas por apresentar menor efeito adverso e satisfatória resposta clínica na maioria dos pacientes.

BIBLIOGRAFIA SUGERIDA

Berard F, Pincemaille B, Charhon A, Perrot H. Persistent erythema multiforme associated with chronic hepatitis C virus infection. Efficacy of interferon alpha. Ann Dermatol Venereol. 1997;124(4):329-31.

Braun-Falco, Plewig G, Wolf HH, Burgdorf WHC. Dermatology. New York: Springer-Verlag; 2000. p. 53-120.

Burrows NP, Norris PG, Alexander G, Wreghitt T. Chronic hepatitis C infection and psoriasis. Dermatology. 1995;190(2):173.

Cacoub P, Polynard T, Ghillani P et al. Extrahepatic manifestations of chronic hepatitis C. Arthritis Rheum. 1999;42(10):2204-12.

Carozzo M, Gandolfo S, Carbone M et al. Hepatitis C virus infection in Italian patients with oral lichen planus: a prospective case-control study. J Oral Pathol Med. 1996;25:527-33.

Carozzo M, Gandolfo S. The management of oral lichen planus. Oral Dis. 1999;5:196-205.

Carrozo M. Oral diseases associated with hepatitis C virus infection. Part 2: lichen planus and other diseases. Oral Dis. 2008;14:217-28.

Cohen P. Les manifestations extra-hépatiques du virus de l'hepatite C. Presse Med. 2000;29(4):209-14.

Cordel N, Chosidow O, Frances C. Cutaneous disorders associated with hepatitis C virus infection. Ann Med Interne (Paris). 2000;151(1):46-52.

Cribier BJ, Santinelli F, Schmitt C et al. Chronic urticaria is not significantly associated with hepatitis C or hepatitis G infection: a case-control study. Arch Dermatol. 1999;135(11):1335-9.

Dega H, Frances C, Dupin N, Poynard T et al. Pruritus and the hepatitis C virus. The MULTIVIRC Unit. Ann Dermatol Venereol. 1998;125(1):9-12.

Doutre MS. Urticarial vasculitis/Les vascularites urticariennes. Allerg Immunol (Paris). 1998;30(4):99-100,103.

Eisen D. The clinical manifestations and treatment of oral lichen planus. Dermatol Clin. 2003;21:79-89.

Figueiredo L et al. Oral lichen planus and hepatitis C virus infection. Oral Dis. 2002;8:42-46.

Gianotti F. Papular acrodermatitis of childhood and other papulo-vesicular acrolocalet syndromes. Br J Dermatol. 1979;100:49-59.

Gordon SC. Extrahepatic manifestations of hepatitis C. Dig Dis. 1996;14(3):157-68.

Hadziyannis SJ. Skin diseases associated with hepatitis C virus infection. J Eur Acad Dermatol Venereol. 1998;10(1):12-21.

Hamid S, Cruz PD, Lee WM. Urticarial vasculitis caused by hepatitis C virus infection: response to interferon-alfa therapy. J Am Acad Dermatol. 1998;39(2 Pt 1):278-80.

Jackson JM, Callen JP. Scarring alopecia and sclerodermatous changes of the scalp in a patient with hepatitis C infection. J Am Acad Dermatol. 1998;39(5 Pt 2):824-6.

Kanazawa K, Yaoita H, Tsuda F et al. Association of prurigo with hepatitis C virus infection. Arch Dermatol. 1995;131(7):852-3.

Krengel S, Tebbe B, Goerdt S et al. Hepatitis C virus-associated dermatoses: a review. Hautarzt. 1999;50(9):629-36.

McElgunn PSJ. Dermatologic manifestations of hepatitis B virus infection. J Am Acad Dermatol. 1983;8:539-48.

Nagao Y, Sata M, Fukuizumi K, Ryu F, Ueno T. High incidence of oral lichen planus in an HCV hyperendemic area. (Letter). Gastroenterol. 2001;119:882-3.

Podányi B, Lengyel G, Hársing J, Becker K, Horváth A. Skin diseases associated with chronic hepatitis C. Orv Hetil. 1998;139(44):2633-7.

Poljacki M, Gajinov Z, Ivkov M, Matic M, Golusin Z. Skin diseases and hepatitis virus C infection. Med Pregl. 2000;53(3-4):141-5.

Ryder SD. Viral hepatitis. In: Armstrong D, Cohen J (eds.). Infectious diseases. London: Mosby; 1999. p. 1-12.

Schwaber MJ, Zlotogorski A. Dermatologic manifestations of hepatitis C infection. Int J Dermatol. 1997;36(4):251-4.

Scully C, M Carozzo. Oral mucosal disease: lichen planus. Br J Oral Maxillofac Surg. 2008;46(1):15-21.

Tanei R, Watanabe K, Nishiyama S. Clinical and histopathologic analysis of the relationship between lichen planus and chronic hepatitis C. J Dermatol. 1995;22:316-23.

Trepo C, Guillevin L. Polyarteritis nodosa and extrahepatic manifestations of HBV infection: the case against autoimmune intervention in pathogenesis. J Autoimmun. 2001;16(3):269-74.

Tsukazaki N, Watanabe M, Irifune H. Porphyria cutanea tarda and hepatitis C virus infection. Br J Dermatol. 1998;138(6):1015-7.

Yamamoto T, Katayama I, Nishioka K. Psoriasis and hepatitis C virus. Acta Derm Venereol. 1995;75(6):482-3.

Zignego A et al. Extrahepatic manifestations of Hepatitis C Virus infection: a general overview and guidelines for a clinical approach. Digestive and Liver Disease. 2007;39:2-17.

18.7.6 Tratamento da hepatite viral C*

Paulo Abrão Ferreira
Artur Brito

INTRODUÇÃO

O objetivo da terapia antiviral para pacientes com hepatite C aguda ou crônica é a cura virológica. Os novos esquemas com antivirais de ação direta (DAA) e sem interferon têm alta chance de resposta virológica sustentada (RVS), a qual é conceituada como HCV RNA indetectável após 12 semanas do término da medicação. Várias novas classes de DAA foram aprovadas para o tratamento da infecção aguda e crônica por HCV durante os últimos 4 anos, levando a mudanças dramáticas no cuidado desses pacientes.

METAS DO TRATAMENTO

Em pacientes com infecção aguda crônica por HCV, o objetivo da terapia é a cura virológica ou RVS. Dados de acompanhamento a longo prazo mostram que pacientes com RVS após o tratamento com peginterferon e ribavirina têm uma taxa de recidiva menor que 1% após uma média de 1,8 ano, a partir do final do tratamento antiviral. Uma revisão de dados de estudos de fase III de esquemas baseados em sofosbuvir encontrou uma forte correlação entre as taxas de RVS em 12 semanas e 24 semanas após o tratamento, sugerindo que a avaliação nesse segundo momento não é necessária.

Uma preocupação importante é que a doença hepática subjacente pode não ser totalmente revertida, mesmo se a infecção pelo HCV for erradicada. A obtenção de RVS está associada a reduções na mortalidade por todas as causas, morte relacionada ao fígado, complicações relacionadas ao fígado, necessidade de transplante hepático e incidência de carcinoma hepatocelular. Em pacientes sem fibrose avançada, o tratamento RVS representa cura. Para aqueles com fibrose avançada, particularmente cirrose, a RVS é cura virológica associada a desfechos melhores, mas eventos adversos, particularmente o desenvolvimento de carcinoma hepatocelular, ainda podem ocorrer. Um estudo sobre o uso de sofosbuvir e ribavirina em pacientes com cirrose e hipertensão portal, alguns com doença hepática descompensada, demonstrou altas taxas de RVS e melhoras nos marcadores clínicos, como ascite e encefalopatia hepática. Os benefícios a longo prazo do tratamento de pacientes com doença hepática descompensada ainda precisam ser determinados. Assim como na infecção pelo HIV, a perspectiva de esquemas antivirais altamente eficazes e bem tolerados levou os pesquisadores a explorar o papel potencial do tratamento do HCV na prevenção da transmissão do HCV e na redução da prevalência do HCV, particularmente entre usuários de drogas injetáveis.

CLASSES FARMACOLÓGICAS E PRINCIPAIS ESQUEMAS TERAPÊUTICOS

O HCV entra no hepatócito após interação com vários receptores celulares, incluindo CD81 e SRB1. Uma vez dentro da célula, o genoma viral é liberado do nucleocapsídeo e a poliproteína do HCV é traduzida, usando o ribossomo. A poliproteína é então clivada por **proteases** celulares e virais para produzir as proteínas estruturais e não estruturais. As proteínas do núcleo **NS3** e **NS5A** formam o complexo de replicação em gotículas lipídicas e servem como um suporte para a **RNA polimerase** replicar o genoma viral, que é então empacotado nas glicoproteínas do envelope (E1/E2), antes da secreção celular não citolítica dos vírions maduros.

As três classes farmacológicas de DAA mais importantes, na atualidade, são os inibidores de protease, inibidores de polimerase e inibidores da proteína NS5A. Vários fármacos compõem essas classes, como exemplificado na Tabela 18.7.6.1.

TABELA 18.7.6.1 Classes farmacológicas e principais DAA.

Inibidores de protease	Inibidores de polimerase	Inibidores de NS5A
Veruprevir 150 mg Ritonavir 100 mg	Sofosbuvir 400 mg	Daclatasvir 30 ou 60 mg
Grazoprevir 100 mg	Dasabuvir 250 mg	Ledipasvir 90 mg
Voxilaprevir 100 mg		Ombitasvir 25 mg
Glecaprevir 300 mg		Elbasvir 50 mg Velpatasvir 100 mg Pibrentasvir 120 mg

Terapias combinadas contra o HCV empregam múltiplos DAA, que inibem vários estágios do ciclo de vida do HCV (Tabela 18.7.6.2.). Como na infecção por HIV, o uso de esquemas de combinação de DAA visa fornecer potência e prevenir o surgimento de resistência aos medicamentos. Com a terapia de combinação, os diferentes agentes são coletivamente capazes de suprimir populações virais tanto selvagens quanto resistentes a medicações. O clínico deve considerar os mecanismos de ação de cada classe de medicamentos e o histórico de tratamento anterior ao escolher as terapias combinadas.

INIBIDORES DE PROTEASE

A serina protease NS3/NS4A viral é crucial para o processamento da única poliproteína codificada pelo RNA do HCV, em proteínas individualmente ativas, NS4A, NS4B,

---

* *Nota do Editor Científico*: Os autores utilizam tanto para os vírus como para a doença a sigla HCV. Apesar de fugir do padrão do livro, e em respeito aos autores, foi mantida a terminologia.

NS5A e NS5B. Sem essas proteínas serina, a replicação do RNA não poderia ocorrer e o ciclo de vida do HCV seria efetivamente interrompido. A protease NS3/NS4A também cliva as proteínas adaptadoras MAVS e TRIF celulares, bloqueando assim a síntese celular de interferon iniciada por RIG-I e Toll-like-receptor-3, permitindo que a infecção pelo HCV estabeleça a cronicidade. Ter como alvo a protease pode, portanto, inibir diretamente a replicação do HCV e também promover a sinalização imunológica inata, o que pode ajudar na depuração viral. Quatro DAA aprovados (glecaprevir, grazoprevir, veruprevir e voxilaprevir) inibem a serina protease NS3/NS4A como principal mecanismo de ação. Os inibidores de protease serina NS3/NS4A têm uma menor barreira genética à resistência do que outros agentes, como o sofosbuvir. As mutações de resistência emergentes, após a falha dessa classe, tendem a persistir por poucos meses.

INIBIDORES DE POLIMERASE NS5B

A NS5B é a única RNA polimerase responsável pela replicação do HCV e um alvo principal da terapia antiviral. É uma proteína viral traduzida em bloco com todas as outras proteínas do HCV e é processada cotranslacionalmente e pós-traducionalmente em um polipeptídeo individual pela serina protease viral NS3/NS4A. Existem 2 tipos de inibidores da RNA polimerase NS5B, análogos de nucleosídeo/nucleotídeo, que competem pelo sítio ativo da enzima e análogos não nucleosídeos, que visam sítios alostéricos. A alta conservação do sítio ativo da polimerase NS5B permite a cobertura pangenotípica de análogos de nucleosídeos/nucleotídeos, como o sofosbuvir, com uma alta barreira genética à resistência. As mutações de resistência emergentes, após a falha dessa classe, tendem a determinar quais as espécies defectivas, sem capacidade replicativa, permitindo a reutilização desse fármaco em esquemas subsequentes. Os inibidores da NS5B análogos não nucleósidos, tais como o dasabuvir, por outro lado, são mais específicos do genótipo ou subtipo e têm uma baixa barreira à resistência. O sofosbuvir é, atualmente, o único inibidor da polimerase nucleotídica NS5B aprovado para o tratamento da infecção pelo HCV, e o dasabuvir é o único análogo não nucleosídeo aprovado.

INIBIDORES DE NS5A

A NS5A é uma proteína viral sem atividade enzimática, que é essencial para a replicação e montagem do RNA do HCV. Seu papel na replicação parece ser a formação de uma estrutura membranosa, juntamente com a proteína viral NS4B, e essa teia fornece uma plataforma para replicação. A NS5A é composta por 3 domínios; os domínios I e II são essenciais para a replicação do HCV e o domínio III desempenha um papel na montagem do vírion. A NS5A também contém locais de fosforilação, que atuam como reguladores de equilíbrio da replicação do RNA e eventos a jusante. Os inibidores da NS5A são altamente potentes e têm menor barreira à resistência, dentre os DAA. As mutações de resistência emergentes, após a falha dessa classe, tendem a persistir por muitos meses ou para sempre.

Atualmente, existem 6 inibidores NS5A aprovados: daclatasvir, elbasvir, ledipasvir, ombitasvir, pibrentasvir e vel-

patasvir. Com exceção do daclatasvir, todos fazem parte de coformulações com outros DAA. O ledipasvir é aprovado como uma coformulação com o inibidor de RNA polimerase NS5B sofosbuvir; o ombitasvir é aprovado como uma coformulação com o inibidor de protease NS3/NS4A, veruprevir e ritonavir, usado em combinação com o inibidor da RNA polimerase da NS5B dasabuvir e como coformulação de uma vez ao dia com veruprevir/ritonavir/dasabuvir; e o elbasvir é aprovado como uma coformulação com o inibidor de protease NS3/NS4A, grazoprevir. O daclatasvir é aprovado para uso em combinação com o sofosbuvir. Esquemas são mostrados na Tabela 18.7.6.2.

TABELA 18.7.6.2 Esquemas de DAA, número de pílulas ao dia e ação genotípica.

Esquema	Pílulas ao dia	Ação contra genótipos HCV
Sofosbuvir/Ledipasvir	Pílula única	1 e 4
Sofosbuvir + Daclatasvir	Duas pílulas	Pangenotípico
Ombitasvir/Veruprevir/ Ritonavir + Dasabuvir	Quatro pílulas (em dois horários)	1 e 4
Elbasvir/Grazoprevir	Pílula única	1 e 4
Sofosbuvir/Velpatasvir	Pílula única	Pangenotípico
Sofosbuvir/Velpatasvir/ Voxilaprevir	Pílula única	Pangenotípico
Glecaprevir/ Pibrentasvir	Três pílulas uma vez ao dia	Pangenotípico

RIBAVIRINA

A ribavirina é aprovada para o tratamento da hepatite C crônica quando utilizada em combinação com DAA. Trata-se de um análogo da guanosina, que melhora a eliminação viral, diminui as taxas de recidiva e melhora as taxas de RVS, em situações específicas. Apesar de seu uso em pacientes com HCV por mais de 20 anos, o mecanismo exato pelo qual a ribavirina melhora os resultados é desconhecido. Mecanismos sugeridos incluem inibição da desidrogenase de monofosfato de inosina, promoção de uma resposta imune Th1, mutagênese e indução de genes estimulada por interferon. A ribavirina continua a ser um componente importante da terapêutica do HCV, mesmo na era dos DAA. As indicações do ledipasvir/sofosbuvir não incluem ribavirina para a maioria dos pacientes, embora possa ser considerado para pacientes com infecção pelo genótipo 1 e cirrose.

EFEITOS ADVERSOS

Os efeitos adversos principais dos esquemas de DAA estão resumidos na Tabela 18.7.6.3. Na maior parte dos casos a tolerância é muito boa, o que favorece a adesão ao tratamento. Os inibidores de protease são contraindicados para uso em pacientes com cirrose Child-Pugh B ou C, pela baixa eliminação e alto nível sérico, com risco de reações adversas.

TABELA 18.7.6.3 Principais efeitos adversos dos esquemas de DAA.

Esquema	Principais efeitos adversos
Sofosbuvir/Ledipasvir	Fadiga, cefaleia e astenia
Sofosbuvir + Daclatasvir	Fadiga, cefaleia e náusea
Ombitasvir/Veruprevir/ Ritonavir + Dasabuvir	Fadiga, náusea, prurido cutâneo, farmacodermia, insônia e astenia
Elbasvir/Grazoprevir	Fadiga, cefaleia, náusea, anemia e elevação de transaminases
Sofosbuvir/Velpatasvir	Fadiga e cefaleia
Sofosbuvir/Velpatasvir/ Voxilaprevir	Fadiga, cefaleia, diarreia e náusea
Glecaprevir/Pibrentasvir	Fadiga e cefaleia
Ribavirina	Anemia hemolítica, tosse seca, dermatite, cefaleia, náusea, insônia, dentre outros.

Caso a depuração de creatinina seja menor que 30 mL/min não está indicado o uso de sofosbuvir, em função do acúmulo de seu metabólito e a imprevisibilidade de efeitos adversos. Nesses casos, os esquemas indicados são grazoprevir/elbasvir (genótipos 1 e 4) ou glecaprevir/pibrentasvir (todos os genótipos).

Para pacientes com infecção dupla pelo HBV e HCV, o tratamento com DAA pode evoluir com reativação da hepatite B. Esse fenômeno ocorre porque, após a erradicação do HCV, aumenta o espaço de replicação do HBV, no fígado. Eventualmente, pode ocorrer hepatite fulminante, com necessidade de transplante hepático e risco de óbito. Nos casos de infecção dupla, recomenda-se profilaxia da reativação da hepatite B com antivirais (entecavir, tenofovir, por exemplo), que devem ser iniciados antes do DAA e mantidos por mais 12 a 24 semanas após o seu término. Esses pacientes devem ser monitorados de perto, com provas de lesão e função hepática.

INTERAÇÕES MEDICAMENTOSAS INDESEJÁVEIS

O uso de DAA apresenta um potencial significativo para interações medicamentosas. Antes de iniciar o tratamento, e durante seu curso, é importante rever todos os medicamentos concomitantes, tanto os com quanto os sem prescrição médica, incluindo ervas como a erva de São João e suplementos. Os pacientes também devem ser lembrados de perguntar sobre possíveis interações antes de iniciar qualquer novo medicamento que possa ser prescrito por outro profissional de saúde durante a terapia. À medida que a experiência clínica com esses agentes aumenta, outras interações medicamentosas podem ser identificadas e, portanto, é recomendável consultar uma fonte de dados atualizada regularmente. Por exemplo, o site ou aplicativo da Universidade de Liverpool em: http://www.hep-druginteractions.org/.

Esquemas contendo sofosbuvir, quando associados ao uso de amiodarona, podem levar a bradiarritmias fatais e,

portanto, são contraindicados nessa situação. Da mesma forma, o esquema veruprevir/ritonavir/ombitasvir + dasabuvir, quando associado a compostos estrogênicos, pode gerar hepatotoxicidade grave, sendo contraindicado.

EFICÁCIA E EFETIVIDADE

Os esquemas atuais com DAA foram aprovados com estudos de registro, que evidenciaram altas taxas de RVS, na maioria das situações, acima de 95%. Estudos de "vida real" também têm sido publicados e demonstram efetividade comparável à eficácia dos ensaios clínicos pivotais. Apenas em pacientes cirróticos com escore de Child-Pugh B ou C, as taxas podem ser um pouco menores, exigindo atenção especial em cada caso. Mesmo nos poucos casos de falha a esquemas com DAA, o retratamento atual, com esquema triplo (inibidores de protease, polimerase e NS5A), apresenta altas taxas de RVS.

QUEM DEVE SER TRATADO

De acordo com a mais recente orientação do Ministério da Saúde, em linha com as diretrizes internacionais, o tratamento é recomendado para todos os pacientes com infecção crônica pelo HCV, exceto pacientes grávidas e aqueles com uma expectativa de vida curta, que não pode ser melhorada pela terapia de HCV, transplante ou outra terapia. Pacientes cuja expectativa de vida curta é o resultado de doença hepática devem ser tratados em conjunto com médicos que tenham experiência em tratamento de hepatite C e em conjunto com um centro de transplantes de fígado. Pacientes com uma expectativa de vida inferior a 12 meses, devido a comorbidades não relacionadas ao fígado, provavelmente não se beneficiarão do tratamento e deve ser considerada a adoção de cuidados paliativos. O tratamento do HCV também não é recomendado para mulheres grávidas, porque a segurança e a eficácia ainda não foram estabelecidas.

A RVS, além de beneficiar a reversão da doença hepática, pode reverter manifestações extra-hepáticas, diminui a morbidade e mortalidade por todas as causas, reduz a transmissão do HCV e melhora a qualidade de vida. Iniciar o tratamento em pacientes com os estágios iniciais da fibrose (abaixo do estágio Metavir F2) aumentam esses benefícios. A orientação atual afirma que adiar o tratamento com base no estágio de fibrose pode diminuir os benefícios da cura virológica. Se o tratamento for adiado, por algum motivo, recomenda-se a avaliação contínua da doença hepática.

Mesmo com a indicação universal de tratamento, alguns grupos possuem riscos únicos que podem ser enfatizados pelos médicos conforme. Essas populações incluem pacientes com doença hepática avançada; aqueles que foram submetidos a transplante de fígado; grupos em risco de progressão rápida para fibrose e cirrose, como pacientes coinfectados com HIV ou HBV, e pacientes que têm outras doenças crônicas do fígado, como a esteato-hepatite não alcoólica; e pacientes com manifestações extra-hepáticas de infecção crônica por HCV, como crioglobulinemia, diabetes, fadiga debilitante, porfiria cutânea tardia ou líquen plano disponíveis sobre os riscos associados a cada condição e os benefícios da terapia efetiva e oportuna do HCV.

Os benefícios para a saúde pública do tratamento de pacientes que correm risco elevado de transmitir a infecção pelo HCV a outras pessoas são claros. RVS neste grupo pode diminuir a prevalência geral da doença pelo HCV. Homens que fazem sexo com homens coinfectados pelo HIV e fazem uso de práticas sexuais de alto risco, pessoas que injetam drogas, pessoas encarceradas, pacientes em hemodiálise de longo prazo e profissionais de saúde infectados, que realizam procedimentos propensos à exposição, são grupos prioritários para tratamento. A erradicação da infecção pelo HCV entre famílias e entre casais também remove a percepção de que um indivíduo pode ser contagioso, enquanto a erradicação de mulheres que planejam engravidar elimina a transmissão de mãe para filho do HCV. As pessoas que injetam drogas devem ser tratadas em um ambiente multidisciplinar, que ofereça aconselhamento de redução de risco para prevenir reinfecção, bem como serviços sociais e psiquiátricos para abordar comorbidades comuns associadas. Da mesma forma, a educação continuada sobre estratégias de sexo seguro e outras abordagens de redução do risco de reinfecção devem ser fornecidas, em conjunto com o tratamento do HCV, para homens que fazem sexo com homens, infectados pelo HIV.

AVALIAÇÃO PRÉ-TRATAMENTO COM DAA

No histórico do paciente, devem ser avaliadas falhas terapêuticas prévias, comorbidades e uso de medicamentos concomitantes. São necessários exames complementares para a definição da função renal, estadiamento de fibrose hepática (biomarcadores, elastografia ou biópsia), escore de Child-Pugh em cirróticos, ultrassom para rastreamento de carcinoma hepatocelular em cirróticos, carga viral HCV, genótipo do HCV (exceto se disponível esquema de tratamento pangenotípico), sorologia para infecção pelo HBV e HIV, teste de gravidez, dentre outros necessários, conforme o caso clínico.

Alguns fatores podem reduzir a chance de RVS com os DAA. Podem ser relacionados ao hospedeiro, como: não adesão ao tratamento, índice de massa corpórea elevada, falha a tratamento prévio, estadiamento de fibrose avançado, cirrose descompensada. Fatores relacionados ao HCV incluem: genótipo e subgenótipo (para esquemas não pangenotípicos), polimorfismos capazes de determinar resistência aos inibidores de protease (p. ex.: Q80K) ou aos inibidores de NS5A (p. ex.: Y93H).

ESQUEMAS DE DAA UTILIZADOS NO BRASIL

Conforme o Protocolo Clínico e Diretrizes Terapêuticas para o tratamento de hepatite C (Ministério da Saúde do Brasil), os esquemas indicados para pacientes virgens de tratamento e experimentados estão descritos nas Tabelas 18.7.6.4 e 18.7.6.5, a seguir.

TABELA 18.7.6.4 Esquemas de tratamento em pacientes com uso prévio de DAA.

Genótipos	Drogas	Sem cirrose ou cirrose Child A com falha prévia a Simeprevir ou Sof + RBV ou Sof + IFNpeg + RBV	Cirrose Child B ou C com falha prévia a Simeprevir ou Sof + RBV ou Sof + IFNpeg + RBV	Cirrose Child A com falha prévia a I NS5A	Cirrose Child B ou C com falha prévia a I NS5A
GT 1	Sofosbuvir/Ledipasvir	24 sem.	24 sem.		
	Sofosbuvir/Velpatasvir				24 sem.
	Glecaprevir/Pibrentasvir			12 sem. + Sof	
GT 2	Sofosbuvir/Velpatasvir	24 sem.	24 sem.		24 sem.
	Glecaprevir/Pibrentasvir			12 sem. + Sof	
GT 3	Sofosbuvir/Velpatasvir	24 sem.	24 sem.		24 sem.
	Glecaprevir/Pibrentasvir			12 sem. + Sof + RBV	
GT 4-6	Sofosbuvir/Velpatasvir				24 sem.
	Glecaprevir/Pibrentasvir			12 sem. + Sof	

TABELA 18.7.6.5 Esquemas de tratamento em pacientes sem uso prévio de DAA.

Genótipos	Drogas	Virgens de tratamento com DAA			Virgens de tratamento com DAA e depuração de creatinina < 30 mL/min	
		Cirrose	Cirrose Child A	Cirrose Child B e C	Sem Cirrose	Cirrose Child A
GT 1	Sofosbuvir/Ledipasvir ± Ribavirina	12 sem.	12 sem.	24 sem.		
GT 2-6	Sofosbuvir/Velpatasvir ± Ribavirina	12 sem.	12 sem.	24 sem.		
GT 1-6	Glecaprevir/Pibrentasvir				8 sem.	12 sem.

CONDUTA NA HEPATITE C AGUDA

Embora, atualmente, haja dados limitados sobre o uso de DAA para tratar hepatite C aguda, os ensaios estão em andamento. Dada a eficácia dos DAA na infecção crônica e a possibilidade de eliminação viral espontânea, recomenda-se o monitoramento do paciente por um período mínimo de 6 meses, com um plano para tratar aqueles que evoluem para a cronicidade.

Recomenda-se a monitorização laboratorial do HCV RNA (por exemplo, a cada 4 a 8 semanas) por 6 a 12 meses para determinar a depuração espontânea ou a infecção persistente. Aconselhamento sobre como evitar medicamentos hepatotóxicos, consumo de álcool e transmissão de HCV para outros indivíduos. Pacientes com hepatite C aguda e dependência química devem ser encaminhados para o serviço de psiquiatria.

O atraso no tratamento pode ser aceitável para monitorar a depuração espontânea por pelo menos 6 meses. Se for tomada a decisão de iniciar o tratamento, as terapias recomendadas incluem os mesmos regimes que para a infecção crônica pelo HCV.

CONDUTA APÓS O TRATAMENTO COM OS DAA

Para pacientes que obtêm RVS e não apresentam fibrose avançada ou cirrose (isto é, estágio F3 ou F4 de Metavir), não é necessário monitoramento de longo prazo. Em alguns centros, esses pacientes passam por testes de HCV RNA um ano após o término do tratamento para confirmar que o exame permanece indetectável. É importante estar ciente do potencial de reinfecção e aconselhar os pacientes com comportamento de risco contínuo em estratégias de redução de risco.

Para pacientes que obtêm uma RVS e apresentam fibrose avançada ou cirrose, é necessário um acompanhamento a longo prazo. Desde que esses indivíduos não desenvolvam mais lesão hepática, o risco de descompensação hepática após atingir a RVS é muito baixo. Especificamente, os pacientes sem varizes esofágicas antes do tratamento não as desenvolverão após a RVS e, portanto, a vigilância endoscópica pode ser descontinuada após a RVS ter sido alcançada. Em contraste com a insuficiência hepática, o câncer de fígado ainda pode ocorrer após a RVS, embora com muito menos frequência. Portanto, pacientes com fibrose avançada ou cirrose (estágio Metavir F3-F4) requerem vigilância ultrassonográfica contínua para carcinoma hepatocelular a cada seis meses.

Devido aos riscos de reinfecção, alguns especialistas recomendam a extensão do cuidado contínuo do HCV além do ponto de RVS, a fim de manter os benefícios da cura do HCV. Recomenda-se anuais de HCV RNA para homens que fazem sexo com homens (HSH) coinfectados ou não com HIV, que pratiquem sexo desprotegido. Nesse caso, a sorologia não é útil para diagnosticar reinfecção (cicatriz sorológica). Além do monitoramento para a reinfecção, estratégias que abordam e previnem a reinfecção do HCV incluem educação e aconselhamento, intervenções de redução de danos, tratamento eficaz de dependência em ambientes de uso de drogas injetáveis, ampliação da oferta de tratamento (incluindo pessoas que tenham contato com os pacientes com reinfecção) e retratamento rápido. Intervenções destinadas a prevenir a transmissão do HIV (isto é, evitar troca de fluidos e compartilhamento de equipamentos entre usuários de drogas, e o uso de preservativos entre HSH) podem oferecer eficácia contra a reinfecção do HCV.

BIBLIOGRAFIA SUGERIDA

http://www.aids.gov.br/pt-br/pub/2017/protocolo-clinico-e-diretrizes-terapeuticas-para-hepatite-c-e-coinfeccoes. Acesso em: 11.08.2019.

http://www.aids.gov.br/pt-br/legislacao/nota-informativa-no-132019-covigcgvpdiahvsvsms Acesso em: 11.08.2019.

https://www.hcvguidelines.org Acesso em: 11.08.2019.

https://easl.eu/wp-content/uploads/2018/10/HepC-English-report.pdf Acesso em: 11.08.2019.

18.8 Hepatite Delta*

Mariana Pinheiro Alves Vasconcelos
Juan Miguel Villalobos-Salcedo
Raymundo Paraná Ferreira Filho

HISTÓRICO

O vírus da hepatite Delta (HDV) foi descrito pela primeira vez em 1977 na cidade de Turim, na Itália, por Rizzetto et al. ao analisarem biópsias hepáticas de portadores crônicos do HBV. Um sistema antígeno-anticorpo denominado "Sistema Delta" (Delta/anti-Delta) foi observado no sangue e no fígado através da imunofluorescência indireta. Seus anticorpos eram encontrados apenas nos pacientes com antígeno de superfície para o vírus da hepatite B (AgHBs) (Rizzetto et al., 1977).

Em 1978, o grupo de Turim em colaboração com o Instituto Nacional de Saúde dos Estados Unidos e com a Universi-

---

* *Nota do Editor Científico*: Os autores utilizam tanto para os vírus como para a doença a sigla HDV. Apesar de fugir do padrão do livro, e em respeito aos autores, foi mantida a terminologia.

dade de Georgetown dividiram dois grupos de chimpanzés: um grupo de animais suscetíveis ao HBV e outro grupo com altos títulos de anti-HBs. Foram então inoculados com soro obtido de pacientes com AgHBs positivos e com AgHVD intra-hepático. Isso provocou a transmissão do HBV e induziu a expressão de AgHVD intra-hepático nos animais suscetíveis, com surgimento de AgHBs cerca de 2 meses após a inoculação. Porém a expressão do AgHVD não ocorreu nos animais imunes para o HBV (Rizzetto et al.,1980a).

A semelhança do antígeno Delta com o antígeno *core* do vírus da hepatite B (AgHVDc) por imunofluorescência dificultava a caracterização do "Sistema Delta". Em 1979, por microscopia eletrônica, Canese et al. sugeriu que o antígeno Delta seria antigenicamente diferente do AgHVDc, porém de forma inexplicada, associada ao vírus da hepatite B (Canese et al., 1979).

Em 1980, o AgHVD foi isolado em um chimpanzé durante a fase de expressão intra-hepática e através de microscopia eletrônica revelou serem partículas de aspecto heterogêneo, com 35 a 37 nm, contendo um pequeno RNA de 1.7 kb, sendo portanto diferente do genoma do HBV e dos outros vírus conhecidos que infectavam animais (Rizzetto et al., 1980b).

Posteriormente, no simpósio *Viral Hepatitis and Delta Infection*, realizado em Turim, na Itália, em 1983 foi oficialmente proposta uma nova nomenclatura para o agente Delta, nomeadamente, Vírus da Hepatite Delta (HDV) (Ramalho, 1988).

Aqui no Brasil, Fonseca et al. (1983) descreveram cinco casos de hepatite fulminante associada à "Febre Negra de Lábrea", que posteriormente foi definida como sendo provavelmente atribuída ao HDV.

Até o momento, RNAs circulares só tinham sido encontrados em vírus de plantas. Em 1986, o HDV foi descrito como o primeiro vírus animal identificado com um genoma de RNA circular. Além da similaridade de nucleotídeos, o tamanho e suas estruturas eram semelhantes aos RNAs de viroides e virusoides de plantas, o que sugeriu que HDV poderia ter se originado a partir do reino vegetal (Rizzeto & Verme, 1985; Kos et al., 1986).

As primeiras descrições de tentativa de tratamento da hepatite delta foram em 1983, utilizando terapia empírica imunossupressora com corticosteroides, azatioprina (Rizzetto et al., 1983) e o levamisol (Arrigoni et al., 1983), porém mostraram resultados desapontadores. Logo em seguida, em 1985, o tratamento com interferon mostrou-se promissor (Fontanges et al. 1985; Hoofnagle et al., 1985).

VIROLOGIA
O VÍRUS DA HEPATITE DELTA

O HDV pertence à família Deltaviridae e ao gênero *Deltavirus*, medindo aproximadamente 35 a 40 nm de diâmetro. Após desnaturação, seu RNA apresenta-se como uma pequena fita simples de 1.679 nucleotídeos, de polaridade negativa. O RNA do HDV é envolvido com cerca de 200 moléculas do antígeno da hepatite delta (AgHVD), formando uma única partícula viral, a ribonucleoproteína (Abbas & Afzal, 2013). Em razão do pareamento intramolecular do RNA com molé-

culas do AgHVD (aproximadamente 70%), o genoma apresenta um formato estrutural em bastão de cadeia dupla (Taylor, 2012; Niro et al., 2011). Esta partícula viral é envolvida pelas proteínas de superfície do HBV (AgHBs-S, AgHBs-M e AgHBs-L) (Figura 18.8.1).

O HDV possui inúmeras semelhanças com os viroides e virusoides pertencentes ao reino vegetal. Viroides são os menores fitopatógenos conhecidos, constituídos por um pequeno RNA de fita simples, circular, desprovidos de proteínas. Possuem genomas que variam entre 250 a 400 nucleotídeos. São totalmente dependentes da maquinaria transcricional da célula do hospedeiro para completar seu ciclo biológico. Os virusoides são semelhantes aos viroides, sendo pequenos RNA satélites circulares, agentes subvirais, porém além de necessitarem da célula hospedeira, necessitam também da coinfecção com um vírus auxiliar (Eiras et al., 2006; Taylor, 2012). Entretanto, o HDV é 3 a 4 vezes maior que os viroides típicos; outra característica que o distingue dos viroides e virusoides é a produção do AgHVD (Lai, 2005).

O antígeno delta pode ter duas formas de proteínas, AgHVD-S (*small*), composta por 195 resíduos de aminoácidos com 24 kDa, e AgHVD-L (*large*), com 214 resíduos de aminoácidos com 27 kDa. A proteína AgHVD-S é fundamental durante a replicação do RNA, enquanto a AgHVD-L é utilizada na montagem e brotamento da partícula viral, junto com as 3 proteínas do envelope do HBV, exercendo um efeito negativo sobre a replicação viral (Abbas & Afzal, 2013; Taylor, 2006; Wedemeyer & Manns, 2010).

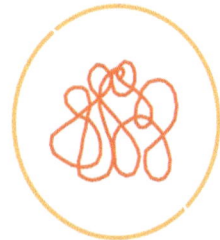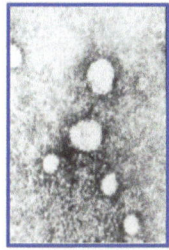

Hepatitis D (Delta) vírus

Vírus da hepatite D envolto pelo antígeno de superfície do HBV. AgHBs externo em amarelo. Na porção central, o AgHVD, AgHVD-S e AgHVD-L (laranja).

FIGURA 18.8.1 Representação esquemática do HDV.
Fonte: Adaptada de Taylor JM. Semin Liver Dis. 2012;32(3):195-200.

O HDV é descrito como um vírus RNA defectível, ou seja, seu genoma é incapaz de completar o ciclo biológico na célula. Quando em coinfecção com o HBV (vírus auxiliar) utiliza o seu DNA e envoltório de lipoproteína do AgHBs para completar seu ciclo biológico, incluindo a replicação, que no caso é limitada aos hepatócitos (Rizzetto et al., 1977, Taylor, 2006). Estudos mais recentes apontam para a possibilidade do HDV requerer apenas o envelope proteico, não sendo diretamente dependente do *hepadnavirus* para replicação (Freitas et al., 2012) da mesma forma que pode o vírus Delta usar envelopes de outros vírus diferentes ao HBV para infectar hepatócitos (Perez-Vargas et al., 2019).

Há três tipos de RNA do HDV: o RNA genômico, o RNA antigenômico, complementar ao RNA genômico, e o RNA mensageiro. O RNA genômico tem conformação circular, polaridade negativa, composto de aproximadamente 1.700 nucleotídeos e com 1,7 Kb. O RNA antigenômico, circular, com polaridade positiva, é complementar ao RNA genômico e se acumula durante a replicação do HDV, sendo 5 vezes menos frequente que o RNA genômico. O RNA mensageiro é linear e com a mesma polaridade do RNA antigenômico, sendo 800 vezes menos frequente que o RNA genômico (Taylor, 2012; Pascarella & Negro, 2011; Hughes et al., 2011) (Figura 18.8.2).

O HDV, envolto pelo envelope viral do HBV, entra na célula hepática através da interação com um receptor comum, o NTCP (*sodium taurocholate cotransporting polypeptide*), na membrana do hepatócito reconhecido pelo domínio pré-S1 do AgHBs-L (Hughes et al., 2011; Alfaiate et al., 2015). No citoplasma do hepatócito, o HDV perde o envelope viral do HBV e é translocado para o núcleo do hepatócito, onde ocorrerá a replicação, com interceptação do RNA polimerase I e II do hospedeiro. Nos nucléolos, a polimerase I tem papel na transcrição do antigenoma em genoma. No nucleoplasma, a polimerase II catalisa a transcrição do genoma para antigenoma e a transcrição do RNAm (Abbas & Afzal, 2013). O RNA antigenômico serve como modelo para a replicação do RNA genômico (Figura 18.8.3).

IMUNOPATOGÊNESE

O conhecimento sobre a patogênese da hepatite delta ainda é muito limitado. O HDV tem sua replicação restrita aos hepatócitos, provocando dano hepático significante. Acredita-se que o HDV na maioria das circunstâncias não possui efeito citopático direto (Hughes et al., 2011), assim como o HBV e o HCV, sendo o dano hepático provavelmente mediado por efeito imunológico. A resposta imune celular tem sido descrita como fundamental, tanto em quantidade como em qualidade dos linfócitos T, possivelmente associado ao controle da infecção, sendo que na maioria dos pacientes com infecção persistente pelo HDV, os níveis desses linfócitos resultam detectáveis (Grabowski et al., 2011).

Estudos experimentais em chimpanzés têm sugerido um efeito ocasional citopático direto do HDV ao hepatócito, mais evidente na hepatite aguda. Há evidências de que o AgHVD-S expresso pelos hepatócitos infectados seja responsável pelo efeito citopático direto do HDV. O AgHVD-L por si só não é citopático, sendo que promove a doença hepática crônica pela persistência do HDV e faz com que os hepatócitos sejam susceptíveis ao dano imuno-mediado (Abbas & Afzal, 2013).

A infecção crônica pelo HDV está associada com resposta dominante de células Th-2, que secretam IL-10. As células T CD4 são essenciais para a resposta imune antiviral. Elas ajudam as células T CD8 e as células B através do estímulo das células apresentadoras de antígenos e da secreção de citocinas. Células T CD8 citotóxicas que são perforina-positivas, ou seja, mediadoras da função de lise celular osmótica, podem também ter um papel direto na destruição das células infectadas pelo vírus, sendo que a frequência de células perforina-positivas foi correlacionada com doença ativa. Isso sugere que essas células estão implicadas na patogênese da doença hepática pelo HDV (Hughes et al., 2011).

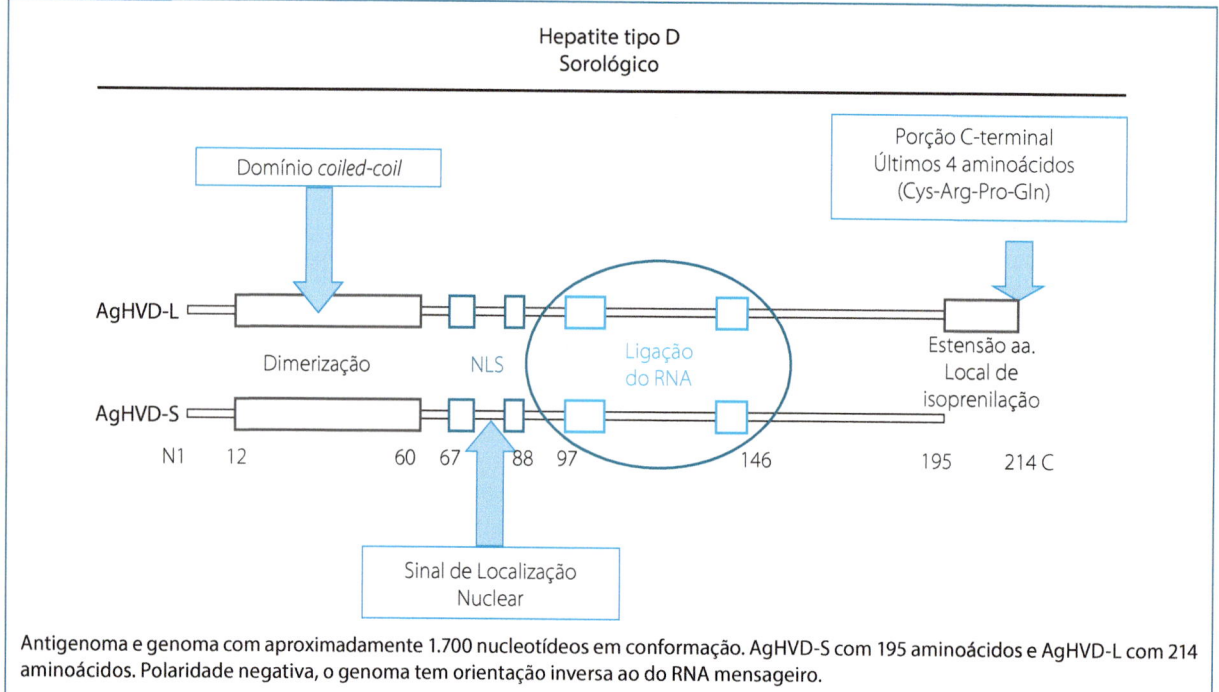

FIGURA 18.8.2 Representação esquemática dos RNAs do HDV.
Fonte: Adaptada de Taylor JM. Semin Liver Dis. 2012;32(3):195-200.

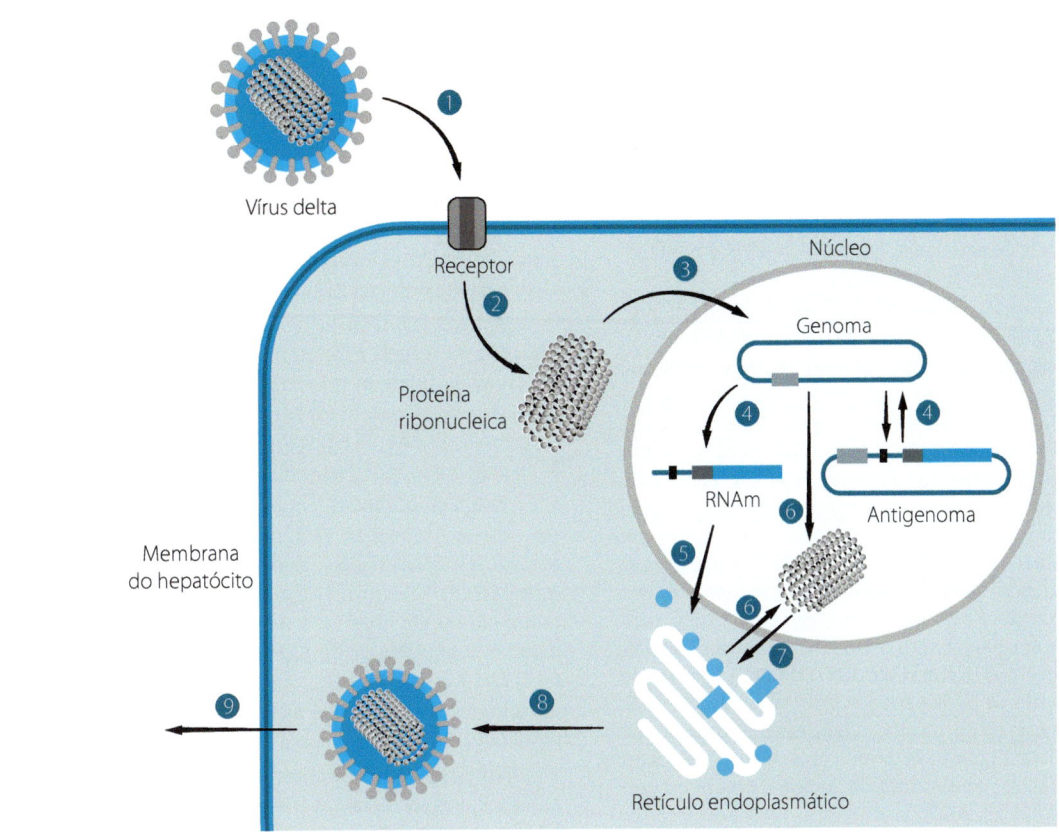

1. Ligação da porção pré-S1 do AgHBs-L com o receptor do hepatócito. 2. Entrada do AgHVD no citoplasma do hepatócito, perdendo o envelope externo de AgHBs. 3. Translocação do AgHVD e RNA genômico do citoplasma para o núcleo. 4. O genoma é transcrito no núcleo para as formas antigenoma e RNAm. 5. RNAm é transportado ao citoplasma, encontrando o retículo endoplasmático para formar novos AgHVD. 6. Novas moléculas de antígenos retornam ao núcleo, onde o S-AgHVD dá suporte à replicação. AgHVD se associa a novos RNA genômicos transcritos para formar novas ribonucleoproteínas. 7. O antígeno *large* do HDV interage com a molécula de AgHBs para se encapsular. 8. Junção das partículas de AgHVD para formar um novo HDV. 9. Sai do hepatócito para reinfectar novas células.

FIGURA 18.8.3 Representação esquemática da replicação viral do HDV.
Fonte: Adaptada de Abbas Z, Afzal R. World J Hepatol. 2013;5(12):666-75.

Há também uma diminuição dos mecanismos de sinalização do IFN-α, da ativação dos linfócitos T específicos contra o HDV, da sinalização do fator de necrose tumoral e do fator nuclear kappa B. A sinalização do IFN para a célula infectada pelo vírus para avisar as células vizinhas da presença viral é a primeira linha de defesa do hospedeiro para erradicar o vírus (Abbas & Afzal, 2013).

Na hepatite fulminante, há um envolvimento maciço dos hepatócitos, com dano hepático e necrose, provavelmente em virtude de uma exagerada resposta imune célula mediada (Abbas & Afzal, 2013).

EPIDEMIOLOGIA

EPIDEMIOLOGIA NO MUNDO

Especula-se que entre 15 e 20 milhões de pessoas tenham infecção crônica pelo HDV (Hughes et al., 2011; Abbas et al., 2010; Heidrich et al., 2013). No mundo, aproximadamente 5% dos infectados com HBV estão também infectados com o HDV (Abbas et al., 2010). Oriente Médio, África Central, Sul da Europa, região do Mediterrâneo, parte da Ásia, Bacia Amazônica, incluindo Colômbia e Venezuela são tradicionalmente conhecidas como regiões endêmicas de portadores de HDV. Na América Latina, casos de HDV também foram relatados em populações autóctones no Equador, Bolívia e Norte da Argentina (Pascarella & Negro, 2011; Hughes et al., 2011; Radjef et al., 2004). Uma metanálise de 2018 estima que existam aproximadamente de 60 a 70 milhões de indivíduos infectados com HDV em todo o mundo, tendo uma prevalência na população geral de 0,98% e na população AgHBs positiva de 14,57% (Chen et al., 2018).

Estudos prévios na Mongólia mostraram alta prevalência de HDV nos pacientes AgHBs positivos, variando em aproximadamente 60 a 80%, o que pode estar relacionado à alta taxa de carcinoma hepatocelular na região (Chen et al., 2017; Takahashi et al., 2004). Porém, a infecção pelo HDV é incomum em países vizinhos como Vietnã (Hguyen et al., 2007), Indonésia (Mulyanto et al., 2009) e China, mesmo com os altos índices de HBV nesses países.

Um estudo de revisão sistemática sobre a prevalência do HDV foi realizado em 22 países na região leste do Mediterrâneo, revelando uma prevalência de HDV de 15% em pacientes AgHBs positivos assintomáticos, com taxas maiores em países africanos, como Egito, Sudão, Tunísia e Somália (Amini et al., 2013).

Em regiões como o norte da Europa e os Estados Unidos, infecção pelo HDV é limitada a grupos de risco, como usuários de drogas endovenosas (UDEV) e hemofílicos (Novick et al., 1988; Madejon et al., 1994). Nos Estados Unidos, há alta prevalência de anti-HDV, em torno de 40%, em UDEV AgHBs positivos (Kucirka et al., 2010).

Na Europa, a Itália apresentou importante queda na prevalência do HDV, sendo 24,6% em 1983 (Smedile et al., 1983), 23% em 1987 (Sagnelli et al., 1992), 14% em 1992 (Sagnelli et al., 1997) e 8,3% em 1997 (Gaeta et al., 2000). Declínio descrito também na Espanha (Navascues et al., 1995), Turquia (Degertekin et al., 2006) e Taiwan (Huo et al., 1997). Contudo, um estudo realizado na Itália em 2006 mostrou prevalência de 8,1%, semelhante a 1997, mostrando que, apesar de a infecção pelo HDV ter tido declínio importante nessa região, a partir de 1997 parece manter-se estável (Gaeta et al., 2007). Em algumas regiões, a prevalência de HDV continua em crescimento. Por exemplo, em Londres, a prevalência em 1980 era de 2,6%, passando para 8,5% em 2005 (Smith et al., 1992; Cross et al., 2008). A Alemanha teve um declínio até 1997; porém, a partir de 1999, teve aumento de 6,8% para 8 a 14% (Wedemeyer et al., 2007). A paralisação na queda da incidência nesses países pode estar relacionada à migração de jovens provenientes de países com alta prevalência, como norte da África, Turquia e Leste Europeu (Erhardt et al., 2003).

EPIDEMIOLOGIA NO BRASIL

De acordo com o último Boletim Epidemiológico sobre hepatites virais, do Ministério da Saúde do Brasil (2018), no período de 1999 a 2017, foram notificados 3.833 casos confirmados de hepatite D no país, sendo predominantemente na Região Norte, com 75%. Dos 3.833 casos, 57,7% são do sexo masculino. Um fator importante é que a razão de sexos vem diminuindo: em 2001 era de 2,3 passando para 1,5 em 2017. Com relação à distribuição por idade, a maior prevalência foi na população de adultos jovens, com 51,6% na faixa etária entre 20 a 39 anos. Quanto à etnia, 56,2% dos casos são pardos, 17,3% brancos, 7,1% indígenas, 5,0% negros e 1,5% amarelos. Entre 2000 e 2016, foram notificados 735 óbitos por hepatite D, dos quais 51,8% na Região Norte (Figura 18.8.4).

A bacia amazônica ocidental, incluindo Brasil, Peru, Equador, Venezuela e Colômbia, representa uma das mais altas taxas de infecção pelo HBV no mundo (Crispim et al., 2014). No Brasil, essa área corresponde aos estados do Acre, Amazonas, Rondônia e Roraima, com prevalência importante na população indígena (Fonseca et al., 1988).

Braga et al. (2004), em estudo de prevalência do HBV em Lábrea, Amazonas, 11 anos após a introdução da vacina contra HBV na região, mostraram uma prevalência do AgHBs de 3,3% e do anti-HBc de 49,9% (Braga, 2004). Entretanto, em estudo anterior à introdução da vacina contra hepatite B, a prevalência de AgHBs nessa região do Amazonas foi descrita como de 16,7%. Apesar da prevalência do AgHBs ter tido queda importante na região, ainda é considerada de moderada endemicidade para o HBV.

No estado do Amazonas, as bacias dos rios Juruá, Solimões e Purus são áreas de alta endemicidade para o HBV e o HDV, representando um importante problema de saúde pública, com casos graves, incluindo hepatite fulminante. Um recente estudo nessa região descreveu que quase um terço (29,5%) dos pacientes com HBV eram também infectados com HDV (Crispim et al., 2014). Resultados semelhantes também foram

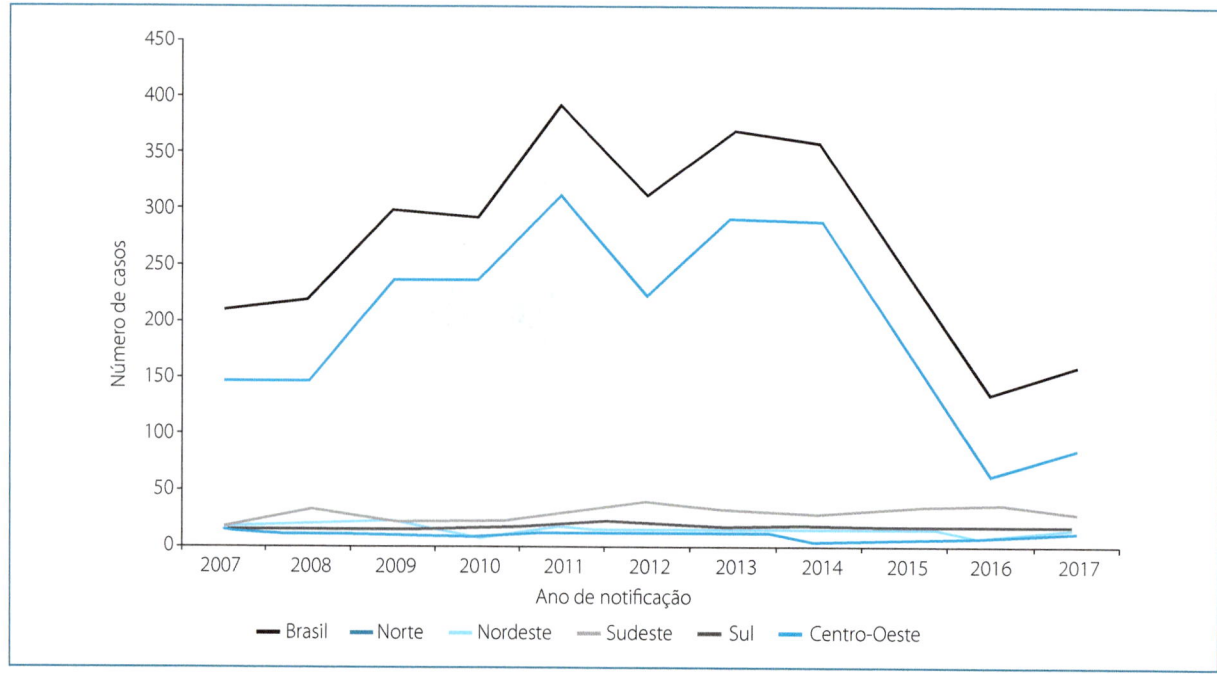

FIGURA 18.8.4 Casos de hepatite D segundo região de residência e ano de notificação. Brasil, 2007 a 2017.
Fonte: Casos de hepatites virais: SINAN/SVS/MS (Boletim Epidemiológico, Brasil, 2018).

descritos em Lábrea por Braga et al. (2004). Em indivíduos AgHBs reagentes, a prevalência de anti-HDV foi de 30% (Braga, 2004). Posteriormente, Braga et al. descreveram uma prevalência de anti-HDV acima de 40% nos portadores crônicos de HBV. Fonseca et al. (1988) obtiveram resultados semelhantes, antes da introdução da vacina para hepatite B, e descreveram, no estado do Amazonas, uma prevalência de anti-HDV de 34,4% nos pacientes cronicamente infectados com o HBV (Fonseca et al., 1988). No Brasil, fora da região amazônica, poucos estudos de prevalência do HDV têm sido feitos; porém, eles mostram uma prevalência muito baixa.

Em pacientes coinfectados com o HIV no Brasil, estudos mostram uma frequência significativamente mais baixa que em pacientes não coinfectados, ao contrário do que se descreve em outros países, onde a prevalência pode chegar a 50% nessa população. Estudo de prevalência do HDV em pacientes coinfectados com HIV-HBV no estado de São Paulo mostrou taxa de 1,2% de HDV: apenas um paciente com anti-HDV positivo dos 81 com hepatite B crônica (Mendes-Correa et al., 2011). Dados semelhantes são descritos mesmo em áreas endêmicas, como na Amazônia Ocidental, onde foi descrita uma prevalência de 34,4% na população geral, e uma prevalência significativamente menor, de 9,4%, nos pacientes com HIV/HBV (Mendes-Correa et al., 2011; Braga et al., 2006; Viana et al., 2005).

GENÓTIPOS

Análises envolvendo a genética do HDV revelaram oito diferentes genótipos, I a VIII (Le Gal et al., 2006; Farci & Niro, 2006), com ampla e variável distribuição mundial (Hughes et al., 2011). Os genótipos são fatores que podem ter influência sobre a evolução da doença, aumentando a gravidade das ma-

nifestações clínicas e a evolução para hepatite fulminante (Rizzetto, 2009; Kiesslich et al., 2009). A sequência do nucleotídeo do HDV varia de 5 a 14% entre o mesmo genótipo e de 23 a 34% entre genótipos diferentes (Shakil et al., 1997).

O genótipo I é o único que possui uma ampla distribuição mundial, sendo o mais frequente e com alta prevalência na Europa e na América do Norte (Shakil et al., 1997). O genótipo II é mais prevalente no leste asiático (Wu et al., 1998), como Japão (Imazeki et al., 1990), Taiwan (Wu et al., 1995) e Rússia (Ivaniushina et al., 2001). O genótipo III está restrito à América do Sul, predominantemente na região amazônica (Casey et al., 1993; Paraná et al., 2006). O genótipo IV foi descrito no Japão (Sakugawa et al., 1999) e Taiwan (Wu et al., 1998). Os genótipos V, VI, VII e VIII foram identificados em africanos (Radjef et al., 2004; Le Gal et al., 2006) (Figura 18.8.5).

Na cidade de Letícia/Colômbia, na região amazônica, e na fronteira com o estado brasileiro do Amazonas, foram analisados cinco pacientes com HDV, sendo todos genótipo III (Alvarado-Mora et al., 2011).

No Brasil, o vírus da hepatite delta é endêmico na região da Amazônia ocidental, sendo predominantemente pelo genótipo III. Gomes-Gouvêa (2009) analisou o sequenciamento genético do HDV em 14 pacientes dos estados do Pará e Amapá, sendo todos do genótipo III (Gomes-Gouvêa et al., 2008). Cicero et al. (2016) analisaram amostras de quatro cidades e três diferentes estados da região amazônica: Rio Branco-AC, Cruzeiro do Sul-AC, Manaus-AM, Porto Velho-RO, sendo todos genótipos III (Cicero et al., 2016). Estudo do sequenciamento genético específico do estado de Rondônia foi descrito por Botelho et al. (2014), em que 48 (92,3%) eram genótipo III e 4 (7,7%) eram genótipo I (Botelho-Souza et al., 2014).

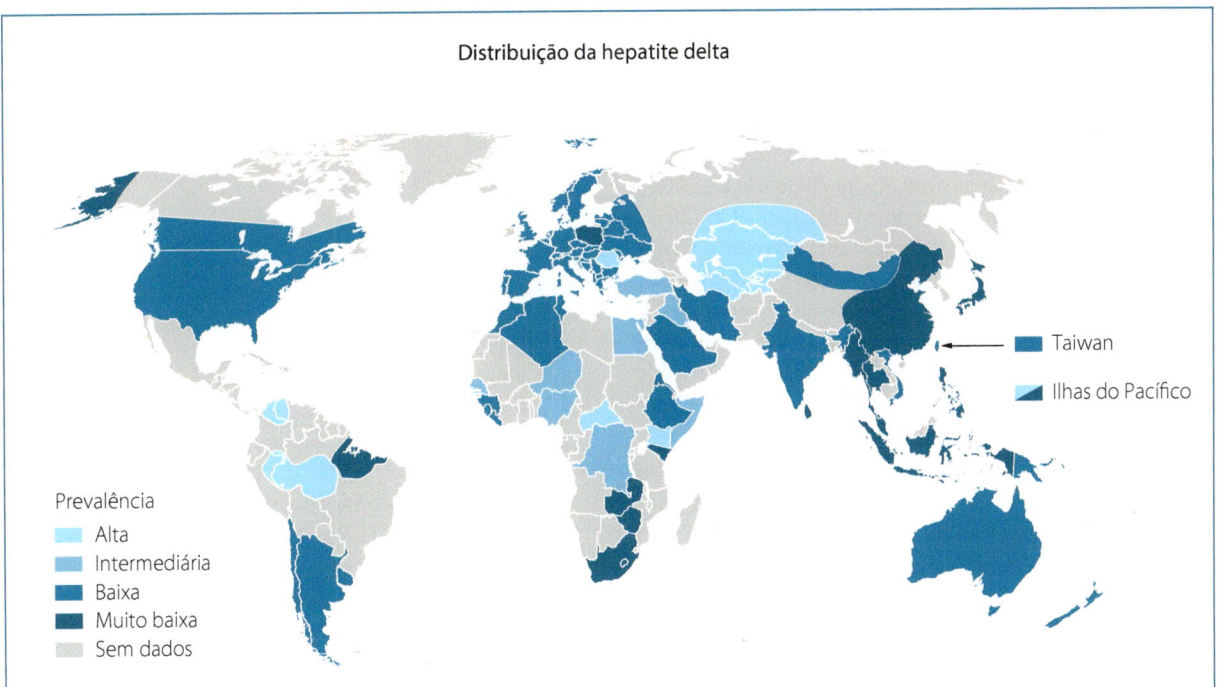

FIGURA 18.8.5 Mapa-múndi da distribuição dos genótipos e prevalência conforme a região.
Fonte: Adaptada de Vaillant A, ACS Infect Dis. 2019;10;5(5):675-87.

Ao contrário da maioria dos estudos descritos, Paraná et al. (2006) avaliaram 40 pacientes com HDV no estado do Acre e de Rondônia, sendo 22 (55%) genótipo I e 18 (45%) genótipo III; porém, a metodologia não especifica quantos pacientes eram do estado de Rondônia e quantos eram do Acre (Paraná et al., 2006).

Em 2011, no estado do Maranhão, uma região considerada não endêmica para o HDV no Brasil, Barros et al. descreveram uma população de 133 pacientes portadores crônicos do AgHBs (Barros et al., 2011). Nessa população, 5 (3,8%) tiveram o anti-HDV positivo e, desses, 3 foram positivos para o HDV RNA. Verificou-se que 2 pacientes, naturais e residentes nessa região, tiveram seu genótipo identificado e suas sequências de nucleotídeos foram similares em 78,8 e 87,7% com os HDV genótipo VIII previamente descritos, e com 89,4% de similaridade entre si. Sendo, portanto, a primeira vez em que a infecção pelo genótipo VIII foi descrita em população não africana (Barros et al., 2011).

Mendes-Corrêa et al. (2011) analisaram o anti-HDV em 86 pacientes coinfectados com HIV/HBV no estado de São Paulo. Desses, foi identificado apenas um paciente (1,2%) com anti-HDV positivo, sendo, esse, genótipo I (Mendes--Correa et al., 2011).

Em um único indivíduo pode ocorrer infecção mista por diferentes genótipos, podendo ocorrer predominantemente em pacientes com alto risco de múltiplas exposições (Wu et al., 1999). Vários estudos epidemiológicos têm sido realizados em busca da real prevalência dos diferentes genótipos do HDV.

TRANSMISSÃO

A via de transmissão mais efetiva do HDV é a via parenteral, através de contato com sangue, em usuários de drogas endovenosas, pelo compartilhamento de agulhas e transfusão de sangue (cada vez menos comum). Em regiões de alta endemicidade, a transmissão vertical e horizontal, principalmente na infância, pode ocorrer, assim como a transmissão intrafamiliar também pode ser notada (Crispim et al., 2014). Embora a transmissão por via sexual seja descrita, é menos comum que na monoinfecção pelo HBV (Tsatsralt-Od et al., 2007). Na experiência dos autores no atendimento à população ameríndia da Amazônia Ocidental, o antecedente de "rituais de escarificação", dentro do costume indígena, pode representar um mecanismo de transmissão dentro dessa população específica.

A infecção pelo vírus da hepatite delta pode ocorrer sob a forma de coinfecção com o HBV ou sob a forma de superinfecção com o HBV (Farci & Niro, 2012).

A coinfecção é caracterizada pela infecção aguda simultânea do HBV com o HDV em indivíduo suscetível a ambos os vírus. A infecção pelo HDV, nessa situação, tem início apenas depois de o HBV ter infectado os hepatócitos (Smedile et al., 1982). Como o HBV é essencial para o HDV, a taxa de progressão para cronicidade da hepatite delta é similar à taxa de progressão da hepatite B aguda, ou seja, entre 2 a 5% (Ri-

zzetto & Durazzo, 1991; Romeo et al., 2009). O período de incubação da hepatite D é dependente dos títulos de inóculo do HBV que determinam o tempo de incubação da hepatite B (Taylor, 2006). A hepatite aguda pode se apresentar como monofásica (um pico) e bifásica (dois picos distintos), sendo o primeiro pico dependente dos títulos de HBV e o segundo pico dos títulos de HDV (Farci & Niro, 2012). Tem cura espontânea em mais de 95% dos casos, sendo uma importante causa de hepatite grave ou fulminante (Grabowski & Wedemeyer, 2010).

A superinfecção caracteriza-se pela infecção pelo HDV em um indivíduo cronicamente infectado pelo HBV. Pode causar hepatite aguda fulminante e as taxas de cronicidade são superiores a 80%. A superinfecção está associada a um aumento do risco de desenvolvimento precoce de cirrose e carcinoma hepatocelular (Rizzetto et al., 1977; Smedile et al., 1994; Farci, 2003). Possui aspecto clínico variado, apesar de geralmente causar uma hepatite aguda mais grave e com um período de incubação relativamente curto. Nos pacientes portadores assintomáticos do AgHBs, pode ocasionar um quadro de hepatite aguda; já nos pacientes com hepatite B crônica, pode resultar em exacerbação dos sintomas, com descompensação hepática. Os pacientes que tiveram superinfecção evoluem para hepatite crônica em aproximadamente 90% dos casos (Farci & Niro, 2012).

A hepatite delta, seja na forma de coinfecção ou superinfecção, constitui uma das mais frequentes causas de hepatites fulminantes conhecidas (Farci & Niro, 2012). Estudo realizado em Samara, na Rússia, revelou que, dentre 27 casos de hepatite viral fulminante, 13 estiveram associados à infecção pelo vírus da hepatite delta (Flodgren et al., 2000). Alguns outros estudos, em diferentes países da América do Sul, revelam que a hepatite aguda pelo HBV e HDV (coinfecção ou superinfecção) configuram as principais causas de hepatite aguda grave na região amazônica (Casey et al., 1996; Gomes-Gouvea et al., 2009).

EVOLUÇÃO CLÍNICA

Os sintomas clínicos da hepatite D aguda são indistinguíveis das outras formas de hepatites virais, apesar de tenderem a ser mais severos. Apresenta um período de incubação de 3 a 7 semanas, caracterizado pela replicação ativa do HDV. Sintomas inespecíficos como náuseas, anorexia, fadiga podem anteceder o aumento importante das transaminases, com posterior diminuição da replicação viral. Pode ser seguido de franca icterícia com aumento dos níveis de bilirrubina, colúria e acolia fecal. A infecção pelo HDV pode se apresentar com clínica muito variável, desde infecção assintomática a hepatite fulminante (Farci & Niro, 2012; Zetterman, 2013).

Com relação à necessidade da associação com o HBV, o HDV pode ser transmitido apenas na presença de infecção concomitante com o HBV em uma das duas formas (superinfecção ou coinfecção), dependendo do status prévio do indivíduo para o AgHBs (Farci & Niro, 2012).

A superinfecção, infecção pelo HDV em pacientes cronicamente infectados pelo HBV, possui aspecto clínico variado, apesar de geralmente causar uma hepatite aguda mais grave e com um período de incubação relativamente curto. Nos pacientes portadores assintomáticos do AgHBs, pode provocar um quadro de hepatite aguda; já nos pacientes com hepatite B crônica, pode causar exacerbação dos sintomas, com descompensação hepática. Os pacientes que tiveram superinfecção evoluem para hepatite crônica em aproximadamente 90% dos casos (Farci & Niro, 2012).

Na coinfecção, infecção aguda simultânea pelo HBV e HDV em indivíduo suscetível, como o HDV é um vírus defectível, sua infecção tem início apenas depois do HBV ter infectado os hepatócitos. O período de incubação da hepatite D é dependente dos títulos de inóculo do HBV que determinam o tempo de incubação da hepatite B (Taylor, 2006). A hepatite aguda pode se apresentar como monofásica (um pico) e bifásica (dois picos distintos), sendo o primeiro pico dependente dos títulos de HBV e o segundo pico dos títulos de HDV (Farci & Niro, 2012). Tem cura espontânea em mais de 95% dos casos, sendo uma importante causa de hepatite grave ou fulminante. Porém, após a introdução da vacina para o HBV, tornou-se menos comum (Grabowki & Wedemeyer, 2010) (Figura 18.8.6).

A infecção pelo HDV, seja na forma de coinfecção ou superinfecção, é uma causa considerável de hepatite viral fulminante, sendo mais frequentemente causada pelo HDV que por outras formas de hepatite viral (Farci & Niro, 2012). Estudo realizado em Samara, na Rússia, mostrou que, dos 27 diagnósticos de hepatite viral fulminante, 13 eram infectados com o HDV, sendo desses 11 do sexo masculino e 2 do sexo feminino (Flodgren et al., 2000). Alguns estudos em diferentes países da América do Sul mostram que a hepatite aguda pelo HBV e HDV coinfecção ou superinfecção são as principais causas de hepatite aguda grave na região amazônica (Casey et al., 1996; Gomes-Gouvêa et al., 2009).

De acordo com análise prospectiva de 33 pacientes portadores crônicos do HDV admitidos em um hospital espanhol no período de 2006 a 2007, a replicação viral do HBV e do HDV foi bastante variável durante o estudo. Em 54,5%, a replicação do HDV predominava, em 30,3% predominava o HBV e em 15,2% o HBV e o HDV mantinham níveis semelhantes. Esses dados sugerem que há uma supressão do HDV sobre o HBV, porém com importante flutuação da replicação dos dois vírus (Schaper et al., 2010). A persistência da replicação do HBV, mesmo que em valores mínimos, está associada a pior evolução do dano hepatocelular (Lozano et al.,1994). Uma terceira forma tem sido descrita em pacientes pós-transplante hepático: infecção latente (Pascarella e Negro, 2010). Caracterizado pela presença do anti-HDV no fígado, no núcleo dos hepatócitos na ausência do RNA HDV e do AgHBs no sangue, está relacionado com baixo dano hepatocelular.

A forma crônica da hepatite D é a mais grave e rapidamente progressiva de todas as hepatites virais crônicas. Provoca cirrose em aproximadamente 70% em 5 a 10 anos, acometendo geralmente uma faixa etária jovem. Após 1 a 2 anos do episódio de hepatite D aguda, 15% evoluem para cirrose. O risco de desenvolver cirrose é 3 vezes maior na infecção pelo HDV que na monoinfecção pelo HBV. (Fattovich et al., 2000; Farci & Niro, 2012). Estudo na região amazônica do Brasil mostrou que mais de 50% dos pacientes acompanhados com hepatite D crônica, submetidos a biópsia, tinham fibrose moderada a intensa (Vasconcelos et al., 2012).

Buti et al. (2011) descreveram 104 pacientes com coinfecção HBV/HDV aguda seguidos por 4 meses; desses, 8,6% desenvolveram hepatite crônica. Dos 23 pacientes com superinfecção pelo HBV/HDV, todos evoluíram para hepatite crônica.

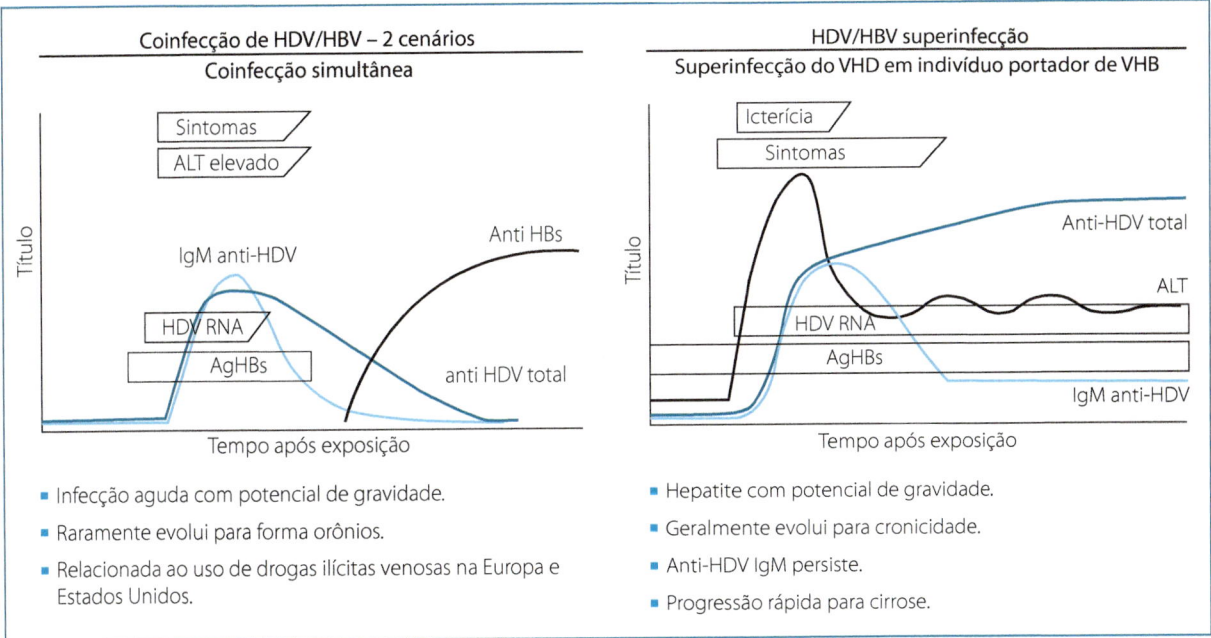

FIGURA 18.8.6 Representação esquemática da evolução do HDV (coinfecção e superinfecção).

Fonte: Adaptada de Oliveiro & Smedile, Semin. Liver Dis, 2012, 32(3):220-227.

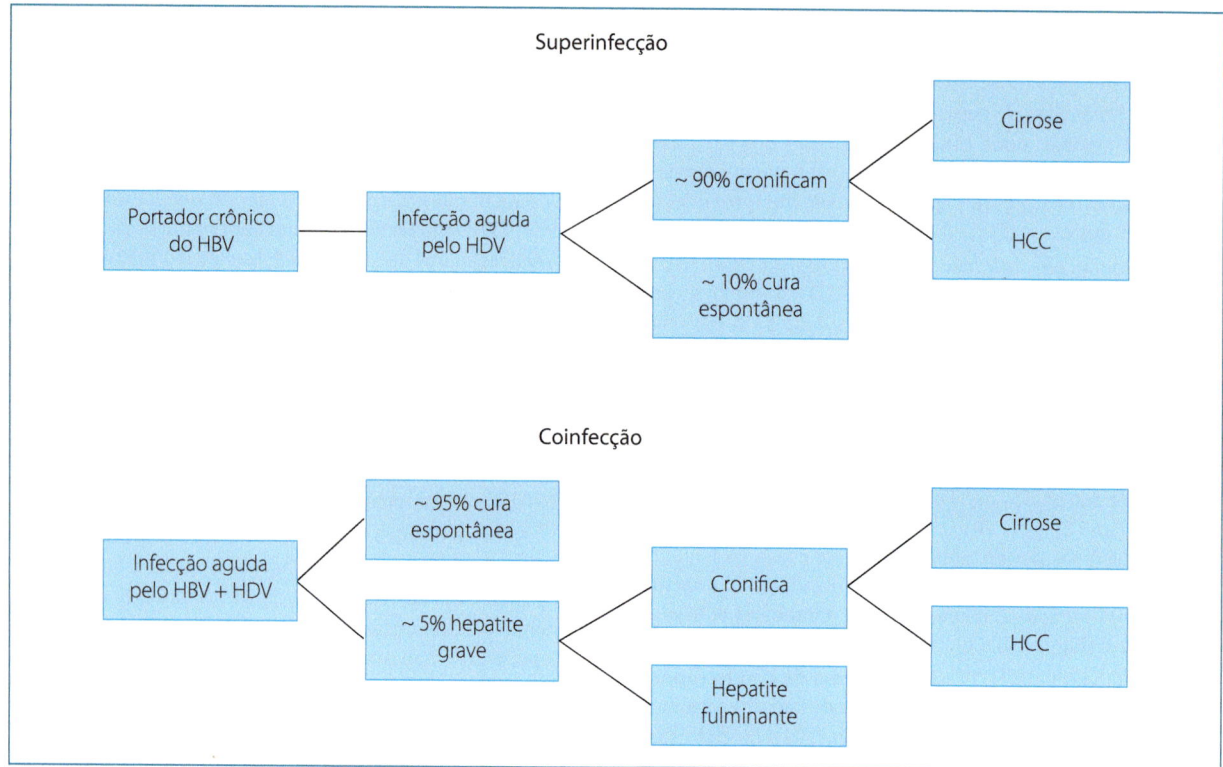

FIGURA 18.8.7 Representação esquemática da evolução clínica da hepatite delta.
Fonte: Adaptada de Yurdaydin C. Semin Liver Dis. 2012;32(3):237-44.

A hepatite D fulminante tem uma evolução dramática, com prognóstico muito ruim. A clínica ocorre com uma variação de 4 a 30 dias após o início dos sintomas de hepatite D aguda (Sanchez-Tapias et al., 1987). Os níveis das transaminases podem ser altos, porém com a necrose maciça do fígado, esses níveis tendem a diminuir rapidamente. O mesmo ocorre com os níveis de replicação do HDV, já que poucos são os hepatócitos viáveis. Caso não ocorra o transplante hepático nos primeiros 10 dias, a mortalidade chega a aproximadamente 80% (Farci & Niro, 2012).

Como citado anteriormente, os genótipos são fatores que podem ter influência sobre a evolução da doença, aumentando a gravidade das manifestações clínicas e a evolução para hepatite fulminante (Rizzetto, 2009; Kiesslich et al., 2009). Diferentes países da América do Sul vêm reportando casos de hepatite fulminante; porém, os casos aconteceram apenas nos pacientes com genótipo III do HDV e mais frequentemente associados ao genótipo F do HBV. Sugerindo assim que o genótipo III do HDV sozinho ou em associação com o genótipo F do HBV poderia ser um determinante da gravidade na evolução clínica desses pacientes nessa região (Casey et al., 1996; Gomes-Gouvêa et al., 2009).

A história natural da hepatite delta parece estar relacionada mais ao genótipo do HDV do que ao do HBV. Aparentemente, genótipos diferentes podem ter patogenicidade mais ou menos pronunciada, mas certamente existem outras variáveis que podem influenciar na evolução da doença hepática. Na Europa, o escore chamado BEA, define como as variáveis mais importantes na evolução desfavorável da doença: gênero masculino, idade > 40 anos, procedência do Leste Europeu, plaquetas < 100.000 mm³ e bilirrubinas > normal. Este escore estratifica a gravidade da doença por pontuações atribuídas a estas variáveis em três extratos: A, B e C (Calle Serrano et al., 2014).

Já no Brasil, Braga et al. (2014), estudando pacientes da região amazônica, não encontraram relação entre idade e gênero para predizer fibrose hepática avançada; porém, a carga viral do HDV apresentou-se como única variável associada à maior gravidade da doença.

DIAGNÓSTICO
SOROLÓGICO

Todo paciente AgHBs positivo, principalmente em áreas endêmicas, deve ser submetido à pesquisa de anticorpos contra o AgHVD. O anti-HDV IgM, o qual não temos disponível no Brasil, pode não ter conotação de fase aguda, podendo persistir em pacientes com hepatite delta crônica ou reaparecer em recaída após terapia. Porém, o anti-HDV IgM pode estar correlacionado com atividade inflamatória, com significante aumento dos níveis de ALT e com atividade histológica (Wranke et al., 2014). Embora o anti-HDV IgG positivo indique infecção pregressa, não é confirmatório de infecção ativa, já que esses testes sorológicos são uma forma de detecção indireta do vírus. Portanto, torna-se fundamental a pesquisa do HDV RNA, que, caso seja negativo, pode significar infecção em recuperação ou cicatriz sorológica (Wedemeyer et al., 2007; Jardi et al., 1994).

O diagnóstico do tipo de infecção pelo HDV, se coinfecção ou superinfecção, é importante, sendo imprescindível a pesquisa dos anti-HBc total e IgM/IgG. Em caso de infecção aguda pelo HBV, com anti-HBc IgM, anti-HDV total e/ou IgM reagentes, se estará diante de uma coinfecção. Caso a infecção pelo HBV seja crônica, com anti-HBc IgG, anti-HDV total e/ou IgM reagentes, se caracterizará como uma superinfecção pelo HDV (Olivero & Smedile, 2012).

Anticorpos totais contra o HDV podem ser detectados pelo método Elisa (*enzyme-linked immunosorbent assay*), um teste imunoenzimático que se baseia na reação antígeno-anticorpo. Esse tipo de ensaio competitivo mensura todos os tipos de anticorpos contra o HDV. O anti-HDV pode persistir por anos como cicatriz sorológica em pacientes superinfectados que clarearam a infecção pelo HDV; porém mantém AgHBs reagente (Olivero & Smedile, 2012). O anti-HDV IgM pode persistir na hepatite crônica pelo HDV ou reaparecer após recaída do tratamento (Romeo et al., 2009). Anti-HDV IgM pode ainda ser um substituto para determinar replicação do HDV, caso a pesquisa de HDV RNA não esteja disponível. Alguns autores sugerem que níveis de anti-HDV IgM estejam associados à atividade histológica e que a diminuição e o desaparecimento do anti-HDV IgM na hepatite delta crônica pode vir a ser um preditor de remissão da doença, seja espontânea ou induzida por terapia (Olivero & Smedile, 2012; Wranke et al., 2014) (Quadro 18.8.1).

O antígeno Delta é detectável apenas transitoriamente em amostras de sangue coletadas no início da hepatite, antes do aparecimento dos anticorpos (Pascarella et al., 2011; Olivero & Smedile, 2012) motivo pelo qual não é utilizado rotineiramente no diagnóstico.

QUADRO 18.8.1 Marcadores nas diferentes formas clínicas de hepatite delta.

Forma	Anti-HDV IgM	Anti-HDV IgG	HDV RNA	Anti-HBc IgM
Coinfecção	+	+/–	+	+
Superinfecção	+	+/–	+	–
Hepatite crônica	+	+	+	–
Cirrose	+/–	+	+/–	–
Recuperação HDV	–	+	–	–

BIOLOGIA MOLECULAR

A identificação do HDV RNA pode ser realizada por técnicas moleculares, sendo a mais utilizada para esse processo a reação em cadeia da polimerase (PCR). Com o advento da PCR, o DNA pode ser multiplicado artificialmente, um mecanismo de síntese artificial de DNA num processo em cadeia que imita a replicação do DNA através de uma DNA polimerase. Como o RNA é o material genético do HDV, é aplicada uma variação da PCR, chamada TR-PCR, transcrição reversa da PCR. A reação não parte de um molde de DNA diretamente extraído da amostra. O HDV fornece o RNA que é então convertido em DNA complementar (cDNA) através

da transcrição reversa antes de submeter a uma PCR (Botelho-Souza et al., 2014).

O diagnóstico de infecção ativa pelo HDV tem mais acurácia quando realizado por detecção do HDV RNA no soro ou no plasma, utilizando a TR-PCR em tempo real qualitativa ou quantitativa. Essa técnica de quantificação não é internacionalmente padronizada, apresenta desempenho limitado (Brichler et al., 2013; Shang et al., 2012). O RoboGene® *kit* para HDV RNA está sendo discutido e tem sido utilizado (Hofmann et al., 2017). Muitos laboratórios têm desenvolvido TR-PCR em tempo real "caseiros" (*in house*) (Katsoulidou et al., 2013).

Infecção ativa pelo HDV deve ser sempre confirmada através da presença do HDV RNA. Caso o HDV RNA seja positivo, o tratamento dessa infecção deve ser indicado. De forma geral, os TR-PCR em tempo real conhecidos apresentam alta sensibilidade, sendo apropriado para detecção e quantificação do HDV (Katsoulidou et al., 2013). Esses autores descreveram uma sensibilidade da TR-PCR de 95% com o limite de detecção de 43,2 (16,5 a 584,1) cópias/mL e de 50% para 2,18 (0,46 a 4,75) cópias/mL. Esse método é útil no monitoramento da eficácia terapêutica, e pode auxiliar na compreensão da fisiopatologia da infecção pelo HDV, assim como pode auxiliar na avaliação clínica da doença hepática grave (Katsoulidou et al., 2013).

BIÓPSIA HEPÁTICA

O antígeno da hepatite delta, AgHVD, é expresso no núcleo das células hepáticas, onde podem ser detectados por imuno-histoquímica. Com o advento dos ensaios moleculares para detecção do HDV RNA sérico, realizar biópsia hepática, um método invasivo, para realizar a imuno-histoquímica se tornou um método diagnóstico ultrapassado, além de apresentar menor sensibilidade que os testes moleculares.

AVALIAÇÃO DO GRAU DE FIBROSE HEPÁTICA
BIÓPSIA HEPÁTICA

Apesar de ser um método invasivo, com possíveis complicações inerentes ao procedimento e com necessidade de internação hospitalar, a biópsia hepática com avaliação anatomo-patológica é o padrão ouro para avaliação da fibrose. Em 1996, Bedossa et al. descreveram para hepatite C a classificação METAVIR, no qual avaliam a atividade inflamatória e fibrose de acordo com características histopatológicas previamente estabelecidas (Bedossa & Poynard, 1996). Posteriormente, foi utilizado nas outras etiologias de doença hepática, sendo atualmente a classificação mais utilizada. Nos últimos anos, a biópsia hepática, que até então era a única ferramenta para avaliar o grau de fibrose, vem perdendo força com a introdução dos métodos não invasivos.

ELASTOGRAFIA HEPÁTICA

Os métodos não invasivos para estimar o grau de fibrose hepática em substituição à biópsia têm sido cada vez mais estudados nas hepatites virais. Dentre eles, a elastografia hepática é o método com o maior número de artigos publicados, sendo referenciado pelos principais *guidelines* internacionais para estratificação dos graus de fibrose hepática nas hepatites B e C. Assim como faz parte das recomendações brasileiras, porém poucos estudos têm sido descritos na hepatite Delta (PCDT, Brasil, 2016).

Na hepatite B, a elastografia hepática deve ser avaliada em conjunto com as transaminases (ALT). O padrão flutuante da inflamação hepática, típica da história natural da hepatite B crônica, pode ter interferência no resultado em KPa da elastografia (Leroy & Kim, 2012). Há poucos dados publicados sobre pacientes com HDV. Romeo et al. realizaram elastografia hepática em 11 pacientes com HDV sem evidências clínicas ou histológicas de cirrose, e nenhum mostrou valores iguais ou maiores a 11,9 kPa (Romeo et al., 2009). No entanto, esses métodos têm um alto custo, limitando o uso em algumas regiões com alta prevalência de HDV, como a região amazônica no Brasil, onde são necessários métodos baratos e fáceis de aplicar (Lutterkort et al., 2017).

ESCORES COM TESTES BIOQUÍMICOS

Métodos não invasivos foram testados para prever fibrose hepática em doença hepática crônica e muitos estudos foram publicados. A maioria deles foi descrita pela primeira vez em HCV e posteriormente foi aplicada em pacientes com HBV. Infelizmente, existem poucos dados relativos ao HDV. Alguns testes não invasivos utilizam análises caras e não rotineiras, tornando difícil a sua utilização em áreas endêmicas para HDV, que são regiões de pouca infraestrutura e com população de baixa renda, como a região amazônica. Essa área do país tem uma importante dificuldade de acesso aos procedimentos de média e alta complexidade, e, portanto, precisa de métodos baratos e de fácil aplicação.

Delta Fibrosis Score é até o momento o único escore descrito especificamente em pacientes com hepatite delta, em uma coorte europeia com HDV genótipo I. Porém, a utilização da colinesterase como variável torna este escore difícil de ser aplicado na região amazônica, onde predomina o genótipo III (Lutterkort et al., 2017). Escores como, por exemplo, o APRI *(aspartate aminotransferase-to-platelet ratio index)* e o FIB-4 *(fibrosis index based on the four factors)* são de baixo custo, utilizando exames laboratoriais realizados rotineiramente e seus cálculos são facilmente aplicáveis através de modelos matemáticos simples. O Ministério da Saúde do Brasil incorporou recentemente os escores APRI e FIB-4 como alternativas a mensuração da fibrose hepática avançada nos pacientes com monoinfecção pelo HCV (PCDT, Brasil, 2015). O escore APRI foi descrito pela primeira vez em pacientes monoinfectados pelo HCV, consistindo em dois resultados laboratoriais (AST e plaquetas). Wai et al. (2006), após análises de correlação de variáveis laboratoriais e os diferentes graus de fibrose, desenvolveram a fórmula AST (U/L)/(LSN de AST))/plaquetas (10^9/L) × 100 (Wai et al., 2003). FIB-4 foi primeiramente descrito para predizer fibrose hepática em pacientes coinfectados HIV/HCV, utilizando como base a relação entre 4 coeficientes (idade, AST, plaquetas, ALT). A partir dessas variáveis, foi desenvolvida a fórmula FIB-4 = idade (anos × AST (U/L)/plaquetas (10^9/L) × (ALT (U/L))$^{1/2}$ (Sterling et al., 2006).

Os escores têm sido usados para avaliar a fibrose em outras doenças do fígado, mas o conhecimento sobre esses métodos não invasivos em HDV ainda é muito limitado.

TRATAMENTO

O tratamento adequado para hepatite delta crônica ainda é tema bastante controverso, pois, até a presente data, nenhum medicamento comprovou-se com boa eficácia no tratamento dessa patologia. O interferon-α no momento é a única terapia licenciada para o tratamento da hepatite D crônica (Rizzetto & Alavian, 2013; Heidrich et al., 2014), sendo o interferon peguilado a apresentação mais utilizada. No entanto, apenas aproximadamente 25% dos pacientes que utilizam esse medicamento mantêm resposta viral sustentada (RVS) após um ano de tratamento (Yurdaydin, 2012). Os níveis de transaminases nesses casos normalizam em apenas 40 a 70% dos pacientes tratados e a recaída ocorre em 60 a 97% dos casos (Heller et al., 2014). Considera-se RVS, carga viral do HDV indetectável 6 meses, após a interrupção do tratamento (Yurdaydin, 2012).

Alguns estudos foram desenvolvidos na tentativa de se encontrar uma terapêutica mais eficaz que a monoterapia com interferon. Porém, esses estudos não foram animadores, mostrando que monoterapia com lamivudina, entecavir, adefovir, tenofovir, famciclovir e ribavirina ou terapia combinada com interferon e um nucleotídeo não se mostrou mais eficaz que a monoterapia com interferon (Kabacam et al., 2012; Lau et al., 1999; Erhardt et al., 2006; Niro et al., 2005).

Atualmente, estão sendo exploradas opções terapêuticas alternativas em ensaios clínicos. Os inibidores de prenilação são promissores e foram avaliados em pacientes com infecção por HDV crônica. Lonafarnib mostrou uma redução dose-dependente de níveis de RNA de HDV em pacientes após 28 dias de terapia (Koh et al., 2015). O inibidor de entrada de HBV myrcludex B também está sendo desenvolvido. Bogomolov et al. (2016) descreveram o myrcludex B em pacientes com infecção crônica por hepatite D isoladamente ou em combinação com Peg-INF-α 2a em comparação com pacientes tratados apenas com Peg-INF-α 2a (Bogomolov et al., 2016). Myrcludex B monoterapia foi associada com HDV RNA e HBV DNA diminuição e melhora dos níveis de ALT após 24 semanas de tratamento. O efeito antiviral foi mais pronunciado em combinação com Peg-INF-α 2a. Estudos recentes que comparam os efeitos antivirais de Peg-INF-α, Peg-INF lambda e entecavir em camundongos quiméricos de fígado humanos demonstraram que Peg-INF-α e Peg-INF lambda reduziram a viremia do HDV, níveis séricos de AgHBs e níveis intra-hepáticos de RNA HDV genômico e antigenômico (Giersch et al., 2017).

A outra alternativa terapêutica recentemente desenvolvida faz referência ao uso dos Polímeros de Ácidos Nucleicos (NAP's) que bloqueiam a montagem das subpartículas do HBV, eliminando o AgHBs do sangue. Esse fato tem uma importância clínica enorme, desde que o desaparecimento do AgHBs da circulação potencializa a capacidade do controle imunológico da infecção após o fim da terapia antiviral (Vaillant, 2019). Bazinet et al. (2015) trataram 19 voluntários coinfectados HBV/HDV, demonstrando redução do HDV-RNA correlacionada com a redução do AgHBs, e, dessa forma, sugerindo uma conexão entre as partículas HBV e a formação do HDV, concluindo que o REP 2139-Ca pode ser um potencial elemento no tratamento da hepatite delta.

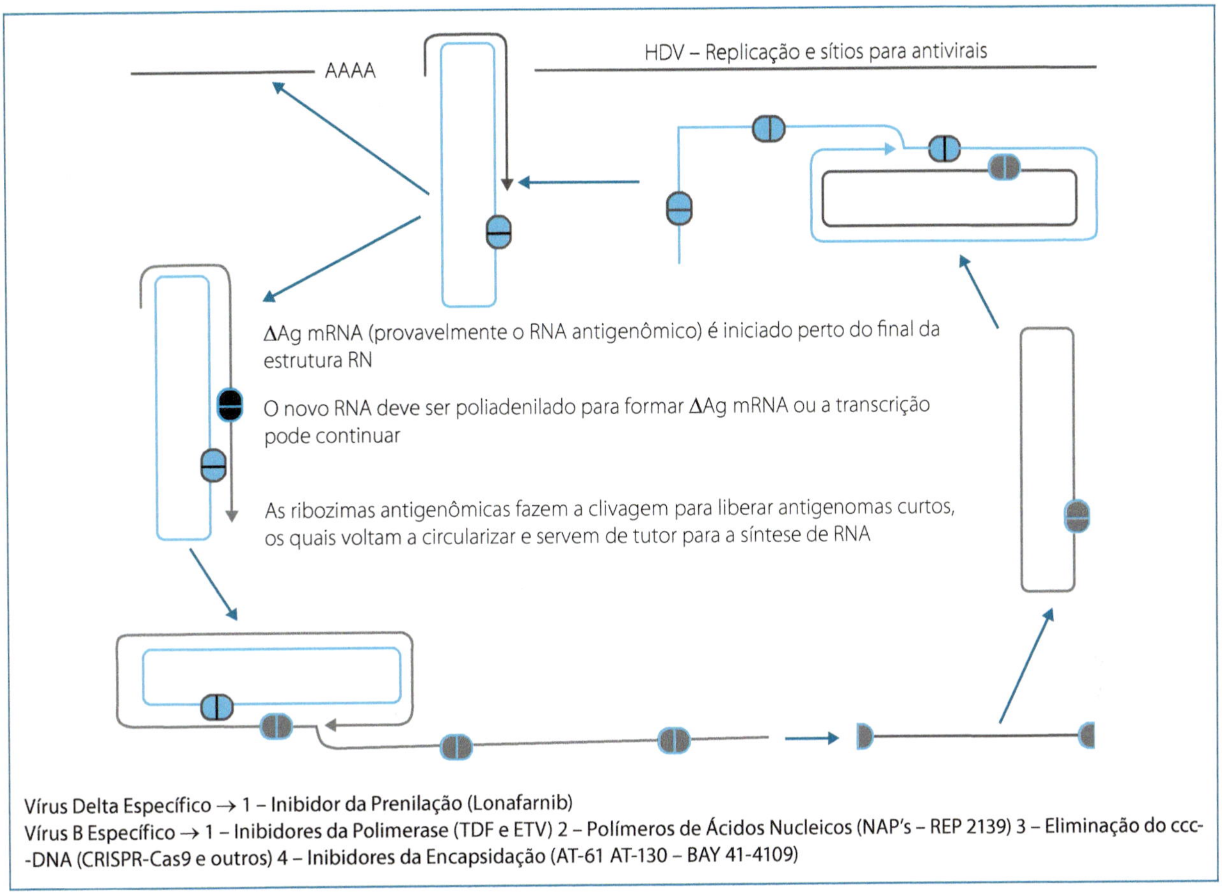

HDV – Replicação e sítios para antivirais
AAAA
ΔAg mRNA (provavelmente o RNA antigenômico) é iniciado perto do final da estrutura RN
O novo RNA deve ser poliadenilado para formar ΔAg mRNA ou a transcrição pode continuar
As ribozimas antigenômicas fazem a clivagem para liberar antigenomas curtos, os quais voltam a circularizar e servem de tutor para a síntese de RNA
Vírus Delta Específico → 1 – Inibidor da Prenilação (Lonafarnib)
Vírus B Específico → 1 – Inibidores da Polimerase (TDF e ETV) 2 – Polímeros de Ácidos Nucleicos (NAP's – REP 2139) 3 – Eliminação do ccc-DNA (CRISPR-Cas9 e outros) 4 – Inibidores da Encapsidação (AT-61 AT-130 – BAY 41-4109)

FIGURA 18.8.8 Alvos terapêuticos no tratamento das Hepatites B e Delta. 1 – Alvo de inibição de entrada com bloqueio do receptor NTCP para ambos vírus. 2 – Alvo de imunomodulação (INF-Peg)
Fonte: Adaptada de Farci et al., 2004; Manesis et al., 2013.

A duração da terapêutica com interferon peguilado também é controversa, não parecendo haver diferença entre um ou dois anos de tratamento em termos de RVS (Yurdaydin, 2012; Gunsar et al., 2005; Yurdaydin et al., 2007). De acordo com o Protocolo Clínico e Diretrizes Terapêuticas para Hepatite B e coinfecções (2016), pacientes com viremia do HDV e transaminases elevadas devem iniciar tratamento com peg-interferon-α associado a tenofovir ou entecavir por 48 semanas (Borzacov et al., 2016). Nos casos que após um ano de terapia ainda mantiverem níveis detectáveis de HDV RNA está indicado prolongar a terapêutica por mais 48 semanas, principalmente com valores de transaminases elevados (PCDT, Brasil, 2016). Estratégias semelhantes também foram sugeridas previamente por outros autores (Yurdaydin, 2012). Sugerimos um fluxograma, baseado na revisão bibliográfica sobre o tema (Figura 18.8.9).

O melhor marcador do sucesso terapêutico seria o clareamento do AgHBs, porém esse dado é raro na prática clínica (Ciancio & Rizzetto, 2014). Sendo, portanto, a melhor forma de predizer a resposta virológica sustentada a manutenção dos níveis de HDV RNA indetectáveis (Yurdaydin, 2012). O sucesso terapêutico pode estar relacionado com a diminuição

HDV-RNA positivo e aumento de transaminases
Iniciar Peg-IFN + Tenofovir ou Entecavir (por 48 semanas)
HDV-RNA negativo com transaminases normais
Suspender Peg-IFN e manter Tenofovir ou Entecavir
HDV-RNA positivo e aumento das transaminases
Manter Peg-IFN e manter Tenofovir ou Entecavir (por mais 48 semanas)
Suspender Peg-IFN e manter Tenofovir ou Entecavir

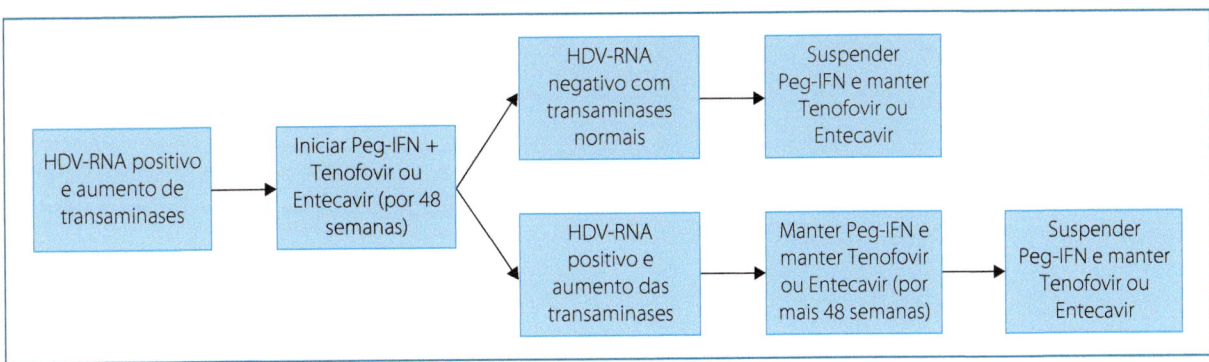

FIGURA 18.8.9 Fluxograma sugerido para o tratamento da hepatite delta.

dos níveis de HDV RNA e AgHBs (mesmo sem sua indetectabilidade) e normalização da ALT, estando associado com a redução dos eventos relacionados a doença hepática (Farci et al., 2004; Manesis et al., 2013) (Figura 18.8.10).

COMPLICAÇÕES DA DOENÇA HEPÁTICA
CARCINOMA HEPATOCELULAR

A maior frequência da cirrose determinada pela importante inflamação hepática, nos portadores crônicos do HDV, representa fatores indiretos de risco para HCC (Abbas et al., 2012). Porém, a infecção pelo HDV em si ainda não foi comprovada que confira um aumento adicional na oncogenicidade (Heidrich et al., 2013; Ji et al., 2012).

De acordo com Romeo et al., em um estudo de 28 anos com 299 pacientes, após 233 meses, 186 eram cirróticos, 46 desenvolveram HCC, com uma taxa de incidência de 2,8% ao ano nos pacientes com cirrose (Romeo et al., 2009). Alguns trabalhos sugerem que a coinfecção HBV/HDV aumente o risco de HCC (Ji et al., 2012), mostrando um aumento de 3 vezes no risco de HCC e em 2 vezes a mortalidade comparado aos pacientes monoinfectados com o HBV (Fattovich et al., 2000; Freitas et al., 2012). Porém, uma análise retrospectiva com 962 pacientes com o HBV, sendo 82 coinfectados com o HDV, mostrou taxas semelhantes de HCC nos dois grupos (Cross et al., 2008). Portanto, essa relação ainda é controversa na literatura e o papel do HDV na indução e no desenvolvimento do HCC ainda deve ser mais bem estudada.

O rastreio é recomendado a cada 6 meses para pacientes com fatores de risco, a USG é o exame de escolha, com sensibilidade de 65 a 80% e especificidade > 90%. A *European Association for the Study of the Liver* (EASL) descreve a alfafetoproteína (AFP) como inadequada para o rastreio, devido a sua sensibilidade limitada, por não ser específica para o HCC, podendo estar elevada também na hepatite crônica na ausência de câncer. Sua concentração está relacionada com o tamanho do tumor, podendo ser detectada em uma fase avançada do HCC. E a combinação da AFP com a USG também não foi recomendada, por não apresentar melhora na sensibilidade, aumentando os custos e as taxas de falso-positivo. Para confirmação diagnóstica, o mais indicado são exames de imagem com contraste, como a RNM ou TC de abdômen (Lope et al., 2012).

TRANSPLANTE HEPÁTICO

O transplante hepático é a única terapia para pacientes coinfectados pelo HBV/HDV em estágios finais de doença hepática, HCC ou hepatite fulminante (Roche & Samuel, 2012). Anteriormente, a principal problemática era a alta recorrência da hepatite viral após o transplante, diminuindo assim a sobrevida do enxerto (Samuel et al., 1995). Porém, atualmente a combinação de terapia antiviral com tenofovir ou entecavir a longo prazo e baixas doses de imunoglobulina anti-hepatite B podem efetivamente prevenir a recorrência do HBV em mais de 90% dos transplantes (Roche & Samuel, 2014).

Em um estudo com 76 pacientes submetidos ao transplante hepático por cirrose pelo HDV e que fizeram profilaxia com imunoglobulina anti-hepatite B, Samuel et al. descreveram uma taxa de sobrevida de 88% em 5 anos de acompanhamento, com baixa taxa de recorrência do HBV, apenas em 10 dos 76 pacientes (13,2%) (Samuel et al., 1995). Estudos mais recentes com HBV/HDV, incluindo também o antiviral à imunoglobulina anti-hepatite B, mostrou taxas de recorrências inferiores a 5%. Mostrando também que os pacientes coinfectados possuem menor risco de recorrência do HBV e melhor taxa de sobrevida quando comparados aos monoinfectados (Roche & Samuel, 2012). Esses dados se mostram favoráveis ao transplante hepático em cirrose pelo HDV, comparativamente com outras doenças do fígado.

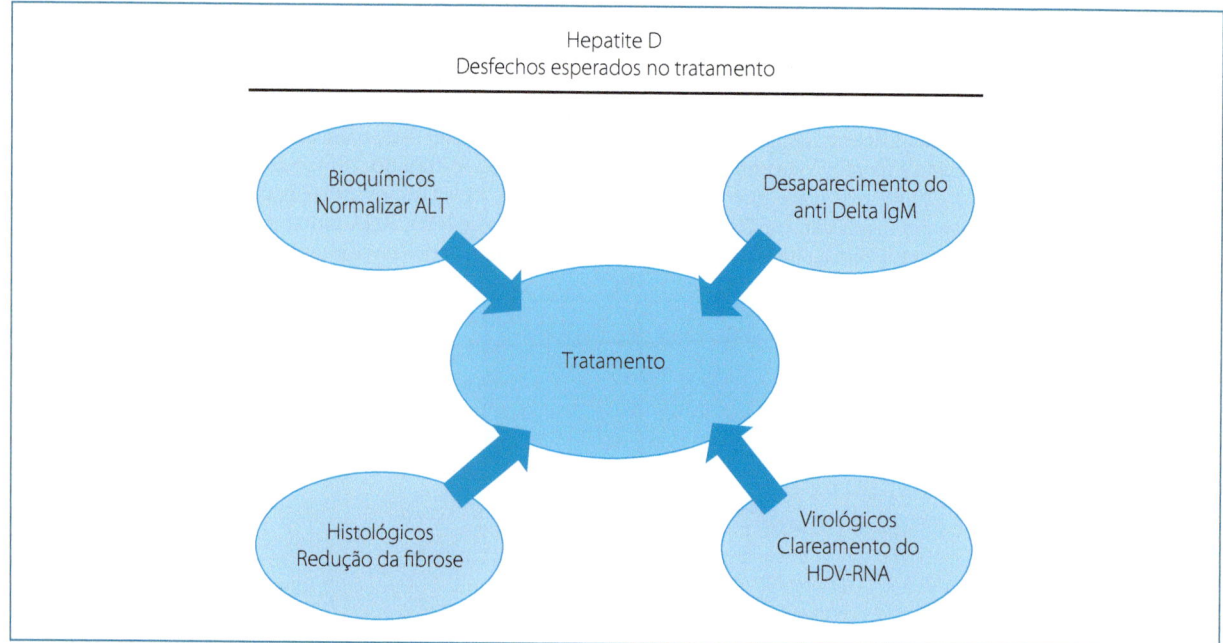

FIGURA 18.8.10 Marcadores de resposta terapêutica.

A infecção pelo HIV não é uma contraindicação para o transplante hepático. Segundo estudos, esses pacientes não tiveram aumento no risco de complicações pós-operatórias ou aumento na incidência de infecções oportunistas. Há um aumento frequente nas coinfecções HIV – HCV/HBV/HDV, assim como um aumento importante na sobrevida dos pacientes HIV positivos após a terapia antirretroviral altamente ativa (HAART), levando cada vez mais a necessidade de transplante hepático nessa população (Samuel, 2008).

O transplante hepático nos pacientes com HCC os melhores resultados obtidos são aplicando os critérios de Milão, nódulo ≤ 5 cm ou se múltiplos, no máximo 3 nódulos ≤ 3 cm, sem invasão vascular ou acometimento extra-hepático. Seguindo os critérios de Milão, a sobrevida em 5 anos excede os 70% com recorrência em 5 a 15% (Lope et al., 2012).

PROFILAXIA

Todos os princípios de profilaxia contra hepatite B, incluindo a vacinação e o uso de Imunoglobulina Hiperimune Humana no âmbito da prevenção, aplicam-se à Hepatite Delta desde que o vírus é defectivo e o envelope do vírus é o AgHBs da Hepatite B.

BIBLIOGRAFIA SUGERIDA

Abbas Z, Afzal R. Life cycle and pathogenesis of hepatitis D virus: A review. World J Hepatol. 2013;5(12):666-75.

Alfaiate D, Dény P, Durantel D. Hepatitis delta virus: From biological and medical aspects to current and investigational therapeutic options. Antiviral Res. 2015 Oct;122:112-29.

Alvarado-Mora MV, Romano CM, Gomes-Gouvêa MS, Gutierrez MF, Carrilho FJ, Pinho JR. Dynamics of hepatitis D (delta) virus genotype 3 in the Amazon region of South America. Infect Genet Evol. 2011 Aug;11(6):1462-8.

Bedossa P, Poynard T. An algorithm for the grading of activity in chronic hepatitis C. The METAVIR Cooperative Study Group. Hepatology. 1996 Aug;24(2).

Boletim Epidemiológico de Hepatites Virais. Brasília: Ministério da Saúde, Secretaria de Vigilância em Saúde, Brasil. Volume 40, n. 31, 2018.

Borzacov LM, de Figueiredo Nicolete LD, Souza LF, Dos Santos AO, Salcedo JM. Treatment of hepatitis delta virus genotype 3 infection with peg-interferon and entecavir. Int J Infect Dis. 2016 May;46:82-8.

Botelho-Souza LF, dos Santos Ade O, Borzacov LM, Honda ER, Villalobos-Salcedo JM, Vieira DS. Development of a reverse transcription quantitative real-time PCR-based system for rapid detection and quantitation of hepatitis delta virus in the western Amazon region of Brazil. J Virol Methods. 2014;197:19-24.

Braga WS, Castilho Mda C, Borges FG, Leao JR, Martinho A, et al. Hepatitis D virus infection in the Western Brazilian Amazon – far from a vanishing disease. Rev Soc Bras Med Trop. 2012;45(6):691-5.

Braga WS, da Costa Castilho M, dos Santos IC, Moura MA, Segurado AC. Low prevalence of hepatitis B virus, hepatitis D virus and hepatitis C virus among patients with human immunodeficiency virus or acquired immunodeficiency syndrome in the Brazilian Amazon basin. Rev Soc Bras Med Trop 2006;39: 519-22.

Braga WS, de Oliveira CM, de Araújo JR, Castilho M da C, Rocha JM et al. Chronic HDV/HBV co-infection: predictors of disease stage – a case series of HDV-3 patients. J Hepatol. 2014; 61(6):1205-11.

Buti M, Homs M, Rodriguez-Frias F, Funalleras G, Jardí R, Sauleda S, Tabernero D, Schaper M, Esteban R. Clinical outcome of acute and chronic hepatitis delta over time: a long-term follow-up study. J Viral Hepat. 2011 Jun;18(6):434-42.

Calle Serrano B, Großhennig A, Homs M, Heidrich B, Erhardt A, Deterding K, Jaroszewicz J, Bremer B, Koch A, Cornberg M, Manns M P, Buti M, e Wedemeyer H. Development and evaluation of a baseline-event-anticipation score for hepatitis delta. J Viral Hepat. 2014; 21(11): 154-163

Canese MG, Rizzetto M, Arico S, Crivelli O, Zanetti AR, Macchiorlatti E et al. An ultrastructural and immunohistochemical study on the Delta antigen associated with the hepatitis B virus. The Journal of pathology. 1979;128(4):169-175.

Chang SY, Yang CL, IKo WS, Liu WC, Lin CY, Wu CH, Su YC, Chang SF, Chen MY, Sheng WH, Hung CC, Chang SC. Molecular epidemiology of hepatitis D virus infection among injecting drug users with and without human immunodeficiency virus infection in Taiwan. J Clin Microbiol. 2011 Mar;49(3):1083-9.

Chen X, Oidovsambuu O, Liu P, Grosely R, Elazar M, Winn VD et al. A novel quantitative microarray antibody capture assay identifies an extremely high hepatitis delta virus prevalence among hepatitis B virus-infected mongolians. Hepatology. 2017 Dec;66(6):1739-1749.

Chen H-Y, Shen D-T, Ji D-Z et al. Prevalence and burden of hepatitis D virus infection in the global population: a systematic review and meta-analysis. Gut. 2018;0:1-10.

Cicero MF, Pena NM, Santana LC, Arnold R, Azevedo RG et al. Is Hepatitis Delta infections important in Brazil? BMC Infect Dis. 2016 Sep 29;16(1):525.

Farci P, Niro GA. Clinical features of hepatitis D. Semin Liver Dis. 2012;32(3):228-36.

Giersch K, Homs M, Volz T, Helbig M, Allweiss L, Lohse AW, Petersen J, Buti M, Pollicino T, Sureau C, Dandri M, Lütgehetmann M. Both interferon alpha and lambda can reduce all intrahepatic HDV infection markers in HBV/HDV infected humanized mice. Sci Rep. 2017 Jun 16;7(1):3757.

Gish RG, Yi DH, Kane S, Clark M, Mangahas M, Baqai S et al. Coinfection with hepatitis B and D: epidemiology, prevalence and disease in patients in Northern California. J Gastroenterol Hepatol. 2013 Sep;28(9):1521-5.

Gomes-Gouvêa MS, Pereira Soares M do C, Brito EM, Bensabath G, Carrilho FJ, Pinho JR et al. Hepatitis D and B virus genotypes in chronically infected patients from the Eastern Amazon Basin. Acta Trop. 2008 Jun;106(3):149-55.

Grabowski J, Wedemeyer H. Hepatitis delta: immunopathogenesis and clinical challenges. Dig Dis. 2010;28(1):133-8.

Heidrich B, Manns MP, Wedemeyer H. Treatment options for hepatitis delta virus infection. Curr Infect Dis Rep. 2013;15(1):31-8.

Hung CC, Wu SM, Lin PH, Sheng WH, Yang ZY et al. Increasing incidence of recent hepatitis D virus infection in HIV-infected patients in an area hyperendemic for hepatitis B virus infection. Clin Infect Dis. 2014 Jun;58(11):1625-33.

Kay A, Melo da Silva E, Pedreira H, Negreiros S, Lobato C, Parana R et al. HBV/HDV co-infection in the Western Brazilian Amazonia: an intriguing mutation among HDV genotype 3 carriers. J Viral Hepat. 2014 Dec;21(12):921-4.

Lutterkort GL, Wranke A, Yurdaydin C, Budde E, Westphal M, Lichtinghagen R et al. Non-invasive fibrosis score for hepatitis delta. Liver International. 2017 Feb;37(2):196-204.

Pascarella S, Negro F. Hepatitis D virus: an update. Liver Int. 2011;31(1):7-21.

Perez-Vargas J, Amirache F, Boson B et al. Enveloped viroses distinct from HBV induce dissemination of hepatitis D virus in vivo. Nature Communications 2019; 10, 2098.

Rizzetto M, Canese MG, Arico S, Crivelli O, Trepo C, Bonino F et al. Immunofluorescence detection of new antigen-antibody system (delta/anti-delta) associated to hepatitis B virus in liver and in serum of HBsAg carriers. Gut. 1977;18(12):997-1003.

Rizzetto M, Alavian SM. Hepatitis delta: the rediscovery. Clin Liver Dis. 2013;17(3):475-87.

Rizzetto M. Hepatitis D: thirty years after. J Hepatol. 2009;50(5):1043-50.

Roche B, Samuel D. Liver transplantation in delta virus infection. Semin Liver Dis. 2012 Aug;32(3):245-55.

Smedile A, Farci P, Verme G, Caredda F, Cargnel A, Caporaso N et al. Influence of delta infection on severity of hepatitis B. Lancet. 1982;2(8305):945-7.

Smedile A, Rizzetto M, Gerin JL. Advances in hepatitis D virus biology and disease. Prog Liver Dis. 1994;12:157-75.

Taylor JM. Virology of hepatitis D virus. Semin Liver Dis. 2012;32(3):195-200.

Vaillat A. REP 2139: Antiviral Mechanisms and applications in achieving functional controlo f HBV and HDV infection. ACS Infect Dis. 2019; 10;5(5):675-687.

Vasconcelos M, Pereira DB, Paraná R, Villalobos-Salcedo JM. Clinic and laboratory analysis of pacientes with hepatitis delta in Amazon region, Brazil. Journal of Medicine and Medical Science 2012 Apr;3(4):263-269.

Wedemeyer H, Manns MP. Epidemiology, pathogenesis and management of hepatitis D: update and challenges ahead. Nat Rev Gastroenterol Hepatol. 2010;7(1):31-40.

Yurdaydin C. Treatment of chronic delta hepatitis. Semin Liver Dis. 2012;32(3):237-44.

18.9 Hepatite E

Neiva Sellan Lopes Gonçales
*Eduardo Sellan Lopes Gonçales**

O vírus da hepatite E (VHE) tem sido reconhecido como importante agente causador de hepatites epidêmica e endêmica, principalmente entre adultos em países da Ásia, Oriente Médio e Norte da África. Casos esporádicos, entretanto, são comuns em regiões consideradas não endêmicas e podem ocasionalmente ser encontrados em países desenvolvidos, em especial entre viajantes e imigrantes provenientes das regiões endêmicas.

A hepatite pelo vírus E (HVE) é provavelmente uma doença antiga. Surtos de hepatites reportados na literatura antiga e no final do século IX foram atribuídos à infecção pelo vírus da hepatite A (VHA), mas, na realidade, hoje se considera que provavelmente foram causados pelo VHE.

A HVE representa um importante problema de saúde pública e econômico em países onde a infraestrutura de saneamento é precária ou está degradada em razão de guerras ou desastres naturais, levando as condições de higiene abaixo do nível de segurança. Assim, o desenvolvimento de uma vacina eficaz é esperado para reduzir significativamente a incidência da doença, sobretudo entre os indivíduos mais suscetíveis, como as gestantes.

ASPECTOS VIROLÓGICOS
ESTRUTURA E ORGANIZAÇÃO GENÔMICA DO VÍRUS DA HEPATITE E

Inicialmente, o VHE foi classificado como picornavírus. Posteriormente, com o uso da microscopia eletrônica, supôs-se que poderia pertencer à família Caliciviridae. Todavia, após análise genômica, verificou-se pouca homologia com os calicivírus. Por essa e por outras razões, o VHE foi retirado da família Caliciviridae e classificado como único membro do gênero *Hepevirus* na família Hepeviridae.

Na família Hepeviridae estão classificadas diferentes cepas virais que infectam mamíferos, aves e peixes. As cepas do VHE que infectam humanos pertencem ao gênero *Orthohepevirus* sendo divididos em quatro espécies (A-D). Os *Orthohepevirus A* compreendem todos os vírus que infectam humanos, suínos, veados, javalis, mangustos, coelhos, camelos, e alguns dos vírus que infectam ratos. Os *Orthohepevirus B* incluem os vírus que infectam aves, enquanto os *Orthohepevirus C* incluem vírus que infectam ratos. Os isolados do VHE encontrados em morcegos foram agrupados no gênero *Orthohepevirus D*. As cepas de VHE que infectam humanos são classificadas em quatro genótipos (VHE 1 a 4). O gênero *Piscihepevirus* é formado por uma única espécie, *Piscihepevirus A*, e compreende todos os isolados identificados em trutas (Figura 18.9.1).

O VHE é um pequeno vírus icosaédrico, não envelopado, com aproximadamente 27 a 34 nm de diâmetro, constituído por uma fita simples de RNA senso-positiva, poliadenilada na extremidade 3' com uma estrutura cap 7 metil-guanina ligada a extremidade 5', com aproximadamente 7,2 Kb de comprimento. A proteína truncada do capsídeo correspondente à região compreendida entre os aminoácidos (aa) 112 e 608, consiste de três domínios: S (do inglês *shell*, aa 112-313), P1 (do inglês *protrusion*, aa 314-454) e P2 (aa 455-606). O domínio P2 (também re-

* Autor da atualização do capítulo para esta Edição.

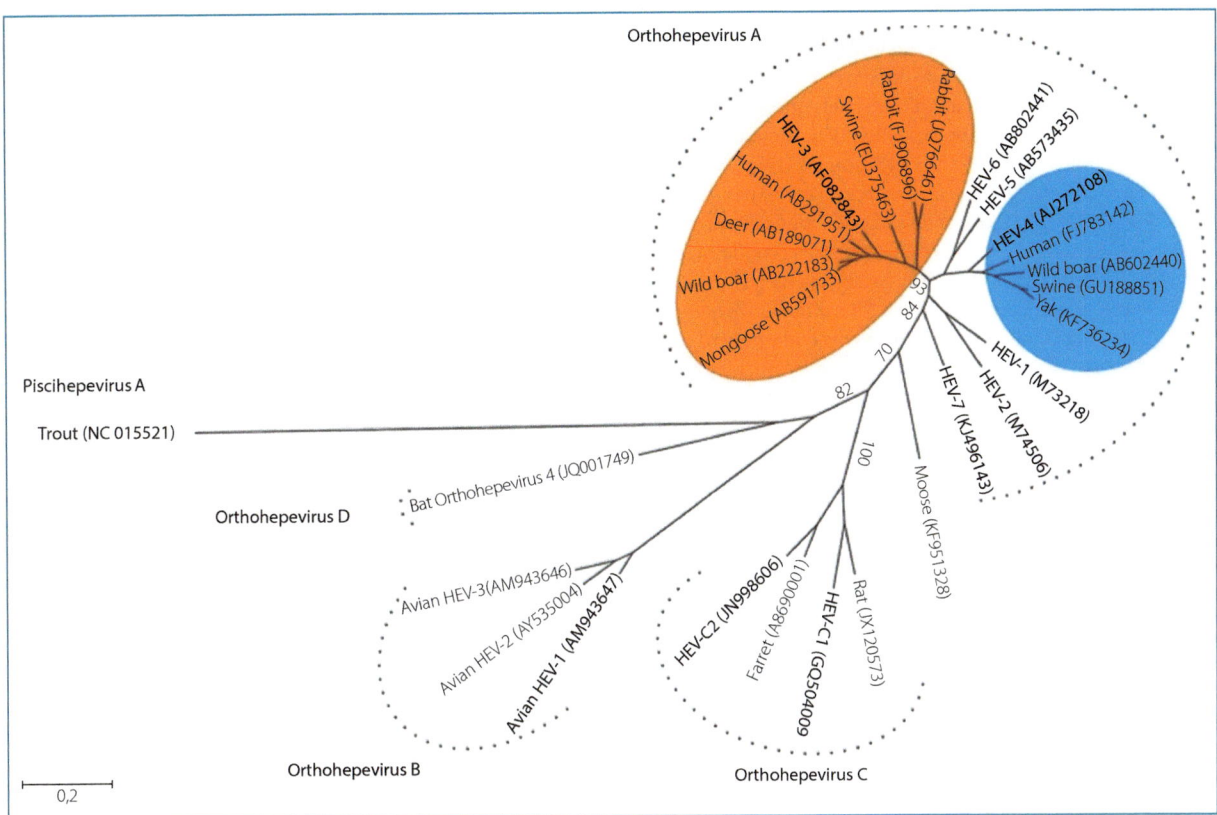

FIGURA 18.9.1 Árvore filogenética baseada na sequência completa de nucleotídeos da proteína do capsídeo de diferentes VHE e vírus relacionados ao VHE.
Fonte: Thiry D et al. Transbound Emerg Dis. 2017.64:37-52.

ferido como E2S) forma homodímeros que podem se montar em partículas semelhantes a vírus (VLP, do inglês *virus-like particles*) de 27 nm, de simetria icosaédrica com número de triangulação igual a 1 (T = 1), constituída de 30 dímeros. A dimerização do domínio E2S (aa 454-606) parece ser essencial para a interação vírus-hospedeiro. VLPs recombinantes mimetizam, em estrutura, os vírions nativos, sendo assim reconhecidos pelo sistema imune. São altamente imunogênicas, não apenas pelo seu tamanho como também pelo padrão repetitivo de epítopos para células B, dispostos na superfície da partícula.

Formas envelopadas e não envelopadas do vírus podem ser encontradas em diferentes espécimes clínicos. Os vírus excretados pelas fezes de pessoas infectadas não apresentam envelope, enquanto vírus circulantes na corrente sanguínea, durante a fase aguda da infecção pelo VHE e aqueles obtidos em cultivo celular, são envolvidos por um envelope lipídico derivado da membrana da célula hospedeira (Figura 18.9.2). As partículas envelopadas são altamente resistentes à ação de anticorpos neutralizantes e influenciam na interação do vírus com o hospedeiro, tanto em nível celular, quanto em nível sistêmico.

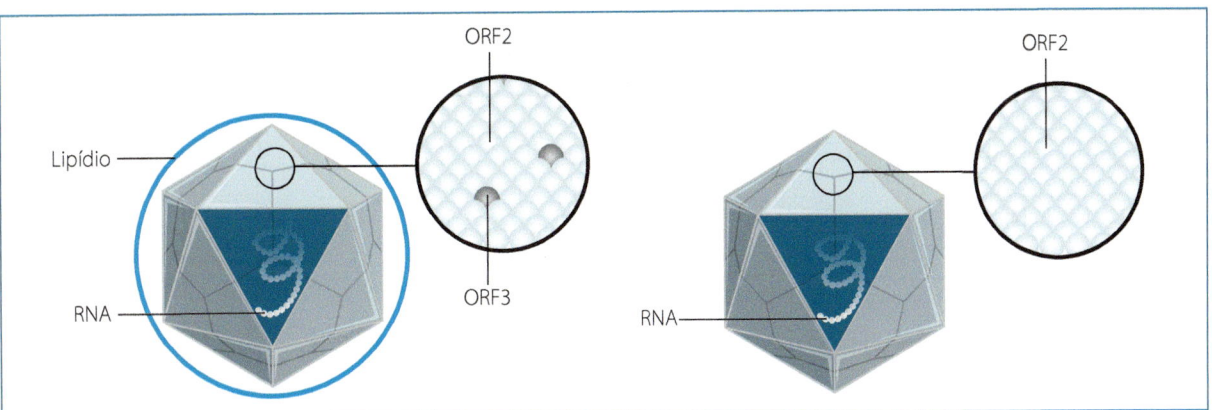

FIGURA 18.9.2 Modelo da estrutura viral do VHE. Modelo estrutural baseado nas observações resultantes de cultura celular (figura a esquerda, vírus com envelope lipoproteico) e de amostras fecais (figura a direita, vírus não envelopado).
Fonte: Adaptada de: Wang Y et al. Adv Exp Med Biol. 2016;948:1-16.

O genoma do VHE contém três regiões descontínuas e parcialmente sobrepostas (ORF, região aberta de leitura), ORF1, ORF2 e ORF3, todas expressando diferentes proteínas e na posição 5' e 3' apresentam elementos *cis*-ativados que têm papel importante na replicação e transcrição do HVE. Além disso, o genoma viral apresenta regiões não codificantes (NCR, do inglês *noncoding region* ou NTR *non transcription region*) nas extremidades 5' e 3' e uma região conservada de 58 nucleotídeos (nt) dentro da ORF1. A ORF1, que codifica as sete proteínas não estruturais, é a maior das ORFs e está localizada na posição de 28 a 5.101 nucleotídeos, dentro da região 5' terminal do genoma do VHE. Considera-se que a ORF1 esteja envolvida na replicação viral e no processamento de proteínas virais, incluindo um RNA-helicase, um RNA-dependente do RNA polimerase (RDRP), uma metiltransferase e uma cisteína protease. ORF1 contém uma região hipervariável cujo papel não é importante na infectividade viral. Em adição, as ORF1 apresentam duas regiões de domínio Y e X que têm funções desconhecidas.

A ORF2 está localizada na posição de 5.106 a 7.128 nucleotídeos, dentro da região 3' terminal do VHE, e codifica as proteínas do capsídeo viral (pORF2). A ORF2 contém importantes epítopos que podem induzir a formação de anticorpos neutralizantes e, portanto, tem sido foco de estudo para desenvolvimento de vacinas. Dos diferentes antígenos da ORF2, muitos são capazes de induzir a formação de anticorpos neutralizantes, porém somente três antígenos (trpE-C2, Burma 62 kDa, Pakistan 55 Da) têm demonstrado essa capacidade.

A menor das ORFs, a ORF3 se sobrepõe às outras duas e está na posição de 5.106 a 5.474 nucleotídeos, codificando uma fosfoproteína de 123 aminoácidos (pORF3), a qual é expressa intracelularmente. Estudo da biologia de replicação do VHE tem mostrado que a pORF3 consegue se associar com o citoesqueleto das células hepáticas, onde a pORF2 e o RNA podem se ligar para iniciar o processo de estruturação do nucleocapsídeo viral (Figura 18.9.3).

Os vírus excretados na bile e fezes não apresentam envelope; entretanto, existem formas de quasiespécies do VHE envelopadas no sangue com vírions envolto em membrana derivada de células infectadas.

Existe uma questão em aberto sobre a possibilidade de infecção humana por cepas homólogas do VHE que infectam outros animais; assim sendo, a virologia e a patogênese da HVE ainda está incompleta.

BIOLOGIA MOLECULAR E CELULAR DO VÍRUS DA HEPATITE E

O VHE já foi cultivado em alguns meios de culturas, porém, isso não tem sido útil para seu isolamento e caracterização. Análises computadorizadas da estrutura genômica do VHE, bem como a presença de sequências principais conhecidas de outros vírus e dados experimentais desse vírus permitiram estabelecer um modelo do mecanismo básico da sua replicação.

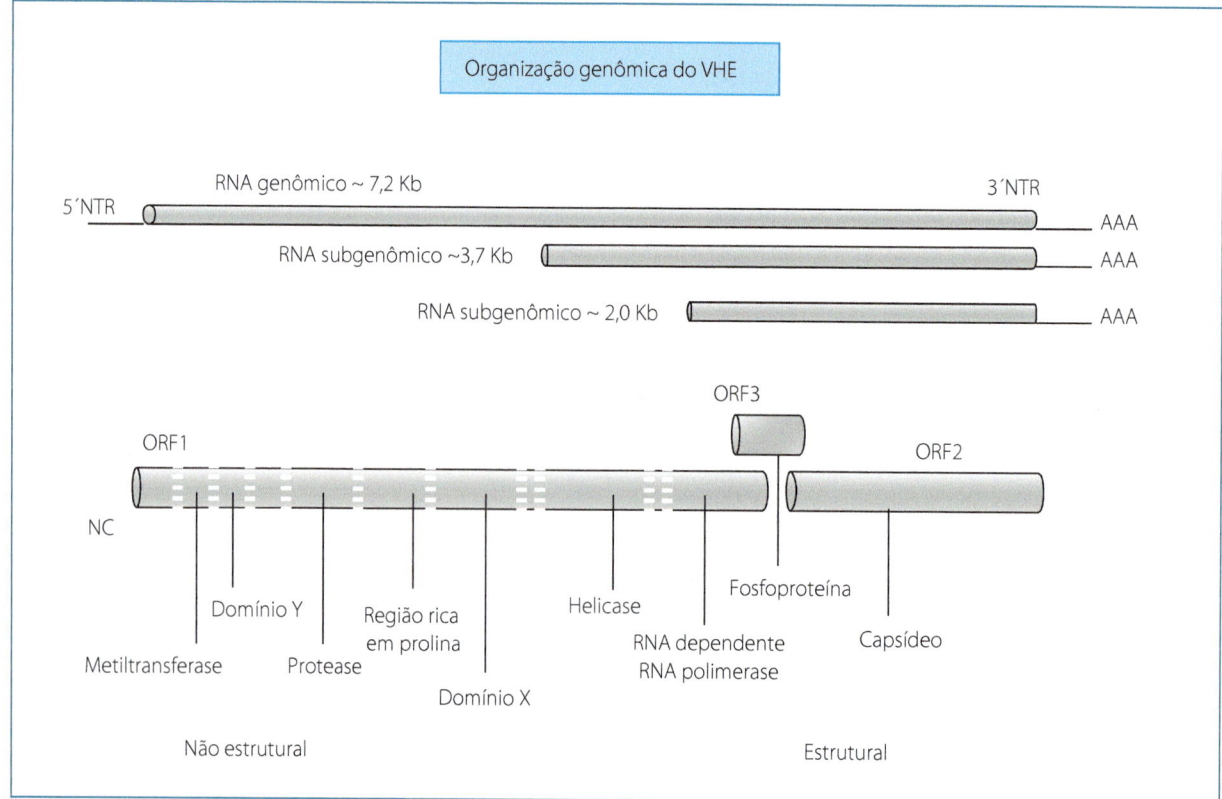

FIGURA 18.9.3 O genoma do VHE consiste numa região 5' não codificadora (5' NC) com 27 a 35 nucleotídeos, 3 ORFs e uma região 3' não codificadora (3' NC) com 65 a 74 nucleotídeos. A ORF1 codifica as proteínas não estruturais: metiltransferase (MT), um domínio Y, uma cisteína protease (P), uma região rica em prolina (Pro), um domínio X, uma helicase e uma região RDRP. A ORF2 codifica a proteína estrutural do capsídeo. A ORF3 codifica uma fosfoproteína.

Os hepatócitos representam o sítio primário de replicação do VHE. Sabe-se que os VHE-3 e VHE-4 possuem sítios extra-hepáticos de replicação, como intestino, células do sistema nervoso, rins e pâncreas. Ainda não foi possível identificar se os VHE-1 e VHE-2 também são capazes de replicar em tecidos extra-hepáticos humanos. Não se sabe ao certo quais receptores dos hepatócitos o VHE utiliza para se ligar e conduzir a entrada do vírus na célula hospedeira. Já foi demonstrado que as proteoglicanas como sulfato de heparana e particularmente as sindecanas podem se ligar às proteínas da ORF2 expressas através de partículas semelhantes ao vírus (VLPs, em inglês: *viral like particles).* No entanto, a ligação entre a ORF2 e o sulfato de heparana é resultante de uma adsorção inespecífica. Evidências adicionais sugerem que a internalização do vírus em cultura celular envolve a endocitose mediada por clatrina. Além disso, a remodelagem do citoesqueleto é crucial para a endocitose do VHE. Após internalização, o RNA genômico é liberado no citoplasma, onde ocorre a síntese proteica e a replicação do genoma viral.

No citoplasma celular, o RNA genômico do VHE de fita positiva é traduzido para produzir as proteínas não estruturais codificadas pela ORF1. Essas constituem as primeiras proteínas sintetizadas, sendo provavelmente uma poliproteína. O papel da protease, no processamento da poliproteína não estrutural, é desconhecido. Acredita-se que o RNA-dependente e RNA polimerase dependente de RNA (RDRP) viral, em provável associação com proteínas celulares, comandem a síntese do RNA antigenômico (fita negativa) iniciando pela porção 3' terminal do genoma. O RNA antigenômico pode, então, atuar como um molde para a replicação viral.

O ciclo replicativo do VHE parece envolver tanto o segmento genômico inteiro de RNA como os segmentos subgenômicos. A fita positiva de RNA serve para dois propósitos. Primeiro, ela atua como RNAm para a tradução da poliproteína não-estrutural pORF1, que será clivada pelas proteases citoplasmáticas do hospedeiro em inúmeras proteínas com diferentes domínios funcionais e atividades. Os papéis propostos para cada uma das proteínas resultantes incluem: a metiltransferase (Met) que é responsável por catalisar o capeamento do RNA; a cisteína-protease do tipo papaina (PCP, em inglês: *papain-like cysteine protease)* que faz a clivagem do polipeptídeo pORF1 (proteína da ORF); a helicase (Hel), que é responsável pelo enovelamento do RNA viral além de auxiliar a Met no capeamento do mesmo; a RDRP, que realiza a replicação do RNA genômico a partir do RNA intermediário replicativo (fita negativa de RNA). A segunda função do RNA genômico é atuar como molde para a síntese da fita negativa complementar, que por sua vez atua como um molde intermediário para a síntese de inúmeras cópias de RNA genômicos (fita simples de polaridade positiva que irão formar a progênie viral). O intermediário replicativo também atua como molde para a síntese de fitas positivas de RNA subgenômicos (de 2,2 kb), que depois irão atuar como RNAm para a síntese das pORF2 e pORF3.

Após replicação e síntese proteica, as proteínas do capsídeo viral se dirigem ao retículo endoplasmático e passam a empacotar as recém-produzidas fitas de RNA genômicos. As partículas do VHE são liberadas da célula do hospedeiro pelo sistema exossomal celular. Essas partículas recém-montadas são liberadas dos hepatócitos e podem infectar novas células localmente ou após a passagem pela circulação sanguínea.

Em fígado infectado, o RNA do VHE isolado é hibridizado com sondas de cDNA e tem revelado a presença de três espécies de RNA: 7,2 Kb, 3,7 Kb e 2 Kb. É provável que o menor RNA seja o RNA mensageiro subgenômico, responsável pela síntese das proteínas do capsídeo e outros polipeptídeos virais, enquanto o de 7,2 Kb está sendo considerado o RNA genômico completo (ou antigenômico) e o RNAm para a ORF.

Os RNA subgenômicos podem ser transcritos para a produção de proteínas estruturais virais para as ORF2 e 3. Essas proteínas virais podem encapsular o RNA genômico, resultando em uma partícula viral progenitora. Não está claro como a partícula do VHE sai da célula infectada para propagar a infecção.

Além do fígado, os vírions também podem atingir o intestino via bile e a circulação sanguínea. As partículas virais que são liberadas dos hepatócitos através da membrana canalicular para a bile serão eliminadas, sem envelope, no meio ambiente através das fezes. Já os vírions liberados através da membrana basolateral para os sinusóides hepáticos carregam um envelope, que parece ser adquirido durante o brotamento da célula hospedeira. Nesse caso, os vírions ganham a corrente sanguínea na forma envelopada, podendo "enganar" o sistema imunológico dessa maneira. O envelope viral é composto principalmente da membrana celular hospedeira, mas também contém a proteína pORF3. Não se sabe ao certo se a liberação dessas duas formas virais é diferente ou se a ação detergente dos sais biliares é responsável pela perda do envelope. É provável que a maioria dos vírus eliminados pelas fezes tenham sido replicados dentro dos hepatócitos alcançando o duodeno pelo sistema hepatobiliar. Embora o mecanismo do envelopamento do VHE, assim como a natureza e a composição desse envelope ainda permaneçam indefinidos, a pORF3 parece estar associada à secreção de partículas envelopadas e possivelmente à formação do envelope. É importante notar que a proteína ORF3 está presente no vírion envelopado, como demonstrado pela captura de partículas de VHE por anticorpos anti-ORF3 em sobrenadante de cultura celular e soro, mas não em fezes (Figura 18.9.4).

O surpreendente aspecto da replicação entre vírus RNA de polaridade positiva é que a fita positiva (genômica) é sintetizada em grande quantidade, superando a fita negativa. O início da replicação requer ligação do complexo de enzimas RDRP com o(s) promotor(es) na porção 3' terminal da fita positiva ou negativa do RNA. Recentemente, em extratos de células de um número expressivo de vírus animais, de fita RNA positiva, foram detectadas proteínas que se ligam no final 3' do RNA de fita negativa. Postula-se que isso desempenhe um papel importante no início da síntese da fita positiva do RNA. Não existem informações disponíveis sobre as estruturas *stem-loop,* as quais são sítios para ligação ao hospedeiro. Presença de *stem-loop* dentro da região não transcrita do RNA viral tem sido implicada na translação, replicação e encapsulação.

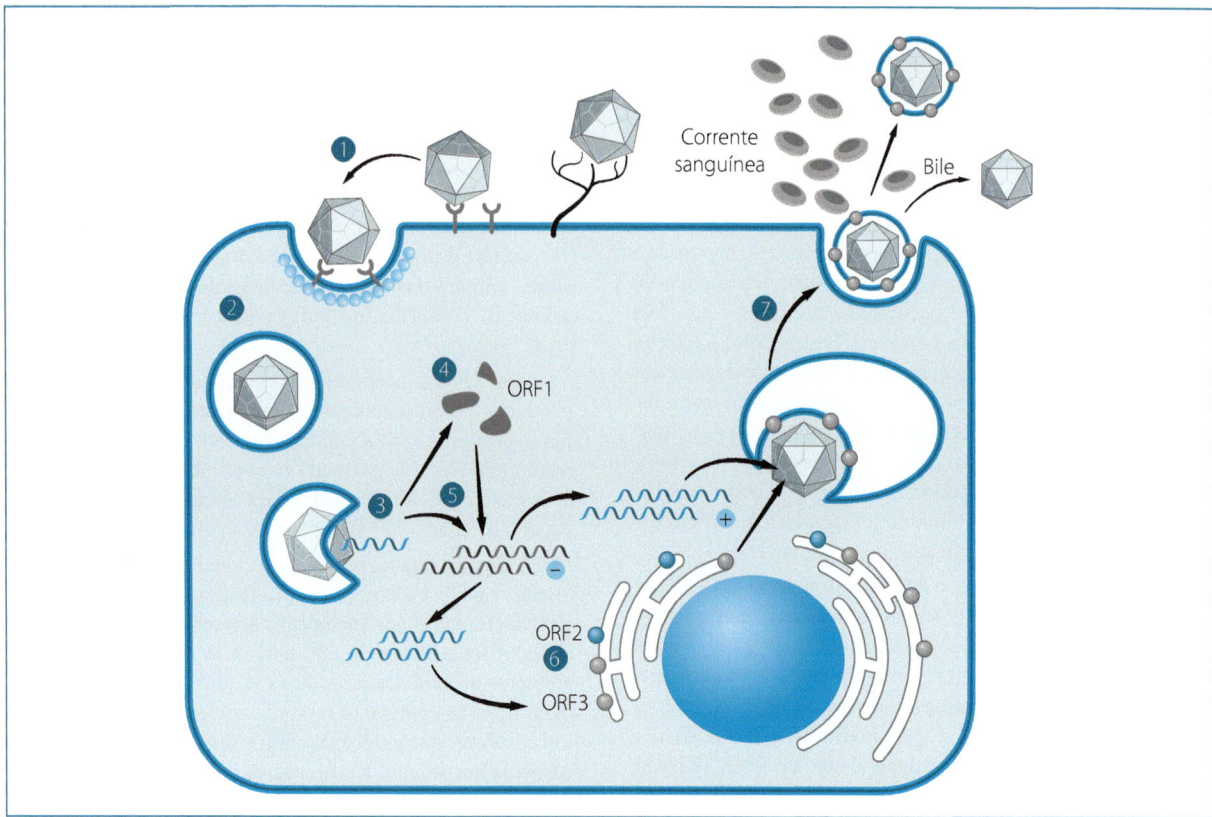

FIGURA 18.9.4 Representação esquemática do ciclo de replicação do HVE.
Fonte: Modificada de Debing Y et al. J Hepatol. 2016. 65:200-212.

O ciclo é dividido nos seguintes passos:

1. Ligação do vírus a proteoglicanos de sulfato de heparina e entrada através de receptor(es) ainda não identificado(s).

2. Endocitose mediada por clatrina.

3. Liberação do RNA de cadeia positiva viral no citosol.

4. Tradução da pORF1.

5. Replicação através de um intermediário de RNA de cadeia negativa e síntese dos RNAs subgenômicos de 7,2 e 2,2 kb.

6. Tradução do RNA subgenômico para produzir as pORF2 e pORF3.

7. Empacotamento do genoma, montagem e libertação do vírus recém-formado.

A proteína ORF3 está provavelmente associada às membranas intracelulares que compõem o envelope e pode desencadear a libertação de víriões através dos complexos de triagem endossomal necessários para a via de transporte. Partículas envelopadas atingem a corrente sanguínea e não envelopadas a bile.

GENÓTIPOS E ANTIGENICIDADE

Todas as cepas conhecidas do VHE, até o momento, estão reunidas em quatro espécies (A-D) de acordo com a análise da sequência do genoma completo e têm sido referidas como causadoras de hepatite viral E em mamíferos. Os relatos de VHE em humanos mostram a presença de cepas virais pertencentes a espécie A, que se subdivide em 8 genótipos (VHE1-8).

A infecção pelo VHE-1 e VHE-2 é considerada uma antroponose (infecção cuja transmissão se restringe aos seres humanos), ao passo que a infecção pelos VHE-3 e VHE-4, respectivamente, é considerada uma enzoonose (doença infecciosa de animais de uma área específica ou constantemente presente nela) e zoonose (infecção ou doença infecciosa transmissível, sob condições naturais, de animais aos homens e vice-versa).

Assim, dois dos genótipos do VHE (VHE-1 e VHE-2) são exclusivamente encontrados em infecções humanas, enquanto os genótipos 3 e 4 (VHE-3 e VHE-4), encontrados endemicamente em algumas espécies de animais, (como porcos e javali selvagem) e causam infecção zoonótica em humanos, pelo consumo de carne contaminada ou por contato direto e/ou por outras prováveis vias de contato. Do ponto de vista molecular, o VHE-3 apresenta alta diversidade, como se pode observar em casos relatados de infecção ocasional em coelhos e virose similar em humanos. Por outro lado, os genótipos 5 e 6 (VHE-5 e VHE-6) somente foram relatados em javali selvagem. Os genótipos 7 e 8 (VHE-7 e VHE-8) foram identificados em infecção de camelos, e recentemente, foi identificado o genótipo 7 em um paciente com infecção pelo VHE que consumia regularmente carne e leite de camelo (Figura 18.9.5).

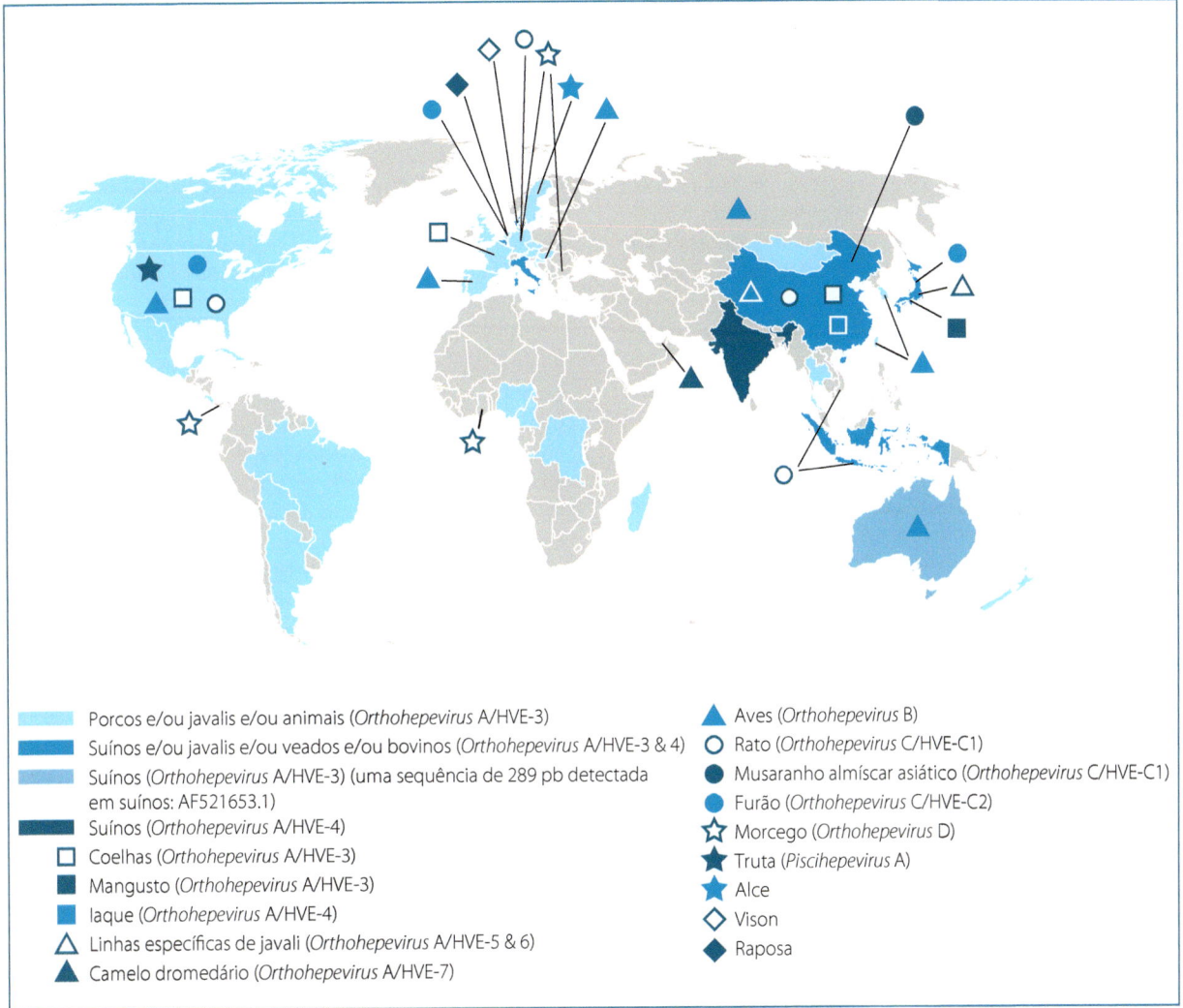

Porcos e/ou javalis e/ou animais (*Orthohepevirus* A/HVE-3)

Suínos e/ou javalis e/ou veados e/ou bovinos (*Orthohepevirus* A/HVE-3 & 4)

Suínos (*Orthohepevirus* A/HVE-3) (uma sequência de 289 pb detectada em suínos: AF521653.1)

Suínos (*Orthohepevirus* A/HVE-4)

☐ Coelhas (*Orthohepevirus* A/HVE-3)

■ Mangusto (*Orthohepevirus* A/HVE-3)

■ Iaque (*Orthohepevirus* A/HVE-4)

△ Linhas específicas de javali (*Orthohepevirus* A/HVE-5 & 6)

▲ Camelo dromedário (*Orthohepevirus* A/HVE-7)

▲ Aves (*Orthohepevirus* B)

○ Rato (*Orthohepevirus* C/HVE-C1)

● Musaranho almíscar asiático (*Orthohepevirus* C/HVE-C1)

● Furão (*Orthohepevirus* C/HVE-C2)

☆ Morcego (*Orthohepevirus* D)

★ Truta (*Piscihepevirus* A)

★ Alce

◇ Vison

◆ Raposa

FIGURA 18.9.5 Distribuição geográfica de VHE em animais e vírus relacionados ao VHE (não representada a distribuição do VHE em Humanos).
Fonte: Thiry D, et al., Transbound Emerg. Dis. 2017.64:37-52.

Recente descoberta de linhagens de VHE em coelhos, em rato e em javalis selvagens tem mostrado a expansão da diversidade do vírus em mamíferos. Tem sido sugerido que a cepa do VHE encontrado em coelhos represente um novo genótipo. Entretanto, análise filogenética da sequência do VHE encontrado em coelhos mostrou que ela pertence ao genótipo 3. É importante ressaltar que, no entanto, todos os quatro genótipos pertencem a um único sorotipo.

A diversidade e a eficácia das potenciais vias de transmissão entre as populações humanas e animais de diferentes partes do mundo, associadas com a alta prevalência da infecção pelo VHE, geram condições muito complexas para a evolução do VHE, que resulta em significativa heterogeneidade entre as cepas encontradas.

O VHE-1 compreende as cepas isoladas na Ásia e no Norte da África. Tem sido isolado em humanos e está associado a surtos com grande contaminação de suprimento de água, nessas regiões; enquanto o VHE-2 compreende uma única cepa isolada de amostras de fezes coletadas durante um surto de hepatite não

A e não B no México, em 1986, e possivelmente relacionada com a isolada na Nigéria. Casos esporádicos são comuns, mas às vezes são intercalados por grandes surtos envolvendo milhares ou dezenas de milhares de casos. Mais recentemente, tem havido surtos em campos de refugiados africanos, incluindo surtos recentes no Sudão do Sul, Nigéria e Namíbia.

Os VHE-1 e VHE-2 são geneticamente relacionados entre si e apresentam quase 76% de identidade de nucleotídeos. O VHE-1 foi o primeiro a ser descrito sendo dividido em seis subtipos (1a-1f) enquanto o VHE-2 é menos frequente e dividido em dois subtipos (2a e 2b). Cepas do VHE-1 compartilham entre si uma identidade nucleotídica de 88,53 e 94,05%.

Os VHE-1 e VHE-2 geralmente causam uma hepatite breve e autolimitada em adultos jovens que é clinicamente indistinguível de outras causas de hepatite viral aguda. Até o momento, não foram relatados casos de infecção crônica por esses genótipos.

Em gestantes, a taxa de mortalidade por esses genótipos é de aproximadamente 25%, não se conhecendo ainda as causas envolvidas no processo. As mortes ocorrem por insuficiência hepática fulminante e por complicações obstétricas, como eclampsia e hemorragia, que estão associadas a uma alta mortalidade infantil perinatal.

Alguns estudos também mostram uma alta mortalidade em pacientes com doença hepática crônica subjacente que desenvolvem infecção por VHE. Um estudo da Índia mostra que a taxa de mortalidade nesses pacientes, em um período de 12 meses, se aproxima de 70%. No entanto, a mortalidade por insuficiência hepática aguda-crônica relacionada ao VHE varia amplamente em diferentes estudos.

Em 2005, a prevalência global de doença pelo VHE foi estimada 20 milhões de infecções, com três milhões de casos sintomáticos e 70 mil de mortes por ano. Essa estimativa apresenta um viés por duas razões: em primeiro lugar, não é uma estimativa completa da prevalência mundial de infecção pelo VHE, já que considera apenas infecções em um número limitado de países em desenvolvimento, onde predominam os VHE-1 e VHE-2. Não foi levada em conta a infecção pelo VHE zoonótico, que é endêmico em países de alta renda. Em segundo lugar, a estimativa da prevalência global baseou-se, pelo menos em parte, nos dados de soroprevalência. Estes estudos utilizaram ensaios sorológicos de 1ª e 2ª geração com sensibilidade muito pobre. Assim, a atual estimativa global de infecção pelo VHE apresenta um valor limitado e requer atualização.

Em alguns países, a epidemiologia do VHE está mudando devido à ocorrência de infecção por outras vias, como a zoonótica. O melhor exemplo disso é a China, onde anteriormente o genótipo 1 do VHE era considerado o genótipo circulante dominante. Nos últimos anos, particularmente no leste da China, o VHE-1 tornou-se muito menos comum enquanto o VHE-4 é agora o mais encontrado em casos de infecção em humanos. As razões para essa mudança de VHE-1 para VHE-4 são incertas. Poderia refletir melhorias na infraestrutura sanitária, que levou a uma pressão ecológica negativa sobre o VHE-1. Uma possibilidade alternativa é que o reservatório de VHE-4 pode ser muito maior do que anteriormente pensado.

Dados muito recentes mostram que o consumo de carne suína está associado à soropositividade para VHE IgG em áreas anteriormente consideradas endêmicas para o VHE-1, incluindo Nepal e África do Sul. A questão da cocirculação de cepas zoonóticas e não zoonóticas em tais contextos geográficos merecem mais estudo. Em outras situações de baixa renda, o VHE zoonótico parece ser o genótipo dominante. Um bom exemplo disso é visto na América do Sul onde a infecção por VHE é quase universalmente causada pelo VHE-3. A epidemiologia do VHE na América do Sul é assim, muito semelhante aos países de alta renda com VHE zoonótico, incluindo a Europa.

O VHE-3 é dividido em 10 subtipos (a – j). Considerando a evolução do VHE, estudos sugerem que o ancestral comum mais recente do VHE-3 apareceu no início do século XIX ou até mesmo no final do século XVIII, com base nas descrições de surtos de hepatite. Apresentam identidade de 81,16 a 96,46%. O VHE-3 apresenta alta prevalência em rebanhos suínos dos Estados Unidos e Europa, Canadá, México,

Nova Zelândia, Sul da Coreia, Japão e Tailândia. O VHE deve ser a causa de casos raros e esporádicos de hepatite aguda, por ingestão de alimentos de origem animal, em áreas até agora consideradas não endêmicas para o VHE. Esse fato pode explicar a baixa, mas significante, soroprevalência nessas áreas, especialmente entre profissionais que se ocupam da criação de suínos. O genótipo 3 do VHE isolado em humanos e suínos nos Estados Unidos, Reino Unido e Japão mostra uma identidade total e sugere que os suínos devam ser o reservatório natural do vírus ou que os humanos e suínos compartilhem de outro reservatório comum.

O genótipo 4 (HVE-4) é encontrado principalmente na Ásia e compartilha uma identidade nucleotídica com os outros genótipos entre 71,79 a 77,38% de. Ele é dividido em nove subtipos (a-j) isolados principalmente de suínos, javalis e humanos. O VHE-4 tem sido demonstrado em suínos desde 1985, e foi detectado pela primeira vez em humanos em 1993, na China. Ele tem sua distribuição documentada na China, Japão, Índia, Indonésia e Vietnã, sendo encontrado tanto em humanos e suínos como também em outros animais, como ovelhas, vacas e cabras. Não se sabe ao certo se essas últimas espécies são reservatórios naturais ou hospedeiros acidentais do VHE-4.

O VHE-4 associa-se com casos esporádicos de hepatite E por contaminação de alimentos de origem animal, mas sua presença em surtos, por contaminação de suprimento de água, ainda permanece desconhecida (Figura 18.9.5). Alguns isolados individuais de VHE, encontrados em algumas regiões da Itália, Grécia, Espanha, Áustria e Argentina, representam cepas geneticamente diferentes, e estão sendo propostos como um novo genótipo; porém, essas cepas estão mais relacionadas com a dos Estados Unidos do que com outros genótipos e sua classificação permanece incerta (Figura 18.9.6).

Análise filogenética das sequências genômicas do VHE mostra que mais de um genótipo pode circular em populações humanas em uma mesma região geográfica. Entretanto, a distribuição geográfica entre as cepas do VHE pode variar durante dado período de tempo.

Não existem evidências suficientes que suportam a divisão dos VHE isolados em sorotipos; entretanto, as variações antigênicas têm implicações importantes para a detecção sorológica da infecção pelo VHE na fase aguda. O tipo específico de muitos epítopos foi primeiramente reconhecido por Yarbourg et al., quando foram comparadas as cepas Burmese com as cepas Mexicanas do VHE. Certos antígenos virais conseguem provocar respostas altamente variáveis em diferentes indivíduos, como ficou demonstrado em alguns estudos experimentais com animais e pacientes que foram capazes de desenvolver anticorpos contra a proteína da ORF3. Essa reatividade variável contribui para a pobre sensibilidade e concordância dos testes diagnósticos de detecção do VHE baseados nesses antígenos.

Em todos os VHE isolados, foi possível identificar uma quantidade de antígenos comuns importantes que permitem reação cruzada entre eles. Estudos mostram que a maioria dos epítopos de proteção é comum a todos os genótipos do VHE e que um epítopo conformacional imunodominante está presente no capsídeo do VHE (Figura 18.9.7)

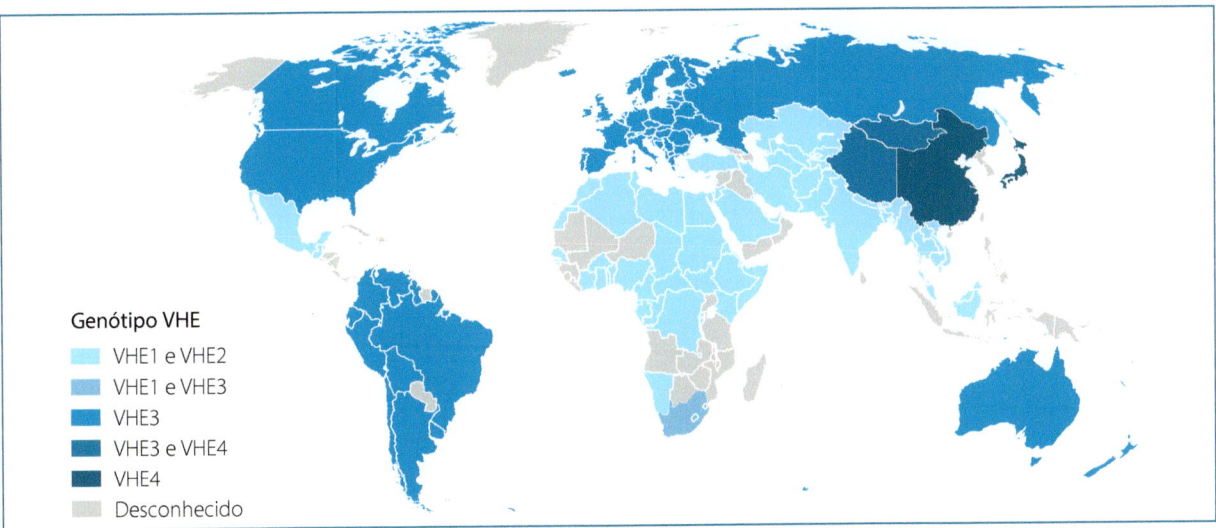

FIGURA 18.9.6 Distribuição geográfica mundial dos genótipos de VHE que causam HVE em humanos.

Fonte: Ministério da Saúde. Manual Técnico para o Diagnóstico da Infecção pelas Hepatites Virais. http://portalarquivos.saude.gov.br/images/pdf/2015/janeiro/14/Manual-t--cnico-para-o-diagn--stico-das-hepatites-virais.pdf.

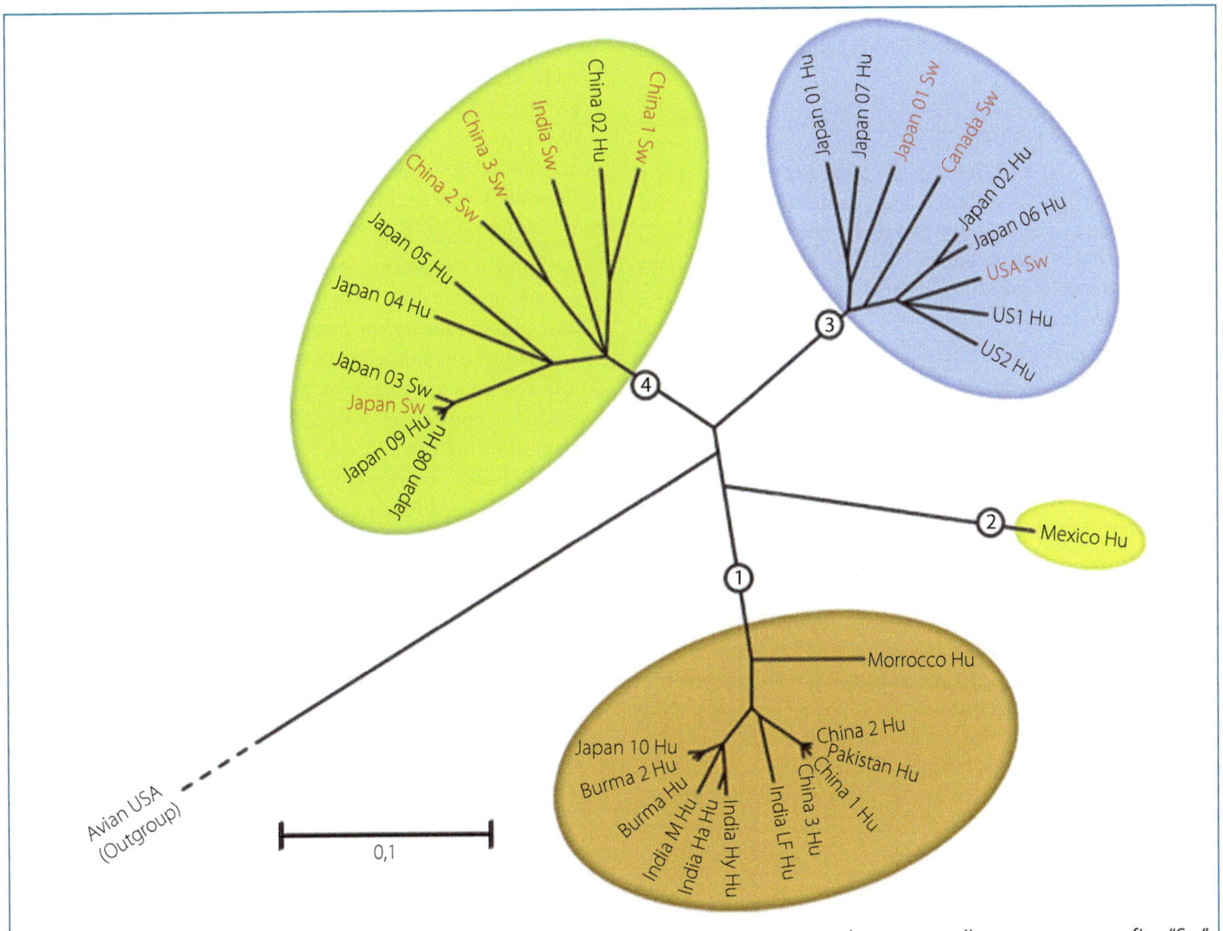

Sequências humanas são mostradas em preto com o sufixo "Hu". Isolados de suínos são mostrados em vermelho e carregam o sufixo "Sw". O número do genótipo está indicado no círculo. Genótipos VHE-1 e 2 causam HVE somente em humanos, enquanto os genótipos VHE-3 e 4 infectam tanto humanos como suínos. As barras horizontais representam a escala de distância genética.

FIGURA 18.9.7 Árvore filogenética baseada na sequência completa do genoma do VHE selecionada de cepas humanas e de suínos isoladas de casos de HVE, mostrando a relação genética entre elas.

Fonte: Taken. *J Gastroenterol Hepatol* 2009; 24:1484-93).

TABELA 18.9.1 Comparação de características epidemiológicas da hepatite E em áreas altamente endêmicas e de baixa endemicidade.

Característica	Áreas com alta taxa de endemicidade	Áreas com baixa taxa de endemicidade
Doença humana	Surtos grandes, grande proporção de casos com hepatite aguda esporádica.	Pequena proporção de casos com hepatite aguda esporádica.
Características de pessoas doentes	Homens > mulheres jovens, saudáveis em outros aspectos.	
Genótipos virais causadores prevalentes	1, 2, ocasionalmente 4.	
Reservatório de infecção	Humano.	
Via de transmissão	Fecal-oral, principalmente contaminação de fornecimento de água.	
Características específicas	Alta taxa de ataque da doença e risco de doença fulminante entre mulheres grávidas. Sem relatos de hepatite E crônica.	Nenhum relato de doença grave entre gestantes. Infecção crônica com vírus da hepatite E relatado entre pessoas imunocomprometidas, principalmente receptores de transplantes de órgãos que estão recebendo fármacos imunossupressores.

DISTRIBUIÇÃO GEOGRÁFICA E EPIDEMIOLOGIA CLÍNICA

A infecção ocorre no mundo sob dois grandes modelos epidemiológicos: áreas altamente endêmicas ou não, diferindo quanto às vias de transmissão, características clínicas e populações atingidas. A Tabela 18.9.1, adaptada de Aggarwal R et al., mostra as principais diferenças. Dados recentes baseados em soroprevalência de doadores de sangue evidenciam que pelo menos 2 milhões de casos de infecção pelo VHE ocorrem na Europa por ano.

A doença clínica é particularmente comum em países tropicais e subtropicais da Ásia, África e América Central. Nessas áreas de alta endemicidade, a forma clínica mais comum é de hepatite aguda ictérica, indistinguível de outras formas de hepatites. Os aspectos clínicos da HVE são típicos da hepatite aguda. O período de incubação do VHE varia de 15 a 50 dias. Em estudo com voluntários, foi observado o desenvolvimento dos sintomas clínicos 36 dias após o contágio oral com amostras de fezes infectadas. A fase pré-ictérica varia de 1 a 10 dias (média de 3 a 4 dias) e sintomas gastrointestinais como dor epigástrica, náuseas e vômitos têm sido frequentemente relatados. Infecções subclínicas podem acontecer, porém sua extensão e frequência não são bem conhecidas. Nos casos sem complicação, em um mês há remissão completa dos sintomas. A febre assoma em metade dos pacientes infectados pelo VHE enquanto 2/3 destes também apresentam artralgias. Estudos clínicos mostram elevação dos níveis da enzima alanino-aminotransferase (ALT) precedendo ou coincidindo com o início da icterícia.

Em áreas de hiperendemicidade (Figura 18.9.8), a superinfecção pode ocorrer em indivíduos com doença hepática crônica ou assintomática de qualquer etiologia; e os pacientes podem apresentar doença hepática aguda sobre uma doença hepática crônica com descompensação do fígado. Ao lado de pacientes que apresentam HIV e outras imunodeficiências, ou doenças hematológicas, esses indivíduos representam o grupo de maior risco e pior prognóstico. Os determinantes de severidade da doença ainda são pouco conhecidos. Em estudos com animais, observou-se que a gravidade da lesão hepática dependia da quantidade do inóculo viral, baixas quantidades produziam infecções subclínicas. Em seres humanos, a hepatite E fulminante têm se correlacionado com altas cargas virais.

Não parece haver diferença na prevalência da HVE entre homens e mulheres. A transmissão vertical materno-fetal e a pós-transfusional foram documentadas em vários estudos, pioneiramente no Japão. Gestantes, especialmente em áreas hiperendêmicas, acometidas pela infecção podem evoluir de forma aguda severa, por vezes fulminante, por motivos ainda não bem esclarecidos. A taxa de mortalidade nesse grupo se situa entre 15 e 25%. Na grande epidemia de Kashmir, na Índia, ocorrida em 1978-1979 e que levou à descoberta dessa nova hepatite viral, cerca de 20% das gestantes apresentaram doença ictérica grave contra apenas 2% das mulheres não grávidas.

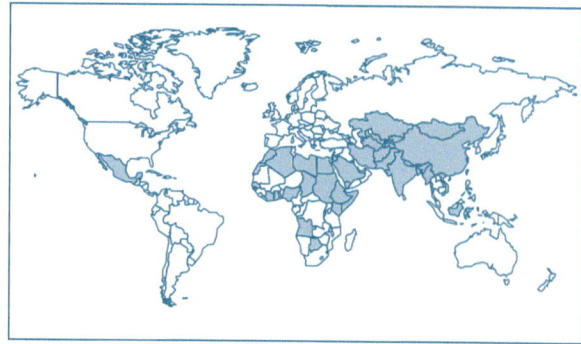

FIGURA 18.9.8 Mapa-múndi mostrando regiões hiperendêmicas de hepatite E.

Fonte: Reproduzida com autorização de Aggarwal R. Hepatitis E: historical, contemporary and future perspectives. J Gastroenterol Hepatol. 2011;26(Suppl 1):72-82.

Não têm sido relatados casos de doença crônica pelo VHE em áreas não endêmicas. Entretanto, indivíduos portadores de hepatopatias crônicas avançadas apresentam forte agravamento da doença hepática quando acometidos pelo VHE. Ao contrário da hepatite A, o risco de transmissão por contato pelo vômito ou outras secreções, a hepatite E oferece muito baixo risco de contágio pessoa a pessoa, não havendo recomendação de isolamento domiciliar.

Nos países mais desenvolvidos, ou com melhor estrutura sanitária, os casos são esporádicos e geralmente assintomáticos, atingindo adultos jovens e idosos com outras condições mórbidas. Raramente ocorrem microepidemias explosivas (*outbreaks*) em instituições fechadas (creches, orfanatos, escolas maternais etc.). Em áreas com menor endemicidade, a transmissão de origem zoótica parece ser a principal via de infecção, mediante o contato com animais ou ingestão de carne mal cozida de porco, javali, veado, capivara etc.), pelos VHE-3 e VHE-4, embora possam existir outras rotas adicionais, tais como as relacionadas ao suprimento da água não potável de uso domiciliar ou casos relatados de transmissão a transplantados de órgãos sólidos em regime de imunossupressão, ou portadores de imunodeficiências e HIV-soropositivos.

O porco parece ser o maior reservatório em áreas não endêmicas. Não apresenta manifestação clínica, é altamente infectante e de presença ubiquitária constatada nos Estados Unidos, Canadá, Austrália, Coreia, Japão, Nova Zelândia e Taiwan. Já nas áreas endêmicas, o grande reservatório é o próprio ser humano.

A prevalência no Brasil é baixa. Focaccia et al., em estudo epidemiológico populacional, identificaram prevalência pontual de 1,68% da população do município de São Paulo, sem episódio prévio de icterícia. Não houve diferença entre os gêneros. Em outra pesquisa, encontraram 5,4% de limpadoras de lixo hospitalar com anticorpo anti-HVE sem história de icterícia prévia.

VHE E SUPRIMENTO DE SANGUE

Em adição, a transmissão zoonótica do VHE observou-se também transmissão iatrogenicamente entre humanos pelo uso de bolsas de sangue e hemoderivados infectados pelo VHE. A transmissão transfusional do VHE tem sido documentada em muitos países na Europa (genótipo 3) e no Japão (VHE-3 e VHE-4). Muitos casos de transmissão transfusional de VHE são assintomáticos, e somente uma pequena minoria destes receptores desenvolvem HVE sintomática. Pacientes imunossuprimidos que receberam bolsas de sangue e/ou hemoderivados infectados pelo VHE apresentam risco de desenvolver HVE crônica. Na maioria das vezes, isso passa desapercebido, pois os receptores infectados não apresentam sintomas e desenvolvem apenas pequenas anormalidades persistentes na função hepática que podem ocorrer meses após a infecção.

Desde 2015, na Europa, o plasma é tratado com solvente/detergente e testado para HVE por NAT para prevenir a transmissão de VHE. Atualmente, não há relatos de transmissão do VHE por produtos sanguíneos fracionados que sofreram inativação viral (proteínas purificadas do plasma). A infecção pelo VHE transmitida pela transfusão de sangue tem sido bem documentada na Inglaterra e no Japão.

Em um estudo de 2012-2013, no sudeste da Inglaterra, 225 mil doadores de sangue foram analisados por PCR para o VHE. Neste estudo foram encontrados setenta e nove doadores com viremia (genótipo 3) e 62 componentes sanguíneos infectados que foram utilizados antes da identificação da infecção. O seguimento de 43 receptores que receberam hemoderivados infectados mostrou que 18 (42%) apresentavam a infecção pelo VHE. Evidências mostram que o risco foi maior em produtos provenientes de doadores com alta carga viral e baixos níveis de anticorpo VHEIgG. Três deles necessitaram de intervenção, com redução da imunossupressão (n = 1) ou terapia com ribavirina (n = 2) para terem sucesso na depuração viral. Nesse estudo, foi observado que carga viral de 2 x10^4 UI de RNA do VHE eram a dose mínima infectante e que 55% dos componentes com pelo menos essa dose foi capaz de transmitir a infecção.

No Japão, 20 casos de infecção pelo VHE transmitida por via transfusional foram documentadas nos últimos anos. Em uma análise de 19 desses casos, o VHE genótipo 3 foi o agente principal e dois com genótipo 4, com carga viral mínima de $3,6 \times 10^4$ UI de RNA HVE e uma taxa de infecção de 50%. A presença de anti-VHE IgG nos receptores não protegeu necessariamente o receptor da infecção transfusional, pois os baixos níveis de anticorpos parecem não prevenir a reinfecção.

Como a infecção zoonótica pelo VHE é muito comum em muitos países desenvolvidos e é principalmente assintomática, não causa surpresa que VHE encontrou seu caminho no suprimento de sangue humano. Contudo, o que tem sido uma surpresa para muitos profissionais envolvidos na medicina transfusional é a alta frequência de viremia em doadores em muitos países, variando de 1:600 na Holanda e entre 1:14.799 e 1:74.131 na Austrália.

Esses achados, juntamente com o resultado adverso conhecido da transfusão de sangue e hemoderivados infectados descritos anteriormente, fizeram do VHE um importante desafio na Comunidade de Transfusão Sanguínea. Vários países introduziram metas universais, direcionadas à triagem parcial do VHE em doadores, incluindo a Irlanda, o Reino Unido, França, Holanda e Japão. Na Alemanha, alguns Serviços de Hemoterapia introduziram o rastreamento voluntário de HVE. Em muitos outros países, a triagem de doadores está sendo considerada. A metodologia de seleção de escolha é NAT, pois os doadores infectados geralmente têm testes da função hepática normais e anti-HVE IgM e IgG negativo. Triagem de doadores para VHE com NATs carrega um custo considerável, mas uma recente relação custo-benefício feita pelos Países Baixos sugere que a triagem do VHE se compara com a triagem de doadores existentes para HBV, HCV e HIV. Na Inglaterra, estima-se que infecção por VHE transmitida por transfusão compreende <1% de todas infecções humanas por esse vírus (sendo o restante devido à transmissão zoonótica) e que a transfusão de 13 componentes de diferentes doadores equivale ao risco anual hipotético de exposição ao VHE na população em geral. Assim, embora a triagem de doadores possa ser muito eficaz em minimizar a infecção iatrogênica por VHE, o impacto é relativamente menor que os números de infecções VHE na população como um todo.

Embora extremamente raro, o HVE foi transmitido pelo fígado e enxertos renais de doadores infectados, não havendo ainda recomendações para o rastreio de doadores de órgãos.

FISIOPATOGÊNESE

Aspectos virológicos, sorológicos e patológicos da infecção pelo VHE tornaram-se conhecidos a partir de raros estudos realizados em voluntários e inquéritos epidemiológicos obtidos de pacientes afetados em surtos de HVE. A patogênese da infecção pelo VHE parece ser predominantemente mediada pelas respostas do sistema imunológico do hospedeiro, que podem eliminar o vírus e proporcionar imunidade específica ao mesmo.

A infecção pelo HVE ocorre principalmente pela via fecal-oral. Durante o período de incubação (3 a 10 semanas) o vírus atravessa a mucosa intestinal e cai na circulação sanguínea. Não se sabe exatamente se neste primeiro momento o vírus se replica nos enterócitos e nem como ele atinge o fígado. Após atingir o fígado, o HVE infecta e se multiplica nos hepatócitos, iniciando assim o processo de injúria hepática. O aparecimento de sinais clínicos é consequente ao dano hepático contínuo, e ocorre após um período de incubação de aproximadamente três semanas. A viremia se inicia poucos dias antes do aparecimento dos sintomas, atinge o pico junto à elevação das transaminases (ALT e AST), e se mantém por poucas semanas acompanhada de eliminação viral nas fezes. Em geral, o pico das transaminases ocorre seis semanas após a infecção. Os picos de ALT são tipicamente mais elevados do que os picos de AST. Um período prodrômico curto com sintomas inespecíficos, tais como mialgia, altragia, fraqueza e vômitos, é seguido por sinais específicos de doença hepática como icterícia, prurido, fezes incolores e urina escurecida.

A soroconversão se inicia com uma resposta de curta duração de anti-VHE IgM, que atinge o pico um pouco antes ou concomitante aos sinais clínicos. Os níveis de IgM permanecem elevados por até 6 meses. Já os níveis de IgG começam a se elevar concomitante aos primeiros sintomas, atingem o pico cerca de 4 semanas após o aparecimento, e permanecem em níveis elevados por até um ano.

Em estudos realizados em voluntários infectados pelo VHE, o vírus foi detectado nas fezes aproximadamente uma semana antes do aparecimento dos sintomas e permaneceu durante outras duas semanas Excreção fecal prolongada, por até 52 dias, também foi relatada. Em modelos animais, o RNA viral foi detectado em amostras de soro, fezes e bile, alguns dias antes da elevação da ALT. Em macacos inoculados pela via endovenosa, a replicação viral nos hepatócitos se inicia cerca de sete dias após a inoculação, afetando de 70 a 90% dos hepatócitos. Os antígenos virais são detectados nos hepatócitos simultaneamente com a aparecimento do vírus nas fezes e bile, antes ou concomitantemente com o início da elevação da ALT e alterações morfológicas no fígado. Após replicação nos hepatócitos, o VHE é então liberado para a bile, e consequentemente para as fezes, antes do pico das alterações morfológicas que ocorrem no fígado e consequentemente dos sinais clínicos.

Análise dos fragmentos de biópsias hepáticas de pacientes com HVE mostra alterações inflamatórias não específicas ou proeminente estase de canalículos biliares com arranjo pseudoglandular de hepatócitos ao redor dos canalículos biliares distendidos (forma colestática). O significado da defesa do hospedeiro e/ou a reação imunopatológica dos hepatócitos infectados na patogênese da lesão celular é desconhecida. A infecção pelo VHE raramente evolui para as formas crônicas, apresentando, na maioria das vezes, um curso benigno, embora tenham sido descritos casos com evolução fulminante. A porcentagem de casos com evolução para a forma fulminante ou para insuficiência hepática aguda grave, induzida pelo VHE, é a mais alta observada em relação aos vírus hepatotrópicos.

RESPOSTA IMUNE INATA

Os eventos envolvidos na resposta imune inata antiviral são basicamente três: produção de IFN dos tipos I e III; destruição das células infectadas pelas células NK (do inglês *natural killer*); e produção de outras citocinas e quimiocinas pró e anti-inflamatórias que podem eliminar o vírus diretamente, além de promover a maturação e recrutamento de células da resposta imune adaptativa.

Há evidências de que a infecção pelo VHE possa estar sujeita ao reconhecimento imune inato de receptores do tipo Toll (do inglês *Toll Like Receptors* – TLRs). Os níveis de TLRs 4, 7 e 8 são elevados em pacientes com HVE aguda. Após a eliminação viral na fase convalescente, os níveis desses receptores se tornam semelhantes aos dos indivíduos saudáveis, enquanto o nível de TLR2 declina. Níveis elevados de TLR3 e resposta robusta ao IFNγ foram associados à infecção autolimitada e convalescência sem intercorrências. Por outro lado, pacientes com menor expressão de TLR3 e IFNγ progridem para falência hepática aguda.

Sabe-se que o IFN-I possui atividade anti-HVE *in vitro* sendo eficiente na depuração viral em pacientes com HVE crônica. A produção de IFN-I promove um estado antiviral, de forma autócrina ou parácrina, através da indução transcricional de centenas de genes estimuladores de IFN (ISGs, do inglês *interferon-stimulated genes*).

Um estudo recente demonstrou que poucos ISGs possuem potentes efeitos anti-VHE. Dentre eles, o RIG-I é considerado um membro-chave que efetivamente restringe a replicação HVE. Entretanto, a ligação mecânica entre o receptor tipo RIG-I e o VHE, ativa a resposta antiviral celular inata, inesperadamente dispensável da produção de IFN, mas requer os elementos-chave da sinalização JAK-STAT. Portanto, o RIG-I pode estimular uma resposta antiviral independente da produção de IFN.

As células NK atuam como sentinelas importantes do sistema imunológico, iniciando respostas de defesa a certas infecções virais. Pacientes com VHE aguda apresentam uma menor proporção de células NK na circulação periférica quando comparados a indivíduos saudáveis. No entanto, a proporção de células NK com marcadores de ativação é superior àquela encontrada em indivíduos saudáveis. A redução das células NK totais na circulação periférica pode ser atribuída ao deslocamento dessas células para o fígado, visto que se observa um aumento significativo do número de células NK CD56+ no fígado de pacientes que vieram a óbito por insuficiência hepática associada à infecção pelo VHE.

Análises de biópsias hepáticas seriadas obtidas de chimpanzés infectados com VHE mostraram que vários genes associados à imunidade são ativados pela infecção por VHE. Dentre estes, destacam-se três genes de quimiocinas indutoras de IFN-γ, CXCL9, CXCL10 e CXCL11, além das citocinas estimuladoras ISGs 15 e 20. Todos esses genes estão envolvidos no recrutamento de neutrófilos, sendo que o ISG-15 pode inclusive ativar e atrair neutrófilos. Achados patológicos corroboram tais estudos, visto que alguns pacientes com HVE aguda apresentam inflamação portal caracterizada por numerosos neutrófilos.

Embora a infecção por HVE seja quase sempre autolimitada, a infecção persistente pode ser observada em pacientes imunossuprimidos. Nesses casos, o vírus pode persistir no fígado na ausência de uma resposta imune adaptativa eficiente. Tal observação sugere que a imunidade inata por si só não é suficiente para eliminar a infecção viral, sendo necessária, portanto, uma ação conjunta entre as imunidades inata e adaptativa.

RESPOSTA IMUNE ADAPTATIVA

As respostas de células T CD4+ e CD8+ potentes e multiespecíficas desempenham papéis críticos na eliminação de infecções virais. As células T CD4+ produzem citocinas, que são necessárias para o desenvolvimento das células efetoras T CD8+ e produção de anticorpos por células B. O desenvolvimento da potente resposta de anticorpos anti-VHE durante o curso precoce da infecção pelo VHE sugere que as células T específicas são ativadas para facilitar a produção de anticorpos específicos. Em geral, respostas de células T específicas para a pORF2 foram demonstradas na maioria dos estudos relatados, enquanto a detecção de respostas de células T específicas para a pORF3 parece variar em diferentes estudos.

Como característica comum, as proporções de monócitos e macrófagos no sangue periférico de pacientes com HVE aguda são mais elevadas do que aquelas em controles saudáveis. Pacientes com HVE aguda também apresentam uma elevação na proporção de células T CD4+ e CD8+ multiespecíficas quando comparados com indivíduos controle. Um estudo recente sugere que não existe uma ativação de células T CD4+ e CD8+ específica para a ORF2 na circulação periférica de pacientes com HVE aguda. O aumento da produção de IFN-γ, sem respostas de células CD8+ específicas detectáveis, indica que mecanismos inespecíficos da resposta inata (células NK ou NKT) estão envolvidos na patogênese da HVE e eliminação do VHE. No entanto, a ausência de detecção de células CD8+ produtoras de citocinas específicas para o VHE na circulação periférica não exclui a participação de células T citotóxicas específicas, uma vez que a resposta imunitária ocorre predominantemente no fígado e que o estudo utilizou apenas a proteína ORF2 expressa, ao invés de peptídeos sintéticos para estimular os PBMCs (do inglês, *peripheral blood mononuclear cell*). Além disso, o fígado contém um grande número de células CD8+. A falha na detecção de células CD8+ especí-

ficas na circulação não indica necessariamente que não existe uma resposta específica das células CD8+ no fígado.

Estudos recentes sugerem que a infecção crônica pelo VHE está associada a resposta ineficiente das células T específicas do VHE e que o reforço da imunidade celular adaptativa contra o vírus pode prevenir infecções persistentes pelo mesmo. Em outras palavras, a recuperação da infecção pelo VHE parece estar correlacionada com as respostas das células T específicas.

RESPOSTA IMUNE HUMORAL

A resposta sorológica anti-VHE é, geralmente, detectada nos pacientes no início da doença clínica, junto da elevação da ALT e das alterações histopatológicas notadas no fígado.

As imunoglobulinas (Ig) da classe IgM são detectadas na fase inicial da doença clínica, e podem persistir por meses (média de 4 a 6 meses) sendo detectadas em 80 a 100% dos indivíduos infectados durante surtos de HE aguda. O pico dos títulos de IgM pode ser perdido devido ao intervalo de tempo entre o início da doença e os testes laboratoriais. As imunoglobulinas da classe IgG aparecem simultaneamente ou pouco após o aparecimento da IgM. Os títulos dos anticorpos IgG se elevam durante a fase aguda e convalescente, e permanecem altos por 1 a 4,5 anos após a fase aguda da doença. Pacientes com infecção subclínica também soroconvertem e são capazes de manter anticorpos do tipo IgG por longos períodos após a infecção. Há relatos de indivíduos imunocomprometidos, em que a resposta de anticorpos anti-VHE pode ser tardia. Uma vez que os anticorpos anti-VHE IgG possuem uma potente atividade neutralizante, o desenvolvimento precoce de uma resposta IgG específica desempenha um papel importante na eliminação de VHE, em conjunto com as respostas imunes celulares inata e adaptativa.

O risco de reinfecção pelo vírus permanece incerto. Estudos em humanos indicam que anticorpos anti-VHE da classe IgG induzem proteção. A concentração mínima de anticorpos protetores ainda não foi definida. Sabe-se, porém, que pacientes pós-transplantados podem se reinfectar quando a concentração de anticorpos está abaixo de 7 unidades/mL (OMS).

A proteção cruzada entre os 4 genótipos que infectam humanos pode ocorrer devido a existência de um único sorotipo. Estudos recentes demonstraram que respostas de anticorpos IgG aos determinantes antigênicos imunodominantes da ORF2 do HVE são protetoras contra os 4 diferentes genótipos do HVE humano.

Em macacos infectados experimentalmente com VHE, uma resposta imune específica anti-VHE IgM desenvolve-se dentro de 3 a 4 semanas pós-infecção. Concomitante ou ligeiramente mais tarde também ocorre uma resposta específica anti-VHE IgG. Anticorpos anti-VHE IgM desaparecem após várias semanas nos animais experimentalmente infectados, enquanto anticorpos da classe IgG anti-VHE persistem durante pelo menos os períodos dos estudos desenvolvidos, variando de 15 a 86 semanas. Provavelmente anticorpos IgG devem permanecer por mais tempo do que os observados nesses estudos.

Ao contrário da infecção experimental de animais, é difícil definir o tempo exato em que os seres humanos são expostos ao vírus no processo de infecção natural. Embora o VHE seja geralmente transmitido pela via fecal-oral, o mesmo pode ser transmitido por transfusão de sangue. Anticorpos anti-VHE podem ser detectados em indivíduos imunocompetentes entre 4 e 14 semanas após transfusão com produtos sanguíneos contaminados.

Em raros casos, pacientes imunocompetentes sintomáticos com detecção do RNA viral podem ser negativos para os anticorpos anti-HVE IgM e IgG. Não está claro se este resultado negativo em detectar anticorpos anti-VHE é verdadeiro ou se é função da baixa sensibilidade dos testes realizados uma vez que os reagentes utilizados nos ensaios podem não conter o polipeptídeo imunodominante.

DIAGNÓSTICO DIFERENCIAL

A suspeita diagnóstica de HVE em áreas não endêmicas deve ser baseada na exclusão dos agentes das hepatites A, B e C, além dos vírus Epstein-Barr e do citomegalovírus e na pesquisa sorológica. Em pacientes com história de viagem ou procedência de regiões endêmicas para o VHE, isso deve ser interpretado como um importante indício para aquisição de infecção ao VHE. Outro indicador importante, na investigação da presença de infecção pelo VHE, é a ocorrência de epidemias que têm como fonte de contágio reservatórios de água. É possível que muitos casos nessas regiões permaneçam sem diagnóstico porque os testes para a detecção do VHE não estão disponíveis ou não fazem parte da rotina de investigação.

Um diagnóstico diferencial importante para HVE aguda é o de drogas indutoras de lesão hepática (DILH). Estudos mostraram que 13% de diagnóstico de DILH estavam incorretos e eram na realidade infecção aguda pelo VHE genótipo 3. Este é um erro fácil de cometer uma vez que o uso de grande quantidade de fármacos e a DILH são mais comuns nos idosos bem como é a HVE aguda. Portanto, é importante notar que ao fazer um diagnóstico de DILH, particularmente em um paciente com uma elevação predominante das aminotransferases, é fundamental excluir a infecção pelo VHE. Outra dificuldade diagnóstica comum é distinção entre hepatite autoimune e HVE aguda E. Não é incomum que a hepatite autoimune ocorra em pacientes mais velhos, e estar associada à presença de reação cruzada de anticorpos inespecíficos que podem produzir resultados de sorologia para HVE falsos positivos. Sorologia HVE falsa positiva pode ocorrer no contexto da infecção pelo vírus Epstein-Barr, também pela reação cruzada para testes de anticorpos.

Anteriormente, apenas os pacientes que tinham viajado para áreas hiperendêmicas para VHE-1 e VHE-2 da Ásia e África que eram considerados para fazer o teste de detecção deste vírus. Atualmente, como a grande maioria dos pacientes com HVE em países desenvolvidos, têm infecção adquirida, os algoritmos para testes de diagnóstico foram alterados. Qualquer paciente que apresente evidência bioquímica de hepatite deve ser considerada para testes de detecção do VHE, independentemente do histórico de viagens. Em alguns países, os pacientes que apresentam hepatite só são testados para VHE se a "primeira linha" de testes virológicos forem negativos (para vírus HAV, HBV e HCV). Isso não é ideal, pois em muitos países a infecção pelo VHE é a causa mais comum de hepatite viral HVE aguda. Portanto, deve ser indicado para todos os pacientes que apresentam hepatite o teste para VHE na rotina de investigação diagnóstica.

INVESTIGAÇÃO EPIDEMIOLÓGICA

A suspeita diagnóstica de HVE em áreas não endêmicas deve ser baseada na exclusão dos agentes das hepatites A, B e C, além dos vírus Epstein-Barr e do citomegalovírus e na pesquisa sorológica. Em pacientes com história de viagem ou procedência de regiões endêmicas para o VHE, isso deve ser interpretado como um importante indício para a aquisição de infecção ao VHE. Outro indicador importante, na investigação da presença de infecção pelo VHE, é a ocorrência de epidemias que têm como fonte de contágio reservatórios de água. É possível que muitos casos nessas regiões permaneçam sem diagnóstico porque os testes para a detecção do VHE não estão disponíveis ou não fazem parte da rotina de investigação.

DIAGNÓSTICO LABORATORIAL

O aumento das aminotransferases no soro, como ALT e AST, é sensível, porém inespecífico, indicador de lesão hepática e, na maioria dos casos, é o marcador inicial para investigação de HVE em regiões não endêmicas.

As manifestações clínicas e os testes bioquímicos para diagnóstico do VHE são incapazes de confirmar sozinhos a infecção pelo VHE, mas são úteis no reconhecimento do início e do estágio da infecção. O diagnóstico de infecção pelo VHE requer uma combinação de técnicas moleculares e sorológicas para confirmar a infecção e monitorar a resposta ao tratamento em pacientes cronicamente infectados. Existem várias técnicas sorológicas e moleculares para detecção de VHE que podem ser usadas para detectar proteínas virais e/ou genoma.

Os primeiros métodos utilizados para o diagnóstico de infecção pelo VHE foram a imunoeletromicroscopia (IEM) e os ensaios de bloqueio com anticorpos fluorescentes. Os dois métodos mostraram-se trabalhosos e de baixa sensibilidade. A PCR é um método muito sensível e específico que pode detectar o RNA viral na bile, sangue, fígado e fezes. Entretanto, tem sido mais utilizado em pesquisas em razão do seu custo e das dificuldades para a utilização rotineira. O ensaio imunoenzimático (EIA) é o método laboratorial mais utilizado por sua padronização, facilidade de execução e por permitir a detecção de anticorpos das classes IgM e IgG.

IMUNOELETROMICROSCOPIA (IME)

A imunoeletromicroscopia tem sido usada para a detecção de partículas virais nas fezes e determinar títulos de anticorpos no soro. É altamente específica, porém apresenta desvantagens, como exigir a disponibilidade de um profissional altamente qualificado e também o desempenho ineficiente, requerendo grandes quantidades de antígenos e/ou altos títulos de anticorpos. Apesar dessas condições, a IEM tem sido utilizada em estudos de modelos animais, clonagem do genoma viral e na identificação das diferentes cepas virais do VHE.

ENSAIO DE BLOQUEIO COM ANTICORPOS FLUORESCENTES

O antígeno do vírus da hepatite E (AgVHE) foi identificado nos hepatócitos de macacos e chimpanzés infectados experimentalmente por meio de sondas preparadas com soros de doentes na fase de convalescência. O ensaio de bloqueio com anticorpos fluorescentes detecta os anticorpos que reagem contra o AgHEV pelo uso de sondas preparadas com soro previamente demonstradas por IME e com as partículas virais do paciente com HVE. Embora a técnica seja trabalhosa, difícil, cara e sem possibilidade de uso em diagnósticos de rotina, ela foi aplicada na identificação sorológica de infecção pelo VHE em várias regiões geográficas do mundo.

ENSAIOS IMUENZIMÁTICOS (Elisa)

Até meados da década passada, o diagnóstico da HVE era baseado na exclusão sorológica de outros vírus causadores de hepatites. Em 1990, o isolamento de um clone parcial de cDNA do VHE possibilitou a elaboração de testes para a identificação de anticorpos anti-VHE, quer pela construção de antígenos recombinantes e peptídeos sintéticos, quer por um mosaico proteico do VHE. Os exames para pesquisa do anti-VHE (IgM e IgG) são realizados por EIA ou por técnica de imunoblot.

Os antígenos virais estão presentes no sangue e no fígado durante a fase inicial da infecção aguda pelo VHE, e podem persistir por períodos mais longos nas infecções crônicas por VHE.

DETECÇÃO DIRETA DO VHE – ANTÍGENO DO VHE

A detecção de antígenos virais é um dos métodos diretos para revelar a viremia pelo VHE, usando técnicas de imunoensaio enzimático em sanduíche duplo (Elisa).

Os antígenos-alvo para esses ensaios são as proteínas recombinantes ou os peptídeos sintéticos que correspondem aos epítopos imunodominantes das proteínas estruturais (ORF2 e ORF3), derivadas das duas principais cepas do VHE, Burma e México. Os antígenos derivados da ORF2 codificam a proteína do capsídeo viral e os antígenos da ORF3 não, mas auxiliam na detecção da infecção pelo VHE. Antígenos de ORF3 são detectáveis no soro durante o curso agudo da infecção e suspensão de cultura de células.

Os produtos dos genes das três ORFs levam à formação de anticorpos após a infecção, mas os testes sorológicos disponíveis apresentam preferencialmente antígenos derivados das ORF2 e ORF3. Entretanto, a heterogeneidade genética, expressa ao nível dos aminoácidos das proteínas da ORF3, é maior que a da ORF2, resultando na diminuição da sensibilidade do teste, quando comparado com os que apresentam diferentes regiões do genoma do VHE. Além disso, anticorpos derivados das proteínas da ORF3 têm uma vida média menor do que aqueles derivados da ORF2. Finalmente, as proteínas derivadas da ORF2 estimulam anticorpos neutralizantes, enquanto aquelas derivadas da ORF3 não. Assim, as proteínas derivadas da ORF2 são suficientes para a produção de ensaios sensíveis e específicos para detecção do VHE.

Existem múltiplas combinações do ensaio de imunoabsorção enzimática em sanduíche (Elisa) que podem ser usa-

dos. Por exemplo, anticorpos monoclonais ou policlonais são utilizados para revestir os micropoços para capturar antígenos do VHE. Ambos os tipos de anticorpos também são usados para detectar antígenos após a etapa de captura, e ambos são equivalentes em eficiência, embora os anticorpos policlonais com o sistema de amplificação de biotina exibam uma melhor relação positiva.

Os ensaios de antígeno VHE Elisa têm excelente especificidade, pois não reagem de forma cruzada com outros vírus da hepatite, como hepatite A, B, C ou herpesvírus. No entanto, a sensibilidade é uma grande preocupação com os ensaios de antígenos VHE Elisa, uma vez que varia de 40 a 91%. Na ausência de técnicas moleculares, a detecção do antígeno e/ou anticorpos contra VHE por Elisa é um ensaio valioso na fase inicial da infecção pelo VHE.

Um estudo realizado em macacos revelou que os antígenos do VHE são detectáveis nas fezes 1 semana após a infecção e persistiram durante um período de 6 semanas. Essa observação mostrou uma janela muito próxima a encontrada pela pesquisa do RNA do VHE. Antígenos de VHE no soro também apareceram após 1 semana e duraram 7 semanas após a infecção. Os antígenos na urina têm um título mais alto quando comparados ao soro e às fezes. Ao se comparar os ensaios de antígenos de VHE com os de pesquisa do RNA, o antígeno de VHE mostra uma boa concordância e correlação com o RNA de VHE.

DETECÇÃO INDIRETA DO VHE – ANTICORPOS DO VHE

A infecção pelo VHE é diagnosticada indiretamente pela detecção de anticorpos VHE, anti-VHE IgM e IgG, produzidos como parte de uma resposta imunológica humoral à exposição ao vírus. Durante a infecção aguda pelo VHE, o anti-VHE IgM se torna detectável no soro com o início dos sintomas, sugerindo infecção recente e que a produção de IgM persiste por vários meses. Em contraste, anti-VHE IgG representa infecção passada ou crônica e segue a produção de IgM, persistindo por mais tempo no soro do que o anticorpo IgM. Alguns estudos sugerem que os anticorpos IgG permanecem por anos após a recuperação, embora a duração exata ainda não esteja determinada. Além disso, a imunoglobulina IgA também é produzida contra a infecção pelo VHE, de acordo com o título de IgM. Estudos relataram que a detecção de IgA ajuda no diagnóstico de infecção aguda por VHE, juntamente com IgM ou no caso de resultados negativos para VHE IgM. É importante mencionar que embora o VHE tenha vários genótipos, todos eles provocam respostas imunológicas muito semelhantes.

Em situações clínicas, o Elisa é usado rotineiramente para detectar o anticorpo VHE, além de testes rápidos de imunocromatografia. Existem vários ensaios sorológicos disponíveis para detectar o anticorpo VHE, e estes diferem principalmente no revestimento de fase sólida, diluição da amostra, tempo de incubação e linha de corte usada para interpretar os resultados. Existem vários testes Elisa comerciais e *in-house* que utilizam as proteínas recombinantes ou peptídeos sintéticos como antígenos ligados à fase sólida do ensaio. Estes antígenos representam os epítopos imunodominantes da

ORF2 e/ou da ORF3, produzidos para serem capturados pelos anticorpos do VHE no soro do paciente. Além disso, alguns testes Elisa usam proteínas de mosaico artificial contendo vários segmentos curtos de proteínas VHE com epítopos antigênicos. No entanto, uma vez que os antígenos recombinantes exibem os epítopos conformacionais melhor do que os peptídeos curtos, eles mostraram níveis mais altos de sensibilidade.

Esses testes sorológicos são relativamente fáceis de realizar e menos caros do que os testes moleculares, mas variam em características de desempenho em relação à sensibilidade e especificidade. Com base em muitos estudos, os testes Elisa comerciais disponíveis revelam discrepâncias óbvias nos resultados, apesar do uso de amostras idênticas. Além disso, a análise sorológica da infecção pelo VHE pode ser muito difícil, dado que os resultados destes testes Elisa são inconsistentes e inconclusivos devido à reatividade cruzada com outros vírus.

Anticorpos IgM anti-VHE têm sido detectados em 95% dos pacientes com infecção recente cerca de quatro dias após o início dos sintomas. Os títulos de IgM anti-VHE estão elevados durante o pico de transaminases no soro e tornam-se indetectáveis dentro de 4 a 5 meses após o início da infecção. O teste para a pesquisa do anti-VHE IgM apresenta alta sensibilidade para o diagnóstico de infecção recente. O padrão de anormalidade das enzimas hepáticas é similar ao de outras causas de hepatites virais agudas e é monofásico. As transaminases e as bilirrubinas do soro tendem a se normalizar 1 a 6 semanas após o pico.

Anticorpos anti-VHE IgG são encontrados desde o início da infecção, com pico entre 30 a 40 dias após a fase aguda da doença, e podem persistir por 8 a 14 anos. Entretanto, os títulos de anti-VHE IgG tendem a baixar com o passar do tempo e sua capacidade para sustentar a imunidade é questionável.

IMUNOBLOT

Os ensaios de imunoblot ou imunotransferência diferem dos testes Elisa por apresentarem antígenos de VHE recombinantes purificados sob tiras de nitrocelulose. Os ensaios de imunotransferência envolvem um procedimento demorado com longos períodos de incubação do soro com anticorpos do paciente e o conjugado que são anti-imunoglobulinas marcadas com corante que permitem identificar a presença de imunocomplexos (antígeno da fita e anticorpos do soro do paciente). Além disso, a interpretação dos resultados do imunoblot depende do desenvolvimento de bandas coloridas visíveis nas tiras de teste, com intensidade de cor diferente com base na quantidade de anticorpos fixados. Existe apenas uma empresa que fabrica estes ensaios de imunoblot para detecção de anticorpos IgM e IgG do VHE.

Embora os ensaios de imunoblot sejam projetados para a detecção de anticorpos contra o VHE, eles não apresentam um bom desempenho.

ENSAIO IMUNOCROMATOGRÁFICO

O ensaio imunocromatográfico, recentemente introduzido, para detecção rápida de VHE anti-IgM mostrou bom desempenho com sensibilidade e especificidade relativamente elevadas. O ensaio rápido de VHE anti-IgM produz resul-tados em poucos minutos e é relativamente fácil de usar como uma ferramenta de diagnóstico alternativa, especialmente em áreas de recursos limitados. Esse ensaio de VHE anti-IgM produz resultados que são muito consistentes com aqueles fornecidos por ensaios Elisa de referência. Duas empresas projetam este ensaio IgM. O ensaio é fabricado como um pequeno cartão que possui uma membrana de nitrocelulose com anticorpos monoclonais anti-IgM humanos imobilizados na zona de teste, enquanto os anticorpos VHE são ligados na zona de controle. Quando uma amostra é adicionada, ela migra por ação de difusão capilar, e o anticorpo IgM do VHE, se presente na amostra, se ligará ao ouro coloidal conjugado aos antígenos VHE e formará partículas. Essas partículas continuarão a migrar até a zona de teste, onde são capturadas por anticorpos anti-IgM humanos. Essa reação irá gerar uma linha vermelha visível. Se o anticorpo IgM do VHE não estiver presente na amostra, nenhuma linha vermelha é formada na zona de teste e as partículas continuarão a migrar até que atinjam a zona de controle.

Posteriormente, eles serão capturados por anticorpos para VHE e formarão uma linha vermelha, indicando a validade do teste. Em alguns estudos, os ensaios imunocromatográficos de VHE anti-IgM demonstraram maiores sensibilidades do que certos ensaios baseados em Elisa. É importante mencionar que não há um teste sorológico aprovado pela Food and Drug Administration (FDA) que possa ser usado para o diagnóstico clínico de VHE. Os ensaios disponíveis só podem auxiliar no diagnóstico da infecção pelo VHE e podem ser utilizados em estudos epidemiológicos. Com base em vários estudos realizados para determinar a soroprevalência de VHE, observou-se que análises realizadas em amostras de hepatite aguda usando ensaios comerciais de VHE anti-IgM revelaram uma variação nas características de desempenho de diagnóstico de tais ensaios comerciais. É importante ressaltar que, para pacientes imunocomprometidos, a detecção do anticorpo VHE pode falhar no estabelecimento de um diagnóstico preciso de VHE devido à soroconversão tardia. Portanto, a confirmação da infecção pelo VHE depende cada vez mais de métodos de diagnóstico molecular.

ANÁLISE MOLECULAR – TESTES DE AMPLIFICAÇÃO DE ÁCIDOS NUCLÉICOS
REAÇÃO EM CADEIA DA POLIMERASE (PCR)

Reação em cadeia da polimerase (PCR) técnica de diagnóstico molecular é frequentemente usada na avaliação da infecção pelo VHE a nível molecular. Testes de ácidos nucleicos (NAT) são usados como um sistema alternativo para detecção de genoma. A técnica de PCR revolucionou o campo da biologia molecular, porque a amplificação do DNA pode ser realizada mesmo com pequenas quantidades de material. A PCR convencional é o protocolo padrão de PCR usado para detectar sequências de ácido nucleico específicas através da amplificação de DNA ou RNA com baixo número de cópias.

Vários estudos indicaram que a detecção de RNA-VHE é necessária para confirmar a infecção persistente no sangue e na doação de órgãos. Em particular em indivíduos imunossuprimidos, a quantificação de RNA-HVE é atualmente considerada o padrão ouro para confirmar infecção persistente.

No entanto, a triagem de hemoderivados antes da doação/transfusão de sangue para a presença de RNA-VHE permanece controversa, especialmente em áreas endêmicas, e provoca um debate em andamento pelas razões mencionadas anteriormente. A infecção persistente por VHE foi identificada em doadores de sangue no Japão e na China por meio da detecção de RNA-VHE, com uma incidência de 0,014 a 0,020%. Além disso, a análise do plasma europeu também identificou doadores virêmicos VHE na França, Suécia, Alemanha, Espanha, Holanda, Inglaterra, Escócia e Áustria. No Reino Unido, a triagem universal para o RNA-VHE é agora aceita.

A detecção de RNA de VHE no sangue ou nas fezes é indicativa de infecção por esse vírus. Em pacientes imunossuprimidos com HVE crônica, os anticorpos anti-HVE são frequentemente indetectáveis e, nesses casos, os NAT são os únicos meios confiáveis de diagnóstico. Define-se HVE crônica quando o RNA do VHE está detectável por pelo menos três meses após infecção viral. Nesses casos crônicos, o teste de carga viral é usado para avaliar a resposta dos pacientes à modificação do tratamento com drogas imunossupressoras ou terapia antiviral, bem como identificar infecções recidivantes.

Em amostras de fezes, a RT-PCR tem auxiliado no diagnóstico dos casos agudos de hepatite pelo vírus E. O VHE pode ser detectado nas fezes aproximadamente uma semana antes do início dos sintomas da doença e persistir por mais duas semanas. Em alguns casos, o RNA do VHE pode ser detectado nas fezes, por RT-PCR, até 52 dias após o início da infecção. No soro, o RNA do VHE pode ser detectado, na maioria dos pacientes, duas semanas após o início da doença; e, em alguns casos, a reatividade pode se prolongar de 4 a 16 semanas. Em estudos experimentais envolvendo macacos inoculados com cepas Mianmá e do México, foi possível a detecção do RNA-VHE, no soro e nas fezes, paralelamente ao pico das transaminases. Entretanto, algumas vezes, o curso da viremia (RNA-VHE sérico) pode ser curto e preceder os sintomas e o pico das enzimas, conduzindo, nessas situações, a um resultado negativo de PCR.

A detecção da viremia por transcrição reversa e reação em cadeia da polimerase (RT-PCR) tem sido um fator importante na compreensão do padrão da doença e dos aspectos moleculares do VHE. O RNA viral tem sido detectado nas fezes e amostras de soros de pacientes e animais infectados experimentalmente. A sequência amplificada mais comum está localizada na região da polimerase na ORF1, ou na região 3' terminal da ORF2.

A detecção do RNA do VHE, por RT-PCR, tem sido aplicada para avaliar o título de inóculo usado em estudos de transmissão experimental e detectar fitas negativas de replicação intermediárias do RNA-VHE no fígado de animais infectados e RNA senso-positivo em meio de cultura de células infectadas. A RT-PCR tem possibilitado os estudos de epidemiologia molecular, permitindo avaliar os padrões da evolução viral das diferentes localizações geográficas.

Uma avaliação de testes laboratoriais para detecção do RNA do VHE, por NAT revelou grandes variações no desempenho dos diferentes testes utilizados. Isto levou ao desenvolvimento da 1ª Norma Internacional da OMS (NI) para testes baseados na detecção do RNA do VHE por NAT com a criação do Primeiro Painel de Referência Internacional (PRI) da OMS para VHE genótipos de 1–4. A disponibilidade do WHO NI e o PRI facilitaram a comparação dos resultados de testes diagnósticos realizados por diferentes laboratórios e permitiram a padronização dos testes. O WHO NI é uma ferramenta importante para definir a sensibilidade analítica dos testes e permite o relatório utilizando uma unidade comum, isto é, unidade internacional (IU); fornecendo um sistema de rastreabilidade. A sensibilidade analítica de testes NATs pode ser inferior a 10 UI/mL.

Muitos ensaios diferentes baseados em NAT foram relatados para a detecção de RNA de HVE em amostras de soro e plasma ou fezes: testes incluem PCR de transcrição reversa convencional (RT-PCR) e RT-PCR em tempo real, métodos de amplificação mediados por transcrição (TMA), incluindo, por exemplo, amplificação isotérmica mediada por loop de transcrição.

REAÇÃO EM CADEIA DA POLIMERASE EM TEMPO REAL (RT-PCR EM TEMPO REAL)

PCR em tempo real foi introduzido como um novo método para diagnóstico molecular. Tem o mesmo princípio da PCR convencional, porém com maior especificidade e sensibilidade. Permite a coleta de dados na fase exponencial de crescimento da PCR, permitindo a mensuração e quantificação do produto ao final de cada ciclo. Em comparação com a PCR convencional, a PCR em tempo real minimiza a contaminação cruzada entre as amostras e agiliza a análise. A detecção de RNA é considerada o padrão ouro para o diagnóstico de VHE, e é amplamente aplicada como um único método para a identificação de genótipos ou subgenótipos de VHE. O genoma de RNA-VHE contém algumas sequências conservadas que podem ser direcionadas para amplificação por PCR e detectadas convencionalmente por eletroforese em gel ou por detecção de fluorescência usando PCR em tempo real. Diferentes testes moleculares e kits comerciais foram desenvolvidos para a detecção do RNA do VHE, embora sejam variáveis em sensibilidade e especificidade. A maioria dos ensaios de RT-PCR tem como alvo uma região conservada do genoma do VHE para o diagnóstico laboratorial, levando em consideração a ampla heterogeneidade genética do HVE. Portanto, os *primers* e sondas projetados para o RNA HVE devem ser altamente sensíveis e específicos.

AMPLIFICAÇÃO MEDIADA POR TRANSCRIÇÃO (TMA)

Amplificação mediada por transcrição pode identificar patógenos infecciosos com base em suas sequências e quantificação (TMA). Esta técnica é específica, sensível e rápida, mas altamente versátil. É isotérmico e baseado em reações bioquímicas para a amplificação, em vez de termociclagem mecânica.

O TMA envolve três fases principais, todas em um único tubo em um Sistema totalmente automatizado. A amplificação resultará em múltiplas cópias de amplicon de RNA que podem ser detectadas por sondas marcadas com fluorescência. Essas sondas se ligarão aos amplicons do RNA durante a fase de amplificação exponencial. À medida que mais amplicons são gerados, mais probes se ligam e sinais fluorescentes progressivamente mais altos são gerados. Essa tecnologia oferece identificação precisa e quantificação de patógenos infecciosos (Figura 18.9.9).

EVOLUÇÃO CLÍNICA

A fase pré-ictérica varia de 1 a 10 dias (média de 3 a 4 dias) e sintomas gastrointestinais como dor epigástrica, náuseas e vômitos têm sido frequentemente relatados. Infecções subclínicas podem acontecer, porém sua extensão e frequência não são bem conhecidas. Nos casos sem complicação, em um mês há remissão completa dos sintomas. A febre assoma em metade dos pacientes infectados pelo VHE enquanto 2/3 destes também apresentam artralgias. Estudos clínicos mostram elevação dos níveis da enzima alanino aminotransferase (ALT) precedendo ou coincidindo com o início da icterícia.

A infecção pelo vírus da hepatite E (HVE) está presente em todo o mundo, é uma doença subdiagnosticada, com prevalências variadas que podem ser elevadas em algumas regiões, como no sudoeste da França.

Nos últimos anos, houve um grande avanço sobre o conhecimento da história natural da HVE, bem como sobre a abordagem clínica e o tratamento. Novos estudos revelaram as diversas formas de transmissão e a existência de reservatórios do VHE. Os métodos diagnósticos sorológicos da doença têm grande variação de sensibilidade e de especificidade, o que dificulta o diagnóstico. Além disso, alguns testes comerciais disponíveis são baseados em apenas um genótipo do VHE, geralmente o genótipo 3, o que impossibilita a detecção da infecção pelos demais genótipos. Quanto ao diagnóstico por biologia molecular pela detecção do RNA-VHE, os métodos por PCR ainda não foram padronizados, o que complica o diagnóstico e o controle de resposta à terapêutica nos casos tratados.

Nos países não endêmicos, a doença geralmente é aguda e autolimitada. Quanto aos países desenvolvidos, podem ocorrer a forma crônica e a progressão da fibrose hepática, com possibilidade de evolução para cirrose dentro de poucos anos em pacientes imunodeprimidos.

A forma aguda da HVE é autolimitada e não requer tratamento específico. Quanto à crônica, que geralmente está associada à imunodeficiência, há indicação de uma abordagem mais ampla, inclusive o tratamento com antivirais e imunomoduladores. As principais diferenças em pacientes imunocompetentes e imunossuprimidos estão mostradas na Tabela 18.9.2.

A HVE pode apresentar manifestações extra-hepáticas, como neurológicas e renais, que podem estar associadas em qualquer um dos genótipos do VHE.

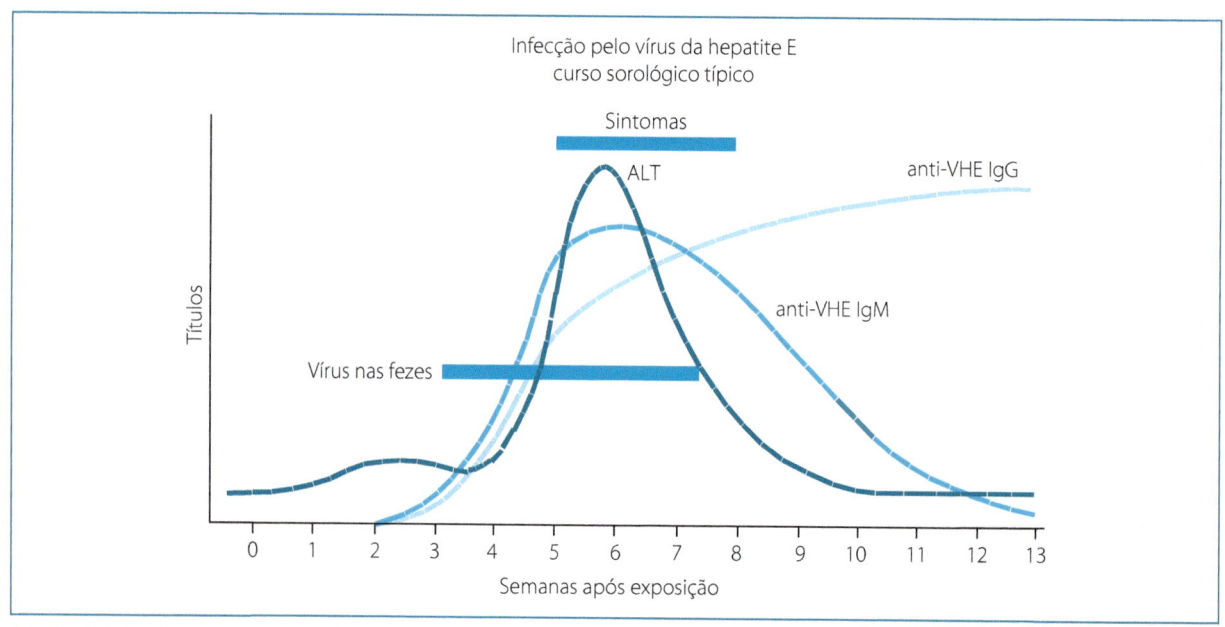

FIGURA 18.9.9 Representação gráfica mostrando a sequência dos eventos durante a infecção pelo VHE, baseado no seguimento de pacientes e primatas infectados experimentalmente.

TABELA 18.9.2 Diagnóstico e tratamento em imunocompetentes e imunossuprimidos.		
Apresentação	Imunocompetente	Imunossuprimido
ALT	Grande elevação (4-10x LSN)	Discreta elevação (< 4x LSN)
HVE genótipo	Genótipos 1, 2, 3, 4	Apenas genótipo 3
HVE diagnóstico	Sorologia com grande aumento de IgM e IgG e PCR	PCR. A sorologia pode ser negativa
Evolução	Autolimitada	HVE crônica: 60% dos casos e 10% desenvolvem cirrose
Tratamento	Ribavirina: recomendado nos poucos casos de HVE aguda severa	Interferon e ribavirina nos casos de HVE crônica

HEPATITE E AGUDA

O desfecho clínico da HVE está associado, principalmente, ao genótipo do VHE.

Nos países em desenvolvimento, em regiões da Ásia, África, América Central e América do Sul, predominam os genótipos 1 e 2. Nesses casos, a hepatite aguda é autolimitada, sem indicação de tratamento. Na maioria deles, a doença é oligossintomática ou assintomática. Geralmente, ocorre como casos isolados. Raramente são detectados surtos. O período de incubação é de 2 a 6 semanas. Quando assoma a forma sintomática, o quadro clínico não é específico, sendo caracterizado por sintomas gerais de hepatite aguda, como icterícia, febre, náuseas, dor abdominal, anorexia, hepatomegalia. Em pacientes portadores de imunodeficiência e doença hepática crônica, o quadro clínico pode ser mais exuberante e de maior gravidade.

A infecção aguda pelo VHE-3 é clinicamente silenciosa na grande maioria dos pacientes. Apenas uma minoria (provavelmente menos de 5%) desenvolvem sintomas de hepatite aguda, com enzimas hepáticas elevadas, icterícia e sintomas inespecíficos como fadiga, coceira e náusea. No entanto, a infecção pelo VHE é a principal causa de infecção viral aguda em muitos países europeus. Entre 2015 e 2016 na Alemanha, Reino Unido e na França, houve mais casos relatados de hepatite E do que HAV ou infecções agudas por HBV.

Pacientes imunocompetentes com hepatite E aguda podem clarear a infecção espontaneamente, mas tem havido alguns relatos de casos com viremia mais prolongada. A monitoração de enzimas e parâmetros da função hepática é suficiente durante infecção por hepatite E, em pacientes que não sofrem de doenças crônicas. Progressão para insuficiência hepática aguda (IHA) é rara em pacientes com infecção pelo VHE-3. No entanto, alguns casos de IHA devido à infecção pelo VHE foram relatados em vários países europeus. Em estudo de um centro alemão de 80 pacientes com IHA, o RNA de VHE foi encontrado em 10% dos pacientes sendo considerado a causa provável. Pacientes com HVE aguda confirmada devem ser monitorados com a dosagem de enzimas como aminotransferases (alanina aminotransferase [ALT], aspartato aminotransferase [AST]), bilirrubina e INR. Após a infecção pelo HVE, os pacientes desenvolvem imunidade contra VHE que não é esterilizante. Portanto, a reinfecção com VHE é possível, mesmo que a probabilidade de desenvolver hepatite sintomática seja reduzida em comparação a indivíduos não imunes.

Em contraste, em países desenvolvidos, a infecção pelos VHE-3 e VHE-4 tendem a afetar os homens mais velhos. Em um estudo da Inglaterra, o M: F proporção foi de 3:1 e a mediana de 63 anos. A constatação de que os homens mais velhos têm maior probabilidade de desenvolver hepatite por exposição aos VHE-3 e VHE-4 é uma observação consistente, mas inexplicável. Parece provável que isso se relacione com fatores do hospedeiro, ao invés de exposição diferencial, uma vez que indivíduos de todos as idades parecem estar expostos ao VHE. Uma possível explicação é que a hepatite clinicamente aparente é mais provável que seja evidente em pacientes com esteatose hepática subclínica/fibrose. Em um estudo da Inglaterra, alguns pacientes com HVE que faziam uso abusivo de álcool e um número considerável era diabético, ambos fatores de risco para esteatose hepática e fibrose.

A HVE aguda é uma preocupação em pacientes com doença hepática crônica. Alguns casos de insuficiência hepática agudam em pacientes com doença hepática crônica foram causados por infecção pelo VHE. Este é um problema particular em pacientes idosos em que a hepatite aguda pode ter um curso mais severo. Os sintomas da HVE podem ser acompanhados, mais raramente, por manifestações extra-hepáticas, que incluem manifestações neurológicas, disfunção renal, pancreatite e desordens hematológicas.

Os sintomas neurológicos foram descritos nos casos de HVE aguda e crônica. Os principais quadros descritos são síndrome de Guillain-Barré, paralisia de Bell, amiotrofia neurálgica, mielite transversa e meningoencefalite aguda. Segundo Kamar N. et al., em uma análise retrospectiva de 126 pacientes com HVE, os sintomas neurológicos ocorreram em sete pacientes (5,5%), incluindo três imunocompetentes com HVE genótipo 3, um paciente portador de HIV com HVE crônica e três pacientes receptores de transplante de órgãos sólidos.

Em relação às demais manifestações extra-hepáticas, pode haver disfunção renal por glomerulopatia, pancreatite aguda e alterações hematológicas como trombocitopenia e anemia aplástica.

A HVE aguda na gestação está associada a uma alta morbidade e mortalidade. Os casos publicados são de gestantes com HVE aguda pelos VHE-1 e VHE-2. A morte de gestantes está associada a complicações obstétricas, como hemorragias e eclampsia ou desenvolvimento de hepatite fulminante. Nesses casos, a transmissão vertical é elevada e o óbito fetal é comum. Quando ocorre a sobrevivência do feto, os recém-nascidos evoluem com alta morbidade e mortalidade. As causas da alta mortalidade da HVE na gravidez ainda não são claras, o que vem acarretando muitas discussões e debates. A gravidez é caracterizada por um estado de imunotolerância em que a atividade das células T está reduzida, há redução na produção de citocinas e surgem alterações imunológicas relacionadas à placenta que interferem na apresentação do antígeno. Essa situação pode estar relacionada à morbidade e mortalidade de gestantes. Existem poucos relatos de casos de infecção do VHE na gravidez pelo VHE-3 e VHE-4, não tendo sido observado um acréscimo na taxa de mortalidade materna por esta infecção.

HEPATITE E CRÔNICA

O diagnóstico da HVE crônica é definido com a persistência da replicação do VHE por um período de pelo menos seis meses, ou seja, detecção do RNA-VHE por pelo menos seis meses. Entretanto, em estudo observacional realizado em receptores de órgãos sólidos, o clareamento viral espontâneo do VHE ocorreu nos primeiros 3 meses, sendo raros os casos entre 3 e 6 meses após infecção. Esses dados sugerem que receptores transplantados de órgão sólidos que são virêmicos por mais de 3 meses após a infecção, podem ser considerados cronicamente infectados e devem receber tratamento.

Pacientes imunossuprimidos podem falhar na eliminação da infecção pelo HVE. Esses pacientes desenvolvem hepatite crônica, mas isso só tem sido observado em pacientes infectados com VHE-3 e VHE-4, até o momento. Embora a apresentação clínica da infecção crônica pelo VHE ter sido descrita no contexto de transplante de órgãos, é semelhante em outros grupos de imunossuprimidos, incluindo pacientes com distúrbios hematológicos, indivíduos vivendo com HIV, e pacientes com distúrbios reumáticos recebendo imunossupressão.

Os dados observacionais de receptores em transplantes de órgãos sólidos mostram que apenas um terço dos pacientes são sintomáticos, com fadiga como principal sintoma. A maioria dos pacientes são assintomáticos e apresentam anormalidades discretas e persistentes no teste da função hepática (TFH). É importante notar que alguns pacientes apresentam aumento dos níveis de enzimas hepáticas. Além disso, em alguns pacientes com replicação persistente do VHE, os anticorpos anti-IgG e IgM-VHE permanecem negativos. Portanto, é obrigatório que tais pacientes sejam avaliados com técnicas de amplificação de ácidos nucleicos (NATs) utilizando soro ou plasma e, se possível, em amostras de fezes.

Em receptores de transplantes de órgãos sólidos infectados VHE-3 foi observada rápida progressão da fibrose hepática, levando a cirrose e, em alguns casos, descompensação e morte. Não parece haver diferença na concentração de RNA do VHE entre pacientes com ou sem doença hepática progressiva. Curiosamente, a fibrose hepática pode regredir após o clareamento do VHE.

Manifestações extra-hepáticas associadas ao VHE, ou seja, lesão neurológica e renal, foram observados tanto durante a infecção aguda como crônica. Em receptores de transplante de órgão sólido, a baixa contagem de linfócitos, no momento do diagnóstico, e o uso de tacrolimus (em vez de ciclosporina A) está associado com o desenvolvimento de infecção crônica ao VHE. Entre os pacientes com infecção pelo HIV, a infecção crônica por HVE tem sido descrita principalmente naqueles com contagem de células T CD4 ≤ 200/mm³. Nenhum fator preditivo para o desenvolvimento de infecção crônica por VHE foi identificada em outros grupos imunossuprimidos.

Pacientes imunossuprimidos podem não apresentar clareamento viral espontâneo ao VHE. Nesses casos, a evidência de soroconversão é muito rara pelo fato de a doença crônica estar associada à imunodeficiência. A presença de elevação de transaminases é discreta, menor do que na HVE aguda.

Outros marcadores como os da gamaglutamiltransferase, fosfatase alcalina e bilirrubinas podem se elevar. A histologia hepática, em tais quadros, mostrou hepatite portal com denso infiltrado inflamatório e necrose *piecemal* e fibrose; em alguns casos, com biopsias seriadas, pode-se observar o desenvolvimento de fibrose hepática, sugerindo a possibilidade de progressão para cirrose (Figura 18.9.10).

Nesse grupo de pacientes, a taxa de cronificação da HVE é bastante elevada, 60% dos pacientes podem evoluir para HVE crônica (Tabela 18.9.2 e Figura 18.9.10). Sendo assim, indivíduos transplantados, que apresentam elevação de transaminases sem etiologia definida, devem ser testados para HVE. As principais diferenças em pacientes imunocompetentes e imunossuprimidos estão mostradas na Tabela 18.9.2.

Nos pacientes com imunodeficiência, a HVE crônica apresenta rápida progressão de fibrose hepática, evoluindo para cirrose dentro de 1 a 2 anos.

Até o momento, todos os casos de HVE crônica documentados são pelo VHE genótipo 3 e são autóctones.

Em indivíduos transplantados com HVE crônica, os dados epidemiológicos mostraram uma associação com o consumo de carne de porco, carne de caça e mariscos.

Os fatores preditivos para evolução para HVE crônica em transplantados são o uso de imunossupressores; baixos níveis de linfócitos CD2, CD3 e CD4; baixa resposta das células T proliferativas específicas; baixa concentração de interleucinas (IL-1); e plaquetopenia. O uso de tacrolimus é o principal imunossupressor associado à evolução para HVE crônica, principalmente em transplantados de rim.

Geralmente, a HVE crônica apresenta evolução silenciosa, forma assintomática. Em alguns casos, os pacientes desenvolvem sintomas como icterícia, dor abdominal, astenia, febre, mialgia, altragia, náusea, vômitos, cefaleia e *rash* cutâneo. Habitualmente, os sintomas são autolimitados e regridem dentro de 4 a 6 semanas.

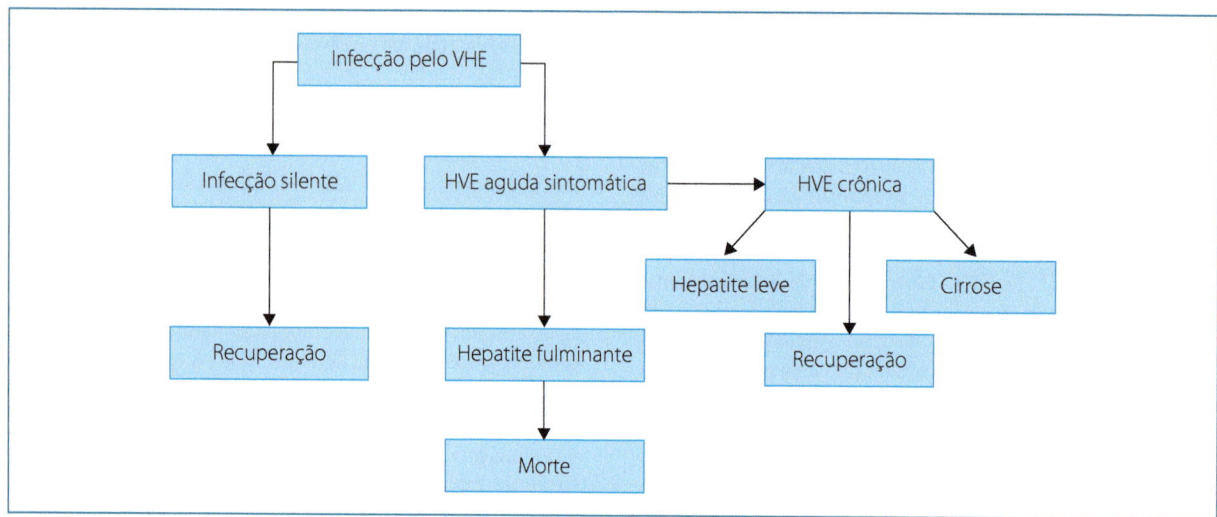

FIGURA 18.9.10 Curso clínico da infecção pelo vírus da hepatite E.

Em alguns casos, os pacientes apresentam quadro clínico mais grave: gestantes, portadores de doença hepática crônica, indivíduos com antecedente de uso abusivo de álcool. Esses pacientes apresentam um alto risco de evolução para insuficiência hepática aguda.

Os pacientes com HVE crônica podem ainda apresentar, com baixa frequência, manifestações extra-hepáticas como síndrome piramidal bilateral, neuropatia periférica, polirradiculopatia inflamatória, encefalite e miopatia proximal. Segundo Kamar N. et al., as manifestações neurológicas ocorrerem em 6% dos casos de HVE crônica em pacientes transplantados. O mecanismo patológico dessas manifestações não está totalmente esclarecido.

MANIFESTAÇÕES EXTRA-HEPÁTICAS
NEUROLÓGICAS

A infecção por VHE foi descrita em associação com uma série de lesões neurológicas. Até o momento, aproximadamente 150 casos de lesão neurológica pelo VHE foram descritos principalmente na Europa. Estudos na Ásia também descrevem manifestações neurológicas em pacientes infectados com genótipos 1 e 3 do VHE. Manifestações neurológicas descritas em associação com infecção por VHE inclui amiotrofia nevrálgica (AN), síndrome de Guillain-Barré (SGB), encefalite/mielite, mononeurite múltipla, síndrome de Bell/paralisia, neurite vestibular, miosite e neuropatia periférica.

Vários estudos de coorte e caso de infecção pelo VHE em pacientes com AN, quase todos na Europa, foram associados ao VHE-3. Em um estudo de coorte anglo/holandês, 5/47 (10,6%) dos pacientes com AN apresentaram evidências de Infecção por VHE no início da doença. Dados muito recentes, de um estudo multicêntrico de 118 pacientes com AN, na Europa, mostram que pacientes com esta patologia associada ao VHE apresentam fenótipo clínico distinto dos pacientes com NA, sem evidência de infecção por VHE. Os pacientes com AN associada ao VHE estão significativamente mais propensos a ter envolvimento bilateral e danos mais extensos ao plexo braquial. Eles também eram mais propensos a ter danos neurológicos fora do plexo, particularmente envolvendo o nervo frênico.

Outro estudo europeu, onde foram avaliados 450 casos de pacientes com início de doença neurológica não traumática aguda, foi encontrado infecção por VHE em 2,4% desses pacientes e três deles apresentavam NA com acometimento bilateral. Vale a pena notar que na experiência de um centro (Dalton et al.) a tríade de dor no ombro bilateral, em um homem de meia-idade, com testes da função hepática anormais foi altamente preditiva de infecção pelo VHE. Outro estudo europeu, onde foram avaliados 450 casos de pacientes com início de doença neurológica não traumática aguda, foi encontrado infecção por VHE em 2,4% desses pacientes e três deles apresentavam NA com acometimento bilateral. Finalmente, vale a pena notar que na experiência de um centro (Dalton et al.) a tríade de dor no ombro bilateral, em um homem de meia-idade, com testes da função hepática anormais foi altamente preditiva de infecção pelo VHE.

Estudos de caso-controle sobre a infecção pelo VHE e GBS foram feitos na Holanda, Bangladesh e Japão. Coletiva-mente, esses estudos confirmam a relação entre infecção pelo VHE e GBS. Nesses estudos foram encontrados 5-11% dos pacientes com início da doença neurológica e a evidência da infecção por VHE, sendo significativamente maior do que nos controles. Além disso, em um recente estudo de coorte da Bélgica, 6/73 (8%) dos pacientes com SGB tinham evidência de infecção pelo HVE.

Na Europa, Ásia e Estados Unidos existe pequena série de 12 casos sobre VHE infecção e encefalite/mielite. Alguns casos tinham características de envolvimento adicional do sistema nervoso periférico. Cinco dos casos foram encontrados em receptores de transplantes com imunossupressão e evidências de Infecção por VHE-3. Vários desses pacientes tinham um proeminente componente atáxico na sua sintomatologia neurológica. Esses pacientes tiveram desfechos desfavoráveis, com sequelas neurológicas de longo prazo e duas mortes. Em um desses pacientes, observou-se a "compartimentação da quasispecie", ou seja, houve uma diferença significativa na homologia da sequência no RNA do soro e líquido cefalorraquidiano. Isso levanta a questão se certas cepas de VHE podem ser neurotrópicas.

Em todos os estudos antes mencionados, os pacientes com lesão neurológica associada ao VHE geralmente apresentavam apenas modestas anormalidades da função hepática, sendo predominantemente anictéricos. Alguns pacientes tinham testes da função hepática normais. Assim, os sintomas neurológicos e os sinais dominaram o quadro clínico. Mecanismos patogênicos são incertos, mas podem ser devidos a mimetismo molecular, que seria congruente com as noções atuais em AN e SGB, ou devido ao neurotropismo direto. Parece provável que, pelo menos no caso de AN, SGB e encefalite/mielite, a relação entre a infecção pelo VHE e o dano neurológico é evidente. Para corroborar com a evidência da causalidade da doença neurológica e a infecção pelo VHE, se inclui o número e homogeneidade dos casos ao longo do tempo e localização geográfica; dados de controle de caso em GBS; documentação do RNA do VHE no soro e líquido cefalorraquidiano, com compartimentalização de quasispecies em alguns casos; síntese intratecal de anti-HVE IgM; resolução de sintomas neurológicos com *clearance* viral; dados *in vitro* que mostram HVE pode crescer em uma gama de linhas de células neurológicas; e estudos *in vivo* com animais que mostram que o VHE pode cruzar a barreira hematoencefálica.

RENAIS

A insuficiência renal foi documentada em receptores de órgãos sólidos durante infecção aguda pelo VHE. Casos de glomerulonefrite membranoproliferativa com e sem crioglobulinemia, bem como casos glomerulonefrite membranosa foram relatados, principalmente em pacientes imunossuprimidos infectados por VHE-3. VHE pode causar glomerulonefrite em pacientes imunocompetentes e imunossuprimidos

Casos de glomerulonefrite membranoproliferativa e membranosa foram documentados com genótipo do VHE-1 e VHE-3 em indivíduos imunocompetentes. A função renal melhora e os níveis de proteinúria diminuem após o clareamento do VHE, espontaneamente ou após a terapia. Esses dados sugerem a relação entre a infecção pelo VHE e a lesão renal sendo a provável causa a infecção viral. É de notar que, num caso, o RNA do VHE foi isolado o crioprecipitado obtido de um paciente que desenvolveu glomerulonefrite crioglobulinêmica associada ao VHE.

CRIOGLOBULINEMIA

A crioglobulinemia foi observada em pacientes cronicamente infectados por VHE, mas desaparece após terapia antiviral. A soroprevalência anti-VHE IgG parece ser maior em pacientes com crioglobulinemia essencial. Em um receptor de transplante de fígado, também foi relatado a presença de crioglobulinemia com artralgia, mialgia e erupção cutânea.

PANCREATITE

Episódios de pancreatite aguda foram relatados em pacientes infectados com VHE genótipo 1, no Sudeste Asiático. No entanto, casos de pancreatite aguda foram documentados em pacientes com infecção pelo VHE-3 e VHE-4.

DISTÚRBIOS HEMATOLÓGICOS

Trombocitopenia grave foi descrita em pacientes com infecções agudas de VHE-1 e VHE-3. A infecção por VHE foi associada a alguns outros distúrbios hematológicos, principalmente descritos como relatos de caso único. Esses incluem anemia hemolítica autoimune, anemia aplástica e insuficiência hepática aguda associada à aplasia de células vermelhas. A paraproteína monoclonal assintomática foi documentada em até 25% dos pacientes infectados com VHE-3. O significado clínico dessa observação é incerto.

OUTRAS MANIFESTAÇÕES

Vários outros distúrbios extra-hepáticos foram descritos como Infecção por HVE. Esses incluem miocardite, tireoidite, púrpura de Henoch-Schönlein, e miastenia grave. A relação entre essas associações não foi estabelecida.

TRATAMENTO DA HEPATITE E AGUDA

Geralmente, os indivíduos imunocompetentes evoluem com a eliminação espontânea do VHE e não necessitam de tratamento específico e a doença é autolimitada. Entretanto, doentes com hepatopatia crônica e gestantes, considerados pacientes de alto risco, podem evoluir para HVE aguda severa, com insuficiência hepática aguda. Além disso, a terapia precoce de HVE aguda pode encurtar o curso da doença e reduzir a morbidade global, como foi demonstrado no tratamento da hepatite aguda causada por HBV e HCV.

Existem poucos relatos de casos sobre o tratamento com ribavirina na infecção aguda grave pelo VHE. Segundo estudos, um pequeno número de pacientes recebeu tratamento com ribavirina em monoterapia. A dose do antiviral variou de 600 a 1.000 mg por dia, por 3 meses. A terapêutica com ribavirina foi associada com uma normalização muito rápida das enzimas hepáticas e o RNA do VHE tornou-se indetectável em poucos dias. Foram publicados casos de tratamento com ribavirina tanto da infecção com VHE-3 como para o VHE-1. A função hepática melhorou rapidamente em um caso. Mais estudos são necessários para uma recomendação formal de tratamento nessas situações clínicas.

Quanto ao tratamento com ribavirina em gestantes, é sabido que ela tem potencial de desenvolver teratogenicidade. Porém, diante do alto risco de evolução para hepatite fulminante nesses casos, deve-se considerar a possibilidade de tratar.

Os corticosteroides têm sido usados em casos individuais de insuficiência hepática aguda, que foram identificados retrospectivamente como sendo causados por infecção por VHE. A terapia com esteroides foi associada à melhora dos parâmetros da função hepática nesses casos. Atualmente, no entanto, não existem evidências suficientes para apoiar o tratamento com corticosteroides em pacientes com insuficiência hepática aguda pelo VHE.

TRATAMENTO DA HEPATITE E CRÔNICA

Dados observacionais em receptores de transplantes de órgãos sólidos cronicamente infectados com VHE mostram que os que atingem espontaneamente a depuração viral são aqueles que tem um tacrolimus em nível mínimo e que recebem uma dose diária mais baixa de esteroides. Isso levou à conclusão que redução da terapia imunossupressora, especialmente drogas visando células T, poderia ser uma opção terapêutica inicial útil. Adotando essa abordagem, é possível alcançar um clareamento viral sustentado em quase um terço dos receptores de transplante de órgãos sólidos infectados cronicamente pelo VHE.

O tratamento está indicado, principalmente, nos pacientes transplantados de órgãos sólidos, que desenvolvem HVE crônica em 60% os casos, com alto risco de cirrotização. Mas é importante ressaltar que o tratamento deve ser considerado em todos os pacientes com HVE crônica e alguma doença ou estado de imunossupressão e nos portadores de doença hepática crônica. Porém, não existem ainda consensos para o tratamento da HVE crônica.

O objetivo do tratamento é a completa eliminação do VHE, ou seja, as medidas visam o clareamento do VHE.

No caso dos transplantados, a primeira conduta é a redução da dose do medicamento imunossupressor. Estudos publicados mostraram que a redução de dose de tacrolimus levou ao clareamento espontâneo do RNA-VHE em cerca de 30% dos pacientes. Quando essa estratégia falha, existe a recomendação de tratamento antiviral com interferon peguilhado-alfa (IFN-PEG-α) e ribavirina, em monoterapia ou associados. A ribavirina pode provocar anemia hemolítica grave, incluindo anemia dependente da dose, tosse seca e reações cutâneas. Como os doentes com hepatite E crônica sofrem frequentemente comorbidades associadas com insuficiência renal ou anemia, ribavirina deve ser administrada com precaução. Adaptações de dose que considere os níveis de hemoglobina e GFR são fortemente recomendados. O tratamento deve ser conduzido por profissionais com experiência no manejo desse efeito colateral.

Em um estudo multicêntrico retrospectivo que incluiu 59 receptores transplantados de órgãos sólidos e tratados com ribavirina em uma dose mediana de 600 mg/dia (variação: 29-1.200) durante três (intervalo, 1-18) meses, a RVS foi de 78%. Recidivantes que foram retratados com ribavirina por um período mais longo (seis meses) eliminaram o vírus e alcançaram a RVS. Nenhuma diferença na RVS foi observada entre os pacientes que receberam ribavirina por três meses ou menos e aqueles que receberam terapia por mais de três meses. O mecanismo de ação da ribavirina contra o HVE não é totalmente entendido. Foi sugerido que a ribavirina inibe a replicação do VHE por esgotamento dos pools de trifosfato de guanosina (GTP). No entanto, a duração ideal da terapia com ribavirina ainda é desconhecida. Um estudo recente mostrou que a ribavirina aumenta a heterogeneidade do VHE, um efeito que parece ser reversível. No sequenciamento de amostras de pacientes com HVE foram identificadas várias mutações no RNA do VHE. Uma mutação G1634R na região da polimerase do VHE foi descrita pela primeira vez em dois casos que o tratamento com a ribavirina falhou. No entanto, as mutações G1634R pré-tratamento não tiveram impacto na RVS em uma série de receptores transplantados de órgãos sólidos que receberam ribavirina. Em outro estudo, a mutação G1634R apareceu durante a terapia em pacientes que recaíram. Várias outras variantes nas regiões de polimerase foram descritas. Alguns desses aumentam a sensibilidade à ribavirina; outras aumentam a replicação de VHE, enquanto outros diminuem a replicação de HVE. Assim, o papel das variantes de RNA de HVE e seu impacto no resultado do tratamento de HVE são incertos.

Constatou-se que uma alta contagem de linfócitos é um preditor independente de RVS em receptores de transplantes de órgãos sólidos tratados com ribavirina. Persistência de RNA de VHE nas fezes, no fim da terapia com ribavirina em pacientes com HVE indetectável no soro, está associado com um risco aumentado de viremia, após a retirada do tratamento. Foi demonstrado que uma diminuição na concentração de RNA do VHE ≥0,5 log10 UI/mL no dia sete da terapêutica com ribavirina é preditor de RSV. Curiosamente, neste estudo não foi observada associação entre a RVS e o nível de ribavirina, sete dias ou dois meses após o início da terapêutica.

Pacientes transplantados de coração que foram tratados com ácido micofenólico, um inibidor da inosina monofosfato desidrogenase que diminui a produção de GTP, apresentaram menor risco de desenvolver hepatite em um estudo. *In vitro*, o ácido micofenólico e a ribavirina têm um efeito sinérgico ao anti-VHE. Por outro lado, *in vivo*, em receptores de órgãos sólidos, a mudança na concentração RNA do VHE ao longo do tempo não diferiu entre os pacientes que receberam ribavirina com ou sem ácido micofenólico. O uso do ácido micofenólico como imunossupressor não protege um receptor de transplante de desenvolver infecção por VHE.

O interferon-α PEGuilado (IFN-α-PEG) foi utilizado com sucesso para tratar pequeno número de receptores de transplante de fígado e em paciente de hemodiálise que depurou VHE após um curso de terapia de três meses. No entanto, o interferon é geralmente contraindicado para receptores de rim, pâncreas, coração e pulmão, porque estimula o sistema imunológico e aumenta o risco de rejeição.

Nos pacientes transplantados, a terapia com IFN-PEG-α, na dose de 135 µg por semana, por um período de três meses,

pode levar a sérios efeitos colaterais, como a rejeição, sendo indicado apenas nos pacientes que receberam transplante de fígado. Nos demais casos, o tratamento preconizado é com ribavirina em monoterapia.

Nos pacientes com HVE crônica e infecção pelo HIV, a otimização da terapia antirretroviral e a consequente elevação dos níveis de linfócitos CD4 podem contribuir para o clareamento espontâneo do VHE. Quando isso não ocorre, Dalton H. et al. reportaram um caso de paciente com HIV que foi tratado com um esquema de IFN-PEG-α-2a por 6 meses, seguido por 12 semanas de terapia combinada com ribavirina, com negativação do RNA-VHE.

IFN-α PEG, ribavirina ou a combinação de ambos foi eficaz no tratamento da infecção em pacientes com distúrbios hematológicos e aqueles com HIV. Nove entre doze receptores de transplante de células-tronco tratado com ribavirina obtiveram SVR.

Atualmente, nenhuma outra terapia antiviral conhecida é eficaz no tratamento de pacientes com infecção crônica por VHE, além dos apresentados. Recentemente foi relatado que o sofosbuvir, um inibidor específico e potente do vírus da hepatite C (VHC), o NS5B RdRp, também tem alguma atividade contra a replicação do RNA HVE *in vitro* e que o efeito antiviral é aditivo com a ribavirina. Atualmente, não se sabe se essas observações *in vitro* irá se traduzir em eficácia clínica *in vivo*.

O Guideline para Prática Clínica na infecção pelo VHE pela Associação Europeia para Estudo de Doenças do Fígado (EASLD) recomenda:

a) Diminuir a imunossupressão nos receptores de órgãos sólidos diagnosticados com infecção crônica por VHE, se possível.

b) Em pacientes com replicação de VHE persistente 3 meses após a detecção do RNA do VHE, monoterapia com ribavirina por um período de 12 semanas.

c) No final do período de tratamento, o RNA do VHE deve ser avaliado no soro e nas fezes. E se o RNA do HVE é indetectável em ambos, parar o tratamento com ribavirina.

d) A duração ideal do tratamento em pacientes que apresentam o RNA do HVE positivo após quatro ou oito semanas de terapia e que são negativos para o RNA-VHE após 12 semanas de terapia é desconhecido.

e) Nos doentes em que o RNA do VHE é ainda detectável no soro e/ou nas fezes após 12 semanas, a ribavirina em monoterapia pode ser continuada por mais três meses (seis meses de terapia em geral).

f) A abordagem terapêutica ideal é desconhecida em pacientes que não apresentam resposta à ribavirina e/ou que recidivam após retratamento.

g) Receptores de transplante hepático que não apresentam resposta à ribavirina podem ser considerados para tratamento com interferon-α peguilado.

PREVENÇÃO

A prevenção da HVE em áreas endêmicas depende primariamente de medidas adequadas de saneamento básico como tratamento de água e esgotos entre outras. Durante uma epidemia, o primeiro passo é identificar o foco de transmissão e adotar medidas de tratamento da fonte para evitar a ocorrência de novos casos. No caso de não identificação do foco, uma medida preventiva que deve ser adotada é a de instruir a população para ferver toda a água a ser consumida. O isolamento de pessoas infectadas não é necessário, uma vez que a transmissão de pessoa a pessoa é rara.

O papel protetor dos anticorpos anti-VHE em humanos ainda não está bem estabelecido. A ocorrência de grandes epidemias entre adultos, em áreas endêmicas, sugere que os anticorpos anti-VHE podem não ser completamente protetores ou que os seus níveis declinam com o tempo, alcançando níveis não protetores.

Entretanto, a administração de imunoglobulinas sérica para gestantes durante um surto mostrou a redução do número de novas infecções, embora o número de casos clínicos não tenha se alterado. Outro estudo em macacos utilizando soro obtido de voluntários, quatro anos após infecção aguda, por via intramuscular, mostrou que não houve proteção contra a infecção pelo VHE. Assim, novos estudos são necessários antes de se estabelecer o real valor do uso de imunoglobulinas nessas infecções.

Vários estudos de caso-controle definiram claramente que o consumo de carne malcozida de porcos, javalis e veados são fatores de risco para infecção por VHE-3, na Europa. Assim, é altamente recomendável que indivíduos com risco de infecção aguda ou crônica grave por VHE devam evitar o consumo de produtos alimentícios que possam conter VHE infeccioso. Indivíduos imunocompetentes são capazes de tolerar a exposição ao VHE sem qualquer ameaça significativa para a saúde. No entanto, existem algumas evidências de que o consumo de carne suína crua e seus derivados estão associados com o aumento do risco de infecção pelo VHE. Entretanto, quanto ao risco de outros produtos alimentares, incluindo morangos, espinafres, marisco e o leite de camelo ainda requerem uma investigação mais aprofundada.

Evidência recente de um modelo em cultura de células sugere que o estoque de vírus, após aquecimento a 70 °C por mais de dois minutos, pode eliminar a Infecciosidade do VHE. No armazenamento à temperatura ambiente o VHE pode ainda se manter infeccioso, mesmo após 28 dias. Aquecimento por um minuto a 80 °C foi necessária para prevenir a infecção. No entanto, não está claro se estes achados *in vitro* podem ser traduzidos em práticas de preparação de alimentos.

O risco de transmissão paciente-paciente do VHE é pobremente definido. A transmissão sexual de HVE foi descrita em homens fazendo sexo com homens, mas em outro estudo de coorte de pacientes com HIV, não foi encontrada evidência de transmissão sexual.

Como as fezes contêm grandes quantidades de partículas VHE infecciosas e como VHE derivado de fezes tem se mostrado mais infeccioso do que nos derivados do plasma, devem ser consideradas recomendações rigorosas de higiene para evitar a propagação de VHE por fezes contaminadas. O RNA do VHE também pode ser detectado na urina, mas não está claro se o VHE pode ser transmitido pela saliva, suor, sêmen ou leite materno. Estudos experimentais de transferência passiva do anti-VHE em primatas têm demonstrado que é

possível minimizar o curso da infecção pelo VHE. Primatas suscetíveis (macacos *cynomolgus*) têm sido usados em estudos preliminares com vacinas recombinantes para o HVE. Estudos recentes após imunização com proteínas recombinantes que correspondem à proteína do capsídeo do VHE mostraram proteção contra a viremia e o desenvolvimento da HVE, mas não preveniram a excreção fecal do vírus. Em outro estudo, com camundongos imunizados com DNA complementar, correspondente às proteínas do capsídeo do VHE, tem sido mostrada a indução ao desenvolvimento de anti-VHE. Esse estudo, se bem-sucedido, pode trazer muitas vantagens, pois a imunização com DNA induz, usualmente, a resposta imune celular além da resposta humoral (formação de anticorpos), o que resultaria em proteção de longa duração.

Estudos experimentais têm sido desenvolvidos utilizando VHE de suínos para produção de vacinas, devido ao fato de esses animais apresentarem uma reação imunológica cruzada com anticorpos contra proteínas do capsídeo do VHE humano que poderia induzir a formação de anticorpos protetores contra o VHE inoculado.

Uma vacina contra o VHE foi licenciada na China em 2011. Essa vacina mostrou uma eficácia de 97% na prevenção de episódios de HVE aguda sintomática, com eficácia de longo prazo comprovada durante um seguimento posterior. A vacina é baseada em uma proteína contendo 239 aminoácidos da proteína HVE ORF2 (aa 368-606), derivado de HVE genótipo 1, capaz de induzir a formação de anticorpos neutralizantes. Respostas imune-celulares também estão envolvidas no controle de infecção por VHE e esses incluem tanto as células natural killer bem como células T específicas para VHE. A vacina preveniu infecções sintomáticas pelo HVE genótipo 4, sugerindo eficácia cruzada, mas a vacina não fornece imunidade esterilizante, e infecções subclínicas ainda podem ocorrer. Enquanto a vacina parece ser segura para mulheres grávidas, a eficácia a longo prazo e a segurança em pacientes com doença hepática crônica e imunossuprimidos permanecem desconhecidas. Um papel importante da vacina pode ser para prevenir surtos de VHE, e em campos de refugiados africanos ou outras emergências. No entanto, a vacina não é atualmente licenciada para este fim em países que não a China, mas estão em andamento esforços para obter a "pré-qualificação" da OMS para uso em emergências.

O conhecimento da infecção pelo VHE mudou completamente na última década. Ainda existem muitas lacunas a serem preenchidas e respostas a serem dadas em novos estudos de desenvolvimento de insumos diagnósticos, tratamentos e vacinas.

BIBLIOGRAFIA SUGERIDA

Abravanel F, Chapuy-Regaud S, Lhomme S, Miedougé M et al. Performance of anti-HEV assays for diagnosing acute hepatitis E in immunocompromised patients. J ClinVirol 2013; 58: 624-628.

Aggarwal R, Goel A. Advances in hepatitis E – I: virology, pathogenesis and diagnosis. Expert Rev Gastroenterol Hepatol 2016; 10:1053-1063.

Aggarwal R. Diagnosis of hepatitis E. Nat Rev Gastroenterol Hepatol. 2013 Jan;10(1):24-33.

Ali G, Kumar M, Bali S, Wadhwa W. Hepatitis E associated immune thrombocytopenia and membranous glomerulonephritis. Indian J Nephrol 2001;11:70-72.

Baylis SA, Blumel J, Mizusawa S, Matsubayashi K et al. World Health Organization International Standard to harmonize assays for detection of hepatitis E virus RNA. Emerg Infect Dis 2013;19:729-735.

Bazerbachi F, Leise MD, Watt KD, Murad MH, Prokop LJ. Systematic review of mixed cryoglobulinemia associated with hepatitis E virus infection: association or causation? Gastroenterol Rep 2017;5:178-184.

Belbezier A, Deroux A, Sarrot-Reynauld F, Larrat S, Bouillet L. Myasthenia gravis associated with acute hepatitis E infection in immunocompetent woman. Emerg Infect Dis 2014;20:908-910.

Dalton HR, Keane F, Bendall R, Mathew J, Ijaz S. Treatment of chronic hepatitis E in a HIV positive patient. Ann Intern Med 2011;155:479-480.

Dalton HR, van Eijk JJ, Cintas P, Madden R, Jones C, Webb G et al. Hepatitis E infection and acute non-traumatic neurological injury: A prospective pilot multicenter study. J Hepatol 2017;67:925-932.

Dalton HR, Kamar N, Izopet J. Hepatitis E in developed countries: current status and future perspectives. Future Microbiol. 2014;9(12):1361-72.

Debing Y, Moradpour D, Neyts J, Gouttenoire J. Update on hepatitis E virology: Implications for clinical practice. J Hepatol. 2016. 65(1):200-212.

Donnelly MC, Scobie L, Crossan CL, Dalton H, Hayes PC, Simpson K. Review article: hepatitis E-a concise review of virology, epidemiology, clinical presentation and therapy. Aliment Pharmacol Ther. 2017 Jul;46(2):126-141.

Dumoulin FL, Liese H. Acute hepatitis E virus infection and autoimmune thyroiditis: yet another trigger? BMJ Case Rep 2012;2012.

Focaccia R, da Conceição OJ, Sette H Jr et al. Estimated prevalence of viral hepatitis in the general population of the municipality of São Paulo, measured by a serologic survey of a stratified, randomized and residence-based population. Brazilian J. Infect. Dis.1998;2:269-284.

Focaccia R, Sette Jr H, Conceição OJG. Hepatitis E in Brazil. Lancet. 1995;346: 1165.

Geng Y, Zhao C, Huang W, Harrison TJ et al. Detection and assessment of infectivity of hepatitis E virus in urine. J Hepatol 2016;64:37-43.

Gonçales NSL, Pinho JRR, Moreira RC et al. Hepatitis E virus immunoglobulin G anti bodies in different populations in Campinas, Brazil. Clin. Diagn. Lab. Immunol. 2000;7:813-816.

Goyal A, Mishra DK, Kawar R, Kalmath BC, Sharma A, Gautam S. Hepatitis E associated myocarditis: an unusual entity. Bombay Hosp J 2009;51:361-362.

Guinault D, Ribes D, Delas A, Milongo D et al. Hepatitis E virus-induced cryoglobulinemic glomerulonephritis in a non-immunocompromised person. Am J Kidney Dis 2016;67:660-663.

Himmelsbach K, Bender D, Hildt E. Life cycle and morphogenesis of the hepatitis E virus. Emerg Microbes Infect. 2018 Nov 29;7(1):196.

Kamar N, Izopet J, Pavio N, Aggarwal R, Labrique A et al. Hepatitis E virus infection. Nat Rev Dis Primers. 2017 Nov 16;3:17086.

Keane F, Gompels M, Bendall R, Drayton R, Jennings L, Black J, et al. Hepatitis E virus coinfection in patients with HIV infection. HIV Med 2012;13:83-88.

Lhomme S, Kamar N, Nicot F, Ducos J, Bismuth M, Garrigue V, et al. Mutation in the hepatitis E virus polymerase and outcome of ribavirin therapy. Antimicrob Agents Chemother 2015;60:1608-1614.

Malcolm P, Dalton H, Hussaini HS, Mathew J. The histology of acute autochthonous hepatitis E virus infection. Histopathology. 2007;51(2):190-4.

Melgaço JG, Gardinali NR, de Mello VDM, Leal M, Lewis-Ximenez LL, Pinto MA. Hepatitis E: Update on Prevention and Control. Biomed Res Int. 2018 Jan 9;2018:5769201. DOI 10.1155/2018/5769201. eCollection 2018.

Nan Y, Zhang YJ. Molecular biology and infection of hepatitis E virus. Front Microbiol 2016; 7: 1419.

Neukam K, Barreiro P, Macias J, Avellon A, Cifuentes C, Martin-Carbonero L et al. Chronic hepatitis E in HIV patients: rapid progression to cirrhosis and response to oral ribavirin. Clin Infect Dis 2013;57:465-468.

Nimgaonkar I, Ding Q, Schwartz RE, Ploss A. Hepatitis E virus: advances and challenges. Nat Rev Gastroenterol Hepatol. 2018 Feb;15(2):96-110.

Pawlotsky JM. Hepatitis E screening for blood donations: an urgent need? Lancet 2014; 384: 1729-1730.

Payne BA, Medhi M, Ijaz S, Valappil M, Savage EJ, Gill ON et al. Hepatitis E virus seroprevalence among men who have sex with men, United Kingdom. Emerg Infect Dis 2013;19:333-335.

Petrik J, Lozano M, Seed CR, Faddy HM, Keller AJ et al. Hepatitis E. Vox Sang 2016; 110: 93-103.

Pischke S, Behrendt P, Manns MP, Wedemeyer H. HEV-associated cryoglobulinaemia and extrahepatic manifestations of hepatitis E. Lancet Infect Dis 2014;14:678-679.

Pischke S, Wedemeyer H. Hepatitis E virus infection: multiple faces of an underestimated problem. J Hepatol 2013;58:1045-1046.

Prabhu SB, Gupta P, Durgapal H, Rath S, Gupta SD, Acharya SK, et al. Study of cellular immune response against Hepatitis E virus (HEV). J Viral Hepat. 2011;18(8):587-94.

Rodríguez-Frias F, Jardi R, Buti M. Hepatitis E: molecular virology, epidemiology and pathogenesis. Enferm Infecc Microbiol Clin. 2012 Dec;30(10):624-34.

Smith DB, Simmonds P, International Committee on Taxonomy of Viruses Hepeviridae Study Group, Jameel S, Emerson SIJ, Harrison TJ et al. Consensus proposal for classification of the family Hepeviridae. J Gen Virol 2014;95:2223-2232.

Stevens O, Claeys KG, Poesen K, Saegeman V, Van Damme P. Diagnostic challenges and clinical characteristics of hepatitis E virus-associated Guillain-Barre syndrome. JAMA Neurol 2017;74:26-33.

Suneetha PV, Pischke S, Schlaphoff V, Grabowski J, Fytili P, Gronert A, et al. Hepatitis E virus (HEV)-specific T-cell responses are associated with control of HEV infection. Hepatology. 2012;55(3):695-708.

Tavitian S, Peron JM, Huguet F, Kamar N, Abravanel F et al. Ribavirin for chronic hepatitis prevention among patients with hematologic malignancies. Emerg Infect Dis 2015;21:1466-1469.

Todt D, Gisa A, Radonic A, Nitsche A, Behrendt P, Suneetha PV et al. In vivo evidence for ribavirin-induced mutagenesis of the hepatitis E virus genome. Gut 2016;65:1733-1743.

Van den Berg B, van der Eijk AA, Pas SD, Hunter JG, Madden RG, Tio-Gillen AP et al. Guillain-Barre syndrome associated with preceding hepatitis E virus infection. Neurology 2014;82:491-497.

Van der Valk M, Zaaijer HL, Kater AP, Schinkel J. Sofosbuvir shows antiviral activity in a patient with chronic hepatitis E virus infection. J Hepatol 2017;66:242-243.

Van Eijk JJJ, Dalton HR, Ripellino P, Madden RG, Jones C, Fritz M et al. Clinical phenotype and outcome of hepatitis E virus-associated neuralgic amyotrophy. Neurology 2017;89(9):909-991.

Woolson KL, Forbes A, Vine L, Beynon L, McElhinney L, Panayi V et al. Extra-hepatic manifestations of autochthonous hepatitis E infection. Aliment Pharmacol Ther 2014;40:1282-1291.

Wu T, Zhu FC, Huang SJ, Zhang XF, Wang ZZ, Zhang J et al. Safety of the hepatitis E vaccine for pregnant women: a preliminary analysis. Hepatology 2012;55:2038.

Zhang J, Zhao Q, Xia N. Prophylactic Hepatitis E Vaccine. Adv Exp Med Biol. 2016;948:223-246. Review.

Zhao C, Wang Y. Laboratory Diagnosis of HEV Infection. Adv Exp Med Biol. 2016;948:191-209.

19

Grupo herpes

19.1 Citomegalovirose

Claudio Sérgio Pannuti

ETIOLOGIA

O citomegalovírus (CMV) é considerado, atualmente, um dos principais patógenos que afetam o ser humano. O espectro de suas manifestações clínicas é extremamente amplo, podendo causar infecções congênitas e perinatais, infecções adquiridas na infância e na idade adulta, além de ser considerado uma das principais causas de morbidade e mortalidade em pacientes imunocomprometidos.

Pertence à família Herpesviridae, subfamília Beta-Herpesviridae. Como todos os herpes-vírus, tem um genoma constituído por DNA, de simetria icosaédrica, com 162 capsômeros envolvidos por um envelope lipídico. É bastante termolábil, sendo sua vida-média a 37 °C de apenas 45 minutos. Em termos virológicos, o CMV é considerado um vírus complexo. Embora já tenha sido completamente sequenciado, tendo menos 200 genes já reconhecidos, a maioria das proteínas por eles codificadas ainda não tem função conhecida. Além das cepas que infectam o homem, existem cepas do CMV encontradas em camundongos, cobaias e macacos; todas são espécie-específicas, de tal forma que o homem somente é infectado pelo CMV humano. Contudo, existem surpreendentes similaridades entre o CMV humano e o CMV isolado de animais quanto aos genes e seus respectivos mecanismos regulatórios, e isso tem sido de grande valia para o melhor conhecimento da biologia molecular e dos mecanismos patológicos e imunológicos envolvidos nas infecções pelo CMV humano.

A análise do genoma viral das diferentes cepas de CMV isoladas do homem revela que elas diferem entre si quanto à sequência de nucleotídeos, considerada única e estável para cada amostra isolada, a não ser que se trate de cepas epidemiologicamente relacionadas entre si, como ocorre, por exemplo, com os isolados de mãe e seu recém-nascido (RN) infectado. Contudo, a análise por meio de enzimas de restrição dos produtos amplificados por reação em cadeia da polimerase (PCR) de regiões selecionadas do genoma viral que codificam as glicoproteínas gB e gH do envelope viral do CMV mostrou que amostras isoladas de diferentes pacientes geralmente se agrupam, de acordo com a sequência codificadora, em quatro diferentes genótipos para a região que codifica a glicoproteína gB e duas configurações genotípicas para a região codificadora da glicoproteína gH. Existem alguns dados sugerindo relação entre a virulência do CMV e as variações genotípicas da sequência codificadora da gB em receptores de transplante de medula óssea. Contudo, são dados ainda restritos que necessitam ser expandidos com inclusão de outras populações e análises mais detalhadas das sequências codificadoras da gB. Estudos recentes não conseguiram correlacionar a distribuição de genótipos do CMV com o desfecho clínico da infecção em outros tipos de transplantes e em pacientes com aids.

Entretanto, as diferenças antigênicas observadas entre as diversas cepas já isoladas do CMV humano não foram suficientemente expressivas a ponto de caracterizar subtipos do CMV.

EPIDEMIOLOGIA

Estudos soroepidemiológicos demonstram que a infecção pelo CMV ocorre em praticamente todas as regiões do mundo. De modo geral, as taxas de soroprevalência variam de 40 a 60% nos países do hemisfério norte, enquanto na África e América Latina observam-se taxas de soroprevalência que variam de 80 a 100%. Contudo, existem evidências de que a soroprevalência de anticorpos para o CMV não depende tanto da área geográfica, mas do nível socioeconômico das comunidades estudadas, já que amplas diferenças são observadas, dentro de uma mesma área, quando comunidades de características socioeconômicas distintas são estudadas. Assim, Hunter et al. no Alabama, Estados Unidos, demonstraram, na mesma área geográfica, que, enquanto 60% das gestantes de nível médio ou alto tinham anticorpos anti-CMV, as provenientes de comunidades de baixo nível socioeconômico apresentavam a prevalência de 85%. Resultados semelhantes foram observados em São Paulo, com taxas de soroprevalência variando de 65 a 85%, dependendo do nível socioeconômico das populações estudadas. O CMV é encontrado em praticamente todos os líquidos e secreções do organismo (sangue, urina, saliva, esperma, secreções de cérvice uterina etc.), de forma que a maior ou menor transmissão do vírus depende em grande parte das condições de higiene, moradia e hábitos de cada população. Explica-se, desse modo, sua maior incidência em populações de baixo poder aquisitivo cujas condições são mais propícias para sua disseminação por meio de secreções. A infecção primária pelo CMV pode ocorrer nos períodos pré-natal, perinatal, ou pós-natal, tanto por vias naturais como iatrogênicas, mediante transfusões de sangue ou transplantes de órgãos. Dependendo do período em que se dá a infecção, haverá predomínio de uma ou outra forma de transmissão.

INFECÇÃO CONGÊNITA

O CMV é considerado, atualmente, a causa mais comum de infecção congênita no homem. Diferentes estudos mostram que as taxas de infecção congênita variam de 0,2 a 2,2%. A mais provável explicação para serem tão altas encontra-se no fato de que, ao contrário do que ocorre com o vírus da rubéola ou a infecção pelo *Toxoplasma gondii,* que só infectam o RN se houver infecção primária materna, o citomegalovírus pode infectar o feto tanto durante infecção materna primária, quanto durante reativação de infecção materna presente antes da concepção. A capacidade de o CMV infectar o feto mesmo na vigência de anticorpos maternos foi claramente demonstrada por Stagno et al. ao estudarem os RN de 208 mulheres grávidas cujas amostras de soro, coletadas um ou mais anos antes da concepção, apresentavam anticorpos específicos para o CMV. Os autores puderam documentar que 7 das 208 crianças (3,4%) nasceram com infecção congênita pelo CMV. O estudo, além de comprovar que a infecção congênita pode ocorrer em mães previamente imunes, também demonstrou que isso acontece com frequência relativamente alta, explicando por que a incidência de infecção congênita pelo CMV é significativamente maior nas populações com prevalência de anticorpos. A análise do DNA viral de cepas do CMV isoladas de casos em que se documentou infecção congênita pelo CMV em duas gestações sucessivas sugere que o mecanismo fundamental envolvido na transmis-

são intrauterina de mães previamente imunes é a reativação de CMV latente da mãe, e não reinfecção com nova cepa do vírus. Embora a transmissão intrauterina do CMV possa ocorrer tanto como resultado de uma infecção primária, quanto de uma reativação materna, as taxas de transmissão são bastante diferentes nas duas formas de transmissão. Assim, enquanto na infecção primária a taxa de transmissão do CMV ao feto é de cerca de 40%; no caso de infecção materna recorrente, a taxa é de aproximadamente 1 a 2%. Com relação à gravidade das duas formas de transmissão, acreditou-se inicialmente, com base em estudos realizados na década de 1990, que os sintomas de doença congênita eram mais frequentes e mais graves nos RN infectados em consequência de infecção primária materna. Entretanto, estudos posteriores mostraram gravidade comparável nas crianças sintomáticas nascidas de mães com infecção primária em relação aos RN nascidos daquelas previamente imunes. Um estudo de metanálise de 19 publicações entre 1977 e 1997 revelou que a gravidade da infecção congênita não é significativamente diferente após transmissão viral em virtude da infecção primária materna quando comparada à transmissão por reativação ou reinfecção. Independentemente do tipo de infecção materna, é importante ressaltar que a presença de sinais de infecção ao nascimento está associada à maior frequência de sequelas. O mecanismo exato pelo qual o CMV atinge o feto durante a reativação da infecção latente materna ainda não é conhecido, mas acredita-se que a placenta funcione como porta de entrada e também como um reservatório no qual o CMV se replica antes de ser transmitido ao feto. Na infecção materna recorrente, supõe-se haver reativação de uma infecção viral latente em macrófagos da parede uterina, com replicação local do CMV e posterior invasão dos citotrofoblastos da placenta, na ausência de viremia materna. Contudo, na infecção primária, a sequência de eventos mais provável seria viremia materna, infecção da placenta por leucócitos contendo partículas virais com consequente transmissão do CMV para as células endoteliais dos vasos sanguíneos da microcirculação uterina ou para células da camada sincício-trofoblástica e posterior disseminação hematogênica para o feto. Não há correlação entre excreção do CMV em urina ou cérvice uterina e maior risco de infecção congênita. A infecção congênita pode ocorrer em qualquer época da gestação, não estando ainda estabelecida, no homem, uma relação entre a época em que ocorre a infecção materna e o risco maior ou menor de infecção ou de sintomas no RN, principalmente porque a absoluta maioria das infecções pelo CMV durante a gestação é subclínica. Contudo, estudo experimental em cobaias e relatos clínicos sugerem que o risco de infecção fetal é maior quando a infecção materna ocorre no final da gestação e o risco de doença disseminada grave é maior quando a infecção ocorre no início.

INFECÇÃO PERINATAL

Está associada à contaminação do RN com secreções da cérvice uterina durante sua passagem pelo canal do parto e à contaminação com leite materno contendo o CMV nas primeiras semanas de vida. Ao contrário do que ocorre com a infecção congênita, existe uma boa correlação entre a eliminação de CMV na cérvice uterina ou leite materno e infecção perinatal. Nos casos em que se comprovou a presença de CMV nas secreções de cérvice uterina no final da gestação, de 26 a 57% dos recém-nascidos serão infectados, ao passo que a probabilidade de infecção perinatal, caso o CMV esteja presente no leite materno, é de cerca de 63%. Estudo realizado em São Paulo, em puérperas assintomáticas de um hospital universitário, demonstrou presença de CMV em 29,8% das amostras de leite analisadas. A incidência de infecção perinatal tem variado consideravelmente nas diferentes partes do mundo, dependendo da frequência do hábito de aleitamento materno, das taxas de soroprevalência para o CMV e das taxas de excreção do vírus no leite materno e na cérvice uterina. Estudo prospectivo realizado em um hospital público de São Paulo, em 1991, revelou um risco de aquisição de infecção perinatal de 24,3%, taxa esta situada entre as maiores do mundo.

INFECÇÃO ADQUIRIDA

Ocorre basicamente por transmissão horizontal, por meio do contato com secreções contaminadas. Na infância, a transmissão se dá basicamente pelo contato com urina e secreções de orofaringe de outras crianças. Dessa forma, em ambientes que predispõem a esse tipo de contacto, como em condições de moradia com muitos ocupantes em um mesmo cômodo, ou em creches onde um número grande de crianças divide o mesmo espaço, a infecção ocorre mais frequentemente e de modo mais precoce. Estudo realizado em creche do município de São Paulo que atendia crianças de 5 a 36 meses de idade revelou que 44% delas tinham anticorpos anti--CMV; destas, 50% estavam excretando CMV na urina e 23%, na saliva. Contudo, das 55 crianças soronegativas no início do estudo, 59,5% apresentaram soroconversão para o CMV em um período de 6 a 12 meses, demonstrando a grande circulação e as altas taxas de infecção pelo CMV nesses ambientes. Na idade adulta, além da possibilidade de contaminação com urina e saliva, existem evidências de que a contaminação pode se dar também por contato sexual. O CMV é frequentemente isolado do sêmen e de secreções de cérvice uterina, e já foi demonstrado, em dois pares de parceiros sexuais com infecção pelo CMV atendidos em clínica de doenças sexualmente transmissíveis (DST), cepas idênticas do vírus mediante estudos do DNA viral com enzimas de restrição. Além disso, soroprevalências aumentadas para o CMV foram observadas em mulheres atendidas em clínicas de DST e em homossexuais masculinos.

TRANSMISSÃO IATROGÊNICA

Além de poder ser transmitido por vias naturais, o citomegalovírus também pode ser transmitido iatrogenicamente, em transfusões de sangue ou transplante de órgãos, em relação direta com a capacidade que o CMV tem de permanecer latente no organismo humano, reativando-se posteriormente.

A transmissão por transfusões de sangue já foi demonstrada em cirurgias extracorpóreas, cirurgias sem circulação extracorpórea, em exsanguinotransfusões de RN e mesmo em transfusões intrauterinas. O fator comum é o doador soropositivo, admitindo-se que o CMV está associado principalmente aos leucócitos, o que levou, já na década de 1970, à recomendação de usar sangue destituído de leucócitos como uma das formas de prevenção das infecções pós-transfusionais por esse vírus. O risco estimado de infecção pós-transfusional em pacientes soronegativos tem variado, nos diversos estudos, de 2,7 a 10,5% por unidade de sangue. Assim, em pacientes soronegativos que receberam transfusões múltiplas, as taxas de infecção pós-transfusional pelo CMV variam de 20 a até 60%. Aumento significativo do título de anticorpos específicos em pacientes soropositivos antes das transfusões múltiplas também é observado com frequência, variando, nos diversos estudos realizados, de 18 a 40%. A explicação para esses achados seria a ocorrência de reinfecção com cepas antigenicamente distintas do CMV ou reativação de infecção latente do receptor. Contudo, até o momento, o mecanismo patogenético envolvido nesses casos ainda não foi elucidado. A utilização exclusiva de doadores soronegativos em receptores soronegativos é o melhor meio de evitar aquisição de CMV por transfusões de sangue em RN e outros pacientes de risco.

A administração de leite doado por mulheres soropositivas a RN prematuros, principalmente se estes forem soronegativos, pode provocar uma infecção perinatal iatrogênica. Isso ocorreria quando o leite fosse administrado *in natura*, já que a pasteurização é suficiente para inativar o CMV.

O transplante de órgãos constitui-se em outro mecanismo importante de transmissão iatrogênica do CMV. Assim, estima-se que o transplante de um rim de um doador soropositivo para um receptor soronegativo resulta em infecção primária em aproximadamente 80% dos receptores. Além dos rins, o transplante de fígado, coração, pulmão, medula e de combinações de órgãos como coração-pulmão, pâncreas-fígado, provenientes de doadores soropositivos, também é considerado fonte importante de transmissão do CMV. Receptores de transplante renal, mesmo pacientes previamente soropositivos antes do transplante, têm infecções mais frequentes e graves quando o doador é soropositivo do que quando ele é soronegativo. Além disso, um elegante estudo utilizando enzimas de restrição para tipagem de cepas isoladas de pares de receptores que receberam rim de um mesmo cadáver mostrou que a reinfecção com a cepa do doador é significativamente mais frequente do que uma eventual reativação da cepa latente do receptor.

QUADRO CLÍNICO
INFECÇÕES CONGÊNITAS

Estima-se que somente 10 a 15% dos RN infectados apresentam sintomas ao nascer. Destes, cerca de metade apresenta os achados típicos da doença da inclusão citomegálica clássica, com acometimento de múltiplos órgãos, em particular dos sistemas reticuloendotelial e sistema nervoso central (SNC), com ou sem lesões oculares e auditivas. Clinicamente, os achados mais frequentemente observados nas formas mais graves são prematuridade ou tamanho pequeno para a idade gestacional, icterícia, hepatoesplenomegalia, petéquias e alterações neurológicas. Os achados laboratoriais incluem aumento de enzimas hepáticas, trombocitopenia, hiperbilirrubinemia, aumento de proteínas do líquido cefalorraquidiano (LCR) e evidências de hemólise. A outra metade dos RN sintomáticos apresenta um ou outro desses sintomas em várias combinações.

A hepatoesplenomegalia é um dos achados mais constantes, presente em cerca de 60% dos casos sintomáticos. Na absoluta maioria dos casos, acompanha-se de aumento moderado de enzimas hepáticas e tende a regredir por volta dos 2 meses de idade, embora possa, algumas vezes, persistir por muitos meses. Contudo, a persistência de hepatomegalia depois do 1º ano de vida é excepcional e fala contra o diagnóstico de doença congênita pelo CMV. A esplenomegalia, por sua vez, pode ser a única manifestação clínica presente ao nascimento, passível de, muitas vezes, se acompanhar apenas por petéquias. De modo geral, a esplenomegalia é mais duradoura do que a hepatomegalia.

A icterícia surge em aproximadamente 70% dos casos, principalmente à custa de bilirrubina direta, embora a existência frequente de hemólise possa ocasionar aumento discreto da bilirrubina indireta em cerca de 50% dos casos. As alterações neurológicas mais frequentemente observadas são microcefalia (53%), letargia-hipotonia (27%), diminuição do reflexo de sucção (19%) e convulsões (7%).

As petéquias e púrpuras associadas ao CMV congênito decorrem de plaquetopenia (na maioria dos casos, variando de 20.000 a 60.000), em virtude, segundo se acredita, da ação direta do vírus nos megacariócitos da medula óssea. As petéquias raramente estão presentes ao nascimento, mas frequentemente aparecem algumas horas depois, podendo persistir por várias semanas.

Estudos recentes mostram que a mortalidade no período neonatal é por volta de 5 a 10%, podendo ser maior nas crianças mais gravemente afetadas. O óbito ocorre em razão da insuficiência hepática, sangramento, coagulação intravascular disseminada ou infecções bacterianas secundárias. Após o 1º ano de vida, os óbitos geralmente ocorrem em crianças com sequelas neurológicas graves em virtude de desnutrição, pneumonia aspirativa ou infecções bacterianas secundárias.

As principais sequelas observadas após infecção congênita pelo CMV são deficiências auditivas, variando de deficiência parcial unilateral à surdez bilateral profunda; coriorretinite, retardo mental, microcefalia, convulsões e paresias e/ou paralisias. A incidência das sequelas varia com a presença ou ausência de sintomas ao nascimento. Estudos demonstraram que 90% das crianças sintomáticas ao nascimento desenvolverão algum tipo de sequela. Retardo psicomotor, combinado com algum tipo de complicação neurológica e microcefalia, acomete mais de 70% delas. Nas crianças assintomáticas ao nascer, as sequelas são bem menos frequentes, embora também possam surgir. Assim, estudo comparando 104 crianças sintomáticas com 330 assintomáticas ao nascer, revelou que a ocorrência de deficiência auditiva bilateral (58 *versus* 7,4%), coriorretinite (20,4 *versus* 2,5%), QI < 70 (55 *versus* 3,7%) e alterações neurológicas de qualquer tipo (51,9 *versus* 2,7%) foi significativamente maior nas crianças sintomáticas. A deficiência auditiva é suficientemente importante para provocar sérias dificuldades de comunicação verbal e fala em mais de um terço dos casos, e, em 80% deles, a deficiência auditiva se desenvolve ou acentua-se após o 1º ano de vida. Além disso, nota-se progressão da deterioração da audição até 2 ou 3 anos de idade. Quanto à microcefalia, estudo em que 106 crianças com infecção congênita sintomática foram acompanhadas por um período mais longo mostrou que 53% delas apresentaram microcefalia na evolução. A presença de calcificações cerebrais sempre está associada a um pior prognóstico, com retardamento mental de moderado a grave observado na maioria dos casos.

INFECÇÃO PERINATAL

O período de incubação da infecção perinatal varia de 4 a 12 semanas. A exemplo do que se observa na infecção congênita, a excreção viral na urina também é crônica, persistindo por muitos meses ou alguns anos. A absoluta maioria das crianças com infecção perinatal permanece assintomática, não tendo sido demonstrados, até o momento, efeitos adversos em relação ao crescimento, funções motoras, sensitivas ou intelectuais. Todavia, em estudo prospectivo realizado com o intuito de definir a possível associação do CMV e outros patógenos respiratórios em lactentes com pneumonites, isolou-se o CMV em 21% dos casos (21/104) e de somente 3% dos controles, internados por outras causas, sugerindo um eventual papel deste vírus nas pneumonias do lactente. O quadro clínico da pneumonite do lactente associada ao CMV é clinicamente indistinguível das pneumonias causadas por outros agentes, como a *C. trachomatis* e o vírus sincicial respiratório. Em prematuros, a infecção perinatal pelo CMV constitui-se em risco maior de adoecimento, sendo descritos quadros de hepatoesplenomegalia, neutropenia, linfocitose e plaquetopenia.

INFECÇÃO ADQUIRIDA

As infecções por CMV adquiridas na infância ou na idade adulta, seja por vias naturais ou iatrogênicas, como por transfusões de sangue, são, na maioria dos casos, totalmente assintomáticas.

Contudo, quando se expressam clinicamente, apresentam-se como um quadro de mononucleose infecciosa *símile*, tanto em crianças como em adultos. O paciente apresenta um quadro febril prolongado, geralmente com mais de 10 dias de duração, astenia, sudorese e hépato e/ou esplenomegalia em cerca de 50% dos casos. Nos adultos não se observam, via de regra, linfonodomegalia cervical ou exsudato de tonsilas. Entretanto, na infância, a apresentação clínica é diferente, distinguindo-se pela alta frequência de linfonodomegalia cervical (90% dos casos) e pela ocorrência eventual de exsudato de tonsilas semelhante ao observado na mononucleose infecciosa provocada pelo vírus Epstein-Barr. Além disso, hepatoesplenomegalias assomam em 80 a 90% dos casos. Exantema maculopapular (em geral, associado à administração de ampicilina ou similares) e icterícia são eventualmente observados. Na absoluta maioria dos casos, o quadro de citomegalomononucleose é benigno e autolimitado. Contudo, raramente, podem-se observar quadros neurológicos como encefalite e polirradiculoneurite, púrpura trombocitopênica, miocardite, pneumonia intersticial e outras complicações.

Do ponto de vista laboratorial, hemograma característico, com linfocitose absoluta e relativa e grande número de linfócitos atípicos (geralmente acima de $1.000/cm^3$), pode ser observado a partir da segunda semana de doença. Alterações moderadas de enzimas hepáticas são também frequentemente observadas (80%) na fase aguda da doença.

PACIENTES IMUNOCOMPROMETIDOS

O CMV é considerado um dos mais importantes patógenos oportunistas no paciente imunocomprometido. Admite-se que praticamente todos os receptores soropositivos de transplantes de órgãos e todos os pacientes com aids, desde que convenientemente acompanhados, apresentarão evidências laboratoriais de replicação viral (infecção ativa). É importante salientar, contudo, que, somente uma parte dos pacientes com infecção ativa pelo CMV desenvolverá a doença. Embora a maioria das manifestações clínicas seja comum às várias subpopulações de imunocomprometidos, a frequência e o impacto das diferentes modalidades de apresentação clínica variam de acordo com o tipo de doença imunodepressora de base.

PACIENTES COM AIDS

Em meados da década de 1990, a introdução rotineira da terapêutica antirretroviral de alta eficácia (TARV) contra o HIV mudou radicalmente o panorama da infecção pelo CMV em pacientes com aids, com diminuição acentuada da prevalência de doença por agentes oportunistas nesses pacientes. Isso aconteceu graças a um aumento de células CD4+ circulantes e consequente recuperação da imunidade celular. Mesmo assim, o CMV é ainda um dos principais causadores de infecções oportunistas em pacientes com aids. A retinite responde por aproximadamente 85% das manifestações de doença pelo CMV no paciente com aids. Lesões ulceradas de esôfago e cólon vêm a seguir, acompanhadas ou não de retinite. Manifestações neurológicas, adrenalite, pneumonite são outras manifestações menos frequentes. A retinite por CMV geralmente principia na periferia da retina, sendo bilateral no momento da apresentação clínica em cerca de 40% dos casos. Se não tratada, evolui de forma sistemática para perda visual progressiva e cegueira, além do acometimento do outro globo ocular, apontando para o caráter sistêmico da citomegalovirose nesses pacientes. O diagnóstico é feito clinicamente por exame de fundo de olho e baseia-se na presença característica de lesões perivasculares esbranquiçadas acompanhadas de hemorragia, com bordos em atividade e região central com necrose e palidez. A esofagite e a colite por CMV têm como principal sintoma a dor. No caso da colite, a diarreia é muito frequente e o sangramento digestivo pode ser raramente observado. As alterações neurológicas podem manifestar-se como encefalite micronodular difusa ou como ventriculoencefalite, sendo estas duas formas de apresentação clinicamente indistinguíveis. Contudo, a manifestação neurológica mais comum é a polirradiculopatia lombossacra aguda (PLA). Síndrome de Guillain-Barré e mononeuropatia múltipla também podem ser observadas. Embora o CMV seja isolado com grande frequência do pulmão de pacientes com aids, as manifestações clínicas de pneumonia são excepcionalmente raras.

RECEPTORES DE TRANSPLANTES E OUTROS PACIENTES IMUNOCOMPROMETIDOS

Ao contrário do que se observa em pacientes com aids, nos receptores de transplantes de órgãos, a frequência de retinite é baixa; entretanto observam-se outras manifestações clínicas igualmente graves. Assim, em receptores de transplante de células-tronco hematopoiéticas (TCTH), a principal e mais temida manifestação do CMV é a pneumonite intersticial, que, antes da introdução rotineira de medidas preventivas, ocorria em 10 a 20% dos pacientes submetidos a transplante alogênico. Mesmo com o advento de drogas antivirais ativas contra o CMV, como o ganciclovir em combinação com imunoglobulinas, a mortalidade nesses casos continuava alta. Porém, estudos posteriores mostraram que a introdução precoce de tratamento com ganciclovir levou à diminuição significativa dessa mortalidade. A exemplo do que ocorre no transplante de células-tronco hematopoiéticas, a pneumonite por CMV em receptores de transplantes de órgãos sólidos (rim, fígado, coração) é também um evento grave, se bem que menos frequente do que nos receptores de células-tronco hematopoiéticas. Ocorrem com muita frequência esofagite, gastrite e colite. Em transplantes renais, encontra-se com grande frequência uma síndrome febril, denominada por alguns autores como "síndrome viral", que se caracteriza por infecção ativa comprovada pelo CMV, associada a febre prolongada, leucopenia com linfocitose relativa e linfocitose atípica, alteração de enzimas hepáticas e hepatoesplenomegalia, sem comprovação de invasão tecidual.

DIAGNÓSTICO

Pode ser feito por diferentes métodos, incluindo exame direto de amostras (por demonstração de células com corpúsculo de inclusão característico e/ou detecção de antígenos por imunohistoquímica), isolamento viral em culturas celulares, ensaios biomoleculares e vários testes sorológicos. Para cada apresentação clínica, há necessidade de se escolher o recurso laboratorial mais adequado.

INFECÇÃO CONGÊNITA

Atualmente, o teste de eleição para diagnóstico de infecção congênita pelo CMV é a detecção de DNA viral na saliva ou na urina, embora o vírus possa ser detectado no sangue e em outros fluidos. A viremia é transitória e pode estar ausente no momento do nascimento, mas a excreção viral na saliva ou na urina é prolongada, podendo durar meses ou mesmo anos. Para ter certeza de que a infecção é congênita e não perinatal, a detecção do vírus deve ser feito nas duas primeiras semanas de vida. A PCR, por apresentar sensibilidade semelhante à do isolamento viral, pela rapidez e maior facilidade de execução, substituiu gradativamente o isolamento viral, sendo hoje a técnica mais utilizada. A pesquisa de anticorpos

IgG por diferentes técnicas, como a imunofluorescência indireta, ou ensaio imunoenzimático (Elisa), não tem grande aplicação em decorrência da passagem passiva de anticorpos IgG maternos pela placenta. Contudo, a persistência desses anticorpos ou aumento do respectivo título durante os meses seguintes sugere infecção congênita. Nesse caso, fica difícil excluir a possibilidade de infecção perinatal. Nessa circunstância, à medida que os anticorpos maternos passivos fossem desaparecendo, apareceriam os anticorpos produzidos pelo RN ao sofrer infecção no momento do parto ou nas semanas imediatamente seguintes. Como os anticorpos IgM não ultrapassam a barreira placentária, sua detecção no RN possibilita o diagnóstico de infecção congênita. Entretanto, sua sensibilidade é inferior ao isolamento viral, pois são detectados em apenas 50 a 70% dos RN infectados, mesmo utilizando o teste Elisa de captura de IgM.

INFECÇÃO CONGÊNITA INTRAUTERINA

A triagem sorológica universal para CMV em gestantes não é recomendada, não existindo nenhum país do mundo que a faça rotineiramente. Contudo, a necessidade de chegar ao diagnóstico de infecção intrauterina pelo CMV durante a gestação surge ou por suspeita de infecção aguda pelo CMV na gestante ou quando se detecta alguma anormalidade na ultrassonografia fetal compatível com esse diagnóstico (retardo do crescimento, ventriculomegalia cerebral, ascite, calcificações intracranianas, ou volume diminuído de líquido amniótico). Como a absoluta maioria das infecções maternas pelo CMV é subclínica, é comum levantar-se a hipótese de infecção aguda pelo CMV durante a gestação em consequência da detecção na gestante de IgM para o CMV, realizada inadvertidamente durante exames pré-natais de rotina. O problema que surge a partir desse resultado está relacionado ao baixo valor preditivo que a detecção de IgM para o CMV na gestação para infecção congênita apresenta. A resultante é que somente 10% das gestantes com IgM positivo darão a luz a uma criança com infecção congênita pelo CMV. Por isso, nesses casos, está sempre indicada a pesquisa da avidez de anticorpos IgG. Esse teste baseia-se na dinâmica da maturação dos anticorpos IgG que cursa com baixa avidez (< 30%) nas primeiras 8 a 12 semanas da infecção primária. Assim, percentuais inferiores a 30% indicam infecção primária aguda ocorrida há menos de 2 a 3 meses. Após oito semanas da infecção aguda, começa a transição dos anticorpos de baixa para alta avidez, e, após 12 semanas, já há predomínio de anticorpos IgG de alta avidez. Na reinfecção e na reativação da infecção, o teste da avidez não tem valor porque a resposta de anticorpos IgG é rápida e feita basicamente às custas de anticorpos de alta avidez. Assim, o teste de avidez de IgG tem sido amplamente utilizado para sugerir a diferenciação de infecções agudas primárias das infecções secundárias. O teste de avidez de IgG revelando predomínio de anticorpos de alta avidez tem valor preditivo negativo próximo a 100% em casos de gestantes com IgM positivo nas primeiras semanas da gestação. Contudo, embora o teste de avidez de anticorpos IgG possa afastar com boa margem de segurança uma falsa infecção primária, quando o teste aponta para uma infecção primária verdadeira, seu valor preditivo para infecção congê-

nita confirmada é de apenas 25%, já que nem sempre ocorre infecção fetal durante a infecção primária materna. O passo seguinte consiste em demonstrar a presença do CMV no líquido amniótico. A pesquisa de CMV por PCR ou por isolamento viral em culturas celulares está indicada a partir da 21ª semana de gestação. Em gestantes com infecção primária confirmada, a demonstração do CMV no líquido amniótico tem valores preditivos negativos próximos de 100% tanto com o isolamento viral quanto com o teste PCR.

INFECÇÃO PERINATAL

A exemplo da infecção congênita, a técnica de eleição para o diagnóstico de infecção perinatal é a demonstração de DNA viral em amostra de urina ou saliva. No entanto, esse diagnóstico só pode ser feito se tivermos uma amostra de urina coletada nas primeiras 2 semanas de vida negativa para o CMV e outra positiva a partir da quarta semana de vida. A negatividade de anticorpos IgM ao nascimento com posterior positivação também confirma esse diagnóstico.

CITOMEGALOMONONUCLEOSE

Para o diagnóstico de infecção adquirida pelo CMV, a técnica de eleição é a sorologia. No caso de empregar-se uma técnica para detecção de anticorpos IgG, deve ser demonstrada viragem sorológica (soro coletado na fase aguda, negativo; e na convalescença, positivo) ou aumento de título de quatro vezes ou mais no soro de convalescença em relação ao soro colhido na fase aguda.

No caso de utilizar-se técnica que permita a detecção de IgM, geralmente uma única amostra colhida na fase aguda da doença já é suficiente para fazer o diagnóstico, desde que afastada a possibilidade de reação falso-positiva pela presença de fator reumatoide. É importante salientar, entretanto, que, algumas vezes, o IgM pode demorar 2 ou até 3 semanas para positivar-se, sendo, por isso, recomendável a repetição do exame negativo se ele foi colhido mais precocemente. Uma vez presentes, esses anticorpos permanecem na circulação por algumas semanas, geralmente desaparecendo após três meses.

Nas infecções adquiridas, a detecção do CMV é frequente tanto na urina como em outras secreções, incluindo o sêmen. No entanto, a detecção viral não é utilizada rotineiramente, não só pela facilidade diagnóstica oferecida pela sorologia, como também pela presença, na população geral, de excretores assintomáticos do CMV.

PACIENTES IMUNOCOMPROMETIDOS

O diagnóstico de citomegalovirose no paciente imunocomprometido é complicado pelo fato de que a grande maioria deles, se não todos, desde que sejam previamente soropositivos, apresentará, em alguma época de sua evolução, evidências de infecção ativa (replicação viral), sem que haja, na maioria das vezes, presença de doença clinicamente manifesta. A infecção ativa pode ser identificada por sorologia, pelo isolamento do vírus ou presença de antígenos ou DNA viral em diferentes locais do organismo.

Desse modo, para atribuir ao CMV uma determinada manifestação clínica, é fundamental demonstrar direta ou indiretamente a presença do vírus no local afetado. É importante salientar que o comportamento do CMV é diferente conforme a doença imunodepressora em questão. Assim, a demonstração do CMV no pulmão ou lavado broncoalveolar de um paciente submetido a transplante de medula tem um valor preditivo muito grande em relação à presença ou ao breve aparecimento de pneumonite; ao passo que; nos pacientes com aids, o isolamento do CMV tem pouco significado clínico. Do mesmo modo, enquanto em alguns tipos de transplante de órgãos como rim e fígado, é importante diferenciar uma infecção primária de uma reativação ou reinfecção pelo CMV, em razão de, no primeiro caso, a probabilidade de evolução para CMV-doença ser muito maior, em outras modalidades de transplante, como no de células-tronco hematopoiéticas, há maior risco de adoecimento pelo CMV nos receptores previamente soropositivos.

Outra particularidade desse grupo de pacientes é que, ao contrário do que ocorre no paciente imunocompetente, a presença de IgM não significa obrigatoriamente infecção primária, já que é relativamente frequente pacientes previamente soropositivos apresentarem elevações séricas da IgM específica na reativação ou reinfecção pelo CMV durante a doença imunodepressora. Assim, a sua presença não pode ser utilizada isoladamente para diferenciar uma infecção primária de uma reativação ou reinfecção.

Embora a demonstração direta da presença do vírus no órgão acometido por imuno-histoquímica seja o melhor meio de comprovar laboratorialmente a participação do CMV naquele determinado quadro clínico, a biópsia pode não estar disponível. Nessas situações, indica-se a pesquisa do CMV no sangue pela correlação existente entre viremia positiva e doença invasiva pelo CMV. Nesses casos, o isolamento do vírus por técnica clássica não é de utilidade porque pode demorar até quatro semanas para se obter o resultado. Entre as técnicas rápidas utilizadas com essa finalidade, encontram-se a pesquisa direta de antígenos do CMV em neutrófilos circulantes (técnica da antigenemia) e a PCR em tempo real em sangue total ou plasma. Ambas as técnicas permitem quantificar a carga viral do CMV no sangue e são igualmente eficazes para detectar e quantificar a viremia pelo CMV, sendo, por isso, indicadas para seguimento de receptores de transplante de órgãos sólidos ou de células-tronco hematopoiéticas. Contudo, valores de corte específicos para iniciar tratamento ou terapêutica pré-sintomática (*preemptive*) devem ser determinados de acordo com o teste utilizado e tipo de transplante ou doença de base, já que ainda não está definido, em relação a cada subgrupo de doenças imunodepressoras, qual das técnicas tem o melhor valor preditivo para adoecimento. Dessa forma, a escolha da antigenemia ou da PCR para quantificar a carga viral do CMV no sangue dependerá de qual delas está disponível nos diferentes centros de transplantes e da experiência da equipe com uma ou outra.

TRATAMENTO

A indicação de drogas antivirais para o tratamento das doenças provocadas pelo CMV está, na atualidade, ainda restrita aos pacientes imunocomprometidos e aos RN sintomáticos ao nascer, particularmente aqueles com comprometimento do SNC.

O primeiro antiviral com ação efetiva contra o CMV foi o ganciclovir, substância química análoga da deoxiguanosina, que atua tanto como inibidor quanto como falso substrato da DNA-polimerase viral. O ganciclovir (GCV) é administrado por via parenteral na dose 5 mg/kg, a cada 12 horas, por 14 a 21 dias. O principal efeito adverso do GCV é a neutropenia, que ocorre em aproximadamente 30% dos indivíduos tratados. O uso prolongado do medicamento (> 3 meses) tem propiciado o aparecimento de cepas de CMV resistentes, estimando-se, contudo, baixa ocorrência (< 10%). Estudos moleculares têm demonstrado que a resistência ao ganciclovir está quase sempre associada a mutações na sequência UL97 ou no gene da DNA-polimerase, ou em ambas.

Nos doentes com aids, em seguida à terapêutica de ataque, com 2 a 3 semanas de duração, é fundamental instituir-se terapêutica de manutenção (2,5 a 6 mg/kg por dia, 3 a 6 vezes por semana) para evitar recidiva da doença pelo CMV. Com a introdução da TARV contra o HIV, esse panorama sofreu mudança significativa, pois foi constatado que a terapêutica de manutenção contra o CMV poderia ser suspensa após 3 a 6 meses de tratamento quando o nível de células CD4+ atingisse um patamar igual ou superior a 100 células/mL, mantendo-se nesse patamar por 3 a 6 meses. A recomendação atual do Serviço de Saúde Pública dos Estados Unidos e da Sociedade Americana de Doenças Infecciosas é que a profilaxia secundária para retinite pelo CMV seja reinstituída se o número de células CD4+ cair abaixo de 100 células/mL

Nos receptores de transplantes com doença invasiva pelo CMV, o tratamento precoce diminui significativamente a mortalidade desses pacientes. Após a introdução do antiviral, a carga viral do CMV deve ser mensurada por técnicas quantitativas (PCR em tempo real ou antigenemia) pelo menos uma vez por semana para guiar a duração da terapia. O tratamento deve ser mantido até a resolução da viremia e de todos os sinais clínicos da doença pelo CMV.

A utilização concomitante de imunoglobulinas específicas anti-CMV com antivirais não é atualmente recomendada para uso rotineiro, embora em algumas circunstâncias específicas como em transplante de pulmão tenha sido relatado algum benefício.

A outra medicação aprovada para o tratamento do CMV em imunocomprometidos é o foscarnet (FOS) ou ácido fosfonofórmico, um análogo do pirofosfato que inibe a síntese de DNA-polimerases virais, sendo também um inibidor não competitivo, reversível, da transcriptase reversa do HIV. Por ter mecanismo de ação diferente do ganciclovir, representa hoje a principal alternativa para cepas de CMV resistentes ao GCV. A maior experiência clínica com o foscarnet vem do tratamento de retinites por CMV em pacientes com aids. O FOS tem sido utilizado também em outras doenças e outras subpopulações de imunocomprometidos, mostrando eficácia clínica semelhante ao GCV. É usado sempre por via endovenosa (VE) e sua dose, na indução, é de 60 mg/kg/peso, a cada 8 horas (ou 90 a 100 mg/kg/peso, a cada 12 horas), por 14 a 21 dias. No tratamento de manutenção, a dose recomendada é 120 mg/kg/peso, uma vez por dia, de 5 a 7 dias por semana. Sua toxicidade é principalmente renal, provocando o aumento dos níveis de creatinina sérica de 2 a 3 vezes em 20 a 30% em pacientes recebendo doses plenas do medicamento. Outras reações colaterais, observadas menos frequentemente, são hipercalcemia/hipocalcemia, hipofosfatemia, convulsões e úlceras penianas ou vulvares. Pela sua toxicidade, sua indicação atual é restrita aos casos de CMV resistentes ao GCV.

Uma nova opção para o tratamento de infecções pelo CMV que vem sendo cada vez mais utilizada é o valganciclovir (VGCV), por ser administrado por via oral (VO). O valganciclovir é uma pró-droga do ganciclovir, mas com biodisponibilidade por VO 10 vezes maior que o ganciclovir oral. Na dose recomendada de 900 mg duas vezes ao dia para indução e 900 mg uma vez ao dia para tratamento de manutenção, tem atividade comparável ao ganciclovir endovenoso, tanto para tratamento de ataque, como para o de manutenção.

Algumas novas drogas com ação anti-CMV estão, nesse momento, sendo testadas em ensaios clínicos fase 2 ou 3. A principal delas é o letermovir, que inibe a replicação viral por ligação com os componentes do complexo terminase do CMV, impedindo a formação de novas partículas virais. Ele pode ser administrado por via oral ou intravenosa, na dose de 240 a 480 mg por dia. Em ensaio clínico fase 3, concluído em 2017, o letermovir mostrou ser muito eficaz na prevenção de viremia em receptores de células-tronco hematopoiéticas, além de apresentar toxicidade muito baixa em comparação com os outros antivirais disponíveis atualmente. O letermovir foi recentemente licenciado nos Estados Unidos para uso em profilaxia do CMV em receptores de transplantes.

Atualmente, não se indica tratamento com antivirais para pacientes imunocompetentes com a síndrome mononucleose *símile* por se tratar de doença autolimitada. O cuidado a estes pacientes limita-se ao tratamento sintomático do quadro febril.

Outra situação clínica na qual a terapêutica específica seria benéfica diz respeito aos RN com doença congênita sintomática envolvendo o SNC. Nessas crianças, existe risco potencial de agravamento das lesões de retina, surdez e doenças neurológicas. Embora os antivirais possam inibir a excreção viral, é importante lembrar que essa ação é transitória, exigindo, portanto, o uso desses medicamentos durante tempo prolongado. Isso se torna bastante problemático tendo em vista a toxicidade dos antivirais atualmente disponíveis. Um ensaio clínico aleatório, controlado, em RN com doença congênita pelo CMV com acometimento do SNC mostrou que o tratamento com GCV por via endovenosa na dose de 12 mg/kg/dia (6 mg 12/12 horas) por seis semanas resultou em melhora da audição comparado com o grupo controle (84% *versus* 59%) após seis meses de seguimento. Além disso, enquanto 41% dos controles tiveram deterioração da audição após seis meses, tal problema não ocorreu em nenhuma das crianças tratadas. Dados posteriores desse estudo mostraram que os lactentes tratados com ganciclovir apresentaram menor comprometimento no desenvolvimento psicomotor aos 6 e 12 meses de idade quando comparados com os não tratados. Com base nesses dados, é recomendado, atualmente, tratamento de seis semanas com ganciclovir por EV em crianças com doença congênita pelo CMV envolvendo o SNC. O tratamento deveria ser iniciado durante o 1º mês de vida, recomendando-se monitoramento cuidadoso de toxicidade, principalmente neutropenia, que pode ocorrer em até 60% das crianças tratadas. Durante o tratamento, a excreção viral na urina diminui, mas, após a interrupção da terapêutica, ela volta aos níveis pré-tratamento, mostrando que o GCV inibe a replicação viral, mas só temporariamente. É importante observar que, nesse estudo, todas as crianças tinham doença do SNC comprovada (microcefalia, calcificações intracranianas, alteração do LCR, coriorretinite ou deficiência auditiva) e todas iniciaram o tratamento dentro do 1º mês de vida. Dessa forma, não se podem extrapolar os achados desse ensaio para outras situações, e os próprios autores chamam a atenção para a alta frequência de neutropenia, recomendando que o médico e a família avaliem bem o potencial benefício do tratamento com o risco significativo de neutropenia e outras complicações em potencial (toxicidade das gônadas em longo prazo, carcinogênese, infecções do cateter etc.).

A possibilidade de utilizar outras drogas por tempo mais prolongado em crianças sintomáticas como o valganciclovir em solução oral, é altamente promissora. Ensaio clínico aleatório controlado com placebo comparando neonatos tratados com solução oral de valganciclovir, na dose de 16 mg/kg peso, duas vezes ao dia por seis semanas ou por seis meses mostrou melhores resultados no grupo tratado por seis meses. Assim, enquanto no grupo tratado por seis meses 73% das crianças apresentou audição estabilizada ou melhorada aos 12 meses, no grupo tratado por seis semanas 57% apresentaram estes resultados. Aos 24 meses, o grupo tratado por seis meses também apresentou índices melhores na avaliação do desenvolvimento neuromotor e na escala de comunicação receptiva.

Atualmente, não existem evidências definitivas sobre o benefício potencial de tratar neonatos com infecção congênita assintomática ou oligossintomática, bem como neonatos com perda auditiva neurossensorial isolada ou crianças com mais de um mês de idade. Existem estudos em andamento que poderão, futuramente, trazer informações mais precisas se existe benefício em tratar neonatos nessas condições.

PREVENÇÃO

A imunidade humoral tanto quanto a imunidade celular específica são essenciais para a prevenção da doença pelo CMV. Encontra-se em estudos o valor de vacinas, imunoglobulinas e de drogas antivirais na prevenção da doença pelo citomegalovírus. Com relação à vacina, dentre os grupos que mais seriam beneficiados estariam adolescentes e mulheres em idade fértil soronegativas e receptores de transplantes de órgãos sólidos soronegativos, objetivando prevenir infecção primária pelo CMV. Os estudos empregando preparações vacinais com a cepa Towne-125 do CMV em indivíduos hígidos e em pacientes imunodeprimidos demonstraram que a cepa Towne induz resposta imune humoral e celular altamente satisfatória nos receptores, sem excreção do vírus vacinal. Não foram demonstradas, até o momento, latência e posterior reativação do vírus vacinal, mesmo após imunodepressão. Em receptores de transplante renal soronegativos, a vacina levou à diminuição significativa da incidência de doenças graves pelo CMV, embora não tenha conseguido evitar a infecção naqueles pacientes transplantados. Em indivíduos normais, a vacina também se mostrou protetora. Os voluntários, quando inoculados com vírus selvagem, apresentaram resposta semelhante aos indivíduos com imunidade natural. O principal obstáculo ao uso rotineiro da vacina de vírus vivo atenuado continua sendo a preocupação em relação ao seu eventual potencial oncogênico. Embora a cepa Towne não tenha se mostrado oncogênica em culturas celulares e em animais de laboratório, o fato de o CMV pertencer à família Herpesviridae, sabidamente relacionada a neoplasias malignas, exige que avaliações cuidadosas sejam levadas a efeito para afastar com segurança essa possibilidade. Vacinas subunitárias e recombinantes, empregando a glicoproteína gB e a fosfoproteína pp65, isoladas ou conjuntamente, e uma quimera da cepa Towne com vírus selvagem, também tem sido avaliada em ensaios clínicos e se mostrado capaz de induzir respostas duradouras da imunidade celular específica, semelhante à observada após infecção natural, e são as preparações atualmente mais estudadas para a prevenção vacinal do CMV. Vários ensaios clínicos avaliando diferentes preparações vacinais estão em andamento, mas até agora nenhuma vacina foi licenciada.

Em pacientes submetidos a transplante de órgãos, com destaque para os receptores de transplante de células-tronco hematopoiéticas, e algumas coortes de receptores de transplante de órgãos sólidos, a alta incidência e a gravidade das infecções pelo CMV têm resultado em avaliação de uso profilático ou pré-sintomático de antivirais, como o ganciclovir, o valganciclovir e, mais recentemente, o letermovir. Ambas estratégias têm se mostrado eficazes em diminuir o adoecimento e a mortalidade pelo CMV no período pós-transplante. Enquanto a profilaxia se caracteriza pelo uso sistemático e indiscriminado em todos os pacientes de altíssimo risco de adoecimento, no tratamento pré-sintomático (*preemptive*) os pacientes iniciam o tratamento assim que houver documentação de infecção ativa na vigilância viral, ou seja, com viremia documentada pelo CMV, mas ainda sem sintomas da doença. A vigilância para detecção precoce de viremia deve ser feita através de técnicas rápidas e que permitam a quantificação da carga viral, como a antigenemia e a PCR em tempo real, realizadas semanalmente. O antiviral deve ser administrado por um mínimo de duas semanas, e suspenso somente após negativação da viremia. O tratamento *preemtive* tem sido preferido pela maioria dos grupos de transplante de células-tronco hematopoiéticas e em coortes específicas de receptores de transplante de órgãos sólidos com alto risco de adoecimento pós-transplante, como em receptores de transplante renal soronegativos para o CMV que recebem o rim de um doador soropositivo. A justificativa para essa opção seria evitar tratamento prolongado e às vezes desnecessário com drogas com considerável grau de toxicidade. Contudo, com o advento de antivirais com menor toxicidade, como o letermovir, muitos grupos têm optado pela profilaxia indiscriminada nos pacientes com maior risco de adoecimento. A utilização de imunoglobulinas na prevenção de doença por CMV após transplante de medula óssea e de órgãos sólidos ainda é objeto de controvérsias pela grande disparidade de resultados encontrados nos diversos estudos disponíveis, tornando-se restrita e cada vez menos frequente. O uso seletivo de sangue e hemoderivados de doadores soronegativos, bem como a seleção, sempre que possível, de doadores de órgãos soronegativos em receptores soronegativos, constitui-se em outro importante recurso para prevenção das infecções por CMV em imunodeprimidos.

A utilização de imunoglobulina hiperimune para prevenir a doença congênita pelo CMV em gestantes com infecção primária documentada ganhou corpo após uma publicação de 2005, que relatou, em estudo não controlado, uma redução significativa da transmissão intrauterina do vírus, de 40 para 15%. Contudo, estudo recente (2014) aleatório, controlado com placebo, envolvendo 123 mulheres com idade gestacional variando de 5 a 26 semanas e com infecção primária pelo CMV comprovada laboratorialmente há menos de 6 semanas, mostrou que a imunoglobulina hiperimune não modificou o curso da infecção primária. As gestantes foram sorteadas para tomar imunoglobulina hiperimune anti-CMV ou placebo mensalmente até completar 36 semanas de gestação ou até detecção do CMV no líquido amniótico. A proporção de fetos infectados foi de 30% no grupo cujas mães receberam imunoglobulina e 44% no grupo placebo, não havendo diferença entre os grupos (p = 0,13). Existem ensaios clínicos controlados em andamento que poderão trazer novas informações, mas até o momento não existem evidências que endossem o uso de imunoglobulina hiperimune ou de drogas antivirais para prevenção da infecção fetal pelo CMV.

Finalmente, deve se ressaltar a importância dos cuidados de biossegurança em laboratórios de patologia clínica. O uso de luvas e avental na manipulação de urina e secreções de orofaringe de indivíduos potencialmente excretores de CMV deve ser considerado obrigatório, principalmente se houver, na mesma unidade, indivíduos imunodeprimidos sem anticorpos para o CMV.

BIBLIOGRAFIA SUGERIDA

Bernstein DI, Munoz FM, Callahan ST et al. Safety and efficacy of a cytomegalovirus glycoprotein B (gB) vaccine in adolescent girls: a randomized clinical trial. Vaccine. 2016;34:313-9.

Boppana SB, Ross SA, Fowler KB. Congenital cytomegalovirus infection: clinical outcome. Clin Infect Dis. 2013;57(Suppl 4):178-81.

Chen K, Cheng MP, Hammond SP, Einsele H, Marty FM. Antiviral prophylaxis for cytomegalovirus infection in allogeneic hematopoietic cell transplantation. Blood Advances. 2018;2:2159-75.

Enders G, Daiminger A, Bäder U, Exler S, Enders M. Intrauterine transmission and clinical outcome of 248 pregnancies with primary cytomegalovirus infection in relation to gestational age. J Clin Virol. 2011;52:244-6.

Kimberlin DW, Jester PM, Sánchez PJ, Ahmed A, Arav-Boger R, Michaels MG et al. National Institute of Allergy and Infectious

Diseases Collaborative Antiviral Study Group. Valganciclovir for symptomatic congenital cytomegalovirus disease. N Engl J Med. 2015;372:933-43.

Kotton CN, Kumar D, Caliendo AM et al. The third international consensus guidelines on the management of cytomegalovirus in solid-organ transplantation. Transplantation. 2018;102: 900-31.

Krause PR, Bialek SR, Boppana S, Griffiths PD, Laughlin CA, Jungman PL, Mocarski E, Pass RF, Read JS, Schleiss MR, Plotkin SA. Priorities for CMV vaccine development. Vaccine. 2014;32:4-10.

Ljungman P, Hakki M, Boeckh M. Cytomegalovirus in hematopoietic stem cell transplant recipients. Hematol Oncol Clin North Am. 2011;25:151-69.

Manicklal S, Emery VC, Lazzarotto T, Boppana SB, Gupta RK. The "silent" global burden of congenital cytomegalovirus. Clin Microbiol Rev. 2013;26:86-102.

Marsico C, Kimberlin DW. Congenital cytomegalovirus infection: advances and challenges in diagnosis, prevention and treatment. Ital J Pediatr. 2017;43(1):38. doi:10.1186/s13052-0358-8.

Marty FM, Ljungman P, Chemaly RF et al. Letermovir prophylaxis for cytomegalovirus in hematopoietic-cell transplantation. N Engl J Med. 2017;377:2433-44.

Mussi-Pinhata MM Yamamoto AY Moura Brito RM et al. Birth prevalence and natural history of congenital cytomegalovirus infection in a highly seroimmune population. Clin Infect Dis. 2009;49:522-8.

Panel on Opportunistic Infections in HIV-Infected Adults and Adolescents. Guidelines for the prevention and treatment of opportunistic infections in HIV-infected adults and adolescents: recommendations from the Centers for Disease Control and Prevention, the National Institutes of Health, and the HIV Medicine Association of the Infectious Diseases Society of America. [Accessed 2019 jan 18]. Available at http://aidsinfo.nih.gov/contentfiles/lvguidelines/adult_oi.pdf.

Rawlinson WD, Boppana SB, Fowler KB, Kimberlin DW, Lazzarotto T, Alain S et al. Congenital cytomegalovirus infection in pregnancy and the neonate: consensus recommendations for prevention, diagnosis and therapy. Lancet Infect Dis. 2017;17:e177-e188.

Revello MG, Lazzarotto T, Guerra B, Spinillo A, Ferrazzi E, Kustermann A et al. A randomized trial of hyperimmune globulin to prevent congenital cytomegalovirus. N Engl J Med. 2014;370:1316-26.

Swanson EC, Mark R. Schleiss MR. Congenital cytomegalovirus infection. New prospects for prevention and therapy. Pediatr Clin N Am. 2013;60:335-49.

Walker SP, Palma-Dias R, Woods EM, Shekletone P, Giles ML. Cytomegalovirus in pregnancy: to screen or not to screen. BMC Pregnancy & Childbirth. 2013;13:96.

19.2 Exantema súbito

Alexandre Ely Campeas
Alfio Rossi Junior
Suely Pires Curti

SINONÍMIA

Roseola infantum, sexta doença, pseudorrubéola, exantema crítico, febre dos 3 dias.

HISTÓRICO

O exantema súbito foi descrito inicialmente em 1910 por Zahorsky, responsável sobretudo pela distinção dessa entidade nosológica das demais doenças exantemáticas, antes agrupadas sob o nome de *roseola infantum*.

A seguir, muitas publicações descreveram o quadro clínico da doença, posteriormente enfatizando sua variação clínica e suas complicações. Mais recentemente, buscou-se sua etiologia.

ETIOLOGIA

A década de 1940 foi marcada pelas primeiras tentativas para isolar o agente etiológico do exantema súbito (ES). Em consequência disso, diferentes agentes virais foram isolados de crianças com roséola, como *Echovirus* 9, 11, 16, 25, 27 e 30; *Coxsackievirus* A 6, 9 e B 1, 2, 4 e 5; *Adenovirus* tipos 1, 2, 3 e 14; e, ainda, Parainfluenza tipo 1. Na década de 1950, a etiologia infecciosa do (ES foi sugerida por meio de inoculações experimentais em voluntários e em macacos *Rhesus*. A primeira descrição de isolamento do herpes-vírus 6 (HHV-6) foi de cultura de células mononucleares de sangue periférico de pacientes com síndrome da imunodeficiência adquirida (aids) e leucemia/linfoma.

Os estudos iniciais de isolamento do HHV-6 identificaram que uma cultura de linfócitos infectados apresentava sincícios dentro de 2 a 4 dias de incubação e morria em seguida. Quando as células eram analisadas ao microscópio eletrônico, observava-se alta concentração de partículas semelhantes aos demais vírus da família Herpesviridae. Apesar de apresentarem características estruturais e aspecto morfológico semelhantes aos dos herpes-vírus, as culturas de células desenvolveram efeito citopático diferente e a pesquisa de atividade da transcriptase reversa foi negativa, sugerindo tratar-se de um novo vírus. Culturas infectadas reagiram fortemente com testes de imunofluorescência indireta ou imunofluorescência anticomplementar com soros de pacientes em que a virose foi isolada, mas não reagiram com soro ou anticorpos monoclonais de outros herpes-vírus humanos conhecidos como herpes-vírus simples 1 e 2 (HSV 1/HSV-2), varicela-zóster (VZ), vírus Epstein-Barr (EBV) e citomegalovírus (CMV).

Em 1988, o herpes-vírus humano 6 (HHV-6) foi identificado por Yamanishi et al. como o agente etiológico do ES, por meio da demonstração em culturas de linfócitos B desse vírus com características morfológicas e antigênicas próprias e posterior soroconversão específica.

Os casos clinicamente compatíveis com a doença, mas com pesquisa negativa para HHV-6 têm sido imputados a diferentes agentes etiológicos, sendo o de maior destaque o herpes-vírus humano 7 (HHV-7).

Em 1990, o HHV-7 foi isolado de células de indivíduos sadios, que foram estimuladas com anticorpos contra CD 3 e depois incubadas com interleucina 2 (IL-2). O HHV-6 e o HHV-7 são ubíquos com mais de 90% dos adultos apresentando anticorpos contra ambos. Asano sugere a possibilidade de a infecção pelo HHV-7 reativar a infecção prévia por HHV-6.

Os HHV-6 e 7 têm muitas propriedades em comum com outros herpes-vírus, incluindo a estrutura do vírion, arquitetura genômica e genética, alta prevalência em hospedeiro natural e habilidade para estabelecer uma infecção latente no hospedeiro.

A partícula viral de HHV-6, observada ao microscópio eletrônico, é formada por um nucleosídeo icosaédrico com 162 capsômeros e diâmetro de aproximadamente 106 nm. O nucleocapsídeo encontra-se envolto por um envelope lipoproteico e o diâmetro total do vírus é de cerca de 160 a 200 nm. O genoma viral é constituído por dupla fita de DNA de aproximadamente 170 Kb. O vírus fora da célula sobrevive mal em altas ou baixas temperaturas, exceto se armazenado em meio rico em proteína. Mais de 20 polipeptídios são encontrados em células infectadas. Destes, um polipeptídio de 101 Kb é bastante reativo em *Western immunoblot*, tanto na presença do soro como na do anticorpo para HHV-6.

A partir de estudos baseados em características biológicas, imunológicas e moleculares do HHV-6, apesar de os vírus isolados em diferentes países estarem intimamente relacionados, foi proposta a existência de dois grupos distintos do HHV-6: os subgrupos HHV-6A e B. As cepas-padrão GS, isoladas principalmente de pacientes com doenças linfoproliferativas, são chamadas de variantes A ou HHV-6A; e as cepas-padrão Z-29, isoladas principalmente de pacientes com ES, de variante B ou HHV-6B. A homologia na sequência de nucleotídeos entre essas duas variantes é de 96 a 97%.

O Comitê Internacional de Taxonomia de Vírus (ICTV) classificou os vírus HHV-6 e HHV-7, na família Herpesviridae, subfamília Betaherpesviridae, gênero Roseolovirus, sendo que o HHV-6 apresenta subgrupos HHV-6 A e HHV-6B. Todos os membros dessa subfamília apresentam os mesmos padrões de ciclo replicativo e características morfológicas da família Herpesviridae, induzindo a infecção persistente nas células do hospedeiro.

EPIDEMIOLOGIA

Estudos de soro de epidemiologia mostram que o vírus está amplamente disseminado na população mundial, podendo atingir 100% de positividade, variando entre grupos étnicos e localização geográfica.

A infecção por HHV-6 B geralmente ocorre na infância e a pelo HHV-7 parece acontecer um pouco mais tardiamente. O modo de transmissão não é bem conhecido. O HHV-6, possivelmente inicia a infecção pela via respiratória, incluindo linfócitos das tonsilas, embora não esteja claro se esse vírus pode infectar células epiteliais tonsilares. Em geral, a rota de infecção viral na infância é horizontal a partir de indivíduos com contato próximo, como pais e irmãos. Surtos de exantema súbito são raros, mas têm sido observados em hospitais ou creches e deveram-se a um mesmo tipo de vírus. O DNA do HHV-6 tem sido detectado na saliva e esfregaço de garganta de crianças e de suas mães, assim como em outros adultos saudáveis, sugerindo a infecção horizontal pela saliva. Mukai isolou o HHV-6 da saliva de mães de crianças com quadro de exantema súbito, apresentando características semelhantes às dos vírus isolados em seus filhos. A alta frequência de isolamento na saliva e a alta soroconversão após 1 a 3 anos de idade sugerem ser a saliva a fonte de infecção mais importante.

O HHV-6 é também detectável no trato genital feminino e na cérvix de gestantes na fase tardia da gravidez, sugerindo que essa infecção é também transmissível para o recém-nascido no parto vaginal. Nenhuma diferença tem sido encontrada na prevalência da infecção pelo HHV-6 entre crianças alimentadas ao seio e os alimentados com mamadeira ou entre bebês nascidos de parto normal ou cesáreo.

A transmissão intrauterina é possível. O DNA viral tem sido detectado em 41 a 44% das amostras de sangue de gestantes entre 3 e 8 meses de gravidez, de 1 a 1,6% em sangue de cordão de bebês nascidos de mães aparentemente saudáveis e do sangue de neonatos. Desse modo, postula-se que a reativação do HHV-6 é comum durante a gestação. Nenhum HHV-6 ou HHV-7 foi detectado no líquido amniótico, incluindo amostras de mulheres com infecção primária de CMV ou infecção fetal.

Outras vias de transmissão têm sido observadas, como transplantes de órgãos, sendo que o HHV-6B foi isolado do paciente receptor duas semanas após transplante hepático, acompanhado por aumentos significativos nos títulos de anticorpo para HHV-6, sugerindo infecção primária.

Estudos com ensaio de imunofluorescência (IF) sugeriram que 20 a 40% da população era soropositiva e que a soroprevalência do HHV-6 era maior em pacientes com linfoma, síndrome da fadiga crônica e com sorologia positiva para a aids. A crítica a esses achados é que, uma vez que a IF detecta apenas altos títulos de anticorpos para HHV-6, o aumento aparente da soroprevalência dos herpes-vírus em diferentes doenças parece refletir apenas títulos elevados de anticorpos e não alta prevalência de infecção pelo HHV-6. Já quanto a testes imunoenzimáticos, estudos nos Estados Unidos revelaram 80% de soropositividade para HHV-6 em doadores de sangue.

Poucos estudos de soroprevalência vêm sendo conduzidos e seus resultados podem ser comprometidos por um grande número de variáveis, como a utilização de diferentes métodos laboratoriais, a definição de um valor de *cut-off* para Elisa (ensaio enzimático imunoabsorvente) e a reação cruzada entre HHV-6 e HHV-7 e entre HHV-6A e HHV-6B.

A partir dos resultados dos estudos existentes, é possível dizer que os anticorpos para HHV-6 diminuem nos primeiros 5 a 6 meses de idade, quando os anticorpos maternos declinam e continuam diminuindo rapidamente até 4 anos de idade. Enders, analisando 1.105 indivíduos de diferentes idades, confirmou que a queda dos anticorpos maternos se dá entre o nascimento e os 6 meses de idade. Já a taxa de soropositividade aumenta rapidamente entre os 7 meses e os 5 anos de idade (79,5%). Entre os 6 e 10 anos e até os 40 anos, os níveis se mantêm aproximadamente em 81,3 e 60%, respectivamente.

Pruksananondda, estudando 243 crianças menores de 2 anos atendidas no setor de emergência do Strong Memorial Hospital (Rochester, NY), com quadro de doença febril, obtiveram 14% de positividade para o HHV-6 por meio do isolamento do vírus em células mononucleares de sangue periférico, ensaio de imunofluorescência, reação em cadeia da polimerase PCR e restrição de fragmentos por endonuclease.

Asano, analisando 688 crianças com quadro clínico sugestivo de exantema súbito, obteve confirmação por meio do isolamento do vírus ou do teste de neutralização em 176 (25,6%) casos.

Hal obteve positividade para o HHV-6 em 160 (9,7%) de 1.653 crianças com quadro febril agudo que procuraram o serviço de emergência do departamento de pediatria da Universidade de Rochester (NY), documentado por viremia e soroconversão.

Zerr, mais recentemente, avaliando prospectivamente 277 crianças ao longo dos primeiros 2 anos de vida, observou que 93% das infecções primárias por HHV-6 foram sintomáticas.

A infecção por HHV-6 nem sempre resulta na síndrome clássica de exantema súbito, como se tem observado mais recentemente a partir da possibilidade de diagnóstico laboratorial. O exantema súbito é uma doença de crianças pequenas, quase sempre abaixo de 2 anos de idade, com pico de prevalência entre 7 e 13 meses.

IMUNOLOGIA

A resposta imune aos HHV-6 e HHV-7 e às respectivas atividades imunomoduladoras tem sido revisada com detalhes.

As respostas são geradas a muitas das proteínas codificadas do vírus. O maior antígeno de HHV-6 em *immunoblot* é uma proteína codificada pelo U11 (1001K ou p100). Como há muita similaridade entre as sequências nucleotídicas, existe reatividade antigênica cruzada entre HHV-6A e HHV-6B,

de forma que os métodos sorológicos não são capazes de diferenciá-los. Os ensaios sorológicos atuais são eficazes em diferenciar HHV-6 e HHV-7.

A infecção pelo herpes-vírus-6, em indivíduos imunocompetentes, induz imunidade humoral. Em pacientes com ES, os anticorpos IgM têm sido detectados a partir do 5º dia e persistem por três semanas, já não sendo detectáveis após 1 a 2 meses do início da doença. As imunoglobulinas da classe G (IgG) são detectadas no 7º dia após o começo da doença, aumentando seus níveis até o pico em 2 a 3 semanas e persistindo após a viremia durante a infecção primária, culminando com o aparecimento dos anticorpos neutralizantes. Os títulos de anticorpos para HHV-6 apresentam aumento durante a infecção por HHV-7.

À semelhança dos demais herpes-vírus, o HHV-6 causaria infecção latente com possível reativação. Os efeitos da reativação sobre a produção de anticorpos não estão claros, uma vez que as manifestações clínicas da reativação não estão bem definidas. Títulos elevados ou em aumento foram encontrados em pacientes com infecção ativa pelo citomegalovírus, Epstein-Barr e sarampo.

Evidências sorológicas de reativação ocorrem em elevada proporção de receptores de transplante renal. No entanto, níveis elevados de IgG e de IgM podem ser de difícil interpretação, em casos de reativação ou infecção primária em adultos. Estudos demonstraram que o HHV-6 pode ser uma causa potencial de supressão da medula óssea nos pacientes transplantados, possivelmente por indução de um mediador solúvel ou mediadores que interferem na resposta de crescimento, bloqueando a diferenciação dos precursores de macrófagos na medula.

A imunidade celular é importante para controlar a infecção por HHV-6. A resposta imune por células T para HHV-6 está geralmente presente em adultos sadios. Alguns clones de células T com atividade contra HHV-6 também respondem para HHV-7 e citomegalovírus (CMV), indicando que a presença de epítopos de células T é comum entre HHV-6 e 7 e entre HHV-6, 7 e CMV.

Níveis plasmáticos de interferon-α (IFN-α) estão elevados durante a fase febril do ES comparados com os da fase convalescente. A atividade das células NK também está elevada na fase de exantema, provavelmente induzida pela IL-15. Essas respostas primárias têm um papel importante no controle da infecção.

Resultados prévios mostraram envolvimento do HHV-6 aumentando a resposta celular imune direta contra a proteína U94 do HHV-6, o que resulta em aumento da atividade *natural killer* direta contra tirócitos infectados por HHV-6.

Os resultados dos experimentos mostraram aumento da prevalência de títulos de anticorpos anti-U94 e aumento de CD3-CD56, CD16NK quando comparados com controles.

A atuação celular de CD3, CD56 e células NK na tireoidite de Hashimoto tem correlação com níveis de tireoperoxidase e tireoglobulina.

Os resultados sugerem que HHV-6 contribui para o desenvolvimento da tireoidite de Hashimoto, aumentando produção de células NK e citocinas inflamatórias que podem sustentar a persistência do estado inflamatório nesses pacientes.

QUADRO CLÍNICO

O exantema súbito classicamente descrito caracteriza-se por um pródromo febril que dura de 3 a 5 dias, seguido pelo surgimento de exantema logo após a defervescência da febre.

Em infecções primárias confirmadas por HHV-6, a prevalência, duração e a intensidade desses e de outros sintomas associados variam nos diferentes estudos publicados. A síndrome clássica do exantema súbito nas infeções primárias por HHV-6 foi descrita em 33% das crianças em uma casuística americana e em até 80% delas em uma publicação de Asano et al. no Japão. Os casos de infecção assintomática e quadros incompletos ou atípicos só puderam ser identificados após o conhecimento do agente etiológico.

A febre no período prodrômico da doença clássica tende a ser elevada (não raramente, acima de 40 °C), principalmente em crianças que se infectam após o 6º mês de vida. As crianças podem se manter febris por períodos tão longos quanto nove dias, embora a média seja de 3,8 dias. A infecção primária por HHV-6 pode se manifestar somente como uma doença febril aguda, sem outros achados clínicos.

A irritabilidade é outro achado frequente nesse período, mas o bom estado geral e o nível de atividade praticamente normais da criança sugerem uma doença não grave.

Outro sintoma que pode estar associado à febre é a hiperemia de orofaringe, por vezes acompanhada de pápulas eritematosas em palato mole, base da úvula e tonsilas ou, ainda, lesões exsudativas nas tonsilas. Tosse, coriza, edema palpebral, abaulamento de fontanela, adenomegalia cervical, hiperemia e abaulamento de membrana timpânica podem ser observados.

O alto nível de ansiedade dos pais em relação ao quadro febril, associado a alguns dos achados clínicos citados, pode levar o socorrista a diagnósticos equivocados, entre os quais o mais comum é a otite média aguda bacteriana (OMA), com a consequente prescrição de antibióticos.

O exantema aparece normalmente ao término do quadro febril (desde poucas horas até 1 a 2 dias após). Trata-se de exantema maculopapular morbiliforme, não pruriginoso, por vezes indistinguível daquele da rubéola ou do sarampo. Acomete preferencialmente tronco, face e região cervical, iniciando-se normalmente no tronco ou na face, estendendo-se, por vezes, até as extremidades ou mesmo a toda superfície corpórea. O *rash* persiste por 24 a 48 horas, havendo relatos de duração de poucas horas. Foram descritos casos com exantema vesicular.

A caracterização do exantema é bastante importante naquelas crianças que receberam antibióticos por diagnósticos equivocados. O surgimento do exantema, não raramente, é interpretado como reação adversa ao antibiótico e o paciente passa ser inadequadamente considerado alérgico a esse antibiótico.

Pode apresentar exantema atípico associado com a reativação do HHV-6 após transplante de células hematopoiéticas.

A incidência da infecção primária pelo HHV-6 em adultos é baixa e os sintomas associados à infecção primária ou reativação são pouco conhecidos. Normalmente, o quadro é descrito como semelhante àquele da mononucleose *(mono-like)*, incluindo linfocitose atípica, linfadenite, hepatite e evidência sorológica de infecção ativa pelo HHV-6, podendo ainda apresentar pneumonite grave e hepatite fulminante.

A reativação do HHV-6 pode resultar em uma reação de hipersensibilidade induzida por drogas (síndrome Dress) com eosinofilia e sintomas sistêmicos e reação em outros órgãos. Entre 75 e 95% desses pacientes apresentavam leucocitose, entre 18,2 e 90% tinham linfocitose atípica, entre 52 e 95% eosinofilia e entre 75 e 100% alterações hepáticas.

Do ponto de vista histológico, eosinofilia foi observada menos frequentemente que o esperado (20%).

Watanabi, em publicação no Japão, enfatiza a elevação dos níveis de citocinas incluindo TNF-α, timo e fator de ativação de quemocinas (TMC/CCL13) durante o estágio precoce da doença, mostrando que esses bons marcadores refletem reconhecimento precoce de ativação do HHV-6.

TFN-α e níveis de TMC refletem resposta terapêutica e podem ser bons marcadores de síndrome de hipersensibilidade induzida por droga.

Kombila descreveu um paciente tratado para tuberculose, o qual 20 dias pós-tratamento apresentou erupções cutâneas, envolvimento hepático e grande eosinofilia, caracterizando síndrome Dress duas semanas após transplante de células hematopoiéticas associada com reativação de HHV-6.

As crianças com imunodeficiências primárias ou secundárias têm maior probabilidade de desenvolver reativações ou novas infecções sintomáticas por HHV-6 e outros herpes-vírus, embora seja difícil relacionar o encontro de DNA viral ou a presença de anticorpos circulantes e as manifestações clínicas atuais. Entre 20 e 62% dos adultos transplantados de órgãos sólidos podem apresentar reativação de HHV-6 e, em transplantados de medula óssea, as casuísticas indicam reativação em cerca de 50% dos pacientes. Os achados clínicos possivelmente atribuídos ao HHV-6, nesses pacientes (crianças e adultos transplantados), vão desde a febre sem sinais de localização até a doença "enxerto *versus* hospedeiro".

EBV vírus e HHV-6 foram detectados no tecido cerebral de pacientes pediátricos com encefalite de Rasmussen. Destes pacientes, 20% (6/30) apresentavam encefalite viral, epilepsia e atrofia de hemisfério cerebral. Acredita-se que esses dois vírus ativam células T CD8+ que estão muito aumentadas nos neurônios e astrocitos. Existem evidências de que a infecção por HHV-6 possa ser um gatilho para a esclerose múltipla.

O HHV-6 pode estar associado com quadro de miocardite grave.

A prevalência de DNA viral detectado por PCR no sangue é desconhecida.

Foram descritos casos de pericardite grave associadas à reativação do HHV-6 em pacientes que receberam transplante de células hematopoiéticas do cordão.

A associação entre HHV-6 e 7 com outros vírus da família Herpes é descrita frequentemente. Uma casuística de pacientes em pós-transplante relatou aumento dos títulos de anticorpos contra HHV-6 em 38 (43%) casos, sendo que o aumento em 25 desses pacientes, incluindo os títulos mais elevados, associava-se à infecção primária pelo CMV. Uma das explicações pode ser a reação cruzada entre CMV e HHV-6 ou aumento real da atividade do HHV-6, que corresponde à reativação, característica esta compartilhada pelos demais componentes da família Herpes. Em outro estudo, 21 receptores de rins eram soropositivos ao transplante e oito apresentaram aumento pós-transplante. Esses oito casos apresentaram rejeição, dois dos quais com viremia comprovada.

Dependendo da infecção e do tipo de célula acometida, HHV-6A e HHV-6B podem replicar ou ficar latentes. Ambos os vírus podem integrar os genomas dos cromossomas dos hospedeiros e transmitir os vírus geneticamente para células somáticas. A prevalência varia de 0,6 a 2% dependendo da região acometida. Os mecanismos da integração viral e da reativação da latência, bem como as consequências biológicas e medicas associadas ao HHV-6, ainda precisam ser melhor estudados pela ciência.

COMPLICAÇÕES

As manifestações no âmbito do sistema nervoso central (SNC) são as complicações mais relevantes, dentre as quais se destacam as convulsões. O herpes-vírus-6 invade o SNC durante a fase aguda do exantema súbito, ocasionando convulsões. Quadros de recorrência podem estar associados à reativação do vírus.

Hall, em 1994, estimou que a infecção primária pelo HHV-6 encerrava um risco de convulsões febris de 29% em crianças com idades entre 12 e 18 meses e de 36% em crianças com mais de 18 meses.

São ainda descritos casos de meningoencefalite e encefalite, com variados níveis de gravidade. O padrão mais comum é de panencefalite, mas quadros focais (semelhantes aos que se observam em infecções por HHV-1) têm sido observados. A demonstração de antígenos virais nas células do SNC sugere que a encefalite se deva à agressão direta do vírus, e não à resposta imune do hospedeiro. Hemiplegia, paresia permanente e retardo mental foram relatados.

Miyashita descreveu que a reativação do HHV-6 ocorre em aproximadamente metade dos pacientes que recebem transplante alogênico hematopoiético de células-tronco (HSCT). Embora encefalite e outras complicações neurológicas sejam bem documentadas, a existência de viremia causando doença em crianças é controversa.

Um estudo retrospectivo de reativação de HHV-6 com 89 crianças e adultos jovens que receberam HSCT detectou 34 pacientes que reativaram HHV-6, 3 anos e meio após o procedimento.

O HHV-6B é um vírus reconhecidamente neurotrópico e pode estar associado com epilepsia por lesão em lobo temporal, porém o mecanismo não é bem conhecido. Além disso, pode ser um dos responsáveis pelo desenvolvimento de esclerose múltipla.

Os 253 pacientes que receberam transplante de células hematopoiéticas de 2007 a 2015 desenvolveram quadros de encefalite e mielite com detecção de DNA de HHV-6 no fluido cérebro espinhal e sangue periférico por técnicas de PCR. Encefalite e mielite ocorreram em 11 pacientes (4,5%), 9 com encefalite (3,7%) e 2 com mielite (0,8%).

A trombocitopenia complicando os casos de exantema súbito pode ser uma consequência de supressão medular induzida pelo vírus.

Miura em um estudo realizado com 54 pacientes com infecção primária por HHV-6B em amostras de sangue periférico e PCR nos dias 1 a 4 pré-transplante e 5 a 10 pós-transplante detectou casos de severa neutropenia.

Outros achados diagnósticos que foram relacionados à infecção por HHV-6 são a miocardite; a pneumonite; as síndromes de Gianotti-Crosti, Guillain-Barré e a hemofagocítica; a histiocitose de Langerhans, entre outras. A relação causal entre essas doenças e a infecção por HHV-6 é de difícil definição, uma vez que pode haver reativação viral em uma série de doenças.

Também tem sido descrito um aumento do aparecimento de pitiríase rósea em crianças e mulheres durante a gravidez como um sinal de alarme.

Winestone demonstrou em sua casuística que a alta carga viral de HHV-6 era fator preponderante para alta mortalidade.

DIAGNÓSTICO LABORATORIAL

Como o ES e outros sintomas associados à infecção do HHV-6 e HHV-7 são geralmente brandos e autolimitados, o diagnóstico laboratorial específico nem sempre é solicitado ou necessário.

No diagnóstico laboratorial, a recomendação atual é de que se associe mais de um método para confirmação diagnóstica, preferencialmente o da PCR e a detecção de IgM, além do quadro clínico. Os materiais que se prestam à investigação laboratorial são sangue, saliva, biópsia e lavado broncoalveolar.

ISOLAMENTO E IDENTIFICAÇÃO VIRAL

Os poucos estudos sobre a infecção por HHV-6 em animais têm relatado que muitas espécies de macaco apresentam anticorpos para HHV-6, sugerindo, assim, a presença desse vírus. Viroses semelhantes foram detectadas pela PCR em chimpanzés e mandris. A inoculação desse vírus em macacos verdes, africanos e *Cynomologus* induziu ao desenvolvimento de anticorpos e o DNA do HHV-6 foi encontrado no baço e nódulos linfáticos daqueles animais. A infecção na maioria deles foi assintomática e raramente os macacos desenvolveram exantema.

O HHV-6 infecta uma variedade de células humanas *in vitro*, tais como linfócitos T e B, macrófagos, fibroblastos, megacariócitos, células de glioblastoma. Já o crescimento do HHV-6 em tecido hospedeiro *in vivo* é bem mais facilitado, incluindo fígado, tecido nervoso central, glândulas salivares e células endoteliais. O HHV-6 usa o CD46 humano como receptor celular. Sem replicação viral, o HHV-6A induz fusão de célula a célula entre expressão de células CD46. Um complexo múltiplo composto das glicoproteínas (g) H (gH) gL (G) H-(gH) gL com gQ1 e gQ2 tem sido identificado e deve ser um "ligante" para o receptor humano CD46. As evidências sugerem que um receptor adicional para HHV-6B ou para ambas variantes pode ter um papel determinante no tropismo celular desse vírus.

O HHV-6 é facilmente isolado de células mononucleares de pacientes com ES durante a fase aguda. O efeito citopático desenvolve-se entre o 7º e o 10º dia após a inoculação. As células tornam-se gigantes, retráteis, geralmente com 1 a 2 núcleos com posterior degeneração lítica. O isolamento do vírus em células mononucleares é de 100% até o 2º dia de infecção, 82% no 3º, 20% no 4º, 7% no 5º ao 7º dias e 0% no 8º. O vírus livre também é detectado em amostras de sangue (soro e plasma) durante o mesmo período. O isolamento do HHV-6 de saliva não é comum, embora o DNA viral possa ser encontrado nesse material.

Após a observação do crescimento viral em cultura de células, a confirmação do agente etiológico isolado é geralmente feita por imunofluorescência e PCR.

EXAME DIRETO

A PCR é comumente usada para detectar o DNA do HHV-6 e do HHV-7. Essa reação foi inicialmente utilizada para reconhecer a sequência do DNA do HHV-6 em amostra de sangue periférico em pacientes com aids e desordens linfoproliferativas. Como o HHV-6 e 7 podem permanecer latentes no organismo, o uso da PCR para detecção desse DNA em células sanguíneas ou tecidos tem valor limitado, uma vez que a presença dele não implica doença. No entanto, estudos evidenciam que a presença do DNA viral em fluidos corporais indica a existência de replicação ativa *in vivo*.

Na detecção do HHV-6 e 7 pela PCR, são necessários numerosos *primers*, tendo sido descrita recentemente uma PCR quantitativa capaz de identificar as variantes dos HHV-6 em A e B. O DNA do HHV-6 é facilmente detectável pela PCR no sangue periférico de pacientes com ES durante a fase aguda, mas também pode ser detectado no soro ou plasma, isto é, livre de células, o que possibilita o diagnóstico da infecção ativa pelo HHV-6, também nesses materiais biológicos. A detecção do DNA no plasma e no sangue no diagnóstico da infecção primária tem alta sensibilidade, 90 a 100%, respectivamente. Ocasionalmente, o HHV-6 nesses materiais é identificado em pacientes com outras infecções, o que possibilita demonstrar associação com a reativação do HHV-6.

Em estudos recentes, pesquisadores demonstraram que a combinação da transcriptase reversa com PCR pode diferenciar a replicação viral e a latência.

Para investigar se o HHV-6 é o agente causal de encefalite ou meningite, são utilizados métodos de biologia molecular, não só para detecção do genoma viral, mas também para sua tipagem.

Outro método desenvolvido para diagnóstico viral rápido é a PCR Multiplex em tempo real, que pode detectar simultaneamente o DNA do HHV-1, HHV-6, e HHV-7. Amostras biológicas de líquor de 105 pacientes com encefalite/encefalopatia demonstraram que a taxa de detecção do DNA viral foi de 6,7% para HHV-1, 9,5% para HHV-6 e 1,6% para HHV-7.

Em pacientes imunocomprometidos, em que a reativação da infecção latente pode ser causa de agravamento da doença, a PCR em tempo real é uma eficiente ferramenta para investigação dos HHV-6 e 7. A técnica pode ser utilizada também com outros vírus simultaneamente, como EBV, CMV e VZ.

Alta carga viral de HHV-6 tem sido descrita em pacientes pediátricos transplantados sendo encontrados em vários órgãos e com alta mortalidade. A reativação ocorre aproximadamente em metade dos pacientes que receberam transplante alogênico hematopoiético de células-tronco (HSCT). Winestone demonstrou que de 89 crianças e adultos jovens que receberam HSCT, 3 anos e meio depois 34 reativaram HHV-6.

A microscopia eletrônica não é um método de exame direto recomendável, pois não há distinção morfológica entre os membros do grupo *Herpes*.

DIAGNÓSTICO SOROLÓGICO

Muitos métodos sorológicos para HHV-6 e HHV-7 têm sido descritos como imunofluorescência (IFA), imunofluorescência anticomplementar, reação imunoenzimática (Elisa), neutralização (NT), radioimunoprecipitação e *immunoblot*.

Comparativamente, o teste Elisa proporciona leitura mais objetiva e é mais sensível do que a IFA, mas o teste de IFA é o método mais utilizado por ser mais específico, uma vez que se utiliza de células infectadas com HHV-6 como antígeno. Comparando *immunoblot*, IF e Elisa para detecção de anticorpos contra HHV-7, o ensaio Elisa é o mais sensível, enquanto o *immunoblot* é o mais específico. O ensaio imunofluorescência anticomplemento foi desenvolvido a fim de reduzir a fluorescência não específica. Não há relato de reação cruzada com outros herpes-vírus.

Uma vez que grande parte da população acima de 2 anos de idade é soropositiva para HHV-6, um único resultado positivo é difícil de interpretar.

A coleta de amostras pareadas é a alternativa estratégica mais útil quando se utiliza a sorologia para diagnóstico. Uma sorologia negativa que se torna positiva é uma boa evidência de infecção primária. A elevação de títulos em quatro ou mais vezes, verificada pela imunofluorescência indireta ou anticomplementar, ou aumentos significativos nos valores do ensaio imunoenzimático, durante o curso da doença, confirmam a infecção pelo HHV-6. Os aumentos dos títulos de IgG preexistentes podem ser resultantes da reativação.

A IgM, normalmente é detectada no quinto dia de doença, persistindo por 1 a 2 meses, e a IgG atinge seu pico 2 a 3 semanas após o início do quadro, permanecendo elevada por vários meses.

O método de avidez de anticorpos é capaz de identificar uma infecção primária recente. Nos casos clínicos de encefalite ou meningite, a demonstração do aumento do nível de IgG para HHV-6, tanto quanto níveis de IgM é um subsídio confirmatório o para o diagnóstico.

DIAGNÓSTICO DIFERENCIAL

Deverá ser feito com as demais doenças exantemáticas: sarampo, rubéola, parvoviroses, escarlatina, enteroviroses e mononucleose, entre outras. Hipersensibilidade a drogas poderá ser o diagnóstico diferencial mais problemático, caso a criança esteja em uso de antibiótico.

Embora a rubéola e o sarampo apresentem exantema semelhante ao do exantema súbito, em ambas há concomitância entre a febre e o exantema. No caso do sarampo, os pródromos catarrais são intensos e obrigatórios.

O exantema inicial na região da face (bochechas esbofeteadas) e sua evolução com aspecto rendilhado, além da faixa etária que acomete escolares, auxiliam no diagnóstico diferencial com o eritema infeccioso.

A escarlatina é mais prevalente em crianças mais velhas e a característica eritrodermia acompanhada ou seguindo faringite é uma pista diferencial importante. A demonstração de estreptococo do grupo A em orofaringe por meio do teste rápido ou da cultura confirma o diagnóstico de escarlatina.

Estudo recente foi realizado em São Paulo, Brasil, com o objetivo de estabelecer o diagnóstico diferencial de todos os casos de febre e exantema na faixa etária de 0 a 39 anos. Amostras de sangue foram colhidas e testadas para mais de 10 etiologias diferentes. Os exames foram feitos em sequência, considerando a suspeita clínica inicial, características epidemiológicas, clínicas e sazonais. Diversos casos notificados com outras suspeitas clínicas (rubéola, sarampo, escarlatina, enterovirose, adenovirose, dengue e eritema infeccioso) foram confirmados por laboratório como ES. Assim, dos 1.248 casos notificados com febre e exantema, 519 casos tiveram diagnóstico laboratorial e 312 foram positivos para HHV-6.

Tais resultados vêm ao encontro de outro estudo realizado no Brasil, Rio de Janeiro (1998 a 2006), demonstrando que em 223 crianças com exantemas menores de 4 anos, excluindo rubéola, sarampo, dengue e parvovírus B$_{19}$, foi evidenciada em 97 crianças (43,5%) infecção primária por HHV-6. O pico do acometimento foi na faixa etária de 6 a 17 meses com 75%. Vale ressaltar que 21% tiveram roséola típica, sendo que 73 e 46% seguiram os critérios clínicos de sarampo e rubéola, respectivamente.

TRATAMENTO

Na maior parte dos casos, o HHV-6 é responsável por doença benigna autolimitada, sendo necessária apenas medicação sintomática para trazer conforto ao paciente e sua família.

Estudos *in vitro* sugerem que o HHV-6 apresenta sensibilidade a drogas antivirais, em padrão semelhante ao CMV, tendo o aciclovir pouca atividade. O foscarnet é ativo contra HHV-6A e B, enquanto o ganciclovir é mais ativo contra HHV-6B. Há necessidade de estudos *in vivo* que determinem a utilidade dessas drogas, especialmente para tratamento de complicações graves, como a encefalite.

Camus em sua casuística descreveu que o tratamento com ganciclovir em encefalite aguda límbica após transplante de células do cordão umbilical teve grande eficácia.

Hiramatsu fez análise de probe de PCR (QP-PCR) para determinar frequência de resistência ao ganciclovir de amostras clínicas isoladas de HHV-6B. Itamak também demonstrou a resistência do HHV-6 ao ganciclovir em pacientes com encefalite ocorrida após transplante de medula óssea.

Carga viral e concentração de ganciclovir no fluido cérebro espinhal de pacientes tratados com sucesso em decorrência da encefalite e da mielite por HHV-6 pós-transplante de células hematopoiéticas mostraram semelhança de eficácia entre ganciclovir e sua pró-droga valganciclovir.

MEDIDAS DE PREVENÇÃO, ISOLAMENTO E AFASTAMENTO

Apesar da importância atribuída recentemente ao HHV-6 nas convulsões febris da infância e considerando ainda as raras complicações descritas, o curso esperado do exantema súbito é benigno. Não há vacina disponível para os vírus HHV-6 e HHV-7.

A alta prevalência deste agente, as elevadas taxas de soroconversão observadas aos 5 anos de idade, a baixa frequência de surtos e o desconhecimento exato da via de transmissão, com evidências apontando tanto para transmissão pela saliva, como transmissão materno-fetal, concorrem para que sejam dispensadas medidas preventivas, nem mesmo isolamento de doentes.

Essas justificativas também suportam a recomendação de que não sejam afastadas de suas atividades escolares ou de creches as crianças portadoras de exantema súbito.

BIBLIOGRAFIA SUGERIDA

Drago F, Ciccarese G2, Broccolo F, Cozzani E1, Parodi A. Atypical exanthems associated with HHV-6 reactivation after hematopoietic cell transplantation. J Clin Virol. 2015 Nov;72:119-21. doi: 10.1016/j.jcv.2015.09.005.

Engdahle, Niehusrann P, Foldell T, Hahn A. The effect of human herpes virus 6 B infectious on the map pathway. J. Investig. Clin. Dent. 2018 Nov;9(4):e12536. doi: 10.1111/jicd 12536.

Flamand L. Chromosomal Integration by Human Herpesviruses 6A and 6B. Adv Exp Med Biol. 2018;1045:209-26. doi: 10.1007/978-981-10-7230-7_10.

Hiramatsu H, Suzuki R, Yamada S, Ihira M, Isegawa Y et al. Kawamura Y4, Matsuoka E4, Miura H4, Yoshikawa T5. Analysis of ganciclovir-resistant human herpesvirus 6B clinical isolates using quenching probe PCR methodology. Antimicrob Agents Chemother. 2015 May;59(5):2618-24. doi: 10.1128/AAC.04692-14.

Imataki O, Uemura M. Ganciclovir-resistant HHV-6 encephalitis that progressed rapidly after bone marrow transplantation. J Clin Virol. 2015 Aug;69:176-8. doi: 10.1016/j.jcv.2015.06.097.

Kosuge H. HHV-6, 7 and their related diseases. J Dermatol Sci. 2000 Apr;22(3):205-12.

Liu D, Wang X, Wang Y, Wang P, Fan D et al. Detection of EBV and HHV6 in the Brain Tissue of Patients with Rasmussen's Encephalitis. Virol Sin. 2018 Oct;33(5):402-9. doi: 10.1007/s12250-018-0063-9.

Miura H, Kawamura Y, Kudo K, Ihira M, Ohye T et al. Virological analysis of inherited chromosomally integrated human herpesvirus-6 in three hematopoietic stem cell transplant patients. Transpl Infect Dis. 2015 Oct;17(5):728-31. doi: 10.1111/tid.12419.

Miura H1, Kawamura Y, Ozeki E, Ihira M, Ohashi M, Yoshikawa T. Pathogenesis of Severe Neutropenia in Patients With Primary Human Herpesvirus 6B Infection. Pediatr Infect Dis J. 2015 Sep;34(9):1003-7. doi: 10.1097/INF.0000000000000777.

Miyagawa F, Nakamura Y, Ommori R, Miyashita K, Iioka H, Miyashita N, Nishikawa M, Himuro Y, Ogawa K, Asada H. Predominant Contribution of CD4 T Cells to Human Herpesvirus 6 (HHV-6) Load in the Peripheral Blood of Patients with Drug-induced Hypersensitivity Syndrome and Persistent HHV-6 Infection. Acta Derm Venereol. 2018 Jan 12;98(1):146-8. doi: 10.2340/00015555-2791.

Miyashita N, Endo T, Onozawa M, Hashimoto D, Kondo T et al. Risk factors of human herpesvirus 6 encephalitis/myelitis after allogeneic hematopoietic stem cell transplantation. Transpl Infect Dis. 2017 Jun;19(3). doi: 10.1111/tid.12682.

Morita D, Hirabayashi K, Katsuyama Y, Morokawa H, Motobayashi M et al. Viral load and ganciclovir (GCV) concentration in cerebrospinal fluid of patients successfully treated with GCV or valGCV for human herpesvirus 6 encephalitis/myelitis following umbilical cord blood transplantation. Transpl Infect Dis. 2016 Oct;18(5):773-6. doi: 10.1111/tid.12579.

Pellet PE, Tipples GA. Human herpesviruses 6, 7 and 8. In: Murray PR, Baron EJ, Jorgenson JH, Pfaller MA, Yolken RH (eds.). Clinical Virology Manual. Washington: ASM Press; 2006.

Pellett Madan R, Hand J; AST Infectious Diseases Community of Practice. Human herpesvirus 6, 7, and 8 in solid organ transplantation: Guidelines from the American Society of Transplantation Infectious Diseases Community of Practice. Clin Transplant. 2019 Mar 7:e13518. doi: 10.1111/ctr.13518.

Rizzo R, Di Luca D. Human herpesvirus 6A and 6B and NK cells. Acta Microbiol Immunol Hung. 2018 Jun 1;65(2):119-25. doi: 10.1556/030.65.2018.010.

Rizzo R, Zatelli MC, Rotola A, Cassai E, Degli Uberti E et al. Increase in Peripheral CD3-CD56brightCD16- Natural Killer Cells in Hashimoto's Thyroiditis Associated with HHV-6 Infection. Adv Exp Med Biol. 2016;897:113-20. doi: 10.1007/5584_2015_5010.

Ward KN. The natural history and laboratory diagnosis of human herpesviruses-6 and 7 infections in the immunocompetent. J Clin Virol. 2005;32:183-93.

Winestone LE, Punn R, Tamaresis JS, Buckingham J, Pinsky BA et al. High human herpesvirus 6 viral load in pediatric allogeneic hematopoietic stem cell transplant patients is associated with detection in end organs and high mortality. Pediatr Transplant. 2018 Mar;22(2). doi: 10.1111/petr.13084.

Yoshida M, Nakamae H, Okamura H, Nishimoto M, Hayashi Y et al. Pericarditis Associated With Human Herpesvirus-6 Reactivation in a Patient After Unrelated Cord Blood Transplant. Exp Clin Transplant. 2017 Apr;15(2):235-8. doi: 10.6002/ect.2014.0261.

19.3 Herpes *simplex*

Carlos Roberto Veiga Kiffer
Celso Francisco Hernandes Granato

INTRODUÇÃO

As infecções pelo vírus do herpes *simplex* (HSV – *Herpesvirus hominis*) apresentam-se como desafios cada vez maiores para diversas áreas da medicina, tanto em relação à saúde da comunidade quanto aos ambientes hospitalares. Novas técnicas diagnósticas, novos tratamentos e outras doenças emergentes ou reemergentes, tais como transplantes de órgãos ou a aids, trouxeram novo enfoque a esta fascinante área de estudo, particularmente durante as últimas décadas. Neste capítulo, procurar-se-á traçar um panorama referente aos progressos médicos na área até o presente momento.

ETIOLOGIA
ESTRUTURA

De modo semelhante a outros membros da família Herpesviridae (como o vírus varicela-zóster e o citomegalovírus), o vírus do herpes *simplex* é constituído por um filamento linear de um DNA de dupla fita envolvido em uma capa proteica icosaédrica composta de 162 capsômeros (nucleocapsídeo). Há, ao seu redor, um tegumento amorfo e um envelope lipídico externo. Há 50% de homologia entre os genomas do HSV-1 e do HSV-2, porém ambos apresentam morfologia idêntica.

CICLO REPLICATIVO

Uma das características bastante particulares de todos os herpes-vírus é a capacidade de estabelecerem latências vitalícias dentro de células específicas. Tal fato é de fundamental importância na patogênese da infecção pelo HSV. O ciclo replicativo inicia-se com a ligação do vírion ao receptor de superfície celular (heparansulfato), por meio das glicoproteínas do envelope externo. Ao menos sete delas já foram identificadas, entretanto apenas três (gB, gD e gH) são essenciais para a infectividade viral.

Após penetrar no núcleo celular, a VP16 (uma proteína regulatória viral) ativa a DNA-polimerase-2 celular, levando a uma tradução dos genes-α do HSV para proteínas-α e, consequentemente, facilitando a tradução de genes-β. As proteínas-beta incluem a timidina-cinase viral (vTK) e a DNA-polimerase viral (vPol), responsáveis pela produção de múltiplas cópias do DNAHSV de novos vírions e também pela tradução dos genes-g remanescentes. As proteínas-g são regulatórias (supressoras dos genes regulatórios celulares), nucleoproteínas e glicoproteínas virais.

A célula hospedeira transforma-se em uma verdadeira "fábrica" de HSV, tendo todas as funções celulares completamente subordinadas aos processos replicativos virais. A menos que a latência seja estabelecida, ocorre uma parada imediata na produção proteica celular, além de haver uma degradação do RNAm celular, sobrevindo, então, a morte da célula infectada.

No processo de produção de novos vírions, os filamentos de DNA viral saem do núcleo levando consigo parte da membrana nuclear (neste momento já contendo elementos proteicos virais) que forma, então, o nucleocapsídeo. Diferentemente de vários outros vírus, o HSV provavelmente deixa a célula sendo secretado pelo complexo de Golgi, em vez de emergir pela superfície celular.

LATÊNCIA

Os processos de aquisição, manutenção e reativação a partir de um estado infeccioso latente ainda permanecem amplamente especulativos. O HSV torna-se latente nos gânglios (raízes) nervosos sensitivos, preferencialmente nas raízes dorsossacrais para o HSV-2 e no nervo trigêmeo para o HSV-1. Nesse estado, os antígenos virais não são representados na superfície celular, no entanto determinados genes regulatórios são expressos com o fim de manter o estado de latência. Algumas transcrições são associadas à latência (filamentos de RNA circular epissomal) funcionando como seus marcadores, mas não sendo essenciais para sua ocorrência. Sua função precisa ainda é desconhecida.

EPIDEMIOLOGIA

Muitos são os pontos a serem analisados na interpretação da literatura publicada sobre a epidemiologia da infecção pelo HSV. Podemos afirmar, no entanto, que de maneira geral há um aumento na identificação dos casos nos últimos tempos, e vários fatores podem contribuir para este aumento, como maior alerta da população em geral; maior alerta por parte dos médicos; maior sensibilidade das técnicas diagnósticas.

Deve-se ressaltar que embora saibamos tratar-se de condição extremamente prevalente, há grande variabilidade ou imprecisão na descrição da incidência e da prevalência da infecção ou doença por HSV. Muito se deve ao fato de haver diferentes formas de relato ou abordagem da condição, uma vez que a infecção pelo HSV pode ser determinada a partir de bases clínicas ou laboratoriais.

Sob a perspectiva das abordagens clínicas, os casos podem ser "passivamente" identificados sendo, então, sempre sintomáticos; ou "ativamente" identificados, usando-se técnicas tais como a colposcopia. Existem programas de vigilância epidemiológica em funcionamento em alguns países, alguns com base em sistemas de notificação clínica (herpes genital e infecção neonatal) e outros em notificação laboratorial (isolamento viral e sorologia). No entanto, esses dados são limitados e não permitem imediata transposição a outros ambientes, tanto pela ausência de um denominador comum quanto por observarem populações específicas daqueles países, com suas regras e costumes sociais.

No Brasil, a notificação das doenças causadas pelo HSV não é obrigatória. Os dados existentes são insuficientes para conclusões mais amplas, sendo provenientes, no geral, de estudos-sentinela isolados que têm como fontes as clínicas de DST do sistema público de saúde. Particularmente no Reino Unido, há um programa de vigilância nacional para notificação de DST com base em critérios clínico-laboratoriais e por meio das clínicas especializadas. A proporção de consultas motivadas por herpes genital entre os anos de 1988 e 1994 sofreu um aumento de 20%. Tendências de aumentos semelhantes relacionados a essa doença também foram relatadas em outros países, como nos Estados Unidos. Em Seattle, utilizando a colposcopia associada ao exame ginecológico, pôde-se detectar que 11% de 779 mulheres consultadas em uma clínica de DST tinham herpes genital manifesto clinicamente, sendo que 54% delas apresentavam seu primeiro episódio. Relatos de infecção neonatal também aumentaram nos últimos 20 anos nos Estados Unidos, onde estima-se haver 10 a 20 casos por 100 mil partos. Esse achado é significativamente maior do que no Reino Unido, onde a estimativa é de 2 ou 3 por 100 mil.

Sob a perspectiva das abordagens laboratoriais, os casos podem ser identificados pela detecção direta do vírus ou da resposta sorológica contra ele. Desde o final da década de 1960, tem sido possível a diferenciação entre o HSV-1 e o HSV-2 por métodos laboratoriais, porém somente a partir de 1985 a diferenciação pela sorologia é realizada de maneira confiável. Embora as abordagens laboratoriais usualmente não diferenciem entre infecção e doença por HSV, elas permitem conclusões diretas sobre prevalência da infecção por se basearem em detecção de resposta imunológica contra o HSV-1 e/ou o HSV-2, ou menos comumente na detecção viral direta. Estudos soroepidemiológicos gerais vêm sendo realizados, trazendo à tona informações de grande utilidade, tendo maior aplicabilidade geral e estando menos sujeitos a vieses na identificação de casos. Entretanto, vale ressaltar que estudos com base em populações específicas de clínicas/serviços de saúde, ainda são a maioria, merecem cautela na extrapolação de dados para populações em geral.

De toda maneira, pelos motivos expostos, compilamos aqui resumos de estudos de soroprevalência em diversas populações e regiões das últimas décadas.

HSV-1

Em diversos estudos a prevalência do HSV-1 nas populações estudadas varia de cerca de 20 a 85%, naturalmente havendo nestas taxas impacto das características das populações avaliadas. Em estudo bastante significativo em populações norte-americanas, em que se estudou a soroprevalência do HSV-1 e HSV-2 entre 1999 e 2010, nota-se tendência de redução de prevalência para o HSV-1 entre os quinquênios 1999-2004 e 2005-2010 de cerca de 7%, no entanto, com redução mais acentuada na população adolescente entre 14 e 19 anos de idade, na ordem de 23%. Mesma tendência foi observada em estudo italiano em duas localizações diferentes, com soroprevalência reduzindo significativamente de 2000 para 2013-2014, particularmente em adolescentes e adultos jovens. Declínios na soroprevalência do HSV-1 também foram observados em outros países industrializados durante as últimas duas décadas. Melhorias nas condições de vida, melhores condições de higiene e menores aglomerações populacionais poderiam provavelmente explicar esses declínios. Estes dados são consistentes com a hipótese de que as condições de vida durante a infância desempenham um papel importante na condição sorológica para o HSV-1. Portanto, é possível supor que a prevalência de infecção pelo HSV-1, embora ainda extremamente elevada em geral, poderia estar apresentando redução em especial em adolescentes, fase de início das atividades sexuais. Contudo, é razoável supor que poderia haver aumento futuro na ocorrência dessa condição, particularmente por aquisição genital deste vírus.

HSV-2

É de importância geral o fato de que o mesmo estudo norte-americano tenha detectado que a soroprevalência para HSV-2 foi de cerca de 16% em 2005-2010 e não foi significativamente diferente da taxa observada em 1999-2004. Desde 1976-1980, a soroprevalência para o HSV-2 aumentou significativamente, principalmente em decorrência dos aumentos ocorridos em quinquênios anteriores, com redução observada em período anterior a 1999-2004; mas, desde então, a soroprevalência tem se mantido relativamente estável naquele país.

Estudo brasileiro com uso de técnica molecular (PCR) para detecção de HSV-2 em mulheres mostrou prevalência geral em 302 mulheres de cerca de 16%. Estes dados são semelhantes a outros reportados em literatura internacional, demonstrando que a prevalência para HSV-2 é elevada, podendo atingir valores bem superiores em populações específicas, como mulheres negras norte-americanas. Em um estudo de mulheres grávidas conduzidas na Universidade de Washington, o DNA do HSV-2 foi detectado em 207 de 716 mulheres analisadas (cerca de 29%). No entanto, em um estudo realizado em seis cidades nos Estados Unidos, também analisando secreção endocervical, o DNA do HSV-2 foi

encontrado em 7% das mulheres em geral. Essas diferenças poderiam ser explicadas por populações distintas ou, menos provavelmente, em virtude de técnicas de PCR distintas entre os estudos. No estudo brasileiro, apenas a escolaridade, com quatro ou menos anos de educação, foi associada à presença do HSV-2 (p = 0,32). Em outros estudos internacionais e norte-americanos, mulheres negras e hispânicas com menor escolaridade e baixa renda familiar também foram fatores de risco para infecção por HSV-2. É razoável supor que menor escolaridade está associada a menor conhecimento sobre meios de transmissão, de prevenção e até mesmo de identificação das lesões.

A Tabela 19.3.1 sintetiza os resultados de diversas pesquisas soroepidemiológicas.

TABELA 19.3.1 Resultados de diversas pesquisas soroepidemiológicas.

Fonte dos dados (número de casos)	HSV-1 (%)	HSV-2 (%)	HSV-1 e HSV-2 (%)
Estados Unidos Estudo soroepidemiológico Homens/Mulheres entre 14 e 49 anos (22.608)	56	17	
Itália Banco de sangue Homens (743) Mulheres (990)	77 85	14 17	
Brasil Epidemiológico regional em mulheres (302)	–	16	
Reino Unido IST Homens (294) Mulheres (340)	55 58	10 12	17 25
Condado de King IST Homens (50) Mulheres (776)	42 33	17 18	15 25
Seattle Homossexuais masculinos HIV-positivos (171)	33	17	30
Universidade Washington (186)	27	2	0
Estocolmo Mulheres grávidas 1969 (941) 1983 (1.759) 1989 (1.000)	57 43 47	17 32 33	
Kinshasa Prostitutas HIV-positivo (181) HIV-negativo (187)	5 25	7 3	88 72
Nairobi DST (115)	54	3	58
Peru DST (395)	18	10	73

TRANSMISSÃO
DOENÇA SINTOMÁTICA

O contágio geralmente ocorre por contato íntimo com uma pessoa transmissora viral a partir de superfície mucosa ou de lesão infectante. O HSV é rapidamente inativado em temperatura ambiente e após secagem; logo, a disseminação por aerossóis ou fômites é rara. O vírus ganha acesso por escoriações na pele ou contato direto com cérvix uterina, uretra, orofaringe ou conjuntivas. É possível que a infecção seja transmitida por autoinoculação a partir de uma lesão primária para um sítio distante.

Metz et al. estudaram prospectivamente 144 casais, seguindo-os por 334 dias em média, em que cada parceiro-fonte apresentava doença recorrente manifesta. A transmissão ocorreu em 14 (9,7%) casais; em 9 destes casos, o parceiro-fonte estava assintomático no momento da transmissão. A transmissão no casal foi significativamente mais alta quando a mulher era a parceira suscetível e soronegativa para o HSV-1 no início da pesquisa, sugerindo que uma infecção prévia pelo HSV-1 exerça um papel protetor (ver Tabela 19.3.2). Esse achado também é sustentado pelo fato de o isolamento de diferentes cepas de HSV-2 no herpes genital sintomático recorrente ser uma ocorrência incomum.

Apesar de essas taxas serem aplicáveis apenas a casais heterossexuais altamente motivados, são valiosas para o clínico como uma base de orientação para seus pacientes. É importante realçar que em 9/14 (79%) casos, a transmissão ocorreu quando o parceiro-fonte estava assintomático.

O período de incubação é de 1 a 26 dias, com a maioria se manifestando nos primeiros 8 dias; entretanto, há sugestões de períodos de incubação mais longos.

TABELA 19.3.2 Risco de aquisição de herpes genital por sexo, *status* de anticorpo e métodos de contracepção.

	Parceiros em risco	Número de primeiros episódios nos parceiros	Taxa anual	Valor de P
Sexo dos parceiros suscetíveis				
Masculino	79	3	4,5	0,006
Feminino	65	11	18,9	
Sorologias iniciais dos parceiros suscetíveis				
HSV-1-negativo	63	9	16	0,11
HSV-2-positivo	81	5	7,2	
Sorologias iniciais das fontes				
HSV-1	93	6	7,5	0,17
HSV-1 e HSV-2	41	6	15,6	
Métodos de barreira				
Usados	42	2	5,7	0,19
Não usados	101	12	13,6	

Fonte: Adaptada de Mertz et al., 1988.

TRANSMISSÃO ASSINTOMÁTICA

Este é um dos tópicos mais litigiosos no manejo clínico do paciente com herpes genital. Ao passo que a ocorrência de períodos de transmissão assintomática é inegável, o seu significado e a responsabilidade do médico na discussão deste assunto com o paciente são pontos em que, frequentemente, há discordâncias. Baseados em amostras de uretra e pele peniana de homens, e de cérvix, reto e uretra de mulheres, As taxas de transmissores assintomáticos encontram-se entre 10 e 50%, respectivamente. Um estudo envolvendo a coleta diária de material para cultura de cérvix e vulva de mulheres com HSV-2 genital demonstrou que em 2% dos dias estas eram transmissoras assintomáticas. As estimativas devem ser consideradas mínimas, já que são dependentes da frequência da amostragem. A transmissão assintomática é mais comum nos primeiros 3 meses após a doença primária, quando o agente etiológico é o HSV-2, e na ausência de anticorpos contra o HSV-1.

A profilaxia com aciclovir para doença recorrente reduz a probabilidade de transmissão: em um estudo controlado cruzado realizado por Wald, 15% das mulheres em uso de aciclovir foram transmissoras assintomáticas em 0,3% dos dias, comparadas com 74% em 6,9% dos dias no grupo placebo. Apesar de o aciclovir poder reduzir a transmissão, o risco não é eliminado totalmente. Com certeza, o estado de transmissão assintomática pode resultar em infecção, particularmente nos parceiros soronegativos para o HSV. Logo, é de nossa prática corrente discutir o assunto com todos os nossos pacientes.

PATOGÊNESE

Após a penetração, o vírus rapidamente sofre replicação em células da epiderme e da derme, causando necrose e ulceração. A disseminação da doença é limitada, principalmente em função da imunidade mediada por células (IMC); com atuação inicial neutrofílica e, posteriormente, com infiltrado linfocítico. O influxo macrofágico inicia o processo de debridamento e de cura com reepitelização. O vírion perde o seu envoltório, penetrando nas terminações nervosas cutâneas; depois, o nucleocapsídeo migra centralmente para o gânglio nervoso sensitivo, onde estabelece latência. A replicação no núcleo e a migração periférica dos vírions levam ao surgimento de novas lesões, podendo ser distantes do sítio inicial de inoculação, geralmente na segunda semana após o episódio primário. Muitos são os aspectos da patogênese de importância para o clínico, tais como os que se seguem.

EFEITO DA CEPA VIRAL SOBRE A DOENÇA

O vírus do herpes *simplex* exibe uma considerável diversidade genética, havendo várias cepas de HSV-1 e HSV-2. Porém, essas variações mínimas não parecem afetar a manifestação clínica. Algumas generalizações podem ser feitas em relação às doenças causadas pelos HSV-1 e HSV-2, no entanto eles são essencialmente indistinguíveis em bases clínicas (Tabela 19.3.3). A reinfecção por diferentes cepas virais já foi descrita, sendo, entretanto, incomum.

TABELA 19.3.3 Diferenças clínicas entre HSV-1 e HSV-2.

Mais característico do HSV-1	Mais característico do HSV-2
Lesões orais	Lesões genitais
Encefalite	Meningite
Baixo risco de transmissão neonatal	Alto risco de transmissão neonatal
Proteção moderada contra herpes genital por HSV-2	Proteção mínima contra herpes labial por HSV-1

EFEITO DA RESPOSTA DO HOSPEDEIRO SOBRE A DOENÇA

O HSV pode infectar diversos tipos celulares (fígado, pulmão, retina etc.), todavia a infecção primária tende a ser limitada à pele em volta do sítio de inoculação e aos gânglios nervosos sensitivos relevantes. Isso provavelmente resulta da ação da IMC, uma vez que doenças disseminadas ocorrem em adultos com comprometimento da imunidade celular. Certamente, a imunidade humoral parece ter um papel limitado na prevenção da reativação; entretanto, ao contrário do que se pode esperar, os indivíduos com recorrências frequentes apresentam títulos de anticorpos mais altos do que aqueles com menos recorrências.

Os epítopos virais responsáveis por gerar a resposta imune ainda não estão bem definidos. Enquanto os anticorpos contra as glicoproteínas virais são comuns, outras proteínas, inclusive nucleoproteínas, podem ser de importância, pois, apenas aquelas submetidas a processamento nas células apresentadoras de antígeno e expressas com as moléculas da classe II do complexo de histocompatibilidade principal são reconhecidas pelo sistema imune.

LATÊNCIA

O HSV mata as células em que se replica, porém é capaz de subsistir em estado latente dentro de neurônios. Tais mecanismos ainda são pouco compreendidos, parcialmente em decorrência da inexistência de um sistema *in vitro* adequado para estudá-los. A elucidação dos fatores virais e do hospedeiro que contribuem para o estabelecimento e a manutenção da latência é crucial para o desenvolvimento de medidas preventivas e terapêuticas.

Os mecanismos de reativação permanecem igualmente incertos. Atualmente, duas teorias são levadas em consideração, porém, na realidade ambas provavelmente contribuem: 1. gatilho ganglionar, em que uma mudança no ambiente imune, hormonal ou físico do gânglio leva à reativação (p. ex., a imunodeficiência); 2. gatilho cutâneo, em que mudanças no microambiente cutâneo permitem que a replicação se inicie (p. ex., exposição a raios ultravioleta).

MANIFESTAÇÕES CLÍNICAS

O vírus do herpes *simplex* é comumente associado a lesões de membranas, mucosas e pele ao redor da cavidade oral (herpes orolabial) e da genitália (herpes anogenital), conforme as Figuras 19.3.1 a 19.3.5. Entretanto, ampla variedade de outras manifestações também já foi descrita. Procurar-se-á, aqui, abranger as apresentações mais importantes, dividindo-as em herpes anogenital e herpes extragenital.

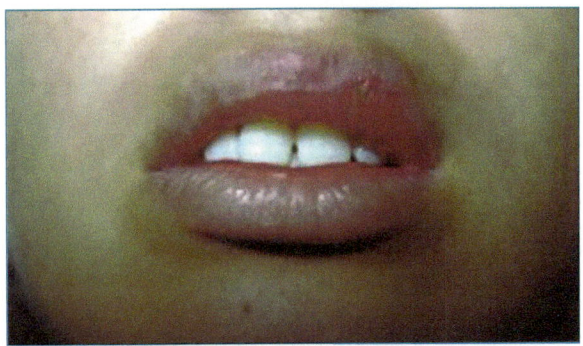

FIGURA 19.3.1 Herpes *simplex* tipo 1 labial.
Fonte: Instituto de Infectologia Emílio Ribas.

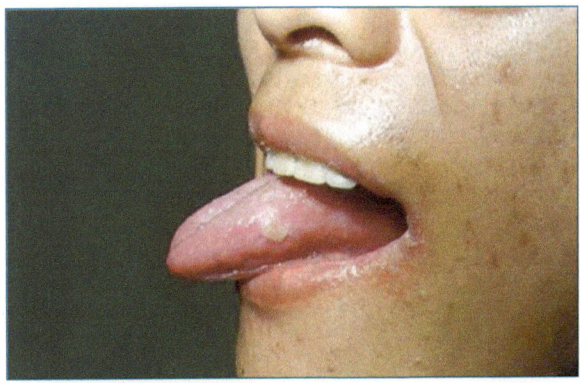

FIGURA 19.3.2 Herpes *simplex* tipo 1 em lesão vesicular característica na língua.
Fonte: Instituto de Infectologia Emílio Ribas.

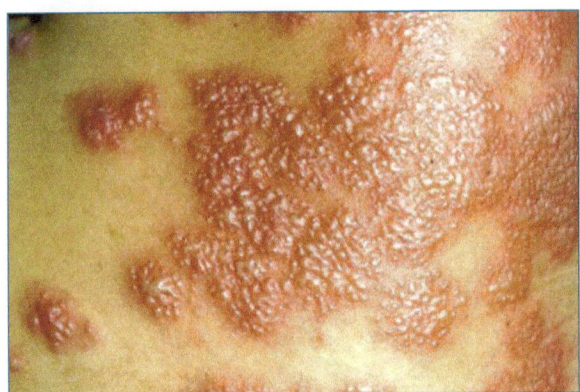

FIGURA 19.3.3 Herpes *simplex* tipo 1 em localização atípica em região torácica dorsal. Lesões agrupadas que lembram o herpes-zóster.
Fonte: Instituto de Infectologia Emílio Ribas.

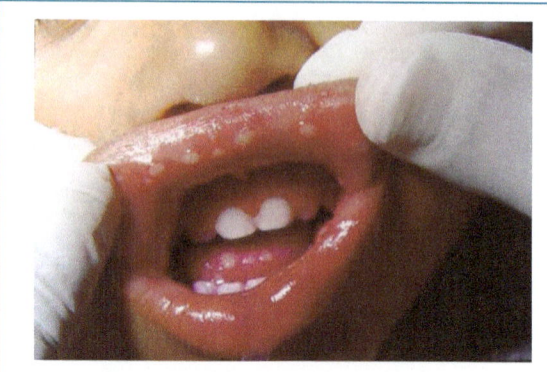

FIGURA 19.3.4 Herpes *simplex* tipo I em mucosa oral.
Fonte: Instituto de Infectologia Emílio Ribas.

HERPES ANOGENITAL

Pode-se dividi-lo em primeiro episódio e herpes genital recorrente, de acordo com a apresentação clínica.

Caso seja disponível uma sorologia definitiva, passa a ser possível classificar o primeiro episódio com:

- herpes genital primário verdadeiro;
- herpes genital não primário (isto é, primeira recorrência sintomática).

Não é possível distinguir entre os dois tipos de apresentação primária do HSV apenas por bases clínicas. Contudo, a maioria dos primeiros episódios de infecção genital por HSV-1 é primária verdadeira, pois as recorrências do HSV-1 genital são incomuns. O HSV-1 causa 25% do total de primeiros episódios de herpes genital e 5 a 15% dos primários verdadeiros (Figura 19.3.5). O herpes orolabial por HSV-1 oferece proteção contra episódios subsequentes de herpes genital por HSV-1.

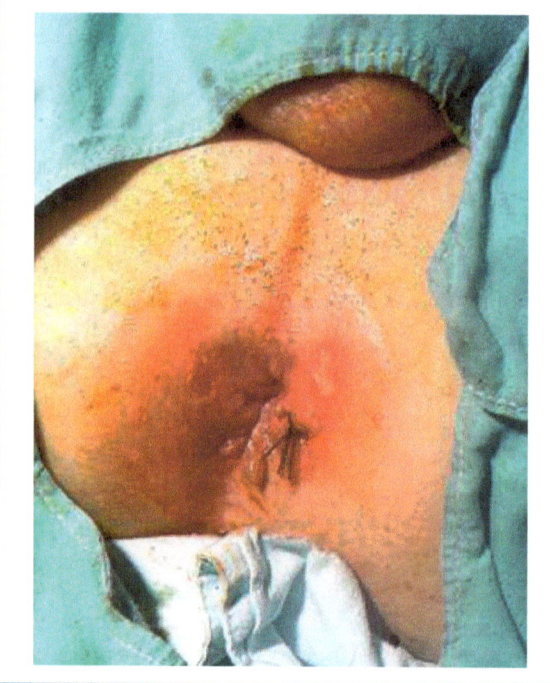

FIGURA 19.3.5 Herpes *simplex* tipo 2 em região perianal.
Fonte: Instituto de Infectologia Emílio Ribas.

Em estudos utilizando sorologias definitivas realizados nos Estados Unidos, mais de 85% dos primeiros episódios, avaliados por completo, foram em virtude de herpes genital primário, e mais de 80% destes foram associados ao HSV-2. Entre os 14 casais que soroconverteram (nove primários, cinco não primários) no estudo de Metz, oito tiveram uma apresentação clássica de primeiro episódio, um teve uma soroconversão assintomática seguida de um episódio sintomático, três tiveram episódios atípicos (um uretrite e dois com sintomas, porém sem sinais) e em dois casos o parceiro suscetível permaneceu assintomático, com cultura negativa ao longo do período de seguimento. Infelizmente, não ficou claro se todos os primeiros episódios clássicos foram realmente doença primária.

HERPES GENITAL PRIMÁRIO CLÁSSICO

A evolução clássica dos eventos clínicos apresenta formação de vesículas ou pápulas, ulceração, formação de crosta (que não ocorre em superfícies mucosas) e reepitelização (Figura 19.3.6). A distribuição é tipicamente bilateral e disseminada. Posteriormente, novas lesões se desenvolvem, na maioria, aparecendo entre o 4º e o 10º dias. A dor local aumenta durante os primeiros 6 a 7 dias, atingindo um pico entre o 7º e o 11º dias, ocorrendo a cura completa das lesões até o 20º dia. A formação de cicatriz é incomum, devendo alertar o clínico para a possibilidade de um diagnóstico alternativo, como hidradenite supurativa. Os linfonodos inguinais aumentam durante a segunda semana, podendo permanecer assim após a cura das lesões. Os linfonodos são caracteristicamente firmes e não flutuam. A disúria é mais comum nas mulheres, sendo um reflexo da taxa de isolamento uretral, consideravelmente mais alta que nos homens; neles, a disúria é acompanhada de corrimento uretral, geralmente claro e mucoide. A disúria é frequentemente desproporcional em relação aos sinais clínicos, o que é particularmente visível ao se coletar material uretral.

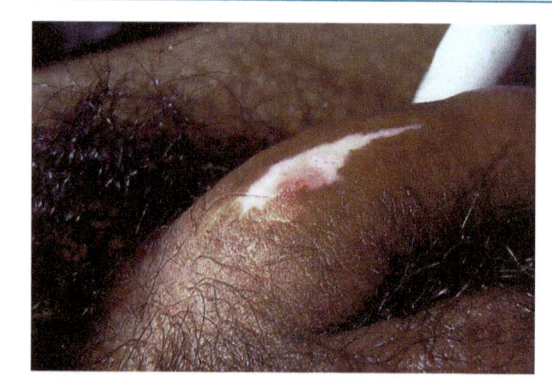

FIGURA 19.3.6 Herpes *simplex* tipo 2 em região peniana.
Fonte: Instituto de Infectologia Emílio Ribas.

Sintomas constitucionais são relatados por mais de 50% dos pacientes com apresentação clássica, compreendendo febre, cefaleia, fadiga e mialgia. Aparecem precocemente durante o curso da doença e, geralmente, desaparecem antes da cura das lesões.

A duração média da presença do vírus é de 12 dias após o início das lesões, porém é melhor evitar as relações sexuais até que a reepitelização esteja completa.

HERPES GENITAL RECORRENTE OU NÃO PRIMÁRIO

As lesões tendem a ser unilaterais e em menor número. Os sintomas são extremamente variáveis, tanto entre pacientes quanto em um mesmo indivíduo, mas tendem a ser mais pronunciados nas mulheres. A duração da dor e o tempo de cura das lesões também são menores (tempo médio de formação de crosta de 4 a 5 dias), assim como o período de transmissão viral também é menor (duração média de 4 dias). Os sintomas constitucionais são incomuns. No entanto, a dor em maior proporção do que os sinais clínicos é, também, uma característica da doença recorrente (geralmente notada durante a realização de raspados das úlceras).

Mais de metade dos pacientes apresenta sintomas prodrômicos até 5 dias antes da recorrência que resultam da neuralgia sacral, variando desde pruridos leves até dores lancinantes nas nádegas e nas coxas.

Taxa de recorrência

No ano seguinte ao episódio de herpes genital primário, 60% dos pacientes com HSV-1 e 90% dos pacientes com HSV-2 apresentam recorrência. A taxa de recorrência é bastante variável entre os indivíduos, até naqueles portadores das mesmas cepas, podendo ser parcialmente determinada por influências genéticas sobre a resposta imune.

Benedetti estudou 457 pacientes com primeiro episódio de herpes genital primário confirmado mediante sorologia e cultura, por um período médio de 391 dias. A maior correlação com recorrências subsequentes foi a duração do primeiro episódio maior do que 34 dias. Esse estudo confirmou que outras correlações com recorrências frequentes incluíam o agente causal (HSV-2), porém foi o primeiro trabalho a identificar o sexo masculino associado a uma maior taxa de recorrência. A aquisição de infecção em idades precoces também foi identificada como uma variável influente sobre as reativações frequentes, entretanto as diferenças de duração do período de seguimento podem justificar esse último achado. A infecção prévia por HSV-1 não reduz a prevalência de doença recorrente após a infecção genital subsequente por HSV-2, porém reduz a frequência de episódios recorrentes em qualquer indivíduo.

HERPES GENITAL ATÍPICO

Apesar de as descrições anteriores serem características do herpes genital, o advento de sorologias definitivas e da detecção do DNA viral em material clínico, por meio da reação em cadeia da polimerase (PCR), levou a um reconhecimento de manifestações clínicas mais abrangentes. Atualmente, é claro que uma proporção considerável de pacientes jamais manifestará a doença e que diversas lesões anteriormente interpretadas como fissuras traumáticas ou furúnculos são, agora, reconhecidas como herpes. Logo, qualquer alteração da superfície mucosa e/ou cutânea deve ser investigada para HSV. Vários estudos têm demonstrado que o questionamento

e o exame criteriosos, associados a uma educação do paciente, permitem que até 75% dos indivíduos com anticorpos contra o HSV-2 identifiquem os episódios clínicos.

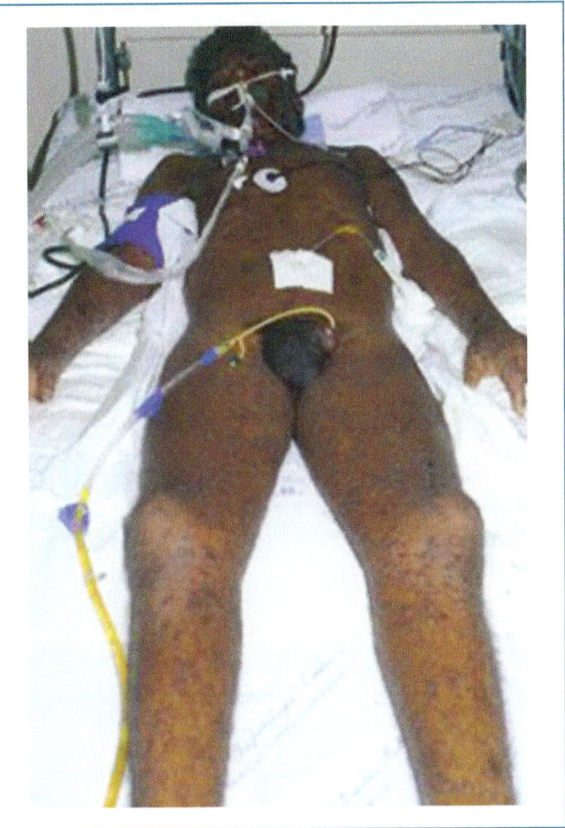

FIGURA 19.3.7 Herpes *simplex* disseminado em paciente terminal com aids.
Fonte: Instituto de Infectologia Emílio Ribas.

Diagnóstico diferencial de ulcerações genitais

- **Sífilis primária ou secundária:** tanto as úlceras quanto as adenomegalias são indolores, também podendo ocorrer outras manifestações, por exemplo, exantema no secundarismo luético.

- **Cancroide:** as úlceras são grandes e dolorosas, e a supuração dos linfonodos é comum.

- **Linfogranuloma venéreo:** a ulceração é rara, ocorrendo principalmente adenomegalia.

- **Candidíase:** pode se apresentar como fissuras recorrentes dolorosas, porém não há vesículas e o corrimento vaginal é comum.

A coinfecção com o HSV é uma possibilidade para qualquer um dos anteriores.

- **Doença inflamatória intestinal:** as úlceras são maiores, mais profundas e persistentes, variando com a gravidade dos sintomas gastrointestinais.

- **Doença de Behçet:** também com úlceras maiores, mais profundas e persistentes, além de outras características que auxiliam o diagnóstico, tais como ulceração oral, conjuntivite, manifestações neurológicas e hepatite.

- **Trauma (com ou sem infecção secundária):** alguns pacientes frequentemente atribuem recorrências do HSV a traumas menores.

- **Escabiose:** pode resultar em erupções pruriginosas, porém lesões em outros sítios e a identificação do parasito confirmam o diagnóstico.

- **Herpes-zóster:** mais uma vez, a distribuição das lesões por dermátomos é característica.

MANIFESTAÇÕES EM SÍTIOS ESPECÍFICOS

Cervicite herpética

A maior parte das mulheres com primeiro episódio de herpes genital primário e não primário transmite o vírus a partir da cérvix, podendo ser sintomáticas, apresentando uma descarga purulenta. A cérvix, geralmente, está anormal à inspeção, variando desde um eritema focal até uma cervicite necrótica com ulceração. Noventa por cento das mulheres com herpes genital primário por HSV-2, 70% HSV-1 e 70% com primeiro episódio não primário por HSV-2 apresentam cervicite clinicamente manifesta. A duração do período de transmissão viral reflete a duração das lesões periféricas (duração média de 11,4 dias).

Em contraste, o herpes genital recorrente está associado à transmissão cervical em 10 a 30%, com o exame clínico mediante colposcopia sendo invariavelmente normal. A transmissão viral a partir da cérvix tem duração semelhante àquela das lesões periféricas na doença recorrente.

Proctite herpética

A proctite herpética primária manifesta-se em dor retal grave de início súbito, tenesmo e corrimento. Os sintomas constitucionais e a febre são comuns, podendo haver evidência de disfunção autonômica pélvica (o que ajuda na diferenciação da gonorreia, seu maior diagnóstico alternativo). Lesões perianais estão presentes em metade dos casos. A proctoscopia, quando possível, revela desde uma mucosa inflamada até ulcerações discretas. Apesar de, no homem, serem relacionadas à relação sexual anal, esta correlação não ocorre nas mulheres. A doença recorrente é, em geral, leve ou assintomática.

Vulvovaginite em crianças

Relacionada mais frequentemente à autoinoculação a partir de doença primária em outro sítio (geralmente orolabial). Entretanto, a possibilidade de abuso sexual deve sempre ser considerada e investigada de maneira sensível.

Superinfecção

A infecção bacteriana secundária é incomum, porém a realização de raspados de lesão para exames bacteriológicos rotineiros é válida, especialmente nas úlceras inflamadas ou purulentas. A infecção fúngica secundária na doença anogenital é comum nas mulheres, particularmente na segunda semana de infecção.

HSV e câncer cervical

A ligação entre herpes e câncer cervical foi sugerida primeiro em 1969, quando se observou displasia em 25% das biópsias cervicais de pacientes com evidência citológica de infecção por HSV. Estudos soroepidemiológicos subsequentes realizados durante a década de 1970 pareciam confirmar essa associação. No entanto, estudos mais recentes capazes de diferenciar anticorpos contra HSV-1 e HSV-2 não deram suporte a tais achados. Para estabelecer o potencial oncogênico, é necessária a demonstração da capacidade do vírus em transformar as células. Há evidências sugerindo que o HSV possa iniciar a transformação de algumas linhagens celulares de roedores, porém, até o momento, não se pôde demonstrar tal fato em células de primatas.

Os achados sobre essa associação são divergentes. Alguns estudos sugerem que o HSV não tem um papel causal no desenvolvimento de câncer cervical. Entretanto, outros estudos demonstram a existência da associação, em particular para o HSV-2, não sendo possível excluí-lo como um possível cofator. É importante que as mulheres com herpes genital participem dos programas de triagem precoce para o câncer cervical, sendo até mesmo recomendada, em alguns centros, a realização de citologia anual.

HERPES EXTRAGENITAL

Doença mucocutânea extragenital

Lesões cutâneas extragenitais

Ocorrem em 26% de mulheres adultas e em 8% de homens adultos com doença primária. Os sítios mais frequentes são as nádegas, as regiões inguinais e as coxas, mas a autoinoculação para os dedos da mão pode ocorrer na doença primária durante a segunda semana de infecção. A infecção dos dedos da mão (paroníquia herpética) é geralmente causada pelo HSV-2, exceto entre os profissionais da saúde, nos quais o agente causal é o HSV-1, geralmente adquirido pelo contato com a cavidade oral dos pacientes.

Faringite herpética

Queixa principal em 20% dos adultos com episódio primário de herpes anogenital. O vírus pode ser recuperado de 70% dos pacientes com doença primária e faringite, no entanto não se pode recuperá-lo de pacientes que não apresentem faringite. Todavia, a faringite ocorre em apenas 1% dos pacientes com herpes genital recorrente. Os sinais variam desde eritema até ulceração grave e edema com obstrução de vias aéreas. As manifestações sistêmicas e a adenomegalia cervical são comuns.

Gengivoestomatite

Mais comum entre 2 e 5 anos de idade, sendo rara em crianças abaixo de 6 meses. Aos 9 anos, 10 a 15% das crianças já apresentaram um episódio da doença. A infecção é geralmente causada pelo HSV-1 e adquirida a partir de membros da família ou da escola. O período médio de incubação é de 6 dias (2 a 12 dias). As crianças apresentam, inicialmente, febre e faringite com pequenas vesículas dolorosas na orofaringe e mucosa oral. Pode haver progressão para ulceração lingual e gengival podendo, até mesmo, ocorrer o envolvimento labial e facial. Além disso, a criança pode apresentar rubor, aspecto séptico, hálito fétido, salivação e adenomegalia cervical. As prioridades imediatas são manutenção das vias aéreas e adequada hidratação. A analgesia é essencial, associada aos agentes antivirais.

Eczema herpético

Crianças com eczema e herpes primário apresentam, em particular, risco de desenvolvimento desta complicação grave e fatal. A infecção secundária do eczema pode ocorrer, provocando eritroderma e ulceração disseminados. A perda do calor corpóreo e de volume circulatório, assim como doença disseminada, podem se desenvolver.

Eritema multiforme

O HSV é uma das causas mais comuns de eritema multiforme, podendo progredir para síndrome de Stevens-Johnson. Ocasionalmente, pode se tornar um fenômeno recorrente.

Ceratoconjuntivite

Geralmente, em adultos, é o resultado da autoinoculação a partir da doença genital primária. Manifesta-se por dor ocular, quemose, fotofobia e produção abundante de lágrimas. Pode-se detectar vesículas nas pálpebras, e a coloração com fluoresceína pode revelar úlceras dendríticas. Quando não tratada ou após o uso inapropriado de colírio com corticosteroides, pode se desenvolver uma ceratite grave e profunda que, eventualmente, cura com cicatrização e perda visual. O tratamento com aciclovir tópico e sistêmico é eficaz.

Doença neurológica

O acometimento neurológico é comum, uma vez que o HSV é um vírus neurotrópico. As complicações do sistema nervoso central (SNC) causadas pelo HSV são:

Meningite

O HSV é a causa de, aproximadamente, 3% das meningites assépticas, geralmente em associação com a infecção genital por HSV-2. Em 6,4% das mulheres e 1,6% dos homens com HSV-2 primário, há necessidade de hospitalização por meningite asséptica. As manifestações iniciais são febre, cefaleia, vômitos, fotofobia e rigidez de nuca. Inicia-se, geralmente, 3 a 12 dias após as lesões cutâneas, com a resolução ocorrendo após uma semana.

O líquido cefalorraquidiano (LCR) é, caracteristicamente, claro com uma pressão de início pouco elevada. Há pleocitose linfocítica, com média de 550/mm^3 (de 10 a 1.000/mm^3). Em neonatos e no início das manifestações da doença no adulto, é comum observar uma elevação celular à custa de neutrófilos. A proteinorraquia encontra-se pouco elevada, enquanto a glicorraquia está normal (mais da metade da glicose plasmática). O diagnóstico diferencial de meningite asséptica com ulceração genital inclui:

- infecção aguda pelo HIV (doença de soroconversão);
- herpes-zóster sacral;
- doenças do tecido conjuntivo (colagenoses);
- doenças inflamatórias intestinais;
- porfiria;
- doença de Behçet;
- síndrome de Mollaret.

O tratamento é feito com aciclovir intravenoso, baseado apenas em suspeita clínica. A recuperação e a evolução são usualmente boas, sendo que a encefalite é rara e as sequelas neurológicas são incomuns.

Encefalite

Pode manifestar-se inicialmente com mudanças comportamentais súbitas, progredindo insidiosamente para alterações de consciência, sinais neurológicos e convulsões. O LCR apresenta-se com pleocitose e hiperproteinorraquia, ao passo que as alterações frontotemporais na eletroencefalografia, na tomografia axial computadorizada (TAC) e na ressonância magnética (RM) são clássicas e a ausência delas não exclui o diagnóstico.

A encefalite herpética é raramente associada ao HSV-2 no adulto, a maioria sendo causada pelo HSV-1. O aciclovir é o tratamento de escolha, com o melhor prognóstico nos pacientes com idade inferior a 30 anos e com escala de coma de Glasgow maior do que 6. A sobrevida desse grupo específico está próxima a 100%, no entanto 20% apresentam sequelas neurológicas graves.

Disfunção autonômica (radiculopatia)

A disfunção autonômica pode ser parte do quadro de mielite transversa, mas geralmente apresenta-se como uma entidade à parte. Manifesta-se por hiperestesia ou anestesia perineal, sacral ou lombar, retenção urinária e obstipação intestinal e impotência no homem. Os sinais incluem bexiga grande, flácida e atônica, alteração sensitiva, alteração do tônus esfincteriano e perda dos reflexos bulbocavernosos. Estas manifestações involuem em cerca de oito semanas, porém há relatos de casos com alterações residuais anos após. Disfunção autonômica significativa acomete 1% dos casos, geralmente em associação com doença primária.

É comum a disestesia no local de desenvolvimento das lesões ou em algum sítio remoto (por exemplo, dor lancinante nas coxas) em associação com episódios de reativação. Normalmente, precede o desenvolvimento das lesões, mas pode ocorrer em sua ausência. Os sintomas podem durar de horas a dias e, usualmente, não há sinais de déficit neurológico ao exame. Já houve descrição de cronicidade com déficit neurológico em um paciente imunocompetente.

Mielite transversa

Ocasionalmente, pode ser uma complicação da disfunção autonômica. Além da descrição anterior, ocorre paralisia tipo neurônio motor superior e perda da sensibilidade nos membros inferiores. Mais uma vez nota-se pleocitose liquórica.

Doença disseminada

A disseminação é, felizmente, rara. Manifesta-se por lesões cutâneas, meningite, hepatite, pneumonite, artrite, trombocitopenia e/ou mioglobinúria. É hematogênica e as condições predisponentes incluem imunossupressão, gravidez, desnutrição e alcoolismo. Também já foi relatada em associação com queimaduras e eczema atópico.

A deficiência da imunidade mediada por células parece ser a condição predisponente mais importante, no entanto há casos em hospedeiros aparentemente imunocompetentes. A disseminação após reativação do herpes genital tem sido descrita em pacientes imunocomprometidos, sendo associada a alta mortalidade. O tratamento é feito com aciclovir intravenoso, também com base na suspeita clínica apenas. A disseminação por cepas resistentes do HSV tem sido relatada em pacientes infectados pelo HIV.

DIAGNÓSTICO

Existe uma vasta diversidade de testes para confirmação da infecção pelo HSV, entretanto todos podem ser dispostos em duas classes:

- detecção direta do HSV;
- sorologia anti-HSV.

A escolha do teste depende da situação clínica, do grau de urgência com que se requer um resultado e da disponibilidade local. Também é importante fazer a triagem para outras DST, porém isso pode não ser possível em todos os pacientes com um primeiro episódio em razão do desconforto gerado por um exame completo.

A exclusão de sífilis no diagnóstico diferencial primordial, particularmente mediante exame por campo escuro do material da borda da úlcera associado à sorologia.

DETECÇÃO DIRETA DO HSV

Os testes disponíveis atualmente são isolamento viral em cultura de células, citologia esfoliativa, detecção de antígeno do HSV, microscopia eletrônica, hibridização do DNA-HSV, PCR do DNA-HSV, análise do polimorfismo no comprimento de fragmentos de restrição (RFLP, do inglês *restriction fragment length polymorfism*) do DNA-HSV.

A capacidade de todos esses testes de confirmar, de maneira confiável, a presença de vírions do HSV depende da qualidade das amostras e do tempo transcorrido desde o início das manifestações clínicas. Os melhores resultados são obtidos a partir de células infectadas, portanto deve-se coletar o material das lesões com um *swab* de algodão ou de dácron (nunca com alginato de cálcio, letal para o vírus). Uma alternativa excelente é a aspiração das vesículas intactas com agulha fina, pois o fluido é abundante em vírions, contendo até 10^9 vírions/mL (Tabela 19.3.4). As amostras devem ser imediatamente colocadas em um meio de transporte adequado (p. ex., solução salina balanceada de Hank) que contenha nutrientes, antibióticos e seja tamponado para um pH neutro. O vírus mantido nesse meio a 4 °C permanece viável por 48 a 96 horas. A água destilada é um meio de transporte alternativo razoável, apresentando apenas uma pequena diminuição de sensibilidade. Deve-se realçar que o vírus é rapidamente inativado quando armazenado em *freezer* a –20 °C, apesar de poder ser mantido a –70 °C.

ISOLAMENTO VIRAL EM CULTURAS CELULARES

Uma grande variedade de linhagens celulares é usada para o cultivo do HSV *in vitro*, tais como fibroblastos diploides humanos e células de rim de coelho. Uma vez que o HSV replica-se rapidamente (um ciclo entre 12 e 18 horas), pode-se detectá-lo após 18 a 24 horas em virtude de seus efeitos citopáticos característicos (isto é, arredondamento seguido de edema celular, aumento da refratividade seguido de morte celular). O tempo médio de aparecimento dos efeitos citopáticos é de 2 a 3 dias, todavia o cultivo deve ser observado por até 14 dias, antes de se reportar uma pesquisa negativa. Uma vez detectados os efeitos citopáticos, deve-se confirmar a presença do HSV por meio de imunofluorescência (IF) com anticorpos específicos (Ac) que excluam outros herpes-vírus, tais como o varicela-zóster. Apesar de o cultivo permitir a realização de outros estudos antivirais de sensibilidade, é uma técnica relativamente trabalhosa e mais lenta.

Para acelerar o procedimento de isolamento, pode ser empregado o recurso do *shell-vial*, que consiste em centrifugar o material extraído da lesão, em meio líquido, sobre a cultura de células em que se pretende obter a multiplicação viral. Isso acelera a etapa de entrada do vírus na célula e permite obter o isolamento em 16 a 48 horas após a inoculação. As demais etapas do processo permanecem inalteradas.

O isolamento permite a identificação do HSV por 2 a 3 dias, quando ainda se observa a presença de lesões bolhosas e praticamente se extingue após a evolução da lesão para crostas.

TABELA 19.3.4 Isolamento viral e estágio da doença na infecção genital por HSV (porcentagem de lesões com cultura positiva).

Maculopapular N = 9	Vesícula N = 136	Pústula N = 68	Úlcera N = 132	Crosta N = 93
25	94	87	70 Primário: 82 Recorrente: 42	27

Fonte: Adaptada de Fife RH, Corey L, 1990.

CITOLOGIA ESFOLIATIVA

As células esfoliadas de lesões mucocutâneas são submetidas à técnica de Papanicolaou. A presença de células aumentadas ou gigantes multinucleadas com inclusões intranucleares é sugestiva de infecção por HSV. No entanto, a sensibilidade é baixa e sua diferenciação do CMV e do VZ pode ser difícil. A vantagem desse procedimento é a rapidez, uma vez que se pode obter resultados em 2 a 3 horas.

DETECÇÃO DE ANTÍGENO DO HSV

Este método rápido (2 a 6 horas) é largamente utilizado, especialmente para pacientes imunocomprometidos. Requer uma alta titulação antigênica (Ag), podendo ser detectada tanto por IF com fluoresceína conjugada a anticorpo anti-HSV quanto por ensaio imunoadsorvente ligado à enzima (Elisa). É possível realizar a tipagem viral por meio de anticorpo monoclonal. É um método relativamente de fácil execução, tendo uma sensibilidade de 70 a 90% quando comparado ao cultivo. É pouco acessível à clinica em geral.

MICROSCOPIA ELETRÔNICA

Apesar de ser um método rápido (1 a 24 horas), tem sido menos utilizado em função de baixas sensibilidade e especificidade e alto custo do equipamento.

HIBRIDIZAÇÃO DO DNA-HSV

Assim como a detecção antigênica, este é um método rápido (2 a 6 horas) e amplamente utilizado, em particular nos pacientes imunocomprometidos. Tem uma alta especificidade, porém sua sensibilidade é pouco menor do que o cultivo.

PCR DO DNA-HSV

Atualmente utilizado, em especial para espécimes de LCR, em razão da baixa carga viral. É um método extremamente específico, perdendo pouco quando comparado à sensibilidade do cultivo. O diagnóstico definitivo torna-se disponível em 4 a 48 horas, entretanto deve-se ter cautela para evitar a contaminação da amostra por DNA-HSV de outras fontes. Uma das vantagens da PCR ou das técnicas moleculares em geral é que elas permitem o diagnóstico por tempo bastante superior àquele quando se emprega o isolamento viral. Dessa forma, após 3 a 4 dias, quando o isolamento em cultura celular já é bastante incomum, a técnica molecular pode ajudar no diagnóstico etiológico nesse período, particularmente na vigência de tratamento antiviral.

ANÁLISE RFLP DO DNA-HSV

A técnica de RFLP utiliza endonucleases específicas para clivar o DNA-HSV em sítios conhecidos. As variações no comprimento dos fragmentos resultantes são usadas para caracterizar os tipos e subtipos do HSV. A alta especificidade do método permite que se rastreie, dentro de uma população, o movimento de uma dada cepa viral. Primariamente um instrumento de pesquisa, não é, no geral, utilizada como um método de diagnóstico da infecção pelo HSV.

SOROLOGIA ANTI-HSV
Sorologia tipo-específica

O advento da sorologia tipo-específica revolucionou nosso entendimento sobre epidemiologia e variação das manifestações clínicas da infecção pelo HSV. São duas as técnicas principais:

- **ensaios proteína-específicos:** detectam anticorpos contra a glicoproteína G, altamente específica para o HSV-1 (gG-1) e para o HSV-2 (gG-2). Infelizmente há uma minoria de indivíduos não soroconversores para a gG, reduzindo a sensibilidade do teste. Esse teste permite ainda a

diferenciação entre IgG e IgM, embora a reatividade cruzada entre as IgM dirigidas contra o HSV-1 e 2 faça ser reportada apenas a reatividade para IgM, sem especificar o sorotipo envolvido.

- **ensaios de Western-blot:** usando-se a eletroforese para passar o soro humano através de um gel impregnado por antígenos do HSV-1 ou HSV-2, esse método aumenta a sensibilidade quando comparado ao anterior. Também possibilita a rápida distinção da soroconversão ao HSV-2 em pacientes já infectados pelo HSV-1. No entanto, é caro e de execução mais lenta.

Alguns especialistas têm recomendado o uso desses métodos como testes de triagem para identificar portadores assintomáticos do HSV-2, pois estes são os alvos para intervenções com o objetivo de reduzir a transmissão, por meio da identificação de recorrências anteriormente ignoradas e uso de preservativos ou profilaxia antiviral. Todavia, dadas as limitações dessas intervenções, como os custos financeiros da triagem, o aconselhamento, o tratamento e as possíveis implicações psicossexuais, particularmente nos casais com sorologias discordantes, essa prática ainda não obteve uma ampla aceitação.

TRATAMENTO

Existem três aspectos principais a serem abordados neste tópico: terapia farmacológica; controle sintomático; e suporte psicológico.

TERAPIA FARMACOLÓGICA

Deve ter, principalmente, os seguintes objetivos:
- prevenção de episódio primário;
- redução da duração do episódio primário e da frequência de complicações;
- prevenção da latência e, portanto, da prevalência da doença recorrente;
- prevenção da doença recorrente, quando da latência já estabelecida;
- redução da transmissão;
- erradicação da latência estabelecida.

Infelizmente, apesar de haver algum progresso relativo à redução da duração, frequência e transmissão, nenhuma das drogas disponíveis atualmente mostrou-se eficaz no controle dos outros tópicos.

Aciclovir (ACV)

Tornou-se a terapia padrão-ouro tanto para a forma mucocutânea quanto para outras formas da doença causada pelo VHS. Pode ser administrado por via tópica, oral ou intravenosa. É um análogo nucleosídeo que penetra em todas as células humanas, infectadas ou não.

Mecanismo de ação

O ACV, para agir, requer a conversão em três etapas até tornar-se trifosfato (ACV-TP), sendo a primeira delas (para aciclovir monofosfato) catalisada pela timidina quinase (TK).

A timidina quinase do HSV (HSV-TK) apresenta uma afinidade ao aciclovir muito maior do que sua correlata celular; logo, apenas as células infectadas pelo HSV acumulam a droga ativa. As quinases celulares completam a fosforilação e o ACV-TP é, então, incorporado, por meio de uma DNA-polimerase, a uma cadeia de DNA viral em replicação. Uma vez faltando um grupo hidroxila terminal, torna-se impossível para o nucleotídeo seguinte se juntar à cadeia (término ou limite obrigatório de cadeia). Dessa forma, a replicação viral é, especificamente, interrompida.

Tratamento do episódio agudo de herpes anogenital

O ACV oral está indicado, o mais breve possível, para todos os episódios agudos sugestivos de infecção primária (sem precisar aguardar por confirmação com cultivo), desde que os pacientes apresentem-se durante o período de formação de novas lesões, ou seja, geralmente até 10 dias em um episódio primário. Dessa forma, o benefício é comprovado, por diminuir a duração do episódio, aliviar os sintomas locais e constitucionais dentro de 48 horas e reduzir a transmissão viral. Entretanto, o tratamento do episódio primário não tem nenhum efeito sobre o padrão futuro da doença recorrente. Mesmo em altas doses, o ACV oral não afeta o tempo de aparecimento da primeira recorrência.

O aciclovir oral também reduz a duração do episódio agudo da doença recorrente, porém, nesses casos, o efeito sobre os sintomas locais é menos acentuado. Portanto, deve-se guiar, individualmente, pela gravidade clínica dos episódios. Os maiores benefícios são obtidos com o tratamento de início precoce; portanto, o tratamento iniciado pelo paciente bem orientado tem vantagens sobre o iniciado pelo médico.

O paciente imunossuprimido, geralmente, necessita de doses mais altas de aciclovir. O potencial de existência de cepas resistentes nessa população é mais elevado e, caso não haja resposta ao tratamento, é importante tentar confirmar laboratorialmente a presença da cepa resistente. Em caso de não ser possível tal confirmação, a terapia alternativa com foscarnet deve ser considerada.

A frequência das recorrências, sua gravidade e seu efeito sobre a qualidade de vida determinarão se a medicação deverá ser dada diariamente (ver adiante terapia supressiva) ou de acordo com cada episódio recorrente. O efeito supressivo do ACV leva 5 a 7 dias para se desenvolver, por isso o uso por períodos curtos (por exemplo, em fins de semana), é ineficaz na prevenção.

Supressão de episódios posteriores de herpes anogenital

Não se pode ser dogmático em relação à terapia supressiva. Como regra geral, mais do que seis episódios ao ano de herpes justificariam o uso contínuo do aciclovir. Todavia, alguns pacientes conseguem administrar muito bem esta quantidade de episódios, enquanto outros, com quadros até mesmo menos graves, requerem terapia supressiva com a finalidade de manter suas atividades. Indubitavelmente, há benefícios psicossociais ao se reduzir o número de episódios nesses indivíduos.

Apesar de a formulação mais popular da terapia supressiva (400 mg, duas vezes ao dia) controlar as recorrências em 65 a 85% dos pacientes e de mais de 90% referirem uma redução significativa da frequência de recorrência, pode ser necessário o uso da medicação com intervalos menores para se obter melhor controle, podendo, inclusive, ser usada uma dose mais baixa (p. ex., 200 mg, quatro vezes ao dia). A dose deve ser reduzida progressivamente em intervalos de 2 a 3 meses, com o fim de se obter a menor dose possível. Nesses casos, os pacientes devem estar alerta para um possível episódio ocasional. É bastante incomum atingir o controle com uma dose menor do que 200 mg, duas vezes ao dia, sendo que a maioria requer 200 mg, três vezes ao dia, ou 400 mg, duas vezes ao dia. Após um período determinado com acordo prévio entre médico e paciente, geralmente de 6 a 12 meses, o ACV deve ser descontinuado com o fim de observar se houve mudança na história natural da doença. Hemograma, provas de função renal e hepática devem ser monitorizados, ao menos, duas vezes ao ano. O controle satisfatório da doença recorrente recai sobre um entendimento entre médico e paciente a respeito dos objetivos do tratamento e seus possíveis sucessos.

Tratamento do herpes orolabial

Apesar de não haver evidências de estudos, o uso do ACV oral provavelmente será bem-sucedido se iniciado precocemente na doença orolabial primária. No entanto, os benefícios desse tratamento relativos à recorrência são mínimos e ainda menores com a terapia tópica. Todavia, as recorrências causadas pela exposição à radiação ultravioleta podem ser prevenidas pelo ACV oral iniciado 24 horas antes da exposição, continuando-se por 7 a 21 dias.

Toxicidade

Os efeitos colaterais são incomuns: um estudo envolvendo 1.000 pacientes com uso prolongado de ACV não mostrou toxicidade significativa. Os efeitos colaterais incluem exantema, alterações gastrointestinais, cefaleia e, com a formulação intravenosa, psicose e até mesmo coma. Os estudos *in vitro* sugerem que o aciclovir tenha um potencial mutagênico, porém isso não foi confirmado pelos estudos animais. O uso crônico de ACV não tem efeito sobre a espermatogênese.

Não há dados sobre a segurança do uso durante a gravidez, no entanto não parece ter efeito teratogênico sobre animais ou humanos. A exposição acidental durante a gravidez eventualmente ocorre, e um registro internacional da evolução desses casos vem sendo compilado, sem ter demonstrado, até agora, nenhuma experiência adversa excessiva durante a gestação. Entretanto, o uso intencional deve ser evitado, particularmente durante o primeiro trimestre, exceto na mãe com doença primária sistêmica grave. O uso do ACV ao termo é discutido mais adiante.

Valaciclovir

O valaciclovir é o éster 1-valil do aciclovir, sendo uma pró-droga desenvolvida com a finalidade de aumentar a biodisponibilidade oral. Assim, pode-se reduzir a frequência das doses e aumentar os níveis plasmáticos, tornando-os mais consistentes. Os estudos, até o momento, têm demonstrado eficácia igual à do aciclovir no herpes genital recorrente. Cepas de HSV resistentes a aciclovir naturalmente também serão ao valaciclovir. Logo, os mesmos critérios e medidas devem ser observados para a resistência a essa droga. Suas indicações são fundamentalmente as mesmas do aciclovir: tratamento agudo ou supressivo de herpes orolabial ou anogenital em imunocompetentes; tratamento supressivo de herpes anogenital em pacientes imunossuprimidos (particularmente pelo HIV). Nesta última indicação, tem a vantagem de poder ser usado em doses de 500 mg uma vez ao dia.

Fanciclovir

Outra pró-droga que, no entanto, sofre hidroxilação e oxidação em nível hepático para, então, transformar-se na droga ativa, penciclovir. Isso permite uma biodisponibilidade oral de 77%, com as vantagens citadas anteriormente. Entretanto, o penciclovir é uma droga diferente do aciclovir, não sendo possível assumir que a segurança e a eficácia de ambas sejam iguais. Os estudos com herpes genital primário não demonstraram benefício em relação ao aciclovir e, até o momento, não há nenhuma droga que se possa comparar diretamente ao ACV na doença recorrente.

Apesar de as cepas timidina-cinase (TK) negativas apresentarem resistência a ambas as drogas, ACV e penciclovir, parece haver alguma vantagem no uso do penciclovir quando no contexto da resistência da DNA-polimerase (ver adiante).

Ambas as drogas parecem ter perfis semelhantes relativos aos efeitos colaterais, porém o penciclovir não é, necessariamente, um limitante de cadeia obrigatório. Essa droga pode potencialmente ser incorporada ao genoma humano, havendo, portanto, preocupação em relação ao seu potencial oncogênico. Apesar de os estudos em humanos não terem demonstrado aumento na incidência de tumores, os estudos em ratos mostraram um aumento na frequência de tumores de mama.

As indicações para HSV no Brasil estão restritas ao uso como tratamento de episódios agudos. No entanto, nos Estados Unidos, as indicações são para uso como tratamento ou supressão de herpes genital recorrente em pacientes imunocompetentes e tratamento de herpes orolabial ou mucocutâneo recorrente em pacientes com infecção pelo HIV. Embora semelhantes, as indicações nos Estados Unidos são mais específicas e abrangentes, permitindo o uso dessa droga em supressão de episódios recorrentes. Vale ressaltar que o fanciclovir não tem aprovação, naquele país, para tratamento de episódios primários de HSV, embora tenha demonstrado eficácia nessa situação.

Foscarnet

Análogo do ácido fosfonoacético e um potente inibidor da DNA-polimerase viral em um vasto grupo de vírus, tais como o HSV, o CMV e o HIV. Ainda não existe, até o momento, nenhuma formulação ativa de administração oral, havendo apenas as apresentações intravenosa e tópica. É a primeira escolha na terapia de mutantes TK-negativos do HSV. Porém, seu uso sistêmico está associado a uma alta incidência de insuficiência renal e mielossupressão, sendo fundamental uma monitorização laboratorial rigorosa. As alterações de cálcio, magnésio e fosfato séricos podem causar náuseas e parestesias durante a administração, e a ulceração subprepucial é comum nos pacientes não circuncidados em razão de um efeito irritativo da droga na urina. Apesar de todos esses efeitos colaterais, é um agente de valor inestimável quando usado com cautela.

Trifluorotimidina

Este análogo nucleosídeo diferencia-se do ACV por ser incorporado ao DNA dos mamíferos. É somente de uso tópico, tanto para ceratite quanto ulcerações cutâneas em pacientes infectados pelo HIV com resistência ao ACV.

Vidarabina (adenosina arabinosídeo)

Antigo, mas amplamente suplantado pelo ACV, este análogo nucleosídeo é um inibidor seletivo da DNA-polimerase viral. Seu papel, hoje em dia, limita-se ao tratamento da encefalite neonatal pelo HSV; apesar da eficácia semelhante ao ACV nesses casos, sua maior mutagenicidade inerente e seu perfil desfavorável de efeitos adversos colocam-no como terapia de 2ª linha.

Resistência aos antivirais

Foram descritos três mecanismos:

- mutantes deficientes em TK (TK-negativos);
- variantes da TK;
- mutantes da DNA-polimerase.

A primeira forma é a mais comum. Ocorre tanto nos pacientes tratados com ACV quanto nos virgens de tratamento com a droga, porém sendo mais comum no imunocomprometido, especialmente naqueles com HIV em terapia supressiva de longo termo com ACV. Em virtude da história natural da doença, as lesões podem até desaparecer, mesmo em vigência de terapia contínua com ACV. Como já discutido, as lesões persistentes durante o tratamento devem ser investigadas para resistência, instituindo-se tratamento alternativo após, por exemplo, foscarnet.

Os mutantes TK-negativos são deficientes na replicação, apresentam virulência reduzida e são menos capazes para estabelecer latência em modelos animais. Os episódios futuros de infecção pelo HSV podem não ser causados necessariamente por um mutante TK-negativo, pois, na ausência do ACV, os mutantes estão em desvantagem seletiva quando comparados ao vírus selvagem.

CONTROLE SINTOMÁTICO

Durante o episódio agudo, é fundamental uma analgesia adequada, geralmente com anti-inflamatórios não esteroidais, tais como o naproxeno, mas pode ser necessário, ocasionalmente, o uso de opiáceos. O alívio da dor perianal com anestésico tópico em gel pode ajudar no controle da disquesia. A disúria grave em mulheres, com ou sem disfunção autonômica, pode ocasionalmente necessitar de cateterização vesical.

A doença recorrente pode estar associada à disestesia ou parestesia, que podem responder ao uso de carbamazepina ou amitriptilina.

SUPORTE PSICOLÓGICO

É importante o envolvimento inicial de um profissional treinado em aconselhamento (enfermeiros ou assistentes sociais), pois, frequentemente, os pacientes com herpes genital necessitam de tempo para absorver todas as informações sobre a doença, e uma determinada proporção apresenta grande dificuldade em assumir o diagnóstico. O "conselheiro" pode, eventualmente, oferecer mais tempo ao paciente do que o médico, sendo um ponto de contato muitas vezes distante do ambiente tumultuado de uma clínica. Esse profissional também poderia facilitar a notificação dos contatos sexuais, que, na prática clínica, geralmente é feita de maneira informal. A informação verbal é mais bem suplementada com impressos de reforço explicativos sobre a doença. É essencial que todos os profissionais da área forneçam informações acuradas e concordantes com os impressos sobre a doença, o que denota a necessidade de uma política de saúde específica unificada. Uma parcela dos pacientes com doença recorrente pode apresentar demanda para acompanhamento psicológico. Nesse contexto, é fundamental que o médico exerça uma função catalisadora no manejo clínico do paciente, sabendo detectar os mínimos sinais indicativos de possível necessidade de acompanhamento conjunto com conselheiro e/ou psicólogo e intervindo, para tal finalidade, nos momentos mais adequados.

GRAVIDEZ E INFECÇÃO NEONATAL

A maioria das transmissões materno-fetais ocorre por contato direto com as lesões genitais. A determinação do risco depende da história prévia de herpes genital na gestante (Tabela 19.3.5).

TABELA 19.3.5 Questões relativas à gravidez quando a mulher e/ou o parceiro apresentam HSV.

História de herpes genital no parceiro (não na mulher)	• risco de adquirir herpes primário • risco de transmissão a termo • risco para o neonato, se infectado
História de herpes genital na mulher	• risco de doença recorrente na gravidez • risco de transmissão a termo • risco para o neonato, se infectado

RISCO DE AQUISIÇÃO DE HERPES DURANTE A GESTAÇÃO

Kulhanjian estudou 277 mulheres e 190 de seus parceiros, tendo encontrado uma soroprevalência para o HSV-2 de 32 e 25%, respectivamente. Dois terços das mulheres e metade dos homens soropositivos não tinham história compatível com herpes genital. Dos 190 casais estudados, 51 (27%) mostravam discordância sorológica. Dezoito mulheres soronega-

tivas para o HSV-2 tinham parceiros soropositivos, mas apenas oito deles relatavam história de herpes genital. Cinco das 18 mulheres soronegativas para o HSV-2 também eram negativas para o HSV-1; sete dos 18 casais mantiveram relações sexuais sem proteção durante o período de gravidez, com uma média de 5,5 vezes ao mês. Apenas uma das 18 mulheres soroconverteu para o HSV-2 durante a gravidez, associada a um episódio clínico. Ela era soronegativa para HSV-1 e HSV-2 na 16ª semana, porém manteve relações sem proteção durante a gravidez. O neonato não desenvolveu herpes neonatal.

HERPES GENITAL PRIMÁRIO:
risco para o feto e o neonato

O risco de transmissão durante a infecção primária é de 20 a 50%, o que simplesmente não justificaria a gravidade da doença primária durante a gravidez. Porém, apesar de a disseminação ser rara, quando ocorre, a taxa de mortalidade materna é de 50%. Esta é uma indicação do uso intravenoso de ACV, a despeito dos efeitos incertos sobre o feto. Além disso, a disseminação está associada a uma mortalidade fetal de 50% (não necessariamente correlacionada à evolução materna). Vários fatores devem ser considerados na avaliação dos riscos do herpes genital primário durante a gravidez:

- Deve-se questionar, antes de tudo, a veracidade da infecção primária. Brown demonstrou que em 28 casos de gestantes com primeiro episódio de herpes genital, apenas 15 tinham evidência sorológica de infecção primária. Estas apresentaram lesões graves, febre e manifestações constitucionais em associação com complicações na gravidez. As 13 mulheres restantes tiveram um primeiro episódio de doença não primária, sem associação com nenhuma morbidade significativa.

- O movimento transplacentário de imunoglobulinas ocorre no último trimestre, protegendo o neonato de patógenos a que ele possa estar, eventualmente, exposto durante o parto. Portanto, a doença recorrente no último trimestre oferece um baixo risco de infecção neonatal. Na doença primária, uma resposta sorológica completa não ocorre caso o parto aconteça dentro de seis semanas após o episódio; dessa forma, a proteção é inexistente, assim como no recém--nascido prematuro a proteção também é deficiente, já que não se completou todo o benefício da transferência passiva de anticorpos.

- A doença primária está muito mais frequentemente associada à cervicite, aumentando a exposição neonatal.

- Na doença primária, o neonato pode estar exposto ao HSV por via hematogênica, via ascendente direta (corioamnionite herpética) e, adicionalmente, pelo canal de parto, sendo improváveis essas exposições na doença recorrente.

- A carga viral local é muito maior na doença primária, também persistindo por um período mais longo (até três semanas).

A infecção primária antes da 20ª semana de gestação está associada a um aumento na taxa de abortos espontâneos (54%), provavelmente podendo-se atribuir tais eventos à infecção intrauterina. A infecção primária no último trimestre também está associada a um aumento nas complicações, tais como trabalho de parto prematuro.

RISCO DE DOENÇA RECORRENTE NA GRAVIDEZ

Tanto a frequência quanto a gravidade das recorrências aumentam durante a gravidez. Na presença de cervicite herpética recorrente, o risco de transmissão por parto vaginal normal é de 3 a 5% que se eleva quando há ruptura prolongada de membranas (mais de seis horas) ou lesão da pele fetal por uso de instrumentos no parto ou eletrodos de *scalp*. Um alto título de anticorpos transplacentários é protetor. O uso profilático de ACV após a 36ª semana reduziu as taxas de partos cesarianos, em um estudo, de 26% para zero.

TRANSMISSÃO ASSINTOMÁTICA NO PARTO

A transmissão no parto não é mais comum do que em qualquer outro momento durante a gravidez. Em um estudo prospectivo realizado em Washington com 15.923 gestantes, 56 (0,35%) eliminavam o HSV de forma assintomática no trabalho de parto precoce, sendo que 18 (35%) destas tinham evidência sorológica de uma infecção de aquisição recente (Tabela 19.3.6).

TABELA 19.3.6 Sumário da transmissão pela categoria do herpes genital.

Cultura para HSV no parto (todos assintomáticos)	Número de transmissores da infecção
1/56 = episódio primário por HSV-1 4/56 = episódio primário por HSV-2	2/5 transmitiram
13/56 = primeiro episódio não primário	4/13 transmitiram
3/56 = reativação do HSV-1	1/3 transmitiu
31/56 = reativação do HSV-2	0/31 transmitiu
4/56 = sorologia não disponível	0/4 transmitiu
15.867 = cultura negativa	3/15.867 transmitiram

Fonte: Adaptada de Brown et al., 1991.

Na coorte de gestantes de Washington, 10 recém-nascidos desenvolveram herpes neonatal: sete das mães tinham cultura positiva no parto e três tinham cultura negativa, três, porém, com história compatível com herpes genital recorrente. Uma criança morreu, três apresentaram deficiências graves, uma deficiência moderada e cinco permaneceram normais.

CONDUTAS
HERPES GENITAL PRIMÁRIO DURANTE OU DE 4 A 6 SEMANAS ANTES DO PARTO

O parto cesariano está indicado não apenas por reduzir a exposição neonatal ao HSV, mas também por reduzir a morbidade materna associada ao parto vaginal doloroso, com o canal de parto ulcerado em paciente com manifestações sistêmicas desagradáveis. Após o parto, o neonato deve ser protegido de secreções maternas com cuidados simples, tais como lavagem das mãos e uso de avental para evitar contato direto com partes expostas potencialmente contaminantes.

RECORRÊNCIA DO HERPES GENITAL DURANTE O TRABALHO DE PARTO A TERMO

Deve-se realizar um exame cuidadoso do canal de parto e da vulva no primeiro estágio do trabalho de parto nas mulheres com história de herpes genital. Caso existam ulcerações, ainda há controvérsias sobre a opção mais segura: alguns obstetras recomendam o parto cesariano, enquanto outros, reconhecendo que o risco de transmissão nesse contexto é baixo, preferem o parto normal transvaginal e cobertura com aciclovir para a mãe, antes do parto, e para o neonato, depois. Essa cobertura pode ser interrompida caso a criança permaneça bem e com *swabs* de orofaringe, olhos e qualquer lesão cutânea suspeita negativos.

HISTÓRIA DE DOENÇA RECORRENTE SEM LESÕES PRESENTES

Não se indica o parto cesariano nessa situação, uma vez que tal fato é bastante comum e o risco de transmissão é mínimo. Deve-se optar pelo parto transvaginal normal, porém evitando a instrumentação, dentro do possível. Caso sejam encontradas lesões ativas maternas subsequentemente, deve-se coletar *swabs* de orofaringe do neonato para isolamento viral e considerar terapia com ACV, podendo-se interrompê-la se as culturas forem negativas e o recém-nascido permanecer bem.

No passado, era prática comum recomendar *swabs* para HSV cervicais e de vulva semanalmente a partir da 26ª semana. Os casos positivos identificados por esse método não se correlacionam com aqueles transmissores do vírus a termo; portanto, essa técnica é infrutífera e apenas aumenta a ansiedade materna. Na tentativa de identificar as transmissoras assintomáticas a termo, métodos de diagnóstico rápido como Elisa ou hibridização do DNA foram tentados. Entretanto, em decorrência da baixa prevalência total de transmissoras a termo, esses testes apresentam um valor preditivo positivo baixo. Tal situação está associada a baixo risco, mas os testes não foram amplamente adotados.

INFECÇÃO INTRAUTERINA

Raramente está associada à doença congênita, causando a tríade de vesículas cutâneas e cicatrizações, coroidorretinite e micro ou hidrocefalia.

INFECÇÃO NEONATAL

Felizmente incomum (com incidência, nos Estados Unidos, de 16/100.000 e, no Reino Unido, de 1/60.000 nascidos vivos), a doença manifesta-se nos primeiros 14 dias. Reconhecem-se três graus:

- **Oculomucocutâneo:** acomete 2/3 dos casos, sozinho ou em combinação. E raramente fatal, porém pode tornar-se recorrente; 30% desenvolvem déficit neurológico de longo prazo. A presença de vesículas cutâneas ao nascimento sugere infecção intrauterina.

- **Encefalite:** em 1/3 dos casos ocorre sozinha, com irritabilidade, convulsões, instabilidade térmica, sinais piramidais e abaulamento de fontanela. O exantema ocorre em 60%. A mortalidade é de 50%, e os sobreviventes apresentam déficits neurológicos graves.

- **Doença disseminada:** é uma doença de múltiplos órgãos, afetando principalmente o fígado e as suprarrenais; 60 a 75% apresentam encefalite; 80% apresentam um exantema vesicular. Se não tratada, a mortalidade atinge 90% em razão, principalmente, da pneumonite e da coagulação intravascular disseminada.

Os casos suspeitos devem ser submetidos à coleta de espécimes de lesões cutâneas, nasofaringe, conjuntiva, urina e LCR. A detecção direta do HSV é fundamental, uma vez que o sorodiagnóstico é confundido pela presença de anticorpos maternos no soro do recém-nascido. O tratamento deve ser iniciado com base na suspeita clínica, não aguardando por confirmação laboratorial.

Em todos os casos de possível infecção materna por HSV, caso o recém-nascido desenvolva lesões cutâneas suspeitas, febre, hipotermia ou recusa alimentar, o tratamento com ACV deve ser iniciado prontamente após coleta para investigação apropriada. Qualquer neonato com risco de transmissão deve ser mantido isolado dos outros neonatos. Deve-se realçar que o herpes orolabial também representa um grande risco, e os profissionais ou os parentes com doença ativa devem ser excluídos do contato direto.

INFECÇÃO POR HSV NO IMUNOSSUPRIMIDO

O HSV pode complicar o manejo clínico daqueles pacientes imunocomprometidos em virtude da doença subjacente (como leucose ou linfoma) ou de tratamento imunossupressor: 70% dos pacientes soropositivos para o HSV submetidos a transplante renal ou de medula óssea sofrem reativação durante o primeiro mês de imunossupressão. O uso profilático do ACV reduziu amplamente tanto a frequência de recorrências como de complicações sérias. A infecção pelo HIV é uma causa crescente de imunossupressão grave.

HERPES E HIV
INFECÇÃO POR HSV COMO UM FATOR DE RISCO PARA AQUISIÇÃO DO HIV

Vários estudos têm sugerido que ulcerações genitais são um fator de risco para aquisição do HIV. A soroprevalência de anticorpos para o HSV-2 é especificamente mais alta em homossexuais e heterossexuais masculinos HIV-positivos do que nos HIV-negativos. É possível que a maior soroprevalência de anticorpos para o HSV-2 nessas populações seja um marcador para outras variáveis mais intimamente associadas à aquisição do HIV.

Outra alternativa é que o HSV possa pôr em ação alguns efeitos biológicos que aumentem a possibilidade de transmissão do HIV. Há três possíveis explicações que suportam essa hipótese: primeira, o HSV causa uma quebra de barreira mucosa que poderia facilitar a transmissão do HIV; segunda, a ulceração pelo HSV está associada à presença de linfócitos T CD4+ ativados, células-alvo para o HIV; terceira, evidências recentes sugerem que o HSV-1 não apenas transativa o H1V, mas também a coinfecção pelo HSV permite que o HIV infecte os queratinócitos (normalmente impossível, uma vez que estas células não expressam CD4-receptor de superfície para o HIV). Isso tem como implicação o fato de as lesões por HSV serem sítios de replicação ativa do HIV, portanto altamente contagiosas.

HERPES RECORRENTE EM PACIENTES INFECTADOS PELO HIV
Doença mucocutânea

Conforme a progressão da imunodeficiência na doença avançada pelo HIV, as doenças pelo HSV (especialmente as genitais) tornam-se mais frequentes e graves. A resistência ao ACV é incomum, porém ocorre particularmente naqueles com imunossupressão grave com doenças extensas tratadas por longos períodos.

Doença em outros sítios

A doença pelo HSV, nos pacientes soropositivos para o HIV, é mais comum em todos os sítios discutidos anteriormente (encefalite, disseminação etc.). Entretanto, uma manifestação característica é a esofagite pelo HSV, manifestando-se por febre, disfagia e odinofagia-intensa. O diagnóstico é confirmado por endoscopia, demonstrando úlceras profundas com até 2 cm de diâmetro que devem ser biopsiadas para diferenciação histológica com doença citomegálica (CMV). As ulcerações podem ser recobertas por placas sobrejacentes de candidíase. Após candidíase e doença por CMV, esta é a terceira causa mais comum de esofagite no paciente com infecção por HIV, acometendo cerca de 8% daqueles com disfagia. É um diagnóstico definidor de aids, de acordo como critério revisado de 1993. O ACV intravenoso permanece a terapia de 1ª escolha.

TRATAMENTO DO HSV NO PACIENTE SOROPOSITIVO PARA O HIV

O tratamento da doença cutânea primária ou recorrente é feito com dose padrão de ACV (200 a 400 mg, via oral, cinco vezes ao dia). É essencial que se realize o cultivo viral inicialmente, devendo-se rever o paciente em breve para confirmar a cicatrização das lesões. Caso ela não esteja ocorrendo apesar da adesão ao tratamento, deve-se considerar a presença de resistência viral (a ser confirmada por estudos de sensibilidade viral) e iniciar tratamento alternativo, por exemplo, com foscarnet.

O momento de início de profilaxia com ACV não deve ser muito tardio, particularmente nos pacientes com contagem de linfócitos T CD4+ menor do que 200/mm³ ou com aids. Estudos realizados nessa população revelaram uma vantagem na sobrevida daqueles em uso de ACV combinado com algum agente antirretroviral, como a zidovudina, fato este menos relevante na era das terapias anti-HIV de alto impacto. Mas que, todavia, demonstram algum efeito, mesmo que marginal, do ACV sobre a infecção pelo HIV.

CONTROLE DA INFECÇÃO

Várias estratégias podem ser adotadas com o fim de prevenir novas infecções:

RASTREAMENTO DOS CONTATOS

Mediante o encorajamento e a conscientização daqueles com herpes primário para que tragam seus parceiros à unidade de atendimento, pode-se triar esses parceiros para eventuais doenças recorrentes não reconhecidas anteriormente.

Deve-se, também, realçar as medidas de precaução para proteger futuros parceiros, tais como formas de relações sexuais alternativas ou, se preferido, afastamento por completo de contato sexual durante as recorrências.

TRIAGEM SOROLÓGICA

Como discutido anteriormente, apesar de ser um conceito atraente, deve-se considerar cuidadosamente as implicações da introdução de testes de triagem em massa às luzes dos reais custos de muitos diagnósticos novos de infecção assintomática.

MÉTODOS DE BARREIRA

Os preservativos masculinos e os femininos e os protetores para sexo oral (*dentaldom*) previnem a transmissão apenas nas áreas da pele que recobrem. As transmissões a partir de lesões na base do pênis, na bolsa escrotal ou em áreas expostas da vulva, ainda assim, podem ocorrer.

VACINAÇÃO

Vários candidatos vacinais em diferentes plataformas têm sido estudados em fase pré-clínica, e com alguns deles já em etapas de ensaios clínicos. Parte significativa do desenvolvimento precoce é apoiado principalmente por instituições acadêmicas, governos e empresas de biotecnologia. Algumas empresas farmacêuticas também estão envolvidas no desenvolvimento de vacinas contra o HSV.

Existem várias abordagens já utilizadas no desenvolvimento de candidatos vacinais terapêuticos ou preventivos, envolvendo resumidamente: a) vírus inativado ou morto; b) subunidades virais (maioria das abordagens atuais); c) vírus selvagens ou vivos (dentre os quais, herpes-vírus heterólogos ou não humanos, antígenos do HSV expressos em vetores vivos/não HSV e engenharia genética do HSV).

As principais barreiras para o desenvolvimento de uma vacina contra o HSV são: a) imunidade natural ao HSV não é necessariamente protetora; b) incerteza sobre a(s) proteína(s) do HSV mais antigênica *in vivo*; c) não existência de modelo de latência viral, logo limitado entendimento sobre o fenômeno.

Ainda assim, em revisão recente, havia cerca de dez candidatos vacinais em etapa pré-clínica, um em fase clínica I e quatro em fase clínica II de desenvolvimento, tornando a expectativa de uma vacina preventiva ou terapêutica contra o HSV promissora. De modo geral, órgãos de saúde pública não aprovarão produtos vacinais que contenham DNA viral, sugerindo, portanto, que estratégias com base em vírus vivos ou selvagens sejam inaceitáveis ou inexequíveis em decorrência do risco desses vírus poderem, em tese, estabelecer latência. Os produtos mais utilizados para vacinas contra o HSV em ensaios clínicos humanos tem sido vacinas à base de subunidades da glicoproteína D. A glicoproteína D está expressa na superfície viral e é a principal responsável pela geração de anticorpos neutralizantes. Vale ressaltar que, muito embora o maior ensaio clínico de uma vacina à base de glicoproteína D2 (gD2) não tenha demonstrado eficácia contra a doença por HSV-2 em mulheres, o ensaio demonstrou que a vacina impediu a doença genital pelo HSV-1 (com eficácia próxima a 60%). Isso é um avanço significativo para o desenvolvimento vacinal, uma vez que foi demonstrado que níveis de anticorpos anti-gD2 se correlacionaram com proteção contra a infecção pelo HSV-1, provando o conceito de que a imunidade mucosa pode ser estimulada por vacinação, mesmo sem sabermos se esta correlação foi mecanística.

CONCLUSÃO

Até o advento de uma vacina eficaz, a incidência do herpes genital continuará aumentando. Os cuidados clínicos dessa e de outras manifestações do HSV sofreram uma revolução na última década em razão dos novos agentes antivirais, especialmente o aciclovir. O futuro é promissor, tanto em relação a uma vacina quanto até mesmo à possível erradicação do HSV em estado latente.

BIBLIOGRAFIA SUGERIDA

Benedeti J, Corey L, Ashley R. Recurrence rates in genital herpes after symptomatic first episode infection. Ann Intern Med. 1994;121:847-54.

Bradley H, Markowitz LE, Gibson T, McQuillan GM. Seroprevalence of Herpes Simplex Virus Types 1 and 2. United States. 1999-2010. JID. 2014:209;325-33.

Brown ZA, Benedetti J, Ashley R et al. Neonatal herpes simplex virus infection in relation to asymptomatic maternal infection at the time of labor. N Engl J Med. 1991;324:1247-52.

Caldeira TDM, Gonçalves CV, de Oliveira GR, da Fonseca TV, Gonçalves R, Amaral CT, Hora VP, Martinez AMB. Prevalence of Herpes Simplex Virus Type 2 and Risk Factors Associated With This Infection In Women In Southern Brazil. São Paulo: Rev. Inst. Med. Trop. 2013:55(5):315-21.

Connolly GM, Hawkins D, Harcourt-Webster IN et al. Oesophageal symptoms, their causes, treatment and prognosis in patients with Aids. Gut. 1989;30:1033-9.

Corey L, Holmes KK. Genital herpes simplex virus infection: current concepts in diagnosis, therapy and prevention. Ann Intern Med. 1983;98:973-83.

Corey L. Genital herpes. In: Holmes KK (ed.). Sexually transmitted diseases. New York: McGraw-Hill Inc.; 1990. p. 391-413.

Fife RH, Corey L. Herpes simplex virus. In: Holmes KK (ed.). Sexually transmitted diseases. New York: McGraw-Hill Inc.; 1990. p. 942.

Johnston C, Gottlieb SL, Wald A. Status of vaccine research and development of vaccines for herpessimplex virus. Vaccine. 2016:34;2948-52.

Koelle DM, Benedetti J, Langenberg A et al. Asymptomatic reactivation of herpes simplex virus infection in women after the first episode of genital herpes. Ann Intern Med. 1992;116:433-7.

Koutsky LA, Stevens CE, Holmes KK et at. Underdiagnosis of genital herpes by current clinical and viral isolation procedures. N Engl J Med. 1992;326:1533-9.

Kulhanjian IA, Soroustt V, Au DS et at. Identification of women at unsuspected risk of primary infection with bezpes simplex virus type 2 during pregnancy. N Engl J Med. 1992;324:916-20.

Marchi S, Trombetta CM, Gasparini R, Temperton N, Montomoli E. Epidemiology of herpes simplex virus type 1 and 2 in Italy: a seroprevalence study from 2000 to 2014. Prev Med Hyg. 2017;58:E27-E33.

Mertz GJ, Coombs RW, Ashley R et al. Transmission of genital herpes in couples with one symptomatic and one asymptomatic partner: a prospective study. J Infect Dis. 1988;157:1169-77.

Nahmias AJ, Iosey WE, Naib ZM et at. Perinatal risk associated with maternal genital herpes simplex virus infection. Am J Obstet Gynecol. 1971;110:825-37.

Scott L, Jackson G, Sanchez P et al. Prevention of caesarean section for recurrent genital herpes simplex virus (HSV) using acyclovir suppressive therapy. Abstr S223, 40th Annual meeting of the Society for Gynecological Investigation, Toronto, Canada, 1983.

Scoular A, Leaak BGS, Carrington D. Changing trends in genital herpes due to herpes simplex virus type 1 in Glasgow, 1985-88. Genitourin Med. 1990;66:226-8.

Siegle DE, Washington AE et al. Prevalence & correlation of herpes simplex infections. The population based Aids in multi-ethnic neighborhoods study. JAMA. 1992;268:1702-8.

Smith JS, Herrero R, Bosetti C, Muñoz N, Bosch FX, Eluf-Neto J, Castellsagué X, Meijer CJLM, Van den Brule AJC, Franceschi S, Ashley R. Herpes Simplex Virus-2 as a Human Papillomavirus cofactor in the etiology of invasive cervical cancer. J Natl Cancer Inst. 2002;94:1604-13.

Sullivan-Bolyas I, Hull H, Wilson C et al. Neonatal herpes simplex infection in King County, Washington: increasing incidence and epidemiological correlates. JAMA. 1983;250:3059-62.

Thellman NM, Triezenberg SJ. Herpes Simplex Virus Establishment, Maintenance, and Reactivation: In Vitro Modeling of Latency. Pathogens. 2017;6:28.

Wald A, Zeh J, Selke S. Subclinical reactivation of herpes simplex virus type 2 in persons with genital herpes. Proceedings of the 33rd Interscience Conference on Antimicrobial Agents and Chemotherapy, New Orleans, USA; 1993. p. 398.

Wooley PD, Kudesia G. Incidence of herpes simplex virus type 1 and type 2 from patients with primary (first attack) genital herpes in Sheffield. Mt. J STD Aids. 1990;1:184-6.

Wu JJ, Huang DB, Pang KR, Tyring SK. Vaccines and immunotherapies for the prevention of infectious diseases having cutaneous manifestations. J Am Acad Dermatol. 2004;50(4):20-2-47.Yeung-Yue KA, Brentjens MH, Lee PC, Tyring SK. Herpes simplex viruses 1 and 2. Dermatol Clinics. 2002;20(2):1-25.

19.4 Infecção pelo vírus Epstein-Barr (EBV) – mononucleose infecciosa

Maria Cristina Domingues da Silva Fink (in memoriam)
Tania Regina Tozetto Mendoza
Paulo Henrique Braz-Silva

Homenagem à Dra. Maria Cristina D.S. Fink, *in memoriam:* Deixa-nos em meio da elaboração do capítulo a honra de ter conosco compartilhado seus valiosos exemplos profissionais e de vida nesses anos de trabalho e de generosa amizade.

INTRODUÇÃO

Um longo caminho de especulações científicas foi percorrido até que Epstein M, Achong B e Barr Y, em 1964, puderam demonstrar, por microscopia eletrônica, um novo herpes-vírus, a partir do cultivo *in vitro* de células de linfoma de Burkitt. O vírus foi denominado Epstein-Barr (EBV), visto que a linhagem celular em que foi identificado tinha esse nome.

Foram os estudos de Denis P. Burkitt, em 1958, que ocasionou a principal hipótese de que um agente infeccioso estivesse envolvido na manifestação de um linfoma que incidia de forma endêmica na mandíbula de crianças africanas. O fato despertou o interesse do grupo do professor emérito Anthony Epstein e de Yvonne Barr, na Inglaterra. Por meio de cultura *in vitro* de células do tumor, feitas a partir de biopsias do linfoma de Burkitt enviadas de Uganda, o grupo mostrou, por microscopia eletrônica, a forma icosaédrica do novo vírus pela primeira vez, em 1964.

Em 1966, Henle e Henle desenvolveram uma técnica de imunofluorescência para detectar anticorpos específicos para o EBV, o que possibilitou a realização dos primeiros estudos sorológicos para esclarecer, a princípio, a etiologia de uma síndrome muito comum, denominada mononucleose infecciosa (febre glandular), descrita desde 1889 por Pfeiffer. O grupo notou a presença de soroconversão para EBV no soro de um dos membros do laboratório que coincidentemente se apresentava no curso agudo da mononucleose infecciosa. A confirmação da hipótese despertou o interesse do grupo de Henle e de outros pesquisadores em estudar uma ampla casuística de soros, demonstrando consistentemente a associação entre EBV e a mononucleose.

O EBV foi descoberto há mais de 50 anos e continua sendo a mais frequente infecção assintomática persistente em humanos, particularmente associado a neoplasias de células B, com impacto no cenário de pacientes imunocomprometdos. Atualmente, o papel etiológico do EBV já foi estabelecido em algumas neoplasias, mas, em contrapartida, muitas ainda necessitam de elucidação sobre seu papel patogênico. As neoplasias de origem linfoide ligadas ao EBV incluem desordens linfoproliferativas em pacientes imunocomprometidos, alguns linfomas de Hodgkin e alguns tipos de linfoma de células T. Com o avanço das novas tecnologias, tem sido permitido compreender a persistência do EBV no organismo e seu papel oncogênico, favorecendo buscar novas abordagens para a prevenção e o tratamento dos tumores a ele associados.

O VÍRUS

O EBV é designado formalmente como herpes-vírus humano do tipo 4 (HHV-4). O genoma do EBV é complexo e constituído de molécula de DNA de fita dupla, contendo 172 Kb. É um dos oito HHV atualmente descritos, entre eles: herpes *simplex* vírus (HSV) 1 e 2, varicella zóster vírus (VZV), citomegalovírus (CMV) e HHVs 6, 7 e 8.

A infecção dos linfócitos B se dá pela adsorção do vírus à molécula CD21 na superfície celular. A ligação é feita por uma glicoproteína do envelope viral (gp350/220) que também é responsável pela interiorização do vírus por meio do mecanismo de endocitose. No interior celular, o DNA viral migra para o núcleo onde é circularizado, formando um epissomo. Esse processo *in vitro* transforma linfócitos B em linhagem linfoblastoide de crescimento permanente que começa a expressar uma variedade de genes do ciclo latente; seis antígenos nucleares (EBNA 1, 2, 3A, 3B, 3C e LP), três proteínas de membrana latente (LMP 1, 2A e 2B) e duas pequenas sequências de RNA não poliadeniladas (EBER 1 e 2), sendo essas também expressas no ciclo produtivo.

Podem ser reconhecidos três tipos de latência, dependendo da variedade de expressão dos genes. A latência III (Lat lll) está presente em linhagens celulares linfoblastoides, sendo as outras duas formas associadas a neoplasias. Nos linfomas de Burkitt, somente as EBERs e EBNA 1 são regularmente expressas (Lat l), enquanto em linfomas de Hodgkin e carcinomas de nasofaringe as LMPs são também expressas.

A mudança da fase latente para a fase lítica é precedida pela expressão da proteína BZLF1 (ZEBRA), um produto gênico imediato. Essa proteína age na ativação do gatilho para a replicação viral e também estimula outras proteínas, como BHRF1, responsável pela produção da DNA polimerase viral e da timidina quinase, importantes para a replicação do DNA viral. Por fim, produtos gênicos mais tardios são sintetizados, incluindo componentes estruturais dos vírions, como o antígeno do capsídeo viral (VCA) e a glicoproteína de envelope gp350.

TRANSMISSÃO E PATOGÊNESE

O EBV infecta mais de 95% da população mundial adulta, com notória eficiência de transmissão e de estabelecimento da infecção latente em indivíduos saudáveis. O contágio pelo vírus se dá, principalmente, pela saliva, sendo que as tonsilas exercem papel fundamental no estabelecimento da infecção latente do vírus em linfócitos B.

Em pacientes imunocompetentes portadores do EBV, pode haver o estabelecimento de uma infecção persistente e de longa duração, com liberação constante ou intermitente do vírus por meio da saliva, infectando outros indivíduos pelo contato oral. A infecção primária normalmente ocorre na infância de forma assintomática, porém, quando ocorre na adolescência, em aproximadamente de 30 a 50% dos casos causam a mononucleose infecciosa.

O EBV tem dois tipos celulares principais como alvo: linfócitos B e células epiteliais. No entanto, esses vírus podem infectar outros tipos celulares, como linfócitos T e células NK, algumas vezes associados a doenças sistêmicas de proliferação clonal de células T/NK. A capacidade do EBV em infectar linfócitos é vista na detecção frequente do vírus em linfomas de Burkitt e também em sua capacidade em transformar linfócitos B periféricos em uma linhagem celular linfoblastoide de crescimento contínuo. A infecção de células epiteliais pode ser observada em aproximadamente todos os casos de carcinoma de nasofaringe, em alguns casos de carcinoma de estômago e pela detecção da fase replicativa do vírus em lesões de leucoplasia pilosa.

O EBV está envolvido na patogênese de neoplasias malignas, tais como linfomas de Hodgkin, linfoma de Burkitt, carcinomas indiferenciados de nasofaringe, alguns casos de carcinomas gástricos e adenocarcinomas de mama, linfomas T e NK, desordens linfoproliferativas em pacientes transplantados, neoplasias malignas associadas ao HIV, dentre outras. Ainda, está também associado a doenças não neoplásicas, como a mononucleose infecciosa, destacada aqui, observada durante a primoinfecção sintomática do vírus, que ocorre, sobretudo, em adolescentes ou adultos jovens, e também à leucoplasia pilosa, lesão que ocorre majoritariamente em pacientes imunossuprimidos, principalmente HIV positivos.

O entendimento do microambiente da interação entre EBV e o tumor oferece um modelo promissor para a busca de alvos terapêuticos. A infecção por EBV interfere em mecanismos epigenéticos que provocam o aumento global da metilação de genes supressores de tumor (TSGs). Ainda, esse modelo tem permitido investigar o papel dos microRNAs (BART e BHRF1) abundantemente produzidos na interação EBV-célula B e que permitem o controle de inúmeros genes celulares e interferem na supressão de genes tumorais e na apoptose. As infecções virais, assim como neoplasias malignas, são capazes de criar microambientes imunossupressores por meio de mecanismos fisiológicos de imunotolerância. Alguns trabalhos demonstraram a associação do EBV no recrutamento de linfócitos T reguladores, em situações neoplásicas, como carcinoma de nasofaringe e linfomas de Hodgkin, e não neoplásicas, como no controle da infecção primária pelo vírus. O mimetismo molecular do EBV de maneira conjunta interfere na imunomodulação. Um exemplo entre outros é a expressão de citocina BCRF1 codificada pelo gene viral, de estrutura muito semelhante à da interleucina 10 (IL-10) humana, inibindo a produção de interferon-gama (IFN-γ), resultando em consequente proliferação dessas células, conforme observado em estudos *in vitro*.

MONONUCLEOSE INFECCIOSA

O período de incubação é de 4 a 7 semanas. A febre, geralmente vespertina, ocorre em mais de 90% dos pacientes, precedida por sintomas inespecíficos como cefaleia, mal-estar, fadiga e mialgia. A linfoadenopatia é mais proeminente nas primeiras 2 a 4 semanas da doença. A faringite se apresenta com aumento do tamanho das tonsilas e exsudato em um terço dos casos, tornando o diagnóstico diferencial com a faringite estreptocócica muito difícil só pelo aspecto clínico. O aumento do volume tonsilar pode causar obstrução de vias aéreas em 5% dos casos e é uma das indicações de internação do paciente para o manejado adequado. A administração de ampicilina ou outros antibióticos betalactâmicos pode desencadear o aparecimento do exantema em até 90% dos casos. Outras alterações clínicas, em ordem de frequência, são esplenomegalia, hepatomegalia, icterícia e edema bipalpebral (conhecido como sinal de Hoagland). Há relatos de hepatite fulminante pela infecção pelo EBV e de hepatite que evolui para cirrose hepática, na vigência de cofatores interferentes na evolução da infecção hepática. Outras manifestações gastrointestinais menos comuns incluem pancreatite, gastrite e colecistite.

DIAGNÓSTICO DIFERENCIAL

O termo "síndrome da mononucleose infecciosa" engloba as diferentes doenças que podem se apresentar com quadro clínico muito semelhante. O quadro comum apresenta, em geral, a possibilidade da presença de linfócitos atípicos no sangue periférico, baixa repercussão sistêmica, bom estado geral, linfoadenomegalia e hepatoesplenomegalia. Devem ser consideradas potenciais diagnósticos diferenciais e investigadas a infecção pelo CMV, toxoplasmose, infecção aguda pelo HIV, rubéola, hepatite A, infecção pelo HHV-6, infecção por adenovírus e brucelose. Entre as doenças não infecciosas estão os linfomas, as leucemias e as intoxicações por drogas.

DIAGNÓSTICO LABORATORIAL

No hemograma, a alteração mais frequente é a linfocitose relativa e absoluta. A presença de linfócitos atípicos também é muito característica, apesar de não patognomônica, e geralmente representam entre 10 a 90% do total de leucócitos. Contudo, não estão presentes em crianças pequenas. Observa-se neutropenia relativa e absoluta entre 60 a 90% dos casos, em geral o quadro é leve e regride espontaneamente. Nota-se aumento das enzimas hepáticas séricas (AST, ALT e DHL) em mais de 60% dos doentes e, em mais de 90% dos casos, pelo menos uma está aumentada.

Os anticorpos heterófilos são inespecíficos e encontrados no sangue de grande parte de indivíduos normais. Paul e Bunnel descreveram os anticorpos heterófilos presentes em algum momento da evolução da doença em cerca de 90% dos casos, geralmente surgindo na 1ª ou 2ª semana após o início

do quadro clínico e desaparecendo gradualmente em até 6 meses. Estima-se que apenas 50% das crianças entre 2 e 5 anos de idade apresentem anticorpos heterófilos positivos durante a infecção pelo EBV e, nas menores de 2 anos, a positividade do exame é ainda mais baixa (10 a 30%).

Apenas para efeito de triagem, pode-se testar o soro suspeito com hemácias de cavalo mediante aglutinação rápida em papel de filtro (Monospot®) ou em lâmina (Monotest® ou Reação de Hoff-Bauer). Entretanto, esses testes apresentam muitos resultados falso-positivos. Como não resultam em falso-negativos, podem servir de triagem rápida em serviços de urgência. Não há indicação desses testes com anticorpos heterófilos em crianças menores de 10 anos, pelo alto índice de falsos resultados.

Os anticorpos específicos são úteis no diagnóstico da mononucleose com anticorpos heterófilos negativos, para determinar a susceptibilidade de um indivíduo à infecção pelo EBV e na distinção de um paciente com infecção recente daquele com infecção pregressa ou reativada. Os anticorpos que podem ser pesquisados são o anticorpo contra o VCA (anti-VCA), contra o antígeno precoce (anti-EA) e contra o antígeno nuclear do EBV (anti-EBNA).

Em crianças menores de 5 anos, recomenda-se iniciar a investigação com a pesquisa de anticorpos específicos. O mais utilizado para o diagnóstico de infecção aguda pelo EBV e de mais fácil acesso na prática clínica é o anti-VCA. Os anticorpos tipo IgM desaparecem da circulação na maioria dos pacientes após 4 a 8 semanas de doença (podendo perdurar, em alguns casos, por até 4 meses), enquanto anticorpos tipo IgG persistem em títulos baixos por períodos muito prolongados, geralmente por toda a vida.

Os anticorpos anti-EA da classe IgG aparecem também logo no início do quadro clínico e, geralmente, desaparecem em 3 a 6 meses. São importantes no diagnóstico de reativação ou infecção secundária pelo EBV, mas não são necessários para o diagnóstico da infecção primária. Os anticorpos anti-EBNA também são úteis na detecção da reativação da infecção e para estabelecer infecção passada. Aparecem mais tardiamente no curso da infecção (cerca de 4 semanas) e permanecem detectáveis ao longo de toda a vida. Os testes para detectar anticorpos específicos contra o EBV utilizam diferentes substratos e antígenos e diferentes tecnologias, tais como, ensaios de imunofluorescência (IFA), ensaio imunoenzimático (Elisa), imunoensaios quimioluminescentes (CLIA) e *multiplex flow immunoassay* (MFI).

As diferenças de sensibilidade e de especificidade desses ensaios são determinadas pelos diferentes tipos e preparos de antígenos neles utilizados. Os ensaios de *imunoblot* são utilizados para confirmar aqueles utilizados como triagem, desenvolvidos com lisados virais de células transformadas pelo EBV e antígenos recombinantes (*line-blots*). O teste de avidez de anticorpos IgG anti-VCS distingue infecção aguda e pregressa.

O isolamento viral em cultura tem valor clínico que deve ser avaliado com cautela. Embora o EBV possa ser cultivado de secreções orofaríngeas ou linfócitos de cerca de 90%

dos pacientes com mononucleose aguda, as dificuldades técnicas associadas ao cultivo do EBV e o fato de que ele pode ser cultivado da orofaringe de pessoas saudáveis diminuem o valor clínico desse teste.

DIAGNÓSTICO MOLECULAR COMPLEMENTAR

É possível detectar sequencias de ácidos nucleicos do EBV por meio da reação da polimerase em cadeia (PCR), PCR em tempo real (nesse caso, podem-se obter até mesmo resultados quantitativos e semiquantitativos), hibridização *in situ* (detecção do genoma viral dentro da célula infectada em tecido), *southern blotting* e *dot blotting*.

A monitorização da carga viral para o EBV em diferentes tecidos tem sido utilizada de maneira eficaz em pacientes com doença oncológica e imunossupressão, particularmente os transplantados, no controle do tratamento da infecção e no prognóstico. Estudos têm mostrado que a PCR em tempo real é particularmente sensível e muito útil para definir o *status* da infecção, especialmente em imunossuprimidos e naqueles em risco de desenvolver doenças relacionadas ao EBV. Entretanto, ainda não existe consenso quanto ao melhor material biológico a se utilizar, à unidade de contagem ou aos níveis de carga viral que requerem intervenções, nem de como isso estabelece o prognóstico. A presença de DNA viral no plasma ou soro de um paciente mostra, em geral, um sinal de infecção primária ou reativação da infecção. Trabalhos apontam que os níveis de carga viral se correlacionam com a gravidade clínica da doença.

TRATAMENTO

Geralmente, apenas o tratamento sintomático está indicado. Pode-se utilizar o paracetamol para controle da febre e da odinofagia. Estudos ainda não conseguiram demonstrar suficiente evidência para indicar o uso de corticosteroides em casos de mononucleose infecciosa não complicada. A experiência clínica, entretanto, sugere que os corticosteroides podem ser indicados em casos de mononucleose infecciosa complicada com obstrução de vias áreas (pela hipertrofia tonsilar), trombocitopenia grave ou anemia hemolítica, apesar de existirem poucos estudos randomizados avaliando sua eficácia.

Também não há indicação de terapia específica para a maioria dos pacientes com mononucleose infecciosa. Apesar de o aciclovir inibir a replicação do EBV e diminuir a excreção viral, não há ação significativa sobre os sintomas da infecção, os quais são primariamente devidos à resposta imune ao vírus. Para os quadros crônicos ou graves, existem relatos esporádicos da utilização de gamaglobulina endovenosa em altas doses, corticosteroidoterapia e aciclovir, com resultados muito variados.

OUTRAS DOENÇAS ASSOCIADAS AO EBV
INFECÇÃO CRÔNICA ATIVA

Doença rara, definida por três critérios: doença grave por mais de 6 meses que se iniciou como infecção primária pelo EBV ou associada a títulos anormais de anticorpos contra o EBV; evidência histológica de comprometimento de diferentes órgãos, como pneumonite, hepatite, hipoplasia de medula óssea, uveíte; e demonstração de antígenos virais ou do DNA do EBV nos tecidos comprometidos.

O padrão sorológico de mononucleose aguda é, geralmente, mantido, consistindo-se em títulos altos de IgG anti-VCA e anti-EA, ausência ou títulos baixos de anti-EBNA1 e, em algumas ocasiões, persistência de IgM anti-VCA. Também há aumento importante da carga viral do EBV em sangue periférico, frequentemente com infecção de células T e/ou NK.

Os pacientes com infecção crônica ativa pelo EBV mantêm febre prolongada, linfoadenopatia, hepatoesplenomegalia e tendência à pancitopenia e hipergamaglobulinemia. A morbidade e a mortalidade são altas. Geralmente, a causa de morte é falência hepática, linfoma, sepse ou síndrome hemofagocítica. O tratamento é difícil e, em alguns casos, o transplante alogênico de células-tronco pode estar indicado, tendo sido esporadicamente curativo por reconstituir a resposta imune contra o EBV. A imunoterapia com linfócitos T citotóxicos (CTL) específicos para o EBV ou para as células NK linfocina-ativadas também já foi tentada, mas com resultados pouco promissores.

SÍNDROME LINFOPROLIFERATIVA LIGADA AO CROMOSSOMO X

Após a infecção primária, o EBV persiste em uma população pequena de linfócitos B de forma latente, imortalizados. Essas células infectadas periodicamente sofrem replicação lítica, produzindo vírus livres. Anticorpos neutralizantes, linfócitos NK e linfócitos T CD8 positivos são responsáveis por limitar a infecção primária e manter os linfócitos B infectados sob controle. Não obstante, se algum elemento na resposta imune não atuar adequadamente, a população de linfócitos B infectados, que geralmente é pequena, pode se expandir. Um linfócito B infectado ativado, por sua vez, pode se transformar em uma célula maligna, originando, por exemplo, a um linfoma.

Várias síndromes linfoproliferativas associadas à infecção pelo EBV parecem resultar de respostas imunes aberrantes. A síndrome linfoproliferativa ligada ao cromossomo X (síndrome de Duncan) é um exemplo disso. Foi identificada, pela primeira vez, em meados dos anos 1970, por Purtilo et al., em uma família em que vários meninos morreram por mononucleose aguda. Consiste em uma rara imunodeficiência ligada ao cromossomo X que compromete seletivamente os indivíduos afetados por doenças associadas ao EBV. Aproximadamente 75% desses indivíduos morrem de mononucleose infecciosa aguda em algumas semanas da infecção. A minoria que sobrevive está mais predisposta a desenvolver hipogamaglobulinemia e/ou linfomas. O gene alterado no cromossomo X foi identificado como SAP ou SH2D1A (*signalling lymphocyte activation molecule associated protein*).

DOENÇA LINFOPROLIFERATIVA DE CÉLULAS B

Ocorre, associada ao EBV, em estados de imunodeficiências com defeitos de células T, em que a ausência de resposta específica para o EBV por CTL permite a proliferação de células B infectadas em estado latente. É uma complicação letal, comum entre indivíduos submetidos a transplante e sob uso de terapia imunossupressora, podendo também surgir em imunodeficiências congênitas ou adquiridas, inclusive na Aids. O quadro clínico pode mimetizar o da doença enxerto *versus* hospedeiro ou o de uma infecção qualquer, com febre, linfoadenopatia e comprometimento de diversos órgãos. O tratamento de primeira linha nos transplantados é a redução da terapia imunossupressora, correndo-se o risco da rejeição do órgão transplantado.

LINFOMA DE HODGKIN

O linfoma de Hodgkin é uma neoplasia singular, pois é a única em que as células malignas constituem uma pequena parte do tumor, representando de 1 a 2% do total da neoplasia. É caracterizado pela desorganização da arquitetura dos linfonodos afetados e pela presença de pequeno número de células neoplásicas mononucleadas de citoplasma amplo, as células de Hodgkin, e multinucleadas, as células de Reed-Sternberg. A maior parte da lesão é composta por células inflamatórias não neoplásicas.

Em cerca de 30 a 50% dos casos de linfoma de Hodgkin, o EBV pode ser detectado em células de Reed-Sternberg, em que o vírus expressa um limitado número de genes, dentre eles o EBNA1 e as LMP1 e LMP2.

A proporção de casos de linfomas de Hodgkin EBV positivos é geralmente mais alta em crianças, especialmente com menos de 10 anos, e em pacientes com mais de 45 anos de idade. Estudos epidemiológicos apontam a maioria de paciente homens e casos de celularidade mista dentre os casos de linfoma de Hodgkin EBV positivos. Com relação ao prognóstico, apresenta-se relativamente desfavorável em pacientes com mais de 45 anos, sendo controverso nos outros grupos etários.

Em pacientes imunossuprimidos, como transplantados de órgãos sólidos e pacientes HIV positivos, linfomas de Hodgkin ocorrem com maior frequência, se comparados com a população em geral da mesma idade e sexo. Nesses indivíduos, o EBV é encontrado em aproximadamente 90% dos casos.

Linfomas de Hodgkin associados à infecção pelo HIV apresentam características particulares comparados aos casos na população em geral. Apresentam comportamento clínico agressivo, difícil terapêutica e prognóstico pobre; histopatologia peculiar, sendo representada pelo tipo mais agressivo entre os linfomas de Hodgkin clássicos (celularidade mista) e por um subtipo raro na população em geral, denominado depleção de linfócitos; e, ainda, grande proporção de células neoplásicas – células de Reed-Sternberg.

LINFOMA DE BURKITT

O linfoma de células B pequenas foi primeiramente descrito por Burkitt, na África equatorial. A idade média ao

diagnóstico é de 5 anos e a maior parte desses tumores acomete a mandíbula. As respectivas regiões endêmicas são também aquelas em que as taxas de infecção pelo EBV na infância precoce são altas.

Mais de 90% desses casos endêmicos é associada ao EBV. Em outras partes do mundo, o tumor ocorre de maneira esporádica e é associado ao EBV em uma frequência bem menor. Nos Estados Unidos, a apresentação desses tumores é mais frequentemente abdominal e a associação ao vírus é de cerca de 20%.

Nos indivíduos com linfoma de Burkitt associado ao EBV, invariavelmente os títulos de anticorpos anti-VCA e anti-EA são caracteristicamente altos e esses níveis se correlacionam com o risco de desenvolver o tumor.

Nas últimas duas décadas, com a epidemia do HIV, observou-se a terceira forma de linfoma de Burkitt. Até 10% dos pacientes com Aids nas sociedades ocidentais desenvolvem doenças malignas de células B de uma forma ou de outra, sendo, portanto, a incidência do tumor, nessa população, muito mais alta do que as formas epidêmica e endêmica da infância. Nos indivíduos HIV positivos, a associação do Burkitt com o EBV é de cerca de 30 a 40%.

CARCINOMA DE NASOFARINGE

O carcinoma de nasofaringe é uma neoplasia maligna rara em países ocidentais, porém apresentando grande incidência na China e em algumas partes do sudeste asiático. As características morfológicas do carcinoma de nasofaringe são subdivididas em três grupos: carcinoma epidermoide não queratinizado (subtipos diferenciado e não diferenciado), carcinoma epidermoide queratinizado e carcinoma basaloide. A associação com o EBV se dá em virtualmente todos os casos, independentemente da região geográfica considerada; porém, apenas uma pequena proporção dos casos de carcinoma de nasofaringe queratinizados são EBV positivos em regiões de baixa incidência da lesão.

A infecção latente do EBV em células epiteliais é um evento muito raro e pouco compreendido. Estudos com tecido normal e lesões cancerizáveis da região de nasofaringe, de pacientes com alto risco para o desenvolvimento de carcinoma da mesma região anatômica indicaram a inativação de RASSF1A e p16 como eventos precoces na carcinogênese da lesão, sendo que esses eventos predisporiam o epitélio normal para uma subsequente infecção por EBV, oriunda do tecido linfoide adjacente e de linfócitos B circulantes.

Como em carcinomas de nasofaringe invasivos, lesões *in situ* também são positivas para o EBV, sendo mais uma evidência de que a infecção pelo vírus é um evento precoce no processo de carcinogênese. A expressão dos genes de latência do EBV em carcinomas de nasofaringe consiste na latência do tipo II, principalmente EBNA1, LMP2A e LMP2B, transcritos BamHIA e a proteína oncogênica LMP1. Estudos mostram a monoclonalidade do genoma viral em carcinomas de nasofaringe, indicando que a infecção pelo EBV ocorre antes da expansão clonal das células neoplásicas.

Existem inúmeros testes para detecção do EBV na prática clínica, podendo ser utilizados para monitoramento da efetividade da terapia e controle de recidivas em pacientes com carcinoma de nasofaringe. Um dos mais utilizados é a dosagem de anticorpos IgA para o VCA. Estudos mais recentes utilizam a PCR em tempo real quantitativo para mensuração do EBV circulante no sangue de pacientes com carcinoma de nasofaringe, mostrando que os níveis encontrados pré-tratamento são intimamente ligados com a taxa de sobrevida dos pacientes, e os níveis pós-tratamento podem predizer recidivas ou a sobrevida dos pacientes.

A maneira mais simples para detecção do EBV em amostras parafinadas é a hibridização *in situ* para EBERs (*enconded early* RNAs), pequenos fragmentos de RNA não codificantes, produzidos em abundância pelo EBV em ambos os ciclos de infecção, porém com função ainda desconhecida. Em carcinomas de nasofaringe, observa-se positividade em praticamente todas as células tumorais.

A imuno-histoquímica para detecção do vírus é bastante limitada, pois a proteína LMP1 apresenta-se positiva em apenas 40% dos casos de carcinoma de nasofaringe e, além disso, sua marcação é de difícil interpretação, sendo pontual e discreta na maioria das vezes. O uso da PCR é bastante questionado, pois a presença de poucos linfócitos B não neoplásicos infectados poderiam causar um falso-positivo.

O tratamento para o carcinoma de nasofaringe é uma associação de radioterapia e quimioterapia, acarretando um sucesso terapêutico considerável, porém, numa parcela significante de pacientes, o prognóstico continua bastante sombrio. Na tentativa de tratamentos mais eficientes, com menos efeitos colaterais, atualmente se propõe a imunoterapia baseada na resposta de CTL e células dendríticas específicas para o EBV.

LEUCOPLASIA PILOSA

A leucoplasia pilosa é uma lesão benigna da mucosa oral que acomete principalmente a borda lateral de língua, caracterizada pela replicação do EBV nas camadas superficiais do epitélio. Foi descrita inicialmente como exclusivamente associada à Aids, porém, posteriormente à sua descrição, alguns casos foram diagnosticados em pacientes HIV-negativos transplantados de órgãos sólidos ou imunossuprimidos cronicamente por outras razões, associando, assim, a leucoplasia pilosa à imunossupressão de maneira geral.

Clinicamente, a leucoplasia pilosa apresenta-se como uma placa branca, corrugada, indolor, que não sede à raspagem, mais comumente encontrada em borda lateral de língua. Apresenta quadro histopatológico não patognomônico caracterizado por hiperqueratose, degeneração balonizante, acantose e discreto infiltrado inflamatório, sendo que, para diagnóstico final, há a necessidade da detecção do EBV, principalmente por meio da hibridização *in situ*.

A leucoplasia pilosa é caracterizada pelo ciclo replicativo do EBV nas camadas superficiais do epitélio. Porém, alguns autores não acham suficiente o ciclo replicativo produtivo para explicar a patogênese da lesão. Trabalhos mostram que a expressão de genes do ciclo latente seria importante cofator no desencadeamento da lesão. Mesmo com a expressão de genes do ciclo latente, esses são expressos apenas nas camadas superficiais do epitélio.

A lesão é considerada um sinal de agravamento da imunossupressão, sendo preditiva para o desenvolvimento da Aids, podendo seu diagnóstico ser usado como indicador para detecção precoce da infecção pelo HIV e também como prognóstico para os casos já confirmados.

Com a introdução da terapia antirretroviral altamente ativa (HAART) a partir de 1996, observou-se o declínio de algumas infecções oportunistas da cavidade oral, principalmente da candidíase e da leucoplasia pilosa. O surgimento dessas lesões está associado a baixas contagens de células TCD4+ e alta carga viral do HIV, demonstrando, assim, agravamento do estado da doença.

Normalmente, a leucoplasia pilosa não requer tratamento específico, pois geralmente a lesão não causa sintomatologia. Em determinadas fases da Aids, em que o paciente faz uso da HAART, o tratamento da lesão seria desnecessário, pois o esquema terapêutico empregado seria suficiente para sua redução.

BIBLIOGRAFIA SUGERIDA

Chua MLK, Wee JTS, Hui EP, Chan ATC. Nasopharyngeal carcinoma. Lancet. 2016;387(10022):1012-24.

Damania B, Münz C. Immunodeficiencies that predispose to pathologies by human oncogenic γ-herpesviruses. FEMS Microbiol Rev. 2019;43(2):181-92.

Kerr JR. Epstein-Barr virus (EBV) reactivation and therapeutic inhibitors. J Clin Pathol. 2019;72(10):651-8. https://doi.org/10.1136/jclinpath-2019-205822

Kim WY, Montes-Mojarro I, Fend F, Quintanilla-Martinez L. Front Pediatr. Epstein-Barr virus-associated T and NK-cell lymphoproliferative diseases. Front Prediatr. 2019;7:71.

Kutok JL, Wang F. Spectrum of Epstein-Barr Virus-associated diseases. Annu Rev Pathol Mec Dis. 2006;1:375-404.

Martins LL, Rosseto JHF, Andrade NS, Franco JB, Braz-Silva PH, Ortega KL. Diagnosis of oral hairy leukoplakia: the importance of EBV in situ hybridization. Int J Dent. 2017;2017:3457479.

Rezk SA, Zhao X, Weiss LM. Epstein-Barr virus (EBV)-associated lymphoid proliferations, a 2018 update. Hum Pathol. 2018;79:18-41.

Saha A, Robertson ES. Mechanisms of B-cell oncogenesis induced by Epstein-Barr virus. J Virol. 2019;pii:JVI.00238-19.

Sangueza-Acosta M, Sandoval-Romero E. Epstein-Barr virus and skin. An Bras Dermatol. 2018;93(6):786-99.

Vale DA, Martins FM, Silva PH, Ortega KL. Retrospective analysis of the clinical behavior of oral hairy leukoplakia in 215 HIV-seropositive patients. Braz Oral Res. 2016;30(1):e118.

Vouloumanou EK, Rafailidis PI, Falagas ME. Current diagnosis and management of infectious mononucleosis. Curr Opin Hematol. 2012;19(1):14-20.

Zhang X, Zhang Z, Zheng B et al. An update on viral association of human cancers. Arch Virol. 2013;158(7):1433-43.

19.5 Varicela-zóster

Eitan Naaman Berezin
Chaie Feldman
Daniel Jarovsky

INTRODUÇÃO

O vírus varicela-zóster (VVZ, também conhecido como herpes-vírus humano 3) causa infecções primárias, latentes e recorrentes. A infecção primária é manifestada como varicela e resulta no estabelecimento de uma infecção latente vitalícia dos neurônios dos gânglios sensoriais. Embora ocorra frequentemente como uma doença leve da infância, a varicela pode causar morbidade e mortalidade substanciais em crianças saudáveis em outros aspectos; também causa morbidade e mortalidade maiores em adolescentes, adultos e pessoas imunocomprometidas e predispõe a infecções bacterinas graves por estreptococos do grupo A e por *Staphylococcus aureus*. A reativação da infecção latente causa o herpes-zóster, uma doença de baixa mortalidade frequentemente associada a progressão da idade, mas que resulta em significante morbidade em idosos.

ETIOLOGIA

O VVZ é um alfa-herpes-vírus exclusivamente humano, que mede cerca de 180-200 nm de diâmetro, apresenta forma icosaédrica e invólucro cujas características morfológicas se aproximam à do herpes *simplex*. Os membros da família herpes-vírus são morfologicamente indistintos e apresentam como característica comum o fato de permanecerem em estado latente durante toda a vida do indivíduo, com recrudescências por ocasião da imunossenescência e/ou imunodepressão. Esses vírus são envelopados com genomas de DNA de dupla fita que codificam mais de 70 proteínas, incluindo as proteínas que são alvos da imunidade celular e da humoral. A replicação do vírus envolve a síntese da timidina-quinase, o que torna o vírus suscetível à inativação por drogas antivirais como o aciclovir.

Existe somente um sorotipo do vírus VVZ. O vírus é facilmente isolado do líquido das lesões vesiculares na varicela e no herpes-zóster.

EPIDEMIOLOGIA

A varicela é uma doença cosmopolita, com contagiosidade extremamente acentuada e cuja única fonte de contaminação é o ser humano. Com base em estimativas conservadoras, a varicela é responsável por 4,2 milhões de complicações graves que resultam em hospitalização e por 4.200 mortes em todo o mundo a cada ano.

Sua epidemiologia varia globalmente, e em países de alta renda com clima temperado, a varicela é geralmente uma doença da infância; na era pré-vacinação, mais de 90% das infecções ocorriam antes da adolescência, com menos de um em cada 20 adultos permanecendo suscetível. Nos Estados Unidos, ocorriam epidemias anuais de varicela no inverno e na primavera responsáveis por cerca de 4 milhões de casos, 11 mil hospitalizações e 100 óbitos a cada ano. Em contrapartida, e por razões ainda não esclarecidas, em alguns países tropicais a idade média de infecção é maior, com adolescentes e adultos apresentando maior suscetibilidade em comparação com regiões temperadas. A maior densidade populacional, que pode estar associada ao aumento da urbanização e à escolaridade precoce, também está relacionada à elevada incidência de varicela.

Praticamente todos os indivíduos são infectados durante a vida, predominantemente na infância, sendo considerada no passado uma infecção comunicante quase universal da infância. Nos países de clima temperado, que não utilizam a vacina em seus programas nacionais de imunização, a maioria das crianças é infectada até os 10 anos de idade e menos de 5% dos adultos permanecem suscetíveis. Já em climas tropicais, a aquisição do VVZ geralmente ocorre mais tarde na infância, resultando em uma proporção significativamente maior de adultos suscetíveis ao vírus.

Antes da introdução da vacinação universal em diversos países do mundo, a incidência de varicela tendia a seguir um padrão cíclico, com picos em intervalos de poucos anos. Um padrão sazonal de infecção também foi observado em diversos países da América Latina, com incidências tipicamente elevadas durante o inverno e a primavera. Altas taxas de cobertura vacinal reduziram substancialmente a incidência da varicela e suas complicações, e praticamente eliminaram essa sazonalidade discernível da doença.

Dados de incidência de varicela relatados passivamente subestimam a verdadeira carga da doença, já que muitos pacientes infectados não procuram atendimento médico. Além disso, não é uma doença de notificação compulsória em grande parte dos países da América Latina, embora as hospitalizações e as mortes relacionadas sejam notificáveis. Consequentemente, o ônus da infecção por varicela e seu impacto socioeconômico não são rotineiramente avaliados.

EPIDEMIOLOGIA NO BRASIL

A varicela não é uma doença de notificação compulsória. Portanto, a maioria das informações são provenientes de dados de hospitalização e de surtos. No Brasil, no período entre 2012 a 2017, foram notificados 602.136 casos de varicela. A região Sul notificou o maior número com 199.057 (33%) dos casos, seguido da região Sudeste com 189.249 (31,4%), enquanto a região Norte notificou 40.325 (6,6%). Quanto à faixa etária, nesse mesmo período, observa-se maior frequência de casos notificados entre 1 e 4 anos com 227.660 (37,8%), seguido da faixa etária entre 5 e 9 anos com 179.592 (29,8%). O menor registro foi observado em pessoas > 50 anos com apenas 4.081 (0,68%) casos.

Foram registradas 38.612 internações por varicela no Brasil nesse mesmo período analisado. O maior número ocorreu em 2013 com 9.553 (24,7%) e em 2017 apenas 1.793 (4,6%) internações até junho de 2017, com a média de 6.435 casos. A faixa etária com o maior número de internação foi > 50 anos com 12.455 (24,1%), seguidas pela faixa etária entre 1 e 4 anos com 9.328 (24,1%) casos, e o menor registro foi em pacientes entre 15 e 19 anos com 1.099 internações (1,5%).

Quanto aos registros de óbitos por varicela com ou sem outras complicações, foram notificados 649 casos, com destaque na faixa etária entre 1 e 4 anos com 217 (33,4%). Em 2012, foi registrado o maior número de óbitos por varicela com 176 (27,1%), enquanto nos anos de 2015 e 2016 foram registrados os menores números de casos, sendo 81 (12,4%) e 76 (11,7%), respectivamente.

A Tabela 19.5.1 indica o número de internações relacionadas à faixa etária. É possível notar diminuição do número de hospitalizações após o início da imunização para varicela em todas as faixas de idade.

Após a introdução da vacina em 2013, podemos perceber redução do número de hospitalizações decorrentes de varicela, e também redução de óbitos associados à doença. Já na Figura 19.5.1, podemos observar redução dos surtos de varicela notificados no Estado de São Paulo.

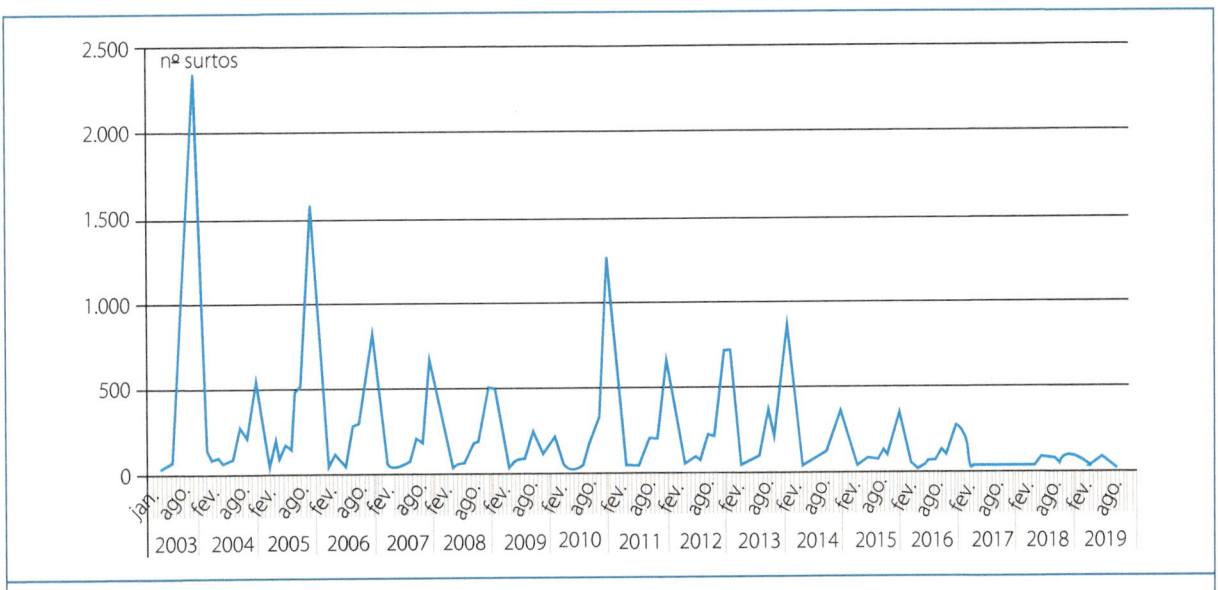

FIGURA 19.5.1 Varicela: número de surtos por mês no Estado de São Paulo entre 2003 e 2019.
Fonte: SINAN Net. Dados provisórios em 19/6/2019.

TABELA 19.5.1 Número de internações por varicela, segundo a faixa etária, no Brasil entre 2012 e 2017.

Faixa etária	2012	2013	2014	2015	2016	2017	Total
< 1	967	1.262	840	627	597	164	4.457
1 a 4	2.467	2.858	1.905	1.083	803	212	9.328
5 a 9	729	924	800	584	645	157	3.839
10 a 14	363	418	412	289	269	88	1.839
15 a 19	221	242	236	192	161	47	1.099
20 a 29	353	384	334	302	322	99	1.794
30 a 39	374	408	343	289	297	107	1.818
40 a 49	388	420	362	355	336	122	1.983
> 50	2.249	2.637	2.067	2.246	2.459	797	12.455
Brasil	8.111	9.553	7.299	5.967	5.889	1.793	38.612

Fonte: MS/SVS/SIH. Dados até 27/6/2017.

PATOGENIA

O VVZ é transmitido pelas secreções respiratórias e pelo líquido das lesões cutâneas tanto na disseminação pelo ar como por contato direto. A infecção primária (varicela) resulta da inoculação do vírus através da mucosa respiratória ou conjuntiva. A transmissão ocorre por contato pessoal com paciente com varicela ou zóster. No ambiente doméstico, a transmissão do VVZ se estende a quase todos os indivíduos suscetíveis; o contato mais casual, como o que ocorre em salas de aula, está associado a taxas menores de doença entre crianças suscetíveis.

O contato com o vírus determina uma infecção latente nas células dos gânglios sensoriais em todos os indivíduos que sofrem a infecção primária (Figura 19.5.2). A reativação subsequente do vírus latente causa o herpes-zóster, erupção vesicular que, em geral, tem distribuição por dermátomos. No seu curso, podem ocorrer alterações necróticas nos gânglios satélites. As lesões cutâneas da varicela e do herpes-zóster são histopatologicamente idênticas e o vírus infectante está presente em ambas. A varicela estimula tanto a imunidade humoral como a celular, que é altamente protetora contra reinfecção sintomática. A supressão da imunidade celular ao VVZ correlaciona-se com risco maior de reativação do VVZ como herpes-zóster.

A penetração do vírus provavelmente acontece pelas vias respiratórias superiores na infecção primária. Durante a parte inicial do período de incubação, de 10 a 21 dias, o vírus replica-se nas vias respiratórias provocando viremia subclínica breve demonstrada em 1 a 11 dias antes do *rash*, predominando em linfócitos nos pacientes imunocompetentes. As lesões cutâneas disseminadas assomam na segunda fase virêmica. As lesões cutaneomucosas aparecem em surtos na primeira semana da doença, correspondendo a episódios de viremia. Os leucócitos mononucleares do sangue periférico transportam os vírus infectantes, produzindo novos grupos de vesículas por 3 a 7 dias. O VVZ também é transportado de volta para os sítios da mucosa respiratória ao fim do período de incubação, permitindo a disseminação para contatantes suscetíveis antes do aparecimento da erupção. Durante a fase aguda da varicela, o vírus é carreado por via hematogênica para outros órgãos, incluindo gânglios nervosos, invasão que se faz através das vias nervosas a partir das lesões vesiculares cutâneas.

A resposta imune do hospedeiro limita a replicação viral e facilita a recuperação da infecção. Nos pacientes imunocomprometidos, a falha da resposta imune, especialmente da imunidade celular, permite a replicação viral continuada que resulta em lesões nos pulmões, fígado, cérebro e outros órgãos. A observação frequente de lesões viscerais em hospedeiros imunossuprimidos indica a ocorrência de viremia associada à progressão da varicela para doença mais grave.

A manifestação do quadro de herpes-zóster, em contrapartida, decorre da reativação e da replicação dos vírus latentes nos gânglios dos nervos espinais ou cranianos e seu transporte retrógrado à pele. O DNA do vírus VVZ foi detectado em células mononucleares sanguíneas de pacientes com herpes-zóster não complicado durante 3 a 7 semanas após o *rash*, coincidindo com o período em que os pacientes sentiam dor. É conhecida a associação do herpes-zóster com traumatismos, intervenções cirúrgicas, aplicação de radiografia e, principalmente, com estados de imunodepressão por leucemias, linfomas, corticoterapia e em pacientes portadores do vírus da imunodeficiência humana (HIV).

PATOLOGIA

A pele e as mucosas são os tecidos mais frequentemente atingidos na doença. Alterações nucleares e do citoplasma são encontradas nas células epiteliais, sendo mais características as inclusões intranucleares acidófilas. Estas, observadas nas células da base das vesículas ou no próprio líquido vesicular, ocorrem igualmente na varicela e no herpes-zóster.

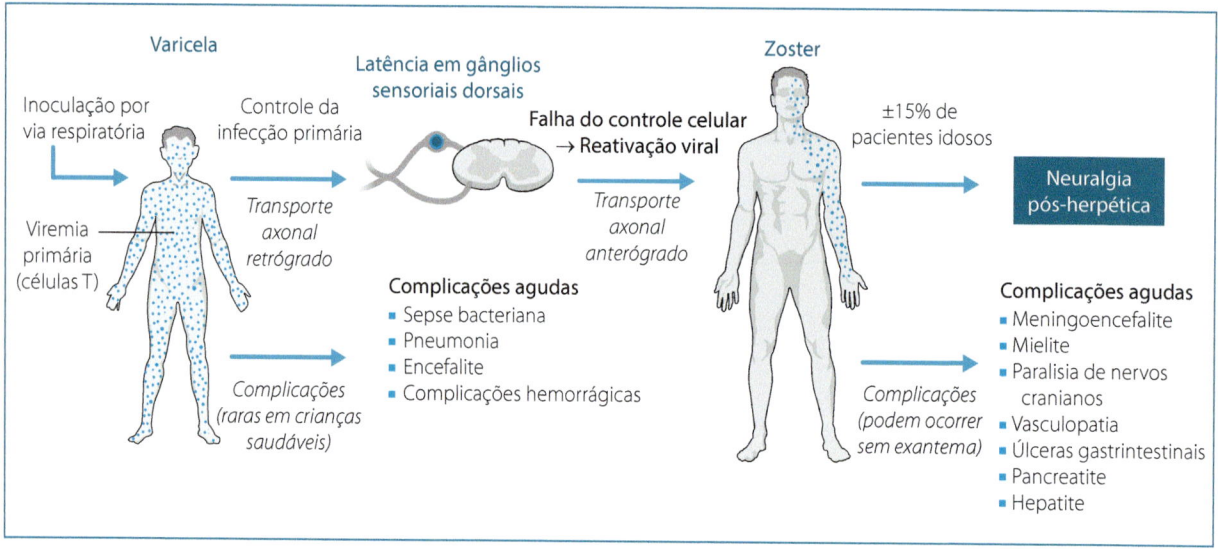

FIGURA 19.5.2 Diferentes fases da infecção pelo vírus varicela-zóster.
Fonte: Adaptada de Gerson AA et al., 2015.

A degeneração celular e o edema intercelular dão origem às vesículas, nas quais são encontrados neutrófilos e restos celulares. Em gânglios espinais e nervos periféricos, é notado um processo inflamatório com infiltrado mononuclear e necrose.

Nos pulmões, as alterações histopatológicas são predominantemente do tipo intersticial, com infiltrado mononuclear e presença de corpúsculos de inclusão em células do trato respiratório.

Nos pacientes imunodeprimidos, as alterações patológicas compreendem inflamação, necrose hemorrágica e corpúsculos de inclusão encontrados em quase todos os órgãos, inclusive na via dorsal e gânglios autonômicos. O vírus pode ser isolado do sangue e pulmões.

O quadro histopatológico, em alguns casos de encefalite associada à varicela, constitui-se em um infiltrado perivascular, processo inflamatório das leptomeninges e inclusões no tecido nervoso, de intensidade e extensão variáveis.

QUADRO CLÍNICO

A varicela é uma doença exantemática febril comum em crianças que não foram imunizadas. Sua gravidade é variável, mas geralmente autolimitada. Pode estar associada a complicações graves. O VVZ provoca sintomas cutâneos localizados, mas que podem se disseminar em pacientes imunocomprometidos.

- **Período de incubação:** geralmente é de 14 a 16 dias, com intervalo de até 10 a 21 dias após a exposição à erupção cutânea. O período de incubação pode ser prolongado por até 28 dias após o uso de imunoglobulina (IGIV) ou imunoglobulina intravenosa contra varicela-zóster (VZIG) e pode ser encurtado em pacientes imunocomprometidos. A varicela pode se desenvolver entre 2 e 16 dias após o nascimento de recém-nascido de mães com varicela ativa no período de 5 dias que antecede o parto e 2 dias após o parto; o intervalo usual desde o início da erupção cutânea na mãe até o início do recém-nascido é de 9 a 15 dias.

- **Período prodrômico:** duração variável de horas até 3 dias, consistindo geralmente em manifestações discretas como febre baixa, cefaleia, anorexia, vômitos, com estado geral do paciente bem conservado.

- **Período exantemático:** a lesão da varicela frequentemente aparece primeiro no couro cabeludo, na face ou no tronco e caracteriza-se por ser pruriginosa e associar-se a sintomas de febre e mal-estar. Outra característica é a evolução rápida das várias formas de lesões. O exantema inicial consiste no aparecimento de erupção na pele e nas mucosas, que, de máculas eritematosas intensamente pruriginosas, evoluem por meio de um estágio papular para formar vesículas claras repletas de líquido. A turvação e a umbilicação das lesões começam em 24 a 48 horas. Enquanto as lesões iniciais tornam-se crostosas, novos grupos de lesões se formam no tronco e, em seguida, nos membros; a presença simultânea de lesões em vários estágios de evolução (polimorfismo regional) é característica da varicela (Figura 19.5.3). As crostas se desprendem, sem deixar cicatriz, 4 a 6 dias depois. A varicela é contagiosa de 24 a 48 horas antes da erupção, até que as vesículas se tornem crostosas, o que ocorre geralmente 3 a 7 dias após o início da erupção.

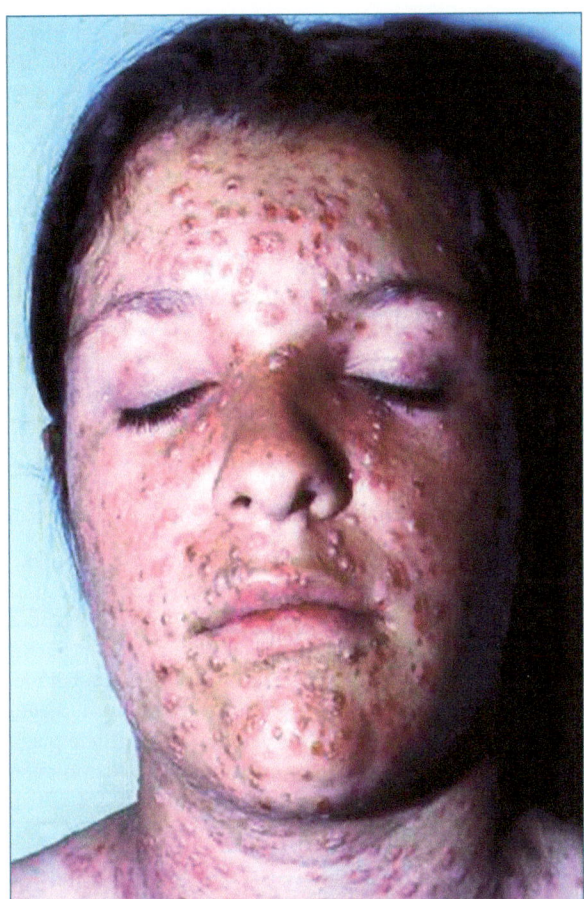

FIGURA 19.5.3 Varicela. Lesões polimórficas, incluindo vesículas, pústulas e crostas simultaneamente.
Fonte: Acervo do Instituto de Infectologia Emílio Ribas. Cortesia de Marcelo Barbosa, Diretor Técnico do Serviço de Informação e Documentação Científica.

Algumas peculiaridades da varicela:

- distribuição pelo tegumento variável, assumindo, na maioria dos casos, a forma centrípeta, com maior quantidade de lesões no tronco, axila e cabeça, embora também nas extremidades.

- apresentação irregular das formas, contornos e dimensões das vesículas, com parede fina e conteúdo seroso, cercadas por halo eritematoso, aspecto este denominado "gota de orvalho em pétala de rosa". São achatadas, quando vistas de perfil, e a confluência é muito rara, ocorrendo em casos mais graves.

OUTRAS FORMAS DA DOENÇA
VARICELA MODIFICADA

A vacina de vírus vivo é efetiva em mais de 95% dos casos na prevenção da varicela típica e efetiva em 70 a 90% dos casos na prevenção da doença como um todo. Uma infecção assintomática por vírus do tipo selvagem pode ocorrer frequentemente nas crianças previamente imunizadas. A doença modificada é a varicela da criança vacinada há mais de 42 dias antes do início da erupção e provocada pelo VVZ do tipo selvagem.

A erupção que ocorre dentro das primeiras 2 semanas da vacinação é mais comumente causada pelo VVZ do tipo selvagem, e a erupção que ocorre entre 2 e 6 semanas (42 dias) após a vacinação pode ser devida tanto ao vírus selvagem como ao vírus vacinal. A erupção da doença modificada frequentemente é atípica, predominantemente maculopapular; as vesículas são incomuns e encontradas em apenas cerca de 6% dos casos. A doença é mais comumente branda, com menos de 50 lesões e febre baixa ou ausente. As crianças com doença modificada devem ser consideradas potencialmente infectantes e afastadas da escola até que as lesões tenham formado crostas ou, se nenhuma vesícula estiver presente, até que nenhuma nova lesão seja evidente. A transmissão a partir de casos modificados foi documentada em ambientes domésticos, creches e escolas.

VARICELA PROGRESSIVA

Em indivíduos imunocomprometidos e após transplante de órgãos sólidos, a varicela grave e progressiva é uma complicação temida da infecção primária pelo VVZ e pode ocorrer com a erupção contínua das lesões (algumas vezes incluindo lesões na pele hemorrágica), em conjunto com febre alta que persiste até a segunda semana da doença, coagulopatia e disseminação visceral (encefalite, hepatite e pneumonia). Dor abdominal intensa e o aparecimento de vesículas hemorrágicas em adolescentes e adultos saudáveis sob outros aspectos, gestantes e recém-nascidos, são características dessa forma clínica da doença. A chamada varicela hemorrágica também faz parte do seu espectro.

Pessoas imunocomprometidas com infecção primária (varicela) ou recorrente (herpes-zóster) apresentam risco aumentado de doença grave. Varicela grave e zóster disseminado têm maior probabilidade de se desenvolver em crianças com defeitos congênitos de linfócitos T ou síndrome da imunodeficiência adquirida do que em pessoas com anormalidades nos linfócitos B. Outros grupos de pacientes que podem apresentar varicela mais grave ou complicada incluem recém-nascidos, adolescentes, pacientes com distúrbios pulmonares ou cutâneos crônicos e pacientes que recebem corticosteroides sistêmicos ($\geq$ 2 mg/kg/dia ou qualquer dose $\geq$ 20 mg/dia de prednisolona ou equivalente durante > 14 dias consecutivos), outras terapias imunossupressoras ou terapia com salicilato de longa duração. Varicela grave e até fatal foi relatada em crianças saudáveis usando altas doses de corticosteroides para tratamento de asma e outras doenças. O risco é especialmente alto quando os corticosteroides são administrados durante o período de incubação da varicela.

Feldman, analisando 77 casos em crianças com neoplasias, observou que aquelas em remissão ou que tivessem completado a quimioterapia apresentavam curso clínico semelhante ao de crianças normais; naquelas submetidas à terapia antineoplásica, houve uma disseminação visceral em 32% dos casos, predominando pneumonite, seguida de hepatite ou encefalite. A taxa de mortalidade foi de 7% em casos de pneumonite, associados ou não a comprometimento do sistema nervoso central. Nesse estudo, todas as mortes relacionadas com a varicela ocorreram nos três primeiros dias após o diagnóstico de pneumonia por varicela.

Achados clínicos não usuais de varicela, incluindo lesões que desenvolvem aparência hiperceratótica única e a formação contínua de novas lesões por semanas ou meses, foram descritos em crianças com infecção pelo HIV. Nos imunodeprimidos, o período de incubação é frequentemente mais curto e a erupção mais prolongada.

VARICELA ADQUIRIDA DURANTE A GRAVIDEZ (VAG)

A infecção primária durante o período gestacional expõe mãe e feto a potenciais consequências graves para ambos. Como a maioria dos adultos é imune ao VVZ, a incidência da VAG é baixa, afetando 7 a cada 10.000 mulheres segundo dados americanos. A pneumonia é a maior causa da morbimortalidade materna na VAG.

A infecção fetal após a varicela materna durante o primeiro ou segundo trimestre da gravidez, ocasionalmente resulta em morte fetal ou embriopatia por varicela (síndrome da varicela congênita – SVC), caracterizada por hipoplasia de membros, cicatrizes cutâneas, anormalidades oculares (catarata, coriorretinite, microftalmia) e danos ao sistema nervoso central (meningoencefalite, convulsões, atrofia cortical). A incidência da SVC em bebês nascidos de mães que sofrem de varicela gestacional é de aproximadamente 2% quando a infecção ocorre entre a 8ª e 20ª semanas de gestação. Raros casos de SVC foram relatados em bebês de mulheres infectadas após a 20ª semana gestacional, sendo o mais recente ocorrido na 28ª semana de gestação. Não houve nenhum caso de varicela congênita quando as mães receberam profilaxia pós-exposição com imunoglobulina específica, sugerindo que a conduta pode reduzir o risco de infecção fetal.

Além disso, crianças com infecção intrauterina pelo VVZ podem desenvolver zóster precocemente, sem ter tido varicela como manifestação de infecção extrauterina. O desenvolvimento de herpes-zóster em lactentes sadios, cujas mães adquiriram varicela durante a segunda metade da gestação, indica que a infecção intrauterina pode ocorrer sem embriopatia visível. Entretanto, não há nenhuma evidência laboratorial de zóster materno na gestação relacionado com a presença de defeitos congênitos.

VARICELA PERINATAL

A infecção intraútero ocorre como resultado da passagem transplacentária do vírus durante a viremia decorrente de infecção por varicela materna. A infecção por varicela tem taxa de letalidade mais alta em recém-nascidos quando a mãe desenvolve varicela de 5 dias antes a 2 dias após o parto, uma vez que há pouca oportunidade para desenvolvimento e transferência de anticorpos maternos da classe IgG através da placenta antes do parto, e pela imaturidade do sistema imunológico celular do recém-nascido. Eles podem desenvolver varicela grave e disseminada que se inicia entre 5 e 10 dias de vida.

A gravidade dessa forma da doença é explicada pelo fato de os RN receberem um grande inóculo do vírus transmitido por via sanguínea e também por não terem tido tempo hábil para receber os anticorpos maternos. Se o tempo decorrido for igual ou superior a 1 semana entre a varicela materna e o parto, é provável que o recém-nascido tenha recebido anticorpos transplacentários suficientes contra o VVZ vírus para mitigar a infecção neonatal.

As recomendações para o uso de imunoglobulina contra varicela-zóster (VVZIG) refletem a diferença de risco no lactente exposto. Os recém-nascidos cujas mães desenvolvem varicela de 5 dias antes a 2 dias após o parto devem receber profilaxia com VVZIG. Ainda que varicela neonatal possa ocorrer em cerca de metade desses lactentes, apesar da administração da VVZIG, em geral, trata-se de uma forma branda. Todo lactente prematuro nascido de mãe com varicela ativa no momento do parto (mesmo se presente há mais de 1 semana) deve receber a VVZIG.

O desenvolvimento de herpes-zóster em lactentes sadios cujas mães adquiriram varicela durante a segunda metade da gestação indica que a infecção intrauterina pode ocorrer sem embriopatia visível; entretanto, não há nenhuma evidência laboratorial de herpes-zóster materno na gestação relacionado com a presença de defeitos congênitos.

HERPES-ZÓSTER

O herpes-zóster (HZ) resulta da reativação do VVZ latente, é menos comum em crianças e não apresenta variação sazonal de incidência. O risco vitalício de herpes-zóster para os indivíduos com histórico de varicela é de 10 a 15%, sendo que 75% dos casos ocorrem após os 45 anos de idade. Nos Estados Unidos, estima-se a sua ocorrência anual em cerca de 300 mil casos, sendo a sua frequência, na população acima de 60 anos, 8 a 10 vezes maior do que naquela abaixo dessa idade.

Enquanto surtos de varicela ocorrem mais frequentemente na primavera, o HZ pode ocorrer em qualquer época do ano. Os pacientes com HZ também são contagiosos por contato direto com lesões ativas, com períodos de transmissibilidades semelhantes ao da varicela, porém com contagiosidade menor do que a da infecção primária pelo VVZ.

O herpes-zóster em crianças tende a ser mais brando que nos adultos e menos frequentemente associado à neuralgia pós-herpética. A infecção pelo VVZ no primeiro ano de vida, bem como em crianças cujas mães apresentaram infecção pelo VVZ no terceiro trimestre da gravidez, são descritos como principais fatores de risco para zóster na idade pediátrica. Afeta com mais frequência e gravidade as crianças que recebem terapia imunossupressora para neoplasias malignas ou outras doenças e convivendo com HIV. As crianças imunocomprometidas podem apresentar um herpes-zóster similar ao dos adultos, cursando inclusive com neuralgia pós-herpética. Também estão passíveis de manifestar uma forma cutânea disseminada que mimetiza a varicela, bem como disseminação visceral com pneumonia, hepatite, encefalite e coagulopatia intravascular disseminada. Crianças gravemente imunocomprometidas podem apresentar doença cutânea não usual, crônica ou recorrente, retinite ou doença do sistema nervoso central sem erupção evidente.

A partir de 1981, o herpes-zóster passou a ser reconhecido como uma infecção frequente em pacientes portadores de HIV; subsequentemente, observações epidemiológicas demonstraram ser uma manifestação inicial de infecção pelo HIV cuja ocorrência é altamente preditiva de soropositividade para esse vírus em populações de risco. Estudos demonstraram que a incidência de herpes-zóster é significativamente maior entre indivíduos HIV-positivos (29,4 casos/1.000 pessoas/ano) do que entre soronegativos (2 casos/1.000 pessoas/ano).

Os sintomas clínicos de zóster ocorrem quando a imunidade específica mediada por células cai abaixo de um limiar crítico, permitindo a reativação do vírus latente (Figuras 19.5.2 e 19.5.4). Mais de 95% dos indivíduos imunocompetentes com mais de 50 anos tiveram uma infecção natural pelo VVZ e, portanto, estão em risco de desenvolver herpes-zóster em caso de imunidade enfraquecida, como após reduções da imunidade celular idade-dependente, tratamento imunossupressor, condições médicas subjacentes (p. ex., asma, diabetes *mellitus* ou doença pulmonar obstrutiva crônica) ou outros fatores, como estresse, depressão e privação de sono. Há também evidências de que o HZ pode ocorrer com mais frequência após um trauma recente (*zóster traumaticus*), possivelmente decorrente de uma reativação do vírus estimulada por nervos nos gânglios da raiz dorsal.

A primeira manifestação é a dor de instalação súbita ou insidiosa na área correspondente ao trajeto do nervo afetado, de intensidade variável (desde muito discreta até intolerável), precedendo as primeiras lesões cutâneas em 3 a 5 dias. Pode ser acompanhada por febre baixa, cefaleia e mal-estar geral.

No início, as lesões cutâneas são eritematopapulares, evoluindo rapidamente para papulovesiculosas e papulopustulosas e agrupam-se dentro de um ou, menos comumente, dois dermátomos adjacentes. O número de lesões nos casos não complicados varia de 250 a 500 (Figura 19.5.5).

Apresentam-se reunidas em pequenos grupos, situados em um ou mais dermátomos, podendo haver acometimento de mucosas compreendidas nesses dermátomos. É característico do herpes-zóster ser unilateral, não ultrapassando a linha média do corpo. As regiões mais comprometidas são a torácica (53% dos casos – Figura 19.5.5), a cervical ou axilar (20%) (Figura 19.5.6), o trigêmeo (15%) e a lombossacra (11%). Em pacientes imunossuprimidos, as lesões surgem em localizações atípicas e, geralmente, disseminadas, como pode ser visto na Figura 19.5.7. Quase sempre, há queda das crostas em 15 a 20 dias, com cura total. Em alguns casos de zóster oftálmico (Figura 19.5.8), podem ocorrer complicações graves, deixando lesões de córnea como sequela; principalmente em indivíduos imunodeprimidos, pode haver generalização do quadro, denominado herpes variceliforme, de prognóstico bastante sombrio.

O envolvimento do VII par craniano causa uma combinação de paralisia facial periférica e *rash* no pavilhão auditivo denominada síndrome de Hamsay-Hunt, com prognóstico de recuperação pouco favorável. Zóster em dermátomos cervicais pode estar associado à paresia de membros superiores e até à paralisia diafragmática; zóster lombossacral pode ser acompanhado por paresia de membros inferiores, disfunção da bexiga, retenção urinária e cistite hemorrágica e hemorragia renal maciça.

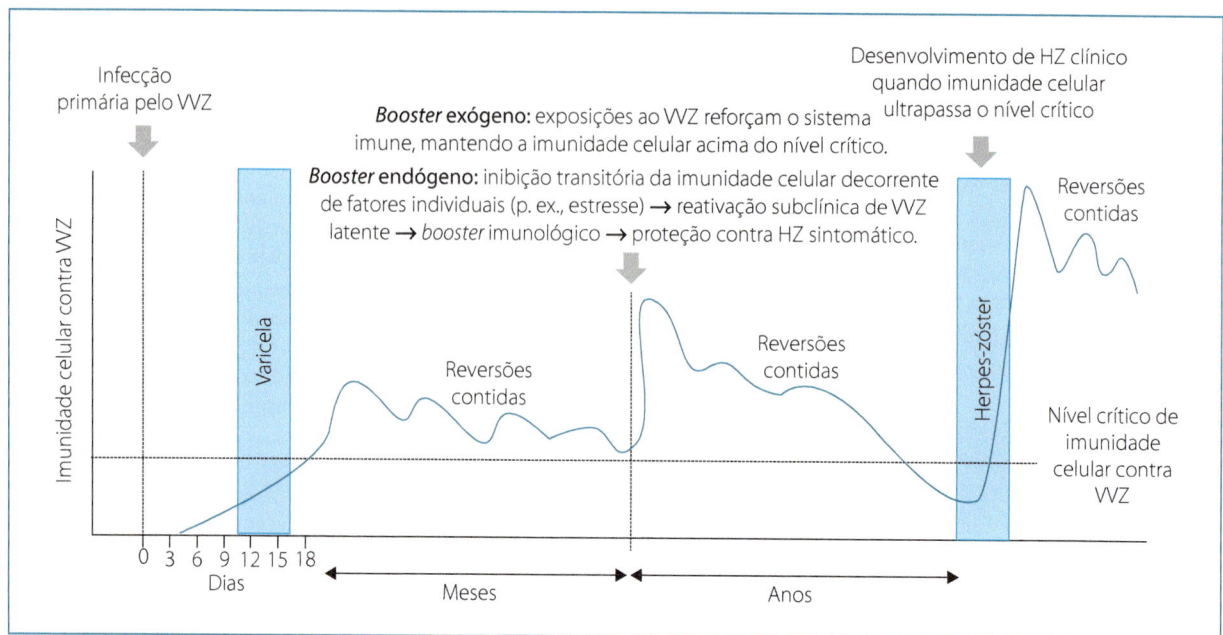

FIGURA 19.5.4 História natural e patogênese do zóster, considerando os níveis de imunidade mediada por células do VVZ ao longo do tempo. *Fonte:* Adaptada de Oxman MN et al., 2005; Wutzler et al., 2018; Gerson AA et al., 2015.

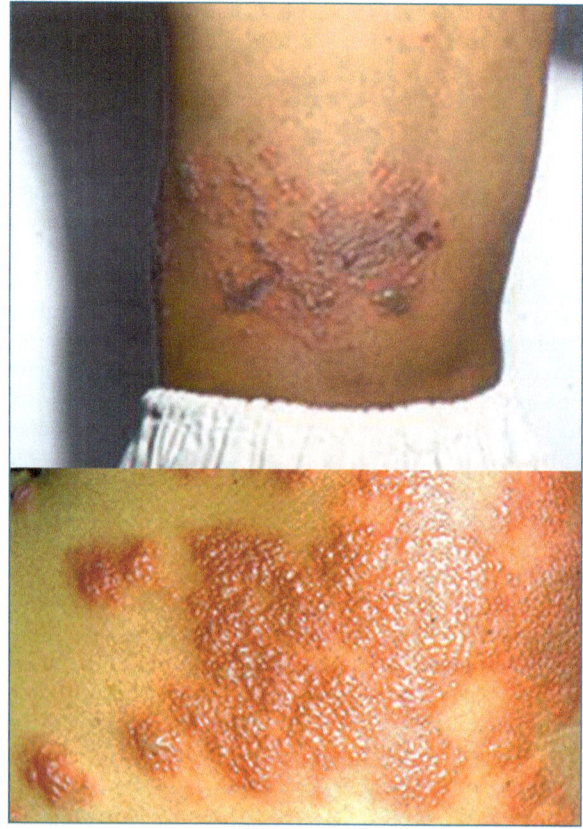

FIGURA 19.5.5 Herpes-zóster acometendo dermátomo toracolateral. Lesões eritematovesiculares. Abaixo, as lesões aumentadas, grandes e confluentes.
Fonte: Acervo do Instituto de Infectologia Emílio Ribas. Cortesia de Marcelo Barbosa, Diretor Técnico do Serviço de Informação e Documentação Científica.

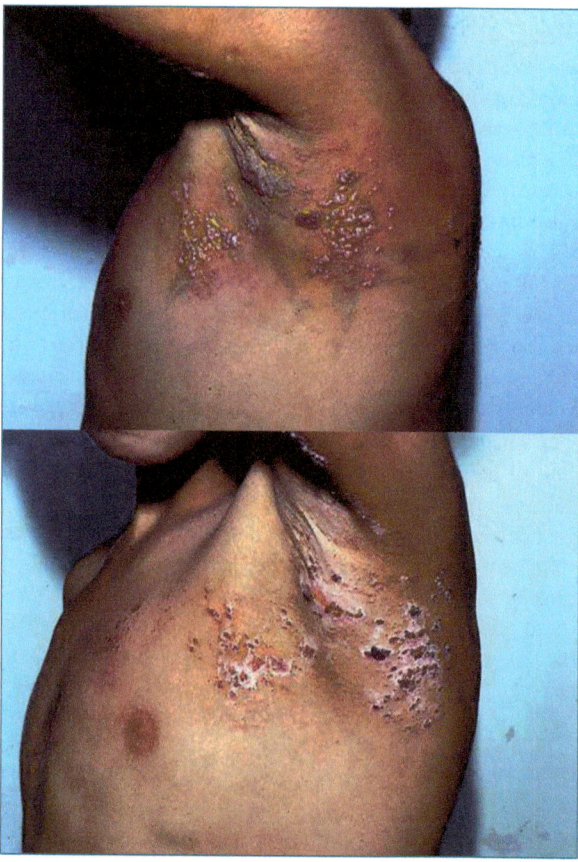

FIGURA 19.5.6 Herpes-zóster acometendo região axilar e abaixo lesões em regressão no 9º dia de evolução.
Fonte: Acervo do Instituto de Infectologia Emílio Ribas. Cortesia de Marcelo Babosa, Diretor Técnico do Serviço de Informação e Documentação Científica.

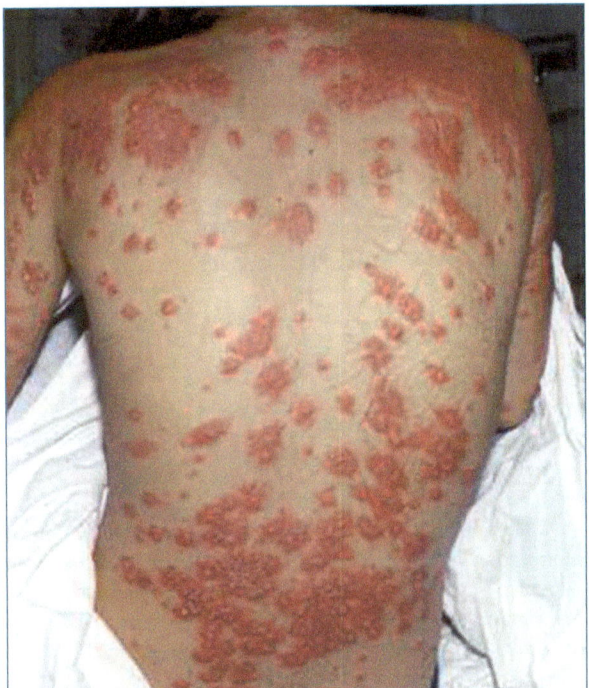

FIGURA 19.5.7 Herpes-zóster em paciente portador de aids. Forma disseminada letal.
Fonte: Acervo do Instituto de Infectologia Emílio Ribas. Cortesia de Marcelo Babosa, Diretor Técnico do Serviço de Informação e Documentação Científica.

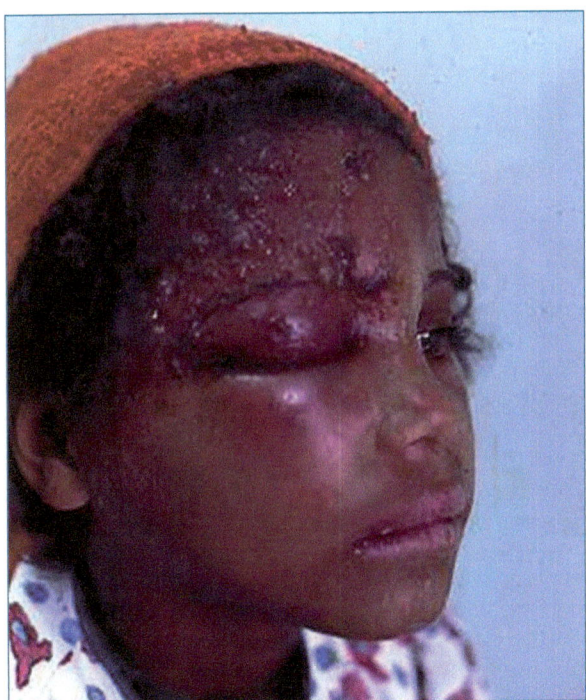

FIGURA 19.5.8 Herpes-zóster oftálmico e periocular. Intenso edema palpebral.
Fonte: Acervo do Instituto de Infectologia Emílio Ribas. Cortesia de Marcelo Babosa, Diretor Técnico do Serviço de Informação e Documentação Científica.

COMPLICAÇÕES DA VARICELA

Embora a varicela seja frequentemente considerada leve, complicações graves relacionadas a ela são relatadas entre 2 e 6% dos pacientes, especialmente em crianças menores de 1 ano (14,3% *versus* 5,7%), na vigência de desnutrição e de imunocomprometimento por drogas ou doenças malignas. Entre as crianças no Brasil que adquiriram varicela após o início da creche, 6% tiveram complicações, incluindo infecções bacterianas da pele (5%), pneumonia (0,5%), sepse (0,3%) e otite/sinusite (0,3%). Em um hospital universitário no Brasil, 60% dos pacientes internados com varicela tiveram complicações associadas, mais comumente infecção bacteriana (47%) e respiratória (4%), renal (3%) e do sistema nervoso central (2%).

A Tabela 19.5.2 refere taxas de complicações de relatos nos Estados Unidos em crianças entre 1 e 4 anos por 100 mil casos de varicela enquanto a Tabela 19.5.3 refere as complicações da varicela na Alemanha.

TABELA 19.5.2 Taxas de complicações em crianças entre 1 e 4 anos por 100 mil casos de varicela.	
Complicação	**Taxa/100.000**
Hospitalização	1,7
Encefalite	1,7
Síndrome de Reye	3,2
Morte	2

TABELA 19.5.3 Complicações da varicela, na Alemanha, em crianças e adultos.		
Complicações (frequência (%))	**Crianças (≤ 12 anos)**	**Adultos (> 12 anos)**
Infecção bacteriana	2,53	1,89
Doença neurológica aguda	0,06	3,80
Pneumonia e bronquite	0,98	1,89
Otite media	1,10	0
Outros (conjuntivite aguda, trombocitopenia, queratite, embriopatia, dor abdominal)	0,82	6,22

Dados do Instituto de Infectologia Emílio Ribas mostram que de 1993 a 2003 houve 686 casos internados, dos quais 163 ocorreram em menores de 1 ano, 337 entre 1 e 4 anos, com 29 óbitos, perfazendo, portanto, letalidade de 4,2%.

Na Santa Casa de São Paulo, entre junho e dezembro de 1999, foram feitas 62 mil consultas no pronto-socorro infantil e 895 casos foram diagnosticados como varicela, dos quais 30% tinham idade inferior a 1 ano. Essas consultas resultaram em 35 internações com uma frequência de 1 para 25 casos. Das 35 crianças admitidas com varicela, 20 não apresentavam história de imunodepressão ou neoplasia. Esses relatos mostram que a varicela não é uma doença de risco somente em pacientes imunodeprimidos.

INFECÇÃO CUTÂNEA

A superinfecção com bactérias piogênicas constitui uma das mais frequentes complicações, que incluem abscessos, linfadenite e celulite (Figura 19.5.9). Os patógenos mais comuns são o *S. pyogenes* e o *S. aureus*. Ocasionalmente, as lesões da varicela podem se tornar porta de entrada, resultando em bacteremia transitória ou septicemia associada com febre alta, choque e coagulação intravascular disseminada. A disseminação hematogênica da bactéria pode resultar em infecções focais, como pneumonia, artrite e osteomielite.

Na presença de dermatite por infecção bacteriana secundária, as vesículas evoluem para pústulas, resultando em um diagnóstico de impetigo que frequentemente são confundidas com as lesões da própria varicela. A celulite é o diagnóstico mais comum, mas linfadenite e abscessos subcutâneos podem ocorrer. Os quadros agressivos de varicela gangrenosa, anteriormente rara, se tornaram mais frequentes com o ressurgimento do *S. pyogenes* produtor de exotoxina A com quadro de fasceíte necrosante.

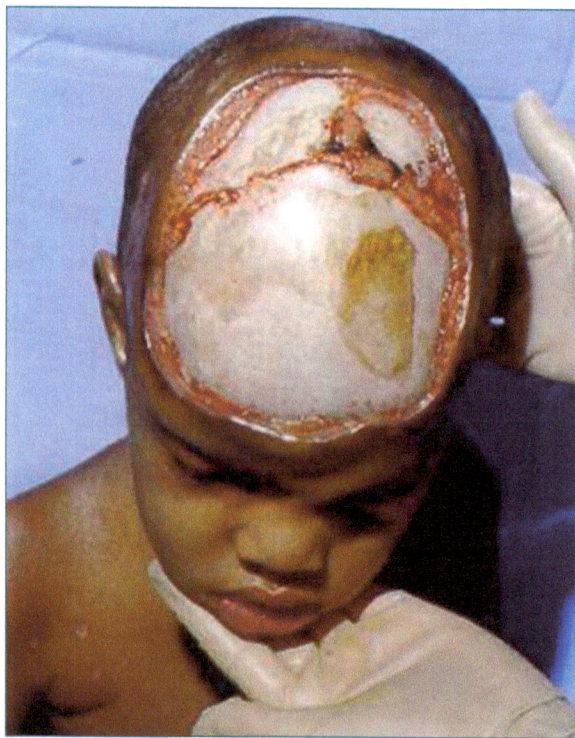

FIGURA 19.5.9 Varicela complicada com celulite na região cefálica, após desbridamento.
Fonte: Fotografia pertencente ao Instituto de Infectologia Emílio Ribas. Cortesia de Marcelo Babosa, Diretor Técnico do Serviço de Informação e Documentação Científica.

COMPLICAÇÕES PULMONARES

A pneumonia ocorre em 16 a 50% dos adultos com varicela. Essa complicação é rara na infância, no entanto é uma complicação importante em adultos, o que explica a maior morbidade e mortalidade nesta população. A pneumonia pelo VVZ é associada com sintomas de tosse e dispneia, iniciando-se entre 1 e 6 dias após a erupção. As manifestações clínicas compreendem tosse, com ou sem cianose, dispneia, dor torácica e febre.

A hipoxemia é frequentemente mais severa do que o sugerido pelos achados físicos. Radiologicamente, o paciente apresenta infiltrado bilateral, peribrônquico, nodular, concentrado na área peri-hilar. A pneumonia por varicela é frequentemente transitória e os sintomas melhoram em 24 a 72 horas, no entanto alguns casos evoluem para pneumonia intersticial severa ocasionando quadros de insuficiência respiratória.

COMPLICAÇÕES NEUROLÓGICAS

As complicações neurológicas são a segunda causa mais comum de hospitalização em crianças imunocompetentes com varicela. A incidência de complicações do SNC é maior em pacientes com idade abaixo de 5 e acima de 20 anos.

Complicações neurológicas incluem doença cerebelar, meningite e encefalite. A meningoencefalite se manifesta com convulsões de início súbito, diminuição do nível de consciência, rigidez de nuca e presença de reflexo extensor plantar. A ataxia cerebelar é caracterizada por uma evolução gradual com distúrbio de equilíbrio, nistagmo, e fala arrastada.

Os quadros de meningoencefalite e ataxia cerebelar ocorrem mais comumente entre 2 e 6 dias após o início da erupção vesiculosa, mas existem casos descritos com início durante o período de incubação.

A síndrome neurológica tem como mecanismo patogênico a vasculite ou doença mediada imunologicamente e, às vezes, ocorre após a resolução das manifestações cutâneas. A resolução do quadro é geralmente rápida, ocorrendo em 24 a 72 horas. No entanto, casos graves, e até fatais, podem ocorrer. Sequelas neurológicas são raras. Os sintomas de ataxia cerebelar podem se arrastar por semanas ou meses, mas a resolução é sempre completa.

COMPLICAÇÕES DO ZÓSTER

A principal complicação do herpes-zóster (HZ) é a dor crônica (neuralgia pós-herpética), normalmente definida como dor persistente durante mais de 90 dias após a erupção cutânea. Trata-se de um evento altamente debilitante, afeta negativamente a qualidade de vida e é um grande desafio para o tratamento. A sua incidência está claramente associada com aumento da idade, atingindo cerca de 30 a 40% dos indivíduos acima de 50 anos. A dor pode persistir por mais de 1 ano em 30 a 50% dos pacientes, é mais frequente em mulheres e após comprometimento do nervo trigêmeo. Zóster pode também ser complicado por outros distúrbios neurológicos e oculares graves (p. ex., meningoencefalite, paresia motora, mielite, síndrome de Guillain-Barré, paralisia de nervos cranianos, vasculopatia cerebral, ceratite e retinopatia) e múltiplos distúrbios viscerais e gastrointestinais, incluindo úlceras, hepatite e pancreatite. É crescente a evidência de que o HZ está associado a um risco aumentado de complicações cerebrovasculares e cardiovasculares em adultos e idosos, incluindo acidente vascular cerebral, ataques isquêmicos transitórios e infarto do miocárdio.

O HZ e suas complicações já representam um importante problema global de saúde pública. Além disso, uma vez que o número de casos de HZ aumenta à medida que os indivíduos vivem mais, a população geral envelhece e o número de terapias imunossupressoras aumenta, portanto, o ônus da HZ sobre os recursos de saúde deve aumentar progressivamente.

OUTRAS COMPLICAÇÕES

A patogênese da varicela inclui uma fase de replicação viral no fígado, portanto, até 50% das crianças podem ter elevação das transaminases, além de poder ocorrer uma hepatite geralmente subclínica. Trombocitopenia aguda, associada com petéquias, lesões purpúricas e hemorragia nas vesículas, epistaxe, hematúria e sangramento gastrointestinal podem ocorrer com manifestações clínicas geralmente de curta duração que podem coincidir com o período eruptivo, mas podem surgir de 1 a 2 semanas após a doença. Manifestações renais podem ser representadas por nefrite com hematúria e edema. Miocardite, pericardite, pancreatite e orquite são complicações raras.

Outra associação importante é com a síndrome de Reye, caracterizada por encefalopatia não inflamatória aguda e insuficiência hepática degenerativa gordurosa. Após um período de latência de poucos dias depois de uma infecção viral, surgem cefaleia, vômitos, convulsões e letargia, que evolui para coma. As anormalidades laboratoriais encontradas são, principalmente, elevações das transaminases séricas e níveis de amônia sérica, e hipoglicemia em 40% dos pacientes. O líquido cefalorraquidiano (LCR) é normal. Os achados patológicos consistem em esteatose hepática e edema cerebral grave. A síndrome de Reye geralmente ocorre após uma doença viral, particularmente uma infecção do trato respiratório superior, influenza, varicela ou gastroenterite, e está associada ao uso de salicilatos (p. ex., aspirina e salicilato de bismuto) durante a doença. A diminuição dramática no uso de aspirina entre crianças tornou o diagnóstico da síndrome de Reye extremamente raro.

DIAGNÓSTICO DIFERENCIAL

O diagnóstico clínico da varicela e herpes-zóster apoia-se nas manifestações clínicas próprias e em dados epidemiológicos. Deve ser diferenciado principalmente de outras doenças que apresentam exantemas semelhantes, tais como varíola, eczema *vaccinatum* (uma complicação da vacinação contra a varíola que pode ocorrer em pessoas com eczema/dermatite atópica, na qual o vírus vaccínia se dissemina e causa erupção cutânea extensa e doença sistêmica), eczema herpético (também chamada erupção variceliforme de Kaposi, uma infeção viral descontrolada, geralmente extensa e grave, e que acomete pacientes com alguma patologia cutânea de base), rickettsiose variceliforme, infecções por vírus *coxsackie* e impetigo. A diferença fundamental entre varicela e varíola consiste no aspecto polimórfico das lesões, em decorrência das múltiplas viremias que ocorrem, cada uma se manifestando por um *pool* de vesículas. Após 1 semana, as lesões apresentam as várias formas evolutivas de exantemas. Enquanto na varíola há uma só viremia resultando em lesões que se apresentam sempre no mesmo estádio evolutivo. São mais umbilicadas, deixam cicatrizes e o quadro apresenta repercussões sistêmicas com alta mortalidade (ver capítulo 29).

DIAGNÓSTICO LABORATORIAL

Embora não utilizado de maneira rotineira, métodos diagnósticos diversos podem ser empregados quando houver dúvidas diagnósticas ou em estudos clínicos.

Fluido vesicular, raspado de vesícula, material de lesão crostosa, secreções respiratórias e líquor podem ser utilizados para identificar VVZ de forma direta, usando testes de reação em cadeia da polimerase (PCR), considerado o método de diagnóstico de escolha por também permitir a discriminação entre vírus vacinas e VVZ selvagem. Durante a fase aguda da doença, o VVZ também pode ser identificado por métodos moleculares em saliva ou esfregaços bucais, embora seja mais provável que o VVZ seja detectado no líquido vesicular ou nas crostas.

Se realizado raspagem da vesícula, o método de esfregaço de Tzanck é um teste frequentemente utilizado para diagnóstico de infecção herpética cutânea. Apresenta sensibilidade entre 60 e 70% e, quando positivo, revela células epiteliais gigantes multinucleadas com inclusões intranucleares, sugerindo fortemente a infecção por vírus herpes *simplex* (HSV).

O teste direto de anticorpo fluorescente (DFA) é sensível e distingue VVZ de herpes *simplex*. Outra metodologia é a inoculação do líquido vesicular em culturas de tecidos para observação de efeito citopático característico, porém é de alto custo, tem disponibilidade limitada e não permite a discriminação entre cepas virais vacinal e selvagem. Além disso, uma vez que o vírus é muito mais lábil que seu DNA, a utilização de PCR é substancialmente mais sensível que o isolamento viral.

Os testes de fixação de complemento, neutralização, imunofluorescência e imunoenzimático são os mais utilizados. A fixação de complemento mostrou-se sensível para propósitos diagnósticos, mas, poucos meses após a infecção primária, o título de anticorpos encontrado no soro atinge níveis muito baixos.

Um aumento significativo (definido com pelo menos quatro vezes no título) do anticorpo IgG contra varicela sérico entre amostras agudas e de convalescença por qualquer teste sorológico padrão pode confirmar um diagnóstico retrospectivamente, mas isso pode não ocorrer de maneira confiável em pessoas imunocomprometidas. Contudo, o diagnóstico da infecção por VVZ por testes sorológicos raramente é indicado. Os testes de IgM não são confiáveis para a confirmação de rotina ou exclusão de infecção aguda, uma vez que todos os ensaios de IgM contra VVZ são propensos a resultados falso-negativos e falso-positivos.

Os testes de imunoensaio enzimático (EIA) comercialmente disponíveis geralmente não são suficientemente sensíveis para demonstrar de maneira confiável uma resposta de anticorpos induzida por vacina. Portanto, testes sorológicos pós-vacinação não são recomendados rotineiramente.

TRATAMENTO INESPECÍFICO

Terapias inespecíficas para a varicela incluem: manter as unhas curtas para evitar traumas e infecções bacterianas secundárias decorrentes de arranhões; banhos frequentes; utilização de loção de calamina para reduzir o prurido; paracetamol ou dipirona em caso de febre. A terapia com salicilatos deve ser interrompida em uma criança não imunizada exposta à varicela. Já o tratamento com ibuprofeno é controverso e deve ser evitado se possível, uma vez que foi associado a infecções cutâneas estreptocócicas potencialmente fatais – talvez em razão de atrasos no reconhecimento.

A utilização dos antibióticos fica restrita aos casos de infecção bacteriana secundária da pele e pneumopatias bacterianas associadas.O esquema preconizado nas infecções de pele com complicações graves é a associação de um antibiótico β-lactâmico com clindamicina, em decorrência da ação da clindamicina na neutralização de possíveis toxinas bacterianas nas infecções por *Streptococcus pyogenes ou Staphylococcus aureus.*

O conhecimento dos mecanismos envolvidos na fisiopatogênese da neuralgia pós-herpética permitiu a introdução de novos esquemas terapêuticos. Esse particular quadro doloroso apresenta duas modalidades: dor superficial, de caráter intermitente, dependente de estímulos; e dor profunda, contínua, por desorganização do dermátomo comprometido. Há liberação de substâncias, como a encefalina, que estimulam o sistema nociceptivo, bem como a participação de um componente psicoafetivo importante. Os pacientes apresentam um estado de depressão e ansiedade que deve ser combatido. Algumas drogas utilizadas são a difenil-hidantoína, carbamazepina, inefenezina e clonazepam. Um esquema atual consiste na associação de droga ansiolítica e antidepressiva, como a clorpromazina, com amitriptilina ou outras. Mais recentemente, tem sido utilizada no tratamento da dor pós-herpética outra classe de drogas, anticonvulsivantes de composição semelhante ao ácido gama-aminobutírico (GABA, do inglês *gamma-aminobutyric acid*), que atuam em centros específicos do SNC, como a gabapentina e pregabalina.

TRATAMENTO ESPECÍFICO

A decisão sobre usar a terapia antiviral e a via e a duração da terapia devem ser determinadas pelos fatores do hospedeiro e pela extensão da infecção (Figura 19.5.7). Drogas antivirais têm uma janela de oportunidade terapêutica limitada para afetar o curso da infecção pelo VVZ, portanto, a terapia escolhida no início do curso da doença (especialmente dentro de 24 horas após o início da erupção cutânea), maximiza o benefício. Em hospedeiros imunocompetentes, a maior parte da replicação do vírus cessa 72 horas após o início da erupção cutânea, entretanto este período pode ser prolongado em hospedeiros imunocomprometidos.

Entre as diversas drogas antivirais utilizadas em experimentações clínicas, alguns compostos demonstraram eficácia clínica no tratamento da infecção pelo vírus VVZ, sendo atualmente consideradas primeiras opções: aciclovir, valaciclovir e famciclovir.

O aciclovir oral e o valaciclovir não são recomendados para uso rotineiro em crianças saudáveis com varicela, pois seu uso resulta apenas em diminuição modesta dos sintomas. A terapia antiviral deve ser considerada para pessoas saudáveis com risco aumentado de doença moderada a grave, como indivíduos não vacinados com mais de 12 anos, pacientes com condições cutâneas ou pulmonares crônicas, que recebem terapia de salicilato em longo prazo, ou aqueles que recebem tratamento com altas doses de corticoterapia por mais de 14 dias. Alguns especialistas também recomendam o uso de aciclovir oral ou valaciclovir para casos secundários adquiridos por contato domiciliar, uma vez que a doença geralmente é mais grave do que no caso primário. Entretanto, aciclovir oral não deve ser usado para tratar crianças imunocomprometidas com varicela em razão da sua baixa biodisponibilidade oral.

Estudos clínicos demonstraram que o uso de aciclovir em crianças saudáveis entre 2 e 12 anos com dose oral de 80 mg/kg/dia, dividida em quatro tomadas durante 5 dias, e administrado até 24 horas após o início do *exantema*, diminui a duração da doença, reduz o número de novas lesões em aproximadamente 25% e diminui a frequência de disseminação visceral. O impacto da administração oral do aciclovir na varicela em adolescentes (13 a 18 anos) e em adultos jovens foi similar ao observado em crianças. Entretanto, os efeitos foram mais relevantes clinicamente, uma vez que a varicela é mais severa entre os pacientes infantis não tratados. Adolescentes tratados apresentaram significativamente menos lesões residuais hipopigmentosas de pele após 4 semanas, sugerindo que a droga minimiza a disseminação do vírus para células profundas da derme. O aciclovir oral pode também reduzir o risco de pneumonia por varicela em adultos saudáveis, nos quais o tratamento deve ser iniciado 24 horas após o aparecimento da lesão inicial para a eficácia clínica. Portanto, está francamente recomendado o seu uso no tratamento de adolescentes, adultos, grupos de alto risco e em pacientes com pneumonia por varicela (Quadro 19.5.1).

A terapêutica com aciclovir reduz a gravidade da varicela em hospedeiros imunocomprometidos mediante redução da viremia e pode prevenir a forma mais grave da doença e a disseminação visceral. A mortalidade se reduz particularmente em virtude da diminuição do risco de pneumonia pela varicela. Estudo controlado com o uso do aciclovir endovenoso e placebo em crianças com neoplasias mostrou queda na incidência de pneumonia por varicela de 45% para zero. A terapêutica deve ser iniciada imediatamente se o paciente apresentar sinais de pneumonia, hepatite, trombocitopenia ou encefalite. Além de prevenir complicações graves, o uso precoce de aciclovir pode diminuir a extensão das lesões cutâneas reduzindo o risco de infecções bacterianas secundárias.

O aciclovir é um medicamento da categoria B com base na classificação de risco de medicamentos durante a gravidez. Alguns especialistas recomendam aciclovir oral ou valaciclovir para mulheres grávidas com varicela, especialmente durante o segundo e o terceiro trimestres, e é recomendado também para grávidas com complicações sérias das infecções por VVZ.

Valaciclovir (20 mg/kg/dose – dose máxima de 1.000 mg, administrado por via oral 3 vezes por dia, durante 5 dias) é licenciado para o tratamento da varicela em crianças acima de 2 anos de idade. Em alguns casos, podem ser utilizadas valganciclovir ou famciclovir via oral (com suas biodisponibilidades melhoradas em comparação com o aciclovir oral) ou altas doses de aciclovir em pacientes imunocomprometidos com risco baixo a moderado de desenvolver varicela grave, como indivíduos convivendo com o HIV e com contagem normal de linfócitos CD4+ e crianças com leucemia (fora da fase de indução) cujo acompanhamento cuidadoso é assegurado.

O famciclovir está disponível para o tratamento de infecções por VVZ em adultos, mas sua eficácia e segurança ainda não foram estabelecidas para crianças. As infecções causadas por cepas de VVZ resistentes ao aciclovir (geralmente raras e limitadas a hospedeiros imunocomprometidos) devem ser tratadas com foscarnet parenteral.

HERPES-ZÓSTER

Aciclovir é efetivo para o tratamento de infecções recorrentes pelo VVZ vírus em pacientes saudáveis e imunocomprometidos (Figura 19.5.7). Agentes antivirais, como o aciclovir oral ou intravenoso, estão disponíveis para o controle dos sintomas de HZ; no entanto, eles precisam ser iniciados dentro de 72 horas após o início da erupção cutânea para uma eficácia ótima. Independentemente do tratamento antiviral, muitos pacientes continuam sofrendo de neuralgia pós-herpética. Para pacientes com alto risco de doença, o aciclovir deve ser dado por um total de 7 dias ou por 2 dias após o fim da formação de novas lesões.

PROFILAXIA
VACINA CONTRA VARICELA

O desenvolvimento e as avaliações iniciais de uma vacina de vírus vivo atenuado contra a varicela foram relatados por Takahashi em 1974. A vacina produzida a partir da cepa Oka foi a primeira vacina contra um herpes-vírus licenciada para uso em larga escala, sendo licenciada nos Estados Unidos em 1995. Atualmente, existem duas apresentações vacinais, todas de vírus vivo atenuado: uma vacina de componente único (cepas OKA ou MAV) e uma vacina combinada quadrivalente, composta por sarampo, caxumba, rubéola e varicela (SCRV ou MMRV, cepa OKA apenas). A principal experiência global da eficácia da vacina se baseia nas vacinas da cepa OKA, e seu uso proporciona uma proteção eficaz e duradoura – a eficácia de uma dose de vacina foi estimada em 81% (IC 95%: 78 a 84%) contra todos varicela e 98% (IC 95%: 97 a 99%) contra formas moderadas ou grave. A estimativa conjunta de duas doses da eficácia da vacina contra a varicela da cepa OKA contra toda a varicela foi de 92% (IC 95%: 88 a 95%).

Tanto a vacina monovalente quanto a MMRV estão licenciadas para uso em crianças de 12 meses a 12 anos de idade. As crianças nesta faixa etária devem receber duas doses de componente varicela, separadas por pelo menos 3 meses. No entanto, desde que a segunda dose seja administrada no mínimo 28 dias após a primeira dose, uma nova dose não necessária.

Indivíduos imunocompetentes com 13 anos ou mais, sem evidência de imunidade, devem receber duas doses da vacina monovalente contra varicela, separadas por pelo menos 28 dias. Duas doses de vacina, com 3 meses de intervalo, podem ser administradas em indivíduos infectados pelo HIV desde que estejam assintomáticos e sem imunossupressão grave (isto é, pode ser administrada em crianças entre 1 e 13 anos de idade com percentual de linfócitos T CD4+ $\geq$ 15% e em adolescentes $\geq$ 14 anos com uma contagem de linfócitos T CD4+ $\geq$ 200/mm^3).

O vírus vacinal estabelece uma infecção latente e pode causar herpes-zóster em indivíduos imunocompetentes e imunocomprometidos. No entanto, os dados de vigilância pós-licenciamento indicam que o risco específico para desenvolvimento de zóster é menor entre as crianças imunocompetentes imunizadas contra varicela do que entre as crianças que adquiriram a infecção naturalmente.

Estudos de modelagem mostram que a vacinação universal (usando uma ou duas doses) com vacinas altamente eficazes contra VVZ proporciona reduções significativa nos custos na área da saúde e da sociedade. No Brasil, uma dose única (administrada aos 15 meses de idade na forma de SCRV) foi incluída na rotina do Programa Nacional de Imunização em 2013. A vacinação em dose única é efetiva na prevenção de formas graves e complicadas da doença. Evidenciou-se uma substancial redução (entre 86 e 98%) nas hospitalizações por varicela complicada em diversos países da América Latina em comparação com os anos anteriores à vacinação. A segunda dose foi adicionada ao PNI brasileiro em 2018 na forma de vacina monovalente, sendo administrada entre 4 e 6 anos de idade. Fora da faixa de idade indicada para a imunização universal, continuam válidas as indicações dos centros de imunobiológicos descritos na Tabela 19.5.4.

Pesquisas dos EUA inicialmente sugeriram uma migração da prevalência de varicela da população mais jovem para grupos mais velhos após a introdução da vacina VVZ. No entanto, dados de vigilância mais recentes mostraram reduções na incidência de varicela em todos os grupos etários, indicativas de proteção indireta (efeito de rebanho).

QUADRO 19.5.1 Uso do aciclovir no tratamento da varicela.

Absolutamente indicado

- Pacientes portadores de neoplasias, submetidos a transplantes de órgãos ou medula óssea ou que recebem esteroides em altas doses, imunodeficiências congênitas.
- Infecção pelo vírus HIV.
- Varicela neonatal após varicela maternal adquirida 5 dias antes ou 2 dias após o parto.
- Pneumonia ou encefalite associada.
- **Forma de utilização:** iniciar o mais rápido possível no aparecimento das lesões.
  Via endovenosa na dose:
  < 1 ano 30 mg/kg/dia dividida a cada 8 horas em infusão de 1 hora de duração;
  > 1 ano: 1,5 g/m²/dia dividida a cada 8 horas em infusão de 1 hora de duração;
  Tempo de tratamento: 7 dias ou até 48 horas sem aparecimento de novas lesões.

Uso opcional

- Doenças cutâneas crônicas.
- Doenças crônicas que podem se exacerbar por infecções pelo VVZ, como no caso da fibrose cística ou outras doenças pulmonares, diabetes *mellitus*, ou doenças que necessitam uso crônico de salicilatos ou de terapêutica intermitente com corticosteroide.
- Crianças saudáveis especialmente > 12 anos ou com contato secundário domiciliar.
- **Forma de utilização:** iniciar após 24 horas do aparecimento das lesões.
  Via oral;
  Dosagem: 80 mg/kg/dia dividida em 4 doses (máximo de 800 mg/dose);
  Tempo de tratamento: 5 dias.

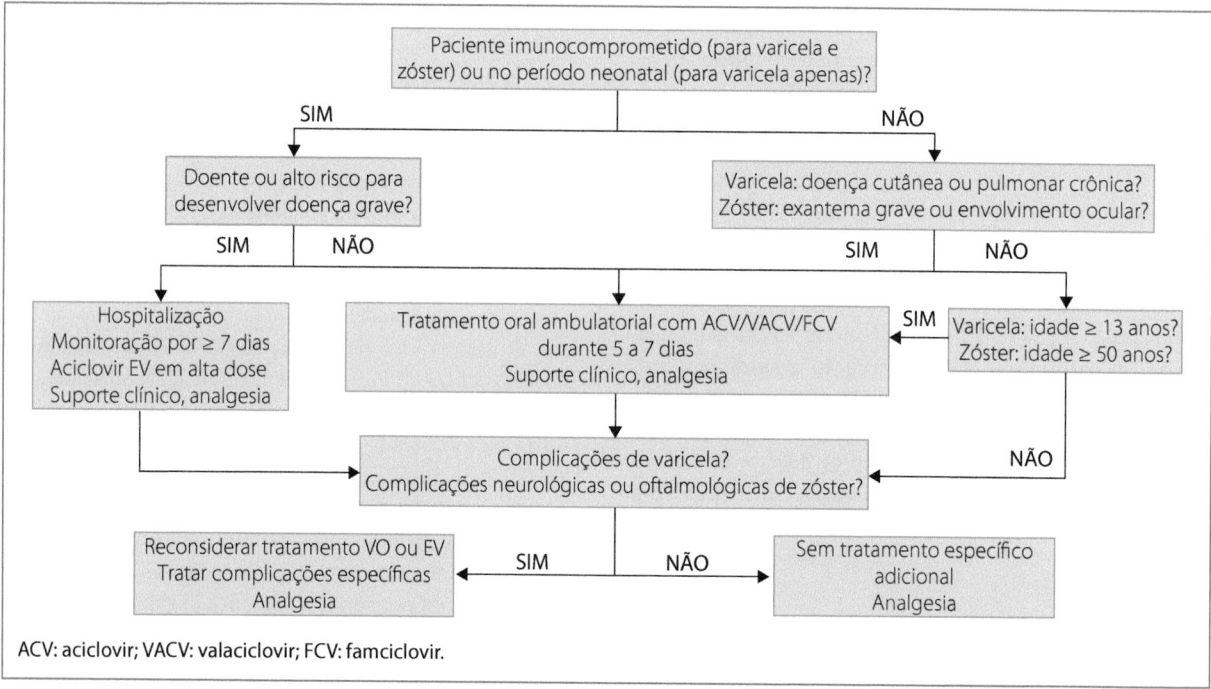

ACV: aciclovir; VACV: valaciclovir; FCV: famciclovir.

FIGURA 19.5.10 Fluxograma de decisões para o tratamento de doenças pelo vírus varicela-zóster.
Fonte: Elaborada pela autoria.

TABELA 19.5.4 Indicações dos centros de imunobiológicos para vacinação contra varicela pré-exposição.

Profissionais de saúde suscetíveis	Contatos domiciliares suscetíveis de pacientes imunodeprimidos
Pacientes suscetíveis candidatos a transplantes, pelo menos 3 semanas antes do transplante	Pacientes com leucemia linfocítica aguda em remissão há 1 ano
Contatos hospitalares suscetíveis	Pacientes HIV-positivos assintomáticos com contagem de CD4 normal

VACINA CONTRA HERPES-ZÓSTER

O objetivo da vacinação contra HZ é aumentar a imunidade do idoso ao VVZ pré-existente (efeito *booster*), mimetizando o benefício imunológico da exposição do adulto à varicela, prevenindo, assim, a posterior ocorrência de HZ e, consequentemente, reduzindo a incidência de complicações, particularmente a neuralgia pós-herpética. Uma vacina de vírus vivo (Zostavax®, MSD), composta por VVZ atenuado da cepa Oka/Merck, apresenta cerca de 14 vezes mais Unidades Formadoras de Placa quando comparada à vacina de varicela, além de estar disponível desde 2006 para prevenir a HZ em adultos. Ela promove redução de 51% no número de casos e redução de 66,5% para a neuralgia herpética. Originalmente licenciada para adultos > 60 anos, em 2011 recebeu extensão da indicação para adultos com idade entre 50 e 59 anos.

Em outubro de 2017, uma vacina subunitária inativada, ainda não disponível no Brasil, composta pela glicoproteína E do VVZ, produzida por tecnologia de DNA recombinante (Shingrix®, GSK), foi aprovada nos Estados Unidos para a prevenção do HZ em adultos com ≥ 50 anos. Esta vacina mostrou eficácia muito alta (> 89%) e duradoura contra HZ e contra PHN em indivíduos > 50 anos (inclusive > 70 anos) e em pacientes convivendo com HIV (> 90%).

ISOLAMENTO NO PACIENTE HOSPITALIZADO

Adicionalmente às precauções padrão isolamento respiratório e isolamento de contato também podem ser necessários por um mínimo de 5 dias após o início do *rash* e até todas as lesões passarem para a fase de crostas. Esse período pode se prolongar nos pacientes imunocomprometidos em cerca de 1 semana.

Pacientes imunocomprometidos que apresentam herpes-zóster (localizado ou disseminado) e pacientes imunocompetentes com a forma disseminada requerem precauções de contato e respiratórias enquanto apresentarem a doença. Para pacientes imunocompetentes com herpes-zóster localizado, as precauções de contatos estão indicadas até as lesões se tornarem crostas.

▪ **Em creches e escolas:** crianças com varicela sem complicações devem retornar à escola no momento em que houver somente crostas no lugar das lesões. O tempo de afastamento para as crianças acometidas por herpes-zóster com lesões que não podem ser cobertas é o mesmo.

▪ **Cuidados com os contatantes:** as possíveis intervenções para pacientes expostos a contato com portadores de varicela incluem a vacina que deve ser aplicada idealmente até 5 dias após o contato.

PROFILAXIA PÓS-EXPOSIÇÃO

A profilaxia pós-exposição pode ser feita por meio da vacina ou da imunoglobulina específica contra varicela-zóster (VVZIG).

A vacina contra varicela deve ser administrada em pessoas saudáveis sem evidência de imunidade com 12 meses ou mais, incluindo adultos, o mais rápido possível, preferencialmente dentro de 3 dias até 5 dias após a exposição à varicela ou herpes-zóster, se não houver contraindicações para o seu uso. Essa abordagem pode prevenir ou modificar o curso da doença. Os pais e os pacientes devem ser informados de que nem todas as exposições em locais fechados resultam em infecção, portanto, a vacinação ainda é recomendada mesmo após 3 a 5 dias após a exposição. Uma segunda dose da vacina deve ser administrada no intervalo adequado para idade (em geral após 60 dias), após a primeira dose.

Para pacientes imunocomprometidos, mulheres grávidas e alguns recém-nascidos (aqueles cujas mães desenvolvem varicela no período de 5 dias antes até 2 dias após o parto) expostos à varicela materna no período perinatal, está indicada a VVZIG. A decisão de se administrar este imunobiológico depende de três fatores: 1) a probabilidade de que a pessoa exposta não tenha evidência de imunidade à varicela; 2) a probabilidade de que uma dada exposição à varicela ou zóster resulte em infecção; e 3) a probabilidade de que as complicações da varicela se desenvolvam se a pessoa estiver infectada.

O questionamento detalhado da criança e dos pais sobre possíveis doenças passadas ou exposição à doença pode ser útil na determinação da imunidade. Recomenda-se a administração de VVZIG ou imunoglobulina endovenosa (IGIV) o mais rapidamente possível dentro de 10 dias para indivíduos imunocomprometidos expostos sem história de varicela ou vacinação e/ou sorologias desconhecidas ou negativas. O grau e o tipo de imunossupressão devem ser considerados nessa tomada de decisão. VVZIG é administrado por via intramuscular nas doses recomendadas, conforme o peso do paciente (Tabela 19.5.5).

TABELA 19.5.5 Doses preconizadas de imunoglobulina específica contra varicela-zóster (VVZIG).

Peso do paciente	Dose de VVZIG
≤ 2,0 kg	62,5 unidades (0,5 frasco)
Peso entre 2,1 e 10 kg	125 unidades (1 frasco)
Peso entre 10,1 e 20 kg	250 unidades (2 frascos)
Peso entre 20,1 e 30 kg	375 unidades (3 frascos)
Peso entre 30,1 e 40 kg	500 unidades (4 frascos)
> 40 kg	625 unidades (5 frascos)

Se VVZIG não estiver disponível, a IGIV pode ser usada na dose de 400 mg/kg em única dose. A recomendação para uso do IGIV se baseia no "melhor julgamento de especialistas" e é apoiada por relatos que comparam os títulos de anticorpos IgG contra VVZ medidos em preparações IGIV e VVZIG. Embora as preparações licenciadas de IGIV contenham anticorpos contra varicela, os títulos de qualquer lote específico de IGIV são incertos, uma vez que não há testes rotineiros para a dosagem destes anticorpos. É provável que os indivíduos que recebem doses mensais de IGIV (400 mg/kg ou mais), em intervalos regulares, estejam protegidos se a última dose de IGIV tiver sido administrada 3 semanas ou menos antes da exposição. Qualquer paciente que receber VVZIG com o intuito de prevenir a varicela deve receber vacina contra varicela apropriada à idade subsequentemente, desde que não haja contraindicação. A imunização contra varicela deve ser adiada até 5 meses após a administração de VVZIG e não é necessária se o paciente desenvolver varicela apesar do uso das imunoglobulinas.

Alguns especialistas recomendam terapia antiviral preemptiva em situações especiais para pacientes com imunossupressão leve e sem evidência de imunidade, ou para pacientes imunocompetentes para os quais a prevenção da varicela é altamente desejada e que tenham sido expostos à varicela ou herpes-zóster (p. ex., adolescentes mais velhos ou contatos saudáveis para quem a vacinação não é possível). Aciclovir (20 mg/kg, dose máxima de 800 mg, administrado por via oral, 4 vezes ao dia) ou valaciclovir (20 mg/kg, dose máxima de 1.000 mg, administrado por via oral, 3 vezes ao dia) podem ser usados 7 a 10 dias após a exposição e mantidos durante 7 dias.

BIBLIOGRAFIA SUGERIDA

American Academy of Pediatrics. Varicella zoster infections. In: Kimberlin DW, Brady MT, Jackson MA, Long SS (eds.). Red Book: 2018 Report of the Committee on Infectious Diseases. 31st ed. Itasca, IL: American Academy of Pediatrics; 2018. p.869-83.

Arlant LHF, Garcia MCP, Avila Aguero ML, Cashat M, Parellada CI et al. Burden of varicella in Latin America and the Caribbean: findings from a systematic literature review. BMC Public Health. 2019 May 8;19(1):528.

Berkowitz EM, Moyle G, Stellbrink HJ, Schürmann D, Kegg S et al. Safety and immunogenicity of an adjuvanted herpes zoster subunit candidate vaccine in HIV-infected adults: a phase 1/2a randomized, placebo-controlled study. J Infect Dis. 2015 Apr 15;211(8):1279-87.

Brasil. Ministério da Saúde. Situação Epidemiológica – Dados. Disponível em: <http://portalms.saude.gov.br/saude-de-a-z/varicela-herpes-zoster/11497-situacao-epidemiologica-dados> Acesso em: 24 out. 2018.

Cunningham AL, Lal H, Kovac M, Chlibek R, Hwang SJ et al. Efficacy of the herpes zoster subunit vaccine in adults 70 years of age or older. New Engl J Med. 2016; 375:1019-32.

de Martino Mota A, Carvalho-Costa FA. Varicella zoster virus related deaths and hospitalizations before the introduction of universal vaccination with the tetraviral vaccine. J Pediatr. 2016; 92:361-6.

Gershon AA, Breuer J, Cohen JI et al. Varicella zoster virus infection. Nat Rev Dis Primers. 2015 Jul 2;1:15016.

Johnson RW, Alvarez-Pasquin MJ, Bijl M, Franco E, Gaillat J et al. Herpes zoster epidemiology, management, and disease and economic burden in Europe: a multidisciplinary perspective. Ther Adv Vacc 2015;3:109-20.

Wutzler P, Casabona G, Cnops J, Akpo EIH, Safadi MAP. Herpes zoster in the context of varicella vaccination An equation with several variables. Vaccine. 2018 Nov 12;36(46):7072-82.

Yu AF, Costa JM, Amaku M et al. Three-year seroepidemiological study of varicella-zoster virus in São Paulo, Brazil. Rev Inst Med Trop. S. Paulo. 2000;42(3):125-12.

20

Infecções respiratórias virais

20.1 Viroses respiratórias

Jessylene de Almeida Ferreira
Luana Soares Barbagelata
Mirleide Cordeiro dos Santos
Rita Catarina Medeiros Sousa

As infecções respiratórias agudas (IRA) manifestam-se como infecções do trato respiratório superior e/ou inferior e representam as doenças infecciosas mais comuns, predominantemente de etiologia viral. Segundo a Organizaçao Mundial da Saúde (OMS), estima-se que as infecções do trato respiratório inferior causem mais de 4 milhões de mortes por ano, das quais aproximadamente 40% são causadas por vírus respiratórios. A heterogeneidade da etiologia viral associada à IRA está bem estabelecida. O rinovírus humano (HRV) é o vírus mais frequentemente associado a doenças respiratórias de origem viral, com 30 a 50% das infecções por ano, em média, e até 80% das infecções do trato respiratório superior durante os surtos de outono. Após os HRV, outros vírus respiratórios são frequentemente associados a quadros de IRA, alguns determinando maior ou menor severidade de doença: Coronavírus (CoV); Influenza; Vírus Respiratório Sincicial Humano (HRSV); e vírus da parainfluenza (PIV).

O surgimento de vírus de alta morbimortalidade como o Influenza A (H5N1) em 1997, o Coronavírus associado à síndrome respiratória aguda severa (SARS-CoV) em 2003, o Coronavírus associado à síndrome respiratória do Oriente Médio (MERS-CoV) em 2012, Influenza A (H7N9) em 2012, e o novo Coronavírus associado à síndrome respiratória aguda severa 2 (SARS-CoV-2), bem como a descoberta de novos patógenos virais, como o Metapneumovírus Humano, em 2001, e o Bocavírus Humano, em 2005, destacaram a impor-

tância da vigilância global dessas viroses respiratórias para adoção de estratégias de prevenção e controle.

VÍRUS RESPIRATÓRIO SINCICIAL HUMANO

O HRSV (do inglês, *Human Respiratory Syncytial Virus*) é um dos principais patógenos associados às infecções agudas do trato respiratório, sobretudo em crianças menores de 5 anos de idade. Frequentemente causa doença grave, como a bronquiolite em crianças menores de 2 anos de idade, mas também em outros grupos etários e em imunodeprimidos.

O HRSV pertence à ordem Mononegavirales, família Pneumoviridae, do gênero Orthopneumovirus, espécie *Human orthopneumovirus*. A espécie *Orthopneumovirus humano* ainda pode ser dividida, de acordo com suas as características antigênicas, em dois subgrupos distintos – HRSV A e HRSV B. Além disso, com base na variabilidade genética da glicoproteína G de superfície, os subgrupos são diferenciados em genótipos.

Morfologicamente, suas partículas apresentam-se esféricas medindo cerca de 150 a 300 nanômetros (nm) de diâmetro, envelopadas, com capsídeo helicoidal. O genoma deste vírus é composto por RNA de fita simples, de polaridade negativa, não segmentado, com aproximadamente 15.200 nucleotídeos, a partir dos quais são codificadas 11 proteínas virais: proteína de fusão (F); glicoproteína de superfície (G); pequena proteína hidrofóbica (SH – *small hydrophobic*); proteína de matriz (M); nucleoproteína (N); fosfoproteína (P); RNA polimerase (L); fator de transcrição M2-1; proteína regulatória M2-2; proteína não estrutural 1 (NS1); e 2 (NS2).

Todas as 11 proteínas do HRSV são demonstradas na Figura 20.1.1, e o tamanho em nucleotídeos, em aminoácidos, bem como, suas funções encontram-se resumidas no Quadro 20.1.1.

Entre as proteínas virais, as glicoproteínas de superfície F e G são as responsáveis pela entrada do vírus na célula hospedeira e principais alvos de estudos de terapêutica e variabilidade das cepas virais. No que se refere à glicoproteína G, esta é a responsável pela grande variabilidade antigênica e genética do HRSV, que contribui para o escape viral à resposta imune, bem como causar reinfecções durante toda vida.

EPIDEMIOLOGIA

Globalmente, estima-se que a cada ano ocorram cerca de 33 milhões de casos de infecção respiratória aguda inferior associada ao HRSV, resultando em mais de 3 milhões de hospitalizações e cerca de 59.600 óbitos em crianças menores de 5 anos.

Estima-se que nos primeiros 6 meses de vida, especialmente no período neonatal, o HRSV seja responsável por 1,4 milhões de internações hospitalares que resultam em 27.300 óbitos hospitalares. A maioria das crianças é infectada por HRSV durante o 1º ano de vida e uma das características mais notáveis é sua taxa de reinfecção. De fato, estima-se que mais de 30% das crianças tenham reinfecções pelo HRSV até o 3º ano de vida.

De modo geral, as infecções pelo HRSV ocorrem principalmente em surtos epidêmicos anuais ou bianuais em diferentes regiões do mundo. O período do pico epidêmico varia entre os países, no entanto, dentro de cada país, geralmente ocorre durante os mesmos meses do ano, indicando que fatores climáticos, tais como temperatura, umidade e precipitação de chuva, podem influenciar na sazonalidade dos casos de doença pelo HRSV. A circulação do HRSV em países de clima temperado ocorre usualmente nos meses de inverno; enquanto em países de clima tropical, a circulação pode divergir, embora tenha maior frequência durante as estações chuvosas. Além dos fatores climáticos, outros fatores ambientais e padrões de comportamento humano devem ser mais bem compreendidos, pois podem contribuir no período e na severidade da epidemia pelo HRSV.

QUADRO CLÍNICO

O HRSV é altamente infeccioso e tem os humanos como os hospedeiros naturais, sendo transmitido pelo contato com pessoas próximas que estejam infectadas, especialmente por meio de aerossóis produzidos durante o espirro. Outra via de infecção é o contato direto com secreções infecciosas presentes em superfícies e objetos contaminados tais como toalhas, bancadas, torneiras, maçanetas de portas, estetoscópios e vestuário. Sendo assim, esse vírus tem facilidade em se propagar em lares, hospitais, asilos e creches. Em um único surto de infecção ocasionada pelo HVRS, a gravidade é altamente variável.

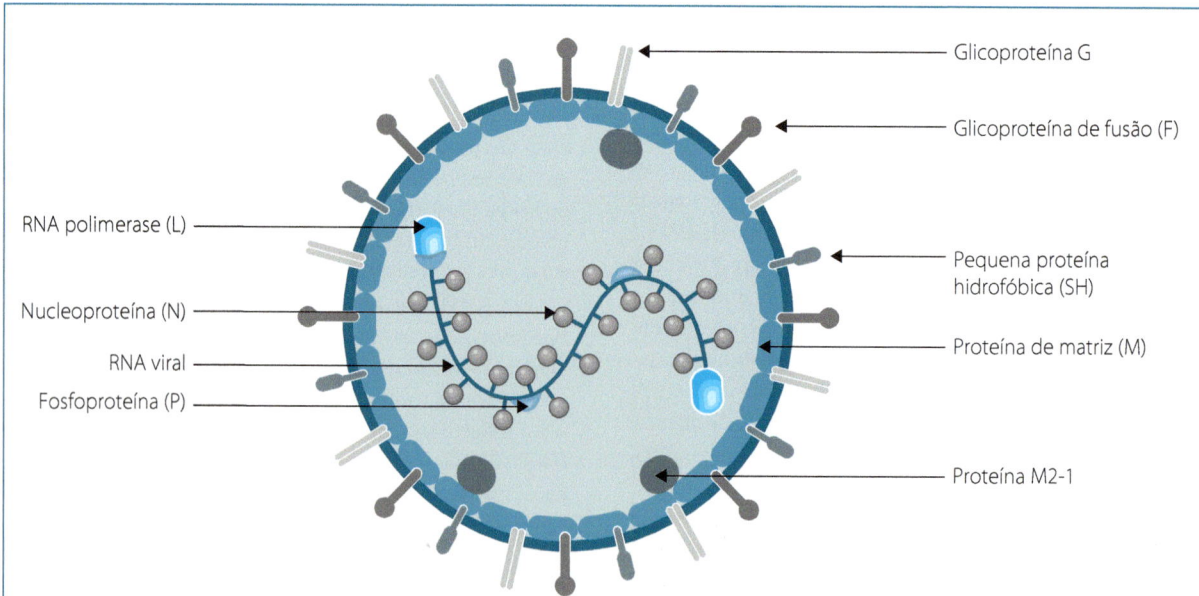

Glicoproteína G
Glicoproteína de fusão (F)
RNA polimerase (L)
Pequena proteína hidrofóbica (SH)
Nucleoproteína (N)
Proteína de matriz (M)
RNA viral
Fosfoproteína (P)
Proteína M2-1

As proteínas hemaglutinina, neuraminidase e M2 estão inseridas no envelope viral oriundo da membrana lipídica do hospedeiro. Abaixo desse envelope, estão as proteínas de matriz que envolvem o capsídeo viral, o qual contém os oito segmentos gênicos de RNA que são revestidos com a nucleoproteína e ligados ao complexo da polimerase.

FIGURA 20.1.1 Representação esquemática da partícula do vírus influenza demonstrando o seu aspecto morfológico. *Fonte:* Adaptada de Márcio Lins.

QUADRO 20.1.1 Principais funções das proteínas do vírus respiratório sincicial humano.

Proteína	Tamanho		Função
	nt	aa	
Glicoproteína (G)	923	298	Adere ao receptor celular; tem demonstrado importante papel na modulação da resposta imune
Fusão (F)	1.903	574	Adere ao receptor celular; atividade de fusão do vírus à célula; formação de sincícios
Pequena proteína hidrofóbica (SH)	410	64	Propriedades de viroporina auxilia na permeabilidade da membrana
Matriz (M)	958	256	Importante papel na morfogênese dos vírions
Nucleoproteína (N)	1.203	391	Participa da transcrição e replicação viral; ligada ao RNA viral, o protege de degradação por nucleases
Fosfoproteína (P)	914	241	Participa da transcrição e replicação viral; cofator da polimerase; promove mudanças conformacionais que ajudam a polimerase ter acesso à fita molde de RNA
Polimerase (L)	6.578	2.165	Atividade de RNA polimerase dependente de RNA; promove a replicação e transcrição do genoma viral
M2-1	582	194	Impede o término prematuro da transcrição
M2-2	270	90	Regula a transcrição e a replicação
Não estrutural 1 (NS1)	532	139	Inibição, indução e sinalização de IFN; inibição de apoptose
Não estrutural 2 (NS2)	503	124	Inibição, indução e sinalização de IFN; inibição de apoptose

nt: nucleotídeos; aa: aminoácidos; IFN: interferon.

A entrada do vírus no organismo ocorre através da mucosa nasal ou conjuntiva. O período de incubação da doença varia de 2 a 5 dias após o contato inicial. O HRSV se replica inicialmente no trato respiratório superior e, em seguida, pode se propagar para o trato respiratório inferior. As manifestações clínicas variam amplamente entre os indivíduos: na infecção do trato respiratório superior são comuns espirro, tosse e rinorreia acompanhados de mialgia e febre, podendo apresentar otite média. Na infecção do trato respiratório inferior, que pode ocorrer de forma moderada a grave, a apresentação clínica varia de bronquiolite a pneumonia. A doença grave na infância pode ocasionar uma subsequente hiper-reatividade da via aérea e anormalidades pós-infecção na função respiratória que podem persistir na adolescência com possível sensibilização à asma. Em idosos, a infecção pode exacerbar outras doenças subjacentes aumentando o risco de mortalidade.

O HVRS exibe afinidade pelas vias aéreas e tecido pulmonar. Estudos demonstram que este vírus, preferencialmente, infecta células ciliadas, sendo limitada a superfície apical de onde as partículas virais são liberadas, não se espalhando para as células basais. Com a infecção e replicação viral, ocorrem necrose e destruição das células ciliadas, e a completa reestruturação do epitélio requer de 4 a 8 semanas. Há o influxo de polimorfonucleares, infiltrado de linfócitos peribronquiolar, células plasmáticas e macrófagos. Os tecidos submucosos e adventícios tornam-se edematoso com secreção excessiva de muco, que, combinado com os restos celulares e células inflamatórias, podem ensejar a obstrução dos brônquios e alvéolos. O HRSV infecta ambos os tipos de pneumócitos (tipo I e II), desencadeando a infiltração de células mononucleares e, em decorrência disso, as paredes interalveolares podem se espessar e os espaços alveolares podem ficar repletos de secreção, o que favorece o desenvolvimento de pneumonia.

O sistema imune nos neonatos é considerado imaturo, apresentando resposta Th1 pouco eficiente e, dessa forma, a resposta adotada pelo sistema imune na primeira infância é do tipo Th2, contribuindo para uma resposta inflamatória mais exacerbada nas vias aéreas inferiores.

A reinfecção por HRSV é comum em toda a vida adulta e geralmente é limitada ao trato respiratório superior. Estudos iniciais em adultos jovens saudáveis indicaram que as infecções produziam apenas sintomas muito leves do trato respiratório superior. Numerosos fatores dos hospedeiros e virais têm sido sugeridos como envolvidos na doença pelo HRSV, mas seus papéis permanecem controversos e provavelmente variam em diferentes indivíduos.

O risco de doença severa é aumentado por fatores que comprometem a habilidade de controlar e resistir à infecção no trato respiratório, tais como ocorrem com os prematuros nascidos com idade gestacional < 35 semanas, lactentes (< 6 meses), crianças com idade inferior a 2 anos com doença pulmonar crônica da prematuridade (displasia broncopulmonar) ou doença cardíaca congênita.

A prematuridade é o principal fator de risco para hospitalização pelo HVRS, que é maior com a menor idade gestacional. Os prematuros – assim como os neonatos e lactentes – apresentam importantes condições associadas ao elevado risco de doença, entre elas a imaturidade do sistema imune, pulmões pouco flexíveis que exibem um estreito calibre das vias aéreas e a reduzida transferência de anticorpos maternos. Associam-se a estes: baixa reserva energética; desmame precoce frequente; anemia; infecções repetidas; e uso de corticosteroides. O pequeno diâmetro dos bronquíolos nos prematuros, recém-nascidos e lactentes torna-os particularmente susceptíveis à obstrução por edema, secreção e células imunes, favorecendo, assim, o desenvolvimento de bronquiolite e/ou pneumonia.

METAPNEUMOVÍRUS HUMANO

O Metapneumovírus Humano (HMPV, do inglês *Human Metapneumovirus*) tem sido extensivamente estudado desde que foi descrito em 2001, como causa de IRA na população infantil. Atualmente, o HMPV é classificado na ordem *Mononegavirales*, família *Pneumoviridae*, do gênero *Metapneumovirus*, espécie *Human metapneumovirus*. De acordo com as suas diferenças antigênicas e genéticas, principalmente entre as glicoproteínas de superfície F e G, os HMPV são divididos em dois subgrupos, A e B, que, por sua vez, podem ser subdivididos em linhagens e sublinhagens.

Estruturalmente, trata-se de um vírus envelopado, constituído por um capsídeo de simetria helicoidal que alberga um genoma não segmentado de RNA de fita simples e polaridade negativa com aproximadamente 13,3 kb, composto por oito genes assim ordenados: 3'-N-P-M-F-M2-SH-G-L-5'. A partir desses oito genes são codificadas nove proteínas: nucleoproteína (N); fosfoproteína (P); proteína de matriz (M); segunda matriz (M2-1, M2-2); fusão (F); pequena proteína hidrofóbica (SH); glicoproteína de adesão (G); e polimerase (L).

No envelope viral encontram-se três glicoproteínas (G, F e SH) que formam projeções na superfície do vírus, estando possivelmente associadas à resposta imunológica do hospedeiro. Internamente ao envelope viral está a proteína de matriz que direciona os nucleocapsídeos para a membrana celular; a fosfoproteína, nucleoproteína e polimerase são responsáveis, respectivamente, por encapsidação, replicação e transcrição do RNA viral (Figura 20.1.2).

EPIDEMIOLOGIA

A detecção do HMPV ocorre em cerca de 4 a 16% dos pacientes com IRA, mas tal incidência pode variar a cada ano em uma mesma região. Globalmente, depois do HRSV, o HMPV é considerado o segundo agente viral responsável por bronquiolite e pneumonia na primeira infância, mas pode infectar adultos e causar doença mais severa em pessoas imunocomprometidas. Em indivíduos hospitalizados com quadro de IRA, a frequência de detecção do HMPV varia de 1,7 a 17%, apresentando maior prevalência em crianças com idade inferior a 5 anos e idosos. Na população infantil, estudos sugerem que 5 a 15% de todas as infecções respiratórias são causadas pelo HMPV.

O HMPV tem sido isolado em todos os continentes, em diferentes períodos sazonais. No que se refere à circulação viral, o clima parece desenvolver um importante papel na sazonalidade; em países de clima temperado, a maior prevalência do HMPV ocorre nos meses de primavera e inverno. Em países de clima tropical, há uma correlação da estação mais chuvosa com o aumento do número de infecções por este vírus. A circulação de ambos os subgrupos e linhagens genéticas é comum durante o mesmo período sazonal, e podem ocorrer com frequência reinfecções com diferentes genótipos.

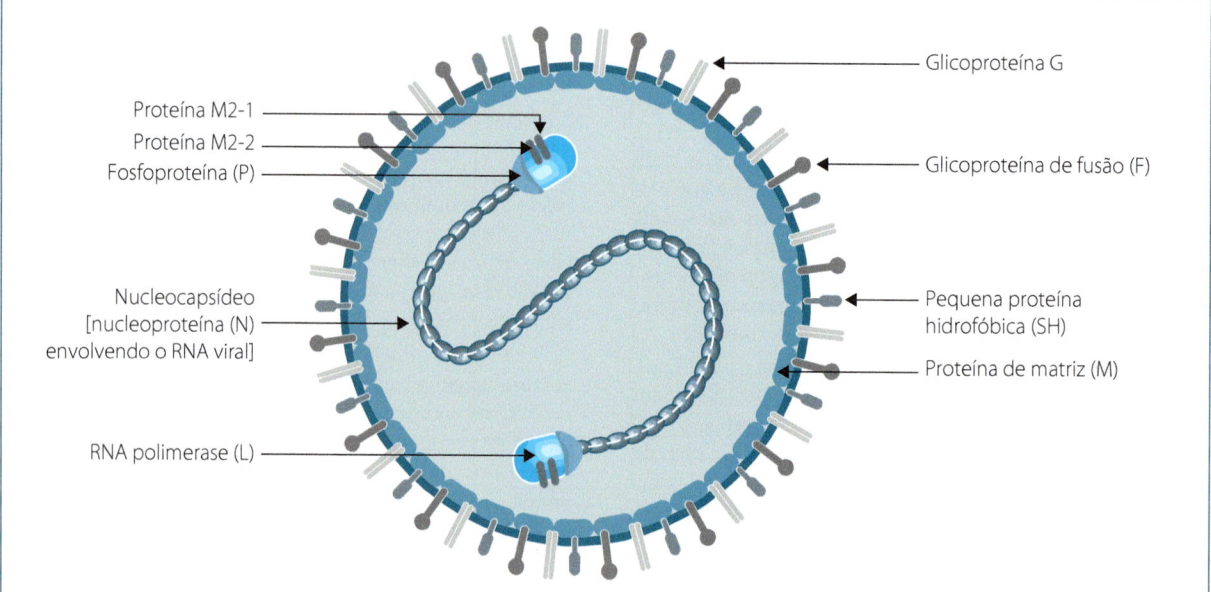

Sobre o envelope viral, estão dispostas três proteínas de superfície: a glicoproteína G; a de fusão; e a SH. Abaixo do envelope, as proteínas de matriz envolvem o nucleocapsídeo viral, o qual contém o genoma de RNA do HMPV associado às nucleoproteínas, fosfoproteínas, polimerases e proteínas M2-1 e M2-2.

FIGURA 20.1.2 Representação esquemática da partícula viral do metapneumovírus humano demonstrando o seu aspecto morfológico. *Fonte:* Adaptada de Márcio Lins.

QUADRO CLÍNICO

Desde a sua primeira descrição, o HMPV foi isolado a partir de indivíduos com IRA em diferentes faixas etárias, sobretudo de crianças com idade inferior a 5 anos, idosos e adultos imunocomprometidos. Atualmente, a sintomatologia da doença ocasionada por este vírus é muito similar à de outros vírus respiratórios, principalmente a do vírus respiratório sincicial humano.

A transmissão do HMPV ocorre pelo contato direto ou indireto com secreções (saliva, gotículas ou aerossóis) contaminadas pelo vírus, com período de incubação variando entre os indivíduos, mas comumente entre 3 e 5 dias. Quando sintomática, a infecção pode determinar doença leve a severa, com envolvimento do trato respiratório inferior. Em geral, o quadro não difere da síndrome gripal, com sintomas que inclui febre, tosse, rinorreia, faringite, congestão nasal e desconforto respiratório, devido bronquite, bronquiolite e/ou pneumonia.

Em idosos, além dos sintomas comuns do HMPV, a infecção viral pode contribuir para descompensar comorbidades já existentes, tais como: insuficiência cardíaca; e doença pulmonar obstrutiva crônica (DPOC). Em adultos saudáveis, a infecção em geral é autolimitada, com sintomas como febre, cefaleia, congestão nasal, tosse e rouquidão, que podem durar de 3 a 5 dias. Pessoas imunocomprometidas podem apresentar quadros complicados com bronquite e pneumonia grave.

Os riscos de desenvolver infecção severa pelo HMPV permanecem ainda pouco compreendidos, contudo o aumento da morbidade em crianças e idosos parece estar associado ao estágio de desenvolvimento dos linfócitos T; ao passo que crianças menores de 2 anos de idade apresentam imunidade celular em desenvolvimento, com baixa frequência de células T de memória, os idosos e imunocomprometidos apresentam proporção e funcionalidade reduzidas dessas células, contribuindo, desse modo, na severidade da doença.

Quando a infecção pelo HMPV atinge o trato respiratório inferior, ocorrem várias mudanças histopatológicas, tais como: dano da arquitetura epitelial respiratória; descamação das células epiteliais; formação de membrana hialina; perda dos cílios celulares; produção exacerbada de muco e inflamação do interstício pulmonar, também referida como pneumonia parenquimatosa ou pneumonite. Indivíduos imunocomprometidos e pacientes com comorbidades podem apresentar quadro de inflamação crônica das vias aéreas.

RINOVÍRUS HUMANO

O Rinovírus Humano (HRV, do inglês *Human Rhinovirus*) foi descrito pela primeira vez na década de 1950 e é o mais comum entre os agentes virais associados à infecção respiratória aguda (IRA), causando principalmente infecções no trato respiratório superior, sendo reconhecido como o principal patógeno causador do resfriado comum em todo o mundo. É responsável por significativa morbidade e tem sido associado a doenças do trato respiratório inferior, incluindo exacerbação da asma e doença pulmonar obstrutiva crônica.

Os HRV estão classificados na ordem Picornavirales, família Picornaviridae, gênero Enterovirus e estão divididos em três espécies, HRV-A, HRV-B e HRV-C. As espécies A e B foram identificadas na década de 1950, a espécie C foi descrita em 2006 graças às técnicas moleculares altamente sensíveis. Com base em suas características antigênicas e genéticas, atualmente, são descritos mais de 160 sorotipos de HRV. A identificação destes sorotipos baseia-se nas sequências nucleotídicas das regiões codificadoras das proteínas VP1 VP2/VP4, permitindo, dessa forma, agrupar os sorotipos entre as três espécies, em que sorotipos de uma mesma espécie compartilham mais de 70% de similaridade aminoacídica. Até o presente momento, foram descritos, 83 sorotipos que compõem a espécie HRV-A, 32 para o HRV-B e 55 para HRV-C (Figura 20.1.3).

Em relação à sua estrutura, o HRV é um vírus não envelopado e sua partícula viral mede de 25 a 30 nanômetros (nm) de diâmetro, apresentando simetria icosaédrica. O seu genoma codifica quatro proteínas estruturais do capsídeo (VP1, VP2, VP3 e VP4) e sete proteínas não estruturais (2A, 2B, 2C, 3A, 3B, 3C e 3D). O capsídeo é formado por 60 cópias de cada uma das quatro proteínas estruturais (VP1, VP2, VP3 e VP4) e envolve o material genético, que é composto por uma fita simples de RNA de polaridade positiva não segmentado (+ssRNA), com aproximadamente 7,2 kb (Figura 20.1.3).

As proteínas virais VP1, VP2 e VP3 têm uma extremidade chamada "C-terminal", sendo responsável pelas interações antigênicas, além disso, a VP1 contém o maior número de epítopos, que servem como receptores de superfície para a ligação celular. A proteína VP4 está localizada de forma mais interna no capsídeo, interagindo diretamente com o RNA genômico, auxiliando sua entrada no citoplasma da célula hospedeira e serve para ancorar o RNA ao capsídeo. Comparado com o resto do genoma do HRV, as proteínas do capsídeo exibem grande heterogeneidade, resultando em uma ampla gama de diversidade antigênica.

EPIDEMIOLOGIA

O HRV é responsável por 30 a 50% dos casos de IRA em todo o mundo. Estes vírus são amplamente distribuídos, afetando tanto crianças como adultos, imunocomprometidos ou não, e infecções recorrentes por diferentes sorotipos podem ocorrer ao longo da vida. Em crianças, a taxa de infecção pode chegar de 8 a 12 vezes por ano e bebês prematuros ou lactentes e crianças mais velhas com asma apresentam maior risco de desenvolver infecções mais graves por HRV. Além disso, as partículas virais dos HRV são capazes de permanecer infecciosas nas superfícies por horas, resultando em um alto potencial de propagação.

Em relação ao perfil de circulação, o Rinovírus geralmente ocorre durante todos os meses do ano sem um pico sazonal muito marcado. Contudo, em algumas regiões do mundo já foi demonstrada a associação da elevação do número de casos no início do outono e no final da primavera em muitos países temperados ou subtropicais, e na estação chuvosa nas regiões tropicais. As diferentes espécies de HRV costumam circular de forma concomitante, com uma delas podendo se apresentar de forma predominante. Em geral, as infecções pelos HRV da espécie A são mais prevalentes; todavia, as três espécies podem apresentar padrões de frequências similares.

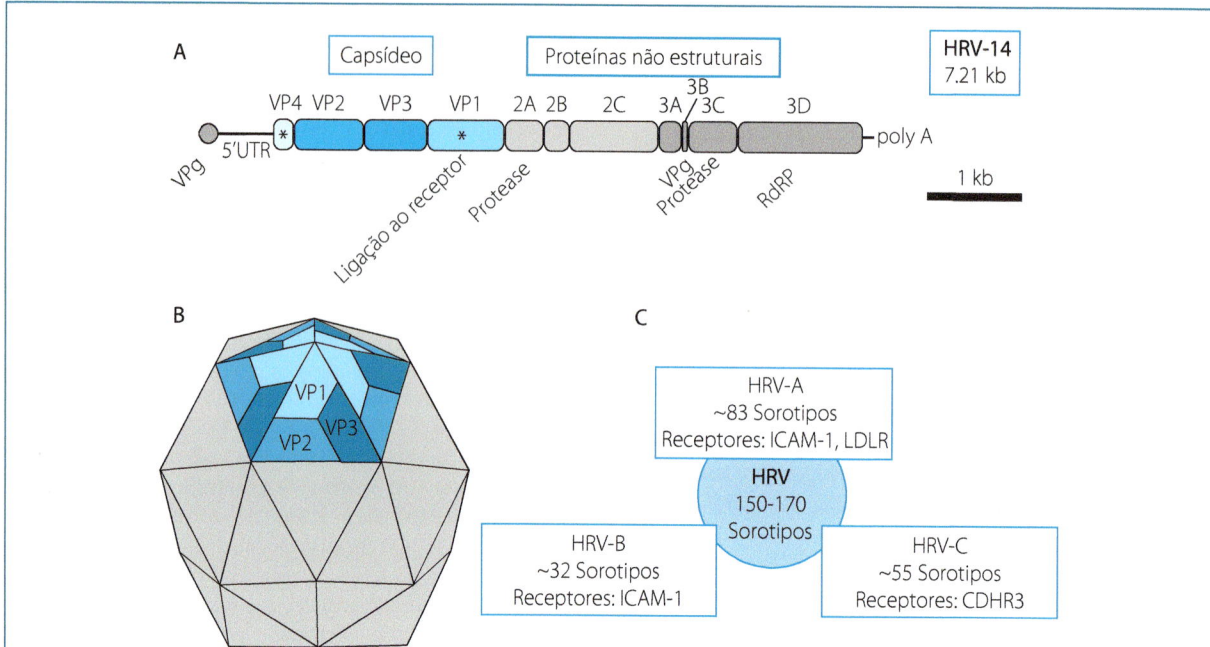

FIGURA 20.1.3 Organização genômica, estrutura da partícula viral e espécies do Rinovírus Humano.
Fonte: Adaptada de Stobart CC, Nosek JM, Moore ML. Frontiers in Microbiology, v. 8, n. DEC, p. 1-8, 2017.

QUADRO CLÍNICO

A transmissão do HRV para os indivíduos suscetíveis ocorre pelo contato direto ou por meio de partículas virais suspensas em aerossóis, produzidos pelo espirro, tosse e fala. O período de incubação é curto, de aproximadamente 2 dias, seguido de um período sintomático que pode durar de 1 a 2 semanas. O HRV também pode causar infecção assintomática principalmente em crianças e adultos mais jovens, entretanto a infecção assintomática é menos comum em idosos.

O sítio primário de infecção do HRV são as células epiteliais do trato respiratório, onde as mucosas nasal e oral atuam como porta de entrada para as partículas virais; embora menos frequente, a conjuntiva também pode servir como porta de entrada para a infecção viral. Os HRV se ligam a células epiteliais respiratórias através de vários receptores que são diferentes, dependendo das espécies de HRV. Cerca de 90% dos sorotipos das espécies A e B ligam-se ao receptor ICAM-1 (molécula de adesão intercelular 1), e cerca de 10% dos sorotipos ligam-se ao receptor da lipoproteína de baixa densidade (LDLR). Já o HRV-C se fixa ao receptor CDHR-3 (molécula de adesão que pertence à superfamília das caderinas). Como o HRV está intimamente relacionado com a exacerbação da asma, estudos mostram que pacientes com esse quadro apresentam um elevado número do receptor ICAM-1, o que os tornaria mais suscetíveis à infecção por HRV e ao desencadeamento do processo inflamatório, induzindo, assim, a exacerbação asmática.

O HRV causa principalmente infecção no trato respiratório superior, reconhecido como o resfriado comum. A infecção cursa com congestão nasal, rinorreia, dor de garganta, tosse, espirros, mal-estar, e o indivíduo pode apresentar febre de intensidade variada. As infecções por HRV também contribuem significativamente para o surgimento de otite média, sinusite, que frequentemente coincidem com coinfecção bacteriana, e insuficiência respiratória. As espécies A e C são mais associadas a doenças respiratórias graves, tais como pneumonia, bronquiolite, rinossinusite crônica, exacerbações da asma, DPOC e fibrose cística.

O HRV promove a infecção através da nasofaringe, propagando-se por células do epitélio respiratório superior que, consequentemente, são destruídas por necrose celular e descamação. Sua replicação ocorre de forma localizada, e a temperatura ótima para sua proliferação varia entre 33 e 35 °C. Além disso, alguns estudos sugerem que o HRV também pode se propagar para o trato respiratório inferior, em uma disseminação célula a célula, e esse pode ser um fator importante no desencadeamento da obstrução das vias aéreas, tosse e chiado, que podem evoluir para bronqueolites e pneumonia.

A suscetibilidade a infecções graves e reinfecções tem sido associada a muitos fatores ambientais e genéticos, como baixa resposta dos interferons, alergias preexistentes ou asma, exposição aos poluentes do ar, incluindo do tabaco, má alimentação e *stress*.

As manifestações clínicas da doença estão associadas à liberação de produtos celulares virais e a uma resposta imunológica à lesão produzida. Ocorrem hiperemia e transudação de proteínas no soro e nas secreções nasais, com o aumento concomitante de albumina e neutrófilos.

CORONAVÍRUS HUMANOS

Os coronavírus constituem um grande e diverso grupo de vírus que infectam uma gama de animais, como aves e mamíferos, incluindo o homem. São vírus que podem causar diferentes quadros clínicos, que envolvem tanto sintomas respiratórios como gastrointestinais. Nos seres humanos, os coronavírus descritos até o momento são associados a quadros de doença respiratória, afetando o trato respiratório superior e o inferior.

Os coronavírus humanos (HCoV – *Human coronavirus*) são membros da Ordem *Nidovirales*, Família *Coronaviridae*, a qual apresenta quatro gêneros: *Alpha-*, *Beta-*, *Gamma-* e *Deltacoronavirus*. Os HCoV descritos até o momento, pertencem aos gêneros Alphacoronavirus e Betacoronavirus. No primeiro estão as espécies *Human coronavirus 229E* (HCoV-229E) e *Human coronanavirus NL63* (HCoV-NL63). Já as espécies *Human coronavirus HKU1* (HCoV-HKU1), *Human coronavirus OC43*, *Severe acute respiratory syndrome – related coronavirus* (MERS-CoV, SARS-CoV), *Middle East respiratory syndrome – related coronavirus* (MERS-CoV), *Severe acute respiratory syndrome related coronavirus 2* (SARS-Cov-2) pertencem ao gênero *Betacoronavírus*.

Estruturalmente, os HCoV apresentam-se como partículas esféricas ou ligeiramente pleomórficas, podendo medir de 80 a 120 nanômetros de diâmetro. A partícula viral apresenta um envelope derivado da membrana plasmática da célula hospedeira, no qual encontram-se espículas formadas pela glicoproteína S. Essas projeções assemelham-se a pétalas de flor, com uma haste e a extremidade em forma de bulbo; essas espículas dão à partícula viral a morfologia semelhante a uma coroa, quando vista à microscopia eletrônica. No envelope viral, estão presentes ainda a glicoproteína M (Transmembrana), que atravessa a camada bilipídica três vezes, e a glicoproteína E (Envelope), presente em menor quantidade que as demais. Internamente, encontra-se a proteína do nucleocapsídeo (N) conjugada ao genoma viral, que é composto por ácido ribonucleico (RNA), de fita simples, polaridade positiva, com 26 a 32 quilobases (kb), sendo considerado um dos maiores genomas entre os vírus de RNA (Figura 20.1.4).

EPIDEMIOLOGIA

O HCoV-229E e o HCoV-OC43 foram os primeiros coronavírus descritos causando doença em humanos, ainda na década de 1960. Nos anos de 2004 e 2005 foram descobertos o HCoV-NL63 e o HCoV-HKU. Desde então, estes quatro HCoV vêm circulando na população humana, em escala mundial, sendo relatados em indivíduos de todas as faixas etárias, mas com impacto especial em crianças, causando infecções do trato respiratório superior e inferior, contribuindo, assim, para a elevação das taxas de morbidade e mortalidade nas infecções respiratórias agudas.

Em adultos, atuam como importantes agentes de IRA, sendo responsáveis por até 15% dos casos. Estes vírus podem ainda desencadear quadros de bronquite, pneumonia e exacerbação da DPOC em indivíduos de todas as faixas etárias.

Quanto ao padrão de circulação, em países de clima temperado registra-se maior ocorrência esses agentes virais durante os meses de inverno e primavera; contudo, dados de outras regiões ainda são escassos quanto a este aspecto.

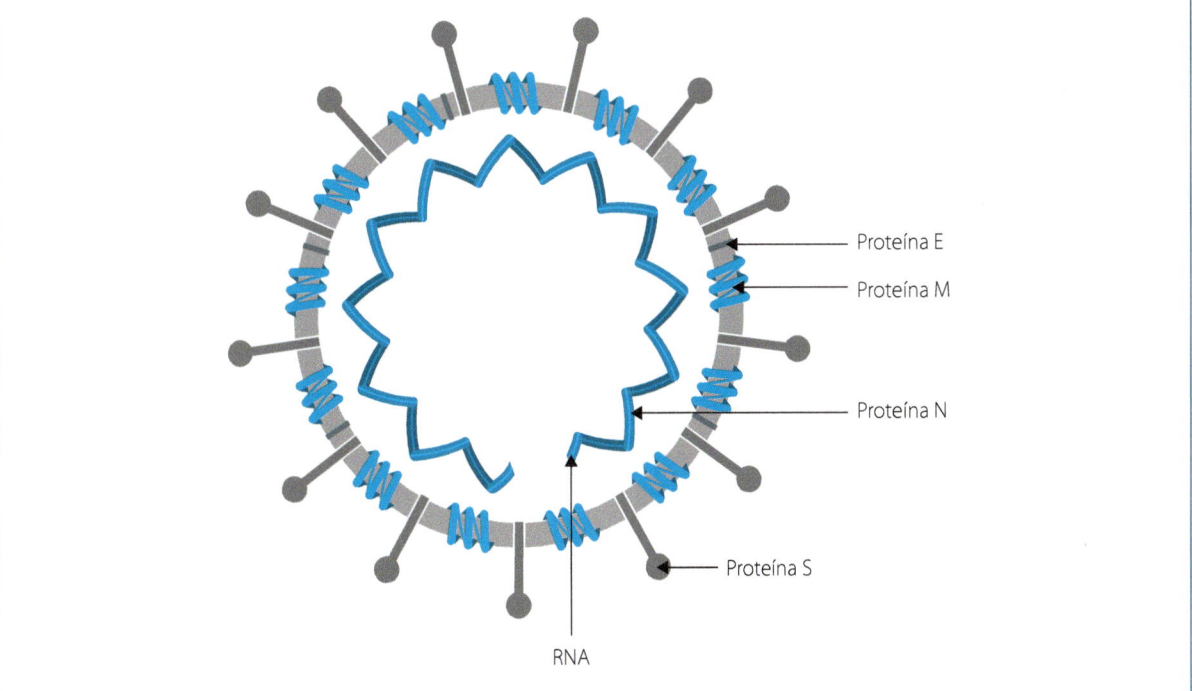

Proteína E

Proteína M

Proteína N

Proteína S

RNA

As proteínas de superfície, Espícula (S), Membrana (M) e Envelope (E) encontram-se inseridas no envelope derivado da membrana plasmática da célula hospedeira. O RNA viral de sentido positivo está associado à nucleoproteína (N) no interior da partícula viral.

FIGURA 20.1.4 Representação esquemática da partícula de Coronavírus Humano ilustrando seu aspecto morfológico.
Fonte: Adaptada de Márcio Lins.

Especial atenção das autoridades em saúde pública foi dada para os HCoV em virtude da emergência de coronavírus associados à doença severa do trato respiratório. O SARS-CoV, que foi responsável pela epidemia de síndrome respiratória aguda grave (SARS). E quase uma década depois, no ano de 2012, emergiu na Arábia Saudita, o MERS-CoV, que, assim como o SARS-CoV, associa-se a infecções do trato respiratório inferior, apresentando alta patogenicidade.

No que se refere à epidemia de SARS, os primeiros casos de doença grave do trato respiratório sem uma causa atribuída foram descritos em novembro de 2002 em Guandong na China. Rapidamente, a partir de análises realizadas por diferentes laboratórios sob a coordenação da OMS, o agente etiológico da SARS foi isolado e caracterizado, sendo, então, denominado como SARS-CoV. As infecções por esse vírus atingiram indivíduos em 26 países ao redor do mundo, culminando em 8.098 casos, com 774 óbitos. O último caso de SARS foi registrado em 5 de julho de 2003, depois do qual somente casos associados à exposição laboratorial foram relatados. A grande maioria dos casos foi registrada no Sudeste asiático (China, Taiwan, Singapura e Vietnã). Em 2019, um novo coronavírus emergiu em humanos, o SARS-CoV-2, sendo responsável pela pandemia de COVID-19.

Estudos têm sugerido que o reservatório natural do SARS-CoV são os morcegos e que este vírus teria sofrido diversas recombinações gênicas, o que possibilitou a transposição da barreira entre espécies. Postula-se ainda que, na cadeia de transmissão, a civeta mascarada do Himalaia (*Paguma larvata*) atuou como hospedeiro intermediário, uma vez que o SARS-CoV chegou a ser isolado desses animais, que eram vendidos em mercados no mesmo período dos casos em humanos. Tal fato levou a se acreditar que as civetas eram os hospedeiros naturais do SARS-CoV naquela época.

A epidemia de SARS teve grande impacto social e econômico, atingindo setores do turismo e da saúde nas áreas com transmissão sustentada da doença. Entretanto, muito se aprendeu com esta emergência em saúde pública e os conhecimentos adquiridos foram aplicados durante o surgimento do MERS-CoV e da COVID-19.

No que tange ao MERS-CoV, esse vírus surgiu no ano de 2012 e causou doença grave do trato respiratório em indivíduos na Arábia Saudita. Até o último relatório emitido pela OMS, em 2 de dezembro de 2019, o MERS-CoV esteve associado a 2.240 casos ocasionando 912 óbitos, com uma taxa de letalidade de 34,5%. A grande maioria dos casos de MERS-CoV aconteceu a partir de surtos nosocomiais, envolvendo muitos profissionais de saúde. Dados da OMS demonstram que os casos primários são observados especialmente em indivíduos com idades entre 50 e 59 anos. Já os casos secundários, tendem a ocorrer majoritariamente no grupo de idade de 30 a 39 anos. Nos pacientes secundários, a doença costuma ocorrer de forma mais branda, sendo, portanto, notada maior taxa de letalidade nos casos primários.

Desde sua emergência em junho de 2012, diversos surtos de MERS-CoV têm sido descritos em diferentes localidades. Casos de doença respiratória atrelados a este patógeno já foram relatados em 27 países, todavia o maior percentual ocorreu na Arábia Saudita, incluindo o último surto que aconteceu em abril de 2019, observado, mais uma vez, em ambiente hospitalar, no qual foram relatados casos em profissionais de saúde que contraíram a infecção no hospital, em pacientes também infectados no hospital e um contato domiciliar.

O MERS-CoV, assim como SARS-CoV, tem como seu provável hospedeiro natural os morcegos. Embora a maioria dos casos humanos de infecções por MERS-CoV tenha sido transmitida de pessoa a pessoa, evidências científicas atuais sugerem que camelos e dromedários são importantes hospedeiros e uma fonte animal de infecção para humanos por meio do contato direto ou indireto com esses animais ou pelo consumo de leite ou carne mal cozida dessa origem.

QUADRO CLÍNICO

A transmissão dos HCoV-229E, HCoV-OC43, HCoV-NL63 e HCoV-HKU1, assim como visto em outros vírus respiratórios, se dá por meio de gotículas contendo partículas virais em suspensão expelidas pelo indivíduo infectado, durante a fala, espirro ou tosse, ou ainda, por meio indireto a partir de partículas presentes em superfícies tais como bancadas laboratoriais, corrimão de escada, estetoscópios, maçanetas, entre outras.

A infecção por estes vírus ocorre geralmente no trato respiratório superior, cursando com sintomas como febre, tosse, congestão nasal e rinorreia, similar ao que é observado para outros vírus respiratórios. Quando afetam o trato respiratório inferior, os HCoV podem desencadear quadros de bronquites, pneumonias e contribuir para a exacerbação da DPOC. Cabe ressaltar que o HCoV-OC43 é o coronavírus mais comum nos casos com maior gravidade. Este tipo viral também já foi implicado na ocorrência de quadro de encefalite.

No que concerne aos SARS-CoV e MERS-CoV, ambos estão associados à infecção do trato respiratório inferior e à transmissão pessoa a pessoa acontece por contato muito próximo, sendo comum a transmissão nosocomial. Neste contexto, nos diferentes surtos atribuídos ao MERS-CoV, 43,5 a 100% dos casos apresentavam associação com caso índice em hospitais. Esse fato também foi observado durante a pandemia de SARS-CoV.

O período de incubação na infecção pelo SARS-CoV é de até 12,5 dias; para o MERS-CoV, varia de 5 a 14 dias, sendo que o tempo médio entre o início dos sintomas e a hospitalização é de 3 a 4 dias. A apresentação clínica das infecções por esses vírus são similares e cursam com o aparecimento súbito de febre, tosse, calafrios, cefaleia, mialgia e mal-estar, podendo também ser observados sintomas gastrointestinais como vômitos e diarreia. Nos casos graves, pneumonia viral é observada.

Diferente do que fora descrito para o SARS-CoV, grande parte das infecções por MERS-CoV acomete pacientes com comorbidades (obesidade, doença pulmonar e cardíaca crônicas, diabetes, imunossupressão). Outro ponto dissonante entre esses agentes refere-se à idade dos pacientes mais acometidos. As infecções por SARS-CoV foram vistas principalmente em pacientes adultos jovens; nas infecções por

MERS-CoV, no entanto, mais da metade dos pacientes apresenta idade maior que 50 anos.

A diferença vista nos quadros clínicos desencadeados pelo SARS-CoV e MERS-CoV, em comparação com os demais HCoV, pode ocorrer pelo tipo e intensidade da resposta imune induzida pelos mesmos. Neste sentido, estudos desenvolvidos *in vitro* têm demonstrado que ambos SARS-CoV e MERS-CoV apresentam mecanismos que atrasam a ativação de interferon (IFN), que consiste em uma família de citocinas (IFN-α, IFN-β e IFN-γ), que atuam na primeira linha de defesa contra patógenos virais. Este mecanismo não foi observado até o momento nos outros HCoV sazonais.

Um outro ponto observado, especificamente, em estudos envolvendo MERS-CoV é que além de atrasar ativação da resposta de IFN, a infecção por este vírus promove uma elevada produção de citocinas pró-inflamatórias tais como IL-1β, IL-6 and IL-8. Tal fato pode explicar a gravidade e o curso clínico da doença observada nos pacientes acometidos por este patógeno.

Investigações têm demonstrado ainda que o MERS-CoV apresenta tropismo por uma grande variedade de linhagens celulares. Neste contexto, ensaios *in vitro* demonstraram que o MERS-CoV foi capaz de infectar e se replicar em diferentes linhagens celulares de origem pulmonar, renal e hepática. Esta característica também pode contribuir para a maior patogenicidade deste vírus em comparação aos demais coronavírus humanos.

DIAGNÓSTICO DOS OUTROS VÍRUS RESPIRATÓRIOS

O diagnóstico preciso e imediato da infecção respiratória ocasionada por vírus pode trazer benefícios importantes para o atendimento ao paciente. Um diagnóstico oportuno deve diminuir o uso desnecessário de antibióticos e minimizar a permanência hospitalar, limitando, desta forma, a transmissão nosocomial dentro de hospitais ou de instituições de cuidados de longa permanência.

Isoladamente, o diagnóstico clínico torna-se inviável para definição do agente viral associado às IRA, pois as manifestações clínicas desencadeadas pelos vírus respiratórios são muito semelhantes, havendo, assim, a necessidade da realização do diagnóstico laboratorial.

O sucesso do diagnóstico laboratorial depende essencialmente da qualidade da amostra, tempo de coleta, das etapas de transporte e armazenamento; a amostra deve ser mantida sob refrigeração adequada (4 a 8 °C) até seu processamento no laboratório. Os espécimes clínicos a serem coletados para o diagnóstico dos vírus respiratórios incluem aspirado nasofaríngeo (ANF), *swab* combinado (SC), aspirado traqueal (AT) ou brônquico e lavado bronquioalveolar (LBA), que devem ser coletados preferencialmente na fase aguda da doença, especialmente no caso do diagnóstico de SARS-CoV e MERS-CoV, recomenda-se que seja priorizada a coleta de amostras do trato respiratório inferior.

Tais espécimes clínicos podem ser submetidos a uma variedade de métodos para a detecção laboratorial dos diferentes vírus respiratórios, os quais incluem técnicas para isolamento viral em cultura de células, detecção de antígenos virais por meio de anticorpos em ensaios de imunofluorescência direta e indireta, ensaio imunoenzimático ligado a enzimas (Elisa) e detecção do ácido nucleico viral pela técnica de reação em cadeia mediada pela polimerase precedida de transcrição reversa (RT-PCR) convencional e em tempo real.

Entretanto, atualmente, o uso de cultura de células para o diagnóstico da infecção viral é incomum e os métodos que detectam antígenos virais e o genoma viral estão sendo mais amplamente utilizados. A RT-PCR tem um tempo de resposta muito mais rápido, cerca de horas, com sensibilidade e especificidade analítica superiores em relação às demais metodologias; e, desse modo, tem sido considerada o método de diagnóstico de referência para a detecção destes patógenos. Diversos testes moleculares comerciais propõem, em uma única etapa, o diagnóstico dos mais importantes vírus respiratórios circulantes na população humana.

PREVENÇÃO E TRATAMENTO

Atualmente, não há vacina e nem antiviral específico contra as infecções pelo HRSV, HMPV, HRV e HCoV. O manejo clinico, portanto, é de suporte, utilizando-se sintomáticos e adequada hidratação, ou oferecendo suporte avançado de vida para os casos mais graves.

Para a prevenção das IRA, recomenda-se evitar locais fechados e ou aglomerados, fazer higiene das mãos com água e sabão ou com álcool a 70%, evitar tabagismo ativo e passivo, manter a hidratação e alimentação normal (especialmente em crianças), fazer higiene da cavidade nasal com solução salina, uso de antitérmicos se for necessário, reavaliação médica se houver dúvidas ou sinais de gravidade: desconforto respiratório e/ou presença de comorbidades (pneumopatia, cardiopatia, imunodeficiência e prematuridade).

Como os casos graves das viroses respiratórias não influenza são indistinguíveis da gripe ou da sepse bacteriana de origem pulmonar, é imperativo o uso de anti-influenza e antibacterianos, não se devendo aguardar testes de confirmação da etiologia viral do quadro.

Para auxiliar no manejo clínico da infecção pelo HRSV, até o momento, existem apenas dois medicamentos licenciados. A ribavirina inalatória, um análogo de nucleosídeo e virostática, aprovada pela Food and Drug Administration (FDA) para tratamento de crianças com doença grave associada ao HRSV, não é mais recomendada nas diretrizes da Academia Americana de Pediatria (AAP) e nem pela Sociedade Brasileira de Pediatria (SBP) em razão da insuficiência de evidência científica da sua eficácia. O palivizumabe, um anticorpo monoclonal humanizado que atua na proteína F do HRSV, foi aprovado pela FDA, pela Agência Europeia de Medicamentos e pela Agência Nacional de Vigilância Sanitária (ANVISA), para imunoprofilaxia em pacientes de alto risco para doença grave. Embora essa molécula tenha aprovação para utilização em seres humanos desde 1998, é prescrita de modo limitado em virtude de seu alto custo, sendo indicada principalmente para lactentes de alto risco, ministrado através de injeções intramusculares mensais (4 a 5 meses) durante os surtos de HRSV. O uso de palivizumabe para imunoprofilaxia contra o HRSV diminui a taxa de hospitalização em comparação ao placebo.

No início da década de 1960, foi manipulada a primeira vacina contra o HVRS e a formulação apresentava o vírus inativado com formalina (FI-HVRS). Posteriormente, ensaios clínicos em crianças imunizadas por essa vacina – que passaram pela infecção natural por HVRS – apresentavam um quadro de inflamção pulmonar exacerbado no qual 80% das crianças necessitaram hospitalização. Evidências acumuladas após décadas de pesquisa têm sugerido que a vacinação por FI-HVRS induziu uma resposta imune Th1/Th2 desequilibrada, demonstrando uma inclinação para Th2 que promoveu a produção elevada de muco e a hiper-reatividade das vias aéreas. Desde o fracasso da proteção do FI-HVRS, o desenvolvimento de vacinas contra o HRSV tem ocorrido de forma cautelosa e gradual.

Para o tratamento das infecções pelo HMPV, foi proposto o uso da ribavirina. No entanto, até o momento não há nenhum ensaio clínico controlado que comprove sua eficácia para o tratamento da virose em questão.

A busca por um tratamento específico contra o HMPV tem ocorrido de modo extenuante e muitas pesquisas com vacinas, imunoglobulinas e antivirais estão em andamento. Em paralelo aos estudos de vacinas usando vírus atenuado, inativado, de subunidade e baseada em partículas contra o HMPV, há pesquisas que visam a administração de anticorpo monoclonal humanizado (MAb) para atingir a proteína de fusão do HMPV – similar ao palivizumabe utilizado contra o HRSV – que estão em fase de estudo para utilização em humanos. Outras estratégias terapêuticas antivirais também estão sendo investigadas para a infecção pelo HMPV, e destacam-se os inibidores de fusão viral e os pequenos RNA de interferência (siRNA – *small interfering RNA*).

Em relação ao tratamento do HRV, esforços contínuos para o desenvolvimento de antivirais ou vacinas contra as infecções por este vírus foram prejudicados pelo seu grande número de sorotipos. No entanto, vários estudos estão em andamento com o objetivo de desenvolver vacinas e antivirais específicos para o HRV.

As mais recentes estratégias terapêuticas incluem o desenvolvimento de compostos sintéticos ou anticorpos neutralizantes que possam inibir esses vírus em diferentes fases do seu ciclo replicativo. Nesse sentido, atualmente, tem sido estudado o pleconaril, um medicamento que impede a interação entre o vírus e o receptor da célula hospedeira, que foi o primeiro antiviral contra o rinovírus que sofreu ensaio clínico; porém, até o momento não está licenciado. Outros potenciais alvos antivirais são os inibidores de protease, como o ruprintrivir, que é um inibidor da protease 3C do HRV.

Durante décadas, o desenvolvimento de vacinas contra o HRV foi considerado um grande desafio para os pesquisadores, pois, em razão do alto número de sorotipos, pouca reatividade cruzada é desencadeada por anticorpos neutralizantes. Nos últimos anos, existem duas estratégias principais para induzir proteção contra diferentes sorotipos de HRV. Uma delas é uma vacina polivalente que foi testada em camundongos e macacos Rhesus e mostrou ter uma boa resposta protetora contra uma ampla gama de sorotipos.

Outra abordagem de imunização é o uso em conjunto de uma região conservada do HRV, como antígeno vacinal, e um adjuvante que potencialize a resposta de células T. Como exemplo, foi observado que a vacina recombinante VP0 utilizada com adjuvantes provocou fortes respostas Th1 de reação cruzada em camundongos, a qual fornece um caminho promissor para o desenvolvimento de vacinas contra HRV.

Quanto ao tratamento das infecções por HCoV, algumas abordagens vêm sendo testadas, quer sejam aquelas utilizando medicamentos já disponíveis comercialmente, quer sejam aquelas envolvendo fármacos em desenvolvimento. Entretanto, algumas destas abordagens têm demonstrado resultados não tão promissores, estando associadas a graves efeitos colaterais ou imunossupressão.

Na prática clínica, foram utilizadas algumas alternativas, como por exemplo, o uso de ribavirina, interferons e a terapia combinada lopinavir/ritonavir. No que diz respeito ao uso da ribavirina, especificamente no tratamento das infecções por SARS-CoV, o resultado observado foi inconsistente. Estudos *in vitro* do uso da ribavirina junto com IFN-β têm demonstrado melhor atividade antiviral, entretanto os efeitos clínicos observados permanecem controversos. Já o uso de IFN tem sido associado à melhora no processo de saturação de oxigênio e da inflamação. Contudo, nenhum efeito mais significativo é observado no desfecho do quadro clínico, tal como o tempo de hospitalização. No que tange ao uso de lopinavir/ritonavir, que são inibidores da protease viral, estudos em modelo animal têm comprovado melhora do desfecho das infecções por MERS-CoV.

Em virtude da ameaça que o MERS-CoV apresenta para a saúde pública atualmente, uma gama de outras alternativas, incluindo peptídeos antivirais, anticorpos monoclonais, antivirais inibidores de protease celular ou viral, vem sendo estudada na busca de uma medida de tratamento eficaz contra os HCoV. Investigações para o desenvolvimento de vacinas também vêm sendo conduzidas, mas nenhuma em fase clínica até o momento.

BIBLIOGRAFIA SUGERIDA

GERAL

Arakawa M, et al. Molecular epidemiological study of human rhinovirus species A, B and C from patients with acute respiratory illnesses in Japan. Journal of Medical Microbiology. v. 61, n. 3, p. 410-419, 2012.

Basnet S, Palmenberg AC, Gern JE. Rhinoviruses and their receptors. Chest. v. 155, n. 5, p. 1018-1025, 2019.

Binford SL, et al. In vitro resistance study of rupintrivir, a novel inhibitor of human Rhinovirus 3C protease. Antimicrobial Agents and Chemotherapy. v. 51, n. 12, p. 4366-4373, 2007.

Blaas D. Viral entry pathways: the example of common cold viruses. Wege des Viruseintritts: am Beispiel der Erkältungsviren. Wiener Medizinische Wochenschrift. v. 166, n. 7–8, p. 211–226, 2016.

COX, D. W. et al. Rhinovirus is the most common virus and Rhinovirus-C is the most common species in paediatric intensive care respiratory admissions. European Respiratory Journal. v. 52, n. 2, p. 1800207, 2018.

Drysdale SB, Mejias A, Ramilo O. Rhinovirus – not just the common cold. Journal of Infection. v. 74, p. S41-S46, 2017.

Garcia J, et al. Human rhinoviruses and enteroviruses in influenza-like illness in Latin America. Virology Journal. v. 10, n. 1, p. 1, 2013.

Gern JE. The ABCs of rhinoviruses, wheezing, and asthma. Journal of Virology. v. 84, n. 15, p. 7418-7426, 2010.

Glanville N, et al. Cross-serotype immunity induced by immunization with a conserved Rhinovirus capsid protein. PLoS Pathogens. v. 9, n. 9, 2013.

Glanville N. Johnston SL. Challenges in developing a cross-serotype Rhinovirus vaccine. Current Opinion in Virology. v. 11, p. 83-88, 2015.

Hayden FG, et al. Efficacy and safety of oral pleconaril for treatment of colds due to picornaviruses in adults: results of 2 double-blind, randomized, placebo-controlled trials. Clinical Infectious Diseases. v. 36, n. 12, p. 1523-1532, 2003.

Jacobs SE, Lamson DM, Kirsten S, George Thomas J. Walsh Human Rhinoviruses. Clinical Microbiology. v. 26(1), p. 135, 2013.

Lee S, et al. A polyvalent inactivated Rhinovirus vaccine is broadly immunogenic in rhesus macaques. Nature Communications. v. 7, n. May 2016.

Leotte J, et al. Impact and seasonality of Human Rhinovirus infection in hospitalized patients for two consecutive years. Jornal de Pediatria. v. 93, n. 3, p. 294-300, 2017.

Lewis-Rogers N, Seger J, Adler FR. Human Rhinovirus diversity and evolution: how strange the change from major to minor. Journal of Virology. v. 91, n. 7, p. 1-17, 2017.

Mackay IM. Human rhinoviruses: the cold wars resume. Journal of Clinical Virology. v. 42, n. 4, p. 297-320, 2008.

Palmenberg AC, Spiro D, Kuzmickas R. Sequencing and analyses of all known human Rhinovirus genomes reveal structure and evolution. Science. v. 324, p. 55-59, 2009.

Papi A, Contoli M. Rhinovirus vaccination: the case against. European Respiratory Journal. v. 37, n. 1, p. 5-7, 2011.

Pappas DE, et al. Symptom profile of common colds in school-aged children. Pediatric Infectious Disease Journal. v. 27, n. 1, p. 8-11, 2008.

Price WH. The isolation of a new virus associated with respiratory clinical disease in humans. Proceedings of the National Academy of Sciences of the United States of America. v. 42, n. 12, p. 892-6, 1956.

Saraya T, et al. Epidemiology of virus-induced asthma exacerbations: with special reference to the role of human Rhinovirus. Frontiers in Microbiology. v. 5, n. May, p. 1-10, 2014.

Stobart CC, Nosek JM, Moore ML. Rhinovirus biology, antigenic diversity, and advancements in the design of a human rhinovirus vaccine. Frontiers in Microbiology. v. 8, n. DEC, p. 1-8, 2017.

To K,KW, Yip CCY, Yuen KY. Rhinovirus – from bench to bedside. Journal of the Formosan Medical Association. v. 116, n. 7, p. 496-504, 2017.

Tran DN, et al. Human Rhinovirus infections in hospitalized children: clinical, epidemiological and virological features. Epidemiology and Infection. v. 144, n. 2, p. 346-354, 2016.

Traub S, et al. An anti-human ICAM-1 antibody inhibits Rhinovirus-induced exacerbations of lung inflammation. PLoS Pathogens. v. 9, n. 8, 2013.

Van Der Linden L, et al. A molecular epidemiological perspective of Rhinovirus types circulating in Amsterdam from 2007 to 2012. Clinical Microbiology and Infection. v. 22, n. 12, p. 1002.e9-1002.e14, 2016.

Zlateva KT, et al. Prolonged shedding of rhinovirus and re-infection in adults with respiratory tract illness. European Respiratory Journal. v. 44, n. 1, p. 169-177, 2014.

HRSV

Bohmwald K, et al. Human Respiratory Syncytial virus: infection and pathology. Seminars in Respiratory and Critical Care Medicine. v. 37, n. 4, p. 522-537, 2016.

Carbonell-Estrany X, Quero J, IRIS Study Group. Hospitalization rates for respiratory syncytial virus infection in premature infants born during two consecutive seasons. The Pediatric Infectious Disease Journal. v. 20, n. 9, p. 874-9, set. 2001.

Collins PL, Karron RA. Paramyxoviridae. In: Knipe DM, Howley PM (ed.). Fields Virology. 6. ed. [s.l.] Philadelphia: Lippincott, Williams & Wilkins Publishers, 2013. p. 1086-1123.

Collins PL, Fearns R, Graham BS. Respiratory Syncytial Virus: virology, reverse genetics, and pathogenesis of disease. Current Topics in Microbiology and Immunology. v. 372, p. 3-38, 2013.

Kim HW, et al. Respiratory Syncytial Virus disease in infants despite prior administration of antigenic inactivated vaccine. American Journal of Epidemiology. v. 89, n. 4, p. 422-34, abr. 1969.

Kutsaya A, et al. Prospective clinical and serological follow-up in early childhood reveals a high rate of subclinical RSV infection and a relatively high reinfection rate within the first 3 years of life. Epidemiology and Infection. v. 144, n. 8, p. 1622-1633, 2016.

Mlinaric-Galinovic G. Do circulating RSV-genotypes affect established biennial epidemic periodicity in Zagreb region? Open Journal of Respiratory Diseases. v. 02, n. 04, p. 91-94, 2012.

M, MA, et al. Two distinct subtypes of Human Respiratory Syncytial Virus. J. Gen. Virol. v. 66, n. 1985, 1985.

Nair H, et al. Global burden of acute lower respiratory infections due to Respiratory Syncytial Virus in young children: a systematic review and meta-analysis. The Lancet. v. 375, n. 9725, p. 1545-1555, 2010.

Openshaw PJM, Tregoning JS. Immune responses and disease enhancement during Respiratory Syncytial Virus infection. Clinical Microbiology Reviews, 2005.

Pangesti KNA, et al. Molecular epidemiology of respiratory syncytial virus. Reviews in Medical Virology. v. 28, n. 2, p. 1-11, 2018.

Paynter S. Humidity and respiratory virus transmission in tropical and temperate settings. Epidemiology and Infection. v. 143, n. 6, p. 1110-1118, 2015.

Piedimonte G, Perez M. Respiratory Syncytial Virus infection and bronchiolitis. Pediatrics in Review/American Academy … v. 35, n. 12, p. 519-530, 2014.

Shi T, et al. Global, regional, and national disease burden estimates of acute lower respiratory infections due to Respiratory Syncytial Virus in young children in 2015: a systematic review and modelling study. The Lancet. v. 390, n. 10098, p. 946-958, 2017.

Sullender WM. Respiratory Syncytial Virus genetic and antigenic diversity. Clinical Microbiology Reviews. v. 13, n. 1, p. 1-15, 2000.

Vandini S, et al. Immunological, viral, environmental, and individual factors modulating lung immune response to Respiratory Syncytial Virus. BioMed Research International, 2015.

Village EG. Palivizumab, a humanized Respiratory Syncytial Virus monoclonal antibody, reduces hospitalization from Respiratory Syncytial Virus infection in high-risk infants. Pediatrics. v. 102, n. 3, p. 531-7, set. 1998.

HMPV

Arnott A, et al. Genetic variability of human Metapneumovirus amongst an all ages population in Cambodia between 2007 and 2009. Infection, Genetics and Evolution, Phnom Penh. v. 15, p. 43-52, 2013.

Céspedes PF, et al. Modulation of host immunity by the Human Metapneumovirus. Clinical Microbiology Reviews, Santiago. v. 29, n. 4, p. 795-818, 2016.

Chow WZ. et al. Genetic diversity, seasonality and transmission network of human Metapneumovirus: identification of a unique sub-lineage of the fusion and attachment genes. Scientific Reports, Kuala Lumpur. v. 6, 2016.

Collins PL, Karron RA. Respiratory Syncytial Virus and Metapneumovirus. In: Knipe DM, Howley PM. Fields Virology. 6. ed. Philadelphia: LWW, 2013, cap. 38, p. 1086-1123.

Haas LEM, et al. Human Metapneumovirus in adults. Viruses. Utrecht, v. 5, n. 1, p. 87-110, 2013.

Panda S, et al. Human Metapneumovirus: review of an important respiratory pathogen. International Journal of Infectious Diseases. Orissa, v. 25, p. 45-52, 2014.

Papenburg J, et al. Genetic diversity and molecular evolution of the major Human Metapneumovirus surface glycoproteins over a decade. Journal of Clinical Virology. Quebec, v. 58, n. 3, p. 541-547, 2013.

Schildgen V, et al. Human Metapneumovirus: lessons learned over the first decade. Clinical Microbiology Reviews. Cologne, v. 24, n. 4, p. 734-754, 2011.

Tregoning JS, Schwarze J. Respiratory viral infections in infants: causes, clinical symptoms, virology, and immunology. Clinical Microbiology Reviews. Londres, v. 23, n. 1, p. 74-98, 2010.

Van Den Hoogen BG, et al. A newly discovered human pneumovirus isolated from young children with respiratory tract disease. Nature Medicine. Roterdã v. 7, n. 6, p. 719-724, 2001.

Wen SC, Williams JV. New approaches for immunization and therapy against human Metapneumovirus. Clin Vaccine Immunol. 22:858-866, 2015.

CORONAVÍRUS

Al-Tawfiq JA, Zumla A, Memish ZA. Coronaviruses: severe acute respiratory syndrome coronavirus and Middle East respiratory syndrome coronavirus in travelers. Curr Opin Infect Dis. 2014;27(5):411-7.

Centers for Disease Control and Prevention. 2019-nCoV CDC Response Team. Early Release. Initial Public Health Response and Interim Clinical Guidance for the 2019 Novel Coronavirus Outbreak – United States, December 31, 2019–February 4, 2020. MMWR February 5, 2020/Vol. 69:1-7.

Chafekar A, Fielding BC. MERS-CoV: understanding the Latest HumanCoronavirus Threat. Viruses. 2018, 24;10(2). pii: E93.

Greenberg SB. Update on Human Rhinovirus and Coronavirus infections. Semin Respir Crit Care Med. 2016;37:555-571.

International Committee on Taxonomy of Viruses (ICTV). Virus Taxonomy: 2018b Release. Disponível em: https://talk.ictvonline.org/taxonomy/. Acesso em: 02 jun 2019.

Lim YX, Ng YL, Tam JP, Liu DX. Human Coronaviruses: a review of virus–host interactions. Diseases. 2016; 4(3): 26.

Luk H, Li X, Fung J, et al. Molecular epidemiology, evolution and phylogeny of SARS Coronavirus. Infection, Genetics and Evolution. (2019)71. 10.1016/j.meegid.2019.03.001.

Morfopoulou S, Brown JR, Davies EG et al. Human Coronavirus OC43 associated with fatal encephalitis. New England Journal of Medicine, 2016; 375(5), 497-498.

Organização Mundial da Saúde (OMS). WHO Guidelines for the Global Surveillance of SARS Updated Recommendations October 2004. Disponível em: http://www.emro.who.int/health-topics/mers-cov/mers-outbreaks.html. Acesso em: 01 jun 2019.

Organização Mundial da Saúde (OMS). Summary of probable SARS cases with onset of illness from 1 November 2002 to 31 July 2003. Disponível em: https://www.who.int/csr/sars/country/table2004_04_21/en/. Acesso em: 31 maio 2019.

Organização Mundial da Saúde (OMS). MERS situation update, April 2019. Disponível em: http://www.emro.who.int/pandemic-epidemic-diseases/mers-cov/mers-situation-update-april-2019.html. Acesso em: 05 jun 2019.

Peiris JSM, Guan Y, Yuen KY. Severe acute respiratory syndrome. Nat Med. 2004;10(12 Suppl):S88-97.

Qun Li, M., Xuhua Guan, Peng Wu, et al. Early Transmission Dynamics in Wuhan, China, of Novel Coronavirus Infected Pneumonia. NEJM January 29, 2020. DOI: 10.1056/NEJMoa2001316. https://www.nejm.org/doi/10.1056/NEJMoa2001316.

Ramadan N, Shaib H. Middle East respiratory syndrome Coronavirus (MERS-CoV): A review Germs. 2019 Mar 1;9(1):35-42.

Rota PA, Oberste MS, Monroe SS, et al. Characterization of a novel Coronavirus associated with severe acute respiratory syndrome. Science. 2003;300(5624):1394-9.

U.S. Food and Drugs Administration. Novel coronavirus (2019-nCoV). 02/06/2020. https://www.fda.gov/emergency-preparedness-and-response/mcm-issues/novel-coronavirus-2019-ncov.

Walsh EE, Shin JH, Falsey AR. Clinical impact of Human Coronaviruses 229E and OC43 Infection in Diverse Adult Populations. J Infect Dis. 2013;208(10):1634-42.

World Health Organization.Novel Coronavirus (2019 nCOV). Situation Report-17. 6 February 2020. https://www.who.int/docs/default-source/coronaviruse/situation-reports/20200206-sitrep-17-ncov.pdf?sfvrsn=17f0dca_2.

Yin Y, Wunderink RG. MERS, SARS and other Coronaviruses as causes of pneumonia. Respirology. 2018;23(2):130-137.

Zumla A, Chan JFW, Azhar EI, et al. Coronaviruses – drug discovery and therapeutic options. Nat Rev Drug Discov. 2016;15(5):327-47.

20.2 COVID-19

ATENÇÃO
Esse capítulo foi atualizado.
Escaneie o QRCode e acesse
o conteúdo completo

Roberto Focaccia
Rita Catarina Medeiros Sousa
Leonardo Weissmann

INTRODUÇÃO

Em dezembro de 2019, foram registrados casos de uma nova síndrome febril respiratória aguda com pneumonia, na cidade de Wuhan, na China, de origem não identificada. Em meados de janeiro de 2020, os chineses anunciaram a causa dessa nova síndrome respiratória: um coronavírus desconheci-do dos especialistas no assunto, o qual foi inicialmente deno-minado novo coronavírus 2019 (2019-nCoV). Em 11 de feverei-ro, a Organização Mundial da Saúde (OMS) nomeou a doença produzida por ele como COVID-19, e a doença produzida por ele como **COVID-19**, e declarou estado de pandemia em 11 de março como "a maior crise sanitária global dos nossos tempos". Desde então, houve rápida propagação do vírus inicialmente para a toda a China, em seguida para países vizinhos e, então, espalhando-se para todos os continentes. Apesar das medidas universais inéditas para isolamento ou distanciamento social mundo afora, até a finalização deste capítulo no início de setembro, as notificações da doença atingiram perto de 25 milhões de pessoas, e mais de 850 mil mortes, com intensos danos sanitários, sociais e econômicos globais. A compreensão dos múltiplos aspectos da inédita pandemia mobilizou os esforços de todos os setores de atividades humana no mundo. Entretanto, a doença nesse momento continua em plena evolução, e sua história somente será conhecida no seu desfecho.

EPIDEMIOLOGIA

Em dezembro de 2019, hospitais da cidade de Wuhan, província de Hubei, China, começaram a relatar diversos casos de pneumonia de origem desconhecida, com histórico de exposição a um grande mercado de frutos do mar de Huanan. Em meados de janeiro de 2020, foi confirmado que as novas infecções respiratórias agudas foram causadas por um novo coronavírus. Rapidamente, outros casos confirmados da doença, que não tinham história de exposição clara ao referido mercado de frutos do mar de Huanan, também foram relatados (Figura 20.2.1).

SARS (2002-2003) e MERS (2012), doenças causadas por outros coronavírus emergentes, foram definidas como zoonóticas e transmitidas por hospedeiros intermediários (civetas de palma e camelos/dromedários, respectivamente). Estudos preliminares mostraram que pangolins vendidos em mercados de animais silvestres possivelmente foram os hospedeiros intermediários do novo coronavírus.

Em razão da sua similaridade com o vírus causador da SARS, esse novo coronavírus emergente foi denominado SARS-CoV-2 (Coronavírus 2 associado à Síndrome Respiratória Aguda Severa) pelo Comitê Internacional de Taxonomia Viral (ICTV).

Estima-se que os primeiros casos da COVID-19 surgiram em outubro ou novembro de 2019 na China. Ainda em janeiro de 2020, foram notificados casos na Tailândia, no Japão e na França. Neste último, estudo retrospectivo utilizando amostras de secreções respiratórias de pessoas hospitalizadas com síndrome gripal, mas com teste molecular negativo para Influenza, mostrou que o novo coronavírus já estava presente em seu território em dezembro de 2019, em indivíduos sem histórico de viagem para fora do país.

O avanço da COVID-19 disparou rapidamente um alerta de emergência de saúde global. Em fins de maio de 2020, todos os 216 países e territórios do mundo foram atingidos.

As medidas de controle da pandemia tiveram abordagens muito distintas. Os países asiáticos adotaram um rígido controle de distanciamento social (*lockdown* domiciliar), fechamento de fronteiras internas e externas, pesquisa de casos com os testes de biologia molecular e isolamento domiciliar, juntamento com os seus comunicantes, conseguindo, assim,

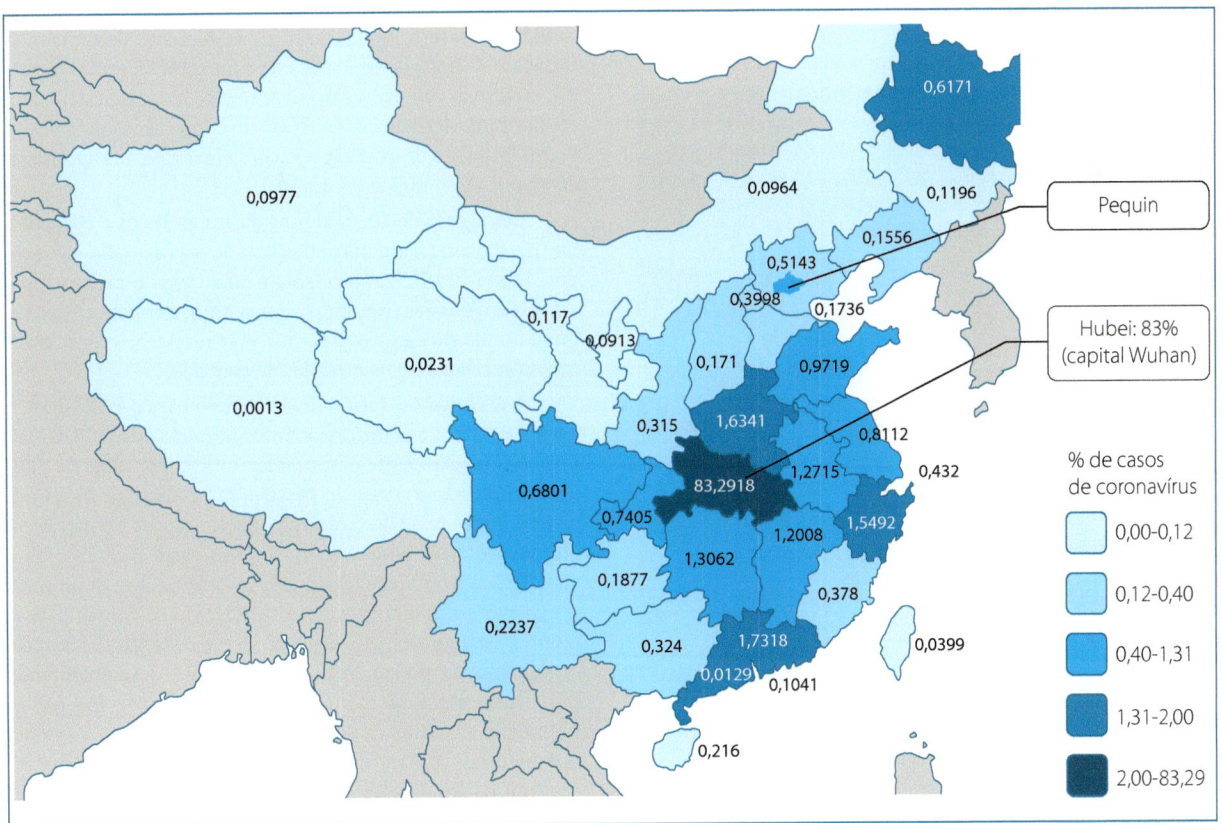

FIGURA 20.2.1 Epicentro inicial da pandemia de COVID-19.
Fonte: COE-COVID19. Ministério da Saúde, 2020.

em cerca de dois meses controlar a epidemia em sua primeira onda. Os países europeus, com exceção da Alemanha, não seguiram o modelo asiático de início, porém, ante a rápida expansão exponencial de casos e óbitos, passaram a copiar o modelo asiático com *lockdown* total, em sua maioria, alcançando notável controle da epidemia em dois meses. O governo federal dos Estados Unidos adotou uma postura negacionista sobre a epidemia, deixando as medidas de controle a cargo dos governos estaduais. Muitos seguiram o governo central, permitindo a expansão da epidemia, configurando-se, em agosto de 2020, como o país com maior número de casos e mortes, ao lado de outros países, como Brasil, Índia, Rússia, Suécia, Chile, México, entre outros, que seguiram a mesma conduta do governo americano, resultando na prolongada epidemia nesses países, que persiste até o momento com centenas de milhares de mortes. Diferente dos países asiáticos que tiveram coeficientes de mortalidade bastante inferiores a 1/100.000 habitantes, os países negacionistas da epidemia vêm mantendo coeficientes superiores a 55/100.000 habitantes (Tabela 20.2.1). Na primeira semana de setembro de 2020, o número de casos novos continuava acima de 40.000/dia, porém, o número de mortes caiu de 1.000 casos/dia para 850/dia, prognosticando queda da curva epidemiológica ou apenas apresentando oscilações, já ocorridas entre maio e junho do mesmo ano. Com relação à redução do número de mortes, há que se considerar que o maior conhecimento da patogênese da doença e o intenso e continuado treinamento das equipes de assistência médica tem recuperado muitos pacientes em fases avançadas.

TABELA 20.2.1 Coeficiente de incidência de mortes/100.000 habitantes de acordo com medidas de controle no início da pandemia, considerando países que fizeram *lockdown* após os primeiros casos comunitários.

Países asiáticos com rápido controle da epidemia		
	Mortes/100.000 hab.	População (em milhões)
Coreia do Sul	1,6	51
Vietnã	0,03	95
Malásia	0,40	32,6
Nova Zelândia	0,04	5,5
Taiwan	0,008	23
Singapura	0,48	5,6
Países negacionistas		
	Mortes/100.000 hab.	População (em milhões)
Brasil	67,3	210
Estados Unidos	62,0	330
Suécia	56,4	10,3
Chile	66,8	19
México	47,6	127

Fonte: Johns Hopkins University. [Acesso 2020 set 03]. Disponível em: https://www//coronavirus.jhu.edu/map.html.

No Brasil, o primeiro caso de COVID-19 foi notificado em 26 de fevereiro, tendo a Região Metropolitana de São Paulo como epicentro inicial da epidemia, a qual se espalhou por todo o país com fortes focos urbanos regionais, como Manaus, Belém, Recife, Natal e Rio de Janeiro. Posteriormente, a epidemia se alastrou pelo país, caminhando fortemente para as regiões Centro-Oeste e Sul e para as áreas do interior e do litoral dos estados. No início de setembro 2020, haviam sido notificados mais de quatro milhões de casos de COVID-19 no Brasil, com números superiores a 125 mil mortes. Pelo fato de o Brasil ser uma Federação, o Superior Tribunal Federal delegou a tomada de decisão para as medidas de controle da epidemia aos governos estaduais e municipais, mas sem uma coordenação central, apesar de o Brasil possuir um sistema unificado de saúde (SUS), ao contrário do que ocorre nos Estados Unidos. O Ministério da Saúde informou que, em meados de setembro, o coeficiente de letalidade por 100 mil habitantes era bastante diferente entre as regiões do país, estando a região Sul em torno de 25/100.000 habitantes (contrastando com as demais regiões), a região Norte com coeficientes acima de 70/100.000 habitantes, e as demais em torno de 45 a 55/100.000 habitantes.

O isolamento social proposto por muitos estados e municípios com o intuito de conter o crescimento da demanda de casos para preservar a rede assistencial, até então despreparada para prestar assistência aos casos graves, encontrou baixa adesão da população, o que pode ser atribuído à falta de lideranças adequadas associada ao grande desnível social, econômico, cultural, sanitário e habitacional, implicando dificuldades para a implantação de isolamento domiciliar. A testagem de portadores e seus comunicantes foi muito pequena, inclusive com utilização de testes de baixa acurácia. Outro fator interferente no insucesso do controle da epidemia no Brasil foi a falta de unidade de ações entre as esferas políticas, confundindo muito a população.

Em agosto de 2020, alguns países asiáticos e europeus, que já estavam há alguns meses sem novos casos diagnosticados, tendo flexibilizado o isolamento social e promovido a reabertura de suas fronteiras, começaram a registrar uma segunda onda de casos, sendo necessário restabelecer o isolamento social e demais medidas de controle.

A exemplo do que foi demonstrado para o SARS-CoV-1 e o MERS-CoV, a transmissão inter-humana do SARS-CoV-2 ocorre essencialmente por via respiratória por meio de gotículas contendo o vírus de pessoas infectadas, emitidas durante a fala, a tosse ou o espirro e aerossóis que permanecem até cerca de três horas no ar, as quais caem e contaminam superfícies. Ao tocar nas superfícies e levar a mão ao rosto (boca, narinas e olhos) pode constituir via de contágio. Portadores assintomáticos e especialmente pessoas na fase pré-assintomática podem transmitir o vírus, desempenhando importante papel na manutenção da circulação viral na comunidade. O tempo de permanência do vírus nas superfícies dos materiais contaminados é bastante variável (4 a 72 horas).

Praticamente todos os órgãos do corpo humano são infectados pelo SARS-CoV-2. O maior período de transmissibilidade vai de 2 a 3 dias da fase pré-sintomática, até 5 a 8 dias após o início dos sintomas, quando a eliminação de partículas virais viáveis, infectantes, começa a decair. Pacientes com má evolução, apresentam doença sistêmica, hiperinflamatória com fenômenos tromboembólicos e difícil controle da hipoxemia, atingindo especialmente pacientes idosos portadores de comorbidades, os quais apresentam elevada letalidade. Na população mais jovem e hígida, o percentual de óbitos é muito menor, como será visto mais adiante. Por motivos ainda desconhecidos, crianças e adolescentes infectados pelo SARS-CoV-2 são, em geral assintomáticos, ou desenvolvem forma leve da doença.

O índice RO girava no início da epidemia em torno de 1 a 3, semelhante à SARS e muito superior ao MERS. Apesar do vírus ser encontrado em todos os órgãos do corpo humano, e em grande quantidade nas fezes e no sêmen, até esse momento não há comprovação de transmissibilidade por via feco-oral ou sexual.

A correlação entre RNA viral detectável de forma mais prolongada na saliva/escarro ou em outros espécimes clínicos e a capacidade de transmissibilidade não pode ser feita, uma vez que não há evidência do material genético de vírus viável, infecioso, com poder de propagação.

Embora o RNA viral seja detectado no sangue nos primeiros dias da infecção, a transmissão através de acidentes ocupacionais perfurocortantes ou transfusão sanguínea nunca foi relatada.

GRAVIDEZ E RECÉM-NASCIDOS

Recentemente, tem-se descrito um número significativo (entre 100 e 200 casos) de COVID-19 em gestantes, especialmente no Brasil e nos Estados Unidos. Entretanto, tratavam-se de gestantes com comorbidades. O SARS-CoV-2 foi testado nas amostras de líquido amniótico, sangue do cordão umbilical, *swab* da garganta do neonato e leite materno de mulheres grávidas com pneumonia por COVID-19, e não houve detecção viral em todas as amostras pesquisadas, apesar do achado de anticorpos contra SARS-CoV-2 na placenta, mas nenhum dos neonatos apresentou sinais clínicos de infecção.

Estudos anteriores também não mostraram evidências de infecção perinatal por SARS-CoV-1 ou MERS-CoV durante a gravidez. O aleitamento materno deve ser mantido em caso de COVID-19, desde que a mãe queira amamentar e esteja em condições clínicas adequadas para fazê-lo, respeitando as regras de higiene e utilização de máscara facial, como orientação provisória. Estudos recentes nos Estados Unidos e na Suécia levantaram, entretanto, nova preocupação com as gestantes, relevando que as mulheres grávidas com COVID-19 apresentam percentual maior de evolução mais grave em relação às mulheres não grávidas. Esse fato tem sido explicado pela discreta imunodepressão na gravidez, além de algumas comorbidades a mais em gestantes e a compressão dos pulmões pelo útero gravídico, reduzindo a expansão pulmonar. Além disso, acredita-se que as gestantes têm maior probabilidade de desenvolver fenômenos tromboembólicos.

ASILOS

Alta proporção de instituições de longa permanência e asilos em toda a Europa e no mundo foram severamente afetados pela COVID-19, onde ocorreram altas taxas de morbidade e mortalidade. A proporção de casos que morreram nesses estabelecimentos em relação ao número total de mortes relatadas excedeu 50% em alguns países, o que ressalta o grave impacto da COVID-19 na população idosa e frágil.

Em crianças, as infecções sintomáticas pelo SARS-CoV-2 são menos frequentes do que em adultos. Dados de estudos de base populacional e transversal indicam que as crianças não parecem ser fonte primária importante para transmissão a outros indivíduos, ao contrário do que se observa para o vírus influenza. Entretanto, ainda é um assunto em aberto nesse momento.

A prevalência variável do número de casos ao redor do globo é muito grande, e a hipótese para esse contexto é de que há relação entre os adequados cuidados preventivos de exposição em cada Unidade de Saúde e o fornecimento apropriado de equipamentos individuais de proteção (EPI). Profissionais da área de saúde são infectados com alta frequência.

Dados epidemiológicos de vários países europeus e dos Estados Unidos corroboram que a existência de comorbidades contribui para a forma grave da doença e consequente morte. As principais condições mórbidas preexistentes em pacientes que são admitidos em UTI incluem doença cardiovascular, hipertensão arterial, diabetes *mellitus*, doença respiratória crônica, doença renal crônica, doenças neurológicas/neuromusculares crônicas, comprometimento imunológico, câncer e obesidade. Inclusive, a obesidade tem sido um fator de risco em adultos jovens que avançam à fase III de hiperinflamação sistêmica grave sem, contudo, apresentarem comorbidades. Isso tem sido motivo de estudos sobre a importância do excesso de tecido gorduroso na obesidade e no sobrepeso na patogênese de formas severas da COVID-19.

Considerando o sexo em geral, a proporção de homens com doença grave é ligeiramente maior do que mulheres.

Apesar da sazonalidade da circulação de outros coronavírus humanos, a dinâmica de transmissão SARS-CoV-2 ainda não é bem conhecida.

Os animais domésticos podem ser infectados, entretanto, não parecem até agora ter um papel importante na cadeia de transmissão.

ETIOLOGIA

Em razão da sua similaridade filogenética com o vírus da SARS (SARS-CoV-1, 2002-2003), o causador da COVID-19 foi classificado no gênero *Betacoronavirus* da família *Coronaviridae*.

O SARS-CoV-2 é o sétimo membro da família *Coronaviridae* que infecta humanos. Assim como o SARS-CoV-1 e o coronavírus da síndrome respiratória do Oriente Médio (MERS-CoV), o SARS-CoV-2 é responsável por infecção do trato respiratório inferior, que pode evoluir para a síndrome respiratória aguda grave (SRAG). Os demais coronavírus humanos (HCoV 229E, NL63, OC43 e HKU1) são responsáveis essencialmente por infecções do trato respiratório superior e resfriado comum.

O SARS-CoV-2 é um vírus envelopado, de RNA de fita simples, com polaridade positiva, cujo tamanho varia de 29.891 a 29.903 nucleotídeos (nt), e tem 96,2% de identidade com o genoma de um vírus isolado de morcego na China (SARSr-CoV-RaTG13). A estreita relação filogenética com o RaTG13 sugere que os morcegos são provavelmente os hospedeiros naturais do SARS-CoV-2. A análise genômica comparativa, utilizando amostras de diversas origens animais, incluindo pangolins da espécie *Manis javanica*, sugere que o SARS-CoV-2 pode ter se originado da recombinação de um vírus do tipo Pangolin-CoV com um vírus do tipo Bat-CoV-RaTG13.

O SARS-CoV-2 compartilha 79% de identidade na sequência nucleotídica global com o SARS-CoV-1, e cerca de 50% com o MERS-CoV. Entretanto, considerando os sete domínios de replicase conservados na ORF1ab (usado para classificação de espécies dos CoV) do SARS-CoV-2, há identidade de 94,6% com o SARS-CoV-1, o que implica que os dois vírus pertencem à mesma espécie.

O RNA genômico do coronavírus tem seis quadros abertos de leitura, que codificam para 16 proteínas não estruturais, as quais têm um papel crítico na síntese do RNA viral, e para as proteínas estruturais (espículas (S1 e S2), membrana (M), envelope (E) e nucleocapsídeo (N)).

Diversos estudos mostraram que o SARS-CoV-2 utiliza o mesmo receptor que o SARS-CoV-1 para entrada nas células: o ECA-2 (enzima conversora de angiotensina-2). Assim, o vírus tem como alvo as células que expressam ECA-2, e penetra nas mesmas a partir da fixação da proteína viral da espícula (S). Essa fixação S/ECA-2 permite a invasão viral na célula a partir de um processo de endocitose, ou através da entrada direta, propiciando a fusão do envelope viral com a membrana celular.

Porém, para que o SARS-CoV-2 penetre na célula, é necessário que ocorra o processo de clivagem da glicoproteína S em duas subunidades: S1 e S2. S1 é a porção que se fixa ao receptor ECA-2, já a porção S2 possui o domínio de fusão viral com a membrana celular (Figura 20.2.2 esquematizada e Figura 20.2.3 fotografada).

Quando os vírions são absorvidos pelos endossomos, a catepsina L, uma protease de cisteína dependente de pH, cliva a proteína S. Como alternativa, a proteína S pode ser clivada na superfície celular pela serino-protease transmembranar tipo 2 do hospedeiro, TMPRSS2, que se encontra nas proximidades do receptor ECA-2, o que permite a fusão do envelope viral com a membrana plasmática.

Curiosamente, entre os coronavírus geneticamente relacionados, o SARS-CoV-2 tem uma característica única no local de clivagem S1/S2: uma sequência de resíduos multibásicos de arginina (R), o que torna a proteína S alvo da protease celular ubiquitária furina. Como a furina está presente de modo universal nos mais diferentes tipos celulares, essa clivagem é essencial para a fusão célula-célula mediada pela proteína S e a entrada nas células pulmonares humanas. Essa característica única de aquisição de um sítio de clivagem multibásico S1/S2 parece ter sido essencial para que o SARS-CoV-2 causasse infecção em humanos.

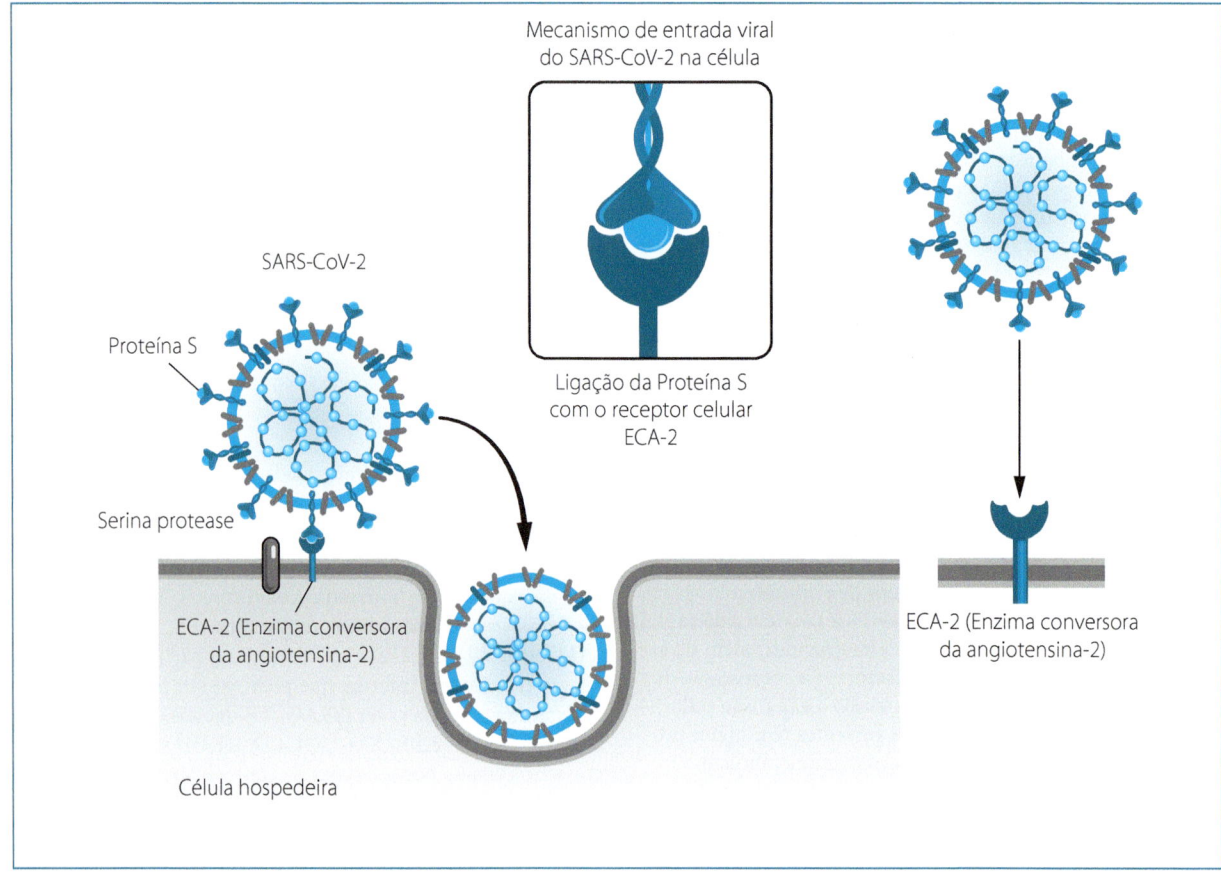

FIGURA 20.2.2 Mecanismos de penetração do SARS-CoV-2 nas células humanas.
Fonte: Adaptada de Aakriti Gupta A, Mahesh V. Madhavan MV, Kartik Sehgal K et al. Extrapulmonary manifestations of Covid-19. Nature Medicine Review Article Review. doi: 10.1038/s41591-020-0968-3.

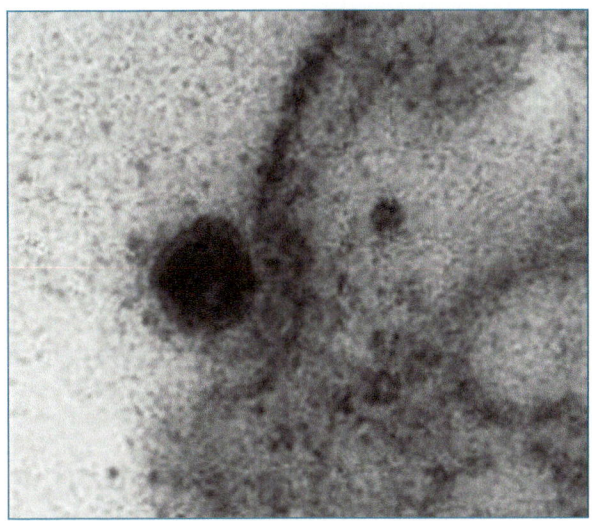

FIGURA 20.2.3 Fotografia da micrografia eletrônica mostrando o SARS-CoV-2 iniciando a penetração na célula.

Fonte: Cortesia da Dra. Débora F. Barreto-Vieira. Instituto Oswaldo Cruz (IOC/Fiocruz).

A análise estrutural da interação entre a proteína viral S e o receptor ECA-2 revelou que a proteína do SARS-CoV-2 liga-se ao receptor com uma afinidade superior à do SARS--CoV-1.

As condições ambientais para persistência do SARS--CoV-2 são umidade > 20 a 40%, temperatura 22 a 25 °C, pouca luz solar (raios ultravioletas são danosos ao vírus), e ausência de ventilação. Em superfícies, varia de acordo com o tipo de material: em tecidos e papel, até quatro horas; em papelão, até 24 horas; em metais, até 42 horas; e em plásticos, até 72 horas.

QUADRO CLÍNICO

O período de incubação da COVID-19 varia de 1 a 14 dias, com média de 4 a 5 dias. A proporção de casos de infecção por SARS-CoV-2 que desenvolverá sintomas ainda não está totalmente esclarecida, enquanto o índice de letalidade é provavelmente inferior a 2%.

Os pacientes sintomáticos apresentam três fases evolutivas (Figura 20.2.4). Na fase I (fase gripal), os pacientes apresentam um estado gripal com sintomas respiratórios do trato superior, tais como: febrícula (em torno de 80% das vezes), tosse às vezes produtiva (em 60 a 80%), irritação de garganta, fadiga (40 a 70%), mialgia forte (10 a 40%), forte cefaleia, anorexia (40 a 80%). Por vezes, diarreia. Em 50% dos casos, ocorrem dois sintomas decorrentes de comprometimento do SNC: anosmia e disgeusia. Tais sintomas podem persistir após a regressão total da COVID-19 por longos períodos. Sintomas atípicos também podem ocorrer. Inicialmente, os sintomas respiratórios mais altos se exacerbam (fase IIa) e podem evoluir, após alguns dias, para fase IIb (pneumônica), com sintomas decorrentes do comprometimento do trato respiratório baixo e do pulmão, como: endotelite, alveolite, membrana hialina, hipoxemia (PO_2 < 90-94%), isquemia generalizada (que produz uma síndrome de angústia respiratória com dificuldade respiratória insidiosa), batimento de asa nasal, taquipneia, entre outros. A febre se eleva, cansaço, tosse e sinais de hipoxemia periférica se acentuam. Os pacientes podem apresentar regressão do quadro após 15 a 20 dias ou ter um curso clínico que pode progredir rapidamente à fase III hiperinflamatória sistêmica em decorrência da enorme produção de citocinas ("tempestade de citosinas"), especialmente IL-6, fator de necrose tumoral (TNF). Não há uma passagem sequencial entre as fases. A fase III pode começar a partir da fase I ou da fase II. Quanto mais rápida a evolução, pior o prognóstico.

Um grande estudo epidemiológico realizado pelo Centro de Controle de Doenças da China (CCDC) mostrou que entre os 44.672 casos confirmados de COVID-19, 80,9% apresentaram pneumonia leve, 13,8% foram considerados graves e 4,7% críticos.

Alguns sintomas na COVID-19 grave são semelhantes aos descritos nos casos de SARS e MERS, incluindo arritmias cardíacas, tromboembolismo pulmonar, lesão renal aguda, vários graus de lesão hepática, choque, acidose metabólica, distúrbios de coagulação e insuficiência funcional de múltiplos órgãos.

Os comprometimentos orgânicos são apresentados no Quadro 20.2.1.

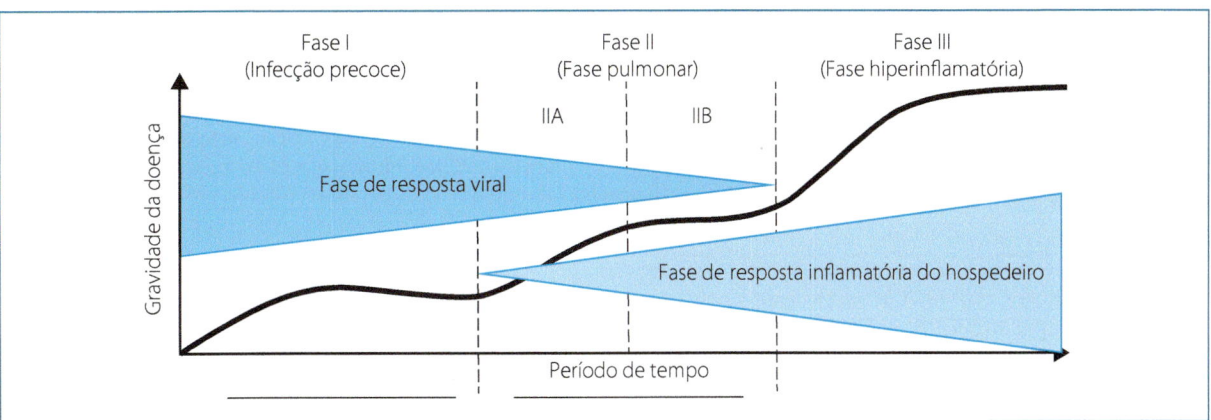

FIGURA 20.2.4 Fases evolutivas da COVID-19.

Fonte: Adaptada de Hasan K. et al. *Journal of Hearth and Lung Transplantation*, 2020. doi: https://doi.org/10.1016/j.healun.2020.03.012.

QUADRO 20.2.1 Comprometimentos orgânicos na fase hiperinflamatória sistêmica.

Respiratórias	Síndrome Respiratória Aguda Grave (SRAG) composta pela síndrome gripal + dispneia ou os seguintes sinais de gravidade: saturação de $PaO_2 < 95\%$ em ar ambiente, sinais de desconforto respiratório ou aumento da frequência respiratória, avaliada de acordo com a idade.
Cardíacas	Arritmias, infarto do miocárdio, miocardiopatias, choque, cor pulmonale agudo.
Tromboembólicas	Embolia pulmonar, acidente vascular cerebral agudo, CIVD.
Inflamatórias multissistêmica	Sepse, infecções secundárias cerca de 8% das vezes com bactérias ou fungos.
Em crianças	Síndrome inflamatória multissistêmica (*Kawasaki like*).
Renais	Endotelite glomerular ou tubular com insuficiência renal aguda.
Neurológicas	Encefalopatia, síndrome de Guillain-Barré, AVC, anosmia, disgeusia, neuropatia periférica, miopatias.
Hepatobiliar	Colangite, hepatite aguda grave.
Dermatológicas	Erupções exantemáticas, urticária, necroses por embolias.
Endocrinológicas	Pancreatite grave, diabetes subjacente.

Sintomas menos comuns no curso da COVID-19 incluem odinofagia, confusão mental, rinorreia, congestão nasal, dor no peito e/ou no dorso, tosse produtiva, dor abdominal, náusea, vômito.

A suspeição de COVID-19 é mandatória nos casos de síndrome gripal ante o quadro inicial de febre de início súbito, mesmo que referida, acompanhada de tosse ou dor de garganta, e pelo menos um dos seguintes sintomas: cefaleia, mialgia ou artralgia, na ausência de outro diagnóstico específico e de SRAG, piora nas condições clínicas da doença de base, hipotensão em relação à pressão arterial habitual do paciente. Entretanto, vale ressaltar que muitos pacientes com COVID-19 não apresentam sintomas respiratórios como tosse e dor de garganta, dificultando seu diagnóstico no início do quadro. Como a SRAG causada por vírus influenza pode resultar em quadros semelhantes à COVID-19, essa hipótese deve ser sempre eliminada (já há testes multiplex dirigidos aos dois vírus).

Considerando os primeiros estudos clínicos publicados sobre os casos graves, mais de 70% dos pacientes apresentam leucócitos abaixo de $10,0 \times 10^9/mL$ ou procalcitonina abaixo de 0,25 ng/mL, e como geralmente nenhum patógeno bacteriano é detectado nesses pacientes, é possível que o quadro de sepse seja uma complicação causada diretamente pela infecção por SARS-CoV-2 ou resultante de infecção hospitalar em pacientes internados em unidades de terapia intensiva submetidos a procedimentos invasivos. A ausência de isolamento de bactérias é um fator de confusão, tornando-se, frequentemente, um diagnóstico apenas clínico. O quadro de sepse é observado a partir do 8º ou 10º dia da doença, sendo mais comum na terceira semana. O uso empírico e abusivo de antibióticos tem gerado aumento de resistência bacteriana hospitalar. Infecções fúngicas também podem ocorrer, em menor escala, especialmente a aspergilose.

Diversos estudos de séries de casos relataram sintomas gastrointestinais em 2 a 40% dos pacientes. A duração média desses sintomas, incluindo náusea/vômito ou diarreia, é de apenas um dia. E é comum que na COVID-19 leve a manifestação gastrointestinal seja a única queixa.

Há clara associação entre infecção pelos vírus influenza e descompensação da doença cardiovascular, com aumento da incidência de infarto agudo do miocárdio e acidente vascular cerebral durante as epidemias sazonais de gripe.

Na COVID-19, o aumento da troponina I cardíaca de alta sensibilidade foi observada em mais da metade dos pacientes que evoluíram para morte. Dímero-D superior a 1 μg/mL também está associado ao desfecho fatal. Níveis altos de Dímero-D têm associação relatada com mortalidade em 28 dias. Os mecanismos contribuintes incluem respostas sistêmicas a citocinas pró-inflamatórias que são mediadores da aterosclerose, contribuindo diretamente para a ruptura da placa por inflamação local, a indução de fatores pró-coagulantes e alterações hemodinâmicas, que predispõem à isquemia e trombose. Além disso, a enzima conversora da angiotensina-2, que serve de receptor para o SARS-CoV-2, é expressa nos miócitos e nas células endoteliais vasculares, o que torna possível uma ação viral direta, causando danos cardíacos.

A mortalidade é restrita, praticamente, à fase III. Sua incidência é muito variável, dependente da existência de fatores de risco e, tanto maior, na faixa etária superior a 60 anos de idade portadores de comorbidades, assim como pode decorrer de condições inadequadas da assistência médica e do preparo do *staff* hospitalar, podendo em muitos hospitais atingir cifras de até 80% de mortalidade nos grupos de risco.

FATORES DE RISCO

As principais condições e comorbidades que contribuem como fatores de risco para doença grave e risco de morte na COVID-19 são: indivíduos acima de 60 anos, portadores de doenças cardiovasculares, cerebrovasculares, respiratórias crônicas, tabagismo, hipertensão arterial, renais crônicas, diabetes *mellitus*, imunossupressão, obesidade e câncer.

SEQUELAS

Embora ainda seja precoce afirmar sobre as consequências da COVID-19 em longo prazo, estima-se que além de sequelas respiratórias, como fibrose pulmonar, a doença grave pode resultar em problemas cardiovasculares, como lesão miocárdica, arritmias, cardiomiopatia e insuficiência cardíaca, além de complicações neurológicas severas. A avaliação sobre sequelas provocadas pela COVID-19 encontra-se ainda em estudos de *follow-up*, em setembro de 2020.

OUTRAS MANIFESTAÇÕES DURANTE O CURSO DA COVID-19

Manifestações oculares foram relatadas especialmente em casos mais graves da doença, tendo sido mais frequente a ocorrência de hiperemia conjuntival, quemose e epífora.

Durante a epidemia de SARS, algumas complicações neurológicas da doença, como neuropatia periférica e miopatia, foram relatadas após 2 ou 3 semanas do início dos sintomas. Tais manifestações foram relacionadas à vasculite generalizada observada em muitos órgãos, incluindo o músculo estriado.

Em outros relatos, o RNA do SARS-CoV-1 foi detectado no líquido cefalorraquidiano de pacientes com clínica de desorientação e convulsões. Houve ainda relato de neuropatia olfativa na terceira semana da doença.

Na COVID-19, alterações clínicas sugestivas de envolvimento neurológico foram descritas de modo mais detalhado. Em uma série de 214 pacientes hospitalizados em Wuhan, com infecção por SARS-CoV-2 confirmada laboratorialmente, 36,4% (N = 78) tiveram manifestação neurológica, incluindo sintomas específicos, como hiposmia/anosmia, ageusia, miopatia e acidente vascular cerebral; e sintomas mais inespecíficos, como cefaleia, *delirium*, rebaixamento do nível de olfato ou paladar e miopatia, são manifestações mais precoces durante a evolução da doença.

Síndrome de Guillain-Barré e encefalopatia necrotizante aguda foram descritas, mas sem prova de invasão viral direta no cérebro. Também foi relatado caso de encefalite, com detecção do genoma do SARS-CoV-2 no líquido cefalorraquidiano.

Manifestações neurológicas decorrentes de fenômenos tromboembólicos e hemorragias são comumente observadas. A ocorrência de eventos cerebrovasculares, especialmente em pacientes críticos com hipertensão e doença cardiovascular, pode não estar relacionada ao efeito direto da infecção viral em si, mas secundariamente à comorbidade descompensada pelo processo inflamatório observado na COVID-19.

Manifestações dermatológicas também foram relatadas durante o curso da COVID-19, com apresentações clínicas diversas: exantema macular ou maculopapular generalizado, erupção cutânea papulovesicular, urticária, pápulas roxas acrais dolorosas com ou sem vesículas, livedo reticular e petéquias. A maioria das lesões foram encontradas no tronco, nas mãos e nos pés.

COVID-19 EM CRIANÇAS

Em crianças, a infecção por SARS-CoV-2 tende a ser assintomática ou apresentar-se na forma leve. Nesse caso, a doença tem um tempo de evolução mais curto e predominância de sintomas respiratórios ou gastrointestinais.

Embora raras, doenças graves foram relatadas na China entre 2,5 e 5,2% dos casos pediátricos. Durante o pico da pandemia de COVID-19 na Europa, observou-se casos de uma síndrome inflamatória semelhante à doença de Kawasaki, a qual atinge crianças mais velhas com alta taxa de comprometimento cardíaco e síndrome de ativação macrofágica (Síndrome Inflamatória Multissistêmica associada à COVID-19.

A fisiopatogênese, assim como a evolução da doença nas crianças tanto quanto a avaliação de imunidade e os riscos de contágio, ainda são controversos nesse momento, encontrando-se em estudos.

A abordagem laboratorial inicial é apresentada no Quadro 20.2.2.

QUADRO 20.2.2 Exames laboratoriais iniciais.	
RT-PCR	Coletar entre 3º e 7º dia do início dos sintomas para diagnóstico. Se disponível, utilizar o teste RT-PCR multiplex, que detecta SARS-CoV-2 e Influenza A e B. Se houver forte suspeita clínica-epidemiológica e o RT-PCR for negativo (provável falso resultado), repetir após 24 horas.
Hemograma	Linfopenia absoluta, eventualmente leucocitose com desvio à esquerda.
Marcadores inflamatórios	Proteína C-reativa, ferritina, IL-6, DHL, PCR, VHS.
Pesquisa de infecções secundárias, sepse	Hemoculturas para Gram-positivos e Gram-negativos, anaeróbios e fungos.
Marcadores diabéticos e cetoacidóditos	Glicemia e HB glicada (A1-C), **gasometria**.
Marcadores cardíacos	Troponina I cardíaca, ECG.
Marcadores tromboembólicos	Dímero-D, fibrinogênio, tempo protrombina, TTPA.
Marcadores respiratórios	Oximetria, (PaO_2/FiO_2), **gasometria**, radiografia de tórax.
Marcadores renais e urológicos	Ureia-creatinina, urina tipo I, *clearence* creatinina em idosos.
Marcadores enzimáticos hepáticos e musculares	TGO, TGP, CPK.

CRITÉRIOS DE INTERNAÇÃO

1. SDRA – Síndrome do desconforto respiratório agudo (esforço respiratório, batimento de asa nasal, taquipneia, $PaO_2 < $ **93%**).

2. Idoso com comorbidades de risco.

3. Imunossuprimido.

4. Sem melhora da saturação de O_2 já com inalação de 6 L/pm.

5. $PaO_2/FiO_2 < 200$.

6. Hipertensão arterial (Oligúria) – alteração de consciência ou de perfusão periférica.

7. Tomografia com > 50% de comprometimento pulmonar.

ORIENTAÇÕES PARA ISOLAMENTO HOSPITALAR

O isolamento deve ser realizado em quarto privativo, bem ventilado e com porta fechada, sendo a entrada sinalizada com alerta de isolamento respiratório para gotículas e contato. Se o hospital não possuir quartos privativos disponíveis em número suficiente para o atendimento de todos os pacientes que requeiram internação, deve ser estabelecido o isolamento por coorte, ou seja, separar em uma mesma unidade os pacientes confirmados de COVID-19. Deve ser mantida uma distância mínima de 1 metro entre os leitos. Caso o paciente tenha outro tipo de isolamento, por exemplo, por presença de bactéria multirresistente, ele deve ser alocado para outro setor (Orientação da Secretaria de Estado da Saúde do Estado de São Paulo).

CRITÉRIOS DE ALTA HOSPITALAR (ORIENTAÇÃO PROVISÓRIA) – CRITÉRIO CDC (CENTER FOR DISEASES CONTROL AND PREVENTION)

- **Pacientes com formas moderadas:** pelo menos 3 dias afebril sem uso de antitérmicos, eupneico e melhoria acentuada de sintomas respiratórios (tosse, dor de garganta, falta de ar), e 10 a 14 dias após início da sintomatologia. O mesmo critério foi indicado para retorno ao trabalho.

- **Pacientes com formas graves:** pelo menos 3 dias afebril sem uso de antitérmicos, eupneico e melhoria acentuada de sintomas respiratórios (tosse, dor de garganta, falta de ar), normalização dos parâmetros laboratoriais, e após 3 a 4 semanas do início da sintomatologia.

FISIOPATOGENIA

A expressão e a distribuição do ECA-2 nos diversos órgãos e tecidos pode indicar as possíveis rotas de infecção do SARS-CoV-2. Inúmeros estudos identificaram alta expressão de ECA-2 em pneumócitos tipo II, células epiteliais superiores e estratificadas do esôfago, enterócitos absorventes do íleo e cólon, colangiócitos, células do miocárdio, células dos túbulos proximais dos rins e células uroteliais da bexiga, células da mucosa da cavidade oral. Esses achados indicam que os órgãos com alta expressão celular de ECA-2 devem ser considerados como de alto risco potencial para replicação do SARS-CoV-2. Outros órgãos e tecidos com expressão de ECA-2 são: tireoide, estômago, mama, útero, próstata, cerebelo, endotélio vascular.

A idade avançada já foi apontada como principal fator de risco para gravidade e morte na SARS e na MERS. Estudos com primatas não humanos, inoculados com o SARS-CoV, revelaram que macacos mais velhos tinham resposta imunológica inata mais forte do que adultos jovens, com aumento na expressão diferencial de genes associados à inflamação.

Os efeitos idade-dependentes na função das células T e B, e o excesso de produção de citocinas tipo 2, podem ocasionar deficiência no controle da replicação viral e desencadear respostas pró-inflamatórias mais prolongadas, o que potencialmente pode resultar em um desfecho ruim.

A diferença na taxa de mortalidade entre homens (2,8%) e mulheres (1,7%) pode ser explicada pela variabilidade genética do gene codificador da ECA-2, localizado no cromossomo X, com perfis genéticos que podem conferir resistência maior das mulheres à COVID-19. A influência dos hormônios sexuais estrogênio e testosterona na proteção imunológica ou na gravidade da doença também é considerada.

A lesão pulmonar não está associada apenas ao dano celular induzido pela infecção viral direta. A resposta imunológica específica, com ativação de monócitos, macrófagos, linfócitos T e B, e consequente liberação de grande número de citocinas e quimiocinas pró-inflamatórias, incluindo IL-6, IL-10, proteína inflamatória macrofágica 1a (MIP1α), MIP1β e MCP1, podem contribuir, em grande parte, para a pneumopatia e a hipoxemia.

Em pacientes com COVID-19 severa, assistidos em unidades de terapia intensiva, observou-se níveis plasmáticos sanguíneos mais elevados de IL-2, IL-7, IL-10, fator estimulador de colônias de granulócitos (G-CSF), IP-10, MCP1, proteína inflamatória macrofágica 1a (MIP1α) e fator de necrose tumoral (TNF) 1. Essa "tempestade de citocinas" contribui para os danos teciduais de vários órgãos. Níveis elevados de TNF 1 podem causar choque séptico e falência de múltiplos órgãos.

Em nível histopatológico do tecido pulmonar, observa-se descamação das células alveolares, formação de membrana hialina, trombose, hemorragia e edema pulmonar. Tais danos ocasionam prejuízo na troca gasosa, provocando dificuldade respiratória, hipóxia e maior vulnerabilidade a infecções bacterianas e fúngicas secundárias.

Os mecanismos contribuintes para as complicações cardiovasculares incluem respostas sistêmicas às citocinas pró-inflamatórias, que são mediadores da aterosclerose, contribuindo diretamente para ruptura da placa por inflamação local, indução de fatores pró-coagulantes e alterações hemodinâmicas, os quais predispõem à isquemia e trombose. Além disso, o receptor para o SARS-CoV-2 é expresso nos miócitos e nas células endoteliais vasculares, o que torna possível uma ação viral direta, resultando em inflamação endotelial difusa e dano cardíaco.

Sobre as manifestações gastrointestinais na COVID-19, ainda não está claro como a infecção pelo SARS-CoV-2 desencadeia esses sintomas, se diretamente pela infecção viral das células do trato gastrointestinal, se indiretamente pelo envolvimento neurológico.

A infecção das células hepáticas com SARS-CoV-2 não pode ser excluída, pois o RNA viral detectável em amostras de fezes e sangue pode implicar na possibilidade da presença de vírus no fígado. É provável ainda que qualquer inflamação imunomediada, em particular a chamada "tempestade de citocinas", e a hipóxia associada à pneumopatia, possam ocasionar danos ao fígado em pacientes em estado crítico. O dano renal pode ser causado tanto por lesão direta viral associados à inflação ou microtrombos quanto por medicamentos.

Na infecção pelo SARS-CoV-2, a maioria dos pacientes (82,1%) apresenta linfopenia sanguínea periférica, sugerindo possível infiltração pulmonar de linfócitos e/ou dano celular por apoptose. Ainda, foi descrito que a proteína S pode desregular e reduzir a função da ECA-2, o que pode causar disfunção do sistema renina-angiotensina e aumentar a inflamação e a permeabilidade vascular. Em modelo murino, a perda da expressão de ECA-2 resultou em maior permeabilidade vascular, aumento de edema pulmonar, acúmulo de neutrófilos e diminuição da função pulmonar.

RESPOSTAS INFLAMATÓRIAS INDUZIDAS POR IgG ANTI-S (ANTI-S-IgG)

Os anticorpos antivirais neutralizantes desempenham papel importante na depuração viral. No entanto, estudos anteriores em modelos animais mostraram que na infecção por SARS-CoV-2 os anticorpos neutralizantes anti-S (anti-S-IgG) também podem causar lesões pulmonares graves, alterando as respostas inflamatórias. Os anti-S-IgG podem promover o acúmulo pró-inflamatório de monócitos/macrófagos e a produção de MCP-1 e IL-8 nos pulmões.

Já na doença pulmonar induzida pela infecção do SARS-CoV-2, uma pequena porcentagem de pacientes, particularmente aqueles que produzem anticorpos precocemente, experimentam inflamação persistente e podem evoluir para morte. Foi proposto, então, um possível mecanismo dependente de anticorpos (ADE), em que os anticorpos não neutralizantes produzidos pelas células B potencializam a infecção viral, aumentando o dano em diversos órgãos e tecidos.

Fenômenos tromboembólicos

É preocupante a mortalidade relativamente alta da COVID-19 na forma severa, em razão do risco de coagulação intravascular disseminada e tromboembolismo venoso e arterial. Observa-se que tanto os grandes como os pequenos vasos são afetados, podendo haver desde tromboembolia sistêmica (pulmonar, cerebral, renal etc.) até lesões purpúricas nas extremidades.

Resposta imune mediada por anticorpos

Ainda não está claro sobre a proteção futura através de anticorpos contra novas infecções pelo SARS-CoV-2. De fato, a detecção de anticorpos na COVID-19 não indica imunidade diretamente protetora, especialmente se um teste de neutralização não tiver sido utilizado como método de detecção.

Estudos longitudinais acompanhando pacientes que sobreviveram à SARS, em 2003, e à MERS, revelaram que os anticorpos protetores contra os respectivos coronavírus persistiram até cerca de 2 a 3 anos, respectivamente. Como nem o SARS-CoV-1 nem o MERS-CoV circularam regularmente entre humanos, não foi possível avaliar o impacto das mutações na evolução genética desses vírus no escape imunológico e nas futuras reinfecções.

Para o SARS-CoV-2, a duração da imunidade e a possibilidade de reinfecção ainda não foram estabelecidas. Em um estudo *in vivo* com macacos rhesus infectados pelo SARS-CoV-2, foi observado que houve proteção total contra reinfecções com cepa viral idêntica, indicando que a imunidade desenvolvida contra a infecção primária por SARS-CoV-2 protege contra reinfecções subsequentes.

Casos raríssimos de reinfecção em menos de seis meses foram descritos, com demonstração de cepas geneticamente distintas nas duas ocasiões.

ACHADOS LABORATORIAIS E DE IMAGEM
DIAGNÓSTICO LABORATORIAL DE CERTEZA

Os métodos moleculares, especialmente reação em cadeia de polimerase precedida de transcrição reversa em tempo real (RT-PCR), são amplamente utilizados para a detecção do RNA do SARS-CoV-2, e são considerados como padrão-ouro para o diagnóstico da COVID-19. O método tem como alvo diversos genes virais, como os genes N, E e RdRP. Deve ser coletado do 3º ao 7º dia de sintomatologia. Faz-se a coleta por zaragatoas de células das mucosas nasais e da orofaringe.

O teste não guarda relação com contagiosidade ou imunidade protetora. Apresenta especificidade próxima de 100%. Entretanto, podem haver falsos resultados positivos ou negativos em algumas circunstâncias:

- Coleta inadequada ou fora do tempo correto.
- Eventuais mutações no genoma do SARS-CoV-2 que ocorrem naturalmente durante a evolução viral.
- Erro laboratorial.
- Oscilações diárias.

Quando a suspeita clínica e epidemiológica forem muito altas, o teste deve ser repetido após 24 horas.

A positividade do RT-PCR após o 14º dia de sintomatologia geralmente não guarda relação com risco de transmissibilidade por vírus viável, sendo devida provavelmente pela presença de partes do RNA ainda presentes nas células do hospedeiro. Entretanto, têm sido descritos mais recentemente achados de vírus em cultura em pacientes RT-PCR positivos após o 14º dia de sintomatologia. Por ser uma questão ainda em estudo, pacientes que receberam alta no 14º dia de sintomatologia deveriam por excesso de zelo manter o protocolo de prevenção de contágio por mais tempo, independente da positividade do RT-PCR. O Centro de Controle e Prevenção de Doenças (EUA) informa que até 3 meses após o início dos sintomas têm sido detectados vírus em pacientes com COVID-19, ou que já tiveram a doença, podendo até mesmo apresentar recrudescência da sintomatologia relacionada à COVID-19.

Diante da presença endêmica de outros vírus respiratórios, indica-se, se disponível, testes RT-PCR multiplex ("painel viral respiratório"), que detectam uma bateria de vírus respiratórios, especialmente durante essa pandemia, como os vírus influenza, prevalentes no Brasil, que podem causar síndromes respiratórias agudas graves, confundindo o diagnóstico da COVID-19.

TESTES SOROLÓGICOS

Devido à baixa acurácia, os testes sorológicos não são prioritários para diagnóstico da Covid-19. Apresentam maior importância nos estudos soroepidemiológicos, importantes para balizar o grau da epidemia e a localização dos supostos positivos e seus comunicantes para isolamento como forte medida de contenção da epidemia. Positivam mais tardiamente, com exceção dos testes para pesquisa de antígenos, que possuem acurácia semelhante ao RT-PCR.

Os testes de primeira geração, como o teste rápido de anticorpos, são de baixa sensibilidade e especificidade e podem ser considerados fatores de confusão.

- **Teste rápido:** por imunocromatografia ou por imunoensaio de fluxo lateral (LFIA) com baixa sensibilidade e especificidade, em torno de 30 a 60%. Detectam anticorpos IgM e IgG.

- **ELISA (ensaio imunoenzimático):** com sangue total (gota da polpa digital) ou por soro (com > 80% de sensibilidade).

- **CLIA (imunoensaio por eletroquimioluminescência):** detecta anticorpos totais. Sensibilidade 95%. Especificidade menor.

- **Pesquisa de antígenos:** por imunocromatografia para detecção de antígenos virais. Sensibilidade e especificidade maiores. Ainda não disponível até esse momento no Brasil.

- **RT-Lamp (amplificação isotérmica mediada por alça com transcrição reversa):** pesquisa do RNA viral por coleta de saliva. Em testes, até o momento.

RADIOGRÁFICOS

Radiografia de tórax, que configura pouco valor para identificar imagens características da COVID-19 na fase inicial.

TOMOGRAFIA COMPUTADORIZADA DE TÓRAX

Deve ser feita a partir do 3º dia se houver dificuldade respiratória, e repeti-la no 5º ou 7º dia com controles, se necessários. Caso contrário, aguardar dificuldades de respirar ou o PaO$_2$ < 94% ao nível do mar ou < **93%** em jovens. Na tomografia de tórax, são observadas imagens de opacidades em "vidro fosco", características periféricas bilaterais, começando nas bases, que passam a ser diagnosticadas ainda que o primeiro RT-PCR tenha sido negativo, orientando, também, a conduta para oxigenação (Figuras 20.2.5 a 20.2.7).

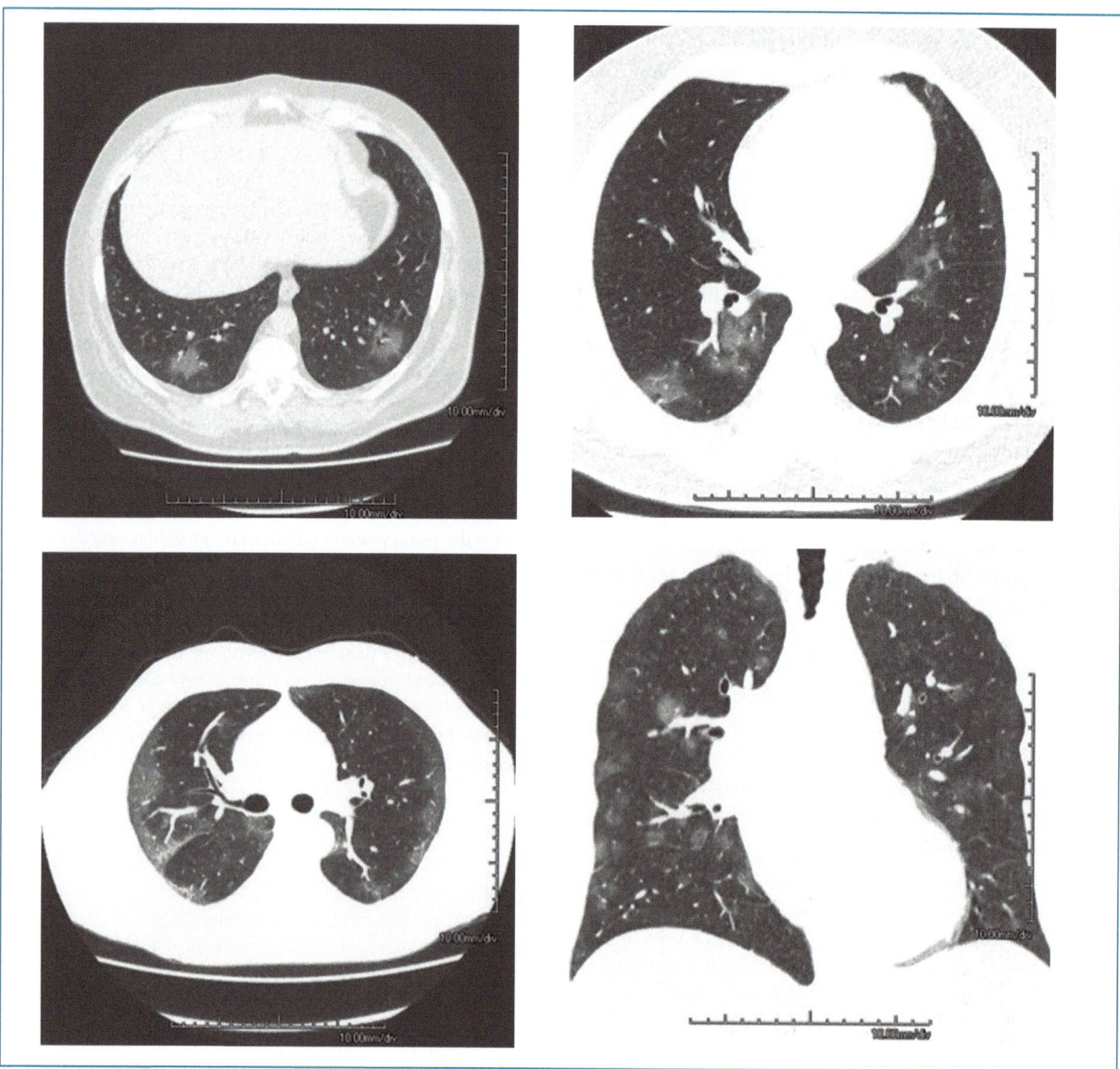

FIGURA 20.2.5 Tomografia de tórax mostrando opacidades em vidro fosco com características periféricas bilaterais.

Fonte: Cortesia do Dr. Marcus Vinícius Barbosa Santos. Instituto do Coração (InCor) do Hospital das Clínicas da Faculdade de Medicina da Universidade de São Paulo (HC-FMUSP).

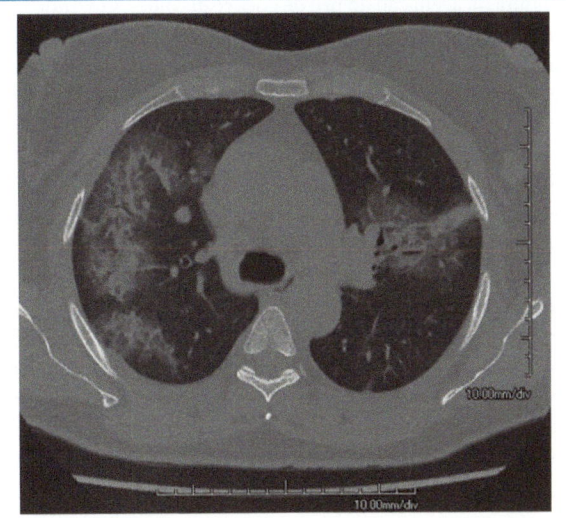

FIGURA 20.2.6 Tomografia de tórax mostrando opacidades em vidro fosco com consolidações de permeio predominantemente periféricas.

Fonte: Cortesia do Dr. Marcus Vinícius Barbosa Santos. Instituto do Coração (InCor) do Hospital das Clínicas da Faculdade de Medicina da Universidade de São Paulo (HC-FMUSP).

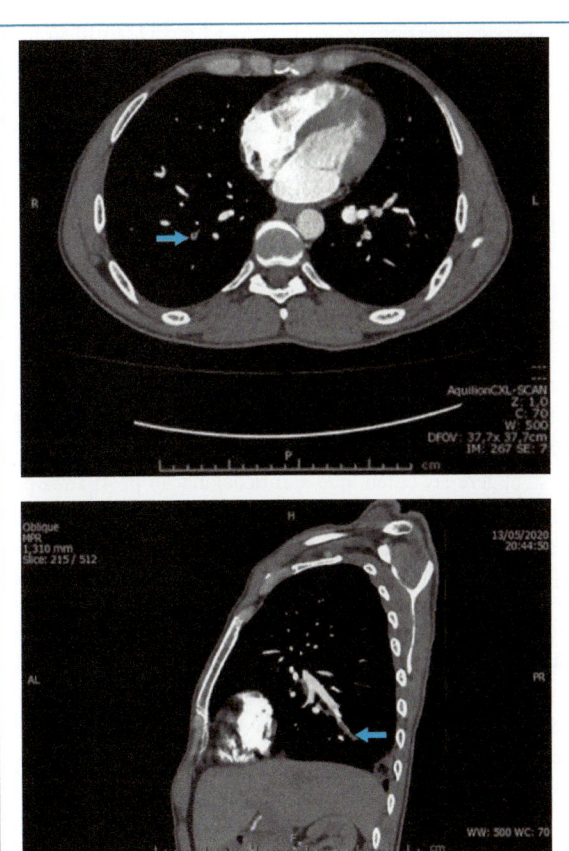

FIGURA 20.2.7 Tromboembolismo pulmonar associado à COVID-19.

Fonte: Cortesia do Dr. Marcus Vinícius Barbosa Santos. Instituto do Coração (InCor) do Hospital das Clínicas da Faculdade de Medicina da Universidade de São Paulo (HC-FMUSP).

O exame pode indicar ainda a presença de pneumonia multifocal organizada, distorção arquitetônica em distribuição periférica pulmonar, embolias pulmonares. Se o pulmão estiver afetado em mais 50%, o paciente deve ser internado imediatamente.

Na ausência de tomógrafo, a ultrassonografia pulmonar pode ser uma alternativa propedêutica. Como as ondas do ultrassom não ultrapassam os ossos, o aparelho é colocado entre as costelas, na parte lateral do tórax. De baixo para cima, de costela em costela, o médico posiciona o aparelho para que o feixe de ultrassom possa penetrar no pulmão.

DIAGNÓSTICO DIFERENCIAL

O diagnóstico diferencial da COVID-19 é amplo e de acordo com a apresentação clínica. Quando há manifestação respiratória clássica, na forma de síndrome gripal ou SRAG, deve-se pensar nas outras infecções por vírus, incluindo influenza, metapneumovírus, rinovírus, parainfluenza, vírus sincicial respiratório, adenovírus, além dos demais coronavírus circulantes.

Formas graves de gripe evoluem para SRAG e podem mostrar imagens radiológicas da tomografia de tórax em vidro fosco semelhantes à da COVID-19.

Outras doenças respiratórias a serem consideradas são a pneumonia adquirida na comunidade, exacerbações agudas da DPOC, tuberculose e doenças oportunistas no contexto da Aids, especialmente a pneumocistose.

Com apresentação inicial de dor abdominal e diarreia, a COVID-19 pode ser confundida com gastroenterites.

TRATAMENTO

Até a conclusão deste capítulo, no início de setembro de 2020, não havia evidências a partir de ensaios clínicos randomizados de que qualquer terapia antiviral específica pudesse melhorar a evolução e o desfecho de morte em pacientes com suspeita ou confirmação de COVID-19. Também não havia dados de ensaios clínicos que apoiassem qualquer terapia profilática.

Os agentes usados anteriormente na tentativa de tratamento da SARS e da MERS tornaram-se, naturalmente, potenciais candidatos para tratar a COVID-19. Diversos agentes com aparente atividade antiviral *in vitro* contra o SARS-CoV e o MERS-CoV foram utilizados durante os surtos de SARS e MERS, com eficácia inconsistente. Metanálises dos estudos de tratamento com SARS e MERS não encontraram benefício claro para nenhum regime específico.

Diante da ausência de uma droga antiviral específica para o SARS-CoV-2, órgãos internacionais reguladores de medicamentos têm liberado para uso experimental em protocolos internacionais multicêntricos, randomizados, duplo cego, com placebo, diversas drogas que mostraram alguma ação *in vitro*, porém, sem demonstrar eficácia *in vivo*. Até o término da elaboração deste capítulo, centenas de ensaios clínicos para tratamento da COVID-19 continuavam sendo testados, incluindo os estudos multicêntricos *Discovery* (Europeu, sob coordenação do Inserm francês) e *Solidarity*, coordenado pela OMS. Os mais comentados utilizaram as seguintes drogas: lopinavir com ritonavir, interferons, cloroquina e hidroxicloroquina, com ou sem associação com a azitromicina, favipiravir, ribavirina, umifenovir mesilato de camostat, remdesivir (liberado para uso em protocolos nos EUA pelo FDA). Alguns desses fármacos apresentam efeitos deletérios importantes, como a cloroquina e a azitromicina, que alargam o espaço QT no ECG, podendo produzir arritmias graves. Essas drogas geraram grandes expectativas no início da pandemia, mas nenhuma delas apresentou benefício clínico estatisticamente significante. Algumas outras drogas continuavam em estudos de protocolos internacionais, tal como: a colchicina, que inibe a formação de microcoágulos produzidos pelos leucócitos e que tem ação anti-inflamatória, anticorpos produzidos por cavalos infectados passivamente com SARS-CoV-2, tocilizumabe, uma droga imunomoduladora que inibe a IL-6, e várias outras não específicas contra o SARS-CoV-2, como infliximab, duvelisib, defévários roxamine, oxido nítrico inalável, ivermectina, nitazoxanida, anticorpos anti-*spike* viral, aprotinin, pamrevlumab, entre outros.

Apenas duas drogas ganharam importância definitiva para uso de pacientes internados: um corticosteroide, a dexametasona, e um anticoagulante, a enoxaparina ou heparina não fracionada. Além disso, o tratamento não farmacológico também avançou muito após novos conhecimentos sobre a patogênese da infecção. Além da anticoagulação e do uso de corticosteroides (que serão vistos a seguir), associados a um melhor domínio da hipóxia, têm reduzido a mortalidade com medidas como: medir a PaO_2 precoce com oxímetro, mesmo em fase assintomática (níveis abaixo de 93% já devem ser internados para tratamento, ao contrário das indicações iniciais); reduzir a inalação positiva de O_2 em excesso; manter o paciente de bruços; retardar o quanto possível a intubação e a colocação em aparelhos respiratórios; melhoria dos respiradores menos agressivos ao parênquima pulmonar; e controles dos pacientes totalmente individualizados.

TERAPIAS IMUNOMODULADORAS
CORTICOSTEROIDES

A tempestade de citocinas e a inflamação induzidas pela resposta imunológica descontrolada contra o SARS-CoV-2 são a base da evolução desfavorável da COVID-19, podendo ocorrer pneumonia grave e outras complicações em vários órgãos e sistemas, como insuficiências renal e/ou cardíaca, tromboses venosas e arteriais, entre outras. O emprego de corticosteroides nos trabalhos iniciais foram desfavoráveis, mostrando viés negativo, por propiciar atraso do *clearance* viral, aumento do risco de infecção bacteriana secundária e maior risco de morte e efeitos colaterais que os contraindicavam, apesar da ausência de um grande protocolo com placebo, duplo-cego, randomizado. Com a publicação do estudo *Recovery*, multicêntrico em 157 hospitais, coordenado pela Oxford University, utilizando dexametasona 6 mg/dia por 5 a 10 dias, o qual revelou redução significativa de óbitos em pacientes em respiração artificial ou em evolução para tal (agravamento clínico consequente aos eventos de inflamação, microcoagulação e hipoxemia), vem mudando a

conduta na aceitação do uso de corticosteroides. O estudo está sendo endossado pela OMS e pelo Instituto Nacional de Saúde dos Estados Unidos (NIH). O objetivo do uso do corticosteroide é diminuir a resposta inflamatória exacerbada do hospedeiro, evitando ou diminuindo a lesão pulmonar aguda e a síndrome do desconforto respiratório agudo (SDRA), além das complicações inflamatórias em outros órgãos. A conduta deverá ser individualizada ante parâmetros clínico-laboratoriais bem definidos, com rápida evolução clínica, com: a) dispneia com mais de 20 respirações/min. e $O_2 < 93\%$ em ar ambiente ou necessidade crescente de suplementação de O_2 para mantê-lo acima de 95%; b) radiografia torácica ou tomografia computadorizada indicativa de pneumonia ou piora dos achados radiológicos ao longo do tempo; c) exames laboratoriais com níveis de proteína C-reativa > 60 ou aumento de PCR > 20 em 12 horas, nível crescente de ferritina, IL-6, DHL, PCR, VHS ou uma contagem decrescente de linfócitos.

ANTIMICROBIANOS

O uso de antibacterianos está indicado somente quando houver suspeição de infecções bacterianas associadas, considerando a fase da doença, o tempo de hospitalização com ou sem uso de ventilação mecânica ou outros dispositivos invasivos, seguindo os protocolos institucionais e as orientações dos serviços de controle de infecção. Como a identificação de infecções bacterianas é difícil diferenciar do quadro sistêmico da COVID-19, é preciso não abusar de antibióticos empíricos, evitando, assim, o desenvolvimento de resistência bacteriana intra-hospitalar.

ANTICOAGULAÇÃO

Considerando a evidência de que o Dímero-D significativamente aumentado está associado à alta mortalidade em pacientes com COVID-19, e que estudos de autópsia demonstraram intenso tromboembolismo venoso (TEV), é provável que a trombose microvascular esteja envolvida na insuficiência respiratória com hipoxemia. Inúmeros casos de tromboembolismo arterial estavam sendo vistos.

Sugere-se, então, que a anticoagulação profilática precoce seja necessária para evitar a propagação de microtrombos no curso da doença, e que a anticoagulação terapêutica seja considerada no tratamento de pacientes críticos com níveis elevados de Dímero-D, parâmetros anormais de coagulação, marcadores inflamatórios elevados (proteína C-reativa, ferritina, IL-6, DHL) e/ou falência de múltiplos órgãos.

Para pacientes hospitalizados com COVID-19, a possibilidade de doença tromboembólica deve ser avaliada nos casos de deterioração rápida da função pulmonar, cardíaca ou neurológica ou perda súbita e localizada de perfusão periférica.

Segundo a Sociedade Americana de Hematologia, todos os pacientes hospitalizados com COVID-19 devem receber tromboprofilaxia farmacológica com enoxaparina ou heparina não fracionada, a menos que se considere que o risco de sangramento seja maior que o risco de trombose. Sugere-se enoxaparina 40 a 60 mg, subcutânea, uma vez ao dia, ou heparina não fracionada 5.000 UI, subcutânea, duas a três vezes ao dia.

Para pacientes com contraindicação de anticoagulantes, recomenda-se o uso de tromboprofilaxia mecânica. Pacientes que estão recebendo terapias anticoagulantes ou antiplaquetárias para condições clínicas prévias, devem continuar com esses medicamentos.

Nos casos de alta hospitalar, os benefícios da profilaxia de tromboembolismo para pacientes de alto risco (idade > 75 anos ou > 60 anos com nível Dímero-D > duas vezes o limite superior do normal, ou indivíduos entre 40 e 60 anos, nível de Dímero-D > duas vezes o limite superior do normal ou história prévia de TEV ou câncer) levaram o FDA a aprovar o uso da apixabana 10 mg/dia, via oral.

PREVENÇÃO – CONTROLE DE TRANSMISSÃO E EQUIPAMENTOS DE PROTEÇÃO INDIVIDUAL (EPI)

MEDIDAS PREVENTIVAS

Em locais em que há transmissão comunitária do SARS-CoV-2, toda a população deve seguir orientações específicas preventivas de contágio para sua proteção e da comunidade.

Em Wuhan, China, estimou-se que casos não diagnosticados de infecção pela COVID-19, presumivelmente assintomáticos, foram responsáveis por até 80% das infecções pelo SARS-CoV-2.

Em razão de sua transmissão fundamentalmente por via respiratória, a profilaxia do controle individual reside na proteção das vias aéreas oferecendo barreira ao vírus pela proteção das mucosas oral, nasal e conjuntival, por meio de distanciamento de cerca de 2 metros entre as pessoas durante toda a epidemia. A fala e a respiração podem expelir gotículas de saliva eventualmente contendo o vírus. A tosse e especialmente o espirro podem lançar gotículas contaminadas a alguns metros de distância, recomendando-se evitar cumprimentos com as mãos, beijos no rosto e abraços. Segundo a OMS, as gotículas expelidas pela tosse ou pelo espirro podem atingir até seis metros ou mais. Indivíduos assintomáticos que estão falando e respirando durante exercícios podem liberar aerossóis infecciosos que podem ser captados pelas correntes de ar e podem transportar gotículas infecciosas por distâncias maiores. O SARS-CoV-2 é parcialmente inativado pela radiação ultravioleta da luz solar. Gotículas submicrômicas, tal como na influenza, podem se agregar à poeira e se disseminar em longas distâncias. Em razão do potencial de sobrevida do SARS-CoV-2 por até cerca de três horas no ar ambiente, as gotículas expelidas contendo o vírus podem se espalhar, atingindo o solo e as superfícies, e, dependendo do material atingido, o vírus pode se manter íntegro por muitas horas ou até mesmo por dias. Acredita-se que quanto menos ventilado é o ambiente, o vírus pode permanecer infectante por mais tempo. Portanto, durante a epidemia, as pessoas ao tocar em superfícies manipuladas por outras pessoas, devem evitar totalmente tocar o rosto até que possam lavar as mãos com água e sabão, tal como é o procedimento no preparo para cirurgia. Na impossibilidade de fazê-lo, devem utilizar álcool gel a 70% nas mãos, sem enxugá-las (ver Capítulo 4 – Normas de isolamento e precauções padrão em Enfermagem de Infectologia). O álcool a 70% destrói a camada lipídica do envelope viral, provocando a destruição viral. A limpeza das superfícies deve ser feita com álcool líquido a 70%, e o chão com desinfetantes ou hipoclorito de sódio.

Durante a vigência da epidemia, recomenda-se uso de máscara ao sair de casa.

O distanciamento físico constitui uma medida importante na contenção da transmissão viral. A OMS preconiza 6 *feet* (1,83 metros) de distância entre as pessoas durante a epidemia. Estudo realizado por McIntire e colaboradores revela a redução de risco de contágio entre um e dois metros de distanciamento e de mascaramento (Figuras 20.2.8 e 20.2.9).

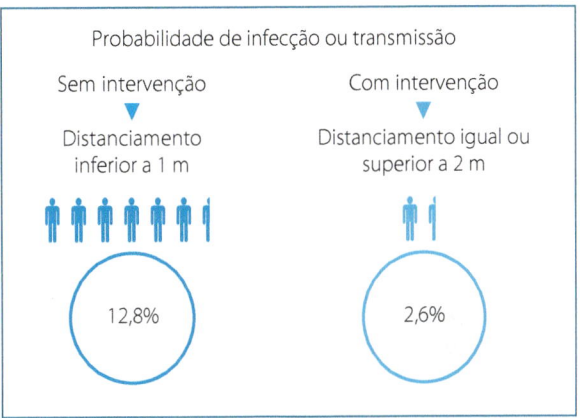

FIGURA 20.2.8 Redução de risco de contágio do SARS-CoV-2, considerando o distanciamento entre 1 e 2 metros.
Fonte: Adaptada de MacIntyre CR, Wang Q. Physical distancing, face masks, and eye protection for prevention of Covid-19. Lancet. 2020 jun. 27;395(10242):1950-1.

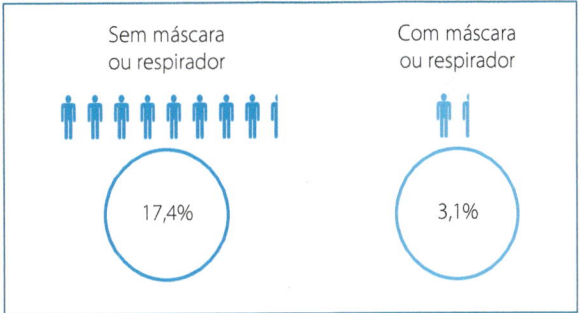

FIGURA 20.2.9 Redução de risco de contágio do SARS-CoV-2 com uso de máscara facial ou não.
Fonte: Adaptada de MacIntyre CR, Wang Q. Physical distancing, face masks, and eye protection for prevention of Covid-19. Lancet. 2020 jun. 27;395(10242):1950-1.

Até agosto de 2020, já haviam falecido cerca de 50 médicos e 160 profissionais da área de enfermagem no enfrentamento da COVID-19 no Brasil – número superior à maioria dos outros países que tiveram elevado número de pacientes.

CONTROLE DA DISSEMINAÇÃO DA INFECÇÃO NA COMUNIDADE

As máscaras N95 ("bico de pato") propiciam alta proteção de contágio, e devem ser utilizadas em enfermarias, salas de coleta de espécimes clínicos, procedimentos, UTI, centro cirúrgico, unidades respiratórias de triagem e pronto-atendimento etc., no tratamento de pacientes confirmados ou com suspeita de COVID-19 (Figura 20.2.10). No caso dos pacientes, eles devem também manter máscara enquanto estiverem em ambiente assistencial. As máscaras N95 devem ser trocadas de acordo com a orientação de cada hospital, segundo recomendação da Anvisa. O armazenando da máscara deve ser feito em sacos, necessariamente, de papel. Não se deve manipular a parte externa da máscara, e o seu descarte deve ser feito em lixo hospitalar. A máscara nunca deve ser lavada e reaproveitada.

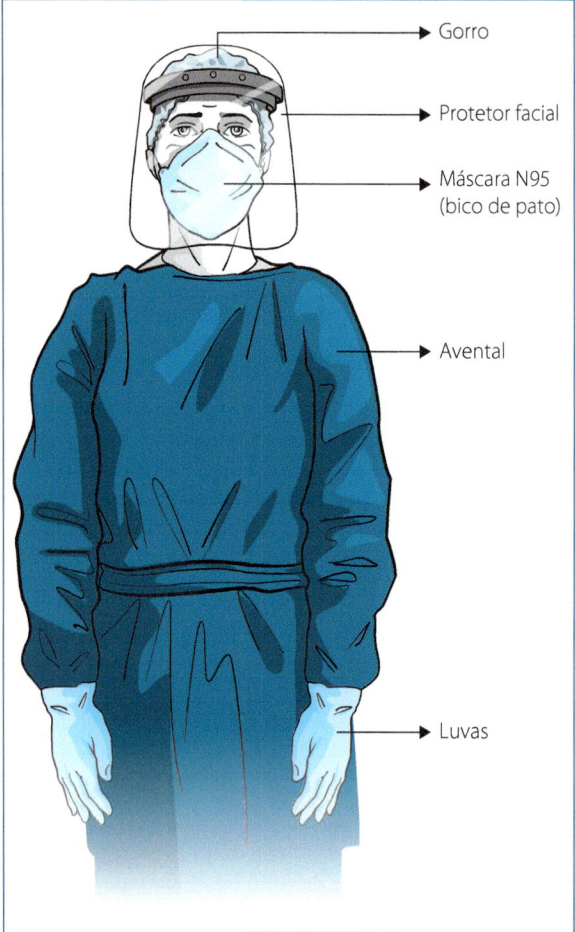

FIGURA 20.2.10 Máscara N95 acompanhada dos demais EPI para uso na assistência de pacientes confirmados ou com suspeita de COVID-19.

Fonte: Adaptada de foto cedida por Dr. Sérgio Cruz. Instituto do Coração (InCor) do Hospital das Clínicas da Faculdade de Medicina da Universidade de São Paulo (HC-FMUSP).

As máscaras cirúrgicas com tripla proteção (com uma camada interna e outra externa, e obrigatoriamente um elemento filtrante) cobrem adequadamente a área do nariz e da boca do usuário e possuem um clipe nasal constituído de material maleável que permite o ajuste adequado do contorno do nariz e das bochechas (Figura 20.2.11). O elemento filtrante deve possuir eficiência de filtragem de partículas (EFP) > 98% e eficiência de filtragem bacteriológica (BFE) > 95%, devendo

ser utilizado em ambientes hospitalares, ambulatórios não de pneumologia, consultórios médicos etc., de baixo risco de contato com a COVID-19. O uso da máscara é contínuo por até 4 horas ou até que ela esteja molhada pela respiração ou salivação, devendo, nesses casos, ser trocada e/ou desprezada em lixo hospitalar. A parte externa da máscara nunca deve ser tocada, e ela deve ser sempre manipulada pelo cordão que a prende nas orelhas ou na cabeça. Essas máscaras oferecem proteção estimada de até **95%** de risco de contágio. Na ausência de óculos protetor (Figura 20.2.11), pode-se utilizar uma máscara facial de acetato (lavável com água e sabão), reutilizando-a, tal como mostra a Figura 20.2.10. Em procedimentos invasivos, recomenda-se o uso dos dois equipamentos de proteção.

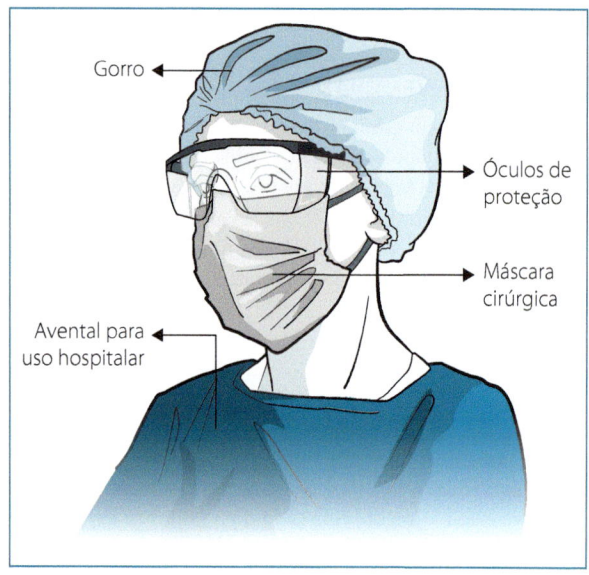

FIGURA 20.2.11 Máscara cirúrgica e demais equipamentos de EPI para uso hospitalar.

Fonte: Adaptada de foto cedida por Dr. Sérgio Cruz. Instituto do Coração (InCor) do Hospital das Clínicas da Faculdade de Medicina da Universidade de São Paulo (HC-FMUSP).

Já as máscaras de tecido de algodão com três camadas protetoras são indicadas para a população geral. Elas devem ser usadas sempre ao sair de casa e por pessoas portadoras ou com suspeita de COVID-19 em quarentena domiciliar. Podem ser lavadas com água e sabão e ser reutilizadas. A utilização de máscaras cirúrgicas e máscaras de tecido não oferece alta proteção como as máscaras N95, mas reduz significativamente o risco de contágio (Figura 20.2.9). Apesar da utilização de máscara, o distanciamento físico de outras pessoas nunca deve ser desprezado, evitando-se o contato próximo com outras pessoas e aglomerações, e, se possível, não utilizar o transporte coletivo e avião. Caso sejam necessários tais tipos de exposição, o uso da máscara é indispensável, além do distanciamento físico.

Apesar da transmissão por fômites e superfícies ser menos importante do que por vias respiratórias, por excesso de prudência tem-se recomendado que as pessoas, ao chegar em casa, mantenham os sapatos na porta de entrada, tirem a roupa do corpo e a deixem em quarentena por 4 horas e façam higiene oral e nasal.

PACIENTES EM QUARENTENA DOMICILIAR OU INDIVÍDUOS EM ISOLAMENTO SOCIAL

Pacientes portadores da forma inicial leve da COVID-19 que tenham recebido orientação de permanecer em isolamento domiciliar devem, se possível, se isolar em um quarto privativo até o 14º dia de sintomatologia e, de preferência, usar um banheiro particular. Devem também usar máscara cirúrgica e manter distanciamento de 2 metros dos familiares, além de utilizar com frequência álcool gel a 70% ou lavar as mãos com água e sabão. Paciente em isolamento domiciliar não deve receber visitas.

Pessoas não infectadas em isolamento social devem evitar visitas a outras pessoas, usar máscaras e manter distanciamento físico em áreas comuns de condomínios e lavar as mãos com água e sabão ou higienizá-las com álcool gel a 70% ao retornar da rua. Do mesmo modo, prestadores de serviço devem usar máscara e manter distanciamento de 2 metros de outras pessoas. Não há relatos totalmente confirmados sobre a necessidade de cuidados no contato com animais domésticos. É importante manter a casa bastante ventilada, abrindo janelas e permitindo a entrada da luz solar, e não usar aparelho de ar-condicionado.

CONTROLE DE INFECÇÕES NO CENÁRIO DA ASSISTÊNCIA MÉDICA – USO DE EPI

Staff médico em contato ou com alto risco de contágio pela COVID-19

Nesses casos, manter paramentação total, incluindo máscara N95, proteção ocular (óculos de plástico ou máscara facial de acetato) e avental de manga longa (impermeável para executar procedimentos que geram possibilidade de contato com diversos fluidos corporais). Os óculos podem ser lavados com água e sabão ou higienizados com álcool a 70%. A paramentação e desparamentação devem ser feitas com o máximo de cuidado, pois podem ser fontes de contaminação. O profissional deve sempre ser auxiliado por outra pessoa. O *staff* médico deve ter extrema cautela ao sair do local de risco, mantendo o distanciamento físico de outras pessoas na sala de repouso, de café, no restaurante e em reuniões descontraídas com colegas da unidade de saúde. Caso tenha sinais e sintomas suspeitos de COVID-19, o profissional de saúde deve se abster de frequentar o local de trabalho durante 14 dias, enquanto aguarda o resultado do RT-PCR. As mãos jamais devem ser levadas ao rosto ou à parte externa da máscara. O uso de lentes de contato que requerem troca com frequência devem ser evitadas, assim como manter contato com pessoas de alto risco para doença grave, como idosos ou pessoas com comorbidades, a fim de evitar a transmissão da doença. Profissionais em ambiente assistencial não devem portar joias, metais, bolsas, instrumentos médicos. O uso de celular deve ser seguido de limpeza com álcool gel.

Staff médico em qualquer local hospitalar ou de saúde sem contato com paciente confirmado ou com suspeita de COVID-19

É obrigatório o uso de máscara cirúrgica, sendo necessário trocá-la a cada 4 horas e descartá-la em lixo hospitalar ou, quando estiver molhada, utilizar álcool gel a 70% depois de tocar em objetos ou superfícies. Usar luvas e óculos para procedimentos; não cumprimentar com as mãos, nem beijos ou abraços; nunca colocar as mãos no rosto ou na face externa da máscara; repetir o protocolo citado anteriormente nos casos de contato durante a estadia na área de saúde ou hospitalar e ao chegar em casa.

OUTRAS RECOMENDAÇÕES PARA POPULAÇÃO GERAL

Permanente distanciamento social com pelo menos 2 metros de outra pessoa, como medida mais importante. Ao andar de bicicleta devem se manter a oito metros da bicicleta da frente.

Para indivíduos em trabalhos essenciais, usar continuamente máscaras cirúrgicas ou, se indisponível, máscara de tecido de algodão.

Evitar cumprimentos com as mãos, não beijar no rosto, não abraçar outras pessoas, evitar aglomerações, evitar o quanto possível transportes coletivos, evitar viagens não estritamente essenciais.

Durante a epidemia, enquanto a curva de casos e mortes não declinar, os gestores devem promover barreiras sanitárias, desestimulando o turismo e as aglomerações. Fechamento de locais de qualquer tipo de eventos desnecessários, assim como de escolas com ensino a distância e serviços não essenciais, com desinfecção dos locais de trabalho.

Todo paciente com resfriado ou "síndrome gripal" deve permanecer por 14 dias em isolamento respiratório, uma vez que a COVID-19 pode ser uma das hipóteses. Seus comunicantes também devem permanecer por 14 dias em isolamento respiratório.

Paradoxalmente, o isolamento social necessário para preservar leitos de UTI para os casos graves de COVID-19 trouxe reflexos negativos para estudantes, saúde mental das pessoas confinadas e atividade econômica do país. O Brasil vive, em agosto de 2020, ainda um caos sanitário, social, econômico e político de perspectivas imprevisíveis.

Muitos países pobres tiveram dificuldades em decorrência do custo da testagem. Mesmo países mais desenvolvidos, como o Brasil, toda testagem até este momento foi feita com testes de primeira geração, de baixa acurácia, não sendo possível, portanto, a identificação real dos casos positivos.

As perspectivas da evolução da epidemia em países que não fizeram ou não conseguiram fazer *lockdown* no início da transmissão comunitária do SARS-CoV-2 são, neste momento (**início de setembro** de 2020), totalmente imprevisíveis e preocupantes. A grande esperança está centralizada na produção de uma vacina adequada para conter o mais grave caos sanitário mundial do século.

BIBLIOGRAFIA SUGERIDA

Brasil. Agência Nacional de Vigilância Sanitária. Ministério da Saúde. Nota Técnica: n. 04/2020. Orientações para serviços de saúde: medidas de prevenção e controle que devem ser adotadas durante a assistência aos casos suspeitos ou confirmados de infecção pelo novo coronavírus (SARS-Cov-2). Brasília: Anvisa; 2020. (Atualizada em 2020 maio 08)

Brasil. Organização Pan-Americana de Saúde (OPAS). Folha informativa – COVID-19. Disponível em: https://www.paho.org/

bra/index.php?option=com_content&view=article&id=6101:covi d19&Itemid=875. (Atualizada 2020 ago 10)

Buonanno G, Stabile L, Morawska L. Estimation of Airborne Viral Emission: Quanta Emission Rate of SARS-CoV-2 for Infection Risk Assessment Science Direct. Environ Int. 2020 May 11;141:105794. doi: 10.1016/j.envint.2020.105794.

Centers for Disease Control and Prevention 24/7. Discontinuation of Transmission-Based Precautions and Disposition of Patients with Covid-19 in Healthcare Settings (Interim Guidance). Disponível em: https://www.cdc.gov/coronavirus/2019-ncov/hcp/disposition-hospitalized-patients.html.

Cholankeril G, Podboy A, Aivaliotis VI et al. High Prevalence of Concurrent Gastrointestinal Manifestations in Patients with SARS-CoV-2: Early Experience from California. American Gastroenterological Association. 2020 Aug 01;159(2):775-7.

Courtemanche C, Garuccio J, Le A et al. Strong Social Distancing Measures In The United States Reduced The Covid-19 Growth Rate. Full text links. 2020 May 14. doi: 10.1377/hlthaff.2020.00608. (Online ahead of print)

Galván Casas C, Català A, Hernández GC et al. Classification of the cutaneous manifestations of covid-19: a rapid prospective nationwide consensus study in spain with 375 cases. British Journal of Dermatology. 2020 abr 9. doi: 10.1111/bjd.19163. (Acesso 2020 maio 21)

Gattinoni L, Chiumello D, Caironi P et al. Covid-19 pneumonia: different respiratory treatments for different phenotypes? Intensive Care Med; 2020 Apr 14. doi: 10.1007/s00134-020-06033-2.

Grifoni A, Weiskopf D, Ramirez SI et al. Targets of T cell Responses to SARS-CoV-2 Coronavirus in Humans with COVID-19 Disease and Unexposed Individuals. National Library of Medicine. 2020 Jun 25;181(7):1489-1501.e15. doi: 10.1016/j.cell.2020.05.015. Epub 2020 May 20.

Gross O, Moerer O, Weber M et al. Covid-19-associated nephritis: early warning for disease severity and complications? The Lancet; 2020 May 16, v. 395.

Gupta A, Madhavan MV, Sehgal K et al. Extrapulmonary manifestations of Covid-19. Nature Medicine Review Article Review. doi: 10.1038/s41591-020-0968-3.

He X, Lau EHY et al. Temporal dynamics in viral shedding and transmissibility of Covid-19. Nature Medicine. 2020 April 15;26:672-5.

Holbrook MG et al. Aerosol and Surface Stability of SARS-CoV-2 as Compared with SARS-CoV-1, NEJM. 2020 March 23.

Kai-Wang To K, Tak-Yin Tsang O, Leung W et al. Temporal profiles of viral load in posterior oropharyngeal saliva samples and serum antibody responses during infection by SARS-CoV-2: an observational cohort study. Lancet. 2020 May;20.

Kimberly A. Prather1, Chia C. et al. Reducing transmission of SARS-CoV-2. Science. 2020 May 27. doi: 10.1126/science.abc6197.

Koks S, Williams RW, Quinn J et al. Highlight article: Covid-19: Time for precision epidemiology. Experimental Biology and Medicine. 2020 April 17. doi: 10.1177/1535370220919349. (Acesso 2020 maio 27)

Lau H, Khosrawipour V, Kocbach P et al. The positive impact of lockdown in Wuhan on containing the Covid-19 outbreak in China. Journal of Travel Medicine. 2020 April; 27(3):taaa037. doi: 10.1093/jtm/taaa037.

Liang W, Liang H, Ou L et al. Development and Validation of a Clinical Risk Score to Predict the Occurrence of Critical Illness in Hospitalized Patients With Covid-19. JAMA Intern Med. 2020 May 12. doi: 10.1001/jamainternmed.2020.2033

Ling Y, Xu SB, Lin YX et al. Persistence and clearance of viral RNA in 2019 novel coronavirus disease rehabilitation patients. Chin Med J (Engl). 2020;133(9):1039-43. doi: 10.1097/CM9.0000000000000774.

MacIntyre CR, Wang Q. Physical distancing, face masks, and eye protection for prevention of Covid-19 Lancet. 2020 jn 27;395(10242): 1950-1. doi: 10.1016/S01406736(20)31183-1.

Mao L, Jin H, Wang M et al. Neurologic manifestations of hospitalized patients with coronavirus disease 2019 in Wuhan, China. JAMA Neurol. Published online 2020 April 10. doi: 10.1001/jamaneurol.2020.1127.

McAlpine LS. Neuropathogenesis and Neurologic Manifestations of the Coronaviruses in the Age of Coronavirus Disease 2019: A Review. JAMA Neurol; 2020. doi: 10.1001/jamaneurol.2020.2065.

Nakra NA, Blumberg DA, Herrera-Guerra A et al. Multi-System Inflammatory Syndrome in Children (MIS-C) Following SARS-CoV-2 Infection: Review of Clinical Presentation, Hypothetical Pathogenesis, and Proposed Management, Children. 2020;7(7):69. doi: 10.3390/children7070069.Gubernatorova EO, Gorshkova EA, Polinova AI et al. IL-6: relevance for immunopathology of SARS-CoV-2. Cytokine and Growth Factor Reviews. 2020 May 16.

Rasmussen SA, Jamieson DJ. Caring for Women Who Are Planning a Pregnancy, Pregnant, or Postpartum During the Covid-19 Pandemic. JAMA. 2020 July 14;324(2):190-1.

Ronco C, Reis T. Kidney involvement in Covid-19 and rationale for extracorporeal therapies. Nature reviews | NePhrOlOgy; 2020 jun., v. 16.

Sachdeva M, Gianotti R, Shah M, Lucia B, Tosi D, Veraldi S, Ziv M, Leshem E, Dodiuk-Gad RP. Cutaneous manifestations of Covid-19: Report of three cases and a review of literature. Journal of Dermatological Science. 2020 May 01;98(2):75-81. doi:10.1016/j.jdermsci.2020.04.011.

Shi Y, Wang Y, Shao C et al. Covid-19 infection: the perspectives on immune responses. Cell Death & Differentiation. 2020 March 23;27:1451-4. doi: https://doi.org/10.1038/s41418-020-0530-3.

Tay MZ, Poh CM, Rénia L et al. The trinity of Covid-19: immunity, inflammation and intervention. Nature reviews | Immunology; 28 April 2020. doi: 10.1038/ s41577-020-0311-8.

Technical Report. European Center for Disease Prevention and Control. 2020 March 23. Disponível em: https://www.ecdc.europa.eu/sites/default/files/documents/covid-19-social-distancing-measuresg-guide-second-update.pdf.

University of Oxford. Dexamethasone reduces death in hospitalised patients with severe respiratory complications of Covid-19. 2020 Jun 16. Disponível em: https://www.ox.ac.uk/news/2020-06-16-dexamethasone-reduces-death-hospitalised-patients-severe-respiratory-complications.

Vivant A, Vauloup-Fellous C, Prevot S et al. Transplacental transmission of SARS-CoV-2 infection. Nature Research Under Revision. doi: 10.21203/rs.3.rs-28884/v1.

Wang Y, Wang Y, Chen Y, Qin Q. Unique epidemiological and clinical features of the emerging 2019 novel coronavirus pneumonia (Covid-19) implicate special control measures. J Med Virol. 2020;92:568-76.

WHO welcomes preliminary results about dexamethasone use in treating critically ill Covid-19 patients. 2020 June 16. Disponível em: https://www.who.int/news-room/detail/16-06-2020-who-welcomes-preliminary-results-about-dexamethasone-use-in-treating-critically-ill-covid-19-patients.

Williamson E J et al. Open SAFELY: factors associated with Covid-19 death in 17 million patients. Nature; 2020. doi: 10.1038/s41586-020-2521-4.

World Health Organization. Cleaning and disinfection of environmental surfaces in the context of Covid-19. Interim guidance. 2020 May 15. Disponível em: https://apps.who.int/iris/handle/10665/332096.

Wu P, Duan F, Luo C et al. Characteristics of ocular findings of patients with coronavirus disease 2019 (covid-19) in Hubei Province, China. JAMA Ophthalmol; 2020.

Zou L, Ruan F, Huang M et al. SARS-CoV-2 Viral Load in Upper Respiratory Specimens of Infected Patients; 2020 March 19.

20.3 Vacinas para COVID-19

ATENÇÃO
Esse capítulo foi atualizado.
Escaneie o QRCode e acesse
o conteúdo completo

Cristiana M. Toscano
Renato de Ávila Kfouri

INTRODUÇÃO

Vivemos em um momento sem precedentes no tocante ao avanço nas pesquisas e no desenvolvimento de vacinas para a COVID-19. Vale a pena relembrar que em dezembro de 2019 foram detectados os primeiros *clusters* de casos de infecção respiratória de causa até então desconhecida em Wuhan, China, e em janeiro de 2020 um novo coronavírus foi identificado como agente causal. Desde a descrição do sequenciamento genômico do SARS-CoV-2, em 11 de janeiro de 2020, foi demonstrada sua elevada similaridade genética com o vírus causador da SARS de 2002-2003. A partir daí, a busca por uma vacina para a COVID-19 tem sido perseguida por diversas universidades, laboratórios públicos e privados e companhias farmacêuticas de todo o mundo.

Menos de 2 meses depois do sequenciamento viral, em 11 de março, a Organização Mundial da Saúde (OMS) declarou a pandemia e, na mesma semana, em 16 de março de 2020, a primeira vacina candidata inicia avaliação clínica através de estudos de fase 1 em humanos. Valendo-se do desenvolvimento prévio de plataformas e estudos pré-clínicos para as vacinas de SARS e MERS-CoV, de décadas anteriores, a pesquisa e o desenvolvimento para uma vacina da COVID-19 tornou-se prioridade estratégica global e ganhou celeridade sem precedentes.

Esse avanço só tem sido possível graças a estratégias colaborativas globais multissetoriais articuladas para investimentos em pesquisa, somando-se, em parte, o fato de que muitos dos resultados atuais se valem das pesquisas realizadas previamente para as vacinas para SARS e MERS-CoV, além do investimento em plataformas tecnológicas para o aprimoramento de vacinas já existentes que pudessem ser adaptadas para novos patógenos emergentes.

Considerando que até o momento não temos um tratamento antiviral específico para a COVID-19, as estratégias de prevenção da transmissão da infecção, que se dá pela via respiratória, são baseadas na tríade de medidas não farmacológicas, incluindo detecção e isolamento de casos, rastreamento e quarentena de contatantes, e ações de distanciamento social. Estas últimas envolvem diversas medidas e devem ser aliadas aos hábitos de higiene, à lavagem de mãos e ao uso de máscaras.

Além dessas medidas, a única estratégia preventiva eficaz para o controle do SARS-CoV-2 será uma vacina para a COVID-19 utilizada em larga escala. Ainda assim, é importante reforçar que as medidas não farmacológicas deverão ser mantidas, mesmo quando houver uma vacina disponível aprovada em ensaios clínicos, registrada e licenciada para uso em escala populacional, uma vez que a disponibilidade de uma futura vacina será limitada, ante o grande quantitativo de doses necessárias para a imunização de boa parte da população. Provavelmente, teremos sua utilização em etapas, e os níveis ideais de coberturas vacinais nas populações elegíveis deverão ser ainda definidos e levarão algum tempo para serem atingidos.

Finalmente, não sabemos ainda qual será a eficácia de uma futura vacina, nem se ela será eficaz em prevenir a doença ou mesmo evitará a transmissão da infecção. Estas são, ainda, lacunas no conhecimento que estão sendo avaliadas nos ensaios clínicos de fase 3, e terão implicações importantes na definição de estratégias e metas dos programas de vacinação, que esclarecerão, inclusive, se a vacinação, de fato, resultará na interrupção da transmissão da infecção na população.

MONITORAMENTO DE VACINAS EM DESENVOLVIMENTO E AVALIAÇÃO

A OMS realiza um mapeamento do cenário global de vacinas candidatas para COVID-19, que contém informações sobre vacinas coletadas por meio de dados públicos (p. ex., registros de ensaios clínicos), disponibilizados pelos grupos de pesquisa e desenvolvedores de vacinas. Neste mapeamento, as vacinas são apresentadas em forma tabular de acordo com a fase de avaliação clínica no momento em que a tabela é construída, considerando os estudos pré-clínicos e os estudos clínicos de fases 1, 2 e 3. O mapeamento é atualizado semanalmente e pode ser acessado pelo *site* da OMS (disponível em: https://www.who.int/who-documents-detail/draft-landscape-of-COVID-19-candidate-vaccines).

Outras fontes de monitoramento de vacinas candidatas em avaliação e desenvolvimento estão disponíveis, entre elas a do periódico *New York Times* (disponível em: https://www.nytimes.com/interactive/2020/science/coronavirus-vaccine-tracker.html) e a do *Panorama COVID-19*, uma iniciativa do Vaccine Centre (*London School of Hygiene & Tropical Medicine*) do Reino Unido, fornecendo atualização diária de informações complementares (disponível em: https://vac-lshtm.shinyapps.io/ncov_vaccine_landscape/).

Até o final de setembro de 2020, quando foi finalizada a redação deste capítulo, já haviam sido mapeadas quase 200 vacinas candidatas para COVID-19 em desenvolvimento. Grande parte delas estão em estudos pré-clínicos (isto é, sendo avaliadas *in vitro* e em modelos animais), enquanto várias dezenas de vacinas candidatas já estão sendo testadas em humanos (estudos clínicos). Dentre as vacinas candidatas sendo avaliadas em humanos, há nove que já iniciaram ensaio clínico randomizado de fase 3, sendo que nos próximos meses várias outras vacinas candidatas iniciarão estudos de fase 3.

Embora muitos avanços tenham ocorrido nesse curto espaço de tempo e existam na atualidade várias vacinas candidatas sendo avaliadas em estudos de fase 3, é importante ressaltar que não podemos garantir que uma dessas vacinas em avaliação irá ter eficácia e segurança comprovadas ao término dos estudos. O fato de terem apresentado resultados promissores de imunogenicidade e segurança em estudos de fase 1 e 2 não é suficiente para inferir que essa imunogenicidade irá, obrigatoriamente, se traduzir em eficácia contra a infecção e/ou doença.

No entanto, considerando que normalmente a taxa de sucesso das vacinas candidatas é de 10% e que, historicamente, se leva entre 10 e 15 anos para o processo de desenvolvimento de uma vacina ser concluído, considerando estudos clínicos e posterior registro e licenciamento para uso na população, o fato de termos um leque extenso de vacinas candidatas sendo avaliadas, com a utilização de diferentes plataformas tecnológicas, é muito positivo – quanto maior o número de candidatas, maiores são as oportunidades de sucesso.

ASPECTOS IMUNOLÓGICOS RELEVANTES

O genoma do SARS-CoV-2 e de outros coronavírus humanos patogênicos emergentes codifica quatro proteínas estruturais principais, incluindo da espícula (*spike* – S), membrana (M), envelope (E) e nucleocapsídeo (N), 16 proteínas não estruturais (nsp1-16) e entre cinco e oito proteínas acessórias. A proteína de superfície, denominada proteína S, é a responsável pela penetração do vírus em células humanas, através da ligação ao receptor da enzima conversora de angiotensina-2 da membrana da célula hospedeira (ECA-2) para a entrada do vírus e, subsequente, patogênese.

Após a exposição de um um indivíduo ao vírus, este invade células específicas com as quais se funde, liberando seu material genético (RNA). Assim, utiliza a célula hospedeira para se replicar, produzindo cópias virais. Estas cópias são liberadas da célula que morre, e as novas partículas virais irão infectar outras células. As respostas imunes incluem a celular e a humoral (Figura 20.3.1).

O domínio do receptor de ligação (RDB, do inglês *receptor-binding domain*) da proteína *spike* (S) é a principal estrutura antigênica do SARS-CoV-2 e contra a qual são primordialmente dirigidos os anticorpos neutralizantes após uma infecção. Esses anticorpos bloqueiam a infecção viral por impedir a entrada do vírus na célula humana. A proteína S é o principal alvo antigênico para o desenvolvimento das vacinas para COVID-19.

As vacinas expõem o organismo humano a uma versão modificada do vírus que causa a doença, ou a uma proteína específica do vírus que serve como antígeno vacinal e vai es-timular a produção de anticorpos neutralizantes. Idealmente, as vacinas devem induzir resposta de linfócitos T auxiliares que, então, mediam tanto a resposta humoral – através da ativação de linfócitos B, quanto a resposta celular ativando linfócitos T citotóxicos. Existem diversas tecnologias que podem ser utilizadas para que o vírus modificado ou o antígeno sejam apresentados ao organismo humano, como será descrito a seguir.

VACINAS CANDIDATAS E PLATAFORMAS TECNOLÓGICAS

As principais plataformas utilizadas para o desenvolvimento de vacinas para a COVID-19 são: tecnologia tradicional de vírus atenuados ou inativados; subunidades proteicas ou VLP (virus like particles); vetores virais replicantes ou não replicantes; e ácidos nucleicos (RNA ou DNA).

VACINAS VIRAIS (INATIVADAS E ATENUADAS)

A tecnologia tradicional, já utilizada em várias vacinas conhecidas desde a década de 1950, é a de vírus inteiros inativados ou atenuados. Nas vacinas de vírus atenuados, o vírus é atenuado através de passagens por culturas de células animais ou humanas, até que adquiram mutações que o tornam menos apto a causar doença (Figura 20.3.2). Essa mutação pode ser induzida por alteração genômica em laboratório. Algumas vacinas em desenvolvimento pré-clínico utilizam essa tecnologia, embora nenhuma delas esteja ainda em estudos clínicos em humanos. Esse processo é geralmente mais demorado. Em contrapartida, essas vacinas induzem resposta celular e humoral e também imunidade de longa duração, em geral, requerendo apenas uma dose. A plataforma tecnológica já é licenciada e conhecida, e a escala de produção global é alta.

Já as vacinas de vírus inativados, também amplamente utilizadas como tecnologia de produção de vacinas e utilizando plataforma tecnológica já licenciada e reconhecida, são de desenvolvimento mais rápido, mas, em geral, requerem duas doses para serem imunogênicas e conferir proteção. Nessa tecnologia, há um processo de inativação viral, geralmente por mecanismos físicos ou químicos, que torna o vírus incapaz de causar doença (Figura 20.3.2).

A desvantagem dessa plataforma tecnológica é que a produção de vacinas virais requer o cultivo do vírus em larga escala, exigindo laboratórios especializados de alto nível de biossegurança, nem sempre disponíveis. Esse processo pode também elevar o custo de produção. Dentre as vacinas que estão em fases mais avançadas nos ensaios clínicos e que utilizam essa tecnologia, temos a vacina do laboratório chinês Sinovac, com ensaio clínico de fase 3 sendo realizada no Brasil sob a coordenação do Instituto Butantan. Há ainda a previsão de transferência de tecnologia para que a produção da vacina seja feita no Brasil pelo próprio Instituto, caso os resultados dos estudos sejam positivos. Há ainda duas outras vacinas inativadas da também empresa chinesa Sinopharm, sendo uma em parceria com a Wuhan Institute of Biological Products/Sinopharm, e outra em parceria com Beijing Institute of Biological Products/Sinopharm.

Resposta Imune ao Coronavírus

O sistema imunológico adaptativo do corpo pode aprender a reconhecer novos patógenos invasores, como o coronavírus SARS-CoV-2.

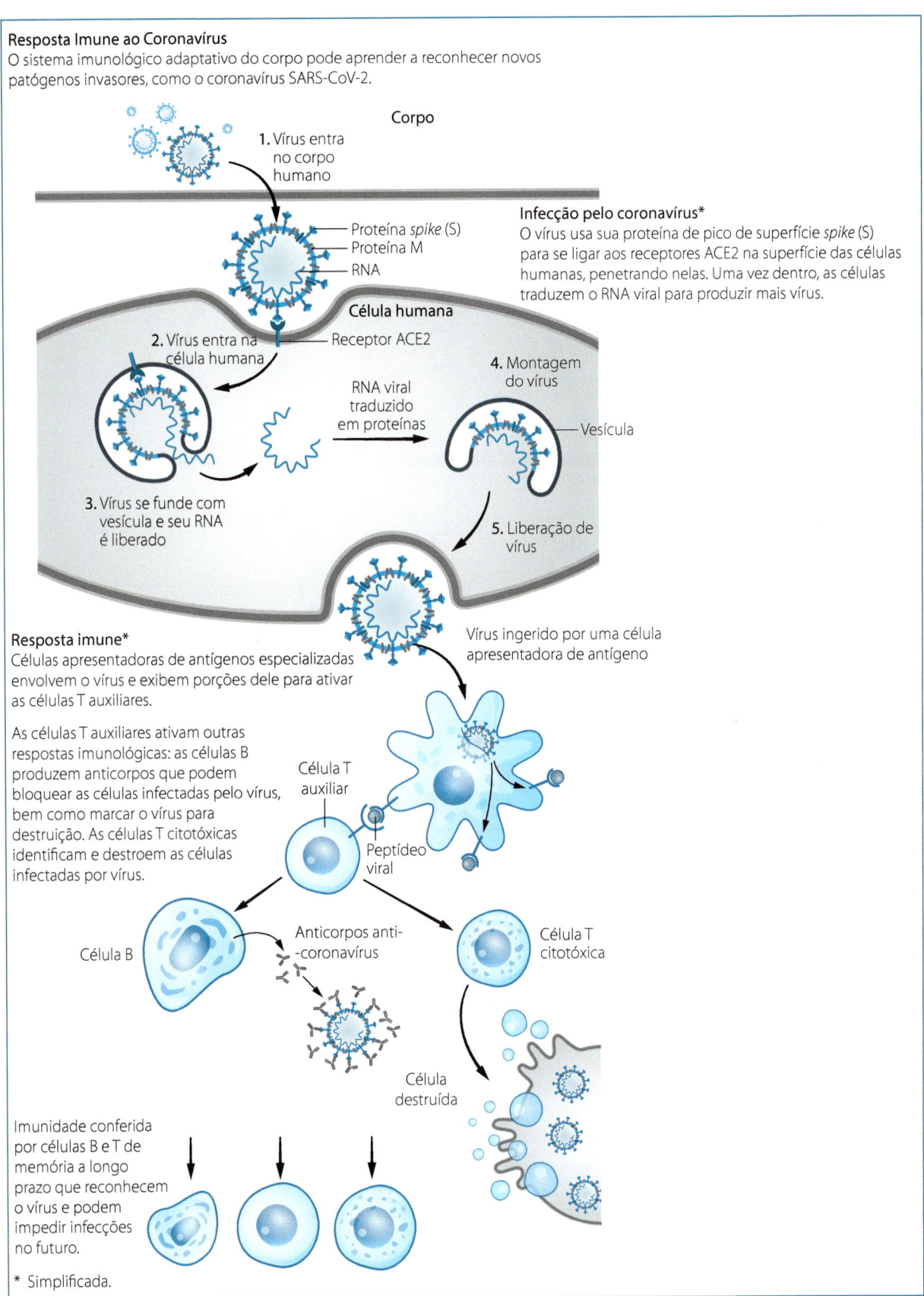

Infecção pelo coronavírus*
O vírus usa sua proteína de pico de superfície *spike* (S) para se ligar aos receptores ACE2 na superfície das células humanas, penetrando nelas. Uma vez dentro, as células traduzem o RNA viral para produzir mais vírus.

Resposta imune*
Células apresentadoras de antígenos especializadas envolvem o vírus e exibem porções dele para ativar as células T auxiliares.

As células T auxiliares ativam outras respostas imunológicas: as células B produzem anticorpos que podem bloquear as células infectadas pelo vírus, bem como marcar o vírus para destruição. As células T citotóxicas identificam e destroem as células infectadas por vírus.

Imunidade conferida por células B e T de memória a longo prazo que reconhecem o vírus e podem impedir infecções no futuro.

* Simplificada.

FIGURA 20.3.1 Resposta imune ao SARS-CoV-2.
Fonte: Traduzida e adaptada de Nature. The race for Coronavirus vaccines.

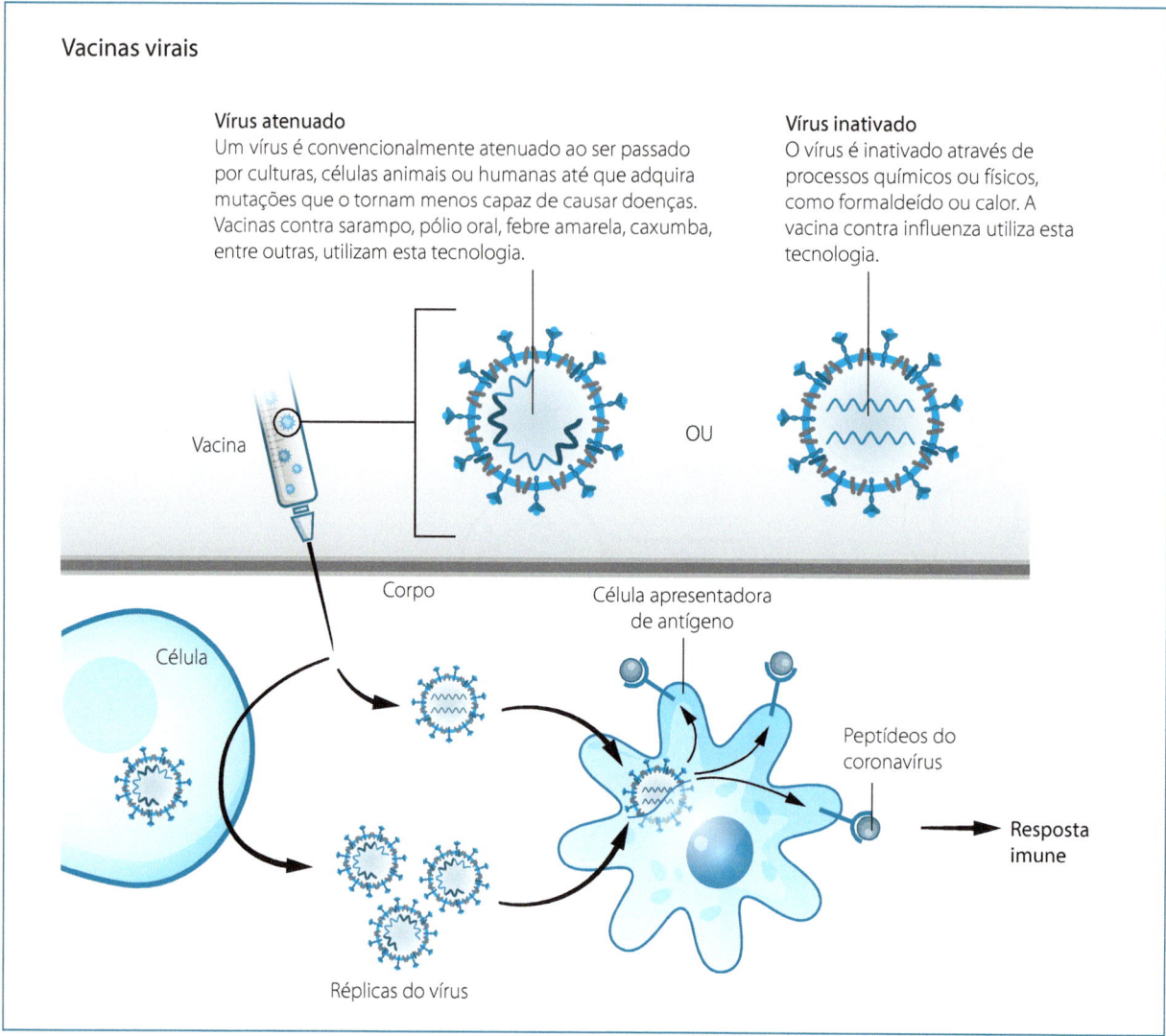

Vacinas virais

Vírus atenuado
Um vírus é convencionalmente atenuado ao ser passado por culturas, células animais ou humanas até que adquira mutações que o tornam menos capaz de causar doenças. Vacinas contra sarampo, pólio oral, febre amarela, caxumba, entre outras, utilizam esta tecnologia.

Vírus inativado
O vírus é inativado através de processos químicos ou físicos, como formaldeído ou calor. A vacina contra influenza utiliza esta tecnologia.

Vacina

OU

Corpo

Célula apresentadora de antígeno

Célula

Peptídeos do coronavírus

Resposta imune

Réplicas do vírus

FIGURA 20.3.2 Tipos de vacinas em desenvolvimento – Vacinas virais.
Fonte: Adaptada de Nature. The race for Coronavirus vaccines. Virus vaccines.

VACINAS DE VETORES VIRAIS

Utilizam vírus (replicantes ou não replicantes) geneticamente modificados que agem como vetores. Genes selecionados do SARS-CoV-2 (*DNA blueprint*) são inseridos em um vírus geneticamente modificado que irá, então, ao infectar células humanas, levar segmentos genômicos selecionados para dentro das células, as quais passarão a produzir proteínas específicas do coronavírus e estimularão a produção de anticorpos protetores contra o SARS-CoV-2 (Figura 20.3.3).

Esses vírus utilizados como vetores são enfraquecidos e, portanto, incapazes de causar doença. Há dois tipos de vetores virais: os replicantes (como os vírus atenuados de sarampo, febre amarela, influenza, entre outros), que infectam e se multiplicam nas células humanas; e os de replicação deficiente ou não replicantes (em geral os adenovírus, mas também parainfluenza ou outros). Podem ainda ser utilizados como vetores vírus não humanos, como é o caso do adenovírus de chipanzé, não replicante, empregado na vacina desenvolvida pela Oxford em parceria com a farmacêutica AstraZeneca, com ensaio clínico de fase 3 sendo realizado no Brasil. Há também um acordo de transferência de tecnologia com Biomanguinhos/Fiocruz para a produção da vacina no Brasil, caso seja aprovada nos ensaios clínicos de fase 3 (em andamento).

As vacinas contra Ebola, recentemente licenciadas, utilizam a tecnologia de vetores virais replicantes – que, em geral, induzem uma boa resposta imune, além de serem seguras. Uma eventual imunidade prévia contra o vírus utilizado como vetor pode ser um complicador, interferindo na resposta imune. A tecnologia de vetores virais não replicantes, embora ainda não utilizada em nenhuma vacina licenciada até o momento, tem sido empregada para terapia genética. Em geral, estimulam a resposta imune celular através de linfócitos T citotóxicos, no entanto, requerem doses de reforço para conferir imunidade mais duradoura.

Vacinas de vetores virais

Vetores virais replicantes
A recém-aprovada vacina contra Ebola é um exemplo de vacina de vetor viral que se replica dentro das células. Essas vacinas tendem a ser seguras e provocar uma forte resposta imunológica. Entretanto, imunidade preexistente ao vetor viral pode reduzir a eficácia da vacina.

Vetores virais não replicantes
Nenhuma vacina licenciada atualmente usa esse método, que no entanto tem uma longa história em terapia genética. Vários grupos estão testando vacinas candidatas utilizando esta tecnologia, em geral utilizando adenovírus humanos ou adenovírus não humanos.

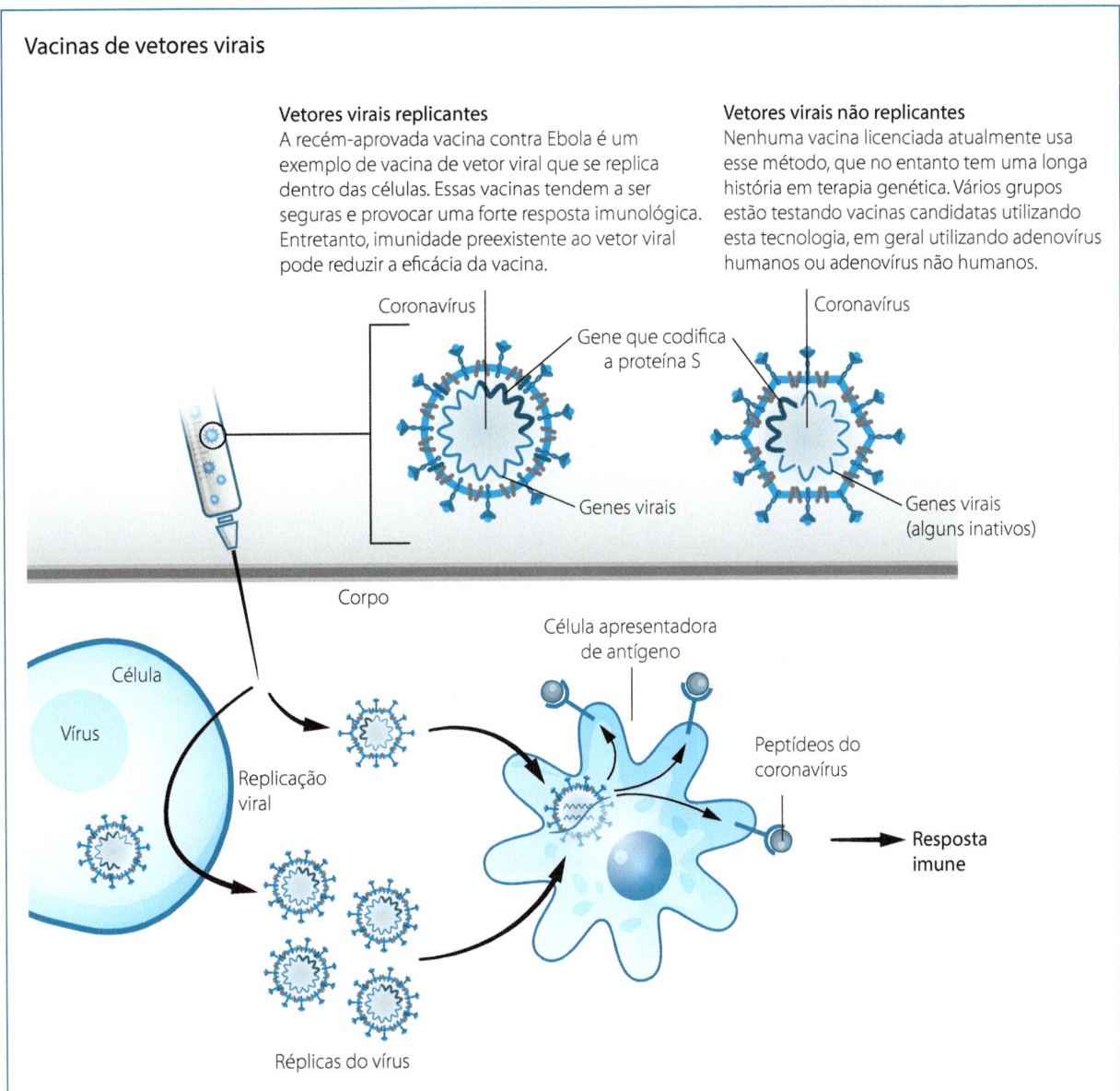

FIGURA 20.3.3 Tipos de vacinas em desenvolvimento – Vacinas de vetores virais.
Fonte: Adaptada de Nature. The race for Coronavirus vaccines. Viral-vector vaccines.

VACINAS PROTEICAS

A tecnologia de subunidades proteicas é uma plataforma já licenciada, que pressupõe a inoculação de proteínas do SARS-CoV-2 como antígeno, o qual irá estimular a resposta imune. No entanto, essas vacinas normalmente requerem o uso de adjuvantes para melhorar a resposta imune e também mais de uma dose para gerar imunidade robusta. Entretanto, a capacidade de ampliação da escala de produção é alta. As vacinas que utilizam a tecnologia VLP (virus-like particle) são variantes das vacinas baseadas em proteínas e utilizam uma partícula não infecciosa para mimetizar a estrutura do vírus e estimular respostas imunes intensas (Figura 20.3.4). No entanto, seu processo de produção pode ser complexo. Diversos grupos estão desenvolvendo vacinas com base nessa tecnologia, algumas delas sendo avaliadas em ensaios clínicos de fase 1 e 2, no momento.

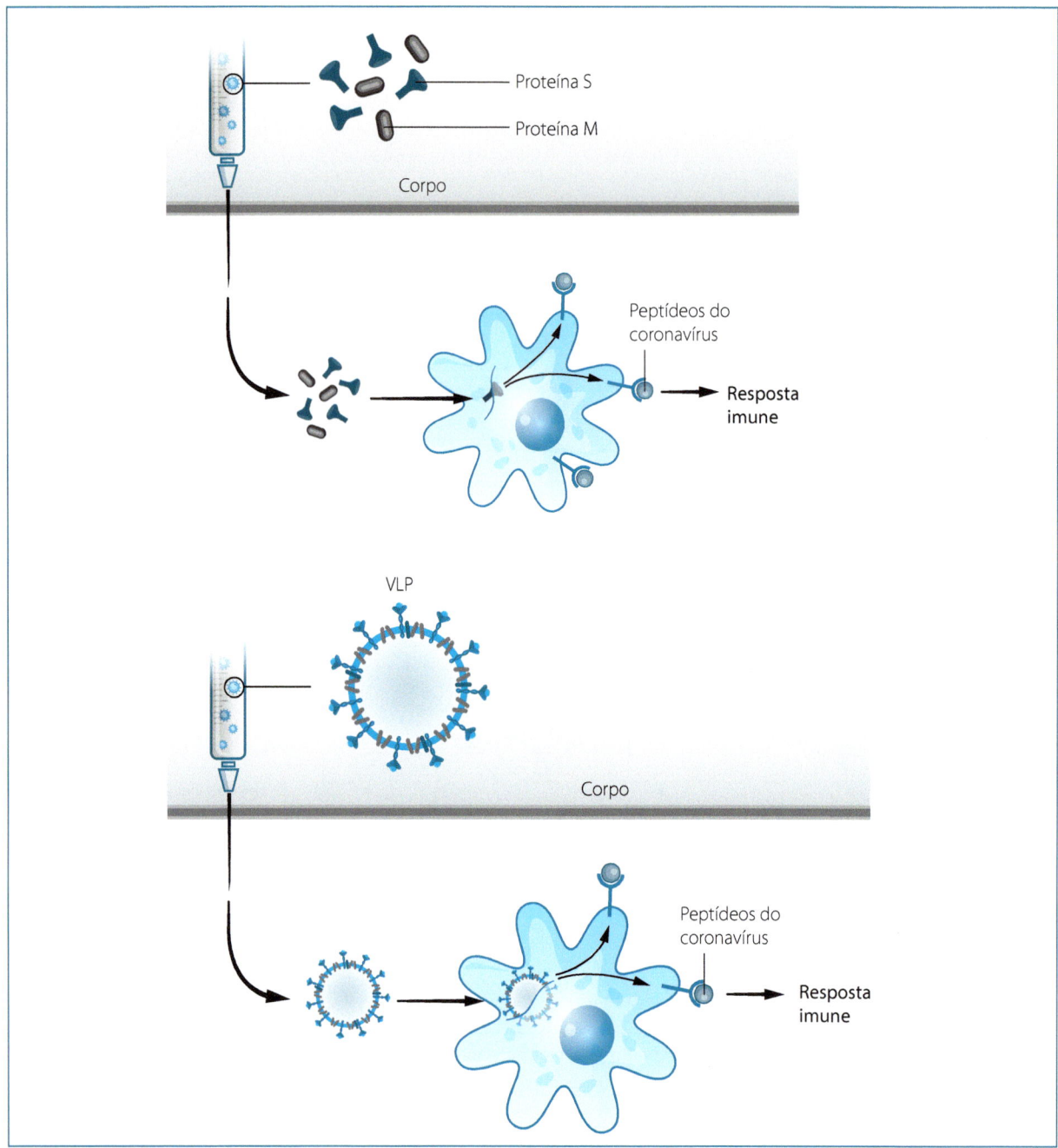

FIGURA 20.3.4 Tipos de vacinas em desenvolvimento – Vacinas proteicas.
Fonte: Adaptada de Nature. The race for Coronavirus vaccines. Protein based vaccines.

VACINAS GENÉTICAS

Finalmente, a tecnologia mais inovadora é a que utiliza ácidos nucleicos. O material genético (DNA ou RNA) que codifica a produção de proteínas do vírus SARS-CoV-2 é inoculado nos indivíduos, e nas células humanas passa a produzir endogenamente a proteína-alvo que estimula a produção de anticorpos específicos (Figura 20.3.5). A maioria das vacinas que utiliza essa tecnologia codifica a produção da proteína S (*spike*) do vírus. O material genético utili-

zado pode ser RNA encapsulado em uma capa lipídica que permite a penetração nas células humanas, ou DNA que penetra as células humanas através de um processo de eletroporação, criando poros na parede celular e permitindo a penetração do DNA no núcleo da célula. Essa plataforma tecnológica ainda não foi licenciada e, portanto, nenhuma vacina atualmente em uso em larga escala em humanos a utiliza. No entanto, é bastante promissora, pois trata-se de tecnologia segura e de fácil desenvolvimento, uma vez que

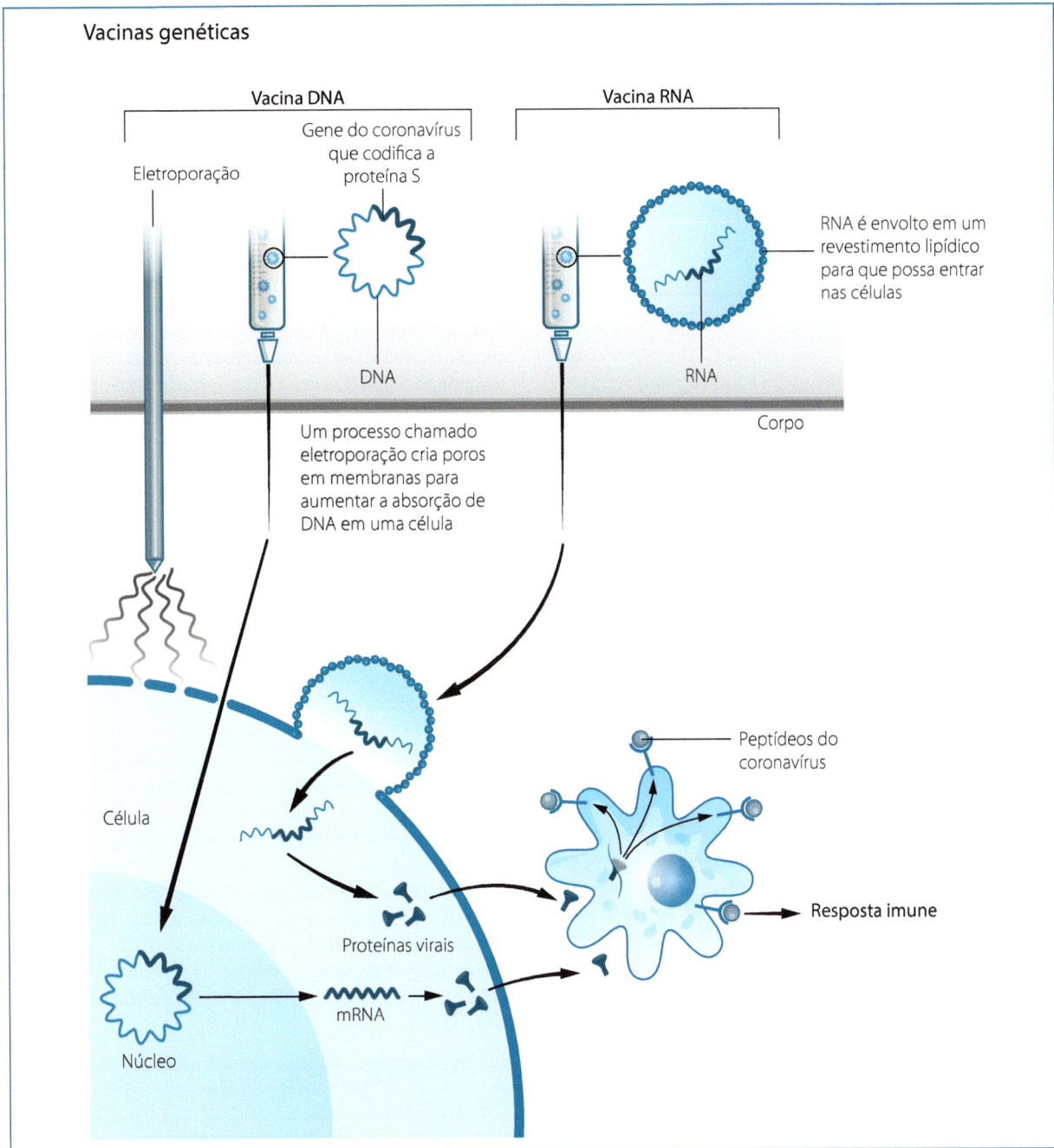

Vacinas genéticas

FIGURA 20.3.5 Tipos de vacinas em desenvolvimento – Vacinas genéticas.
Fonte: Adaptada de Nature. The race for Coronavirus vaccines. Nucleic-acid vaccines.

não requer manipulação viral. Além disso, é possível desenvolver uma rápida escala de produção, já que não requer processos demorados de cultivo ou fermentação, pois ela é produzida através de processos totalmente sintéticos. Caso alguma das vacinas candidatas que utiliza essa tecnologia tenha resultados positivos, poderá ser uma nova plataforma tecnológica a ser considerada para várias outras vacinas no futuro, uma vez que são plataformas bastante versáteis, bastando substituir a sequência genética para produzir uma vacina contra outro patógeno no futuro.

Cada plataforma tecnológica tem vantagens e limitações, além de particularidades que podem ser variáveis quanto a sua capacidade de produção em escala, custo, velocidade e flexibilidade no processo de manufatura, resposta imune humoral e celular, segurança e reatogenicidade, duração da imunidade, estabilidade da vacina e exigências da rede de frio para seu armazenamento e distribuição. O Quadro 20.3.1 apresenta os principais atributos de vacinas de cada uma das plataformas tecnológicas que são de relevância operacional quando se pensa no processo de desenvolvimento e disponibilização completa de uma vacina candidata.

QUADRO 20.3.1 Plataformas tecnológicas de vacinas para COVID-19 e seus principais atributos.

Tecnologia	Atributos			
	Dose única	Tecnologia já licenciada	Velocidade de produção em escala	Atual escala de produção
Vacinas virais inativadas	Não	Sim	Média	Média/Alta
Vacinas virais atenuadas	Sim	Sim	Lenta	Alta
DNA	Não	Não	Rápida	Média
RNA	Não	Não	Rápida	Baixa/Média
Vetor viral	Talvez	Sim*	Média	Alta
Proteicas	Não	Sim	Média/Rápida	Alta

*Para vacinas de vetores virais não replicantes com base apenas em adenovírus humanos.

Fonte: Adaptado, traduzido e revisado pelos autores do capítulo a partir de Lurie et al. NEJM (N Engl J Med). 2020;382:1969-73. doi: 10.1056/NEJMp2005630.

PERFIL DAS VACINAS PARA COVID-19 EM DESENVOLVIMENTO

Em fevereiro de 2020, foi proposto o perfil preferencial e minimamente aceitável para o desenvolvimento de vacinas humanas para a COVID-19 para proteção em longo prazo de pessoas com risco elevado e contínuo da doença, assim como para uso em situações de surto. Denominado "Perfil do Produto Alvo" (TPP, do inglês Target Product Profile), este perfil foi elaborado sob a coordenação da OMS por meio de um processo de consulta, incluindo comunidade científica, instituições de financiamento e indústria envolvidos com pesquisa e desenvolvimento de vacinas. À medida que novas evidências científicas são geradas, o TPP passa por processos adicionais de avaliação e revisão. A última versão disponível (final de abril 2020) apresenta as principais características relacionadas à indicação para uso, contraindicações, população-alvo, segurança e reatogenicidade, medidas de eficácia, esquema e dosagem, duração da proteção, formas de administração, estabilidade e armazenamento do produto, coadministração com outras vacinas, apresentação e registro, pré-qualificação e acesso.

Considerando o proposto no TPP, almeja-se um produto que possa ser administrado para todas as idades e também populações de risco; não tenha contraindicações e possa ser coadministrado com outras vacinas dos esquemas nacionais de imunização; seja seguro e não apresente eventos adversos graves; seja idealmente administrado em dose única; seja termoestável; seja disponibilizado em frascos multidose com monitor de termoestabilidade (VVM) nos frascos; tenha qualquer forma de administração; apresente pelo menos 50% de eficácia na prevenção de doença ou transmissão da infecção; e confira proteção por pelo menos 1 ano.

Considerando os resultados de ensaios clínicos de fase 1 e 2 da maior parte das vacinas candidatas, provavelmente todas irão requerer duas doses, e muitas das características citadas anteriormente irão depender da plataforma tecnológica utilizada e da vacina em questão. A maioria dos ensaios clínicos de fase 3 em andamento estão sendo realizados com adultos entre 18 e 55 anos, sendo que alguns deles já ampliaram o grupo de idade. Estudos de fase 2 em crianças, idosos e portadores de HIV estão também em andamento. No entanto, idosos, exatamente o grupo populacional sob maior risco de porte por COVID-19, em geral, apresentam menor resposta às vacinas.

Como mencionado, nesse período de 8 meses desde o início das pesquisas em vacinas para COVID-19, temos várias centenas de vacinas candidatas em avaliação pré-clínica, várias dezenas em estudos clínicos em humanos, das quais nove iniciaram estudos de fase 3 até o final de setembro de 2020 (Quadro 20.3.2).

QUADRO 20.3.2 Principais vacinas candidatas com ensaios clínicos de fases 1 e 2 publicados (até 20 de setembro de 2020).

Produtor/Desenvolvedor	Plataforma tecnológica	Resultados preliminares das pesquisas pré-clínicas e clínicas	Local dos ensaios de fase 3
Novavax	Proteica	Estudo de fases 1/2 publicado no *NEJM* que avaliou duas diferentes dosagens da vacina com e sem adjuvante. Duas doses foram administradas com 21 dias de intervalo. A análise após 35 dias demonstrou adequado perfil de segurança e resposta imune humoral com títulos de anticorpos superiores aos induzidos pela infecção natural.	Não definido
Gamaleya	Vetor viral não replicante (adenovírus 5 e 26 humanos)	Estudo de fases 1/2 publicado na revista *Lancet* com 76 voluntários de 18-60 anos de idade que receberam duas doses de vacina com intervalo de 21 dias. A primeira dose utilizou como vetor o Ad26 e na segunda dose o Ad5. Os participantes desenvolveram anticorpos neutralizantes após 42 dias bem como imunidade celular, especialmente com o uso da formulação liofilizada. Eventos adversos leves e moderados foram observados.	Rússia

(continua)

QUADRO 20.3.2 Principais vacinas candidatas com ensaios clínicos de fases 1 e 2 publicados (até 20 de setembro de 2020) (continuação).

Produtor/Desenvolvedor	Plataforma tecnológica	Resultados preliminares das pesquisas pré-clínicas e clínicas	Local dos ensaios de fase 3
Universidade de Oxford/Astra Zeneca	Vetor viral não replicante (adenovírus de chimpanzé – ChAdOx1)	Estudo pré-clínico em macacos rhesus, publicado na *Nature*, mostrou que uma única vacinação com ChAdOx1 foi eficaz na prevenção de lesões pulmonares nos animais, após desafio com altas doses de SARS-CoV-2; também não houve evidência de doença amplificada em animais vacinados. No entanto, em relação à possível infecciosidade, a liberação nasal do vírus não foi significativamente diferente entre os animais vacinados e de controle. O ensaio de fase 1/2, publicado no *Lancet*, avaliou 1.077 adultos entre 18 e 55 anos e mostrou que indivíduos que receberam uma única dose da vacina desenvolveram respostas humorais e celulares contra SARS-CoV-2. Anticorpos neutralizantes foram produzidos por todos os 10 indivíduos que receberam uma segunda dose da vacina. Nenhum efeito adverso sério foi relatado; efeitos colaterais leves a moderados foram comuns.	Brasil, África do Sul, Índia e Reino Unido
Sinovac	Vírus inativado	Estudos pré-clínicos mostraram que vacinação foi capaz de induzir produção de anticorpos neutralizantes específicos para SARS-CoV-2 em ratos, camundongos e primatas não humanos, e não identificou eventos adversos relevantes. Ensaio de fase 1/2 em adultos entre 18 e 55 anos mostrou que a administração de duas doses da vacina resultou em produção de anticorpos anti-RBD e anticorpos neutralizantes em mais de 90% dos participantes. Os títulos de anticorpos neutralizantes eram significativamente menores com o aumento da idade, conforme esperado. Nenhum efeito adverso sério foi relatado; eventos colaterais leves incluíram dor local e foram observados em pequena proporção de indivíduos vacinados.	Brasil, Indonésia e Bangladesh*
Wuhan Institute of Biological Products/ Sinopharm	Vírus inativado	Análise de dados do estudo clínico de fase 1/2, relatado no *JAMA*, mostrou que em 225 adultos saudáveis com idades entre 18 e 59 anos, administração de duas doses de vacina com 21 dias de intervalo estimulou a produção de anticorpos IgG e anticorpos neutralizantes, em níveis comparáveis ao relatado por estudos avaliando outras vacinas candidatas. Os efeitos colaterais foram leves, autolimitados e pouco frequentes.	Argentina, Emirados Árabes Unidos* e Brasil*
Moderna	mRNA	Estudo pré-clínico em primatas não humanos, relatado no *NEJM*, mostrou que duas doses de vacina produziram altos níveis de anticorpos neutralizantes e respostas de células T CD4 Th1 em macacos rhesus. Dois dias após o desafio dos animais vacinados com vírus intranasal e intratraqueal, a replicação viral era indetectável no fluido de lavagem broncoalveolar e nas secreções nasais. Estudo de fase 1, publicado no *NEJM*, avaliou 45 adultos entre 18 e 55 anos que receberam duas doses de vacina com intervalo de 28 dias. Todos os indivíduos produziram anticorpos neutralizantes em níveis equivalentes à resposta à infecção natural. Efeitos colaterais leves a moderados foram comuns.	Estados Unidos
BioNtech/Pfizer	mRNA	Resultados do ensaio de fase 1/2, publicados na *Nature*, mostram que em 36 adultos saudáveis entre 18 e 55 que receberam duas doses de vacina com intervalo de 21 dias desenvolveram anticorpos neutralizantes e anticorpos anti-RBD em níveis mais elevados do que os níveis observados pós infecção natural. Efeitos colaterais leves a moderados foram comuns. Um ensaio clínico de fase 2b/3 foi iniciado no final de julho de 2020.	Brasil, Argentina, Alemanha e Estados Unidos

(continua)

QUADRO 20.3.2 Principais vacinas candidatas com ensaios clínicos de fases 1 e 2 publicados (até 20 de setembro de 2020) (continuação).

Produtor/Desenvolvedor	Plataforma tecnológica	Resultados preliminares das pesquisas pré-clínicas e clínicas	Local dos ensaios de fase 3
CanSino Biologics/ Beijing Institute of Biotechnology	Vetor viral não replicante (adenovírus 5 humano)	Ensaio de fase 2, publicado no *Lancet*, mostrou que em 382 adultos com idade ≥ 18 uma única dose induziu respostas imunes celulares ou humorais no 28º dia pós-vacinação em 91 a 95% dos indivíduos, dependendo da dose administrada. Efeitos colaterais leves a moderados foram comuns; efeitos adversos de grau 3 foram observados em 9% dos pacientes.	Arábia Saudita e Brasil*
Johnson & Johnson/ Janssen	Vetor viral não replicante (adenovírus 26 humano)	Estudo pré-clínico em macacos rhesus, publicado na *Nature*, demostrou que uma dose única da vacina Ad26 induziu respostas robustas de anticorpos neutralizantes e forneceu proteção completa ou quase completa em lavagem broncoalveolar e *swabs* nasais após desafio dos animais com SARS-CoV-2. O ensaio da fase 1/2 foi iniciado no final de julho de 2020. Estudo clínico de fase 3 foi autorizado pela Anvisa em agosto de 2020 para ser realizado no Brasil.	Brasil

*Em negociação e pendente de confirmação.

Fonte: Trechos adaptados e traduzidos de WHO. Draft landscape of COVID-19 candidate vaccines; e Detmer WM. Coronavirus COVID-19 Vaccines. (Atualização em 22 de setembro, 2020).

Os principais desfechos dos estudos de fase 3 em andamento são sobre o efeito direto das vacinas, incluindo eficácia clínica contra doença (formas leve e moderada), as hospitalizações ou doença grave e morte, além dos dados de imunogenicidade. A resposta imune deve ser avaliada considerando a evidência de indução da produção de anticorpos neutralizantes após a vacinação, assim como anticorpos mensurados por métodos imunológicos. Ademais, a evidência da persistência da imunidade ao longo do tempo após a vacinação é outro desfecho direto a ser considerado, e só pode ser avaliado após um período de seguimento mínimo de 12 meses. Vale a pena ressaltar que, embora o interesse nesse primeiro momento seja nos efeitos diretos da vacina, os efeitos indiretos da imunização são de grande importância, afinal eles poderão impactar no potencial de transmissão comunitária do SARS-CoV-2, questão crucial para interrupção da circulação viral.

Reduzir ou interromper a transmissão viral poderá diminuir a exposição da população como um todo ao vírus, protegendo não apenas o vacinado, mas também os indivíduos que apresentam menor resposta imune às vacinas (p. ex., idosos e imunocomprometidos), além daqueles que não terão acesso à vacina, grupos que se recusarem a ser vacinados ou mesmo aqueles cuja resposta imunológica diminui com o passar do tempo.

Ensaios clínicos incluindo idosos, crianças, gestantes e populações mais vulneráveis devem ser conduzidos em um segundo momento. Portanto, para prevenção da doença nesses grupos ou para orientar a flexibilização de medidas de distanciamento social a proteção indireta conferida por vacinas seria de fundamental importância.

Assim, perguntas adicionais mais específicas devem ser avaliadas em ensaios clínicos de fase 3 na avaliação de vacinas candidatas para COVID-19 ou em estudos observacionais adicionais (Quadro 20.3.3).

QUADRO 20.3.3 Perguntas de pesquisa relevantes para futuras vacinas contra COVID-19.

Estudos experimentais:
- Qual a eficácia da vacina na detecção viral, carga viral ou outras medidas de infecciosidade (p. ex., RNA viral subgenômico)?
- Qual a eficácia da vacina na redução da duração da excreção (*shedding* viral) de SARS-CoV-2?

Estudos observacionais:
- Qual a evidência de redução de novas infecções por SARS-CoV-2 em contatos de vacinados quando comparados com contatos de indivíduos infectados?
- Há evidências de impacto da imunização nas taxas de transmissão progressiva em grupos imunizados?

De fato, uma vacina capaz de interromper a transmissão do SARS-CoV-2 na população pode contribuir de maneira significativa para o controle da pandemia. Sendo assim, estudos que avaliam os efeitos indiretos das vacinas serão fundamentais e, possivelmente, considerados na avaliação das futuras gerações de vacinas para COVID-19.

LACUNAS DO CONHECIMENTO RELEVANTES NO DESENVOLVIMENTO DE UMA VACINA PARA COVID-19

A despeito dos avanços, o desenvolvimento de novas vacinas para a COVID-19 enfrenta ainda vários desafios, especialmente aqueles relacionados ao conhecimento sobre a resposta imune do indivíduo frente à infecção natural.

A infecção pelo vírus selvagem induz resposta imune celular e humoral, porém, ainda não é claro o papel da participação dos linfócitos B e T, bem como o desenvolvimento de memória imunológica e a consequente duração da proteção conferida pela infecção natural e a possibilidade de reinfecções.

A reinfecção é possível, apesar de ser um achado até agora pouco descrito de forma consistente. A reexposição constante ao vírus selvagem pode funcionar como um reforço natural e, em um segundo momento, após a redução da circulação do vírus, ela poderá ser menos notada. Em geral, como em outras infecções virais respiratórias, episódios pós-primários devem cursar de forma mais leve.

Outro aspecto que impacta diretamente no desenvolvimento das vacinas é o desconhecimento do correlato de proteção, isto é, que níveis de anticorpos ou de outros biomarcadores se relacionam com prevenção de infecção e doença clínica. A manutenção de títulos de anticorpos neutralizantes pode desempenhar papel protetor de longa duração, e talvez doses de reforços periódicas, de algumas vacinas, podem ser necessárias.

Os níveis de anticorpos séricos neutralizantes decaem semanas após a infecção, e há correlação direta entre intensidade dos sintomas, soroconversão e persistência dos títulos de anticorpos. Assim, quadros oligo ou assintomáticos tendem a taxas menores de soroconversão e menor persistência de anticorpos neutralizantes detectáveis.

A exposição prévia a outros coronavírus parece desempenhar algum papel protetor, podendo ser um dos fatores relacionados à desproporcionalidade com que as crianças, mais expostas aos resfriados comuns causados por outros coronavírus, sejam menos afetadas pelas formas graves da doença. Grifoni e colaboradores demonstraram que indivíduos não expostos ao SARS-CoV-2 desenvolveram resposta celular com participação de linfócitos T CD4+ e CD8+, sugerindo proteção cruzada entre diferentes coronavírus.

Foi sugerido que vacinas como BCG, pólio oral e tríplice viral poderiam também, através de modulação da resposta imune inata, desempenhar algum papel protetor na prevenção e nas formas mais graves da COVID-19, fenômeno descrito como efeitos não específicos das vacinas; existem alguns estudos procurando avaliar essa hipótese.

Não se sabe ainda, mas grupos mais vulneráveis, considerados de risco para desenvolver formas graves da COVID-19, como idosos, obesos, imunocomprometidos e portadores de doenças crônicas, podem ser justamente os grupos que demonstrarão pior resposta às vacinas candidatas. Estratégias como o uso de altas concentrações de antígenos, maior número de doses e uso de adjuvantes podem ser necessárias para conferir adequada proteção nesse grupo de indivíduos.

Com a publicação de estudos de fase 3 de uma vacina candidata, tendo sido demonstrada a sua segurança e imunogenicidade, a eficácia deve ser avaliada levando-se em consideração os diversos desfechos: prevenção de morte e de hospitalização, eficácia protetora contra formas leves da doença, além de prevenção da infecção. Deve-se avaliar, também, a eficácia vacinal em diferentes grupos etários e em indivíduos portadores de comorbidades.

EVENTOS ADVERSOS/SEGURANÇA DE VACINAS PARA COVID-19

A segurança das vacinas é, mais do que nunca, uma preocupação mundial. A vacinação segura é fator determinante para o sucesso ou o fracasso de programas de imunizações. O licenciamento de novas vacinas só deve ser feito após o cumprimento rigoroso dos ensaios clínicos de fase 1, 2 e 3, em que a segurança da vacina foi extensamente avaliada em grande número de participantes.

A utilidade da aplicação da epidemiologia ao uso das vacinas deve ser considerada não só na fase de pré-licenciamento, mas, também, no período pós-comercialização. O período prévio ao licenciamento caracteriza-se pela investigação experimental, ou seja, os ensaios clínicos, em que são avaliados, além dos dados de eficácia, o perfil de segurança do novo produto. No período posterior à comercialização, a farmacovigilância tem a função primordial de monitorar a segurança do uso da vacina em larga escala, com o objetivo de suprir as limitações metodológicas dos ensaios em grupos relativamente pequenos.

Eventos adversos imediatos comuns às vacinas, como reações locais (dor, vermelhidão e inchaço), podem ocorrer, bem como sintomas gerais (febre, mal-estar, cefaleia e mialgia). A depender do tipo de vacina utilizada e dos componentes de sua formulação, pode-se prever, dentre as candidatas, os eventos mais comuns.

Com relação aos eventos tardios, destaca-se a preocupação hipotética com o fenômeno de doença amplificada dependente de anticorpos (ADE, do inglês antibody-dependent enhancement). Teoricamente, vacinas que geram anticorpos não neutralizantes contra o SARS-CoV-2 poderiam se ligar ao vírus sem neutralizá-lo. Caso isso aconteça, os anticorpos não neutralizantes poderiam potencializar a entrada do vírus nas células e a replicação viral, agravando a infecção em vez de oferecer proteção, por meio do fenômeno pouco compreendido do ADE. Trata-se de uma cascata de mecanismos imunes secundária a interações de vírions, anticorpos ou frações de complemento, resultando em maior replicação viral com efeitos citotóxicos amplificados em indivíduos previamente expostos. Esse fenômeno é relevante tanto para compreender a fisiopatologia da doença como também a resposta imune frente às vacinas.

O fenômeno ADE foi descrito inicialmente em 1977 por Halstead, que estudava o vírus da dengue e observou o evento quando animais infectados por um subtipo viral eram depois infectados por outro subtipo viral, apresentando respostas imunológicas com produção de anticorpos não neutralizantes. Em vez de neutralizar o vírus, esses anticorpos facilitavam a entrada e a infecção do vírus na célula hospedeira *in vitro*. A hipótese de Halstead se demonstrou correta, não apenas para dengue e outros flavivírus, mas, também, para alguns coronavírus em estudos de culturas celulares. De fato, o ADE foi demonstrado de maneira inequívoca com a vacina contra dengue, com consequências diretas no programa de vacinação.

Com relação aos coronavírus, felinos vacinados com proteína *spike* contra um coronavírus felino morreram muito mais rápido do que gatos não vacinados, e carregavam mais anticorpos anti-*spike*, sugerindo possível ADE. Em modelos animais, vacinas contra o SARS-CoV-1 (causador da SARS) também foram capazes de induzir resposta exacerbada em alguns animais, e, por isso, a maior preocupação e a importância em estudos pré-clínicos em modelos animais adequados, incluindo primatas não humanos. No entanto, é importante frisar que o risco é teórico. Em humanos, as evidências de estudos para vacinas contra outros coronavírus não mostraram evidências de ADE, e estudos atuais com vacinas para COVID-19 em modelos animais e estudos de fase 2, até o momento, tampouco mostraram evidências de ADE.

ASPECTOS REGULATÓRIOS: REGISTRO E LICENCIAMENTO DE VACINAS

Somente depois de aprovada na fase 3 é que se inicia o processo regulatório de registro e licenciamento para uso da vacina nos diversos países. Por se tratar de vacinas candidatas, cuja fase 3 foi iniciada recentemente, não há ainda resultados sobre a eficácia de nenhuma delas para COVID-19. Com relação a isso, destaca-se que a agência regulatória americana (FDA) e a OMS definiram eficácia mínima de 50% para registro e licenciamento de uma vacina para COVID-19, considerando a situação da pandemia que ainda vem causando milhares de casos e mortes. Além disso, haveria consenso sobre o "registro emergencial" se dados preliminares da fase 3 – 2 ou 3 meses após o início dessa fase – demonstrarem eficácia, no caso do FDA; e "registro preliminar" 6 meses após os resultados iniciais. Ainda assim, o "registro definitivo" só poderá resultar dos estudos de eficácia e segurança após 12 meses, o que tornará possível avaliar a duração da imunogenicidade e da segurança da vacina, conforme parâmetros da OMS. No Brasil, existem resoluções da Agência Nacional de Vigilância Sanitária (Anvisa) sobre procedimentos de registro em "caráter excepcional", que poderão se aplicar para vacinas para COVID-19, no entanto, ainda não foram estabelecidos todos os parâmetros para tal.

A submissão para registro de um produto, junto às agências sanitárias, inicialmente no país de origem e, posteriormente, em outros países terá seus trâmites acelerados através de um arcabouço regulatório internacional padronizado pela OMS.

É fundamental, após o registro de um produto e seu uso em larga escala, a vigilância de eventos adversos pós-licenciamento (fase 4) traga informações a respeito da segurança da vacina em uso populacional.

Ao se pensar em um cronograma para que a vacina esteja disponível em utilização em larga escala na população, temos que considerar não só o término dos estudos de fase 3, mas, também, caso resultados positivos de segurança e eficácia sejam obtidos nos ensaios clínicos, as várias etapas posteriores relacionadas ao controle de qualidade, à ampliação da capacidade de produção, às etapas regulatórias mencionadas anteriormente, além de todo o processo operacional de distribuição das vacinas e a preparação do programa de imunização para sua utilização na população. Diversas atividades que em geral são realizadas sequencialmente, como a definição de estratégias e políticas de vacinação, estão sendo realizadas em paralelo, na tentativa de encurtar todo o processo desde a avaliação de eficácia e segurança até a aplicação de vacinas na população. Entre elas, incluem-se: padronização de processos regulatórios globais; definição de grupos a serem priorizados para a vacinação, considerando um quantitativo limitado de doses de vacinas inicialmente; e ampliação de escala de produção através de um investimento de risco antes da conclusão dos estudos de fase 3. Desse modo, várias indústrias produtoras de vacina já estão ampliando sua capacidade de manufatura para a produção em escala.

Finalmente, depois de produzidas, as vacinas passam por controle de qualidade, são registradas e licenciadas para uso, o processo de compra e distribuição é estabelecido e, finalmente, ela é aplicada em escala nos programas de vacinação dos países ao redor do mundo. É, portanto, um processo complexo, longo, caro e de risco, uma vez que todas as etapas têm que funcionar para que, a partir de uma molécula candidata à vacina, se tenha efetivamente uma vacina pronta para uso em larga escala.

PROGRAMA NACIONAL DE IMUNIZAÇÕES (PNI) DO BRASIL

Trata-se de um programa com referência internacional de política pública de saúde. O país já erradicou, por meio da vacinação, doenças como a varíola e a poliomielite. A população brasileira tem acesso gratuito a todas as vacinas recomendadas. Desde que foi criado, em 1973, o programa busca a inclusão social, garantindo a imunização a todas as pessoas em todo o país. As vacinas do programa estão à disposição nas mais de 35 mil salas públicas de vacinação do país, demonstrando sua alta capilaridade.

As atividades de vacinação no Brasil são orientadas por normas técnicas estabelecidas nacionalmente. Essas normas referem-se à conservação, ao transporte e à administração dos imunobiológicos, assim como aos aspectos práticos, logísticos, de monitoramento e avaliação.

O PNI é integrante do Programa Ampliado de Imunizações (PAI), da Organização Pan-Americana de Saúde (OPAS), com seus objetivos e diretrizes técnicas de atuação ajustados a esse programa, englobando diretrizes regionais definidas, metas regionais de vacinação, programas regionais de eliminação, entre outras.

Em um cenário de implantação de vacinas para a COVID-19, o PNI, mais do que nunca, irá assumir o protagonismo dessa discussão, traçando os possíveis cenários de disponibilização das diferentes vacinas, em busca das melhores evidências para a tomada das decisões. É importante ressaltar que a estratégia de vacinação, incluindo o esquema vacinal, bem como a definição de grupos prioritários para vacinação ainda serão definidos globalmente e no país. Esta definição depende dos resultados dos estudos clínicos de fase 3 em andamento, considerando, entre outros, a comparação entre uma ou duas doses da vacina e a sua eficácia em diferentes grupos etários.

Outros aspectos precisam ser considerados, como insumos, rede de frio (as vacinas genéticas podem necessitar congelamento para sua manutenção), capacitação de profissionais de saúde lotados nas salas de vacinação, além de adequada comunicação com a população sobre a importância da vacinação, sua segurança e eficácia protetora. São enormes os desafios que os programas nacionais de imunização enfrentarão na obtenção de adequadas coberturas vacinais nos grupos elegidos para receber a futura vacina.

No Brasil, tradicionalmente, os critérios de inclusão de uma vacina no PNI são epidemiológicos, orçamentários, avaliação da carga da doença, estudos de farmacoeconomia, aspectos relacionados à logística e autossuficiência na produção. Para a COVID-19, em um cenário pandêmico, certamente esses critérios se adequarão para a rápida introdução de uma nova vacina, assim que houver sua aprovação. A eleição de grupos prioritários à vacinação dependerá de dois fatores cruciais para sua definição: a eficácia vacinal em grupos mais vulneráveis (idosos e portadores de doenças crônicas) e o número de doses disponíveis.

HESITAÇÃO EM VACINAR

Apesar dos benefícios globais da imunização, a hesitação em vacinar é uma tendência crescente, que tem sido associada ao ressurgimento de algumas doenças imunopreveníveis. A OMS incluiu entre as dez maiores ameaças à saúde pública, o que se convencionou chamar de hesitação em vacinar, a relutância ou a recusa em se vacinar contra uma doença infecciosa imunoprevenível.

Ao mesmo tempo que o desejo de boa parte da população é dispor de uma vacina preventiva contra a COVID-19, espera-se também enfrentar algumas dificuldades em se obter adequadas coberturas vacinais na população elegível. Isso pode ocorrer em função da vacina somente estar disponível em momentos de maior controle da pandemia. Problemas com grupos anti-vacinas também podem surgir, bem como o preconceito relacionado ao uso de vacinas de determinados países.

Provavelmente, teremos que conviver com a circulação do SARS-CoV-2 por algum tempo, e as vacinas podem não ser a solução mágica para controle e eliminação da doença. Dessa maneira, o uso de medidas não farmacológicas deve ser estimulado como ferramentas cruciais para a prevenção da COVID-19.

Por fim, um aspecto que não pode ser negligenciado é a cobertura vacinal das demais vacinas do calendário da criança, do adolescente, do adulto e do idoso. Muitos países, inclusive o Brasil, têm registrado quedas importantes nas taxas de coberturas vacinais de rotina, especialmente na criança, o que coloca a população sob risco de enfrentar outras epidemias de doenças já controladas.

ACESSO ÀS VACINAS PARA COVID-19

Há também grande preocupação sobre o acesso à vacina para COVID-19. Historicamente, tanto vacinas de rotina incorporadas nos programas de vacinação quanto vacinas para responder às pandemias, como no caso da pandemia de Influenza H1N1, populações de países mais pobres tiveram acesso às vacinas muito depois das populações de países mais ricos. A maneira mais rápida e eficiente de controlar a pandemia de COVID-19 e reabrir economias é começar protegendo as populações de maior risco em todos os lugares, em vez de proteger populações de apenas alguns países. Afinal, vivemos em uma economia globalizada e os países dependem uns dos outros para bens e serviços, transporte e abastecimento. Se não formos capazes de, globalmente, controlar a circulação do vírus, será mais difícil controlar a pandemia e reconstruir as economias.

Considerando que há um leque amplo de vacinas candidatas sendo avaliadas, os países podem ter acesso e garantir a compra de vacinas através de dois mecanismos: acordos binacionais ou multilaterais, ou ainda a combinação de ambos.

O ACT-Accelerator, lançado no final de abril de 2020, é uma colaboração global para acelerar o desenvolvimento, a produção e o acesso equitativo aos diagnósticos, às terapêuticas e às vacinas da COVID-19. Ele reúne líderes de governos, organizações globais de saúde, grupos da sociedade civil, empresas e instituições filantrópicas para formar um plano para uma resposta equitativa à pandemia. De fato, é a única iniciativa global multilateral e multissetorial ativa que inclui as atividades de pesquisa e desenvolvimento, manufatura, regulamentação, compras e aquisições, necessárias para todas essas tecnologias. Tal iniciativa inclui quatro pilares:

- **Diagnóstico:** visa trazer para o mercado testes rápidos de alta qualidade, treinar profissionais de saúde nos países e disponibilizar testes priorizando sua utilização em países de baixa e média renda. A OMS está colaborando com FIND e *The Global Fund* neste pilar.

- **Terapêutico:** concentra-se na fabricação e na distribuição de medicamentos terapêuticos para os indivíduos doentes acometidos pela COVID-19. A OMS está colaborando com a Unitaid e a Wellcome Trust neste pilar.

- **Vacinas (também chamado de "COVAX"):** trabalha para maximizar desenvolvimento, acesso equitativo e distribuição de uma vacina em todos os países. Seu objetivo é fornecer 2 bilhões de doses globalmente para populações de alto risco, incluindo 1 bilhão que será comprado para países de baixa e média renda.

- **Fortalecimento dos sistemas de saúde:** apoiará e aprimorará os sistemas de saúde e as redes comunitárias locais necessárias para derrotar essa pandemia e garantir que o mundo esteja pronto para enfrentar a próxima. A OMS está colaborando com o Banco Mundial e o Fundo Global neste pilar.

A iniciativa COVAX, o pilar de vacinas do ACT-Accelerator, coordenado pela OMS, pelo *Coalition for Epidemic Preparedness Innovations* (CEPI), e pela Gavi (Aliança Global para Vacinas), está acelerando a busca por uma vacina eficaz para todos os países. Ao mesmo tempo, está apoiando a construção de capacidades de fabricação e a compra antecipada de suprimentos para que 2 bilhões de doses possam ser distribuídas equitativamente até o final de 2021, assegurando vacinas para 20% da população de todos os países. Escolher vencedores individuais é uma aposta cara e arriscada. O ACT-Accelerator permite que os governos distribuam o risco e compartilhem a recompensa.

Muitos países que manifestaram interesse em aderir ao mecanismo COVAX também têm acordos bilaterais, apostando, assim, em um número maior de vacinas candidatas. Oitenta países enviaram manifestações de interesse em participar do COVAX *Facility* como autofinanciáveis, juntando-se a outros 92 países que serão apoiados através de mecanismo de financiamento do COVAX Advance Market Commitment (AMC), ou seja, compromisso antecipado de mercado. Esse mecanismo de financiamento já foi utilizado pela Gavi nas últimas décadas para garantir o acesso de países mais pobres às novas vacinas de maior custo, como PCV, Hib, rotavírus, HPV, entre outras. Juntos, esses países têm 70% da população mundial. Hoje, nove vacinas candidatas já estão no portfólio da COVAX, sendo que todas elas em estudos de fase 2 ou 3; e esse portfólio – já o mais amplo do mundo – está em constante expansão. Atualmente, as fases de finalização dos termos do acordo estão sendo negociadas. Cabe lembrar que é uma iniciativa totalmente nova e muito da sua operacionalização e termos ainda estão em processo de definição, incluindo preço, prazos de entrega e expectativas nacionais.

Vale ressaltar que o Brasil, tendo amplo parque industrial de produção de vacinas e longo histórico de promoção e garantia da autossuficiência na produção delas, tem também investido em iniciativas bilaterais, e já estabeleceu parcerias para realizar ensaios clínicos de diversas vacinas candidatas, compra antecipada de risco, e acordos de transferência de tecnologia para a produção de algumas dessas vacinas aqui no país, caso os resultados de ensaios clínicos de fase 3 sejam positivos. Além disso, o Brasil também indicou interesse em participação a participação na iniciativa COVAX, como um país autofinanciável. Na corrida para o desenvolvimento de uma vacina eficaz e segura para a COVID-19, estamos bem posicionados no processo.

BIBLIOGRAFIA SUGERIDA

Amanat F, Krammer F. SARS-CoV-2 Vaccines: Status Report. Immunity. 2020;52(4):583-9. doi: 10.1016/j.immuni.2020.03.007.

Belizário JE. Trained innate immunity, COVID-19 therapeutic dilemma, and fake science. Clinics. 2020:75;e2124. Epub 2020 July 10. doi: 10.6061/clinics/2020/e2124.

Chen Z, John Wherry E. T cell responses in patients with COVID-19. Nat Rev Immunol. 2020;20:529-36. doi: 10.1038/s41577-020-0402-6.

Chowdhury MA et al. Immune response in COVID-19: A review. J Infect Public Health. 2020.. doi: 10.1016/j.jiph.2020.07.001.

Collins FS, Stoffels P. Accelerating COVID-19 Therapeutic Interventions and Vaccines (ACTIV): An Unprecedented Partnership for Unprecedented Times. JAMA. 2020;323(24):2455-7. doi: 10.1001/jama.2020.8920.

Conte C, Sogni F, Affanni P, Veronesi L, Argentiero A, Esposito S. Vaccines against Coronaviruses: The State of the Art. Vaccines (Basel). 2020 Jun 17;8(2):309. doi: 10.3390/vaccines8020309.

Corbett KS, Flynn B, Foulds KE et al. Evaluation of the mRNA-1273 Vaccine against SARS-CoV-2 in Nonhuman Primates. N Engl J Med. 2020. [PMID: 32722908].

Corey LC, Mascola JR, Fauci AS, Collins FS. A strategic approach to COVID-19 vaccine R&D. Science. 2020;368(6494):948-50. doi: 10.1126/science.abc5312.

Detmer WM. Coronavirus COVID-19 Vaccines. Disponível em: https://relief.unboundmedicine.com/relief/view/Coronavirus-Guidelines/2355056/all/Coronavirus_COVID_19_Vaccines#32702298. (Atualização 2020 ago 25).

Diamond MS, Pierson TC. The Challenges of Vaccine Development against a New Virus during a Pandemic. Cell host & microbe. 2020 May 13;27(5):699-703.

Folegatti PM, Ewer KJ, Aley PK et al. Safety and immunogenicity of the ChAdOx1 nCoV-19 vaccine against SARS-CoV-2: a preliminary report of a phase 1/2, single-blind, randomised controlled trial. Lancet. 2020. [PMID:32702298].

Food and Drug Administration (FDA). Center for Biologicals Evaluations and Research: Development and Licensure of Vaccines to Prevent COVID-19 Guidance for Industry. [Acesso 2020 ago 23]. Disponível em: https://www.fda.gov/media/139638/download.

Gao Q, Bao L, Mao H et al. Rapid development of an inactivated vaccine candidate for SARS-CoV-2. Science. 2020. [PMID:32376603].

GAVI. COVAX Pilar. Disponível em: https://www.gavi.org/vaccineswork/gavi-ceo-dr-seth-berkley-explains-covax-pillar.

Grifoni A. et al. Targets of T cell responses to SARS-CoV-2 coronavirus in humans with COVID-19 disease and unexposed individuals. Cell. 2020. doi: 10.1016/j.cell.2020.05.015.

Jackson LA, Anderson EJ, Rouphael NG et al. An mRNA Vaccine against SARS-CoV-2 – Preliminary Report. N Engl J Med. 2020. [PMID:32663912].

Keech C, Albert G, Cho I et al. Phase 1–2 Trial of a SARS-CoV-2 Recombinant Spike Protein Nanoparticle Vaccine. NEJM. 2020 Sept. 2. DOI: 10.1056/NEJMoa2026920.

Li J, Wang J, Kang AS. et al. Mapping the T cell response to COVID-19. Sig Transduct Target Ther. 2020;5:112. doi: 10.1038/s41392-020-00228-1.

Logunov DI, Dolzhikova IV, Zubkova OV et al. Safety and immunogenicity of an rAd26 and rAd5 vector-based heterologous prime-boost COVID-19 vaccine in two formulations: two open, non-randomised phase 1/2 studies from Russia. The Lancet. 2020 Sept. 4. doi.org/10.1016/S0140-6736(20)31866-3.

Long Q, Tang X, Shi Q. et al. Clinical and immunological assessment of asymptomatic SARS-CoV-2 infections. Nat Med. 2020;26:1200-4. doi: 10.1038/s41591-020-0965-6.

Lurie N, Saville M, Hatchett R, Halton J. Developing COVID-19 Vaccines at Pandemic Speed. N Engl J Med. 2020;382(21):1969-73. doi: 10.1056/NEJMp2005630.

Lurie N, Saville M, Hatchett R, Halton J. Developing COVID-19 vaccines at pandemic speed. N Engl J Med. 2020;382:1969-73.

Mercado NB, Zahn R, Wegmann F et al. Single-shot Ad26 vaccine protects against SARS-CoV-2 in rhesus macaques. Nature. 2020. [PMID:32731257].

Mulligan MJ, Lyke KE, Kitchin N et al. Phase 1/2 study of COVID-19 RNA vaccine BNT162b1 in adults. Nature. 2020. [PMID:32785213].

Negro F. Is antibody-dependent enhancement playing a role in COVID-19 pathogenesis? Swiss Med Wkly. 2020 June 04;150:w20249.

Plotkin SA, Caplan A. Extraordinary diseases require extraordinary solutions. Vaccine. 2020;38(24):3987-8. doi: 10.1016/j.vaccine.2020.04.039.

Programa Nacional de Imunizações (PNI). [Acesso 2020 ago 23]. Disponível em: http://www.blog.saude.gov.br/index.php/entenda-o-sus/50027-programa-nacional-de-imunizacoes-pni.

Sahin U et al. Concurrent human antibody and TH1 type T-cell responses elicited by a COVID-19 RNA vaccine. medRxiv 2020 July 17;20140533. doi: 10.1101/2020.07.17.20140533.

Schaefer GO, Tam CC, Savulescu J, Voo TC. 2020. COVID-19 vaccine development: time to consider SARS-CoV-2 challenge studies? Vaccine. 2020;38:5085-8.

Sociedade Brasileira de Imunologia. Nota Técnica da Sociedade Brasileira de Imunologia (SBI) sobre o desenvolvimento e eficácia de vacinas para a COVID-19. 2020 ago 14. Disponível em: https://sbi.org.br/2020/08/14/nota-tecnica-da-sociedade-brasileira-de-imunologia-sbi-sobre-o-desenvolvimento-e-eficacia-de-vacinas-para-a-COVID-19/.

Special Report: The Coronavirus Pandemic. The Vaccine Quest. Scientific American. 2020 Jun; 322(6):34. [Acesso 2020 ago. 23]. Disponível em: https://www.scientificamerican.com/article/special-report-the-coronavirus-pandemic/

Tetro JA. Is COVID-19 receiving ADE from other coronaviruses? Microbes Infect. 2020;22(2):72-3. doi: 10.1016/j.micinf.2020.02.006 PubMed.

The New York Times. Coronavirus vacine tracker. https://www.nytimes.com/interactive/2020/science/coronavirus-vaccine-tracker.html Acesso em 24 de agosto de 2020.

The race for coronavirus vaccines. Nature. 2020;580:576-7. doi: 10.1038/d41586-020-01221-y.

UNICEF Supply Division. Impact of COVID-19 on vaccine supplies. [Acesso 2020 ago 23]. Disponível em: https://www.unicef.org/supply/stories/impact-COVID-19-vaccine-supplies.

Vaccine Centre. London School of Hygiene and Tropical Medicine. COVID-19 Vaccine development pipeline. [Acesso 2020 ago 24]. Disponível em: https://vac-lshtm.shinyapps.io/ncov_vaccine_landscape/.

van Doremalen N, Lambe T, Spencer A et al. ChAdOx1 nCoV-19 vaccine prevents SARS-CoV-2 pneumonia in rhesus macaques. Nature. 2020. [PMID:32731258].

WHO. Improving vaccination demand and addressing hesitancy. [Acesso 2020 ago 23]. Disponível em: https://www.who.int/immunization/programmes_systems/vaccine_hesitancy/en/.

Williamson EJ, Walker AJ, Bhaskaran K. et al. Factors associated with COVID-19-related death using Open SAFELY. Nature. 2020;584:430-6. doi: 10.1038/s41586-020-2521-4.

World Health Organization (WHO). Draft landscape of COVID-19 candidate vaccines. [Acesso 2020 ago 26]. Disponível em: https://www.who.int/publications/m/item/draft-landscape-of-COVID-19-candidate-vaccines.

World Health Organization (WHO). WHO Target Product Profiles for COVID-19 Vaccines. 2020 April 29; version 3. [Acesso 2020 ago 23]. Disponível em: https://www.who.int/docs/default-source/blue-print/who-target-product-profiles-for-COVID-19-vaccines.pdf?sfvrsn=1d5da7ca_5.

Xia S, Duan K, Zhang Y et al. Effect of an Inactivated Vaccine Against SARS-CoV-2 on Safety and Immunogenicity Outcomes: Interim Analysis of 2 Randomized Clinical Trials. JAMA. 2020. [PMID:32789505].

Yan-Jun Zhang, Gang Zeng, Hong-Xing Pan et al. Immunogenicity and Safety of a SARS-CoV-2 Inactivated Vaccine in Healthy Adults

Aged 18-59 years: Report of the Randomized, Double-blind, and Placebo-controlled Phase 2 Clinical Trial. medRxiv. 2020 July 31;20161216. doi: 10.1101/2020.07.31.20161216.

Zhang N, Li C, Hu Y et al. Current development of COVID-19 diagnostics, vaccines and therapeutics. Microbes and Infection. 2020 July-August;22(6-7):231-5. doi: 10.1016/j.micinf.2020.05.001.

Zhu FC, Guan XH, Li YH et al. Immunogenicity and safety of a recombinant adenovirus type-5-vectored COVID-19 vaccine in healthy adults aged 18 years or older: a randomised, double-blind, placebo-controlled, phase 2 trial. Lancet. 2020. [PMID:32702299].

Zhu FC, Guan XH, Li YH et al. Immunogenicity and safety of a recombinant adenovirus type-5-vectored COVID-19 vaccine in healthy adults aged 18 years or older: a randomised, double-blind, placebo-controlled, phase 2 trial. Lancet. 2020. [PMID:32702299].

Zhu FC, Li YH, Guan XH et al. Safety, tolerability, and immunogenicity of a recombinant adenovirus type-5 vectored COVID-19 vaccine: a dose-escalation, open-label, non-randomised, first-in-human trial. Lancet. 2020;395(10240):1845-54. [PMID:32450106].

20.4 Influenza (gripe)

Rita Catarina Medeiros Sousa
Mirleide Cordeiro dos Santos

INTRODUÇÃO

A gripe ou influenza é uma infecção aguda que acomete o trato respiratório ocasionada pelo vírus influenza, com distribuição global e elevada transmissibilidade. A doença manifesta-se de forma leve a severa em todas as faixas etárias e pode gerar epidemias anuais e pandemias periódicas, as quais têm elevado impacto para a saúde pública mundial. Neste contexto, a gripe está entre as principais causas de morbimortalidade em todo o mundo, acometendo anualmente cerca de 5 a 10% da população mundial.

ETIOLOGIA E REPLICAÇÃO VIRAL

Os agentes etiológicos da gripe em humanos pertencem a três diferentes espécies, Influenza A virus, Influenza B virus e Influenza C virus, os quais compreendem, respectivamente, aos gêneros *Alphainfluenzavirus*, *Betainfluenzavirus* e *Gammainfluenzavirus*, todos da família *Orthomyxoviridae*. As espécies virais são comumente conhecidas como vírus influenza A, B e C. Existe ainda um quarto vírus influenza, do gênero *Deltainfluenzavirus*, espécie *Influenza D*, que infecta essencialmente bovinos, mas que até o momento não demonstrou causar a doença em seres humanos.

Os três tipos virais (A, B e C) diferem em relação ao hospedeiro e à patogenicidade. Enquanto o vírus influenza A circula em humanos e em uma variedade de animais, como aves, suínos e equinos, a infecção pelo vírus influenza B é limitada a humanos e focas, e o vírus da influenza C a humanos.

Os vírus influenza A e B, descritos respectivamente em 1933 e 1940, são os que causam as epidemias sazonais em humanos, contribuindo para um expressivo percentual de hospitalizações e mortes em todo o mundo. Já o vírus influenza C, detectado na década de 50 e menos estudado que os dois primeiros, está amplamente distribuído em todo o mundo e tem sido identificado durante surtos dos vírus influenza A e B, ocasionando epidemias locais, podendo ainda estar presente em casos de codetecção com outros vírus respiratórios.

Os vírus influenza são partículas esféricas ou pleomórficas com 80 a 120 nanômetros de diâmetro. Externamente, a partícula se apresenta envolvida por um envelope lipídico derivado da membrana plasmática da célula infectada. Nesse envelope viral estão inseridas projeções ou espículas com três tipos de proteínas transmembranares: a hemaglutinina (HA ou H), a neuraminidase (NA ou N) e o canal de prótons M2 (M2). As glicoproteínas HA e NA constituem os principais alvos dos anticorpos neutralizantes dirigidos contra os vírus influenza.

A HA desempenha três importantes funções: 1. Aderência à célula suscetível por meio da fixação ao receptor celular dos vírus influenza, os ácidos siálicos (AS); 2. Fusão do envelope viral com a membrana do endosoma celular; e 3. Indução da resposta imunológica por ser o principal antígeno da partícula viral. A NA tem como função principal a atividade de clivar o ácido siálico da superfície celular e dos víri-ons, permitindo a liberação das partículas virais neoformadas e sua difusão através do muco do trato respiratório. A proteína M2 é integrada ao envelope viral forma um poro ou canal iônico responsável pelo controle do pH no interior do endossoma durante a etapa de penetração da partícula viral na célula, o que favorece, na sequência do ciclo intracelular, a fase de desnudamento da partícula viral.

Internamente ao envelope viral, a proteína de matriz 1 (M1) compõe uma camada interna que envolve o complexo de ribonucleoproteína (RNP). Este complexo consiste no genoma viral (cada segmento de RNA de polaridade negativa); associado às polimerases básicas 1 (PB1) e 2 (PB2), polimerase ácida (PA) e à nucleoproteína (NP). A partícula viral apresenta ainda a proteína NS2 ou NEP (Nuclear Export Protein), que atua na exportação das RNP virais neosintetizadas do núcleo em direção ao citoplasma. A NS1 é a única proteína não estrutural, e atua na regulação da expressão dos genes virais.

O genoma dos vírus influenza é constituído de segmentos de ácido ribonucleico (RNA) monocatenários de polaridade negativa, sendo que os vírus do tipo A e B têm oito segmentos e os do tipo C e D, sete. O genoma dos vírus influenza A codifica pelo menos dez proteínas virais principais (PB2, PB1, PA, HA, NP, NA, M1, M2, NS1 e NS2), e alguns isolados expressam várias proteínas adicionais, incluindo PB1-F2, PA-X, M42, NS3, PB2-S1, PB1-N40, PA-N155 e PA-N182. Os oito segmentos gênicos dos vírus influenza B codificam para as proteínas PB1, PB2, PA, HA, NP, NA, NB, M1, BM2, NS1 e NEP/NS2 (Figura 20.4.1).

Em decorrência de os vírus influenza terem um genoma RNA segmentado altamente mutável, ocorre um constante processo de evolução genética e antigênica dos mesmos, e constitui a base para a ocorrência das epidemias anuais de gripe e as pandemias ocasionais.

Existem dois mecanismos pelos quais os vírus influenza podem sofrer modificações antigênicas, denominados de *drift* e *shift* antigênico.

O *drift* antigênico, ou deriva antigênica, caracteriza-se pelo acúmulo de mutações que ocorrem durante a replicação viral. As variações por *drift* podem ocorrer em todos os genes virais, porém afetam, em particular, o gene responsável pelo código da estrutura da HA, a proteína de superfície que está mais implicada na indução de resposta imune. A geração de variantes antigênicas da HA decorre principalmente da pressão seletiva exercida pelo sistema imune do hospedeiro. Com o passar do tempo, surgem novas linhagens de vírus influenza, desta forma fazendo-se necessária a reformulação da vacina antigripal.

Não obstante, as mutações pontuais também são frequentes no gene da neuraminidase, e este fato implica principalmente o aparecimento de cepas resistentes ao tratamento com antivirais inibidores da NA.

No que se refere ao *shift* antigênico ou rearranjo genético, este processo é favorecido pela natureza segmentada do genoma do vírus influenza. O *shift* ocorre mais raramente que o *drift*, no entanto ele contribui de forma mais acentuada para a diversidade genética do vírus Influenza. Esse mecanismo tende a ocorrer durante infecções por mais de um subtipo ou linhagem viral na mesma célula hospedeira, durante o momento da redistribuição dos segmentos, que se faz aleatoriamente nos víriions neoformados. Para os vírus Influenza A, que podem infectar uma variedade de hospedeiros animais, o *shift* antigênico constitui a base para a emergência de potenciais vírus pandêmicos.

Ambos mecanismos de *drift* e *shift* antigênico são demonstrados esquematicamente na Figura 20.4.2.

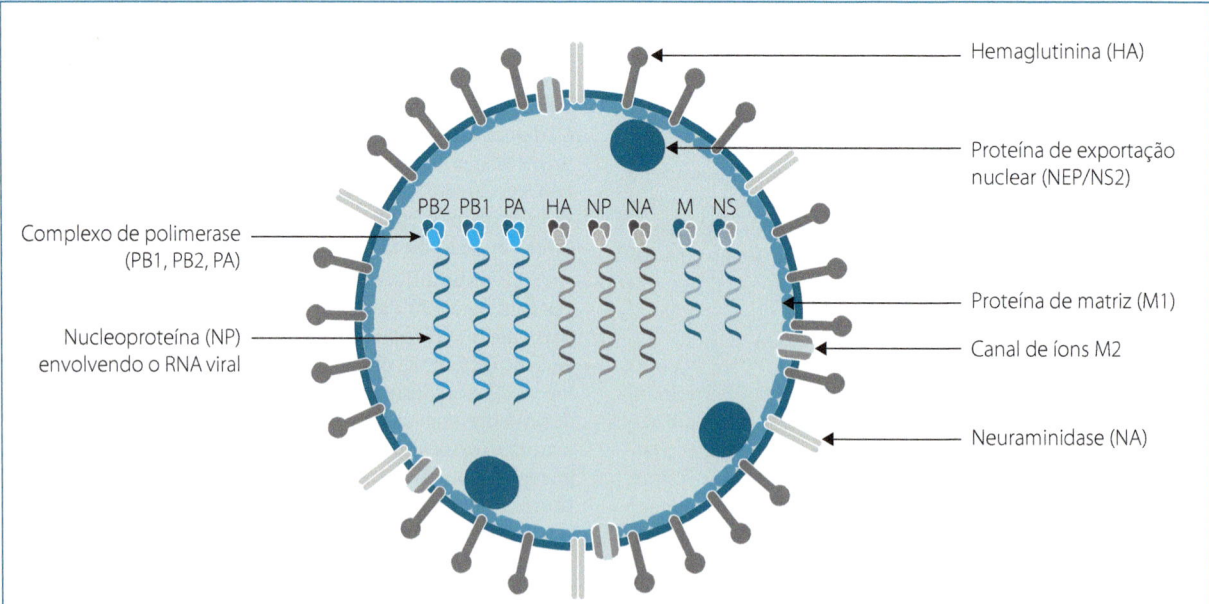

As proteínas hemaglutinina, neuraminidase e M2 estão inseridas no envelope viral oriundo da membrana lipídica do hospedeiro. Abaixo desse envelope, estão as proteínas de matriz que envolvem o capsídeo viral, o qual contém os oito segmentos gênicos de RNA que são revestidos com a nucleoproteína e ligados ao complexo da polimerase.

FIGURA 20.4.1 Representação esquemática da partícula do vírus influenza demonstrando o seu aspecto morfológico.
Fonte: Adaptada de Márcio Lins.

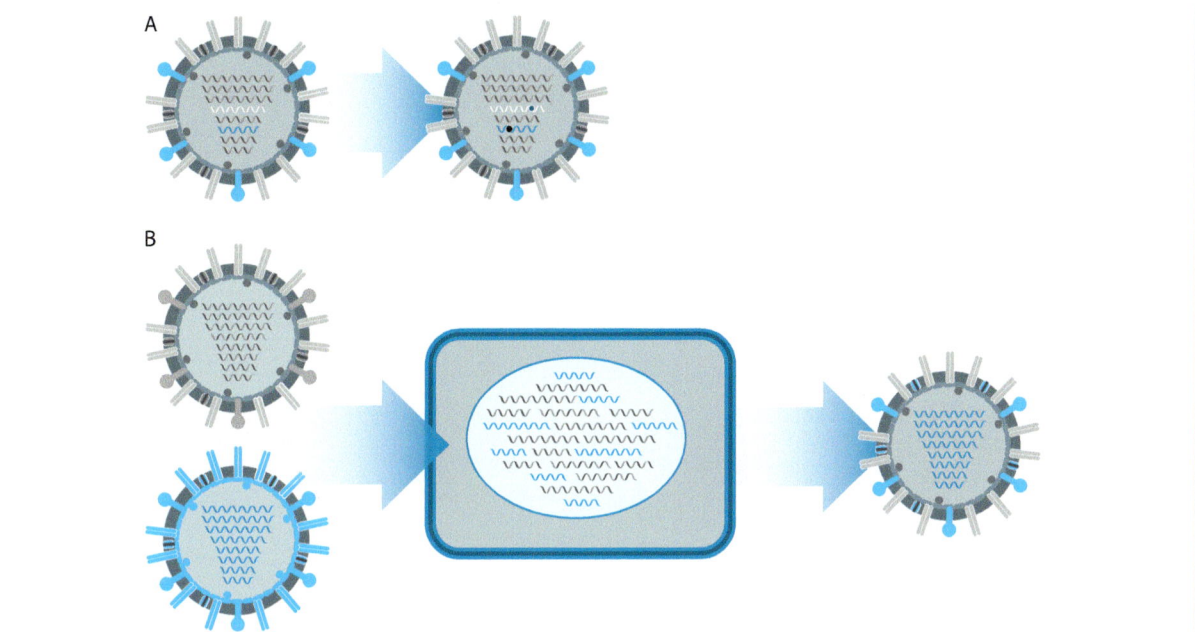

(A) *Drift* antigênico: acúmulo gradual de mutações no genoma, levando ao surgimento de novas variantes virais. Mutações na HA (cinza claro) e NA (azul) afetando os epítopos antigênicos. (B) *Shift* antigênico: o rearranjo de segmentos genéticos entre duas ou mais cepas do vírus Influenza A que infectam a mesma célula hospedeira levando à emergência de novos subtipos antigenicamente distintos.

FIGURA 20.4.2 Mecanismos de evolução dos vírus Influenza A.
Fonte: Adaptada de Ahmed Mostafa, Elsayed M. Abdelwhab, Thomas C. Mettenleiter and Stephan Pleschka. Zoonotic potential of Influenza A viruses: a comprehensive overview. Viruses 2018, 10, 497.

Diferentemente dos vírus Influenza B, C e D, os vírus Influenza A são divididos em subtipos sorológicos (H3N2, H1N1, H9N2, H5N1...) segundo as características antigênicas e moleculares das suas glicoproteínas de superfície viral, a hemaglutinina e a neuraminidase. De fato, tendo como base a semelhança das principais sequências antigênicas de HA e NA, os vírus Influenza A são classificados em 18 subtipos HA (H1 a H18) e 11 subtipos de NA (N1 a N11) em diversas combinações possíveis. Em aves aquáticas, particularmente as das ordens Anseriformes (incluindo patos e cisnes) e Charadriiformes (incluindo limícolas e gaivotas), já foram detectados vírus Influenza dos subtipos H1 a H16 e N1 a N9. As hemaglutininas H17 e H18 e as neuraminidases N10 e N11 só foram descritas em vírus Influenza isolados de morcegos (Quadro 20.4.1).

Nos vírus Influenza B, a antigenicidade da hemaglutinina é determinante para a classificação em duas linhagens distintas: Victoria, que tem como cepa referência a B/Victoria/2/87; e Yamagata, cuja cepa referência é a B/Yamagata/16/88.

Para a nomenclatura do vírus Influenza, são adotadas as normas da Organização Mundial da Saúde (OMS), que inclui o tipo de vírus (A, B, C ou D), o hospedeiro original (exceto para humanos), a localização geográfica do primeiro isolamento, o número do registro laboratorial e o ano de isolamento. Para o vírus Influenza A, é especificada entre parênteses a descrição antigênica da hemaglutinina (HA) e neuraminidase (NA). Como exemplo, um vírus isolado de humanos em Hong Kong, em 2010, foi denominado como "A/Hong Kong/132/2010 (H5N1)", e um vírus isolado de frango, na mesma localidade e ano, foi identificado como "A/*chiken*/Hong Kong/Y280/2010 (H5N1)".

QUADRO 20.4.1 Hospedeiros naturais dos vírus Influenza A.				
Hemaglutinina		**Neuraminidase**		
Subtipo	**Hospedeiro predominante**	**Subtipo**	**Hospedeiro predominante**	
H1	Humanos, suínos, aves	N1	Humanos, suínos, aves	
H2	Humanos, suínos, aves	N2	Humanos, suínos, aves	
H3	Humanos, suínos, equinos, aves, cães	N3	Aves	
H4	Aves	N4	Aves	
H5	Aves, humanos*	N5	Aves	
H6	Aves, humanos*	N6	Aves	

(continua)

QUADRO 20.4.1 Hospedeiros naturais dos vírus Influenza A (continuação).			
Hemaglutinina		**Neuraminidase**	
Subtipo	Hospedeiro predominante	Subtipo	Hospedeiro predominante
H7	Aves, equinos, humanos*	N7	Equinos, cães, aves
H8	Aves	N8	Equinos, aves
H9	Aves, humanos*	N9	Aves, humanos*
H10	Aves	N10	Morcego
H11	Aves	N11	Morcego
H12	Aves		
H13	Aves		
H14	Aves		
H15	Aves		
H16	Aves		
H17	Morcego		
H18	Morcego		

*Vírus de origem aviária com transmissão eventual para humanos, mas sem transmissão sustentada de pessoa a pessoa.

GRIPE SAZONAL E GRIPE PANDÊMICA

A gripe pode ocorrer durante todo o ano, mas sua dispersão aumenta rapidamente em algumas estações climáticas. Em países de clima temperado, geralmente incide com maior intensidade nos meses mais frios, principalmente no inverno (junho a agosto no hemisfério sul). Em regiões tropicais, a maior transmissão do vírus está associada à estação mais chuvosa.

Na gripe sazonal, cerca de 5 a 10% da população mundial é infectada pelo vírus Influenza, e a mortalidade está diretamente relacionada à infecção viral ou a uma infecção bacteriana secundária, podendo atingir em média 0,1% dos doentes. Em todo o mundo, estima-se que as epidemias anuais de gripe resultem em cerca de 3 a 5 milhões de casos de doença grave e cerca de 290 mil a 650 mil mortes por doenças respiratórias relacionadas à infecção pelo Influenza.

Em períodos pandêmicos, a infecção pode acometer até 40% da população e a mortalidade chega a atingir um percentual de 2,5 a 3%.

Para a emergência e subsequente evolução de vírus pandêmicos em humanos, é necessário, *a priori*, o surgimento de um vírus com uma proteína HA diferente daquelas existentes nos vírus sazonais, contra a qual a maioria das populações humanas não apresenta imunidade. Entretanto, esse conceito foi questionado quando o vírus A (H1N1) pdm09 causou a pandemia em 2009, embora os vírus A (H1N1) e A (H3N2) estivessem cocirculando e determinando as epidemias sazonais naquele momento.

Em pouco mais de 100 anos, ocorreram quatro pandemias de gripe na população humana, todas ocasionadas pela emergência de um novo vírus do tipo A de origem animal.

A primeira pandemia registrada, que começou em 1918, foi causada pelo vírus da gripe espanhola A (H1N1), a qual matou 50 a 100 milhões de pessoas em todo o mundo entre 1918 e 1919. O vírus responsável por essa catástrofe para a saúde humana foi um A (H1N1) de origem aviária. A pandemia de 1918 reduziu a expectativa de vida nos Estados Unidos em 10 anos e pode ter afetado o curso da Primeira Guerra Mundial. Os descendentes desse vírus circularam em humanos até 1957, quando foram substituídos por um vírus do subtipo A (H2N2), o qual desencadeou a pandemia de gripe asiática. Tal pandemia determinou cerca de 1,1 milhão de mortes em todo o mundo, entre os anos de 1957 e 1959. O vírus da gripe asiática foi um recombinante humano-aviário que apresentava segmentos do tipo H2 e N2, para HA e NA, respectivamente, além da PB1, derivados de um vírus aviário e seus outros cinco segmentos oriundos do descendente do vírus da gripe espanhola A (H1N1).

A terceira pandemia registrada no século XX ocorreu em 1968 e foi causada pelo vírus de Hong Kong, Influenza A (H3N2), o qual também foi resultado de um rearranjo genético humano-aviário. Nesse caso, o novo vírus pandêmico tinha segmentos de HA (H3) e PB1 originários de um vírus aviário e seus outros seis segmentos eram do vírus descendente da gripe asiática A (H2N2). O número estimado de mortos, de 33.800 nos Estados Unidos, pode ter sido menor do que o de outras pandemias em virtude de alguma proteção conferida pelos anticorpos existentes para o NA do subtipo N2. Os vírus H3N2 substituíram os vírus H2N2 e continuam circulando até hoje.

Em 1977, emergiu um vírus A (H1N1) semelhantes aos descendentes do vírus da gripe espanhola, circulantes em humanos até os anos 1950. Durante a epidemia por esse vírus, a população de jovens foi a mais acometida pela infecçao viral e suas complicações. O vírus H1N1, que ressurgiu em 1977, cocirculou com o H3N2 até 2009, quando foi substituído por um novo vírus A (H1N1), que causou a pandemia de 2009. Isso foi surpreendente porque se pensou que as pandemias eram causadas por um subtipo de vírus que não circulava em humanos na época da pandemia.

O vírus causador da mais recente pandemia de gripe em 2009, o A (H1N1) pdm09, foi detectado pela primeira vez no México. Mais de 18 mil mortes entre os casos confirmados por laboratório foram notificadas à Organização Mundial da Saúde. Este vírus de origem suína resultou do rearranjo genético dos vírus suínos triplo-rearranjados norte-americanos (segmentos PB2, PB1, PA, H1 HA, NP e NS) com um vírus de suíno da Eurásia (N1 NA e M segmentos). Foi demonstrado que a HA (H1) do vírus pandêmico de 2009 era antigenicamente distinta dos vírus H1N1 circulantes em humanos desde 1977, por isso causou uma pandemia.

Desde 2009, os vírus A (H1N1)pdm09 cocirculam em humanos com os vírus A (H3N2) e os vírus Influenza B das linhagens Victoria e Yamagata. As epidemias anuais podem ser determinadas por um ou mais desses quatro vírus.

Desde o final da década de 1990 do século XX até 2019, foram registrados, em humanos, casos esporádicos de gripe aviária ocasionados pelos subtipos A (H5N1), A (H7N7), A (H9N2) e A (H7N9), preponderantemente em países asiáticos.

A primeira detecção do vírus da gripe aviária A (H5N1) em humanos em 1997 e seu posterior ressurgimento em 2003 despertaram a preocupação de que um novo e virulento vírus pandêmico tivesse surgido, o que levou a um interesse renovado no planejamento da preparação para pandemias. Na sequência, outros vírus da gripe aviária, como o A (H5N6) e o A (H9N2), surgiram e se espalharam entre as aves e provocaram casos humanos esporádicos com gravidade variável. Em 2013, um novo subtipo, a influenza aviária A (H7N9), emergiu entre aves na China e tem causado centenas de infecções em humanos.

Vale ressaltar que embora os vírus da gripe aviária ainda não tenham adquirido a capacidade de transmissão eficiente de humano para humano, esses vírus continuam a surgir e apenas algumas poucas mutações podem torná-los adaptados ao homem.

TRANSMISSÃO

A transmissão inter-humana do vírus da gripe pode ocorrer de forma direta, por intermédio da eliminação de gotículas de uma pessoa infectada ao falar, espirrar ou tossir, ou de forma indireta, por meio das mãos que, após contato com superfícies recentemente contaminadas por secreções respiratórias de um indivíduo infectado, carreiam o agente infeccioso diretamente à boca, ao nariz e aos olhos.

A transmissão de um vírus de origem animal ao homem é evento raro em razão da existência de diversos mecanismos moleculares de barreira de espécie. Quando ocorre, envolve contato direto com o animal infectado, através de diversas secreções (fezes, sangue e secreção respiratória).

A VIGILÂNCIA EPIDEMIOLÓGICA DA GRIPE

A partir de 1948, a Organização Mundial da Saúde (OMS) estabeleceu uma rede internacional para vigilância dos vírus Influenza, com o objetivo de monitorar os vírus circulantes e fornecer informações para subsidiar as recomendações da OMS no que tange à composição vacinal. Atualmente, essa rede é constituída por 143 laboratórios distribuídos em 106 países, denominados Centros Nacionais de Influenza, além de seis Centros Colaboradores da OMS, em Melbourne na Austrália, Pequim na China, Tóquio no Japão, Londres na Inglaterra, Atlanta nos Estados Unidos e um específico para influenza animal em Memphis, também nos Estados Unidos.

No Brasil, a implantação do Sistema de Vigilância teve início em 2000 pela Rede Nacional de Vigilância de Influenza, coordenada pelo Ministério da Saúde, a qual é composta por três Centros Nacionais de Referência credenciados pela OMS: o Instituto Evandro Chagas (IEC), no Pará (referência regional); o Instituto Adolfo Lutz (IAL), em São Paulo (referência regional); e o Instituto Oswaldo Cruz (FIOCRUZ), no Rio de Janeiro (referência nacional).

Diversos estudos epidemiológicos coordenados pelos centros nacionais de referência têm demonstrado que a circulação dos vírus Influenza no Brasil é bastante heterogênea entre os estados do Norte e Nordeste quando comparada com o restante do País. A diferença pode envolver tanto a sazonalidade da doença como o tipo de vírus implicado nas diversas epidemias ocorridas nos últimos anos no Brasil. De modo geral, na região Norte e parte do Nordeste, a gripe ocorre sob forma de epidemias entre os meses de janeiro e maio, período de maior pluviosidade; enquanto nas demais regiões, as epidemias ocorrem nos meses mais frios (outono e inverno), que vão de maio a setembro.

DETERMINANTES VIRAIS DE BARREIRA DE ESPÉCIE

O principal mecanismo para a barreira à transmissão interespecífica de vírus Influenza é a diferença na especificidade de ligação da HA viral ao receptor celular. Os vírus Influenza aviários se ligam preferencialmente aos ácidos siálicos unidos ao resíduo da penúltima galactose por uma conexão $\alpha 2,3$ (AS $\alpha 2,3$), e estes são os principais sialiloligossacarídeos encontrados em células epiteliais no trato intestinal de patos. Os vírus Influenza adaptados ao homem, por sua vez, interagem essencialmente com ácidos siálicos com ligação do tipo $\alpha 2,6$ (AS $\alpha 2,6$), que são os principais sialiloligossacarídeos encontrados nas células epiteliais do trato respiratório superior humano.

As predileções das diversas HA por esse ou aquele ácido siálico definem, em parte, a barreira de espécie, o que impede a livre passagem dos vírus de um hospedeiro a outro. Estudos dos anos 2000 demonstraram claramente que existe uma população de células epiteliais do trato respiratório inferior humano (em alvéolos e bronquíolos) que expressa os receptores para vírus aviário (AS $\alpha 2,3$). Tal achado explica a ocorrência, nas duas últimas décadas, de centenas de casos humanos de gripe pelos vírus Influenza A (H5N1) e A (H7N9) de origem aviária, sem que houvesse mutação no gene codificador da HA que justificasse uma mudança no tropismo pelo receptor celular. Como esses vírus de origem aviária ainda não adquiriram a capacidade de fixar os AS do tipo $\alpha 2,6$ presentes em células dos brônquios e da traqueia de humanos, em caso de transmissão de vírus aviário ao homem, não ocorre replicação viral importante no trato respiratório superior e, consequentemente, não há propagação viral de pessoa a pessoa.

Os suínos, tradicionais hospedeiros intermediários para emergência de vírus pandêmicos na população humana, são suscetíveis tanto aos vírus da gripe humana como aos da gripe aviária; suas células epiteliais do trato respiratório expressam tanto AS $\alpha 2,3$ como AS $\alpha 2,6$.

Estudos sobre as glicoproteínas HA dos primeiros isolados dos vírus pandêmicos de 1918, 1957 e 1968 mostraram que elas, preferencialmente, ligam-se aos AS α2,6, embora tenham se originado de vírus aviário. Tal fato indica a importância da especificidade de ligação ao receptor do tipo ASα2,6, presente majoritariamente no trato respiratório superior humano.

O vírus da pandemia de 2009, A (H1N1)pdm09, era particularmente capaz de causar pneumonia viral primária precoce e grave, a exemplo do que ocorreu na gripe espanhola e nas gripes aviárias pelo H5N1 e H7N9. Demonstrou-se rapidamente durante a pandemia, que o A (H1N1)pdm09 tinha afinidade pelos dois tipos de receptores celulares (ASα2,3 e α2,6), o que permite replicação viral em todo o trato respiratório.

Embora alguns vírus de origem aviária com HA dos tipos H5, H7 e H9 tenham adquirido mutações que aumentam sua ligação a receptores do tipo humano e/ou conferem replicação viral eficiente em células de mamíferos, estes não causaram pandemias.

FISIOPATOGENIA DA GRIPE

A gravidade da doença causada pelos vírus Influenza varia e tem influência direta não só de certos determinantes virais de virulência, mas também da idade do indivíduo acometido, comorbidades, imunidade e fatores genéticos do hospedeiro.

A virulência dos vírus Influenza é resultado de complexas interações vírus-célula hospedeira; e vários determinantes virais já foram descritos nos genes codificadores da HA, NA, NS1 e PB2, entre outros.

A especificidade da clivagem da HA é determinada pela sequência de aminoácidos no sítio de clivagem (Q-R/K-X-R/K-R, onde X é um aminoácido ácido). Os vírus aviários de baixa patogenicidade têm um único resíduo de arginina no local de clivagem, o qual é reconhecido por proteases extracelulares que são secretadas pelas células dos tratos respiratório e intestinal, limitando, consequentemente, a infecção nessa localização; o mesmo ocorre em vírus humanos no trato respiratório. Em vírus aviários com potencial para maior patogenicidade (somente aqueles com HA do tipo H5 ou H7), a hemaglutinina pode eventualmente adquirir múltiplos aminoácidos básicos no ponto de clivagem, os quais são reconhecidos por proteases intracelulares onipresentes, desse modo desencadeando infecções sistêmicas.

Para o vírus pandêmico A (H1N1)pdm09, uma simples substituição do ácido aspártico por uma glicina na posição 222 da HA (D222G) foi associada a casos graves e fatais. Os vírus com essa substituição aminoacídica específica infectam tanto células não ciliadas como as células ciliadas e 20% ou mais destas últimas expressavam receptores do tipo SAα2,3Gal.

Para o vírus A (H5N1), a alta virulência é ainda explicada pela capacidade da proteína viral não estrutural (NS1) de inibir a resposta imunológica do hospedeiro ao interferon. O resíduo 627 da polimerase PB2 do mesmo vírus também interfere na patogenicidade, pois está relacionado a maior ou menor capacidade de replicação viral em células de diversas origens animais.

Durante a gripe, os danos no trato respiratório não se resumem à ação viral direta; a imunomodulação também tem papel importante. As funções exatas das citocinas na resposta imune à infecção pelo vírus Influenza ainda não estão bem determinadas. Mas dados recentes provaram que os níveis de citocinas estão correlacionados com a gravidade da doença, e que a alta expressão de citocinas não precisa depender da carga viral. Moderada resposta inflamatória protege contra o desenvolvimento de doença grave e resposta hiperinflamatória contribui para o aumento da morbimortalidade.

Casos de gripe grave mostram um envolvimento de expressivo número de citocinas. Alterações da resposta imunológica adaptativa predominam, com aumento de linfócitos T reguladores, Th17 (IL-8, IL-9, IL-17, IL-6) e Th1 (TNF-α, IL-15, IL-12p70), e o interferon gama em altos níveis. A gravidade da gripe pelo vírus A (H1N1) pdm09 foi fortemente associada ao alto nível de IL-6, IL-10, interferon-γ, proteína induzida por IFN-γ (CXCL10/IP-10) e proteína quimiotática de monócitos (CCL2/MCP-1). Citocinas pró-inflamatórias elevadas, particularmente a IL-6, foram correlacionadas a maior admissão em unidades de terapia intensiva, insuficiência respiratória e tempo de internação.

A resposta imunológica à infecção pelo vírus Influenza tem impacto na imunidade inata antibacteriana, tornando as vias aéreas superiores e inferiores suscetíveis à por bactérias e subsequente aumento da carga bacteriana subsequente, levando ao aumento da carga bacteriana e mortalidade. Estes processos incluem a inibição de interferons do tipo I e depleção de macrófagos alveolares. Além disso, bactérias como *Streptococcus pneumoniae*, *Haemophilus influenzae* ou *Staphylococcus aureus* podem se ligar por meio de adesinas tradicionais à áreas desnudadas do epitélio ciliado do trato respiratório, ocasionadas pela infecção viral. De fato, na fase aguda da gripe, ocorre destruição epitelial multifocal na árvore traqueobrônquica, com descamação do epitélio pseudociliar da traqueia e brônquios, além de edema da submucosa. No epitélio brônquico, ocorre perda total da camada epitelial, frequentemente associada à formação de membrana hialina; os espaços aéreos podem ser preenchidos com edema, fibrina, e infiltrado com neutrófilos.

Achados anatomopatológicos na gripe causada pelo vírus A (H1N1)pdm09 incluem edema alveolar difuso associado à bronquiolite necrosante e extensa hemorragia, bem como necrose, hiperplasia epitelial e metaplasia escamosa das grandes vias aéreas. Hemorragia cerebral e infartos isquêmicos em baço e pâncreas, bem como miocardite focal, também foram descritos.

MANIFESTAÇÕES CLÍNICAS

O período de incubação viral varia entre 1 e 4 dias; e 1 dia antes de apresentar os sintomas, o indivíduo já está excretando o vírus, ainda que em cargas menores. O pico de replicação viral ocorre cerca de 72 horas após o início dos sintomas e a excreção viral continua durante toda a fase sintomática, até 5 a 7 dias. Crianças abaixo de 2 anos, imunodeprimidos e pacientes graves tendem a eliminar vírus por um período maior.

No homem, a infecção pelo vírus Influenza pode ser assintomática ou manifestar-se com sintomas leves, moderados ou severos. A severidade da doença depende de características intrínsecas do vírus (virulência/patogenicidade) e de uma grande variedade de fatores individuais, entre os quais destacam-se a idade (crianças menores 2 anos, idosos), seu estado imunológico (experiências virais prévias, imunodepressão e histórico vacinal anti-influenza), genética do hospedeiro, comorbidades, obesidade severa e gravidez/puérperas.

No quadro clínico clássico da gripe, a doença tem início súbito, com predomínio de sintomas sistêmicos que, em geral, precedem a manifestação respiratória. A doença caracteriza-se por febre frequentemente moderada ou alta, acompanhada de mialgia, calafrio, artralgia, anorexia, astenia e cefaleia. Sintomas gastrointestinais, especialmente vômitos e diarreia, são observados em 25% dos casos, principalmente em crianças e idosos. Os sintomas respiratórios surgem rapidamente, manifestando-se quadro de faringite e/ou tosse. A febre dura em média 3 dias, podendo persistir por 4 a 8 dias.

À medida que a infecção progride, os sintomas respiratórios tornam-se mais proeminentes do que os sistêmicos. Febre e tosse constituem os sintomas mais preditivos para o diagnóstico clínico da gripe. A evolução é favorável na maioria dos casos e o período de convalescência pode durar de 1 a 2 semanas. Tosse e astenia são os sintomas mais frequentes durante essa fase.

O quadro clínico pode ou não ser acompanhado de alterações laboratoriais (leucopenia com linfopenia ou leucocitose com neutrofilia nas formas graves) e radiológicas (infiltrado intersticial localizado ou difuso ou presença de área de consolidação).

Em alguns casos, a gripe pode ser mais severa e evoluir para uma síndrome respiratória aguda grave (SRAG). Para fins de notificação, realização de testes laboratoriais específicos para o diagnóstico da infecção pelo vírus Influenza e manejo clínico adequado, o Ministério da Saúde define a SRAG como toda síndrome gripal (febre, de início súbito, mesmo que referida, acompanhada de tosse ou dor de garganta e pelo menos um dos sintomas: mialgia, cefaleia ou artralgia) com sinais de gravidade: dispneia, desconforto respiratório, saturação de O2 menor que 95%, ou exacerbação de doença preexistente.

As complicações da gripe são essencialmente respiratórias e seu maior risco está relacionado às frequentes superinfecções bacterianas, especialmente por *Streptococcus pneumoniae*, *Staphylococcus aureus* e *Haemophilus influenzae*. As manifestações clínicas da superinfecção bacteriana se traduzem por bronquite, broncopneumonia, amigdalite, sinusite, otite e meningite. Mais raramente, pode ocorrer abscesso pulmonar ou empiema. Entre as complicações relacionadas ao vírus, destaca-se a pneumonia viral, com dor torácica e dispneia precoce. Otite e laringite aguda viral também podem acontecer. O vírus A (H1N1) pdm09, por ter igualmente tropismo pelos receptores celulares do tipo ASα2,3 (mais encontrados em trato respiratório inferior), tem maior potencial de determinar pneumonia viral, do que os demais vírus Influenza humanos.

As complicações cardíacas mais observadas são traduzidas por miocardite precoce ou pericardite mais tardia. O estado de inflamação gerado pela gripe favorece a descompensação de doenças crônicas cardiovasculares e predispõe o indivíduo a eventos de infarto agudo do miocárdio e acidentes vasculares cerebrais (AVC). Como complicações neurológicas, podem ocorrer encefalite, meningite do tipo linfomononuclear, síndrome cerebelar e síndrome de Guillain-Barré.

As miosites e síndrome de Reye estão relacionadas ao uso de ácido acetilsalicílico.

A infecção humana pelos vírus aviários A (H5N1) e A (H7N9) é grave na maioria dos casos, com letalidade entre 30 e 50%. Além de grave pneumonia, os pacientes podem apresentar manifestações como hepatite, insuficiência renal, distúrbios gastrointestinais e hemorragias.

DIAGNÓSTICO

Dentro de um contexto epidemiológico favorável que deve considerar a circulação viral em determinado local e período do ano, o diagnóstico da gripe baseia-se essencialmente no quadro clínico. No entanto, a infecção por outros vírus respiratórios também pode apresentar quadro clínico semelhante ao da gripe, o que impossibilita a definição do agente viral associado à infecção. Dessa forma, o diagnóstico laboratorial do vírus Influenza constitui uma importante ferramenta para a saúde pública e consiste em uma atividade fundamental dentro da Rede de Vigilância da Gripe em nível mundial.

Para o diagnóstico laboratorial ser bem-sucedido, é necessário que sejam observados a qualidade do espécime clínico, o tempo de coleta e as etapas de transporte e armazenamento. Como o vírus Influenza replica primariamente nas células do epitélio colunar do trato respiratório humano, os espécimes clínicos adotados para o diagnóstico são secreções nasofaríngeas, obtidas a partir do aspirado combinado (SC) que, para detecção e caracterização de vírus Influenza, devem ser colhidos, preferencialmente, entre o os 3º e 7º dias após o início dos primeiros sintomas, em caso de síndrome gripal. Nos casos de SRAG hospitalizados, a coleta deve ser realizada independentemente do dia de início dos sintomas.

Desde que clinicamente indicados, procedimentos invasivos podem ser realizados para a detecção de infecções virais no trato respiratório inferior, tais como aspirado transtraqueal, lavado broncoalveolar e biópsia do pulmão.

Existe uma variedade de métodos laboratoriais para detecção deste agente, que incluem técnicas para isolamento viral, detecção de antígenos virais, detecção do ácido nucleico e os testes sorológicos que permitem a detecção de anticorpos gerados frente à infecção pelo vírus Influenza. Entre estes, destaquem-se o isolamento viral e os testes de identificação molecular.

No que se refere ao isolamento viral, este pode ser feito em ovos embrionados e cultivo celular. No sistema de isolamento em ovos, são utilizados ovos de galinha com embriões de 10 a 11 dias, nos quais é inoculado o espécime clínico na cavidade alantoica e amniótica. Já a replicação do vírus Influenza em cultivo celular, geralmente é feita em células de origem canina (MDCK – *Madin Darbin Cells Kidney*). O isolamento viral é o ponto de partida para os ensaios de inibição da hemaglutinação, que consiste no teste de escolha para vigilância da influenza e para determinar as características antigênicas dos isolados virais da gripe.

Já em relação aos testes de detecção do ácido nucleico viral, tais ensaios caracterizam-se pela rapidez e sensibilidade na identificação molecular direta de vírus da influenza, permitindo a tipificação e subtipificação, além da determinação das linhagens de Influenza B. Neste cenário, a reação em cadeia da polimerase precedida de transcrição reversa (RT-PCR) é a técnica mais utilizada, especialmente a RT-PCR em tempo real. Este método pode ser usado diretamente em amostras clínicas, bem como em amostras isoladas em cultivo celular ou ovo embrionado. Sua natureza rápida para gerar os resultados tende a facilitar muito a investigação de surtos de doenças respiratórias; por este motivo, atualmente é o método de diagnóstico adotado na rede de vigilância da gripe. As análises genéticas podem ainda ser usadas para monitorar a evolução e o grau de parentesco entre vírus de diferentes áreas geográficas e aqueles coletados em diferentes épocas do ano.

Os testes rápidos para diagnóstico da gripe, disponíveis comercialmente em muitas partes do mundo, apresentam baixa sensibilidade e, por isso, diante de resultados negativos não se pode descartar a doença e não devem ser utilizados como motivo para suspender a terapia ou levantar as medidas de controle de infecção. Os testes de diagnóstico rápido podem ser utilizados em uma situação de surto em potencial. Eles podem dar uma indicação da presença do vírus na comunidade, podendo orientar a tomada de decisões de saúde pública, na ausência de testes confirmatórios em tempo útil por métodos mais sensíveis.

DIAGNÓSTICO DIFERENCIAL

O diagnóstico diferencial principal da gripe se faz com outras causas de infecção respiratória aguda, especialmente de origem viral (Vírus Respiratório Sincicial Humano [HRSV], Metapneumovírus Humano [HMPV], Rinovírus [HRV], vírus Parainfluenza [PIV], Coronavírus Humano [HCoV]).

As infecções por HRSV e HMPV podem ser igualmente severas, quando comparadas à gripe, em crianças menores de 5 anos, especialmente lactentes.

Nos casos graves de acometimento do trato respiratório, às vezes com envolvimento de outros órgãos e sistemas, e na suspeita de edema e/ou hemorragia pulmonar, lembrar também de hantavirose, dengue e leptospirose, além de sepse de origem bacteriana. No caso da dengue, deve-se valorizar o contexto epidemiológico de circulação viral em determinada região. Leptospirose e hantavirose estão relacionadas à exposição a roedores (urbanos ou silvestres).

TRATAMENTO E PREVENÇÃO

Para reduzir o impacto das gripes sazonais e pandêmicas, várias abordagens, incluindo vacinas e drogas antivirais, foram desenvolvidas.

A gripe tem evolução autolimitada na maioria dos casos, sendo necessário apenas o uso de antitérmicos e analgésicos como dipirona e paracetamol. O ácido acetilsalicílico está formalmente contraindicado, especialmente para crianças e adultos jovens devido ao risco de desencadear síndrome de Reye.

O tratamento etiológico da infecção pelo vírus Influenza baseia-se na utilização de antivirais pertencentes a duas classes: os inibidores da proteína M2 (amantadina e rimantadina) e os inibidores da neuraminidase (zanamivir, oseltamivir, peramivir, laninamivir). Atualmente, em virtude da resistência generalizada dos vírus circulantes aos inibidores da proteína M2, os inibidores da neuraminidase são os únicos antivirais eficazes disponíveis na maioria dos países.

Os inibidores da neuraminidase apresentam a vantagem de serem eficazes tanto contra os vírus do tipo A como contra os vírus do tipo B. Para melhor eficácia no controle da replicação viral, os inibidores da neuraminidase devem ser iniciados, preferencialmente, nas primeiras 48 horas da doença.

O oseltamivir é o antineuraminidase de apresentação oral, com dose recomendada, no adulto, de 75 mg, duas vezes ao dia, por 5 dias. Para crianças acima de 1 ano e menores que 12 anos de idade, as doses variam de acordo com o peso.

O zanamivir é utilizado por via inalatória e está indicado para indivíduos a partir dos 7 anos de idade, especialmente em casos de resistência viral ao oseltamivir. A dose é de 10 mg, duas vezes ao dia, durante 5 dias. O peramivir é medicamento para utilização intravenosa, 600 mg em dose única diária, e constitui alternativa para os casos graves de gripe.

A circulação global do vírus sazonal A (H1N1) resistente ao oseltamivir em 2008-2009 alertou para a real possibilidade de surgimento de novas cepas virais com perfil de resistência aos inibidores de neuraminidase. O desenvolvimento e a aplicação clínica de novos antivirais com diferentes mecanismos de ação são, portanto, criticamente importantes.

O recente progresso na compreensão da estrutura e das funções do complexo da polimerase dos vírus Influenza permitiu a identificação de vários novos antivirais que visam os componentes individuais do complexo. Três antivirais – favipiravir, pimodivir e baloxavir marboxil –, visando diferentes subunidades do complexo polimerase – PB1, PB2 e PA, respectivamente –, já foram liberados em outros países. Os três antivirais inibem as polimerases dos vírus Influenza A, incluindo cepas resistentes aos inibidores da neuraminidase. Favipiravir e baloxavir inibem ainda os vírus Influenza B. O vírus Influenza C pode ser inibido pelo favipiravir.

Todos os antipolimerases são administrados por via oral, mas apresentam diferenças marcantes nos perfis farmacocinéticos. O baloxavir tem meia-vida plasmática prolongada, permitindo a administração em dose única na influenza não complicada.

Tanto o baloxavir como o pimodivir em monoterapia estão associados a altas frequências de aparecimento de variantes virais com susceptibilidade reduzida ocasionada por substituições de aminoácidos nas proteínas-alvo. Combinações dos novos inibidores da polimerase com inibidores da neuraminidase mostram sinergia em modelos pré-clínicos e estão atualmente em testes clínicos em pacientes hospitalizados.

A vacinação constitui a melhor forma de prevenir a doença. A vacina antigripal sazonal é composta por antígenos dos vírus Influenza de tipo A e B circulantes no mundo.

Atualmente, três tipos de vacinas (inativadas, vivas atenuadas e vacinas utilizando HA recombinantes) são licenciadas em vários países. No Brasil, o programa nacional de imunizações habitualmente adota vacinas de vírus inativados, subunitárias, contendo apenas hemaglutinina e neuraminidase virais.

Todos os tipos de vacinas são multivalentes, compostas por cepas representativas dos vírus Influenza A e B. A maioria das vacinas ainda são formuladas em composições trivalentes, contendo dois subtipos do vírus Influenza A (H1N1pdm09 e H3N2) e uma das linhagens de Influenza B (Victoria ou Yamagata). As vacinas quadrivalentes contemplam os dois subtipos de Influenza A e as duas linhagens de Influenza B.

Para todas essas vacinas, os vírus vacinais de referência devem ser substituídos periodicamente para combinar sua antigenicidade com a dos vírus circulantes na região de interesse. Como os vírus da composição vacinal são determinados mais de 6 meses antes de cada estação epidêmica, o desencontro antigênico entre as vacinas candidatas e as cepas circulantes é possível.

Devem ser vacinados anualmente todos os indivíduos com risco de desenvolver doença grave ou cujo adoecimento pode gerar prejuízo nas atividades essenciais da sociedade, ou ainda pessoas com maior potencial para a disseminação da infecção viral para os mais vulneráveis. No Brasil, a campanha anual de vacinação contra a gripe é direcionada essencialmente aos grupos ditos prioritários:

- Indivíduos com idade igual ou superior a 60 anos.
- Crianças de 6 meses a menores de 6 anos.
- Gestantes e puérperas (mulheres no período até 45 dias após o parto).
- Trabalhadores de saúde.
- Professores.
- Povos indígenas.
- População privada de liberdade e funcionários do sistema prisional.
- Força de segurança e salvamento.
- Pessoas portadoras de doenças crônicas não transmissíveis e outras condições clínicas especiais independe da idade.

Além da vacina para minimizar o risco de adquirir e transmitir novas infecções respiratórias durante epidemias e pandemias, devem-se adotar medidas gerais de etiqueta respiratória, tais como cobrir o nariz e a boca quando tossir ou espirrar e, nesses casos, utilizar lenços descartáveis; higienizar as mãos frequentemente e evitar tocar os olhos, boca e nariz; evitar ambientes pouco ventilados e com aglomerações de pessoas; recomendar aos doentes o afastamento temporário das atividades coletivas (escola, trabalho) até 24 horas após cessar a febre.

A quimioprofilaxia da gripe é realizada essencialmente com uso dos antineuraminidases, quando indivíduos não vacinados ou vacinados há menos de 2 semanas encontram-se em situação de pós-exposição. O uso de antivirais para esse fim não é recomendado se o período após a última exposição a uma pessoa com infecção pelo vírus for maior que 48 horas. Para que a quimioprofilaxia seja efetiva, o antiviral deve ser administrado durante a potencial exposição à pessoa com influenza e continuar por mais 7 dias após a última exposição conhecida.

Recomenda-se quimioprofilaxia para pessoas com risco elevado de complicações; crianças com menos de 9 anos de idade, primovacinadas apenas, que ainda não fizeram a segunda dose da vacina com intervalo de 1 mês para serem consideradas vacinadas; pessoas com severas deficiências imunológicas ou outros fatores que possam interferir na resposta à vacinação contra a gripe; profissionais de laboratório que tenham manipulado amostras clínicas de origem respiratória que contenham o vírus Influenza sem uso adequado de Equipamento de Proteção Individual (EPI); trabalhadores da área de saúde que estiveram envolvidos na realização de procedimentos invasivos geradores de aerossóis ou na manipulação de secreções de caso suspeito ou confirmado de influenza sem o uso adequado de EPI; residentes de alto risco em instituições fechadas e hos-

pitais de longa permanência, durante surtos na instituição deverão receber quimioprofilaxia, se tiverem comorbidades.

No Brasil, oseltamivir é o medicamento de escolha para a quimioprofilaxia, na dose de 75 mg uma vez ao dia, durante 10 dias. O zanamivir constitui droga alternativa, especialmente em casos de contato com paciente infectado com cepa do vírus Influenza resistente ao oseltamivir. Para adultos, a dose do zanamivir é de 10 mg, uma vez ao dia, durante 10 dias.

CONCLUSÕES

A gripe afeta todos os países, comunidades e indivíduos. Os vírus da gripe sazonal continuarão a circular e os vírus da Influenza com potencial pandêmico continuarão a surgir. A OMS faz um apelo global para que todos os países priorizem a implementação de programas de influenza como um investimento para maior fortalecimento do sistema de saúde e preparação para pandemias.

BIBLIOGRAFIA SUGERIDA

Ahmed M, Elsayed MA, Thomas C. Mettenleiter and Stephan Pleschka. Zoonotic potential of Influenza A viruses: a comprehensive overview. Viruses 2018, 10, 497.

Binod Kr, Kumari A, Madhu K, Larance R, Clement AMe, Melvin S. The emerging influenza virus threat: status and new prospects for its therapy and control. Archives of Virology (2018) 163:831-844.

Brasil. Protocolo de tratamento de Influenza 2017. Ministério da Saúde. 2018 – versão eletrônica.

Frederick G. Hayden and Nahoko Shindo. Influenza virus polymerase inhibitors in clinical development. Current opinion in infectious diseases. 32 (2): 176, 2019.

Gabriele N, Yoshihiro K. Predicting the next Influenza pandemics. The Journal of Infectious Diseases. 2019:219 (Suppl 1), S14.

Hutchinson EC, Yamauchi Y. Influenza virus: methods and protocols, methods in molecular biology: understanding influenza, chapter 1. Nature, v. 1836, 2018.

Jenna JG, Patrick CW. Harnessing immune history to combat influenza viruses. Current Opinion in Immunology 2018, 53:187-195.

Leili J, Jing X, Jiangyun Z, Dekang C, Yuan L, Xuexin H, Ligui W, Zhenjun L. Mechanisms of severe mortality-associated bacterial co-infections following Influenza virus infection. Frontiers in Cellular and Infection Microbiology. 7: 338, 2017.

Michelle CC, John RM, Barney SG. Preparing for the next influenza pandemic: the development of a universal influenza vaccine. The Journal of Infectious Disease. 2019:219 (Suppl 1) • S107.

Ahmed M, Elsayed MA, Thomas CM, Stephan P. Zoonotic potential of Influenza A viruses: a comprehensive overview. Viruses. 2018 Sep; 10(9): 497.

Seiya Y, Yoshihiro K. Current and future influenza vacines. Nature Medicine, 25: 212-220, 2019.

World Health Organization, Global Influenza Strategy 2019-2030, 2019.

World Health Organization. Global Influenza Surveillance Network. Manual for the laboratory diagnosis and virological surveillance of influenza. Genebra, 201.

World Health Organization. WHO information for molecular diagnosis of influenza virus in humans. Disponível em: https://www.who.int/influenza/gisrs_laboratory/Protocols_influenza_virus_detection_Nov_2018.pdf?ua=1. Acessado em: 10 maio 2019.

William SJH, Thi HON, Kedzierska K, Bean AGD, Layton DS. The drivers of pathology in zoonotic avian influenza: the interplay between host and pathogen. Frontiers in Immunology, 9: 1812, 2018.

20.5 Infecções traqueobrônquicas

Renato Eugênio Macchione
Eduardo Algranti

INTRODUÇÃO

As infecções traqueobrônquicas são doenças de alta prevalência, em todas as faixas etárias, constituindo-se em tema de grande interesse para várias especialidades clínicas. Neste capítulo, abordaremos as infecções traqueobrônquicas, enquanto as demais afecções infecciosas respiratórias serão abordadas em outras seções.

Nos países de baixa renda, as infecções respiratórias inferiores ocupam o primeiro lugar entre as principais condições médicas com maior morbidade, segundo o ranking do DALY (*Disability-Adjusted Life Years*). Além de alta morbidade, estas doenças associam-se à mortalidade precoce, quando combinada com outros fatores de risco, como baixa condição socioeconômica da população, exposição pré-natal ao tabaco, infecções na infância, cobertura vacinal precária, desnutrição, epidemias, poluição domiciliar, atmosférica, ocupacional e idade avançada.

Dados do DATASUS sobre morbidade e mortalidade revelam que a taxa de internações por pneumonia no sistema público foi de 35,1/10.000 habitantes e a proporção de óbitos por doenças respiratórias no Brasil foi de 11,6%, em 2011. Portanto, tanto as afecções agudas, principalmente nos mais jovens, como as exacerbações infecciosas de doenças crônicas da população idosa são frequentes, provocando elevada demanda do sistema de saúde. Ambas são responsáveis por um número similar de internações, entretanto, as agudizações de doenças crônicas de vias aéreas possuem uma maior letalidade.

BRONQUITE AGUDA
CONCEITO

A bronquite aguda ou traqueobronquite é uma inflamação autolimitada das grandes vias aéreas, que se apresenta clinicamente com tosse, geralmente produtiva, sem evidência radiológica compatível com pneumonia. Trata-se de inflamação das vias extra e intratorácicas, geralmente associada à infecção viral, cujo diagnóstico diferencial com a pneumonia adquirida na comunidade é primordial. A bronquite aguda pode preceder ou suceder quadros de faringite, laringite e sinusite. A bronquite aguda pode coexistir com algum grau de comprometimento de pequenas vias aéreas (bronquiolite).

A maioria dos acometidos são pessoas sem fatores de risco (ausência de doença brônquica de base) e com resolução sem uso de antibióticos. Sua frequência é maior no período outono-inverno e afeta anualmente cerca de 5% da população adulta nos Estados Unidos, representando a nona afecção dentre as consultas ambulatoriais. Entre as causas desta distribuição sazonal estão o aumento das aglomerações nos meses frios e o estado de suscetibilidade da população (estação da gripe). Na linha do Equador, os surtos não obedecem regularmente distribuição entre as estações do ano.

ETIOLOGIA

Praticamente todos os grupos de vírus que comprometem a árvore respiratória provocam a bronquite aguda (Tabela 20.5.1). Algumas viroses, como no caso do sarampo, podem provocar inflamação grave do aparelho respiratório, particularmente em populações suscetíveis, como aquelas com baixa cobertura vacinal, enquanto o desenvolvimento de surtos na comunidade pelo adenovírus e influenza (A e B) ocorre geralmente com menor gravidade. O metapneumovírus humano é uma descoberta relativamente recente em crianças com menos de 5 anos de idade, compartilhando muitas das características epidemiológicas do vírus sincicial respiratório.

A despeito das viroses serem os agentes etiológicos mais frequentes, sua identificação laboratorial raramente é obtida. Em um estudo conduzido em dois serviços de emergência durante três invernos consecutivos, 345/780 (44%) dos pacientes com quadros respiratórios agudos tiveram vírus detectados. Entre os quadros similares da gripe e em pacientes com exacerbações de DPOC, os percentuais de detecção de vírus foram 64% e 38%, respectivamente. Os rinovírus, enterovírus, influenza A e B e metapneumovírus foram os achados mais frequentes nos dois grupos.

TABELA 20.5.1 Causas comuns desencadeantes de bronquite aguda.

Infecciosas	
Virais	**Bacterianas**
influenzas A e B	*Moraxella catarrhalis*
Parainfluenza	*Streptococcus pneumoniae*
Rinovírus	*Haemophilus influenzae*
Coronavírus	*Bordetella pertussis*
Coxsackievírus	*Chlamydia pneumoniae*
Sincicial respiratório	*Mycoplasma pneumoniae*
Adenovírus	*Legionella* sp.
Não infecciosas	
Tabagismo Exposição ocupacional Poluição atmosférica Medicamentos	
Outros fatores: Iatrogenia, alergia, trauma, queimadura, corpo estranho, doença do refluxo e uso de drogas ilícitas.	

As infecções pelos agentes *Mycoplasma pneumoniae, Chlamydia pneumoniae, Legionella* sp., *M. catarrhalis* e *Bordetella pertussis* também são associadas ao quadro clínico de bronquite aguda, notadamente em adultos. O isolamento de fungos na secreção obtida das vias aéreas tem merecido especial importância em pacientes imunossuprimidos. A contaminação do material pela *Candida* sp. é de difícil interpretação no quadro agudo grave. Nas infecções crônicas, os fungos são cada vez mais descritos como agentes etiológicos a serem pesquisados com regularidade.

Outros habitantes da flora do trato respiratório superior, como *S. pneumoniae* e *H. influenzae*, também podem desencadear processo inflamatório, primária ou até secundariamente à infecção viral, encontrados em uma minoria dos pacientes com quadro de bronquite aguda. A determinação do agente causal não é realizada na prática diária, principalmente em decorrência de dificuldade no isolamento do patógeno específico (contaminação pela flora orofaríngea nativa). Não é possível diferenciar o agente viral ou bacteriano como elemento causador do processo inflamatório brônquico com base exclusivamente nos sinais e sintomas clínicos.

A fumaça de cigarro é um fator agravante nos quadros infecciosos traqueobrônquicos, pela sua capacidade de provocar irritação de vias aéreas e, consequentemente, prolongar a duração do quadro clínico. A exposição a agentes ambientais irritantes e/ou sensibilizantes podem atuar como fatores de risco para a instalação de bronquite aguda, pelo aumento da permeabilidade mucosa à penetração de agentes infecciosos.

PATOGENIA

O micro-organismo ganha acesso à via respiratória pelo processo de aerossolização de partículas, facilitado pelo contato próximo em ambientes confinados. Na fase aguda da infecção, há liberação de mediadores inflamatórios, com posterior edema e hiperemia de parede e, consequentemente, aumento da secreção brônquica. A proliferação de micro-organismos na árvore brônquica ocasiona uma complexa sequência de eventos, como o recrutamento de fagócitos e transudação proteica do plasma durante a inflamação da parede brônquica. A extensão da destruição epitelial (necrose) pode ocorrer em graus variáveis, no caso da influenza e de outras viroses. A perda ciliar e a descamação epitelial para a luz brônquica prejudicam a depuração mucociliar. Os efeitos deletérios das viroses na mucosa brônquica resultam em estímulo dos receptores neurais da submucosa, cuja ação também inclui modulação das respostas inflamatórias, podendo contribuir, dessa maneira, com a persistência da tosse e aumento da reatividade das vias aéreas. Diversos estudos têm demonstrado alterações nos testes de função respiratória, após infecção viral aguda do trato inferior, que inclui redução nos parâmetros funcionais das vias aéreas.

A bronquiolite decorre da presença dessas alterações nas pequenas vias aéreas, que, combinada com a produção excessiva de muco, pode resultar em obstrução anatômica das vias respiratórias. A probabilidade de infecções virais evoluírem de forma epidêmica depende das mutações dos vírus e da suscetibilidade do hospedeiro, que determina a velocidade de disseminação na comunidade. O aparecimento de algum grau de imunidade específica na população pode interromper a transmissão viral, mas o mesmo vírus pode apresentar diferentes formas antigênicas, o que lhe confere uma absoluta vantagem em relação ao sistema imunológico. Levantamentos epidemiológicos realizados em diversas comunidades demonstram que os efeitos agudos das infecções gripais nas respostas brônquicas podem ser variáveis, mesmo entre invernos consecutivos.

Atualmente, a relação entre a bronquiolite aguda e o desenvolvimento da hiperreatividade brônquica como sequela, assim como a insuficiência respiratória aguda relacionada à infecção pelo vírus sincicial respiratório, são temas de grande interesse em pneumologia pediátrica. Em adultos, as causas não infecciosas da bronquiolite são frequentes.

QUADRO CLÍNICO

A tosse é o sintoma universal da bronquite aguda. Geralmente é seca no início do quadro, evoluindo com expectoração mucoide esbranquiçada em quantidades variáveis, e, posteriormente, com coloração amarelada, podendo conter laivos de sangue. Aproximadamente 50% dos pacientes apresentam secreção amarelada decorrente da descamação epitelial e da inflamação, sem que signifique infecção bacteriana. Ocasionalmente, poderá ocorrer dor torácica localizada ou difusa, de origem osteomuscular, induzida pela tosse, além de sintomas gerais, como febre, astenia, cefaleia e mal-estar.

A dispneia normalmente ocorre nos pacientes com doença pulmonar de base, como em asmáticos e portadores de doença pulmonar obstrutiva crônica (DPOC). À ausculta pulmonar, podem-se encontrar roncos, sibilos, murmúrio vesicular rude à tosse e secreção. Geralmente, a traqueobronquite aguda febril apresenta bom prognóstico, com duração dos sintomas entre 2 e 3 semanas, embora 1/3 dos pacientes possam apresentar tosse por 1 mês ou mais. Raramente, o quadro clínico pode evoluir para insuficiência respiratória aguda e necessidade de ventilação mecânica. A possível consequência em longo prazo é o desenvolvimento da hiperreatividade brônquica.

DIAGNÓSTICO

O diagnóstico de bronquite aguda é eminentemente clínico. Pacientes com os sintomas descritos devem ter a hipótese clínica considerada. A obtenção de dados da história clínica é fundamental para o acerto diagnóstico: descrição de contato com outras pessoas doentes, viagens, exposição a mudanças climáticas, exposição a irritantes respiratórios e epidemia de influenza na comunidade são um reforço da hipótese. A associação de febre e tosse na vigência de epidemia de influenza possui alto valor preditivo positivo. A utilização de exames complementares é limitada. A pesquisa de agentes, como vírus, micoplasma, clamídia e legionela, está disponível para uso rotineiro, porém, dependendo da técnica laboratorial utilizada, o resultado pode demorar até 1 semana. A utilização de testes rápidos, cujos resultados são obtidos de 1 hora a 3 dias, como a imunocromatografia, a imunofluorescência e a reação de polimerase em cadeia a partir de secreção nasal ou aspirado para detecção de vírus, podem ser utilizados, quando disponíveis.

Durante os surtos epidêmicos em pacientes com quadro clínico sugestivo de influenza ou coqueluche, a pesquisa etiológica é útil, uma vez que o tratamento pode auxiliar na abreviação do curso da doença. Embora os estudos não sejam conclusivos, a dosagem de proteína C-reativa pode auxiliar na diferenciação da etiologia da infecção brônquica

A radiografia de tórax é necessária nos casos de clínica exuberante, assim como nos casos de evolução lenta para se fazer o diagnóstico diferencial, principalmente na população idosa, cuja presença de comorbidades dificulta o diagnóstico correto da patologia.

Nas provas de função pulmonar, os pacientes podem apresentar redução do volume expiratório no primeiro segundo e, também, hiperreatividade nos testes de provocação brônquica durante a fase aguda e nas semanas que se sucedem ao quadro agudo. A recuperação pode demorar semanas. É importante orientar o paciente de que nesse período, a tosse pode persistir de forma ocasional, relacionada à exposição a irritantes respiratórios.

Ocasionalmente, a persistência de sintomas brônquicos pode exigir a realização de tomografia computadorizada para auxiliar no diagnóstico diferencial das bronquiolites, pneumopatias intersticiais e particularmente nos pacientes imunossuprimidos. A broncoscopia é útil na realização de biópsias, escovado e lavado brônquico, cuja finalidade precípua é a detecção dos patógenos envolvidos, assim como o estudo da inflamação epitelial, porém, raramente utilizada.

TRATAMENTO

Deve-se levar em consideração o aspecto de que a bronquite aguda, desencadeada por um agente infeccioso, faz parte de uma ampla entidade denominada infecção do trato respiratório. Portanto, neste grupo, teremos graus variáveis de acometimento (anatômico e histológico), desde o mais leve, como os resfriados comuns com o comprometimento brônquico, até a pneumonia em sua evolução mais grave. No quadro definido como bronquite aguda, o vírus é a etiologia mais frequente.

A diferenciação clínica entre a etiologia viral e a bacteriana é o passo inicial mais importante para a decisão adequada do tratamento. Na vida real, a maior parte dos pacientes recebe antibioticoterapia. Dos 80 pacientes portadores de bronquites agudas, suspeitos de etiologia viral, admitidos em duas unidades de emergência, 60 (75%) receberam antibióticos. O uso injustificado desses agentes associa-se a efeitos colaterais, resistência bacteriana, custos financeiros, além de custos sociais. Um estudo prospectivo demonstrou que a coloração amarelada ou esverdeada do escarro não é um indicativo seguro de infecção bacteriana. Assim, a escolha do antibiótico é limitada a um pequeno grupo de pacientes, desde que comprovada, com infecções por *C. pneumoniae*, *M. pneumoniae* ou *B. Pertussis*, ou por outras bactérias.

Nos casos de influenza, os antivirais disponíveis para o uso ambulatorial são o fosfato de oseltamivir e o zanamivir, que podem reduzir em até 50% a intensidade e a duração da doença e, devem ser administrados nas primeiras 48 horas do início dos sintomas. O zanamivir é uma medicação inalatória, não podendo ser utilizada em crianças abaixo de 5 anos e em pacientes em ventilação mecânica.

O tratamento sintomático é dirigido principalmente para o controle da tosse e envolve hidratação na manutenção adequada da homeostase das vias aéreas. O uso de beta-agonistas é útil em adultos que apresentam chiado em paralelo à tosse. O uso de antitussígenos é ocasionalmente útil. O dextrometorfano é um antitussígeno derivado sintético da morfina, não-opioide, que pode ser utilizado como tratamento de alívio sintomático. Em crianças maiores de 1 ano, em que os antitussígenos são problemáticos, a utilização de mel é melhor do que o não tratamento para o controle da tosse. Não existe indicação no uso rotineiro de mucolíticos.

Estudos recentes em voluntários expostos à infecção pelo rinovírus mostraram que o uso de drogas anti-inflamatórias não esteroides, isoladamente, ou em combinação com anti-histamínicos, reduziram a intensidade dos sintomas, inclusive da tosse.

PROGNÓSTICO E PREVENÇÃO

As infecções pelo rinovírus, enterovírus, adenovírus e influenza são as mais frequentes na comunidade, de menor gravidade clínica e de resolução independente de tratamento. A utilização da vacina influenza protege cerca de 60% da população vacinada. Em indivíduos com mais de 65 anos é eficaz na redução da morbidade respiratória e da mortalidade por doenças respiratórias.

COMPLICAÇÕES INFECCIOSAS EM PACIENTES COM DOENÇA PULMONAR OBSTRUTIVA CRÔNICA
CONCEITO

A DPOC caracteriza-se por sintomas respiratórios persistentes e limitação crônica ao fluxo aéreo, normalmente em virtude de exposições a gases e particulados agressores. É causada por uma combinação de alterações nas pequenas vias aéreas, com um grau variável de destruição de septos alveolares. A bronquite crônica é definida como tosse matinal produtiva, durante pelo menos 3 meses ao ano, por, no mínimo, 2 anos consecutivos, sem outras causas demonstráveis. O enfisema pulmonar é definido como o aumento dos espaços aéreos causado pela destruição das paredes alveolares. Ambas são intimamente associadas ao tabagismo e/ou exposições ambientais/ocupacionais e podem aparecer de forma isolada ou concomitante, contribuindo para a limitação ao fluxo aéreo.

A DPOC é uma das principais causas de morbidade e mortalidade na população geral. Sua prevalência varia de acordo com o perfil de tabagismo e exposições ambientais/ocupacionais de uma determinada população. O projeto Platino (Projeto Latino-Americano de Investigação em Obstrução Pulmonar) estimou a prevalência em 6 a 15,8% da população com idade igual ou superior a 40 anos. Encontra-se entre a quinta e a sexta causa de óbito no Brasil. Entre 2005 e 2011, doenças crônicas de vias aéreas inferiores foram responsáveis por pouco mais de 5% dos óbitos nos Estados Unidos, apresentando taxas de mortalidade padronizada, com variação entre 41 e 44/100.000, apresentando uma tendência crescente ao aumento no período analisado. Saliente-se que a mortalidade não considera outras doenças crônicas desencadeadas pela própria DPOC.

O diagnóstico de DPOC deve ser suspeitado sempre que o paciente apresentar tosse, catarro crônico e/ou dispneia aos esforços, na presença de história de exposição a fatores de risco. Dentre os objetivos de controle clínico dos portadores de DPOC, destacam-se quatro componentes: avaliar e monitorizar a doença, reduzir os fatores de risco, manter a estabilidade e controlar as exacerbações. O controle inadequado das exacerbações resulta em persistência de inflamação nas vias aéreas e perda acelerada de função pulmonar.

A exacerbação da DPOC é definida como uma piora nos sintomas respiratórios que necessita de tratamento adicional ao tratamento de manutenção.

A exacerbação aguda na DPOC é caracterizada clinicamente por pelo menos dois dos seguintes sintomas: aparecimento ou piora da dispneia, aumento da expectoração, purulência do expectorado. A dispneia é desencadeada pela piora na obstrução das pequenas vias aéreas, resultando em um aumento do aprisionamento aéreo e desbalanço na ventilação/perfusão. Normalmente, acompanha-se de aumento da tosse e/ou volume de expectoração, que habitualmente apresenta alteração de sua coloração (amarelada ou esverdeada) ou viscosidade. Portanto, o quadro clínico presuntivo tem como base a piora do *status* respiratório do paciente portador de DPOC.

ETIOLOGIA

As principais causas de exacerbação da DPOC são as infecções virais ou bacterianas, poluição atmosférica e fatores alérgicos. A infecção das vias aéreas inferiores é a causa mais frequente, responsável pela exacerbação aguda episódica, cuja consequência é o aumento da inflamação brônquica e sistêmica.

Os agentes etiológicos envolvidos são os mesmos citados como causadores das infecções brônquicas agudas (Tabela 20.5.1). Em contraste com as vias aéreas inferiores, estéreis nos indivíduos saudáveis, no paciente portador de DPOC clinicamente estável, a presença de agentes agressores é demonstrável na cultura de material brônquico em 25 a 50% dos casos. Estimou-se que a incidência das viroses varie de 18 a 41% do total de exacerbações; o rinovírus apresentou-se como o agente mais frequente detectado pela combinação de cultura, testes sorológicos e PCR. Um trabalho realizado durante três invernos sucessivos em dois serviços de emergência britânicos demonstrou 109/304 (35%) de detecção viral em exacerbações de DPOC, sendo o rinovírus/enterovírus os mais frequentes.

As bactérias podem atuar como causa primária da exacerbação ou agir como invasores secundários após a infecção viral ou vice-versa. As exacerbações causadas pela combinação de vírus e bactérias são mais graves e associadas com maior elevação dos níveis dos marcadores inflamatórios. Caso o paciente possua critérios clínicos cujos sintomas são compatíveis com a exacerbação aguda, e houver o crescimen-

to bacteriano a partir da amostra de secreção colhida de maneira adequada, é razoável admitir o patógeno como causa da exacerbação aguda.

Dentre os agentes bacterianos, destacam-se o *Haemophilus influenzae* não encapsulado, o *Streptococcus pneumoniae* e a *Moraxella catarrhalis* como organismos cuja colonização das vias respiratórias superiores e inferiores são frequentes nesses pacientes. Dentre estes, o *H. influenzae* é considerado o principal agente etiológico nas exacerbações agudas (20 a 30%), enquanto o *S. pneumoniae* apresenta papel secundário (10 a 15%), inversamente ao descrito nos casos de pneumonia.

Os sinais e sintomas das exacerbações provocadas pelo *M. catarrhalis* são indistinguíveis de outros agentes, como o *S. pneumoniae*, *Chlamydia pneumoniae* e *Mycoplama pneumoniae*. Estes últimos ocorrem mais frequentemente nas traqueobronquites agudas. O risco de infecção pela *Legionella pneumophila* em fumantes é maior, provavelmente em razão da suscetibilidade aumentada pela diminuição da resposta dos macrófagos. Existe correlação entre o estádio da DPOC, o uso prévio de antibióticos e o agente etiológico causador da exacerbação aguda. À medida que a doença se agrava, agentes bacterianos com maior poder de resistência antimicrobiana passam a ser os responsáveis pela fase aguda. Alguns estudos mostram que em pacientes com DPOC leve, o pneumococo e outros cocos Gram-positivos são as bactérias mais frequentes. Nos pacientes com estádio mais avançado, no entanto, aumenta a presença de *H. influenzae*, *M. catarrhalis* e enterobacteriaceas. A infecção por *Pseudomonas aeruginosa* também desempenha papel importante como fator causal da exacerbação respiratória aguda nos usuários crônicos de corticosteroides e doença pulmonar avançada. A colonização das vias aéreas inferiores por fungos ocorre com frequência neste último grupo.

PATOGÊNESE

O tabagismo é o principal fator de risco da DPOC, entretanto, é necessário considerar outros fatores em sua gênese, como poluição ambiental, fatores ocupacionais e predisposição familiar que podem amplificar os efeitos do tabagismo ou serem causa isolada da doença. A inflamação nas vias aéreas é o principal mecanismo de DPOC. Aparentemente, existe uma resposta inflamatória exacerbada a irritantes respiratórios nos pacientes com DPOC.

Os principais mecanismos envolvidos na patogênese da DPOC estão sumarizados na publicação Global Initiative for Chronic Obstructive Lung Disease (GOLD):

- *stress* oxidativo exacerbado;
- desbalanço protease-antiprotease;
- afluxo de células inflamatórias;
- mediadores inflamatórios;
- fibrose peribronquiolar e intersticial.

A infecção é causa frequente de exacerbação aguda da doença. A infiltração das células inflamatórias causa liberação de enzimas proteolíticas, afluxo de células inflamatórias e liberação de citocinas e fatores de crescimento. A liberação de enzimas tem papel importante na lesão epitelial e, consequentemente, na produção e qualidade do muco e na redução do batimento ciliar. Assim, sua ação depuradora na defesa das vias aéreas torna-se prejudicada pela redução na frequência dos batimentos ciliares e pelas alterações nas propriedades das secreções brônquicas, causadas pelos agentes agressores e, consequentemente, a colonização bacteriana.

O muco alterado e em excesso torna-se um rico meio de cultura para bactérias, e a redução da efetividade do seu transporte favorece a proliferação de micro-organismos. Por esses motivos, as secreções dos pacientes com DPOC frequentemente contêm muitas bactérias. É provável que a presença bacteriana na árvore brônquica promova a estimulação contínua da inflamação e seja responsável pelas frequentes exacerbações observadas nessa entidade. A proliferação bacteriana na árvore brônquica é suficiente para a progressiva piora da DPOC em qualquer estádio da doença. A colonização da árvore traqueobrônquica é, por si só, problema significativo, tanto em relação à cronicidade quanto à gravidade da DPOC. O resultado de sucessivas infecções, poderá desencadear o desenvolvimento de fibrose e deformidades na árvore brônquica (bronquiolectasias e bronquiectasias).

QUADRO CLÍNICO

Na exacerbação aguda do paciente com DPOC por infecção, destaca-se o surgimento ou a piora da dispneia. A mudança da coloração e o aumento da tosse e expectoração, além de outros sintomas inespecíficos como cansaço excessivo, anorexia, mal-estar geral e, ocasionalmente, febre são comuns. O exame físico é variável, dependendo do grau de comprometimento basal do sistema respiratório, podendo ser normal ou, no outro extremo, apresentar sinais de franca insuficiência respiratória, como dispneia importante, cianose, agitação e confusão mental. O quadro infeccioso pode causar insuficiência cardíaca, com a presença de edema periférico nos pacientes portadores de DPOC avançada com hipertensão pulmonar.

DIAGNÓSTICO

O diagnóstico das exacerbações infecciosas na DPOC é, basicamente, clínico. A radiografia de tórax revela, na maioria dos casos, hiperinsuflação pulmonar ou acentuação de imagens lineares e, com frequência, não permite a caracterização do processo infeccioso.

À tomografia de tórax de alta resolução pode-se avaliar detalhadamente as vias aéreas que com frequência mostram paredes espessadas e dilatações, assim como pode-se detectar consolidações focais não visualizadas na radiografia simples. Em 40 casos de exacerbações de DPOC, a tomografia revelou aumento percentual da área de paredes brônquicas na fase aguda, assim como 60% de consolidações. A extensão das consolidações associou-se ao aumento de leucócitos e neutrófilos circulantes.

O hemograma geralmente não é de grande auxílio, mesmo na ocorrência de infecção bacteriana. Níveis elevados de proteína C-reativa são indicativos de infecção bacteriana. A gasometria arterial auxilia na determinação da gravidade do comprometimento funcional, especialmente quando a hiper-

capnia estiver presente no quadro agudo. O eletrocardiograma e a ecocardiografia são muito úteis na detecção de arritmias, na avaliação da função ventricular e, em casos avançados da doença, na avaliação indireta da pressão arterial pulmonar. O exame de escarro na detecção do agente é questionável em virtude da contaminação pela flora bacteriana orofaríngea, porém achados consistentes de uma mesma bactéria em exames repetidos, com bom material, podem ser úteis na condução clínica do caso. É importante no diagnóstico de exclusão de tuberculose pulmonar.

Os principais diagnósticos diferenciais são asma, bronquiectasias, tuberculose, insuficiência cardíaca, tromboembolismo pulmonar, bronquiolites, pneumopatias intersticiais, pneumotórax, aspiração digestiva recorrente, neoplasia, mucoviscidose do adulto, discinesia ciliar, linfangioleiomiomatose e pneumopatias em indivíduos portadores de imunodeficiência adquirida. É importante salientar que algumas dessas doenças podem aparecer conjuntamente no paciente portador de DPOC.

TRATAMENTO

Os pacientes com exacerbação aguda da DPOC devem receber tratamento multimodal, que envolve o uso de antibióticos, corticoides, broncodilatadores e fisioterapia respiratória. De acordo com a gravidade crescente, pode-se fazer necessária oxigenioterapia e ventilação mecânica não invasiva ou invasiva.

Nos pacientes portadores de DPOC sem fatores de risco adicionais cujos sintomas são leves, preconiza-se o controle do sintoma principal com observação nas primeiras 48 a 72 horas, por exemplo, com o uso/aumento dos broncodilatadores. Entretanto, na persistência dos sintomas e nas exacerbações com piora do *status* clínico, com aparecimento de dois ou três sintomas principais (aumento da dispneia e/ou volume e/ou coloração esverdeada da secreção), o uso do antibiótico está indicado.

Antibióticos

O tratamento antibiótico está baseado na probabilidade da etiologia bacteriana da exacerbação, na gravidade da DPOC e nos padrões de resistência aos antibióticos na comunidade.

Em casos de exacerbações que não requerem internação hospitalar, a utilização de um dos seguintes fármacos, como amoxacilina, azitromicina, claritromicina, doxiciclina e cefuroxime, são escolhas indicadas. Lembrar-se que a maioria das cepas de *M. catharralis* são produtoras de β-lactamase e o *S. pneumoniae* apresenta resistência frequente à penicilina.

Pacientes com DPOC com um ou mais fatores de risco, portadores de comorbidades graves (cardiopatias), mais de três exacerbações durante o ano anterior, uso frequente de corticosteroides e VEF1 menor que 50% constituem um grupo de maior gravidade, em que é sugerido a introdução de antibióticos com maior ação bactericida. A adição de um segundo antibiótico da família das quinolonas, levofloxacina, moxifloxacino ou gatifloxacina é indicada. Pacientes com DPOC avançada e exacerbações frequentes apresentam chances aumentadas de colonização por bactérias resistentes e bactérias Gram-negativas, incluindo a *P. aeruginosa*. Nesses casos, é importante solicitar investigação bacteriológica com cultura e considerar a utilização de ciprofloxacina.

Como regra, o emprego dos antibióticos, como a tetraciclina, ampicilina ou sulfametoxazol-trimetoprin são considerados pouco eficazes no tratamento das infecções pelo *S. pneumoniae*, *H. influenzae* e *M. catarrhalis*, principais responsáveis pela exacerbação aguda da DPOC. A azitromicina não é superior à amoxacilina ou à amoxacilina-clavulanato como tratamento empírico da exacerbação aguda de DPOC.

A duração da antibioticoterapia deve ser de 7 a 10 dias. A escolha do antibiótico deve se embasar no perfil local dos agentes e nas respectivas sensibilidades. Nos pacientes de ambulatório, o uso adequado de antibióticos diminui a falência ao tratamento e a necessidade de posterior hospitalização. Caso tenha sido utilizado recentemente algum antibiótico (prazo inferior a 3 meses), deve-se escolher outra classe no tratamento subsequente.

Corticoides

O uso de corticoides orais por períodos não superiores a 14 dias em pacientes ambulatoriais com exacerbação melhora a função pulmonar e diminui a taxa de hospitalizações. Entretanto, não modifica as taxas de falência de tratamento ou mortalidade. Recomendação semelhante é feita para pacientes hospitalizados que podem receber medicação oral. O uso de corticoides orais em comparação aos sistêmicos provou ter eficácia similar e menos efeitos colaterais nesses pacientes. Aparentemente, pacientes exacerbadores com eosinofilia superior a 2% são os que mais se beneficiam do uso de corticoides.

É de fundamental importância o abandono do vício de fumar, mesmo em fases adiantadas da doença, assim como evitar exposições ocupacionais/ambientais agressoras. Essas orientações podem reduzir a perda acelerada da função pulmonar. Os benefícios são muitos, e os principais sintomas, como a redução na produção de secreção e da tosse, ocorrem após a interrupção do tabagismo. Em todas as consultas o tema deverá ser abordado e estabelecido um plano de ação contra a exposição ao tabaco ativo e passivo.

É importante identificar precocemente os pacientes que necessitarão de atendimento hospitalar como aqueles que apresentam fadiga dos músculos respiratórios, estado mental alterado, hipoxemia ou hipercapnia graves, necessidade de ventilação assistida (invasiva ou não) e descompensação cardíaca. A oxigenoterapia é o principal tratamento para pacientes hipoxêmicos.

Os fatores que podem induzir ao risco maior de falência no tratamento da exacerbação da DPOC são dispneia grave, uso de oxigênio domiciliar, várias intercorrências anteriores nos últimos 3 meses, mais de quatro exacerbações no ano anterior, uso de esteroides sistêmicos e internações prévias (evidência níveis II e III). Os programas de reabilitação respiratória são de extrema importância na redução do risco de exacerbações.

PROGNÓSTICO

A intervenção apropriada com o uso de medicamentos, educação dos pacientes e seus familiares, fisioterapia e reabilitação por grupo multidisciplinar de profissionais pode desacelerar a progressão da DPOC. Os objetivos fundamentais do tratamento são: atingir a melhora ou remissão dos sintomas, melhora na qualidade de vida, redução do risco de hospitalização, manutenção da função pulmonar e redução da mortalidade. Entretanto, nem sempre a remissão dos sintomas com o tratamento das exacerbações agudas é acompanhada pela erradicação completa dos patógenos.

A redução das exacerbações dos quadros infecciosos pode ser obtida com a utilização de vacinas, como a antipneumocócica e a anti-influenza. Em recente estudo ecológico de séries temporais de mortalidade em idosos no Brasil, notou-se uma diminuição da taxa de mortalidade por doenças respiratórias selecionadas entre homens e mulheres, após a introdução do esquema vacinal contra a influenza, sugerindo um reflexo positivo no quadro de mortalidade, obtido por meio da prevenção específica.

O uso profilático de antibióticos em DPOC pode estar indicado em casos de presença de exacerbações frequentes. A terapia prolongada com eritromicina em pacientes com exacerbações frequentes e/ou oxigenioterapia domiciliar por 12 meses foi associada com redução significativa de exacerbações em pacientes portadores de DPOC moderada e grave. No entanto, essas terapias podem ser responsáveis pelo aparecimento de cepas resistentes.

BIBLIOGRAFIA SUGERIDA

Aabenhus R, Jensen JU, Jørgensen KJ, Hróbjartsson A, Bjerrum L. Biomarkers as point-of-care tests to guide prescription of antibiotics in patients with acute respiratory infections in primary care. Cochrane Database Syst Rev. 2014;(11):CD010130.

Albert RK, Connett J, Bailey WC, Casaburi R, Cooper JA Jr, Criner GJ et al. Azithromycin for prevention of exacerbations of COPD. N Engl J Med. 2011;365(8):689-98.

Anthonisen NR, Manfreda J et al. Antibiotic therapy in exacerbations of chronic obstructive pulmonary disease. Annals of Internal Medicine. 1987;106:196-204.

Brasil. Ministério da Saúde. Secretaria de Políticas de Saúde. Departamento de Atenção Básica. Doenças respiratórias crônicas. Cadernos de Atenção Básica. n. 25. Brasília: Ministério da Saúde; 2010.

Butler CC, Kelly MJ, Hood K et al. Antibiotic prescribing for discoloured sputum in acute cough/lower respiratory tract infection. Eur Respir J. 2011;38(1):119-25.

Center for Diseases Control. Disponível em: www.cdc.gov/mmwr/preview/mmwrhtml/su6304a2.htm#tab2. Acesso em: 09 mar. 2019.

Cheng T, Huan H, Cheng Q et al. Computed tomography manifestation of acute exacerbation of chronic obstructive pulmonary disease: A pilot study. Exp Therap Med 2016;11: 519-29.

Clark TW, Medina MJ, Batham S, Curran MD, Parmar S, Nicholson KG. Adults hospitalised with acute respiratory illness rarely have detectable bacteria in the absence of COPD or pneumonia; viral infection predominates in a large prospective UK sample. J Infect. 2014;69(5):507-15.

DATASUS. Disponível em: http://tabnet.datasus.gov.br/cgi/idb2012/matriz.htm. Acesso em: 13 mar. 2019.

Fernandes FLA, Cukier A, Camelier AA, Fritscher CC, Costa CHD, Pereira EDB et al. Recommendations for the pharmacological treatment of COPD: questions and answers. J Bras Pneumol. 2017;43(4):290-301.

Francisco PMSB, Donalisio MRC, Lattorre RDO. Impacto da vacinação contra influenza na mortalidade por doenças respiratórias em idosos. Rev Saúde Pública. 2005;39:75-81.

Initiative for chronic obstructive lung disease (GOLD). Global strategy for the diagnosis, management and prevention of chronic obstructive pulmonary disease: 2019 report. Disponível em: www.goldcopd.org. Acesso em: 12 mar. 2019.

Kinkade s, Long NA. Acute bronchitis. Am Fam Physician 2016;94:560-65.

Miravilles M, Mostow SR, Cate TR, Ruben FL. Prevention of influenza and pneumonia. Am Rev Respir Dis. 1990;142:487-88.

Panpanich R, Lerttrakarnnon P, Laopaiboon M. Azythromicin for acute lower respiratory tract infections. Cochrane Database Syst. 2004 Oct;18;(4).

Sethi S, Murphy TF. Infections in the pathogenesis and course of Chronic Obstrutive Pulmonary Disease. N Engl J Med. 2008;359(22):2355-65.

Smith SM, Fahey T, Smucny J, Becker LA. Antibiotics for acute bronchitis. Cochrane Database Syst Rev. 2014;(3):CD000245.

Wedzicha JA ERS Co-Chair, Miravitlles M, Hurst JR, Calverley PM, Albert RK, Anzueto A, Criner GJ, Papi A, Rabe KF, Rigau D, Sliwinski P, Tonia T, Vestbo J, Wilson KC, Krishnan JA ATS Co-Chair. Management of COPD exacerbations: a European Respiratory Society/American Thoracic Society guideline. Eur Respir J. 2017 Mar 15;49(3).

Wenzel RP, Fowler AA. Acute Bronchitis. N Engl J Med. 2006;355(20):2125-9.

21

Neuroviroses

Hélio Rodrigues Gomes
Luís dos Ramos Machado
Germana Titoneli dos Santos
Leandro Lucatto

INTRODUÇÃO E DEFINIÇÕES

O sistema nervoso (SN) pode ser acometido por doenças infecciosas causadas não apenas por vírus, mas também por bactérias, fungos, parasitas e outros agentes. Além disso, algumas vezes é muito difícil distinguir, clínica e laboratorialmente, processos infecciosos de processos inflamatórios do SN, nos quais não existe ou não é possível identificar agente etiológico.

As infecções mais frequentes no SN são as meningites virais, habitualmente confundidas com as meningites assépticas que são aquelas em que não é possível estabelecer o diagnóstico de infecção bacteriana por meio do exame de líquido cefalorraquidiano (LCR). Sendo assim, meningites assépticas podem incluir:

a) Em sentido mais estrito, as meningites virais, as inflamatórias, aquelas relacionadas à presença de células neoplásicas nas meninges e aquelas induzidas por drogas.

b) Em sentido mais amplo, além dessas, também a neurotuberculose, as meningites fúngicas e as neuroparasitoses.

Entretanto, entre as infecções mais graves do SN estão as encefalites ou meningoencefalites e as mielites, nas quais, além das meninges, há também acometimento do tecido nervoso subjacente.

Neste capítulo, serão consideradas apenas as infecções do SN causadas por vírus.

Frequentemente, é difícil estabelecer o diagnóstico diferencial entre os diversos processos infecciosos virais que acometem o SN.

São imprescindíveis uma anamnese adequada e um exame físico cuidadoso, incluindo, além do SN, o conjunto de órgãos e sistemas. Na maioria das vezes, é possível detectar uma porta de entrada do agente infeccioso ou determinar o acometimento concomitante de outras estruturas orgânicas. Isso, frequentemente, é fundamental para sugerir a etiologia mais provável.

As meningites infecciosas, como as não infecciosas, podem acometer o doente tanto em episódios esporádicos ou isolados como em episódios repetidos ao longo da vida (meningites recorrentes).

Estima-se que, entre as meningites virais, por exemplo, o diagnóstico etiológico seja possível apenas em cerca de 10 a 20% dos casos.

MENINGITES INFECCIOSAS

Podem resultar de: (1) processo infeccioso que acomete diretamente as meninges; (2) processo infeccioso que acomete secundariamente as meninges, seja por contiguidade, seja pela corrente sanguínea (Tabelas 21.1 e 21.2).

As infecções virais do SN podem apresentar dois tipos de manifestações clínicas: (a) as meningites; (b) as encefalites ou meningoencefalites (Figura 21.1).

As meningites ou meningoencefalites mais frequentes e aquelas clinicamente mais importantes estão relacionadas na Tabela 21.3, em que também se incluem as arboviroses do Estado de São Paulo.

A maioria dos quadros infecciosos virais do SN pode acometer as meninges, o encéfalo e as raízes nervosas, com participação em graus diferentes de cada uma dessas estruturas no perfil total segundo o agente etiológico e respeitando as características pessoais do paciente.

TABELA 21.1 Meningites infecciosas diretas.

	Meningites agudas	Meningites crônicas

Bactérias	Meningococos
	Pneumococos
	Hemófilos
	Estreptococos do grupo B
	Listeria (diabetes, abuso de álcool, idade avançada, imunodepressão)
	Estafilococos (cateteres, *shunts*, trauma, endocardites, neurocirurgia)
	Proteus, Pseudomonas, Serratia, Flaviobaccterium (respiradores artificiais,
	   infecções hospitalares)
	Bacilos Gram-negativos (trauma, neurocirurgia, sepse, ruptura de
	   abscessos, imunodepressão)
	Anaeróbios (ruptura de abscessos ou coleções)
		Bacterianas parcialmente tratadas
		Tuberculose
		Nocardiose
		Brucelose
		Tuberculose
		Espiroquetas (sífilis, borreliose, leptospirose)
		Bartonelose
		Clamídia
		Doença de Wipple
		Listeriose

Vírus	Enterovírus Arbovírus Herpes-vírus (HSV-1, HSV-2, VVZ, CMV, EBV) Caxumba Coriomeningite linfocitária (raramente) HIV Miscelânea (influenza, parainfluenza, sarampo, rotavírus, coronavírus, vírus da encefalomiocardite, parvovírus)	Herpes-vírus (raramente; discutível) HTLV-1
Fungos	Raras; predominam em imunodeprimidos (aspergilose, mucormicose, pseudoalesqueriose)	Criptococose Candidíase Aspergilose Histoplasmose Paracoccidioidomicose Mucormicose Pseudoalesqueriose
Parasitas	Amebas *strongyloides*	Toxoplasmose Cisticercose Esquistossomose Cenurose Acantamebíase Angilostrongiloidíase
Miscelânea	Riquétsia Erlichiose Micoplasma	

TABELA 21.2 Meningites infecciosas indiretas.

Infecciosas indiretas	Local antigênico primário
Focos parameníngeos: Bactérias, fungos	Seios da face Mastoide Focos dentários Celulite orbitária Abscessos epidurais Cistos dermoides
Focos cardíacos: Bactérias	Endocardites bacterianas
Focos pulmonares: Bactérias, micobactérias, fungos, micoplasma	Pneumonias Abscessos pulmonares Granulomas
Focos cutâneos: Bactérias, fungos	Úlceras Abscessos cutâneos
Focos digestivos: Vírus, fungos, bactérias	Placas intestinais Colecistites e pancreatites Pólipos e divertículos

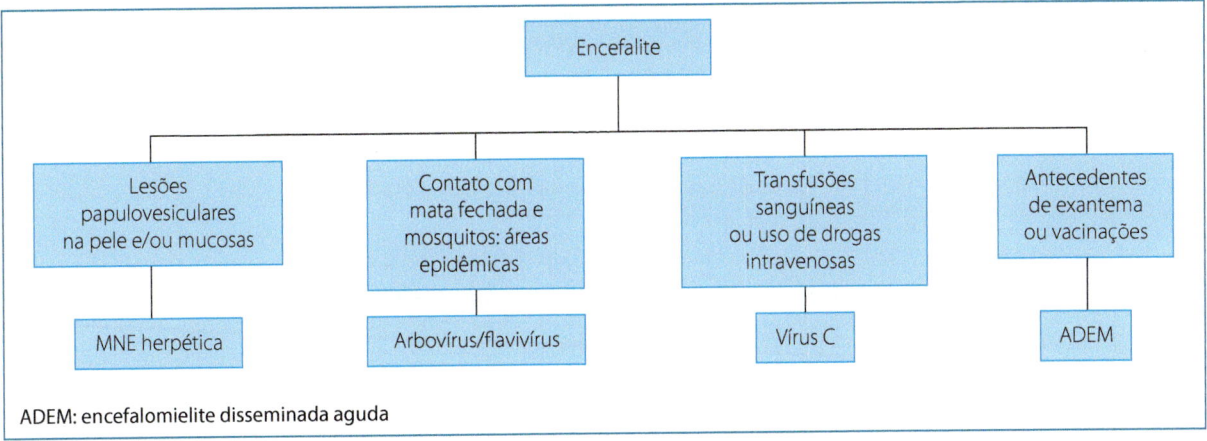

ADEM: encefalomielite disseminada aguda

FIGURA 21.1 Epidemiologia das encefalites.

TABELA 21.3 Meningites e meningoencefalites infecciosas.		
Grupo	**Agente etiológico**	
Herpes-vírus	HSV-1 HSV-2 (sobretudo em recém-nascidos) VVZ (encefalite rara em imunocompetentes) CMV (raro em imunocompetentes) EBV (raro)	
Arbovírus	La Crosse St. Louis Japonesa-B Equina do Leste	Equina do Oeste Equina venezuelana Dengue West Nile
Arbovírus do estado de São Paulo	Anhembi Bertioga Boraceia Bruconha Cananeia Caraparu Cotia Dengue Enseada Equina do Leste Equina do Oeste Equina venezuelana Febre amarela Guaratuba	Icoaraó Iguape Ilhéus Itimirim Maguari Manzanilla Melao Mirin Mucambo Myeomyia Rocio St. Louis Tacaiuma Tensaw Turfock
Outros vírus	Caxumba Raiva	
Infecções transmitidas por carrapatos (*tickborne*)	Riquétsia – febre maculosa Neuroborreliose (Lyme)	

VVZ: vírus da varicela-zóster; CMV: citomegalovírus; EBV: vírus Epstein-Barr; HSV: herpes-vírus simples.

Entretanto, alguns agentes etiológicos afetam quase exclusivamente uma ou outra dessas estruturas, ocasionando manifestações clínicas polares: meningites praticamente puras; encefalites virtualmente sem manifestações meníngeas; e quadros radiculares quase sem outros comemorativos clíni-cos. Exemplo clássico é o que ocorre em pacientes com neoplasias graves em que o quadro de dor radicular intensa e, muitas vezes, de tratamento extremamente difícil é interpretado como decorrente da própria neoplasia; em geral, esse quadro radicular é causado por infecção oportunista pelo CMV. Nesses casos, frequentemente, o médico assistente não valoriza as reações imunológicas específicas realizadas no exame de LCR com resultado positivo.

As meningites agudas caracterizam-se pela presença das três síndromes clássicas:

1. a toxêmica;
2. a de hipertensão intracraniana (SHIC);
3. a de irritação meníngea.

Deve ser realçado que a síndrome toxêmica é menos dramática nas meningites assépticas virais e raramente observada nas meningites não infecciosas.

A SHIC que acontece nas meningites assépticas agudas tem etiologia semelhante àquela observada nas meningites bacterianas. Entretanto, habitualmente, é menos intensa.

A síndrome de irritação meníngea apresenta também características semelhantes àquelas descritas para as meningites bacterianas agudas, embora geralmente menos acentuadas.

Um dos complicadores mais frequentes no diagnóstico das encefalites e das meningoencefalites é a dificuldade do médico em distinguir uma encefalopatia de uma encefalite (Quadro 21.1 e Figura 21.2). Encefalopatia é uma alteração do nível de consciência que dura, pelo menos, 24 horas e que inclui letargia, irritabilidade extrema e alterações de personalidade ou de comportamento. Paciente com encefalite é aquele que apresenta encefalopatia acompanhada de duas ou mais das seguintes alterações:

- febre maior ou igual a 37,5 graus centígrados;
- convulsão recente;
- sinais de localização ao exame neurológico;
- pleocitose no LCR (mais de cinco células);
- alterações sugestivas ao exame de neuroimagem – tomografia computadorizada (TC) ou ressonância magnética (RM) (Figura 21.3).

QUADRO 21.1 Errando o diagnóstico de encefalite.

Atribuir erroneamente a febre e a confusão mental do paciente a uma infecção do trato urinário ou a uma infecção pulmonar, sem evidência convincente para tanto.

Ser incapaz de perceber que o paciente tem uma doença febril apenas porque ele não tinha febre à admissão.

Ignorar a queixa dos acompanhantes que dizem que o paciente "não está muito bem"(sonolento, letárgico) só porque o Glasgow é grau 15 (a escala de coma de Glasgow é uma ferramenta bastante grosseira).

Atribuir erroneamente a alteração de consciência ao uso de drogas ou álcool, sem evidência convincente.

Falhar ao não investigar adequadamente um paciente com febre e convulsão que depois das quais não recobrou a consciência.

Falhar ao não coletar exame de LCR quando não havia contraindicação.

Fonte: Adaptado de Solomon T et al., 2007.

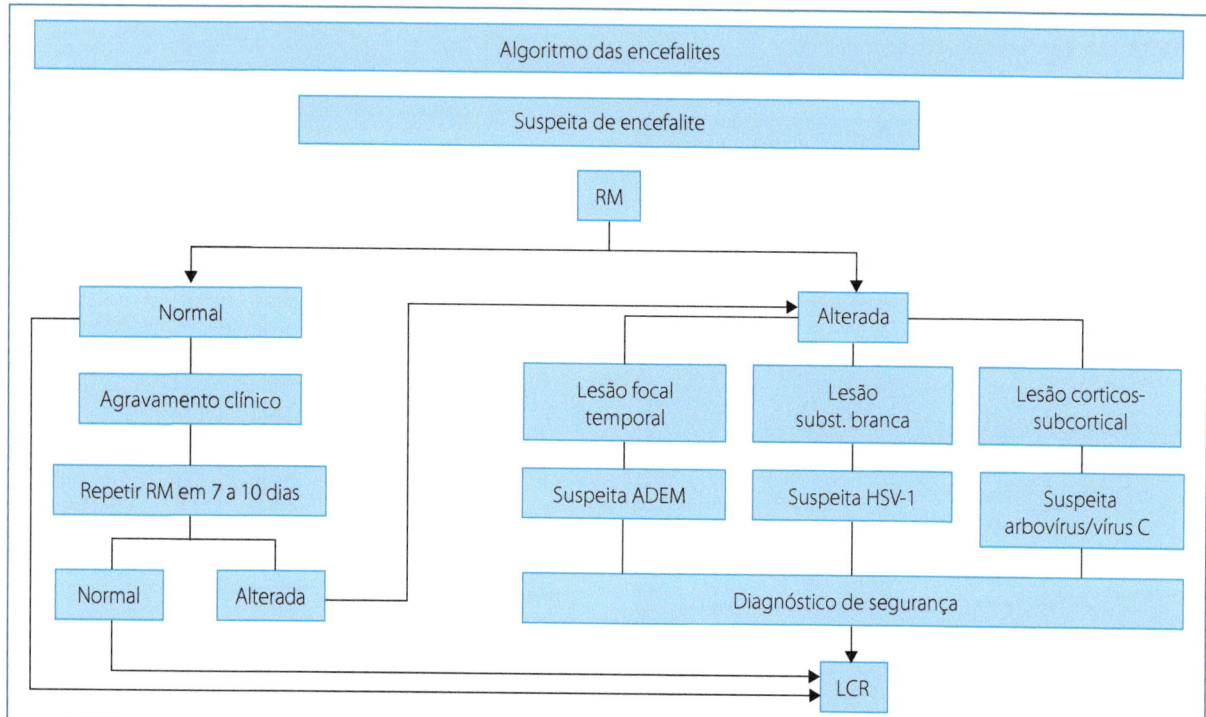

FIGURA 21.2 Algoritmo de investigação das encefalites.

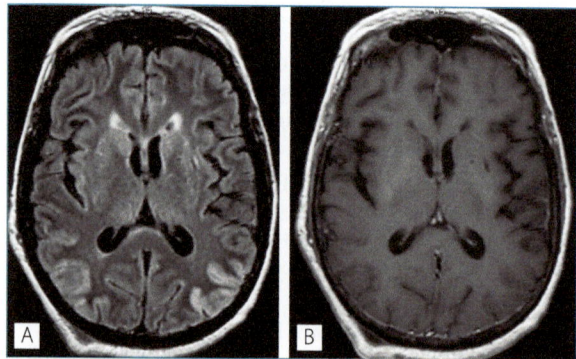

FIGURA 21.3 Encefalite viral em paciente transplantado renal. Ressonância magnética. Imagem axial utilizando a técnica Flair – *fluid-attenuated inversion recovery*. (A) demonstra hipersinal na substância cinzenta, especialmente na cortical parieto-occipital, mais evidente à esquerda. Não há realce apreciável na imagem correspondente pesada em T1 pós-contraste (B).

A confirmação diagnóstica das meningites assépticas é feita por exames complementares:

1. O exame de LCR é imprescindível para o diagnóstico etiológico das meningites assépticas; seus riscos, desde que indicado corretamente, são virtualmente nulos.

2. Os exames de neuroimagem têm pouco valor na fase aguda do diagnóstico das meningites assépticas puras. Entretanto, havendo sinais de localização, sinais de acometimento meningoencefalítico ou suspeita de neoplasia do SN, os exames de imagem (TC e RM) são obrigatórios e devem preceder o exame de LCR.

3. Devem ser solicitados rotineiramente exames laboratoriais capazes de caracterizar a vigência de processos infecciosos e/ou inflamatórios sistêmicos.

Elemento crucial para determinar se há acometimento encefalítico ou não é a atividade de adenosino-deaminase (ADA). Essa enzima aumenta em todos os processos em que haja acometimento inflamatório do parênquima cerebral mediado por células T. Isso ocorre em neurotuberculose, neuromicoses, meningoencefalite herpética, ou mesmo em alguns tipos de linfomas. Não é possível estabelecer, no LCR, relação entre o valor numérico de ADA e maior ou menor valor preditivo para nenhuma dessas doenças.

A fisiopatologia, as manifestações clínicas e os exames auxiliares mais importantes nas meningites virais e na meningoencefalite herpética constam da Tabela 21.4.

ENTEROVÍRUS

Os enterovírus coxsackievírus A e B, echovírus (*enteric cytopathogenic human orphan viruses*), enterovírus e poliovírus predominam na estação mais quente, apesar de haver casos esporádicos durante todo o ano. Embora possam infectar todos os tecidos do corpo, alguns desses vírus apresentam tropismo particular, como o coxsackie B para o coração. Frequentemente, um mesmo sorotipo pode ser responsável por quadros totalmente diferentes em pessoas de uma mesma família e diferentes sorotipos podem também determinar uma síndrome clínica muito semelhante. Desse modo, a identificação de um enterovírus específico tem importância maior do ponto de vista epidemiológico e de saúde pública do que do ponto de vista clínico.

Os enterovírus mais frequentes no Brasil pertencem ao grupo dos vírus coxsackie A e B. Apresentam elevada prevalência em crianças na idade pré-escolar e têm caráter endêmico em algumas regiões do Brasil, particularmente a Sudeste.

Os enterovírus são as causas mais frequentes de meningites ditas assépticas agudas. Elas podem causar toxemia importante, *rash* cutâneo e sinais de irritação meníngea, sendo difícil, por vezes, distingui-las das meningites bacterianas que costumam acometer as crianças dessa faixa etária. O exame de LCR, que permite o diagnóstico etiológico, costuma apresentar:

1. Pleocitose, geralmente abaixo de 500 células/mm³.

2. Predomínio neutrofílico, por vezes chegando a mais de 90% do perfil citomorfológico.

3. Teor de proteínas normal ou discretamente aumentado.

4. Glicorraquia e dosagem de lactato normais ou no limite dos valores de referência.

5. ADA sem alterações significativas.

6. Perfil eletroforético das proteínas normal.

7. Exames bacterioscópico, micológico e micobacteriológico diretos negativos. Repetindo o exame de LCR 24 horas depois, verifica-se diminuição drástica do percentual de neutrófilos, apesar de eventual aumento na contagem global de células, por vezes bastante expressivo, mantendo-se em níveis semelhantes aos das outras variáveis do exame. Essa característica afasta virtualmente o diagnóstico de meningite bacteriana.

Existe a reação em cadeia por polimerase (PCR) para enterovírus disponível para comercialização e adequadamente padronizada para a população brasileira. Entretanto, o caráter habitualmente benigno e autolimitado dessas meningites torna a PCR uma reação pouco solicitada e de restrito interesse prático, a não ser em casos de acometimento encefalítico associado ou em estudos epidemiológicos ou acadêmicos.

HERPES-VÍRUS

Após o período de infecção clínica, os herpes-vírus entram em fase latente durante a qual permanecem quiescentes, não têm potencial patogênico e seu diagnóstico específico pode ser difícil. Essa característica de alternância entre forma ativa e quiescente garante a tal grupo de vírus a capacidade de permanecer no organismo infectado por longos períodos e dificulta muito sua eliminação definitiva.

Os herpes-vírus que infectam o ser humano são:

1. **a-herpes-vírus:** herpes-vírus simples tipo 1 (HSV-1), o tipo 2 (HSV-2) e o vírus da varicela-zóster (VVZ), que permanecem latentes nos nervos ou nos gânglios sensitivos.

2. **b-herpes-vírus:** o da inclusão citomegálica (CMV), herpes-vírus humano (HHV)-6 e o HHV-7, que, acredita-se, permanecem latentes em linfócitos T.

3. **g-herpes-vírus:** o Epstein-Barr (EBV) e o HHV-8 que permanecem latentes em linfócitos B. Os mais frequentes são: HSV-1, HSV-2, VVZ, CMV, EBV (Tabelas 21.5 e 21.6).

TABELA 21.4 Fisiopatologia, manifestações clínicas e exames auxiliares mais importantes nas meningites virais e na meningoencefalite herpética.

Tipo de infecção	Fisiopatologia	Manifestações clínicas	Exames indicados
Meningites virais agudas	Inflamação das meninges. Bloqueio da reabsorção do LCR pelo processo inflamatório. Sem edema cerebral.	Síndrome de hipertensão intracraniana de tipo comunicante. Síndrome toxêmica. Síndrome de irritação meníngea. Sem sinais de localização. Manifestações clínicas menos intensas do que nas meningites bacterianas.	LCR, mesmo na vigência de hipertensão intracraniana (hidrocefalia aguda comunicante): diagnóstico sindrômico (habitual) e/ou etiológico (HSV-2). TC/RM: não são indicadas.
Meningoencefalite herpética	Encefalite focal, predominando em lobos temporais (uni ou bilateral). Lesão necro-hemorrágica de tecido cerebral. Meningite associada, tipo viral. Presença de hemácias ou seus pigmentos no LCR. Edema cerebral localizado.	Semelhantes às da meningite viral. Alterações de comportamento. Crises convulsivas. Alterações de consciência (fase mais adiantada).	RM (1º exame): lesões do lobo temporal (necrose). EEG: atividade periódica. LCR (após imagem): PCR positivo para HSV-1 (1ª semana); anticorpos específicos (geralmente IgG) a partir da 2ª semana – diagnóstico de certeza.

LCR: líquido cefalorraquidiano; TC: tomografia computadorizada; RM: ressonância magnética; EEG: eletroencefalografia.

TABELA 21.5 Herpes-vírus que infectam o sistema nervoso.

Vírus	Características
Alfa herpes-vírus	Forma latente nos nervos
Herpes-vírus simples tipo 1	Transmitido principalmente pela mucosa oral
Herpes-vírus simples tipo 2	Transmitido principalmente por via genital
Vírus da varicela-zóster	Transmitido por gotículas de saliva
Beta herpes-vírus	Latência ocorre possivelmente em linfócitos T
Citomegalovírus	Retinite, encefalite, radiculite
Herpes-vírus humano 6	
Herpes-vírus humano 7	
Gama herpes-vírus	Latência ocorre em linfócitos B
Epstein-Barr vírus	Linfomas primários em imunodeprimidos
Herpes-vírus humano 8	Causa linfoma de Kaposi em pacientes HIV-positivos

Fonte: Adaptada de Solomon, 2009.

TABELA 21.6 Anticorpos específicos (IgG) no LCR em HSV-1, HSV-2 e VVZ.

Resultado	Interpretação
Falso-positivos	Passagem passiva a partir do soro. Doenças autoimunes (esclerose múltipla).
Mais de um positivo	Passagem passiva através da BHE. Coativação (antígenos semelhantes). Coinfecção (imunodeprimidos).
Falso-negativos	Fase inicial do quadro neurológico (primeiros 7 a 10 dias). Imunodepressão intensa.
BHE: barreira hematoencefálica.	

HERPES-VÍRUS SIMPLES 1 (HSV-1)

A primoinfecção humana pelo HSV-1 apresenta-se clinicamente como uma gengivoestomatite, que, de hábito, acontece na infância.

A partir da infecção da mucosa bucal, o vírus penetra nas ramificações periféricas do nervo trigêmeo, principalmente do ramo maxilar (segundo ramo) ou do mandibular (terceiro ramo) e desloca-se, no interior desse nervo, até o gânglio de Gasser, onde prolifera e entra em latência.

A reagudização acontece por efeito dos fatores desencadeantes, que são diferentes de pessoa para pessoa, entre os quais, os mais frequentes para o HSV-1 são imunodepressão, exposição excessiva à radiação ultravioleta (insolação), estresse, quadros infecciosos ou febris, traumas locais, atividade física vigorosa na vigência de hipoglicemia.

A reagudização do HSV-1 no gânglio de Gasser é seguida de migração das partículas virais: (a) no sentido centrífugo, para a periferia, causando o herpes labial ou, mais raramente, o oftálmico; (b) no sentido centrípeto, felizmente muito mais raro, acompanhando o trajeto central do V nervo e acometendo os seus ramos meníngeos.

Neste último caso, ocorre a meningoencefalite herpética: por contiguidade, o vírus passa dos ramos meníngeos para o lobo temporal (médio e inferior), para o córtex orbitofrontal e para o sistema límbico; mais raramente atinge o tronco cerebral, via núcleo do trato espinal do V nervo. Em cerca de um terço dos casos de meningoencefalite herpética, não são observadas lesões cutâneas concomitantes.

A meningoencefalite herpética é causada habitualmente pelo HSV-1; apenas em 6 a 15% dos casos, o agente etiológico é o HSV-2. Trata-se de quadro de instalação aguda, muito grave, que exige diagnóstico rápido e tratamento precoce.

O HSV-1 causa processo inflamatório agudo das meninges e do encéfalo, com lesões necro-hemorrágicas irreversíveis e que estão relacionadas, em grande parte, à reação inflamatória do hospedeiro contra o vírus e contra as células do SN infectadas por ele. O quadro clínico depende da extensão e da eloquência das áreas atingidas, com mortalidade estimada entre 60 e 70% dos casos não tratados. Por esse motivo, quando há suspeita diagnóstica consistente, deve ser introduzido empiricamente o tratamento específico, mesmo que, posteriormente, venha a ser identificado outro agente etiológico. Em grandes séries da literatura, apenas 10 a 20% dos pacientes com suspeita clínica e tratados com aciclovir correspondiam realmente à meningoencefalite herpética.

Em imunodeprimidos graves, não costumam aparecer as clássicas lesões necro-hemorrágicas. Em contrapartida, há numerosas células com inclusões virais e lesões neuronais disseminadas. A morte celular parece depender, ao menos em parte, de efeito tóxico direto do vírus sobre as células infectadas.

As principais manifestações clínicas na meningoencefalite pelo HSV-1 são: febre (89%); cefaleia (78%); alterações de consciência (96%); modificações de personalidade (61%); crises epilépticas (38%); disfasia (51%); hemiparesia (36%); papiledema (14%).

Em decorrência dessas manifestações clínicas, os exames de neuroimagem têm precedência absoluta (Figura 21.4). A TC e a RM evidenciam o envolvimento assimétrico, uni ou bilateral, dos lobos temporais e da superfície orbitária dos lobos frontais, que pode se estender para o córtex insular, con-

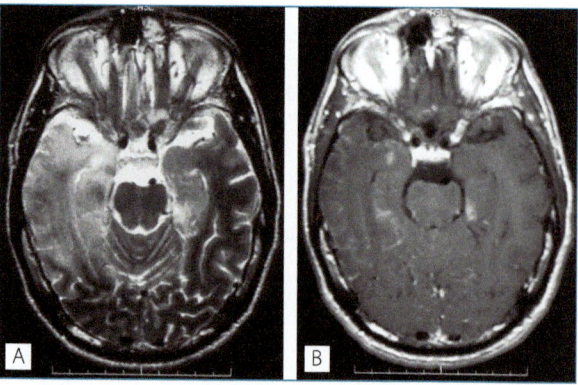

FIGURA 21.4 Encefalite herpética em paciente masculino de 47 anos. Ressonância magnética. Imagem axial pesada em T2. (A) Mostra o hipersinal corticossubcortical acometendo os lobos temporais, mais extenso à direita. Notar o acometimento temporal mesial, envolvendo os hipocampos. Há discreto realce leptomeníngeo na imagem correspondente pesada em T1 pós-contraste (B).

vexidade cerebral e córtex occipital. O giro do cíngulo pode ser comprometido mais tardiamente. A RM demonstra lesões nos lobos frontais e temporais em 70 a 80% dos casos. As sequências Flair (*fluid-attenuated inversion recovery*) e difusão são as mais sensíveis para a caracterização do acometimento. Focos subagudos de hemorragia e quebra da barreira hematoencefálica podem ser encontrados.

O exame de LCR é o mais importante para o diagnóstico etiológico, com excelente sensibilidade (> 95%) e especificidade (~ 100%). É atualmente considerado o padrão de referência, superando a própria biópsia cerebral.

O LCR mostra síndrome infecciosa com: (1) xantocromia discreta, relacionada ao processo necro-hemorrágico causado pelo vírus no SN; (2) pleocitose, geralmente abaixo de 500 células/mm³, com predomínio absoluto de linfomononucleares; (3) aumento discreto ou moderado do teor de proteínas (até 200 mg/dL); (4) glicorraquia normal ou discretamente diminuída; (5) lactato normal ou discretamente elevado; (6) ADA aumentada, sobretudo a partir do final da primeira semana; (7) globulinas-gama aumentadas, também a partir da primeira semana; (8) presença de anticorpos específicos; (9) PCR positivo para HSV-1.

Os anticorpos específicos costumam aparecer ou aumentar nitidamente seus títulos a partir do 10º dia de instalação da doença. Habitualmente, são anticorpos da classe IgG, por estarem relacionados à reativação de formas latentes do HSV-1. Apesar disso, sua demonstração no LCR tem valor diagnóstico definido. Raramente são detectados anticorpos da classe IgM, os quais, quando presentes, costumam aparecer mais tardiamente.

Alguns autores, pouco afeitos à interpretação de exames laboratoriais, atribuem escasso valor à detecção de anticorpos específicos pelo método de enzimaimunoensaio (Elisa). Argumentam que ocorrem, com frequência, reações positivas simultaneamente para mais de um dos herpes-vírus, o que é verdade. Isso acontece apesar de usados anticorpos monoclonais de elevada especificidade porque: (a) há componentes antigênicos comuns a toda a família dos herpes-vírus, tornando inevitável o achado de reações cruzadas; (b) apresentando todos eles o fenômeno de latência, os fatores de ativação de um deles costumam coativar os outros também. Entretanto, os valores dos índices de Elisa costumam ser significativamente mais elevados no vírus responsável pelo quadro infeccioso.

O ideal é a pesquisa de imunoprodução de anticorpos específicos no LCR (índice de Reiber e Felgenhauer). Para caracterizar a produção local de anticorpos específicos, utiliza-se o índice de anticorpos específicos (Reiber e Felgenhauer): (1) calcula-se o quociente de anticorpos específicos (p. ex., da classe IgG), dividindo-se o valor encontrado no LCR pelo valor encontrado no soro para o agente em estudo, sempre por método quantitativo (geralmente Elisa); pode ser utilizada a relação DO/*cut-off* ou valores expressos em unidades; (2) o quociente de imunoglobulinas inespecíficas (no exemplo em questão, a IgG) é calculado dividindo-se os valores registrados para o LCR (x100) por aqueles encontrados no soro, em mg/dL; (3) o índice de anticorpos específicos é obtido dividindo-se o quociente LCR/soro de anticorpos específicos pelo quociente LCR/soro de imunoglobulinas inespecíficas.

Em condições normais, a participação de anticorpos específicos no conjunto total de imunoglobulinas deve ocorrer em proporção semelhante no LCR e no soro. Nesse caso, a relação deveria ser aproximadamente de 1. De acordo com Reiber e Felgenhauer, valores do índice de anticorpos específicos acima de 1,5 sugerem vigência de infecção relacionada ao agente em questão localizada no interior do SN. Esse índice permite, quando positivo, excluir o viés da passagem de anticorpos específicos pela BHE, caracterizando a vigência de infecção no próprio SN. Diversos autores consideram que a positividade desse índice apresenta sensibilidade e especificidade comparáveis àquelas observadas para a reação de PCR.

A reação de PCR tem sensibilidade máxima nos primeiros dias da doença, decaindo progressivamente até o final da primeira semana, podendo persistir por 2 a 3 semanas. Isso acontece mesmo que não tenha sido instituído tratamento específico. O teste de PCR e a determinação de anticorpos específicos devem ser feitos simultaneamente por apresentarem caráter complementar e perfil evolutivo diferente. PCR negativo não exclui meningoencefalite herpética.

A presença de atividade periódica à eletroencefalografia na meningoencefalite herpética é elemento importante para o diagnóstico e, embora não apresente especificidade elevada, pode ser detectada em outros processos em que haja necrose de parênquima cerebral.

O tratamento deve ser feito com aciclovir, 10 mg/kg a cada 8 horas por via intravenosa, durante uma hora, com hidratação adequada, por 14 ou, de preferência, 21 dias. É essencial o controle da função renal.

HERPES-VÍRUS SIMPLES 2 (HSV-2)

O HSV-2, herpes genital, é uma doença sexualmente transmitida. Após a primoinfecção, migra pelos nervos da região lombossacra até os gânglios sensitivos regionais paravertebrais, onde prolifera e entra em latência.

A reagudização ocorre: (a) pelo ramo periférico do neurônio pseudounipolar dos gânglios sensitivos causando lesões vesiculares na região genital; (b) pelo ramo central desse mesmo neurônio causando meningites.

A infecção pelo HSV-2 costuma ser muito menos agressiva do que aquela observada pelo HSV-1. Causa, habitualmente, meningites com as características clássicas das meningites virais, muitas vezes com episódios recorrentes. Esse quadro é conhecido como meningite de Mollaret. Com frequência, aparecem dores radiculares na região lombossacra precedendo o quadro meningítico em um ou poucos dias.

Mais raramente, o HSV-2 pode acometer a medula lombossacra ou o cone medular causando mielites ou meningomielites. Ocasionalmente, o HSV-2 pode ser o responsável por meningoencefalites, sobretudo nos recém-nascidos. Nestes, a meningoencefalite herpética é devastadora e relaciona-se, em 90% das vezes, ao HSV-2.

Também no caso do HSV-2, pode faltar o quadro dermatológico clássico de erupções vesiculares na região genital em cerca de 30% dos casos.

Nos quadros meningíticos, o exame de LCR é muito semelhante àquele descrito para o HSV-1, excetuando-se a xantocromia (ausente) e os teores de ADA, habitualmente normais. Ocasionalmente, podem ser encontrados níveis de glicorraquia moderadamente baixos. O PCR para HSV-2 tem uso mais restrito em virtude da benignidade do quadro clínico. Sua indicação restringe-se a casos em que haja dúvida diagnóstica ou ocorra acometimento encefalítico.

VÍRUS DA VARICELA-ZÓSTER (VVZ)

Herpes-vírus de elevado potencial patogênico. Relaciona-se a quadros clínicos polimorfos, acometendo o encéfalo (encefalites focais, romboencefalite, vasculopatias), a medula (mielites transversas), os gânglios sensitivos (ganglionites) e as raízes sensitivas (radiculites geralmente muito dolorosas). Entretanto, com alguma frequência, pode ocasionar também quadros de meningite pura.

O VVZ costuma acometer pacientes na juventude ou, mais frequentemente, após os 50 anos de vida. É possível que os jovens acometidos por esse vírus não tenham obtido nível adequado de proteção quando vacinados. No caso dos idosos, que frequentemente tiveram o quadro clínico de varicela, acredita-se que haja, com o transcorrer dos anos, diminuição progressiva dos títulos de anticorpos específicos adquiridos por ocasião da primoinfecção. Quando esses títulos caem abaixo do nível de proteção, o paciente fica exposto ao ataque do vírus.

Os fatores desencadeantes para a reagudização pelo VVZ são semelhantes aos descritos para o HSV-1. Deve ser dada, entretanto, ênfase aos quadros de traumatismos locais e aos quadros psiquiátricos, principalmente à depressão. Não é infrequente o registro de exacerbação de radiculalgias intensas relacionáveis à exacerbação do VVZ após procedimentos cirúrgicos eletivos de coluna, sobretudo para correção de hérnias discais, realizados com técnica adequada e sem complicações cirúrgicas aparentes.

Em pacientes imunossuprimidos, o VVZ pode causar: (a) focos de infarto isquêmico ou hemorrágico secundários a infartos de pequenas e médias artérias ou a vasculopatias; (b) doença de pequenos vasos, com lesões de substância branca pequenas, ovoides, isquêmicas ou desmielinizantes; (c) ventriculites ou periventriculites.

O exame de LCR é muito semelhante àquele observado nos casos de HSV-1. Deve ser realçado que os valores de proteínas podem atingir níveis mais elevados e que a glicorraquia pode estar moderadamente diminuída.

A detecção de anticorpos, principalmente os da classe IgG, obedece a critérios semelhantes àqueles referidos para o HSV-1, inclusive para o índice de anticorpos específicos. Entretanto, é possível detectar a presença de anticorpos da classe IgM com frequência mais elevada do que aquela observada em outros herpes-vírus. Uma vez detectados, os anticorpos da classe IgM podem persistir por longos períodos (muitos meses), a despeito da melhora clínica e da virtual normalização do restante do exame de LCR.

PCR para VVZ não apresenta sensibilidade e especificidade bem definidas em virtude da dificuldade de determinação do padrão de referência. Apesar disso, pode ser de utilidade dependendo do contexto clínico-laboratorial.

O tratamento é feito com aciclovir na dose de 10 mg/kg a cada 8 horas por 21 dias, com boa hidratação e controle rigoroso da função renal.

CITOMEGALOVÍRUS (CMV)

Vírus de alta prevalência na população mundial, estimando-se que aproximadamente 80% da população brasileira tenham anticorpos séricos anti-CMV. Habitualmente, a infecção clínica pelo CMV é relacionada a estados de imunodepressão. Entretanto, sobretudo nos últimos anos, têm sido referidos com relativa frequência quadros clínicos causados pelo CMV em doentes sem imunodepressão detectável.

O CMV infecta o organismo pelas secreções orais ou respiratórias e pelo contato com urina, fezes, sangue, sêmen e leite materno contaminados. Como os outros herpes-vírus, a forma ativa da doença costuma decorrer da reagudização de formas latentes dentro do SN. A característica fundamental da infecção por este vírus é a presença de uma célula grande (citomegálica), com 25 a 35 mm, contendo uma inclusão intranuclear grande e basófila, separada da membrana nuclear por um halo claro, o que lhe confere o aspecto de "olho de coruja".

O CMV causa focos de necrose localizada de tecido nervoso, nódulos microgliais e ventriculoencefalite. Nesta última forma, ocorre uma destruição focal ou difusa do epêndima de revestimento ventricular e necrose do parênquima cerebral periventricular em que são encontradas numerosas células de inclusão citomegálica.

A RM pode demonstrar esse acometimento preferencial como realce ependimário difuso, fino e regular ao redor dos ventrículos laterais, além de hipersinal em T2 na substância branca periventricular (Figura 21.5).

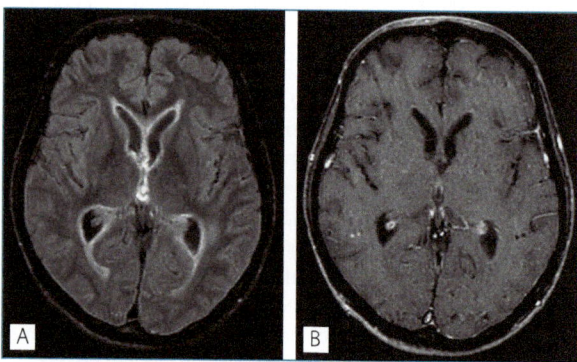

FIGURA 21.5 Ventriculite por CMV em paciente HIV-positivo com esofagite por CMV associada. Ressonância magnética. Imagem axial utilizando a técnica Flair – *fluid-attenuated inversion recovery*. (A) Demonstra hipersinal ependimário difuso ao redor dos ventrículos laterais. Há tênue realce da região na imagem correspondente pesada em T1 pós-contraste (B).

O exame de LCR apresenta perfil semelhante àquele descrito para os demais herpes-vírus causadores de meningoencefalites, com exceção da presença de polimorfonucleares neutrófilos no perfil citomorfológico. A participação de neutrófilos é variável, podendo atingir valores de 90% do perfil ou mais.

No caso do CMV, a presença de anticorpos específicos é importante, mas a interpretação do índice de anticorpos específicos pode estar prejudicada. Isso se deve ao fato de a reativação da forma latente para a forma ativa ocorrer simultaneamente no interior do SN e fora dele, podendo falsear a caracterização de imunoprodução local.

O exame de PCR apresenta sensibilidade (80 a 100%) e especificidade (75 a 100%) satisfatórias, porém menores do que aquelas referidas para outros herpes-vírus.

O tratamento é feito com ganciclovir na dose de 2,5 a 5 mg/kg a cada 12 horas por 3 a 4 semanas. Ocasionalmente, pode ser feito tratamento complementar com globulina hiperimune associada ao ganciclovir.

EPSTEIN–BARR VÍRUS (EBV)

Estima-se que 70 a 90% das pessoas com mais de 30 anos tenham sorologia positiva para EBV.

A soroconversão por ocasião da infecção primária pode ser assintomática ou, mais frequentemente, associada às manifestações clínicas da mononucleose infecciosa, com febre, cefaleia, mialgias, mal-estar e dor de garganta. Pode haver complicações sistêmicas, como adenopatia exuberante, pneumonia, hepatite e esplenomegalia.

Podem ser reconhecidas três fases na infecção pelo EBV:

1. Na fase aguda da infecção primária, há resposta sorológica do tipo IgM contra o antígeno da cápside viral (VCA). Classicamente, essa resposta acontece dentro de 10 dias após o início da doença e desaparece por volta da sexta semana.

2. Cerca de 2 semanas após o início da doença, aparecem os anticorpos da classe IgG, que apresentam títulos crescentes durante a fase subaguda e permanecem positivos durante toda a vida do paciente.

3. Cerca de 6 semanas após o início da doença, aparecem os anticorpos contra antígenos nucleares (EBNA), que também persistem por toda a vida do doente. Assim, a presença associada de anticorpos da classe IgG contra VCA associada a anticorpos IgG contra EBNA indica infecção no passado e é compatível com a persistência da forma latente do EBV.

Embora muito raramente, o EBV pode invadir diretamente o SN em indivíduos imunocompetentes, causando encefalopatia, encefalite ou encefalomielite (Figura 21.6). Esses quadros clínicos têm sido associados a infecções recentes pelo EBV e à presença de alterações ao exame de LCR: pleoci-

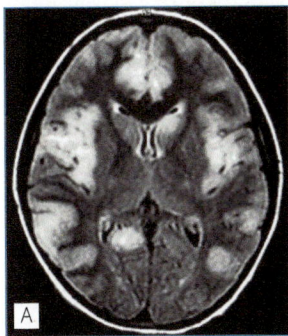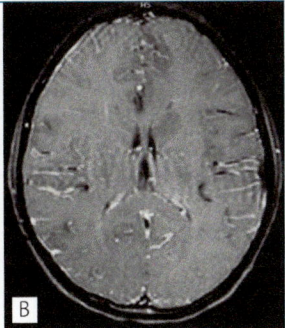

FIGURA 21.6 Encefalite por EBV, em paciente imunocompetente, sexo feminino, 9 anos. Ressonância magnética. Imagem axial utilizando a técnica Flair (*fluid-attenuated inversion recovery*). (A) Demonstra hipersinal na substância cinzenta cerebral, acometendo vários lobos cerebrais, além da cabeça do núcleo caudado esquerdo. Não há realce apreciável na imagem correspondente pesada em T1 pós-contraste (B).

tose; PCR para DNA do EBV reagente no LCR; e resposta imunológica de fase aguda. A sensibilidade e a especificidade do PCR no LCR em doentes com EBV não são bem determinadas em decorrência da raridade do acometimento do SN. Fator adicional de complicação é a presença de DNA do EBV em células mononucleares circulantes que penetram pela BHE e podem determinar a ocorrência de falso-positivos.

Em pacientes imunocomprometidos, principalmente transplantados e doentes com aids, pode ocorrer quadro de meningoencefalite, focal ou difusa, em decorrência da infecção primária ou da reativação da forma latente do EBV.

Em pacientes imunodeprimidos, o EBV induz a ativação e o crescimento desordenado de uma subpopulação de células B, resultando em uma doença linfoproliferativa (linfoma) de células B. O EBV é associado a linfoma primário do SN em pacientes com aids. O PCR reagente para EBV tem sido considerado fator importante para determinar risco elevado de linfoma primário do SN. A ocorrência de falso-positivos recomenda cuidado na interpretação desses resultados.

MENINGOENCEFALITE POR ARBOVÍRUS

O recente surgimento e ressurgimento de infecções virais transmitidas por vetores como Zika, Chikungunya, dengue, encefalite japonesa, febre do Nilo Ocidental, febre amarela e outras é motivo de preocupação internacional.

Em todo o mundo, a encefalite japonesa B é a causa mais frequente de encefalite humana causada por arbovírus (mortalidade entre 20 e 40%). A encefalite equina do Leste é a forma mais grave desse grupo de encefalites (mortalidade entre 50 e 75%) e aquela cuja morbidade é mais elevada (sequelas: retardo mental, convulsões, déficits motores, alterações de comportamento). A possibilidade diagnóstica dessas arboviroses deve ser considerada sempre em função da época do ano em que a proliferação de mosquitos é maior e em relação a fatores geográficos a que se expõe o doente. O aumento do número de casos tem como causas a urbanização não planejada, as precárias condições sanitárias, o desabastecimento de água, as rápidas mudanças climáticas, o desmatamento, a migração populacional, a globalização.

No Estado de São Paulo, em decorrência das características da flora e das correntes migratórias de pássaros, inclusive provindas do hemisfério norte, a prevalência de arboviroses é bastante elevada. O Instituto Adolfo Lutz de São Paulo, com o apoio de entidades internacionais, vem mantendo projetos de pesquisa avançada em relação às arboviroses. Além do diagnóstico desses vírus em seres humanos, têm sido feitos inquéritos epidemiológicos para determinar a prevalência de sorologias positivas nas diversas regiões de São Paulo. Têm sido mantidos também postos de vigilância em todo o Estado, monitorando insetos e aves para a detecção precoce de vírus que possam contaminar os seres humanos. Há, inclusive, vigilância especial em relação ao vírus West Nile. Graças a esse notável trabalho, foram identificadas várias espécies de arbovírus locais.

Merecem especial atenção os flavivírus, principalmente: o vírus West Nile, causador de encefalites e encefalomielites, ainda não detectado no Brasil e cuja chegada provavelmente ocorrerá a curto ou médio prazo, uma vez que atingiu características de epidemia nos países da América do Norte;

o vírus dengue, epidêmico em nosso país, o vírus Zika e o vírus da febre amarela. O vírus Chikungunya é um alfavírus.

Os arbovírus são inoculados no tecido subcutâneo pela picada do mosquito. Em seguida, replicam-se na pele, no local da picada. Segue-se uma viremia e, se a quantidade de partículas virais inoculadas for suficiente, ocorre invasão do SN, por via hematogênica. Na fase inicial, são acometidas as células endoteliais dos capilares, com subsequente infecção dos neurônios. O vírus espalha-se de célula a célula, ao longo dos dendritos e dos axônios.

A encefalite por arbovírus é uma doença predominantemente de substância cinzenta, acometendo o córtex cerebral, os núcleos da base e o tronco cerebral. Pode haver também acometimento das meninges, com processo inflamatório linfomononuclear, neutrófilos, plasmócitos e macrófagos.

Os sintomas neurológicos relacionados à febre amarela são em decorrência da insuficiência hepática causada pela infecção. Podem ser observados delírio, agitação, convulsões, assim como hipertensão intracraniana. Há também as manifestações neurológicas pós-vacinais, que ocorrem entre 14 e 28 dias após a vacinação e podem causar tanto manifestações menigoencefalíticas como polirradulomielíticas (síndrome de Guillain-Barré).

Aproximadamente 20% dos pacientes com dengue apresentam acometimento do SN. Nestes, os sintomas mais frequentes são: confusão mental (em praticamente todos os pacientes), distúrbios de consciência e alterações da coordenação motora. Rigidez de nuca, alterações do humor, sinais de localização e meningite são ocorrências pouco frequentes. As manifestações neurológicas podem ser causadas pela ação direta do vírus ou por mecanismos imunomediados. Esse acometimento não difere quando do primeiro episódio da doença ou quando o doente é reinfectado. Também não são mais intensas as alterações neurológicas nos doentes com dengue hemorrágica. A ocorrência de acometimento neurológico não significa pior prognóstico para a infecção pela dengue. Pode haver miopatia e alterações neuro-oftalmológicas. O diagnóstico é feito por PCR, com sensibilidade descrita entre 91 e 94%, dependendo do momento em que a amostra foi obtida. Nos casos mais tardios, a sensibilidade na pesquisa de anticorpos tem melhores sensibilidade e especificidade. O Zika vírus pode causar polirradiculopatia e encefalite, entretanto, as formas de infecção congênita são as mais graves, em decorrência do seu intenso neurotropismo. São observadas calcificações subcorticais, atrofica cortiça, microcefalia grave e hipertonia. A polirradiculopatia também é a manifestação neurológica mais frequente da infecção pelo vírus Chikungunya.

As arboviroses, como as outras neuroviroses, à exceção daquelas causadas pelos herpes-vírus, não têm tratamento específico. Entretanto, as medidas de suporte geral são de extrema importância, sendo devida a elas a melhora substancial no prognóstico que tem sido obtido nas últimas décadas.

RETROVÍRUS

Considerados sucintamente aspectos relacionados ao acometimento do SN pelo vírus da imunodeficiência humana (HIV) e pelo vírus humano linfotrópico de células T (HTLV-1/2).

VÍRUS DA IMUNODEFICIÊNCIA HUMANA (HIV)

O vírus HIV invade o SN precocemente, por ocasião da primoinfecção. Em séries clínicas, há sinais de acometimento do SN em 40 a 70% dos doentes. Entretanto, estudos anatomopatológicos demonstram a presença do HIV no SN em praticamente todos os casos. Apesar disso, são muito raras as referências ao isolamento do vírus em neurônios, seja do SN central (SNC), seja do periférico.

A lesão causada pelo HIV no SNC não pode ser explicada por infecção direta do neurônio pelo vírus, uma vez que não há infecção dessas células. Entretanto, há uma nítida diminuição da população neuronal relacionada à infecção pelo HIV. É possível que: (1) a infecção da microglia, ou talvez também dos astrócitos, do que resultariam alterações importantes na liberação de citocinas e quimiocinas; isso alteraria de modo significativo a sinalização intercelular e permitiria a liberação de substâncias tóxicas ao neurônio; (2) qualquer que seja o mecanismo biológico ou imunológico envolvido, a resultante final é a indução da apoptose do neurônio.

Após a introdução do tratamento de alta eficácia (TARV), o SN tornou-se o segundo órgão mais acometido no ser humano, logo depois do pulmão. A frequência das complicações pelas doenças oportunistas caiu dramaticamente. Entretanto, considerando-se os dados de necropsia, a incidência relativa dessas doenças não se modificou significativamente.

As complicações neurológicas associadas ao HIV, cujo reconhecimento é dificultado pela coexistência de infecções oportunistas, são relacionadas a três fatores principais:

1. imunodepressão;
2. neurotropismo do HIV;
3. tratamento com drogas antirretrovirais.

As alterações neurológicas secundárias ao uso de drogas antirretrovirais não são objeto deste capítulo.

Com relação à imunodepressão, é necessário lembrar que, além das infecções oportunistas, podem ocorrer neoplasias e vasculopatias.

Cerca de 10% dos pacientes que apresentam sintomas infecciosos mono-*like* na fase de primoinfecção pelo HIV, desenvolvem meningite viral, encefalite ou mielopatia agudas, todas de caráter autolimitado. Mais raramente são encontradas também polimiosite, neurite do plexo braquial e síndrome da cauda equina. Síndrome de Guillain-Barré pode ser encontrada tanto na fase de soroconversão quanto na fase imunocompetente assintomática da infecção pelo HIV.

As vasculopatias mais frequentes no SN associadas ao HIV são episódios isquêmicos transitórios ou acidentes vasculares isquêmicos em cerca de dois terços dos doentes; hemorragias subaracnóideas ou hematomas intraparenquimatosos em aproximadamente um terço dos pacientes. As causas principais desses eventos vasculares são embolias de origem cardíaca; vasculopatias infecciosas; alterações vasculares relacionadas a linfomas; distúrbios da homeostasia; e, mais raramente, abuso de drogas ilícitas.

A quantificação da carga viral de HIV-1 no LCR, por reação em cadeia da polimerase em tempo real (do inglês qRT-PCR) tem como função principal auxiliar no diagnóstico e no prognóstico das alterações neurocognitivas relacionadas ao HIV. O escape do HIV em sítios isolados (santuários), como o sistema nervoso central (SNC), pode ocorrer. Escape ou discordância entre as cargas virais do HIV no plasma e no LCR é definida por níveis detectáveis de RNA do HIV no LCR, quando a carga viral no plasma é < 50 cópias/mL e no LCR é > 200 cópias/mL, ou por uma carga viral de RNA do HIV no LCR que é ≥ 1 log mais alta que no plasma. Apesar de o teste ser realizado atualmente rotineiramente no sangue para acompanhamento e prognóstico da infecção pelo HIV-1, a quantificação de carga viral HIV-1 no LCR não está listada na CBHPM. Não há procedimento registrado com a mesma finalidade.

A indicação da quantificação da carga viral de HIV-1 no LCR é auxiliar no diagnóstico diferencial das enfermidades neurológicas associadas ao HIV, principalmente alterações cognitivas, que é a sua principal complicação neurológica. É indicada para pacientes infectados pelo HIV que apresentem sintomas neurológicos, nos quais o diagnóstico de infecções oportunistas ou coinfecções foram afastadas. Alterações cognitivas podem se desenvolver mesmo na vigência de tratamento com antirretroviral efetivo e controle da carga viral no sangue periférico. É importante para identificar escape do vírus no SNC e otimização da terapia antirretroviral com drogas com melhor penetração no SNC.

As características imunológicas específicas do SNC, a barreira hematoencefálica (BHE), a rápida mutação e recombinação do HIV e a fraca penetração de antirretrovirais no sistema nervoso central (SNC) contribuem para a compartimentalização do HIV no SNC. Compartimentos são definidos como regiões anatômicas que restringem o fluxo genético do HIV, permitindo, assim, a evolução viral e a divergência do vírus que circula no sangue periférico. Em contrapartida, os reservatórios são células ou locais anatômicos, onde o HIV ou as células infectadas pelo HIV sobrevivem em função da cinética viral ser mais lenta do que a do sangue periférico. Compartimentos e reservatórios protegem o HIV de respostas imunes específicas, terapia ARV e alterações bioquímicas, proporcionando um ambiente para interações patógeno-hospedeiro. Várias características constitucionais específicas do SNC corroboram a visão de que o SNC é um local imunologicamente privilegiado. A BHE é composta de células endoteliais que restringem seletivamente a passagem de componentes celulares e macromoléculas da circulação sistêmica para o SNC. O HIV pode infectar dois tipos de células no SNC: células derivadas de monócitos (microglia e macrófagos) e astrócitos. Os sintomas neurológicos na infecção pelo HIV mudam dramaticamente após a introdução do tratamento com ARV. Em tratamentos com uma combinação de drogas antirretrovirais, o objetivo principal é suprimir a replicação do HIV em todas as células e tecidos. A alta diversidade genética do HIV pode ser atribuída à falta de um mecanismo de controle da atividade da transcriptase reversa e, consequentemente, à alta taxa de erro (0,2 a 2 mutações por genoma por ciclo), associada a uma alta taxa de replicação acompanhada de um rápido turnover viral. O fracasso de alguns medicamentos ARV para penetrar no SNC contribui para déficits neurocognitivos persistentes e permite a replicação lenta no SNC. A melhora do desempenho neurocognitivo após 12 semanas de terapia antirretroviral é maior naqueles que recebem drogas com melhor penetração no SNC. O uso de drogas ARV que penetram na BHE é considerado necessário para controlar a infecção no SNC em pacientes em estágio avançado da doença, particularmente aqueles com problemas neurológicos. A compartimentalização da infecção pelo HIV-1 no SNC pode afetar a resposta ao tratamento, o que pode ocasionar o desenvolvimento de vários graus de resistência aos medicamentos ARV em ambos os compartimentos.

A dissociação entre as cargas virais do VIH no plasma e no LCR é definida por níveis detectáveis de RNA do VIH no LCR, indicativos de uma carga viral > 200 cópias/mL, quando a carga viral no plasma é < 50 cópias/mL ou carga viral de RNA do HIV no LCR ≥ 1 log mais alto que no plasma.

Em resumo, a análise do líquido cefalorraquidiano (LCR) tem um papel bem definido e valioso no diagnóstico de infecções oportunistas e coinfecções do SNC em pacientes com HIV/Aids. Por causa de suas características constitucionais e imunológicas, o SNC pode atuar como um reservatório para o HIV. O HIV pode se replicar no SNC, independente do HIV no sangue periférico, e a compartimentalização pode ocorrer com o desenvolvimento de *quasispecies*. A determinação da carga viral do HIV no LCR é importante para avaliar a compartimentalização do HIV no SNC e para monitorar os efeitos terapêuticos.

COMPLEXO DEMÊNCIA-AIDS

Alterações cognitivas e também distúrbios afetivos podem ser reconhecidos desde as primeiras fases da doença. Detectá-los depende de uma anamnese cuidadosa e da utilização de testes neuropsicológicos mesmo na ausência de sintomas clínicos.

As manifestações precoces incluem: distúrbios de atenção e concentração; alterações de memória; lentificação psicomotora, da qual geralmente o paciente tem escassa percepção; estado maníaco, que pode ser a manifestação inaugural do quadro.

Depois de algumas semanas ou meses, o paciente costuma apresentar apatia, indiferença afetiva, perda de motivação.

Na fase avançada, aparecem habitualmente: demência grave, mutismo, incontinência urinária e fecal, paraparesia ou paraplegia. Raramente há distúrbios do estado de consciência.

Após TARV, a sobrevida média passou de 6 para 44 meses; as alterações tornaram-se mais corticais, com predomínio de alterações da memória verbal; as alterações dos núcleos da base tornaram-se mais raras; predominam as alterações dos lobos temporais; a carga viral deixou de representar o valor prognóstico que detinha na era pré-TARV.

A RM demonstra, nesse contexto, principalmente uma redução de volume do encéfalo (Figura 21.7). Com a progressão da doença, evidenciam-se áreas confluentes de isossinal em T1 e hipersinal em T2, localizadas na substância branca periventricular, bilaterais e simétricas. Há relativa preservação da substância branca subcortical e da fossa posterior. As lesões não apresentam impregnação pelo contraste ou efeito expansivo.

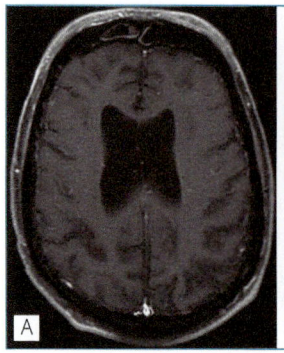
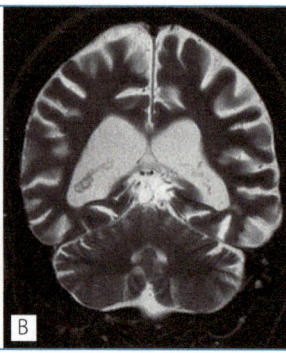

FIGURA 21.7 Encefalopatia pelo HIV em paciente com 35 anos. Ressonância magnética. Imagem axial pesada em T1 após o uso do contraste (A) e outra, no plano coronal, pesada em T2 (B) evidenciam acentuação dos sulcos e dilatação do sistema ventricular supratentorial, desproporcional ao esperado para a faixa etária, caracterizando atrofia. Não há realce pós-contraste significativo.

MIELOPATIA ASSOCIADA AO HIV

É assintomática na maioria dos pacientes. Quando sintomática, manifesta-se como paraparesia crural espástica, ataxia sensitiva ou, mais raramente, alterações genitoesfincterianas.

Segundo dados de necropsia, a mielopatia vacuolar é a mais frequente, ocorrendo em 20 a 55% dos casos; inicia-se na medula lombar e depois progride cranialmente; a região cervical é acometida raramente; há semelhanças anatomopatológicas com a degeneração combinada (déficit de vitamina B_{12}).

Os exames de neuroimagem, mesmo a RM, não costumam apresentar alterações significativas. Em alguns raros casos, pode ser encontrado hipersinal em T2, sobretudo nos cordões posteriores. Nos casos mais avançados, pode haver sinais de atrofia medular.

O exame de LCR costuma apresentar alterações inespecíficas, principalmente aumento de proteínas e elevação discreta ou moderada do teor de globulinas-gama, como costuma ocorrer nos outros doentes com aids. Também nesses casos é questionável o valor clínico da determinação da carga viral.

HTLV-1/2

O vírus HTLV-1 (*human T-cell leukemia virus*) foi o primeiro retrovírus conhecido a acometer o ser humano. Pode causar: (1) leucemia de células T; (2) mielopatia associada ao HTLV-1 (HAM) ou paraparesia espástica tropical (TSP). Raramente coexistem leucemia e HAM/TSP.

O HTLV-2 é um vírus genética e imunologicamente relacionado ao HTLV-1 e seu papel como agente patológico ainda não está bem definido. Os vírus HTLV-3 e HTLV-4 são conhecidos apenas pela sua sequência genômica, mas sua biologia e eventual relação com a doença não são conhecidas.

A soroprevalência do HTLV-1 é estimada entre 0,1 e 30% nas regiões endêmicas. No Brasil, encontra-se presente em todos os Estados, com prevalências variadas, sendo estimado cerca de 2,5 milhões de infectados e a soroprevalência

é maior nas regiões em que predomina a população afrodescendente (1,4% na Bahia e em outros estados do nordeste brasileiro). Estima-se que apenas cerca de 1% dos pacientes soropositivos para HTLV-1 apresente acometimento do SN. Em termos absolutos, o Brasil pode ter o maior número de soropositivos do mundo.

O rastreamento compulsório é feito no Brasil em hemocentros e bancos de sangue pela detecção de anticorpos específicos pelo método Elisa ou por microaglutinação de partículas e confirmado por Western-blot.

A HAM/TSP é uma mielopatia crônica progressiva que acomete preferencialmente a medula torácica. Os pacientes apresentam paraparesia crural espástica, com predomínio do componente espástico sobre o déficit motor e acometimento esfincteriano vesical e intestinal frequente. Ocasional e raramente, pode haver acometimento encefálico, principalmente com ataxia cerebelar e tremor de intenção. Em alguns pacientes, predomina o acometimento do sistema nervoso autônomo, principalmente do sistema simpático.

Os exames de RM podem revelar a presença de múltiplas lesões desmielinizantes da medula espinal (Figura 21.8) e também da substância branca em algumas regiões cerebrais. Atrofia medular é um achado relativamente frequente. Entretanto, muitas vezes os exames de neuroimagem não mostram alterações significativas, apesar da exuberância dos sinais clínicos.

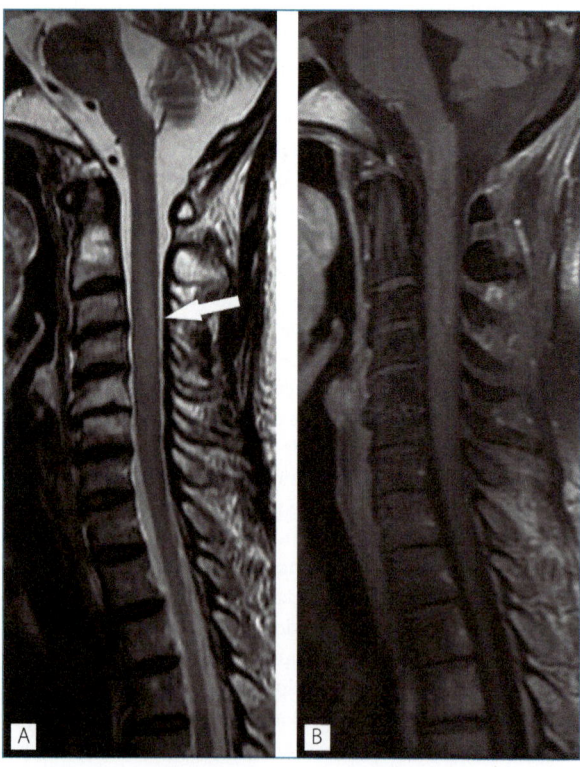

FIGURA 21.8 Mielopatia pelo HTLV-1, em paciente do sexo feminino, de 45 anos. Ressonância magnética. Imagem sagital pesada em T2 (A) mostra tênue hipersinal acometendo a medula cervical, com limites imprecisos (seta). Não há realce apreciável na imagem correspondente pesada em T1 pós-contraste (B).

No período inicial da doença, sobretudo durante o primeiro ano, pode haver infiltrado inflamatório linfomononuclear composto principalmente por células T e por macrófagos. O exame de LCR revela frequentemente a presença de níveis elevados de citocinas pró-inflamatórias, incluindo interferon gama (IFN-γ), fator de necrose tumoral alfa (TNF-α), interleucina (IL)-1, IL-6 e um grande contingente de linfócitos ativados, indicando uma participação importante do processo inflamatório nessa fase da doença. Em fases mais avançadas, o exame de LCR pode estar dentro dos limites normais ou apresentar apenas a presença de anticorpos específicos, uma discreta hiperproteinorraquia ou níveis discretamente elevados do teor de globulinas-gama.

Muitas vezes é difícil estabelecer vínculo causal entre a detecção eventual de anticorpos anti-HTLV-1 no LCR e o quadro clínico de paraparesia crural espástica. Sabendo-se que apenas 1% dos pacientes soropositivos apresenta manifestações clínicas, o risco de relacionar indevidamente a paraparesia crural espástica à infecção pelo HTLV-1 é muito grande. Não raramente, doenças desmielinizantes ou vasculopatias inflamatórias que acometem o SN são confundidas com HAM/TSP, com prejuízo terapêutico muito grande para o paciente. Por esses motivos, deve ser preconizado o uso de critérios diagnósticos mais rígidos para o diagnóstico dessa doença, como a presença de processo inflamatório no LCR com índice de anticorpos específicos sugestivo de imunoprodução local específica.

Há grande controvérsia quanto ao tratamento da HAM/TSP. Aceita-se que o uso de corticosteroides seja útil na fase inflamatória, mas não na mais tardia, em que as lesões já estão estabelecidas. Cronicamente, a fisioterapia é a medida terapêutica de maior utilidade para o paciente. Deve ser utilizada medicação sintomática: (1) para a dor, principalmente os antidepressivos tricíclicos; (2) para a espasticidade, principalmente o baclofeno e, ocasionalmente, os benzodiazepínicos. Recentemente têm sido descritos alguns resultados favoráveis com o uso de outras substâncias, principalmente do valproato de sódio. Tais resultados ainda carecem de confirmação.

MENINGITES RECORRENTES

Os quadros infecciosos, inflamatórios ou infiltrativos que acometem as meninges podem assomar de modo recorrente. As principais meningites que apresentam essas características constam da Tabela 21.7.

MENINGITES INDUZIDAS POR DROGAS

As meningites relacionadas a medicamentos foram descritas com maior frequência após o uso de anti-inflamatórios não esteroides. Entretanto, elas podem resultar do uso de outras medicações. Na Tabela 21.8, estão referidas as principais drogas que causam meningites assépticas.

Frequentemente, o diagnóstico desse tipo de meningite é muito difícil e envolve decisões complicadas, em particular quanto à conduta terapêutica mais adequada, em especial quando, ao exame de LCR, há presença de polimorfonucleares neutrófilos, que podem chegar, nessas meningites, a percentuais de até 30 a 40% do perfil citomorfológico.

Em geral, a retirada do agente causal reduz rapidamente o processo inflamatório meníngeo.

TABELA 21.7 Meningites recorrentes.

Infecciosas	Não infecciosas
Bactérias	Doenças autoimunes
Defeitos anatômicos (congênitos, pós-operatórios, traumáticos)	Behçet
	Meningite química (endógena: cistos, tumores; exógena: drogas, contrastes injetados no LCR)
Infecções bacterianas recorrentes	
Doença de Whipple	Hipersensibilidade induzida por drogas
Defeitos na imunidade (déficit de anticorpos, déficit de complemento, esplenectomia)	Febre familiar do Mediterrâneo
	Enxaqueca com pleocitose
	Sarcoidose
Focos paramenÍngeos	Doença de Vogt-Koyanagi-Harada
Vírus	Após uso de anticorpos (imunoglobulinas por via intravenosa, infusão de anticorpos monoclonais)
Herpes-vírus: HSV-2; HSV-1; e EBV raramente	
Enterovírus	Após anti-inflamatórios não esteroides (ibuprofeno, naproxeno, tolmetina, sulindac)
Parasitas	Após antibioticoterapia (ciprofloxacina, isoniazida, metronidazol, penicilina, sulfonamidas, trimetoprim)
Cisticercose	
	Após carbamazepina, citarabina, azatioprina

TABELA 21.8 Meningites secundárias ao uso de medicamentos.

Tipos de medicamentos	Drogas
Antibióticos	Cefalosporinas Ciprofloxacin Isoniazida Penicilina Sulfonamidas Trimetoprim
Imunossupressores	Azatioprina Aracytin Gamaglobulinas por via intravenosa
Anti-inflamatórios não esteroides	Ibuprofeno Naproxeno Sulindac Tolmetina
Outros	Carbamazepina Fenazoperidina

DIAGNÓSTICOS DIFERENCIAIS

Frequentemente é muito difícil distinguir um processo meningítico puro de uma meningoencefalite ou até mesmo de uma encefalopatia com repercussão meníngea, sobretudo na sua fase inicial. Com essa finalidade, devem ser utilizados os recursos dos exames de neuroimagem e do exame de LCR (Tabela 21.9).

TABELA 21.9 Diagnósticos diferenciais: meningites, meningoencefalites e encefalopatias.

Diagnóstico por neuroimagem	Diagnóstico clínico ou pelo LCR
Encefalite límbica	Inflamatórias (ADEM, Behçet, sarcoidose, síndrome de Devic)
Linfomas, sobretudo os primários do SN	Infecciosas (tuberculose, meningites bacterianas, fungos, micoplasma, toxoplasmose,
(Figura 21.9)	Epstein-Barr)
	Vasculares (AVC, hemorragia subaracnóidea, vasculites)
West Nile	Doença do soro (reação a drogas)
Doenças cerebrovasculares	Neoplásicas (primitivos do SN, linfomas, metástases, paraneoplásicas)
(Figura 21.10)	Epilepsia (estado de mal, Rasmussen)
	Psicológicas (conversão, depressão, psicose)
Neurossífilis forma parenquimatosa	Metabólicas (tireoidite de Hashimoto, porfiria, hiponatremia)
ADEM	Drogas (lítio, maconha)
(Figura 21.11)	Endócrinas (hipo ou hiperglicemia, hipotireoidismo)
ADEM: encefalomielite disseminada aguda; SN: sistema nervoso; LCR: líquido cefalorraquidiano; AVC: acidente vascular cerebral.	

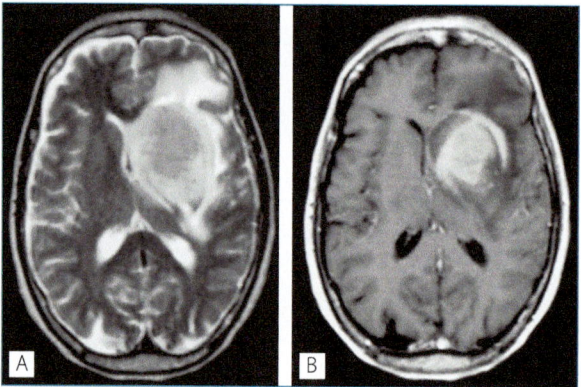

FIGURA 21.9 Diagnósticos diferenciais: linfoma primário do sistema nervoso central em paciente imunocompetente, de 49 anos. Ressonância magnética. Imagem axial pesada em T2 (A) mostra volumosa lesão acometendo os núcleos da base à esquerda, com porção central de hipossinal e periferia de hipersinal (esta última sinalizando, mais provavelmente, edema perilesional). Há realce intenso e homogêneo na imagem correspondente pesada em T1 pós-contraste (B).

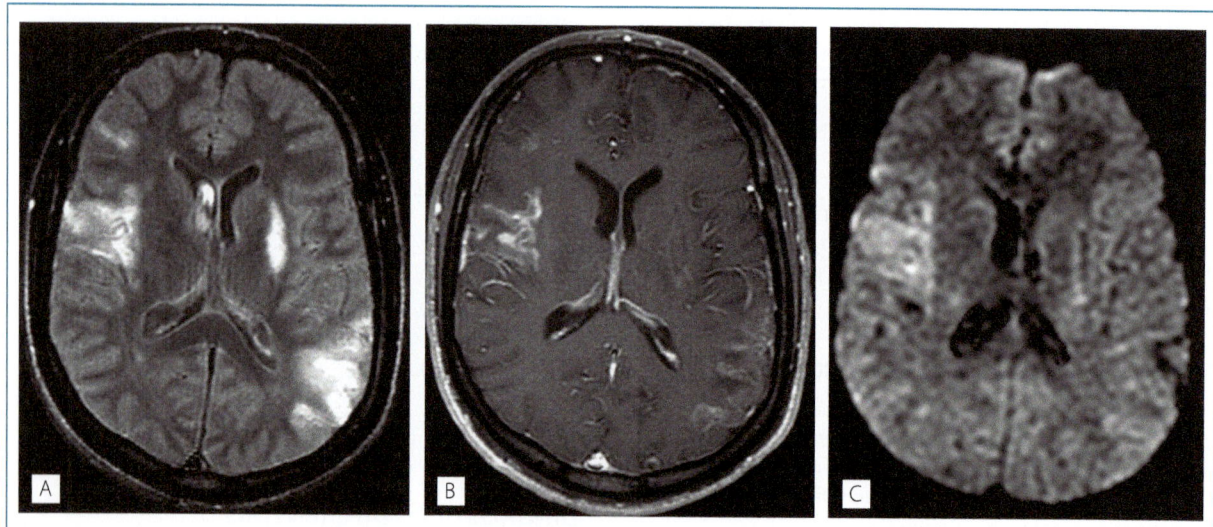

FIGURA 21.10 Diagnósticos diferenciais: doença cerebrovascular em paciente de 28 anos portador de miocardiopatia dilatada e infartos embólicos múltiplos. Ressonância magnética. Imagem axial utilizando a técnica Flair (*fluid-attenuated inversion recovery*) (A) demonstra várias áreas de hipersinal corticossubcortical nos hemisférios cerebrais, e no putame esquerdo. Na imagem correspondente, pesada em T1 pós-contraste (B), há realce giriforme das lesões nos hemisférios cerebrais. A imagem pesada em difusão (C) mostra algum hipersinal da lesão à direita, sinalizando idades diferentes para os infartos, sendo o da direita mais recente.

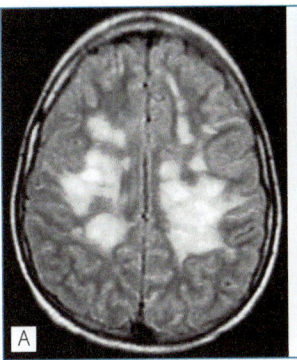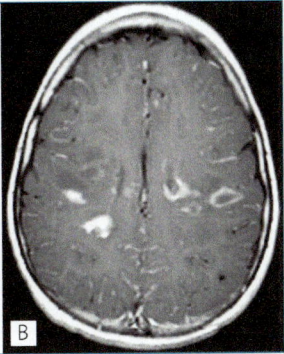

FIGURA 21.11 Diagnósticos diferenciais: encefalomielite disseminada aguda (ADEM, do inglês *acute disseminated encephalomyelitis*) em paciente de 8 anos de idade, pós-vacinal. Ressonância magnética. Imagem axial utilizando a técnica Flair (*fluid-attenuated inversion recovery*) (A) demonstra múltiplas lesões com hipersinal na substância branca cerebral, confluentes. Várias lesões apresentam realce na imagem correspondente pesada em T1 pós-contraste (B).

É necessário considerar sistematicamente as meningites infecciosas como as mais prováveis, uma vez que o tratamento das não infecciosas pode retardar o tratamento etiológico (acarretando sequelas evitáveis) ou mesmo exacerbar quadros infecciosos para os quais não tenha havido cobertura terapêutica.

MIELITES

Resultam de processos infecciosos, doenças multifocais do SN, doenças autoimunes, doenças sistêmicas com repercussão neurológica ou entidades idiopáticas isoladas.

Podem ser considerados dois tipos principais: as doenças infecciosas da medula e as doenças inflamatórias, principalmente as desmielinizantes. Neste capítulo, serão consideradas as mielites infecciosas.

CLASSIFICAÇÃO DAS MIELITES

Há três tipos principais: (a) as mielites primárias; (b) as mielites secundárias; (c) as infecções que acometem associadamente a medula, os nervos periféricos e os nervos cranianos.

Mielites primárias

Decorrem de acometimento direto da medula pelo agente infeccioso. São reconhecidos três tipos: (1) as mielites transversas; (2) o acometimento das vias de projeção que compõem a substância branca; (3) o acometimento das células nervosas da ponta anterior (Tabela 21.10).

Mielites secundárias

As mielites secundárias são aquelas que acometem primariamente estruturas adjacentes à medula espinal. A partir da quebra das barreiras naturais que isolam o agente etiológi-

co, pode haver acometimento da medula pelo processo infeccioso. São reconhecidos dois tipos: (1) as mielites que provêm do gânglio sensitivo; (2) as mielites que se originam em abscessos ou granulomas epidurais (Tabela 21.11). Em ambas as eventualidades, o acometimento medular varia muito em extensão e em intensidade, na dependência do agente etiológico e do estado do sistema imunológico do doente.

Mielites associadas a neuropatias

Ocasionalmente, as mielites se desenvolvem em associação com neuropatias periféricas e acometimento simultâneo de nervos cranianos.

As situações em que isso ocorre mais frequentemente são: as infecções pelo VVZ, a neurossífilis, a neuroborreliose, a brucelose, a doença de Whipple e as infecções pelo *Mycoplasma pneumoniae*.

MANIFESTAÇÕES CLÍNICAS DAS MIELITES

As manifestações clínicas das mielites variam de acordo com o local e com a intensidade do acometimento.

Nas mielites com lesão de ponta anterior, predominam a paralisia flácida, a ausência de reflexos e as fasciculações ao exame eletroneuromiográfico.

Nas mielites com lesão das vias de projeção, predominam a síndrome do neurônio motor superior, as manifestações sensitivas e as alterações vesicais.

Nas mielites transversas, são reconhecidos critérios diagnósticos bem definidos que podem ser utilizados tanto nas mielites inflamatórias quanto nas infecciosas (Quadro 21.2).

EXAMES AUXILIARES NAS MIELITES

Os mais importantes para o diagnóstico são: (1) os de neuroimagem; (2) o de LCR; (3) em menor grau, os de neurofisiologia clínica, em especial a eletroneuromiografia.

Os exames de neuroimagem, especialmente a RM, são de extrema importância, pois permitem: (1) frequentemente, localizar a lesão, determinar sua extensão e seu tipo morfológico; e (2) excluir processos compressivos da medula, habitualmente de âmbito neurocirúrgico e muitas vezes exigindo tratamento urgente. Apesar de sua importância, nas mielites, os exames de neuroimagem são inteiramente inespecíficos, não permitindo estabelecer o diagnóstico etiológico (Figura 21.12).

O exame de LCR é, certamente, aquele que fornece informações que permitem uma aproximação maior do diagnóstico etiológico (Tabela 21.12). Entretanto, deve ser utilizado preferencialmente em conjunto com exames de neuroimagem e interpretado com cautela à luz dos dados clínicos.

TRATAMENTO DAS MIELITES

Deve ser instituído o mais precocemente possível e difere de acordo com a fase da doença.

TABELA 21.10 Mielites primárias.		
Topografia	**Agente etiológico**	
Mielites transversas	Infecções agudas diretas	Herpes-vírus CMV, EBV, HSV-2 *Mycoplasma pneumoniae* (invasão direta, neurotoxinas, complexos imunes, vasculite) *Chlamydia psittaci*
	Meningites crônicas	Retrovírus: HIV (mielopatia aguda; mielopatia crônica vacuolar); HTLV-1 (HAM/TSP) Neuromielite óptica subaguda associada ao vírus Inoue-Melnick (Cuba) Brucelose Neuroborreliose Febre recorrente Neurossífilis
	Pós-infecciosas	Influenza Caxumba Rubéola Varicela Varíola Encefalite equina do Oeste Doença da arranhadura do gato (*Bartonella henslae*)
	Pós-vacinais	Encefalite japonesa Vaccínia Raiva
	Reagudização	Herpes-vírus latentes, sobretudo VVZ (desmielinização e necrose)
	Infartos medulares	Complicação de meningites meningocócicas Vasculopatias secundárias à tuberculose, fungos e parasitoses
	Abscessos epidurais	Abscessos bacterianos tratados inadequada ou tardiamente
	Abscessos intramedulares	*Staphilococcus aureus* Pneumococos Tuberculose Granulomas da brucelose Leptospirose *Listeria monocytogenes*
	Parasitas	Reativação da toxoplasmose em doentes com aids Neuroesquistossomose Neurocisticercose
Substância branca	Infecções agudas diretas	As mesmas que causam mielites transversas
	Meningites crônicas	
	Pós-infecciosas	
	Pós-vacinais	
	Reagudização	
Ponta anterior	Enterovírus	Poliovírus 1, 2 e 3 (formas mais graves) Coxsackie A e B; echovírus; hepatite A, enterovírus tipos 70 e 71 (formas mais leves)
	Arbovírus	West Nile e vírus da hepatite C (flavivírus) Encefalite equina do Leste e do Oeste (alfavírus)
CMV: citomegalovírus; EBV: Epstein-Barr vírus; HSV-2: herpes-vírus simples tipo 2.		

TABELA 21.11 Mielites secundárias.

Topografia	Agente etiológico	Comentários
Provenientes do gânglio sensitivo	VVZ, HSV-2	Replicação do vírus Acometimento do segmento correspondente, incluindo a substância branca posterior Acometimento das raízes e dos nervos do segmento
	Tabes dorsalis	Degeneração de fibras sensitivas grossas Acometimento proprioceptivo
Provenientes de abscessos epidurais e granulomas	Osteomielite Imunossupressão Tuberculose Fungos Contaminação cirúrgica Contaminação de punção lombar Contato com áreas endêmicas de equinococose	Síndrome de compressão radicular Compressão de cauda equina Abscessos anteriores: mais frequentemente causados por osteomielite das vértebras e/ou discos intervertebrais Abscessos posteriores: habitualmente via hematogênica ou hematoma epidural

QUADRO 21.2 Critérios diagnósticos clínicos das mielites transversas.

- Alterações sensitivas, motoras ou autonômicas atribuíveis a disfunções da medula espinal.
- Sinais ou sintomas de acometimento bilateral.
- Nível sensitivo claramente definido.
- Inflamação local definida por: (1) aumento do número de células no LCR e/ou (2) elevação do índice de IgG de Link e Tibbling e/ou (3) elevação do índice de anticorpos específicos de Reiber e Felgenhauer e/ou (4) realce por contraste paramagnético à RM.
- Progressão até o nadir entre 24 horas e 21 dias.

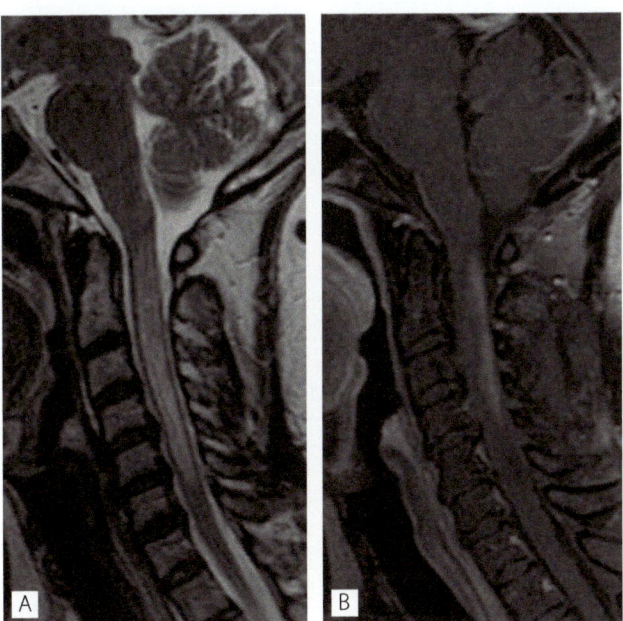

FIGURA 21.12 Mielite viral, em paciente do sexo feminino, 58 anos. Ressonância magnética. Imagem sagital pesada em T2 (A) evidencia extenso hipersinal na medula cervical, associado a aumento volumétrico. Na imagem correspondente ponderada em T1 pós-contraste (B), há áreas de realce, principalmente na porção dorsal da medula. Notar que, embora haja alterações degenerativas da coluna cervical, com várias hérnias discais, a RM demonstra não haver compressão medular, excluindo tal hipótese como possibilidade para o quadro clínico apresentado pela paciente.

TABELA 21.12 Exame de LCR em mielites agudas do sistema nervoso.

Variável	Virais	Mielites por herpes-vírus
Número de células	Elevado (100%) Mais frequente: de 10 a 500	Elevado (90%) Mais frequente: de 10 a 100
Linfócitos/monócitos	Predomínio absoluto (> 60% do perfil)	As células mais frequentes (> 40% do perfil) em HSV-2 e VVZ
Neutrófilos	Eventuais na fase aguda; enterovírus: até 95% do perfil Desaparecem em < 48 h	50 a 80% do perfil em mielites ascendentes pelo CMV Percentuais baixos nos outros herpes-vírus
Plasmócitos	Frequentes	Frequentes
Macrófagos	Sem pigmento hemossiderótico	Habitualmente sem pigmento hemossiderótico
Proteínas totais	Na fase inicial: normais Na fase de recuperação: até 80-100 mg	Elevadas (95%) Mais frequente: até 200 mg
Glicose	Normal Eventualmente diminuída em HSV-2 Varia com a glicemia	Normal (60-70%) Discreta/diminuída (30-40%), sobretudo em VVZ Varia com a glicemia
Lactato	Normal Eventualmente elevado em HSV-2 Não varia com a glicemia	Normal (60-70%) Discreto/elevado (30-40%) Não varia com a glicemia
ADA	Normal	Elevada
Globulinas-gama	Normal Não há imunoprodução local	Normais na fase inicial (10 dias); elevadas (até 25%) depois Costuma haver imunoprodução local depois da primeira semana
Antígenos (p. ex., Direto)	Ausentes	Ausentes
Antígenos (látex)	Ausentes	Ausentes
Culturas	Negativas	Negativas
Sequências DNA	Disponíveis para enterovírus: sensibilidade 97% Especificidade: 100%, muito pouco usados na prática (baixa relação custo-benefício)	PCR até 4-5 dias de evolução: Sensibilidade: 80-95% Especificidade: 90-100% Depois da 1ª semana: sensibilidade < 50%
Anticorpos	Pesquisa obrigatória em meningites de repetição: HSV-2 (sensibilidade e especificidade > 90%) Comparar com níveis séricos	Não detectados ou títulos baixos nos primeiros 7-10 dias. Depois da 1ª semana: viragem ou elevação significativa dos títulos de IgG sensibilidade 80-90%; especificidade 90%. IgM é rara; pode estar ausente na fase aguda (geralmente é reagudização) Pode haver coativação da reação imunológica em relação a outros herpes-vírus (mais de uma reação positiva simultaneamente); o agente etiológico costuma ter títulos mais elevados Comparar com níveis séricos: índice de anticorpos específicos de Reiber e Felgenhauer

HSV-2: herpes-vírus simples tipo 2; VVZ: vírus da varicela-zóster; CMV: citomegalovírus.

Fase aguda

A abordagem terapêutica específica desta fase deve contemplar alguns fatos importantes:

1. Muitas vezes, é necessário introduzir tratamento empírico, considerando que o diagnóstico de certeza é difícil (estima-se que cerca de 30 a 50% das mielites ficam sem diagnóstico etiológico).

2. Deve ser feito levantamento cuidadoso das opções terapêuticas disponíveis, uma vez que grande parte dos agentes infecciosos não tem tratamento específico ou esse tratamento não funciona adequadamente.

3. É necessário, com frequência, utilizar elementos auxiliares relacionados a alterações sistêmicas concomitantes ou a alterações cutaneomucosas que possam ter constituído a porta de entrada do agente infeccioso para iniciar o tratamento empírico.

4. Algumas infecções sistêmicas possivelmente associadas às mielites, sobretudo do trato respiratório e do trato gastrointestinal, devem ser tratadas rapidamente, mesmo que não haja evidência de atividade causal.

5. Deve haver cuidado extremo para não prejudicar o doente ao utilizar esquemas imunossupressores (pulsoterapia) sem a exclusão adequada de etiologias infecciosas.

Entretanto, a pulsoterapia pode ser utilizada (obedecendo a cuidados rigorosos), uma vez que haja indícios claros de resposta terapêutica favorável à medicação utilizada. Há duas justificativas principais para esta conduta: (a) o edema que acompanha as mielites infecciosas costuma ter participação importante no quadro clínico dos doentes; (b) muitas vezes, o quadro vasculítico secundário à infecção é responsável por lesões medulares definitivas.

Os herpes-vírus são alguns dos poucos agentes etiológicos com tratamento específico. O HSV-2 deve ser tratado com o esquema clássico de aciclovir IV (10 mg/kg a cada 8 horas por 3 a 4 semanas, dependendo da gravidade e da evolução da mielite) ou, alternativamente, foscarnet IV (40 mg/kg a cada 8 ou 12 horas por 3 semanas). CMV e EBV devem ser tratados com ganciclovir IV (dose de ataque: 5 mg/kg a cada 12 horas por 3 semanas; dose de manutenção 5 mg/kg/dia, 5 a 7 dias por semana). É necessário extremo cuidado com os efeitos colaterais dessas drogas, especialmente sobre as funções renal e hepática, bem como as alterações hematológicas devem ser monitoradas rigorosamente.

Fase crônica

Uma vez que a recuperação dos doentes com mielite costuma ser lenta e as sequelas são importantes habitualmente, é necessário instituir e programar atendimento multidisciplinar para acompanhamento em longo prazo.

As principais medidas são:

1. Técnicas de reabilitação, quando necessárias em centros especializados.

2. Educação familiar ou dos cuidadores.

3. Reinserção adequada no ambiente profissional, escolar e familiar.

4. Tratamento adequado da depressão (até 25% desses doentes cometem suicídio).

5. Tratamento da espasticidade, medicamentoso e fisioterápico.

6. Tratamento adequado da bexiga neurogênica.

7. Tratamento da disfunção sexual.

PROGNÓSTICO

É muito variável e depende de diversos fatores, entre os quais podem ser considerados:

1. O agente etiológico envolvido.

2. A disponibilidade de medicação eficaz.

3. A precocidade na instituição do tratamento.

4. A presença de fenômenos vasculíticos associados.

5. A ocorrência de aracnoidite.

BIBLIOGRAFIA SUGERIDA

Abzug MJ, Cloud G, Bradley J et al. Double blind placebo-controlled trial of pleconaril in infants with enterovirus meningitis. Pediatr Infect Dis J. 2003;22:335.

Bavaro DF, Calamo A, Lepore L, Fabrizio C, Saracino A, Angarano G, Monno L. Cerebrospinal fluid compartmentalization of HIV1 and correlation with plasma viral load and blood-brain barrier damage. Infection. 2019 Jan 16. doi: 10.1007/s15010-019-01268-8.

Domingues RB, Kuster GW, Onuki-Castro FL et al. Involvement of the central nervous system in patients with dengue virus infection. J Neurol Sci. 2008;267:36-40.

Goldwater P, Rowland K, Thesinger M et al. Rotavirus encephalopathy: pathogenesis reviewed. Journal of Pediatrics & Child Health. 2001;3:206.

Mancera-Páez O, Román GC, Pardo-Turriago R, Rodríguez Y, Anaya JM. Concurrent Guillain-Barré syndrome, transverse myelitis and encephalitis post-Zika: A case report and review of the pathogenic role of multiple arboviral immunity. J Neurol Sci. 2018 Dec 15;395:47-53.

Laboratório Spina França. Manual de exames. São Paulo, 2006. Disponível em: <www.spinafranca.com.br>.

Marchiori PE, Lucato LT, Santos GT. Neuroinfecções. In: Marchiori PE, Scaff M (eds.). Clínica médica – Neurologia. Barueri: Manole; 2009. p. 479-508. Vol. 6.

Muñoz LS, Garcia MA, Gordon-Lipkin E, Parra B, Pardo CA. Emerging Viral Infections and Their Impact on the Global Burden of Neurological Disease. Semin Neurol. 2018 Apr;38(2):163-75.

Paixão ES, Teixeira MG, Rodrigues LC. Zika, chikungunya and dengue: the causes and threats of new and re-emerging arboviral diseases. BMJ Glob Health 2017;3:e000530. doi: 10.1136/bmjgh-2017-000530.

Scutari R, Alteri C, Perno CF, Svicher V, Aquaro S. The Role of HIV Infection in Neurologic Injury. Brain Sci. 2017 Apr 6;7(4). pii: E38. doi: 10.3390/brainsci7040038.

Solomon T, Hart AI, Beeching NJ. Viral encephalitis. Pract Neurol. 2007;7:288-305.

Venkatesan A, Murphy OC. Viral Encephalitis. Neurol Clin. 2018 Nov;36(4):705-24.

Whitley RJ, Gnann JW. Viral encephalitis: familiar infections and emerging pathogens. Lancet. 2002;359:507-14.

22

Papilomaviroses humanas (HPV)

Cíntia Irene Parellada
Elsa Aida Gay de Pereyra

INTRODUÇÃO

O papilomavírus humano (HPV) se destaca como uma das infecções sexualmente transmissíveis (DST) mais comuns no mundo. Estudos epidemiológicos sugerem que a maioria dos indivíduos sexualmente ativos irá adquirir ao menos uma infecção anogenital por este vírus em algum momento de suas vidas. Nos últimos anos, o conhecimento sobre a infecção pelo HPV avançou de modo impressionante, impactando fortemente políticas de saúde, entre elas o rastreamento e o tratamento das doenças relacionadas ao HPV, bem como a prevenção da infecção primária.

Hoje, sabe-se que o HPV é o segundo agente mais oncogênico, superado apenas pelo tabaco. O HPV é responsável por 100% dos casos de câncer do colo do útero, 88% dos casos de câncer anal e 25 a 78% dos casos de cânceres vaginal, vulvar e peniano. Evidências crescentes mostram a associação etiológica do câncer de cabeça e pescoço com o HPV, principalmente em orofaringe (30%) e, em menor extensão em cavidade oral e laringe (2,5%). O HPV também é responsável por doenças benignas, entre elas as verrugas genitais (condiloma acuminado), papilomatose respiratória recorrente e tumor de Buschke-Lowestein.

EPIDEMIOLOGIA

Estima-se que que cerca de 10% das mulheres com exames citológicos normais possuem teste de DNA de HPV positivo e que esta prevalência seja ainda maior em homens heterossexuais saudáveis (50%). A aquisição da infecção ocorre geralmente logo após o início da atividade sexual ou contato com novo parceiro. O intervalo médio entre a infecção e sua manifestação clínica vai depender do tipo de HPV. O intervalo médio entre a aquisição de infecção pelo HPV e a progressão para câncer é geralmente superior a 20 anos. Entretanto, as manifestações clínicas de doenças benignas ocorrem caracteristicamente poucos meses após sua infecção. Estima-se que o risco cumulativo de adultos sexualmente ativos apresentarem manifestação clínica do HPV (verrugas genitais ou condiloma acuminado) durante suas vidas é de 10%.

Segundo os dados de 2018 do observatório global de câncer, aproximadamente 630 mil (4,5%) dos 17 milhões de novos casos de câncer no mundo foram atribuídos ao HPV, dos quais 570 mil em mulheres (8,6% em relação à fração total de câncer) e 60 mil em homens (0,8% do montante de cânceres). O impacto do câncer permanece mais alto em mulheres, em razão da frequência do câncer do colo do útero. Para o biênio 2018-2019, no Brasil, estima-se que ocorrerão 16.370 casos novos de câncer do colo do útero a cada ano, com um risco estimado de 15,43 casos a cada 100 mil mulheres, representando 8,1% dos novos casos de cânceres em mulheres.

Este número só não é maior, porque atualmente 44% dos casos ocorrem na forma precursora, contrastando com a forma invasiva, que, na década de 1990, constituía 70% dos casos diagnosticados. Com relação à mortalidade no Brasil, o câncer do colo do útero representa a terceira causa de morte por câncer entre as mulheres, com um risco de 7,5 por 100 mil (aproximadamente 8 mil mortes por ano).

A situação epidemiológica dos demais cânceres relacionados ao HPV no Brasil ainda é pouco explorada. Sabe-se que cerca de 5 a 10 mil novos casos de câncer de orofaringe e cavidade oral, respectivamente, são diagnosticados anualmente, na proporção de 4:1 entre homens/mulheres. Observa-se aumento da incidência dos cânceres relacionados ao HPV em orofaringe, pênis e ânus nos homens. Nos Estados Unidos, estima-se que, em 2020, o câncer de orofaringe em homens ultrapassará o número anual de cânceres do colo do útero. Estudo que avaliou os registros de mortalidade no Brasil decorrentes de cânceres de colo, vagina, vulva, pênis, ânus e orofaringe, no período de 1996 a 2010, por meio da página virtual do Ministério da Saúde, mostrou que houve 99.870 mortes por cânceres relacionados ao HPV. Em homens, os cânceres de pênis e ânus apresentaram um aumento no período, com incremento anual de 4% para o câncer de ânus e 1,4% para o de pênis.

BIOLOGIA E CLASSIFICAÇÃO DO HPV

Os papilomavírus são vírus epiteliotrópicos e estritamente espécie-específicos, denominados de acordo com o seu hospedeiro. Eles pertencem à família Papilomaviridae e os HPVs estão distribuídos em cinco gêneros: alfa, beta, gama, Mu e nu, sendo que cada espécie pode apresentar vários genótipos virais. Os gêneros alfa e beta estão associados ao desenvolvimento de tumores em mucosas e epitélio cutâneo, respectivamente. O HPV é um vírus pequeno, que possui 55 nm de diâmetro e dupla fita de DNA circular com aproximadamente 8 mil pares de base. O genoma viral pode ser dividido em três regiões: região *early* (precoce), que contém estruturas proteicas necessárias à expressão, replicação e sobrevida viral; região late (tardia), com genes que codificam proteínas do capsídeo viral; e, por último, a região regulatória, que regula a expressão e a replicação do vírus.

O HPV tem a capacidade de codificar oito proteínas maiores, das quais as oncoproteínas E6 e E7, presentes nos tipos de HPV de alto risco merecem maior destaque, pois estão associadas às funções de transformação e imortalização. A proteína carcinogênica E6 liga-se e inativa a proteína supressora tumoral do hospedeiro (p53), evitando, dessa maneira, o reparo do defeito genético e a morte celular programada (apoptose). E7 liga-se e inativa a proteína supressora tumoral pRB, liberando, assim, os fatores de transcrição E2F, que participam do estímulo à síntese de DNA na célula do hospedeiro. E7 também liga-se e ativa complexos de ciclina como a p33cdk2, que controla progressão, por meio do ciclo celular. Assim, E7 ativa células quiescentes para o ciclo celular, e E6 remove o mecanismo de segurança da apoptose, que normalmente é ativado quando existe grande defeito de DNA ou progressão de ciclo celular não programado. O efeito combinado resulta em fenótipo com mutação em que a célula perpetua-se ciclando e incorpora qualquer mutação espontânea que ocorra.

As proteínas L1 e L2 são os maiores e menores constituintes, respectivamente, do capsídeo viral. Quando superexpressadas em células eucarióticas, L1 se autoarranja para formar partículas semelhantes aos vírus (VLPs), que são a base para as vacinas profiláticas contra o HPV.

Segundo a nomenclatura da Agência Internacional para Pesquisa em Câncer (International Agency for Research on Cancer – IARC), atualizada em 2018, existem cerca de 100 tipos diferentes de HPV; enquanto alguns são inofensivos, outros estão associados a doenças importantes. Destes, cerca de 40 tipos infectam as mucosas, principalmente dos genitais. Eles são divididos de acordo com sua associação epidemiológica com o câncer do colo do útero. Os tipos de alto risco oncogênico se referem àqueles tipos frequentemente encontrados no câncer do colo do útero, enquanto os de baixo risco representam àqueles que raramente ou nunca são encontrados no câncer do colo do útero. Os tipos de alto risco são representados por 14 tipos (tipos 16, 18, 31, 33, 35, 39, 45, 51, 52, 56, 58, 59, 66 e 68) e podem causar lesões precursoras do câncer do colo do útero e de outros cânceres. O outro grupo é chamado de baixo risco oncogênico (tipos 6, 11, 40, 42, 43, 44, 53, 54, 61, 72, 73 e 81) e está associado ao desenvolvimento de doenças de caráter mais benigno como verrugas genitais e lesões de baixo grau.

TRANSMISSÃO

O HPV é um vírus onipresente e resistente que pode sobreviver no meio ambiente sem um hospedeiro. Ao contrário de outras viroses, tais como HIV e Hepatite B, o HPV não é transmitido pelo sangue, mas, sim, pelo contato direto de pele com pele. É um vírus que infecta apenas o revestimento epitelial (epitélio cutâneo ou mucosas), altamente infectante, transmitido pelo contato direto com a pele e mucosas via microabrasão ou microtraumatismo.

O contato sexual íntimo, não obrigatoriamente a relação sexual com penetração, representa a via clássica de infecção pelo HPV, sendo considerada uma doença sexualmente transmissível, ainda que documentados contágios mão-genital e oral-genital. Por ser a infecção por HPV, muitas vezes assintomática, é transmitida imperceptivelmente, e a maior parte das pessoas não sabe que foi infectada.

A teoria de que a transmissão do HPV pode ocorrer por meio de fômites é apoiada por pesquisas. Estudos mostram que ele pode ser detectado em assentos de banheiros limpos e se manter infeccioso por até 7 dias após a deposição, sugerindo que é um vírus relativamente estável em superfícies ambientais e que pode sobreviver a algumas soluções de limpeza.

A existência de infecção por HPV na gravidez expõe ao risco de transmissão fetal e ao recém-nato. Este parece estar aumentado em condilomas exofíticos extensos durante a fase de expressão ativa, quando as lesões são altamente infecciosas, mas a infecção assintomática pelo HPV também é considerada fator de risco para a transmissão vertical.

A inoculação viral parece ocorrer durante o parto, por meio do contato entre o feto e o trato genital materno. Ao mesmo tempo, a infecção intrauterina por transmissão transplacentária não pode ser excluída. Finalmente, transmissão pós-natal é também possível. O epitélio respiratório é o local normal de infecção no feto e no neonato, mas lesões anogenitais podem ocorrer.

MANIFESTAÇÕES CLÍNICAS

A infecção do trato genital inferior pelo HPV é dividida em:

- **Clínica:** é a forma que se pode evidenciar a olho nu; são as verrugas genitais, também denominadas de condilomas acuminados.

- **Subclínica:** seu diagnóstico só é possível por meio de recursos de magnificação (lente de aumento, colposcopia e microscopia).

- **Latente:** é a identificação de sequências de DNA--HPV com técnicas de biologia molecular em indivíduos com tecidos clínica e colposcopicamente normais.

HISTÓRIA NATURAL DA INFECÇÃO PELO HPV

Sabe-se que, para que ocorra a infecção pelo HPV, ele necessita atingir as células da membrana basal, por meio de microtraumas que ocorrem comumente durante o contato íntimo, antes de entrar nas células epiteliais (queratinócitos). Ele entra nas células da membrana basal por meio de alteração conformacional de sua proteína L2, que permite à proteína L1 ligar-se a receptor específico nos queratinócitos, permitindo a infecção à medida que os queratinócitos migram da membrana basal para cicatrizar a ferida ou microtrauma.

Estudos reforçam o papel dos anticorpos L1 nos mecanismos existentes na reparação de feridas e microabrasão epitelial. Essas microlesões resultam em resposta imunológica imediata, por meio da exsudação serosa, que permite rápido acesso das imunoglobulinas G (IgG) séricas às partículas virais e rápido encontro com as células B de memória circulantes. Os locais mais frequentes de infecção são aqueles suscetíveis ao microtrauma durante a relação sexual, ou seja, o introito vaginal, as mucosas perianal e anal e a glande do pênis.

Como as células epiteliais não são boas apresentadoras de antígenos, o HPV permanece no interior das células epiteliais sem causar maiores danos. Ele possui um ciclo de replicação dependente exclusivamente da diferenciação epitelial, nos quais os genes são expressos diferentemente (Tabela 22.1).

TABELA 22.1 Diferenciação epitelial e as atividades virais do HPV durante sua infecção.

Diferenciação epitelial	Atividades virais
Camada córnea	Liberação de vírions maduros Proteínas tardias do capsídeo (L1 e L2)
Camada granulosa	Amplificação vegetativa do DNA Altos níveis de proteínas precoces dependentes de diferenciação
Camada espinhosa	Diferenciação dependente de proteínas precoces E6, E1, E2, E4 e E5
Camada basal	Infecção primária Estabelecimento da replicação Proteínas precoces imediatas (E1, E2 e E5)

Respostas humoral e celular foram bem documentadas, entretanto não foi estabelecido correlato de imunidade. Anticorpos séricos contra diferentes produtos virais foram demonstrados, e os anticorpos mais bem diferenciados são aqueles gerados contra a proteína maior (L1). Nem todas as pessoas geram anticorpos detectáveis após a infecção natural, e eles não se mostraram duradouros e capazes de proteger integralmente contra novas infecções pelo mesmo tipo viral.

Quando o vírus infecta a célula, pode ocorrer infecção produtiva (infecção subclínica/clínica) ou não (infecção latente).

1. Infecção clínica ou subclínica (também denominada infecção produtiva): nesta fase, os vírus reproduzem-se rapidamente, liberando grande número de novas partículas virais, para infectar outras células. A multiplicação do vírus produzirá alterações celulares; além do espessamento epitelial que acompanha a maior velocidade mitótica, parece interferir com a citocinética, especialmente nas lesões de baixo grau, ocorrendo multinucleação e atipias celulares atribuídas à poliploidização.

As células desenvolvem halos perinucleares (coilocitose), acantose, atipia citológica, multinucleação e vacuolização citoplasmática. A maioria dos indivíduos é capaz de eliminar espontaneamente a infecção por meio do sistema imune em período médio de oito meses para os vírus de baixo risco oncogênico e 13 meses para os HPV de alto risco. Em uma pequena minoria, a infecção pelo HPV torna-se persistente, causando neoplasia e câncer genital.

2. Infecção latente: uma das características mais marcantes dos HPVs de alto risco, sua persistência em longo prazo, que é um pré-requisito para o desenvolvimento do câncer. O DNA viral reside no núcleo em forma epissomal (o DNA do vírus permanece livre no núcleo da célula do hospedeiro sem se ligar ao DNA do hospedeiro), porém não produz nenhuma alteração no tecido. Não se sabe por quanto tempo a infecção latente pode persistir – alguns investigadores acreditam que por toda a vida. A infecção latente pode se tornar ativa por mecanismos ainda desconhecidos; sabe-se que a imunodepressão fisiológica ou patológica (baixa da resistência) são fatores desencadeantes. A infecção latente só pode ser detectada por métodos de biologia molecular, pois não existe alteração citológica/histológica.

HISTÓRIA NATURAL DA INFECÇÃO POR GÊNERO
HISTÓRIA NATURAL DA INFECÇÃO NA MULHER

Ao contrário da infecção pelo herpes-vírus, a infecção pelo HPV é na maioria das vezes transitória e pode ocorrer várias infecções por diferentes tipos no decorrer da vida da mulher ou mesmo reinfecções pelo mesmo tipo. A maioria das mulheres infecta-se por HPV logo após o início da atividade sexual, em média por três diferentes tipos, e algumas se tornam positivas antes mesmo da primeira atividade sexual com penetração. As mulheres continuam em risco de adquirirem novas infecções durante sua vida.

Metade das infecções por HPV tornam-se indetectáveis em 1 ano e cerca de 90% estão negativas após dois anos de sua detecção. O tempo médio de negativação para cada tipo de HPV é, em média, de 9,4 meses. Após negativação do teste de HPV, cerca de 20% torna-se novamente redetectável (mesmo tipo viral), e isso ocorre tanto com HPV de baixo como de alto risco. Essa redetecção do mesmo tipo viral após períodos intermitentes de negatividade pode refletir flutuações nos níveis virais (baixo nível de replicação viral), amostra inconsistente, resultados falso-negativos ou nova infecção.

A lesão precursora pré-câncer, neoplasia intraepitelial cervical de alto grau (NIC-2/NIC-3/carcinoma *in situ*) pode se desenvolver muito rapidamente, dentro de 2 a 3 anos, após a exposição ao HPV, especialmente em mulheres jovens. Inicialmente, as NIC de alto grau são muito pequenas, e levam alguns anos para que elas cresçam e possam ser detectadas pela citologia e colposcopia. Estudo de seguimento em mulheres com NIC-3 por 30 anos, considerado não ético por não oferecer tratamento às mulheres, revelou incidência cumulativa de câncer cervical de 31,3% em mulheres que realizaram apenas biópsias e 50,3% em mulheres que tiveram NIC-3 persistente por 24 meses.

Hoje, sabe-se que o maior risco para desenvolvimento de NIC-3 é intrinsicamente relacionado a infecção persistente por determinados tipos de HPV de alto risco. O risco absoluto para NIC-3 ou câncer após 12 anos de seguimento entre as mulheres que tiveram o primeiro e segundo exames positivos para HPV-16 foi de 47,4%. No entanto, o risco absoluto de NIC-3 ou câncer por outros tipos diferentes de HPV-16, 18, 31, ou 33 foi de apenas 6%. O risco de NIC-3 ou câncer após teste de captura híbrida negativo foi de 3%.

HISTÓRIA NATURAL DA INFECÇÃO NO HOMEM

As doenças relacionadas ao HPV que afetam o homem são as verrugas anogenitais e cânceres de pênis, ânus e orofaringe. A curva de prevalência no homem é muito maior do que na mulher e não há tendência de redução com a idade. De fato, a prevalência no homem permanece elevada (50 a 70%) em toda a sua vida, sem qualquer declínio substancial com a idade.

A mulher parece ter maior probabilidade de adquirir genótipos de HPV associados a alto risco oncogênico, enquanto, para homem, a probabilidade de adquirir tanto genótipos de baixo como de alto risco é semelhante.

Estudo pioneiro trouxe novos dados sobre a incidência e o tempo de duração da infecção genital externa pelo HPV em homens heterossexuais. Foram avaliados 1.732 homens com idades entre 16 e 24 anos de idade, residentes de 18 países da África, região da Ásia-Pacífico, Europa, América Latina e América do Norte.

Após 30 meses da detecção de nova infecção pelos tipos de HPV-6 e 11, cerca de 30% tiveram diagnóstico de verrugas genitais. A taxa de incidência de verrugas genitais em indivíduos soronegativos e DNA-negativos no dia 1 foi de 0,94 casos por 100 pessoas por ano sob risco. O padrão de incidência foi típico; a nova detecção de HPV-16 foi a mais comum e a nova detecção do HPV-11 a menos comum.

A incidência cumulativa das infecções pelos tipos de HPV-6, 11, 16 e 18 em indivíduos heterossexuais não expostos a esses tipos no dia 1 foi de cerca de 50% em 48 meses. Como esperado, a maior proporção desse aumento foi atribuída ao HPV-16, sua incidência foi > 35% em 48 meses de seguimento. O tempo mediano para eliminação dos tipos de HPV-6, 11, 16 e 18 foi de 6,1, 6,1, 7,7 e 6,2 meses, respectivamente.

CARCINOGÊNESE DO HPV

Nos últimos 25 anos, o conhecimento sobre o ciclo de vida do HPV e seu papel no desenvolvimento dos cânceres genitais e anais ampliou-se drasticamente.

A presença de HPV não é suficiente para induzir carcinogênese genital, entretanto representa fator indispensável. Outros cofatores são importantes para a progressão para câncer invasor, como infecção persistente por HPV de alto risco,

imunossupressão, tabagismo, outras DST e fatores genéticos que impedem a supressão ou eliminação da infecção por HPV pelo sistema imune.

A interação entre a resposta imune do hospedeiro e o tipo de HPV determinará o aparecimento e evolução das lesões. Os aspectos morfológicos da infecção pelo HPV dependem principalmente do *status* biológico do tecido infectado e da sua localização anatômica.

A progressão maligna resultante da expressão do gene do HPV mostra-se como um *continuum* que se estende do epitélio normal ao epitélio francamente neoplásico. O epitélio passa por alguns estágios (pré-câncer) antes de se tornar um câncer invasor. Para classificá-los, foram criados vários sistemas de classificação (Tabela 22.2).

TABELA 22.2 Equivalências entre as diferentes classificações do pré-câncer ginecológico.

Displasia leve	Neoplasia intraepitelial grau 1	Neoplasia de baixo grau
Displasia moderada	Neoplasia intraepitelial grau 2	Neoplasia de alto grau
Displasia severa	Neoplasia intraepitelial grau 3 e/ou carcinoma *in situ*	Neoplasia de alto grau

Quando ocorre progressão de lesão de baixo (infecção por HPV e displasia leve) para alto grau (displasia moderada, severa e carcinoma *in situ*) também ocorre alteração na relação infecção-hospedeiro, e o vírus, anteriormente na forma epissomal (circular), passa para linear e se incorpora ao DNA da célula epitelial.

MÉTODOS DIAGNÓSTICOS

Lesões precursoras induzidas pelo HPV se desenvolvem aproximadamente uma década após a infecção inicial, permitindo seu reconhecimento por meio de recursos diagnósticos e tratamento conservador previamente à transformação neoplásica. Os métodos diagnósticos das lesões induzidas pelo HPV se baseiam na identificação de alterações celulares; características associadas à replicação viral incluem a citologia oncológica, exame clínico, exame de imagem de alta resolução do trato anogenital (colposcopia) e histologia. Já a identificação do DNA do HPV bem como de seu tipo e carga viral é realizada por métodos de biologia molecular.

EXAME CITOPATOLÓGICO

O método se baseia na realização de esfregaço em lâmina de vidro com material oriundo da raspagem da superfície da mucosa cervical, fixação imediata e coloração pela técnica descrita por Papanicolaou. Os efeitos citopáticos são característicos nas formas puras de infecção por HPV e nas lesões de baixo grau, diminuindo gradativamente de maneira inversa à gravidade da lesão histológica.

Entre as modificações citopáticas, a principal alteração celular observada é a coilocitose. Trata-se de modificação que se manifesta, sobretudo, em células superficiais e intermediárias, caracterizada por evidente halo claro que circunda o núcleo hipercromático de contornos irregulares.

Em 1988, o Instituto Nacional do Câncer dos Estados Unidos convocou um grupo de citologistas para desenvolver sistema padronizado de nomenclatura. Criou-se, então, o Sistema de Bethesda, que substituiu a classificação de Papanicolaou, e tem por objetivo estabelecer critérios de qualidade e padronizar categorias de anormalidades mais compatíveis com a prática clínica. Nesta classificação, as anormalidades intraepiteliais escamosas foram descritas como alterações celulares sugestivas de lesão intraepitelial escamosa de baixo grau (correspondente, à NIC-1 e/ou infecção por HPV) e lesão intraepitelial escamosa de alto grau (correspondente à NIC-2, NIC-3 e carcinoma *in situ*).

No Brasil, o rastreamento no SUS é realizado através de exame citopatológico em mulheres entre 25 e 60 anos. Os dois primeiros exames devem ser realizados com intervalo anual e, se ambos resultados forem negativos, os próximos devem ser realizados a cada 3 anos. A Federação Brasileira das Associações de Ginecologia e Obstetrícia (Febrasgo) recomenda que entre as mulheres de 30 a 64 anos, se realize o teste de HPV como coteste, associado ao exame citológico. Quando o HPV é indetectável (teste negativo) e o exame citológico é negativo, pode se recomendar a repetição desses exames em 5 anos. Quando o teste de HPV é positivo e a citologia é positiva, a mulher é encaminhada para colposcopia.

EXAME CLÍNICO

O diagnóstico da forma clínica da infecção pelo HPV (condiloma acuminado) é clínico, feito através de inspeção visual, podendo ser confirmado por biópsia nos casos duvidosos ou que requeiram maior análise.

EXAME DE MAGNIFICAÇÃO DE IMAGEM (COLPOSCOPIA)

Constitui método de imagem empregado para estudar as variações fisiológicas ou patológicas da mucosa e tecido conjuntivo do trato anogenital, por meio de lentes de aumento de 10 a 60 vezes (colposcópio) e aplicação de corantes específicos. É instrumento essencial no estudo topográfico, diagnóstico e tratamento das lesões pré-malignas e malignas do trato anogenital. O exame é denominado de acordo com a área avaliada, peniscopia, vulvoscopia e anuscopia. No caso da anuscopia, é a denominação utilizada pelos proctologistas para o exame a olho nu, assim deve-se utilizar o termo anuscopia de alta resolução ou de alta magnificação, ou ainda colposcopia anal para o exame com lentes de aumento.

HISTOLOGIA

O padrão-ouro para a determinação da necessidade de tratamento das lesões do trato anogenital é a histologia.

BIOLOGIA MOLECULAR

Existem três testes de detecção do HPV, que têm aplicabilidade clínica: captura híbrida (CH), reação em cadeia da polimerase (PCR) e hibridização *in situ* (ISH). A detecção do DNA-HPV de alto risco pode ser considerada potencialmente útil em algumas aplicações clínicas (Quadro 22.1).

> **QUADRO 22.1 Papel do diagnóstico molecular.**
>
> 1. Teste de DNA-HPV isolado ou em conjunto com a citologia oncológica em rastreamento populacional primário de mulheres acima de 30 anos.
>
> 2. Triagem de mulheres com ASC-US que necessitam de colposcopia.
>
> 3. Seguimento de mulheres com NIC-1 confirmada por biópsia.
>
> 4. Controle de qualidade em anatomia patológica.
>
> 5. Teste e cura em indivíduos que se submeteram a tratamento.

DIAGNÓSTICO E TRATAMENTO
VERRUGAS GENITAIS EXTERNAS

A infecção clínica pelo HPV caracteriza-se por lesões aparentes, vegetativas, vascularizadas, sésseis e com múltiplas projeções papilares, denominadas condilomas acuminados ou verrugas genitais (Figuras 22.1 a 22.5). Vulgarmente são conhecidas como "crista de galo"; a maioria dessas lesões se relaciona com o HPV-6 (65%) e 11 (20%), porém 1/3 das lesões coexiste com HPV de alto risco. Ocorrem, mais comumente, em pacientes jovens entre 16 e 25 anos e estão localizadas em regiões úmidas, como o vestíbulo e a pele vulvar na mulher. A distribuição das lesões acuminadas no homem se dá principalmente no corpo do pênis e na região balanoprepucial. Lesões no escroto, face interna da coxa e base do pênis também podem ocorrer.

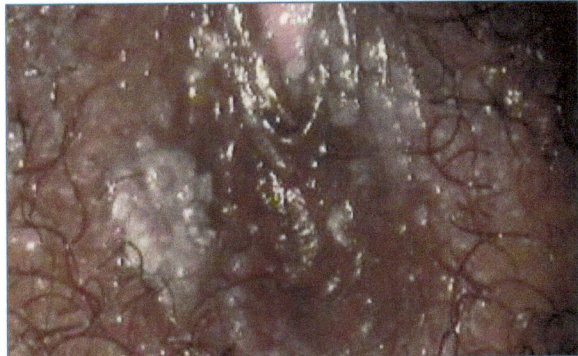

FIGURA 22.1 Infecção clínica pelo HPV – lesão verrucosa séssil em região perineal.

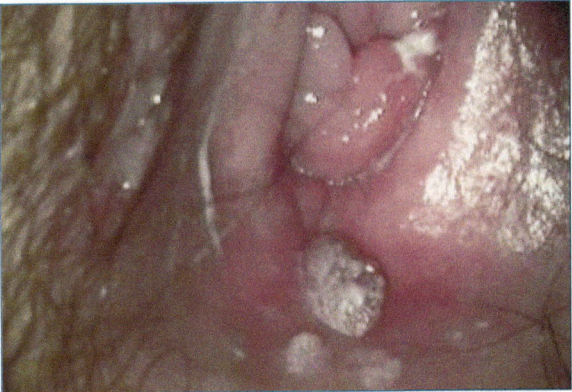

FIGURA 22.2 Infecção clínica pelo HPV – lesão verrucosa acuminada em fúrcula vulvar e presença de duas lesões de menor tamanho com superfície micropapilar.

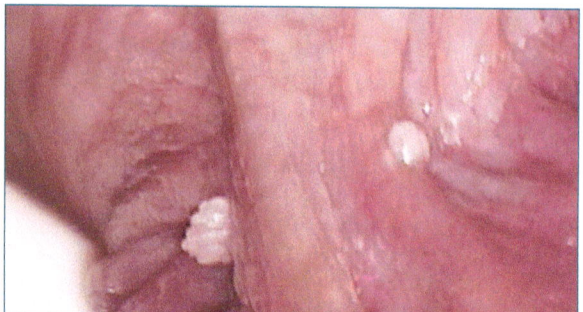

FIGURA 22.3 Condilomas acuminados próximos ao freio do pênis.

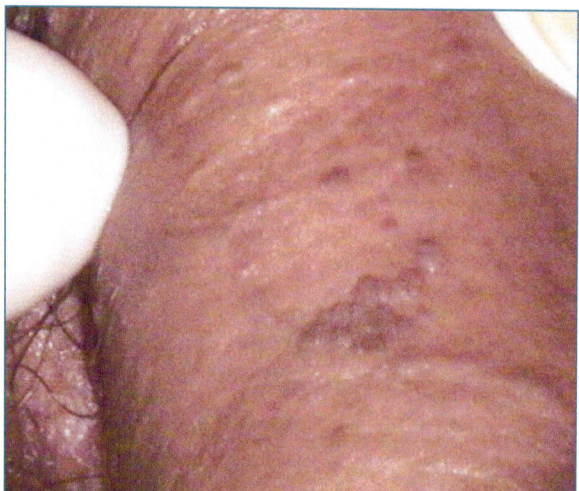

FIGURA 22.4 Pápulas verrucosas hiperpigmentadas em corpo do pênis; a biópsia confirmou condiloma acuminado.

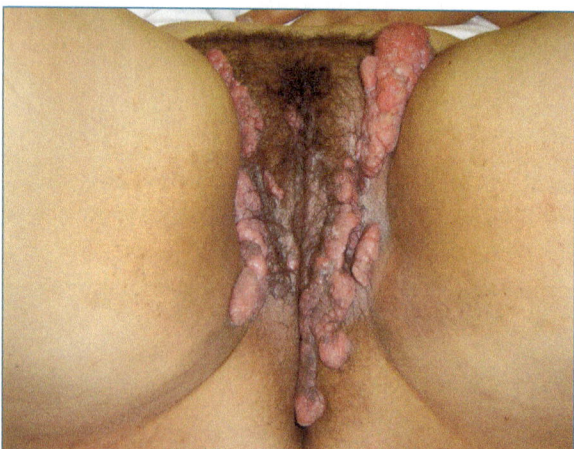

FIGURA 22.5 Condilomatose gigante em mulher imunossuprimida fazendo uso de corticosteroide sistêmico, em virtude de lúpus eritematoso sistêmico.

As verrugas anogenitais são na maioria das vezes assintomáticas, podendo ser acompanhadas por prurido, ardência e umidade. São frequentemente múltiplas e coalescentes, podendo ter aspecto queratinizado, pigmentado ou não. Têm disseminação rápida, podendo se estender ao clitóris e ao monte de Vênus, assim como para as regiões perineal, perianal e canal anal.

Em homens, pode se traduzir por quadros de balanopostite arrastados ou de repetição. A multiplicidade sempre foi uma característica do condiloma acuminado, embora não sejam infrequentes as lesões solitárias de longa data. Outro local a ser examinado é a fossa navicular, que pode ser entreaberta com digitopressão ou com uso de espéculos nasais infantis. O exame da área perianal sempre deve ser parte da rotina, mesmo em homens heterossexuais. O diagnóstico do condiloma é basicamente clínico, podendo ser confirmado por biópsia (Quadro 22.2).

QUADRO 22.2 Indicação de biópsia em condilomas.
▪ dúvida diagnóstica ou suspeita de neoplasia (lesões pigmentadas, endurecidas, atípicas, ulceradas).
▪ falta de resposta ao tratamento convencional.
▪ aumento de tamanho das lesões durante ou após o tratamento.
▪ paciente imunossuprimido.

DIAGNÓSTICO DIFERENCIAL DO CONDILOMA

Doença de Buschke-Loewenstein ou condiloma gigante

É raro. Este carcinoma geralmente não dá metástase para outros locais, mas se dissemina regionalmente.

Molusco contagioso

Causado por um poxvírus, transmitido pelo contato "pele a pele". É caracterizado por pequenas pápulas firmes, com aproximadamente 1 a 10 mm, com umbilicação central. O vírus infecta o epitélio escamoso e pode estar presente em qualquer localização corpórea. A infecção é autolimitada por um período de alguns anos, entretanto a doença é problema maior em pacientes imunocomprometidos (Figura 22.6).

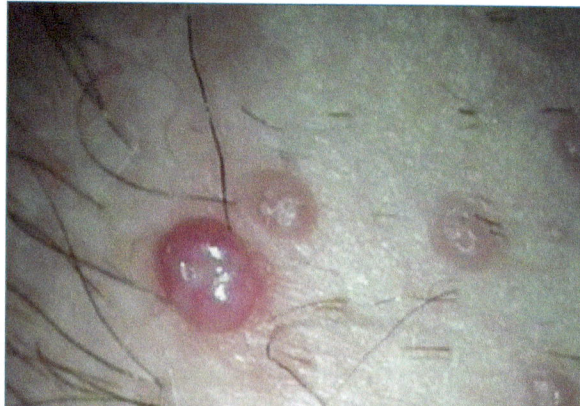

FIGURA 22.6 Pápulas com umbilicação central caratcterística (molusco contagioso).

Condiloma plano da sífilis secundária

É um grande imitador. Se a sorologia não foi solicitada durante tratamento inicial e as lesões são resistentes ao tratamento, a exclusão deste diagnóstico é obrigatória.

Papilomatose fisiológica labial e peniana

Variante anatômica do revestimento do vestíbulo, constituída por projeções papilares simétricas localizadas em qualquer parte do vestíbulo, principalmente na face interna dos pequenos lábios, podendo se estender até 1/3 da região inferior da vagina. Diferentemente dos condilomas em que múltiplas papilas convergem de única base, cada projeção papilomatosa na micropapilomatose labial tem sua própria base.

A maioria dos pacientes com micropapilomatose labial não tem sintomas, mas tem recorrência de infecções, como candidose, tricomoníase e clamídia. O DNA de HPV detectado por métodos de biologia molecular não é mais prevalente no epitélio da papilomatose labial do que no epitélio labial normal (Figura 22.7). No homem, papilas fisiológicas (corona hirsuta) podem estar presentes no sulco balanoprepucial e representam glândulas (Figura 22.8).

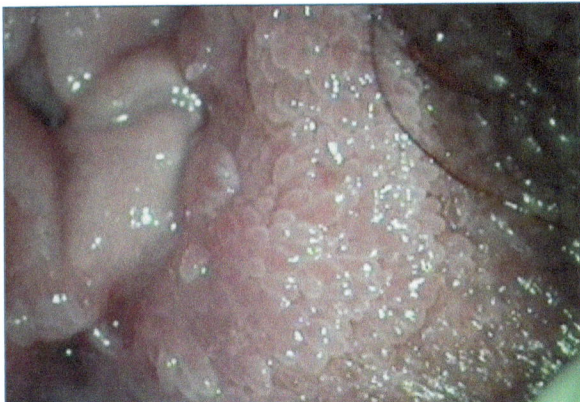

FIGURA 22.7 Papilomatose fisiológica da região vestibular. observa-se papilas simétricas em toda a extensão da face interna dos pequenos lábios.

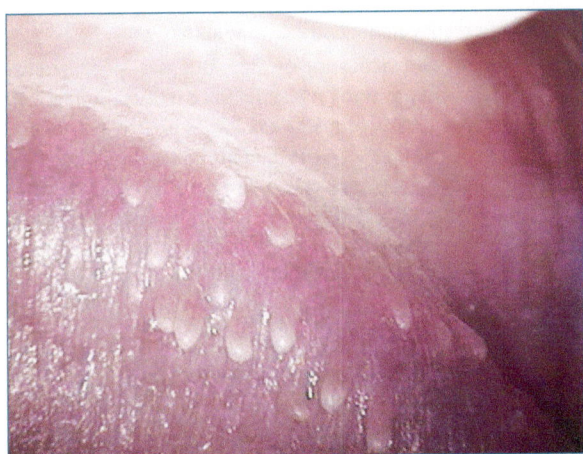

FIGURA 22.8 Papilas fisiológicas da glande.

Cicatrizes da postectomia

São áreas irregulares, mas, no entanto, não apresentam acetorreatividade ao exame colposcópio.

TRATAMENTO

Como não existe cura para o HPV, o primeiro objetivo do tratamento da infecção clínica é a remoção dos condilomas visíveis. Sabe-se que a regressão espontânea dos condilomas pode ocorrer em até 20% dos casos, porém o atraso no tratamento pode resultar em disseminação local, tornando as lesões mais extensas e potencialmente mais graves, além do potencial de transmissão.

Uma variedade de métodos citodestrutivos tem sido utilizada para remover as verrugas, incluindo excisão, vaporização a *laser*, eletrocauterização, crioterapia, podofilina, ácido tricloroacético, 5-fluouracila e podofilotoxina. Apesar de existirem várias opções terapêuticas para o tratamento das verrugas genitais, quase todos os tipos de tratamento possuem taxas de resposta em torno de 50 a 75%, com as taxas de recorrências em torno de 30%. Aproximadamente 80% dos pacientes obtêm cura dentro do primeiro ano de tratamento, o restante (20%) necessitará de terapias múltiplas em longo prazo.

As opções de tratamento devem ser discutidas com o paciente levando em conta a relação custo-benefício que abrange eficácia, conveniência, volume e distribuição da lesão e possíveis efeitos adversos. A escolha de método ambulatorial ou autoaplicável deve ter concordância do paciente. Os pacientes devem ser advertidos da possibilidade de cicatrizes hipo ou hipercrômicas, áreas deprimidas ou hipertróficas, síndromes dolorosas incapacitantes e hiperestesia do local tratado quando são utilizados métodos destrutivos.

Nos casos em que não se observam melhora após 4 semanas ou resposta parcial após 8 semanas, é importante considerar troca do método de terapia. Exceção a esta regra é a terapia com imiquimode tópico que está associada a substancial taxa de regressão, até 16 semanas. Os pacientes devem ser orientados quanto à possibilidade de recorrência, que frequentemente ocorre nos três primeiros meses. É de boa norma reexaminar os pacientes três a seis meses após o final do tratamento.

Ácido tricloroacético (ATA) (80 a 90%)

São ácidos dessecantes que são neutralizados pelo conteúdo aquoso dos tecidos tratados, especialmente efetivos em lesões úmidas de membranas mucosas, porque o conteúdo aquoso desses tecidos é alto. Esses ácidos devem ser aplicados diretamente sobre as verrugas, preferencialmente com magnificação da pele, para permitir localização precisa de pequenas lesões.

A profundidade da destruição pode ser limitada pela observação da intensidade do branqueamento da área tratada. Sensação de queimação ocorre de 5 a 15 minutos e pode ser evitada com o uso de anestésicos tópicos. A aplicação incorreta ou excessiva pode causar ardência e ulceração. Os ácidos dessecantes não são tóxicos e podem ser utilizados com segurança durante a gravidez e dentro da vagina. Apesar de largamente utilizados são escassos os estudos documentando sua eficácia clínica.

Podofilina (10 a 25%)

É uma mistura complexa de resinas de plantas e seu efeito biológico deve-se ao efeito antimitótico. O efeito máximo aparece alguns dias após a aplicação. Em virtude dos seus efeitos tóxicos sistêmicos (neurológico, hepatorrenal e supressão da medula óssea) e da sua eficácia limitada, não é mais considerada droga de escolha, inclusive formalmente contraindicada na gravidez. A aplicação deve ser restrita à área de pele queratinizada, e o local deve ser lavado após 4 a 6 horas. O contato com membranas mucosas provoca intensa reação inflamatória e também pode acarretar alto risco de absorção sistêmica. A taxa de sucesso em seis meses é, em média, de 20 a 40%.

Podofilotoxina

Representa avanço na terapêutica tópica para pacientes com verrugas penianas ou vulvares. A droga é efetiva e praticamente sem toxicidade sistêmica. Reações locais são comuns, porém de pequena duração e não sérias. Aplica-se na região afetada duas vezes por 3 dias consecutivos, seguidos de 4 dias sem tratamento. Esse ciclo de tratamento pode ser repetido até o desaparecimento das verrugas ou no máximo por 4 semanas. Ao final de 4 semanas de tratamento, 37% dos pacientes tiveram regressão completa das verrugas genitais, não existindo diferenças nas respostas clínicas entre mulheres e homens. Dos indivíduos que apresentaram regressão completa das verrugas e que foram avaliados após 12 semanas, 31% tiveram recorrência.

5-fluouracila (5-FU)

É antimetabólito que inibe a produção de ácido ribonucleico e DNA. Reação de hipersensibilidade variável ocorre após o tratamento que provoca descamação severa de pele em alguns pacientes, enquanto em outros o efeito é mínimo. O uso de creme de 5-FU na vulva e no pênis não tem bom resultado, em razão de as lesões serem mais queratinizadas e também pela inflamação associada, que faz com que o paciente interrompa o tratamento. Seu uso tem sido descontinuado pela alta taxa de complicações, incluindo ulcerações crônicas, vaginite química, adenose, vestibulite vulvar e balanopostite.

Destruição física focal

Podem ser empregados o eletrocautério, a criocirurgia ou a ablação a *laser*. Indicada nos casos de lesões cutâneas renitentes em que a queratina espessa impede a penetração da medicação tópica.

Laser a CO_2

É perfeitamente adaptado para o tratamento das lesões virais, sejam planas ou exofíticas. Sua vantagem é a precisão; adaptado ao colposcópio, permite a destruição perfeita de acordo com a periferia e a profundidade da lesão. Deve-se lembrar de que existe o fenômeno de Koebner (existência do HPV latente ao lado das lesões tratadas). A energia do *laser* a CO_2 é absorvida pela água intracelular que é instantaneamente vaporizada. Proteínas intracelulares e DNA são livres de água e são carbonizados.

Imiquimode

É indicado no tratamento de condilomas acuminados da genitália externa e perianal. Difere das terapias destrutivas, por atuar diretamente nas células infectadas pelo HPV, não causando danos ao tecido subjacente não doente. É modificador da resposta biológica, mimetiza o que ocorre na resposta imune normal quando o HPV é reconhecido pelo sistema imune.

Imiquimode potencializa a produção de IFN, que possui efeito antiviral, antiproliferativo e antiangiogênico. Estimula também as células de Langerhans, principais células apresentadoras de antígenos da epiderme a migrarem até os linfonodos e ativarem a produção de células T HPV-específicas. Produção de citocinas (entre elas, IFN, TNF, IL-1, IL-6 e IL-8) é vista dentro de duas horas após aplicação de imiquimode. A concentração máxima é alcançada em 8 horas e permanece elevada no mínimo por 24 horas.

Recomenda-se aplicação de fina camada do creme na área afetada ao deitar, três vezes por semana até desaparecimento das verrugas ou por até 16 semanas. Lava-se a área ao acordar, após 6 a 8 horas. Apesar das reações locais, como eritema, prurido, descamação e edema serem frequentes (50%), a queixa de dor local e incidência de reações sistêmicas é muito baixa (< 3%) e nos estudos controlados foi similar ao grupo placebo.

Acredita-se que essas reações, na maioria de intensidade leve a moderada e bem toleradas pelos pacientes, estejam ligadas à liberação de citocinas pró-inflamatórias que fazem parte do mecanismo de ação do imiquimode. Assim, o grau de intensidade do eritema e a reação local da pele relacionam-se com a resposta clínica, geralmente desaparecendo dentro de 2 semanas após suspensão do medicamento.

Na nossa experiência, as reações iniciam-se na maioria dos casos após 2 semanas de tratamento e atingem um pico em 4 semanas, quando se inicia a regressão das verrugas. Geralmente as lesões localizadas na região vestibular respondem mais precocemente entre 4 e 6 semanas.

Em caso de reações locais mais intensas, pode-se suspender o tratamento por 1 a 2 semanas e reiniciá-lo logo em seguida. A regressão completa das lesões ocorre, em média, no período de 8 semanas. A praticidade da autoaplicação, boa tolerabilidade, mecanismo único de ação e alta taxa de resolução mantida fazem de imiquimode uma terapia de primeira linha para verrugas genitais externas e terapia de segunda linha na falha do tratamento tradicional e grande número de recidivas.

NEOPLASIA INTRAEPITELIAL DA VULVA E DO PÊNIS

EPIDEMIOLOGIA

A incidência, particularmente em mulheres jovens, tem aumentado significativamente, com a média etária caindo dos 55 para os 35 anos. Estudo comparativo entre duas coortes de mulheres com neoplasia intraepitelial vulvar (NIV) observou apenas 2% de mulheres com menos de 50 anos na coorte mais velha (1965 a 1974) em comparação com 21% na coorte mais nova (1990 a 1994). Muitos fatores, incluindo a mudança de hábitos sexuais, aumento do consumo do tabaco em gerações mais jovens e o diagnóstico precoce, parecem ser os responsáveis por esta maior frequência em mulheres na idade reprodutiva.

Dados mais recentes mostram incidência cumulativa de NIV (de qualquer grau), após oito anos de observação, de 7% em mulheres HIV-negativas e 23% em mulheres HIV-positivas. A NIV de alto grau atingiu 2% das mulheres HIV-negativas e 8% das HIV-positivas, e não houve relato de nenhum caso de câncer invasor de vulva em mulheres HIV-negativas, enquanto nas HIV-positivas houve três casos.

CLASSIFICAÇÃO

De acordo com a natureza biológica da lesão, a NIV pode ser dividida em dois grupos principais, cada um possuindo características bem próprias: a NIV indiferenciada e a NIV diferenciada.

■ **NIV indiferenciada (clássica/papulose bowenoide) – HPV-positiva:** representa a maioria dos casos de NIV, geralmente acomete mulheres jovens (terceira e quarta décadas). Está altamente associada ao HPV de alto risco, predominantemente o HPV-16 (78 a 92% das NIV 3). A NIV indiferenciada faz parte de uma síndrome de alterações epiteliais multifocais do trato anogenital, frequentemente multifocal e multicêntrica. Em cerca de 50%, há coexistência de neoplasia intraepitelial ou invasora, em outras localizações do trato genital inferior (vagina, vulva e ânus). A NIV indiferenciada pode ser dividida histologicamente em bowenoide, verrucosa e basaloide.

■ **NIV diferenciada (doença de Bowen, carcinoma *simplex*) – HPV-negativa:** é rara e possui forte associação com carcinoma queratinizante. Representa menos de 10% dos casos de NIV, infecção típica da idade avançada e não associada ao HPV. Pode se originar de uma desordem não neoplásica da vulva, como o líquen escleroso e/ou hiperplasia escamosa. A localização preferencial é nas áreas com pelos. A lesão é unilateral e focal, geralmente não excedendo 1,5 cm. Possui forma histológica sutil e limitada ao epitélio basal, e o sistema de graduação de NIV grau 1, 2 e 3 parece não ser aplicável.

A NIV diferenciada parece ter fase intraepitelial relativamente breve antes de progredir para invasão. O quadro vulvoscópico é de área branco-acinzentada ou de área macular vermelha com aspecto de pontilhado e superfície aveludada e limites bem demarcados. Nas últimas duas décadas, tem havido evidências crescentes implicando a infecção pelo HPV também como fator etiológico na NIV diferenciada. Apesar da positividade para HPV ser considerada mais relevante em mulheres jovens com NIV, estudos têm reportado positividade para HPV em mulheres idosas com NIV-3.

No pênis, a neoplasia intraepitelial peniana pode assumir várias formas morfológicas, incluindo placas eritematosas largas (Doença de Bowen), máculas eritematosas brilhantes limitadas à glande peniana e ao sulco coronal (eritroplasia de Queyrat) e pápulas pigmentadas (papulose bowenoide). É mais comum encontrá-la em homens jovens sexualmente ativos que tenham múltiplas parceiras. A faixa etária mais atingida pela doença situa-se entre os 20 e 40 anos de idade.

PROGRESSÃO DE NIV PARA CARCINOMA DE VULVA/PÊNIS

Nos homens, apesar da semelhança histológica com a doença de Bowen e a eritroplasia de Queyrat, a progressão da papulose bowenoide para carcinoma de células escamosas é inferior àquelas duas outras afecções, principalmente em pacientes jovens.

DIAGNÓSTICO DA NEOPLASIA INTRAEPITELIAL DA VULVA E PÊNIS

Um número substancial de indivíduos é assintomático, com a neoplasia intraepitelial de vulva e pênis detectada durante exame de rotina, rastreamento de DST ou durante investigação de citologia anormal na mulher. O sintoma mais frequente é o prurido vulvar, que ocorre em cerca de 40% das pacientes, podendo ter caráter severo e intratável. Outros sintomas incluem queimação vulvar, dispareunia superficial, verrugas, leucorreia, sensação de inchaço vulvar e descoloração da pele. A duração dos sintomas pode variar de poucas semanas a muitos anos. Ao exame, a aparência da NIV pode ser variada, com lesões esbranquiçadas, avermelhadas ou pigmentadas, maculares ou papulares, em relevo ou plana (Figuras 22.9, 22.10 e 22.11).

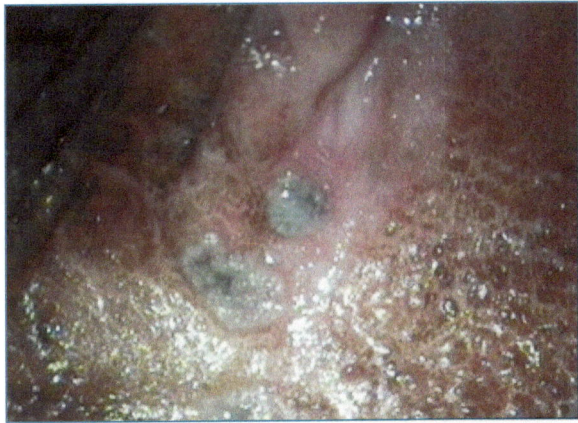

FIGURA 22.9 Lesão acizentada de grande extensão em mulher HIV-positiva (NIV indiferenciada grau 3).

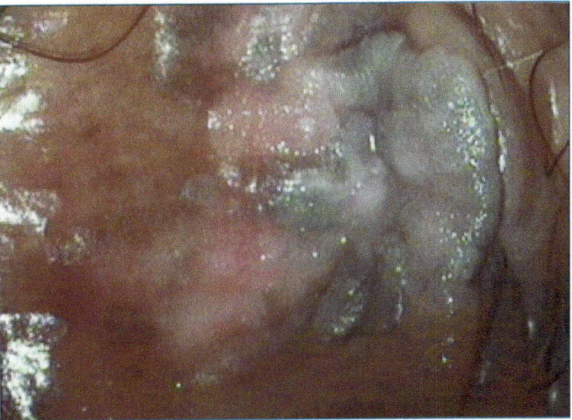

FIGURA 22.10 Lesões verrucosas hiperpigmentadas localizadas em introito vaginal (NIV indiferenciada grau 3).

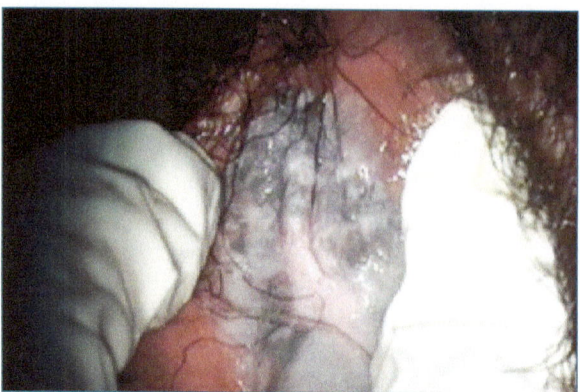

FIGURA 22.11 NIV 3 diferenciada: mulher de 65 anos, com história de prurido vulvar de longa data, lesão única acinzentada.

Tipicamente, as estruturas centrais e posteriores da vulva são mais comumente afetadas. Alterações da NIV podem ocorrer em áreas com e sem pelos, com suave predileção pela última. É frequente a associação de NIV com outras neoplasias do trato genital. Cerca de 32,8 a 70% das pacientes com NIV-3 apresentam neoplasias sincrônicas ou metacrônicas em outras localizações genitais. Na maioria das mulheres, esta associação é sincrônica (70%).

Diagnóstico diferencial é necessário com lesões esbranquiçadas (líquen escleroso e hiperplasia de células escamosas); lesões pigmentadas (lentigo, melanose, nevus, verrugas e angiomas) e lesões avermelhadas (líquen plano, psoríase, balanites inespecíficas, balanite de Zoon, vulvite de células plasmocitárias e doença de Paget).

O diagnóstico final requer confirmação histológica, existindo obrigatoriedade de biópsia nas áreas colposcopicamente suspeitas. Biópsias vulvares e penianas são realizadas facilmente sob anestesia local, usando pinça de Gaylor-Medina modificada com diâmetro de 2 a 3 mm. Dependendo da distribuição das lesões e de sua aparência clínica podem ser necessárias múltiplas biópsias. Em vista de a NIV ser um marcador potencial de doença concomitante simultânea ou de ocorrência futura em outras áreas do trato genital inferior, é muito importante a investigação e controle colposcópico da cérvice, vagina e canal anal.

TRATAMENTO

A tendência é que o tratamento seja individualizado. Sempre que possível, deve-se adotar conduta mais conservadora (Quadro 22.3).

Os tratamentos a serem considerados incluem:

1. Métodos citodestrutivos (cauterização química ou física, vaporização a *laser* CO_2).

2. Métodos excisionais (remoção local simples ou ressecções amplas com ou sem rotação de retalho).

3. Combinação de excisão e técnicas citodestrutivas.

4. Imunoterapia isolada ou associada a terapias excisionais/citodestrutivas.

Pode ocorrer recorrência da doença, independente da modalidade terapêutica, em 15 a 57% dos casos e está ligada ao reservatório do HPV na pele. Se as margens não estão livres, a taxa de recorrência é sempre maior. Portanto, o aspecto mais importante do tratamento é o seguimento.

QUADRO 22.3 Considerações que devem ser levadas em conta na decisão terapêutica.
Terapêutica – considerações
▪ Idade
▪ Sintomas
▪ Topografia das lesões
▪ Extensão para anexos
▪ Potencial maligno
▪ Preservação funcional
▪ Fatores psicológicos
▪ Recorrência

Métodos citodestrutivos (cauterização química ou física, vaporização a *laser* CO_2)

▪ **Fluouracila:** o uso tópico deste quimioterápico resulta em irritação local, não se alcançando resultado terapêutico consistente em decorrência da baixa adesão ao tratamento. São necessárias 6 a 10 semanas de tratamento, e os pacientes começam a ter resposta inflamatória severa a partir de 2 semanas. As vantagens desse método seriam cicatrizes mínimas, entretanto epitélio neoplásico de áreas pilosas não é adequadamente tratado pela esfoliação superficial do 5-FU, que pode poupar ductos sebáceos e folículos pilosos. A ineficácia potencial combinada à descontinuação prematura da terapia tornam esta terapia de valor limitado.

▪ **Eletrocauterização e ata em alta concentração (70 a 90%):** podem ser utilizados em áreas pequenas e não pilosas.

▪ **Vaporização a *laser*:** é uma opção efetiva, possuindo cicatrização esteticamente aceitável. A vaporização a *laser* pode ser realizada em ambiente ambulatorial e a extensão do tecido pode ser controlada precisamente em mãos experientes com a guia acoplada ao colposcópio. As desvantagens da terapia a *laser* são: dor pós-operatória e o tempo de cicatrização prolongado (cerca de 3 semanas). Aproximadamente 75 a 85% das neoplasias intraepiteliais de vulva e pênis estão localizadas em áreas sem pelos, nestas áreas sem pelos a vaporização deve atingir profundidade de 1 mm. Para erradicação de lesões em áreas com pelos, a profundidade da destruição deveria atingir profundidade de 3 mm.

▪ **Excisão local ampla:** esta terapia pode ser realizada normalmente em ambiente ambulatorial e tem a vantagem de fornecer material para análise anatomopatológica. Apesar de nenhum estudo ter avaliado o tamanho das margens, a maioria dos médicos experientes acredita que margem de 5 mm de epitélio normal é apropriada. Bons resultados têm sido relatados, utilizando excisão cirúrgica e vaporização a *laser*.

▪ **Imunoterapia:** tratamentos não cirúrgicos poderiam preservar a anatomia e função da vulva e pênis. Um modificador da resposta imune com propriedades antivirais e antitumorais, como o imiquimode creme a 5%, tem sido investigado e vários estudos pilotos mostraram a efetividade e a segurança no tratamento das neoplasias intraepiteliais de vulva e pênis.

O creme de imiquimode tópico a 5% pode ser usado como terapia de primeira opção (pacientes que não desejam métodos citodestrutivos/excisionais), terapia de segunda opção (pacientes com múltiplas recidivas após outras terapias) e como terapia combinada (associação de método citodestrutivo/excisional à imunoterapia). Lesões muito extensas podem requerer tratamento de até 16 semanas, e, se houver lesão residual, deve-se optar por complementação com método citodestrutivo e/ou excisional.

Como o mecanismo de ação deste medicamento envolve o sistema imunológico, não existe resposta padrão para todos os indivíduos. Assim, o segredo do manejo do creme de imiquimode é iniciar com a dose recomendada pelo laboratório (três vezes por semana) e conforme resposta clínica ir tateando a dose correta para cada indivíduo conforme resposta clínica e presença de reações adversas. Reações adversas locais, como eritema, prurido, descamação e edema, são frequentes (50%), porém a queixa de dor local e incidência de reações sistêmicas (sintomas *flu-like*, cefaleia, coriza e mialgia) é muito baixa (< 3%). Lesões na glande peniana pode ter resposta erosiva significativa. Durante processo de cicatrização, as lesões tendem a ter eritema residual róseo e podem mostram hipopigmentação da área tratada.

Acredita-se que estas reações, na maioria de intensidade leve a moderada e bem toleradas pelos pacientes, estejam ligadas à liberação de citocinas pró-inflamatórias que fazem parte do mecanismo de ação do imiquimode. Essas reações não devem ser encaradas negativamente, mas como um sinal indireto de que o sistema imunológico foi ativado.

Muitas vezes, medidas locais fáceis abrandam o incômodo desses sintomas, como alternar o creme de imiquimode (segunda, quarta e sexta-feira) com um emoliente (vaselina) ou creme reepitelizador (clostebol) (terça e quinta-feira); diminuir a frequência da aplicação (duas vezes por semana); diminuir a dose de aplicação (meio sachê); diminuir o tempo da aplicação (4 a 6 horas).

Em caso de reações locais mais intensas, pode-se suspender o tratamento por 1 a 2 semanas até melhora dos sintomas locais e reiniciá-lo logo em seguida. Durante esse período de pausa, não existe prejuízo no tratamento nem em seu prolongamento do tempo, pois o sistema imunológico está ativo, e o motivo da parada é apenas frear um pouco esta resposta exacerbada.

A terapia com imiquimode pode ser utilizada para converter uma vulvectomia simples em simples excisão local das lesões residuais, porém o risco inerente de atraso no tratamento em 3 a 4 meses *versus* procedimento de menor morbidade operatória deve ser considerado. Carcinoma invasivo deve ser excluído antes do tratamento com imiquimode e também áreas residuais após três meses de tratamento devem ser excisadas.

VAGINA
VERRUGAS GENITAIS

Condilomas acuminados da vagina, geralmente, podem ser observados à inspeção especular como lesões sésseis ou como projeções em dedos de luva (Figura 22.12). A lesão acu-minada vaginal ocorre em pelo menos 30% das mulheres com condiloma vulvar. É geralmente assintomática e sua detecção depende da inspeção cuidadosa da superfície da vagina, que é dificultada pelas rugas e dobras. Raramente, a doença vaginal é extensa e multifocal ocupando o comprimento da vagina. Nesses casos, deve-se investigar imunossupressão inata ou adquirida. Enquanto o terço superior da vagina é o local mais comumente envolvido por neoplasia intraepitelial vaginal (NIVA) e carcinoma invasor, o terço inferior é acometido por lesões por HPV.

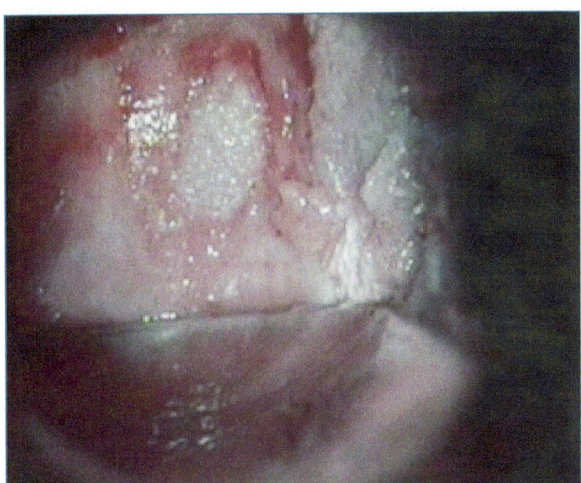

FIGURA 22.12 Epitélio acetobranco micropapilar em parede vaginal. A histologia revelou condiloma acuminado.

NEOPLASIA INTRAEPITELIAL VAGINAL (NIVA)

Aproximadamente 2,5% das mulheres com NIC possuem anormalidades epiteliais vaginais coexistentes, na maioria dos casos confluentes à lesão cervical ou localizada no 1/3 superior. A NIVA ocorre na cúpula vaginal entre 1 e 8% das mulheres que têm histerectomia por neoplasia cervical, de difícil localização e acesso, ocorrendo nas "orelhas de cachorro", que são os ângulos vaginais às 3 e 9 horas formados após a cirurgia.

TRATAMENTO

Deve se optar por tratamento conservador com agentes tópicos locais, como o ácido tricloroacético nos quadros de condilomatose ou NIVA-1. As NIVA-2 e 3 (ou de alto grau) são provavelmente precursoras do câncer vaginal, mas com longo tempo de transição e menor potencial de progressão, quando comparadas com a NIC.

Uma boa opção de tratamento é o *laser*, pela alta precisão e superficialidade da vaporização. Na impossibilidade de seu uso, recomenda-se a aplicação de ATA regional, ou então setorial, para as lesões mais extensas. O uso do 5-FU a 5%, sob rigoroso controle, é restrito aos casos de extensas áreas de comprometimento por NIVA-3, devendo ser recomendado 1/2 aplicador semanal, durante 10 semanas. Ao primeiro sinal de sangramento ou hiperemia intensa da mucosa vaginal as aplicações do quimioterápico devem ser interrompidas, e o caso reavaliado duas a 4 semanas após. As taxas de cura com *laser* CO_2 e 5-FU chegam a 85 a 90%.

CÉRVICE

As lesões por HPV ocorrem em qualquer área da cérvice. As formas colposcópicas pertencentes a esses vírus são múltiplas, multifocais, variáveis no tempo e seu diagnóstico é indissociável de possível neoplasia.

CONDILOMAS CLÁSSICOS

São incomuns e localizam-se frequentemente na JEC (5 a 10%). Eles se apresentam como pérolas brancas ou papilas coloridas como framboesa à inspeção. Deve-se sempre realizar biópsia para excluir neoplasia associada.

LESÕES SUBCLÍNICAS PURAS DA CÉRVICE

Mulheres com NIC são assintomáticas. A suspeita diagnóstica é feita por detecção de células anormais no esfregaço oncológico e confirmada pela biópsia dirigida pela colposcopia. A divisão da NIC em baixo e alto grau é compatível com a hipótese de que o HPV pode agir como agente infeccioso (NIC de baixo grau) ou neoplásico (NIC de alto grau), produzindo lesões patológicas distintas.

NIC de baixo grau

As lesões com coilocitose simples, infecção por HPV e NIC-1 podem ser agrupadas em NIC de baixo grau (Figura 22.13). A grande maioria dessas lesões ocorre em mulheres jovens após o início da atividade sexual e regride espontaneamente em dois a três anos. Apesar da alta taxa de regressão, sabe-se que até 14% das NIC de baixo grau podem progredir, porém as que estão "destinadas à progressão" o fazem rapidamente, quase invariavelmente durante os dois primeiros anos do diagnóstico.

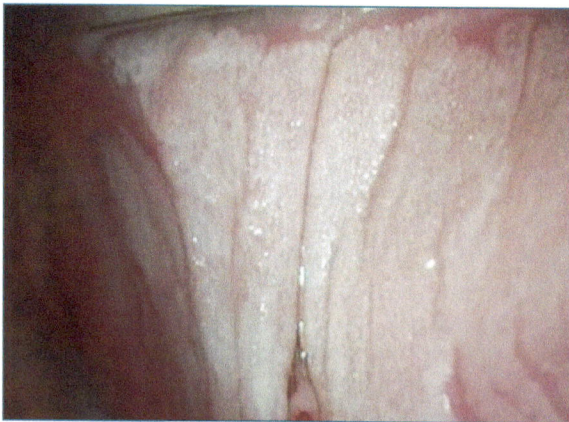

FIGURA 22.13 Colpite micropapilar de parede vaginal.

A recomendação das diretrizes brasileiras para o rastreamento do câncer do colo do útero para NIC-BG histológica, quando a colposcopia é satisfatória e apresenta achados anormais menores, é seguimento citológico em 6 meses em mulheres ≥ 30 anos ou em 12 meses naquelas > 30 anos. Caso a citologia seja negativa em dois exames seguidos, a mulher deve retornar à rotina de rastreamento citológico trienal.

Em mulheres com NIC de baixo grau persistente por 24 meses, a manutenção do seguimento ou o tratamento são aceitáveis, sendo recomendada a individualização de acordo com a idade, a paridade e as preferências do paciente. Se a opção for pelo tratamento, nos casos de junção escamocolunar visível e a menos de um centímetro no canal, pode-se optar por tratamento destrutivo, como cauterização elétrica, a *laser* ou por crioterapia. Quando a decisão for tratar e a zona de transformação estiver além do primeiro centímetro do canal endocervical ou não visível, a indicação de um procedimento excisional deve ser criteriosamente avaliada frente ao risco obstétrico. Condutas expectantes devem ser evitadas para as pacientes de difícil controle.

NIC de alto grau

Se algumas lesões de baixo grau podem ser seguramente seguidas, é essencial observar que as NIC de alto grau representam o precursor imediato do câncer, advogando pronto tratamento com confirmação histológica. A NIC de alto grau deve ser tratada por meio de métodos excisionais, seja por exérese da zona de transformação, seja por conização de acordo com o comprometimento do canal endocervical. Entretanto, em pacientes jovens entre 21 e 24 anos com NIC-2, a conduta conservadora ou com métodos destrutivos químicos e físicos podem ser utilizados (Figura 22.14).

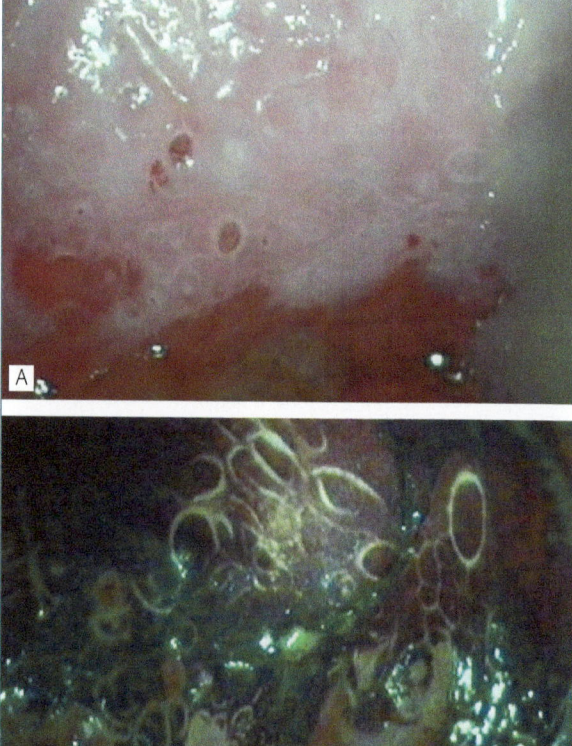

FIGURA 22.14 Colpite mosaiciforme. (A) Após aplicação de ácido acético a 5%; (B) após aplicação de solução de lugol forte (teste de *Schiller*).

A cirurgia de alta frequência (CAF), também denominada de LLETZ (*Large loop excision of transformation zone*), LEEP (*loop electrosurgical excision procedure*) ou eletrocirurgia, pode ser utilizada tanto para pequenas exéreses como para conização. Utilizando-se orientação colposcópica, a dimensão e a profundidade da excisão podem ser ajustadas individualmente, e a morbidade reduzida. O Ministério da Saúde Brasileiro definiu, em 2010, que o tratamento excisional ambulatorial deveria ser chamado exérese da zona de transformação. Qualquer outra abordagem que tenha por objetivo retirar a zona de transformação endocervical era denominada conização, independentemente do método utilizado para sua realização (eletrocirurgia, *laser* ou bisturi convencional). A conização fica reservada para as colposcopias insatisfatórias (a JEC ou a lesão não podem ser vistas em sua totalidade), alteração glandular, suspeita de câncer invasivo e cérvice atrófica ou plana.

SEGUIMENTO

Nos casos em que se pode utilizar o teste de DNA HPV, um teste de detecção de HPV com resultado negativo, coletado entre 6 e 18 meses após a cirurgia, tem valor preditivo negativo próximo de 100%, ou seja, a probabilidade de doença persistente/recidiva é próxima de zero. Quando o teste de HPV é positivo durante o seguimento pós-tratamento, recomenda-se citologia e colposcopia. No SUS, onde o teste de HPV não está ainda disponível, nos casos em que o exame da peça cirúrgica mostrar margens livres, a avaliação citológica e colposcópica deve ser realizada semestralmente. Se a citologia for realizada mais cedo, o processo reparador e reativo pode ser interpretado como anormal e provocar testes diagnósticos desnecessários e apreensão. A segunda avaliação deve ser obtida após 12 meses; se ambos forem negativos, a paciente pode retornar para acompanhamento anual até completar 5 anos. Na presença de margens comprometidas por NIC de alto grau na peça cirúrgica, o seguimento deve ser semestral nos primeiros 2 anos. Após os 2 primeiros anos, o seguimento deverá ser feito com citologia anual até completar 5 anos de tratamento. Se houver alteração colposcópica, a biopsia é obrigatória. A taxa de recorrência da NIC pós-ablação ou excisão encontra-se ao redor de 10 a 15%. As falhas no tratamento da NIC podem acontecer quando existe envolvimento glandular profundo, padrão mais provavelmente associado à NIC-3 ou lesões anatomicamente extensas.

LESÃO LATENTE

Não se trata infecção latente. O uso mais rotineiro de métodos de biologia molecular para diagnóstico do HPV tem aumentado o número de pacientes positivas para o DNA viral que se apresentam sem lesões. O ideal é repetir o teste em 12 meses, pois 90% dos indivíduos levam até 18 meses para eliminar o vírus, ou seja, para negativar o teste.

ORIENTAÇÕES PARA PARCEIROS SEXUAIS

Todos os parceiros(as) de homens e mulheres com diagnóstico efetivo de infecção/doença por HPV se beneficiarão de encaminhamento para avaliação pela possibilidade de diagnóstico e tratamento de lesões incipientes. Entretanto, o tratamento de um parceiro não parece influenciar a progressão da doença e/ou recorrência. No momento, o teste de HPV em homens assintomáticos com exame clínico negativo do pênis (peniscopia) não é recomendado, mesmo quando a parceira tenha exame alterado.

Estudos de transmissão em casais heterossexuais monogâmicos mostram que a deposição de células dos parceiros/parceiras pode explicar até 25% dos testes de HPV-positivos. Isso ressalta a importância da abstinência sexual antes de realizar a coleta com teste de HPV no rastreamento de lesões.

O uso de preservativos diminui a transmissão do HPV em ao menos 50%, porém não fornece proteção completa, pois não cobre todas as áreas de pele expostas durante a relação sexual. O uso rotineiro de preservativos deve ser incentivado pelos médicos a todos os pacientes, como "sexo mais seguro", em vez de "sexo seguro", pois é o método de proteção mais eficaz contra todas as doenças de transmissão sexual, entre as quais se inclui a infecção pelo HPV.

Perguntas frequentes no consultório são a necessidade de uso de preservativo e por quanto tempo em casais monogâmicos. Nesse caso, sabe-se que existe concordância de tipos específicos de HPV em cerca de 75% das vezes, e alguns autores sugerem o uso de preservativo até que todas as lesões clínicas pelo HPV tenham desaparecido por três meses e baseiam a orientação no bom senso.

O assunto é muito controverso e carece de dados científicos. Os dados na literatura apoiam o uso de preservativos na presença de lesões histológicas em ao menos um dos parceiros, pois seu uso poderia impactar na maior velocidade de desaparecimento do HPV. Os estudos não suportam o chamado efeito de pingue-pongue (em inglês *back and forth*, reinfecção entre os casais), mas fatores que poderiam interferir na resposta do sistema imune têm sido cogitados, como trauma do ato sexual, aumento da carga do mesmo tipo viral e elementos do sêmen.

Com relação à circuncisão, estudos populacionais mostram resultados controversos em relação ao impacto positivo sobre o risco de infecções sexualmente transmissíveis individuais.

Deve-se sempre esclarecer que, apesar de tratar-se de doença sexualmente transmissível, outras formas de transmissão não foram definitivamente descartadas, como fômites, assentos sanitários, etc. Além disso, o aparecimento de lesões atuais pode representar a reativação de uma infecção latente de longa duração, não implicando necessariamente promiscuidade da paciente ou do parceiro. Tal cuidado é essencial para manter a confiabilidade e vida sexual adequada entre o casal. O uso do preservativo é recomendado principalmente na presença de lesões clínicas, consideradas altamente infectantes.

Lesões subclínicas são consideradas pouco infectantes, e o uso do preservativo é questionável se o parceiro sexual for único, uma vez que já houve exposição ao vírus anteriormente ao diagnóstico. Atualmente, acredita-se que a infecção latente não seja transmissível.

ÂNUS

O modelo de infecção e história natural do câncer anal associado ao HPV assemelha-se muito ao que ocorre no câncer cervical. O ânus também possui área de união de diferentes epitélios, como na cérvice – a junção anorretal e a zona de transformação – local de maior fragilidade cromossômica. A junção anorretal ocorre 2 a 4 centímetros da borda anal.

Deve-se diferenciar a displasia anal em duas categorias: área perianal e do canal anal (Figuras 22.15 e 22.16). Na área perianal, deve-se dar importância às verrugas, áreas de despigmentação, prurido e sangramento. Já na lesão dentro do canal anal, geralmente não existem queixas, a não ser nos casos invasivos (presença de sangue no papel higiênico, toalha ou movimento intestinal e dor). As fases do exame incluem: inspeção, exame digital, esfregaço anal e anuscopia.

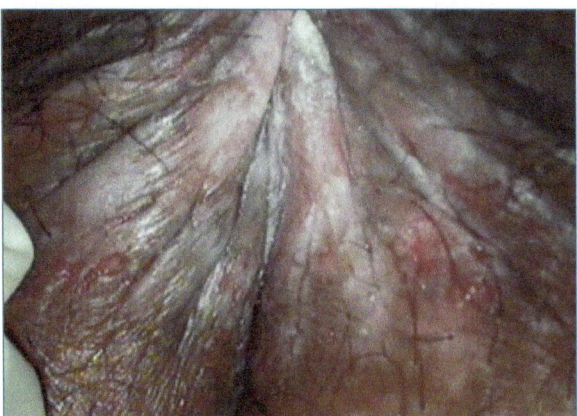

FIGURA 22.15 Mulher de 32 anos com queixa de prurido intenso em região perianal e anal. Pode-se observar escoriações pelo ato de coçadura. Histologia: papulose bowenoide de ânus (NIA grau 3).

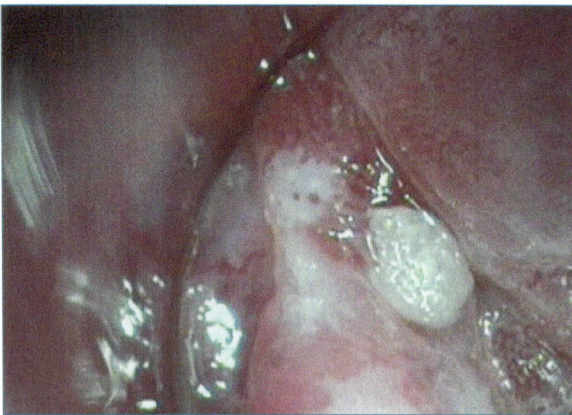

FIGURA 22.16 Epitélio acetorreagente em canal anal às 9 horas, a biópsia dirigida mostrou se tratar de neoplasia intraepitelial anal grau 2.

Quem deveria ser rastreado para neoplasia intraepitelial anal (NIA):

- Mulheres e homens com histórico de displasia genital ou câncer invasivo (pênis, vulva, vagina e colo do útero).
- Indivíduos HIV-positivos:
  - coito anal;

- indivíduos com histórico de verrugas genitais, principalmente na área perianal.

Para realização do esfregaço anal, deve-se utilizar escovinha citológica, inserir 5 cm da borda anal, pressionar e rotacionar contra as paredes do reto distal e ânus, enquanto remove a amostra. A leitura é realizada como o esfregaço de Papanicolaou e o laudo pode ser fornecido pelo Sistema de Bethesda.

Os componentes normais da zona de transformação anal são células colunares retais e metaplasia escamosa. Na anuscopia, é utilizado ácido acético (2 a 5%), e a aparência das lesões anais são similares às cervicais. É necessário realizar anestesia para biópsias perto da borda anal. Quanto ao tratamento das lesões de localização intra-anal, as neoplasias de baixo grau devem ser seguidas, e as de alto grau requerem tratamento (ATA, crioterapia, vaporização a *laser* e/ou excisão).

Na terapia das lesões perianais, pode-se optar por terapias aplicadas pelo próprio paciente como imiquimode (três vezes por semana por até 16 semanas) ou procedimentos realizados pelo médico (crioterapia, ATA e eletrocirurgia).

SITUAÇÕES ESPECIAIS

Na gestação, as lesões condilomatosas poderão atingir grandes proporções, em virtude do aumento da vascularização e às alterações hormonais e imunológicas que ocorrem neste período. Como as lesões durante a gestação podem proliferar e tornar-se friáveis, muitos especialistas indicam a sua remoção nesta fase. Durante a gestação, o tratamento, quando instituído, deverá ser o mais conservador possível. Alguns agentes terapêuticos, como a 5-FU e a podofilina, são formalmente contraindicados.

A frequência de transmissão vertical perinatal do HPV é baixa (< 10%); estudos sugerem que nem a cesárea nem o tratamento das lesões do HPV antes do parto protegerão contra a aquisição do HPV pelo recém-nascido. Como não está estabelecido o valor preventivo da operação cesariana, esta não deve ser realizada baseando-se, apenas, na prevenção da transmissão do HPV para o recém-nascido. Apenas em raros casos, quando as lesões estão causando obstrução do canal de parto, ou quando o parto vaginal possa ocasionar sangramento excessivo, a operação cesariana poderá ser indicada.

INDIVÍDUOS IMUNOSSUPRIMIDOS E INFECTADOS PELO HIV

As verrugas genitais, as neoplasias intraepiteliais e o carcinoma tendem a ser mais extensos, agressivos, recorrentes e persistentes nos indivíduos imunossuprimidos infectados pelo HIV. Este modifica a história natural da infecção pelo HPV, com diminuição das taxas de regressão e progressão mais rápida para lesões de alto grau e invasoras, que são refratárias ao tratamento, exigindo uma intervenção mais rigorosa e monitoramento acirrado.

O comportamento mais agressivo é decorrente de um caminho molecular diferente, por interação de proteínas virais: as proteínas do HIV aumentam a expressão das oncoproteínas do HPV e, assim, contribuem para a modificação do ciclo celular. A ineficácia do sistema imunológico celular e humoral garantem a progressão e recidiva da doença. Na síndrome de imunodeficiência adquirida, o risco de carcinoma *in situ* relacionado ao HPV é de 8,9 para câncer do colo do útero e 68,6 para câncer anal (homens que fazem sexo com homens) e de carcinoma invasivo é de 1,6 para câncer de orofaringe e 34,6 para câncer anal em homens. O tratamento deve se basear nos mesmos princípios referidos para os HIV-negativos.

PREVENÇÃO

VACINAS CONTRA O HPV

As vacinas HPV são produzidas por meio de tecnologia de DNA recombinante e contêm partículas proteicas imunogênicas, não infecciosas, que se assemelham ao vírus (*virus-like particles* – VLP). A infecção natural pelo HPV caracteriza-se pelo pouco acesso do vírus aos nódulos linfáticos, uma vez que se trata de infecção de ciclo eminentemente intraepitelial e sem manifestação sistêmica, e, portanto, induz resposta imune fraca.

Ao contrário, as vacinas HPV são administradas por via intramuscular, o que propicia rápido acesso das VLP aos vasos sanguíneos e aos nódulos linfáticos locais. Por esse motivo, as vacinas são muito imunogênicas (resposta de anticorpos com pico de 10 a 10.000 vezes maior que aquela ocasionada pela infecção natural), ativando fortemente a imunidade inata e adaptativa e gerando resposta consistente e integrada, resultando em memória imunológica robusta.

O racional para a escolha dos tipos de HPV incluídos nas vacinas HPV é sua relevância na etiologia das doenças associadas ao HPV (Tabela 22.3). No mundo estão atualmente disponíveis três diferentes vacinas HPV: bivalente (16/18), quadrivalente (6/11/16/18) e nonavalente (6/11/16/18/31/33/45/52/58). No Brasil, as vacinas bivalente e quadrivalente estão comercialmente disponíveis e suas indicações podem ser vistas na Tabela 22.4.

TABELA 22.3 Contribuição estimada por tipos de HPV no desenvolvimento de doenças relacionadas ao HPV.

Doença		Fração atribuível ao HPV (%)	Contribuição relativa		
			6/11	16/18	16/18/31/33/45/52/58
Verrugas genitais		100%	90%	–	–
Câncer	Cervical	100%	–	70%	90%
	NIC-1	100%	10%	15%	25%
	NIC-2/3	100%	–	50%	30%
	Vaginal	70%	–	63,7%	85,3%
	Vulvar	24,9%	–	72,6%	87,1%
	Peniano	50%	–	70,2%	84,6%
	Anal	88%	–	87,0%	95,9%
	Cavidade oral	2,2%	–	84,9%	89,7%
	Orofaringe	30,8%	–	84,9%	89,7%
	Laringe	2,4%	–	84,9%	89,7%

TABELA 22.4 Indicações das vacinas HPV aprovadas pela Anvisa.

		Vacina HPV 16 e 18 (recombinante)	Vacina HPV 6, 11, 16 e 18 (recombinante)
Indicação	Mulheres	Indicada a partir de 9 anos para prevenir infecções persistentes, lesões pré-malignas anogenitais e cânceres cervical, vulvar, vaginal e anal causados por HPV oncogênico.	Entre 9 e 45 anos para prevenir infecções persistentes, verrugas genitais e lesões pré-malignas anogenitais e cânceres cervical, vulvar, vaginal e anal causados por HPV 6, 11, 16 e 18.
	Homens	Indicada a partir de 9 anos para prevenir infecções persistentes, lesão pré-maligna anogenital e câncer anal causados por HPV oncogênico.	Entre 9 e 26 anos para prevenir infecções persistentes, verrugas genitais e lesões pré-malignas e câncer anal causados por HPV 6, 11, 16 e 18.
Esquema vacinal	Faixa etária	9 a 14 anos: • 2 doses: 0 e 6 meses ou no intervalo entre 5 e 13 meses após a 1ª dose; • 3 doses: esquema 0, 1 e 6 meses.	9 a 13 anos: • 2 doses: 0 e 6 meses ou entre 0 e 12 meses; • 3 doses: esquema 0, 2 e 6 meses.
		A partir de 15 anos de idade 3 doses: esquema 0, 1 e 6 meses.	A partir de 14 anos de idade 3 doses: esquema 0, 2 e 6 meses.

Fonte: Atualizações e mais informações das bulas podem ser vistas em www.anvisa.gov.br/fila_bula.

Estudos com as vacinas HPV mostraram soroconversão específica aos tipos de HPV incluídos em sua formulação em quase 100% dos indivíduos vacinados. Os estudos de fase 3 mostraram indução máxima de títulos no sétimo mês, ou seja, um mês após completar o esquema vacinal com três doses. Após atingir esse pico, os níveis de anticorpos neutralizantes contra HPV decaem durante período de 18 a 24 meses, e a partir daí se mantêm estáveis por pelo menos 10 anos, que é o tempo máximo de seguimento dos estudos da vacina até o momento.

Quando ocorre nova exposição ao vírus, gera-se elevação imediata e expressiva do nível de anticorpos em 24 a 72 horas, que chega inclusive a níveis superiores aos da resposta primária. Não existe um nível de anticorpos séricos que se correlaciona à proteção da vacina (correlato de proteção). Há consenso que a melhor medida mensurável de proteção da vacina é a eficácia comprovada em estudos clínicos contra doença clínica. Os estudos clínicos mostram elevado nível de eficácia na prevenção de doenças em todos as indicações aprovadas para cada vacina (Tabela 22.5).

Quanto mais precoce a aplicação das vacinas HPV, a partir dos 9 anos de idade, melhor será o nível de anticorpos neutralizantes específicos atingidos. A vacinação continua válida após o início da vida sexual ou mesmo após infecção por esse vírus com desenvolvimento ou não de lesões. O *Advisory Committee on Immunization Practices* (ACIP) afirma que a vacinação contra o HPV também é recomendada para mulheres com anormalidades em seus exames de prevenção do câncer do colo do útero ou com histórico/evidência clínica de verrugas genitais, pois a imunização pode fornecer proteção adicional contra infecções por outros tipos de HPV.

Gestantes devem ser orientadas a interromper e a adiar o seu esquema de vacinação, reiniciando-o logo após o parto. A vacina HPV, quando administrada a mulheres que engravidaram durante os estudos clínicos, não pareceu afetar adversamente o resultado da gestação – a taxa de aborto e de malformações ficou dentro do esperado para a população. As mulheres em lactação podem receber a vacina HPV.

Ambas as vacinas de HPV são "não vivas" e podem ser administradas em indivíduos com imunodeficiência primária ou secundária a doença e/ou medicações, parecendo não haver diferenças na produção de anticorpos em relação a indivíduos saudáveis da mesma faixa etária. Já existem dados de imunogenicidade e segurança das vacinas HPV em indivíduos infectados pelo HIV. Houve resposta imune robusta e a vacina foi bem tolerada nessa população. A única contraindicação ao uso das vacinas HPV é a hipersensibilidade aos princípios ativos ou a qualquer dos excipientes da vacina. As pessoas que desenvolvem sintomas indicativos de hipersensibilidade após receber uma dose da vacina HPV não devem receber outras doses.

As vacinas HPV parecem exibir proteção cruzada parcial contra outros tipos filogeneticamente relacionados aos HPV-16 (espécie alfapapilomavírus A9: 31, 33, 35, 52 e 58) e 18 (espécie alfapapilomavírus A7: 39, 45, 59 e 68). Sabe-se que a proteção cruzada é um fator real, mas deve ser vista como um benefício plausível que talvez possa ocorrer em alguns indivíduos. Como os estudos das vacinas HPV não foram delineados para analisar a proteção contra outros tipos, não havendo ajuste para múltipla infecção, todos os dados de proteção cruzada devem ser interpretados com cautela e como possível ganho adicional.

TABELA 22.5 Eficácia das vacinas HPV.			
Vacina	Desfecho/tipo de HPV	Eficácia da vacina	
		%	IC*
Vacina HPV-16 e 18 (recombinante)	**NIC-2/3 ou AIS**		
	HPV-16 e/ou 18	92,9	(79,9-98,3)
	HPV-16	95,7	(82,9-99,6)
	HPV-18	86,7	(39,7-98,7)
Vacina HPV-6, 11, 16 e 18 (recombinante)	**NIC-2/3 ou AIS**		
	HPV-6, 11, 16 e 18	98,2	(93,3-99,8)
	HPV-16	97,6	(91,1-99,7)
	HPV-18	100	(86,6-100)
	NIV-2/3 ou NIVA-2/3		
	HPV-6, 11, 16 e 18	100	(82,6-100)
	HPV-16	100	(76,5-100)
	HPV-18	100	(< 0-100)
	Verrugas genitais		
	HPV-6 e 11 (mulheres)	99	(96,2-99,9)
	HPV-6 e 11 (homens)	89,4	(65,5-97,9)
	NIA-2/3 (homens)	74,9	(8,8-95,4)

NIC: neoplasia intraepitelial cervical; AIS: adenocarcinoma *in situ*; NIV: neoplasia intraepitelial vulvar; NIVA: neoplasia intraepitelial vaginal; IC: intervalo de confiança.

A OMS oferece recomendações adicionais ao esquema descrito na bula das vacinas HPV para jovens de 9 a 14 anos, sendo que o regime recomendado é de duas doses em 0 e 6 meses ou 0 e 12 meses. Aquelas que tem ≥ 15 anos no momento da segunda dose também estão adequadamente protegidos por duas doses. Para garantir a imunogenicidade da vacina, deve ser respeitado intervalo mínimo entre as doses. Apenas as doses realizadas com intervalos menores do que os recomendados devem ser refeitas. No esquema de duas doses, se o intervalo entre as doses for mais curto que 5 meses, uma terceira dose deve ser administrada pelo menos 6 meses após a primeira dose. Para idade ≥ 15 anos, imunocomprometidos e/ou infectados pelo HIV (independentemente de estarem recebendo terapia antirretroviral) deve ser administrado esquema de três doses (0, 1-2 e 6 meses).

Se o esquema vacinal for interrompido ou espaçado, as doses já recebidas não precisam ser refeitas e o esquema vacinal deve ser retomado de onde foi interrompido. Não há intervalo máximo entre as doses recomendadas. No entanto, um intervalo não superior a 12 a 15 meses é sugerido, de modo a completar o esquema imediatamente e antes de se tornarem pessoas sexualmente ativas.

Os dados sobre a intercambiabilidade das vacinas HPV sobre segurança, imunogenicidade e eficácia são limitados. Quando possível, a mesma vacina HPV deve ser utilizada para completar o esquema vacinal. Entretanto, se a vacina HPV previamente administrada estiver indisponível ou for desconhecida, qualquer vacina HPV pode ser utilizada para completar o esquema vacinal.

Em 2014, o Brasil introduziu a vacina HPV-6, 11, 16 e 18 (recombinante) no calendário do SUS. A atual população elegível para receber a vacina gratuitamente, bem como o esquema vacinal pode ser visto na Tabela 22.6.

Independentemente da idade, não é recomendado nenhum exame subsidiário pré ou pós-vacinação contra HPV. Não existem testes sorológicos comercialmente disponíveis para dosar os anticorpos contra HPV. A vacina HPV pode ser administrada com outras vacinas apropriadas para a idade. Cada vacina deve ser administrada utilizando seringa própria em um local anatômico diferente. Princípios gerais de imunização enfatizam que não existe evidência que vacinas inativadas interfiram com a resposta imune de outras vacinas vivas ou inativadas. Uma vacina inativada pode ser administrada simultaneamente ou em qualquer data antes ou depois de outra vacina (viva ou inativada).

As vacinas HPV são eficazes e seguras, não induzem infecção porque não contêm o HPV, nem material biológico vivo ou atenuado. O perfil de segurança das vacinas HPV foi confirmado por seu amplo uso, com mais de 270 milhões de doses distribuídas no mundo, estando incluída no calendário vacinal de mais de 98 países.

A Organização Mundial da Saúde (OMS) ressalta em seus relatórios que a vacinação contra o HPV é muito segura. Os principais órgãos nacionais e internacionais de saúde, incluindo a *Australia Therapeutic Goods Administration* (TGA)/Atagi, os Centros para Controle e Prevenção de Doenças dos Estados Unidos (CDC), a Agência Europeia de Medicamentos (EMA) e também a Agência Nacional de Vigilância Sanitária (Anvisa) monitoram continuamente todas as informações de segurança sobre a vacina HPV e recomendam o seu uso.

A maioria dos eventos adversos se restringe ao local da injeção. Nos estudos clínicos, reações locais leves e temporárias no local da injeção (eritema, dor e inchaço) foram 10 a 20% mais frequentes entre os indivíduos vacinados em comparação aos grupos controle. Os raros eventos adversos sistêmicos e graves não tiveram incidência maior que a esperada para a população geral nos grupos considerados para a vacinação, não havendo relação de causalidade. Pode ocorrer síncope (desmaio) após a administração de qualquer vacina, especialmente em adolescentes, causada por resposta psicogênica à injeção por agulhas. E pode ser acompanhada por outros sinais neurológicos, como distúrbios visuais transitórios, parestesia, movimentos tonicoclônicos dos membros durante a recuperação. É importante deixar o adolescente sentado por 15 minutos após receber qualquer vacina.

É preciso entender que não se trata de uma vacina ligada ao exercício da sexualidade. A vacina HPV nada mais é que uma forma de prevenção da infecção pelo HPV e doenças relacionadas como as verrugas genitais e os cânceres. A vacinação não substitui o rastreamento de rotina do câncer de colo de útero. São métodos que se complementam para dar maior proteção à mulher contra o desenvolvimento de neoplasias genitais por prevenção primária (evita a infecção pelo vírus) e por prevenção secundária (detecção precoce de doença). Além disso, a vacina não é terapêutica, ou seja, ela não é capaz de alterar a história natural das infecções já instaladas, que, em alguns casos, progridem para o desenvolvimento de lesões precursoras e cânceres.

TABELA 22.6 Critérios de elegibilidade para vacinação contra o HPV no Programa Nacional de Imunização (Brasil, 2018).

População-alvo	Idade (anos)	Número de doses	Regime
Meninas imunocompetentes	9 a 14 anos	2 doses	0, 6 meses
Meninos imunocompetentes	11 a 14 anos	2 doses	0, 6 meses
Indivíduos vivendo com HIV/aids (mulheres e homens)	9 a 26 anos	3 doses	0, 2, 6 meses
Indivíduos com transplante de órgãos sólidos e medula óssea (mulheres e homens)	9 a 26 anos	3 doses	0, 2, 6 meses
Pacientes oncológicos (mulheres e homens)	9 a 26 anos	3 doses	0, 2, 6 meses

Estratégias de prevenção primária bem-sucedidas como a vacinação contra o HPV podem mudar completamente o panorama das doenças relacionadas ao HPV. Em 2018, a Austrália anunciou que se tornaria o primeiro país no mundo a eliminar o câncer cervical, bem como as demais doenças relacionadas ao HPV. Esse resultado é fruto de uma história de sucesso que iniciou em 2007 com o início do programa de vacinação contra o HPV. A implementação simultânea da vacinação contra o HPV em múltiplas coortes de idade de meninas (entre 12 e 26 anos) e meninos (entre 12 e 15 anos) e altas coberturas vacinais mantidas ao longo do tempo são apontadas como as principais determinantes para a drástica redução da prevalência do HPV. Isso determina a interrupção da circulação do vírus na população australiana, protegendo até mesmo indivíduos não vacinados (imunidade de rebanho ou de comunidade). Os benefícios também se estendem ao binômio mãe-filho. Estudos mostram proteção contra a papilomatose respiratória recorrente (PRR) em infantes nascidos de mães vacinadas contra o HPV. Foi detectada redução de 0,3 casos/100.000 infantes em 2012 para 0,04 casos/100.000 em 2016. Em todos os casos reportados de PRR em infantes, a mãe não havia sido vacinada contra o HPV antes da gestação.

CONCLUSÃO

Medidas de saúde pública, como controle de fatores de risco, imunização das populações para prevenir infecções relacionadas ao HPV e programas de rastreamento são capazes de modificar, em longo prazo, a magnitude da infecção e a doença relacionada ao HPV na população. O novo milênio promete a redução drástica da circulação desse vírus ou até mesmo sua eliminação, por meio de geração de vacinas profiláticas cada vez mais abrangentes, bem como do controle da doença relacionada ao HPV pelo uso da imunoterapia e vacinas terapêuticas.

BIBLIOGRAFIA SUGERIDA

Brazil. Ministério da Saúde. Available from: http://portalarquivos2.saude.gov.br/images/pdf/2018/marco/14/Informe-T--cnico-HPV-MENINGITE.pdf Acesso em: 03 ago. 2019.

Bruni L, Albero G, Serrano B, Mena M, Gómez D, Muñoz J, Bosch FX, de Sanjosé S. ICO/IARC Information Centre on HPV and Cancer (HPV Information Centre). Human Papillomavirus and Related Diseases in the World. Summary Report. 17 June 2019. Disponível em https://www.hpvcentre.net/. Acesso em: 03 ago. 2019.

Bula da vacina HPV-16 e 18 (recombinante) e da vacina 6, 11, 16 e 18 (recombinante). Disponível em: http://www.anvisa.gov.br/datavisa/fila_bula/index.asp Acesso em: 03 ago. 2019.

Centers for Disease Control and Prevention (CDC). Vaccine Recommendations and Guidelines of the ACIP. Disponível em: https://www.cdc.gov/vaccines/hcp/acip-recs/vacc-specific/hpv.html. Acesso em: 03 ago. 2019.

da Silva RJC, Sudenga SL, Sichero L, Baggio ML, Galan L Cintra R et al. HPV-related external genital lesions among men residing in Brazil. Braz J Infect Dis. 2017 Jul-Aug;21(4):376-85.

de Martel C, Plummer M, Vignat J, Franceschi S. Worldwide burden of cancer attributable to HPV by site, country and HPV type. Int J Cancer. 2017;141(4):664-70.

de Souza DL, Curado MP, Bernal MM et al. Mortality trends and prediction of HPV-related cancers in Brazil. Eur J Cancer Prev. 2013 Jul;22(4):380-7.

IARC. Global cancer observatory. Available from: http://gco.iarc.fr/today/home. Accessed in: 1 April 2019.

IARC. Human papillomaviruses. Disponível em https://monographs.iarc.fr/wp-content/uploads/2018/06/mono90-6.pdf. Acesso em: 03 ago. 2019.

Instituto Nacional do Câncer José Alencar Gomes da Silva (Inca). Diretrizes brasileiras para o rastreamento do câncer do colo do útero. Disponível em: www.ans.gov.br/mwg-internal/de5fs23hu73ds/progress?id=fx6KMVY_LvXekrVEzJI13aEzWgAAO3-5t3D0T9tFQiM. Acesso em: 03 ago. 2019.

Instituto Nacional do Câncer José Alencar Gomes da Silva (Inca). Estimativa 2018: incidência de câncer no Brasil. Disponível em: https://www.inca.gov.br/sites/ufu.sti.inca.local/files//media/document//estimativa-incidencia-de-cancer-no-brasil-2018.pdf. Acesso em: 03 ago. 2019.

Moreira ED Jr, Giuliano AR, Palefsky J et al. Incidence, clearance, and disease progression of genital human papillomavirus infection in heterosexual men. J Infect Dis. 2014 Jul 15; 210(2):192-9.

Parellada CI, Campaner AB. Vacinas contra o papilomavírus humano: aspectos atuais. Rev Bras Patol Trato Genit Infer. 2012;2(2):47-53.

Rastreio, diagnóstico e tratamento do câncer de colo de útero. São Paulo: Federação Brasileira das Associações de Ginecologia e Obstetrícia (Febrasgo); 2017.

World Health Organization. Human Papillomavirus (HPV) position paper. Disponível em https://www.who.int/immunization/policy/position_papers/hpv/en/. Acesso em: 03 ago. 2019.

23

Parvoviroses – eritema infeccioso

Marcelo Genofre Vallada
Paola Rossa

INTRODUÇÃO

A primeira descrição do parvovírus humano foi feita em 1974 por Yvonne Cossart, uma virologista que trabalhava em Londres na investigação de testes laboratoriais para a hepatite B. Enquanto examinava amostras de soro de doadores sanguíneos assintomáticos, ao aplicar as técnicas de contraimuno-eletroforese e radioimunoensaio para a identificação do antígeno de superfície do vírus da hepatite B, observou a presença de padrões anômalos em algumas delas. Observados ao microscópio eletrônico, este material revelou a presença de partículas virais morfologicamente semelhantes ao parvovírus. A denominação do vírus origina-se do código utilizado pelo banco de sangue, pois a observação dessas partículas se deu na amostra que se encontrava no número 19 da fileira B do painel examinado.

Porém, até 1980 não se associava o novo vírus a nenhuma doença conhecida, quando Shneerson et al. publicaram um artigo demonstrando, por microscopia eletrônica, a presença de partículas de parvovírus em amostras de dois pacientes com doença febril.

Atualmente, o parvovírus B_{19} é reconhecido como sendo o agente etiológico do eritema infeccioso, por causar anemia crônica em pacientes imunocomprometidos, e quando a infecção acontece durante a gestação, pode causar hidropsia fetal. O vírus também é responsabilizado pela anemia aplástica transitória em pacientes com anemia hemolítica e por episódios de artrite, principalmente em adultos. Mais recentemente, um número crescente de condições tem sido atualmente associado ao parvovírus, como hepatite, miocardite,

vasculites e alterações neurológicas. A maioria dos doadores de sangue nos quais se identifica viremia é sadia, e este achado foi o indício para se estabelecer que em parcela considerável dos casos a infecção pelo B_{19} pode ser assintomática.

Em 2005, um grupo de pesquisadores suecos identificou um novo vírus em material de secreção respiratória de pacientes sintomáticos. A avaliação molecular desse novo vírus permitiu a sua caracterização como membro da família Parvoviridae. Com base na sua proximidade genética com alguns vírus que acometem animais, particularmente um vírus bovino (Bo) e um vírus canino (ca) ele foi denominado Bocavirus Humano (HBoV).

AGENTE ETIOLÓGICO

O parvovírus é um patógeno comum em animais e insetos. Inicialmente, apenas o parvovírus B_{19} foi associado à infecção de seres humanos, sendo que ele pertence à família Parvoviridae, subfamília Parvovirinae, a qual inclui os vírus que infectam os vertebrados. Dessa subfamília fazem parte oito gêneros, fundamentados em características especiais do parvovírus, relativos ao seu tropismo pelas células precursoras dos eritrócitos e a seus aspectos moleculares, biológicos e estruturais: Protoparvovirus, Tetraparvovirus Aveparvovirus, Dependoparvovirus, Copiparvovirus, Amdoparvovirus, Bocaparvovirus e Erythroparvovirus, este último representado pelo parvovírus humano B_{19}. O bocavírus humano está classificado no gênero Bocaparvovirus, com um vírus canino e outro bovino.

A partícula viral tem uma estrutura simples, composta de apenas duas proteínas estruturais (VP1 e VP2) e uma molécula de DNA linear de fita simples. A morfologia do vírus apresenta partículas esféricas, destituídas de envelope, com diâmetro que varia de 18 a 26 nm, sem envoltório lipídico; o capsídeo tem simetria icosaédrica, constituída de 60 capsômeros de 3 a 4 nm de diâmetro cada.

A partícula viral completa tem peso molecular de $5,6 \times 10^6$ Dalton, aproximadamente 80% da massa viral é de proteína, o restante é DNA. O conteúdo limitado de ácido nucléico e a ausência de envelope lipídico tornam o vírus extremamente resistente à inativação física. Partículas vazias são consideradas não infecciosas. O vírus é estável em temperatura de 56 °C por 60 minutos, e não sofre ação de solventes lipídicos. A inativação viral pode ser obtida mediante radiações gama, formalina ou betapropionolactona. O genoma do parvovírus é de DNA de fita simples, linear, com aproximadamente 5.040 pares de bases para o parvovírus B_{19} e 5.217 para o HBoV. Esses segmentos de DNA podem dobrar-se sobre si, para formar estrutura semelhante a um grampo de cabelo, estabilizada por pontes de hidrogênio entre as sequências complementares. O genoma codifica duas proteínas estruturais que formam o capsídeo do parvovírus B_{19}, VP1 (83 kd) e VP2 (58 kd). A VP2 constitui cerca de 95% do capsídeo viral. Também o HBoV tem duas proteínas estruturais, VP1 e VP2, praticamente idênticas em sua sequência.

Foram identificadas três proteínas não estruturais no parvovírus B_{19}: (uma proteína maior, a NS1, e duas menores). A NS1 do parvovírus B_{19} mostrou ter inúmeras funções regulatórias, como controle da transcrição e replicação viral, e indução da apoptose.

O genoma do HBoV codifica duas formas da proteína não estrutural NS1, a fosfoproteína nuclear (NP1) e três pequenas proteínas não estruturais (NS2, NS3, NS4), cuja função ainda não foi totalmente elucidada. A NS1 e a NP1 participam da replicação do DNA viral e da apoptose da célula-alvo.

PATOGÊNESE

O vírus é transmitido por via respiratória, transfusão de sangue contaminado ou pela placenta da mãe para o feto. A célula hospedeira natural do parvovírus B_{19} é a célula humana progenitora da linhagem eritroide. O responsável por esse tropismo é o globosídeo, um glicolípide neutro que atua como receptor. O vírus é adsorvido pela célula por meio da proteína do capsídeo VP2 e pelo globosídeo (também conhecido como antígeno P [Globo-tetraosil-ceramida]), presente na superfície das células receptoras, ou seja, na superfície de eritrócitos maduros e seus progenitores, megacariócitos, células endoteliais, células da placenta, células miocárdicas fetais e hepáticas. A presença do antígeno P é importante para que haja a infecção da célula, mas não é suficiente, sendo necessária a presença concomitante de um correceptor, uma α-5-integrina. Alguns indivíduos, que pertencem ao fenótipo sanguíneo do grupo P não possuem o antígeno P na superfície das células progenitoras eritroides, não sendo suscetíveis à infecção pelo parvovírus. Eles têm sorologia negativa e suas células *in vitro*, mesmo quando submetidas a uma concentração muito grande do vírus, não se infectam.

A replicação do DNA ocorre no núcleo da célula infectada; a síntese das proteínas estruturais, no citoplasma celular; e a montagem de novas partículas virais, no núcleo, sendo liberadas por meio da lise celular. O efeito citopático da infecção das células progenitoras eritroides pelo parvovírus se manifesta na forma de pronormoblastos gigantes, células eritroides precoces com um diâmetro de 25 a 32 μm, com corpos de inclusão eosinofílica nuclear, vacuolização citoplasmática e, ocasionalmente, com projeções celulares descritas como "em orelha de cachorro" (*dog ear*). As alterações citopáticas podem ser observadas tanto *in vitro* quanto *in vivo*.

A viremia se inicia cerca de 1 semana após a infecção, a qual pode se manifestar pela presença de sintomas leves e pela excreção viral pelo trato respiratório, com transmissão do micro-organismo. A resposta imune do tipo humoral é a mais importante na contenção da replicação viral. Os maiores níveis de viremia são detectados de 7 a 12 dias após a infecção, e coincidem com o aparecimento de anticorpos da classe IgM. Por volta de 2 semanas, já não há viremia detectável, os níveis de IgM são elevados e anticorpos da classe IgG já podem ser detectados. Cerca de 17 dias depois da infecção, inicia-se uma segunda fase de sintomas, com o surgimento de exantema, prurido e artralgia. Na maioria dos pacientes, pode-se detectar a presença de anticorpos IgM por até 3 meses após a infecção, e os anticorpos IgG permanecem presentes indefinidamente.

A partir do sétimo dia após o contágio, durante o período de maior viremia, ocorre uma queda acentuada no número de reticulócitos circulantes, o qual apresenta sinais de recuperação em cerca de 10 dias. Em indivíduos sadios, o impacto dessa queda transitória é mínimo, podendo-se detectar uma diminuição dos níveis de hemoglobina da ordem de 1 g/dL, eventualmente acompanhada de linfopenia, neutropenia e trambocitopenia. Em pacientes com doenças que diminuem a produção ou aumentam a destruição de eritrócitos, a infecção pelo parvovírus pode resultar em quedas muito grandes dos níveis de hemoglobina, provocando uma crise aplástica.

A presença de anticorpos neutralizantes, em especial dirigidos ao antígeno VP1, é o fator mais importante para o controle da doença e a imunidade celular desempenha um papel secundário na resposta imune. Alguns pacientes imunocomprometidos não são capazes de controlar a replicação viral e não conseguem erradicar o vírus, o que provoca um estado de anemia crônica.

As informações sobre os mecanismos da infecção viral pelo HBoV são muito escassas. Ainda não foi estabelecido um modelo animal para o estudo do vírus, e a sua replicação *in vitro* foi obtida somente mais recentemente. O HBoV já foi detectado tanto no trato respiratório quanto no gastrointestinal, e se demonstrou *in vitro* a sua capacidade de infectar células primárias derivadas do epitélio respiratório brônquico. Nestes modelos, a infecção é capaz de provocar a quebra da barreira epitelial, perda dos cílios no polo apical das células epiteliais e hipertrofia destas células. O achado de vírus em pacientes com infecção respiratória aguda em grande número de cópias reforça a possibilidade da infecção das células do epitélio respiratório.

EPIDEMIOLOGIA

A infecção pelo parvovírus B_{19} é descrita em todo o mundo, com o eritema infeccioso a manifestação mais comum em crianças. O vírus pode ser transmitido por via respiratória, pela transfusão de hemoderivados e por transmissão transplacentária. Estudos soroepidemiológicos mostram uma prevalência de infecção entre 2 e 15% em crianças de 5 anos de idade, 15 a 60% na faixa etária de 6 a 19 anos e entre 30 e 85% em adultos e idosos. A incidência anual da infecção por B_{19} em mulheres em idade fértil está entre 1 e 2%, com alta taxa de infecção em mulheres que trabalham em atividades com alto risco ocupacional, como escolas e creches.

A frequência do achado de viremia em indivíduos assintomáticos doadores de sangue é bastante variável. Um estudo realizado em um banco de sangue na Escócia encontrou uma incidência de 0,03% de doadores assintomáticos com viremia, e Yoto et al. detectaram a presença de 0,6% de doadores de sangue infectados pelo B_{19} em 1995 no Japão, sendo que o alto índice foi associado a um surto de eritema infeccioso ocorrido naquela região. Langnas et al. observaram que mais de um terço das crianças submetidas a transplante de fígado por falência hepática fulminante, sem agente definido e internadas na enfermaria pediátrica, também apresentavam anemia aplástica, antes ou depois do transplante, sendo então o parvovírus considerado um possível candidato a agente etiológico. Esses mesmos autores, estudando 34 crianças, demonstraram a evidência do B_{19} no tecido do fígado de cinco delas.

O período de incubação da infecção pelo parvovírus B_{19} é de 6 a 11 dias, e o pico de incidência do eritema infeccioso apresenta variação sazonal, com grande parte dos casos sendo descrita no final do inverno e início da primavera. A taxa de infecção pode alcançar níveis epidêmicos a cada 3 ou 4 anos, com um grande aumento do número de casos da doença exantemática na comunidade. Durante os surtos, 70% dos casos ocorrem em crianças entre 5 e 15 anos, porém a transmissão a partir de uma pessoa infectada pode ser disseminada para seus familiares, escolares, profissionais da saúde e para a população em casos de surtos e epidemias.

No Brasil, a primeira descrição da infecção pelo parvovírus B_{19} data de 1988, com a descrição da infecção em duas crianças com sintomas clínicos de eritema infeccioso, na região de Belém e no Rio de Janeiro (Cruz et al., 1988). A soroprevalência para a infecção na população urbana é semelhante àquela encontrada em outros países. No Rio de Janeiro e em Belém do Pará, cerca de 40 a 70% da população adulta urbana possui anticorpos da classe IgG para parvovírus B_{19}. Contudo, a prevalência é muito menor, 4,7 a 10,7%, nas populações indígenas afastadas do contato com os habitantes das regiões urbanas. Em uma avaliação de risco de transmissão por transfusão sanguínea, Lisboa, em 1997, estudou uma população de 46.587 indivíduos doadores de sangue, detectando a ocorrência de 1 para 4.235 doadores assintomáticos que, no momento da doação, estavam infectados pelo B_{19}, tendo sido encontrado maior número de doadores com esse vírus durante a primavera. Entre 2001 e 2004, de 1.161 amostras de sangue obtidas de casos suspeitos de sarampo ou rubéola em Pernambuco, 3,3% traziam a infecção pelo parvovírus B_{19}.

O HBoV já foi detectado em inúmeros países, mostrando uma distribuição universal. O DNA viral já foi identificado em secreção respiratória, sangue, fezes e urina, principalmente de crianças com doenças respiratórias ou diarreia. Em crianças com doenças respiratórias, a maioria dos isolamentos ocorreu naquelas com menos de 2 anos, com prevalência variando entre 1 e 56,8%. Em grande parte dos isolamentos, há a coinfecção com outros vírus respiratórios. Em crianças com diarreia, alguns estudos mostraram a presença do DNA viral em 1,3 a 63%. As estimativas globais da prevalência do Bocavirus em infecções respiratórias e gastrointestinais são respectivamente 6,3% e 5,9%. Dados soroepidemiológicos apontam presença de anticorpos em cerca de 40% das crianças com idade entre 18 e 23 meses, podendo chegar até 100% naquelas maiores de 2 anos. Há o isolamento do vírus durante todo o ano, mas eles predominam no inverno e na primavera. Os mecanismos de transmissão do vírus ainda não estão definitivamente estabelecidos, mas a apresentação clínica sugere que a transmissão por via respiratória seja a mais frequente.

MANIFESTAÇÕES CLÍNICAS

A maioria dos casos de infecção pelo parvovírus B_{19} é assintomático, ou se manifesta com sintomas inespecíficos, muitas vezes atribuídos a um quadro gripal. Entre as manifestações clínicas específicas frequentemente associadas ao parvovírus, destacam-se: eritema infeccioso; artropatias; aplasia eritrocitária; púrpura trombocitopênica; infecção fetal; síndrome papular-purpúrica; infecções em pacientes imunocomprometidos; e algumas manifestações muito mais raras (encefalite, cardiopatias, doenças autoimunes).

ERITEMA INFECCIOSO

A manifestação clínica mais frequente é o eritema infeccioso, uma doença exantemática comum na infância, antigamente denominada "quinta doença". As manifestações cutâneas clássicas podem ser precedidas por um pródromo geralmente leve, o qual frequentemente inclui febre, coriza, cefaleia e náusea. O paciente permanece, então, assintomático por 1 semana, havendo, a seguir, o aparecimento do exantema, cerca de 17 dias após a infecção.

As alterações exantemáticas se manifestam em três fases. Inicialmente há o aparecimento de um eritema em região malar, dando o aspecto de face estapeada, o qual piora com o calor. Entre 1 e 3 dias depois, ocorre a segunda fase do exantema, quando há o surgimento de uma erupção maculopapular eritematosa em tronco e pernas. O exantema progride, acometendo grandes áreas, com o clareamento de pequenas áreas centrais, dando um aspecto reticulado à lesão. Na terceira fase das manifestações cutâneas, o exantema evanesce e recrudesce periodicamente, influenciado por fatores ambientais como luz e calor, durante 2 a 3 semanas. O exantema é frequentemente pruriginoso e acomete com maior frequência as áreas extensoras.

Além do exantema, cerca de 25% das crianças se queixam de cefaleia e algumas podem apresentar sinais clínicos compatíveis com infecção de vias aéreas superiores. Com uma frequência menor, o exantema na infecção pelo parvovírus pode se apresentar como purpúrico, urticariforme, vesicular ou hemorrágico, nesses casos, dificultando significativamente o diagnóstico clínico.

O aparecimento tardio das manifestações cutâneas, cerca de 2 semanas após a infecção, corresponde ao aparecimento dos anticorpos séricos. Esses sintomas estariam relacionados à formação e deposição de imunocomplexos na pele e em outros sítios.

ARTROPATIAS

O comprometimento articular é uma manifestação comum na infecção pelo parvovírus, e acomete principalmente adultos, mais frequentemente mulheres. O envolvimento articular pode ocorrer mesmo na ausência do exantema, e nos indivíduos mais velhos pode ser a única manifestação clínica evidente. No relato de um surto de eritema infeccioso, foi descrito o comprometimento nas articulações em 7,8% de 307 pacientes com menos de 20 anos de idade e em 77,2% de 57 pacientes com idade superior a 20 anos. Também no primeiro surto de eritema infeccioso causado pelo B_{19} relatado por Anderson, em 1983, ocorreu o comprometimento das articulações em 12 (7,4%) de 162 crianças e em 13 (81%) de 16 adultos. Cerca de 60% das mulheres e 30% dos homens adultos apresentam alteração articular.

Além da queixa de artralgia, ao exame físico podem estar presentes sinais inflamatórios nas articulações. Habitualmente, o quadro se apresenta como uma poliartrite aguda de moderada intensidade envolvendo as articulações periféricas. O comprometimento simétrico das articulações pode se assemelhar à artrite reumatoide e, não raro, a pesquisa de fator reumatoide é positiva. As articulações mais acometidas são as da mão (75%), seguidas pelas dos joelhos (65%), punhos (55%) e tornozelo (40%). A dor e os demais sintomas desaparecem em 3 a 4 semanas na maioria dos pacientes, podendo, ocasionalmente, perdurar por meses ou mesmo anos. No entanto, mesmo naqueles quadros de maior duração, não existe destruição da articulação.

Acredita-se que o comprometimento articular resulte da deposição de imunocomplexos. Os pacientes com artrite pelo parvovírus não progridem para artrite reumatoide e não há evidência até o momento de que a infecção pelo vírus seja um fator determinante no desenvolvimento de artropatia erosiva crônica.

APLASIA ERITROCITÁRIA

Entre as doenças associadas à infecção pelo parvovírus B_{19}, a de maior relevância é a crise aplástica, que ocorre em pacientes com anemia hemolítica crônica. Na medula óssea, o parvovírus B_{19} infecta as células precursoras das hemácias, causando uma parada na hematopoiese por cerca de 1 semana. Isso ocorre em todas as pessoas infectadas pelo vírus, e é pouco sintomática em indivíduos hematologicamente normais, que apresentam taxas de hemoglobina entre 110 e 140 g/L e hemácias com tempo de vida média de 120 dias.

Em pessoas que apresentam anemia hemolítica crônica, possuindo baixas taxas de hemoglobina (concentrações de 70 a 110 g/L) e hemácias com tempo de vida média mais curto

(aproximadamente 20 dias), a infecção por esse vírus acarreta uma queda temporária na taxa de hemoglobina, ocasionando anemia intensa e requerendo transfusões sanguíneas. Esse quadro grave é chamado de crise aplástica e é, sem dúvida, uma das principais complicações da parvovirose no paciente com anemia falciforme e ou outras anemias hereditárias. O parvovírus B_{19} tem sido encontrado em 95% dos casos de crises aplásticas, evento mais frequente em crianças abaixo de 15 anos de idade.

PÚRPURA TROMBOCITOPÊNICA (PTI)

Os casos de PTI em crianças são, na sua maioria, de instalação aguda, e frequentemente precedidos por infecções virais. A infecção pelo parvovírus B_{19} pode resultar em plaquetopenia subclínica ou com manifestações exuberantes. Um estudo com número limitado de pacientes associou a infecção pelo vírus com 13% dos casos de PTI em crianças, os quais se caracterizariam por início súbito de plaquetopenia muito pronunciada. Nessa situação, a melhor resposta terapêutica ocorreu naqueles pacientes que fizeram uso de imunoglobulina endovenosa. A plaquetopenia induzida pelo parvovírus pode ser do tipo central ou periférica. A ação do vírus em outras linhagens medulares além da eritroblástica seria o mecanismo responsável pela plaquetopenia central. A produção de anticorpos antiplaquetas, com destruição de plaquetas pelo sistema reticuloendotelial, responderia pelo mecanismo periférico da PTI.

INFECÇÃO FETAL

A gestante com sorologia negativa para o parvovírus B_{19} estará suscetível à infecção se exposta a um indivíduo doente. Além de os sinais e sintomas clássicos da doença poderem se manifestar na mulher grávida, a infecção pelo parvovírus B_{19} pode comprometer o feto, provocando o aparecimento de hidropsia não imunológica, anemia congênita, abortamento ou a parto de natimorto. A patogênese da lesão fetal é similar àquela da crise aplástica, na qual a meia-vida dos eritrócitos é bastante diminuída. O estudo dos eritroblastos do fígado fetal mostra evidências da infecção, com achados histopatológicos patognomônicos, presença de DNA e antígeno virais. A infecção intrauterina é persistente, causando anemia grave, falência cardíaca e morte.

A frequência de infecção viral primária durante a gestação é baixa, uma vez que grande parte das mulheres adultas já teve contato anterior com o vírus. O maior risco de perda fetal é verificado quando a infecção se dá na primeira metade da gestação, sendo muito rara após a 20ª semana. Também há uma grande variação no risco de desenvolver hidropsia fetal nos diferentes trabalhos. A maior incidência de comprometimento fetal ocorre na infecção entre a 11ª e a 23ª semanas de gestação, período no qual acontece intensa hematopoiese hepática. A mortalidade é bastante elevada (50%), mas pode ser substancialmente reduzida com o diagnóstico precoce e transfusão intrauterina quando indicada.

Excepcionalmente a infecção fetal pode resultar no desenvolvimento de anemia congênita, a qual perdura nos primeiros meses de vida, e pode ser melhorada com a utilização regular de gamaglobulina.

INFECÇÃO NO PACIENTE IMUNOCOMPROMETIDO

Em pacientes imunocomprometidos, quer em razão de doenças inatas ou adquiridas, quer em decorrência da utilização de drogas imunossupressoras (p. ex., transplantados), a infecção pelo parvovírus pode causar anemia crônica. Esse grupo de pacientes não consegue produzir anticorpos neutralizantes em títulos protetores, cursando com viremia persistente ou recorrente. As alterações clínicas mais frequentes são a fadiga e a palidez, sendo que o exantema e a artrite, que são imunomediados, habitualmente não estão presentes. Algumas vezes, a infecção crônica pode ser a primeira manifestação de uma doença que altere o sistema imunológico do paciente. Ainda não está bem definido qual o impacto da infecção pelo parvovírus B_{19} na manutenção da anemia crônica no paciente infectado pelo HIV.

Há varias descrições de síndrome hemofagocítica associada à infecção pelo parvovírus, tanto em pacientes imunocomprometidos, quanto naqueles previamente hígidos. Essa condição é caracterizada por hiperplasia histiocítica, hemofagocitose intensa e citopenia. Trata-se de um quadro usualmente benigno e autolimitado, no qual a proliferação histiocítica é reversível.

SÍNDROME PAPULOPURPÚRICA EM LUVAS E MEIAS

Inicialmente descrita por Harms et al., em 1990, quando estudaram cinco pacientes adultos, na Suíça, com um exantema cujas características sugeriam tratar-se de doença infecciosa. Mas somente em 1991, Bagot e Revuz associaram esta doença com o parvovírus B_{19}.

A síndrome acomete com maior frequência adolescentes e adultos jovens, de ambos os sexos, e geralmente indivíduos de descendência caucasiana, porém existem relatos na literatura de crianças com o quadro clínico característico. Pode ou não haver manifestações prodrômicas, as quais são muito variáveis e incluem febre esporádica, artralgia ou artrite, mialgia, anorexia, linfadenopatia e sintomas respiratórios ou gastrointestinais. As lesões de pele têm início súbito, com eritema pruriginoso em mãos e pés, simétrico, acompanhado de edema. Em seguida, há o aparecimento de lesões papulopurpúricas confluentes nas superfícies palmo-plantares e dorsais, com poucos milímetros de diâmetro. Estas lesões estabelecem uma margem bem definida nos punhos e tornozelos, dando o aspecto de luva e meia, respectivamente. Podem aparecer algumas lesões semelhantes em outras áreas, especialmente em tronco, face, nádegas e períneo. Todos os pacientes apresentam um enantema polimorfo afetando os palatos duro e mole, a faringe ou a língua, cujas lesões são descritas como hiperemia difusa, petéquias, aftas, vesículas, lesões erosivas ou edema. O exantema desaparece em 1 a 2 semanas, e alguns pacientes desenvolvem descamação das mãos e pés. Não há relato de recorrências.

As alterações laboratoriais encontradas são pouco expressivas. No hemograma, pode-se observar anemia, leucopenia com neutropenia, eosinofilia, monocitose, plasmocitose ou trombocitopenia, e eventualmente pode haver um pequeno aumento de transaminases. Nos pacientes submetidos a biópsia de pele, as alterações encontradas são inespecíficas, nenhuma delas evidenciando a presença de vasculite.

Diversos agentes infecciosos foram aventados como possíveis agentes etiológicos para esta síndrome, como o citomegalovírus, o vírus da hepatite B, o vírus Epstein-Barr, Coxsackie B6, herpes-vírus humano tipo 6 e sarampo. Porém, os dados epidemiológicos e sorológicos mais consistentes apontam para o Parvovírus como o agente etiológico mais provável. É muito importante lembrar que nesta síndrome, o exantema aparece no momento em que há a viremia, ao contrário do eritema infeccioso, no qual o exantema aparece quando a viremia já foi controlada e não se detecta mais vírus no sangue. Deste modo, é frequente que os títulos de IgM e IgG sejam indetectáveis se pesquisados logo no início das manifestações clínicas na síndrome papulopurpúrica em luvas e meias. No caso de suspeita da doença e sorologia negativa, o exame deve ser repetido cerca de 10 dias depois do início do quadro clínico.

OUTRAS MANIFESTAÇÕES CLÍNICAS

Com o desenvolvimento de técnicas laboratoriais que melhoraram muito a sensibilidade e a especificidade no diagnóstico da infecção pelo parvovírus B_{19}, algumas manifestações, antes pouco usuais, passaram a ser relatadas com maior frequência. Entre elas, as alterações neurológicas têm destaque, com a descrição de casos de encefalopatia, meningite asséptica, síndrome dolorosa regional, amiotrofia neurálgica e convulsões. Aparentemente, pacientes imunocomprometidos têm incidência maior de complicações neurológicas durante a infecção pelo parvovírus, apesar de que elas também podem estar presentes em indivíduos imunocompetemtes. Os mecanismos responsáveis pelas manifestações neurológicas permanecem desconhecidos, todavia se aceita que sejam, na sua maior parte, imunomediados.

O parvovírus também apresenta tropismo pelo tecido cardíaco, o qual pode contribuir para a instalação da hidropsia fetal. Existem poucas descrições de miocardite associada ao vírus em crianças e adultos, bem como em receptores de transplante cardíaco. Em várias outras situações já se aventou a possibilidade da associação com o parvovírus B_{19}, tais como doença de Kawasaki, púrpura de Henoch-Schönlein, poliarterite nodosa, dermatomiosite, mas em nenhuma dessas doenças se conseguiu estabelecer uma causalidade conclusiva.

DIAGNÓSTICO LABORATORIAL

Pode ser realizado tanto pela demonstração da presença do próprio agente infeccioso mediante identificação direta do vírus, antígenos virais ou DNA viral a partir do material clínico; ou por métodos indiretos de diagnóstico em que se detecta a resposta imunológica do indivíduo contra o parvovírus B_{19}.

DETECÇÃO DO VÍRUS

A visualização direta das partículas virais no soro, por microscopia eletrônica, pode ser realizada em pacientes no momento de viremia, cerca de 1 semana após a infecção. A técnica não é de grande utilização na rotina diagnóstica porque, além de bastante trabalhosa, requer um microscópio eletrônico, equipamento habitualmente indisponível na maioria dos pequenos centros, e exige um observador altamente qualificado para identificar, pela respectiva morfologia, se as partículas virais são do parvovírus. O isolamento do parvovírus B_{19} em culturas celulares tem sido possível em linhagens de medula óssea humana, células de fígado fetal, células de cordão umbilical e células do sangue periférico. Apesar do cultivo apresentar grande sucesso, principalmente em células da medula óssea, a técnica é utilizada principalmente em pesquisa, sendo pouco prática a sua utilização no diagnóstico da doença. Os antígenos virais podem ainda ser detectados no soro de pacientes pelos métodos de contraimuno-eletroforese, radioimunoensaio ou ensaio imunoenzimático, mas são pouco sensíveis para uso na prática clínica. O ensaio imunoenzimático para a detecção do antígeno do parvovírus B_{19} é útil principalmente para testar amostras de banco de sangue.

Mais recentemente, o grande avanço nas técnicas de hibridização e dos métodos de amplificação do genoma viral (PCR) os tornou a metodologia mais empregada para a identificação do DNA viral. A utilização de sondas moleculares possibilitou a identificação do vírus diretamente em células sanguíneas e tecidos infectados e as altas especificidade e sensibilidade das técnicas de hibridização fazem dessa metodologia importante instrumento no diagnóstico e pesquisa da infecção pelo parvovírus B_{19}, particularmente nos pacientes imunocomprometidos, com dificuldade de apresentar uma resposta adequada de anticorpos.

Apesar de a hibridização direta ser bastante sensível para a detecção viral na maioria das situações clínicas, naquelas com baixos níveis de viremia, o diagnóstico pode não ser realizado. A introdução dos métodos de amplificação do genoma viral aumentou muito a sensibilidade da detecção do DNA viral em amostras de soro e tecidos, apesar da possibilidade de contaminação e resultados falsos positivos. Com a utilização do teste da reação em cadeia da polimerase (PCR), o DNA viral pode ser detectado por longos períodos de tempo no soro, nas membranas sinoviais e na medula óssea, mesmo em indivíduos assintomáticos. A utilização das técnicas de PCR em amostras de sangue, soro ou plasma é importante para o diagnóstico da infecção nos seus momentos iniciais, antes do aparecimento de anticorpos, e pode ser de grande ajuda no diagnóstico da infecção aguda de gestantes e seus fetos. Também é um importante instrumento no diagnóstico da infecção no paciente imunocomprometido, que não responde adequadamente com a produção de anticorpos. Contudo, em virtude da persistência viral, a detecção do DNA viral em amostras teciduais não indica necessariamente infecção aguda, e a possibilidade de viremia persistente no sangue, mesmo em pacientes imunocompetentes, dificulta a interpretação dos resultados.

A padronização das reações de ensaio imunoenzimático (Elisa) utilizando sondas não radioativas e o método de imunoquimioluminescência para detecção do produto amplificado, simplificou bastante a reação, permitindo seu uso rotineiro para o diagnóstico clínico.

DETECÇÃO DE ANTICORPOS

Método mais utilizado para o diagnóstico de pacientes imunocompetentes com alterações clínicas sugestivas de eri-

tema infeccioso ou com artropatia induzida pelo parvovírus. A detecção de anticorpos da classe IgM indica infecção atual ou recente, podendo ser obtida em mais de 85% dos pacientes com manifestação clínica da doença quando utilizados os métodos de captura, e esses anticorpos permanecerão detectáveis por cerca de 2 a 3 meses. Em alguns pacientes, os anticorpos da classe IgM persistem por até seis meses, o que pode dificultar a interpretação do resultado do teste. Os métodos indiretos de detecção de anticorpos têm sensibilidade e especificidade reduzidas, sendo de menor valia na utilização diagnóstica. Cerca de 2 semanas após a infecção, já é possível detectar a presença de anticorpos da classe IgG, os quais permanecem por toda a vida. A detecção da soroconversão em duas amostras pareadas de soro, com detecção do aumento de quatro ou mais vezes do título de anticorpos da classe IgG, pode ser útil para o diagnóstico de infecção recente. A realização dos testes de avidez de anticorpos pode ser utilizada no diagnóstico de infecção recente pelo parvovírus. Anticorpos de baixa avidez indicariam infecção recente, com menos de 6 meses.

Os testes comerciais disponíveis no mercado para detecção de anticorpos IgG e IgM por meio de ensaios imunoenzimáticos e de imunofluorescência podem apresentar diferentes sensibilidades, variando de 70 a 100%, e especificidades, entre 75 e 100%. Os testes que utilizam anticorpos monoclonais apresentam melhores sensibilidade e especificidade. A presença do fator reumatoide ou de anticorpos antinucleares pode gerar um resultado falso-positivo para o IgM.

TRATAMENTO E PREVENÇÃO

A grande maioria dos pacientes com manifestações clínicas de eritema infeccioso não necessita de nenhum tipo específico de tratamento. Não há nenhum antiviral que tenha como alvo o parvovírus. Os indivíduos com artralgias relacionadas ao parvovírus devem receber analgesia apropriada, muitas vezes com a utilização de anti-inflamatórios. Os pacientes com crise aplástica transitória têm um excelente prognóstico e geralmente cursam com resolução da crise aplástica após controle da infecção pelo sistema imunológico. Por serem pacientes com potencial para desenvolverem anemia intensa, está indicado o controle rigoroso dos níveis sanguíneos de hemoglobina e a transfusão de hemácias antes do desenvolvimento de sinais e sintomas de comprometimento cardiocirculatório e respiratório, prevenindo possíveis complicações.

As gestantes previamente soronegativas e expostas ao vírus devem ser monitorizadas semanalmente com exames ultrassonográficos. Em caso de infecção congênita com hidropsia fetal, a cordocentese e a transfusão intrauterina de hemácias são eficazes na diminuição da mortalidade. Como a presença de plaquetopenia no feto infectado é relativamente comum, deve-se proceder à contagem de plaquetas antes da transfusão e elas devem estar disponíveis na hora do procedimento, uma vez que há risco de hemorragia de difícil controle. Não existe indicação do uso de imunoglobulina endovenosa no tratamento da hidropsia fetal.

Pacientes imunocomprometidos que mantenham uma infecção crônica pelo B_{19} e aplasia de células vermelhas apresentam boa resposta à infusão endovenosa de gamaglobulina (400 mg/kg de peso corporal/dia por 5 dias consecutivos ou 1 g/kg de peso corporal/dia por 3 dias consecutivos). Como a maioria da população adulta já foi exposta ao parvovírus, as preparações de gamaglobulina são uma boa fonte de anticorpos neutralizantes e, alguns casos, esse tratamento pode ser curativo. Há, porém, o risco de recidiva da anemia em até um terço dos casos, sendo, então, indicado novo curso de imunoglobulina. Naqueles pacientes cujo comprometimento do sistema imunológico não é permanente, como o fim da terapia para câncer ou adequação de esquema antirretroviral, há resolução da infecção crônica e da anemia.

As orientações de lavagem das mãos devem ser reforçadas no ambiente hospitalar. Para pacientes internados com crise aplástica transitória pelo parvovírus, devem ser adotadas precauções com gotículas por um período de 7 dias. Para pacientes imunocomprometidos com infecção crônica pelo parvovírus ou crise aplástica, as precauções com gotículas devem ser mantidas enquanto durar a internação. Familiares e profissionais de saúde gestantes devem ser alertadas do risco para o feto da infecção pelo parvovírus e orientadas a evitar o contato com o doente. Mulheres grávidas que tiveram contato com pacientes devem fazer um exame sorológico para determinar a sua condição imunológica em relação à doença e aquelas suscetíveis necessitam ser cuidadosamente monitorizadas durante a gestação.

Não há tratamento específico para a infecção pelo HBoV. Medicamentos sintomáticos podem aliviar o desconforto respiratório e, na presença de broncoespasmo, drogas específicas devem ser utilizadas.

INFECÇÃO PELO BOCAVÍRUS HUMANO
MANIFESTAÇÕES CLÍNICAS

O Bocavirus é detectado principalmente em secreções dos tratos respiratórios alto e baixo, frequentemente em associação com outros vírus respiratórios. Em indivíduos infectados com o HBoV-1, os sintomas relatados com maior frequência são: febre, tosse e coriza e sibilos. De maneira similar a outros vírus respiratórios, os diagnósticos mais frequentemente associados à infecção viral são: infecção de vias aéreas superiores (IVAS), otite média aguda, bronquite, bronquiolite, pneumonia e asma. A maioria dos sintomas tem resolução em 1 ou 2 semanas. Alguns estudos apontam para uma alta frequência de alterações pulmonares ao exame radiológico de tórax, incluindo sinais de pneumonia segmentar ou lobar e pneumonia intersticial.

O HBoV-2 foi identificado em amostras de fezes de crianças com sintomas de diarreia aguda, também com alto índice de coinfecção, especialmente rotavírus, norovírus e adenovírus, o que dificulta a avaliação do papel do HBoV-2 na patogênese da diarreia. Além disso, ele também foi detectado em amostras de fezes de crianças assintomáticas, e, em alguns casos, a identificação do vírus foi simultânea nas fezes e em secreção respiratória, existindo a possibilidade de a presença do vírus nas fezes ser apenas em razão da excreção natural do vírus em pacientes com doença respiratória aguda.

Ainda não se descreveram surtos de gastroenterite aguda associados com a infecção pelo HBoV-2.

DIAGNÓSTICO

Ainda não há um modelo animal que possa ser utilizado para o isolamento viral, e a utilização do isolamento viral em cultura celular é utilizado apenas para fins de pesquisa. O diagnóstico na rotina clínica baseia-se na detecção do DNA viral, utilizando-se técnicas de PCR. A técnica permite a identificação de fragmentos do ácido nucleico viral em diferentes materiais, tais como secreção nasal e brônquica, fezes, sangue e urina. O desenvolvimento do *Real Time* PCR (RT-PCR) permitiu diagnósticos mais específicos e mais rápidos, com sensibilidade de até 100% e especificidade de 94%.

Diferentes testes sorológicos para o bocavírus permitem estudos soroepidemiológicos de prevalência da infecção em diferentes populações. O diagnóstico da infecção em um determinado indivíduo também pode ser realizado pela detecção de anticorpos das classes IgM e IgG pelo método Elisa, sendo inclusive possível a realização do teste de avidez de anticorpos pelo mesmo método. A detecção de IgM por Elisa parece ser bastante específico (100%), mas tem menor especificidade (81%) que o RT-PCR.

BIBLIOGRAFIA SUGERIDA

American Academy of pediatrics. Parvovirus B19. In: Kimberlin DW, Brady MT, Jackson MA, Long SS, eds. Red Book: 2018 Report of the Commitee on Infectious Diseases, 31st ed. Itasca, IL: American Academy of Pediatrics; 2018. p.602-6.

Barah F, Whiteside S, Batista S et al. J. Neurological aspects of human parvovirus B19 infection: a systematic review. Rev Med Virol. 2014 May;24(3):154-68.

Eid AJ, Ardura MI. AST Infectious Diseases Community of Practice. Human parvovirus B19 in solid organ transplantation: Guidelines from the American society of transplantation infectious diseases community of practice. Clin Transplant. 2019 Apr 11;e13535.

Ganaie SS, Qiu J. Recent Advances in Replication and Infection of Human Parvovirus B19. Front Cell Infect Microbiol. 2018 Jun 5;8:166. doi: 10.3389/fcimb.2018.00166.

Jun JS, Moon J, Byun JI, Sunwoo JS, Lim JA et al. Clinical manifestations and treatment outcomes of parvovirus B19 encephalitis in immunocompetent adults. J Neurovirol. 2017 Dec;23(6):903-7.

Kerr JR. The role of parvovirus B19 in the pathogenesis of autoimmunity and autoimmune disease. J Clin Pathol. 2016 Apr;69(4):279-91.

Lindner J, Karalar L, Schimanski S, Pfister H, Struff W, Modrow S. Clinical and epidemiological aspects of human bocavirus infection. J Clin Virol. 2008 Dec;43(4):391-5.

Marks M, Marks JL. Viral arthritis. Clin Med (Lond). 2016 Apr;16(2):129-34.

Milder E, Arnold JC. Human metapneumovirus and human bocavirus in children. Pediatr Res. 2009 May;65(5 Pt 2):78R-83R.

Nascimento-Carvalho AC, Vilas-Boas AL, Fontoura MH, Xu M, Vuorinen T. and PNEUMOPAC-Efficacy Study Group. Serologically diagnosed acute human bocavirus 1 infection in childhood community-acquired pneumonia. Pediatr Pulmonol. 2018 Jan;53(1):88-94.

Page C, François C, Goëb V, Duverlie G. Human parvovirus B19 and autoimmune diseases. Review of the literature and pathophysiological hypotheses. J Clin Virol. 2015 Nov;72:69-74.

Servant-Delmas A, Morinet F. Update of the human parvovirus B19 biology. Transfus Clin Biol. 2016 Feb;23(1):5-12.

Silva PE, Figueiredo CA, Luchs A, de Paiva TM, Pinho MAB et al. Human bocavirus in hospitalized children under 5 years with acute respiratory infection, São Paulo, Brazil, 2010. Arch Virol. 2018 May;163(5):1325-30.

Verdonschot J, Hazebroek M, Merken J, Debing Y, Dennert R, Brunner-La Rocca HP, Heymans S. Relevance of cardiac parvovirus B19 in myocarditis and dilated cardiomyopathy: review of the literature. Eur J Heart Fail. 2016 Dec;18(12):1430-41.

Watanabe T, Kawashima H. Acute encephalitis and encephalopathy associated with human parvovirus B19 infection in children. World J Clin Pediatr. 2015 Nov 8;4(4): 126-34.

Xiong YQ, Tan J, Liu YM, He Q, Li L, Zou K, Sun X. The risk of maternal parvovirus B19 infection during pregnancy on fetal loss and fetal hydrops: A systematic review and meta-analysis. J Clin Virol. 2019 May;114:12-20.

Xu M, Arku B, Jartti T, Koskinen J, Peltola V, Hedman K, Söderlund-Venermo M. Comparative Diagnosis of Human Bocavirus 1 Respiratory Infection With Messenger RNA Reverse-Transcription Polymerase Chain Reaction (PCR), DNA Quantitative PCR, and Serology. J Infect Dis. 2017 May 15;215(10):1551-7.

24

Raiva

Enio Mori

CONCEITO

A raiva é uma doença infecciosa aguda caracterizada como uma encefalomielite de evolução rápida e progressiva, causada por um vírus RNA neurotrópico, que compromete todo o sistema nervoso central (SNC).

É a mais letal de todas as doenças infecciosas conhecidas e tem a mais ampla gama de hospedeiros que qualquer outro vírus, podendo acometer todas as espécies de mamíferos, incluindo o homem.

É uma antropozoonose que tem como fonte de infecção (hospedeiro reservatório ou não) o animal raivoso, que transmite a enfermidade aos humanos pelo contato direto da saliva infectada, principalmente pela via percutânea com solução de continuidade (mordedura ou arranhadura) ou por via transmucosa.

Após o início das manifestações clínicas da fase neurológica nas duas formas clássicas (furiosa e paralítica), a sua evolução é quase 100% fatal em praticamente todos os casos, sendo raros os relatos de cura.

Uma vez adotada a profilaxia pós-exposição completa do paciente imediatamente após a identificação de um agravo sofrido por ele, essa enfermidade torna-se totalmente prevenível. Apesar disso, é considerada uma doença negligenciada pelos profissionais de Saúde em virtude de condutas inadequadas no atendimento nos casos de risco de raiva, situações nas quais o vírus da raiva (RABV) pode causar doença neurológica, fato que indubitavelmente resulta em óbito, com significativo impacto econômico e social.

HISTÓRICO

A palavra raiva deriva do latim *rabere* e do sânscrito *rabhas*, e significa loucura ou delírio. O nome grego *lyssa*, que deu origem ao gênero viral, é derivado da mitologia na qual era a deusa ou o espírito que representava os estados de raiva, loucura furiosa e delírio. Já o nome grego *rhabdos*, que deu origem à família viral, tem o significado "formato de bastão". O termo "vírus" de origem latina significa "veneno", pois pensava-se que a saliva dos animais raivosos continha alguma substância tóxica causadora desta enfermidade.

A raiva é uma das mais antigas enfermidades descritas, cujo primeiro registro remonta ao ano de 2.300 a.C., no "Código de Eshnunna", escrito na Mesopotâmia, que relatou que se um cão provocasse a morte de alguém, após mordedura, seu proprietário era obrigado a depositar certa quantia nos cofres públicos.

A presença da raiva de origem canina nas Américas é incerta, ensejando a possibilidade de que ela tenha sido introduzida pelos europeus durante o período colonial entre os séculos XVI e XIX. Indubitavelmente, a translocação não intencional de cães infectados durante o transporte marítimo a partir do Velho Mundo (viagens que duravam entre 4 e 6 semanas), mais curtas do que o período de incubação da raiva, foi um fator determinante na disseminação dessa enfermidade no continente americano.

Em 1885, o pesquisador Louis Pasteur utilizou com sucesso a primeira vacina antirrábica no paciente Joseph Meister, que tinha sido previamente vítima de múltiplas mordeduras de um cão raivoso. A partir de então, estabeleceu-se que a profilaxia pós-exposição tinha caráter protetor em pacientes que tinham sido vítimas de agravos de animais raivosos.

No ano de 1911, fez-se a primeira descrição de casos de raiva em herbívoros causados por morcegos hematófagos no município de Biguaçu-SC. Este relato feito pelo diretor do Instituto Pasteur, o médico Antônio Carini, descreveu uma epizootia de grandes proporções (mortalidade de 4 mil bovinos e mil equinos).

Sabe-se que com a introdução dos animais domésticos de produção – como bovinos, equinos e suínos –, nas Américas, durante este período colonial, houve crescimento exponencial da população de morcegos hematófagos. A partir desta multiplicação desenfreada, os quirópteros tornaram-se importantes fontes de infecção do vírus da raiva, causando epizootias em animais de produção e epidemias em ataques diretos em populações humanas nas Américas.

ETIOLOGIA

A doença, que acomete todos os mamíferos, é causada por um vírus do filo *Negarnaviricota*, subfilo *Haploviricotina*, classe *Monjiviricetes*, ordem *Mononegavirales*, da família *Rhabdoviridae*, gênero *Lyssavirus* e espécie *Rabies lyssavirus* (RABV).

Todos os vírus pertencentes a esse gênero apresentam o genoma RNA de aproximadamente 12 kb de tamanho, de fita simples, sentido negativo, linear e não segmentado (ssRNA-) que codifica cinco proteínas virais (sentido 3' a 5'): a nucleoproteína (N); a fosfoproteína (P); a proteína de matriz (M); a glicoproteína (G) e a RNA polimerase-dependente de RNA (ou proteína L, do inglês *large*). As unidades de transcrição são separadas por curtas regiões intergênicas não codificantes: N/P (2 nucleotídeos); P/M (5 nucleotídeos); M/G (5 nucleotídeos); G/L (19-28 nucleotídeos). Nas extremidades 3' e 5' do genoma viral, há as sequências não codificantes *leader* (LDR) e *trailer*, respectivamente, de aproximadamente 50 nucleotídeos. Essas sequências exibem complementaridade terminal e contêm regiões promotoras da polimerização para iniciar a replicação do genoma (LDR) e antigenoma (*trailer*).

Até a década de 1950, o RABV era considerado uma unidade viral. A identificação de outros vírus sorologicamente relacionados ao RABV com o uso de anticorpos monoclonais (AcM), na década de 1980, demonstrou que a estrutura antigênica desse agrupamento viral era mais variável e, a partir de então, introduziram-se novos termos como "sorotipos" ou vírus "aparentados/relacionados" com o RABV. A diversidade desses vírus "aparentados" com o RABV foi incrementada com o uso de ferramentas moleculares como sequenciamento dos genes e análise filogenética, verificou-se que esses lissavírus pareciam estar mais difundidos geograficamente do que se supôs inicialmente, com identidade nucleotídica menores, sendo denominados inicialmente como "genótipos" e, mais recentemente, o termo foi substituído por espécies pelo Comitê Internacional de Taxonomia Viral (ICTV).

O gênero Lyssavirus contempla, atualmente, 18 espécies distintas (16 confirmadas e duas propostas). Até o presente momento, a diversidade dos Lyssavirus foi documentada so-

mente no Velho Mundo, enquanto nas Américas somente o RABV foi isolado. Além disso, não se sabe pelo conhecimento existente a razão de o RABV estar presente somente nos morcegos das Américas e ausentes em quirópteros do Velho Mundo.

O RABV, que é o vírus clássico da raiva (antigo sorotipo 1 ou genótipo 1), é o agente causador de infecção em mamíferos terrestres (domésticos e silvestres) no mundo e em morcegos nas Américas. O RABV está distribuído globalmente e é encontrado em todos os continentes em mais de 150 países e territórios com exceção da Austrália, Antártica e algumas ilhas.

O *Lagos bat lyssavirus* (LBV), antigo sorotipo 2 ou genótipo 2, foi o vírus isolado, pela primeira vez, de morcego frugívoro pteropodídeo (raposa voadora) *Eidolon helvum*, da região da ilha de Lagos (Nigéria), em 1956. A partir de então, o LBV foi isolado em diversos países da África Subsaariana em outras espécies de morcegos pteropodídeos frugívoros e em animais domésticos (cães e gatos), com várias linhagens virais com longas distâncias genéticas, sugerindo futuras subdivisões em duas ou três novas espécies.

O *Mokola lyssavirus* (MOKV), antigo sorotipo 3 ou genótipo 3, foi isolado originalmente de mussaranhos (*Crocidura* sp.), em 1968, também da Nigéria, na floresta Mokola, em Ibadan. Nos anos de 1968 e 1971, houveram dois casos humanos relacionados com infecção pelo MOKV provenientes desta mesma região, ficando o primeiro paciente sobrevivente livre de sequelas. Em ambos os casos, os sintomas neurológicos foram atípicos quando comparados aos da forma clássica da raiva. Desde então, houve relatos de isolamentos frequentes de MOKV em animais domésticos (cães e gatos) e esporádicos em outras espécies silvestres (mussaranhos e roedores) em países da África Subsaariana.

O *Duvenhage lyssavirus* (DUVV), antigo sorotipo 4 ou genótipo 4, foi isolado em três casos humanos de encefalite semelhante à raiva com evolução fatal, em países da África Subsaariana (1970 na África do Sul, 2006 no Zimbábue e 2007 no Quênia), cujos históricos mencionavam provável contato com morcegos insetívoros. Outros dois isolamentos foram obtidos a partir de morcegos insetívoros *Miniopterus schreibersi*, na África do Sul, em 1981; e *Nycteris thebaica*, no Zimbábue, em 1986.

Desde a década de 1950, foram isoladas diversas estirpes virais em morcegos insetívoros da Europa com características similares ao vírus anteriormente relacionados. Na década de 1980, com o uso de AcM quando se tornou possível refinar a classificação para "sorotipos", esses lissavírus europeus de morcegos foram agrupados com o DUVV. Estudos realizados posteriormente com um painel estendido de AcM permitiram a distinção entre esses isolados europeus do DUVV, sendo separados provisoriamente em "biótipos". Finalmente, estudos mais abrangentes, com ferramentas moleculares de sequenciamento e comparação dos genes, permitiram diferenciação e a classificação de mais duas espécies: o *European bat lyssavirus 1* (EBLV-1) (antigo genótipo 5) e *European bat lyssavirus 2* (EBLV-2) (antigo genótipo 6). O primeiro isolamento do EBLV-1 foi na Ucrânia em 1977, a partir de um caso humano. O segundo relato humano associado com EBLV-1 foi em 1985 na Rússia. Em levantamentos posteriores, associados com casos associados a morcegos *Eptesicus serotinus,* identificou-se a disseminação do EBLV-1 na Europa, desde a Espanha até a Ucrânia. Já a distribuição do EBLV-2 está limitada ao noroeste da Europa, circulando primariamente entre morcegos do gênero *Myotis* sp., particularmente *M. daubentonii* e *M. dasycneme.* Houve dois relatos de isolamento do EBLV-2 associados a casos em humanos na Finlândia em 1985 e na Escócia em 2002.

Em 1996, foi isolado na Austrália, em morcego pteropodídeo frugívoro *Pteropus alecto,* o *Australian bat lyssavirus* (ABLV), antigo genótipo 7. Apenas três casos humanos relatados associados com ABLV foram descritos em Queensland na Austrália em diferentes anos (1996, 1998 e 2013). Em todos estes casos, houve histórico de contato com morcegos pteropodídeos frugívoros.

Dois lissavírus foram descobertos em levantamentos de morcegos na Ásia Central. O primeiro, o *Aravan lyssavirus* (ARAV), foi isolado em morcego insetívoro *Myotis blythi* no distrito de Aravan, província de Osh no sul do Quirguistão em 1991. Já o segundo vírus foi isolado morcego insetívoro *Myotis mystacinus,* em 2001, na cidade de Khujand, localizado no norte do Tajiquistão e, em virtude de sua localização, foi nomeado *Khujand lyssavirus* (KHUV).

No ano de 2002, dois novos lissavírus [*West Caucasian bat lyssavirus* (WCBV) e *Irkut lyssavirus* (IRKV)] foram isolados em morcegos insetívoros na Rússia. O IRKV foi isolado na cidade de Irkutsk (leste da Sibéria, região do lago Baikal) a partir de um morcego *Murina leucogaster.* Em 2007, foi relatado em Primorsky Kray, leste da Rússia, um caso humano de encefalite associado com infecção por IRKV após agravo de morcego. Já o WCBV foi isolado a partir de um morcego insetívoro *Miniopterus schreibersi,* na região de Krasnodar, no sudeste da Europa. Durante o período de 2006-2007, a detecção de anticorpos anti-WCBV, em estudos de soroprevalência em morcegos de gênero *Miniopterus* spp. do Quênia, sugere um alcance geográfico mais amplo deste agente.

Durante o ano de 2009, foram isolados na África dois lissavírus: o *Shimoni bat lyssavirus* (SHIBV) e o Ikoma bat lyssavirus (IKOV). O SHIBV foi isolado a partir de um morcego insetívoro *Hipposideros commersoni,* encontrado morto em uma caverna na região costeira do Quênia. Já o IKOV foi obtido de um civeta africano (*Civettictis civetta*) na região do Ikoma do Parque Nacional Serengeti na Tanzânia.

Em períodos próximos, foram identificados dois novos lissavírus em morcegos insetívoros na Europa: o *Bokeloh bat lyssavirus* (BBLV) e o *Lleida bat lyssavirus* (LLEBV). O *Bokeloh bat lyssavirus* (BBLV) foram isolados em morcegos *Myotis nattereri,* na cidade de Bokeloh, na Alemanha, em 2010; e no leste da França, em 2012. Já o LLEBV foi detectado em um morcego *Miniopterus schreibersii,* na cidade de Lleida, na Espanha, em 2011.

O *Gannoruwa bat lyssavirus* (GBLV) foi isolado de morcegos pteropodídeo frugívoro *Pteropus medius,* no Sri Lanka, em 2015, e está relacionado filogeneticamente com o RABV e o ABLV.

Recentemente, dois novos vírus foram isolados em morcegos insetívoros e ainda são propostos como novas espécies de lissavírus, que devem ainda ser caracterizados pelo Comitê Internacional de Taxonomia Viral (ICTV) antes de uma classificação formal: o *Taiwan bat lyssavirus* (TBLV) e o *Kotalahti bat lyssavirus* (KBLV). O TBLV foi isolado em morcegos *Pipistrellus abramus* em Taiwan nos anos de 2016 e 2017. Já o KBLV foi detectado em morcego *Myotis brandtii* no ano de 2017, na vila de Kotalahti, município de Leppävirta, localizado ao leste da Finlândia.

A classificação taxonômica atualizada do gênero Lyssavirus, segundo as características sorológicas e filogenéticas segundo o Comitê Internacional de Taxonomia viral (ICTV, do inglês *International Committee on Taxonomy of Viruses*), é apresentada no Quadro 24.1.

QUADRO 24.1 Classificação taxonômica atualizada do gênero Lyssavirus, segundo as características sorológicas e filogenéticas.

Filogrupo	Espécie[1]/espécie proposta[2]	Abreviatura (ICTV)	Origem geográfica	Potencial reservatório	Comentários
I	*Rabies lyssavirus*[1]	RABV	Mundo (exceto Austrália, Antártica e algumas ilhas)	Mamíferos terrestres – predominantemente carnívoros (mundo) Morcegos (somente nas Américas)[3]	59 mil mortes humanas/ano
I	*Duvenhage lyssavirus*[1]	DUVV	África Subsaariana	Microchiroptera: morcegos insetívoros do gênero *Miniopterus* sp. e *Nycteris thebaica*	Três casos humanos associados com mordeduras de morcegos
I	*European bat lyssavirus type 1*[1]	EBLV-1	Maior parte da Europa (distribuição da Espanha a Ucrânia)	Microchiroptera: morcegos insetívoros *Eptesicus serotinus* (predominantemente)	Dois casos humanos documentados. Infecções por *Spillover* em animais selvagens e de companhia
I	*European bat Issavirus type 2*[1]	EBLV-2	Noroeste da Europa	Microchiroptera: morcegos insetívoros *Myotis daubentonii* e *Myotis dasycneme* (predominantemente)	Dois casos humanos documentados

(continua)

QUADRO 24.1 Classificação taxonômica atualizada do gênero Lyssavirus, segundo as características sorológicas e filogenéticas (continuação).

Filogrupo	Espécie[1]/espécie proposta[2]	Abreviatura (ICTV)	Origem geográfica	Potencial reservatório	Comentários
I	Australian bat lyssavirus[1]	ABLV	Austrália e possivelmente áreas do sudeste da Ásia	Microchiroptera: morcegos insetívoros Saccolaimus albiventris Megachiroptera: morcegos do gênero Pteropus sp.	Três casos humanos documentados. Prováveis outras espécies de morcegos insetívoros possam atuar como reservatórios
I	Aravan lyssavirus[1]	ARAV	Ásia Central (isolado único no Quirguistão)	Microchiroptera: morcegos insetívoros Myotis blythi	–
I	Bokeloh bat lyssavirus[1]	BBVL	Europa Oriental	Microchiroptera: morcegos insetívoros Myotis nattereri	–
I	Irkut lyssavirus[1]	IRKV	Leste da Ásia (China e Rússia)	Microchiroptera: morcegos insetívoros do gênero Murina sp.	Caso humano associado à mordedura de morcego
I	Khujand lyssavirus[1]	KHUV	Ásia Central (isolado único no Tajiquistão)	Microchiroptera: morcegos insetívoros Myotis mystacinus	–
I	Gannoruwa bat lyssavirus[1]	GBLV	Ásia (Sri Lanka)	Megachiroptera: Pteropus medius (P. giganteus)	–
I	Taiwan bat lyssavirus[2]	TBLV	Leste da Ásia (isolados em Taiwan)	Microchiroptera: morcegos insetívoros Pipistrellus abramus	–
I	Kotalahti bat lyssavirus[2]	KBLV	Europa (amostra da Finlândia – isolado não disponível)	Microchiroptera: morcegos insetívoros Myotis brandtii	–
II	Lagos bat lyssavirus[1]	LBV	África Subsaariana	Megachiroptera: morcegos frugívoros pteropodídeos de vários gêneros (Eidolon helvum, Rousettus aegyptiacus, Epomophorus spp. etc.)	Spillover para cães e gatos domésticos
II	Mokola lyssavirus[1]	MOKV	África Subsaariana	Desconhecido	Dois casos humanos documentados. Isolados em musaranhos (Crocidura sp.) e roedores Spillover para cães e gatos domésticos
II	Shimoni bat lyssavirus[1]	SHIBV	África (isolado único no Quênia)	Microchiroptera: morcegos insetívoros Hipposideros commersoni (H. vittatus)	–
III/IV (?)	West Caucasian bat lyssavirus[1]	WCBV	Sudeste da Europa (isolado único na região de Krasnodar da Rússia e África (Quênia))	Microchiroptera: morcegos insetívoros do gênero Minisopterus	Evidências sorológicas em morcegos no Quênia
III/IV (?)	Ikoma lyssavirus[1]	IKOV	África (isolado único na Tanzânia)	Quiróptero (provável)	Isolado em Civeta africana (Civettictis civetta)
III/IV (?)	Lleida bat lyssavirus[1]	LLEBV	Europa ocidental (amostra da Espanha – isolado não disponível)	Microchiroptera: morcegos insetívoros Miniopterus schreibersii	–

ICTV: Comitê Internacional de Taxonomia de vírus. [1]Espécie. [2]Espécie proposta. [3]Mais de 50 espécies de morcegos estão relacionadas com infecção pelo RABV nas Américas.

Baseando-se na caracterização genética pelas distâncias genéticas dos genes e na reatividade cruzada sorológica, as espécies anteriormente mencionadas foram divididas em dois filogrupos: 1) filogrupo I, que inclui as espécies RABV, DUVV, EBLV-1, EBLV-2, ABLV, ARAV, KHUV, IRKV, BBLV, GBLV, TBLV e KBLV; 2) filogrupo II, que inclui as espécies LBV, MOKV e SHIBV.

Outras espécies descobertas no século XXI não puderam ser incluídas nestes filogrupos anteriormente mencionados, mas foram provisoriamente agrupados em um terceiro filogrupo (III/IV) em virtude das similaridades na caracterização filogenética: WCBV; IKOV; e LLEBV. No entanto, a aparente ausência de reações neutralizantes cruzadas e as longas distâncias genéticas não permitem ainda identificá-los definitivamente como filogrupo único.

Os lissavírus apresentam reações cruzadas antigênicas em relação ao nucleocapsídeo em decorrência da conservação da sequência da proteína N. Em vista disso, similares reagentes (conjugado antirrábico) poderiam ser utilizados no diagnóstico por imunofluorescência. Já o ectodomínio da glicoproteína G (que carreia os principais sítios antigênicos) é mais variável, e há neutralização cruzada entre os lissavírus do mesmo filogrupo, mas não entre os filogrupos. Portanto, as vacinas antirrábicas comerciais não efetivamente protetoras contra os lissavírus pertencentes aos grupos II e III/IV.

Os quirópteros (do grego, *kheir* = mão + *pteron* = asa, que significa "mãos em forma de asas"), únicos mamíferos com capacidade de voar, têm sido identificados como reservatórios de todas as espécies de lissavírus em várias regiões do mundo, com exceção do MOKV e IKOV. Nestes dois vírus ainda não foi identificado o hospedeiro principal, fato este que sugere que todas as lissaviroses possam ser originárias de morcegos.

A importância das outras lissaviroses (exceto a raiva) ainda é desconhecida, visto que a ocorrência de casos humanos ainda é rara e parece que a distribuição das espécies virais está restrita em algumas regiões geográficas. No entanto, em algumas zonas consideradas livres de raiva de origem canina, como a Europa ocidental e a Austrália, existem relatos recentes de casos em humanos e em quirópteros provocados por outros lissavírus.

No que diz respeito à morfologia, o vírus da raiva apresenta a forma de bastão, projétil (bala de revólver) ou baciliforme, com uma das extremidades plana (achatada) e a outra arredondada (hemisférica) (Figura 24.1). Seu comprimento médio é 180 (130 a 250 nm) e o diâmetro médio é 75 (60 a 110 nm). As espículas de estrutura triméricas que se projetam externamente na superfície do envelope (cerca de 400 no total), glicoproteína G, apresentam 5 a 10 nm de comprimento e aproximadamente 3 nm de diâmetro. Na sua constituição química, a partícula viral completa tem de 2 a 3% de ácido ribonucleico (RNA), 67 a 74% de proteínas, 20 a 26% de lipídeos e 3% de carboidratos.

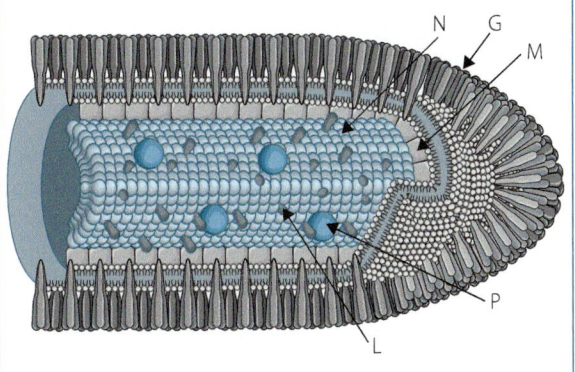

N: nucleoproteína; G: glicoproteína; M: proteína matriz; L: proteína polimerase; P: fosfoproteína.

FIGURA 24.1 Esquema do vírus da raiva (RABV).
Fonte: Modificada de Davis et al., 2015.

Tais vírus são inativados pela maioria dos detergentes e solventes lipídicos (sabão, éter, clorofórmio, acetona), álcoois, preparados iodados, hipoclorito de sódio, soda cáustica a 2%, glutaraldeído a 2%, fenóis a 5%, cresóis e compostos de amônio quaternário. Outras propriedades relevantes incluem sensibilidade ao ressecamento, congelamento e descongelamento repetidos; estabilidade relativa no intervalo de pH 5 e 10; e sensibilidade às temperaturas de pasteurização, luz ultravioleta e fixação de formaldeído a 10%. Os vírus são inativados pela β-propiolactona e irradiação gama. O vírus é estável a 37 °C por 2 horas, mas perde 90% da infectividade após 4 a 6 horas. É inativado completamente a 50 °C, por 15 minutos; a 4 °C, mantém-se infectivo por vários dias; a −70 °C ou liofilizado (4 °C), mantém-se durante vários anos.

A adsorção vírus-célula é feita pela fusão do envelope viral e a membrana citoplasmática do hospedeiro, em uma ligação específica (receptor de superfície celular + antirreceptor glicoproteína G do vírion) e o vírus entra nas células do hospedeiro por um processo de pinocitose (penetração). Uma vez dentro das células, os vírions se agregam em grandes endossomos (vesículas citoplasmáticas), onde ocorre a fusão entre as membranas viral e endossomal, causando a liberação da ribonucleoproteína (RNP) viral para o citoplasma e consequente remoção do envelope viral em um processo conhecido como desnudamento. A seguir, ocorre a replicação e transcrição do RNA genômico fita simples sentido negativo, dando origem a novos genomas e ao RNA mensageiro (RNAm), respectivamente. Como consequência, ocorre a tradução – que envolve a síntese das proteínas N, P, M, G e L – nos ribossomos livres no interior do citoplasma. Apesar de a síntese da proteína G ser iniciada nos ribossomos livres, ela é finalizada na glicosilação (processamento da glicoproteína) que se dá no complexo de Golgi e no retículo endoplasmático. Durante o processo de montagem, o complexo N-P-L encapsida o RNA genômico sentido negativo para formar o core ribonucleproteico. A proteína M (matriz) envolve externamente a RNP, formando o complexo RNP-M, que migra na membrana citoplasmática que contém as glicoproteínas inseridas. O complexo RNP-M interage com região de endodomínio da glicoproteína e é liberado na forma de vírions por brotamento a partir da membrana citoplasmática, formando, assim, o envelope viral.

O RABV e seus "aparentados" são compostos por duas unidades estruturais ou funcionais principais: o nucleocapsídeo ou RNP de simetria helicoidal no core interno e o envelope na superfície externa. O nucleocapsídeo é formado pelo RNA genômico e por três proteínas associadas: a nucleoproteína (N), que envolve firmemente o RNA viral; a proteína L, que é uma RNA polimerase-dependente de RNA (responsável pela transcrição e replicação do RNA viral) e a proteína P (fosfoproteína), que atua como cofator da proteína L. Já o envelope é constituído pela glicoproteína (G) e uma membrana citoplasmática com bicamada lipídica (Figura 24.1).

A glicoproteína (G) (65-90 kDa) é responsável pela indução de anticorpos neutralizantes (especialmente pela sua porção externa – ectodomínio, que carreia os principais sítios antigênicos); pela estimulação à resposta imune celular; pela adsorção do vírus à célula hospedeira; e indução da endocitose viral. Pode estar envolvido com o tropismo e a patogenicidade.

A nucleoproteína (N) (47–62 kDa), produzida em altas concentrações no SNC infectado, é a mais conservada entre as proteínas virais, em termos de identidade de sequência de aminoácidos, dentro das diferentes espécies de lissavírus. Em decorrência disso, é o principal alvo antigênico utilizado nas reações de imunodiagnóstico, como a imunofluorescência. Por estar associada ao genoma viral, a proteína N desempenha funções de proteção do RNA da ação das nucleases celulares e é considerado o principal componente do nucleocapsídeo viral. Desempenha também outras atividades fundamentais, tais como regulação do balanço entre a transcrição e a replicação do RNA.

A fosfoproteína P (20-30 kDa) desempenha vários papéis durante os processos em que atua como um cofator não catalítico da enzima polimerase: 1) intermedia a ligação física e o posicionamento adequado da proteína L ao complexo RNA-N molde; 2) durante a síntese da proteína N (processo de encapsidação) por meio da interação com a nucleoproteína, a proteína P impede a proteína N se ligar ao RNA celular; 3) interage com o transporte axonal no hospedeiro, facilitando a movimentação do vírus; 4) interfere na imunidade inata pela inibição da reposta do interferon da célula hospedeira.

A proteína matriz (M) (20-30 kDa), componente interno que está entre a RNP e o envelope, é muito importante na montagem e brotamento viral. Ela forma oligômeros que se ligam à região externa da RNP garantindo a rigidez necessária à estrutura do vírion em formato de projétil e fornece a plataforma de ligação entre a glicoproteína G e a membrana citoplasmática. No vírion, a proteína M é responsável pela condensação da RNP resultando no seu aspecto em espiral. A proteína M também intermedia efeitos patobiológicos, tais como a apoptose.

A proteína L (220-240 kDa), componente do nucleocapsídeo viral, tem múltiplos domínios e desempenha as principais atividades enzimáticas requeridas na transcrição e replicação do genoma, tais como RNA polimerase RNA-dependente; adição da extremidade 5' CAP no RNAm; adição de cauda poli-A no RNAm (porção 3'); e atividade de proteína quinase.

ESTIRPES DO VÍRUS DA RAIVA

Há dois tipos de RABV: de "rua" ou selvagem e o vírus "fixo" ou laboratorial.

Os vírus denominados de "rua" são aqueles derivados de estirpes isoladas em infecção natural da doença. Essas estirpes caracterizam-se por um período de incubação variável, podendo ser bastante prolongado. Podem ter características genéticas e fenotípicas (p. ex., neurovirulência e neuroinvasividade) distintas, de acordo com o isolado.

Já as estirpes chamadas de "vírus fixo" apresentam período de incubação curto e reprodutível, geralmente de 4 a 7 dias. As características genéticas e fenotípicas são preestabelecidas. São utilizadas na produção e controle de vacinas e como vírus-padrão para testes laboratoriais. As estirpes mais utilizadas são: *Pasteur virus* (PV); *Challenge Virus Standard* (CVS); *Evelyn Rokitnicki Abelseth* (ERA); *Street Alabama Dufferin* (SAD); *Flury low-egg-passage* (LEP) e Flury *high-egg-passage* (HEP); *Pitman-Moore* (PM); Kelev; e *Desmodus rotundus* DR-19.

VARIANTES ANTIGÊNICAS (AGV) E LINHAGENS GENÉTICAS

A replicação do genoma RNA do RABV apresenta fidelidade limitada, uma vez que a enzima RNA polimerase viral não tem atividade corretiva de inserção de nucleotídeos, que leva ao desenvolvimento de subpopulações de genomas virais distintos que compartilham uma origem comum. Em decorrência da adaptação viral a determinados hospedeiros animais (reservatórios) localizados em região geográfica específica ao longo do tempo, os diferentes genomas formam agrupamentos de mutantes com variações comuns (marcadores moleculares específicos), que podem ser classificados como variantes antigênicas (AgV) e/ou linhagens genéticas distintas.

A utilização do painel de anticorpos monoclonais (AcM) antinucleoproteína estabelecido pelo *Centers for Disease Control and Prevention* (CDC) de Atlanta, nos Estados Unidos, em um trabalho conjunto com a Organização Pan-Americana de Saúde (OPAS), a partir da década de 1980, permitiu a identificação de perfis distintos que estabeleceu a classificação de AgV do RABV entre as espécies de hospedeiros animais terrestres e aéreos em uma específica região geográfica. Este painel de AcM foi essencial para melhoria do diagnóstico e reconhecimento da situação epidemiológica da raiva na América Latina e Caribe. O reconhecimento das fontes de infecção nos surtos de raiva canina e a identificação de espécies de animais selvagens responsáveis pela manutenção dos ciclos silvestres da raiva permitiram melhor utilização dos recursos públicos destinados para o controle e prevenção dessa enfermidade. Esta ferramenta diagnóstica mostrou-se efetiva em mais de 90% dos casos, em uma época que havia um número elevado de casos de raiva canina naquela região.

Este painel reduzido do CDC, constituído de oito AcM, define 12 perfis antigênicos, cinco dos quais já foram identificados no Brasil compatíveis com aqueles isolados em diferentes reservatórios da raiva: dois em cães domésticos *Canis lupus familiaris* (AgV1 e AgV2); um em morcego hematófago *Desmodus rotundus* (AgV3); dois em morcegos insetívoros *Tadarida brasiliensis* (AgV4) e *Lasiurus cinereus* (AgV6).

Alguns isolados virais provenientes de certas espécies de animais silvestres no Brasil, apesar de apresentarem perfis denominados como "não compatíveis" com aqueles pré-definidos anteriormente pelo painel de AcM do CDC, apresentam padrão de reposta antigênica constante: *Cerdocyon thous* (cachorro-do-mato), *Histiotus velatus* (morcego insetívoro) e *Callithrix jacchus* (sagui-do-tufo-branco).

Destaca-se que os morcegos frugívoros do gênero *Artibeus* sp. também podem atuar como hospedeiros da AgV3, de modo semelhante aos morcegos hematófagos *D. rotundus*.

Caracterizações moleculares de isolados do RABV têm evidenciado a circulação de um grupamento do RABV denominada linhagem genética "cosmopolita" que tem uma origem em cães. Durante o período de colonização europeia, este grupo de RABV se dispersou em muitas partes do mundo, sendo responsável por importantes epizootias em cães. As linhagens americanas de RABV, que circulam em cães domésticos e canídeos selvagens, apresentam proximidade genética com este grupo, corroborando esta hipótese de origem ancestral com linhagens do Velho Mundo. Além disso, estes estudos moleculares demonstraram independência entre os grupamentos de RABV originários de canídeos e quirópteros, sugerindo evoluções filogenéticas distintas.

Frente à grande variabilidade dos isolados do RABV nas diferentes espécies de morcegos (em particular os insetívoros) no Brasil, o painel de AcM mostrou limitações na caracterização antigênica nestas espécies animais. Além disso, observa-se em algumas amostras, um baixo poder discriminatório da metodologia de AcM, tornando essa ferramenta pouco informativa. Nestas situações, tipificações genéticas adicionais devem ser realizadas com intuito de identificar possíveis novas linhagens genéticas do RABV, que apresentavam características distintas em virtude da seleção e adaptação do vírus a espécies de reservatórios particulares (inter ou intraespécies de hospedeiros).

O número de linhagens genéticas de RABV documentadas em morcegos nas Américas corresponde aproximadamente ao número de espécies de quirópteros testadas até o momento, o que sugere uma longa história de coadaptação de cada variante viral e seu hospedeiro reservatório.

CADEIA EPIDEMIOLÓGICA DE TRANSMISSÃO

Apesar de todas as espécies de mamíferos serem susceptíveis à infecção pelo RABV, somente poucas espécies animais (pertencentes às ordens *Carnivora* e *Chiroptera*) atuam como importantes reservatórios na manutenção e propagação da doença. A exceção à regra seriam as variantes do RABV provenientes de animais da ordem *Primata* (sagui-do-tufo branco, *Callithrix jacchus*) na região Nordeste.

No Brasil, muitas variantes ou linhagens do RABV foram identificadas em mamíferos terrestres, incluindo cães domésticos e canídeos silvestres na região Nordeste. Já as variantes e linhagens do RABV provenientes de morcegos (hematófagos e não hematófagos) encontram-se disseminadas em todo território nacional.

Adicionalmente, outros mamíferos – incluindo o homem, bovinos e equinos – representam casos de transmissão interespécies (ou "transposição" ou *spillover*, que é a habilidade do vírus em infectar uma nova espécie hospedeira). No entanto, tais infecções *spillover* resultam normalmente em infecções terminais sem nenhuma disseminação para outros hospedeiros, apesar da neuroinvasão viral ensejar a doença clínica e o consequente óbito.

Apesar de todos os mamíferos serem susceptíveis, considera-se que a cadeia epidemiológica da raiva possa ser dividida em ciclos de acordo com os reservatórios e, em uma visão antropocêntrica, o ser humano como hospedeiro final em todos os ciclos.

Os ciclos podem ser divididos em doméstico, silvestre terrestre e silvestre aéreo (Figura 24.2). O cruzamento desses ciclos pode ser comprovado pelos estudos de epidemiologia molecular (tipificação antigênica com uso de AcM e caracterização genética com sequenciamento do ácido nucleico).

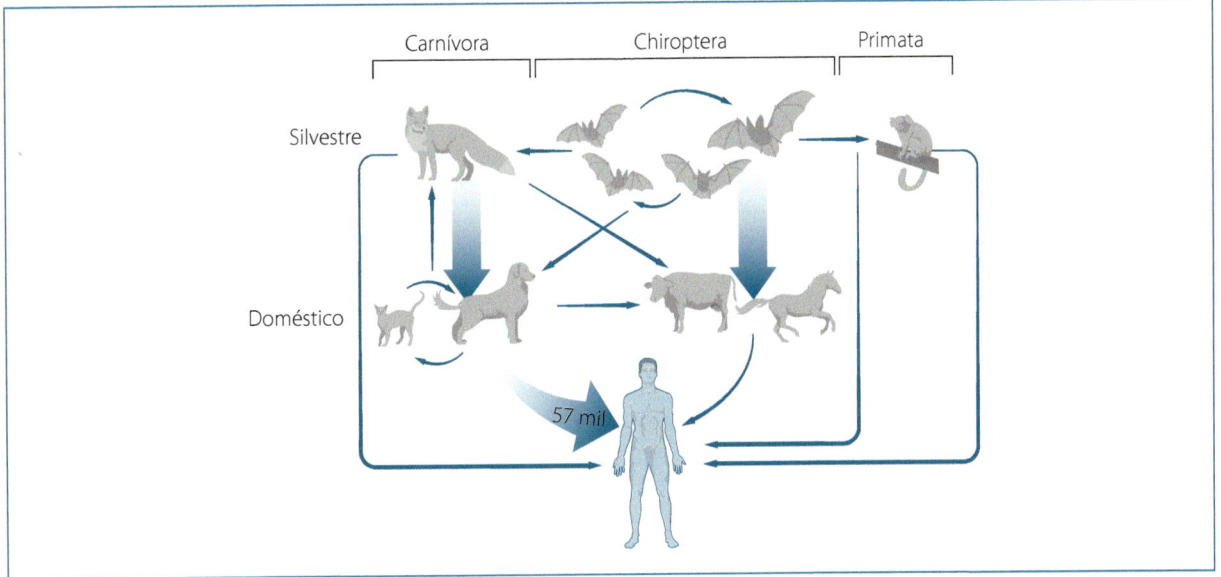

FIGURA 24.2 Cadeia epidemiológica de transmissão da raiva (ciclos doméstico, silvestre aéreo e silvestre terrestre).

CICLO DOMÉSTICO

O principal reservatório (hospedeiro natural) nesse ciclo é o cão doméstico (*Canis lupus familiaris*). Neste ciclo, o gato doméstico (*Felis catus*) não é considerado reservatório, mas um hospedeiro terminal. Em decorrência de a interação entre a espécie humana e os animais de companhia (cães e gatos) ser bem próxima, o ciclo doméstico da raiva nos centros urbanos ainda é o mais relevante como causa de mortalidade em humanos. A transmissão da infecção pelo RABV para espécie humana se dá principalmente pela via percutânea (mordedura ou arranhadura).

Em uma região onde há casos confirmados de raiva canina (variantes antigênicas –AgV- 1 e 2), o risco de infecção para seres humanos é grande. Nessas áreas de risco, a raiva permanece na população canina principalmente pela falta efetividade das campanhas de vacinação em cães e ineficiência de ações de vigilância e controle desta enfermidade.

Foi considerado por muitos anos o ciclo mais importante no Brasil. Nas últimas décadas, constatou-se redução expressiva no número dos casos de raiva humana transmitida por cães domésticos em todo território nacional.

Os estados da região Sul (Rio Grande do Sul, Santa Catarina e Paraná) são considerados "Áreas Livres de Raiva Canina" pelas variantes caninas AgV 1 e AgV2, não apresentando casos humanos associados com estas variantes desde 1981. Já no estado de São Paulo, o último caso de raiva humana com infecção viral pela variante canina AgV2 foi em 1997. Portanto, esses estados devem ser considerados de situação epidemiológica privilegiada com baixo risco de transmissão da doença (Área de Raiva Controlada), com fortes evidências de ausência de circulação das variantes de origem canina do RABV.

No Brasil, o último caso humano decorrente da AgV2 originária de cão foi relatado no estado do Maranhão no ano de 2013. No entanto, foram notificados, nos últimos anos, surtos ou casos de raiva em cães com variante viral canina em vários estados do Nordeste (em especial o Maranhão), indicando que o risco de transmissão para o homem ainda persiste nesta região do país.

Já a AgV1 originária de cão, até recentemente considerada exótica no Brasil, foi reportada em caso humano de raiva em Corumbá-MS no ano de 2015. Este caso decorreu de uma epizootia de raiva em cães na região fronteiriça com a Bolívia, no estado do Mato Grosso do Sul (municípios de Corumbá e Ladário), no mesmo ano, onde foram acometidos com esta variante viral 71 animais. Com a adoção de medidas de vigilância e controle adequadas, esta epizootia foi controlada e apenas um caso de cão foi observado no ano de 2016. Desde então, não foram mais notificados outros casos positivos. Apesar disso, como na Bolívia a epizootia de raiva em cães ainda persiste, essa região fronteiriça apresenta fragilidade e susceptibilidade na sustentabilidade da circulação viral.

A presença de *spillover* de variantes virais de morcegos (hematófagos e não hematófagos) para carnívoros domésticos tem sido cada vez mais frequente em todo o Brasil, em especial nas áreas urbanas onde a raiva canina foi controlada, como a região Sudeste. Salienta-se que número de casos positivos de raiva em gatos com variantes virais de morcegos tem crescido, indicando susceptibilidade desta espécie a infecção pelo RABV em decorrência das baixas coberturas vacinais antirrábicas nesta espécie e do seu instinto de predador. No Brasil, a AgV3, compatível com aquelas isoladas em morcegos hematófagos *Desmodus rotundus* ou morcegos frugívoros do gênero *Artibeus* sp., tem sido a mais frequente isolada em animais de companhia. Mas linhagens genéticas do RABV compatíveis com aquelas isoladas em morcegos insetívoros do gênero *Nyctinomops* sp. e *Myotis* sp. também foram isoladas em gatos domésticos.

Os animais de companhia, uma vez infectados por variantes do RABV provenientes de morcegos, podem raramente transmitir a doença para humanos, sendo este fenômeno de *spillover* conhecido com ciclo secundário da raiva humana. No Brasil, este ciclo morcego → gato → homem foi identificado em quatro ocasiões, nas quais os casos de raiva humana estavam relacionados com agravos de gatos infectados com AgV3 do RABV. O primeiro caso relatado deste ciclo secundário de transmissão da raiva foi em uma mulher de 52 anos do município de Dracena-SP no ano de 2001. Recentemente, tivemos outros quatro casos de raiva humana relacionados com este ciclo secundário em diferentes localizações: um menino de 1 ano e 8 meses em Jacaraú-PB (2015); um adolescente do sexo masculino de 14 anos em Boa Vista-RR (2016); uma mulher de 36 anos em Recife-PE (2017); e uma mulher de 58 anos em Gravatal-SC (2019). Especula-se que a maior ocorrência desses casos poderia estar relacionada com algum desequilíbrio ecológico-ambiental, como a construção de uma usina hidroelétrica e desmatamento de florestas.

CICLO AÉREO (CICLO SILVESTRE AÉREO)

O morcego hematófago (vampiro) *Desmodus rotundus* é um importante reservatório da raiva em toda a América Latina consequentemente às perdas econômicas na produção pecuária e ao seu impacto na saúde pública como um transmissor desta enfermidade para os seres humanos. Esta espécie de morcego é encontrada apenas na América Latina, com distribuição desde o norte do México até o norte da Argentina, incluindo uma estreita faixa no Chile (Figura 24.3).

O impacto econômico da raiva sobre os animais de produção do meio rural – bovídeos (bovinos e bubalinos), equídeos (cavalos, jumentos e muares), pequenos ruminantes (caprinos e ovinos) e suínos – resulta da sua elevada mortalidade em epizootias. Por sua susceptibilidade, eles devem ser utilizados como sentinelas para o monitoramento de circulação do RABV em determinada região.

Estes animais de interesse econômico causam crescimento substancial no número de morcegos hematófagos, pois estão disponíveis em grande quantidade e são considerados fontes de alimentação de natureza quase ilimitada. Além disso, a introdução da pecuária em novos ambientes causa uma dramática modificação ecológica, incluindo a destruição da floresta, com consequente aproximação dos morcegos-hematófagos com as populações de seres humanos e dos animais domésticos. Além da raiva, ataques repetidos por morcegos hematófagos, particularmente em animais jovens, podem resultar em perda de peso, fraqueza e anemia, aumentando sua suscetibilidade a outras doenças. As feridas podem ser infectadas e atacadas por larvas de moscas (*Cochliomyia hominivorax*), resultando em miíases, com consequente depreciação do couro.

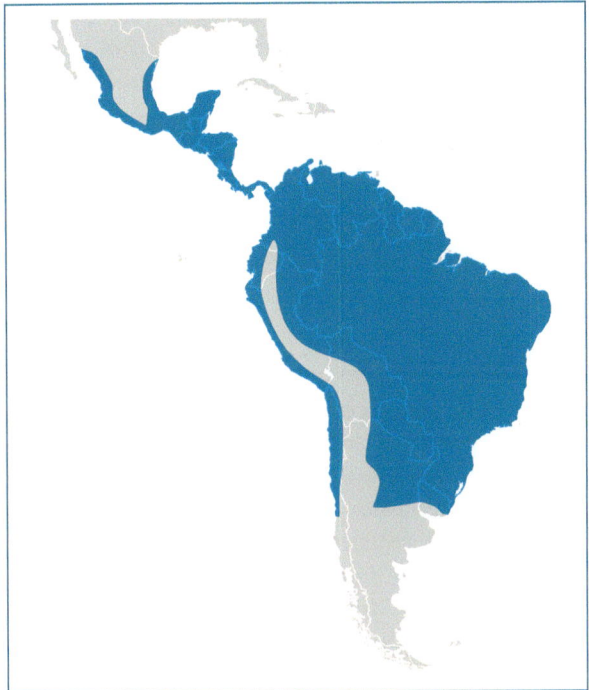

FIGURA 24.3 Distribuição mundial do morcego hematófago (*Desmodus rotundus*).
Fonte: Adaptada pela autoria.

De modo semelhante ao mencionado no ciclo secundário, apesar de ser fato raro, os animais de produção também podem transmitir a raiva para os seres humanos, tornando-se um risco principalmente para os profissionais que manipulam animais raivosos como veterinários e tratadores sem esquema de pré-exposição.

Embora a raiva causada pelos quirópteros seja responsável por uma proporção relativamente pequena de casos humanos em todo o mundo, atualmente ela é responsável pela maioria dos casos de raiva humana na América Latina, especialmente associado a agressões em populações ribeirinhas na Bacia Amazônica.

As pessoas são vítimas da raiva resultante de mordeduras de morcegos hematófagos e, em contraste com a tendência observada em animais de produção, o número de casos humanos desta enfermidade relacionados com agravos de quirópteros está aumentando. Foram identificados vários fatores de risco que aumentam a probabilidade de um surto de raiva em humanos, cujos relatos têm-se tornado cada vez mais comuns.

Esses surtos tendem a ocorrer em ambientes rurais, distantes dos serviços públicos de saúde e, muitas vezes, quando os rebanhos são repentinamente removidos, resultando em escassez das fontes alimentares. Um outro fator observado está relacionado à mudança associada à intervenção humana no ambiente silvestre, por exemplo, atividades como extração de madeira ou mineração. Essas populações temporárias tendem a viver em habitações precárias que não impedem o adentramento no interior das residências de morcegos-hematófagos.

Nos anos de 2004 e 2005, ocorreu nos estados do Pará e Maranhão, o maior surto de raiva humana transmitida por morcego registrado no país, com 63 mortes humanas. Em 2017, houve um surto de raiva na reserva extrativista localizada no município de Barcelos-AM, com três irmãos menores de 18 anos infectados (com dois óbitos e uma cura). No ano de 2018, no município de Melgaço-PA, próximo ao arquipélago de Marajó, ocorreu um surto com 10 mortes, das quais 9 foram de menores de 18 anos e todos com histórico de espoliação por morcegos e sem realização de profilaxia antirrábica pós-exposição.

Outros quatro casos de raiva recentes foram causados por morcegos em caráter esporádicos e acidentais nos últimos 5 anos: um agricultor de 37 anos em Iracema-CE (2015); um pecuarista de 46 anos em Paramirim-BA (2017); um menino de 5 anos na zona rural Ponte Alta de Tocantins-TO (2017); um turista do sexo masculino de 24 anos em Ubatuba-SP (2018).

No Brasil, das 178 espécies de morcegos identificadas, entre os insetívoros, frugívoros, carnívoros, nectarívoros e hematófagos, em 41 delas já foram isolados o RABV. Nos centros urbanos no estado de São Paulo, predominantemente, são encontrados espécimes de morcegos não hematófagos de diversos hábitos alimentares dos seguintes gêneros: *Myotis*; *Eptesicus*; *Artibeus*; *Lasiurus*; *Nyctinomops*; *Tadarida*; e *Histiotus*. As cidades oferecem condições propícias para a sobrevivência dos quirópteros, tais como alimentos e abrigos, processo que ocorre simultaneamente à fragmentação das florestas, fato este que provoca o deslocamento dos animais para ambientes próximos a populações humanas. Estes hábitos sinatrópicos associados à presença de animais infectados com o RABV representam riscos à saúde pública.

Em virtude do risco representado pelos quirópteros na transmissão da raiva, estudos mais aprofundados sobre a identificação de espécies animais (morfométricas ou genéticas), fontes de infecção e filogenia das linhagens genéticas do RABV tornam-se ferramentas essenciais nos programas de controle.

CICLO SILVESTRE TERRESTRE

No ciclo silvestre terrestre no Brasil, a raiva está relacionada a dois principais reservatórios de grande importância epidemiológica: o cachorro-do-mato ou "raposinha" (*Cerdocyon thous*); e o sagui-do-tufo-branco (*Callythrix jacchus*). Esses animais, por serem considerados de estimação pela população humana e mantidos em interação próxima (sinatrópicos), trazem maior risco de transmissão.

Estudos em epidemiologia molecular sugerem que os RABV circulantes nos *C. thous* na região Nordeste são originários de uma "transposição" (*spillover*) do vírus dos cães domésticos (AgV2) para os canídeos silvestres. Houve adaptação viral nesse novo hospedeiro e estabelecimento de uma nova variante do RABV, fatos estes comprovados pela transmissão e perpetuação viral na população de canídeos silvestres. Em razão do sinantropismo da população dos canídeos silvestres, existem o risco de ocorrência de casos humanos transmitidos por estes animais e a possibilidade de reintrodução da doença em áreas urbanas que estavam com a raiva em cães sob controle. Existem relatos de casos de canídeos silvestres com raiva e transmissão para humanos (13 casos) notificados no período de 1986 a 2018.

Há, ainda no Nordeste do Brasil – nos estados do Rio Grande do Norte, Ceará, Piauí e Pernambuco –, um ciclo particular de raiva que tem como reservatório um primata não humano da espécie *C. jacchus*. O hábitat original do *C. jacchus* consiste de dois biomas brasileiros, a Mata Atlântica e a Caatinga. No entanto, esses saguis já se adaptaram a outros ecossistemas como resultado das atividades humanas. O turismo regional, o comércio de espécies silvestres e a prática cultural de manter esses animais como de estimação, particularmente nas regiões costeiras, parecem ser os principais fatores de risco para o aumento de casos humanos. No período de 1986 a 2018, foram registrados, pelo Ministério da Saúde do Brasil 18 casos de raiva humana transmitidos por primatas não humanos. O modo original de infecção (*spillover*) para os saguis não é conhecido, mas supõe-se que algumas espécies de quirópteros poderiam ter contribuído inicialmente para o foco original da raiva na população de saguis.

TRANSMISSÃO

A transmissão percutânea com solução de continuidade (mordedura ou arranhadura) é a forma mais frequente na infecção pelo RABV. Outras vias de transmissão (como as vias respiratória, sexual, oral ou transplacentária) raramente são relatadas na literatura.

MORDEDURA, ARRANHADURA E LAMBEDURA

A transmissão do RABV é usualmente caracterizada pela ocorrência durante o estado furioso da doença quando o animal doente ataca e transmite o vírus pela mordedura ou pela arranhadura, assim como pela lambedura de pele com ferimento já existente ou de mucosa (boca, narinas e olhos), mesmo íntegra.

Também é possível, mas raro, que as pessoas se infectem por outras exposições não associadas com mordeduras, como abrasões ou feridas abertas expostas à saliva ou outro material potencialmente infeccioso (tecido encefálico) de um animal raivoso.

INTER-HUMANA

O RABV pode ser encontrado nas secreções (saliva e lágrimas) de pessoas com raiva, o que representa uma via teórica de transmissão. Exemplos de potenciais rotas de exposição viral inter-humana incluem mordeduras e contato com mucosas durante procedimentos médicos, beijos ou outros procedimentos íntimos. Não há informações disponíveis sobre o risco de transmissão da raiva por meio da amamentação, mas a patogênese e a epidemiologia indicam que não há risco relevante para a saúde pública.

TRANSPLANTE DE CÓRNEA

O transplante do tecido é outro modo de transmissão da raiva. A córnea tem um rico suprimento nervoso e o RABV migra para este tecido a partir do encéfalo através dessas fibras nervosas. Os casos de transmissão inter-humana de doadores mortos pela raiva para receptores de córneas transplantadas estão descritos na Tabela 24.1.

TABELA 24.1 Casos de raiva humana transmitidos por transplante de córnea.

Local	Ano	Idade do paciente	Período de evolução (dias)	PPE	Evolução
Estados Unidos[1]	1978	37	50	Não	Óbito
França[2]	1979	36	41	Não	Óbito
Tailândia[3]	1981	41	22	Não	Óbito
Tailândia[3]	1981	25	33	Não	Óbito
Índia[4]	1987	62	15	Não	Óbito
Índia[4]	1988	48	264	Sim	Óbito
Irã[5]	1994	40	27	Não	Óbito
Irã[5]	1994	35	41	Não	Óbito
Alemanha[6]	2005	58	Assintomático	Sim	Sobrevida
Alemanha[6]	2005	39	Assintomático	Sim	Sobrevida
China[7]	2015	42	Assintomático	Sim	Sobrevida
China[7]	2015	62	Assintomático	Sim	Sobrevida
PPE: profilaxia pós-exposição.					

Fonte: [1]Houff et al., 1979; [2]Galian et al., 1980; [3]Thongcharoen et al., 1981; [4]Gode e Bhide, 1988; [5]Javadi et al., 1996; [6]Maier et al., 2010; [7]Zhou et al., 2016.

TRANSPLANTE DE ÓRGÃOS

O RABV também pode ser transmitido de forma iatrogênica, ou seja, inter-humano por meio de transplantes de tecidos ou órgãos (Tabela 24.2). Isso pode acontecer pelo fato de que depois de se replicar em grande quantidade no sistema nervoso central (SNC), o vírus caminha de forma centrifuga pelo sistema nervoso periférico e autônomo e se dissemina em variados tecidos e órgãos como pulmões, coração, rins, bexiga, útero, testículos, folículo piloso etc. Diante dos casos descritos na literatura, salienta-se a necessidade da inclusão de testes específicos para o diagnóstico de raiva, particularmente em potenciais doadores com sinais de comprometimento neurológico.

PATOGENIA (FIGURAS 24.4 E 24.10)

O RABV entra no organismo através de feridas ou pelo contato direto com superfícies mucosas; mas não pode atravessar a pele sem solução de continuidade. O vírus pode se replicar no músculo ou em outros tecidos locais após a exposição até que atinjam concentrações suficientes para ter acesso a placas motoras e axônios motores. As partículas do RABV têm aptidão para se ligar aos receptores nicotínicos de acetilcolina na junção neuromuscular. Alguns autores observaram outros possíveis receptores para o vírus, como o ácido siálico de gangliosídeos e as moléculas neurais de adesão celular (NCAM), bem como o receptor de neurotrofinas P75NTR.

Após essa fase, os vírus disseminam-se pelos nervos periféricos de forma ascendente célula-célula via junções sinápticas (transporte axonal retrógrado utilizando o sistema motor celular envolvendo a dineína), seguindo um trajeto centrípeto, em direção ao SNC a uma taxa de deslocamento compreendida entre 12 e 100 mm por dia. O neurotropismo evita ou limita a vigilância pelo sistema imunológico do hospedeiro, resultando na ausência de uma resposta precoce de anticorpos.

Neste momento, depois que o vírus inicia a multiplicação no SNC, os primeiros sinais prodrômicos da doença podem aparecer. Com a evolução, dentro de um curto período de tempo (geralmente entre 3 a 5 dias), aparecem os sinais neurológicos – concomitante com o grau de envolvimento do SNC.

A partir do SNC, os vírus são disseminados pela rota centrífuga, através dos nervos periféricos, em direção a diversos órgãos. O deslocamento dos vírus ao longo das vias neuronais ocorre, em particular, pelo envolvimento do sistema nervoso parassimpático, sendo responsável pela infecção de vários órgãos e tecidos (pulmões, coração, rins, bexiga, útero, testículos, folículo piloso etc.) e glândulas salivares, sendo os vírus eliminados pela saliva. Sabe-se que por meio desta disseminação o vírus está presente nas terminações nervosas sensoriais do tecido cutâneo (folículo piloso) da nuca, onde se pode demonstrar a presença viral no diagnóstico *antemortem*.

A estimulação de linfócitos B para síntese de imunoglobulinas na infecção natural geralmente não ocorre antes de os sintomas clínicos aparecerem. A produção de anticorpos neutralizantes se dá após a infecção disseminada do SNC em resposta à quantidade maciça de antígeno viral gerado. O título de anticorpos permanece baixo até a fase terminal da doença e atinge seu pico próximo da morte.

É importante o conhecimento da patogenia e das características do vírus para a compreensão dos procedimentos profiláticos nos casos de agravos. Por exemplo, pelo fato de o vírus ser envelopado, ao lavar o local da inoculação (mordedura ou arranhadura) com água e sabão ou detergente, ocorre de modo eficiente a diminuição da carga viral. A infiltração de soro antirrábico (imunoglobulina antirrábica equina ou humana) no local da inoculação deve ser realizada imediatamente após o agravo, para maior efetividade da neutralização viral, evitando, assim, a multiplicação viral na musculatura ou tecidos adjacentes.

TABELA 24.2 Casos de raiva humana transmitidos por transplante de órgãos sólidos.

Local	Ano	Sexo e idade do paciente	Início da manifestação clínica de raiva após o transplante (dias)	Órgão transplantado	Evolução Dias pós-transplante	Variante	PPE
Estados Unidos[1]	2004	M/53	21	Fígado	Óbito	Morcego *Tadarida brasiliensis*	–
Estados Unidos[1]	2004	M/18	27	Rim	Óbito	Morcego *Tadarida brasiliensis*	–
Estados Unidos[1]	2004	F/50	27	Rim	Óbito	Morcego *Tadarida brasiliensis*	–
Estados Unidos[1]	2004	F/55	27	Artéria ilíaca	Óbito	Morcego *Tadarida brasiliensis*	–
Alemanha[2]	2005	M/72	40	Rim	Óbito (49)	Cão (Índia)	–
Alemanha[2]	2005	F/46	42	Pulmão	Óbito (40)	Cão (Índia)	–
Alemanha[2]	2005	M/47	42	Rim/pâncreas	Óbito (95)	Cão (Índia)	–
Alemanha[2]	2005	M/26	–	Fígado	Sobrevida	–	–
Estados Unidos[3]	2013	M/49	18 meses	Rim	Óbito (22)	Guaxinim	Não
Estados Unidos[4]	2013	M/42	Assintomático	Fígado	Sobrevida	Não detectado	Sim

(continua)

TABELA 24.2 Casos de raiva humana transmitidos por transplante de órgãos sólidos (continuação).

Local	Ano	Sexo e idade do paciente	Início da manifestação clínica de raiva após o transplante (dias)	Órgão transplantado	Evolução Dias pós-transplante	Variante	PPE
Estados Unidos[4]	2013	M/41	Assintomático	Rim	Sobrevida	Não detectado	Sim
Estados Unidos[4]	2013	M/54	Assintomático	Coração	Sobrevida	Não detectado	Sim
Kuwait[5]	2015	F/5	3 meses	Rim	Óbito	Cão (Índia)	–
Kuwait[5]	2015	–	–	Rim	Óbito	Cão (Índia)	–
Arábia Saudita[5]	2015	–	–	Coração	Óbito	Cão (Índia)	–
Arábia Saudita[5]	2015	–	–	Fígado	Óbito	Cão (Índia)	–
China[6]	2015	M/55	42	Rim	Óbito (46)	–	–
China[6]	2015	M/43	48	Rim	Óbito (34)	–	–
China[7]	2016	F/57	–	Fígado	Óbito	–	–
China[7]	2016	M/50	–	Rim	Óbito	–	Sim
China[7]	2016	M/46	Assintomático	Rim	Sobrevida	Não detectado	Sim

PPE: profilaxia pós-exposição.

Fonte: [1]Srinivasan et al., 2005; [2]Maier et al., 2010; [3]Vora et al., 2013; [4]Vora et al., 2015; [5]Saeed e Al-Mousawi, 2017; [6]Zhou et al., 2016; [7]Zhang et al., 2018.

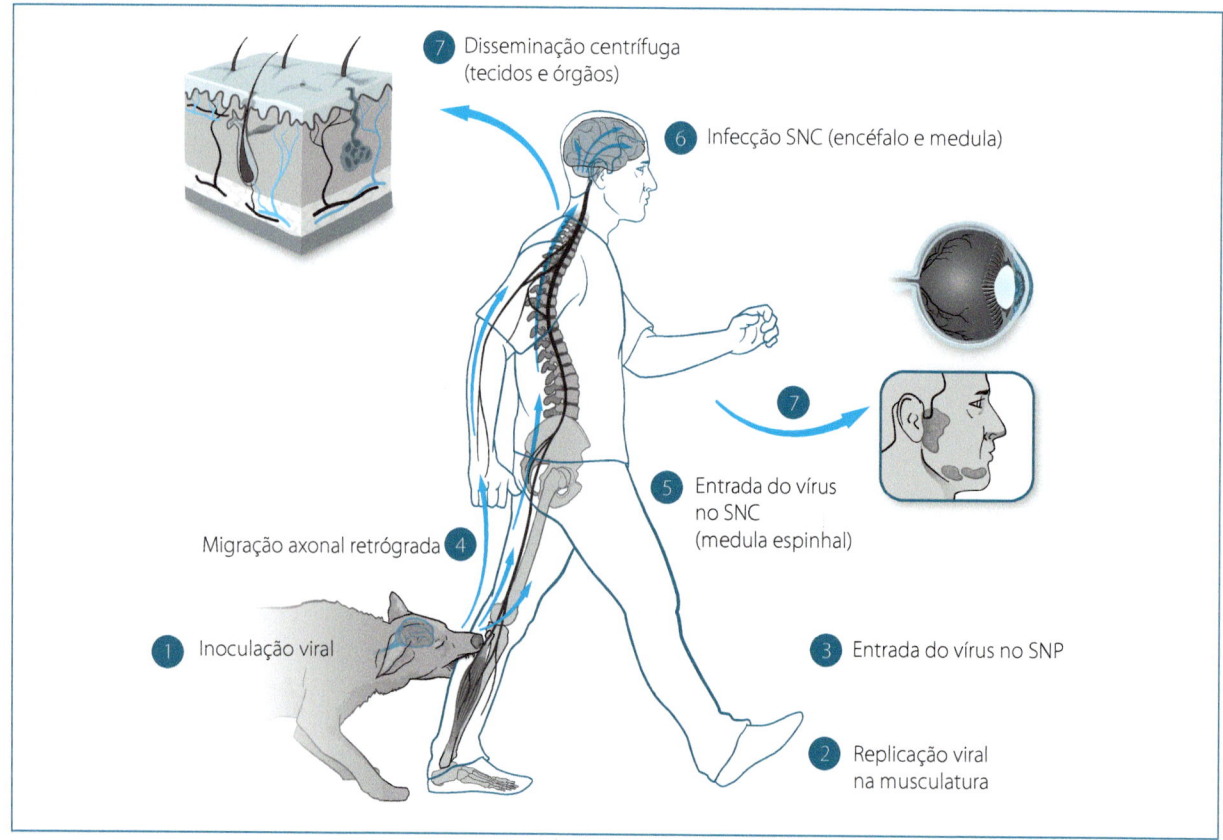

FIGURA 24.4 Patogenia da raiva humana.
Fonte: Modificada de Davis et al.; 2015.

PERÍODO DE INCUBAÇÃO

Deve-se destacar que o período de incubação, depende, principalmente, da concentração do inóculo viral e da distância do trajeto entre o local do ferimento e o SNC, ou seja, este período pode ser menor quando se trata de mordeduras na face e na cabeça. Sua duração também pode estar relacionada com a gravidade (profundidade) e o tamanho da ferida causada pelo animal agressor. Outros fatores, tais como tipo ou variante de vírus e imunidade do hospedeiro exposto à agressão, também podem causar variação na extensão deste período.

O período de incubação é variável entre as espécies, podendo ser de 1 mês a 1 ano, com uma média de 45 dias (2 semanas a 3 meses) no ser humano, podendo ser mais curto em crianças (Tabela 24.3). A razão da variabilidade deste período de incubação pode estar relacionada à replicação viral no local do agravo, antes do vírus se adentrar no sistema nervoso periférico (Figuras 24.4 e 24.10).

TABELA 24.3 Períodos médios de incubação para raiva em diferentes espécies.

Espécie	Período de incubação
Humana	2 a 8 semanas
Canina	40 a 120 dias
Herbívoros	25 dias a 3 meses
Quirópteros	Muito prolongado

Fonte: Kotait et al.; 2015.

Em virtude de o período de incubação ser bastante variável, a profilaxia da raiva humana pós-exposição, quando indicada, deve ser iniciada de imediato, mesmo se a procura for tardia.

PERÍODO DE TRANSMISSIBILIDADE

Estudos em cães e gatos demonstraram que o RABV pode ser excretado na saliva de animais infectados vários dias antes que a doença seja aparente. A excreção do vírus pode ser intermitente, e a quantidade relativa de vírus excretado pode variar muito ao longo do tempo, antes e após o início dos sinais clínicos. A eliminação de vírus pela saliva ocorre de 2 a 5 dias antes do aparecimento dos sinais clínicos e persiste durante toda a evolução da doença (período de transmissibilidade). A morte do animal acontece, em média, entre 5 e 7 dias após a apresentação dos sintomas. Por causa disso, estabeleceu-se que o período de observação de animais agressores em 10 dias em áreas de raiva controlada.

Não se sabe ao certo qual o período de transmissibilidade do vírus em animais silvestres. Entretanto, sabe-se que os quirópteros podem albergar o vírus por longo período, sem sintomatologia aparente.

QUADRO CLÍNICO DA RAIVA HUMANA

É composto por várias fases: a) prodrômica; b) neurológica aguda; c) coma; e d) morte (Figura 24.10).

FASE PRODRÔMICA – DURAÇÃO 2 A 10 DIAS – SINTOMAS INESPECÍFICOS

Após o período de incubação, surgem os sinais e sintomas clínicos inespecíficos (pródromos) da raiva, que duram em média de 2 a 10 dias. Nesse período, o paciente apresenta: mal-estar geral; pequeno aumento de temperatura; anorexia; cefaleia; náuseas; dor de garganta; entorpecimento; irritabilidade; inquietude; sensação de angústia.

Podem ocorrer linfoadenopatia, hiperestesia e parestesia no trajeto de nervos periféricos, próximos ao local da mordedura, e alterações de comportamento.

FASE NEUROLÓGICA AGUDA – DURAÇÃO DE 2 A 7 DIAS – SINAIS NEUROLÓGICOS

Deve ser identificada de acordo com as duas apresentações clássicas da doença – forma furiosa (relacionada principalmente a vírus transmitidos por canídeos) e forma paralítica (associada, na maioria dos casos, a vírus transmitidos por morcegos).

Forma furiosa: a infecção progride com manifestações de ansiedade e hiperexcitabilidade crescentes, febre, delírios, espasmos musculares involuntários, generalizados e/ou convulsões. Espasmos dos músculos da laringe, faringe e língua ocorrem quando o paciente vê ou tenta ingerir líquido (hidrofobia), apresentando concomitantemente sialorreia intensa, disfagia, aerofobia, hiperacusia, fotofobia.

Forma paralítica: ocorrem parestesia, dor e prurido no local da mordedura, evoluindo com paralisia muscular flácida precoce. Em geral, a sensibilidade é preservada. A febre também é marcante, geralmente elevada e intermitente. O quadro de paralisia leva a alterações cardiorrespiratórias, retenção urinária, obstipação intestinal; embora se observem espasmos musculares (especialmente laringe e faringe), não se percebe claramente a hidrofobia, e a consciência é preservada na maioria dos casos.

COMA – DURAÇÃO PODE SER BASTANTE DILATADA COM COMA INDUZIDO

O coma ocorre nos estágios finais da progressão clínica nas formas furiosa e paralítica e está associado à insuficiência de múltiplos órgãos e à instabilidade autonômica. O coma é secundário a danos funcionais do hipotálamo e do tronco encefálico, resultando em consequências cardíacas e respiratórias adversas. Pode durar entre 5 e 14 dias.

ÓBITO

A disautonomia (bradicardia, bradiarritmia, taquicardia, taquiarritmia, hipo ou hipertensão arterial) e a insuficiência respiratória são as principais causas de morte, podendo ocorrer nas duas formas. Sem suporte cardiorrespiratório, o paciente evolui a óbito entre 5 e 7 dias, na forma furiosa; e até 14 dias, na forma paralítica.

TRATAMENTO DA RAIVA HUMANA

Poucos relatos de sobreviventes existem na literatura, com a maioria destes tendo recebido profilaxia pós-exposição com uma ou mais doses de vacina antirrábica (Quadro 24.2).

QUADRO 24.2 Casos humanos de raiva com recuperação.						
Localização	Ano	Sexo e idade do paciente	Transmissão (modo e local da exposição)	Período de incubação	PPE: vacina e soro	Resultado
Estados Unidos[1]	1970	M, 6	Mordedura de morcego (polegar direito)	20 dias	DEV, nenhum	Recuperação completa
Argentina[2]	1972	F, 45	Mordedura de cão (braço esquerdo)	21 dias	SMBV, nenhum	Algumas sequelas
Estados Unidos[3]	1977	M, 32	Laboratório (aerossol) Estirpe vacinal (ERA)	~2 semanas	Nenhum	Sequelas graves
México[4]	1992	M, 9	Mordedura de cão (face)	18 dias	VCV e HDCV; nenhum	Sequelas graves
Índia[5]	2000	F, 6	Mordedura de cão (face e mãos)	20 dias	PCECV; nenhum	Sequelas graves
Estados Unidos[6]	2004	F, 15	Mordedura de morcego (dedo indicador esquerdo)	1 mês	Nenhum	Sequela leve
Brasil[7]	2008	M, 15	Mordedura de morcego hematófago	~29 dias	VCV; nenhum	Sequela moderada
Turquia[8]	2008	M, 17	Mordedura de cão (antebraço esquerdo e ombro direito)	~3 semanas	VCV; nenhum	Recuperação completa
Índia[9]	2010	M, 4	Mordedura de cão (face)	25 dias	PCECV; IGHAR	Sequelas graves
Índia[10]	2011	M, 17	Mordedura de cão (panturrilha esquerda)	~2 semanas	PCECV; IGHAR	Sequelas graves
Estados Unidos[11]	2011	F, 8	Arranhadura de gatos de vida livre	Desconhecido	Nenhum	Recuperação completa
África do Sul[12]	2012	M, 4	Mordedura de cão (tornozelo esquerdo) e arranhadura na testa	~3-7 semanas (múltiplas exposições)	NI; nenhum	Sequelas graves
Índia[13]	2014	M, 13	Mordedura de cão (mão direita)	~2 semanas	PCECV; nenhum	Sequelas graves
Índia[14]	2014	M, 6	Mordedura de cão (pescoço e costas)	~22 dias	PCECV; SAR	Sequelas graves
Brasil	2017	M, 14	Mordedura de morcego	–	–	Sequelas graves

PPE: profilaxia pós-exposição; LCR: líquido cefalorraquidiano; NI: tipo de vacina não informado; DEV: vacina produzida em embrião de pato (*duck embryo vaccine*); SMBV: vacina produzida a partir de cérebros de camundongos lactentes (*suckling-mouse-brain rabies vaccine*); HDCV: vacina produzida em células diplóides humanas (*human diploid cell culture rabies vaccine*); VCV: vacina produzida em cultivo de células Vero (*vero cell vaccine*); PCECV: vacina purificada produzida em células de embrião de galinha (*purified chick embryo cell culture rabies vaccine*); IGHAR: imunoglobulina humana antirrábica; SAR: soro antirrábico heterólogo equino.

Fonte: [1]Baer et al., 1982; [2]Porras et al., 1976; [3]Tillotson et al., 1977; [4]Alvarez et al., 1994; [5]Madhusudana et al., 2002; [6]Willoughby et al., 2005; [7]Ministério da Saúde do Brasil, 2008; [8]Karahocagil et al., 2011; [9]Netravathi et al., 2015; [10]de Souza et al., 2014; [11]Netravathi et al., 2015; [12]Weyer et al., 2015; [13]Manoj et al., 2016; [14]Karande et al., 2015.

Em 2004, nos Estados Unidos, registrou-se o primeiro relato, na literatura internacional, de cura da raiva em paciente que não recebeu vacina. Nesse caso, realizou-se um tratamento com base na utilização de terapia antiviral e sedação profunda (indução de coma terapêutico) – que deve auxiliar no *clearance* viral e permitir a paciente recuperação do paciente – denominado de "Protocolo de Milwaukee". Os agentes empregados para induzir o coma terapêutico foram a cetamina (anestésico, com efeito hipnótico e características analgésicas) e benzodiazepínico midazolam (hipnótico, ansiolítico, anticonvulsivante e miorrelaxante). Já a terapia antiviral inclui como principal medicação a amantadina (antiparkinsoniano, estimulante da liberação da dopamina, que age inibindo o desnudamento, ou seja, impede a liberação do ácido nucleico viral no citoplasma da célula). Associa-se uma terapia de suporte com suplementação de biopterina, que é um cofator necessário para produção de neurotransmissores que pode ter seus níveis reduzidos em decorrência da infecção com RABV.

Em 2008, no Brasil, na unidade de terapia intensiva (UTI) do Serviço de Doenças Infecciosas do Hospital Universitário Oswaldo Cruz, da Universidade de Pernambuco, em Recife-PE, um tratamento semelhante ao utilizado na paciente norte-americana (denominado "Protocolo de Recife") foi aplicado em um jovem de 15 anos de idade, atacado por um morcego hematófago, com eliminação viral (*clearance*) e recuperação clínica.

Em 2017, um surto de raiva humana causado por morcegos, em Barcelos-AM, atingiu três pessoas; duas delas não fizeram uso de profilaxia antirrábica e evoluíram a óbito; a terceira fez uso de soro antirrábico e de três doses de vacina – aproximadamente 90 dias após a exposição, o paciente foi submetido ao Protocolo de Recife e sobreviveu com sequelas neurológicas severas.

A partir de 2008, houve 13 tratamentos para raiva no Brasil, quando foi utilizado o Protocolo de Recife e dois pacientes submetidos a tratamento sobreviveram com sequelas neurológicas.

DEFINIÇÃO DO CASO
CASO SUSPEITO DE RAIVA

Todo paciente com quadro clínico sugestivo (sinais e sintomas) de encefalite, com antecedentes ou não de exposição à infecção pelo vírus rábico.

CASO CONFIRMADO DE RAIVA
Critério laboratorial

Caso suspeito com sintomatologia compatível, para a qual qualquer prova laboratorial (imunofluorescência direta, isolamento viral ou RT-PCR/sequenciamento nucleotídico) for positiva para raiva.

Critério clínico-epidemiológico

Paciente com quadro neurológico agudo (encefalite), que apresente formas de hiperatividade, seguido de síndrome paralítica com progressão para coma, sem possibilidade de diagnóstico laboratorial, mas com antecedente de exposição a uma provável fonte de infecção.

DIAGNÓSTICOS DIFERENCIAIS

- **Doenças infecciosas:** outras encefalites virais, especialmente as causadas por outros rabdovírus e arbovírus; enteroviroses; tétano; pasteureloses por mordedura de gato e de cão; infecção por vírus B (*Herpesvírus simiae*) por mordedura de macaco; botulismo; febre por mordida de rato (Sodóku); febre por arranhadura de gato (linforreticulose benigna de inoculação); e tularemia.

- **Doenças não infecciosas:** síndrome de Guillain-Barré; encefalomielite difusa aguda (Adem); intoxicações; quadros psiquiátricos; e encefalite pós-vacinal.

DIAGNÓSTICO LABORATORIAL DA RAIVA

A observação clínica pode apenas levar a uma suspeita de raiva (diagnóstico presuntivo) porque os sinais e sintomas da doença não são característicos e podem ser bem variáveis. O único modo de realizar um diagnóstico definitivo confirmatório é identificar o vírus ou alguns de seus componentes utilizando testes de laboratório.

DIAGNÓSTICO VIROLÓGICO

Os resultados de um teste diagnóstico de raiva devem estar disponíveis até 72 horas após a coleta e envio do material ao laboratório. Como a exposição a animais suspeitos de raiva é uma urgência médica, o resultado do teste nesse período é suficiente para determinar a conduta médica em relação à necessidade ou não da profilaxia pós-exposição à raiva, diante da exposição a um animal. Além do aspecto econômico de evitar gastos desnecessários com insumos, os resultados laboratoriais podem resguardar um paciente de traumas físicos e psicológicos se o animal não estiver raivoso. Além disso, a identificação laboratorial de casos positivos de raiva pode ajudar a definir os padrões epidemiológicos atuais da doença e fornecer informações fundamentais para o desenvolvimento de programas de vigilância da raiva e auxiliar na avaliação das medidas de controle em áreas de epizootia.

O teste de imunofluorescência direta (IFD) é um método rápido, de custo não elevado, sensível e específico e é o padrão-ouro para o diagnóstico da raiva *post-mortem* a partir de tecido encefálico em animais e humanos. A precisão do teste depende, no entanto, de variáveis tais como: profissionais treinados para a interpretação de resultados; qualidade do conjugado antirrábico utilizado para revelar as reações antígeno-anticorpo e do equipamento funcional – incluindo o microscópio de fluorescência –; e a qualidade da amostra. O teste baseia-se no exame microscópico de impressões ou esfregaços de tecido encefálico (que contém o antígeno rábico) após incubação com anticorpos antirrábicos conjugados com isotiocianato de fluoresceína. Os antígenos virais, que reagiram com o anticorpo marcado com fluoróforo, aparecem como partículas brilhantes de cor esverdeada, pleomórfico, geralmente ovalado ou arredondado (Figura 24.5).

Como o RABV é rapidamente inativado, o encéfalo do indivíduo (humano ou animal) suspeito deve ser encaminhado ao laboratório o mais rápido possível, em recipiente hermeticamente fechado, perfeitamente identificado e de preferência refrigerado. Se a amostra for percorrer grandes distâncias e ou submetida a altas temperaturas ambientais, com intuito de prevenir a autólise (que pode interferir no resultado laboratorial), ela pode ser congelada para garantir a qualidade do material.

Se os resultados de IFD forem negativos ou inconclusivos nas situações associadas com agravos de animais suspeito de raiva, um teste alternativo pode ser feito para o diagnóstico, aumentando, dessa maneira, a confiabilidade dos resultados. Os testes confirmatórios mais comuns são o isolamento viral em cultivo de células e inoculação intracerebral em camundongos, eles permitem a propagação e a caracterização do agente etiológico e sua preservação para estudos posteriores.

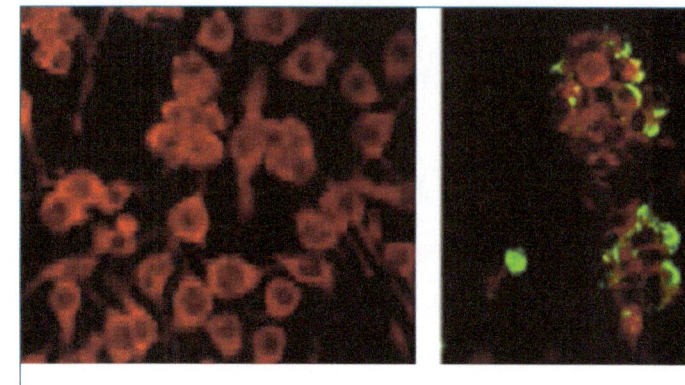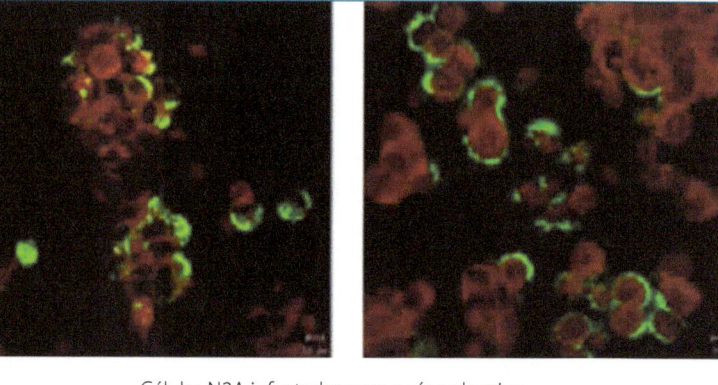

Células N2A não infectadas | Células N2A infectadas com o vírus da raiva

FIGURA 24.5 Prova de imunofluorescência para detecção do vírus da raiva em cultivo de células neuroblastoma murino N2A. *Fonte:* Graciane M. M. Caporale.

O teste de imuno-histoquímica rápida direta (DRIT, do inglês *Direct Rapid Immunohistochemistry Test*), recentemente recomendado como teste primário pela OMS, tem mostrado sensibilidade e especificidade comparáveis às da IFD. Uma vez disponíveis os reagentes (em especial o conjugado antirrábico), o DRIT permite testes rápidos e acurados utilizando um microscópio de luz, podendo ser um método alternativo à IFD.

O teste de inoculação em camundongos tem sido utilizado por muitos anos como prova confirmatória dos resultados da IFD. No entanto, esses resultados podem ser demorados, levando até 30 dias de período de observação após inoculação intracerebral. O período de incubação com o vírus de rua pode levar de 3 a 5 semanas. Um resultado positivo muitos dias após uma exposição humana tem valor limitado na adoção de medidas profiláticas pós-exposição. Assim que possível, o uso de animais para o diagnóstico deve ser substituído por um método alternativo, por exemplo, o isolamento viral em cultura de células.

As células de neuroblastoma murino (N2A) são mais suscetíveis ao RABV do que outras linhagens celulares testadas. O isolamento da cultura celular também reduz o tempo necessário ao diagnóstico para apenas 2 a 4 dias e apresenta altas sensibilidade e especificidade e custo não elevado. No entanto, se as condições não forem ideais, como o tecido encefálico em decomposição, podem ser obtidos resultados falso-negativos.

DETECÇÃO DE RNA VIRAL

Métodos moleculares, como a reação em cadeia da polimerase seguida da transcrição reversa (RT-PCR) nos protocolos de *nested/hemi-nested*, desempenham um papel cada vez mais importante no diagnóstico da raiva em amostras clínicas. No entanto, na disponibilidade de material encefálico em boas condições de conservação e em quantidade adequada, recomenda-se que a IFD deva ser utilizada primariamente para o diagnóstico *post-mortem* na detecção dos antígenos virais. As técnicas moleculares podem ser utilizadas para testes confirmatórios da IFD (dos resultados inconclusivos), nas situações nas quais o material encefálico encontra-se em pequena quantidade em estado de autólise – fatores que podem inviabilizar a realização das provas clássicas de

diagnóstico. As desvantagens dos métodos moleculares são: resultados mais demorados e maior custo em comparação à IFD; risco de resultados falso-positivos como resultado de contaminação cruzada; possibilidade de falso negativos como resultado de inibição da PCR, falha na extração ou degradação do RNA.

A RT-PCR em tempo real (RT-qPCR) pelo sistema de sondas de hidrólise fluorescentes (Taqman) tem sido utilizada recentemente como alternativa às provas moleculares convencionais na detecção e quantificação do RNA viral. A técnica de RT-qPCR possui a vantagem de ser mais rápida que a RT-PCR, com capacidade de detecção universal das diferentes variantes/linhagens do RABV. Além disso, tem sensibilidade e especificidade diagnósticas similares à IFD.

ESTUDO ANTIGÊNICO E GENÉTICO

Nas regiões onde a raiva canina se encontra em fase final de controle, é obrigatória a identificação da fonte de infecção em todos casos de raiva em pessoas, cães, gatos e animais silvestres, por meio de caracterização antigênica ou genética dos isolados circulantes do RABV.

Os AcM permitem análises antigênicas comparativas das variantes do RABV. A reatividade é determinada utilizando-se um painel de AcM específico para epítopos da nucleoproteína viral, e é visualizada pela reação de imunofluorescência indireta. Este painel desenvolvido pelo CDC/Atlanta foi importante para diferenciação das principais variantes antigênicas do RABV presentes no Brasil (AgV2 e AgV3) e foi determinante para o conhecimento do perfil epidemiológico e na tomada de decisão na adoção de medidas de vigilância e controle da raiva. Ainda hoje, pode ser utilizada como prova de triagem, pela sua rapidez, facilidade de execução, baixo custo, necessitando apenas de um microscópio de fluorescência (mesma infraestrutura de um laboratório que realizava a prova de imunofluorescência direta).

Atualmente, em razão da diversidade das linhagens presentes em morcegos insetívoros e a presença de perfis antigênicos não contemplados pelo painel de AcM, deve-se fazer a análise filogenética pelo sequenciamento nucleotídico dos diferentes genes do RABV. Esta análise proporciona informações mais detalhadas sobre a relação evolutiva dos isolados virais e sobre as mudanças espaciais (geográficas) e temporais.

TESTES SOROLÓGICOS
SORONEUTRALIZAÇÃO EM CÉLULAS (INIBIÇÃO DE FOCOS FLUORESCENTES)

A detecção de anticorpos contra o RABV é realizada usualmente pela técnica de soroneutralização. Esta técnica consiste na mistura de uma quantidade fixa de vírus com diluições do soro a testar em células BHK (*Baby Hamster Kidney*); se o soro apresentar anticorpos específicos, o vírus será neutralizado, protegendo as monocamadas celulares da infecção que são reveladas pela ausência de fluorescência específica.

Os ensaios de soroneutralização viral, como o teste de inibição de focos fluorescentes, são utilizados para monitorar periodicamente o nível de anticorpos protetores em pessoas que podem ter um risco ocupacional de exposição ao RABV (p. ex., veterinários, laboratoristas que trabalham no diagnóstico da raiva, profissionais de centro de controle de zoonoses etc.). Esse teste sorológico é usado também para verificar a resposta imune de uma pessoa submetida à profilaxia pós-exposição à raiva. Portanto, a decisão do reforço na imunização deve-se avaliar a soroconversão após a vacinação. Em estudos prévios, as pessoas saudáveis, testadas 2 a 4 semanas após a conclusão da profilaxia do vírus da raiva pré-exposição e pós-exposição, demonstraram uma resposta de anticorpos neutralizantes significativas.

DIAGNÓSTICO DE RAIVA HUMANA *ANTE MORTEM*

Muitos métodos laboratoriais podem ser usados para confirmar um caso clínico de raiva enquanto o paciente está vivo. O sucesso do tratamento antirrábico depende de vários fatores, mas é diretamente dependente da precocidade do seu diagnóstico.

A sensibilidade de uma técnica para o diagnóstico da raiva varia amplamente de acordo com o estágio da doença, *status* imunológico, excreção viral intermitente e treinamento e da experiência dos profissionais envolvidos. Embora um resultado positivo seja indicativo de raiva, um resultado negativo não exclui necessariamente a infecção. As técnicas não devem ser utilizadas isoladamente, pois o uso em conjunto delas aumenta muito o êxito do diagnóstico precoce. A caracterização específica do agente causador e da fonte potencial de infecção é relevante, especialmente na ausência de histórico de exposição a um animal.

As provas devem ser realizadas preferencialmente em amostras de saliva, soro, líquido cefalorraquidiano (LCR) e biópsias de pele de folículos pilosos (tecido bulbar) na região da nuca. Os métodos de detecção molecular como a RT-PCR são altamente sensíveis para o diagnóstico da raiva. O RNA do RABV pode ser detectado e amplificado a partir de fluidos biológicos e amostras de tecidos (p. ex., saliva, LCR, lágrima, urina e folículos pilosos). Amostras seriadas devem ser testadas, pois o vírus é excretado intermitentemente. A maior sensibilidade é observada em biópsias de pele (incluindo folículos pilosos) e saliva.

No diagnóstico *ante mortem*, o isolamento do RABV em camundongos ou em culturas celulares da saliva ou de outras amostras biológicas é ideal para obter um diagnóstico e uma caracterização inequívoca do vírus. A taxa de sucesso depende, em parte, do estado imunológico do paciente (é mais provável que o vírus seja isolado de pessoas sem anticorpos) e da intermitência da excreção viral. Os espécimes podem não conter vírus infecciosos, mesmo durante a fase tardia da doença.

Em razão da patogênese do vírus, o uso de testes sorológicos no diagnóstico *ante mortem* da raiva em humanos pode não ser informativo, uma vez que os anticorpos específicos de RABV estão presentes no soro e no LCR somente durante a fase tardia da infecção. A detecção de anticorpos neutralizadores de vírus no soro ou no LCR de pacientes não vacinados pode ser feita com um teste de neutralização viral em células BHK, como o teste rápido de inibição do foco fluorescente (RFFIT, do inglês *Rapid Fluorescent Focus Inhibition Test*). Como anteriormente comentado, os anticorpos neutralizantes tendem a aparecer apenas, em média, 7 a 8 dias após os primeiros sintomas clínicos aparecerem. Em virtude da barreira hematoencefálica, a presença de anticorpos no LCR, mesmo após vacinação, também sinaliza infecção pelo RABV.

SITUAÇÃO EPIDEMIOLÓGICA DA RAIVA (FIGURAS 24.6 E 24.7)

Nos dias atuais ainda é um sério problema de saúde pública, e é considerada negligenciada em comunidades rurais e socioeconômicas desfavorecidas dos países em desenvolvimento. Cerca de 99% dos casos de raiva no mundo é de origem canina. Esta enfermidade é responsável por cerca de 59 mil óbitos humanos por ano, sendo cerca de 35 mil na Ásia (59,6%) e 21,5 mil na África (36,4%), principalmente em crianças menores de 15 anos de idade (50% das pessoas expostas). A cada 15 minutos, ou menos, uma pessoa morre de raiva e outras 300 são expostas ao seu agente.

Na América Latina e Caribe, ainda ocorrem casos de raiva humana transmitida pelo cão restrita em alguns países como Bolívia, Guatemala, República Dominicana, Honduras, Peru, Venezuela, Haiti e Brasil (Figura 24.6).

A Figura 24.7 demonstra a evolução da raiva humana no Brasil, segundo a espécie transmissora no período de 1986 a 2018, segundo dados do Ministério da Saúde. No período de 1986 a 2018, foram registrados no Brasil 801 casos de raiva humana, nos quais a principal espécie agressora foi o cão com 528 casos (65,9%), seguido dos quirópteros com 155 casos (19,3%). Na distribuição dos casos de raiva quanto aos animais transmissores no período de 1986 a 2001, o cão foi responsável por 75% (483/648) dos casos, seguido pelo morcego com 10% (62/648) e gato com 4% (29/648). Entre 2002 e 2019, o morcego passou a ser o principal transmissor no Brasil, uma importante mudança de perfil epidemiológico da doença, com 61% (93/153), enquanto o cão e o primata contribuíram com 30% (45/153) e 4% (6/153), respectivamente.

Ao avaliar uma série histórica no período de 1986 a 2018, observa-se que o número de casos de raiva humana no Brasil teve uma diminuição expressiva nos últimos anos, principalmente em razão do decréscimo da importância do cão como fonte de infecção. No período de 1986 a 1993, a raiva apresentava com um número médio anual de 55 casos totais (média de 40 casos de cães/ano); de 1994 a 2001 ocorreu, em média, 26 casos totais/ano (média de 23 casos de cães/ano); de 2002 a 2009 houve, em média, 15 casos totais/ano (média de 4 casos de cães/ano); de 2010 a 2019, observou-se em média 4 casos totais/ano (média de 1 caso de cão/ano).

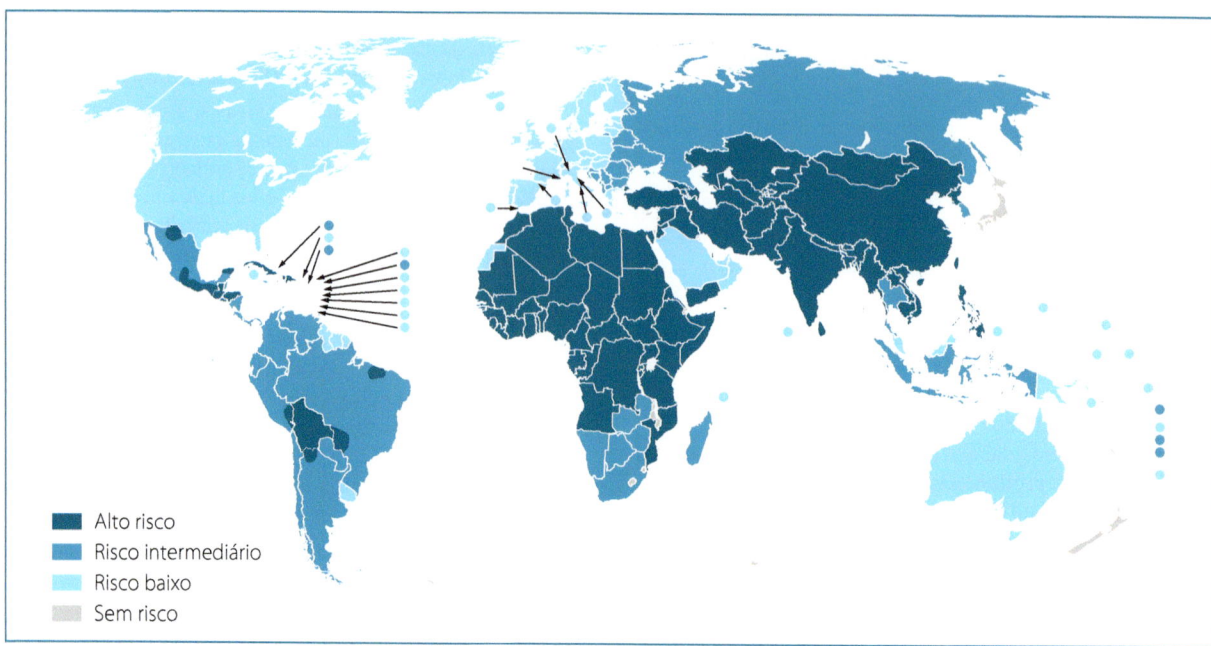

FIGURA 24.6 Distribuição da raiva humana no mundo, segundo o risco de transmissão.
Fonte: Adaptada pela autoria.

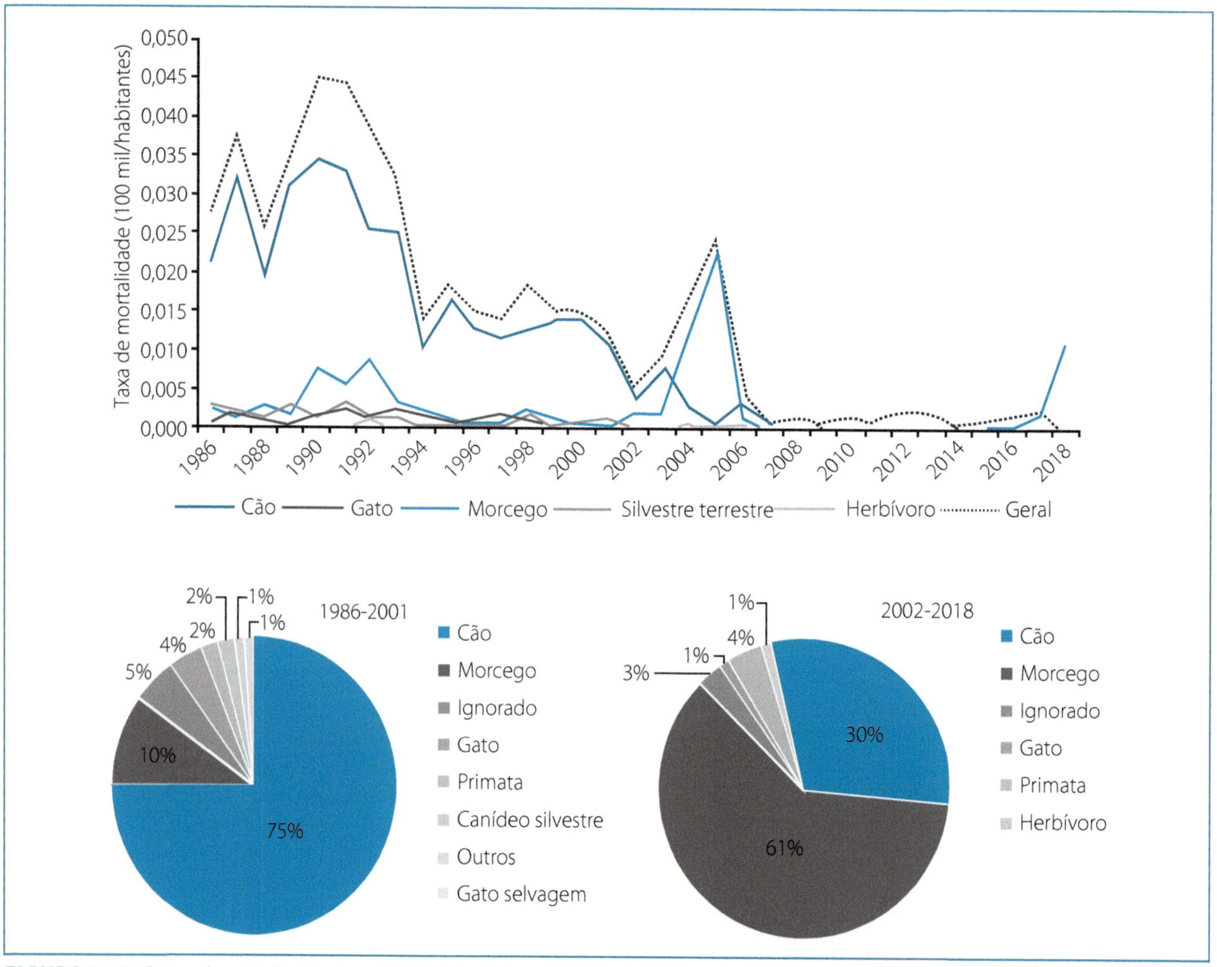

FIGURA 24.7 Casos de raiva humana no Brasil, segundo a fonte de infecção, de 1986 a 2018.
Fonte: Adaptada pela autoria.

As regiões Norte e Nordeste, no período de 1986 a 2018, foram responsáveis por 82% dos casos de raiva humana no Brasil, destacando-se Pará (15% do total) e Rondônia (4% do total) na região Norte; Maranhão (16% do total), Bahia (11% do total), Pernambuco (9% do total), Ceará (8% do total) e Alagoas (7% do total) no Nordeste; Minas Gerais (7% do total) no Sudeste.

Em 2004 e 2005, foram registrados surtos de raiva humana transmitida por morcegos hematófagos na região Amazônica, nos estados do Pará (municípios de Viseo, Portel e Augusto Corrêa) e Maranhão (municípios de Carutapera, Godofredo Viana, Cândido Mendes e Turiaçu), causada pela AgV3 do RABV compatíveis com aqueles isolados em *D. rotundus*. Foram considerados os maiores surtos registrados, no Brasil, de agressões por morcegos, com total de 63 mortes (22 em 2004 e 41 em 2005) confirmadas. Recentemente, no ano de 2018, houve surto semelhante na região Amazônica no município de Melgaço-Pará com 10 óbitos registrados de raiva humana transmitida por morcegos *D. rotundus*.

No período de 2012 a 2016, as coberturas vacinais de cães sofreram variações na quase totalidade dos municípios do país e, em alguns anos, estiveram abaixo dos 80% da população canina estimada vacinada. Isso ocorreu ao longo do período em razão de atrasos nas entregas das vacinas pelo laboratório produtor e, às vezes, por eventuais atrasos nas programações das campanhas pelos estados. Ainda assim, o Brasil manteve-se sem registros do aumento nos casos de raiva canina ou felina exceto em razão da epizootia de 2015 no Mato Grosso do Sul, pela AgV1, na região fronteiriça da Bolívia.

Mesmo com o cenário de estabilidade e redução no número de casos de raiva humana e de raiva em cães e gatos, são necessárias a reavaliação das ações e orientações, sobretudo em relação às condutas e indicações de profilaxia, para que correspondam ao cenário epidemiológico da raiva e, atendendo aos novos desafios, incluindo o ciclo silvestre da raiva, para a vigilância e controle da raiva humana no Brasil.

PROFILAXIA DA RAIVA HUMANA

Serão abordados aspectos gerais e específicos da profilaxia da raiva humana, que é a utilização de imunobiológicos em esquemas de pré-exposição (utilizado para pessoas de risco antes da ocorrência do agravo) ou de pós-exposição (voltados para a população em geral, após a ocorrência do agravo com mamífero).

São dois os tipos de imunobiológicos utilizados na profilaxia da raiva humana, a vacina e o soro antirrábico. Este último deve ser utilizado apenas em determinados casos da profilaxia pós-exposição.

IMUNOBIOLÓGICOS UTILIZADOS NO BRASIL
Vacina de cultivo celular

São vacinas potentes e seguras, produzidas em cultura de células (diploides humanas, células Vero, células de embrião de galinha etc.) e apresentadas sob a forma liofilizada, acompanhadas de diluente. Devem ser conservadas em geladeira, fora do congelador, na temperatura entre +2 °C e +8 °C,

até o momento de sua aplicação, observando-se o prazo de validade do fabricante.

Quando utilizada pela via intradérmica, a vacina, depois de reconstituída, tem de ser mantida na temperatura entre +2 °C e +8 °C e desprezada em, no máximo, 8 horas após sua reconstituição.

A potência mínima das vacinas é 2,5 UI/dose.

1. Dose e via de aplicação

   a) **Via intramuscular:** é apresentada na dose 0,5 mL e 1 mL, dependendo do fabricante (verificar embalagem e/ou lote). A dose indicada pelo fabricante não depende da idade ou do peso do paciente. A aplicação intramuscular (IM) deve ser profunda, na região do deltoide ou vasto lateral da coxa. Em crianças até 2 anos de idade, está indicado o vasto lateral da coxa.

   b) **Via intradérmica:** a dose da via intradérmica é de 0,1 mL. Deve ser aplicada em locais de drenagem linfática, geralmente nos braços, na inserção do músculo deltoide.

A vacina não deve ser aplicada na região glútea.

2. Contraindicação

   ▪ A vacina não tem contraindicação (gravidez, em lactação, doença intercorrente ou outros tratamentos) pela gravidade da doença, que apresenta letalidade de aproximadamente 100%. Sempre que possível, recomenda-se a interrupção do tratamento com corticosteroides e/ou imunossupressores ao ser iniciado o esquema de vacinação. Não sendo possível, deve-se tratar a pessoa como imunodeprimida.

3. Precauções

   ▪ Em situação de eventos adversos neurológicos ou de hipersensibilidade grave, após reavaliação da necessidade da manutenção do esquema profilático, a vacina deve ser substituída por outra que não contenha albumina humana (disponível nos centros de referência de imunobiológicos). Na impossibilidade de troca da vacina, administrá-la sob tratamento específico prévio. Diferenciar os eventos neurológicos dos de hipersensibilidade.

SOROS PARA USO HUMANO
Soro heterólogo

O soro heterólogo é uma solução concentrada e purificada de anticorpos, preparada em equídeos imunizados contra o vírus da raiva. O soro deve ser conservado em geladeira, entre +2 °C e +8 °C, observando-se o prazo de validade do fabricante.

A dose indicada é de 40 UI/kg de peso do paciente. Deve-se infiltrar na(s) lesão(ões) a maior quantidade possível da dose do soro. Quando as lesões forem muito extensas ou múltiplas, a dose pode ser diluída, o menos possível, em soro fisiológico, para que todas as lesões sejam infiltradas. Caso a região anatômica não permita a infiltração de toda a dose, a quantidade restante, a menor possível, deve ser aplicada via IM, na região glútea.

Quando não se dispuser do soro ou de sua dose total, aplicar a parte disponível.

Iniciar imediatamente a vacinação e administrar o restante do soro recomendado antes da aplicação da terceira dose da vacina de cultivo celular. Após esse prazo, o soro não é mais necessário.

O uso do soro não é necessário quando o paciente recebeu esquema profilático completo. No entanto, em situações especiais, como no caso de pacientes imunodeprimidos ou de dúvidas com relação ao esquema profilático anterior, se houver indicação, o soro deve ser recomendado.

Eventos adversos (Quadro 24.3)

Os soros produzidos atualmente são seguros, mas podem causar eventos adversos, como ocorre com qualquer imunobiológico. As reações mais comuns são benignas, fáceis de tratar e apresentam boa evolução. A possibilidade de ocorrência dessas reações nunca contraindica a prescrição do soro.

Os eventos adversos que podem ocorrer após administração do soro heterólogo são os seguintes:

a) **Manifestações locais:** dor, edema, hiperemia e, mais raramente, abscesso. São as manifestações mais comuns, normalmente de caráter benigno.

b) **Manifestações gerais:** urticária, tremores, tosse, náuseas, dor abdominal, prurido e rubor facial.

c) **Manifestações imediatas:** choque anafilático. É uma manifestação rara que pode ocorrer nas primeiras 2 horas após a aplicação. Os sintomas mais comuns são formigamento nos lábios, palidez, dispneia, edemas, exantemas, hipotensão e perda de consciência.

d) **Manifestações tardias:** ocorrem com mais frequência até a 2ª semana após a aplicação do soro. Doença do soro – caracterizada por edema e eritema no local de aplicação do soro, febre, mioartralgia (poliartrite serosa), astenia, cefaleia, sudorese, desidratação, exantema com máculas e pápulas pruriginosas, infartamento e inflamações ganglionares e, mais raramente, vasculite e nefrite. Reação de Arthus – caracterizada por vasculite local acompanhada de necrose, dor, tumefação, rubor, necrose e úlceras profundas. Também é um quadro muito raro.

Com o conhecimento existente na literatura disponível, e pela experiência acumulada, é possível inferir que o teste de sensibilidade ao soro heterólogo tem valor preditivo baixo e, por isso, não é indicado. A conduta mais importante antes da administração do soro é o interrogatório rigoroso sobre os antecedentes do paciente, avaliando:

▪ Ocorrência e gravidade de quadros anteriores de hipersensibilidade.

▪ Uso prévio de imunoglobulinas de origem equídea.

▪ Existência de contatos frequentes com animais, principalmente com equídeos, nos casos de contato profissional (veterinários) ou por lazer.

Em caso de resposta afirmativa a um dos itens citados, classificar o paciente como de risco e considerar a possibilidade de substituição do soro heterólogo pelo soro homólogo (imunoglobina humana hiperimune antirrábica), se disponível. Caso não haja disponibilidade de soro homólogo, aconselha-se a pré-medicação do paciente antes da aplicação do soro heterólogo.

Antes da administração do soro heterólogo, aconselha-se sempre a seguinte rotina para qualquer paciente:

1. Garantir bom acesso venoso, mantendo-o com soro fisiológico a 0,9% (gotejamento lento).

2. Dentro das possibilidades, é conveniente deixar preparado:

a) laringoscópio com lâminas e tubos traqueais adequados para o peso e a idade;

b) frasco de soro fisiológico e/ou solução de Ringer-lactato; e

c) solução aquosa de adrenalina (preparada na diluição de 1:1000) e de aminofilina (10 mL = 240 mg).

Após receber o soro, o paciente deverá ser observado pelo prazo de 2 horas.

Pré-medicação

Na tentativa de prevenir ou atenuar possíveis reações adversas imediatas em pacientes de risco, podem ser utilizadas drogas bloqueadoras dos receptores H1 e H2 da histamina (anti-histamínicos) e um corticosteroide em dose anti-inflamatória.

QUADRO 24.3 Eventos adversos associados ao soro heterólogo antirrábico humano.			
Evento adverso	Tempo decorrente Aplicação/Evento	Descrição	Conduta
Local (frequente)	Poucos minutos a horas	▪ Dor, edema, hiperemia, abscesso	▪ Tratamento local, com o objetivo de diminuir a dor, a tumefação e a vermelhidão (p. ex., compressas frias) ▪ Não é necessário notificar
Imediato (muito raro)	Nos primeiros minutos até 2 horas após a aplicação	▪ Choque anafilático, formigamento nos lábios, palidez, dispneia, edemas, exantemas, hipotensão e perda da consciência ▪ Dificuldade respiratória, edema de glote	Serviço de urgência ▪ Notificar e investigar ▪ Substituir o soro heterólogo por imunoglobulina antirrábica ▪ Cuidado intensivo
Tardio (raro)	6 a 12 dias (na maioria dos casos, mas há grande variação)	▪ Reação de *Arthus*: vasculite local acompanhada de necrose-dor, tumefação, rubor, necrose, úlceras profundas ▪ Doença do soro: febre, mioartralgia (poliartrite serosa), astenia, cefaleia, sudorese, desidratação, exantema com máculas e pápulas pruriginosas, enfartamento e inflamações ganglionares, vasculite, nefrite	Serviço especializado ▪ Notificar e investigar ▪ Acompanhamento clínico

Fonte: Ministério da Saúde.

Imunoglobulina humana hiperimune antirrábica – soro homólogo

A imunoglobulina humana hiperimune antirrábica, uma solução concentrada e purificada de anticorpos, preparada a partir de hemoderivados de indivíduos imunizados com antígeno rábico, é um produto mais seguro que o soro antirrábico, porém de produção limitada e, por isso, de baixa disponibilidade e de alto custo. Deve ser conservada entre +2 °C e +8 °C, protegida da luz, observando-se o prazo de validade do fabricante.

A imunoglobulina deve ser indicada somente para pacientes que se enquadram em um dos itens seguintes:

- Ocorrência de quadros anteriores de hipersensibilidade.

- Uso prévio de imunoglobulinas de origem equídea.

- Existência de contatos frequentes com animais, principalmente com equídeos, por exemplo, nos casos de contato profissional (veterinários) ou por lazer.

A dose indicada é de 20 UI/kg. Deve-se infiltrar a maior quantidade possível na(s) lesão(ões); quando estas forem muito extensas ou múltiplas, a dose indicada pode ser diluída, o menos possível, em soro fisiológico, para que todas as lesões sejam infiltradas. Caso a região anatômica não permita a infiltração de toda a dose, a quantidade restante, a menor possível, deve ser aplicada via IM, na região glútea.

ESQUEMAS DE PROFILAXIA

Atualmente, recomendam-se duas possíveis medidas de profilaxia antirrábica humana, após avaliação profissional e se necessárias: a pré-exposição utilizando apenas a vacina; e a pós-exposição após um agravo com mamífero em que pode ser utilizada apenas a vacina ou a vacina e o soro.

Pré-exposição

A profilaxia pré-exposição deve ser indicada para pessoas com risco de exposição permanente ao vírus da raiva durante atividades ocupacionais exercidas por profissionais como:

- médicos veterinários;
- biólogos;
- profissionais de laboratório de virologia e anatomopatologia para raiva;
- estudantes de medicina veterinária, zootecnia, biologia, agronomia, agrotécnica e áreas afins;
- pessoas que atuam na captura, contenção, manejo, coleta de amostras, vacinação, pesquisas, investigações epidemiológicas, identificação e classificação de mamíferos:
  - os domésticos (cão e gato) e/ou de produção (bovídeos, equídeos, caprinos, ovinos e suínos);
  - animais silvestres de vida livre ou de cativeiro;
- funcionários de zoológicos;
- espeleólogos, guias de ecoturismo, pescadores e outros profissionais que trabalham em áreas de risco.

Pessoas com risco de exposição ocasional ao vírus, como turistas que viajam para áreas de raiva não controlada, devem ser avaliadas individualmente, podendo receber a profilaxia pré-exposição dependendo do risco a que estarão expostas durante a viagem.

A profilaxia pré-exposição apresenta as seguintes vantagens:

- Simplifica a terapia pós-exposição, eliminando a necessidade de imunização passiva, e diminui o número de doses da vacina.

- Desencadeia resposta imune secundária mais rápida (*booster*) quando iniciada a pós-exposição.

Em caso de título insatisfatório, aplicar uma dose de reforço e reavaliar a partir do 14º dia após o reforço.

Esquemas de pré-exposição (Tabela 24.4)

TABELA 24.4 Esquemas de pré-exposição com diferentes tipos de vacina contra a raiva.

Tipo	Esquema	Via	Dose*	N. de doses	Dias de aplicação
Cultivo celular	Clássico	IM	0,5 ou 1 mL	3	0 – 7 – 28
Cultivo celular	Econômico	ID	0,1 mL	3	0 – 7 – 28

*A dose de cada tipo de vacina varia conforme o laboratório produtor.
IM: intramuscular; ID: intradérmica.

Vacina produzida em culturas de células (CC)

1. Esquema: 3 (três) doses.
2. Dias de aplicação: 0, 7, 28.
3. Via de administração, dose e local de aplicação:

a) intramuscular profunda, utilizando dose completa, no músculo deltoide ou vasto lateral da coxa. Não aplicar no glúteo; e

b) intradérmica, 0,1 mL na inserção do músculo deltoide, utilizando-se seringas de 1 mL e agulhas hipodérmicas curtas.

4. Controle sorológico: a partir do 14º dia após a última dose do esquema.

Observações a respeito do controle sorológico:

a) Interpretação do resultado: são considerados satisfatórios títulos de anticorpos > 0,5 UI/mL.

b) Em caso de título insatisfatório, isto é, < 0,5 UI/mL, aplicar uma dose completa de reforço, pela via IM, e reavaliar novamente a partir do 14º dia após a aplicação.

c) Profissionais que realizam pré-exposição devem repetir a titulação de anticorpos com periodicidade de acordo com o risco a que estão expostos. Os que trabalham em situação de alto risco, como aqueles que atuam em laboratório de virologia e anatomopatologia para raiva e os que trabalham com a captura de morcegos, devem realizar a titulação a cada 6 meses. Caso o resultado seja < 0,5 UI/mL, uma nova dose de vacina deve ser indicada e a avaliação sorológica repetida após 14 dias. Não está indicada a repetição da sorologia para profissionais que trabalham em situação de baixo risco como funcionários de *pet shops* e veterinários que trabalham em área de raiva controlada, entre outros.

d) O controle sorológico (titulação de anticorpos) é exigência indispensável para a correta avaliação da pessoa vacinada.

Observações a respeito do uso da via intradérmica:

- A via intradérmica é recomendada pala Organização Mundial de Saúde porque reduz o custo do programa uma vez que são utilizados volumes menores da vacina. No entanto, esta via será mais bem utilizada quando:

- Houver pessoal capacitado.

- Houver condições adequadas de armazenamento, porque, após a reconstituição, a vacina tem de ser mantida em temperaturas entre 4 e 8 °C.

- For possível agendar um grupo de pessoas para um horário e local predeterminado, porque, após a reconstituição, a vacina tem de ser desprezada em, no máximo, 8 horas.

Importante: esta via não está indicada para pessoas em tratamento com drogas que possam diminuir a resposta imunológica, tais como a cloroquinina.

Para certificar-se de que a vacina por via intradérmica foi aplicada corretamente, observar a formação da pápula na pele. Se, eventualmente, a vacina for aplicada via subcutânea ou IM, realizar uma outra dose por via intradérmica.

Importante: deve-se fazer o controle sorológico anual dos profissionais que se expõem, permanentemente, ao risco de infecção do vírus da raiva, administrando-se uma dose de reforço sempre que os títulos forem inferiores a 0,5 UI/mL. Repetir a sorologia a partir do 14º dia após a dose de reforço.

Em caso de esquema pré-exposição, completar as doses, mantendo os intervalos, conforme esquema recomendado e não reiniciar nova série.

Pós-exposição

Em caso de possível exposição ao vírus da raiva, é imprescindível a limpeza do ferimento com água corrente abundante e sabão ou outro detergente, pois essa conduta diminui, comprovadamente, o risco de infecção. É preciso que seja realizada o mais rápido possível após a agressão e repetida na unidade de saúde, independentemente do tempo transcorrido.

A limpeza deve ser cuidadosa, visando eliminar as sujidades sem agravar o ferimento, e, em seguida, devem ser utilizados antissépticos como o polivinil-pirrolidonaiodo, povidine e digluconato de clorexidina ou álcool iodado. Essas substâncias deverão ser utilizadas somente na primeira consulta. Nas seguintes, devem-se realizar cuidados gerais orientados pelo profissional de Saúde, de acordo com a avaliação da lesão.

Não se recomenda a sutura dos ferimentos e, quando for absolutamente necessário, aproximar as bordas com pontos isolados, e o soro antirrábico, se indicado, deverá ser infiltrado 1 hora antes da sutura. A profilaxia do tétano segundo o esquema preconizado (caso não seja vacinado ou com esquema vacinal incompleto) e uso de antibióticos devem ser indicados após avaliação médica.

Deve-se fazer anamnese completa, utilizando-se a Ficha de Atendimento Antirrábico Humano (SINAN), visando à indicação correta da profilaxia da raiva humana.

As exposições (mordeduras, arranhaduras, lambeduras e contatos indiretos) devem ser avaliadas pela equipe médica de acordo com as características do ferimento e do animal envolvido para fins de indicação de conduta de esquema profilático, conforme esquema de profilaxia da raiva humana com vacina de cultivo celular.

No ano de 2017, o Ministério da Saúde reviu as orientações referentes ao esquema de vacinação antirrábica humana pós-exposição, com a alteração de cinco doses de vacina para quatro doses, conforme a Nota Informativa n. 26-SEI/2017--CGPNI/DEVIT/SVS/MS, de 17 de julho de 2017.

AVALIAÇÃO DE RISCO PARA CONDUTA NA PÓS-EXPOSIÇÃO

A avaliação do risco na profilaxia da raiva depende de vários fatores.

ESPÉCIE AGRESSORA (CONDIÇÃO DO ANIMAL E CIRCUNSTÂNCIA DO AGRAVO)

Animais domésticos de estimação (cães e gatos)

As características da doença em cães e gatos, como período de incubação, transmissão e quadro clínico, são bem conhecidas e semelhantes. Por isso, esses animais são analisados em conjunto.

Em caso de acidente com estes animais é necessário avaliar:

a) **Estado de saúde do animal no momento da agressão:** avaliar se o animal estava sadio ou se apresentava sinais sugestivos de raiva. A maneira como ocorreu o acidente pode fornecer informações sobre seu estado de saúde. O acidente provocado (p. ex., o animal que reage em defesa própria, a estímulos dolorosos ou outras provocações) geralmente indica reação normal do animal, enquanto a agressão espontânea (sem causa aparente) pode indicar alteração do comportamento e sugere que o animal pode estar acometido de raiva. Lembrar que o animal também pode agredir em razão de sua índole ou adestramento.

b) **Possibilidade de observação do animal por 10 dias:** se o animal estiver sadio no momento do acidente, é importante que ele seja mantido em observação por 10 dias. Nos cães e gatos, o período de incubação da doença pode variar de alguns dias a anos, mas, em geral, é de cerca de 60 dias. No entanto, a excreção de vírus pela saliva, ou seja, o período em que o animal pode transmitir a doença, só ocorre a partir do final do período de incubação, variando entre 2 e 5 dias antes do aparecimento dos sinais clínicos, persistindo até sua morte, que ocorre em até 5 dias após o início dos sintomas. Por isso, o animal deve ser observado por 10 dias. Portanto, se em todo esse período (10 dias) permanecer vivo e saudável, não há riscos de transmissão do vírus.

c) **Procedência do animal:** é necessário saber se a região de procedência do animal é área de raiva controlada ou não controlada.

d) **Hábitos de vida do animal:** o animal deve ser classificado como domiciliado ou não domiciliado. Animal domiciliado é o que vive exclusivamente dentro do domicílio, não tem contato com outros animais desconhecidos e só sai à rua acompanhado do seu dono. Desse modo, esses animais podem ser classificados de baixo risco em relação à transmissão da raiva. Ao contrário, aqueles animais que passam longos períodos fora do domicílio, sem controle, devem ser considerados de risco, mesmo que tenham proprietário e hajam recebido vacinas, o que geralmente só ocorre nas campanhas de vacinação.

Nos anos de 2007 a 2017, 84% das mais de 5 milhões de notificações de atendimento profilático antirrábico humano pós-exposição decorreram de agressões envolvendo cães domésticos e apenas 0,67% por morcegos. Considerando-se o cenário epidemiológico do Brasil, especialmente em relação à raiva humana, é necessária uma valorização da observação de cães e gatos agressores como medida de vigilância, antes da indicação de vacina ou do soro associado com vacina como medida profilática imediata.

A classificação de área geográfica, com raiva controlada ou não controlada, é feita com base na existência de raiva nessas espécies. A situação epidemiológica norteia a conduta médica a ser adotada, pois se o acidente ocorrer em área geográfica de raiva não controlada, sendo a lesão grave, a profilaxia deve ter início durante o período de observação do cão ou do gato.

Com base nos estudos rotineiros de vigilância em saúde pública e patogênese, não é necessário eutanasiar e testar todos os animais que agridem ou potencialmente expõem uma pessoa à raiva. Para animais com baixa probabilidade de raiva em área controlada, como cães e gatos, períodos de observação (10 dias) podem ser apropriados para excluir o risco de exposição potencial à raiva humana, não indicando a profilaxia pós-exposição.

Deve ser ressaltado que quando um animal apresenta comportamento diferente, mesmo que ele não haja agredido pessoas, não deve ser morto e enterrado. Caso morra ou tenha sido submetido à eutanásia, fragmentos do SNC devem ser enviados para diagnóstico da raiva em laboratório especializado.

Muitas vezes, ataques de cães e gatos ocorrem por um comportamento instintivo dessas espécies, por isso, deve-se evitar: tocar em animais estranhos, feridos e doentes; perturbar animais quando estiverem comendo, bebendo ou dormindo; separar os animais que estejam brigando ou mantendo relações sexuais; aproximar-se ou tocar em fêmeas com filhotes.

Animais domésticos de interesse econômico ou de produção

Animais domésticos de produção ou de interesse econômico (bovinos, bubalinos, equídeos, caprinos, ovinos, suínos e outros) são considerados de baixo risco de transmissão por serem hospedeiros terminais da raiva. Os sintomas de raiva nessas espécies, geralmente, não incluem ataques aos seres humanos.

Em geral, diante de um caso de raiva nessas espécies, há o envolvimento de várias pessoas que manipularam os animais. A avaliação caso a caso deve ser criteriosa para que não se faça a indicação da profilaxia em casos desnecessários como contato com fômites ou com a pelagem do animal. É importante conhecer o tipo, a frequência e o grau do contato ou exposição que os tratadores e outros profissionais têm com esses animais e a incidência de raiva na região para avaliar também a indicação de esquema de pré-exposição ou de pós-exposição.

Em geral, as pessoas realizam manobras nesses animais doentes, podendo com isso se infectar. Por isso, existem situações de risco de raiva que devem ser evitadas: colocar a mão na orofaringe do animal por supor que ele está com obstrução esofágica por algum corpo estranho ou qualquer outra causa de disfagia; realizar manobras como enemas por via retal em razão de incontinência fecal e tenesmo; ajudar o animal a se levantar, em decorrência da paralisia dos membros posteriores; ordenhar e manipular órgãos e vísceras (comum nos abates clandestinos) de animais com os sintomas suspeitos.

Morcegos

Muitos relatos na literatura médica mostram que o risco de transmissão do vírus pelo morcego é sempre elevado, independentemente da espécie e da gravidade do ferimento. Por isso, todo acidente com morcego deve ser classificado como grave.

Morcego hematófago

A espécie de morcego *D. rotundus* se alimenta de animais homeotérmicos (de sangue quente). Na ausência de outras fontes de alimentação, podem atacar as pessoas durante o sono – principalmente crianças – em partes descobertas do corpo como pés, lábios, orelhas, nariz, couro cabeludo, fronte e outros. A lesão (mordedura alimentar) geralmente é única e de forma elíptica, pois os incisivos cortam a pele de suas vítimas (Figura 24.8) e, durante a refeição, a língua do morcego dobra-se para baixo, encaixando-se no sulco labial (forma de "canudinho"), lambendo e sugando o sangue.

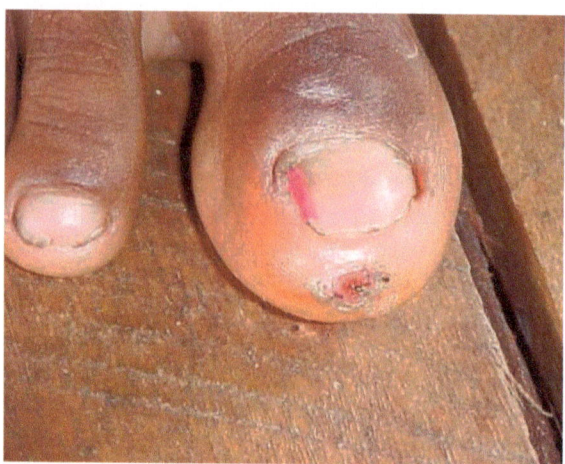
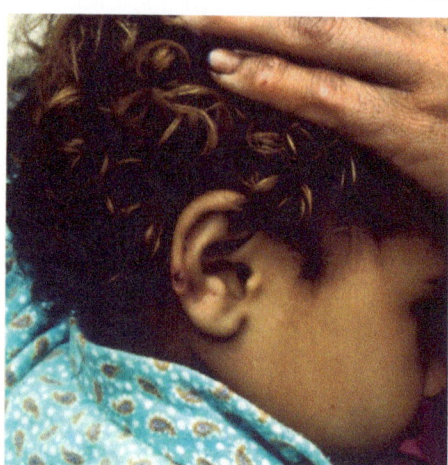

FIGURA 24.8 Lesões provocadas por morcegos hematófagos.
Fonte: Wilson Uieda.

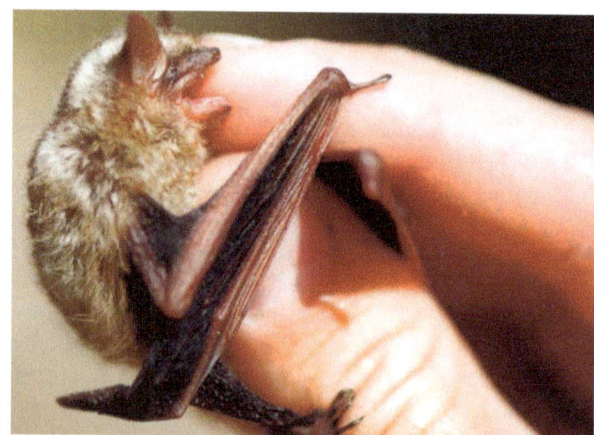
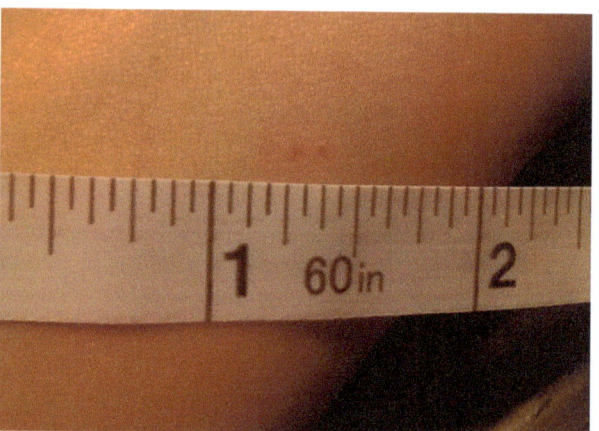

FIGURA 24.9 Lesões provocadas por morcegos não hematófagos.
Fonte: https://odia.ig.com.br/_midias/png/2018/06/22/700x470/1_morcego-7118210.png; e https://ask.extension.org/uploads/question/images/attachments/000/074/795/0914152312_original.jpg?1472623063.

Morcegos não hematófagos

Os morcegos não hematófagos são também classificados em função de seu hábito alimentar principal que pode ser variado entre as diferentes espécies já que esses animais se alimentam de frutos, sementes, folhas, néctar, pólen, artrópodes, pequenos vertebrados, peixes etc.

Como geralmente os morcegos não hematófagos têm dentes muito pequenos, suas marcas de mordeduras podem ser pequenas (puntiformes) ou podem passar desapercebidas, diferindo das lesões causadas pelos morcegos hematófagos (Figura 24.9). Os agravos dessas espécies são considerados de natureza defensiva de maneira acidental quando manipulados ou pisoteados.

Animais silvestres terrestres

Animais silvestres como morcego de qualquer espécie, micos (sagui ou soim, como é mais conhecido em algumas regiões), macaco, raposa, guaxinim, quati, gambá, roedores silvestres etc. devem ser classificados como animais de risco, mesmo que domiciliados e/ou domesticados, haja vista que, nesses animais, a raiva não é bem conhecida.

Roedores e lagomorfos urbanos e de criação

Os seguintes roedores e lagomorfos (sinantrópicos ou de criação) são considerados de baixo risco para a transmissão ou manutenção da raiva (atuam como hospedeiros terminais) e, por isso, não é necessário indicar esquema profilático da raiva em caso de acidentes causados por esses animais:

a) ratazana de esgoto (*Rattus norvegicus*);

b) rato de telhado (*Rattus rattus*);

c) camundongo (*Mus musculus*);

d) cobaia ou porquinho-da-índia (*Cavea porcellus*);

e) hamster (*Mesocricetus auratus*); e

f) coelho (*Oryetolagus cuniculus*).

OBSERVAÇÃO VÁLIDA PARA TODOS OS ANIMAIS DE RISCO

Sempre que possível, coletar amostra de tecido cerebral e enviar para o laboratório de referência. O diagnóstico laboratorial é importante tanto para definir a conduta em relação ao paciente como para conhecer o risco de transmissão da doença na área de procedência do animal. Se o resultado for negativo, o esquema profilático não precisa ser indicado ou, caso tenha sido iniciado, pode ser suspenso.

Todas essas características são fundamentais para determinar a indicação ou não da profilaxia de raiva humana, de acordo com os esquemas descritos no Quadro 24.4.

CARACTERÍSTICAS DO FERIMENTO

Com relação à transmissão do vírus da raiva, os ferimentos causados por animais devem ser avaliados quanto ao:

1. Local: ferimentos que ocorrem em regiões próximas ao sistema nervoso central (cabeça, face ou pescoço) ou em locais muito inervados (mãos, polpas digitais e planta dos pés) são graves porque facilitam a exposição do sistema nervoso ao vírus. A lambedura de mucosas é considerada grave porque elas são permeáveis ao vírus, mesmo quando intactas, e as lambeduras geralmente abrangem áreas mais extensas. A lambedura da pele íntegra não oferece risco.

2. Profundidade: os ferimentos devem ser classificados como superficiais (sem presença de sangramento) ou profundos (apresentam sangramento, ou seja, ultrapassam a derme). Os ferimentos profundos, além de aumentar o risco

de exposição do sistema nervoso, oferecem dificuldades à assepsia, contudo, vale ressaltar que os ferimentos puntiformes são considerados profundos, ainda que algumas vezes não apresentem sangramento.

3. Extensão e número de lesões: deve-se observar a extensão da lesão e se ocorreu apenas uma única lesão ou múltiplas, ou seja, uma porta de entrada ou várias. Por exemplo, uma mordedura pode ter várias portas de entrada. Considerar cada perfuração uma porta de entrada.

NATUREZA DA EXPOSIÇÃO

A natureza da exposição pode ser classificada em:

- **Acidentes leves:** ferimentos superficiais, pouco extensos, geralmente únicos, em tronco e membros (exceto mãos, polpas digitais e planta dos pés). Podem acontecer em decorrência de mordeduras ou arranhaduras, causadas por unha ou dente, lambedura de pele com lesões superficiais

- **Acidentes graves:** ferimentos na cabeça, face, pescoço, mão, polpa digital e/ou planta do pé. Ferimentos profundos, múltiplos ou extensos, em qualquer região do corpo. Lambedura de mucosas (mesmo íntegra). Lambedura de pele onde já existe lesão grave. Ferimento profundo causado por unha de animal. Qualquer ferimento por morcego.

Atenção: o contato indireto, como a manipulação de utensílios potencialmente contaminados, a lambedura da pele íntegra e acidentes com agulhas durante aplicação de vacina animal não são considerados acidentes de risco e não exigem esquema profilático.

O esquema de profilaxia da raiva pós-exposição com quatro doses deve ser realizado conforme as seguintes orientações (Figura 24.10):

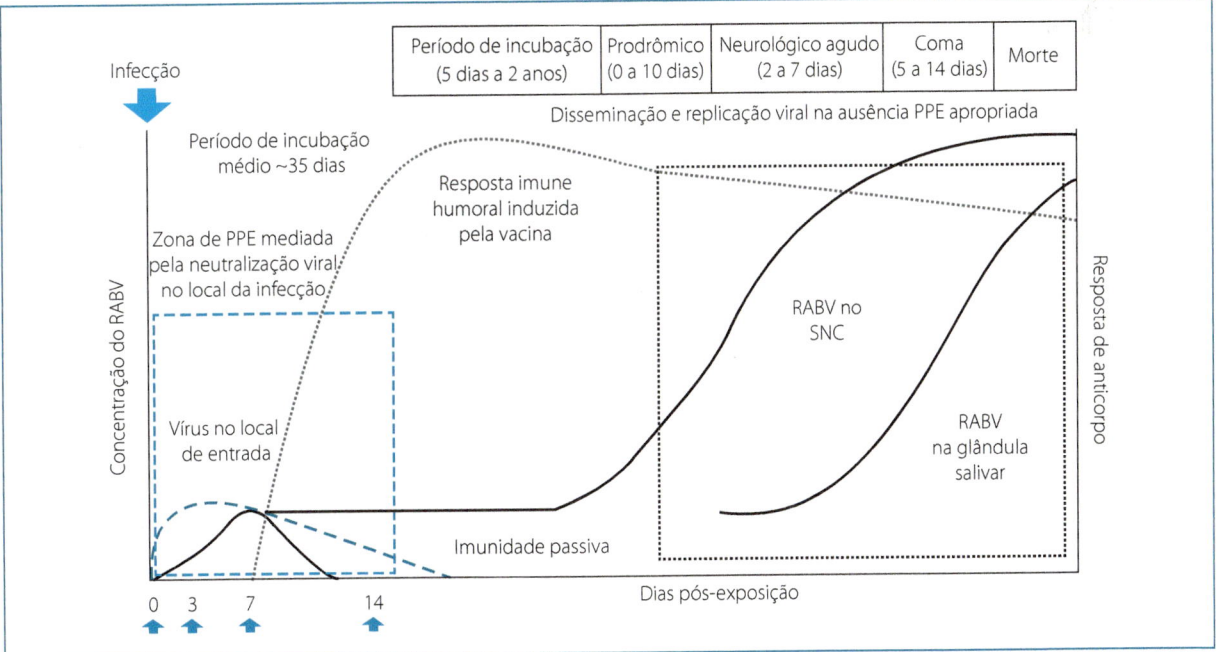

FIGURA 24.10 Esquema da dinâmica da patogênese do vírus da raiva na presença e ausência de respostas imunes mediadas pela profilaxia pós-exposição (PPE).

Fonte: Modificada de Rupprecht et al.; 2010.

1. Esquema de profilaxia da raiva pós-exposição via IM:
   - Quatro doses da vacina antirraiva (inativada).
   - Dias de aplicação: 0, 3, 7, 14.
   - Via de administração IM profunda, utilizando dose completa, no músculo deltoide ou vasto lateral da coxa. Não aplicar no glúteo.

2. Esquema de profilaxia da raiva pós-exposição via IM com uso de soro antirrábico (SAR) ou imunoglobulina antirrábica (IGAR):
   - Quatro doses da vacina raiva (inativada).
   - Dias de aplicação: 0, 3, 7, 14.
   - Via de administração IM profunda, utilizando dose completa, no músculo deltoide ou vasto lateral da coxa. Não aplicar no glúteo.
   - O SAR deve ser administrado uma única vez e o quanto antes. A infiltração deve ser executada ao redor da lesão (ou lesões). Quando não for possível infiltrar toda a dose, aplicar o máximo possível. A quantidade restante, a menor possível, deve ser aplicada via IM, podendo ser utilizada a região glútea. Sempre aplicar em local anatômico diferente daquele onde foi aplicada a vacina. Quando as lesões forem muito extensas ou múltiplas, a dose pode ser diluída em soro fisiológico, em quantidade suficiente, para que todas as lesões sejam infiltradas.
   - Nos casos em que se conhece tardiamente a necessidade do uso do soro antirrábico, ou quando não há soro disponível no momento, aplicar a dose recomendada de soro no máximo em até 7 dias após a aplicação da primeira dose de vacina de cultivo celular, ou seja, antes da aplicação da terceira dose da vacina. Após esse prazo, o soro não é mais necessário.
   - Não realizar a administração do soro antirrábico via intravenosa.

O Quadro 24.4 expõe a indicação do Ministério da Saúde, considerando a possibilidade ou não da observação animal.

CONDUTA EM CASO DE POSSÍVEL EXPOSIÇÃO AO VÍRUS DA RAIVA EM PACIENTES QUE RECEBERAM ESQUEMA DE PRÉ-EXPOSIÇÃO

No Quadro 24.5 estão indicados os procedimentos a serem adotados para pacientes que receberam esquema de pré-exposição anteriormente e que, por acidente, se expuseram ao risco de infecção pelo vírus da raiva e tenham a indicação de esquema profilático de pós-exposição.

CONDUTA EM CASO DE POSSÍVEL REEXPOSIÇÃO AO VÍRUS DA RAIVA

Pessoas com risco de reexposição ao vírus da raiva, que já tenham recebido esquema de pós-exposição, devem ser tratadas novamente de acordo com as indicações do Quadro 24.6.

Observações:

1. Em caso de reexposição, com história de esquema anterior completo, não é necessário administrar o soro antirrábico (homólogo ou heterólogo). No entanto, o soro poderá ser indicado se houver dúvidas ou conforme a análise de cada caso, exceto nos pacientes imunodeprimidos, que devem receber, sistematicamente, soro e vacina. Para estes casos, recomenda-se que, ao final do esquema, seja realizada a avaliação sorológica após o 14º dia da aplicação da última dose.

2. Devem ser avaliados, individualmente, os pacientes que receberam muitas doses de vacina, como os que receberam o esquema completo de pós-vacinação e vários esquemas de reexposição. O risco de reações adversas às vacinas aumenta com o número de doses aplicadas. Nesses casos, se possível, deve-se solicitar a avaliação sorológica do paciente. Se o título de anticorpos neutralizantes (AcN) for igual ou maior a 0,5 UI/mL, não é necessário indicar profilaxia da raiva humana ou, caso tenha sido iniciado, pode ser suspenso.

CONDUTA EM CASO DE ADENTRAMENTO DE MORCEGOS

Adentramento é definido como a entrada de morcegos no interior de edificações. Nessa situação de adentramento, é preciso avaliar o risco de exposição do paciente. A profilaxia da raiva humana, com uso de soro e vacina, deve ser indicada nos casos de contato com o morcego e, também, nos casos duvidosos em que não é possível descartar com certeza o contato, por exemplo, quando o informante acorda e se depara com um morcego no interior de sua casa.

Importante: orientar as pessoas para nunca matar ou manipular diretamente o morcego. Se possível, capturá-lo, isolando-o com panos, caixas de papel ou balde, ou mantê-lo em ambiente fechado para posterior captura por pessoas capacitadas. Se possível, enviar o morcego para diagnóstico laboratorial da raiva. Para isso, entrar em contato com a Secretaria Municipal ou Estadual de Saúde.

CONDUTA EM CASO DE ABANDONO DO ESQUEMA PROFILÁTICO

O esquema profilático da raiva humana deve ser garantido todos os dias, inclusive nos finais de semana e nos feriados.

É de responsabilidade do serviço que atende o paciente realizar busca ativa imediata daqueles que não comparecerem nas datas agendadas, para a aplicação de cada dose da vacina.

A interrupção de esquema, quando indicada pela unidade de saúde, não é caracterizada como abandono de profilaxia da raiva humana.

No esquema recomendado (dias 0, 3, 7 e 14), as quatro doses devem ser administradas no período de 14 dias a partir do início do esquema profilático.

As condutas indicadas para pacientes que não comparecerem na data agendada são as seguintes:

1. Quando o paciente faltar à segunda dose: aplicá-la no dia em que ele comparecer e agendar a terceira dose com intervalo mínimo de 2 dias.

2. Quando o paciente faltar à terceira dose: aplicá-la no dia em que ele comparecer e agendar a quarta dose com intervalo mínimo de 4 dias.

3. Quando o paciente faltar à quarta dose: aplicá-la no dia em que ele comparecer.

Em caso de esquema pré-exposição, completar as doses, mantendo os intervalos, conforme o recomendado, e não reiniciar nova série.

QUADRO 24.4 Esquema para profilaxia da raiva humana com vacina de cultivo celular.

Condições do animal agressor

Tipo de exposição	Cão ou gato sem suspeita de raiva no momento da agressão	Cão ou gato clinicamente suspeito de raiva no momento da agressão	Cão ou gato raivoso, desaparecido ou morto; animais silvestres[5] (inclusive os domiciliados) animais domésticos de interesse econômico ou de produção
Contato indireto	Lavar com água e sabão; não tratar	Lavar com água e sabão; não tratar	Lavar com água e sabão; não tratar
Acidentes leves	Lavar com água e sabão; observar o animal durante 10 dias após a exposição[1], se o animal permanecer sadio no período de observação, encerrar o caso; se o animal morrer, desaparecer ou se tornar raivoso, administrar cinco doses de vacina (dias 0, 3, 7 e 14)	Lavar com água e sabão; iniciar esquema com duas doses, uma no dia 0 e outra no dia 3; observar o animal durante 10 dias após a exposição[1], se a suspeita de raiva for descartada após o 10º dia de observação, suspender o esquema e encerrar o caso; se o animal morrer, desaparecer ou se tornar raivoso, completar o esquema até cinco doses. Aplicar uma dose entre o 7º e o 10º dia e uma dose no dia 14	Lavar com água e sabão; iniciar imediatamente o esquema com cinco doses de vacina administradas nos dias 0, 3, 7 e 14
Acidentes graves	Lavar com água e sabão; observar o animal durante 10 dias após a exposição[1,2]; iniciar esquema com duas doses, uma no dia 0 e outra no dia 3; se o animal permanecer sadio no período de observação, encerrar o caso; se o animal morrer, desaparecer ou se tornar raivoso, dar continuidade ao esquema, administrando o soro[3,4] e completando o esquema até cinco doses. Aplicar uma dose entre o 7º e o 10º dia e uma dose no dia 14	Lavar com água e sabão; iniciar o esquema com soro[3] e quatro doses de vacina nos dias 0, 3, 7 e 14; observar o animal durante 10 dias; após a exposição se a suspeita de raiva for descartada após o 10º dia de observação, suspender o esquema e encerrar o caso	Lavar com água e sabão; iniciar imediatamente o esquema com soro[3] e quatro doses de vacina administradas nos dias 0, 3, 7 e 14

[1]É necessário orientar o paciente para que ele notifique imediatamente a unidade de saúde se o animal morrer, desaparecer ou se tornar raivoso, uma vez que podem ser necessárias novas intervenções de forma rápida, como a aplicação do soro ou o prosseguimento do esquema de vacinação; [2]É preciso avaliar, sempre, os hábitos do cão e do gato e os cuidados recebidos. Podem ser dispensadas do esquema profilático as pessoas agredidas pelo cão, ou gato, que, com certeza, não tenham risco de contrair a infecção rábica. Por exemplo, animais que vivem dentro do domicílio (exclusivamente); não tenham contato com outros animais desconhecidos; que somente saem à rua acompanhados dos seus donos e que não circulem em área com a presença de morcegos. Em caso de dúvida, iniciar o esquema de profilaxia indicado. Se o animal for procedente de área de raiva controlada, não é necessário iniciar o esquema. Manter o animal sob observação e só iniciar o esquema indicado (soro + vacina) se o animal morrer, desaparecer ou se tornar raivoso; [3]O soro deve ser infiltrado na(s) porta(s) de entrada. Quando não for possível infiltrar toda a dose, aplicar o máximo possível e a quantidade restante, a menor possível, aplicar via IM, podendo ser utilizada a região glútea. Sempre aplicar em local anatômico diferente do que foi aplicada a vacina. Quando as lesões forem muito extensas ou múltiplas, a dose pode ser diluída, o menos possível, em soro fisiológico, para que todas as lesões sejam infiltradas; [4]Nos casos em que só se conhece tardiamente a necessidade do uso do soro antirrábico, ou quando não há soro disponível no momento, aplicar a dose recomendada de soro limitado ao máximo em 7 dias da aplicação da primeira dose da vacina de cultivo celular. Após esse prazo, o soro não é mais necessário; [5]Nas agressões por morcegos ou qualquer outra espécie de animal silvestre, deve-se indicar a sorovacinação independentemente da gravidade da lesão, ou indicar conduta de reexposição.

Fonte: Ministério da Saúde.

QUADRO 24.5 Conduta em caso de possível exposição ao vírus da raiva em pacientes que receberam esquema de pré-exposição.

Sorologia comprovada (titulação)	Esquema
Com comprovação sorológica (título maior ou igual a 0,5 UI/mL)	Duas doses, uma no dia 0 e outra no dia 3 Não indicar soro
Sem comprovação sorológica	Verificar a Quadro 24.6, considerar esquema anterior incompleto

Fonte: Ministério da Saúde.

QUADRO 24.6 Esquemas de reexposição com uso de vacina de cultivo celular.

Tipo de esquema anterior	Esquema de reexposição – cultivo celular
Completo	a) até 90 dias: não realizar esquema profilático; b) após 90 dias: duas doses, uma no dia 0 e outra no dia 3
Incompleto*	a) até 90 dias: completar o número de doses; b) após 90 dias: ver esquema de pós-exposição (conforme o caso)

*Não considerar o esquema anterior se o paciente recebeu número menor de doses do referido nas notas anteriores.

Fonte: Ministério da Saúde.

BIBLIOGRAFIA SUGERIDA

Batista HBDCR, Franco AC & Roehe PM. (2007). Raiva: uma breve revisão. Acta sci vet,35:2, 125-144.

Centers for Disease Control and Prevention. CDC Rabies website. https://www.cdc.gov/rabies/index.html. Acesso em: 30 jul 2019.

Davis BM, Rall GF, Schnell MJ. Everything You Always Wanted to Know About Rabies Virus (But Were Afraid to Ask). Annu Rev Virol, 2:1, 451-471. 2015. doi:10.1146/annurev-virology-100114-055157.

Fooks AR, Cliquet F, Finke S, et al. Rabies. Nat Rev Dis Primers, 3, 17091; 2017. doi:10.1038/nrdp.2017.91.

Jackson AC. Rabies: scientific basis of the disease and its management. 3 ed. New York: Academic Press; 2013.

Kotait I, Carrieri ML, Takaoka NY. Tratado de infectologia. Veronesi R, Focaccia R. Raiva. São Paulo: Atheneu; 2015.

Kotait I, Oliveira R de N, Carrieri ML, et al. Non-human primates as a reservoir for rabies virus in Brazil. Zoonoses Public Hlth. 2018;66:1, 47-59. doi:10.1111/zph.12527.

Ministério da Saúde. Raiva website. http://www.saude.gov.br/saude-de-a-z/raiva. Acesso em: 30 jul 2019.

Ministério da Saúde. Secretaria de Vigilância em Saúde. Departamento de Vigilância Epidemiológica. Normas técnicas de profilaxia da raiva humana. 1. ed. revisada. Brasília: Ministério da Saúde, 2014.

Ministério da Saúde. Secretaria de Vigilância em Saúde. Departamento de Vigilância Epidemiológica. Protocolo de tratamento da raiva humana no Brasil. Brasília: Ministério da Saúde, 2011. 40 p.

Rupprecht CE, Fooks AR, Abela-Ridder B. Laboratory techniques in rabies. 5. ed. Geneva: World Health Organization; 2018.

Rupprecht CE, Briggs D, Brown CM, et al. Use of a reduced (4-dose) vaccine schedule for postexposure prophylaxis to prevent human rabies: recommendations of the advisory committee on immunization practices. MMWR Recomm Rep. 2010;59:RR-2, 1-9.

Vargas A, Romano APM, Merchán-Hamann E. Raiva humana no Brasil: estudo descritivo, 2000-2017. Epidemiologia e Serviços de Saúde, 28(2). 2019. doi:10.5123/S1679-49742019000200001

Walker PJ, Blasdell KR, Calisher CH, et al. ICTV Virus taxonomy profile: Rhabdoviridae. J Gen Virology. 2018, 99, 447-448.

Willoughby RE, Tieves KS, Hoffman GM, et al. Survival after treatment of rabies with induction of coma. N Engl J Med. 2005;352, 2508-14.

World Health Organization. WHO expert consultation on rabies. Third report. WHO Technical Report Series 1012. Geneva: World Health Organization; 2018.

World Health Organization. WHO Rabies website. https://www.who.int/rabies/en/. Acesso em: 30 jul 2019.

25

Rotavírus – gastroenterite e outras infecções por vírus entéricos

Alexandre da Costa Linhares
Maria Cleonice Aguiar Justino
Joana D'Arc Pereira Mascarenhas
Luana da Silva Soares Farias
Yvone Benchimol Gabbay
Hugo Reis Resque

INTRODUÇÃO

Os primeiros achados associando os rotavírus a processos de gastroenterite aguda não bacteriana no homem remontam a mais de quatro décadas, a partir de estudos conduzidos por Bishop et al., em Melbourne, Austrália. Tais investigadores procediam ao exame de seções ultrafinas da mucosa duodenal de crianças diarreicas, valendo-se da microscopia eletrônica, quando detectaram inúmeras partículas virais no interior de vesículas citoplasmáticas dilatadas. Merecem o registro ainda, no contexto histórico, investigações pioneiras na Inglaterra e aquelas levadas a efeito no Canadá. As primeiras envolveram a pesquisa desses vírus em extratos fecais submetidos a contraste negativo, sucedendo-se o exame ao microscópio eletrônico (ME); as outras, também utilizando tal recurso diagnóstico, contemplavam a análise de fragmentos obtidos à biópsia e aos aspirados duodenais. Subsequentemente a esses registros pioneiros, ocorreram inúmeros estudos em países de clima tropical e temperado, bem denotando a distribuição universal desses agentes.

O termo rotavírus, alusivo ao aspecto radiado que exibem as partículas (Figura 25.1), consagrou-se universalmente, apesar de denominações anteriormente empregadas, como reovírus-like (morfologia similar à da família correlata) e duovírus (dupla camada proteica). Apesar do significativo impacto determinado pelo advento das vacinas contra rotavírus, estimativas recentes associam os rotavírus a aproximadamente 200 mil óbitos entre crianças, particularmente nos continentes africano e asiático, e determina a hospitalização de outras centenas de milhares de casos.

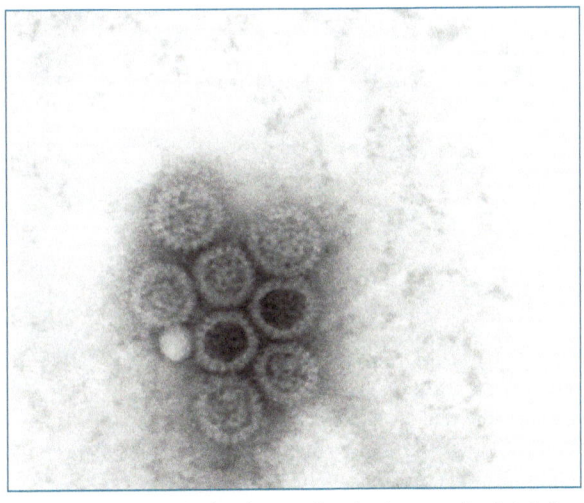

FIGURA 25.1 Partículas de rotavírus à microscopia eletrônica. Aumento de 100.000×.
Fonte: Acervo institucional. Cortesia das dras. Yvone Benchimol Gabbay e Ana Wanzeller.

No Brasil, os achados pioneiros associando tais vírus à gastroenterite aguda entre crianças de baixa idade ocorreram em Belém, no Pará. Desde então se acumulam observações em todo o território nacional, ressaltando a relevância que assumem esses agentes na gênese das diarreias infantis agudas. Não obstante a multiplicidade e amplitude dos dados disponíveis, são imperativos estudos adicionais que visem determinar a prevalência dos sorotipos circulantes, à luz das estratégias de vacinação em desenvolvimento. O monitoramento dessas amostras virais assume particular relevância presentemente, considerando o uso crescente das vacinas contra rotavírus em escala global. Com efeito, quase uma centena de países já introduziu a vacina contra rotavírus nos seus Programas Nacionais de Imunização (PNIs), derivando significativo impacto no que concerne à morbidade e à mortalidade associadas a esse patógeno viral.

ETIOLOGIA

Os rotavírus pertencem à família *Reoviridae,* gênero Rotavírus. A partícula viral infecciosa (vírion) mede entre 70 e 90 nm de diâmetro (ou 100 nm, se consideradas as projeções superficiais), não possuem envelope e exibem nucleocapsídeo com simetria icosaédrica (Figura 25.2). As partículas completas compreendem três camadas proteicas concêntricas: capsídeos externo, intermediário e interno, além do core, que contém em seu interior o genoma viral, constituído por 11 segmentos de ácido ribonucleico de dupla cadeia (dsRNA), correspondendo a 18.550 pares de bases (pb), além da enzima transcriptase e das proteínas VP1, VP2 e VP3. Cada segmento genômico (ou gene) regula a síntese de uma proteína viral específica. Além disso, os genes são monocistrônicos, com exceção do 11º, de codificação de duas duas proteínas: NSP5/6. Das 12 proteínas dos rotavírus, seis são estruturais e denominadas VP1-VP4, VP6 e VP7 e outras seis se caracterizam como não estruturais (NSP1-NSP5/6).

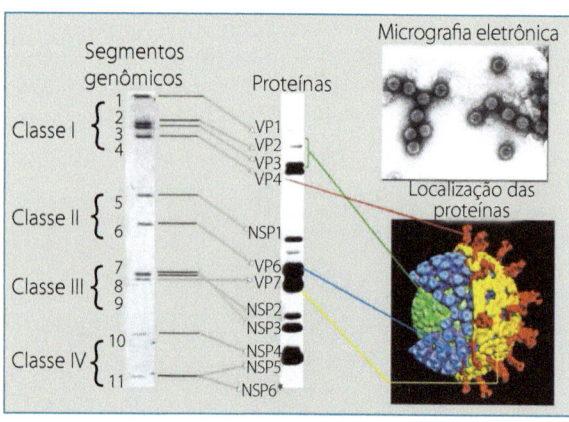

FIGURA 25.2 Representações esquemática e tridimensional da partícula viral de RV-A símio (SA11).
Fonte: Esquema adaptado de Prasad et al., 1990. Micrografia eletrônica do acervo da autoria.

O capsídeo externo é formado pelas proteínas VP7 e VP4. Os tipos virais se definem com base nessas duas proteínas, denominadas VP7 (**G** de glicoproteína, determinante dos genótipos G) e VP4 (**P** de sensível à protease, associada aos genótipos P).

A VP7 forma a matriz do capsídeo externo, constituindo-se no antígeno dominante na superfície viral, perfazendo 30% da partícula, e com sua síntese codificada pelos genes 7, 8 ou 9, dependendo da amostra de rotavírus. Reconhece-se tal glicoproteína como responsável pela indução dos anticorpos neutralizantes, incluindo aqueles genótipo-específicos. Apresenta massa molecular de 34 quilodáltons (kDa), com

uma "fase aberta de leitura" (*Open Reading Frame*) que reúne 326 aminoácidos (aa).

A VP4, por sua vez, confere especificidade aos genótipos P e estruturalmente consiste em projeções da matriz proteica, compreendendo apenas 1,5% do vírion. Sabe-se que o quarto segmento genômico "codifica" tal proteína. Essa proteína possui massa molecular de 88 kDa e contém 776 aa em rotavírus de origem humana. Constitui-se em uma hemaglutinina e sofre clivagem proteolítica resultando na formação dos peptídeos VP5* e VP8*, que são ligados por um peptídeo de conexão sensível à ação de proteases. O peptídeo VP5* está associado com a atividade de neutralização cruzada entre os diferentes tipos de VP4 e possivelmente possui os epítopos responsáveis pela adsorção do vírus à célula. Também a mesma se atribui a propriedade de restringir a replicação de certas amostras dos rotavírus em culturas celulares. A VP4 também representa um fator associado à virulência em modelos murinos e suínos. Além disso, induz a produção de anticorpos neutralizantes, conferindo imunidade protetora em seres humanos e animais.

Um sistema binário de classificação dos rotavírus do grupo A foi estabelecido, com base nas especificidades inerentes aos genes que "codificam" as proteínas VP4 e VP7. Nesse contexto são reconhecidos 51 diferentes genótipos "P", se considerada a proteína VP4, correspondendo a um número superior de sorotipos correlatos, ou seja, variantes definidas com base nos antissoros de referência disponíveis. Com relação à VP7, ora se identificam 36 genótipos "G", correspondendo ao mesmo número de sorotipos. A determinação dos sorotipos se fundamenta no uso dos anticorpos monoclonais específicos (*MAbs*) e testes de neutralização, enquanto a dos genótipos é baseada na análise nucleotídica dos genes por meio do uso dos métodos moleculares, incluindo-se o sequenciamento genético. De acordo com a nomenclatura clássica, os sorotipos/genótipos de rotavírus são assim especificados: primeiro, o sorotipo P (se disponível), depois o genótipo P (entre colchetes), seguido pelo genótipo G, como na amostra-protótipo "Wa", assim designada P1A[8]G1. No que concerne às infecções humanas, destacam-se como mais frequentes em escala global os seguintes genótipos: P[8]G1 (em geral, o mais comum), P[4]G2, P[8]G3, P[8]G4, P[8]G9 e P[8]G12. Em um contexto mais amplo, ou seja, as infecções registradas na totalidade das espécies suscetíveis, já se identificaram pelo menos 50 combinações binárias distintas nas várias regiões do mundo. Ressalte-se que existe uma classificação para os rotavírus do grupo A, considerando os 11 genes virais, identificando-se genótipos específicos para cada um dos segmentos genômicos. Essa classificação proporciona conhecimento sobre o caráter evolutivo que cada gene apresenta e tem como base os valores da similaridade nucleotídica dos genes de codificação das proteínas VP7-VP4-VP6-VP1-VP2-VP3-NSP1-NSP2-NSP3-NSP4-NSP5/6. A nomenclatura utilizada para cada uma dessas proteínas está relacionada com a sua função ou a sua localização. Portanto, a nomenclatura utilizada é Gx-P[x]-Ix-Rx-Cx-Mx-Ax-Nx-Tx-Ex-Hx, respectivamente, em que "x" representa cada um dos genótipos detectados.

A camada intermediária constitui-se da proteína VP6, circundando o core viral e reunindo os determinantes antigênicos grupo-específicos (A-I), comuns às várias espécies animais suscetíveis à infecção por rotavírus. Trata-se da proteína viral mais abundante, representando 51% do vírion e com sua síntese relacionada ao sexto segmento genômico viral. Essa proteína exerce papel importante na estrutura da partícula viral, em virtude de sua interação com as proteínas do capsídeo externo (VP4 e VP7) e a VP2 do core. A VP6 forma espontaneamente trímeros, mostrando-se extremamente estável. Tais características, aliadas à presença de epítopos conservados entre diferentes amostras do vírus, sustentam constituir-se tal proteína no antígeno básico para os ensaios diagnósticos.

As proteínas do *core* (VP1, VP2 e VP3) funcionam como constituintes estruturais e têm afinidade com o RNA de fita simples. A VP1 atua como uma RNA polimerase RNA-dependente e está envolvida nos processos de transcrição e replicação virais. A VP2 é a proteína que recobre o *core*, interagindo com o RNA viral e atuando no processo de replicação viral, em razão da sua capacidade de ligar-se ao dsRNA através de seus resíduos N-terminais. A proteína VP3, também encontrada no *core*, possui atividade de helicase e metilguaniltransferase, participando da transcrição com a proteína VP1 e ligando-se ao RNA de fita simples.

As proteínas não estruturais estão envolvidas no processo de replicação do genoma viral, encontram-se presentes apenas nesse processo e não constituem a partícula viral. A proteína NSP1 age como antagonista do interferon e facilita o crescimento dos rotavírus por supressão da apoptose, facilitando a biossíntese viral. A NSP2 tem atividade enzimática, como nucleotídeo trifosfatase (NTPase) e helicase, e participa da formação dos viroplasmas (sítio de montagem das partículas virais no citoplasma). A NSP3 está envolvida no reconhecimento específico do RNA viral, facilitando a tradução e prevenindo a degradação do mRNA por nucleases celulares, além de possivelmente atuar na disseminação sistêmica viral. A NSP4 é uma glicoproteína transmembranar, localizada no retículo endoplasmático, sendo a única proteína não estrutural que não se liga ao RNA. Tal proteína apresenta importante papel na morfogênese viral, uma vez que atua como receptora intracelular na membrana do RE para as partículas incompletas durante o processo de maturação. A NSP4 é descrita como a primeira enterotoxina viral com capacidade de induzir diarreia de natureza secretora, com ação semelhante ao que se observa com a enterotoxina lábil da *Escherichia coli*. A NSP5 apresenta formas fosforiladas e com ação de autoquinase. Quando a NSP5 é expressa em células não infectadas, a NSP2 induz a hiperfosforilação de NSP5, mostrando a interação dessas duas proteínas. A NSP6 é uma proteína cuja *ORF* (região aberta de leitura) encontra-se sobreposta à NSP5 e não está presente em todos os espécimes. As proteínas NSP2, NSP5 e NSP6 estão envolvidas no processo de replicação e encapsidação do RNA.

Os rotavírus são classificados em grupos, subgrupos e sorotipos/genótipos, com base na composição antigênica e nucleotídica da sua estrutura. Até o presente, foram identificados nove grupos/espécies (A-I) associados à infecção no homem, outros mamíferos e mesmo entre aves. Os rotavírus dos grupos A, B, C e H têm sido associados à doença em seres humanos, sendo que os integrantes do grupo A representam os rotavírus mais amplamente dispersos, causando diarreia no homem e em diversas espécies animais. Eles contêm um antígeno comum, a VP6, detectado pela maioria das técnicas sorológicas

rotineiramente utilizadas como recurso diagnóstico, permitindo a classificação dos subgrupos em I, II, I+II, não I e não II. Os grupos designados B a I compreendem, em geral, amostras que infectam animais, com a proteína VP6 diferente daquela comum aos rotavírus integrantes do grupo A. Não se detectam tais amostras pelas técnicas sorológicas convencionais, empregando-se para a sua identificação os métodos de imunomicroscopia eletrônica, eletroforese do dsRNA em gel de poliacrilamida (EGPA), além de outros procedimentos moleculares. Recentemente, foi proposta a inclusão de um novo grupo, denominado rotavírus "J" detectado em quirópteros.

Os rotavírus dos grupos B e H foram relacionados a surtos de diarreia grave em adultos na China, enquanto amostras pertencentes ao grupo C foram vinculadas à contaminação de alimentos e isoladas a partir de surtos em comunidades fechadas, além de estarem associadas a casos esporádicos de diarreia leve e de curta duração. Com relação aos rotavírus do grupo C, há relatos em várias regiões, inclusive no Brasil, em geral, associando-se a quadros de diarreia infantil autolimitados, como descrito em Belém por Gabbay et al. (2008), ou mesmo em crianças hospitalizadas com diarreia, como evidenciado por Lobo et al. (2016).

O genoma dos rotavírus compreende 11 segmentos de dsRNA inseridos no core viral, reunindo aproximadamente 18.522 pb. Cada segmento genômico (ou gene) apresenta um tamanho que varia de 667 a 3.302 pb. Dada a natureza segmentada do genoma, torna-se possível visualizar os 11 segmentos quando se submete o RNA à eletroforese em gel de poliacrilamida. Esses segmentos se organizam em quatro classes, designadas com base na ordem de migração através do gel: classes I (segmentos 1, 2, 3 e 4), II (5 e 6), III (7, 8 e 9) e IV (10 e 11); ou 4:2:3:2 (Figura 25.3). A velocidade de migração dos segmentos 10 e 11 determina o perfil longo (migração rápida) ou curto (lenta), havendo ainda o padrão "supercurto".

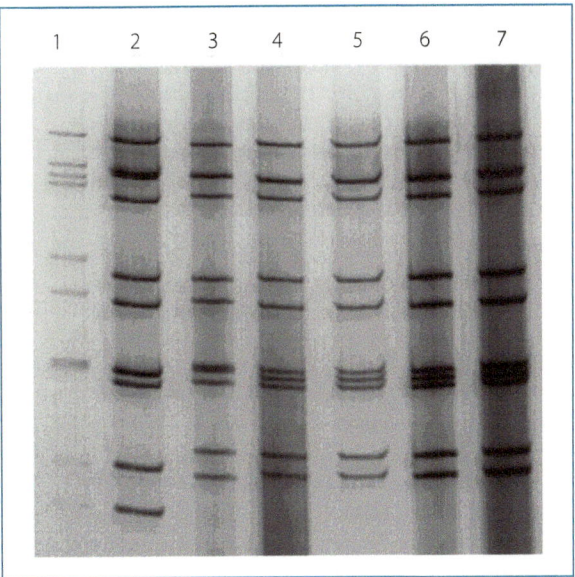

FIGURA 25.3 Perfis eletroforéticos do genoma de rotavírus. 1: controle SA11 (origem símia); 2: controle eletroferótipo longo; 3: controle eletroferótipo curto; 4, 5, 6 e 7: amostras com padrão curto (G2).

Fonte: Acervo da autoria.

As partículas de rotavírus mantêm a integridade e o potencial infeccioso quando expostas a fluorocarbono, éter, clorofórmio ou desoxicolato de sódio, também se mostrando estáveis à temperatura de 56 °C, e sujeitos a pH entre 3 e 9. A partícula viral pode vir a inativar-se com o uso de desinfetantes, como fenol, formalina, cloro e β-propiolactona. O etanol a 95% (v/v) aparentemente se constitui no mais eficaz desinfetante até então testado frente aos rotavírus. As partículas completas apresentam uma densidade de 1,36 g/cm3 e as incompletas 1,38 g/cm3. As estruturas completas (ou vírions) denotam potencial infectante 1.000 vezes superior ao daquelas incompletas.

O sítio principal de replicação viral reside nos enterócitos diferenciados apicais nas microvilosidades do intestino delgado, principalmente no jejuno. Experimentos em modelos animais indicam que a subunidade VP8*, consequente à proteólise da VP4 pela tripsina pancreática, inicia o processo de penetração viral, acoplando-se a receptores situados na superfície celular, como: gangliosídeos, glicoproteínas, galactose, ácido siálico e integrinas, entre outros. A replicação dos rotavírus culmina com a lise celular, sobrevindo à liberação de partículas virais completas, ou seja, constituídas de três camadas proteicas. O progressivo processo de lesão da mucosa evolui no sentido cefalocaudal.

EPIDEMIOLOGIA

A distribuição universal dos rotavírus tem sido caracterizada amplamente por meio de estudos desenvolvidos em diversos países do mundo. O seu caráter enteropatogênico é invariavelmente ressaltado, quer determinando quadros de gastroenterite infantil aguda epidêmica, nas regiões de clima temperado, quer sob caráter endêmico nas áreas tropicais. Merecem ênfase recentes e extensos estudos conduzidos na América Latina, África e Ásia, a partir dos quais resultaram nítidos indicadores quanto à magnitude que assumem os rotavírus na etiologia das gastroenterites moderadas e graves, relacionando-se com até 71% dessas situações. Estimativas recentes em âmbito global, associam os rotavírus a pelo menos 200 mil óbitos anualmente entre crianças com idades inferiores a 5 anos, das quais 90% incidem nas regiões menos desenvolvidas do planeta, onde prevalecem: o acesso limitado ao atendimento médico e às comorbidades, entre outras, a desnutrição.

Sabe-se que até os 4 anos de vida a quase totalidade dos indivíduos já experimentou a infecção por rotavírus, o que lhes confere, a partir de então, imunidade às síndromes diarreicas graves ocasionadas por esses agentes virais. Estudos epidemiológicos recentes conduzidos em 11 países da América Latina, caracterizados como precursores dos testes com uma vacina contra rotavírus, demonstraram que aproximadamente 98% das crianças, com idade até 24 meses, desenvolvem gastroenterite por rotavírus. A maioria das infecções se concentra na faixa etária de 6 a 24 meses, uma vez que no primeiro semestre de vida se postula ocorrer a função protetora exercida pelos anticorpos maternos, transferidos passivamente, seja via transplacentária, seja pelo aleitamento natural. Nesse particular, são pertinentes as observações de Linhares et al. (1989), assinalando que, durante os primeiros 3 a 4 meses

de vida, prevalecem as infecções inaparentes sobre as sintomáticas. Contudo, ressaltem-se os achados configurando o caráter naturalmente atenuado de amostras virais circulantes em berçários, o que ainda suscita particular interesse quanto à obtenção de uma vacina eficaz. A propósito, convém assinalar que tais amostras são dotadas de VP4s distintas daquelas presentes nos rotavírus prevalentes na população em geral. As reinfecções também incidem em maior escala nesse intervalo de idades (6 a 24 meses), havendo indicadores de que os episódios subsequentes em geral, evoluem com menor expressão clínica. Aliás, tal particularidade inerente às infecções naturais sustenta estratégias que culminaram com o desenvolvimento das vacinas representadas por rotavírus de origem humana naturalmente atenuados. Dados oriundos de recentes estudos na Índia, contudo, sustentam a ocorrência de infecções por rotavírus caracterizadas por particular gravidade clínica, mesmo nos primeiros meses de vida.

As reinfecções envolvendo adultos, apesar de via de regra não se traduzirem em gastroenterite aguda, ocorrem com relativa frequência. Nesse contexto, destaquem-se grupos sujeitos a particular risco, quais sejam: viajantes procedentes de países desenvolvidos em visita a regiões tropicais; pais das crianças com diarreia por rotavírus; indivíduos que trabalham em creches e enfermarias pediátricas; idosos; e comunidades isoladas. Em tais situações, a maciça exposição dos adultos se sobrepõe à imunidade preexistente; no caso específico de transmissão intrafamiliar, por exemplo, estima-se que 1/3 dos adultos, em geral, se infecte. Em se tratando de asilos para idosos e populações sob relativo isolamento, como os indígenas, a veiculação hídrica dos rotavírus assume papel relevante.

Reveste-se de particular importância o papel dos rotavírus como agentes de infecção nosocomial, diante da sua resistência em termos físico-químicos e elevada transmissibilidade no âmbito hospitalar. Em geral, tais infecções assumem caráter endêmico e, entre recém-nascidos, são normalmente assintomáticas ou se manifestam como diarreia de natureza branda. Em Belém, no Pará, investigação concluída em 1993 associou esses vírus a 30% das diarreias de origem hospitalar, assim como a 7% das infecções assintomáticas nosocomiais entre crianças com idades inferiores a 5 anos. Assinale-se ainda, nesse contexto, extensos surtos entre recém-nascidos, registrados em enfermarias e unidades de terapia intensiva.

Não obstante os rotavírus se caracterizem por sua ocorrência universal, revela-se notória a diferença no tocante à distribuição temporal, se comparadas com as regiões de clima temperado àquelas na faixa tropical. Nas primeiras, se configura um padrão tipicamente sazonal, caracterizado pela ocorrência de extensas epidemias durante os meses mais frios do ano. Nos Estados Unidos, por exemplo, antes da introdução das vacinas contra rotavírus, observou-se uma nítida progressão dos surtos epidêmicos no sentido Sudoeste-Nordeste, a cada ano. Nas regiões tropicais, em contrapartida, não se denota sazonalidade tão marcante como nas temperadas, embora haja elevação nas taxas de incidência naqueles meses mais secos e com menor precipitação pluviométrica. Investigações na Guatemala, por exemplo, demonstraram que não existe aparente associação entre as condições climáticas e a incidência das infecções por rotavírus. Na Costa Rica, entretanto, a frequência das diarreias por esses agentes virais se constitui elevada durante períodos de baixa umidade relativa. Na Venezuela registrou-se que um maior número de episódios diarreicos associados aos agentes em questão ocorre nos meses de mais baixa temperatura. Na Nigéria, demonstrou-se que as diarreias por rotavírus incidem com maior intensidade durante os meses mais secos do ano. No Brasil, Pereira et al. (1993) observaram perfis tipicamente sazonais nas regiões Centro-Oeste, Sudeste e Sul, o que não se registrou no Norte e Nordeste do país (Figura 25.4). Em Belém, no Pará, especificamente, estudos anteriores também não apontaram para padrão sazonal quanto à ocorrência das diarreias por rotavírus. No entanto, observações ulteriores, oriundas de intensiva vigilância dos episódios diarreicos no curso de investigação prospectiva, sugerem predominância das diarreias por rotavírus, ao longo dos meses mais secos do ano. Estudo de metanálise abrangendo revisão de 26 estudos, em vários países, demonstrou que variáveis climatológicas locais (temperatura média, precipitação pluviométrica e umidade relativa) representam determinantes mais efetivos quanto à sazonalidade das infecções por rotavírus nos trópicos. Com efeito, tal análise revelou que as infecções por rotavírus nas regiões tropicais, à semelhança do observado nas zonas temperadas, tendem a predominar nos períodos mais frios e secos.

A partir de recente análise conduzida em 22 estados do Brasil, 10 anos após a introdução da vacina contra rotavírus no país, constatou-se redução significativa na prevalência das gastroenterites por rotavírus entre crianças com idades inferiores a 2 anos.

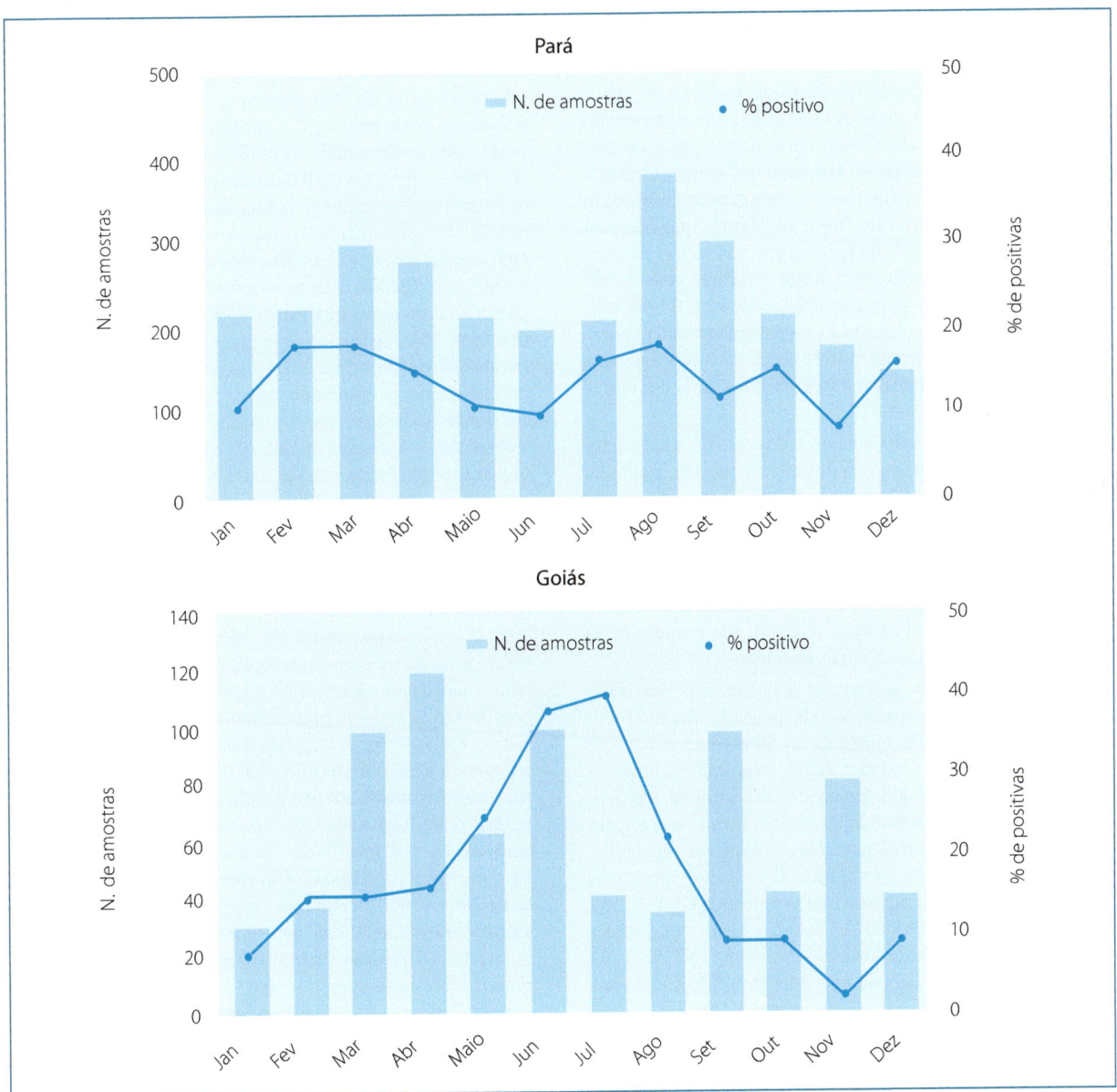

FIGURA 25.4 Distribuição temporal das frequências de positividade para o rotavírus em dois estados do Brasil.
Fonte: Acervo da autoria.

Ainda não se dispõe de uma explanação plausível para o notório padrão sazonal das gastroenterites por rotavírus. Não obstante, postula-se que a reduzida umidade relativa do ar no interior das habitações humanas represente um fator determinante de maior estabilidade viral nas superfícies, e, consequentemente, transmissão mais efetiva.

Dado o caráter grave que, em geral, caracteriza os quadros de gastroenterite associados aos rotavírus, a sua ocorrência se revela mais nítida no âmbito ambulatorial ou hospitalar do que se avaliada na comunidade. Estimativas concernentes à primeira situação apontam, em média, para 34% dos episódios diarreicos, enquanto na outra tal positividade alcança 10%. No Brasil, os múltiplos estudos conduzidos, até então, a maioria compreendendo crianças hospitalizadas, revelaram prevalências de 4,5 a 66%, variação que eventualmente reflete diversidades metodológica e laboratorial, a permearem tais investigações. No Brasil, Linhares et al. (2000) demonstraram que 33% dos episódios diarreicos de maior gravidade (aqueles que incorrem em atendimento ambulatorial ou internação hospitalar) se associam aos rotavírus. Em contrapartida, estudos longitudinais conduzidos no âmbito comunitário, abordando basicamente casos de gastroenterite leves e moderados, associam tais agentes viróticos a 10% das situações. Estimativas iniciais quanto ao impacto da doença por rotavírus no Brasil indicaram que ocorrem 120.513 hospitalizações associadas às gastroenterites por esse agente viral, daí advindo 2.475 óbitos. Análises mais recentes, contudo, apontam para a ocorrência de 92 mil hospitalizações e 850 mortes associadas a esse patógeno viral, panorama epidemiológico que prevalecia antes de introduzir-se a vacinação contra rotavírus no programa nacional de imunizações em 2006.

Em sentido figurado, atribui-se aos rotavírus a característica de "o mais democrático dos vírus", considerando que afeta crianças independentemente do seu sexo, raça e condição socioeconômica. Não obstante, estudos nos Estados Unidos indicam que os negros parecem se infectar mais cedo na vida (59% das crianças abaixo dos 6 meses), fato aparentemente determinado pelas condições de maior aglomeração humana, em que, geralmente se sujeitam nas grandes cidades, sobrevindo transmissão mais eficiente.

Nos últimos anos, ampliaram-se de forma expressiva as informações acerca da epidemiologia molecular das infecções por rotavírus, particularmente no tocante à ocorrência dos sorotipos circulantes. Os dados disponíveis configuram a expansão da diversidade antigênica em escala global, particularmente se consideradas as amostras circulantes nas regiões menos desenvolvidas do planeta. Não obstante, tal multiplicidade, em ampla revisão abrangendo 124 estudos publicados entre 1989 e 2004, demonstrou que as amostras G1, G2, G3 e G4 associam-se a 97,5% de todas as infecções na Ásia, África e Austrália. A par disso, amostras virais com especificidades G5, G8 e G9 parecem ocorrer em áreas geográficas mais restritas. Esse último tipo, entretanto, parece assumir a característica de patógeno emergente em vários países. Presentemente, há indicadores em escala progressiva denotando a emergência global do tipo G12, o qual, à semelhança do G9, exibe notório potencial quanto aos rearranjos genéticos in natura. As investigações levadas a efeito, até então, indicam

que, em geral, ocorre a cocirculação de vários sorotipos na mesma comunidade, havendo ampla predominância (50% ou mais) de um deles. A par disso, há evidências de que o tipo predominante varia a intervalos de 1 a 3 anos, provavelmente como resultado do acúmulo progressivo dos indivíduos imunes. Análises recentes, quanto à prevalência dos tipos G e P de rotavírus, indicam que as amostras com especificidades G1, G2, G3, G4 e G9, combinadas a P[4] ou P[8], mais comumente se associam às gastroenterites agudas. Na América Latina e Caribe, revisão sistemática e metanálise abrangendo o período de 1990 a 2009 revelaram que os tipos P[8]G1, P[4]G2 e P[8]G9 predominam na região, embora a emergência de G9 e G12 também se mostre notória.

No Brasil, reveste-se de relevância epidemiológica a multiplicidade dos sorotipos circulantes. Com base em métodos moleculares que visam à determinação das especificidades inerentes às proteínas VP4 e VP7, estudos conduzidos ao longo da última década, que precedeu a introdução da vacina no país em 2006, revelam espectro genotípico abrangente, e mesmo singular no contexto global, compreendendo amostras designadas "comuns", e, em expressiva escala, as "incomuns". As configuradas "comuns", que reúnem os tipos P[8] G1, P[8]G3, P[8]G4 e P[4]G2, correspondem a 43,5% do total de rotavírus detectados (n = 741), observando-se a predominância do primeiro, concorrendo com aproximadamente 60% dessas amostras. As frequências dos rotavírus "incomuns", não tipados, e daquelas amostras que denotam infecções mistas, assim se quantificam: 18,2; 24,8; e 13,5%, respectivamente. Os rotavírus caracterizados como G5 se constituíram em até 25% das amostras detectadas no biênio 1996 e 1997; surpreendentemente, entretanto, não se registrou a sua ocorrência em períodos subsequentes. A partir do final da década de 1990, a detecção de amostras dotadas da especificidade G9 se vem registrando de forma mais amiúde, mesmo em combinações não usuais. Em ampla revisão, conduzida por Leite et al. (2008), avaliaram-se 2.691 amostras positivas para rotavírus do grupo A, obtidas por vários grupos no Brasil, abrangendo o período de 1982 a 2007. De modo geral, identificaram-se os tipos G1 (43%), G9 (20%), G2 (9%), G3 (6%), G4 (4%) e G5 (5%), com o restante, indicando infecções mistas (mais de um sorotipo no mesmo espécime fecal) e amostras caracterizadas como não usuais. Particular relevância assumiu o achado configurando a ampla predominância do G2, em associação ao tipo P[4] ($\cong$75%), ao longo de 2006 e 2007; por conseguinte, sucedendo a introdução universal da vacina no setor público nacional. Em outro extenso estudo conduzido em 18 estados do Brasil, de 2005 a 2009, por conseguinte, abrangendo períodos pré- e pós-introdução da vacina contra rotavírus no país, mostrou que o tipo G2P[4] emergiu, predominantemente, de 2006 a 2008, declinando, subsequentemente, em prevalência durante 2009. Tais achados suscitaram a hipótese de uma possível pressão vacinal sobre os tipos circulantes de rotavírus, embora pareça revestir-se de mais consistência o caráter flutuante, que assume a ocorrência dos sorotipos ao longo do tempo. Em recente análise sobre a evolução epidemiológica das infecções por rotavírus no Brasil, compreendendo uma década pós-introdução da vacina, Carvalho-Costa et al. (2019) demonstraram a ampla dispersão do genótipo G12P[8] de 2014 a 2015, e a emergência do G3P[8] em 2017.

No contexto pré-introdução da vacina, registre-se que na região Amazônica, estudos envolvendo comunidades urbanas revelaram, ao longo da década de 1980, e pelo menos até 1992, a predominância do tipo 1 associando-se de 50 a 70% das infecções. Durante esse período também se denotou a predominância do tipo 1 ao longo do primeiro ano de vida, prevalecendo o tipo 2, no segundo. Caracterizavam-se como raros os tipos 3 e 4 na Amazônia, na era pré-vacinação contra rotavírus, embora caibam observações resultantes de estudos hospitalares levados a efeito em Belém, no Pará, de março a setembro de 1988, revelando predominância dessa variedade antigênica. Investigações subsequentes levadas a efeito na mesma cidade, entretanto, denotaram a predominância do tipo 2, tanto no âmbito hospitalar quanto na comunidade, concorrendo com cerca de 80% das infecções. No curso de estudo (2001 a 2003) com uma candidata a vacina contra rotavírus em Belém, entretanto, assinalou-se nítida predominância do tipo emergente G9, representando 80% das amostras devidamente caracterizadas. Entre neonatos hospitalizados em Belém, no Pará, rotavírus caracterizados como P[6]G2 predominaram amplamente a quase totalidade associada a formas inaparentes de infecção. Acresçam-se investigações conduzidas em São Paulo, no Brasil, estabelecendo que a gravidade da doença causada pelos rotavírus não guarda qualquer relação com os genótipos G e P da amostra viral. À semelhança do que se observa em todo o país, assim como aparentemente no contexto continental, o G2 representava o tipo predominante na região Amazônica, desde 2006, quando houve a adoção da vacina pelo Programa Nacional de Imunizações (PNI), fato associado ao seu caráter sazonal de ocorrência ou, como postulam alguns, ao reflexo de possível pressão seletiva induzida pela vacina.

Parece não haver correlação consistente entre determinado(s) sorotipo(s) G e infecções aparentes ou assintomáticas, embora alguns investigadores associem o tipo G9 a quadros clínicos mais graves. As reinfecções, porém, envolvem, na maioria dos casos, variedades antigênicas distintas, sendo que a infecção primária via de regra, reveste-se de maior gravidade clínica que a subsequente, não raro de incidência no primeiro ano de vida da criança.

A determinação dos subgrupos e eletroferótipos também se constituiu em objeto de investigação epidemiológica no contexto global. A ampla predominância do subgrupo II (correspondente, em geral, ao eletroferótipo longo), em relação ao subgrupo I (perfil genômico usualmente curto), parece assumir configuração universal. Expressiva parcela dos estudos indica que aproximadamente 3/4 das amostras de rotavírus excretadas por crianças pertencem à primeira variedade. No Brasil, várias investigações sustentam tais resultados. Na Amazônia se demonstrou a maior prevalência de amostras pertencentes ao subgrupo II, ou seja, perfil eletroforético longo, assim como nas regiões Sul e Nordeste do país. A partir de 2006, entretanto, à mercê da reemergência do sorotipo G2 (subgrupo I), predominam amplamente as amostras que exibem perfil eletroforético curto.

No que concerne aos rotavírus designados atípicos, assumem importância como patógenos para o homem os integrantes dos grupos B e C. O primeiro, associado a extensas epidemias registradas principalmente em território chinês,

produzindo quadros diarreicos graves entre adultos e crianças. O segundo, investigado em várias regiões do mundo, relaciona-se via de regra, a quadros autolimitados na infância, com possível transmissão a partir dos suínos. A associação dos rotavírus do grupo C aos surtos em comunidades fechadas (famílias, creches etc.) também denota característica epidemiológica marcante em escala global. Ressalte-se que a importância em saúde pública desses agentes, ainda requer confirmação por meio de investigações mais amplas e sistemáticas, também explorando as possibilidades da transmissão a partir dos animais peridomésticos, como porcos.

Já que os rotavírus infectam uma enorme variedade de mamíferos e aves, alguns postulam as chances de transmissão entre espécies. Sustenta-se que tal situação ocorre raramente em natureza, exceção aplicável ao grupo C, que ocorreria a partir dos suínos para seres humanos. Há registros, ainda, sustentando a transmissão para o homem a partir de felinos e bovinos.

Estudos em voluntários indicam que a via fecal-oral representa o mecanismo básico de propagação inter-humana dos rotavírus. Estima-se que esses agentes virais sejam excretados em concentrações que alcançam um trilhão de partículas por mililitro do espécime fecal durante a fase aguda da diarreia, estimando-se em apenas 10 vírions o número mínimo para iniciar a infecção. Tais parâmetros, associados à sua notória estabilidade físico-química, representam os determinantes da alta transmissibilidade desses vírus, particularmente em locais que ensejam contatos inter-humanos frequentes, como creches e enfermarias pediátricas. Postula-se ainda que a transmissão dos rotavírus ocorra a partir de secreções respiratórias; entretanto, esse possível mecanismo alternativo carece de experimentos convincentes. O pico de incidência das infecções durante o inverno nos países de clima temperado, bem como a frequente observação de manifestações respiratórias nos indivíduos infectados, representariam evidências dessa postulada via da dispersão viral. A água e os alimentos contaminados também exercem importante papel na disseminação dos rotavírus, particularmente em situações epidêmicas, como os extensos surtos de gastroenterite, registrados em populações indígenas amazônicas. Estima-se que o período de incubação varie de 1 a 3 dias, denotando-se a máxima excreção viral no 3º/4º dias que sucedem o aparecimento dos primeiros sintomas e sinais. Ressalte-se que a detecção dos rotavírus nos espécimes fecais pode ocorrer mesmo após a completa resolução clínica do quadro diarreico.

FISIOPATOLOGIA E IMUNIDADE

Os rotavírus, após ultrapassarem as barreiras de defesa do trato gastrointestinal, via mecanismos ainda não suficientemente elucidados, acoplam-se aos enterócitos diferenciados situados no topo das microvilosidades do intestino delgado, particularmente no jejuno, sobrevindo a internalização e hiperplasia das criptas. O modo como esses vírus invadem o intestino parece envolver a mediação de receptores como as células "M", que recobrem os folículos linfoides da mucosa intestinal, importantes no transporte transepitelial de moléculas. Vários experimentos envolvendo modelos animais sustentam a existência de receptores presentes na superfície celular, destacando-se, nesse contexto, lactase, gangliosídeos, glicoproteínas, galactose, ácido siálico, integrinas e antígenos de grupos sanguíneos expressos (HBGA) na superfície de células das mucosas; nesse contexto, registre-se que o processo de adsorção dos rotavírus às células dos hospedeiros decorre de mediação via proteína VP4, particularmente através do seu domínio VP8*.

A replicação viral evolui no sentido cefalocaudal, ao longo de 1 a 2 dias, estendendo-se até o íleo. Estudos histológicos e ultraestruturais de fragmentos do intestino delgado, provenientes de animais e – mais raramente – crianças infectadas por esses vírus, evidenciaram alterações diversas. Nesse contexto destaquem-se: graus variáveis de atrofia vilositária focal; transformação cuboidal das células epiteliais; hiperplasia das criptas de Lieberkhün; relação vilo-cripta reduzida; e aumento do infiltrado inflamatório da lâmina própria. Essa última alteração é, via de regra, leve, comparativamente ao processo inflamatório envolvendo outros enteropatógenos, notadamente aqueles bacterianos.

Nas células absortivas são descritas, ainda: dilatação do retículo endoplasmático, tumefação das mitocôndrias, vacuolização citoplásmica e destruição das microvilosidades. Os enterócitos, particularmente aqueles localizados no terço superior das vilosidades intestinais, e que contêm partículas virais no seu interior, rompem-se e são eliminados em direção ao lúmen, sobrevindo a sua substituição por células absortivas imaturas, procedentes das criptas. Estas, os enteroblastos, caracterizam-se por apresentar número reduzido de microvilosidades, conservando, não obstante, sua propriedade secretora. Esse conjunto de eventos também compreende a depressão no nível da NaK-ATpase, enzima localizada na membrana basolateral dos enterócitos e responsável pelo processo ativo de absorção intestinal do sódio acoplado à glicose. Atualmente, reconhece-se o fato de que não há uma correlação clara entre o grau das alterações histopatológicas e a gravidade da doença diarreica associada aos rotavírus.

Apesar de bem documentadas as alterações morfológicas intestinais decorrentes da infecção por rotavírus, os efetivos mecanismos desencadeantes da diarreia propriamente dita ainda se revelam passíveis de discussão. Em experimentos envolvendo animais, por exemplo, observa-se que a absorção de água – assim como a do sódio acoplado à glicose – se reduz. Outro achado digno de nota reside no sensível declínio da atividade inerente às dissacaridases (principalmente a lactase), responsáveis pela digestão da lactose, importante carboidrato na dieta de lactentes jovens. A hidrólise enzimática dos dissacarídeos se reduz, por conseguinte, restringindo o processo de desdobramento em monossacarídeos, forma pela qual se processa a absorção do açúcar. Disso decorre um aumento da osmolaridade no lúmen intestinal e, consequentemente, do afluxo de líquido, daí se estabelecendo diarreia de natureza osmótica. O açúcar não absorvido pode sofrer a ação das bactérias que colonizam as porções mais distais do intestino, resultando na eliminação das fezes dotadas de pH ácido e/ou com positividade para substâncias redutoras.

As alterações morfológicas e/ou funcionais anteriormente descritas interferem na permeabilidade intestinal a substâncias de diferentes pesos moleculares. Assim sendo, a má absorção da D-xilose e a maior permeabilidade às macromoléculas podem desencadear intolerância alimentar às proteínas heterólogas da dieta, prolongando o quadro diarreico. Registre-se que a resolução do quadro diarreico se estabelece gradativamente, uma vez desencadeada a substituição dos enterócitos sujeitos à lise por enteroblastos oriundos das criptas.

A natureza multifatorial da patogênese das infecções por rotavírus também se consubstanciou a partir de experimentos envolvendo modelos animais murinos. Com efeito, emergiram evidências quanto ao papel enterotoxigênico exercido pela proteína não estrutural NSP4 dos rotavírus, sobrevindo quadro diarreico de natureza secretora. Em síntese, as células infectadas por rotavírus segregam a proteína NSP4, a qual, uma vez liberada acoplar-se-ia aos receptores de outros enterócitos não infectados. Como consequência, adviriam os eventos sintetizados a seguir: (a) desestabilização da membrana; (b) aumento das concentrações do íon cálcio oriundo do retículo endoplásmico; e (c) efluxo exacerbado dos íons cloreto e da água para o lúmen intestinal (Figura 25.5). Atualmente, se reconhece a NSP4 como a primeira enterotoxina viral descrita, propriedade que se acresce ao seu papel como mediadora da replicação viral e morfogênese. Além da NSP4, destaquem-se como determinantes de virulência as proteínas virais VP3, VP4, NSP1, VP6, VP7, NSP2 e NSP3. Assim se distribuem as propriedades inerentes a esses fatores: eficiência da replicação viral (VP3, NSP2, VP6, NSP3); bloqueio da síntese proteica intracelular (NSP3); propagação extraintestinal dos rotavírus (NSP3 e VP7); e produção do interferon (NSP1).

Os achados mais recentes no tocante ao mecanismo da diarreia por rotavírus configuram o envolvimento do sistema nervoso autônomo intestinal. Resumidamente, sustenta-se haver a síntese de citocinas, prostaglandinas e óxido nitroso pelo enterócito infectado, induzida pela NSP4. Uma vez que os neurônios são dotados de receptores para tais substâncias, sobrevém a despolarização da membrana e incremento no efluxo de fluidos e eletrólitos para o lúmen intestinal. Recentemente, se elucidou a patogênese dos vômitos na gastroenterite por rotavírus, sintetizando-se os eventos envolvidos, como: (a) infecção das células enterocromafins presentes no epitélio que reveste o lúmen do trato digestivo; (b) estímulo à produção da 5-hidroxi-triptamina (serotonina); (c) ativação dos nervos aferentes vagais; e (d) consequente estímulo das estruturas do tronco cerebral que controlam o sintoma específico.

Um número ainda limitado de investigações ofereceu evidências no tocante à disseminação hematogênica dos rotavírus a partir do sítio primário da infecção no intestino delgado, fato que evoca novos paradigmas na patogênese da infecção. Com efeito, há registro da detecção, tanto do RNA como das partículas virais com potencial infeccioso, em amostras de soro, líquido cefalorraquidiano, fígado, coração, pulmão e rins. Conquanto o significado clínico da dispersão viral extraintestinal ainda reserve controvérsias no tocante aos indivíduos imunocompetentes, sabe-se que naqueles imunodeprimidos a replicação viral pode ocorrer, entre outros sítios anatômicos, no fígado, vias biliares e pâncreas. Daí, eventualmente adviriam quadros de atresia biliar e pancreatite.

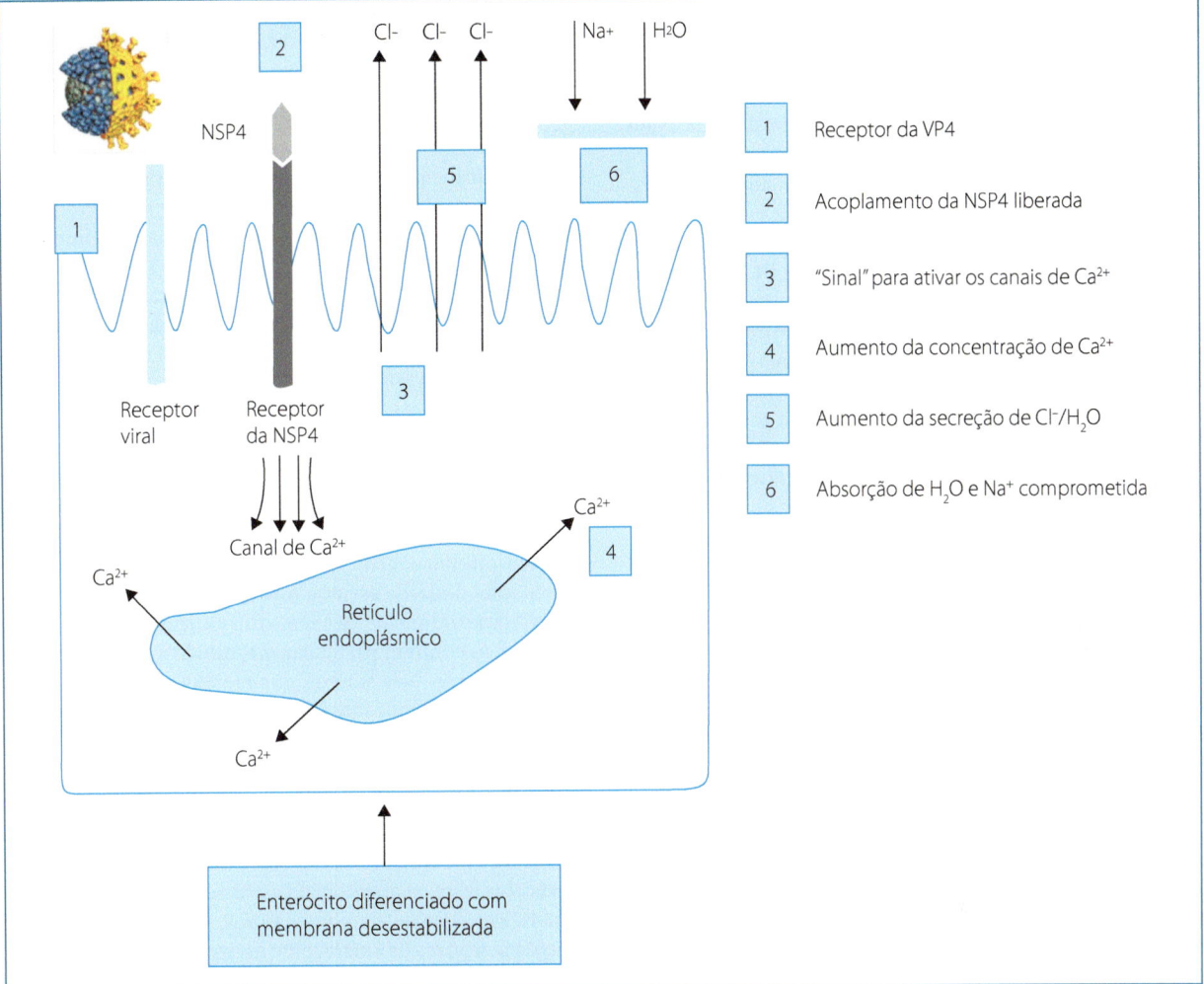

FIGURA 25.5 Representação esquemática do proposto mecanismo secretor induzido pela proteína NSP4 durante a diarreia por rotavírus. *Fonte:* Adaptada de Estes et al., 2001.

Apesar de já haverem transcorrido pelo menos quatro décadas desde a descoberta dos rotavírus, os mecanismos envolvidos na resposta imune às infecções ainda se constituem em objeto de controvérsia, apesar de já definido o papel das proteínas VP7 e VP4 como principais indutoras da produção dos anticorpos neutralizantes.

A rigor, ainda persistem controvérsias acerca dos efetivos determinantes de proteção, não obstante haja indicadores convincentes do papel exercido pelos anticorpos humorais e aqueles locais, produzidos na mucosa intestinal. Acresça-se a tais mecanismos a imunidade mediada por células, particularmente no tocante à resolução do quadro diarreico. Recentes e relevantes achados denotam que a infecção natural por rotavírus confere proteção contra doença subsequente, daí o fato de o primeiro episódio, não raro, se revestir de maior gravidade clínica.

Cada vez mais se consolidam as evidências, atribuindo papel protetor à imunoglobulina A (IgA), produzida por linfócitos B diferenciados presentes na lâmina própria intestinal, conquanto tal propriedade pareça assumir caráter transitório.

Quanto aos anticorpos circulantes (classes IgA ou IgG), associam-se os seus elevados níveis à proteção contra a diarreia, em indivíduos infectados pelos rotavírus, particularmente aqueles episódios graves. Assinale-se que a IgA presente no lúmen intestinal, a mercê do fenômeno da transudação, em essência, reflete os níveis séricos dessa imunoglobulina. Em termos gerais, admite-se que participam desse processo os anticorpos específicos das classes IgA e IgG, dirigidos às proteínas VP7, VP4, VP6 e a NSP4. Postula-se, entretanto, que a imunidade intestinal, particularmente dependente da IgA secretora específica, constitua-se no principal mecanismo de proteção. Recentemente, se demonstrou que anticorpos da classe IgA específicos para a VP6 atravessam a membrana basolateral dos enterócitos, via mecanismo denominado transcitose e mediado pela proteína receptora J, daí formando complexos com rotavírus incompletos (apenas dupla camada proteica) liberados a partir do viroplasma. Tal mecanismo interrompe o processo de maturação viral que culminaria com partículas completas. Configura-se, por conseguinte, um processo de neutralização intracelular.

A resposta imune na infecção viral pode apresentar-se tanto homotípica, isto é, sorotipo-específica, quanto heterotípica. Nesta, a infecção por um determinado sorotipo se acompanha da produção de anticorpos também contra outros, daí advindo resposta imune heteróloga. As primeiras infecções por rotavírus em geral, determinam uma resposta predominantemente homotípica em termos de anticorpos neutralizantes para a proteína VP7, assim como heterotípica diante da VP4. Nas reinfecções, entretanto, amplia-se o espectro dessa resposta em relação à primeira proteína, compreendendo vários tipos G, fato não observado em relação à reatividade cruzada induzida pela proteína VP4. Cabe assinalar que vários rotavírus pertencentes a tipos G distintos, reservam entre si proteínas idênticas dos pontos de vista sorológico e genotípico, característica potencialmente determinante da proteção cruzada. À luz dessas observações, assinale-se estudo envolvendo crianças mexicanas, cuja primeira infecção natural por rotavírus, via de regra, se caracterizava por sintomatologia mais grave; duas infecções, entretanto, confeririam proteção completa frente às gastroenterites moderadas a graves. Investigações recentes levadas a efeito na Índia, entretanto, sugerem que a imunidade natural frente à doença por rotavírus pode requerer um número de infecções sucessivas maior do que aquele registrado no México, condição aparentemente relacionada com as regiões menos desenvolvidas do planeta, onde fatores como desnutrição, presença de múltiplos enteropatógenos entéricos e outros podem interferir na resposta imune. A par disso, registrem-se investigações procedidas com crianças de Belém, no Brasil, demonstrando que a resposta imune heterotípica induzida, na vigência de uma infecção primária por rotavírus, também se pode constituir em uma propriedade intrínseca da cepa viral.

Há evidências crescentes quanto à importância que exerce a imunidade mediada por células, em particular no tocante à eliminação dos vírions infectantes na mucosa intestinal. Tal processo de clearance viral envolve, principalmente, os linfócitos citotóxicos T CD8+ e CD4+ do trato gastrointestinal. Em síntese, postula-se que linfócitos B e T assumem importância no contexto da resposta imune frente à infecção por rotavírus. Os primeiros se associam à produção dos anticorpos específicos das classes A (IgA) e G (IgG), concorrendo para a proteção face à doença subsequente por rotavírus, enquanto os outros promovem a resolução do processo infeccioso propriamente dito.

Os anticorpos maternos adquiridos passivamente – via placentária ou pela secreção láctea – parecem justificar os quadros de infecção assintomática, via de regra, observados entre crianças com idades inferiores a 3 meses. Além das imunoglobulinas específicas de origem materna, sustenta-se que fatores não imunes, como certas glicoproteínas, concorrem para o potencial protetor atribuído ao leite humano.

Alguns estudos propõem concentrações específicas de anticorpos humorais como indicadores de resposta imune protetora. Nesse contexto destaquem-se: (a) coproanticorpos da classe IgA em títulos > 1:80; (b) IgA humoral específica, > 1:200; e IgG para rotavírus no soro em níveis superiores a 1:800. Não obstante, tal proposição de caráter quantitativo, o tema ainda persiste no terreno das controvérsias.

Paralelamente à proteção conferida pelo sistema imune, admite-se que a suscetibilidade à infecção também seja modulada por determinantes não imunológicos, como a presença de ácido gástrico e a expressão diferencial de receptores específicos no intestino como o HBGA.

QUADRO CLÍNICO

Os principais sintomas observados durante a infecção causada por rotavírus são comuns a outros patógenos de ação intestinal, entretanto, nas rotaviroses, o quadro clínico costuma ser mais pronunciado e manifestar-se sob a tríade clássica composta por febre, vômitos e diarreia, os quais podem apresentar-se de forma combinada ou isoladamente. Após um período de incubação de aproximadamente 48 horas, a doença se inicia com o aparecimento súbito de vômitos e febre, que geralmente precedem a diarreia em 24 a 48 horas.

O espectro clínico das infecções causadas por rotavírus é bastante amplo e pode manifestar-se de forma assintomática, subclínica ou quadros graves. As complicações advindas do quadro infeccioso abrangem desidratação aguda, desequilíbrio eletrolítico, distúrbios metabólicos e choque hipovolêmico, com desfecho eventualmente fatal, dependendo da idade, situação imunológica e acesso do paciente ao atendimento médico, assumindo particular magnitude nos países em desenvolvimento. Nos adultos, os sintomas, geralmente, se expressam com menor intensidade, podendo representar fonte de transmissão para crianças suscetíveis.

Nos três primeiros meses de vida, são observados sintomas gastrointestinais mais brandos, possivelmente pela presença de anticorpos maternos adquiridos por via transplacentária. Embora durante o período neonatal predominem as infecções leves ou assintomáticas, há relatos de casos graves e fatais, especialmente em prematuros, além da possível associação a quadros de enterocolite necrosante.

A primoinfecção pelos rotavírus acomete, mais frequentemente, a faixa etária compreendida entre os 6 meses e 2 anos de idade, quando se manifesta com quadro clínico de maior intensidade. Le Saux et al. (2010), em estudo envolvendo 1.359 crianças canadenses hospitalizadas, com infecção por rotavírus, demonstraram que 60% dos casos ocorriam em pacientes com até 2 anos de idade, e a maioria (69%) apresentava febre, vômito e diarreia associados à infecção.

Mais de 1/3 das crianças com gastroenterite por rotavírus evolui com febre acima de 39 °C. O aparecimento da febre está relacionado com a ação de citocinas pró-inflamatórias (TNF-α, IL-1 e IL-6), denominadas pirogênicas, secretadas a partir de macrófagos ativados no início da infecção, o que contribui para a indução da resposta imune inata e adaptativa no paciente.

Em muitos casos, o vômito é o primeiro sintoma apresentado pela criança, podendo ser de caráter incoercível e culminando com quadro de desidratação aguda grave. Acredita-se que os vômitos sejam causados pela ativação de receptores 5 HT3, presentes no intestino, e níveis elevados de serotonina, liberados a partir de células enterocromafins originando estímulos emetogênicos transmitidos por fibras vagais aferentes até o bulbo cerebral.

A diarreia apresenta caráter secretor e caracteriza-se por ser profusa, de consistência aquosa ou semilíquida. A presença de sangue nas fezes é incomum e sugere associação a patógenos enteroinvasivos.

O dano produzido pelos rotavírus na mucosa intestinal pode acarretar em redução da atividade da lactase e induzir ao aparecimento de diarreia osmótica, caracterizada por evacuações líquidas volumosas, explosivas, de odor fétido, acompanhadas de distensão abdominal e cólicas. Na Índia, um estudo conduzido por Borade et al. (2010) revelou que 73% de crianças tinham intolerância à lactose durante o episódio diarreico associado aos rotavírus.

Em crianças que receberam transplante de órgãos e naquelas portadoras de imunodeficiência congênita ou adquirida, as infecções por rotavírus apresentam maior gravidade e doença de curso mais prolongado, podendo ocorrer comprometimento de múltiplos órgãos, particularmente os rins e o fígado.

A desidratação de intensidade moderada a grave é a complicação mais frequente, durante a gastroenterite aguda por rotavírus, causando necessidade de reposição endovenosa de fluídos e frequentemente à hospitalização. Os distúrbios eletrolíticos e metabólicos, como hipocalemia, hipernatremia, hipoglicemia e acidose metabólica podem requerer cuidados de terapia intensiva e permanência hospitalar prolongada.

Os sintomas gastrointestinais têm evolução autolimitada e duram em média 3 a 7 dias, período no qual ocorre a maior excreção viral. Eventualmente alguns pacientes podem persistir com sintomas por até três semanas, evoluindo com diarreia protraída, passível de ocorrência inclusive em crianças imunocompetentes.

As convulsões são as manifestações neurológicas descritas com maior frequência em crianças com diarreia por rotavírus, podendo ocorrer até o terceiro dia de doença. Recentes relatos apontam esse agente viral como o mais comumente associado às convulsões afebris benignas, as quais, na maioria das vezes, são crises convulsivas tônico-clonicas generalizadas, podendo ser focais inicialmente, únicas ou agrupadas em 3 a 6 episódios, nas 24 horas seguintes à primeira convulsão, com duração aproximada entre 30 segundos a 10 minutos, podendo manifestar-se em crianças previamente saudáveis e menores de 3 anos de idade.

Há relatos de complicações neurológicas durante o episódio de gastroenterite aguda pelos rotavírus em vários países, inclusive com a identificação de RNA do vírus no líquido cefalorraquidiano de pacientes que passaram a ter convulsões, encefalites, meningoencefalites e cerebelites. A maioria desses pacientes apresentou prognóstico favorável e recuperação total, entretanto, foram descritos casos de duração prolongada com déficits neurológicos residuais e morte.

Manifestações clínicas extraintestinais associadas a infecções causadas por rotavírus, como atresia biliar, otite média, intussuscepção, quadros respiratórios, coagulação intravascular disseminada, doença de Kawasaki, síndrome de Reye, hepatite transitória, exantema súbito e enterocolite necrosante, vêm sendo descritas na literatura, assumindo-se a premissa de que os rotavírus, talvez não se restrinjam apenas à mucosa intestinal. Há trabalhos publicados revelando a presença de sintomas respiratórios associados a 30 a 50% dos pacientes com gastroenterite aguda causada por rotavírus.

Desde 2003, estudos conduzidos por Blutt et al. documentaram a presença de RNA e de antígenos de rotavírus no sangue de crianças e de animais com diarreia. A antigenemia seria considerada uma etapa natural e silenciosa da infecção aguda por rotavírus, talvez o fator determinante, na gravidade das manifestações clínicas, especialmente naqueles países onde existe elevada taxa de mortalidade associada a condições imunossupressoras como a desnutrição. No entanto, relatos de possível infecção por rotavírus em sítios extraintestinais têm sido descritos também entre crianças imunocompetentes e animais infectados experimentalmente.

Atualmente se considera que a antigenemia seja manifestação frequente, ocorrendo em 64 a 95% das crianças, durante a fase aguda da gastroenterite associada ao rotavírus. Embora os níveis de antígeno e RNA virais encontrados no sangue sejam muito menores do que aqueles observados nas fezes, questiona-se o papel desse achado na determinação de doença mais grave.

Um estudo em animais demonstrou que a replicação do rotavírus no intestino delgado seria anterior ao aparecimento do antígeno e do RNA viral no sangue. A intensa replicação viral produziria danos ao epitélio intestinal, favorecendo a disseminação do vírus via corrente sanguínea.

Diversos estudos correlacionam a antigenemia e/ou RNA viral no sangue à presença de quadro diarreico. Níveis máximos de antígenos no sangue foram detectados no segundo dia de doença, havendo declínio progressivo até o sexto dia, quando se tornaram indetectáveis. Contudo, a presença de RNA no sangue foi registrada, mesmo na ausência de excreção do rotavírus nas fezes, o que poderia sugerir replicação viral em outros locais além do intestino delgado.

A imunidade do hospedeiro parece ter uma importante relação aos níveis de antigenemia. Presume-se que anticorpos circulantes adquiridos por via transplacentária, aleitamento materno ou após exposição prévia ao rotavírus facilitariam a remoção dos antígenos e dsRNA viral circulantes no sangue, reduzindo a possibilidade de replicação sistêmica. Alguns trabalhos publicados demonstraram que crianças com elevados níveis séricos de IgA e IgG contra o rotavírus apresentavam menor antigenemia.

Estudos correlacionando antigenemia com a gravidade das manifestações clínicas nas infecções por rotavírus, revelaram que crianças com antigenemia apresentavam escores de gravidade clínica mais acentuados. No Japão, Sugata et al. (2007) e Fujita et al. (2010) correlacionaram a ocorrência de febre e convulsões, respectivamente, com a presença de antigenemia causada por rotavírus. No Brasil, pesquisa conduzida no Instituto Evandro Chagas/SVS/MS (Belém, Pará) por Justino et al. (2019, submetido) demonstrou a presença de antigenemia em 38,5% (42/109) das crianças com gastroenterite aguda causada por rotavírus, além da maior frequência de episódios de vômitos naqueles com detecção de RNA viral concomitante nas fezes e no soro (p = 0,0035). Crianças que não foram vacinadas contra rotavírus apresentaram antigenemia com diferença estatisticamente significativa em relação àquelas que receberam pelo menos uma dose da vacina (p = 0,0151).

Em que pese os achados ainda limitados, novos estudos acerca da antigenemia e da circulação sistêmica dos rotavírus contribuirão substancialmente para o melhor conhecimento sobre a patogênese e a apresentação clínica da infecção, podendo vir a influenciar no controle e prevenção das gastroenterites agudas na infância.

DIAGNÓSTICO LABORATORIAL

Não obstante o exame clínico ofereça evidências da infecção por rotavírus, a confirmação em bases laboratoriais assume importância na medida em que outros enteropatógenos (p. ex., *Escherichia coli* enterotoxigênica) podem concomitantemente concorrer para etiologia da síndrome diarreica. A par disso, a pronta detecção de rotavírus, a mercê do julgamento médico, pode evitar uma eventual antibioticoterapia desnecessária. O período ideal para a detecção daqueles vírus em espécimes fecais se situa entre o 1º e o 4º dias de doença, quando se registra o pico de excreção.

Atualmente, várias técnicas possibilitam o diagnóstico das infecções por rotavírus, com relativa precisão e rapidez. A seguir, descrevem-se sucintamente os procedimentos de aplicabilidade mais ampla, a maioria com base na detecção da proteína VP6 dos rotavírus integrantes do grupo A.

O ensaio imunoenzimático (Elisa) representa o método de escolha para a detecção de antígenos virais nos espécimes clínicos. Constitui-se em técnica prática e sensível, possibilita o exame de várias amostras simultaneamente e, em geral, os produtos comerciais disponíveis incluem anticorpos policlonais ou monoclonais dirigidos ao antígeno comum VP6 dos rotavírus pertencentes ao grupo A. Não obstante haja testes imunoenzimáticos desenvolvidos para detecção dos grupos B e C de rotavírus, a sua aplicação se restringe a alguns centros de pesquisa. No Brasil, Pereira et al. (1985) produziram um *kit* para detecção simultânea de rotavírus e adenovírus (EIARA, FIOCRUZ), porém não mais produzido no país. Cabe mencionar a disponibilidade, em escala limitada, de alguns kits comerciais contendo anticorpos monoclonais específicos para a proteína VP7 dos rotavírus, ensejando a classificação desses agentes em subgrupos e sorotipos.

A aglutinação de látex também se constitui em técnica importante no diagnóstico dos rotavírus, além da imunocromatografia; ambos os procedimentos envolvem microesferas (ou outro substrato sólido) sensibilizadas com anticorpos. Esse método também detecta antígenos virais nas fezes, possui sensibilidade comparável à da técnica imunoenzimática e oferece resultados rápidos.

A par das técnicas anteriormente descritas, reconhecidas como de grande utilidade na prática clínica, outras metodologias se aplicam primariamente à pesquisa científica. Nesse contexto, destacam-se a microscopia eletrônica (ME) ou imunomicroscopia eletrônica (IME) usadas como métodos pioneiros no diagnóstico dos rotavírus, principalmente diante de resultados conflitantes a partir de outros procedimentos laboratoriais. A ME possibilita a detecção das partículas virais nas fezes, possui elevada especificidade, além de propiciar rapidez diagnóstica; acresça-se que também permite a visualização dos rotavírus não pertencentes ao grupo A. A IME, por sua vez, consolida a especificidade do achado, já que se fundamenta na utilização de antissoros hiperimunes específicos determinantes da agregação das partículas virais. As restrições quanto ao seu uso, porém, residem no alto custo do

equipamento, na necessidade de técnicos devidamente qualificados e no fato de não ser prática, se considerados exames em larga escala. Via de regra, a observação direta das partículas virais requer o uso de contraste negativo do material sob exame com fosfotungstato de potássio ou outro corante apropriado, estimando-se em 100 mil vírions por mililitro de fezes, a concentração mínima necessária ao diagnóstico.

A eletroforese em gel de poliacrilamida (EGPA) representa método específico, mas pouco sensível para detecção do RNA viral, além da simplicidade inerente à sua execução. Esse procedimento possibilita a identificação de perfis genômicos das amostras virais, mesmo daqueles rotavírus caracterizados como atípicos, ou seja, integrantes dos grupos B, C, D, E, F, G, H ou I. O padrão de migração dos segmentos genômicos (eletroférotipos) se revela útil ao avaliar-se a diversidade dos rotavírus circulantes. Essa característica reserva importância em termos epidemiológicos, particularmente na vigência de situações epidêmicas, seja no âmbito comunitário, seja no hospitalar. A par de exibir eletroférotipos "longos" e "curtos" entre as amostras de ocorrência usual (Figura 25.3), além do designado perfil "supercurto", o EGPA enseja a detecção dos rotavírus atípicos, notadamente aqueles que infectam animais; estes, aliás, não diagnosticados por métodos sorológicos rotineiros. Presentemente, são propostas variantes da técnica original, com o propósito de abreviar o seu tempo de execução.

Ao longo das três últimas décadas, se introduziram gradativamente procedimentos diagnósticos modernos, com base na biologia molecular, empregados para a detecção do genoma viral. A sua aplicação, entretanto, ainda se restringe, em larga escala, à pesquisa científica. Nesse contexto merecem destaque: hibridização (ou dot blot); reação em cadeia da polimerase precedida da transcrição reversa (RT-PCR).

O procedimento de hibridização molecular se baseia na utilização de sondas do RNA, marcadas com enzimas ou radioisótopos, que se ligam a fitas complementares do DNA-alvo do vírus, o qual se transferiu para uma membrana de nylon, formando híbridos (RNA-DNA). A captura desses complexos envolve o uso de anticorpos marcados com a fosfatase alcalina e via quimioluminescência. A RT-PCR, por sua vez, exibe altas sensibilidade e especificidade, fundamentando-se, em geral, na amplificação enzimática dos genes 9 (tipos G) e 4 (tipos P). Esse processo requer a utilização de primers específicos (sondas moleculares), ou seja, sequência de bases homólogas àquelas contidas em RNA, presente no espécime clínico investigado. A RT-PCR aplicada à detecção dos rotavírus denota sensibilidade 100 mil vezes superior àquela da EGPA, além de representar recurso relevante nos estudos epidemiológicos, já que permite a identificação dos genótipos circulantes com base nas especificidades das proteínas VP4 e VP7 (Figura 25.6). Registre-se que, presentemente, a RT-PCR constitui o procedimento caracterizado padrão de referência no campo do diagnóstico das infecções por rotavírus. Uma variação dessa técnica consiste na PCR quantitativa (qRT-PCR), oferecendo várias vantagens sobre os tradicionais testes de RT-PCR, incluindo aumento da sensibilidade, maior rendimento, tempo de resposta mais rápido e quantificação de cargas virais. Uma variedade de métodos de qRT-PCR foi desenvolvida visando a detecção dos genes VP2, VP4, VP6, VP7, NSP3 e NSP4.

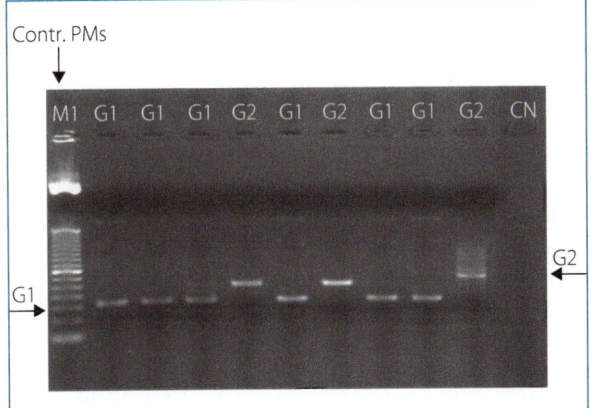

FIGURA 25.6 Eletroforese em gel de agarose exibindo genótipos G (VP7) de rotavírus detectados em Belém, no Pará, Brasil: seis amostras G1 [158 pares de base (bp)], e três G2 [244 bp]. PM1 denota padrão de peso molecular (50-bp *marker*) e CN, controle negativo.
Fonte: Acervo da autoria.

Outras técnicas presentemente utilizadas com vistas à análise genética dos rotavírus consistem no sequenciamento de nucleotídeos e *microarray*. Elas são bastante sensíveis e capazes de discriminar infecções mistas por diferentes genótipos de rotavírus do grupo A, porém, a corrente aplicação desse procedimento se restringe à investigação científica.O isolamento dos rotavírus pode ocorrer em culturas celulares com a utilização de linhagens MA104 (oriundas de rim de macaco) e CaCo-2 (células de carcinoma da cérvice uterina). Como o efeito citopatogênico, em geral, se apresenta sutil utiliza-se a imunofluorescência para a identificação, observando-se típico padrão granular citoplásmico. Como a propagação do vírus evolui de forma bastante lenta, o método não possui valor prático para diagnóstico, portanto, limita-se à investigação científica.

Aos procedimentos anteriormente descritos, voltados à detecção das partículas virais, antígenos ou ácido nucleico, somam-se os métodos sorológicos, conquanto a sua aplicação não apresente valor prático como recurso diagnóstico. Em geral, se utiliza a técnica imunoenzimática para a mensuração dos níveis séricos das imunoglobulinas G ou A, estabelecendo-se o diagnóstico a partir da elevação das concentrações desses anticorpos. Nos testes envolvendo vacinas contra rotavírus, em geral, se utilizam métodos que detectam imunoglobulinas específicas para rotavírus, das classes IgG e IgA, além dos anticorpos neutralizantes visando à caracterização da resposta imune específica em relação aos tipos vacinais.

TRATAMENTO

Após ser estabelecido o diagnóstico de gastroenterite por rotavírus e ser realizado o exame físico completo com definição do estado de hidratação, deve ser seguido o esquema clássico de tratamento distribuído em plano A, B ou C da OMS, segundo a presença e a gravidade da desidratação. O tratamento baseia-se na hidratação oral ou parenteral para prevenção e/ou correção da desidratação e de distúrbios hidroeletrolíticos.

Na prevenção da desidratação, deve-se optar por soros com menor concentração de sódio. Caso sejam utilizados os sais de reidratação oral distribuídos pela rede pública de saúde do Brasil, com 90 µmol de sódio/L, o paciente deve receber fluídos que não contenham sódio, para evitar excessiva ingestão da substância. Não devem ser administrados refrigerantes ou sucos de fruta industrializados.

Frequentemente, se faz necessária a reposição de água e eletrólitos por via endovenosa, principalmente, mediante a ocorrência de vômitos incoercíveis. Um estudo conduzido por Wildi-Runge et al. (2009) observaram a necessidade de hidratação parenteral em 70% de 608 crianças hospitalizadas com diarreia causada por rotavírus.

As soluções mais empregadas são soro fisiológico ou Ringer lactato, 20 mL/kg de peso, administrado entre 30 minutos e 1 hora, sendo repetido até que a criança esteja hidratada, reavaliando os sinais clínicos após cada fase de expansão administrada. Para recém-nascidos e cardiopatas graves deve-se começar com 10 mL/kg de peso. Mesmo diante de quadros diarreicos acentuados, a alimentação habitual da criança e o aleitamento materno devem ser mantidos, respeitando sua aceitação e fracionando alimentos em porções oferecidas com mais frequência a fim de garantir o aporte de calorias e dos nutrientes necessários à manutenção do metabolismo basal e prevenir a perda de peso durante a infecção. O aumento da ingestão de líquidos diversos não substitui a alimentação da criança. Fórmulas lácteas especiais somente devem ser utilizadas em casos de intolerância à lactose.

A suplementação de zinco também é recomendada pela OMS para o tratamento de diarreias agudas de qualquer etiologia, em crianças com idade superior a 6 meses, em razão do seu caráter imunomodulador e papel na regeneração epitelial, durante as gastroenterites, especialmente naqueles países com elevados índices de desnutrição e deficiência de zinco. Estudos clínicos randomizados e controlados indicaram a redução da gravidade e do tempo de duração do quadro diarreico naquelas crianças que receberam suplementação com sais de zinco (gluconato, acetato ou sulfato) na dose de 10 a 20 mg/dia, durante 10 a 14 dias. No Brasil, é comercializado um soro de reidratação oral com 6 mg de gluconato de zinco em cada 100 mL. São comercializadas, também, soluções de zinco (solução com 2 mg/0,5 mL na forma de gliconato de zinco; 4 mg/mL na forma de sulfato de zinco), para serem administradas conforme as recomendações da OMS e Ministério da Saúde (MS).

Os probióticos têm se revelado uma alternativa promissora entre as terapias coadjuvantes, aliados às terapia de reidratação e manutenção da alimentação. As bactérias probióticas teriam a capacidade de alterar a composição da microflora intestinal e, dessa forma, neutralizar agentes patogênicos entéricos, além de atuar na modulação da resposta imune, exercendo efeito antidiarreico, particularmente em crianças. A administração precoce de probióticos em quadros de gastroenterite seria capaz de reduzir a duração da diarreia em 1 a 2 dias, comparativamente ao uso da terapia de reidratação oral de forma isolada. As cepas de *Lactobacillus* GG, *Saccharomyces* boulardii e *Lactobacillus reuteri* DSM 17938 têm demonstrado maior eficácia associada a menor duração da diarreia induzida pelos rotavírus. Vale lembrar que o *Lactobacillus* GG não é comercializado no Brasil.

O uso de drogas antieméticas e antidiarreicas (antiespasmódicos ou adstringentes) não é preconizado no manejo das diarreias agudas, ante a ausência de benefícios clínicos significativos e a possibilidade de desencadeamento de reações adversas graves, além de elevar os custos do tratamento em si.

Recentemente, a nitazoxanida, agente antimicrobiano indicado para o tratamento de diarreia causada por helmintos e protozoários, vem sendo aventada como possibilidade terapêutica na gastroenterite causada por rotavírus. Os estudos que avaliaram o seu uso nas rotaviroses abrangeram apenas cerca de 120 participantes de faixa etária superior a 12 anos. Recentemente, um ensaio clínico randomizado, duplo cego, foi conduzido em 50 crianças indianas com gastroenterite causada por rotavírus, na faixa etária compreendida entre 3 meses e 5 anos, cujos resultados demonstraram que o uso da nitazoxanimda oral durante 3 dias reduziu a duração dos episódios de diarreicos e da hospitalização naquela população sob estudo. Apesar de os resultados publicados (Samarendra Mahapatro et al., 2018) sugerirem redução significativa na duração da diarreia e no tempo de hospitalização, ainda se dispõe de pouca evidência científica acerca dos possíveis benefícios da sua utilização no tratamento das rotaviroses, não sendo, portanto, formalmente recomendada no manejo dessa infecção.

CONTROLE E PROFILAXIA
CONSIDERAÇÕES INTRODUTÓRIAS, VACINAS EM USO OU SOB DESENVOLVIMENTO

Atualmente, prevalece o conceito de que práticas higiênicas clássicas, como a lavagem das mãos, os cuidados com a água e os alimentos, bem como a destinação adequada de dejetos humanos e animais, parecem não determinar sensível impacto no controle e na profilaxia das infecções por rotavírus. Talvez o mais nítido indicador nesse particular represente o fato de se repetirem, a cada ano, em um cenário pré-advento da vacinação, extensas epidemias nos países desenvolvidos, não obstante os elevados padrões de saneamento e higiene aí dominantes. Daí se infere a premente necessidade de ampliar o acesso a vacinas eficazes e seguras contra o agente viral em questão.

O postulado papel profilático inerente à vitamina A, diante das doenças diarreicas (aí incluídas as associadas aos rotavírus) ainda se constitui em objeto de controvérsia. Com efeito, estudos controlados desenvolvidos na Índia, Nepal e Sudão não ofereceram evidências nítidas quanto à eventual proteção conferida por esse suplemento vitamínico.

Um recurso profilático sustentado por alguns investigadores reside no uso do leite materno contendo elevados níveis de anticorpos para rotavírus. Nesse particular, certos autores preconizam a imunização de gestantes, com o propósito de aumentar os títulos de IgA específica na secreção láctea. A eficácia desse procedimento se tem revelado particularmente nítida a partir da administração – a indivíduos imunodeficientes – de pools contendo leite humano com altos níveis de anticorpos. O uso, via oral ou parenteral, de imunoglobulinas para rotavírus por crianças hospitalizadas de baixo peso parece conferir certa proteção contra as diarreias pelos vírus em questão.

Não obstante as práticas antes configuradas, mostra-se consolidado o conceito caracterizando as vacinas como o recurso profilático mais efetivo nas diarreias por rotavírus. Historicamente, tal perspectiva se delineou com o advento das técnicas especiais, que viabilizaram a replicação viral em cultura de tecidos, no início da década de 1980.

Ao longo de pelo menos duas décadas, desenvolveram-se várias estratégias visando à obtenção dos imunizantes eficazes e seguros contra rotavírus. Nesse contexto ressalte-se todo um espectro compreendendo procedimentos desde os designados Jennerianos, em que se utilizaram vírus de origem animal, até aqueles advindos da biologia molecular. Entre essas tentativas, cabe assinalar as representadas pela literal "construção" de amostras virais geneticamente reestruturadas, envolvendo segmentos genômicos oriundos das espécies humana e animal. Tais amostras, em geral, preservam o gene associado à proteína viral VP7, de origem humana, sabidamente indutora de anticorpos neutralizantes. Os 10 genes adicionais, por sua vez, advêm de rotavírus com origem animal (bovinos ou símios), garantindo-se, com isso, a replicação da amostra nas culturas celulares. Assim sendo, viabilizou-se a "construção", por reestruturação genética, das amostras contendo VP7 dos sorotipos epidemiologicamente importantes, com vistas a preparações vacinais mono ou multivalentes.

No tocante ao supracitado procedimento Jenneriano, cabem breves informações sobre "candidatas" pioneiras, compreendendo amostras de origens bovina e símia. Compondo o primeiro grupo, destacaram-se as cepas RIT 4237 e WC3, ambas obtidas a partir de rotavírus bovinos (sorotipo G6), atenuadas via passagens sucessivas em linhagens celulares, e adaptadas a temperaturas progressivamente mais baixas. Essas candidatas à vacina, conquanto eficazes nos testes de campo levados a efeito em países desenvolvidos, falharam nas regiões tropicais. A amostra MMU 18.006 (ou RRV), de origem símia, sorotipo G3, emergiu como uma candidata promissora, na medida em que conferiu expressiva proteção contra episódios diarreicos graves. Paralelamente, entretanto, induziu importantes efeitos colaterais, principalmente a febre. A par disso, sua eficácia somente se revelou expressiva naquelas regiões onde o tipo homólogo ao da vacina G3, prevalecia.

A importância da resposta imune homotípica, evidente a partir das tentativas envolvendo rotavírus de origem animal, representou o fundamento para a produção das amostras geneticamente reestruturadas. Designaram-se tais estratégias de "Jennerianas modificadas". Do ponto de vista prático, isso envolveu primariamente o cocultivo de rotavírus com origens humana e animal, sucedendo-se seleção por anticorpos monoclonais. Inicialmente se "construíram" vacinas com especificidade antigênica monotípica, ou seja, amostras que reuniam 10 genes de origem bovina ou símia e um (o gene 9) oriundo de rotavírus humano; este, cabe ressaltar, relacionado com os sorotipos 1 ou 2. À semelhança do que se observou quanto às amostras virais de origem animal, a eficácia se restringiu aos países desenvolvidos, particularmente se prevalecia na região sob teste sorotipo homólogo àquele do imunizante em potencial.

A ideia básica suscitada por estudos anteriores, de que a proteção conferida por uma vacina assume caráter "sorotipo-dependente", alicerçou estratégia quanto a se formular um produto no mínimo tetravalente. Em síntese, preparação que contivesse amostras geneticamente reestruturadas, com especificidades antigênicas para os sorotipos G1, G2, G3 e G4. Entre as vacinas polivalentes definidas como geneticamente reestruturadas, cabe destaque à *RRV-TV* (rhesus-human, reassortant, tetravalent rotavírus vaccine), objeto de investigações em vários países. Em síntese, a formulação da RRV-TV conjugava a "amostra-mãe", de origem símia (*MMU 18.006* ou *RRV*), que corresponde ao G3, e outros três rotavírus geneticamente reestruturados. Estes, exibindo identidades antigênicas com aqueles de origem humana pertencentes aos sorotipos G1, G2 e G4. Avaliou-se a *RRV-TV* em duas concentrações distintas, quais sejam, 4×104 pfus (plaque-forming units) e 4×105 pfus; esta, correspondendo ao produto mais tarde licenciado sob a designação comercial RotaShield™ (*Wyeth Laboratories Inc.*, Marietta, PA). Consideradas as duas preparações, levaram-se a efeito sete estudos em cinco países, compreendendo aproximadamente 15 mil crianças com idades inferiores a 6 meses, a quem se administraram três doses de vacina ou placebo.

Avaliou-se a formulação menos concentrada da *RRV--TV* nos Estados Unidos, Peru e Brasil, daí advindo resultados variáveis no que concerne à sua eficácia. Entre crianças americanas, o imunizante ofereceu níveis protetores da ordem de 80%, enquanto a eficácia se revelou apenas parcial nos estudos conduzidos na América do Sul. Nestes, os indicadores de proteção ante episódios de gastroenterite por rotavírus, como um todo, variaram de 24 a 35%; tais níveis protetores se situaram entre 30 e 46%, no contexto dos quadros clínicos moderados ou graves. Assinale-se que em Belém, no Brasil, configurou-se eficácia mais elevada, 75%, uma vez considerados os casos muito graves de diarreia por rotavírus.

Os níveis de eficácia da *RRV-TV*, em sua mais elevada concentração, resultaram promissores quando analisados os dados de estudos na Finlândia, Estados Unidos e Venezuela: aproximadamente 50% quanto a todos os episódios diarreicos por rotavírus e 80 a 100% no contexto daqueles mais graves.

Os resultados particularmente satisfatórios obtidos com a *RRV-TV* (4×105 pfus), compreendendo países industrializados e aqueles em desenvolvimento, justificaram o seu licenciamento pela Food and Drug Administration (FDA), Estados Unidos, em agosto de 1998. Sucedeu-se recomendação para o seu uso em território americano, sob a designação comercial Rotashield™, observando-se regime envolvendo três doses aplicadas aos 2, 4 e 6 meses de idade.

Em julho de 1999, entretanto, suspendeu-se o uso da RotaShield™ nos Estados Unidos, uma vez que se identificaram 15 casos de intussuscepção, envolvendo crianças a quem se administrara a vacina. Esse fato motivou o desenvolvimento de inúmeros estudos epidemiológicos subsequentes, a partir dos quais se caracterizou importante risco quanto ao desenvolvimento daquele processo obstrutivo intestinal, particularmente dentro das duas semanas após a primeira e a segunda doses. A demonstração desse vínculo causal resultou em cancelamento da recomendação prévia quanto ao uso da RotaShield™ entre crianças americanas, paralelamente à retirada dessa vacina do mercado pelo próprio fabricante.

Atualmente, se estima em 1 para 10.000 o risco quanto a ocorrer a intussuscepção subsequente ao uso da *RRV-TV*, particularmente ao longo das 2 semanas que sucedem a administração da primeira dose. A propósito, parece consolidar-se o fato de que o risco assumia proporções mais expressivas quando se administrava a vacina a crianças com idades superiores a 90 dias, comparativamente àquelas imunizadas aos 2 meses. Ainda carecem de plena elucidação os mecanismos envolvidos na patogênese da intussuscepção desencadeada pela RotaShield™. Ora emergem três hipóteses nesse particular, assim designadas: "cepa única/singular" (unique strain), propondo efetivo vínculo causal com a preparação vacinal; "expressivo inóculo" (*bolus* dose), associando o fenômeno ao maciço conteúdo viral oferecido; e "replicação viral" (viral replication), atribuindo ao vírus RRV esse raro, porém consistente potencial deletério. Além da intussuscepção, ora se acumulam evidências incriminando tal vacina como efetiva indutora de outros eventos adversos importantes, aí se incluindo a própria diarreia sanguinolenta.

Ainda no tocante às "candidatas" a vacina polivalentes, resultantes da reestruturação genética in vitro, cabe destaque àquelas derivadas da amostra *WC3*, rotavírus de origem bovina. Uma dessas vacinas compreendeu preparação tetravalente para uso em três doses, reunindo amostras virais com especificidades antigênicas para G1, G2, G3 e P1A[8]. Investigações conduzidas nos Estados Unidos registraram níveis de eficácia de até 100%, se considerados os episódios diarreicos por rotavírus clinicamente mais graves. Essa vacina estabeleceu as bases para obter-se preparação de espectro antigênico mais amplo, a partir da inclusão do tipo G4 ao conjunto tetravalente original. Em estudos pioneiros, esse imunizante pentavalente, designado Rotateq™ (*Merck Research Laboratories*, West Point, PA), resultou em níveis protetores de até 100% naquelas gastroenterites por rotavírus com maior gravidade.

Registre-se como outra formulação decorrente do rearranjo genético envolvendo rotavírus de origens animal e humana, aquela derivada da amostra bovina UK, com especificidades antigênicas para os tipos G1, G2, G3 e G4. Presentemente, se desenvolvem testes de fase II com esse proposto imunizante contra rotavírus.

Um grupo de preparações vacinais contra rotavírus contempla amostras virais atenuadas de origem humana. Tais estratégias se fundamentam em observações consistentes sustentando que as infecções naturais repetidas por rotavírus protegem contra exposições ulteriores; a vacina, por conseguinte, simularia um fenômeno natural. Entre as vacinas integrantes desse grupo, merece especial realce a amostra *RIX4414* (Rotarix™), produzida pela GlaxoSmithKline Biologicals (Rixensart, Bélgica). Sinteticamente, trata-se de preparação monovalente, compreendendo rotavírus atenuado com especificidade P1A[8]G1, obtido a partir da amostra original 89-12, após clonagem e passagens sucessivas em culturas celulares, daí advindo à cepa vacinal propriamente dita, *RIX4414*.

A Tabela 25.1 reúne as características básicas das 18 vacinas (ou candidatas a vacina) de vírus vivos, e as inativadas, compreendendo três categorias: (a) aquelas (n = 6) já licenciadas para uso em âmbito global ou nacional; (b) os produtos (n = 7) sujeitos a ensaios clínicos nas fases I, II ou III; e (c) as preparações (n = 5) que ainda se encontram em estágio pré--clínico de desenvolvimento. A seguir se resumem os achados mais relevantes, então disponíveis, no que concerne aos produtos então utilizados em escala global ou nacional, dos quais quatro (Rotarix™, RotaTeq™, Rotavac™ e Rotasiil™) já estão devidamente pré-qualificados pela OMS.

TABELA 25.1 Vacinas de rotavírus vivos atenuados, licenciadas para uso global ou nacional.

Vacina	Fabricante (país)	Origem, composição
Vacinas orais em uso (global ou nacional)		
Rotarix™ (Global)	GlaxoSmithKline (Bélgica)	Humana, monovalente, (G1P[8])
RotaTeq™ (Global)	Merck & Co. (Estados Unidos)	Bovino-humana, pentavalente (G1, G2, G3, G4P[8]) × WC3)
Rotavac™ (Índia)	Bharat Biotech International (Índia)	Humana, monovalente (G9P[11])
Rotasiil™ (Índia)	Serum Institute of India e PATH (Estados Unidos)	Bovino-humana, pentavalente (G1, G2, G3, G4, G9)
LLR/LLR+ (China)	Lanzhou Biologicals/Xinkexian (China)	Ovina, mono/polivalente (G10P[12]/ G10P[12] + G1, G2, G3, G4)
Rotavin™ M1 (Vietnã)	POLYVAC (Vietnã)	Humana, monovalente (G1P[8])
Vacinas orais/intramuscular* em ensaios clínicos nas fases I, II ou III		
RV3	Murdoch Children's Research Institute (Austrália) e Biopharma (Indonésia)	Humana, monovalente (G3P[6], neonatal)
UK	Instituto Butantan (Brasil) e National Institutes of Health (Estados Unidos)	Bovino-humana, pentavalente (G1, G2, G3, G4, G9)
UK	Shanta Biotech (Índia)	Bovino-humana, tetravalente (G1, G2, G3, G4)
UK	Wuhan Institute of Biological Product (China) e PATH (Estados Unidos)	Bovino-humana, tetra (G1, G2, G3, G4), hexavalente (G1, G2, G3, G4, G9)
NF-R7	Shenzhen Kangtai Biological Products (China)	Ovina, monovalente (G4)
RotaShield™	BIOVIRx (Estados Unidos)	Símio-humana, tetravalente (G1, G2, G3, G4)
Subunit*	National Institutes of Health e PATH (Estados Unidos)	VP8 truncado de P[4], P[6], P[8]
Vacinas em estágio pré-clínico para uso, em geral, intramuscular ou intradérmico		
IRV	CDC (Estados Unidos)	Inativada (G1P[8], G2P[4])
Subunidade	Baylor College of Medicine (Estados Unidos)	VLPs (VP 2/6/7 e VP 2/4/6/7)
Subunidade	Cincinnnati Children's Hospital Medical Center (Estados Unidos)	VP8 truncado em partículas P de norovírus
UK	Minhai Biotechnology Co. (China)	Bovino-humana, tetravalente a hexavalente, atenuada (uso oral)
Subunidade	University of Tampere School of Medicine (Finlândia)	VP6 combinada com VLPs GI e GII de norovírus
VLPs: partículas vírus-símile.		

VACINA ATENUADA DE ORIGEM HUMANA (ROTARIX™; GLAXOSMITHKLINE)

Avaliou-se extensamente a vacina contra rotavírus de origem humana, no tocante à eficácia e segurança, a partir dos estudos de fases II e III, conduzidos na América Latina e Europa, abrangendo na totalidade aproximadamente 74 mil crianças. Na América Latina, as investigações caracterizadas como de fase II (duplo-cegas e controladas por placebo) envolveram 2.155 dessas crianças no Brasil, México e Venezuela, daí resultando em indicadores satisfatórios quanto à sua imunogenicidade e segurança, além da eficácia na prevenção das gastroenterites graves por rotavírus. Com efeito, na concentração de 105,8 ffu (fluorescent foci units) por dose, a vacina alcançou níveis protetores de 70 e 86% contra as todas as gastroenterites por rotavírus e aquelas caracterizadas como graves, respectivamente, observando-se a sua administração aos 2º e 4º meses de vida. De particular relevância se caracterizou o fato de a vacina conferir proteção precoce (60% com uma dose) nesses países. A vacina também se mostrou bem tolerada, considerando que as taxas comparáveis de eventos adversos registrados entre as crianças vacinadas propriamente ditas e aquelas integrantes do grupo placebo. À luz de análise exploratória, também se configuraram níveis protetores similares, se comparadas crianças hígidas àquelas desnutridas, achado de singular importância nas regiões menos desenvolvidas do planeta.

Levou-se a efeito, subsequentemente, amplo estudo de fase III, envolvendo 63.225 crianças, quando a segurança da vacina representou o objetivo central da investigação, com ênfase na vigilância da intussuscepção; em paralelo procedeu-se a nova análise no tocante à eficácia. Os participantes do estudo receberam duas doses da vacina (n = 31.673) ou placebo (31.552) aos 2 e 4 meses de idade, sucedendo-se acompanhamento deles por 1 ano. A proteção alcançou níveis de 85% (p < 0,001) diante das gastroenterites graves por rotavírus, assim como em relação às hospitalizações por esse processo mórbido. Esse estudo também demonstrou, de forma inequívoca, não haver risco quanto ao desenvolvimento de intussuscepção entre as crianças que receberam a vacina. Com efeito, ao longo dos 31 dias após cada dose, registraram-se seis casos desse processo obstrutivo intestinal entre as crianças que receberam a vacina, contra sete naquelas integrantes do grupo placebo (p = 0,78). Ainda no contexto desses estudos, ressalte-se a extensão do acompanhamento envolvendo subgrupo (n = 15.183) até os 2 anos de idade, denotando-se a manutenção da eficácia. A proteção alcançou 80,5%, e, à semelhança do observado no período inicial de acompanhamento, tal eficácia se revelou também expressiva ante sorotipo G1, bem como em relação aos demais tipos conjuntamente, quais sejam, G2, G3, G4 e G9. Ressalte-se que a eficácia quanto às hospitalizações associadas ao rotavírus alcançou 83% e houve redução de aproximadamente 40% nas admissões por gastroenterite de qualquer natureza; esse achado, convém ressaltar, denotando notória importância no âmbito da saúde pública. O acompanhamento durante o segundo ano também consubstanciou os achados prévios no tocante à inexistência de eventos adversos graves, em particular a intussuscepção.

O desempenho da vacina Rotarix™ também se mostrou altamente satisfatório nos estudos conduzidos na Europa, aí se recrutando 4 mil crianças em seis países. Nessas investigações se registraram os seguintes índices de proteção contra diarreias graves por rotavírus, para o 1º e 2º anos em que as crianças se mantiveram sob vigilância: 96 e 86%, respectivamente. Essa proteção alcançou 96%, considerados os 2 anos de acompanhamento, quanto às hospitalizações associadas à diarreia por rotavírus. A proteção expressiva contra os sorotipos G1, G2, G3, G4 e G9 se constituiu em achado relevante nas investigações europeias; nesse contexto, destaque-se a nítida proteção conferida contra o tipo G2, de 86%. No tocante à segurança, registrou-se apenas um caso de intussuscepção que ocorreu 8 dias após a administração da segunda dose.

Estudos de fase III conduzidos em três países asiáticos (Singapura, Hong Kong e Taiwan) envolveram mais de 10 mil crianças acompanhadas por 20 meses consecutivos, alcançando-se eficácia global de 94% diante das gastroenterites por rotavírus que incorreram em hospitalização. À semelhança de estudos anteriores, a proteção se mostrou evidente tanto em relação ao sorotipo homólogo G1 (100%) como em amostras que não apresentavam tal especificidade (não G1). No continente africano, ensaio clínico de fase III levado a efeito na República do Malauí e África do Sul demonstrou eficácia de 61%, considerados os dois países, não obstante se observar nítida diferença, se comparados os índices protetores entre os dois países: 49 e 77% para o primeiro e segundo, respectivamente. Paradoxalmente, entretanto, o impacto em números absolutos se revelou mais expressivo na República

do Malauí (3,9 episódios graves prevenidos por 100 crianças vacinadas), comparativamente à África do Sul (2,5/100). Múltiplos fatores parecem determinar os níveis de eficácia mais baixos nas regiões mais pobres da África, aí se incluindo, entre outros: (a) aleitamento materno concomitante à vacinação; (b) níveis de anticorpos maternos para rotavírus transferidos passivamente; (c) uso da vacina antipólio oral; (d) infecções por rotavírus de ocorrência muito precoce na vida; (e) elevada prevalência de outros enteropatógenos bacterianos e parasitários; e (f) circulação rotavírus não usuais. Mais recentemente, obtiveram-se evidências de que o microbioma intestinal pode associar-se a respostas imunes menos expressivas na África e no sudeste asiático.

VACINA DE ROTAVÍRUS GENETICAMENTE REESTRUTURADOS, ORIGEM BOVINO-HUMANA (PRV; ROTATEQ™; MERCK & CO.)

À semelhança do que se observou com a Rotarix™, levaram-se a efeito vários estudos com a vacina pentavalente de origem bovino-humana (RotaTeq™), visando-se a caracterizar sua eficácia e segurança. Investigações preliminares conduzidas na Finlândia, utilizando-se um protótipo dessa vacina (cepa RIX4414), alcançaram eficácias de 74 e 100% contra as gastroenterites por rotavírus, na sua totalidade e as mais graves, respectivamente.

Não obstante os indicadores preliminares anteriormente configurados, tanto eficácia como segurança da RotaTeq™ se consubstanciaram a mercê de amplo ensaio clínico envolvendo aproximadamente 70 mil crianças, em particular nos Estados Unidos e Europa, às quais foram administradas três doses da vacina (2º, 4º e 6º meses de vida). Essa extensa investigação se designou REST, de Rotavírus Efficacy and Safety Trial. Como no estudo com a RIX4414, o elevado número de crianças incluídas se constituía em pré-requisito que assegurasse detectar o risco quanto ao desenvolvimento da intussuscepção, segundo proporção 1 em 10.000 vacinados. O REST possibilitou determinar-se uma eficácia de 74% contra as gastroenterites por rotavírus em geral, taxa exatamente igual àquela do estudo pioneiro na Finlândia. Tomando-se os países europeus como um todo, aí se registraram índices expressivos de eficácia em relação aos quadros mais graves, quais sejam, 96 e 93% se considerados os atendimentos ambulatoriais e as hospitalizações, respectivamente. Esse estudo ensejou a demonstração de nítida eficácia da RotaTeq™ ante múltiplos genótipos circulantes, aí se incluindo as amostras G1, G2, G3, G4, assim como rotavírus com especificidade G9; estes, então caracterizados como emergentes em escala global.

Recentes investigações demonstraram que a eficácia da RotaTeq™ contra gastroenterites graves por rotavírus se sustenta em níveis superiores a 90% ao longo de pelo menos 3 anos.

Do ponto de vista da segurança, os dados do estudo REST e outros similares caracterizaram a vacina RotaTeq™ como segura e bem tolerada. Com efeito, não se observou qualquer incremento no risco de intussuscepção entre as crianças vacinadas, comparativamente àquelas do grupo placebo: 13 e 15 casos considerados os primeiros 100 dias após a administração da primeira dose. Em análise exploratória empreendida no âmbito do estudo REST, observou-se que a RotaTeq™ reduziu em mais de 80% a frequência das gastroenterites por rotavírus, independentemente do tipo infectante, mesmo com esquemas incompletos, ou seja, número inferior a três doses.

Extensos estudos de fase III com a RotaTeq™ também ocorreram nos continentes asiático e africano, com ênfase na eficácia e segurança dessa vacina. Em Gana, Quênia e República de Mali, a eficácia vacinal contra as formas mais graves da doença por rotavírus alcançou 39%. No Vietnã e em Bangladesh, por sua vez, demonstrou-se proteção de 48%. À semelhança de que se observou com a Rotarix™ naquelas regiões menos desenvolvidas da África, múltiplos fatores podem determinar esses índices protetores menos expressivos, como enunciados acima; entretanto, o importante declínio alcançado em números absolutos dos episódios graves e óbitos traduz o dramático impacto resultante do uso da vacina nessas regiões.

No tocante às duas vacinas, ora adotadas em caráter global (Rotarix™ e RotaTeq™), em 2009 o *Strategic Advisory Group of Experts* (SAGE), da OMS, recomendou a utilização de ambas nos Programas Nacionais de Imunização (PNIs) de todos os países do mundo, particularmente naqueles onde se registram elevadas taxas de mortalidade por gastroenterite na infância.

VACINA MONOVALENTE DE ROTAVÍRUS GENETICAMENTE REESTRUTURADOS, BOVINO-HUMANA (AMOSTRA 116E; ROTAVAC™; BHARAT BIOTECH INTERNATIONAL)

Recentemente, concluiu-se um estudo de fase III com uma vacina inteiramente produzida na Índia, pela Bharat Biotech International, Índia, a Rotavac™. Trata-se de uma amostra neonatal, a 116E, resultante de reestruturação genética envolvendo rotavírus de origens humana e bovina, com a especificidade genotípica G9P[11]; em síntese, uma composição envolvendo o gene P[11], bovino, e 10 outros genes de origem humana. No estudo conduzido por Bandhari et al. (2014) em áreas urbana e rural da Índia, recrutaram-se 6.500 crianças com idades entre 6 e 7 semanas, às quais se administraram três doses da vacina ou do placebo, na proporção de 2 para 1. A eficácia durante o primeiro ano de vida alcançou 56,4%, um índice similar àquele das duas vacina já licenciadas em escala global (Rotarix™ e RotaTeq™) nas regiões economicamente menos favorecidas da África e Ásia. Um achado relevante consistiu no fato de a vacina conferir proteção ante episódios graves associados a sorotipos heterólogos ao vacinal, como o G1P[8]. Esse estudo também ofereceu indicadores quanto à segurança da vacina em questão, particularmente no que concerne à ocorrência de intussuscepção. Um aspecto de particular relevância nesse contexto consistiu no custo planejado para a Rotavac™ junto ao setor público, qual seja, apenas 1 dólar por dose, para um regime de três doses, bem inferior àqueles relativos às duas vacinas até então licenciadas.

VACINA PENTAVALENTE DE ROTAVÍRUS GENETICAMENTE REESTRUTURADOS, BOVINO-HUMANA (BRV-PV; ROTASIIL™; SERUM INSTITUTE OF INDIA)

Recentemente, a OMS pré-qualificou uma quarta vacina contra rotavírus, a Rotasiil™, produzida pelo Serum Institute of India, que consiste em preparação geneticamente reestruturada, bovino-humana, reunindo especificidades G1, G2, G3, G4 e G9, para uso em três doses aos 6, 10 e 14 meses de idade. Esse produto se apresenta sob a forma liofilizada, e, importante, caracteriza-se como termoestável, propriedade que diferencia essa vacina das outras três previamente descritas, e acresce vantagens, se considerado o seu eventual uso nas regiões onde a disponibilidade da cadeia de frio representa um desafio. Presentemente, assim como a Rotavac™, ela encontra-se disponível para utilização na Índia, acessível na esfera privada apenas. Estudos de fase III conduzidos na Índia e no Níger demonstraram níveis de eficácia na faixa entre 36 e 67%; paralelamente, observou-se que não houve diferença, se comparados os números de casos de intussuscepção e os óbitos entre crianças vacinadas e àquelas integrantes do grupo-controle.

OUTRAS VACINAS EM USO AINDA RESTRITO

Na Tabela 25.1 observam-se duas vacinas cuja utilização se restringe em âmbito nacional no mercado privado – LLR (China) e Rotavin™ M1 (Vietnã) –; entretanto, ainda sem pré-qualificação concedida pela OMS, diante da inexistência de estudos robustos (fase III) que claramente configurem sua eficácia e segurança. A LLR se caracteriza pela origem ovina, genótipo G12P[10], havendo relatos limitados quanto a sua efetividade (eficácia pós-licenciamento) diante das hospitalizações por diarreia e dos casos com confirmação laboratorial da infecção por rotavírus. Note-se que há um produto pentavalente derivado da LLR, a LLR+, cuja composição reúne, além da amostra-origem (a G10P12), outras geneticamente reestruturadas com especificidades antigênicas G1, G2, G3 e G4. A Rotavin™ M1, por sua vez, caracteriza-se como monovalente (G1P[8]), ainda requerendo ensaios clínicos que assegurem sua eficácia e segurança.

OUTRAS CANDIDATAS A VACINA, EM ESTÁGIOS CLÍNICOS INICIAIS DE DESENVOLVIMENTO

Não obstante já se disponha de quatro vacinas pré-qualificadas pela OMS, duas em uso global, e outras duas restritas à utilização em âmbito nacional, há uma série de imunizantes em potencial cumprindo etapas iniciais de investigação clínica ou ainda sob análises pré-clínicas. No primeiro grupo (Tabela 25.1) destacam-se sete produtos (seis contendo vírus atenuados para uso oral e um de aplicação intramuscular, representado por subunidades proteicas). Nesse contexto, cabe destaque à amostra RV3 (G3P[6]), isolada em berçários para neonatos na Austrália, que ofereceu resultados satisfatórios quanto à inocuidade e ao potencial imunogênico entre crianças na Nova Zelândia. A par disso, três doses dessa vacina (aos 3º, 5º e 7º meses de idade) resultaram em níveis protetores de 46% entre as crianças que desenvolveram resposta imune.

Em estágio relativamente avançado quanto ao seu desenvolvimento também se encontra a vacina tetravalente obtida a partir da reestruturação genética envolvendo rotavírus de origens bovina (cepa UK) e humana. A preparação compreende quatro amostras com especificidades distintas (tipos virais G1, G2, G3 e G4, oriundos do homem), no que concerne ao gene 9; os demais genes representam o substrato da amostra de origem bovina. Estudos de fase II conduzidos na Finlândia denotaram eficácia e segurança satisfatórias inerentes a essa vacina. Brasil, Índia e China ora se empenham no desenvolvimento dessa vacina, a mercê da transferência de tecnologia a partir do *National Institutes of Health*, nos Estados Unidos.

Como alternativas às vacinas anteriormente descritas, cabe assinalarmos aquelas preparações isentas de partículas virais infecciosas – obtidas por meio dos procedimentos da biologia molecular –, e que em tese se constituem nos prováveis imunizantes do futuro. Diferentemente das anteriores, preconiza-se a sua administração via parenteral. Tais produtos se situam em uma das categorias a seguir especificadas: (a) vírus inativados; (b) partículas virais defectivas (sem ácido nucleico); (c) proteínas recombinantes obtidas por expressão gênica em um "vetor"; (d) peptídeos sintéticos; (e) partículas vírus-símiles; e (f) ADN integrado a um plasmídeo. Atualmente, ainda se configuram como pré-clínicos, envolvendo principalmente cinco preparações, como demonstrado na Tabela 25.1. Admite-se que uma vacina injetável contra rotavírus reúne as seguintes vantagens em relação às administradas oralmente: (a) isentas de interferência no intestino (p. ex., infecção concomitante por outros enteropatógenos); (b) passíveis de administração combinada às vacinas do calendário básico de imunizações, o que implicaria ampliação da cobertura vacinal; e (c) destituídas do potencial de risco representado pela intussuscepção. Em contrapartida, persistem dúvidas quanto ao potencial dessas vacinas induzirem imunidade de mucosa, uma vez que envolvem administração parenteral.

ESTUDOS DE EFETIVIDADE VACINAL E IMPACTO NA SAÚDE PÚBLICA

Presentemente, 98 países no mundo já introduziram uma ou ambas as vacinas licenciadas em caráter global nos seus programas nacionais de imunização, muitos daqueles menos desenvolvidos a mercê de subsídio (cofinanciamento) propiciado pela GAVI Alliance (Figura 25.7). No contexto dos estudos de efetividade conduzidos na era pós-licenciamento, ambas as vacinas revelaram-se sobremodo efetivas, traduzindo-se em níveis protetores de 50% a > 90%, por conseguinte, consolidando o padrão de proteção alcançado nos estudos clínicos pregressos (pré-licenciamento).

Nos países desenvolvidos, os níveis de efetividade vacinal (eficácia em condições reais) se situaram na faixa entre 79 e 100%, em geral, superiores àqueles registrados nas regiões menos desenvolvidas do planeta (entre 50 e 80%). Não obstante às taxas de efetividade menos expressivas nos países em desenvolvimento, observou-se declínio considerável no número das hospitilizações e dos óbitos associados aos rotavírus nessas regiões, fato de notória relevância em saúde pública.

No Brasil, levaram-se a efeito pelo menos dois estudos voltados à efetividade da vacina Rotarix™ em período pós-licenciamento – um na região Norte e outro no Nordeste –, com taxas de proteção superiores a 75% diante das hospitilizações por gastroenterite associada aos rotavírus.

Os estudos sobre a efetividade vacinal também consolidaram achados pregressos obtidos no período pré-licenciamento quanto ao fato de que tanto a Rotarix™ como a RotaTeq™ oferecem proteção ante múltiplos genótipos de rotavírus, mesmo aqueles que não integram a composição dessas vacinas. Com efeito, recente metanálise envolvendo dados oriundos de países desenvolvidos e em desenvolvimento demonstrou que ambas as vacinas, além de protegerem contra gastroenterites causadas por rotavírus homotípicos (similares aos das formulações vacinais), denotam efetividade ante amostra virais parcialmente ou na totalidade heterotípicas. O advento desses resultados se contrapõe nitidamente às hipóteses antes formuladas de que o uso amplo das vacinas contra rotavírus eventualmente poderia incorrer em pressão seletiva dos tipos circulantes.,

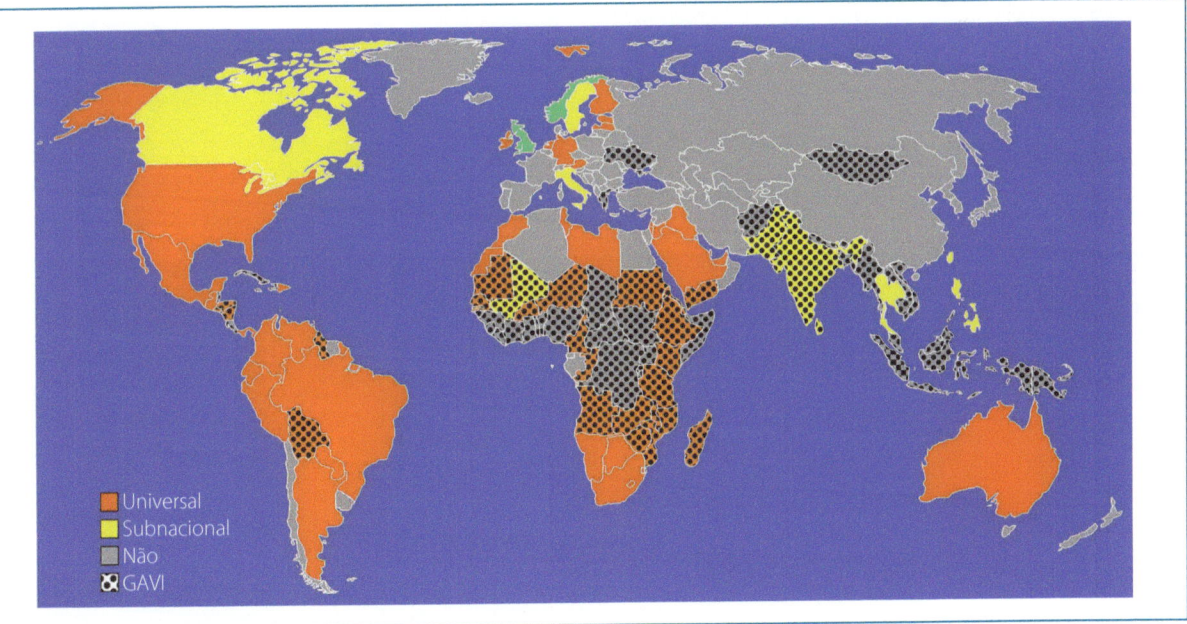

FIGURA 25.7 Situação global sobre a introdução das vacinas contra rotavírus, agosto de 2018.
Fonte: Adaptada de Rota Council. Acesso livre.

Além dos estudos relativos à efetividade vacinal, multiplicaram-se as investigações visando a determinar o impacto da vacina em termos de saúde pública, notoriamente no tocante às hospitalizações por gastroenterite aguda. A Tabela 25.2 reúne dados concernentes a estudos levados a efeito em oito países, registrando-se redução nas hospitalizações por gastroenterite, em geral, que variou de 28,5% (Brasil) a 52% (Gana), entre crianças com idades inferiores a 5 anos. Nesse mesmo grupo etário, as taxas de declínio das gastroenterites por rotavírus especificamente situaram-se entre 19% (Tanzânia) e 84% (Áustria). De particular relevância na era pós-introdução da vacina, constituiu-se o notório declínio na frequência das hospitalizações entre as crianças não vacinadas (com idades superiores às daquelas que receberam o imunizante), configurando fenômeno da proteção coletiva (herd immunity), provavelmente um resultado decorrente da menor exposição aos rotavírus, que, então, circulavam em menor intensidade. Com efeito, estudos conduzidos na Austrália, na Áustria, na Bélgica, no Brasil, em El Salvador e na Finlândia,

demonstraram que as hospitalizações por rotavírus, subsequentes à introdução da vacina, declinaram até 89% entre crianças então não elegíveis para receber o imunizante em questão. Nos Estados Unidos, em contrapartida, a *herd immunity* se evidenciou em crianças com idades entre 2 e 4 anos – faixa que extrapola aquela recomendada para a vacinação –, quantificada por declínios de até 80% no que concerne às hospitalizações por rotavírus.

O impacto na mortalidade associada às gastroenterites agudas também se mostrou evidente em países da América Latina, por exemplo, nos quais as taxas de redução dos óbitos variaram de 22% (Brasil) até o máximo de 64% (Venezuela), como indicado na Tabela 25.3. No Brasil, especificamente, recente análise sobre óbitos hospitalares por gastroenterite aguda entre crianças com idades inferiores a 1 ano revelaram expressivo declínio (> 70%), se comparados os quantitativos esperados (em um cenário sem vacinação) e aqueles efetivamente observados (com a vacina), consoante o que se ilustra na Figura 25.8.

TABELA 25.2 Redução (%) nas hospitalizações por gastroenterite em geral e as associadas aos rotavírus, de acordo com o grau de mortalidade em diversos países no mundo e faixa etária.

Países (ano da introdução)	Todas as hospitalizações por gastroenterite		Hospitalizações por rotavírus		
	0 a 11 meses	12 a 59 meses	0 a 11 meses	12 a 23 meses	24 a 59 meses
Baixa mortalidade infantil					
Áustria (2010)	ND	ND	84	81	62
Bélgica (2006)	ND	ND	81	45	40
Estados Unidos (2007-2008)	ND	ND	81	72	72
Mortalidade infantil média					
Brasil (2006)	28.5	21.5	ND	ND	ND
Panamá (2008)	31	40	ND	ND	ND
Moldova (2013-2014)	ND	ND	73	75	55
Alta mortalidade infantil					
Gana (2014)	52	51	73	31	56
Tanzânia (2014)	ND	ND	19	-9	0
ND: Não disponível.					

TABELA 25.3 Declínio nos óbitos por gastroenterite em crianças com idades inferiores a 5 anos, nos primeiros países da América Latina que adotaram o uso universal da vacinação contra rotavírus.

Países	Ano de introdução da vacina	Redução após a introdução da vacina
Bolívia	2008	36 a 43%
Brasil	2006	22%
El Salvador	2006	0 a 36%
Honduras	2009	16 a 20%
México	2007	43 a 55%
Panamá	2006	50%
Venezuela	2006	57 a 64%

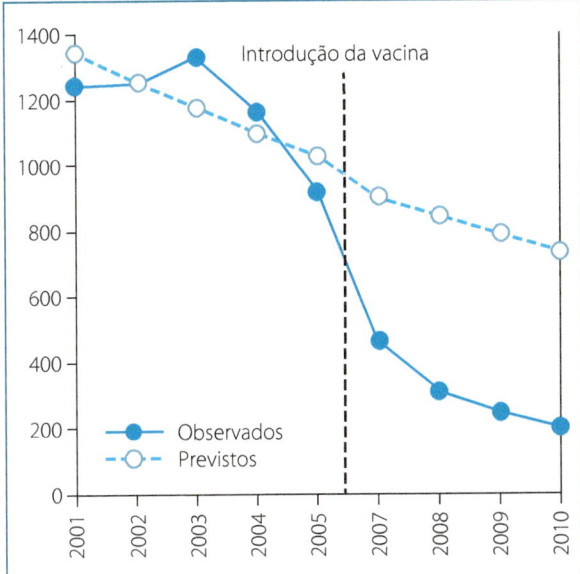

FIGURA 25.8 Redução nos óbitos hospitalares por gastroenterite aguda no Brasil entre crianças menores de 5 anos, após a introdução da vacina contra rotavírus no PNI.

Fonte: Acervo da autoria.

Cabe assinalar que os estudos pós-licenciamento da vacina em vários países também compreenderam análises adicionais sobre o eventual risco de intussuscepção inerente aos produtos em uso (Rotarix™ e RotaTeq™), visando-se a consubstanciar os achados obtidos durante os ensaios clínicos de fase III. Tais investigações revelaram um potencial de risco expresso em apenas 1 a 2 casos para cada 100.000 vacinados em alguns países que introduziram a vacina no seu calendário de imunizações, fato não observado em outros países. Diante desse quantitativo, presentemente prevalece o conceito de que os benefícios oriundos da vacinação em muito se sobrepõem ao risco em questão, daí preservar-se amplamente a recomendação da OMS quanto à introdução universal da vacina nos programas nacionais de imunização.

DESAFIOS PARA UM FUTURO PRÓXIMO

Não obstante a presente disponibilidade de duas vacinas utilizadas em escala global, que se revelaram eficazes e seguras nos estudos de fases II e III conduzidos até então, persistem múltiplos desafios, a seguir sintetizados.

A ampla diversidade antigênica e a dinâmica evolutiva dos rotavírus circulantes emerge como um desafio em potencial para as vacinas licenciadas, particularmente nos países menos desenvolvidos. Apesar de a ocorrência de amostras não usuais e emergentes ainda suscitar incertezas sobre a efetiva imunidade induzida pelas vacinas, há múltiplos estudos demonstrando que ambas os produtos em uso (Rotarix™ e RotaTeq™) oferecem proteção tanto homotípica quanto heterotípica. Com efeito, nos países em desenvolvimento há registros de eficácia vacinal a ante amostras absolutamente heterólogas em relação às composições vacinais como: G2P[4], G8P[6] e G12P[6]. A hipótese antes sustentada de que o uso amplo das vacinas contra rotavírus poderia induzir a pressão seletiva das amostras circulantes ora carece de consistência, conquanto se recomenda contínuo monitoramento dos genótipos prevalentes.

Outro desafio consiste no estabelecimento das redes de vigilância nos vários países e regiões, com vistas à determinação do impacto da doença por rotavírus em termos de morbidade e mortalidade, das taxas relativas à ocorrência da intussuscepção e o monitoramento dos sorotipos circulantes, particularmente em regiões da Ásia e África, onde recentemente se concluíram estudos de fase III. Ainda nessas regiões, estudos caso-controle de implementação após o licenciamento das vacinas, visando à análise da efetividade (eficácia em condições reais), configuram uma prioridade no conjunto desses desafios. O monitoramento paralelo das amostras circulantes de rotavírus também reserva particular importância, a fim de detectar-se uma teórica "substituição" dos rotavírus circulantes por outros que não integram a composição vacinal, conquanto caiba ressaltar o caráter heterotípico da proteção conferida por ambas as vacinas então licenciadas, como antes assinalado. A eventual emergência de rotavírus geneticamente reestruturados in natura, assim como o advento das cepas que "escapam" ao sistema imune também justificam a prática do monitoramento sistemático dos sorotipos circulantes.

Os custos inerentes à vacinação contra rotavírus se inserem nesse cenário de desafios, particularmente se consideradas as regiões onde o impacto da doença se mostra mais expressivo; portanto, naquelas regiões mais pobres do planeta. Com o propósito de superar tal desafio, a *Global Alliance for Vaccines and Immunization* (GAVI) proporciona suporte a países menos desenvolvidos, de tal sorte a implementar, via sistema de cofinanciamento por 5 anos consecutivos, a compra das vacinas contra rotavírus. Até agosto de 2018, 98 países no mundo introduziram a vacina contra rotavírus nos seus PNIs; desse total, 46 receberam (ou recebem) o suporte do *GAVI*.

A abrangência da vacinação ("cobertura" vacinal) emerge como um dos desafios nesse contexto que sucede a crescente introdução das vacinas contra rotavírus no mundo, com taxas que variam amplamente (< 50 a 90%), dependendo da região considerada. As áreas rurais denotam de forma clara essas limitações, exatamente onde se mostram mais acentuados os riscos de óbito por rotavírus e desnutrição; a essas condições se acrescem os frequentes atrasos na administração das doses.

Tendo em vista a menor eficácia das vacinas nas regiões mais pobres da Ásia e África, comparativamente aos países mais desenvolvidos, propõem-se algumas intervenções, como: (a) administrar-se uma dose de reforço em faixa etária mais elevada; (b) eventualmente atrasar-se o esquema vacinal com o propósito de evitar o potencial inibidor dos anticorpos transferidos via placentária; e (c) suspender-se temporariamente o aleitamento materno antes e após aplicar-se o imunizante. Antevê-se que a transferência de tecnologia para determinados países pode incentivar a produção local de vacinas envolvendo vírus vivos. Presentemente, países como Indonésia, Índia, China e Brasil já estabelecem suas plataformas de produção, a mercê das parcerias público-privadas, o que pode decorrer, inclusive, redução nos custos.

Uma alternativa que se apresenta em perspectiva, embora ainda situada no terreno pré-clínico, consiste no uso das vacinas representadas por vírus inativados ou amostras não replicáveis para administração parenteral. Nesse contexto, destaquem-se as amostras virais inativadas via procedimentos químicos ou físicos e as subunidades virais obtidas a partir de vetores de expressão, por exemplo, os baculovírus (Tabela 25.2).

A conscientização dos profissionais de saúde, e, por extensão, da comunidade, quanto à importância de uma vacina "que não previne todas as diarreias" se impõe como medida para vencer alguns dos desafios delineados anteriormente. Ressalte-se ainda como crítica a disponibilidade de uma "cadeia fria" que assegure o acondicionamento adequado das vacinas contra rotavírus. Finalmente, as efetivas parcerias entre agências governamentais, indústria farmacêutica, autoridades e agentes de saúde locais também delineiam estratégia vital para a superação desses desafios.

ÁREAS RECOMENDADAS PARA PESQUISA FUTURA SOBRE VACINAS CONTRA ROTAVÍRUS

O *Rotavirus Organization of Technical Allies* (Rota Council), no seu *Rotavirus, Common, Severe, Devastating, Preventable 2016*, preconiza como campos prioritários de investigação, entre outros, os que seguem:

- Analisar formas alternativas de vacinação, como as preparações parenterais que consistem em vírus inativados ou antígenos virais, as quais podem incorrer em maior eficácia e menor risco quanto à ocorrência da intussuscepção.

- Investigar como o microbioma intestinal influencia a efetividade vacinal.

- Utilizar dados de países pioneiros na adoção universal das vacinas contra rotavírus, como modelo para a implantação de novos programas nacionais e tomar decisões voltadas ao uso sustentável.

- Examinar eventuais barreiras na introdução das vacinas contra rotavírus e identificar mecanismos para superá-las.

- Prosseguir nos estudos com vistas ao desenvolvimento de novas candidatas à vacina para assegurar suprimento suficiente e preços acessíveis, particularmente nas regiões menos favorecidas do planeta.

OUTROS VÍRUS ENTÉRICOS NA ERA PÓS-VACINA CONTRA ROTAVÍRUS

O advento da vacina contra rotavírus, com o consequente esperado impacto na morbidade e mortalidade por esse agente viral, conferiu maior realce à importância de outros vírus entéricos, reconhecidamente associados às gastroenterites epidêmicas e esporádicas. Nesse contexto, apresentam-se a seguir breves comentários acerca dos calicivírus, astrovírus e adenovírus entéricos.

CALICIVÍRUS (NOROVÍRUS E SAPOVÍRUS)

Em 1972, Kapikian et al. observaram, à imunomicroscopia eletrônica (IME), pequenas partículas virais (diâmetro de 27 nm) nos materiais fecais, obtidos durante surto de diarreia ocorrido em uma escola elementar em Norwalk, Ohio, Estados Unidos. Designaram-se tais enteropatógenos de "Agentes de Norwalk", a rigor os primeiros vírus associados à gastroenterite em seres humanos, e hoje amplamente relacio-

nados com os surtos em escala global, como também a casos de hospitalizações.

Inicialmente, o único recurso para detecção desses vírus consistia na ME ou IME, uma vez que a sua replicação em cultivos celulares ou inoculação em modelos animais se mostraram inconclusivos. Esses fatores limitantes justificaram a escassez de conhecimento sobre esses agentes por duas décadas consecutivas. Em 1990, porém, houve o sequenciamento genômico do Agente de Norwalk, logrando-se clonar um fragmento responsável pela expressão da proteína do capsídeo viral, daí sobrevindo importante fase na história desses enteropatógenos. Isso possibilitou o desenvolvimento de testes diagnósticos, como o ensaio imunoenzimático (Elisa), reação em cadeia da polimerase (PCR) e a PCR quantitativa (qPCR) ou em tempo real.

O Comitê Internacional de Taxonomia de Vírus (ICTV) propôs, em 2018, a classificação desses vírus na família *Caliciviridae*, subdividindo-a em 11 gêneros: *Bavovirus, Lagovirus, Minovirus, Nacovirus, Nebovirus, Norovirus* (NoV), *Recovirus, Salovirus, Sapovirus* (SaV), *Valovirus* e *Vesivirus.* Desse modo, os NoVs (antigo Norwalk-like virus) compreendem sete genogrupos (GI-GVII) – dos quais GI, GII e GIV contém cepas humanas – e 41 genótipos, sendo que pelo menos 25 desses são infectantes para humanos. Os sapovírus (SaV), anteriormente designados Sapporo-like virus, por sua vez, reúnem cinco genogrupos (GI-GV) e 17 genótipos, sendo que os que infectam humanos estão agrupados nos genogrupos GI, GII, GIV e GV.

Morfologicamente, os SaV exibem sua superfície externa com projeções pronunciadas, conferindo-lhes o aspecto de uma "Estrela de David". Já os NoVs denotam aspecto rugoso, com projeções superficiais pouco pronunciadas, comparativamente aos outros CVs de origem humana.

Estudos conduzidos em voluntários demonstraram que o período de incubação do vírus varia de 12 a 48 horas e a infecção se mostra autolimitada, com manifestações clínicas que evoluem por 24 a 48 horas. Os sintomas mais relevantes observados em surtos de gastroenterite incluem: náuseas, vômitos, diarreia e dor abdominal. Também se relataram – em menor escala – outros sintomas como cefaleia, febre, calafrios, mialgia e faringite. Dados obtidos em diferentes surtos indicam que o vômito representa a manifestação clínica mais proeminente entre as crianças; nos adultos, em contrapartida, prevalece a diarreia. Embora a doença normalmente se apresente branda, há relatos esporádicos de óbito entre adultos. Entre os pacientes idosos, as manifestações clínicas podem evoluir por várias semanas. Os CVs também já foram descritos como causa de diarreia em pacientes infectados pelo HIV. Registra-se ainda a associação dos NoVs a condições clínicas atípicas como convulsões, encefalopatia, enterocolite necrosante, coagulação intravascular disseminada, provável reflexo da disseminação extraintestinal desses vírus. A esse respeito, poucos estudos já relataram a presença desse vírus no soro de crianças com quadro de gastroenterite, como descrito no Japão e Brasil (Belém-PA), sendo que o genótipo detectado por sequenciamento nesse material e nas fezes desses menores foi idêntico.

Além disso, estudos realizados em diferentes localidades após a introdução da vacina contra rotavírus, vêm evidenciando a persistência no número de casos de gastroenterite aguda; no entanto, com uma significativa redução das infecções por esse agente, sugerindo a associação de outros vírus a esses episódios, principalmente os NoVs. Tal panorama parece ocorrer tanto no âmbito hospitalar como na comunidade.

Em virtude da natureza, em geral, explosiva dos surtos, acredita-se que a infecção por esses agentes se origine de uma fonte comum. Embora bem caracterizado o mecanismo de transmissão fecal-oral, destaque-se a ingestão de água e alimentos contaminados (principalmente frutos do mar) como a forma primária da infecção por esses vírus. Secundariamente, a sua propagação se estabelece via contatos inter-humanos, por aerossóis produzidos durante o vômito, pelas vias aéreas e a mercê dos fômites. Ressalte-se que a prolongada excreção assintomática, por até três semanas após a resolução dos sintomas, constitui fator de importância capital na transmissão, principalmente no caso de manipuladores de alimentos.

Registre-se que 10 a 100 partículas virais representam o suficiente para induzir quadros de diarreia, fato também determinante da ampla dispersão viral via água potável, parques recreativos e mesmo em efluentes dos esgotos.

O advento das técnicas moleculares consubstanciou o papel dos NoVs como a principal causa dos surtos de gastroenterite em todas as faixas etárias. Com efeito, esses agentes se associam a mais de 90% dos surtos de gastroenterite não bacteriana, tanto em comunidades quanto em áreas que propiciam aglomerações humanas, como escolas, restaurantes, asilos, creches, enfermarias, bases militares, cruzeiros marítimos e balneários.

O *Centers for Disease Control and Prevention* (CDC) calcula que nos Estados Unidos o NoV provoca anualmente cerca de 19 a 21 milhões de episódios, sendo responsáveis por 400 mil visitas ao serviço de emergência; 56 a 71 mil hospitalizações; 1,7 a 1,9 milhão de atendimentos ambulatoriais, e 570 a 800 óbitos, principalmente entre crianças menores de 5 anos e idosos. No restante do mundo, esse agente causa 685 milhões de casos de GA, dos quais cerca de 200 milhões ocorrem entre menores de 5 anos, provocando cerca de 50 mil mortes, principalmente em países em desenvolvimento (https://www.cdc.gov/norovirus/trends-outbreaks/worldwide.html).

Dados epidemiológicos demonstram que nos países de clima temperado há predominância da doença pelos calicivírus humanos no inverno; em contrapartida, nas regiões tropicais a incidência dessas gastroenterites se acentua no verão. Em âmbito nacional, há relatos associando os NoV a surtos de gastroenterite aguda ocorridos no Rio de Janeiro, Brasília e São Paulo. Estudos realizados em hospitais de Brasília, Goiânia, Mato Grosso do Sul, Espírito Santo, Rio de Janeiro, São Paulo, Pará e Rondônia demonstraram positividade que variou de 8,6 a 39,7%. Uma pesquisa realizada em 12 estados brasileiros de todas as regiões do país confirmou a circulação do NoV com uma grande diversidade genotípica, consoante relato de Fioretti et al. (2011). Em Goiânia, foi descrita a presença do NoV, ocasionando gastroenterite em 60% dos adultos transplantados, que eram acompanhados em um hospital da região.

Nos últimos anos, se tem observado a predominância da cepa pandêmica GII.4 como responsável pela maioria dos surtos como também dos casos de hospitalização. Provavelmente, esse fato pode estar relacionado tanto com maior gravidade do quadro clínico induzido por esta cepa como em razão de um processo dinâmico de mutação e recombinação, o que resultam em uma grande diversidade gênica, desencadeando o surgimento de cepas variantes a cada 2 ou 3 anos, aumentando assim a incidência da doença no mundo. No entanto, nos anos 2014 e 2015, durante o inverno, surgiu uma nova variante epidêmica denominada GII.17_2014 (Kawasaki), a qual foi responsável por surtos de gastroenterite, ocorridos em escolas, faculdades, fábricas e jardins de infância na província de Guangdong, China. Essa cepa também foi notificada nos Estados Unidos e outros países asiáticos. Na América Latina, já foi descrita no Brasil, sendo o primeiro registro realizado entre crianças hospitalizadas na região Norte e depois no Sul, como também em um surto de gastroenterite ocorrido entre crianças e adultos na Argentina.

Estratégias visando à obtenção de uma vacina para os NoVs, já se encontram em andamento, utilizando-se para tal VLP (Virus-like particles) e a partícula subviral P (que denota a protrusão da proteína do capsídeo) de cepas GII.4. Estudos experimentais conduzidos em animais com uma vacina trivalente injetável contra NoVs GI.3, GII.4 e RV induziu proteção duradoura nos mesmos.

ASTROVÍRUS

Os estudos pioneiros associando os astrovírus às gastroenterites no homem remontam ao ano de 1975. Esses achados decorreram do exame à microscopia eletrônica de amostras fecais obtidas durante surto ocorrido em uma maternidade na Inglaterra. Paralelamente, também se detectaram esses agentes virais em crianças hospitalizadas com diarreia. Aplicou-se a designação "astrovírus" (AstV), ante conformação estelar (5 ou 6 pontas) exibida ao ME pelas partículas virais.

Os AstVs integram a família *Astroviridae*, a qual é constituída por dois gêneros: *Mamastrovirus* e *Avastrovirus*. No primeiro, se identificam os AstVs que infectam o homem e outros mamíferos, sendo ele constituído de 19 espécies. No segundo, os AstVs de aves. Até então, descreveram-se oito genótipos de AstV humanos (HAstV) – com predominância do HAstV-1 – denominados convencionalmente de "astrovírus clássicos". Mais recentemente, foram descritos dois novos grupos, filogeneticamente divergentes dos tipos clássicos, denominados de MLB (Melbourne) e VA/HMO (Virginia/Human-Mink-Ovine *like*), nos quais constam os tipos HAstV--VA1, VA2, VA3, MLB-1 e MLB-2, sendo o tipo MLB-1 o que apresenta maior frequência.

Os AstVs não possuem envelope, são esféricos, com diâmetro de 28 a 30 nanômetros (nm) e estrutura morfológica arredondada, com um core em forma de uma sólida estrela de 5 ou 6 pontas. No entanto, apenas 5 a 10% das partículas exibe essa morfologia típica a ME, o que eventualmente dificulta a sua identificação.

Ainda pouco se sabe a respeito da patogenia da infecção por AstV. Estudos conduzidos em voluntários sintomáticos demonstraram partículas desses vírus no epitélio basal, assim como no topo das microvilosidades intestinais e em macrófagos na lâmina própria. A infecção parece restringir-se aos enterócitos do epitélio que revestem as microvilosidades, embora recentemente estudos tenham demonstrado a presença deste vírus em amostras de secreção respiratória.

A infecção dos HastV ocorre via fecal-oral, podendo haver excreção mesmo na ausência de sintomatologia, por até duas semanas. Nos pacientes com depressão imunológica observou-se liberação de partículas de HAstV nas fezes, até 3 meses após a resolução dos sintomas gastrointestinais. A transmissão do vírus pode ocorrer tanto diretamente como por contato com fômites e/ou pessoas infectadas. Observa-se a transmissão inter-humana, principalmente entre crianças, não raro se ampliando no âmbito familiar ou nas enfermarias e hospitais pediátricos; nesse último contexto, a infecção pode assumir caráter endêmico. Convém enfatizar que a excreção dos HAstV pode ocorrer entre indivíduos assintomáticos, do que decorre a ampliação da transmissibilidade. Assumem também importância epidemiológica as infecções nosocomiais por HAstV. O consumo de água e/ou alimentos contaminados – especialmente frutos do mar–, assume papel importante na disseminação dos HAstV, daí advindo surtos extensos.

Os HAstV acometem, principalmente, crianças com idades inferiores a 5 anos. Em geral, o seu período de incubação varia de 1 a 4 dias, embora haja registros de 24 a 36 horas durante surtos e nos casos secundários. A infecção pelos HAstV resulta em diarreia aguda, em geral moderada, que dura 2 a 3 dias, associando-se a outros sintomas como vômito, febre, anorexia, dor abdominal e desidratação leve a moderada. A diarreia assume intensidade, em geral, leve ou moderada, mostra-se autolimitada e, via de regra, não requer hospitalização, cessando espontaneamente na maioria dos casos. Não obstante, há registro de diarreia protraída associada a amostras de HAstV-3. Porém, casos de infecção assintomática já foram bem documentados tanto em crianças como em adultos.

Pacientes infectados pelo HIV, bem como indivíduos idosos, parecem mais suscetíveis a desenvolver uma infecção sintomática. Outras evidências indicam a participação dos HAstV nos quadros de gastroenterite em crianças e adultos que sofreram transplante de medula óssea.

O período de excreção dos HastV, geralmente se mostra curto, variando de 3 a 5 dias. Nos pacientes idosos e, principalmente, naqueles com deficiência imunológica, a excreção torna-se prolongada, podendo persistir por até 3 meses após a resolução dos sintomas. Vale mencionar que em pacientes imunocomprometidos (incluindo os infectados pelo HIV), já foi observada a associação deste vírus não só a casos de GA, como também com infecções disseminadas graves e letais.

Até então, se empregaram várias técnicas para a detecção dos HAstV. A ME ainda se constitui em ferramenta importante para o diagnóstico desses vírus, permitindo identificar coinfecções envolvendo outros enteropatógenos virais no mesmo espécime clínico. Produziram-se vários kits comerciais de Elisa, possibilitando analisar simultaneamente grande número de amostras, a par da sua maior sensibilidade na detecção desses vírus. Com o advento da Biologia Molecular, outras técnicas mais sensíveis emergiram, como a RT-PCR convencional e aquela "em tempo real". O sequenciamento parcial ou completo do genoma viral oferece expressiva aplicabilidade nos estudos voltados à epidemiologia molecular, permitindo a avaliação dos tipos circulantes, das variações genéticas, assim como viabilizam a análise de fatores evolutivos. Várias linhagens celulares mostram-se suscetíveis à replicação desses vírus, havendo, entretanto, a necessidade da adição de tripsina no meio nutriente, para aumentar o potencial infectante viral.

Estudos recentes confirmaram a importância dos HAstV como enteropatógenos de distribuição global, considerados como a segunda ou terceira causa de gastroenterite viral, tanto em âmbito hospitalar como ambulatorial. Em geral, a taxa de prevalência no âmbito hospitalar varia entre 2 e 16%, e na comunidade situa-se entre 5 e 17%. A par disso, há relatos caracterizando surtos relacionados com o consumo de água e alimentos contaminados. Também se registram casos de diarreia nosocomial por HAstV, além da maior gravidade que caracteriza a doença nos pacientes com depressão imunológica, principalmente aqueles submetidos a transplantes ou infectados pelo HIV.

No Brasil, a maioria dos estudos envolveu hospitais públicos. Inicialmente se utilizou a ME, com uma taxa de detecção em torno de 4%; mais recentemente, com o emprego da RT-PCR, observou-se aumento na positividade, que variou de 4,3 a 14%. Surtos de gastroenterite intrafamiliar e em creches foram registrados na região Sudeste do país, bem como no âmbito de uma tribo indígena de Minas Gerais; ambos os eventos associados ao HAstV-2.

O padrão de sazonalidade das infecções por HAstV parece variar de acordo com a região geográfica analisada. Nos países de clima temperado observa-se maior incidência durante o inverno e a primavera. Já nos países tropicais, incide mais expressivamente no período chuvoso ou na época mais quente.

O tratamento na doença causada pelos HAstV, assim como pelos HuCV, tem como finalidade prevenir ou tratar possível desidratação decorrente dos episódios de vômito e da diarreia, consistindo em mera reposição hidroeletrolítica, via oral ou intravenosa.

Medidas preventivas para controlar surtos de gastroenterite viral causados por esses patógenos devem focar principalmente na eliminação das fontes comuns por meio de ações, como: vigorosa lavagem das mãos; monitoramento dos indivíduos responsáveis pela manipulação de alimentos, que estejam ou estiveram recentemente com diarreia; controle dos suprimentos de água usados tanto para o consumo humano como destinados ao abastecimento das piscinas; e o isolamento dos doentes, principalmente na fase aguda.

ADENOVÍRUS ENTÉRICOS

A primeira descrição dos adenovírus ocorreu em 1953, quando Rowe et al. observaram a presença de um vírus desconhecido citopatogênico, capaz de causar degeneração celular durante a manutenção de culturas primárias de adenoides e tonsilas humanas, obtidas de crianças submetidas à intervenção cirúrgica, sendo atribuídos os seguintes nomes: "agentes da degeneração da adenoide", "adenoide-faringeo-conjuntival" e "doença respiratória aguda". No ano seguinte, Hilleman e Werne isolaram um agente capaz de induzir efeito citopático em culturas de células humanas, utilizando secreções respiratórias/orofaringe obtidas de recrutas americanos com quadro de infecção respiratória, sendo o agente denominado, em 1956, adenovírus humano (HAdV), em virtude do tecido onde foram inicialmente observados.

Segundo o Comitê Internacional de Taxonomia de Vírus (ICTV, do inglês International Committee on Taxonomy of Viruses), os adenovírus (AdV) pertencem à família *Adenoviridae* e estão filogeneticamente divididos em cinco gêneros: *Mastadenovirus* (infectam seres humanos e outros mamíferos); *Aviadenovirus* (acometem somente aves); *Siadenovirus* (rã, peru e aves predadoras); *Atadenovirus* (répteis, aves, ruminantes e marsupiais); e os *Ichtadenovirus* (espécies de esturjão). Os HAdV estão divididos filogeneticamente em sete espécies (A-G), com um total de 90 tipos reconhecidos, que acometem humanos. Esses agentes podem estar relacionados a diversas manifestações clínicas, conforme o tropismo tecidual de cada espécie pelo trato respiratório, ceratoconjuntiva ou gastrointestinal. São vírus não envelopados, com tamanho variando entre 90 e 100 nm de diâmetro e possuem simetria icosaédrica. A principal via de infecção dos HAdV entéricos é a fecal-oral, sendo sua transmissão por contato pessoa a pessoa ou com fômites, e ingestão de alimentos ou água contaminados. Apresentam um período de incubação de 8 a 10 dias, e a doença se manifesta clinicamente por diarreia aguda, podendo ser acompanhada de episódios de vômito, febre moderada e desidratação leve. Vale mencionar que esses vírus são altamente resistentes no ambiente, podendo sobreviver por longo período em superfícies ambientais, em razão da sua grande resistência aos desinfetantes normalmente utilizados.

Com relação à detecção dos AdV, inicialmente se empregou a ME e por muito tempo se utilizou o cultivo celular. Porém, em virtude da característica fastidiosa dos AdV-40 e -41 (efeito citopático mais lento e necessidade de linhagens celulares específicas), outras técnicas mais rápidas, sensíveis e de baixo custo, tem sido utilizadas na detecção desses agentes, como os ensaios imunoenzimático (EIE) e imunocromatrográfico. As técnicas moleculares, como a PCR convencional e em tempo real (qPCR), estão sendo empregadas com sucesso na pesquisa desses vírus, em decorrência de detectar as várias espécies com o auxílio de iniciadores específicos.

Os HAdV entéricos da espécie F, sorotipos 40 e 41, são os tipos mais relacionados a quadros de gastroenterite, com distribuição mundial, chegando a figurar como segunda ou terceira causa mais comum nos casos de GA detectados. Dado relevante de ser mencionado é a associação dessa espécie com casos de intussuscepção intestinal pediátrica, como também a detecção do seu genoma em soros de crianças de Belém, internadas com diarreia, evidenciando seu potencial virêmico.

Quanto à prevenção e tratamento, já existe uma vacina oral viva para os tipos 4 e 7 de adenovírus, utilizada por mais de 40 anos em militares americanos; porém, essa vacina ainda não foi aprovada para uso na população em geral. Logo, recomenda-se seguir os hábitos de higiene – pessoal e do ambiente – e reposição de líquidos, principalmente quando em episódios de vômito e diarreia muito aquosa.

VIROLOGIA AMBIENTAL

Vem se destacando como primordial na pesquisa de indicadores socioambientais, pois está diretamente relacionada à saúde humana, considerando que o controle da qualidade da água destinada ao consumo e uso da população é essencial, como também o saneamento básico, pois ambos interferem diretamente no bem-estar físico, mental e social.

No Brasil, ainda não existe uma legislação vigente que avalie o parâmetro viral durante a análise da qualidade microbiológica da água utilizada para o consumo, pois a mesma é realizada tendo como padrão a pesquisa de bactérias do grupo dos coliformes fecais, de acordo com o Conselho Nacional de Meio Ambiente (CONAMA), no qual são toleradas até 2 mil *Escherichia coli* (*E. coli*) por 100 mL de água (Brasil, 2005). Porém, vários estudos já demonstraram não haver qualquer correlação entre esses dois grupos de agentes. Vale mencionar que em casos de surtos, a pesquisa de vírus também já está sendo recomendada no Brasil, visando definir qual o patógeno relacionado a esses episódios.

Existem vários fatores que propiciam a transmissão de doenças virais por meio da água, entre eles destaca-se a dose infectante relacionada aos patógenos circulantes, considerando ser grande a quantidade de partículas que são liberadas nas fezes (dejetos), e igualmente a viabilidade das mesmas por possuírem facilidade de se agregar a sedimentos encontrados nos ambientes aquáticos, o que favorece a sua estabilidade por maior tempo. Além disso, locais que apresentam escassez de água, saneamento básico precário, hábitos de não lavar as mãos, são fatores que propiciam a disseminação desses agentes.

Logo, diversos surtos já foram descritos em diferentes localidades, envolvendo vários tipos de água, tanto de consumo como de lazer (praia, lagoas, piscinas etc.), relacionados aos RVA, NoV, SaV, HAstV e HAdV. Destaca-se que o HAdV já foi indicado por vários pesquisadores como possível marcador virológico, no que se refere a avaliação da qualidade da água de consumo, em razão de ser um vírus de DNA e exibir maior resistência ao meio ambiente. Vale mencionar que a Virologia Ambiental também engloba estudo desses vírus em alimentos e superfícies inanimadas (fômites), com diversos estudos publicados acerca do tema.

BIBLIOGRAFIA SUGERIDA

Ahmed SM, Hall AJ, Robinson AE et al. Global prevalence of norovirus in cases of gastroenteritis: a systematic review and meta-analysis. Lancet 2014; published online June 27. http:dx.doi.org/10.1016/S1473-3099(14)70767-4.

Bernstein DI. Rotavirus overview. Pediatr Infect Dis J. 2009;28(Suppl 3):S50-S53. Bhan MK, Bines JE, Danchin M, Jackson P et al. Safety and immunogenicity of RRV3-BB human neonatal rotavirus vaccine administered at birth or in infancy: a randomised, double-blind, placebo-controlled trial. Lancet Infect Dis. 2015;15:1389-97.

Carvalho Costa FA, de Assis RMS, Fialho AM et al. The evolving epidemiology of rotavirus A infection in Brazil a decade after the introduction of universal vaccination with Rotarix®. BMC Pediatrics. 2019;19:42. doi: 10.1186/s12887-019-1415-9.

CDC (Centers for Disease Control and Prevention). Epidemiology and prevention of vaccine-preventable diseases. The Pink Book: Course Textbook. 12th Edition. Second Printing; 2012 May.

Costa I, Linhares AC, Cunha MH et al. Sustained decrease in gastroenteritis-related deaths and hospitalizations in children <5 years of age, after introduction of rotavirus vaccination: a time-trend analysis in Brazil. Pediatr Infect Dis J. 2016;35:e189-90.

Crawford SE, Ramani S, Tate JE et al. Rotavirus infection. Nat Rev Dis Primers. 2017;3:17083. doi: 10.1038/nrdp.2017.83

Cunliffe NA, Gondwe JS, Kirkwood CD et al. Effect of concomitant HIV infection on presentation and outcome of rotavírus gastroenteritis in Malawian children. Lancet. 2001;358:550-5.

Dennehy PH. Rotavirus infection: an update on management and prevention. Adv Pediatr. 2012;59:47-74.

Dennehy PH, Vesikari T, Matson DO et al. Efficacy of the pentavalent rotavirus vaccine, RotaTeq® (RV5), between doses of a 3-dose series with less than 3 doses (incomplete regimen). Hum Vaccin. 2011;7:563-8.

De Villiers FP, Drissen M. Clinical neonatal rotavirus infection: association with necrotising enterocolitis. S Afr Med J. 2012;102:620-4.

Symposium 238. West Sussex, London: John Wiley & Sons (eds.). 2001. p. 82-100.

Estes MK, Greenberg HB. Rotaviruses. In: Knipe DM, Howley PM. Fields Virology. 6. ed. Philadelphia: Wolters Kluwer Health/ Lippincott Williams & Wilkins; 2013. p. 1347-401.

Fioretti JM, Ferreira MS, Victoria M et al. Genetic diversity of noroviruses in Brazil. Mem Inst Oswaldo Cruz. 2011;106:942-7.

Glass RI, Parashar UD, Patel MM et al. Rotavirus vaccines: successes and challenges. J Infect. 2014;68:S9-S18.

Green KY. Caliciviridae: The Noroviruses. In: Knipe DM, Howley PM (eds.). Fields Virology. 5. ed. Philadelphia: Lippincott Williams & Wilkins; 2007. p. 948-79.

Guandalini S. Probiotics for prevention and treatment of diarrhea. J Clin Gastroenterol. 2011;45(Suppl):S149-53.

Guarino A, Ashkenazi DS, Gendrel E, et al. European Society for Pediatric Gastroenterology, Hepatology and Nutrition/ European Society for Pediatric Infectious Diseases evidence-based guidelines for the management of acute gastroenteritis in children in Europe: update 2014. J Pediatr Gastroenterol Nutr 2014;59:132-52.

Isanaka S, Guindo O, Langendorf C et al. Efficacy of a low-cost, heat-stable oral rotavirus vaccine in Niger. N Engl Med. 2017;376:121-30.

Kaiser P, Borte M, Zimmer KP et al. Complications in hospitalized children with acute gastroenteritis caused by rotavirus: a retrospective analysis. Eur J Pediatr. 2012;171:337-44.

Kulkarni PS, Desai S, Tewari T et al. A randomized phase III clinical trial to assess the efficacy of a bovine-human reassortant pentavalente rotavirus vaccine in Indian infants. Vaccine. 2017;35:6228-37.

Lanzieri T, Linhares AC, Costa I et al. Impact of rotavirus vaccination on childhood deaths from diarrhea in Brazil. Int J Infect Dis. 2011;15:e206-e210.

Lemes LG, Corrêa TS, Fiaccadori FS et al. Prospective study on Norovirus infection among allogeneic stem cell transplant

recipients: prolonged viral excretion and viral RNA in the blood. J Clin Virol. 2014;61:329-33.

Linhares AC, Justino MCA. Rotavirus vaccination in Brazil: effectiveness and health impact seven years post-introduction. Expert Rev Vaccines. 2014;13:43-57.

Linhares AC, Macias-Parra M, Sáez-Llorens X et al. Rotavirus gastroenteritis in Latin America: a hospital-based study in children under 3 years of age. Trials Vaccinol. 2012;1:36-41.

Linhares AC, Velázquez FR, Pérez-Schael I et al. Efficacy and safety of an oral live attenuated human rotavírus vaccine against rotavírus gastroenteritis during the first 2 years of life in Latin American infants: randomized, double-blind controlled study. Lancet. 2008;371:1181-9.

Mahapatro S, Mahilary N, Satapathy AK et al. Nitazoxanide in acute rotavirus diarrhea: A randomized control trial from a developing country. J Trop Med; 2017. Article ID 7942515.

Méndez E, Arias CF. Astroviruses. In: Knipe DM, Howley PM (eds.). Fields Virology, 5. ed. Philadelphia: Lippincott Williams & Wilkins; 2007. p. 982-1000.

Patel M, Glass RI, Jiang B et al. A systematic review of anti-rotavirus serum IgA antibody titer as a potential correlate of rotavirus vaccine efficacy. J Infect Dis. 2013;208:284-94.

Patel MM, López-Collada VR, Bulhões MM et al. Intussusception risk nad health benefits of rotavirus vaccination in Mexico and Brazil. N Engl J Med. 2011;364:2283-92.

Richardson V, Parashar U, Patel M. Childhood diarrhea deaths after rotavirus vaccination in Mexico. N Engl J Med. 2011;365:772-3.

Rota Council. Rotavirus: common, severe, devastating, preventable. 2016. Available from: http://tinyurl.com/rota4all. Accessed 23 April 2019.

Santos N, Hoshino Y. Global distribution of rotavírus serotypes/ genotypes and its implication for the development and implementation of an effective rotavírus vaccine. Rev Med Virol. 2005;15:29-6.

Sindhu KNC, Cunliffe N, Peak M et al. Impact of maternal antibodies and infant gut microbiota on the immunogenicity of rotavirus vaccines in African, Indian and European infants: Protocol for a prospective cohort study. BMJ Open. 2017. 7:e016577.

Szajewska H, Guarino A, Hojsak I et al. Use of probiotics for management of acute gastroenteritis: A Position Paper by the ESPGHAN Working Group for Probiotics and Prebiotics. J Pediatr Gastroenterol Nut. 2014;58:531-9.

Tate JE, Parashar UD. Rotavirus vaccines in routine use. Clin Infect Dis. 2014;59:1291-301.

The Zinc Investigators' Collaborative Group. Therapeutic effects of oral zinc in acute and persistent diarrhea in children in developing countries: pooled analysis of randomized controlledt rials. Am J Clin Nutr. 2000;72:1516-22.

Vu DL, Bosch A, Pintó RM et al. Epidemiology of Classic and Novel Human Astrovirus: Gastroenteritis and Beyond. Viruses. 2017;9(2).

WHO. Implementing the New Recommendations on the Clinical Management of Diarrhoea: guidelines for policy makers and programme managers; 2006.

WHO. Rotavirus vaccines. WHO position paper. Wkly Epidemiol Rec. 2013 January;88:49-64.

Yen C, Tate JE, Hyde TB et al. Rotavirus vaccines. Rotavirus vaccines: current status and future considerations. Hum Vaccin Immunother. 2014;10:1436-48.

26

Rubéola

Marcelo Genofre Vallada
Sonia Regina Testa da Silva Ramos

INTRODUÇÃO

A rubéola é uma doença exantemática comum da infância, geralmente benigna, cujo grande impacto na saúde da população é o acometimento de gestantes, com consequente infecção do feto. Embora já fosse diferenciada de outras doenças exantemáticas da infância há cerca de 200 anos, as ações efetivas de controle só foram possíveis após o desenvolvimento da vacina e de seu uso disseminado.

HISTÓRICO

No século XVIII, já havia a descrição de uma doença com as características clínicas da rubéola, com pequenas diferenças de outras doenças exantemáticas da infância. Inicialmente, acreditava-se que fosse uma variante do sarampo e da escarlatina, daí a denominação "terceira doença". Em 1814, a doença foi caracterizada por médicos alemães como uma entidade separada, passando a ser denominada "sarampo alemão". O nome rubéola foi proposto em 1841 por um médico inglês que descreveu um surto da doença em uma escola indiana para meninos utilizando um termo derivado do latim e que significava "vermelho menor". Apesar de já se postular uma etiologia viral para a rubéola desde 1914, foi somente em 1938 que dois pesquisadores, Hiro e Tosaka, demonstraram que a doença podia ser transmitida para crianças a partir de filtrado de lavado nasal de pessoas doentes. Em virtude das características benignas da doença, pouca atenção foi dada à rubéola até meados do século XX.

Em 1941, Norman Gregg, um oftalmologista australiano, notou um grande aumento do número de crianças com catarata congênita e estabeleceu uma associação causal entre essa condição e a rubéola na gravidez. Estudos subsequentes por diversos grupos confirmaram essa relação e estabeleceram a tríade característica da doença congênita: catarata; surdez; e malformações cardíacas. A impossibilidade de isolamento do vírus na época dificultou outros estudos. Uma grande epidemia entre 1963 e 1965 na Europa e nos Estados Unidos resultou na descrição do quadro clínico mais complexo causado pela infecção congênita. Naquela época, já se havia isolado o vírus da rubéola em diferentes linhagens celulares, o que permitiu estudos muito mais detalhados da epidemiologia e da patogenia da infecção viral e de suas complicações. Em 1970, a vacina atenuada contra o vírus da rubéola passou a ser comercializada, permitindo que atualmente a doença congênita tenha sido eliminada em vários países desenvolvidos e em desenvolvimento.

AGENTE ETIOLÓGICO

O vírus da rubéola é um RNA-vírus pertencente à família *Togaviridae*, gênero *Rubivirus*. São descritos pelo menos sete genótipos do vírus da rubéola, pertencentes a duas clades, mas todos são classificados como um único sorotipo. O homem é o único hospedeiro natural conhecido.

As partículas do vírus da rubéola têm forma esférica, com diâmetro médio de 61 nm. Elas são constituídas por um nucleocapsídeo central elétron-denso com cerca de 30 a 40 nm de diâmetro, contendo uma molécula simples do RNA genômico com 9.762 nucleotídeos e múltiplas cópias da proteína do capsídeo. O nucleocapsídeo é envolto por um envelope lipoprotéico, originado das membranas de vesículas citoplasmáticas e da membrana plasmática. Duas glicoproteínas, E1 e

E2, estão presentes na superfície viral na forma de espículas e desempenham papel importante na resposta imune ao vírus.

O vírus deixa de ser infectante quando exposto a agentes que levam à desnaturação de proteínas, como o formaldeído, ou que danifiquem o ácido nucléico, como a exposição à luz ultravioleta. O vírus é termolábil, inativado entre 5 a 20 minutos quando exposto à temperatura de 56 °C e perde rapidamente a infectividade se congelado em temperaturas entre –10 e –20 °C.

O vírus da rubéola pode ser isolado em um grande número de diferentes culturas celulares, como células de rim de macaco-verde africano, BHK21 e Vero. A replicação em linhagens celulares é lenta e, geralmente, não se observa o aparecimento de efeito citopático, que pode ser evidenciado por imunofluorescência ou ensaios imunocolorimétricos.

A adesão do vírus à célula hospedeira é muito rápida, mas ainda não se conhece o receptor ao qual ele se liga. A partícula viral é, então, internalizada por um mecanismo de endocitose, e o meio ácido dentro do endossomos induz a fusão do envelope viral e a liberação do RNA. A replicação viral ocorre em vacúolos citoplasmáticos derivados de lisossomos ou endossomos e, após a síntese do RNA viral, inicia-se a produção das proteínas estruturais do vírus. O ácido nucleico e as proteínas virais são transportadas para o complexo de Golgi, onde há a composição da partícula viral e posterior extrusão da célula. Essas novas partículas infectam outras células, até a contenção da infecção pela resposta imune do hospedeiro.

PATOGENIA

Após a transmissão por via respiratória do vírus da rubéola, há uma replicação viral na nasofaringe e em linfonodos regionais. Cerca de 7 a 9 dias após a exposição, ocorre uma viremia com a disseminação do vírus para todo o organismo. A infecção da placenta e do feto ocorre durante a viremia. Entre o 9º e o 11º dia a excreção viral começa na nasofaringe e nos rins, trato gastrointestinal e outras localizações.

Diferentes técnicas laboratoriais podem ser utilizadas para se detectar a presença de anticorpos contra o vírus da rubéola. Anticorpos da classe IgM são detectados a partir do décimo dia após a infecção, frequentemente antes do início dos pródromos e do exantema, atingindo o título máximo por volta da quarta semana e decaindo até desaparecer por volta da décima primeira. Raramente, títulos baixos de IgM podem ser detectados até 8 meses após a infecção.

Anticorpos da classe IgG já são detectados a partir do 14º dia após a infecção, concomitantemente ou pouco após o início do exantema. Nos estágios iniciais da infecção primária, há predominância de IgG de baixa avidez e nos 3 meses seguintes, gradualmente, passam a predominar anticorpos de alta avidez.

Na gestante com infecção pelo vírus da rubéola, praticamente não há transferência placentária de anticorpos durante as primeiras 24 semanas de gravidez e a resposta fetal imune é muito pequena. Com a progressão da gestação, há passagem de anticorpos maternos da classe IgG para o feto que passa a produzir anticorpos do tipo IgM. Os níveis de IgM em lactentes com infecção congênita pode persistir elevado por longos períodos e 40% dessas crianças ainda têm níveis altos do anticorpo entre o 8º e o 12º meses de vida. Também a avidez de anticorpos do tipo IgG pode permanecer baixa por longos períodos nas crianças infectadas congenitamente, em alguns casos por períodos tão longos quanto três anos.

A resposta imune celular ao vírus da rubéola está associada com o aumento de linfócitos T e tem um papel importante na eliminação do vírus do organismo. A resposta imune celular em crianças infectadas congenitamente pode estar alterada, o que favorece a persistência da replicação e da excreção viral. O mecanismo responsável por essa tolerância ainda não está totalmente esclarecido e pode estar associado a defeitos na imunidade celular.

EPIDEMIOLOGIA
RUBÉOLA ADQUIRIDA

De distribuição universal, a rubéola tem no homem o único reservatório do respectivo vírus cuja transmissão ocorre por meio da via respiratória por gotículas ou contato com as secreções infectadas. Raramente, as secreções respiratórias, o sangue e a urina podem contaminar objetos ou superfícies e estes podem servir como veículo da transmissão do vírus. O vírus da rubéola é menos contagioso do que os do sarampo e da varicela, mas como muitas vezes as infecções são assintomáticas, em especial nas crianças, e como a transmissão pode estar presente até 7 dias antes do aparecimento do exantema, é frequente a sua propagação ampla na comunidade, na presença de pessoas suscetíveis. O período de transmissibilidade é de aproximadamente 5 a 7 dias antes do início do exantema e de 5 a 7 dias após. A transmissão ocorre habitualmente por gotículas respiratórias ou contato direto com pessoas infectadas.

A taxa de ataque nas comunidades abertas é subestimada em razão da pouca gravidade da doença e da falta de notificação sistemática dos casos. Em comunidades fechadas como bases militares, instituições para crianças com retardo de desenvolvimento psicomotor, ilhas e outros locais isolados, 90 a 100% das pessoas suscetíveis e expostas tornam-se infectadas.

Na década de 1960 a 1970, antes da vacinação universal para as crianças nos países desenvolvidos, o pico de incidência da rubéola endêmica era verificado em crianças de 5 a 9 anos de idade, no final do inverno e início da primavera, que corresponde aos meses de março, abril e maio no hemisfério norte, e setembro, outubro e novembro nas regiões temperadas do hemisfério sul. O mesmo ocorria durante os anos epidêmicos. Há poucos dados sobre a incidência de rubéola, mas informações de inquéritos soroepidemiológicos indicavam que cerca de 10 a 20% das mulheres em idade fértil ainda podiam ser suscetíveis à infecção. Epidemias amplas que acometiam grande quantidade de pessoas eram verificadas a cada 6 a 9 anos.

A vacinação modificou a epidemiologia da rubéola. Dados da Organização Pan-Americana de Saúde (OPAS) mostram que, nas Américas, entre 1998 e 2006, os casos confirmados de rubéola diminuíram 98%, de 135.947 para 2.998. Entretanto, em 2007, epidemias foram observadas na Argentina, no Brasil e no Chile, atingindo especialmente os grupos não vacinados (Figura 26.1).

No Brasil, a rubéola é uma doença de notificação compulsória desde 1996. Em 1997, foram notificados cerca de 30 mil casos confirmados de rubéola e, em 2002, observou-se diminuição de 95%, para 1.480 casos. O coeficiente de incidência em mulheres chegou a 6,3 por 100 mil na faixa etária de 20 a 29 anos, em 2001, que foi um ano epidêmico. A queda observada seguiu-se à vacinação em massa das mulheres em idade fértil em 2001 e 2002, além da vacinação das crianças a partir de 1992 (Figura 26.2).

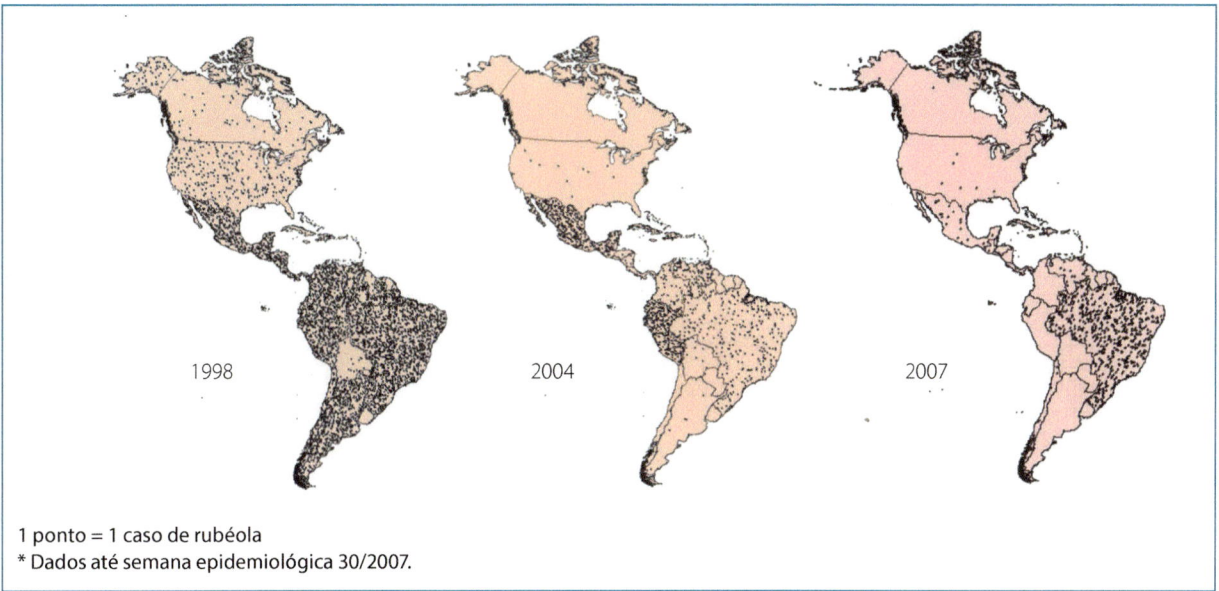

1 ponto = 1 caso de rubéola
* Dados até semana epidemiológica 30/2007.

FIGURA 26.1 Número de casos de rubéola na região das Américas (1998-2007*).

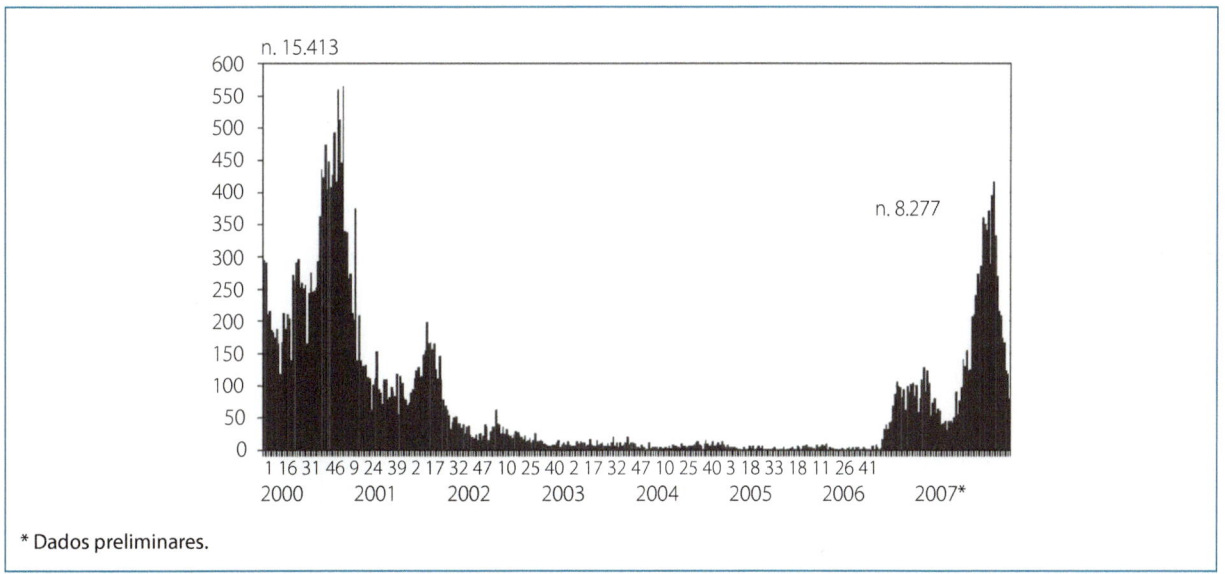

* Dados preliminares.

FIGURA 26.2 Distribuição dos casos de rubéola no Brasil (2000 a 2007*).
Fonte: COVERCGDT/DEVEP/SVS/MS

Em 2007, uma nova epidemia ocorreu em vários estados brasileiros, mas acometendo principalmente homens não vacinados. Foram registrados 8.277 casos, com 68,7% em homens e a faixa etária mais acometida foi entre 20 e 29 anos (52% dos casos). A epidemia alastrou-se rapidamente para quase todos os estados brasileiros, em especial, nos grandes centros urbanos (Figura 26.3). Em 2008, foi realizada uma campanha de vacinação da rubéola em adultos, sendo vacinadas 65,9 milhões de pessoas. Desde 2009 não foram notificados casos de rubéola adquirida no Brasil, sendo os últimos casos notificados em dezembro de 2008. O país alcançou a meta da eliminação da rubéola e da síndrome da rubéola congênita em 2010 e recebeu o certificado de eliminação dessas doenças pela Organização Panamericana da Saúde em 2015 (Figura 26.4).

O isolamento do vírus da rubéola e a sua genotipagem possibilitaram avaliar a origem de uma epidemia, bem como a sua evolução (Figura 26.4). Alguns fatores de risco estão associados com a disseminação da rubéola na comunidade: a densidade populacional elevada dos grandes centros urbanos; baixas coberturas vacinais nas crianças que adquirem a doença na pré-escola ou escola e a propagam para suas mães suscetíveis; e fatores genéticos. As estratégias de controle e incidência da rubéola no Brasil são apresentadas na Figura 26.5.

Deve ser ressaltado que mesmo nos países onde não se verifica mais a transmissão endêmica do vírus da rubéola, ainda ocorrem surtos restritos a grupos não vacinados, como aqueles que recusam a vacina por convicções religiosas, com consequente detecção de recém-nascidos com rubéola congênita.

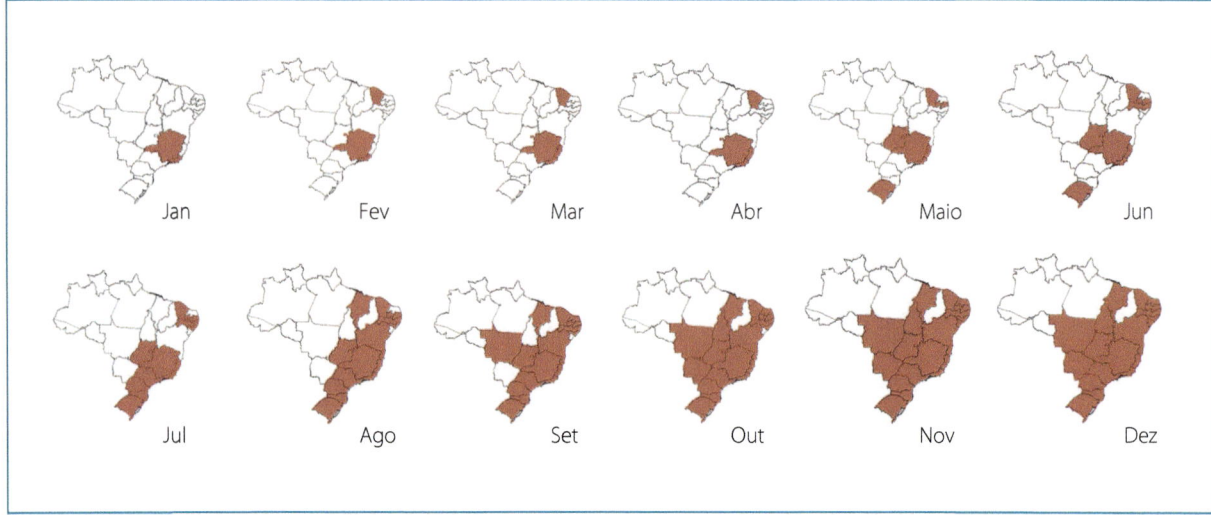

FIGURA 26.3 Evolução do surto de rubéola, Brasil (2007).
Fonte: COVERCGDT/DEVEP/SVS/MS

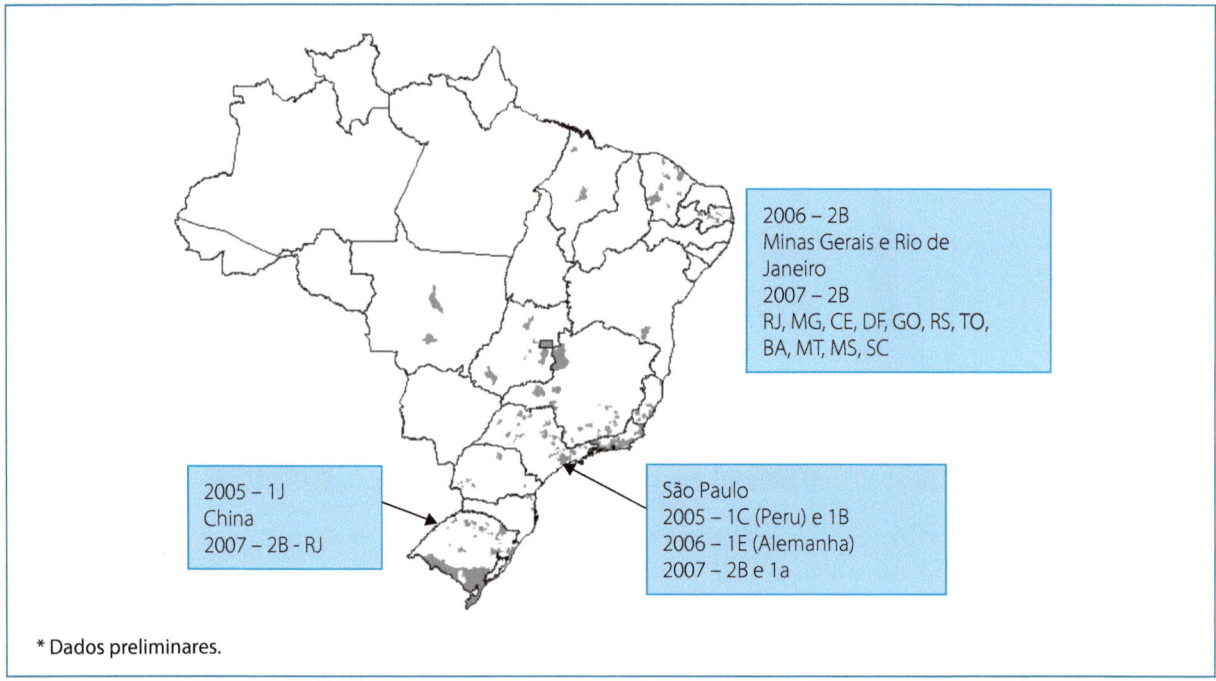

* Dados preliminares.

FIGURA 26.4 Distribuição dos genótipos do vírus da rubéola, Brasil (2006-2007*).
Fonte: COVERCGDT/DEVEP/SVS/MS

RUBÉOLA CONGÊNITA

A importância epidemiológica da rubéola reside na capacidade teratogênica do vírus para o feto em desenvolvimento, resultando na síndrome da rubéola congênita (SRC). A Organização Mundial da Saúde (OMS) estimou por meio de modelos matemáticos que ocorrem cerca de 235 mil casos de SRC nos países em desenvolvimento em anos não epidêmicos e que, nos anos epidêmicos, esse número pode aumentar em 10 vezes. No mínimo 100 mil casos da SRC são diagnosticados todos os anos no mundo.

Os dados sobre a epidemiologia da SRC são escassos e a maioria vem de países desenvolvidos. Nos Estados Unidos e no Reino Unido, antes da era vacinal, em anos não epidêmicos, observava-se uma incidência de 4 a 8 casos para 10 mil gestações. Nos países em desenvolvimento, estimativas da OMS também antes da introdução da vacinação, mostram coeficientes de incidência médios de 1,7 casos de SRC por 1.000 nascidos-vivos.

No Brasil, dados do Ministério da Saúde mostram um aumento do número de casos de SRC subsequente à epidemia de 2001, com o coeficiente de incidência atingindo 3,3 casos/100.000 habitantes, muito mais elevado do que aqueles observados nos anos não epidêmicos, ao redor de 0,1 a 0,5/100.000 habitantes. No Brasil, desde 2010, não houve mais casos notificados de síndrome da rubéola-congênita.

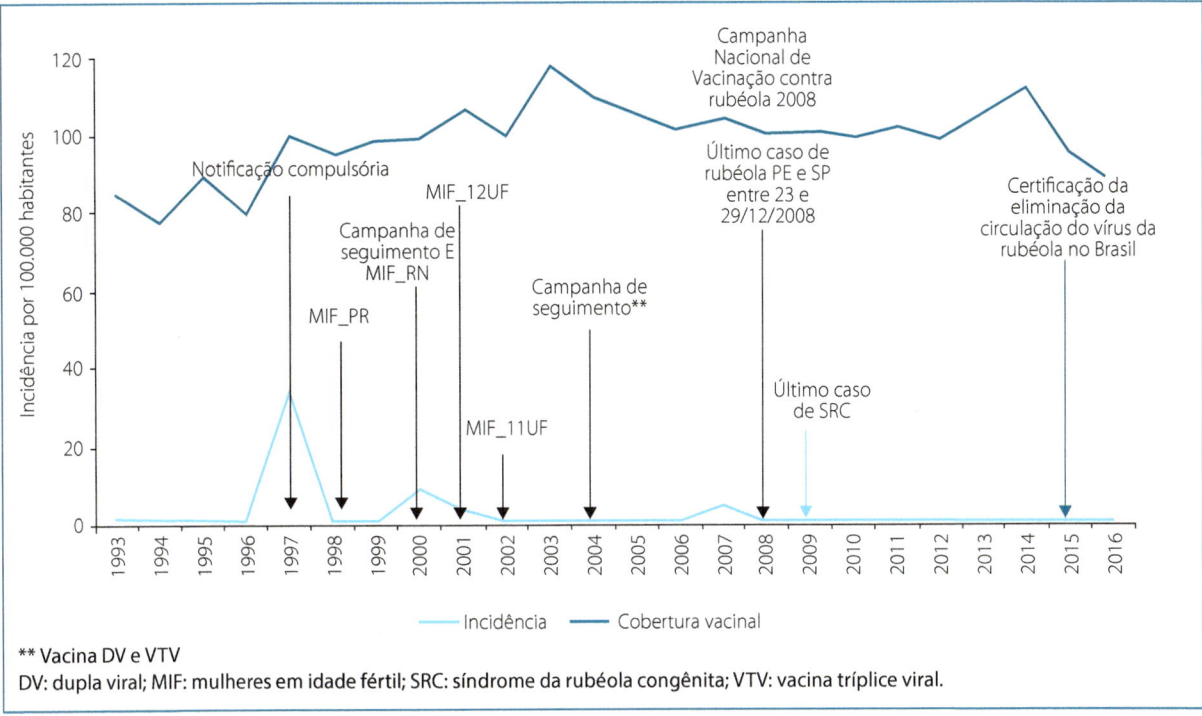

FIGURA 26.5 Estratégias de controle e incidência da rubéola no Brasil (1993-2016).
Fonte: UVRI/CGDT/DEVIT/SVS/MS, 2017.

O fator que mais influencia o risco de infecção fetal e de malformações congênitas é a idade gestacional na época da infecção materna. Assim, as lesões fetais são raras quando a infecção materna for adquirida após o primeiro trimestre da gravidez. O risco de malformações é de cerca de 90% se a infecção materna ocorrer até 11 semanas de idade gestacional e é de 33% se ocorrer entre 11 e 12 semanas. O risco no primeiro trimestre, como um todo, é de 69%. Já no segundo trimestre, é de 54% entre 13 e 16 semanas e 25% a partir da 16ª semana até o final do 2º trimestre. Após o segundo trimestre, pode ocorrer infecção fetal, e ela é frequente até o final da gravidez, mas o risco de malformações é praticamente zero. Esses dados são baseados no seguimento das crianças norte-americanas acometidas no surto de rubéola da década de 1960.

O risco de transmissão intrauterina do vírus da rubéola nas reinfecções é muito baixo. A imunidade produzida pela primeira infecção pelo vírus selvagem da rubéola ou pelo vírus vacinal é duradoura e acredita-se que, se houver reinfecção, a viremia estará ausente ou será muito reduzida. A viremia é necessária para a infecção da placenta e do feto.

ASPECTOS CLÍNICOS
RUBÉOLA ADQUIRIDA

A rubéola pós-natal é habitualmente uma doença de pouca gravidade, em particular nas crianças, nas quais cerca de 50% das infecções são assintomáticas. O período de incubação, que na rubéola é calculado do dia da exposição até o do aparecimento do exantema, dura entre 14 e 21 dias, em geral de 16 a 18 dias.

O quadro clínico mais característico da rubéola adquirida é composto por febre, exantema e linfadenopatia. A febre, quando presente, frequentemente é baixa. O exantema é maculopapular, em alguns casos, confluente com aspecto morbiliforme como no sarampo, e aparece inicialmente na face e, em seguida, dissemina-se pelo corpo, no sentido craniocaudal, em geral ao longo de 1 dia. As manifestações cutâneas têm a duração de 3 dias, já estando, no segundo dia, mais leves na face e desaparecem totalmente no terceiro dia. Em adultos, o exantema pode estar associado a prurido. A linfadenopatia habitualmente compromete os gânglios suboccipitais, auriculares posteriores e cervicais, mas pode ser generalizada e em geral persiste por 5 a 8 dias.

Nas crianças, o exantema é geralmente a primeira manifestação clínica da doença; mas, nos adolescentes e nos adultos, pode haver sinais e sintomas prodrômicos 1 a 5 dias antes do aparecimento do exantema, com febre baixa, mal-estar geral, cefaleia, anorexia, conjuntivite leve, coriza, dor de garganta, tosse e linfoadenomegalia.

As complicações da doença adquirida são raras. Artralgia e artrite raramente ocorrem em crianças, mas podem acometer até 70% dos adultos jovens, em particular as mulheres, e são transitórias, durando em média 9 dias. A encefalite é rara, com frequência de 1 para cada 6 mil casos de rubéola. A trombocitopenia tem incidência de 1 para cada 3 mil casos, é mais frequente em adultos e autolimitada em mulheres, com duração variável de poucos dias até meses. Outras complicações mais raras ainda são miocardite, pericardite, anemia hemolítica e uma síndrome de panencefalite progressiva que evolui para o óbito e que é mais comum nos pacientes com síndrome de rubéola congênita.

RUBÉOLA CONGÊNITA

A infecção materna na gravidez pode resultar na reabsorção do embrião, em abortamento espontâneo, no nascimento de um natimorto e na infecção da placenta e do feto provocando SRC. Em algumas situações, o feto pode não estar comprometido e a gestação resultar no nascimento de um bebê normal.

As manifestações clínicas da rubéola congênita podem ser divididas em transitórias, permanentes e tardias. Elas podem estar presentes em quase todos os órgãos e tecidos fetais. Deve ser lembrado que, em mais de 50% dos casos, a infecção pode ser silenciosa no recém-nascido e as manifestações surgirão posteriormente.

As manifestações transitórias aparecem em recém-nascidos e lactentes, são autolimitadas, melhoram em dias ou semanas e podem estar associadas com as manifestações permanentes. Incluem o baixo peso de nascimento e a prematuridade; o retardo de crescimento intrauterino, que pode estar presente em mais de 50% dos recém-nascidos infectados; exantema; icterícia; hepatoesplenomegalia; trombocitopenia; pneumonite intersticial; miocardite; meningoencefalite; e alterações ósseas. Algumas dessas manifestações estão associadas com o aumento da mortalidade no primeiro ano de vida: prematuridade extrema, lesões cardíacas graves, hepatite rapidamente progressiva, meningoencefalite grave e pneumonia intersticial extensa.

Entre as alterações permanentes, destacam-se a surdez; as malformações cardíacas, em que as mais frequentes são a persistência do ducto arterioso e a hipoplasia da artéria pulmonar; as alterações oculares como a catarata congênita e a retinopatia pigmentar (em sal e pimenta), a microcefalia e o retardo do crescimento e do desenvolvimento pós-natal. As malformações cardíacas estão presentes em mais de 50% dos fetos infectados nos dois primeiros meses de gestação. A incidência de surdez é subestimada nos primeiros meses de vida, mas é a manifestação mais comum da SRC e frequentemente bilateral. Entre os problemas oculares, a retinopatia é o mais encontrado.

O seguimento em longo prazo de crianças com SRC mostrou que a infecção viral persistente, a reativação viral, a insuficiência vascular e os agravos imunológicos podem resultar em progressão das lesões pré-existentes e aparecimento de novas lesões, durante a infância, a adolescência e mesmo na idade adulta. Essas manifestações são de início tardio e incluem endocrinopatias, surdez, efeitos vasculares e progressão da doença neurológica. O diabetes *mellitus* dependente de insulina atinge cerca de 20% dos pacientes com SRC, na idade adulta. As disfunções da tireoide, como hipertireoidismo, hipotireoidismo e tireoidite, são observadas em 5% dos adultos. Nos olhos, o glaucoma, o ceratocone, a hidropsia da córnea e a neovascularização da retina pioram o prognóstico da visão nas pessoas acometidas. Ainda devem ser mencionados distúrbios do sistema nervoso como o autismo e os problemas vasculares com acometimento das artérias coronárias, renais, cerebrais e periféricas. A panencefalite progressiva de início tardio, semelhante àquela do sarampo, inicia-se, em geral, na segunda década de vida.

DIAGNÓSTICO

O diagnóstico clínico da rubéola adquirida não é acurado. É imperativo, para um diagnóstico etiológico correto, que se utilizem técnicas laboratoriais.

O isolamento do vírus da rubéola é realizado a partir de amostras de sangue e da nasofaringe nos dias que antecedem o exantema e da nasofaringe até duas semanas após o exantema, mas a recuperação torna-se muito reduzida 5 dias após o início das manifestações cutâneas. São utilizadas culturas de células Vero, células de rins de macaco verde africano ou a linhagem celular RK13. O isolamento viral é muito importante para fins epidemiológicos, para identificar o padrão genético do vírus, diferenciar os casos autóctones dos importados e diferenciar o vírus vacinal do selvagem. Entretanto, em razão das dificuldades técnicas, da disponibilidade somente em laboratórios de referência e do crescimento lento do vírus, na prática clínica rotineira, utiliza-se a sorologia.

Há vários testes sorológicos disponíveis, como a inibição da hemaglutinação, testes de neutralização, hemaglutinação indireta, inibição da imunofluorescência e os testes imunoenzimáticos (Elisa). O diagnóstico sorológico da rubéola adquirida requer um aumento de pelo menos quatro vezes nos títulos de anticorpos específicos da classe IgG entre amostras colhidas na fase aguda da doença e 2 a 3 semanas depois. Um teste mais rápido e muito sensível é a dosagem dos anticorpos específicos da classe IgM por teste Elisa, com captura, em uma única amostra de sangue, coletada na fase aguda da doença, que permanece positivo por até seis semanas após o desaparecimento do exantema e é recomendado pela OMS para ser usado no diagnóstico de rotina.

Quando houver dúvidas diagnósticas, em particular em gestantes, pode-se usar a avidez dos anticorpos da classe IgG. Anticorpos com avidez baixa indicam infecção recente; enquanto a avidez elevada, uma infecção mais antiga.

O diagnóstico da presença de partículas virais é feito, habitualmente, em *swab* nasal ou de garganta, mas também em urina e no sangue na fase aguda da doença, no líquido amniótico e na placenta pela técnica da reação em cadeia da polimerase com transcrição reversa.

O diagnóstico de síndrome de rubéola congênita é muito provável se o recém-nascido ou o lactente apresentarem cataratas, malformação cardíaca e surdez. Entretanto, muitos deles não apresentam a síndrome completa e o diagnóstico laboratorial torna-se necessário. O isolamento viral pode ser feito no sangue, nas secreções da nasofaringe e na urina por períodos prolongados, muitas vezes até 1 ano de idade. Nas crianças com encefalite, o vírus já foi recuperado do líquor alguns anos após o nascimento. O vírus também foi recuperado do cristalino nas crianças com catarata congênita.

A presença de IgG específica em uma amostra isolada de sangue não faz o diagnóstico, pois ela pode ser de origem materna, mas a IgM específica é de produção fetal e pode permanecer positiva até o final do primeiro ano de vida. Entretanto, podem ocorrer falso-positivos, que podem ser decorrentes de fator reumatoide, IgM para parvovírus ou anticorpos heterófilos. Para o diagnóstico, deve-se sempre considerar as manifestações clínicas associadas.

O seguimento da criança com a dosagem seriada de IgG no sangue pode fornecer o diagnóstico retrospectivamente, pois a IgG de origem materna, habitualmente, não é mais dosada aos 6 meses de vida, enquanto aquela produzida pelo lactente permanece por toda a vida.

O diagnóstico da infecção congênita pelo vírus da rubéola é muito difícil em crianças com mais de 1 ano de idade, pois os testes sorológicos não são diagnósticos e o isolamento viral após essa idade só é possível em uma fração pequena dessas crianças. Foi mostrado que as crianças afetadas têm anticorpo específico IgG de baixa avidez e o teste de avidez pode dar um diagnóstico retrospectivo.

Um desafio diagnóstico maior ocorre após a fase de eliminação da doença, pois à medida que os casos de rubéola diminuem, o valor preditivo positivo do IGM também diminui e há a necessidade de confirmação de um IGM positivo por outros testes, como a soroconversão em amostras pareadas (aumento de quatro vezes no título de anticorpos entre a fase aguda e convalescência ou o teste de avidez que mostra anticorpos com baixa avidez nos primeiros 2 a 3 meses após a infecção natural e até mais tempo após a vacinação). Em 2015, o Ministério da Saúde do Brasil recomendou que não mais se realize de rotina a sorologia com pesquisa de IgM em gestantes durante o pré-natal. Só deve ser solicitado se houver suspeita de rubéola na gestante ou em contato próximo.

DIAGNÓSTICO DIFERENCIAL

O quadro clínico da rubéola adquirida é, muitas vezes, indistinguível de outras doenças exantemáticas, sendo o diagnóstico laboratorial imprescindível, principalmente quando há a exposição de uma gestante a uma pessoa doente. O conhecimento da situação vacinal do paciente ajuda muito, uma vez que a alta eficácia da vacina torna o diagnóstico menos provável nos indivíduos previamente imunizados. A Tabela 26.1 lista os principais diagnósticos diferenciais a serem considerados.

TABELA 26.1 Principais doenças envolvidas no diagnóstico diferencial da rubéola adquirida.

Doença	Agente
Eritema infeccioso	Parvovírus B_{19}
Exantema súbito	Herpes-vírus 6 e 7
Sarampo	Vírus do sarampo
Enterovirose (doenças exantemáticas inespecíficas)	Enterovírus ▪ Coxsackie A9 ▪ Echovírus
Dengue	Vírus dengue
Escarlatina	Estreptococo do grupo A
Febre de Chickungunia	Vírus Chickungunia
Febre do Nilo Ocidental	Vírus do Nilo Ocidental

TRATAMENTO

Não há tratamento específico para a rubéola. A utilização de analgésicos e antitérmicos pode amenizar as manifestações clínicas e dar conforto aos pacientes. Manifestações clínicas decorrentes de complicações graves, mas raras da rubéola, como a miocardite, a pericardite e a anemia hemolítica, devem ser tratadas com medidas específicas.

PREVENÇÃO
VACINA DA RUBÉOLA

Foi iniciada nos Estados Unidos em 1970 e rapidamente adotada por outros países. Atualmente, a maioria dos fabri-

cantes utiliza a cepa RA 27/3 em seus produtos, com exceção dos fabricantes japoneses, que utilizam cepas próprias. O vírus foi inicialmente isolado a partir de um feto com rubéola congênita e atenuado após passagens em culturas celulares de fibroblastos humanos.

A vacina da rubéola está disponível em preparação combinada com o vírus do sarampo (vacina dupla viral), combinada com os vírus da caxumba e do sarampo (vacina tríplice viral) ou ainda combinada com os vírus do sarampo, caxumba e varicela (vacina tetraviral). A vacina contra a rubéola, em qualquer uma de suas apresentações, é bastante imunogênica. Cerca de 95% das crianças com mais de 1 ano, adolescentes e adultos desenvolvem anticorpos após uma única dose da vacina. Mais de 90% dos indivíduos vacinados com uma única dose da vacina ficam protegidos para as manifestações clínicas da doença e viremia, e essa proteção é bastante duradoura, quase sempre permanente.

No Brasil, o Programa Nacional de Imunização (Calendário Vacinal de 2019) preconiza a primeira dose da vacina tríplice viral aos 12 meses de vida. Em razão da possibilidade da presença de anticorpos maternos em crianças menores, com a interferência na imunidade pela vacinação, toda dose administrada em crianças antes de 1 ano de vida deve ser desconsiderada. Uma segunda dose de vacina, a vacina tetraviral, deve ser administrada aos 15 meses de idade nas crianças que já tenham recebido a primeira dose da vacina tríplice viral. Os adolescentes não vacinados devem receber duas doses da vacina tríplice viral. Para os adultos, estão recomendadas duas doses (entre 20 e 29 anos) e uma dose (entre 30 e 49 anos) de vacina tríplice viral. Para os indivíduos aos quais se indicam duas doses da vacina, o intervalo mínimo entre elas é de um mês. Mulheres em idade fértil devem ter sua condição vacinal cuidadosamente avaliada e a vacina deve ser administrada para aquelas ainda não vacinadas.

Indivíduos que possam ter risco aumentado de exposição ao vírus, como profissionais da saúde, caso não conheçam sua condição imune para a rubéola e não tenham recebido a vacina anteriormente, devem ser vacinados com duas doses da vacina. Uma doença exantemática anterior sugestiva de rubéola não deve ser considerada evidência de imunidade em razão das dificuldades do diagnóstico clínico, existindo várias outras doenças com apresentações semelhantes.

A vacina contra rubéola é bastante segura. A maioria dos eventos adversos atribuídos à vacina tríplice viral é devida ao vírus do sarampo. Os mais frequentes são: febre, que atinge de 5 a 15% dos indivíduos vacinados com a primeira dose, ocorrendo entre 4 e 12 dias após a vacinação e com duração média de 1 a 2 dias; exantema, geralmente macular ou maculopapular, em cerca de 5% dos indivíduos vacinados com a primeira dose da vacina, quase sempre em associação com a febre. O aparecimento de linfoadenopatia e artralgia está mais associado com o vírus atenuado da rubéola na vacina tríplice viral. As manifestações articulares são muito raras na vacinação de crianças, porém podem estar presentes em até 25% das mulheres suscetíveis. A dor articular é a manifestação mais frequente e, em menor proporção dos casos, pode haver sinais de artrite (edema e hiperemia local). Também foram relatadas queixas como parestesia e dor em membros, mas muito raramente. Os sintomas iniciam entre 7 a 20 dias após a vacinação, com duração variável, entre 1 dia e 3 semanas e, geralmente, não há recorrência.

Também foram associados com a administração da vacina tríplice viral alguns eventos adversos mais graves, mas com uma incidência muitíssimo baixa, tais como trombocitopenia, parotidite, surdez e encefalopatia (esta última com menos de um caso para um milhão de doses).

A vacina não deve ser administrada em pessoas que apresentaram reação alérgica grave após dose anterior da vacina, nem naquelas com alergia conhecida a qualquer um dos seus componentes. Como a vacina é constituída de vírus atenuados, pacientes que tenham alguma imunodeficiência congênita ou comprometimento do sistema imune em razão de doenças oncológicas ou utilização de drogas imunossupressoras também não devem recebê-la.

As gestantes e mulheres que pretendam engravidar em período menor que quatro semanas não devem receber a vacina contra a rubéola. Existe o risco teórico de infecção fetal pela cepa vacinal e de desenvolvimento da SRC. Os estudos nos quais foram acompanhadas mulheres que inadvertidamente receberam a vacina no início da gravidez detectaram raros casos de infecção fetal, mas em nenhum deles houve alterações compatíveis com a síndrome da rubéola congênita, nem aumento da frequência de aborto espontâneo. Desse modo, não há indicação de interrupção da gravidez para mulheres que inadvertidamente receberam a vacina, mas um acompanhamento clínico meticuloso deve ser providenciado.

PRECAUÇÕES COM OS DOENTES E COMUNICANTES

O paciente hospitalizado com rubéola pode transmitir o vírus para os comunicantes suscetíveis, tanto para outros pacientes como para os membros da equipe de saúde. Se a rubéola for adquirida, o paciente deve ser colocado em precauções-padrão e mais precauções para gotículas respiratórias por 7 dias após o início do exantema. Se o paciente tiver rubéola congênita, além das precauções-padrão, o recém-nascido ou a criança devem ser mantidos em precauções de contato durante todo o período de internação, até completar 1 ano de idade ou até que duas culturas de nasofaringe ou de urina, coletadas a partir do 4º mês de vida e em momentos diferentes, sejam negativas para o vírus da rubéola. Os bebês com SRC excretam o vírus por períodos prolongados.

Os comunicantes do caso índice, ou seja, aqueles que compartilharam o mesmo ambiente ou objetos com o caso índice durante o período de transmissão do vírus (7 dias antes até 7 dias após o aparecimento do exantema) devem ser questionados quanto ao seu estado vacinal ou se já tiveram a doença comprovada por exames laboratoriais. São considerados suscetíveis aqueles que não receberam a vacina ou receberam somente uma dose e que não tiveram rubéola. Eles devem ser vacinados, exceto as gestantes. Embora não haja comprovação de que a vacina contra a rubéola seja eficaz na prevenção da doença se administrada após a exposição, acredita-se que ela possa ser eficaz se for administrada até o terceiro dia após a exposição. Na prática, isso é muito difícil de ser feito, pois o paciente elimina vírus, e já é infectante 7 dias antes do aparecimento do exantema. De qualquer modo, a vacina pode proteger contra exposições futuras se a pessoa não foi infectada no contato em questão.

As gestantes merecem uma atenção especial. Se for uma profissional de saúde ou funcionária de creche ou escola, deve ser afastada do contato com pacientes com suspeita de rubéola. Deve-se coletar prontamente a sorologia, IgG e IgM específico contra o vírus da rubéola. Se na primeira amostra for reagente para a IgG, a gestante é considerada imune e não há risco para o feto; se a IgM for reagente, é confirmado um caso de rubéola e a gestante deve ser encaminhada para a investigação fetal; se ambas, IgG e IgM, forem negativas, a sorologia deve ser repetida em 2 a 3 semanas. A segunda amostra deve ser interpretada como se segue: se ambas IgG e IgM forem negativas, a infecção não ocorreu e esta gestante deve ser vacinada após o parto; se houver IgM positiva ou um aumento de pelo menos quatro vezes nos títulos de IgG, deve-se considerar a infecção recente e acompanhar a gestante e seu feto. Este recém-nascido será suspeito de rubéola congênita.

Recomenda-se também a exclusão da creche ou da escola, por sete dias após o início do exantema de toda pessoa com rubéola.

VIGILÂNCIA EPIDEMIOLÓGICA

Destina-se a detectar precocemente os casos de rubéola para que medidas preventivas sejam tomadas na população de risco exposta e impedir que a doença dissemine-se na comunidade e atinja as gestantes. Também os dados de notificação são utilizados para a elaboração de estratégias e monitorizar o programa de vacinação. É importante ressaltar que o isolamento do vírus da rubéola em amostras de nasofaringe, colhidas na fase aguda da doença, permite a identificação do genótipo e, com isso, pode-se verificar a origem do vírus, ou seja, se é o genótipo circulante na localidade ou foi importado de outras localidades ou países.

Define-se como um caso suspeito de rubéola todo paciente que apresentar febre e exantema maculopapular, acompanhados de linfadenopatia retroauricular, occipital ou cervical, independentemente da idade e situação vacinal.

O caso é considerado confirmado laboratorialmente quando houver o quadro clínico já descrito e exames sorológicos que indiquem infecção recente pelo vírus da rubéola. A confirmação também pode ser por vínculo epidemiológico, ou seja, quando o caso suspeito teve contato com um ou mais casos de rubéola confirmados por laboratório e apresentou os primeiros sintomas da doença entre 12 e 23 dias após a exposição aos doentes confirmados.

Considera-se caso descartado aquele cujos resultados dos exames laboratoriais forem negativos para a rubéola recente (IgM específica para a rubéola). Um aspecto importante é verificar se o quadro clínico não tem uma associação temporal com a administração da vacina dupla, tríplice ou tetraviral. Nesses casos, os exames de laboratório demonstrarão a presença de IgM específica para a rubéola entre 1 semana e 2 meses após a aplicação da vacina. Pode haver exantema, febre e linfadenopatia.

Uma vez detectado um caso suspeito, a investigação epidemiológica e laboratorial deve ser realizada nas primeiras 48 horas após a notificação e deve-se notificar os órgãos públicos responsáveis pela Vigilância Epidemiológica. No Brasil, a notificação da rubéola adquirida e da congênita é compulsória em todo o seu território e deve ser realizada em um programa disponível na internet – Sistema de Informação de Agravos de Notificação – SINAN Net (http://dtr2004.saude.gov.br/sinanweb/), pelos profissionais da Vigilância Epidemiológica dos municípios que têm acesso à digitação. Portanto, todo caso suspeito deve ser comunicado imediatamente a esta equipe de saúde.

CONTROLE DE SURTOS

O controle dos casos suspeitos de rubéola possibilitará a intervenção imediata para impedir a disseminação da doença na comunidade. Os indivíduos suspeitos de serem doentes devem ser avaliados com a coleta de sorologia e os casos notificados em menos de 48 horas para as equipes da Vigilância Epidemiológica. A seguir, inicia-se a vacinação de bloqueio que deve ser realizada em todos os comunicantes considerados suscetíveis, ou seja, pessoas que não tiveram rubéola comprovada laboratorialmente, e que não tenham recebido pelo menos duas doses da vacina dupla ou tríplice viral. A faixa etária prioritária para a realização do bloqueio vacinal é de 6 meses até 39 anos de idade.

Recomenda-se também, para que a doença não chegue até as gestantes, que se faça uma avaliação das coberturas vacinais na área e que se proceda à vacinação seletiva (após a avaliação das doses recebidas) de grupos com baixa cobertura.

BIBLIOGRAFIA SUGERIDA

Andrus JK, Quadros CA, Castillo-Solórzano et al. Measles and rubella eradication in the Americas. Vaccine. 2011;29S:D91-D96.

Banatvala JE, Brown DWG. Rubella. Lancet. 2004;363:1127-37.

Best JM. Rubella. Sem Fetal Neonatal Med. 2007;12:182-92.

Cherry JD, Baker A. Rubella virus. In: Cherry JD, Harrison GJ, Kaplan SL, Steinbach WJ, Hotez PJ. Feigin and Cherry's Textbook of Pediatric Infectious Diseases. Philadelphia: Elsevier; 2019. p. 1601-22.

Grant GB, Reef S, Patel M, Knapp JK, Dabbagh A. Progress in rubella and congenital rubella syndrome control and elimination – Wordwide, 2000-2016. Wkly Epidemiol Rec. 2017;92:707-15.

Hübschen JM, Bork SM, Brown KE, Mankertz A, Santibanez S, Mamou MB, Mulders MN, Muller CP. Challenges of measles and rubella laboratory diagnostic in the era of elimination. Clin Microb Infect. 2017;23:511-5.

Kimberlin DW, Brady MT, Jackson MA, Long SS (eds.). Red Book: 2018 Report of the Committee on Infectious Diseases. 31st ed. Itasca, IL: American Academy of Pediatrics; 2018. p. 705-11.

Reef S, Plotkin SA. Rubella vaccine. In: Plotkin SA, Orenstein WA, Offit PA, Edwards. Vaccines. Philadelphia: Saunders Elsevier; 2018. 770-1000.

Reef S, Plotkin AS. Rubbella. In: Wilson CB, Nizet V, Maldonado YA. Remington and Klein's Infectious Diseases of the fetus and newborn infant. Philadelphia: Elsevier-Saunders; 2016. p. 894-922.

Secretaria de Vigilância em Saúde/Ministério da Saúde do Brasil. Guia de Vigilância em Saúde 2017, p. 130-42 e 142-52. Disponível em: http://portalarquivos2.saude.gov.br/images/PDF/2017/outubro/16/Volume-Unico-2017.pdf. Acesso em: 08/04/2019.

Secretaria de Vigilância em Saúde/Ministério da Saúde do Brasil. Rubéola. Estratégias de Controle. Disponível em http://portalarquivos2.saude.gov.br/images/pdf/2017/estratégias-Rubeola-1993-2016. pdf. Acesso em: 08/04/2019.

Siegel JD, Rhinehart E, Jackson MJ, Healthcare Infection Control Practices Advisory Committee et al. Guideline for isolation precautions: preventing transmission of infectious agents in healthcare settings. June 2007. Disponível em: <http://www.cdc.gov/ncidod/dhqp/pdf/isolstion2007.pdf>.

27

Sarampo

Roberto Focaccia
Tuba Milstein Kuschnaroff (in memoriam)

INTRODUÇÃO

Doença respiratória infecciosa aguda altamente contagiosa causada pelo vírus do gênero *Morbillivirus* espécie sarampo, que apresenta gravidade variável em populações de diferentes níveis socioeconômicos. O exantema morbiliforme típico generalizado, acompanhado de febre e síndrome catarral, precedido de pródromos que atingem quase todas as mucosas, permite o diagnóstico clínico. A doença foi até os anos de 1980 a terceira causa de mortalidade infantil, especialmente em crianças com idade ≤ 5 anos no mundo subdesenvolvido, assim como em extensas áreas em países mais pobres. Porém, com o emprego de uma eficiente vacina, a partir da década de 1960 impactou a incidência da doença e as taxas de mortalidade. Entretanto, com a facilidade de circulação de viajantes não vacinados tem ocorrido casos esporádicos de sarampo. A partir de 2018, houve nova reemergência do sarampo no Brasil.

ETIOLOGIA

Em 1911, Anderson e Goldberg demonstraram ser viral a etiologia do sarampo quando infectaram macacos com filtrados de material da garganta e do sangue de doentes. Mas o isolamento do agente só aconteceu com o desenvolvimento de culturas em ovos e em células, realizado por Rake e Sháfer, Plotz e Enders. Em 1954, Enders e Peebles isolaram o vírus do sarampo e o cultivaram em culturas primárias de células renais de macacos, com boa reprodução do vírus, que permitiu o conhecimento da citopatogenia, imunologia e, em sequência, a produção de vacinas.

O vírus do sarampo tem o respectivo ARN classificado na família Paramyxoviridae, gênero *Morbillivirus* espécie sarampo, com apenas um tipo conhecido. Os *Morbillivirus* são representados pelo vírus da peste bovina, o dos pequenos ruminantes (cabras) e o da cinomose do cão. Entretanto, somente o vírus do sarampo é patogênico no homem. O vírus é composto de um núcleo cápside helicoidal que tem um RNA e as proteínas polimerase e L. A matriz (M) está presente em todos os *Morbillivirus*. Os peplômeros (ou espículas) são estruturas encontradas na superfície do envelope viral, compostos pela hemaglutinina (H), que medeia o processo de adsorção da superfície celular; e a proteína (F), que participa da fusão celular, da hemólise e da penetração do vírus na célula.

Embora se considere a existência de um só tipo de vírus selvagem, ele apresenta 24 genótipos conhecidos. Os estudos são dirigidos ao sequenciamento dos genes que codificam a (H) hemaglutinina e a nucleoproteína N, que são as mais variáveis.

O conhecimento dessas sequências genéticas possibilitou o estudo da epidemiologia molecular, quando, então, permitiram a identificação da fonte e da circulação do vírus autóctones ou importados, causadores de surtos de sarampo.

EPIDEMIOLOGIA

O sarampo é de ampla distribuição mundial, com sua incidência predominantemente em áreas com baixas taxas de vacinação, inclusive no mundo desenvolvido. A evolução clínica e a letalidade são influenciadas pelas condições socioeconômicas, além do estado nutricional e imunitário do doente e as condições de aglomeração e promiscuidade existentes em habitações coletivas. O sarampo responde por alta morbidade e alta mortalidade. Entre 2000 a 2014 houve redução de quase 90% na prevalência de casos novos graças a um intenso esforço de vacinação, supondo a OMS que tenha sido evitado a morte de cerca de 20 milhões de pessoas, que ocorriam antes da era vacinal. Entretanto, em virtude da redução da incidência da doença, houve um relaxamento na política de imunização global contra o sarampo nessa década com a ocorrência, segundo a OMS, do aumento de cerca de 300% no número de casos (400 mil casos) em 168 países somente nos três primeiros meses de 2019 em relação ao mesmo período de 2018.

No Brasil, em 2014, ocorreram surtos de sarampo no Ceará, Pernambuco e São Paulo, quase todos pelo genótipo D8, o mesmo genótipo que predominou nos casos da doença registrados no Brasil em 2013. Em 2016, um grupo de *experts* internacional sob coordenação da Organização Mundial da Saúde declararam a erradicação da doença no Brasil.

Já a partir do ano seguinte, novos surtos de sarampo eclodiram no Brasil. Alguns fatos têm sido relacionados com os surtos de 2018-2019. Um foi a migração de milhares de refugiados venezuelanos, em grande parte não vacinados, no Norte do Brasil, e depois transferidos para outras regiões do país. Associadamente, houve a entrada de um navio mercante no Porto de Santos, em 2018, cuja tripulação era proveniente de vários países europeus e asiáticos, atingida por um surto de sarampo. É provável que esse fato tenha dado origem a reentrada do vírus do sarampo no Brasil. Nesse mesmo ano, ocorreram 17.529 casos e 14 óbitos somente no Estado de São Paulo. Até fevereiro de 2020 já ocorreram 300 casos e dois óbitos no Estado de São Paulo. Em março de 2019, o Brasil havia perdido a certificação de país livre da doença, levando o Ministério da Saúde a promover um esforço de vacinação de bloqueio e reforço da imunização rotineira.

O vírus tem alta infectividade, com taxa de ataque de 90% e alta morbidade, o que requer uma cobertura vacinal de 90% para contenção de surtos.

A maior prevalência do sarampo é, sobretudo, na infância, poupando lactentes menores de 6 meses pela persistência de anticorpos maternos protetores.

Em descrição de uma epidemia de sarampo em uma comunidade onde a cobertura vacinal não protegeu um grupo de adultos jovens, gestantes tiveram abortamentos e partos prematuros. A vacinação em massa das crianças produziu um desvio na curva de incidência classicamente conhecida, atingindo adultos jovens e adolescentes não vacinados.

O sarampo, hoje, pode surgir em formas atípicas, como púrpura, por exemplo, quando ocorrem surtos em adultos que perderam o nível protetor conferido pela vacinação em tenra idade, ou a panencefalite esclerosante subaguda, descrita no subcapítulo específico.

Podem-se observar casos esporádicos durante todo o ano, mas, no hemisfério sul, o sarampo pode ocorrer em forma epidêmica. A transmissão se dá pessoa a pessoa, assim como por via aérea, já que as gotículas respiratórias contendo vírus podem permanecer infectantes por cerca de 2 horas. Assim, pode haver contágio em espaços públicos em aglome-

rações, viagens aéreas e especialmente em escolas e creches em que as crianças se mantêm em máxima aproximação.

O período de incubação gira em torno de 1 a 3 semanas. O isolamento não é uma medida eficiente para controle da transmissão, uma vez que nas secreções nasofaringes e oculares os vírus são transmitidos 72 horas antes do período exantemático, porém acredita-se que o maior risco de contágio ocorre nas fases de intensa febre e tosse produtiva. Em países com alta prevalência de sarampo, as epidemias da doença ocorrem com intervalos de 4 anos, quando cresce o número de crianças suscetíveis em comunidades não vacinadas ou nas migrações para os centros urbanos.

Apresentam maior risco de contágio: crianças muito pequenas ainda fora do período de vacinação ou que tenham contraindicação de vacina; quem não recebeu duas doses do imunizante; e um pequeno percentual de não respondedores adequados à vacina.

PATOGENIA

Após a colonização das vias aéreas superiores pelo vírus do sarampo, a replicação ocorre no epitélio da mucosa. As células suscetíveis são agredidas e destruídas pela intensa replicação do vírus, ao mesmo tempo em que há fusão das membranas celulares com formação de sincícios de células gigantes. Contudo, ocorrem desorganização do cromossomo, destruição do citoesqueleto e aparecimento de corpúsculos de inclusão no núcleo e no citoplasma (Figura 27.1).

As células gigantes multinucleadas, chamadas células de Warthin-Finkeldey e encontradas no tecido reticuloendotelial, nos epitélios, são características da lesão do sarampo. As células endoteliais e epiteliais são infectadas e o principal alvo das células sanguíneas são os monócitos. Os principais tecidos atingidos são os do pulmão, fígado, baço, linfonodos, timo, pele, mucosa e conjuntiva.

Durante as primeiras 72 horas da doença, o vírus pode ser isolado do lavado faríngeo e do sangue, sendo cultivado em células de rins de macacos e células Vero, nas quais produz os efeitos já descritos.

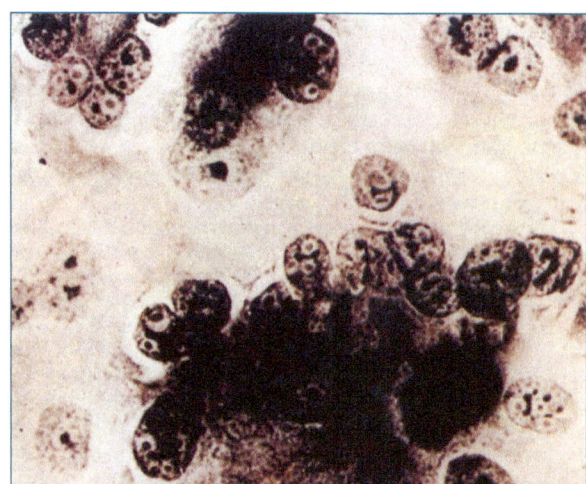

FIGURA 27.1 Citopatogênese do vírus do sarampo. Células KB. Cepa Edmonston, inclusões nucleares e citoplásmicas.
Fonte: Reprodução do serviço de vírus do Instituto Pasteur.

Após a replicação, ocorre a viremia e, por meio do sistema linfático, o vírus atinge a medula, vísceras abdominais, pele e sistema nervoso. É encontrado no sangue desde o período prodrômico até o quarto dia do exantema, sendo que os linfócitos T e B, os monócitos e os leucócitos polimorfonucleares estão colonizados, mas não apresentam citólise.

A resposta imunológica compreende a produção de IgM, IgG e IgA específicas detectáveis após 4 a 6 dias dos pródromos e depois da aplicação da vacina. Entretanto, é a resposta TH1, resposta celular, a de importância na evolução da infecção para eliminação dos vírus e das células infectadas. A supressão da resposta celular na imunodepressão resulta em alta morbidade e letalidade.

Os vírus são detectados, em microscopia, nas células endoteliais dos capilares da derme nas áreas exantemáticas e antígenos específicos são encontrados por métodos de imunofluorescência.

A resposta celular específica ao vírus do sarampo é a causadora da lesão maculopapular.

Na desnutrição, a baixa imunidade celular provoca infecções prolongadas, com aumento de infecções pneumônicas por vírus e bactérias, assim como às complicações gastrointestinais.

Os anticorpos são detectados nos primeiros dias e atingem a titulagem máxima em torno de 2 a 3 semanas da infecção e, embora persista com títulos baixos, a presença dos anticorpos neutralizantes está associada à imunidade duradoura conferida pela infecção.

Em patologia especial, encontramos: vasculites resultantes do efeito de citocinas; processos resultantes da infiltração das células de Warthin-Finkeldey no trato respiratório, com pneumonias intersticiais severas nos imunodeprimidos; lesões encefálicas. Nos quadros agudos de encefalites ou encefalomielites que ocorrem provavelmente por reação imunológica, há edema por infiltração de plasma e de células linfomonocitárias perivasculares e desmielinização. Os neurônios estão necrosados, apresentando inclusões virais.

Porém, nos quadros de ação persistente do vírus do sarampo no sistema nervoso central (SNC), os vírus defectivos intracelulares permanecem impedindo que se processe a sua erradicação pelos mecanismos imunológicos habituais. Essa ação, denominada vírus lento, resulta da longa incubação – cerca de 10 anos – e do desenvolvimento da encefalite crônica em torno de 2 anos até o êxito letal.

Esses vírus são isolados do SNC pelas técnicas de cultivo ou hibridização. As lesões estão localizadas principalmente no SNC e na retina, envolvendo substância branca e cinzenta com inclusões nos neurônios e nas células da oligodendróglia.

QUADRO CLÍNICO

O período de incubação varia entre 1 e 3 semanas, em média cerca de 12 dias, quando se iniciam febre e mal-estar do pródromo do sarampo. A evolução clínica apresenta três períodos bem definidos: prodrômico ou catarral; de estado ou exantemático; de convalescença ou de descamação furfurácea.

Formas subclínicas podem ocorrer em indivíduos que receberam apenas uma dose de vacina ou naqueles que já perderam a imunidade protetora.

PERÍODO PRODRÔMICO OU CATARRAL

Tem duração de 6 dias, no início da doença. Todas as mucosas são comprometidas, resultando em um cortejo de sintomas muito característico pela manifestação clínica decorrente do comprometimento universal de todas as mucosas. Assim, nos pródromos do sarampo ocorrem tosse (mucosa brônquica), coriza (mucosa nasal), otalgia (mucosa do canal auditivo), conjuntivite (mucosa da conjuntiva), vômitos e diarreia (mucosa gastrointestinal), dor à micção (mucosa da uretra), desconforto e secreção vaginal (mucosa da vagina). Essa riqueza de sintomas decorrentes da agressão maciça das mucosas e o sinal de Koplik nos pródromos permite, geralmente, hipnotizar o diagnóstico de sarampo antes mesmo do surgimento de lesões exantemáticas. Surge febre, que pode atingir 39 a 40° C, acompanhada de tosse produtiva, com coriza – um corrimento seromucoso do nariz (em crianças pequenas a secreção que escorre deixa marcas quando seca sem higienização) e dos olhos, conjuntivite (facies "sarampenta") e fotofobia. As lesões da mucosa da boca e da faringe contribuem para a dificuldade de ingestão, mas não é a única causa da anorexia que, no lactente, soma-se aos vômitos, com dores abdominais e diarreia. Os linfonodos estão pouco aumentados na região cervical e, algumas vezes, intra-abdominais, causando reações dolorosas no abdome. Na criança lactente, pode-se palpar baço e fígado aumentados de tamanho.

Nas últimas 24 horas do período, surge, na altura dos pré-molares, o sinal de Koplik – pequenas manchas brancas com halo avermelhado, consideradas sinal altamente indicativo do sarampo, que ainda persiste por 24 horas, já no período exantemático (Figura 27.2). Elas se confundem com leite coalhado e candidíase oral, facilmente descartados pela simples raspagem, já que o Koplik atinge a submucosa e não é retirado. Elas podem também ser confundidas com manchas de Fordyce (minúsculos grânulos amarelo-brancos, às vezes, encontrados na mucosa bucal ou labial, resultantes de glândulas sebáceas ectópicas benignas), as quais não ocorrem com um fundo mucoso eritematoso.

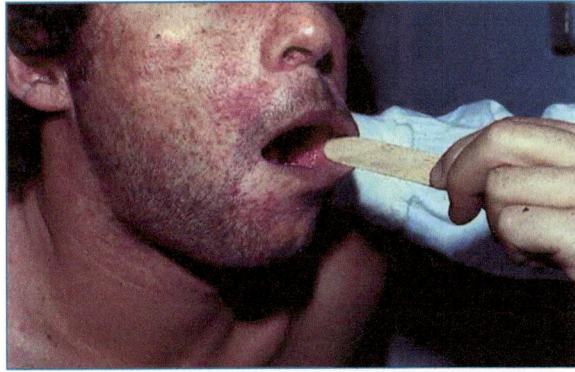

FIGURA 27.2 Sarampo – mancha de Koplik. Manchas brancas na mucosa oral na altura dos grandes molares.
Fonte: Acervo do Instituto de Infectologia Emílio Ribas. Cortesia do bibliotecário Marcelo Babosa, Diretor técnico do Serviço de Informação e Documentação Científica.

PERÍODO EXANTEMÁTICO

Apresenta a piora de todos os sintomas descritos, com prostração importante, quando, então, o exantema que caracteriza o sarampo aparece em surtos sucessivos.

As manchas sobrelevadas, maculopapulares, de cor acastanhada, com pele normal entre elas, dando um aspecto rendilhado, distribuem-se em sentido cefalocaudal (Figura 27.3). No primeiro dia, surgem na região cervical e face; no tronco no segundo dia; e, no terceiro dia, nas extremidades, persistindo por 5 a 6 dias. As palmas das mãos e solas raramente estão envolvidas. A febre continua alta, com tosse exaustiva, vômitos, anorexia e secreção purulenta dos olhos e nariz. Quando ocorre otite viral, é comum tornar-se purulenta.

As secreções das vias respiratórias superiores e dos pulmões, por aumento de produção de muco, podem se manifestar com ruídos adventícios, tais como roncos e estertores de grossas bolhas na ausculta pulmonar. A faringe e a boca estão comumente inflamadas, podendo mesmo já apresentar lesões por herpes e cândida.

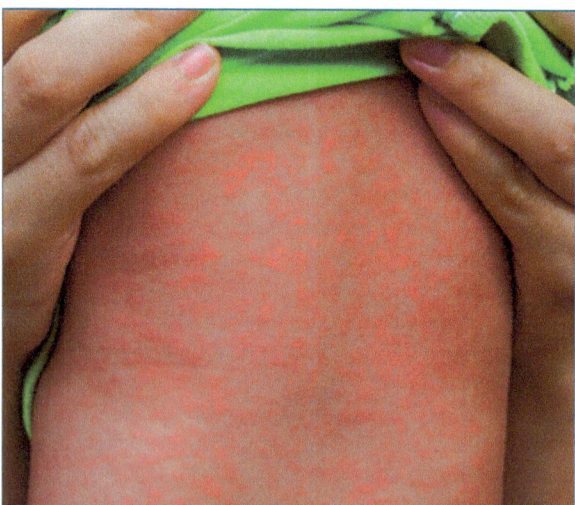

FIGURA 27.3 Sarampo. Lesões maculopapulares com aspecto rendilhado característico – "exantema morbiliforme".
Fonte: Ministério da Saúde. Disponível em: http://www.saude.gov.br/saude-de-a-z/sarampo Acesso em: 29/07/2019.

PERÍODO DE CONVALESCENÇA

As manchas tornam-se escurecidas e surge descamação fina, lembrando farinha, recebendo, por isso, o nome de fase de descamação furfurácea. Neste período de convalescença, a febre cai em lise, mas, embora o doente não tenha mais febre, a tosse e a anorexia persistem por mais 6 a 10 dias, podendo agravar-se a desnutrição, o que prejudica o processo de recuperação.

COMPLICAÇÕES

É no período de estado ou exantemático que comumente se instalam as complicações sistêmicas, embora a encefalite possa surgir após 20 dias e a morte por desnutrição e infecções que a ela se superpõem possa ocorrer em até 1 a 2 meses após.

A doença tem evolução grave em pacientes imunodeprimidos por leucemia, HIV-Aids, por exemplo, ou com trata-

mentos de imunossupressão, e é particularmente alarmante em populações carentes, desnutridas, vivendo em habitações populosas, fatores que propiciam as superinfecções. As estatísticas demonstram infecções mais graves pelo vírus do sarampo, com envolvimento respiratório de pneumonias intersticiais (Figura 27.4) e pneumonia por bactérias. As pneumonias intersticiais podem assomar por infiltração de células linfomonocitárias e lesões endoteliais, redundando em alterações localizadas na membrana alveolocapilar, sendo comum encontrar células gigantes sinciciais com inclusões virais no interstício.

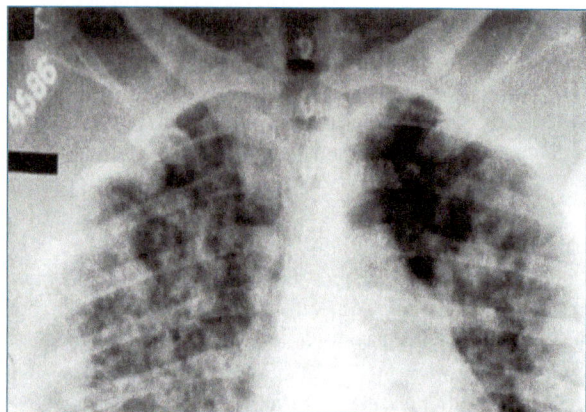

FIGURA 27.4 Radiografia de paciente com pneumonia intersticial de sarampo.
Fonte: Acervo da autoria.

Essas pneumonias produzem diminuição da relação ventilação/perfusão, perda da complacência pulmonar e uma insuficiência respiratória restritiva que se traduz na necessidade de oxigenar o paciente com oxigênio sobre pressão. Nas infecções do parênquima pulmonar por bactérias, comumente ocorrem pneumonias com pleurisia e empiema pleural, uma vez que as bactérias comuns em infecções intra-hospitalares são o estafilococo, a *Klebsiella* e o pneumococo. Em lactentes, as laringites evoluem para obstrução das vias respiratórias, sendo necessário fazer a traqueostomia. Nas complicações dos traqueostomizados, podem ser isolados outros Gram-negativos, como *Pseudomonas* e *E. coli.*

As lesões do trato gastrointestinal podem ser causadas pelo vírus na mucosa do intestino, decorrendo daí a síndrome da má absorção e, portanto, diarreia. As infecções por salmonelas, shigelas e as parasitoses agravam o quadro, produzindo perda de líquidos, sais, enzimas e outras substâncias, causando desidratação e piora do quadro de desnutrição, ou dando início a ele.

No ano de 1973, de 540 doentes internados com complicações de sarampo no Hospital Emílio Ribas, 464 o foram por desidratação e desnutrição, com processos respiratórios (pneumonias intersticiais por vírus, broncopneumonias e pneumonias estafilocócicas e pneumocócicas, com derrame pleural, incluindo pneumotórax hipertensivo que redundavam em enfisema subcutâneo; quadros de tuberculose pulmonar se agravam durante o sarampo). Apenas seis casos foram de encefalomielite aguda. A mortalidade em decorrência de desidratação, infecção pulmonar e desnutrição pelo sarampo, em estatísticas brasileiras na era pré-vacinal, foi de 6 a 11%, segundo o Ministério da Saúde.

Assim, as infecções do trato gastrointestinal, a desidratação e as infecções pulmonares agravam a desnutrição, formando um ciclo vicioso de infecções e desnutrição, tornando o sarampo a quarta causa da mortalidade infantil em países da África, Ásia e América Latina, com um coeficiente médio de letalidade entre 15 e 20%.

A encefalite, ou meningoencefalite, desenvolve-se entre o 6º e o 20º dias do exantema, com aumento da temperatura, convulsões, torpor, coma, paralisia de membros e intercostais, podendo ocorrer bexiga neurogênica. Aparece em 1/1.000 casos de sarampo com taxas de letalidade que alcançam até 10%. O tempo de internação atinge 2 meses. A Figura 27.5 mostra um caso de sarampo em criança imunossuprimida que apresentou dupla infecção com sarampo e varicela.

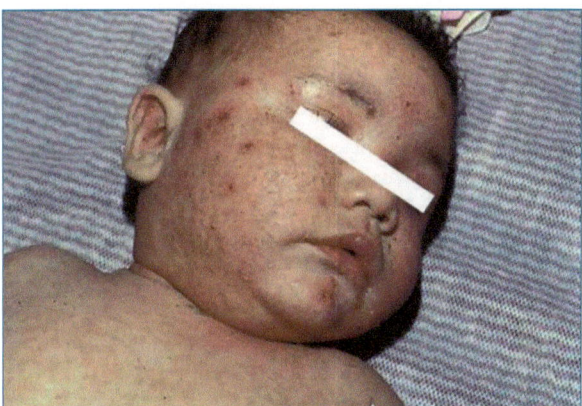

FIGURA 27.5 Sarampo. Lesões maculopapulares, aspecto "rendilhado" com lesões secundárias bacterianas na face por escoriações.
Fonte: Acervo do Instituto de Infectologia Emílio Ribas. Cortesia do bibliotecário Marcelo Babosa, Diretor técnico do Serviço de Informação e Documentação Científica.

DIAGNÓSTICO DIFERENCIAL NA FASE EXANTEMÁTICA

É feito com doenças exantemáticas maculopapulares e maculovesiculares. As mais prevalentes no nosso meio são:

- Rubéola (bom estado geral, sem pródromos, gânglios retroauriculares, exantema frustro).
- Varicela (polimorfismo do exantema, prurido cutâneo, ausência de pródromos).
- Escarlatina (amigdalia prévia, prostração, pápulas elevadas, vermelhidão cutânea, sinais característicos, hemograma padrão bacteriano, descamação lamelar).
- Roséola *infantum* (sem pródromos, febre alta seguida de exantema súbito após 12 a 24 horas, afebril, curta duração, crianças menores).
- Eritema infeccioso (afebrile, vermelhidão no rosto, recedescências).

Ver capítulos específicos.

DIAGNÓSTICO

O diagnóstico do sarampo é clínico, podendo ser confirmado por sorologia (pesquisa da IgM específica, pelo teste Elisa) e, se disponível, pela pesquisa do RNA viral por reação de cadeia da polimerase.

No hemograma, no período de incubação ou no prodrômico, é frequente a leucocitose moderada sem desvio à esquerda característica de quadros agudos. Às vezes, atipia linfocitária. Porém, já na fase de exantema, a tendência é leucopenia e linfocitose no período, caminhando para a convalescência. A medula óssea apresenta reatividade do sistema granulocítico com pequeno desvio à esquerda de neutrófilos e aumento da maturação dos eosinófilos.

Para efeito de determinação do genótipo em pesquisas epidemiológicas, utiliza-se a cultura a partir de células mononucleares do sangue periférico, secreções respiratórias, *swabs* conjuntivais ou urina. Isso tem importância epidemiológica na caracterização de vírus autóctones e importados durante surtos da doença.

A vigilância epidemiológica instituída pela OMS e pelo Unicef desenvolveu uma rede de 700 laboratórios, distribuídos em 173 países, para controle do sarampo e da rubéola com base no modelo já testado para a poliomielite.

TERAPÊUTICA

O tratamento do sarampo é essencialmente sintomático, devendo-se hidratar e alimentar o doente, diminuir a hipertermia e sedar a tosse. O tratamento profilático com antibiótico é contraindicado.

As complicações bacterianas do sarampo são tratadas especificamente com antibióticos adequados para o quadro clínico e, se possível, com identificação do agente bacteriano.

As laringites com obstrução e as pneumonias bacterianas ou por vírus serão tratadas respectivamente com oxigenação, antibióticos, anti-inflamatórios e, se necessário, traqueostomia e respiração artificial, exigindo, pois, internação em unidade de terapia intensiva.

As encefalites devem ser tratadas da mesma forma que as demais encefalites agudas, com alimentação parenteral, anticonvulsivantes e cuidados fisioterápicos.

A desnutrição e a desidratação devem ser combatidas com cuidados especiais, hidratação com soro fisiológico a 1/2, ou a 1/4 quando em lactentes, sempre com soro glicosado de 5 a 8%. A realimentação deverá ser precoce, em 12 horas.

São muito importantes os cuidados de enfermagem, nutrição e de higiene, bem como as condições ambientais ótimas para evitar infecções, infecções cruzadas, desidratação e desnutrição. A vitamina A é recomendada principalmente para os pacientes desnutridos. Durante o surto de sarampo que se iniciou em 2019 no Brasil, o Ministério da Saúde (Nota Informativa n. 32/2018 e Guia de Vigilância à Saúde 2019) sob orientação do Programa Nacional de Suplementação de Vitamina A (PNSVA – Ofício Circular n. 27/CGAN/DAB/SAS/MS), e o Departamento de Atenção Básica recomendam a indicação Palmitato de Retinol (Vitamina A) para redução da morbimortalidade do sarampo e prevenção de suas complicações, e administração para as crianças até 59 meses com suspeita diagnóstica de sarampo, após avaliação clínica e nutricional, nas dosagens a seguir:

Faixa etária	Palmitato de retinol – Vitamina A	Forma farmacêutica e via de administração	Posologia
< 6 meses	50.000 UI*	*Cápsula – via oral	2 doses (uma dose no dia da suspeita diagnóstica e outra no dia seguinte)
6 meses a 11 meses e 29 dias	100.000 UI	Cápsula – via oral	2 doses (uma dose no dia da suspeita diagnóstica e outra no dia seguinte)
12 meses a 59 meses	200.000 UI	Cápsula – via oral	2 doses (uma dose no dia da suspeita diagnóstica e outra no dia seguinte)

*Para a administração nesta faixa etária (< 6 meses), como não há apresentação na dosagem de 50.000 UI, recomenda-se aspirar todo o conteúdo da cápsula de 100.000 UI, utilizando uma seringa e administrar a metade do conteúdo por via oral.

PROFILAXIA – VACINAÇÃO

Para a erradicação do sarampo, são essenciais a vacinação e a vigilância ativa. Vacinas atenuadas de sarampo estão liberadas e em uso desde 1963, nos Estados Unidos. Várias vacinas mais atenuadas foram produzidas e sua eficácia comprovada pelo emprego em milhões de crianças no mundo; as cepas mais empregadas são as Moraten, Schwartz, Beckham, Leningrado e, no Brasil, a Biken Cam 70. As vacinas de vírus vivos atenuados contêm, em média, 1.000 TC1D50.

A vacinação confere sólida imunidade mesmo que produza títulos de anticorpos mais baixos do que os obtidos pela infecção natural e a erradicação será atingida quando a cobertura vacinal for de 95 a 100% da população infantil (OPAS-OMS).

Devem ser vacinados todos os contatos de doentes com sarampo. No Brasil, a primeira campanha de âmbito nacional realizou-se em 1992, em que foram vacinadas 48 milhões de crianças de 9 meses a 14 anos, independentemente da situação vacinal anterior, representando 96% da meta preconizada. Nos países em que já ocorreu o controle de sarampo, serão vacinados todos os indivíduos que tiverem contato com doentes até o quinto dia da exposição. Dever-se-á ainda exercer o controle pelo serviço de vigilância epidemiológica, comunicação e estudo laboratorial dos casos suspeitos.

Outra ocorrência foi o surgimento de uma população de crianças concebidas por mães que tinham imunidade conferida por vacinas em lugar da doença natural. Os níveis de anticorpos induzidos pela vacinação são mais baixos do que os induzidos pelo próprio sarampo e, portanto, os anticorpos específicos de sarampo (imunoglobulina G) transportados através da placenta esgotam-se mais rapidamente. Consequen-

temente, abre-se um espaço de suscetibilidade aos lactentes dos 3 aos 9 meses que obriga a rever a vacinação aos 15 meses.

As crianças vacinadas podem apresentar febre e exantema leve na semana da vacinação.

Estudos de Ramsay (1994), em Londres, mostram boa proteção conferida pela vacinação com vacina viva após 27 anos de sua aplicação.

Crianças com leucemia, ou outro processo maligno, serão vacinadas somente após 3 meses do término da quimioterapia e ou da radioterapia. A criança portadora de HIV será vacinada enquanto apresentar T CD4 em bons níveis e as portadoras de Aids não o serão. Recomenda-se, também, não utilizar vacinas de vírus vivos em pacientes com imunodepressão congênita ou farmacológica, em mulheres grávidas e pessoas alérgicas aos componentes da vacina, entre os quais, ovo. Crianças imunossuprimidas devem receber gamaglobulina até 6 dias após o contato com pacientes com sarampo.

Alguns países sugerem uma segunda vacinação obrigatória aos 4 anos, por ocasião do ingresso na escola, fazendo cobertura daqueles casos em que houve falha de proteção por anticorpos produzidos pela vacina e aqueles indivíduos não vacinados por convicções religiosas ou filosóficas. A cobertura vacinal deve atingir 95% da população para erradicar o vírus do sarampo.

A vacinação com vírus mortos foi suspensa porque as pessoas passaram a apresentar sarampo modificado com quadros hemorrágicos.

Nos países em que o controle do sarampo já existe, serão vacinados todos os indivíduos que tiverem contato com doentes até o quinto dia da exposição, incluindo-se os profissionais de saúde. É necessário ainda exercer o controle do serviço de vigilância epidemiológica e comunicação dos casos suspeitos. O conceito atual de epidemia é de dois casos de sarampo relacionados que ocorram em uma mesma área.

No surto de 2018-2019, inúmeros casos de sarampo ocorreram em indivíduos vacinados com duas doses. As possíveis razões para a suscetibilidade ao sarampo após 2 doses permitiram a especulação de que não apenas o nível de anticorpos estava em declínio, mas também diferenças no genótipo de vírus da vacina e nas cepas circulantes.

BIBLIOGRAFIA SUGERIDA

American Academy of Pediatrics. Measles. In: Kimberlin DW, Brady MT, Jackson MA, Long SS (eds.). Red Book: 2018 Report of the Committee on Infectious Diseases. 31st ed. Itasca, IL: American Academy of Pediatrics; 2018. p. 537-45.

Annunziato D, Kaplan MH, Hall WW et al. Atypical measles syndrome: pathologic and serologic findings. Pediatrics. 1982;70(2):203-9.

Bellini WJ, Rota PA, Genetic diversity of wild type measles virus. Implications for global measles elimination programs. Emerg Infect Dis. 1998;4:29-35. Enders JF, Peebles TC.

Brasil/MS/SVS. Situação do Sarampo no Brasil, 2019. Informe n. 39, 15 de abril.

Gastanaduy PA et al. Public health responses during measles outbreaks in elimination settings: Strategies and challenges. Hum Vaccin Immunother. 2018;14(9):2222-38.

Gershon AA. Measles virus (rubeola). In: Mandell, Douglas, Bennett's. Principles and practice of infectious diseases. 9th ed. Philadelphia: Churchill Livingstone; 2014.

Kuschnaroff TM, Romaldini H, Ratto OR et al. Sarampo: contribuição para o estudo de alguns aspectos da função pulmonar. Rev Inst Med Trop São Paulo. 1980;2(2):69-77.

Mata LJ, Faulk WP. The immune response of malnourished subjects with special reference to measles. Arch Latinoamericano de Nutrición. 1973;23(3)345.

Oxman MN. Measles. In: Richmann, Whitley, Hyden. Clinical virology. Ed. Churchill Livingstone; 1997. p. 821-62.

Plotkin SA: Measles: breakouts and breakthroughs. J Ped Infect Dis Soc 2019 jul 8; on line: doi: 10.1093/jpids/piz043.

Poland GA, Jacobson RM. Failure to reach the goal of measles elimination. Apparent paradox of measles infections in immunized persons. Arch Intern Med. 1994;154(16):1815-20.

Postexposure prophylaxis, isolation, and quarantine to control an import-associated measles outbreak. MMWR. 2004;53(41):969-71.

Ramsay ME, Moffatt D, O'Connor M. Measles vaccine a 27-year follow-up. Epidemiol Infect. April 1994;112(2):409-12.

WHO-UNICEF joint statement on strategies to reduce measles mortality worldwide. Wkly Epidemiol Rec. 2002 Jul 5; 77(27):224-8.

Zipprich et al. Notes from the field: measles – California, January 1-April 18, 2014. MMWR, Weekly. April 25, 2014;63(16):362-3.

28

Panencefalite esclerosante subaguda

Aron Diament
Magda Lahorgue Nunes

INTRODUÇÃO

A panencefalite esclerosante subaguda (PEESA) é uma doença neurodegenerativa rara e fatal, causada pela infecção do vírus do sarampo no sistema nervoso central. Com a erradicação do vírus do sarampo em função das altas taxas de imunização atingidas globalmente, a PEESA tende a ser uma doença em extinção. Apesar de sua incidência ter reduzido drasticamente nas últimas décadas, existe o risco de aparecimento de novos casos, pois em alguns países, onde a vacinação não é obrigatória e por consequência a cobertura de proteção é baixa, ainda foram relatados, recentemente, surtos epidêmicos de sarampo.

Do ponto de vista histórico, entre 1933 e 1934, Dawson descreveu o que chamou de encefalite de inclusão nuclear em pacientes que morreram de encefalite letárgica atípica, tendo sugerido etiologia virótica em vista dos achados inflamatórios e das inclusões nucleares de Cowdry tipo A, encontrados à necropsia. Pete e Düring, em 1939, descreveram cinco casos de encefalite, sendo um deles semelhante aos de Dawson, com alterações inflamatórias em todo o cérebro e, então, introduziram o termo "panencefalite". Porém, foi Van Bogaert quem descreveu a leucoencefalite subaguda (LEES), não tendo encontrado em seus casos inclusões nucleares e, então, assim a denominou em vista da discrepância entre a proliferação astrocítica e o menor grau de desmielinização da substância branca. Na realidade, essas três entidades clínicas constituem uma única, reconhecida atualmente sob a denominação de panencefalite esclerosante subaguda (PEESA),

termo proposto em 1950, por Greenfield, mas que passou a ser aceito universalmente apenas a partir de 1967.

Em 1944, Balthazar publicou um caso de panencefalite com registro, a eletroencefalografia (EEG), de complexos de ondas lentas. Porém, foi Radermecker que, em 1949, chamou a atenção, em três casos de LEES, para os complexos periódicos que hoje levam seu nome.

Na década de 1950, Bücher et al. encontraram, pela primeira vez, aumento de gamaglobulinas no líquido cefalorraquidiano (LCR) de um paciente com PEESA; porém, não deram maior importância ao achado e, na mesma década, vários autores demonstraram a relevância do aumento das gamaglobulinas no LCR do doente.

Somente em 1965, Bouteille et al. demonstraram pela primeira vez, por microscopia eletrônica (ME), um pseudomixovírus no tecido nervoso de paciente com PEESA. A demonstração de que era um vírus semelhante ao do sarampo foi confirmada em 1969, com estudos independentes uns dos outros, por Horta Barbosa et al., Chen et al. e por Payne et al. Segundo Zeman, os dados experimentais acumulados até aquela época sustentaram a hipótese de um vírus de ação lenta, semelhante ao do sarampo, isolado de biópsias cerebrais de pacientes com PEESA e que teria a sua ação atenuada de certa forma ou, então, seria um vírus defectivo que provocaria reação hiperimune local, havendo produção de anticorpos antissarampo no LCR e no soro e por uma gamaglobullna com distribuição oligoclonal aumentada em todos os casos de PEESA.

ETIOPATOGENIA

A fisiopatologia da PESSA ainda não é totalmente compreendida, entretanto, existem evidências que fatores humorais se sobrepõem à resposta imune celular contra o vírus, permitindo que ele infecte neurônios e sobreviva de forma latente durante vários anos.

Em indivíduos normais a infecção pelo sarampo desencadeia resposta imune celular caracterizada pela ativação de linfócitos T (T-*helper* 1) e liberação de interferon (INF-α) e interleucina 2 (IL-2), cuja reação resulta na erradicação da partícula viral da célula infectada. Após a fase do *rash* cutâneo, o organismo promove uma resposta humoral que protege o indivíduo de reinfecções, mesmo que ele entre em contato novamente com o vírus.

Estudos atuais sugerem que em função de polimorfismo de herança genética, os indivíduos que desenvolvem PEESA apresentam uma resposta imune celular alterada contra antígenos comuns e produzem baixos níveis interferon e interleucinas 2, 10, 12 e 25 e altos níveis de interleucina 4, 1b, 23 e 26. Estas alterações favorecem a resposta humoral sobre a celular, que é fundamental para erradicar de forma completa o vírus da célula infectada. A entrada do vírus nos neurônios parece ser facilitada pela proteína F e CD 46. Níveis elevados de anticorpos contra CD 9 também já foram encontrados no líquor de pacientes com PEESA, na fase de atrofia. Estando instalado dentro da célula, o vírus do sarampo promove diversas mutações de proteínas e continua se reproduzindo. Entre as mutações a mais bem conhecida é a do gene da proteína matriz. A projeção para outros neurônios parece ser mediada por neurocininas (neurocinina 1). O vírus então permanece silente até as manifestações clínicas tornarem-se evidentes.

O vírus do sarampo contém sete proteínas, a saber: L (*large*), H (hemaglutinina), P (*phosphoprotein*), NP (*nucleocapsid protein*), Fo (*fusion protein*), M (*matriz*) e A e, após a infecção por esse vírus, ocorre formação de anticorpos contra cada uma dessas proteínas (fato verificado por imunoprecipitação seletiva); em contrapartida, verificou-se que o vírus da PEESA não apresenta ou apresenta pouca proteína M e não se detectaram anticorpos antiproteína M na PEESA.

Falha ou diminuição da proteína M. Como a proteína M é importante para a adsorção do vírus na membrana celular, a sua falta resultaria em infecção abortiva, confirmando, então, ser o vírus da PEESA defectivo ou defeituoso, permanecendo, assim, nas células nervosas, incapaz de produzir um vírion completo, porém conseguindo, após algum tempo, provocar reação inflamatória no hospedeiro e, dessa forma, desencadear a doença.

Mediante técnica da reação em cadeia da polimerase (PCR), tem sido possível isolar o vírus no cérebro de pacientes infectados e os relatos evidenciam a presença de genoma mutante. Mutações no gene que controlam as proteínas M e F, além de polimorfismo nos genes da interleucina e interferon gama, foram observadas. Anteriormente, a expressão anormal de citocinas no cérebro de pacientes com PEESA já havia sido relacionada à patogênese da doença.

É importante salientar que um quadro semelhante ao da PEESA por sarampo também foi descrito como consequência da infecção pelo vírus da rubéola.

ANATOMIA PATOLÓGICA

Sob o aspecto patológico, a PEESA caracteriza-se basicamente por uma resposta inflamatória leve a moderada com infiltrados teciduais e, nas bainhas perivasculares, por linfócitos e macrófagos, inflamação esta que pode ser difusa e/ou focal, abrangendo ambas as substâncias, branca e cinzenta. Quando o envolvimento é predominante na substância branca, pode-se verificar desmielinização focal, acompanhada por grande número de astrócitos reativos. Pode haver marcada neuronofagia e perdas neuronais. Em neurônios e células oligodendrogliais, podem ser encontradas inclusões eosinofílicas, intranucleares e/ou citoplásmicas, porém só em biópsias (e não em necrópsias), e é delas que se pode isolar o antígeno viral. Por microscopia eletrônica, é possível visualizar os nucleocapsídeos virais nas inclusões intranucleares ou citoplásmicas.

INCIDÊNCIA

O sarampo é uma doença infecciosa que pode ser evitada com a imunização, entretanto, nos últimos anos, tem-se observado o ressurgimento de surtos epidêmicos em diversos países, em função de falhas na cobertura vacinal. Como a incidência de PEESA varia de acordo com a incidência de sarampo, observa-se ainda o relato esporádico de novos casos. É importante destacar que os novos casos de PEESA surgem alguns anos após a recorrência dos surtos de sarampo.

O hospedeiro que contrai a PEESA pode estar em qualquer parte do mundo, não havendo predileção étnica, surtos ou focos endêmicos. Atualmente, a PEESA é considerada uma doença rara. Estudos epidemiológicos realizados entre as décadas de 1970 e 1980, nos Estados Unidos, Inglaterra, Itália, Holanda e Japão, demonstraram claramente o declínio não só da incidência do sarampo, como também da PEESA, desde a introdução da vacinação contra o vírus do sarampo. Nos últimos anos, somente relatos de pequenas séries de casos ou até mesmo de casos isolados com apresentação atípica têm sido publicados na literatura.

Em estudo realizado no Brasil entre 1954 e 1966, em São Paulo, foram descritos 31 casos. Uma tentativa de realizar um registro nacional de PEESA, entre 1990 e 1996, incluiu 48 pacientes. No Brasil, país onde a incidência de sarampo diminui anualmente, pois o programa de imunização atinge em torno de 98% das crianças, o número de casos da doença vem, consequentemente, se reduzindo drasticamente nos últimos anos.

Estudo de incidência realizado no Canadá, identificou somente quatro casos detectados entre 1997 e 2000 (0,06/1.000.000 crianças/ano). Na Alemanha, 31 crianças com diagnóstico de PEESA foram atendidas entre 2003 e 2009. O risco estimado de desenvolver PEESA em crianças que tiveram sarampo antes de 5 anos de idade foi calculado em 1:1.700 e 1:3.300, sendo considerado, nesta população, semelhante ao risco de apresentar infecção aguda fatal por sarampo.

Estudo recente, realizado na Califórnia, investigando o período entre 1998 e 2015, identificou 17 casos de PEESA, considerando os casos que haviam sido registrados no CDPH entre 1988 e 1991, a incidência de PEESA foi de 1:1.367 para crianças < 5 anos e 1:609 para < 12 meses no momento da infecção por sarampo. Todos os casos ocorreram em crianças que não haviam sido imunizadas.

Em países onde o sarampo ainda é uma doença endêmica, como Índia e Paquistão, a incidência é maior. No Paquistão, entre 2000 e 2012, foram identificados 43 casos de PEESA, na Índia entre 1992 e 2001 foram identificados 114.

O maior risco de ocorrência da PEESA é no grupo etário que adquire sarampo antes dos 2 anos de idade, podendo tal fato estar relacionado a insuficiente desenvolvimento de mecanismos imunológicos de defesa, o que permitiria a entrada do vírus do sarampo no sistema nervoso (SN).

Apesar de raros, existe descrição de casos familiares de PEESA com resultados controversos quanto à apresentação em gêmeos. Bebês nascidos de mães com a doença não a desenvolvem, apesar de sua progressão durante a gestação ser catastrófica muitas vezes. Entretanto, a infecção perinatal por sarampo pode resultar em PEESA com latência mais curta e desfecho fulminante.

Uma possível relação entre PEESA e imunização antissarampo foi sugerida pelo fato de existirem pacientes com PEESA que foram imunizados e não tinham história de sarampo. Entretanto, um recente estudo que revisou dados epidemiológicos de PEESA disponíveis na literatura concluiu que a imunização antissarampo não desencadeia, causa ou acelera PEESA. Nos casos supracitados, possivelmente haja infecção por vírus selvagem.

QUADRO CLÍNICO

A PEESA é uma afecção invariavelmente fatal, praticamente só atinge crianças e adolescentes e é rara em adultos jovens. O início dos sintomas neurológicos é mais frequente dos 5 aos 15 anos de idade, porém com intervalo de 6 meses a 32 anos.

Sua evolução é variável, podendo se processar em poucas semanas, ou então, mais habitualmente, levar de 6 a 18 meses de evolução entre o início e o óbito. Remissões espontâneas são comuns, porém, o curso é sempre progressivo, e os pacientes morrem, em geral, por infecções intercorrentes.

A doença passa por estágios clínicos progressivos:

- **Estágio I:** sintomas cerebrais (mentais e de comportamento): demonstrações afetuosas; sialorreia; esquecimentos; indiferença; irritabilidade; letargia; regressão da fala, que se torna pastosa; e retraimento. Segundo Dyken, este estágio tem duração variável, de poucas semanas a anos, e os níveis de incapacidade nunca ultrapassam 30%; a velocidade com que o paciente passa por este estágio dependerá da gravidade do envolvimento polioencefalítico e da rapidez com que se estende para as áreas caudais.

- **Estágio II:** sintomas convulsivos e motores: discinesias; posturas e movimentos atetoides; tremores; incoordenação de tronco e membros; mioclonias na cabeça, membros e tronco. Neste estágio, são mais evidentes o comprometimento dos tratos motores longos, o envolvimento sensorial e a demenciação. A duração é variável, embora, usualmente, dure de 3 a 12 meses, e a incapacidade é de 31 a 55%.

- **Estágio III:** coma, opistótono: rigidez descerebrada; hipertonia extensora; respiração estertorosa; insensibilidade a estímulos. Neste período, há envolvimento subcortical da

substância cinzenta e do tronco cerebral, os sinais extrapiramidais são mais evidentes, principalmente coreoatetose, e as mioclonias desaparecem. A duração é de 3 a 18 meses e a incapacidade vai de 55 a 80%.

- **Estágio IV:** mutismo; perda das funções do córtex cerebral; mioclonias ocasionais nos membros; gritos ou choros e/ou risos patológicos; sustos em decorrência de ruídos (hiperacusia); torção lateral da cabeça; e olhar errático. Caracteriza-se por disfunções neurovegetais e graus severos de flacidez ou espasticidade. A incapacidade é de 80 a 100%, com possibilidade maior de morte, embora esta possa se dar em qualquer estágio, dependendo da gravidade e rapidez da progressão da doença.

Um escore de déficits neurológico (DN) relacionado aos estágios clínicos foi proposto por Dyken e é amplamente utilizado nos estudos que avaliam a eficácia do tratamento. Um DN de 100% representa morte ou incapacidade total; DN de 80 a 99% correlaciona-se ao estágio IV; DN de 50 a 80%, ao estágio III; DN de 30 a 50%, ao estágio II; e DN de 1 a 30%, ao estágio I (Tabela 28.1).

TABELA 28.1 Sintomas e sinais da PEESA segundo suas fases.

Fase 1: sintomas cerebrais	
- Demonstrações afetuosas - Esquecimentos - Irritabilidade - Fala pastosa e regressão da fala - Sialorreia - Indiferença e letargia	Nível de incapacidade < 30% Duração variável
Fase 2: sintomas convulsivos e motores	
- Discinesias - Posturas e movimentos atetoides comumente de 3 a 12 meses - Tremores - Mioclonias (cabeça, tronco e membros) - Incoordenação de tronco e membros - Comprometimento sensorial e demenciação	Nível de incapacidade: 31 a 55% Duração variável
Fase 3: coma e opistótono	
- Rigidez descerebrada - Insensibilidade a estímulos - Sinais extrapiramidais mais evidentes (coreoatetose) - Respiração irregular estertorosa	Nível de incapacidade: 55 a 80% Duração de 3 a 18 meses
Fase 4: mutismo	
- Perda das funções corticais - Disfunções neurovegetativas - Grau severo de flacidez ou espasticidade - Torção lateral da cabeça - Olhar errático - Mioclonias ocasionais (membros) - Hiperacusia (sobressalto aos ruídos)	Nível de incapacidade: 80 a 100% Duração variável (morte pode ocorrer em qualquer fase)

Fonte: Dyken, Jabbour et al.

DIAGNÓSTICO

É baseado em uma combinação de aspectos clínicos e laboratoriais e consiste em dois critérios maiores (curso clínico típico ou atípico e elevação dos títulos de anticorpos específicos para sarampo) e no mínimo um critério menor (EEG com complexos de periódicos de ondas lentas, elevação de anticorpo específico para sarampo IgG no LCR ou biópsia cerebral). Na técnica de fixação de complemento, os resultados são considerados compatíveis se a titulação de anticorpos específicos para sarampo for detectada acima de 1:8 no LCR ou acima de 1:124 no sangue. O aumento de gamaglobulina no LCR atinge em torno de 20% do valor das proteínas totais.

Dificuldades diagnósticas eventualmente podem ocorrer pelos seguintes motivos:

- A apresentação clínica muito variável, havendo atualmente dois perfis: um, intermitentemente progressivo; e outro, uma forma aguda. As formas clínicas podem variar de agudo para subagudo ou crônico e no tipo agudo é possível haver sobreposição dos estágios, podendo chegar a um curso fulminante, rápido e morte antes que apareçam as reações patológicas destrutivas e cicatriciais. Na forma crônica, a progressão é mais lenta, com estágios irreconhecíveis. O estágio I pode ser muito prolongado, com sintomas de involução mental mais proeminentes, podendo causar a impressão de se tratar de outros tipos de demência.

- Os títulos mínimos de anticorpos antissarampo devem ser de 1:24 no soro e de 1:8 no LCR. A hipergamaglobulinorraquia deve ser superior a 20%.

Casos atípicos têm sido citados na literatura como o início tardio dos sintomas, em idade adulta ou na gestação.

A hipótese diagnóstica de PEESA deve ser feita em toda criança com quadro clínico suspeito, que se enquadre nos critérios antes descritos, abrangendo os dados liquóricos (aumento de proteínas e banda oligoclonal da globulina gama) e eletroencefalográficos (complexos de Radermecker).

O diagnóstico de certeza pode ser efetuado por meio de biópsia cerebral, utilizando técnicas para isolamento do vírus. O uso de biópsia para a verificação de alterações histológicas tem pouca utilidade, já que os achados (inclusões celulares neuronais e gliais, alterações vasculares subagudas inflamatórias, desmielinização subaguda e gliose extensa) são inespecíficos.

O EEG, que pode ser normal no estágio I da doença, posteriormente evidencia padrão característico de complexos periódicos de ondas lentas, denominados complexos de Radermecker e que consistem em surtos de ondas lentas, que emergem do ritmo de base; e, quando o paciente está em vigília, são precedidos de mioclonia (Figura 28.1). Durante o sono, os complexos ficam mais evidentes, entretanto cessa a atividade motora mioclônica. Esses complexos estão presentes geralmente a partir da fase II, podendo ocorrer de forma mais precoce e, com a progressão da doença, tendem a desaparecer, sendo substituídos por um ritmo de base lento e desorganizado, evoluindo nos estágios finais para traçado de baixa voltagem.

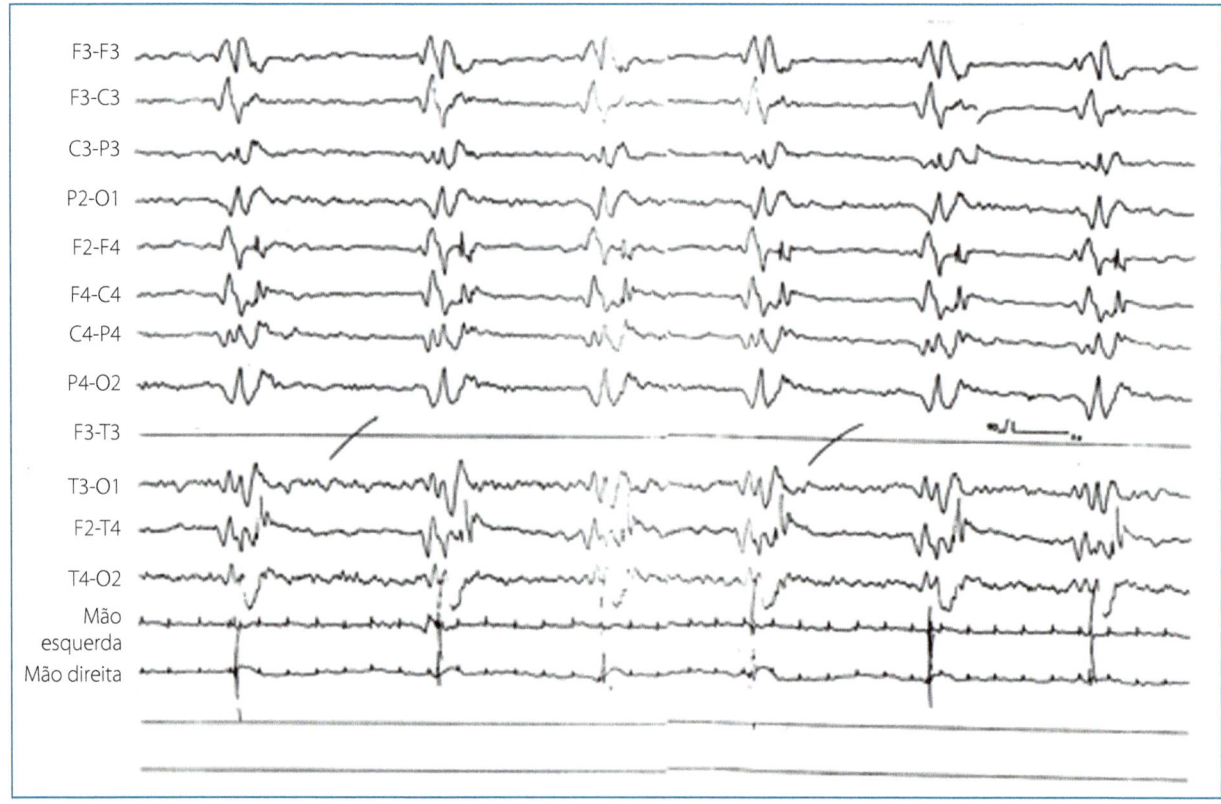

FIGURA 28.1 Eletroencefalografia com complexos de Radermecker, caracterizados por surtos de ondas lentas que emergem do ritmo de base. Em vigília, observam-se mioclonias que ocorrem concomitantemente aos complexos (canais 13 e 14).

Melhor que a tomografia computadorizada (TC), parece que a ressonância magnética (RM) pode fornecer subsídios para o diagnóstico da PEESA, conforme os estágios da moléstia. Nos estados iniciais, a RM pode ser normal e, em seis meses de evolução, aparecem áreas focais ou difusas de hipersinal em T2, além de desmielinização em áreas posteriores. Com o progresso da doença, surgem anormalidades nos hemisférios cerebrais, cerebelares e nos gânglios basais. Mais recentemente, técnicas de difusão e espectroscopia associadas à RM têm sido utilizadas na tentativa de estimar o prognóstico.

TRATAMENTO

Não existe cura para a PEESA, entretanto, vários tratamentos foram tentados, sem resultados consistentes, a saber: amantadina; isoprinosina; agentes de imunossupressão; agentes antivirais (ribavirina); e interferon intratecal. Os resultados mais favoráveis foram obtidos com uma combinação de aplicações semanais (intratecal) de interferon-α e uso diário de isoprinosina por via oral. Este tratamento de associação pode prolongar a sobrevida, mas não parece modificar o prognóstico em longo prazo.

O estudo mais recente, utilizando terapia combinada em grande grupo de pacientes (121), foi conduzido por Gascon e publicado em 2003. Os pacientes foram tratados por seis meses com isoprinosina oral 100 mg/kg/dia dividida em três tomadas ou o mesmo esquema de isoprinosina adicionada a interferon-alfa intratecal. O seguimento dos pacientes não mostrou diferença significativa entre as opções de tratamento.

Embora a maioria dos casos de PEESA seja fatal, há alguns descritos de evolução lenta ou remissão espontânea (estimada em 5%).

PANENCEFALITE PROGRESSIVA DA RUBÉOLA (ver Capítulo 26)

Descrita em adolescentes ou em adultos jovens como complicação tardia da síndrome da rubéola congênita e, muito raramente, seguindo-se à rubéola adquirida em crianças. A suspeita clínica ocorre em crianças com estigmas da rubéola congênita que desenvolvem uma síndrome neurológica progressiva entre 8 e 14 anos de idade, associada à evidência sorológica de infecção por rubéola, além de alterações neuropatológicas consistentes. Nos poucos casos descritos na literatura, existe predomínio no sexo masculino. A EEG podia mostrar ritmo de base lentificado, com descargas de alta voltagem semelhantes da PEESA. O LCR apresenta alterações discretas (pleocitose de 0 a 37/mm³), proteínas de 60 a 142 mg% e gamaglobulinas aumentadas (de 35 a 52%), com padrão oligoclonal. A demonstração por imunofluorescência indireta do antígeno da rubéola auxilia no diagnóstico, no entanto, não existe tratamento para essa moléstia. Entretanto, com a vacinação em massa consegue-se evitar a rubéola e a panencefalite progressiva, tendo se constatado a diminuição da incidência desta em países industrializados, nos quais a vacinação está em uso há mais tempo.

PROFILAXIA

Depende da vacinação em massa contra sarampo e rubéola. Nos países em que a vacinação foi introduzida nos últimos 15 anos, houve queda da incidência, não só do sarampo como também da PEESA.

BIBLIOGRAFIA SUGERIDA

Aydin K, Tatli B, Ozkan M et al. Quantification of neurometabolites in subacute sclerosing panencephalitis by 1H-MRS. Neurology. 2006;67:911-3.

Billeter MA, Cattaneo R, Spielhofer P et al. Generation and properties of measles virus mutations typically associated with subacute sclerosing panencephalitis. Ann NY Acad Sci. 1994;724:367.

Cakmakci H, Kurul S, Iscan A, Dirik E. Proton magnetic resonance spectroscopy in three subacute sclerosing panencephalitis patients correlation with clinical status. Childs Nerv Syst. 2004;20:216-20.

Canelas HM, Julião OF, Lefèvre AB et al. Subacute sclerosing leucoencephalitis: an epidemiological, clinical, and biochemical study of 31 cases. Arq Neuropsiquiatr (São Paulo). 1967;25:255

D'Onghia CA, Lefèvre AB, Canelas HM et al. Subacute sclerosing panencephalitis in only one member of a monozigotic twin pair clinical, laboratory, electrocephalographic, and inimunogical study of both twins. J Neurol Sci. 1974;21:323.

D'Onghia A, Marques-Dias MJ, Diament A et al. Panencefalite esclerosante subaguda. Estudo clínico e laboratorial em 26 criancas. Neuropediatr Latinoamer. 1974;3:107.

Eroglu E, Gokcil Z, Bek S et al. Long term follow-up of patients with adult-onset subacute sclerosing panencepbalitis. J Neurol Sci. 2008;275(1-2):113-6.

Gadoth N. Subacute sclerosing panencephalitis (SSPE) the story of a vanishing disease. Brain & Development 2012;34:705-11.

Garg RK. Subacute sclerosing panencephalitis. J Neurol. 2008;255:1861-71.

Gutierrez j, issacson rs, koppel bs. subacute sclerosing panencephalitis: an update. Dev med child neurol. 2010;52:901-7.

Holt RL, Kann D, Rassbach CE et al. subacute sclerosing panencephalitis: the foothold in undervaccination. J pediatr. 2016;179:259-62.

Nunes ML, da Costa JC, Stancher V et al. Subacute sclerosing panencephalitis: clinical aspects and prognosis, the Brazilian registry. Arq Neuropsiquiatr. 1999;57(2-A):176-81.

Pallivathucal LB, Noymer A. Subacute sclerosing panencephalitis mortality, United States, 1979-2016: Vaccine-induced declines in SSPE deaths. Vaccine. 2018;36:5222-5.

Sener RN. Subacute sclerosing panencephalitis findings at MR imaging, diffusion MR imaging, and proton MR spectroscopy. Am J Neuroradiol. 2004;25:892-4.

Sever JL, Krebs H, Ley A et al. Diagnosis of subacute panencephalitis: the value and availability of measles antibody determinations. JAMA. 1974;228:604-6.

Wendorf KA, Winter K, Zipprich J, et al. Subacute Sclerosing Panencephalitis: The Devastating Measles Complication That Might Be More Common Than Previously Estimated CID. 2017;65(2):226-32.

29

Varíola

Juan J. Ângulo (in memoriam)
Ricardo Veronesi (in memoriam)
Roberto Focaccia

INTRODUÇÃO

Denomina-se varíola a moléstia aguda causada por *Poxvirus variolae,* um vírus específico e de características definidas. A varíola, o protótipo das infecções exantemáticas, ocorre sob duas formas pelo menos, as quais são distintas epidemiologicamente, mas não clinicamente. A *variola major* é caracterizada por um coeficiente de letalidade da ordem de 20% e por maior proporção de quadros clínicos graves. A *variola minor* caracteriza-se por uma letalidade de aproximadamente 1% e predominância de quadros clínicos benignos.

Em casos clínicos isolados, assim como em pequenos surtos, diferenciar entre *variola major* e *variola minor* é impossível, pois a porcentagem de mortalidade é que estabelece a diferença decisiva. Manifestações toxêmicas e hemorrágicas podem ser encontradas em qualquer das duas formas, porém a frequência dessas manifestações só é significativa em amostragem razoável. Os testes de Helbert e Dumbell et al. permitem a diferenciação, no laboratório, entre as amostras isoladas de casos das duas formas. Existem, porém, sérias dúvidas sobre a universalidade da aplicação dos testes de Helbert e Dumbell.

Graças aos intensos programas de erradicação da varíola, da Organização Mundial da Saúde (OMS), particularmente nos países em desenvolvimento, essa trágica doença foi erradicada da face da Terra na década de 1970, tendo sido detectado o último caso na Somália, em outubro de 1974.

Desde então, somente três laboratórios em todo o mundo mantêm o vírus da varíola estocado, com a finalidade de produzir vacinas na eventualidade de um ressurgimento do vírus em algum lugar do planeta. A OMS está vigilante quanto à possibilidade, remota, de um vírus de varíola do macaco, o *Monkeypox,* causado por um outro membro da família Orthopoxvirus, causar doença humana, semelhante à varíola humana, fato já ocorrido no Zaire, onde se verificou a doença em 331 indivíduos.

SINONÍMIA

No Brasil, utilizam-se os termos "bexiga" para *v. major*; e "varicela" ou "alastrim" para *v. minor.* Em outros países, *variola vera* ou "varíola verdadeira" para *v. major;* e alastrim, *amaas, kafifirpox, milkpox* para *v. minor.*

ETIOLOGIA

A varíola é causada pelo *Poxvirus variolae,* pertencente a um grupo de vírus *Orthopoxvirus* que apresentam diversas propriedades em comum. As partículas de *P. variolae,* conhecidas como "corpúsculos elementares" ou "corpúsculos de Paschen", são paralelepípedos retangulares de cantos arredondados, como se evidencia à microscopia eletrônica, enquanto no microscópio comum parecem redondas, em virtude de um fenômeno óptico.

O vírus da varíola é um dos mais resistentes, em particular aos agentes físicos. Crostas de lesão abandonadas por mais de 1 ano à temperatura ambiente conservam a infectividade. Na poeira dos cômodos habitados por variolosos, durante longo tempo, pode ser encontrado o vírus. Essas propriedades parecem ter pouca importância epidemiológica. Algumas epidemias ocorridas na Inglaterra foram atribuídas, sem provas convincentes porém, à importação de algodão manipulado por variolosos na África.

O *P. variolae* tem aspecto de patogenicidade muito restrito para os animais de laboratório. É completamente patogênico para o macaco e o embrião de galinha, propriedade utilizada no isolamento e identificação do vírus. Não é patogênico na córnea do cobaio, rato ou camundongo, produzindo, entretanto, ceratite específica na córnea do coelho (prova de Paul, hoje pouco usada). Há controvérsias sobre se ocasiona ou não lesões na pele do coelho, sendo mais provável que as produza pouco definidas nas primeiras passagens, desaparecendo depois.

EPIDEMIOLOGIA

Há muitos séculos, a varíola era conhecida na Ásia e na África. Na Idade Média, parece que foi difundida na Europa pelos sarracenos e, após a descoberta do Novo Mundo, a varíola foi introduzida nas Américas, primeiro pelos europeus e, depois, pelos escravos africanos.

A doença tem ocorrido endêmica e epidemicamente em todas as regiões do mundo. Em 1945, mais da metade da população da Terra vivia em áreas endêmicas. Após essa época e em razão, essencialmente, dos esforços do serviço Americano de Saúde Pública (agindo por meio da OMS), logrou-se erradicar a varíola de todo o globo.

Idade, sexo, raça e clima não evitam nem favorecem a aquisição da varíola. Entretanto, parece que, no hemisfério norte, a varíola era mais frequente no inverno e na primavera, estações coincidentes, no hemisfério Sul, com verão e outono, quando parecia também aumentar a incidência da varíola quando esta era endêmica.

Apesar de todos esses fatos, ficou bem claro que uma epidemia de *v. major* não provocava outra de *v. minor* ou vice-versa. Para complicar a situação, demonstrou-se, em diversos países da África e na Indonésia, por exemplo, a existência de uma forma de varíola de mortalidade e gravidade intermediária entre as duas conhecidas até então.

A varíola se transmite, geralmente, por contatos íntimos de casos clínicos facilmente identificáveis. Esses contatos são, sobretudo, de familiares, colegas de escola (principalmente primária) e companheiros de enfermaria hospitalar. Contatos acidentais, no ambiente geral de uma cidade, provocam, na realidade, um número de transmissões muito menor que o imaginável. Essas prioridades nítidas na transmissão foram comprovadas, sem lugar para dúvidas, no Brasil e, mais tarde, plenamente confirmadas no Paquistão e África. A similaridade da transmissão de *v. major* e *v. minor* ficou comprovada, contrapondo-se ao que se poderia esperar das aparências.

Outro fato importante na patogenia e epidemiologia da varíola é a existência de infecções variólicas sem manifestações clínicas, mesmo em indivíduos não vacinados ou sem varíola prévia. Esse fato foi também demonstrado pela primeira vez no Brasil e plenamente confirmado, inclusive para a *v. major*.

A contagiosidade dos casos de varíola parece variar paralelamente à sua gravidade clínica. Diversos autores são da opinião de que, pelo menos na prática, as infecções subclínicas não são contagiantes. O mesmo se aplicaria, talvez, em menor grau, à *variola sine eruptione* e a formas abortivas e leves da varíola.

A varíola sempre foi tida como uma das doenças mais contagiosas e perigosas. No corrente século, predominou a *variola minor*, que não passa, na prática, de uma doença um pouco mais grave que a varicela. A similaridade era tão grande que, no Brasil, apelidava-se a *v. minor* de "varicela", enquanto a verdadeira varicela era denominada "catapora". A realidade é que, reduzida a números, a mortalidade da forma grave (*v. major*) não se afasta muito de 20% e, em nenhuma das duas formas, um caso dá origem a mais de 3 a 5 outros casos. Existe evidência epidemiológica de que a varíola é menos contagiosa do que a maioria das moléstias exantemáticas da infância; em particular, menos do que o sarampo e ainda menos do que a gripe. A varíola se alastrava por longo tempo em pequenas comunidades, pelo menos por mais tempo que o sarampo ou a gripe.

A varíola foi erradicada no mundo graças à vacinação em massa realizada no início dos anos 1970. Desde 1973 não é notificado nenhum caso de varíola. Em 1980, a OMS declarou a doença globalmente extinta. O vírus da varíola tem sido mantido cultivado em apenas três laboratórios de biossegurança máxima. A única preocupação atual reside em eventual ação de bioterrorismo. O CDC identificou vários patógenos que poderiam ser usados no terrorismo biológico e os classificou em várias categorias com base em seu potencial geral de causar danos. Os patógenos de maior preocupação incluem o antraz e a varíola. Discute-se a necessidade de nova vacinação, pois as novas gerações são totalmente suscetíveis à infecção, o que pode ocasionar o risco de um acidente ou uma reemergência do vírus.

PATOGENIA

Existem abundantes evidências experimentais de que a patogênese da varíola é idêntica ou, pelo menos, essencialmente similar à dos exantemas viróticos mais estudados nesse aspecto. Assim, depois da entrada – provavelmente pela mucosa respiratória –, o vírus efetuaria sua multiplicação no local, sem lesão tecidual manifesta. Pelos vasos linfáticos, chegaria aos gânglios regionais, onde, de novo, se multiplicaria. Daí, pela circulação linfática, atingiria a corrente sanguínea, por essa via chegando ao baço, fígado e, provavelmente, à medula óssea e aos órgãos ricos em tecido reticuloendotelial. Onde se multiplicaria grandemente, transbordando de novo para a circulação sanguínea, quando se manifestam os pródromos da moléstia (2 a 3 dias, geralmente). Nos casos benignos, essa segunda viremia desapareceria no 1º ou 2º dias do exantema; enquanto, nos graves, ela se prolongaria durante o exantema, especialmente nos casos fatais. Durante a segunda viremia, o vírus atingiria a pele, colonizando-a e originando as lesões características. Nesse momento, teriam decorrido cerca de 15 dias desde a entrada do vírus no organismo. O período de incubação é muito uniforme, de 10 a 14 dias, transcorrendo, na maioria dos casos, 12 a 14 dias entre a entrada do vírus e o início dos pródromos.

PATOLOGIA
PELE

O quadro histológico é, em geral, comum às diversas formas clínicas. A lesão mais precoce da pele é a dilatação dos capilares nas papilas do derma.

Essas alterações e o infiltrado perivascular dão lugar à "mácula". O segundo estágio, a "pápula", é a primeira alteração da epiderme e resulta da degeneração "reticular" em uma área delimitada das células das camadas malpighianas medianas. O terceiro estágio é a "vesícula", que se constitui quando as células inchadas rompem as suas membranas, fundindo-se em cavidades uni ou multiloculares. A área afetada torna-se proeminente sobre a pele não alterada. O conteúdo líquido torna-se purulento e atinge, assim, o quarto estágio – a pústula –, extremamente característico.

OUTROS ÓRGÃOS

As lesões das membranas mucosas da boca, língua, nariz, laringe, traqueia e esôfago são constantes nos casos fatais e consistem em vesículas e pústulas similares às da pele; nos casos de tipos clínicos hemorrágicos, são encontradas hemorragias submucosas intensas. O coração não apresenta alterações anatômicas específicas, apesar de ser clinicamente evidente o comprometimento cardíaco. A broncopneumonia é frequente e a pneumonia necrosante, rara.

A superfície dos rins raramente apresenta hemorragias; estas, entretanto, ocorrem na pelve ou parênquima, particularmente nos casos de púrpura variolosa. Há, também, no rim, alterações correspondentes a uma nefrite intersticial ou a chamada nefrose no néfron inferior.

A orquite variolosa é típica e frequente, porém, raras vezes é visível a olho nu. A osteomielite variolosa, observada por alguns autores, não é constante. Os gânglios linfáticos mostram, frequentemente, hiperemia e edema, porém não se observam alterações histológicas importantes ou constantes. O mesmo pode-se dizer em relação às glândulas suprarrenais e aos outros órgãos.

QUADRO CLÍNICO

A varíola é uma infecção que envolve todo o organismo e que, quando se manifesta clinicamente nos indivíduos, parcial ou totalmente suscetíveis, apresenta fases muito acentuadas. As manifestações clínicas caracterizam-se por dois componentes básicos: toxemia e exantema.

A toxemia começa de maneira muito brusca e o quadro clínico se mantém por um período de duração bastante fixo, geralmente 2 a 3 dias. Os sintomas da toxemia incluem febre, cefaleia, dores pelo corpo e mal-estar geral, podendo também ocorrer náuseas, vômitos, prostração, síndrome respiratória aguda de composição variada etc. Essa toxemia primária, que corresponde ao período prodrômico, melhora notavelmente ou desaparece com a instalação do exantema. Na vigência deste, em grande número de casos, manifesta-se toxemia secundária concomitante. Nos casos com pustulação intensa, a reabsorção dos produtos sépticos provoca toxemia terciária.

O exantema maculopapular monomórfico é constituído de lesões circunscritas, proliferativas e degenerativas, no nível do epitélio, e inflamatórias no nível do derma. Tais lesões são as varíolas que, frequentemente, seguem um curso definido e típico: mácula; pápula; vesícula; pústula; crosta e cicatriz; monomórficas (Figuras 29.1, 29.2 e 29.3).

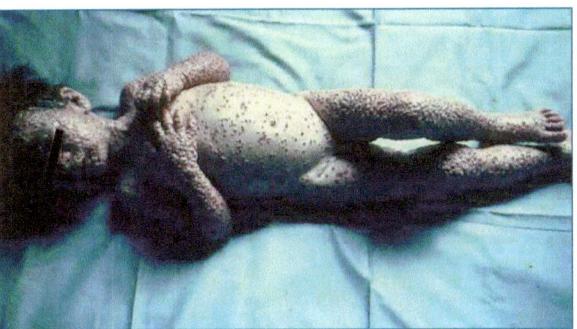

FIGURA 29.1 Púrpura variolosa (tipo 1 de Dixon). Numerosas petéquias e algumas equimoses.
Fonte: Acervo da Biblioteca do Instituto de Infectologia Emílio Ribas.

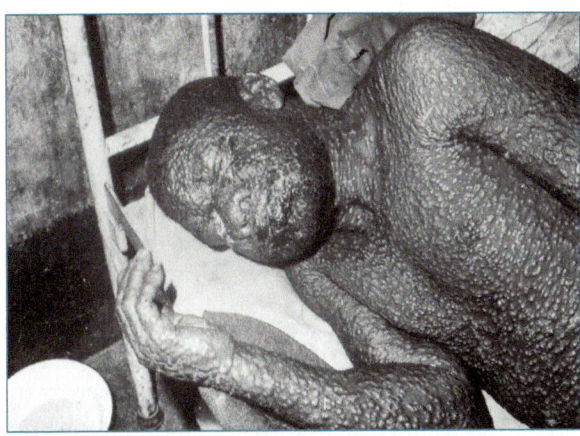

FIGURA 29.2 Varíola. Lesões centrífugas monomórficas nodulares, com grave comprometimento sistêmico.
Fonte: Acervo da Biblioteca do Instituto de Infectologia Emílio Ribas.

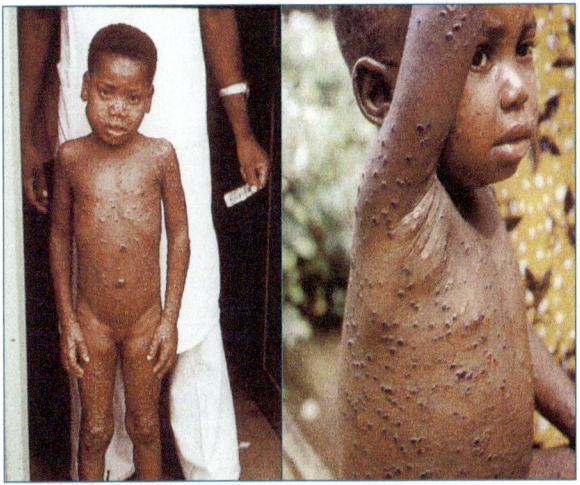

FIGURA 29.3 Varíola transmitida por macacos em regiões de selvas. Lesões monomórficas nodulares, centrífugas benignas.
Fonte: Cortesia do prof. Dr. Henrique Lecour (Universidade do Porto).

DIAGNÓSTICO DIFERENCIAL ENTRE VARÍOLA E VARICELA

- **Pródromos ligeiros ou ausentes e de curta duração:** casos muito benignos de varíola podem apresentar, ainda que rarissimamente, pródromos ligeiros. Casos intensos de varicela podem apresentar pródromos indiferençáveis dos da varíola.

- **Terminação abrupta do período prodrômico:** característica importante da varíola. Não se observa em alguns casos, geralmente os graves.

- **Queda brusca da temperatura no início do exantema:** característica importante da varíola. Nos casos como os tipos 7 e 8, que apresentam pródromos ligeiros, a hipotermia pode não ser observável.

- **Estado geral bom durante o exantema:** característica da varicela. Nos tipos 7 e 8 da varíola, e até em muitos casos do tipo 6, o estado geral é bom, podendo faltar, inclusive, a sensação de desconforto. Nas formas anômalas graves da varicela (hemorrágica, bolhosa, gangrenosa etc.), nas suas erupções muito intensas, assim como em casos complicados, o estado geral pode ser bem ruim.

- **Lesão em "gota de orvalho sobre pétala de rosa":** característica importante da varicela, de teto muito fino com conteúdo seroso, apresenta o aspecto em gota de orvalho, enquanto a "pétala de rosa" é a pele eritematosa que circunda a vesícula. Nem todas as lesões varicélicas ou casos apresentam este aspecto, tampouco o paciente é sempre visto neste estágio, que pode durar horas. Por vezes, as lesões são muito pequenas ou abortivas, ou de outros tipos (gangrenosas, hemorrágicas, bolhosas).

- **Forma redonda e regular da vesícula ou pústula, quando vista de frente; e hemisférica, de perfil:** característica importante da varíola. Aspecto observado apenas em alguns dos tipos clínicos e em certos estágios do desenvolvimento da lesão. As lesões abortivas e as de pequeno tamanho da varicela podem também ser redondas. As formas das lesões dos tipos 1, 2, 3 e 9 e de parte das lesões do tipo 8 da varíola não são definidas.

- **Forma alongada, oval ou irregular da vesícula ou pústula, quando vista de frente; e achatada, de perfil:** característica importante da varicela, observada apenas em determinados estágios do desenvolvimento da lesão e em alguns dos tipos clínicos. No início da vesiculação, a forma alongada da lesão varicélica não é aparente. A confluência de duas lesões variólicas próximas pode dar lugar a uma lesão única de forma alongada.

- **Consistência em "grão de chumbo":** típica da lesão variólica. O teto grosso e o trabeculamento que o suporta são responsáveis pela consistência, característica das lesões na varíola, enquanto, nas de varicela, o teto é delgado e flácido. Só é encontrada nas lesões tipos 4, 5, 6 e algumas do tipo 7, faltando nos restantes. Esta consistência pode ser observada em lesões varicélicas localizadas sobre o frontal ou outro osso.

- **Umbilicação das lesões:** característica importante da varíola. Não é observável nos casos tipos 1, 2, 3, 8 e 9, nem em parte das lesões dos casos tipo 7.

- **Confluência de lesões:** característica muito importante da varíola. Não se observa nos tipos 1, 6, 7, 8 e 9. No Brasil, os quatro últimos tipos são mais frequentes do que os tipos em que há confluência de lesões. A confluência é raríssima na varicela. Os autores deste capítulo conhecem apenas um caso (por eles confirmado laboratorialmente) que apresentava confluência de lesões. Aspecto muito similar ao da confluência é apresentado pelas lesões varicélicas localizadas sobre áreas de irritação.

- **Zona de eritema (halo) em redor da vesícula ou pústula grande, de forma, largura e contornos irregulares:** característica importante da varicela, sendo esta zona conhecida, então, como "coroa". O halo, às vezes, inexiste em lesões varicélicas. Nos indivíduos de pele muito escura, pode ser difícil ou impossível apreciar as características do halo. Nos estágios finais das lesões, o halo pode estar ausente. A largura dele apresenta grande variabilidade, inclusive em determinada lesão.

- **Zona de eritema (halo) em redor da vesícula ou pústula estreita, de contorno regular e largura uniforme:** característica importante da varíola. No tipo 1, falta o halo e nos indivíduos de pele escura, as características do halo podem ser muito difíceis de visualizar. Nos estágios finais das lesões, o halo às vezes inexiste. Em casos de varíola, observa-se um halo muito similar ou igual ao típico da varicela. Nesses casos, porém, além do eritema, existia inflamação, como se depreendia da proeminência e do edema do halo.

- **Distribuição centrífuga das lesões componentes do exantema:** característica importante da varíola (na varicela, seria centrípeta), nítida somente nos casos tipo 6 e em alguns do tipo 7. Nos sete tipos restantes, a distribuição centrífuga está mais ou menos mascarada pela extrema escassez ou abundância de lesões. Na varicela, a distribuição centrípeta não é evidente em casos com pouquíssimas ou muitas lesões. Nas suas formas clínicas atípicas, em geral, tampouco é evidente a distribuição centrípeta.

- **Lesões nas palmas das mãos e nas plantas dos pés:** característica da varíola. Nos tipos 8 e 9 e em alguns casos do tipo 7 da varíola, não há lesões palmares ou plantares. Esses tipos clínicos eram bem frequentes no Brasil. As lesões mencionadas podem ser vistas em aproximadamente 1/5 dos casos de varicela.

- **Estágio único das lesões em determinada área cutânea:** característica importante da varíola (se diversos estágios estão presentes, é varicela). Nos tipos 7 e 8 da varíola, há aborto das lesões. Algumas delas abortam mais precocemente do que outras, ocorrendo, então, um aspecto regional idêntico ao da varicela. Em casos raros de varíola, tem sido observado polimorfismo marcado das lesões em determinada área, provavelmente em virtude do aparecimento sucessivo de surtos de lesões na mesma região. Quando se iniciaram as últimas, já se encontravam desenvolvidas as dos primeiros surtos. Nas regiões com eczema, queimaduras de sol etc., irritadas em geral, as lesões varicélicas estão todas em um só estágio. No 1º e, às vezes, até no segundo dia de exantema varicélico, as lesões podem estar em uma mesma fase. Casos intensos de varicela, eventualmente, mostram a maioria das lesões de determinada região em um único estágio.

- **Ocorrência de um surto único de lesões:** característica importante da varíola (na varicela, ocorreriam diversos surtos). Existem casos comprovados de varíola com mais de um surto de lesões. O surto único de lesões variólicas aparece em diferentes datas, nas diversas partes do corpo; as lesões do rosto são as primeiras a surgir, sendo as últimas as das pernas. Ainda mais, em determinada região eclodem, primeiro, umas poucas lesões em 1 dia, e, um ou vários dias depois, eclode o restante.

DIAGNÓSTICO DE LABORATÓRIO

Pode ser feito mediante exame direto de material de lesões da pele ou mucosa; exame de antígeno virótico presente nas lesões da pele ou no soro; por isolamento e identificação do vírus variólico; diagnóstico sorológico; ou por biópsia das lesões.

EXAME DIRETO DE MATERIAL DE LESÕES DA PELE OU MUCOSAS

Procura-se a demonstração de corpúsculos elementares (corpúsculos de Paschen, partículas de vírus).

Esta demonstração pode ser feita por:

- **Microscopia clássica (óptica):** usa esfregaços corados especificamente pelo violeta-de-metila (método de Gutstein) ou pela prata (método de Marosow e derivados).

- **Interpretação:** o achado de numerosos corpúsculos elementares típicos tingidos especificamente permite, em geral, o diagnóstico provável de varíola. Não é possível, porém, a distinção da varíola dos outros vírus do gênero Poxvirus. Ficam eliminados, praticamente, o herpes *simplex* e a varicela. É importante ressaltar que um achado negativo não exclui a varíola; os achados positivos devem ser confirmados pelo isolamento e identificação do vírus e pela prova do antígeno virótico.

- **Microscopia eletrônica:** método rápido e bastante específico, feito a partir de lesões eruptivas em evolução. O fosfotungstato de potássio é utilizado para a coloração negativa dos corpúsculos elementares.

- **Interpretação:** a diferenciação com os vírus do herpes *simplex* e da varicela é muito clara. É também necessária a confirmação por isolamento e identificação do vírus.

- **Imunofluorescência:**

  - **Método direto:** o soro imune é preparado com soro ou gamaglobulina antivacínica (padrão) e conjugado com isocianato de fluoresceína. O esfregaço do material das lesões é tratado com o conjugado;

  - **Método indireto:** o soro imune é aplicado ao esfregaço da amostra. A seguir, um antissoro obtido de coelho imunizado e conjugado com isotiocianato de fluoresceína é aplicado ao esfregaço da amostra.

- **Interpretação:** a cuidadosa preparação e a absorção do conjugado evitam parte da fluorescência inespecífica. Em virtude das possibilidades de erro, aconselha-se o uso de um controle constituído por esfregaço previamente conhecido como positivo. Outro controle seria um esfregaço de varicela, considerado negativo. A metade do esfregaço seria tratada com soro normal. A imunofluorescência não permite diferenciar a varíola do *cowpox* ou da vacínia. Pode-se, ainda, encontrar falsos resultados positivos, e, nesse caso, experiência e cautela são importantes.

EXAME DE ANTÍGENO VIRÓTICO PRESENTE NAS LESÕES DA PELE OU NO SORO

Pode ser feito por precipitação (preferivelmente em gel de ágar) ou por fixação de complemento. É um teste rápido para infecções por Poxvirus.

A precipitação em gel de ágar pode ser realizada com fluido de vesícula ou pústula, ou com extrato de crosta. Não deve ser aquecido, pois perderia o poder precipitante. O outro reagente é o soro antivacínico, em geral obtido de coelho previamente imunizado. Devem ser incluídos um controle negativo e outro positivo.

- **Interpretação:** a presença de antígeno do vírus variólico, vacínico ou *cowpox* é demonstrada por linhas de precipitação entre a amostra e o imunossoro que se unem com as linhas do extrato positivo conhecido e do soro imune. A prova não deve ser considerada negativa antes de 24 horas. Falsa negatividade dos resultados pode ocorrer se o material variólico não for adequado para a preparação do extrato.

A fixação de complemento, ao demonstrar o antígeno virótico, é mais sensível que a precipitação, porém requer mais cuidados e experiência.

- **Interpretação:** um resultado positivo para poxvírus é obtido quando se consegue completa fixação do complemento, enquanto os controles estão hemolisados. Esses controles são o extrato sem soro e o extrato misturado com soro normal. O antígeno presente no soro de indivíduos com quadros hemorrágicos costuma dar resultados positivos, o que não acontece com o soro de pacientes com quadros não hemorrágicos. Porém, extratos de crostas dão fixação de complemento em diluições elevadas, enquanto o conteúdo de vesículas ou pústulas dá fixação em diluições bem menores. Um resultado positivo para antígeno virótico (por fixação de complemento ou por precipitação) elimina o diagnóstico de herpes *simplex* ou varicela, mas não diferencia a varíola da vacínia ou do *cowpox*.

ISOLAMENTO E IDENTIFICAÇÃO DO VÍRUS VARIÓLICO

É realizado por inoculação da membrana corioalantoide do embrião de galinha ou de culturas celulares. A inoculação de macacos, coelhos etc. não deve ser usada porque dá resultados de menor valor diagnóstico. A inoculação de ovos embrionados permite fácil distinção entre o vírus variólico e os vírus vacínico e do *cowpox*. A diferenciação com o vírus do *herpes simplex* é mais difícil enquanto o vírus da varicela não cresce. O estudo histopatológico da membrana positiva ajuda claramente no diagnóstico diferencial entre os vírus variólico e herpético. O teste do antígeno virótico ou um teste de hemaglutinação pode também ajudar na diferenciação. Entretanto, um resultado negativo é capaz de ocorrer na presença do antígeno virótico contido em amostra inadequada. A inoculação de culturas celulares permite a diferenciação entre o vírus de varíola e os vírus de vacínia (VVV), *cowpox*, herpes *simplex* e varicela. Obtém-se a confirmação mediante hemaglutinação e microscopia fluorescente.

DIAGNÓSTICO SOROLÓGICO

A dosagem de anticorpos do grupo Poxvirus pode ser realizada por precipitação em gel de ágar, fixação de complemento, inibição da hemaglutinação e teste de neutralização em ovos embrionados (ou culturas celulares).

- **Interpretação:** os resultados da precipitação em gel de ágar não são quantitativos, porém obtêm-se resultados positivos após 8 dias de doença. Os soros de casos malignos ou toxêmicos são geralmente negativos como são negativos, sempre, os soros de pessoas sem vacinação ou varíola prévia. Também são negativos em indivíduos recentemente vacinados ou revacinados. A fixação de complemento é positiva após 7 dias de doença, podendo atingir títulos altos no 10º ou 11º dia. Em indivíduos previamente vacinados, esta prova pode ser positiva 5 dias após o início da varíola. Depois de vacinação, ou revacinação, títulos são baixos ou até negativos e costumam desaparecer em 6 a 12 meses. Portanto, um título apreciável da fixação de complemento em indivíduos vacinados há 1 ano ou mais pode ser evidência "presuntiva" de varíola. Um aumento de título de quatro ou mais vezes entre os soros de um mesmo indivíduo constitui evidência mais forte; porém, esta última, como a anterior, deve ser interpretada de acordo com os dados epidemiológicos. A hemaglutinação é muito mais simples e, na opinião de vários autores, é a mais importante prova sorológica para a varíola. O anticorpo correspondente costuma aparecer após a vacinação e revacinação. Contudo, desaparece comumente após 1 ou 2 anos. No soro de pacientes com varíola, o teste já é positivo após 4 ou 5 dias do início. A convalescença pode trazer acentuados aumentos de títulos, e um aumento de quatro ou mais vezes constitui evidência "presuntiva" da varíola ou vacínia. O teste de neutralização, quer em corioalantoide quer em culturas celulares, dá resultados semelhantes. O anticorpo neutralizante é detectável por vários anos após a vacinação e, particularmente, após a revacinação, um título baixo do anticorpo neutralizante tem pouco valor diagnóstico. Por isso, o aumento significativo (quatro vezes ou mais) entre duas amostras é o único critério utilizado, na prática, para diagnóstico. A varíola provoca, às vezes, altos títulos na convalescença.

BIÓPSIA DAS LESÕES

Quando as lesões estão no estágio adequado, permitem diferenciar entre varíola e vacínia (ainda que nem sempre de forma conclusiva). A diferenciação de herpes *simplex* e varicela é relativamente fácil, em razão da localização dos corpúsculos de inclusão das últimas duas doenças. Na varíola, os corpúsculos de Guarnieri são intracitoplasmáticos. Eles estão ausentes na varicela e no herpes *simplex*. Raramente, são também intranucleares. Na vacínia e *cowpox*, os corpúsculos de Guarnieri são exclusivamente intracitoplasmáticos e as lesões, mais necrosantes.

TERAPÊUTICA

Não existe tratamento específico. Têm sido feitas numerosas tentativas de aumentar passivamente a imunidade pela administração de soro de convalescente de varíola ou de indivíduo vacinado recentemente, mas nem o número de pacientes tratados nem os controles foram satisfatórios. Isso se aplica inclusive ao emprego de gamaglobulina.

TERAPÊUTICA ACONSELHÁVEL

Se o diagnóstico for feito no estágio inicial (pródromos), o tratamento é simplesmente sintomático. A quimioterapia é desaconselhável nesta fase da doença. Se o paciente está extremamente irrequieto, com cefaleia intensa e dor nas costas, deve-se usar analgésicos, preferivelmente morfina e seus derivados. Contudo, é preciso usar com cuidado quando a salivação e as secreções brônquicas e faríngeas são profusas. Os alimentos líquidos podem ser dados sem restrição, pois a função renal não é especificamente alterada na varíola. Convém estimular o paciente a comer tanto quanto puder. Nos casos malignos, a deglutição pode ser dolorosa e muito difícil, mas deve-se tentar a via oral, pois, com o mau estado da pele, não é fácil a administração parenteral de líquidos.

Os casos benignos serão encorajados a ingerir toda classe de alimentos. É conveniente tomar sorvetes, particularmente úteis quando a boca está lesada. Chupar gelo também beneficia esses pacientes.

Nos casos graves (tipos malignos), nota-se, do 12º dia em diante, um estado de marcada desnutrição, passando o paciente a viver à custa das reservas dos tecidos. É possível que essa desnutrição impeça a produção de anticorpos contra o vírus. Tem-se tentado, sem resultados apreciáveis, uma terapêutica visando fornecer as proteínas perdidas, tal como se faz em casos graves de queimaduras.

Parece que, em tais casos, a única conduta útil consiste em uma enfermagem cuidadosa e inteligente que consiga fazer o enfermo se alimentar apesar da falta de apetite e do desânimo.

A quimioterapia por sulfa, penicilina, cloromicetina etc. parece exercer efeito preventivo da infecção secundária da pele e acelera a dessecação das lesões, se instituída durante a erupção, quando as lesões são ainda vesículas. Entretanto, não evita a formação de cicatrizes.

Quando há irritação da pele, deve-se usar talco, loções e banhos frequentes. As lesões situadas embaixo das unhas podem ser dolorosas e requerer o corte da unha em cima delas.

Nos casos graves, com inflamação dos dedos, é necessário tirar as alianças e anéis, pelo perigo de gangrena. Afora o efeito psicológico sobre o doente, não há vantagem alguma em pintar a pele com soluções de permanganato de potássio, iodo etc.

É importantíssimo, segundo Dixon, fazer o paciente abandonar o leito tão cedo quanto possível. Essa medida é praticável no estágio final da vesiculação ou no início da pustulação. Os pacientes de tipo benigno confluente podem não estar em condições de deixar o leito antes do 14º dia de doença, mas muitos casos de tipo discreto podem fazê-lo no 10º dia e os casos de tipos leve e abortivo, no 5º dia. Os pacientes que ficam no leito por longo tempo são mais suscetíveis a ter complicações, como perda de tono muscular e ficar acamados mais tempo que o necessário.

Quando as condições do paciente permitirem, recomendam-se os banhos, preferivelmente de chuveiro. É inconveniente tanto a imersão contínua em água quente quanto evitar os banhos. Parece não haver vantagem em remover as crostas, mas, quando se formarem grandes crostas no nariz ou em áreas de confluência de lesões, pode ser aconselhável facilitar sua queda aplicando-lhes compressas mornas ou óleo de oliva.

Nos casos benignos, deve-se tornar agradável a hospitalização forçada dos pacientes, fornecendo-lhes livros, jornais, rádio, televisão etc. Conversas pelo telefone são úteis para levantar o moral do paciente e evitar o risco inerente à correspondência escrita. Parece adequado não permitir espelhos nas enfermarias ou quartos onde se encontrem doentes com varíola.

VACINA CONTRA VARÍOLA

O vírus da vacínia (VVV) tem sido utilizado por mais de dois séculos na imunização de humanos contra a varíola por proteção cruzada, até que a doença foi erradicada em 1973. Em razão de eventual bioterrorismo com utilização do vírus da varíola, que poderia ser catastrófico porque a população mundial já é totalmente suscetível à infecção, têm se desenvolvido esforços para obtenção de uma vacina modificada, seja por passagens sequenciais em hospedeiros alternativos, seja por retirada de genes específicos ou produção por DNA recombinante.

Atualmente, vacinas tipo VVV altamente atenuadas de 4ª geração estão sendo consideradas. Outras tentativas estão em evidências ao se acrescentar ao VVV recombinante genoma de outros vírus, como o da raiva. Experimentos com vacinas desse tipo, orais, em animais selvagens estão em estudos, visando aumentar a imunogenicidade e maior segurança.

BIBLIOGRAFIA SUGERIDA

Angulo JJ et al. Sociological factors in the spread of variola minor in a semi-rural school distrit. J Hyg (Camb.). 1968;66:7.

Angulo JJ et al. Spread of variola minor in households. Am J Epidemiol. 1967;86:479.

Angulo JJ et al. Variola minor in a primary school. Pub Hills Rep (Washington). 1964;79:355.

Belongia EA, Naleway AL. Smallpox vaccine: the good, the bad, and the ugly. Clin Med Res. 2003;1(2):87-92.

da Silva GR et al. Epidemic of variola minor in a suburb of São Paulo. Pub Health Rep (Washington). 1963;78:165.

Dens A, Jezek Z, Markvant K et al. The world's last endemic case of smallpox. Bull WHO. 1980;58:279-83.

Dixon CW. Smallpox in Tripolitania. J Hyg (Camb.). 1948;46:351.

Dumbel KR, Bedson HS et al. Laboratory differentiation between variola major and variola minor. Bull World Health Organ. 1961;25(1):73-8.

Edghill-Smith Y, Golding H, Manischewitz J et al. Smallpox vaccine-induced antibodies are necessary and sufficient for protection against monkeypox virus. Nat Med. 2005.

Heiner GG et al. A study of intra-familial transmission of smallpox. Am J Epidemiol. 1971;94:316.

Heiner GG et al. A study of unapparent infection in smallpox. Am J Epidemiol. 1971;94:252.

Heiner GG et al. Field trials of metbisazone as a prophylactic agent against smallpox. Am J Epidemiol. 1971;90:423.

Henderson RH, Yekpe M. Smallpox transmission in Southern Dahomey. Am J Epidemiol. 1969;90:423.

Jacobs BL, Langland JO, Kibler KV et al. Vaccinia virus vaccines: past, present and future. Antiviral Res. 2009 Jun 26.

Kempe CH et al. Conjunctivitis and subclinical infection in smallpox. J Hyg (Camb.). 1969;67:631.

Kick Z, Arita J, Mutombo M et al. Four generation of probably person-to-person transmission of human monkeypox. Am J Epidemiol. 1968;123:1004-12.

Lancl M et al. Complications of smallpox vaccination, 1968. N Engl J Med. 1969;218:1201.

Lane JM et al. Smallpox and smallpox vaccination policy. Ann Rev Med. 1971;22:251.

Margolis AR, Grabenstein JD. Immunizations against bioterrorism: smallpox and anthrax. J Am Pharm Assoc (2003). 2009 Jul-Aug;49(4):566-8.

Mittman M. Vaccination against smallpox: interpretation of results. Monthly Bull Health (England). 1952;11:100.

WHO. Declaration of global eradication of smallpox. Weekly Epidemiol Rev. 1980;55:145-52.

Wiser I, Balicer RD, Cohen D. An update on smallpox vaccine candidates and their role in bioterrorism related vaccination strategies. Vaccine. 2007 Jan 22;25(6):976-84.

Parte III

Riquétsias

30

Febre maculosa brasileira e outras riquetsioses no Brasil

Rodrigo Nogueira Angerami
Fabiana Cristina Pereira dos Santos
Marcelo Bahia Labruna

INTRODUÇÃO

As riquetsioses, grupo de doenças causadas por bactérias da família *Rickettsiaceae*, vêm sendo objeto de crescente interesse tanto no âmbito das ciências biológicas e médicas quanto na esfera da saúde pública no Brasil e no mundo, sobretudo nas duas últimas décadas. Primeiramente, cabe aqui uma observação, não de ordem médica ou microbiológica, mas ortográfica. Os autores deste capítulo continuarão adotando como grafia – à semelhança das edições anteriores deste Tratado de Infectologia – o binômio riquétsia e riquetsiose ao se referirem ao agente etiológico e doença, respectivamente. Todavia, desde a última reforma ortográfica da língua portuguesa, as grafias *rickettsia* e *rickettsiose* se tornaram passíveis de serem utilizadas.

A crescente importância das riquetsioses, na prática médica, pode ser entendida não apenas pela identificação de várias novas espécies – fato decorrente, sobretudo, dos grandes avanços da biologia molecular –, muitas delas patogênicas para os seres humanos, com seus respectivos e variados quadros clínicos, mas também pelo reconhecimento de que suas incidências e distribuições, cada vez mais, vêm se mostrando maiores e mais relevantes do que anteriormente se imaginava.

À semelhança das riquetsioses, inúmeras outras doenças transmitidas por carrapatos – erlichioses, borrelioses, babesioses e algumas arboviroses – vêm perdendo o *status* de simples "curiosidades" na medicina humana, passando a ser alvo de crescente preocupação como problema médico e veterinário, no Brasil e em diversas regiões do mundo, sobretudo pelo significativo incremento da capacidade de detecção de antigos e novos agentes.

Entre as riquetsioses conhecidas, a febre maculosa brasileira (FMB), que assim como a febre das Montanhas Rochosas (FMR), é causada pela *Rickettsia rickettsii* e considerada a mais letal das riquetsioses e uma das mais letais doenças infecciosas.

Ainda que a FMB causada pela *Rickettsia rickettsii* figure como a riquetsiose de maior relevância como problema de saúde pública no Brasil, outras riquétsias patogênicas – incluindo-se diferentes cepas de *Rickettsia parkeri* – já foram identificadas no país e, mais especificamente, a *R. parkeri* cepa Mata Atlântica, vem sendo considerada a espécie patogênica emergente e incriminada como agente etiológico em um número crescente de casos humanos confirmados. Nesse contexto, não apenas a FMB, mas todas as riquetsioses passaram a ser consideradas passíveis de vigilância epidemiológica estruturada e de notificação compulsória no país.

Apesar de o número de casos da FMB no Brasil ser significativamente inferior quando comparado ao da FMR nos Estados Unidos – onde, segundo dados dos *Centers for Disease Control and Prevention* (CDC, Estados Unidos), no período 2000 e 2017, entre 500 a mais de 6.000 casos de riquetsioses foram notificados anualmente –, a FMB se tornou um reemergente e relevante problema de saúde pública no Brasil a partir da década de 1980, após décadas de aparente "desinteresse" científico e "improvável" silêncio epidemiológico. Esse despertar se deveu não somente ao crescente número de casos confirmados e à novas áreas de transmissão identificadas, mas também à nítida tendência de urbanização e à elevada letalidade associada a esse agravo.

Diante do exposto, neste capítulo, maior ênfase será dada à FMB; mas os principais aspectos relacionados a outras riquetsioses já descritas no Brasil serão abordados ante os conhecimentos clínico e epidemiológico vigentes.

HISTÓRICO

A FMR, a mais bem conhecida dentre as riquetsioses que constituem o grupo das febres maculosas, foi descrita já no século XIX por pesquisadores norte-americanos nos estados do centro-norte do país. Embora a ocorrência dos prováveis primeiros casos se remeta a 1873, foi somente no ano de 1899 que Maxey descreveu os relatos clínicos iniciais da doença.

No entanto, foi em 1904 que Wilson e Chowning publicam no primeiro volume do *Journal of Infectious Diseases* as observações consideradas emblemáticas em relação à FMR: a partir do estudo de pacientes do estado de Montana, além de apontar as possíveis etiologia infecciosa e transmissão vetorial (pelo carrapato *Dermacentor* ssp.), os pesquisadores determinaram de maneira detalhada as características epidemiológicas, clínicas e anatomopatológicas dessa, até então, pouco conhecida doença, a *spotted fever of the Rocky Mountains* ou *tick fever of the Rocky Mountains*. Na mesma publicação, os autores a descrevem como "uma doença febril, caracterizada por febre contínua e moderadamente elevada, e uma profusa ou purpúrica erupção na pele, aparecendo inicialmente em tornozelos, punhos e antebraço, mas rapidamente progredindo para todo corpo". Definia-se, pela primeira vez em literatura científica a, agora já centenária, febre das Montanhas Rochosas (*Rocky Mountain spotted fever*). Basta um simples olhar sobre essa descrição para verificar que ela se adequaria perfeitamente também ao observado na riquetsiose pela *Rickettsia rickettsii* no Brasil.

Entre os anos de 1906 e 1910, Ricketts consolida o conceito de doença infecciosa – causada por bactérias – e define o papel dos carrapatos como prováveis vetores da FMR. Nos anos seguintes, o autor publicou uma série de trabalhos sobre a doença, abrangendo novas observações sobre etiologia, epidemiologia, transmissão vetorial e patologia. Pouco tempo depois, Ricketts viria a ser uma vítima fatal de outra riquetsiose, o tifo epidêmico.

Em 1912, foi recomendado que a FMR constasse na lista nacional de doenças de notificação nos Estados Unidos.

No período de 1916 a 1919, Wolbach, além de visualizar pela primeira vez o agente etiológico – as riquétsias – no interior de células endoteliais lesadas, demonstrou a presença da bactéria no interior de exemplares de carrapatos de todas as fases evolutivas (incluindo em ovos).

A FMR foi a primeira doença humana em que o papel dos carrapatos como vetor foi estabelecido, sendo o protótipo das riquetsioses transmitidas por esse grupo de vetores. Durante os 90 anos que se seguiram à sua descrição inicial, foi considerada a única doença transmitida por carrapatos em humanos nas Américas. Anteriormente, apenas doenças de interesse veterinário haviam sido reconhecidas como de transmissão por carrapatos.

Atualmente, considera-se que as febres maculosas constituam um conjunto de doenças, as quais, embora semelhantes em diversos aspectos, apresentam inúmeras variações antigênicas, clínicas e ecoepidemiológicas ainda por serem melhor compreendidas.

No Brasil, a FMB – que, assim como a FMR, é causada pela *R. rickettsii* e também pertence ao grupo das febres maculosas – foi descrita em 1929, na cidade de São Paulo, em uma área de expansão urbana que hoje corresponderia aos bairros de Sumaré, Perdizes e Pinheiros. Na época, recebeu diferentes denominações e o termo *typho exanthemático de São Paulo* foi o mais frequentemente utilizado na literatura médica naquele período.

Pouco tempo depois, foi observada uma expansão dos focos da doença em direção à periferia da região metropolitana da grande São Paulo, alcançando municípios como Mogi das Cruzes, Diadema e Santo André. Com a expansão urbana nessas áreas, aparentemente, tais focos foram desaparecendo, ou pelo menos se tornando menos "ativos" epidemiologicamente. Em Minas Gerais, os primeiros focos de transmissão foram descritos nas décadas de 1930 e 1940, especialmente na região de Belo Horizonte.

A partir da metade da década de 1940, observa-se, então, um aparente período de relativo "desaparecimento" da doença, fenômeno pouco compreendido, mas também semelhante ao observado nos Estados Unidos à mesma época. Atualmente, algumas hipóteses para o aparente "silêncio epidemiológico" vêm sendo postuladas: 1) desinteresse de pesquisadores e desconhecimento dos serviços de saúde; 2) problemas envolvendo a documentação de casos; 3) determinantes epidemiológicos (urbanização, menor contato com áreas silvestres de risco e hospedeiros de carrapatos); 4) disponibilização, uso precoce e pouco criterioso de antibióticos (incluindo as tetraciclinas) frente a quadros febris inespecíficos.

Entre o final da década de 1970 e início da década de 1980, observa-se o "ressurgimento" da doença nos estados de São Paulo e Minas Gerais. Em 1985, passa a ser caracterizado um dos focos mais bem conhecidos da FMB, na bacia dos rios Atibaia, Jaguari e Camanducaia, sobretudo nos municípios de Pedreira e Jaguariúna, ambos na região de Campinas, interior do estado de São Paulo. Ainda hoje, a região de Campinas figura como aquela com maior número de casos confirmados de FMB no estado e, possivelmente, no Brasil. Em Minas Gerais, a reemergência da doença ocorreu na região do Vale do Jequitinhonha.

Vale ressaltar, entretanto, que muito embora na maioria dos estados os casos estejam provavelmente relacionados à FMB causada pela *R. rickettsii*, em alguns estados, notadamente em Santa Catarina, Bahia e litoral paulista, a ocorrência possivelmente seja de outra riquetsiose que não a FMB, mas da infecção pela emergente *R. parkeri* cepa Mata Atlântica.

ETIOLOGIA

A *Rickettsia rickettsii* é uma alfaproteobactéria pertencente ao gênero *Rickettsia*, família *Rickettsiaceae*, ordem

Rickettsiales. Tradicionalmente, as espécies patogênicas de *Rickettsia* vêm sendo divididas em dois grupos: o grande grupo das febres maculosas (que compreende mais de 20 espécies, incluindo a *R. rickettsii*) e o do grupo tifo. Apesar dos significativos avanços na área da riquetsiologia, sobretudo em decorrência das técnicas de biologia molecular, as quais propiciaram a determinação do genoma, identificação e caracterização antigênica de diversas espécies – novas e antigas –, essa divisão ainda é utilizada.

Via de regra, muito embora diversas diferenças antigênicas venham sendo descritas, considera-se que, frequentemente, diferentes espécies pertencentes ao grupo das febres maculosas causem síndromes clínicas bastante semelhantes.

Após a descrição inicial feita por Ricketts, durante os anos de 1906 e 1909, quando foi incriminada como o agente etiológico da FMR nos Estados Unidos, a bactéria *Rickettsia rickettsii,* poucos anos depois, também passou a ser considerada o provável agente etiológico das febres maculosas que ocorriam no Brasil (*typho exantemático* de São Paulo e de Minas, posteriormente febre maculosa brasileira), no México (*fiebre manchada*), na Costa Rica, no Panamá, na Colômbia (*fiebre de Tobia*) e, mais recentemente, na Argentina.

Foi apenas com a incorporação dos exames de biologia molecular, com análises comparativas de sequências de DNA do genoma bacteriano, que houve a comprovação definitiva do papel da *R. rickettsii* como o principal – e mais comum – agente etiológico das febres maculosas nas Américas. Embora causadas pela mesma riquétsia, a *R. rickettsii*, a febre maculosa das Montanhas Rochosas e a febre maculosa brasileira se distinguem não apenas quanto à nomenclatura, mas também quanto a reservatórios, vetores e alguns aspectos clínicos, notadamente o potencial de severidade. Atualmente, inúmeras evidências vêm sustentando a hipótese de que cepas distintas poderiam explicar tais diferenças clínicas, sobretudo no que tange à elevada morbiletalidade associada à doença em algumas áreas, incluindo-se o Brasil.

Assim como as demais espécies de bactérias do gênero *Rickettsia*, a *R. rickettsii* é um pequeno cocobacilo, Gram-negativo, pleomórfico, desprovido de motilidade, com dimensões de aproximadamente 0,2 por 2,0 μm e de crescimento lento e difícil (Figura 30.1).

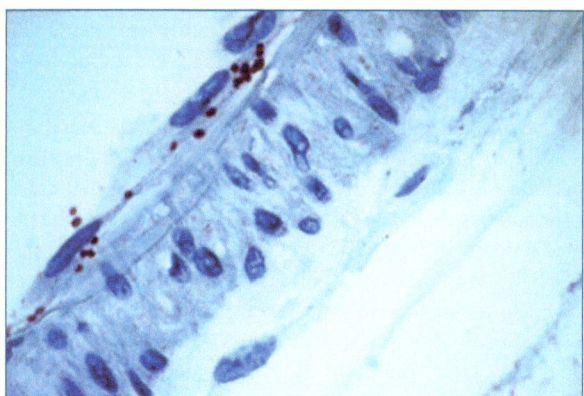

FIGURA 30.1 Micrografia eletrônica da *R. rickettsii.*
Fonte: Reprodução do serviço de vírus do Instituto Pasteur.

Patógenos intracelulares obrigatórios, podendo ser encontradas no interior do núcleo ou livre no citoplasma, as riquétsias apresentam como características um genoma constituído por um cromossomo circular único altamente conservado. Metabolicamente, utilizam nutrientes do meio intracelular (citosol) da célula infectada, sem que haja necessidade de síntese de proteínas específicas para metabolismo e outras funções vitais. O processo de multiplicação ocorre por divisão binária. Inicialmente, por apresentarem, assim como os vírus, a característica de serem intracelulares, as riquétsias, por algum tempo, foram consideradas "grande vírus".

Além da semelhança com outras bactérias Gram-negativas quanto à composição da parede celular, as riquétsias também apresentam lipopolissacarídeos (LPS) em sua estrutura. Também presentes na bactéria, duas proteínas de superfície conferem à *R. rickettsii* atributos antigênicos e imunogênicos que a caracterizam e possibilitam a sua sorotipagem:

- *OmpA*: *outer membrane protein A* de 190kDa; presente somente nas riquétsias que pertencem ao grupo das febres maculosas.

- *OmpB*: *outer membrane protein B* de 135kDa; mais abundante na superfície, ocorre em todas as espécies de riquétsias.

Do ponto de vista microbiológico, as riquétsias são micro-organismos difíceis de serem visualizados quando corados pelos métodos usuais, exigindo como coloração especial o método de Gimenez, descrito em 1964. Além disso, não são cultiváveis em meios artificiais, crescendo apenas em culturas de células (p. ex., Vero, MRC5, L929) ou células de animais vivos (p. ex., ovos embrionados e animais de laboratório, particularmente cobaias).

Com relação à caracterização gênica e classificação (segundo gênero, grupo e espécie), recomenda-se que as análises se baseiem, sobretudo, no estudo de cinco genes: *16SrRNA*, *glt*A, *ompA*, *ompB* e *Sca*4.

Em anos recentes, novas espécies têm sido identificadas como patógenos de humanos. Até o ano de 1984, apenas cinco riquétsias, incluindo a *R. rickettsii* e *R. conorii*, eram descritas. Contudo, entre os anos de 1984 e 2004, 11 novas espécies patogênicas foram descritas, além de outras cinco consideradas potencialmente patogênicas (Tabela 30.1). Tal avanço pode ser compreendido como resultado tanto de uma "renovação" do interesse por essas doenças quanto pelos notáveis avanços decorrentes das novas ferramentas da biologia molecular e cultivo do agente em meios artificiais.

OCORRÊNCIA

Atualmente, é conhecida a ocorrência das febres maculosas em uma grande extensão das Américas: Canadá, Estados Unidos, México, Panamá, Costa Rica, Colômbia, Brasil e, mais recentemente, na Argentina e Uruguai.

No Brasil, as doenças causadas por riquétsias foram objeto de inúmeros estudos e publicações por pouco mais de 20 anos, entre o início da década de 1930 e o início da década de 1950. Durante a década de 1950, no entanto, o interesse pelas riquétsias parece ter "desaparecido", possivelmente por uma

TABELA 30.1 Espécies válidas de riquétsias descritas no mundo, segundo a lista oficial de nomes de organismos procariotas.

Espécie	Principais hospedeiros invertebrados	Relato de doença em humanos	Distribuição geográfica
R. prowazekii	piolhos	sim	Cosmopolita, porém não inclui Brasil
R. typhi	pulgas	sim	Cosmopolita
R. rickettsii	carrapatos	sim	Américas do Norte, Central e do Sul
R. conorii	carrapatos	sim	Europa, África e Ásia
R. africae	carrapatos	sim	África, Caribe e Oceania
R. parkeri	carrapatos	sim	Américas do Norte e do Sul
R. akari	ácaros	sim	América do Norte, Europa e Ásia
R. japônica	carrapatos	sim	Ásia
R. massiliae	carrapatos	sim	Américas do Norte e do Sul, Europa e África
R. sibirica	carrapatos	sim	Europa, Ásia e África
R. slovaca	carrapatos	sim	Europa, Ásia e África
R. monacensis	carrapatos	sim	Europa, Ásia e África
R. australis	carrapatos	sim	Oceania
R. honei	carrapatos	sim	Oceania
R. aeschlimannii	carrapatos	sim	Europa, Ásia e África
R. felis	pulgas	sim	Cosmopolita
R. helvética	carrapatos	sim	Europa, Ásia e África
R. heilongjiangensis	carrapatos	sim	Ásia
R. raoultii	carrapatos	sim	Europa e Ásia
R. asiática	carrapatos	não	Ásia
R. bellii	carrapatos	não	Américas do Norte, Central e do Sul
R. canadensis	carrapatos	não	América do Norte
R. hoogstraalii	carrapatos	não	América do Norte e Europa
R. montanensis	carrapatos	não	América do Norte
R. peacockii	carrapatos	não	América do Norte
R. rhipicephali	carrapatos	não	Américas do Norte e do Sul
R. tamurae	carrapatos	não	Ásia

Fonte: www.bacterio.net.

eventual redução da sua incidência. Entretanto, existem alguns poucos relatos da ocorrência da doença nos períodos de 1957 a 1974 e de 1976 a 1982, quando foram registrados 53 casos e 10 casos de FMB, respectivamente, todos procedentes da região metropolitana de São Paulo e atendidos no Instituto Emílio Ribas.

Até 2001, quando a FMB passou a ser considerada doença de notificação compulsória em todo o país, os únicos estados que mantinham um programa ativo de vigilância epidemiológica específico para a doença eram São Paulo e Minas Gerais. Nos demais estados brasileiros as informações eram pouco consistentes, embora já fosse possível verificar no Espírito Santo e no Rio de Janeiro sua ocorrência com uma tendência de crescimento do número de casos.

No que tange as áreas com transmissão de riquetsioses no Brasil, segundo dados do Ministério da Saúde, até o ano de 2018, além dos estados de São Paulo e Minas Gerais, nos quais a FMB é reportada há décadas, se incluíam os estados do Rio de Janeiro, Espírito Santo, Paraná, Santa Catarina, Rio Grande do Sul e, mais recentemente, Ceará, Goiás, Mato Grosso, Mato Grosso do Sul, Bahia e Tocantins. Casos isolados da doença também foram notificados nos estados de Rondônia, Acre, Roraima, Pará, Paraíba, Pernambuco e no Distrito Federal.

No Brasil, segundo informações oficiais da Secretaria de Vigilância em Saúde do Ministério da Saúde do Brasil, no período entre 2000 e 2018, foram notificados 2.090 casos confirmados de FMB (entre os quais, 681 óbitos; letalidade média no período de 33%), sendo os estados com maior número de casos São Paulo (981 casos), Minas Gerais (333 casos), Rio de Janeiro (157 casos) e Espírito Santo (70 casos). Especificamente em relação ao estado de Santa Catarina, no qual 444 casos foram notificados como confirmados, como FMB no período de 2003 a 2018, deve ser ressaltado que muito provavelmente sejam – se não todos, a enorme maioria – casos relacionados exclusivamente à riquetsiose causada pela *Rickettsia parkeri* cepa Mata Atlântica e não pela *Rickettsia rickettsii*.

Importante mencionar também que casos de FMB com etiologia relacionada à espécie *R. rickettsii* foram confirmados apenas nos estados da região Sudeste e no norte do Paraná. Nos demais, incluindo-se o estado de Santa Catarina, pode-se afirmar que o agente etiológico seja espécie de riquétsia pertencente ao grupo das febres maculosas, uma vez que para a maioria dos casos o diagnóstico vem ocorrendo por métodos sorológicos passíveis de identificar distintas riquétsias pertencentes ao mesmo grupo, mas não necessariamente as espécies, de fato, incriminadas.

No estado de São Paulo, onde a notificação compulsória da doença foi instituída inicialmente em 1996, nas regiões de Campinas e São João da Boa Vista, verifica-se um aumento significativo e progressivo tanto do número de casos notificados como no número de municípios notificantes. Até o ano de 2018, a transmissão da doença tinha sido notificada em 137 municípios do estado de São Paulo, sendo a maioria nas regiões de Campinas, Piracicaba e na Grande São Paulo. Em Minas Gerais, a doença tem sua ocorrência relatada em praticamente todo o estado, havendo maior concentração de casos nos vales do Jequitinhonha, do Rio Doce, do Mucuri e nas regiões de Caratinga, Coronel Pacheco, Juiz de Fora e Belo Horizonte. Segundo dados da Secretaria Estadual de Saúde de Minas Gerais, entre os anos de 2008 e 2018, casos de FMB foram reportados nas regiões Centro (27,7%), Sudeste (23,8%), Leste (14,8%), Oeste (11,9%) e Jequitinhonha (7,9%).

Atualmente, a crescente importância dada à FMB como agravo de saúde pública se explica pelo significativo aumento do número de casos diagnosticados, pela expansão das áreas endêmicas, a ampliação do número e da extensão de focos de transmissão e pela manutenção de elevadas taxas de letalidade. Some-se a isso o fato de que, além da clássica transmissão tradicional da doença nos meios silvestre e rural, vem sendo observada a ocorrência de casos em centros urbanos, sugerindo uma possível mudança das variáveis epidemiológicas implicadas na manutenção dos ciclos de transmissão da doença. A expansão das áreas urbanas – alterando os nichos ecológicos dos vetores e reservatórios da *Rickettsia rickettsii* – e a introdução do carrapato vetor no meio urbano, seja pela migração de hospedeiros silvestres – incluindo-se, ao menos no estado de São Paulo, as capivaras – ou pela manutenção da infestação dos carrapatos vetores em equinos, parece ser fator determinante dessa tendência à urbanização da doença.

ECOPIDEMIOLOGIA

A FMB é uma doença de transmissão primariamente vetorial, por meio da picada ou do contato percutâneo com fluidos e tecidos de carrapatos infectados. Outras formas de infecção, embora muito menos relevantes epidemiologicamente, foram descritas: transfusão de sangue e hemoderivados e a exposição ocupacional em laboratórios.

A transmissão vetorial se dá por carrapatos ixodídeos, no Brasil do gênero *Amblyomma* e na América do Norte, no-tadamente, do gênero *Dermacentor*. Na região sudeste do Brasil, carrapatos *Amblyomma sculptum* (antigo *Amblyomma cajennense*) são os principais vetores.

A maior incidência da FMB ocorre no período de menor pluviosidade, de abril a outubro, ainda que casos esporádicos sejam registrados ao longo de todo o ano. Além da variação mensal ao longo do ano, observa-se uma variação anual, em que determinados anos apresentam maior incidência e, em outros, verifica-se um pequeno número de casos.

Tanto a sazonalidade da doença quanto o quase "silêncio epidemiológico" em determinados anos, fenômeno que também vêm sendo observados em relação à FMR nos Estados Unidos, possivelmente se devem em grande parte a fatores climáticos e ambientais ainda não bem esclarecidos que afetam a dinâmica populacional dos carrapatos. Entretanto, outras explicações como possível subnotificação e falhas na investigação de casos suspeitos em determinados períodos não podem ser descartadas, sobretudo em áreas de baixa incidência.

Com relação ao sexo, observa-se nítida predominância do masculino, sobretudo no interior dos estados de São Paulo e Minas Gerais, possivelmente em decorrência de atividades de lazer e ocupacionais que permitam uma maior exposição ao vetor.

Apesar da suscetibilidade e ocorrência da doença em indivíduos de todas as faixas etárias, observa-se um predomínio da FMB acometendo adultos jovens (principalmente entre 20 e 49 anos de idade), reforçando a importância da exposição ao vetor durante atividades ocupacionais e recreacionais em ambientes silvestres, rurais e periurbanos, muitos dos quais com presença de coleções hídricas (rios, lagos, lagoas, córregos) na transmissão da doença. Entretanto, em áreas dos Estados Unidos, México e na região metropolitana de São Paulo, onde ocorre alta taxa de infestação por carrapatos que tipicamente apresentam maior afinidade com cães, como o *R. sanguineus* e *D. variabilis*, na América do Norte, e *Amblyomma aureolatum* em São Paulo, é possível observar um elevado número de crianças infectadas, sugerindo que o peridomicílio seja a principal área de risco para essa faixa etária. No Brasil, segundo dados do Ministério da Saúde, crianças menores de 9 anos de idade representam 10% dos casos.

Inicialmente concentrados em espaços caracteristicamente rurais e silvestres, nos últimos anos vem sendo possível observar um número crescente de casos cujas infecções ocorreram em áreas urbanas, sobretudo parques públicos e outros espaços com grande frequência de pessoas, como condomínios e locais para lazer e recreação. No entanto, áreas de pastagens, matas e vegetação próximas a coleções hídricas, incluindo-se pesqueiros, continuam sendo locais de grande risco de infecção. No interior do estado de São Paulo, incluindo-se as duas principais áreas endêmicas, as regiões de Campinas e Piracicaba, a importância das capivaras como fator de risco ambiental fica cada vez mais evidente do ponto de vista epidemiológico e desafiador sob a perspectiva de controle da doença (Figuras 30.2 a 30.4).

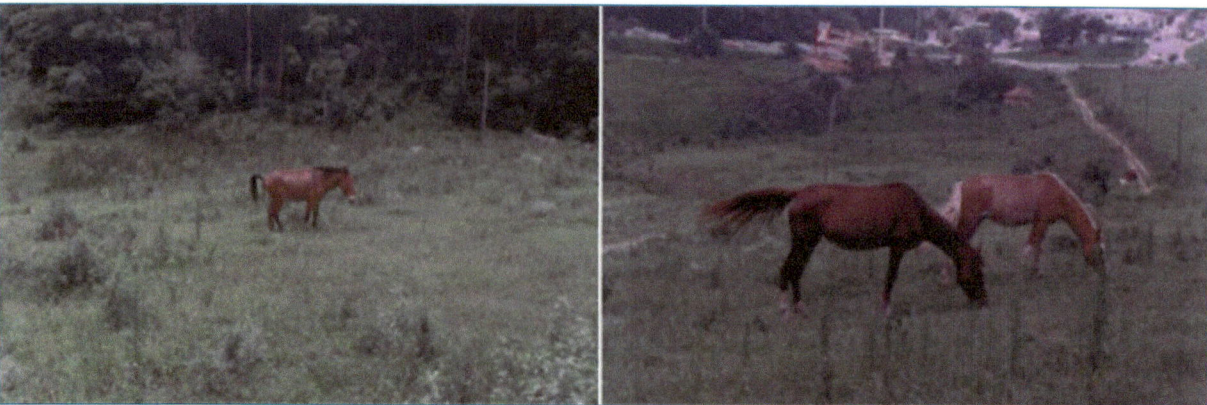

FIGURA 30.2 Áreas de risco de transmissão da febre maculosa brasileira: pastos sujos com presença de cavalos (hospedeiro primário do vetor *Amblyomma sculptum*).
Fonte: Manual de vigilância acarológica. São Paulo: SUCEN/SES; 2004.

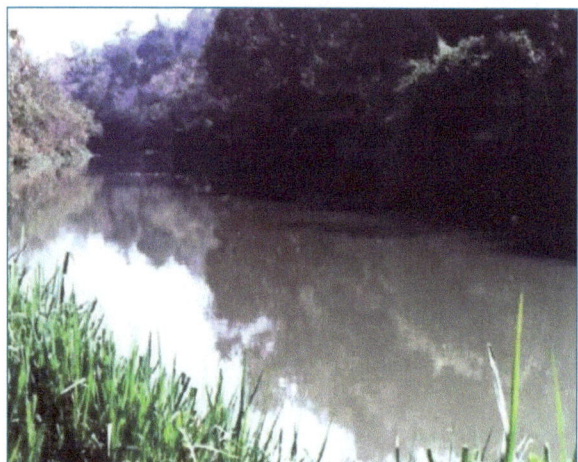

FIGURA 30.3 Áreas de risco de transmissão da febre maculosa brasileira: mata ciliar.
Fonte: Manual de vigilância acarológica. São Paulo: SUCEN/SES; 2004.

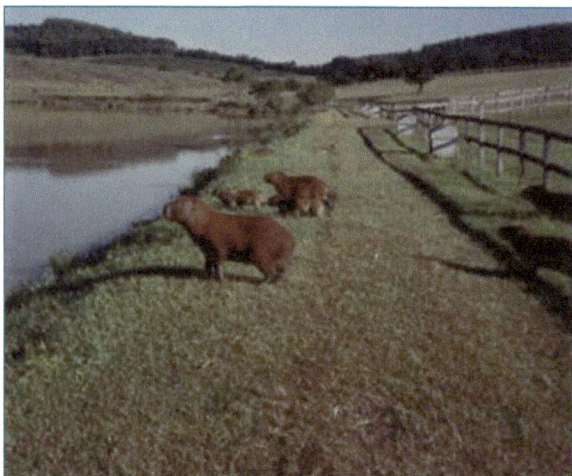

FIGURA 30.4 Áreas de risco de transmissão da febre maculosa brasileira: coleções hídricas com presença de capivaras (hospedeiro primário do vetor *Amblyomma sculptum*).
Fonte: Manual de vigilância acarológica. São Paulo: SUCEN/SES; 2004.

Atividades ocupacionais, sobretudo em lavouras, criação de animais, manutenção de parques e jardins em áreas infestadas por carrapatos são frequentemente associadas ao parasitismo e, como consequência, à possível infecção. No entanto, atividades de lazer envolvendo ecoturismo, *trekking*, acampamentos, cavalgadas e pesca, vêm se configurando cada vez mais como importantes atividades de risco, sobretudo nos estados de São Paulo e Rio de Janeiro.

Some-se a isso, a exposição, mesmo que esporádica, em locais habitados por animais domésticos – sobretudo equinos e cães – ou silvestres como fatores de risco para o parasitismo por vetores infectados. De modo muito particular, destacam-se os focos endêmicos da FMB na região metropolitana de São Paulo, onde parte da população da região mais populosa do país está exposta ao carrapato *Amblyomma aureolatum*, típico do clima mais ameno do planalto Atlântico. Ao contrário do interior do estado de São Paulo, assim como em outros estados endêmicos para a doença, em que a *Rickettsia rickettsii* é transmitida a humanos principalmente pelo carrapato-estrela – o *Amblyomma sculptum* – tipicamente associado a capivaras, na região metropolitana de São Paulo o agente da FMB é transmitido principalmente pelo carrapato *Amblyomma aureolatum*. Uma vez que este carrapato está primariamente associado à infestação de cães domésticos com acesso a fragmentos de Mata Atlântica nesta região, destaca-se a transmissão intradomiciliar da doença, afetando um número significativo de crianças, em função do papel do cão como carreadores de carrapatos infectados das matas para o domicílio.

Semelhantemente ao verificado nos Estados Unidos, onde a exposição prévia a carrapatos, em geral, não é relatada por até 40% dos pacientes, no Brasil uma parcela variável entre 15 e 35% dos pacientes com diagnóstico de FMB negava história de parasitismo prévio. Tal observação é de suma importância na medida em que a ausência do reconhecimento da história prévia de exposição a carrapatos, muitas vezes, compromete a suspeição precoce por profissionais menos atentos à ocorrência da febre maculosa.

Como outras doenças transmitidas por carrapatos, a FMB é focal e esporádica. Entretanto, embora durante muito tempo tenha se considerado que a ocorrência de surtos fosse evento pouco usual, nos últimos anos um número significativo de aglomerados de casos de FMB passou a ser descrito em diversas regiões do país. Tal fenômeno, possivelmente, explica-se, em parte, pelo aparecimento, isolados ou em associação, de diversos fatores: incremento das taxas de infestação pelo carrapato vetor em determinadas áreas, incluindo-se locais previamente indenes; maior taxa de infecção e competência vetorial de carrapatos; maior suscetibilidade ou inserção de potenciais hospedeiros amplificadores; incursões de humanos em novas áreas de risco; e, eventualmente, a ocorrência de cepas mais virulentas da *R. rickettsii*. Não se pode descartar, entretanto, que uma possível maior suspeição por profissionais da saúde, a melhor estruturação da vigilância epidemiológica e o incremento da capacidade de investigação laboratorial de casos suspeitos sejam fatores que possibilitam uma melhor capacidade de detecção tanto de casos isolados quanto de surtos.

Enquanto nos Estados Unidos, a FMR tem suas taxas de letalidade variando de 5 (entre os casos tratados) a 20% (em pacientes sem tratamento); no Brasil, a taxa de letalidade média associada à FMB foi significativamente superior: 33% no período entre 2007 e 2018. Assim como nos Estados Unidos, variações geográficas das taxas de letalidade podem também ser observadas no Brasil. Em alguns estados como Santa Catarina, Rio Grande do Sul, Distrito Federal e Bahia, não houve casos fatais. Explicações definitivas para a significativa heterogeneidade geográfica da morbiletalidade decorrente da doença não estão estabelecidas, mas especula-se, entretanto, que além das questões relacionadas à qualidade da assistência médica (suspeita tardia, tratamento inadequado e não oportuno), fatores como diferentes espécies, cepas específicas, virulências distintas de uma mesma espécie, capacidade vetorial e tamanho do inóculo possam estar envolvidos.

VETORES E RESERVATÓRIOS

Os carrapatos são artrópodes da classe Arachnida e se alimentam principalmente de sangue (hematofagia). Em virtude da alta especialização desses artrópodes que apresentam peças bucais adaptadas a perfurar e penetrar a pele, os carrapatos também se alimentam de linfa e restos teciduais presentes na pele dos mais variados hospedeiros: mamíferos; anfíbios; répteis; e aves.

Podendo permanecer fixados à pele do hospedeiro por dias ou semanas, os carrapatos, por meio da saliva, além de inocular micro-organismos, eliminam substâncias que impedem a coagulação sanguínea e inibem as reações de defesa locais. Além disso, a saliva possui substâncias vasoativas que induzem vasodilatação local, facilitando a ingestão de sangue.

Por sua extensa distribuição geográfica, a capacidade de parasitar diversas espécies de vertebrados – incluindo vários reservatórios de micro-organismos –, resistência a condições ambientais adversas e a competência biológica como reservatório de distintos patógenos – vírus, bactérias, protozoários e helmintos –, os carrapatos são considerados o segundo grupo em importância, depois dos mosquitos, como vetores de doenças infecciosas para animais e humanos.

Diferentemente de outros artrópodes vetores, os carrapatos podem albergar e transmitir mais de um micro-organismo simultaneamente, exercendo papel de reservatório, amplificador e/ou vetor; é o que se observa em relação à *Rickettsia rickettsii*. Atualmente, está bem estabelecido que os carrapatos da família Ixodidae, também conhecidos como carrapatos duros, podem exercer o papel de vetores, reservatórios e/ou amplificadores de riquétsias do grupo da febre maculosa.

Diversos aspectos da interação entre patógeno-vetor (riquétsia-carrapato) estão bem estabelecidos: transmissão transovariana e a transmissão transestadial (por meio das diferentes fases evolutivas). Alguns autores apontam como outros possíveis mecanismos de infecção de carrapatos a transmissão sexual (a partir de machos infectados) e, mais relevante, durante o repasto (vários carrapatos em um sítio de parasitismo próximo no mesmo hospedeiro). Entretanto, cada vez mais, se considera que na ausência de reservatórios vertebrados todos os mecanismos supracitados não sejam plenamente eficientes para a disseminação e a manutenção de riquétsias no ambiente em longo prazo.

Carrapatos do complexo *Amblyomma cajennense* são os principais vetores de *R. rickettsii* no Panamá, Colômbia, Argentina e Brasil. Até recentemente, acreditava-se que a espécie *A. cajennense* ocorria do sul dos Estados Unidos ao norte da Argentina. No entanto, recentes estudos morfológicos, biológicos e genéticos reclassificaram essas populações de carrapatos em seis diferentes espécies: *Amblyomma cajennense stricto sensu*, restrita à região Amazônica; *Amblyomma mixtum*, ocorrendo do sul dos Estados Unidos ao norte da Colômbia, Equador e Venezuela; *Amblyomma patinoi*, na região central da Colômbia; *Amblyomma interandinum*, restrita ao Peru; *Amblyomma tonelliae*, no bioma Chaco no norte da Argentina, sul da Bolívia e Paraguai; e *Amblyomma sculptum*, prevalente em grande parte do Brasil, incluindo toda a região Sudeste, grande parte do Centro-Oeste, e partes das regiões Nordeste, Norte e Sul, e algumas áreas no Paraguai e norte da Argentina. Diante dessa nova classificação, o principal vetor de *R. rickettsii* no sudeste do Brasil e na Argentina passa a ser chamado de *Amblyomma sculptum*, espécie pertencente ao complexo *A. cajennense*. Outras espécies desse complexo, também incriminadas como vetor de *R. rickettsii*, são *Amblyomma mixtum* no Panamá e norte da Colômbia e *Amblyomma patinoi* no centro da Colômbia.

Desde a primeira metade do século passado a região metropolitana de São Paulo vem se distinguindo das demais áreas de ocorrência da febre maculosa no tocante ao carrapato vetor, nesse caso, sendo incriminada a espécie *Amblyomma aureolatum*.

Nos Estados Unidos, os principais vetores de *R. rickettsii* são carrapatos das espécies *Dermacentor variabilis* e *D. andersoni*. Em algumas áreas no estado do Arizona, assim como no norte do México, o único vetor conhecido é o *Rhipicephalus sanguineus* (Figura 30.5). Na Costa Rica, trabalhos recentes apontam para *Amblyomma mixtum* como vetor responsável pela transmissão da riquétsia.

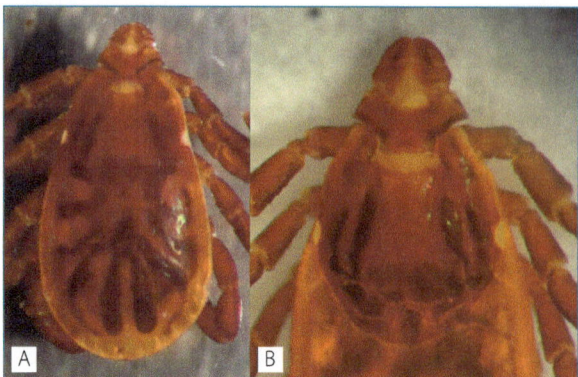

FIGURA 30.5 Adultos de *Rhipicephalus sanguineus*. (A) vista dorsal de macho; (B) vista dorsal da fêmea.
Fonte: Foto cedida pelo Prof. Marcelo Labruna.

Recentes relatos de infecção por *R. rickettsii* em carrapatos do complexo *Rhipicephalus sanguineus*, tradicional ectoparasita de cães, em áreas endêmicas para FMB nos estados de São Paulo e Rio de Janeiro, suscitaram a questão sobre a possível participação dessa espécie de vetor, assim como ocorre nos Estados Unidos e México, no ciclo de transmissão da doença. Seguramente o baixo grau de antropofilia de *R. sanguineus* no Brasil contribui para sua menor importância como potencial vetor de *R. rickettsii* para humanos, muito embora possa estar fazendo essa transmissão com grande eficiência para cães domésticos, seus principais hospedeiros, que também sofrem da doença em áreas endêmicas.

Características biológicas do *Amblyomma sculptum*

O *A. sculptum* é a principal espécie de carrapato que parasita humanos no centro-sul do país (Figura 30.6). O parasitismo humano está diretamente relacionado ao aumento populacional do carrapato no ambiente, em função da disponibilidade de hospedeiros vertebrados (equinos, capivaras, antas) e condições ambientais favoráveis às fases de vida livre do carrapato (Figuras 30.7 e 30.8).

Essa espécie de carrapato realiza apenas uma geração ao ano no Brasil, com os três estágios parasitários marcadamente distribuídos (Figura 30.7):

- **Larvas (micuim):** predomínio de abril a julho.
- **Ninfas (vermelhinho):** predomínio de julho a outubro.
- **Adultos (carrapato-estrela):** predomínio de outubro a março.

O parasitismo humano é comum por todos esses três estágios; logo, os humanos podem ser parasitados pelo *A. sculptum* o ano todo (Figuras 30.8 e 30.9).

No meio rural, os equinos são os principais hospedeiros para todas as formas evolutivas do *A. sculptum*. No entanto, na grande maioria das áreas endêmicas para FMB na região Sudeste, as populações de *A. sculptum* têm sido mantidas principalmente por populações abundantes de capivaras (*Hydrochoerus hydrochaeris*) (Figura 30.8). Em

função da ausência de predadores naturais e restrição da caça a capivaras nessas áreas endêmicas, esses animais têm se aproximado e adaptado, em grande número, cada vez mais a espaços periurbanos e urbanos das cidades e dos domicílios, carreando e disseminando carrapatos infectados para localidades muitas vezes densamente habitadas por população humana potencialmente exposta à infestação pelo vetor.

Além da disponibilidade de hospedeiros, as condições ambientais são essenciais para o desenvolvimento e o estabelecimento do *A. sculptum*. Áreas com média a densa cobertura vegetal, como pastos sujos, capoeiras e matas ciliares são os locais adequados para a manutenção da infestação.

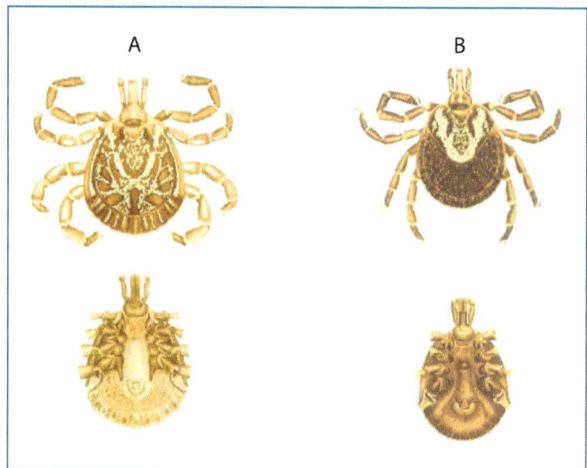

FIGURA 30.6 *Amblyomma sculptum* macho (A) e fêmea (B).
Fonte: Adaptada de Aragão & Fonseca, 1961. *Manual de Vigilância Acarológica*. São Paulo: SUCEN/SES; 2004.

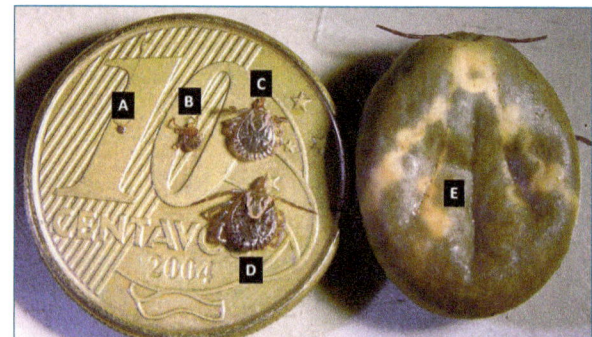

FIGURA 30.7 Tamanho dos três estágios parasitários de *Amblyomma sculptum* em relação a uma moeda de 10 centavos de reais. Larvas não alimentadas (A), popularmente conhecidas como micuins, predominam de abril a julho; ninfas não alimentadas (B), popularmente conhecidas como vermelhinho, predominam de julho a outubro; adultos não alimentados, macho (C) e fêmea (D), popularmente conhecidos como carrapato-estrela ou rodoleiro, predominam de outubro a março; após a alimentação, a fêmea ingurgitada (E) ovipõe de 5 mil a 10 mil ovos, dos quais eclodirão as larvas (micuins).
Fonte: Foto cedida pelo Prof. Marcelo Labruna.

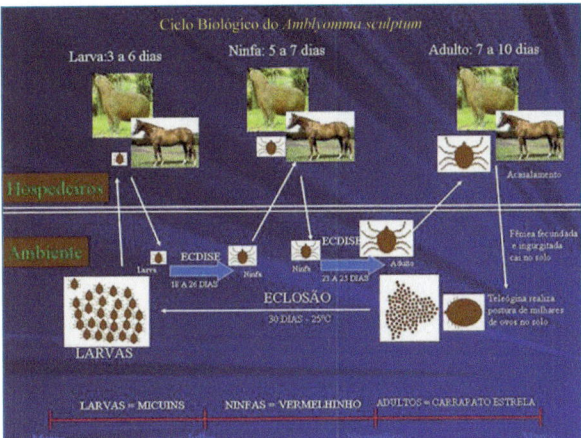

FIGURA 30.8 Ciclo biológico do *Amblyomma sculptum*.
Fonte: Adaptada de Pereira & Labruna, 1998. Manual de vigilância acarológica. São Paulo: SUCEN/SES; 2004.

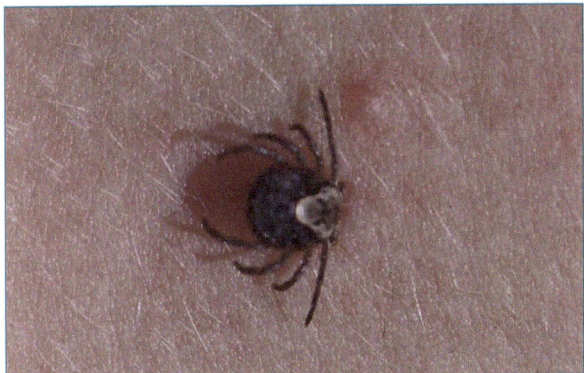

FIGURA 30.9 Fêmea adulta de *Amblyomma sculptum* parasitando um ser humano.
Fonte: Foto cedida pelo Prof. Marcelo Labruna.

Características do *Amblyomma aureolatum*

No Brasil, o *A. aureolatum* apresenta uma distribuição restrita ao bioma Mata Atlântica, sendo que, na região Sudeste, é encontrado apenas no planalto Atlântico, estando ausente em matas litorâneas. Na região Sul, é encontrado tanto em áreas de baixa como de elevadas altitudes, como o vale do Itajaí e o planalto catarinense, respectivamente.

O *A. aureolatum*, na fase adulta, parasita principalmente canídeos silvestres e domésticos (Figura 30.10). Dessa forma, o cão doméstico assume o papel de principal hospedeiro nas áreas endêmicas para FMB na região metropolitana de São Paulo. Já as fases imaturas de *A. aureolatum* são encontradas parasitando principalmente aves passeriformes, por exemplo, sabiás (*Turdus* spp.). No entanto, ressalte-se a existência de uma estreita associação desse carrapato com áreas de Mata Atlântica de planalto, preservadas ou degradadas. Esse tipo de ambiente propicia o microclima ideal – temperaturas amenas e elevada umidade relativa ao longo de todo ano – para a sobrevivência e desenvolvimento das fases de vida livre do carrapato. Dessa forma, todas as áreas endêmicas para FMB conhecidas na região metropolitana de São Paulo

estão associadas a fragmentos de Mata Atlântica, em que cães com acesso às matas assumem papel protagonista como veiculador de carrapatos *A. aureolatum* na transmissão de *R. rickettsii* para humanos. A estreita associação do *A. aureolatum* com áreas de Mata Atlântica especificamente de planalto em São Paulo é retratada pela ausência desse carrapato no litoral paulista, apesar da abundância de cobertura da Mata Atlântica, e no interior do estado, onde o bioma Mata Atlântica é reduzido ou ausente.

Embora sejam escassas as informações sobre a dinâmica populacional de *A. aureolatum*, os cães podem se apresentar parasitados durante todo o ano. Com relação a humanos, somente formas adultas são incriminadas como parasitantes.

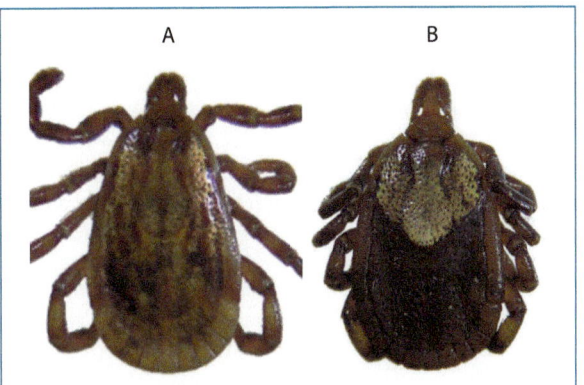

FIGURA 30.10 Adultos de *Amblyomma aureolatum*. (A) Vista dorsal do macho; (B) vista dorsal da fêmea.
Fonte: Foto cedida pelo Prof. Marcelo Labruna.

Diversos estudos apontam para reduzidas frequências de infecção pela *R. rickettsii* em carrapatos estudados em áreas sabidamente de transmissão. No entanto, é notório que enquanto as frequências variam de 1 a 10% em populações de *A. aureolatum*, nas populações de *A. sculptum* essas frequências oscilam entre 0,05 e 1%. Seguramente, tais diferenças estão relacionadas à eficiência da transmissão transovariana de *R. rickettsii* nessas duas espécies de carrapatos, sendo ao redor de 100% em *A. aureolatum* e abaixo de 50% em *A. sculptum*. Dessa forma, pode-se inferir que *A. aureolatum* é um excelente reservatório da bactéria, capaz de mantê-la na natureza por sucessivas gerações do carrapato.

Nas áreas de transmissão por *A. sculptum* é fundamental o papel de hospedeiros amplificadores para garantir a manutenção da bactéria na natureza. Nesse caso, o hospedeiro amplificador mantém a bactéria em níveis elevados em sua corrente sanguínea por alguns dias ou semanas, garantindo que novos carrapatos se infectem, amplificando a infecção por *R. rickettsii* nas respectivas populações de hospedeiros vertebrados e, sobretudo, vetores que habitam o local. Experimentos recentes demonstraram que as capivaras podem desempenhar esse papel de hospedeiro amplificador, na medida que, uma vez infectadas, desenvolvem riquetsemia de forma oligossintomática e atuam como fonte de infecção para carrapatos *A. sculptum* parasitantes. Contudo, os equinos, tão importantes como as capivaras para manutenção das populações de *A. sculptum*, não exercem o papel de hospedeiro amplificador, uma vez que não desenvolvem riquetsemia e, portanto, não atuam como fonte de infecção para os carrapatos. Esses resultados estão em consonância com a expansão atual da FMB na região Sudeste, a qual nitidamente se relaciona com o aumento e a dispersão das populações de capivaras e seu papel como principal hospedeiro de *A. sculptum* nas áreas periurbanas. No entanto, não há nenhuma evidência de que as populações de *A. sculptum* tenham aumentado, uma vez que essa espécie, nativa do Brasil, sempre foi considerada a principal a parasitar humanos no Sudeste desde os primeiros registros no início do século XX, quando a proximidade entre equinos (como principal meio de transporte e cargas) e humanos era bastante significativa.

Nos Estados Unidos, diversos casos de infecção sintomática em cães pela *R. rickettsii* – com quadro clínico que muito se assemelha à erliquiose por *Ehrlichia canis* – em cães vêm sendo reportadas há algum tempo. No Brasil, muito embora já houvesse evidências sorológicas de infecção pela *R. rickettsii* em cães, apenas recentemente casos de febre maculosa foram diagnosticados em população canina por meio de sorologia (imunofluorescência indireta) e técnicas moleculares (PCR). Considerando o fato de serem semelhantes os espectros clínicos entre erliquiose e febre maculosa em cães e o fato de ser corriqueiro o uso do tratamento empírico para erliquiose com doxiciclina (droga de escolha também para a febre maculosa), é plausível inferir que, possivelmente, um maior número de casos de febre maculosa canina não diagnosticados possa estar ocorrendo sem a devida investigação.

A identificação de animais domésticos, como equinos e cães, como espécies passíveis de infecção pela *R. rickettsii*, certamente, pode vir a incrementar o sistema de vigilância em determinadas áreas, sobretudo em áreas tidas "epidemiologicamente silenciosas" no que se refere à ocorrência de casos humanos de FMB. Além do possível diagnóstico etiológico de animais doentes, a eventual realização de inquéritos sorológicos periódicos em animais sentinelas, associada à vigilância da infestação acarológica, pode contribuir para a identificação e estratificação de risco em determinadas áreas antes mesmo da ocorrência de casos humanos de febre maculosa.

PATOGENIA E IMUNIDADE

Muito do que se conhece da patogenia das febres maculosas em humanos se baseia em estudos sobre a FMR. Como as riquétsias do grupo das febres maculosas apresentam mecanismos patogênicos e doenças com quadros clínicos em muitos aspectos semelhantes, é razoável aceitar que, pelo menos em parte, esses estudos se apliquem à FMB, sobretudo por ser causada pelo mesmo agente da FMR: a *Rickettsia rickettsii*.

Após o parasitismo pelo vetor, se estima que o tempo mínimo para que ocorra a inoculação (transmissão) da bactéria seja em torno de 8 a 10 horas, podendo variar segundo alguns relatos de 2 a 22 horas. Considera-se que seja esse período necessário para que as riquétsias – que se encontram latentes (estado não virulento) nas glândulas salivares do carrapato – sejam reativadas (formas altamente patogênicas) pela elevação da temperatura decorrente do sangue sugado pelo vetor e então inoculadas no local da picada. Dessa forma,

em situações em que o carrapato infectado já estiver previamente alimentado – com riquétsias já ativadas na glândula salivar – e apenas transferiu-se de um hospedeiro (p. ex., cão ou equino) para um humano, aquele tempo mínimo estimado, potencialmente, se reduziria para apenas 10 minutos.

Outras formas de transmissão, consideradas até certo ponto anedóticas, incluem o contato com materiais biológicos de carrapatos, a inalação de partículas aerosolizadas em laboratórios, autoinoculação acidental com sangue de pacientes enfermos e de transfusão de sangue.

Uma vez ocorrida a infecção, o período de incubação da picada pelo carrapato até o início dos sintomas pode variar de 2 a 14 dias, com média de 7 dias, após a picada. Possivelmente a duração do período de incubação guarde estreita relação com a carga e duração do parasitismo, o tamanho do inóculo (quantidade de riquétsias) e a virulência da cepa inoculada.

A partir da inoculação na pele, ocorre a disseminação das riquétsias, pelas vias linfática e hematogênica, para todo o organismo, com invasão, primariamente, de células endoteliais de pequenos e médios vasos em diversos órgãos e sistemas vitais: pele; músculos esqueléticos; cérebro; pulmões; coração; rins; baço; fígado; e segmentos do trato gastrointestinal. Nesses órgãos, as células do endotélio vascular se constituem o "principal alvo", sítio de multiplicação e disseminação das riquétsias infectantes. Em resumo, a infecção pela *Rickettsia rickettsii*, patógeno intracelular obrigatório de células endoteliais, resulta em um processo de vasculite sistêmica.

A infecção das células endoteliais se dá pela adesão das riquétsias à membrana endotelial por meio das proteínas *OmpA* que atuam como adesina e da *OmpB* que se liga a receptores celulares Ku70 específicos e envolve alterações na actina do citoesqueleto celular no sítio da futura invasão. Posteriormente, ocorre a invasão no ambiente intracelular pelo mecanismo de fagocitose. Uma vez no interior da célula, ocorre uma sucessão de eventos: 1) "escape" do fagossoma por meio das proteínas fosfolipase A2, fosfolipase D e hemolisina C, ambas secretadas pelas riquétsias; 2) inibição da apoptose celular; 3) início do processo de replicação por divisão binária, no citoplasma e no núcleo da célula infectada.

Por meio de outra proteína específica – *RickA*, da superfície celular e responsável pelo início do processo de polimerização da actina – são formados os filamentos de actina que atuam como "pontes" que possibilitam a movimentação da bactéria no interior do citoplasma e a passagem (disseminação) de riquétsias entre células adjacentes, sem que ocorra a exposição ao meio extracelular.

A maior capacidade de proliferação em áreas corporais com menor temperatura e a possibilidade de replicação mesmo em células de áreas necróticas são características atribuídas às riquétsias infectantes.

O acometimento endotelial difuso, decorrente tanto da ação de mediadores inflamatórios quanto da lesão celular direta, acarreta um processo de extenso acometimento microvascular que, inicialmente, causa alterações de permeabilidade vascular – resultado da perda da adesão intercelular entre células endoteliais adjacentes – e, posteriormente, lesão de células endoteliais, com denudação endotelial, distúrbios do sistema de coagulação e lesões teciduais difusas. Fisiopatogenicamente, tais fenômenos são, em grande parte, secundários a mudanças estruturais decorrentes do processo de polimerização da actina (mecanismo implicado na disseminação das riquétsias por meio de células contíguas) e envolvem a alteração funcional de proteínas de adesão intercelulares.

Até o momento, a hipótese mais aceita para explicar a lesão de células endoteliais é de um mecanismo envolvendo estresse oxidativo, mediante ação de substâncias derivadas do oxigênio no componente lipídico da membrana celular. Possíveis efeitos adjuvantes de citocinas e células T citotóxicas ainda são pouco compreendidos. A fosfolipase A_2 e proteases, de origem bacteriana, possivelmente, também participariam, em algum grau, no fenômeno de lesão/necrose celular.

Na fase mais precoce do processo de infecção, ocorre o acometimento de pequenos e médios vasos; tal fenômeno explica as lesões cutâneas inicialmente observadas: o exantema maculopapular. Nessa fase, observa-se a infecção das células sem a ocorrência de vasculite propriamente dita. Com a evolução da doença e início da resposta imune à infecção, passa a ser possível a observação de infiltrados de linfócitos T e macrófagos no espaço perivascular adjacente aos focos de infecção; somente a partir dessa última evidência, o termo vasculite passa a ser mais apropriado.

Entre as principais consequências do acometimento endotelial difuso – com a significativa alteração e aumento da permeabilidade vascular –, clinicamente, observam-se hipoalbuminemia, edema, derrames cavitários, edema pulmonar não cardiogênico, hipovolemia, hipotensão e choque. Além do extravasamento de fluidos, igualmente importantes são as alterações nos sistemas de homeostase e fibrinolítico, ambas causadas pela lesão endotelial difusa, a qual induz a liberação de substâncias procoagulantes, a ativação da cascata de coagulação com consequentes geração de trombina, a ativação e o consumo de plaquetas, a elevação da concentração de fatores fibrinolíticos e o consumo de anticoagulantes naturais.

Estudos *in vitro* apontam para a ocorrência de potente expressão de fatores teciduais, com consequente ativação dos mecanismos de coagulação, os quais, por sua vez, resultariam em formação localizada de micro-oclusões vasculares e lesões isquêmicas de múltiplos tecidos, sobretudo nas áreas com lesões endoteliais mais extensas. A tendência de desenvolvimento de microtrombos de trombina e isquemia em diversos pontos de infecção (pele, músculos, sistema nervoso central, trato gastrointestinal, pâncreas, fígado, rins e pulmões) seria, em grande parte, potencializada por inibição dos mecanismos de fibrinólise.

Apesar do *status* "procoagulante" – com consumo de plaquetas e fatores de coagulação – descrito nas infecções pela *R. rickettsii*, não existem evidências, laboratoriais e anatomopatológicas, que sustentem a importância da coagulação intravascular disseminada na evolução da FMR, exceto em casos severos. Adicionalmente, diferentemente do que seria esperado, hemorragias de grandes proporções e extensas lesões trombo-oclusivas de maior repercussão clínica são pouco frequentes.

A presença de manifestações cutâneas – com a progressão do exantema nas fases iniciais para petéquias e sufusões hemorrágicas nas fases tardias – é importante marcador da lesão endotelial e evolutivo da doença.

Estudos histológicos em pele demonstraram a presença de capilarite linfo-histiocitária e vasculite leucocitoclástica como principais alterações. Eventos necróticos, embora raros, são observados ocasionalmente em extremidades e podem ser explicados pela oclusão de pequenos vasos por trombos de fibrina.

Entre as principais alterações histológicas hepáticas em pacientes com FMR são observadas: 1) vasculite portal – infiltrados inflamatórios portais com presença de neutrófilos, macrófagos e linfócitos ativados; 2) congestão e necrose centrolobular; 3) colestase ductal; 4) trombose vascular portal focal; 5) eritrofagocitose pelas células de *Kupffer;* 6) leucocitose sinusoidal.

Na gênese da insuficiência renal aguda, observada, sobretudo, nos casos mais severos, o componente pré-renal – secundário à hipovolemia, à hipotensão e ao choque –, possivelmente, desempenha um papel relevante ao induzir necrose tubular aguda; a nefrite intersticial e a mioglobinúria, aparentemente, não exerceriam um impacto significativo na patogênese da disfunção renal. Entretanto, histologicamente, já foram observados a presença de depósitos de fibrina em capilares glomerulares e edema intersticial.

Outros achados anatomopatológicos incluem miocardite multifocal (com presença de petéquias e necrose miocárdica) e pneumonite (com congestão e hemorragia alveolar).

Considera-se que suscetibilidade à infecção pela *R. rickettsii* seja universal e, possivelmente, a imunidade adquirida seja duradoura contra reinfecção. Estudos em modelos animais sugerem que, frente a uma primeira infecção por riquétsias, a participação de células T CD8+ ativadas, juntamente com a produção de IFN-α, promova tanto a inibição da proliferação da bactéria quanto a indução de apoptose de células endoteliais infectadas; nesse último evento, haveria a participação de mecanismo perforina-dependente. Células T CD4+ e T CD8+, macrófagos e células dendríticas perivasculares provavelmente desempenhem importante papel na ativação – por meio de IFN-α, TNF-α, IL1-β – de células endoteliais que eliminam as riquétsias mediante dois mecanismos: produção de óxido nítrico e produção de peróxido de hidrogênio.

Anticorpos anti-*OmpA* e anti-*OmpB* produzidos frente a uma infecção seriam detectados somente após a resolução da infecção, sendo importantes apenas na prevenção de infecções futuras. Por sua vez, anticorpos anti-LPS – os quais apresentam reação cruzada com LPS de todos as outras espécies – muito embora induzam uma vigorosa reposta humoral, não produzem proteção contra infecção pela *Rickettsia rickettsii*.

QUADRO CLÍNICO

As manifestações clínicas da FMB apresentam um espectro de gravidade que varia, sobretudo, em função do tempo de evolução da doença: quadro clínico brando e inespecífico nos primeiros dias com rápida progressão para formas graves e, frequentemente, fatais com o óbito ocorrendo, em geral, entre o 6º e 7º dias de evolução.

Embora cada vez menos aceito por diversos autores atualmente, estudos prévios de soroprevalência em humanos residentes em áreas endêmicas de São Paulo e Minas Gerais, realizados entre o fim da década de 1980 e meados da década de 1990, suscitaram a possibilidade de que infecções assintomáticas pudessem ocorrer: foram observadas frequências de soroprevalência variando entre 1,5 e 10% em indivíduos residentes em áreas sabidamente de transmissão nos supracitados estados, mas sem que houvesse o antecedente de quadro clínico prévio compatível com FMB. Entretanto, frente às recentes e inúmeras evidências acerca da existência de outras espécies de riquétsias pertencentes ao grupo da FMB, – incluindo-se a *R. parkeri* cepa Mata Atlântica emergente no Brasil e a possível ocorrência de reação sorológica cruzada entre espécies distintas de riquétsias, é bastante plausível considerar que esses casos "leves" ou oligossintomáticos sejam decorrentes de infecção por outras espécies de riquétsias, com menor ou nenhuma patogenicidade, e não pela *R. rickettsii*.

Após a descrição inicial dos primeiros casos de febre maculosa confirmados em Santa Catarina entre os anos de 2003 e 2004, uma especial atenção voltou a ser dada em relação à possível ocorrência de casos oligossintomáticos. Todos os casos confirmados até o ano de 2006 naquele estado apresentavam algumas diferenças substanciais quanto ao quadro clínico e, sobretudo, ao prognóstico quando comparados com aquilo que se conhece sobre as manifestações clínicas da FMB. Sinais de gravidade frequentemente observados e, de certa maneira, característicos na apresentação da FMB nos estados de São Paulo, Minas Gerais e Rio de Janeiro, como icterícia, manifestações hemorrágicas, insuficiência respiratória, disfunção renal foram eventos muito raros nos casos de Santa Catarina. Mais significativo, entretanto, é o fato de em Santa Catarina não ter havido nenhum caso fatal. Outro aspecto marcante é a presença de adenomegalia em 49% dos casos naquele estado, uma manifestação clínica raramente descrita nas áreas onde os casos de FMB tiveram confirmação laboratorial de infecção pela *R. rickettsii*. Como mencionado anteriormente, acreditava-se que em relação aos indivíduos assintomáticos, mas sorologicamente reagentes, ou em relação aos quadros clínicos benignos observados, sobretudo em Santa Catarina, em ambas situações, possivelmente, a infecção por outras riquétsias, não patogênicas ou menos patogênicas que a *R. rickettsii*, fosse a hipótese mais consistente. De fato, estudos posteriores com carrapatos e animais reforçaram novas evidências de que uma cepa próxima de *Rickettsia parkeri* seria o agente causal da febre maculosa em algumas áreas de Santa Catarina. Mais recentemente, foi comprovado que, de fato, os casos brandos reportados como FMB seriam na realidade uma riquetsiose relacionada à *R. parkeri* cepa Mata Atlântica. Portanto, considera-se que no Brasil existem pelo menos duas riquetsioses distintas: uma com elevado potencial de morbiletalidade causada pela *R. rickettsii* e outra considerada clinicamente mais branda relacionada à *R. parkeri* cepa Mata Atlântica.

No que tange especificamente a FMB, causada pela *Rickettsia rickettsii*, tendo em vista a virulência e a capacidade das riquétsias dessa espécie em infectar células endoteliais de todo organismo, ocasionando, em uma fase mais avançada da doença, um processo de vasculite disseminada, uma grande gama de manifestações clínicas é frequentemente observada: cutâneas; musculoesqueléticas; cardíacas; pulmonares; gastrointestinais; renais; e neurológicas.

Após um período de incubação de 2 a 14 dias, nos casos de FMB, a febre, em geral elevada e de início súbito, é uma constante e, quase sempre, a manifestação clínica inicial. Logo no início do curso da doença, geralmente acompanhando a febre, surgem cefaleia intensa, mialgia generalizada, artralgia, astenia, inapetência, dor abdominal, náusea e vômitos. Considerando-se a inespecificidade do quadro clínico inicial, tanto a FMB quanto a FMR são frequentemente confundidas com um grande número de outros diagnósticos diferenciais no início da doença.

Febre, cefaleia e exantema constituem a "tríade clínica clássica" da FMR. Entretanto, embora característica, essa tríade de sinais/sintomas surge com frequência variável – entre 40 e 70% – dos casos em algum momento da evolução e menos de 5% dos pacientes apresentam esse conjunto de sintomas nos primeiros 3 dias de sintomas.

O exantema, apontado como a característica principal da doença, aparece, geralmente, a partir do terceiro dia dos sintomas, sendo na FMB mais frequentemente observado a partir do quinto dia após o início do quadro clínico. Também na FMR, a presença do exantema é evento relativamente mais tardio, ocorrendo em apenas 14 e 49% dos casos no 1º e 3º dias de doença, respectivamente.

Quando presente, classicamente o exantema se caracteriza pelo padrão maculopapular, com lesões variando entre 1 e 5 mm, em geral não pruriginoso, observado inicialmente em punhos e tornozelos, nas palmas das mãos e planta dos pés. Com a evolução da doença, verifica-se uma tendência de disseminação centrípeta do exantema, com acometimento de braços e pernas e, posteriormente, tronco e face. Além da expansão das áreas acometidas, na medida em que evolui a doença, pode vir a ser observada uma mudança do padrão maculopapular para petequial, frequentemente difuso nas formas graves, indicando a progressão da lesão endotelial. Nos quadros mais graves, a confluência das lesões petequiais pode provocar extensas equimoses e sufusões hemorrágicas (Figuras 30.11 a 30.15).

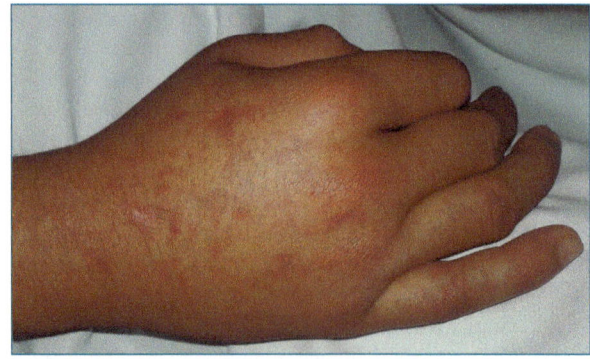

FIGURA 30.11 Exantema e edema de mão na febre maculosa brasileira.
Fonte: Angerami RN.

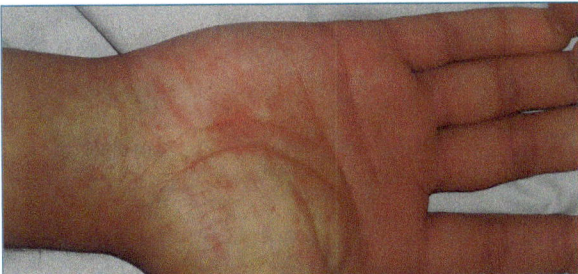

FIGURA 30.12 Exantema palmar na febre maculosa brasileira.
Fonte: Angerami RN.

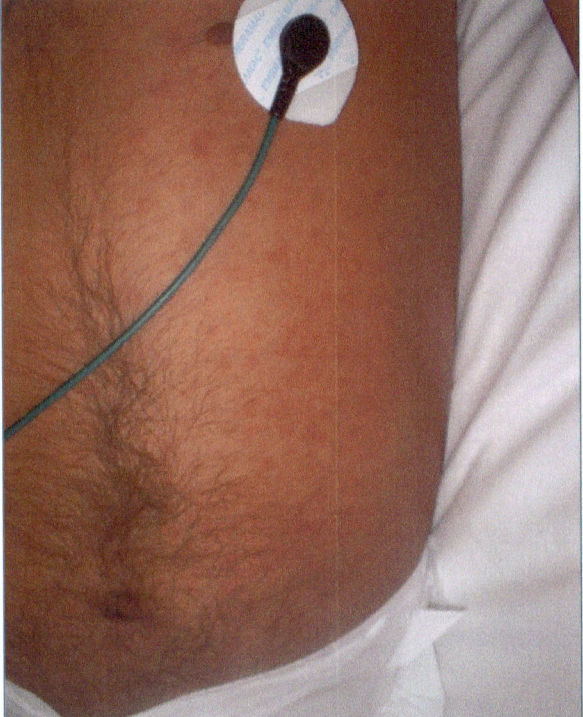

FIGURA 30.13 Exantema maculopapular na febre maculosa brasileira.
Fonte: Angerami RN.

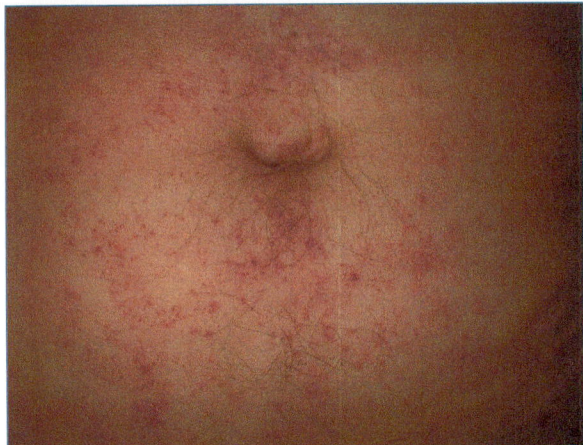

FIGURA 30.14 Exantema petequial na febre maculosa brasileira.
Fonte: Angerami RN.

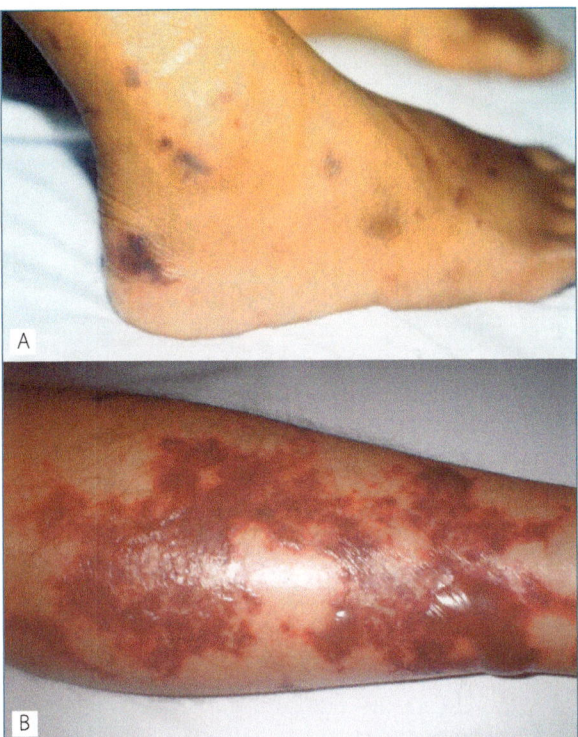

FIGURA 30.15 Sufusões hemorrágicas na febre maculosa brasileira.
Fonte: Angerami RN.

Diferentemente do que se observa em outras riquetsioses, como aquelas causadas pela *R. conorii* e *R. parkeri*, na febre maculosa causada pela *R. rickettsii* não se observam as úlceras ou escaras no local da pele onde houve a inoculação da bactéria pela picada do carrapato infectado.

Embora seja uma das principais características da doença tanto na FMB quanto na FMR, em alguns pacientes o exantema pode se apresentar com distribuição menos típica e menos intenso. Adicionalmente, o exantema pode estar ausente em um número não desprezível de casos, sobretudo naqueles que apresentam uma rápida progressão da doença, as chamadas formas fulminantes cuja evolução para óbito se dá até o sexto dia após o início dos sintomas. Alguns autores inclusive já utilizaram o termo *Rocky Mountain spotless fever* ao descreverem nos Estados Unidos tais casos de FMR, onde há ausência de exantema. Além disso, em pacientes da raça negra, não raramente, o exantema pode não estar ausente, mas não ser percebido durante o exame clínico menos atento.

Vários estudos apontam para o fato de que a ausência de exantema se correlaciona a maior risco de letalidade uma vez que dificultaria, na prática clínica, a identificação da riquetsiose enquanto possível hipótese diagnóstica. Tanto uma eventual menor frequência quanto a ausência do exantema em casos de FMB carecem de melhor compreensão.

Necrose e gangrena, sobretudo em extremidades, são menos frequentemente observadas, ocorrendo na FMR em 4% dos casos. Na FMB, a ocorrência de necrose com gangrena, aparentemente, ainda se resume em casos anedóticos. Em contrapartida, a necrose cutânea é manifestação frequentemente observada nos estágios avançados da doença (Figuras 30.16 a 30.19).

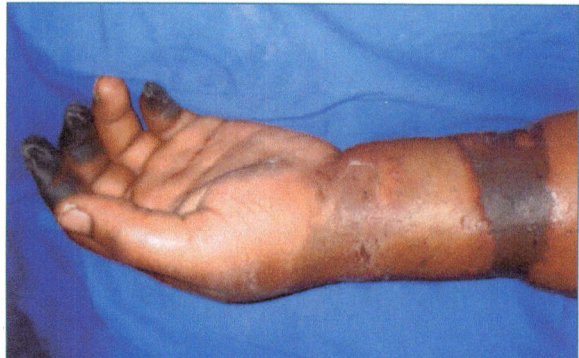

FIGURA 30.16 Necrose de extremidade em paciente com febre maculosa brasileira.
Fonte: Angerami RN.

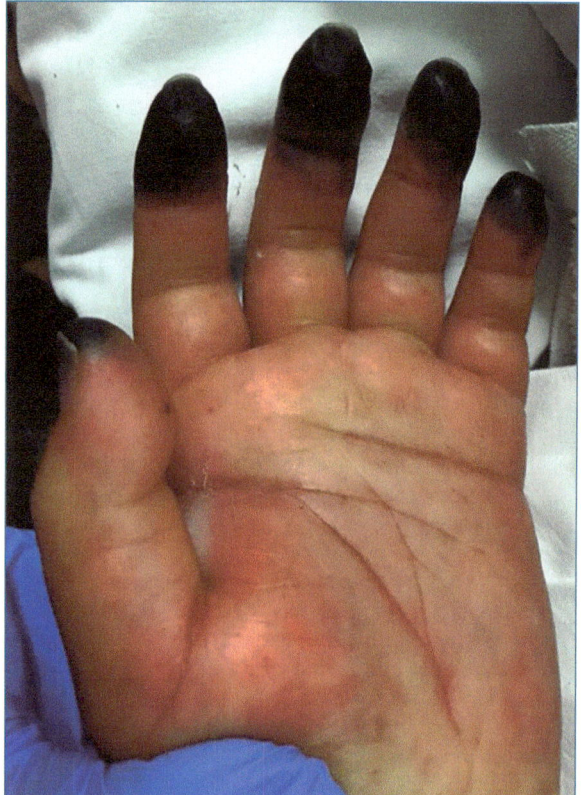

FIGURA 30.17 Exantema palmar, edema de mão e necrose de extremidade em paciente com febre maculosa brasileira.
Fonte: Angerami RN.

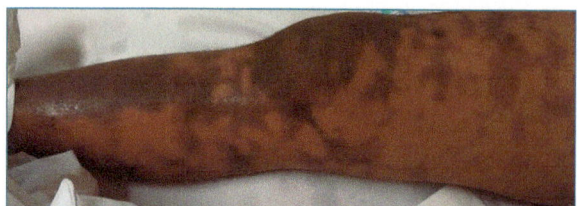

FIGURA 30.18 Necrose cutânea em paciente com febre maculosa brasileira.
Fonte: Angerami RN.

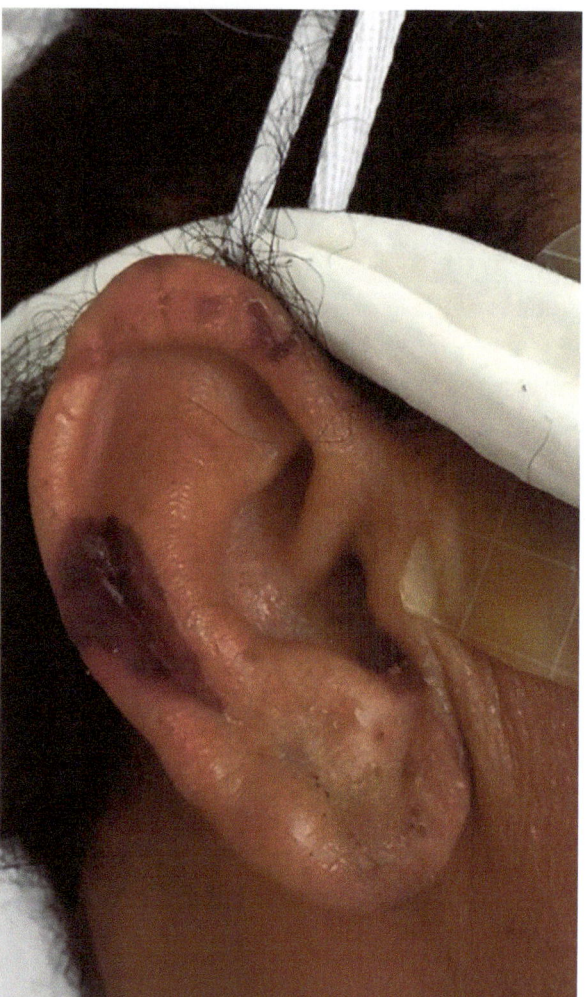

FIGURA 30.19 Necrose cutânea em paciente com febre maculosa brasileira.
Fonte: Angerami RN.

Nos quadros clínicos mais graves, já em fases mais avançadas da doença, frequentemente após o quinto dia após início dos sintomas, são comuns insuficiência renal, insuficiência respiratória, manifestações neurológicas, hemorragias, icterícia, arritmias cardíacas, hipotensão e choque.

A elevada frequência de manifestações hemorrágicas (epistaxe, gengivorragia, hematúria, enterorragia, hemoptise) (Figura 30.20), icterícia (Figura 30.20), insuficiência respiratória e alterações hemodinâmicas em pacientes brasileiros, cada vez mais, sustentam a hipótese de que a FMB no Brasil seja realmente uma forma mais severa da doença causada pela *R. rickettsii,* explicando, pelo menos em parte, a discrepância entre suas taxas de letalidade quando comparadas com a FMR dos Estados Unidos.

As diversas alterações cardiopulmonares previamente descritas na FMR vêm sendo observadas em praticamente todos os casos graves da FMB: pneumonite; edema agudo de pulmão; hemorragia pulmonar; e síndrome da angústia respiratória do adulto (Figuras 30.20 a 30.22). Quadros compatíveis de miocardite são considerados eventos menos frequentes ou subdiagnosticados.

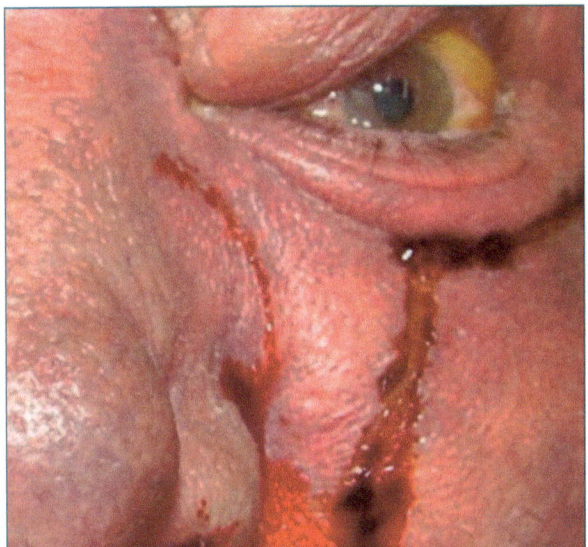

FIGURA 30.20 Icterícia e hemorragia em paciente com febre maculosa brasileira.
Fonte: Angerami RN.

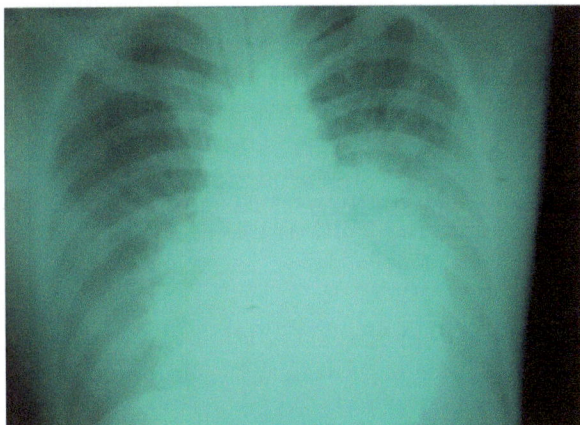

FIGURA 30.21 Acometimento pulmonar em paciente com febre maculosa brasileira.
Fonte: Angerami RN.

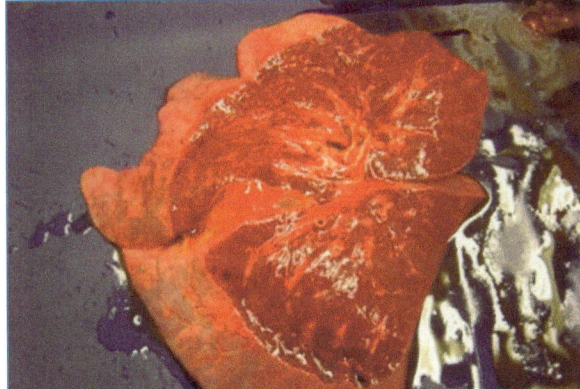

FIGURA 30.22 Acometimento pulmonar em paciente com febre maculosa brasileira.
Fonte: Angerami RN.

Várias manifestações neurológicas são observadas em pacientes com febre maculosa. Podem ocorrer edema cerebral, meningite, encefalite, meningoencefalite, hemorragias e, muito raramente, encefalomielite. Clinicamente, tais alterações se expressam como cefaleia holocraniana intensa, letargia, fotofobia, alterações comportamentais, convulsões e coma. Alterações oftalmológicas são descritas na FMR, incluindo-se edema de disco óptico, hemorragia retiniana, oclusão arterial, além de hiperemia e hemorragia conjuntivais, estas últimas muito frequentes em pacientes com FMB.

A insuficiência renal aguda é complicação habitual sobretudo em casos que apresentam formas clínicas mais severas, em que outros sinais de gravidade como icterícia e alterações do sistema nervoso central (SNC) também estão presentes, e mantém grande correlação com progressão para óbito. Na FMB a insuficiência renal, com presença de oligúria e elevação dos níveis séricos de ureia e creatinina, ocorre em cerca de um terço dos pacientes, muitos dos quais com necessidade de terapia dialítica.

Na FMR há o relato de alguns casos extremamente graves, com rápida progressão para o óbito e associados à elevada taxa de letalidade: as formas fulminantes da FMR. Tal apresentação clínica foi definida como casos que apresentam envolvimento neurológico precoce, ausência ou rápida progressão do exantema para sufusões hemorrágicas e evolução para óbito entre o 3º e 5º dias de evolução. A deficiência de G6PD foi identificada em alguns casos de FMR que apresentaram essa rápida progressão para o óbito.

A letalidade observada na febre maculosa causada pela *R. rickettsii* apresenta variações entre as diversas séries de casos publicadas. Com relação à FMR, a taxa de letalidade global varia entre 5 e 10%, podendo alcançar 40 a 50% em casos não tratados ou tratados inadequadamente. Já na FMB, verifica-se, desde as descrições iniciais que se remetem ao *typho exanthematico de São Paulo*, elevadas taxas de letalidade, as quais atingem em alguns anos valores superiores a 50% nos estados de São Paulo e Minas Gerais.

Diversos estudos epidemiológicos apontam o reconhecimento tardio de casos suspeitos de FMR – com consequente início tardio do tratamento – e/ou a não inclusão de tetraciclinas – notadamente a doxiciclina – no esquema terapêutico como principais fatores associados a pior prognóstico e maior probabilidade de evolução para óbito.

Outras características clínicas, epidemiológicas e laboratoriais vêm sendo incriminadas como significativos fatores preditivos de letalidade na FMR: a ausência ou o início tardio do exantema (resultando em menor probabilidade de suspeita precoce); faixas etárias mais elevadas; sexo masculino; alcoolismo; indivíduos da raça negra (em decorrência da eventual dificuldade na visualização precoce do exantema); ausência de história de parasitismo por carrapatos (o que ocasionaria menor capacidade de suspeição). A presença de esplenomegalia, hepatomegalia, icterícia, insuficiência renal e, sobretudo, alterações neurológicas (estupor, crises convulsivas, coma) são importantes marcadores de gravidade e mais frequentes em pacientes que evoluem para óbito na FMR. Observa-se na prática clínica que, à semelhança da FMR, na FMB alterações neurológicas (crises convulsivas e coma), icterícia e insuficiência renal apresentam significativa associação com risco de óbito. Estudo avaliando a evolução de pacientes brasileiros com diagnóstico confirmado de riquetsioses identificou que além de alterações hemodinâmicas (OR 10,8; 95% IC, 7,33-15,93), convulsões (OR 11,24; 95% IC; 6,49-19,45) e coma (OR 15,6; 95% IC; 8,51-27,2) foram os principais fatores preditivos de letalidade.

Além da elevada morbiletalidade associada, a infecção pela *R. rickettsii*, não raramente, resulta em significativas sequelas. Na FMR, casos de surdez, paresias, paralisia de pares cranianos, síndromes cerebelares e déficit de memória são descritos como possíveis sequelas neurológicas. Necrose de extremidades frequentemente resultam em amputações e relevantes perdas funcionais.

Diferenças em relação à virulência de cepas distintas fazem parte das possíveis explicações para as diferentes letalidades observadas entre estados e países. De fato, recentes estudos com análises filogenéticas de diferentes isolados de *R. rickettsii* dos Estados Unidos e América Latina apontam para a existência de maior variedade de variantes genéticas de *R. rickettsii* nos Estados Unidos, em contraste com pouca ou nenhuma variabilidade genética entre as cepas de *R. rickettsii* na América do Sul. Tais achados poderiam explicar a existência de distintas cepas com baixa, média ou elevada virulência nos Estados Unidos, como vem sendo demonstrado em casos clínicos e infecções experimentais em animais, em oposição à existência de cepas quase sempre altamente virulentas na América do Sul. Esses resultados também sugerem que a espécie *R. rickettsii* foi introduzida na América do Norte e, posteriormente, se disseminou, tendo sido introduzida na América do Sul em períodos evolutivos mais recentes, possivelmente após a formação do istmo do Panamá.

ALTERAÇÕES LABORATORIAIS

Nos estágios iniciais da infecção pela *R. rickettsii* as alterações laboratoriais podem ser discretas. No entanto, mesmo nas formas mais graves da doença as manifestações laboratoriais, quando detectadas, são consideradas inespecíficas. Por esse motivo, ainda que presentes, resultados de exames laboratoriais inespecíficos apresentam limitado valor para a suspeita clínica e a indicação de tratamento específico da doença.

O hemograma apresenta contagem de leucócitos, geralmente, normal ou diminuída e frequentemente se observa a presença de formas imaturas (desvio à esquerda). Em raras ocasiões, a presença de leucocitose discreta com desvio pode ocorrer. Muito embora na FMR a presença de trombocitopenia seja descrita em 32 a 52% dos casos, em relação à FMB, a redução na contagem de plaquetas é verificada na enorme maioria dos pacientes, sendo mais pronunciada a partir do 5º ou 6º dia de evolução. Marcadores laboratoriais compatíveis com coagulação intravascular disseminada são raramente observados. Diferentemente do que ocorre em outros agravos nos quais existe disfunção endotelial com consequente aumento da permeabilidade vascular (como na dengue grave e na síndrome cardiopulmonar por hantavírus), além de anemia, os valores de hematócrito se encontram normais ou diminuídos.

Níveis séricos elevados de ureia e creatinina são frequentemente observados em casos de maior gravidade. Entre os principais distúrbios eletrolíticos, a hiponatremia (que ocorre em cerca de 50% dos pacientes) é uma alteração característica da doença.

Elevação dos níveis séricos, em graus variáveis, de enzimas hepáticas (aspartato aminotransferase e alanino aminotransferase), creatinoquinase e desidrogenase lática, é frequente.

Entre os casos atendidos no Hospital de Clínicas da UNICAMP, níveis variáveis de hiperbilirrubinemia, com marcante predomínio de bilirrubina direta, foram observados em cerca de 50% dos casos e se associaram a maior severidade. Hipoalbuminemia pode ocorrer.

Nas fases mais avançadas da doença, além da hipoxemia e da queda da saturação de oxigênio em pacientes que apresentam acometimento pulmonar, observam-se acidose metabólica e elevação de lactato.

O líquido cefalorraquidiano (LCR) pode apresentar, sobretudo naqueles indivíduos com manifestações neurológicas da FMB, alterações também inespecíficas, com pleocitose predominantemente linfomonocitária e níveis variáveis de proteinorraquia e glicorraquia. Casos com alterações liquóricas com predomínio de neutrófilos e hipoglicorraquia já foram descritos na febre maculosa tornando obrigatório o diagnóstico diferencial com meningites bacterianas, sobretudo aquelas causadas pelo meningococo.

As principais manifestações radiológicas de tórax, frequentes em casos de maior gravidade, variam de discretos infiltrados intersticiais a derrame pleural e padrões com acometimento alveolar difuso, compatíveis com síndrome da angústia respiratória do adulto.

DIAGNÓSTICO LABORATORIAL

Atualmente, se acredita que, em grande parte, a elevada letalidade atribuída à FMB, possivelmente, resulte da dificuldade em reconhecer precocemente casos suspeitos da doença e, consequentemente, não sejam adotadas de modo oportuno as medidas terapêuticas apropriadas. Se consideradas todas as limitações das técnicas laboratoriais vigentes que inviabilizam na prática clínica um diagnóstico ágil e definitivo das riquetsioses, deve ser reforçado para todos aqueles que prestam assistência médica a possíveis casos de FMB a importância do incremento da suspeita clínica como a principal estratégia na tentativa de reduzir a morbiletalidade associada à doença.

Desde a descoberta por Weil e Felix, em 1921, da reação de aglutinação dos soros de pacientes com tifo exantemático epidêmico com cepas de *Proteus* spp. até a recomendação da OMS para a utilização da reação de imunofluorescência indireta (RIFI) com antígenos específicos, em 1987, o diagnóstico laboratorial das riquetsioses se baseou em provas sorológicas relativamente inespecíficas.

Atualmente, além da RIFI – padrão-ouro dentre os métodos sorológicos –, fazem parte do arsenal diagnóstico outros métodos laboratoriais para a detecção do agente: isolamento de riquétsias em cultura de células a partir de sangue e tecidos; métodos imuno-histoquímicos em tecidos; e, mais recentemente, a PCR em tempo real para casos graves ou fatais. A detecção genotípica por métodos de biologia molecular também vem sendo utilizada em alguns casos.

DIAGNÓSTICO SOROLÓGICO

As diversas técnicas sorológicas atualmente descritas – estejam em uso regular ou não –, com exceção da técnica de Weil-Felix, têm como principal substrato os antígenos de superfície das riquétsias: *OmpA e OmpB*.

Weil-Felix

Esta metodologia é de fácil execução e baixo custo. A reação detecta no soro de pacientes os anticorpos aglutinantes que reagem com diferentes cepas ou espécies de *Proteus* spp.

Cada espécie tem epítopos antigênicos semelhantes aos lipopolissacarídeos das membranas dos diferentes grupos de riquétsias. As aglutininas, detectáveis de 5 a 10 dias após o início dos sintomas, são as imunoglobulinas da classe IgM. Enquanto as riquétsias do grupo do tifo exantemático reagem preferencialmente com *Proteus vulgaris* OX19, aquelas do grupo das febres maculosas, com exceção de *R. akari,* reagem sobretudo com *Proteus* sp. OX2.

Entretanto, inúmeras limitações restringiram cada vez mais o uso dessa técnica. Pacientes com doença de Brill-Zinsser (o tifo epidêmico recrudescente, não descrito no Brasil), por não produzirem IgM durante o período de doença, não são passíveis de diagnóstico por esse método. De maior relevância são as diversas reações cruzadas frequentemente descritas – em razão do fato de não serem antígenos específicos – especialmente em soros de pacientes com infecções, sintomáticas ou não, por *Proteus* spp. ou outras alfa-proteobactérias com epítopos antigênicos semelhantes, como *Brucella* spp.

Por ser pouco sensível e específica, a reação de Weil-Félix é considerada atualmente uma técnica de pequena aplicabilidade e de uso cada vez mais raro.

Imunofluorescência indireta (IFI)

Metodologia recomendada pela OMS como padrão-ouro para diagnóstico sorológico das riquetsioses. A técnica se fundamenta na detecção de anticorpos das classes IgM e IgG a partir da utilização de painéis de antígenos espécies-específicos. Dados da literatura mostram sensibilidade entre 84,6 e 100% e especificidade próxima a 100%, quando utilizados antígenos específicos.

Muito embora a detecção de anticorpos da classe IgM seja uma forte evidência da ocorrência de uma riquetsiose, aguda ou recente, seu uso é restrito. Do ponto de vista epidemiológico, a detecção da elevação – maior ou igual a quatro vezes – da titulação de anticorpos da classe IgG em amostras pareadas é considerada mais sensível e específica do que a detecção isolada de IgM em amostra única. Importante ressaltar que anticorpos da classe IgG são detectados, em geral, a partir do sétimo dia de infecção em uma parcela significativa dos pacientes.

Na imunofluorescência indireta para FMB, lâminas impregnadas com antígenos riquetsiais são utilizadas como substratos para capturar no soro de casos suspeitos anticorpos específicos de riquétsias do grupo das febres maculosas, os quais subsequentemente são detectados utilizando anticorpos anti-imunoglobulina humana marcados com fluoresceína. Geralmente, os substratos utilizados são cocultivos celulares de uma ou mais espécies de riquétsias, sendo a *R. rickettsii* a mais utilizada nas Américas. Durante a leitura do resultado em microscópio de fluorescência, o objetivo é localizar as formações riquetsiais intracelulares características, as quais se apresentam na cor verde brilhante.

A grande limitação da IFI é a elevada frequência de reações cruzadas entre espécies distintas, sobretudo entre aquelas pertencentes ao grupo das febres maculosas. Para incrementar a especificidade da técnica, o soro do paciente pode ser titulado de forma pareada para diferentes espécies de riquétsias, sendo incriminada como mais provável agente causal a espécie com maior titulação, devendo ela apresentar título maior ou igual a quatro vezes aquele observado para outras espécies testadas. Embora essa estratégia possa distinguir a espécie causadora da doença em alguns casos, em vários outros há grande possibilidade de ocorrência de reações cruzadas até os títulos finais, ficando o diagnóstico restrito como confirmado para alguma espécie pertencente ao grupo das febres maculosas.

O uso da antibioticoterapia, específica ou não, nas riquetsioses pode também influenciar os resultados, embora em menor grau do que nas reações de aglutinação, podendo originar tanto a demora na produção de anticorpos detectáveis quanto títulos de anticorpos reduzidos ou, até mesmo, não detectáveis nas diluições utilizadas como limiar de positividade, resultando em resultados falso-negativos.

Outras provas sorológicas

Vários outros métodos sorológicos para o diagnóstico de riquetsioses foram padronizados. Embora muitas vezes sejam mais específicos e sensíveis, são de difícil reprodução, não sendo utilizados na rotina. Entre as principais técnicas estão fixação do complemento, hemaglutinação indireta, aglutinação em látex, Elisa e Western-blotting. Atualmente, a necessidade de quantidades significativas de antígenos purificados se constitui na principal limitação para a utilização regular das referidas técnicas.

MÉTODOS DIRETOS
Isolamento

Por permitir a identificação da espécie de riquétsia envolvida, o isolamento de riquétsias é considerado o padrão-ouro para a precisa definição etiológica. Essa técnica vem se mostrando extremamente útil nos casos mais graves, quando a coleta é feita na fase aguda da doença, período em que os níveis de anticorpos, em geral, não são detectáveis, mas em que há maior riquetsemia, sendo assim, maiores as possibilidades de isolamento da bactéria.

Além da identificação do agente para o diagnóstico, o isolamento de riquétsias em cultura celular possibilita estudos posteriores de caracterização molecular dos isolados e produção de antígeno para RIFI.

Entretanto, seja por dificuldades técnicas (utilização de sistemas de cultura de células *in vitro*) ou pelo potencial risco biológico do agente (necessidade de adoção de medidas de proteção para nível de biossegurança-3), essa técnica continua restrita a um pequeno número de laboratórios.

Ponto crítico adicional é a limitação, inerente às técnicas que utilizam cultivo celular, em proporcionar resultados de maneira ágil. O método mais comumente utilizado é o denominado *shell vial*, adaptado ao estudo das riquétsias pelo grupo francês da *Unité des Rickettsies de Marseille*, em que a combinação de centrifugação e incubação promovem significativo aumento na eficiência do isolamento da bactéria.

Diversos são os materiais passíveis de análise, mas, no Brasil, os melhores resultados vêm sendo obtidos a partir de sangue (coágulo sanguíneo) e fragmentos de pele (extraídos por biópsia) colhidos de casos suspeitos de FMB. Uma vez colhido, preferencialmente antes do início da antibioticoterapia, o material deve ser inoculado em meio de transporte especial (no Brasil, mais comumente o BHI – *brain heart infusion*) e armazenado sob congelamento (entre –60 e –80 °C).

Quando positivo, o resultado do isolamento é conclusivo. Entretanto, quando negativo apresenta baixo valor preditivo negativo, pois uma série de fatores pode interferir no processo, como o uso de antibiótico antes da coleta, as condições de esterilidade da coleta e os cuidados com armazenamento e transporte da amostra.

Na busca por um incremento no diagnóstico específico da FMB e na detecção de outras riquetsioses, um maior esforço deve ser feito para viabilizar a coleta, transporte e armazenamento adequados de amostras a fim de possibilitar que um maior número de casos seja investigado por esta técnica.

Detecção do genoma
(PCR, *Polimerase Chain Reaction*)

A detecção e identificação das riquétsias por métodos de biologia molecular já se constitui realidade na rotina de diversos laboratórios de pesquisa. Entretanto, na prática clínica, embora padronizada em alguns laboratórios de referência em saúde pública, seu uso ainda é restrito. A iniciativa da utilização dessa técnica molecular para o diagnóstico da FMB surgiu a partir da necessidade de elucidar casos fatais com suspeita clínica da doença que apresentavam sorologia negativa ou baixos títulos de anticorpos.

O método se baseia na amplificação de segmentos do genoma comum a todas as riquétsias. Os alvos mais comumente utilizados são fragmentos dos genes que codificam a proteína de 17 kDa (*htrA*), a enzima citrato sintase (*gtlA*) e as proteínas de superfície da membrana de 135-kDa (*ompB*) e 190-kDa (*ompA*); esta última tem se mostrado específica para as riquétsias do grupo das febres maculosas.

No Brasil, a detecção molecular da infecção por *Rickettsia rickettsii* por meio da PCR já foi realizada em todos os elementos envolvidos no ciclo de transmissão: carrapatos, reservatórios vertebrados e humanos.

No âmbito dos laboratórios de referência para o diagnóstico de casos humanos, o uso de PCR na rotina vem sendo gradativamente implantado, seja por métodos tradicionais (PCR seguido de eletroforese em gel de agarose), seja por técnicas mais modernas, como PCR em tempo real. Esta última tem se mostrado altamente sensível e específica, se tornando a técnica de eleição para casos fatais para os quais o diagnóstico conclusivo por soroconversão, em geral, não é possível.

A incorporação de tais técnicas moleculares vem permitindo não apenas o incremento da sensibilidade e especificidade para o diagnóstico laboratorial de casos suspeitos da FMB, mas também abre a perspectiva futura de vir a possibilitar o diagnóstico precoce de pacientes, logo nas fases iniciais da doença, além de permitir identificar outras possíveis espécies patogênicas.

Em comparação com os métodos tradicionais (sorologia e isolamento), no estado de São Paulo, desde a implantação das técnicas de detecção molecular houve um aumento significativo na sensibilidade para o diagnóstico da doença, duplicando a capacidade de detecção de casos positivos. Entretanto, atualmente, essa metodologia vem sendo aplicada rotineiramente apenas para investigação laboratorial de casos graves ou fatais, nos quais a intensa riquetsemia possibilita a detecção da bactéria em sangue. Por se tratar de uma bactéria intracelular obrigatória, a presença de lesão endotelial é um importante fator preditivo de que haja a presença de riquétsias circulantes no sangue periférico. Essa é a principal razão pela qual a PCR em tempo real, por ora, seja utilizada apenas para diagnóstico de casos graves e fatais, nos quais, em tese, existe uma maior carga de riquétsias circulantes em corrente sanguínea em decorrência da "liberação" das bactérias a partir da perda de integridade das células endoteliais infectadas.

Embora existam perspectivas promissoras com a incorporação da detecção molecular como instrumento para diagnóstico de rotina da FMB, mesmo com a PCR em tempo real, ainda existe a possibilidade de resultados falso-negativos em razão, não apenas da potencialmente reduzida carga de bactérias, mas também do curto período de riquetsemia. Por esse motivo, considera-se que quanto mais precoce for a coleta da amostra biológica a ser analisada para o diagnóstico, maiores são as possibilidades de se detectar o agente diretamente. Estima-se que, idealmente, o intervalo de tempo entre o início dos sintomas e a coleta da amostra biológica para o exame seja de 5 dias. Entretanto, especificamente no que tange a experiência do Laboratório de Referência do Instituto Adolfo Lutz em São Paulo, vem sendo observado que a PCR em tempo real para FMB tem se mostrado eficiente para detectar casos positivos a partir de amostras coletadas mesmo mais tardiamente, até 10 a 12 dias de evolução da doença.

Além do período de coleta, devem ser consideradas como variáveis importantes para maior ou menor sensibilidade da técnica fatores como suscetibilidade individual, tempo de utilização de antibiótico específico prévio à coleta e, consequentemente, a quantidade de riquétsias em corrente sanguínea no momento da obtenção da amostra.

Atualmente os protocolos para sequenciamento genético, utilizando a PCR convencional, em geral, ainda vêm sendo aplicados apenas a cepas isoladas em cultura de células a partir de amostras clínicas de humanos, carrapatos e hospedeiros vertebrados. A multiplicação prévia da riquétsia a ser analisada em cultura celular é um fator importante para o sucesso no processo de sequenciamento gênico, uma vez que, como já mencionado, a quantidade da bactéria em amostras biológicas é, na maioria dos casos, insuficiente para ser detectada diretamente pelos protocolos de PCR convencionais.

Diferenças com relação à maior gravidade e letalidade da doença no Brasil, já mencionadas anteriormente, elevam a potencial utilidade das técnicas moleculares para detecção etiológica, a exemplo de PCR em tempo real, como ferramenta diagnóstica em amostras de sangue ou soro de óbitos com suspeita de FMB e na investigação de síndromes febris hemorrágicas.

Contudo, em países da Europa, o teste de PCR em tempo real tem se expandido como ferramenta diagnóstica para detectar também riquetsioses de evolução benigna, com limitado sucesso em amostras de sangue e soro, mas com excelente desempenho em amostras coletadas por biópsia de lesão cutânea ou *swab* da lesão provocada pela picada do carrapato.

Além da detecção qualitativa do patógeno, a PCR seguida de sequenciamento genético fornece dados que avançam na caracterização molecular das riquétsias, substituindo as antigas técnicas de identificação de polimorfismos baseadas na digestão com enzimas de restrição específicas (PCR-RFLP). O sequenciamento integral dos fragmentos amplificados com posterior pesquisa das sequências em bancos genômicos de acesso livre possibilita a análise de múltiplos polimorfismos, ampliando a capacidade discriminatória – interespécies e intraespécies – e permitindo estudar as relações temporais, geográficas e vetoriais. Com a introdução das novas tecnologias de sequenciamento em larga escala (*Next Generation Sequencing*) verifica-se o aumento do número de espécies do gênero *Rickettsia* com sequenciamento completo de genoma, entre elas uma cepa brasileira de *R. rickettsii*.

Os sistemas de tipagem genética para as riquétsias ainda se encontram em fase de estudo e padronização, porém já existem algumas propostas baseadas em regiões variáveis do genoma. As regiões estáveis do genoma, caracterizadas por serem regiões conservadas, codificam proteínas funcionalmente importantes (17kDa, *ompA*, *ompB* e *glt*A) e são úteis para identificação das diferentes espécies do gênero *Rickettsia* e do grupo das febres maculosas. Contudo, as regiões intergênicas, as quais sofrem menor pressão seletiva, têm maior diversidade nas sequências em relação às regiões codificantes, possibilitando identificar variações genéticas dentro da espécie *Rickettsia rickettsii*. Os polimorfismos de regiões intergênicas, como INDEL RR0155-*rpm*B, *cspA-KsgA* e RR1240-*tlc*5

permitem identificar o grupo das *R. rickettsii* encontradas nas Américas Central e do Sul, distinguindo-as das encontradas na América do Norte.

A caracterização das riquétsias isoladas de amostras biológicas pelo sequenciamento gênico permite o incremento da especificidade do diagnóstico, possibilitando não apenas a identificação das espécies envolvidas, mas também a identificação de marcadores moleculares associados a diferentes perfis clínicos e a caracterização das distribuições geográficas de distintas cepas e espécies de riquétsias. Recentemente, o estudo filogenético das variações intergênicas da *Rickettsia rickettsii* possibilitou a classificação das cepas de *R. rickettsii* em quatro clados filogenéticos, sendo que todas as cepas isoladas no Brasil, quer sejam de humanos, sejam de hospedeiros vertebrados ou sejam de carrapatos pertencem ao clado III.

Imuno-histoquímica

Esta técnica tem sido aplicada por laboratórios de referência, sobretudo para investigação diagnóstica em casos de óbitos, com sensibilidade próxima a 70% e especificidade de 100%. Na técnica de imuno-histoquímica, em que são utilizados anticorpos policlonais ou monoclonais específicos anti-*Rickettsia rickettsii*, podem ser examinados fragmentos de pele com manifestações vasculíticas (coletados por biópsia) e de vísceras (extraídos por viscerotomia ou necropsia). A visualização dos antígenos de riquétsias em região endotelial do tecido pode ser realizada por meio da coloração pelas técnicas da peroxidase ou fosfatase alcalina. Assim como a PCR, a imuno-histoquímica é de grande utilidade para confirmação laboratorial em casos fatais da doença.

DIAGNÓSTICO DIFERENCIAL

A característica de síndrome febril inespecífica da FMB em seu estágio inicial, ainda hoje, permanece como um grande desafio aos profissionais da saúde para detecção precoce de casos suspeitos. Por esse motivo, cada vez mais, deve ser ressaltada a necessidade de conhecer e identificar os determinantes epidemiológicos de risco (áreas de transmissão, presença de vegetação, exposição a vetores, contato com animais hospedeiros) como elementos imprescindíveis para identificação e tratamento precoce de casos suspeitos.

O exantema, um importante marcador clínico das febres maculosas, como citado anteriormente, pode estar ausente em uma parcela significativa dos casos, sobretudo nas fases iniciais da doença, tornando a lista de diagnósticos diferenciais da FMB significativamente extensa uma vez que envolve um número potencialmente grande de doenças febris agudas. Ainda nas fases iniciais da doença, quando presente o exantema, se incluem também como diagnósticos diferenciais as doenças que cursam como síndromes febris exantemáticas agudas.

Nas formas mais graves, geralmente em fases evolutivas da FMB mais avançadas, frequentemente acompanhadas de manifestações hemorrágicas e/ou icterícia, o diagnóstico diferencial pode ser feito com leptospirose, doença meningocócica, sepse, febre tifoide, dengue grave, malária grave, febre amarela e outras doenças sindromicamente relacionadas (Quadro 30.1).

QUADRO 30.1 Possíveis diagnósticos diferenciais da febre maculosa brasileira.

Fase precoce – Síndromes febris agudas e síndromes febris exantemáticas agudas
Dengue
Zika
Outras arboviroses
Sarampo
Rubéola
Mononucleose
Parvovírus/eritema infeccioso
Enteroviroses
Citomegalovírus/infecção aguda
Outras riquetsioses
Leptospirose
Escarlatina
Sífilis secundária
Salmoneloses
Infecção pelo *Mycoplasma pneumoniae*
Doença de Kawasaki
Fase tardia – Síndromes febris hemorrágicas e síndromes febris ictero-hemorrágicas
Leptospirose
Doença meningocócica
Febre tifoide
Gonococcemia
Estreptococcia
Febre purpúrica brasileira
Síndrome do choque tóxico
Endocardite bacteriana
Febre amarela
Dengue grave
Hepatites virais agudas
Hantaviroses
Malária grave
Púrpuras imunes
Púrpura trombocitopênica trombótica

Na experiência do Hospital das Clínicas da Universidade Estadual de Campinas, centro de referência para FMB na principal área endêmica dessa doença no estado de São Paulo, anualmente, os principais diagnósticos diferenciais continuam sendo a leptospirose e a doença meningocócica. Durante períodos de maior transmissão de dengue, essa doença com seus distintos espectros de gravidade figura como importante diagnóstico diferencial.

Muito embora outras doenças transmitidas por carrapatos, incluindo-se as erlquioses, borrelioses, além de outras riquetisoses, sejam frequentemente apontadas como diagnósticos diferenciais da FMR nos Estados Unidos, no Brasil tais agravos e seus respectivos agentes etiológicos têm suas ocorrências passíveis de discussão, controvérsias ou comprovação. Portanto, à luz do conhecimento atual, à exceção da riquetsiose pela *Rickettsia parkeri* cepa Mata Atlântica, por ora, no Brasil nenhuma outra doença transmitida por carrapatos figura na prática clínica como relevante diagnóstico diferencial da FMB ou se caracteriza, até o momento, como problema de saúde pública.

TRATAMENTO

A introdução de antibioticoterapia profilática em indivíduos com história de parasitismo recente por carrapatos, ainda que a exposição tenha se dado em áreas sabidamente de transmissão da FMB, não é recomendada, tendo em vista a ausência de evidências que sustentem tal conduta. Adicionalmente, há relatos de potencial limitada eficácia da profilaxia pós-exposição e de que tal intervenção poderia, em alguns casos, prolongar o período de incubação da doença. Do mesmo modo, o tratamento de indivíduos assintomáticos, ainda que sororreagentes, não é recomendado. Entretanto, a introdução de tratamento específico, empiricamente, é a conduta recomendada sempre que houver a suspeita de qualquer riquetsiose, incluindo a FMB e a FMR. Comprovadamente, a introdução precoce do antimicrobiano específico, idealmente até o quinto dia de evolução, é um dos fatores de maior impacto na redução da letalidade decorrente da doença causada pela *Rickettsia rickettsii*. Tanto a terapêutica com antimicrobianos inadequados quanto o início tardio do tratamento (sobretudo quando após o quinto dia de sintomas) são fatores preditivos de formas mais graves e fatais da infecção pela *Rickettsia rickettsii*.

Considerando-se que títulos de anticorpos IgG específicos são frequentemente negativos nos primeiros 7 a 10 dias de doença e que anticorpos IgM são menos específicos com detecção de curta duração, deve ser ressaltado que o tratamento específico para FMB, assim como recomendado para outras riquetsioses, incluindo-se a FMR, deve ser prontamente iniciado, precoce e oportunamente, logo na suspeita, a qual deverá se fundamentar na avaliação conjunta dos aspectos clínicos e epidemiológicos do paciente. Em hipótese alguma a introdução do tratamento antimicrobiano específico deve ser vinculada à obtenção de resultados de exames laboratoriais confirmatórios.

Até o presente momento, as únicas drogas conhecidamente eficazes para o tratamento específico das infecções causadas por riquétsias são as tetraciclinas e o cloranfenicol, sendo a doxiciclina o antimicrobiano de escolha para o tratamento de todas as riquetsioses, incluindo-se as infecções pela *R. rickettsii* em todas as suas fases clínicas e para pacientes de todas as faixas etárias, até mesmo crianças menores de 8 anos.

Estudos epidemiológicos comparando a eficácia da doxiciclina e do cloranfenicol enquanto opções terapêuticas demonstraram maiores taxas de letalidade em indivíduos com FMR tratados com cloranfenicol. A superioridade das tetraciclinas, sobretudo a doxiciclina, também foi evidenciada *in vitro*. Com relação à *R. rickettsii* foi observada MIC (em português, concentração inibitória mínima) significativamente inferior para a doxiciclina quando comparado a outros antimicrobianos: doxiciclina (0,06 a 0,1 µ/mL); tetraciclina (0,25 µ/mL); e cloranfenicol (0,3 a 0,5 µ/mL).

A doxiciclina deve ser administrada na dose de 100 mg a cada 12 horas para adultos e 2,2 mg/kg a cada 12 horas para crianças com peso inferior a 45 kg.

Uma importante limitação para o uso regular da doxiciclina para todo caso suspeito de FMB se deve à indisponibilidade de sua apresentação para uso parenteral no Brasil. Por esse motivo, uma grande parcela dos pacientes, sobretudo daqueles sob internação com formas mais graves da doença, impossibilitados de receber medicamentos por via enteral, tem no cloranfenicol, considerada uma droga alternativa, a única opção terapêutica para o tratamento da FMB. Há vários anos, vêm se mostrando infrutíferos os inúmeros esforços governamentais e não governamentais com o objetivo de viabilizar o acesso no Brasil da doxiciclina em sua apresentação parenteral, a qual passaria a ser utilizada, sobretudo, nas formas graves de FMB.

Quando utilizado, o cloranfenicol deve ser administrado em adultos na dose de 500 mg por via oral a cada 6 horas nas formas leves ou 1 g por via endovenosa a cada 6 horas nas formas graves. Pacientes pediátricos, quando tratados com cloranfenicol, devem receber dose diária total de 50 a 100 mg/kg/dia, dividida em quatro doses diárias (a cada 6 horas).

Recomenda-se que o tratamento antimicrobiano nas formas leves seja prolongado por até 3 dias após o término de febre. Nas formas graves, o tratamento deve ser mantido por mais 7 dias após a melhora clínica do paciente. Em geral, o tempo mínimo de tratamento necessário é de 7 dias. Na FMR verifica-se a defervescência em 24 a 48 horas após a introdução do tratamento antimicrobiano, quando utilizado a doxiciclina e ela é iniciada até o quinto dia de doença.

Com relação à FMR, a doxiciclina já vem sendo recomendada há vários anos pelos *Centers for Disease Control and Prevention* (CDC, Estados Unidos) e pela *American Academy of Pediatrics* como a droga de escolha para o tratamento de todas as crianças com suspeita da doença e outras riquetsioses, independentemente da faixa etária. Tal recomendação nos Estados Unidos já não é mais tema controverso, sobretudo após inúmeras evidências de que na posologia preconizada para o tratamento da FMR, o uso da doxiciclina em pacientes pediátricos, de qualquer faixa etária, não resultou em risco aumentado de alterações dentárias. Mais recentemente, no Brasil, a doxiciclina passou a ser recomendada pelo protocolo vigente no Guia de Vigilância em Saúde do Ministério da Saúde do Brasil como o antimicrobiano de escolha para o tratamento de pacientes pediátricos, de qualquer faixa etária, com suspeita de FMB. Tal recomendação foi incluída no protocolo de tratamento do Ministério da Saúde após ampla discussão entre especialistas e sociedades médicas.

Por ser a doxiciclina uma droga com contraindicações relativas na gestação, no Brasil, gestantes com suspeita de FMB vinham sendo tratadas com cloranfenicol, mesmo diante do risco de ocorrência da "síndrome do bebê cinza", evento adverso descrito em recém-nascidos de mães que recebem o cloranfenicol durante a gestação. No entanto, nos Estados Unidos, os *Centers for Disease Control and Prevention* apontam que casos de FMR durante a gestação foram tratados com doxiciclina sem complicações para gestantes; contudo, indicam que os dados sobre o feto são limitados. Adicionalmente, os CDC apontam que, ainda que ausentes os resultados de estudos controlados sobre a segurança do uso de doxiciclina durante a gestação, alguns dados observacionais e opinião de especialistas sugerem que os riscos de complicações ao feto seriam pouco substanciais.

Tão importante quanto a introdução precoce e oportuna do antimicrobiano apropriado – na fase precoce da doença, idealmente antes do quinto dia após início dos sintomas –, é o monitoramento clínico do paciente sob tratamento, seja sob regime ambulatorial, seja sob regime hospitalar, de modo a identificar precocemente o surgimento de possíveis complicações – as quais podem demandar internação e medidas de suporte adicionais – e a resposta ao tratamento até que haja a evolução para cura. Pacientes que apresentem alterações laboratoriais (plaquetopenia, coagulopatia, alterações de função renal, acidose, hipoxemia) e/ou clínicas (alterações hemodinâmicas, petéquias e outras manifestações hemorrágicas, icterícia, oligúria, queixas respiratórias, alterações neurológicas), tendo em vista a potencialmente rápida evolução para formas fatais, devem ser, idealmente, assistidos em serviços que possam oferecer monitoramento contínuo de sinais vitais, suporte ventilatório, hemodiálise, transfusão de hemoderivados e outros cuidados intensivos.

Não existem evidências que sustentem o uso de corticoides e a adoção profilática ou precoce de outras intervenções como procedimentos dialíticos ou transfusão de hemoderivados.

As normas de biossegurança a serem adotadas no ambiente de assistência ao paciente são as medidas de precaução padrão, não havendo necessidade de cuidados especiais como isolamento. Especial atenção deve ser dada a profissionais que manipulam amostras biológicas (notadamente sangue) potencialmente infectadas (e infectantes) em laboratórios, sobretudo naqueles envolvidos com diagnóstico direto (isolamento). Técnicas que envolvam o isolamento de riquétsias devem ser realizadas sob normas de biossegurança 3 (*BSL 3*).

VIGILÂNCIA EPIDEMIOLÓGICA, PREVENÇÃO E CONTROLE

A vigilância epidemiológica da febre maculosa, desde o ano de 2001 fundamentada na detecção e notificação compulsória de casos suspeitos em todo o território nacional, além de propiciar a compreensão do comportamento da doença – sobretudo, incidência, sazonalidade, letalidade, áreas de transmissão – fornece, em curto prazo, instrumentos que subsidiam a definição de estratégias adequadas tanto para a melhoria da assistência médica e investigação laboratorial de casos suspeitos quanto para a adoção das medidas oportunas de controle da transmissão.

Atualmente, para fins de vigilância epidemiológica, são considerados casos suspeitos de FMB aqueles que preenchem um dos seguintes critérios de definição:

- Indivíduo que apresente febre de início súbito, cefaleia, mialgia e que tenha relatado história de picada de carrapatos e/ou contato com animais domésticos e/ou silvestres e/ou ter frequentado área sabidamente de transmissão de febre maculosa, nos últimos 15 dias.

- Indivíduo que apresente febre de início súbito, cefaleia e mialgia, seguidas de aparecimento de exantema maculopapular entre o 2º e o 5º dias de evolução, e/ou manifestações hemorrágicas.

Para fins de confirmação de caso de FMB são considerados os seguintes critérios:

CRITÉRIO LABORATORIAL

- Indivíduo cujos sinais, sintomas e antecedentes epidemiológicos atendam à definição de caso suspeito e no qual a infecção tenha sido confirmada laboratorialmente em uma das provas diagnósticas:

  - **RIFI:** quando houver soroconversão dos títulos de RIFI-IgG, entendida como: primeira amostra de soro (fase aguda) não reagente e segunda amostra (colhida 14 a 21 dias após) com título ≥ 128; ou aumento de, no mínimo, quatro vezes os títulos obtidos em duas amostras de soro, coletadas com intervalo de 14 a 21 dias.
  - Imuno-histoquímica positiva para antígenos específicos de *Rickettsia rickettsii*.
  - **Técnicas de biologia molecular:** PCR para *Rickettsia rickettsii* detectável.
  - Isolamento da *Rickettsia rickettsii* em cultura.

CRITÉRIO CLÍNICO-EPIDEMIOLÓGICO

Em situações especiais, como em caso de óbitos, o critério clínico-epidemiológico de confirmação se reserva a indivíduos que apresentem quadro clínico compatível com FMB e antecedentes epidemiológicos sabidamente de risco (ter frequentado áreas com transmissão prévia comprovada e/ou vínculo epidemiológico com casos confirmados recentemente), mas sem amostras biológicas (sangue, pele e/ou outros tecidos) disponíveis para a realização de exames laboratoriais específicos.

Diante da notificação de casos suspeitos de FMB, as medidas que visam identificar e investigar o local provável de infecção devem ser desencadeadas o mais precocemente possível, de modo a nortear para a área em questão a adoção de medidas oportunas de controle ambiental, a capacitação de profissionais da saúde e atividades educativas sobre prevenção para a população.

Com exceção da encefalite transmitida por carrapatos na Europa, esta passível de imunoprevenção por meio de vacinas, a prevenção das demais doenças transmitidas por carrapatos, incluindo-se as febres maculosas, se fundamenta, exclusivamente, na proteção contra a exposição e parasitismo por carrapatos. Como mencionado anteriormente, a profilaxia antimicrobiana pós-exposição a carrapatos não está recomendada.

Idealmente, locais sabidamente de risco de transmissão devem ser evitados, sobretudo quando as medidas de proteção individual não são passíveis de adoção.

No entanto, sempre que houver a visita a áreas com potencial risco de parasitismo a carrapatos e, portanto, risco de transmissão de riquetsioses, recomenda-se: o uso de roupas e calçados claros e que protejam a superfície corpórea exposta; fitas adesivas podem ser utilizadas para a vedação de espaços e frestas entre calçados e calças. Adicionalmente, o autoexame periódico deve ser realizado com frequência, de maneira a identificar precocemente um possível parasitismo e proporcionar a retirada precoce do carrapato. Vale ressaltar que o risco de infecção guarda estreita relação com o tempo de parasitismo: quanto maior o tempo de parasitismo, maior o risco de inoculação de riquétsias ativadas (infectantes e virulentas). Uma vez verificado o parasitismo, a imediata e cuidadosa retirada do(s) carrapato(s) deve ser realizada, evitando o contato direto com as mãos. Para tanto, recomenda-se a utilização de pinça fina. O uso de estímulos térmicos (fósforos, metais aquecidos, gelo) ou de produtos químicos (álcool, solventes, vaselina) para retirada de carrapatos não está indicado. Indivíduos parasitados devem ser alertados a procurar atendimento médico diante do surgimento de sinais e sintomas nos 14 dias subsequentes à exposição ao carrapato.

O controle ambiental da circulação do agente, embora complexo, é considerado indispensável para o controle da doença e se fundamenta nos seguintes pontos:

- Controle vetorial em áreas críticas (parques públicos, campings, pesqueiros).
- Manejo de hospedeiros vertebrados de carrapatos.
- Manutenção adequada da vegetação nas áreas de risco.
- Adoção de atividades educativas com aqueles que vivem e frequentam as áreas de risco.

No caso específico da região metropolitana de São Paulo, onde a *R. rickettsii* é transmitida pelo carrapato *A. aureolatum,* muitas vezes veiculado por cães domésticos que adentram as matas, o uso constante de tratamentos carrapaticidas, incluindo-se coleiras impregnadas nos cães com acesso a matas, é recomendável.

Ações educativas voltadas à população devem ser adotadas no sentido de difundir informações referentes às localidades de risco, às medidas de proteção individual e aos sinais e sintomas iniciais da doença.

OUTRAS RIQUETSIOSES NO BRASIL
GRUPO DA FEBRE MACULOSA
Rickettsia parkeri

Inicialmente identificada nos Estados Unidos – onde é transmitida pelo carrapato *Amblyomma maculatum* – ainda na década de 1930, a *Rickettsia parkeri* foi incriminada como agente etiológico de uma nova febre maculosa em humanos naquele país somente em 2004. No mesmo ano, foi identificada em carrapatos *Amblyomma triste*, no Uruguai, e, em 2008, na Argentina. Nesses dois países, casos humanos de febre maculosa por *R. parkeri*, transmitidos por *A. triste,* têm sido reportados nos últimos anos. No norte da Argentina tem havido casos humanos por *Rickettsia parkeri* associados ao carrapato *Amblyomma tigrinum*.

No Brasil, carrapatos *Amblyomma triste* infectados por *R. parkeri* foram identificados em ambientes silvestres nos estados de São Paulo, Mato Grosso, Mato Grosso do Sul e Minas Gerais. Ao contrário do Uruguai e Argentina, onde as populações de *A. triste* são numerosas e o parasitismo humano é relativamente comum, no Brasil esse parasitismo nunca fora relatado; consequentemente, casos humanos de febre maculosa com transmissão por *A. triste* seguem inexistentes no país.

Em 2010, Spolidorio et al. relataram um único caso clínico de uma nova riquetsiose do grupo das febres maculosas no Brasil, em um paciente parasitado por carrapato em uma área de Mata Atlântica no litoral sul do estado de São Paulo. Pela caracterização molecular do agente a partir da análise de fragmento de pele coletado por biopsia de lesão cutânea, o agente etiológico foi inicialmente denominado de *Rickettsia* sp. cepa Mata Atlântica e mostrou ser filogeneticamente próximo de *R. parkeri*.

Estudos recentes de filogenia molecular concluíram que a cepa Mata Atlântica pertence à espécie *R. parkeri,* assim, ela segue sendo a única cepa desse patógeno associada a riquetsioses no Brasil.

Em 2011, Silva et al. relataram o segundo caso humano de febre maculosa causada pela cepa Mata Atlântica em um paciente parasitado por carrapato na Chapada Diamantina, estado da Bahia. Mais recentemente, um terceiro caso foi confirmado na região de Blumenau, Santa Catarina, e um quarto caso em Ilhéus, Bahia.

Esses casos foram clinicamente caracterizados pela presença de febre, exantema e escara de inoculação (úlcera no local da picada do carrapato), similar aos casos atribuídos a *R. parkeri* no Uruguai, Argentina e Estados Unidos.

Estudos epidemiológicos na área de transmissão da cepa Mata Atlântica ao caso índice em São Paulo, associados a estudos laboratoriais, indicam que o carrapato *Amblyomma ovale* seja o principal vetor desse novo agente de febre maculosa. Estudos adicionais têm mostrado que cerca de 10% dos carrapatos *A. ovale* estão infectados pela *R. parkeri* cepa Mata Atlântica em áreas litorâneas de Mata Atlântica, desde o Rio Grande do Sul a região Nordeste do país.

O carrapato *Amblyomma ovale,* no seu estágio adulto, parasita carnívoros, tanto silvestres como domésticos. Nos seus estágios imaturos, parasita principalmente pequenos roedores silvestres. O parasitismo humano ocorre pelo estágio adulto, relativamente comum em áreas de Mata Atlântica de baixa altitude ao longo da costa brasileira.

Um estudo epidemiológico na periferia de Blumenau, Santa Catarina – área com maior incidência de casos confirmados de febre maculosa naquele estado –, indicou que os carrapatos *A. ovale* e *A. aureolatum* eram altamente prevalentes em cães domésticos e os únicos a parasitar humanos na região. No mesmo estudo, cerca de 10% dos carrapatos de ambas as espécies se mostraram infectados pela *Rickettsia parkeri* cepa Mata Atlântica, sugerindo que essa riquétsia seja o agente etiológico da maioria das dezenas de casos de febre maculosa que vêm sendo confirmados em Santa Catarina. De fato, os casos clínicos de febre maculosa confirmados em Santa Catarina nos últimos 10 anos são clinicamente compatíveis com os quatro casos confirmados de infecção humana pela cepa Mata Atlântica.

Uma vez que o carrapato *A. ovale* apresenta uma ampla distribuição geográfica na América do Sul, é possível que a febre maculosa causada pela cepa Mata Atlântica tenha uma área de ocorrência muito mais ampla que a conhecida atualmente. O encontro recente de infecção pela *R. parkeri* cepa Mata Atlântica em carrapatos *A. ovale* na Colômbia, Nicarágua, Belize e México corrobora essa suposição.

A infecção humana por *R. parkeri* se manifesta como doença febril aguda, com apresentação leve a moderada, autolimitada e, via de regra, sem progressão para formas graves ou evolução fatal. Trata-se de uma riquetsiose de menor gravidade dentro do grupo das febres maculosas. Clinicamente, o paciente infectado com a *R. parkeri* pode apresentar febre de início súbito, cefaleia, mialgia, exantema maculopapular, prostração, artralgia e lesões cutâneas – inicialmente papulosas, mas que durante a evolução progridem para pústulas e úlceras – e adenopatia regional. Muito embora a infecção pela *R. parkeri* figure clinicamente com sinais e sintomas inespecíficos, uma manifestação é especialmente marcante e potencialmente útil na identificação de casos suspeitos: a escara de inoculação no local onde houve a picada do carrapato. A lesão se apresenta como úlcera, frequentemente única, com dimensão que varia entre 0,5 e 2 cm, com crosta e necrose central e halo eritematoso; a lesão geralmente é não dolorosa e não pruriginosa.

Rickettsia felis

A ocorrência desta espécie no Brasil se deu pela primeira vez em 2002, após sua detecção em pulgas (*Ctenocephalides* spp.) coletadas em uma área endêmica para febre maculosa brasileira de Minas Gerais.

Evidências sorológicas de infecção humana já tinham sido verificadas, em uma área de transmissão de FMB no estado de Minas Gerais. Posteriormente, no ano de 2004, foram reportados, também em Minas Gerais, dois casos confirmados laboratorialmente (por meio da detecção de anticorpos IgM e IgG por RIFI; em um caso, por nested-PCR). Clinicamente, ambos os casos apresentaram febre, cefaleia, mialgia, exantema, diarreia, dor abdominal, náuseas, vômitos, hepatoesplenomegalia; em um caso, houve alterações neurológicas, com evolução para coma. Laboratorialmente, trombocitopenia e elevação de transaminases séricas ocorreram nos dois pacientes.

Um amplo estudo relatou o encontro de pulgas *Ctenocephalides felis* naturalmente infectadas por *R. felis* em todas as regiões geopolíticas do Brasil, demonstrando uma distribuição ubíqua do agente pelo país, assim como vem sendo relatado em outras partes do mundo. Atualmente, o papel patogênico de *R. felis* para humanos está em debate, uma vez que, de todas as espécies de *Rickettsia* consideradas patogênicas aos seres humanos, *R. felis* é a única que nunca foi isolada em casos clínicos, ficando seus relatos de infecção humana restritos ao encontro de pequenos fragmentos de DNA do agente mediante a PCR.

Alguns autores sugerem que *R. felis* seja um simbionte de pulgas e outros insetos. Por fim, o papel de pulgas como vetor de *R. felis* também precisa ser confirmado, pois, mesmo que pulgas infectadas sejam facilmente encontradas na natureza, todas as tentativas de verificar a inoculação de *R. felis* em hospedeiros vertebrados por meio do parasitismo por pulgas foram infrutíferas ou inconclusivas.

GRUPO TIFO

Tifo exantemático epidêmico

Causado pela *Rickettsia prowazekii* e transmitido por piolhos, nunca foi descrito no Brasil, ainda que diversas evidências apontem que possíveis casos importados da doença de Brill-Zinsser (forma recorrente do tifo epidêmico) tenham chegado ao Brasil com imigrantes em dois momentos históricos: entre o fim do século XIX e início do XX; e no início da década de 1950 entre refugiados do leste europeu.

Tifo endêmico

Causado pela *Rickettsia typhi* e transmitido por pulgas – *Xenopsylla cheopis* – tem nos ratos do gênero *Rattus* seu principal reservatório, daí a denominação tifo murino. Casos de infecção em humanos no Brasil já foram reportados nos estados de São Paulo, Minas Gerais, Rio de Janeiro e, mais recentemente, no norte do Paraná. Considera-se que o tifo murino seja de todas as riquetsioses a mais negligenciada em todo o mundo, afirmação possivelmente válida para o Brasil, onde o vetor e reservatório (respectivamente, *X. cheopis* e *Rattus* spp.) são comuns nas áreas urbanas e periurbanas. A letalidade do tifo murino nos Estados Unidos e Europa está em torno de 5%.

BIBLIOGRAFIA SUGERIDA

Angerami RN, Feltrin AFC, Resende MR et al. Febre Maculosa Brasileira: aspectos clínicos, epidemiológicos e laboratoriais. A experiência do Hospital das Clínicas – HC-Unicamp no período de 1993 a 2003. Rev Soc Bras Med Trop. 2004;37(Sup. I):65.

Angerami R N, Resende M R, Feltrin A FC et al. Brazilian Spotted Fever: A case series from an endemic area in southeastern Brazil Clinical Aspects. Ann New York Academy. 2006;1078:252-4.

Angerami RN, Resende MR, Garcia MT et al. Cluster of acute febrile hemorrhagic disease in São Paulo State, Brazil, detected by syndromic surveillance. Int J Infect Dis. 2006;10(Sup. I):74.

Angerami R N, Resende M R, Feltrin A FC L et al. Brazilian Spotted Fever: A case series from an endemic area in southeastern Brazil Epidemiological aspects. Ann New York Academy. 2006;1078:170-2.

Angerami RN, da Silva AM, Nascimento EM et al. Brazilian spotted fever: two faces of a same disease? A comparative study of clinical aspects between an old and a new endemic area in Brazil. Clin Microbiol Infect. 2009 Dec;15(Suppl 2):207-8.

Angerami RN, Câmara M, Pacola MR et al. Features of Brazilian spotted fever in two different endemic areas in Brazil. Ticks Tick Borne Dis. 2012 Dec;3(5-6):346-8.

Barbieri AR, Filho JM, Nieri-Bastos FA, Souza JC Jr, Szabó MP, Labruna MB. Epidemiology of Rickettsia sp. strain Atlantic rainforest in a spotted fever-endemic area of southern Brazil. Ticks Tick Borne Dis. 2014;5(6):848-53.

Brasil. Ministério da Saúde. Secretaria de Vigilância em Saúde. Coordenação-Geral de Desenvolvimento da Epidemiologia em Serviços. Guia de Vigilância em Saúde: volume único [recurso eletrônico]. 3. ed. Brasília: Ministério da Saúde; 2019.

Biggs HM, Behravesh CB, Bradley KK et al. Diagnosis and Management of Tickborne Rickettsial Diseases: Rocky Mountain Spotted Fever and Other Spotted Fever Group Rickettsioses, Ehrlichioses, and Anaplasmosis – United States. MMWR Recomm Rep. 2016 May 13;65(2):1-44.

Calic SB, Rocha CMBM, Coutrim MS et al. Sintomatologia de casos de Febre Maculosa Brasileira (FMB) confirmados laboratorialmente pela FUNED, em MG nos anos de 1995 a 2002. Revista Brasileira de Parasitologia Veterinária. 2004;13(Suppl. I):357.

Calic SB, Galvão MAM, Bacellar F et al. Human erlichioses in Brazil: first suspected cases. Braz J Inf Dis. 2004;8:259-62.

Centro de Vigilância Epidemiológica Alexandre Vranjac. Secretaria de Estado da Saúde de São Paulo. Febre maculosa brasileira. Boletim Epidemiológico Paulista. 2011;8(1). Disponível em: http://www.saude.sp.gov.br/resources/sucen/homepage/downloads/arquivos-de-febre-maculosa/bepa94_suplemento_fmb.pdf. Acesso em: 08/07/2014.

Chen LF, Sexton DJ. What's new in Rocky Mountain spotted fever? Infect Dis Clin N Am. 2008;22:415-32.

Faccini-Martínez AA, Oliveira SV, Cerutti Junior C, Labruna MB. J Health Biol Sci. 2018;6(3):299-312.

Galvão MAM, Mafra C, Chamone CB ET AL. Clinical and laboratorial evidence of Rickettsia felis infections in Latin América. Rev Soc Bras Med Trop. 2004;37:238-40.

Gehrke FS, Nascimento EMM, Souza ER et al. Detection of Rickettsia rickettsii and Rickettsia sp in blood clots in 24 patients from different municipalities of the state of São Paulo, Brazil. Ann New York Academy of Sciences. 2006;1078:206-62.

Horta MC, Ogrzewalska M, Azevedo MC, Costa FB, Ferreira F, Labruna MB. Rickettsia felis in Ctenocephalides felis felis from five geographic regions of Brazil. Am J Trop Med Hyg. 2014;91(1):96-100.

Krawczak FS, Nieri-Bastos FA, Nunes FP, Soares JF, Moraes-Filho J, Labruna MB. Rickettsial infection in Amblyomma cajennense ticks and capybaras (Hydrochoerus hydrochaeris) in a Brazilian spotted fever-endemic area. Parasit Vectors. 2014;7:7.

Krawczak FS, Muñoz-Leal S, Guztzazky AC, Oliveira SV, Santos FC, Angerami RN, Moraes-Filho J, de Souza JC Jr, Labruna MB. Rickettsia sp. Strain Atlantic Rainforest Infection in a Patient from a Spotted Fever-Endemic Area in Southern Brazil. Am J Trop Med Hyg. 2016;95:551-3.

Labruna MB. Ecology of rickettsia in South America. Ann N Y Acad Sci. 2009 May;1166:156-66.

Labruna MB, Santos FC, Ogrzewalska M, Nascimento EM, Colombo S et al. Genetic Identification of Rickettsial Isolates from Fatal Cases of Brazilian Spotted Fever and Comparison with Rickettsia rickettsii Isolates from the American Continents. J Clin Microbiol. 2014;52(10):3788-91.

Labruna MB, Walker DH. Rickettsia felis and changing paradigms about pathogenic rickettsiae. Emerg Infec Dis. 2014;20 (in press).

Martins TF, Barbieri AR, Costa FB, Terassini FA, Camargo LM et al. Geographical distribution of Amblyomma cajennense (sensu lato) ticks (Parasitiformes: Ixodidae) in Brazil, with description of the nymph of A. cajennense (sensu stricto). Parasit Vectors. 2016;9:186.

Nieri-Bastos FA, Marcili A, De Sousa R, Paddock CD, Labruna MB. Phylogenetic Evidence for the Existence of Multiple Strains of Rickettsia parkeri in the New World. Appl Environ Microbiol. 2018;84:pii: e02872-17.

Ogrzewalska M, Saraiva DG, Moraes-Filho J, Martins TF, Costa FB et al. Epidemiology of Brazilian spotted fever in the Atlantic Forest, state of São Paulo, Brazil. Parasitology. 2012;139(10):1283-300.

de Oliveira SV, Guimarães JN, Reckziegel GC et al. An update on the epidemiological situation of spotted fever in Brazil. J Venom Anim Toxins Incl Trop Dis. 2016 Aug 22;22(1):22.

de Oliveira SV, Willemann MCA, Gazeta GS et al. Predictive Factors for Fatal Tick-Borne Spotted Fever in Brazil. Zoonoses Public Health. 2017 Nov;64(7):e44-e50.

Silva LJ, Papaiordanou PMO. Murine (endemic) typhus in Brazil: case report and review. Rev Inst Med Trop São Paulo. 2004; 46:283-5.

Souza CE, Moraes-Filho J, Ogrzewalska M et al. Experimental infection of capybaras Hydrochoerus hydrochaeris by Rickettsia rickettsii and evaluation of the transmission of the infection to ticks Amblyomma cajennense. Veterinary Parasitology. 2009;161:116-21.

Parte IV

Micoplasmas

31

Doenças causadas por micoplasmas

Cid Vieira Franco de Godoy
Antonia Maria de Oliveira Machado
Cecilia Helena Vieira Franco de Godoy Carvalhaes
Rinaldo Focaccia Siciliano

INTRODUÇÃO E ETIOLOGIA

As infecções mais importantes para o homem causadas por micoplasmas atingem o trato respiratório, incluindo faringites, traqueobronquites e pneumonias, e o trato urogenital. A elevada incidência de infecção por micoplasma é, geralmente, pouco reconhecida, provavelmente pela escassa familiarização com os sintomas clínicos, ausência de provas rápidas e específicas para o diagnóstico usual nas fases iniciais da doença e na relativa dificuldade de cultivo dos micro-organismos nos laboratórios de rotina diagnóstica. Contudo, o diagnóstico etiológico preciso das infecções causadas por micoplasmas apresenta considerável importância clínica, já que não respondem a uma gama de antimicrobianos usualmente utilizados para infecções respiratórias e urogenitais.

Os micoplasmas compreendem os menores micro-organismos de vida livre totalmente desprovidos de parede celular. São pequenos procariontes que possuem apenas membrana plasmática e podem colonizar ou determinar doenças no homem, animais e plantas. São incapazes de sintetizar peptideoglicano e seus precursores, fato que resulta na ausência de parede celular, sendo, consequentemente, resistentes a antimicrobianos β-lactâmicos, sensíveis à lise por choque osmótico, detergentes, álcool e anticorpo específico na presença de complemento. Apresentam pleomorfismo, variando de estruturas esféricas e formas irregulares com 0,3 a 0,8 μm de diâmetro, a formas filamentosas ou helicoidais. O tamanho do genoma é dos menores entre os procariontes, de 5×10^8 a 1×10^6 Dalton (600 kb no *M. genitalium*), e sua replicação precede, mas não é necessariamente sincronizada, com a divisão celular. Assim podem ser observadas formas em brotamento ou em cadeias, além da clássica fusão binária.

Usualmente, não apresentam motilidade. Entretanto, algumas espécies mostram motilidade deslizante em superfícies recobertas por líquidos. Outras espécies que se apresentam com filamentos helicoidais mostram motilidade rotatória, flexional e translacional. Apresentam-se, após coloração, como Gram-negativos.

As espécies até agora conhecidas podem ser cultivadas em meios artificiais de complexidade diversa, necessitando, em sua maioria, de presença de esteróis e ácidos graxos para o crescimento. Certas espécies, contudo, crescem precariamente em meios artificiais e podem ser prontamente isoladas por métodos de cultivos de células. Aliás, esses simplérrimos procariontes que residem nos endossomos de células mamárias são contaminantes frequentes de culturas celulares, sendo que cerca de 30% das culturas celulares mantidas em laboratórios estão contaminadas por micoplasmas. São necessários métodos diversos, como a reação em cadeia da polimerase e exame microscópico, assim como a interferência de contraste diferencial para a detecção da contaminação potencial de culturas celulares em laboratório, bem como tratamento alternativo com dois antibióticos, um macrolídeo (tiamulin) e uma tetraciclina (minociclina) das culturas celulares, para erradicar a contaminação por micoplasmas.

A maioria das espécies é facultativamente anaeróbica, mas algumas são anaeróbios obrigatórios, que não resistem a quantidades mínimas de oxigênio. Existem espécies termoacidofílicas, com capacidade de crescimento em pH 1,0 a 2,0, e temperaturas de 55 a 60 °C. Há uma tendência dos micro-organismos de penetrarem e crescerem no interior do meio de cultivo. Assim, as colônias de algumas espécies, como o *M. hominis* frequentemente exibem um aspecto característico de "ovo frito", em virtude do contraste de crescimento em profundidade no centro da colônia, com crescimento raso na periferia. Ao passo que outras, como o *M. pneumoniae* produzem colônias esféricas. Embora as colônias de *Mycoplasma* sejam de dimensões reduzidas, menores que 1 mm de diâmetro, podem, geralmente, ser observadas a olho nu, necessitando algumas, como as colônias de ureaplasmas, com 15 a 60 μm de diâmetro, de auxílio da microscopia em pequeno aumento. O genoma extremamente pequeno e a limitada capacidade biossintética explica o fato de, com exceção das espécies termoacidófilas de vida livre, os micoplasmas serem parasitas, comensais ou saprófitas e muitos são patógenos para o homem, animais, plantas e insetos.

As bactérias comumente denominadas *Mycoplasmas* estão incluídas na classe Mollicutes que compreende quatro ordens, cinco famílias, oito gêneros e pelo menos 183 espécies conhecidas. Entre os de maior interesse em patologia humana destaca-se a ordem Mycoplasmatales, família Mycoplasmataceae, com dois gêneros: *Mycoplasma* (105 espécies) e *Ureaplasma* (sete espécies), sendo 16 espécies isoladas de humanos. As espécies comprovadamente patogênicas para o homem são: *M. pneumoniae, M. hominis, M. fermentans, M. genitalium, M. penetrans, M. pirum* e *Ureaplasma urealyticum*.

Historicamente o primeiro representante do grupo, cultivado em 1898 da pleuropneumonia bovina, originou a terminologia PPLO (*pleuropneumonia-like-organisms*) atribuída ao ele, posteriormente identificado como *Mycoplasma pneumoniae*, relacionado com a síndrome de pneumonia atípica do homem.

PATOGENIA

O *Mycoplasma pneumoniae* é considerado o patógeno de crianças em idade escolar e adultos jovens, mas exerce também importante papel em infecções de idosos, já que em 15% dos casos de pneumonias em indivíduos com mais de 40 anos o agente etiológico é o micoplasma. A transmissão ocorre entre pessoas pelas gotículas eliminadas pela tosse dos infectados, e a concentração dos micro-organismos expelidos nas secreções respiratórias é progressiva, 2 a 8 dias antes do aparecimento dos sintomas, atingindo o máximo nesse período.

A adesão do *M. pneumoniae* às células hospedeiras do trato respiratório humano é um pré-requisito para a colonização e infecção. A citoaderência, mediada pela adesina proteica P1 e outras proteínas, inteirando com a glicoproteína I-F1, presente na superfície da célula-alvo é seguida pela indução de estase ciliar, inflamação crônica e citotoxicidade mediada pelo peróxido de hidrogênio, que também atua como hemolisina. O *M. pneumoniae* estimula os linfócitos B e T e induz à formação de autoanticorpos, que reage com uma variedade de tecidos hospedeiros e com o antígeno I dos eritrócitos, que é responsável pela produção de crioaglutininas. O *M. genitalium* também possui uma estrutura terminal, a adesina MgPa, que facilita sua adesão à células epiteliais. A aderência do *M. hominis* às células hospedeiras é promovida pelos polipeptídeos P50 e P100, do micro-organismo, e eles

também ligam-se aos glicopeptídeos sulfactados. O fato desses glicopeptídeos encontrarem-se em alta concentração no trato urogenital, tanto do homem quanto da mulher, e a específica interação do *M. hominis* com essas moléculas, sugerem a razão do tropismo pelo tecido urogenital. Os ureaplasmas produzem imunoglobulina A (IgA) protease, que pode estar associada à produção de doenças. Os ureaplasmas também liberam amônia, por meio de atividade urealítica.

QUADRO CLÍNICO

Os micoplasmas, família Mycoplasmataceae, (*Mycoplasmas* spp. e *Ureaplasma* spp.) são responsáveis, nos humanos, por infecções respiratórias, como a traqueobronquite e a pneumonia atípica primária; as infecções geniturinárias, traduzidas por uretrites, prostatites, infecções pélvicas, salpingites e pielonefrites; as infecções neonatais e as infecções sistêmicas em hospedeiros imunossuprimidos.

INFECÇÕES RESPIRATÓRIAS

São causadas, principalmente, pelo *Mycoplasma pneumoniae*, que é um dos agentes etiológicos da "síndrome da pneumonia atípica primária" junto a vários outros agentes bacterianos, virais ou protozoários, dentre os quais: vírus influenza, vírus sinciciais respiratórios, citomegalovírus, adenovírus, clamídias, legionelas e o *Pneumocystis carinii*. As infecções por *Mycoplasma pneumoniae* determinam graus variados de envolvimento respiratório, desde formas subclínicas, até pneumonias, sendo que a síndrome clínica mais típica é a traqueobronquite acompanhada por outras manifestações do trato respiratório superior, como faringites, com pneumonia em cerca de 1/3 das pessoas infectadas. Diferentes referências na literatura apontam para a incidência de até 20% das pneumonias em adultos, e até 50% das pneumonias em grupos selecionados, como recrutas militares. O período de incubação varia de 7 a 14 dias, após isso, ocorrem inicialmente sintomas gerais, com febre, calafrios, adinamia e congestão nasal e, após 2 a 4 dias, a localização do processo, com tosse seca que poderá evoluir para secreção mucoide. Raramente há derrame pleural ocorrendo resolução da pneumonia em cerca de 1 a 2 semanas, mesmo sem antimicrobianoterapia, podendo, contudo, persistirem as alterações radiológicas por 2 meses. A imunidade à reinfecção é transitória, com vários registros bem documentados de casos clínicos de reinfecções.

Complicações extrapulmonares ocorrem por vezes, incluindo meningoencefalite, mielite transversa, neurite óptica, síndrome de Guillain-Barré, pericardite, anemia hemolítica, artrite e lesões mucocutâneas. Estudos recentes com modelos animais, bem como estudos clínicos com base na detecção do micro-organismo, utilizando-se a metodologia da reação em cadeia da polimerase evidenciam indicações para um papel potencial de infecções crônicas com *M. pneumoniae* como agente etiológico ou como fator exacerbante na asma brônquica.

O *Mycoplasma fermentans* foi isolado de garganta de crianças com pneumonia, sem identificação de outro agente etiológico. Esse micro-organismo também tem sido detectado em adultos com infecção aguda gripal, e no lavado broncoalveolar, em linfócitos de sangue periférico e medula óssea de pacientes com aids e moléstia respiratória. Aparentemente, a infecção respiratória por *M. fermentans* não está, necessariamente, associada à imunodeficiência, mas o micro-organismo pode atuar como patógeno respiratório oportunista.

INFECÇÕES GENITURINÁRIAS

O *Ureaplasma urealyticum* é encontrado após a puberdade no trato genital, havendo estudos indicando que cerca de 60% das mulheres aparentemente sadias albergam o agente na vagina. O micro-organismo oportunista determina, na mulher, inflamação pélvica, e no homem tem sido apontado como causador da uretrite inespecífica e prostatite. Tanto no homem como na mulher, pode comprometer porções superiores do trato urinário.

Todas as amostras de *Ureaplasma* spp. hidrolizam ureia com produção de amônia, característica diferencial do gênero. Tal produção de amônia compromete a atividade ciliar do oviduto e, pela aderência à membrana celular do espermatozoide, induz à mortalidade dele, fator que contribui para a infertilidade.

O *Mycoplasma genitalium* tem sido detectado por metodologia de reação em cadeia da polimerase na uretra de homens com uretrite não gonocócica aguda, com frequência significativamente maior do que naqueles sem uretrite. Esse micro-organismo apresenta associação significativa com cervicite e endometrite na mulher, bem como em casos de infertilidade tubária, de acordo com evidências sorológicas.

O *Mycoplasma hominis* tem sido isolado do trato urinário superior somente em pacientes com sintomas de pielonefrite aguda, frequentemente com resposta em anticorpos, sendo responsável por cerca de 5% dos casos de pielonefrite. A obstrução ou instrumentação do trato urinário são fatores predisponentes.

INFECÇÕES NEONATAIS

A colonização de recém-nascidos por micoplasmas genitais pode ocorrer por ascensão no trato genital inferior da mãe, no momento do nascimento, ou intrauterino, na gestação, e pode ser transitório e sem sequelas. A pneumonia congênita, a bacteremia e a progressão para doença pulmonar crônica da prematuridade podem ocorrer em recém-nascidos com peso extremamente baixo (inferior a 1.000 g), resultantes de infecção por ureaplasmas do trato respiratório inferior. Tanto o *Mycoplasma hominis* como o *Ureaplasma* spp. têm sido isolados no sangue de cordão umbilical, assim como do sangue de recém-nascidos. As duas espécies podem invadir o líquor dos recém-nascidos. Pode haver progressão para meningite subclínica discreta, ou dano neurológico com sequelas permanentes.

INFECÇÕES SISTÊMICAS E EM HOSPEDEIROS IMUNOSSUPRIMIDOS

Há evidências na literatura que os *Mollicutes* podem causar doença invasiva das articulações e trato respiratório, com disseminação por bacteremia, em pacientes imunossuprimidos, particularmente em indivíduos com hipogamaglobulinemia. Os micoplasmas são provavelmente os mais frequentes agentes etiológicos da artrite séptica na presença de estados congênitos de deficiência de anticorpos e deve sempre merecer consideração precoce na tentativa de diagnosticar tais condições.

A bacteremia por *M. hominis* pode ocorrer após transplante renal, trauma e manipulações geniturinárias. Esse micro-organismo tem sido encontrado em ferimentos infectados, abscesso cerebral e lesões osteomielíticas.

Numerosas espécies da família Mycoplasmataceae, incluindo o *M. fermentans*, o *Ureaplasma urealyticum* e o *M. salivarium* têm sido detectados por cultivo e/ou por reação em cadeia da polimerase no líquido sinovial de pessoas com artrite reumatoide, embora a contribuição precisa desses micro-organismos na produção ou desencadeamento dessa moléstia ainda seja incerta.

O significado da presença de *M. fermentans, M. penetrans* e outros micoplasmas em pessoas infectadas pelo vírus HIV, com ou sem aids, tem despertado muita atenção. Contudo, a noção da importância do *M. fermentans* na progressão da doença ainda necessita de suporte substancial. O *M. hominis* tem sido isolado com frequência de feridas no esterno, de receptores de transplante cardíacos e pulmonares.

DIAGNÓSTICO

O *M. hominis* e o *Ureaplasma* spp. podem ser rapidamente e facilmente isolados de culturas de material biológico, o que não ocorre com os organismos de crescimento lento e exigente, como o *M. pneumoniae* e o *M. genitalium*, associado ao fato de o *M. pneumoniae* permanecer detectável em amostras clínicas do trato respiratório por períodos de tempos variados, após uma infecção aguda. Esses fatores propiciam maior dificuldade em se estabelecer o significado clínico de culturas positivas, assim como resultados positivos da reação em cadeia da polimerase. Faz-se, então, necessária à correlação das manifestações clínicas com os testes diagnósticos disponíveis, sendo a conversão sorológica a melhor evidência de infecção aguda até o momento.

ISOLAMENTO DO AGENTE ETIOLÓGICO

As amostras clínicas usualmente coletadas para processamento de cultura de micoplasmas para o *M. pneumoniae* são, geralmente, amostras de trato respiratório, escarro, lavado broncoalveolar, secreção de orofaringe e líquido pleural, líquido amniótico, líquido cefalorraquidiano. Já para *M. hominis* e *Ureaplasma* spp. são usualmente pesquisados em amostras de raspados vaginais e uretrais, biópsias, sêmen, secreção prostática, urina, sangue e líquido sinovial. Esse material deve ser transportado em meio adequado para a manutenção da viabilidade dos micro-organismos, evitando seu ressecamento. Os meios ideais utilizados para o transporte são: caldo de tripticase (2 mL), com 0,5% de albumina bovina acrescido de penicilina; meio de Stuart; ou ainda meios específicos para micoplasmas como o SP-4 ou o Caldo de Shepard 10 B, que também podem ser meios de crescimento. O material de biópsia pode ser transportado em recipiente estéril e imediatamente conduzido ao laboratório. As amostras devem ser refrigeradas, se não forem rapidamente encaminhadas para processamento.

O *Mycoplasma* spp. pode ser isolado com sucesso de amostras de sangue inoculados em meio líquido específico para crescimento de micoplasma, livre de anticoagulante, em uma razão de 1:10, utilizando-se um volume mínimo de 10 mL de sangue. Não devem ser inoculados em garrafas com meios de culturas comerciais e não devem ser processados em equipamentos automatizados de detecção de crescimento.

A partir do meio de transporte inocula-se 0,1 mL nos meios de cultivos, que geralmente contém: infusão de cérebro e coração e extrato de levedura, acrescidos de soro de cavalo; solução de DNA; glicose; acetato de talium; e penicilina. Os meios são incubados a 37 °C, em condições atmosféricas com suplementação de 5 a 10% de CO_2 e possuem aspecto característico de "ovo frito", como já descrito acima. O *M. hominis* e o *Ureaplasma* spp. possuem taxa de crescimento mais alta e podem ser visualizados em 2 a 4 dias de cultivo, enquanto o *M. pneumoniae*, geralmente requer 21 dias ou mais. As culturas devem ser incubadas por pelo menos 7 dias antes de serem consideradas negativas para micoplasmas urogenitais, e quatro semanas para o *M. pneumoniae*. Não há padrões de culturas definidos para outras espécies de micoplasmas, e técnicas moleculares podem ser solicitadas a laboratórios de referência, quando houver necessidade.

As culturas para o *Ureaplasma* spp. devem ser examinadas duas vezes ao dia para mudança de cor, em virtude da produção de urease, pois o micro-organismo só permanece viável por mais algumas horas. Colônias de *M. hominis* não produzem urease e possuem o aspecto de "ovo frito", frequentemente. O azul de metileno pode ser adicionado à placa de ágar, caso se tenha dúvidas quanto à presença de colônias de micoplasma, que se tornam azuis após adição do corante. As placas de cultura devem ser observadas sob aumento de 20 a 60 vezes, utilizando-se equipamento apropriado.

Em virtude da falta de parede celular os micoplasmas não se coram pelo método de Gram, assumindo a coloração de fundo, de fucsina, que é róseo, apresentando serem Gram-negativos. A identificação do micro-organismo é sugerida pela associação do aspecto da colônia, da cor do meio de cultura acrescido de indicador, do Gram, do local de isolamento do agente e da suspeita clínica. Técnicas mais sofisticadas de identificação podem ser encontradas em laboratórios de referência, e compreendem a utilização de soro espécie-específico, imunoperoxidase, reação em cadeia da polimerase, entre outros.

O teste de sensibilidade antimicrobiana é o método de disco difusão amplamente utilizado em laboratórios clínicos. O teste mais utilizado é o de microdiluição em caldo para determinação da concentração inibitória mínima (CIM), sendo de execução trabalhosa, mas de custo acessível. O método de E-test já foi validado para sensibilidade do *M. hominis* a tetraciclina e fluorquinolonas e para *Ureaplasma* spp. a diversos antimicrobianos. Entretanto, não há padronização da técnica e dos pontos de cortes para discriminação de suscetibilidade para micoplasma. Deve-se utilizar uma cepa-controle sempre que realizar um teste de sensibilidade a antimicrobianos para micoplasmas.

É importante ressaltar que o isolamento do *M. pneumoniae*, patógeno não componente da flora normal, tem significado clínico. O *M. hominis* e o *U. urealyticum* isolados de matéria urogenital requerem criteriosa correlação clínico-laboratorial, pela possibilidade de colonização vaginal e uretral assintomática.

MÉTODOS SOROLÓGICOS

Dentre os métodos diagnósticos para detecção do agente etiológico estão os testes sorológicos, utilizados em larga escala pela maioria dos laboratórios, pela facilidade de execução e menor custo que as técnicas moleculares, ainda de uso restrito. Entre eles, o teste de fixação de complemento, teste de referência para o *M. pneumoniae* no passado, apresenta algumas limitações: por detectar principalmente IgM pode apresentar-se com resultados falso-negativos em adultos que produzem apenas IgG, ou possuem uma resposta fraca de anticorpos IgM; o antígeno glicolipídico utilizado no teste não é específico para micoplasma, apresentando também resultados falsos-positivos; a detecção de IgM não é suficiente para confirmar doença atual, já que o anticorpo pode permanecer detectável por vários meses, sendo mais indicativo de doença recente.

A detecção de crioaglutininas, por meio da aglutinação de eritrócito Rh-negativo a 4 °C, apresenta associação à infecção por *M. pneumoniae* em 50% dos casos. Títulos acima de 1:64 ou um aumento de 4 vezes na titulação sugerem infecção recente por *M. pneumoniae*, entretanto, não é um teste específico. Esse teste pode apresentar-se positivo em outras condições clínicas, como infecções virais e na presença de doenças autoimunes relacionadas com o colágeno, não sendo um teste recomendado.

Os ensaios de imunofluorescência, capazes de detectar IgM e IgG separadamente, foram desenvolvidos para detecção de *M. pneumoniae*, entretanto, apresentam variabilidade técnica e subjetividade na interpretação, reduzindo sua capacidade de reprodutividade.

Já os ensaios imunoenzimáticos desenvolvidos para o *M. pneumoniae* são mais sensíveis que a cultura e os testes de fixação de complemento, além de realização mais simples. Sua maior limitação é a necessidade de demonstrar a soroconversão para diagnóstico de infecção aguda, por meio do aumento de 4 vezes nos títulos de anticorpos com intervalo de 2 a 4 semanas, perdendo importância no diagnóstico precoce e auxílio à terapêutica. Uma alternativa é o recém-lançado teste de enzimaimunoensaio, com base em membrana, qualitativo, para infecção aguda de *M. pneumoniae*, que permite a detecção rápida de IgM em apenas uma amostra clínica. Entretanto, assim como o teste de fixação de complemento, perde sensibilidade nos pacientes adultos com ausência ou baixa produção de IgM. Dessa maneira, a necessidade de melhores reagentes sorológicos para a detecção de infecção aguda pelo *M. pneumoniae* continua sendo um desafio para as próximas décadas.

Nenhum teste sorológico é satisfatório na detecção de infecção por micoplasma, no trato geniturinário, e não deve ser recomendado com propósitos diagnósticos, até o momento.

MÉTODOS MOLECULARES

Os testes de amplificação de ácido nucleico são os métodos importantes para diagnóstico da pneumonia por *M. pneumoniae*. Estes testes podem ser realizados na maioria dos tipos de amostras do trato respiratório, incluindo *swabs* nasofaríngeos, escarro e lavado broncoalveolar. Reações em cadeia da polimerase (PCR) foram desenvolvidas para todas as espécies de micoplasmas de importância clínica em humanos. No entanto, há que se ter cautela. A presença de resultados positivos de PCR para *M. pneumoniae* em indivíduos assintomáticos com culturas negativas pode ser em razão da persistência do agente ou do portador assintomático ou, ainda, especificidade inadequada da PCR. O método molecular pode ser um instrumento valioso na identificação de espécies de um micoplasma desconhecido em culturas ou presença de determinantes de resistência.

TRATAMENTO

O tratamento para infecção por micoplasma, em especial o *M. pneumoniae*, do ponto de vista prático é empírico em decorrência do tempo necessário para o cultivo e isolamento do agente infeccioso, somado à falta de padronização dos testes de sensibilidade antimicrobiana. Essas dificuldades fazem com que esses testes sejam interpretados com cautela, e recomenda-se a liberação do valor do CIM (concentração inibitória mínima) para a decisão clínica do tratamento. O *M. hominis* e o *Ureaplasma* spp. geralmente apresentam CIM < 2 µg/mL para cepas sensíveis a tetraciclinas e > 8 µg/mL para cepas resistentes. Para a maioria dos antimicrobianos os *mollicutes* apresentam CIM < 1 µg/mL.

Os *mollicutes* são naturalmente resistentes aos antimicrobianos com ação na parede celular, por não a possuírem. Portanto, são resistentes aos agentes β-lactâmicos como, penicilinas, cefalosporinas e carbapenens, e outros agentes que atuam na parede celular, rifampicina, vancomicina, entre outros.

O *M. pneumoniae* é sensível a uma variedade de agentes antimicrobianos sendo a tetraciclina, a eritromicina e os macrolídeos (azitromicina, 500 mg/dia por 3 dias, e claritromicina, 500 mg, em 12/12 horas, por 2 a 3 semanas) as drogas de escolha para infecção por esse patógeno. A escolha das drogas e doses deve ser feita com base na idade do paciente. Crianças menores de 8 anos e gestantes devem ser tratadas com eritromicina na dose de 30 a 50 mg/kg/dia, se o peso for abaixo de 25 kg, e 1 g/dia, se com mais de 25 kg. Tetraciclina, 500 mg, em 8/8 horas ou eritromicina, 500 mg, em 6/6 horas, é recomendado para adultos. As quinolonas também têm apresentado boa correlação clínica com o tratamento das pneumonias por *M. pneumoniae*, sendo recomendado o uso das novas drogas como, levofloxacina, 50 mg/dia, gatifloxacina, 400 mg/dia ou moxifloxacina, 400 mg/dia, e novas fluorquinolonas, como a gemifloxacina (Yoo et al., 2004; Pereyre et al., 2004). O tratamento deve durar de 2 a 3 semanas, entretanto, o agente pode ser recuperado do trato respiratório do paciente durante alguns meses, assim como os testes sorológicos. A correlação clínica com o tratamento indica o seu sucesso.

As tetraciclinas são preferíveis quando fazem parte do diagnóstico diferencial a psitacose, a febre Q ou o *M. fermentans*, assim como a eritromicina é preferível quando o diagnóstico diferencial se faz com a doença dos Legionários.

A resistência dos *mollicutes* aos múltiplos antimicrobianos tem sido vista, principalmente, em pacientes com hipogamaglobulinemia, pois as concentrações atingidas são bacteriostáticas e o sistema imunológico desempenha papel fundamental na erradicação do agente.

CONTROLE

Nenhum método foi estabelecido como efetivo para prevenção de infecção por micoplasma. Pode-se evitar a presença do paciente em ambientes fechados. Existem vacinas atenuadas e inativadas para micoplasmas, principalmente para o *Mycoplasma pneumoniae*, de comprovado efeito protetor para a doença, sobretudo para a pneumonia. Mas, essa profilaxia não impede a infecção, apenas a ocorrência de formas clínicas aparentes. Essa proteção, tal como ocorre na infecção natural, não é duradoura, e a limitação do estado de proteção associado à precária resposta imunitária aos antígenos do micoplasma dificultam, sobremaneira, a possibilidade do controle adequado por meio da vacinação.

BIBLIOGRAFIA SUGERIDA

Robert S, Lhommet C, Le Brun C et al. Diagnostic performance of multiplex PCR on pulmonary samples versus nasopharyngeal aspirates in community-acquired severe lower respiratory tract infections. J Clin Virol. 2018;108:1.

Lee SC, Youn YS, Rhim JW et al. Early Serologic Diagnosis of Mycoplasma pneumoniae Pneumonia: An Observational Study on Changes in Titers of Specific-IgM Antibodies and Cold Agglutinins. Medicine (Baltimore). 2016;95:e3605.

Zheng X, Lee S, Selvarangan R et al. Macrolide-Resistant Mycoplasma pneumoniae, United States. Emerg Infect Dis. 2015;21:1470.

Gdalevich M, Haas EJ, Dukhan L et al. Control of a Mycoplasma pneumoniae Outbreak in an Institutional Setting Using Azithromycin Prophylaxis. Front Public Health. 2017;5:366.

Cassell GH, Waites KB, Crouse DT. Mycoplasmal infections. In: Remington JS, Klein JO (ed.). Infections Diseases of the Fetus and Newborn Infant. 5. ed. Philadelphia: The W.B. Saunders Co.; 2001. p. 733-67.

Clausen HF, Fedder J, Drasbek M, Nielsen PK, Toft B, Ingerslev HJ, Birkelund G. Serological investigation of Mycoplasma genitalium in infertile women. Hum Reprod. 2001;16:1866-74.

Colaizy TT, Kuforiji T, Sklar RS et al. PCR methods in clinical investigations of human ureaplasmas: a minireview. Mol Genet Metab. 2003;80(4):389-97.

Baum SG. Mycoplasma Pneumoniae and Atypical Pneumoniae. In: Mandell GL, Bennet JE, Dolin R. Principles and practice of infections diseases. 7. ed. New York: Elsevier Ed. Chapter 184, p. 2481-9.

Kenny GE. Genital Mycoplasmas: Mycoplasma genitalium, Mycoplasma genitalium, Mycoplasma hominis, and Ureaplasma Species. In: Mandell GL, Bennet JE, Dolin R. Principles and practice of infections diseases. 7. ed. New York: Elsevier Ed. Chapter 185, p. 2491-3493.

Ostapchuk M, Roberts DM, Haddy R. Community-acquired pneumonia in infants and children. Am Fam Physician. 2004;70(5):899-908.

Pereyre S, Renaudin H, Bébéar C et al. In vitro activities of the newer quinolones garenoxacin, gatifloxacin, and gemifloxacin against human mycoplasmas. Antimicrob Agents Chemother. 2004;48(8):3165-8.

Taylor-Robinson D. Infections due to species of Mycoplasma and Ureaplasma: an update. Clin Infect Dis. 1996;23:671-84.

Taylor-Robinson D, Bébéar C. Antibiotic susceptibilities of micoplasmas and treatment of mycoplasmal infections. J Antimicrob Chemother. 1997;40:622-30.

Taylor-Robinson D, Horner PJ. The role of Mycoplasma genitalium in non-gonococcal urethritis. Sex Transm Infect. 2001;77:2291-31.

Parte V

Clamídias

32

Doenças causadas por clamídias

Iara Moreno Linhares
Silvia Colombo
José Eleutério Junior
Edson Santos Ferreira Filho
Angela Maggio da Fonseca

INTRODUÇÃO

As infecções por *Chlamydia trachomatis* são conhecidas desde a antiguidade, encontrando-se referências ao tracoma nos papiros egípcios. A doença e a cegueira como complicação são conhecidas desde o século XXVII a.C., na China antiga. Na Europa, o tracoma era desconhecido até a Idade Média. Durante as guerras napoleônicas, tornou-se altamente prevalente em civis e militares, resultando em grande número de pessoas cegas. Durante os séculos XIX e XX, disseminou-se na Europa, particularmente no Mediterrâneo.

A associação entre *Chlamydia trachomatis* e tracoma foi descrita inicialmente por Halberstaedter e Von Prowazek, em 1907, que encontraram inclusões intracitoplasmáticas em conjuntiva de macacos infectados experimentalmente com material de conjuntiva de pacientes. Inicialmente, tais pesquisadores acreditaram que essas inclusões eram em decorrência de um protozoário. Posteriormente, as inclusões foram verificadas em material de tracoma humano e também em esfregaços de conjuntivas de recém-nascidos.

O linfogranuloma venéreo (LV) foi descrito por John Hunter, no século XVI; na época, observou-se que o ciclo de vida da bactéria isolada era semelhante ao de um micro-organismo isolado durante uma epidemia de psitacose. E, finalmente, em 1959, Jones et al. recuperaram o micro-organismo da cérvix da mãe de recém-nascido com oftalmia neonatal.

Na atualidade, a disseminação e as consequências das infecções de transmissão sexual vêm assumindo importância crescente. A Organização Mundial de Saúde (OMS) estima que ocorram mais de 250 milhões de casos a cada ano. Entre estes, as infecções por *Chlamydia trachomatis* têm sido cada vez mais reconhecidas e prevalentes em pacientes de ambos os sexos. Outras duas espécies de *Chlamydias* patogênicas para o homem são a *C. psittaci* e a *C. pneumoniae*.

EPIDEMIOLOGIA

A *Chlamydia trachomatis* pode acometer vários órgãos e tecidos do organismo, tais como aparelho geniturinário, faringe, conjuntiva ocular, pulmões, fígado, articulações e outros. Os sorotipos A, B, Ba, C causam o tracoma hiperendêmico. A transmissão dessa doença se dá de forma direta. Sua prevalência é mais pronunciada em climas quentes e secos e em populações com hábitos precários de higiene.

Os sorotipos de D a K são transmitidos principalmente por contato sexual. Portanto, como esta é a forma mais frequente de transmissão, as infecções genitais são prevalentes em pessoas sexualmente ativas, sendo predominantes em pessoas com comportamento de risco.

A Organização Mundial da Saúde estima a ocorrência de mais de 10 milhões de novos casos de infecções genitais por *Chlamydia trachomatis* a cada ano, em ambos os sexos, e um aumento de 4,1% desde a última avaliação global que ocorreu em 2006. De acordo com o *Center for Disease Control*, *Chlamydia trachomatis* é a bactéria sexualmente transmissível mais frequentemente encontrada nos Estados Unidos, com mais de 1 milhão de casos notificados anualmente. O rastreamento anual é recomendado pela *United States*

Preventive Services Task Force para mulheres até 25 anos e também para mulheres acima desta idade que tenham comportamento de risco para a infecção (multiplicidade de parceiros sexuais, parceiros com infecções sexualmente transmissíveis ou novo parceiro).

Estudo realizado nos Estados Unidos durante o período de 2007 a 2012, avaliando 8.330 pessoas na faixa etária de 14 a 39 anos, demonstrou prevalência global de 1,7% da infecção por *Chlamydia trachomatis*, sugerindo a existência de aproximadamente 1,8 milhão de pessoas infectadas no país; quando feita a separação por sexo, a prevalência foi de 1,4% para o sexo masculino e de 2,0% para o feminino. E dentre mulheres sexualmente ativas de 14 a 25 anos a prevalência foi de 4,7%, elevando-se para 13,5% para as de raça negra, na mesma faixa etária. A maior prevalência esteve associada à idade (mais elevada em adolescentes e adultos jovens até os 25 anos), raça/etnicidade (aproximadamente sete vezes mais elevada em pessoas de raça negra do que em brancas não hispânicas), baixo nível socioeconômico, estado marital, número de parceiros sexuais e menor nível de escolaridade.

Outro estudo, conduzido na Alemanha, demonstrou maior prevalência da infecção em adolescentes do sexo feminino entre 15 e 17 anos (2,2%) do que do sexo masculino entre 16 e 17 anos (0,2%). Na Noruega, a prevalência variou de 6,2 a 7,3% entre jovens de ambos os sexos na faixa etária de 15 a 20 anos. Redmond et al. (2015) realizaram metanálise de estudos de prevalência da infecção em pessoas de ambos os sexos abaixo de 26 anos nos países europeus em desenvolvimento; a prevalência em mulheres variou de 3 a 5,3%.

No Brasil, diferentes estudos demostram que a prevalência varia entre 4,5 e 31%, dependendo da população avaliada e do método utilizado para rastreamento. Miranda et al. (2004), avaliando adolescentes, encontraram prevalência global de 8,9%. Pinto et al. (2011), estudando 2.071 gestantes de 15 a 24 anos atendidas no serviço público em diferentes capitais brasileiras, encontraram prevalência de 9,8% de *Chlamydia trachomatis* e 1% de *Neisseria gonorrhoeae*, sendo que 4% tinham coinfecção pelos dois micro-organismos. Os fatores associados à infecção por *Chlamydia trachomatis* foram idade jovem (15 a 19 anos), primeiro intercurso sexual antes dos 15 anos de idade e ter tido mais de um parceiro sexual durante a vida. Esse estudo ressalta a elevada prevalência de *Chalmydia trachomatis* em gestantes brasileiras e sugere que o rastreamento da bactéria deve ser realizado durante o pré-natal. Azevedo et al. (2019), estudando gestantes atendidas durante o pré-natal em unidades básicas de saúde do estado do Amazonas, encontraram prevalência de 18%.

A prevalência em homens, de acordo com diferentes estudos, varia de 3 a 5% em assintomáticos até 15 a 20% em homens atendidos em clínicas de infecções sexualmente transmissíveis. Para o sexo masculino, a prevalência e o sítio de mucosa infectado parecem correlacionar-se com idade e preferência sexual. Embora de maneira geral seja menor em homens do que em mulheres, estudo realizado na Inglaterra com recrutas demonstrou prevalência de 9,8% da infecção por *Chlamydia trachomatis*; as taxas de infecção foram semelhantes por grupos de idades e 88% dos homens positivos eram assintomáticos. Os autores ressaltam a necessidade de rastreamento também para homens.

Os fatores de risco para a infecção por *Chlamydia trachomatis* são os usualmente relacionados às demais infecções sexualmente transmissíveis. Entretanto, diversos estudos têm apontado a idade jovem como um dos fatores mais importantes, seguido por relacionamentos sexuais irregulares ou acidentais, troca frequente de parceiros, falha no uso ou uso inconsistente de métodos de barreira durante a atividade sexual, conhecimento insuficiente sobre a atividade sexual e cuidados reprodutivos.

A infecção na orofaringe pode acometer tanto homens como mulheres com a prática do sexo oral. Um estudo, por exemplo, apontou incidência de 1,3% de infecção faríngea em um grupo não selecionado de homossexuais masculinos. Embora possa ocorrer, esse tipo de acometimento é de pouca importância epidemiológica.

A infecção pelas cepas A, B, B e C da *Chlamydia trachomatis* na córnea (tracoma) é, no mundo todo, a causa mais comum da morbidade ocular e de cegueira evitável. É um dos maiores problemas de saúde pública nos países em desenvolvimento, particularmente nos da Ásia e África. Atualmente, sabe-se que a cegueira por tracoma é resultado de múltiplas reinfecções por *Chlamydia trachomatis,* por vezes associada a outros patógenos oculares.

O estudo das infecções por *Chlamydia trachomatis* reveste-se de extrema importância por diversas razões. Primeiro, as manifestações clínicas podem estar totalmente ausentes (infecção assintomática) ou serem oligossintomáticas e, portanto, não reconhecidas por mulheres e homens portadores dela, o que impede a procura por diagnóstico e tratamento e também permite a disseminação silenciosa para um grande número de pessoas; por tal motivo, as infecções por *Chlamydia trachomatis* têm sido denominadas "a epidemia silenciosa". É importante lembrar que mesmo assintomáticas ou oligossintomáticas a infecção pode progredir, causando sequelas importantes. Quando os sintomas estão presentes, variam de leves a intensos, causando sofrimento ao paciente, complicações e sequelas, além dos custos com o tratamento da infecção ativa e das sequelas. Durante a gestação pode haver consequências para a mãe e para o concepto (ver quadro clínico). Além disso, as alterações imunológicas decorrentes da infecção pela bactéria podem causar comprometimento de outros órgãos e sistemas (p. ex., artrite reativa) e também facilitar a atuação patogênica de outros agentes sexualmente transmissíveis; estudos epidemiológicos têm demostrado que mulheres portadoras de infecção genital por *Chlamydia trachomatis* apresentam maior risco de progressão da infecção por tipos de HPV de alto risco e, portanto, maior propensão ao desenvolvimento do câncer de colo de útero. A ausência de programas de rastreamento para homens e mulheres, particularmente em países em desenvolvimento, contribui para a falta de tratamento e contínua disseminação da infecção por via sexual.

A *Chlamydia psittaci* é o agente etiológico da psitacose/ornitose, doença predominantemente ocupacional que acomete profissionais como tratadores de zoológicos, funcionários de *pet shops* e fazendeiros. Ocorre também em epidemias, em comunidades e grupos fechados da população. É transmitida pela inalação de aerossol proveniente de secreções e fezes de aves contaminadas. É rara a transmissão de pessoa a pessoa, mas foi observada em surtos. Ocorre em todos os grupos etários, sem predileção de sexo ou raça. A *Chlamydia psittaci* pode causar placentite e aborto em mulheres que entram em contato com tecidos abortados e fezes de gado infectado.

Segundo estudos epidemiológicos, *Chlamydia pneumoniae* é responsável por 2 a 43% dos casos de pneumonia adquirida na comunidade, dependendo da região, da situação epidemiológica, do grupo de pacientes investigado e da definição de caso utilizada. A doença atinge com maior gravidade populações de idosos e indivíduos com doenças crônicas. Cerca de 72% dos idosos, 42% da população jovem e 45% da população geral são soropositivos para a bactéria. É raro que a pneumonia causada por *Chlamydia pneumoniae* curse com derrame pleural; mais frequentemente, há dor torácica do tipo pleurítica e, sobretudo, dispneia.

MICROBIOLOGIA, IMUNOLOGIA E DIAGNÓSTICO LABORATORIAL
MICROBIOLOGIA: CARACTERÍSTICAS DO MICRO-ORGANISMO

As *Chlamydias* são bactérias parasitas intracelulares obrigatórias que se multiplicam em células eucariotas e têm parede celular de composição comum à maioria das Gram-negativas. São denominadas "parasitas energéticos", pois, incapazes de sintetizar trisfosfato de adenosina (ATP), necessitam de uma fonte exógena de energia. Estão classificadas no grupo das eubactérias, na ordem *Chlamydiales*, com dois gêneros e quatro espécies de interesse humano: *Chlamydia trachomatis*, *Chlamydophila psittaci*, *Chlamydophila pneumoniae* (antigo gênero *Chlamydia*) e *Chlamydophila abortus* (antes considerada uma variedade da *C. psittaci* – Quadro 32.1).

O estabelecimento de novo gênero e espécies não foi baseado em características sorológicas, mas na análise filogenética da sequência de bases do RNA ribossômico 16S e 23S e no grau de homologia do DNA entre as *Chlamydias*.

QUADRO 31.1 Classificação das *Chlamydias*.

Ordem *Chlamydiales*	
Família	*Chlamydiaceae*
Gêneros	*Chlamydia*
	Chlamydophila
Espécies	*Chlamydia trachomatis*
	Chlamydophila psittaci
	Chlamydophila pneumoniae
	Chlamydophila abortus
Família	*Parachlamydiaceae*
Família	*Simkaniaceae*
Família	*Waddliaceae*

Como anteriormente mencionado, a *Chlamydia trachomatis* apresenta vários sorotipos que causam diferentes doenças em humanos: sorotipos A, B, Ba e C (tracoma); D, E, F, G, H, I, J, K (infecções genitais e mais raramente na mucosa ocular) e L$_1$, L$_2$ e L$_3$ (linfogranuloma venéreo) e um sorotipo de pneumonia do camundongo – não patogênica para o homem (Quadro 32.2). Recentemente, foram identificados mais três sorotipos (Da, Ia e L$_2$a), todos causadores de infecções oculogenitais, e o sorotipo Ba (tracoma) foi detectado em material urogenital masculino e feminino.

QUADRO 32.2 Doenças causadas por diferentes sorotipos de *Chlamydia*.

Espécie	Doença aguda	Sequela/doença crônica
C. trachomatis		
Sorotipos A-C	Conjuntivite	Tracoma
Sorotipos D-K	Uretrite, epididimite, prostatite, cervicite, vaginite, endometrite, salpingite, periapendicite, peritonite, conjuntivite de inclusão, pneumonia neonatal	Proctite, orquite, síndrome de Reiter, doença inflamatória pélvica crônica, gravidez ectópica, infertilidade tubária, peri-hepatite
Sorotipos L$_1$-L$_3$	Linfogranuloma venéreo	Linfedema penoescrotal ou vulvar
C. pneumoniae	Pneumonia, faringite, bronquite, sinusite	Doença cardiovascular, asma
C. psittaci	Pneumonia atípica, disfunção hepática, placentite, aborto	
C. abortus	Placentite e aborto	

A *Chlamydophila psittaci* apresenta sorotipos patogênicos para aves e mamíferos, incluindo o homem. A *Chlamydophila pneumoniae* possui um único sorotipo, o qual provoca doenças respiratórias. Questiona-se o seu papel etiológico em doenças do coração. A *Chlamydophila abortus* infecta carneiros e gado, podendo provocar abortos em humanos.

As *Chlamydias* têm DNA e RNA e são compostas por cerca de 35% de proteínas e 45 a 50% de lipídeos. O seu genoma é representado por uma dupla-hélice circular de DNA e RNA extracromossômico (plasmídeo). A parede celular contém um lipopolissacarídeo (LPS) que apresenta um único determinante antigênico e é comum às quatro espécies. Outro componente da parede celular é uma proteína que representa 60% do conteúdo proteico da membrana externa e é denominada MOMP (*major outer membrane protein*). A MOMP diferencia as espécies e pequenas variações na sua sequência de aminoácidos determinam os vários sorotipos.

Uma peculiaridade das *Chlamydias* é o seu ciclo de vida, que inclui duas formas morfológica e funcionalmente distintas: o corpúsculo elementar EB (*elementary body*), metabolicamente inativo e extracelular; e o corpúsculo reticulado RB (*reticulate body*), metabolicamente ativo e intracelular. A forma infectante é o corpúsculo elementar EB, que é endocitado pela célula hospedeira. Uma vez internalizado em um vacúolo, o EB sofre transformação metabólica, resultando em uma estrutura de maior tamanho, menos densa e de aspecto reticulado, que se multiplica por fissão binária: é o corpúsculo reticulado RB. Terminada a replicação, ocorre uma reorganização no RB que resulta em novas formas infectantes (EB) acumuladas no interior do vacúolo, formando uma inclusão: o corpúsculo de inclusão. A seguir, os novos EB são liberados da célula hospedeira, frequentemente com destruição celular, e estão aptos a invadir novas células. O ciclo de desenvolvimento da bactéria dura cerca de 48 horas e a inclusão intracitoplasmática pode ser observada 24 horas após a invasão, por microscopia comum ou de fluorescência (Figura 32.1).

As células hospedeiras das *Chlamydias* são as células epiteliais de conjuntiva e dos tratos genital, urinário e respiratório, além de macrófagos e monócitos.

IMUNOLOGIA

Após infectar a cérvice uterina, *Chlamydia trachomatis* tem a capacidade de evadir-se da destruição pelo sistema imune do hospedeiro, migrar para o trato genital superior e estabelecer uma infecção crônica. Tem sido sugerido que, sem tratamento, aproximadamente 50% das mulheres infectadas permanecem com a infecção por mais de 1 ano. A exposição prolongada das tubas de Falópio à bactéria ou aos antígenos liberados por ela pode resultar em formação de cicatrizes e disrupção da integridade das tubas. A infecção do trato genital superior por *Chlamydia trachomatis* é a principal causa de esterilidade por obstrução tubária e, se tal obstrução for parcial e eventualmente ocorrer concepção, existe aumento acentuado na possibilidade de ocorrer uma prenhez ectópica.

A presença dos EB no meio extracelular é rapidamente reconhecida pelos componentes do sistema imune inato do hospedeiro, incluindo fagócitos e componentes das células epiteliais, particularmente os *Toll like receptors* 2 e 4 (TLR2 e TLR4). Eles ligam-se aos receptores de membrana da bactéria (PAMPS – *pathogen-associated molecular patterns*) e essa ligação estimula a liberação de citocinas pró-inflamatórias e quemoquinas, as quais atraem as células imunes para o sítio da infecção. Após a entrada do EB no citoplasma da célula, ocorre nova ativação de genes para a produção de fatores inflamatórios e expressão de antígenos na superfície da célula infectada que resultam na ativação de linfócitos T e B e no aparecimento de imunidade celular e humoral específica para a *Chlamydia trachomatis*. Em uma proporção de mulheres infectadas, a *Chlamydia trachomatis* ascende da cérvix uterina para as tubas de Falópio, onde utiliza suas características peculiares para tornar a infecção crônica; embora tais estudos tenham sido realizados em animais, provavelmente os mecanismos são similares em humanos. Os mecanismos pelos quais a bactéria consegue evadir-se das defesas imunes do hospedeiro ainda são pouco conhecidos, mas envolvem a produção de diversas enzimas proteolíticas pela bactéria e também a inibição da apoptose nas células infectadas. Provavelmente, outros fatores, ainda não elucidados, devem estar envolvidos em tais processos.

As variações genéticas do hospedeiro também influenciam as consequências da infecção genital por *Chlamydia trachomatis*. Lectina ligadora de manose (MBL – *manose binding lectin*) é um componente do sistema imune inato presente nas secreções do trato genital feminino, com a propriedade de ligar-se a resíduos de carboidratos presentes na superfície de micro-organismos. Após tal ligação, ocorre lise microbiana mediada pelo sistema complemento e/ou atuação de células fagocitárias. A MBL liga-se às glicoproteínas existentes na superfície da *Chlamydia trachomatis* e essa interação inibe a infectividade da bactéria, conforme demonstrado em experimentos *in vitro*. O gene que codifica o MBL é polimórfico; a presença de polimorfismo no códon 54 de tal gene resulta na produção de níveis reduzidos de MBL e maior prevalência de esterilidade de causa tubária. Ou seja, a presença do polimorfismo provavelmente aumenta a suscetibilidade e as sequelas resultantes da infecção. (Linhares e Witkin, dados não publicados). Portanto, muitas questões ainda permanecem a serem respondidas para o entendimento das razões pelas quais algumas mulheres são mais vulneráveis do que outras à persistência e às graves consequências da infecção por *Chlamydia trachomatis*.

DIAGNÓSTICO LABORATORIAL

O diagnóstico de laboratório das infecções por *Chlamydias* sp. é realizado por diferentes métodos, empregando diversos materiais clínicos (Quadro 32.3): exame direto; isolamento do agente; detecção por métodos de biologia molecular (NAAT), sorologia.

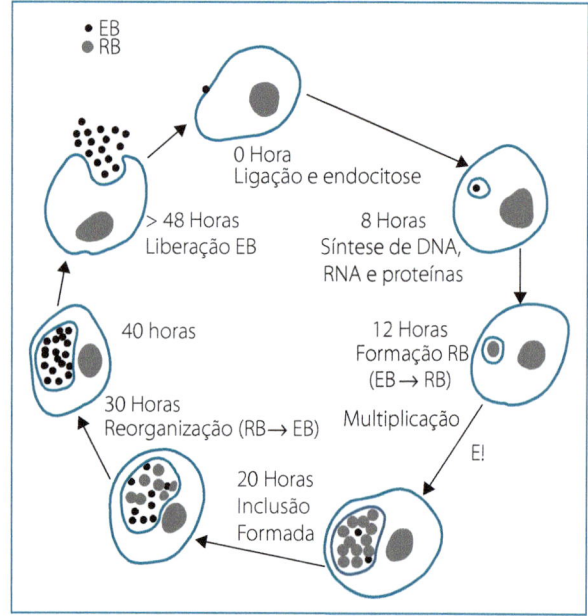

FIGURA 32.1 Ciclo evolutivo da Clamídia.

QUADRO 32.3 Materiais clínicos utilizados para diagnóstico de laboratório das infecções por clamídias.

Exame	Material clínico
Exame direto	Raspados conjuntival, cervical, uretral; aspirados nasofaríngeos, orofaríngeos, tubários, fluido sinovial; urina; biópsias
Isolamento do agente (cultura)	Raspados conjuntival, cervical, uretral; pus de bubão; aspirados de epidídimo e endométrio; conteúdo tubário; raspado peritoneal; biópsias
Biologia molecular	Raspados conjuntival, cervical, uretral; aspirados de epidídimo e endométrio; conteúdo tubário; raspado peritoneal; biópsias

Exame direto

Baseia-se na detecção do micro-organismo ou de seu antígeno no material clínico, por meio dos seguintes métodos:

- **Coloração por Giemsa:** visualização das inclusões de *Chlamydia* nas células epiteliais. O material adequado para este teste é o raspado conjuntival. Este exame é mais útil no diagnóstico do tracoma, porém não é muito usado porque requer um microscopista experiente e consome tempo.

- **Imunofluorescência direta (IFD):** detecção da bactéria (EB) por meio da reação com anticorpos monoclonais específicos marcados com substância fluorescente. Os materiais clínicos apropriados para a IFD são raspados conjuntivais, uretrais e cervicais, aspirados nasofaríngeos, orofaríngeos, tubários e fluido sinovial.

- **Enzimaimunoensaio (Elisa):** detecção do antígeno clamidiano pela reação com anticorpos marcados com enzima, cuja presença é revelada pela adição de substrato enzimático. Materiais adequados para o Elisa: raspados cervical e uretral e urina. A desvantagem deste teste é que os anticorpos utilizados são dirigidos contra o antígeno LPS da *Chlamydia* e podem reagir de maneira cruzada com outras bactérias Gram-negativas, resultando em um falso-positivo.

Isolamento do agente

É o método-padrão de referência do diagnóstico, com o qual são comparados os outros métodos para avaliação de sensibilidade e especificidade. O isolamento e a identificação do isolado são feitos pela inoculação do material clínico em cultura de células suscetíveis; após 24 a 72 horas (duração do ciclo de vida da *Chlamydia*), as culturas são fixadas e coradas utilizando-se como revelador anticorpos específicos marcados com substância fluorescente (imunofluorescência). Os materiais clínicos dos quais é possível isolar as bactérias são: raspado conjuntival, uretral e cervical; pus de bubão (no linfogranuloma venéreo), *swabs* retais, lavados nasofaríngeos, *swabs* vaginais (em caso de meninas na pré-puberdade); aspirados de epidídimo e endométrio; material de conteúdo tubário; raspado peritoneal e biópsias.

Métodos de biologia molecular

Um dos mais antigos métodos de biologia molecular utilizados para detecção de *Chlamydia trachomatis* é a captura de híbridos. A captura híbrida é um método de amplificação de sinal que se utiliza de um sistema em microplaca, em que a reação é detectada por quimiluminescência. Essa captação é qualitativa e quantitativa, sendo relatada como unidade relativa de luz *(Relative Ligth Unit – RLU)* (Quadro 32.4).

Os métodos de amplificação de ácidos nucleicos (NAATs – *Nucleic Acids Amplification Tests*) são os mais sensíveis e específicos de detecção da *Chlamydia*. Tais testes possuem alta especificidade quando comparados à cultura e, contrariamente a ela, não dependem de micro-organismos viáveis, o que facilita o transporte da amostra. Por tal motivo, os NAATs têm substituído a cultura como "padrão-ouro diagnóstico". Testes de detecção de antígenos não são recomendados em razão da insuficiente acurácia diagnóstica, quando comparados aos testes moleculares ou à cultura. Os NAATs incluem PCR (*polymerase chain reaction*), LCR (*ligase chain reaction*) e TMA (*transcription-mediated amplification assay*).

Os testes moleculares (captura de híbridos e NAAT) não dependem de ter agente viável intacto para a detecção, uma vez que o alvo é o gene do patógeno. Para a PCR, a técnica consiste na amplificação enzimática de uma sequência de DNA, visando a obtenção de milhares de cópias a partir de *primers* (iniciadores) de uma sequência de DNA-alvo. Os *primers* definem a sequência de DNA a serem amplificadas e a especificidade da técnica.

A maioria dos NAATs têm como base as reações de cadeia da polimerase (PCR) e podem detectar os produtos amplificados em tempo real (*real time PCR*), trazendo ainda mais segurança pela automação do processo, afastando a possibilidade de falso-positivo e reduzindo significativamente o tempo para testagem. Se combinados com a extração automatizada do DNA, os resultados podem ser obtidos em poucas horas. Diversos estudos têm demonstrado que os resultados dos diferentes NAATs são altamente concordantes. A observação ocasional e os resultados discordantes podem estar relacionados à sensibilidade analítica, diferente eficácia do isolamento de ácidos nucleicos e variabilidade nos genomas da *Chlamydia*. A importância da variabilidade genética da bactéria foi demonstrada pelo aparecimento de uma variante sueca (*Chlamydia trachomatis* cepa E/SW2) que não foi detectada por alguns NAATs comerciais em virtude da deleção da região-alvo dos testes utilizados. Outro aspecto a ser considerado é que genes podem ser alterados por recombinação quando as células do hospedeiro são infectadas simultaneamente por mais de uma cepa da *Chlamydia trachomatis*. Já foi demonstrado que a transferência horizontal de genes é um fenômeno que ocorre com alguma frequência. Tal recombinação, eventualmente, pode resultar no desenvolvimento de novas variantes bacterianas com maior virulência. Além disso, a recombinação de genes bacterianos tem relevância para os testes laboratoriais, particularmente nos baseados na detecção de ácidos nucleicos. Um aprimoramento importante dos testes é a implementação de uma segunda região-alvo nos NAATs (*dual-target assays*), permitindo a detecção de variantes da bactéria com deleções ou recombinações em uma das regiões-alvo.

A princípio, todas as amostras clínicas podem ser analisadas por NAATs, o que inclui *swabs* uretrais, cervicais, vulvovaginais (embora a bactéria seja parasita intracelular e, portanto, localizada na endocérvice, fragmentos de DNA podem ser encontrados na vagina, o que permite a autocoleta), anoretais e oculares, amostras de primeiro jato de urina, esperma e tecidos. Até o momento, a maioria dos NAATs são aprovados pelo FDA (Food and Drug Administration) para testes com amostras de primeira urina, cervicais e vaginais. Amostras não invasivas são preferidas.

QUADRO 32.4 Descrição das características da cultura e de testes de biologia molecular disponíveis para a detecção de *C. trachomatis*.

Tipo de teste	Tipo da amostra	Vantagem e desvantagem do método
Captura híbrida – amplificação de sinal (Sonda – RNA)	▪ *Swab* uretral, cervical e vulvar ▪ Urina	▪ Sensibilidade em torno de 75% e especificidade entre 95 e 99% ▪ Resultados rápidos ▪ Necessita de pequena amostra de material
Amplificação de DNA (NAAT) (PCR em tempo real)	▪ *Swab* uretral, cervical, vulvar e primeiro jato urinário	▪ Altas sensibilidade (99%) e especificidade (100%) ▪ Fácil execução e resultado rápido ▪ Bom custo-benefício ▪ Atualmente, considerado padrão-ouro ▪ Permite autocoleta
Cultura	▪ *Swab* uretral e cervical	▪ Já foi considerado padrão-ouro ▪ Dificuldade técnica

Fonte: Modificado de Gonçalves AKS, Silva MJPMA, Andrade CF, Pontes AC, Dantas GL, Eleutério Junior J, Giraldo PC. Rastreamento universal para cervicite clamidiana: uma revisão sistemática. Femina. 2009;37(10):535-41.

Sorologia

A pesquisa de anticorpos é o método de escolha nos casos de pneumonia afebril do lactente, pois, sendo infecção sistêmica aguda, permite a detecção de anticorpos da classe IgM. O valor diagnóstico da sorologia e dos exames já citados será discutido mais adiante. Os métodos sorológicos utilizados no diagnóstico das infecções por *Chlamydias* são:

▪ **Fixação do complemento:** detecta anticorpos fixadores do complemento que reconhecem o antígeno LPS das clamídias, comum a todas as espécies e, portanto, não específico. O tratamento com antibióticos pode retardar ou diminuir a produção de anticorpos fixadores do complemento e, assim, diminuir a sensibilidade do teste.

▪ **Imunofluorescência indireta (IFI):** detecta anticorpos por meio da reação com antígenos específicos, utilizando como revelador um antissoro fluorescente dirigido contra as classes de anticorpos IgG ou IgM, possibilitando, assim, a distinção entre infecção passada (presença de IgG e ausência de IgM) e infecção em atividade (presença de IgM). Este teste é o mais sensível e o único capaz de diferenciar as espécies, bem como seus sorotipos, pois emprega antígenos da proteína MOMP, que é espécie-específica.

▪ **Elisa (*Enzyme Immunoabsorbent Assay*):** detecta anticorpos para o antígeno LPS e não é específico.

Importante ressaltar que a sorologia é inadequada para diagnosticar infecções agudas do trato genital inferior, pois a resposta do anticorpo torna-se detectável somente após semanas a meses e é frequentemente menos pronunciada. Além disso, muitos testes sorológicos não são capazes de diferenciar anticorpos contra diferentes espécies de *Chlamydia*. Em contrapartida, a sorologia pode ser útil no diagnóstico de infecções crônicas e invasivas (doença inflamatória pélvica, linfogranuloma venéreo, artrite reativa sexualmente adquirida). Na maioria desses casos, as bactérias são indetectáveis em *swabs* anogenitais ou urina, e os dados sorológicos podem ser utilizados para avaliar a infecção por clamídia como causadora. Como infecções persistentes por *Chlamydia trachomatis* e complicações de infecções ascendentes geralmente estão associadas a uma resposta positiva de anticorpos, a sorologia

negativa provavelmente exclui o envolvimento da bactéria. Contudo, a sorologia positiva não representa uma prova definitiva de infecção por *Chlamydia*.

COLETA E TRANSPORTE DE MATERIAL CLÍNICO

A eficiência da coleta e do transporte das amostras clínicas é essencial para o sucesso do diagnóstico no laboratório. A sensibilidade e a especificidade dos exames estão diretamente relacionadas à adequação da amostra. Pelo fato de as *Chlamydias* serem parasitas intracelulares, o objetivo da coleta deve ser a obtenção de células que contenham os micro-organismos. Amostras que contêm secreções ou exsudatos e que são pobres em quantidade de células (células colunares de uretra e cérvix, células epiteliais conjuntivais etc.) não são satisfatórias. As técnicas de amplificação de ácidos nucleicos não requerem micro-organismos intactos já que, teoricamente, apenas poucas cópias de genes são necessárias para um resultado positivo; no entanto, estudos recentes revelaram a necessidade de um mínimo de células hospedeiras nas amostras para esse fim.

Coleta e transporte de material para cultura

Na coleta de raspados deve-se ter o cuidado de remover as secreções, pois elas podem ser tóxicas ou contaminar as culturas de células com outros agentes.

▪ **Conjuntiva:** quando a suspeita é tracoma, deve ser colhido um raspado da conjuntiva superior (evertendo-se a pálpebra) com *swab* de algodão. Quando a suspeita é conjuntivite de inclusão (neonatal ou em adultos), deve-se coletar o material da pálpebra inferior.

▪ **Uretra:** introduzir um *swab* uretral 3 a 4 cm na uretra masculina e fazer um movimento rotatório, obtendo um raspado. Na uretra feminina o *swab* é introduzido 1 cm.

▪ **Cérvix:** introduzir um *swab* ou escova citológica (*cytobrush*) 1,5 cm na endocérvice e coletar o raspado, executando movimentos rotatórios. A escova coleta maior número de células, o que aumenta a probabilidade de isolamento, porém é mais invasiva, podendo provocar sangramento e não deve ser usada em gestantes.

Os *swabs* contendo material raspado devem ser introduzidos em um tubo contendo meio de transporte específico para *Chlamydias*, bem lavados (agitados no meio e pressionados contra a parede do tubo) e, finalmente, retirados e desprezados. Recomenda-se o uso de *swabs* de algodão alginatado, já que alguns outros tipos são tóxicos para as bactérias.

- **Outros materiais:** lavados, aspirados, pus de bubão e biópsias devem ser colhidos e depositados diretamente em um tubo contendo meio de transporte.

Os materiais coletados devem ser mantidos e transportados para o laboratório à temperatura de 2 a 8 °C, condições estas obtidas pela conservação da amostra em geladeira até o momento de ser enviada para exame, em banho de gelo. O período entre a coleta e a chegada ao laboratório não deve ultrapassar 24 horas, sendo ideal o envio imediato após a coleta. Na impossibilidade de envio em 24 horas, o material deve ser congelado a –70 °C ou temperatura mais baixa e transportado congelado, em gelo seco ou nitrogênio líquido.

Coleta e transporte de material para exame direto

As técnicas de coleta de material para exame direto são as mesmas utilizadas para a cultura. O material raspado destinado à IFD é depositado em uma lâmina adequada por meio de um *imprint*, e não por esfregaço. Em casos de suspeita de tracoma, é essencial que o raspado forneça um mínimo de 100 células conjuntivais, pois, dependendo da fase de infecção, encontra-se maior ou menor número de EB e um material pobre em células pode resultar em um falso-negativo. Materiais que serão testados por Elisa devem ser colhidos de acordo com as indicações do fabricante do teste. Lavados e aspirados devem ser colhidos com solução fisiológica.

Os materiais colhidos em lâminas devem ser fixados com acetona ou metanol por cinco minutos; não sendo possível a fixação, deve-se enviar o material imediatamente ao laboratório ou conservá-lo em geladeira por não mais que 24 horas. Se fixado, o material pode ser enviado em até 48 a 72 horas, mantido em geladeira até o momento do seu envio.

Todos os materiais para exame direto devem ser transportados em banho de gelo.

Coleta e transporte de material para testes de biologia molecular

Entre todos os métodos de identificação do agente, talvez este seja o que tem mais facilidade na coleta, manutenção e envio ao laboratório. A sua alta sensibilidade permite que a coleta para identificação de infecção genital e uretral seja realizada pelo próprio paciente. Permite ainda realização do teste em urina, facilitando, assim, a sua implementação. Uma vez realizada a coleta da amostra, pelo profissional ou autocoleta, a escova utilizada é colocada em meio fixador (normalmente, é utilizado o mesmo meio de citologia em base líquida), que pode permanecer por até 1 semana em temperatura ambiente e, posteriormente, enviada ao laboratório para o processamento e realização do NAAT.

Coleta e transporte de material para sorologia

O sangue deve ser colhido em tubo sem anticoagulante, em quantidade de 5 a 10 mL. Em caso de recém-nascido, pode-se coletar menor quantidade, porém não inferior a 3 mL, para se obter quantidade suficiente de soro. O sangue deve ser transportado em temperatura ambiente e o soro em banho de gelo.

DIAGNÓSTICO LABORATORIAL NAS DIFERENTES SITUAÇÕES CLÍNICAS

Dependendo das manifestações clínicas, diferentes exames podem ser requisitados. Para se obter resultado de diagnóstico confiável, recomenda-se considerar resultado positivo aquele baseado na combinação de um resultado de cultura com um resultado de outro exame, que não a cultura. Porém, em casos legais de comprovação de abuso sexual, apenas a cultura é válida, pois é o único método que detecta exclusivamente organismos viáveis e tem o mínimo potencial de contaminação externa do material coletado.

A seguir, são apresentados os possíveis exames e materiais clínicos, conforme as manifestações das infecções por *Chlamydias*, e seus valores no diagnóstico.

- **Tracoma:** o exame direto e a cultura de raspado conjuntival podem ser utilizados para confirmar o diagnóstico clínico do tracoma, para monitorizar a eficácia do tratamento e em inquéritos epidemiológicos; porém o exame direto (IFD) é pouco sensível para diagnosticar a infecção e a cultura requer condições especiais que geralmente não existem, principalmente em condições de campo. A sorologia tem pouco valor no diagnóstico, pois não consegue detectar IgM e os IgG presentes podem ser resultado de infecção passada.

- **Uretrite:** a uretrite por *Chlamydia* pode ser detectada por NAAT, pelo isolamento do agente em cultura e pelo exame direto de um raspado uretral. A sorologia não é útil no diagnóstico, pois a esta é uma infecção superficial que geralmente não estimula uma resposta de anticorpos detectável pelos métodos laboratoriais em uso.

- **Epididimite:** para o diagnóstico de epididimite, deve-se fazer a cultura da *Chlamydia* de raspado uretral ou NAAT em urina. Se possível, um aspirado do epidídimo deve ser colhido com agulha e enviado para cultura. Títulos elevados de IgG anticlamídia geralmente são detectados em pacientes com epididimite.

- **Prostatite:** a *Chlamydia* como agente etiológico de prostatite não é identificada com frequência pela cultura de material uretral, fluido prostático e biópsias. No entanto, a uretrite pela bactéria é diagnosticada por cultura em 10% dos casos. Exames diretos por Elisa e IFD de material uretral e fluido prostático são pouco eficazes na detecção. A sorologia tem pouco valor no diagnóstico.

- **Linfogranuloma venéreo:** o diagnóstico laboratorial do LGV pode ser feito pela cultura de pus de bubão, raspado cervical, uretral e material de lesões genitais; *swabs* retais não são apropriados por terem grande potencial de contaminação que pode destruir as células para cultura. Nos casos de LGV a sorologia tem valor no diagnóstico: títulos de anticorpos IgG para *C. trachomatis*, maiores ou iguais a 64, quando associados à clínica, diagnosticam o LGV.

- **Síndrome uretral aguda:** o material adequado para o diagnóstico desta infecção são os raspados uretrais e cervicais, pois observa-se que mulheres infectadas por *Chlamydia* na uretra, na maioria das vezes, também o são na cérvice (idealmente, a coleta deve ser feita nos dois sítios). O método utilizado para o diagnóstico é a cultura. Por ser infecção superficial, a uretrite não pode ser diagnosticada por sorologia. No entanto, havendo a possibilidade de captura de híbridos ou NAAT, estes devem ser os mais adequados para identificação da bactéria.

- **Vaginite/vaginose:** *swabs* vaginais são materiais apropriados para o diagnóstico laboratorial apenas quando se utilizam métodos moleculares, já que a *Chlamydia* é parasita intracelular e, portanto, localiza-se na endocérvice; o conteúdo vaginal encontrado nas vaginites e vaginoses dificilmente terá células infectadas pela bactéria. Entretanto, fragmentos de DNA da bactéria podem ser encontrados na vagina, permitindo diagnósticos por NAATs e, inclusive, possibilitando a autocoleta de amostras vaginais.

- **Cervicite:** o diagnóstico etiológico da cervicite é feito pela cultura e pelo exame direto de raspado endocervical. A cultura é mais eficiente que o exame direto e pode ser feita juntamente com uma cultura de material uretral para aumentar a probabilidade de isolamento do agente. A sorologia tem um papel muito limitado no diagnóstico. Os métodos de biologia molecular (captura hibrida e, principalmente NAAT) têm o melhor custo benefício para detecção da cervicite.

- **Endometrite:** o diagnóstico etiológico da endometrite por *Chlamydia* é feito preferencialmente pela cultura de material uretral, endocervical e, preferivelmente, de aspirado endometrial. O exame direto por imunofluorescência também pode ser feito com os mesmos materiais. Estudos sorológicos podem adicionar informações ao diagnóstico: altos títulos de anticorpos medidos por imunofluorescência favorecem o diagnóstico enquanto a sua ausência, não. No entanto, o padrão-ouro para diagnóstico de endometrite é o histopatológico, que pode ser associado ao NAAT.

- **Salpingite:** o diagnóstico etiológico da salpingite por *Chlamydia* é difícil de ser estabelecido. A maneira mais apropriada de se fazer o diagnóstico é demonstrando a presença do micro-organismo no conteúdo tubário por biologia molecular, meio da cultura e do exame direto, o que só é possível quando é feita laparoscopia ou laparotomia. A sorologia tem valor limitado, uma vez que a presença de anticorpos específicos é extremamente comum no grupo de mulheres que adquirem salpingite por *Chlamydia*; os títulos de IgG são estacionários (mas podem diminuir ou mesmo desaparecer com o tempo) e o IgM raramente está presente.

- **Doença inflamatória pélvica (DIP):** estudos recentes indicam que a sorologia para *Chlamydia* pode ser usada como indicador de infecção persistente e, assim, sugerir a etiologia da DIP.

- **Síndrome de Reiter:** biologia molecular, culturas de *swabs* uretrais e cervicais podem ser utilizadas para diagnóstico. Fluido sinovial e amostras de biópsia podem ser pesquisados por imunofluorescência quanto à presença de EB.

A sorologia tem função apenas de suporte no diagnóstico, pois a presença de IgM e/ou soroconversão de IgG ocorrem em uma minoria dos casos dos pacientes de Reiter; podem aparecer altos títulos estacionários de IgG.

- **Periapendicite:** em casos por *Chlamydia*, deve-se fazer culturas de material uretral, cervical e da superfície peritoneal do apêndice e, se possível, das trompas e de aspirado endometrial. Testes sorológicos de anticorpos específicos podem ser adicionados à bateria de testes diagnósticos, porém têm o mesmo valor limitado que na salpingite.

- **Peri-hepatite:** o diagnóstico etiológico na peri-hepatite pela *Chlamydia trachomatis* baseia-se no isolamento da bactéria em material uretral, cervical e, se possível, em material tubário e da cápsula do fígado. Anticorpos para *Chlamydia* devem ser testados quando uma mulher em idade fértil se apresenta com dor abdominal superior e também quando uma mulher jovem se apresenta com dor sugestiva de colecistite aguda. Pacientes com peri-hepatite pela bactéria geralmente apresentam títulos excepcionalmente altos de anticorpos; embora a soroconversão de IgG e a presença de IgM aconteçam somente em pequena percentagem dos pacientes; um alto título de IgG é o melhor teste preditivo para peri-hepatite por *Chlamydia*.

- **Conjuntivite neonatal:** o melhor material para diagnosticá-la é o raspado de conjuntiva, que deve ser enviado para cultura e exame direto. Por não se tratar de infecção sistêmica, a conjuntivite não pode ser diagnosticada pela sorologia.

- **Pneumonia afebril do lactente:** como a conjuntivite ocorre em cerca de 50% dos casos de pneumonia neonatal por *Chlamydia*, pode-se coletar raspado conjuntival para cultura e exame direto. A bactéria pode ser isolada de material de biópsia de pulmão, porém a coleta é um processo invasivo. A pneumonia afebril do lactente é um dos poucos casos em que a sorologia é diagnóstica, pois, na presença de sintomas, é possível detectar anticorpos da classe IgM, que indicam infecção em atividade; anticorpos IgG geralmente estão presentes em altos títulos, mas seu valor no diagnóstico é questionável, pois são parcialmente de origem materna. A *Chlamydia* pode ser isolada em cultura de material nasofaríngeo, porém a sua presença não diagnostica a infecção no pulmão, pois a colonização da faringe pela *Chlamydia* pode permanecer restrita a esse local e a pneumonia provavelmente é causada por outro agente.

- **Conjuntivite de inclusão:** o diagnóstico é feito pela cultura e pelo exame direto do raspado conjuntival. A soroconversão é rara na conjuntivite no adulto, já que frequentemente ocorre infecção genital concomitante que, em geral, se instalou muito tempo antes do diagnóstico de conjuntivite.

- **Psitacose/ornitose:** como o isolamento em cultura é potencialmente perigoso e nem todos os laboratórios têm condições de segurança adequadas, a sorologia se torna o método de escolha para o diagnóstico das infecções por *C. psittacci*. A psitacose é uma infecção sistêmica e o indivíduo responde com altos títulos de anticorpos fixadores do complemento, porém a técnica utilizada para medir estes anticorpos não diferencia as espécies e pode detectar uma reação cruzada de anticorpos contra outras espécies de *Chlamydia* como a *C. pneumoniae*, o que constitui um problema no diagnóstico diferencial. A imunofluorescência indireta (IFI) é uma alternativa preferível, pois emprega antígenos específicos; a soroconversão de IgG ou a presença de IgM diagnosticam a infecção.

- **Pneumonia por *C. pneumoniae*:** o isolamento da *C. pneumoniae* em cultura é difícil porque esta bactéria cresce pouco em cultura de células. A detecção direta de EB em material do trato respiratório pela reação com anticorpos monoclonais é possível, mas esse método é menos sensível que a sorologia e o isolamento. A sorologia é o método de escolha. O teste de IFI é o único método sorológico específico e sensível para qualquer espécie de *Chlamydia*; é um exame capaz de distinguir as classes de anticorpos IgA, IgG e IgM, o que ajuda na diferenciação entre infecção recente e passada, e entre reinfecção e infecção primária. Dois padrões de resposta de anticorpos à infecção aguda por *C. pneumoniae* foram identificados: um está associado à infecção primária e o outro, à reinfecção. Na infecção primária, observa-se uma rápida resposta de anticorpos fixadores do complemento (FC); os anticorpos IgM (medidos pela IFI) aparecem mais tarde, em torno da terceira semana; e a fração de anticorpos IgG só aparece em 6 a 8 semanas após a instalação da doença. Na reinfecção, os anticorpos FC e IgM não aparecem ou aparecem em títulos muito baixos; o título de IgG aumenta rapidamente, geralmente em 1 a 2 semanas, atingindo títulos maiores ou iguais a 512. A compreensão desses padrões é importante na interpretação dos estudos sorológicos nas infecções por *C. pneumoniae*. Em uma infecção primária, se a segunda amostra é colhida com menos de 3 semanas após a instalação da doença, a resposta de anticorpos pode ser omitida. Nas reinfecções, a ausência de anticorpos FC e IgM pode dificultar a diferenciação entre infecção aguda e anticorpos persistentes de infecção passada. Estudos sorológicos em pacientes com infecção aguda revelam que, enquanto o IgM começa a declinar em torno de 2 meses até desaparecer em 6 meses, o IgG pode ser detectado por até mais de 3 anos em alguns pacientes. Portanto, o diagnóstico sorológico deve ser feito pela análise de duas amostras, sempre que possível; a presença de alto título de IgG isoladamente fornece um diagnóstico bem menos preciso do que um aumento de quatro vezes no título de soros pareados e isso é particularmente importante para pacientes idosos que podem já ter sido infectados e reinfectados e apresentar títulos persistentes de anticorpos IgG. Um auxílio no diagnóstico de infecções crônicas é a persistência de IgA no soro em títulos elevados (> 64); em pacientes idosos, foi observado que 20% dos diagnósticos de *C. pneumoniae* seriam omitidos se não fosse pesquisado o IgA. Foi observada, em estudos, a presença de IgA associada à asma, à doença coronariana e ao infarto do miocárdio, sugerindo serem essas doenças relacionadas às infecções crônicas por *C. pneumoniae*.

CHLAMYDIA TRACHOMATIS NOS DIFERENTES PERÍODOS EVOLUTIVOS DA VIDA DA MULHER
INFÂNCIA

As crianças nascidas de mães infectadas têm risco de 18 a 40% de apresentarem conjuntivite neonatal e de 10 a 20% de pneumonia. Existe a possibilidade de infecção em irmãos, em virtude da colonização persistente ou de reinfecção da mãe.

A bactéria é adquirida nesse período geralmente por transmissão durante o parto. Há ainda relatos de vulvovaginites por *Chlamydia trachomatis* em meninas nas quais a infecção – tendo sido adquirida no momento do parto – persistiria nos genitais sem causar sintomas durante muito tempo.

Há ainda a possibilidade de infecção na faringe, ouvido médio, traqueia e reto durante a infância. Em consequência da transmissão vertical (da mãe para o feto ou da mãe para o recém-nascido) 30 a 40% das crianças expostas à *Chlamydia trachomatis* desenvolverão conjuntivite. Desde que tais inclusões na conjuntiva de recém-nascidos têm sido observadas em crianças que receberam profilaxia ocular com nitrato de prata, tem-se verificado que esse método preventivo não evita a infecção ocular pela *Chlamydia trachomatis* e que, para tal profilaxia, devem ser utilizados antibióticos ativos contra a bactéria. Outra forma de acometimento na criança tem sido relatada em casos de abuso sexual.

PUBERDADE E MENACMA

Durante a puberdade e a menacma, a principal forma de transmissão é o contato sexual. As infecções por *Chlamydia trachomatis* devem ser pesquisadas em mulheres jovens que procurem atendimento, mesmo sem queixas (como rastreio) e naquelas com queixa de corrimento vaginal e/ou sintomas relacionados ao trato urinário; que refiram algum sintoma em seu(s) parceiro(s) sexual(is); portadoras de outras infecções sexualmente transmissíveis (tricomoníase, gonococcia etc.) e que tenham esfregaço cervicovaginal demonstrando número aumentado de células inflamatórias.

O local mais frequentemente acometido na mulher é a cérvice uterina, a partir da qual a infecção pode progredir para o trato genital superior, atingindo o endométrio (endometrite), as tubas (salpingite), o peritônio pélvico (peritonite) e, mais raramente, a cápsula do fígado (peri-hepatite). Pode, ainda, ocorrer a disseminação hematogênica da bactéria, que atingirá as articulações (artrite).

Não existem sintomas específicos que possam distinguir as cervicites por *Chlamydia trachomatis* das outras causas de cervicite. No entanto, a infecção deve ser pesquisada em mulheres portadoras de cervicite ou em presença de secreção mucopurulenta proveniente da endocérvice. Deve-se ainda suspeitar da presença da bactéria quando, ao exame ginecológico rotineiro ou à coleta da colpocitologia oncológica (Papanicolaou) houver friabilidade do colo uterino. Importante ressaltar que 50 a 75% das mulheres portadoras de *Chlamydia trachomatis* na cérvice são assintomáticas. Na atualidade, diversos pesquisadores têm se preocupado em estudar a existência de associação entre as infecções por *Chlamydia trachomatis* e lesões pré-neoplásicas e neoplásicas do trato genital inferior, já que mulheres portadoras de tais afecções apresentam maior prevalência da infecção por agentes sexualmente transmissíveis do que a população em geral.

A partir da cérvice uterina, a bactéria pode vencer os mecanismos de defesa locais e ascender até a cavidade uterina, causando o aparecimento de endometrite; os sinais e sintomas podem ser ainda totalmente inespecíficos ou sugestivos de salpingite, com dor pélvica de intensidade e duração variáveis. Muitas vezes, o único sinal de acometimento do endométrio pode ser discreta perda sanguínea pelos genitais, independentemente do período menstrual, resultante da exteriorização de áreas de necrose na superfície endometrial geradas pelo processo infeccioso; deve-se suspeitar de endometrite por *Chlamydia trachomatis* em mulheres, particularmente jovens, que estejam utilizando contraceptivos hormonais orais e apresentem tal sangramento vaginal intermitente.

Salpingite

Resulta do acometimento das trompas uterinas pela bactéria, com consequente processo inflamatório que, além das tubas, pode afetar as estruturas adjacentes. O termo salpingite é utilizado por alguns autores como sinônimo de doença inflamatória pélvica.

Outros micro-organismos, além da *Chlamydia trachomatis,* também podem ser causa de salpingite. Assim, a *Neisseria gonorrhoeae*, os micoplasmas e bactérias aeróbias e anaeróbias, ascendendo do trato genital inferior para o superior, podem iniciar o processo de lesão tubária. Embora diversos aspectos etiopatogênicos da salpingite ainda permaneçam obscuros, as evidências apontam para uma etiologia polimicrobiana, já que, em material colhido das tubas, mais de uma bactéria tem sido identificada.

Na maioria dos casos, as pacientes referem dor no baixo ventre associada ou não a outros sintomas, como corrimento genital, sintomas urinários e gastrointestinais (vômitos, náuseas), mal-estar geral, eventualmente febre. Ao exame físico, há dor à palpação do hipogástrio, que pode ser acompanhada por sinais de peritonismo. Ao exame ginecológico, há dor à mobilização do colo uterino e, por vezes, presença de tumor pélvico, que corresponde à presença de abscessos.

O diagnóstico diferencial deve ser feito com apendicite aguda, tumor de ovário, gravidez ectópica, infecção do trato urinário, cisto ovariano.

Além dos achados clínicos, auxiliam o diagnóstico hemograma e velocidade de hemossedimentação, ultrassonografia, ressonância magnética (melhor opção, sempre que disponível) e exames microbiológicos. Estes últimos, pelas dificuldades, nem sempre são passíveis de realização. Registre-se ainda que, muitas vezes, a *Chlamydia trachomatis* pode estar presente nas tubas, e não ser mais encontrada em na cérvice uterina, onde haveria facilidade para a coleta de material. O diagnóstico de certeza é feito pela laparoscopia, que permite a visualização das tubas inflamadas e, eventualmente, de abcessos, possibilitando a coleta de material nesses sítios; entretanto, na prática, nem sempre é disponível.

Além de todo desconforto que causa à paciente e o custo econômico que acarreta, a salpingite aguda pode deixar sequelas importantes como esterilidade, dor pélvica crônica e aumento na incidência de gravidez ectópica.

Peri-hepatite

Também denominada síndrome de Fitz-Hugh-Curtis, decorre da disseminação do processo infeccioso genital para a cavidade peritoneal, atingindo a cápsula hepática. Outras vias possíveis são a hematogênica e a linfática. Caracteriza-se pelo aparecimento de processo inflamatório agudo peri-hepático, acompanhado da deposição de fibrina na superfície do fígado e peritônio, o que causa formação de aderências entre o fígado e o diafragma, denominadas de "cordas de violino". Como manifestação clínica, observa-se dor aguda no hipocôndrio direito, geralmente intensa, semelhante à dor dos processos inflamatórios de vias biliares, podendo haver associação com náuseas e vômitos. Dependendo da intensidade do quadro, a paciente pode apresentar calafrios, febre, cefaleia, mal-estar geral. Deve ser suspeitada principalmente em mulheres jovens e sexualmente ativas.

Bartolinite e skenite

Os ductos das glândulas vestibulares de Bartholin podem ser infectados pela *Chlamydia trachomatis*. O quadro clínico caracteriza-se por dor e sinais inflamatórios, como eritema e edema acentuados. Geralmente, ocorre aumento de tamanho das glândulas em razão do acúmulo de secreção purulenta. As glândulas parauretrais de Skene também podem ser acometidas.

Síndrome uretral

Deve-se suspeitar de uretrite em pacientes mais jovens e sexualmente ativas com disúria e piúria sem bacteriúria e com culturas urinárias negativas para os usuais patógenos urinários. Na mulher, a inflamação e a descarga uretral não são tão tipicamente presentes quanto nos homens. Em pacientes com suspeita de uretrite, é indicado um teste de amplificação de ácido nucleico uretral, vaginal, endocervical ou urinário para *Neisseria gonorrhoeae* e *Chlamydia trachomatis*.

GESTAÇÃO

A ocorrência de infecções sexualmente transmissíveis (IST) durante a gestação é preocupante, já que as alterações fisiológicas maternas dificultam o manuseio da paciente e a presença do feto pode limitar o tratamento. Contudo, é o período no qual a mulher frequentemente busca a assistência pré-natal, surgindo, então, a oportunidade de diagnóstico, tratamento e educação sobre as IST em geral. Embora todas as infecções possam ocorrer durante a gestação e repercutir sobre ela, algumas, como a sífilis, têm sido estudadas há vários anos e outras, como a infecção por *Chlamydia trachomatis*, apenas recentemente tem sido diagnosticada durante a gravidez, com possibilidade de afetar o curso da gestação e o bem-estar do concepto.

De acordo com Sweet e Gibbs (1990), a transmissão mãe-feto ocorre por contaminação direta, após a ruptura de membranas, não existindo, até o momento, evidências de passagem do micro-organismo pela placenta. Diversos estudos têm demonstrado que a infecção por *Chlamydia trachomatis* durante a gestação resulta em maior prevalência de complicações, como prematuridade, ruptura precoce de membranas, baixo peso ao nascer e aumento na incidência de mortalidade perinatal. Além disso, para mulheres com infecção ativa, o risco de transmissão ao neonato é de 50 a 70%. Em consequência, 30 a 50% dos conceptos podem ter conjuntivite, e metade desses infecção nasofaringeana, que pode se complicar em pneumonia em um terço dos casos.

Aspecto interessante a ser considerado é a atividade antibacteriana do líquido amniótico, contra numerosas espécies de bactérias aeróbias e anaeróbias, resultante de um fator inibitório, um polipeptídeo com peso molecular de 700 daltons. Adicionando-se líquido amniótico em diferentes concentrações a culturas de células MacCoy, verificou-se decréscimo nas unidades de corpúsculos de inclusão que se formam no referido meio de cultura. A atividade inibitória do líquido amniótico ocorre a partir da 16ª semana de gestação. A presença de um fator inibitório poderia explicar por que o micro-organismo, com variada prevalência na cérvice de gestantes, é muito raramente encontrado no fluido amniótico, ao qual deve ter acesso por meio de infecção ascendente ou, com menor probabilidade, por via hematogênica. Porém, a presença de tal fator não explica de que maneira a *Chlamydia trachomatis* e outros micro-organismos estariam envolvidos com ruptura precoce de membranas e outras alterações.

Durante o puerpério, as mulheres portadoras de *Chlamydia trachomatis* na cérvice uterina apresentam risco 5 a 6 vezes maior de contraírem endometrite pós-parto, em período que varia de 48 horas até 6 semanas. Existe ainda a possibilidade de ocorrência de infecção pós-abortamento, seja ele espontâneo, seja provocado.

CLIMATÉRIO

As modificações hormonais e anatômicas que ocorrem no climatério provocam o deslocamento da junção escamocolunar para dentro do canal cervical, portanto, o epitélio colunar, alvo da bactéria, torna-se menos exposto. Tal fato, se aliado à redução na atividade sexual, ocasionaria menor possibilidade de contaminação do trato genital por *Chlamydia trachomatis*, assim como ascensão da bactéria para o trato genital superior. Contudo, deve-se considerar que na atualidade a mulher no climatério, de maneira geral, tem vida social ativa, com possibilidade de novos encontros e relacionamentos; a não necessidade de método contraceptivo resulta em atividade sexual sem proteção, o que certamente aumenta o risco de aquisição de infecções sexualmente transmissíveis, inclusive por *Chlamydia trachomatis*. Existem ainda relatos na literatura sobre o isolamento da bactéria em mulheres na pós-menopausa, sem vida sexual ativa há muitos anos, o que pressupõe a persistência em longo prazo da bactéria adquirida anteriormente.

MANIFESTAÇÕES DA *CHLAMYDIA TRACHOMATIS* NO SEXO MASCULINO

A infecção da *Chlamydia trachomatis* nos recém-nascidos do sexo masculino apresenta-se com as mesmas características na infância descritas anteriormente, ou seja, observam-se a conjuntivite neonatal e a pneumonia.

A forma mais comum de infecções por *Chlamydia trachomatis* no homem é a uretrite. Nos Estados Unidos, mais de três milhões de casos de uretrite não gonocócica ocorrem anualmente, semelhante ao reportado em outros países. A uretrite causada pela bactéria pode ser assintomática ou, se os sintomas estiverem presentes, eles são menos acentuados do que os da uretrite gonocócica. Em contrapartida, a persistência ou o aparecimento de sintomas após o tratamento de uretrite gonocócica sugere a infecção por *Chlamydia*. Existe a possibilidade

de que os dois agentes tenham sido adquiridos simultaneamente, mas o hiato no aparecimento dos sintomas é em decorrência da diferença no tempo de incubação dos micro-organismos, 3 a 5 dias para a *Neisseria gonorrhoeae* e 7 a 14 dias para a *Chlamydia*. Na ausência de sintomas, a uretrite é suspeitada em presença de piúria microscópica em amostra de urina de primeiro jato. As uretrites resultantes da *Chlamydia trachomatis* podem com pouca frequência deixar sequelas nos homens. No entanto, adquirem importância epidemiológica, pois esses homens podem infectar suas parceiras.

Recomendações do consenso europeu referem que, idealmente, todo o homem portador de uretrite seja também testado para a presença de *Mycoplasma genitalium* através de métodos de biologia molecular.

Outras manifestações da infecção por *Chlamydia trachomatis* no organismo masculino são a epidimite, prostatite e proctite, sendo esta última, particularmente, em homossexuais que praticam o intercurso retal receptivo sem o uso de cóndon. A epidimite caracteriza-se por dor escrotal unilateral, edema, sensibilidade e febre. Na prostatite, os sintomas podem incluir, além de edema e dor, calafrios, febre, ardor intenso ao urinar, incapacidade de esvaziar a bexiga. Quando a prostatite se torna crônica, os sintomas podem ser semelhantes, mas não há febre, e são recorrentes, o que dificulta o diagnóstico. Doenças urinárias obstrutivas e procedimentos cirúrgicos no trato urinário também podem estar associados, caracterizando uma transmissão não sexual.

MANIFESTAÇÕES COMUNS A AMBOS OS SEXOS

Artrite reativa, faringite, tracoma, linfogranuloma venéreo e conjuntivite são manifestações comuns a ambos os sexos.

A *Chlamydia trachomatis* pode causar artrite como consequência da infecção sexual. A artrite reativa tem as seguintes características: início agudo; menos de 10 articulações envolvidas; tenossinovite é menos frequente, manifestações cardíacas, renais e de pele.

SÍNDROME DE REITER

Também conhecida como artrite reativa, é a clássica tríade de inflamação ocular, uretrite no homem ou cervicite na mulher e artrite, acometendo as grandes articulações.

MANIFESTAÇÕES MUCOCUTÂNEAS

Também podem ocorrer, porém, são mais frequentes em homens, embora possa ocorrer em mulheres e crianças. A fisiopatologia não é totalmente conhecida, envolvendo fatores imunológicos. O prognóstico é variável, aproximadamente 15 a 20% dos pacientes podem desenvolver sequelas importantes se não forem adequadamente tratados.

A *Chlamydia trachomatis* tem sido isolada da uretra em homens ou da cérvice uterina em mulheres, mas não das articulações de pacientes com estas características. No entanto, a recuperação pode ser menos frequente porque os pacientes receberam antibioticoterapia antes da coleta das amostras das articulações.

A detecção de antecedentes pode ser válida no estabelecimento da relação etiológica entre infecção por *Chlamydia* e artrite. A elevação de títulos para *Chlamydia* ou títulos altos têm sido demonstrados em pelo menos metade de pacientes com artrite reativa às infecções sexuais.

FARINGITE

Correlaciona-se com histórico de contato urogenital, tendo sido encontrada em aproximadamente 3 a 6% de homens e mulheres atendidas em clínicas de infecções sexualmente transmissíveis. A maioria das infecções é assintomática.

TRACOMA

Ver Capítulo 33.

LINFOGRANULOMA VENÉREO

Ver Capítulo 34.

MANIFESTAÇÕES CLÍNICAS DA *CHLAMYDIA PSITTACI*
PSITACOSE/ORNITOSE

Chlamydia psittaci é o agente causador da psitacose (às vezes, também chamada ornitose ou febre do papagaio), sendo ele o mais importante de caráter zoonótico. Dados recentes também indicam que, em conjunto com *Chlamydia trachomatis*, *Chlamydia psittaci* pode desempenhar um papel no tracoma humano. Casos de transmissão de aves para o ser humano são relatados regularmente na literatura. Os sintomas nos indivíduos afetados são principalmente inespecíficos e semelhantes à influenza, mas pneumonias graves, endocardites e encefalites não são incomuns.

A doença começa a se manifestar após período de incubação de 5 a 15 dias. O início costuma ser insidioso, com sintomas brandos, inespecíficos, lembrando infecção de vias aéreas superiores. Febre, tosse seca, cefaleia, calafrios, mialgia e hepatoesplenomegalia ocorrem em mais da metade dos casos. Pode ocorrer o acometimento de vários órgãos, entre eles o pulmão, o trato gastrointestinal e o sistema nervoso. O órgão humano mais acometido é o pulmão, cujas manifestações clínicas incluem tosse seca e dispneia. A manifestação típica é de pneumonia seguida a exposição às aves. Dor pleurítica é rara. Pneumonia confirmada radiologicamente é encontrada em até 80% dos casos. Não há características radiológicas que permitam diferenciar a pneumonia por psitacose da pneumonia por outras causas.

As infecções por *C. psittaci* provocam alterações compatíveis com pneumonia intersticial. A radiografia do peito mostra grau variado de consolidação e infiltrado. A infecção se localiza frequentemente nos lobos inferiores dos pulmões. Os principais sintomas são dor de cabeça, calafrios, febre, tosse não produtiva e, com menos frequência, *ronchi*; a velocidade de hemossedimentação é aumentada, embora a contagem de glóbulos brancos seja normal. Ocasionalmente, podem ocorrer sintomas abdominais como vômito e dor abdominal. Envolvimento hepático é relativamente comum com aumento moderado das transaminases e fosfatase alcalina. Manifestações neurológicas, artrite e eritema nodoso podem assomar. O diagnóstico diferencial de psitacose/ornitose inclui infecções por *C. pneumoniae*, *M. pneumoniae*, tularemia, tuberculose, histoplasmose e coccidioidomicose. O período de incubação é de 6 a 19 dias.

Outras manifestações clínicas são placentite e abortamento. Os sintomas são de uma doença febril suave, mas que pode se mostrar mais severa com trombocitopenia e falência renal, advindo o abortamento.

PATOGENIA DA *CHLAMYDIA TRACHOMATIS*

A infecção por *Chlamydia trachomatis* pode afetar diversos locais anatômicos nos diferentes hospedeiros. Embora seja impossível descrever todas as alterações patológicas, algumas características da resposta do hospedeiro são bem determinadas. Tipicamente, na reação inflamatória inicial, ocorre infiltrado de polimorfonucleares, particularmente nas superfícies epiteliais. Se a resposta aguda for muito intensa, poderá haver formação de pseudomembrana, ocorrendo reações celulares que se misturam aos depósitos de fibrina. Tais lesões podem ser verificadas na conjuntiva de crianças com conjuntivite de inclusão, sobre o fígado com peri-hepatite e em outros locais afetados. Precocemente, a reação inflamatória é alterada para resposta celular predominantemente de mononucleares. No linfogranuloma e nas infecções por *Chlamydia psittaci*, são mais frequentes os macrófagos, nas demais formas de infecção humana predominam os linfócitos e plasmócitos.

Pelo fato de as infecções por *Chlamydia trachomatis* serem crônicas, as alterações podem persistir por longo tempo, com reações inflamatórias de pequena intensidade. Isso explicaria o caráter "silencioso" que muitas vezes a infecção assume, ou seja, os sintomas estariam ausentes ou pouco evidentes, mas os danos causados ao hospedeiro podem ser irreversíveis.

Ainda não são bem conhecidas as bases moleculares da patogenicidade das infecções por *Chlamydia trachomatis*, embora os estudos realizados em culturas de células em tecidos tenham possibilitado a identificação de vários fatores de virulência do micro-organismo como a capacidade de reconhecer, nas células do hospedeiro, sítios específicos para a ligação; a habilidade para induzir fagocitose; e a capacidade de inibir a fusão com lisossomas celulares, dificultando a destruição intracelular do parasita.

A resposta do hospedeiro pode ser ampla, envolvendo células linfoides e endoteliais. Nesse caso, é invasiva e capaz de causar maior destruição tecidual, ocorrendo, inclusive, a formação de escaras. Além disso, tem sido postulada a atuação de mecanismos imunológicos na ação patogênica. A doença mais grave é frequentemente vista em infecções secundárias ou em recidivas, ou seja, o organismo já estaria sensibilizado pela primoinfecção e as lesões decorrentes de resposta imunológica seriam mais intensas. O antígeno responsável pelas reações de hipersensibilidade já foi identificado, correspondendo à proteína 57 Kd.

O evento final é caracterizado pela fibrose. No tracoma, a lesão que causa a cegueira é a retração da conjuntiva. Com o tempo, a retração da cicatriz resulta na ptose palpebral. Na salpingite aguda, a tuba é danificada, facilitando a gravidez ectópica ou o fator tubário da infertilidade. No linfogranuloma tardio, os tratos genital e gastrointestinal baixo estão extensivamente lesados. Como resultado da infecção, há, com frequência, formação de folículos linfoides, com centros germinativos e predominância de células B.

A *Chlamydia psittaci* liga-se às células epiteliais respiratórias. Após a inoculação inicial, o micro-organismo se espalha por via sanguínea para o sistema reticuloendotelial. Subsequentemente, uma segunda bacteremia causa a infecção dos pulmões. A *Chlamydia psittaci* pode infectar a placenta humana, causando destruição do tecido e inflamação aguda que resulta em placentite; achados histopatológicos incluem microinfartamentos focais decorrentes de infiltrados inflamatórios nos espaços intervilosidades com deposição focal de fibrinas. A *Chlamydia psittaci* tem preferência pelos trofoblastos, em que se replica e causa insuficiência placentária, podendo provocar aborto.

Os macrófagos alveolares são as células-alvo potenciais para a *Chlamydia pneumoniae* e podem contribuir para a imunopatologia respiratória. Discute-se hoje o papel da *Chlamydia pneumoniae* no desenvolvimento da aterosclerose. As primeiras evidências de um possível envolvimento da bactéria com doenças cardíacas foram dadas pela demonstração de sorologia positiva para *Chlamydia pneumoniae* em indivíduos com infarto do miocárdio e pela detecção da clamídia em placas ateromatosas em tecido vascular. Também foram observadas evidências sorológicas de que a *Chlamydia pneumoniae* causa vasculite. É sugerido um papel patogênico dessa bactéria na asma, partindo-se do pressuposto de que a infecção por *Chlamydia pneumoniae* pode se tornar crônica.

Um estudo recente sugere que a resposta imune contra a infecção por *Chlamydia*, tanto a *Chlamydia trachomatis* como a *Chlamydia psittaci* e a *Chlamydia pneumoniae*, elicia a produção de anticorpos que reagem de maneira cruzada com um peptídeo presente na miosina, que é componente do músculo cardíaco, provocando endocardite.

QUADRO CLÍNICO

O quadro clínico que decorre da infecção por *Chlamydia trachomatis* é variável em ambos os sexos, com manifestações específicas para o sexo feminino e masculino, assim como manifestações comuns a ambos.

MANIFESTAÇÕES CLÍNICAS ESPECÍFICAS DO SEXO FEMININO

A *Chlamydia trachomatis* causa sintomas em uma minoria de mulheres infectadas. As principais manifestações clínicas são representadas por corrimento vaginal, disúria, dor pélvica, dispareunia, sangramento genital irregular, dor no hipocôndrio direito. Lembrar que não existem características específicas de corrimento vaginal que permitam associá-lo à presença de *Chlamydia trachomatis*. Na verdade, o

que ocorre é um aumento no fluxo vaginal decorrente de hipersecreção proveniente do canal cervical pela resposta inflamatória ao micro-organismo.

Cervicite

É comum, embora não existam sintomas característicos. Pode haver dor ou desconforto pélvico, dispareunia de profundidade e, eventualmente, mucorreia, que a paciente descreve como corrimento vaginal.

Disúria

É uma manifestação pouco frequente, que decorre da presença da bactéria na uretra. Deve-se suspeitar da presença do micro-organismo no trato urinário em mulheres quando os sintomas estão presentes, mas as culturas são negativas para os patógenos urinários clássicos.

Dispareunia

Geralmente, decorre da cérvix uterina quando inflamada ou do acometimento do trato genital superior pelo processo inflamatório.

Sangramento genital irregular

Resulta do acometimento do endométrio. O processo inflamatório resulta em aparecimento de áreas de necrose endometrial, promovendo descamação de maneira irregular, com sangramentos esporádicos. Em mulheres jovens, o sangramento atribuído a "escapes" da pílula anticoncepcional pode, na verdade, ser a manifestação clínica da endometrite por *Chlamydia trachomatis*. A bactéria tem sido reconhecida em aspirados endometriais, nos casos de endometrite com ou sem sinal de salpingite concomitante.

Dor no hipocôndrio direito

Causada pelo comprometimento da cápsula do fígado, decorrente do processo inflamatório, atingido a partir da infecção pélvica por via hematogênica ou por disseminação direta via cérvice, endométrio, tubas e região paracólica direita.

Deve-se suspeitar de infecção por *Chlamydia trachomatis* em mulheres jovens, sexualmente ativas que apresentam dor no hipocôndrio direito não relacionada às patologias do trato digestivo. Em geral, o parênquima hepático não está envolvido e as provas enzimáticas são normais.

Dor pélvica

A dor pélvica geralmente é inespecífica e de intensidade variável. É consequência do acometimento do trato genital superior (salpingite). O processo inflamatório que acomete as trompas pode, na sua evolução, deixar lesões cicatriciais nelas, prejudicando sua função. Em consequência, pode ocorrer esterilidade de causa tubária, aumentando a possibilidade de gravidez ectópica e dor pélvica crônica.

Nos casos graves de salpingite aguda, pode haver a formação de abcessos pélvicos. A dor pélvica pode ser intensa, acompanhada de secreção purulenta na vagina. Nessas circunstâncias, o estado geral da paciente pode ser comprometido, apresentando febre, prostração, taquisfigmia etc.

MANIFESTAÇÕES CLÍNICAS ESPECÍFICAS DO SEXO MASCULINO

A uretrite é a principal manifestação no sexo masculino. Apresenta-se com polaciúria, disúria e secreção uretral hialina. Estas manifestações iniciam-se 6 a 14 dias após o contato infectante. A infecção pode comprometer também outros órgãos do trato genital, como a próstata e o epidídimo, causando prostatite e epididimite. Os sintomas variam de polaciúria, urgência micciocional, sensação de esvaziamento vesical incompleto, dor perineal, peniana, lombar, testicular, dor à ejaculação. Pode haver evolução para sepse generalizada.

A progressão da infecção pode causar epididimite e prostatite, anteriormente descritas, que frequentemente ocorrem com início agudo de dor e inchaço. Podem ser causadas por *Chlamydia trachomatis*, *Neisseria gonorrhoeae*, *Mycoplasma genitalium* e, eventualmente, por organismos entéricos Gram-negativos em homens que praticam coito anal insertivo. Doenças urinárias obstrutivas e procedimentos cirúrgicos no trato urinário também podem estar associados, caracterizando uma transmissão não sexual.

MANIFESTAÇÕES CLÍNICAS DA INFECÇÃO POR *CHLAMYDIA PNEUMONIAE*

PNEUMONIA

Geralmente, é suave, porém pode ser mais grave em idosos e doentes crônicos. Acredita-se que sua prevalência em pneumonias adquiridas na comunidade possa atingir cerca de 10% dos casos.

Sabe-se agora que a *Chlamydia pneumoniae* também provoca uma variedade de outras doenças respiratórias agudas, incluindo doenças ligeiras das vias respiratórias superiores, faringite/laringite, sinusite e bronquite, e que a maioria das infecções agudas permanece assintomática ou apenas ligeiramente sintomática. A infecção por *Chlamydia pneumoniae* também tem sido associada a distúrbios cardiopulmonares crônicos, incluindo doença cardíaca aterosclerótica, bronquite asmática, asma de início na idade adulta e doença pulmonar obstrutiva crônica.

Nas últimas décadas, o aumento do volume de evidências demonstrou que a infecção viral e bacteriana crônica contribui para o desenvolvimento de lesões ateroscleróticas. *Chlamydia pneumoniae* é um dos patógenos mais implicados nesse processo. Diversos estudos foram publicados sobre a associação entre a infecção por *Chlamydia pneumoniae* e a doença cerebrovascular; metanálise realizada por um grupo chinês mostrou que a associação entre a infecção por *Chlamydia pneumoniae* e a doença cardiovascular depende do método analítico adotado, que parece mais forte com o acidente vascular cerebral em decorrência da aterosclerose de grandes artérias. Nessa metanálise, encontrou-se um *odds ratio* 1,61 [IC 95% 1,34-1,94] entre os estudos do tipo caso-controle e um *odds ratio* 1,74 [IC 95% 1,43-2,10] entre os estudos de coorte transversal. No entanto, os autores afirmam que, para estabelecer uma relação causal entre a infecção por *C. pneumoniae* e a doença cardiovascular, mais estudos prospectivos com combinação de técnicas e estratificados por subtipos etiológicos são necessários.

A pneumonia por *Chlamydia pneumoniae* é branda, com um único infiltrado subsegmental. A instalação da doença com frequência é prolongada (cerca de 1 mês) com sintomas respiratórios do trato superior, principalmente faringite e rouquidão, que são seguidos por tosse persistente não produtiva e outros sintomas do trato respiratório inferior. A rouquidão é um sintoma indicativo da infecção por *Chlamydia* e pode diferenciá-la da influenza e das infecções por *M. pneumoniae*.

Outras manifestações:

BRONQUITE

De instalação frequentemente insidiosa. A instalação subaguda é, quase sempre, precedida ou acompanhada de faringite. Os pacientes podem demorar a procurar atendimento e alguns podem ter tido pneumonite anteriormente, durante o curso da doença.

FARINGITE

Isolada ou associada a outras síndromes, tem sido relatada em estudos sobre infecção por *Chlamydia pneumoniae*.

OTITE MÉDIA

Pesquisadores no Japão relataram o isolamento da *Chlamydia pneumoniae* em casos de otite média secretora.

ASMA

A infecção pela *Chlamydia pneumoniae*, assim como outras infecções, pode iniciar ou precipitar episódios de asma.

MIOCARDITE E ENDOCARDITE

Estudos referem a possibilidade de reação cruzada de anticorpos clamidianos com a miosina, provocando processo inflamatório.

ATEROSCLEROSE

Recentemente, tem sido sugerido um papel essencial da *Chlamydia pneumoniae* no processo inflamatório do endotélio dos vasos e artérias e, portanto, exercendo um fator adjuvante na formação da placa de ateroma.

DOENÇAS NEUROLÓGICAS DEGENERATIVAS

Embora a degeneração e a morte dos neurônios sejam característica essencial da doença de Alzheimer, cada vez mais tem sido observadas associação de tais alterações com a presença de citocinas inflamatórias e de *Chlamydia pneumoniae* no tecido cerebral de autópsia de pacientes com essa doença. Adicionalmente, estudos têm demonstrado a presença de *Chlamydia pneumoniae* no líquido cefalorraquidiano de pacientes com esclerose múltipla.

TRATAMENTO

De acordo com as recomendações do CDC (2015), o tratamento das cervicite e uretrites por *Chlamydia trachomatis* deve ser realizado com:

1. **Azitromicina:** 1 g por via oral em dose única; ou

2. **Doxiciclina:** 100 mg por via oral de 12/12 horas, durante 7 dias.

Alternativamente, podem ser utilizados:

1. **Eritromicina:** 500 mg por via oral de 6/6 horas, durante 7 dias; ou

2. **Levofloxacina:** 500 mg por via oral uma vez ao dia, durante 7 dias; ou

3. **Ofloxacina:** 300 mg por via oral de 12/12 horas, durante 7 dias.

Durante a gestação a droga de escolha é:

1. **Azitromicina:** 1 g por via oral em dose única.

Alternativamente, podem ser utilizados:

1. **Amoxiciclina:** 500 mg por via oral de 8/8 horas, durante 7 dias; ou

2. **Eritromicina:** 500 mg por via oral de 6/6 horas, por 7 dias; ou

3. **Eritromicina:** 250 mg por via oral de 6/6 horas, por 14 dias; ou

4. **Etilsuccinato de eritromicina:** 800 mg por via oral de 6/6 horas, durante 7 dias.

Recomendar a abstinência sexual durante o tratamento. Por tratar-se de infecção sexualmente transmissível, as parcerias sexuais devem ser tratadas. Exceto nas situações em que haja dúvida sobre a aderência ao tratamento, os testes de cura devem ser realizados apenas 3 semanas (ou idealmente, após 3 meses) da realização do teste, particularmente os testes de biologia molecular, os quais podem detectar fragmentos de DNA do micro-organismo não viável. Lembrar ainda que testes positivos podem significar reinfecção e não falha do tratamento. Todos esses fatores devem ser cuidadosamente avaliados para cada paciente.

O tratamento de pacientes vivendo com o HIV ou com aids e infecção por *Chlamydia trachomatis* obedece às mesmas recomendações.

TRATAMENTO EM SITUAÇÕES ESPECÍFICAS

Epididimite

O consenso europeu recomenda ceftriaxona 500 mg intramuscular em dose única + doxiciclina 100 mg duas vezes por dia, por 10 a 14 dias, como primeira linha; quinolonas, como ofloxacino e levofloxacino, podem aparecer no esquema terapêutico de segunda linha, tornando-se mais relevantes quando a etiologia for mais provavelmente os micro-organismos entéricos Gram-negativos.

Após 3 dias, se não houver melhora dos sintomas, o paciente deve ser examinado para revisão clínica e o diagnóstico deve ser reavaliado. Recomenda-se o tempo de até 2 semanas para analisar a adesão ao tratamento, reavaliar os sintomas e realizar a notificação do parceiro. Quatro semanas após o término da terapia, um teste de cura é necessário se a epidídimo-orquite for confirmada como secundária à *C. trachomatis*.

Salpingite

Trata-se de entidade de etiologia polimicrobiana, pois *Chlamydia trachomatis* e *Neisseria gonorrhoeae* foram identificadas como agentes causadores, *Mycoplasma genitalium* é uma causa provável e anaeróbios também estão implicados. Micro-organismos da flora vaginal, incluindo estreptococos, estafilococos, *Escherichia coli* e *Haemophilus influenzae*, podem estar associados à inflamação do trato genital superior. Infecções mistas são comuns. Por este motivo, antibioticoterapia de amplo espectro é necessária para cobrir *Chlamydia trachomatis, Neisseia gonorrhoeae* e infecção anaeróbica. É também desejável incluir cobertura microbiológica para outros agentes patogênicos possíveis (p. ex., *M. genitalium*, estreptococos, estafilococos, *E. coli*, *H. influenzae*).

Quando a proposta de tratamento for ambulatorial, ainda de acordo com CDC (2015), recomenda-se como primeira opção ceftriaxona 250 mg IM em dose única associado a doxiciclina 100 mg 12/12 horas com ou sem metronidazol 500 mg 12/12 horas, por 14 dias; alternativamente, a doxiciclina pode ser substituída por azitromicina 1 g VO + 500 mg ao dia, durante 7 dias, ou 1 g por semana por 2 semanas. Segundo alguns autores, o aumento da dose de ceftriaxone para 500 mg reduziria o índice de resistência da *Neisseria gonorrhoeae*.

Nos casos de salpingite severa, que necessitam de tratamento hospitalar, recomenda-se ceftriaxona 1 g EV diariamente + doxiciclina 100 mg 12/12 horas EV ou VO, mantidos até 24 horas após a melhora clínica, seguido de doxiciclina 100 mg VO 12/12 horas e metronidazol 500 mg VO 12/12 horas para completar 14 dias de tratamento. Outra opção é o uso de clindamicina 900 mg EV a cada 8 horas associada à gentamicina 2 mg/kg a cada 8 horas, seguida por manutenção 1 mg/kg a cada 8 horas ou em dose única diária de 3 a 5 mg/kg.

Artrite

A artrite reativa está frequentemente associada à infecções urogenitais e intestinais em indivíduos positivos para HLA-B27. *Chlamydia trachomatis* e *Chlamydia pneumoniae*, além de outros agentes, costumam estar envolvidas. É extremamente difícil isolar o agente etiológico em líquido sinovial. Não existem evidências de que, uma vez estabelecida, a antibioticoterapia influencie a evolução desta doença; no entanto, deve-se eliminar o agente no intuito de evitar outras complicações, bem como a disseminação a outros parceiros.

Assim, o manejo adequado da artrite reativa deve considerar o tratamento da infecção subjacente e as manifestações articulares e extra-articulares da doença. O tratamento sintomático é iniciado com drogas anti-inflamatórias não esteroidais. A doença refratária é tratada com agentes modificadores da doença não biológicos. Discute-se um possível papel para os inibidores do TNF-α. Pacientes com artrite reativa desencadeada por *C. trachomatis* podem se beneficiar de um curso de antibioticoterapia. Embora a duração do tratamento seja uma fonte de discussão, tratamentos prolongados com até 6 meses de antibioticoterapia oral com doxiciclina ou azitromicina, ambos combinados com rifampicina, mostraram importante melhora dos sintomas articulares em comparação com placebo, além de maior remissão da doença.

Infecções oculares em adultos

O tratamento tópico com colírios ou pomadas não altera o curso da infecção ocular por *Chlamydia trachomatis*, apenas é útil para evitar uma possível superinfecção bacteriana. O tratamento da infecção ocular por *Chlamydia trachomatis* deve ser por via parenteral, segundo esquemas terapêuticos já descritos. Nos casos de infecção ocular, é indicada a avaliação urológica ou ginecológica.

Infecção ocular e pulmonar na criança

A conjuntivite neonatal deve ser tratada com eritromicina, na dosagem de 25 mg por quilograma de peso, a cada 12 horas, durante 14 dias. Nos casos de pneumonia, o tratamento deve-se estender pelo menos durante 3 semanas.

TRATAMENTO DAS CLAMÍDIAS RESPIRATÓRIAS

A psitacose/ornitose é tratada com tetraciclina, exceto em caso de gestantes e crianças em que se usam eritromicina ou outros macrolídeos, durante 2 semanas, no mínimo, para não haver recorrências.

Na pneumonia por *C. pneumoniae*, o tratamento é feito com tetraciclina ou eritromicina, por 2 semanas no mínimo. Macrolídeos, como azitromicina e claritromicina, que apresentam meia-vida mais longa e maior concentração no muco e macrófagos, podem reduzir o tempo da terapia e são melhor tolerados.

CONSIDERAÇÕES GERAIS

Algumas recomendações são importantes com referência ao tratamento, como o(s) parceiro(s) sexual(is) para tratamento. Lembrar que a maior parte dos portadores não apresenta sintomas, portanto não procuram espontaneamente os serviços de saúde. Sempre que possível, devem-se realizar exames de controle pós-tratamento para certificar-se de que a infecção foi erradicada. Lembrar que os exames que utilizam biologia molecular não devem ser realizados imediatamente após o tratamento, pois fragmentos de DNA no micro-organismo podem ocasionar resultados falso-positivos.

PREVENÇÃO E CONTROLE

A infecção por *Chlamydia*, com frequência, é assintomática ou aligossintomática, o que torna importante o rastreamento para a bactéria. O *Center for Disease and Control* recomenda o rastreamento (com NAAT) anual para mulheres até os 25 anos e também para mulheres acima dessa faixa etária que tenham maior risco para a infecção, ou seja, um novo parceiro sexual, mais de um parceiro sexual, parceiros ocasionais, parceiro sexual com outras parceiras ou parceiro com uretrite ou outras infecções sexualmente transmissíveis. Já foi demonstrado que programas de rastreamento reduzem a incidência de complicações, como a infecção do trato genital superior e suas graves consequências. Para homens, até o momento, não existem programas específicos para rastreamento, mas estes devem ser considerados em situações/populações especiais, como clínicas para o atendimento de infecções sexualmente transmissíveis, homens que fazem sexo com homens, dentre outras.

Ainda com referência ao rastreamento de infeções em mulheres, alguns sinais/sintomas de alerta devem ser prontamente identificados, como a presença mácula rubra no colo uterino (exteriorização do epitélio endocervical), presença de secreção purulenta na endocérvice ao exame ginecológico, dispareunia de profundidade, disúria/polaciúria com cultura de urina negativa, presença de dor ou desconforto pélvico, dor à mobilização do colo uterino no exame ginecológico, dor à mobilização dos anexos, presença de sangramento ocasional ou irregular em mulheres, particularmente jovens, e fazer uso de contraceptivos hormonais orais.

A infecção por *Chlamydia trachomatis*, além de todo o prejuízo que representa por si só, traz o agravante de atuar como cofator para a infecção pelo HIV, ou seja, a mulher portadora de *Chlamydia trachomatis* tem maior probabilidade de adquirir o HIV pelas alterações inflamatórias que ocorrem no trato genital (aumento da citocina interleucina 10, que reduz a imunidade local) e pelas microulcerações que ocorrem no colo uterino; contudo, o dano imunológico associado ao HIV torna mais grave a infecção pela bactéria. Para o sexo masculino, provavelmente a infecção uretral também facilita a aquisição/transmissão do HIV.

Até o momento, não existe vacina contra a *Chlamydia trachomatis*, embora estudos estejam sendo desenvolvidos.

O controle do tracoma em áreas endêmicas deveria consistir em três medidas: o fornecimento de antibióticos seguros e pouco dispendiosos a fim de diminuir o número de infectados; a educação em saúde sobre hábitos de higiene, como lavar o rosto, para reduzir a transmissão; e, finalmente, a disponibilidade de cirurgias de triquíase para evitar prejuízos à visão.

Quanto à psitacose, qualquer ave é uma fonte potencial de infecção e, portanto, deve-se orientar a população, principalmente os que lidam com aves, a evitar o contato com fezes e secreções desses animais. Cuidados de isolamento não são necessários, pois é rara a transmissão de pessoa a pessoa.

Ao contrário da psitacose, a pneumonia por *C. pneumoniae* é transmitida por gotículas do trato respiratório, causando focos de infecção em famílias e comunidades, tais como quartéis e escolas. São, portanto, necessárias medidas de isolamento para conter o alastramento da infecção.

BIBLIOGRAFIA SUGERIDA

Azevedo MJN, Nunes SDS, Oliveira FG, Rocha DAP. High prevalence of Chlamydia trachomatis in pregnant women attended at Primary Health Care services in Amazon, Brazil. Rev Inst Med Trop São Paulo. 2019 Feb 14;61:e6.

Blasi C. The role of the infectious agents in the pathogenesis and evolution of atherosclerosis. Ann Ital Med Int. 2004;19(4):249-61.

Carter JD, Espinoza LR, Inman RD, Sneed KB, Ricca LR, Vasey FB et al. Combination antibiotics as a treatment for chronic chlamydia-induced reactive arthritis: a double-blind placebo controlled prospective trial. Arthritis Rheum. 2010;62(5):1298-307.

Chen J, Zhu M, Ma G, Zhao Z, Sun Z. Chlamydia pneumoniae infection and cerebrovascular disease: a systematic review and meta-analysis. BMC Neurol. 2013;13:183.

Chernesky MA, Jang DA, Luinstra, Chong S, Smieja M, Cai WJ et al. High analytical sensitivity and low rates of inhibition may contributeto detection of Clhamydia trachomtis in significantly more women by the APTMA Combo 2 assay. J Clin Mirobiol. 2006;44:400-5.

Haar K, Houreau C, Meyer T, Desai S, Tham M, Hamouda O. Risk factors for Chlamydia trachomatis infection in adolescents: results from a representative population-based survey in Germany, 2003-2006. Euro Surveill. 2013 ZUg 22;18(34). pill 20562.

Hahn DL, Azenabor AA, Beatty WL, Byrne GI. Chlamydia pneumoniae as a respiratory pathogen. Front Biosci. 2002;7:e66-76.

Horner PJ, Blee K, Falk L, van der Meijden W, Moi H. 2016 European guideline on the management of non-gonococcal urethritis. Int J STD AIDS. 2016;27(11):928-37.

Jalil EM. Prevalence of Chlamydia and Neisseria gonorrhoeae infections in pregnant women in six Brazilian cities. Rev Bras Ginecol Obstet 2008,30(12):614-9.

Knittler MR, Berndt A, Böcker S, Dutow P, Hänel F, Heuer D et al. Chlamydia psittaci: new insights into genomic diversity, clinical pathology, host-pathogen interaction and anti-bacterial immunity. Int J Med Microbiol. 2014;304(7):877-93.

Kucinsliene V, Sutaité I, Valiukeviciene S, Milasauskiene Z, Domeika M. Prevalence and risk factors of genital Chlamydia trachomatis infection. Medicina (Kaunas). 2006;42(10):885-94.

Le Fevre ML. USPSTF: screening for chlamydial and gonorrhoeae. Ann Intern Med. 2014;161:902-10.

Malhotra M, Sood S, Mukherjee A, Muralidhar S, Bala M. Genital Chlamydia trachomatis: an update. Indian J MEd Res. 2013;138(3):303-16. Review.

Marshall R, Chernesky M, Jang D, Hook EW, Cartwrigth CP, Howell-Adams B et al. Characteristics of the m2000 automated sample preparation and multiplex real-time PCR system for detection of Chlamydia trachomatis and Neisseria gonorrhoeae. J. Clin. Microbiol. 2007;45:747-51.

Marques-Neto JF, Vasconcelos JTS, Radominski SC, Shinjo SK. Livro da Sociedade Brasileira de Reumatologia. Barueri: Manole; 2019.

McKay L, CLery H, CArrick-Anderson K, Hollis S, Scott G. Genital Chlamydia trachomatis infeccion in a subgroup of youn men in UK. Lancet. 2003 May24;361(9371):1792.

Meyer T. Diagnostic procedures to detect Chlamydia trachomatis infections. Microorganisms. 2016,4(3). Pili: E25.

Mills GD, Oehley MR, Arrol B. Effectiveness of beta lactam antibiotics compared with antibiotics active against atypical pathogens in non-severe community acquired pneumonia: meta-analysis. BMJ. 2005;330(7489):456.

Michels TC, Sands JE. Dysuria: Evaluation and Differential Diagnosis in Adults. Am Fam Physician. 2015;92(9):778-86.

Mirande AE, Szwarcwald CL, Peres RL, Page-Shaferet al. Prevalence and risk behaviors for chlamydial infection in a population based study od female adolescentes in Brazil. Sex Transm Dis. 2004 Sep;31(9):542-6.

Otelo Guerra L, Lepe Jimenez JA, Blanco Galan MA, Aznar Martin J, Vazquez Valdes F. Utility of molecular biology techniques in the diagnosis of sexually transmitted diseases and genital infections. Enferm Infecc Microbiol Clin. 2008 Jul;26(Suppl 9):42-9.

Moschioni C, Faria HP, Reis MAS, Silva EU. Pneumonia grave por "Chlamydia psittaci". J. Pneumologia. 2001;27(4):219-22.

Peeling RW, Brunham RC. Chlamydiae as pathogens: new species and new issues. Emerg Infect Dis. 1996;2(4):307-19.

Pinto VM, Szwarcwald CL, Baroni C, Stringari Lorenzo L, Inocêncio LA, Miranda AE. Chlamydia trachomatis prevalence and Risk Behaviors in in Parturient Women Aged 15 tol 24 in Brazil Sexually Transmitted Diseases. 2011 October;38(10).

Posnett DN, Yarilin D. Amplification of autoimmune disease by infection. Arthritis Res Ther. 2005;7(2):74-84.

Redmond SM, Alexander-Kisslig K, Woodhall SC2, van den Broek IV, van Bergen J, Ward H, Uuskula A, Herrmann B, Andersen B, Gotz HM, Sfetcu O, Low N. Genital Chlamydia prevalence in Europe and non European high income countries: systematic review and meta-analysis. PLoS One 2015 Jan;23:10(1):753.

Ripa T, Nilsson PAA. Chlamydia trachomatis strain with a 377-bp deletion in the cryptic plasmid – causing false negative nucleic acid amplificationtests. Sex Transm. Dis. 2007;34:255-6.

Ross J, Guaschino S, Cusini M, Jensen J. 2017 European guideline for the management of pelvic inflammatory disease. Int J STD AIDS. 2018;29(2):108-14.

Roulis E, Polkinghorne A, Timms P. Chlamydia pneumoniae: modern insights into an ancient pathogen. Trends Microbiol. 2013;21(3):120-8.

Samoff E, Koumans EH, Markowitz LE, Stemberg M, Sawyer MK, Swan D et al. Chlamydia infection was associated with high risk HPV persistence. Am J Epidemiol. 2005;162:668.

Schmitt SK. Reactive Arthritis. Infect Dis Clin North Am. 2017;31(2):265-77.

Spagnoli LG, Pucci S, Bonanno E et al. Persistent Chlamydia pneumoniae infection of cardiomyiocytis is correlated with fatal myocardial infarction. A J P. 2007;170(1):33-42.

Stamm WE, Batteigerv BE. Chlamydia trachomatis. In: Mandell GL. Mandell, Douglas, and Bennett's principles and practice of infectious diseases. 7. ed. Londres: Churchill Livingstone; 2010. Chapter 130. p. 2443-61.

Stamm WE, Jones RB, Batteiger BE. Chlamydial Diseases. In: Principles and Practices of Infectious Diseases. Mandell GL, Bennett JE, Dolin R (eds.). Philadelphia: Elsevier Publ. 2005. Chapter 176 and 177. p. 2236-55.

Street EJ, Justice ED, Kopa Z, Portman MD, Ross JD, Skerlev M, Wilson JD, Patel R. The 2016 European guideline on the management of epididymo-orchitis. Int J STD AIDS. 2017;28(8):744-9.

Sutherland ER, Martin RJ. Asthma and atypical bacterial infection. Chest. 2007;132(6):1962-6.

Torrone E, Papp J, Weinstock H. Prevalence of Chlamydia trachomatis genital infection among persons aged 14-39 years. United States, 2007-2012. MMWR Morb Mortal Wkly Rep. 2014;63(38):834.

Wellinghausen N, Straube E, Freidank H, von Baum H, Marre R, Essig A. Low prevalence of Chlamydia pneumoniae in adults with community-acquired pneumonia. Int J Med Microbiol. 2006;296(7):485-91.

WItkin SS, Minins E, Athanasiou A, Leizer J, Linhares IM. Chlamydia trachomatis: the persistent pathogen. Clin. Vaccine Immunol 24:e00203-17.

World Health Organization, Department of Reproductive Health and Research. Global incidence and prevalence of selected curable sexually transmitted infection. 2008. 2012. [Cited 2019 jun 20]. Available from: http://www.who.int/reproductivehealth/publications/rtis/stisestimates/en/.

Wright H, Turner A, Taylor HR. Trachoma. The Lancet. 2008;137(7):1945-54.

Workowsky KA Center for Disease Control and Preventiin Sexually Transmitted Disesases Treatment Guidelines. Clin infect Dis 2015;61(Suppl 8):S759-62.

Wu IB. Reiter's syndrome: the classic triad and more. J Am Acad Dermatol 2008 Jul;59(1):113-21.

33

Tracoma

Paulo Augusto de Arruda Mello
Expedito José de Albuquerque Luna
Norma Helen Medina

INTRODUÇÃO

O tracoma é a principal causa infecciosa de cegueira no mundo, constituindo-se em um problema de saúde pública. Foi incluído pela Organização Mundial da Saúde (OMS) entre as doenças tropicais negligenciadas. É geralmente descrito onde há grande concentração populacional, precárias condições de habitação, más condições de saneamento básico e baixos níveis educacionais e culturais.

Reconhecido milenarmente como importante causa de cegueira, 1,4% da cegueira global é em decorrência da doença, sendo responsável pela deficiência visual de cerca de 1,9 milhão de pessoas. Estima-se que 157,7 milhões de pessoas vivam em áreas endêmicas de tracoma, necessitem de tratamento e estejam em risco de cegueira. Essa enfermidade está presente em 37 países da África, América Central e do Sul, Ásia, Austrália e Oriente Médio.

Em 1997, a OMS criou a Aliança Global para a Eliminação do Tracoma até o ano 2020. A eliminação do tracoma como problema de saúde pública é definida como a redução na prevalência de triquíase tracomatosa "desconhecida pelo sistema de saúde" para menos de 1 caso/1.000 habitantes, e redução na prevalência de tracoma ativo em crianças de 1 a 9 anos de idade para menos de 5%.

DEFINIÇÃO

O tracoma é uma ceratoconjuntivite crônica, infecciosa e transmissível. Geralmente bilateral, inicia-se com um quadro de conjuntivite folicular, evoluindo com ceratite superficial e neovascularização periférica da córnea. A infecção crônica e as sucessivas reinfecções provocam, após anos, fibrose cicatricial da conjuntiva e surgimento de entrópio e triquíase, que causam traumas sucessivos na córnea, tornando-a não transparente.

AGENTE ETIOLÓGICO

O agente etiológico específico do tracoma é uma bactéria Gram-negativa, a *Chlamydia trachomatis*. As bactérias do gênero *Chlamydia* são micro-organismos de vida obrigatoriamente intracelular e necessitam de uma fonte externa de energia. Elas têm algumas características comuns que definem o gênero, entre as quais, talvez as mais notáveis sejam aquelas referentes ao seu genoma e ciclo de desenvolvimento.

O genoma da clamídia é um dos menores de todos os organismos vivos conhecidos. Consequentemente, a sua capacidade de síntese dos compostos necessários ao respectivo metabolismo é bastante limitada. Ao que parece, no seu processo evolutivo de adaptação à vida intracelular, as bactérias do gênero *Chlamydia* foram perdendo a capacidade de síntese de metabólitos, à medida que passavam a depender da célula hospedeira. As clamídias têm capacidade de sintetizar macromoléculas e, por isso, são sensíveis aos antibióticos capazes de inibir a sua síntese, como a rifampicina, a eritromicina e a tetraciclina.

As características do ciclo de desenvolvimento das clamídias são igualmente peculiares. Consistem na alternância de dois tipos de células: os corpos elementares e os corpos reticulados. Os corpos elementares são células pequenas (aproximadamente 350 nm de diâmetro), não são metabolicamente ativos, são capazes de sobreviver ao meio extracelular e constituem a forma infectante. Eles aderem a receptores específicos da membrana celular e são fagocitados. Uma vez dentro da célula hospedeira, os corpos elementares se reorganizam, tornam-se maiores (cerca de 1 μ de diâmetro), transformando-se em corpos reticulados. Estes se multiplicam por fissão binária. Após uma sucessão de divisões celulares, os corpos reticulados sofrem um processo de condensação, originando novos corpos elementares. A célula hospedeira é lisada, liberando os corpos elementares para infectar as células adjacentes. As clamídias passam todo o seu ciclo de vida intracelular dentro de vacúolos fagocitários, por meio dos quais penetram nas células hospedeiras. As inclusões citoplasmáticas clamidianas não são reconhecidas como estranhas pela célula hospedeira, não se verificando a sua fusão com os lisossomos e consequente destruição. Uma característica peculiar das clamídias é a habilidade de inibir a fusão lisossomal, permitindo que os corpos elementares infectantes se alojem em uma vesícula protegida por membrana, chamada corpo de inclusão. A *Chlamydia trachomatis* produz os seus próprios folatos, cuja síntese é inibida pelas sulfonamidas, sendo, portanto, sensível a esses agentes antimicrobianos.

Reconhecem-se pelo menos 15 sorotipos de *C. trachomatis* infectantes para o homem. Geralmente, têm-se identificado os sorotipos A, B, Ba e C como associados à ocorrência de tracoma; os sorotipos L1, L2 e L3 como associados ao linfogranuloma venéreo; e os sorotipos D, E, F, G, H, I, J e K como responsáveis por conjuntivites de inclusão, uma gama de doenças geniturinárias sexualmente transmissíveis e ainda pelas pneumonias do recém-nascido. Os sorotipos associados ao linfogranuloma venéreo têm sido considerados biótipos, dada a sua maior capacidade de invasividade e sua predileção por infectar células mononucleares, enquanto os demais sorotipos infectam predominantemente células escamocolunares epiteliais. A proteína da membrana externa da *C. trachomatis* tem determinantes antigênicos que são sorotipos e espécie-específicos. Verificam-se reações cruzadas, em maior ou menor grau, entre vários sorotipos. Em populações nas quais o tracoma desapareceu, já foi observada a ocorrência de casos de doenças sexualmente transmissíveis associados aos sorotipos tradicionalmente descritos como relacionados ao tracoma.

Não há reservatórios animais reconhecidos de *Chlamydia trachomatis*.

EPIDEMIOLOGIA

O tracoma é reconhecido há milênios como importante causa de cegueira. Referências à sua ocorrência foram encontradas desde os primeiros registros humanos, em diferentes civilizações e momentos históricos, tais como na China (século XXVII a.C.), Suméria (século XXI a.C.), Egito (século XIX a.C.), Grécia (século V a.C.) e Roma (século I a.C.).

Na Idade Média, o tracoma era abundante no mundo islâmico e na Grécia. Com as guerras e grandes migrações, foi levado para o restante da Europa, onde se tornou endêmico. A partir da Europa, foi trazido pela colonização para as Américas. Na segunda metade do século XIX e início do século XX, o tracoma achava-se disseminado por todo o mundo. Com a melhora das condições de vida, consequente à industrialização e ao desenvolvimento econômico, o tracoma desapareceu na Europa, América do Norte e Japão. Estima-se a existência de 21 milhões de indivíduos com tracoma ativo no mundo e 7,3 milhões requerem cirurgia de triquíase tracomatosa. Há 1,2 milhão de pessoas com deficiência visual irreversível provocada pela doença ou com risco imediato de cegueira causada por opacidade corneal secundária à triquíase, sendo responsável por aproximadamente 1,4% dos 36 milhões de cegos no mundo.

A tracoma continua a ser um importante problema de saúde pública, por causar morbidade, deficiência visual e cegueira em grande parte do mundo subdesenvolvido, principalmente na África, Oriente Médio, subcontinente indiano e sudoeste da Ásia. Focos de tracoma ainda existem na América Latina e na Oceania.

Tradicionalmente, três formas distintas de ocorrência de tracoma nas populações têm sido apresentadas:

- A primeira delas é o "tracoma hiperendêmico que causa cegueira", situação na qual se verificam altas prevalências da doença, propiciando a ocorrência de sucessivas reinfecções da conjuntiva pela *Chlamydia trachomatis*, com transmissão olho a olho, e ocorrência de variados graus de deficiência visual e cegueira pelo tracoma.

- A segunda é o "tracoma não causador de cegueira", situação na qual a transmissão se dá olho a olho, porém as prevalências são menores e não se verifica a cegueira pelo tracoma.

- A terceira, denominada "paratracoma", predominam as infecções genitais por *C. trachomatis*, de transmissão sexual, e o acometimento ocular é, via de regra, acidental.

A tentativa de explicar o padrão de distribuição e ocorrência de tracoma nas populações tem desafiado os epidemiologistas e permitido um grande avanço nos conhecimentos acerca da doença. Os seguintes fatores foram relacionados à ocorrência de tracoma: raça; clima (incluindo temperatura, precipitações, altitude, raios ultravioletas); insetos vetores; densidade populacional; dieta e nutrição; costumes culturais e sociais (incluindo estrutura domiciliar, religião, ocupação e utilização de água); nível econômico geral; movimentos populacionais; *status* educacional; e presença de outras doenças oculares ou gerais. Dessa forma, foi possível englobar praticamente todos os aspectos e fatores que influenciam a vida humana, o que, entretanto, não contribui para um melhor entendimento a respeito da epidemiologia do tracoma nem possibilita o desenho de estratégias de intervenção eficazes para o seu controle.

Sem a pretensão de esgotar todos os aspectos listados, considerou-se importante, neste capítulo, enfatizar alguns pontos que possibilitem uma compreensão mais abrangente acerca da epidemiologia do tracoma, o que será feito em seguida.

IDADE

As crianças em idade pré-escolar e escolar constituem o principal reservatório do agente etiológico nas populações nas quais o tracoma é endêmico. Quanto maior a prevalência do tracoma em uma população, mais precoce é a idade na qual ocorre a infecção, com o surgimento de lesões cicatriciais e sequelas. Um nível de prevalência de tracoma igual ou maior que 5% na população menor de 10 anos é suficiente para propiciar o envolvimento contínuo de novas coortes, mantendo a endemicidade do tracoma.

A forma ativa acomete principalmente crianças de 1 a 10 anos; a cicatricial é mais presente em adultos.

SEXO

Não existe diferença de suscetibilidade ao tracoma entre os sexos, porém a prevalência e a gravidade do tracoma inflamatório entre as crianças menores de 10 anos são maiores em meninas.

A prevalência e a gravidade das sequelas do tracoma nos adultos também são maiores no sexo feminino. Provavelmente essa diferença pode ser creditada à maior exposição das mulheres ao agente etiológico, pois, em geral, são elas que cuidam das crianças menores, que vêm a ser o principal reservatório da *Chlamydia trachomatis*. As investigações epidemiológicas realizadas no Brasil não demonstram associação entre a prevalência e gravidade do tracoma e o sexo. Entretanto, dados da população indígena demonstraram que prevalência de triquíase tracomatosa e opacidade corneana são maiores em mulheres idosas do que nos homens.

RAÇA

Não há diferenças de suscetibilidade ao tracoma entre as diversas raças. A disseminação universal da doença no passado reforça essa assertiva.

MODO DE TRANSMISSÃO

O tracoma transmite-se de maneira direta, de uma pessoa a outra, por meio do contato com as mãos contaminadas ou ocasionais contatos face a face. A transmissão mediante fômites parece também ter alguma importância, principalmente por toalhas, lenços e panos usados para limpar ou secar o rosto, véus, roupas de cama, travesseiros, colchões e instrumentos de maquiagem para os olhos. Também é descrita a transmissão por intermédio de gotículas de secreção respiratória, gastrointestinal e contato genital. Em algumas áreas endêmicas, a transmissão por intermédio de insetos vetores tem grande importância, principalmente pelas moscas (*Musca domestica, Musca sorbens*), inclusive a mosca "lambe-olhos" (*Liohippelates*), que atuam como vetores mecânicos, transportando o agente etiológico em suas pernas, probóscides e intestinos.

CLIMA E AMBIENTE FÍSICO

Apesar de o tracoma endêmico hoje estar restrito quase exclusivamente às áreas quentes e áridas do mundo, não há evidências de que a temperatura e a umidade sejam deter-minantes para a ocorrência da doença. Talvez esses fatores contribuam de forma indireta em virtude da limitação do acesso à água das populações que vivem nessas regiões, ocasionando precariedade das condições sanitárias.

DENSIDADE POPULACIONAL

Como o principal modo de transmissão do tracoma é a transmissão direta, de pessoa a pessoa, é de se esperar que em situações com maior aglomeração a possibilidade de transmissão do agente etiológico cresça. A maioria dos estudos empíricos confirma essa hipótese, demonstrando uma maior prevalência do tracoma nas áreas mais densamente povoadas e também com maior aglomeração intradomiciliar.

MIGRAÇÕES

O seu papel foi fundamental no passado para a disseminação do tracoma por todo o mundo. Entretanto, não basta a migração para que o tracoma se instale em uma nova área. É necessário que existam condições adequadas para que ele se mantenha. Já foi demonstrado que a migração de contingentes populacionais procedentes de áreas endêmicas para países desenvolvidos não foi capaz de provocar a disseminação do tracoma.

CONDIÇÕES DE VIDA

Hoje, a ocorrência de tracoma no mundo restringe-se quase exclusivamente às populações dos países subdesenvolvidos e, dentro deles, às populações rurais e às populações urbanas pobres, enfim, aos marginalizados dos benefícios do desenvolvimento socioeconômico. Inúmeros estudos têm demonstrado a associação entre a ocorrência de tracoma e vários indicadores de condições de vida: saneamento básico; ocupação; aglomeração domiciliar; escolaridade; renda; entre outros. As observações convergem para a seguinte conclusão: os piores níveis dos indicadores associam-se às maiores prevalências de tracoma; poucas doenças apresentam tal grau de correlação com as condições de vida como ele.

O TRACOMA NO BRASIL

O tracoma não existia entre as populações nativas das Américas, ele foi trazido pela colonização e imigração europeias. No Brasil, a doença teria sido introduzida no Nordeste a partir do século XVIII, com a deportação dos ciganos, que haviam sido expulsos de Portugal e se estabelecido nas províncias do Maranhão e Ceará, constituindo-se, então, nos primeiros focos de tracoma do país, dos quais o mais famoso era o "foco do Cariri", região localizada no sul do atual Estado do Ceará. Não se sabe até que ponto essa versão da história está carregada de preconceitos contra aquele povo, mas os fatos são que o tracoma não existia no Nordeste na época da invasão holandesa (século XVII), os ciganos foram deportados no início do século XVIII, majoritariamente para as duas províncias citadas, e os primeiros relatos da ocorrência de tracoma no Brasil foram feitos por viajantes e médicos que estiveram naquela região a partir do início do século XIX. Ao que parece, o tracoma foi se disseminando lentamente, levado pelas migrações internas em direção à região Sudeste, até os estados de Minas Gerais, Espírito Santo e Rio de Janeiro; e, posteriormente, com o ciclo da borracha, em direção à Amazônia.

Além do foco do Nordeste, outros dois teriam contribuído decisivamente para a disseminação do tracoma no país, os de São Paulo e do Rio Grande do Sul, que se iniciaram com a intensificação da imigração europeia para esses dois Estados, a partir da segunda metade do século XIX. Os imigrantes, originários majoritariamente dos países mediterrâneos, onde o tracoma era hiperendêmico, teriam introduzido naqueles estados. Posteriormente, a imigração asiática, do Japão e do Oriente Médio, teria também contribuído para a disseminação do tracoma. Com a expansão da fronteira agrícola em direção ao Oeste, a doença foi se disseminando e, logo, tornou-se hiperendêmica em praticamente todo o Brasil.

A primeira medida de controle do tracoma no Brasil foi de iniciativa do governo do Estado de São Paulo que, em 1904, proibiu a entrada de imigrantes com tracoma no porto de Santos, a exemplo do que se fazia nos Estados Unidos. A medida, porém, teve vida curta. A pressão dos fazendeiros de café, que necessitavam da mão de obra imigrante, acabou por derrubar a proibição 2 anos depois, substituindo-a por uma multa para o dono de navio que trouxesse imigrantes com tracoma. Em 1906, iniciou-se no estado de São Paulo a primeira campanha contra o tracoma do país e, a partir de 1914, também em São Paulo, começaram a ser instalados os primeiros serviços especializados em tracoma, os "postos antitracomatosos".

Em nível nacional, a primeira medida de controle do tracoma só apareceu em 1923, quando foi decretado o Regulamento do Departamento Nacional de Saúde Pública, e foi justamente a proibição do desembarque de imigrantes com tracoma nos portos brasileiros, medida esta que, naquele momento, já era totalmente inócua, pois o tracoma encontrava-se amplamente disseminado no país e a endemia não mais dependia da imigração para sua manutenção.

A partir de 1938, o estado de São Paulo iniciou a implantação de uma rede de serviços especializados em tracoma, os "dispensários do tracoma", que chegou a ter mais de 200 unidades distribuídas em todas as regiões do estado e foi extinta em 1969. Pouco depois, no início da década de 1970, a Secretaria de Estado da Saúde considerou que o tracoma estaria praticamente erradicado no estado de São Paulo no final da década. No Brasil, o Governo Federal começou em 1943 a realização da Campanha Federal contra o Tracoma, uma iniciativa do Departamento Nacional de Saúde Pública. Essa campanha foi incorporada ao Departamento Nacional de Endemias Rurais (DENERu), ao ser criado em 1956, e posteriormente a Superintendência de Campanhas de Saúde Pública (Sucam), criada em 1970, e, em 1990, à Fundação Nacional de Saúde (Funasa). A campanha de controle do tracoma desenvolvida por esses sucessivos órgãos federais sempre foi uma atividade modesta, de baixa cobertura e postergada frente a outros problemas prioritários para aqueles órgãos governamentais (febre amarela, dengue, cólera e outros). O seu

grande mérito foi demonstrar a existência de bolsões de alta endemicidade de tracoma dispersos por todo o país, especialmente nas regiões Norte e Nordeste. O tracoma fazia parte do elenco das doenças de notificação compulsória nacional.

O ciclo de desenvolvimento econômico do final da década de 1950 e dos anos 1960 teve um reflexo na ocorrência de tracoma, verificando-se uma diminuição acentuada do número de casos no país, o que culminou com a conclusão equivocada de que a doença havia sido erradicada de São Paulo, o que provavelmente aconteceria em um futuro próximo em todo o país. E a doença foi retirada do elenco de doenças de notificação compulsória em 1978. Entretanto, isso não se concretizou. Já em meados da década de 1980, novos casos de tracoma voltaram a ser detectados no oeste paulista. Posteriormente, demonstrou-se que a doença nunca havia sido realmente erradicada no estado de São Paulo. O tracoma foi incluído no elenco de doenças de notificação compulsória do estado, e desde então milhares de novos casos vêm sendo detectados em grande parte dos municípios paulistas, inclusive na capital (Figura 33.1). Em nível nacional, os trabalhos do Ministério da Saúde e alguns estudos continuam a demonstrar a ocorrência de tracoma endêmico na maior parte dos estados do país. Resultados do inquérito nacional de prevalência de tracoma, realizado entre 2002 e 2008, revelaram uma prevalência de 5,1% entre escolares dos municípios com Índice de Desenvolvimento Humano Municipal (IDH-M) abaixo da média nacional.

Chamam a atenção as altas prevalências de tracoma ativo, cicatricial e triquíase tracomatosa, inclusive casos de cegueira observados entre as populações indígenas. Os povos indígenas, que antes da colonização não eram acometidos pelo tracoma, hoje constituem os grupos mais vulneráveis e de maior risco no Brasil.

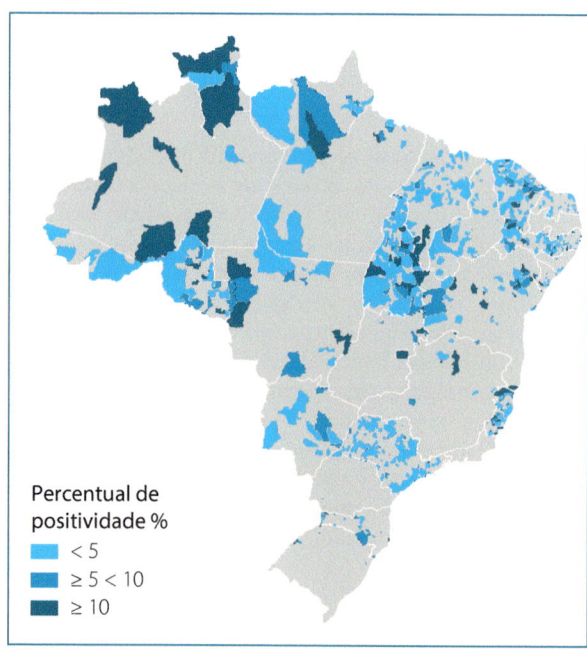

Percentual de positividade %

■ < 5
■ ≥ 5 < 10
■ ≥ 10

FIGURA 33.1 Mapa com a proporção de casos (TF/TI) por município de notificação (Brasil, 2008-2018).
Fonte: SINAN/CGHDE/SVS/MS.

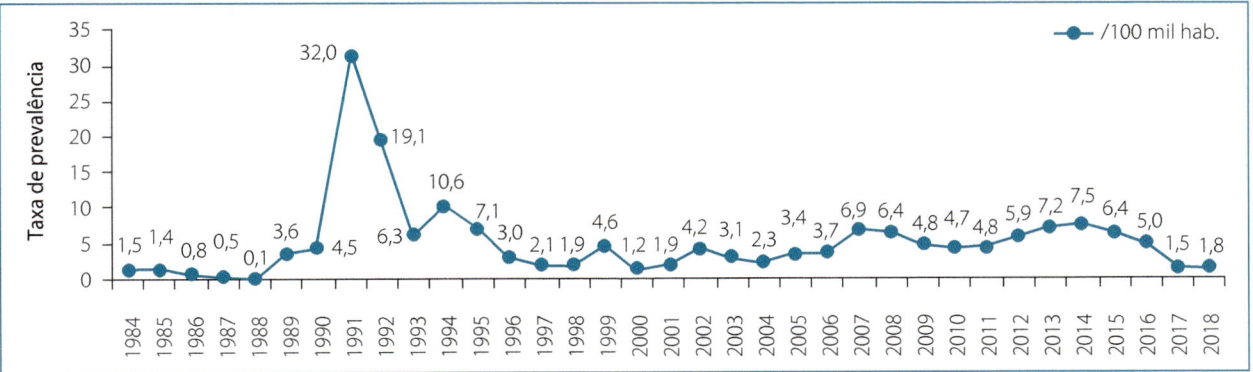

FIGURA 33.2 Distribuição anual da prevalência de tracoma por 100 mil habitantes no estado de São Paulo (1984-2018).
Fonte: Centro de Vigilância Epidemiológica da Secretaria de Estado da Saúde de São Paulo (SES-SP).

PATOGENIA

O tracoma é uma infecção clamidiana do epitélio conjuntival, produzindo inflamação crônica no tecido subconjuntival. A resposta inflamatória à infecção ocular por *Chlamydia trachomatis* caracteriza-se pela formação de folículos conjuntivais e límbicos e neoformação vascular. Os folículos constituem-se de agregados linfocitários, nos quais se verifica a existência de um centro germinativo evidente, composto por formas blásticas de linfócitos e uma camada marginal, formada por pequenos linfócitos. Verifica-se, ainda, a existência de macrófagos contendo grande quantidade de inclusões clamidianas, mas incapazes de as destruir. Acredita-se que esses macrófagos possam executar um papel "transportador" dos micro-organismos para as camadas mais profundas do tecido subconjuntival.

A conjuntivite pode estar associada a edema difuso da conjuntiva, com infiltrado predominantemente linfocitário, e proliferação vascular, com a formação de papilas. Alguns folículos crescem e se necrosam. A necrose da conjuntiva estimula a reação inflamatória e o infiltrado monocitário, resultando na formação de áreas focais de cicatrização.

A necrose conjuntival de folículos próximos à margem da pálpebra, com a consequente cicatrização e fibrose, e a coalescência de múltiplos pontos de cicatrização, pode provocar deformidade da pálpebra, com sua inversão (entrópio), fazendo os cílios tocarem a córnea (triquíase), podendo ocasionar ulceração desta por abrasão, acarretando a formação de cicatrizes na córnea, com pontos de opacificação, deficiência visual e cegueira. Podem ocorrer folículos límbicos e sua cicatrização leva à formação de pequenas depressões cicatriciais, conhecidas como fossetas de Herbert, tidas como sinal patognomônico do tracoma. Pode-se observar, ainda, neoformação vascular na córnea, com a formação de uma membrana fibrovascular que obscurece a margem da pupila, o *pannus* tracomatoso. A ceratite superficial pode resultar em opacidade do estroma da córnea, com cicatrização superficial e astigmatismo irregular.

A simples infecção da conjuntiva pela *Chlamydia trachomatis* não é suficiente para desencadear toda a sequência de reações fisiopatológicas que caracterizam o tracoma. A maioria das crianças com tracoma ativo não evoluirá para a formação de cicatrizes e triquíase. Em locais onde o tracoma é hiperendêmico, entre 8 e 10% das crianças apresenta quadros de infecção constante e reação inflamatória grave persistente. Esse é o grupo de maior risco para o desenvolvimento de cicatrizes conjuntivais e sequelas do tracoma. As diferenças na resposta imune e a frequência de reinfecções são as responsáveis pela diferença na evolução do quadro. A ocorrência de outras conjuntivites bacterianas simultaneamente à conjuntivite clamidiana potencializa a reação inflamatória, trazendo lesões de maior gravidade, com cicatrização e necrose conjuntivais mais intensas, além de facilitar a transmissão do tracoma.

As crianças infectadas apresentam expressão aumentada dos genes IFN-γ e IL12p40, o que sugere um padrão de resposta imune TH1. Estudos envolvendo desafio humano à infecção e os ensaios de vacinas contra o tracoma realizados nos anos 1960 sugerem que a imunidade adquirida é sorotipo específica, fraca e de curta duração. A contribuição da imunidade humoral ainda é pouco compreendida, mas é provavelmente limitada.

QUADRO CLÍNICO

O tracoma caracteriza-se clinicamente como uma conjuntivite folicular, com maior ou menor grau de infiltrado inflamatório que se estende por toda a conjuntiva, hipertrofia papilar e *pannus*. Dependendo da gravidade e da frequência das reinfecções, os folículos tracomatosos podem regredir espontaneamente ou, ao contrário, tornarem-se necróticos, causando formação de cicatrizes conjuntivais. Com o tempo, e na dependência da frequência das reinfecções, as cicatrizes podem ficar mais extensas, o que enseja a deformação das pálpebras, com sua inversão, o entrópio, e a inversão dos cílios, a triquíase. Os cílios invertidos tocando a córnea causam traumatismos, que podem evoluir para ulcerações, que levam à formação de cicatrizes com opacificação da córnea, causando diferentes graus de deficiência visual e cegueira. A gravidade do tracoma está diretamente relacionada à frequência dos episódios de reinfecção e à ocorrência de conjuntivites bacterianas associadas.

As manifestações clínicas tradicionalmente associadas à doença incluem lacrimejamento, ardor, fotofobia, sensação de corpo estranho e secreção mucopurulenta em pequena quantidade. Os doentes portadores de entrópio e triquíase e aqueles com ulcerações na córnea queixam-se de dor e fotofobia. Nas populações com baixa endemicidade, e mesmo naquelas nas quais a prevalência de tracoma é alta, uma proporção importante dos doentes é assintomática.

O diagnóstico clínico do tracoma é relativamente simples e consiste na verificação da presença de sinais característicos ao exame ocular externo, utilizando-se, em geral, lupas binoculares de 2,5 vezes ou biomicroscopia.

DIAGNÓSTICO

Desde 1987, a Organização Mundial de Saúde (OMS) preconiza o sistema de diagnóstico simplificado do tracoma, utilizado tanto em investigações epidemiológicas, quanto pelos programas de prevenção e controle da doença. Ao examinar o olho para diagnóstico de tracoma, devem-se, inicialmente, observar as pálpebras e a córnea, verificando a presença ou ausência de entrópio, triquíase e opacificações da córnea. Em seguida, é necessário everter a pálpebra superior e examinar a área central da conjuntiva tarsal, desprezando as bordas das pálpebras e os cantos. A conjuntiva normal é lisa, fina, transparente e de coloração rósea. Os vasos sanguíneos podem ser observados em toda a sua extensão. No tracoma, a inflamação produz espessamento e opacificação difusa da conjuntiva. Podem ser observados dois tipos de reação conjuntival na inflamação tracomatosa: os folículos e a infiltração difusa, que podem ocorrer simultaneamente. Para fins de classificação diagnóstica, definem-se dois graus de inflamação tracomatosa da conjuntiva:

- **Médio:** com predominância de inflamação folicular, o chamado tracoma inflamatório folicular (TF).
- **Intenso:** com predominância de infiltração e espessamento difuso da conjuntiva, o chamado tracoma inflamatório intenso (TI).

Os outros sinais-chave para o diagnóstico do tracoma são:
- Cicatrização tracomatosa da conjuntiva tarsal superior (TS).
- Triquíase tracomatosa (TT).
- Opacificação da córnea de origem tracomatosa (CO).

Os dois primeiros sinais, TF e TI, correspondem à fase infecciosa da doença, que também é denominada de "tracoma ativo". Os outros três correspondem à fase cicatricial e suas sequelas. Todos os cinco sinais-chave podem ocorrer simultaneamente, em um mesmo paciente e no mesmo olho, devendo sempre o examinador verificar sua presença ou ausência.

Considera-se TF quando houver, no mínimo, cinco folículos de 0,5 mm de diâmetro na conjuntiva tarsal superior. Os folículos são elevações arredondadas da conjuntiva, brilhantes e mais pálidos que a conjuntiva ao seu redor (Figura 33.3). Eles devem ser diferenciados das alterações causadas por pequenas cicatrizes e depósitos degenerativos na conjuntiva. As pequenas cicatrizes não são arredondadas, apresentando bordas angulares, ao passo que os folículos têm bordas mal delimitadas. Os depósitos degenerativos incluem os agregados conjuntivais, que são massas opacas amareladas ou brancas com bordas bem definidas, e os cistos, que se apresentam sob a forma de bolhas claras na conjuntiva. O TI caracteriza-se por marcado espessamento da conjuntiva tarsal superior que se apresenta enrugada e avermelhada, não permitindo a visualização de mais que 50% dos vasos tarsais profundos. A cicatrização conjuntival tracomatosa tem uma aparência esbranquiçada, fibrosa, com bordas retas, angulares ou estreladas. Considera-se TT quando pelo menos um dos cílios atrita o globo ocular, ou quando há evidências de remoção recente de cílios invertidos. Já a CO caracteriza-se por sua visualização clara sobre a pupila, com intensidade suficiente para obscurecer pelo menos uma parte de sua margem.

Várias técnicas laboratoriais têm sido usadas para o diagnóstico do tracoma. É possível dividi-las em quatro categorias: exames diretos, cultura e testes de isolamento, sorológicos e testes de biologia molecular.

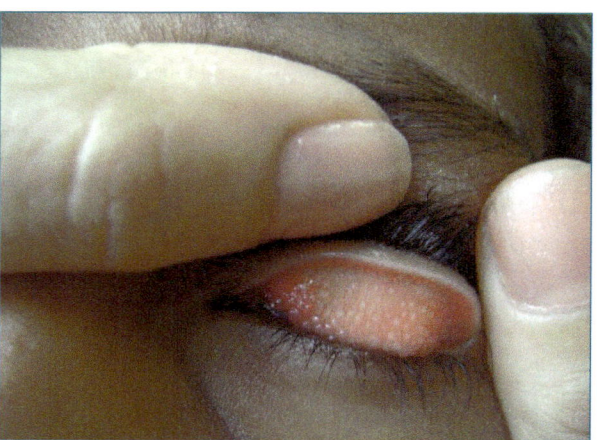

FIGURA 33.3 Tracoma folicular (TF).
Fonte: Ministério da Saúde.

Os exames para a detecção direta do agente etiológico incluem as colorações com iodeto e Giemsa, além da utilização de anticorpos monoclonais fluorescentes. A coloração com iodeto revela as inclusões citoplasmáticas da *Chlamydia trachomatis*, pois a bactéria produz glicogênio que reage à coloração com esse corante. Entretanto, outras estruturas celulares podem reagir com o iodeto, provocando à verificação de falso-positivos. É pouco sensível, porém de baixo custo. A coloração pelo Giemsa revela as inclusões clamidianas, que são basofílicas e arredondadas. É pouco específica e apresenta baixa sensibilidade, que varia entre 15 e 29% comparada à cultura. A imunofluorescência direta utilizando anticorpos monoclonais fluorescentes (*direct fluorescent antibody* – DFA) é uma das técnicas mais utilizadas para o diagnóstico laboratorial das infecções por *C. trachomatis*. É uma técnica simples e de fácil execução. Parece, entretanto, que o seu desempenho é melhor, em termos de sensibilidade e especificidade, para o diagnóstico de infecções geniturinárias por *C. trachomatis* do que para o diagnóstico de tracoma. Embora apresente alta especificidade, sua sensibilidade é baixa nas infecções oculares por *C. trachomatis*, como foi demonstrado inclusive em estudos realizados no Brasil. Mais recentemente, com a difusão dos métodos diagnósticos moleculares, a imunofluorescência direta entrou em desuso, não havendo mais produtos comercializados no país.

O isolamento da *C. trachomatis* em cultura celular utilizando células de McCoy é considerado a técnica-padrão para o diagnóstico laboratorial. Sua execução exige laboratórios e pessoal qualificados. É altamente específico, porém admite-se que a cultura não é capaz de detectar a totalidade dos casos clínico-epidemiológicos diagnosticados como portadores de infecções por *C. trachomatis*. Alguns estudos associam os achados de culturas negativas, aliados à positividade em outros testes laboratoriais, à fisiopatologia do tracoma. Segundo essa hipótese, em determinados momentos, a reação inflamatória seria mantida a partir do estímulo antigênico, não sendo possível detectar o agente etiológico.

Os testes sorológicos para o diagnóstico do tracoma são de valor limitado. Incluem as provas de fixação de complemento e a microimunofluorescência. Até a década de 1970, a reação de fixação de complemento era a técnica mais utilizada para o diagnóstico das infecções por *C. trachomatis*. Apresenta sensibilidade relativamente alta para o diagnóstico de infecções clamidianas sistêmicas, tendo, no entanto, pouco valor para o diagnóstico de infecções localizadas e do tracoma. A microimunofluorescência apresenta maior sensibilidade. Já foi demonstrada a correlação entre a presença de IgG anticlamidiana na lágrima e a positividade nos testes de isolamento do agente etiológico.

Nas últimas duas décadas, vem se ampliando o uso de técnicas de biologia molecular para o diagnóstico de tracoma. Entre outras técnicas de hibridização direta do DNA, reação em cadeia de ligase e reação em cadeia de polimerase (PCR), incorporaram-se ao arsenal diagnóstico para as infecções por *C. trachomatis*. Vários *kits* estão disponíveis comercialmente para o diagnóstico de infecções por *C. trachomatis* por meio da amplificação do DNA ou RNA. Os testes utilizando PCR são altamente sensíveis para a detecção de infecções por *C. trachomatis*. Eles, entretanto, são vulneráveis à contaminação durante a coleta, preparação e processamento das amostras, o que pode provocar resultados falso-positivos.

SENSIBILIDADE E ESPECIFICIDADE DOS TESTES DIAGNÓSTICOS

A cultura celular continua a ser considerada o padrão-ouro para o diagnóstico das infecções por clamídia, pois sua especificidade é considerada definitiva. Novos testes, como os de amplificação do DNA são considerados, por razões biológicas, mais sensíveis que a cultura. Na comparação da PCR com a cultura, admite-se que pelo menos uma parte dos resultados falso-positivos encontrados pelo novo teste é, na realidade, de verdadeiro-positivos que não haviam sido detectados pela cultura.

A comparação entre o diagnóstico clínico e o laboratorial de tracoma é influenciada por uma série de fatores. O principal deles é o nível de endemicidade do tracoma naquela população. Nas regiões hiperendêmicas, a sensibilidade da imunofluorescência direta e da PCR é maior. Nas regiões hipoendêmicas, a sensibilidade dos testes é menor, bem como o é para o diagnóstico de casos isolados de conjuntivite de inclusão e tracoma. A intensidade dos sintomas clínicos também é um determinante da sensibilidade dos testes. Quanto mais intensos os sinais clínicos de tracoma, maior a positividade na imunofluorescência direta e na PCR. Em contrapartida, em regiões hiperendêmicas, tem-se demonstrado a positividade dos testes laboratoriais na ausência de sinais clínicos de tracoma. Provavelmente, a aparente inexistência de associação entre a positividade dos testes e o diagnóstico clínico do tracoma relaciona-se à própria cinética da doença. No período de incubação, o agente etiológico pode estar presente, mas os sinais clínicos ainda não se tornaram aparentes. Em seguida, haveria um período em que tanto o agente como os sinais clínicos estão presentes. Posteriormente, o processo infeccioso entra em fase de resolução, na qual o agente infeccioso não é mais detectável, porém persistem os sinais clínicos de infecção. Assim, os resultados dos testes laboratoriais seriam diretamente influenciados pelo estágio da doença no momento da coleta da amostra. Contudo, o sistema de graduação do diagnóstico também apresenta limitações quanto às sensibidade e especificidade. Ao considerar o limite mínimo de cinco folículos na conjuntiva tarsal superior com 0,5 mm de diâmetro para o diagnóstico de TF, pode-se deixar de diagnosticar casos brandos de tracoma. Já o infiltrado e o espessamento difuso da conjuntiva tarsal superior que caracterizam o TI podem surgir em processos inflamatórios da conjuntiva de outra etiologia. Consequentemente, uma parte da falha de concordância entre os resultados dos testes laboratoriais e do diagnóstico clínico pode estar relacionada também às limitações de sensibilidade, especificidade e valores preditivos do próprio diagnóstico clínico.

Considerando-se as limitações em relação aos testes laboratoriais para diagnóstico do tracoma, a sua utilização é recomendada em estudos epidemiológicos para a demonstração da circulação do agente etiológico em uma comunidade, e não para o diagnóstico de casos isolados de infecção ocular por *C. trachomatis*.

DIAGNÓSTICO DIFERENCIAL

Quando o tracoma não está associado a infecções secundárias, deve ser diferenciado das conjuntivites foliculares agudas (por vírus – adenovírus, enterovírus, molusco contagioso e herpes *simplex*). Quando associado a infecções causadas por outros micro-organismos, o seu diagnóstico é mais difícil e, muitas vezes, a evolução do quadro clínico ajuda a elucidar o agente causal.

O tracoma deve ser diferenciado de outras conjuntivites foliculares crônicas, como a de inclusão, a folicular tóxica (*Molluscum contagiosum* ou induzida por drogas e cosméticos), a bacteriana (*Moraxella* e outras), ceratoconjuntivite folicular crônica de Axenfeld e foliculoses. O TI deve ser diferenciado de quadros de conjuntivite atópica e primaveril. Alguns quadros de conjuntivite primaveril podem ser diferenciados pelo intenso prurido, inexistente no tracoma.

Triquíase tracomatosa deve ser diferenciada de outras etiologias de triquíase, pela presença de cicatrizes na conjuntiva tarsal (TS), que são a causa da alteração palpebral.

SEQUELAS
FIBROSE CONJUNTIVAL

Extensas áreas de fibrose conjuntival bulbar podem dificultar eventuais cirurgias oculares, especialmente as antiglaucomatosas.

SÍNDROME DO OLHO SECO

O tracoma pode causar xerose (síndrome do olho seco), responsável pela diminuição das chances de êxito dos transplantes de córnea necessários para corrigir as opacidades (leucomas), chegando até a contraindicá-los.

TRIQUÍASE E ENTRÓPIO

Surgem quando há intenso processo de cicatrização e são muito graves quando há lesões extensas do músculo de Müller. Necessitam de correção cirúrgica. Quando há poucos cílios tocando o globo ocular, pode-se indicar a epilação dos cílios.

SIMBLÉFARO

Encontrado raramente, pode estar presente no fundo do saco inferior.

ÚLCERAS DE CÓRNEA, NÉBULAS, LEUCOMAS E ESTAFILOMAS

São produzidos pelo constante atrito dos cílios contra a córnea e pela infecção secundária causada pela triquíase ou entrópio. São responsáveis pela redução da acuidade visual.

ASTIGMATISMOS IRREGULARES

Também são responsáveis pela redução da acuidade visual, pois são de difícil correção refracional.

TRATAMENTO

Antes do advento das drogas antimicrobianas, uma grande variedade de procedimentos foi utilizada no tratamento do tracoma. Buscava-se a "destruição dos folículos e papilas conjuntivais", o que geralmente era realizado por meios mecânicos, mediante a curetagem da conjuntiva palpebral ou "massagens conjuntivais" (destruição mecânica dos folículos utilizando os dedos). Também eram utilizados medicamentos tópicos com o objetivo de "auxiliar a reabsorção dos folículos", tais como solução de sulfato de zinco a 0,25%, solução de nitrato de prata a 2%, banhos de olhos em solução de ensol ou perclorato de mercúrio, aplicações locais de sulfato de cobre e, ainda, o tratamento com injeções subconjuntivais (que usavam solução salina isotônica, cianeto de mercúrio a 1%, novocaína e cloreto de adrenalina).

A partir de 1938 começou-se a usar, com sucesso, as sulfonamidas para o tratamento do tracoma. Nas décadas seguintes, uma grande variedade de agentes antimicrobianos passou a ser utilizada no tratamento da doença. Desde a década de 1950, as tetraciclinas têm sido as drogas de escolha no tratamento tópico do tracoma, sendo inclusive as recomendadas pela OMS para o uso em programas de controle.

Foi demonstrada a sensibilidade *in vitro* da *Chlamydia trachomatis* à tetraciclina, à doxiciclina, minociclina, eritromicina, clindamicina, rifampicina, oxitetraciclina e a outros antibióticos.

As tetraciclinas vêm sendo largamente utilizadas em todo o mundo nas ações de controle do tracoma. O esquema terapêutico mais utilizado nas atividades de tratamento em massa é o uso de medicação tópica, pomada oftálmica de tetraciclina a 1%, duas vezes ao dia, por 6 semanas ou 6 dias consecutivos, mês a mês, durante 6 meses. Esse esquema tem a vantagem de ser barato, simples e de não levar a efeitos colaterais indesejáveis. Podem ser apontadas como desvantagens o desconforto do paciente ao utilizar o medicamento tópico, a intermitência e a longa duração, que tendem a reduzir a adesão ao tratamento. Além disso, o tratamento tópico, embora eficaz na cura das manifestações conjuntivais da infecção por *C. trachomatis*, não eliminaria o micro-organismo do trato respiratório do paciente, possibilitando a autorreinfecção da conjuntiva. A sulfa colírio foi usada em substituição à tetraciclina em momentos de indisponibilidade ou nos casos de hipersensibilidade a ela. Atualmente, nenhuma das duas apresentações encontram-se disponíveis no mercado brasileiro.

A partir da década de 1990, a azitromicina, um azalídio derivado da eritromicina, começou a ser utilizado com sucesso para o tratamento de tracoma em áreas endêmicas do mundo.

O medicamento de escolha para o tratamento do tracoma, recomendado e distribuído pelo Ministério da Saúde, é a azitromicina 20 mg/kg de peso em dose única, dose máxima 1 g; porém, outras drogas também podem ser utilizadas na sua falta ou quando existe hipersensibilidade:

- **Eritromicina:** 50 mg/kg de peso por dia a cada 6 horas via oral, durante 3 semanas.
- **Tetraciclina:** 250 mg, a cada 6 horas, durante 3 semanas (somente para maiores de 10 anos).
- **Doxiciclina:** 50 mg, a cada 12 horas, via oral, durante 3 semanas (somente para maiores de 10 anos).
- **Sulfa:** 2 comprimidos 2 vezes ao dia por 3 semanas.

O objetivo de a utilizar na antibioticoterapia do tracoma, quer seja no tratamento individual ou em massa, não é o de erradicar o agente etiológico, mas o de diminuir a sua circulação na comunidade, reduzindo o seu reservatório, o que leva a uma diminuição na frequência de reinfecções e possibilita uma melhoria no quadro clínico dos pacientes e, dessa forma, uma diminuição da tendência à formação de cicatrizes conjuntivais.

Quando a prevalência de tracoma ativo (TF e/ou TI) em crianças de 1 a 9 anos for 10% ou maior no município, comunidade ou escola, preconiza-se tratamento em massa com antibiótico sistêmico para todos os membros da família ou comunidade. Quando a prevalência do tracoma ativo for menor que 10% em crianças de 1 a 9 anos de idade, recomenda-se o tratamento familiar e a manutenção das ações de vigilância epidemiológica.

Todo caso de tracoma ativo (TF e/ou TI) deverá retornar para controle do tratamento, a cada 6 meses do início do tratamento com antibiótico sistêmico. Se durante esse período o paciente ainda apresentar tracoma ativo, nova dose de azitromicina deve ser administrada. O caso somente receberá alta do controle após 1 ano do início do tratamento.

Todos os casos de triquíase tracomatosa deverão ser encaminhados para avaliação oftalmológica e cirurgia corretiva das pálpebras. Lembrar que a cirurgia tem alta taxa de recidiva e que é necessário orientar o paciente quanto a isso. Nos locais remotos onde os serviços cirúrgicos são inacessíveis, é importante que se realize a epilação dos cílios, enquanto não são operados.

MEDIDAS DE CONTROLE

A OMS propôs, em 1996, a eliminação do tracoma como causa de cegueira até o ano 2020. A estratégia adotada para atingir esta meta é conhecida como estratégia *SAFE* (acróstico das iniciais em inglês dos componentes da estratégia). Fazem parte da estratégia o levantamento de casos de TT e o seu tratamento, levantamento de casos de TF e/ou TI e a respectiva antibioticoterapia, seja individual ou em massa, educação em saúde e saneamento ambiental:

S – cirurgia (*surgery*);

A – antibióticos (*antibiotics*);

F – higiene facial e educação em saúde (*facial hygiene*);

E – saúde ambiental (*environmental health*).

A eliminação é definida como a redução da prevalência de tracoma ativo (TF) em crianças de 1 a 9 anos de idade para menos de 5%, e a redução da prevalência de triquíase "desconhecida pelo sistema de saúde" para menos de 1 caso/1.000 habitantes.

Faz parte da estratégia SAFE a diminuição da prevalência da triquíase tracomatosa e de seu impacto na cegueira nas populações em que o TT é um problema de saúde pública, assim considerada quando tiver prevalência maior que 0,2% em pessoas com 15 anos ou mais de idade. A meta final de intervenção é a redução de no mínimo 80% dos casos de TT, por meio de cirurgia palpebral.

Para o componente de antibióticos, deve-se conduzir levantamento inicial para conhecer a prevalência de tracoma ativo. Se ela for igual ou superior a 10% em crianças de 1 a 9 anos, recomenda-se a realização do tratamento em massa com antibiótico, preferencialmente com azitromicina nas comunidades afetadas, a cada ano, durante pelo menos 3 anos consecutivos. Em populações com prevalência acima de 30%, recomenda-se a realização de tratamento coletivo por 5 anos consecutivos, e sendo igual ou maior que 50% por 7 anos. Após os ciclos de tratamento em massa, deve ser realizado um novo levantamento para verificar o impacto da estratégia. Se a prevalência de tracoma ativo cair para valores abaixo de 10% em crianças de 1 a 9 anos de idade, recomendam-se o tratamento familiar e a manutenção das ações de vigilância epidemiológica.

Quanto ao componente F, recomenda-se o desenvolvimento de atividades de educação em saúde, com o propósito de promover a higiene pessoal, tendo como meta que 80% das comunidades tenham recebido a intervenção educativa. Com relação ao componente E, a principal medida consiste na ampliação do acesso ao saneamento básico. As medidas que constituem o componente do saneamento básico podem variar e devem ser definidas em nível nacional, contemplando prioritariamente a disponibilidade de água potável para populações em áreas endêmicas.

A verificação da eliminação deve ser feita pela realização de inquéritos de prevalência em nível populacional e submetida a um comitê de avaliação externa.

BIBLIOGRAFIA SUGERIDA

Assaad FA, Maxwell-Lyons F, Sundaresan T. Use of local variations in trachoma endemic in depicting the interplay between socio-economic conditions and disease. Bull WHO. 1969;41:41-4.

Caninéo PA, Nishimura S, Medina NH et al. Trachoma epidemiological school survey in the city of Embu das Artes – SP. Arq Bras Oftalmol. 2012 Jul-Aug;75(4):264-6.

Centro de Vigilância Epidemiológica. Tracoma. Disponível em: <http://www.cve.saude.sp.gov.br/htm/tracoma.htm>. Acesso em: 17 de julho de 2005.

Courtright P, West SK. Contribution of sex-linked biology and gender roles to disparities with trachoma. EID. 2004;10(11):2012-16.

Dawson CR, Jones BR, Tarizzo ML. Guía práctica de lucha contra el tracoma. Genebra: OMS; 1981. 68p.

Evans JR, Solomon AW. Antibiotics for trachoma. Cochrane Database Syst Rev. 2011 Mar 16;(3):CD001860.

Freitas CA. Bolsões hiperendêmicos de tracoma: situação atual. Rev Bras Malariol Doenças Trop. 1977;39:33-68.

Freitas HSA, Medina NH, Lopes MFC, Soares OE, Teodoro MTC, Ramalho KRB, Caligaris LSA, Mörschbächer R, Menezes MNC, Luna EJA. Trachoma in Indigenous Settlements in Brazil, 2000-2008. Ophthalmic Epidemiology. 2016;23:1-6.

Grayston JT. Importance of reinfection in the pathogenesis of trachoma. Rev Infect Dis. 1985;7(6):717-25.

Lopes MF, Luna EJ, Medina NH et al. Prevalence of trachoma in Brazilian schoolchildren. Rev Saude Publica. 2013 Jun;47(3):451-9.

Luna EJA, Lopes MFC, Medina NH, Favacho J, Cardoso MRA. Prevalence of Trachoma in Schoolchildren in Brazil. Ophthalmic Epidemiology. 2016;23:1-6.

Luna EJA, Medina NH, Oliveira MB et al. Epidemiology of trachoma in Bebedouro, State of São Paulo, Brazil, Prevalence and risk factors. Int J Epidemiol. 1992;21(1):169-77.

Luna EJA, Medina NH. Tracoma, esta antiga (e persistente) endemia. Boletim Epidemiológico CVE-SES-SP. 1994;9(44):3-4.

Luna EJA. A epidemiologia do tracoma no Estado de São Paulo. Dissertação de Mestrado. Faculdade de Ciências Médicas da Universidade Estadual de Campinas; 1993.

Medina NH, Gentil RM, Caraça M et al. Análise de exames de imunofluorescência direta para o diagnóstico laboratorial de tracoma. Rev Saúde Pública. 1996;30(2):135-40.

Medina NH, Luna EJA, Oliveira MB et al. Epidemiology of trachoma in São Paulo, Brazil. Invest Ophtalmol Vis Sci. 1989;29(suppl):359.

Morrison RP, Lyng K, Caldwell HD. Chlamydial disease pathogenesis. J Exp Med. 1989;169(3):663-75.

Poston TB, Darville T. Chlamydia trachomatis: Protective Adaptive Responses and Prospects for a Vaccine. In: Häcker G. (eds.). Biology of Chlamydia. Current Topics in Microbiology and Immunology; 2016. Vol. 412 (Springer, Cham).

Rips KT. Microbiological diagnosis of Chlamydia trachomatis infection. Infection. 1982;10(suppl 1).

Shekhawat NL, Mkocha H, Munoz B et al. Cohort and age effects of mass drug administration on prevalence of trachoma: a longitudinal study in rural Tanzania. Invest Ophthalmol Vis Sci. 2014 Apr 11;55(4):2307-14.

Solomon AW, Peeling RW, Foster A, Mabey DCW. Diagnosis and assessment of trachoma. Clinical Microbiology Reviews. 2004;17:982-1011.

Spence MR, Adler JF. Chlamydia trachomatis. J Adv Exp Med Biol. 1987;224:79-83.

Stamm WE, Jones RB, Batteiger BE. Chlamydia trachomatis. In: Mandell GL, Bennett JE, Dolin R. (ed.) Principles and practices of infectious diseases. 6. ed. New York: Churchill Livingstone; 2005. Chapter 177. p 2239-55.

Tabbara KF. Trachoma: have we advanced in the past 20 years? Int Ophthalmol Clinics. 1990;30(1):23-7.

Taylor HR, Siler JA, Mkocha HA et al. The natural history of endemic trachoma: a longitudinal study. Am J Trop Med Hyg. 1992;46(2):552-9.

Taylor HR, Burton MJ, Haddad D, West S, Wright H. Trachoma. Lancet. 2014;384:2142-52.

Thylefors B, Dawson CR, Jones BR, West SK, Taylor HR. A simple system for the assessment of trachoma and its complications. Bull WHO. 1987;65(4):477-83.

West SK, Lynch M, Turner V et al. Water availability and trachoma. Bull WHO. 1989;67(1):71-5.

WHO. Report on the second Global Scientific Meeting on Trachoma. WHO/PBD/GET03.1. Geneva: World Health Organization; 2003.

WHO. Integrating neglected tropical diseases into global health and development. 4th report on neglected tropical diseases. Geneve; 2017. 278p.

WHO. Trachoma facts sheet. Disponível em: https://www.who.int/en/news-room/fact-sheets/detail/trachoma. Acesso em: 13/06/2019.

Wilson M, Milan-Velasco F, Tielsh JM, Taylor HR. Direct-smear fluorescent antibody cytology as a field diagnostic tool for trachoma. Arch Ophthalmol. 1986;104:688-90.

Wright HR, Taylor HR. Clinical examination and laboratory tests for estimation of trachoma prevalence in a remote setting: what are they really telling us? Lancet Infect Dis. 2005;5:313-20.

Wright HR, Turner A, Taylor HR. Trachoma. Lancet. 2008;371:1945-54.

34

Linfogranuloma venéreo

Mauro Romero Leal Passos
Edilbert Pellegrini Nahn Junior
Newton Sérgio de Carvalho
José Eleutério Junior

DEFINIÇÃO

O linfogranuloma venéreo (LGV) é uma doença infecciosa, sistêmica, sexualmente transmissível causada pela *Chlamydia trachomatis* sorotipos L1, L2, L3, notória nas áreas de menor desenvolvimento das regiões tropicais e subtropicais, observando-se recentes microepidemias em vários países europeus, particularmente na população homossexual masculina.

HISTÓRICO

Apesar de conhecida e descrita desde o Império Romano, somente foi identificada como doença venérea no início do século XX pelos autores franceses Joseph Nicolas, Maurice Favre e Joseph Durand em 1913. Pouco depois, em 1925 Wilhelm Siegmund Frei desenvolveu e descreveu a intradermorreação, método diagnóstico que hoje tem apenas valor histórico.

SINONÍMIA

Na antiguidade, os árabes a designavam como *althaun* e os romanos como *struma*. Na literatura, encontram-se inúmeras denominações: quarta moléstia venérea; mula; doença de Nicolas Durand-Favre; bubão climático; bubão escrofuloso; bubão *d'emblé*; poroadenite inguinal supurada benigna; linfoadenopatia inguinal epidêmica; linfogranuloma inguinal; linfogranulomatose inguinal subaguda; e úlcera venérea adenógena, entre outras.

ETIOPATOGENIA

Clamídias são bactérias intracelulares obrigatórias, medindo de 0,2 e 0,5 μm, que se multiplicam por divisão binária. Pertencem à família Chlamydiaceae que, pela atual classificação taxonômica, é dividida em dois gêneros: Chlamydia e Chlamydophila. As espécies *Chlamydia trachomatis*, *Chlamydophila pneumoniae* e *Chlamydophila psittaci* são as principais causadoras de infecções nos seres humanos.

O processo infeccioso ocorre por meio de corpos elementares, extracelulares infecciosos que no citoplasma celular se diferenciam rapidamente em corpos reticulares e replicam-se por divisão binária formando vacúolos, destruindo o citoplasma celular e envolvendo o núcleo, produzindo, assim, lise celular em 72 horas e liberando mais corpos elementares para infectar novas células.

Apresentam-se, na dependência dos seus sorotipos, nomeados de acordo com a principal proteína da membrana celular (Quadro 34.1), desde formas assintomáticas e brandas até infecções disseminadas, como: cervicites, uretrites, proctites, doença inflamatória pélvica (DIP), linfogranuloma venéreo (LGV), tracoma, conjuntivite de inclusão e pneumonia no recém-nascido. Os sorotipos do LGV L1, L2, L3 são linfadenotrópicos. A cepa L2 é a mais detectada com mais frequência e taxonomicamente subdividida em L2, L2a e L2b. A variante L2b etiologicamente causadora da maioria das infecções entre HSH também já é encontrada entre mulheres heterossexuais. A cepa L2c foi identificada em casos de proctite grave.

QUADRO 34.1 Doenças causadas pela *C. trachomatis*.		
Espécie	**Sorotipos**	**Doença**
C. trachomatis LGV	L1, L2, L3	Linfogranuloma venéreo
C. trachomatis não LGV	A, B, Ba, C	Tracoma endêmico
	D, E, F, G, K	Conjuntivite, uretrite, prostatite, epididimite, proctite, cervicites, endometrite, salpingite, bartholinite e doença inflamatória pélvica (DIP)

EPIDEMIOLOGIA

A infecção pela *Chlamydia trachomatis* é a doença sexualmente transmissível de maior notificação nos Estados Unidos, com mais de 1,7 milhão de casos registrados em 2017. Entretanto, o linfogranuloma venéreo é doença relativamente incomum, porém endêmica em populações de menor nível socioeconômico, especialmente África meridional, sudeste da Ásia, Madagascar, Índia e Caribe. Predomina em homens na faixa etária entre 20 e 30 anos em uma proporção de seis casos masculinos para cada um feminino. A existência de portadores sãos sem diagnóstico dificulta precisar a real prevalência da infecção. Não há transmissão vertical, porém o recém-nato pode ser contaminado durante o parto vaginal. É excepcional o contágio não venéreo.

Em 2003, observou-se um aumento alarmante no número de casos de LGV na Europa, iniciando-se na Holanda e rapidamente disseminando-se para outros países industrializados, acometendo sobretudo homens que fazem sexo com homens (HSH) soropositivos para o HIV e pela cepa sorovariante L2b da *C. trachomatis*. A associação dessas microepidemias na população de homossexuais masculino foi particularmente evidenciada no Reino Unido, onde 99% dos casos de LGV ocorreram em HSH. Observou-se ainda que 14% desses pacientes eram soropositivos para hepatite C.

A facilitação de transmissão do HIV entre os portadores das IST, incluindo o LGV, é notoriamente documentada. A emergência de casos de LGV entre a população HSH pode suscitar um aumento da transmissão do HIV.

MANIFESTAÇÕES CLÍNICAS

Descrito como assintomático nas fases iniciais em 5 a 27% dos casos, o diagnóstico do LGV é baseado na maioria das vezes na suspeição clínica, dados epidemiológicos e na exclusão de outras etiologias para uma clínica de retocolite, linfoadenopatia inguinal, úlcera genital ou retal. O período de incubação é estimado de 3 a 30 dias.

Didaticamente se classifica a doença em três estágios de acordo com as manifestações clínicas:

- **Primário:** lesões iniciais e precoces.
- **Secundário:** acometimento dos linfonodos regionais, também denominado síndrome inguinal.
- **Terciário:** manifestações tardias e sequelas, denominado síndrome anogenital.

A lesão primária transitória por resolução espontânea varia de aspecto e local, podendo apresentar-se sob a forma de lesão herpetiforme (mais comum), pápula, pústula, edema violáceo, vesícula, erosão ou pequena úlcera. Sendo caracteristicamente indolor, é imperceptível em dois terços dos homens e na quase totalidade das mulheres. Os locais mais comuns são o sulco balanoprepucial e a face interna dos pequenos lábios, mas também ocorrem lesões no ânus, no reto, tonsilas palatinas, região umbilical e submamária. Nessa fase também podem ocorrer uretrite e cervicite, geralmente assintomáticas. Há referência de que o colo do útero possa permanecer infectado permanentemente.

A proctite hemorrágica é resultante da implantação direta da *C. trachomatis* na mucosa retal pela prática do sexo anal sem proteção em ambos os sexos e representa a principal manifestação primária em HSH. Os sintomas incluem dor e sangramento retal, prurido anal, secreção mucoide ou hemopurulenta, tenesmo e constipação entre outros sintomas de inflamação intestinal inferior. Alguns pacientes referem febre e mal-estar. Os trabalhos relativos às microepidemias na Europa observaram que mais de 95% dos casos de LGV retal foram assintomáticos.

O segundo estágio se caracteriza pela disseminação do agente etiológico pela circulação linfática, tornando a linfoadenopatia inguinal e/ou femoral a manifestação clínica mais comum do LGV entre heterossexuais masculinos. O local da linfoadenopatia é variável segundo o sexo e o sítio primário de inoculação. Ressalta-se que as regiões genitais masculinas e femininas possuem drenagens linfáticas diferentes, estando acometidos os linfonodos inguinais mais comumente no sexo masculino e os linfonodos crurais e ilíacos profundos no sexo feminino.

Classicamente nos homens, ocorre aumento dos linfonodos inguinais unilateral em dois terços dos casos com maior frequência entre a 2ª e a 6ª semanas após a lesão primária. Essa adenopatia tem caráter doloroso e evolui com a coalescência dos linfonodos formando uma massa palpável, com sinais de flogose que, mais tarde, flutua (bubão) e, em cerca de um terço dos casos, ocorre a drenagem de material purulento e espesso. Quando esta acontece por diversos orifícios recebe o nome de "sinal do bico do regador" (Figura 34.1). No restante dos pacientes, há involução espontânea do bubão, como a lesão primária só que em período mais prolongado, como alguns meses. Em 15 a 20% dos pacientes, a massa de linfonodos adere-se ao ligamento de Poupart, criando um sulco, reconhecido semiologicamente como "sinal da ombreira" (Figura 34.2). Somente em 20 a 30% das mulheres observa-se a linfoadenopatia inguinal, sendo mais frequente um quadro clínico de massa pélvica (Figura 34.3).

A disseminação sistêmica da *C. trachomatis* pode acarretar febre, calafrio, mialgia, anorexia, prostração, náuseas, cefaleia, artralgias, eritema nodoso, erupção escarlatiniforme, pneumonia atípica, hepatite, meningite, meningoencefalite e ceratoconjuntivite.

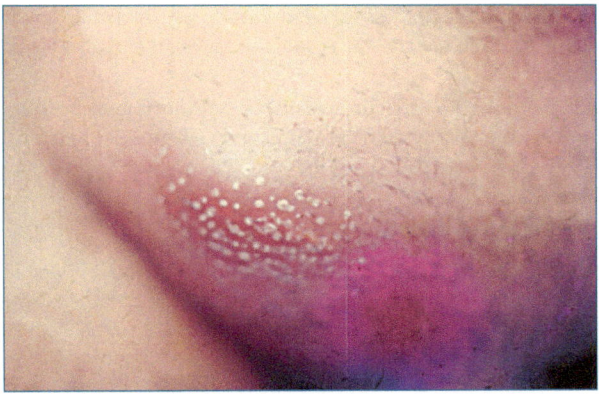

FIGURA 34.1 É relatado que o bubão do linfogranuloma venéreo se rompe em múltiplos orifícios tipo bico de regador. Aqui, as fistulizações estão em fases bem iniciais.

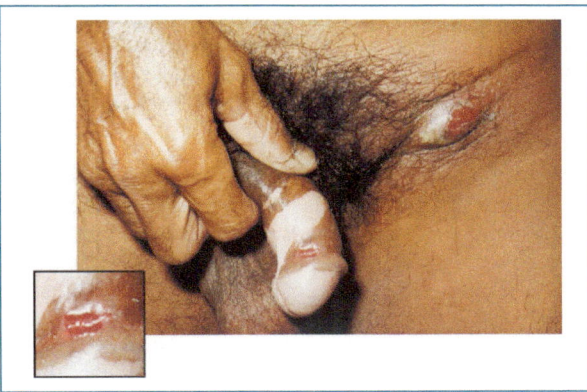

FIGURA 34.2 Massa inguinal unilateral acompanhando lesão única em sulco balanoprepucial. Esta situação, que, na prática, é rara, representa início de quadro de linfogranuloma venéreo. É evidente que o acompanhamento com sorologias para sífilis deve ser uma constante.

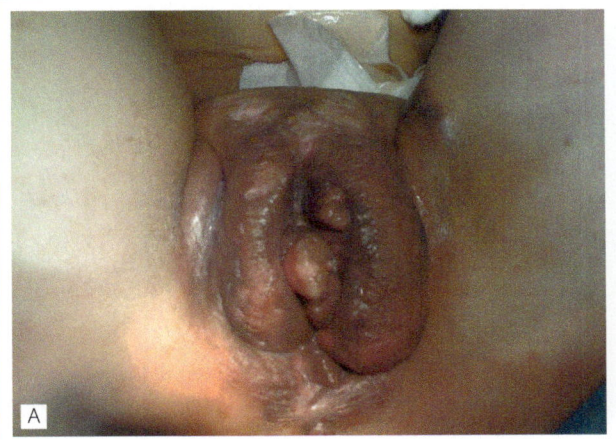
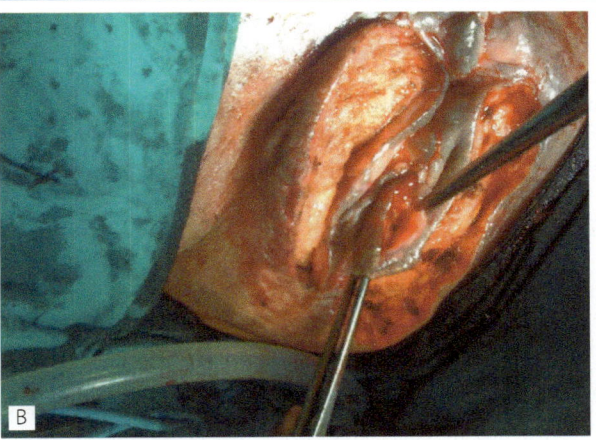

FIGURA 34.3 (A) Mulher com 32 anos de idade com sequela de linfogranuloma venéreo, fase crônica – estiomene; (B) após tratamento antimicrobiano específico por 21 dias, foi submetida a cirurgia reparadora.

A grande maioria dos pacientes se recupera após o estágio secundário sem sequelas, mas, em alguns, a persistência ou a disseminação progressiva da *C. trachomatis* nos tecidos anogenitais incita uma resposta inflamatória crônica com destruição do tecido nas áreas envolvidas. O estágio terciário corresponde ao surgimento dessas complicações. A dificuldade diagnóstica inicial do LGV ou a abordagem terapêutica inadequada podem favorecer essa evolução, que incluem proctite, proctocolite por vezes imitando doença de Crohn, fístulas, estenoses e fibroses cicatriciais desfigurantes. A elefantíase da genitália pode ocorrer no pênis, bolsa escrotal e vulva (neste sítio, denomina-se estiomene).

DIAGNÓSTICO DIFERENCIAL

A suspeição clínica representa o elemento mais importante para o diagnóstico do LGV, devendo sempre ser lembrado diante de pacientes com clínica de lesões dermatológicas em genitália com ou sem linfoadenopatia, proctite (particularmente homem que faz sexo com homem HSH), presença

de elefantíase em pênis, escroto ou vulva, casos de retite estenosante e úlceras anais.

O diagnóstico diferencial do estágio inicial incluiu *herpes simplex*, cancroide, cancro duro da sífilis e lesões traumáticas. O comprometimento retal deve ser diferenciado da proctite gonocóccica, disenteria amebiana, doença de Crohn, retocolite ulcerativa e até mesmo neoplasias. Nos estágios subsequentes resultantes da disseminação linfática, outras doenças podem ser suscitadas. A tuberculose ganglionar (escrofulodema), geralmente, apresenta-se com linfoadenomegalia generalizada, podendo acometer outras cadeias ganglionares além da inguinal e femoral, de evolução arrastada, ausência de sinais inflamatórios e também com formação de fístulas. A doença da arranhadura do gato requer história epidemiológica sugestiva, com traumatismo pelas garras do animal e a linfoadenomegalia ocorre mais frequentemente em região axilar e cervical. Devem também ser incluídas no diagnóstico diferencial a doença de Hodgkin, paracoccidioidomicose, filariose, doença intestinal inflamatória, neoplasias, donovanose, fístulas retais e hidradenite supurativa.

O diagnóstico do LGV baseia-se, na maioria das vezes, na suspeição clínica, em dados epidemiológicos e na exclusão das outras doenças com manifestações clínicas sobrepostas.

DIAGNÓSTICO LABORATORIAL

Mantém-se precário nos países em desenvolvimento, exigindo dos profissionais de saúde uma combinação de suspeição e perspicácia clínica. Os principais métodos diagnósticos hoje empregados são as técnicas de amplificação do ácido nucleico, a sorologia e o isolamento ou identificação histológica da *C. trachomatis* do local infectado. Trata-se de uma das poucas ocasiões em que a sorologia para a bactéria por imunofluorescência indireta está bem indicada.

AMPLIFICAÇÃO DO ÁCIDO NUCLEICO

As novas técnicas disponíveis no mercado apresentam altas sensibilidade e especificidade e conseguem detectar DNA associado ao LGV em esfregaços genitais, *swab* retal e orofaringe, urina, pus de aspirados de linfonodos e biópsias.

Algumas apresentações comerciais detectam cepas da *C. trachomatis* relacionadas ou não ao LGV. Procedimentos moleculares adicionais (p. ex., de genotipagem baseada no PCR) podem ser utilizados nesta diferenciação, mas não estão amplamente disponíveis.

SOROLOGIAS

As principais técnicas utilizadas são: fixação de complemento (FC); imunofluorescência (IF); microimunofluorescência (MIF); e a dosagem da IgA anti-*Chlamydia* contra a principal proteína da membrana externa (anti-MOMP IgA). O teste de FC mensura anticorpos contra o antígeno lipopolissacarídeo específico das clamídias. O teste de MIF utiliza a detecção dos anticorpos específicos das diferentes classes de imunoglobulinas e é mais sensível que o FC. O aumento de quatro vezes nos valores dos anticorpos ou títulos > 1/64 (para FC e IF) e > 1/128 (para MIF) é considerado positivo, entendendo-se que somente a infecção sistêmica provocada pelas cepas do LGV pode ser responsável por títulos tão altos. Os testes, entretanto, falham na sensibilidade para as manifestações primárias do LGV e um título elevado na ausência de sintomas não pode confirmar por si a infecção. Um trabalho recente demonstrou que o anti-MOMP IgA identificou uma considerável proporção de pacientes assintomáticos portadores de LGV anal. As sorologias ainda necessitam de laboratórios especializados para sua realização.

BACTERIOSCOPIA E CULTURA

Os materiais das lesões cutaneomucosas ou pus aspirado de bubão raramente são positivos na bacterioscopia direta. Colorações por Giemsa, iodo e fucsina são utilizados na tentativa de visualizar os corpúsculos intracelulares de Gamma-Miyagawa, característicos da doença. O meio de cultura com as células de McCoy (fibroblastos de ratos) é o mais utilizado, tornando-se positivo em 3 dias. O emprego de anticorpos monoclonais anti-*Chlamydia trachomatis* marcados com fluoresceína amplifica a identificação específica dos diferentes sorotipos da *C. trachomatis*. Em virtude do alto cus-

to, necessidade de pessoal e laboratório especializado, essas técnicas estão restritas às pesquisas, não sendo utilizadas na prática diária.

A identificação de leucócitos polimorfonucleares em *swab* retais é preditiva de proctite por LGV, especialmente em HSH HIV-positivo.

HISTOPATOLÓGICO

Os achados histopatológicos são inespecíficos, podendo revelar reação granulomatosa com focos de microabscessos e necrose. A histologia dos linfonodos mostra hiperplasia folicular e abscessos. Auxiliam, no entanto, no diagnóstico diferencial com outras doenças, em particular as neoplasias.

INTRADERMORREAÇÃO DE FREI

O teste que avalia a hipersensibilidade tardia aos antígenos da *C. trachomatis* alcança baixas sensibilidade e especificidade por não ser espécie-específico apresentando positividade a outras cepas dessa bactéria. Tem valor apenas histórico, não sendo mais comercializado.

Outras técnicas diagnósticas não são recomendadas, por exemplo, enzimaimunoensaio; testes de sonda de ácido nucléico; e testes de transformação genética. A principal desvantagem desses exames é que eles não detectaram uma proporção substancial de infecções.

A sensibilidade e especificidade de cada método estão detalhadas no Quadro 34.2.

TRATAMENTO

Os esquemas terapêuticos recomendados pelos protocolos do Ministério da Saúde (MS, 2019) e Centers for Disease Control and Prevention (CDC, 2015) estão descritos no Quadro 34.3.

Ressalta-se que o STD Guidelines 2015 do CDC mantém a recomendação de que mesmo na ausência de testes diagnósticos confirmatórios para LGV, os pacientes com uma síndrome clínica consistente, incluindo proctocolite ou úlcera genital com linfoadenopatia, devem ser tratados para LGV. O início imediato da medicação busca minimizar as possíveis sequelas dessa infecção. A doxiciclina, azitromicina e eritromicina são as drogas de escolha no tratamento das infecções por *Chlamydia* spp. e devem ser empregadas, salvo contraindicações como gravidez, em crianças, intolerância ou alergia.

QUADRO 34.2 Avaliação dos métodos laboratoriais.

Exame	Sensibilidade (%)	Especificidade (%)
Giemsa	45	95
Elisa	70 a 80	> 99
Imunofluorescência	80 a 92	> 99
PCR	> 95	> 99
Sorologia	40 a 50	> 85

QUADRO 34.3 Esquemas terapêuticos.

Antibiótico	Posologia	Referência
Doxiciclina (1ª opção)	100 mg, VO, 12/12 h, por 21 dias	MS; CDC
Eritromicina (2ª opção)	500 mg, VO, 6/6 h, por 21 dias	CDC
Azitromicina (2ª opção)	1 g, VO, semanal, por 3 semanas	MS

A punção e a drenagem dos abscessos, principalmente daqueles maiores de 5 cm com flutuação, com agulha grossa penetrando por pele, sem sinais inflamatórios, estão indicadas. A incisão e a drenagem cirúrgica são contraindicadas por dificultar a cicatrização e favorecer a evolução com fístulas.

O tratamento com antibiótico erradica os sintomas agudos rapidamente, porém não interfere na duração da linfoadenopatia inguinal e também não faz regredir as sequelas da fase crônica. Nesses casos, pode ser necessário intervenção cirúrgica, como dilatação e amputação parcial do reto, nos casos de retite estenosante, assim como vulvectomia e colostomia nos casos de elefantíase de vulva e períneo.

Nos pacientes infectados pelo HIV, recomendam-se os mesmos esquemas terapêuticos podendo, entretanto, ser necessária a extensão da sua duração.

As gestantes e nutrizes devem ser tratadas com eritromicina ou azitromicina nas doses e tempos já descritos. A doxiciclina é formalmente contraindicada nesses casos.

Os protocolos recomendam que as parcerias sexuais devem ser obrigatoriamente tratadas. Quando sintomáticas, o tratamento deve ser realizado com as mesmas drogas e posologias do caso-índice; entretanto, se a parceria for assintomática, indica-se a azitromicina 1 g, VO, em dose única ou a doxiciclina 100 mg, VO, 12/12 horas, por 7 dias.

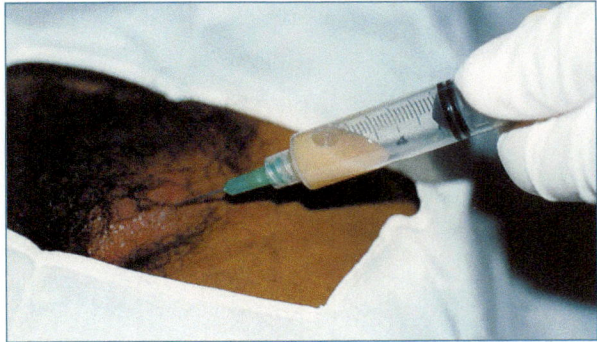

FIGURA 34.4 A boa norma para minimizar o quadro doloroso do bubão é proceder à punção com agulha de grosso calibre. Não se sabe o porquê, mas a incisão e a drenagem da massa inguinal resultam em uma cicatrização muito mais demorada, portanto não são recomendadas.

CONTROLE DE CURA

Todos os pacientes com diagnóstico de LGV devem ser acompanhados até a regressão dos sinais e sintomas, que normalmente ocorre em 1 a 2 semanas nas infecções precoces, inclusive nos casos de proctite. Nas infecções de longa data, observa-se a melhora clínica em 3 a 6 semanas.

Exames laboratoriais de controle não são necessários se o esquema terapêutico recomendado foi concluído.

PROFILAXIA

Na prevenção e combate eficaz das IST entre a população geral, faz-se necessário a conscientização de todos, em particular dos profissionais de saúde, para:

- Uso regular do preservativo masculino ou feminino em todas as relações sexuais.
- Oferecimento dos testes sorológicos para a sífilis, HIV e hepatites B e C para todas as pessoas sexualmente ativas, especialmente as que desejam engravidar, estão grávidas ou que possuam múltiplos parceiros.
- Proceder ao diagnóstico e o tratamento adequado o mais rápido possível da IST presente.
- Efetuar ações de educação em saúde sexual e reprodutiva de forma constante e rotineira nas famílias, escolas, serviços médicos e mídias em geral.
- Notificar todas as IST diagnosticadas (de forma etiológica ou sindrômica) para obter-se a real magnitude destas doenças e possibilitar uma melhor programação das atividades educacionais, profiláticas e terapêuticas.
- Estimular a vacinação contra a hepatite B e HPV.

BIBLIOGRAFIA SUGERIDA

Arnold CA, Limketkai BN, Illei PB, Montgomery E, Voltaggio L. Syphilitic and lymphogranuloma venereum (LGV) proctocolitis: clues to a frequently missed diagnosis. Am J Surg Pathol. 2013;37(1):38-46.

Bauwens JE, Orlander E, Gomez P, Lampe M, Morse S, Stamm WE, Cone R, Ashley R, Swenson P, Holmes KK. Epidemic Lymphogranuloma Venereum during epidemics of crack cocaine use and HIV infection in the Bahamas. Sex Transm Dis. 2002;5:253-8.

Bauwens JE, Orlander H, Gomez MP et al. Epidemic lymphogranuloma venereum during epidemics of crack cocaine use and HIV infection in the Bahamas. Sex Transm Dis. 2002;29:253-5.

Brasil. Ministério da Saúde. Secretaria de Vigilância em Saúde. Departamento de Doenças de Condições Crônicas e Infecções Sexualmente Transmissíveis. Protocolo Clínico e Diretrizes Terapêuticas para Atenção Integral às Pessoas com Infecções Sexualmente Transmissíveis (IST). Brasília: Ministério da Saúde; 2019.

Bremer V et al. Limphogranuloma venereum emerging in men who have sex with men in Germany. Euro Surveill. 2006;11(9):146-8.

Centers for Disease Control and Prevention (CDC). MMWR – Morbidity and Mortality Weekly Report. Sexually Transmitted Diseases Treatment Guidelines. 2015; 64;3. Disponível em: https://www.cdc.gov/std/tg2015/default.htm.

Centers for Disease Control and Prevention. Sexually Transmitted Disease Surveillance 2017. Disponível em: https://www.cdc.gov/std/stats17/default.htm.

Christerson L, de Vries HJC, Barbeyrac B et al. Typing of Lymphogranuloma venereum Chlamydia trachomatis strains. Emerg Infect Dis. 2010:16(11);1777-9.

de Vries HJ, Smelov V, Ouburg S et al. Anal lymphogranuloma venereum infection screening with IgA anti-Chlamydia trachomatis-specific major outer membrane protein serology. Sex Transm Dis. 2010;37(12):789-95.

de Vries HJC, Smelov V, Middelburg JG et al. Delayed microbial cure of Lymphogranuloma Venereum Proctitis with doxycycline treatment. Clin Infect Dis. 2009;48:53-6.

Lewis JS. Seleção e avaliação de testes e controle de qualidade In: Morse SA, Moreland AA, Holmes KK. Atlas de Doenças Sexualmente Transmissíveis e Aids. 2. ed. São Paulo: Artes Médicas; 1997. p. 317-24.

Morré SA, Spaargaren J, Fennema JSA, de Vries HJC, Coutinho RA, Peña AS. Real-time polymerase chain reaction to diagnose Lymphogranuloma Venereum. Emerg Infect Dis. 2005; 11(8):1311-2.

Papp JR, Schachter J, Gaydos CA et al. Recommendations for the Laboratory-Based Detection of Chlamydia trachomatis and Neisseria gonorrhoeae – 2014. CDC – Centers for Disease Control and Prevention. MMWR. 2014;63(2).

Pellegrini E, Azulay MM, Azulay DR. Doenças sexualmente transmissíveis. In: Azulay RD, Azulay DR, Azulay-Abulafia L (ed.). Dermatologia. 7. ed. Rio de Janeiro: Guanabara Koogan; 2017.

Pereira FA. Lymphogranuloma venereum. In: Lebwohl MG, Heymann WR, Berth-Jones J e Coulson IH. Treatment of Skin Disease: Comprehensive Therapeutic Strategies. 5. ed. Elsevier; 2018;146;475-6.

Recommendations and Reports:64;3.2015. Disponível em: https://www.cdc.gov/std/tg2015/default.htm.

Spaargaren J, Fennema HSA, Morré SA, de Vries HJC, Coutinho RA. New Lymphogranuloma Venereum Chlamydia trachomatis variant, Amsterdam. Emerg Infect Dis. 2005;11(7):1090-2.

Stary G, Stary A. Sexually Transmitted Infections. In: Bolognia, J L, Schaffer, JV, Cerroni, L. (ed). Dermatology. 4. ed. Elsevier; 2018.

Sturm PDJ et al. Molecular diagnosis of lymphogranuloma venereum in patients with genital ulcer disease. J Clin Microbiol. 2005;43(6):2973-5.

Unemo M. Holistic actions are essential to combat the global public health burden of non-viral sexually transmitted infections: challenges and future perspectives. Expert Rev Anti Infect Ther. 2014;12(6);649-51.

White JA. Manifestations and management of lymphogranuloma venereum. Curr Opin Infect Dis. 2009;22(1):57-66.

Parte VI

Bactérias e micobactérias

Bartoneloses

35.1 Doença da arranhadura do gato: linforreficulose de inoculação

Mitika Kuribayashi Hagiwara
Marina Rovani Drummond
Paulo Eduardo Neves F. Velho

INTRODUÇÃO

Linforreticulose de inoculação, linforreticulose benigna, linfadenite regional bacteriana e febre da arranhadura do gato são sinonímias da doença da arranhadura de gato (DAG) causada pela *Bartonella henselae*. Em geral é benigna, autolimitada, caracterizada por linfadenite regional subaguda, que ocorre após inoculação cutânea do agente etiológico. Apesar de o nome associar a transmissão à arranhadura desses animais, entre eles é necessária a presença de ectoparasitas para haver transmissão da infecção, que é facilitada por arranhadura ou mordedura dos gatos. Entre os felinos, é necessária a presença de pulgas para haver a transmissão da infecção. A DAG é uma zoonose de distribuição mundial e, na maioria dos casos, há o envolvimento do gato doméstico, em menos frequência, de cães, embora em uma pequena parcela dos pacientes não haja referência ao contato com animais.

O primeiro relato da DAG foi feito em 1889 por Parinaud, que observou conjuntivite e linfadenopatia regional em um paciente que havia sido arranhado por um gato. Somente na década de 1950 é que a DAG foi caracterizada como uma entidade clínica. Debré et al. descreveram adenite supurativa subsequente à arranhadura por gato em um menino de 6 anos e a denominaram *maladies des grifes du chat* – doença da arranhadura do gato. Entre a DAG e a síndrome oculoglandular de Parinaud havia em comum o contato com gatos, o que levou à conclusão de que eram manifestações clínicas diversas de uma mesma entidade. Apesar de ter sido caracterizada clinicamente, a etiologia permaneceu obscura durante muito tempo, sem que se conhecesse o micro-organismo causador da doença. Na maioria dos casos relatados havia forte associação entre o desenvolvimento da doença e o contato com gatos, principalmente sob a forma de arranhadura ou mordedura.

A gravidade e a apresentação da doença estão relacionadas ao estado imunológico do hospedeiro. Em geral, pacientes imunocompetentes apresentam a doença que, em sua forma típica, é benigna, subaguda, autolimitada, sendo mais frequente em crianças e adolescentes. De 3 a 5 dias após a arranhadura ou o contato com o gato, são observadas lesões primárias (pápulas eritematosas) que regridem em poucos dias, persistindo apenas como máculas por 2 a 3 meses. A adenopatia, unilateral e solitária, é considerada característica da doença e persiste por cerca de 2 a 3 meses. Em aproximadamente dez por cento dos casos, pode ocorrer supuração do linfonodo comprometido. Febre, quando presente, é de baixa intensidade. Embora mais raramente, também pode ocorrer em adultos e progredir para uma doença grave, sistêmica ou recorrente, principalmente em indivíduos imunodeficientes, nos quais pode resultar em infecção fatal.

ETIOLOGIA

A doença foi atribuída a bactérias ou vírus, porém sua etiologia permaneceu desconhecida até que, na década de 1980, foi observada a presença de bacilos pleomórficos argirófilos à coloração de Warthin-Starry) no linfonodo comprometido, no sítio de inoculação cutânea e na conjuntiva de pacientes com DAG. Logo após, foi isolada uma bactéria que recebeu a denominação *Afipia felis*. Já na década de 1990, outros pesquisadores demonstraram por reação em cadeia da polimerase (PCR), microscopia eletrônica e, finalmente, por cultivo *in vitro*, a presença de uma bactéria que se assemelhava à então chamada *Rochalimaea quintana* (agente etiológico da febre das trincheiras) no tecido obtido por biópsia ou do sangue periférico de pacientes soropositivos para o HIV. Esse novo agente bacteriano foi caracterizado e denominado *Rochalimaea henselae*. O mesmo agente foi também isolado de lesões de angiomatose bacilar. Evidência maior de que esse agente era o responsável pelo desenvolvimento da DAG foi obtida quando se isolou *R. henselae* do sangue de um gato assintomático, o que confirmou também o papel do felino como o reservatório da bactéria.

Havia, aparentemente, duas bactérias distintas envolvidas no desenvolvimento da DAG: *A. felis* e *R. henselae*. A primeira foi isolada de pacientes com DAG apenas em poucos casos, ao passo que a segunda foi, por várias vezes, identificada ou isolada do material clínico dos casos suspeitos. Pesquisas de anticorpos, por meio do método enzimaimunoensaio (Elisa) ou por imunofluorescência indireta (IFI), também confirmaram o papel de *R. henselae* como o agente etiológico da DAG. A bactéria foi amplificada e isolada a partir da pulga do gato, confirmando seu envolvimento na DAG e na angiomatose bacilar. Logo depois, em 1993, os membros do gênero *Rochalimaea* foram transferidos para o gênero *Bartonella*.

A *Bartonella henselae* é, portanto, considerada o agente primário da DAG e também a espécie mais frequentemente associada a manifestações em humanos. Entretanto, em alguns casos de DAG, não são encontradas evidências da infecção por *B. henselae*, indicando a possibilidade de haver o envolvimento de outros agentes etiológicos, inclusive *A. felis*. Posteriormente, uma nova espécie, *Bartonella clarridgeiae*, foi isolada de gato doméstico por vários pesquisadores, como agente único ou em associação com *B. henselae*, sugerindo-se assim a possibilidade de ser o agente responsável por alguns dos casos de DAG. Além desta, a *Bartonella quintana* (agente da febre das trincheiras), a *Bartonella doshiae* e a *Bartonella koehlerae* também foram relacionadas em alguns casos da doença.

As bactérias do gênero *Bartonella* são bacilos Gram-negativos, pequenos e delicados (0,6 a 1 μm de comprimento), encurvados e pleomórficos. São microaerófilas, oxidase e urease-negativas e altamente exigentes. Não utilizam carboidratos em seu metabolismo e crescem em ágar-sangue entre 35 e 37 °C, na presença de 5% de CO_2. O gênero *Bartonella* contém mais de 45 espécies e subespécies, a maioria das quais estavam anteriormente agrupadas no gênero *Rochalimae* (*B. quintana, B. henselae, B. lizabethae* e *B. vinsonii*) e no gênero *Grahamnella*. Dessas espécies, há 16 envolvidas em bartoneloses humanas. A *B. henselae* não possui flagelos, como a espécie relacionada à doença de Carrión, porém sua motilidade está relacionada à presença de pili, estrutura associada à citoaderência. As *Bartonella* spp. apresentam crescimento fastidioso, podendo ser observadas a partir de 12 a 14 dias, porém, o período de incubação pode ser extremamente longo, de até 45 dias. No isolamento primário podem ser esbranquiçadas, invaginadas e embebidas no ágar (Figura 35.1.1) ou como pequenas colônias puntiformes.

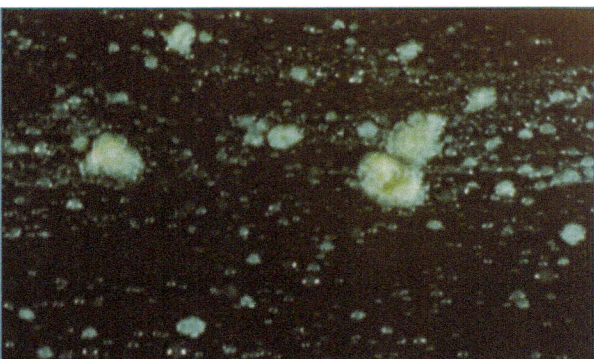

FIGURA 35.1.1 Colônias esbranquiçadas e lisas, de diâmetro variável (fase S), e outras maiores, com aspecto rugoso (fase R), em ágar-sangue.
Fonte: Foto gentilmente cedida por Marcelo de Souza Zanutto.

Existem variações antigênicas entre os isolados de *B. henselae*, sugerindo a existência de cepas regionais dessa bactéria. No GenBank estão depositadas várias sequências brasileiras de *B. henselae*, a primeira obtida de um cão de Botucatu, interior do estado de São Paulo. Há outra de um paciente de Minas Gerais que foi atendido no Hospital de Clínicas da Unicamp. Essas sequências são 100% homólogas entre si, mas diferem de outras ali depositadas.

A *B. henselae* se localiza intracelularmente quando cocultivada em células Vero, epiteliais ou endoteliais. A característica principal desse agente, à semelhança de outros membros do gênero *Bartonella*, é sua aparente capacidade de aderir e invadir os eritrócitos de felinos e humanos. É também capaz de estimular a proliferação de células endoteliais, resultando na formação de lesões angioproliferativas, principalmente em pacientes imunodeficientes. Além da *B. henselae*, o gato também pode albergar *B. clarridgeiae*, sendo ambas as infecções assintomáticas nessa espécie animal. Entretanto, a *B. henselae* tem sido associada a síndromes mais graves como angiomatose bacilar, peliose bacilar hepática, endocardite, bacteremia prolongada e várias doenças oculares, incluindo síndrome oculoglandular de Parinaud, neurorretinite e coriorretinite (essas manifestações são abordadas no Capítulo 35.2).

EPIDEMIOLOGIA

Os gatos domésticos são os reservatórios da *B. henselae* e desempenham importante papel primário na transmissão da doença. Cerca de 90% dos pacientes apresentam história de contato com gato, e, em 83% dos casos, há menção à arranhadura por gato.

Apesar de já haver relatos de casos de DAG associados ao contato com cães, que também podem ser reservatórios de *Bartonella* spp., o gato, principalmente jovem, é, na maioria das vezes, a fonte primária de infecção. O risco de adquirir a doença é 15 vezes maior para as pessoas que possuem gatos jovens de até 12 meses de idade, 28 vezes maior para aqueles que são arranhados por gatos jovens e 29 vezes maior para aqueles que convivem com filhotes de gatos infestados por pulgas, quando comparados àqueles que não convivem com gatos.

A infecção por *B. henselae* é disseminada entre a população felina, facilmente ocorrendo transmissão horizontal da infecção. Os filhotes e os gatos jovens de menos de 12 meses de idade com frequência apresentam bacteremia, sendo o agente isolado por hemocultura. Já os adultos apresentam anticorpos em altos títulos, e mais raramente apresentam bacteremia. Levantamentos soroepidemiológicos em gatos, realizados em diversos países, inclusive no Brasil, evidenciam grande variação na prevalência, sendo 0% na Noruega a 97% no Brasil. A prevalência da infecção por *B. henselae* é alta, principalmente em gatos não domiciliados. A soropositividade aumenta com a idade, sendo também maior entre os animais não domiciliados do que entre os domiciliados. A Tabela 35.1.1 mostra a prevalência da infecção por *Bartonella* spp. em gatos no Brasil. A bacteremia, em alguns casos, pode ser prolongada, tendo-se obtido isolamento de *B. henselae* até 18 semanas após a detecção inicial de anticorpos.

Em geral, os gatos envolvidos são sadios e aparentemente refratários à infecção.

Outra espécie de *Bartonella*, a *B. clarridgeiae*, foi isolada do sangue de um felino que convivia com um paciente HIV-positivo. Apesar de ter sido identificada em amostras de *Bartonella* sp. isoladas nos Estados Unidos, na França e no Japão, sua patogenicidade para o gato ou para os humanos ainda permanece obscura. Muitos felinos aparentemente apresentam infecção dupla, por *B. henselae* e por *B. clarridgeiae*. Esta espécie já foi descrita em humano assintomático.

Ctenocephalides felis, pertencente à família *Pulicidae*, é a espécie predominante de pulga encontrada nos felinos em todo o mundo e é reconhecida como o vetor da infecção pela *B. henselae* e por *B. clarridgeiae*. A transmissão da infecção entre os felinos ocorre por meio da contaminação das microabrasões cutâneas produzidas pela pulga com sua saliva e/ou, principalmente, fezes e que são eliminadas em volumosa quantidade por ocasião do repasto sanguíneo. Entre os grupos profissionais, os veterinários e tratadores de animais constituem-se no grupo de maior risco; 25 a 30% desses profissionais apresentam teste intradérmico positivo ao antígeno da DAG, considerado indicativo de infecção prévia. Esses profissionais apresentaram um risco aumentado de infecção sanguínea por *Bartonella* spp. entre doadores de sangue brasileiros.

Não existem dados suficientes para determinar a exata incidência ou prevalência da bacteremia causada por *Bartonella* spp. Estima-se que nos Estados Unidos sejam diagnosticados 12.500 casos de DAG por ano, dos quais 500 necessitam de internação a um custo direto estimado de mais de 9 milhões de dólares.

TABELA 35.1.1 Epidemiologia de *Bartonella* spp. em gatos no Brasil.

Ano	Região do Brasil	Prevalência Positivo/Total (%) Sorologia	PCR	Referência
2007	Sudeste	32/200(16)	NT	Loureiro e Hagiwara
2010	Sul	NT	8/47 (17)	Staggemeier et al.
2010	Sudeste	25/37 (68)	36/37 (97)	Souza et al.
2010	Várias regiões	NT	10/67 (15)	Guimarães et al.
2011	Sudeste	19/40 (47)	17/40 (42)	Crissiuma et al.
2012	Sudeste	NT	2/26 (4,3)	Bortoli et al.
2012	Nordeste	NT	9/200 (4,5)	Braga et al.
2012	Sudeste	40/84 (48)	2/109 (1,8)	Filoni et al.
2013	Centro-Oeste	NT	4/163 (2,5)	Miceli et al.
2014	Sudeste	NT	11/37 (30)	Andre et al.
2014	Sul	NT	12/47 (26)	Staggemeier et al.
2015	Sudeste	NT	46/151 (30)	Andre et al.
2015	Centro-Oeste	NT	3/182 (1,6)	Braga et al.
2016	Sul	NT	6/30 (20)	Malheiros et al.
2017	Nordeste	6/40 (15)	0/40 (0)	Fontalvo et al.
2018	Sudeste	NT	101/112 (90,2%)	Drummond et al.
2019	Sudeste	NT	22/89 (24,7%)	Silva et al.

NT: não testado; PCR: reação em cadeia da polimerase.

Segundo dados apresentados em 1993, estimava-se que, a cada ano, ocorriam 24 mil casos de DAG nos Estados Unidos, o que resultaria em duas mil internações e que o custo estimado desta doença seria de, aproximadamente, 12 milhões de dólares. A soroprevalência em humanos varia de 1,5 a 77,5%, sendo a menor taxa encontrada no Reino Unido e a maior no Peru. No Brasil, estudo realizado em 2001, com 437 indivíduos de 5 a 92 anos da cidade de Piau, Minas Gerais, revelou soroprevalência de aproximadamente 13%. Em trabalho realizado com 500 doadores de sangue da região de Campinas, São Paulo, observou-se 3,2% de positivos na PCR de cultura líquida, e soroprevalência de 32% para *B. quintana* e de 16% para *B. henselae*. Outro trabalho, realizado com pacientes cardiopatas do Brasil e da Argentina e com grupo-controle brasileiro, mostrou positividade na PCR para *Bartonella* spp. de 40,5% (60/148) nos pacientes cardiopatas e 1,8% (1/56) no grupo-controle. Entre 125 pacientes assintomáticos HIV-positivos no Rio de Janeiro, 41,6% foram sororreagentes para *Bartonella* spp. Neste estudo, não foi possível detectar qualquer diferença estatística entre sororreatividade e infecção em doadores assintomáticos.

A DAG ocorre principalmente em pessoas menores de 18 anos de idade, de todas as raças, sem predominância entre os sexos. Normalmente, os pacientes acometidos pela forma benigna da doença são imunocompetentes. A doença é mais frequente no outono e no inverno, quando ocorrem cerca de 60% dos casos. Essa sazonalidade está relacionada com o ciclo reprodutivo dos felinos, com aumento da população de filhotes desmamados no outono e no início do inverno e com o aumento da população de pulgas durante o verão. Entretanto, em países tropicais, essa sazonalidade é praticamente imperceptível, o que sugere maior risco de exposição nestes países.

PATOGENIA E PATOLOGIA

Durante a infecção dos humanos ou dos reservatórios, a *B. henselae* e outros membros do gênero *Bartonella*, invadem e colonizam persistentemente os eritrócitos maduros dos respectivos reservatórios. As células endoteliais constituem-se, no entanto, nas células-alvo para as bartonelas. A interação com o endotélio ocorre por um processo particular de invasão celular, a ativação de fenótipo pró-inflamatório e, potencialmente, a formação de tumores vasoproliferativos.

A *B. henselae* entra na célula endotelial por duas vias: a primeira é a internalização, via fagocitose direcionada à bactéria; e a segunda, um processo invasivo envolvendo uma sequência de interação do patógeno com a célula do hospedeiro.

Cerca de 3 a 10 dias após a arranhadura do gato, são observadas uma ou mais pápulas eritematosas, não pruriginosas, no local da inoculação cutânea, que evoluem com vesículas, e por fim formam-se crostas que permanecem por algum tempo e depois desaparecem, sem deixar cicatrizes. Após a inoculação, em geral, ocorre o aumento de volume de um único linfonodo e pode, em alguns casos, ocorrer supuração. Em geral, o quadro se resolve espontaneamente em 2 a 3 meses.

As alterações histopatológicas do linfonodo afetado podem ser observadas em três diferentes estágios:

1. Hiperplasia linfoide, sem nenhuma alteração na estrutura do linfonodo. Linfócitos, plasmócitos e macrófagos podem ser observados nos sínus bloqueados.

2. Formam-se a seguir pequenas zonas necróticas nas placas de células reticulares, com o surgimento de células polimorfonucleares. As células que circundam a zona desenvolvem a aparência de células epiteliais em forma de coroa ou paliçada, com poucas células gigantes. O restante da polpa toma-se granulomatosa e polimórfica.

3. Abscessos e massa necrosada caracterizam o terceiro estágio e são formados por material celular amorfo acidófilo, circundado por células reticulares epitelioides, as quais são organizadas em paliçadas de contorno encurvado. Neste estágio inicia-se a esclerose periférica.

No material obtido por meio de biópsia ou de incisão de linfonodo, pode ser observado amplo espectro de reações, dependendo do estágio evolutivo do processo: proliferação arteriolar, espessamento da parede arteriolar, hiperplasia das células reticulares, microabscessos múltiplos, formação de macroabscessos e granulomas semelhantes aos tuberculínicos. Bacilos pleomórficos, de 0,2 a 0,3 μm de diâmetro e 0,5 a 1,5 μm de comprimento podem ser observados pelo método de coloração de Warthin-Starry. Nas fases mais precoces, os bacilos são encontrados em maior abundância nas paredes dos vasos na área não necrótica de inflamação vascular, ocluindo capilares e vasos linfáticos, nos microabscessos e nos locais em que há expansão da necrose e tendência à supuração. Menos frequentemente, os bacilos são observados nos granulomas, com centro caseoso ou supurado e, se presentes, estão degenerados. Células gigantes do tipo Langerhans são vistas ocasionalmente entre os histiócitos; outras células gigantes atípicas, com abundante citoplasma basofílico, caracterizadas por meio de métodos imuno-histoquímicos como plasmócitos gigantes, podem ser encontradas em alguns casos e indicam a natureza reativa do processo.

A reação granulomatosa e a reação intradérmica de hipersensibilidade tardia ao antígeno, preparado a partir do material purulento do linfonodo afetado, sugerem fortemente o envolvimento da imunidade mediada por células na patogenia da linforreticulose de inoculação. Entretanto, os linfócitos de pacientes e dos controles não apresentam atividade *in vitro* quando estimulados pelo antígeno, sugerindo-se que a resposta celular que ocorre *in vivo* esteja dirigida contra bacilos não viáveis existentes nos linfonodos. Essa resposta pode ser o principal mecanismo responsável pela reação granulomatosa e pelos aspectos clínicos da DAG.

MANIFESTAÇÕES CLÍNICAS

Na literatura, as manifestações da DAG são classificadas em típicas e atípicas. Contudo, os autores preferem classificar apenas a síndrome oculoglandular de Parinaud como manifestação atípica e as demais como outras bartoneloses, já que o comportamento benigno da DAG não deve ser esperado nessas doenças.

Carithers, em sua revisão sobre a doença, menciona que 14% das pessoas desenvolvem disseminação para fígado, baço, olhos ou sistema nervoso central. Esses casos também devem ser relacionados como doenças sistêmicas e não devem ser classificadas como DAG.

MANIFESTAÇÕES TÍPICAS

A doença é benigna, subaguda e autolimitada, podendo estar associada a significativa morbidade. A DAG é uma afecção pouco grave na sua forma clássica, que é observada em 89% dos casos, em pacientes imunocompetentes.

De 3 a 10 dias após o contato com o gato torna-se visível no local da inoculação uma vesícula, ou pápula, ou, em casos de contaminação ocular, um granuloma, acompanhado ou não de conjuntivite. Essa lesão permanece por dias a semanas, desaparecendo em geral quando despontam os primeiros sintomas da doença. Mais raramente, a lesão observada no local da inoculação persiste por 8 a 20 semanas. Três a cinquenta dias após a inoculação, os linfonodos regionais tornam-se aumentados. Em geral há o acometimento de um único linfonodo (Figura 35.1.2). De acordo com um estudo de Carithers, 46% dos pacientes desenvolvem linfadenopatia das extremidades superiores, 26% no pescoço e na mandíbula, 18% na região inguinocrural e 10% em outras áreas (pré e pós-auricular, clavicular e no tórax).

O linfonodo se apresenta doloroso, firme, com 1 a 10 cm de diâmetro. Em geral é móvel, fibroelástico e não está aderido aos planos profundos na quase totalidade dos casos. Raramente ocorre comprometimento de mais de um linfonodo, e a evolução é benigna, embora a adenopatia possa persistir por 2 a 3 meses e, nos casos excepcionais, muitos anos. A supuração do linfonodo pode ocorrer em 15% dos casos. O estado geral do paciente pode permanecer inalterado, porém é comum serem observados sinais sistêmicos como febre (em geral baixa ou moderada, de aproximadamente 7 dias de duração), adinamia, mal-estar, cefaleia, anorexia, perda de peso, mialgia e artralgia.

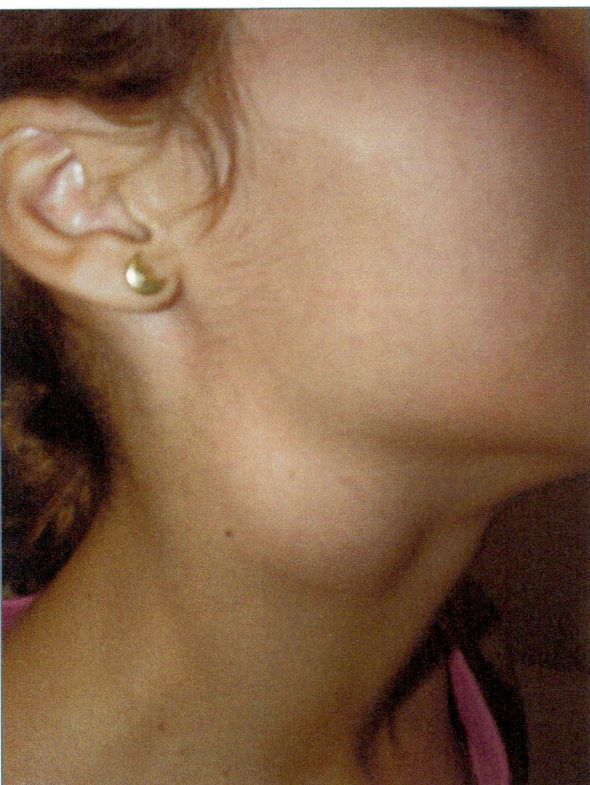

FIGURA 35.1.2 Doença da arranhadura do gato. Adolescente do sexo feminino, dona de um gato jovem, com linfonodomegalia cervical à direita há 2 meses.

Fonte: Acervo da autoria.

MANIFESTAÇÃO ATÍPICA

SÍNDROME OCULOGLANDULAR DE PARINAUD (SOGP)

Ela caracteriza-se por conjuntivite unilateral, com mínima hiperemia conjuntival, sem secreção purulenta, não pruriginosa e indolor. A presença de nódulo granulomatoso na conjuntiva palpebral e menos frequentemente na conjuntiva bulbar, ou mesmo na pálpebra, indica o sítio de inoculação, que ocorre por arranhadura, lambedura, ou mais comumente pelas mãos do paciente após o contato com o animal. O enfartamento do linfonodo pré-auricular, ou dos linfonodos submandibular e/ou cervical anterior, pode estar presente.

DIAGNÓSTICO

Com a descoberta do principal agente, o diagnóstico pode ser feito por meio de cultura, sorologia, microscopia ótica, imuno-histoquímica e técnicas moleculares. A cultura microbiológica não é indicada pela característica fastidiosa, o crescimento lento e a necessidade de condições especiais de cultivo. A PCR é um método rápido e específico, mas requer equipamentos apropriados. Sendo assim, para a maioria dos laboratórios o diagnóstico mais utilizado para confirmar a DAG é a sorologia por imunofluorescência ou teste Elisa. Títulos de IgG menores que 1/64 sugerem que o paciente não tem infecção ativa, enquanto títulos iguais ou maiores que 256 sugerem infecção ativa. Sorologia negativa não afasta a possibilidade de infecção, pois trabalho brasileiro com doadores de sangue mostrou não haver correlação entre a detecção de DNA de *Bartonella* sp. no sangue e a sorologia positiva. Alguns pesquisadores recomendam a combinação de testes sorológicos e PCR para o diagnóstico não invasivo da DAG.

Embora não devam mais ser utilizados, classicamente, o diagnóstico da DAG típica era estabelecido com base no aspecto clínico (linfadenopatia regional) e pelo preenchimento de três dos quatro critérios abaixo especificados:

1. História de contato com gatos, principalmente jovens, com a presença de arranhadura ou lesão da pele, da conjuntiva ou das membranas mucosas.

2. Padrão histopatológico de linfonodo ou de outro material, revelando um processo granulomatoso, com necrose e bacilos pleomórficos demonstrados pela coloração argêntica de Warthin-Starry. O exame anatomopatológico, embora característico, não é patognomônico de DAG.

3. Exclusão clínica e etiológica de outras causas de adenopatia regional, com testes sorológicos, cultura e testes cutâneos negativos.

4. Teste intradérmico positivo para DAG (antígeno preparado a partir de material de linfonodo de pacientes com DAG).

O teste cutâneo, embora tenha sido muito utilizado no diagnóstico desta doença, tem sido preterido em razão de novas técnicas disponíveis. Bass, Vincent, Person consideraram-no pouco seguro, sem padronização e sem aprovação pelas autoridades de saúde.

Os métodos diagnósticos serão detalhados no Capítulo 35.2.

CULTURA

O micro-organismo causador da DAG pode ser isolado a partir de material clínico oriundo do linfonodo afetado ou do sangue de pacientes febris e dos gatos infectados, por meio de cultura dessas amostras em meios enriquecidos. O uso prévio de meios líquidos por 10 a 14 dias aumenta a chance de isolamento no subcultivo em meios sólidos com, pelo menos, 5% de sangue. A cultura pode demorar até 6 semanas para positivar. Poucos laboratórios de rotina estão preparados para o isolamento do agente. Na maior parte das vezes a tentativa de isolamento das *Bartonella* spp. é frustrante.

TÉCNICAS MOLECULARES

A presença de material genético de *B. henselae* no material clínico foi revelada por técnicas de identificação molecular inicialmente em 1994. A partir de então, outras técnicas utilizando diversos protocolos moleculares foram introduzidos. Por serem métodos mais rápidos e sensíveis quando comparados à cultura e a métodos específicos, as técnicas moleculares vêm sendo amplamente utilizadas no diagnóstico da DAG e na identificação das diferentes espécies de *Bartonella*, em diferentes espécimes clínicos.

DIAGNÓSTICO HISTOPATOLÓGICO

As alterações observadas no exame histopatológico do linfonodo estão na dependência do estágio da infecção. Quando a manifestação da doença é recente, são observadas hiperplasia linfoide, com proliferação arteriolar, hiperplasia das células reticulares e espessamento das paredes arteriolares. Granulomas inespecíficos, alguns com necrose central, microabscessos e abscessos podem ser encontrados nos estágios mais avançados. A demonstração dos bacilos da DAG é feita por meio da coloração por prata (Warthin-Starry) e por técnicas de imuno-histoquímica espécie-específicas, sendo as bactérias encontradas mais facilmente nas paredes dos vasos, aglomeradas nas áreas não necróticas da inflamação vascular.

DIAGNÓSTICO SOROLÓGICO

Anticorpos dirigidos contra *B. henselae* são detectados no soro, plasma ou líquido cefalorraquidiano de pacientes com infecção por essas bactérias, por meio da técnica de imunofluorescência indireta (IFI) ou por ensaios imunoenzimáticos, utilizando-se antígenos específicos. Eles permitem também acompanhar a evolução do processo. A sensibilidade das diferentes técnicas varia de acordo com o antígeno usado, a linha de corte escolhida e a metodologia adotada. Títulos iguais ou maiores que 64 são considerados positivos. Contudo, este critério é definido para a população dos Estados Unidos e deveria ser revisto em áreas de maior exposição ao agente observado em estudos de soroprevalência. Também há estudos mostrando a sensibilidade insatisfatória dos exames sorológicos talvez pelas diferenças antigênicas entre cepas regionais de bartonelas. A especificidade também é questionada, pois há reação cruzada entre espécies de *Bartonella* e outros gêneros.

DIAGNÓSTICO DIFERENCIAL

O diagnóstico diferencial da DAG inclui todas as causas de adenomegalia de natureza infecciosa (etiologia viral, bacteriana, fúngica), neoplásica, autoimune, congênita ou por reação de hipersensibilidade. A seguir, os principais diagnósticos diferenciais.

Causas infecciosas	Outras condições
Linfadenite piogênica	Doença de Hodgkin
Linfadenite tuberculosa	Linfoma não Hodgkin
Linfadenite por microbactérias atípicas	Hist ocitose
Linfogranuloma venéreo	Cisto tireoglosso
Mononucleose infecciosa	Higroma cístico
Tularemia	Cisto dermoide
Toxoplasmose	Cisto branquial
Febre da mordedura de rato	Sarcoidose
Esporotricose	Doença de Kawasaki
Blastomicose	Doença de Kikuchi-Fujimoto
Histoplasmose	Doença de Rosai-Dorfman
Coccidioidomicose	Lúpus eritematoso sistêmico
Criptococose	Artrite reumatoide
Sífilis	Síndrome de Sjögren
Síndrome de imunodeficiência adquirida	Doença mista do tecido conjuntivo
Citomegalovírus	Dermatomiosite
Herpes-vírus	Adenopatia associada a drogas
Brucelose	Síncrome hemofagocítica
Yersiniose	
Febre tifoide	

A infecção por bartonela deve ser considerada em casos de linfadenopatia em transplantados, como reforçam alguns trabalhos.

TERAPÊUTICA

O tratamento é questionável nos pacientes imunocompetentes pelo fato de a DAG ser uma doença benigna e autolimitada. Foi realizado um único estudo prospectivo, duplo-cego, com azitromicina em pacientes imunocompetentes com DAG não complicada. Após 30 dias, os pacientes tratados com este antibiótico apresentaram uma redução significativa no volume do linfonodo em comparação com o grupo placebo. No entanto, não foi demonstrada nenhuma eficácia da azitromicina para o tratamento da chamada DAG disseminada, nem para a prevenção da evolução da DAG localizada, para a doença disseminada ou para a prevenção de complicações.

O tratamento com um regime de azitromicina oral de 500 mg no primeiro dia, seguido de 250 mg uma vez por dia nos próximos 5 dias deve ser considerado para os pacientes com linfadenopatia volumosa. Sulfametoxazol-trimetoprima podem ser utilizados como alternativa à azitromicina quando ela é contraindicada.

A bartonelose ocular é tratada com doxiciclina em razão da sua excelente penetração ocular. Em casos complicados, utiliza-se a associação de doxiciclina e rifampicina por um período mínimo de 4 semanas.

Há consenso entre os autores de que o paciente com DAG deva ser esclarecido sobre a natureza benigna e autolimitada da doença e acompanhado até involução do quadro. Analgésicos e anti-inflamatórios podem ser indicados para minimizar a dor, caso haja necessidade. Recomenda-se a aspiração do material purulento nos casos em que ocorre supuração do linfonodo afetado, o que alivia os sintomas de dor. A melhora clínica é observada em 24 a 48 horas. A drenagem incisional não costuma ser recomendada, pois podem ocorrer fistulização e drenagem crônica.

Em casos de linfadenite aguda, moderada ou grave, recomenda-se o uso de antibiótico para o controle de possível coinfecção por *Staphylococcus aureus* ou *Streptococcus* ssp., por, no mínimo, 7 dias. Sulfametoxazol-trimetoprima, bem como gentamicina podem ser utilizados em pacientes com infecção generalizada.

PROFILAXIA

Não há medidas preventivas específicas para a doença, havendo também dificuldade em determinar o estado de portador em um felino em particular, principalmente os jovens. É provável que os meios mais eficazes para a prevenção da infecção por *B. henselae* sejam o bom senso, a higiene e, possivelmente, a modificação do comportamento dos proprietários de gatos.

Manter a higiene das mãos após contato com os animais, não tocar ou esfregar os olhos, desencorajar brincadeiras agressivas ou contenção inadequada dos filhotes de gatos, sobretudo por parte das crianças, são medidas que podem minimizar o risco de infecção humana por *B. henselae*. As medidas higiênicas em relação ao animal baseiam-se essencialmente no controle de ectoparasitas.

A prevenção da infecção humana supostamente poderia ser obtida pela vacinação dos felinos. Contudo, a vacinação de gatos com bactérias inativadas conferiu proteção apenas contra a infecção por cepas homólogas às inoculadas. A ausência de proteção cruzada entre cepas de *B. henselae*, e entre espécies de *Bartonella*, sugere que o uso de um esquema vacinal efetivo para conter a disseminação entre gatos estaria relacionado ao uso de vacinas com cepas e espécies que ocorrem em animais daquela região.

BIBLIOGRAFIA SUGERIDA

Álvarez-Fernández A, Breitschwerdt EB, Solano-Gallego L. Bartonella infections in cats and dogs including zoonotic aspects. Parasit Vectors. 2018 Dec 4;11(1):624.

Carithers HA.Cat-scratch disease. An overview based on a study of 1,200 patients. Am J Dis Child. 1985;139(11):1124-33.

Chomel BB, Wey AC, Kasten RW, Stacy BA, Labelle P. Fatal case of endocarditis associated with Bartonella henselae Type I infection in a domestic cat. J Clin Microbiol. 2003;41:5337-9.

Correa FG, Pontes CL, Verzola RM, Mateos JC, Velho PE, et al. Association of Bartonella spp. bacteremia with Chagas cardiomyopathy, endocarditis and arrythmias in patients from South America. Braz J Med Biol Res. 2012;45(7):644-51.

Drummond MR. Detecção microbiológica e molecular da bacteremia por Bartonella spp. em gatos. [Dissertação]. Campinas (SP): Universidade Estadual de Campinas; 2012.

Drummond MR, Lania BG, Diniz PPVP, Gilioli R, Demolin DMR, Scorpio DG, Breitschwerdt EB, Velho PENF. Improvement of Bartonella henselae DNA Detection in Cat Blood Samples by Combining Molecular and Culture Methods. J Clin Microbiol. 2018 Apr 25;56(5).

Gai M, d'Onofrio G, di Vico MC, Ranghino A, Nappo A, Diena D, Novero D, Limerutti G, Messina M, Biancone L. Cat-Scratch Disease: Case Report and Review of the Literature. Transplant Proc. 2015 Sep;47(7):2245-7.

Lamas CC, Mares-Guia MA, Rozental T, Moreira N, Favacho AR, Barreira J et al. Bartonella sp. infections in HIV positive individuals in Rio de Janeiro, Brazil. Int J Infect Dis. 2006;10(1):S176.

Margileth AM. Antibiotic therapy for cat-scratch disease: clinical study of therapeutic outcome in 268 patients and a review of the literature. Pediatr Infect Dis J. 1992;11:474-8.

Nelson CA, Saha S, Mead PS. Cat-Scratch Disease in the United States, 2005-2013. Emerg Infect Dis. 2016 Oct;22(10):1741-6.

Perez-Martinez L, Blanco JR, Oteo JA. Treatment of human infections caused by Bartonella spp. Rev Esp Quimioter. 2010;23(3):109-14.

Shorbatli LA, Koranyi KI, Nahata MC. Effectiveness of antibiotic therapy in pediatric patients with cat scratch disease. Int J Clin Pharm. 2018 Dec;40(6):1458-61.

Silva BTGD, Souza AM, Campos SDE, Macieira DB, Lemos ERS, Favacho ARM, Almosny NRP. Bartonella henselae and Bartonella clarridgeiae infection, hematological changes and associated factors in domestic cats and dogs from an Atlantic rain forest area, Brazil. Acta Trop. 2019 May;193:163-8.

Souza AM, Almeida DNP, Guterres A, Gomes R, Favacho ARM, Moreira NS et al. Bartonelose: análise molecular e sorológica em gatos do Rio de Janeiro – Brasil. Rev Bras Cie Vet. 2010;17(1):7-11.

Velho PE, Cintra ML, Uthida-Tanaka AM, de Moraes AM, Mariotto A. What do we (not) know about the human bartonelloses? Braz J Infect Dis. 2003;7:1-6.

Velho PE, Pimentel V, Del Negro GM, Okay TS, Diniz PP, Breitschwerdt EB. Severe anemia, panserositis, and cryptogenic hepatitis in an HIV patient infected with Bartonella henselae. Ultrastruct Pathol. 2007;31(6):373-7.

Velho, PE. Estudo das bartoneloses humanas e da Bartonella henselae: infecção experimental, microbiologia, micrscopia da luz e eletrônica de transmissão [Tese]. Campinas (SP). Universidade Estadual de Campinas; 2001.

Vieira-Damiani G, Diniz PP, Pitassi LH, Sowy S, Velho PE et al. Bartonella clarridgeiae bacteremia detected in an asymptomatic blood donor. J Clin Microbiol. 2015 Jan;53(1):352-6.

Windsor JJ. Cat-scratch disease: epidemiology, aetiology and treatment. Br J BiomedSci. 2001;58:101-10.

Yanagihara M, Tsuneoka H, Tanimoto A, Otsuyama KI, Nishikawa J, Matsui T, Nojima J, Ichihara K. Bartonella henselae DNA in Seronegative Patients with Cat-Scratch Disease. Emerg Infect Dis. 2018 May;24(5):924-5.

Zeaiter Z, Fournier P, Greub G, Raoult D. Diagnosis of Bartonella endocarditis by a real-time nested PCR assay using serum. J Clin Microbiol. 2003;41:919-25.

35.2 Outras bartoneloses humanas

Marina Rovani Drummond
Rinaldo Focaccia Siciliano
Mitika Kuribayashi Hagiwara
Paulo Eduardo Neves F. Velho

INTRODUÇÃO

Além da doença da arranhadura do gato (DAG), há outras manifestações clínicas bem conhecidas da infecção por espécies de *Bartonella*, como a doença de Carrión (Capítulo 35.3), a febre das trincheiras e a angiomatose bacilar. Contudo, o espectro clínico das bartoneloses tem aumentado rapidamente, e a infecção por essas bactérias parece ser muito mais prevalente do que a diagnosticada.

Apesar de não haver, até o momento, exame diagnóstico com sensibilidade e especificidade desejáveis, o maior limitante ao diagnóstico da infecção por essas bactérias é que essa hipótese não é considerada pela maioria dos médicos. Qualquer quadro sem etiologia conhecida de febre prolongada, anemia recorrente ou grave, endocardite, exantema maculopapuloso febril, linfonodopatia crônica, entre outros, deve incluir o diagnóstico diferencial de bartonelose (Quadro 35.2.1). A infecção por essas bactérias também deve ser investigada em pacientes com reações granulomatosa ou angioproliferativa idiopáticas.

Outra apresentação clínica, cuja etiologia por bartonelas é subvalorizada, é a hepatite criptogênica, muitas vezes com indicação para transplantes hepáticos. A infecção por bartonelas deve ser investigada uma vez que há o risco de se perder o transplante pela recrudescência da infecção.

Ainda, são citadas manifestações cutâneas (eritema nodoso, exantema maculopapular), manifestações pleuropulmonares, musculoesqueléticas, hematológicas (púrpura trombocitopênica), entre outras.

Desse modo, serão abordadas a seguir outras expressões clínicas da infecção por bartonelas.

ANGIOMATOSE BACILAR

Foi descrita pela primeira vez em um paciente com aids, em 1983. A doença é mais prevalente em pacientes imunodeficientes, embora haja relatos também em imunocompetentes. Ela é clinicamente indistinguível da verruga peruana, fase cutânea da doença de Carrión que acontece após a fase febril e imunossupressora chamada de febre de Oroya. Assim, a angioproliferação (que caracteriza a angiomatose bacilar e a verruga peruana) é tipicamente a expressão da infecção por bartonelas em adultos imunodeficientes, ao contrário da reação granulomatosa típica da DAG que predomina em pacientes imunocompetentes e mais frequentemente em crianças.

> **QUADRO 35.2.1** Manifestações potencialmente associadas à infecção por bartonelas.
>
> Anemia recorrente ou grave
> Endocardite
> Eritema marginado
> Eritema multiforme
> Eritema nodoso
> Exantema maculopapuloso febril
> Fadiga crônica
> Febre prolongada ou febre de origem indeterminada
> Granuloma anular
> Hepatite criptogênica
> Linfoma
> Linfonodopatia crônica
> Neurite
> Osteomielite
> Púrpura
> Reações angioproliferativas
> Reações granulomatosas
> Retinite
> Urticária
> Uveíte
> Vasculites leucocitoclásticas

A angiomatose bacilar é causada por *Bartonella henselae* e *Bartonella quintana* e pode ser fatal. O papel de vetores na transmissão dessa doença ainda não está definido. O gato foi identificado como reservatório da *B. henselae*, e, estudo de Tappero et al. (1993), demonstrou que a exposição a gatos foi um fator estatisticamente significativo entre os pacientes com angiomatose bacilar, sobretudo após arranhadura ou mordedura desses animais.

A patogenia da angiomatose bacilar relaciona-se com uma proliferação vascular anômala de células endoteliais e dos capilares na derme reticular, que afeta principalmente a pele e os linfonodos. As lesões cutâneas podem estar ausentes em quase metade dos pacientes, mas são a expressão mais conhecida da doença. Caracterizam-se por lesões superficiais ou subcutâneas, em geral múltiplas, angiomatosas ou recobertas por pele normal e que podem ser micropapulosas até tumorais ou nodulares (Figura 35.2.1), sendo a pápula eritematoviolácea a lesão mais característica (Figura

35.2.2). Podem ser muito semelhantes a lesões recentes de sarcoma de Kaposi, seu principal diagnóstico diferencial. A angiomatose bacilar pode coexistir com o sarcoma de Kaposi. Por este motivo, toda lesão angiomatosa ou nodulação cutânea de causa desconhecida deverá ser biopsiada para ser realizado o exame histopatológico. Outros diagnósticos diferenciais das lesões cutâneas devem incluir: granuloma piogênico, hemangioma, tumores subcutâneos, angiossarcoma e verruga peruana.

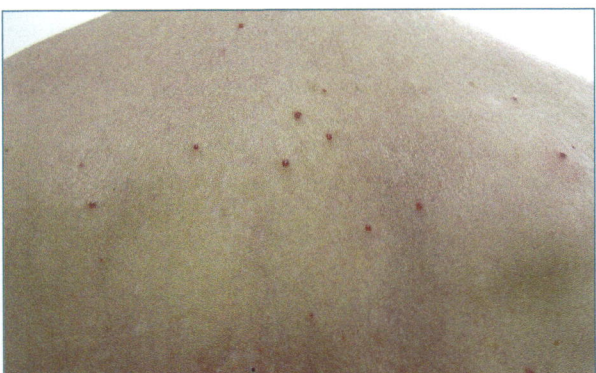

FIGURA 35.2.1 Angiomatose bacilar. Múltiplas lesões angiomatosas no dorso de um homem de 66 anos, proprietário de gatos, em quimioterapia para um linfoma linfocítico/leucemia linfoide crônica B.

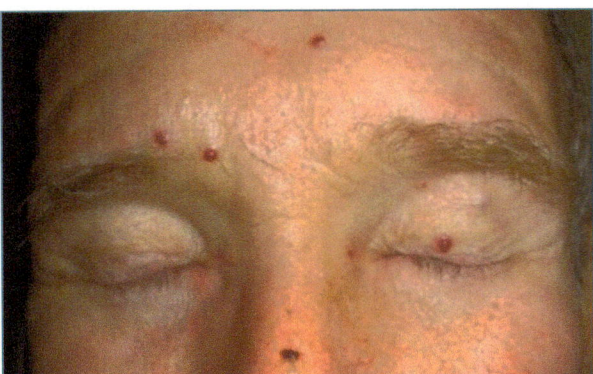

FIGURA 35.2.2 Pápulas angiomatosas características de angiomatose bacilar em paciente do Hospital de Clínicas da Unicamp.

Além disso, pode haver comprometimento das mucosas e também de linfonodos, ossos, medula óssea, pulmões, cérebro, fígado e baço. Porém, as vísceras mais acometidas pela doença são as duas últimas. A doença sistêmica pode acompanhar a angiomatose bacilar tanto em pacientes imunodeficientes como em imunocompetentes. A disseminação tende a ocorrer principalmente em transplantados e em pacientes com aids com contagem de CD4 abaixo de 200 células/mm³. Sinais e sintomas sistêmicos incluem emagrecimento, febre, suores noturnos, mal-estar e anorexia.

Quando compromete o fígado, o baço ou a medula óssea e há dilatação capilar associada à angioproliferação, a manifestação é chamada de peliose bacilar. A *B. henselae* é o agente relacionado a esses quadros.

Tanto a angiomatose bacilar como a peliose bacilar são diferentes manifestações clínicas de um processo de proliferação vascular secundárias à infecção pelo gênero *Bartonella* e que ocorrem principalmente nos pacientes com imunodeficiência adquirida.

Em estudo caso-controle de Mohle-Boetani et al. (1996), pacientes infectados pelo HIV com e sem angiomatose bacilar associada à peliose foram analisados. Foi observado que a anemia e os níveis elevados de fosfatase alcalina estavam mais associados sorologicamente à infecção pelas bartonelas.

Já houve descrição de pacientes com lesões clinicopatológicas concomitantes de DAG e angiomatose bacilar.

Embora o diagnóstico possa ser confirmado por exames microbiológicos, sorológicos e por técnicas moleculares, na prática clínica é o exame histológico que mais facilmente possibilita o diagnóstico com critérios já bem definidos. A biópsia cutânea mostra as estruturas cocobacilares agrupadas visualizadas pela coloração de Whartin-Starry. Existem três principais características histológicas das lesões cutâneas de angiomatose bacilar: 1) proliferações lobulares dos vasos sanguíneos; 2) infiltração de neutrófilos; e 3) depósito bacilar no interstício. Para a identificação da espécie envolvida na angiomatose bacilar, a reação em cadeia da polimerase (PCR) é o método de escolha para a identificação da bactéria diretamente no sangue ou no tecido.

A angiomatose bacilar tem evolução potencialmente fatal se não tratada.

A eritromicina e doxiciclina são as drogas de escolha. Um estudo de metanálise, realizado por Prutsky et al. (2013), com pacientes HIV-positivos e angiomatose bacilar não revelou diferenças estatisticamente significativas entre a eritromicina e a doxiciclina. Em pacientes com infecção grave, recomenda-se a associação de uma dessas drogas com rifampicina 300 mg, duas vezes por dia. O tratamento deve ser prolongado durante 3 a 4 meses.

Azitromicina e claritromicina podem ser usadas como terapia alternativa em pacientes que não podem tomar doxiciclina ou eritromicina.

FEBRE DAS TRINCHEIRAS

Em 1915, a febre das trincheiras foi reconhecida como entidade clínica durante uma epidemia ocorrida na Primeira Grande Guerra. Neste período, foi estimado que mais de um milhão de pessoas tivessem sido afetadas, predominando a doença em militares. Também denominada febre dos 5 dias (quintana), é causada pela *B. quintana,* encontrada na saliva e nas fezes dos piolhos do corpo humano (*Pediculus humanus corporis*), infectando o homem quando a pele está lesada. O homem é considerado o hospedeiro primário dessa espécie. A *B. quintana* foi chamada de *Rickettsia rochalimae* e posteriormente *Rochalimaea quintana* em homenagem ao Dr. Henrique da Rocha Lima, médico brasileiro que observou a bactéria no lúmen intestinal de piolhos. O agente tem distribuição mundial e está associado a más condições de higiene pessoal e de saneamento.

Com um período de incubação entre 15 e 25 dias, a infecção é caracterizada por episódios recorrentes de febre alta que duram entre 3 e 5 dias, podendo ser autolimitada e, entre os surtos febris, os pacientes apresentam infecção assintomática. Pode iniciar-se como um quadro gripal abrupto, sem sintomas respiratórios, que cursa com febre alta e prolongada. Porém, o mais frequente é o quadro febril ser acompanhado de cefaleia retro-orbital intensa e dores nos ossos, sobretudo os das pernas.

Após a remissão, 3 a 5 episódios de exacerbação clínica podem ocorrer em um intervalo de um ano, com intensidade progressivamente menor. Podem ocorrer recaídas, mesmo em indivíduos imunocompetentes. Outras manifestações podem ser mal-estar, calafrios, anorexia, sudorese, conjuntivite, mialgia, artralgias e exantema maculopapuloso. Sintomas depressivos foram descritos em alguns desses pacientes.

Após a Segunda Guerra Mundial a doença deixou de ser epidêmica, mas durante as últimas décadas a B. quintana foi associada a quadros de bacteremia crônica nos indigentes e etilistas em áreas urbanas, sobretudo em populações com prevalente infestação por piolhos do corpo. Atualmente, este quadro clínico reemergente foi denominado "febre das trincheiras urbanas dos dias modernos", e pode estar associado à endocardite.

Da mesma forma, tem sido descrita bacteremia afebril ou febril, e mesmo quadros sépticos, em indivíduos que não apresentam manifestação típica de febre das trincheiras.

Em estudo realizado com pessoas infectadas por B. quintana, após exposição profissional, foi possível isolar o agente por hemocultura, mesmo depois de 8 anos da manifestação da doença.

Fora das epidemias, o diagnóstico clínico não é possível em decorrência da similaridade com várias doenças agudas e crônicas.

O diagnóstico é confirmado pelo isolamento e pela identificação de B. quintana em cultura nas amostras de tecido ou sangue de pacientes infectados, por técnicas moleculares ou pela imunofluorescência indireta.

O principal diagnóstico diferencial é com tifo exantemático, em pacientes com infestação por piolhos do corpo, embora este apresente um quadro cutâneo mais exuberante e mortalidade significativa.

Apesar de não haver estudos controlados, o tratamento utilizado na febre das trincheiras e na bacteremia crônica consiste em gentamicina por 2 semanas e doxiciclina por 6 semanas. Resposta significativa tem sido observada com o tratamento, com desaparecimento dos sintomas em 1 a 2 dias. Alguns pacientes tratados, porém, apresentaram recrudescência, não se conhecendo o real efeito dessas drogas sobre o agente.

ENDOCARDITE

Foram Spach et al., em 1993, que descreveram pela primeira vez um caso de endocardite causado por B. quintana, ampliando assim o espectro da infecção por Bartonella sp. Na mesma revista, no número seguinte, Daly et al. descreviam uma nova espécie das então chamadas Rochalimae, a Rochalimae elizabethae, causando endocardite.

A bacteremia por Bartonella spp. causa endocardite principalmente em pacientes com anormalidades valvares preexistentes. As espécies mais associadas à endocardite são B. quintana e B. henselae. Entretanto, há relatos de casos de endocardite associados a outras espécies: Bartonella koehlerae, Bartonella vinsonii subsp. berkhoffii, Bartonella vinsonii subsp. arupensis, Bartonella elizabethae e Bartonella alsatica. A Bartonella mayotimonensis também foi identificada em uma valva aórtica de paciente com endocardite infecciosa nos Estados Unidos.

Os pacientes com endocardite com Bartonella ssp. têm manifestações clínicas semelhantes a de outros pacientes com endocardite bacteriana subaguda. A apresentação clínica pode ser especialmente silenciosa em idosos ou imunodeprimidos.

A endocardite por B. quintana é a mais comum, principalmente em pacientes que apresentam bacteremia crônica, etilistas e naqueles que vivem em condições desfavoráveis de higiene. Febre, anorexia, perda de peso, anemia e hepatoesplenomegalia são as manifestações clínicas mais comuns da endocardite. Embora a B. quintana possa causar doença aguda e grave em pessoas sem moradia, muitas vezes a bactéria produz uma doença crônica e inespecífica que não desperta a suspeita clínica de infecção por Bartonella. Já as endocardites causadas por B. henselae acometem preferencialmente pacientes com doença valvar prévia e têm como principal fonte de infecção picada de pulgas e contato com gato doméstico.

As bactérias são observadas extracelularmente em aglomerados densos que estão localizados sobretudo em vegetações e intracelularmente no citoplasma de neutrófilos e macrófagos. A febre em geral está presente (90%), a vegetação é normalmente observada por meio de ecocardiograma (90%). A endocardite causada por Bartonella sp. provoca destruição significativa das válvulas (predominantemente da valva aórtica). Essa destruição é caracterizada por inflamação de células mononucleares, fibrose extensiva, grandes calcificações e pequenas vegetações. No estudo de Fournier et al. (2001), mais de 90% dos pacientes necessitaram de cirurgia valvular.

Trabalhos de diversos países relatam que de 12 a 60% dos casos de endocardites apresentam-se com hemoculturas negativas. Uma das principais razões para as hemoculturas resultarem negativas é a administração de antibióticos previamente à coleta das amostras de sangue, pois inibem o crescimento do micro-organismo em cultivo. Observa-se, também, que pacientes com endocardite de comportamento clínico subagudo apresentam menor concentração de unidades formadoras de colônias de bactérias por mililitro de sangue, o que potencialmente poderia reduzir a sensibilidade das hemoculturas. Além disso, existe a possibilidade da ocorrência de micro-organismos que não crescem em meios de cultivo usuais ou que, embora cresçam, não podem ser facilmente identificados por técnicas microbiológicas rotineiras. Bartonella spp. não podem ser identificadas por meio de métodos microbiológicos de hemocultura empregados rotineiramente. A utilização de técnicas de biologia molecular no diagnóstico etiológico de endocardites apresenta elevada sensibilidade quando aplicada à vegetação valvar, porém baixa sensibilidade em sangue periférico.

Em endocardites por *Bartonella* spp., títulos de imunoglobulina G (IgG) ≥ 800 têm valor preditivo positivo de 95%, valor preditivo negativo de 99%, sensibilidade de 90% e especificidade de 99%. Essa acurácia levou à proposição de que resultado sorológico com titulação > 800 para *Bartonella* spp. fosse incorporado como novo critério maior na classificação de Duke, e isto tem sido aceito em recomendações internacionais para diagnóstico de endocardite.

Estudo realizado em 2014 por Siciliano em pacientes atendidos no Instituto do Coração do Hospital de Clínicas da Faculdade de Medicina da Universidade de São Paulo (InCor HC-FMUSP) avaliou 221 episódios de endocardite (170 com culturas positivas e 51 com culturas negativas). Ao realizar imunofluorescência indireta nos casos de endocardite com culturas negativas, foram diagnosticados dez casos (19,6%) de endocardite causada por *Bartonella* spp. (consideraram-se positivos títulos de IgG ≥ 800 para *B. henselae* e/ou *B. quintana*), sendo que oito destes também foram positivos na pesquisa molecular (PCR).

Os pacientes com suspeita de endocardite causada por *Bartonella* spp. devem ser tratados com 3 mg/kg de gentamicina intravenosa de 8/8 horas por 2 semanas em combinação com ceftriaxona 2 g/dia e 200 mg de doxiciclina por dia durante 6 semanas.

Para pacientes que foram submetidos à substituição valvar, a doxiciclina deve ser administrada por 6 semanas, e para pacientes que não fizeram a substituição, o tratamento deve ser estendido por 3 meses.

O tratamento consenso para a endocardite infecciosa da American Heart Association é 2 semanas de gentamicina mais 6 semanas de ceftriaxone, com ou sem 6 semanas de doxiciclina. A ceftriaxone pode ser também eficaz contra outras bactérias com o potencial de causar endocardite de cultura negativa. Caso o paciente não tolere doxiciclina, pode-se utilizar azitromicina. Estudo realizado com 101 pacientes com endocardite por *Bartonella* mostrou melhora em pacientes que receberam aminoglicosídeo. A substituição valvar usualmente é necessária para a cura, pois a endocardite por *Bartonella* geralmente causa um dano extenso à válvula.

MANIFESTAÇÕES NEUROLÓGICAS

Vários casos de manifestações neurológicas já foram descritos na literatura. Entre eles encefalite, afasia, parestesia, encefalite letárgica (caracterizada por distúrbios psiquiátricos, letargia, distúrbios do sono, parkinsonismo e discinesia), mielite transversa, esclerose múltipla, síndrome de Guillan-Barré, meningite, manifestações psiquiátricas etc.

A encefalite associada à *Bartonella* spp. era classificada como DAG atípica.

Nos casos em que a infecção por *Bartonella* sp. é confirmada, existe a necessidade de escolher um antibiótico que penetre no sistema nervoso central e que mantenha altas concentrações intracelulares e extracelulares.

RISCO TRANSFUSIONAL

Há espécies de *Bartonella* que compartilham como estratégia de infecção a persistência intraeritrocitária, permitindo assim a transmissão contínua por artrópodes sugadores de sangue e estabelecendo um santuário protegido de ataque do sistema imunológico do hospedeiro.

O gênero *Bartonella* é o único entre os agentes patogênicos bacterianos conhecidos que infecta os eritrócitos humanos. A *B. henselae* e a *B. quintana* são as espécies que mais estabelecem bacteremia intraeritrocitária crônica. Em contrapartida, a *Bartonella bacilliformis* apresenta uma bacteremia relativamente curta, mas potencialmente fatal, em razão da destruição seletiva no baço de quase todos os eritrócitos infectados circulantes.

Em 2002, Jacomo et al. sugeriram que a observação de Koch, de que o sangue deveria ser livre de bactérias, não poderia ser aplicável ao gênero *Bartonella*. Já foi demonstrado que pode haver infecção intraeritrocitária em humanos por protozoários *Plasmodium* sp. e *Babesia* sp. e por bactérias do gênero *Bartonella*.

Sabe-se que a inoculação intravenosa de *B. bacilliformis* não conduz à infecção imediata dos eritrócitos, esta persiste em um nicho primário antes da fase de infecção do sangue, fato este que explica o tempo de incubação extremamente longo da febre de Oroya (60 dias em média).

O caráter cíclico da bacteremia foi documentado em gatos e em ratos infectados com *Bartonella* spp. A transmissão transfusional foi experimentalmente demonstrada em gatos.

Os seres humanos podem ser portadores assintomáticos das *Bartonella* spp., como observado nos períodos entre as crises de febre das trincheiras ou entre a febre de Oroya e a verruga peruana. Entre outros relatos, a bacteremia foi observada em uma doadora de sangue.

Há relatos recentes da transmissão sanguínea de *Bartonella* sp. por agulhas contaminadas entre veterinários, fato este que faz a possibilidade da infecção por *Bartonella* spp. nas transfusões sanguíneas ser um relevante problema de saúde pública que precisa ser priorizado.

Estudo de Magalhães et al. (2008) mostrou que a *B. henselae* pode sobreviver em sangue experimentalmente infectado e estocado por 35 dias a 4 °C. Este trabalho foi considerado um marco na literatura ao associar a *B. henselae* como um possível agente associado à transmissão por transfusão sanguínea em humanos pela *Transfusion*, um jornal da American Association of Blood Banks (AABB).

A prevalência das espécies de *Bartonella* foi investigada em 500 doadores de sangue do Hemocentro da Unicamp. As amostras sanguíneas foram inoculadas em meio de crescimento líquido e incubadas a 37 °C em 5% CO_2 durante 14 dias. Subsequentemente, alíquotas da cultura líquida foram semeadas em meio sólido por mais 42 dias. A cultura líquida e os isolados foram analisados por métodos moleculares. Em 16 doadores (3,2%) foi possível identificar DNA de *Bartonella* sp. na cultura líquida e/ou sólida. Seis doadores (1,2%) que apresentaram bacteremia documentada por meio de isolados foram identificados como *B. henselae*. Neste mesmo trabalho, as infecções subclínicas por *Bartonella* sp. foram associadas ao contato com gatos e à história de picada de carrapato. Estas amostras foram submetidas a novos testes moleculares e 102/500 (20,4%) doadores foram positivos. Considerando os dois estudos, foi possível detectar DNA de *Bartonella* sp. em 23% dos doadores.

Estes resultados estabelecem a necessidade de reavaliação da transmissão de espécies de *Bartonella* por meio de transfusões de sangue, especialmente em pacientes imunodeficientes.

DIAGNÓSTICO

Não existe um diagnóstico laboratorial padrão para as infecções causadas por *Bartonella* spp. Hoje é evidente que várias técnicas precisam ser utilizadas concomitantemente para evitar resultados falso-negativos.

O diagnóstico laboratorial baseia-se principalmente em métodos imunológicos, como sorologia por imunofluorescência indireta (IFI), teste imunoenzimático (Elisa), cultura microbiológica ou métodos moleculares (p. ex., reação em cadeia da polimerase – PCR). É importante ressaltar que resultados negativos não garantem a ausência de infecção. Uma resposta terapêutica positiva ao tratamento com antibióticos em conjunto com resultados sorológicos ou moleculares positivos podem ser utilizados para o diagnóstico definitivo de bartonelose.

MÉTODOS DIAGNÓSTICOS IMUNOLÓGICOS

Os métodos imunológicos (IFI, Elisa e Western-blot) utilizam diversos antígenos e procedimentos para o mesmo tipo de teste. Estas variáveis podem influenciar os resultados finais. No caso da IFI, é necessário considerar que os anticorpos IgG contra *Bartonella* spp. podem ser negativos no início da manifestação da doença e também no final, já que os títulos começam a diminuir. É justamente neste momento que os testes costumam ser realizados. Muitos estudos demonstraram que a diferenciação sorológica entre *B. henselae* e *B. quintana* pela IFI é impossível: a reação cruzada entre essas espécies é muito alta, chegando a 95%. Também é necessário levar em consideração as condições da cultura da cepa utilizada como antígeno, já que pode haver uma modificação da expressão dos antígenos de superfície.

Outros fatores a serem considerados são: a heterogeneidade entre as cepas e genótipos de *Bartonella* spp., as diferenças de parâmetros de análise entre laboratórios e a subjetividade das leituras dos resultados de IFI, a reação cruzada com diversos patógenos, já descrita em vários trabalhos, o que acarretaria falso-positivos (p. ex., na IFI para imunoglobulina M [IgM] que apresentou 80% de reatividade com o vírus Epstein-Barr), além da baixa sensibilidade dos testes de IgM, também relacionados aos diferentes genótipos distribuídos regionalmente.

Os resultados de altos índices de reatividade cruzada entre *B. henselae* e *B. quintana* também são relatados em en-saios de Elisa. Alguns trabalhos sugerem que o Elisa é mais sensível do que a IFI, embora outros contradigam e concluam que para IgG o teste não seja sensível o bastante no diagnóstico de DAG.

Assim, fica claro que o teste sorológico não pode ser utilizado como única ferramenta diagnóstica. Ele deve ser utilizado em conjunto com outras técnicas, como cultura microbiológica e PCR. É importante ressaltar que os anticorpos IgG permanecem por períodos prolongados em gatos experimentalmente infectados e que, em humanos, a prevalência de anticorpos contra *Bartonella* spp. varia de acordo com a idade dos indivíduos investigados (adultos possuem maiores taxas de prevalência do que crianças). Além disso, para uma clara interpretação da soroprevalência de uma área geográfica em particular, a utilização de antígenos regionais deve ser considerada.

CULTURA

A cultura líquida de *Bartonella* spp. se faz necessária para aumentar a sensibilidade de detecção da bacteremia por métodos moleculares e é um dos métodos diagnósticos mais utilizados ao redor no mundo. O sangue coletado assepticamente em tubo contendo EDTA e congelado antes da cultura torna o método mais sensível. O isolamento da maioria das espécies de *Bartonella* em placas de ágar-sangue requer um extenso período de incubação (de 6 a 8 semanas) a 35 °C, em atmosfera saturada de água e contendo 5% de CO_2. Raramente é possível o isolamento em hospedeiros não reservatórios e/ou imunocompetentes, assim como em humanos com DAG ou em cachorros com infecções causadas por *Bartonella*. O desenvolvimento de um novo meio de cultura líquido denominado BAPGM (*Bartonella alpha-proteobacteria growth medium*), que permite o crescimento de, pelo menos, sete espécies de *Bartonella*, possibilitou a melhora deste método como diagnóstico. Este meio é utilizado como pré-enriquecimento e, combinado com diagnósticos moleculares, aumentou o sucesso e a sensibilidade da cultura para diagnóstico tanto em animais como em humanos.

MÉTODOS MOLECULARES

Assim como para os outros métodos diagnósticos, não existe um consenso sobre o melhor *primer* e as melhores condições a serem usadas na PCR. Vários artigos descrevem as regiões do gene 16S RNAr, a região intergênica (ITS) 16S-23S RNAr, o gene da citrato sintase, ou da riboflavina sintaxe, o gene *groEL*, o gene *FtsZ* ou o gene da subunidade beta da RNA polimerase como as mais eficientes e promissoras na detecção e diferenciação das diferentes espécies de *Bartonella*. Além do *primer* que determina a região a ser amplificada e, portanto, a sensibilidade da reação, o tipo de PCR escolhido também influencia no sucesso do diagnóstico. A PCR de dupla amplificação pode aumentar muito a sensibilidade da detecção, assim como a PCR em tempo real. Apesar de todas essas considerações, a detecção da *Bartonella* spp. por PCR não prediz uma infecção ativa. A grande vantagem dos métodos diagnósticos moleculares é a rapidez do resultado quando comparado ao da cultura, além da possível identificação da espécie causadora da infecção. Apesar dos avanços da PCR, o aprimoramento dos métodos de cultura ainda é necessário para facilitar o isolamento ou o aumento da detecção de espécies de *Bartonella* no sangue de pacientes.

Como se pode notar, o diagnóstico laboratorial das infecções causadas por *Bartonella* spp. não é trivial. Não existe consenso ou protocolos unificados a serem seguidos, e todas as técnicas apresentam vantagens e desvantagens, sendo que nenhum método substitui ou descarta o outro. Esta dificuldade, somada à grande diversidade de manifestações clínicas e ao fato de que infecções crônicas por *Bartonella* spp. podem ocasionar sintomas inespecíficos ou vagos, em animais de estimação ou em humanos, fazem com que haja a necessidade de se aprimorarem os métodos diagnósticos.

HISTOLOGIA

Os achados histológicos podem ser importantes para sugerir o diagnóstico de outras bartoneloses. Na angiomatose bacilar, a proliferação capilar tem disposição em lóbulos nos quais os mais centrais são mais diferenciados e ectásicos e os da periferia mais imaturos e com luzes muitas vezes inaparentes. A presença de neutrófilos e leucocitoclasia no interior do lóbulo de lesões não ulceradas é fundamental para sugerir o diagnóstico e se dispõe ao redor de agregados dos agentes. As lesões parenquimatosas, particularmente no fígado, que além da dilatação capilar e da peliose, podem estar associadas à angioproliferação. A imuno-histoquímica e a microscopia eletrônica de transmissão podem facilitar a visualização do agente.

Reações granulomatosas sem etiologia definida, particularmente nos linfonodos, no fígado e nos ossos, devem ser investigadas para infecção por *Bartonella* sp.

TERAPÊUTICA

Não existe esquema terapêutico que garanta a erradicação das bartonelas do organismo. Isto pode ser mais facilmente demonstrado pelo aparecimento de verruga peruana mesmo em pacientes tratados com antibióticos durante a febre de Oroya.

Em gatos, o uso de tetraciclina ou eritromicina diminuiu o nível da bacteremia, porém não mudou a duração da mesma. Desta forma, não está estabelecido um esquema terapêutico para todas as manifestações das bartoneloses.

Como não existem revisões sistemáticas sobre o assunto, as decisões de tratamento são baseadas em relatos de casos que testam um número limitado de pacientes.

Pacientes com doença sistêmica causada por *Bartonella* spp. devem ser tratados com gentamicina, por 2 semanas, associada à doxiciclina, mas o cloranfenicol tem sido proposto para o tratamento no caso de bacteremia causada por *B. bacilliformis* (doença de Carrión). A gentamicina em combinação com doxiciclina é considerada o melhor tratamento para endocardite e febre das trincheiras, e a rifampicina ou a estreptomicina podem ser também usadas para tratar a verruga peruana. A eritromicina é o antibiótico de escolha nos casos de angiomatose bacilar e peliose hepática e deve ser administrado por no mínimo 2 meses. Mesmo com o uso de esquemas por mais de oito semanas, há relatos de recorrências da manifestação clínica após a interrupção do antibiótico.

BIBLIOGRAFIA SUGERIDA

Álvarez-Fernández A, Breitschwerdt EB, Solano-Gallego L. vBartonella infections in cats and dogs including zoonotic aspects. Parasit Vectors. 2018 Dec 4;11(1):624.

Angelakis E, Raoult D. Pathogenicity and treatment of Bartonella infections. Int J Antimicrob Agents. 2014;44(1):16-25.

Baddour LM, Wilson WR, Bayer AS, Fowler VG, Tleyjeh IM et al.Infective Endocarditis in Adults: Diagnosis, Antimicrobial Therapy, and Management of Complications. A Scientific Statement for Healthcare Professionals from the American Heart Association. Circulation. 2015;132:1435-86.

Breitschwerdt EB, Maggi RG, Chomel BB, Lappin MR. Bartonellosis: an emerging infectious disease of zoonotic importance to animals and human beings. J Vet Emerg Crit Care (San Antonio). 2010;20(1):8-30.

Ghashghaei R, Thung I, Lin GY, Sell RE. Bartonella endocarditis. J Cardiol Cases. 2015 Sep 11;13(1):1-3.

Magalhães RF, Pitassi LH, Velho PE ET al. Bartonella henselae survives after the storage period of red blood cell units: is it transmissible by transfusion? Transfus Med. 2008;18:287-91.

Mohle-Boetani JC, Koehler JE, Berger TG et al. Bacillary angiomatosis and bacillary peliosis in patients infected with human immunodeficiency virus: clinical characteristics in a case-control study. Clin Infect Dis. 1996;22(5):794-800.

Prudent E, La Scola B, Drancourt M, Angelakis E, Raoult D. Molecular strategy for the diagnosis of infectious lymphadenitis. Eur J Clin Microbiol Infect Dis. 2018 Jun;37(6):1179-86.

Prutsky G, Domecq JP, Mori L et al. Treatment outcomes of human bartonellosis: a systematic review and meta-analysis. Int J Infect Dis. 2013;17:e811-819.

Rolain JM, Brouqui P, Koehler JE, Maguina C, Dolan MJ, Raoult D. Recommendations for treatment of human infections caused by Bartonella species. Antimicrob Agents Chemother. 2004;48:1921-33.

Siciliano RF. Endocardites comunitárias por Bartonella spp. e Coxiella burnetii: Investigações etioepidemiológica e clínica em pacientes com endocardite com culturas negativas. [Tese]. São Paulo (SP): Universidade de São Paulo; 2014.

Spach DH, Callis KP, Paauw DS et al. Endocarditis caused by Rochalimae quintana in a patient infected with human immunodeficiency virus. J Clin Microbiol. 1993;31:692-4.

Tappero JW, Mohle-Boetani J, Koehler JE, Swaminathan B, Berger TG, Leboit PE et al. The epidemiology of bacillary angiomatosis and bacillary peliosis. J Am Med Assoc. 1993;269:770-5.

Velho, PE. Estudo das bartoneloses humanas e da Bartonella henselae: infecção experimental, microbiologia, microscopia de luz e eletrônica de transmissão. [Tese]. Campinas (SP). Universidade Estadual de Campinas; 2001.

35.3 Verruga peruana: doença de Carrión

Ciro Maguiña
Eduardo Gotuzzo

SINÔNIMOS

Febre de La Oroya, febre andícola, febre de Guaytara, verruga andícola, *peruvian wart*, verruga hemorrágica peruana.

INTRODUÇÃO

A doença de Carrión, ou verruga peruana, historicamente tem sido descrita no Peru, no Equador e na Colômbia. Por isso, em diversas publicações, desde 1993, com a aparição de novas espécies de *Bartonella* em outros países, a bartonelose é considerada uma importante doença emergente.

A partir de 1870, em decorrência da construção do ferrocarril para ligar Lima à La Oroya (3.800 m acima do nível do mar), muitos trabalhadores adquiriram uma doença desconhecida caracterizada por febre, palidez grave e morte, o que causou pânico no Peru. Calcula-se que faleceram 7 mil dos 21 mil trabalhadores durante os 30 anos que levou a construção, e, por isso, essa doença foi conhecida como "febre de La Oroya", sendo os mais afetados os trabalhadores procedentes do Chile, da Bolívia, da China, da Inglaterra e os peruanos procedentes do litoral. Foi uma das maiores tragédias de saúde pública causadas por infecção transmitida por vetores. Posteriormente, foram estudados diferentes aspectos clínicos, patológicos, terapêuticos, epidemiológicos, imunológicos e microbiológicos. Em 1998, novas pesquisas no Peru, feitas pelo Dr. Chamberlain, confirmaram que o ser humano é o principal reservatório da verruga peruana. Em 2002, Birtles reportou a existência de seis cepas antigênicas diferentes da *Bartonella bacilliformis*. Em 1913, milhares de soldados na Europa e na Rússia foram afetados por uma doença febril aguda conhecida como "febre das trincheiras", a qual, durante anos, pensou-se ser uma doença causada por *Rickettsia*, mas posteriormente a bactéria foi identificada como *Rochalimae*. Em 1992, descobriu-se que o agente dessa antiga doença era uma nova espécie de *Bartonella*, a *Bartonella quintana*.

A pandemia da aids permitiu o desenvolvimento de novas técnicas virológicas e imunológicas, assim como importantes pesquisas clínicas e terapêuticas relacionadas às doenças de comportamento oportunístico. Dentre as complicações graves relacionadas à infecção pelo HIV, observou-se que os pacientes por vezes apresentavam tumorações avermelhadas sangrantes na pele, nas mucosas e nas vísceras, e essa compli-cação foi então denominada angiomatose bacilar. Inicialmente, a causa dessa nova patologia foi atribuída à *Rochalimae quintana*, mas novos estudos de biologia molecular, realizados a partir de 1990, permitiram identificar duas espécies de *Bartonella* (*B. henselae* e *B. quintana*), o que ampliou o número de *Bartonella* conhecidas. Outra patologia clínica, conhecida como doença da arranhadura do gato *(cat scratch disease)*, também é descrita e relacionada à infecção por duas espécies de *Bartonella*: *B. henselae* e *B. clarridgeaie*. Em 1986, foi relatado um caso de endocardite relacionada à *B. elizabethae*. Em 1995, foi descrito que a *B. vinsonii Subs. Berkhopffii* causava endocardite. Em 1999, identificou-se a *B. vinsonii Subs. arupensis* em paciente com valvulopatia e febre. Atualmente, é bem reconhecida a endocardite por *B. henselae* e *B. quintana,* sendo parte representativa das endocardites em casuísticas de países europeus e sobretudo da África. Ultimamente, *B. henselae* e *B. grahammii* têm sido diagnosticadas como causa de retinites e neurorretinites.

São descritas 25 espécies de *Bartonella*, oito das quais podem causar doenças em humanos. Esses micro-organismos são reconhecidos como patógenos emergentes no mundo e, portanto, de grande interesse científico. A partir da descrição da *B. bacilliformis,* em 1905 no Peru, outras três espécies foram reconhecidas naquele país (*B. henselae, B. quintana* e *B. clarridgeaie*). A última *Bartonella* identificada foi a *B. rochalimae,* isolada de um paciente procedente dos Estados Unidos que esteve fazendo turismo no Peru (em Nazca, Cuzco e na Amazônia) e apresentou queixas de febre, insônia, mialgias, náuseas, dor de cabeça e tosse, encontrando-se, ao exame físico, esplenomegalia e exantema macular difuso. A bartonelose é uma doença de importância nacional e internacional, que merece ser investigada a fim de se controlar a disseminação da doença em novas áreas tropicais.

HISTÓRICO

A doença de Carrión foi descrita no Peru e no Equador desde época pré-colombiana; pode ser reconhecida em múmias, cerâmicas e pedras. Os autores identificaram monólitos de pedra com lesões sugestivas de verruga peruana (Figura 35.3.1). Durante o império Inca, a morte do inca Huayna Capac e de alguns outros habitantes foi atribuída a essa doença. Na conquista da América do Sul, os invasores espanhóis sofreram de "febres e verrugas" na região litorânea de Coaque (Equador), sendo dizimados pela doença. Em 1630, durante a colônia, o médico Gago de Vadillo descreveu regiões endêmicas em Huaylas, e, em 1764, o cosmógrafo Cosme Bueno coletou relatos indígenas que indicavam o mosquito denominado "titira" como o agente transmissor da verruga peruana. Em 1886, David Matto observou que nos hospitais de Lima, antes da construção do ferrocarril de Lima à La Oroya, muitos soldados negros que cuidavam das remessas de prata de Cerro de Pasco a Lima e que passavam pelas quebradas do rio Rímac (zonas endêmicas) eram vítimas de febre alta e anemia grave, que os deixavam "brancos" e os faziam morrer "sem sangue". A partir de 1870, após o início da construção do ferrocarril, registrou-se uma grave epidemia conhecida como "febre de La Oroya", que causou uma elevada letalidade. Assim, em fevereiro de 1871, a letalidade alcançava 10,5%, o que dificultou a construção do ferrocarril. Essa epidemia motivou médicos e estudantes de medicina a investigar essa nova grave doença. Em 1885, o estudante de medicina Daniel Alcides Carrión inoculou, no dia 27 de agosto, amostra de paciente do sexo masculino afetado pela verruga peruana e, depois de 3 semanas, começou a apresentar febre, vômitos, mal-estar e palidez grave, ou seja, os sintomas da temida "febre de La Oroya", falecendo no dia 5 de outubro. Com o seu sacrifício, estabeleceu-se a classificação entre a fase aguda anemizante, conhecida como "febre de La Oroya", e a fase crônica, ou verruga peruana. Por esse motivo, Daniel Alcides Carrión é considerado herói e mártir da medicina peruana. Ao comemorar o primeiro aniversário de sua morte, a Sociedade Unión Fernandina propôs, como homenagem, denominar a verruga peruana e a febre de La Oroya como "doença de Carrión". Em 1905, o Dr. Barton identificou a bactéria causadora da febre de La Oroya, denominando-a "corpos endoglobulares", hoje conhecida como *B. bacilliformis*. Em 1913, Towsend identificou o vetor transmissor da doença, denominando-o *Phlebotomus* (hoje, *Lutzomyia verrrucarum*), sendo a fêmea a responsável pela picada.

Em 1926, vários médicos cultivaram as *Bartonella*: Luis Aldana, Oswaldo Hercelles, Hideyo Noguchi e Telémaco Battistini. Em 1926, Pedro Weiss estudou a imunidade da doença. O uso dos antibióticos iniciou-se a partir de 1945, com a penicilina. Cuadra e Colichón, em razão da coexistência com espécies de *Salmonella* não tíficas e tíficas na fase febril aguda, utilizaram com sucesso o Cloranfenicol®. Posteriormente, foram poucas as pesquisas realizadas. Na década de 1990, os autores encontraram novas regiões e altitudes da doença, descobriram novas complicações cardiovasculares (miocardite, pericardite) e detectaram na fase aguda novas complicações, como sepse causada por *S. aureus*, *Pseudomonas aeruginosa*, *Enterobacter* spp., reativação de toxoplasmose etc. Empregaram, também, novas terapias em ambas as fases da doença, utilizando a norfloxacina e a ciprofloxacina na fase aguda; a rifampicina na fase eruptiva; e, posteriormente, eritromicina, ciprofloxacina e azitromicina. No dia 7 de outubro de 1991, o governo peruano promulgou a lei que declara Daniel Alcides Carrión como herói nacional.

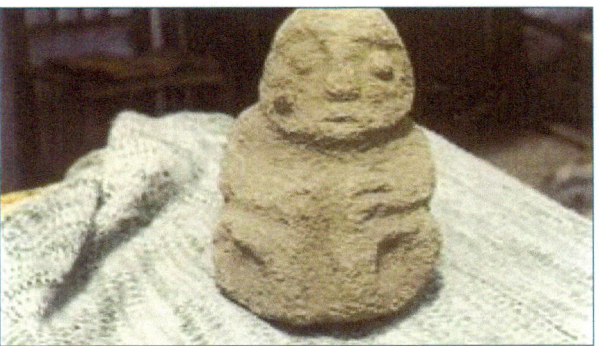

FIGURA 35.3.1 Monólito de pedra da cultura Huaylas (pré-colombiana) (400 a.C.). Tumoração no pômulo direito, provável verruga eruptiva.
Fonte: Colecção Maguiña Cueva.

EPIDEMIOLOGIA

A doença de Carrión tem sido descrita nas regiões do litoral e da serra do Equador, da serra da Colômbia (departamento de Nariño) e nos vales interandinos e na Amazônia alta do Peru, localizados entre 500 e 3.400 metros acima do nível do mar. Excepcionalmente, os autores observaram pacientes, na fase aguda hemática, procedentes do litoral de Lima e Ica.

A doença requer determinadas condições climáticas e ecológicas que permitam a existência do vetor e do reservatório. O vetor implicado na transmissão da *B. bacilliformis* é a fêmea do mosquito do gênero *Lutzomyia* spp., sendo o principal vetor, no Peru, a *Lutzomyia verrucarum*, encontrada entre 5° e 13° de latitude sul, própria de ambientes subxerofíticos, como são os vales ocidentais e alguns vales interandinos do Peru. Na Colômbia, detectou-se o vetor antropofílico, a *Lutzomyia colombiana*, como o vetor da doença.

Outras novas espécies como a *Lutzomyia maranonensis* e a *Lutzomyia robusta* adaptaram-se a ambientes tropicais, como Amazonas, Cajamarca e Equador. A *Lutzomyia peruensis*, um dos mosquitos implicados na transmissão da leishmaniose cutânea, foi o vetor implicado na epidemia ocorrida no departamento de Cuzco.

Nenhum reservatório animal doméstico ou silvestre foi identificado, sendo o ser humano o único reservatório descrito. Os autores identificaram 13% de positividade para *B. bacilliformis* em culturas de pacientes com verruga peruana. Dentre os estudos recentes, destaca-se a pesquisa de Chamberlain e Laughlin, que, estudando a doença de Carrión no departamento de Ancash (Caraz), região hiperendêmica da doença, demonstraram, pela primeira vez, que os pacientes com lesões eruptivas eram o seu principal reservatório. Assim, 23% (17/74) dos pacientes tiveram culturas positivas e reação em cadeia da polimerase (PCR) para *B. bacilliformis* no sangue, e apenas 0,7% (6/813) em pessoas assintomáticas. Novos estudos realizados por Kosek, Lavarello e Maguiña, na Amazônia peruana, demonstraram que os pacientes com verruga peruana tinham títulos altos de Western-blot para *B*.

bacilliformis, o que demonstra que o teste é de alta sensibilidade e especificidade. Dentre os fatores climáticos, tem sido identificado que o fenômeno El Niño foi associado a um aumento significativo do risco da doença de Carrión nos departamentos de Ancash e Cuzco.

Em 1998, houve uma importante epidemia da fase aguda em diversas províncias andinas do Vale Sagrado dos Incas e da região "selvática" de Quillabamba, Cuzco. A epidemia iniciou-se em maio de 1998 e, até o dia 31 de dezembro de 2000, foi relatado um total de 552 casos agudos, dos quais 45 resultaram em óbito. Durante o surto inicial, 38,5% dos pacientes afetados apresentavam idades entre 6 e 14 anos, e a mortalidade foi de 23%.

Posteriormente, entre 2001 e 2004, a doença foi expandindo-se ou reativando-se em diversas regiões do Peru: Piura, La Libertad, Cajamarca, Amazonas etc. Segundo a Oficina Geral de Epidemiologia do Peru, no período de 2004 a 2006, foram notificados 26.189 casos de bartonelose procedentes de 16 regiões, sendo que 85,8% dos casos foram relatados em Ancash, Cajamarca e La Libertad.

MICROBIOLOGIA

As espécies de *Bartonella* são membros do grupo alfa Proteobacteria, o qual também inclui os gêneros *Rickettsia*, *Ehrlichia* e *Brucella*, e *Agrobacterium tumefaciens*, uma planta patogênica. O agente etiológico da doença de Carrión é a *B. bacilliformis*, isolada, em 1905, por Alberto Barton. Trata-se de uma bactéria Gram-negativa, facultativa intracelular, aeróbia, pequena, que mede entre 0,2 e 0,5 µm de comprimento e 2 e 3 µm de largura, pleomórfica (cocoide, cocobacilar ou bacilar), e que tem flagelos em um polo (entre 2 e 16), fato que lhe permite ter grande mobilidade. Os flagelos têm uma longitude de onda de 800 nm. Sabe-se que os filamentos flagelares estão compostos de polipéptidos de 42 kDa. Novos estudos de biologia molecular têm detectado 24 antígenos, sendo os específicos aqueles com 11, 18, 26, 36, 48, 65 e 75 kDa. Também têm sido detectadas proteínas, como flagelina, iaIBb, deformina, RhoA, as quais estão permitindo entender os mecanismos moleculares para a invasão da *B. bacilliformis* nos eritrócitos.

Essa bactéria pode ser recuperada no sangue dos pacientes na fase aguda, sem antibióticos. A cultura é realizada em meios semissólidos, contendo preparados com hemoglobina, diferentes tipos de ágar semissólido, soro de coelho ou de batata a temperaturas de 25 a 28 °C, requerendo de 5 a 8 semanas para o seu crescimento. As colônias são pequenas, translúcidas, não mudam de cor em outro meio e não produzem hemólise no ágar. Birtles tem demonstrado mais de uma variante genética nas diferentes epidemias ocorridas no Peru, o que poderia explicar a variabilidade na mortalidade e no número de pessoas afetadas.

IMUNIDADE

Em 1926, Weiss comunicou pela primeira vez que os pacientes na fase aguda apresentavam depressão temporária da imunidade, a qual denominou fase de "anergia", indicando que, durante sua evolução, as respostas imunes sofrem inibição, a qual chega a sua máxima expressão no período pré-eruptivo. Finalmente, na fase eruptiva, denominada como fase de resistência ou "hiperérgica", aconteceria a recuperação da imunidade.

No início dos anos 1980, Patrucco realizou novos estudos, confirmando uma depressão transitória da imunidade celular durante a fase aguda hemática, e encontrou discreta linfopenia em valores absolutos e relativos e uma significativa diminuição absoluta e relativa dos linfócitos T e dos valores normais de linfócitos B. Muitos pacientes apresentavam diminuição das contagens de CD4 (linfócito cooperador) e um aumento das contagens de CD8 (linfócito supressor), explicando, assim, a elevada frequência de infecções oportunistas. Entretanto, durante a fase eruptiva, se observaram valores normais de leucócitos, tendência à linfocitose, e valores absolutos e relativos praticamente normais dos linfócitos B e T. Em 1981, Contreras concluiu que na fase aguda hemática se produzem imunoglobulinas, não existindo imunodeficiência humoral; a permanência de valores elevados de imunoglobulina M (IgM) e a ausência de aumento dos valores de imunoglobulina G (IgG) são de mau prognóstico, ao passo que a diminuição dos valores de IgM e o aumento progressivo de IgG são de bom prognóstico. Em 2004, Huarcaya et al., estudando novas citocinas, identificaram que as contagens de CD4 e CD8 são anormais nas fases aguda e crônica, geralmente acima dos valores normais; porém, alguns pacientes tiveram na fase aguda valores abaixo do normal, o que explicaria as complicações infecciosas; identificou-se, também, uma elevação significativa de IL-10 e interferon gama, o que explicaria o curso grave em alguns pacientes, particularmente relacionado à resposta inflamatória sistêmica.

MANIFESTAÇÕES CLÍNICAS

Atualmente, são mais bem conhecidas a fisiopatologia e a clínica da doença de Carrión, sendo o ser humano o principal reservatório da doença e o principal responsável por sua persistência e disseminação. Uma vez que a *Lutzomyia* "suga" o sangue dos pacientes portadores da *B. bacilliformis*, ao picar a outra pessoa sadia, inocula as *Bartonella* nas células endoteliais dos vasos capilares (células de Strong), que posteriormente irão liberar as *Bartonella* no sangue, "parasitando" os glóbulos vermelhos. Isso estimula os macrófagos, os quais produzem eritrofagocitose (causa da anemia grave). Em contrapartida, ocorre hiperplasia do sistema reticuloendotelial, o que produz linfonodomegalia, hepatomegalia e esplenomegalia.

O espectro clínico da infecção pela *B. bacilliformis* varia amplamente, desde uma infecção oligoassintomática ou subclínica até uma doença aguda febril leve, ou mesmo uma forma febril aguda grave com palidez importante, que pode ser fulminante.

A doença classicamente tem duas fases bem definidas: a primeira, a fase aguda hemática (febre de La Oroya), e a segunda, a fase crônica eruptiva (verruga peruana). Depois do período de incubação de 61 dias (variação de 10 a 210 dias), aparecem sintomas, como mal-estar geral, febre, hiporexia, cefaleia, astenia, dores osteomioarticulares, mialgias, lombalgia, sonolência, apatia, palidez, icterícia etc. Nesta etapa inicial, o quadro clínico é indistinguível de qualquer processo infeccioso geral, por exemplo: malária, febre tifoide, brucelose aguda, hepatite viral, dengue, leptospirose, tuberculose, meningite, ou doenças hematológicas, incluindo malignidades hematológicas ou anemia aplástica.

Quando a doença progride, aparece uma série de complicações (superinfecções) ou falha multiorgânica. O paciente apresenta-se séptico, com palidez grave, ictérico, dispneico, apresenta pericardite, derrame pericárdico, miocardite, endocardite, edema agudo de pulmão, anasarca, convulsões, coma, delírio etc. A gestante pode desenvolver uma série de complicações, como aborto, óbito fetal, parto prematuro, morte materna e até a transmissão transplacentária para o feto.

Na nossa experiência, ao final da fase aguda hemática, temos observado diversas complicações infecciosas. Assim, mais de 30% dos pacientes tiveram superinfecções decorrentes de *Salmonellas* não tíficas (*Salmonella typhimurium, S. dublin, S. anatum, S. enteritidis, S. cholera sius*); *Salmonella typhi*; reativação de toxoplamose; histoplasmose disseminada; sepse (*Staphylococcus aureus, Enterobacter* spp., *Shigella dysenteriae, Pseudomonas aeruginosa, Acinetobacter* spp.); pneumocistose; malária por *P. vivax*; e tuberculose reativada. Montoya, em Cuzco, estudando 102 pacientes, detectou como principais superinfecções: febre tifoide provável, toxoplasmose, pneumocistose, tifo, leptospirose e hepatite B.

Estudo realizado no Hospital de Huaraz concluiu que, dentre 30 casos agudos complicados de doença de Carrión, aproximadamente 30% preenchiam critérios para falha multiorgânica. Outro estudo realizado no Hospital Nacional Cayetano Heredia identificou que as complicações mais frequentes nos casos de bartonelose aguda foram: hematológicas (84,8%), gastrointestinais (78,7%), cardiovasculares (36,4%) e neurológicas (18,2%).

A fase aguda pode ter letalidade de até 90%, quando não tratada. Entretanto, quando o tratamento é iniciado precocemente, a letalidade diminui para 9%. Espinoza descreveu 39 crianças com bartonelose, das quais três morreram por edema cerebral associado a sinais meníngeos ou convulsões tônico-clônicas. Os autores encontraram os seguintes fatores de mau prognóstico na fase aguda: anasarca, petéquias e alteração do estado mental. Entretanto, Montoya, durante o surto epidêmico de 1988 em Cuzco, identificou que os fatores associados à maior mortalidade foram: idade superior a 45 anos, antecedente de alcoolismo, presença de choque à admissão, anasarca, pneumonia intra-hospitalar, edema pulmonar agudo associado à falha cardíaca, pericardite aguda, convulsões, coma e insuficiência renal aguda.

Estudo recente realizado em Lima por Breña et al., em 32 crianças, encontrou que as complicações mais frequentes foram de origem infecciosa (25%). Dentre estas, destacaram-se as infecções respiratórias (25%) e febre tifoide/salmonelose (19%). Entre as complicações não infecciosas, as cardiovasculares (especialmente o derrame pericárdico), a neurobartonelose, a anemia hemolítica autoimune por crioaglutininas e a glomerulonefrite pós-infecciosa (essas duas últimas complicações provavelmente associadas aos fenômenos imunológicos secundários à bartonelose).

A fase aguda hemática dura entre 2 e 4 semanas, e a grande maioria dos tratados se recupera. Alguns falecem e menos de 5% desenvolvem, depois de várias semanas ou meses, lesões eruptivas sangrantes que constituem a fase eruptiva. Recentemente, têm sido reportadas recidivas da fase aguda hemática.

A fase eruptiva, conhecida classicamente como verruga peruana, apresenta-se em geral nas regiões endêmicas, afetando sobretudo crianças e adolescentes, sem ter apresentado quadro clínico típico da fase aguda hemática. As lesões eruptivas habitualmente se localizam nos membros superiores e inferiores e na face. Persistem, sem tratamento, por 3 a 6 meses e não deixam cicatrizes (Figuras 35.3.2 e 35.3.3).

Classicamente, têm sido reconhecidos três tipos de lesões; a primeira forma, miliar, consiste em pequenas pápulas de diâmetro inferior a 3 mm, são globosas, de cor vermelho vivo, às vezes pruriginosas e com frequência numerosas; a segunda forma, denominada mular, composta por tumores nodulares de um diâmetro superior a 5 mm, eritematosas, com frequência sésseis e erosivas; e a terceira forma apresenta-se com nódulos profundos, da cor da pele, sem alterações da superfície cutânea, que constituem o tipo subdérmico ou nodular. A verruga peruana é considerada uma hiperplasia vascular.

A verruga miliar se localiza na derme papilar e média, e a de tipo mular ou nodular pode se estender até a hipoderme. A reação histológica inicial apresenta proliferação de células endoteliais e monócitos-macrófagos. O número de mitoses é variável, em alguns casos são numerosas, estão associadas às atipias celulares e apresentam aspecto histológico similar à neoformação maligna. Os linfócitos, os mastócitos e as células plasmáticas encontram-se em escassas ocasiões. A evolução se caracteriza por uma fase de amolecimento e uma etapa final de reabsorção: as verrugas superficiais esfacelam-se sem deixar cicatrizes. O diagnóstico clínico nesta etapa se realiza pela propedêutica das lesões e se confirma com estudos anatomopatológicos convencionais, os quais permitem distinguir as características histológicas da verruga peruana, e pela coloração de prata de Warthin-Starry, que permite visualizar as *Bartonella* nos nódulos verrucosos. Kosek e Recavarren têm empregado nova técnica de imuno-histoquímica específica para *B. bacilliformis* na lesão cutânea. Nesta fase, a mortalidade é excepcional. Também temos descrito lesões na mucosa oral, conjuntival e nasal, porém não temos observado a presença de lesões de verruga eruptiva visceral.

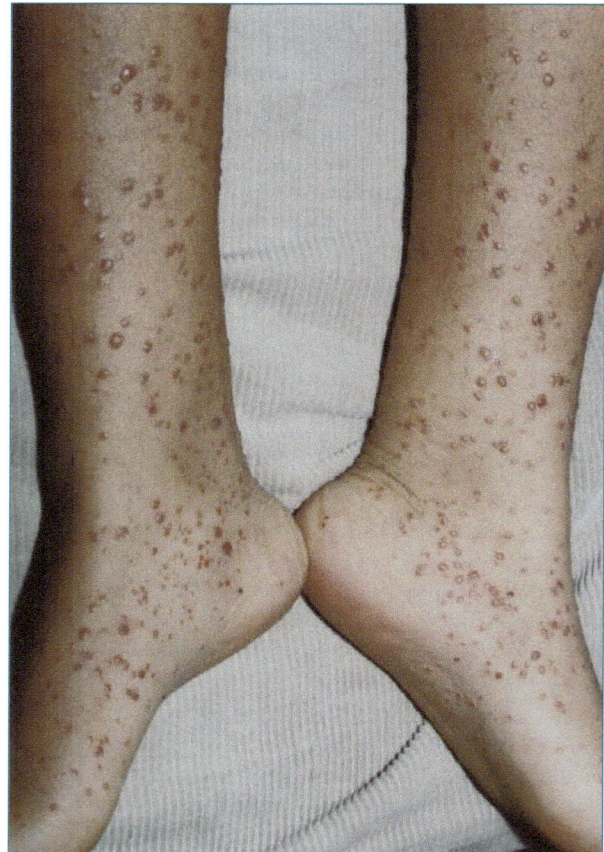

FIGURA 35.3.2 Verruga peruana. Múltiplas pápulas eritematosas (formas miliar e mular).
Fonte: Acervo da autoria.

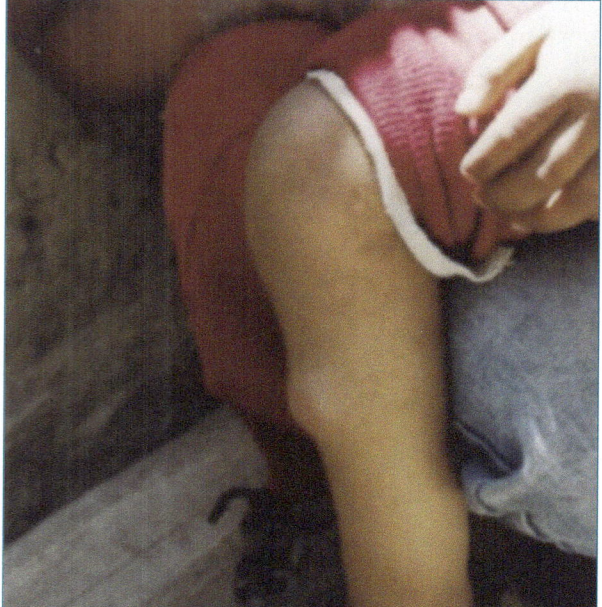

FIGURA 35.3.3 Forma subdérmica de paciente natural de Caraz (Ancash).
Fonte: Acervo da autoria.

A maioria dos pacientes tratados com antibióticos não apresenta cicatrizes. Em estudo prospectivo realizado desde 1980, relatamos a existência de recorrências das lesões eruptivas, tanto em nativos como em pacientes procedentes de regiões não endêmicas.

O diagnóstico diferencial deve incluir: hemangioma, granuloma piogênico, varicela, molusco contagioso, angiomatose bacilar, sarcoma de Kaposi, sarcoma maligno, melanoma juvenil ou tumor de Spitz, fibrosarcoma, hanseníase (forma histoide), linfoma maligno, urticária, prurigo nodular, psoriase, líquen etc.

DIAGNÓSTICO

A técnica mais útil para o diagnóstico em pacientes na fase aguda hemática é a obtenção de esfregaço sanguíneo. Em etapas precoces da doença observam-se glóbulos vermelhos parasitados com as formas bacilares e, em etapas mais tardias, formas cocoides. A coloração do esfregaço é melhor com as técnicas à base dos reativos de Giemsa e Wright. Até alguns anos, acreditava-se que essa técnica era 100% diagnóstica. Novos estudos têm revelado limitações, por exemplo, Ellis et al. identificaram, em Cuzco, sensibilidade do esfregaço de 36% e especificidade entre 91 e 96%.

Temos observado falso-positivos para *B. bacilliformis* em pacientes que foram colorados com corantes velhos que precipitaram ou eram granulações tóxicas por infecções concorrentes. Knoblock detectou antígenos específicos para *B. bacilliformis* dentre 24 proteínas antigênicas. Identificou seis proteínas específicas para as técnicas de *imunoblot* e imunoprecipitação, e uma de 45 kDa para enzimaimunoensaio (Elisa). Os autores a utilizaram e encontraram boa sensibilidade e especificidade para pacientes com sintomas agudos e eruptivos. Embora esse *imunoblot* tenha elevada sensibilidade e especificidade, é muito custoso, o que limitou seu uso na prática. Quando os antígenos selecionados foram os de 17 e 18 kDa, utilizando *imunoblot* sonicado, Mallqui et al. detectaram que esse teste é 70% sensível em casos agudos da febre de La Oroya e 94% sensível em casos crônicos da doença. Essa técnica tem sido utilizada com bastante sucesso em pacientes afetados com verruga peruana.

Os casos de reações cruzadas dos testes anteriores de *imunoblot* foram com *Clamidia psittaci* em 5%, *C. burnettii* em 14% e *Brucella* spp. em 34%. Desta forma, pode ser desestimulante empregá-las em zonas endêmicas de brucelose. As pesquisas futuras serão orientadas para a utilização de preparações de antígenos purificados para reduzir as reações cruzadas, especialmente com *Brucella* spp.

O teste de imunofluorescência indireta (IFI) tem sido utilizado por muitos anos em laboratórios de diagnósticos e proporciona um método relativamente simples para detectar anticorpos de uma variedade ampla de patógenos. Já que somente uma quantidade pequena de antígeno é necessária para cada teste, a IFI proporciona uma análise sorológica econômica. A detecção de anticorpos para *B. bacilliformis* rende bons resultados na fase convalescente, em 93% dos casos, e na fase aguda, em 82% dos casos confirmados. O valor preditivo deste teste é de 89% nas áreas endêmicas e de 45% nas áreas onde se apresentam surtos. Knobloch et al. e

Chamberlin et al. também desenvolveram testes IFI para *B. baciliformes*.

Os testes de PCR para a detecção de *B. bacilliformes* utilizam extratos crus de DNA das colônias suspeitas, as quais se processam em água destilada estéril, colocando essas suspensões durante 10 minutos a 100 °C. Esses extratos são utilizados como os moldes em um teste de PCR, nos quais se incorporam iniciadores de espectro ampliado que permitem a amplificação da região intergênica 16S/23S do rRNA (ISR). O resultado de PCR se evidencia pela iluminação UV em gel de ágar bromuro dos produtos amplificados. Em estudo realizado por Henriquez e Maguiña, a PCR teve baixa sensibilidade (47%) e adequada especificidade (98%).

A anemia é importante e o paciente pode ter valores de glóbulos vermelhos por mm³ menores de 1.000.000 em poucos dias. A grande maioria apresenta leucocitose com desvio à esquerda, e a leucopenia é rara. O caráter hemolítico da anemia tem sido evidenciado pelo encurtamento do tempo de vida dos glóbulos vermelhos, e a anemia é tipificada como macrocítica e hipocrômica. Também há aumento importante dos reticulócitos e de normoblastos. Em muitos pacientes complicados tem sido observado aumento moderado das transaminases e das bilirrubinas, tanto do tipo direto quanto do indireto. A trombocitopenia é infrequente e tem sido associada à coagulação intravascular disseminada ou à sepse. Quando se realiza exame de medula óssea nos pacientes em fase aguda hemática, encontra-se hiperplasia reativa das três séries, com predomínio das séries eritroide e megacariocítica. Os testes de coagulação (tempo de tromboplastina, tempo de protombina e fibrinogênio) em geral apresentam resultados normais.

Nos pacientes com verruga eruptiva, a clínica é fundamental para a suspeita diagnóstica, especialmente em pacientes procedentes de regiões endêmicas, porém, em decorrência do extenso diagnóstico diferencial da doença, são necessários outros testes confirmatórios. Dentre os métodos diagnósticos mais utilizados, a biópsia cutânea da lesão continua sendo o melhor método confirmatório. Neste estudo, podem ser observadas diversas alterações histopatológicas. A reação histológica inicial caracteriza-se pela proliferação de células endoteliais e dos monócitos e macrófagos. O número de mitoses é variável, em alguns casos elas são numerosas e estão associadas às atipias celulares, mostrando aspecto histológico similar à neoformação maligna. Observa-se, também, neoformação de vasos capilares, mas os linfócitos, os mastócitos e as células plasmáticas se encontram em escassa quantidade. A evolução caracteriza-se por uma fase de amolecimento e uma etapa final de reabsorção. As colorações de Warthin-Starry revelam a presença de bactérias, as quais se observam dispersas e em geral não tendem a formar agregados como as outras espécies de *Bartonella* que causam angiomatose bacilar. Ao microscópio eletrônico pode se observar a *B. bacilliformis*, localizada inicialmente no interstício fibrilar das verrugas e, posteriormente, fagocitada e destruída pelas células do verrucoma. Kosek et al. têm empregado com sucesso uma nova técnica de imuno-histoquímica específica no tecido para a *B. bacilliformis*.

Dos métodos sorológicos, como foi indicado anteriormente, o Western-blot tem elevada sensibilidade e especificidade. Em diversas áreas endêmicas, os pacientes se recusam a ser submetidos à cirurgia, por isso temos estudado o valor do Western-blot em três áreas diferentes (Lima, Amazonas e Ancash). Essa técnica tem demonstrado elevada sensibilidade e especificidade, pode ser aplicada em nível comunitário e, inclusive, é muito útil no acompanhamento dos pacientes. A *B. bacilliformis* pode ser cultivada e isolada da biópsia cutânea.

TERAPÊUTICA

Estudos *in vitro* têm demonstrado que penicilina, amoxicilina, cefalosporinas, tetraciclina, fluorquinolonas, macrolídeos, rifampicina e cloranfenicol têm bons níveis de inibição, mediante estudos de concentração inibitória mínima (CIM); entretanto, vancomicina, aminoglicosídeos, clindamicina e imipenem requerem doses maiores para inibi-la e, por isso, não são bons medicamentos contra a *B. bacilliformis*.

A fase aguda febril hemática tem diversos graus de gravidade, e o diagnóstico precoce e oportuno diminuirá de forma importante a letalidade. Frequentemente, os pacientes na fase aguda tendem a ter infecções secundárias, como salmonelose e infecções causadas por outras bactérias enteropatogênicas, portanto, o cloranfenicol tem sido o antibiótico recomendado. Porém, em razão do surgimento de cepas resistentes a esse antibiótico ou pelo fato de ele não cobrir todos os patógenos oportunistas, nos últimos anos temos usado ciprofloxacina, tanto em adultos quanto em crianças, pela razoável atividade sobre *B. baciliformis* e salmonelas tíficas e não tíficas, *Shigella* spp., *Enterobacter* spp., estafilococos, *Pseudomonas* spp. etc.

Diversos antibióticos têm sido utilizados no tratamento da fase aguda hemática: penicilina, estreptomicina, tetraciclina, eritromicina, nitrofurantoina etc., obtendo boa resposta terapêutica em muitos deles, mas em decorrência da complicação com salmonelose, a qual não é coberta por muitos dos antigos tratamentos, diversos especialistas no Peru utilizam cloranfenicol como droga de escolha para a fase aguda. A dose é de 50 mg/kg/dia até cessar a febre, posteriormente reduzida para 25 mg/kg/dia, até completar 10 dias. Em nossa experiência, três pacientes apresentaram evolução desfavorável, considerada como falha terapêutica. Nos últimos anos, temos utilizado com grande sucesso a ciprofloxacina, por via intravenosa ou oral, durante 14 dias, com poucas complicações e baixa letalidade. A dose empregada em adultos (acima de 50 kg) tem sido 500 mg, a cada 12 horas por via oral, durante 14 dias. Em crianças entre 6 e 12 anos, a dose é de 250 mg por via oral, a cada 12 horas, durante 14 dias. No caso de grávidas e crianças menores de 14 anos (ou que pesam menos de 45 kg), recomenda-se amoxicilina/clavulanato.

Para as complicações neurológicas graves (coma, delírio) temos utilizado com sucesso dexametasona durante 3 a 4 dias, na dose de 4 mg a cada 8 horas, por via intravenosa. Para os pacientes com anemias graves e com quadro de hipóxia cerebral, utilizamos transfusões de hemácias e, nos que apresentam derrame pericárdico grave, recomendamos a drenagem e a realização da janela pericárdica.

Durante a fase eruptiva, nem a penicilina nem o cloranfenicol servem para tratamento. Antigamente, utilizava-se a estreptomicina por via intramuscular na dose de 15 mg/kg/dia, durante 10 dias, mas eram geradas dificuldades de adesão. Por isso, desde 1980, utilizamos a rifampicina, na dose de 10 mg/kg/dia, durante 14 a 21 dias, por via oral, sendo a droga de escolha na atualidade. Em estudo publicado pelos autores, em 2001, 37 de 46 (80%) pacientes na fase eruptiva tratados com rifampicina tiveram boa evolução; sete (15%) pacientes apresentaram resposta parcial e dois (4%) casos mostraram uma pobre resposta. O uso de antibióticos para a fase eruptiva requer novos estudos, a fim de definir os melhores esquemas, segundo a gravidade da doença. Atualmente, utilizamos rifampicina, e, caso não se apresente resposta adequada, empregamos eritromicina ou ciprofloxacina (acima dos 15 anos), na dose de 500 mg a cada 12 horas, durante 7 a 10 dias. Na última Norma Técnica para o Manejo da Bartonelose, o tratamento de primeira linha em todos os casos é a azitromicina (10 mg/kg/dia, durante 7 dias), podendo utilizar-se eritromicina, ciprofloxacina ou rifampicina. A maioria desses tratamentos tem sido definida segundo a opinião de especialistas ou mediante pequenos estudos, sendo necessária a realização de ensaios clínicos randomizados e controlados para avaliar o melhor tratamento para ambas as fases.

PREVENÇÃO

Lamentavelmente, até os dias atuais, não temos uma vacina que previna a doença, e não existem estudos sobre o uso profilático de antibióticos. Por isso, o diagnóstico precoce e o tratamento oportuno dos casos são algumas das principais medidas de prevenção e controle, já que permitem intervir sobre o hospedeiro. Apesar de não ser possível erradicar o vetor, podem ser realizadas vigilâncias epidemiológica e entomológica, além do controle da *Lutzomyia* por meio de inspeção integrada do vetor, que inclui controle físico e químico para diminuição da população de adultos.

As pessoas que visitam áreas endêmicas (turistas ou trabalhadores) devem evitar as picadas pelos mosquitos transmissores, seja por meio do uso de mosquiteiros, uso de camisas de manga comprida e calças, além de evitar realizar atividades fora das moradias durante as horas de maior atividade das *Lutzmoyias*, ou seja, a partir das 17 horas. Outras medidas incluem não acampar, não dormir em casas abandonadas, nem pernoitar próximo de lugares que podem ser potenciais criadouros ou de repouso, como cavernas, árvores, criadouros de animais etc.

BIBLIOGRAFIA SUGERIDA

Bravo F. Bartonellosis. In: Typing SK, Lupi O, Hengge UR (eds.). Tropical Dermatology. Philadelphia: Elsevier Churchill Livingstone; 2006.

Eremeeva ME, Gerns HL, Lydy SL et al. Bacteremia, fever, and splenomegaly caused by a newly recognized Bartonella species. N Engl J Med. 2007;356:23817.

Huarcaya E, Maguiña C, Torres R et al. Bartonellosis (Carrion´s Disease) in the pediatric population of Peru: an overview and update. The Brazilian Journal of Infectious Disease. 2004;8(5):335-43.

Kosek Margaret, Lavarello R Gilman RH, et al. Natural history of infection with Bartonella bacilliformis in a non endemic Population. Journal Infec. Dis. 2000;(182):856-62.

Maguiña C Cok J, Gilman R, Osores F, Tello A. Estudio prospectivo de la verruga peruana recurrente. Revista Peruana de Dermatologia. 2003;13(3):89-94.

Maguiña C, Garcia PJ, Gotuzzo E, et al. Bartonellosis (Carrion's Disease) in the modern era. Clin Inf Dis. 2001;33:772-9.

Maguiña C, Gotuzzo E. Bartonellosis: new and old. Infect Dis. Clin. North American. 2000;14:1-22.

Oficina General de Epidemiología, Ministerio de Salud del Peru. Boletin epidemiológico 2006;15(37):581-584. Disponível em: http://www.oge.sld.pe/boletines/2006/37.pdf. Acesso em 1/10/2007.

Rolain JM, Brouqui P, Koehler JE, Maguiña C, et al. Recommendations for treatment of human infections caused by Bartonella species. Antimicrobial Agents Chemotherapy. 2004;48(6):1921-33.

Tarazona A, Maguiña C, Lopez de Guimaraes D, et al. Terapia antibiótica para el manejo de la Bartonelosis o doença de Carrión en el Peru. Rev Med Exp Salud Pública. 2006;23(3):188-200.

Walker D, Maguiña C, Minnick M. Bartonelloses. In: Guerrant R, Walker D, Weller P. (eds.). Tropical infectious diseases: principles, pathogens e practice. 2. ed. Philadelphia: Elsevier Churchill Livingstone; 2006. Ch. 40. p. 454-62.

36

Botulismo

Maria Bernadete de Paula Eduardo

INTRODUÇÃO

O botulismo é uma doença neuroparalítica grave, de alta letalidade se não tratada oportunamente, causada pela ação de uma potente toxina produzida pela bactéria *Clostridium botulinum*. A doença foi primeiramente descrita no século XVIII, na Alemanha, após um surto associado à ingestão de salsichas de fabricação caseira, fato que deu origem ao nome – *botulus*, em latim significa salsicha.

Em 1897, Van Ermengen, a partir de um surto associado à ingestão de presunto contaminado, identificou o micro-organismo estabelecendo sua relação com a produção de toxina em alimentos contaminados com a bactéria, anaeróbica e formadora de esporos. Nessa ocasião identificou-se a toxina tipo A. Subsequentes episódios foram investigados, identificando-se que algumas toxinas tinham propriedades sorológicas diferentes causadas por diferentes variedades de micro-organismos.

Em 1904, foi identificada a toxina tipo B; em 1943, descrito o botulismo por ferimento, e, em 1976, o botulismo infantil, conhecido como botulismo intestinal. A partir da década de 1980, foram relatados casos associados ao uso de drogas inalatórias e injetáveis ilícitas, destacando-se, também nessa década, o início do uso terapêutico da toxina em diversos transtornos neurológicos e em outras especialidades médicas. No final do século XX, a toxina passou a ser objeto de preocupação da ciência e da sociedade, uma vez que pode ser utilizada em atentados e guerras, como arma biológica do bioterrorismo.

A distribuição da doença é mundial, com casos esporádicos e surtos, em geral, relacionados a conservas de carnes, frutas e vegetais, de produção caseira, ou a alimentos conservados de maneira inadequada. Em virtude da sua gravidade o botulismo deve ser considerado uma emergência médica e um problema de saúde pública. Um caso suspeito de botulismo alimentar pode representar a ocorrência de um surto, sendo necessária a comunicação rápida e efetiva entre os profissionais da assistência médica e da vigilância epidemiológica. No Brasil, a notificação de surtos e casos passou a ser obrigatória a partir de 2001, identificando-se casos, em sua maioria em razão da toxina A e associados a conservas, tanto caseiras quanto comerciais.

Para minimizar o risco de vida e de sequelas, é essencial que o diagnóstico seja feito rapidamente e que o tratamento com o soro antibotulínico seja instituído precocemente com o intuito de neutralizar a toxina circulante para impedir a progressão do quadro e consequentemente os danos nas terminações nervosas.

Com a finalidade de auxiliar os profissionais de saúde que lidam com a doença, foi criado, no estado de São Paulo, desde 1999, o Centro de Referência do Botulismo (CRBot), ligado à Central/CIEVS do Centro de Vigilância Epidemiológica (CVE/SES-SP), que fornece retaguarda técnica para a assistência médica e equipes de vigilância do estado de São Paulo, disponibilizando o soro antibotulínico e orientando sobre a realização de exames laboratoriais específicos para diagnóstico da doença. O telefone do CRBot/Central/CIEVS/CVE é 0800-555 466. Para outros estados do Brasil, o atendimento ao botulismo é feito pelas Vigilâncias Epidemiológicas de cada estado, que por sua vez devem acionar a Secretaria de Vigilância em Saúde/Ministério da Saúde, no telefone 0800-644-6645, pelo e-mail notifica@saude.gov.br ou pela internet no endereço http://j.mp/notificasus.

ETIOLOGIA
CLOSTRIDIUM BOTULINUM

O *Clostridium botulinum* é um bacilo anaeróbico Gram-positivo, produtor de esporos, encontrado com frequência no solo, em sedimentos de lagos e mares, em vegetais e frutas, mel e intestino de mamíferos, peixes e vísceras de crustáceos. São bastonetes retos ou levemente curvos, móveis e anaeróbicos, medindo 0,5 a 2,0 mm de largura por 1,6 a 22 mm de comprimento, com flagelos e esporos ovais subterminais. Sua forma vegetativa produz oito tipos de toxinas – A, B, C1, C2, D, E, F e G. Os tipos A, B, E, e mais raramente F, causam a doença em humanos. Os tipos C e D causam a doença em aves e mamíferos. O tipo G, sem patogenicidade comprovada, foi descrito no solo da Argentina, na década de 1970.

De acordo com a classificação genotípica e fenotípica, as cepas patogênicas para humanos podem produzir toxinas A, B ou F (Grupo I) e B, E ou F (Grupo II), tendo sido descritas cepas produtoras de duas toxinas – AB e BF. Isso ocorre porque uma mesma cepa pode apresentar material genético para produção de toxinas diferentes. Estudos sugerem que todos os tipos podem produzir quadros graves e fatais, porém, há diferenças clínicas e epidemiológicas entre eles – o causado pela toxina tipo A é mais grave que os dos tipos B e E.

Além do *Clostridium botulinum*, existem outras duas espécies, o *C. baratii* e o *C. butyricum*, que podem produzir a neurotoxina, porém raramente causam a doença no homem. O envenenamento alimentar em humanos está diretamente relacionado a esporos resistentes ao calor, que sobrevivem a métodos de preservação que normalmente inativam micro-organismos não esporulados. Os esporos de *C. botulinum* são inativados por aquecimento em temperatura de 121 °C, sob pressão de 15 a 20 1b/in², por pelo menos 20 minutos.

A produção de toxina pode ser inibida por refrigeração abaixo de 4 °C, pela acidificação (pH < 4,5) e baixa atividade de água (abaixo de 0,9 a_w). O vácuo favorece a produção da toxina. Nitritos, ácido ascórbico, parabenos, antioxidantes fenólicos, polifosfatos e ascorbatos usados na preservação de alimentos inibem o desenvolvimento do *C. botulinum* e limitam a produção de toxina. Bactérias como *Lactobacillus*, *Pediococcus* e *Lactococcus* produzem ácido lático, capaz de inibir o *C. botulinum*.

TOXINA BOTULÍNICA

A *toxina botulínica*, conhecida como a mais letal das toxinas, é uma exotoxina de ação neurotrópica com dose letal entre 1/100 e 1/120 nanogramas. Ao contrário do esporo, é termolábil, destruída pela fervura durante 5 minutos ou calor de 80 °C durante 30 minutos. É considerada um veneno biológico. O Centro de Controle e Prevenção de Doenças nos Estados Unidos classifica a toxina botulínica na categoria A referente aos agentes e patógenos mais prováveis de serem usados como arma biológica, porque se disseminam com facilidade, causando altas taxas de mortalidade.

A estrutura e mecanismo de ação das toxinas produzidas pelas diferentes cepas são similares, induzindo o bloqueio das junções neuromusculares colinérgicas autonômicas voluntárias, causando paralisia dos nervos cranianos e paralisia flácida descendente de músculos, podendo comprometer os músculos da respiração. Na década de 1980, a toxina passou a ser usada para o tratamento de diferentes síndromes clínicas, a partir de preparações com os tipos A e B para o tratamento de paralisia cerebral em crianças, doenças autonômicas, enxaqueca, blefaroespasmo, distonia cervical, estrabismo e em estética.

PATOGENIA

A toxina absorvida no trato gastrointestinal ou no ferimento dissemina-se por via hematogênica até as terminações nervosas, na membrana pré-sináptica da junção neuromuscular, bloqueando a liberação da acetilcolina, impedindo assim a transmissão de impulsos nas junções das fibras nervosas, causando paralisia flácida dos músculos controlados por esses nervos. O dano causado na membrana pré-sináptica pela toxina é permanente. A recuperação depende da formação de novas terminações neuromusculares, e, por isso, o botulismo é uma doença com tempo de recuperação prolongado que pode variar de semanas, meses ou alguns anos, em função da quantidade de toxina absorvida por essas terminações nervosas.

Depois de ingerida, a toxina penetra pela mucosa digestiva com absorção principalmente no estômago e intestino delgado. O alimento consumido com toxina protege-a dos efeitos deletérios dos ácidos durante a passagem pelo estômago. O local de máxima absorção da toxina é o intestino delgado, de onde segue para o sistema linfático e posteriormente atinge a corrente sanguínea.

Quando o indivíduo ingere os esporos, estes podem colonizar o intestino e aí se multiplicarem, produzindo a toxina *in vivo*, mecanismo que ocorre no botulismo infantil ou no botulismo intestinal do adulto, com manifestações clínicas que podem demorar a aparecer em razão do período de incubação prolongado.

O botulismo causado por ferimento (geralmente traumático) ocorre pela contaminação com o *C. botulinum* na forma esporulada que passa para a forma vegetativa (metabolicamente ativa) e produz toxina no próprio local, invadindo a corrente sanguínea e causando as manifestações clínicas clássicas da doença. Outra forma de transmissão do botulismo pode ocorrer pelo contato da mucosa conjuntival com líquidos ou aerossóis contendo a toxina, geralmente em acidentes com profissionais de laboratório e com manifestações idênticas às das demais formas.

QUADRO CLÍNICO E MODO DE TRANSMISSÃO

O modo de transmissão tem importância na apresentação clínica da doença e na determinação de ações de vigilância epidemiológica. A dose de toxina à qual o indivíduo se expõe será responsável pelo período de incubação e gravidade da doença. Quanto maior a dose de toxina, menor o período de incubação, maior a gravidade da doença e vice-versa. Após a entrada da toxina no organismo inicia-se a incubação, em período que pode variar de algumas horas a dias (média entre 18 e 36 horas), dependendo do modo de transmissão. As manifestações clínicas serão descritas adiante de acordo com o modo de transmissão.

BOTULISMO ALIMENTAR

Ocorre por ingestão de alimentos preparados ou armazenados de maneira inadequada, contendo a toxina, e consumidos sem cocção prévia. Os alimentos mais comumente envolvidos são conservas vegetais, principalmente as artesanais (palmito, picles, berinjelas etc.); produtos cárneos cozidos, curados ou defumados artesanalmente (salsicha, presunto, carnes conservadas em gordura); pescados defumados, salgados e fermentados, e raramente enlatados industrializados.

A doença se caracteriza por instalação súbita e progressiva, iniciando-se com sintomas gastrointestinais e/ou neurológicos. As manifestações gastrointestinais mais comuns são: náusea, vômito, diarreia ou obstipação, e dor abdominal e podem anteceder os sintomas neurológicos. A diarreia não é uma manifestação de dano da toxina, estando relacionada à provável presença de outras bactérias no alimento. O período de incubação pode variar entre 6 horas e 10 dias, com média de 18 a 36 horas, dependendo da concentração de toxina no alimento ingerido.

Os sinais e sintomas neurológicos mais típicos iniciam-se nos nervos cranianos e evoluem em sentido descendente, com visão turva, diplopia, ptose palpebral bilateral, podendo haver oftalmoplegia, sem perda da acuidade visual. As pupilas tornam-se dilatadas e não fotorreagentes em decorrência do comprometimento do sistema nervoso autônomo. Esses sinais e sintomas são seguidos por fraqueza dos músculos responsáveis pela mastigação, deglutição e fala provocando disfagia, disartria e disfonia, observando-se redução dos movimentos da língua, palato e da musculatura cervical (dificuldade para sustentar o pescoço).

A fraqueza muscular pode se propagar de forma descendente para músculos do tronco, ocasionando dispneia, insuficiência respiratória e paralisia flácida simétrica de membros superiores e inferiores. Os reflexos profundos tornam-se diminuídos e/ou abolidos nos membros acometidos, em função do bloqueio neuromuscular causado pela toxina. A disfunção autonômica causa boca seca, íleo paralítico, hipotensão sem taquicardia e retenção urinária. A consciência permanece preservada. Não há comprometimento da sensibilidade.

A toxina é rapidamente absorvida pelos tecidos e, após 8 dias do início da doença, não é mais encontrada no sangue, o que impõe que a administração de antitoxina deva ser feita precocemente de modo a impedir essa absorção. O quadro pode progredir por 1 ou 2 semanas, relacionado à quantidade de toxina absorvida pelas terminações nervosas, e a fase de recuperação pode variar de meses a anos, a depender da formação de novas sinapses.

BOTULISMO POR FERIMENTO

Resulta da contaminação de ferimentos com *C. botulinum*, que em condições de anaerobiose produz a toxina *in vivo*. A porta de entrada para esporos pode ser úlceras crônicas com tecido necrótico, fissuras, esmagamento de membros, ferimento profundos em áreas mal vascularizadas, ou aqueles produzidos por agulhas ou lesões nasais em usuários de drogas injetáveis ou inalatórias. Há relatos de casos em decorrência de dentes cariados. O quadro clínico é semelhante ao do botulismo alimentar, excetuando-se os sintomas gastrointestinais que não são esperados. Pode ocorrer febre decorrente de contaminação secundária do ferimento. Em casos isolados, sem história alimentar, ferimentos ou cicatrizes, ou focos ocultos em mucosa nasal, seios da face, dentes e abscessos em locais de injeção devem ser investigados, em especial, em pacientes usuários de drogas. O período de incubação pode variar de 4 a 21 dias, em média 7 dias.

BOTULISMO INTESTINAL

É ocasionado pela ingestão de esporos presentes no alimento, com fixação e multiplicação do agente no ambiente intestinal, onde ocorrem a produção e a absorção da toxina. Em crianças menores de 1 ano, a ausência de microbiota de proteção permite a germinação de esporos e a produção de toxina na luz intestinal, causando o que inicialmente foi denominado de botulismo infantil ou do lactente, associado à síndrome de morte súbita do recém-nascido. As principais manifestações em crianças são: sucção e choro débeis, fraqueza muscular do pescoço e hipotonia de membros, hiporreflexia, podendo evoluir para dispneia e falência respiratória.

Em crianças maiores e adultos, fatores como cirurgias intestinais, acloridria gástrica, doença de Crohn e/ou uso prolongado de antibióticos podem causar alteração da flora intestinal e favorecer o surgimento do botulismo intestinal. O quadro pode apresentar instalação progressiva e prolongada, durando de 2 a 6 semanas. O período de incubação do botulismo raramente é conhecido, em razão da impossibilidade de se determinar o momento da ingestão de esporos.

OUTRAS FORMAS DE BOTULISMO

Embora raras, são descritas outras formas de transmissão do botulismo, tais como a intoxicação por via conjuntival ou por inalação da toxina, em geral em virtude de acidentes em laboratório. A toxina atinge a corrente sanguínea, alcança o sistema nervoso e exerce sua ação patogênica, causando o mesmo quadro descrito nas formas anteriores.

Mais recentemente, observam-se registros de casos de botulismo iatrogênico, isto é, causado por erros na administração terapêutica da toxina, ou por aplicação de dose inadequada que atinge a circulação sanguínea e provoca o quadro clássico, ou por uso de produtos, em geral, clandestinos, contaminados com o *C. botulinum*, causando o botulismo por ferimento. Não há relatos de transmissão interpessoal, embora ocorra excreção de toxina botulínica e de esporos da bactéria nas fezes de lactentes com botulismo intestinal, por semanas ou meses.

DIAGNÓSTICO

O botulismo é diagnosticado com base na identificação de sinais e sintomas, na detecção e identificação do tipo de toxina em espécimes biológicos do paciente e na realização de outros exames complementares, especialmente no botulismo alimentar, quando podem ser necessários exames em alimentos suspeitos.

ANAMNESE

A anamnese deve ser cuidadosa, buscando-se identificar os fatores de risco específicos para determinadas doenças neurológicas e para o botulismo, em especial. Observar o início e a progressão dos sintomas neurológicos apresentados e verificar a presença de febre, vômitos, diarreia e obstipação. Convulsões indicam comprometimento do Sistema Nervoso Central (SNC) e afastam o botulismo. Devem ser avaliadas doenças anteriores; identificar alimentos ingeridos nos últimos três dias (quantidade e procedência), e se possível até 10 dias; verificar outros fatores de risco, como ferimentos, picada de insetos, exposição a agentes tóxicos, uso de medicamentos e de drogas endovenosas; e indagar sobre a existência de outras pessoas com sinais e sintomas semelhantes.

EXAME FÍSICO GERAL

Prevalecem os sinais e sintomas neurológicos, os mais importantes ao se examinar o paciente. Sinais de desidratação e distensão abdominal podem estar presentes. Em geral, não há febre, exceto em complicações de origem infecciosa ou no botulismo por ferimento. A frequência cardíaca é normal ou baixa, podendo ocorrer hipotensão nas formas graves.

EXAME NEUROLÓGICO

O exame neurológico em paciente com suspeita de botulismo consiste de avaliação do grau de incapacidade muscular. Os sintomas no botulismo relacionam-se aos danos causados no sistema nervoso, devendo ser realizadas provas exploratórias motoras referentes a alterações ocorridas nos pares cranianos:

1. Alterações oculares: são afetados principalmente o II e III pares, e mais raramente o IV, causando alterações, como visão diminuída ou turva, diplopia, ptose palpebral, fotofobia, midríase, diminuição da secreção lacrimal, entre outros. Avaliar o movimento do globo ocular e pálpebras (pedir ao paciente para tentar abrir bem os olhos ou mantê-los fechados, e depois para seguir objetos em todas as direções), pupilas (simetria, tamanho e reatividade à luz) etc.

2. Alterações da deglutição e outras no sistema digestório: são afetados os V, IX e X pares, causando dificuldade em abrir a boca, boca seca, paralisação do palato, disfagia, paresia gastrointestinal, diminuição das secreções digestivas.

3. Alterações da fonação: há comprometimento do X e XII pares, observando-se disartria, afonia ou voz rouca, fala enrolada e lenta, e dificuldade em movimentar a língua. Avaliar os movimentos da língua, do palato, da face (pedir ao paciente para tentar mastigar, engolir, assobiar ou soprar).

4. Distúrbios respiratórios: comprometimento do X par e centros bulbares (paralisia ou paresia dos músculos intercostais, brônquicos e diafragma com taquipneia, dispneia, tremor das asas do nariz, tiragem, cianose, diminuição ou abolição do reflexo tussígeno, insuficiência respiratória, distúrbios que podem levar o paciente a óbito e exigem avaliação permanente da capacidade respiratória e apoio ventilatório efetivo).

5. Outras alterações da capacidade muscular: paresia ou paralisia muscular na face, pescoço (dificuldade de sustentação da cabeça, que pende para frente) e membros. Avaliar déficits de força muscular pedindo ao paciente para executar movimentos com os membros. Esse exame é importante para acompanhar a progressão da doença, o que deve ser feito pelo menos a cada 2 horas. Ao identificar músculos menos atingidos, dar ao paciente oportunidade de responder perguntas por meio de gestos, estabelecendo-se assim um canal de comunicação.

Examinar se há alterações de sensibilidade, as quais não ocorrem no botulismo. Avaliar o comprometimento do sistema nervoso autônomo, como a frequência de movimentos peristálticos. No botulismo não ocorre déficit auditivo, embora, sensações de tontura ou vertigem sejam queixas frequentes.

Não há comprometimento cognitivo no botulismo. O paciente permanece orientado no tempo e no espaço, sem alterações de memória e responde a comandos. Entretanto, alterações como apreensão, angústia e irritabilidade podem ocorrer em função de hipóxia cerebral, desequilíbrio hidroeletrolítico e, posteriormente, em decorrência da permanência prolongada em respiradores.

A suspeita torna-se forte frente à demonstração de comprometimento bilateral de nervos cranianos e progressão do quadro com paralisia muscular periférica descendente e comprometimento respiratório.

EXAMES LABORATORIAIS

O diagnóstico laboratorial do botulismo baseia-se na análise de amostras clínicas de sangue, lavado gástrico e fezes. No botulismo de origem alimentar, é importante a coleta de amostras bromatológicas (sobras dos alimentos suspeitos ingeridos pelo paciente). Na suspeita de botulismo por ferimentos, é de interesse o exame complementar de tecido/exsudato da ferida. Além da identificação de toxina, a cultura de *C. botulinum* em fezes pode ser útil nos casos suspeitos de botulismo intestinal.

COLETA DE AMOSTRAS

A coleta de amostras clínicas e bromatológicas deve ser realizada em condições de assepsia e segurança para o técnico que as realiza. A coleta de sangue, lavado gástrico e fezes/conteúdo intestinal deve ser feita o mais precocemente possível e antes da aplicação do soro antibotulínico, o qual irá neutralizar as toxinas circulantes. Estudos mostram que a coleta tardia impede a identificação da toxina, visto que, após 7 dias, ela pode ter sido totalmente absorvida pelas terminações nervosas.

Na Tabela 36.1, encontram-se as instruções gerais para a coleta adequada de amostras de material clínico para o diagnóstico laboratorial de botulismo. Toda suspeita de botulismo deve ser imediatamente notificada à vigilância epidemiológica do município de residência ou do local de internação do paciente e ao nível estadual de vigilância. No estado de São Paulo, a notificação deve também ser feita, e obrigatoriamente, ao CrBot/Central CIEVS/CVE, onde são fornecidas as orientações técnicas mais detalhadas para a realização desses exames, bem como a liberação do soro antibotulínico após discussão do quadro clínico com o médico assistente do paciente. Todo o material coletado deverá ser enviado ao laboratório de referência o mais rápido possível.

TABELA 36.1 Coleta de amostras de material clínico para diagnóstico de botulismo.

Tipo de amostra	Período para coleta	Método	Transporte e viabilidade
Sangue/soro	Preferencialmente nas primeiras 48 horas e até, no máximo, o 7° dia do início dos sintomas neurológicos*.	Coletar de 15 a 20 mL de sangue total em frasco sem anticoagulante para se obter 10 mL de soro, no próprio local de coleta. Não sendo possível essa quantidade, coletar duas amostras, em momentos diferentes (sempre antes da aplicação do soro antibotulínico), mantendo-as separadas, ou então coletar pelo menos 2 mL de soro, o que permitirá apenas a realização do diagnóstico presuntivo. O teste laboratorial é feito por meio de bioensaio em camundongos (em conformidade com protocolo internacional), no Instituto Adolfo Central (IAL), São Paulo, SP.	As amostras, devidamente identificadas, embaladas e etiquetadas**, devem ser mantidas e transportadas refrigeradas, e encaminhadas para o IAL Central – Av. Dr. Arnaldo, 355 – Seção de Microbiologia Alimentar, tel. (11) 3068-2932. O IAL é laboratório de referência para o botulismo em todo o Brasil.
Lavado gástrico/ vômito	Coletar amostras até, no máximo, 72 horas do início dos sintomas neurológicos.	Coletar 15 mL, podendo utilizar-se solução fisiológica a 0,9%.	
Fezes ou lavado intestinal para identificação de toxina		Coletar 15 g, podendo utilizar solução fisiológica a 0,9%.	
Fezes para cultura de *C. botulinum*		Coletar de 3 a 5 g, em pote coletor, de boca larga e tampa de rosca para vedação, limpo e esterilizado (sem substância química).	A amostra para cultura de fezes, devidamente identificada, embalada e etiquetada**, deve ser mantida e transportada em temperatura ambiente*** e encaminhada para o IAL Central – mesmo endereço
Tecidos/exsudatos de ferimento para identificação do *C. botulinum*	Coletar tecido ou exsudato na parte mais profunda do ferimento, com auxílio de zaragatoa (*swab*).	Coletar o material e acondicionar a zaragatoa em tubo com meio de cultura com substâncias redutoras (p. ex., tioglicolato semissólido, mais rezazurina) ou, na inexistência de meios, acondicionar a zaragatoa em tubo de ensaio, entregando o material ao laboratório em 30 minutos, no máximo.	A amostra para cultura de tecidos, devidamente identificada, embalada e etiquetada**, deve ser mantida e transportada em temperatura ambiente e encaminhada para o IAL Central – mesmo endereço.

*A viabilidade de coleta de material em tempo superior ao 7° dia do início dos sintomas, especialmente em suspeita de botulismo por ferimento ou intestinal, deve ser discutida com os epidemiologistas do serviço de referência para o botulismo (no estado de São Paulo, contatar o CrBot/Central CIEVS/CVE); **O material biológico deve ser acondicionado em recipiente isotérmico, limpo e estéril, preferencialmente com gelo reaproveitável, com etiqueta com os seguintes dizeres: "Emergência Médica, Perigo Biológico" e, para aqueles que necessitam permanecer refrigerados, acrescentar os dizeres "Refrigerar na Chegada"; ***O tempo de encaminhamento de fezes frescas para o laboratório para cultura de *C. botulinum* deve ser de, no máximo, 2 horas, para início da semeadura. Na impossibilidade de cumprimento desse prazo, entrar em contato com o IAL para resolução do problema.

As amostras bromatológicas devem, preferencialmente, ser coletadas pela Vigilância Sanitária do município onde reside o paciente ou do local onde foram consumidos os alimentos suspeitos. É necessário coletar sobras e restos de produtos efetivamente consumidos, de preferência nas embalagens ou recipientes originais, para se evitar outras contaminações. A família deverá ser orientada pelo serviço de saúde que presta assistência médica ao paciente que mantenha os alimentos suspeitos na geladeira, devidamente embalados e separados dos demais, com avisos de advertência para que outras pessoas não os consumam, até que a Vigilância Sanitária faça a retirada.

Os exames de amostras biológicas e bromatológicas podem levar um pouco mais que 1 semana, uma vez que requerem vários passos e um período de observação de cada conjunto de camundongos, por até 96 horas. Os resultados são assim interpretados:

1. **Presuntivo:** indica a presença de toxina termolábil que causa sintomas compatíveis com botulismo nos camundongos testados que apresentam os seguintes sinais/sintomas: dispneia, dificuldade de locomoção, pelos eriçados, "cintura de vespa" e morte.

2. **Confirmatório:** confirma a presença de toxina, administrando-se a antitoxina em novos camundongos inoculados com o material biológico e/ou bromatológico.

3. **Específico:** confirma e especifica o tipo de toxina botulínica.

Administra-se antitoxina específica monovalente a cada camundongo inoculado previamente com o material biológico e/ou bromatológico. A antitoxina monovalente deverá neutralizar a toxina botulínica contida na amostra, e o camundongo, devidamente protegido, não evoluirá a óbito, sendo possível, dessa forma, identificar o tipo de toxina que causou o botulismo no paciente.

DIAGNÓSTICO DIFERENCIAL

São inúmeras as doenças ou síndromes neurológicas que podem se manifestar com fraqueza muscular súbita e evoluir para paralisia flácida aguda. As principais a diferenciar são: miastenia grave, síndrome de Guillain-Barré (SGB), síndrome de Müller Fischer, poliomielite, síndrome de Lyme, doença de Lambert-Eaton, acidentes vasculares cerebrais, tumores do sistema nervoso, alcoolismo, overdose por drogas ilícitas, e paralisia causada por picada de carrapatos.

Outras intoxicações de diferentes origens devem ser consideradas, como:

1. Bacterianas: a bactéria *Campylobacter jejuni* pode causar quadros de paralisia flácida semelhantes à SGB.

2. Por toxinas naturais de animais ou vegetais: mariscos e peixes tropicais, ciguatera, triquinelose, favas, graianatoxinas, cogumelos venenosos.

3. Químicas: pesticidas clorados, organofosforados, raticidas etc.

No botulismo infantil, devem também ser consideradas as hipóteses diagnósticas como meningite, meningoencefalites, polineurites, encefalopatia metabólica, síndrome de Reye, doença de Werdning-Hoffman, miopatia congênita, doença de Leigh, septicemias e distúrbios hidroeletrolíticos.

Essas doenças requerem a realização rápida de exames laboratoriais gerais (hemograma, líquor, teste do tensilon/prostigmine etc.), de imagem (tomografia craniana, ressonância magnética) e/ou eletrofisiológicos (eletroneuromiografia – ENMG), cujos resultados poderão descartar o botulismo, antes dos resultados dos testes específicos para identificação da toxina, e assim permitir a introdução precoce de terapêutica adequada para outra doença, em favor do paciente.

O botulismo é uma doença do sistema nervoso periférico e, por isso, não está associado a sinais de envolvimento do SNC. Algumas manifestações são indícios que afastam a hipótese de botulismo: movimentos involuntários, diminuição do nível de consciência, ataxia, crises epilépticas (convulsões), espasticidade, hiper-reflexia profunda, presença de clônus ou sinal de Babinski e sinais de liberação piramidal nos membros afetados por fraqueza, assimetria de força muscular e alterações sensitivas.

TRATAMENTO

O sucesso do tratamento do botulismo depende da precocidade em que foi instituído e das boas condições do local onde se realiza. Deve ser feito em unidade de terapia intensiva (UTI), abrangendo os seguintes aspectos: 1) administração precoce da antitoxina botulínica com a finalidade de neutralizar as toxinas circulantes e impedir a progressão do quadro, 2) monitorização cuidadosa da capacidade vital respiratória e suporte ventilatório nos casos com insuficiência respiratória e 3) cuidado intensivo e meticuloso para doença paralítica de longa duração.

TRATAMENTO DE SUPORTE

As medidas gerais de suporte e monitorização cardiorrespiratória são condutas fundamentais no tratamento do botulismo. Em todas as formas da doença, pode ocorrer a insuficiência respiratória em decorrência da fraqueza dos músculos respiratórios, do comprometimento da deglutição e da obstrução das vias aéreas, o que requer assistência respiratória, hidratação e aporte nutricional adequados. A assistência ventilatória é requerida em 30 a 50% dos casos. Os critérios para indicação de intubação são essencialmente clínicos, devendo se basear em: 1) cuidadosa avaliação da capacidade do paciente em garantir a permeabilidade das vias aéreas superiores; avaliar a existência de paralisias que podem causar asfixia e obstruções respiratórias altas; observar a mobilidade da língua e palato, disfonia e disfagia; 2) cuidadosa avaliação da capacidade vital, aferida por espirômetro. Em geral, indica-se a intubação quando a capacidade vital é menor que 12 mL/kg. A traqueotomia nem sempre é necessária, devendo cada caso ser devidamente avaliado. Controles cardiológico, bioquímico e oftalmológico são necessários, em função das complicações potenciais.

A administração de indutores da liberação da serotonina é benéfica no botulismo, são mais usados a clorpromazina e a reserpina. Medidas para eliminar a toxina do aparelho digestório podem ser inicialmente úteis, como lavagem gástrica, enemas e laxantes, exceto em pacientes com íleo paralítico. Pacientes que iniciam o quadro com vômitos e diarreia têm melhor prognóstico.

Antibióticos são indicados no botulismo infantil, apenas, se houver infecção secundária, porque o uso de antibiótico específico pode provocar agravamento do quadro, por maior absorção de toxina pela lise das bactérias. São indicados também no botulismo por ferimento para inibir o crescimento do *C. botulinum* em ferimentos profundos. Aminoglicosídeos e tetraciclinas podem piorar a evolução do botulismo, principalmente em crianças, potencializando os efeitos da toxina.

TRATAMENTO ESPECÍFICO

A soroterapia visa neutralizar a toxina circulante que ainda não se fixou no sistema nervoso. Por este fato, deve ser instituída precocemente, preferencialmente nas primeiras 48 horas do início dos sintomas, e com base em evidências clínicas, uma vez que o teste laboratorial poderá levar alguns dias para sua conclusão. O prazo máximo para sua aplicação é até o 7º dia do início dos sintomas neurológicos, após o que poderá ser ineficaz. Em períodos superiores a sete dias, sua administração poderá ser útil nos casos com suspeita de botulismo intestinal ou por ferimento, com indícios de que o quadro encontra-se ainda em progressão, o que deve ser bem avaliado pelo médico assistente.

O soro antibotulínico apresenta-se em forma de soro heterólogo, equino, geralmente bi ou trivalente (anti-A e B e anti-A, B, e E) ou monovalente específico, com 10 ou 20 mL de solução injetável (fração de imunoglobulinas equivalente a 7.500 UI do tipo A; 5.500 UI do tipo B; e 8.500 UI do tipo E). A dose recomendada é de uma única ampola bi ou trivalente, por via intravenosa, diluída em solução fisiológica a 0,9%, na proporção de 1:10, para infundir em aproximadamente 1 hora. Essa quantidade é suficiente para neutralizar a toxina botulínica circulante nos pacientes com botulismo.

No Brasil, o soro antibotulínico é produzido pelo Instituto Butantan, da Secretaria de estado de São Paulo. A solicitação do soro antibotulínico deve ser feita pelo médico que diagnosticou o caso ao serviço de vigilância epidemiológica local (no estado de São Paulo, ao CrBot/Central CIEVS/CVE), por escrito, por meio de requisição médica com identificação do paciente, resumo sucinto do quadro clínico e preenchimento da ficha da notificação do Sistema de Informação de Agravos de Notificação – SINAN.

A indicação da antitoxina deve ser criteriosa, pois não é isenta de riscos, uma vez que de 9 a 20% das pessoas tratadas podem apresentar reações de hipersensibilidade. O teste prévio de sensibilidade foi excluído da rotina (normas do Programa Nacional de Imunização, da Secretaria de Vigilância em Saúde/Ministério da Saúde – PNI/SVS/MS), por ser considerado de valor preditivo discutível. O soro deve ser aplicado em UTI com pessoal técnico devidamente preparado e treinado para controlar possíveis intercorrências. Para prevenção de ocorrência de reações de hipersensibilidade, recomenda-se instalar o soro fisiológico e administrar hidrocortisona (10 mg/kg), por via endovenosa (máximo de 1 g), 10 a 15 minutos antes de iniciar a soroterapia.

Nos casos de botulismo por ferimento, recomenda-se o uso de penicilina cristalina na dose de 10 a 20 milhões de UI/dia, para adultos, e 300.000 UI/kg/dia, para crianças, em doses fracionadas de 4/4 horas, via intravenosa, por 7 a 10 dias. O metronidazol pode também ser utilizado na dose de 2 g/dia para adultos e 15 mg/kg/dia para crianças, via intravenosa, de 6 em 6 horas.

No botulismo por ferimento, recomenda-se a realização de debridamento cirúrgico, mesmo nas feridas com bom aspecto, preferencialmente após a aplicação do soro antibotulínico. A antitoxina botulínica e a antibioticoterapia não são indicadas para crianças com botulismo, pois o risco da terapêutica parece ser maior que os benefícios, sendo essenciais os cuidados gerais de suporte.

COMPLICAÇÕES, PROGNÓSTICO E LETALIDADE

Desidratação e pneumonia por aspiração podem ocorrer precocemente, antes mesmo do primeiro atendimento ao serviço. Infecções respiratórias podem sobrevir a qualquer momento da hospitalização. Procedimentos invasivos e a longa permanência em suporte ventilatório são importantes fatores de risco. O óbito ocorre em cerca de 5 a 10% dos casos. O diagnóstico e a administração precoces da antitoxina e o suporte clínico adequado influenciarão positivamente no prognóstico da doença e na redução da letalidade.

É altamente recomendável, com vistas a melhorar a situação emocional do paciente de botulismo, o qual permanecerá internado por tempo prolongado, que se permita a presença mais frequente de parentes e amigos, bem como toques pessoais e outros confortos no local de internação. São pacientes que, apesar da paralisia, podem ouvir e compreender bem o que se passa a seu redor.

EPIDEMIOLOGIA E VIGILÂNCIA

A forma mais comum de botulismo no mundo é ainda a causada por alimentos contaminados pela toxina pré-formada. Entretanto, pode-se afirmar que o botulismo alimentar, na atualidade, é uma doença rara em todo mundo, em razão das práticas e dos processos de fabricação e conservação dos alimentos mais apropriados, que impedem a sobrevivência e/ou a germinação dos esporos e o desenvolvimento da toxina. No entanto, persistem ainda hábitos ou métodos, praticados em ambiente doméstico ou mesmo comerciais, que propiciam o desenvolvimento da toxina nos alimentos. Permanece uma noção popular de que alimentos assados não oferecem riscos, e por isso podem permanecer fora da geladeira, o que explica o aparecimento de casos decorrentes da ingestão desses alimentos, inclusive, preparados em estabelecimentos comerciais.

No Brasil, a grande maioria dos casos é em virtude da toxina tipo A, e os alimentos mais comumente envolvidos são conservas caseiras, de vegetais e carnes. Destaca-se, contudo, o registro de inúmeros casos associados a alimentos vendidos no comércio, como conserva industrializada de palmito (dois casos relacionados ao consumo de conserva importada da Bolívia e um de marca nacional), tofu em conserva importado da China (surto com quatro casos da mesma família), tortas e salgados vendidos em padarias e *rotisseries*, entre outros.

Apesar da gravidade da doença, a notificação passou a ser obrigatória apenas no ano de 2001, em todo o território nacional, exceção no estado de São Paulo, onde a notificação já era obrigatória desde 1999. Antes dessas datas, não havia um sistema que permitisse o registro sistemático de surtos e casos de botulismos e a avaliação de sua real incidência. A partir de 2001, o botulismo passou a ser notificado e registrado no SINAN, com ficha epidemiológica própria para anotação das informações clínicas e epidemiológicas, o que permitiu a criação de uma importante base de dados e de conhecimento sobre a doença em todo o Brasil.

Levantamentos realizados pela equipe do CVE/SP, referentes a período anterior à obrigatoriedade de notificação da doença, a partir de registros de exames realizados no IAL, de dados referentes à liberação de soro pelo Instituto Butantan, e especialmente, em literatura, permitiram a documentação dos eventos adiante descritos.

O primeiro surto de botulismo devidamente comprovado no Brasil e registrado em literatura ocorreu em 1958, com nove casos e sete óbitos, em Porto Alegre, RS, em decorrência da ingestão de conserva caseira de peixe, com detecção de toxina tipo A no alimento. Em 1981, registram-se dois casos, com um óbito, ocorridos no Rio de Janeiro, RJ, ganhando destaque na mídia, em decorrência da ingestão de patê de frango de marca industrializada, porém, sem comprovação laboratorial. Em 1986, sete casos e um óbito foram relatados no Triângulo Mineiro, MG, em decorrência do consumo de conserva caseira de carne suína, com detecção de toxina A no soro dos pacientes, e ainda, no mesmo ano, mais um caso, no Triângulo Mineiro, MG, sem identificação do veículo de transmissão, positivo para toxina tipo A no soro do paciente.

Em 1990, há o registro de um caso no município de São Paulo-SP, por ingestão de uma conserva caseira de picles com ovos de codorna, com detecção de toxina tipo A no soro e fezes do paciente e no alimento, documentando-se assim o primeiro caso de botulismo no estado de São Paulo, com confirmação epidemiológica, clínica e laboratorial. Em 1997, ocorre o primeiro caso investigado de botulismo por ingestão de palmito, em Santos-SP, associado ao consumo de conserva industrializada de palmito, de marca nacional, identificando-se toxina botulínica tipo A no sangue da paciente e no alimento consumido, e neste o pH encontrado foi de 5,3. No mesmo ano, identificam-se quatro casos (todos evoluíram a óbito) ocorridos em Goiânia-GO, em virtude da ingestão de conserva de pequi, com detecção de toxina no soro dos pacientes, sem identificação do tipo. Em 1998, registra-se na cidade de São Paulo-SP, o segundo caso associado ao consumo de palmito em conserva industrializada, de marca importada da Bolívia, decorrente da toxina tipo A.

Em 1999, registra-se o terceiro caso de botulismo no estado de São Paulo, por conserva de palmito industrializada, toxina tipo A, na cidade de Mogi das Cruzes, produto também importado da Bolívia. A ocorrência de três casos de botulismo por palmito industrializado desencadeia várias ações em nível de vigilância epidemiológica e sanitária, inclusive, a inclusão de regulamento sanitário relacionado à fabricação de palmito em conserva, em todo o território nacional.

No estado de São Paulo, nos últimos 5 anos, ou seja, de 2014 a 2018, registrou-se em média, menos de dois casos por ano da doença, e, em sua maioria, associados a alimento, com uma letalidade média anual de 14,3% (DDTHA/CVE/SES-SP). No Brasil, no mesmo período, foram registrados, em média, 5 casos por ano, com uma letalidade média anual de 15,4% (SVS/MS). A grande maioria dos casos é de origem alimentar, em virtude da toxina tipo A; em alguns poucos casos, em virtude da B ou AB.

A vigilância epidemiológica é fundamental para a prevenção e controle da doença. Tem como objetivos: 1) identificar precocemente os casos, promovendo a assistência médica adequada e a redução da morbidade e da letalidade da doença; 2) investigar surtos e casos; 3) identificar as fontes de transmissão; e 4) propor medidas de prevenção e controle para impedir a ocorrência de novos surtos e casos.

A investigação epidemiológica tem fornecido importantes subsídios para as ações de vigilância sanitária, que deve ser acionada nos casos de botulismo alimentar para rastreamento de falhas na cadeia de produção dos alimentos, contribuindo, assim, para a reformulação e introdução de novos e mais adequados regulamentos sanitários, para a melhoria das práticas de preparação/fabricação de alimentos, implantação de novos programas educativos para a população em geral, além de fundamentar de forma responsável as medidas punitivas quando se fazem necessárias.

Cabe ressaltar que o sucesso do controle do botulismo assenta-se fundamentalmente na capacidade de suspeição diagnóstica da doença pelo profissional médico, na sua notificação imediata e na permanente interação entre profissionais da assistência médica e da vigilância epidemiológica. A

prevenção do botulismo inclui medidas de educação sanitária da população em geral e de produtores e manipuladores de alimentos, e relaciona-se a higiene e métodos adequados no preparo e conservação dos produtos, sejam conservas ou outros tipos de alimentos.

BIOSSEGURANÇA

As toxinas botulínicas são extremamente venenosas para o ser humano. Quantidades mínimas ingeridas, inaladas ou absorvidas pelos olhos ou cortes na pele, podem causar intoxicação e morte. Por isso, todo material com suspeita de conter a toxina deve ser manipulado com precaução e somente por pessoal técnico treinado, preferencialmente imunizado com toxoide botulínico. Em acidentes com exposição à toxina, institui-se o tratamento precoce com a antitoxina para evitar ou reduzir as manifestações neurológicas.

No ambiente hospitalar, as medidas de precaução padrão são as mesmas que as adotadas em controle de infecção hospitalar.

BIBLIOGRAFIA SUGERIDA

Centers for Disease Control and Prevention (CDC). About Botulism Disponível em: https://www.cdc.gov/botuism/general.htlm. Acesso em: 20/05/2019.

Centro de Vigilância Epidemiológica. Botulismo – orientações para pacientes e familiares. São Paulo: Secretaria de Estado da Saúde; 2002. Disponível em: http://www.cve.saude.sp.gov.br/cve-centro-de-vigilancia-epidemiologica-prof.-alexandre-vranjac/areas-de-vigilancia/doencas-de-transmissao-hidrica-e-alimentar/documentos--tecnicos/. Acesso em: 20/05/2019.

Centro de Vigilância Epidemiológica. Manual de botulismo – orientações para profissionais de saúde. São Paulo: Secretaria de Estado da Saúde; 2002. Disponível em: http://www.cve.saude.sp.gov.br/cve-centro-de-vigilancia-epidemiologica-prof.-alexandre-vranjac/areas-de-vigilancia/doencas-de-transmissao-hidrica-e-alimentar/documentos--tecnicos/. Acesso em: 20/05/2019.

Cherington M. Botulism: update and review. Seminars in Neurology. 2004; 24(2):155-63.

Gravato RE et al. Botulismo no Brasil, 2000-2008: epidemiologia, achados clínicos e diagnóstico laboratorial. Rev. Inst. Med. Trop. S. Paulo. 2010;52(4);183-6. Disponível em: http://www.scielo.br/scielo.php?script=sci_arttext&pid=S0036-46652010000400003&lang=pt.

Koirala J, Basnet S. Botulism, botulinum toxin, and bioterrorism: review and update. Infect Med. 2004;21(6):284-90.

Lindström M, Korkeala H. Laboratory diagnostic of botulism. Clinic, Microbiology Review. 2006;19(2):298-314.

Secretaria de Vigilância em Saúde. Manual integrado de vigilância epidemiológica do botulismo. Brasília (DF): Ministério da Saúde; 2006.

Sobel J et al. Foodborne botulism in the United States, 1990-2000. Emerg Infect Dis. 2004. Disponível em: https://www.cdc.gov//eid/article/10/9/03-0745_article. Acesso em: 20/05/2019.

37

Brucelose

Rinaldo Poncio Mendes
James Venturini
Jane Megid
Ricardo de Souza Cavalcante

CONCEITO

Brucelose é a denominação genérica utilizada para a doença que acomete seres humanos e animais domésticos e selvagens, causada por várias espécies de bactérias do gênero *Brucella*, zoonose que apresenta distribuição universal e que se transmite aos seres humanos por contato com animais infectados ou suas secreções e pela ingestão de seus produtos.

SINONÍMIA

A brucelose também é conhecida como febre ondulante, febre do Mediterrâneo e febre de Malta, entre outras denominações menos utilizadas.

HISTÓRICO

Coube a Marston (1863) excelente descrição da doença que denominou "febre gástrica remitente do Mediterrâneo", cuja etiologia foi identificada por Bruce em 1887. Em 1886, Bruce descreveu a infecção da cabra e, 1 ano depois, isolou em Malta, do baço de quatro soldados, a bactéria que recebeu a denominação de *Micrococcus melitensis*. Entre 1886 e 1897, vários foram os avanços no conhecimento da brucelose. Hughes apresentou detalhado estudo clínico e epidemiológico; Wright, Smith e Semple, ao observarem a capacidade aglutinante do soro desses doentes na presença do micrococo de Bruce, introduziram o teste macroscópico de diagnóstico sorológico; por fim, Bang isolou do gado bovino à bactéria causadora do aborto infeccioso.

O conhecimento da brucelose avançou muito entre 1905 e 1907 graças aos estudos realizados por uma comissão inglesa, presidida por Sir David Bruce. Em 1914, Traum isolou de suínos o bacilo causador do aborto infeccioso. Em 1918, a bacteriologista americana Alice Evans demonstrou que os micro-organismos isolados por Bruce e por Bang eram biologicamente muito próximos e que o soro específico anti-melitensis aglutinava o bacilo *abortus* e vice-versa. Dois anos depois, Meyer e Shaw (1920) confirmaram os achados de Evans e, a seguir, sugeriram a designação de "*Brucella*" às três espécies, em homenagem a Bruce, e de "brucelose" às doenças humanas e de animais por elas causadas.

O parasitismo intracelular das brucelas foi demonstrado por Smith em 1919, nos cotiledôneos de vacas brucélicas; e, a seguir, por Goodpasture e Anderson (1937), em embriões de galinha; e por Castañeda (1947), em cobaias, coelhos e camundongos, de acordo com relatos deste último autor.

A endocardite brucélica, descrita em 1897 por Hugues, foi bem documentada por Casanova e d'Ignazio (1933), que isolaram a *B. melitensis* de vegetação de válvula aórtica.

Burnet (1922) padronizou o teste intradérmico no homem, com filtrado de cultura de brucelas.

A infecção humana pela *Brucella suis* foi relatada pela primeira vez por Hardy et al. (1930), muitos anos depois do isolamento dessa bactéria por Traum (1914). Da mesma forma, o primeiro caso humano de doença por *Brucella abortus* só foi relatado em 1931, por Bevan, 24 anos após sua descoberta por Bang. A seguir, Bang, Shaw e Huddleson demonstraram que as diferentes espécies de brucela tinham um hospedeiro animal preferencial que não era exclusivo.

As formas crônicas de brucelose tiveram sua importância destacada por Evans, em 1918, mas seu estudo só ganhou grande impulso no "Atenêo sobre Brucelose" e no Primeiro Congresso Interamericano de Brucelose, realizado na cidade do México (1947), ficando demonstrado que a brucelose, no homem, em geral se apresenta sob a forma crônica.

Em 1968, Carmichael e Kenney responsabilizaram a *Brucella canis* pelo aborto canino e, a seguir, Morrisset e Spink (1969) relataram a infecção humana por esta espécie em um técnico de laboratório.

BRUCELOSE E GRAVIDEZ

A relação entre aborto e brucelose foi sugerida, pela primeira vez, por Larson (1911) e DeForest (1917), a partir da observação de casos em que as gestantes apresentavam anticorpos séricos antibrucela. Em 1931, de Carle observou parto prematuro em uma paciente com brucelose. Janbon e Kerleau (1939) isolaram *B. abortus* de um feto abortado, demonstrando que a brucelose poderia ser causa de aborto. Assim, confirmou-se a influência da brucelose no desfecho da gravidez, aspecto que ainda precisa de novos estudos, por seus achados contraditórios.

A utilização da aureomicina e da associação entre estreptomicina e sulfadiazina marcou a introdução de antibióticos e sulfamídicos no tratamento da brucelose, em 1948.

BRUCELOSE HUMANA NO BRASIL

O primeiro caso brasileiro de brucelose foi descrito por Carneiro (1913), cabendo a Carini e Vespucci (1932) o primeiro isolamento de brucela, em hemocultura. O primeiro caso brasileiro causado por *B. suis* foi relatado em 1932, *B. abortus* em 1933 e por *B. melitensis* em 1934. Em 1941, foi relatado um caso de endocardite brucélica e outro em que a *B. melitensis* foi isolada em mielocultura. As formas crônicas foram objeto de vários estudos, no Brasil. Estudos soroepidemiológicos realizados na população em geral e em funcionários de frigoríficos brasileiros demonstraram a importância dessa infecção (Figueiredo, 1984).

ETIOLOGIA

O gênero *Brucella*, intracelular facultativo, tem 12 espécies caracterizadas e quatro novos isolados ainda sem denominação. As brucelas são cocobacilos Gram-negativos, pequenos, não capsulados e que não formam esporos, que crescem melhor em meios aeróbios ricos em peptona, a 37 °C e em pH igual a 6,7. Em meio sólido, o crescimento se torna visível em até 30 dias após semeadura. As colônias são pequenas, lisas, translúcidas e cor de âmbar. A infecção humana é, em geral, causada por quatro espécies – *B. Abortus*, *B. suis*, *B. melitensis* e *B. canis*. Elas se distinguem entre si por sua necessidade de carbono, pelo crescimento na presença de corantes, produção de sulfeto de hidrogênio e urease, e pela aglutinação por anticorpos específicos, no antissoro. Além dessas espécies, as cepas *B. Abortus* S19 e *Brucella melitensis*

biovar 1, que são atenuadas e utilizadas como vacina para bovinos e caprinos, respectivamente, também causam doença quando, por acidente, infectam o homem. O mutante estável rugoso da *B. abortus* (RB51) vem sendo utilizado na vacinação bovina em substituição à cepa 19, parece ser menos patogênico para o homem. Recentemente, demonstrou-se que brucelas associadas à doença em mamíferos marinhos podem comprometer humanos.

As espécies de *Brucella* apresentam um grau de homologia bastante elevado, exceto a *B. ovis*. O genoma da *Brucella* contém dois cromossomas circulares com cerca de 2,1 e 1,5 Mb, exceto a *B. suis* biovar 3, que tem um único cromossoma com cerca de 3,31 Mb. O principal antígeno da parede celular é o S-LPS. Numerosas proteínas citoplasmáticas, periplasmáticas e da membrana celular interna e externa já foram caracterizadas e algumas delas parecem ter um papel em sua sobrevivência intracelular, na célula do hospedeiro, e na virulência.

EPIDEMIOLOGIA

A brucelose é transmitida ao homem por exposição ocupacional, contato com ambientes contaminados, ingestão de alimentos contaminados e, raramente, de uma pessoa para outra.

A transmissão inter-humana é extremamente rara e pode ocorrer por transfusão de sangue ou derivados, doação de órgãos e, em caráter excepcional, por meio de relações sexuais.

A contaminação do ambiente por animais é frequente, especialmente em caso de aborto. A infecção se dá por contato com pele e ou mucosas. As brucelas sobrevivem por tempo muito variável no ambiente, na dependência de muitos fatores – número de bactérias, temperatura e exposição ao sol, entre outras. As espécies apresentam diferença de sobrevida, entre si e em função do meio – sólido, aquoso ou secreção, entre outros.

A exposição ocupacional envolve veterinários, magarefes, inseminadores, tratadores de animais e vacinadores, entre muitos outros. A infecção pode ocorrer por inoculação, contaminação conjuntival, ingestão acidental, contato com a pele – que sempre apresenta pelo menos microlesões e inoculação acidental de vacinas constituídas de brucelas atenuadas. Os técnicos de laboratório clínico devem obedecer a protocolos bem elaborados e seguros, no manuseio de material biológico de pacientes com suspeita de brucelose.

A ingestão de leite não pasteurizado e de seus derivados constitui uma das causas mais frequentes de infecção brucélica. Os processos de preparação do queijo em geral concentram as brucelas, que podem sobreviver por vários meses nestes produtos. Pacientes com acloridria, resultante de doença ou uso de antiácidos e antagonistas H2, apresentam maior risco de infecção por ingestão.

Em países com clima temperado ou frio, a brucelose aguda predomina na primavera e no verão. Em contrapartida, em países desenvolvidos a brucelose é de origem ocupacional, predomina no sexo masculino, dos 20 aos 45 anos de idade e, em geral, é causada por *B. abortus* e *B. suis*. Ao contrário, em países subdesenvolvidos, com saúde pública deficiente, toda a população é acometida, inclusive crianças e mulheres, e predomina a *B. melitensis*.

Nos dias atuais, viajantes a áreas endêmicas, por turismo ou a serviço, constituem população de risco para infecção brucélica e, em alguns países, são responsáveis pelos casos importados.

No Brasil, entre os animais domésticos, a brucelose compromete bovinos, suínos, caprinos, ovinos, bubalinos, equinos e cães. A enfermidade é endêmica no Brasil, em especial em bovinos, embora exista a perspectiva de seu controle, em decorrência da implementação do Programa de Controle e Erradicação da Brucelose e Tuberculose, em 2001 (MAPA, 2003).

A brucelose também acomete diversas espécies de ruminantes, suínos e canídeos selvagens. Já foi relatada em camelos (*Camelus dromedarius*, *C. bactrianus*), lhamas (*Lama glama*), alpacas (*Lama pacos*), guanacos (*Lama guanicoe*) e vicunhas (*Vicugna*), em razão de contato com ruminantes infectados por *B. abortus* ou *B. melitensis*. Além disso, foi descrita em coiotes (*Canis latrans*), bisões americanos (*Bison*), bisões europeus (*Bison bonasus*), iaques (*Bos grunniens*), cervos (*Cervus elaphus*), búfalos (*Syncerus caffer*) e várias espécies de antílopes africanos. Esses animais apresentam o mesmo quadro clínico de bovinos e podem ter importância epidemiológica em áreas onde a infecção em animais domésticos já tenha sido erradicada. A descoberta recente de mamíferos marinhos e roedores infectados por *Brucella*, bem como a presença da bactéria em prótese mamária, demonstra a amplitude de animais suscetíveis e ambientes em que essa bactéria pode ser encontrada.

ASPECTOS CLÍNICOS DA BRUCELOSE ANIMAL

Muitos pacientes com brucelose cursam com febre e outras manifestações gerais do quadro infeccioso, sem sinais localizatórios, e a suspeita diagnóstica depende quase sempre de uma boa investigação epidemiológica. Outros apresentam manifestações localizatórias também observadas em doenças mais prevalentes que a brucelose e, uma vez mais, os achados epidemiológicos são essenciais para sugerir hipóteses diagnósticas e orientar a investigação da etiologia. Como a brucelose é adquirida de animais ou de seus produtos, o conhecimento de aspectos básicos da doença nesses hospedeiros traz grande contribuição à investigação epidemiológica.

Embora as brucelas apresentem hospedeiros preferenciais, a capacidade de infectar numerosas espécies de mamíferos tem sido cada vez mais documentada. A manutenção da infecção em novos hospedeiros, especialmente da vida selvagem, tornou-se um problema tanto para a saúde pública quanto para a saúde animal.

A etiologia varia de acordo com a espécie animal infectada. Em bovinos predomina *B. abortus*, mas *B. suis* também pode ser encontrada. *B. melitensis* é o principal agente causador de infecção em ovinos e caprinos; no entanto, sua presença não foi relatada no Brasil. Assim, a infecção em ovinos é causada por *B. ovis*, espécie considerada não patogênica para seres humanos. Em suínos, a infecção se deve a *B. suis* que, em algumas áreas, infectou suínos selvagens. Em cães, a bru-

celose pode ser causada por *B. canis*, especialmente em animais de canis, mas também por *B. abortus*. A infecção natural de cães por *B. abortus* é de ocorrência esporádica e resulta do contato estreito de cães, em geral de zona rural, com bovinos infectados. Os cães se infectam por ingestão de produtos de origem animal *in natura*, contato ou ingestão de tecidos animais, restos placentários ou de fetos abortados contaminados.

A infecção animal por brucelose pode ocorrer por diferentes vias. A mais frequente é a oral, mas as vias conjuntival, nasal e genital também foram relatadas. Em suínos, ovinos e cães, a via genital assume importância bastante grande na transmissão da brucelose. A bactéria tem tropismo pelo tecido reprodutivo, inclusive útero gravídico, órgãos genitais masculinos, glândulas mamárias e linfonodos supramamários e, eventualmente, tecido ósseo e ocular, na dependência da espécie de brucela e de sua patogenia.

Animais com infecção por *Brucella* apresentam manifestações clínicas bastante diversificadas, porém com quadro reprodutivo na grande maioria das espécies, com exceção dos equinos, nos quais é bastante rara. De forma geral, a enfermidade é caracterizada por aborto, retenção de placenta, orquite, epididimite e, por vezes, artrite. O diagnóstico se baseia em sorologia e isolamento da brucela ou sua detecção por técnicas moleculares.

Bovinos

A infecção brucélica bovina, endêmica no Brasil, é detectada somente quando os animais chegam à maturidade sexual, ficam prenhes e abortam, e a *Brucella* é isolada de tecidos fetais e do animal que abortou. O abortamento é o aspecto mais importante na contagiosidade da brucelose. Em cada episódio, são eliminadas de 10^{12} a 10^{13} bactérias viáveis, quantidade suficiente para infectar de 60 a 600 mil gestantes. O número de micro-organismos eliminados diminui gradativamente em partos subsequentes, mantendo-se, porém, o caráter de fonte de infecção do animal. Bezerros de vacas soropositivas podem nascer infectados ou se infectar por via mamária. A glândula mamária e os linfonodos supramamários são locais de persistência de *B. abortus*. O úbere infectado apresenta-se clinicamente normal, mas é importante fonte de reinfecção uterina e possibilita a infecção de humanos e bezerros pelo consumo do leite. A *Brucella* é eliminada pelo leite em concentrações variáveis, podendo chegar a 200 mil bactérias/mL. O número de bactérias eliminadas no colostro é altíssimo, mas sofre redução e torna-se intermitente no decorrer da lactação. O epidídimo e o testículo de touros podem apresentar endurecimento e orquite e epididimite. Uma ou ambas as bolsas escrotais podem estar afetadas, com dor, edema e aumento de tamanho. As vesículas seminais podem estar comprometidas, apresentando exsudato fibrinopurulento, com graus variáveis de necrose. Em casos de orquite aguda, os touros tanto podem apresentar esterilidade temporária ou permanente como manter fertilidade normal, principalmente se apenas um testículo estiver comprometido. O número de bactérias eliminadas pelo sêmen varia entre touros e entre ejaculados do mesmo touro. Em touros vacinados com B$_{19}$, foi observada a eliminação da amostra vacinal.

Desse modo, a vacinação é contraindicada nos touros, por ocasionar condição de fonte de infecção, além das lesões causadas no macho, como vesiculite seminal. Os touros dificilmente transmitem a enfermidade pela monta natural, mas a inseminação artificial é responsável por surtos em rebanhos.

No primeiro parto após a infecção, os abortamentos são observados a partir do 5º mês de gestação, principalmente em seu terço final. Nas gestações subsequentes, o feto em geral vem a termo, podendo ocorrer, eventualmente, um segundo ou terceiro abortamento na mesma vaca. Os fetos se apresentam normais, sem alterações macroscópicas externas e em fase de desenvolvimento final. Cerca de 20% dos animais infectados não abortam, enquanto 80% o fazem somente uma vez, embora eliminem a brucela por secreções e excreções durante o parto. Como sequelas comuns, são observadas retenção de placenta e metrite. Surtos de brucelose, observados em rebanhos não vacinados, causam prejuízo econômico elevado e geram risco para a saúde humana. Em rebanhos vacinados, a doença progride lentamente e os abortamentos são menos comuns, observados especialmente em animais mais velhos por queda da imunidade vacinal. A bursite carpal em bovinos pode ser causada por *B. abortus* e caracteriza-se por lesões granulomatosas da membrana sinovial. O isolamento de *B. abortus* de bursite cervical tem sido associado à sorologia positiva, apesar de ser questionada a real importância do agente nesses processos.

Suínos

A enfermidade em suínos se caracteriza principalmente por sinais clínicos reprodutivos e menos frequentemente com sinais osteoarticulares. Suínos podem apresentar aborto, morte embrionária, nascimento de leitões fracos, orquite, epididimite, infertilidade, artrite e claudicação e a brucela é encontrada de forma generalizada em órgãos e tecidos de suínos, tornando estes animais importante fonte de infecção no contexto de saúde pública. Ao contrário do que ocorre em bovinos, a transmissão sexual de *B. suis* é a principal fonte de transmissão nesta espécie, embora a via oral seja também muito importante especialmente em pequenas criações de suínos. Sinais clínicos reprodutivos também podem ser observados em javalis, com aumento testicular unilateral, o que pode resultar em infertilidade. Os suínos infectados no terço inicial ou no meio da gestação abortam cerca de 30 a 45 dias após a infecção, enquanto os infectados na fase final de gestação não abortam. Do mesmo modo, os que se infectam e não estão gestantes não abortam nas gestações seguintes. A perda fetal precoce pode passar despercebida e aparecem como infertilidade. O aborto em geral ocorre durante o 2º ou 3º mês de gestação, sendo comum o encontro de natimortos ou de fracos leitões a termo. A orquite em suínos e javalis pode ser unilateral ou bilateral. Artrite com claudicação e paralisia de posterior pode ser observada em machos e fêmeas. Também se observam infertilidade, cios irregulares e ninhadas pequenas, além de natimortos e nascimento de leitões doentes, que morrem poucas horas depois. Morte embrionária e de neonatos é mais comum que os abortamentos na brucelose suína. Ca-

chaços apresentam febre acompanhada de dor testicular, dificuldade para monta e alterações no sêmen. São observados, também, abscessos e edema em testículos, epidídimo, útero, vesícula seminal, discos intervertebrais e linfonodos. O quadro evolui gradualmente e, na fase final da enfermidade, os testículos apresentam-se atrofiados. Os sinais locomotores podem ser decorrentes de artrite, mas, em geral, são consequência da osteomielite de corpos vertebrais das regiões lombar e dorsal da coluna vertebral. Cachaços podem eliminar *B. suis* de maneira assintomática, representando risco grave para o rebanho e a Saúde Pública. A disseminação no plantel pode ocorrer rapidamente, conforme as condições de manejo.

Equinos

O principal quadro em equinos, causado por *B. abortus* e eventualmente por *B. suis*, é a chamada fístula de cernelha, também conhecida como mal da cernelha, mal da cruz, mal da nuca ou abscesso de cernelha. Ela se caracteriza por bursite piogranulomatosa da bursa supraespinal ou supra-atlantal em que a bursa torna-se distendida por exsudato claro e viscoso e desenvolve uma parede espessa. Esse abscesso pode se romper, liberando grande quantidade de brucelas viáveis. Em casos crônicos, os ligamentos proximais e da parte dorsal da coluna vertebral podem necrosar. A ocorrência de abortamentos em equinos é rara. Em criações consorciadas de bovinos e equinos, pode-se encontrar número elevado de equinos soropositivos, mas assintomáticos.

Caprinos

A infecção por *B. melitensis* em caprinos, não relatada no Brasil, é similar à infecção por *B. abortus* em bovinos. Soropositividade para brucelose em caprinos já foi relatada no Brasil, principalmente associada à criação conjunta com bovinos, causada por *B. abortus*, mas sem evidência de sinais clínicos. Quando presentes, os principais achados são natimortos e abortamentos no terço final de gestação, semelhante ao que se observa na brucelose bovina. O abortamento ocorre somente uma vez após a infecção. Caprinos são os hospedeiros naturais e clássicos de *B. melitensis* e, com os ovinos, seus hospedeiros preferenciais. Apesar da transmissão congênita de *B. melitensis* via útero, cabritos e cordeiros infectam-se principalmente por ingestão de leite e colostro. Orquite e epididimite por *B. melitensis* em ovinos e caprinos podem ocorrer, mas não são comuns; porém esta bactéria já foi isolada de higroma testicular de ovino. Pode infectar bovinos adultos e também bezerros, por ingestão de leite contaminado. Já foi isolada inclusive de cães, provavelmente por ingestão de placentas ou fetos abortados.

Ovinos

B. ovis é a principal causa da epididimite ovina e não apresenta caráter de zoonose, por não ser patogênico para a espécie humana. Ovinos soropositivos contra antígenos de *B. ovis* têm sido relatados com muita frequência, inclusive no Estado de São Paulo. *B. ovis* tem predileção pelo trato genital de ovelhas, que constitui a principal via de transmissão, tanto por monta natural como por inseminação artificial. A urina, em especial dos machos, também elimina grande quantidade de brucelas. Em machos, epididimite é o achado mais importante, que apresenta evolução progressiva e resulta em atrofia testicular. As lesões podem ser uni ou bilaterais e, nestes últimos casos, os animais em geral se tornam estéreis. Os sinais clínicos não são evidentes e a enfermidade pode não ser diagnosticada até que problemas de fertilidade sejam observados. *Brucella* pode ser encontrada no sêmen de carneiros infectados com e sem epididimite. A transmissão de ovino a ovino também pode ocorrer pela cobertura de uma fêmea por diferentes machos. Fêmeas podem, por vezes, apresentar abortos.

Cães

A brucelose canina vem sendo diagnosticada com muita frequência em nosso País, especialmente em canis. A transmissão ocorre, principalmente, por secreções vaginais durante o estro e o pós-parto. Em feto, placenta e lóquios, o agente pode ser encontrado por 6 semanas ou mais após o abortamento, alcançando concentração superior a 10^{10} bactérias/mL.

Os machos excretam a *Brucella* no sêmen, em geral 6 a 8 semanas após a infecção, podendo persistir por mais tempo. Embora ambos os sexos possam excretar *Brucella* na urina, a maior concentração é verificada em machos (10^3 a 10^6 bactérias/mL), por isso considerada mais importante como via de eliminação que a das fêmeas. A eliminação de *Brucella* pela urina inicia-se 4 a 8 semanas após a infecção. A bactéria é encontrada também no leite, embora não seja importante via de transmissão, uma vez que a infecção intrauterina é mais significativa para os filhotes. No entanto, é preciso levar em conta a possibilidade de contaminação ambiental. Saliva, fezes, secreções oculares e nasais podem apresentar baixas concentrações da bactéria, mas têm pouca importância como via de eliminação. Deve-se considerar, no entanto, fômites e pessoas em contato com animais infectados como possíveis disseminadores do agente.

Observa-se processo inflamatório no epidídimo e ou testículo, responsável pela baixa fertilidade e pela esterilidade dos machos. Por vezes, *B. canis* infecta outros órgãos, além do sistema reticuloendotelial e do reprodutivo, podendo ensejar uveítes, discoespondilites, osteomielites, meningites, glomerulonefrites e dermatites piogranulomatosas. A recuperação espontânea pode ocorrer de 1 a 6 anos após a infecção. Alguns cães apresentam bacteremia persistente, enquanto outros mantêm a bactéria em tecidos por vários meses, sem bacteremia evidente. Nos machos, a próstata é o local preferencial de persistência bacteriana.

Os cães com brucelose raramente apresentam febre. Perda de pelo, queda do estado geral ou intolerância a exercício físico podem ser constatadas em alguns animais, mas não são frequentes. Letargia, linfadenopatia, perda da libido e envelhecimento prematuro também podem ser relatados pelo proprietário, em ambos os sexos. A enfermidade apresenta caráter sistêmico, com bacteremia persistente e sinais clínicos reprodutivos, ósseos e oculares. O sinal clássico da brucelose canina é o abortamento tardio, que pode ocorrer entre 30 e 57 dias de gestação, sendo mais comum dos 45 aos 55 dias. Descargas vaginais amarronzadas ou acinzentadas persistem por períodos prolongados. A fêmea infectada pode apresentar abortos consecutivos e filhotes fracos, que morrem poucas horas a até em 1 mês após o parto. Eventualmente, pode haver nascimento de filhotes aparentemente normais, que morrem poucos dias depois ou desenvolvem a doença de modo tardio. A principal manifestação clínica da doença em animais pré-púberes é a linfadenopatia generalizada. Como a bacteremia é frequente, esses animais devem ser retirados do canil. Além disso, podem ocorrer absorções embrionárias, consideradas falhas reprodutivas. A fêmea apresenta descargas vulvares, com eliminação de elevado número de bactérias por várias semanas após abortamento ou parto. Nos machos, as principais manifestações clínicas são epididimite grave e prostatite. Durante a fase aguda, o epidídimo aumenta, acompanhado de dor e presença de fluido serossanguinolento na túnica. Os animais lambem continuamente a bolsa escrotal, causando edema e dermatite, que geralmente apresenta contaminação secundária por estafilococos não hemolíticos. Em vários estudos com animais soropositivos, 73% apresentavam sinais clínicos compatíveis com brucelose – aborto (32%), orquite (25%), epididimite (8%), infertilidade (8%), uveíte (5%), discoespondilite (4%), prostatite (2%), atrofia testicular (1%), entre outros. A mortalidade perinatal foi de 4%.

HISTÓRIA NATURAL, PATOGENIA, RESPOSTA IMUNE E PATOLOGIA

HISTÓRIA NATURAL

As principais vias de infecção brucélica humana são a ingestão de alimentos ou produtos lácteos contaminados (trato gastrointestinal), o contato direto com a pele lesada ou com a membrana mucosa, inclusive a conjuntival e por inalação do micro-organismo. É importante registrar que as lesões microscópicas da pele são suficientes para permitir a invasão das brucelas e que o contato com a pele é mais significativo do que a ingestão de leite não pasteurizado para ensejar a infecção humana.

Após invasão do organismo, as brucelas que sobrevivem penetram nos vasos linfáticos e se localizam em linfonodos regionais, em cujos tecidos se proliferam. Ao mesmo tempo, alcançam os vasos sanguíneos, onde são fagocitadas por células polimorfonucleares (PMN). As brucelas intracelulares alcançam outros órgãos, em especial aqueles com abundância de células reticuloendoteliais, isto é, baço, fígado, medula óssea e linfonodos (Figura 37.1). A invasão da corrente sanguínea, a partir do foco primário, ocorre em poucas horas ou em dias, na dependência de sua virulência e da eficácia dos mecanismos locais de defesa do paciente. As bactérias que são fagocitadas por células mononucleares e fagócitos teciduais dão origem a granulomas, que destroem as bactérias ou as mantêm em forma latente. Ao contrário, as que são fagocitadas por PMN causam necrose e desintegração dessas células e proliferação de bactérias, que ganham a corrente circulatória e, a seguir, alcançam os órgãos ricos no sistema fagocítico mononuclear.

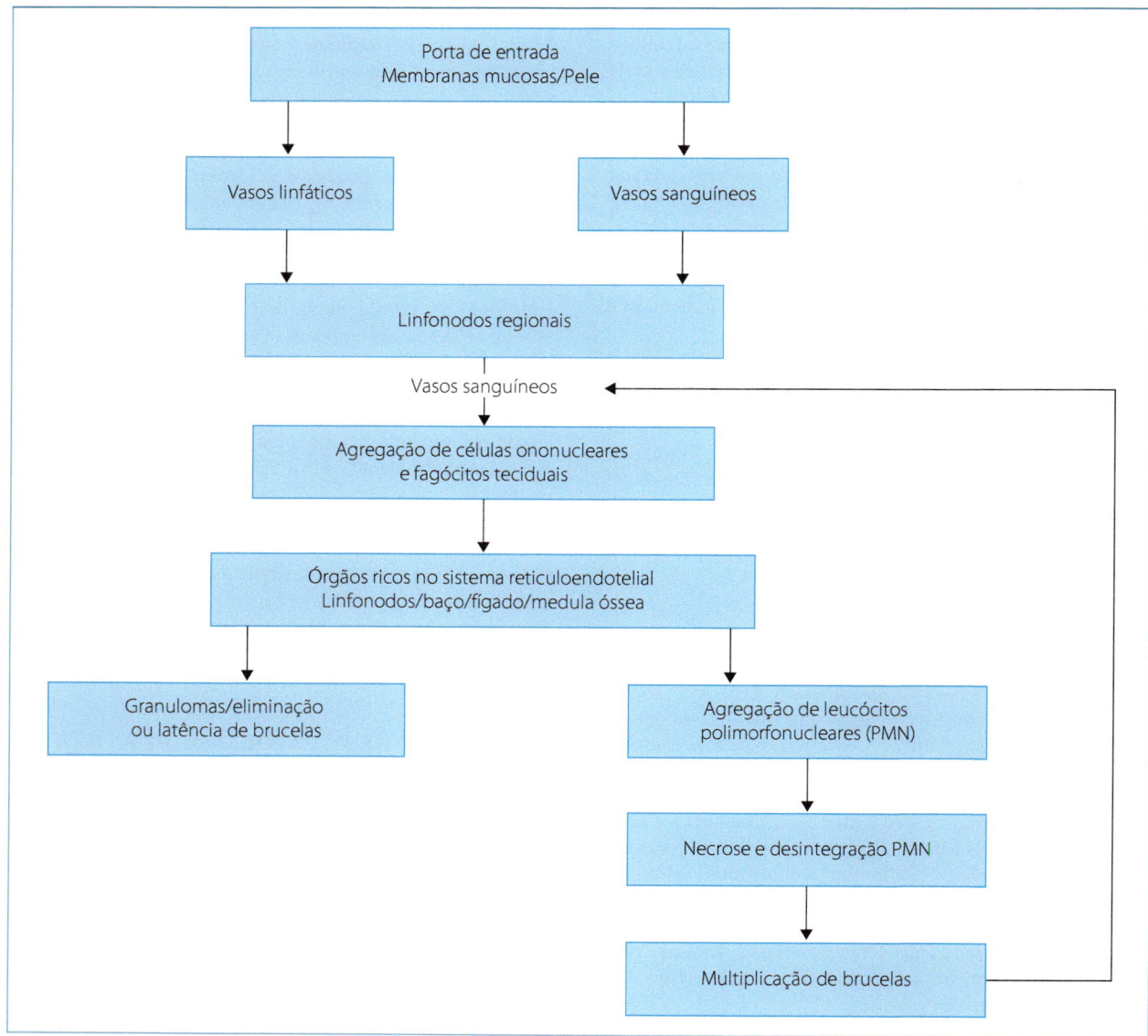

FIGURA 37.1 Representação esquemática da patogenia da brucelose.
Fonte: Baseada em Spink (1956).

Entre as três espécies de *Brucella*, *B. melitensis*, *B. suis* e *B. abortus*, há diferenças de invasividade e virulência, que se refletem na resposta do hospedeiro e na gravidade da doença. *B. melitensis* é a mais invasiva e produz as infecções mais graves, inclusive com intensa toxemia; *B. suis* também é bastante invasiva e causa necrose e supuração nos tecidos do hospedeiro; *B. abortus* é a menos invasiva das três espécies e causa a forma mais leve de doença. *B. canis* e brucelas de animais marinhos também têm caráter zoonótico, enquanto *B. ovis* não é considerada patogênica para seres humanos.

PATOGENIA

Diferentemente de muitas bactérias, as brucelas não produzem exotoxinas, não apresentam apêndices como flagelos, pili ou fímbrias, cápsulas antifagocíticas, paredes espessas ou formas resistentes e não exibem variação antigênica. Assim, o sucesso da invasão é consequente à incapacidade de o sistema imune eliminar essa bactéria que, desta forma, alcança seu nicho, proliferando em células fagocíticas profissionais e não profissionais do hospedeiro. O sucesso da evasão é atribuído ao lipopolissacarídeo (LPS) por ela produzido, que difere dos clássicos LPS de enterobactérias, e que é considerado seu principal determinante antigênico. A brucela é protegida dos efeitos tóxicos de intermediários reativos do oxigênio principalmente pela superóxido-dismutase, que converte radicais superóxido em peróxido de hidrogênio e oxigênio.

O efeito da brucelose sobre a gravidez é bastante diferente quando se comparam animais, em que os abortos são muito frequentes, com a espécie humana, em que são raros. O carboidrato eritritol, excelente nutriente para o crescimento das brucelas, talvez desempenhe um papel central no aborto por elas induzido. Essa substância se encontra presente na placenta de porcas, ovelhas, cabras e vacas, mas não existe na placenta humana, o que poderia explicar a baixa incidência de aborto em gestantes brucélicas.

RESPOSTA IMUNE

À semelhança de outras infecções, a resposta imune na brucelose depende do inóculo, da virulência da brucela e da capacidade de resposta do hospedeiro. As bactérias do gênero *Brucella* apresentam um sofisticado mecanismo de evasão, que permite a persistência do patógeno no hospedeiro. Seu LPS, diferente do de outras bactérias Gram-negativas, apresenta baixas toxicidade e pirogenecidade, induzindo menor produção de TNF-α e prevenindo a apoptose celular. A produção das enzimas superóxido-dismutase e catalase pelas bactérias permite a sobrevivência ao ataque do *burst* oxidativo no interior do fagossoma. Aliado a isso, o sistema de secreção do tipo IV (T4SS), formado por um complexo multiproteico, permite a constituição de uma organela a partir da fusão retículo endoplasmático da célula hospedeira – inibindo a formação do fagolisossoma e favorecendo a replicação intracelular.

Após a invasão, sobrevivência e multiplicação em células, preferencialmente neutrófilos e macrófagos, as brucelas se disseminam no hospedeiro pelo sistema linfático, podendo invadir diferentes tecidos por translocação. Da imunidade inata, participam também as três vias do sistema complemento, células NK e células Tγδ. Embora o número de células NK nos pacientes com brucelose aguda não esteja alterado, sua atividade citotóxica se encontra diminuída contra a linhagem de células K562 (NK-sensíveis). Com o tratamento, observa-se normalização dessa atividade. Os linfócitos Tγδ, subpopulação de células T, se diferenciam das convencionais por expressarem receptores de antígenos (TCR) de diversidade limitada e por serem ativadas por antígenos não peptídeos. Na brucelose, ensaio *in vitro* demonstrou que antígenos dessa bactéria são capazes de induzir a produção de TNF-α e IFN-γ pelas células Tγδ. As células Tγδ, que expressam TCR Vγ9Vδ2, encontram-se em número aumentado no sangue periférico de pacientes infectados com *B. melitensis*.

As brucelas apresentam antígenos capazes de desencadear tanto a resposta imune humoral como a imune celular. Apesar dos elevados títulos de anticorpos séricos IgG, IgM, ou IgA observados em muitos pacientes, sua capacidade protetora é muito pequena. A resposta Th17 é discreta em pacientes com brucelose. Assim, o papel protetor cabe ao braço Th1 da resposta imune celular. No entanto, o LPS da *Brucella* inibe a ativação de células dendríticas e a subsequente produção de IL-12, que impede o estabelecimento de uma resposta imune Th1 protetora. Com a inibição da proliferação de clones de células T antígeno-específicas, a multiplicação das brucelas ocorre e a instalação de uma resposta inflamatória inespecífica exacerbada é observada. De modo geral, pacientes com brucelose apresentam níveis séricos elevados das citocinas INF-γ, IL-12, IL-8 e TNF-α, que revelam correlação direta com a gravidade da doença e que se normalizam com tratamento eficaz. Além disso, estudos recentes têm demonstrado que a brucelose pode causar imunossupressão secundária em virtude da elevada produção de TGF-β1, cuja extensão é de difícil avaliação.

PATOLOGIA

A brucelose pode comprometer qualquer órgão, porém mais informações de autópsia são necessárias para se construir um quadro completo da distribuição dos achados patológicos. Serão apresentados os achados de diferentes órgãos.

CORAÇÃO E VASOS SANGUÍNEOS

A endocardite é a complicação fatal mais frequente, com maior prevalência de comprometimento da valva aórtica do que da mitral. Aneurismas ou abscessos do seio de Valsalva são bem frequentes. O miocárdio revela focos de células mononucleares e raros granulomas. A pericardite pode ocorrer, associada ou não à miocardite. Coagulação intravascular disseminada, com infarto esplênico e renal, é comum.

SISTEMA NERVOSO CENTRAL

Meningite, encefalite, radiculoneurite, mielite, aneurisma cerebral e neuropatia periférica têm sido descritos na brucelose. Os achados histopatológicos são leptomeningite, aracnoidite adesiva, vasculite e leucoencefalopatia.

Fígado e sistema biliar

O fígado em geral se encontra comprometido, inclusive em pacientes com hepatometria (40 a 70% dos casos) e bioquímica hepática normais. Vários tipos de lesão hepática têm sido descritos, inclusive granulomas não caseosos, indistinguíveis da sarcoidose. Embora considerado um achado característico do comprometimento hepático pela brucelose, os granulomas se associam a casos de infecção por *B. abortus*. Ao contrário, as lesões hepáticas de pacientes com brucelose por *B. melitensis*, causadora de quadros mais graves, revelam hepatite difusa, com focos disseminados de células inflamatórias agudas e crônicas, e hepatócitos necróticos; os granulomas não estavam presentes. Além disso, lesões supurativas crônicas, muitas vezes com calcificações, têm sido descritas em infecções causadas por *B. suis*. Apesar da extensão do comprometimento hepático, é rara a cirrose resultante da hepatite brucélica. Por fim, pode-se observar colecistite aguda, por infiltração da mucosa da vesícula por células inflamatórias ou granulomas.

OSSOS E ARTICULAÇÕES

O comprometimento osteoarticular, relatado em 20 a 40% dos casos, tem sido descrito, em ordem crescente de frequência, como sacroileíte, artropatia envolvendo quadris, joelhos e outras articulações. A espondilite de coluna lombar tem sido relatada.

Baço e linfonodos

O baço sempre se encontra comprometido, apesar de a esplenomegalia ser observada em 20 a 40% dos pacientes, achado semelhante ao que se tem no fígado. Hiperplasia linfoide nodular e lesões granulomatosas, por vezes com necrose central, podem ser encontradas. A presença de necrose central deve ser destacada, pois, apesar de rara, pode ocorrer e vários patologistas relutam em diagnosticar brucelose frente a este tipo de granuloma. Os granulomas são mais visíveis e mais numerosos nos corpos de Malpighi. Granulomas esplênicos parcialmente calcificados podem ser observados muitos anos após a infecção original, em especial os causados por *B. suis.*

Linfadenopatia é um achado comum, e linfadenite supurativa tem sido causada por *B. suis.*

Pulmões

A infecção brucélica por inalação é mais encontrada em funcionários de abatedouros, em geral não é acompanhada de manifestações clínicas e, também em geral, se caracteriza pelo encontro de alterações radiológicas pulmonares em pacientes com brucelose confirmada por exame bacteriológico de espécimes clínicos de outros focos ou por exame sorológico. A identificação bacteriológica de brucelas em amostras de escarro é excepcional.

Trato gastrointestinal

A mucosa digestiva como porta de entrada e a disseminação para linfonodos regionais são achados semelhantes aos da febre tifoide. Hiperemia da mucosa intestinal e ulcerações das placas de Peyer são observadas, esta última com menor frequência do que na febre tifoide. A válvula ileocecal revela erosões superficiais (rasas), circunscritas por tecido de granulação infiltrado por linfócitos e histiócitos. Essas lesões podem ser detectadas no exame radiológico.

Colite grave por *B. melitensis* pode ocorrer. O exame retal revela múltiplas lesões localizadas, do tamanho de uma ervilha, sugestivas de abscesso e grande quantidade de sangue nas luvas. A colonoscopia mostra mucosa vermelha e friável e múltiplos pseudopólipos. Ao exame histopatológico, observa-se infiltração aguda e crônica da mucosa colônica, associada à distorção de sua arquitetura. A superfície da mucosa se mostra irregular e, não raramente com pregas, que ensejam a formação de estruturas semelhantes a vilosidades. O epitélio superficial é constituído de células cuboides a colunares, com grande número de leucócitos entre elas. Depleção das células epiteliais secretores de muco é evidente tanto no epitélio superficial como no das criptas. Por um lado, a lâmina própria revela infiltração inflamatória densa e extensa, por linfócitos e plasmócitos, misturada a muitos macrófagos e alguns neutrófilos. Por outro lado, a colonoscopia pode revelar válvula ileocecal edemaciada e avermelhada, com múltiplas erosões que, ao exame histopatológico, mostram-se rasas, circunscritas por tecido de granulação infiltrado por linfócitos, lâmina própria edemaciada e com numerosos agregados de linfócitos e plasmócitos ou folículos germinativos; abaixo da superfície epitelial, focos linfo-histiocitários perivasculares, com alguns granulócitos ou hemorragia. O intestino grosso pode apresentar edema e hemorragia na lâmina própria.

Sistema urogenital

O comprometimento urogenital é incomum, apesar da excreção urinária de brucelas. A pielonefrite crônica, caracte-

rizada por infiltrado linfocitário e, por vezes, granulomas, se confunde com a da tuberculose. A glomerulonefrite, pela provável formação de imunocomplexos, pode acompanhar a endocardite brucélica; a glomerulonefrite focal, com depósito de IgA, também pode raramente ocorrer. A orquite e, ou, epididimite, observada em 20% dos homens com brucelose, se caracteriza por infiltrado linfoplasmocitário e atrofia dos túbulos seminíferos. Salpingite, cervicite e abscessos pélvicos podem ser raramente observados. O aborto, que pode ocorrer, não parece revelar incidência maior do que a observada em outras infecções bacteriêmicas.

Medula óssea

Estudos realizados na espécie humana demonstraram a invasão da medula por *B. melitensis* em 1908, os nódulos epitelioides em 1932 e focos de células epitelioides em 1935, citados por Sundberg e Spink (1947). No entanto, poucos relatam as alterações histopatológicas da medula humana pela brucelose.

Estudo realizado em nove pacientes com brucelose, em oito dos quais *B. abortus* foi identificada em hemocultura, será a base deste texto.

O esfregaço de aspirado de medula óssea revelou diminuição relativa do número de neutrófilos e aumento absoluto e relativo de eosinófilos, eritrócitos em desenvolvimento, plasmócitos, monócitos, histiócitos, macrófagos e megacariócitos; por fim, registrou-se a presença de células epitelioides.

Observou-se a presença de lesões granulomatosas em 4 dos 6 (67%) casos em que o material de medula óssea foi submetido à avaliação histopatológica; os outros dois não revelavam anormalidades. A proporção de áreas com lesões variou de muito pequena a muito grande. As lesões granulomatosas eram, em geral, nodulares e pequenas. As células epiteliais foram, quase sempre, numerosas e as células gigantes podem estar presentes ou não; quando presentes, são do tipo Langhans ou epitelioides. Linfócitos e outras células mononucleares, plasmócitos e eosinófilos estavam sempre presentes. Um halo periférico, com número aumentado de eosinófilos e plasmócitos, também é encontrado.

É difícil a diferenciação entre tuberculose, sarcoidose e brucelose na avaliação da medula óssea, em especial entre as duas últimas. A Tabela 37.1 apresenta alguns aspectos diferenciais.

TABELA 37.1 Comparação dos achados histopatológicos da medula óssea, em função da etiologia.

Achado	Tuberculose	Sarcoidose	Brucelose
Necrose caseosa	+		–
Células gigantes			
Tipo Langhans	–	–	+
Tipo corpo estranho	–	–	+
Neutrófilos periféricos	–	–	+
Eosinófilos periféricos	+	++++	++
Plasmócitos periféricos	–	–(?)	+

–: ausente; + a ++++: presente, em intensidade variável; –(?): ausente (pouca informação).

MANIFESTAÇÕES CLÍNICAS

A grande variabilidade de manifestações clínicas, já observada pelos primeiros estudiosos da brucelose, encontra-se bem documentada e sempre trouxe dificuldades quando se tentou classificá-la. A interação parasita-hospedeiro pode se apresentar como infecção ou doença. A infecção brucélica, observada com grande frequência em indivíduos que se expõem por sua profissão, caracteriza-se pela presença de anticorpos séricos antibrucela, na ausência de sintomas atuais ou pregressos. A brucelose (doença) pode se manifestar como quadros agudos, subagudos ou crônicos, em função da duração da doença, isto é, do tempo que decorre entre o aparecimento dos sinais e sintomas e a procura do médico. Nas formas agudas, a duração da doença é de até 2 meses; nas subagudas, se encontra entre 2 meses e 1 ano; e, nas crônicas, ultrapassa este último limite. Febre, calafrios, cefaleia, fadiga, sudorese, anorexia e emagrecimento são as manifestações clínicas mais frequentes. Seguem-se, em frequência decrescente, astenia, esplenomegalia, linfadenopatia, dores nas costas, hepatomegalia e rigidez de nuca.

A febre é mais elevada nas formas agudas e é do tipo remitente ou, em menor frequência, ondulante. Neste caso, observam-se períodos febris de 8 a 15 dias, com elevação progressiva da temperatura que, a seguir, diminui lentamente, em crise, intercalados por períodos apiréticos de 2 a 4 dias, ou até mais. As formas crônicas são, em geral, afebris, mas podem cursar com febre baixa. A sudorese é muito intensa nas diferentes formas clínicas, impedindo o sono e o repouso, por obrigar o paciente a trocar de roupa várias vezes por noite. Em alguns casos, o suor apresenta odor comparável àquele de palha em putrefação ou ao da urina de rato, sendo considerado intolerável pelo próprio doente. Os sintomas álgicos são muito frequentes e diversificados nas três formas clínicas. Cefaleia, mialgia, artralgias e dor óssea são, em geral, persistentes. A cefaleia, principal sintoma álgico, é referida em 70 a 80% dos casos, com intensidade variável, podendo ser habitual ou cotidiana, com ou sem períodos de acalmia. Sua localização pode ser frontal, occipital, holocraniana ou hemicraniana. A astenia é sempre muito intensa, levando os doentes ao leito, pois não conseguem cumprir sequer as menores atividade da rotina diária. As manifestações psíquicas são frequentes e importantes, com predomínio de irritabilidade e nervosismo.

O exame físico revela hipertrofia de um ou mais órgãos ricos no sistema fagocítico mononuclear – adenopatia, hepatomegalia e, ou, esplenomegalia. A linfadenopatia, presente em cerca de 15% dos casos, é sistêmica e os linfonodos podem apresentar sinais inflamatórios, mas em geral não supuram.

Além das manifestações clínicas referidas, outros órgãos, aparelhos ou sistemas podem estar comprometidos, constituindo complicações da brucelose. O comprometimento ósseo e articular é a complicação mais comum da brucelose em atividade, ocorre com frequência bastante variável e inclui artralgias, artrite supurativa, espondilite e osteomielite. Dores articulares, dores nas costas, dor óssea, sinais de artrite e limitações da mobilidade articular são as manifestações clínicas mais referidas. O estudo de 96 pacientes com alterações ósseas e articulares detectados por cintilografia revelou comprometimento de coluna em 52% dos casos, lesões extraespinais em 35%, e lesões espinais e extraespinais em 13%. As lesões espinais difusas eram mais frequentes em doentes idosos do sexo masculino, enquanto o comprometimento espinal focal e o extraespinal predominavam em pacientes mais jovens de ambos os sexos. O comprometimento da coluna pode envolver um ou mais corpos vertebrais, em geral é anterior e preserva o disco intervertebral. Nos casos mais graves, o envolvimento é anterior e posterior, e os discos são lesados. As colunas torácicas inferior e lombar são acometidas com maior frequência, em especial a quarta vértebra lombar. A artrite ocorre em cerca de 20% dos casos de brucelose e pode se manifestar como um processo supurativo, destrutivo, com isolamento das brucelas do líquido sinovial e ou da sinóvia. No entanto, a apresentação mais frequente é a de uma oligoartrite assimétrica, que envolve as articulações sacroilíacas e as grandes articulações dos membros inferiores, cuja resolução não deixa sequelas, o que sugere processo reacional, por provável deposição de imunocomplexos. Os exames de imagem – radiografia simples, tomografia axial computadorizada (TAC) e exames cintilográficos com tecnécio auxiliam o diagnóstico de lesão óssea e ou articular. A radiografia simples em geral revela uma ou mais alterações na junção discovertebral, como erosão, esclerose, formação de osteófitos e uma pequena coleção periférica de gás, tipicamente anterior, denominada "fenômeno do vácuo periférico". Observa-se também uma diminuição da altura dos discos intervertebrais. Em casos de osteomielite de ossos longos, a radiografia simples revela lesões osteolíticas sem reação periosteal ou com reação muita discreta. Os exames cintilográficos são mais sensíveis do que a radiografia simples e a TAC na detecção de lesões articulares extra espinais.

APARELHO GENITURINÁRIO

Alguns pacientes revelam comprometimento de testículo e ou de epidídimo. O testículo pode apresentar dor espontânea ou à manipulação, calor e aumento de volume. O epidídimo pode estar espessado e dolorido à palpação. Embora raros, já foram detectados quadros de prostatite, nefrite, brucelomas de próstata e de rim e comprometimento renal crônico, semelhante ao da tuberculose.

APARELHO RESPIRATÓRIO

Sintomas respiratórios, tais como tosse, expectoração ou dor torácica, são pouco frequentes em doentes com brucelose, que raramente apresentam alterações pulmonares à radiografia simples de tórax. No entanto, já foram relatados infiltrados peri-hilares e peribrônquicos, nódulos pulmonares, consolidação, abscesso pulmonar, derrame pleural, pneumotórax e adenopatia hilar ou peritraqueal.

SISTEMA NERVOSO

A frequência de comprometimento do sistema nervoso central (SNC) pela brucelose é considerada baixa, embora não tenha sido bem estabelecida. A neurobrucelose pode se manifestar como meningite, encefalite, mielite, radiculite, neurite ou a combinação dessas formas de apresentação. As manifestações motoras são mais prevalentes, caracterizadas por paresias e distúrbios da marcha. Seguem-se, em frequência, as manifestações sensitivas, como parestesias, em geral relacionadas ao comprometimento medular inflamatório e compressivo. As manifestações de irritação meníngea, como a rigidez de nuca, são pouco frequentes e em geral discretas, podendo estar acompanhadas de convulsões ou mesmo de graus diversos de depressão da consciência. Outras manifestações de comprometimento central, como aracnoidite, síndromes cerebelares, hemiparkinsonismo, coreia e poliomielite anterior são raras. O quadro liquórico se caracteriza por pleocitose linfocítica em geral menor que 500 células/mm³, consumo de glicose em cerca de 50% dos casos e níveis proteicos em geral elevados de duas a nove vezes. Os anticorpos aglutinantes se encontram presentes no líquido cefalorraquidiano (LCR), embora em menores concentrações que as séricas. Manifestações psiquiátricas, como insônia, depressão e ansiedade/nervosismo já foram relatadas, em especial nas formas crônicas. A participação do sistema nervoso periférico, pelo comprometimento dos VI, VII e VIII pares, não é incomum, sendo este último considerado bastante sugestivo, apesar de não específico.

FÍGADO

Como as brucelas apresentam grande tropismo pelo sistema fagocítico mononuclear, abundante no parênquima hepático, seu comprometimento é praticamente constante. Em geral, observa-se discreta hepatomegalia, com consistência conservada ou discretamente aumentada, por vezes um pouco dolorida. Os níveis séricos de aminotransferases se encontram normais ou com aumento discreto e transitório, com ou sem inversão de seus valores. No entanto, existem casos em que o comprometimento hepático assume aspectos de complicação, sob a forma de hepatite aguda, com níveis séricos elevados de aminotransferases e inversão da relação TGO/TGP, mas em geral sem icterícia. A normalização das alterações bioquímicas costuma ser lenta. Raros são os casos de hepatite acompanhados de icterícia, colangite, hepatite supurativo-necrótica ou abscesso hepático, ou aqueles em que o comprometimento hepático constitui a única manifestação clínica da brucelose.

ENDOCARDITE

A endocardite infecciosa é complicação da brucelose em menos de 2% dos casos, mas pode ser a causa mais comum de óbito em pacientes com esta infecção. Trabalhos que avaliaram as endocardites infecciosas também confirmam a raridade da etiologia brucélica. O comprometimento do endocárdio ocorre, em geral, em pacientes com grande depressão imune celular e brucelose muito grave. Lesão valvular prévia, congênita ou adquirida, foi identificada em 43% dos casos. As espécies *B. melitensis*, *B. suis* e *B. abortus* já foram responsáveis por endocardite, e a associação com *Streptococcus viridans* já foi relatada. Os doentes apresentam, em geral, a forma subaguda, com febre muito elevada e persistente, sendo acompanhada de petéquias, púrpuras, falsos panarícios e embolia, com isquemia aguda dos membros. Grandes vegetações, ulcerações e perfurações, além de calcificações, podem ocorrer. Comprometi-

mento pericárdico e sinais eletrocardiográficos de miocardite já foram observados. Além da imunidade celular comprometida, os doentes com endocardite por brucela apresentam ativação policlonal das imunoglobulinas, elevados níveis séricos de anticorpos, intensa e persistente produção de IgM antibrucela, aumento de imunocomplexos circulantes, deposição de IgM, IgA, frações do complemento e de antígeno brucélico na membrana basal de capilares glomerulares.

TRATO DIGESTIVO

O comprometimento gastrointestinal da brucelose é relativamente incomum. A colite é uma complicação rara, porém grave e, em geral, é causada por *B. melitensis*. O paciente apresenta quadro agudo de febre, dor abdominal e sangramento pelo reto, por vezes tão intenso que resulta em síncope. A colonoscopia revela mucosa edemaciada, avermelhada, friável, com múltiplos pseudopólipos e, por vezes, com petéquias e exulcerações. O exame histopatológico de espécime biopsiado mostra infiltrado inflamatório agudo e crônico intercalados e áreas de depleção celular. A lâmina própria pode revelar extensa infiltração linfoplasmocitária, com muitos macrófagos e alguns neutrófilos. As placas de Payer, em geral, apesentavam hiperemia, sendo raros os casos de necrose e ulceração, achado que a diferencia da febre tifoide.

FEBRE DE ORIGEM INDETERMINADA

A brucelose pode se apresentar como febre de origem indeterminada ao preencher as condições que caracterizam essa síndrome. Nesses casos, a busca de fatores de risco, por meio de cuidadosa avaliação epidemiológica, permite que se chegue ao diagnóstico da brucelose.

BRUCELOSE E GRAVIDEZ

Os estudos sobre o desfecho da gestação de pacientes com brucelose continuam apresentando resultados contraditórios. A comparação de dois grupos de gestantes de mesma faixa etária, um com brucelose, predominantemente na forma aguda e outro de saudáveis, revelou maior incidência de parto prematuro (17,9 *versus* 2,5%) e de recém-nascidos de baixo peso (25,6 *versus* 10,0%) entre as primeiras. No entanto, a incidência de aborto espontâneo (2,6 *versus* 0%) não diferiu entre os grupos, assim como não se observou nenhum caso de mortalidade materna e não se identificou nenhum caso de anormalidade congênita ou de qualquer outra anomalia. O número de gestações prévias não se relacionou com parto prematuro, nem com recém-nascidos de baixo peso; o trimestre em que a infecção brucélica foi diagnosticada também não se associou ao desfecho da gestação. História familiar de brucelose foi mais frequente no grupo de grávidas brucélicas do que no de não infectadas por *Brucella* sp. A procedência, área urbana ou suburbana, não revelou associação com brucelose na gestação, mas sim a ingestão de queijo preparado com leite cru ou com pasteurização inadequada. No entanto, outro estudo revelou maior incidência de aborto (27,3 *versus* 15,2%) e de morte fetal intrauterina (12,7 *versus* 3,8%) em gestantes com brucelose que nas não infectadas por *Brucella* sp., mas com igual incidência de parto prematuro

(10,9 *versus* 8,9%). Além disso, a incidência de aborto foi maior em pacientes com títulos de anticorpos acima de 1/160. Assim, uma revisão sistemática seguida de metanálise poderia ser conduzida, para se avaliar um maior número de casos e analisar essas aparentes contradições.

BRUCELOSE E AIDS

Poucos casos de brucelose foram descritos em pacientes infectados pelo vírus da imunodeficiência humana. A grande maioria dos pacientes era assintomática quanto à infecção pelo HIV e com elevado número de linfócitos T CD4+ (média = 567 células/mm³; limites: de 136 a 1.003). Ingestão de leite cru e contato com animais infectados foram os fatores de risco identificados. As manifestações clínicas eram muito semelhantes às de pacientes não infectados pelo HIV. Entre as brucelas identificadas em nível de espécie, havia predomínio da *B. melitensis*. É necessário avaliar o quadro clínico da brucelose em pacientes com estágio mais avançado de aids.

DIAGNÓSTICO

O diagnóstico de brucelose em paciente que apresenta antecedentes epidemiológicos e quadro clínico compatível poderá ser aceito quando uma das seguintes condições for observada: a) isolamento de brucela em cultura de sangue, de outra secreção ou de fragmento de tecido; b) título de soroaglutinação em tubos igual ou superior a 1/160; c) aumento, em quatro vezes, do título da soroaglutinação em tubos.

As hemoculturas são positivas com maior frequência em pacientes com *B. melitensis* e *B. suis*, sendo difícil o isolamento de *B. abortus*. Devem ser utilizados meios enriquecidos, como o de Ruiz Castañeda. Muitos laboratórios passaram a utilizar sistemas automatizados e de monitorização contínua, como o BACTEC ou o BacT/Alert, com maior eficácia e rapidez. O cultivo de medula óssea, obtida por punção de crista ilíaca ou de esterno, é em geral mais eficiente para o isolamento de todas as espécies.

As reações sorológicas indicam o nível de anticorpos específicos presentes no soro de cada paciente. Encontram-se disponíveis o teste de aglutinação em tubos, o teste do 2-mercapto-etanol (2-ME), a prova de Coombs, a reação da fixação do complemento, o teste de aglutinação em placa, o teste de aglutinação em cartão, o teste da microaglutinação, a reação de imunofluorescência indireta, o radioimunoensaio e o teste imunoenzimático (Elisa – *enzyme linked immunosorbent essay*).

O *teste de aglutinação em tubos* é um método quantitativo, que se tornou padrão no diagnóstico sorológico da brucelose. Trata-se de método trabalhoso, cuja intensidade de resposta depende, entre outros fatores, do tempo de incubação do soro com o antígeno. Não há consenso entre os pesquisadores sobre o título que reflete uma resposta positiva. A 37 °C, deve-se considerar positivo um título igual ou superior a 1/80, quando o período de incubação for de 24 horas, e igual ou superior a 1/160, quando for de 48 horas. Este teste mede o conjunto de imunoglobulinas G e M. Deve-se considerar, no entanto, que o poder aglutinante da IgM é maior que o da IgG. Para se conhecer a participação das frações IgG e IgM no teste de aglutinação em tubos, basta repetir a reação em amostra do mesmo soro, agora previamente tratada com 2-mercapto etanol (2-ME), que inativa a IgM. Este procedimento constitui o *teste do 2-ME* e faz com que, na aglutinação das brucelas participem apenas os anticorpos da classe IgG, que são resistentes ao 2-ME. Em casos de brucelose atendidos na 1ª semana da doença, o teste de aglutinação em tubos é mais sensível que o do 2-ME, por sua positivação mais precoce. Entretanto, baixos títulos no teste de aglutinação em tubos são muito significativos quando o teste do 2-ME indicar a presença de IgM. Em alguns casos, os anticorpos antibrucela, mesmo presentes em níveis elevados, são incapazes de causar aglutinação direta das células bacterianas. Esse tipo de anticorpo pode ser detectado por meio de uma extensão do teste de aglutinação em tubos, utilizando-se soro de coelhos imunizados com imunoglobulina humana, isto é, anticorpos anti-imunoglobulina humana, denominados "antiglobulina" ou "soro de Coombs". Assim, se as células bacterianas que adsorveram os anticorpos humanos não aglutinantes forem lavadas e, a seguir, suspensas em solução salina com a antiglobulina, a aglutinação poderá ser observada, pois a antiglobulina se liga aos anticorpos antibrucela que, por sua vez, encontram-se fixos às células bacterianas. Este método constitui a prova de Coombs.

A reação de imunofluorescência indireta, o radioimunoensaio e o teste Elisa permitem a determinação dos níveis séricos das diferentes frações de imunoglobulinas. O teste Elisa é o mais sensível e específico, podendo ser positivo mesmo quando outros são negativos por detectar proteínas citoplasmáticas da brucela.

No entanto, nenhum teste sorológico deve ser considerado confirmatório do diagnóstico de brucelose se o título for inferior a 1/160. Devem-se realizar pelo menos dois testes sorológicos quantitativos. A pesquisa de anticorpos no LCR revela títulos menores que aqueles encontrados no soro obtido no mesmo momento.

Os diagnósticos moleculares, em especial o realizado pela reação em cadeia da polimerase (PCR, do inglês *polimerase chain reaction*), são muito sensíveis e específicos quando feitos em sangue e outros tecidos. No entanto, ainda não foram incorporados aos laboratórios clínicos de rotina da maioria dos serviços afins.

O manuseio de espécimes clínicos de pacientes com brucelose é sempre um risco para os técnicos de laboratório, que devem fazê-lo com precauções adequadas.

TRATAMENTO

No tratamento da brucelose, devem ser consideradas a gravidade do paciente, as medidas gerais e a escolha de antimicrobianos.

MEDIDAS GERAIS

O repouso no leito está indicado para pacientes que apresentam a forma aguda, durante o período febril, a que se seguem a deambulação e o reinício progressivo das atividades. Considerando-se as relações entre nutrição, imunidade e infecção, a alimentação deve ser de fácil ingestão, hipercalórica e rica em proteínas. O apoio psicológico também é muito importante, pois os doentes temem as perspectivas de cronicidade, incurabilidade e, inclusive, de esterilidade. A correção do desequilíbrio hidroeletrolítico e o tratamento sinto-mático, com antitérmicos e antiálgicos, podem ser indicados.

ANTIMICROBIANOS

Na abordagem terapêutica da brucelose, alguns cuidados devem ser tomados: a) separar os casos agudos dos subagudos e crônicos; b) identificar os que apresentam complicações; c) considerar que as brucelas são parasitos intracelulares facultativos. Associação sulfametoxazol-trimetoprima (cotrimoxazol – CMX), tetraciclinas, aminoglicosídeos e rifampicina (RFM) são os antimicrobianos mais utilizados no tratamento da brucelose, em dosagem, via e espaçamento indicados na Tabela 37.2.

O tratamento deve ser realizado com a associação de antimicrobianos, pois é muito elevada a incidência de recaídas quando apenas um fármaco é utilizado.

O esquema terapêutico mais usado foi a associação clortetraciclina-estreptomicina por 6 semanas, em geral dividido em dois ciclos de 3 semanas, com intervalo de 3 a 4 semanas entre eles. A seguir, este esquema foi substituído pela associação doxiciclina-gentamicina, também em dois ciclos iguais. Posteriormente, indicou-se a associação doxiciclina--rifampicina pelo mesmo tempo, pela vantagem de se utilizar apenas a via oral.

O CMX pode ser indicado no lugar das tetraciclinas para crianças com idade inferior a 8 anos, pelo amarelamento dos dentes que elas ocasionam, assim como para as grávidas, exceto no último trimestre de gestação, pela possibilidade de interferir no metabolismo das bilirrubinas e de induzir o *kern-icterus* no recém-nascido.

As fluoroquinolomas podem ser indicadas como tratamento alternativo, sempre em associação com doxiciclina ou RFM, em casos de espondilite, de intolerância a outros fármacos, na ausência de resposta a outros tratamentos ou em casos de recaída. Em casos com complicações, elas podem ser acrescentadas ao esquema vigente que não pareça estar sendo eficaz.

Os casos de recaída após tratamento com a associação tetraciclina-aminoglicosídeo devem receber CMX-RFM.

O tratamento de pacientes com comprometimento ósseo e, ou, articular deve ser feito com a associação de uma tetraciclina com um aminoglicosídeo ou rifampicina. O tempo de tratamento deve ser de 6 meses para as espondilites e de 3 para as sacroileítes.

Para os casos que se acompanham de endocardite e meningite como complicações, não há consenso sobre o esquema terapêutico. Na endocardite brucélica, pode-se utilizar a doxiciclina associada a dois fármacos ou mais, como RFM e CMX. A adição de CMX (400 a 2.400 mg/dia) e, ou, rifampicina (900 mg/dia) à clássica associação doxiciclina (200 mg/dia) – gentamicina (240 mg/dia) por pelo menos 8 semanas é recomendada para adultos. No entanto, a duração do tratamento antimicrobiano continua indeterminada e sua interrupção deverá ser cuidadosamente avaliada. A substituição da válvula cardíaca é em geral urgente e precoce, com manutenção do tratamento antimicrobiano pelo tempo proposto.

Os pacientes com neurobrucelose, entre os quais predomina a meningite, devem receber a associação RFM, CMX e doxiciclina, que alcança níveis liquóricos mais elevados que a clortetraciclina, por tempo prolongado, ainda não determinado. Em estudo no qual os fármacos utilizados por maior tempo foram tetraciclina e RFM, a duração média do tratamento foi de 9 (1,5 a 19) meses. Sua interrupção deve ser avaliada com cuidado. A letalidade é baixa, mas sequelas têm sido observadas.

Os pacientes com a coinfecção brucela-HIV devem ser tratados com os esquemas convencionais. As associações tetraciclina-aminoglicosídeo e doxiciclina-rifampicina se mostraram eficazes no tratamento da brucelose em pacientes com aids em estágio precoce. O desaparecimento dos sintomas foi observado após uma semana de tratamento, exceto pelos sinais de artrite, que requereram o dobro do tempo. Os níveis sérios de anticorpos tornaram-se negativos e as recaídas foram pouco frequentes quando o tratamento foi adequado.

TABELA 37.2 Antimicrobianos utilizados no tratamento da brucelose.

Antimicrobiano	Via	Espaçamento	Dose diária (adultos)	Dose diária (crianças)
Aminoglicosídeos • estreptomicina • gentamicina	IM/IM	12 a 24 horas 6 a 8 horas	1 g 4 a 6 mg/kg	15 mg/kg 6 mg/kg
Tetraciclinas* • clortetraciclina • doxiciclina	VO/VO	6 horas 12 horas	2 g 200 mg	25 a 50 mg/kg** 4,4 mg/kg**
Fluoroquinolonas • ciprofloxacina • ofloxacina	VO/IV VO/IV	12 horas 12 horas	1,5 a 2 g 400 mg	...
Rifampicina	VO	24 horas	600/900 mg	15 mg/kg
Cotrimoxazol	VO/IV	6 horas	5.760 mg (12 comprimidos)	10 mg/kg TMP#
Ceftriaxone	IV	24 horas	2 g	...

*Não devem ser indicadas a crianças com menos de 8 anos de idade e em gestantes; **crianças com mais de 8 anos de idade, pesando menos de 45 kg.
IM: intramuscular; VO: via oral; IV: intravenosa; h: horas; #: dose calculada em função da trimetoprima (TMP); ...: sem informação.

As grávidas devem ser tratadas com a associação de RFM, ceftriaxone e CMX, com as doses referidas na Tabela 37.1, durante 6 semanas.

ANTI-INFLAMATÓRIOS

Os corticosteroides só devem ser utilizados em casos selecionados em virtude de sua ação imunossupressora. Assim, podem ser utilizados quando a toxemia for muito intensa, por tempo limitado a alguns dias e na vigência de tratamento antimicrobiano.

INTERVENÇÕES CIRÚRGICAS

Podem ser necessárias, como a drenagem de abscessos e a colocação de prótese valvar cardíaca.

PROFILAXIA

Ainda não se dispõe de uma vacina eficaz para a espécie humana. Assim, a profilaxia da brucelose se baseia em um conjunto de medidas relacionadas à saúde animal e à educação da população, em especial dos indivíduos que, por sua profissão, apresentam maior risco de infecção. Essas medidas incluem orientação sobre a transmissão da brucelose para o homem e como evitá-la; pasteurização do leite; inspeção da carne suína; prevenção e diagnóstico da brucelose animal. Com relação ao animal que abortou, cuidados na manipulação das secreções e do feto, e desinfecção das áreas por ele contaminadas.

BIBLIOGRAFIA SUGERIDA

Acha PN, Szyfres B. Brucelosis. In: ____ Zoonosis y enfermidades transmisibles comunes al hombre y a los animales. OPAS/OMS. 3. ed. Washington; 2001:28-56. (Publicación Científica y Tecnica n. 580).

Bouza E, Torre MG, Parras F, Guerrero A, Rodriguez-Créixems M. Brucellar meningitis. Rev Infect Dis. 1987; 9: 810-22.

CDC. Laboratory-acquired brucellosis – Indiana and Minnesota, 2006. MMWR Morb Mortal Wkly Rep. 2008; 57: 39-42.

Daikos GK, Papapolyzos N, Marketos N, Mochlas S, Kastanakis S, Papasteriadis E. Trimethoprim-sulfamethoxazole in brucellosis. J Infect Dis. 1973; 128: S731-S733.

Falagas ME, Bliziotis IA. Quinilones for treatment of human brucellosis: critical review of the evidence from microbiological and clinical studies. Antimicrob Agents Chemoth. 2006; 50: 22-33. doi: 10.1128/AAC50.1.22-33.2006.

Figueiredo P, Ficht TA, Rice-Ficht A, Rossetti CA, Adams LG. Pathogenesis and immunobiology of brucellosis: review of Brucella-host interactions. Am J Pathol. 2015; 185:1505-17.

Giambartolomei GH, Delpino MV, Cahanovich ME, Wallach JC, Baldi PC. Diminished production of T helper 1 cytokines correlates with T cell unresponsiveness to Brucella cytoplasmic proteins in chronic human brucellosis. J Infect Dis. 2002; 186:252-9.

Goldbaum FA, Velikovsky CA, Baldi PC, Mörtl S, Bacher A, Fossati CA. The 18-kDa cytoplasmic protein of Brucella species – an antigen useful for diagnosis – is a lumazine synthase. J Med Microbiol. 1999; 48:833-9.

Gulsun S, Aslan S, Satici O, Gul T. Brucellosis in pregnancy. Trop Doctor. 2011; 41:8284. doi: 10.1258/td.2011.100386.

Guzmán-Verri C, Manterola L, Sola-Landa A, Parra A, Cloeckaert A, Garin J, Gorvel JP, Moriyon I, Moreno E, Lopez-Goni I. The two-component system BVrR/BvrS essential for Brucella abortus virulence regulates the expression of outer membrane proteins with counterparts in members of the Rhizobiaceae. Proc Natl Acad Sci USA. 2002; 99:12375-80.

Hull NC, Schumaker BA. Comparisons of brucellosis between human and veterinary medicine. Infect Ecol Epidemiol 2018; 8, 1500846. doi.org/10.1080/20008686.2018.1500846.

Hunt AC, Bothwell PW. Histological findings in human brucellosis. J Clin Pathol 1967; 20: 267-72.

Jacobs F, Abramowicz D, Vereerstraeten P. Brucella endocarditis: the role of combined medical and surgical treatment. Rev Infect Dis. 1990; 12: 740-4.

Keid LB, Chiebao DP, Batinga MCA, Faita T, Diniz JA, Oliveira TMFS, Ferreira HL, Soares RM. Brucella canis infection in dogs from commercial breeding kennels in Brazil. Transbound Emerg Dis. 2017; 64: 691-697. doi: 10.1111/tbed.12632.

Lalsiamthara J, Lee JH. Development and trial of vaccines against Brucella. J Vet Sci. 2017;18(S1): 281-290. doi: 10.4142/jvs.2017.18. S1.281.

Lubani MM, Dudin KI, Sharda DC, Mana Ndahr DS, Araj GF, Hafez HA, Al-Saleh QA, Helin I, Salhi MM. A multicenter therapeutic study of 1100 children with brucellosis. Pediatr Infect Dis J. 1989; 8:75-8.

Mazokopakis EE, Giannakopoulos TG, Christias EG. Acute brucellosis as a cause of infective colitis. Military Medicine. 2008; 173:1145-7.

Mirabel E, Torregrosa R, Fraile MT, Ramirez G, Alabajos MD, Bayarri VS. La prueba de inmunofluorescencia indirecta en el diagnóstico de la brucelosis. Ver Clin Esp. 1988; 182:18-21.

Moreno S, Ariza J, Espinosa FJ, Podzamczer D, Mirá JM, Rivero A et al. Brucellosis in patients infected with the human immunodeficiency vírus. Eur J Clin Microbiol Infect Dis. 1998; 17:319-26.

Nymo IH, Tryland M, Godfroid J. A review of Brucella infection in marine mammals, with special emphasis on Brucella pinnipedialis in the hooded seal (Cystiphora cristata). Vet Res. 2011; 42:93.

Olsen SC, Palmer MV. Advancement of knowledge of Brucella over the past 50 years. Vet Pathol. 2014; 51:1076-89. doi: 10.1177/0300985814540545.

Roushan MRH, Gangi SMS, Janmohammadi N. Update on the treatment of adult cases of human brucellosis. Iranian J Clin Infect Dis. 2008; 3:167-73.

Ruben B, Band JD, Wong P, Colville J. Person to person transmission of Brucella melitensis. Lancet. 1991; 337:14-5.

Skendros P, Pappas G, Boura P. Cell-mediated immunity in human brucellosis. Microbes Infect. 2011; 13:134-42.

Sohn AH, Probert WS, Glaser CA, Gupta N. Bollen AW, Wong JD, Grace EM, McDonald C. Human neuribrucellosis with intracerebral granuloma caused by a marine mammal Brucella spp. Emerg Infect Dis. 2003; 9:485-8.

WHO. Brucelosis in humans and animals. World Health Organization. [WHO/CDS/EPR/2006.7] WHO Press, Geneve (Switzerland), 2006.

Wood EE. Brucellosis as a hazard of blood transfusion. Br Med J. 1995; 1:TT27-28.

38

Cancro mole

Mauro Romero Leal Passos
Edilbert Pellegrini Nahn Junior
Renato de Souza Bravo
José Eleutério Junior

DEFINIÇÃO

Cancro mole é conhecido como a mais venérea das doenças sexualmente transmissíveis pelas características lesões de autoinoculação. Transmitida obrigatoriamente por via sexual, tem como agente etiológico o *Haemophilus ducreyi*. Apresenta grande importância nos tempos atuais na facilitação da transmissão do HIV, principalmente nos países de alta prevalência desta infecção.

SINONÍMIA

É denominado também de cancroide, cancrela, cancro venéreo simples, úlcera mole, ulcus mole, úlcera venérea, cancro ou úlcera de Ducrey e popularmente como cavalo.

AGENTE ETIOLÓGICO

Em 1850, Ricord e Bassereau distinguiram o cancro mole da lesão primária da sífilis (cancro duro), entretanto, somente em 1889, Augusto Ducrey identificou o agente etiológico do cancroide.

O *Haemophilus ducreyi* é um cocobacilo Gram-negativo, anaeróbico facultativo, agrupado aos pares ou em cadeias com maior coloração nos polos. São cultivados com grande dificuldade em meios enriquecidos, numa atmosfera saturada de água e temperatura de 30 a 33 °C, enquanto algumas cepas apresentam melhor crescimento com atmosfera de CO_2. São, entretanto, muito suscetíveis a antissépticos e temperaturas maiores que 42 °C. Sua biologia e patogênese já foram bem descritas, porém sua taxonomia ainda é incerta. Este micro-organismo, como inúmeras outras bactérias, pode receber ou transferir plasmídeos com outros membros do grupo *Haemophilus* promovendo resistência aos antimicrobianos.

O *H. ducreyi* necessita de solução de continuidade da pele ou semimucosa para sua penetração e tempo de incubação de normalmente de 2 a 5 dias, porém períodos mais longos não são raros. Na lesão ulcerada, os micro-organismos são encontrados no interior de macrófagos e neutrófilos, assim como livres no interstício; já na linfadenopatia, que ocorre por resposta inflamatória, o encontro do *H. ducreyi* no pus do bubão é raro.

EPIDEMIOLOGIA

Foi doença endêmica na Europa e América do Norte, durante o século XIX e início do século XX, seguindo-se intensa redução da sua incidência. Estima-se que ocorram 7 milhões de novos casos de cancro mole por ano no mundo, especialmente nas regiões mais pobres da África, Ásia e Caribe. Embora observe-se declínio geral nos casos notificados de cancroide, sobretudo nos países desenvolvidos, é imperioso interpretar com cautela esses dados, pois o *Haemophilus ducreyi* mantém-se de difícil cultivo *in vitro*, e a maioria dos países não possui sistema de vigilância eficaz, tornando sua prevalência global desconhecida, podendo, assim, ser subdiagnosticado. É ainda presente nos países com baixo índice de desenvolvimento socioeconômico, principalmente naqueles onde há grande prevalência de adultos portadores de HIV. Ressalta-se, entretanto, que não é comum em nosso meio.

Sua aparente diminuição como importante IST contrasta com focos epidêmicos isolados em algumas comunidades, como relatado em estudo, que correlacionou uma epidemia de úlcera genital com o uso de crack/cocaína em heterossexuais infectados pelo HIV, em Bahamas.

A transmissão faz-se exclusivamente através da relação sexual, podendo, por autoinoculação, ocorrer lesões nos dedos, conjuntiva e outras áreas. Acomete com maior frequência a faixa etária dos 20 aos 30 anos, com intenso predomínio do sexo masculino, numa proporção de até 40 casos para cada um feminino. Há controvérsias sobre a extensão e importância da infecção assintomática nas mulheres, em particular as profissionais do sexo, quanto a serem portadoras sãs. Não apresenta distinção de raças, uma vez que a maioria absoluta dos casos está associada às condições socioeconômicas, sendo mais frequente nas populações de baixa renda, assim como em homens não circuncidados.

CANCRO MOLE E HIV

A concomitância de doenças sexualmente transmissíveis, além da facilitação de contágio entre elas, é de conhecimento geral. Nesse contexto, o cancro mole opera como importante fator para a aquisição e a transmissão do vírus HIV. Estudo prospectivo realizado no Quênia em mulheres profissionais do sexo e em seus clientes mostrou que as úlceras genitais, em especial o cancroide, foram um grande fator de risco para a soroconversão do HIV, com um risco relativo de 4,7. Uma das razões dessa maior vulnerabilidade é a presença de um grande número de linfócitos CD4+ e macrófagos nas úlceras causadas pelo *H. ducreyi*. Outros estudos mostram que o risco de transmissão do HIV aumenta em até 18 vezes, quando da presença de ulceração genital. O cancro mole é doença frequente em todos os locais que apresentam prevalência do HIV em adultos, maior que 8%, havendo estreita associação geográfica entre estas duas infecções.

MANIFESTAÇÕES CLÍNICAS

Após curto período de incubação, observa-se uma discreta pápula, mácula ou pústula circundada por um halo eritematoso, evoluindo rapidamente para uma lesão ulcerada com bordas irregulares talhadas a pique, com fundo purulento, base mole à compressão, fagedênica e muito dolorosa. Em razão do mecanismo de autoinoculação, surgem novas lesões ulceradas, em números variáveis, por vezes agrupadas e serpiginosas ou mais comumente justapostas ("úlceras que se beijam") (Figura 38.1). Ressalta-se que em 40% dos casos observa-se apenas uma lesão, fato que deve ser considerado quando do diagnóstico e tratamento, especialmente sindrômico, quando não se dispuser de meios laboratoriais (Figura 38.2).

As lesões ulceradas acometem com mais frequência as áreas de maior atrito durante o ato sexual. No homem, ocorre na região do frênulo do pênis e sulco balanoprepucial e, na mulher, na fúrcula e na face interna dos pequenos e grandes lábios vulvares. Menos comuns são as lesões de localização em ânus e boca.

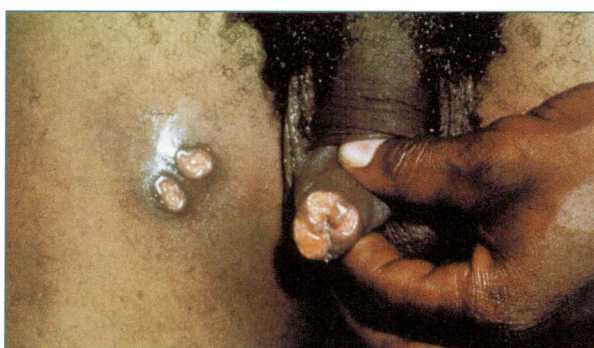

FIGURA 38.1 É possível observar lesões múltiplas, ulceradas e autoinoculáveis.
Fonte: Acervo dos autores.

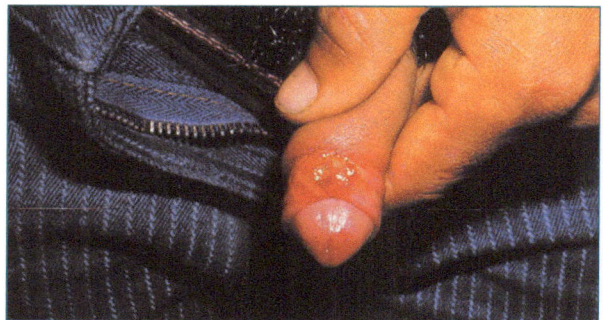

FIGURA 38.2 Lesão única de cancro mole.
Fonte: Acervo dos autores.

No sexo feminino, a queixa de ulceração dolorosa é menos frequente, sendo substituída, na dependência da localização da lesão, por dispareunia, sangramento e corrimento vaginal e sangramento retal.

No período de 1 semana após o aparecimento do cancro, 30 a 50% dos pacientes desenvolvem uma adenite inguinal, satélite, volumosa, recoberta por pele eritematosa, unilateral em 75% dos casos e muito dolorosa, denominada bubão, podendo evoluir nos pacientes sem tratamento com supuração por um único orifício, drenando um pus espesso (Figura 38.3).

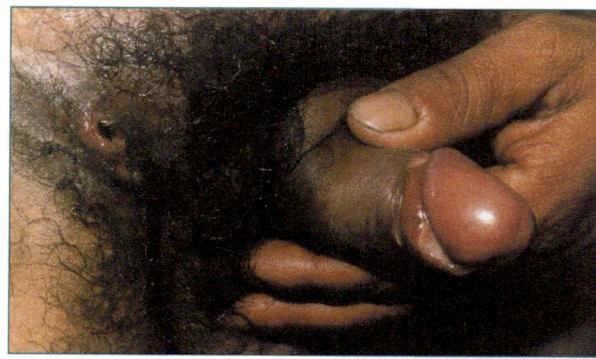

FIGURA 38.3 Lesões ulceradas, purulentas em sulco balanoprepucial junto com quadro de adenite supurativa rota em único orifício. Estas situações são típicas do cancro mole.
Fonte: Acervo dos autores.

A literatura refere que em cerca de 5% dos casos observa-se o cancro misto de Rollet, fruto da associação patogênica com o *Treponema pallidum*, agente da sífilis. Nesses casos, encontram-se inicialmente as características do cancro mole, seguidas das alterações observadas no cancro duro.

Na ausência de terapia antimicrobiana, as ulcerações podem perdurar por várias semanas ou meses. Sequelas locais, causadas pelo processo cicatricial ou por associação infecciosa, em particular fusoespiralar, como o estreitamento prepucial, cicatrizes inestéticas em decorrência da supuração do bubão, além de fístulas retovaginais e cutâneas, podem ocorrer. Raramente observa-se uretrite purulenta associada.

O acometimento do cancro mole em gestantes não representa, por si só, ameaça para o concepto. É doença que não atinge os órgãos internos nem apresenta sintomas sistêmicos relevantes. Vale ressaltar que, nos pacientes soropositivos para HIV ou com aids, as manifestações clínicas do cancro mole, como da maioria das doenças infecciosas, podem apresentar-se exacerbadas, modificadas na sua involução e na resposta terapêutica.

DIAGNÓSTICO DIFERENCIAL

O diagnóstico diferencial do cancro mole deve ser realizado com todas as doenças que geram ulcerações genitais e ou adenopatia inguinal, especialmente as sexualmente transmissíveis. As principais diferenças clínicas e evolutivas das

IST estão relacionadas no Quadro 38.1. Entretanto, o principal diagnóstico diferencial ainda é com o cancro duro, a lesão inicial da sífilis adquirida. As características clínicas diferenciais entre estas duas entidades são descritas no Quadro 38.2. Não se deve esquecer a coinfecção do cancro mole ao cancro duro, o cancro misto de Rollet, cujas características iniciais são do cancro mole e em seguida do protossifiloma.

As lesões de herpes *simplex*, quando acometem pacientes imunodeprimidos, podem ser confundidas com o cancro mole, ao apresentarem ulcerações mais extensas e dolorosas. Faz-se ainda necessário afastar lesão por trauma local, carcinoma e farmacodermia (eritema fixo).

O diagnóstico diferencial em relação à adenite regional deverá ser feito com sífilis, adenites piogênicas por infecções locais ou dos membros inferiores, linfomas, tuberculose e linfogranuloma venéreo; neste, a fistulização se dá por orifícios múltiplos.

DIAGNÓSTICO LABORATORIAL

Em nosso meio, o diagnóstico do cancro mole mantém-se eminentemente clínico, uma vez que os exames complementares por vezes disponíveis nos laboratórios e serviços especializados são de baixa sensibilidade. Os diferentes métodos apresentam sensibilidades e especificidades distintas (Tabela 38.1).

QUADRO 38.1 Principais diferenças clínicas entre as úlceras genitais.

Doença	Número de lesões	Induração	Hiperestesia	Bordas	Base/fundo	Adenopatia
Cancro mole	Múltiplas	Rara	Dolorosa	Irregular	Mole, profunda, exsudação purulenta	Unilateral, supurativa por orifício único
Cancro duro	Única	Comum	Indolor	Lisa	Dura, profundidade variável e limpo	Bilateral, não supurativa
Linfogranuloma venéreo	Única, geralmente não percebida	Rara	Indolor	Regular	Fundo superficial e limpo	Unilateral, supurativa por múltiplos orifícios e muito dolorosa
Herpes *simplex*	Múltiplas vesículas agrupadas e/ou exulcerações	Rara	Dolorosa	Regular	Exulcerações	Bilateral pouco acentuada
Donovanose	Única/múltipla	Comum	Indolor	Irregular	Fundo limpo friável e com aspecto granulomatoso	Ausente

QUADRO 38.2 Principais diferenças entre cancro duro e cancro mole.

Cancro duro	Cancro mole
Período de incubação – 21 a 30 dias	Período de incubação – 2 a 5 dias
Lesão única	Lesões múltiplas
Erosão ou ulceração	Ulceração
Base dura (infiltrado linfoplasmocitário)	Base mole (reação purulenta)
Fundo limpo, eritematoso, seroso	Fundo sujo, purulento, anfractuoso
Bordas planas	Bordas escavadas
Adenopatia bilateral, não inflamatória, indolor, múltipla, não fistulizante, ocorrendo em quase 100% dos casos	Adenopatia unilateral, inflamatória, dolorosa, única, fistulizante por um orifício, em 30 a 60% dos casos

TABELA 38.1 Avaliação dos métodos laboratoriais.		
Exame	Sensibilidade (%)	Especificidade (%)
Gram	5 a 63	51 a 99
Cultura	35 a 91	> 94
PCR	56 a 100	52 a 100
IF	89 a 100	63 a 81
Elisa (Sorologia – vários métodos)	48 a 100	23 a 90

Fonte: Modificada de Lewis DA.

BACTERIOSCOPIA

Colhe-se a secreção do fundo da úlcera com uma alça de platina, *swab* ou espátula de madeira, distendendo o material em único sentido para não alterar o arranjo das bactérias em lâmina de vidro (nova e desengordurada). Em seguida, cora-se pelo método de Gram, utilizando-se a safranina, e não a fucsina, para obter-se melhor resolutividade. Alguns estudiosos não aconselham limpar a lesão, justificando ser o *H. ducreyi* germe piogênico, e assim a coleta deve ser realizada no pus. Outros, todavia, orientam que, limpando suavemente a área, pode-se recuperar melhor o agente etiológico do cancro mole, pois se retira o excesso de contaminantes. Observam-se os cocobacilos Gram-negativos aglomerados em forma de "cardume de peixe" ou "paliçada" intracelular, principalmente extracelularmente (Figura 38.4).

CULTURA

Sua positividade define o diagnóstico. Coleta-se material da lesão (da mesma forma que a anteriormente descrita), sendo os melhores resultados obtidos com material colhido do bubão. É bactéria de difícil isolamento, devendo ser utilizados os meios de Nairobi, Johannesburg ou Ágar-chocolate enriquecido. As colônias apresentam-se arredondadas, acinzentadas, e desprendem-se facilmente do meio de cultura ao simples toque. O isolamento do *H. ducreyi* só é obtido em 50 a 80% e não é usado como rotina, mas apenas em trabalhos de pesquisas.

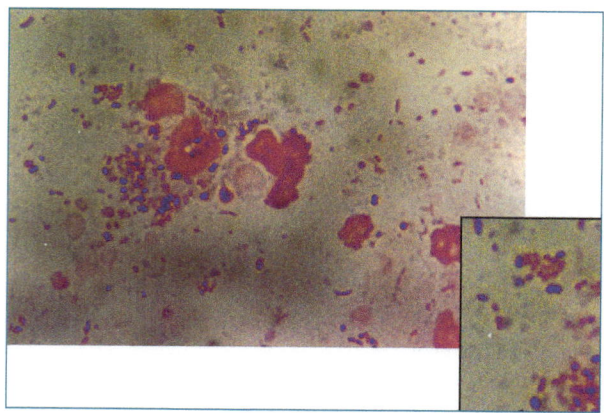

FIGURA 38.4 Pela bacterioscopia de esfregaço de lesão ulcerada em genital corada pela técnica de Gram, evidencia-se cocobacilo Gram-negativo em fileira dentro de um polimorfonuclear. Ainda é possível notar o satelitismo causado por estafilococos. *Fonte:* Acervo dos autores.

HISTOPATOLÓGICO

Aplicado para elucidar diagnósticos diferenciais, já que as alterações são histopatológicas inespecíficas. Ressalta-se que, no atual protocolo do Ministério da Saúde, toda úlcera genital com mais de 4 semanas deve ser biopsiada.

PCR MULTIPLEX (M-PCR)

Considerado hoje como método diagnóstico de maior sensibilidade e especificidade, possibilita ainda detecção simultânea do *Treponema pallidum* e HSV-1 e 2. Mostrou-se ainda importante ferramenta epidemiológica na tipagem de cepas do *Haemophilus ducreyi* em áreas endêmicas. Técnica ainda cara e pouco disponível.

Outros exames com alta especificidade e sensibilidade ainda não se encontram disponíveis nos ambulatórios e laboratórios das redes públicas, como imunofluorescência (IF), sonda de ácido nucleico, testes sorológicos e métodos de espectrometria.

Como marco histórico, pode-se ainda citar a intradermorreação de Ito-Reenstierna, reação do tipo tuberculínico. Realizada com o pus retirado do bubão e positivando-se entre o 3º e o 7º dia com formação de pápula com 8 mm ou mais de diâmetro. A reação permanece positiva, mesmo após a cura, não se desenvolvendo imunidade permanente contra reinfecções.

TRATAMENTO

A limpeza local das lesões ulceradas com compressa de soro fisiológico a 0,9% ou água boricada a 2%, três vezes ao dia, seguida do uso tópico de antibióticos, tais como ácido fusídico e mupirocina, aceleram a cicatrização e reduzem o risco de infecções secundárias. Quando presente o bubão indica-se o repouso do paciente e uso de analgésicos ou anti-inflamatório não hormonal. Naqueles que se apresentem muito dolorosos ou volumosos, a aspiração deve ser realizada por agulha grossa, penetrando através de uma área de pele normal, evitando assim a formação de fístula posteriormente. Enfatiza-se que incisão e drenagem do bubão são contraindicadas, pois retardam a cicatrização e possibilitam a difusão local da infecção.

Embora os cuidados gerais e locais ajudem, a terapêutica antimicrobiana sistêmica é imperativa para a cura e controle da doença. Os esquemas indicados, segundo o Ministério da Saúde (MS, 2019) e o Centers for Disease Control and Prevention (CDC, 2015) são mostrados na Tabela 38.2.

TABELA 38.2 Esquemas terapêuticos.		
Antibiótico	Posologia	Referência
Azitromicina (1ª opção)	1 g, VO, dose única	MS; CDC
Ceftriaxone (2ª opção)	250 mg, IM, dose única	MS; CDC
Ciprofloxacino (3ª opção)	500 mg, VO, 12/12 horas, por 3 dias	MS; CDC
Eritromicina (4ª opção)	500 mg, VO, 8/8 horas, por 7 dias	CDC

Nos pacientes coinfectados pelo HIV e homens não circuncidados, os esquemas terapêuticos mais longos são recomendados. Falhas terapêuticas por resistências aos medicamentos são mais frequentes nos pacientes HIV infectados.

Gestantes devem ser tratadas com eritromicina ou ceftriaxone nas posologias anteriormente referendadas, sendo contraindicado o ciprofloxacino durante toda gestação e lactação.

CONTROLE DE CURA

O controle de cura é etapa de suma importância para o controle epidemiológico e erradicação das IST. Infelizmente, muitas vezes é negligenciada. Nos casos de cancro mole, esse controle é eminentemente clínico. O paciente deve ser reexaminado em até 1 semana, observando-se involução gradativa da lesão quando do diagnóstico correto e tratamento efetivo.

Orienta-se solicitar como rotina pelo menos uma sorologia para sífilis, HIV e hepatites virais, obedecendo-se a máxima de que a presença de uma IST favorece a infecção por outras. Sendo conduta de excelência segunda sorologia em 3 meses, se as primeiras forem não reatoras.

O parceiro sexual do paciente com cancro mole não deve ser negligenciado, solicitando-se enfaticamente sua presença. Os protocolos terapêuticos recomendam que as parcerias sexuais, mesmo quando assintomáticas, devem ser examinadas e tratadas, em particular aquelas que tiveram relações nos últimos 10 dias anteriores ao início dos sintomas do paciente. Não se considera ético prescrever qualquer tratamento sem antes proceder a anamnese e exame clínico. Por isso, não concordamos com receita ou envio de antibióticos para parceiros que não cumpram os requisitos de uma consulta médica, não menosprezando assim a hipersensibilidade e interação medicamentosa, além dos efeitos colaterais não raros na prática médica. Ressalta-se que, tão importante quanto diagnosticar e tratar, é efetuar excelente atuação em educação em saúde (aconselhamento), como forma de diagnosticar outros casos inter-relacionados e principalmente de prevenir outras doenças.

PROFILAXIA

O diagnóstico e o tratamento de todo paciente com cancro mole, particularmente por apresentar lesões ulceradas infectantes e dolorosas, consistem na primeira, e mais importante, ação profilática. A higiene local e a circuncisão protegem e reduzem a transmissão do *H. ducreyi*. Weiss et al., em trabalho de revisão e metanálise, demonstraram menor risco de contaminação para sífilis e cancro mole em homens circuncidados.

Para a prevenção desta e de outras IST entre a população geral enfatizam-se:

- Uso consistente de preservativo masculino ou feminino.
- Oferecimento dos testes sorológicos para a sífilis, HIV e hepatites virais para todas as pessoas sexualmente ativas, em especial àquelas que desejam engravidar.
- Proceder a diagnóstico e tratamento adequado ao paciente que está sendo atendido e também aos parceiros sexuais, o mais rápido possível.

- Ações em educação em saúde sexual e reprodutiva de forma constante e rotineira, desde a família, escola, serviços médicos e mídias em geral.
- Estimular a vacinação contra a hepatite B e HPV.

Notificar todas as IST diagnosticadas (de forma etiológica ou sindrômica), pois o real conhecimento da magnitude destas doenças possibilita melhor programação das atividades educacionais, profiláticas e terapêuticas.

BIBLIOGRAFIA SUGERIDA

Afomina G et al. Immunization with the Haemophilus ducreyi hemoglobin receptor HgbA protects against infection in the swine model of chancroid. Infect Immun. 2006;74(4):2224-32.

Alfa M. The laboratory diagnosis of Haemophilus ducreyi. Can J Infect Dis Med Microbiol. 2005;16(1);31-4.

Annan NT, Lewis DA. Treatment of chancroid in resource-poor countries. Expert Rev Anti Infect Ther. 2005;3:295-306.

Brasil. Ministério da Saúde. Secretaria de Vigilância em Saúde. Departamento de Doenças de Condições Crônicas e Infecções Sexualmente Transmissíveis. Protocolo Clínico e Diretrizes Terapêuticas para Atenção Integral às Pessoas com Infecções Sexualmente Transmissíveis (IST). Brasília: Ministério da Saúde; 2019.

Centers for Disease Control and Prevention (CDC). MMWR – Morbidity and Mortality Weekly Report. Sexually Transmitted Diseases Treatment Guidelines. 2015;64;3. Disponível em: https://www.cdc.gov/std/tg2015/default.htm.

Centers for Disease Control and Prevention. Sexually Transmitted Disease Surveillance 2017. Disponível em: https://www.cdc.gov/std/stats17/default.htm.

Gomez MP et al. Epidemic crack cocaine use linked with epidemics of genital ulcer disease and heterosexual HIV infection in the Bahamas. Sex Transm Dis. 2002;29(5):259-64.

Lewis DA. Chancroid: clinical manifestations, diagnosis and management. Sex Transm Infect. 2003;79:68-71.

Lewis DA. Epidemiology, clinical features, diagnosis and treatment of Haemophilus ducreyi-a disappearing pathogen? Exp Rev Anti-infect Ther. 2014;12(6):687-96.

Mbwana J et al. Molecular characterization of Haemophilus ducreyi isolates from different geographical locations. J Clin Microbiol. 2006;44(1):132-37.

Mohammed TT, Olumide YM. Chancroid and human immunodeficiency virus infection – a review. Int J Dermatol. 2008;47(1):1-8.

Passos MRL (ed). Atlas of Sexually Transmitted Disease. Clinical Aspects and Differential Diagnosis. Springer; 2018.

Pellegrini E, Azulay MM, Azulay DR. Doenças sexualmente transmissíveis. In: Azulay RD, Azulay DR, Azulay-Abulafia L (ed.). Dermatologia. 7. ed. Rio de Janeiro: Guanabara Koogan; 2017.

Roy-Leon JE et al. In vitro and in vivo activity of combination antimicrobial agents on Haemophilus ducreyi. J Antimicrob Chemother. 2005;56:552-58.

Stary G, Stary A. Sexually Transmitted Infections. In: Bolognia, J L, Schaffer, JV, Cerroni, L. (ed). Dermatology. 4. ed. Elsevier; 2018.

Steen R. Eradicating chancroid. Bulletin of the World Health Organization. 2001;79(9):818-26.

Weiss HA et al. Male circumcision and risk of syphilis, chancroid and genital herpes: a systematic review and meta-analysis. Sex Transm Infect. 2006;82:101-09.

39

Carbúnculo antraz

Henrique Lecour (in memoriam)
Maria de Lurdes Santos
António Sarmento

INTRODUÇÃO

O aspecto negro, carbonoso, das lesões cutâneas características da doença é a razão da denominação carbúnculo derivada da palavra latina *carbunculus;* ou antraz, proveniente do grego *anthrax*, que significa carvão, sendo ambas as designações usadas para a mesma afecção.

Embora já descrito na Antiguidade, o carbúnculo foi a primeira doença bacteriana em que foi isolado o agente causal, fato conseguido em 1848 pelos veterinários Rayer e Davaine, a partir de sangue de carneiros afetados pela doença. Entre 1850 e 1865, os trabalhos de Davaine et al. permitiram mostrar que o bacilo era também responsável pela doença em outros herbívoros e pela chamada pústula maligna do homem, tendo ainda provado a transmissão da doença no animal.

Em 1876, Roberto Koch descreveu as formas esporuladas do agente, conseguindo também a reprodução do carbúnculo no animal, pela inoculação de culturas de *Bacillus anthracis* em carneiros, sendo, também assim, a primeira doença a preencher os postulados de Koch, ou seja, aquela em que a etiologia bacteriana foi definitivamente estabelecida. Na continuidade das suas investigações com outros agentes infecciosos, Pasteur obteve a atenuação da virulência do *B. anthracis*, cultivando-o a 42 °C, obtendo, desse modo, a primeira vacina contra a doença animal, cuja eficácia foi demonstrada com a célebre experiência de Pouilly-le-Fort, em maio de 1881, em que um lote de carneiros previamente imunizados com a vacina e posteriormente inoculados com o agente não contraiu a doença, em contraste com o sucedido no lote de animais não vacinados e igualmente inoculados, todos vitimados pela afecção.

ETIOPATOGENIA

O *Bacillus anthracis*, incluído no gênero *Bacillus*, é um agente aeróbio, Gram-positivo, não flagelado, por isso imóvel, que se pode apresentar sob duas formas: a vegetativa e a esporulada. As formas vegetativas de grandes dimensões – cerca de 1 a 8 µm de comprimento por 1 a 1,5 µm de largura – estão usualmente associadas em cadeias; o bacilo é ainda revestido por uma cápsula, presente apenas no animal hospedeiro e em meio de cultura sob certas condições. As estirpes não capsuladas são avirulentas.

As formas vegetativas sobrevivem mal fora do hospedeiro, evoluindo logo para a forma esporulada, metabolicamente adormecida, mas altamente estável, de morfologia ovalar, com cerca de 1 µm de maior diâmetro e localização central ou subterminal. Enquanto as formas vegetativas são prontamente destruídas pelo aquecimento, a forma esporulada é extremamente resistente ao calor, persistindo no estado seco à temperatura de 150 °C durante uma hora, e à luz ultravioleta, bem como a vários antissépticos. Os esporos do *B. anthracis* podem, assim, sobreviver no solo por décadas, fato que depende das características do terreno, particularmente da sua riqueza em matéria orgânica e de um pH superior a 6.

Os esporos não se formam nos tecidos dos animais doentes, mas desenvolvem-se rapidamente no exterior ou nos meios de cultura usuais a 37 °C, em que as colônias assumem na sua periferia um aspecto de cabeça de medusa, dado que os bacilos se dispõem em longas cadeias, com a típica aparência de cana de bambu ou de tira de salsichas (Figura 39.1). A germinação dos esporos ocorre rapidamente, logo que o meio ambiente é favorável, particularmente se rico em ácidos aminados, em nucleosídeos e em glicose, como sucede com o sangue e com os tecidos animais.

Estão caracterizadas em nível mundial mais de 1.200 estirpes de *B. anthracis*, com diversos graus de virulência. Os fatores de virulência, ativos nas formas vegetativas, são produzidos por dois plasmídeos, pXO1 e pXO2, e compreendem fundamentalmente duas toxinas e a cápsula, embora outros componentes bacterianos possam ter potencial patogênico.

O plasmídeo pXO1 contém os genes que codificam as exotoxinas. As toxinas do carbúnculo são constituídas de três fatores: antígeno protetor (PA), assim chamado por induzir imunidade protetora; fator letal (LT); e fator de edema (ET). O antígeno protetor combina-se com cada um dos dois outros fatores para formar duas exotoxinas binárias: a toxina de edema e a toxina letal. A primeira é composta pelo fator de edema e pelo antígeno protetor, que permite a entrada da toxina na célula do hospedeiro; esta toxina é responsável por uma marcada saída da água e de íons intracelulares, o que provoca o acentuado edema observado nas lesões cutâneas, inibindo também *in vitro* a atividade dos neutrófilos, função igualmente diminuída nos doentes com carbúnculo, o que favorece a disseminação da doença. A toxina letal é composta pelo fator letal e pelo antígeno protetor; ela provoca uma exagerada reação inflamatória e estimula a produção pelos macrófagos de citoquinas, tais como, o fator de necrose tumoral-α (TNF-α) e a interleucina-1-α, responsáveis pela morte nas formas sistêmicas da doença. Cada uma dessas três proteínas, quando isoladas, não tem atividade biológica.

O plasmídeo pXO2 contém os genes envolvidos na síntese da cápsula, que tem a capacidade de inibir a fagocitose das formas vegetativas.

A expressão dos fatores de virulência é regulada por fatores do hospedeiro, como temperatura igual ou superior a 37 °C, concentração de dióxido de carbono igual ou superior a 5% e presença de certos componentes do soro.

Para uma virulência plena, é necessária a presença dos dois plasmídeos, já que a falta de qualquer deles condiciona a atenuação da estirpe. Refira-se, a propósito, que as vacinas usadas na imunização do carbúnculo utilizam estirpes atenuadas, em que está ausente um ou dos dois plasmídeos.

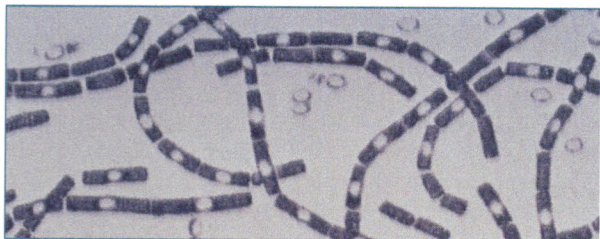

FIGURA 39.1 *Bacillus anthracis*: coloração pelo Gram, ampliação × 1.000.
Fonte: Cortesia do Prof. Freitas da Fonseca, Faculdade de Medicina do Porto.

Classicamente, a doença humana pode ser contraída por três vias: cutânea; inalatória; e digestiva. No entanto, foi referida, no entanto, a possibilidade de a infecção poder ocorrer por via injetável, situação descrita em heroinômanos.

A forma cutânea resulta da penetração dos esporos por meio de uma prévia solução de continuidade, já que a integridade da pele impede a infecção. Após a germinação local dos esporos, a produção da toxina provocará intenso edema local.

A forma pulmonar resulta da inalação de partículas com a dimensão de 1 a 5 μm, contendo esporos que se depositam nos alvéolos pulmonares, onde são fagocitados pelos macrófagos alveolares, parte desses esporos sendo lisados e destruídos. Os esporos sobreviventes atingem os gânglios linfáticos do mediastino e peribrônquicos, onde, por um mecanismo não totalmente compreendido, ocorrerão a sua germinação e a proliferação das formas vegetativas, com consequentes linfadenite regional hemorrágica e libertação bacteriana para a circulação linfática e sanguínea, surgindo, então, bacteremia maciça. A germinação pode suceder até cerca de 60 dias após a inalação, situação em que o período de incubação da doença é naturalmente longo. Experiências em primatas não humanos mostraram que a morte pode ocorrer até 58 e 98 dias após a contaminação por via inalatória e que 0,5 a 1% dos esporos podem ser ainda observados até 75 dias; esporos viáveis foram também encontrados nos gânglios mediastínicos de macacos 100 dias após a exposição. No surto registrado na cidade siberiana de Sverdlovsk, os casos de carbúnculo pulmonar surgiram 2 a 43 dias depois do acidente. Naturalmente que essas observações têm como consequência a necessidade de prolongar a quimioprofilaxia, bem como a terapêutica antibiótica.

Desde que a germinação aconteça, logo se observam as primeiras manifestações clínicas. A libertação das toxinas pelas formas vegetativas provocará inflamação do mediastino, hemorragias, edema e necrose tecidual. O carbúnculo pulmonar não constitui uma verdadeira pneumonia, pois o tecido pulmonar só é afetado na sequência da extensão das lesões ganglionares do mediastino e peribrônquicas. A despeito de não ser conhecida a dose mínima capaz de causar a doença, estudos em animais indicam que a dose letal inalada capaz de matar 50% da população exposta varia entre 2.500 e 55 mil esporos; um trabalho recente em primatas sugere, por extrapolação, que 1 a 3 esporos podem ser já suficientes para provocar doença. Convida à reflexão a possibilidade de que alguns dos casos fatais de carbúnculo pulmonar observados no surto de bioterrorismo que afetou os Estados Unidos em 2001 tenham sido causados por uma pequena quantidade de esporos.

Quanto à forma gastrointestinal ou abdominal, de ocorrência rara, resulta da ingestão de carne de animais infectados, cujo processamento culinário foi insuficiente, contendo, por isso, formas viáveis. Deve-se mencionar ainda uma forma orofaríngea, também rara, que resulta da deposição e germinação dos esporos a esse nível.

EPIDEMIOLOGIA E MECANISMOS DE TRANSMISSÃO

A doença atinge a maioria dos mamíferos, particularmente herbívoros, sendo, pois, uma zoonose que pode afetar o homem. Como é um agente ubíquo, a infecção nos animais ocorre fundamentalmente por ingestão de vegetais contaminados pelos esporos, o que explica o predomínio da doença nos animais herbívoros, particularmente no gado ovino, caprino, bovino e equino. Os animais contaminados podem parecer saudáveis até perto da morte, surgindo, então, hemorragias generalizadas com expulsão de quantidades maciças de bacilos. A circunstância de os esporos poderem sobreviver por décadas no solo impede o aproveitamento das pastagens contaminadas por esse agente telúrico, resultando, por isso, em uma marcada repercussão econômica, pois a doença pode dizimar rebanhos e manadas de gado. A situação verificada no Irã em 1945, em que uma grave epidemia causou a perda de cerca de um milhão de ovinos, é exemplo bem revelador da gravidade que a doença animal pode assumir.

Essas epizootias são raras e fundamentalmente observadas em países da América Latina, da África subsaariana, da Ásia Central e do sudoeste, e do leste e sul da Europa, em que a atividade pecuária não tem o padrão dos países industrializados que dispõem de uma vigilância epidemiológica dos serviços veterinários, sendo, assim, feitas a prevenção e a contenção de eventuais surtos, incluindo a vacinação animal; a ocorrência desses surtos, para além do risco de contaminação humana, acarreta graves prejuízos econômicos. A prevenção da doença humana deve abranger também a vigilância da carne destinada ao consumo humano, em particular nesses países, onde circuitos clandestinos de abate de reses doentes e a sua comercialização propiciam o risco de provocar doença humana. Naturalmente, é nessas áreas rurais e em direta relação com a prevalência da infecção animal que hoje se verifica a quase totalidade dos casos de carbúnculo, o que dificulta a sua estimativa.

A contaminação humana resulta fundamentalmente da exposição a tecidos animais infectados ou da sua ingestão, ou ainda, da inalação acidental ou intencional de esporos; a transmissão inter-humana é excepcional. Em muitos países a doença é de notificação obrigatória.

Em Portugal, o número de casos de carbúnculo declarados às autoridades sanitárias na década passada foi apenas de sete, tendo o último caso sido notificado em 2002, o que contrasta de modo evidente com os 403 casos declarados cinquenta anos antes, em 1958, bem como com o total de 119 casos registado na década de 1980, todos correspondendo a formas cutâneas da doença e observados em áreas rurais do interior do país.

O carbúnculo cutâneo é fundamentalmente consequência da manipulação de animais doentes ou das suas carcaças, vísceras ou outros produtos, como pele, couro, lã, crinas, fato que justifica que determinadas atividades profissionais tenham maior risco de contrair a infecção e, que nessas circunstâncias, essa enfermidade possa ser considerada doença profissional, como é o caso dos trabalhadores da pecuária; agricultores; funcionários de matadouros; talhantes; tosquiadores; manuseadores de lãs, crinas e pelos de animais; e veterinários. A designação de doença dos manuseadores de lãs (woolsorter's disease) é exemplo da relação entre essa atividade laboral e a doença.

Se em algumas das atividades descritas o contato direto com animais doentes é evidente, tornando mais imediata a compreensão do contágio, em outras atividades, como é o caso dos trabalhadores das indústrias de curtumes e de peles, e dos manuseadores de lãs, a contaminação cutânea ou por inalação pode ocorrer afastada dos locais onde se encontram os animais doentes e, portanto, ser mais difícil presumir o diagnóstico por falta de uma informação epidemiológica evidente. O carbúnculo de causa profissional é, no entanto, hoje pouco frequente, não só por diminuição da prevalência da infecção animal, como pela instituição de medidas de proteção dos trabalhadores e melhoria das condições higiênicas dos locais de trabalho.

Têm sido, ainda, descritos casos curiosos no interior dos Estados Unidos, em que o contágio parece ter resultado da inalação de poeiras contaminadas com esporos ao atravessarem áreas de pastagem selvagem.

Em 2000, foi referida uma nova forma de carbúnculo em heroinômanos, resultante da injeção de heroína contaminada com esporos de carbúnculo, situação inicialmente observada na Noruega, mas que depois se estendeu ao Reino Unido, à Alemanha, França e Dinamarca, em um total de mais de uma centena de casos registados até 2012. Admite-se que a contaminação possa ter ocorrido durante a produção, no Afeganistão, ou no seu transporte por áreas onde o carbúnculo é ainda endêmico.

O carbúnculo pode, ainda, ser usado como arma em guerra biológica ou com fins terroristas. Uma classificação dos agentes animados passíveis de utilização como armas biológicas, elaborada pelos Centers for Disease Control, de acordo com a sua importância e grau de risco, inclui o carbúnculo na categoria A, a par da varíola, da peste, do botulismo, da tularemia e das febres hemorrágicas virais, o que releva a sua elevada periculosidade.

Exemplo de bioterrorismo foi a ocorrência de um surto de carbúnculo nos Estados Unidos, no outono de 2001, que resultou da dispersão intencional, por meio de cartas e de embalagens postais, de esporos de B. anthracis, sob a forma de aerossol. O surto afetou 22 indivíduos, cinco deles tendo tido evolução fatal, e contaminou vários edifícios públicos, gerando pânico na população, marcadamente atingida no seu quotidiano.

Também a seita japonesa Aum Shinkyo, responsável pelo ataque com gás sarin no metrô de Tóquio, em março de 1995, tinha dois anos antes dispersado esporos de carbúnculo nessa cidade, ataque que, contudo, não teve consequências por ter usado a estirpe Sterne avirulenta.

A frisar a gravidade da utilização do carbúnculo como arma biológica, relata-se ainda, o surto ocorrido em abril de 1979, na cidade russa de Sverdlovsk. Uma avaria transitória em um dos filtros de uma instalação militar destinada à produção de armas biológicas, situada nessa cidade da então União Soviética, lançou na atmosfera esporos de B. anthracis sob a forma de aerossol, em uma quantidade estimada em cerca de 1 mg (1 bilhão de esporos), mas suficiente para contaminar uma faixa com a extensão de alguns quilômetros; o acidente causou 75 casos registados de carbúnculo pulmonar, dos quais 66 faleceram (88%), além de uma epizootia local. Deve-se citar, ainda, que de acordo com os inspetores da ONU, o Iraque no início da década de 1990, incluía no seu arsenal de armas de destruição maciça cerca de 8.000 L de esporos de B. anthracis.

Essa gravidade pode ser também avaliada por uma estimativa da Organização Mundial da Saúde (OMS) que, em 1970, considerava que um ataque aéreo a uma cidade de 5 milhões de habitantes, com libertação de 50 kg de esporos e em condições meteorológicas favoráveis, poderia afetar 250 mil habitantes, dos quais 100 mil poderiam morrer se não fossem medicados.

CLÍNICA

FORMA CUTÂNEA

De longe, a forma mais vulgar da doença, pois corresponde a mais de 90% dos casos, o carbúnculo cutâneo, designado também por pústula maligna (Figura 39.2), localiza-se preferencialmente nas zonas descobertas do corpo, mais expostas ao contágio, particularmente na face, pescoço e membros superiores, como resultado da penetração de esporos em uma área cuja pele não estivesse íntegra. O tempo de incubação é, em média, de cinco dias, podendo, contudo, variar entre 1 e 12 dias. A lesão inicial, que se situa no local em que ocorreu a infecção, tem o aspeto de uma pápula indolor e pruriginosa, que após 1 a 2 dias evolui para vesículas de 1 a 3 mm de diâmetro, acabando por ulcerar 2 a 3 dias mais tarde, dando saída a uma escorrência sanguinolenta, rica em bacilos. Forma-se, então, uma escara negra rodeada por marcado edema e usualmente acompanhada de linfoadenite regional, podendo ainda registar-se febre e mal-estar. Na maioria das vezes, a lesão é autolimitada, caindo a escara 1 a 2 semanas mais tarde, dando lugar a uma cicatriz que geralmente não é definitiva. Em alguns doentes, a doença pode, no entanto, evoluir para uma forma septicêmica, de prognóstico grave e potencialmente mortal. Nos casos em que a localização da lesão é cefálica ou cervical, o edema pode atingir uma intensidade tal que afete as vias respiratórias superiores.

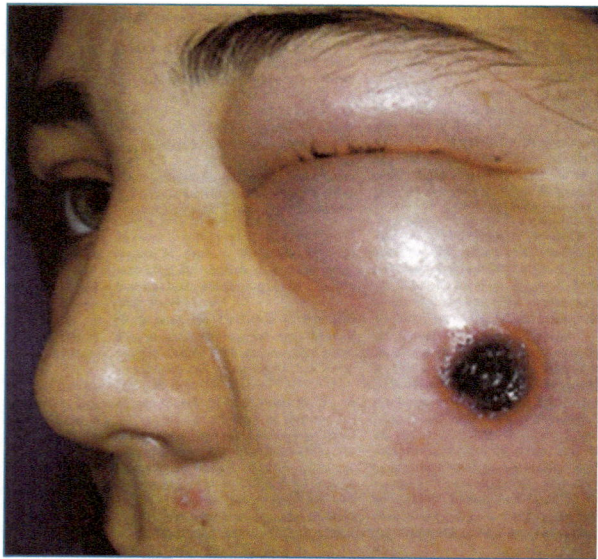

FIGURA 39.2 Carbúnculo. Pústula maligna extenso com edema bipalpebral.
Fonte: Esfandbod M, Malekpour M. Cutaneous Anthrax. N. England. 2009;136(2):178.

É rara a evolução fatal desde que prescrita a terapêutica antibiótica, e, mesmo na ausência de tratamento, a mortalidade é inferior a 20%, pois não é frequente a disseminação sistêmica dessa forma da doença. Para reforçar a evolução propiciada pela terapêutica antibiótica, nenhum dos casos de carbúnculo cutâneo registados no acidente de Sverdlovsk foi fatal. Na presença de edema extenso ou de localização cefálica ou cervical, é aconselhável a hospitalização do doente e a associação de corticosteroides.

FORMA PULMONAR

A forma pulmonar resulta da inalação de partículas contendo esporos, que se depositarão nos alvéolos pulmonares, sendo, por isso, também denominada carbúnculo por inalação. O tempo de incubação na maioria dos casos é menor do que uma semana, embora tenham sido relatados casos com períodos de incubação de até seis semanas, e mesmo superiores, o que traduz a eventualidade dos esporos se manterem viáveis nos alvéolos pulmonares por longo tempo ou a infecção poder ter sido causada por um menor inóculo.

As manifestações clínicas iniciais não permitem a suspeição da etiologia, já que podem ser idênticas às de um vulgar quadro respiratório agudo, a não ser que haja prévio conhecimento de outros casos em que a doença tenha já sido definida. Febre, arrepios, tosse pouco ou nada produtiva, dispneia, grande cansaço, vômitos, mal-estar ou dores torácicas e abdominais, são as queixas iniciais mais habituais, que são acompanhadas de escassos sinais físicos e de alterações laboratoriais inespecíficas. Essa fase inicial persiste por horas ou por poucos dias, para depois se agravar rapidamente; por vezes pode, contudo, verificar-se um curto período de aparente melhoria, antes do agravamento final. Nessa fase, a febre é elevada e acompanhada de sudorese profusa, dispneia progressiva, cianose, estridor, anóxia, depressão e paralisia do centro respiratório, hipotensão e choque, surgindo a morte em poucas horas. Há acentuadas alterações metabólicas que exigem atenção, tais como hipoglicemia marcada, hipercalemia, alcalose respiratória e acidose terminal.

Nesse período da doença, quer a radiologia clássica, quer a tomografia axial computadorizada, revelam um sinal muito relevante para o diagnóstico, que é o alargamento do mediastino, com ingurgitamento hilar e paratraqueal, e linfadenite hemorrágica; podem assomar, ainda, espessamento peribrônquico, derrame pleural hemorrágico e infiltrados pulmonares, também de natureza hemorrágica, não se observando, contudo, lesões de verdadeira broncopneumonia. Saliente-se que esses sinais radiológicos podem ser discretos no início da doença, ou mesmo estar ausentes, o que naturalmente pode atrasar a presunção do diagnóstico.

Em cerca de metade dos doentes com disseminação da doença, há também, atingimento meníngeo, revelado por delírio e obnubilação, associados à presença de sinais meníngeos e de líquor hemorrágico; a evolução é quase sempre fatal nessa circunstância.

Sem tratamento agressivo, o carbúnculo pulmonar é irremediavelmente fatal. Por isso, a necessidade de uma rápida e eficaz resposta torna imperativo o seu diagnóstico precoce, com destrinça de um vulgar quadro respiratório agudo ou de uma pneumonia da comunidade. Embora com a reserva que talvez não sejam observadas lesões, o achado de um alargamento do mediastino ou de um derrame pleural, mesmo não patognomônico, constitui um dado imagiológico de valia.

FORMA GASTROINTESTINAL

Esta localização é rara e geralmente observada em regiões de baixo desenvolvimento socioeconômico. É causada pela ingestão de carne proveniente de animais doentes, em que o cozimento não foi suficiente para a sua esterilização. Admite-se que a contaminação possa não só ser devida à ingestão de esporos que permanecem viáveis e que germinarão no trato digestivo, mas ser fundamentalmente causada pela ingestão de grande quantidade de formas vegetativas. Como é habitualmente resultado de uma ou mais refeições tomadas em comum por vários indivíduos, é frequente que a sua ocorrência afete mais do que um caso e se apresente como um pequeno surto.

Dores abdominais difusas e intensas são as queixas mais frequentes, surgindo 2 a 5 dias após a ingestão da carne contaminada e acompanhadas de febre, náuseas e vômitos. A situação clínica agrava-se em poucos dias, surgindo diarreia sanguinolenta, sinais de ventre agudo e, por vezes, marcada ascite, que pode ser mesmo purulenta; a existência de ulcerações ao nível gástrico pode ser causa de hematêmeses. A mortalidade dessa forma clínica é elevada, já que é superior a 50%, ocorrendo a morte por perfuração intestinal ou por disseminação da doença, com consequente toxemia.

A inoculação sucede ao nível da mucosa intestinal, predominantemente no íleo terminal ou no cego, onde se observa a presença de infiltrado inflamatório, intenso edema, necrose, hemorragias difusas e ulcerações, desconhecendo-se, contudo, se estas se verificam apenas nos locais de penetração do bacilo ou se resultam da ação difusa da toxina. Há lesões de linfadenite mesentérica marcadas em que se pode encontrar o agente, também observado no exame direto do líquido ascítico ou na respectiva cultura, que é habitualmente positiva.

FORMA OROFARÍNGEA

Também resultante da ingestão de produtos contaminados, é uma situação rara. Febre, faringite, intenso edema cervical e linfadenite regional, muitas vezes acompanhadas de disfagia, de disfonia e de dificuldade respiratória, são as manifestações clínicas mais habituais; o exame da orofaringe e do esôfago revela a presença de lesões necróticas ulceradas com aspecto pseudomembranoso. Esta forma clínica tem usualmente um prognóstico de menor gravidade do que a forma gastrointestinal.

FORMA INJETÁVEL

Resulta da injeção de heroína contaminada com esporos de B. anthracis, quer por via endovenosa, quer por outra via parentérica. Há um marcado edema no local da inoculação, muitas vezes seguido de fasceíte necrosante, e não é habitual a típica escara de inoculação, dois aspectos que diferem da forma cutânea; a evolução clínica assume naturalmente uma feição muito mais grave, com pronta disseminação da infecção. De referir que muitas vezes esta forma de carbúnculo está associada a outras infecções dos tecidos moles de etiologia múltipla, frequentes nestes doentes.

DIAGNÓSTICO LABORATORIAL

O diagnóstico microbiológico reveste-se de particular delicadeza. A raridade do carbúnculo, a urgência do seu diagnóstico e o fato de a maioria dos microbiologistas clínicos não ter experiência neste domínio determinam um obstáculo para uma resposta cabal em tempo oportuno. Sublinhe-se que o risco biológico deste agente implica sua manipulação deva ser apenas feita em laboratórios de nível 3 de biossegurança.

No caso do carbúnculo cutâneo, o exame direto do exsudato vesicular ou da escara pode permitir a observação de inúmeros bacilos Gram-positivos, capsulados e associados em cadeias mais ou menos longas, razão suficiente para a suspeição do diagnóstico, conquanto a taxa de positividade não ultrapasse 65%; a administração precoce de antibióticos pode diminuir essa taxa ou tornar mesmo o exame negativo, caso em que as amostras devem ser obtidas por biópsia por punção e estudadas por técnicas imuno-histoquímicas ou de PCR. Deve salientar-se não ser recomendada a expressão do fluido da escara pelo eventual risco de generalização.

Nas formas disseminadas, a hemocultura é quase sempre positiva, particularmente na fase avançada da doença, dada a elevada bacteremia, podendo ser também positivo o esfregaço sanguíneo, bem como o exame do líquido pleural e ascítico e do LCR, este no caso da existência de meningite. A ausência de um verdadeiro processo de pneumonia na forma pulmonar do carbúnculo diminui o interesse do exame direto e a cultura da expectoração.

O exame direto e a cultura dos produtos biológicos podem gerar um falso diagnóstico negativo por confusão com outros agentes do gênero *Bacillus*, particularmente com *B. cereus* e com *B. subtilis*, bactérias ubíquas e saprófitas, que o microbiologista considera habitualmente contaminantes dos produtos em estudo: esses agentes são móveis e provocam hemólise total quando cultivados em ágar-sangue, em contraste com o que se observa com o *B. anthracis*, em que esta não se verifica ou é apenas ligeira e em redor das colônias.

O característico aspecto das colônias, de coloração branco acinzentada, invulgarmente tenazes, já que podem manter a sua forma mesmo quando manipuladas, pode ser sugestivo da etiologia para um microbiologista experimentado, em particular se houver prévia informação clínica. O esfregaço a partir da cultura permite visualizar bacilos Gram-positivo, não capsulados, imóveis e dispostos em cadeias longas. Com excepção do *B. anthracis*, todos os outros agentes do gênero *Bacillus* são resistentes à penicilina, pois produzem β-lactamases de codificação cromossômica. O achado de isolados de *B. anthracis* com resistência natural ou induzida à penicilina, a despeito de ser uma situação ainda pontual, deve, contudo, ser tomado em consideração, obrigando a ser sempre efetuado um teste de sensibilidade antibiótica caso esta etiologia seja presumida.

Quando inoculado em meio ágar nutritivo contendo 0,7% de bicarbonato de sódio, em ambiente a 37 °C e na presença de 5 a 20% de CO_2 durante uma noite, o *B. anthracis* forma a sua característica cápsula, que é possível visualizar em um esfregaço após coloração com tinta da China, Giemsa ou azul de metileno.

A inoculação nos meios de cultura usuais permite o crescimento bacteriano em 6 a 24 horas; se há informação sobre a possibilidade desta etiologia, a revisão da morfologia das colônias e a realização de provas bioquímicas podem permitir nas 12 a 24 horas seguintes um diagnóstico preliminar.

Esse diagnóstico inicial deverá antes de mais nada excluir outras espécies de *Bacillus* que, como já referido, são um achado frequente no cotidiano laboratorial. De acordo com o padrão de resposta, a utilização de uma bateria de testes químicos, a API 50 CH, em conjugação com outra bateria, a API 20 E, permite a identificação de 38 espécies e subespécies de *Bacillus*. A confirmação do diagnóstico deverá ser ulteriormente efetuada em laboratórios de referência, com recurso a técnicas imuno-histoquímicas, de PCR e de imunofluorescência direta. Registre-se a possibilidade de identificar as estirpes de *B. anthracis* por técnicas de biologia molecular.

Conquanto nos casos de contaminação por via inalatória possa ser positivo o esfregaço nasal ou a sua cultura, não é certo o valor preditivo desse exame, pois não se conhece ainda se é possível definir com segurança a ocorrência de doença ou apenas de contaminação.

O diagnóstico serológico fornece uma informação tardia, já que requer uma segunda amostra de soro colhida algumas semanas após a amostra inicial, a fim de se poder verificar uma elevação significativa do título sérico de anticorpos específicos. Naturalmente, essa demora conflitua com a urgência do tratamento antibiótico, já que o estudo serológico apenas permite o diagnóstico retrospectivo da doença, podendo, no entanto, ter eventual interesse epidemiológico.

As proteínas do *B. anthracis* com maior capacidade imunogênica são os antígenos capsulares e os componentes da exotoxina, geradores de anticorpos com eventual interesse no diagnóstico serológico. A positividade da resposta sérica aos antígenos da cápsula é de 95 a 100%, ao antígeno protetor de 72%, ao fator letal de 42% e ao fator de edema de 26%, sendo por isso mais usada a pesquisa de anticorpos aos dois primeiros marcadores. Deve-se, contudo, salientar que o diagnóstico serológico está apenas disponível em laboratórios de referência.

As limitações apontadas tornam naturalmente desejada a disponibilidade nos laboratórios hospitalares de meios rápidos e confiáveis de diagnóstico. Testes utilizando técnicas de enzimaimunoensaio (Elisa) ou de PCR permitem um diagnóstico de suspeição rápido, mas a obtenção de resultados definitivos pode demorar alguns dias. Um novo teste serológico, que no prazo de uma hora pode detectar a presença de anticorpos no soro e que é referido ter uma sensibilidade de 100% e menos de 1% de falsas positividades, está disponibilizado nos Estados Unidos.

Deve-se mencionar, ainda, o teste da antracina, teste cutâneo que permite avaliar a imunidade de mediação celular (hipersensibilidade retardada). O teste utiliza um complexo de ácido nucleico, de polissacarídeo e de proteína, extraído por métodos químicos de uma estirpe atenuada de *B. anthra-*

cis. O produto é injetado por via intradérmica, sendo a sua positividade traduzida pela observação 24 horas depois, de uma área de eritema com endurecimento, que persiste dois a mais dias. Em um estudo sobre a sua utilidade, o teste foi positivo em 82% dos doentes 1 a 3 dias após o aparecimento das primeiras manifestações clínicas, e em 97 a 99% dos casos após a terceira semana de doença, persistindo com valores elevados anos após a cura da doença. O teste da antracina reveste-se, pois, de utilidade, quer no diagnóstico da infecção aguda, em que a sua positividade é superior à dos exames microbiológicos de rotina, quer no diagnóstico de infecção anterior. O baixo custo do teste mais reforça o seu eventual interesse, particularmente quando comparado com outros testes microbiológicos sofisticados, apenas disponíveis em alguns laboratórios.

TRATAMENTO

Na forma cutânea localizada e não complicada, o tratamento pode ser feito em ambulatório e por via oral (VO), usando ciprofloxacina, na dose de 500 mg a cada 12 horas, ou doxiciclina na dose de 100 mg, também a cada 12 horas ou, ainda, clindamicina; se a estirpe for sensível, pode ser prescrita penicilina por via endovenosa, 4 milhões de unidades a cada 4 horas, antibiótico com uma longa história de eficácia, ou amoxicilina, na dose de 500 mg a cada 6 horas, por VO. Embora a esterilização das lesões possa ser obtida em 24 horas, o tratamento do carbúnculo cutâneo de origem zoonótica deve ser mantido por 7 a 10 dias; se, contudo, se admite que a doença ocorreu em um contexto de bioterrorismo, o tratamento deve ser mantido por 60 dias em razão da possibilidade de um contágio inalatório simultâneo. A prescrição de tratamento antibiótico, embora não pareça afetar a formação e evolução da escara, reduz, no entanto, a probabilidade de disseminação sistêmica. Importa referir que não deve ser feita a excisão cirúrgica da escara pelo risco de disseminação do agente e que o tratamento tópico não se reveste de interesse. Nas formas cutâneas graves, o tratamento é idêntico ao do carbúnculo pulmonar, com recurso à via endovenosa.

Deve sublinhar-se que nos casos com edema extenso ou de localização cefálica ou cervical, são aconselháveis a hospitalização do doente e a associação de corticosteroides, pelo risco de uma evolução mais grave.

Antes do advento da penicilina, e mesmo ainda nos primeiros anos de disponibilidade dos antibióticos, era comum nos meios rurais cauterizar a lesão do carbúnculo cutâneo com um objeto em brasa, procedimento que provocava uma cicatriz indelével, mais resultado do ato terapêutico do que da doença.

Na criança, o tratamento obedece às mesmas regras, embora se deva atender a alguns aspectos particulares, já que a forma de apresentação e a evolução da doença podem diferir do que se observa no adulto: maior risco de disseminação e de ocorrência de meningoencefalite, o que pode aconselhar a prescrição de doses ponderais superiores às do adulto e a associação de um antibiótico inibidor da síntese proteica, devendo a clindamicina ou a linezolida serem a escolha.

A prescrição de ciprofloxacina em crianças e adolescentes, bem como durante a gestação e a lactação, traz o risco de ocorrência de alterações do crescimento esquelético e de coloração dos dentes, o que em princípio poderia contraindicar a sua utilização nessas situações. No entanto, a gravidade de uma possível evolução para uma forma pulmonar ou sistêmica, em contraste com a baixa frequência desses efeitos, é fator relevante que deve ser ponderado na decisão terapêutica.

No tratamento da gestante, o receio de transmissão placentária do agente resulta em que pelo menos um dos antibióticos prescritos tenha a capacidade de atravessar a barreira placentária, seja ciprofloxacina, seja penicilina ou amoxicilina.

A gravidade da infecção nas formas cutâneas não localizadas torna cruciais, para a sobrevivência, o seu diagnóstico precoce e um tratamento imediato e agressivo, com hospitalização em cuidados intensivos pelo eventual recurso a monitorização hemodinâmica, suporte ventilatório e, eventualmente, hemodiálise. Se essa indicação pode ser geralmente dispensada nas formas localizadas de carbúnculo cutâneo, deve-se, contudo, ser atendida nas formas com atingimento cefálico ou cervical pelo eventual risco de disseminação.

O *B. anthracis* é sensível *in vitro* à maioria dos antibióticos – penicilina, tetraciclinas, cloranfenicol, macrolídeos, aminoglicosídeos, imipenem, meropenem, clindamicina, vancomicina, rifampicina, fluoroquinolonas e cefazolina e outras cefalosporinas de 1ª geração; é no entanto, resistente à cefuroxima e a cefalosporinas de largo espectro, como a cefotaxima, a ceftriaxona e a ceftazidima, bem como a trimetoprima, ao sulfametoxazol e ao aztreonam. A despeito desse padrão generalizado de sensibilidade, os antibióticos habitualmente utilizados na terapêutica do carbúnculo restringem-se à doxiciclina, ciprofloxacina e penicilina, com base nos padrões de sensibilidade, em ensaios em primatas não humanos e, com excepção da penicilina, em uma reduzida experiência clínica. A preferência da doxiciclina em relação a outras tetraciclinas é justificada pela comodidade de administração; por seu lado, a opção pela ciprofloxacina, apesar de outras fluoroquinolonas poderem ser igualmente eficazes, tem como fundamento ter sido a única usada no tratamento da doença humana. Durante muitas décadas, a penicilina teve larga utilização na terapêutica do carbúnculo cutâneo, mas o fato de ter sido registada em estirpes isoladas nos Estados Unidos, a presença de duas β-lactamases naturais e induzidas, uma penicilinase (classe A) e uma cefalosporinase (classe B), desaconselha a utilização de penicilina ou amoxicilina sem o prévio conhecimento do padrão de sensibilidade da estirpe em causa, já que essa penicilinase poderia ser ativada em presença de uma elevada concentração bacteriana, como se verifica nas formas graves de carbúnculo. Foi também já relatada a ocorrência, conquanto rara, de estirpes resistentes à doxiciclina. É de se realçar que havendo suspeição da etiologia, o tratamento de qualquer das formas clínicas deve ser prescrito de imediato, não esperando pelo resultado dos testes laboratoriais, dado o risco de evolução progressiva da doença.

A gravidade do carbúnculo pulmonar exige que o tratamento seja instituído de imediato desde que a avaliação clínica e epidemiológica apoie uma suspeição fundamentada, pois é sabido que o atraso no seu início eleva muito a mortalidade, podendo duplicá-la se esse atraso passa de 2 para 4,8 dias após o início dos primeiros sintomas. O esquema terapêutico aconselhado, administrado por via endovenosa, utiliza ciprofloxacina, na dose de 400 mg a cada 12 horas, ou doxiciclina, na dose de 100 mg a cada 12 horas; a gravidade dessa situação leva a que os CDC aconselhem a prescrição desses dois antibióticos simultaneamente. Na gestante, no último trimestre, deve ser utilizado o mesmo esquema, pois a eventualidade de efeitos adversos dos antibióticos é superada pela extrema gravidade da doença. Sucedendo na criança, apenas devem ser adaptadas as doses ao seu peso. No caso de a doença ocorrer em pessoas imunodeprimidos, o protocolo terapêutico é idêntico ao já indicado.

Alguns autores aconselham ainda a adição de mais um ou dois antibióticos com atividade *in vitro*, e administrados por via endovenosa, seja Linezolida na dose de 600 mg a cada 12 horas ou clindamicina, na dose de 600 mg a cada 8 horas, fortemente recomendadas por inibirem a produção da toxina, seja meropenem, 1 g a cada 6 ou 8 horas, ou rifampicina, na dose de 300 mg a cada 12 horas, ou ainda, penicilina, comprovada a ausência de resistência, na dose de 4 milhões de unidades a cada 4 ou 6 horas.

Na presença de meningite, deverá sempre associar-se penicilina por via endovenosa, em doses elevadas, pela necessidade de uma adequada penetração meníngea, podendo, ainda, usar-se meropenem ou ciprofloxacina; a doxiciclina é, então, desaconselhada pela sua insuficiente penetração meníngea. O atingimento neuromeníngeo deve ser encarado em todos os casos de carbúnculo sistêmico, devendo, por isso, proceder-se sempre ao exame do LCR, mesmo que não sejam evidentes as manifestações neuromeníngeas. No tratamento adjuvante da meningite, a prescrição de corticosteroides é indicada, bem como nas formas sistêmicas da doença ou com extensivo edema da cabeça e pescoço.

O tratamento antibiótico deve ser mantido durante 60 dias, por receio de uma germinação lenta de esporos, podendo, contudo, ser modificado o protocolo inicial após conhecimento do padrão de sensibilidade da estirpe responsável. Logo que a situação clínica se estabilize, o que se poderá verificar na segunda semana, a VO poderá ser substituída pela via endovenosa, de mais cômoda administração. Naturalmente, o aparecimento de complicações infecciosas no decurso da evolução da doença pode obrigar à prescrição de outros antibióticos.

Dada a severidade que assumem as formas gastrointestinal e faríngea da doença, o tratamento obedece à mesma pauta de tratamento do carbúnculo pulmonar.

Quanto à forma de carbúnculo em heroinômanos com uso parenteral das drogas, descrita em há alguns anos em países europeus, é geralmente acompanhada de outras infecções dos tecidos moles, incluindo por anaeróbios, com extensas áreas de necrose tecidual, o que leva a que nesses doentes deva ser considerada, além do tratamento do carbúnculo, a prescrição de outros antibióticos e, eventualmente, indicados o desbridamento cirúrgico, a drenagem de abcessos e a remoção de tecidos necrosados.

No surto de bioterrorismo ocorrido nos Estados Unidos, no outono de 2001, 6 dos 11 casos de carbúnculo pulmonar curaram, o que corresponde a uma taxa de mortalidade de 45,5%, bem distante das taxas de mortalidade superiores a

90% anteriormente registadas; também curaram os 11 casos de carbúnculo cutâneo que ocorreram na mesma época. Esses resultados só foram possíveis pela conjugação de uma precoce e potente terapêutica antibiótica, associada com um enérgico tratamento de suporte que, fundamentalmente, procurou assegurar a função respiratória, com apoio ventilatório, prevenir a ocorrência de choque séptico, e manter o equilíbrio hidroeletrolítico e metabólico. A drenagem permanente ou intermitente dos derrames pleurais recorrentes foi também medida terapêutica fundamental que, muitas vezes, resultou em dramática melhoria, não apenas pelo seu efeito mecânico, como pela redução dos elevados níveis da toxina nos derrames; idêntica indicação é também justificada na presença de ascite.

INIBIDORES DAS TOXINAS DO CARBÚNCULO

Uma recente revisão do tema mostrou o benefício da imunoglobulina antiantraz (IGA) no tratamento de 19 doentes, associada ao tratamento antibiótico e à terapêutica intensiva: 15 casos de carbúnculo em heroinômanos, três de carbúnculo de inalação e um de carbúnculo gastrointestinal. Treze dos casos sobreviveram: 10 dos casos de carbúnculo em heroinômanos, dois com carbúnculo pulmonar e o caso de carbúnculo gastrointestinal.

Em dezembro de 2012, a FDA aprovou a primeira antitoxina anticarbúnculo sob o nome de Raxibacumab, primeiro anticorpo monoclonal que neutraliza o antígeno protetor, utilizado por via endovenosa nos casos de carbúnculo inalatório associado à terapêutica clássica ou em situações de possível inalação de esporos de *B. anthracis*. A sua eficácia foi comprovada em animais, já que por razões éticas não pode ser testado em humanos. Como não atravessa a barreira meníngea, não tem indicação nos casos com atingimento meningoencefálico. Efeitos adversos de natureza alérgica podem surgir em cerca de 10% dos casos, inclusive anafilaxia em menos de 1%. O seu interesse fez que o governo dos Estados Unidos incluísse o fármaco na Reserva Estratégica Nacional e requeresse a produção de 65 mil doses para utilização na eventualidade de um ataque biológico.

O fato de a patogenia do carbúnculo resultar da ação das suas toxinas justifica a procura de fármacos que neutralizem essa atividade. A comprovação de que animais injetados com toxina letal purificada morrem com um quadro idêntico ao dos animais mortos por infecção natural, bem como a observação de que, atingido um determinado nível de toxemia, a morte ocorre no animal, mesmo que o tratamento antibiótico consiga a esterilização sanguínea, sugerem que possa ser benéfico o uso de uma antitoxina. Acresce, ainda, que a administração de plasma de indivíduos recentemente imunizados, com elevado teor de anticorpos anticarbúnculo, a animais de laboratório previamente infectados com *B. anthracis*, tem efeito protetor, o que naturalmente reforça esse conceito.

A imunoglobulina antiantraz, preparada a partir do soro de recém-vacinados, administrada por via endovenosa, é um dos fármacos disponíveis nesse âmbito, embora a sua limitada produção constitua o seu maior óbice.

Outros fármacos, alguns com atividade terapêutica em patologias diversas, têm sido também alvo de investigação nesse âmbito, mas a sua utilidade no protocolo de tratamento do carbúnculo não está devidamente comprovada.

VACINA

Além da vacina usada em veterinária, uma vacina inativada de uso humano, produzida a partir de um filtrado acelular de uma estirpe não capsulada, avirulenta, de *B. anthracis*, a estirpe Sterne; tendo como adjuvante hidróxido de alumínio, está disponível desde 1970 nos Estados Unidos. Designada por vacina adsorvida do carbúnculo, é administrada por via subcutânea, em um esquema de seis doses de 0,5 mL, as três primeiras separadas por intervalos de duas semanas e as três restantes administradas, respectivamente, aos 6, 12 e 18 meses. Embora autorizada apenas para uso em adultos, nada há que possa contraindicá-la em crianças, caso seja necessária essa utilização, como sucede com outras vacinas inativadas.

O principal fator responsável pela indução da imunidade é o antígeno protetor. A eficácia da vacina foi testada em macacos infectados por via inalatória após prévia imunização, tendo sido observada proteção total às oito semanas, reduzida para 88% às 100 semanas. Desconhece-se qual o nível de anticorpos que traduz imunidade. Na profilaxia pós-exposição, o uso do tratamento antibiótico com as três primeiras doses da vacina pode reduzir a duração da profilaxia antibiótica. A manutenção da imunidade requer, contudo, o reforço anual da vacinação.

Não se registaram reações graves à vacina administrada a mais de 400 mil militares americanos entre 1998 e 2001, já que apenas cerca de 1% dos vacinados referiram queixas sistêmicas ligeiras e transitórias, particularmente cefaleias, mal-estar, mialgias, artralgias, febre e perturbações digestivas; reações locais leves foram ainda observadas em cerca de 30% dos casos.

Deve-se mencionar terem sido adquiridos pelo governo americano 10 milhões de doses como reserva para um eventual ataque biológico. E também referir, a propósito, que novas vacinas estão em investigação.

Outra vacina atenuada de esporos não capsulados é usada na Rússia desde a década de 1940 do século passado, administrada por escarificação ou por via subcutânea; porém a sua utilização tem sido essencialmente limitada à Rússia e à China, sendo recusada nos países ocidentais por eventuais riscos na sua administração.

No Reino Unido, está disponibilizada uma vacina acelular, tendo como ingrediente ativo um filtrado estéril do antigênico do carbúnculo precipitado por alúmen. A primo-vacinação é administrada por via IM, requerendo três doses intervaladas por 3 semanas, com reforço aos 6 meses.

A circunstância da vacinação disponível implicar seis doses repartidas ao longo de 18 meses e reforços com periodicidade anual, bem como a necessidade de uma maior produção, incentiva a pesquisa de novas vacinas, de mais fácil administração e maior eficácia. A utilização do antígeno protetor de fonte recombinante, de subunidades desse antígeno com diferentes adjuvantes e de vacinas vivas com recurso a estirpes com mutações que permitam diminuir a virulência, mantendo, contudo, a sua imunogenicidade, constitui uma das investigações em desenvolvimento.

PROFILAXIA

Sendo um antraz uma zoonose, a prevenção da doença humana começa logo na prevenção da doença animal, com um controlo veterinário estrito, quer dos animais, quer da carne destinada ao consumo humano. A vacinação do gado é naturalmente uma medida fundamental para impedir a ocorrência dessa grave zoonose.

Em relação à profilaxia humana e após avaliação ponderada do risco de exposição ao agente, deve ser logo instituída a quimioprofilaxia, utilizando os mesmos antibióticos usados no tratamento da doença. O seu emprego não justificado, além de elevado custo, tem ainda o ônus de poder contribuir para a criação de estirpes resistentes entre a população bacteriana comensal.

Embora a duração da profilaxia antibiótica não esteja ainda devidamente estabelecida, a possibilidade de o carbúnculo pulmonar poder ter um período de incubação longo obriga à sua prescrição durante pelo menos 60 dias, devendo ser, contudo, mais prolongada na suspeita de contaminação maciça. Caso não seja continuada a suspeita de diagnóstico, a profilaxia será de imediato interrompida.

Com base em estudos farmacológicos e em primatas não humanos, as autoridades sanitárias americanas aprovaram o uso da ciprofloxacina, da doxiciclina e da penicilina ou amoxicilina na profilaxia do carbúnculo.

No entanto, a possibilidade de resistência à penicilina leva a que a ciprofloxacina e a doxiciclina sejam os antibióticos habitualmente usados, pelo menos até ao conhecimento do padrão de resistência da estirpe em causa.

A ciprofloxacina deve ser prescrita na dose de 500 mg a cada 12 horas, enquanto a doxiciclina é usada na dose de 100 mg a cada 12 horas, ambos os antibióticos usados por VO.

Na grávida, qualquer que seja a sua fase de gestação, bem como na mulher que amamenta, quando expostas a um grave risco de contágio, a profilaxia deve seguir as normas descritas: antibióticos durante 60 dias e três doses da vacina adsorvida no esquema 0 – 2 – 4 semanas. O antibiótico de 1ª escolha é a ciprofloxacina, sendo preferida a outras quinolonas e à doxiciclina; se a estirpe em causa é sensível à penicilina, pode-se optar pela amoxicilina.

Na criança, a profilaxia obedece às mesmas normas de profilaxia antibiótica e de vacinação e administrada no esquema inicial habitual de 0 – 2 – 4 semanas.

O fato da quimioprofilaxia dever ser prolongada é naturalmente um obstáculo para uma boa aderência à sua prescrição. No decurso do surto registado nos Estados Unidos e a despeito do clima de medo coletivo vivido, apenas cerca de metade dos quase 10 mil indivíduos a quem foi proposta profilaxia durante 60 dias cumpriram a prescrição. Entre os indivíduos aos quais foi aconselhada a profilaxia antibiótica por terem estado sujeitos a uma eventual exposição, não foi registado nenhum caso de carbúnculo.

Com o objetivo de aumentar a proteção e de encurtar o longo período de administração de antibióticos, tem sido aconselhada a associação da vacina com a profilaxia antibiótica, que no mínimo deverá ser mantida por 60 dias, período em que são administradas as três primeiras doses da vacina, a intervalos de duas semanas; a imunização deverá ser depois concluída de acordo com o esquema aconselhado. A resposta imunitária atinge o seu pico cerca de 2 semanas após a 3ª dose da vacina administrada às 4 semanas.

CONTROLE DA INFECÇÃO E DESCONTAMINAÇÃO

É excepcional os doentes terem necessidade de ser hospitalizados em regime de isolamento, nem ser requerido o uso de máscara de proteção ou de outras barreiras de proteção aérea. Devem, contudo, ser tomadas precauções em relação às compressas usadas nos casos de carbúnculo cutâneo ou a qualquer material conspurcado com fluidos biológicos contaminados, como líquido pleural ou líquido ascítico, que devem ser incinerados ou tratados por autoclave. O manuseamento de amostras que possam conter o *B. anthracis* deve ser apenas realizado em laboratórios de nível 3 de biossegurança. Uma falha nos protocolos de segurança ocorrida em um laboratório dos CDC, em Atlanta, Estados Unidos, que enviou culturas ativas de *B. anthracis* a outros laboratórios de nível de segurança inferior, resultou na instituição da profilaxia terapêutica a 80 investigadores pelo receio de eventual contaminação no manejo das amostras.

Material de autópsia deve ser esterilizado por autoclave ou incinerado.

O pavimento e outras superfícies eventualmente contaminados devem ser lavados com solução de hipoclorito de sódio a 0,5% (lixívia de uso doméstico diluída a 1/10), o que pode, contudo, ser corrosivo para alguns materiais. As formas vegetativas são rapidamente destruídas, enquanto as esporuladas podem requerer uma hora ou mesmo mais tempo.

Não há necessidade de quaisquer precauções em relação aos conviventes íntimos do doente, a não ser que também tenham sido expostos a idêntico risco. Animais contaminados devem ser cremados para evitar disseminação da doença.

As pessoas com risco de exposição a pó alegadamente contendo esporos devem de imediato mudar todo o vestuário e tomar um banho, lavando-se com bastante sabão; o vestuário deve ser colocado em sacos de plástico selados e posteriormente incinerados. Deverá ser aconselhada quimioprofilaxia imediata até esclarecimento da natureza do produto em causa.

É obvio que a presunção ou a confirmação de qualquer caso deve ser de imediato comunicada às autoridades sanitárias, para que, se necessário, se possa pôr em execução toda uma estratégia previamente definida.

A descontaminação de áreas contaminadas por uma larga dispersão de esporos acarreta bastantes dificuldades, tornando-se necessário conhecer a extensão e duração dessa dispersão, que é condicionada pelas condições meteorológicas locais e pelas características do aerossol usado. Exemplo dessa dificuldade foi a situação verificada em Gruinard, pequena ilha da costa escocesa, cujo solo foi contaminado nos anos de 1940, em consequência de ensaios militares britânicos com bombas contendo esporos de *B. anthracis*, que permaneceram viáveis por quase quatro décadas. A descontaminação, iniciada em 1979, só foi dada por concluída em 1987, tendo a lavagem de todo o solo da pequena ilha sido feita com utilização de 280 toneladas de formol e de 2 mil toneladas de água do mar. Naturalmente que a descontaminação de grandes áreas urbanas é ainda mais difícil de concretizar (Figura 39.3).

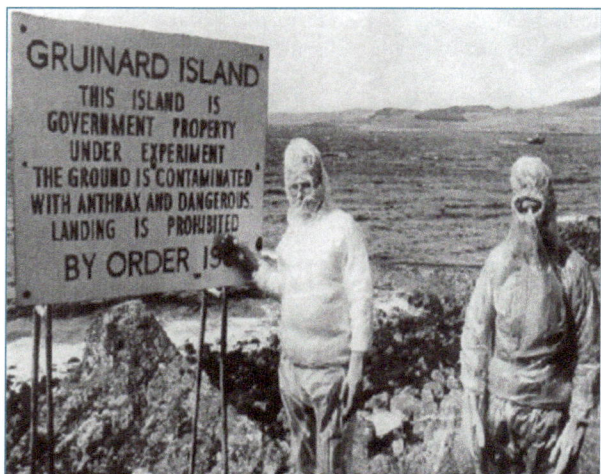

FIGURA 39.3 Contaminação experimental britânica na ilha de Gruinard durante a Segunda Guerra Mundial.
Fonte: Disponível em: http://www.gifte.de/gruinard_island_bild01.htm.

A utilização de radiações gama, processo usado na descontaminação das instalações afetadas nos ataques registados nos Estados Unidos, no outono de 2001, parece ser atualmente o método mais eficaz para esse objetivo. A avaliação de uma superfície suspeita de estar contaminada pode ser feita por meio de uma diversidade de testes rápidos, conquanto a sua validade esteja ainda em avaliação. Durante o surto de carbúnculo ocorrido nos Estados Unidos, registaram-se muitos resultados falso-positivos com a sua utilização, pois a sua positividade não traduz necessariamente a presença de esporos de carbúnculo, mas apenas indicação para um posterior estudo confirmatório. Novos testes de elevada especificidade e sensibilidade estão, contudo, já disponíveis.

BIBLIOGRAFIA SUGERIDA

Abbara A, Brooks T, Taylor G et al. Lessons for controlo of heroin-associated anthrax in Europe from 2009-2010. Outbreak case studies, London, UK. Emerg Inf Dis. 2014;20(7):1115-22.

Advisory Committee on Immunization Practices. Use of anthrax vaccine in response to terrorism: supplemental recommendations. MMWR Morb. Mortal. Wkly Rep. 2002;51:1024-26.

Ales NC, Ratial RK. Vaccines against biologic agents: uses and developments. Respir. Care Clin. 2004;10(1):123-46.

Bell DM, Kozarsky PE, Stephens D. Conference Summary – Clinical issues in the prophylaxis, diagnosis and treatment Anthrax. Emerg Infect Dis. 2002;8(2):222-5.

Dalton R. Genetic sleuths rush to identify anthrax strains in mail attacks. Nature. 2001;413(6857):657-8.

Dixon TC, Meselson M, Guillemin J, Hanna PC. Anthrax. N Eng J Med. 1999;341(11):815-26.

Doenças de declaração obrigatória – Estatísticas. Lisboa: Direcção-Geral da Saúde.

Grabenstein JD. Anthrax vaccine: a review. Immunol. Allergy Clin N Am. 2003;23(4):713-30.

Griffith J, Blaney D, Shadomy S et al. Investigation of inhalation anthrax case, United States. Emerg Infect Dis. 2014;20(2):280-3.

Holty JE, Kim RY, Bravata DM. Anthrax: a systematic review of atypical presentations. Ann Emerg Med. 2006;48(2):200-11.

Inglesby TV, O'Toole T, Henderson DA et al. Anthrax as a biological weapon, 2002 – Updated recommendations for management. JAMA. 2002;287(17):2236-52.

Inglesby TV. Henderson DA, Bartlett JG et al. Anthrax as a biological weapon – Medical and public health management. JAMA. 1999:281(18):1735-45.

Jernigan DB, Raghunathan PL, Bell B et al. Investigation of bioterrorism-related anthrax. United States, 2001: Epidemiologic aspects. Emerg Infect Dis. 2002:8(10):1019-28.

Jernigan JA, Stephens DS, Ashford DA et al. Bioterrorism-related inhalational anthrax: the first l0 cases reported in the United States. Emerg Infect Dis. 2001;7(6):933-44.

Kelly J. Suspend work, close most high-level biosafety labs, experts say. Medscape Inf. Diseases. 2014. Acesso em: 2 ago. 2014.

Khan A, Morse S, Lillibridge S. Public-health preparedness for biological terrorism in the USA. Lancet. 2000;356(9236):1179-82.

Kman NE, Nelson RN. Infectious Agents of Bioterrorism: a review for emergency physicians. Emerg Med Clin N Am. 2008;26(2):517-47.

Kyriacou DN, Adamski A, Khardori N. Anthrax: from antiquity and obscurity to a front-runner in bioterrorism. Infect Dis Clin N Am. 2006;20(2):227-51.

Manchee RJ, Stewart WD. The decontamination of Gruinard Island. Chem Br. 1988 July:690-91.

Meselson M, Guillemin J, Hugh-Jones M et al. The Sverdlovsk anthrax outbreak of 1979. Science. 1994;266(5188):1202-8.

Migone R, Subramanian G, Zhong J et al. Raxibacumab for the Treatment of Inhalational Anthrax. N Eng J Med. 2009;361(2):135-44.

Morel N, Volland H, Dano J et al. Fast and sensitive detection of Bacillus anthracis spores by immunoassay. Appl Environ Microbiol. 2012;78(18):6491-8.

Olson KB. Aum Shinrikyo: once and future threat? Emerg Infect Dis. 1999;5(4):513-6.

Pasteur L, Chamberlain CE, Roux E. Compte-rendu sommaire des experiences faites a Pouilly-le-Fort, prés Melun, sur la vaccination charbonneuse. Comptes-rendus des Séances de l'Académie des Sciences. 1881;92:1378-83.

Peters CJ, Hartley DM. Anthrax inhalation and lethal human infection. Lancet. 2002;359(9307):710-1.

Pile JC, Malone JD, Eitzen EM et al. Anthrax as a potential biological warfare agent. Arch Intern Med. 1998;158(5):429-34.

Pittman PR, Kim-Ahn G, Pifat DY et al. Anthrax vaccine: immunogenicíty and safety of a dose-reduction, route-change comparison study in humans. Vaccíne. 2002;20(9-10):1412-20.

Shepard CW. Soriano-Gabarro M. Zell ER et al. Antimicrobial postexposure prophylaxis for anthrax: adverse events and adherence. Emerg Infect Dis. 2002;8(10):1124-32.

Shlyakhov E, Rubinstein E. Evaluation of the anthrax. skin test for diagnosis of acute and past human anthrax. Eur J Clin Microbiol Infect Dis. 1996;15(3):242-5.

Sonmez E. A cure for anthrax? Lancet. 2002;359(9304):448.

Stephenson J. Rapid anthrax test approved. JAMA. 2004;292(1):30.

Williams R. Bacillus anthracis and other spore forming bacilli. In: Braude AI, Davis LE, Ferrer J (eds.). Infectious disease and medical microbiology. Philadelphia: WB Saunders Co; 1986. p. 270-8.

World Health Organization. Health aspects of chemical and biological weapons. Geneva: World Health Organization; 1970:97-9.

Zilinskas R. Iraq's biological weapons. The past as future? JAMA. 1997;278(5):418-24.

40

Cólera

Nilma Cintra Leal
Cristina Barroso Hofer
Ernesto Hofer

INTRODUÇÃO

Os antigos navegadores árabes e europeus sabiam da existência, nos grandes deltas da Ásia Meridional, de uma doença que era denominada *cholera*, cuja característica principal era a diarreia intensa associada à alta mortalidade. Uma das mais antigas observações a esse respeito foi a de Gaspar Coelho, sob o título *Lendas da Índia*, quando se referia à letalidade alta, observada durante o surto de 1503 no exército do soberano de Calcutá. Não se tem certeza da etimologia do termo *cholera*. Um dos primeiros a usar esse termo foi Hipócrates e acredita-se que, em grego, o substantivo *kol* (bile), associado ao verbo *rrho* ou *rreo*, que significa fluir ou escorrer, resultou na expressão *kolé-rrhoia*, indicando uma acentuada fluidez de bile, originando os vocábulos *koléricos* (grego) e *cholericus* (latim). No Tibete, no período de 802 a 845 a.C., quando foram escritos os trabalhos sânscritos, aparecem referências à cólera como *visuchita*. Esse termo pode significar ritmo intestinal anormal ou apenas distúrbios estomacais ou intestinais. No período medieval, a doença era denominada *Morbus cholerae*, etimologicamente traduzida como doença (morbo) dos que têm bile que flui. A cólera é uma doença infecciosa intestinal aguda, exclusiva dos seres humanos, de veiculação predominantemente hídrica, causada pela enterotoxina do *Vibrio cholerae* O1, biótipos Clássico e El Tor. A emergência de *Vibrio cholerae* O139 com sinonímia Bengala, em dezembro de 1992, como agente etiológico de uma epidemia que assolou Bangladesh e a Índia, foi um evento único na história da cólera, doença que passa a ter dois agentes capazes de causar epidemias de cólera.

As manifestações clínicas da cólera variam desde infecções inaparentes e quadros leves, predominantemente no bi-ótipo El Tor, até quadros graves, que se caracterizam por início repentino de diarreia aquosa e abundante, sem dor e vômitos ocasionais, que podem provocar desidratação grave, acidose metabólica e choque. A taxa de letalidade atinge até 50%, mas com o tratamento adequado não ultrapassa 1%.

EVOLUÇÃO HISTÓRICA DAS PANDEMIAS

A cólera permaneceu restrita às planícies do delta dos rios Ganges e Bramaputra, na forma endêmica, até o século XIX, quando começaram a ocorrer as pandemias. Não há consenso entre os diferentes pesquisadores quanto às datas de início e fim dessas pandemias:

- Primeira, de 1817 a 1823;
- Segunda, de 1826 a 1837;
- Terceira, de 1846 a 1862;
- Quarta, de 1864 a 1875;
- Quinta, de 1887 a 1896;
- Sexta, de 1899 a 1923.

Como se vê, todas elas começaram antes de 1900, e provavelmente ocasionadas pelo biótipo Clássico de *Vibrio cholerae* O1.

A primeira pandemia estendeu-se além do rio Ganges, atingindo somente algumas regiões da Ásia e África. Nos quatro anos posteriores, a propagação foi muito mais ampla, tendo seguido as rotas de comércio, migrações e deslocamento de exércitos, atingindo além da Ásia e da África, a Europa e as Américas. Salienta-se que em 1855 se tem a primeira referência bem documentada de uma epidemia no Brasil, ocorrida após a chegada de migrantes portugueses à cidade de Belém, província do Grão-Pará. Posteriormente, até 1888, foram registrados vários surtos, ocorridos durante e após a Guerra do Paraguai. De 1885 a 1895, a doença foi reconhecida em várias localidades dos estados de São Paulo e Rio de Janeiro, no vale do rio Paraíba. Alguns eventos foram importantes durante as epidemias:

- **John Snow:** descreve a epidemia no subdistrito de Saint James, Londres, no final de agosto de 1854, formulando a hipótese da associação entre essa epidemia e a contaminação hídrica por fezes humanas, na bomba de abastecimento público de água em Broad Street.

- **Filippo Pacini (1854):** faz uma descrição microscópica minuciosa de um "micróbio colerígeno" no intestino de vítimas de cólera.

- **Robert Koch (1883-1854):** isola um bacilo em forma de vírgula (*Komma bazillus*) em pacientes coléricos das epidemias de Alexandria (Egito) e de Calcutá (Índia).

São estabelecidas, em 1887, as primeiras medidas, com bases científicas, de controle da cólera.

As Américas não foram afetadas pela sexta pandemia, sendo a ilha da Madeira o ponto mais a ocidente atingido por essa epidemia, no ano de 1910. Embora a cólera tenha desaparecido da Europa depois de 1925, ela permaneceu confinada no subcontinente indiano. Continuaram ocorrendo surtos e epidemias no Sri Lanka, até 1953; Nepal, até 1958; Malásia e Filipinas, 1937; e Vietnã, 1959. A China foi atingida gravemente em 1940 e 1946. Também nas décadas de 1930 e 1940, a cólera esteve presente no Paquistão, Afeganistão, Iraque e Egito.

Um fato importante nas primeiras décadas do século XX foi a identificação da toxina produzida pelo *Vibrio cholerae*, permitindo melhor conhecimento da patogenia da doença e a introdução de novas estratégias terapêuticas. Robert A. Philips e sua equipe demonstraram que a adequada hidratação intravenosa repondo as perdas de líquidos e sais, poderia ser decisiva no tratamento da doença.

A SÉTIMA PANDEMIA, DE 1961 ATÉ OS DIAS DE HOJE

Em 1961, tem início a sétima pandemia de cólera nas ilhas Sulawesi, Indonésia, que se mantém até os dias atuais, atingindo especialmente o continente africano. Diferentemente das anteriores que estiveram associadas ao biótipo Clássico, a sétima pandemia vem sendo causada pelo *Vibrio cholerae* O1 biótipo El Tor, descoberto por Gotschlich, em 1906, em peregrinos de Meca, examinados na estação de quarentena de El Tor (Egito).

De acordo com Kamal, podemos dividi-la em três períodos. O primeiro vai de 1961 a 1962, iniciando-se por um surto nas ilhas Celebes, antigas Sulawesi (Indonésia), a seguir expandindo-se para o Sudeste da Ásia. O segundo período, de 1963 a 1969, caracteriza-se pela expansão para a Ásia Continental. O terceiro período principia em 1970, comprometendo a África e Europa. O mais importante evento ocorreu em 1971, com a reintrodução da cólera na Península Ibérica, por meio de turistas retornando de férias no norte da África.

O continente americano somente foi atingido em 1973, com o surgimento de casos da doença em Port La Vaca, Texas (EUA), associados ao *Vibrio cholerae* O1 El Tor, sorotipo Inaba. Em 1978, ocorreram casos esporádicos em Louisiana (EUA). No período de 1986 a 1988 foram registrados 28 casos autóctones, cujas fontes de infecção foram moluscos bivalves (ostras, principalmente), provenientes do Golfo do México. No ano de 1991, tem início no Peru uma epidemia de cólera de grande magnitude, caracterizada por elevado número de casos e de rápida expansão. A América Latina era a última região do mundo que permanecia ainda a salvo da sétima pandemia (Figura 40.1). A introdução da cólera na América do Sul na costa peruana (Oceano Pacífico) contrariou as expectativas de que esse fato ocorreria pela costa atlântica desse continente.

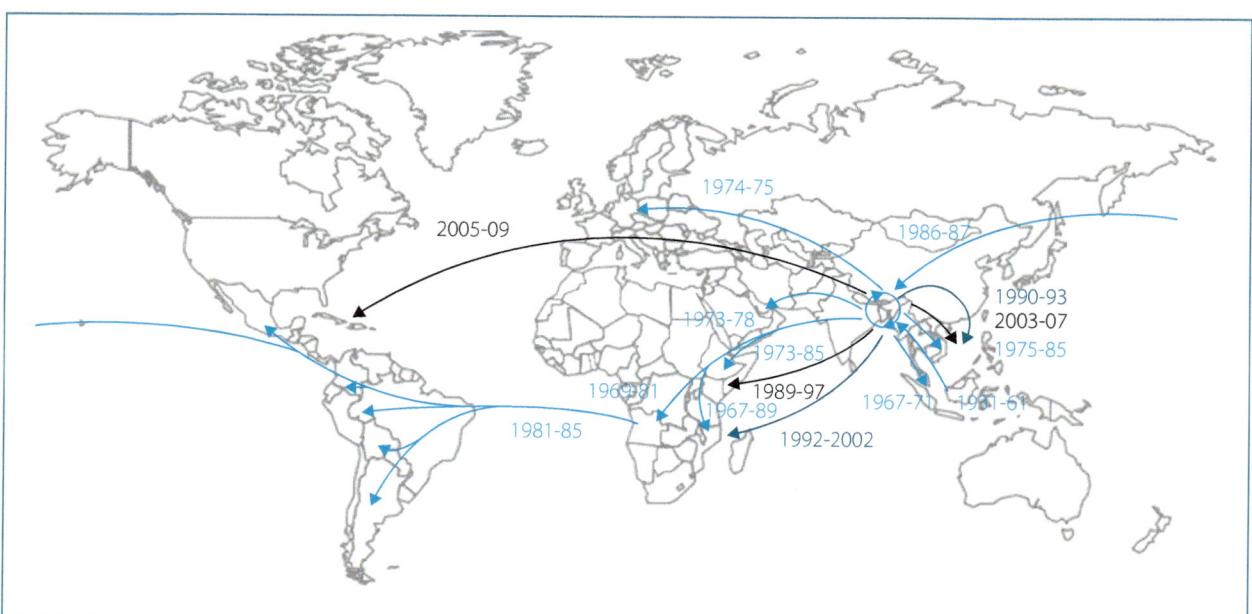

FIGURA 40.1 A expansão da sétima pandemia de cólera.

Fonte: Mutreja et al. Nature, Evidence for several waves of global transmission in the seventh cholera pandemic. 2011;24:462-5. doi: 10.1038/nature10392.

Os primeiros casos no Peru ocorreram em janeiro de 1991, nas cidades do litoral. A primeira delas foi em Chancay, nas cercanias de Lima, e, quase simultaneamente, em Chimbote, também região litorânea, mas situada a 400 km ao norte. Em ambas as cidades se observaram um aumento de pessoas adultas acometidas de diarreia. Essa predominância em adultos é um forte indicador de que a causa da epidemia é a cólera. Nas três semanas seguintes, a epidemia expandiu-se de forma explosiva ao longo do litoral, com casos na cidade de Lima, no Peru. Posteriormente, estendeu-se pelas localidades da Cordilheira dos Andes e da Amazônia peruana, de forma que após três meses da ocorrência dos primeiros casos, a epidemia já havia atingido todo o país.

No período de 1991 a 1993, a cólera propagou-se por 20 países do continente americano, inclusive Brasil, resultando na notificação de aproximadamente 914 mil casos e 7.500 óbitos, representando a mais elevada casuística sobre os demais continentes. Nos anos subsequentes, os casos de cólera caíram acentuadamente, mas tal situação recrudesceu a partir de 2010, no início da epidemia no Haiti, estimando-se que em torno de 700 mil casos com 8.600 óbitos foram notificados até meados de 2014. Em Cuba, desde o início do surto, em junho de 2012 até fevereiro de 2014 foram confirmados 701 casos e três óbitos. Entre os casos confirmados, 12 eram viajantes procedentes da Alemanha, Chile, Espanha, Holanda, Itália e Venezuela. No México, de 8 de setembro a 21 de dezembro de 2013 foram confirmados 187 casos de cólera pelo *Vibrio cholerae* O1 sorotipo Ogawa toxigênico, com um óbito. Desde 15 de novembro de 2013 não foram registrados casos novos da doença. No Brasil, não há registro atual de casos de cólera autóctones desde 2005 (Figura 40.2).

Salienta-se como aspecto histórico, em 2017, o marco dos 200 anos da primeira pandemia de cólera (1817), assim como o lançamento de um plano de redução de 90% de casos nas áreas endêmicas e epidêmicas, particularmente na África e Ásia, até 2030. A meta tem por base três linhas de atuação: 1) detecção precoce de surtos; 2) monitoramento das fontes de água de consumo; e 3) campanhas de vacinação em massa (WHO. Ending cholera – A global roodmap to 2030. Geneva: World Health Organization; 2017. Disponível em: http://who.int/cholera/publication/global-roadmap/en).

Quanto à casuística em 2017, 34 países notificaram um total de 1,230 milhão de casos de cólera e 5.700 mortes, distribuídos no continente africano com 180 mil casos e 3 mil óbitos; na Ásia, ocorreram, 1 milhão de casos e 660 mortes; nas Américas, 14 mil casos e 163 óbitos, com predominância do acontecimento no Haiti (WHO. Cholera, 2017 – Weekly Epidemiological Record. 2018;93(38):489-500. Disponível em: http://www.who.int/wer).

A SÉTIMA PANDEMIA NO BRASIL

Os primeiros casos de cólera detectados no Brasil ocorreram, em 1991, no município de Benjamim Constant, do estado do Amazonas, junto à fronteira com o Peru. A epidemia se alastrou lentamente seguindo o curso dos rios Solimões e Amazonas até o litoral do Pará e o Amapá. Algumas cidades ribeirinhas de afluentes desses dois grandes rios, como Porto Velho (RO) às margens do rio Madeira, Cametá (PA), junto ao rio Tocantins e Bagre (PA), foram atingidas.

Os rios Solimões e Amazonas com suas respectivas bacias se constituíram na principal via de disseminação da epidemia na região Norte, sendo inegável o papel desses rios, como a principal via de deslocamento de pessoas da região.

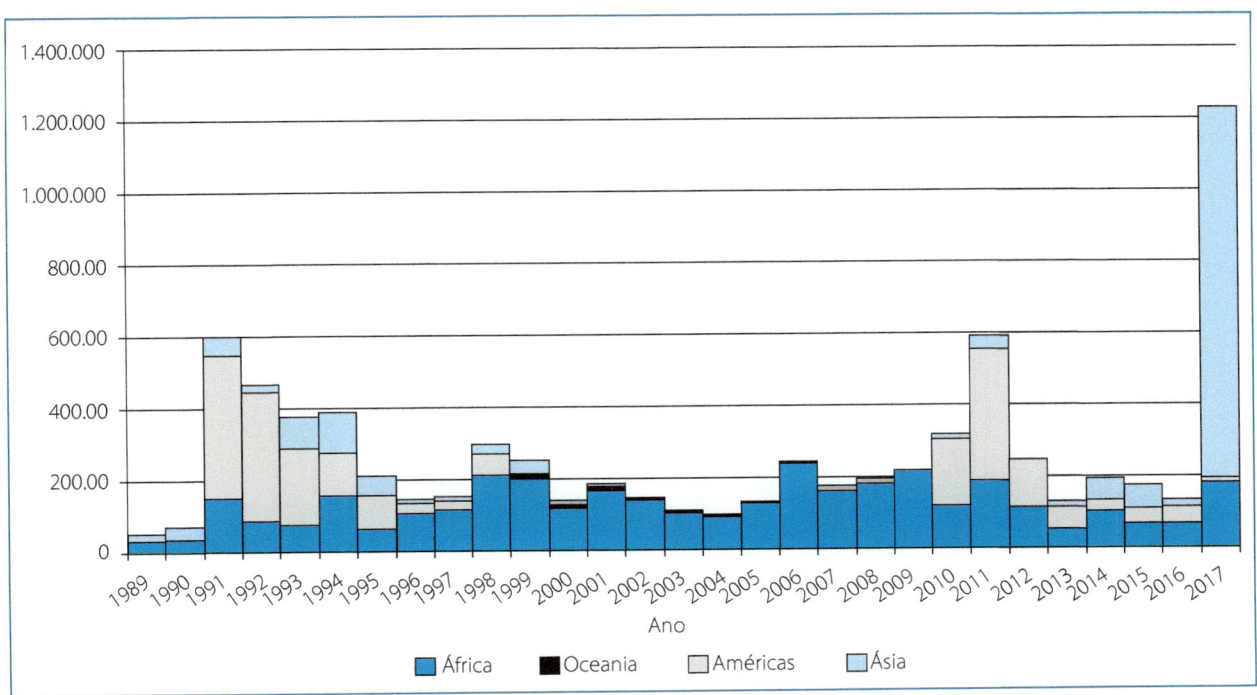

FIGURA 40.2 Série histórica de cólera no mundo, de 1989 a 2017.
Fonte: Weekly epidemiological record. 2018;93(38):489-500. Disponível em: http://www.who.int/wer.

A cólera a partir da Amazônia disseminou-se rapidamente, principalmente em direção à região Nordeste, de forma que no final de 1992, a maioria dos estados das regiões Norte e Nordeste já havia sido envolvida, sendo que de 1991 a 1996, todas as regiões do país apresentaram surtos e casos isolados da doença, ainda que a intensidade tenha variado de forma expressiva. De 1991 a 2003 foram registrados no país em torno de 167 mil casos e 1.300 óbitos, sendo que a partir de 1995 a incidência da doença diminuiu significativamente. As regiões Norte e Nordeste foram responsáveis por aproximadamente 95% dos casos e óbitos ocorridos.

A disseminação da cólera foi mais rápida na região Nordeste, se comparada à região Norte, possivelmente em virtude da maior densidade demográfica, além da circunstância geológica de alcalinidade das águas dos rios e de outros mananciais da região, em confronto à acidez das águas da bacia hidrográfica da região Norte. Em ambas as regiões as comunidades mais afetadas foram as de população predominantemente rural, que apresentavam piores Índices de Desenvolvimento Humano (IDH), elevadas taxas de mortalidade infantil e de analfabetismo e, praticamente, ausência de saneamento básico.

A partir de 1995 a incidência declina de forma acentuada, refletindo o aprimoramento das medidas de controle da doença e a diminuição da proporção de suscetíveis nas populações mais atingidas. Tem implicação também, a evolução favorável de indicadores sociais e de saúde e a ampliação do saneamento básico, cuja cobertura em áreas urbanas atingia, em 2000, 71 e 89%, respectivamente, nas regiões Norte e Nordeste. A cólera no Brasil seguiu o mapa da exclusão social, afetando mais intensamente as comunidades com piores indicadores socioeconômicos. A partir de 2000, ocorreram somente casos esporádicos de cólera em alguns estados da região Nordeste. Em 2001, foram registrados sete casos confirmados, sendo quatro no Ceará; um em Pernambuco; um em Alagoas; e um em Sergipe. Em 2002 e 2003 não

foram detectados casos no Brasil. Já no primeiro semestre de 2004, foram registrados 21 casos, no município de São Bento do Una, situado no agreste de Pernambuco. No primeiro trimestre de 2005, novos casos foram diagnosticados, no mesmo estado, sendo quatro em São Bento do Una e um no Recife. No período de 2006 a 2012 não ocorreram, no Brasil, casos autóctones da doença. No entanto, em 2006 foi registrado um caso importado procedente de Angola, e no ano de 2011 foi notificado um caso importado da República Dominicana. Em 2016, foi registrado um caso de cólera proveniente de Moçambique (Figura 40.3).

Apesar da ausência de casos humanos, em 2007, foi detectada a circulação ambiental de *V. cholerae* toxigênico no município de Ipojuca, no estado de Pernambuco.

Em julho de 2017, a Secretaria Estadual de Saúde de Pernambuco emitiu alerta para cólera, por ter sido identificado pelo monitoramento ambiental *V. cholerae* O1 toxigênico, em amostras de água coletadas nos municípios de Tracunhaém (Açude do Fundão), Correntes (Rio Mundaú) e Aliança (Rio Siriji) (Informe Técnico n. 01/2018. Cólera – Secretaria de Saúde do Estado de São Paulo. Disponível em: http://www.diariodepernambuco.com.br/app/noticia/vidaurbana/2017/07/22/interna_vidaurbana,714336/estado-em-alertapara-evitar-colera.shtml).

ETIOLOGIA

O agente causal da cólera é o *Vibrio cholerae* descrito por Pacini, em 1854, possui sorogrupo O1 e O139. O gênero *Vibrio* pertence à família *Vibrionaceae* incluída na classe Proteobactérias. Membros do gênero são compostos por bacilos Gram-negativos retos ou curvos, móveis por flagelos mono ou multitríquios polares (Figura 40.4). Não formam endósporos ou microcistos. Anaeróbios facultativos capazes de realizar tanto o metabolismo fermentativo como respiratório. São quimiorganotróficos, e íons sódio estimulam o

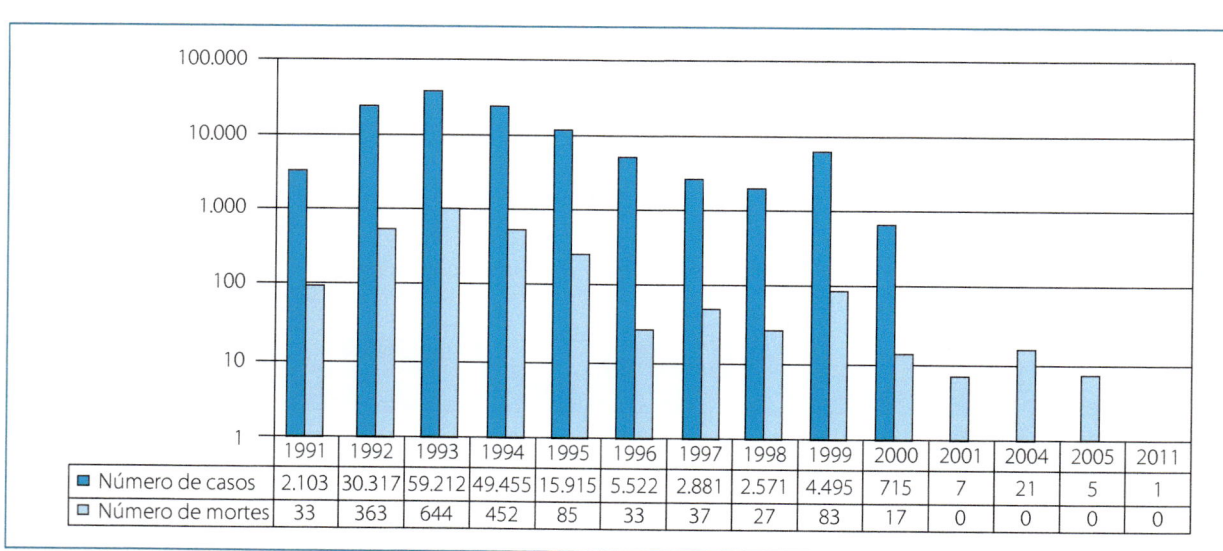

FIGURA 40.3 Série histórica de casos de cólera no Brasil, de 1991 a 2011.
Fonte: WHO – Global Health Observatory Data Repository.

	1991	1992	1993	1994	1995	1996	1997	1998	1999	2000	2001	2004	2005	2011
■ Número de casos	2.103	30.317	59.212	49.455	15.915	5.522	2.881	2.571	4.495	715	7	21	5	1
□ Número de mortes	33	363	644	452	85	33	37	27	83	17	0	0	0	0

crescimento de todas as espécies, algumas halofílicas, variando de 1 a 3% de NaCl a concentração ótima para crescimento. A maioria das espécies produz oxidase e crescem mais satisfatoriamente a 30 °C, assim como suportam valores de pH entre 8 e 9. São habitantes naturais dos ambientes aquáticos, salino e dulcícola, colonizando-se na superfície e conteúdo intestinal de animais marinhos. Algumas espécies são patogênicas para o homem (12 são reconhecidas) e para outros vertebrados aquáticos. Dentre aquelas potencialmente patogênicas, citam-se: o *V. cholerae*, o *V. parahaemolyticus* e o *V. vulnificus*. Os vibriões responsáveis pela cólera são aglutináveis pelo antissoro somático (O), caracterizado como O1 (antigo grupo I de Gardner e Venkatraman, 1935). É interessante que alguns víbrios possuem características culturais e bioquímicas semelhantes, mas não aglutinam em presença do antissoro O1, razão pela qual receberam a denominação de *Vibrio* não O1/não O139 ou não aglutinável (NAG). Atualmente, a espécie *V. cholerae* está constituída por mais de 150 sorogrupos, alguns capazes de produzir uma síndrome coleriforme, excepcionalmente com características epidêmicas. Como exceção, cita-se *V. cholerae* sorogrupo O139, com sinonímia Bengal (baía de Bengala), que emergiu como responsável da epidemia que assolou Bangladesh e a Índia em 1992-1993, com repercussão para outros continentes (casos isolados).

Tradicionalmente, existem dois tipos de *V. cholerae* O1: Clássico, descrito por Koch, em 1883-1884, e El Tor, isolado por Gotschlich, em 1906, de peregrinos provenientes de Meca, e examinados na estação de quarentena de El Tor, na península do Sinai, no Egito.

A diferenciação dos biótipos indistinguíveis pelo perfil bioquímico e antigenicamente, estabelecida por provas laboratoriais são apresentadas na Tabela 40.1.

TABELA 40.1 Diferenciação entre os biótipos Clássico e El Tor de *Vibrio cholerae* O1.

Testes	Clássico	El Tor
Hemólise total (sangue de carneiro)	–	+
Hemaglutinação (eritrócitos de galinha)	–	+
Suscetibilidade à Polimixina B (discos de 50 UI)	S	R
Reação de Voges Proskauer (acetilmetilcarbinol)	–	+
Lise confluente pelo bacteriófago	–	–
IV	+	–
V	–	+

+: positivo; –: negativo; S: sensível; R: resistente.

O *V. cholerae* O1 está dividido em três formas antigênicas somáticas, chamados Ogawa, Inaba e Hikojima, embora alguns autores reconheçam apenas duas formas, sendo que a forma Inaba, descende da forma Ogawa, pela perda da fração somática B, e que a diferença entre Ogawa e Hikojima depende da proporção dos antígenos B e C (Tabela 40.2).

TABELA 40.2 Frações antigênicas somáticas determinantes na caracterização de sorotipos de *V. cholerae* O1.

Sorotipo	Fração do antígeno O
Ogawa	A, B
Inaba	A, C
Hikojima	A, B, C

Os antígenos e a toxina de *V. cholerae* induzem, no homem infectado, a produção de anticorpos aglutinantes e vibriocidas (antígenos somáticos) e anticorpos neutralizantes (toxina). Os anticorpos vibriocidas persistem por menos tempo (6 a 9 meses) do que os neutralizantes (de 1 a 2 anos).

EPIDEMIOLOGIA

RESERVATÓRIO E FONTES DE INFECÇÃO

A despeito de ser o homem o reservatório mais importante, estudos desde as observações de Koch no século XIX destacam a importância do meio ambiente. A doença mantém-se por meio do ciclo de transmissão homem-ambiente, ambiente-homem. Ainda, nos ambientes aquáticos foi detectada uma associação de vibriões a outros organismos, exemplificando-se as cianobactérias (*Anabaena variabilis*), fito e zooplancton (copépodes). Um dos mecanismos que propiciam tal adesão e colonização do *Vibrio* está representado pela sua capacidade de produzir as enzimas quitinase e mucinase. Admite-se que esse fenômeno está relacionado com a sobrevivência dos *Vibrios* nos períodos interepidêmicos (fase silente), logicamente considerando a importância exercida pela temperatura da água (≥ 25 °C), pela salinidade (0,25 a 3%) e pH na faixa de 6,8 a 8. As fontes de infecção são os doentes desde o período de incubação da doença até a fase de convalescença e, também, os portadores assintomáticos. O *V. cholerae* é eliminado pelo aparelho digestivo, através das fezes e dos vômitos, em até duas semanas. O uso de antibióticos diminui o período de transmissibilidade. São relatados casos de infecção crônica biliar, que duram anos, associada à eliminação intermitente de vibriões pelas fezes.

TRANSMISSÃO

O modo de transmissão fecal oral foi descrito no trabalho pioneiro de John Snow, em 1854. O *V. cholerae* pode ser transmitido por duas maneiras:

- **Transmissão indireta (mais frequente e responsável por epidemias):** ocorre contaminação de água ou alimentos ingeridos, bem como os fômites utilizados durante o preparo de alimentos, determinarão a ocorrência de novos casos;

- **Transmissão direta (menos frequente):** ocorrendo em ambiente intradomiciliar ou intrainstitucional, por meio de mãos contaminadas, levadas diretamente à boca ou alimentos manuseados.

As epidemias de cólera podem ocorrer de duas maneiras:

- **Explosivas:** associadas à infecção por veículo comum (água e alimentos), resultando em muitos casos em um curto período de tempo.

- **De curso lento:** quando predomina a transmissão pessoa a pessoa.

A deficiência de saneamento, a falta de água potável suficiente, as populações de baixo nível econômico, são condições fundamentais para disseminação da doença. Em epidemias, a taxa de acometimento, geralmente, situa-se em torno de 2%.

PERÍODO DE TRANSMISSIBILIDADE

Enquanto houver eliminação de vibriões nas fezes mantém-se a possibilidade de transmissão, durante poucos dias após a cura. Após as epidemias, em períodos sem casos de cólera, o monitoramento dos reservatórios (rios, lagoas, esgotos) pode detectar o *V. cholerae* O1 não toxigênico (sem o prófago) ou mesmo não isolar o vibrião, mas os genes relacionados com a produção da toxina podem ser detectados por reação em cadeia da polimerase (PCR) diretamente da água. Em condições ambientais propícias (p. ex., proliferação de algas) os fagos podem entrar na célula do *V. cholerae* e novos casos de cólera podem surgir.

IMUNOPATOGÊNESE, CLÍNICA, DIAGNÓSTICO E TRATAMENTO

A cólera não é a doença diarreica mais prevalente, mas causa a perda de líquidos mais grave; é caracterizada por diarreia que resulta rapidamente em desidratação e acidose metabólica.

A totalidade das manifestações clínicas observadas na cólera é explicada pela ação secretora da toxina no intestino delgado e pelas trocas metabólicas secundárias à perda de grandes volumes de água e eletrólitos. Essa perda de líquido isotônico é caracterizada por pouca proteína e concentração de bicarbonato, duas vezes aproximadamente, mais que a do plasma e de potássio, quatro vezes mais. Todos os sinais clínicos na cólera resultam da perda intestinal desse líquido, algumas vezes excedendo um litro por hora. Todos os sinais e sintomas são rapidamente corrigidos por infusão intravenosa de fluidos e eletrólitos apropriados.

O espectro clínico vai desde portadores assintomáticos à doença fulminante, ocasionando colapso vascular dentro de duas horas do início dos sintomas. O volume de fezes, no curso da doença, pode ser equivalente ou mesmo ultrapassar o peso do paciente.

O aparecimento da cólera como doença é fenômeno secundário à interação do vibrião colérico com o epitélio intestinal e à criação de microambiente adequado para sua multiplicação, na qual participam a toxina e outros fatores de virulência. Estudos moleculares e genéticos da biologia do *Vibrio cholerae* têm identificado uma variedade de novos fatores de virulência além da enterotoxina, como o sistema de captação e transporte de ferro, fator de colonização, citotoxina tipo Shiga, enterotoxina acessória, lipopolissacarídeo, hemolisina e proteínas de membrana externa.

Em agosto de 2000, a sequência genômica completa do *V. cholerae* O1, biotipo El Tor foi descrita por Heidelberg et al., e com isso novos conhecimentos moleculares foram descobertos. O genoma do *V. cholerae* tem dois cromossomos circulares, o maior de aproximadamente 3 milhões de pares de bases e o menor de 1,07 megabases. A maioria dos genes de crescimento, multiplicação e virulência estão localizados no cromossomo maior. Os principais genes de virulência do *V. cholerae* são o *ctx*A e o *ctx*B, que codificam as subunidades A e B da toxina colérica. Outros genes, como o *zot* e o *ace*, codificam toxinas adicionais. A expressão dos genes de virulência é controlada por genes regulatórios, principalmente *tox*R e *tcp*P, que possivelmente são influenciados por fatores do meio ambiente: os genes da toxina colérica estão localizados em um bacteriófago lisogênico Ctxφ, e a propagação desse bacteriófago é influenciada por fatores ambientais, como temperatura, luz e salinidade. Salienta-se que três tipos da subunidade da toxina colérica B, gene *ctx*B, foram descritos e apresentam uma importância epidemiológica, tendo em vista que o genótipo 1 se destaca nas amostras do biótipo Clássico, isolados em todo o mundo e nos casos do biótipo El Tor, provenientes da costa americana, do Golfo do México; O genótipo 2, predominou nas amostras australianas do biótipo El Tor; e, finalmente o genótipo 3, está relacionado com o biótipo El Tor da sétima pandemia, incluindo amostras da América Latina.

O *V. cholerae,* ao atingir o intestino delgado, em quantidade suficiente para produzir infecção, inicia o processo de multiplicação bacteriana, elaborando a enterotoxina, composta por uma subunidade A, em que reside sua ação toxigênica, e cinco subunidades B, que permitem a união da toxina com a superfície intestinal. A subunidade B se une aos receptores específicos na superfície vilositária do intestino delgado, que são gangliosídeos do tipo GM1, liberando a subunidade A no citoplasma do enterócito, que atua enzimaticamente no nível intracelular, catalisando a transferência de ADP-ribose de moléculas do NAD para a proteína G do enterócito, que eleva o AMP-cíclico, modulando a estimulação da secreção de sódio, cloro e água em grandes quantidades na luz intestinal.

Estudos experimentais realizados em cão, evidenciaram que a toxina colérica tem comportamento semelhante ao que ocorre no homem; outros ensaios indicaram que a maior parte de líquido excretado tem origem no segmento jejunoileal. Em nenhum experimento animal o fluido foi produzido no cólon.

O número de vibriões decresce no intestino delgado logo que a diarreia diminui e desaparece, do 4º ao 8º dia de doença. Poucos pacientes continuam a eliminar os vibriões após cessar a diarreia. Salienta-se que o cólon continua a absorver fluidos normalmente na cólera, mas em razão da sua limitada capacidade absortiva, é incapaz de absorver a fração de líquido secretada no intestino delgado.

A produção de líquido isotônico começa na segunda hora, após a liberação da enterotoxina no intestino. O máximo de produção é alcançado na quarta hora, e é mantida em níveis máximos até a décima hora, depois diminui e cessa em 24 horas.

Estudos de perfusão têm demonstrado que nem a absorção de glicose nem a de sódio por cotransporte (sódio + glicose) está alterada na cólera clínica ou experimental. Estudos sugerem que não ocorrem alterações na permeabilidade capilar.

IMUNOLOGIA

A colonização do intestino pelo vibrião colérico evoca a resposta imune incluindo a secreção de imunoglobulina A (IgA). Os anticorpos IgA parecem limitar a duração da infecção primária. Essa resposta inclui anticorpos policlonais IgA dirigidos tanto para a toxina quanto para componentes de superfície, incluindo lipopolissacarídeos (LPS) da membrana. Em ratos recém-nascidos, os anticorpos IgA anti-LPS são mais efetivos que os anticorpos IgA antitoxina na prevenção da diarreia induzida pela cólera (impedindo a colonização epitelial). Experiências revelam que anticorpos monoclonais IgA foram capazes de impedir a ligação à membrana apical das células epiteliais intestinais, e assim anular a resposta secretora pela toxina colérica; é razoável assumir que baixas concentrações de IgA podem proteger o epitélio intestinal contra a toxina colérica *in vivo*, na presença de mecanismo, como o aprisionamento pelo muco e peristalse.

Pesquisas em ratos demonstraram que as células do epitélio intestinal são capazes de secretar altos níveis de interleucina 6 (IL-6) após encontrar toxina colérica, especialmente na presença de citocinas. O alto nível de produção de IL-6 pode ser um componente importante da resposta imune, da mucosa à enterotoxina. O efeito da enterotoxina na secreção de IL-6 pelas células epiteliais intestinais pode ser o resultado da elevação dos níveis de AMPc. Foi estudado o efeito da TGF-α, uma citocina multifuncional produzida por vários tipos de células, incluindo linfócitos B, T e macrófagos, que é conhecida por ter papel tanto na resposta inflamatória quanto na cura. A TGF-α também é produzida pelas células epiteliais intestinais; quando células intestinais foram cultivadas com a toxina colérica e TGF-α1, esses dois atuaram sinergicamente para aumentar a secreção de IL-6.

Foram descritos anticorpos antifímbrias tanto para o *V. cholerae* O1 quanto para o sorogrupo O139; anticorpos da classe IgG e IgA dirigidos contra fímbrias foram detectados no soro de pacientes convalescentes de cólera. Acredita-se que esses anticorpos sejam duradouros e responsáveis por um período de resistência mais prolongado, justificando-se, dessa forma, a raridade de um mesmo indivíduo ter cólera mais de uma vez em uma mesma epidemia.

PATOLOGIA

A presença de enterite aguda difusa com processo inflamatório, reparativo e degenerativo, é encontrada em biópsias de pacientes durante toda evolução da doença, que se estende do estômago ao cólon, sendo mais intensa no intestino delgado. Há resposta inflamatória do tecido mesenquimal da lâmina própria com ingurgitação dos capilares e dilatação dos linfáticos, particularmente do íleo.

O infiltrado celular é moderadamente grave, constituído predominantemente de mononucleares, células plasmáticas, linfócitos, monócitos e poucos eosinófilos; os neutrófilos estão ausentes. A lâmina própria exibe cariorrexe e lise de mononucleares com ocorrência de precipitado amorfo. A natureza inespecífica das alterações histológicas não permite diferenciar casos de diarreia inespecífica. Há descamação e necrose das vilosidades que não são em razão de autólise nem

colapso vascular terminal. A diarreia aquosa tipo "água de arroz" é por causa da descamação patológica múltipla e necrose do epitélio intestinal, como hipersecreção das células epiteliais e excessiva produção de muco. Modificações degenerativas das células epiteliais ocorrem primeiro, seguidas de necrose, descamação e alterações degenerativas na lâmina própria da mucosa.

QUADRO CLÍNICO E ALTERAÇÕES LABORATORIAIS

Tanto o biótipo Clássico como o El Tor produzem um quadro de síndrome diarreica. Do ponto de vista clínico, não há grandes diferenças entre os biótipos do *V. cholerae* responsáveis por esses quadros, sendo mais importantes as diferenças quanto aos aspectos epidemiológicos. No entanto, o biótipo Clássico produz maior morbidade e letalidade, em virtude do seu maior poder toxigênico.

Dos pacientes infectados, cerca de 10 a 20% apresentarão sintomatologia. Outros assintomáticos podem eliminar vibriões pelas fezes por alguns dias. No biótipo El Tor, alguns indivíduos permanecerão eliminando o *V. cholerae* viável por períodos de 3 meses até 1 ano, tornando-se portadores assintomáticos.

Os sintomas iniciam-se de forma abrupta, sem pródromos, com diarreia, acompanhada (às vezes precedida) de vômitos, esses presentes em 86% dos pacientes. As fezes são aquosas em 99%, e volumosas, com elevado número de evacuações, chegando-as a mais de 20 nas 24 horas, em 63% dos pacientes, nas primeiras evacuações com resíduos fecais, inicialmente com coloração escura, evoluindo para uma cor esbranquiçada semelhante à água de arroz, em 63% dos casos. Esse quadro tem duração de 1 a 6 dias.

Quanto mais grave o quadro clínico mais transparente vão se tornando as fezes até tornar-se quase incolor, apresentando um odor característico semelhante a "peixe cru". Em menor número de casos as fezes podem ter uma coloração amarelada em 27%, esverdeada em 7% e mais raramente avermelhada em 0,6%, em consequência do aparecimento de sangue em decorrência de uma lesão intestinal ou retal preexistente do tipo: fissura anal, varizes do plexo hemorroidário ou em casos de associação com amebíase intestinal.

Os vômitos, quando presentes, são espontâneos, inicialmente com restos alimentares. Em seguida, adquirem aspecto bilioso, evoluindo para assemelhar-se às fezes, tanto no aspecto como no odor. A sua intensidade e persistência são fatores importantes na determinação da gravidade do quadro.

Outros sintomas relatados pelos pacientes são: queixa de sede (90%), náuseas (85%), câimbras (71%), cefaleia (35%), relato de febre (5%) e convulsão (1,5%).

Dores abdominais ou tenesmo não são comuns. Alguns pacientes, não apresentam diarreia aquosa, mas a distensão abdominal e íleo paralítico, com o acúmulo do líquido excretado na luz intestinal, que atrapalham na avaliação e tratamento da desidratação. Essa condição é denominada *sicca*.

No exame físico, os olhos fundos encontram-se presente em 85% dos casos, enquanto a pele é seca e pouco elástica. O sinal da prega ocorre em 71%, a ausência de secreção lacrimal em 60% e a mucosa oral seca em 78%. Os pacientes encontram-se conscientes e somente é detectado coma em 0,7% dos casos, alterações do pulso em 70%, mas a ausência dele somente é detectada em 0,4%. A hipotensão arterial ocorre em 71% dos acometidos pela cólera. A peristalse intestinal está difusamente aumentada.

As alterações laboratoriais refletem o quadro de desidratação isotônica, descrito na fisiopatogenia: hemoconcentração e aumento de osmolaridade, e de proteína. Essas alterações são úteis na avaliação inicial do paciente, mas não se mostraram importantes na avaliação da reidratação. Como em qualquer paciente desidratado, a azotemia pré-renal é comum, com acidose metabólica (*anion gap* aumentado) importante. Os níveis de sódio, potássio e cloreto plasmáticos estão normais ou levemente diminuídos. O cálcio e o magnésio plasmático encontram-se aumentados, principalmente em razão da hemoconcentração. Em pacientes com cólera grave, é comum a leucocitose.

A hiperglicemia é comum, em virtude do aumento dos hormônios de resposta ao estresse, secretados durante a hipovolemia. Em crianças, a hipoglicemia é descrita como fator de mau prognóstico, e pelas suas consequências nesse grupo etário, devem ser monitoradas. Em crianças também é mais comum febre, crises convulsivas e alterações do estado mental.

A desidratação da cólera pode ser classificada como leve, moderada ou grave (Tabela 40.3).

O diagnóstico diferencial da cólera difere, quanto à sua apresentação clínica. Quando com desidratação grave e choque hipovolêmico, em períodos epidêmicos, é fácil diagnosticá-la clinicamente, visto que nenhum outro agente etiológico causa tamanha diarreia de forma tão abrupta. Na maioria das vezes, quando ela se apresenta sem sinais de desidratação ou com desidratação leve a moderada, é difícil diferenciá-la de outros patógenos como rotavírus (principalmente em crianças), *Escherichia coli* enterotoxigênica, intoxicação alimentar por *Staphylococcus aureus* ou *Clostridium perfringens*. Nesses casos, o diagnóstico laboratorial é de suma importância.

Além do quadro clínico clássico, manifestações clínicas mais raras, associadas à infecção por *Vibrio cholerae* não O1 e não O139, foram recentemente descritas, como, principalmente, cutâneas: celulites (bolhosa ou não), lesões hemorrágicas ou fascites necrosantes, acompanhadas de sinais de inflamação sistêmica e alta letalidade. Essas manifestações são mais comuns em hepatopatas ou imunossuprimidos.

COMPLICAÇÕES E SEQUELAS

Com a instituição precoce da terapêutica venosa e oral de reposição hídrica eficaz reduz-se acentuadamente o aparecimento de complicações. Porém, outras podem surgir em consequência de medidas intempestivas tomadas durante o tratamento.

Insuficiência renal aguda (IRA)

Geralmente, ocorre em caráter funcional e transitório logo após a fase de reposição hídrica ou secundariamente à constrição renal em decorrência de prolongado estado de choque hipovolêmico, caracterizando a necrose tubular aguda. A IRA é observada, principalmente, em pacientes que não foram reidratados corretamente, provocando um pior prognóstico, principalmente em idosos.

Aborto e natimortalidade

Cerca de 50% das gestantes com cólera apresentam óbito fetal em consequência de intensa e prolongada anóxia uterina, principalmente no último trimestre. Também pode ocorrer parto prematuro.

Acidente vascular cerebral

Ocorre mais frequentemente em pacientes idosos, de forma muito grave, geralmente causando óbito, de natureza isquêmica em decorrência de arteriosclerose, queda da pressão arterial e constrição arteriolar, agravando, dessa maneira, a perfusão sanguínea cerebral.

TABELA 40.3 Classificação da desidratação na cólera.

Manifestações clínicas	Desidratação leve	Desidratação moderada	Desidratação grave
Perda de líquido < 5%*	< 5%	5 a 10%	> 10%
Consciência	Alerta	Agitado	Torporoso ou comatoso
Frequência cardíaca	Normal	Alta	Muito alta
Pulso periférico	Normal	Fraco	Impalpável
Respiração	Normal	Profunda	Profunda e rápida
Pressão arterial sistólica	Normal	Baixa	Muito baixa ou indetectável
Elasticidade cutânea	Retrai rapidamente	Retrai lentamente	Retrai muito lentamente
Olhos	Normais	Fundos	Muito fundos
Voz	Normal	Rouca	Não audível
Débito urinário	Normal	Pouco	Oligúria
*Percentual do peso corporal.			

Fonte: Adaptada de Bennish, 1994.

Edema agudo de pulmão

Os pacientes com hipertensão arterial, insuficiência cardíaca e valvulopatias podem apresentar essa complicação durante o tratamento, quando a infusão de líquidos venosos é feita de forma muito rápida, produzindo súbito desequilíbrio hemodinâmico.

PROGNÓSTICO

A evolução da cólera e o prognóstico dependem do pronto atendimento e de corretas medidas terapêuticas instituídas. Caso isso não ocorra, a letalidade pode atingir até 50% dos pacientes.

DIAGNÓSTICO
PRESUNTIVO CLÍNICO-EPIDEMIOLÓGICO

Tem base nas recomendações do Manual Integrado de Vigilância Epidemiológica da Cólera, Ministério da Saúde, Brasil (2010), considerando-se caso suspeito, todo indivíduo de qualquer faixa etária, proveniente de locais onde ocorrem ou ocorreram recentemente casos de cólera e que apresente diarreia aquosa intensa até o 10° dia do deslocamento. Indivíduos com mais de 5 anos de idade, com vários episódios de diarreia aguda, líquida e com desidratação rápida, serão qualificados como suspeitos, em qualquer localidade.

Durante epidemias, os primeiros casos suspeitos necessitam de confirmação laboratorial. Em períodos interepidêmicos ou endêmicos, apenas os casos de diarreia profusa devem ser investigados laboratorialmente, para estabelecer diagnóstico diferencial com possíveis outros enteropatógenos.

LABORATORIAL
Coleta de espécimes

O *Vibrio cholerae*, pode ser isolado e identificado a partir de amostras de fezes e vômitos de doentes e comunicantes, de alimentos e de águas de consumo e residuais (ambientais).

No caso das fezes, as amostras devem ser colhidas no início dos sintomas, preferencialmente antes do uso de antibióticos. Só em caso extremo, recolhe-se a matéria fecal impregnada em roupas, fraldas, colchão, redes, ou ainda contidas em vasos com urina. Uma pequena porção de fezes (3 a 5 g) diarreicas ou não, será coletada em recipientes de boca larga, limpos e/ou esterilizados, sem uso de desinfetantes e imediatamente encaminhados ao laboratório, mesmo em temperatura ambiente (não ultrapassando 2 horas). Se o laboratório for distante do local da coleta, as amostras devem ser colhidas com *swab* fecal, embebido no material coletado e/ou *swab* retal, introduzidos em meio de transporte de Cary-Blair ou em tubos contendo 10 mL de água peptonada alcalina (APA pH 8,4-8,6). No meio de Cary-Blair, os vibriões permanecem viáveis por 1 a 2 semanas, mesmo mantidos à temperatura ambiente. O *swab* retal propicia um menor número de isolados do que o *swab* fecal ou as fezes *in natura* em razão da menor quantidade de fezes impregnadas (< 0,1 mL), além da presença mais discreta de vibriões nos indivíduos convales-centes e portadores assintomáticos. No uso do *swab* para coleta retal, recomenda-se umedecê-lo previamente em soro fisiológico estéril e em seguida introduzir na ampola retal do doente ou comunicante, comprimindo-o com movimentos rotatórios suaves em toda sua extensão.

Em casos esporádicos, podem ser utilizadas tiras de papel de filtro tipo xarope (2,5 × 6 cm) que são embebidas com as fezes diarreicas ou amolecidas em água estéril, e são espalhadas, à semelhança de um esfregaço, em uma das superfícies do papel. As tiras embebidas, e ainda úmidas, são colocadas em sacos plásticos individuais, vedados, rotulados e encaminhadas ao laboratório, mesmo pelo correio. A sobrevivência de *V. cholerae*, nessas condições atinge uma semana.

Vômitos podem ser enviados ao laboratório *in natura* ou em meio de Cary-Blair. Alimentos, principalmente de origem marinha, são encaminhados *in natura*, no mínimo 100 g, acondicionados em recipientes esterilizados ou limpos sem uso de substâncias químicas. Identificar o material e transportar à temperatura ambiente por até duas horas e sob refrigeração até 12 horas.

Para coleta de águas ambientais, podem ser utilizadas mechas de gaze (*swab* de Moore) que permanecem imersas por 48 horas em água de caixas, rios, lagos, canais ou em afluentes e efluentes de estação de tratamento de esgoto. Em sequência, as mechas são depositadas em recipientes ou sacos plásticos resistentes, contendo 50 a 100 mL de água peptonada alcalina (APA), 10 vezes concentrada, e dessa forma são encaminhados ao laboratório, mantendo a temperatura ambiente.

Isolamento do *Vibrio cholerae*

No laboratório, na tentativa de isolamento de *V. cholerae*, recorre-se à semeadura dos espécimes em meio de enriquecimento de água peptonada alcalina (APA pH 8,4-9,2) e incubação a 35 a 37 °C, durante 6 a 8 horas, período que favorece o crescimento do vibrião inibindo outras bactérias enteropatógenas. O crescimento é mais exuberante na superfície do meio líquido, formando uma película que servirá de inóculo para a semeadura no meio seletivo/indicador, Agar TCBS (tiossulfato, citrato, bile, sacarose), que por sua constituição inibe a maioria da flora fecal de enterobactérias. As placas são incubadas a 37 °C, por 18 a 24 horas.

Na pesquisa de *V. cholerae* em alimentos ou água, os espécimes são submetidos a duas etapas de enriquecimento em APA. Do segundo enriquecimento, de 6 a 8 horas a 35 a 37 °C, será transferido para placas de Agar TCBS seguindo o mesmo procedimento da coprocultura.

Caracterização do *Vibrio cholerae*

O *Vibrio cholerae* é fermentador de sacarose e se apresenta em Agar TCBS como colônias grandes (3 a 5 mm), lisas, brilhantes e amarelas que indica sua ação sobre a sacarose; 5 a 10 colônias com essas características são repicadas para meios de triagem de provas bioquímicas, ágar TSI ou ágar Kligler e ágar Lisina-Ferro (LIA), que após 18 a 24 horas, a 37 °C, permitem um diagnóstico presuntivo do gênero *Vibrio*. Nesses meios o *V. cholerae* é lactose-negativo, glicose-positivo sem produção de gás, indol-positivo ou negativo, lisina-descarboxilase (LDC) positivo, sacarose positivo e H_2S negativo. Uma prova complementar indispensável é o teste de oxidase, verificando-se sempre a positividade em *V. cholerae*. Os perfis bioquimicamente compatíveis com *V. cholerae* nos meios de triagem, incluindo a oxidase, serão crescidos em tubo de ágar nutriente, incubados a 37 °C por 18 a 24 horas, visando a caracterização antigênica dos isolados. Utiliza-se o teste de aglutinação rápida em lâmina, recorrendo-se aos antissoros polivalentes que definem os sorogrupos O1 e O139, agentes da cólera epidêmica. No caso do sorogrupo O1, utiliza-se o mesmo recurso laboratorial, para a caracterização dos sorotipos Inaba e Ogawa por meio dos antissoros monovalentes das frações B (Ogawa) e C (Inaba). Como teste fundamental é necessário evidenciar nos isolados de *V. cholerae* O1 e O139 a produção da toxina colérica (CT), inclusive naquelas amostras com o perfil bioquímico de *V. cholerae*, mas autoaglutináveis, característica das cepas rugosas que, no entanto, podem ser produtoras de toxina.

A CT pode ser evidenciada por Elisa e o potencial para sua produção é reconhecido por técnicas moleculares, como hibridização com sondas de DNA e PCR (reação em cadeia da polimerase), hoje disponíveis nos laboratórios de referência (Figura 40.4).

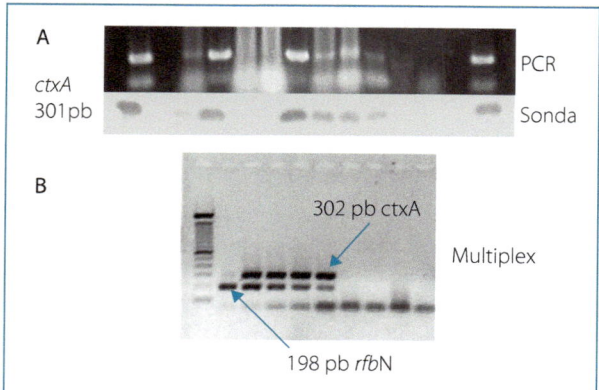

FIGURA 40.4 (A) Gel de agarose do produto da PCR a partir da cultura em APA das amostras de águas ambientais e hibridização com sonda CTX; (B) multiplex PCR em tubo único, amplificação dos genes *ctx*A (toxina) e *rfb* (*V. cholerae* O1 El Tor).
Fonte: Departamento de Microbiologia do Centro de Pesquisas Aggeu Magalhães – FIOCUZ-PE.

Assim, os testes rápidos para diagnóstico RDT (Crystal-VC Rapid Diagnostic Test), baseados em imunocromatografia e colorimetria, em que anticorpos de VC01 e O139 são fixados em fitas de nitrocelulose (Denue, 2018), comercialmente disponível. Podem ser usados como triagem de casos suspeitos, a partir de amostras de fezes, assim permitem disparar o alerta de cólera na região e, então, as amostras são enviadas para confirmação diagnóstica, em laboratório.

Detecção do *Vibrio cholerae*

O DNA do *V. cholerae*, é composto por dois cromossomos, no maior deles ficam localizadas duas regiões que participam dos mecanismos mais importantes da virulência. Uma ilha de patogenicidade de *Vibrio* (VPI), contendo os genes responsáveis pelo fator de colonização nas células intestinais, o elemento genético CTX, em que estão localizados os genes codificadores da toxina colérica, além dos genes responsáveis pela síntese do lipolissacarídeo (LPS) da membrana celular. Os genes principais dessas regiões são os alvos preferenciais para as técnicas moleculares.

São usadas sondas de DNA ou reação em cadeia da polimerase (PCR), direcionadas à sequência dos genes *ctx* codificador de CT e *tcp* do fator de colonização. Os genes *rfb*, específicos do lipolissacarídeo (LPS) de *V. cholerae* O1 e O139, podem ser incluídos nas reações de PCR.

Técnicas moleculares, sobretudo a PCR, tanto podem ser utilizadas para detectar a capacidade de a cepa isolada produzir CT quanto para identificar a presença de *V. cholerae* O1 ou O139, diretamente da cultura ou de espécimes clínicos (fezes ou vômito), de alimentos e de águas ambientais. No caso de águas de consumo e residuais, a PCR é especialmente útil, uma vez que o *V. cholerae* O1 em situações de estresse ambiental, entra em um estado viável, mas não cultivável (VNC), condição de latência metabólica que não permite o isolamento da bactéria por meio do cultivo, embora seja detectada por amplificação do DNA.

As técnicas moleculares auxiliam nas investigações epidemiológicas e com tais informações é possível instituir medidas de controle sanitário, uma vez que a caracterização do genoma total dos isolados permitirá relacionar os isolados a fontes de contaminação.

Muitas outras técnicas, como Elisa, aglutinação, imunofluorescência, imunossensores e testes colorimétricos, também, têm sido empregados para identificação e rastreamento de *V. cholerae*. No entanto, essas técnicas têm limitações, pois nem sempre confirmam a toxigenicidade e, por conseguinte, a patogenicidade dos isolados. Todavia, em algumas situações são ferramentas úteis para acompanhar o padrão epidemiológico de *V. cholerae*, em áreas remotas, onde a cultura e/ou testes moleculares não estão disponíveis.

A introdução recente do método de identificação bacteriana pelo MALDI-TOF MS (Rychert et al., 2015), baseado em caracterização proteômica, na identificação de *V. cholerae* O1/O139 e algumas outras espécies de *Vibrio* e *Aeromonas* se mostrou versátil e robusto para a rápida identificação de casos de cólera. No entanto, o custo dessa tecnologia limita o uso onde infecções por *V. cholerae* comumente ocorre.

Métodos sorológicos

Os componentes antigênicos de *Vibrio cholerae*, CT, LPS, flagelo, fímbrias e outras proteínas de membrana externa induzem resposta imune e protetora do hospedeiro. Os anticorpos desenvolvidos em resposta aos antígenos conferem proteção por um período estimado em torno de 6 a 12 meses e podem ser utilizados para diagnóstico retrospectivo da cólera.

Uma das técnicas mais simples, com grau satisfatório de sensibilidade e especificidade, é a pesquisa de anticorpos vibriocidas, em que diluições seriadas de amostras séricas pareadas de pacientes convalescentes, recuperados e comunicantes, em um prazo de até 12 meses, evidenciam os anticorpos vibriocidas circulantes, indicativo da ocorrência presente ou passada recente do vibrião colérico.

DIAGNÓSTICO DE LABORATÓRIO DIFERENCIAL

É um aspecto muito importante estabelecer um diagnóstico laboratorial conclusivo, nos casos das diarreias agudas, considerando que inúmeras outras etiologias microbianas ou não, podem evoluir como uma síndrome coleriforme. Citam-se, em nosso meio, aquelas causadas por *Escherichia coli* enterotoxigênica (ETEC), por sinal, uma das mais frequentes na nosologia entérica. Outras enterobacterioses podem simular os sinais da cólera, como as provocadas por *Salmonella* (alguns sorovares), *Shigella* sp., *Campylobacter jejuni*, *Yersinia enterocolitica*, além de outros vibriões (p. ex., *Vibrio parahaemolyticus*). No campo da virologia, destacam-se particularmente o *Rotavirus* e o *Adenovirus* entéricos. Já nas parasitoses, os quadros de comprometimento por *Giardia lamblia*, *Entamoeba histolytica*, *Criptosporidium* sp., *Strongyloides stercoralis* e *Schistossoma mansoni*, podem apresentar fezes diarreicas. Na atualidade, não se poderá descartar as diarreias nos pacientes aidéticos, muitas vezes comprometidos com micro-organismos caracterizados como potencialmente patogênicos.

TRATAMENTO

O princípio fundamental do tratamento da cólera é a reposição de líquidos e eletrólitos perdidos durante o episódio de diarreia que acomete os pacientes. O êxito do tratamento depende da atenção prestada em um serviço organizado e com pessoal treinado. Durante os períodos epidêmicos, as unidades de tratamento de cólera (UTC) devem estar distribuídas de tal forma que os pacientes não sejam transportados por uma distância maior que uma hora até o local de atendimento, com pessoal devidamente treinado para o diagnóstico e tratamento de desidratação.

Os serviços devem estar organizados para que as pessoas da recepção estejam atentas para identificar os pacientes que chegam em estado grave, e encaminhá-los o mais rápido possível ao local de atendimento. Em uma avaliação breve e estando em situação grave, deve-se iniciar imediatamente o tratamento de reposição hídrica agressiva. Logo após o primeiro atendimento deve ser anotada a história, realizado exame físico avaliando o estado de hidratação do paciente e colhido material para exame laboratorial, quando indicado (*swab* anal/fecal). A Organização Mundial de Saúde (OMS) organizou *kits* com todo o material necessário aos serviços de saúde para o atendimento de pacientes de cólera, internados ou ambulatoriais, dependendo do grau de gravidade, em níveis epidêmicos e endêmicos.

Devem ser internados: os pacientes que apresentarem sinais de desidratação grave com choque hipovolêmico, insuficiência renal aguda, distúrbio hidroeletrolítico grave, patologias associadas como asma, diabetes, cardiopatias ou outras doenças crônicas, residentes em locais distantes, sem tolerância oral plena e com período de evolução inferior a seis horas, gestantes e idosos.

PACIENTES SEM SINAIS DE DESIDRATAÇÃO (PLANO A)

Devem ser orientados para o tratamento domiciliar com o soro de reidratação oral (SRO), soro caseiro e outros líquidos, como chás, sucos, caldo de arroz, água de coco etc. Para as crianças maiores, e os adultos, a ingestão de líquidos deve ser de acordo com a aceitação. No caso de crianças de até 2 anos, oferecer de 50 a 100 mL de SRO a cada evacuação; acima de 2 anos, de 100 a 200 mL. A amamentação e a alimentação habitual devem ser mantidas. Não administrar líquidos com alto teor de açúcar, como refrigerantes, pois podem agravar a diarreia. É necessário alertar os pacientes e seus familiares para retornarem ao hospital, caso surjam sinais de desidratação.

PACIENTES COM DESIDRATAÇÃO LEVE OU MODERADA (PLANO B)

Os pacientes desidratados, mas sem sinais de choque hipovolêmico devem ser encaminhados para a unidade de reidratação oral ou pré-internamento, para se iniciar o tratamento com soro reidratante oral no próprio serviço. Administra-se o SRO, nas mesmas quantidades anteriores, observando: caso as perdas fecais sejam maiores do que a capacidade de ingestão e os sinais de desidratação forem piorando. Quando os vômitos persistentes impeçam a ingestão do SRO, deve-se introduzir a terapia venosa de reidratação na quantidade de 50 mL/kg em 3 horas. Não obtendo êxito, encaminha-se o paciente para a unidade de tratamento de cólera (UTC), setor crítico.

Os adultos devem ser estimulados a ingerir o SRO à vontade. As crianças devem tomar, aproximadamente, 100 mL/kg, em quatro horas. A amamentação deve ser mantida e a alimentação deve retornar tão logo o paciente esteja reidratado. Após a melhora clínica, os pacientes podem ser encaminhados para o domicílio, com as orientações anteriores, permitindo-se a ingestão de água, se assim o desejarem.

PACIENTES COM DESIDRATAÇÃO GRAVE E CHOQUE HIPOVOLÊMICO (PLANO C)

Deve ser instituída a terapia de reidratação venosa de imediato. Para os pacientes maiores de 6 anos deve-se puncionar duas veias de bom calibre e administrar soro fisiológico (NaCl a 0,9%) e solução de Ringer lactato simultaneamente, infundindo em uma hora aproximadamente 50 a 100 mL/kg. Após esse período, inicia-se o balanço de perdas e ganhos, por meio das medições do volume de fezes, vômitos e diurese com a infusão venosa e a ingestão oral. Podem ser utilizadas as soluções polieletrolíticas. Para as crianças de até 5 anos infunde-se soro glicosado (SG) a 5% e soro fisiológico (SF), na proporção de 1:1, na quantidade de 100 mL/kg para ser infundido em duas horas, adicionando-se para cada 100 mL da solução 2,3 mEq/L de bicarbonato de sódio e 1,5 mEq/L de cloreto de potássio. As soluções polieletrolíticas podem substituir as citadas, mantendo-se os volumes.

Não se deve descuidar da vigilância aos pacientes, reavaliando seu estado clínico a cada hora nos casos de choque hipovolêmico e a cada seis horas, após essa fase. Atenção maior deve ser dada às crianças menores de 1 ano, aos idosos, hipertensos, gestantes ou com outra patologia associada. Nesses casos a infusão de líquidos deve ser feita com cautela e, na reavaliação, deve ser feito um rigoroso exame cardiorrespiratório. Detectando-se qualquer anormalidade, corrigir o plano de reidratação e tomar as medidas que se fizerem necessárias para evitar o surgimento de complicações. É importante fazer a vigilância da glicemia durante a hidratação.

Na quase totalidade dos casos, não tem sido difícil a punção venosa periférica. Ocorrendo dificuldade, pode ser usado o cateter nasoenteral em crianças, sendo a dissecção venosa, a punção venosa profunda ou a via intraóssea, também úteis.

O SRO deve ser iniciado o mais precocemente possível, em pequenas quantidades e em volumes crescentes, conforme a aceitação do paciente. Caso ocorram vômitos, a administração oral é suprimida por algum tempo e reiniciada a seguir. A terapia com SRO é fundamental para a recuperação do paciente, uma vez que na cólera as lesões intestinais são mínimas, permitindo boa absorção de líquidos e eletrólitos, já que a bomba de sódio está preservada.

A unidade de tratamento da cólera (UTC) de pacientes críticos deve ser montada em enfermaria ampla, com as camas metabólicas distribuídas de tal forma que se permita o deslocamento de pessoal médico, de enfermagem e de limpeza. Todo material e medicamentos devem estar em local de fácil acesso. Logo após a melhora do quadro, os pacientes são transferidos da unidade de críticos para a UTC, dos casos moderados, enquanto aguardam condições clínicas de alta hospitalar, facilitando a operacionalização do serviço (de acordo com as instruções da OMS).

A maioria dos pacientes internados pode receber alta após 24 horas de internação, desde que apresentem tolerância oral plena, função renal normal, avaliada por diurese franca (> 40 mL/h), que não apresentem nenhum sinal de distúrbio metabólico ou hidroeletrolítico e débito diarreico < 400 mL/h.

Alguns autores propõem o uso de soluções de reidratação hipo-osmolar para pacientes com cólera. O benefício dessas preparações ainda não foi convenientemente avaliado.

ANTIBIOTICOTERAPIA

A antibioticoterapia está indicada para os casos graves de cólera, pois sua instituição reduz o tempo da diarreia (em até um dia e meio), a quantidade de líquidos eliminados pelo paciente (em até 50%), e a duração da excreção de vibriões (quase três dias), diminuindo a infecciosidade, os custos e o risco de complicações. Nas epidemias, quando se tem a comprovação de circulação do *V. cholerae* entre a população, nas áreas onde não há comprovação de contaminação ambiental, todo paciente deve ser tratado para evitar que o meio ambiente seja contaminado, quando do seu retorno para o domicílio.

Para os pacientes com idade acima de 8 anos e com mais de 40 kg utiliza-se a doxiciclina, na dose única de 300 mg ou a tetraciclina, na dose-padrão de 500 mg, de 6 em 6 horas durante três dias. Para os menores deve ser utilizada azitromicina (20 mg/kg, dose única), a eritromicina (10 mg/kg, cada 6 horas, por 7 dias) ou a furazolidona (5 mg/kg/dia de 6 em 6 horas durante 3 dias ou 7 mg/kg, dose única). Outra opção

para os adultos pode ser as fluorquinolonas: norfloxacina (400 mg, 2 vezes ao dia, por 3 dias) ou a ciprofloxacina (250 mg/dia por 3 dias ou 1 g, dose única). Em estudo de metanálise, cerca de 50% de amostras isoladas em estudos africanos apresentavam resistência ao cotrimoxazol ou à amoxicilina. Em estudo indiano também foi demonstrada alta resistência à furazolidona. Logo, a antibioticoterapia preconizada deve ser individualizada e ter como base a origem do paciente.

Nas pacientes gestantes ou que estejam amamentando é recomendado o uso de azitromicina (20 mg/kg, dose única), a eritromicina-etilsuccinato (10 mg/kg, a cada 6 horas, por sete dias) ou a furazolidona (5 mg/kg/dia de 6 em 6 horas durante 3 dias ou 7 mg/kg, dose única).

A antibioticoterapia deve ser sempre por via oral e iniciada logo após cessarem os vômitos. Estudos experimentais promissores foram realizados em ratos e coelhos utilizando-se anti-inflamatórios, como os antagonistas da enterotoxina, baseando-se na ação das prostaglandinas envolvidas no mecanismo da ativação da adenilciclase. Seu uso não tem sido feito na prática clínica diária. Foram testados: o ácido acetilsalicílico, a indometacina, a fenilbutazona, a dexametasona, a prednisona, o ácido etacrínico e o salicilato sódico.

Não devem ser prescritos, para os pacientes com cólera, drogas antieméticas, pois podem provocar manifestações extrapiramidais com depressão do sistema nervoso e distensão abdominal.

Mesmo em casos de vômitos persistentes, eles cessam quando o paciente for reidratado e corrigido os distúrbios hidroeletrolíticos e metabólicos. Os antiespasmódicos inibem o peristaltismo intestinal aumentando a proliferação da bactéria, prolongando o quadro clínico e dando a falsa impressão de melhora.

É frequente, após a reidratação, os pacientes apresentarem queixas de cefaleia, em decorrência de elevação na pressão arterial, por um mecanismo de rebote compensatório. Normalmente, os pacientes com cólera não apresentam febre, podendo ocorrer discreto aumento da temperatura, em decorrência da desidratação. Em caso de hipertermia persistente, acima de 38 °C, é importante avaliar a possibilidade da existência de infecção concomitante.

Na última década, a resistência antimicrobiana do *V. cholerae* tem crescido, nas regiões central e leste da África e sul da Ásia, principalmente nos sorotipos O139, quando comparado ao O1, embora a resistência às fluorquinolonas estar relacionada com os sorotipos O1. Vários mecanismos de resistência foram descritos, principalmente por bomba de efluxo, mutação cromossomal espontânea, plasmídeos, elementos SXT e integrons. Apesar dessas descrições ainda serem esporádicas, é importante ressaltar, que os genes relacionados com a resistência antimicrobiana do *V. cholerae* são mediados por plasmídeos e podem ser transferidos de/para coliformes fecais não patogênicos intestinais ou entre cepas do meio ambiente. No Brasil, raras são as referências sobre a ocorrência da multirresistência aos antimicrobianos em *V. cholerae* O1.

PREVENÇÃO

Na prevenção da cólera deve ser dada prioridade aos princípios básicos de higiene, particularmente no que se refere ao tratamento adequado aos dejetos humanos, à higiene pessoal e ao suprimento de água potável e boas práticas de higienização de mãos. O fato do *V. cholerae* ser isolado no meio ambiente, na Austrália e nos Estados Unidos, e nenhum surto ter sido descrito, demonstra que o saneamento básico e o acesso universal à água potável têm papel fundamental no controle de epidemias. Durante epidemias, devem ser tomados cuidados redobrados com frutas e verduras externamente contaminadas, assim como de pescados, tanto de água doce como salgada. Métodos modernos permitem a detecção de DNA da exotoxina do vibrião (reação em cadeia da polimerase – PCR) em alimentos, mesmo na ausência do crescimento do *V. cholerae*, embora tais métodos não sejam acessíveis na maioria dos laboratórios em que a cólera é (ou apresentam risco para) epidêmica ou endêmica. Medidas preventivas a serem adotadas em períodos epidêmicos ou em áreas de alta endemicidade de cólera são:

- Os dejetos humanos serem tratados com produtos químicos (hipoclorito de sódio), tanto em fossas sépticas como em vasos sanitários.

- Na falta de água tratada (potável) da rede pública, preparar solução estoque de cloro para desinfetar a água de beber ou de lavagem de alimentos. A solução estoque (concentrada) é preparada da seguinte maneira: quatro colheres de sopa (16 g de hipoclorito de sódio – cloro de piscina) ou 10 colheres de sopa (40 g) de água sanitária ("água de lavadeira"), dissolvidos e/ou misturados em um litro de água. Dessa "solução estoque" devem ser utilizadas três gotas para cada litro de água de beber; uma colher de sopa para três litros de água para lavagem de frutas e verduras; um litro para um reservatório de água de 4.500 litros. A solução estoque se mantém estável por sete dias, à temperatura ambiente.

- Leite e água devem ser fervidos, por pelo menos um minuto, antes de serem ingeridos.

Além disto, certos cuidados devem ser tomados no manuseio de alimentos e utensílios domésticos de cozinha (fômites), como protegê-los do contato com moscas e baratas, que podem ser vetores mecânicos do vibrião, a higienização de mãos e sanitização de fômites, utilizados no preparo dos alimentos.

As ostras, mariscos, camarões, siris e peixes, colhidos de águas contaminadas devem ser evitados ou, então, submetidos à fervura durante 15 minutos antes da ingestão. O uso de suco de limão em alimentos estocados se mostrou útil para evitar o crescimento do *V. cholerae*.

A identificação de casos no início, ou até antes do surto, propicia às autoridades sanitárias a se preparar mais precocemente para o controle de uma eventual epidemia. Algumas ferramentas têm se mostrado úteis nesse esforço, como o monitoramento de *V. cholerae* em esgoto ou em amostras ambientais, predizendo casos de cólera em 1 a 3 meses. Outro fator importante nesse caso é a vigilância epidemiológica; todos os casos suspeitos devem ser investigados, e se positivos, notificados às autoridades de Saúde Pública, o mais precoce possível.

A utilidade da quimioprofilaxia dos contactantes é muito questionada (doxicilina – 300 mg por dia, durante dois dias), sendo restrita para indivíduos em situações em que a taxa de transmissão é muito alta, com medidas de cuidados gerais concomitantes.

Em 2018, a Organização Mundial de Saúde iniciou um programa com o objetivo de reduzir em 90% os casos de cólera até 2020, principalmente na África e na Ásia. Os principais pilares dessa ação são: oferecer água limpa; condições básicas de saneamento e serviços de higiene; fortalecimento de líderes e redes; e apoio aos sistemas de saúde, estimulando a vigilância e o uso da vacina de cólera oral, com o engajamento da comunidade.

VACINAS

As medidas preventivas são de extrema importância e não devem ser menosprezadas com o uso de vacinas.

Estão disponíveis quatro vacinas para cólera. Todas são orais e inativadas. Duas contêm células de *V. cholerae* O1 e O139 utilizadas em pacientes acima de 1 ano de idade, sendo duas doses (14 dias de intervalo), com reforço em 5 anos, e eficácia de 50 a 80%. A terceira, contém células de *V. cholerae* O1, quatro cepas (Clássica, El Tor, Inaba e Ogawa) e com a subunidade B da toxina colérica recombinante. Para crianças entre 2 e 5 anos é utilizada em três doses (uma semana de intervalo), com eficácia de 87%. Sua administração deve estar concluída até uma semana antes de o indivíduo ir para alguma área de risco. Essas três vacinas são pré-qualificadas pela OMS.

A quarta vacina, liberada pelo Food and Drug Administration (EUA), em 2016, também é oral e inativada, com dose única, para 18 a 64 anos. Apresenta eficácia de 90%, 10 dias após a administração e 80%, três meses após.

A vacinação deve ser considerada para viajantes, que vão se expor a algum risco evidente, como a ida para áreas endêmicas (não para países, mas realmente localidades epidêmicas), vivendo como as pessoas locais e/ou viajantes, com determinados problemas de saúde, que propiciam um pior prognóstico, tais como imunodepressão, cardiopatias ou pacientes com hipo ou acloridria, por qualquer causa. A Organização Mundial de Saúde (OMS) também preconiza o uso preventivo dessa vacina, em casos de surto, sem que as outras medidas anteriormente descritas sejam negligenciadas.

Nenhum país exige comprovante de vacinação para cólera para solicitação de visto ou entrada.

BIBLIOGRAFIA SUGERIDA

Bennish ML. Cholera: pathophisiology, clinical features, and treatment. In: Wachsmuth IK, Blake PA, Olsvik Ø (eds.). V. cholerae and cholera: Molecular to Global Perspectives. Washington, DC: ASM Press; 1994. p. 229.

Boutonnier A, Dassy B, Duménil R et al. A simple and convenient microtiter plate assay for the detection of bactericidal antibodies to Vibrio cholerae O1 and Vibrio cholerae O139. J Microbiol Meth; 2003. p. 745-53.

Brasil. Ministério da Saúde. Secretaria de Vigilância em Saúde. Departamento de Vigilância Epidemiológica. Manual Integrado de Vigilância Epidemiológica da Cólera/Ministério da Saúde, Secretaria de Vigilância em Saúde. Departamento de Vigilância Epidemiológica. 2. ed. rev. Brasília: Ministério da Saúde; 2010.

Carpenter CCJ. The treatment of cholera: clinical science at the bedside. J Infect Dis. 1992;166:2-14.

Chatterjee SN, Chaudhuri K. Lipopolysaccharides of Vibrio cholerae: III. Biological functions. Biochm Biophys Acta. 2006;1762:1-16.

Denue BA. Evaluation of a rapid dipstick test (Crystal Vc* for the diagnosis of cholera in Maiduguri, Northeastern Nigeria). Arch Med Health Sci. 2018;6:24-7.

Faruque SM, Nair GB. Molecular ecology of toxigenic Vibrio cholerae. Microbiol Immunol. 2002;46(2):59-66.

Filizola LBS, Figueiroa ACTA, Araújo MCD et al. Significância de anticorpos vibriocidas circulantes em área pós-epidêmica de diarreia, São Bento do Una, Estado de Pernambuco. Rev Soc Bras Med Trop. 2007;40(6):686-9.

Glass RI, Black RE. The epidemiology of cholera. In: Barua D, Greenough WB III, (eds.). Cholera. New York: Plenum; 1992. p. 129.

Gonçalves EGR, Hofer E. Análise dos anticorpos vibriocidas e aglutinantes na população urbana do município de Manacapuru, AM. Rev Soc Bras Med Trop. 1998;31(2):187-93.

Griffith DC, Kelly-Hope LA, Miller MA. Review of reported cholera outbreaks worldwide, 1995-2005. Am J Trop Med Hyg. 2006;75:973-7.

Heidelberg JF, Elsen JA, Nelson WC et al. DNA sequence of both chromosomes of the cholera pathogen Vibrio cholerae. Nature. 2000;406(6795):477-83.

Hofer E, Quintaes BR, Reis EMF et al. Emergência de múltipla resistência a antimicrobianos em Vibrio cholerae isolados de pacientes com gastroenterite no Ceará, Brasil. Rev Soc Bras Med Trop. 1999;32(2):151-6.

Hoshino K, Yamasaki S, Mukhopadhyay AK et al. Development and evaluation of a multiplex PCR assay for rapid detection of toxigenic Vibrio cholerae O1 and O139. FEMS Immun Med Microbiol. 1998;20(3):201-7.

Hunt JB, Thillainayagam AV, Carnaby S et al. Absorption of hypotonic oral rehydration solution in a human model of cholera. Gut. 1994;35:211-4.

Igbinosa EO, Okoh AJ. Emerging Vibrio species: an unending threat to public health in developing countries. Res Microbiol. 2008;159:495-506.

Kabir S. The compositions and protective efficacies of the oral killed cholera vaccines: a critical analysis. Clin Vaccine Immunol; 2014 Jul 23.

Leal NC, Sobreira M, Leal-Balbino, et al. Evaluation of a RAPD-based typing scheme in a molecular epidemiology study of Vibrio cholerae O1, Brazil. J Appl Microbiol. 2004;96(3):447-54.

Leal NC, Figueiroa ACTA, Cavalcanti VO et al. Characterization of Vibrio cholerae isolated from the aquatic basins of the State of Pernambuco, Brazil. Trans R Soc Trop Med Hyg. 2008;102(3):272-6.

Leibovici-Weissman Y, Neuberger A, Bitterman R, Sinclair D, Salam MA, Paul M. Antimicrobial drugs for treating cholera. Cochrane Database Syst Rev. 2014 Jun 19;6:CD008625.

Lopez AL, Chemens Jd, Deen J. Cholera vaccines for developing world. hum vaccin. 2008;4:165-9.

McLeod SM, Kimsey HH, Davis BM, Waldor MK. CTXphi and Vibrio cholerae: exploring a newly recognized type of phage-host cell relationship. Mol Microbiol. 2005;57(2):347-56.

Mendes CL, Abath FGC, Leal NC. Development of a multiplex single-tube nested PCR (MSTNPCR) assay for Vibrio cholerae O1 detection. J Microbiol Meth. 2008;72(2):191-6.

Mendes-Marques CL, Silveira Filho VM, Costa APR, Nunes ML, Silva Filho SV, Figueirôa ACTA, Hofer E, Almeida AMP, Leal NC. The aquatic environment as a reservoir of Vibrio cholerae O1 in hydrographic basins of the state of Pernambuco, Brazil. TSWJ, 2013, Article ID 746254. Disponível em: http://dx.doi.org/10.1155/2013/746254.

Mutreja et al. Evidence for several waves of global transmission in the seventh cholera pandemic. Nature. 2011;24:462-65.

Rao VK, Sharma MK, Goel AK et al. Amperometric immunosensor for detection of Vibrio cholerae O1 using disposable screen-printed electrodes. Ann Sci. 2006;22(9):1207-11.

Reidl J, Klose KE. Vibrio cholerae and cholera: out of the water and into the host. FEMS Microbiol Rev. 2002;26:125-39.

Relevé épidémiologique hebdomadaire. Weekly Epidemiological Record. 2013;31:321-36. Disponível em: <http://www.who.int/wer>.

Sack DA, Sack RB, Nair GB et al. Cholera. Lancet. 2004,13.363(9412):897-8.

Seas C, Gotuzzo E. Vibrio cholerae. In: Mandell GL, Bennett JE, Dolin R (eds.). Principles and Practice of Infectious Diseases. 7th ed. Philadelphia, Pa: Elsevier Churchill Livingstone; 2010. Chap 214.

Zalunardo N, Lemaire M, Davids MR et al. Acidosis in a patient wiht cholera: a need to redefine concepts. QJM. 2004;97(10):681-6.

41

Coqueluche

Eder Gatti Fernandes
Eitan Naaman Berezin
Luiza Helena Falleiros Rodrigues Carvalho

A coqueluche, doença infecciosa aguda do trato respiratório conhecida desde 1500, é de alta contagiosidade e provoca tosse paroxística de intensidade variável e com duração de várias semanas. Sydenham inicialmente usou o termo pertússis (tosse intensa) em 1670, inclusive preferível à expressão *tosse com guincho*, uma vez que a maioria dos pacientes infectados não apresenta guincho. O micro-organismo que causa a coqueluche foi descoberto em 1900 por Bordet e Gengou. O cocobacilo Gram-negativo, posteriormente chamado *Bordetella pertussis*, foi primeiramente identificado no escarro de um lactente de 6 meses de idade com coqueluche.

ETIOLOGIA E PATOGENIA

Atualmente, estão descritas nove espécies geneticamente distintas no gênero *Bordetella*: *Bordetella pertussis, Bordetella parapertussis, Bordetella bronchiseptica, Bordetella avium, Bordetella hinzii, Bordetella holmesii, Bordetella trematum, Bordetella petrii* e *Bordetella ansorpii*. Destas, quatro são conhecidas por causar infecções respiratórias em seres humanos: *Bordetella pertussis, Bordetella parapertussis, Bordetella bronchiseptica* e *Bordetella holmesii*. Os micro-organismos *Bordetella* têm a forma de minúsculos cocobacilos Gram-negativos que crescem aerobicamente em ágar-sangue com amido ou meios completamente sintéticos com nicotinamida como fator de crescimento, aminoácidos como fonte de energia e resina de ciclodextrina ou carvão para absorver substâncias nocivas.

A *Bordetella pertussis*, cujo único hospedeiro é o ser humano, é um bacilo pleomórfico, de crescimento fastidioso que causa a clássica coqueluche. A *B. parapertussis* é responsável pela síndrome coqueluchoide, doença semelhante à coqueluche, porém mais branda, contribuindo com menos de 5% das espécies isoladas de *Bordetella* nos Estados Unidos. As espécies de *Bordetella* compartilham um grau elevado de homologia de DNA entre os genes de virulência. Apenas *B. pertussis* expressa a toxina pertússis (TP), a proteína que garante maior virulência. A sorotipagem depende dos aglutinogênios K termossensíveis. Entre os 14 aglutinogênios, apenas seis são específicos para *Bordetella pertussis*. Os sorotipos variam geograficamente e ao longo do tempo.

Quando cultivada em meio de cultura adequado, a *Bordetella pertussis* dá origem às chamadas fases e a fase I se constitui de colônias bem caracterizadas, capsuladas, virulentas, associadas à doença clínica (formas S) e utilizadas na preparação de vacinas. As fases II, III e IV se constituem de colônias pleomórficas, não capsuladas, praticamente avirulentas, não associadas à doença clínica.

A *Bordetella* sp. produz uma série de substâncias biologicamente ativas, muitas das quais parecem desempenhar algum papel na doença e na imunidade. Após a invasão do aerossol, a TP, hemaglutinina filamentosa (FHA), alguns aglutinogênios (especialmente fimbrias [Fim] tipos 2 e 3), e uma proteína de superfície 69-kd não fimbriada denominada pertactina (PRN) são importantes para a adesão às células epiteliais respiratórias ciliadas. A citotoxina traqueal, adenilato ciclase e TP parecem inibir a depuração dos micro-organismos. A TP parece ser a responsável pelas características da tosse da coqueluche. A função dos diversos componentes está descrita no Quadro 41.1.

QUADRO 41.1 Fatores da *Bordetella pertussis* e importância clínica e imunológica.

Componente	Local de ação celular	Ação imunológica	Atividade biológica
TP	Extracelular	Importante	▪ Promove aderência ao epitélio respiratório ▪ Sensibiliza para a histamina ▪ Promove linfocitose ▪ Promove secreção de insulina ▪ Provoca a metagênese do linfócito T ▪ Estimula produção da interleucina 4 e da imunoglobulina E ▪ Inibe a função fagocítica dos leucócitos
FHA	Superfície celular	Possivelmente importante	▪ Promove aderência ao epitélio respiratório ▪ Aglutina eritrócitos *in vivo*
PRN	Membrana celular externa	Mais importante	▪ Promove aderência ao epitélio respiratório
FIM	Superfície celular Fímbria associada	Mais importante	▪ Promove aderência ao epitélio respiratório
AC	Extracitoplasmático	Não importante	▪ Inibe função fagocítica dos leucócitos ▪ Induz apoptose em macrófagos ▪ Catalisa produção suprafisiológica do cAMP ▪ Causa hemólise *in vitro*
TCT	Extracelular peptidoglycan-*like*	Não importante	▪ Promove interleucina 1 e óxido nítrico sintetase ▪ Estase ciliar efeito, citopático na mucosa traqueal
HLT	Intracelular	Importante	▪ Inibe a síntese de DNA e proteínas ▪ Necrose local

TP: toxina pertússis; FHA: hemaglutinina filamentosa; PRN: pertactina; FIM: aglutinogênio; AC: toxina adenilciclase; TCT: citotoxina traqueal; HLT: toxina dermonecrótica.

A *Bordetella* não é invasiva. Embora a base molecular dos paroxismos de tosse não seja conhecida, as manifestações sistêmicas parecem ser mediadas pelas toxinas que atuam também diretamente no sistema nervoso central (SNC). Nas vias aéreas, a ação direta da TCT resulta em paralisia do movimento ciliar e induz episódios de tosse intensa para remoção do muco acumulado. A toxina dermonecrótica (HLT) causa inflamação e necrose local. A TP e a AC são tóxicas para as células do hospedeiro, principalmente para macrófagos. O acúmulo de células mortas e muco resulta em obstrução bronquiolar e atelectasia. Os paroxismos de tosse geram anóxia e congestão venosa no SNC, facilitando o aparecimento de edema cerebral, hemorragias e convulsões. Os sintomas neurológicos resultam de ação primária da toxina bacteriana ou hipóxia secundária.

IMUNIDADE

A infecção por *B. pertussis* é seguida de infiltrado inflamatório nos pulmões, com recrutamento de células dendríticas, macrófagos, neutrófilos e linfócitos, principalmente CD4+. Imunoglobulinas G (IgG) e A (IgA) também são detectadas, porém mais tardiamente. IgG só é detectável após a eliminação completa da bactéria do trato respiratório, o que mostra a importância das respostas celulares inata e adaptativa na eliminação do patógeno.

Células T *helper* (Th)1 e Th17 produzem interferon-γ (IFN-γ) e interleucina 17 (IL-17), que potencializam a fagocitose e a destruição de bactérias por macrófagos. Células dendríticas reconhecem padrões moleculares de patógenos e induzem sinais pró-inflamatórios que estimularão a produção de citocinas e quimiocinas; estas são seguidas da infiltração leucocitária e ativação de linfócitos T. Por exemplo, a ligação do lipopolissacarídeo da *B. pertussis* no receptor do tipo *toll* 4 das células dendríticas promove a secreção de IL-12 e IFN-γ, o que provoca ativação de células Th1. As células ativadas por toxina AC produzem IL-1β e IL-23, que induzem linfócitos Th17, importantes para o *clearance* bacteriano e o recrutamento de linfócitos.

A detecção de linfócitos T CD4+ específicos para TP, FHA, PRN, em crianças infectadas, indica que a imunidade celular é importante para eliminar a bactéria na infecção natural. Estudos mostram que a resposta mais efetiva é a mediada por células Th1, com produção de INF-γ. Essa citocina contribui para o aumento da resposta oxidativa de macrófagos e estimula a fagocitose.

Os anticorpos agem como agentes neutralizantes de toxinas bacterianas na proteção contra *B. pertussis*, inibindo bactérias extracelulares de se ligarem nas células da mucosa respiratória, ou facilitando a captura e a destruição dessas bactérias por macrófagos e neutrófilos. Não estão definidos os títulos específicos de anticorpos contra os antígenos da *B. pertussis* capazes de constatar proteção. Mesmo assim, a fagocitose mediada por anticorpos tem um papel importante na eliminação da bactéria. A infecção por B. *pertussis* induz IgA secretada em mucosas e, posteriormente, IgG detectada no soro. Esses isótopos podem ser adquiridos, respectivamente, via colostro e placenta.

EPIDEMIOLOGIA

O homem é o único hospedeiro conhecido da *Bordetella pertussis* e a transmissão ocorre pelas gotículas respiratórias. A tosse, portanto, é uma importante fonte de contaminação.

A coqueluche é extremamente contagiosa, com taxas de ataque de até 100% em indivíduos suscetíveis expostos de perto aos aerossóis. A *B. pertussis* não sobrevive por períodos prolongados no meio ambiente e a colonização crônica não é descrita em seres humanos. O período de transmissibilidade se estende de 7 dias após a exposição até 3 semanas após o início das crises paroxísticas. A contagiosidade cai de 95% na 1ª semana de doença (período catarral), para 50% na 3ª semana, sendo praticamente nula na 5ª semana. No Brasil, a coqueluche é uma doença de notificação compulsória e imediata (deve-se notificar na suspeita clínica).

A coqueluche é uma doença de imunoprevenível. Antes da introdução da vacina, a doença acontecia principalmente entre crianças em idade pré-escolar (1 a 5 anos), sendo esta faixa etária a principal fonte de infecção. A doença era uma das mais comuns entre crianças no mundo todo. Os adolescentes e os adultos estavam protegidos pela imunidade dada por infecções prévias e pelas constantes exposições (*booster* natural) à *B. pertussis*, então livremente circulante entre a população. Adolescentes e adultos, quando infectados, apresentam normalmente quadro clínico mais brando ou mesmo assintomáticos.

A partir da década de 1950, a vacina de células inteiras passou a ser disponibilizada em larga escala para as crianças de diversos países. Com isso, houve expressiva redução de sua incidência e mortalidade. As altas coberturas vacinais provocaram queda de mais de 95% na incidência de coqueluche em relação ao observado na primeira metade do século XX. Após a introdução da vacinação de coqueluche em crianças nos Estados Unidos, a coqueluche passou de 250 mil casos notificados em 1934, para 1.100 casos em 1976.

Apesar da queda significativa da incidência e da mortalidade da doença, a coqueluche não desapareceu. Como a imunidade adquirida com a vacinação não é duradoura, as altas taxas de cobertura vacinal determinaram uma mudança no padrão da infecção. Com o passar dos anos, a *B. pertussis*, que antes circulava em crianças em idade pré-escolar, passou a circular principalmente entre adolescentes e adultos. Eles se tornaram as principais fontes de infecção para crianças não vacinadas e lactentes ainda não vacinados (< 2 meses de idade) ou parcialmente vacinados.

Nos Estados Unidos, a incidência da doença voltou a subir a partir dos anos 1980, chegando a 11.647 casos notificados em 2003. Entre 1983 e 1991, a incidência de coqueluche entre pessoas ≥ 15 anos de idade era < 1/100.000. Entre 1992 e 1997, casos nessa faixa etária já correspondiam a 21% de todos os casos de coqueluche notificados. Entre 1998 e 2002, essa proporção correspondia a 34%, e chegou a 45% entre 2003 e 2007. Entre 2008 e 2010, os casos em adultos com 20 anos ou mais correspondiam a 28% dos diagnósticos confirmados da doença.

A partir da segunda metade da década de 1990, a vacina acelular, menos reatogênica que a vacina de células inteiras, passou a ser utilizada principalmente em países desenvolvidos. Mesmo mantendo altas coberturas vacinais, em 2005 e 2010, ocorreram epidemias da doença, chegando a alcançar incidência geral de 9/100.000 habitantes. Entre 2010 e 2014, 26.566 casos de coqueluche foram notificados no estado da Califórnia, nos Estados Unidos, sendo 1.700 hospitalizações e 15 óbitos. Só em 2014, foram notificados 10.831 casos, com 376 hospitalizações, sendo que 85 (23%) demandaram terapia intensiva. Entre os casos hospitalizados, 227 (60%) eram lactentes com menos de 4 meses de idade e os quatro casos de óbito aconteceram entre lactentes com menos de 2 meses de idade. A maioria dos casos notificados na Califórnia, naquele ano, eram adolescentes com idades entre 9 e 16 anos de idade.

A coqueluche passou a ser considerada uma doença reemergente em países desenvolvidos nas últimas duas décadas. Na Europa, os relatórios do Centro Europeu de Prevenção e Controle das Doenças (ECDC) e da Rede de Vigilância de Doenças Evitáveis por Vacinação (EUVAC-NET) mostraram que, durante o período entre 2003 e 2007, 43.482 casos foram notificados (incidência global de 4,1/100.000 habitantes). Altas taxas de incidência foram registradas na Noruega, Suécia e Finlândia. As maiores taxas de incidência foram relatadas em lactentes menores de 1 ano de idade (35/100.000 habitantes). A Organização Mundial de Saúde (OMS) estima a ocorrência de 50 milhões de casos e 300 mil óbitos por ano.

O aumento da incidência da coqueluche pode ser muito maior do que o observado. Estima-se que, nos países desenvolvidos, apenas 5 a 25% de todos os casos da doença são notificados aos sistemas de vigilância. Entre 80 e 95% dos adolescentes e adultos infectados são assintomáticos e não procuram atendimento médico. Já entre os lactentes, com ocorrência de complicações, a taxa de hospitalização e de letalidade em crianças menores de 6 meses é quatro vezes maior que em adolescentes ou adultos, podendo ser ainda maior em países mais pobres. Os adultos, principalmente os pais, mesmo assintomáticos, são a principal fonte de infecção para os lactentes. O aumento da ocorrência de coqueluche entre adolescentes e adultos estaria diretamente associado ao aumento da doença entre os lactentes.

O Brasil também registrou queda de incidência da coqueluche após a vacinação universal das crianças com vacina de células inteiras. Após atingir altas coberturas vacinais, houve um período de baixa incidência durante a segunda metade da década de 1990 e toda a década de 2000. Porém, mesmo mantendo altas coberturas vacinais em crianças, observou-se um aumento significativo da incidência da doença no Brasil, entre 2011 e 2014. No primeiro ano da epidemia (2011), foi registrado um aumento de seis vezes na incidência da doença, ante o registrado no ano 2010. A incidência seguiu subindo nos anos subsequentes, atingindo um aumento de 16 vezes à incidência registrada em 2010 (Figura 41.1). A maioria dos casos aconteceu entre crianças < 2 meses de idade, grupo que manifesta formas graves da doença e com letalidade elevada.

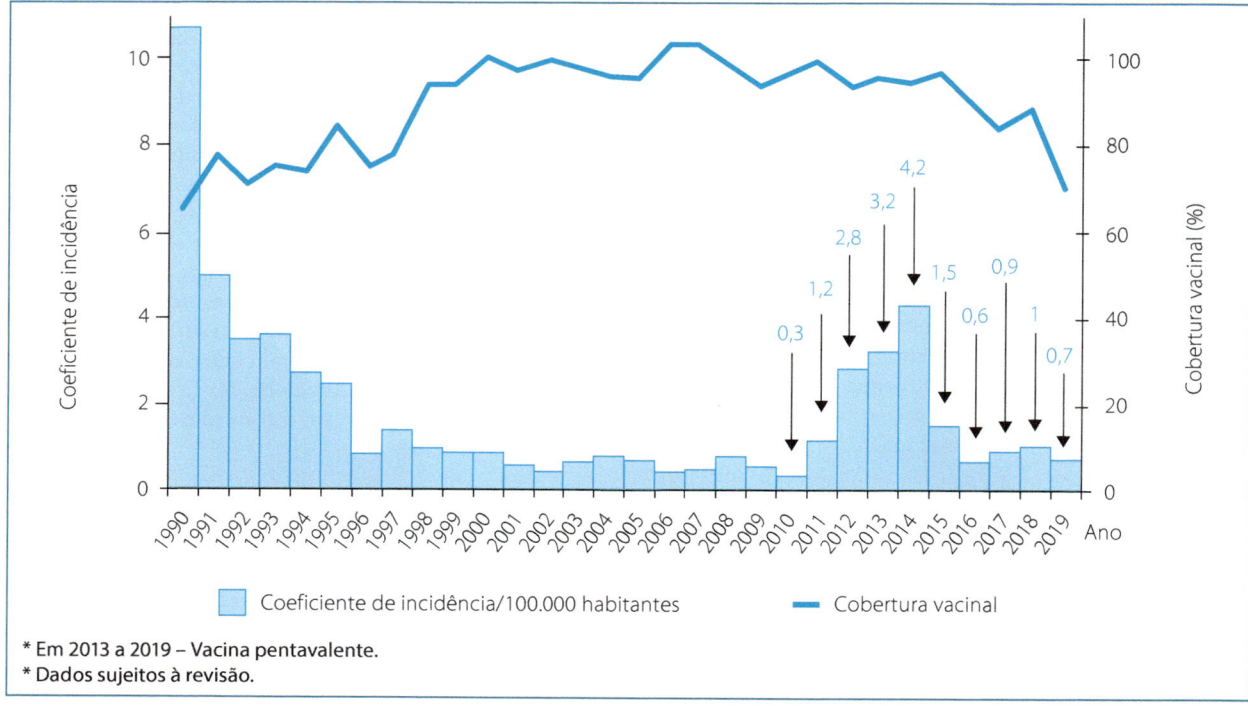

FIGURA 41.1 Coeficiente de incidência por coqueluche e cobertura vacinal com DTP e DTP+HIB no Brasil, 1990 a 2019*. *Fonte:* CGPNI/DEIDT/SVS/Ministério da Saúde.

São vários os fatores que podem ter contribuído com o ressurgimento da coqueluche a despeito das altas coberturas vacinais: alterações genéticas em cepas circulantes da *B. pertussis*; melhora no diagnóstico e maior sensibilidade da vigilância epidemiológica. Mas a vacinação em massa e de longa data foi determinante para os indicadores recentes e inéditos da coqueluche. A perda da imunidade induzida pela vacina e a diminuição do reforço da imunidade pela exposição natural à *B. pertussis*, em razão da redução da circulação da bactéria, tornaram as pessoas mais vulneráveis à doença nas últimas décadas.

Assim como a doença, as vacinas de coqueluche não garantem proteção para toda a vida. Enquanto a proteção após a doença pode chegar a 20 anos, a vacinação com vacina de células inteiras garante proteção de até 12 anos. Então, no Brasil, as altas coberturas vacinais atingidas durante os anos de 1990, com uma vacina que garante proteção até meados da adolescência, proporcionaram as baixas incidências registradas durante os anos 2000. A doença parou de circular entre os pré-escolares, o que diminuiu sua circulação na população em geral. Porém, a coorte vacinada durante os anos de 1990 tornou-se adulta na década de 2010. Em virtude da queda de imunidade da vacina de células inteiras, os adultos vacinados na infância passaram a ser suscetíveis à doença. Com o tempo, a população de adultos foi sendo preenchida por pessoas suscetíveis até atingir um determinado limiar, o que pode ter permitido a explosão da incidência a partir de 2011. Adultos infectados transmitem a bactéria para os menores de 1 ano suscetíveis, que ficam doentes e são detectados pela vigilância. Esta pode ser uma das causas da epidemia de 2011 a 2014. O aumento progressivo dos infectados até 2014 pode ter provocado um esgotamento de

suscetíveis adultos, resultando em queda da incidência em 2015. Logo, a epidemia observada pode ser resultado do comportamento cíclico da doença, que foi alterado pelas altas coberturas vacinais na infância. As crianças vacinadas continuam chegando suscetíveis à fase adulta, o que pode estar alimentando a população com novos suscetíveis. Por isso, ainda há a possibilidade de se atingir novamente um limiar de suscetíveis, a ponto de resultar em novo pico epidêmico. Com isso, o futuro epidemiológico da coqueluche é incerto, podendo ser diferente dos picos de incidência com intervalos de 3 a 5 anos observados até então.

Embora países desenvolvidos já registrassem aumento da incidência da coqueluche desde a década 1980, a introdução das vacinas acelulares a partir da década 1990 foi um fator relevante para a ocorrência de surtos mais intensos nas duas décadas seguintes. Isso porque vacinas acelulares têm menor tempo de proteção: em torno de 5 anos. Por isso que os surtos em países desenvolvidos, além de lactentes, passaram a acometer principalmente adolescentes. Além disso, as vacinas acelulares, ao contrário das vacinas de células inteiras, não estimulam resposta Th1 e Th17. Com isso, além de sua resposta menos efetiva na eliminação da bactéria, a vacina acelular não garante o *clearance* bacteriano na mucosa. Ou seja, o indivíduo que recebe vacina acelular não adoece, mas pode se infectar e transmitir a bactéria.

As recentes epidemias de coqueluche fizeram diversos países adotar estratégias de vacinação envolvendo adolescentes e adultos. Isso só foi possível após o licenciamento das vacinas contendo toxoide tetânico, toxoide diftérico reduzido e componente *pertussis* acelular (dTpa). O Brasil adotou, em 2014, a vacinação de mulheres no terceiro trimestre de gestação.

QUADRO CLÍNICO

Existe um amplo espectro de manifestações clínicas da coqueluche que varia conforme a idade do paciente, o grau de imunidade, o uso de antibiótico e a coinfecção respiratória. Classicamente, a coqueluche é uma doença de seis semanas. Uma definição de caso clínico englobando tosse com duração acima de 14 dias com pelo menos um sintoma associado de paroxismo, guincho, ou vômitos pós-tosse tem sensibilidade de 81% e especificidade de 58%, mediante confirmação por cultura. Apneia ou cianose (antes da apreciação da tosse) são pistas em crianças menores de 3 meses de idade.

O período de incubação é, em média, de 5 a 10 dias, podendo variar de 7 a 21, raramente chegando até 42 dias. Após, três estadiamentos clínicos podem ser encontrados, a saber: fases catarral, paroxística e convalescente.

FASE CATARRAL

Estende-se por cerca de 7 a 14 dias, com sintomas inespecíficos: anorexia; espirros; lacrimejamento; coriza; mal-estar; irritabilidade; febrícula e tosse seca discreta que aumenta progressivamente em frequência e intensidade, principalmente à noite. O diagnóstico nessa fase é importante, pois o tratamento precoce reduz a gravidade da doença. Uma leucocitose relativa ou absoluta já se inicia nesse período.

FASE PAROXÍSTICA

Dura aproximadamente quatro semanas e se inicia quando a tosse explode em surtos, sendo mais severa à noite, e refratária ao tratamento. A tosse é, inicialmente, curta e seca, intermitente, irritadiça, e evolui para os paroxismos inexoráveis que são a marca registrada da coqueluche. Surgem inúmeros paroxismos de tosse, também conhecidos por tosse em "quintas", com intensa sensação de asfixia.

As crises de tosse podem ser desencadeadas por leve pressão sobre a laringe, ambiente pouco ou excessivamente ventilado, perturbações físicas ou emocionais, irritantes aéreos ou temperaturas extremas.

Os paroxismos caracterizam-se por cinco ou mais expirações curtas e rápidas, seguindo-se uma parada respiratória e uma inspiração forçada, súbita e prolongada, acompanhada de um ruído característico: o "guincho". Vômitos surgem no fim dos acessos. A febre não aparece nesse período, a não ser que surjam complicações secundárias.

Os lactentes menores de 3 meses não apresentam os estágios clássicos da doença. Após estímulos sutis, como corrente de ar, luz, som, sucção ou alongamento, um lactente jovem que aparentemente estava bem começa a sufocar, ofegar e agitar as extremidades, com hiperemia facial. A tosse (grunhido expiratório) pode não ser proeminente. O guincho (suspiro inspiratório vigoroso) não é frequente em lactentes menores de 3 meses de idade. A cianose é mais comum nos lactentes mais jovens, assim como asfixia, sudorese, convulsões e confusão mental.

Há fatores preditivos para o diagnóstico da coqueluche (Quadro 41.2). Pela pressão venosa aumentada no segmento cefálico, é possível encontrar congestão facial, língua protrusa, lacrimejamento, salivação, distensão das veias do pescoço, edema periorbitário e hemorragias, desde epistaxes e hemorragias conjuntivais e petéquias, até as de maior extensão e gravidade, como do SNC. Embora o paciente pareça estar bem entre os acessos, o quadro é dramático durante os paroxismos, com fácies de angústia; a doença pode determinar perda importante de peso corpóreo.

PERÍODO DE CONVALESCENÇA

À medida que este período progride, o número, a gravidade e a duração dos episódios diminuem, cessando em 3 ou 4 semanas. Paradoxalmente em lactentes, a tosse e os guinchos podem tornar-se mais ruidosos e mais clássicos na convalescença.

Crianças imunizadas apresentam encurtamento de todos os estágios da coqueluche. Os adultos não têm fases distintas. Em lactentes menores de 3 meses, a fase catarral dura, em geral, apenas alguns dias ou simplesmente não é reconhecida quando se apresenta como crises de apneia.

COMPLICAÇÕES

É no período paroxístico que costumam surgir as complicações da coqueluche. Pela pressão venosa aumentada no segmento cefálico, é possível encontrar complicações já referidas em quadro clínico, além de importante perda de peso.

As complicações mais severas e que frequentemente ocasionam óbito são as respiratórias. Após o advento dos antimicrobianos, bronquiectasia é uma complicação raramente notada, mas atelectasia é comum, acometendo, sobretudo, o lobo superior direito. A pneumonia intersticial, o coração "felpudo", com borramento dos limites cardíacos, e a otite média são habitualmente causados pela própria *Bordetella*, embora possam acompanhar invasão bacteriana secundária.

QUADRO 41.2 Fatores preditivos para o diagnóstico de pertússis.

Fatores positivos	Sintomas predominantes em lactentes	Outros fatores para o diagnóstico	Fatores que afastam o diagnóstico
Tosse como sintoma predominante	Apneia	Imunização incompleta	Febre
Assintomático entre paroxismos	Choque	Contato íntimo com paciente com tosse	Exantema e enantema
Tosse paroxística com guincho	Bradicardia Crises de cianose	Mais de 10 anos desde a imunização	Taquipneia, sibilos, estertores
Linfocitose (células sem atipias)			Linfoadenopatia, neutrofilia, neutropenia e linfócitos com atipias

O que caracteriza o coração "felpudo" da coqueluche é a infiltração e espessamento peribrônquico no triângulo basal que se estende transversalmente desde o hilo até o baixo diafragma, não significando infecção.

A análise de 70 casos internados no Hospital Emílio Ribas mostrou 17 casos (24,2%) sem complicações e, em 53 (75,7%), as complicações mais frequentes foram: pneumonia bacteriana secundária (30 casos); quadro espástico (l6); convulsões (9); insuficiência cardíaca congestiva (7); hemorragia conjuntival (3); e tuberculose (2). Desses 53 casos, 8 evoluíram para óbito, todos desnutridos graves; a letalidade foi de; 11,4%.

As principais complicações são:

- **Respiratórias:** pneumonia intersticial (posteriormente bacteriana secundária); broncopneumonia; atelectasia; enfisema pulmonar; bronquite espástica; otite média aguda; ativação de formas latentes de tuberculose; e pneumonia bacteriana secundária.

- **Neurológicas:** as complicações de SNC são relativamente raras, porém sérias, e quase sempre fatais, principalmente em crianças menores. Surgem no período paroxístico da doença. O líquido cefalorraquidiano (LCR) mostra linfocitose ou, em 50% dos casos, é acelular. As convulsões podem ser focais ou generalizadas; as de início insidioso podem provocar coma. Vários fatores contribuem para a sua instalação: hipoglicemia (por ingesta insuficiente e aumento de insulina); anóxia; efeito tóxico da bactéria; edema; trombose; e hemorragia cerebral. As principais complicações neurológicas são: meningoencefalite; convulsões; sonolência; paralisias; e degeneração cortical.

- **Hemorrágicas:** epistaxes; petéquias difusas, principalmente em mucosas; e hemorragia subconjuntival, subdural e subaracnóidea.

- **Complicações secundárias ao aumento de pressão intra-abdominal e intratorácica:** hérnias umbilical e inguinal; prolapso de reto; enfisema de mediastino e subcutâneo; e pneumotórax.

- **Digestivas:** queda de peso; desnutrição proteico-calórica; distúrbios hidroeletrolíticos; e erosão do freio lingual.

DIAGNÓSTICO

O diagnóstico presuntivo da coqueluche é basicamente clínico, facilitado por alguns exames subsidiários. O hemograma é o mais acessível e, às vezes, a única maneira de presumir a doença com relativa certeza.

No período catarral pode ocorrer linfocitose relativa e absoluta, geralmente acima de 10 mil linfócitos/mm³, com leucócitos totais podendo passar de 20 mil/mm³. No período paroxístico, o número de leucócitos pode chegar a 40 mil/mm³, associado à linfocitose de até 90%. A leucocitose com linfocitose confere forte suspeita de coqueluche, embora sua ausência não descarte a doença.

A radiografia de tórax é discretamente alterada na maioria dos lactentes hospitalizados, revelando infiltrado peri-hilar ou edema (às vezes, com uma aparência de borboleta) e atelectasias variáveis. A consolidação do parênquima sugere infecção bacteriana secundária. O pneumotórax, pneumomediastino e ar em partes moles podem ser encontrados ocasionalmente.

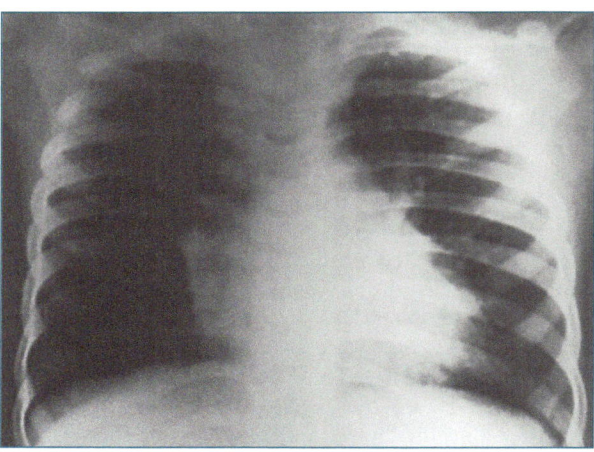

FIGURA 41.2 Coqueluche. Coração "felpudo".

A Figura 41.2 mostra radiografia de criança maior revelando infiltrado peri-hilar com as bordas da imagem cardíaca pouco nítidas, constituindo o chamado "coração felpudo".

O diagnóstico de certeza é realizado mediante o isolamento da *Bordetella pertussis* por cultura do material coletado de nasofaringe ou por técnica de reação em cadeia de polimerase (PCR) em tempo real.

Para maior sucesso na tentativa de isolamento da bactéria em cultura, a colheita de material deve ser feita com bastão especial, de ponta discretamente encurvada, o qual é introduzido profundamente na garganta, estimulando o paroxismo de tosse para expulsão do muco traqueobrônquico, pois as bactérias ficam aderidas ao epitélio ciliado respiratório. Esse material deve ser imediatamente semeado em meio de Bordet e Gengou, composto de ágar, extrato de batata e 50% de sangue desfibrinado fresco (humano, de carneiro ou de coelho), ao qual deve ser adicionada cefalexina ou meticilina para impedir o desenvolvimento de outros micro-organismos (a penicilina deve ser evitada porque algumas cepas da bactéria são sensíveis à concentração utilizada). Tem desenvolvimento lento, levando 3 a 4 dias para formar colônias puntiformes. A cultura de secreção de orofaringe é considerada padrão-ouro, no entanto, sua sensibilidade é baixa (entre 30 e 60%). Culturas negativas podem ser encontradas por diversas causas: antibioticoterapia prévia; duração dos sintomas; idade e estado vacinal; técnica de coleta; e transporte de amostra. A coleta do material deverá ser realizada preferencialmente no início dos sintomas característicos da doença (período catarral) e antes do início do tratamento ou, no máximo, com até 3 dias de antibioticoterapia.

Os procedimentos para coleta de amostra para realização de PCR em tempo real são os mesmos para realização da cultura. A PCR é um método que apresenta resultado rápido (2 a 24 horas), é específico (86 a 99%) e sensível (70 a 99%). O método também permite o diagnóstico até a terceira semana após o início dos sintomas, além de possibilitar a coleta da amostra até 72 horas a partir da introdução de antibióticos, com chances consideráveis de detecção do DNA. Essa técnica deve ser utilizada como um método adicional para o diagnóstico e não como um substituto para a cultura. A interpretação dos resultados da PCR-RT deve ser sempre feita em conjunto com a cultura, a avaliação de sinais e sintomas e as informações epidemiológicas disponíveis.

A dosagem de anticorpos para componentes específicos da *B. pertussis* através de ensaio imunoenzimático (Elisa, do inglês *enzyme-linked immunosorbent assay*) pode ser um método diagnóstico alternativo para coqueluche. Em quadros que se arrastam por 3 semanas ou mais, quando cultura e PCR dificilmente terão resultados positivos, altos títulos de anticorpos antitoxina *pertussis*, por exemplo, auxiliam no diagnóstico de coqueluche. Diferentemente do isolamento em cultura e PCR, testes sorológicos não estão ainda padronizados para o diagnóstico da coqueluche no Brasil.

DIAGNÓSTICO DIFERENCIAL

Existem alguns agentes implicados na etiologia de um quadro clínico semelhante ao da coqueluche. São os adenovírus (principalmente 1, 2, 3 e 5), o *Haemophilus influenzae*, o vírus sincicial respiratório, o vírus parainfluenza tipo 2, a *Bordetella parapertussis* e a *Bordetella bronchiseptica,* as duas últimas causando doença com quadro clínico mais atenuado e curso menos prolongado, e com hemograma sem grandes alterações típicas.

Outras doenças do aparelho respiratório, como pneumonias, bronquiolites, bronquites, traqueobronquites, mucoviscidose, tuberculose etc., podem provocar tosse bastante intensa, às vezes até com paroxismos. Porém, esperam-se um hemograma e alterações radiológicas pertinentes a cada uma delas. Lembrar que uma tuberculose pode se seguir a uma coqueluche e que a pneumonia bacteriana secundária pode acompanhar a doença. Nesse caso, a tosse pode mudar de características enquanto persistir a pneumonia, para depois voltar a ser quintosa. Não confundir as alterações radiológicas das infecções bacterianas com o coração "felpudo" da coqueluche.

Na aspiração de corpo estranho que pode causar acessos de tosse, o quadro habitualmente é mais agudo.

TRATAMENTO

O objetivo da terapia é limitar o número de paroxismos, observar a gravidade da tosse, oferecer assistência quando necessária e otimizar o estado nutricional, o repouso e recuperação sem sequelas. A coqueluche não complicada deve ser tratada em casa. Porém, os pacientes de qualquer idade têm indicação de internação hospitalar na vigência de complicações significativas.As metas específicas e limitadas durante a hospitalização englobam a avaliação da progressão da doença e probabilidade de eventos que envolvam risco de vida e a prevenção e tratamento de complicações.

Os casos entre lactentes menores de 1 ano de idade, especialmente os menores de 6 meses, apresentam quadros mais graves, com maior letalidade e, por isso, demandam hospitalização.

Lactentes prematuros e crianças com doenças de base cardíaca, pulmonar, muscular ou neurológica apresentam alto risco para doença grave.

TRATAMENTO DE SUPORTE

Depende basicamente da observação e cuidados rigorosos intensivos pela enfermagem ou pessoal treinado e experiente. Alguns itens principais podem ser resumidos:

- Reduzir o risco de aspiração, colocando-se o paciente de bruços, com a cabeça mais baixa que o corpo, durante os acessos paroxísticos, melhorando, com isso, a drenagem do muco pela ação da gravidade.

- Reduzir os estímulos de tosse, procurando oferecer ao paciente um ambiente calmo, sem barulho, proporcionando entretenimentos com atividades que o distraiam.

- Manter o equilíbrio hidroeletrolítico, utilizando-se, em pacientes internados, a via parenteral na maioria das vezes e o equilíbrio acidobásico, procedendo-se às correções que se fizerem necessárias.

- A alimentação deve ser cuidadosa pelo risco de precipitar tosse. O uso de alimentação por sonda nasogástrica, nasoenteral ou via parenteral não é necessária na maioria dos lactentes. A composição ou consistência da fórmula láctea não afeta a qualidade das secreções, tosse, ou retenção da mesma.

CONTROLES CLÍNICOS GERAIS

Deve-se acompanhar a progressão da doença e a ocorrência de eventos que envolvam risco de vida.

As frequências cardíaca e respiratória e a oximetria de pulso devem ser continuamente monitoradas com alarmes programados de modo que os paroxismos possam ser observados e documentados pelos profissionais de saúde.

Os paroxismos típicos que não conferem risco de vida têm as seguintes características: duração inferior a 45 segundos; rubor, mas não cianose; taquicardia, bradicardia (não inferior a 60 batimentos/min em lactentes), ou dessaturação de oxigênio que resolve espontaneamente ao final do paroxismo; guincho ou esforço para autorrecuperação ao final do paroxismo; rolha de muco espontaneamente expectorada; e a exaustão pós-tosse, mas ausência de perda de consciência.

Os registros detalhados da tosse e documentação de alimentação, vômitos e alterações no peso fornecem informações para avaliação da gravidade. A determinação da necessidade de oxigenioterapia, estimulação ou aspiração requer profissionais experientes que possam avaliar a capacidade do lactente de autorrecuperação espontânea e intervir rápida e eficazmente quando necessário.

A alta hospitalar é adequada se, durante 48 horas, a gravidade da doença estiver inalterada ou reduzida, nenhuma intervenção for necessária durante os paroxismos, nenhuma complicação tiver ocorrido e os pais estiverem adequadamente preparados para os cuidados domiciliares. A apneia e as convulsões ocorrem na fase de evolução da doença e nos casos complicados.

PRINCIPAIS SINAIS DE ALARME PARA QUADROS GRAVES

Os lactentes, cujos paroxismos frequentes levem a risco de vida apesar da oferta de oxigênio ou cuja fadiga resulte em hipercapnia, têm indicação de intubação e ventilação mecânica.

Os sinais de alarme são:

- Taquipneia com frequência respiratória acima de 60 movimento respiratório por minuto.

- Frequência cardíaca abaixo de 50 batimentos por minuto.

- Contagem de leucócitos acima de 50 mil células/mm^3.

- Hipóxia persistente após paroxismos.

EXSANGUINOTRANSFUSÃO

A presença da hiperleucocitose, definida como valores maiores de 10^6/mm^3, tem sido descrita como fator de risco de morte nos casos graves, atribuindo-se à síndrome de hiperviscosidade a possibilidade de ocasionar um fator mecânico obstrutivo pelo desenvolvimento de trombos leucocitoclásticos na vasculatura pulmonar. Utilizando essa hipótese, alguns especialistas propõem a exsanguinotransfusão como um procedimento destinado a reduzir a quantidade de leucócitos circulantes e, desse modo, diminuir o provável efeito mecânico nos vasos pulmonares.

ESQUEMAS ANTIMICROBIANOS TERAPÊUTICOS E QUIMIOPROFILÁTICOS

Todos os pacientes diagnosticados e todos os contatantes domiciliares devem receber antibiótico terapêutico ou profilático. O tratamento específico da coqueluche traz maior benefício se administrado precocemente, preferencialmente no período catarral, pois pode reduzir a intensidade, a duração e o período de transmissibilidade da doença. A recomendação atual do Ministério da Saúde é utilizar como droga preferencial a azitromicina pela maior facilidade de uso. O tratamento e a quimioprofilaxia têm os mesmos esquemas terapêuticos (Tabela 41.1).

TABELA 41.1 Esquemas terapêuticos e quimioprofiláticos da coqueluche.

1ª escolha: Azitromicina

Idade	Dosagem
< 6 meses	10 mg/kg 1 vez/dia/5 dias – preferida para esta faixa etária
≥ 6 meses	10 mg/kg (máximo de 500 mg) uma tomada no 1º dia, e 5 mg/kg (máximo de 250 mg) 1 vez/dia do 2º ao 5º dia
Adultos	500 mg em uma tomada no 1º dia, e 250 mg, 1 vez/dia do 2º ao 5º dia

2ª escolha: Claritromicina

Idade	Dosagem
< 1 mês	Não recomendada
1 a 24 meses	≤ 8 kg: 7,5 mg/kg de 12/12 horas por 7 dias > 8 kg: 62,5 mg de 12/12 horas por 7 dias
3 a 6 anos	125 mg de 12/12 horas por 7 dias
7 a 9 anos	187,5 mg de 12/12 horas por 7 dias
≥ 10 anos	250 mg de 12/12 horas por 7 dias
Adultos	500 mg de 12/12 horas por 7 dias

Estolato de eritromicina (em caso de indisponibilidade dos medicamentos)

Idade	Dosagem
< 1 mês	Não recomendado em virtude da associação com estenose hipertrófica de piloro
1 a 24 meses	125 mg de 6/6 horas por 7 a 14 dias
2 a 8 anos	250 mg de 6/6 horas por 7 a 14 dias
> 8 anos	250 a 500 mg de 6/6 horas por 7 a 14 dias
Adultos	500 mg de 6/6 horas por 7 a 14 dias

Sulfametoxazol-trimetoprima (SMZ-TMP), no caso de intolerância ao macrolídeo*

Idade	Dosagem
< 2 meses	Contraindicado
≥ 6 semanas a 5 meses	SMZ 100 mg e TMP 20 mg de 12/12 horas por 7 dias
≥ 6 meses a 5 anos	SMZ 200 mg e TMP 40 mg de 12/12 horas por 7 dias
6 a 12 anos	SMZ 400 mg e TMP 80 mg de 12/12 horas por 7 dias
Adultos	SMZ 800 mg e TMP 160 mg de 12/12 horas por 7 dias

*Droga de escolha se houver contraindicação de azitromicina, claritromicina ou eritromicina.

MEDIDAS DE CONTROLE DIANTE DE UM CASO

A coqueluche é uma doença de notificação compulsória e imediata em todo o território nacional. Ou seja, deve ser notificada logo na suspeita. A notificação deve ser registrada no Sistema de Informação de Agravos de Notificação (SINAN). O paciente deve ser colocado em isolamento respiratório tipo gotículas por 5 dias a partir do início do tratamento com antibiótico ou até 3 semanas após o início da tosse com paroxismos, se o tratamento não for realizado.

A notificação desencadeia a investigação do caso por serviço de vigilância epidemiológica, que determina a área de transmissão e a relação de comunicantes. Após, deve ser feita a busca ativa de outros casos, casa a casa, em creches, escolas, locais de trabalho e em unidades de saúde.

É recomendada a coleta de material de nasofaringe dos comunicantes a fim de realizar cultura e/ou PCR de *B. pertussis,* quando não houver oportunidade de coleta adequada do caso suspeito. Deve-se oferecer quimioprofilaxia aos comunicantes com idade inferior a 1 ano, independentemente da situação vacinal; com idade entre 1 e 7 anos com menos de quatro dose de vacina com componente coqueluche ou sem registro de vacinação; maiores de 7 anos com contato íntimo com o caso (membro da mesma família ou convivência próxima). Além disso, deve-se atualizar o esquema vacinal dos comunicantes menores de 7 anos com as vacinas infantis com componente *pertussis* (ver Capítulo 5).

Os comunicantes com quadro de tosse e comunicantes vulneráveis devem ser abordados como casos suspeitos, com coleta de *swab* de orofaringe (PCR e cultura) e tratamento. São considerados comunicantes vulneráveis os recém-nascidos, lactentes e crianças menores de 10 anos de idade com menos de três doses de vacina de coqueluche, mulheres no último trimestre de gestação, pessoas imunodeprimidas ou com doença crônica grave.

VACINAS CONTRA COQUELUCHE

Em 1942, Pearl Kendrick e Grace Eldering, pesquisadoras do Michigan Department of Health, desenvolveram as primeiras vacinas de coqueluche de células inteiras inativadas. Foi na década de 1950 que a DTP, ou vacina tríplice bacteriana (contra difteria, tétano e coqueluche), primeira vacina combinada para a prevenção de três diferentes doenças causadas por bactérias, passou a ser empregada nos países desenvolvidos, visando à imunização em massa de crianças, havendo a expectativa que ela resultaria em eliminação progressiva da doença.

As vacinas de células inteiras são baseadas em culturas padronizadas de linhagens selecionadas de *B. pertussis,* que são posteriormente mortas, geralmente por aquecimento, e tratadas com formalina. Cada lote da vacina é submetido a ensaios para avaliar a potência, a toxicidade, a esterilidade e a concentração bacteriana. Os métodos utilizados para a produção variam entre os fabricantes e, portanto, as vacinas são relativamente heterogêneas. Todas as vacinas combinadas são constituídas por células inteiras de *B. pertussis* e toxoides diftérico e tetânico. Vacinas combinadas mais recentes podem conter também outras vacinas administradas rotineiramente durante a infância, como *Haemophilus influenzae* tipo b (Hib), hepatite B (HBV) e polioinativada (VIP). Todas contêm sais de alumínio como adjuvantes.

A eficácia das vacinas de células inteiras pode chegar a 95% para casos graves de coqueluche. O seu uso nos últimos 50 anos resultou em nítido declínio na morbidade das crianças.

Pouco se sabe sobre a eficácia da vacina de células inteiras em grupos etários mais velhos, porque a coqueluche foi previamente percebida como um problema apenas das crianças. Além disso, a reatogenicidade da vacina é maior em crianças mais velhas, adolescentes e adultos, ficando restrito o seu uso aos menores de 7 anos.

O componente *pertussis* é o principal responsável por reações indesejáveis à vacina DTP. A imunização com vacinas de células inteiras é frequentemente associada a reações adversas leves (1 em cada 2 a 10 injeções), tais como eritema, edema e endurecimento no local de aplicação, febre e agitação. Choro persistente (< 1 em 100 injeções), episódios hipotônico-hiporresponsivos e convulsões (< 1 em 1.000 a 2.000 injeções) são menos frequentes.

Hoje, a suspeita questionada de que pudesse estar associada a casos de encefalopatia e óbitos e a alta frequência de eventos adversos pós-vacinação resultaram em diminuição do uso dessa vacina em muitos países. Nas décadas de 1960 e 1970, pesquisas para o desenvolvimento de novas vacinas de coqueluche foram iniciadas, e no início da década de 1980, foram desenvolvidas as vacinas acelulares pediátricas (DTPa), constituídas por toxina pertússis inativada e antígenos de superfície da *B. pertussis*: hemaglutinina filamentosa, pertactina e fímbrias tipos 2 e 3, purificados por tratamento químico, combinadas com toxoide tetânico e toxoide diftérico. Há diferentes vacinas, constituídas por um a cinco antígenos da *B. pertussis* em quantidades variáveis. Todas elas são adsorvidas com sais de alumínio, tal como a DTP de células inteiras.

Como as vacinas de células inteiras, as vacinas acelulares também se prestam a combinações com outras vacinas, além da combinação tradicional com os toxoides diftérico e tetânico. Há associações com a HBV, a VIP e a Hib.

Estudos demonstraram que as vacinas acelulares eram eficazes e menos reatogênicas do que as vacinas celulares. Com relação a eventos adversos leves e moderados, como febre, reações locais (eritema, enduração, dor), choro persistente, sonolência, anorexia e vômitos, a vacina DTPa mostrou-se menos reatogênica que a vacina DTP. A vacina DTPa também se mostrou mais segura quanto a eventos adversos graves, como febre alta (T > 40 °C), convulsões, episódio hipotônico hiporresponsivo (hipotonia associada a rebaixamento do nível de consciência, palidez ou cianose nas primeiras horas após a vacinação) e reações locais graves, embora esses eventos adversos possam ocorrer também com a DTPa. Assim como as vacinas de células inteiras, as vacinas acelulares pediátricas são contraindicadas para crianças maiores de 6 anos, em razão da maior reatogenicidade em crianças maiores e adultos.

Existem diferenças importantes entre a proteção resultante da vacinação com DTP e DTPa. Enquanto a infecção natural e a vacinação com DTP resultam em períodos de proteção que variam, respectivamente, de 3,5 a 30 anos e de 4 a 12 anos, a proteção da vacinação com DTPa dura entre 4 e 7 anos. A queda da imunidade ao longo dos anos faz que adolescentes e adultos sejam suscetíveis à doença. A gravidade da doença está fortemente ligada ao tempo desde a última vacinação ou infecção. Além disso, as vacinas acelulares resultam em uma resposta celular T subótima, o que pode contribuir para uma proteção mais curta. Enquanto as vacinas de células inteiras provocam uma resposta T *helper* 1 (Th1) e Th17 de forma semelhante à infecção natural, as vacinas acelulares provocam uma resposta Th2 ou uma mistura Th1/Th2. A resposta Th17 é responsável pela resposta imune de esterilização da mucosa. Assim, por não estimular de modo significativo esse tipo de resposta, a vacina acelular protege contra a doença, mas não impede a colonização da orofaringe e a transmissão da doença. E a reposta imunológica de memória Th2 é menos efetiva na esterilização da mucosa.

A Organização Mundial de Saúde continua a preconizar a vacina tríplice bacteriana celular (DTP) como vacina de escolha para a maioria dos países, com base na sua eficácia e segurança. No Brasil, o calendário de vacinação da criança do Programa Nacional de Imunizações (PNI) recomenda a vacina de coqueluche de células inteiras, em combinação com as vacinas de tétano, difteria, Hib e hepatite B (vacina pentavalente) para a imunização das crianças no primeiro ano de vida (três doses, administradas aos 2, 4 e 6 meses), mais dois reforços, com a vacina DTP, aos 15 meses e entre 5 e 6 anos. A vacina tríplice acelular pediátrica (DTPa) está disponível nos Centros de Referência para Imunobiológicos Especiais (CRIE), para a vacinação de crianças com contraindicação de uso da vacina de células inteiras, por exemplo, aquelas que apresentaram eventos adversos graves após dose anterior (Quadro 41.3).

Em 2005, duas vacinas contendo toxoide tetânico, toxoide diftérico reduzido e componente *pertussis* acelular (dTpa) foram licenciadas nos Estados Unidos para uso em adolescentes e adultos. A dTpa mostrou-se segura e a sua imunogenicidade é semelhante à observada com a DTPa. A sua eficácia em prevenir a coqueluche na pessoa vacinada passa de 90% em 2,5 anos após a vacinação.

Por ser assintomática ou manifestar-se com quadro clínico leve em adolescentes e adultos, a vacinação dessas faixas etárias com dTpa visa, muitas vezes, proteger o lactente, de forma indireta ou por efeito rebanho.

O lançamento dessa vacina permitiu o desenvolvimento de estratégias de vacinação, envolvendo adolescentes e adultos, profissionais de saúde, contatos domiciliares de recém-nascidos e gestantes.

A efetividade da dTpa é variável e depende da estratégia e do desfecho considerados. A adoção em diferentes países da estratégia de dose de reforço na adolescência e na fase adulta mostrou-se protetora dentro do grupo etário vacinado, mas não foi observado efeito indireto da vacinação em outras faixas etárias, principalmente entre os menores de 1 ano. A estratégia conhecida como *cocooning*, que consiste na vacinação da mãe no pós-parto e de todos os adolescentes e adultos que terão contato domiciliar com o lactente durante o seu primeiro ano de vida, não mostrou qualquer impacto significativo nos países que a adotaram.

A estratégia de vacinação com dTpa que mostrou melhores resultados foi a vacinação de gestantes após a 20ª semana de gestação. A aplicação de dTpa em gestantes deve estimular a produção de anticorpos maternos contra coqueluche, que passarão pela placenta. A criança terá proteção direta dos anticorpos maternos durante os primeiros meses de vida e proteção indireta pela diminuição do risco de infecção da mãe com transmissão para a criança. É esperado que a vacinação de gestantes com dTpa ofereça proteção contra coqueluche aos recém-nascidos até que eles tenham idade suficiente para receber a vacinação rotineira. É recomendada a vacinação em todas as gestações, independentemente do intervalo entre cada uma delas.

Estudos posteriores à introdução da vacinação de gestantes com dTpa em programas nacionais mostram que essa estratégia não se associa à morte fetal, prematuridade, baixo peso ao nascimento, aumento de mortalidade materna ou neonatal, hemorragias, pré-eclâmpsia, sofrimento fetal ou qualquer desfecho grave associado à gravidez ou ao parto.

Filhos de mães vacinadas com dTpa apresentam concentrações de anticorpos anticoqueluche até 40 vezes maiores do que as concentrações nos filhos de mães não vacinadas nos primeiros dos meses de vida. Alguns estudos levantaram a preocupação de interferência dos anticorpos maternos na resposta à vacinação de rotina nos primeiros meses de vida. Porém, observou-se resposta humoral semelhante entre filhos de mães vacinadas e mães não vacinadas após o primeiro reforço de DTPa aos 15 meses de vida.

Em razão do aumento do número de casos de coqueluche ocorrido a partir de 2011, o PNI incluiu a vacina dTpa no calendário vacinal brasileiro em novembro de 2014, indicando uma dose para mulheres com 20 semanas ou mais de gestação, em todas as gestações. Também foi recomendada a vacinação de profissionais de saúde que trabalham em berçários, unidades neonatais, alojamentos conjuntos e salas de parto, com reforço a cada 10 anos.

Diversos estudos mostraram que a vacinação de gestantes com dTpa é efetiva em evitar coqueluche em lactentes nos primeiros meses de vida. Um estudo tipo caso-controle, realizado no estado de São Paulo, encontrou efetividade de 82,6%.

QUADRO 41.3 Indicações de vacinação exclusiva com DTPa.

Após evento adverso grave associado à vacina de células inteiras (DTP ou pentavalente):
- Convulsão febril ou afebril nas primeiras 72 horas após vacinação.
- Doença hipotônica hiporresponsiva nas primeiras 48 horas após vacinação.

Risco aumentado de desenvolvimento de eventos graves à vacina de células inteiras (DTP ou pentavalente):
- Doença convulsiva crônica.
- Cardiopatias ou pneumopatias crônicas com risco de descompensação em vigência de febre.
- Doenças neurológicas crônicas incapacitantes.
- Crianças com neoplasias e/ou que necessitem de quimioterapia, radioterapia ou corticoterapia.
- Recém-nascido que permaneça internado na unidade neonatal por ocasião da idade de vacinação.
- Recém-nascido prematuro extremo (menor de 1.000 g ou 31 semanas).

Situações de imunodepressão:
- Pacientes com neoplasias e/ou que necessitem de quimioterapia, radioterapia ou corticoterapia.
- Pacientes com doenças imunomediadas que necessitem de quimioterapia, corticoterapia ou imunoterapia.
- Transplantados de órgãos sólidos e células-tronco hematopoiéticas (medula óssea).

BIBLIOGRAFIA SUGERIDA

America Academy of Pediatrics Commitee on Infectious Diseases. Prevention of pertussis among adolescents: recommendations for use of tetanus toxoid, reduced diphtheria toxoid, and acellular pertussis (Tdap) vaccine. Pediatrics. 2006 Mar;117(3):965-78.

Bamberger ES, Srugo I. Whatis new in pertussis? Eur J Pediatr. 2008 Feb;167(2):133-9.

Berezin EN, Moraes JC, Leite D et al. Sources of pertussis infection in young babies from São Paulo state, Brazil. Pediatr Infect Dis J. 2014 Dec;33(12):1289-91.

Brasil. Ministério da Saúde. Secretaria de Vigilância em Saúde. Coordenação-Geral de Desenvolvimento da Epidemiologia em Serviços. Guia de Vigilância em Saúde: volume único [recurso eletrônico]. Ministério da Saúde, Secretaria de Vigilância em Saúde, Coordenação-Geral de Desenvolvimento da Epidemiologia em Serviços. 3. ed. Brasília: Ministério da Saúde; 2019.

Brasil. Ministério da Saúde. Secretaria de Vigilância em Saúde. Departamento de Vigilância das Doenças Transmissíveis. Fernandes EG, Sartori AMC, de Soárez PC, Carvalhanas TRMP, Rodrigues M, Novaes HMD. Challenges of interpreting epidemiologic surveillance pertussis data with changing diagnostic and immunization practices: the case of the state of São Paulo, Brazil. BMC Infect Dis. 2018;18(1):126.

Carbonetti NH. Pertussis leukocytosis: mechanisms, clinical relevance and treatment. Pathog Dis. 2016 Oct;74(7).

Chow MY, Khandaker G, McIntyre P. Global Childhood Deaths From Pertussis: A Historical Review. Clin Infect Dis. 2016 Dec 1;63(Suppl 4):S134-S141.

Ebell MH, Marchello C, Callahan M. Clinical Diagnosis of Bordetella Pertussis Infection: A Systematic Review.J Am Board Fam Med. 2017 May-Jun;30(3):308-19.

Fernandes EG, Sato APS, Vaz-de-Lima LRA, Rodrigues M, Leite D, de Brito CA, Luna EJA, Carvalhanas TRMP, Ramos MLBN, Sato HK, de Castilho EA; Maternal Pertussis Vaccine Working Group. The effectiveness of maternal pertussis vaccination in protecting newborn infants in Brazil: A case-control study. Vaccine. 2019 Apr 1. pii: S0264-410X(19)30383-4.

Kilgore PE, Salim AM, Zervos MJ, Schmitt HJ. Pertussis: Microbiology, Disease, Treatment, and Prevention. Clin Microbiol Rev. 2016 Jul;29(3):449-86.

Brasil. Manual dos Centros de Referência para Imunobiológicos Especiais/Ministério da Saúde, Secretaria de Vigilância em Saúde, Departamento de Vigilância das Doenças Transmissíveis. 4. ed. Brasília: Ministério da Saúde; 2014.

Carvalho LHF, Presa JV. Coqueluche. In: Farhat, CK, Weckx, LY.Carvalho, LHF, Succi, RCM (eds.). Imunizações, Fundamentos e Prática. 5. ed. São Paulo: Atheneu; 2008. p. 263-96.

Centers for Disease Control and Prevention. Conference report: International Bordetella pertussis assay standardization and harmonization meeting report. Centers for Disease Control and Prevention, Atlanta, Georgia, United States. Vaccine 27. 2007 July 19-20. 2009. p. 803-14.

Cotter PA, Miller JF: Bordetella. In: Groisrnan EA (ed.). Principles of Bacterial Pathogenesis. San Diego: Academic Press; 2001.

Cherry J Epidemic Pertussis in 2012 – The Resurgence of a Vaccine-Preventable Disease. N Engl j Med. 2012;9:367.

Donoso, A, Arriagada D, Cruces P, Díaz F Coqueluche grave: Estado del arte. Rev Chilena Infectol. 2012;29(3):290-306.

Cherry JD. Adult pertussis in the pre- and post-vaccine eras: lifelong vaccine-induced immunity? Expert review of vaccines. 2014;13(9):1073-80.

Donegan K, King B, Bryan P. Safety of pertussis vaccination in pregnant women in UK: observational study. Bmj. 2014;349:g4219.

Friedrich MJ. Research aims to boost pertussis control. JAMA. 2011;306(1):27-9.

Guimaraes LM, Carneiro EL, Carvalho-Costa FA. Increasing incidence of pertussis in Brazil: a retrospective study using surveillance data. BMC infectious diseases. 2015;15:442.

Guizo N. TherAdvVaccines. 2013;1(2):59-66.

Hewlett EL, Edwards KM. Clinical practice. Pertussis-not just for kids. N Engl J Med. 2005;352(12):1215-22.

Kilgore PE, Salim AM, Zervos MJ, Schmitt HJ. Pertussis: Microbiology, Disease, Treatment, and Prevention. Clinical microbiology reviews. 2016;29(3):449-86.

Kretsinger K, Broder KR, Cortese MM et al. Centers for Disease Control and Prevention;

Kuno-Sakai H, Kimura M. Safety and efficacy of acellular pertussis vaccine in Japan, evaluatedby 23 years of its use for routineimmunization. Pediatr Int. 2004 Dec;46(6):650-5.

Lapidot R, Gill CJ. The Pertussis resurgence: putting together the pieces of the puzzle. Tropical diseases, travel medicine and vaccines. 2016;2:26.

Ministério da Saúde. Secretaria de Vigilância em Saúde. Departamento de Vigilância Epidemiológica. Guia de Vigilância Epidemiológica. 9. ed. Brasília: Ministério da Saúde; 2019.

Sotir MJ, Cappozzo DL, Warshauer D et al. A county wide outbreak of pertussis: initial transmission in a high school weight roomwith subsequent substantial impacton adolescents and adults. ArchPediatrAdolesc Med. 2008 Jan;162(1):79-85.

Tatti KM, Wu KH, Tondella ML, Cassiday PK, Cortese MM, Wilkins PP et al. Development and evaluation of dual-target real-time polymerase chain reaction assays to detect Bordetella spp. Diagnostic microbiology and infectious disease. 2008;61(3):264-72.

Vaz-de-Lima LRA, Sato HK, Fernandes EG, Sato APS, Pawloski LC, Tondella ML, de Brito CA et al. Maternal Pertussis Vaccine Working Group. Association between the timing of maternal vaccination and newborns' anti-pertussis toxin antibody levels. Vaccine. 2019 May 29. pii: S0264-410X(19)30567-5. doi: 10.1016/j.vaccine.2019.04.079. [Epub ahead of print].

Wardlaw AC, Parton R (eds.). Pathogenesis and Immunity in Pertussis. New York: John Wiley & Sons; 1988.

Watanabe M, Nagai M. Acellular pertussis vaccines in Japan: past, present and future. Expert Rev Vaccines. 2005 Apr;4(2):173-84. Review.

42

Difteria

Marinella Della Negra
Sérgio Bokermann

A difteria é uma doença infecciosa aguda e debilitante, causada por cepas toxigênicas do *Corynebacterium diphtheriae*, que atinge preferencialmente crianças com até 10 anos de idade. É uma doença de distribuição mundial, endêmica em populações com imunização inadequada.

Em nosso meio, sua frequência tem diminuído muito nos últimos anos, graças ao emprego sistemático da vacinação antidiftérica (toxoide diftérico), porém a não administração da vacina a cada 10 anos, como preconizado, faz com que a doença possa atingir jovens e adultos.

Várias eclosões da doença têm surgido em todo o mundo, e com a entrada de imigrantes no Brasil vindos de países onde a vacinação não é feita de rotina, temos registrado um aumento de casos, especialmente, na região Norte em regiões de fronteira.

ETIOLOGIA

O agente etiológico da difteria é o *Corynebacterium diphtheriae*, descrito pela primeira vez por Klebs em 1883 e isolado em cultura pura por Löffler em 1884. O *Corynebacterium diphtheriae*, apresenta-se sob a forma de bastonetes imóveis, de 1 a 6 μ de comprimento por 0,3 a 0,8 μ de largura, não possui cápsula ou esporo, e é Gram-positivo. O corpo bacteriano é reto ou ligeiramente encurvado, de extremidades arredondadas ou intumescidas, com acentuada tendência ao pleomorfismo – formas em clava, em pera, em fuso ou em haltere.

São descritos quatro biotipos de bacilos diftéricos: *gravis, intermedius, mitis* e *belfante*.

Freeman fez importante descoberta ao verificar que todas as cepas toxígenas do *C. diphtheriae* são lisogênicas para o prófago B ou um bacteriófago estreitamente relacionado com ele. Contudo, foram encontradas cepas não toxígenas de *C. diphtheriae* que não albergam o prófago B ou uma das suas variantes.

Além disso, demonstrou-se que as cepas toxigênicas, ao perderem seu prófago B, tornam-se atoxigênicas, acontecendo o contrário quando estas se infectam com o prófago B em condições especiais de cultura.

Esse tipo de alteração no metabolismo bacteriano produzido pela lisogenia é denominado conversão lisogênica.

TOXINAS DIFTÉRICAS

Em 1988, foi demonstrada, pela primeira vez, a existência de uma exotoxina produzida pelo bacilo diftérico. Desde então, numerosos estudos têm sido feitos no sentido de conhecer bem suas propriedades, vias de absorção e ação patogênica em vários tecidos e órgãos. O meio de cultura comumente usado para a produção de toxina é o de Martin (caldo de peptona preparado mediante hidrólise péptica do estômago de porco). Mueller et al. obtiveram toxina de alto valor antigênico em meio de cultura semissintético (hidrolisando ácido de caseína, maltose, cistina beta-alanina, ácido pimélico e traços de certos sais metálicos).

A produção de toxina diftérica está intimamente relacionada com a presença de um bacteriófago temperado específico, hoje conhecido como beta. Todas as cepas toxigênicas do *C. diphtheriae* são lisogênicas, isto é, estão infectadas com o prófago beta. Se, eventualmente, há perda do fago específico, cessa a produção de toxina e a respectiva cepa torna-se não toxigênica. Ao readquirir o prófago beta ou fagos estreitamente relacionados portando o gene *tox*, torna-se novamente toxigênica.

Desde que a lisogenização por fagos beta portando gene *tox* mutante produza proteínas extracelulares antigenicamente relacionadas, mas não tóxicas, o gene *tox* do prófago evidentemente é o portador da informação estrutural para a molécula da toxina. Embora o gene estrutural para a produção da toxina diftérica seja transportado pelo genoma do fago, sua expressão é controlada por fatores da bactéria hospedeira. O fator controlador mais importante é a concentração do ferro no meio de cultura. Baixas concentrações do ferro (0,1 a 0,2 µg/mL) inibem a produção.

A toxina é sintetizada e liberada no meio de cultura como cadeia polipeptídica única, com peso molecular de aproximadamente 62 mil daltons, mantida em forma de alça por dois laços dissulfetos. É coagulável pelo calor. Quando submetida à hidrólise em meios que contenham agentes redutores, separam-se dois fragmentos.

O fragmento A tem peso molecular de 21 mil daltons, é estável, não coagulável pelo calor. O fragmento B tem peso molecular de 40 mil daltons, é instável e se mantém ligado ao primeiro por laços dissulfetos em condições naturais. A molécula proteica intacta é enzimaticamente inativa, bem como os fragmentos A e B que, separadamente, não são tóxicos, mas *in vitro* o fragmento A é ativo. O mecanismo de ação da toxina em células suscetíveis envolve a ligação do fragmento B sobre receptores específicos na membrana citoplasmática, a penetração do fragmento A no citoplasma e a inibição da síntese proteica.

O mecanismo molecular da interação entre os receptores específicos de membrana e toxina diftérica, assim como a penetração do fragmento A no citoplasma de células sensíveis, permanece sem esclarecimento adequado.

O fragmento B não é tóxico, mas sua presença é indispensável para a penetração do fragmento A no citoplasma das células suscetíveis. É por meio dele que a toxina diftérica se liga aos receptores específicos da membrana celular. Após essa etapa, possivelmente através de um canal de pinocitose, o fragmento A entra livremente no citoplasma, após ter ocorrido, ao mesmo tempo, a clivagem do laço dissulfeto que o mantém unido ao fragmento B.

O fragmento A é o componente da toxina enzimaticamente ativo. Ele catalisa a reação de inativação de aminoacil-transferase II, ou fator de alongamento 2 (EF-2), pela adenosina-difosfato-ribose (ADPR), originando o rompimento da molécula da nicotinamida-adenina dinucleótido (NADA). A reação pode ser escrita da seguinte maneira: NADA + EF-2 ADPR – EF2 + nicotinamida + H+.

O complexo ADPR-EF-2 é inativo e o EF-2 é fundamental no processo de síntese proteica, porque catalisa e translação do polipeptidil-ARNt do lócus P no ribossoma. Mediante tal alteração, o lócus A permanecerá sempre carregado, impedindo a entrada de novo aminoacil-ARNt e, consequentemente, a parada da síntese proteica.

EPIDEMIOLOGIA

A difteria é doença grave, com letalidade relativamente alta e epidemiologia caprichosa, pois as fontes primárias de infecção geralmente passam despercebidas em razão da alta proporção de portadores e das formas atípicas. Contudo, é problema resolvido em bom número de países graças à imunização ativa em massa com o toxoide diftérico. No Brasil, porém, essa medida não tem sido aplicada com a rigidez e a extensão necessárias, por isso a doença ainda incide em alta proporção em diversas regiões. Embora a vacinação pelos serviços públicos seja pequena, a difteria apresenta tendência decrescente espontânea, em razão de fatores como melhora do nível de vida, educação, higiene pessoal, medicina preventiva exercida por serviços médicos de várias instituições e por médicos particulares.

A alta infecciosidade e a baixa patogenicidade do *Corynebacterium diphtheriae*, a par do seu acentuado poder antigênico, causam a distribuição infantil da doença, por meio da imunização ativa latente produzida pelas infecções subclínicas. Esse efeito é causado pela conjunção de vários fatores, como a existência de cepas pouco virulentas, isto é, que produzem pouca toxina, por dosagens pequenas de bacilos introduzidos no novo hospedeiro, pela parcial resistência natural inata deste último ou pela pequena imunidade produzida por contato anterior com o bacilo, que é, então, reforçada. E preciso notar, entretanto, que essa imunidade assim aumentada por infecções subclínicas repetidas vai diminuir em idades superiores se os contatos com fatores primários eficientes diminuírem de frequência ou se, por vacinações em massa, essas fontes ficarem reduzidas. Dessa maneira, aparece, entre os adultos, proporção crescente de suscetíveis que deve ser considerada pelas autoridades sanitárias e pelos médicos em geral.

Como as demais doenças respiratórias, a difteria transmite-se por contágio, na maioria dos casos pelas das secreções oronasais, quer de modo direto imediato, por contato físico, quer de modo direto mediato, pela projeção de gotículas de Flügge nos comunicantes. A maneira como as crianças brincam, principalmente as pré-escolares, esfregando-se e agarrando-se constantemente, é fator fundamental da transmissão por contágio. A transmissão indireta, por meio de fômites recém-contaminados, como lenços, toalhas, roupas, utensílios, por poeiras infectantes, ou pelos alimentos, como o leite, que pode ser contaminado na ordenha, é menos comum e depende mais das circunstâncias.

O comunicante de uma fonte de infecção pode:

1. Estar inteiramente suscetível por absoluta ausência de contatos anteriores com o agente.

2. Ter perdido sua imunidade por falta de contatos sucessivos.

3. Apresentar imunidade residual pequena.

4. Estar solidamente imunizado.

No primeiro caso, encontrará um meio que produzirá formas clínicas dependentes de fatores de resistência natural do hospedeiro, ou toxidade maior ou menor dos agentes, isto é, produção maior ou menor de toxina e da quantidade de *C. diphtheriae*. No segundo caso, porém, encontra um hospedeiro que poderá produzir antitoxina e neutralizar a toxina, circunscrevendo a infecção, as manifestações inflamatórias locais, sem grande repercussão no estado geral. No terceiro caso, a resposta imunitária é mais precoce, impedindo de imediato o desenvolvimento da doença grave, reforçando a produção de antitoxina. Finalmente, no quarto caso, o agente encontra meio impróprio para seu desenvolvimento.

Quanto maior for o número de fontes de infecção em uma comunidade, mais precocemente as crianças entrarão em contato com o *C. diphtheriae* e poderão se enquadrar em uma dessas quatro eventualidades. Quanto menor for o número de fontes de infecção, menos chance terá ela de entrar em contato com o agente.

A incidência da difteria apresenta tendência decrescente na maioria dos países de bom padrão de saúde pública, em alguns deles, caindo a zero ou a coeficientes ínfimos. No Brasil, a incidência também está diminuindo.

Em decorrência da intensificação dos programas de imunizações, a partir de 1973, houve queda significativa da incidência, e depois de 1979 esse coeficiente foi menor que um caso para 100 mil habitantes.

Em 1990, foram confirmados 640 casos, em 2001 apenas 19, a letalidade variou de 5 a 10%. No estado de São Paulo, observa-se deslocamento para faixas etárias maiores de 15 anos, condição também observada em outros países na era pós-vacinal. Em 2012 e 2013, ocorreram apenas dois casos, todos com idades superiores a 15 anos, no estado de São Paulo.

O fator socioeconômico é muito importante na distribuição da difteria. A distribuição etária é predominantemente nos primeiros anos de vida. Com o tempo, em nosso meio, em razão da vacinação, não somente diminuiu a incidência em todas as idades, mas também houve maior proporção de casos em adultos jovens, em decorrência da falta de revacinação que deve ser feita a cada 10 anos.

A epidemia que ocorreu na Rússia e nos Novos Estados Independentes (NIS) nos anos de 1990, com pico em 1995, ressalta bem a importância da vacinação no controle da difteria. De 1990 a 2001, foram reportados 160 mil casos com 4 mil mortes. Em 1992, iniciou-se uma campanha de vacinação com cobertura de 80% em todas as faixas etárias, fazendo com que houvesse declínio importante da doença nesses países. Em 2003, foram reportados à Organização Mundial de Saúde (OMS) somente 896 casos, destes, 892 eram originários da Rússia e dos NIS.

Estudos dessa epidemia mostraram que os mais suscetíveis eram adultos jovens que não tinham sido revacinados a cada 10 anos.

Em razão da proximidade com outros países europeus, houve relatos de casos na Inglaterra, na Finlândia e na Turquia, resultando na criação do Grupo Europeu de Controle da Difteria.

Cepas não toxigênicas, causadoras de faringite, amidalites, endocardites, artrites sépticas e osteoartrites, estão emergindo especialmente em países de alta cobertura vacinal ou após epidemias como a da União Soviética, com uma eclosão de múltiplos genótipos, causando grande preocupação global.

Investigações moleculares e epidemiológicas sugerem a existência da eclosão de clones de múltiplos genótipos circulando entre os países.

Durante as epidemias, clones de *C. diphtheriae* não pertencentes à epidemia podem se disseminar e permanecer após a epidemia, além do fato de os anticorpos *C. diphtheriae* não somente eliminarem as cepas toxigênicas da população, mas também influenciarem na redução e na diversidade dessas cepas.

A evolução e a patogênese parecem direcionar para a recombinação de fatores mais virulentos, incluindo o *gen tox* e grupo de *gens pili*, que são encontrados em ilhas genômicas e parecem ser móveis entre as linhagens.

O número de grupos de *gens pili* e sua variação induzida pelo ganho ou perda das suas funções estão diretamente relacionados com a capacidade variável de adesão e invasão de tecidos do hospedeiro. A análise genômica mostra um pequeno número de linhagens, o que explica sua diversificação, recombinação e mutação; estudos estão sendo desenhados nessa direção.

PATOLOGIA

A difteria, ao contrário de outras doenças infecciosas agudas, é tipicamente toxêmica, com produção de lesões na porta de entrada e invasão do organismo exclusivamente pela toxina. Esta, produzida continuamente no foco da infecção, através das correntes linfática e sanguínea, atinge órgãos e sistemas a distância, principalmente o miocárdio, o sistema nervoso, as suprarrenais, o fígado e os rins.

Pappernheimer (1984) demonstrou que a ação patogênica da toxina diftérica se manifesta por inibição da síntese proteica celular. Essa ação é decorrente da inativação específica da transferase II, uma das enzimas solúveis, envolvida na transferência de aminoácidos desde o RNA aminoacil, indispensável ao crescimento da cadeia polipeptídica com formação nos ribossomos.

As implantações mais frequentes da difteria ocorrem na faringe, no nariz e na laringe; mais raramente, ela pode se localizar na traqueia, no ouvido, na conjuntiva, na pele e na vulva. Segundo a extensão das lesões e sua localização, a difteria é mais ou menos grave. Isso ocorre pela maior ou menor vascularização das regiões atingidas e, consequentemente, pela maior ou menor absorção de toxina. Além de mais comum, a angina diftérica é a forma grave da difteria. É claro que a virulência do bacilo diftérico também tem importância na patogenia da doença, definida por seu poder invasor e por seu poder toxígeno.

Atingindo o epitélio das mucosas dos indivíduos suscetíveis, o germe produz inflamação exsudativa fibrinopurulenta. Com efeito, à multiplicação maciça de bacilos diftéricos segue-se a necrose epitelial produzida pelas toxinas, invasão da submucosa, ação sobre linfáticos e capilares sanguíneos, exsudação de fibrina e aparecimento de leucócitos morfonucleares e hemácias em maior ou menor número. Em consequência disso, ocorre a formação de uma pseudomembrana que se deposita na superfície mucosa, tendo suas raízes no *core*. Daí o aspecto consistente e mais ou menos uniforme desse exsudato pseudomembranoso e sua aderência à mucosa. Nos locais onde o epitélio é cilíndrico, com células caliciformes e abundantes glândulas mucosas (laringe, traqueia), em virtude da lubrificação da superfície e da mistura do muco aos demais elementos da exsudação, as pseudomembranas são menos aderentes e têm menor consistência, proporcionando, amiúde, seu deslocamento e a possibilidade de obstrução da luz da laringe ou da traqueia. Nos casos mais graves (difteria hipertóxica), além da grande extensão do exsudato pseudomembranoso, há intenso edema das regiões atingidas e acentuado caráter necrótico das lesões. Em progressão, a toxina atinge os gânglios linfáticos regionais (cervicais, submaxilares), causando linfadenite aguda com edema periganglionar pastoso. As lesões anatomopatológicas mais importantes e as que, em geral, são responsáveis pela mortalidade são as que atingem o aparelho circulatório, em especial o miocárdio.

PATOLOGIA CARDÍACA

As alterações macroscópicas nem sempre são evidentes e variam de intensidade com a fase evolutiva do processo. Consistem, geralmente, em dilatação das cavidades, palidez, flacidez das peças de necrópsia e, nos casos de evolução mais longa, pode-se observar áreas focais, mais ou menos extensas, de cicatrização. As alterações, microscópicas são muito mais importantes e múltiplas, afetando tanto as fibras cardíacas como o tecido intersticial do miocárdio. Quanto às primeiras, observamos vários processos degenerativos em graus diversos: degeneração gordurosa, hidrópica e hialina; edema de fibra; diminuição das estrias; alterações nucleares (cariólise); e, finalmente, necrose da fibra. Essas alterações se processam em focos esparsos ou difusos, notando-se falhas na estrutura muscular mais ou menos acentuadas, causadas pela progressiva miólise. Ao lado dessas lesões degenerativas, parenquimatosas, nota-se reação inflamatória intersticial do tecido de sustentação. Inicialmente, apenas o edema intersticial, principalmente no nível da musculatura auricular, dos músculos papilares e do septo. Posteriormente, a invasão de elementos figurados, em princípio polimorfonucleares, depois mononucleares com características histiocitárias. Parecem ter origem local (miócitos de Anitsclikow); esses elementos se tornam predominantes no quadro histopatológico. Em fase mais tardia (3 a 4 semanas) inicia-se o processo de reparação, pela invasão de fibroblastos e fibrose posterior. O quadro tardio é, portanto, o de miocardiosclerose muito semelhante à observada em sequência às alterações nutritivas do órgão, nas insuficiências coronárias crônicas. O aspecto anatomopatológico encontrado nos casos individuais depende do tempo de evolução do processo; é sinal de morte precoce quando, antes de completar a primeira semana, não existem lesões apreciáveis, especialmente as inflamatórias, que, via de regra, se instalam depois desse período. As alterações atingem seu ápice na terceira semana. Localizam-se especialmente no tecido contrátil e, mais raramente, no específico, contrastando com os distúrbios de condução frequentemente encontrados no eletrocardiograma. Existe evidência suficiente de que as lesões predominam nas porções subendocárdicas do miocárdio e especialmente no nível dos músculos papilares e do septo. Frequentemente se formam trombos intracavitários adjacentes às zonas lesadas, os quais podem ocasionar embolias.

Discute-se, em relação à natureza e à sequência das lesões, se as do tipo degenerativo parenquimatoso e as inflamatórias intersticiais constituem etapas distintas e evolutivas do mesmo processo (primariamente parenquimatoso, posteriormente mesenquimal) ou processos diferentes, ambos determinados diretamente pela toxina diftérica. A hipótese mais viável parece ser a primeira, pois as alterações inflamatórias são mais tardias que as degenerativas e só existem na presença destas últimas.

PATOGENIA DAS ALTERAÇÕES CARDÍACAS

Tem sido objeto de discussão. A opinião mais aceita é a da ação direta da toxina diftérica sobre o miocárdio. Segundo Topley e Wilson, as lesões cardíacas seriam determinadas pela fixação da toxina no tecido, formando-se uma combinação resistente ao efeito da antitoxina. Trabalhos experimentais, entretanto, tendem a demonstrar que, além desse mecanismo, existe outro, por meio da intoxicação dos centros nervosos. Os citados autores conseguiram reproduzir, em cobaias, muitas das alterações eletrocardiográficas da difteria, pela injeção intracerebral de toxina em doses diminutas, bem inferiores às necessárias, para produzir as mesmas alterações quando injetadas por outra via.

Estudos interessantes e bem conduzidos têm demonstrado que cobaias inoculadas com toxina diftérica apresentam depleção de carnitina em seu miocárdio, acompanhada por um decréscimo na oxidação dos ácidos graxos. Esse decréscimo, em nível de mitocôndria no músculo cardíaco, poderia contribuir para a fisiopatologia da miocardite diftérica,

Outros estudos demonstraram que a administração de L-carnitina a animais de experimentação submetidos a toxina diftérica diminui a mortalidade e prolonga a sobrevida, melhorando o débito cardíaco em cães.

Estes trabalhos nos levam a algumas deduções:

1. De algum modo, a toxina diftérica causa depleção de carnitina no miocárdio.

2. O decréscimo de carnitina resulta em diminuição da oxidação dos ácidos graxos, importante fonte energética em nível de mitocôndria.

3. A administração exógena de l-carnitina pode, pelo menos parcialmente, corrigir os defeitos assinalados.

Tais deduções permitem sugerir que as alterações constatadas experimentalmente são secundárias à já bem documentada inibição da síntese proteica celular produzida pela toxina diftérica.

Com relação ao sistema nervoso, surgem lesões degenerativas nos nervos e nas células nervosas. Nos nervos, as lesões são as de uma neurite periférica tóxica com desintegração da mielina. São atingidos, principalmente, os nervos da musculatura extrínseca dos olhos, da faringe, do pescoço e dos membros. Têm sido descritas, também, lesões das células dos cornos anteriores da medula e dos núcleos dos nervos cranianos. Ainda se discute a via de difusão da toxina pelo sistema nervoso; aparentemente, é pela via hematogênica, embora se mencione também a possibilidade de difusão pela via linfática (linfáticos perineurais) ou pela via nervosa, semelhante ao que alguns autores admitem para o tétano. Quanto ao fígado, pode-se encontrar uma esteatose parenquimatosa, acompanhada de lesões necróticas focais e infiltração de leucócitos. As alterações renais constituem degeneração gordurosa com necrose do epitélio tubular e lesão intersticial. Têm sido encontradas, às vezes, lesões degenerativas e hemorrágicas das suprarrenais e da hipófise.

QUADRO CLÍNICO
ANGINA DIFTÉRICA

Forma clínica mais frequente. Após período de incubação que dura de 3 a 6 dias, a doença se manifesta por queda do estado geral, palidez, anorexia, febre (em geral, pouco intensa: 37,5 a 38 °C) e dor de garganta, também pouco acentuada. Desde logo é necessário atentar-se para a pouca intensidade da febre e da dor de garganta em relação ao acometimento acentuado do estado geral, traduzido por prostração, adinamia, palidez e taquicardia. No início, nota-se apenas tumefação das tonsilas e hiperemia de toda a faringe. Após algumas horas, surgem pontos branco-amarelados nas tonsilas, seguidos por exsudato esbranquiçado que, como um véu, envolve parte de uma ou de ambas. Em seguida, o exsudato se torna mais espesso, pseudomembranoso, branco-amarelado ou branco-acinzentado, e se estende pelas tonsilas, recobrindo-as, invadindo os pilares anteriores, a úvula, o palato mole e a retrofaringe. As características fundamentais das pseudomembranas são, além da coloração, sua consistência, uniformidade e aderência à superfície mucosa. O estado geral, comprometido desde o início, agrava-se com a evolução da doença, em virtude da progressão das pseudomembranas e da consequente absorção cada vez maior de toxinas.

Nos casos de média gravidade, quando evoluem espontaneamente, sem tratamento específico, após cerca de 10 dias, surge a remissão das manifestações locais da faringe; as pseudomembranas regridem e, paulatinamente, são destruídas ou se desprendem e são eliminadas, deixando nítida demarcação entre a mucosa hiperemiada, anteriormente recoberta, e a mucosa sã (Figura 42.1).

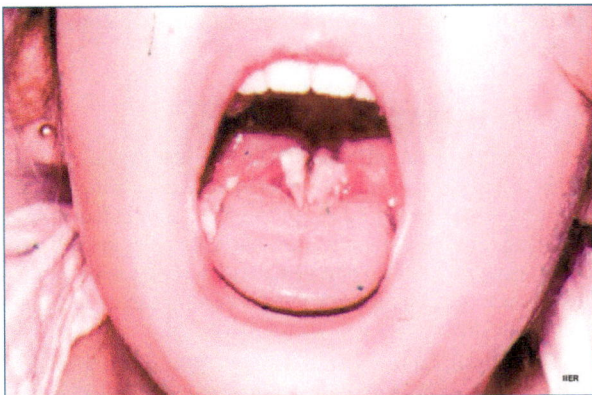

FIGURA 42.1 Quadro de angina diftérica com lesões pseudomembranosas características.
Fonte: Acervo da Biblioteca do Instituto de Infectologia Emílio Ribas.

DIFTERIA HIPERTÓXICA

Essa denominação distingue a angina diftérica grave, intensamente tóxica. Clinicamente, ela se caracteriza por sintomas e sinais bem peculiares: desde o início, o paciente apresenta estado geral grave, com palidez e prostração, dor de garganta e febre, via de regra, pouco intensa. Ao exame clínico, constata-se exsudato pseudomembranoso espesso, aderente, branco-acinzentado, às vezes de aspecto necrótico, com caráter invasivo, atingindo tonsilas, úvula, palato mole, pilares e retrofaringe. O hálito tem odor fétido característico; os gânglios do pescoço encontram-se enfartados, com edema periganglionar (pescoço proconsular ou de touro); há taquicardia intensa, com pulso fraco e fino; encontra-se, igualmente, hipotensão arterial e abafamento das bulhas cardíacas, e ocorre, com frequência, insuficiência respiratória, sendo necessário uma traqueostomia de urgência. Essa forma é responsável pelo maior contingente de mortalidade da difteria (Figura 42.2).

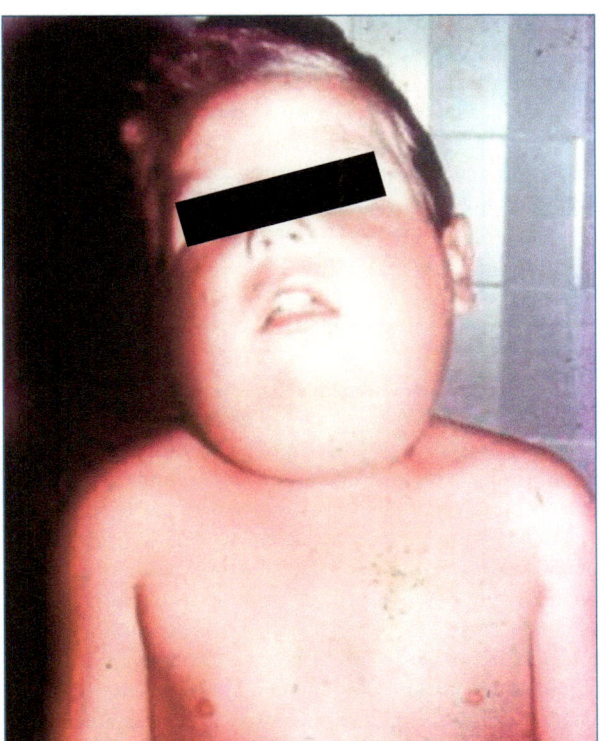

FIGURA 42.2 Pescoço taurino em paciente com difteria hipertrófica.
Fonte: Acervo da Biblioteca do Instituto de Infectologia Emílio Ribas.

RINITE DIFTÉRICA

Localização mais rara, na maioria das vezes, secundária à angina diftérica (Figura 42.3).

A respiração nasal torna-se um pouco dificultosa, em decorrência da inflamação das mucosas do nariz. Logo no início, flui das narinas secreção serossanguinolenta que provoca erosões nas bordas do nariz e no lábio superior, formando crostas branco-amareladas. É difícil observar a presença de pseudomembranas no nariz, inclusive por meio de rinoscopia.

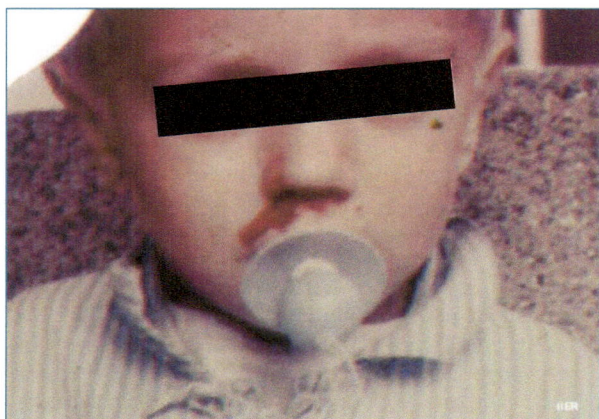

FIGURA 42.3 Secreção serossanguinolenta nasal em paciente com rinite diftérica.
Fonte: Acervo da Biblioteca do Instituto de Infectologia Emílio Ribas.

LARINGITE DIFTÉRICA

Forma clínica que julga-se ser sempre secundária à angina diftérica. Inicialmente, surge tosse seca e rouca, e voz velada, hipofônica, que vai se intensificando gradualmente no curso de 1 a 3 dias. Em seguida, nota-se dispneia inspiratória, acompanhada de tiragem (depressão das partes moles do tórax – espaços intercostais, epigástrio, fossas supraesternal e supraclaviculares, bordas das narinas). A tiragem é tanto mais intensa quanto maior for a estenose da laringe.

A laringite diftérica apresenta-se em duas fases, descritas a seguir.

Em princípio, a tiragem é discreta e a oxigenação respiratória, suficiente, às vezes até exagerada – é a fase de compensação. Nessas condições, a tiragem continua discreta e a criança ainda pode conciliar o sono. Na segunda fase, a dispneia inspiratória já não consegue proporcionar hematose suficiente, e o doente permanece em vigília, instintivamente procurando poupar-se ao máximo, requisitando com cuidado todos os músculos acessórios de respiração, mas já se apresentando prostrado, pálido, com sudorese, e cianose dos lábios e extremidades – é a fase de descompensação. Após algum tempo, as forças se esgotam, a tiragem diminui pela estafa e o enfermo fica semi-inconsciente, extremamente pálido e cianótico, o que prenuncia morte próxima por asfixia. Durante a evolução clínica da laringite diftérica, podem surgir crises de asfixia, provocadas, quase sempre, pelo aumento súbito da estenose, ao se desprenderem pseudomembranas na luz da laringe, obstruindo-a.

A traqueotomia deve ser feita precocemente e um paciente com suspeita de difteria não deve ser submetido à intubação orotraqueal, em razão da possibilidade de deslocamento das placas (Figura 42.4).

OUTRAS LOCALIZAÇÕES DA DIFTERIA

Além das descritas, as outras localizações da difteria são raras e sempre secundárias à angina diftérica.

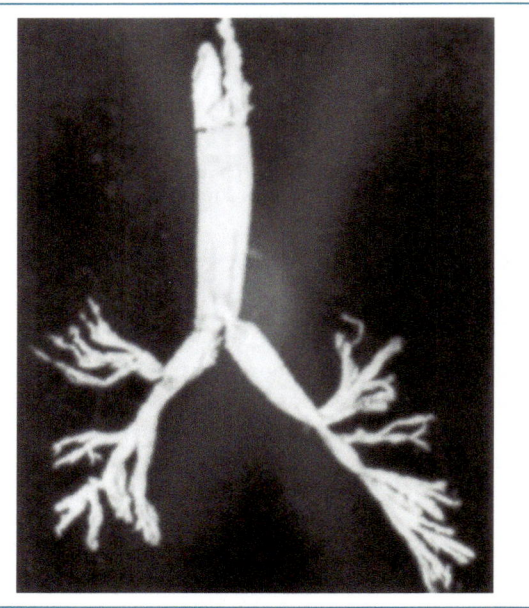

FIGURA 42.4 Laringite diftérica: placa retirada da laringe, traqueia e brônquios (autópsia).
Fonte: Acervo da Biblioteca do Instituto de Infectologia Emílio Ribas.

DIFTERIA OCULAR

Apresenta-se sob a forma de conjuntivite aguda, bastante intensa, com acentuados sintomas de dor, ardor ou fotofobia. Sempre se acompanha de exsudato fibrinopurulento, com aspecto de pseudomembranas com edema palpebral que, às vezes, impede a abertura do olho. Não raro, o processo pode propagar-se à córnea, ulcerando-a e provocando leucoma.

OTITE DIFTÉRICA

Forma rara que pode surgir por propagação da angina ou da rinite diftérica. Apresenta-se como otite média aguda, com dor intensa e exsudato pseudomembranoso.

VULVOVAGINITE DIFTÉRICA

Sempre associada à angina diftérica, aparece como inflamação aguda vulvovaginal, com exsudato fibrinopurulento, formando pseudomembranas muito características.

DIFTERIA CUTÂNEA

Surge por contaminação de ferimentos cutâneos ou de várias dermatites (eczemas, piodermites, escabiose etc.). Tem também o aspecto de exsudato fibrinopurulento, com formação de pseudomembranas. Durante a Segunda Guerra Mundial, no setor do Pacífico, foi ocorrência mais ou menos comum, principalmente por contaminação de ferimentos de guerra.

No Brasil, não existem relatos de difteria cutânea, em virtude, provavelmente, da dificuldade de diagnóstico, porém em países europeus como Inglaterra, existem relatos de pacientes com esta apresentação, após terem viajado para países com alta incidência de difteria como Índia e Paquistão.

MANIFESTAÇÕES GERAIS TÓXICAS

Pode-se distingui-las como imediatas, isto é, as que aparecem no início e nos primeiros dias de evolução da doença. Como manifestações gerais imediatas, destacamos o abatimento, a astenia, a febre pouco intensa, a taquicardia, a hipotensão arterial e a albuminúria. Estes sintomas dependem do maior ou menor grau de toxemia do paciente, com repercussão mais ou menos acentuada nos órgãos e sistemas particularmente atingidos pela toxina diftérica: aparelho circulatório, sistema nervoso, rins e suprarrenais.

QUADRO HEMATOLÓGICO

Em geral, há leucocitose moderada (10 a 15 mil leucócitos/mm³), com neutrofilia, desvio à esquerda, aneosinofilia e presença de numerosos neutrófilos com granulações tóxicas. Nos casos mais graves, há diminuição de plaquetas e de glóbulos vermelhos.

APARELHO CIRCULATÓRIO

Entre as manifestações circulatórias da difteria, deve-se distinguir as decorrentes do choque toxêmico (semelhante ao que surge nas outras infecções graves) das determinadas pelas próprias lesões cardíacas e que constituem quadro clínico específico para essa infecção. O choque toxêmico pode aparecer em qualquer fase de evolução da moléstia, com especial relevo no ápice do processo tóxico, isto é, nos primeiros cinco dias. A miocardite diftérica é de manifestação mais tardia, surgindo seus primeiros sinais a partir da segunda semana, amiúde mais tarde ainda, em pleno período de convalescença. As manifestações clínicas dependem da intensidade do processo anatomopatológico. Nos casos discretos e médios, podem inexistir, constituindo as modificações do eletrocardiograma a única exteriorização do quadro cardíaco. Os casos graves invariavelmente se acompanham de sintomas séricos relativos ao coração. Em geral, são encontradas as seguintes alterações:

- **Modificações do ritmo cardíaco:** taquicardia relativamente acentuada, bradicardia mais rara (quando muito intensa pode significar bloqueio), extrassístoles, fibrilação auricular, bloqueio A-V.
- **Alterações das bulhas:** hipofonese, desdobramento da primeira bulha, ruído de galope.
- **Aumento do coração:** evidenciado pela mudança do icto à percussão, à radiografia ou pela ocorrência de sopros funcionais.
- **Insuficiência cardíaca:** raramente, surge quadro de insuficiência congestiva com estase pulmonar, venosa hepática, edemas etc.; geralmente, as manifestações são de insuficiência anterógrada, simulando as do choque. Não se deve, entretanto, confundir com o verdadeiro choque infeccioso, mais comum nos primeiros dias de evolução. Manifestações precoces de insuficiência cardíaca na difteria são: palidez, náuseas, vômitos, taquicardia mais ou menos acentuada, queda da pressão arterial, sinais de estase pulmonar. O aparecimento de insuficiência cardíaca é bastante grave e, com poucas exceções, mortal. Ela só aparece, contudo, nos casos mais sérios, com alterações difusas e modificações graves ao eletrocardiograma, tendo especial relevo os distúrbios de condução.

A miocardite ocorre com relativa frequência, muitas vezes em plena convalescença, até mesmo após a alta clínica.

QUADRO ELETROCARDIOGRÁFICO

As alterações eletrocardiográficas podem ser classificadas da seguinte forma:

- **Alterações do ritmo:** observa-se em numerosos casos de taquicardia sinusal e, mais raramente, bradicardia. Outras alterações de ritmo, como extrassistolia, fibrilação auricular, marca-passo errante e taquicardia paroxística ventricular, ocorrem em casos isolados, em geral de evolução muito grave.
- **Alterações de condução:** destacamo-las, propositadamente, por sua frequência e significado particularmente grave. Distúrbios de condução ocorrem geralmente a partir da segunda semana e podem atingir vários graus de intensidade. Nos casos mais leves, existe apenas aumento do espaço P-R, traduzindo bloqueio de primeiro grau que, em geral, não atinge a intensidade do observado na cardiopatia reumática. Em graus mais avançados, podemos constatar o bloqueio A-V total com dissociação A-V. Não é rara a associação de fibrilação auricular e bloqueio. Nem sempre é observada bradicardia acentuada, como em outras instâncias; pode ocorrer, ao invés, taquicardia ventricular, mormente nas fases terminais. O bloqueio A-V total tem significado prognóstico extremamente grave, quase sempre fatal, ocorrendo nos casos mais tóxicos e em indivíduos mais jovens. Comumente, atinge, além do nó A-V, o tronco do feixe His, até sua bifurcação, determinando o aparecimento de complexos ventriculares anômalos, do tipo idioventricular. Menos comum, e de prognóstico menos grave, parece ser o bloqueio de ramo, direito ou esquerdo (este é o mais frequente), completo ou incompleto. As alterações de condução, na maioria dos casos, não se devem a mudanças estruturais no sistema específico, e sim, provavelmente, ao fator tóxico.
- **Outras alterações do complexo QRS:** observa-se, em grande número de casos, a redução progressiva da voltagem do complexo em todas as derivações, especialmente nas periféricas. Tal redução atinge seu ápice na segunda semana, para regredir lenta e tardiamente no período de convalescença ou até mesmo depois. Em alguns casos, pode-se observar desvio transitório do eixo elétrico do QRS, geralmente para a direita, mais raramente para a esquerda. Essas alterações do complexo parecem decorrer do edema do miocárdio. Quando persistentes, podem indicar fibrose extensa e difusa, secundária ao processo agudo.
- **Alterações da sístole elétrica ventricular:** foram bem estudadas por Décourt, que observou ligeiro aumento dos valores, sem guardar proporção, entretanto, com a gravidade ou com o período evolutivo dos casos.
- **Alterações primárias da onda T:** constituem o achado eletrocardiográfico mais frequente na difteria. Na maior parte dos casos, as alterações observadas são a redução progressiva de voltagem e de área, desvio de AT para a direita ou inversão dessa onda em uma ou várias derivações. Em certos casos, modifica-se também a forma desse acidente, que se torna pontiagudo e simétrico, bastante similar ao do quadro pós-isquêmico. As alterações de T são precoces, transitórias

e regridem do período de convalescença. Nem sempre exprimem lesões orgânicas do miocárdio, podendo ser determinadas exclusiva ou predominantemente por um fator tóxico. Seu prognóstico não é necessariamente grave como nas alterações de condução.

■ **Desnivelamento de RS-T:** destacado propositadamente das alterações de T, em razão da grande importância atribuída a ele. Embora pequenos desníveis acompanhem frequentemente as modificações de T, tendo provavelmente a mesma significação patogênica e prognóstica, isso não acontece com grandes desvios desse segmento. Em certos casos, com efeito, observa-se considerável depressão de RS-T em quase todas as derivações (com exceção de VR, em que o desnível é *plus*), com difasismos *minus-plus* de T e o mesmo aspecto observado nas insuficiências coronárias agudas. Esses grandes desníveis estão provavelmente vinculados a alterações estruturais graves, como a necrose subendocárdica, muito bem descrita por vários pesquisadores. Apresentam significado prognóstico muito grave.

■ **Aparelho urinário:** nos casos leves, em geral, encontra-se albuminúria discreta. Nos casos graves (difteria hipertóxica), pode surgir nefropatia tóxica, com intensa albuminúria, oligúria, cilindrúria e, raramente, hematúria.

■ **Sistema nervoso:** alterações relacionadas ao sistema nervoso podem ser tardias. Com efeito, elas surgem quase sempre a partir da terceira semana do início da difteria, até cerca de 40 dias depois. Apresentam-se como neurites periféricas tóxicas; afetam principalmente o vago, o motor ocular comum, o motor ocular externo, o glossofaríngeo, o plexo cervical superior, o frênico etc. Em consequência, pode-se encontrar paresia ou paralisia do véu palatal, traduzida por voz anasalada, engasgo com regurgitamento de alimentos pelo nariz e imobilização da úvula e do véu do paladar durante a fonação, sendo esta a neurite mais constante e mais característica da difteria.

■ **Sistema endócrino:** a toxina diftérica lesa, com certa frequência, as suprarrenais, traduzindo-se clinicamente por adinamia, hipotensão arterial, hipoclorerma, hiperpotassernia e hiperglicemia.

DIAGNÓSTICO CLÍNICO

É de suma importância ressaltar o significado do diagnóstico clínico precoce, em razão das graves consequências que podem sobrevir se for protelada a administração da terapêutica específica. Nessas condições, é preciso considerar sempre o início, de certa forma insidioso, com febre e dor de garganta não muito intensas, contrastando, em parte, com o acometimento do estado geral, traduzido por abatimento, prostração, palidez, anorexia, adinamia, taquicardia. Diante desses fatos, compete ao médico proceder a acurado exame do paciente, em especial da garganta, a fim de surpreender o sinal característico da difteria, a presença de exsudato pseudomembranoso, branco-amarelado, aderente, uniforme, localizado, de preferência, sobre as tonsilas, os pilares anteriores, a úvula ou a retrofaringe (Figura 42.1). Se houver concomitância da rinite diftérica, o médico encontrará secreção fibrinopurulenta, sanguínea, que flui das narinas, crostas amareladas depositadas no vestíbulo do nariz e erosões nas bordas das narinas. Igualmente, se houver associação com laringite diftérica, o doente apresentará tosse e voz roucas e tiragem mais ou menos acentuada. Na vigência de todos esses argumentos clínicos, o médico não deve hesitar, firmando logo o diagnóstico clínico. Da firmeza dessa conduta, dependerá o êxito do tratamento.

DIAGNÓSTICO LABORATORIAL

O agente etiológico clássico da difteria é o *Corynebacterium diphtheriae*, o bacilo diftérico, descrito pela primeira vez por Edwin Klebs, em 1883, e isolado em cultura por Friedrich Löefler, em 1884. Mais raramente, *Corynebacterium ulcerans*, espécie próxima filogeneticamente ao bacilo diftérico e microorganismo envolvido em infecções de natureza zoonótica, pode também causar infecções graves, toxêmicas, semelhantes à difteria, inclusive com formação de pseudomembrana.

Essas bactérias se apresentam, na microscopia, como bacilos Gram-positivos irregulares ligeiramente curvos, com as pontas ligeiramente mais espessas, que lhes dão um aspecto de clava ou alteres, agrupando-se, por vezes, em paliçadas (paralelamente), outras vezes, formando ângulo (formas em V, em H ou em Y), o que lhes dá, em conjunto, a aparência, no esfregaço, semelhante à de letras chinesas. Quando presentes, granulações metacromáticas (corpúsculos de polimetafosfato), geralmente polares, podem ser visualizadas por colorações especiais, como Albert-Laybourn. São catalase-positivos, não formam esporos e são imóveis.

O isolamento de *C. diphtheriae* é a etapa crucial no diagnóstico laboratorial da difteria, pelo fato de as amostras suspeitas, na maioria das vezes, serem provenientes de sítios com flora microbiana variada e repleta de bactérias cujo crescimento rápido e abundante, nos meios de cultura comumente usados no laboratório, podem dificultar a recuperação do bacilo diftérico. Por isso, recomenda-se a utilização de meios seletivos e diferenciais para garantir seu isolamento. Diversos tipos de meios de cultura podem ser utilizados, como o meio de Löefler, Pai, Tinsdale, Ágar sangue cistina telurito (ASCT), entre outros.

No Instituto Adolfo Lutz (IAL), as amostras clínicas, geralmente, *swabs* ultrafinos contendo secreções de orofaringe e nasofaringe, devem ser coletadas antes do paciente receber a administração de antibióticos, pois eles podem prejudicar o isolamento do bacilo diftérico. Os *swabs* são semeados no meio de Pai, meio contendo glicose e ovo, e incubados por cerca de 10 a 18 horas a uma temperatura de 37 °C. A próxima etapa consiste na semeadura em placas de ágar sangue de carneiro (18 a 24 horas a 37 °C) com o objetivo de visualizar colônias beta-hemolíticas em caso de crescimento de *Streptococcus pyogenes* ou outro patógeno eventual, informação que pode auxiliar no esclarecimento de um possível diagnóstico diferencial. As amostras também são semeadas em ASCT (24 a 48 horas a 37 °C), meio de cultura que inibe boa parte da flora normal microbiana contida nestas secreções, mas que permite o crescimento das corinebactérias. Neste meio, as colônias suspeitas do bacilo diftérico apresentam-se com colorações que podem variar de cinza claro a preto. Após isoladas, tais colônias são submetidas à coloração de Gram e são selecionadas aquelas que possuem as características morfotintoriais de bacilos diftéricos. As provas fenotípicas utilizadas para a identificação do bacilo diftérico são provas simples, frequentemente encontradas na maioria dos laboratórios de bacteriologia: catalase, DNase, teste de produção de urease, presença de cisteínase, redução de nitrato a nitrito e degradação de açúcares. *C. diphtheriae* pode ser facilmente diferenciado de *C. ulcerans* pela prova da produção de urease, sempre positiva para este último e negativa para o primeiro. O IAL realiza, em conjunto com a identificação fenotípica, a identificação genotípica dos isolados por meio da metodologia da cadeia em reação da polimerase (PCR). No caso em questão, utiliza-se a PCR convencional, que possui alvos específicos tanto para *C. diphtheriae*, quanto para *C. ulcerans*. Podem ser utilizados também sistemas semiautomatizados, como API Coryne e BBL Crystal. A identificação microbiana por espectrometria de massa (MALDI-TOF) também tem se mostrado de grande valia para a identificação dessas duas espécies.

O bacilo diftérico pode ser dividido em quatro biótipos ou variedades, de acordo com morfologia e aspecto das colônias e perfil bioquímico: *gravis*, *mitis*, *intermedius* e *belfanti*. A variedade *gravis* apresenta colônias grandes, rugosas e achatadas, fermentando glicogênio e amido. A variedade *mitis* apresenta colônias lisas, convexas, brilhosas e hemolíticas. A variedade *belfanti* possui as mesmas características de *mitis*, mas é incapaz de reduzir o nitrato. E, finalmente, a variedade *intermedius* apresenta colônias diminutas, achatadas, não hemolíticas.

A prova de toxigenicidade é de grande importância para o diagnóstico laboratorial da difteria. Ambas as espécies *C. diphtheriae* e *C. ulcerans* podem ser infectadas por bacteriófagos lisogênicos específicos que lhe conferem a capacidade de produção da toxina diftérica. O teste de Elek, se baseia na interação entre antitoxina diftérica presente no meio e a toxina diftérica produzida por uma cepa supostamente toxigênica. Caso o resultado seja positivo, haverá a formação de uma linha de precipitação no meio de cultura.

A prova de toxigenicidade pode também ser realizada por técnicas de biologia molecular. No IAL, utiliza-se a técnica da PCR convencional para a detecção do gene que codifica a produção da toxina diftérica (gene *Tox*) nos bacilos diftéricos isolados e da PCR em tempo real no caso de material clínico. Esta última é de grande utilidade quando o resultado da cultura é negativo, tanto pela razão de coleta do material clínico após administração de antibiótico ao paciente, quanto por uma coleta realizada de modo ineficiente. Apesar dos testes moleculares, o Elek é o teste de toxigenicidade padrão-ouro, pois existem cepas que podem albergar o gene *Tox*, mas não produzirem a toxina diftérica.

Nos dias de hoje, a classificação de *C. diphtheriae* em biótipos ou variedades é considerada apenas para fins epidemiológicos, mas mesmo assim de forma restrita, por não possuir correlação com marcadores genéticos. Atualmente, para o bacilo diftérico, utiliza-se as técnicas de eletroforese de campo pulsado (PFGE), ribotipagem e tipagem por sequenciamento de multilocus (MLST) como ferramentas para a obtenção de marcadores epidemiológicos.

DIAGNÓSTICO DIFERENCIAL

A angina diftérica pode ser confundida com anginas de etiologias diferentes. Entre elas, convém destacar as seguintes:

ANGINA DE PLAUT-VINCENT

É o tipo necrótico, produzida por associação fusoespiralar. No início, geralmente é unilateral, envolvendo uma tonsila com necrose progressiva. Quando se torna bilateral, ocorre a presença, em ambas as tonsilas, de um exsudato acinzentado-escuro, com aspecto nítido de necrose, que remotamente poderá se confundir com a angina diftérica.

No entanto, esse exsudato não é pseudomembranoso, nem branco-amarelado, nem aderente como o diftérico. Se alguma dúvida persistir, o exame bacterioscópico revelará a presença de numerosos espirilos e bacilos fusiformes, associação responsável pela doença.

ANGINA ESTREPTOCÓCICA

A mais comumente confundida com a diftérica. No entanto, alguns elementos clínicos fundamentais a distinguem: o processo se circunscreve às tonsilas, é lacunar, francamente purulento, com focos de pus que afloram à superfície das tonsilas através das criptas; o material purulento que desseca e se deposita nas tonsilas é amarelado e facilmente destacável; e, finalmente, o início da angina estreptocócica é súbito, inesperado e com febre elevada (39 a 40 °C).

ANGINA PNEUMOCÓCICA

As mesmas considerações feitas para a angina estreptocócica se adaptam à diferenciação da pneumocócica com a angina diftérica.

ANGINA MONOCÍTICA

A forma anginosa da mononucleose infecciosa pode, por vezes, confundir-se com a angina diftérica, principalmente com a difteria maligna. Isso porque, ao lado da inflamação aguda das tonsilas e da laringe, com depósito, nas primeiras, de exsudato pseudomembranoso, surge também uma adenopatia-satélite. No entanto, o início abrupto, a febre alta e irregular, o estado geral pouco comprometido, o aspecto do exsudato (esbranquiçado, tênue e pouco aderente, circunscrito apenas às tonsilas), a adenopatia com gânglios bem individualizados dolorosos e sem edema periganglionar, permitem perfeitamente a diferenciação clínica. Se alguma dúvida persistir, o exame bacteriológico e o hemograma contribuirão para o esclarecimento do diagnóstico.

RINITE DIFTÉRICA

É necessário considerar a possibilidade de confusão com as rinites catarrais agudas. Estas, porém, apresentam hiperemia mais ou menos acentuada da mucosa nasal, com secreção catarral, ao passo que a rinite diftérica, como já assinalado, mostra exsudato fibrinopurulento, sanguíneo, com crostas e erosão das bordas do nariz.

LARINGITE DIFTÉRICA

Esta forma clínica é passível de confusão diagnóstica, principalmente com a laringe estridulosa e a laringite estenosante. Quanto à primeira, o diagnóstico diferencial não oferece muita dificuldade, pois a laringite estridulosa, precedida de um resfriado, surge bruscamente à noite, em crise, com sintomas e sinais muito pronunciados, para logo remitir no dia seguinte, e assim se observam vários episódios da mesma síndrome.

A laringite estenosante presta-se a confusão diagnóstica maior, principalmente em lactentes. Em geral, ela se apresenta bruscamente, com febre alta e sintomas rapidamente alarmantes, que conduzem logo a uma tiragem intensa, com perigo de asfixia. A laringite diftérica tem início insidioso, com febre pouco intensa e paulatinamente progressiva em seu curso; além disso, na quase totalidade dos casos, está associada angina ou rinite diftérica, cujos sinais clínicos serão argumentos decisivos para o diagnóstico diferencial.

TRATAMENTO

A arma fundamental no tratamento da difteria é o soro antidiftérico. Ele neutraliza apenas a toxina circulante, sem ação sobre a toxina já fixada nos tecidos. Por isso, diante de uma suspeita clínica bem fundamentada, deve-se imediatamente instituir o tratamento específico. Nessas condições, não é conveniente aguardar o resultado do exame bacteriológico, pois o resultado concludente só é dado pela cultura (no mínimo após 10 horas), privando o paciente de um tempo precioso para o êxito do tratamento.

Alguns requisitos são da máxima importância na administração correta do soro antidiftérico.

DOSE ADEQUADA E SUFICIENTE

A dose deve ser, no mínimo, de 40.000 UI para os casos considerados "leves"; nas formas mais graves, aconselha-se a administração de 60.000 a 80.000 UI. O soro deverá ser aplicado de uma só vez, por vias endovenosa e intramuscular. Nunca se deixa de realizar previamente o teste de sensibilidade (intradérmico). O soro antidiftérico deve ser de boa procedência, concentrado e purificado. Quando tratado pelo processo de digestão péptica, torna-se purificado e afasta os perigos de reações secundárias.

ACIDENTE DO SORO

São o choque anafilático e a chamada doença do soro. Felizmente, o choque anafilático é um acidente muito raro, e com os processos modernos de fabricação do soro, praticamente não ocorre mais. Em nossa experiência, há cerca de 20 anos não é visto.

No entanto, em indivíduos com manifestações alérgicas anteriores ou que já tenham tomado soro antitóxico, convém adotar certas precauções, como a dessensibilização rápida (injeções subcutâneas de 0,1; 0,2; 0,5 e 1 mL de soro, com meia hora de intervalo, observando-se possíveis reações antes de injetar a dose total). Deve-se ter sempre à mão adrenalina e anti-histamínicos para o caso de haver qualquer sinal de manifestação alérgica.

Convém lembrar que o choque anafilático se manifesta abruptamente com dispneia intensa, opressão torácica, cianose, extremidades frias, taquicardia e hipotensão arterial.

A doença do soro, ao contrário, costuma surgir cerca de 6 a 10 dias após sua administração e se caracteriza por urticária generalizada, mais intensa no ponto de inoculação, febre moderada (cerca de 38 °C), dores articulares e musculares, e enfartamento ganglionar, particularmente nos gânglios-satélite do ponto de inoculação. Em certos casos, observam-se edemas, sobretudo na face e nas extremidades, e, mais raramente, edema da glote.

A terapêutica da doença do soro é feita com corticosteroides ou anti-histamínicos.

ANTIBIÓTICOS NA DIFTERIA

Vários antibióticos foram experimentados a fim de coadjuvarem a ação do soro antidiftérico. Entre eles, destacam-se a ação da penicilina e da eritromicina, *in vitro* ou *in vivo*.

Zamiri e McEntergart, testando a sensibilidade de 192 cepas de *C. diphtheriae* a oito antibióticos, constataram alta sensibilidade, em ordem de sequência, à eritromicina, à clindamicina e à penicilina. Esta última é administrada na dose média de 500.000 UI de 4 em 4 horas, via endovenosa direta. A eritromicina é administrada via oral, na dose média de 1 g a cada 6 horas, para crianças maiores de 4 anos; e de 500 mg a cada 6 horas, para menores de 4 anos.

LARINGITE DIFTÉRICA

Além do tratamento assinalado anteriormente, o método para combater a asfixia é a traqueostomia. Esta deve ser praticada precocemente quando o paciente apresentar os sinais de insuficiência respiratória.

PROFILAXIA

A única medida que, tomada isoladamente, pode influenciar a incidência da difteria é a vacinação. Ela é efetuada por meio da inoculação intramuscular ou toxoide diftérico. Para evitar reações indesejáveis, usa-se o toxoide altamente purificado, quer precipitado pelo alume, quer absorvido no fosfato de alumínio com adjuvante. É prática comum usar o toxoide tetânico e a vacina *pertussis* e antitetânica (DPT) em forma de vacina tríplice.

A vacina é administrada em três doses iniciais em intervalos de dois meses e a primeira dose é dada no segundo mês de vida.

A imunização inicial será seguida de doses de reforço aos 15 meses e aos 5 anos, com DPT ou DPTa (tríplice acelular). A DPTa é uma vacina com componente *pertussis* acelular e com menor risco de reações adversas.

A vacinação antidiftérica deve ser feita a cada 10 anos. Em pacientes submetidos a imunossupressão, a revacinação deve ser considerada.

Novas vacinas estão sendo usadas, como a hexavalente (pólio, difteria, tétano, *pertussis* acelular, hemófilos influenza tipo B e Hepatite B) e a tetravalente (difteria, tétano, *pertussis* e Hepatite B). Essas vacinas têm como vantagem menor número de injeções

As outras medidas de profilaxia referem-se aos doentes e seus comunicantes. Os pacientes devem ser isolados em hospital e a doença é de notificação compulsória.

O paciente deve continuar com o calendário vacinal, e seus comunicantes devem ficar sob vigilância, coletando material de orofaringe e fossas nasais para teste e, em caso positivo, devem receber penicilina ou eritromicina.

BIBLIOGRAFIA SUGERIDA

Ackerman LK. Update on immunization in children and adolescents. Am Fam Physician. 2008 Jun 1:77(11):1571-2.

Berger A, Hogardt M, Konrad S, Sing A. Detection Methods for Laboratory Diagnosis of Diphtheria. In: Andreas Burkovski (ed.). Corynebacterium diphtheriae and Related Toxigenic Species – Genomics, Pathogenicity and Applications. New York, Springer; 2014.

Czajka U, Wiatrzyk A, Mosiej E, Formińska K, Zasada AA. Changes in MLST profiles and biotypes of Corynebacterium diphtheriae isolates from the diphtheria outbreak period to the period of invasive infections caused by nontoxigenic strains in Poland (1950-2016). BMC Infect Dis. 2018 Mar 9;18(1):121. doi: 10.1186/s12879-018-3020-1.

Efstratiou A, Maple PA. WHO manual for the laboratory diagnosis of diphtheria. Geneva: World Health Organization; 1994.

FitzGerald RP, Rosser AJ, Perera DN. J Non-toxigenic penicillin-resistant cutaneous C. diphtheriae infection: a case report and review of the literature. Infect Public Health. 2015 Jan-Feb;8(1):98-100. doi: 10.1016/j.jiph.2014.05.006. Epub 2014 Jul 12.

Funke G, Bernard A. Coryneform Gram-Positive Rods. In: Versalovic et al. Manual of Clinical Microbiology. 10th Edition. Washington, DC: ASM Press; 2011.

Hadfield TL, McEvoy P, Polotsky Y, Tzinserling VA, Yakovlev AA. The pathology of diphtheria. J Infect Dis. 2000 Feb;181 (Suppl 1):S116-20.

Junior RH, Mattos-Guaraldi AL. Corynebacterium diphtheriae e outras espécies do gênero. In: Trabulsi LR, Althertum F. Microbiologia. 6. ed. São Paulo, Rio de Janeiro, Belo Horizonte: Atheneu; 2015.

McGregor RR. Corynebacterium diphtheriae. In: Mandell GL, Bennett J, Dolin R. Principles and practice of infectious diseases. 4. ed. New York: Churchill Livingstone; 1995. p. 1865-72.

Myers MG, Beckman CW, Vosdingh RA et al. Primary immunization with tetanus and diphtheria toxoids. JAMA. 1982;248:2478-80.

Robbins JB, Scheerson R, Trollfors B, Sato Y, Rappuoli R, Keith JM. The diphtheria and pertussis components of diphtheria-tetanus toxoids-pertussis vaccine should be genetically inactivated mutant toxins. J Infect Dis. 2005 Jan 1;191(1):81-8. [Epub 2004 Nov 30].

Secretaria de Estado da Saúde de São Paulo. Centro de Vigilância Epidemiológica "Alexandre Vranjac" Divisão de Doenças Respiratórias e Divisão de Zoonoses. Varicela, difteria e febre maculosa brasileira: aspectos epidemiológicos no Estado de São Paulo. Rev Saúde Pública. 2003;37(6):817-20.

Swennen B, Lévy J. Department d'Epidemiologie et de Médicine prèventive, Unité d'Epidemiologie pédiatrique et Vaccination Ecole de Santé publique, ULB, Bruxelles. Hexavalent combined vaccination. Rev Med Brux. 2004 Sep;25(4):A212-8.

Topley WS. Principles of bacteriology and immunity. Southern ed., Williams and Wilkins; 1964.

Vartul Sangal, Paul A.Hoskisson. Evolution, epidemiology and diversity of Corynebacterium diphtheriae: New perspectives on an old foe. Infect Genet Evol. 2016 Sep;43:364-70. doi: 10.1016/j.meegid.2016.06.024. Epub 2016 Jun 9.

Villamor E, Fawzi WW. Effects of vitamin a supplementation on immune responses and correlation with clinical outcomes. Clin Microbiol Rev. 2005 Jul:18(3):446-64.

Vitek CR. Diphtheria. Curr Top Microbiol Immunol. 2006:304:71-94.

World Health Organization. Las condiciones de salud en has Américas. Washington, DC; 1994. Vol. 1.

World Health Organization. Weekly Epidemiological Record; 1993. p. 68:134.

Zasada AA1, Baczewska-Rej M, Wardak S. An increase in non-toxigenic Corynebacterium diphtheriae infections in Poland-molecular epidemiology and antimicrobial susceptibility of strains isolated from past outbreaks and those currently circulating in Poland. Int J Infect Dis. 2010 Oct;14(10):e907-12. doi: 10.1016/j.ijid.2010.05.013. [Epub 2010 Aug 21].

World Health Organization. Diphtheria vaccine: WHO position paper, August 2017 – Recommendations. Vaccine. 2018 Jan 4;36(2):199-201. doi: 10.1016/j.vaccine.2017.08.024.

43

Doença meningocócica

Roberto Focaccia
Leila Carvalho Campos

INTRODUÇÃO HISTÓRICA

A doença meningocócica é, sem dúvida, muito antiga, porém foi reconhecida como entidade autônoma apenas no início do século XIX. Isso ocorreu em virtude da semelhança clínica e da dificuldade para diferenciá-la de outras meningites. Era designada "febre cerebral", "febre maculosa" ou "torpor profundo".

Foi reconhecida como forma epidêmica em 1805, por Vicusseaux, em Genebra, na Suíça. Um ano mais tarde, Danielson e Mann descreveram outra epidemia nos Estados Unidos. Nos anos seguintes, vários surtos de meningite cerebrospinal epidêmica foram descritos, na Europa e nos Estados Unidos, com base em elementos epidemiológicos e clínicos. No final do século, também foi reconhecida na Ásia, na África e na Austrália. Foi Weichselbaum, em 1887, que descreveu o agente etiológico, a *Neisseria meningitidis,* isolada do líquor de um doente. Com a descoberta da etiologia, tornou-se possível reconhecer a forma endêmica da doença meningocócica, do mesmo modo que se identificou a sua apresentação septicêmica, denominada meningococcemia, na qual o comprometimento do sistema nervoso central (SNC) pode estar ausente. O isolamento da *N. meningitidis* da nasofaringe de indivíduos sadios durante inquéritos epidemiológicos permitiu estabelecer-se o conceito de portador. Em 1909, Dopter, baseando-se em estudos sorológicos, reconheceu a existência de tipos específicos de meningococos.

A doença meningocócica, por definição de caso, compreende: infecção de orofaringe; meningite; meningococcemia (sepse meningocócica); e, excepcionalmente, infecção em outros órgãos.

O tratamento moderno da doença meningocócica iniciou-se em 1939, com a quimioterapia, pela utilização dos sulfamídicos.

Apesar do progresso dos conhecimentos, das possibilidades terapêuticas e profiláticas, a doença continua ocorrendo como doença endêmica ou epidêmica em países desenvolvidos e em desenvolvimento.

ETIOLOGIA

A *N. meningitidis* é um pequeno coco Gram-negativo, imóvel, não esporulado e de forma redonda ou oval. As bactérias, em geral, apresentam-se aos pares, com as superfícies opostas achatadas, conferindo-lhes a forma de "grãos de café" e por isso são consideradas diplococos (Figura 43.1).

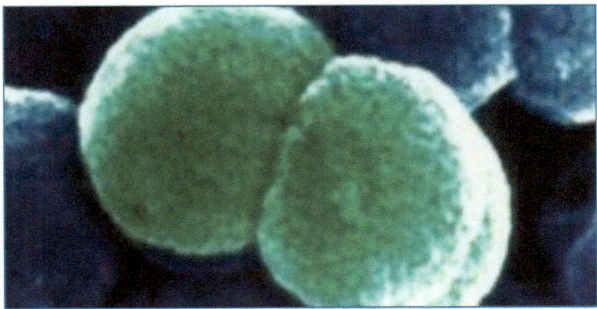

FIGURA 43.1 *Neisseria meningitidis.* Diplococo Gram-negativo, 0,7 a 1 micra de diâmetro, imóvel, não esporulado e de forma redonda ou oval. As bactérias, em geral, apresentam-se aos pares, com as superfícies opostas achatadas.

O meningococo é exigente em relação ao seu cultivo, necessitando de meios adequados, onde cresce formando colônias convexas, lisas, cintilantes e com cerca de 1 mm de diâmetro. Nas culturas, as colônias podem assumir aparência mucoide, quando é formada grande quantidade de polissacarídeo capsular, substância esta integrante da cápsula bacteriana e responsável pelo sistema básico, para a tipagem dos sorogrupos. Entre os meios adequados para o cultivo do meningococo, destacam-se o ágar-chocolate, ágar sangue e os meios de Thayer-Martin e Mueller-Hinton.

N. meningitidis é aeróbica e tem seu isolamento e crescimento facilitado na presença de concentrações de 5 a 10% de dióxido de carbono, em ambiente úmido a 37 °C. A coloração de Gram deve ser realizada em colônias suspeitas de *N. meningitidis* para confirmar a presença de diplococos Gram-negativos uniformes. Resultados consistentes são obtidos com colônias com menos de 24 horas, antes que os processos autolíticos apareçam.

A identificação do meningococo, isolado de pacientes, também depende da sua capacidade de fermentar carboidratos. Esse micro-organismo metaboliza glicose e maltose e as transforma em ácido sem produzir gás, mas não é capaz de metabolizar a sacarose ou a lactose. Ele possui uma enzima, a citocromo-oxidase, na sua parede celular, característica facilmente verificada através da oxidação do reagente dimetil ou tetrametilfenilenodiamina (teste da oxidase), produzindo uma coloração que parte do descorado para o rosa-forte.

O ferro parece ter importância no metabolismo dessa bactéria. Assim se tem demonstrado que camundongos tratados com ferro ligado à transferrina são mais suscetíveis à infecção fatal pelo meningococo.

Como outras bactérias Gram-negativas, *N. meningitidis* possui duas membranas compostas por bicamadas de fosfolipídeos (Figura 43.2). A membrana externa é uma bicamada assimétrica, sendo o folheto externo composto por moléculas de lipo-oligossacarídeo (LOS) e por outras proteínas inseridas. O LOS é semelhante ao lipopolissacarídeo (LPS), expresso por muitas bactérias Gram-negativas, mas não possui os polímeros de açúcares longos característicos do LPS. O LOS tem muitas funções para a bactéria, incluindo a função de barreira da membrana externa e a atividade de endotoxina, o que promove a sinalização pró-inflamatória, a inibição da capacidade bactericida dos neutrófilos e o aumento da adesão às células humanas. O LOS é um dos principais componentes das vesículas da membrana externa, que são a base das vacinas experimentais e um importante componente da nova vacina Bexsero do sorogrupo B.

As cepas patogênicas, isoladas de infecções sistêmicas, têm a membrana externa circundada por uma cápsula de natureza polissacarídica. A cápsula do meningococo consiste de um polissacarídeo aniônico de alto peso molecular, e diferenças em sua natureza imunoquímica é a base para a sorogrupagem, ou seja, a classificação das cepas em sorogrupos. Atualmente, são descritos 12 sorogrupos: A, B, C, E, H, I, K, L, X, Y, Z e W. Entretanto, seis sorogrupos (A, B, C, W, X e Y) são responsáveis praticamente por todos os casos da doença no mundo (Figura 43.3). A cápsula é um dos principais fatores de virulência do meningococo, que, durante o processo de invasão, atua protegendo a bactéria da resposta do sistema imunológico, inibindo a fagocitose e a ativação do sistema complemento. Este fato facilita a sobrevida da bactéria no ambiente e torna o meningococo mais resistente aos mecanismos de defesa do hospedeiro.

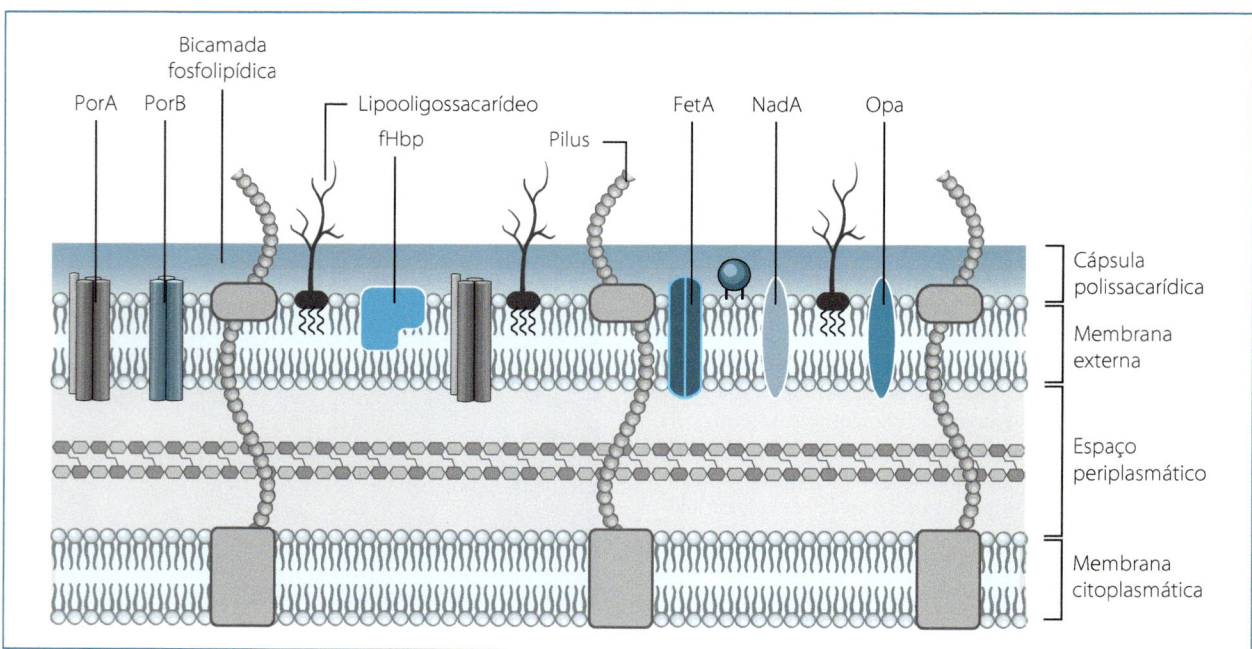

FIGURA 43.2 Desenho esquemático da membrana externa de *N. meningitidis*.
Fonte: Adaptada de Sadarangani M, Pollard AJ. Lancet Infect Dis. 2010;10:112-24.

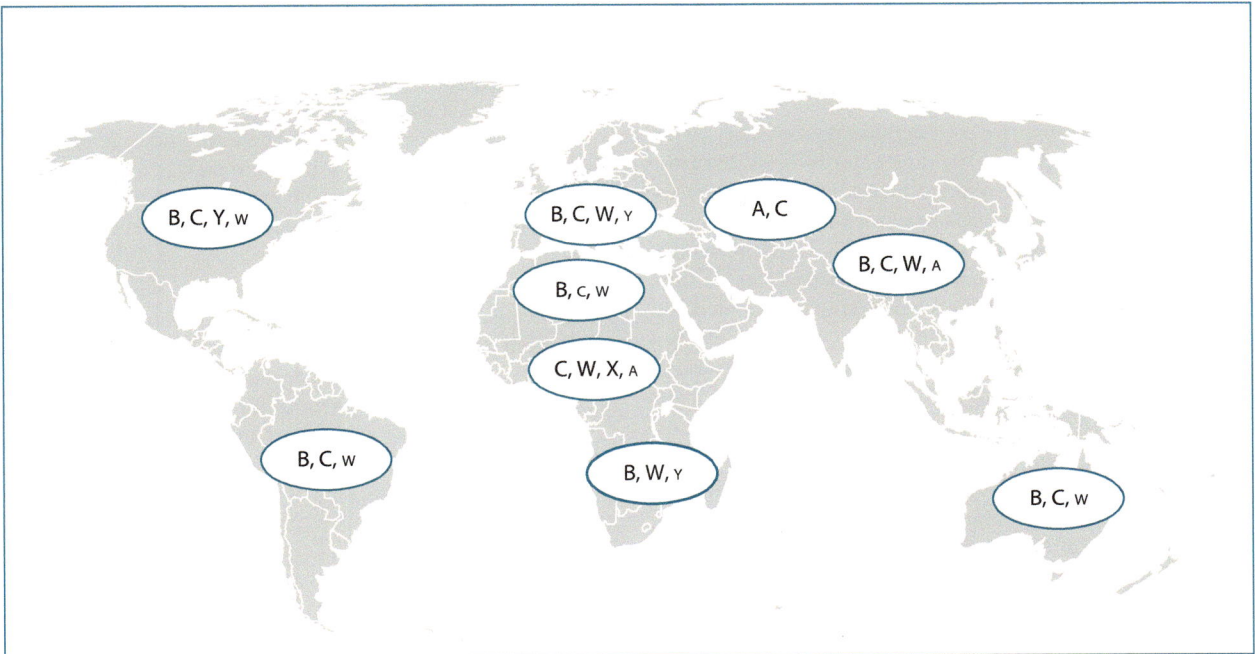

FIGURA 43.3 Distribuição geográfica dos sorogrupos causadores de doença meningocócica invasiva, em 2018, segundo a Organização Mundial de Saúde.

Fonte: http://www.who.int/emergencies/diseases/meningitis/serogroup-distribution-2018.pdf?ua=1.

Existem outros antígenos na membrana externa do meningococo que estão implicados na patogenia. As fimbrias ou *pili* são projeções filamentosas compostas por proteínas glicosiladas ancoradas à membrana externa e expostas na superfície celular. Elas são responsáveis por intermediar a inserção do meningococo nas células da mucosa da nasofaringe, essenciais para a adesão do meningococo encapsulado nas células do hospedeiro.

As proteínas de membrana externa PorA (porina A) e PorB (porina B), funcionam como poros seletivos para cátions e ânions, respectivamente. PorA é uma porina de classe 1, que constitui a maior porção da membrana externa, sendo utilizada para determinar os subtipos de meningococo. PorB, por sua vez, é uma proteína de transmembrana de classe 2 ou classe 3, que determina o sorotipo do meningococo.

Nas últimas décadas, o sequenciamento de genes que codificam as proteínas de membrana externa do meningococo, como PorA, PorB, FetA (proteína regulada pelo ferro), NadA (adesina A), fHbp (lipoproteína que se liga ao fator H do soro humano), além de outros genes constitutivos, tornaram-se uma ferramenta importante na tipagem de cepas e no monitoramento de clones circulantes.

EPIDEMIOLOGIA

A *N. meningitidis,* ou meningococo, é um agente patogênico, de distribuição global, que acomete apenas o ser humano. Essa bactéria coloniza, habitualmente, a mucosa do trato respiratório superior em cerca de 10% da população sem causar doença, fenômeno conhecido como estado de portador assintomático. O estado de portador persiste por dias, semanas ou meses e pode ser um processo imunizante. O período de colonização, antes do desenvolvimento da doença, pode ser extremamente curto (menor que um dia). Contudo, embora o meningococo possa causar faringite, muitas vezes ele coloniza sem causar manifestações clínicas.

Fora dos períodos epidêmicos o meningococo está presente em cerca de 1% da população urbana. Essa prevalência se eleva a 10% durante as epidemias e atinge quase 100% dos indivíduos confinados (creches, orfanatos, prisões, dormitórios de escolas, ou que frequentam ambientes aglomerados, como bares, danceterias). Trata-se de uma doença ubiquitária endêmica, que pode ocorrer sob microepidemias explosivas em ambientes restritos ou sob a forma de epidemias abertas, atingindo toda a população.

Apesar da baixa sobrevida no meio ambiente, o meningococo pode ser transmitido de pessoa a pessoa através de gotículas respiratórias ou pelo contato com secreções de portadores saudáveis ou doentes.

Uma pequena proporção dos indivíduos que adquirem *N. meningitidis* desenvolvem a doença meningocócica invasiva. Na dependência de condições intrínsecas ao micro-organismo e das defesas imunitárias do portador, ele pode se colonizar nesse local, produzindo faringite ou tonsilite purulenta. Essa condição clínica não difere sintomatologicamente das faringotonsilites estreptocócicas; o organismo, então, produz anticorpos protetores. Na ausência de imunidade protetora, o meningococo pode ganhar a corrente sanguínea, produzindo bacteremia. A seguir, a infecção pode atingir vários órgãos. Como a *N. meningitidis* tem tropismo pelo SNC, produz com maior frequência meningite ou meningocefalite. Em decorrência de fatores intrínsecos e extrínsecos ainda não bem estabelecidos, a infecção pode se disseminar, causando sepse de extrema gravidade (meningococcemia).

Essa doença acomete indivíduos de todas as idades, porém as maiores taxas de doença atingem tipicamente crianças menores de < 1 ano de idade. Contudo, em alguns países, um segundo pico de incidência pode ser observado entre adolescentes e idosos. Podem ser consideradas pessoas com maior risco de adquirir a doença: comunicantes íntimos de casos; viajantes para áreas que tenham níveis hiperendêmicos ou epidêmicos; pessoas com asplenia funcional ou anatômica, deficiência de properdina e/ou deficiência de complemento (C5 a C8) e/ou produção de anticorpos bactericidas do soro específicos contra o meningococo. Entretanto, o Centers for Disease Control and Prevention (CDC) recomenda a vacinação contra *N. meningitidis* aos portadores de HIV, apesar dos estudos epidemiológicos conflitantes sobre risco aumentado em homossexuais masculinos.

A doença meningocócica, em que pese o avanço no conhecimento de vários de seus aspectos e da disponibilidade de medidas de controle, ainda é problema de saúde pública em todo o mundo. A situação é mais grave, entretanto, nas regiões tropicais, caso, por exemplo, dos países do continente africano, principalmente naqueles situados ao sul do deserto do Saara e ao norte da África do Sul, onde grandes epidemias têm ocorrido, resultando na estimativa de 500 mil mortes nos últimos 50 anos. A China, na Ásia, é outro exemplo de situação semelhante, pois grande epidemia aconteceu entre 1963 e 1970, com mais de 3 milhões de casos e 166 mil mortes. O maior coeficiente registrado nessa epidemia foi de 400 casos por 100 mil habitantes em 1967.

Durante a gestação, pode haver transferência materna de anticorpos bactericidas anti-*N. meningitidis* para cerca da metade dos recém-nascidos. Os títulos desses anticorpos caem, desaparecendo entre 6 e 24 meses de vida; a partir de então, pode haver ascensão linear dos títulos até os 12 anos. Existe variação desses títulos de anticorpos em relação aos grupos de meningococos. Goldschneider, estudando portadores de meningococos dos grupos B, C ou Y, concluiu que indivíduos que colonizam cepas causadoras de doença meningocócica na nasofaringe, se não tiverem anticorpos bactericidas antimeningocócicos, têm elevada probabilidade de adoecer. Demonstrou-se que o estado de portador de meningococo pode representar processo de imunização, pois duas semanas após o estabelecimento da colonização são suficientes para que se identifiquem anticorpos antimeningococo. Tem sido também demonstrada reação cruzada entre os sorogrupos C e A. Utilizando anticorpo monoclonal antipolissacarídeo capsular do sorogrupo B, observou-se reação cruzada com vários tecidos de ratos recém-nascidos e contra componentes epiteliais humanos, como a neuraminidase e o ácido siálico da pele, que também faz parte da composição do corpo bacteriano. Esta observação talvez explique a razão da baixa imunogenicidade do polissacarídeo B, em virtude da sua semelhança com antígenos do hospedeiro.

O anticorpo bactericida do soro parece ser o imunócito mais importante na proteção contra a disseminação da infecção. Desse modo, anticorpos bactericidas têm sido encontrados em indivíduos colonizados com meningococos não grupados contra cepas homólogas e, também, contra meningococos grupados. É necessário, entretanto, mencionar novamente que essa imunidade não é absoluta.

O sistema do complemento e a properdina sérica aparentemente também têm ação de defesa. Ainda não está claro se o papel dos anticorpos específicos da classe IgA, em relação ao estado de portador, oferece algum grau de proteção contra a colonização do meningococo no orofaríngeo e/ou na sua disseminação.

Vários fatores são provavelmente responsáveis pela transformação de portador em doente. Observações realizadas em períodos epidêmicos demonstraram que a cultura de material proveniente da orofaringe é negativa quando coletada no período compreendido entre duas semanas e a véspera do início dos sintomas. Outros estudos mostraram que as epidemias ocorrem quando a taxa de aquisição da infecção está aumentada, e não quando há elevado número de portadores.

No Brasil, a infecção meningocócica é endêmica e apresenta um padrão cíclico, com a maioria dos casos ocorrendo durante o inverno, intercalados por surtos ocasionais. A doença acomete indivíduos de qualquer faixa etária, sendo especialmente mais prevalente em menores de 5 anos de idade (Figura 43.4). A letalidade depende de vários fatores, como a prevalência da doença na comunidade, o tipo de quadro clínico, as condições socioeconômicas da região considerada e a rapidez do início da terapia antibiótica. A letalidade é baixa para os casos de meningite (3 a 7%) e elevada para as formas septicêmicas (30 a 70%). O meningococo do sorogrupo B geralmente está associado a casos mais graves, que evoluem com meningococcemia, e com tempo maior de evolução para cura na meningite sem sepse. Os meningococos dos sorogrupos A e C são os mais epidêmicos.

A letalidade mais alta tem sido encontrada com o sorogrupo W (Figura 43.5). De modo geral, estudos de vigilância epidemiológica tem mostrado que as infecções causadas pelo sorogrupo W estão associadas com altas taxas de mortalidade e grupos etários mais jovens, além de apresentar características clínicas atípicas, tais como artrite, pericardite e sintomas gastrointestinais. Nesse contexto, a vacinação é considerada a melhor estratégia de prevenção (ver adiante).

No Brasil, na primeira metade da década de 1970, duas epidemias ocorreram concomitantemente. A primeira, durante 1971 e 1972, foi causada pelo sorogrupo C, tendo como responsável a linhagem hipervirulenta do complexo clonal ST-11. A segunda foi causada pelo sorogrupo A.

Supõe-se que tenha havido algumas epidemias importantes de doença meningocócica no passado. Entretanto, entre 1971 e 1975, ocorreu uma das maiores epidemias registradas no mundo em área urbana. Seu pico máximo foi registrado em julho de 1974. Começando em São Paulo, causada pelo meningococo do sorogrupo C, que atingiu o seu pico com 50 casos por 100 mil habitantes/ano, a epidemia se disseminou por todo o país. Somente no estado de São Paulo, ocorreram cerca de 40 mil casos. Em seguida, o meningococo do sorogrupo A predominou, superpondo-se, então, duas grandes epidemias (a incidência, em 1974, atingiu 179 casos por 100 mil habitantes/ano).

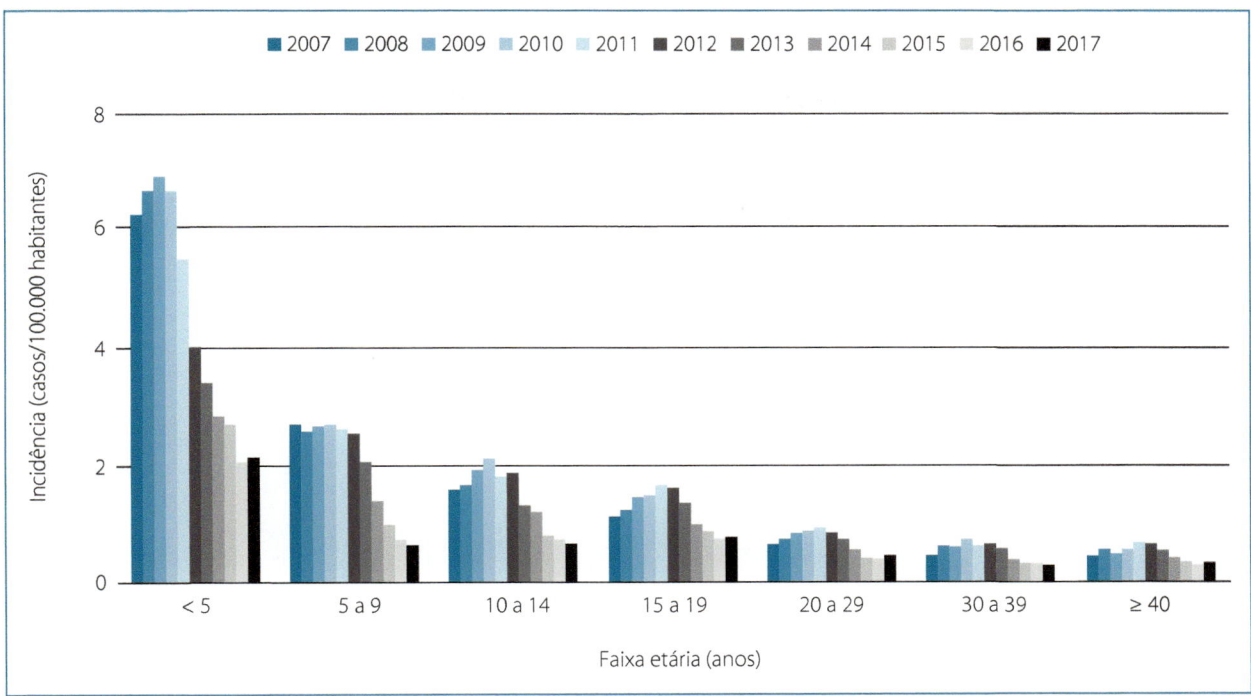

FIGURA 43.4 Incidência da doença meningocócica por faixa etária no Brasil, 2007 a 2017.
Fonte: GT-Meningite. SINAN/SVS/MS (dados atualizados em: 07/2018).

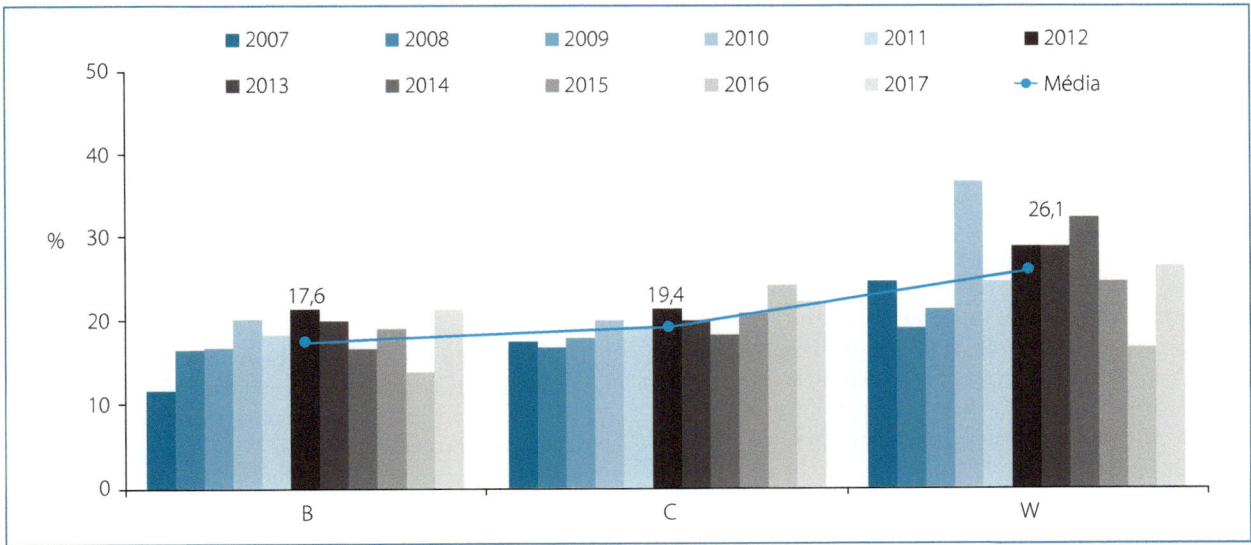

FIGURA 43.5 Letalidade da doença meningocócica no Brasil, 2007 a 2017.
Fonte: GT-Meningite. SINAN/SVS/MS (dados atualizados em 07/2018).

Em 1975, no dia 25 de abril, com a epidemia já em pleno declínio espontâneo, foi feita uma grande vacinação contra os sorogrupos A e C. Após cerca de três dias, a epidemia estava sob controle, demonstrando que a população estava altamente sensibilizada pelo meningococo e que a vacinação produziu nítido efeito *booster* (Figura 43.6).

Após 1974, a prevalência de ambos os sorogrupos começou a cair, e repetindo o padrão pós-epidêmico já constatado em outras epidemias globais, o meningococo B passou a prevalecer em nosso país. No período de 1980 a 1987, o sorogrupo B tornou-se prevalente, com poucos casos causados pelo sorogrupo C. Em 1988, foi então caracterizada uma nova epidemia, causada pela linhagem hipervirulenta, complexo ST-32. O sorogrupo B foi responsável por aproximadamente 80% de todos os casos de DM ocorridos, respectivamente, nos períodos de 1988 a 1990. No início da década de 1990 e até

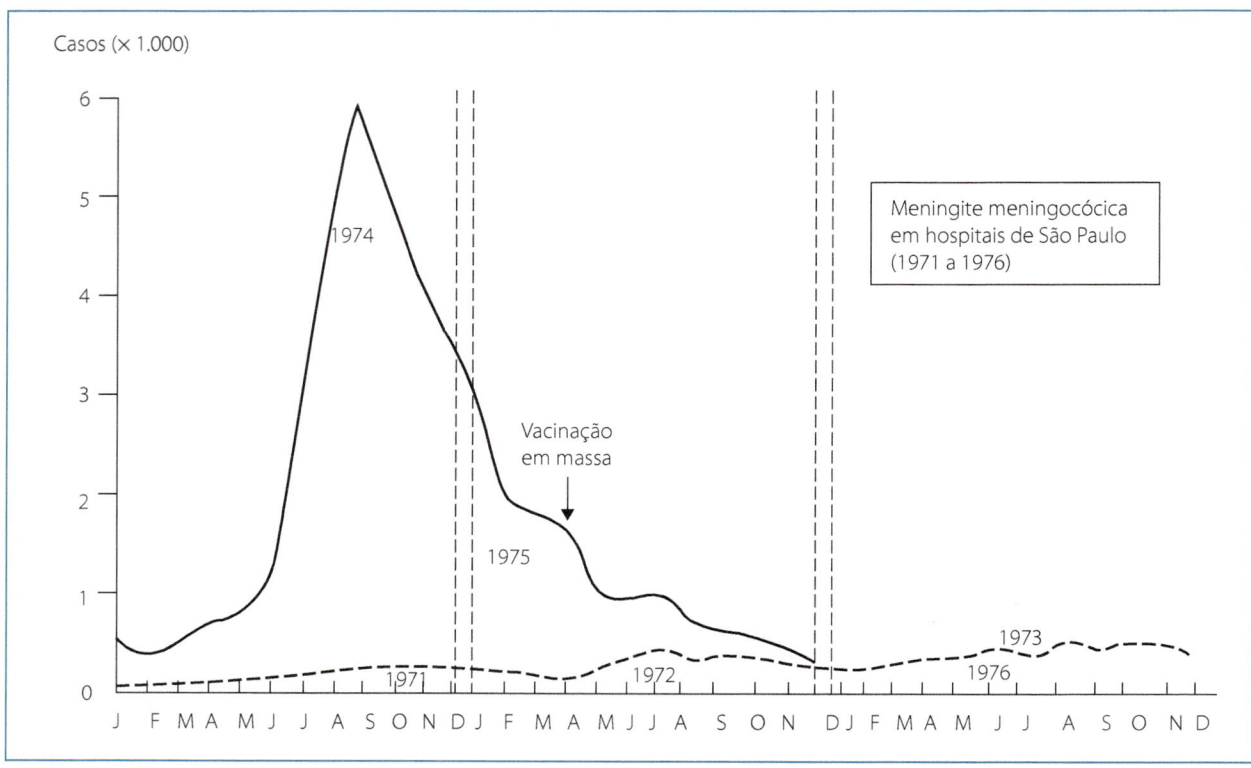

FIGURA 43.6 Número de casos de doença meningocócica ocorridos em São Paulo, entre 1971 e 1976. Ver o nítido efeito *booster* após a vacinação em massa de uma população com alto grau de imunidade natural.
Fonte: Veronesi R, Pessoa GVA, Focaccia R et al., 1977.

meados de 1996, o sorogrupo C, pertencente à linhagem hipervirulenta ST-8, foi responsável por vários surtos no Brasil. A partir de 2001, a incidência da DM causada pelo sorogrupo C começou a aumentar em alguns estados brasileiros, estando associada à emergência do complexo clonal ST-103. Atualmente, esse sorogrupo permanece como principal sorogrupo causador de doença meningocócica no Brasil (Figura 43.7). Entretanto, ao analisarmos as taxas de incidência por idade, observamos um predomínio do sorogrupo B em menores de 5 anos, e a presença do sorogrupo W do complexo clonal ST-11 em diversos grupos etários, particularmente na região Sul do país, chegando a representar, em 2017, mais de 20% dos casos em alguns estados.

Em 2010, o Brasil tornou-se o primeiro país da América Latina a introduzir a vacina conjugada meningocócica do grupo C em seu programa de imunização de rotina (ver adiante). Crianças de 12 a 23 meses de idade receberam dose única, sem campanha de *catch-up* para as faixas etárias mais avançadas

O programa nacional de vacinação infantil com a MenC provou ser uma estratégia custo-efetiva, observando-se uma diminuição significativa na taxa de incidência da doença nas faixas etárias alvo da vacinação. No entanto, nenhum impacto foi observado nas outras faixas etárias, provavelmente refletindo a falta de um programa de *catch-up* voltado para adolescentes, faixa etária responsável pelo estado de portador. Em janeiro de 2017, o Ministério da Saúde incluiu uma

dose de vacina conjugada MenC para adolescentes entre 12 e 13 anos, que foi ampliada em 2018 para crianças entre 11 e 14 anos de idade.

Em 2017, o coeficiente geral de incidência ficou em torno de 0,6 casos/100 mil habitantes, com variações por região do país e por faixa etária. Em 2016, foram confirmados 1.118 casos de doença meningocócica, segundo dados do SINAN, atualizados em janeiro de 2019 (Figura 43.8).

O risco de adquirir a doença existe para todas as faixas etárias, mas é inversamente proporcional à idade; dos 6 meses a 1 ano de vida, a criança encontra-se no período mais suscetível, quando perde a proteção dos anticorpos maternos transferidos no ambiente intrauterino. No estado de São Paulo, em 2013, o coeficiente de incidência para maiores de 5 anos foi de 5,2, casos/100 mil habitantes, ao passo que para os menores de 5 anos foi de 19 casos/100 mil habitantes. Esta proporção vem se mantendo ao longo dos últimos anos.

A letalidade depende de vários fatores, como a prevalência da doença na comunidade, o tipo de quadro clínico, as condições socioeconômicas da região considerada e a rapidez do início da terapia antibiótica. A letalidade é baixa para os casos de meningite (3 a 7%) e mais elevada para as formas septicêmicas (16 a 19%). O meningococo do sorogrupo B geralmente está associado a casos mais graves, que evoluem com meningococcemia, e com tempo maior de evolução para cura na meningite sem sepse. Os meningococos dos sorogrupos A e C são os mais epidêmicos.

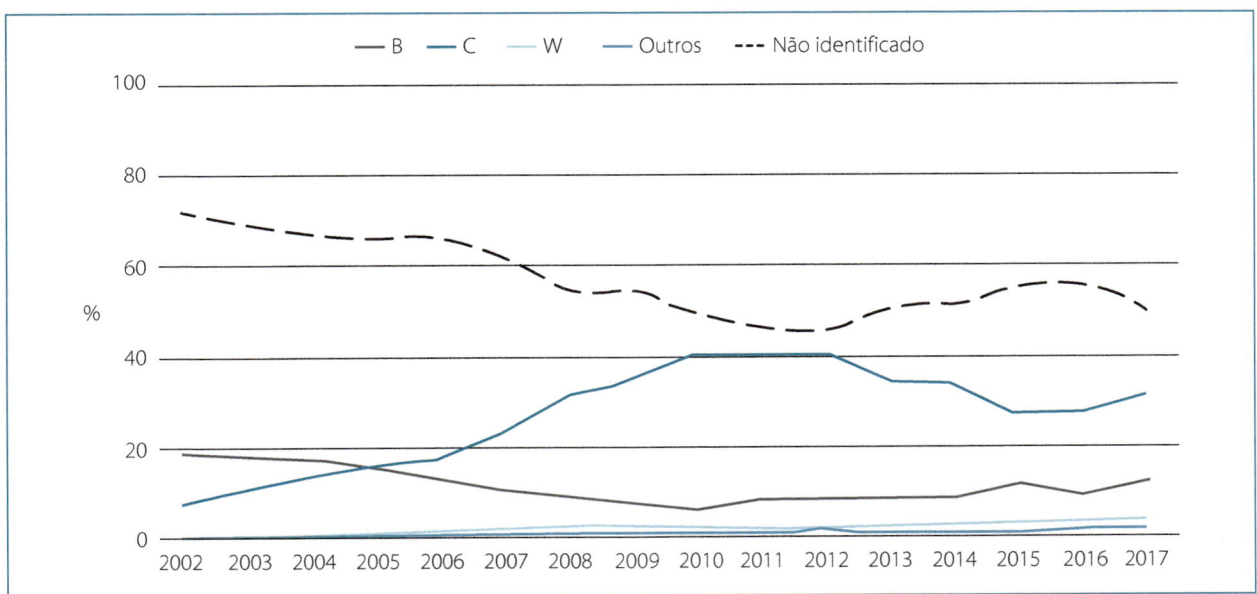

FIGURA 43.7 Proporção de sorogrupos causadores de doença meningocócica no Brasil, 2002 a 2017.
Fonte: GT-Meningite. SINAN/SVS/MS (dados atualizados em 07/2018).

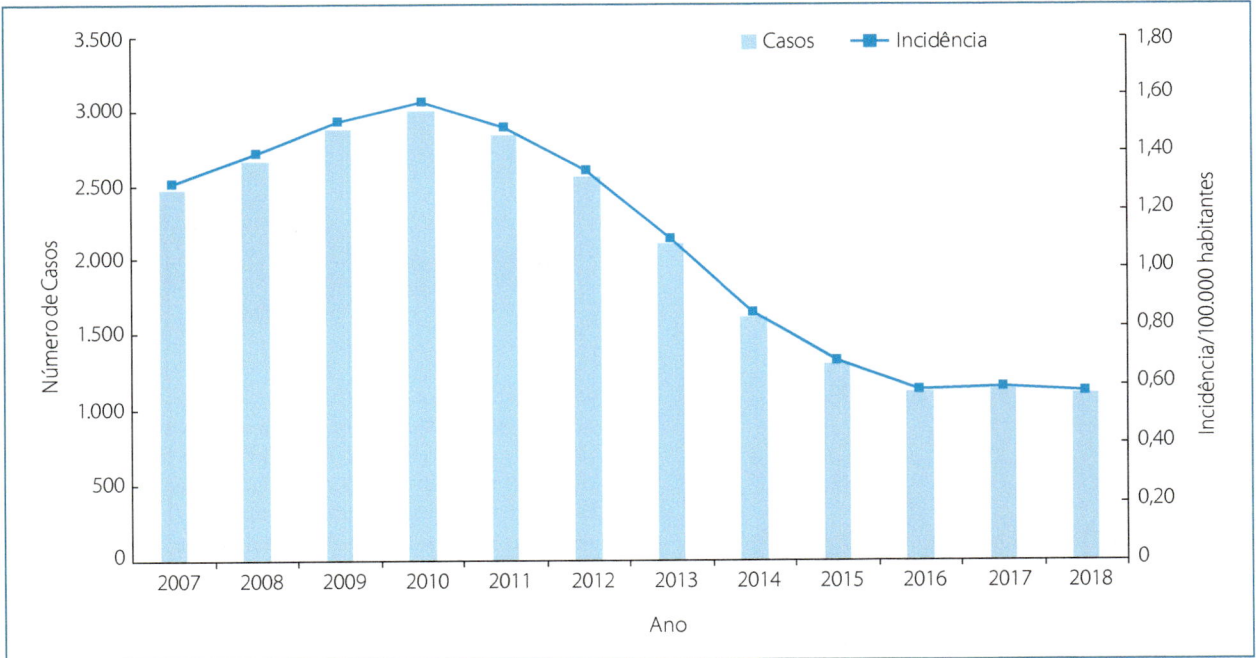

FIGURA 43.8 Número de casos e incidência da doença meningocócica no Brasil, 2007 a 2017.
Fonte: GT-Meningite. SINAN/SVS/MS, 2018.

MANIFESTAÇÕES CLÍNICAS

A infecção meningocócica pode ser bastante variada, desde formas assintomáticas ou tonsilites benignas até formas septicêmicas fulminantes (meningococcemia). A partir da orofaringe, a infecção pode causar uma bacteremia, atingindo, preferencialmente, as meníngeas e, raramente, outros órgãos. Um percentual de pacientes variando entre 1% (nos períodos endêmicos) e 10% (nos períodos epidêmicos) evolui para uma sepse fulminante (meningococcemia) com ou sem meningite. As formas de tonsilites e de meningites serão vistas em capítulos específicos.

O período de incubação varia entre 2 e 5 dias.

- A meningococcemia tem evolução tão rápida que geralmente não há tempo para evolução da infecção atingir as meníngeas, portanto sem meningite associada. A doença evolui, em poucas horas, para estado de choque. O paciente apresenta-se septicêmico, toxemiado, com febre alta. Logo nas primeiras horas, surge um exantema maculopapular do tipo petequial punctiforme com um ponto central escuro de necrose, podendo começar em qualquer localização da superfície corporal. Rapidamente vai aumentado o número de petéquias e aumentando de tamanho, disseminando-se por todo o corpo (Figuras 43.9 a 43.12). As petéquias podem coalescer e atingir planos mais profundos, transformando-se em sufusões hemorrágicas ou equimoses. O paciente sente mal-estar geral, cefaleia, fraqueza, hipotensão. Em poucas horas, a sepse evolui com fenômenos intermediários da doença, como coagulopatia de consumo, acidose metabólica, choque. É a forma mais grave e letal da doença meningocócica.

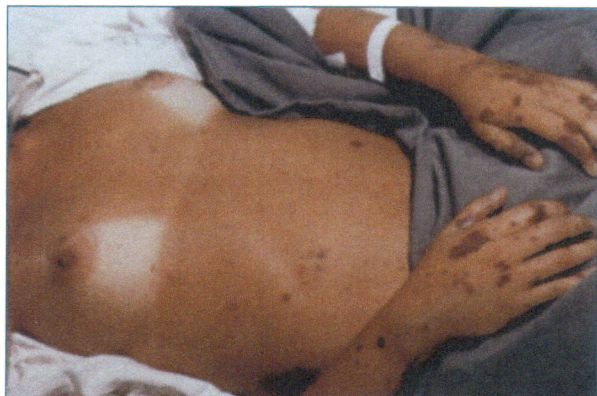

FIGURA 43.9 Adolescente com meningococcemia grave, causada por meningococo do sorogrupo B e exantema purpúrico. Notar lesões na região da pele pressionada pelas vestes.
Fonte: Acervo da Biblioteca do Instituto de Infectologia Emílio Ribas.

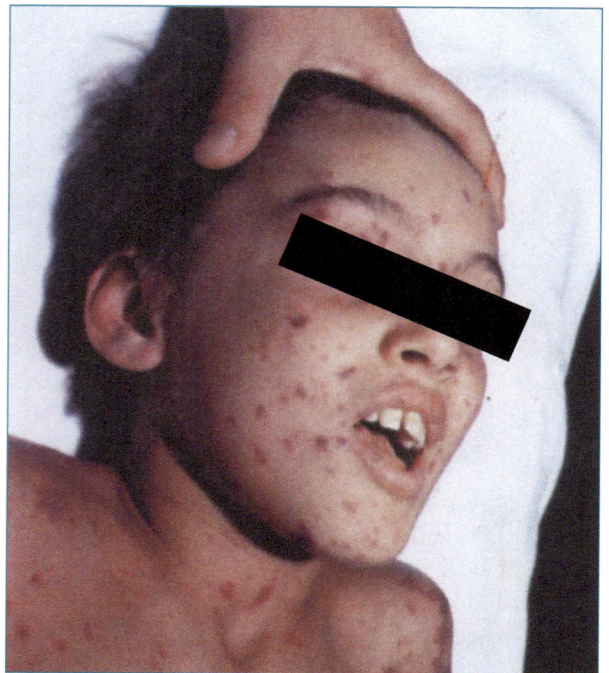

FIGURA 43.10 Lesões petequiais em meningite meningocócica.
Fonte: Acervo do Instituto de Infectologia Emílio Ribas.

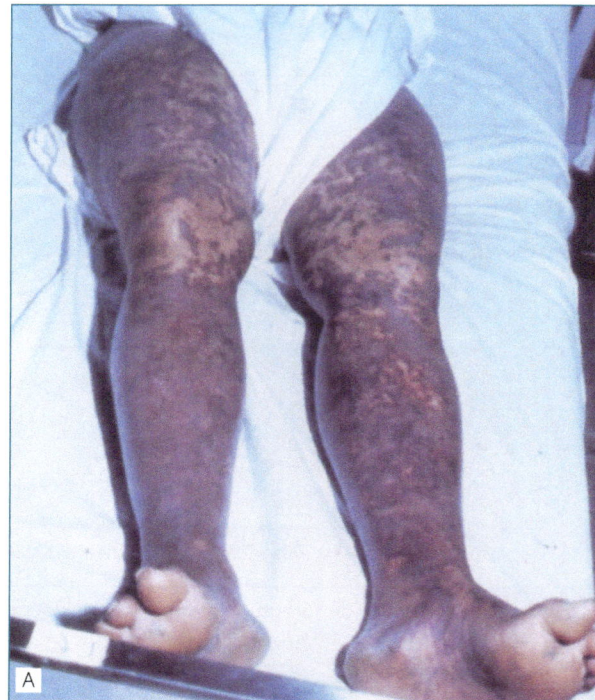

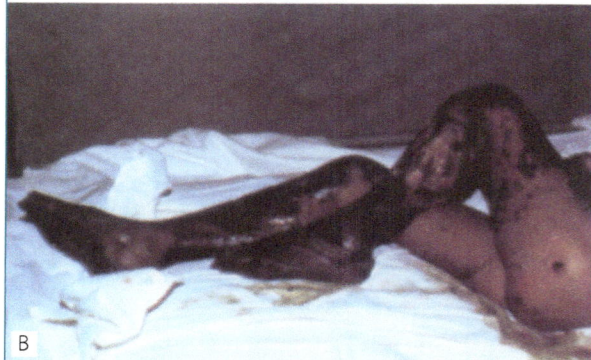

FIGURA 43.11 (A) Equimoses coalescentes e sufusões hemorrágicas em planos fundos; (B) complicações tardias no mesmo paciente: infecção, insuficiência arterial e perda de substância. Evolução para amputação dos membros.
Fonte: Acervo do Instituto de Infectologia Emílio Ribas.

Na meningococcemia, o estado de choque domina o quadro, com vasoconstrição periférica fisiológica em resposta à vasodilatação e à hipovolemia que se instalam, de início, em decorrência de vasculite produzida por uma endotoxina bacteriana. A partir daí, estabelecem-se fenômenos intermediários de doença, como: intensa acidose metabólica; coagulação intravascular disseminada; choque tóxico e, às vezes, também cardiogênico decorrente de miocardite. Esses fenômenos estabelecem um círculo vicioso, um piorando o outro. Então, começam a surgir fortes sangramentos, cianose, baixa perfusão nas extremidades e hiperpneia, em virtude da acidose metabólica e da hipóxia tecidual envolvendo múltiplos órgãos. O paciente apresenta forte ansiedade e sensação de morte iminente. As petéquias continuam aumentando em número e tamanho e surgem sufusões hemorrágicas.

Sinal clínico de valor preditivo positivo constitui a parada do surgimento de novas petéquias. A sorte do paciente é decidida em 24 horas. O quadro é dramático. A ausência de resposta terapêutica antibiótica e de resposta à reposição da volemia são indicadores preditivos de morte. Inicia-se, então falência funcional de múltiplos órgãos, sangramentos incontroláveis e óbito. Se o doente alcançar superação dessa fase inicial, o quadro clínico regride rapidamente e evolui para a cura em 5 a 7 dias.

Pacientes que evoluíram para a cura, mas sofreram sufusões hemorrágicas profundas, podem apresentar sequelas importantes, como necroses teciduais com perda de substância e, às vezes, mumificação de tecidos, necessitando amputação de algumas extremidades ou até mesmo de membros (Figura 43.12). Com frequência, desenvolvem infecções secundárias de alta gravidade.

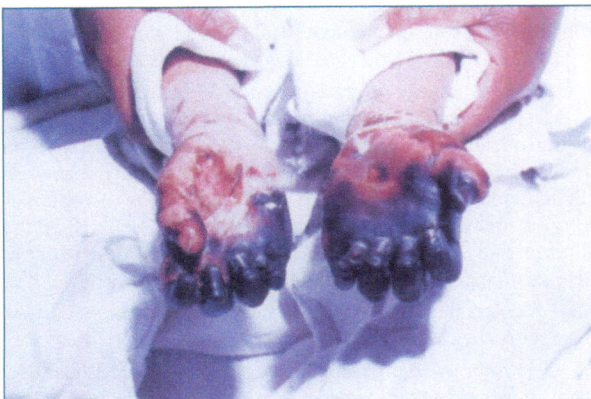

FIGURA 43.12 Necrose e mumificação de extremidades, com evolução para amputação, em criança sobrevivente de meningococcemia.
Fonte: Acervo do Instituto de Infectologia Emílio Ribas.

Tem sido descrita como raridade a meningococcemia crônica caracterizada por febre baixa, exantema e comprometimento articular. O exantema se assemelha ao que ocorre na infecção gonocócica disseminada e é caracterizado por pápulas e pústulas, frequentemente com componente hemorrágico.

A Equipe Médica do Instituto de Infectologia Emílio Ribas, que suportou quase toda a grande epidemia de doença meningocócica em 1971 a 1975 na assistência aos mais de 40 mil casos provenientes de toda a Grande São Paulo, conseguiu manter a mortalidade em níveis significativamente baixos, graças ao esforço, à dedicação e à capacitação técnica.

Complicações neurológicas, como convulsões, surdez, paralisias e sinais focais, associadas à meningite meningocócica, são menos frequentes do que as que ocorrem nas meningites pelo pneumococo. Pneumonia por meningococo tem sido assinalada evoluindo com tosse, dores torácicas, calafrios, febre, sendo mais frequente o envolvimento dos lobos médios e inferior do pulmão direito. Nesses casos, é comum antecedente de infecção respiratória superior por vírus e o prognóstico, em geral, é bom. Abrahão et al. descreveram maior prevalência de esquizofrenia nos pacientes que desen-

volveram meningite meningocócica durante a epidemia de 1971 a 1975, em São Paulo, do que na população em geral.

A doença meningocócica, em cerca de 10 a 20% dos casos, evolui com herpes labial (Figura 43.13).

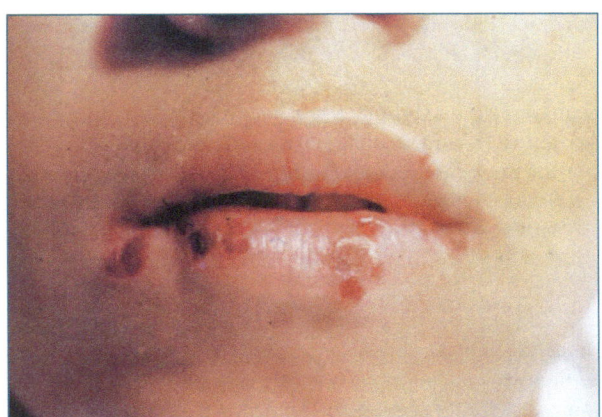

FIGURA 43.13 Herpes *simplex* labial em paciente com doença meningocócica.
Fonte: Acervo da Biblioteca do Instituto de Infectologia Emílio Ribas.

ASPECTOS FISIOPATOLÓGICOS

A *N. meningitidis* utiliza os seus *pili* (fímbria) para proceder à aderência nos receptores específicos dessas células do hospedeiro. Para escapar da IgA secretória existente na mucosa, o meningococo utiliza protease, que desarma esse anticorpo. Em seguida, o meningococo necessita atingir a corrente sanguínea, o que consegue por mecanismo ainda desconhecido. No sangue, a bactéria precisa escapar dos mecanismos de imunidade, representados pelo sistema complemento e pela fagocitose leucocitária. O meningococo é protegido contra esses mecanismos pelo polissacarídeo capsular, atingindo, dessa forma, os capilares do SNC. O próximo passo será atravessar a barreira hematoliquórica para se estabelecer no espaço subaracnóideo. O meningococo atinge o líquor pelos capilares do plexo coroide dos ventrículos laterais, por mecanismo desconhecido. O líquor não possui complemento, anticorpo bactericida do soro e células fagocitárias, por isso o meningococo se multiplica livremente no espaço subaracnóideo. A meningite expressa, então, o processo inflamatório, que se desenvolve em resposta à presença da endotoxinas representadas por parte da parede bacteriana, o lipídeo A. As células endoteliais e da glia liberam citoquinas: TNF e IL-1.

A quebra da barreira hematoliquórica se dá, então, pela sucessão de eventos desencadeados pela ação de citoquinas e outros mediadores químicos, além da IL-1 e do TNF, como leucotrienos, IL-6 e fator de ativação de plaquetas. A quebra de barreira permitirá o acúmulo de leucócitos, complemento e de albumina no espaço subaracnóideo, contribuindo para o edema cerebral. O processo inflamatório intenso também inibe a reabsorção do líquor, contribuindo para o aumento da pressão intracraniana e do edema intersticial cerebral. Bactérias como o meningococo podem determinar processo inflamatório nos vasos superficiais do cérebro, caracterizando a vasculite, predispondo-os à trombose, com consequente dano isquêmico ao SNC.

A síndrome de Waterhouse-Friderichsen, tem sido frequentemente incriminada na literatura médica como fator desencadeante da hipovolemia e do colapso periférico inicial. Porém, nem sempre está presente, fato constado pelas necropsias que não encontram a necrose das suprarrenais, característica dessa síndrome (Figura 43.14). O mecanismo mais importante de desencadeamento do quadro clínico inicial da meningococcemia decorre da liberação de uma potente endotoxina bacteriana durante a fase logarítmica de multiplicação da bactéria na corrente sanguínea, causando endotelite universal. Esta provoca vasodilatação, hipovolemia, queda da pressão arterial, que são respondidos pelo organismo com vasoconstrição periférica na microcirculação. O sangue fica retido nesses espaços. Logo se instala hipóxia tecidual com queda do pH em níveis inferiores a 7. Desencadeia-se coagulação intravascular disseminada e o estado de choque. Estabelece-se cadeia circular, um agravo piorando o outro. Junta-se ao quadro a falência de múltiplos órgãos agredidos pela hipóxia tecidual. Se a recomposição da volemia não ocorrer com máxima rapidez e sucesso, o paciente evolui para o óbito.

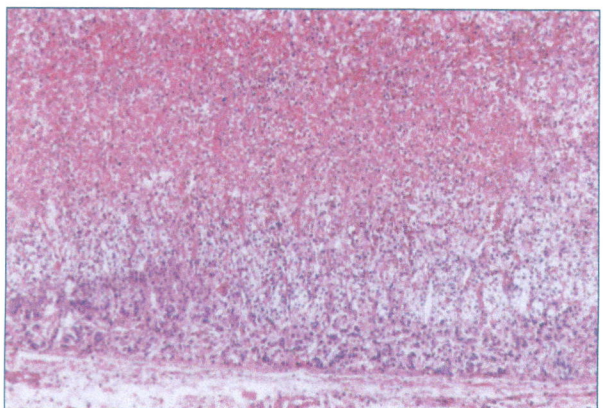

FIGURA 43.14 Corte de suprarrenal corada por hematoxilina e eosina (HE) de paciente que faleceu com a síndrome de Waterhouse-Friderichsen, causada pelo meningococo do sorogrupo B. Hemorragia e necrose parcial da glândula.
Fonte: Acervo da Biblioteca do Instituto de Infectologia Emílio Ribas.

Com relação ao envolvimento de outros órgãos na doença meningocócica, devem ser mencionadas a artrite, a miocardite, a pericardite e o comprometimento do trato respiratório. A artrite pode manifestar-se no início do quadro como pioartrite monoarticular e, tardiamente, como poliartrite. Na primeira punção articular, o meningococo pode ser isolado pela cultura do líquido sinovial, ao passo que na última, em geral, a cultura é negativa. A artrite tardia é causada por mecanismo imunopatológico, isto é, pela deposição de imunocomplexos. A miocardite foi descrita por Gore e Saphir pelos achados anatomopatológicos de casos fatais. Os autores estudaram as alterações eletrocardiográficas de 41 doentes, observados no período de outubro de 1974 a julho de 1995, em três momentos diferentes da evolução da doença meningocócica: na fase aguda, durante a convalescença e tardiamente após a alta. As alterações eletrocardiográficas foram mais frequentes nos dois primeiros períodos.

DIAGNÓSTICO

O diagnóstico etiológico da doença meningocócica é estabelecido pelo exame bacteriológico, com o isolamento da *N. meningitidis* no sangue, no líquor, no líquido sinovial, no derrame pleural ou no pericárdico. O líquor e o sangue constituem as principais fontes de isolamento do meningococo. Nos países desenvolvidos, as taxas de positividade do exame bacteriológico são bastante elevadas. Hoyne e Brown obtiveram, de 727 casos de doença meningocócica, hemoculturas positivas em 51,4%, e exame bacterioscópico ou cultura do líquor positivas em 94% destes procedimentos.

No estado de São Paulo, de acordo com o Centro de Vigilância Epidemiológica, a proporção de casos diagnosticados pela cultura tem diminuído, girando em torno de apenas 50%, em grande parte em razão da automedicação antibiótica prévia ao exame liquórico.

O isolamento do meningococo é muito importante, pois permite a identificação do sorogrupo, do sorotipo e do subtipo. Esse conhecimento é fundamental para a epidemiologia e para a adoção das medidas profiláticas adequadas.

A identificação do meningococo pode também ser obtida pela pesquisa de antígenos no líquor, pelo emprego da contraimunoeletroforese, pela fixação do látex, por ELISA ou por radioimunoensaio. A reação em cadeia da polimerase (PCR) tem sido, recentemente, usada no diagnóstico de meningite meningocócica com sensibilidade e especificidade superiores a 99%, porém não se constitui método rotineiro, pelo custo e pela dificuldade no preparo de *primes*.

A coleta de sangue para exames bacteriológicos e cultura deve ser realizada, de preferência, antes da antibioticoterapia.

Na meningite meningocócica, como acontece, de modo geral, nas outras meningites bacterianas, o líquor é turvo ou purulento, com pleiocitose, (centenas a milhares de células/mm³) com predomínio de polimorfonucleares neutrófilos; concentração de glicose baixa (menor do que 75% da glicemia, coletada simultaneamente ao líquor) e concentração elevada de proteínas (em geral, superior a 100 mg/dL). O hemograma, geralmente, apresenta leucocitose, neutrofilia e desvio para a esquerda. São indicativos de coagulação intravascular disseminada na meningococcemia: velocidade da hemossedimentação baixa, plaquetopenia e coagulograma alterado. Na meningococcemia com choque, a gasometria revela acidose com consumo de bicarbonato e hipoxemia.

TRATAMENTO

Deve ser instituído precocemente, visando evitar sequelas e reduzir a mortalidade. A utilização precoce de antibióticos eficazes reduz a produção de endotoxina, diminuindo o estímulo pró-inflamatório e, consequentemente, reduzindo a mortalidade.

O tratamento específico deve ser prontamente instituído logo após a coleta de materiais para cultura. Os meningococos geralmente são suscetíveis a penicilinas, cefalosporinas, outros betalactâmicos, cloranfenicol e outros antibióticos. A penicilina G cristalina é o antibiótico tradicionalmente usado como primeira escolha. Ainda é eficaz, em nosso meio, mas traz o inconveniente de necessitar doses com intervalo de quatro horas. Além do mais, seu uso em vias periféricas resulta frequentemente em flebite e necessita de cateterismo venoso central para a sua administração.

A ampicilina é uma alternativa à penicilina G cristalina, pois tem a mesma eficácia e requer doses menos frequentes (a cada seis horas). Recentemente, com a padronização do tratamento da meningite bacteriana em crianças, têm sido utilizadas as cefalosporinas de terceira geração, como a ceftriaxona e a cefotaxima, que, além de serem igualmente eficazes contra o meningococo, também são ativas contra o *Haemophilus influenzae* e o *Streptococcus pneumoniae*, dois patógenos que constituem diagnóstico diferencial etiológico. Elas têm boa penetração liquórica e seu uso resulta em baixa incidência de efeitos adversos. As posologias de antibióticos para meningococcemia estão reportadas na Tabela 43.1.

A meningococcemia pode estar acompanhada de meningite e, por isso, os corticosteroides devem ser associados ao tratamento antibacteriano, visando reduzir sequelas neurológicas. Administra-se dexametasona, 15 a 20 minutos antes do antibiótico, na dosagem de 0,4 mg/kg e depois a cada 12 horas por dois dias. Em casos de meningococcemia, indica-se a hidrocortisona em doses fisiológicas de 20 a 25 mg, intravenosa, seguida de infusão contínua de 0,18 mg/kg/hora.

O tratamento de suporte é fundamental e deve ser instituído prontamente, em conjunto com o tratamento específico ou até mesmo antes deste, enquanto são coletados os exames laboratoriais. Pacientes que apresentam quadro de choque séptico devem ser priorizados, mas aqueles ainda nas fases iniciais da doença devem ser acompanhados de perto, pois a meningococcemia evolui rapidamente, em poucas horas, para quadros extremamente graves e letais.

Como muitos casos de meningococcemia são acompanhados de meningite, frequentemente há rebaixamento de nível de consciência e eventual insuficiência respiratória aguda. Pacientes com quadro de choque e coma, mesmo que superficial, ou agitação psicomotora intensa devem ser sedados, intocados e colocados em ventilação mecânica com suporte de oxigenação, visando manter a saturação de oxigênio acima de 90%.

A reposição volêmica deve ser criteriosa. É necessária a obtenção de acesso venoso calibroso e profundo, para que seja possível administrar grandes quantidades de líquidos por via intravenosa. Em crianças hipotensas, recomenda-se a infusão inicial de 40 mL/kg de soro fisiológico e, persistindo a hipotensão arterial, administrar novas infusões de 20 mL/kg até estabilizar a pressão arterial. Em adultos, não há recomendação específica, mas o objetivo da reposição volêmica deve ser o restabelecimento da perfusão tecidual e a normalização do metabolismo celular. A quantidade de fluídos a ser administrada deve ser titulada de acordo com a pressão arterial média (manter acima de 60 mmHg), frequência cardíaca normal ou próxima do normal, sem bradicardia e débito urinário adequado. A medida da pressão venosa central (PVC) por cateterização da cava superior pode servir de guia para a reposição volêmica adequada. O objetivo é manter a PVC entre 10 e 15 mmHg (13 a 20 cmH$_2$O). Em pacientes que evoluem com PVC elevada, a reposição volêmica deve ser tentada com substâncias coloidosmóticas (evitando sobrecarga cardíaca), sendo, provavelmente, mais bem manipulados por meio de monitoração invasiva com cateter de artéria pulmonar (Swan-Ganz), apesar de haver controvérsia quanto a sua eficácia no tratamento inicial de pacientes graves.

Nos casos persistentemente hipotensivos, após reposição volêmica adequada, é necessária a introdução de drogas vasoativas. A noradrenalina sob infusão contínua é a droga de escolha no choque séptico. As doses recomendadas variam de 0,05 a 3 mg/kg/min ou mais. A noradrenalina aumenta a resistência vascular periférica, mas influi pouco no débito cardíaco. O resultado é o aumento da pressão arterial média e, consequentemente, da perfusão renal e da diurese. O uso de dopamina em doses dopaminérgicas não é mais recomendado, pois não há evidência de que este efeito seja importante em pacientes sépticos. A introdução de noradrenalina deve ser precoce se não houver melhora da pressão arterial média após reposição volêmica adequada. Não há indicação de escalonamento do uso de drogas vasoativas, podendo a dopamina ser preterida em relação à noradrenalina.

A ocorrência de miocardite com disfunção contrátil é frequente e manifesta-se por taquicardia com ritmo de galope, edema pulmonar e PVC elevada, acompanhados de má perfusão periférica e oligúria. A reposição volêmica inicial deve ser feita preferencialmente com coloides, visando reduzir a ocorrência de edema pulmonar, apesar de haver polêmica na literatura sobre a eficácia desta escolha; para um mesmo nível de objetivos de ressuscitação volêmica, há necessidade de 4 a 6 vezes mais volume de cristaloides em relação a coloides, mas o resultado final é o mesmo. Entretanto, pacientes com disfunção cardíaca tendem a fazer mais edema de pulmões com o uso de cristaloides. Os coloides mais eficazes para este fim são a albumina humana, em concentrações variando de 5 a 25% em solução salina fisiológica, ou hidroxietilamido a 6%. O suporte inotrópico deve ser feito com a associação de dobutamina sob infusão contínua, nas doses de 1 a 25 µg/kg/min. Diuréticos, restrição de líquidos e, eventualmente, vasodilatadores podem ser necessários. A associação de noradrenalina e dobutamina resultam em aumento da perfusão visceral e melhora dos fluxos renal, hepático e da mucosa intestinal.

TABELA 43.1 Posologia dos antibióticos utilizados na doença meningocócica.			
Antibiótico	**Doses diárias para adultos**	**Doses diárias para crianças**	**Intervalos de doses**
Penicilina G cristalina	18 a 24 MU*	300 MU/kg/dia	4/4 horas
Ampicilina	8 a 12 g	200 a 400 mg/kg/dia	6/6 horas
Ceftriaxona	4 g	100 mg/kg/dia	12/12 horas
Cefotaxima	6 a 12 g	100 a 200 mg/kg/dia	8/8 horas
Cloranfenicol	2 a 4 g	100 mg/kg/dia	6/6 horas
*MU: megaunidades ou milhões de unidades.			

Outras terapias de suporte são recomendadas na sepse e no choque séptico, como proteção gástrica com inibidores H2 ou inibidores de bomba de prótons, suporte nutricional, de preferência pela via enteral, e profilaxia de trombose venosa profunda. A heparina deve ser evitada nos casos que apresentam coagulopatia intensa com sangramento ativo, plaquetopenia e hemorragia cerebral recente. Nessas situações, a profilaxia deve ser feita com equipamentos de compressão mecânica dos membros inferiores.

Mais recentemente, tem sido preconizado o uso de proteína C ativada recombinante como tratamento coadjuvante da sepse grave e do choque séptico, com melhora da sobrevida e redução das complicações decorrentes dos fenômenos obstrutivos vasculares que resultam da coagulopatia. Entretanto, ainda não existem estudos específicos sobre a utilização desse medicamento em meningococcemia, mas, considerando a fisiopatologia da doença, é bastante provável que haja indicação para seu uso.

PROFILAXIA
VACINAS MENINGOCÓCICAS

A vacinação continua sendo o principal método para a prevenção da doença meningocócica, e várias vacinas e estratégias de vacinação foram desenvolvidas. Os principais efeitos desejados da vacinação consistem em proteger a população vacinada contra a doença meningocócica, bem como reduzir a aquisição e o estado de portador, particularmente, de isolados hiperinvasivos e sua subsequente transmissão.

Existem duas classes principais de vacina utilizadas para a proteção contra a doença meningocócica invasiva. As vacinas polissacarídicas e as vacinas conjugadas. Entretanto, existe ainda outro tipo de vacina contra o meningococo que emprega vesículas de membrana externa (OMVs), as quais têm sido utilizadas no controle de surtos contra cepas específicas desde a década de 1980. Além disso, duas outras vacinas projetadas para oferecer ampla proteção contra o meningococo do sorogrupo B estão disponíveis e foram desenvolvidas usando antígenos meningocócicos subcapsulares.

Apesar de estarem disponíveis há mais de 40 anos, as vacinas polissacarídicas induzem uma resposta imunológica em curto prazo, entre 3 e 5 anos de duração, pois não ativam uma resposta-dependente de células T e são, por conseguinte, pouco imunogênicas em crianças menores de 2 anos de idade. Além disso, as vacinas polissacarídicas não induzem a imunidade da mucosa e, portanto, não apresentam eficácia na prevenção de portadores e na proteção de rebanho. Esse fato impede a sua utilização rotineira, sendo indicada apenas para grupos de alto risco ou na presença de surtos ou epidemias.

Nos últimos anos, as vacinas polissacarídicas foram substituídas pelas vacinas polissacarídicas conjugadas em diversos países. Essas vacinas baseiam-se na conjugação de polissacarídeos com proteínas carreadoras (toxina diftérica mutante atóxica, CRM ou toxoide tetânico, TT), resultando em uma resposta T dependente, proporcionando melhor resposta em crianças menores de 2 anos, memória imunológica e

proteção contra a colonização. Além disso, elas proporcionam uma resposta mais forte à vacinação de reforço (ou seja, maior imunidade celular e produção de anticorpos) e não induz a hiporresponsividade (ou seja, mostrar uma resposta imune fraca ou ausente) após uso repetido. Entre as vacinas polissacarídicas conjugadas existem as monovalentes (p. ex., MenA, MenC) e quadrivalentes (MenACWY), além da combinação da vacina para os tipos capsulares "C" e "Y" com *Haemophilus influenzae* tipo b (HibMenCY).

No final da década de 1990, o licenciamento e a introdução da vacina meningocócica C conjugada (MenC) representou um enorme avanço no controle da doença meningocócica causada pelo tipo capsular C. Essa vacina foi empregada pela primeira vez no Reino Unido, em 1999, ocasionando diminuição na incidência da doença por MenC em 94% nas populações imunizadas e em 67% nas populações não imunizadas, em virtude da proteção de rebanho.

No Brasil, a MenC foi introduzida em 2010, fazendo parte do Programa Nacional de Imunização. Atualmente, essa vacina é disponibilizada gratuitamente para crianças menores de 5 anos (até 4 anos, 11 meses e 29 dias) e adolescentes de 11 a 14 anos. Rotina: três doses aos 3, 5 e 12 meses de idade; crianças de 1 a 4 anos de idade não vacinadas: uma dose. Reforço ou dose única para adolescentes de 11 a 14 anos. Alguns grupos de pacientes com comorbidades também são beneficiados nos Centros de Referência para Imunobiológicos Especiais (Crie).

No Brasil, no final de 2011, a cobertura vacinal para as duas primeiras doses da MenC foi de aproximadamente 85%, alcançando 90% em 2012 e 95% em 2013. De modo geral, depois dessa medida, ocorreu uma diminuição de 50% da incidência da doença meningocócica na população menor que 2 anos de idade no período entre 2011 e 2012. Entretanto, vale ressaltar que a cobertura vacinal da MenC ainda é baixa no país. Em 2018, segundo dados preliminares do Ministério da Saúde, a cobertura vacinal foi de 79,04%, e de 86,58% no ano anterior.

Em uma nota técnica publicada em julho de 2018, as Sociedades Brasileiras de Imunizações e de Pediatria recomendam em seus calendários da criança e do adolescente, o uso preferencial, sempre que possível, da vacina conjugada MenACWY no primeiro ano de vida (iniciando aos 3 meses de idade) e reforços. O esquema primário varia conforme a vacina utilizada e a idade em que é iniciado. Em todas as situações está recomendada uma dose de reforço no segundo ano de vida (entre 12 e 15 meses). Também são indicadas doses de reforço entre 5 e 6 anos e aos 11 anos de idade, ou, quando houver atraso no início da imunização, com 5 anos de intervalo entre elas. Para adultos, notadamente a recomendação da vacina se restringe a situações epidemiológicas (viagens ou surtos) ou presença de comorbidades que aumentem o risco para essa infecção. Rotina: 2 ou 3 doses (na dependência da vacina utilizada), aos 3 e 5 ou aos 3, 5 e 7 meses de idade. Reforços entre 12 e 15 meses, entre 5 e 6 anos e aos 11 anos de idade. No Quadro 43.1 encontram-se as vacinas meningocócicas conjugadas que estão licenciadas no Brasil.

QUADRO 43.1 Vacinas meningocócicas conjugadas licenciadas no Brasil.

Vacinas meningocócicas conjugadas	Indicação
MenC-CRM (Menjugate®) e MenC-TT (Neisvac®)	Crianças a partir de 2 meses, adolescentes e adultos.
MenACWY-CRM (Menveo®)	Crianças a partir de 2 meses de idade, adolescentes e adultos.
MenACWY-TT (Nimenrix®)	Crianças a partir de 6 semanas de idade, adolescentes e adultos.
MenACWY-D (Menactra®)	Crianças a partir de 9 meses, adolescentes e adultos até 55 anos de idade.

A similaridade do estrutural da cápsula do meningococo B com estruturas neuronais humanas e a baixa imunogenicidade associada ao polissacarídeo inviabiliza a utilização de uma vacina polissacarídica contra o sorogrupo B. Em contrapartida, através da genômica e de um processo denominado vacinologia reversa, foram desenvolvidas vacinas contra o sorogrupo B, tendo em sua composição antígenos subcapsulares recombinantes. A primeira delas, 4CMenB (Bexsero®), foi licenciada no Brasil em maio de 2015, para ser utilizada em crianças a partir de 2 meses até indivíduos de 50 anos de idade. Essa vacina contém uma vesícula de membrana externa (OMV) de uma cepa da Nova Zelândia (NZ 98/254), que possui a PorA como proteína imunodominante, associada a três proteínas subcapsulares recombinantes: fHbp, NadA e NHBA. Estudos recentes mostram que o soro de indivíduos vacinados com a Bexsero® é também capaz de reconhecer várias proteínas de *N. gonorrhoeae*, incluindo a proteína NHBA do gonococo homóloga a da vacina 4CMenB.

Outra vacina recombinante contra o sorogrupo B é a Trumenba® (rLP2086 bivalente), indicada para a imunização de pessoas entre 10 e 25 anos de idade. A nova vacina contém dois antígenos, compostos por duas variantes da forma recombinante da proteína ligante do fator H (fHBP): subfamília A e subfamília B. Essa vacina foi licenciada para uso no Brasil em janeiro de 2019.

QUIMIOPROFILAXIA

A quimioprofilaxia pós-exposição aos contatantes do paciente deve ser administrada antes de 24 horas após a exposição de contatantes próximos, definidos como indivíduos que tiveram contato prolongado (> 8 horas) enquanto estavam próximos (< 1 metro) ao paciente ou que foram expostos diretamente às secreções orais do paciente durante os 7 dias anteriores ao início dos sintomas do paciente e até 24 horas após o início da antibioticoterapia apropriada. Segundo Cohn et al., CDCi incluem-se:

- Membros da família, colegas de quarto, contatos íntimos, contatos em creches, jovens adultos expostos em dormitórios, recrutas militares expostos em centros de treinamento.

- Viajantes que tiveram contato direto com secreções respiratórias de um paciente-índice ou que estavam sentados diretamente ao lado de um paciente-índice em um voo prolongado (ou seja, com duração de ≥ 8 horas).

- Indivíduos que foram expostos a secreções orais (p. ex., beijo íntimo, ressuscitação boca a boca, intubação endotraqueal ou controle do tubo endotraqueal).

A profilaxia não é indicada para a maioria dos profissionais de saúde, a menos que haja exposição direta com secreções respiratórias (como sucção ou intubação). Pacientes com doença meningocócica invasiva com transporte nasofaríngeo de *N. meningitidis,* que não foram tratados com uma cefalosporina de 3ª geração, devem receber quimioprofilaxia para erradicação do transporte nasofaríngeo antes da alta hospitalar para evitar a subsequente transmissão para contatos próximos, já que a cefalosporina de 3ª geração não erradica de maneira confiável o transporte nasofaríngeo do meningococo. É preciso lembrar que a quimioprofilaxia não elimina definitivamente a bactéria da orofaringe, podendo esta se recolonizar. Sendo, portanto, a quimioprofilaxia utilizada apenas para profilaxia dos contatantes.

A vigilância dos contatos próximos recebe profilaxia por pelo menos 10 dias após a exposição.

O Center for Diseases Control and Prevention (EUA) recomenda o uso de rifampicina, ceftriaxone e azitromicina em contatantes próximos, conforme é mostrado no Quadro 43.2.

QUADRO 43.2 Regimes recomendados pelo CDC e Ministério da Saúde na quimioprofilaxia para contatos de alto risco e pessoas com doença meningocócica invasiva.

Rifampicina	• > 1 mês: 15 a 20 mg/kg (máx. 600 mg) 12/12 horas, por 2 dias • Adultos: 600 mg, VO, 12/12 horas, por 2 dias
Ceftriaxone	• < 15 anos: 125 mg, IM, dose única • > 15 anos: 500 mg, IM, dose única

BIBLIOGRAFIA SUGERIDA

Abrahão AL, Focaccia R, Gattaz WF. Childhood meningitis increases the risk for adult schizophrenia. Eur Arch Psychiatry Clin Neurosci. 2004;254:23-6.

Andrade AL, Minamisava R, Tomich LM. Impact of meningococcal C conjugate vaccination four years after introduction of routine childhood immunization in Brazil. Vaccine. 2017;35:2025-33.

Apicella M. Diagnosis of meningococcal infection. UpTODate, 2009. Disponível em: <http//uptodateonline.com/online/content>. Acesso em: julho de 2019.

Apicella M. Treatment and prevention of meningococcal infection. UpTODATE. Disponível em: <http//uptodateonline.com/online/content>. Acesso em: julho de 2019.

Apicella MA. Neisseria meningitidis. In: Mandell GL, Bennett JE, Dolin R (eds.). Mandell, Douglas and Bennett's principles and practice of infectious diseases. New York: Churchill Livingstone; 2010. p. 2737-52.

Booy R, Gentile A, Nissen M, Whelan J, Abitbol V. Recent changes in the epidemiology of Neisseria meningitidis serogroup W across the world, current vaccination policy choices and possible future strategies. Hum Vaccin Immunother. 2019;15(2):470-80.

Borrow R, Pedro Alarcón P, Josefina Carlos J et al. 2017. The Global Meningococcal Initiative: global epidemiology, the impact of vaccines on meningococcal disease and the importance of herd protection, Expert Rev. Vaccine. 2019;16(4):313-28.

Bravo F, Ballalai I, Sáfadi MA, Kfouri R. Vacinas Meningocócicas Conjugadas no Brasil em 2018: Intercambialidade e diferentes esquemas de doses. Nota técnica. Sociedade Brasileira de Pediatria e Sociedade Brasileira de Imunizações. 10 de julho de 2018.

Campsall PA, Kevin B. Laupland KB et al. Severe meningococcal infection: a review of epidemiology, diagnosis, and management. Crit Care Clin. 2013,29:393-409.

Cohn AC, MacNeil JR, Clark TA et al. Prevention and control of meningococcal disease: recommendations of the Advisory Committee on Immunization Practices (ACIP). MMWR Recomm Rep. 2013;62:1.

Elias J, Frosch M, Vogel U. Neisseria. In: KC Carroll, MA Pfaller, ML Landry, AJ McAdam, R Patel, SS Richter, DW Warnock (eds.). Manual of Clinical Microbiology, 12th ed., vol 1. Washington, DC: ASM Press; 2019. p. 640-55.

Hage-Sleiman M, Derre N, Verdet C, Pialoux G, Gaudin O et al. Meningococcal purpura fulminans and severe myocarditis with clinical meningitis but no meningeal inflammation. BMC Infect Dis. 2019 Mar 12;19(1):252.

MacNeil JR, Rubin L, Folaranmi T, Ortega-Sanchez IR, Patel M, Martin SW. Use of serogroup B meningococcal vaccines in adolescents and young adults: recommendations of the Advisory Committee on Immunization Practices, 2015. MMWR Morb Mortal Wkly Rep. 2015;64(41):1171-6.

MacNeil JR, Rubin LG, Patton M, Ortega-Sanchez IR, Martin SW. Recommendations for use of meningococcal conjugate vaccines in HIV-infected persons — Advisory Committee on Immunization Practices, 2016. MMWR Morb Mortal Wkly Rep. 2016;65(43):1189-94.

McNamara LA, Topaz N, Wang X et al. High Risk for Invasive Meningococcal Disease Among Patients Receiving Eculizumab (Soliris) Despite Receipt of Meningococcal Vaccine. MMWR Morb Mortal Wkly Rep. 2017;66:734.

Miller L, Arakaki L, Ramautar A et al. Elevated risk for invasive meningococcal disease among persons with HIV. Ann Intern Med. 2014;160:30.

Mohammed I, Iliyasu G, Habib AG. Emergence and control of epidemic meningococcal meningitis in sub-Saharan Africa. Pathog Glob Health. 2017 Feb;111(1):1-6.

Peterson ME, Li Y, Bita A, Moureau A, Nair H, Kyaw M et al. Meningococcal serogroups and surveillance: a systematic review and survey. J Glob Health. 2019 Jun;9(1):010409. doi: 10.7189/jogh.09.010409.

Pollard AJ, Nadel S, Ninis N et al. Emergency management of meningococcal disease: eight years on. Arch Dis Child. 2007;92:283.

Presa JV, de Almeida RS, Spinardi JR, Cane A. Epidemiological burden of meningococcal disease in Brazil: A systematic literature review and database analysis. Int J Infect Dis. 2019;80:137-46.

Rosenstein NE, Perkins BA, Stephens DS et al. Meningococcal disease. N Engl J Med. 2001;344:1378.

Semchenko EA, Tan A, Borrow R, Seib KL. The serogroup B meningococcal vaccine Bexsero elicits antibodies to Neisseria gonorrhoeae. Clin Infect Dis. 2018 Dec 14. doi: 10.1093/cid/ciy1061.

Veronesi R, Pessoa GVA, Focaccia R et al. Dinâmica do estado de portador de meningococos entre recrutas durante e após uma epidemia de doença meningocócica. 1. Influência do estado imunitário, natural e artificial, promiscuidade e amigdalectomia. 11. Eficácia de drogas na erradicação do estado de portador. Rev Hosp Clín Fac Med S. Paulo. 1977;32(6):359-69.

Watson PS, Novy PL, Friedland LR. Potential benefits of using a multicomponent vaccine for prevention of serogroup Bmeningococcal disease. Int J Infect Dis. 2019 May 16;85:22-7.

44

Donovanose

Mauro Romero Leal Passos
Edilbert Pellegrini Nahn Junior
Wilma Nancy Campos Arze
José Eleutério Junior

DEFINIÇÃO

Doença de evolução crônica, pouco contagiosa, caracterizada por lesões granulomatosas, ulceradas, indolores, autoinoculáveis causada pela bactéria *Klebsiella granulomatis* (previamente conhecida como *Calymmatobacterium granulomatis*). Acomete pele e tecido subcutâneo da região inguinocrural, e com menos frequência outras regiões cutaneomucosas ou mesmo órgãos internos.

SINONÍMIA

Outras denominações utilizadas são: granuloma venéreo, granuloma tropical, granuloma pudendo tropical, granuloma contagioso, granuloma genitoinguinal, granuloma ulcerativo, granuloma esclerosante, úlcera venérea crônica, granuloma Donovani e, principalmente na língua inglesa, o granuloma inguinal.

HISTÓRICO

1882: McLeod faz a primeira descrição (úlcera serpiginosa).

1905: Donovan demonstra o agente etiológico como um protozoário.

1913: Aragão e Vianna descrevem e denominam o agente etiológico como *Calymmatobacterium granulomatis*.

1926: McIntosh tenta a reprodução experimental com tecido de granulação em voluntários.

1939: Greenblatt reproduz experimentalmente a doença em humanos com pus de pseudobubão.

1943: Anderson estabelece a natureza bacteriana dos corpúsculos de Donovan.

1950: Marmell e Santora propõem o termo donovanose.

AGENTE ETIOLÓGICO

Em 1905, após estudos de coloração e morfologia, Donovan descreve o agente etiológico da doença como bastonetes pequenos, espessos, em forma de halteres e de localização intracelular.

O micro-organismo recebeu várias denominações, como *Donovania granulomatis*, *Calymmatobacterium granulomatis* e, por último, *Klebsiella granulomatis*.

A análise filogenética do *C. granulomatis*, utilizando-se a técnica da reação em cadeia da polimerase (PCR), determinou a sequência do gene 16S rRNA e sua posição taxonômica, mostrando uma estreita relação com os gêneros *Klebsiella* e *Enterobacter*, com similaridade de 95 e 94%, respectivamente.

Na década de 1930, outros pesquisadores, além de Donovan, não conseguiram reproduzir a doença em animais de laboratório, inoculando o material rico em "corpúsculos de Donovan", confirmando, entretanto, tratar-se de uma bactéria Gram-negativa, capsulada, que pode ser encontrada, também, nas fezes de alguns pacientes. O sucesso limitado em cultivar o organismo até os anos 1990 explica o lento progresso na pesquisa sobre donovanose.

São bastonetes Gram-negativos, algumas vezes cocobacilares, medindo de 0,5 a 1,5 μ de largura por 1 a 2 μ de comprimento, apresentando extremidades arredondadas. São imóveis e possuem cápsula de natureza polissacarídica, fibrosa. Exibem condensação de cromatina em uma ou ambas as extremidades, sugerindo características formas em "halteres" ou "alfinetes de segurança" quando corados por Giemsa ou Wright. O micro-organismo se cora com maior intensidade nas extremidades que no centro, variando de azul-escuro a preto, e sua cápsula em vermelho. Aparecem isolados ou formando cachos no interior de macrófagos mononucleares grandes.

A presença de grânulos intracitoplasmáticos é interpretada por alguns autores como sendo bacteriófagos e por outros como importantes estruturas na gênese da doença, ou simples invaginação da parede celular bacteriana. Essa modificação pelo fago pode ser o pré-requisito necessário para transformar a contaminação bacteriana fecal para o estado de doença.

Embora seja clássico se aceitar o *C. granulomatis* como causador da donovanose, pouco se conhece sobre as determinantes da doença e os fatores responsáveis pela expressão patogênica dessa bactéria. Mesmo a doença podendo ser produzida com certa regularidade com materiais humanos contaminados, com frequência os micro-organismos que se desenvolvem em meios de culturas apropriados não reproduzem a mesma manifestação clínica quando inoculados em voluntários humanos. Aventa-se a possibilidade que o micro-organismo faça parte da microbiota intestinal, transformando-se em patogênico pela ação do bacteriófago.

EPIDEMIOLOGIA

Mantém-se controversa a transmissão sexual da donovanose, parecendo, pelas observações clínicas e epidemiológicas, que outras vias podem estar envolvidas.

Fortes indícios indicam a importância do contato sexual, tais como as lesões ocorrerem principalmente na área genital e anal, em particular em homens que fazem sexo com homens (HSH), e a doença ser mais expressiva nas faixas etárias mais ativas sexualmente.

Outros argumentos, entretanto, indicam a possibilidade de transmissão da doença fora do contato sexual, tais como a existência de lesões em crianças sem atividade sexual, a frequente inexistência de lesão nas parcerias sexuais, a observação do não acometimento, mesmo em áreas endêmicas, como Índia e China, em pessoas de múltiplas relações sexuais, como as profissionais do sexo, além do surgimento de lesões extragenitais localizadas em áreas do corpo, aparentemente pouco participantes do ato sexual.

A doença é mais frequente nos trópicos, existindo algumas áreas endêmicas em países como Índia, China, Ceilão, Malásia, Austrália, Nova Guiné, África do Sul, Zâmbia, Marrocos, Madagascar e Guiana Francesa. Referência a surtos epidêmicos são encontrados na literatura, como o ocorrido em Durban no período de 1988 a 1997, e o identificado em KwaZulu/Natal, na África do Sul.

Atualmente, casos de donovanose não são achados de rotina na prática médica em nosso país.

Embora muitos autores afirmem que a doença acomete mais indivíduos do sexo masculino, a tendência atual é considerar que atinge igualmente homens e mulheres. Relatos de maior frequência em homossexuais masculinos são encontrados na literatura.

Quanto à idade, todos informam que a maioria absoluta dos casos acometeu adultos jovens (20 a 40 anos), os quais constituem a faixa etária, que proporcionalmente apresenta maior atividade sexual. O acometimento de crianças e idosos é raro.

Alguns pesquisadores entendem ser o agente da donovanose um germe residente nos intestinos, passando às áreas genital, anal e inguinal, onde determinariam o aparecimento das lesões. A transmissão da doença se faria, então, ajudada pelas más condições de higiene ou pelo coito anal.

Apesar de ser muito difundido que a donovanose é uma "doença tropical", somos de opinião que essa provável predisposição esteja, realmente, ligada a fatores socioeconômicos e higiênicos. Com os modelos habitacionais das metrópoles, onde é possível detectar "guetos" de vida sub-humanos, até em países ricos, associado ainda ao surgimento da aids, é possível comprovar que as doenças ditas "tropicais" podem, e estão ocorrendo em todo o mundo. Na verdade, para nós, pouco tem a ver diretamente com a raça e a localização geográfica dos doentes, mas, sim, sob as condições em que essas pessoas vivem.

QUADRO CLÍNICO

O período de incubação é variável, e segundo diversos autores, de 2 semanas a 1 mês para a maioria dos casos; entretanto, há quem cite 3 dias e quem estime 12 meses.

A doença inicia por lesão nodular, única ou múltipla, de localização subcutânea, evoluindo com erosão e ulceração bem definida, crescendo de forma lenta e sangrando com facilidade, porém indolores. A partir daí, as manifestações estão diretamente ligadas à resposta tecidual do hospedeiro, originando formas localizadas ou extensas e, até mesmo, lesões viscerais por disseminação hematogênica.

No sexo masculino, as lesões incidem mais no pênis (prepúcio, glande e sulco balanoprepucial) e bolsa escrotal (Figura 44.1). No sexo feminino, as lesões acometem, com maior frequência, os pequenos lábios, vulva, vagina, colo uterino e púbis (Figura 44.2).

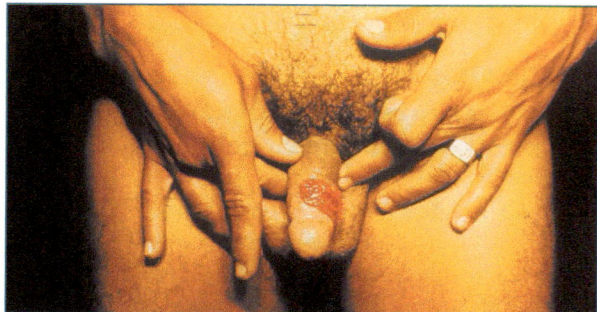

FIGURA 44.1 Extensa lesão de donovanose em pênis.
Fonte: Acervo da autoria.

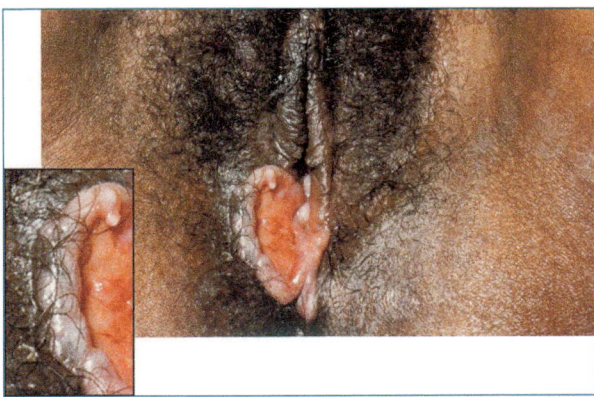

FIGURA 44.2 Lesão granulomatosa em vulva, cuja citologia corada pelo Giemsa evidenciou corpúsculos de Donovan.
Fonte: Acervo da autoria.

A maioria dos casos de donovanose com lesões isoladas ou extensas e, até mesmo, lesões viscerais por disseminação hematogênica, registradas na literatura, são restritas às zonas cutâneas e mucosas da genitália e regiões anais (Figura 44.3), perianais e inguinais. Por autoinoculação, surgem lesões satélites que se juntam, alcançando grandes áreas.

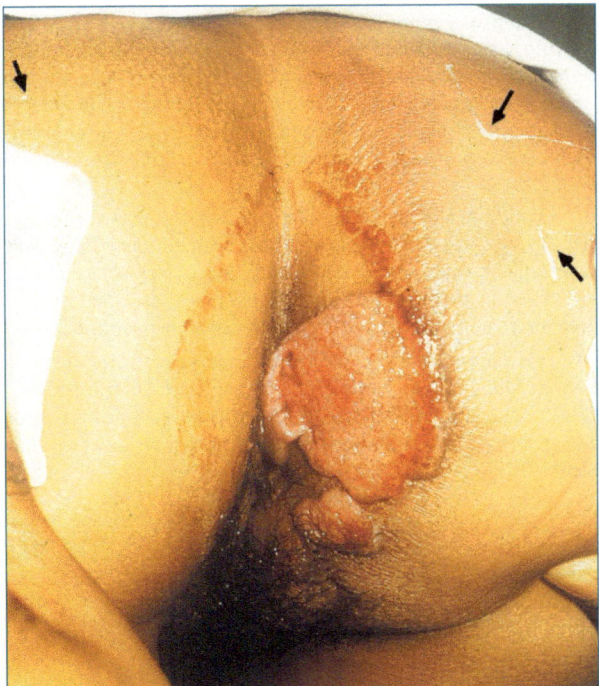

FIGURA 44.3 Paciente do sexo feminino apresentando grande lesão que se estende do ânus até a nádega. Notar as marcas de cola de esparadrapo deixadas por curativos efetuados em posto de saúde há anos.
Fonte: Acervo da autoria.

O fundo da lesão é amolecido e "cor de carne". As bordas são irregulares, elevadas, bem delimitadas e induradas. Em lesões recentes, o fundo é preenchido por secreção serossanguinolenta, enquanto nas lesões antigas a superfície da lesão se torna granulosa, de secreção seropurulenta e de odor fétido. É rara a ocorrência de sintomas gerais ou de adenopatias.

A lesão pode apresentar-se como massas vegetantes ou tender a formar tecido fibroso, ou mesmo queloidiano, podendo acarretar parafimose e deformidade da genitália, como a elefantíase.

As lesões de longa evolução podem sofrer contaminação secundária por outros micro-organismos, podendo ocorrer ulceração e necrose extensas e profundas dos tecidos moles, com consequentes mutilações e fístulas.

A localização inguinal, formando um pseudobubão, pode ocasionar confusão com as adenites que ocorrem no linfogranuloma venéreo, na sífilis recente (primária) ou no cancro mole.

A donovanose extragenital representa uma eventualidade de 3 a 6% dos casos, quase todos procedentes de áreas endêmicas. A localização na cavidade oral é incomum, havendo poucos casos relatados na literatura.

A localização da doença fora da área anogenital pode ocorrer por: disseminação hematogênica ou linfática, contiguidade ou autoinoculação.

A disseminação hematogênica ocorre quando as condições do hospedeiro são amplamente favoráveis ao micro-organismo, constituindo-se, quase sempre, em casos graves provenientes de áreas endêmicas ou em pacientes imunossuprimidos.

Apesar de todos os dados clínicos anteriormente apresentados, hoje se sabe que o granuloma inguinal, como qualquer outra doença infecciosa, em pacientes HIV-positivo e principalmente com aids, pode assumir evolução clínica completamente anormal, dificultando tanto o diagnóstico como o tratamento.

Não há relato na literatura científica de infecção congênita pela donovanose.

CLASSIFICAÇÃO CLÍNICA

Tentando uma sistematização, Jardim, em 1987, propôs uma classificação clínica, que julgamos interessante, por agrupar de forma didática as possíveis áreas de acometimento e aspectos clínicos presentes na donovanose:

- genitais e perigenitais;
- ulcerosas;
- com bordas hipertróficas;
- com bordas planas;
- ulcerovegetantes;
- vegetantes;
- elefantiásicas;
- extragenitais;
- sistêmicas.

DIAGNÓSTICO LABORATORIAL

Na prática, o diagnóstico da donovanose necessita da demonstração dos corpúsculos de Donovan, que são mais facilmente visibilizados nos esfregaços citológicos corados pelo Giemsa, Wright ou Leishman e/ou histopatológico de lesão suspeita. Para tanto, as técnicas laboratoriais devem ser apropriadamente selecionadas.

EXAME DIRETO

A partir de esfregaços de raspado das lesões distendidos em lâminas, secos ao ar ou fixados com álcool metílico, corados com corantes de Giemsa ou Wright, pode-se observar no interior de histiócitos, bastonetes agrupados em forma de cachos, dentro de vacúolos ou não, em forma de "halteres" ou "alfinetes de segurança" em função da cromatina condensada em suas extremidades, denominados de corpúsculos de Donovan (Figura 44.4). Esses traços cromatínicos metacromáticos variam de azul-escuro à púrpura e, algumas vezes, até preto. Corados assim, identifica-se uma espessa cápsula, de cor vermelha, revestindo o micro-organismo. O encontro desses corpos intracelulares confirma o diagnóstico de donovanose.

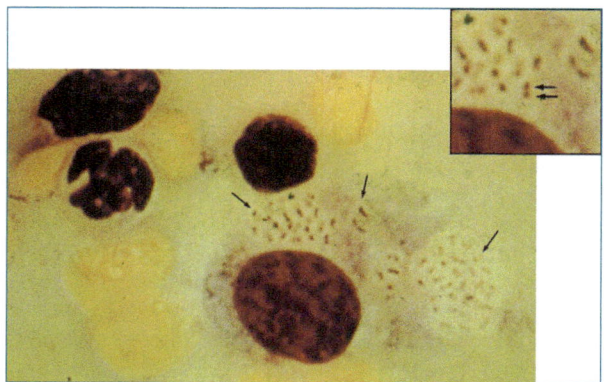

FIGURA 44.4 Citologia corada pela técnica de Giemsa mostrando os corpúsculos de Donovan com várias *C. granulomatis* em seus interiores.
Fonte: Acervo da autoria.

Cultura

O *K. granulomatis* é de difícil cultivo e exigem nutrientes e fatores de crescimento especiais para o seu desenvolvimento. Há relato de cultivo em células mononucleares de sangue periférico humano e células Hep2, porém tentativas de crescimento em outros meios artificiais disponíveis não foram bem-sucedidos.

HISTOPATOLOGIA

O quadro histológico é o de tecido de granulação. A biópsia deve ser feita, preferencialmente, na borda da lesão, onde as modificações patológicas são mais substanciais.

A epiderme mostra-se atrofiada ou ausente, principalmente no centro da lesão, enquanto nas bordas mostra-se hipertrofiada, alcançando, muitas vezes, o estado de hiperplasia pseudoepiteliomatosa. Na derme, há um denso infiltrado com predomínio de histiócitos ou macrófagos e plasmócitos, tendo, de permeio, abscessos formados por neutrófilos e poucos linfócitos.

A coloração habitualmente realizada pela hematoxilina-eosina não é a ideal para demonstração dos corpúsculos de Donovan, no interior dos histiócitos ou macrófagos, sendo melhor corá-los com o azul de toluidina. Os corpúsculos de Donovan aparecem como estruturas ovoides escuras localizadas dentro de vacúolos, podendo também existir fora das células.

O diagnóstico diferencial histológico pode ser feito com rinoscleroma, histoplasmose, leishmaniose e carcinoma de células escamosas.

TÉCNICAS DE PCR

Testes sorológicos para o diagnóstico de donovanose não estão disponíveis comercialmente. Ensaios de amplificação de ácido nucleico, como PCR, ainda estão sendo elaborados.

DIAGNÓSTICO DIFERENCIAL

Diversas doenças podem ser confundidas, clinicamente, com a donovanose: sífilis recente (primária), cancro mole, linfogranuloma venéreo, neoplasias, condiloma acuminado, leishmaniose, micoses profundas, tuberculose cutânea, micobacteriose atípica e amebíase cutânea. A diferenciação pode ser obtida por meio da demonstração do agente específico causal ou exame histopatológico.

A semelhança clínica com os carcinomas leva, às vezes, ao erro diagnóstico e de conduta terapêutica, embora verdadeiros carcinomas possam surgir, secundariamente, as lesões de donovanose ou coexistir com a doença.

Mais uma vez, outro dado que deve ser lembrado é que em pacientes HIV-positivos ou com aids, as lesões genitais das IST podem assumir conformações clínicas das mais variadas.

TRATAMENTO

Em nossa experiência, os pacientes que apresentam donovanose são de difícil manuseio e acompanhamento, talvez porque, no geral, as lesões são indolores e de evolução lenta, o que pode propiciar uma "convivência" mais tolerável entre o parasita e o hospedeiro. Outro fato importante é que com frequência são pessoas de baixo nível socioeconômico-cultural e higiênico.

Cuidados locais de higiene não devem ser desprezados. A limpeza local das lesões ulceradas com compressa de soro fisiológico a 0,9% ou água boricada a 2%, três vezes ao dia, seguida do uso tópico de antibióticos, tais como ácido fusídico e mupirocina, reduzem o risco de infecções secundárias.

Os esquemas terapêuticos indicados pelo Ministério da Saúde (MS, 2019) e Centers for Disease Control and Prevention (CDC, 2015) relacionados a seguir, devem ser prescritos por pelo menos 3 semanas ou até completa cicatrização das lesões.

Antibiótico	Posologia	Referência
1ª opção		
Azitromicina	1 g, semanal, VO	MS
Azitromicina	1 g semanal ou 500 mg dia, VO	CDC
2ª opção		
Doxiciclina	100 mg, 12/12 horas, VO	MS; CDC
Ciprofloxacino	500 mg, 12/12 horas, VO	MS
Ciprofloxacino	750 mg, 12/12 horas, VO	CDC
Sulfametoxazol-trimetoprima	400 mg/80 mg, 12/12 horas, VO	MS; CDC
Eritromicina base	500 mg, 6/6 horas, VO	CDC

O protocolo do Ministério da Saúde observa que, não havendo resposta na aparência da lesão nos primeiros dias de tratamento com ciprofloxacino, recomenda-se adicionar um aminoglicosídeo, como a gentamicina, 1 mg/kg/dia, EV, 8/8 horas, pelo mesmo período indicado anteriormente.

Grávidas ou lactantes devem ser tratadas com azitromicina, eritromicina ou ceftriaxone. É descrito que a gravidez agrava sobremaneira a doença. Pacientes coinfectados pelo HIV obedecem aos mesmos esquemas terapêuticos.

Em decorrência da baixa infectividade da doença, não se recomenda tratar as parcerias sexuais.

Para alguns autores, a regressão clínica das lesões começa a ocorrer em uma semana se a droga escolhida se mostrar eficaz. Falhas podem ocorrer com qualquer um dos medicamentos.

Recrudescência das lesões podem ocorrer em até 18 meses após aparente eficácia terapêutica.

O tratamento cirúrgico com ressecção da região afetada já foi utilizado esporadicamente em pacientes com extensas e múltiplas fístulas perianais não responsivas às medicações, obtendo o desaparecimento das lesões.

CRITÉRIO DE CURA

O critério de cura consiste no desaparecimento da lesão.

PROFILAXIA

O diagnóstico e o tratamento de todo paciente com donovanose, particularmente por apresentar lesões ulceradas genitais, é a mais importante ação profilática, além de reduzir a possibilidade de infecção por outros agentes patológicos.

Para a prevenção dessa e de outras IST entre a população geral enfatizam-se:

- Uso consistente de preservativo masculino ou feminino.

- Oferecimento dos testes sorológicos para a sífilis, HIV e hepatites virais para todas as pessoas sexualmente ativas, em especial àquelas que desejam engravidar.

- Proceder com diagnóstico e tratamento adequados ao paciente que está sendo atendido e também aos parceiros sexuais, o mais rápido possível.

- Ações em educação em saúde sexual e reprodutiva de forma constante e rotineira, desde a família, escola, serviços médicos e mídias em geral.

- Estimular a vacinação contra a hepatite B e HPV.

- Notificar todas as IST diagnosticadas (de forma etio-lógica ou sindrômica), pois o real conhecimento da magnitude dessas doenças possibilita melhor programação das atividades educacionais, profiláticas e terapêuticas.

BIBLIOGRAFIA SUGERIDA

Brasil. Ministério da Saúde. Secretaria de Vigilância em Saúde. Departamento de Doenças de Condições Crônicas e Infecções Sexualmente Transmissíveis. Protocolo Clínico e Diretrizes Terapêuticas para Atenção Integral às Pessoas com Infecções Sexualmente Transmissíveis (IST). Brasília: Ministério da Saúde; 2019.

Centers for Disease Control and Prevention (CDC). MMWR – Morbidity and Mortality Weekly Report. Sexually Transmitted Diseases Treatment Guidelines. 2015;64;3. Disponível em: https://www.cdc.gov/std/tg2015/default.htm

Centers for Disease Control and Prevention. Sexually Transmitted Disease Surveillance 2017. Disponível em: https://www.cdc.gov/std/stats17/default.htm.

Corrêa P. Donovanose. In: Tavares W, Marinho LAC (eds.). Rotinas de Diagnóstico e Tratamento das Doenças Infecciosas e Parasitárias. 4. ed. São Paulo: Atheneu; 2014.

Kharsany AB, Hoosen AA, Kiepiela P et al. Phylogenetic analysis of Calymmatobacterium granulomatis based on 16S rRNA gene sequences. J Med Microbiol. 1999;48(9):841-7.

Kuberski T, Papadimitriou JM, Philips P. Ultrastructure of Calymmatobacterim granulomatis in lesions of Granuloma Inguinale. J Infect Dis. 1980;142(5):744-9.

Marmell M, Santora E. Donovanosis – Granuloma Inguinale. Incidence, nomenclature, diagnosis. Am J Syph Gonor Ven Dis. 1950;34:83.

Mcintosh JA. The etiology of Granuloma Inguinale. JAMA. 1926;87(13):996-1002.

Morel P. Granuloma inguinale. In: Lebwohl MG, Heymann WR, Berth-Jones J, Coulson I (ed.). Treatment of Skin Disease. Comprehensive therapeutic strategies. London: Mosby; 2002. p. 253-5.

O'Farrell N. Donovanosis (Granuloma Inguinale). In: Hunter's Tropical Medicine and Emerging Infectious Diseases. Ryan ET, Hill DR, Solomon T, Aronson NE, Endy TP (ed). 10. ed. 2020.

Pariser RJ. Tetracycline – Resistant Granuloma Inguinale. Arch Dermatol. 1977;113:988.

Passos MRL (ed.). Atlas of Sexually Transmitted Disease. Clinical Aspects and Differential Diagnosis. Springer; 2018.

Pellegrini E, Azulay MM, Azulay DR. Doenças sexualmente transmissíveis. In: Azulay RD, Azulay DR, Azulay-Abulafia L (ed.). Dermatologia. 7. ed. Rio de Janeiro: Guanabara Koogan; 2017.

Sanders CJ. Extragenital donovanosis in a patient with AIDS. Sex Transm Infect. 1998, 74(2):142-3.

Stary G, Stary A. Sexually Transmitted Infections. In: Bolognia JL, Schaffer JV, Cerroni L (ed.). Dermatology. 4. ed. Elsevier; 2018.

45

Enterobacteriose septicêmica prolongada

Rodolfo Teixeira (in memoriam)

DEFINIÇÃO

A denominação "enterobacteriose septicêmica prolongada" refere-se a uma entidade individualizada, que se caracteriza, do ponto de vista clínico, principalmente, por febre irregular, hepatoesplenomegalia, fenômenos hemorrágicos, diarreia, queda progressiva do estado geral e alteração das proteínas plasmáticas. Tal condição evolui durante meses, mas apresenta pronta resposta ao tratamento específico com antibióticos e quimioterápicos.

Em 1958, Teixeira e Ferreira, no Brasil, e Tai Tze-Ying et al., na China, descreveram quadros clínicos especiais resultantes da associação entre *Salmonella typhi* e, respectivamente, *Schistosoma mansoni* e *Schistosoma japonicum*. Em ambas as situações, as características clínicas observadas se definiam, principalmente, por evolução prolongada (meses), febre e hepatoesplenomegalia pronunciadas, divergindo fundamentalmente do que até então se descrevera nos pacientes com febre tifoide, paratifoide ou esquistossomose, quando consideradas em separado estas entidades. A seguir, na literatura médica brasileira, vieram a lume numerosas publicações fixando, definitivamente, os espaços de uma nova entidade clínica de interesse inquestionável no quadro nosológico regional. Além de *S. typhi,* outras bactérias do gênero *Salmonella* foram identificadas.

Teixeira e Bina, em doentes com manifestações clínicas que reproduziam as observadas nos pacientes portadores desta associação, isolaram a *Escherichia coli* como o agente responsável. Posteriormente, em situações iguais às mencionadas, foram isoladas bactérias do gênero *Shigella.*

A entidade que primitivamente ficou conhecida como "febre tifoide de curso prolongado" passou a ser denominada "salmonelose septicêmica prolongada" e, mais recentemente, "enterobacteriose septicêmica prolongada". Esta última denominação é plenamente justificada porque amplia o conceito da entidade, permitindo a suposição de que outras enterobactérias também possam exercer papel patogênico semelhante. Assim, toda essa sinonímia designa uma entidade clínica que resulta da associação entre a esquistossomose mansônica e as enterobactérias.

Nos últimos anos, a frequência do registro de novos casos caiu acentuadamente, o que corresponde à diminuição do número de pacientes com a forma hepatoesplênica da esquistossomose.

ETIOPATOGENIA

As manifestações clínicas decorrentes das infecções por salmonelas se modificam quando, em um mesmo paciente, se associam outras condições mórbidas. É assim nos indivíduos com hemoglobinoplastias (falcemia e talassemia), paludismo, febre recorrente, bartonelose, alterações do trato digestivo, como colite ulcerativa, diverticulose do cólon, neoplasias do estômago e do intestino grosso e, também, hematomas, aneurismas da aorta, cisto do ovário, mioma uterino etc. No entanto, nenhuma dessas situações se equipara, em importância, sobretudo em patologia regional, pela frequência e diversidade dos aspectos clínicos e epidemiológicos, com as infecções por salmonelas em indivíduos portadores da esquistossomose mansônica.

Desde as descrições clínicas iniciais, suspeitou-se que as três espécies do gênero *Schistosoma* reconhecidas como patogênicas de maior importância para o homem (a saber, o *S. haematobium*, o *S. japonicum* e o *S. mansoni*) eram capazes de modificar o curso e o quadro clínico de infecções por salmonelas.

Observações epidemiológicas justificaram plenamente esta concepção. A doença ocorre quase sempre em pacientes oriundos de áreas endêmicas em esquistossomose e, neles, esta parasitose é frequentemente demonstrada.

Dessa maneira, cumpre analisar, na patogênese dessas associações, duas situações: os fatores ligados ao *S. mansoni* e os fatores ligados às bactérias.

São cotidianas, em nosso meio, as associações, em um mesmo hospedeiro, entre helmintos e determinados micro-organismos, sobretudo as bactérias. Tais associações dão margem a que se considerem as seguintes situações:

- O helminto adulto ou a sua forma larvária conduz as bactérias a regiões distantes do seu *habitat* natural; serve de exemplo o papel assumido pela migração do *Ascaris lumbricoides* através das vias biliares no aparecimento de abscessos hepáticos e colangites.

- As bactérias se multiplicam em helmintos, que se tornam possivelmente hospedeiros, como foi verificado por Li e Woodruff.

- O helminto modifica as condições de imunidade do hospedeiro ou, então, as condições de imunidade do hospedeiro permitem a exacerbação patogênica do helminto. É o que ocorre com a instalação de formas graves de estrongiloidose em indivíduos que usam corticosteroides, e também no determinismo de quadros clínicos de leishmaniose visceral em indivíduos desnutridos.

A enterobacteriose septicêmica prolongada (ESP) se enquadra perfeitamente nessa linha de reflexão.

FATORES LIGADOS AO *S. MANSONI*

O *S. mansoni* é um parasito que vive a meio caminho entre o intestino e o fígado, no interior do sistema porta, mergulhado no sangue, do qual se nutre e no qual elimina seus produtos metabólicos e seus ovos. O entendimento das relações importantes mantidas entre o verme e essas estruturas é fácil. De um lado, o helminto é submetido às influências de elementos originados do intestino, entre os quais as bactérias; de outro, mantém constantes pressões patogênicas sobre o fígado e os vasos sanguíneos intra-hepáticos, hepáticos e os elementos do sistema fagocítico mononuclear. Outras estruturas extra-hepáticas podem ser atuadas, quando surgem condições, seja pela circulação colateral ou pelo bloqueio das células de Kupffer por elementos originados do verme. Dessa maneira, evitando o fígado, substâncias antigênicas ganham a circulação sistêmica.

Várias substâncias secretadas e excretadas pelo verme adulto, pelo embrião maduro contido no ovo ou pelo verme morto são dotadas de ação antigênica e, assim, estimulam o sistema imunológico do hospedeiro a produzir anticorpos. Essas mesmas substâncias se responsabilizam pelas reações de células linfo-histiocitárias de modo que tais reações justificam os estados de hipersensibilidade, apanágio das fases agudas da doença, e a forma de relativa resistência característica das fases crônicas.

O baço, estimulado por antígenos parasitários ou por antígenos liberados dos tecidos lesados ou desintegrados durante a infecção esquistossomótica, responde, inicialmente, com intensa proliferação linforreticular e infiltração de eosinófilos. A seguir, aparecem células, espalhadas por toda a polpa esplênica, de citoplasma basófilo, pironinofílicas, que se diferenciam em elementos plasmocitoides e plasmócitos, capazes de gerar globulinas e anticorpos circulantes.

O *S. mansoni* é responsável por dois mecanismos que explicam, em parte, a patogênese dos quadros clínicos resultantes das associações dele com as enterobactérias.

S. MANSONI COMO RESERVATÓRIO DE BACTÉRIAS

É compreensível o fácil acesso ao *S. mansoni* pelas bactérias que se multiplicam no trato intestinal e que, eventualmente, alcançam o sangue no sistema porta.

Observações clínicas e terapêuticas evidenciaram que o simples tratamento específico da esquistossomose, com fármacos destituídos de ação sobre as bactérias responsáveis, obtinha pleno sucesso quando os medicamentos eram empregados em pacientes com salmonelose septicêmica prolongada. Assim, Neves et al., Macedo et al., e Teixeira, usando, respectivamente, o niridazol, o hicantona e o oxamniquina, curaram pacientes de salmonelose septicêmica prolongada. Importante acentuar, contudo, que a resposta à terapêutica observada nesses indivíduos era mais lenta do que a do tratamento conduzido com antibióticos.

Experimentalmente, foi demonstrado que as salmonelas proliferaram no trato intestinal e no tegumento do *S. mansoni*. Em algumas ocasiões, o verme morria; em outras, porém, produziam-se infecções leves, tendendo à cronicidade. Por sua vez, Rocha et al. verificaram que, em ratos previamente infectados com *S. mansoni*, quando se inoculava a *S. typhi*, a bactéria se concentrava nos vermes, conquanto produzisse a morte deles.

BAIXA DA IMUNIDADE NA ESQUISTOSSOMOSE MANSÔNICA

São conhecidos os desequilíbrios no sistema imunológico do hospedeiro parasitado pelo *S. mansoni*; eles dependem, em grande parte, da carga parasitária, do tempo de duração da infecção esquistossomótica e das condições do hospedeiro.

As alterações verificadas no sistema imunológico se manifestam na imunidade humoral e na imunidade celular.

No que diz respeito à imunidade humoral, é sabido que, em função de estímulos continuados de antígenos provenientes do verme e seus produtos, sobretudo do ovo, e, ainda, de fatores inespecíficos de origem variada (antígenos bacterianos e outros produzidos e existentes no intestino, como ocorre nas hepatopatias graves), as globulinas se elevam em pacientes com as formas mais avançadas da doença, isto é, nos portadores da forma hepatoesplênica. As imunoglobulinas G, nas condições referidas, se encontram quase sempre elevadas. Quando esses pacientes se submetem à terapêutica, registra-se nítida tendência de queda nos níveis dessas imunoglobulinas; contudo, com a simples esplenectomia não se observa essa tendência. As IgM e IgA não se alteram significativamente em hepatoesplênicos. A contagem de linfócitos B é referida como tendendo a ser elevada, embora este não seja um registro definitivo.

Presume-se, assim, uma exaltação imunológica humoral nos pacientes com esquistossomose, sobretudo naqueles com a forma hepatoesplênica.

Ao contrário da imunidade humoral, tem sido verificada nítida tendência à depressão da imunidade celular durante a fase crônica da infecção esquistossomótica, o que contrasta com o acontecido na fase aguda da doença. Esse fato fica demonstrado quando se afere, por meio do teste de transformação linfoblástica, a imunidade mediana por células. Registra-se uma nítida resposta, na fase aguda, com posterior modulação nas fases crônicas e avançadas da doença. Menciona-se, também, em consonância com esses registros, que sugerem depressão da imunidade mediana por células, uma baixa (ou mesmo ausência) da resposta à sensibilização ao dinitroclorobenzeno (DNCB) e à reatividade cutânea tardia com antígenos específicos.

A baixa da imunidade celular é explicada, por muitos autores, como resultante da redução das cifras, no sangue periférico, dos linfócitos T totais e dos linfócitos T ativos e da depleção dos linfócitos T no baço.

No entanto, a queda no número dos linfócitos T, por si só, não explica, suficientemente, a depressão da imunidade mediana por células em esquistossomose. Assim se justifica a procura, em mecanismos imunossupressores, da explicação para a natureza desse fenômeno.

Os mecanismos citados, não dependentes de células T, referidos como existentes no soro, atuam inibindo as respostas dos linfócitos T por meio de mecanismos humorais não dependentes de células T. Possivelmente, podem estar relacionados com fatores originados do tegumento do verme adulto, de imunocomplexos, de antígenos de ovos ou de outros fatores ainda não bem definidos.

Entretanto, existem referências de que a imunossupressão, na esquistossomose mansônica, se faça por meio de células, entre as quais se incluem células T supressoras e células mononucleares periféricas aderentes.

É possível, também, que o baço exerça papel importante na diminuição da imunidade em portadores de esquistossomose.

As alterações crônicas e acentuadas do fígado, as carências nutritivas, as parasitoses concomitantes etc. são outras condições que, provavelmente, contribuem para a imunodeficiência dos pacientes hepatoesplênicos.

O desequilíbrio imunológico na esquistossomose é evidenciado pela incapacidade de pacientes hepatoesplênicos e animais de laboratório infectados com S. mansoni de se livrarem de vírus, bactérias e protozoários. Serve de exemplo a prevalência bem mais elevada do vírus 13 da hepatite em pacientes hepatoesplênicos, assim como a verificação de situações clínicas decorrentes desse fato, justificando modificações nos sintomas e na evolução das entidades envolvidas.

Experimentalmente, evidencia-se que a esquistossomose mansônica é capaz de influenciar na evolução de algumas protozooses.

Yoeli registrou que animais de laboratório parasitados pelo S. mansoni, quando infectados com Plasmodium berghei, apresentavam manifestações graves e de evolução mais prolongada, bem diferentes das condições registradas em animais não esquistossomóticos. Observações semelhantes mostram que camundongos infectados com o S. mansoni eram mais suscetíveis a infecções com Leishmania mexicana e que a Entamoeba histolytica invadia mais facilmente os tecidos dos animais parasitados pelo referido helminto. Camundongos expostos concomitantemente ao S. mansoni e ao Trypanosoma cruzi exibem parasitemia pronunciada e significativamente maior que a dos animais-controle.

As enterobacterioses septicêmicas prolongadas representam um exemplo em que a queda de imunidade observada na esquistossomose mansônica tem ampla e significativa participação.

FATORES LIGADOS ÀS BACTÉRIAS

Não há registros, até hoje, de enfermidades com características semelhantes às descritas, resultantes da associação entre a esquistossomose mansônica e outras bactérias que não as que se multiplicam no intestino, como é o caso das enterobactérias.

Em todos os pacientes com enterobacteriose septicêmica prolongada, é possível, quase sempre, identificar o agente bacteriano responsável.

As bactérias podem ser isoladas, em qualquer fase da doença, no sangue, no suco medular, nas fezes, na urina e na bile, onde se mantêm durante meses. É possível que, em outras áreas, principalmente em tecidos ricos em elementos do sistema fagocitário mononuclear, as bactérias se multipliquem, embora também não haja provas disso.

As bactérias isoladas, até o momento, em pacientes com enterobacteriose septicêmica prolongada, são dos gêneros Salmonella, Escherichia e, possivelmente, Shigella. Contudo, as salmonelas se responsabilizam pela maioria das situações clínicas registradas.

No Quadro 45.1 estão relacionados micro-organismos isolados. Esses dados são fundamentados em observações pessoais e em registros de Neves et al.

Isolaram-se não somente as salmonelas de origem humana, como também as adaptadas a outras espécies animais, sobretudo estas. No entanto, não é possível observar diferenças clínicas apreciáveis nos pacientes infectados com as diferentes espécies de salmonelas, pois há uniformidade de sintomas, quaisquer que sejam as espécies de salmonelas responsáveis. Dessa maneira, embora sendo forçoso admitir que a virulência das bactérias possa determinar o tipo de infecção, no caso específico que se analisa, outros fatores devem ser considerados na gênese dos quadros clínicos observados. Não quer dizer que todos os esquistossomóticos que se infectam com salmonelas ou a maioria deles apresentem quadros clínicos diferentes do habitual. Bem ao contrário: quando se trabalha em áreas endêmicas em esquistossomose, com populações sujeitas, pelas condições socioeconômicas em que vivem, a continuadas infecções, o que se registra é semelhante, em quase tudo, ao que se observa nas áreas não endêmicas, embora com as populações submetidas às mesmas condições, apesar de, no primeiro caso, alguns indivíduos esquistossomóticos não apresentarem o quadro clínico habitual, e, sim, sintomas clínicos que caracterizam a "enterobacteriose septicêmica prolongada".

QUADRO 45.1 Relação das bactérias mais frequentes isoladas em hemoculturas de pacientes com enterobacteriose septicêmica prolongada.

A) *Salmonella*			
De origem humana			
• *S. Typhi* • *S. Paratyphi* A • *S. Paratyphi* B • *S. Paratyphi* C			
Adaptada a outras espécies animais			
• *S. Anatum* • *S. Asteca* • *S. Berta* • *S. Bonn*	• *S. Cholaraesuis* • *S. Concordia* • *S. Derby* • *S. Dublin*	• *S. Enteritidis* • *S. Kentucky* • *S. London* • *S. Montevideo* • *S. Newport* • *S. Praniemburg* • *S. Panama* • *S. Typhimurium*	• *S. Pensacola* • *S. Reading*
B) *Escherichia coli*			
C) *Shigella* (?)			

A *E. coli* foi isolada em pacientes com manifestações clínicas iguais às descritas quando as salmonelas eram os micro-organismos detectados. Nesses pacientes, o papel patogênico da *E. coli* foi claro e definitivamente determinado.

Bactérias do gênero *Shigella* têm sido isoladas no sangue de pacientes com as mesmas características clínicas registradas nos pacientes infectados com salmonelas e *E. coli*. No entanto, pelos aspectos peculiares dessa situação, é prudente que se espere sua confirmação para aceitar como definitivo o papel das shigelas na patogênese da entidade que se discute.

A compreensão do mecanismo íntimo das ações das bactérias na patogênese da ESP se fundamenta em dados de experimentação laboratorial, de observações clínicas e anatomopatológicas.

Biozzi et al. observaram a hiperplasia das células do sistema fagocítico mononuclear, com diminuição da atividade fagocitária e aumento de volume do fígado e do baço, quando inoculavam, repetidamente, em ratos, culturas vivas de *Salmonella typhimurium*, *S. danysz*.

A repetição diária de injeções de endotoxinas em animais de laboratório provoca um fenômeno de tolerância adquirida, isto é, os efeitos da ação das endotoxinas não são mais notados nas últimas injeções. Possivelmente, esse fato decorre de um bloqueio do sistema linfo-histiocitário.

A patogênese da ESP parece se ajustar aos fatos observados nesses experimentos. Na realidade, os pacientes com enterobacteriose septicêmica prolongada são submetidos, continuamente, à ação de bactérias e de suas endotoxinas, do que resulta o aumento significativo do fígado e do baço, com expressiva hiperplasia das células histiocitárias. Entretanto, não ocorre qualquer sintoma que possa ser relacionado com a ação de toxinas porque, nos pacientes com ESP, não se observa torpor e tendência à queda da tensão arterial, mesmo nos momentos em que se supõe ocorrerem episódios de bacteriemia.

A visão da patogênese da ESP pode ser equacionada nos seguintes termos:

• Pacientes portadores da esquistossomose mansônica, quase sempre desnutridos e multiparasitados, com a forma hepatoesplênica, mais frequente, ou com a forma hepatointestinal, menos frequente, se infectam com enterobactérias patogênicas.

• As bactérias proliferam, inicialmente, nas estruturas em que habitualmente costumam se multiplicar. Alcançam o sangue do sistema porta, *habitat* do *S. Mansoni*, no qual se multiplicam, no interior e no tegumento do verme; e chegam à circulação sistêmica.

• O sistema linfofagocítico mononuclear, parcialmente incapacitado pela helmintose, é ainda mais estimulado pelas bactérias e por suas toxinas. A esses estímulos se seguem hiperplasia, aumento de volume do fígado e do baço, adenomegalia, plasmocitose, hiperglobulinemia e aparecimento de imunocomplexos. Configura-se a disproteinemia da ESP, caracterizada, resumidamente, por hipoalbuminemia, aumento das globulinas (alfa e, sobretudo, gamaglobulina).

• Multiplicação das bactérias no intestino, na medula óssea, nos rins e, possivelmente, em outras estruturas, de onde ingressam, continuamente, na corrente circulatória. Define-se, assim, o perfil de um quadro septicêmico.

• Aspectos especiais, como fenômenos hemorrágicos, alterações renais etc., possivelmente ficam na dependência de fatores ligados a alterações do sistema imunológico.

• Todas essas situações regridem com a terapêutica específica da infecção bacteriana ou da esquistossomose, permanecendo, no fim, as manifestações dependentes da esquistossomose.

A sequência dos fatos é resumida na Figura 45.1.

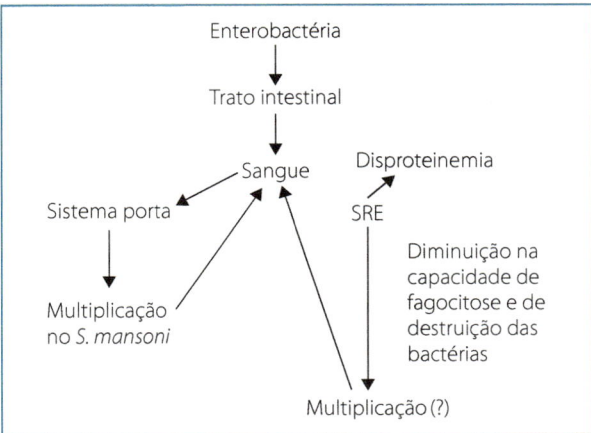

FIGURA 45.1 Patogênese da ESP.

EPIDEMIOLOGIA

A ESP é encontrada quase exclusivamente em áreas onde a esquistossomose mansônica é endêmica ou, quando fora dessas áreas, em indivíduos esquistossomóticos que emigram para outras regiões. No Brasil, os primeiros casos da doença foram descritos em São Paulo e na Bahia. Logo a seguir, em Minas Gerais, Pernambuco e no Paraná. Fora do Brasil, são relatados no Egito, na África do Sul e na África Central. É fácil entender a frequência com que a doença pode ser encontrada nas áreas de endemicidade da esquistossomose, pois é conhecida a facilidade com que se infectam por salmonelas indivíduos de reduzidas condições de higiene, como é o caso da população das regiões mencionadas.

Durante muito tempo, presumiu-se que o registro de novos casos de ESP deveria aumentar, desde que os médicos que trabalham em zonas rurais, nas quais a esquistossomose é endêmica, fossem alertados sobre a doença. Contudo, a diminuição do número de pacientes com a forma hepatoesplênica da esquistossomose, fruto do uso generalizado da oxamniquine, teve como consequência a queda no registro de novos casos de enterobacteriose septicêmica prolongada. Tal fato está de acordo com o de ser essa forma clínica da esquistossomose aquela na qual a ESP é bem mais frequente.

MANIFESTAÇÕES CLÍNICAS

O quadro clínico da forma habitual da enterobacteriose septicêmica prolongada lembra, em seu conjunto, o das doenças febris de longa duração em pacientes com hepatoesplenomegalia.

As principais manifestações clínicas encontradas em 100 pacientes com ESP estão relacionadas na Tabela 45.1. Como se comprova, múltiplos são os sinais e sintomas que compõem o quadro dessa doença.

De acordo com a maior frequência e intensidade com que se apresentam, é possível caracterizar as formas clínicas seguintes.

FORMA HABITUAL

A mais conhecida e a que é diagnosticada com mais frequência. Tem como características clínicas básicas a febre de longa duração, a hepatoesplenomegalia pronunciada, a queda do estado geral, a diarreia e a dor abdominal.

TABELA 45.1 Principais manifestações clínicas em 100 pacientes com ESP.

Queixas	Porcentagem
Febre	100
Esplenomegalia	100
Hepatomegalia	100
Emagrecimento	100
Diarreia	100
Dor abdominal	100
Mucosas descoradas	100
Adenomegalia	78
Calafrio	68
Epistaxe	63
Edema de membros inferiores	60
Petéquia	58
Sudorese	56
Sangue nas fezes	51
Dispneia	51
Estado geral precário	39
Cefaleia	39
Inapetência	36
Tosse	36
Muco nas fezes	34
Obstipação intestinal	26
Ascite	24
Palpitações	24
Artralgias	17
Icterícia	17
Vertigens	12
Náuseas e vômitos	12
Prurido	9
Enterorragia	7
Escarros hemoptoicos	7
Melena	4
Dor precordial	4
Gengivorragia	2

A febre, que se prolonga durante muitos meses, em alguns casos até mais de 24 meses, é irregular. Às vezes, é do tipo contínuo e, em outras ocasiões, intercalam-se períodos de apirexia, os quais variam de 1 a 2 dias, até mais de uma semana. A temperatura costuma se elevar acima de 39 °C e é acompanhada, em boa parte dos casos, de calafrio, sudorese e cefaleia. Nem sempre é possível fixar o momento em que o doente percebe que está febril. O início da doença é insidioso e a febre é a manifestação clínica que mais caracteriza, para o paciente, a condição mórbida.

Hepatoesplenomegalia pronunciada é uma constante no quadro clínico da ESP e assume, às vezes, grande proporção. A consistência do fígado é firme e levemente dolorosa à palpação e o baço frequentemente ultrapassa a cicatriz umbilical.

O comprometimento do estado geral, que se acentua com a evolução da doença, é um aspecto que se reproduz em todos os enfermos. Emagrecimento, perda de massa muscular e mucosas descoradas representam a expressão clínica da decadência física do paciente. No entanto, é surpreendente registrar que os pacientes, apesar de tudo, são capazes, ainda, de executar as tarefas do seu dia a dia; por exemplo, muitos continuam a trabalhar, mesmo em funções que exigem esforços significativos. Nenhum doente apresenta-se torporoso ou com sintomas que signifiquem comprometimento do sistema nervoso central.

Diarreia e dor abdominal são queixas que se repetem em todos os casos. É comum o registro de sangue e muco nas fezes e também a menção de períodos de obstipação intestinal de permeio com os períodos de emissão de fezes diarreicas. Dor abdominal tipo cólica, difusa, é mais intensa em torno da cicatriz umbilical, suportável, quase sempre, não exigindo sedação e, mais raramente, fazendo supor quadros de abdome cirúrgico. O abdome se apresenta sempre distendido, seja pelo aumento de volume do fígado e do baço, seja pela distensão de alças do intestino delgado.

Menos frequentes, embora expressivas, são as alterações da pele, algumas inespecíficas e relacionadas com problemas de desnutrição. Entre elas, as petéquias devem ser destacadas. Aparecem em torno de 50% dos pacientes; habitualmente, se localizam nos membros inferiores, abaixo dos joelhos, sobretudo na região maleolar. Surgem em surtos cíclicos, que se repetem ao longo de todo o curso da doença. Em princípio isoladas, aumentam em extensão, confluem; de coloração róseo-avermelhada, tornam-se, com o passar do tempo, progressivamente mais claras e, por fim, desaparecem. Os surtos duram, em média, de 3 a 7 dias e coincidem com queixas de dores articulares, mais frequentemente referidas nos joelhos e nos tornozelos. A histopatologia da pele nessas áreas de petéquias revela hemorragia recente do derma superficial e infiltração linfo--histiocitária. Tais alterações regridem completamente.

Outros sintomas e sinais são menos frequentes e menos expressivos, ocupando, pois, papel secundário no quadro da forma habitual da ESP, como: tosse; aumento de gânglios; pequenos edemas dos membros inferiores; náuseas e vômitos; palpitações; icterícia; estado vertiginoso.

FORMA LEVE

Pouco conhecida, mais observada nas áreas endêmicas de esquistossomose. Os pacientes mantêm o seu estado geral em bom nível e, frequentemente, não percebem a doença de que são portadores.

O fígado está aumentado de volume, mas não nas proporções observadas em pacientes com a forma habitual, aproxima-se mais das características do fígado de pacientes com esquistossomose mansônica. Sua consistência tende a ser mais firme, a superfície é irregular e é indolor à palpação.

O baço, embora sempre palpável, quase nunca exibe grande volume. Contudo, isso pode acontecer quando se trata de paciente com a forma hepatoesplênica da esquistossomose.

Febre do tipo irregular, com pouca tendência a se elevar acima de 38 °C, períodos mais alongados de apirexia. Não se registram calafrios, sudorese ou cefaleia.

A "forma leve" da ESP não é diagnosticada com mais frequência porque a regra é que os médicos a desconhecem. Possivelmente, o uso de antibióticos como terapêutica de prova, tão comum nas áreas rurais, cura os enfermos sem que ao menos se suspeite do diagnóstico real. A resposta pronta e boa ao uso de certos antibióticos e quimioterápicos é uma característica registrada em todos os pacientes com ESP.

FORMAS ESPECIAIS

Em determinadas oportunidades, incomuns, o quadro clínico habitualmente conhecido da enterobacteriose septicêmica prolongada se esconde na exuberância de um aspecto sintomatológico especial.

Deve ser destacado, inicialmente, o envolvimento renal na ESP. São conhecidas as alterações glomerulares registradas na esquistossomose mansônica, não apenas em condições experimentais, mas também em observações clínicas de pacientes hepatoesplênicos. Entretanto, têm aparecido, na literatura nacional e estrangeira, registros de alterações, em pacientes com associação de salmonela com *S. mansoni* ou *S. haematobium*, das funções do aparelho urinário, caracterizadas por proteinúria maciça, síndrome nefrótica e infecções urinárias. Habitualmente, do ponto de vista clínico, é frequente o encontro de manifestações indicativas de desequilíbrio na função renal, alteração no ritmo e no volume urinário e edema nos enfermos com ESP. Contudo, em determinados casos, essa tendência se acentua. O edema, discreto e limitado aos membros inferiores, generaliza-se e se faz acompanhar de ascite, em que o líquido ascítico é um transudato, configurando, assim, uma síndrome nefrótica. Na verdade, nos pacientes em questão, podem ocorrer proteinúria maciça e hipoalbuminemia, reforçando a impressão clínica da referida síndrome. O tratamento específico da doença bacteriana faz regredir todo esse quadro.

A análise de 28 pacientes com salmonelose septicêmica prolongada, de aspectos clínicos e laboratoriais, que apresentavam proteinúria e alteração do sedimento urinário, está relacionada na Tabela 45.2. Outro registro de interesse para o entendimento das alterações renais na ESP é a positividade para salmonelas de algumas uroculturas; assim, na urina cultivada de 6 entre 29 pacientes, verificou-se a presença de salmonelas. Dessa forma, depreende-se que as manifestações clínicas de envolvimento renal da salmonelose septicêmica prolongada poderão depender de uma das eventualidades seguintes:

- Deposição de imunocomplexos nos glomérulos.
- Agressão do aparelho urinário pela própria salmonela.
- Agravamento das lesões glomerulares decorrentes da esquistossomose. No particular, achados histológicos renais em nove pacientes com salmonelose septicêmica prolongada foram semelhantes aos encontrados nas glomerulopatias associadas, isoladamente, à esquistossomose.

TABELA 45.2 Principais manifestações clínicas e laboratoriais de pacientes que apresentam proteinúria e alteração do sedimento urinário associadas à salmonelose septicêmica de curso prolongado.

Tipo de manifestação	Número de casos	%
Edema	21	75
Hipertensão arterial	1	3,5
Hipoalbuminemia (albumina 3 g%)	22	91,6
Uremia (ureia 60 mg%)	4	14,2
Síndrome nefrótica	3	10,7
Infecção do trato urinário	9*	32
Total de casos	28	100

*Em apenas três casos foi isolada a mesma espécie de salmonela encontrada no sangue.

Embora mais raramente, manifestações hemorrágicas individualizam e sobrepujam os outros componentes do quadro clínico. Em certas ocasiões, as petéquias se espalham por todo o corpo, confluindo e configurando o aspecto de uma doença hemorrágica grave. A essa manifestação cutânea se associa hemorragia de mucosa, que se expressa por escarros hemoptoicos, epistaxe, melena, gengivorragias e enterorragias. Além disso, se tem encontrado, predominando no quadro clínico, dispneia. Nessa ocasião, é possível verificar, radiologicamente, aumento da área cardíaca e, eletrocardiograficamente, distúrbios difusos de repolarização. Todos esses achados desaparecem após o tratamento clínico.

DIAGNÓSTICO

É fundamentado no quadro clínico, em dados laboratoriais e, de importância, em aspectos epidemiológicos (a procedência do paciente de áreas endêmicas em esquistossomose).

O quadro clínico é multiforme e exige do médico a atenção sempre presente para a doença, sobretudo analisando síndromes febris em pacientes com esquistossomose. O diagnóstico diferencial em enfermos com a forma habitual é feito necessariamente com as doenças que cursam com febre de longa duração e hepatoesplenomegalia pronunciada. Nelas se incluem, obviamente, doenças infecciosas (leishmaniose visceral; malária; histoplasmose; entre outras) e não infecciosas (hemopatias; linfomas etc.). Dentre todas, seguramente, a que oferece maior dificuldade no diagnóstico diferencial é a leishmaniose visceral. Ainda porque, muitas vezes, as áreas endêmicas desta doença se superpõem com as da esquistossomose.

Na realidade, os quadros clínicos são muito semelhantes e dificilmente, na prática, se consegue definir o diagnóstico. Acentua-se que mesmo os aspectos laboratoriais se assemelham. Em última análise, somente o isolamento do parasito ou da bactéria permite a definição diagnóstica.

É fácil compreender, também, as dificuldades encontradas no diagnóstico diferencial dos pacientes com aspectos especiais. Então, há que distinguir a ESP de nefropatias, doenças hemorrágicas etc.

Quanto à forma leve, a atenção do médico deverá estar voltada para pacientes com febre de longa duração, estado geral relativamente bom e apresentando ou não de esplenomegalia.

No diagnóstico laboratorial, é de interesse que se considerem, inicialmente, as alterações das proteínas plasmáticas e dos dados hematológicos.

No que diz respeito aos aspectos quantitativos e qualitativos das proteínas plasmáticas, é possível expressar que se verifica o seguinte: inversão do índice serina/globulina, aumento da fração globulina, queda de albumina e aumento da proteinemia global. O estudo eletroforético dessas proteínas exprime os mesmos fatos, realçando-se que a fração gama se eleva de maneira acentuada; igualmente, elevam-se as frações alfa-1 e alfa-2, embora estas últimas menos intensamente. Provas que exprimam o aumento das globulinas (provas de floculação, formolgel, Ray) mostram-se positivas.

Na ESP, o mielograma apresenta as seguintes características: hiperplasia; aumento dos eosinófilos; hiperplasia da série granulocítica; plasmocitose; e ausência de bloqueios de maturação. Esses aspectos se diferenciam dos registrados na leishmaniose visceral e na esquistossomose hepatoesplênica, o que constitui circunstância de real interesse na prática.

O leucograma revela aumento moderado no número de leucócitos, e os eosinófilos estão elevados, enquanto os neutrófilos se mostram em números normais ou moderadamente aumentados.

O eritrograma registra queda significativa do número dos eritrócitos, da hemoglobina e do hematócrito, configurando quadro de anemia hipocrômica normocítica.

Não se dispõe ainda de estudos mais aprofundados da coagulação sanguínea na ESP. É possível, contudo, esclarecer que não se verifica queda no número das plaquetas nem alterações expressivas no tempo de coagulação e de sangramento.

O diagnóstico específico se faz, expressamente, pelo isolamento da bactéria responsável, por meio de hemoculturas. Como foi referido, a enterobactéria pode ser isolada também no suco medular, na urina, na bile e nas fezes.

A reação de Widal é positiva em um bom número de casos, quando são a *S. typhi* e a *S. paratyphi* os agentes responsáveis. Fora dessa situação, a reação é negativa.

TERAPÊUTICA

Na terapêutica dos pacientes com ESP, devem ser considerados os seguintes ângulos.

TRATAMENTO DA INFECÇÃO BACTERIANA

Um dos aspectos mais marcantes dos conhecimentos sobre a ESP é a boa resposta com uso de antibióticos e quimioterápicos. Na verdade, 24 a 48 horas após o início dessa terapêutica, a temperatura tende francamente a se normalizar. Essa observação se repete com o cloranfenicol, com os derivados semissintéticos da penicilina, com o cotrimoxasol e com outros agentes de ação terapêutica efetiva sobre as bactérias responsáveis pela enterobacteriose septicêmica prolongada. As doses são as habituais.

TRATAMENTO DA ESQUISTOSSOMOSE

Deve-se seguir a normalização da temperatura; com o emprego isolado de drogas antibacterianas, as recidivas são frequentes. Também é possível obter a reversão do quadro clínico com o uso isolado de drogas esquistossomicidas (niridazol, hicantona e oxamniquina). Nessas eventualidades, as manifestações clínicas regridem lentamente e as culturas se negativam também, após um período não menor que duas semanas.

TRATAMENTO DE SUPORTE

São os habituais de todas as doenças infecciosas, conquanto pouco se consiga no sentido de, por exemplo, melhorar a anemia ou o estado geral com essas medidas.

EVOLUÇÃO

A mortalidade, na ESP, é baixa, a doença se arrasta durante meses. Não se observam complicações graves, como seria de esperar em se tratando de infecção por Gram-negativos. Não há tendência aos distúrbios hemodinâmicos, à queda da tensão arterial ou às manifestações agudas do trato intestinal, como ocorre, por exemplo, na febre tifoide, na qual a perfuração intestinal é uma das mais temíveis. Também, em nenhum momento registra-se comprometimento de consciência.

BIBLIOGRAFIA SUGERIDA

Abdallah R. Bacteriological flora in urinary schistosomiasis. J Ray Egypt Med Assoc. 1946;29:33-2.

Andrada Z. Hepatic schistosomiasis. Morphological aspect. In: Popper H, Schaffenerg F. Progress in liver disease. New York: Grune & Stratton; 1965. p. 228.

El-Shazly AM, Soliman M, El-Kalla MR, Rezk H, El-Nemr HE et al. Studies on patients with Schistosomiasis mansoni, HCV and/or typhoid fever. J Egypt Soc Parasitol. 2001 Aug;31(2):583-92.

Eyleamans L. Salmonelloses a evolution modifie et schistosorniase. Bull de la Societd de Pathologic Exotique. 1965;58:746.

Hsiao A, Toy T, Seo HJ, Marks F. Interactionbetween Salmonella and Schistosomiasis: A Review. PLoS Pathog. 2016 Dec 1;12(12):e1005928. doi: 10.1371/journal.ppat.1005928. eCollection 2016 Dec.

Lambertucci JR, Rayes AA, Serufo JC, Brasileiro Filho G, Teixeira R et al. Schistosomiasis and associated infections. Mem Inst Oswaldo Cruz. 1998;93(Suppl 1):135-9. Review.

Macedo V, Bina JC, Prata A. Tratamento da salmonelose prolongada com hycantone. Gaz Med Babia. 1970;70:194.

Muniz-Junqueira MI, Tosta CE, Prata A. Schistosoma-associated chronic septicemic salmonellosis: evolution of knowledge and immunopathogenic mechanisms. Rev Soc Bras Med Trop. 2009 Jul-Aug;42(4):436-45.

Neves J, Marinho RP, Martins NRL et al. Prolonged septicernic salmonellosw treatment of intercurrent schistosomiasis with niridazol. Trans Roy Soc Trop Med Hyg. 1969;63:79.

Neves J, Martins NRL. Salmonelose septicêmica prolongada, subsídio à sua patogenia. Rev Inst Med Trop. São Paulo 1965;7:233.

Ottens H, Dickerson G. Bacterial invasion of schistosomes. Nature. 1969;223:506.

Pereira GJM. Salmonelose septicêmica prolongada associada à esquistossomose mansônica. Apresentação de nove casos. IX Congresso da Sociedade Brasileira de Medicina Tropical. Fortaleza, Ceará; 1973.

Prata A. Patogenia da febre tifoide prolongada. Gaz Med Bahia. 1963;69:111.

Reid JVO, Wrigth R. Chronic salmonellosis. Afr Med J. 1963;37:1183.

Rocha H, Castilho EA, Barreto AC. Característica da infecção por S. typhimurium em camundongos infectados com S. mansoni. Gaz Med Bahia. 1968;68:6.

Teixeira R. A febre tifoide de curso prolongado e o calazar (estudo comparativo). Hospital. 1963;63:1106.

Teixeira R. Estudo clínico da febre tifoide prolongada [Tese de doutorado]. Salvador, Bahia; 1959.

Teixeira R. Typhoid fever of protracted course. Rev Inst Med Trop São Paulo. 1959;2:65.

Tze-Ying T, Yuch HC, Chih CH, Yuk'Un L. Typhoid and paratyphoid fevers occurring in cases of schistosontiasis. Clin Med J. 1958;76:426.

Warren KS. Hepatosplenic schistosomiasis mansoni: an immunologic disease. Bull NY Acad Med. 1975;51:545.

Woodruff AW. Helminths as vehicles and synergists of microbial infections. Trans Roy Soe Trop Med Hyg. 1968;62(3):446.

46

Estafilococcias

Maria Luiza Moretti
Rogério de Jesus Pedro

DEFINIÇÃO

O gênero *Staphylococcus* pertence à família *Micrococcaceae* e possui células esféricas (0,5 a 1,5 μm em diâmetro), Gram-positivas, que podem ser encontradas isoladas, aos pares, em cadeias pequenas e em agrupamentos irregulares que lembram o formato de cachos. São imóveis e não esporuladas, e a maioria das espécies são anaeróbias facultativas, quimiorganotróficas com metabolismo fermentativo e respiratório. A temperatura ótima de crescimento é de 30 a 37 °C. Estão associadas à pele e às membranas mucosas de animais vertebrados de sangue quente, mas eventualmente podem ser isoladas de produtos alimentares, poeira e água. Muitas espécies são patogênicas para humanos e animais. Produzem toxinas extracelulares.

O gênero *Staphylococcus* é composto por mais de 30 espécies: *S. aureus*; *S. epidermidis*; *S. capitis*; *S. caprae*; *S. saccharolyticus*; *S. warneri*; *S. haemolyticus*; *S. hominis*; *S. lugdunensis*; *S. auricularis*; *S. cohnii*; *S. saprophyticus*; *S. xylosus*; *S. arlettae*; *S. equorum*; *S. kloosii*; *S. gallinarum*; *S. muscae*; *S. felis*; *S. simulans*; *S. carnosus*; *S. piscifermentans*; *S. intermedius*; *S. delphini*; *S. schleiferi*; *S. hyicus*; *S. chromogenes*; *S. lentus*; *S. vitulinus*; *S. sciuri*; *S. pasteuri*; *S. succinus*; *S. condimenti*; *S. lutrae*; *S. fleurettii*. Também são encontradas subespécies: *S. aureus*, subespécie *aureus* e subespécie *anaerobius*; *S capitis*, subespécie *capitis* e subespécie *urealyticus*; *S. cohnii*, subespécie *cohnii* e subespécie *urealyticus*; *S. schleiferi*, subespécie *schleiferi* e subespécie *coagulans*; *S. hominis*, subespécie *hominis* e subespécie *novobiospepticus*; *S. saprophyticus*, subespécie *saprophyticus* e subespécie *bovis*; *S. carnosus*, subespécie *carnosus* e subespécie *utilis*; *S. sciuri*, subespécie *sciuri*, subespécie *carnaticus* e subespécie *rodentium*.

Entre essas espécies e subespécies, oito são de grande importância clínica. As espécies de maior importância clínica para os humanos são *S. aureus*, e a segunda em importância são *S. epidermidis*. Outras espécies clinicamente importantes são: *S. haemolyticus*; *S. lugdunensis*; *S. schleiferi*, subespécie *schleiferi*; *S. saprophyticus*; *S. intermedius*; e *S. hyicus*.

Diferentemente de outras espécies, *S. aureus* contém fatores de virulência únicos, como a coagulase e as aglutininas (proteínas ligadoras de fibrinogênio), que facilitam sua diferenciação laboratorial com estafilococos coagulase-negativa (ECN). Além da coagulase e das aglutininas, também apresentam mais de 20 genes responsáveis pela produção de adesinas e 30 genes responsáveis pela produção de toxinas, enquanto ECN apresentam menos de 10 genes produtores de adesinas e nenhum gene produtor de toxina.

ETIOLOGIA E ETIOPATOGENIA
HABITAT

Os estafilococos são encontrados no solo, na água e em produtos derivados de animais, como queijo, ovos, carne e leite. Entretanto, encontram-se mais frequentemente na pele, nas glândulas da pele e nas regiões membranomucosas de mamíferos e pássaros, mas muitas vezes também são encontrados na boca, nas glândulas mamárias e nos tratos gastrointestinal, urinário e respiratório alto. São muito resistentes ao meio ambiente e também podem ser recuperados em secreções biológicas ressecadas. São mortos rapidamente pela exposição aos desinfetantes como a clorexidina e os fenóis sintéticos, e pelo calor a

60 °C por 30 minutos. *S. aureus* pode permanecer como colonizante, preferencialmente, na narina anterior, nas axilas e na região inguinal de pessoas sadias, por períodos variáveis de tempo.

CULTURA E ISOLAMENTO

Os estafilococos crescem em meio sólido como ágar-sangue ou em meio líquido como o tioglicolato e Mueller-Hinton. A maioria das espécies apresenta crescimento de colônias em ágar-sangue, de aspecto circular e liso, medindo 1 a 3 mm, após incubação a 37 °C de 18 a 24 horas. Entretanto, as placas devem ser mantidas por períodos maiores de incubação, de 2 a 3 dias, pois algumas variantes morfológicas podem demorar mais para apresentar crescimento. Não é possível distinguir entre as diferentes espécies pelo aspecto morfológico da cultura, por isso é necessária a aplicação de testes para identificação em nível de espécie, como produção de coagulase, hemolisinas, atividades enzimáticas, resistência a antibióticos e produção de ácidos a partir de carboidratos.

A produção de coagulase é um dos principais testes utilizados na identificação do *S. aureus*, principal causador de infecções estafilocócicas agudas em humanos. As outras duas espécies de estafilococo coagulase-positiva, *S. intermedius* e *S. hyidus*, são responsáveis prioritariamente por doença em animais. ECN é o maior componente de microflora humana normal, especialmente a pele. Esses micro-organismos são, muitas vezes, considerados saprofíticos ou de baixa patogenicidade. No entanto, diversas espécies de ECN têm sido reconhecidas como patógenos oportunistas, entre elas, *S. epidermidis* é a de maior patogenicidade, identificado em cerca de 70 a 92% das bacteremias hospitalares causadas por ECN. *S. epidermidis*, pode produzir exopolissacarídeo denominado biofilme, que facilita a aderência da bactéria à superfície de cateteres e próteses, facilitando a ocorrência de infecções hospitalares associadas a dispositivos prostéticos.

A diferenciação entre as espécies de ECN tem importância fundamental para o conhecimento das doenças causadas por esse estafilococo. Diversos testes podem ser utilizados, como: atividade da urease; produção de ácidos de carboidratos; resistência à novobiocina; e produção de acetona. Muitos desses testes, entretanto, não são utilizados rotineiramente, nos laboratórios, pois requerem uma série de meios especiais de cultura. São comercializados diversos testes laboratoriais e sistemas automatizados para identificação dos estafilococos, esses métodos permitem resultados rápidos em 2 a 4 horas, com acurácia de 70 a 90%, dependendo do sistema e do número de testes discriminatórios empregados. Alguns sistemas automatizados e computadorizados consistem em incubar, placas ou cartões, com inóculo bacteriano. Em poucas horas, obtém-se os resultados da identificação do micro-organismo e os dados preliminares do antibiograma. Atualmente, o meio mais rápido de identificação de *Staphylococcus* é feito através de espectrometria de massa, *matrix-assisted laser desorption ionization/time-of-flight* (MALDI-TOF). Os testes de sensibilidade variam desde métodos de ágar-difusão, como Kirby-Bauer e Etest, até os sistemas automatizados como Vitek® e BD Phoenix®. Os sistemas automatizados trouxeram uma série de benefícios, destacando-se a maior rapidez na emissão dos resultados e a padronização intra e interlaboratorial.

O diagnóstico molecular consiste na detecção rápida do patógeno e a identificação de resistência aos antimicrobianos. Ensaios de PCR multiplex são desenvolvidos para quantificar e identificar os estafilococos diretamente do material clínico. A amplificação se dá a partir de genes representativos das espécies e de mecanismos de resistência. No caso de *S. aureus* resistente à oxacilina (SARO), o gene de resistência-alvo é o *mecA*, que codifica a proteína 2A, ou seja, proteína de baixa afinidade de ligação de penicilina (PBP2A). O gene *mecA* também está presente em ECN resistente à oxacilina e, assim, o método pode amplificar tanto SARO como ECN. Estudos sugerem que plataformas moleculares podem ser melhores empregadas para triagem rápida de portadores de estafilococos, mas ainda não se aplicam para o uso clínico. Novas técnicas genômicas estão sendo aplicadas em estudos epidemiológicos, como sequenciamento de genoma completo, RNomica e proteômica.

EPIDEMIOLOGIA
FONTES E VIAS DE INFECÇÃO

Os fatores determinantes da invasão tecidual dependem de interações do micro-organismo com o hospedeiro. As infecções estafilocócicas podem ser adquiridas na comunidade ou no ambiente hospitalar. *S. aureus* pode colonizar as células da mucosa nasal, aderir à pele lesada e a corpos estranhos. Após a adesão, pode ocorrer a invasão dos tecidos através da superfície mucosa ou cutânea. A partir da presença do estafilococo na narina anterior, ele será transferido para a pele, onde uma lesão traumática poderá ser a porta de entrada do micro-organismo e possibilitar a generalização da infecção. Outras vezes, nos casos de pacientes hospitalizados, a transmissão se dá pelas mãos dos profissionais da saúde contaminadas com a bactéria.

S. aureus também pode ser transmitido pelo contato direto, pessoa a pessoa, principalmente no ambiente hospitalar ou, ainda, permanecer por períodos variáveis como colonizante da narina anterior de pessoas sadias. Entre 20 e 40% dos adultos saudáveis podem portar *S. aureus* em algum momento, de modo assintomático. Em repetidos *swabs* de narina anterior de adultos sadios, observou-se que 20 a 35% eram portadores persistentes (semanas ou meses), 30 a 70% portavam ocasionalmente (menos de 24 horas) e 10 a 40% nunca portavam *S. aureus*. O micro-organismo também pode colonizar a pele de diferentes regiões do corpo, como axila e prega inguinal, em 10 a 20% das pessoas sadias. Nesses casos, os estafilococos colonizantes da pele devem ser os mesmos encontrados na narina. A vagina, o períneo e o reto também podem ser colonizados.

Alguns grupos de pessoas, como os usuários de drogas endovenosas, os pacientes com doenças crônicas de pele, os diabéticos em uso regular de insulina, pacientes portadores do vírus da imunodeficiência adquirida (HIV) e os pacientes em hemodiálise são frequentemente colonizados com grandes cargas bacterianas.

Pacientes com infecções cutâneas com presença de secreção purulenta, infecção em ferida cirúrgica ou até mesmo pneumonia podem disseminar, no ambiente hospitalar, grande número de bactérias. O estafilococo acumula-se rapidamente na roupa de cama, no mobiliário e nos equipamentos ao redor do paciente infectado e, ao contrário de outras bactérias, resiste ao ambiente, é capaz de sobreviver por muito tempo no mobiliário hospitalar.

INFECÇÃO COMUNITÁRIA POR *S. AUREUS* RESISTENTE À OXACILINA

Mais recentemente, foram relatadas infecções estafilocócicas adquiridas na comunidade causadas por *S. aureus* resistente à oxacilina (C-SARO). As infecções causadas por C-SARO incluem: a resistência à oxacilina e resistência cruzada com outros β-lactâmicos, a resistência limitada a outros antimicrobianos não β-lactâmicos, as taxas de crescimento rápidas, a presença do cassete cromossômico SCC *mec* tipo IV e a presença de genes de expressão de leucocidina Panton-Valentine (PVL). PVL é uma γ-hemolisina regulada pelo gene *arg* e codificada por elemento móvel, fago ΦSLT, permitindo a transferência de PVL para outras cepas. A prevalência de PVL é usualmente baixa em cepas sensíveis de *S. aureus* (< 2%) e está presente em quase 100% das cepas de C-SARO. PVL parece estar associada a infecções de pele e subcutâneo e pneumonia necrosante.

Essa infecção inclui, por definição, todo paciente ambulatorial que apresentar cultura positiva para SARO e, em caso de paciente hospitalizado, cultura positiva até 48 horas após a internação. O paciente não deve ter sido previamente hospitalizado, submetido à diálise ou cirurgia, ou admitido em casas de apoio ou outras instituições no último ano. O paciente também não deve ter cateteres de longa duração ou outro tipo de dispositivo introduzido através da pele.

A resistência à oxacilina deriva do gene *mec*A localizado no cassete cromossômico (SCCmec). O gene *mec*A codifica a proteína 2A ligadora de penicilina que possui baixa afinidade para os antibióticos β-lactâmicos. São conhecidos cinco tipos de SCCmec associados com *S. aureus* diferenciados entre si com base no tamanho e na composição. SCC*mec* tipo IV (~24kb) é de tamanho menor e frequentemente encontrado em C-SARO, e, em geral, não carrega outros genes de resistência além do *mec*A. Comparativamente, SCC*mec* tipos II e III são relativamente maiores e associados com as cepas hospitalares. Os tipos II e III auxiliam a bactéria a sobreviver em ambientes hostis e carregam genes adicionais que conferem resistência aos metais pesados e outras drogas além dos β-lactâmicos. Existem especulações de que o SCC*mec* tipo IV, por ser menor e pela sua prevalência na comunidade, poderá se tornar parte permanente da flora hospitalar e competir com as cepas de SARO hospitalares que atualmente prevalecem nos hospitais.

Ao contrário das cepas hospitalares, as cepas C-SARO podem a ser suscetíveis a uma variedade de antimicrobianos não β-lactâmicos, incluindo: fluorquinolonas, clindamicina, gentamicina, novas tetraciclinas e sulfametoxazol-trimetoprima. Entretanto, o padrão de suscetibilidade varia de acordo com a região geográfica. C-SARO é diferente das cepas hospitalares de SARO do ponto de vista epidemiológico e clínico.

As infecções por C-SARO têm ocorrido preferencialmente em crianças e adultos jovens de baixa condição socio-econômica. Os fatores de risco para aquisição incluem: contato íntimo pele a pele; superpopulação; lesões prévias de pele; compartilhamento de itens pessoais; baixa condição de higiene; acesso limitado ao serviço de saúde. O uso recente de antimicrobianos também tem sido associado com aumento do risco de infecção, pela supressão da microbiota normal.

A doença invasiva e a morte por C-SARO podem ocorrer em 4,6 e 0,5 casos por 100 mil habitantes nos Estados Unidos. A doença invasiva foi mais frequente em pessoas maiores de 65 anos e menos frequente na faixa etária de 5 a 17 anos. No entanto, em crianças, a maior ocorrência é em menores de 12 meses. A ocorrência de morte por C-SARO em crianças é rara. No Brasil, estudo realizado na região Sul detectou a presença de C-SARO SCC*mec* tipo IV em 8,6% das estafilococcias adquiridas na comunidade.

O quadro clínico, em geral, apresenta-se como infecções da pele e do tecido subcutâneo, como impetigo, foliculite, abscessos, celulites e, mais raramente, miosites. As infecções osteoarticulares estão entre as manifestações mais comuns em crianças e podem complicar com trombose venosa e doença disseminada. Pneumonia grave necrosante tem sido associada a C-SARO em indivíduos previamente sadios, com alta mortalidade. Deve-se prestar atenção especial aos casos de pneumonia comunitária durante a época da influenza, pois a pneumonia por C-SARO associada à influenza apresenta alta mortalidade (26,7%), especialmente quando as cepas de C-SARO expressam a toxina PVL. Estudos adicionais, em modelos animais, mostraram que cepas de C-SARO expressavam peptídeos citolíticos (*alpha type phenol soluble modulins*) determinantes da virulência. Estes peptídeos são capazes de recrutar, ativar e, subsequentemente, lisar neutrófilos humanos, eliminando assim a principal defesa contra a infecção por *S. aureus*.

Importante que os médicos estejam vigilantes, em casos de pneumonias comunitárias graves, para a etiologia C-SARO, principalmente durante a época da influenza e em pacientes com infiltrados pulmonares cavitários e necrosantes e naqueles com história de infecção por SARO.

CARACTERÍSTICAS DO *S. AUREUS* NO AMBIENTE HOSPITALAR

A disseminação intra-hospitalar de *S. aureus* é referida desde a era pré-antibiótica. A descoberta da penicilina natural trouxe a expectativa do controle das epidemias, porém cepas resistentes à penicilina, capazes de produzir β-lactamase, foram descritas logo após sua descoberta na década de 1940. Em 1960, foi introduzida a meticilina, uma penicilina semissintética, para casos de resistência à penicilina. No entanto, cepas resistentes foram isoladas a seguir, resistência essa determinada cromossomicamente pelo gene *mec*A, que induz a produção de uma proteína anormal da parede celular com baixa afinidade pelos antibióticos β-lactâmicos (*penicillin-binding-protein-*2).

Os primeiros surtos hospitalares por SARO foram descritos em meados da década de 1960. Desde então, um número crescente de trabalhos tem sido publicado na literatura relatando epidemias em hospitais de diferentes portes e complexidades, bem como em instituições de atendimento terciário. A ocorrência dessas epidemias associa-se a múltiplos fatores, como o tipo de instituição hospitalar, as características inerentes aos pacientes, os recursos de pessoal e financeiro, e os programas eficientes de controle de infecção hospitalar. O uso abusivo de cefalosporinas de terceira geração e a introdução de novas técnicas invasivas para diagnóstico está fortemente associado à presença de surtos intra-hospitalares por SARO. Não existe evidência de que surtos por SARO sejam mais virulentos que os causados por espécies sensíveis à oxacilina. No entanto, tem sido descrita a forma grave de infecção por SARO em unidades de terapia intensiva neonatal e de adultos.

Uma vez estabelecido no ambiente hospitalar, em razão das características próprias do SARO quanto ao tipo de reservatório, aos meios de transmissão e aos diferentes tipos e gravidades de infecção ou colonização, torna-se difícil a erradicação e o controle da bactéria.

O mecanismo preciso da disseminação do SARO nos hospitais durante surtos epidêmicos não está claramente definido, porém a maneira mais provável de transmissão é pelo contato direto das mãos contaminadas do pessoal da saúde, já que os pacientes colonizados ou infectados são os reservatórios da bactéria. Em hospitais terciários com elevada endemicidade, 0,4 a 1% dos pacientes admitidos adquirirão SARO e 30 a 60% deles poderão desenvolver infecção. A prevalência de SARO nos hospitais é variável e depende da localização, do tamanho e do tipo de instituição, é capaz de alcançar níveis de 10 a 50% entre os isolados de *S. aureus* no hospital.

MÉTODOS DE TIPAGEM

Em virtude da importância da disseminação do estafilococo, tanto na comunidade como no ambiente hospitalar, muitas vezes torna-se necessária a diferenciação além do nível de espécie. A identificação de cepas de estafilococo é importante por várias razões, como: a evolução clínica durante o curso da infecção; a busca de uma fonte comum de infecção; a documentação de infecção cruzada; a diferenciação entre recorrência ou nova infecção; a investigação de surto intra-hospitalar; o estudo da resistência bacteriana; entre outras.

Diversas técnicas têm sido aplicadas para tipagem do estafilococo, com base em características fenotípicas, como fagotipagem, perfil bioquímico, antibiograma e tipagem sorológica. O sistema de fagotipagem baseia-se na propriedade de lise de determinada cepa perante um painel estabelecido e padronizado internacionalmente de bacteriófagos. Desde 1952, esta técnica foi amplamente difundida, principalmente para *S. aureus*. O antibiograma também pode ser utilizado como método de triagem na diferenciação entre as cepas, visto ser um método simples, barato e comumente utilizado pelos laboratórios de microbiologia. O mesmo padrão de sensibilidade observado em diferentes isolados de uma mesma espécie pode apontar para possível disseminação. No entanto, existem inúmeras limitações como método isolado na diferenciação entre cepas.

Mais recentemente, os métodos de tipagem molecular de micro-organismos, como o estudo das proteínas (*immunoblot fingerprint*, perfil de proteínas por eletroforese em gel de poliacrilamida), do DNA plasmidial e do DNA cromossômico, têm sido preferidos pelos clínicos e epidemiologistas, em relação aos citados anteriormente, dadas as suas limitações. A primeira técnica molecular, com base no DNA, empregada para tipagem de *S. aureus* foi a análise plasmidial. Os plasmídeos são elementos genéticos extracromossômicos capazes de

transferir informação genética entre bactérias diferentes ou da mesma espécie, propiciando às bactérias o ganho ou a perda de plasmídeos. As bactérias podem carregar um ou mais plasmídeos, dependendo do gênero e da espécie. *S. aureus* carrega, geralmente, poucos plasmídeos, sem entretanto acarretar prejuízo da técnica. Entre outras características, os plasmídeos carregam os genes determinantes da resistência bacteriana, por exemplo a produção de β-lactamase responsável pela resistência do estafilococo à penicilina natural.

A análise do perfil plasmidial pode sugerir disseminação de uma cepa epidêmica no hospital ou entre dois ou mais hospitais. A utilização de eletroforese em campo pulsátil (*pulsed-field gel electrophoresis*) permite a separação de fragmentos de DNA cromossômico com alto poder discriminatório entre isolados de uma mesma espécie. Todos os isolados bacterianos podem ser tipados por essa técnica com alta reprodutibilidade. Até o momento, a capacidade discriminatória da tipagem molecular de SARO pelo método de eletroforese parece ser superior à dos demais métodos. Embora os sistemas de tipagem dos estafilococos não façam parte da rotina da maioria dos laboratórios de microbiologia, esses métodos devem ser empregados nas situações citadas utilizando, para isso, laboratórios de referência.

Recentemente, outros métodos de tipagem molecular têm sido utilizados, em epidemiologia molecular, no sentido de elucidar a caracterização genética de SARO, como: *multilocus sequence typing* (MLST), *SCCmec typing* e a tipagem da região variável de repetição da proteína A (SPA *typing*). MLST é um excelente método para investigar a evolução clonal de SARO. Tem como base o estudo da análise da sequência de fragmentos de 0,5 kb de sete genes *housekeeping* de *S. aureus*: *arcC*; *aroE*; *glpF*; *gmk*; *pta*; *tpi*; e *yqiL*. Para a tipagem do SCC-*mec* há quatro métodos disponíveis. O método desenvolvido por Oliveira e Lancastre resume a técnica de PCR *multiplex* para a tipagem do SCC*mec* tipos I a IV, na qual o gene *mec A* e seis diferentes *loci* do SCC*mec* são detectados (ver Tabela 46.1).

Spa typing é um método para tipagem da sequência de um único *locus* com base no polimorfismo da sequência da região X do gene da proteína A do *S. aureus* (*spa* gene). A vantagem deste método em relação ao MLST é a simplicidade, pois envolve a sequência de um único *locus*, além de possuir alta reprodutibilidade entre diferentes laboratórios e boa capacidade discriminatória, com os métodos de eletroforese em campo pulsátil e o MLST.

Classe	Estrutura	SCC*mec*	Espécie
A	*mecI-mecRI-mecA-IS431*	II, III	*S. aureus*
B	IS*1272-∆mecRI-mecA-IS431*	I, IV	*S. aureus*
C	IS*431-∆mecRI-mecA-IS431*	V	*S. aureus*
D	*∆mecRI-mecA-IS431*	–	*Staphylococcus caprae*
E	*∆mecRI-mecA-IS431*[a]	–	*S. aureus*

TABELA 46.1 Principais classes do complexo *mec*.

[a] 976-bp deleção em *mecRI* comparada com a classe do complexo D *mec*.

MANIFESTAÇÕES CLÍNICAS

Estafilococos podem determinar doenças clinicamente manifestas ou o estado de portador assintomático, quando o hospedeiro está presente no organismo sem causar lesões aparentes. Didaticamente, as estafilococcias humanas podem ser classificadas em duas categorias: as diretamente relacionadas à capacidade invasiva e as decorrentes da produção de toxinas. *S. aureus* coagulase-positiva são os patógenos mais importantes, causadores de infecções superficiais ou profundas e também de doenças relacionadas à ação de suas toxinas. ECN determinam doenças invasivas, cuja importância tem sido conhecida nos últimos anos. As espécies coagulase-negativas fazem parte da flora normal da pele e das vias respiratórias altas e raramente causam infecções em pessoas sadias. A infecção focal ou bacteremia ocorre em neonatos, imunocomprometidos ou em indivíduos submetidos a condições de risco. Infecções sistêmicas estão frequentemente associadas à colonização prévia de próteses, cateteres intravasculares e dispositivos aplicados por via transcutânea.

DOENÇAS CAUSADAS POR *S. AUREUS*

INFECÇÕES ESTAFILOCÓCICAS INVASIVAS

A lesão característica da ação invasiva pelo estafilococo é o abscesso. No local, ocorre infecção aguda, com afluxo de neutrófilos, determinando processo supurativo envolto por reação inflamatória organizada. Há acúmulo de pus e bactérias na região mais central da lesão, que pode drenar para a superfície cutânea ou se estender para os tecidos adjacentes, formando fístulas ou abscessos secundários. Qualquer lesão localizada, por menor que seja, pode ser fonte potencial para disseminação hematogênica da infecção. *S. aureus* são agentes infecciosos que melhor preenchem os critérios diagnósticos das septicemias, pois as manifestações da porta de entrada da infecção são aparentes, há comprometimento do estado geral, produzem focos sépticos em múltiplos órgãos e são identificados no sangue com facilidade pelas hemoculturas.

INFECÇÕES DE PELE E PARTES MOLES

O tegumento é o *habitat* natural de muitas espécies de estafilococo, inclusive de *S. aureus*, o que justifica sua propensão a causar lesões. A invasão direta a partir de pequenas soluções de continuidade das mucosas, da pele e seus anexos resulta em uma variedade de infecções superficiais. É um colonizante frequente da pele e mucosas de humanos e animais e, desse modo, pode produzir uma série de doenças entre as quais estão incluídas as infecções de pele e partes moles. Destacam-se o impetigo, furúnculo, abscessos cutâneos, carbúnculo, cisto epidermoide, celulite/erisipela, piomiosite, infecção de sítio cirúrgico, fasceíte necrosante, incluindo a gangrena de Fournier.

Na abordagem clínica, deve-se estabelecer a gravidade da infecção, se leve, moderada ou grave. A determinação da gravidade dessas infecções vai implicar diretamente na decisão terapêutica, e a decisão da antibioticoterapia deve levar em conta os padrões de resistência regionais, quando não se dispõe de cultura e antibiograma. As infecções estafilocócicas de pele e partes moles podem se apresentar purulentas ou

não purulenta, e em diferentes graus de gravidade. As infecções não purulentas leves, como celulites e erisipelas, devem ser tratadas com antibióticos orais, e as moderadas requerem antibioticoterapia inicialmente intravenosa e, posteriormente, por via oral. Já as infecções graves requerem internação hospitalar, com abordagem cirúrgica e realização de exames de imagem para afastar processos de necrose, com aparecimento de ar em tecidos (infecções necrosantes). As infecções de caráter purulento, como os abscessos, carbúnculos e furúnculos, requerem tanto a abordagem terapêutica como cirúrgica e drenagem. Abscessos e furúnculos circunscritos podem ser tratados apenas com a drenagem, sem o uso de antibióticos orais. Já as infecções de moderada e grave devem sempre ser tratadas com drenagem/cirurgia e antibióticos endovenosos ou orais.

FOLICULITE

Infecção simples dos folículos pilosos. Manifesta-se por pápulas eritematosas que circunscrevem o pelo. Formam-se pústulas que, ao romperem, deixam pequenas crostas; as coxas, o tórax e os braços são os locais mais acometidos.

A região da barba pode ser sede de infecções foliculares recidivantes e infiltrativas, constituindo a sicose da barba. O paciente não apresenta sinais de comprometimento do estado geral e a infecção deve ser tratada, na maioria das vezes, com antissépticos locais.

FURÚNCULO, FURUNCULOSE E ANTRAZ

Furúnculo constitui infecção folicular mais extensa, que compromete o tecido celular subcutâneo próximo. Forma-se nódulo pustuloso, quente e doloroso, que se rompe e elimina conteúdo necrótico e purulento, aliviando, de pronto, o desconforto local.

Furunculose é a concomitância de vários furúnculos em múltiplas localizações, preferencialmente em áreas do corpo recobertas por pelos, como a face, o pescoço, as axilas e as nádegas. Podem ocorrer lesões-satélites e novas lesões em áreas distantes do furúnculo primário. Muitas vezes, há recorrência da infecção, podendo se estender por meses ou anos, tornando-se um problema de difícil resolução clínica.

Exige investigação de condições orgânicas facilitadoras e pesquisa de comunicantes, que podem ser o reservatório para a recorrência das infecções.

Carbúnculo ou antraz é a infecção estafilocócica mais grave e profunda, ela envolve os folículos pilosos da pele espessa e inelástica do dorso, da face posterior do pescoço e da nuca. A pele suprajacente espessa impede a drenagem do conteúdo purulento e resulta em lesão grande, endurecida e muito dolorosa, com vários sítios ineficazes de drenagem. Desenvolve-se área ulceronecrótica no centro da lesão, que evolui com progressiva granulação do tecido subjacente, formando área cicatricial dura e hipertrófica de coloração violácea.

No antraz ocorrem sintomas gerais como febre e mal--estar. Adenite supurativa pode estar presente e frequentemente ocorrem episódios bacteriêmicos. Essa infecção é mais frequente em pacientes com diabetes mal controlado e, quando ocorre em jovens, deve-se investigar defeitos de fagocitose e alterações metabólicas.

A decisão terapêutica passa pela drenagem do local infectado, pela decisão da antibioticoterapia, dependendo da gravidade, e a internação do paciente quando apresentar sinais sistêmicos inflamatórios, como febre > 38 °C ou < 36 °C, taquipneia > 24 incursões por minuto, taquicardia > 90 batimentos/minuto, leucocitose > 12.000, ou ainda pelo tipo do hospedeiro, como no caso de imunodeprimido.

HIDRADENITE SUPURATIVA

Infecção progressiva e recorrente das glândulas sudóriparas apócrinas, localizadas nas axilas, nos genitais, no períneo e, menos frequentemente, na região da aréola mamária. As lesões são nódulos inflamatórios, dolorosos, que drenam espontaneamente formando trajetos fistulosos e coleções purulentas. Quando ocorre na região genital, pode mimetizar linfogranuloma venéreo. Com as recidivas ocorrem retrações cicatriciais hipertróficas. O caráter crônico recidivante traz grande desconforto ao doente, mas os sintomas gerais, em regra, são discretos.

HORDÉOLO

Infecção estafilocócica nas pálpebras que acomete os cílios e seus anexos. Forma-se lesão dolorosa e semelhante ao furúnculo, com edema inflamatório que se estende à pálpebra.

PARONÍQUIA E PANARÍCIO

S. aureus, por meio de lesões traumáticas periungueais, pode determinar lesões inflamatórias muito dolorosas que acabam por drenar secreção purulenta pelas dobras periungueais. Esta infecção constitui a paroníquia, comum em pessoas que manipulam água, sabão e detergentes com frequência. Outros agentes etiológicos podem estar implicados, inclusive *Candida albicans*, especialmente em pacientes com diabetes.

Panarício constitui a infecção da extremidade do dedo com formação de abscesso, sinais de inflamação e dor muito intensa.

IMPETIGO ESTAFILOCÓCICO

Infecção superficial da pele previamente colonizada pelo *S. aureus*. Pequenas soluções de continuidade da pele permitem a infecção, pode ocorrer a formação de bolhas causadas pela toxina estafilocócica produzida no local. Acomete preferencialmente crianças, determinando lesões múltiplas na face e nas pernas, que podem se estender a outras áreas.

As lesões se iniciam com máculas eritematosas que evoluem para bolhas superficiais com conteúdo seroso. Estas bolhas se rompem facilmente, provocando formação de crostas finas, lisas, de cor amarelo-acastanhada semelhantes a uma película de verniz que, ao descamarem, não deixam cicatriz. As lesões são pequenas, múltiplas e em vários estágios evolutivos. O impetigo bolhoso estafilocócico não compromete o estado geral, e a febre só está presente quando existem lesões múltiplas. Localmente, o desconforto é pequeno, podendo ocorrer prurido.

A diferenciação com o impetigo bolhoso estreptocócico pode ser feita pelas características das crostas que, nas estreptococcias, se apresentam espessas e melicéricas. No entanto, em cerca de 10% dos casos, *Streptococcus pyogenes* podem causar lesões semelhantes. A identificação etiológica deve ser feita por cultura de material obtido das bolhas.

CELULITE E ERISIPELA

A partir da superfície tegumentar, por invasão direta ou por infecção preexistente, ocorre invasão para o tecido celular subcutâneo, causando celulite, linfangite e linfadenite. Estas infecções se manifestam com dor no local, eritema e edema de limites mal definidos e calor local. A febre e os sintomas gerais são expressivos. Presença de secreção purulenta ou processo supurativo local possibilita o diagnóstico microbiológico com segurança.

Celulite e erisipela referem-se a infecção difusa e superficial da pele. Cabe ressaltar que o termo "celulite" não é apropriado para caracterizar lesões inflamatórias e eritematosas que circundam uma infecção profunda, como a infecção articular. O termo correto será artrite séptica circundada por inflamação e não "artrite séptica circundada por celulite". Essa diferenciação é crucial, uma vez que o tratamento prioritário da celulite é antibioticoterapia, e o da artrite séptica é a drenagem cirúrgica mais o antibiótico.

Erisipela tem três significados diferentes: a) para alguns especialistas, erisipela é uma infecção limitada à parte superior da derme, incluindo os linfáticos superficiais, enquanto celulite inclui o envolvimento do tecido celular subcutâneo, e, ao exame físico, a erisipela apresenta bordas mais delimitadas do que a celulite; b) para muitos especialistas, erisipela tem sido utilizada para se referir à celulite de face somente; e c) para outros especialistas, em especial nos países europeus, celulite e erisipela são sinônimos.

Estas infecções podem disseminar rapidamente, aumentando as áreas de eritema, inchaço, temperatura local e, às vezes, acompanhadas de linfangite e acometimento de gânglios linfáticos regionais. A superfície da pele pode lembrar a imagem de "casca de laranja" em decorrência do edema superficial circundando os folículos pilosos. Podem apresentar vesículas, bolhas e hemorragias em forma petequial ou em equimoses acompanhadas ou não de manifestações sistêmicas, como febre, taquicardia, hipotensão e leucocitose. São mais comuns em membros inferiores, e as hemoculturas são positivas em menos de 5%, enquanto a cultura de material de aspiração do sítio de infecção varia de 5 a 40% de positividade.

A celulite periorbitária é frequentemente causada pelo *S. aureus*. A partir de infecções focais ou ferimentos nas proximidades, há progressão para os tecidos moles, peri e retro-orbitários, causando sinais inflamatórios expressivos que podem ocasionar protrusão e paralisias oculares. Como complicação grave, pode ocorrer acometimento dos seios cavernosos do sistema nervoso central e das meninges, determinando quadros que exigem diagnóstico e terapêutica rápidos.

Do ponto de vista clínico, o diagnóstico etiológico e diferencial com celulites de outras etiologias pode ser difícil. Em crianças, nos primeiros anos de vida, o *Haemophilus influenzae* é importante agente etiológico das celulites. *S. aureus* não é o agente mais comum de celulites e SARO raramente causa celulite, devendo-se lembrar desse agente nos casos de feridas abertas, presença ou ferimento com corpo estranho e locais de injeção de drogas ilícitas.

Streptococcus pyogenes também é agente comum de celulites. Os germes anaeróbicos podem causar celulites cujo quadro clínico, em geral, é mais grave e está associado a condições locais e sistêmicas predisponentes, com lesões mais extensas e possibilidade de produção local de gás. Em geral, estas infecções são mistas ou polimicrobianas e *S. aureus* pode determinar infecções em partes moles que caminham pelas fáscias musculares, causando fasceítes necrosantes. Nesses casos, é a regra a concomitância com germes anaeróbicos desempenhando papel central na patogênese das lesões. Corpos estranhos, ferimentos perfuro-contusos, diabetes e isquemias teciduais são condições favoráveis à instalação, à progressão e à disseminação da infecção.

Nos casos não complicados, a duração da terapêutica pode ser de 5 dias, e nos casos de hospitalização, o curso terapêutico pode ser de 2 semanas. Estudos recentes mostraram que o tratamento com oxacilina ou cefazolina atingiu sucesso terapêutico em 96% dos casos, sugerindo que SARO não é um agente importante, devendo-se fazer cobertura para SARO nos casos citados anteriormente.

PIOMIOSITE AGUDA PURULENTA

Condição comum no nosso meio é causada pelo *S. aureus*, é também denominada de piomiosite tropical, pela maior ocorrência nessas regiões do mundo. O quadro clínico é muito típico, destacando-se a dor intensa à palpação com incapacidade funcional do músculo acometido e a presença de sinais inflamatórios locais. Antibioticoterapia e drenagem cirúrgica são necessárias para o tratamento e sua implementação tem bom prognóstico.

SEPTICEMIA (ver também capítulo específico)

Sepse bacteriana refere-se a bacteremia sintomática com ou sem disfunção orgânica. Também é comumente definida como a presença de infecção em conjunto com a síndrome da resposta inflamatória sistêmica (SIRS) podendo evoluir com sepse grave, complicação de disfunção orgânica e choque séptico. Sepse por *S. aureus* pode ser de aquisição comunitária ou hospitalar e apresenta mortalidade em cerca de 35 a 39% dos casos.

Na grande maioria dos casos de septicemia por *S. aureus* pode-se determinar a porta de entrada do micro-organismo na presença condições favoráveis à infecção estafilocócica sistêmica. Na maioria dos casos, a bactéria atinge a circulação sanguínea a partir de um foco de infecção primário localizado como: traumas; drenagens cirúrgicas de infecções focais; celulites; queimaduras ou focos intravasculares determinados pela presença de infecção em cateteres vasculares; manipulações intravasculares sépticas; ou até mesmo o uso endovenoso de drogas ilícitas.

Na bacteremia primária, há sintomas e sinais de doença infecciosa aguda associada a hemoculturas positivas e não se identifica a origem do foco infeccioso. As manifestações sistêmicas de infecção se fazem presentes com febre alta, tremores e toxemia. O exame físico do doente pode demonstrar petéquias nas extremidades, conjuntivas oculares, taquicardia e ritmo de galope. A presença de sopros cardíacos sugere endocardite. Pode ocorrer formação de abscessos ou metástases sépticas nos pulmões ou em outros órgãos. Rápida evolução para o choque toxêmico, icterícia e coagulação intravascular disseminada não são regras na septicemia estafilocócica, são manifestações mais sugestivas de infecções por bacilo Gram-negativo.

ENDOCARDITE BACTERIANA (ver também Capítulo 117.4)

S. aureus pode se localizar em uma ou mais valvas cardíacas, durante episódio bacteriêmico, formando vegetações. As valvas previamente lesadas ou com anomalias funcionais permitem o turbilhonamento do sangue facilitando a adesão do estafilococo à parede endotelial; defeitos septais ou anomalias congênitas também são fatores facilitadores. No entanto, as valvas cardíacas normais também são acometidas.

Do ponto de vista clínico, a endocardite bacteriana estafilocócica pode se apresentar de maneira aguda ou subaguda. Na primeira forma, a instalação da febre é rápida e os sintomas gerais são mais intensos. Um ou mais sinais clássicos podem estar presentes em 50% dos pacientes, como: petéquias (comuns, mas não específicas); hemorragia subungueal (lesões lineares de cor vermelho-escura na base da unha); nódulo de Osler (nódulos subcutâneos dolorosos, usualmente nas pontas dos dedos); lesões de Janeway (máculas não dolorosas nas palmas das mãos e nas plantas dos pés); hemorragias retinianas (manchas de Roth); hemorragia subconjuntival. Destas lesões vasculares é possível recuperar o *S. aureus*.

O exame do coração revela taquicardia, por vezes com ritmo a três tempos. Pode ocorrer atrito pericárdico. Sopros, decorrentes de comprometimento valvar, quando se intensificam, demonstram progressão das lesões ou complicações; as valvas aórtica e mitral são as mais comprometidas, e as vegetações valvares são exuberantes. Por estar associada a complicações graves (em especial no SNC), a insuficiência cardíaca e a toxemia, a modalidade aguda de endocardite se relaciona a alta taxa de mortalidade.

Há piora das condições hemodinâmicas, decorrente do comprometimento valvar progressivo, do envolvimento miocárdico, de abscesso do miocárdio perivalvar, do tromboembolismo e da progressão da infecção, indicam tratamento cirúrgico. É muito importante que pacientes nestas condições sejam acompanhados precocemente pela equipe cirúrgica, já que a demora na indicação está diretamente associada a aumento de mortalidade e a complicações.

No curso subagudo da endocardite, há febre, por vários dias ou semanas (acompanhada ou não de tremores), perda de peso e palidez. Presença de petéquias na pele e nas conjuntivas oculares, taquicardia, sopro cardíaco e baço aumentado sugerem fortemente o diagnóstico.

A endocardite isolada da válvula tricúspide está associada a baixa mortalidade e sua prevalência vem aumentando nos últimos anos. É frequente nos usuários de drogas ilícitas pela via endovenosa. Manifesta-se por febre, dor torácica, escarro hemoptoico e infiltrados pulmonares. Atrito pleural e empiema podem ocorrer; sopro tricúspide nem sempre é encontrado. O exame radiológico do tórax é importante para a suspeita diagnóstica, revelando os infiltrados pulmonares causados pelas embolizações sépticas.

O diagnóstico etiológico das endocardites bacterianas estafilocócicas é feito pelas hemoculturas. Devem ser coletadas três amostras de sangue, de punções venosas em locais diferentes, as três podem ser coletadas no mesmo momento ou em intervalos diferentes, na presença ou ausência de febre, já que a bacteremia é contínua. S. aureus pode ser identificado tanto nas lesões cutâneas embólicas como nos exsudatos ou nas coleções sépticas. O ecocardiograma é importante, embora o exame negativo não exclui o diagnóstico. O uso de transdutor esofágico pode permitir maior acurácia ao exame, visualizando melhor pequenas vegetações nas valvas cardíacas do coração esquerdo. Outras alterações laboratoriais são anemia, leucocitose com desvio à esquerda e presença de granulações tóxicas nos neutrófilos e trombocitopenia, mostradas no hemograma. Pode-se observar grau leve de insuficiência renal pré-renal ou secundária a lesão intrínseca do rim, como: pielonefrite, abscessos renais e glomerulonefrite focal ou difusa.

O dilema clínico está no diagnóstico diferencial entre septicemia e endocardite. Nesses casos, o conjunto de dados clínicos e laboratoriais contribuirão para esclarecer o diagnóstico, pois a duração da terapêutica será determinada com base nessa informação.

INFECÇÕES PULMONARES

Pneumonias estafilocócicas podem ocorrer por aspiração ou por disseminação hematogênica e levam a complicações como abscesso pulmonar e empiema pleural. A pneumonia comunitária aspirativa, em geral, sucede infecções virais do aparelho respiratório e acomete crianças, idosos e indivíduos debilitados.

Nas pneumonias hospitalares, a intubação e as aspirações de secreções são fatores que facilitam a colonização e posterior infecção, inclusive por estafilococos hospitalares multirresistentes. A via hematogênica decorre do desprendimento de êmbolos sépticos, como nos casos de tromboflebites sépticas e endocardite do coração direito ou de bacteremias a partir de focos de infecção distantes. Os sintomas se estabelecem de maneira aguda, com febre alta, tremores, tosse, dispneia e secreção pulmonar amarelada, às vezes com laivos de sangue. A cianose e os sinais de insuficiência respiratória ocorrem nos casos graves. O exame radiológico do tórax pode mostrar desde consolidação segmentar ou lobar isolada até múltiplos infiltrados parenquimatosos pulmonares. Infiltrados intersticiais ou de pequenos nódulos bilaterais são vistos na fase inicial da pneumonia. A suspeita radiológica de pneumonia estafilocócica deve ser aventada nos casos que evoluem com formação de cavitações, empiema e rápida progressão da consolidação pulmonar.

Na criança, mais que nos adultos, há presença de pneumatoceles. A partir da parede brônquica, por mecanismo valvular, formam-se, no interstício pulmonar, bolhas arredondadas de paredes finas. Sem nível líquido o que as diferencia dos abscessos pulmonares. As pneumatoceles podem se insuflar e causar insuficiência respiratória ou romper determinando pneumotórax. O diagnóstico pode ser confirmado por meio das culturas do sangue, da efusão pleural e da aspiração transtraqueal ou broncoscópica. Cultura de secreção ou material obtido por punção transcutânea não é rotineira.

ARTRITE E OSTEOMIELITE

A infecção óssea ou articular pode ocorrer por progressão de infecção contígua ou feridas penetrantes e implantação direta do S. aureus. A via de infecção mais comum é a hematogênica.

Osteomielite aguda e crônica (ver também Capítulo 112)

Tem como etiologia principal o S. aureus e acomete indivíduos de qualquer grupo etário. Em crianças, a osteomielite se inicia, em geral, na placa epifisária dos ossos longos, onde a vascularização é maior. Em adultos, há tendência de maior comprometimento vertebral.

Febre, dor local e sintomas e sinais decorrentes da inflamação no local acometido sugerem o diagnóstico. No caso de osteomielite vertebral, a exploração clínica é mais difícil e há necessidade de investigação neurorradiológica. O estudo radiológico é fundamental para a investigação. Nos casos iniciais, o exame radiológico pode não ser conclusivo, o que indica a utilização de radioisótopos como tecnécio e gálio. O diagnóstico etiológico pode ser obtido por punção óssea direta e é importante enfatizar a utilidade das hemoculturas.

Artrite séptica

Ocorre principalmente em articulações lesadas por doença crônica ou traumatismo. A via hematogênica é a mais importante. O exame clínico mostra sinais de inflamação local; há dor à movimentação e derrame articular. A articulação preferencialmente acometida é o joelho, em geral, monoartrite seguida da articulação coxofemoral e cotovelo. A punção articular revela derrame purulento. Nas articulações mais profundas, como as sacroilíacas e as vertebrais, é necessário o auxílio de cirurgião ortopédico para a coleta de material. Estudo do líquido, em particular o exame microbiológico completo, é fundamental para o diagnóstico e a correta orientação da terapêutica. Aspirações repetidas e antibioticoterapia específica precoce são importantes para reduzir o dano articular. Bursites piogênicas periarticulares, em especial as situadas nas áreas de maior pressão, como a olecraniana e a pré-patelar, costumam ter etiologia estafilocócica e, nesses casos, a infecção se faz por contiguidade.

MENINGITE E ABSCESSO CEREBRAL (ver também capítulo específico)

Meningite

A meningite purulenta estafilocócica é, em geral, consequente à complicação de procedimentos cirúrgicos ou diagnósticos no SNC. Pode também ocorrer após traumatismo cranioencefálico com solução de continuidade da pele a este nível e, secundariamente a infecções na região periorbitária e da face. Episódios bacterêmicos podem ter como complicação a meningite aguda e a endocardite estafilocócica constitui o principal exemplo desta condição. A meningite estafilocócica primária é condição clínica rara.

O diagnóstico é realizado pelo quadro clínico, que é o mesmo de qualquer meningite aguda purulenta. O exame liquórico permite identificar as alterações típicas das meningites bacterianas inespecíficas e a confirmação etiológica é feita pelo encontro do *S. aureus*.

Abscesso cerebral

A etiologia microbiana do abscesso cerebral depende do sítio primário da infecção, da idade e do *status* imune do paciente. Os agentes mais comuns são cocos anaeróbios e microaerófilos e bacilos anaeróbios Gram-negativos e Gram-positivos. Número significativo dos abscessos cerebrais são polimicrobianos. A flora anaeróbica é geralmente originada do sítio infectado da face, como ouvidos e seios da face, ou de locais mais distantes a partir de sítios abdominais que alcançam o cérebro por via hematogênica.

O diagnóstico clínico deve ser aventado em processos infecciosos acompanhados de síndrome de hipertensão intracraniana e sinais de localização neurológica focal. Os avanços dos exames de imagem, como a tomografia axial computadorizada e a ressonância eletromagnética, tornaram fácil o diagnóstico. No entanto, o diagnóstico etiológico é mais difícil, são necessárias hemoculturas, cultura do líquor e procedimentos mais invasivos, como punções de coleções no SNC e drenagens cirúrgicas, seguidas de coleta de material para caracterização etiológica e conhecimento do perfil da sensibilidade aos antibióticos. Condições predisponentes para abscessos cerebrais por *S. aureus* incluem: infecções polimicrobianas originadas de seios da face; endocardite bacteriana; trauma penetrante; e procedimentos neurocirúrgicos.

INFECÇÕES DO TRATO URINÁRIO (ver também capítulo específico)

Os estafilococos que comumente causam infecção no trato urinário são os coagulase-negativa. Só em condições especiais o *S. aureus* causa esse tipo de infecção, via de regra, relacionada ao cateterismo urinário. Pode ocorrer, também, infecção no trato urinário consequente a bacteremia estafilocócica, propiciando a formação de pequenos abscessos corticais renais que determinam bacteriúria.

O abscesso perinefrético é complicação grave que ocorre, mais amiúde, em pacientes diabéticos ou com nefropatia crônica e necessita de procedimentos cirúrgicos complementares para a sua resolução.

OUTRAS INFECÇÕES

S. aureus pode determinar uma variada gama de infecções, em múltiplos sítios e de diferentes complexidades. São germes piogênicos que determinam a formação de abscessos em qualquer órgão ou tecido, como mamas, parótidas, pâncreas, fígado, pulmões, retroperitônio. Podem causar peritonites, pericardites, endoftalmites, sinusites, otites, mastoidites e um número ilimitado de lesões decorrentes de sua grande capacidade invasiva. Acometem tanto indivíduos com sistema de defesa orgânica sadio como, e mais intensamente, os hospedeiros imunocomprometidos, em especial quando hospitalizados.

DOENÇAS ESTAFILOCÓCICAS TOXIGÊNICAS

Três importantes manifestações da infecção estafilocócica são mediadas por exotoxinas e não dependem da bacteremia ou da invasão tecidual direta. São elas: toxi-infecção alimentar, causada pela ação de enterotoxinas (são conhecidas cinco, designadas A, B, C, D e); síndrome da pele escaldada, causada pela toxina esfoliativa ou epidermolisina (conhecem-se duas, designadas por A e B); síndrome do choque tóxico, produzida pela enterotoxina estafilocócica F.

Toxi-infecção alimentar estafilocócica

Intoxicação alimentar mais comum. Tem origem, principalmente nos alimentos com altos teores de carboidratos, adoçados, onde melhor se desenvolve *S. aureus* produtor de enterotoxinas. A exotoxina produzida se difunde nos alimentos, especialmente quando mantidos à temperatura ambiente. A conservação alimentar sob refrigeração adequada (4 °C) impede a multiplicação dos germes e a produção de exotoxina. O cozimento não destrói as toxinas, já que resistem à temperatura de ebulição. A ingestão dos alimentos contaminados permite a absorção da toxina, determinando instalação rápida da doença, entre 1 e 6 horas. O período de incubação é proporcional à quantidade de toxina ingerida, mais curto quanto maior for a quantidade ingerida. Do ponto de vista epidemiológico, esta doença se manifesta por surtos acometendo várias pessoas que ingeriram o mesmo alimento.

A toxina atua no nível do SNC, aumentando a peristalse. Náuseas, vômitos, cólicas abdominais, diarreia e prostração são os sintomas habituais. A febre pode não ocorrer. A evolução é autolimitada, na maioria dos casos, e dura cerca de 24 a 48 horas, necessitando apenas de terapêutica de suporte, ou seja, reposição de líquidos, eletrólitos e medicamentos sintomáticos. Antibióticos não são necessários.

Síndrome da pele escaldada estafilocócica

Foi descrita em 1878, por Ritter, em crianças com dermatite esfoliativa, formando grandes bolhas. Resulta da disseminação hematogênica da toxina epidermolítica, a partir de um foco de infecção distante, que pode ser superficial. A síndrome da pele escaldada ocorre em crianças com menos de 5 anos de idade e raros casos são referidos em adultos. Pode haver surtos em berçários. A doença ocorre de maneira abrupta, com febre e eritema, com característica escarlatiniforme, que se espalha rapidamente. Formam-se bolhas epidérmicas, o sinal de Nikolsky é positivo. As bolhas se rompem e expõem áreas extensas de exulcerações. Na sequência, podem se formar crostas finas e após cerca de 10 dias, nos casos com boa evolução, há recuperação da epiderme nas áreas desnudas.

O diagnóstico diferencial da síndrome da pele escaldada deve ser feito com outras doenças cutâneas com lesões bolhosas. A doença de Lyell, descrita em 1956, que é a necrólise epidérmica tóxica, acomete mais adultos e tem bases clínicas, epidemiológicas e histopatológicas que permitem a sua diferenciação. A doença de Kawasaki apresenta eritema escarlatiniforme com Nikolsky negativo. O diagnóstico diferencial também deve ser feito com epidermólise bolhosa que ocorre em criança. Esta não determina síndrome infecciosa e eritema, e as bolhas surgem nas áreas de atrito. O sinal de Nikolsky é positivo.

Síndrome do choque tóxico

Descrita, em 1978, por Todd et al., em crianças, e caracterizada por febre alta, hipotensão refratária, diarreia profusa, eritrodermia, confusão mental e falência renal.

Em 1980, essa síndrome foi observada em mulheres durante o período menstrual com um número crescente de casos, entre 1981 e 1982, associados com o uso de tampão superabsorvente. Com a retirada do mercado desse tipo de tampão, observou-se redução importante da incidência da síndrome. É rara em mulheres fora do período menstrual. Nos anos subsequentes, foram observados casos em crianças e homens, ligados a infecções estafilocócicas de feridas cirúrgicas e traumáticas, abscessos, osteomielites, pneumonias, entre outras.

A doença é de instalação aguda, com febre, vômitos, dor abdominal, diarreia e mialgias difusas. Surge exantema escarlatiniforme em 2 a 3 dias. Há enantema das mucosas da faringe, congestão conjuntival e língua em framboesa; os pacientes podem estar toxemiados, confusos ou apáticos. Hipotensão arterial ou choque hipovolêmico ocorre rapidamente. Após 1 a 2 semanas, há descamação lamelar da pele, em especial da região palmoplantar. Há comprometimento da função renal, caracterizado pela elevação da ureia e da creatinina; lesão hepatocelular, com elevação das enzimas hepáticas AST e ALT; diminuição de cálcio e fósforo; anormalidades hematológicas, com destaque para trombocitopenia e linfocitopenia. As hemoculturas, via de regra, são negativas. Admite-se que o choque e as múltiplas disfunções orgânicas sejam mediados por toxinas disseminadas hematogenicamente. A infecção focal mais comum é a colonização vaginal por *S. aureus* em mulheres durante o período menstrual e em uso de tampões vaginais.

Os estafilococos isolados em pacientes com a síndrome do choque tóxico são resistentes à penicilina, e a maioria pertence ao fago grupo I produtores de enterotoxina F, a responsável pela patogenia da síndrome.

Os critérios para o diagnóstico adotados pelo CDC são os que seguem:

- Temperatura maior que 38,9 °C.
- Pressão arterial sistólica menor que 90 mmHg.
- Exantema com descamação subsequente e descamação palmoplantar.
- Comprometimento de, pelo menos, três dos seguintes sistemas orgânicos:
  - gastrointestinal (vômitos e diarreia);
  - muscular (mialgia grave ou elevação de creatinofosfoquinase de cinco vezes);
  - membranas mucosas (vagina, conjuntiva e faringe) com enantema;
  - insuficiência renal (ureia e creatinina, no mínimo, duas vezes acima do normal);
  - sangue (trombocitopenia – menos que 100.000 plaquetas/mm^3);
  - SNC (desorientação, sem sinais neurológicos focais);
  - resultados negativos dos testes sorológicos para febre maculosa, leptospirose e sarampo.

O diagnóstico da síndrome do choque tóxico é provável quando três ou mais critérios maiores são encontrados na presença de descamação ou mais que cinco, na sua ausência.

Deve ser realizado o exame colposcópico e obtida a cultura de material de secreção vaginal e cervical. Nos casos não relacionados aos tampões vaginais, deve-se obter cultura da infecção focal determinante da síndrome.

O tratamento na fase aguda requer medidas agressivas com reposição de volume e terapêutica de sustentação dos pacientes. O uso de antibióticos pela via endovenosa é necessário, utilizam-se antibióticos resistentes à β-lactamase em doses altas.

O prognóstico é favorável, apesar de a maioria dos pacientes permanecer em estado grave e hospitalizados. A mortalidade permanece em torno de 5% atualmente, com tendência a decrescer. Podem ocorrer recidivas em alguns casos.

DOENÇAS CAUSADAS POR ESTAFILOCOCO COAGULASE-NEGATIVA

Atualmente, desenvolvem-se sistemas que permitem a especiação do estafilococo coagulase-negativa e já foram identificadas pelo menos 27 espécies capazes de causar doenças em humanos. Além de importância clínica, estes novos conhecimentos têm, também, importância epidemiológica, sobretudo no estudo de surtos hospitalares de infecção. Tem sido descrito o aumento do número de infecções por estes micro-organismos refletindo, pelo menos em parte, o maior uso de procedimentos invasivos, como a introdução de cateteres intravasculares, enxertos, marca-passos, *shunts*, valvas cardíacas, próteses articulares ou outros dispositivos protéticos. São relatadas, com maior frequência, infecções de feridas cirúrgicas, osteomielites, infecções do trato urinário e bacteremias. Em unidade de terapia intensiva dos berçários, o aumento da frequência de estafilococo coagulase-negativa se relaciona com o maior atendimento às crianças prematuras de baixo peso. Em pacientes oncológicos, cerca de 10% das bacteremias por Gram-positivos são causadas por estafilococo coagulase-negativa.

Pacientes imunodeprimidos e neutropênicos com cateteres intravasculares, na sua maioria, serão colonizados por estafilococo coagulase-negativa, resultando em bacteremia. O fator predisponente mais importante para a infecção por esses patógenos parece ser a presença de dispositivos intravasculares. Os mecanismos da infecção são: a contaminação durante a implantação do cateter e a progressão dos germes através do lúmen interno e do túnel onde o cateter foi implantado.

Os clínicos, frequentemente, estão diante do difícil problema de diferenciar quando o isolamento do sangue de um estafilococo coagulase-negativa traduz infecção verdadeira ou contaminante. No passado, era necessário que este mesmo agente fosse isolado em mais de uma cultura para lhe atribuir significado patogênico. Hoje, com os conhecimentos acumulados, considerando o aumento dos procedimentos invasivos, este conceito se modificou, e o médico deve aceitar como significativo de infecção as hemoculturas positivas para estafilococo coagulase-negativa, mesmo que o isolamento tenha ocorrido em apenas uma cultura, sobretudo se algum fator predisponente estiver presente. Estafilococo coagulase-negativa raramente causa infecção na ausência de um procedimento invasivo ou colocação de um corpo estranho (cateter endovascular, prótese ortopédica ou cardíaca, derivação ventrículo-peritoneal), e as infecções tendem a ser mais indolentes ou subagudas. Cabe lembrar que, diferente de SARO, estafilococo coagulase-negativa não é responsável por pneumonia.

ENDOCARDITE DE VÁLVULAS NATURAIS OU PROSTÉTICAS

A endocardite de valva natural com estafilococo coagulase-negativa é incomum, observada em cerca de 5% de todos os casos de endocardite. As valvas mais comprometidas são a mitral e a aórtica previamente lesadas. A instalação do agente depende da bacteremia e da aderência do agente etiológico às superfícies endoteliais alteradas. A evolução dessa infecção é subaguda, e as complicações são comuns. O *S. epidermidis* é o patógeno responsável por mais da metade das endocardites por estafilococo coagulase-negativa. Nas endocardites das valvas protéticas, a importância desses patógenos é muito maior. Em casuísticas de grandes centros, o *S. epidermidis* responde por 40% dos casos, constituindo-se no principal agente dessas endocardites. A infecção adquirida na cirurgia pode ter longo tempo de latência, de modo que as endocardites em próteses valvares que ocorrem no primeiro ano de troca tiveram o germe aí implantado durante os procedimentos ligados à operação.

O diagnóstico da endocardite de valva protética deve ser aventado em pacientes com febre prolongada. Deve ser realizada a coleta de três hemoculturas, ecocardiograma e propedêutica para detectar disfunções valvares. As complicações são frequentes, destacando-se deiscência de sutura, abscesso perivalvar, arritmias e insuficiência cardíacas. O tratamento clínico deve ser orientado de acordo com o perfil de sensibilidade do estafilococo coagulase-negativa aos antibióticos. Na endocardite relacionada ao ato cirúrgico, é comum a aquisição de SARO o que obriga, desde o início, à utilização da vancomicina. Na maioria das vezes, o tratamento clínico deve ser complementado com cirurgia de troca de valva.

INFECÇÕES DE CATETERES INTRAVASCULARES

Cateteres centrais para infusão de líquidos, nutrição parenteral, plasmaferese ou dispositivos intravasculares como sondas de Swan Ganz, Hickmann e Broviac, cabos de marca-passos, próteses para hemodiálises, enxertos vasculares e outros dispositivos intravasculares têm a infecção como complicação temível. Nos casos em que ela ocorre, o estafilococo coagulase-negativa responde por 40 a 80% de sua etiologia. Nem sempre há sintomas gerais ou locais de infecção e as hemoculturas são valiosas para o diagnóstico etiológico. O melhor tratamento inclui a remoção do dispositivo intravascular e, nos casos em que não for possível, o tratamento antibiótico deve ser orientado pelo perfil da suscetibilidade aos antibióticos antiestafilocócicos e *lock*-terapia com antibiótico por 10 a 14 dias.

INFECÇÃO DE VALVAS DE DERIVAÇÃO LIQUÓRICA

A infecção ocorre, em geral, nas primeiras semanas após a implantação da derivação. Os sintomas podem ser discretos e sinais de comprometimento meníngeo nem sempre estão presentes. Há alterações liquóricas com hipercitose à custa, principalmente, de polimorfonucleares neutrófilos e a cultura do líquor é fundamental para o diagnóstico. Estafilococo coagulase-negativa é o agente etiológico mais comum.

O tratamento leva em consideração a permeação liquórica dos antibióticos antiestafilocócicos e a sensibilidade dos micro-organismos. A remoção cirúrgica da derivação é necessária para a resolução da infecção.

INFECÇÕES EM PRÓTESES

A infecção é a complicação mais temível das cirurgias ortopédicas com colocação de próteses, em especial das próteses de quadril e joelho. Estafilococo coagulase-negativa, sobretudo o *S. epidermidis*, estão entre os patógenos mais comuns. Instalam-se, via de regra, durante o implante da prótese determinando manifestações de infecção que podem ser precoces ou tardias. A suspeita diagnóstica deve ser levantada quando surgir febre, dor e sintomas inflamatórios ou, então, secreção ou fístulas em pacientes operados. O tratamento inclui remoção da prótese e desbridamento do osso infectado

INFECÇÃO DO TRATO URINÁRIO

Staphylococcus saprophyticus é responsável por infecções nas vias urinárias em mulheres jovens sexualmente ativas e pode responder por cerca de 20% das infecções urinárias nesse grupo de pacientes. Há correlação direta entre a colonização genital deste patógeno e a ocorrência da infecção. Causa infecções de trato urinário alto e baixo com sintomas semelhantes às infecções urinárias comuns por enterobactérias. Há leucocitúria expressiva e correlação nítida entre o início dos sintomas de e a atividade sexual nas 24 horas que antecedem as queixas. Deve-se considerar, do ponto de vista laboratorial, que o número de colônias obtidas nas culturas urinárias de pessoas infectadas por *S. saprophyticus* é, em geral, menor que para as enterobactérias, nem sempre se cumprindo o critério clássico de mais de 100 mil colônias por mililitro de urina para haver significado de infecção. Outras espécies de estafilococo coagulase-negativa poucas vezes determinam infecção de trato urinário. *S. epidermidis* pode causar infecções em pacientes idosos, hospitalizados e com complicações urinárias clínicas ou cirúrgicas. Em geral, são infecções assintomáticas e o tratamento é difícil, em razão da resistência destes micro-organismos aos antibióticos habituais, devendo sempre ser orientado por testes de sensibilidade.

DIAGNÓSTICO LABORATORIAL

O diagnóstico laboratorial das infecções estafilocócicas pode ser sistematizado didaticamente em específico e inespecífico. Diagnóstico inespecífico inclui exames que, embora não conclusivos, são indicativos de alterações comumente encontradas nas infecções estafilocócicas. No hemograma, é habitual a presença de leucocitose com desvio à esquerda, e diminuição ou ausência de eosinófilos nos casos de infecção clinicamente mais expressiva. Há, no entanto, casos graves com leucopenia. A velocidade de hemossedimentação está elevada na fase aguda destas infecções.

O estudo radiológico fornece subsídios importantes para o diagnóstico. Nas pneumonias estafilocócicas a radiografia do tórax pode revelar presença de infiltrados pulmonares parenquimatosos, bilateralmente, derrame pleural unilateral ou bilateral, formação de pneumatoceles, abscessos e pneumotórax. Na osteomielite, a alteração radiológica inicial é uma área de rarefação óssea (via de regra, no nível da metáfise), seguida de reação periostal e formação de sequestros ósseos, entre outras.

A ultrassonografia, a tomografia axial computadorizada e a ressonância eletromagnética são úteis para demonstrar coleções, abscessos ou alterações em praticamente todos os locais e tecidos orgânicos. A cintilografia usando marcadores isotópicos, pode facilitar a investigação de reações inflamatórias. Os exames laboratoriais específicos podem ser diretos, quando o agente etiológico ou seus antígenos são detectados, e indiretos, quando se demonstra estímulo da resposta imune do hospedeiro dirigida aos estafilococos ou seus constituintes antigênicos. Na prática, os exames para diagnóstico específico direto são os mais utilizados.

BACTERIOSCOPIA E CULTURA

A bacterioscopia de secreção obtida de lesões superficiais, abscessos, líquor ou coleções purulentas de qualquer sítio, coradas pelo Gram, demonstram cocos Gram-positivos, isolados ou dispostos em pequenos aglomerados.

A cultura, em meio comum aeróbico, é o procedimento mais importante para a identificação etiológica de estafilococo. As hemoculturas e as culturas de cateteres intravasculares são particularmente importantes no diagnóstico das infecções estafilocócicas bacteriêmicas, portanto são fundamentais no diagnóstico específico das septicemias e das endocardites.

A cultura de material obtido por punção, como do líquor, de abscessos profundos ou superficiais, de empiema ou de fragmentos de tecidos, colhidos de maneira adequada, é importante para o diagnóstico das infecções localizadas. A realização de hemoculturas é de grande importância, até mesmo nos processos infecciosos focais, porque é frequente o isolamento de estafilococo em períodos bacteriêmicos transitórios.

A identificação de estafilococo no nível de espécie tem implicação direta sobre a terapêutica. Os testes de sensibilidade são necessários. As técnicas de difusão em disco e em meio líquido são ainda utilizadas, no entanto, cada vez mais os hospitais brasileiros têm empregado sistemas automatizados, tanto para a identificação das espécies como para a determinação dos testes de sensibilidade.

A pesquisa de anticorpos contra o ácido teicoico da parede do estafilococo pode ser feita por contraimunoeletroforese, difusão em gel, Elisa e radioimunoensaio. É positiva no sangue de pacientes com infecções estafilocócicas invasivas e graves, como endocardites, septicemias e abscessos profundos de variadas localizações; é importante em casos de estafilo-coccias com culturas negativas. Seu grau de sensibilidade e especificidade é bom, embora, na prática seja pouco utilizada.

TRATAMENTO

Os estafilococos estão entre os mais versáteis patógenos humanos. Quando a benzilpenicilina (penicilina G) foi introduzida, no início década de 1940, o problema da terapêutica antiestafilocócica ficou temporariamente resolvido. Porém, seu uso continuado acabou por selecionar cepas resistentes, produtoras de penicilinase e, no final da década, a sua prevalência já se constituía um sério problema terapêutico. No final da década de 1950, os estafilococos adquiriram resistência a praticamente todos os antibióticos disponíveis, inclusive a eritromicina, a estreptomicina e a tetraciclina, o que tornou as infecções graves hospitalares virtualmente intratáveis com antibióticos. Este panorama se modificou na década seguinte com a introdução das penicilinas semissintéticas não inativadas pela β-lactamase estafilocócica, como a meticilina, a oxacilina, a naficilina, a dicloxacilina. Poucos anos depois, foram introduzidas a cefalotina, a cefaloridina e a cefazolina, ampliando o grupo dos antibióticos β-lactâmicos ativos contra o estafilococo. Em meados da década de 1960, foram descritos *S. aureus* com resistência à meticilina e à oxacilina e, consequentemente, a todos os antibióticos β-lactâmicos. No início da década de 1970, surgiram cepas dos *S. aureus*, na Austrália, com características diferentes dos SARO anteriores, pois também eram resistentes a outros antibióticos como os aminoglicosídeos, e sensíveis à vancomicina de maneira uniforme. Estas cepas se espalharam pelo mundo e constituem, atualmente, problema terapêutico, principalmente para o tratamento das infecções hospitalares.

S. AUREUS COM RESISTÊNCIA INTERMEDIÁRIA OU RESISTÊNCIA À VANCOMICINA

Em 1996, foi documentada, no Japão, pela primeira vez, a identificação em espécime clínico de *S. aureus* com resistência intermediária à vancomicina (VISA). Subsequentemente, outros casos foram identificados nos Estados Unidos, na Europa e na Ásia. Em 2006, foram reportados os seis primeiros casos de *S. aureus* resistentes à vancomicina (VRSA) nos Estados Unidos. Todas as cepas de VRSA tinham em comum o gene de resistência *van*A, comumente encontrado em enterococo resistente à vancomicina. Atualmente, o CLSI (Clinical and Laboratory Standards Institute) define os seguintes pontos de corte para *S. aureus* em relação à vancomicina: sensível: CIM ≤ 2 μg/mL; intermediário: CIM = 4 – 8 μg/mL; e resistente: ≥ 16 μg/mL. As literaturas japonesa e europeia têm definido VRSA como CIM = 8 μg/mL, com base em dados de falência terapêutica da vancomicina no tratamento de pacientes com infecções por VRSA com este ponto de corte.

O termo GISA, do inglês, *glycopeptide-intermediate S. aureus*, refere-se a cepas com resistência intermediária à vancomicina e à teicoplanina. No entanto, o termo VISA é mais acertado, pois refere-se à resistência intermediaria à vancomicina, já que nem todas as cepas VISA tem resistência intermediária à teicoplanina.

A detecção de cepas VRSA/VISA é um problema para o laboratório clínico de microbiologia, pois nem todos os métodos utilizados nos testes de sensibilidade são capazes de determinar a CIM corretamente. Os métodos automatizados podem falhar na detecção e devem ser validados para detecção de VRSA. Os laboratórios devem incluir, como teste de triagem, a cultura em placas de BHI-ágar contendo 6 µg/mL de vancomicina. A comissão de controle de infecção hospitalar (CCIH) deve ser avisada sempre que for detectada cepa *S. aureus* com CIM ≥ 4 µg/mL.

O mecanismo de resistência do VISA está associado à exposição prolongada à vancomicina e não é transferível para cepas sensíveis, portanto, nesses casos, não está recomendada a investigação dos contatos do paciente. De forma contrária, para VRSA, a resistência é conferida pela expressão do elemento de inserção, Tn*1546*, localizando no gene *van*A, semelhante ao mecanismo de resistência do *Enterococcus* spp., este mecanismo é transferível para outras bactérias, portanto recomenda-se a investigação dos contatos.

Os procedimentos para o controle da transmissão intra-hospitalar para os casos de VRSA são os seguintes:

- Identificação microbiológica do patógeno.
- Colocação do paciente em quarto privativo.
- Redução do número de pessoas que entram no quarto.
- Precauções de contato; uso de máscaras, óculos de proteção ou protetor facial ao realizar procedimentos que causem risco de disseminar secreções ou material biológico contaminado.
- Lavagem de mãos com sabão contendo antimicrobianos.
- Educação do pessoal da saúde em relação aos cuidados com o paciente e precauções para VRSA.

O arsenal terapêutico para o tratamento de infecções causadas por VISA/VRSA é bastante limitado; linezolida, daptomicina, cefazolina, minociclina e tigeciclina são, atualmente, as drogas que podem ser utilizadas. Tigeciclina é um antibiótico bacteriostático para Gram-positivos e foi aprovada para o tratamento das infecções de pele e subcutâneo e intra-abdominais causadas por *S. aureus* sensíveis e resistentes a oxacilina. Embora apresente atividade para MSSA, SARO e VISA/VRSA, os dados da literatura são limitados, especialmente no contexto de bacteremia. A linezolida apresenta atividade para os isolados VISA e atividade bacteriostática para os isolados VRSA. Com relação à daptomicina, existe evidência de que isolados de *S. aureus* com sensibilidade reduzida à vancomicina podem exibir CIM altas para daptomicina (≥ 2 µg/mL). Dados *in vitro* mostraram CIM, para VISA, de 0,25 a 0,5 µg/mL. O isolado tem demonstrado suscetibilidade variável ao cloranfenicol, à rifampicina e ao sulfametoxazol-trimetoprima. As quinolonas, embora tenham mostrado alguma sensibilidade, não estão recomendadas para o tratamento dessas infecções. O aumento da dose de vancomicina, bem como sua associação com outro antibiótico, como a rifampicina ou aminoglicosídeos também não são recomendados.

A vancomicina é opção terapêutica muito importante nas infecções por estafilococo coagulase-negativa; entretanto, tem sido encontrada resistência. *S. haemolyticus* é o melhor exemplo desta situação, e a teicoplanina não se mostrou ativa contra esta espécie de micro-organismo.

A resistência à vancomicina tem particular interesse porque também se demonstrou que o estafilococo coagulase-negativa pode servir como reservatório de genes de resistência para *S. aureus*.

RESISTÊNCIA À OXACILINA

O antimicrobiano oxacilina é antibiótico β-lactâmico (Penicilina M) sintético (3-fenil-5-metil-4-isoxazolilpenicilina) utilizado para tratamento de infecções causadas por *Staphylococcus* spp. Para que os antibióticos β-lactâmicos atuem, é necessário que penetrem na célula bacteriana, através de sua parede, utilizando canais denominados porinas. Se este mecanismo não estiver afetado, o antibiótico deverá ligar-se às proteínas de ligação de penicilinas (PBP). Os antibióticos possuem afinidades variáveis às PBP e alterações dessas afinidades ou aquisição de PBP suplementares sem afinidades pelo antibiótico resultarão em resistência adquirida via mutação, a qual poderá ser transmitida verticalmente. No caso de *Staphylococcus* sp., o principal mecanismo de resistência para oxacilina é a alteração das PBP.

A resistência à oxacilina em *Staphylococcus* é heterogênea, conferida principalmente pelo gene *mec*A, correlacionado à baixa afinidade deste antimicrobiano à proteína PBP2a. O segundo mecanismo de resistência, independente do gene *mec*A, é o fenótipo *borderline* promovido pela hiperprodução de β-lactamase. O terceiro mecanismo de resistência descrito é a alteração de outras β-lactamases.

Para o tratamento de infecções estafilocócicas, deve-se sempre considerar os resultados dos testes de sensibilidade *in vitro* por métodos que determinam a concentração inibitória mínima, como o Etest®, ou por métodos automatizados, como o Vitek2®, o BD Phoenix® e o MicroScan®.

A esquematização a seguir pode ser utilizada como orientação geral para o tratamento:

- Em infecções por estafilococos não produtores de β-lactamase podem ser utilizadas a penicilina G, a amoxicilina ou a ampicilina.
- Nos casos de infecções de leve e moderada gravidades pode-se optar pela via oral e recomenda-se a dicloxacilina; as penicilinas de segunda geração, como a amoxicilina e a ampicilina, associada ao inibidor de β-lactamase; e as cefalosporinas de primeira geração, como a cefalexina.
- Em infecções graves causadas por estafilococos resistentes à penicilina G e sensíveis à oxacilina, utilizam-se, preferencialmente, antibióticos por via endovenosa (EV), como a oxacilina (EV), a cefazolina (EV) e a clindamicina (EV).
- Nos casos de infecções causadas por estafilococo resistente à oxacilina, a escolha do antibiótico dependerá da gravidade e do sítio da infecção, se aquisição foi comunitária ou hospitalar e da idade do paciente. A vancomicina, por ser antibiótico de uso exclusivo endovenoso, é utilizada para infecções sistêmicas e graves. Nesses casos, também podem ser prescritos outros antibióticos de uso endovenoso como linezolida, daptomicina e ceftaroline. As indicações de antibióticos diferentes dos citados dependerão das mesmas

considerações descritas anteriormente. Para infecções localizadas, sem repercussão sistêmica, e quando o paciente pode receber antibioticoterapia oral são indicados os seguintes antibióticos: linezolida, clindamicina, amoxicilina associada a sulfametoxazol-trimetoprima, doxiciclina ou minociclina.

DURAÇÃO DO TRATAMENTO

O tempo de tratamento das infecções estafilocócicas deve ser individualizado, de acordo com a gravidade, o tipo e o sítio da infecção, a idade do paciente (criança, neonato ou adulto) e se de aquisição comunitária ou hospitalar.

Infecções graves, com repercussão sistêmica e comprometimento do estado geral devem ser tratadas por períodos mais longos, até mesmo em casos não complicados, e o antibiótico deve ser administrado pela via endovenosa até que a infecção esteja controlada e o paciente tenha condições para receber antibioticoterapia oral. As infecções de pele e partes moles, de aquisição comunitária, podem ser tratadas via oral, por 5 a 10 dias, dependendo da resposta clínica do paciente. Nas pneumonias estafilocócicas, tanto de origem comunitária como hospitalar, o tratamento antibiótico deve ser feito por 7 a 21 dias, dependendo da resposta clínica. Para bacteremia não complicada (definida como hemocultura positiva após a exclusão de endocardite, ausência de dispositivos implantados e ausência de sítios metastáticos) recomenda-se tratar por pelo menos duas semanas e, para endocardite por *S. aureus* em valva cardíaca natural, por seis semanas; para osteomielite sugere-se curso de, no mínimo, oito semanas e, na artrite séptica, pelo menos 3 a 4 semanas. Na osteomielite crônica, o tratamento específico se prolonga por vários meses

Os critérios clínicos de acompanhamento orientam o tempo de tratamento nas infecções menos graves e superficiais.

MEDIDAS TERAPÊUTICAS COMPLEMENTARES

Para a erradicação da infecção estafilocócica são necessárias medidas complementares, por exemplo, a drenagem cirúrgica de abscessos ou empiemas, o desbridamento de lesões necróticas e desvitalizadas, a remoção de corpos estranhos e de sequestros ósseos na osteomielite crônica e a retirada de dispositivos intravasculares (cateteres, *shunts* e próteses) infectados.

PRINCIPAIS ANTIBIÓTICOS UTILIZADOS
BENZILPENICILINA

Quando comprovada, *in vitro*, a ação deste antibiótico, pode-se utilizar em infecções graves, nas dosagens de 2 a 5 milhões de unidades de 4 em 4 horas em adultos, via endovenosa. Em crianças, a dosagem recomendada é de 200 a 300 mil unidades por kg de peso/dia, pela mesma via e nos mesmos intervalos. Recém-nascidos devem usar dosagens menores em intervalos maiores.

ISOXAZOLILPENICILINAS

São antibióticos β-lactâmicos inibidores da síntese de muco peptídeos da célula bacteriana, resultando em síntese

de parede celular defeituosa e instável. Apresenta metabolismo hepático para 49% da dose e metabólitos modificados ou não modificados, e são excretados por filtração glomerular e secreção tubular. Apenas 10% são excretados pela via biliar. Os efeitos adversos mais comuns são a hepatite (até 4%) e o exantema cutâneo que pode ocorrer em até 10% dos casos. Nas crianças os efeitos colaterais são mais frequentes e o exantema cutâneo ocorre em até 32% dos casos e a hepatite em 22%. Anafilaxia é um evento raro e acontece em aproximadamente 0,004 a 0,015% dos cursos do antibiótico. Outros eventos raros são: neutropenia, trombocitopenia e nefrite intersticial.

A oxacilina é o antibiótico mais utilizado em infecções estafilocócicas graves, pela via endovenosa. A concentração inibitória mínima da oxacilina para *S. aureus* é 2 mcg/mL e para *S. epidermidis* 0,25 mcg/mL. Este medicamento é mal tolerado por via oral. Está indicado apenas para as infecções estafilocócicas sensíveis à oxacilina. Observamos as seguintes indicações e respectivas doses:

- **Para adultos:**
  - **Celulite/erisipela e outras infecções de partes moles:** 1 a 2 g, via endovenosa, a cada 4 a 6 horas.
  - **Bacteremia:** 2 g, via endovenosa, a cada 4 horas.
  - **Endocardite de valva nativa:** 2 g, via endovenosa, a cada 4 horas. A combinação com gentamicina para tratamento de endocardite de valva nativa não é mais recomendada.
  - **Endocardite em vávula prostética:** 2 g, via endovenosa, a cada 4 horas, combinado com gentamicina e/ou rifampicina nas primeiras 2 semanas, e seguir com oxacilina combinada ou não com rifampicina.
- **Pacientes obesos:** 2 g, via endovenosa, a cada 4 horas.
- **Doses pediátricas:**
  - **Neonatos:** 25 mg/kg/dose, via endovenosa, a cada 6 horas.
  - **Crianças (infecções leves e moderadas):** 25 a 37,5 mg/kg/dose, via endovenosa, a cada 6 horas, e para infecções severas, 33,3 mg/kg/dose, via endovenosa, a cada 4 horas ou 50 mg/kg/dia, via endovenosa, a cada 6 horas.

CEFALOSPORINAS

Antibióticos de primeira linha no tratamento de infecções estafilocócicas. Deve-se preferir os de primeira geração por serem mais ativos. Os de segunda e terceira gerações ganham na ampliação do espectro de ação, porém perdem na potência antiestafilocócicos. As posologias preconizadas são:

- **Cefalotina:** 500 mg a 2 g, via endovenosa, a cada 4 a 6 horas (dose máxima 12 g) para adultos. Em crianças, 100 a 200 mg/kg/dia nos mesmos intervalos e via de administração.
- **Cefazolina:** 1 g, a cada 6 ou 8 horas, via endovenosa. Em crianças, 50 a 100 mg/kg/dia, divididos em três doses, pela mesma via e intervalo.

Cefalosporinas de segunda e terceira gerações como cefoxitina, cefuroxima, ceftriaxona e cefotaxima têm ação antiestafilocócica, porém sua potência é menor que a das cefalosporinas de primeira geração, e não devem ser indicadas no tratamento das estafilococcias.

Ceftaroline, uma cefalosporina de quinta geração, pode ser utilizada na dose de 600 mg, cada 12 horas, por via endovenosa, para adultos. Para < 2 meses a < 2 anos: 8 mg/kg/dose, via endovenosa, cada 8 horas; 2 a 18 anos e peso < 33 kg: 12 mg/kg/dose, via endovenosa, cada 8 horas. Para bacteremia/endocardite/pneumonia: 2 a 6 meses: 10 mg/kg/dose, via endovenosa, cada 8 horas; > 6 meses: 15 mg/kg/dose, via endovenosa, cada 8 horas. Apresenta atividade bactericida contra germes Gram-positivos, incluindo SARO e VISA; e contra patógenos Gram-negativos, inclusive enterobactérias; não apresenta atividade para *Pseudomonas* spp. e bactérias Gram-negativas produtoras de β-lactamase de espectro estendido. Atualmente, foi aprovada para o tratamento de infecções complicadas de pele e tecidos moles causadas por isolados sensíveis de *Staphylococcus aureus* (incluindo cepas resistentes à meticilina), *Streptococcus pyogenes, Streptococcus agalactiae, Streptococcus anginosus* (inclui *S. anginosus, S. intermedius* e *S. constellatus*), *Streptococcus dysgalactiae, Escherichia coli, Klebsiella pneumoniae, Klebsiella oxytoca* e *Morganella morganii.* Para pneumonia adquirida na comunidade causada por isolados sensíveis de *Streptococcus pneumoniae* (incluindo casos com bacteremia concomitante), *Staphylococcus aureus* (apenas cepas sensíveis à oxacilina), *Escherichia coli, Haemophilus influenzae, Haemophilus parainfluenzae* e *Klebsiella pneumonia.*

VANCOMICINA

Especificamente indicada como opção principal no tratamento de infecções por estafilococo resistente aos antibióticos β-lactâmicos. Inibe a síntese da parede bacteriana através da ligação com precursor de D-alanil-D-alanina e, assim, bloqueia a polimerização do peptideoglicano. Não é absorvida pela via oral, sendo excretada na urina, sem sofrer metabolização, por filtração glomerular. Distribui-se largamente pelos tecidos e fluídos, atingindo bons níveis em líquidos pleural, sinovial e ascítico. Apresenta baixas concentrações em sistema nervoso central, mesmo com as meninges inflamadas (1 a 53% da concentração sérica após a administração de 15 mg/kg/dose). É antibiótico bem tolerado e apresenta como principais efeitos adversos: síndrome do homem vermelho, que constitui exantema em tronco e face, acompanhado ou não de prurido e hipotensão. A infusão em 60 minutos pode minimizar esse efeito colateral. Flebite tem sido relatada e lesão renal em 5 a 40% dos casos especialmente se aplicada, concomitantemente, com outras drogas nefrotóxicas, como aminoglicosídeos. Entre outros efeitos menos comuns, são citados neutropenia, eosinofilia, trombocitopenia, febre, outras reações alérgicas cutâneas e ototoxicidade.

Constitui, também, droga de escolha para pacientes alérgicos às cefalosporinas e penicilinas antiestafilocócicos. Nenhum outro antibiótico antiestafilocócico, para infecções por SARO, se mostrou superior à vancomicina, e é considerado o antibiótico de escolha para o tratamento empírico de infecções por Gram-positivos. A razão entre área sobre a curva: MIC de 345 a 400 foi considerada como de bom prognóstico no tratamento de infecções por SARO. Esta razão é atin-

gida quando são administrados 15 mg/kg/dose, visto que vancomicina é antibiótico do tipo concentração-dependente para exercer o potencial bactericida.

É necessário determinar a concentração inibitória mínima do antibiótico diante da amostra isolada, pois a resistência à vancomicina é um problema emergente. Em janeiro de 2004, Antimicrobial Susceptibility Testing (AST), subcomitê do CLSI, considerou a modificação do ponto de corte da vancomicina para *S. aureus*. Dados da literatura sugeriram falha terapêutica de infecções por *S. aureus* com CIM considerada intermediária (8 a 16 µg/mL) ou com suscetibilidade limítrofe (4 µg/mL). Portanto, o AST redefiniu as CIM de *S. aureus* com ponto de corte ≤ 2 µg/mL como sensíveis, de 4 a 8 µg/mL como intermediárias e ≥ 16 µg/mL como resistentes. As literaturas americana e europeia relatam que a maioria dos isolados de *S. aureus* apresentou CIM de 1 µg/mL e que isolados com CIM de 4 µg/mL são raros.

O resumo do painel de recomendações para terapêutica com vancomicina, publicado em 2009, recomenda: a dose ótima para atingir as concentrações séricas ótimas, em pacientes com função renal normal, varia de 15 a 20 mg/kg, administrada a cada 8 a 12 horas, para cepas com CIM ≤ 1 µg/mL. Em pacientes graves, está recomendada dose de ataque de 25 a 35 mg/kg e não está indicado o uso contínuo de vancomicina. A dose de ataque deve ser considerada nas seguintes condições: pacientes graves, endocardite, pneumonia associada à ventilação mecânica e infecções do sistema nervoso central. Considera-se toxicidade renal pela vancomicina o aumento de 0,5 mg/dL da creatinina plasmática ou o aumento ≥ 50% dos níveis iniciais, após alguns dias de uso do medicamento. Atualmente, recomenda-se que a dose de vancomicina seja calculada pelo peso do paciente em mg/kg/dia, sem exceder 2 g por dose. A dose de vancomicina sempre deve ser calculada com base na função renal do paciente. As doses e o intervalo de administração irão variar de acordo com os níveis de creatinina sérica. Pacientes em hemodiálise, diálise peritoneal e hemofiltração requerem ajuste de dose e do tempo de administração.

A monitorização do nível sérico de vancomicina deve ser realizada coletando-se amostra de sangue sempre antes da quarta ou quinta dose do antibiótico, e os níveis terapêuticos esperados devem ser de 10 mcg/mL para prevenir a emergência de cepas resistentes. Nos casos de bacteremia, endocardite, pneumonia, infecções de ossos e articulações e meningite, os níveis séricos de vancomicina, antes da administração da próxima dose, ou seja, a dose no ponto mais baixo da curva farmacocinética da vancomicina, devem estar entre 15 e 20 mcg/mL.

TEICOPLANINA

Tem espectro de ação e indicações semelhantes aos da vancomicina, com a vantagem de determinar menos efeitos colaterais, além de ter vida média maior. As dosagens são:

- **Para crianças:** 10 a 20 mg por kg de peso, em duas administrações via parenteral;

- **Para adultos:** 400 mg no primeiro dia e, a seguir, 200 mg por dia. Em casos graves, administra-se o dobro da dose, sempre via parenteral, em dose única diária.

Observação importante é que nunca se deve mudar o esquema antibiótico de vancomicina para teicoplanina sem o teste de sensibilidade *in vitro*. As cepas sensíveis à vancomicina não são necessariamente sensíveis a teicoplanina. Outro problema é que o teste de disco-difusão para determinar a sensibilidade à teicoplanina não é fidedigno e ocorrem muitos falsos resultados de sensibilidade. Deve-se sempre utilizar testes de CIM para a introdução deste fármaco.

CLINDAMICINA

A clindamicina tem importante ação contra bactérias Gram-positivas, como estreptococos e estafilococos, embora tenha utilização preferencial contra germes anaeróbios. Apresenta indicação em infecções estafilocócicas de pele e partes moles, tanto por *S. aureus* sensíveis como resistentes à oxacilina, sempre observando o teste de sensibilidade. Tem sido utilizada em infecções intra-abdominais causadas por anaeróbios, empiema e abscesso pulmonar, e como terapêutica alternativa de pneumonia por *Pneumocystis jirovecii*, em combinação com primaquina, e em toxoplasmose do sistema nervoso central, em combinação com pirimetamina e leucovorin. Nos casos de fasceíte necrosante, e mesmo na gangrena de Fournier, recomenda-se o uso de clindamicina, em combinação com outros antibióticos, no sentido de reduzir a produção de toxina causada por SARO, *S. pyogenes* e *Clostridium perfringens*.

A dose para adultos varia de acordo com a gravidade do caso e agentes etiológicos envolvidos:

- **Infecções de pele e parte moles:** 600 mg, cada 8 horas, ou 300 a 450 mg, cada 6 a 8 horas, pela via endovenosa, ou 20 a 40 mg/kg/dia, EV, em intervalos idênticos para crianças.
- **Fasceíte necrosante:** 600 a 900 mg, cada 8 horas, via endovenosa.
- **Osteomielite:** 600 a 900 mg, via endovenosa, cada 8 horas, ou 300 a 450 mg, pela via oral, cada 6 horas.

A infusão deve ser pela via endovenosa diluída em soro glicosado ou fisiológico. Tem atividade bacteriostática e potencial de resistência cruzada com cepas resistentes à eritromicina; possui resistência induzida nos casos de SARO. Pode ser utilizada pela via oral na dose de 300 a 450 mg a cada 6 horas para adultos, e 20 a 30 mg/kg/dia, dividida em três doses para as crianças.

Seu mecanismo de ação age para inibir a síntese de proteína pela ligação com a subunidade ribossômica 50S, interferindo na transpeptidação e término precoce da formação da cadeia. O mecanismo de resistência mais comum é modificação do sítio de ligação e bomba de efluxo. Apresenta resistência cruzada com macrolídeos e estreptograminas, e é frequentemente referida com fenótipo MLSB. O gene *erm* (*ermA* ou *ermC*) codifica a metilação da subunidade de ligação 23S rRNA, que é comum a essas três drogas; além disso, essa resistência pode ser induzida ou intrínseca. Nos casos de resistência induzida, o micro-organismo que mais comumente induz esse tipo de resistência é *S. aureus*. A resistência ao *S. aureus* é variável de região geográfica para região e deve-se, sempre que possível, realizar o teste de sensibilidade; para detectar a presença do mecanismo resistência induzido deve-se realizar o teste D-zone. Os efeitos adversos mais comuns são diarreia (não por *C. difficile*), que ocorre em até 30% dos casos, e intolerância gástrica, como náusea, vômitos e anorexia.

LINEZOLIDA

Antibiótico da classe das oxazolidinonas, ativo contra bactérias Gram-positivas aeróbicas. É indicada para o tratamento de infecções por *Enterococcus faecium* e *Enterococcus faecalis* resistentes à vancomicina (VRE); de infecções complicadas e não complicadas de pele e estruturas da pele, causadas por *S aureus* sensíveis ou resistentes *à* oxacilina e VRSA; de pneumonia da comunidade por cepas resistentes de *Streptococcus pneumoniae* (inclusive cepas multirresistentes) e de outros Gram-positivos; e de pneumonia hospitalar causada por SARO. Lembrando que linezolida não é o agente preferencial para tratamento de pneumonia adquirida na comunidade. Também pode ser utilizada nos casos de pneumonia associada à ventilação mecânica e está contraindicada para o tratamento de infecção de corrente sanguínea por *S. aureus*.

A linezolida deve ser considerada alternativa terapêutica à vancomicina nos casos de intolerância ou nefrotoxicidade causada pela vancomicina, ou em casos refratários ao tratamento com este fármaco. A dose para adultos é 600 mg via intravenosa ou via oral, duas vezes por dia, tanto para as infecções pulmonares quanto para as de parte moles. Para crianças maiores que 5 anos, a dose é 10 mg/kg, até o máximo de 600 mg, duas vezes ao dia. Já para crianças maiores de 12 anos, a dose recomendada é 600 mg, via intravenosa, duas vezes ao dia. Linezolida apresenta atividade contra o bacilo da tuberculose, incluindo multidrogas resistentes (MDR) e extensivamente resistentes (XDR).

Os principais efeitos colaterais incluem: síndrome da serotonina, trombocitopenia e neuropatias. Linezolida é um inibidor fraco da monoaminoxidase (MAO), portanto os pacientes que estão em uso de inibidores da MAO ou inibidores seletivos da recaptação de serotonina devem ser cuidadosamente monitorados. Trombocitopenia é o efeito colateral mais frequente em pacientes com mais de 15 dias de tratamento e ocorre em aproximadamente 7 a 10% dos pacientes. Neuropatia óptica tem sido relatada com o uso de linezolida. O risco de mielossupressão aumenta em pacientes com falência renal. Efeitos colaterais menos ocasionais incluem-se acidose láctica, *C. difficile*, neurite óptica, neurite periférica, rash cutâneo, febre, nefrite intersticial.

Linezolida inibe a síntese de proteína pela ligação com a subunidade ribossômica f-met-t-RNA-mRNA-30s. A concentração inibitória mínima para *Staphylococcus* é: sensível: > 4 mcg/mL; resistente: > 4 mcg/mL; *Enterococcus*: 2 mcg/mL. Testes de sensibilidade devem ser sempre realizados para todos os casos de infecções por *S. aureus* e VRE quando se opta por tratar com linezolida. Apresenta boa distribuição nos tecidos do organismo, como em pele e partes moles, sistema nervoso central, e atinge níveis terapêuticos em osso e pulmão. Embora sofre importante metabolização hepática, não é necessário o ajuste de dose nos casos de insuficiência hepática.

DAPTOMICINA

Opção para o tratamento de infecções por SARO. É um derivado lipopeptídeo cíclico licenciado nos Estados Unidos, no final de 2003, para o tratamento de infecções complicadas da pele e das partes moles causadas por bactérias Gram-positivas, incluindo SARO e *S. aureus* sensível à oxacilina, e bacteremia por *S. Aureus*, incluindo a endocardite de coração direito por SARO. Outras indicações incluem a endocardite causada por *Enterococcus* spp. resistente à vancomicina, penicilina e aminoglicosídeo; infecções por VRE, incluindo corrente sanguínea, intra-abdominal, trato urinário e pele e partes moles; endocardite de valva nativa causada por *S. aureus* sensível à oxacilina; infecção de prótese articular por *S. aureus* e *Enterococcus*; osteomielite de vértebra por *S. aureus* e *Enterococcus*. Daptomicina não deve ser utilizada para o tratamento de pneumonia por SARO porque sua atividade é inibida pelo surfactante pulmonar. A concentração inibitória mínima pode aumentar durante o tratamento e ser influenciada pela exposição prévia à vancomicina. Entretanto, observou-se heterorresistência à daptomicina em cepas de *S. aureus* expostas previamente ao fármaco. Dessa forma, o teste de sensibilidade é fundamental antes do início da terapia e também durante o uso prolongado, pois existe evidência da persistência da infecção durante o tratamento.

Daptomicina se liga à membrana bacteriana e causa rápida despolarização do potencial da membrana, resultando em inibição de proteínas do DNA e RNA e causando rápida morte celular.

Entre os efeitos colaterais relatados em pacientes recebendo daptomicina, destacam-se miopatia e neuropatia periférica. A creatinofosfoquinase (CK) deve ser monitorada semanalmente e o tratamento deve ser descontinuado em pacientes com miopatia e CK > 5 vezes o limite superior da normalidade ou CK > 10 vezes o limite superior da normalidade. A daptomicina também tem sido associada a pneumonia eosinofílica.

Para infecções de pele e partes moles, a dose recomendada é de 4 mg/kg, endovenosa, a cada 24 horas. Nos casos de bacteremia e endocardite de coração direito por *S. Aureus*, recomenda-se a dose mínima de 6 mg/kg, endovenosa, a cada 24 horas. Para endocardite de coração esquerdo e em pacientes com infecções graves sistêmicas, sugere-se a dose > 8 mg/kg, a cada 24 horas. Em pacientes com função renal alterada, a dosagem deve ser reajustada. A dose pediátrica ainda não está estabelecida, de modo que crianças podem necessitar doses maiores por kilo de peso para o tratamento de infecções de pele e partes moles do que o adulto, ou seja, doses maiores que 4 mg/kg/dia.

Daptomicina é usualmente bem tolerada e os efeitos adversos mais importantes são diarreia, cefaleia, tontura, elevação de creatinofosfoquinase (CK) e consequente miopatia, que é dependente da dose administrada. Mais raramente, pode causar rabdomiólise, neurite periférica, elevação de enzimas hepáticas e fosfatase alcalina, icterícia, associação com diarreia por *C. difficile* e distúrbios visuais. Em razão da toxicidade muscular recomenda-se não administrar concomitantemente com estatinas.

A concentração inibitória mínima para *Staphylococcus*, sensível: < 1 mcg/mL; *Enterococcus* sensível: < 1 mcg/mL; sensível dose-dependente: 2 a 4 mcg/mL. Sempre solicitar o teste de sensibilidade ao laboratório. Foi reportado a emergência de *S. aureus* em pacientes com infecções graves com alto inóculo bacteriano, mesmo antes de exposição à vancomicina. Um estudo mostrou que 80% dos isolados VISA eram também daptomicina resistentes.

No Brasil, a daptomicina foi aprovada em 2008 e constitui opção terapêutica alternativa para o tratamento de infecções causadas por MRSA e para a falha terapêutica ou intolerância à vancomicina.

Tigeciclina

Primeiro antibiótico da classe das glicilciclinas derivado da minociclina. Agente bacteriostático inibindo a síntese de proteína da unidade ribossomal 30s e bloqueando, desse modo, a formação de aminoacil-tRNA. Apresenta atividade contra amplo espectro de bactérias Gram-positivas, inclusive SARO, enterococo resistente à vancomicina (VRE), *S. pneumoniae* resistente à penicilina, Gram-negativos (exceto *Pseudomonas* e *Proteus* spp.), anaeróbios e espécies atípicas. Constituem as principais indicações desse antibiótico as infecções de pele e partes moles causadas por SARO e *E. faecalis* sensível à vancomicina, porém não utilizar em casos graves com ou sem bacteremia; infecções complicadas intra-abdominais, porém não utilizar em casos graves com ou sem bacteremia; pneumonia da comunidade causada por *S. pneumoniae* sensível à penicilina, *H. influenzae* não produtor de β-lactamase e *Legionella pneumophila*. No entanto, não constitui antibiótico de primeira linha para tratamento de pneumonia da comunidade.

Inibe a síntese de proteínas pelo bloqueio da subunidade ribossomal 30S. Apresenta pouca interação medicamentosa, no entanto diminui a eliminação da varfarina. Concentração inibitória mínima para *S. aureus* sensível: 0,5 mcg/mL.

Os principais efeitos colaterais são: náuseas (30%) e vômitos (20%) de leve a moderada gravidade, usualmente, ocorrem nos dois primeiros dias do tratamento. Outros efeitos colaterais incluem dor no local da injeção, inchaço e irritação, e alteração do batimento cardíaco. Não deve ser administrada em mulheres grávidas e o uso em pediatria precisa ser cuidadosamente avaliado. Tem atividade para *S. aureus* sensível e resistente à oxacilina; apresenta concentração nas células alveolares maiores do que a sérica.

Os dados da literatura quanto a eficácia da tigeciclina no tratamento das infecções por *S. aureus* são limitados. Seu uso é contraindicado em bacteremias. Em setembro de 2010, o FDA publicou uma nota sobre a segurança do uso deste medicamento em infecções sanguíneas relatando aumento do risco de morte associado com o uso de tigeciclina, quando comparado com outros antibióticos, para o tratamento de bacteremia. Em 2013, o FDA emitiu um comunicado de segurança sobre o maior risco de morte em pacientes recebendo tigeciclina comparado com outros agentes. O fármaco não deve ser utilizado em situações em que outros antibióticos possam ser prescritos. Tigeciclina tem apenas apresentação para uso intravenoso em ampolas de 50 mg. A dose recomendada é: uma dose inicial de ataque 100 mg, seguida de 50 mg, intravenosa, a cada 12 horas (100 mg/dia), por 7 a 14 dias; e suas indicações aprovadas são pneumonia comunitária e infecções complicadas, tanto intra-abdominais como infecções de pele e partes moles.

MEDIDAS DE CONTROLE

A maioria das medidas tomadas para prevenir as infecções estafilocócicas no hospital objetivam diminuir a transmissão do *S. aureus*, em razão da sua habilidade de disseminação rápida, que causa considerável morbidade aos pacientes.

Estudos têm mostrado que os profissionais da área de saúde podem tornar-se portadores nasais assintomáticos de SARO em proporção maior que a população geral (50 a 90%).

O tratamento nas narinas anteriores do portador assintomático está indicado em pacientes que desenvolvem infecções de pele e partes moles de repetição, quando os cuidados de higiene não são apropriados ou quando a transmissão ocorre por contato no ambiente familiar. A descolonização deve ser feita com mupirocina 2%, tópica, aplicada nas narinas anteriores, duas vezes ao dia, de 5 a 10 dias; o uso de banhos com solução de clorexidina por 5 a 14 dias também está recomendado. A indicação de antibiótico sistêmico não está rotineiramente indicada e somente deve ser prescrita nos casos de não resposta ao esquema tópico.

O modo mais importante na transmissão nosocomial do *S. aureus* é a veiculação, de maneira transitória, pelas mãos dos profissionais da saúde. Assim, a lavagem rigorosa das mãos representa a medida de maior impacto na redução da transmissão.

Uso de água e sabão é suficiente para remover o *S. aureus* das mãos; no entanto, soluções antissépticas contendo clorexidina ou iodo-povidona podem ser utilizadas. O tratamento dos pacientes infectados ou colonizados, o suporte laboratorial microbiológico e a vigilância epidemiológica ativa são medidas determinantes para o controle da transmissão intra-hospitalar deste patógeno.

BIBLIOGRAFIA SUGERIDA

Agyeman AA, Ofori-Asenso R. Efficacy and safety profile of linezolid in the treatment of multidrug-resistant (MDR) and extensively drug-resistant (XDR) tuberculosis: a systematic review and meta-analysis. Ann Clin Microbiol Antimicrob. 2016;15(1):41.

Baron J, Cai S, Klein N et al. Once daily high dose tigecycline is optimal: tigecycline pk/pd parameters predict clinical effectiveness. J Clin Med. 2018;7(3).

Becker K et al. Coagulase-negative staphylococci. Clin Microbiol Rev. 2014;27:870-926.

Center for Diseases Control and Prevention. Health care associated infections. VISA/VRSA Page. Last updated: 2013 August 22.

Cosimi RA, Beik N, Kubiak DW et al. Ceftaroline for severe Methicillin-Resistant Staphylococcus aureus infections: A Systematic Review. Open Forum Infect Dis. 2017;4(2):ofx084.

Garcia-Vázquez E et al. When is coagulase-negative Staphylococcus bacteraemia clinically significant? Scand J Infect Dis. 2013;45:664-71.

Gelatti LC, Benamigo RR, Inoue FM et al. Community-acquired methicillin-resistant Staphylococcus aureus carrying SCCmec type IV in southern Brazil. Rev Soc Bras Med Tropical. 2013;46:34-8.

Hale CM, Seabury RW, Steele JM et al. Are Vancomycin Trough Concentrations of 15 to 20 mg/L Associated With Increased Attainment of an AUC/MIC ≥ 400 in Patients With Presumed MRSA Infection? J Pharm Pract. 2017;30(3):329-35.

Hashemian SMR, Farhadi T, Ganjparvar M. Linezolid: a review of its properties, function, and use in critical care. Drug Des Devel Ther. 2018;12:1759-67.

Heidary M, Khosravi AD, Khoshnood S et al. Daptomycin. J Antimicrob Chemother. 2018;73(1):1-11.

Hidayat LK, Hsu DI, Quist R et al. High-dose vancomycin therapy for methicillin-resistant Staphylococcus aureus infections: efficacy and toxicity. Arch Intern Med. 2006;166(19):2138-44.

Liu C, Bayer A, Cosgrove SE et al. Clinical practice guidelines by the infectious diseases society of America for the treatment of methicillin-resistant Staphylococcus aureus infections in adults and children. Clin Infect Dis. 2011;4:1-38.

Munita JM, Bayer AS, Arias CA. Evolving resistance among Gram-positive pathogens. Clin Infect Dis. 2015;61(Suppl 2):S48-57.

Sader HS, Flamm RK, Mendes RE et al. Antimicrobial activities of ceftazoline and comparator agents against bacterial organisms causing bacteremia in patients with skin and skin structure Infections in U.S. Medical Centers, 2008 to 2014. Antimicrob Agents Chemother. 2016;60(4):2558-63.

Stein GE, Babinchak T. Tigecycline: an update. Diagn Microbiol Infect Dis. 2013;75(4):331-6.

Sissolak D, Weir WR. Tropical pyomyositis. J Infect. 1994;29:121-7.

Sludahl M, Bergman B, Kalebo P et al. Septic arthritis of the knee: a 10-year review and long-term follow-up using a new scoring system. Scand J Infect Dis. 1994;26:85-93.

Stevens DL, Bisno AL, Chambers HF et al. Practice guidelines for the diagnosis and management of skin and soft tissue infections: 2014 update by the Infectious Diseases Society of America. Clin Infect Dis. 2014;59:e10-52.

Stevens DL, Smith LG, Bruss JB et al. Randomized comparison of linezolid (PNU-100766) versus oxacillin-dicloxacillin for treatment of complicated skin and soft tissue infections. Antimicrob Agents Chemother. 2000;44(12):3408-13.

Wang Y1, Zou Y, Xie J et al. Linezolid versus vancomycin for the treatment of suspected methicillin-resistant Staphylococcus aureus nosocomial pneumonia: a systematic review employing meta-analysis. Eur J Clin Pharmacol. 2015;71:107-15.

Wunderink RG, Niederman MS, Kollef MH et al. Linezolid in methicillin-resistant Staphylococcus aureus nosocomial pneumonia: a randomized, controlled study. Clin Infect Dis. 2012;54(5):621-9.

47

Estreptococcias e enterococcias

José Luis da Silveira Baldy

INTRODUÇÃO

Os estreptococos, cocos gram-positivos da família *Streptococcaceae* cuja patogenicidade foi reconhecida há mais de 100 anos, estão entre os agentes mais comuns de doenças que acometem pessoas de todas as idades, manifestando-se por meio de múltiplas síndromes com gravidade variável – localizadas ou sistêmicas, comunitárias ou hospitalares.

Dezenas de espécies de estreptococos foram identificadas, muitas delas capazes de causar doença em seres humanos, nos quais quase sempre participam da microbiota da boca, da nasofaringe ou do tubo digestivo. Vários tipos de propriedades possibilitam a caracterização dos estreptococos: morfologia bacteriana; indução de hemólise em culturas em ágar-sangue; composição antigênica; e capacidade ou não de promover determinadas reações químicas em presença de vários substratos.

Com base nas diferenças estruturais dos carboidratos da parede celular desse microrganismo, a bacteriologista norte-americana Rebecca Craighill Lancefield (1895-1981) identificou, em 1933, diversos sorogrupos de estreptococos β-hemolíticos, descoberta marcante para o progresso do conhecimento dessas bactérias e das doenças por elas causadas.

O estreptococo β-hemolítico do grupo A de Lancefield (*Streptococcus pyogenes*) e o pneumococo (*Streptococcus pneumoniae*) constituem as duas espécies mais importantes da família *Streptococcaceae*, considerando-se a alta incidência das doenças que determinam em todas as idades. Além das infecções não invasivas e invasivas que pode causar, o es-treptococo do grupo A é capaz de induzir complicações não supurativas, das quais as mais relevantes são a doença reumática e a glomerulonefrite difusa aguda.

Ao lado dessas duas espécies da família *Streptococcaceae*, consolidou-se nas últimas décadas a importância epidemiológica das infecções causadas por estreptococo do grupo B (*Streptococcus agalactiae*). As diversas espécies de estreptococos do complexo *viridans* continuam a ser os principais responsáveis pela etiologia de endocardite subaguda.

Embora nas últimas décadas do século XX já tivesse sido demonstrado que Enterococcus constituía um gênero próprio de bactérias – separado do gênero *Streptococcus* –, esse fato passou a ser definitivamente reconhecido a partir da identificação de diferentes características fenotípicas (Kalina, 1970) e, por fim, com base nos resultados de experimentos de hibridização do ácido desoxirribonucleico (ADN) e na identificação de marcadores genéticos peculiares de enterococos (Schleifer e Kilpper-Bälz, 1984). As enterococcias continuam a ser estudadas junto com as estreptococcias por causa de propriedades comuns dos microrganismos desses dois gêneros (que serão assinaladas adiante) e da semelhança das características clinicoevolutivas das doenças pelas quais são responsáveis.

Neste capítulo ainda deve ser feita referência aos cocos gram-positivos catalase-negativos com morfologia semelhante à das bactérias do complexo *viridans*, mas não relacionadas taxonomicamente com o gênero *Streptococcus* – *Aerococcus* sp., *Gemella* sp., *Leuconostoc* sp., *Pediococcus* sp. etc. –, ocasionalmente isolados de doentes com infecções graves (endocardite, meningite, peritonite ou sepse).

ETIOLOGIA – EPIDEMIOLOGIA – PATOGÊNESE – IMUNIDADE

As bactérias dos gêneros *Streptococcus* e *Enterococcus* pertencem à ordem Lactobacillales e, respectivamente, às famílias *Streptococcaceae* e *Enterococcaceae*. São cocos gram-positivos aeróbicos ou facultativamente anaeróbicos, esféricos ou ovoides, dispostos aos pares ou em cadeias curtas ou longas, não formadores de esporos, catalase-negativos e geralmente não dotados de motilidade; cada coco de *Streptococcus pyogenes* e de *Streptococcus pneumoniae* mede, respectivamente, de 0,6 a 1 e de 0,5 a 1,25 μm de diâmetro. Os estreptococos e os enterococos são desprovidos de motilidade (com algumas exceções) e não esporulados, que exigem para seu crescimento meios de cultura com presença de sangue ou meios enriquecidos. Em pH de 7,5, a temperatura ideal para sua multiplicação em meios apropriados é de 37 °C. São destruídos pela pasteurização, por hipoclorito de sódio a 5% e por desinfetantes iodados, quando expostos ao fenol a 5%, durante 5 minutos, e em água fervente. São resistentes ao dessecamento; os estreptococos oriundos de secreções, uma vez dessecados, podem manter-se viáveis no meio ambiente durante vários dias ou semanas.

Diversas espécies da família *Streptococcaceae* fazem parte da microbiota (*flora endógena*) de seres humanos, com localização e frequência variadas. A principal propriedade bioquímica dos estreptococos e dos enterococos é ser catalase-negativos, isto é, não dispõem do sistema citocromo, presente nos estafilococos (Capítulo 46); seu metabolismo é fermentativo, isto é, fermentam carboidratos com produção de ácido láctico. Multiplicam-se mais rapidamente em meios de cultura enriquecidos com sangue, soro ou glicose; algumas espécies (tal como *Streptococcus pyogenes*) exigem a presença de CO_2 sob tensão para que o crescimento seja adequado. Em ágar-sangue, as colônias de estreptococos costumam ser pequenas e cinzentas, enquanto as de enterococos são maiores e esbranquiçadas. Algumas espécies de estreptococos β-hemolíticos dos grupos B e D produzem pigmento.

As bactérias da família *Streptococcaceae* têm parede celular com características próprias dos gram-positivos, contendo peptidoglicano (mucopéptide) e ácido lipoteicoico, além de cápsula nas culturas novas. Os estreptococos apresentam em sua parede celular polissacárides que constituem o carboidrato da parede celular, cujas diferenças antigênicas entre os β-hemolíticos servem de base para a classificação sorológica de Lancefield (grupos A a V, dos quais apenas cinco deles – A, B, C, D e G – têm importância em patologia humana).

Com base nas diferenças de dois tipos de antígenos presentes no carboidrato de sua parede celular (substância C, comum a todas as cepas do grupo, e substância S, tipo-específica), é possível identificar os nove sorotipos de estreptococos do grupo B. Como se verifica em todas as bactérias gram-positivas, os peptidoglicanos (ou mucopéptides) formam a estrutura básica da parede celular dos estreptococos do grupo A, garantindo a sua rigidez. Os estreptococos estritamente anaeróbios, pertencentes ao gênero *Peptococcus*, não são estudados neste capítulo.

CLASSIFICAÇÃO DOS ESTREPTOCOCOS E DOS ENTEROCOCOS

Os estreptococos e os enterococos são classificados de acordo com os seguintes critérios: (a) tipo de hemólise nas culturas em ágar-sangue; (b) grupo sorológico, com base nas características de antígenos presentes nos carboidratos da parede celular; (c) características bioquímicas; (d) características fisiológicas; (d) tipos e características das infecções que podem causar.

Em anos recentes, a biologia molecular passou a contribuir decisivamente para o aperfeiçoamento da classificação de bactérias das famílias *Streptococcaceae* e *Enterococcaceae*, com a identificação das peculiaridades genotípicas de cada família e das diversas espécies, explicando as diferenças entre elas em relação às síndromes que causam predominantemente, assim como as variações de sua patogenicidade e virulência.

TIPOS DE HEMÓLISE

Embora diversas espécies de estreptococos possam apresentar, quando cultivadas em ágar-sangue, mais de um tipo de padrão hemolítico, a classificação com base na capacidade de produzir ou não hemólise é fundamental para o reconhecimento das bactérias da família *Streptococcaceae*. No Quadro 47.1 estão descritos os tipos de hemólise observados.

QUADRO 47.1 Tipos de hemólise que podem ser observados nas culturas de estreptococos e enterococos em ágar-sangue.	
Tipos de hemólise	**Características**
Alfa (α)	Lise parcial das hemácias em volta das colônias, com descoloração esverdeada nesse contorno.
Beta (β)	Lise completa das hemácias em volta das colônias, com área clara nesse contorno.
Ausência de hemólise (γ)	Ausência de lise das hemácias em volta das colônias, sem nenhuma alteração no aspecto normal do meio de cultura, no contorno das colônias.
Alfaprimo (α') ou zona larga	Pequena área de hemácias intactas em volta das colônias, cercada por área mais larga de hemólise completa.

CLASSIFICAÇÃO DE LANCEFIELD

A classificação de Lancefield para os estreptococos β-hemolíticos foi estabelecida por essa bacteriologista norte-americana no início da década de 1930, a partir da obtenção de antígenos polissacarídicos presentes no carboidrato da parede celular dessas bactérias e de sua precipitação com antissoros específicos, possibilitando a identificação de 18 grupos sorológicos (designados por letras: A, B, C-V). A classificação de Lancefield dos estreptococos comumente isolados de seres humanos encontra-se no Quadro 47.2. Pode-se observar que alguns grupos englobam diversas espécies de estreptococos, enquanto outros contêm só uma espécie (*Streptococcus pyogenes* e *Streptococcus agalactiae* são as únicas espécies do grupo A e do grupo B, respectivamente), e que *Streptococcus pneumoniae* e os estreptococos do complexo *viridans* não são grupáveis (por não serem β-hemolíticos). Entre os estreptococos β-hemolíticos, os estreptococos dos grupos A, B, C e G de Lancefield são os habitualmente envolvidas na etiologia de doenças humanas.

IDENTIFICAÇÃO BIOQUÍMICA

A identificação presuntiva dos estreptococos e enterococos pode ser efetuada com o emprego de recursos acessíveis a pequenos laboratórios, por intermédio de alguns testes considerados básicos (Tabela 47.1); a identificação rigorosa ou definitiva, no entanto, exige a análise de características fenotípicas e, às vezes, também a realização de testes sorológicos. Além dos testes citados no Quadro 47.3, o da leucinoaminopeptidase é útil para diferençar os estreptococos de alguns cocos gram-positivos catalase-negativos com morfologia semelhante à dos estreptococos do complexo *viridans*.

CARACTERÍSTICAS FISIOLÓGICAS

De acordo com características fisiológicas, as bactérias das famílias *Streptococcaceae* e *Enterococcaceae* são distribuí-das em quatro classes: estreptococos piogênicos; estreptococos produtores de ácido láctico; estreptococos do complexo *viridans*; e enterococos. Os estreptococos piogênicos, como o nome sugere, correspondem àqueles que induzem a formação de pus nas lesões, sendo em sua maioria β-hemolíticos. Os principais gêneros a que pertencem as bactérias produtoras de ácido láctico (a partir da fermentação de açúcares) são: *Lactobacillus*; *Lactococcus*; *Leuconostoc*; *Pediococcus*; *Vagococcus*; *Streptococcus* (*Streptococcus pyogenes*, *Streptococcus mutans*, *Streptococcus salivarius*) e *Enterococcus faecalis*. Os estreptococos do complexo *viridans* são α-hemolíticos ou γ-hemolíticos, constituídos por espécies encontradas na microbiota das vias respiratórias superiores de seres humanos e considerados patógenos oportunistas. O gênero *Enterococcus*, da família *Enterococcaceae*, abrange diversas espécies – das quais as mais prevalentes na etiologia de doenças humanas são *Enterococcus faecalis* e *Enterococcus faecium* –, encontradas invariavelmente na microbiota intestinal.

QUADRO 47.2 Classificação dos estreptococos comumente isolados de seres humanos.

Espécies	Antígenos de Lancefield	Tipos de reações hemolíticas	Comentários
Streptococcus pyogenes	A	β	Piogênico. Pode ser diferenciado de cepas β-hemolíticas do grupo de *Streptococcus anginosus* spp. que apresentam o antígeno do grupo A pela formação de colônias relativamente grandes e por outros traços fenotípicos. Agente de faringite e de infecções respiratórias, cutâneas e de outras localizações. Pode causar sequelas não supurativas (doença reumática aguda e glomerulonefrite aguda).
Streptococcus agalactiae	B	β, γ	Piogênico. Fraca reação hemolítica. Agente de corioamnionite, sepse puerperal, sepse neonatal e meningite, e infecções em adultos fora da gestação.
Streptococcus dysgalactiae subsp. *equisimilis*	C e G*/**	β	Anteriormente denominado *Streptococcus equisi-milis*, é uma bactéria piogênica. Pode ser diferenciado de cepas b-hemolíticas do grupo de *Streptococcus anginosus* por meio da comprovação da presença do antígeno C ou G de Lancefield, pela formação de colônias relativamente grandes e por outros traços fenotípicos. *Streptococcus dysgalactiae* subsp. *equisimilis* é agente de infecções humanas similares às causadas por estreptococo do grupo A, das quais as descritas em maior número de casos são: faringite; celulite; erisipela; infecções de tecidos moles; bacteriemia; sepse; fascite necrosante; e síndrome do choque tóxico.
Streptococcus pneumoniae e grupo de *Streptococcus mitis* spp.	ND*** ou SU****	α	*Streptococcus pneumoniae* é agente de infecções respiratórias, otite média e meningite. Tem íntima relação com os estreptococos do grupo de *Streptococcus mitis* spp. (os quais fazem parte do complexo de estreptococos *viridans*). Os membros não pneumocócicos do grupo de *Streptococcus mitis* spp. incluem: *Streptococcus mitis*, *Streptococcus oralis*, *Streptococcus sanguinis*, *Streptococcus gordonii* e *Streptococcus pseudopneumoniae*. Algumas dessas espécies produzem polissacárides extracelulares e podem causar endocardite bacteriana subaguda e outros tipos de infecção em pacientes neutropênicos.
Grupo de *Streptococcus anginosus* spp.	A, C, F, G ou ND**	α, β, γ	Foram descritas três espécies deste grupo (que fazem parte dos estreptococos do complexo *viridans*): *Streptococcus anginosus*, *Streptococcus constellatus* e *Streptococcus intermedius*. Duas subespécies de *Streptococcus constellatus* foram identificadas: *Streptococcus constellatus* subsp. *constellatus* e *Streptococcus constellatus* subsp. *pharyngis* (anteriormente conhecidos como *Streptococcus milleri*). As cepas b-hemolíticas formam pequenas colônias, quando comparadas com as de estreptococos b-hemolíticas piogênicos dos grupos A, C e G, diferindo delas também por outros traços fenotípicos. Os estreptococos do grupo de *Streptococcus anginosus* spp. são agentes de infecções piogênicas, com tendência à formação de abscessos.

(continua)

QUADRO 47.2 Classificação dos estreptococos comumente isolados de seres humanos (continuação).

Espécies	Antígenos de Lancefield	Tipos de reações hemolíticas	Comentários
Grupo de *Streptococcus bovis* spp. (também denominado grupo de *Streptococcus bovis/ Streptococcus equinus* spp.)	D	α, γ	Espécies incluídas entre os estreptococos do complexo viridans, anteriormente denominadas estreptococos não enterocócicos do grupo D. As espécies comumente isoladas de seres humanos foram reclassificadas como *Streptococcus gallolyticus* (ou *Streptococcus gallolyticus* subsp. *gallolyticus*) – anteriormente denominado *Streptococcus bovis* biotipo I –, *Streptococcus pasteurianus* (ou *Streptococcus gallolyticus* subsp. *pasteurianus*) – anteriormente denominado *Streptococcus bovis* biotipo II/2 –, *Streptococcus infantarius* (ou *Streptococcus infantarius* subsp. *infantarius*) e *Streptococcus lutetiensis* (ou *Streptococcus infantarius* subsp. *coli*) – anteriormente denominados *Streptococcus bovis* biotipo II/1. Algumas cepas produzem polissacárides extracelulares. Os estreptococos deste grupo são agentes de endocardite em doentes com carcinoma do colo e outras lesões do trato gastrointestinal.
Grupo de *Streptococcus mutans* spp.	SU***	α, γ (ocasionalmente, β)	Espécies incluídas entre os estreptococos do complexo *viridans*. *Streptococcus mutans* e *Streptococcus sobrinus* são comumente isolados da microbiota de seres humanos. Produzem polissacárides extracelulares e são agentes de cárie dentária e de endocardite.
Grupo de *Streptococcus salivarius* spp.	SU***	α, γ	Espécies incluídas entre os estreptococos do complexo *viridans*. *Streptococcus salivarius* e *Streptococcus vestibularis* são comumente isolados da microbiota de seres humanos. Cepas de *Streptococcus salivarius* podem reagir com antissoro de estreptococos do grupo K de Lancefield e podem produzir polissacárides extracelulares. São agentes incomuns de infecções oportunistas em hospedeiros imunocomprometidos. *Streptococcus salivarius* é agente de endocardite.

*Foram descritos isolados com antígeno do grupo A de Lancefield; **Streptococcus equi* subsp. *zooepidemicus*, que tem o antígeno C de Lancefield – agente incomum de doenças humanas é analisado no texto. ***ND: não detectável; ****SU: sem utilidade para a diferenciação.

Fonte: Modificado de Ruoff e Bisno, 2015.

TABELA 47.1 Principais características de estreptococos e enterococos que possibilitam sua identificação presuntiva.

Características	*Streptococcus pyogenes*	*Streptococcus agalactiae*	Outros estreptococos beta-hemolíticos*	*Enterococcus*	Estreptococos do grupo D	*Streptococcus pneumoniae*	Estreptococos do complexo *viridans*
Tipo de hemólise	β	β ou γ	β	α, β ou γ	a ou g	α	α ou γ
Suscetibilidade à vancomicina Bacitracina Optoquina	S** S R	S R*** R	S R*** R	S (R) R R	S R R	S S S***	S R*** R
Hidrólise do hipurato	–	+	–	–***	–	–	–***
*PYR****	+	–	–	+	–	–	–
Teste do CAMP*****	–	+	–	–	–	–	–
Hidrólise da esculina em presença de 40% de sais biliares	–	–	–	+	+	–	–***
Crescimento em meio de cultura (caldo deNaCl a 6,5%)	–	–	–	+	–	–	–

*Grupos β-hemolíticos que não A, B e D; **S = suscetível; R = resistente: S (R) = maior porcentagem das cepas suscetível; V = variável; + = presente; – = ausente; ***Exceções podem ocorrer; ****PYR: os substratos utilizados nesse teste são a L-pirrolidonil-naftilamida e o ácido L-piroglutâmico-naftilamida, com produção de pirrolidonil-arilamidase (*PYR*), quando o resultado é positivo; *****CAMP: as letras iniciais dos nomes de Christie, Atkins e Munch-Petersen, autores que descreveram o teste.

Fonte: Modificada de Larsen, 1995.

IDENTIFICAÇÃO BIOQUÍMICA

A identificação presuntiva dos estreptococos e enterococos pode ser efetuada com o emprego de recursos acessíveis a pequenos laboratórios, por intermédio de alguns testes considerados básicos (Tabela 47.1). A identificação rigorosa ou definitiva, no entanto, exige a análise de um grande número de características fenotípicas e, às vezes, também a realização de testes sorológicos.

Além dos testes citados na Tabela 47.1, o teste da leucinoaminopeptidase é útil para diferençar os estreptococos de alguns cocos gram-positivos catalase-negativos com morfologia semelhante à dos estreptococos do complexo *viridans*.

CARACTERÍTICAS FISIOLÓGICAS

De acordo com as características fisiológicas, as bactérias da família *Streptococcaceae* são distribuídas em quatro classes: estreptococos piogênicos, estreptococos produtores de ácido láctico, estreptococos do complexo *viridans* e enterococos.

Os estreptococos piogênicos – como o nome sugere – correspondem àqueles que induzem a formação de pus nas lesões, sendo em sua maioria β-hemolíticos e correspondendo, quase totalmente, aos grupos de Lancefield. Os principais gêneros a que pertencem as bactérias produtoras de ácido láctico (a partir da fermentação de açúcares) são: *Lactobacillus*, *Lactococcus*, *Pediococcus*, *Vagococcus*, *Leuconostoc*, *Streptococcus* (*Streptococcus pyogenes*, *Streptococcus mutans* e *Streptococcus salivarius*) e Enterococcus (*Enterococcus faecalis*). Os estreptococos do complexo *viridans* são α-hemolíticos ou não hemolíticos (γ-hemolíticos), não grupáveis na classificação de Lancefield, constituídos por espécies encontradas na microbiota das vias respiratórias superiores de seres humanos e considerados patógenos oportunistas.

O gênero *Enterococcus*, da família *Enterococcaceae*, contempla diversas espécies, encontradas invariavelmente na microbiota do intestino humano.

ESTREPTOCOCO DO GRUPO A

A estrutura, os produtos extracelulares e as enzimas do estreptococo do grupo A (*Streptococcus pyogenes*) encontram-se descritos com pormenor em diversas publicações (Cunningham 2000; Courtney et al. 2002; Stollerman, 2004; Kaplan e Gerber, 2009; Bryant e Stevens 2015).

As células do estreptococo β-hemolítico do grupo A de Lancefield (*Streptococcus pyogenes* ou, simplesmente, estreptococo do grupo A) são redondas ou ovoides, apresentam 0,6 a 1 µm de diâmetro e suas colônias em ágar-sangue de carneiro, brancas ou cinzentas, medem de 1 a 2 mm de diâmetro e são circundadas por halo de hemólise completa (β-hemólise). *Streptococcus pyogenes* é responsável pela maioria (cerca de 90%) das infecções causadas pelas bactérias da família *Streptococcaceae*. As formas clínicas, localizadas ou invasivas, das infecções por *Streptococcus pyogenes* são: faringite; faringoamidalite ou faringotonsilite (angina); impetigo; ectima; escarlatina; erisipela; celulite; miosite; fascite necrosante; síndrome do choque tóxico; e sepse puerperal ou secundária a ferimentos provocados por traumatismo ou por infecção primária da pele (Quadro 47.2). A doença reumática, a glomerulonefrite difusa aguda, o eritema nodoso, a púrpura de Henoch-Schönlein e a artrite reacional são as complicações tardias não supurativas de infecções causadas por essa bactéria.

Na Figura 47.1 está representada esquematicamente a estrutura celular do estreptococo do grupo A e enumerados seus produtos celulares e suas enzimas.

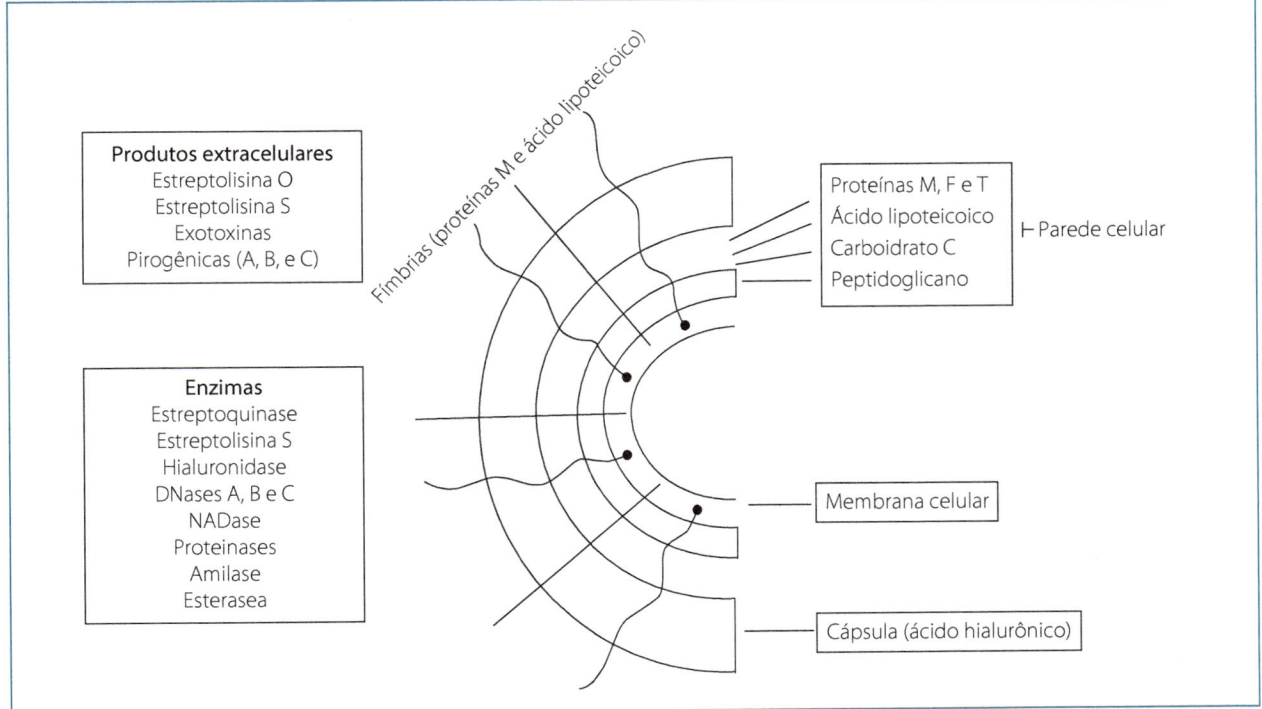

FIGURA 47.1 Produtos celulares e enzimas do estreptococo do grupo A e representação esquemática de sua estrutura.

Parede celular, cápsula e membrana citoplasmática

O componente básico da parede celular do estreptococo do grupo A, responsável pela rigidez bacteriana, é o peptidoglicano (mucopéptide), constituído por cadeia de glicanos formada por subunidades de N-acetilglucosamina e ácido N-acetilmurâmico conectadas a um tripeptídeo (ácido D-glutâmico, L-lisina e D e L-alanina). O peptidoglicano, à semelhança da endotoxina da célula de bactérias gram-negativas, é capaz de ativar a via alternativa do sistema do complemento.

Ligado ao peptidoglicano, outro importante componente da parede celular é o carboidrato da parede celular (também denominado carboidrato C), um dímero característico do estreptococo do grupo A constituído por L-ramnose e N-acetilglucosamina, presentes na proporção de 2:1. A classificação de Lancefield dos estreptococos (e enterococos) β-hemolíticos, como já se mencionou, baseia-se nas propriedades antigênicas desse carboidrato, peculiares de cada sorotipo. Também se encontram na parede celular de *Streptococcus pyogens* as proteínas M, F, R e T e o ácido lipoteicoico; este, ao lado da proteína M e das proteínas que se ligam à fibronectina (em particular, a proteína F), constitui uma das principais adesinas dessa bactéria, particularmente importante na ligação com as células do epitélio da nasofaringe. A proteína M, cujas propriedades são analisadas a seguir, tem estrutura fibrilar e, a partir de seu ponto de fixação no peptidoglicano, estende-se até a superfície celular, na qual emerge sob a forma de fímbrias. O antígeno do estreptococo, que induz a produção de anticorpos protetores (SPa) contra outra proteína presente na superfície da célula bacteriana, contém epítopos diferentes dos encontrados na proteína M; esse antígeno associa-se com a proteína M para a expressão máxima da virulência, nas cepas de *Streptococcus pyogenes* em que esses dois componentes são encontrados (Stollerman, 2004).

O estreptococo do grupo A é envolvido por cápsula constituída por ácido hialurônico, mucopolissacáride responsável pelo aspecto mucoide das colônias que, ao contrário da proteína M da parede celular, é pouco imunogênico, não induzindo o aparecimento no soro de anticorpos protetores. No entanto, dificulta a fagocitose de *Streptococcus pyogenes* por parte de neutrófilos e macrófagos e está envolvido no processo de colonização dessa bactéria, ao ligar-se com receptores específicos presentes na superfície das células epiteliais da faringe. Os estreptococos que têm ácido hialurônico em sua cápsula aderem aos queratinócitos por intermédio de receptores específicos (glicoproteína CD44).

A membrana citoplasmática de *Streptococcus pyogenes* contém alguns antígenos semelhantes aos encontrados no miocárdio, em músculos lisos, em fibroblastos de valvas cardíacas e em tecidos nervosos humanos, dando origem ao mimetismo molecular, com reação imune de tolerância ou supressão por parte do hospedeiro.

Os principais componentes antigênicos de *Streptococcus pyogenes*, muitos dos quais utilizados para a identificação e a classificação dos sorotipos dessa bactéria e para o diagnóstico das infecções por ele causadas, incluem o polissacáride da parede celular, as proteínas M e T, a estreptolisina O, a estreptolina S, a desoxirribonuclease B (estreptodornase), a hialuronidase, a estreptoquinase e a nicotinamida-adenina-dinucleotídeo (NAD).

As adesinas encontradas nas fímbrias (*pili*) são a proteína M e o ácido lipoteicoico. Outras proteínas de superfície, citadas a seguir, também participam como fatores de aderência de *Streptococcus pyogenes.*

As exotoxinas pirogênicas estão associadas aos casos graves de escarlatina e à síndrome do choque tóxico estreptocócico.

A proteína M, diretamente relacionada com a virulência do estreptococo do grupo A, é o componente imunogênico da parede celular cujas variações de estrutura (diferenças antigênicas), demonstradas por intermédio de análise sequencial do gene *emm*, permitiu a caracterização de mais de 120 sorotipos e/ou genótipos dessa bactéria (Facklam et al., 2002); mais de 80 tipos de proteína M já haviam sido identificados anteriormente pela técnica de sorotipagem. Para que as pessoas adquiram proteção contra as infecções por *Streptococcus pyogenes* é necessário que desenvolvam imunidade contra cada um desses sorotipos. Atualmente, a identificação da proteína M em cada cepa dessa bactéria é efetuada não mais pelo laborioso método da sorotipagem, mas por meio de técnicas de biologia molecular, em especial a reação em cadeia da polimerase (PCR, do inglês *polymerase chain reaction*) (Beal et al., 1996). Os genes que codificam a produção da proteína M são denominados genes *emm*. A resistência de *Streptococcus pyogenes* à fagocitose é proporcional à quantidade de proteína M presente na parede celular, e a imunidade a cada sorotipo está associada à presença no sangue de anticorpos opsonizantes específicos contra o tipo de proteína M encontrado na cepa em questão (imunidade tipo-específica). A proteína M inibe a fagocitose do estreptococo β-hemolítico do grupo A ao dificultar, na superfície da célula, a ativação do sistema do complemento por via alternativa e a consequente formação da fração opsonizante C3b; essa propriedade é suprimida pelos anticorpos específicos antiproteína M. A proteína M participa da ligação de *Streptococcus pyogenes* a queratinócitos, em infecções cutâneas. Por ser diferente o padrão da sequência de seus nucleotídeos, a estrutura da proteína M não é a mesma nas cepas de *Streptococcus pyogenes* que causam faringite em relação às cepas responsáveis por infecções cutâneas (Bessen et al., 2000). A quantidade de proteína M produzida pela cepa infectante de *Streptococcus pyogenes* diminui durante a convalescença e em vigência do estado de portador. Pode encontrar-se proteína M, semelhante à do estreptococo do grupo A, em estreptococos dos grupos C e G (Bryant e Stevens 2015). Algumas cepas de *Streptococcus pyogenes* cuja proteína M não é detectada podem ser identificadas por meio de anticorpos contra antígenos da proteína T da parede celular, que também se expressa na superfície dessa bactéria (Cunningham, 2000). Mais de 90% das cepas de *Streptococcus pyognes* podem ser classificadas sorologicamente, com base na pesquisa simultânea dos antígenos M e T (Stollerman, 2004). Sabe-se que as infecções por *Streptococcus pyogenes* são mais comuns na infância e na adolescência; isso se deve ao fato de que infecções sucessivas (sintomáticas ou inaparentes) pelos sorotipos M prevalentes na comunidade vão conferindo, com o transcorrer do tempo, imunidade tipo-específica e duradoura contra essa bactéria, conferida por anticorpos opsonizantes. Esses anticorpos contra a proteína M só aparecem no sangue 4 a 8 semanas depois de instalada a infecção. Na fase aguda da doença, em indivíduos não imunes, o principal mecanismo de defesa antiestreptocócico é a fagocitose, cuja eficácia é limitada na ausência de opsonização.

O fator de opacidade do soro é uma lipoproteinase intimamente associada à proteína M de cepas de *Streptococcus pyogenes* que causam infecções cutâneas. Apresenta a capacidade de ligar-se à fibronectina e é utilizado como marcador epidemiológico na classificação dos estreptococos em surtos epidêmicos, particularmente quando o tipo de proteína M não é reconhecido; 40 a 45% das cepas invasivas de *Streptococcus pyogenes* produzem o fator de opacidade do soro, que também foi encontrado em cepas de estreptococos dos grupos C e G (Katerov et al., 2000).

A proteína T não se associa com virulência nem com imunidade, mas, como já se mencionou, possibilita – de acordo com variações de sua estrutura – tipagem complementar de *Streptococcus pyogenes*, particularmente de cepas que não se consegue identificar com o emprego de anticorpos contra a proteína M, fato comumente observado nas infecções cutâneas.

A proteína F (proteína de ligação à fibronectina) da parede celular do estreptococo do grupo A, com seus dois componentes (F1 e Sfb1) – também não imunogênica – é capaz de ligar-se à fibronectina e ao fibrinogênio humanos. Sua participação na virulência bacteriana não é conhecida, mas já se demonstrou que atua como adesina e media a interiorização de *Streptococcus pyogenes* em células não fagocíticas (Cunningham, 2000).

Para que a infecção por *Streptococcus pyogenes* se estabeleça, a bactéria deve primeiro ter a capacidade de ligar-se à célula da porta de entrada (mucosa nasofaríngea ou pele), por meio de adesinas bacterianas que interagem com receptores celulares específicos, admitindo-se que esse fenômeno se dê em duas etapas: a primeira, com a participação primordial do ácido lipoteicoico, ligando-se à fibronectina de células epiteliais; e a segunda, com a participação de outros fatores de aderência (proteína M, proteína F, fator de opacidade sérica, proteína de ligação à vitronectina e proteína FBP54).

A presença ou não de receptores específicos para cada uma das adesinas na pele e na faringe explicam a diversidade de sua atuação nessas localizações; como já se mencionou, o ácido lipoteicoico e a proteína M encontram-se nas fímbrias piliformes que emergem da superfície celular (Figura 47.1). Com a aderência das bactérias às células epiteliais, configura-se a colonização, indispensável para que, em seguida, os estreptococos β-hemolíticos do grupo A possam invadir os tecidos e provocar infecção (Cunningham, 2000). Segundo esse autor, a demonstração de que *Streptococcus pyogenes* pode penetrar – não só na intimidade dos tecidos, mas no interior de células epiteliais – explicaria a impossibilidade de erradicá-lo da orofaringe em aproximadamente 30% dos casos de faringoamidalite (Courtney et al., 2002).

Produtos extracelulares

Vários produtos extracelulares de *Streptcoccus pyogenes* – toxinas e enzimas – participam como mediadores de fenômenos observados no quadro clinicopatológico das doenças causadas por essa bactéria: toxina pirogênica, hemolisinas, hialuronidase, estreptoquinase e estreptodornase. Alguns deles promovem respostas imunológicas que fundamentam os métodos sorológicos por meio dos quais se pode realizar o diagnóstico laboratorial de infecção estreptocócica pregressa.

Foram identificadas três exotoxinas pirogênicas (A, B e C) de *Streptococcus pyogenes* – antigamente denominadas toxinas eritrogênicas – que atuam como superantígenos, por meio de mecanismo semelhante ao que ocorre com *Staphylococcus aureus* (Capítulo 46), estimulando a blastogênese de linfócitos, potencializando o choque provocado por endotoxina, deprimindo a síntese de anticorpos e induzindo o aparecimento de febre. A existência desses três tipos de exotoxinas pirogênicas explica por que algumas pessoas podem apresentar vários episódios de escarlatina. As exotoxinas pirogênicas A e C são produzidas por cepas lisogênicas – isto é, cujos genes que as codificam são veiculados por bacteriófagos – de *Streptococcus pyogenes*. Os genes que codificam as exotoxinas pirogênicas A e C não requerem processamento pelas células apresentadoras de antígenos, estimulando linfócitos T diretamente, ao ligar-se direta e inespecificamente com moléculas de classe II do complexo principal de histocompatibilidade (CPH ou MHC, do inglês *Major Histocompatibility Complex*). Como superantígenos, são capazes de estimular cerca de 20% dos linfócitos T, determinando a liberação no sangue de grande quantidade de citocinas. Comprovou-se, a partir da década de 1980, que, à semelhança de *Staphylococcus aureus*, cepas de *Streptococcus pyogenes* produtoras da exotoxina pirogênica A podiam causar infecções invasivas graves (miosite, fascite necrosante e síndrome do choque tóxico), com extensa destruição tecidual (Willowghby e Greenberg, 1983; Cone et al., 1987; Stevens, 1992, 1995, 2003; Stevens et al., 1989; Bryan e Stevens, 2015).

Demonstrou-se, também, que o exantema escarlatiniforme resulta de reação de hipersensibilidade, e não da ação direta das toxinas pirogênicas. Do estímulo de grande número de linfócitos T por esses superantígenos, resultam: (a) imunodepressão de linfócitos B; (b) liberação de linfocinas: fator de necrose tumoral-β (FNT-β), interferon-γ (IFNγ) e interleucina-2 (IL-2); (c) liberação de fator de necrose tumoral-α (FNT-α) e de interleucina-1 (IL-1) pelos macrófagos; (c) eritrofagocitose; (d) erupção cutânea. A hipotensão é mediada pelas substâncias citadas em (b) e (c) (Schlievert e Assimacopoulos, 2004). A liberação do FNT-α e da IL-1 pelos macrófagos é responsável não só pela reação vascular associada ao intenso eritema cutâneo, resultante de reação de hipersensibilidade, às vezes presente no quadro clínico de doenças causadas por *Streptococcus pyogens* (escarlatina e síndrome do choque tóxico), mas também por outras alterações demonstradas experimentalmente – efeito pirogênico (por estímulo direto do hipotálamo), miocardiotoxicidade e hepatotoxicidade –, além de outras manifestações presentes na síndrome do choque tóxico (Stevens et al., 1989; Schlievert e Assimacopoulos, 2004; Bryant e Stevens, 2015).

Herwald et al. (2004) demonstraram que a proteína M pode ser liberada na superfície de estreptococos do grupo A circulantes e ligar-se ao fibrinogênio plasmático, formando agregados no sangue e nos tecidos; observaram em camundongos que esses complexos constituídos por proteína M e fibrinogênio ligam-se a receptores de superfície (integrinas β-2) de neutrófilos, determinando a desgranulação dessas células, com a geração de metabólitos tóxicos do oxigênio e a secreção de várias enzimas proteolíticas e glicolíticas, responsáveis pela lesão de células endoteliais, de que resultam a passagem de plasma e eritrócitos para o espaço extravascular e a coagulação intravascular. Segundo Brown (2004), esse seria o principal mecanismo patogênico da síndrome do choque tóxico causada por *Streptococcus pyogenes*. Herwald et al. (2004) comprovaram, também, que a injeção prévia do antagonista da integrina β-2 (tetrapeptídeo inibidor da ligação dos complexos com os neutrófilos) pode reduzir a intensidade dos mencionados efeitos patogênicos.

Ambas as β-hemolisinas (estreptolisina O e estreptolisina S) são leucocidinas produzidas pela maioria das cepas de *Streptococcus pyogenes* e também por estreptococos dos grupos C e G, dotadas da propriedade de lesar membranas de neutrófilos polimorfonucleares, plaquetas e organelas subcelulares; a estreptolisina O tem potente ação miocardiotóxica.

A estreptolisina O é antigênica, induzindo em cerca de 85% dos indivíduos infectados por *Streptococcus pyogenes* o aparecimento de elevadas concentrações séricas de antiestreptolisina O (ASLO), 1 a 4 semanas após a fase aguda da doença, permanecendo em concentração elevada no sangue durante semanas ou meses. A antiestreptolisina O não é encontrada no soro de pessoas que apresentaram estreptococcias restritas à pele. A estreptolisina S, não dotada de capacidade antigênica, é a principal responsável pela lise de hemácias na superfície das placas de ágar-sangue.

A hialuronidase, enzima produzida por *Streptococcus pyogenes*, catalisa a hidrólise do ácido hialurônico presente em sua cápsula e na matriz do tecido conjuntivo, facilitando a disseminação da bactéria em diversos tecidos das pessoas infectadas, sobretudo na pele e ao longo da fáscia dos músculos. A demonstração no sangue de anticorpos anti-hialuronidase (com taxa de frequência semelhante à da detecção de antiestreptolisina O, anti-ADNase B e antiestreptoquinase) pode contribuir para a confirmação diagnóstica *a posteriori* da ocorrência das infecções, principalmente as cutâneas, causadas por estreptococos do grupo A.

Formando complexos com o ativador do plasminogênio, os dois tipos de estreptoquinase (também denominada fibrinolisina estreptocócica) produzidos por *Streptococcus pyogenes* catalisam a transformação de plasminogênio em plasmina, proteinase sérica que converte a fibrina em produtos solúveis, sendo responsável pela dissolução de coágulos sanguíneos. Na ausência de rede de fibrina, deixa de haver adequado bloqueio à disseminação das bactérias presentes nos focos infecciosos. Acrescente-se que a estreptoquinase induz a formação de pus liquefeito e secreção serossanguinolenta observados em algumas infecções por *Streptococcus pyogenes*.

Além da desoxirribonuclease B (estreptodornase), outras três desoxirribonucleases ou DNAses (A, C e D) promovem a despolimerização do ácido desoxirribonucleico (ADN) encontrado nos exsudatos que se formam nas infecções cutâneas e faríngeas causadas por *Streptococcus pyogenes*, degradando as nucleoproteínas e estimulando a formação de pus liquefeito, encontrado em infecções provocadas por essa bactéria nas citadas localizações. A detecção de antidesoxirribo-

nuclease B (anti-DNase B) no soro dos pacientes – sobretudo quando os títulos de antiestreptolisina O (ASLO) são normais ou pouco elevados – fundamenta a suspeita da ocorrência de infecção estreptocócica anterior, tendo sua maior utilidade no diagnóstico dos casos em que a coreia constitui manifestação isolada da doença reumática.

Em relação a outros produtos extracelulares antigênicos de *Streptococcus pyogenes* – nicotinamida-adenina-dinucleotídeo (NAD), adenosinotrifosfatase, proteinases (particularmente a C5a-peptidase), antígeno protetor do estreptococo, amilase, fosfatases, esterases e neuraminidase –, apenas os anticorpos contra a enzima NADase – abreviatura de NAD-glico-hidrolase ou NAD-nucleosidase –, que provoca a hidrólise de NAD, podem ser úteis para o diagnóstico de infecções causadas por estreptococos do grupo A e, como consequência, para evidenciar sua participação no aparecimento de complicações não supurativas (doença reumática e glomerulonefrite difusa aguda). A NAD-glico-hidrolase (NADase) tem sido implicada na patogênese da síndrome do choque tóxico e da fascite necrosante causadas pelo estreptococo do grupo A, tendo-se demonstrado como alvo potencial para a supressão da virulência (Tatsuno et al., 2007, 2010).

As cepas de *Streptococcus pyogenes* responsáveis por faringite aguda, associadas ao desenvolvimento de doença reumática, são habitualmente desprovidas de lipoproteinase (fator de opacidade sérica), presente nas cepas que causam infecções cutâneas.

Transmissão

Para que um indivíduo com faringite ou faringoamidalite causada por *Streptococcus pyogenes* transmita essa bactéria para uma pessoa suscetível, é indispensável o contato íntimo na fase aguda da doença. A transmissão ocorre habitualmente de forma direta, de indivíduo para indivíduo, por intermédio de gotículas de saliva ou de secreções nasofaríngeas de pessoas infectadas, sendo favorecida por aglomerações em ambientes fechados, sobretudo durante os meses frios do ano.

As lesões das piodermites estreptocócicas, desde que abertas, servem também como fonte de infecção. Água e alimentos contaminados podem provocar surtos epidêmicos de infecção por *Streptococcus pyogenes*. Os portadores assintomáticos da bactéria nas narinas são também capazes de transmiti-la a seus comunicantes, no convívio íntimo domiciliar. Poeira, roupas e utensílios contaminados, além de outros fômites, não têm participação significativa na transmissão do estreptococo do grupo A.

Embora *Streptococcus pyogenes* seja capaz de acometer pessoas de qualquer idade, as infecções por essa bactéria são observadas predominantemente na infância. Segundo Bisno e Stevens (2015), 15 a 20% de crianças em idade escolar são portadoras assintomáticas dessa bactéria na nasofaringe, com taxas significativamente mais baixas em adultos. Os portadores assintomáticos de *Streptococcus pyogenes* apresentam complicações tardias não supurativas com frequência muito menor que os não portadores (Kaplan e Gerber, 2009).

ESTREPTOCOCO DO GRUPO B

A estrutura e as propriedades do estreptococo do grupo B (*Streptococcus agalactiae*), assim como as doenças causadas por essa bactéria, foram recentemente revistas e atualizadas com pormenores por vários autores (Pannaraj e Baker, 2009; Ewards e Nizet, 2011; Edwards e Baker, 2015).

Embora inicialmente identificado como agente de mastite bovina, o estreptococo do grupo B foi reconhecido como patogênico para seres humanos há mais de meio século; apenas na década de 1960 se demonstrou que *Streptococcus agalactiae* era frequentemente responsável por infecções maternas e de recém-nascidos. Na década de 1970, houve acentuado aumento da incidência de sepse e meningite neonatais causadas por essa bactéria, comprovado em vários continentes, tornando esse patógeno o agente mais comum (considerado isoladamente) dessas infecções nos dois primeiros anos de vida.

Além de responsável por doenças em recém-nascidos e lactentes, o estreptococo do grupo B também pode causar infecções em gestantes, no momento do parto e no período que a ele se segue (em particular, sepse puerperal), e em adultos não gestantes.

As características de *Streptococcus agalactiae* estão enumeradas no Quadro 47.2 e na Tabela 47.1. Nesta, verifica-se que é a única espécie de estreptococo que induz resultado positivo no teste CAMP (iniciais dos pesquisadores responsáveis por sua idealização), por ser capaz de produzir o fator CAMP, fosfolipase termoestável que atua sinergicamente com a betalisina produzida por algumas cepas de *Staphylococcus aureus* na hemólise observada em placas de ágar-sangue nas quais *Streptococcus agalactiae* se está multiplicando.

Os estreptococos do grupo B patogênicos para seres humanos são providos de cápsula. Com base nas diferenças estruturais dos antígenos capsulares polissacarídicos tipo-específicos (complexo polissacarídico, denominado substância C, constituído por ramnose, N-acetilglucosamina, galactose e glicerolfosfato), foram identificados dez sorotipos de *Streptococcus agalactiae*: Ia, Ib, II, III, IV, V, VI, VII, VIII e IX. Os sorotipos Ia, Ib, II, III e V são os responsáveis por cerca de 95% das infecções diagnosticadas nos Estados Unidos da América (EUA); o sorotipo III é o agente predominante de meningite na doença precoce e da maioria dos casos de doença tardia (AAP, 2018b); o sorotipo IV emerge como importante agente de infecção invasiva, em adultos. Raramente os sorotipos VI, VII, VIII e IX estão envolvidos na etiologia de doença humana nesse País e no Reino Unido (Ewards e Nizet, 2011). Segundo esses autores, os sorotipos VI e VIII são os mais comumente isolados de mulheres hígidas, no Japão.

A quantidade de polissacárides capsulares tipo-específicos eliminados por estreptococos do grupo B relaciona-se com a virulência, sabendo-se que são capazes de inibir *in vitro* a opsonização e a fagocitose dessas bactérias (Pannaraj e Baker, 2009); a maior resistência à fagocitose, que se desenvolve mediante opsonização por C3b, depende da quantidade de ácido siálico na cápsula polissacarídica da bactéria, sabendo-se que o ácido siálico inibe a ativação do sistema do complemento. *Streptococcus agalactiae* traz também em sua superfície o antígeno proteico denominado proteína C (anteriormente conhecido como antígeno Ibc), com dois subtipos (α e β), encontrado na totalidade ou em mais de 90% das cepas pertencentes aos sorotipos Ib, Ia e V, em cerca de 50% das cepas do sorotipo II e em menos de 5% das cepas do sorotipo III dessa espécie de estreptococo (Wessels e Kasper, 2004). Ainda segundo esses autores, há várias outras proteínas de superfície em *Streptococcus agalactiae*, entre as quais as proteínas C (α e β) e a Rib, que se demonstraram capazes de induzir, em animais, anticorpos específicos, dotados, portanto, de potencial para serem usados como vacinas. A β-hemolisina produzida por cepas de *Streptococcus agalactiae* associa-se ao aparecimento de lesão tecidual. A esterase (C5a-esterase), presente na maioria das cepas, inativa o componente C5a do sistema do complemento, prejudicando a quimiotaxia.

Outros produtos extracelulares de *Streptococcus agalactiae*, cuja participação na patogênese ainda não foi definitivamente estabelecida, são constituídos por ácido lipoteicoico, hialuronidase, neuraminidase, hipuricase e nucleases. O ácido lipoteicoico sintetizado pelo estreptococo do grupo B parece ser o responsável pela aderência da bactéria à superfície de células epiteliais humanas (colonização).

Em resumo, o principal fator patogênico de *Streptococcus agalactiae* é o polissacáride capsular. O peptideoglicano e o ácido lipoteicoico provocam a liberação por parte de células linfoides de várias citocinas, entre as quais a IL-6 e o FNT-α. Os imunocomplexos que se formam podem contribuir para a ocorrência de lesão tecidual.

O estreptococo do grupo B integra a microbiota de parcela variável de gestantes, tendo sido isolado da vagina ou do reto em 15 a 40% dessas mulheres. O reservatório primário dessa bactéria é o segmento inferior do tubo gastrointestinal (onde a taxa de culturas positivas é muito maior), sendo sua recuperação nesse local cerca de três a cinco vezes mais comum que na vagina (Ewards e Nizet, 2011). A prevalência da colonização orofaríngea é baixa (cerca de 5%); em homossexuais do sexo masculino, porém, alcança taxa de aproximadamente 20% (Edwards e Baker, 2015). Segundo esses autores, a colonização por *Streptococcus agalactiae* verifica-se em cerca de 75% das mulheres, no reto e na vagina; no sexo masculino, obviamente, a colonização é exclusivamente retal. A transmissão, para 50% dos recém-nascidos, dá-se no momento do parto, a partir de secreções vaginais ou das fezes, onde a bactéria está presente. A manifestação de doença – mais precoce ou mais tardia, mais leve ou mais grave – depende principalmente do volume do inóculo e das condições do hospedeiro. Apenas número pequeno de recém-nascidos infectados apresenta manifestações clínicas. Os recém-nascidos podem colonizar-se com *Streptococcus agalactiae* também a partir de outras fontes do organismo materno, durante sua permanência no berçário, situação em que só excepcionalmente resulta o aparecimento de doença.

Como já se assinalou, *Streptococcus agalactiae* pode às vezes provocar doença grave em adultos, particularmente em gestantes, puérperas, idosos e imunodeprimidos; o desenvolvimento de doença invasiva, nessas pessoas, depende do sorotipo e da condição imunológica do hospedeiro.

ESTREPTOCOCOS DOS GRUPOS C E G

As características dos estreptococos dos grupos C e G, assim como as doenças por eles causadas, foram revistas com pormenor por Kaplan e Gerber (2009) e Sinner e Tunkel (2015).

Na moderna terminologia, estabelecida com base em estudos de genotipagem, os estreptococos β-hemolíticos que formam grandes colônias em meio de cultura, incluídos tradicionalmente nos grupos C e G (*Streptococcus dysgalactiae*, *Streptococcus equi*, *Stretococcus equisimilis* e *Streptococcus zooepidermicus*), passaram a ser agrupados numa só espécie – *Streptococcus dysgalactiae* subsp. *equisimilis* –, cujas infecções humanas pelas quais é responsável são similares às causadas por *Streptococcus pyogenes*. No entanto, a patogenicidade de *Streptococcus dysgalactiae* subsp. *equisimilis* é menor que a de *Streptococcus pyogenes*, o que fica evidenciado pelo fato de acometer predominantemente pessoas com doenças de base (diabéticos, indivíduos com neoplasias malignas, alcoólatras crônicos e imunodeprimidos) (Kaplan e Gerber, 2009). Em pelo menos um quinto dos indivíduos com infecção por estreptococo do grupo G foi detectada a presença de neoplasia maligna.

Os estreptococos do grupo C e G participam com frequência variável da microbiota humana em narina, faringe, pele e trato genital de crianças e adultos normais; foram também isolados no umbigo de recém-nascidos, em secreções da vagina (no puerpério) e, ocasionalmente, do trato intestinal. Segundo Kaplan e Gerber (2009), *Streptococcus dysgalactiae* subsp. *equisimilis* faz parte da microbiota do trato respiratório superior em 1 a 18% de pessoas hígidas em países com clima temperado, sendo maior essa porcentagem em regiões tropicais. Jaalama et al. (2018), na Finlândia, obtiveram cultura positiva para esse estreptococo (e negativa para estreptococo do grupo B) em 2,9% de 15.144 amostras de secreção colhidas por meio de *swab* retovaginal de gestantes hígidas (entre a 35ª e a 37ª semana de gravidez); nas mulheres colonizadas por *Streptococcus dysgalactiae* subsp. *equisimilis* C ou G, observou-se incidência mais alta de endometrite puerperal que nas gestantes não colonizadas. Também se deve lembrar que diversas espécies animais servem de reservatório para essa bactéria.

A genotipagem de *Streptococcus dysgalactiae* subsp. *equisimilis* baseia-se na detecção e no sequenciamento do gene *emm*, responsável pela codificação do principal fator de virulência, a proteína M (principal adesina dessa bactéria); tem antígenos da proteína M, que são sorológica e genotipicamente diferentes dos antígenos encontrados na proteína M de *Streptococcus pyogenes*, sendo úteis como marcadores sorológicos. O teste da bacitracina, usado para a diferenciação entre *Streptococcus pyogenes* (bacitracinossensível) e *Streptococcus dysgalactiae* subsp. *equisimilis* (bacitracinorresistente), não permite atualmente separação segura entre as bactérias dessas espécies, exigindo-se para diferenciação rigorosa com *Streptococcus pyogenes* a realização do teste PYR e do teste de sensibilidade ao cotrimoxazol, a que *Streptococcus pyogenes* costuma ser resistente e *Streptococcus dysgalactiae* subsp. *equisimilis* é habitualmente sensível. *Streptococcus dysgalactiae* subsp. *equisimilis* produz estreptoquinase e estreptolisina O, mas não estreptolisina S. Além da proteína M, da estreptoquinase e da estreptolisina O, a hialuronidase e a C5-peptidase estão envolvidas na patogênese das infecções causadas por esse estreptococo.

Os estreptococos do grupo C e do grupo G foram demonstrados como agentes de infecções humanas – semelhantes às causadas por estreptococo do grupo A –, principalmente faringite, infecções de partes moles, artrite séptica, bacteriemia e sepse neonatal (esta, em prematuros e recém-nascidos de baixo peso, causada por estreptococo do grupo G); com baixa incidência, foram demonstrados como agentes etiológicos de endocardite, meningite (frequentemente associada com endocardite), pneumonia, osteomielite e infecção puérpera) (Sinner e Tunkel, 2015). Esses autores apresentam uma relação de outras infecções que raramente tiveram como agente etiológico estreptococos do grupo C ou G. Deve-se assinalar que, além de patogênico para seres humanos, *Streptococcus dysgalactiae* subsp. *equisimilis* é capaz de causar doenças em diversa espécies animais (equinos, bovinos, suínos, coelhos, cobaios e frangos).

Estudos antigos evidenciaram a participação de *Streptococcus equi* subsp. *zooepidermicus* (ou, simplesmente, *Streptococcus zooepidermicus*) – que tem o antígeno C de Lancefield – na etiologia de surtos epidêmicos de infecções em animais domésticos (cavalos, bovinos, porcos e carneiros); raramente, foi demonstrado como agente de infecções humanas, nas quais a transmissão se deu por intermédio da ingestão de leite não pasteurizado ou de produtos lácteos; o leite, nessas eventualidades, foi oriundo de vacas com mastite provocada por essa bactéria.

ESTREPTOCOCOS DO GRUPO D

A classificação, a identificação e a associação com doenças dos estreptococos do grupo D de Lancefield foram recentemente revistas e atualizadas por Dekker e Lau (2016) e por Pompilio et al. (2019).

Consideram-se, na atualidade, pertencentes ao grupo D de Lancefield os estreptococos do grupo de *Streptococcus bovis* spp. (também denominado grupo de *Streptococcus bovis*/ *Streptococcus equinus* spp. ou, também, por alguns autores, grupo de *Streptococcus gallolyticus* spp.), cujas espécies causadoras de doenças humanas, na terminologia atualizada, são *Streptococcus gallolyticus*, *Streptococcus pasteurianus*, *Streptococcus infantarius* e *Streptococcus lutetiensis*. Essas bactérias pertencem ao complexo *viridans,* sendo agentes de endocardite e bacteriemia em enfermos com carcinoma do colo e com outras lesões do trato gastrointestinal (Quadro 47.2). A associação de endocardite com câncer de colo é mais intimamente associada com *Streptococcus gallolyticus* subsp. *gallolyticus* (Boleij et al., 2011), ainda que não deixe de verificar-se com as outras subespécies do grupo. *Streptococcus pasteurianus* foi identificado como agente etiológico de infecções em recém-nascidos e crianças, principalmente sepse neonatal (acompanhada ou não de meningite), semelhante ao causado por estreptococo do grupo B (Floret et al., 2010; Saegeman et al., 2016). A identificação presuntiva desses estreptococos pode ser feita por meio de testes fenotípicos citados no Quadro 47.3.

Os estreptococos do grupo de *Streptococcus bovis* spp. foram isolados das fezes de 2 a 12% de pessoas hígidas e em até 50% de indivíduos com tumores colorretais. Essas bactérias não participam da microbiota da boca, se bem que, em pequena parcela de seres humanos normais, tenham sido recuperadas em culturas de secreções da gengiva e da garganta.

A porta de entrada das infecções por estreptococos do grupo de *Streptococcus bovis* spp. é geralmente o trato intestinal, embora sua origem tenha sido atribuída, em alguns casos, ao trato urinário, à árvore biliar ou a manipulações dentárias. Esses estreptococos, ao contrário dos enterococos, costumam ser sensíveis à ação isolada da penicilina G.

ESTREPTOCOCOS DO COMPLEXO *VIRIDANS*

As espécies bacterianas que constituem o complexo *viridans* são designadas genericamente por *Streptococcus viridans*, estando distribuídas pelos grupos *anginosus*, *bovis*, *mitis*, *mutans* e *salivarius*, citados no Quadro 47.2 e no Quadro 47.3. No Quadro 47.2 encontram-se suas principais propriedades, a denominação atual das espécies dos diversos grupos e os tipos de doença que causam em seres humanos. No Quadro 47.3 registram-se os resultados dos testes fenotípicos utilizados para sua diferenciação.

O fato de não serem beta-hemolíticos, mas alfa-hemolíticos, é o que diferencia os estreptococos do complexo *viridans* de outras bactérias da família *Streptococcaceae*, particularmente de *Streptococcus pyogenes* e *Streptococcus agalactiae*. Os estreptococos do complexo *viridans* provocam lise parcial dos eritrócitos, induzindo descoloração esverdeada em ágar-sangue (hemólise alfa); fazem exceção algumas cepas de *Streptococcus anginosus*, que são beta-hemolíticas ou não hemolíticas (Quadro 47.2). Os estreptococos do complexo *viridans* são as bactérias aeróbias encontradas em maior número na microbiota da boca e da orofaringe de pessoas normais. São elas dotadas de baixa patogenicidade e virulência, não contendo endotoxina nem liberando exotoxinas; as enzimas que produzem não parecem associar-se com a patogênese das doenças que podem causar. As maiores evidências são as de que as propriedades das espécies de estreptococos do complexo *viridans* envolvidas na patogênese se refiram à sua capacidade: (a) de aderir ao endotélio das valvas cardíacas e de multiplicar-se em sua intimidade, propriedade esta presente com predomínio nas cepas produtoras de dextranas; (b) de ligar-se à fibronectina presente na superfície das valvas cardíacas (principalmente nas já lesadas), por meio do seu ácido lipoteicoico, que exerce o papel de adesina (Sinner e Tunkel, 2015).

COCOS GRAM-POSITIVOS CATALASE-NEGATIVOS ESTREPTOCOCOS-SÍMILE

De acordo com Ruoff (2002), costumam ser estudados junto com os estreptococos do complexo *viridans* outros cocos gram-positivos, também catalase-negativos, α ou γ-hemolíticos – denominados estreptococos-símile –, os quais podem ser agentes etiológicos de infecções no homem e que são semelhantes a *Streptococcus viridans* quanto à morfologia celular e ao aspecto de suas colônias em meio de cultura, embora sem nenhuma relação genotípica com as bactérias do gênero *Streptococcus*. Entre essas bactérias, as dos gêneros *Leuconostoc* e *Pediococcus* foram as primeiras a

ser isoladas de seres humanos, na década de 1980. Segundo Arias e Murray (2015), já foram descritos vários tipos de doenças humanas por *Leuconostoc* spp., entre as quais bacteriemia (muitas vezes associada com a presença de cateteres), endocardite infecções pulmonares, meningite, abscesso hepático, abscesso cerebral e osteomielitetanto, tanto em pessoas imunocompetentes quanto em imunocomprometidas, inclusive em crianças e em recém-nascidos. Ressaltam esses autores a existência de resistência natural de *Leuconostoc* spp. à vancomicina e sua sensibilidade à penicilina G e à ampicilina (com CIM muito mais alta que a dos estreptococos).

PNEUMOCOCO

O pneumococo ou *Streptococcus pneumoniae*, antigamente denominado *Diplococcus pneumoniae*, é constituído por cocos gram-positivos dotados de cápsula, com forma oval ou "em chama de vela" e agrupados aos pares; cada coco mede 0,5 a 1,25 µm de diâmetro. Induz α-hemólise em placas de ágar-sangue de carneiro. É facultativamente anaeróbico e não é grupável na classificação de Lancefield (Quadro 47.2), não é capaz de sintetizar a colina, um dos principais constituintes da parede celular. O pneumococo assume a forma de cadeias curtas em meio de cultura líquido; em esfregaços corados pelo método de Gram apresenta, no exame direto ao microscópio óptico, aspecto de diplococo.

Em meio de cultura, as colônias de amostras capsuladas dos sorotipos 3 e 37 de *Streptococcus pneumoniae* apresentam aspecto mucoide, arredondado, com 1 a 3 mm de diâmetro, enquanto as colônias dos outros sorotipos têm aspecto liso, não mucoide. Em condições anaeróbicas, em meio ao qual foram adicionados eritrócitos, os pneumococos alteram a hemoglobina, dando origem à coloração esverdeada que se evidencia ao redor das bactérias.

O pneumococo é catalase-negativo e peroxidase-negativo, motivos pelos quais o acréscimo de glóbulos vermelhos ao meio de cultura inativa o peróxido de hidrogênio e aumenta a viabilidade dessa bactéria. Na Tabela 47.1 encontram-se as principais características que possibilitam a sua identificação. De modo geral, o reconhecimento de *Streptococcus pneumoniae* é feito com base nas seguintes propriedades: α-hemólise em ágar-sangue; catalase-negatividade; suscetibilidade à optoquina (98% das cepas); solubilidade em meio contendo sais biliares (Musher, 2008). Com a demonstração da existência de cepas de pneumococo resistentes à optoquina (etil-hidrocupreína), o teste de sensibilidade a essa substância (já que era o único entre os estreptococos α-hemolíticos cujo crescimento sofria inibição pela optoquina em meio de cultura) deixou de ter a importância outrora existente para a identificação dessa bactéria (Pikis et al., 2001).

Streptococcus pneumoniae é a espécie de estreptococo que causa, com maior frequência, pneumonia, meningite purulenta, sinusite e otite média agudas, estando entre as bactérias mais comumente associadas com a etiologia dessas doenças quando adquiridas na comunidade. É a bactéria predominante entre os agentes de pneumonia comunitária em adultos.

QUADRO 47.3 Testes fenotípicos que permitem identificar o grupo a que pertencem os estreptococos do complexo *viridans*.					
Grupos	**Resultados dos testes fenotípicos***				**Comentários**
	VP	**ARG**	**MAN**	**SOR**	
Streptococcus mutans spp.	+	–	+	+	*Streptococcus mutans* e *Streptococcus sobrinus* são as espécies patogênicas para seres humanos, associadas com a etiologia de cáries dentárias e endocardite.
Streptococcus salivarius spp.	+	–	–	–	*Streptococcus salivarius* e outra espécie infrequentemente isolada – *Streptococcus vestibularis* (VP-negativo) – são agentes incomuns de infecções humanas em doentes com neutropenia. *Streptococcus salivarius* está entre os estreptococos que podem causar endocardite.
Streptococcus bovis spp.	+	+	V	–	Ver texto
Streptococcus anginosus spp.	+	–	V	–	*Streptococcus anginosus, Streptococcus intermedius* e *Streptococcus constellatus* provocam diferentes tipos de hemólise em ágar-sangue e são agentes etiológicos de infecções piogênicas (muitas vezes em associação com bactérias anaeróbias ou enterobactérias). *Streptococcus anginosus* e *Streptococcus intermedius* estão entre os estreptococos do complexo *viridans* que podem causar endocardite.
Streptococcus mitis spp. Hidrólise da arginina positiva Hidrólise da arginina negativa	 – –	 + –	 – –	 V –	*Streptococcus sanguinis* e *Streptococcus gordonii* são os membros do grupo *mitis* isolados com maior frequência de infecções humanas. *Streptococcus sanguinis* é importante agente etiológico de endocardite. *Streptococcus mitis* e *Streptococcus oralis* são membros deste subgrupo (do grupo *mitis*) isolados de casos de bacteriemia e choque séptico em imunocomprometidos. *Streptococcus mitis* é importante agente etiológico de endocardite.
VP: teste de Voges-Proskauer; ARG: hidrólise da arginina; MAN: produção de ácido em presença de manitol; SOR: produção de ácido em presença de sorbitol; V: variável.					

Fonte: Ruoff, 2002.

Otite média e sinusite agudas, bronquite, traqueobronquite e pneumonia pneumocócicas instalam-se a partir da migração de bactérias presentes na orofaringe ou na nasofaringe. A maioria das pessoas sofre colonização transitória do trato respiratório superior pelo pneumococo; em crianças, as taxas do estado de portador na nasofaringe variam de 21%, em países industrializados, a mais de 90%, em países pobres (AAP, 2018c). Segundo Musher (2008), o pneumococo é encontrado com frequência variável na orofaringe e na nasofaringe, como componente da microbiota de pessoas normais, sendo isolado da nasofaringe em 5 a 10% dos adultos e em 20 a 40% das crianças. Depois de colonizar a nasofaringe, ali persiste durante 4 a 6 semanas, em média, embora possa manter-se por volta de 6 meses. A presença de anticorpos séricos contra polissacárides capsulares diminui em 50% ou mais a possibilidade de colonização com o sorotipo de pneumococo correspondente (Dagan et al., 2009a). As doenças pneumocócicas invasivas (meningite e, raramente, endocardite, artrite e peritonite) resultam da disseminação hematogênica (bacteriemia).

A infecção pneumocócica também pode acometer, por contiguidade, outros órgãos e tecidos, sendo a pleurite e a me-ningite as mais comumente observadas; na meningite, em presença de soluções de continuidade da dura-máter ou de fraturas ósseas, as bactérias vão da nasofaringe para o sistema nervoso central (SNC). Na bacteriemia primária, o pneumococo é detectado no sangue sem o reconhecimento clínico do foco originário da infecção, fato que se verifica quase exclusivamente em crianças.

O fenômeno que precede a infecção das vias respiratórias pelo pneumococo é a aderência à superfície das células mucosas (colonização) da nasofaringe ou da orofaringe. A instalação de sinusite geralmente se segue à lesão prévia da mucosa por virose respiratória ou reação alérgica, em presença de obstrução da tuba de Eustáquio ou dos orifícios pelos quais drenam as secreções dos seios paranasais.

Na pneumonia, a infecção é facilitada ou favorecida por fatores que dificultam a eliminação do pneumococo que tem acesso ao trato respiratório inferior: (a) diminuição ou abolição do reflexo da tosse – sobretudo em pessoas alcoolizadas ou inconscientes; (b) prejuízo no movimento dos cílios da mucosa de brônquios e bronquíolos; (c) circunstâncias que facilitam a sua proliferação (acúmulo de líquido intra-alveolar na insuficiência cardíaca congestiva, na hipoproteinemia, nas viroses respiratórias agudas, na bronquectasia ou após aspiração de secreções); (d) presença de lesões pulmonares provocadas pelo fumo ou por outros agravos ocupacionais, ou induzidas recentemente pelo vírus da influenza. A porta de entrada habitual do pneumococo é a mucosa respiratória onde a bactéria se colonizou, podendo: (a) ser aspirada, causando pneumonia; (b) deslocar-se pela tuba de Eustáquio, alcançar o ouvido médio e provocar otite; (c) disseminar-se hematogenicamente e alcançar o SNC, causando meningite, devendo-se assinalar que esta também pode resultar de comprometimento direto das meninges (a partir das vias respiratórias superiores) quando há fraturas do osso temporal ou de ossos da base do crânio.

Componentes estruturais e produtos bacterianos:
fatores patogênicos

Os componentes estruturais, os produtos celulares e as enzimas do pneumococo envolvidos na patogênese da doença encontram-se analisados com pormenor em várias publicações (Gillespie e Balakrishnan, 2000; Hirst et al., 2004; Musher, 2008; Jannoff e Musher, 2015).

Como nas outras bactérias da família *Streptococcaceae*, o peptidoglicano e o ácido teicoico são os principais componentes da parede celular do pneumococo; o peptidoglicano é o responsável primordial pela indução da resposta inflamatória do hospedeiro. É peculiar do pneumococo a presença, na superfície externa de sua parede celular, do polissacáride denominado substância C, que também recebe o nome de polissacáride da parede celular ou polissacáride C (C de *cell wall* = parede celular), constituído por ácido teicoico ligado a um resíduo de fosforilcolina do peptidoglicano; os resíduos de colina da substância C expostos na superfície bacteriana constituem o sítio de aderência de fatores de virulência, tais como a proteína de superfície do pneumococo (PspA), de que resulta no bloqueio da fagocitose (Musher, 2008). Os anticorpos séricos induzidos pelo polissacáride C são os responsáveis pelas reações sorológicas cruzadas de *Streptococcus pneumoniae* com outras espécies de estreptococos; reagindo com a proteína C-reativa encontrada no sangue de pessoas infectadas, promove a ativação do sistema do complemento por via alternativa. Esses anticorpos, detectados precocemente em crianças e em adultos com infecção pneumocócica, não são dotados de efeito protetor.

A quase totalidade das cepas de pneumococo tem cápsula, constituída pelo polissacáride capsular, componente evidenciado na superfície bacteriana e um dos principais fatores de virulência desse microrganismo em infecções humanas. Embora – ao contrário dos componentes da parede celular – não induza reação inflamatória, a capacidade invasiva do pneumococo depende fundamentalmente da composição do polissacáride capsular, mais do que de sua quantidade (espessura da cápsula). Nos sorotipos 3 e 37, a cápsula é espessa; porém, enquanto o tipo 3 é muito virulento, dotado de grande capacidade invasiva, o tipo 37 é habitualmente não patogênico.

Além da composição do polissacáride capsular, a capacidade invasiva do pneumococo associa-se à variação espontânea de fase: as cepas com colônias transparentes são as que melhor se adaptam à nasofaringe (apresentam cápsula menos espessa, maior concentração de colina na superfície e ácido teicoico na parede celular, além de várias adesinas); para se manterem viáveis no sangue do hospedeiro, essas cepas de pneumococo formam colônias opacas (apresentam cápsula mais espessa, menor concentração de colina na superfície e maior número de determinados antígenos protetores). As cepas opacas são mais virulentas e as transparentes sofrem transformação genética com maior frequência. As cepas de *Streptococcus pneumoniae* desprovidas de cápsula são geralmente as isoladas de casos de conjuntivite (Musher, 2008).

Embora protegida pelo peptidoglicano, a parede celular do pneumococo é acessível a substâncias envolvidas nas reações de fase aguda, fato evidenciado pela capacidade de fixar o complemento. A aquisição de resistência à penicilina G está associada às alterações de enzimas denominadas "proteínas de ligação às penicilinas" (PLP ou PBP, *do inglês penicillin-binding proteins*), por meio das quais os antibióticos β-lactâmicos se ligam à parede celular bacteriana para exercer sua atividade bactericida. Conforme assinalam Tuomanen et al. (1995), os componentes da parede celular dos pneumococos estimulam o recrutamento de leucócitos aos pulmões e ao espaço subaracnóideo, aumentam a permeabilidade do endotélio cerebral e do epitélio dos alvéolos pulmonares, induzem a produção de citocinas, iniciam a cascata da coagulação, estimulam a formação do fator ativador de plaquetas (PAF, do inglês *platelet activating factor*), causam lesão direta nos neurônios e alteram o fluxo sanguíneo cerebral. Ainda segundo Tuomanen et al. (1995), componentes da parede celular liberados por degradação enzimática atuam como fatores quimiotáticos mais potentes que as células bacterianas íntegras, propriedade de importância relevante em relação às consequências da lise dos pneumococos induzida por antimicrobianos bactericidas. Na meningite pneumocócica, o fator de necrose tumoral-α (FNT-α), a interleucina-1 (IL-1) e a interleucina-6 (IL-6) contribuem para o aparecimento da inflamação e a instalação das lesões, que tornam a evolução dessa meningite frequentemente grave.

Além do polissacáride C e do polissacáride capsular, outros fatores estão envolvidos na patogênese da doença pneumocócica: pneumolisina; autolisina; proteína A de superfície do pneumococo (PspA); proteína ligada à colina (PspC ou CbpA); hialuronidase; IgA-protease; e duas neuraminidases (NanA e NanB).

A pneumolisina é uma toxina do citoplasma do pneumococo que tem a capacidade de lesar vários tipos de células; ligando-se ao colesterol de sua membrana, induz a formação de poros e a subsequente lise osmótica celular (Hirst et al., 2004). Atuando nas células epiteliais ciliadas das vias respiratórias, a pneumolisina reduz o movimento dos cílios e, como consequência, prejudica a eliminação do muco; além disso, ao desfazer as junções das células epiteliais dos alvéolos pulmonares, altera a estrutura da barreira alveolocapilar, provocando o aparecimento de edema e hemorragia. No cérebro, a pneumolisina é tóxica para as células do epêndima que recobrem os ventrículos e os aquedutos cerebrais. Inibindo o metabolismo celular, deprime as atividades antimicrobianas de neutrófilos polimorfonucleares e macrófagos, com prejuízo da quimiotaxia e da produção de linfocinas. Interfere também na resposta linfoproliferativa induzida por mitógenos, provoca a formação de ácido nítrico em macrófagos e ativa a via clássica do sistema do complemento.

Em doentes com pneumonia pneumocócica sem a presença de bacteriemia, verifica-se a concentração sérica de anticorpos antipneumolisina mais elevada do que em doentes com bacteriemia, fato indicativo de seu efeito protetor. Na fase inicial da pneumonia pneumocócica invasiva, a pneumolisina é o fator patogênico primordialmente responsável pela facilitação da multiplicação bacteriana e da ocorrência de bacteriemia.

A autolisina é uma das proteínas do pneumococo capaz de estabelecer ligação não covalente com a fosforilcolina do ácido teicoico na superfície celular bacteriana, destruindo o peptidoglicano; parece ter a propriedade de liberar a pneumolisina e outros componentes com atividade inflamatória da parede celular do pneumococo, agindo de forma indireta. Os anticorpos que se formam contra a autolisina não são protetores.

A proteína A de superfície do pneumococo (PspA) pode ser encontrada na superfície bacteriana, prejudicando a ligação do componente C3 do sistema do complemento e, como consequência, a fagocitose mediada por esse fator opsonizante. A PspA funciona como receptor específico da lactoferrina, facilitando a incorporação de ferro pelo pneumococo. Ao contrário do que se demonstrou com a pneumolisina, verificou-se que a concentração sérica dos anticorpos contra a PspA não se associa com a presença ou não de bacteriemia por *Streptococcus pneumoniae*.

A denominada proteína ligada à colina (CbpA ou PspC), primeira adesina identificada do pneumococo, estabelece uma ponte entre a colina do ácido teicoico ou do ácido lipoteicoico da parede celular dessa bactéria e os glicoconjugados presentes na superfície de células do hospedeiro. Só atua, porém, nas células previamente ativadas por citocinas, nas quais estejam presentes receptores (p. ex., receptor do PAF) que se ligam à fosforilcolina da parede celular do pneumococo. Também se liga à IgA-secretora, ao C3 e ao fator H, que regula o sistema do complemento.

A hialuronidase produzida pelo pneumococo é uma enzima dotada da capacidade de destruir a matriz extracelular do tecido conjuntivo, funcionando como *fator de difusão*, ao interagir com diversas proteínas receptoras presentes na superfície celular, estando diretamente envolvida com a invasão bacteriana dos tecidos do hospedeiro. Demonstrou-se que a hialuronidase tem grande importância na patogênese da meningite pneumocócica.

A IgA-protease, produzida pelo pneumococo, provoca clivagem das moléculas de IgA1 (sérica e secretora), contribuindo para que a bactéria escape dos mecanismos de defesa presentes na superfície da mucosa respiratória do hospedeiro.

As duas neuraminidases (NanA e NanB) do pneumococo são capazes de provocar clivagem do ácido N-acetilmurâmico, expondo na superfície das células do hospedeiro os receptores para as adesinas pneumocócicas e, como consequência, favorecendo a aderência e a colonização bacteriana. Verificou-se que é pior o prognóstico de doentes com meningite pneumocócica que apresentam alta concentração de ácido N-acetil-

neuramínico no líquido cefalorraquidiano (LCR). Já se considerou viável a possibilidade de que a pneumolisina e a PspA pudessem ser utilizadas no preparo de vacinas.

Imunidade e fatores de risco

O principal antígeno do pneumococo é o polissacáride capsular. As diferenças na estrutura dos carboidratos que compõem esse polímero possibilitaram até agora a caracterização de mais de 90 sorotipos capsulares de pneumococo, identificados pelo teste de Neufeld, no qual ocorre intumescência da cápsula bacteriana (*quellung*) em presença de anticorpos específicos do sorotipo, ou por intermédio da reação de aglutinação macroscópica simples com antissoros específicos. Os sorogrupos reúnem diversos sorotipos relacionados sorologicamente; no sorogrupo 7, o sorotipo originalmente denominado 7 passou a ser designado por 7F (F: *first* = primeiro) e os sorotipos identificados posteriormente receberam o nome de 7A, 7B etc.

Poucos sorotipos são responsáveis por doença pneumocócica em seres humanos, sabendo-se que número ainda menor se associa etiologicamente com doença invasiva. No entanto, variações na prevalência de determinados sorotipos são observadas, de acordo com o período de tempo considerado e a região geográfica analisada. Segundo Austrian (2004), nas infecções pneumocócicas em adultos, acompanhadas de bacteriemia, antes da disponibilidade das vacinas antipneumocócicas conjugadas, os agentes etiológicos mais comuns nos EUA (em cerca de 90% dos casos) eram dos sorotipos 1, 3, 4, 6A, 6B, 7F, 8, 9N, 9V, 10A, 11A, 12F, 14, 15B, 17F, 18C, 19F, 19A, 20, 22F, 23F e 33F de *Streptococcus pneumoniae*. De acordo com a Academia Americana de Pediatria (AAP, 2018c), depois da introdução, na rotina da imunização infantil, das vacinas antipneumocócicas polissacarídicas conjugadas [heptavalente (VAPPC 7-valente ou PVC7), no ano 2000, e 13-valente (VAPPC 13-valente ou PVC13), em 2010], que protegem contra os sorotipos responsáveis com maior frequência por infecções invasivas (4, 6 B, 9 V, 14, 18C, 19F e 23F, presentes na VAPPC 7-valente, e, adicionalmente, os sorotipos 1, 3, 5, 6A, 7F e 19A, na VAPPC 13-valente), 7 anos depois da introdução da VAPPC 7-valente a incidência de doença pneumocócica invasiva causada pelos sorotipos incluídos nessa vacina sofreu redução de 99%, com diminuição de 76% de doença pneumocócica invasiva em crianças com menos de 5 anos de idade, e de 92% de doença pneumocócica invasiva causada pelos sorotipos contidos na VAPPC 7-valente em idosos com 65 anos de idade ou mais (efeito indireto da vacinação das crianças). Essas taxas passaram a ser ainda maiores com a introdução na rotina da VAPPC 13-valente.

Ao lado de outros fatores, a patogenicidade do pneumococo é primordialmente associada com o polissacáride capsular, cuja ação depende de diferenças de sua composição química. A gravidade da infecção pneumocócica relaciona-se, portanto, com a virulência do sorotipo, com o volume do inóculo e com as condições do hospedeiro; o polissacáride capsular do pneumococo participa da patogênese da doença, inibindo a fagocitose por neutrófilos polimorfonucleares, sem induzir resposta inflamatória. Também é o polissacáride capsular o componente responsável pela indução de anticorpos séricos protetores tipo-específicos da classe IgG.

Dos mais de 90 sorotipos capsulares do pneumococo já identificados, estão incluídos na vacina antipneumocócica polissacarídica não conjugada antígenos de 23 sorotipos, responsáveis por 90% ou mais das infecções pneumocócicas invasivas, em países desenvolvidos e subdesenvolvidos.

A fagocitose dos pneumococos por neutrófilos polimorfonucleares e macrófagos só é efetiva em presença de anticorpos opsonizantes anticapsulares da classe IgG, que são produzidos durante a evolução do processo infeccioso ou como decorrência da vacinação. A fagocitose do pneumococo é prejudicada ou impedida pela eventual ausência de receptores próprios para o polissacáride capsular na superfície de polimorfonucleares e macrófagos, pela presença de forças eletromagnéticas que repelem as células fagocíticas e na ausência de anticorpos específicos, tornando-as inacessíveis aos fagócitos.

Já que o principal mecanismo de defesa antipneumocócica é a fagocitose em presença de opsoninas, as infecções por *Streptococcus pneumoniae* são muito mais comuns e mais graves em pessoas nas quais a fagocitose está alterada ou quando ocorrem defeitos associados à ativação do sistema do complemento, ou déficit da imunidade humoral associado principalmente com agamaglobulinemia, neutropenia, asplenia primária ou secundária, anemia falciforme, mieloma múltiplo, linfomas, leucemias e aids.

A remoção dos pneumococos opsonizados da circulação sanguínea dá-se principalmente no fígado; no entanto, na ausência de opsonização ou quando esta se encontra diminuída, a fagocitose passa a ocorrer predominantemente no baço, motivo pelo qual indivíduos esplenectomizados ou com enfermidades que prejudicam a função do baço são mais vulneráveis às infecções pneumocócicas.

Além das pessoas que apresentam deficiência da fagocitose ou neutropenia de qualquer natureza, são mais propensas a infecções eventualmente graves por *Streptococcus pneumoniae* aquelas com insuficiência renal, asplenia funcional, déficits primários da imunidade humoral, déficits primários ou secundários de fatores do sistema do complemento, aids, mieloma múltiplo, leucemia linfocítica crônica, linfoma, cirrose hepática, diabetes melito, insuficiência renal, bronquite asmática, doença pulmonar obstrutiva crônica (DPOC), infecções prévias (em particular, a influenza), desnutrição, alcoolismo crônico e as sob exposição excessiva ao frio ou sob tratamento prolongado com glicocorticosteroide e/ou com outros medicamentos imunodepressores (Musher, 2008; Janoff e Musher, 2015).

O estresse, o cansaço, a hospitalização, o tabagismo e a permanência em asilos, casas de repouso para idosos, prisões e campos militares de treinamento constituem outros fatores que predispõem à doença pneumocócica. Cardozo et al. (2008) demonstraram, em adolescentes brasileiros, que a presença de asma brônquica e a exposição passiva ao fumo (convívio domiciliar com fumantes) constituem fatores de risco independentes para o aumento da colonização de *Streptococcus pneumoniae* na nasofaringe. Talbot et al. (2005) já tinham comprovado que a asma brônquica constitui fator de risco independente para a instalação de doença pneumocócica invasiva em indivíduos com 2 a 49 anos de idade. Por sua vez,

Grenberg et al. (2006) demonstraram a existência de associação entre exposição ao tabaco (mães fumantes) e estado de portador de pneumococo na nasofaringe de crianças, assim como Nuorti et al. (2000) já tinham evidenciado que o vício do fumo constitui o mais importante fator para a instalação de doença pneumocócica invasiva em adultos imunocompetentes não idosos.

Epidemiologia e transmissão

Além das síndromes citadas no Quadro 47.2, o pneumococo também pode ser agente etiológico ocasional de artrite séptica, osteomielite, abscesso cerebral ou epidural e infecções de partes moles.

Na transmissão para os suscetíveis, o pneumococo é veiculado por gotículas oronasofaríngeas de indivíduos com infecção respiratória ou de portadores assintomáticos. A imunidade contra *Streptococcus pneumoniae* vai sendo adquirida, com o decorrer dos anos, por intermédio de infecções inaparentes ou sintomáticas curadas. Nos primeiros meses de vida, a maioria dos lactentes está protegida por anticorpos específicos da classe IgG transferidos, durante a gravidez, da mãe para o feto.

As infecções por *Streptococcus pneumoniae* ocorrem em qualquer época do ano, com maior frequência no inverno, quando é mais comum a presença das principais condições predisponentes para doença pneumocócica, a saber, maior incidência de viroses respiratórias agudas e aumento da poluição atmosférica.

ENTEROCOCO

Os enterococos, da família *Enterococcaceae*, são cocos gram-positivos facultativamente anaeróbicos que assumem, em geral, aspecto oval em meio de cultura, mas que podem apresentar-se como células isoladas, em pares, em cadeias curtas ou em cadeias alongadas. Portadores do antígeno D de Lancefield, os enterococos foram até recentemente incluídos entre os estreptococos do grupo D. Mesmo quanto a essas propriedades, os enterococos podem ser diferenciados dos estreptococos do grupo D e de outras espécies de estreptococos por várias características fenotípicas (Tabela 47.1): (a) crescem em caldo de cultura com alta concentração de NaCl (6,5%), a 10 °C e a 40 °C, em pH elevado (9,6); (b) sobrevivem à exposição a 60 °C durante 30 minutos; (c) capacidade de promover a hidrólise da esculina em presença de bile; (d) hidrólise da esculina em presença de 40% de sais biliares. Por esses motivos e principalmente por causa dos dados obtidos pela hibridização do ácido desoxirribonucleico (ADN) e pelo sequenciamento de seus genes (Schleifer e Kilpper-Bälz, 1984) foi criado o gênero *Enterococcus*, independentemente do gênero *Streptococcus*. A maioria dos laboratórios ainda não dispõe de métodos apropriados para a identificação das várias espécies de enterococos, sobretudo para as espécies não faecalis. Com o aumento da recuperação no sangue de doentes, nas últimas décadas, de *Enterococcus faecium* e, em menor proporção (mas em escala crescente) de *Enterococcus gallinarum* e de *Enterococcus casseliflavus*, exacerbou-se o interesse voltado para a obtenção de novas técnicas visando a identificação desses e de outros enterococos. Surgiram, então, métodos genéticos para substituir os métodos bioquímicos destinados à identificação dessas bactérias (genotipagem, PCR e sequenciamento de ARNr 16S, entre outros).

Os enterococos (*Enterococcus faecalis* e *Enterococcus faecium*, em particular) fazem parte da microbiota do intestino grosso de todos os seres humanos, alcançando nas fezes concentrações de 10^5 a 10^7 UFC/g, sendo incomum seu isolamento, em pequeno número, em secreções faríngeas e vaginais e na pele do períneo de pessoas hígidas. Podem predominar numericamente no intestino de doentes hospitalizados tratados com antimicrobianos de largo espectro. Muito resistentes às condições ambientais, os enterococos podem ser recuperados do solo, de água, de alimentos e de plantas, assim como das fezes de diversas espécies animais (Arias e Murray, 2015).

Os enterococos e as infecções por eles causadas continuam a ser estudados junto com os estreptococos e as estreptococcias, por conta de características comuns já assinaladas e, sobretudo, pela similaridade das características clinicoepidemiológicas das doenças pelas quais são responsáveis: infecções urinárias adquiridas em hospital; bacteriemia; endocardite; e infecções intra-abdominais, além de outras, observadas raramente ou com pequena frequência.

Os enterococos são, com predomínio, agentes de infecções hospitalares em pacientes imunodeprimidos ou com doenças graves. Quase sempre essas bactérias são transmitidas por intermédio das mãos do pessoal que cuida dos pacientes. Das 17 espécies de enterococos isoladas de infecções humanas, *Enterococcus faecalis* e *Enterococcus faecium* são as responsáveis pelo maior número de enterococcias diagnosticadas, tendo sido registrados, ocasionalmente, casos humanos de infecções por *Enterococcus gallinarum* (em particular meningite, endocardite e peritonite espontânea) e por outras espécies de enterococos, quase sempre em imunocomprometidos ou pessoas com doença crônica.

A patogênese das infecções por enterococos ainda não é completamente conhecida. No entanto, já se demonstrou que essas bactérias são capazes de aderir ao epitélio de valvas cardíacas e de células renais, razão por que a endocardite e as infecções urinárias causadas por esses microrganismos são as observadas com maior frequência. A resistência dos enterococos à maioria dos antimicrobianos utilizados na prática médica justifica sua participação cada vez maior na etiologia de superinfecções em doentes submetidos a tratamento com antibióticos, além de serem agentes relativamente comuns de infecções nosocomiais, tendo-se associado o aumento progressivo de seu isolamento em enfermos hospitalizados com a emergência de cepas, sobretudo de *Enterococcus faecium*, resistentes à penicilina G, à ampicilina, a aminoglicosídeos e, mesmo, à vancomicina e à teicoplanina (Cetinkaya et al., 2000; Murray, 2000). Estudo de Cereda et al. (2002), realizado em São Paulo-SP, evidenciou a ocorrência de disseminação intra e inter-hospitalar de *Enterococcus faecium* vancomicinorresistente.

Os enterococos são atualmente os segundos ou terceiros agentes mais comuns de infecções hospitalares, acometendo sobretudo pessoas com doenças graves que permaneceram internadas durante tempo muito prolongado e/ou que tenham recebido diversos antibióticos.

Antes do aparecimento, na década de 1990, das cepas de enterococos resistentes à vancomicina, a maioria (85 a 90%) das cepas isoladas de doentes infectados era de *Enterococcus faecalis*, mas a incidência do isolamento de *Enterococcus faecium* foi crescendo progressivamente, até alcançar na atualidade taxas de aproximadamente 38%, coincidindo com a emergência de cepas resistentes à ampicilina e à vancomicina (Hidron et al., 2008). Os enterococos dispõem de diversos mecanismos intrínsecos (isto é, naturais) de resistência a antimicrobianos, sendo também capazes de adquirir novos genes de resistência e/ou de sofrer mutações, sobretudo após a exposição a antibióticos. Os mecanismos de resistência dos enterococos a antimicrobianos foram recentemente revistos por Miller et al. (2014).

FORMAS CLÍNICAS – QUADRO CLÍNICO – COMPLICAÇÕES – PROGNÓSTICO – DIAGNÓSTICO DIFERENCIAL
INFECÇÕES CAUSADAS POR ESTREPTOCOCO DO GRUPO A

Nas atualizações de Kaplan e Gerber (2009) e de Bryan e Stevens (2015) encontram-se descritos com pormenor todos os aspectos relativos ao quadro clinicoevolutivo, ao diagnóstico, às complicações, ao diagnóstico diferencial, ao prognóstico e ao tratamento das infecções causadas pelo estreptococo do grupo A. Neste tópico, as formas clínicas das infecções causadas por *Streptococcus pyogenes* são analisados de forma sucinta e objetiva.

O prognóstico da maioria das formas clínicas das doenças causadas por *Streptococcus pyogenes* é geralmente bom. Algumas delas, no entanto, assumem caráter grave, às vezes fulminante. Infecções inaparentes ou oligossintomáticas autolimitadas também podem ocorrer, conferindo imunidade, mas, às vezes, são acompanhadas de complicações supurativas ou desencadeiam complicações tardias não supurativas, das quais as mais importantes são a doença reumática e a glomerulonefrite difusa aguda.

Faringite e faringoamidalite ou faringotonsilite (angina estreptocócica)

A angina estreptocócica (também denominada faringite, amidalite, tonsilite, faringoamidalite e faringotonsilite estreptocócica) é uma das formas clínicas mais comuns da doença, observada predominantemente em crianças na idade escolar e adolescentes, com distribuição semelhante em ambos os sexos. Como tentativa de bloquear a invasão tecidual de *Streptococcus pyogenes* colonizado na mucosa, desenvolve-se reação inflamatória no tecido linfoide da orofaringe, tornando-se as tonsilas palatinas hiperemiadas e hipertrofiadas, com a formação frequente de múltiplos e pequenos abscessos (pontos ou placas de pus). Outros estreptococos – do grupo C e do grupo G – foram reconhecidos como agentes esporádicos de angina estreptocócica.

O período de incubação usual da angina estreptocócica é de 12 a 24 horas (estendendo-se, em alguns casos, a até 4 dias). O paciente queixa-se de febre alta e dor à deglutição, com mal-estar geral, anorexia e astenia, sintomas que podem ser acompanhados, principalmente em crianças, por náuseas, vômitos e dores abdominais. Ao exame da orofaringe, verificam-se hipertrofia e hiperemia das tonsilas, e hiperemia da faringe e do palato mole, sendo comum a presença de exsudato, sob a forma de pontos com alguns milímetros de diâmetro ou de placas purulentas amidalianas isoladas, às vezes substituídas por exsudato que recobre toda a superfície das tonsilas. Instala-se, usualmente, adenite satélite bilateral na cadeia cervical e/ou submandibular, encontrando-se os linfonodos dolorosos e com volume aumentado; eventualmente há formação de pus em linfonodos cervicais (linfadenite supurada unilateral).

Na infância, a faringoamidalite estreptocócica pode ocorrer sem exsudato purulento, manifestando-se apenas com hiperemia da orofaringe e hipertrofia e/ou hiperemia das tonsilas. Nesses casos, sobretudo quando não há comprometimento do estado geral e a temperatura é pouco elevada, o diagnóstico etiológico presuntivo (vírus ou estreptococo) é difícil, com base exclusivamente em dados clínicos – se bem que a presença de pródromos (coriza, tosse e hiperemia conjuntival) seja comum nas viroses. Essa dificuldade torna-se maior na medida em que constitui fato conhecido a capacidade de alguns sorotipos de adenovírus provocar o aparecimento de exsudato nas tonsilas. O diagnóstico de infecção por *Streptococcus pyogenes*, nesses casos, apenas pode ser confirmado com a demonstração em cultura (ou por métodos diretos) da presença dessa bactéria em secreções colhidas da orofaringe. Deve ser lembrada, mais uma vez, a ocorrência de infecções da orofaringe por *Streptococcus pyogenes* inaparentes ou oligossintomáticas em indivíduos com doença reumática nos quais a infecção bacteriana prévia não foi diagnosticada ou passou despercebida.

É também importante assinalar a possibilidade de instalar-se linfadenite estreptocócica cervical, eventualmente com sinais de supuração, na ausência de comprometimento expressivo da orofaringe. Além da linfadenite, outras complicações supurativas da doença estreptocócica são constituídas por sinusite aguda, otite média aguda e, com menor frequência, abscesso retrofaríngeo, abscesso periamidaliano, celulite, meningite, abscesso cerebral e trombose de seios venosos, assim como outros abscessos de variada localização que podem se instalar como decorrência da disseminação hematogênica de *Streptococcus pyogenes*.

Além das infecções por adenovírus, o diagnóstico diferencial da faringoamidalite estreptocócica deve ser feito com difteria, angina de Plaut-Vincent e mononucleose infecciosa. Algumas bactérias – *Neisseria gonorrhoeae*, *Mycoplasma pneumoniae* e, raramente, *Arcanobacterium hemolyticum* ou *Neisseria meningitidis* – podem causar faringite, sem exsudato, assim como outros vírus (herpes *simplex*, influenza, parainfluenza, vírus da imunodeficiência humana etc.), dificultando o diagnóstico etiológico.

Em alguns casos de faringotonsilite purulenta, bactérias produtoras de β-lactamase presentes na microbiota da orofaringe, não envolvidas na causa da doença, podem interferir na ação da penicilina G e em outras penicilinas sobre *Streptococcus pyogenes*.

No diagnóstico diferencial, a hipótese de faringite gonocócica também deve ser lembrada (estando ausentes pontos purulentos), sobretudo em indivíduos com uretrite, cervicite ou proctite, ou quando seus hábitos sexuais justificarem a suspeita.

Na angina estreptocócica, além da cultura de material da orofaringe, o leucograma, com leucocitose, neutrofilia e desvio à esquerda, e o aumento da velocidade de eritrossedimentação e da concentração sérica de proteína C-reativa dão fundamento ao diagnóstico clínico.

Na difteria, o período de incubação é um pouco mais longo (2 a 5 dias, em média), mais grave o comprometimento do estado geral, maior a intensidade da toxemia, menos elevada a febre (37,5 a 38 °C) e comum a ocorrência de palidez e dispneia, com acúmulo de secreções respiratórias. Na angina diftérica não há pontos purulentos, mas placas branco-acinzentadas, cuja superfície de implantação se apresenta hemorrágica quando são retiradas com espátula; essas lesões quase sempre se estendem aos pilares e ao véu palatino.

A angina de Plaut-Vincent ou gengivoestomatite aguda ulceronecrosante, causada por fusoespiroquetas associadas com bactérias anaeróbias da microbiota oral (*Prevotella* sp. ou *Bacteroides forsythus*), apresenta-se clinicamente sob a forma de faringotonsilite fibrinopurulenta, associada com gengivite, que se manifesta com dor intensa principalmente à deglutição, hálito com odor fétido e, muitas vezes, febre; ao exame, as tonsilas palatinas encontram-se aumentadas de volume, hiperemiadas e com ulcerações, cobertas por exsudato acinzentado removível facilmente com espátula; o comprometimento, de início unilateral, logo se torna bilateral. As gengivas estão edemaciadas (sobretudo as papilas interdentárias) e com ulcerações e exsudato idênticos aos das tonsilas; tanto as tonsilas quanto as gengivas sangram facilmente com a pressão da espátula. Há também hipertrofia de linfonodos cervicais e leucocitose.

Na angina da mononucleose infecciosa, a odinofagia espontânea e à deglutição, de moderada intensidade, constitui o principal sintoma; a faringe está hiperemiada e as amídalas palatinas encontram-se hipertrofiadas, ambas recobertas por exsudato, esbranquiçado ou acinzentado em cerca de 30% dos casos. Esse exsudato pode dar origem à formação de pseudomembrana semelhante à observada na faringotonsilite diftérica. As outras alterações clínicas e a presença, ao leucograma, de linfocitose com linfócitos atípicos facilitam o diagnóstico de mononucleose infecciosa.

Escarlatina

Quando a angina estreptocócica se associa à presença de eritema cutâneo, a doença recebe o nome de escarlatina. O exantema escarlatiniforme resulta de alterações capilares (capilarite generalizada) determinadas por reação de hipersensibilidade à exotoxina pirogênica (antigamente denominada toxina eritrogênica) produzida por cepas lisogênicas de *Streptococcus pyogenes*. Como já se mencionou, há três tipos de toxina pirogênica (A, B e C), razão pela qual a mesma pessoa pode ser acometida por até três episódios de escarlatina.

A faringotonsilite ou faringoamidalite é semelhante à descrita anteriormente. Aparecendo quase sempre no 2º dia de doença, o exantema é generalizado e constituído por micromáculas róseas confluentes, que surgem primeiro na parte anterossuperior do tórax, daí se estendendo de forma rápida ao restante do tronco, aos membros e à face; torna-se claro à vitropressão e é habitualmente mais intenso no tronco e na superfície medial dos membros. A pele acometida torna-se áspera.

Enquanto se observam palidez perioral (sinal de Filatov) e ausência de hiperemia na palma das mãos e na planta dos pés, verifica-se nas dobras cutâneas das articulações (punhos, axilas, pregas dos cotovelos, quadris e região poplítea) a presença de faixas mais escuras, bordôs, de que fazem parte petéquias e equimoses (sinal de Pastia). A aplicação do manguito do esfigmomanômetro no braço do paciente, mantendo-se a pressão entre a máxima e a mínima durante 5 minutos, leva ao aparecimento de numerosas petéquias na face anterior do antebraço (sinal de Rumpel-Leede). As papilas linguais encontram-se hipertrofiadas, salientes sobre fundo intensamente eritematoso (língua em framboesa).

O exantema escarlatiniforme dissemina-se rapidamente e alcança sua maior intensidade cerca de 24 horas depois de seu aparecimento; nos casos tratados de forma apropriada, vai esmaecendo depressa, com a cura do processo infeccioso. Na época em que não existiam antimicrobianos ativos contra estreptococos, nos casos com boa evolução o exantema costumava desaparecer entre o 6º e o 9º dia de doença. No fim do período de estado e no início da convalescença (por volta do 7º dia de tratamento antibiótico), inicia-se a descamação característica, a princípio sob a forma de pequenas escamas no tronco e no rosto, tornando-se, depois, generalizada e lamelar; semelhante, nas extremidades superiores, a "dedo de luva".

Na escarlatina, a presença de eosinofilia no hemograma é sugestiva da ocorrência de reação de hipersensibilidade entre os fenômenos responsáveis pela erupção cutânea.

A evolução da escarlatina é variável, com a manifestação de formas clínicas leves, hipertóxicas ou sépticas. Nas formas leves, o exantema não assume o aspecto peculiar, apresentando-se sob a forma de exantema maculopapular, frequentemente não generalizado. Nas formas graves (hipertóxicas e sépticas) podem instalar-se vários tipos de complicações: comprometimento intenso do estado geral; insuficiência cardíaca; renal e/ou respiratória; icterícia; coagulação intravascular disseminada; e choque.

O exantema escarlatiniforme pode também ocorrer na síndrome do choque tóxico causado por *Streptococcus pyogenes* (ver adiante) ou por *Staphylococcus aureus*, e na doença de Kawasaki.

Erisipela

A erisipela é uma forma clínica de infecção cutânea por *Streptococcus pyogenes* que se caracteriza por instalação aguda na pele da lesão peculiar e manifestação de síndrome infecciosa (febre, calafrios, cefaleia, mal-estar geral, anorexia, astenia etc.), eventualmente associadas com quadro de toxemia. O agente habitual da erisipela é *Streptococcus pyogenes*, mas, assim como na angina, já foram descritos casos esporádicos de erisipela comprovadamente causados por estreptococos dos grupos C ou G. A erisipela pode acometer pessoas de qualquer idade, mas é mais comum em adultos com mais de 30 anos que apresentam fator predisponente.

Penetrando através de solução de continuidade da pele (decorrente de escoriações, ferimentos, picadas de inseto etc.), o estreptococo do grupo A provoca, na área vizinha da porta de entrada, a formação de placa eritematosa e edemaciada, quente, sensível e brilhante, com bordas elevadas, nitidamente separada da pele normal circunvizinha. Dessa placa têm origem, às vezes, faixas avermelhadas ao longo do trajeto de vasos linfáticos (linfangite). Invariavelmente se observam aumento de volume e dor nos linfonodos da cadeia satélite. Mais comuns nos membros inferiores, essas placas podem ser muito amplas, estendendo-se por toda a superfície anterior (e, em alguns casos, também posterior) da perna. A estase venosa (ectasias varicosas, edema etc.) e a isquemia dos membros inferiores, particularmente nos diabéticos, favorecem o aparecimento da doença; a obstrução linfática (p. ex., em pessoas safenectomizadas e mastectomizadas) e a existência de micose interdigital também facilitam a instalação de *Streptococcus pyogenes*. Embora sua localização predomine amplamente nos membros inferiores, a erisipela pode ocorrer em outras áreas da pele.

De acordo com as características das lesões, podem configurar-se diferentes variedades clínicas da erisipela, denominadas vesicular, bolhosa, hemorrágica, gangrenosa e flegmonosa.

Na era pré-antibiótica, a erisipela recorrente constituía causa relativamente comum de elefantíase, instalando-se de forma progressiva linfedema crônico e paquidermia no membro inferior, na medida em que os episódios se repetiam.

O diagnóstico diferencial de erisipela deve ser feito com celulite e, às vezes, com erisipeloide de Rosenbach e artrite gotosa. O erisipeloide de Rosenbach – incomum em nosso país – é causado por *Erysipelothrix rhusiopathiae*, bacilo gram-positivo aeróbico ou facultativamente anaeróbio, não esporulado, catalase-negativo, cujo principal reservatório natural são os suínos, nos quais é capaz de provocar doença, embora também possa permanecer de forma viável, prolongadamente, na superfície do corpo de peixes, assim como no solo. A transmissão para o homem dá-se por contato direto, ao manipular carne contaminada de suínos ou de peixes e, eventualmente, de perus, patos e carneiros, penetrando a bactéria através de soluções de continuidade da pele. É fácil compreender, portanto, por que essa doença incide quase sempre em determinadas categorias profissionais: açougueiros; peixeiros; magarefes; cozinheiros; e veterinários. O período de incubação varia de 2 a 7 dias. No erisipeloide de Rosenbach, em que a infecção por *Erysipelothrix rhusiopathiae* é localizada, a lesão é geralmente única, acometendo os dedos e/ou as mãos, estendendo-se poucas vezes até o punho, sendo encontrada só em circunstâncias excepcionais em outras áreas da pele. É constituída por placa edemaciada eritematoviolácea com bordas arciformes bem definidas, intensamente dolorosa, acompanhada muitas vezes de sensação de queimação e prurido, com quadro semelhante ao da erisipela ou da celulite. Na medida em que a lesão aumenta de tamanho, seu centro vai-se tornando mais claro; pode haver vesiculação, adenite satélite e linfangite, e, ocasionalmente, ulceração, sem a ocorrência de supuração ou edema; febre, quando se manifesta, é de pequena intensidade. Adenite satélite e artralgias podem ser observadas. A evolução é de uma doença autolimitada, com características muito mais benignas que as da erisipela, alcançando cura, em poucos dias, os pacientes tratados com penicilina G ou penicilina V; quando evolui espontaneamente, a cura dá-se após 3 semanas, em média. Há casos raros em que a lesão alcança grandes dimensões ou aparece em diversas áreas da superfície corpórea. Também é excepcional a disseminação hematogênica (bacteriemia), acompanhada de febre e dores articulares, de que pode resultar a instalação de endocardite por *Erysipelothrix rhusiopathiae*, de prognóstico grave. Quadros sépticos, não associados com endocardite, já foram diagnosticados em pessoas imunocomprometidas. *Erysipelothrix rhusiopathiae* costuma ser sensível (além de às penicilinas G e V) à ampicilina, à ofloxacilina, à ciprofloxacina e às cefalosporinas de 3ª geração.

Na artrite gotosa, verifica-se que a dor, presente na região eritematoedematosa da pele, refere-se propriamente à articulação comprometida.

Impetigo e ectima

O impetigo estreptocócico é uma piodermite superficial própria de crianças, localizada na face ou nos membros, em que as lesões eritematosas que se instalam sofrem rápida progressão para lesões eritematovesiculosas ou eritematobolhosas. Vesículas íntegras, com as quais a doença tem início, são detectadas poucas vezes, já que logo dão origem a pústulas; estas aumentam de volume e, depois de algumas horas ou poucos dias, sofrem ruptura, dando lugar a crostas melicéricas ou acinzentadas, espessas e aderentes. Da disseminação (autocontágio) pode resultar o aparecimento de múltiplas lesões, algumas eritematosas, outras eritematocrostosas.

O impetigo, em geral, não é acompanhado de outras manifestações clínicas, sendo incomum a presença de febre e/ou de adenite satélite. O aparecimento do impetigo – que habitualmente se instala sobre lesões preexistentes, resultantes de escoriações, abrasões, pequenos traumatismos ou picadas de insetos – costuma ocorrer em pessoas já colonizadas por *Streptococcus pyogenes*de, sendo o desleixo em relação à prática de cuidados de higiene pessoal importante fator predisponente. A bactéria também pode implantar-se sobre lesões da pele preexistentes, causadas por eczema ou escabiose.

Depois da cura do impetigo estreptocócico, observa-se ocasionalmente, no local das lesões que regrediram, área com discreta despigmentação, que persiste por algum tempo e acaba por desaparecer, habitualmente, sem deixar cicatriz.

Em casos não tratados pode haver ulceração das lesões. É raro que o impetigo seja acompanhado de bacteriemia, embora se associe ocasionalmente com o desencadeamento de glomerulonefrite difusa aguda, uma das complicações tardias não supurativas das infecções causadas por *Streptococcus pyognes*.

O estreptococo do grupo A continua a ser o agente primário habitual do impetigo, embora se demonstre frequentemente estar associado com *Staphylococcus aureus*. No impetigo causado exclusivamente por *Staphylococcus aureus* – em que é característica a presença de bolhas contendo líquido turvo (*impetigo bolhoso*) – as lesões costumam ser múltiplas, em diversos estágios evolutivos, por causa da mais rápida propagação; crostas com superfície cinzenta (e não amarela-

da) resultam da ruptura das vesículas, bolhas e pústulas. No diagnóstico diferencial do impetigo estreptocócico deve ser lembrado o herpes *simplex*, que nem sempre se localiza nos lábios e nos genitais, podendo, às vezes, instalar-se em outras áreas da superfície cutânea (região glútea, região lombar etc.).

No ectima, uma variedade do impetigo, a lesão fundamental é constituída por placa eritematosa, geralmente pouco edemaciada, medindo de 2 a 3 cm de diâmetro, sobre a qual logo se instala uma vesícula ou vesiculopústula, que rapidamente se rompe e dá origem a úlcera rasa, recoberta geralmente por crostas rígidas, espessas e aderentes, de cor acastanhada. As lesões são geralmente múltiplas, localizadas quase sempre na face anterior do terço inferior da perna, ou no dorso do pé. Isquemia e traumatismos constituem fatores predisponentes para seu aparecimento. O ectima pode ser acompanhado de febre e adenite satélite e sua cura costuma deixar cicatrizes, em particular nos casos não tratados adequadamente ou cuja evolução tenha sido muito prolongada. O diagnóstico diferencial do ectima estreptocócico deve ser feito com úlcera de estase e leishmaniose tegumentar. O ectima gangrenoso, causado geralmente por *Pseudomonas aeruginosa*, caracteriza-se clinicamente por placa eritematosa cuja região central contém vesículas hemorrágicas que se rompem e dão origem a úlcera profunda, erosiva e ampla, com pequenas vesículas nas bordas; as lesões são isoladas ou em pequeno número, localizando-se geralmente em períneo, região glútea, região axilar ou nas extremidades.

Celulite

Dá-se o nome de celulite à inflamação aguda piogênica difusa da derme e do tecido subcutâneo, que se instala comumente em áreas da pele onde ocorreram ferimentos, queimaduras ou mesmo escoriações ou abrasões nem sempre notadas pelo enfermo, associando-se comumente com adenite cutânea no contorno de ferimento, ulceração ou dermatose (Swartz, 2004), podendo ser causada por diversas espécies de bactérias. É o que ocorre na celulite causada por *Streptococcus pyogenes*, em que o acometimento da pele pode ser acompanhado de adenite satélite, linfangite, flegmão ou, raramente, de bacteriemia.

O quadro clínico da celulite por *Streptococcus pyogenes* é semelhante ao da erisipela, com febre alta, calafrios e mal-estar geral, além de dor, eritema, calor e edema na área acometida. Na celulite, no entanto, a superfície da lesão é lisa e opaca, sem demarcação de limites nítidos separando-a da pele normal circunjacente. A ocorrência dessa estreptococcia é mais frequente em pessoas com déficit da circulação linfática (mastectomizadas, safenectomizadas ou submetidas a exérese de varizes dos membros inferiores, indivíduos com filariose etc.) e em usuários de drogas injetáveis, nos quais costuma ocorrer a instalação de outras complicações (tromboflebite séptica, artrite piogênica, osteomielite ou endocardite).

O estreptococo do grupo A é agente etiológico de celulite perineal, perianal, periorbital (que também pode ser causada por *Staphylococcus aureus* e *Streptococcus pneumoniae*) e de celulite localizada: (a) em área adjacente a feridas provocadas por cirurgias do tórax, do abdome ou do quadril, no pós--operatório imediato; (b) em área da coxa ou do abdome onde se realizou lipoaspiração (também causada por *Peptostreptococcus* sp.); (c) em área adjacente a incisão ou a cicatriz provocada por safenectomia (também causada por *Streptococcus dysgalactiae* subsp. *equisimilis*); (d) em área vizinha ao local onde foi aplicada injeção endovenosa ou intramuscular, quase sempre em usuários de drogas, em que o agente também pode ser *Staphylococcus aureus* ou estreptococos dos grupos C e G; (e) em áreas da orelha, do nariz e do umbigo em que foi instalado *piercing* (também causada por *Staphylococcus aureus*) (Swartz, 2004).

A celulite da face ou periorbitária, em crianças com menos de 5 anos de idade, é causada habitualmente por *Haemophilus influenzae* do tipo b. Celulite no braço ipsilateral e celulite recorrente são diagnosticadas em mulheres submetidas a mastectomia por câncer de mama; tanto no pós-operatório de mastectomia (com retirada de linfonodos axilares) quanto no pós-operatório de nodulectomia de mama, os agentes etiológicos habituais são estreptococos β-hemolíticos dos grupos C e G. A celulite gangrenosa, em que ocorre necrose do tecido celular subcutâneo e da pele adjacente, pode ser a variedade mais grave da celulite comum ou fazer parte do quadro da mucormicose cutânea necrosante, em imunodeprimidos. Clostrídios ou bactérias anaeróbias não esporuladas (*Bacteroides* sp. *Peptostreptococcus* sp. ou *Peptococcus* sp.), isoladamente ou em associação com bactérias facultativamente anaeróbias (*Escherichia coli*, *Klebsiella pneumoniae*, *Aeromonas hydrophila* etc.), são responsáveis por celulite crepitante, em que há formação de gás, encontrado no tecido celular subcutâneo. A celulite estreptocócica pode ser confundida com a celulite causada por *Staphylococcus aureus* (usualmente periorbitária), por bactérias anaeróbias ou por associação de bactérias aeróbias e anaeróbias.

Outras bactérias, e mesmo fungos, podem ser responsáveis por celulite resultante de bacteriemia ou fungemia, em pessoas imunodeprimidas, estando entre os agentes mais comuns diversos bacilos gram-negativos entéricos (*Acinetobacter* sp., *Aeromonas hydrophila*, *Escherichia coli*, *Proteus* sp. etc.), *Pseudomonas aeruginosa*, *Helicobacter cinadei*, *Vibrio vulnificus* e *Cryptococcus neoformans*.

Miosite e piomiosite

Embora *Staphylococcus aureus* seja o agente habitual de miosite, esta pode ser causada por *Streptococcus pyogenes*, muitas vezes em associação com sepse ou síndrome do choque tóxico, surgindo espontaneamente ou seguindo-se a traumatismo ou injeção intramuscular. A miosite causada por *Streptococcus pyogenes* é rara, mas de extrema gravidade, caracterizada por necrose muscular sem formação de abscesso, não sendo acometido a princípio (ao contrário do que se verifica na fascite necrosante) o tecido subcutâneo ou a pele. A tomografia axial computadorizada permite estabelecer o diagnóstico e a extensão do comprometimento muscular (Adams et al., 1985; Dalal et al., 2002).

A destruição do tecido exige, além da antibioticoterapia, rápida realização de intervenção cirúrgica (fasciotomia e desbridamento). A letalidade costuma ser muito alta. Esse tipo de miosite não deve ser confundido com a miosite causada por estreptococos anaeróbios, acompanhada de dor inten-

sa e formação de gás, associada com traumatismo ou procedimentos cirúrgicos.

Staphylococcus aureus é o agente habitual de piomiosite; no entanto, há vários casos descritos na literatura em que o patógeno responsável foi *Streptococcus pyogenes* (Hansmann e Christmann, 1998; Zervas et al., 2002).

Fascite necrosante

A fascite necrosante é uma infecção de tecidos moles profundos que determina destruição progressiva da fáscia muscular e da gordura que recobre o tecido celular subcutâneo. A infecção dissemina-se ao longo da fáscia muscular (facilitada pelo suprimento de sangue relativamente baixo), enquanto o músculo é poupado por causa do abundante afluxo sanguíneo. Inicialmente, a pele que recobre a área acometida costuma apresentar aspecto normal, razão por que a suspeita diagnóstica de fascite pode ser protelada. A fascite necrosante é doença rara, ocorrendo em 0,3 a 15 pessoas por 100 mil habitantes (Darenberg et al., 2007; Stevens e Bryan, 2017).

A fascite necrosante pode ter dois tipos de etiologia: polimicrobiana (ou do tipo I) ou monomicrobiana (ou do tipo II). Nos últimos anos tem-se observado uma inversão na incidência desses dois tipos de fascite necrosante, passando a predominar a variedade do tipo II.

A fascite necrosante polimicrobiana ou do tipo I (também denominada celulite necrotizante sinergística e gangrena bacteriana sinergística progressiva) é causada pela associação de bactérias aeróbicas e anaeróbicas; de modo geral, pelo menos uma espécie de bactéria anaeróbica (*Bacteroides* sp., *Clostridium* sp. ou *Peptostreptococcus* sp.) se associa com enterobactérias (*Escherichia coli*, *Enterobacter* sp., *Klebsiella* sp., *Proteus* sp.) e mais uma ou mais espécies de bactérias facultativamente anaeróbicas (estreptococos não pertencentes ao grupo A) (Wong et al., 2003). Outras bactérias e, memo, fungos (sobretudo *Candida* sp.) podem ser ocasionalmente isolados entre os agentes de fascite necrosante do tipo I. A gangrena de Fournier e infecções necrotizantes de cabeça e pescoço estão incluídas nesta variedade de fascite necrosante.

A fascite necrosante monomicrobiana ou do tipo II é habitualmente causada por *Streptococcus pyogenes* ou por outros estreptococos β-hemolíticos, podendo eventualmente ter como agente etiológico cepas comunitárias de *Staphylococcus aureus* meticilinorresistentes (Bisno e Stevens, 1996; Miller et al., 2005; Stevens e Bryant, 2017). Nos EUA, estima-se que ocorram 3,5 casos por 100 mil habitantes de doença invasiva causada por *Streptococcus pyogenes*, dos quais apenas 6% recebem o diagnóstico de fascite necrosante (O'Loughlin et al., 2007). Em aproximadamente 50% desses casos, não há porta de entrada evidente para o estreptococo do grupo A; nesses enfermos, admite-se que a bactéria tenha chegado por via hematogênica ao local onde a fascite se manifestou, a partir de infecção assintomática localizada na orofaringite. Há múltiplos fatores de risco para a fascite necrosante, enumerados por Stevens e Bryan (2017), dos quais devem ser citados: ferimentos penetrantes; lacerações; contusões musculares; intervenções cirúrgicas recentes; alcoolismo; obesidade e imunodepressão associada com diabetes melito, cirrose, neutropenia, aids ou neoplasia maligna.

Em sua forma clínica típica, a fascite necrosante por *Streptococcus pyogenes* acomete predominantemente os membros inferiores de pessoas que, em sua absoluta maioria, não apresentam outras doenças (comorbidades). Há geralmente história de traumatismo, quase sempre sem gravidade. A fascite necrosante pode também manifestar-se nos membros superiores, no períneo, no tronco ou em cabeça ou pescoço, O paciente apresenta febre, taquicardia, sudorese e confusão mental, sugerindo o diagnóstico de sepse; 24 a 72 horas depois do início dos sintomas o processo inflamatório se acentua, com aparecimento ou agravamento das lesões cutâneas (edema, eritema e dor local) da área atingida; quando a dor apresenta intensidade muito acentuada – desproporcional à gravidade aparente das lesões –, a hipótese diagnóstica de fascite necrosante deve ser logo cogitada. Se o diagnóstico não for realizado e não for instituído rapidamente tratamento adequado, o quadro se agrava, com a ocorrência, nos dias subsequentes, de toxemia e hipotensão, e o aparecimento, na pele da área acometida, de placa edemaciada e inicialmente pálida (que, com a evolução, acaba adquirindo cor vermelho-púrpura ou azul-acinzentado), sem limites bem definidos, com secreção castanho-acinzentada, na qual se instalam, a seguir, vesículas, bolhas contendo líquido de cor rósea ou arroxeada, necrose (ou equimose) e creptação. Segundo Puvanendran et al. (2009), bolhas hemorrágicas e crepitação "são sinais sinistros", indicativos de comprometimento da fáscia e do músculo subjacente; de acordo com esses autores, a crepitação é, no entanto, um sinal tardio e só ocorre em cerca de 18% dos casos. O diagnóstico é confirmado pela exploração cirúrgica, que se impõe em presença do quadro clínico descrito. A fascite necrosante é doença potencialmente fatal, cuja taxa de letalidade varia de 15 a 45% (Kückelhaus et al., 2017); sem a instituição precoce de tratamento apropriado esse índice pode alcançar 100%.

A fascite necrosante causada por cepas de *Streptococcus pyogenes* dotados de proteína M do tipo 1 ou do tipo 3 associam-se com a síndrome do choque tóxico em cerca de 50% dos casos.

As alterações dos exames complementares inespecíficos na fascite necrosante do tipo II são similares às encontradas nos doentes com sepse (Capítulo 60.4); a lesão muscular é responsável pelo aumento da concentração sérica de aspartato-aminotransferase (TGO) e de creatinofosfoquinase (CK). A radiografia, a tomografia computadorizada e/ou a ressonância magnética do membro ou da região acometida comprovam a presença dos vários tipos de alteração presentes no(s) músculo(s) atingido(s). Na fascite necrosante do tipo II, a hemocultura costuma ser positiva para *Streptococcus pyogenes* em aproximadamente 60% dos casos.

O diagnóstico diferencial da fascite necrosante deve ser feito com celulite, mionecrose por clostrídio (gangrena gasosa), piomiosite, piodermia gangrenosa e trombose venosa profunda.

Síndrome do choque tóxico

A partir da década de 1980, passaram a ser descritos, tanto em adultos quanto em crianças, casos da síndrome do choque tóxico provocada por *Streptococcus pyogenes*, semelhante à síndrome do choque tóxico, reconhecida anterior-mente, causada por *Staphylococcus aureus* (Willoughby e Greenberg, 1983; Bartter et al., 1988; Hribalová, 1988; Forni et al., 1995). Apesar de a síndrome do choque tóxico estreptocócico ser causada predominantemente por *Streptococcus pyogenes*, também foram identificados ocasionalmente como agente etiológico estreptococo do grupo B, estreptococo do grupo C e estreptococo do grupo G.

Nos EUA, a incidência das infecções invasivas por *Streptococcus pyogenes* passou a crescer no final dos anos 1980; após ter permanecido estável de 1995 a 2012, verificou-se aumento nos anos subsequentes (taxa média anual de até 3,8 casos por 100 mil habitantes de 2005 a 2012 e de 4,8 a 5,8 por 100 mil habitantes de 2014 a 2016) (Nelson et al., 2016). Embora possam acometer pessoas de qualquer idade, sua prevalência é mais alta em adultos com mais de 50 anos e em crianças, sobretudo no 1º ano de vida.

A síndrome do choque tóxico estreptocócico ocorre como complicação de doença invasiva por *Streptococcus pyogenes* em cerca de 30% dos casos, caracterizando-se por infecção grave de tecidos moles e manifestando-se predominantemente por intermédio de choque, síndrome da angústia respiratória aguda (SARA) e insuficiência renal, com alta taxa de letalidade (Darenberg et al., 2007; Lepoutre et al., 2011). Os M-sorotipos 1, 3, 12 e 28 (que produzem a exotoxina pirogênica do tipo A) são os isolados com maior frequência nos doentes com choque e comprometimento de múltiplos órgãos, com predomínio do sorotipo 1. Todas as cepas M-1 positivas de *Streptococcus pyogenes* isoladas de infecções invasivas eram produtoras da toxina NADase (Stevens et al., 2000).

Os casos de síndrome do choque tóxico por estreptococo do grupo A são esporádicos, embora já se tenham descrito surtos em creches. Contribuem para aumentar o risco para o desenvolvimento dessa síndrome diversos fatores, enumerados por Bryant e Stevens (2015): (a) idade (recém-nascidos e idosos); (b) diabetes melito: (c) alcoolismo; (d) intervenções cirúrgicas; (e) traumatismos; (f) ferimentos penetrantes: picadas de insetos, lacerações, abrasões e queimaduras; (g) ferimentos não penetrantes: hematomas, contusões, distensão muscular e hemartrose; (h) contato com doente com varicela; (i) uso de anti-inflamatórios não esteroides.

A porta de entrada de *Streptococcus pyogenes* somente pode ser demonstrada em cerca de 50% dos casos da síndrome do choque tóxico, estando relacionada com lipectomia, histerectomia, parto vaginal, exérese de joanete, instalação de pinos em ossos, herniorrafia, mamoplastia ou vasectomia, ocorrendo na maioria dos pacientes após traumatismo que não produziu solução de continuidade visível na pele (Stevens, 1992, 1995).

A definição de caso da síndrome do choque tóxico causado por *Streptococcus pyogenes*, estabelecida por especialistas norte-americanos do CDC (Breiman et al., 1993), encontra-se no Quadro 47.4. Instala-se abruptamente o quadro clínico dessa doença, com dor intensa, que se manifesta geralmente num dos membros, embora possa localizar-se no abdome (simular peritonite ou doença inflamatória pélvica) ou no tórax (com dor do tipo pleural, sugerindo a presença de pneumonia, ou simulando o que ocorre no infarto agudo do miocárdio ou na pericardite) (Stevens, 1995); em 20% dos casos estão presentes manifestações clínicas semelhantes às da influenza – com febre, calafrios, mialgia, náuseas, vômitos e diarreia (Stevens, 1992). Segundo esse autor, 80% dos doentes apresentam evidências de infecções em partes moles, tais como edema e eritema, que em 70% dos casos evolucionam para fascite necrosante ou miosite; a formação de bolhas contendo líquido azulado ou violáceo na região edemaciada constitui sinal de mau prognóstico. Nos demais enfermos sem lesões de partes moles, as manifestações clínicas são as observadas em várias síndromes: endoftalmite, miosite, peri-hepatite, peritonite, meningite, miocardite e artrite, acompanhadas ou seguidas de sepse. Em 10% dos casos instala-se exantema eritematoso idêntico ao da escarlatina.

É frequente a presença de febre, mas pode ocorrer hipotermia nos doentes em choque. Os pacientes com pressão arterial normal no primeiro atendimento podem apresentar hipotensão nas quatro horas seguintes. A insuficiência renal costuma ser diagnosticada antes da hipotensão.

O choque já está presente na admissão ou se instala 4 a 8 horas depois, em todos os doentes. Mesmo com a instituição do tratamento, cerca de 90% dos enfermos continuam em choque; a insuficiência renal também persiste ou torna-se mais grave em todos os doentes, apesar do tratamento, exigindo a realização de diálise em muitos deles; nos que sobrevivem, a concentração de creatinina sérica retorna ao normal no fim de 4 a 6 semanas (Stevens, 1995). De acordo com esse autor, a síndrome da angústia respiratória aguda (SARA) manifesta-se em mais de 50% dos doentes, aparecendo quase sempre depois de instalada a hipotensão, exigindo em 90% dos casos a administração suplementar de oxigênio (entubação e ventilação mecânica).

Também já foi citado que em cerca de 50% dos doentes com síndrome do choque tóxico estreptocócico pode ocorrer fascite necrosante (ou miosite), circunstâncias em que estão frequentemente envolvidos na etiologia os M-sorotipos 1 ou 3 do estreptococo do grupo A (Cone et al., 1987; Stevens et al., 1989; Stevens, 1992, 1995; Forni et al., 1995; Schlievert e Assimacopoulos, 2004; Bryant e Stevens, 2015).

A taxa de letalidade da síndrome do choque tóxico por *Streptococcus pyogenes* varia de 30 a 70% (Darenberg et al., 2007; Lepoutre et al, 2011). Em muitos casos, a evolução é tão rápida que a morte ocorre no 1º ou no 2º dia de hospitalização.

A síndrome do choque tóxico estreptocócico deve ser diferenciada da mesma síndrome causada por *Staphylococcus aureus* (Capítulo 46).

OUTRAS INFECÇÕES CAUSADAS PELO ESTREPTOCOCO DO GRUPO A

Streptococcus pneumoniae e *Haemophilus influenzae* são os agentes bacterianos mais comuns de sinusite aguda, em crianças e adultos, seguidos em frequência por *Staphylococcus aureus*, *Streptococcus pyogenes* e bactérias anaeróbias.

A otite média aguda, cujos agentes etiológicos habituais, em crianças, são *Streptococcus pneumoniae* e *Haemophilus influenzae*, só esporadicamente é causada por *Streptococcus pyogenes*.

De ocorrência rara durante as primeiras quatro décadas da era antibiótica, a pneumonia por estreptococo do grupo A passou a ser diagnosticada com maior frequência a partir da década de 1980, geralmente como complicação de viroses respiratórias agudas, sarampo ou varicela, ou como infecção oportunista em pneumopatas crônicos; a radiografia de tórax mostra a presença de broncopneumonia, quase sempre unilateral. A instalação da doença costuma ser súbita, com febre, calafrios, dor do tipo pleural e tosse com escarro hemoptoico. Derrame pleural serossanguinolento – no qual *Streptococcus pyogenes* é frequentemente isolado – ocorre em cerca de 50% dos casos, podendo também observar-se outras complicações (pneumotórax, pericardite, mediastinite e bronquectasia).

QUADRO 47.4 Definição de caso da síndrome do choque tóxico causada por *Streptococcus pyogenes*.

Isolamento do estreptococo do grupo A
- De região, líquido ou secreção normalmente estéril (sangue, LCR, líquido pleural, fragmento de tecido obtido por biópsia etc.).
- De região, líquido ou secreção normalmente não estéril (orofaringe, escarro, secreção vaginal, lesão superficial da pele etc.).

Evidências clínicas de gravidade
- Hipotensão: pressão arterial sistólica ≤ 90 mmHg, em adultos, ou < 5% da pressão normal para a idade, em crianças e adolescentes até 16 anos de idade.
- Insuficiência renal: concentração sérica da creatinina inferior a 2 mg/dL, em adultos, ou maior ou igual a duas vezes o limite superior do valor normal para a idade, em crianças. Em pessoas com insuficiência renal preexistente, valor da creatinina sérica pelo menos duas vezes maior que a taxa básica.
- Coagulopatia: número de plaquetas no sangue ≤ 100.000/mm³ ou coagulação intravascular disseminada, caracterizada por tempo de coagulação prolongado, baixa concentração sérica de fibrinogênio e presença no sangue de produtos da degradação da fibrina.
- Comprometimento hepático: concentração sanguínea de alanino aminotransferase, aspartato aminotransferase e bilirrubina total igual ou superior a duas vezes o limite superior do valor considerado normal para a idade. Em pessoas com hepatopatia preexistente, valores de aminotransferases e de bilirrubina total pelo menos duas vezes maiores que a taxa básica.
- Síndrome da angústia respiratória aguda (SARA): caracterizada por instalação aguda de infiltrado difuso nos pulmões e hipoxemia, na ausência de insuficiência cardíaca, evidência de alteração capilar difusa, caracterizada por instalação aguda de edema generalizado ou de derrame pleural ou ascite acompanhados de hipoalbuminemia.
- Exantema eritematoso generalizado que pode sofrer descamação.
- Necrose de tecidos moles, incluindo fascite necrosante ou miosite, ou gangrena.

*Caso bem definido: quando a doença preenche os critérios IA e II (A e B). Caso provável: quando esses critérios não são preenchidos, mas nenhuma outra etiologia é encontrada para a doença.

Fonte: Breiman et al., 1993.

À semelhança da pneumonia, a bacteriemia e a sepse por *Streptococcus pyogenes* estão se tornando mais comuns, tanto em adultos como em crianças. A bacteriemia associa-se habitualmente com pneumonia, celulite, fascite necrosante e síndrome do choque tóxico. Como decorrência da bacteriemia, às vezes sem foco originário aparente, pode verificar-se o aparecimento de endocardite, meningite, artrite, osteomielite, peritonite e/ou abscessos. Nas crianças, a porta de entrada habitual do estreptococo do grupo A está localizada em lesões cutâneas provocadas por piodermite, queimaduras ou varicela, nas quais a bactéria se implanta e se multiplica antes de disseminar-se. Neoplasias malignas e imunodepressão constituem fatores predisponentes da bacteriemia e da sepse estreptocócica em todas as idades. Em idosos, acometem de preferência indivíduos com diabetes melito, tumores malignos e outras doenças crônicas e debilitantes.

A sepse puerperal e a endometrite estreptocócica (antigamente englobadas sob a denominação de febre puerperal) constituem quase sempre complicações de abortamento ou de parto e são causadas com maior frequência, na atualidade, por estreptococo do grupo B do que por *Streptococcus pyogenes*.

Os casos raros de meningite purulenta por *Streptococcus pyogenes* são invariavelmente secundários a otite média aguda, mastoidite ou sinusite causadas por essa bactéria.

A paroníquia, cuja etiologia é classicamente atribuída a *Staphylococcus aureus*, é muitas vezes causada pela associação dessa bactéria com *Streptococcus pyogenes*.

Complicações supurativas

As complicações supurativas da faringoamidalite por *Streptococcus pyogenes* são constituídas por abscesso periamidaliano, empiema pleural, miocardite, pericardite e, com menor frequência, por abscesso retrofaríngeo, abscesso ou celulite peritonsilar, linfadenite cervical supurada, mastoidite, otite e sinusite aguda. O abscesso retrofaríngeo e o abscesso peritonsilar podem ter como agente etiológico bactérias anaeróbicas, isoladamente ou em associação com *Streptococcus pyogenes*.

A disseminação hematogênica a partir de foco primário da infecção pode acometer vários órgãos, causando artrite, endocardite, meningite, osteomielite, pneumonia, abscesso cerebral ou abscesso hepático.

Outras complicações supurativas da infecção por estreptococo do grupo A são incomuns ou muito raras na atualidade. Meningite, abscesso cerebral ou trombose dos seios venosos intracranianos podem resultar da extensão de infecção instalada em áreas vizinhas, através do osso mastóideo ou da placa cribriforme do etmoide.

Complicações tardias não supurativas

As principais complicações tardias não supurativas das infecções causadas por estreptococo β-hemolítico do grupo A (doença reumática e glomerulonefrite difusa aguda) foram revistas com pormenor por Stollerman (2004) e Shulman e Bisno (2015). Outras dessas complicações, menos frequentes, são constituídas por eritema nodoso e púrpura de Henoch-Schönlein. Na patogênese das complicações tardias não su-

purativas de infecções por *Streptococcus pyogenes*, estão envolvidos mecanismos imunológicos. Cunningham (2000) reconhece a artrite reacional (independentemente da doença reumática) como complicação não supurativa das infecções causadas por essa bactéria.

São predominantemente acometidas pela doença reumática pessoas com 5 a 15 anos de idade. O período de latência entre a infecção por *Streptococcus pyogenes* e a doença reumática – variável entre 1 e 5 semanas – dura em média 19 dias; a poliartrite migratória costuma instalar-se 10 a 30 dias depois do episódio infeccioso. A doença reumática pode ser desencadeada apenas por infecções de faringe (e não da pele) causadas por sorotipos reumatogênicos de *Streptococcus pyogenes*, instalando-se na convalescença de cerca de 3% dos episódios de faringite ou faringoamidalite por essa bactéria; no entanto, a infecção é inaparente em aproximadamente 30% dos casos.

Na doença reumática pós-estreptocócica, as lesões são resultantes de fenômenos autoimunes induzidos por determinantes antigênicos (epítopos) presentes na proteína M de cepas *reumatogênicas* de *Streptococcus pyogenes* e em componentes de tecidos cardíacos. Outros antígenos estreptocócicos dão reação cruzada com glicoproteínas e fibroblastos de valvas cardíacas, membrana sinovial e cartilagem articular, tecido cerebral, músculos lisos, músculos esqueléticos, tecido hepático, linfócitos, timo, pele e rim (Roberts et al., 2001). As lesões teciduais observadas nessa complicação podem ser induzidas pela ação tóxica direta da estreptolisina O.

Outros mecanismos imunológicos – deposição tecidual de imunocomplexos circulantes e citotoxicidade mediada por células – estão envolvidos no desenvolvimento de alguns tipos de manifestações observadas na doença reumática. A persistência de *Streptococcus pyogenes* nas tonsilas associa-se com maior probabilidade de ocorrência da doença reumática; menos de 1% das faringites estreptocócicas agudas são seguidas por essa complicação não supurativa. É limitado o número de M-sorotipos do estreptococo do grupo A capazes de promover o desenvolvimento de doença reumática, o que se verifica com muito maior frequência nas infecções faríngeas recorrentes que na primoinfecção. No hemisfério ocidental, segundo Shulman e Bisno (2015), são constituídos pelos sorotipos 1, 3, 5, 6, 14, 18, 19 e 24, denominados *reumatogênicos*, dotados de epítopos que induzem reação imune envolvendo moléculas do complexo principal de histocompatibilidade (CPH ou MHC) de classe I, mais que moléculas de classe II; há, entre eles, epítopos capazes de promover reação cruzada com tecidos de seres humanos, tendo a sua proteína M propriedades de superantígenos e sendo as cepas desses sorotipos dotadas de características genotípicas idênticas às das cepas usualmente isoladas em infecções faríngeas (Watanabe-Ohnishi et al., 1994; Cunningham, 2000). As cepas de *Streptococcus pyogenes* que costumam causar infecções cutâneas são de M-sorotipos não associados com doença reumática (mesmo quando provocam infecção faríngea). Os dados clínicos e laboratoriais da doença reumática pós-estreptocócica encontram-se descritos com pormenor nas revisões, já citadas, de Stollerman (2004) e de Shulman e Bisno (2015).

Diferentemente da doença reumática, a glomerulonefrite difusa aguda pode seguir-se tanto a infecções faríngeas como a infecções cutâneas causadas por *Streptococcus pyogenes*. Embora o mecanismo patogenético da glomerulonefrite difusa aguda pós-estreptocócica não esteja definitivamente estabelecido, há muitas evidências de que as lesões renais se instalem por intermédio de mecanismos imunológicos: (a) período de latência entre a infecção e o aparecimento dessa complicação; (b) redução da concentração sérica do complemento total e presença precoce nos glomérulos; (c) presença nos glomérulos renais, já no início da doença, de componentes do sistema do complemento (C3, em particular, e, às vezes, C1q e C4), de imunoglobulinas da classe IgG (às vezes, IgM) e de antígenos (ainda não completamente identificados) que reagem com soros antiestreptocócicos; (d) indução de anticorpos, que reagem com o tecido renal, por estreptococos *nefritogênicos* (Shulman e Bisno, 2015). Segundo esses autores, os antígenos podem pertencer ao próprio estreptococo ou serem oriundos de tecidos (endocárdio, sarcolema ou músculo liso de vasos) em que alguns epítopos são idênticos aos dessa bactéria. De acordo com achados de microscopia eletrônica, em tecido renal obtido por biópsia, imunocomplexos circulantes, constituídos por imunoglobulinas do paciente e antígenos do estreptococo depositados no glomérulo, podem contribuir ou ser os responsáveis pela agressão glomerular. Os M-sorotipos de *Streptococcus pyogenes* habitualmente associados no hemisfério ocidental com o aparecimento de glomerulonefrite difusa aguda – de cepas denominadas *nefritogênicas* – são os seguintes: (a) associados com faringite: 1, 4, 12 e 25; (b) associados com piodermites: 2, 49, 55, 57, 59, 60 e 61 (os sorotipos 49 e 55 foram identificados ocasionalmente como responsáveis por faringites associadas com glomerulonefrite). Com exceção do sorotipo 1, os demais sorotipos *nefritogênicos* não se associam com o aparecimento de doença reumática. A glomerulonefrite difusa aguda pós-estreptocócica ocorre em 10 a 15% das pessoas que apresentam infecções faríngeas ou cutâneas provocadas por cepas nefritogênicas de estreptococo do grupo A, instalando-se 1 a 2 semanas depois da faringite e 2 a 3 semanas depois da piodermite. A maioria dos casos de glomerulonefrite difusa aguda pós-estreptocócica é diagnosticada em crianças com 3 a 7 anos de idade. O período de latência é de 3 semanas, em média, quando se segue a infecções cutâneas, e mais curto – de 10 dias, em média – quando é subsequente a infecções da orofaringe. Surtos de glomerulonefrite difusa aguda pós-faringotonsilite estreptocócica foram observados predominantemente entre o 6º e o 10º ano de vida.

Ao contrário do que se verifica na doença reumática, que se associa exclusivamente com infecções por estreptococo do grupo A, já foram descritos surtos de glomerulonefrite difusa aguda que se seguiram a infecções por estreptococo do grupo C (*Streptococcus equi* subsp. *zooepidermicus*). Também em desacordo com o que se observa na doença reumática, as recorrências de glomerulonefrite difusa aguda pós-estreptocócica são muito raras; por sua vez, só ocorre excepcionalmente evolução para glomerulonefrite crônica (Stollerman, 2004). Os dados clínicos e laboratoriais da glomerulonefrite difusa aguda pós-estreptocócica encontram-se descritos com pormenor nas revisões desse autor e de Shulman e Bisno (2015).

À semelhança do que se verifica na glomerulonefrite difusa aguda pós-estreptocócica, a púrpura de Henoch-Schön-lein e o eritema nodoso são complicações não supurativas que eventualmente se seguem a infecções por *Streptococcus pyogenes*, a primeira como resultado da deposição glomerular mesangial de imunocomplexos (imunoglobulinas da classe IgA ligadas a antígenos estreptocócicos, em presença de C3) e a segunda como provável reação de hipersensibilidade do tipo IV, na pele, a antígenos estreptocócicos. A artrite reacional pós-estreptocócica é a que se segue a infecções pelo estreptococo dos grupos A na ausência de suficientes critérios de Jones para o diagnóstico de doença reumática; predomina em crianças, seu período de latência é de 10 dias ou menos, persiste durante 1 a 5 dias, não responde ao tratamento com ácido acetilsalicílico e evolui espontaneamente para cura completa no fim de 3 semanas. Aviles et al. (2000) publicaram seis casos de artrite reacional por estreptococo do grupo A em adultos e fizeram uma revisão da literatura sobre essa complicação não supurativa de infecções por *Streptococcus pyogenes*.

INFECÇÕES CAUSADAS POR ESTREPTOCOCO DO GRUPO B

O estreptococo do grupo B de Lancefield (*Streptococcus agalactiae*) e as doenças por ele causadas foram revistos com pormenor por Wessels e Kasper (2004), Pannaraj e Baker (2009), Edwards e Nizet (2011) e Edwards e Baker (2015).

Streptococcus agalactiae é agente de infecções em crianças e adultos. Em crianças, a doença pode ocorrer na 1ª semana de vida (doença precoce) ou depois disso (doença tardia). As infecções causadas por essa bactéria estão enumeradas nos Quadros 47.5 e 47.6.

Edwards e Baker (2015) fazem referência a dados publicados nos EUA em 2012, segundo os quais adultos constituíram 92% dos indivíduos acometidos por infecções invasivas por esse estreptococo registradas nesse País em 2011. As infecções observadas em adultos, durante a gestação, no puerpério e fora da gravidez estão relacionadas no Quadro 47.5. Em gestantes, ocorrem predominantemente sob a forma de infecção urinária (muitas vezes como bacteriúria assintomática), seguida em frequência por infecção intra-amniótica (anteriormente denominada corioamnionite), e, no puerpério, por endometrite pós-parto e sepse puerperal, além de outras formas clínicas com menor incidência (Quadro 47.5).

Em anos mais recentes, a incidência de doença por *Streptococcus agalactiae* em adultos passou a ser mais alta em não gestantes. As infecções por essa espécie de estreptococo em adultos – excluídas as grávidas –, acompanhadas de bacteriemia, acometeram predominantemente pessoas idosas, mas com idade variando entre 18 e 99 anos (Edwards e Baker, 2015); em um dos relatos citados por esses autores, a média de idade dos doentes foi de 63 anos, sendo 59% do sexo masculino. As infecções invasivas por *Streptococcus agalactiae* em adultos associam-se invariavelmente com a presença de doenças de base (uma ou mais) relacionadas por esses autores – principalmente diabetes melito, cardiopatia crônica e neoplasias malignas. A letalidade dessas infecções em idosos varia de 5 a 25%.

Em recém-nascidos e crianças maiores, as infecções sintomáticas causadas por *Streptococcus agalactiae* são agrupadas sob as denominações de doença precoce, doença tardia e doença muito tardia, de acordo com a época de sua instalação (Quadro 47.6). Nos EUA, com a adoção da quimioprofilaxia durante o parto, a incidência da doença precoce diminuiu acentuadamente (Schrag et al., 2000); a redução foi de aproximadamente 80%, de um a quatro casos por 1.000 nascimentos para 0,25 casos por 1.000 nascimentos, em 2012 (AAP, 2018b). De acordo com essa fonte, a quimioprofilaxia intraparto não causou impacto mensurável na incidência da doença tardia. Nos últimos anos, a prevalência da doença precoce e tardia passou a ser semelhante, mas a letalidade continua alta, sobretudo em prematuros.

Doença precoce

A doença precoce (ou de instalação precoce) é a que se manifesta em recém-nascidos com menos de 7 dias de vida, correspondendo a cerca de 75% dos casos (30% prematuros), ocorrendo em mais de 90% dos casos nas primeiras 12 horas (8 horas, em média); em poucos casos, instala-se alguns dias depois do nascimento. Os sorotipos de *Streptococcus agalactiae* responsáveis por doença precoce estão citados na Quadro 47.6, junto com as síndromes por eles causadas (e sua prevalência) e a taxa de letalidade (sempre mais alta em prematuros e crianças de baixo peso), assim como a frequência de prematuridade e de complicações obstétricas maternas. Clinicamente, é comum observar-se a presença de insuficiência respiratória, anorexia, palidez, taquicardia, icterícia e letargia, acompanhadas de febre, hipotermia ou normotermia (Edwards e Nizet, 2011).

A infecção neonatal por *Streptococcus agalactiae* ocorre durante o parto, em 1 a 2% dos recém-nascidos de mães já colonizadas por essa bactéria na vagina e/ou no intestino, ou de mães que apresentam infecção urinária (geralmente bacteriúria assintomática, com mais de 10^5 UFC/mL de urina). A aspiração de secreções vaginais geralmente induz no recém-nascido o aparecimento de pneumonia.

Já se mencionou que o estreptococo do grupo B foi isolado da vagina ou do reto em 15 a 40% das gestantes estudadas. Também já foi citado que é de aproximadamente 50% a taxa de transmissão vertical do estreptococo do grupo B de mães colonizadas para seus recém-nascidos, avaliada por meio de culturas de material obtido do reto ou da orofaringe da criança, de preferência 24 a 48 horas após o nascimento.

A infecção dos recém-nascidos dá-se por via ascendente, com a ruptura da membrana amniocoriônica, ou por mecanismo direto, no momento do parto. A frequência com que se dá a infecção do recém-nascido, nessas circunstâncias, é maior nas crianças que nasceram de parto normal e proporcional à quantidade de microrganismos presentes na vagina materna, sobretudo em mulheres com menos de 20 anos, negras e primíparas. O uso de antibioticoprofilaxia em gestantes colonizadas reduziu acentuadamente a taxa de transmissão de *Streptococcus agalactiae* para seus filhos (CDC, 2010a).

Os principais fatores maternos que favorecem a transmissão de *Streptococcus agalactiae* aos recém-nascidos são: (a) grau da colonização: (b) parto antes de decorridas 37 semanas de gestação; (c) ruptura precoce da membrana amniótica (ruptura mais que 18 horas antes do parto); (d) febre durante o parto. O tamanho do inoculo bacteriano no nascituro associa-se com a frequência de instalação de doença precoce no recém-nascido, assim como de doença tardia.

Nas formas clínicas com que habitualmente se apresenta a doença precoce (sepse, meningite e pneumonia), *Streptococcus agalactiae* pode ser recuperado do sangue na maioria dos casos. Entre as manifestações clínicas, são quase sempre observadas alterações respiratórias (taquipneia, inspiração ruidosa, cianose ou apneia); às vezes, a hipotensão é o primeiro sinal. Algumas crianças nascem em estado de choque ou em coma. Podem também estar presentes outras alterações: prostração; anorexia; febre ou hipotermia; palidez; taquicardia; distensão abdominal; e/ou icterícia. Apesar da pneumonia ser confirmada em apenas 10 a 15% dos casos, quase todas as crianças com doença precoce apresentam distúrbios respiratórios. Nos casos com pneumonia, as alterações da radiografia de tórax são semelhantes às encontradas na doença da membrana hialina, ainda que em 30% dessas crianças sejam encontradas evidências radiológicas de pneumonia alveolar. Em todas as formas clínica de doença precoce, impõe-se a obtenção de amostra do LCR, para avaliar-se a presença de meningite. Nas crianças com meningite, ocorrem convulsões em 50% dos casos nas primeiras 24 horas da evolução.

Doença tardia

Sob a denominação doença tardia, agrupam-se as síndromes causadas por estreptococo do grupo B que se instalam em crianças com 7 a 89 dias de vida (37 dias, em média) (Quadro 47.6). Dos recém-nascidos acometidos, 50% foram nascidas a termo. Os sorotipos de *Streptococcus agalactiae* responsáveis por doença tardia estão citados na Quadro 47.6, junto com as síndromes por eles causadas (e sua prevalência) e a taxa de letalidade, assim como a frequência de prematuridade. Nesse Quadro estão citadas as formas clínicas com que habitualmente a forma tardia se apresenta (e a sua incidência): bacteriemia sem foco de origem detectável, meningite e pneumonia associada com acometimento ósseo, articular ou de tecidos moles. É incomum a ocorrência de celulite facial ou submandibular, às vezes acompanhadas de linfadenite satélite. Em casos excepcionais, a infecção tardia por *Streptococcus agalactiae* pode manifestar-se sob a forma de conjuntivite, otite média, endocardite, peritonite, empiema pleural, abscesso cerebral ou outros tipos de abscessos profundos. A doença geralmente se instala com febre, adinamia, anorexia, irritabilidade e taquipneia; evidências de alterações das vias respiratórias superiores são observadas nos pródromos em 20 a 30% dos pacientes. Leucopenia e neutropenia constituem sinais de mau prognóstico. Em cerca de 50% dos sobreviventes que tiveram meningite se encontram sequelas neurológicas. Em comparação com a doença precoce, a letalidade global da doença tardia é relativamente baixa (1 a 6%).

Doença muito tardia

A doença muito tardia causada por *Streptococcus agalactiae* instala-se a partir de 90 dias de vida, acometendo quase sempre crianças prematuras (com menos de 32 semanas de gestação) e as que apresentam imunodeficiência. As principais características da doença muito tardia encontram-se referidas no Quadro 47.6, verificando-se que a bacteriemia sem foco de origem aparente constitui a forma clínica por meio da qual se manifesta com maior frequência. Febre e irritabilidade, acompanhadas de leucocitose (> 15.000 leucócitos/mm³), constituem os achados mais comuns. A hemocultura positiva confirma o diagnóstico. A taxa de letalidade é baixa, inferior a 5%.

Infecções recorrentes

Infecções recorrentes por *Streptococcus agalactiae* na infância, com dois ou mais episódios da doença no mesmo paciente, instalam-se em 1 a 2% dos casos, tanto na forma precoce como na tardia.

QUADRO 47.5 Infecções causadas por estreptococo do grupo B.

Infecções no recém-nascido e no lactente
- Doença precoce
- Meningite e sepse (as mais comuns)
- Bacteriemia isolada (sem foco de infecção identificável)
- Pneumonia

Doença tardia
- Meningite e sepse (as mais comuns)
- Bacteriemia isolada (sem foco de infecção identificável)
- Artrite séptica
- Psteomielite
- Celulite facial
- Celulite submandibular ou pré-auricular (acompanhadas ou não de linfadenite satélite)
- Conjuntivite
- Endocardite
- Otite média
- Peritonite
- Empiema pleural e abscesso cerebral e outros tipos de abscessos profundos

Infecções em adultos
- Em mulheres, durante a gestação (causadas isoladamente por *Streptococcus agalactiae*): bacteriúria assintomática; cistite; uretrite; e pielonefrite.
- Em mulheres durante a gestação ou no puerpério (causadas pela associação com bactérias facultativamente aeróbicas): endometrite; endoparametrite e infecção intra-amniótica (as mais comuns): pneumonia; artrite séptica; bacteriemia; meningite ou endocardite (como complicações da bacteriemia); sepse puerperal; infecção na incisão de cesárea.
- Em pessoas idosas (de ambos os sexos), geralmente com doenças de base, citadas no texto (incomuns):
- Infecções da pele ou de partes moles: abscessos; celulite e infecções em úlceras dos pés ou em úlceras de decúbito; infecção urinária; artrite (na ausência ou na presença de prótese articular); meningite; osteomielite, pneumonia.

QUADRO 47.6 Características das doenças precoce, tardia e muito tardia causadas por estreptococo do grupo B.

Características	Doença precoce (< 7 dias)	Doença tardia (⩾ 7 dias)	Doença muito tardia ⩾ 90 dias)
Média de idade na instalação da doença	1 dia	37 dias	⩾ 90 dias
Incidência de prematuridade	Aumentada	Aumentada	Comum
Complicações obstétricas maternas	Frequentes (70%)	Parto pré-termo (criança nascida com menos de 37 meses de gestação)	Frequência variável
Manifestações comuns	Sepse (80 a 85%) Meningite (5 a 10%) Pneumonia (10 a 15%)	Meningite (25 a 30%) Bacteriemia sem foco de origem detectável (65%) Pneumonia associada com acometimento ósseo, articular ou de tecidos moles (5 a 10%)	Bacteriemia sem foco de origem detectável (comum) Bacteriemia com foco de origem detectável (incomum)
Sorotipos isolados	Ia (~30%) II (~15%) III (~30%) V (~20%)	III (~60%) Ia (~25%) V (~15%)	Vários
Taxa de letalidade	3 a 10%	1 a 6%	Baixa

Fonte: Edwards e Nizet, 2011.

Infecções em adultos

As infecções por *Streptococcus. agalactiae* em adultos podem acometer mulheres (durante a gestação e o parto, e no puerpério) e, fora da gravidez, adultos (geralmente idosos) de ambos os sexos (Quadro 47.5).

Verifica-se que, em gestantes, ocorrem predominantemente sob a forma de bacteriúria assintomática, cistite, uretrite ou pielonefrite. No decorrer da gestação e no puerpério, causadas pela associação do estreptococo do grupo B com bactérias facultativamente aeróbicas, as mulheres podem apresentar várias formas clínicas de infecção (Quadro 47.5.), às vezes associadas, nas grávidas, com morte fetal. A infecção intra-amniótica e a endometrite, diagnosticadas invariavelmente no puerpério imediato, manifestam-se com febre, distensão abdominal e dor à palpação do abdome, na área de projeção do útero e dos anexos genitais; *Streptococcus agalactiae* é recuperado em hemocultura ou em cultura de secreções vaginais na maioria dos casos. Complicações da endometrite, com risco de morte, podem ocorrer raramente (abscesso pélvico, choque séptico ou tromboflebite séptica). Com menor frequência, outros tipos de infecção por estreptococo do grupo B, citados no Quadro 47.5 podem ser observados em adultos. As infecções com bacteriemia podem ser acompanhadas ou seguidas pelo aparecimento de meningite ou endocardite.

A partir da última década do século XX, a doença por *Streptococcus agalactiae* em adultos passou a predominar em não gestantes, em pessoas com doenças de base (diabetes melito, neoplasia maligna, aids, hepatopatia crônica, acidente vascular cerebral e outras moléstias neurológicas, úlceras de decúbito ou bexiga neurogênica) e em idosos com mais de 60 anos, manifestando-se sob as formas clínicas citadas no Quadro 47.5, com incidência predominante de infecções de pele e de partes moles.

Nas casuísticas publicadas referentes a infecções por *Streptococcus agalactiae*, acompanhadas de bacteriemia, em adultos (excluídas as grávidas), registrou-se o acometimento de pessoas com idade entre 18 e 99 anos, com amplo predomínio em idosos (Edwards e Baker, 2015); em um dos estudos citados por esses autores, a média de idade dos doentes foi de 63 anos, sendo 59% do sexo masculino. A letalidade foi de 5 a 25%.

INFECÇÕES CAUSADAS POR ESTREPTOCOCOS DOS GRUPOS C E G

As infecções causadas por estreptococos do grupo C ou G – isto é, por *Streptococcus dysgalactiae* subsp. *equisimilis* –, relacionadas no Quadro 47.2, encontram-se descritas com pormenor nas revisões de Kaplan e Gerber (2009) e de Sinner e Tunkel (2015).

As infecções humanas pelas quais é responsável esse estreptococo β-hemolítico são similares às causadas por *Streptococcus pyogenes* (não invasivas ou invasivas, leves, moderadas ou graves): infecções de faringe; pele e tecidos moles (faringite, celulite, erisipela e fascite necrosante); bacteriemia; artrite séptica; sepse neonatal (esta, em prematuros e recém-nascidos de baixo peso, causada por estreptococo do grupo G); síndrome do choque tóxico; e outras, com menor frequência, citadas por Kaplan e Gerber (2009) e Sinner e Tunkel (2015). Como já se assinalou, são infecções geralmente oportunistas (acometendo indivíduos com fatores predisponentes, já mencionados), por conta da menor patogenicidade de estreptococos dos grupos C e G em relação ao estreptococo do grupo A. Acometendo predominantemente adultos, as infecções por *Streptococcus dysgalactiae* subsp. *equisimilis* ocorrem, às vezes, sob a forma de surtos em hospitais e instituições que acolhem pessoas idosas (asilos, casas de repouso, clínicas geriátricas etc.).

INFECÇÕES CAUSADAS POR ESTREPTOCOCOS DO GRUPO D

As espécies de estreptococos do grupo D, taxonomicamente reclassificadas em 2003, com base em características genéticas, passaram a fazer parte do assim chamado grupo de *Streptococcus bovis* spp. (também denominado grupo de *Streptococcus bovis/Streptococcus equinus*) (Jans et al., 2015), estando relacionadas, junto com suas denominações anteriores, no Quadro 47.2: *Streptococcus gallolyticus*, *Streptococcus pasteurianus*, *Streptococcus infantarius* e *Streptococcus lutetiensis*. As infecções causadas por esses estreptococos associam-se com neoplasia do colo e outras lesões do trato gastrointestinal, motivo pelo qual a avaliação das condições do colo por colonoscopia tem grande importância em pacientes que apresentam infecção sistêmica por essas bactérias.

Os estreptococos do grupo de *Streptococcus bovis* spp. estão incluídos entre os estreptococos do complexo *viridans*, sendo responsáveis por aproximadamente 2% dos casos de endocardite infecciosa nos EUA, mas sua prevalência na Europa é maior, alcançando em alguns estudos a taxa de 10%. Os pacientes com endocardite por esses estreptococos costumam ser pessoas mais velhas que os enfermos com endocardite infecciosa causada por outros agentes e não apresentam, em geral, os fatores de risco que predispõem à instalação dessa doença.

Embora *Streptococcus gallolyticus* mantenha forte associação com a presença de lesões no colo, na metanálise realizada por Boleij et al. (2011) foi demonstrado que pessoas colonizadas no intestino por esse estreptococo apresentam risco muito mais alto de apresentar câncer colorretal e endocardite que os indivíduos colonizados por *Streptococcus pasteurianus* ou *Streptococcus infantarius*. *Streptococcus gallolyticus* parece não ter nenhum papel na carcinogênese, mas é o estreptococo do grupo *bovis* que causa endocardite com maior frequência em doentes com carcinoma do colo. Protegidos pela formação de biofilme, os estreptococos desse grupo escapam da ação de células imunes na lâmina própria e sobrevivem na corrente sanguínea, tornando-se mais fácil sua implantação nas valvas cardíacas, cuja superfície é rica em tecido colágeno (Vollmer et al., 2010; Boleij et al., 2011). Em 25 a 50% dos episódios de bacteriemia por esses estreptococos (sobretudo por *Streptococcus gallolyticus*), instala-se endocardite subaguda (ocasionalmente, aguda), semelhante à causada por outros estreptococos do complexo *viridans*. Essa infecção pode ocorrer tanto em pessoas com valvas cardíacas normais como em pacientes com valvas cardíacas já alteradas ou com prótese. Em adultos imunocomprometidos, foram descritos alguns casos de meningite por *Streptococcus gallolyticus*, em associação com bacteriemia e endocardite (van Samkar et al., 2015; Gray e Wilson, 2016).

Streptococcus pasteurianus é agente etiológico de sepse neonatal, com ou sem meningite, de diferenciação difícil com a mesma doença causada por *Streptococcus agalactiae*. Foram também relatados alguns casos de infecção urinária por *Streptococcus pasteurianus*, assim como casos isolados de meningite por essa espécie de estreptococo em crianças e adultos, geralmente acompanhados de bacteriemia (Sturt et al., 2010; Klatte et al., 2012; Nagamatsu et al., 2012).

Relataram-se também outros tipos incomuns de infecção por estreptococos do grupo de *Streptococcus bovis* spp., entre as quais, artrite séptica, infecções em próteses articulares, discite vertebral e endoftalmite (Garcia-País et al., 2016).

Como a detecção de bacteriemia por estreptococos do grupo de *Streptococcus bovis* spp. em adultos constitui indício da presença de tumor maligno do colo, exige-se, nessa eventualidade, investigação especializada (realização de colonoscopia, em particular) para avaliar a presença dessa neoplasia.

INFECÇÕES CAUSADAS POR ESTREPTOCOCOS DO COMPLEXO *VIRIDANS*

O assim denominado complexo *viridans* (que, por simplificação, recebe o nome de *Streptococcus* viridans) é constituído por um conjunto de estreptococos não beta-hemolíticos, não dotados de antígenos B ou D de Lancefield, citados nos Quadros 47.2 e 47.3, cujas características que permitem sua identificação se encontram no Quadro 47.3. Não são solúveis em bile nem sensíveis à optoquina e a maioria das cepas não cresce em caldo de cultura com alta concentração (6,5%) de NaCl.

Atualmente, menos de 20% dos casos de endocardite infecciosa são causados por estreptococos do complexo *viridans*, com acentuada redução em sua prevalência nas últimas décadas (Slipczuk et al., 2013), mantendo-se ainda, no entanto, como os agentes mais comuns dessa enfermidade em crianças. As espécies mais comumente isoladas do sangue dos doentes, por ordem de frequência, são: *Streptococcus mutans*; *Streptococcus gallolyticus*; *Streptococcus mitis*; *Streptococcus sanguinis*; e *Streptococcus salivarius*. A endocardite por estreptococos do complexo *viridans*, do tipo subagudo, tem maior prevalência em pessoas que apresentam lesões preexistentes em valvas cardíacas (prolapso de valva mitral, lesões degenerativas, doença reumática, alterações congênitas etc.), podendo também acometer, em pequena proporção, pacientes com próteses valvares e usuários de drogas injetáveis.

Além de endocardite, os estreptococos do complexo *viridans* provocam outros tipos de infecção, citados no texto e no Quadro 47.2. *Streptococcus mutans* constitui o principal fator microbiano envolvido na patogênese de cáries dentárias, por participar no mecanismo de formação da placa dental (é dotado da capacidade de sintetizar glicanos a partir de carboidratos). Diferentemente dos outros componentes do complexo *viridans*, as espécies do grupo de *Streptococcus anginosus* spp. (*Streptococcus* anginosus, *Streptococcus constellatus* e *Streptococcus intermedius*) são, primordialmente, agentes de infecções piogênicas, com formação frequente de abscesso (Petti e Stratton IV, 2015). Fazendo parte da microbiota da cavidade oral e do trato digestivo de adultos e crianças, os estreptococos desse grupo podem ser agentes de grande variedade de infecções piogênicas benignas ou invasivas e graves, frequentemente associadas com a presença de abscesso e bacteriemia, a saber: infecções da boca e endodônticas; faringite; infecções de cabeça e pescoço; infecções do sistema nervoso central; infecções abdominais; infecções torácicas (incluindo o mediastino); e endocardite (com pequena frequência). As infecções de boca, cabeça, pescoço e abdominais causadas por estreptococos do grupo de *Streptococcus anginosus* são quase sempre mistas, isto é, associadas com bactérias de outras espécies (*Eikenella corrodens*, anaeróbios ou enterobactérias).

INFECÇÕES CAUSADAS POR PNEUMOCOCO

As infecções causadas por pneumococo (*Streptococcus pneumoniae*), revistas com pormenor por Austrian (2004), Musher (2008), Dagan et al. (2009a) e Janoff e Musher (2015), são constituídas por pneumonia, meningite purulenta, otite média aguda e sinusite, e – com menor frequência – mastoidite, celulite periorbital, endocardite, pericardite, peritonite, artrite séptica, osteomielite, abscesso cerebral ou epidural, infecção de tecidos moles e sepse. As infecções invasivas são invariavelmente acompanhadas de bacteriemia. Dos mais de 90 sorotipos de pneumococo identificados com base na estrutura do polissacáride capsular, número relativamente pequeno é agente etiológico de doenças pneumocócicas. Como já se assinalou, o predomínio de determinados sorotipos pode sofrer variação ao longo do tempo, de acordo com o país ou a região analisados, a idade do paciente, a cobertura vacinal (com as vacinas antipneumocócicas conjugadas) e a localização anatômica do processo infeccioso.

Pneumonia

Embora a pneumonia pneumocócica possa ocorrer em todas as faixas etárias, acomete principalmente crianças com até 4 anos e idosos, além de pessoas com qualquer idade que apresentam algum dos seguintes fatores predisponentes: alcoolismo crônico; desnutrição; intoxicações agudas; inalação de gases irritantes; insuficiência cardíaca congestiva; doença pulmonar obstrutiva crônica (DPOC); traumatismo do tórax; tratamento prolongado com glicocorticosteroide; aids; mieloma múltiplo; hipogamaglobulinemia; e déficit de componentes do sistema do complemento. Também são mais suscetíveis indivíduos com viroses respiratórias agudas ou que estejam no pós-operatório de intervenções cirúrgicas feitas com anestesia geral.

Yoshioka et al. (2011) demonstraram que os sorotipos mais comuns de *Streptococcus pneumoniae* isolados no Brasil foram o 14 (36,5%), o 1 (16,0%), o 5 (14,6%), o 6B (6,3%) e o 3 (4,2%), sendo a proporção desses sorotipos encontrada nas VAPPC 7-valente, VAPPC 10-valente e VAPPC 13-valente igual a 53,1%, 86,5% e 96,9%, respectivamente.

A pneumonia pneumocócica resulta geralmente da aspiração, por parte de indivíduos não imunes, de secreções da nasofaringe ou da orofaringe nas quais a bactéria está presente. No interior dos alvéolos pulmonares, os pneumococos estimulam a formação de edema, que contribui para a disseminação das bactérias para os alvéolos adjacentes, até que o processo se estenda aos septos que servem de limite ao lobo pulmonar, caracterizando a topografia lobar da infecção. Em crianças e em idosos muitas vezes se instala broncopneumonia, com múltiplos focos de infecção pneumocócica.

No período prodrômico da pneumonia, ocorre geralmente presença de coriza e de outras manifestações de acometimento das vias respiratórias superiores. Em alguns casos, a instalação da doença é abrupta, com episódio geralmente único de calafrios e tremores. O quadro clínico da pneumonia pneumocócica é constituído por febre alta, taquicardia, taquipneia e tosse com expectoração de escarro hemoptoico (com muco e sangue), acompanhadas de intensa dor torácica do tipo pleural, que limita os movimentos do hemitórax do pulmão acometido. Nos casos graves, logo aparecem cianose, batimento das asas das narinas e distensão abdominal. O exame físico é característico de consolidação parenquimatosa localizada (hipermatidez, frêmito toracovocal, pectorilóquia, estertores crepitantes e expansão diminuída do hemitórax), associados ou não com sinais de derrame pleural. Não costumam ocorrer cefaleia, náuseas e vômitos. Durante a evolução, é comum o aparecimento de episódio recorrente de herpes *simplex* labial. Na radiografia de tórax, evidencia-se o quadro característico de pneumonia com acometimento lobar (ou segmentar), com presença usual de broncogramas aéreos.

O pneumococo pode ser isolado do sangue (bacteriemia) em cerca de 25% de doentes hospitalizados com pneumonia (Musher, 2008). Em pessoas idosas, a apresentação clínica e a evolução da pneumonia pneumocócica são frequentemente atípicas, com febre pouco intensa ou, mesmo, hipotermia, tosse discreta, desidratação, queda da pressão arterial e, na radiografia de tórax, alterações características de broncopneumonia. Quadro atípico também se pode observar em lactentes e crianças pequenas, em que o diagnóstico etiológico de pneumonia – com base nos dados clínicos e radiológicos – é invariavelmente difícil.

Nos casos em que há boa resposta ao tratamento, a febre desaparece no fim de 12 a 48 horas; em cerca de 50% dos casos; no entanto, verifica-se diminuição progressiva de sua frequência e intensidade, até que a temperatura se normalize, após 4 dias ou mais. Depois disso, durante 2 a 4 semanas, continuam presentes as evidências clínicas de comprometimento pulmonar, enquanto as alterações radiológicas de consolidação parenquimatosa sofrem redução progressiva, desaparecendo mais tardiamente, após 4 a 8 semanas. Esses períodos para normalização das alterações clínicas e radiológicas da pneumonia pneumocócica costumam ser mais longos em idosos, alcoólatras crônicos e pacientes com DPOC. Instala-se derrame pleural em cerca de 50% dos casos, sendo mais comum sua ocorrência em enfermos cujo tratamento foi instituído com atraso. Por apresentar quase sempre pequeno volume, a demonstração da existência de derrame pleural é mais fácil na radiografia de tórax feita em decúbito lateral. Raramente a quantidade do líquido pleural é grade o suficiente para exigir punção aspirativa ou drenagem cirúrgica. Geralmente o pneumococo não é isolado na cultura do líquido pleural, exceto quando há presença de empiema.

Além do derrame pleural, outra complicação frequente da pneumonia pneumocócica é a atelectasia. Instala-se empiema em menos de 1% dos pacientes tratados adequadamente, exigindo aspiração ou drenagem. São raros os casos em que surgem abscessos pulmonares, observados quase sempre em doentes nos quais o tratamento foi iniciado tardiamente. Pericardite (por contiguidade) é uma das complicações incomuns, porém graves, manifestando-se por meio de dor precordial intensa e outros sinais clínicos característicos dessa síndrome. Com incidência maior em crianças, ocorre excepcionalmente artrite séptica. Em casos graves, pode instalar-se íleo paralítico. Icterícia colestática transinfecciosa aparece ocasionalmente na evolução da pneumonia pneumocócica.

Meningite

O pneumococo é um dos agentes mais comuns de meningite purulenta, sobretudo na infância, embora também ocorra em adultos. Pode resultar de bacteriemia primária, mas muitas vezes se instala concomitantemente a otite média, sinusite, mastoidite ou pneumonia. Em virtualmente todos os doentes com meningite pneumocócica (aos quais não foi feita a administração prévia de antibióticos), o agente etiológico é demonstrado em esfregaços de amostras de LCR coradas pelo método de Gram. Episódios recorrentes de meningite pneumocócica são observados em pessoas que sofreram fraturas de crânio, nas quais fissuras persistentes comunicam o espaço subaracnóideo com as fossas nasais ou os seios paranasais. Mesmo nos casos tratados adequadamente é alta a taxa de letalidade. As meningites purulentas são estudadas com pormenor no Capítulo 58.1.

Otite média e mastoidite agudas

Streptococcus pneumoniae, *Haemophilus influenzae* (90% não tipáveis e 10% do tipo b), além dos vírus (menos de 10% dos casos) e, raramente, *Staphylococcus aureus* e bactérias anaeróbias são os agentes mais comuns de otite média aguda nos EUA, podendo qualquer das quatro primeiras bactérias citadas ser também agente etiológico de otite média recorrente ou persistente. Os principais sorotipos de pneumococo isolados de casos de otite média aguda, na Europa e nos EUA, foram: 19F; 14; 23F; 6A; 6B; 19A; 1; 9V; e 19F (Zissis et al., 2004; Ramakrishnan et al., 2007).

Os patógenos que determinam otite média supurativa crônica são bactérias aeróbicas ou facultativamente anaeróbicas (*Pseudomonas aeruginosa*, *Proteus mirabilis*, *Staphylococcus aureus*, *Streptococcus pyogenes*, *Escherichia coli* e *Klebsiella* sp.) e anaeróbicas (*Bacteroides* sp., *Peptostreptococcus* sp. e *Propionibacterium* sp.).

A mastoidite aguda constitui com grande frequência complicação da otite média aguda. Na atualidade, a mastoidite passou a ter baixa prevalência por causa do diagnóstico rápido e precoce de otite média aguda bacteriana e início imediato da antibioticoterapia. No entanto, uma vez instalada, é comum a mastoidite aguda ser acompanhada de complicações extracranianas (abscesso subperiostal, paralisia do nervo facial, osteomielite, labirintite ou surdez) e intracranianas (meningite, abscesso cerebelar ou do lobo temporal, empiema subdural ou epidural, ou trombose do seio cavernoso). Em 831 casos de mastoidite aguda em crianças compilados da literatura por Wald (2008), *Streptococcus pneumoniae* foi o agente mais comum (36% dos casos), seguido por *Streptococcus pyogenes* (20%), *Pseudomonas aeruginosa* (14%), *Staphylococcus aureus* (11%), *Haemophilus influenzae* (6%), outros bacilos gram-negativos (6%), outros cocos gram-positivos (4%), bactérias anaeróbias (2%) e *Mycobacterium tuberculosis* (1%).

A mastoidite aguda caracteriza-se clinicamente por dor retroauricular, irritabilidade, eritema, edema e flutuação (ou fístula de drenagem) locais e protusão da aurícula da orelha externa. Em dois terços dos casos, há febre e, às vezes, presença de otorreia. O exame da membrana timpânica evidencia anormalidades (dilatação, efusão e/ou perfuração); muitas vezes a membrana timpânica não pode ser vista, por causa da presença de edema no canal auditivo externo.

A mastoidite crônica resulta quase sempre de otite média crônica supurativa ou de mastoidite aguda tratada inadequadamente, tendo como agentes etiológicos mais comuns *Pseudomonas aeruginosa*, outros bacilos gram-negativos e *Staphylococcus aureus* (Wald, 2008).

Sinusite aguda

Stretococcus pneumoniae, Haemophilus influenzae (cepas não capsuladas) e *Moraxella catarrhalis* são os agentes bacterianos usuais de sinusite aguda em crianças. Os dois primeiros também são os patógenos predominantes em adultos. Com pequena frequência (entre 2 e 6%), *Moraxella catarrhalis* e outras bactérias aeróbias e anaeróbias são agentes de sinusite aguda em adultos (Scheid e Hamm, 2004a). O acúmulo de secreções nos seios paranasais, durante viroses do trato respiratório superior, favorece a ocorrência de sinusite bacteriana.

Sepse

Sepse causada por pneumococo pode instalar-se como decorrência de bacteriemia primária ou secundária, associada com outras formas clínicas da doença pneumocócica (pneumonia, sinusite, otite média etc.), acometendo predominantemente esplenectomizados, neutropênicos e crianças com asplenia (acompanhando, em particular, a anemia falciforme), síndrome nefrótica, hipogamaglobulinemia ou déficit congênito dos componentes C3 ou C5 do sistema do complemento. A sepse é estudada com pormenor no Capítulo 60.4.

Outras infecções por pneumococo

O pneumococo pode ser, rara ou ocasionalmente, agente etiológico de abscesso cerebral, artrite séptica, osteomielite, endocardite, infecções de partes moles, pericardite e peritonite. A peritonite é diagnosticada quase sempre em indivíduos com cirrose hepática ou hepatocarcinoma, em crianças com síndrome nefrótica e em mulheres que usam dispositivo intrauterino; nestas, também pode resultar de infecção ascendente por via genital, secundária à colonização do pneumococo na vagina.

INFECÇÕES CAUSADAS POR ENTEROCOCOS

As infecções por enterococos ou enterococcias são estudadas com pormenor nas revisões de Murray e Bartlett (2004), Wessels (2008), Murdoch et al. (2009), English e Shenep (2009) e Arias e Murray (2015).

São as seguintes as doenças causadas por enterococos: infecções urinárias adquiridas em hospital; bacteriemia endocardite; e infecções intra-abdominais (a peritonite geralmente ocorre em pacientes com cirrose hepática ou submetidos a diálise peritoneal crônica); e, com menor frequência (ou raramente) meningite, ostoemielite hematogênica, artrite séptica, pneumonia e infecções neonatais. Os enterococos são primordialmente agentes de infecções hospitalares que acometem pacientes imunodeprimidos ou com doenças graves.

Enterococcus faecalis e *Enterococcus faecium* são as espécies responsáveis pela quase totalidade das infecções humanas causadas por enterococos (80 a 90% e 5 a 10%, respectivamente). Os responsáveis pela pequena parcela restante das enterococcias são distribuídos de forma dispersa por outras espécies: *Enterococcus gallinarum; Enterococcus casseliflavus; Enterococcus avium; Enterococcus durans; Enterococcus hirae; Enterococcus muntdii;* e *Enterococcus raffinosus* (Gordon et al., 1992); as duas primeiras espécies citadas merecem atenção especial, pelo fato de apresentarem resistência intrínseca a baixas concentrações de vancomicina. A frequência do isolamento de *Enterococcus faecium* como agente de infecção hospitalar (sobretudo de cepas multirresistentes) tem aumentado significativamente nos últimos anos.

Além da endocardite e da bacteriemia, atribui-se aos enterococos a etiologia de infecções de ferida operatória, de pé diabético e de úlceras de decúbito. Também foram descritos casos isolados de outras infecções provocadas por essas bactérias: osteomielite crônica; endoftalmite; abscesso pulmonar; meningite; celulite; meningite neonatal; e sepse.

As doenças causadas por enterococos – frequentemente adquiridas em hospital – são, em geral, de caráter oportunista, acometendo pessoas idosas e/ou debilitadas ou indivíduos com doença hematológica que apresentam lesões da mucosa intestinal provocadas por quimioterapia antineoplásica, sendo os principais fatores predisponentes constituídos por intervenção cirúrgica, tempo prolongado de hospitalização, uso de cateteres (vesicais, venosos ou arteriais), instrumentação das vias urinárias, insuficiência renal e tratamento de infecções com antimicrobianos. A pressão exercida pelo uso maciço de antibióticos em grande parte dos hospitais induz a seleção de cepas resistentes de enterococos pelas quais os pacientes são colonizados

Tendo em conta que os enterococos participam da microbiota intestinal de pessoas normais, as infecções por essas bactérias são, a princípio, endógenas. No entanto, como a maioria das infecções enterocócicas são adquiridas em hospital, observa-se quase sempre colonização prévia (exógena) dos pacientes acometidos por cepas selecionadas no ambiente nosocomial. Não é comum, porém, o registro de infecções enterocócicas cruzadas *stricto sensu*.

Infecções urinárias

Cistite e pielonefrite são as infecções causadas com maior frequência por enterococos, agentes comuns dessas doenças em pacientes hospitalizados ou pessoas idosas acolhidas durante tempo prolongado em asilos e ambientes para cuidados complementares de saúde. As infecções urinárias por enterococos acometem predominantemente indivíduos idosos hospitalizados – submetidos a cateterização vesical ou a instrumentação urológica – que apresentam, muitas vezes, manifestações clínicas ou complicações decorrentes de hipertrofia prostática. A partir das vias urinárias, podem também provocar prostatite, epididimite ou abscesso perinéfrico.

Endocardite

Os enterococos são agentes etiológicos de 5 a 18% dos casos de endocardite infecciosa (Fowler et al., 2015), sendo crescente a sua incidência, segundo esses autores. *Enterococcus faecalis* (90%) e *Enterococcus faecium* (com frequência bem menor) são as principais espécies envolvidas, embora, excepcionalmente, outras espécies (*Enterococcus durans, Enterococcus gallinarum* e *Enterococcus hirae*) também tenham sido isoladas do sangue de pessoas com essa enfermidade.

A endocardite enterocócica é, em geral, adquirida fora do hospital e ocorre predominantemente em idosos do sexo masculino (média de idade: 59 anos), subsequentemente a manipulações geniturinárias e em mulheres jovens (média de idade: 39 anos), como complicação de procedimentos obstétricos. Mais de 40% dos pacientes não apresentam cardiopatia prévia. O foco da bacteriemia que ocasionará a endocardite é habitualmente o trato urinário. Na maioria dos casos, a endocardite enterocócica assume caráter subagudo, embora eventualmente se apresente de forma aguda, com rápida destruição das valvas cardíacas. Todos os aspectos diagnósticos, clinicoevolutivos e terapêuticos da endocardite causada por enterococo são analisados no Capítulo 117.4.

Bacteriemia e sepse

As principais portas de entrada dos enterococos, em doentes com bacteriemia ou sepse, são o trato intestinal, as vias urinárias, as vias biliares ou vasos cateterizados; o foco primário, no entanto, pode ser constituído por infecções intra-abdominais, infecções de escaras em diabéticos ou ferimentos infectados (secundários a traumatismos ou a queimaduras).

Nos quadros sépticos, o enterococo pode ser o único agente; todavia, em casos mais graves – nos quais ocorrem, muitas vezes, coagulação intravascular e choque – o enterococo geralmente se encontra associado com bacilos gram-negativos entéricos (infecção polimicrobiana). Sepse neonatal por enterococos também foi documentada, tanto em recém-nascidos normais como (e com maior frequência) em prematuros e recém-nascidos de baixo peso.

Meningite

Os enterococos raramente causam meningite em adultos normais, ocorrendo em seguida a traumatismo craniano, no pós-operatório de neurocirurgia ou em indivíduos com cateteres intraventriculares ou intratecais, ou com defeitos anatômicos do sistema nervoso central (Kurup et al., 2001). Decorre quase sempre de bacteriemia que se instala em doentes com endocardite e imunodeficiência secundária a aids ou a neoplasias hematológicas. Também foi relatada a ocorrência de meningite neonatal em recém-nascidos com sepse por enterococo.

Infecções abdominais

Os enterococos são agentes de infecções abdominais, quer isoladamente, quer em associação com outras bactérias aeróbias e/ou anaeróbias (infecções polimicrobianas ou mistas). Já se comprovou a participação isolada de enterococos na etiologia de peritonite, sobretudo em cirróticos e doentes com insuficiência renal submetidos a diálise peritoneal, assim como no pós-operatório de laparotomias. Enterococos foram isolados em diversos tipos de infecções polimicrobianas intra-abdominais, principalmente abscessos em mulheres com endometrite ou na convalescença de cesárea.

Outras infecções por enterococos

Os enterococos podem participar como agentes etiológicos de infeções mistas em ferimentos, queimaduras ou úlceras de decúbito (geralmente em diabéticos), ou em feridas operatórias abdominais. Foram também identificados como agentes isolados de casos raros de pneumonia e abscesso pulmonar.

As superinfecções por enterococos manifestam-se predominantemente sob a forma de infecção urinária, ocorrendo quase sempre em doentes com cateter vesical que estão em tratamento com cefalosporinas ou quinolonas.

EXAMES COMPLEMENTARES
Exames complementares inespecíficos

Em doenças invasivas causadas por estreptococos e enterococos, é habitual a presença, ao leucograma, de leucocitose e desvio à esquerda; eosinofilia entre 5 e 10% acomete doentes com escarlatina. Nas infecções neonatais por *Streptococcus agalactiae*, é comum o encontro de leucopenia e neutropenia, ou de leucocitose em alguns casos. Anemia microcítica e hipocrômica pode surgir em quadros graves e/ou com evolução prolongada de infecções por *Streptococcus pyogenes* (endocardite, pneumonia, sepse, fascite necrosante, síndrome do choque tóxico etc.), sendo também comuns em infecções graves por enterococos e por estreptococos do complexo *viridans*, eventualidades em que é frequente observarem-se alterações dos testes que indicam a presença de exacerbação da atividade inflamatória, a saber: aumento da velocidade de hemossedimentação (VHS) e da concentração sérica de proteína C-reativa, de alfa-l-glicoproteína ácida e de gamaglobulina. Em pessoas idosas, ao lado da anemia, pode haver leucopenia em vez de leucocitose.

Dependendo do tipo e da localização das infecções causadas por estreptococos e enterococos, deve ser indicada a realização de outros exames: radiografia de tórax (nas suspeitas de comprometimento pulmonar e/ou pleural); exame do LCR (nas suspeitas de meningite e complicações neurológicas da endocardite); eletrocardiograma; e ecocardiograma (nas suspeitas de endocardite e pericardite); bacterioscopia; cultura e testes bioquímicos do LCR ou do pus obtido por punção, nos derrames pleurais volumosos e nos casos com empiema; ultrassonografia (de localização variada, de acordo com a indicação clínica: abdominal, de partes moles, do crânio (em crianças com fontanela ainda aberta etc.); e tomografia computadorizada do crânio e/ou ressonância magnética para esclarecer eventuais complicações neurológicas nas meningites e nas endocardites, assim como nas suspeitas de abscesso cerebral ou de fissuras ósseas. Os doentes com infecções, em estado grave, devem ser internados em unidade de tratamento intensivo, mantendo-se sob os cuidados de equipe multiprofissional, com médicos especialistas coordenados, sob a coordenação do infectologista.

Exames complementares específicos

O diagnóstico clínico das estreptococcias e das enterococcias pode ser confirmado pela pesquisa direta do agente em secreções e líquidos orgânicos, assim como pela cultura (de sangue, LCR, urina, amostras de derrame pleural colhidas por punção, fragmento de tecidos etc.). A detecção de antígenos e anticorpos relativos a algumas dessas bactérias também pode contribuir para o diagnóstico específico, tanto na fase aguda das infecções como na convalescença. A hemocultura possibilita, com muita frequência, a realização do diagnóstico etiológico nas doenças invasivas causadas por estreptococos (endocardite, meningite, pneumonia, fascite necrosante, miosite, síndrome do choque tóxico, sepse) e por enterococos (bacteriemia, endocardite, sepse, infecções intra-abdominais).

Na tonsilite por *Streptococcus pyogenes*, a bactéria pode ser recuperada em cultura de material da faringe colhido com técnica apropriada, tendo resultado falso-negativo em menos de 10% dos casos. Em doentes com impetigo ou ectima, pode também ser demonstrado em material colhido das lesões, por intermédio de bacterioscopia e/ou cultura. A identificação direta de *Streptococcus pyogenes* em secreções da orofaringe é viável por meio da pesquisa de antígenos dessa bactéria com o uso das denominadas técnicas rápidas (aglutinação do látex, teste imunoenzimático etc.), cujo inconveniente se refere à ocorrência de resultados falso-negativos.

Segundo Stevens (1992), as hemoculturas são positivas em 60% dos doentes com síndrome do choque tóxico por *Streptococcus pyogenes*; essa espécie de estreptococo pode também ser recuperada em amostras de LCR ou a partir de culturas de secreção pleural ou de líquido peritoneal, assim como de secreção colhida por punção aspirativa profunda da área lesada ou de fragmento de tecido obtido por biópsia. Na síndrome do choque tóxico estreptocócico, a leucocitose costuma ser discreta, mas o desvio à esquerda é bastante acentuado, chegando as formas jovens a alcançar taxa correspondente a até 50% do total de neutrófilos. O aparecimento de trombocitopenia indica a instalação de coagulação intravascular. O comprometimento renal é evidenciado pelo aumento da concentração sérica de creatinina e presença de hemoglobinúria. Hipoalbuminemia e hipocalcemia são detectadas desde o início e persistem durante a evolução. O aumento da concentração sérica de creatinofosfoquinase (CK) associa-se à presença de fascite necrosante ou miosite.

O diagnóstico etiológico das celulites é estabelecido por exame bacteriológico (bacterioscopia e cultura) de material colhido por punção aspirativa feita na intimidade dos tecidos lesionados.

Nas infecções de partes moles e cutâneas supostamente causadas por estreptococo do grupo A, o material para bacterioscopia e cultura deve ser colhido (por meio de técnica apropriada, que preserve o risco de contaminação) da área onde, comprovada ou presumivelmente, haja maior concentração de pus.

Nas infecções causadas por *Streptococcus agalactiae*, em crianças e adultos, o diagnóstico etiológico pode ser feito por meio de hemocultura e/ou cultura de secreções (LCR, líquido articular etc.), de aspirado ósseo ou de fragmentos de tecidos.

A pneumonia pneumocócica é acompanhada de bacteriemia em 20 a 30% dos casos. Pelo menos duas amostras de sangue para cultura devem ser colhidas, com intervalo de 2 horas, antes do início da antibioticoterapia; nos casos graves, o tratamento deve ser instituído logo depois de colhida a primeira amostra de sangue. Em doentes com alterações clínicas e radiológicas que fundamentam a suspeita de pneumonia pneumocócica, também deve ser colhida, antes da introdução da antibioticoterapia, amostra de escarro obtida mediante tosse profunda em varredura (evitando-se a aspiração de secreções da via respiratória superior), transportando-a imediatamente para o laboratório onde será processada e examinada. A área do material obtido onde há maior concentração de pus deve ser a preferida para a realização da bacterioscopia e a semeadura em meio de cultura. No exame direto (coloração pelo Gram) das amostras de escarro, em exame microscópico com pequeno aumento, o encontro de mais de 25 leucócitos polimorfonucleares e menos de dez células epiteliais por campo, com mais de dez diplococos gram-positivos em forma de lança, possibilita o diagnóstico de pneumonia pneumocócica (especificidade de 85 a 90%). Embora os resultados sejam mais fidedignos, não se costuma realizar rotineiramente, no Brasil, bacterioscopia e cultura de secreções brônquicas colhidas por punção percutânea transtraqueal, para o diagnóstico etiológico de pneumonia.

Antígenos específicos (polissacárides) de *Streptococcus agalactiae* podem ser detectados em líquidos orgânicos (LCR, urina etc.) por vários métodos, principalmente por contraimunoeletroforese, por teste imunoenzimático (ELISA) ou por aglutinação do látex, constituindo-se em recurso de grande utilidade para o diagnóstico etiológico de meningite (positividade de 72 a 89%). A aglutinação do látex, porém, pode apresentar resultados falso-positivos.

Anticorpos tais como antiestreptolisina O (ASLO), antidesoxirribonuclease B (anti-DNAse B) e anti-hialuronidase – detectados em alta concentração em amostras de soro colhidas alguns dias ou semanas depois da fase aguda de doenças causadas por *Streptococcus pyogenes* – podem possibilitar o diagnóstico retrospectivo da infecção e, confirmar a participação desse estreptococo no desenvolvimento de complicações não supurativas (doença reumática e glomerulonefrite difusa aguda). A pesquisa desses anticorpos têm interesse especial quando realizada em pacientes acometidos por uma dessas duas moléstias.

A demonstração de taxa ascendente de ASLO e de anti-DNAse B no sangue constitui evidência muito segura de infecção recente por estreptococo do grupo A. Depois da instalação da faringoamidalite estreptocócica, a ASLO alcança concentração sérica máxima 3 a 5 semanas depois, o que ocorre com os anticorpos anti-DNase 6 a 8 semanas depois. O título desses anticorpos séricos se reduz progressivamente nas semanas e nos meses seguintes. Nas faringoamidalites, a elevação da concentração sérica de ASLO é observado em 80% dos casos, cerca de 15 dias depois do início dos sintomas. Ao contrário do que ocorre com a faringoamidalite estreptocócica, na sequência das infecções cutâneas, o aumento da concentração sérica de ASLO só se verifica em 25% dos casos. Por outro lado, é importante lembrar que concentração elevada de ASLO no sangue pode ser encontrada após infecções causadas por estreptococos dos grupos C e G.

Ainda que possa ser detectada mais precocemente, a anti-DNase B costuma alcançar concentração sérica máxima 6 a 8 semanas depois da fase aguda de infecções por estreptococo do grupo A, tanto faríngeas como cutâneas. Ao contrário do que ocorre com a ASLO, tanto infecções da garganta quanto da pele podem provocar aumento da concentração de anti-DNAse B e de anti-hialuronidase no soro. A concentração sérica de anti-DNase B encontra-se elevado em 60% dos casos de glomerulonefrite difusa aguda. A confirmação do diagnóstico de febre reumática e glomerulonefrite difusa aguda pode ser obtida em mais de 95% dos casos quando a pesquisa de ASLO e de anti-DNAse B é realizada concomitantemente (Blyth e Robertson, 2006).

O título de anticorpos anti-hialuronidase no sangue está frequentemente aumentado na 2ª semana que se segue à infecção por *Streptococcus pyogenes*, sofrendo redução no fim de 3 a 5 semanas.

Se for feita a pesquisa dos três tipos de anticorpos citados (ASLO, anti-DNAse B e anti-hialuronidase), pelo menos um deles terá resultado positivo, tornando possível o diagnóstico em todos os casos de infecção por *Streptococcus pyogenes*.

A concentração sérica dos anticorpos antinicotinamida-adenina-dinucleotidase (anti-NADase) acompanha o aumento da concentração sérica de antiestreptolisina O (ASLO), se bem que, na glomerulonefrite difusa aguda, os títulos de anti-NADase no sangue sejam muito mais elevados.

Não são mais utilizados na prática médica, para o diagnóstico de escarlatina, o teste de Dick (teste cutâneo de sensibilidade à toxina pirogênica de *Streptococcus pyogenes*) e a reação de Schultz-Charlton (empalidecimento na área da pele, antes hiperemiada, circunvizinha ao ponto em que a antitoxina estreptocócica é injetada por via intradérmica).

TRATAMENTO
Tratamento específico

A penicilina G continua sendo o antibiótico preferido para o tratamento das infecções causadas por *Streptococcus pyogenes*, *Streptococcus agalactiae*, *Streptococcus pneumoniae*, estreptococos dos grupos C e G e estreptococos do complexo *viridans*. No entanto, no tratamento das infecções causadas por enterococos, há sempre necessidade de associar-se à penicilina G (ou à ampicilina) um antibiótico do grupo dos aminoglicosídeos (geralmente a gentamicina). Também nas meningites neonatais por *Streptococcus agalactiae se* deve associar a penicilina G cristalina com a gentamicina, administradas por via intravenosa. Quanto ao pneumococo, é importante ressaltar o encontro de cepas com resistência variável à penicilina G em todo o mundo. De modo geral, no entanto, a

penicilina G e outros antibióticos betalactâmicos continuam a ser úteis para o tratamento de infecções causadas por estreptococos de todas as espécies, inclusive *Steptococcus pneumoniae* e enterococos.

A penicilina G cristalina é administrada por via intravenosa, na dose de 2.000.000 a 4.000.000 de unidades (U), a cada 4 horas, para adultos, e na dose de 300.000 U/kg/dia, em frações iguais, a cada 4 horas, para crianças, no tratamento de infecções graves. Recém-nascidos com menos de 7 dias de vida devem receber 100.000 a 150.000 U/kg/dia, em frações iguais a cada 12 horas; para recém-nascidos com 7 a 28 dias de idade (e crianças maiores), será indicada a dose de 150.000 U ou de 200.000 U/kg/dia, em frações iguais a cada 6 horas. A penicilina G procaína deve ser aplicada sempre por via intramuscular, na dose de 300.000 U ou de 600.000 U, a cada 12 horas, para adultos, e de 25.000 U a 50.000 U/kg/dia, em frações iguais, a cada 12 horas, para crianças (dose máxima de 600.000 U, a cada 12 horas); a recém-nascidos, indica-se dose única diária de 50.000 U/kg. A penicilina G benzatina, também só aplicada por via intramuscular, deve ser prescrita em dose única de 1.200.000 ou 2.400.000 U, para adultos, de 600.000 U, para crianças com menos de 27 kg, e na dose de 1.200.000 U, para crianças com 27 kg ou mais, adolescentes e adultos; para recém-nascidos, a dose única indicada é de 50.000 U/kg.

Infecções leves e moderadas causadas por *Streptococcus pyogenes*: dose e duração do tratamento
Antibióticos indicados para a terapêutica de infecções

Para o tratamento de infecções leves ou moderadas por *Streptococcus pyogenes*, além da penicilina G benzatina (por via intramuscular, em doses já citadas), vários outros antimicrobianos (penicilinas, cefalosporinas e outros) podem ser utilizados, todos administrados por via oral. A penicilina V (fenoximetilpenicilina) deve ser prescrita na dose de 400.000 U (250 mg), a cada 12 ou 8 horas, para crianças com 27 kg ou menos, e na dose de 800.000 U (500 mg), a cada 12 horas, ou de 400.000 U (250 mg), a cada 6 horas, para adultos, adolescentes e crianças com mais de 27 kg. Também podem ser usadas: (a) a amoxicilina, na dose de 25 a 90 mg/kg/dia, em frações iguais a cada 8 ou 12 horas, para crianças (dose máxima diária: 1 g), e na de 500 mg, a cada 8 ou 12 horas, para adultos; (b) a associação amoxicilina/clavulanato, na dose de 45 a 90 mg/kg/dia de amoxicilina, em frações iguais a cada 8 horas ou 12 horas, para crianças, e de 500 mg de amoxicilina, a cada 8 horas, para adultos; (c) a azitromicina, em dose única de 12 mg/kg/dia, no 1º dia, e de 6 mg/kg/dia, durante mais 4 dias, para crianças (dose máxima de 250 mg/dose), e em dose única de 1 g no 1º dia e de 500 mg/dia, durante mais 4 dias, para adultos. As cefalosporinas orais mais utilizadas em nosso meio são: (a) cefalexina, na dose de 25 a 100 mg/kg/dia, em frações iguais de a cada 6 ou 8 horas, para crianças (dose máxima diária: 1g), e 500 mg ou 1 g, a cada 6 horas, para adultos; (b) cefadroxil, na dose de 30 mg/kg/dia, em frações iguais a cada 12 horas, para crianças, e 500 mg a cada 12 horas, ou 1 g, a cada 12 ou 24 horas, para adultos; (c) cefaclor (40 mg/kg/dia, em frações iguais a cada 8 horas, para crianças, e 250 mg, a cada 8 horas, ou 500 mg, a cada 12 ou 8 horas, para adultos. Outro antibiótico que pode ser indicado, para tratamento de infecções leves ou moderadas por *Streptococcus pyogenes*, também por via oral, é a clindamicina, na dose 7 mg/kg/dia para pessoas com menos de 70 kg, e de 300 mg, a cada 8 horas, para pessoas com 70 kg ou mais. Quanto ao tempo de tratamento, a penicilina G benzatina é administrada em dose única, a azitromicina durante 5 dias, e os demais antibióticos citados durante 10 dias, em média.

infecções causadas por estreptococo do grupo A

O emprego de antibiótico no tratamento da faringoamidalite e das infecções cutâneas causadas pelo *Streptococcus pyogenes* tem dupla finalidade: (a) suprimir as manifestações clínicas e, como decorrência, impedir o aparecimento de complicações supurativas; (b) rápida erradicação das bactérias, com a finalidade de impedir a liberação de componentes antigênicos responsáveis pelo desencadeamento das complicações tardias não supurativas, em particular da doença reumática e da glomerulonefrite difusa aguda. Esses objetivos são alcançados com a penicilina G, exigindo-se a manutenção de níveis séricos adequados durante pelo menos 10 dias. Habitualmente não é necessária mais do que uma injeção intramuscular de penicilina G benzatina para obter-se a cura da angina estreptocócica, podendo, como alternativa, ser prescrita a penicilina V, administrada por via oral durante 10 dias. Outros antibióticos administrados por via oral (amoxicilina, amoxicilina-clavulanato, cefalosporinas orais, azitromicina e claritromicina, cujas doses e tempo de tratamento já foram citados) podem também ser indicadas para o tratamento da faringoamidalite estreptocócica.

Na escarlatina, na erisipela e na celulite estreptocócica, assim como na pneumonia pneumocócica, dependendo da gravidade do quadro clínico, pode-se realizar o tratamento com penicilina G cristalina ou com penicilina G procaína, durante 10 dias. Por causa da frequente associação de *Streptococcus pyogenes* com *Staphylococcus aureus,* o tratamento do impetigo deve ser feito, de preferência, com uma das cefalosporinas orais citadas (cefalexina, cefadroxil, cefaclor ou outra) ou simplesmente com a aplicação tópica (a cada 8 horas) de pomada ou creme contendo mupirocina. Nos casos esporádicos de angina estreptocócica que não respondem ao tratamento com penicilina G ou penicilina V, deve-se suspeitar da presença concomitante na faringe, sem participação direta na etiologia da doença, de bactérias produtoras de penicilinase (*Staphylococcus aureus, Haemophilus influenzae, Haemophilus parainfluenzae* ou *Moraxella catarrhalis*), e indicar a associação de amoxicilina/clavulanato) ou uma das cefalosporinas orais. Com exceção da azitromicina (5 dias) e da penicilina G benzatina (dose única), a duração do tratamento com outros antimicrobianos da faringoamidalite e de outras infecções leves e moderadas por *Streptococcus pyogenes* deve ter a duração de 10 dias.

No tratamento da miosite, da fascite necrosante e da síndrome do choque tóxico causadas por *Streptococcus pyogenes*, Stevens (2003) recomenda a administração, por via intravenosa, de clindamicina (900 mg, a cada 8 horas, para adultos, e 40 mg/kg/dia, em frações iguais a cada 6 horas,

para crianças). A maior eficiência da clindamicina, em relação à penicilina G, foi demonstrada clinicamente por Zimbelman et al. (1999). A penicilina G (em altas doses), a ceftriaxona, a vancomicina e a teicoplanina constituem alternativas para a clindamicina. A duração da terapêutica antibiótica da síndrome do choque tóxico, da miosite e da fascite necrosante causadas por *Streptococcus pyogenes* é variável de acordo com a evolução, estendendo-se geralmente por pelo menos 14 dias. Gorbach (2003) também prefere usar a clindamicina (em associação com a penicilina G cristalina em altas doses ou a ceftriaxona) no tratamento da fascite necrosante estreptocócica, em que a indicação de desbridamento cirúrgico é invariavelmente imperativa. Até recentemente, admitia-se adicionar ao tratamento de casos muito graves, tanto da síndrome do choque tóxico quanto da fascite necrosante – em particular quando não estivesse havendo resposta adequada à terapêutica instituída –, a administração de imunoglobulina humana normal intravenosa, na dose de 1 g/kg, no 1º dia, e de 0,5 g/kg, no 2º e no 3º dias (Darenberg et al. 2003). A partir da revisão e da metanálise realizadas por Parks et al. (2018) – cujos dados foram obtidos primordialmente do estudo de Linnér et al. (2014) –, ficou definitivamente evidenciada a importância da inclusão da imunoglobulina humana poliespecífica administrada por via intravenosa (IVIG) no esquema terapêutico da síndrome do choque tóxico estreptocócica, com a demonstração de que sua adição ao esquema terapêutico reduziu a letalidade de 33,7 para 15,7%. Na miosite estreptocócica, a principal medida terapêutica complementar é constituída pela intervenção cirúrgica, com incisão e drenagem cirúrgica das lesões.

Nos casos de miosite, fascite necrosante e síndrome do choque tóxico por *Streptococcus pyogenes* em que se suspeita da participação etiológica associada de outras bactérias (*Staphylococcus aureus*, bactérias anaeróbias e/ou bacilos gram-negativos entéricos), a conduta antibiótica mais segura é aquela em que se utiliza a associação ampicilina/sulbactam, na dose de 3 g de ampicilina, a cada 6 horas, por via intravenosa, para adultos, durante pelo menos 14 dias. Nessa circunstância também se pode optar pela administração de imipeném/cilastatina, ticarcilina/ácido clavulânico, piperacilina/tazobactam ou clindamicina associada com amicacina ou aztreonam.

Na síndrome do choque tóxico causada por *Streptococcus pyogenes*, a terapêutica deve ser realizada em unidade de tratamento intensivo (UTI). Depois da colheita de sangue e outros materiais para bacterioscopia e/ou cultura, e para outros exames, impõe-se a rápida instituição do tratamento antimicrobiano e da administração da imunoglobulina humana intravenosa. Além desses medicamentos, costuma ser necessária a administração de soro fisiológico em grande volume, expansor de plasma, medicamento com efeito inotrópico e vasopressor, além da indicação de desbridamento cirúrgico para remoção de tecidos necróticos e de corpos estranhos.

Outras medidas terapêuticas

No impetigo, na erisipela, no ectima, na celulite e em outras infecções estreptocócicas com lesões cutâneas, estas devem ser lavadas com soro fisiológico a 0,9% ou com sabonete líquido contendo antisséptico (clorexidina ou triclosan), duas ou três vezes por dia. A remoção das crostas pode ser feita com gaze embebida com óleo de amêndoa. Na erisipela do membro inferior, repouso no leito e manutenção da perna acometida em nível superior ao do tronco, com o auxílio de coxins, devem ser indicados até a melhora da lesão e o desaparecimento do edema. Na fascite necrosante, na miosite e em lesões de pele e de tecidos moles observadas na síndrome do choque tóxico, é comumente necessária a realização de desbridamentos ou outros tipos de intervenção cirúrgica.

Infecções causadas por estreptococos do grupo B

Para a terapêutica específica das meningites neonatais comprovadamente causadas por *Streptococcus agalactiae* o antibiótico preferido continua sendo a penicilina G cristalina (por via intravenosa, nos esquemas já citados, de acordo com a idade). No tratamento empírico inicial das crianças com meningite (ou em que há suspeita de meningite e está contraindicada a punção lombar), deve-se optar pelo emprego de ampicilina (300 mg/kg/dia, em frações iguais – a cada 12 horas, para crianças com menos de 8 dias, a cada 8 ou 6 horas, para crianças com 8 a 28 dias, e a cada 6 horas, para crianças maiores – em associação com gentamicina (5 mg/kg/dia para crianças com menos de 7 dias de idade, em frações iguais a cada 12 horas, e 7,5 mg/kg/dia, em frações iguais a cada 8 horas, para lactentes com 7 a 28 dias de idade e crianças maiores), ambas administradas por via intravenosa, devendo o tempo de tratamento ser de, no mínimo, 14 dias (Pannaraj e Baker, 2009). Esses autores recomendam o mesmo esquema no tratamento empírico de sepse neonatal com suspeita diagnóstica estabelecida com base em dados clínicos e no resultado de exames complementares inespecíficos. Para o tratamento de artrite, osteomielite ou endocardite, pode-se prescrever apenas a penicilina G cristalina, por via intravenosa, na dose de 200.000 U a 300.000 U/kg/dia, durante 2 a 3 semanas para a artrite, e durante 3 a 3 semanas para a osteomielite; para a endocardite a dose recomendada é de 400.000 U/kg/dia, durante quatro semanas. O tratamento da bacteriemia não acompanhada de foco de infecção evidente também deve ser efetuado com penicilina G cristalina, na dose de 200.000 U/kg/dia, durante 10 dias. A penicilina G cristalina deve ser administrada em frações iguais, a cada 8 ou 12 horas, nos primeiros 7 dias de vida, a cada 12 horas, entre o 8º e o 28º dia de vida, e em frações iguais com intervalos a cada 6 ou de 4 horas, para crianças maiores.

Infecções causadas por estreptococos do complexo *viridans*

As principais espécies de bactérias comprovadamente envolvidas na etiologia de endocardite infecciosa são os estreptococos (60 a 80%) e os estafilococos (20 a 35%). Os grupos de estreptococos do complexo *viridans* (Quadros 47.2 e 47.3) são responsáveis por 30 a 40% dos casos de endocardite infecciosa, estando implicados, por ordem de frequência, os seguintes grupos e espécies: estreptococos do grupo de *Streptococcus bovis* (*Streptococus* gallolyticus, predominantemente); estreptococos do grupo de *Streptococcus mitis* (*Streptococcus mitis* e *Streptocuccus sanguinis*); *Streptococcus mutans*,

Streptococcus anginosus; e *Streptococcus salivarius* (Fowler Jr. et al., 2015). As endocardites infecciosas são estudadas no Capítulo 117.4, tendo sido recentemente atualizados os conhecimentos a seu respeito nas publicações de Fowler Jr. et al. (2015), Baddour et al. (2015) e Baltimore et al. (2015).

A endocardite causada por esses estreptococos deve ser tratada com esquemas antibióticos orientados, sempre que possível, por testes de sensibilidade à penicilina G da cepa isolada.

Segundo preconizam Baddour et al. (2015), nos casos de endocardite em que o estreptococo do complexo *viridans* (incluindo as espécies do grupo de *Streptococcus bovis* pp.) isolado for altamente sensível à penicilina G (CIM ou MIC ≤ 0,12 μg/mL) deve ser indicado o uso de: (a) penicilina G cristalina, por via intravenosa, durante quatro semanas, na dose de 12 a 18 milhões de unidades por dia, por gotejamento intravenoso contínuo, ou aplicada, também por via intravenosa, em frações iguais de 4 em 4 horas ou de 6 em 6 horas), ou de (b) ceftriaxona, em dose única diária de 2 g, por via intravenosa ou intramuscular, também durante 4 semanas. A segunda alternativa corresponde ao uso, no mesmo esquema citado, porém durante apenas 2 semanas, de penicilina G cristalina ou de ceftriaxona, em associação com gentamicina, em dose única diária de 3 mg/kg, por via intravenosa ou intramuscular, também durante 14 dias. A terceira alternativa (nos doentes que não toleram a penicilina G ou ceftriaxona) é constituída pela prescrição de vancomicina, na dose de 30 mg/kg/dia, em frações iguais a cada 12 horas, administrada cada fração por gotejamento endovenoso, durante 1 hora.

Para a pequena parcela (≤ 2%) de cepas desses estreptococos – isoladas do sangue de doentes com endocardite – relativamente resistentes à penicilina G (CIM ou MIC < 0,5 – 0,12 μg/mL), Baddour et al. (2015) indicam fazer o tratamento com a administração de penicilina G cristalina, por via intravenosa, durante 4 semanas, na dose de 24 milhões de unidades por dia, por gotejamento intravenoso contínuo, ou aplicada, também por via intravenosa, em frações iguais, a cada 4 ou 6 horas, em associação com gentamicina, em dose única diária de 3 mg/kg, por via intravenosa ou intramuscular, durante as duas primeiras semanas de tratamento. Constitui alternativa a esse esquema a prescrição isolada de vancomicina, na dose de 30 mg/kg/dia, em frações iguais, a cada 12 horas, administrada cada fração durante 1 hora, por gotejamento intravenoso.

Outras medidas terapêuticas, eventualmente necessárias, para o tratamento da endocardite por estreptococos do complexo *viridans*, encontram-se descritas no Capítulo 117.4.

Infecções causadas por estreptococos dos grupos C e G

Embora se tenha demonstrado a existência de cepas desses estreptococos tolerantes à penicilina G, este é o antibiótico de escolha para o tratamento das infecções causadas por *Streptococcus dysgalactiae* subsp. *equisimilis*. A conduta na terapêutica da faringotonsilite e das outras infecções por estreptococos dos grupos C e G é idêntica à adotada para os mesmos tipos de infecção provocados por *Streptococcus pyogenes*. Nos casos mais graves, obviamente, devem ser indicadas doses mais altas de penicilina G cristalina, por via intravenosa (eventualmente em associação com gentamicina). Pode-se também empregar outros antibióticos a que os estreptococos desse grupo costumam ser sensíveis: cefotaxima; ceftriaxona; clindamicina ou vancomicina, isoladamente, ou nos doentes mais graves em associação com gentamicina.

Infecções causadas por pneumococo

A penicilina G constituiu durante quase meio século o antibiótico preferido para o tratamento de meningite, pneumonia, otite média aguda, sinusite e de outras infecções causadas por pneumococo, invasivas ou não. Com a emergência de cepas de pneumococos resistentes a esse antibiótico, outros antimicrobianos passaram a ser utilizados, tendo em conta a gravidade e a localização da doença.

Em relação à penicilina G, segundo os critérios estabelecidos nos EUA (CDC, 2008), são atualmente considerados:

1. Para a meningite pneumocócica, com a penicilina G administrada por via intravenosa:

- **Sensíveis:** as cepas de pneumococo cuja concentração inibitória mínima (CIM ou MIC) é igual ou menor que 0,06 µg/mL.

- **Resistentes:** as cepas de pneumococo cuja CIM é igual ou superior a 0,12 µg/mL (não se adotando, na meningite, o critério de cepas com sensibilidade intermediária).

2. Para as outras síndromes (excluída a meningite) causadas pelo pneumococo, com a penicilina G administrada por via intravenosa:

- **Sensíveis:** as cepas cuja CIM é igual ou menor que 2 µg/mL.

- **Com sensibilidade intermediária:** as cepas cuja CIM é igual a 4 µg/mL.

- **Resistentes:** as cepas cuja CIM é igual ou superior a 8 µg/mL.

3. Para as outras síndromes (excluída a meningite) causadas pelo pneumococo, com a penicilina administrada por via oral (penicilina V):

- **Sensíveis:** as cepas cuja CIM da penicilina G é igual ou menor que 0,06 µg/mL.

- **Com sensibilidade intermediária:** as cepas cuja CIM esteja entre 0,12 e 1 µg/mL.

- **Resistentes:** as cepas cuja CIM é igual ou maior que 2 µg/mL. A adoção desses critérios pode contribuir para a diminuição do número de relatos do encontro de pneumococos resistentes à penicilina G.

Pneumonia

Nos EUA, a cefotaxima e a ceftriaxona são os antimicrobianos, administrados por via parenteral, preferidos para o tratamento de pneumonia pneumocócica não acompanhada de meningite, para os casos determinados por cepas de *Streptococcus pneumoniae* com baixa sensibilidade à penicilina G cuja CIM da cefotaxima ou da ceftriaxona seja inferior a 2 µg/mL. Ainda nesse País, segundo Mandell et al. (2003), a amoxicilina é o antibiótico que deve ser indicado no tratamento, por via oral, da pneumonia pneumocócica causada

por cepas sensíveis. No critério anterior, adotado até recentemente, definido pelo NCCLS (National Committee for Clinical Laboratory Standards) (Bartlett et al., 2000; CDC, 2008), independentemente do material (sangue, LCR etc.) dos quais os pneumococos eram isolados (isto é, da síndrome presente) e da via de administração da penicilina (G ou V), consideravam-se:

- **Sensíveis:** as cepas de pneumococo cuja CIM era igual ou menor que 0,06 mg/mL.

- **Com sensibilidade intermediária:** as cepas cuja CIM estava entre 0,12 e 1 mg/mL.

- **Resistentes:** as cepas cuja CIM era igual ou inferior a 2 mg/mL.

Para outros antibióticos indicados para o tratamento da doença pneumocócica, cefotaxima e ceftriaxona, em particular – para todos os tipos de infecção, exceto a meningite –, define-se como:

- **Sensíveis:** as cepas cuja CIM de cefotaxima e ceftriaxona para o pneumococo seja menor que 1 mg/mL.

- **Com sensibilidade intermediária:** as cepas cuja CIM dessas cefalosporinas seja igual a 2 mg/mL.

- **Resistentes:** as cepas cuja CIM desses antibióticos seja igual ou superior a 4 mg/mL (Mandell et al., 2003).

De acordo com esses autores, a cefotaxima e a ceftriaxona, nos EUA, são os antimicrobianos, administrados por via parenteral, preferidos no tratamento de pneumonia pneumocócica não acompanhada de meningite, para os casos determinados por cepas de *Streptococcus pneumoniae* com baixa sensibilidade à penicilina G cuja CIM da cefotaxima ou da ceftriaxona seja inferior a 2 mg/mL. Segundo Mandell et al. (2003), a amoxicilina é o antibiótico que deve ser indicado no tratamento, por via oral, da pneumonia pneumocócica causada por cepas sensíveis, também nos EUA.

No Brasil, como predominam nos locais estudados as cepas com CIM inferior a 2 mg/mL e como nas falhas terapêuticas não se comprovou associação desse fato com a presença de resistência definida pela CIM dos sorotipos isolados (Cardoso et al., 2008), a penicilina G e a ampicilina, segundo esses autores, continuam a ser os antibióticos de 1ª linha para o tratamento empírico inicial (por via intravenosa) das pneumonias presumivelmente causadas por pneumococo. Para casos mais graves e/ou para aqueles que têm como agente cepas de pneumococo suposta ou comprovadamente resistentes à penicilina G, as alternativas são constituídas por ceftriaxona, cefotaxima ou vancomicina, todos administrados por via intravenosa.

A resistência do pneumococo à penicilina G é determinada pela alteração de enzimas catalisadoras da síntese da parede celular bacteriana, denominadas proteínas de ligação das penicilinas (PLP ou PBP, *do inglês penicillin-binding proteins*), de que resulta a diminuição da afinidade delas pela penicilina G; não se ligando à parede celular, a penicilina G não poderá exercer seu efeito bactericida sobre o pneumococo. As alterações das PLP são decorrentes de alterações cromossômicas, isto é, dos genes que codificam sua formação. Esse é o mesmo mecanismo que induz o desenvolvimento de resistência do pneumococo a outras penicilinas e a outros antibióticos β-lactâmicos.

O problema da resistência do pneumococo à penicilina G e a outros antimicrobianos passou a ser considerado clinicamente relevante a partir da década de 1980, embora o isolamento de cepas resistentes em enfermos já tenha ocorrido na década de 1960. Com o aumento acentuado da prevalência de cepas de *Streptococcus pneumoniae* resistentes à penicilina G na década de 1990, em muitos países, o uso desse antibiótico no tratamento de infecções graves causadas por essa bactéria, particularmente da meningite, passou a sofrer sérias restrições. Evidenciou-se na década de 1990, em grande número de países, que a frequência de isolamento de pneumococos resistentes à penicilina G (em material obtido de doentes) ultrapassava 40%.

No Brasil, no estudo de Brandileone et al. (1997), a prevalência de pneumococos resistentes à penicilina G alcançou as taxas de 25,1% em São Paulo-SP, 18,3% em Recife-PE e 4,3% em Belo Horizonte-MG. Das 283 cepas de *Streptococcus pneumoniae*, responsáveis por doença invasiva, testadas em nosso país, 20% apresentavam resistência intermediária e apenas 1,4% resistência completa à penicilina G (Kertesz et al., 1998).

Estudando a sensibilidade de 6.470 amostras de *Streptococcus pneumoniae* isoladas no Brasil, no período de 1993 a 2004, obtidas principalmente de doentes com meningite (crianças com menos de 5 anos) e pneumonia causadas por essa bactéria, em vários grupos etários (crianças com menos de 5 anos, pessoas com 5 a 64 anos e indivíduos com mais de 64 anos), Brandileone et al. (2006) evidenciaram o aumento da proporção de cepas com resistência intermediária e alta à penicilina G nesse período, correspondendo respectivamente a 9,1 e 1,1% em 1993, e a 22 e 5,9% em 2004; resistência a múltiplos antimicrobianos foi observada em 4,6% dos isolados. Os autores dão ênfase às valiosas informações que o estudo oferece para orientar o tratamento empírico da doença pneumocócica no Brasil, chamando a atenção para a necessidade de incluir-se a vacina antpneumocócica conjugada no calendário de vacinação infantil do Programa Nacional de Imunizações.

Na pesquisa em que foram incluídas 100 amostras de LCR ou de soro obtidas de doentes com meningite causada por *Streptococcus pneumoniae* e enviadas ao Laboratório Central do Paraná (LACEN) nos anos de 2001 e 2002, Rossoni et al. (2008) encontraram 15% de resistência à penicilina G (93% das cepas com resistência intermediária e 7% – correspondendo a apenas uma amostra – com alta resistência), 1% de resistência a cefalosporinas e nenhuma cepa com resistência à vancomicina.

Em estudo realizado em Uberlândia-MG, no período de 9 anos (de 1999 a 2008), Mantese et al. (2009) identificaram os sorotipos de pneumococos isolados de 142 crianças com doença pneumocócica invasiva, e avaliaram a resistência das bactérias a antimicrobianos, em particular à penicilina G. Setenta e cinco (52,8%) dos doentes eram do sexo masculino e a idade variou de 1 a 60 meses (média de idade: 19 ± 15,4 meses). Noventa e dois (64,8%) dos doentes apresentavam pneumonia, 33 (23,2%), meningite, 12 (8,5%), bacteriemia oculta, 3 (2,1%), sepse, e dois (um de cada) apresentavam abscesso de tecido mole e celulite. O pneumococo foi isolado do sangue em 61 (43%) doentes, do líquido pleural em 52 (36,6%), do

LCR em 28 (19,7%) e de amostra de líquido obtido por punção de abscesso em 1 (0,7%). Dos 20 sorotipos de pneumococo identificados nos materiais colhidos dos doentes, os seguintes foram isolados com maior frequência: 14; 5; 6B; 1; 6A; 18C; 19A; 3; 9V; 19F; 23F; 9N; e 10A. Encontraram-se 14 (9,9%) cepas resistentes à penicilina, detectadas exclusivamente nos sorotipos 14; 6B; 19F; 19A; e 23F. Verificou-se que 77,9% dos sorotipos isolados neste estudo se encontram representados na VAPPC 7-valente.

Considerando-se que, nas poucas regiões do Brasil onde foram realizadas investigações para avaliar a sensibilidade de *Streptococcus pneumoniae* à penicilina G, é relativamente alta a frequência de cepas resistentes a esse antibiótico (com amplo predomínio de resistência intermediária), e o fato de que o tratamento inicial da doença pneumocócica com antibióticos é quase sempre empírico – não se conhecendo na maioria dos casos qual o agente etiológico e sua suscetibilidade aos antimicrobianos –, a escolha desses medicamentos para começar a terapêutica de infecções presumivelmente causadas por pneumococo é uma decisão médica que exige muito cuidado e perspicácia. Obviamente, sempre que possível, antes da introdução da antibioticoterapia devem ser colhidos materiais do doente para exames específicos (bacterioscopia e/ou cultura, pesquisa de antígenos específicos, testes sorológicos etc.), com o objetivo de tentar conhecer, o mais depressa possível, qual o agente etiológico e, sendo isolado, sua sensibilidade aos antimicrobianos; essa informação é obtida invariavelmente depois de instituído, empiricamente, o tratamento antibiótico.

A opção por determinada conduta deve considerar a localização da doença e a gravidade do caso, assim como as informações disponíveis sobre a frequência das infecções por pneumococo e sua sensibilidade aos antimicrobianos na região geográfica onde se está atendendo o paciente. Além disso, também a concentração dos antibióticos nos órgãos e tecidos acometidos, assim como a sensibilidade a antimicrobianos de outras bactérias que também podem causar a doença que se vai tratar. O pneumococo é o agente mais comum das pneumonias adquiridas na comunidade (PAC). Em cerca de 50% das PAC, o agente etiológico é identificado, sendo o pneumococo o patógeno mais frequente, responsável por 30 a 40% dos casos em adultos imunocompetentes e por cerca de dois terços dos casos acompanhados de bacteriemia (Bartlett et al., 2000; Mandell et al., 2003). Segundo Corrêa et al. (2009), *Streptococcus pneumoniae*; também no Brasil, é o principal agente de pneumonia adquirida na comunidade em indivíduos imunocompetentes.

Com base nos resultados de 22 estudos realizados no Brasil nos 10 anos anteriores a 2001 (8.116 doentes), foram os seguintes os agentes isolados de PAC, com a respectiva prevalência: *Streptococcus pneumoniae* (6 a 43%), *Mycoplasma pneumoniae* (1 a 33%), *Chlamydia pneumoniae* (1 a 25%), *Haemophilus influenzae* (geralmente cepas não tipáveis) (1 a 19%), *Legionella* sp. (2 a 15%), vírus (4 a 21%), bacilos gram-negativos (1 a 9%) e *Staphylococcus aureus* (1 a 6%) (Consenso Brasileiro, 2001).

A escolha do antibiótico a ser administrado ao doente com pneumonia pneumocócica deveria basear-se no padrão de sensibilidade da cepa isolada em cultura do sangue ou do líquido pleural, resultados que (quando a cultura é positiva) só são disponíveis 48 a 72 horas depois da semeadura, já se tendo assinalado que, por isso, o tratamento inicial da pneumonia presumivelmente pneumocócica tem de ser empírico.

Mesmo com a administração de antimicrobianos apropriados, permanece alta a taxa de letalidade da pneumonia pneumocócica, sobretudo em idosos com mais de 65 anos, entre os quais alcança 20 a 40%, sendo bem menor (variando sob a influência de diversos fatores) em crianças e adultos jovens.

No Brasil, a conduta a ser adotada diante da suspeita diagnóstica de pneumonia pneumocócica adquirida na comunidade, em adultos e crianças, tanto em ambulatório quanto no hospital, encontra-se descrita com pormenor nas publicações de Nascimento-Carvalho e Souza-Marques (2004), Corrêa et al. (2009) e Schwartzmann et al. (2010). Todos esses autores assinalam que *Streptococcus pneumoniae* é o agente mais comum de PAC, tanto em adultos quanto em crianças com 2 meses de idade ou mais.

Antes da escolha do antimicrobiano a ser administrado no tratamento de pneumonia presumivelmente causada por pneumococo, devem ser levados em consideração a idade do paciente, o quadro clínico e todos os fatores prognósticos envolvidos, avaliando-se a necessidade de internação com base em um ou mais de um critério por meio do qual se define o *escore* de gravidade de cada caso (o PORT e o CURB são os habitualmente utilizados, segundo Schwartzmann et al. (2010). De acordo com esses autores, a antibioticoterapia a ser instituída em adultos é de três tipos:

1. Tratamento ambulatorial:

a) Em doente previamente sadio, por via oral: azitromicina, na dose de 500 mg, uma vez por dia, durante 5 dias, ou claritromicina, na dose de 500 mg a cada 12 horas, durante 7 a 10 dias, ou (em idosos com 60 anos ou mais), amoxicilina, na dose de 500 mg, de 8 em 8 horas, durante dez dias.

b) Em paciente que apresenta doença associada ou que recebeu terapia antimicrobiana recentemente, administrar por via oral: levofloxacina, em dose única diária de 500 mg, durante 7 dias, ou moxifloxacina, em dose única diária de 400 mg, durante 7 dias, ou amoxicilina/clavulanato, na dose de 500 mg (de amoxicilina) a cada 8 horas, durante 7 a 10 dias, associada com azitromicina, ou claritromicina (nos esquemas aqui citados).

c) Em doente com suspeita de aspiração de secreções respiratórias, por via oral: cefuroxima, na dose de 500 mg, a cada 12 horas, durante 7 a 10 dias, associada com azitromicina ou claritromicina (nos esquemas citados).

2. Tratamento de pacientes internados em enfermaria:

- Levofloxacina, em dose única diária de 500 mg, por via intravenosa, durante 7 a 10 dias, ou amoxicilina/clavulanato, na dose de 1 g de amoxicilina, por via intravenosa, a cada 8 horas, durante 7 a 10 dias, em associação com azitromicina ou claritromicina, por via oral (nos esquemas aqui citados).

3. Tratamento de pacientes internados em UTI:

a) Sem risco da participação etiológica de *Pseudomonas aeruginosa*, por via intravenosa, durante 10 dias: amoxicilina/clavulanato, na dose de 1 g de amoxicilina, a cada 8 horas, ou levofloxacina, em dose única diária de 500 mg.

b) Com risco da participação etiológica de *Pseudomonas aeruginosa*: antibiótico anti-pseudomonas associado com gentamicina e levofloxacina.

Segundo Nascimento-Carvalho e Souza-Marques (2004), é possível realizar tratamento ambulatorial de casos suspeitos de pneumonia pneumocócica em crianças com 2 meses ou mais de idade, devendo dirigir-se a terapêutica antimicrobiana a *Streptococcus pneumoniae* e a *Haemophilus influenzae*, indicando-se a amoxicilina, por via oral, na dose de 50 mg/kg/dia, em frações iguais administradas a cada 12 horas durante 7 a 10 dias; havendo suspeita de outras etiologias, prescrever eritromicina, na dose de 50 mg/kg/dia, por via oral, em frações iguais, a cada 6 horas, durante 14 dias. Para crianças com menos de 2 meses de idade, o tratamento deve ser realizado em hospital, indicando-se uma de duas alternativas, sendo de 7 a 10 dias a duração do tratamento: (a) ampicina (por via intramuscular ou intravenosa), na dose de 25 a 50 mg/kg, a cada 8 horas (na 1ª semana de vida), e de 50 mg/kg, a cada 6 horas (nas crianças com mais de 7 dias de vida), em associação com gentamicina, por via intravenosa ou intramuscular, na dose de 2,5 mg/kg, a cada 12 horas, nos primeiros 7 dias de vida, e a cada 8 horas, depois da 1ª semana de vida; (b) ampicilina (doses citadas), em associação com cefotaxima (na dose de 50 mg/kg, a cada 8 ou 12 horas, na 1ª semana de vida, e de 50 mg/kg, a cada 6 ou 8 horas, depois da 1ª semana de vida. Esta associação atua sobre os agentes mais comuns de pneumonia nessa faixa etária: *Streptococcus agalactiae*; enterobactérias; *Listeria monocytogenes*; e *Streptococcus pneumoniae*.

Os esquemas mencionados referem-se ao tratamento de crianças nascidas a termo; os esquemas para crianças prematuras encontram-se descritos na revisão de Nascimento-Carvalho e Souza-Marques (2004). De acordo com essas autoras, para crianças com mais de 2 meses de vida e adolescentes que necessitam de tratamento hospitalar, o esquema terapêutico selecionado deve considerar a gravidade do quadro clínico:

a) Casos graves: indicar, durante 7 a 10 dias, por via intravenosa, a penicilina G cristalina (200.000 U/kg/dia, em frações iguais administradas a cada 6 horas) ou a ampicilina (150 mg/kg/dia, em frações iguais a cada 6 horas).

b) Casos muito graves: por via intravenosa, oxacilina (200 mg/kg/dia, em frações iguais a cada 6 horas, durante 21 dias), em associação com ceftriaxona (em dose única diária de 75 mg/kg/dia, durante 10 dias) ou com cloranfenicol (50 mg/kg/dia, em frações iguais a cada 6 horas, durante 10 dias).

A duração do tratamento da pneumonia pneumocócica varia de 7 a 14 dias. Nos doentes cujo antibiograma demonstrar que o pneumococo é resistente ao antimicrobiano indicado e nos casos em que não houver resposta clínica ao antibiótico prescrito, este deve ser substituído, sabendo-se que a vancomicina e as fluoroquinolonas constituem as opções mais adequadas. Entre as fluoroquinolonas, podem ser indicadas para adultos a levofloxacina (dose única diária de 500 mg, por via oral ou intravenosa) ou a moxifloxacina (dose única diária de 400 mg, por via oral ou intravenosa).

O empiema, que eventualmente se instala como complicação da pneumonia pneumocócica (e da pneumonia causada por outros estreptococos), deve ser drenado cirurgicamente.

Meningite

O tratamento antimicrobiano inicial da meningite purulenta (mesmo a presumivelmente causada por *Streptococcus pneumoniae*) também é frequentemente empírico. Depois do 1º mês de vida, o pneumococo já se inclui entre os agentes mais comuns de meningite purulenta; entre 1 mês e 23 meses de idade, os patógenos isolados com maior frequência são: *Streptococcus pneumoniae*; *Neisseria meningitidis*; *Streptococcus agalactiae*; *Haemophilus influenzae*; e *Escherichia coli*. Na antibioticoterapia empírica, nesses doentes, deve ser indicada, sempre por via intravenosa: (a) nos primeiros 2 meses de vida, associação de ampicilina com cefotaxima: – para crianças com 7 dias de vida ou menos, com peso inferior a 2 kg: 100 mg/kg/dia de ampicilina, em frações iguais administradas a cada 12 horas, em associação com 100 a 150 mg/dia de cefotaxima, em frações iguais administradas a cada 12 horas; (b) para crianças com 7 dias de vida ou menos, com peso superior a 2 kg: 150 mg/kg/dia de ampicilina, em frações iguais administradas a cada 8 horas, em associação com 100 a 150 mg/kg/dia de cefotaxima, em frações iguais administradas a cada 12 horas: (c) para crianças com mais de 7 dias de vida, com peso inferior a 2 kg: 150 a 200 mg/kg/dia de ampicilina, em frações iguais administradas a cada 8 horas, em associação com 200 mg/kg/dia de cefotaxima, em frações iguais administradas a cada 6 horas; (d) para crianças com mais de 7 dias de vida, com peso superior a 2 kg: 200 a 300 mg/kg/dia de ampicilina, em frações iguais administradas a cada 6 horas, em associação com 200 mg/kg/dia de cefotaxima, em frações iguais administradas a cada 6 horas.

Às crianças com mais de 2 meses de vida, adolescentes e adultos pode ser indicado um dos seguintes esquemas, em que os antimicrobianos devem ser aplicados, por via intravenosa: (a) aos doentes cuja meningite é causada por pneumococo presumivelmente ou comprovadamente (CIM ≤ 0,06 µg/mL) sensível à penicilina G: **para crianças:** penicilina G cristalina, na dose de 200.000 a 400.000 U/kg/dia, em frações iguais administradas a cada 4 horas, ou ampicilina, na dose de 200 a 300 mg/kg/dia, em frações iguais administradas a cada 6 horas; **para adultos:** 4.000.000 de unidades de penicilina G cristalina, a cada 4 horas, ou 2 g de ampicilina, a cada 4 horas; (b) aos doentes cuja meningite é causada por pneumococo presumível ou comprovadamente resistentes à penicilina G (CIM ≥ 0,12 µg/mL), mas sensíveis a cefalosporinas de 3ª geração: ceftriaxona, na dose de 100 mg/kg/dia, em frações iguais administradas a cada 12 horas, para crianças, e de 2 g, de a cada 12 horas, para adultos, ou cefotaxima, na dose de 200 mg/kg/dia, em frações iguais administradas a cada 6 horas, para crianças, e de 2 g, a cada 6 ou 4 horas, para adultos, todas por via intravenosa; (c) aos doentes cuja meningite é causada por pneumococo resistente à penicilina G e às cefalosporinas de 3ª geração: vancomicina, na dose de 60 mg/kg/dia, em frações iguais administradas a cada 6 horas, para crianças, e de 30 a 35 mg/kg/dia, em frações iguais a cada 8 ou 12 horas, para adultos, em associação com ceftriaxona ou cefotaxima (independentemente da resistência), nas doses citadas; há especialistas que acrescentam a essa associação a rifampicina (em particular quando se inclui a dexametasona no esquema), administrada por via oral na dose de 20 mg/kg/dia, em duas frações a cada 12 horas, para crianças, e em dose única diária de 600 mg, para adultos.

Às pessoas com mais de 50 anos de idade, recomenda-se o emprego da associação de vancomicina com ceftriaxona ou cefotaxima, nos esquemas citados, a que se adiciona eventualmente a rifampicina (em particular quando a dexametasona foi também incluída no esquema terapêutico) (Tunkel et al. (2004). A associação de vancomicina com cefotaxima ou ceftriaxona também é indicada quando a meningite purulenta acomete pessoas com fratura na base do crânio.

O tempo de terapêutica antimicrobiana da meningite purulenta causada por pneumococo deve ser de 10 a 14 dias. É importante assinalar, porém, que a antibioticoterapia só será suspensa depois da normalização clínica e do LCR.

O esquema de tratamento empírico introduzido na admissão dos doentes com suspeita de meningite pneumocócica pode ser modificado, a critério do médico, de acordo com os resultados da cultura do LCR e/ou das hemoculturas e dos antibiogramas.

A maioria dos especialistas, inclusive Tunkel et al. (2004), indicam acrescentar a dexametasona ao esquema terapêutico da meningite pneumocócica, prescrevendo-a, para crianças e adultos, na dose de 0,15 mg/kg, a cada 6 horas, por via intravenosa, durante 2 a 4 dias, sendo aplicada a primeira dose desse glicocorticosteroide de 10 a 20 minutos antes da primeira dose do antibiótico (ou, na pior das hipóteses, simultaneamente).

A ocorrência de convulsões exige o emprego de anticonvulsivantes, e o aparecimento de coleção ou empiema subdural, em lactentes, constitui indicação para punção aspirativa, que deve ser feita pelo neuropediatra.

Otite média aguda

Nos EUA, os agentes etiológicos mais comuns de otite média aguda são *Streptococcus pneumoniae, Haemophilus influenzae* (90% não tipáveis e 10% do tipo b) e *Moraxella catarrhalis*, sendo responsáveis por, respectivamente, 40 a 50%, 30 a 40% e 10 a 15% dos casos; seguem-se, em frequência, os vírus (< 10% dos casos) e, raramente, *Staphylococcus aureus* e bactérias anaeróbias, podendo as quatro primeiras bactérias citadas ser também agente etiológico de otite média recorrente ou persistente (Ramakrishnan et al., 2007). Nessa publicação, os autores reveem com pormenor o diagnóstico e a terapêutica etiológica e sintomática da otite média aguda. Citam eles que, em 20 a 30% dos casos de otite média aguda, nenhum patógeno bacteriano é identificado como agente dessa doença. Em crianças, verifica-se cura espontânea da otite média aguda em 60 a 80% dos casos, fato que ocorre em apenas 20% dos enfermos cuja doença é comprovadamente causada por pneumococo (McCracken Jr. 1994), Segundo Dagan et al. (2009b), o pneumococo é agente etiológico de 25 a 60% dos casos de otite média aguda. Já na década de 1990, em casos de otite média aguda, verificou-se nos EUA a ocorrência de cepas de pneumococo resistentes à penicilina G. Dez a 40% das cepas de *Streptococcus pneumoniae* isoladas de secreções do ouvido médio em crianças com essa doença eram resistentes à penicilina G, 50 a 75% dos quais com resistência intermediária (McCracken Jr., 1994). Por esse motivo e pela participação etiológica frequente de outros patógenos (*Haemophilus influenzae* e *Moraxella catarrhalis*, em particular), preferiu-se excluir esse antibiótico do esquema terapêutico das otites médias agudas. Entre os esquemas propostos para o tratamento inicial da otite média aguda (Ramakrishnan et al., 2007), com medicamentos administrados por via oral, devem ser citados: (a) amoxicilina (80 a 90 mg/kg/dia, em frações iguais administradas a cada 12 ou 8 horas, para crianças, e 500 mg, a cada 8 horas, para adultos.; (b) a combinação amoxicilina-clavulanato, também por via oral, na dose de 45 a 90 mg/kg/dia de amoxicilina, de acordo com a gravidade do caso ou o uso anterior de antimicrobiano, em frações iguais a cada 8 ou 12 horas, para crianças com mais de 28 dias de idade (15 mg/kg, a cada 12 horas, nas menores), e 500 mg de amoxicilina, a cada 8 horas, para adultos. Outros antimicrobianos também empregados, por via oral, em doses apropriadas, para o tratamento da otite média aguda, são: azitromicina; claritromicina; axetil-cefuroxima; cefprozil; cefpodoxima; e clindamicina. Pode-se optar pela via parenteral, indicando-se a ceftriaxona, por via intramuscular ou intravenosa, nas doses supracitadas. O uso do antimicrobiano prescrito deve ser mantido durante 10 dias.

Sinusite aguda

Tendo em conta que os agentes mais comuns de sinusite aguda são os mesmos da otite média aguda, predominando também *Streptococcus pneumoniae*, a conduta quanto à antibioticoterapia inicial deve ser a mesma citada para a otite média aguda (Scheid e Hamm, 2004b). Encontraram-se recentemente nos EUA até 25% das cepas de pneumococo responsáveis por sinusite aguda resistentes à penicilina G (15% com resistência intermediária). Nos casos em que se suspeita da participação etiológica concomitante de bactérias anaeróbias e/ou de *Staphylococcus aureus* (infecção mista), a clindamicina constitui alternativa adequada.

Outras formas clínicas

Na sepse, na endocardite e na pericardite comprovada ou presumivelmente causadas por pneumococo, tão logo tenham sido colhidos os materiais para exames complementares específicos, a antibioticoterapia deve ser rapidamente introduzida, por causa da gravidade dessas doenças, empregando-se ceftriaxona ou cefotaxima em associação com vancomicina, nas doses citadas para os casos graves de pneumonia, durante 4 a 6 semanas. Se o pneumococo isolado em hemocultura ou cultura do derrame pericárdico for sensível à penicilina G, a penicilina G cristalina poderá ser utilizada, administrando-se por via intravenosa na dose de 3.000.000 de unidades, a cada 4 horas, para adultos, isoladamente ou em associação com a gentamicina, esta durante as 2 primeiras semanas de tratamento em dose única diária de 3 mg/kg, por via intravenosa ou intramuscular.

Infecções causadas por enterococos

Tendo em vista o risco de resistência dos enterococos aos antimicrobianos, o tratamento etiológico das infecções causadas por essas bactérias deve, sempre que possível, ser orientado pelo resultado do antibiograma.

Resistência de enterococos (em particular de *Enterococcus faecalis* e *Enterococcus faecium*) pode desenvolver-se a

numerosos antibióticos (em especial a β-lactâmicos, aminoglicosídeos e glicopeptídeos), por meio de diversos mecanismos, descritos por Sood et al. (2008). A presença de β-lactamase é rara, mas pode ocorrer quando há concentração de grande número dessas bactérias, fato que se pode observar em vegetações valvares da endocardite. Por causa dessa possibilidade, mesmo quando se evidencia sensibilidade do agente, no antibiograma, alguns especialistas recomendam, nas formas clínicas graves das enterococcias (em particular na endocardite e na meningite), fazer-se a pesquisa de β-lactamase (com sua quantificação) no meio de cultura do enterococo isolado. O encontro de resistência à penicilina G e à ampicilina (CIM ≥16µg/mL) refere-se invariavelmente a cepas de *Enterococcus faecium*. Em presença de resistência de enterococo a antibióticos β-lactâmicos, recomenda-se na terapêutica de formas clínicas graves o uso de vancomicina ou daptomicina, em associação com gentamicina, administrando-se esses antimicrobianos por via intravenosa nas seguintes doses: (a) vancomicina: 15mg/kg, a cada 12 horas (dose máxima: 2 g por dia); (b) daptomicina: dose única diária de 8 a 10mg/kg; (c) gentamicina: 3 mg/kg/dia, em frações iguais administradas a cada 8 horas.

Segundo Sader et al. (2004), as porcentagens de cepas sensíveis a antimicrobianos de 52 amostras de *Enterococcus* sp. isoladas de pessoas hospitalizadas no Brasil, em 2001, foram as seguintes: 61,5% à penicilina G; 82,7% à estreptomicina; 42,3% à gentamicina; 92,3% à vancomicina e à teicoplanina; 42,3% à ampicilina e às combinações amoxicilina/clavulanato e piperacilina/tazobactam; e 100% à linezolida. Com base nessas informações, o tratamento inicial da endocardite por enterococo, em nosso país, deve ser feito invariavelmente com base no resultado do antibiograma. Uma situação preocupante refere-se ao isolamento de cepas de enterococos, sobretudo de *Enterococcus faecium*, resistentes não só à penicilina G, à ampicilina e aos aminoglicosídeos, mas também à vancomicina e à teicoplanina.

Infecções do trato genitourinário

As infecções por *Enterococcus faecalis* ou *Enterococcus faecium* diagnosticadas com maior frequência são as infecções do trato geniturinário, variando desde simples cistite até pielonefrite, prostatite ou abscesso perinefrítico (em geral, de pior prognóstico). Grande parte das infecções urinárias enterocócicas ocorre em doentes hospitalizados, muitas vezes associadas com cateterização, instrumentação ou obstrução das vias urinárias. É incomum nessas infecções a ocorrência concomitante de bacteriemia.

Entre as medidas terapêuticas dessas infecções, deve incluir-se a remoção de cateter urinário, caso esteja instalado. Para enterococos comprovadamente sensíveis, em infecções urinárias baixas, em adultos, deve-se instituir tratamento por via oral com a associação de amoxicilina com ácido clavulânico (875 mg de amoxicilina, a cada 12 horas, durante 5 dias), nitrofurantoína (100 mg, a cada 12 horas, durante 5 dias) ou fosfomicina (em dose única de 3 g). Para as infecções urinárias mais graves (ou para pacientes que não toleram receber antibióticos por via oral), a ampicilina é o antimicrobiano preferido, administrada, por via intravenosa, na dose de 1 g, cada 6 horas (ou 4 horas) durante 7 a 10 dias. A vancomicina deve ser considerada alternativa em pacientes alérgicos às penicilinas ou em casos mais graves, nas doses já citadas, por via intravenosa, também durante 7 a 10 dias. A prostatite e a epididimite enterocócicas são mais comumente observadas em pacientes idosos, em associação com infecções urinárias, curando-se com o adequado tratamento destas.

Endocardite, bacteriemia, sepse e meningite

O tratamento clínico e cirúrgico da endocardite causada por enterococos encontra-se descrito no Capítulo 117.4. Para a terapêutica antimicrobiana da endocardite causada por cepas de enterococos sensíveis à penicilina G e à gentamicina, em pacientes não alérgicos a antibióticos β-lactâmicos, Baddour et al. (2015) indicam os seguintes esquemas alternativos: (a) recomendados a pacientes com *clearance* de creatinina maior que 50 mL/min: associação de penicilina G cristalina (18 a 30 milhões de unidades, administrados por gotejamento contínuo, por via intravenosa, durante 24 horas, ou divididas em frações iguais aplicadas, também por via intravenosa, a cada 6 horas) ou ampicilina (2 g, a cada 4 horas, por via intravenosa), em associação com 3 g/kg/dia de gentamicina, em frações iguais administradas a cada 12 ou 8 horas), por via intravenosa, durante 4 semanas para os pacientes com valvas nativas que apresentavam sintomas da doença por tempo menor que 3 meses, e durante 6 semanas para os que apresentavam sintomas da doença por tempo igual ou maior que 3 meses; (b) recomendado a pacientes com *clearance* de creatinina inicial menor que 50 mL/min ou que venham a apresentar *clearance* de creatinina menor que 50 mL/min durante tratamento que incluía a gentamicina: ampicilina (2 g, por via intravenosa, a cada 4 horas) em associação com ceftriaxona (2 g, por via intravenosa, a cada 12 horas), durante 6 semanas.

Na bacteriemia por enterococos a portas de entrada é geralmente o trato gastrointestinal, o trato urinário, cateter intravascular ou lesões cutâneas (ulcerações e queimaduras). A possibilidade de instalar-se endocardite como decorrência da bacteriemia enterocócica deve sempre ser cogitada.

A indicação de antibioticoterapia baseia-se (a) na obtenção de duas ou mais hemoculturas positivas para enterococo ou (b) de uma só hemocultura positiva para enterococo acompanhada de sinais e sintomas de sepse, ou, ainda, (c) de uma só hemocultura associada com cultura positiva para enterococo de material colhido de outro local onde normalmente essa bactéria não participe da microbiota (Hoge et al., 1991). Quando um cateter intravascular constitui a provável porta de entrada, sua remoção pode ser suficiente para a cura da infecção; no entanto, nessa circunstância, diante da persistência de febre, deve-se indicar o uso de antibiótico(s) e colher, nos dias subsequentes, novas amostras de sangue para pesquisar a eventual persistência de hemocultura positiva para enterococo. Havendo desaparecimento da febre e sendo negativos os resultados das hemoculturas (excluída a existência de sopro cardíaco), a terapia antimicrobiana poderá ser suspensa no fim de 5 a 7 dias. Sendo persistente a bacteriemia e havendo sopro cardíaco, impõem-se a realização de ecocardiografia e a manutenção da antibioticoterapia por tempo mais prolongado. A superveniência de choque séptico na vigência de bacteriemia enterocócica não é comum; se ocorrer, deve-se suspeitar de infecção associada de enterococo com bacilos gram-negativos entéricos.

Não havendo evidências de endocardite nem sintomas e sinais de choque séptico, o tratamento da bacteriemia por enterococo em adultos pode ser feito com um só antimicrobiano: (a) ampicilina (1 a 2g, a cada 4 ou 6 horas, por via intravenosa, ou (b) penicilina G cristalina (18 a 30 milhões de unidades por dia, por gotejamento intravenoso contínuo ou em frações iguais administradas a cada 4 horas também por via intravenosa. Havendo resistência ou intolerância a β-lactâmicos, deve-se indicar vancomicina, em dose inicial de 30 mg/kg/dia, em frações iguais administradas a cada 12 horas. Outras alternativas terapêuticas são constituídas pela daptomicina (dose única diária de 8 a 12 mg/kg, por via intravenosa) e pela linezolida (600 mg a cada 12 horas, por via oral ou intravenosa) (Whang et al., 2013; Chuang et al., 2014; Britt et al., 2017). Deve ser de 7 a 10 dias a duração do tratamento da bacteriemia por enterococo.

Os raros casos de meningite por enterococos devem ser tratados com a associação de ampicilina, ceftriaxona e gentamicina ou de vancomicina (ou daptomicina) com gentamicina, por via intravenosa, nas doses citadas.

Medidas terapêuticas complementares para estreptococcias e enterococcias

Além da indicação de medicamentos sintomáticos (antitérmicos, analgésicos etc.) e de adotar cuidados (já mencionados) com as lesões cutâneas observadas em infecções por estreptococo do grupo A, outras medidas terapêuticas – quando houver necessidade – precisam ser instituídas, nas várias formas clínicas das infecções causadas por estreptococos e enterococos. Os casos graves devem ser hospitalizados e, havendo indicação, internados em UTI, onde se dispõe de recursos apropriados para assistência e cuidados permanentes do enfermo, e possibilidade de dispor, de forma mais rápida e adequada, dos diversos tipos de recursos diagnósticos e terapêuticos.

PROFILAXIA
Medidas gerais

A transmissão dos estreptococos do grupo A, geralmente por contato direto, é facilitada pela promiscuidade e pelas aglomerações. Os doentes que eliminam as bactérias nas secreções nasofaríngeas e nas lesões cutâneas servem de fonte de infecção primária para a disseminação dessas bactérias. As crianças com faringoamidalite ou impetigo não devem frequentar escola nem entrar em contato íntimo com outras crianças nas primeiras 24 horas de tratamento.

Não está indicada rotineiramente a administração profilática de penicilina G aos comunicantes íntimos (familiares, em particular) de doentes com faringoamidalite ou infecções cutâneas causadas por *Streptococcus pyogenes*; deverão ser mantidos em observação e tratados adequadamente se apresentarem sintomas e sinais de doença. Dose única de penicilina G benzatina deverá ser aplicada profilaticamente nos comunicantes domiciliares de pessoas em cuja família ocorreram, nos meses anteriores, infecções repetidas por estreptococo do grupo A.

Quando hospitalizados, os enfermos com escarlatina ou erisipela devem ser mantidos isolados (com adoção de precauções respiratórias) nas primeiras 24 horas de internação; durante esse período, as mãos dos médicos e dos demais funcionários devem ser lavadas cuidadosamente com água e sabão, antes e depois da manipulação dos pacientes.

Em adultos com erisipela ou celulite recorrentes, com linfedema, indica-se o uso profilático de penicilina G benzatina, administrada sem interrupção na dose de 1.200.000 U, por via intramuscular, a cada 4 semanas.

Segundo a American Heart Association (*apud* AAP, 2018a), a prevenção secundária da doença reumática (para impedir novos episódios de faringoamidalite por estreptococo do grupo A é efetuada por intermédio da antibioticoprofilaxia, administrando-se, sem interrupção, penicilina G benzatina, por via intramuscular, na dose de 1.200.000 U para pessoas com mais de 27 kg, e de 600.000 U, para crianças com menos de 27 kg, a cada 4 semanas (a cada 3 semanas em algumas situações), ou penicilina V, por via oral, na dose de 400.000 U (250 mg), a cada 12 horas, ou sulfadiazina ou sulfixazol, também por via oral, em dose única diária de 500 mg, para pessoas com peso igual ou menor que 27 kg, e de 1 g/dia, para pessoas com mais de 27 kg. A duração da profilaxia antimicrobiana para indivíduos que tiveram doença reumática aguda (DRA) é de: (a) para os que tiveram DRA sem cardite: 5 anos contados a partir do último episódio de DRA; (b) para os que tiveram DRA, mas sem presença de lesão valvular evidenciada por exame clínico ou ecocardiografia: 10 anos contados a partir do último episódio de DRA, ou até completarem 21 anos de idade; (c) para os que tiveram DRA com cardite e que apresentam lesão valvular residual persistente: 10 anos, a partir do último episódio de DRA, ou até completarem 40 anos de idade, considerando-se a possibilidade de manter por período mais prolongado quando a doença valvar for muito grave ou diante da probabilidade de exposição contínua ao risco de serem acometidos por infecção por *Streptococcus pyogenes* (AAP, 2018a).

Como são relativamente poucos os sorotipos do estreptococo do grupo A capazes de desencadear glomerulonefrite difusa aguda, é excepcional, na mesma pessoa, a ocorrência de mais de um episódio dessa complicação, razão pela qual se dispensa a indicação de profilaxia antimicrobiana aos indivíduos que tiveram um episódio dessa complicação tardia não supurativa de infecções por *Streptococcus pyogenes*.

As medidas recomendadas para a prevenção da endocardite infecciosa foram atualizadas em 2007 pela American Heart Association (Wilson et al., 2007).

Não é necessário adotar qualquer tipo de precaução especial em relação aos doentes, hospitalizados ou não, com meningite ou qualquer outro tipo de infecção causadas por *Streptococcus pneumoniae*. Como exceção – desde que possível –, devem ser adotadas precauções respiratórias em relação a doentes com pneumonia causada por pneumococos multirresistentes, enquanto estiverem apresentando expectoração e/ou até a negativação da pesquisa de pneumococo nas secreções respiratórias.

Quanto às infecções causadas pelo estreptococo do grupo B, diversas medidas preventivas, inclusive a administração de antibioticoprofilaxia a gestantes colonizadas na vagina ou no tubo digestivo por essa bactéria, são recomendadas para a prevenção de infecções neonatais (CDC, 2010a; AAP, 2018b). Os amatobióticos recomendados são a penicilina G cristalina ou a cefazolina, nos pacientes com hipersensibilidade às penicilinas. Em surtos observados em berçários, deve-se isolar os doentes e administrar penicilina G profilaticamente aos comunicantes que se comprovou estarem colonizados por *Streptococcus agalactiae*. Os profissionais que trabalham em berçário devem lavar as mãos cuidadosamente, antes e depois de manusear cada criança.

Vacinas

Vacinas antipneumocócicas

Vacina antipneumocócica polissacarídica 23-valente (vapp 23-valente)

A primeira vacina na tipologia pneumocócica, constituída por polissacárides de 14 sorotipos de *Streptococcus pneumoniae* (não conjugados a componente proteico) foi liberada para comercialização nos EUA em 1977. Em 1984 foi licenciada para uso, também nos EUA, passando em seguida a ser utilizada em outros países, inclusive no Brasil, a vacina antipneumocócica contendo polissacárides purificados de 23 sorotipos (1, 2, 3, 4, 5, 6B, 7F, 8, 9N, 9V, 10A, 11A, 12F, 14, 15B, 17F, 18C, 19A, 19F, 20, 22F, 23F e 33F) do pneumococo associados etiologicamente a 80 a 90% dos casos de doença – a denominada vacina antipneumocócica polissacarídica 23-valente (VAPP 23-valente), a respeito da qual Jackson (2013) fez revisão minuciosa. A VAPP 23-valente, aplicada em dose única de 25 µg (0,5 mL) por via intramuscular ou subcutânea, em pessoas com 2 anos de idade ou mais, provoca o aparecimento de anticorpos específicos contra aproximadamente dois terços dos 23 sorotipos, no soro de 90 a 95% de vacinados imunocompetentes.

Essa vacina não induz memória imunológica, não exerce nenhum efeito sobre o estado de portador do pneumococo na nasofaringe, não se associa com efeito *booster* com a aplicação de doses subsequentes e parece não exercer efeito protetor indireto (imunidade coletiva ou de rebanho) na população não vacinada (AAP, 2018c).

É muito pequena a capacidade imunogênica da VAPP 23-valente em crianças com menos de 2 anos de idade, grupo etário ao qual sua administração é contraindicada. Em pessoas idosas, esses anticorpos deixam de ser detectados no soro cerca de 5 anos depois da aplicação da vacina, quando se deverá indicar a administração de segunda (e última) dose. Também não se observa efeito *booster* na revacinação.

As reações adversas associadas com o uso da VAPP 23-valente são leves, constituídas por dor e eritema no local da injeção, sendo incomum a ocorrência de febre e mialgias e muito pequeno o risco de reações sistêmicas graves. No Brasil, Simonsen et al. (2005) avaliaram a resposta imune à VAPP 23-valente em 102 pessoas idosas (com média de idade de 71 anos) e 19 adultos jovens hígidos (com média de idade de 27 anos), administrando-se por via intramuscular dose única da vacina e quantificando-se no soro o título de anticorpos específicos da classe IgG – por intermédio de teste imunoenzimático de 2ª geração, antes e 1 mês depois da aplicação da vacina – contra os polissacárides capsulares dos sorotipos 1, 3, 5, 6B, 8 e 14 de *Streptococcus pneumoniae*; nos idosos e nos adultos jovens, respectivamente, houve aumento de 2,46 a 2,48 vezes na concentração de anticorpos (média geométrica) contra os sorotipos 1, 5, 6B, 8 e 14, enquanto nenhum aumento foi observado na concentração sérica dos anticorpos contra o sorotipo 3, em ambos os grupos; os autores concluíram que a resposta imune à vacinação, para os que soroconverteram, foi a esperada.

Em publicações norte-americanas encontra-se o registro pormenorizado das recomendações para o uso da VAPP 23-valente em crianças (CDC, 2000, 2010b, 2013; AAP, 2018c) e em adultos (CDC, 1997, 2010c, 2014) imunocompetentes e imunocomprometidos.

A VAPP 23-valente deve ser indicada para idosos, com 65 anos de idade ou mais, em dose única, idealmente precedida em 1 ano, de uma dose da vacina antipneumocócica conjugada 13-valente (VAPPC 13-valente) (CDC, 2015). Em nosso País, a Sociedade Brasileira de Imunizações (SBIm) indica a aplicação desse esquema (com intervalo de 6 meses a 1 ano entre a VAPPC 13-valente e a VAPP 23-valente), a partir dos 60 anos de idade, preconizando a administração de segunda dose da VAPP 23-valente, 5 anos depois da primeira. Aos adultos com 65 anos de idade ou mais, que receberam anteriormente duas doses da VAPP 23-valente, recomenda-se terceira dose, pelo menos 1 ano depois da última aplicação dessa vacina. Deve ser menor ($\geq$ 8 semanas) o intervalo entre essas duas vacinas (VAPPC 13-valente e VAPP 23-valente) em crianças com mais de 2 anos de idade e adultos a partir dos 19 anos (incluindo idosos com 65 anos ou mais) com alto risco de infecção pneumocócica invasiva, isto é, que apresentam asplenia anatômica ou funcional, implante coclear, pneumopatia ou doença cardiovascular crônicas, diabetes melito, alcoolismo ou hepatopatia crônicos e fissuras de ossos cranianos com escoamento de LCR – ou imunodepressão associada com aids, imunodeficiência congênita, neoplasia maligna, insuficiência renal crônica, síndrome nefrótica, transplante de órgão ou de medula óssea e/ou tratamento com corticosteroide ou outros medicamentos imunodepressores (CDC, 2015). Em crianças candidatas a transplante de órgão sólido e em indivíduos com mais de 2 anos de idade nos quais se planeja realizar esplenectomia, a VAPP 23-valente deve ser aplicada pelo menos 2 semanas antes da data programada para a realização do transplante ou da esplenectomia. A candidatos a transplante de órgão sólido, mesmo àqueles com mais de 6 anos de idade, uma dose da VAPC 13-valente deve ser administrada (AAP, 2018c). Não se recomenda o uso da VAPP 23-valente durante a realização de quimioterapia ou radioterapia, devendo ser aplicada apenas 3 meses depois da conclusão ou interrupção desses tipos de tratamento. Sua administração é contraindicada durante a gravidez e o aleitamento materno. Além da vacina antipneumocócica, indivíduos esplenectomizados ou com asplenia funcional devem receber antibioticoprofilaxia (penicilina V, administrada por via oral, nas doses citadas para a prevenção da doença reumática).

No Brasil, o Ministério da Saúde (2006), por intermédio dos Centros de Referência para Imunobiológicos Especiais (CRIE), disponibiliza a VAPP 23-valente para diversas situações incomuns observadas em crianças com 2 anos de idade ou mais: asplenia anatômica ou funcional; aids; asma grave em uso de glicocorticosteroide; cardiopatia crônica; nefropatia crônica; diabetes melito; fístula liquórica; transplantados de órgãos sólidos ou de medula óssea; fibrose cística; trissomias; imunodeficiências congênitas; doenças de depósito; crianças no 1º ano de vida nascidas com menos de 35 semanas de gestação e submetidas a assistência respiratória.

A dose da VAPP 23-valente, para adultos e crianças, é de 0,5mL, contendo 25 μg de polissacáride altamente purificado de cada um dos 23 sorotipos de pneumococo incluídos no produto. Deve ser aplicada por via subcutânea ou intramuscular, de preferência no músculo deltoide e, nas crianças (a partir dos 2 anos de vida), no vasto lateral da coxa. É contraindicado seu uso durante a gravidez e em mulheres que estão amamentando. Seus eventuais efeitos adversos já foram acima citados.

Vacinas antipneumocócicas polissacarídicas conjugadas

Embora ainda continue a ser útil em algumas situações da imunização antipneumocócica, já mencionadas, a VAPP 23-valente apresenta vários inconvenientes, entre os quais o fato de (por ser constituída por antígenos T-independentes) não ser imunogênica para crianças com menos de 2 anos de idade e não provocarem efeito *booster* na revacinação, assim como se associarem com a redução, depois de poucos anos, do título dos anticorpos específicos cuja formação induziu. Por esses motivos, o preparo de vacinas antipneumocócicas polissacarídicas conjugadas com proteínas (que lhe conferem a propriedade de imunógenos T-dependentes) constituiu importante avanço. Além de possibilitar a obtenção de imunidade já no 1º ano de vida e associar-se com o desenvolvimento de memória imunológica, induz proteção sólida e duradoura.

A introdução no uso rotineiro das vacinas antipneumocócicas conjugadas a partir do 1º ano de vida provocou acentuada diminuição da incidência das doenças invasivas causadas por *Streptococcus pneumoniae*, além de reduzir, na população vacinada e nos seus comunicantes não vacinados, a taxa de portadores assintomáticos de pneumococo na nasorofaringe (CDC, 2000; Black et al., 2006; AAP, 2018c).

Os conhecimentos sobre as vacinas antipneumocócicas polissacarídicas conjugadas foram revistos e atualizados por Klugman et al. (2013).

No Brasil, Andrade et al. (2012) realizaram em Goiânia-GO, durante 2 anos (com início em maio de 2007), estudo que envolveu 14.509 crianças com 28 dias a menos de 36 meses de vida (média de idade: 14 meses) atendidas em serviços médicos de pediatria. Os critérios de inclusão adotados foram: temperatura > 39 °C nas 24 horas anteriores e suspeita clínica de pneumonia ou de outra doença pneumocócica invasiva. Em 64 amostras de 62 crianças – que apresentavam quadro clínico de pneumonia ou meningite –, *Streptococcus pneumoniae* foi recuperado de sangue em 58 (90,6%), de LCR em quatro (6,3%) e de líquido pleural em duas (3,1%). Demonstrou-se que a porcentagem cumulativa dos sorotipos de pneumococos isolados nesse estudo, incluídos nas vacinas antipneumocócicas polissacarídicas conjugadas 7-valente, 10-valente e 13-valente, foi de 78,3, 80,0 e 88,3%, respectivamente, evidenciou o aumento da proteção conferida pelas vacinas de acordo com o maior número de sorotipos nelas contido.

Vacina antipneumocócica polissacarídica conjugada 7-valente (VAPPC 7-valente)

A primeira vacina antipneumocócica polissacarídica conjugada, licenciada para uso rotineiro nos EUA em fevereiro de 2000, foi a vacina antipneumocócica polissacarídica conjugada heptavalente (VAPPC 7-valente), contendo polissacárides dos sorotipos 4, 6B, 9V, 14, 18C, 19F e 23F de *Streptococcus pneumoniae* conjugados com a proteína CRM_{197} de cepa não toxigênica de *Corynebacterium diphtheriae*. A eficácia, a segurança e os benefícios diretos e indiretos acarretados pela sua introdução no esquema rotineiro de vacinação infantil encontram-se descritos em diversas publicações (Dagan et al., 1996; Brandileone et al., 2003; Whitney et al., 2003; Lexau et al., 2005; Black et al., 2006, 2008; Kyaw et al., 2006; Grijalva et al., 2007; De Wals et al., 2008; Isaacman et al., 2008; Millar et al., 2008; Tsai et al., 2008; Jardine et al., 2010; Pirez et al., 2011; Klugman et al., 2013). A eficácia protetora da VAPPC 7-valente, em relação à doença pneumocócica invasiva, alcançou 86,4%, nos EUA (Black et al., 2006). Por causa da ampliação das vantagens oferecidas pelo advento das VAPPC 10-valente e VAPPC 13-valente, a VAPPC 7-valente deixou de ser utilizada.

Vacina antipneumocócica polissacarídica conjugada 10-valente (VAPPC 10-valente)

A VAPPC 10-valente contém, além dos polissacárides de sete sorotipos de *Streptococcus pneumoniae* contidos na VAPPC 7-valente, mais três sorotipos (1, 5 e 7F); os polissacárides de oito (1, 4, 5, 6B, 7F, 9V. 14 e 23F) dos dez sorotipos de *Streptococcus pneumoniae* presentes nessa vacina são conjugados com a proteína D de *Haemophilus influenzae* não tipável e os outros dois sorotipos (18C e 19F) são conjugados com toxoide tetânico e toxoide diftérico, respectivamente. A eficácia e a segurança da VAPPC 10 valente foi demonstrada em diversos estudos (Prymula et al., 2006; Chevallier et al., 2009; Dagan e Frasch, 2009; Knuf et al. 2009; Vesikari et al., 2009; Andrade et al., 2014; Verani et al., 2015; Brandileone et al., 2016; Diaz et al., 2016). Os dez sorotipos incluídos nessa vacina são responsáveis por cerca de 90% dos casos de doença pneumocócica invasiva diagnosticada em países da Europa onde foi estudada, em crianças com menos de 5 anos de idade (Zissis et al., 2004). Os três sorotipos adicionais (1, 5 e 7F) correspondem a 5 a 25% dos agentes etiológicos de doenças pneumocócicas, determinando surtos e infecções graves em crianças pequenas (Hausdorff, 2007).

No Brasil, Brandileone et al. (2018) avaliaram a prevalência dos sorotipos de *Streptococcus pneumoniae* incluídos e não incluídos na VAPPC 10-valente, como agentes etiológicos de doença pneumocócica invasiva, em três períodos: antes da introdução do uso dessa vacina na imunização rotineira de crianças em nosso país (de janeiro de 2005 a dezembro de 2009), e, depois disso, em outros dois períodos (que se consi-

deraram pós-vacinais): (a) precocemente (de janeiro de 2010 a dezembro de 2013) e (b) tardiamente (de janeiro de 2014 a dezembro de 2015). Foram analisados 8.971 sorotipos de pneumococo isolados de pacientes, com 2 meses a 99 anos de idade, acometidos por doença pneumocócica invasiva, tendo-se verificado, durante o período tardio pós-vacinal, nas amostras isoladas dos doentes com 2 meses a 4 anos de idade, as seguintes reduções na porcentagem de sorotipos presentes na VAPPC 10-valente: redução de 83,4% nos doentes com meningite e de 87,4%, nos doentes sem meningite; nos grupos com 5 a 17 anos, 18 a 64 anos e com idade igual ou maior que 65 anos, os sorotipos presentes na vacina diminuíram (como agentes etiológicos da doença) 56,1, 54,1 e 47,4%, respectivamente, nos casos com meningite, e 60,9, 47,7 e 53,4%, respectivamente, nos casos que não apresentavam meningite. O aumento dos sorotipos não incluídos na VAPPC 10-valente como causadores de doença pneumocócica invasiva durante o período pós-vacinal do estudo foi devido principalmente aos sorotipos 3, 6C e 19A, que se tornaram os agentes etiológicos predominantes de doença pneumocócica invasiva no período pós-vacinal tardio da pesquisa. A conclusão dos autores foi a de que se observou proteção direta e indireta de doença pneumocócica invasiva conferida pela VAPPC 10-valente contra os sorotipos nela contidos e mudança na distribuição dos sorotipos prevalentes, no período de 5 anos que se seguiu ao início da vacinação.

Em nosso país, a VAPPC 10-valente foi incluída no calendário de vacinação infantil do Programa Nacional de Imunizações em março de 2010, indicando-se atualmente a administração, por via intramuscular, de três doses, no 2º, no 4º e no 12º mês de vida. Os eventos adversos são locais – dor, edema e hiperemia, em mais de 35% dos casos – e sistêmicos – febre, sonolência e anorexia (em mais de 10% dos vacinados) –, e, com pequena frequência (entre 0,1 e 0,01% das crianças com menos de 5 anos de idade), choro persistente, dificuldade respiratória, diarreia e/ou vômitos, enquanto erupção cutânea e convulsões podem ocorrer em menos de 0,01% dos vacinados.

Vacina antipneumocócica polissacarídica conjugadas 13-valente (VAPPC 13-valente)

A VAPPC 13-valente – cuja comercialização nos EUA foi autorizada em 2010, sendo logo introduzida no uso rotineiro em outros países, inclusive no Brasil – é constituída por polissacárides purificados dos sorotipos de *Streptococcus pneumoniae* incluídos na VAPPC 7-valente (4, 6B, 9V, 14, 18C, 19F e 23F) a que se adicionaram os polissacárides dos sorotipos 1, 3, 5, 6A, 7F e 19A, todos conjugados com a proteína CRM_{197} de cepa não toxigênica de *Corynebacterium diphtheriae*. Segundo Gabastou et al. (2008), em relação a 17.303 cepas de pneumococos isoladas de enfermos com doença pneumocócica, no período de 2000 a 2005, oriundas de 453 centros sentinelas de 19 países da América Latina e de quatro do Caribe, como parte dos estudos do projeto SIREVA II (SIREVA: Sistema Regional de Vacinas da Organização Pan-Americana da Saúde), a VAPPC 13-valente alcançou a cobertura de 85,9%, considerando-se os sorotipos contidos na vacina e os sorotipos isolados dos pacientes. Em estudo de vigilância da doença pneumocócica invasiva (respaldado por dados laboratoriais) realizado pelo Projeto SIREVA no período de 2000 a 2005 em 10 países da América Latina, incluindo o Brasil, Castañeda et al. (2009) concluíram que as VAPPC 7-valente e VAPPC 13-valente são capazes, potencialmente, de dar cobertura a 52,4 a 76,5% e a 76,7 a 88,3%, respectivamente, das cepas de *Streptococcus pneumoniae* isoladas nos países estudados. Mackenzie et al. (2016) realizaram na República da Gâmbia (África) estudo de vigilância populacional em relação à incidência de doença pneumocócica invasiva, no qual foram acompanhadas 14.650 pessoas com idade de 2 meses ou mais, no decorrer de dois períodos: de maio de 2008 a maio de 2010 (durante o qual não foi aplicada nenhuma vacina antipneumocócica) e de janeiro de 2013 a dezembro de 2014 (depois da introdução do uso da VAPPC 13-valente). No período em que essa vacina foi utilizada, houve redução de 55% na incidência de doença pneumocócica invasiva no grupo de pessoas com 2 a 23 meses de idade, sendo essa diminuição resultante da redução de 82% na incidência de infecções causadas por sorotipos contidos na VAPPC 13-valente. No grupo com idade de 2 a 4 anos, a incidência de doença pneumocócica invasiva diminuiu 56%, com 68% de redução dos sorotipos contidos na VAPPC 13-valente. A incidência de sorotipos não contidos na VAPPC 13-valente aumentou 47% em crianças com 2 a 59 meses de idade, detectando-se ampla variedade de sorotipos. A incidência de bacteriemia causada por outros patógenos não sofreu variação significativa durante o período do estudo.

As indicações para o uso da VAPPC 13-valente são: (a) para crianças com 2 meses a menos de 5 anos (59 meses) de idade; (b) para crianças com mais de 6 anos, adolescentes e adultos com determinadas condições mórbidas: esquema com as vacinas VAPPC 13-valente e VAPP 23-valente; (c) para idosos com 65 anos de idade ou mais: esquema de uma dose, seguida, 6 meses ou 1 ano depois, pela administração da VAPP 23-valente. As duas últimas indicações (b e c) já foram analisadas no tópico relativo à VAPP 23-valente.

A VAPPC 13-valente (0,5mL) deve ser aplicada por via intramuscular, de preferência no músculo deltoide, em adultos, e no vasto lateral da coxa, em crianças pequenas. No esquema de imunização infantil, a VAPPC 13-valente deve ser administrada em três doses iniciais, no 2º, 4º e 6º mês de vida, sendo aplicada dose de reforço com 12 ou 15 meses de idade. Às crianças ainda não vacinadas: (a) com 1 a 2 anos de idade: indicar duas doses, com intervalo de 2 meses, (b) com 2 a 5 anos: dose única. Quanto aos eventos adversos em crianças, em mais de 10% das vacinadas ocorrem reações locais (dor, edema, hiperemia e/ou endurecimento na área de aplicação da vacina) e/ou manifestações sistêmicas (febre pouco intensa, anorexia, irritabilidade, sonolência e/ou sono irrequieto); em 1 a 10%, verifica-se o aparecimento de febre (> 39 °C), diarreia, vômitos e/ou erupção cutânea; em menos de 1% podem ocorrer choro persistente, urticária, reação local intensa e, eventualmente, convulsões; raramente se observa reação hipotônico-hiporresponsiva ou instalação de choque anafilático. Em adultos, mais de 10% dos vacinados apresentam reações locais (edema e endurecimento no local da injeção, dor no braço, com ou sem limitação dos movimentos) e/ou manifestações sistêmicas (calafrios, cefaleia, cansaço, diminuição do apetite, diarreia, artralgia, mialgia, erupção cutânea e/ou hipertrofia de linfonodos satélites); raramente ocorre choque anafilático.

Vacina contra infecções por estreptococo do grupo A

Confirmando as previsões de Dale e Beachey (1986) e de Beachey et al. (1988), múltiplos avanços relativos ao conhecimento da estrutura de *Streptococcus pyogenes* e da imunogenicidade de epítopos de fragmentos proteicos de vários de seus componentes, em particular da proteína M, tornaram viável a possibilidade de obtenção de vacinas contra infecções causadas por essa bactéria. O advento da tipagem dos genes *emm* – que codificam a produção de proteína M, encontrada na superfície de cepas virulentas de *Streptococcus pyogenes* – constitui mais uma contribuição para o preparo dessas vacinas. A propósito, demonstrou-se que os tipos 1, 3 e 12 do gene *emm* se associam com a letalidade de infecções estreptocócicas invasivas, com implicações óbvias nos métodos adotados para a obtenção de partículas imunogênicas (O'Loughlin et al., 2007). Ampliou-se significativamente a viabilidade de serem preparadas vacinas polivalentes a partir da proteína M, contendo epítopos que induzem a formação de anticorpos protetores tipo-específicos contra o estreptococo do grupo A. Ficou também evidente o risco de reações cruzadas desses anticorpos com tecidos humanos (coração, cérebro, rim ou cartilagem articular).

Vacinas com essas características, constituídas por fragmentos proteicos N-terminais de proteínas M, foram e continuam a ser avaliadas, principalmente nos EUA e no Canadá. O estado atual das pesquisas relacionadas com o preparo de vacina contra infecções por estreptococo do grupo A encontra-se registrado na publicação de Steer et al. (2016).

As numerosas investigações realizadas com a finalidade de obter vacina eficaz e segura contra infecções causadas por *Streptococcus pyogenes*a foram minuciosamente revistas e analisadas por Kotloff (2013). Segundo Good et al. (2013), a história desses estudos é de promessas e desapontamentos. Citam a estimativa (para eles, subdimensionada) segundo a qual há registro mundial de: (a) cerca de 500 mil mortes por ano devidas a infecções por *Streptococcus pyogenes* e a complicações autoimunes a elas associadas (principalmente a cardite da doença reumática); (b) cerca de 600 milhões de casos de faringite e 100 milhões de casos de piodermite por *Streptococcus pyogenes*, ressaltando que – com base nesses números – tornou-se premente a necessidade de dispor-se de uma vacina que reduza a possibilidade de as infecções por essa bactéria induzirem respostas autorreativas de linfócitos B e T. Good et al. (2013) afirmam que a principal dificuldade para a obtenção dessa vacina é constituída pelo risco de o imunógeno induzir reações cruzadas que promovam o aparecimento de lesões cardíacas idênticas às provocadas pela doença reumática. Essa objeção ficou evidente em muitos dos estudos publicados, citados por Kotloff (2013). Good et al. (2013), por fim, fazem menção a algumas das pesquisas em que esse obstáculo parece ter sido superado, com o aparecimento, no entanto, de nova dificuldade, constituída pela identificação da capacidade de variação antigênica por parte de algumas cepas de *Streptococcus pyogenes*, esclarecendo que os anticorpos contra o segmento N-terminal da proteína M seria específico para cada cepa bacteriana, fato agravado pela existência de mais de 180 tipos de *emm*, reconhecidos por estudos das sequências de nucleotídeos no gene que codifica a síntese da proteína M. Diante desse fato, os pesquisadores têm recorrido a estratégias que permitam contornar esse óbice ao preparo de vacina antiestreptocócica eficaz e segura.

Ao lado da proteína M, proteases e adesinas têm servido de base, mais recentemente, para o preparo de vacinas candidatas contra infecções causadas por estreptococo do grupo A; além disso, procedimentos experimentais mais sofisticados passaram a ser objeto de avaliação por alguns pesquisadores (Good et al., 2013). Esses autores confiam em que, num futuro próximo, poderá obter-se uma vacina eficaz e segura contra infecções causadas por *Streptococcus pyogenes*. No Brasil, participam desse esforço os cientistas do Laboratório de Imunologia do InCor – Instituto do Coração, do Hospital das Clínicas da Faculdade de Medicina da Universidade de São Paulo –, sob a direção do Dr. Jorge Kalil, sendo a Dra. Luíza Guilherme a pesquisadora responsável pelo Grupo de Estudos de Autoimunidade na Doença Reumática, que desenvolveu a "vacina brasileira" contra infecções por estreptococo do grupo A, cujos estudos voltados para o preparo e a avaliação de sua eficácia e segurança tiveram início há cerca de duas décadas (Guilherme et al., 2006, 2009, 2013a, 2013b; De Amicis et al., 2014).

Vacina contra infecções por estreptococo do grupo B

Depois de ressaltarem que a mais promissora estratégia para a prevenção das doenças causadas por *Streptococcus agalactiae* é a imunização ativa, Edwards e Nizet (2011) e Edwards e Baker (2015) descrevem as múltiplas pesquisas, algumas com resultados animadores, que têm sido realizadas com a finalidade de se conseguir uma vacina que possibilite proteger contra a infecção materna (e, consequentemente, a do feto) e contra as infecções precoces e tardias do recém--nascido. Estudos recentemente publicados dão ênfase à vacinação de gestantes para alcançar-se esse objetivo (Kenchington e Lamont, 2017; Dzanibe e Madhi, 2018).

BIBLIOGRAFIA SUGERIDA

AAP – American Academy of Pediatrics. Group A streptococcal infections. In: Kimberlin DW, Brady MT, Jackson MA, Long SS (eds.). 2018-2021 Red Book 2018. Report of the Committee on Infectious Diseases. 31. ed. Itasca, IL: American Academy of Pediatrics, 2018a. p. 748-7762.

AAP – American Academy of Pediatrics. Group B streptococcal infections. In: Kimberlin DW, Brady MT, Jackson MA, Long SS (eds.). 2018-2021 Red Book 2018. Report of the Committee on Infectious Diseases. 31. ed. Itasca, IL: American Academy of Pediatrics, 2018b. p. 762-768.

AAP – American Academy of Pediatrics. Pneumococcal infections. In: Kimberlin DW, Brady MT, Jackson MA, Long SS (eds.). 2018-2021 Red Book 2018. Report of the Committee on Infectious Diseases. 31. ed. Itasca, IL: American Academy of Pediatrics, 2018c. p. 639-651.

Andrade AL et al. Direct effect of 10-valent conjugate pneumococcal vaccination on pneumococcal carriage in children Brazil. PloS One. 2014;9:e98128.

Arias CA, Murray BE. Enterococcus species, Streptococcus gallolyticus group, and Leuconostoc species. In: Bennett JE, Dolin R, Blaser MJ (eds.). Mandell, Douglas, and Bennett´s Principles and Practice of Infectious Diseases. 8. ed. Vol. 2. Philadelphia: Elsevier Saunders, 2015. p. 2329-2339.

Baddour LM. et al. Infective endocarditis in adults: diagnosis, antimicrobial therapy, and management of complications. A scientific statement for healthcare professionals from the American Heart Association. Circulation. 2015; 132:1435.

Baltimore RS et al. Infective endocarditis in childhood: 2015 update: a scientific statement from the American Heart Association. Circulation. 2015; 132:1487.

Brandileone MC et al. Appropriateness of a pneumococcal conjugate vaccine in Brazil: potential impact of age and clinical diagnosis, with emphasis on meningitis. J Infect Dis. 2003;187:1206.

Brandileone MC et al. Increase in numbers of β-lactam invasive Streptococcus pneumoniae in Brazil and the impact of conjugate vaccine coverage. J Med Microbiol. 2006;55:567.

Brandileone MC et al. Effect of 10-valent pneumococcal conjugate vaccine on nasopharyngeal carriage of Streptococcus pneumoniae and Haemophilus influenza among children in São Paulo, Brazil. Vaccine. 2016;34:5604.

Brandileone MC et al. Distribution of invasive Streptococcus pneumoniae serotypes before and 5 years after the introduction of 10-valent pneumococcal conjugate vaccine in Brazil. Vaccine. 2018;36;2559.

Britt NS et al. Comparative effectiveness and safety of standard-medium-, and high-dose daptomycin strategies for the treatment of vancomycin-resistant enterococcal bacteremia among veterans affairs patients. Clin Infect Dis. 2017;64:605.

De Amicis KM et al. Analysis of the coverage capacity of the StreptInCor candidate vaccine against Streptococcus pyogenes. Vaccine. 2014;32:4104.

Dzanibe S, Madhi SA. Systematic review of the clinical development of group B streptococcus serotype-specific capsular polysaccharide-based vaccines. Expert Rev Vaccines. 2018.17:635.

Jaalama M et al. Prevalence and clinical significance of Streptococcus dysgalatiae subspecies equisimilis (Group C or G streptococci) colonization in pregnant women: a retrospective cohort study. Infect Dis Obstet Gynecol, 2018; Article ID 2321046.

Jackson LA. Pneumococcal polysaccharide vaccines. In: Plotkin SA, Orenstein WA, Offit PA (eds.). Vaccines. 6. ed. Philadelphia: Elsevier Saunders, 2013. p. 542-572.

Mackenzie GA et al. Effect of the introduction of pneumococcal conjugate vaccination on invasive pneumococcal disease in The Gambia: a population-based surveillance study. Lancet. 2016;16:703.

Mandell LA et al. Update of practice guidelines for the management of community-acquired pneumonia in immunocompetent adults. Clin Infect Dis. 2003;37:1405.

Millar EV et al. Indirect effect of 7-valent pneumococcal conjugate vaccine on pneumococcal colonization among unvaccinated household members. Clin Infect Dis. 2008;47:989.

Millar LG et al. Necrotizing fasciitis caused by community-associated methicillin-resistant Staphylococcus aureus in Los Angeles. N Engl J Med. 2005;352:1445.

Pompilio A et al. An overview on Streptococcus bovis/Streptococcus equinus complex isolates: identification to the species/subspecies level and antibiotic resistance. Int J Mol Sci. 2019;20:3480.

48

Febre purpúrica brasileira

Maria Célia Cervi
Gutemberg de Melo Rocha
Lory G. Rubin

INTRODUÇÃO

A febre purpúrica brasileira (FPB) é uma doença infecciosa aguda de caráter epidêmico, que atinge crianças eutróficas de 3 meses a 10 anos, com alta letalidade, cujo agente patogênico é o *Haemophilus influenzae* biogrupo *aegyptius* (Hae). Como diagnóstico sindrômico, há a púrpura fulminante e, semelhante à doença meningocócica, a FPB tem amplo espectro clínico, desde infecção conjuntival, que pode evoluir, em 1 a 2 semanas, para bacteremia e febre, ou até um quadro súbito de febre, vômitos, dor abdominal e acometimento cardiovascular que, em 12 a 24 horas, pode desenvolver petéquias e púrpuras, que, em geral, acompanham as manifestações da síndrome séptica.

ETIOLOGIA

Foi definitivamente estabelecida com o isolamento de *Haemophilus aegyptius* em hemoculturas e *swab* de conjuntiva e orofaringe de casos da forma invasiva.

O *H. aegyptius* ou bacilo de Kock-Weeks é conhecido há 100 anos como agente etiológico de conjuntivite purulenta. No Brasil, Monteiro Salles (1941) descreve o bacilo de Kock-Weeks como o agente causal mais frequente em conjuntivites. Esse agente esteve associado a epidemias de conjuntivite purulenta, ocorrendo em regiões de clima quente e úmido, em associação com mosquitos.

Estudos de biologia molecular classificam o *H. aegyptius* e o *H. influenzae* na mesma espécie filogeneticamente e, hoje, é proposta a nomenclatura de Hae.

Estudos epidemiológicos de Hae de cepas-caso, de cepas-caso suspeito e de cepas-controle, utilizando diferentes métodos de tipagem e marcação bacteriana, classificam os Hae e definem características genético-moleculares do clone invasor: a) presença de plasmídeo de 24 megadaltons com perfil de restrição à endonuclease Accl; b) tipo enzimático Et-2, tipagem por *multilocus* enzimático; c) perfil de restrição de gene DNA do tipo 3 ou tipo 4; d) perfil de proteínas totais pelo método de eletroforese em gel de poliacrilamida denominado 303, com oito bandas e uma de 25 Kd; e) anticorpos monoclonais produzidos por cepa-caso caracterizaram a banda proteica de 25 Kd, como antígeno presente na fímbria ou pili, por imunomicroscopia eletrônica. Na FPB, esses marcadores epidemiológicos são fundamentais na vigência epidemiológica e na identificação de cepas invasoras, em surtos de conjuntivite.

Com base nas semelhanças das características fenotípicas e genotípicas, todos os isolados brasileiros do Hae de crianças com FPB foram considerados do mesmo clone de origem. As características fenotípicas incluem um padrão de tipagem enzimática multilocular (por eletroforese), um padrão de bandas de proteína seguindo à eletroforese em gel de sulfato dodecil de sódio-poliacrilamida (SDSPAGE) de lisados de bactérias inteiras, reatividade com anticorpo monoclonal antiproteína pilina e resistência à trimetoprima-sulfametoxazol. As características genotípicas incluem um padrão específico de restrição do gene do DNA ribossômico e a presença de um plasmídeo de 24 MDa, mostrando um determinado padrão de restrição plasmidial em digestão por endonuclease. Musser e

Selander estudaram indiretamente a correlação genética entre Hae e outras cepas de *H. influenzae* por meio da comparação dos padrões eletroféticos entre grupos de enzimas. Eles acharam que cepas do Hae formavam três linhagens diferentes e os clones de casos de FPB eram distintos e não tinham correlação próxima com elas. Esses clones eram mais intimamente relacionados ao *H. influenzae* tipo C. Foram documentados dois casos de FPB na Austrália, porém os isolados australianos não apresentavam as mesmas características dos clones de casos brasileiros.

A origem comum dos isolados brasileiros de FPB pode sugerir a existência de determinantes de virulência específicos desses clones que levem ao desenvolvimento da doença. Com a finalidade de determinar se os clones das cepas de Hae, obtidos de casos de FPB, eram mais virulentos do que as cepas não associadas à FPB, os autores deste texto compararam a virulência delas em ratos jovens. Foi detectado que os ratos jovens inoculados por via intraperitoneal com cepas de FPB desenvolveram bacteremia mais frequentemente do que aqueles inoculados com cepas-controles (cepas de Hae não associadas a casos de FPB). A inoculação com cepas australianas demonstrou uma incidência de bacteremia semelhante àquela observada com os isolados brasileiros de FPB, indicando também uma virulência relativa dessas cepas. A atividade das cepas clonadas de casos da doença também se mostrou diferente dos controles isolados, em um modelo de citotoxicidade *in vitro* em que as bactérias foram incubadas com células humanas imortalizadas da linhagem endotelial: 100% das cepas associadas à FPB foram tóxicas (incluindo as australianas) comparadas a apenas 14% das não associadas. Na presença de soro humano normal suficiente em complemento a 16,6%, Porto et al. detectaram que as cepas clonadas de casos de FPB foram resistentes à destruição, ao passo que os controles não associados à doença foram destruídos. Portanto, as cepas associadas à FPB parecem ter determinantes de virulência não existentes em outras cepas de Hae.

Por meio do modelo de bacteremia em ratos jovens, os autores deste texto detectaram que a passagem animal (com a recuperação das bactérias pela corrente sanguínea do rato, após inoculação intraperitoneal) aumenta a virulência. Para a cepa F3037 da FPB, a passagem animal está associada com duas mudanças, ao menos: uma perda da capacidade de formação depili e uma mudança no fenótipo do lipo-oligossacarídeo (LOS). Ambos, a formação de poli e o fenótipo LOS, estão sujeitos à expressão variável em fases. Compararam também a virulência, em ratos jovens, de cepas F3037 que diferiam no fenótipo LOS (designados LOS 1 e LOS 2) e na formação de pili, após seleção *in vitro* de variantes com passagem animal. O fenótipo LOS 2 foi mais virulento em ratos jovens e menos sororesistente *in vitro* do que o fenótipo LOS, indicando que esse fenótipo é um determinante crítico da virulência dos clones da FPB em ratos jovens. Em menor extensão, a ausência da formação de pili e um ou mais fatores indefinidos também contribuem para a virulência. Em contraposição, a expressão de uma proteína de superfície externa de membrana de 145 Kd (denominada P145), sujeita à expressão variável em fases e presente em todos os clones isolados de casos brasileiros de FPB, não apresenta efeito sobre a virulência.

Embora a presença de polissacarídeos capsulares seja comum em bactérias causadoras de doença invasiva, não se detectou cápsula nem genes precursores destas nos clones isolados de casos de FPB. Apesar de os determinantes de virulência poderem ser transmitidos em plasmídeos e de um plasmídeo de 24 MDa, com padrão de restrição por endonuclease específico, vir sendo considerado critério de definição de clones de casos de doença, Tondella et al. descreveram recentemente isolados de casos típicos de FPB, no Brasil, que não apresentavam o plasmídeo (assim como também não apresentavam a integração cromossômica deste). Logo, o(s) suposto(s) determinante(s) singular(es) de virulência não é(são) transmitido(s) por plasmídeo. Outros investigadores definiram características únicas de cepas clonadas de casos de doença, porém nenhuma se mostrou determinante de virulência.

Para o isolamento de Hae da secreção conjuntival, usa-se o ágar-chocolate (10% sangue), duas culturas de orofaringe e o ágar-chocolate acrescido de bacitracina (300 µg); para hemoculturas, usa-se caldo B.H. *(brain-heart-infusion-difico)* com subculturas após 2 a 7 dias de incubação, já que a turbidez do caldo é geralmente ausente. Esses meios contêm fator X e V presentes no sangue, pois a bactéria exige esses fatores para seu crescimento. Um passo essencial para o isolamento é a semeadura imediata dos espécimes.

Do ponto de vista morfológico, por coloração Gram-negativa, esse cocobacilo Hae é indistinguível de outros do gênero *Haemophilus.* Para fazer diagnóstico presuntivo do clone invasor foi desenvolvida uma técnica rápida, de baixo custo, com boa sensibilidade (97%) e especificidade (89%): é o teste de soroaglutinação em lâmina com antissoro policlona.

O fato de esse antissoro policlonal não apresentar reações cruzadas com outras espécies do gênero *Haemophilus* presentes na conjuntiva e orofaringe coloca a soroaglutinação em lâmina como o método de escolha para o diagnóstico presuntivo do clone invasor (Soro – Adolfo Lutz e Departamento de Microbiologia da Faculdade de Medicina de Ribeirão Preto – USP).

Os testes bioquímicos realizados após o isolamento, como fermentação de açúcares, utilização de poliálcoois, descarboxilação de aminoácidos e hemaglutinação, requerem de 2 a 15 dias. Os marcadores bacterianos, comuns da cepa invasora, estão sendo estudados e ainda não foi definido se estão relacionados com fatores de virulência.

O polissacarídeo capsular é o principal fator de virulência no gênero *Haemophilus,* pela sua propriedade antifagocitária. Observações de Barbieri Neto relatam a presença de bactérias capsuladas em medula óssea de casos da FPB. Estudos com vermelho de rutênio não demonstram carboidrato reativo nas cepas Hae, como para *H. influenzae.* Com técnicas de biologia molecular com sonda de DNA, contendo a sequência gênica necessária para expressão da cápsula em Hib *(H. influenzae* tipo B), as cepas invasoras mostram um fragmento homólogo, enquanto as não invasoras não o apresentam.

O lipopolissacarídeo (LPS) das bactérias Gram-negativas com conhecidas propriedades patogênicas tem nas bactérias Gram-negativas, que colonizam as mucosas, o análogo LOS. Análise dos LOS tratados com proteína K pelo método de SDSPAGE demonstrou que as cepas invasoras Hae têm três diferentes perfis de migração de bandas, semelhantes em tamanho, composição de ácidos graxos e atividade biológica ao LOS de Hib. As cepas invasoras de Hae tiveram uma tendência a liberar mais endotoxina durante o crescimento em cultura. Os estudos sobre toxicidade em tecidos, *in vitro*, não demonstram maior atividade do LOS da cepa invasora, mas é possível que *in vivo* possa ocorrer.

O plasmídeo de 24 MDa que foi identificado no clone invasor não tem sido detectado em todas as cepas-caso, portanto devem existir variações na expressividade que identifiquem fatores de virulência.

Outro possível fator de virulência é a protease de imunoglobulina (IgAI) tipo 2 nas cepas invasoras e tipo 1 nas cepas não invasoras de Hae. Também uma proteína extracelular de 38 KDa, detectada em sobrenadante de culturas de cepa invasora, pode ter papel na virulência.

As fímbrias ou pili têm como subunidade proteínas de 25 KDa (plasmídeio mediada), que são o principal aglutinógeno reconhecido pelo antissoro policlonal. As características hemoaglutinantes, imunológicas e estruturais das fímbrias são semelhantes às do Hib. Conferem a muitas bactérias a propriedade de adesão a células epiteliais da mucosa humana e discute-se sobre sua atividade antifagocitária.

Para estudos da patogenicidade, foi usado o modelo de bacteremia em ratos de 5 dias de vida, que mostraram maior frequência de bacteremia com o clone invasor que as cepas-controle. Também nesse modelo, proteção passiva da bacteremia foi obtida com antissoro contra cepa invasora (bactéria inteira). Antissoro monoclonal anti-LOS não protegeu ratos recém-nascidos da bacteremia. Recentemente, demonstrou-se que cepas após passagem animal são mais virulentas, pili-negativas e têm fenótipo diferente de LOS.

Como toda doença bacteriana invasiva, a atividade antibacteriana do soro tem correlação com a proteção humoral contra a doença. Nesse sentido, tem-se reconhecido que soro humano de adultos bloqueia a atividade bactericida *in* vitro. Esse bloqueio é complemento-dependente (há consumo de complemento sem bacteriólise). Esse bloqueio foi observado para outras bactérias Gram-negativas, nas quais diferentes fenótipos de LOS ligavam complemento em posição inadequada para lise. Para outras bactérias foram observadas ligações anômalas de IgG com fragmento Fc bloqueando a bacteriólise. Foi estudada a atividade bactericida no soro de crianças brasileiras contra a cepa-padrão de Hae, e demonstrou-se a presença de anticorpos idade-dependente como a distribuição de casos de FPB 17 (Figura 48.1).

EPIDEMIOLOGIA

Como síndrome infecciosa, a FPB tem uma ocorrência, no tempo e no espaço, determinada pela interação agente patogênico hospedeiro-meio ambiente, em surtos epidêmicos ou como casos esporádicos.

Um enigma permanece em relação ao surgimento e ao desaparecimento da FPB. Harrison et al., em recente revisão, colocam todas as perguntas que ainda não foram respondidas.

As primeiras descrições da FPB são do surto de Londrina (Paraná), em 1984, seguido do surto de Promissão (São Paulo), nesse mesmo ano. Mas foi em 1986, com o aparecimento de surtos em São José do Rio Preto e Serrana (São Paulo), que foi confirmada a associação com conjuntivite e isolou-se, em conjuntiva, faringe e sangue, o agente *Haemophilus aegyptius*.

A distribuição dos casos, desde o surgimento (1984), em Londrina, até casos recentes (1991) em Dourados (Mato Grosso do Sul), mostra o potencial de espalhamento na região subtropical. Em 2007, entre julho e setembro, foram descritos cinco casos de púrpura fulminante precedida de conjuntivite entre sete casos suspeitos, em Anajás, região amazônica onde extensiva investigação para febres hemorrágicas virais foi realizada.

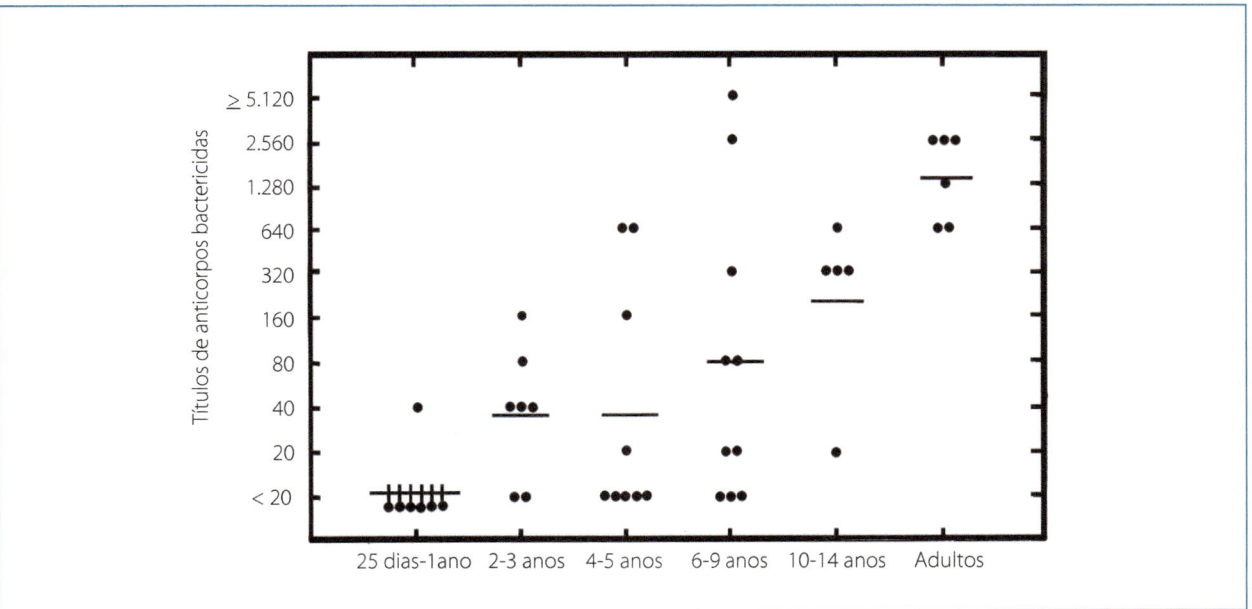

FIGURA 48.1 Títulos de anticorpos bactericidas no soro de crianças saudáveis por faixa etária.
Fonte: Cervi et al., 1993.

A sazonalidade tem importância, coincidindo com períodos chuvosos e quentes no final da primavera, verão e início do outono. Em períodos quentes e úmidos, há condições propícias para o desenvolvimento da mosca do gênero *Hippelates* (vulgarmente conhecida como lambe-olhos') que prolifera no cultivo de gramíneas e é conhecida como vetor de agentes etiológicos de conjuntivites, provavelmente envolvida como vetor para o agente da FPB.

Os surtos de conjuntivites que ocorrem em áreas urbanas de cidades, em acampamentos e creches devem ser observados como potencial para ocorrência da FPB. O efeito da aglomeração tem correlação comprovada com o risco, assim como precárias condições de higiene que facilitam a transmissão pessoa a pessoa do agente da conjuntivite, porta de entrada do agente da FPB. O fato de a conjuntivite preceder a doença invasiva em 7 a 15 dias, podendo estar curada por ocasião da FPB, e o uso de colírios de antimicrobianos não impedir que ocorram casos, somado ao fato da ocorrência de casos esporádicos de FPB, confirma a hipótese da existência de portadores assintomáticos da cepa patogênica (adultos e crianças), que albergam o patógeno na conjuntiva e/ou orofaringe. Esses portadores são um elo importante na cadeia epidemiológica da FPB. Com base no conhecimento da transmissão pessoa a pessoa, tem sido feita quimioprofilaxia, que foi comprovadamente efetiva no estudo de Mato Grosso.

De 1978 a 1989, ocorreram dois casos na Austrália, porém não apresentavam as mesmas características dos clones de casos brasileiros. A faixa de idade mais atingida foi de 1 a 7 anos, com limite de 3 meses a 10 anos. No surto de Serrana (Ribeirão Preto), 65% dos casos foram do sexo masculino, e a taxa de ataque, nessa população infantil, foi de 3,6%. A letalidade de 70% enfatiza a importância do diagnóstico precoce e de métodos preventivos (identificação de cepas invasoras, quimioprofilaxia e, no futuro, vacinação). As crianças acometidas eram hígidas, bem nutridas e sem anormalidades.

Estudos sobre os possíveis fatores de virulência dessa cepa de *H. aegyptius* associados à resposta imunológica da criança são necessários para entendimento dos casos de FPB.

PATOGÊNESE

A etapa inicial na patogênese da infecção é a aquisição do micro-organismo. O Hae pode ser transmitido de pessoa a pessoa por meio de gotículas grandes ou, possivelmente, por objetos, em função da evidência do risco aumentado de FPB em creches e similares. Também pode ser um meio importante de contágio a transmissão mecânica por secreções oculares, de onde já se isolou o micro-organismo. Pacientes com FPB comumente são portadores da bactéria em conjuntiva e nasofaringe. O Hae (tanto as cepas associadas, quanto as não associadas à FPB) adere a células conjuntivais e nasofaríngeas humanas em cultura. A estrutura de superfície da bactéria responsável pela aderência ainda não foi determinada. Todas as cepas têm pili de hemaglutinação longos, comuns a outros *H. influenzae*, e fibras de superfície finas e curtas, diferentes dos outros. Os pili de hemaglutinação não são os mediadores da ligação às células conjuntivais em cultura.

Pacientes que desenvolvem FPB apresentam previamente uma conjuntivite purulenta causada pela mesma cepa. Ambos Hae, associados e não associados à FPB, invadem as células nasofaríngeas não ciliadas humanas. Ainda não está totalmente esclarecido se a invasão da corrente sanguínea é originada de bactérias presentes na nasofaringe ou na conjuntiva. Vale ressaltar que, geralmente, o episódio de conjuntivite já está resolvido ou, ao menos, melhorado no início das manifestações da FPB. Portanto, a invasão da corrente sanguínea pode ocorrer tardiamente no curso da conjuntivite ou podem se desencadear eventos, em função do episódio de conjuntivite, que resultem em um aumento da suscetibilidade para doença invasiva. Uma hipótese seria a da indução de anticorpos de bloqueio durante a conjuntivite por cepas causadoras de FPB. Esses anticorpos poderiam interferir no *clearance* das bactérias invasoras da circulação, resultando na sobrevivência bacteriana intravascular e no desenvolvimento de FPB. Pode ocorrer conjuntivite por cepas causadoras de FPB sem que a doença se desenvolva. Nestes casos, é possível haver anticorpos bactericidas preexistentes ou uma indução rápida de anticorpos bactericidas (Figuras 48.2 e 48.3).

Não se sabe se a multiplicação bacteriana acontece no compartimento intravascular, como parece ocorrer com o *H. influenzae* tipo b21 ou se esta se dá em algum foco tecidual com posterior invasão da corrente sanguínea. Conforme abordado anteriormente, o fenótipo LOS e a ausência de pili de hemaglutinação são determinantes bacterianos de virulência que facilitam a sobrevivência bacteriana intravascular em ratos jovens. Após a invasão da corrente sanguínea, o contato bacteriano com células endoteliais pode resultar em lesão vascular, ocasionando púrpura e síntese e liberação de fatores humorais, tais como fator ativador plaquetário (PAF) e óxido nítrico, potenciais mediadores do choque séptico. Ademais, o LOS do Hae contém endotoxina, uma indutora da produção e liberação de citocinas, tais como a interleucina 1 e o fator de necrose tumoral (TNF). Essas citocinas são importantes no desenvolvimento da síndrome da resposta inflamatória sistêmica do choque séptico e na rápida evolução dos sintomas graves e do choque. O estudo histopatológico dos tecidos de pacientes com casos fatais de FPB demonstrou hemorragia em pele, pulmões e suprarrenais, microtrombos intravasculares na derme, nos glomérulos renais, nos pulmões e nos sinusoides hepáticos; necrose aguda em órgãos linfáticos. Alguns casos tinham evidências de membrana hialina alveolar e edema pulmonar.

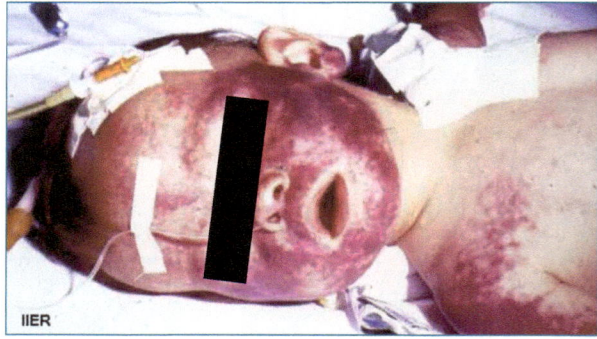

FIGURA 48.2 Criança com febre purpúrica brasileira.
Fonte: Acervo do Instituto de Infectologia Emílio Ribas.

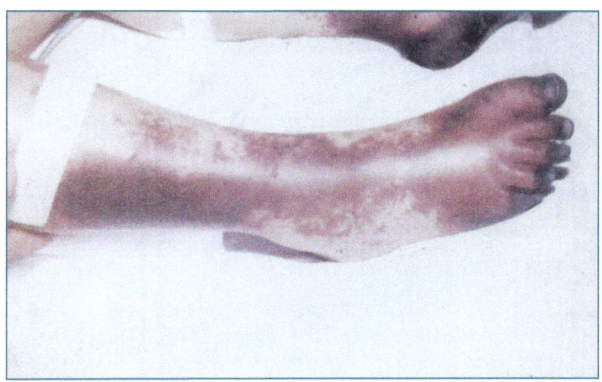

FIGURA 48.3 Lesões vasculares na febre purpúrica brasileira. *Fonte:* Acervo do Instituto de Infectologia Emílio Ribas.

FISIOPATOLOGIA

Na evolução dos casos, foram evidentes as manifestações clínicas da síndrome séptica, com sintomas sugestivos da ação de uma endotoxina, presentes em bactérias Gram-negativas, na membrana externa da parede celular, que quimicamente é um LOS.

Os antimicrobianos bactericidas podem colaborar com a indução do choque endotóxico mediante lise celular e liberação do LPS, acentuando a endotoxemia, como demonstram trabalhos experimentais em animais.

A ação do LPS estimula muito precocemente a liberação de mediadores da inflamação (catecolaminas, outros peptídeos vasoativos como interleucina I-ILI, ecaquexina ou *tumor necrosisfactor* – TNIF), os quais induzem o aparecimento de febre e lesam o endotélio dos vasos, achado constante nos casos necropsiados. As alterações metabólicas, hipoglicemia e hiperlipidemia, podem ser imputadas ao TNF, bem como outros achados de lesões histológicas do choque séptico. O nível elevado de TNF no soro tem valor prognóstico, como já foi constatado na doença meningocócica e em modelo experimental FPB em coelhos.

As lesões vasculares acarretam má perfusão tecidual, com consequente isquemia difusa e hipóxia. Estas podem contribuir com hipocontratilidade do miocárdio, alterações da bioquímica sérica e hipotensão sistólica precocemente constatadas. Tais condições indutoras do colapso cardiovascular facilitam a absorção de endotoxinas do *pool* de bactérias Gram-negativas intestinais, agravando ainda mais o estado da criança. A endotoxina pode ser detectada na circulação sanguínea ou no líquido cefalorraquidiano (LCR) pelo teste do Limulus.

Entre as alterações induzidas pelo LPSALOS e que podem ser detectadas no hemograma, está a leucopenia, resultante da marginalização dos leucócitos polimorfonucleares (PMN) nos endotélios vasculares, principalmente nos pulmões, simulando quadro respiratório infeccioso agudo, por edema intersticial. Como tal, foram rotulados vários casos de FPB, em sua fase inicial, por não ter sido feita uma avaliação correta dos sinais e sintomas. Outras alterações encontradas nos casos graves são a linfopenia e a diminuição das plaquetas (> 50.000/mm³), mesmo antes do quadro de púrpura com coagulação intravascular disseminada (CIVD).

Os achados de necrópsia, nos casos autopsiados, mostram a afetação sistêmica do organismo e a histopatologia, que podem ser assim sumarizados:

- **Cérebro:** edema cerebral acentuado em todos os casos com leptomeninges hiperemiadas e congestão vascular com CIVD.
- **Pulmão:** edema intra-alveolar, espessamento septal à custa de congestão vascular acentuada. Células alveolares descamadas na luz do alvéolo.
- **Fígado:** hepatomegalia, hiperplasia e hipertrofia das células de Kupfer, com frequentes sinais de esgotamento; presença significativa de neutrófilos nos sinusoides hepáticos.
- **Suprarrenais:** hemorragia parenquimatosa bilateral, envolvendo tanto a cortical quanto a região medular. Presença de CIVD e necrose.
- **Rins:** edema e turnefação turva do epitélio de revestimento tubular.
- **Coração:** aumento de câmaras direitas. Histologia com edema intersticial moderado.
- **Órgãos linfoides:** aumentados de volume e histologicamente caracterizados por alterações tóxicas nos centros germinativos e por variável linfocitose. Frequentes focos hemorrágicos.

As alterações sugestivas de choque séptico, na maioria dos órgãos, são em tudo semelhantes às presentes na reação de Sanarelli-Schwartzmann.

QUADRO CLÍNICO

As manifestações clínicas são sistêmicas, com rápida progressão para instalação de colapso cardiovascular, podendo aparecer lesões cutâneas, caracterizadas por petéquias e púrpura, aliadas à constatação clínica e laboratorial e achado histopatológico, nos casos autopsiados, de CIVD.

O acometimento de todos os órgãos e sistemas do organismo deve-se à ação biológica da endotoxina (LPS/LOS), presente na parede celular de bactérias Gram-negativas que, no caso da FBP, pertencem ao gênero *Haemophilus*.

A atuação sistêmica da endotoxina explica a fisiopatologia desta infecção, cuja manifestação afeta primeiro o sistema cardiovascular.

A suspeita clínica deve ser sempre aventada quando a criança apresentar, pelo menos, dois dos sinais e sintomas arrolados na Tabela 48.1, aliados ao item 4 da mesma Tabela, e associados sempre a pelo menos mais de três sinais ou sintomas arrolados na Tabela 48.2, que evidenciam acometimento multissistêmico e podem ser do mesmo aparelho ou sistema.

COMPLICAÇÕES E PROGNÓSTICO

Alta letalidade, chegando a 70% dos afetados, e até maior quando o quadro de choque séptico com CIVD já está instalado. No surto de Serrana, a letalidade foi de 35%, e 16,6% dos sobreviventes tiveram mutilações. O prognóstico é favorável quando não há choque séptico com CIVD39. A pronta instituição da terapia antimicrobiana e cuidados gerais impedem a cascata de eventos fisiopatológicos induzidos pela endotoxina do *Haemophilus*.

DIAGNÓSTICO LABORATORIAL

Deve ser sempre feito com o objetivo primeiro de resgatar o agente etiológico, para controlar a homeostase e prognosticar.

Institui-se o tratamento mesmo antes dos resultados dos exames laboratoriais.

- **Hemocultura:** semeadura imediata à colheita em meio apropriado.

Obtiveram-se 65% de resultados positivos em casos virgens de uso de antimicrobianos.

Swabs ocular e orofaringeano.

Hemograma completo com VHS (velocidade de hemossedimentação das hemácias) e contagem de plaquetas.

- **Outros exames:** gasometria, ionograma sérico, provas de função renal, teste de Limulus para avaliar o teor de endotoxinemia.

Como diagnóstico diferencial, devem-se considerar infecções que, no quadro clínico evolutivo, podem resultar em choque séptico, petéquias e púrpura.

- Infecções bacterianas:
  - meningococemia com ou sem meningite;
  - meningite por HIB;
  - septicemia por *enterobacteriaceas*.
- Infecções virais:
  - dengue hemorrágico;
  - febre amarela;
  - púrpura *fulminans* da região amazônica.
- Infecções por riquétsias:
  - febre maculosa;
  - tifo exantemático.

TRATAMENTO

O tratamento segue as seguintes alternativas:

CASOS CLÍNICOS SUSPEITOS

Seriam aquelas crianças, com pelo menos dois sinais ou sintomas da Tabela 48.1, procedentes de região onde já ocorreram casos, portanto pelo menos três sinais ou sintomas da Tabela 48.2, mesmo que sejam de um mesmo aparelho ou sistema.

CONDUTA

- Internar.
- Coletar exames solicitados.
- Controlar sinais vitais de 30/30 minutos nas primeiras 12 horas de hospitalização.
- Medir diurese.
- Instituir terapêutica antimicrobiana:
  - Ampicilina 200 mg/kg/dia – a cada 6 horas IV;
  - Amoxicilina 50 mg/kg/dia – a cada 8 horas VO por 7 dias.

Casos clínicos com sinais de choque séptico, mas ainda compensado, ausência de sinais e sintomas de CIVD, apresentando pelo menos três sinais ou sintomas arrolados na Tabela 48.1, além dos antecedentes do item 4 e mais 3 dos enumerados na Tabela 48.2.

TABELA 48.1 Sinais e sintomas presentes em casos clínicos confirmados de FPB e a porcentagem de os encontrar (N = 12).

Sinais ou sintomas ou antecedentes	% de encontro
1. Febre – temperatura acima de 38,5 °C	100
2. Hipotensão sistólica – PA < 80 mmHg e/ou tarquicardia – FC > 100 bpm	58,3 91,6
3. Erupção cutânea – macular difusa, petéquias, púrpura	58,3
4. Antecedentes de surto de conjuntivite há 3 semanas ou ocorrência de caso clínico na mesma comunidade há 1 mês	66,6

TABELA 48.2 Sinais ou sintomas de acometimento multissistêmico, com manifestações clínicas nos seguintes aparelhos ou sistemas e a porcentagem de encontro nos casos confirmados (N = 12).

Sinais ou sintomas	% de encontro
1. Digestivo	
Náuseas/vômitos	75
Dor abdominal	33,3
Enterorragia	25
Diarreia	16,6
2. Locomotor – mialgias	25
3. Renal – oligúria ou anúria há mais de 6 h	
4. Hematológicos	
Leucopenia (< 2.500/mm^3) com linfocitopenia (graves)	58,3
Leucocitose com linfocitopenia	41,6
Plaquetopenia (< 50.000/mm^3)	75
5. Sistema nervoso central	
Cefaleia	58,3
Sonolência	75
Agitação	91,6
Convulsões	33,5
6. Aparelho respiratório	
Tosse	41,6
Taquidispneia (sinais clínicos de acidose)	58,3
Cianose	58,3

CONDUTA

- Internar.
- Coletar exames citados.
- Cuidados gerais semelhantes aos do item 1.
- Cloranfenicol – aplicar 100 mg/kg/dia IV – a cada 6 horas por 7 dias.

Casos clínicos em choque descompensado, com sinais de CIVD, além de outros sinais e sintomas das Tabelas 48.1 e 48.2.

CONDUTA

- Internar em CTI (centro de terapia intensiva).
- Aplicar hidrocortisona – 50 mg/kg/dia, metade da dose do total na primeira aplicação, o restante dividido a cada 4 ou 6 horas, sempre IV, não ultrapassar 24 horas de uso.

- Coletar exames referidos.
- Monitoração dos sinais vitais.
- Oxigenar.
- Hidratação e correção dos distúrbios hidroeletrolíticos.
- Aminas vasoativas.
- Terapia antimicrobiana com cloranfenicol na mesma dose.

PROFILAXIA

Foi proposto para crianças menores de 7 anos, comunicante do caso-índice, domiciliares ou de creches e parques infantis, o uso de rifampicina na dose de 20 mg/kg/dia em duas tomadas de com intervalo de 12 horas entre elas, por quatro dias. Para comunicantes adultos e maiores de 7 anos, inclusive a esquipe hospitalar, consideramos desnecessária a antibioticoprofilaxia.

Em surtos de conjuntivite em creches, parques infantis e escolas deve-se coletar o material, semeá-lo em meio apropriado e encaminhá-lo para laboratórios que disponham de recursos para identificação da cepa. Se a soroaglutinação em lâmina com anticorpo específico for positiva, este achado serve de alerta epidemiológico, pois poderão surgir casos de FPB. Embora sejam usados com frequência no tratamento das conjuntivites, colírios de cloranfenicol não têm efeito profilático comprovado.

IMUNOPROTEÇÃO

Na tentativa de determinar se a imunização passiva com anticorpos será protetora contra a bacteremia após a inoculação intraperitoneal, usamos o modelo de ratos jovens para avaliar tal possível efeito protetor. O antissoro dos ratos contra cepas associadas à FPB foi protetor para a inoculação com cepas homólogas, porém o antissoro de ratos normais e de ratos inoculados com cepas não associadas à FPB não apresentou atividade protetora. A pré-incubação dos antissoros protetores com clones de cepas associadas à FPB, antes destes serem utilizados para a imunização passiva, reduziu a atividade protetora, presumivelmente em decorrência da remoção dos anticorpos reatores com antígenos de superfície bacterianos. A análise por *imunoblot* desses antissoros, usando preparações com proteína externa de membrana, mostrou a presença de anticorpos anti-P145 apenas nos soros protetores. Os anticorpos anti-P145 dos ratos, preparados por diversos métodos, foram parcialmente eficazes na proteção contra a bacteremia. Em um ensaio com soro bactericida, o antissoro contra bactérias inteiras clonadas de cepas associadas à FPB e o antissoro anti-P145 demonstraram ter atividade. Os anticorpos anti-LOS purificados não protegeram contra bacteremia, e a remoção desses anticorpos dos soros protetores contra bactérias inteiras não depletou a atividade protetora.

Todos os casos de FPB ocorreram em crianças com idade entre 3 meses e 10 anos. Essa faixa etária é compatível com a proteção temporária dada por anticorpos adquiridos por via transplacentária e com o desenvolvimento da imunidade relacionada à idade, como ocorre com o *H. influenzae* tipo B. Com a finalidade de determinar se anticorpos bactericidas estão presentes e se a titulação bactericida varia com a idade, desenvolvemos um ensaio bactericida em que diluições seriadas de soro humano e uma fonte exógena de complemento são incubadas com clones de cepas associadas à FPB. Usando soros de crianças e adultos normais brasileiros, foi detectado um aumento no título de anticorpos bactericidas relacionado à idade que, por sua vez, se correlacionava inversamente com a faixa etária de ocorrência de FP1344. Os soros de crianças com conjuntivite causada por cepas associadas à FPB, mas que não desenvolveram a doença (FPB), apresentavam títulos altos, comparáveis aos dos adultos. Logo, a titulação bactericida do soro parece estar correlacionada com a proteção contra a FPB. Soros de adultos nos Estados Unidos mostraram títulos bactericidas elevados, sugerindo que estes aparentemente são imunes à FPB. Anticorpos humanos anti-LOS purificados, obtidos de soros humanos bactericidas, não exibiram atividade bactericida. Nossos dados preliminares sugerem que a contribuição dos anticorpos anti-P145 para a atividade bactericida dos humanos adultos seja mínima. Apesar de esses anticorpos no rato mostrarem atividade bactericida e protetora, não se conseguiu um papel importante para os anticorpos anti-P145 humanos. A especificidade dos anticorpos mediadores da atividade bactericida nos soros humanos ainda está por ser estabelecida, no entanto, a presença de títulos bactericidas adequados parece ser preditiva da imunidade contra a febre purpúrica brasileira.

BIBLIOGRAFIA SUGERIDA

Barbieri Neto J. Aspectos anátomo-patológicos encontrados nos casos. Relatório do Seminário sobre Febre Purpúrica do Brasil. Secretaria de Estado da Saúde. São Paulo: Centro de Vigilância Epidemiológica; 1986 jun. p. 49-54.

Brandileone MCC, Vieira VSD, Tondella MLC et al. Grupo de Estudos da Febre Purpúrica Brasileira. Caracterização antigênica de Haemophilus aegyptius associados à febre purpúrica brasileira e a utilização da aglutinação em lâmina para triagem das cepas invasivas. São Paulo: Rev Inst Med Tropical. 1989;31(4):221-7.

Brazilian Purpuric Fever Study Group. Brazilian purpuric fever: epidemic purpura fulminans associated with antecedent purulent conjuntivitis. Lancet. 1987; 2:757-61.

Brazilian Purpuric Fever Study Group. Haemophilus aegyptius bacteremia in Brazilian purpuric fever. Lancet. 1987;2:761-3.

Brenner W et al. Biocherifichal, genetic and epidemiology characterization of Haemophilus influenzae biogroup aegyptius (Haemophilus aegyptius) strains associated with Brazilian purpuric fever. J Clin Microbiol. 1988;26(8):1524-34.

Carlone GM, Gorelkin L, Gheesling LL et al. and The Brazilian Purpuric Fever Study Group. Potential virulence associated factors in Brazilian purpuric fever. J Clin Microbiol. 1989;27(4):609-14.

Centers for Disease Control. Brazilian purpuric fever: Haemophilus aegyptius bacteremia complicating purulent conjuctivits. Morbid. Mortal Weekly Rep. 1986;35:553-4.

Cervi MC, Rubin LG, Peters VB. Bactericida] activity of human sera against Brazilian purpuric fever (BPF) strain of Haemophilus influenzae biogroup aegyptius correlates with age-related occurrence of BPR. J Infect Diseas. 1993;16(5):1262-4.

Cervi MC. Febre purpúrica brasileira: modelo experimental de bacteremia em coelhos jovens. [tese de doutorado]. São Paulo: Faculdade de Medicina de Ribeirão Preto: Universidade de São Paulo; 1992. p. 134. Braz J Microbiol. 2015 Mar 4;45(4):1449-54. eCollection 2014.

Cury GC, Pereira RF, de Hollanda LM, Lancellotti M. Inflammatory response of Haemophilus influenzae biotype aegyptius causing Brazilian Purpuric Fever. Braz J Microbiol. 2015 Mar 4;45(4):1449-54. eCollection 2014.

Farley MM, Whitney AM, Spellman P et al. Analysis of the attachment and invasion of human epithelial cells by Bragilian Purpuric Fever Haemophilus influenzae biogroup aegyptius. J Infect Dis. 1992;165:S111-4.

Fumarola D, Miragliotta G. Brazilian purpuric fever, Haemophilus aegyptius, and endotoxin. Lancet. 1987;2:1157.

Harrison LH, Silva GA, Pittman M, et al. and the Brazilian Purpuric Fever Study Group. Epidemiology and clinical spectrium of Brazilian purpuric fever. J Clin Microbiol. 1989; 27:599-604.

Harrison LH, Simonsen V, Waldman EA. Emergence and Disappearance of a Virulent Clone of Haemophilus influenzae Biogroup aegyptius, Cause of Brazilian Purpuric Fever. Clinical Microbiology Reviews. 2008;21:594-605.

Musser JM, Selander RK. Brazilian purpuric fever: evolutionary genetic relatioships of the case clone of Haemophilus influenzae biogroup aegyptius to encapsulated strains of Haemophilus influenzae. J Infect Dis. 1990;161:130-3.

Quinn FD, Weyant RS, Candal FJ, Edes EW. Destruction of human microvascular endothelial cell capillary-like microtubules by Brazilian purpuric fever-associated Haemophilus influenzae biogroup aegyptius. Pathobiology. 1994;62:109-12.

Rubin LG, Peters VB, Ferez CC. Bactericidal activity of human sera against a Brazilian purpuric fever strain of Haemophilus influenzae biogroup aegyptius correlates with the age-related ocurrence of BPF. J Infect Dis. 1993;167:1262-4.

Rubin LG, St Geme HIJ. Role of lipooligosaccharide in virulence of the Brazilian purpuric fever clone of Haemophilus influenzae biogroup aegyptius for infant rats. Infect Immun. 1993;61:650-5.

Rubin LG. Phase variable expression of the 145 kilodalton surface protein of Brazilian purpuric fever case clone strains of Haemophilus influenzae biogroup aegyptius. J Infect Dis. 1995;171:713-7.

Santana-Porto EA, Oliveira AA, Araujo, WN et al. Suspected Brazilian Purpuric Fever, Brazilian Amazon Region. Emerging Infectious Diseases. 2009;15:675-6.

49

Gonorreia

Mauro Romero Leal Passos
Edilbert Pellegrini Nahn Junior
Paulo Cesar Giraldo
José Eleutério Junior

DEFINIÇÃO

Doença infectocontagiosa, de notificação compulsória, pandêmica, causada pela *Neisseria gonorrhoeae* e transmitida através da relação sexual ou perinatal e de forma excepcional por contaminação acidental. Apresenta-se clinicamente desde formas assintomáticas até quadro septicêmicos, mas frequente nos homens com abundante corrimento uretral purulento e viscoso, enquanto as mulheres são, em sua maioria, oligossintomáticas, podendo, no entanto, determinar quadros de vulvovaginites, colpocervicites ou salpingites agudas, esta uma das causas mais comuns de infertilidade feminina no mundo.

SINONÍMIA

A gonorreia é também denominada de blenorragia e popularmente como: pingadeira (em decorrência do abundante e espontâneo fluxo uretral), doença gonocócica, escorrimento, gota matinal, estrela da manhã, esquentamento ou fogagem.

HISTÓRICO

- **2637 a.C.:** relatos de corrimento uretral durante o império chinês de Huang Ti.
- **1500 a.C.:** referência no Velho Testamento.
- **130 a.C.:** Galeno a denomina gonorreia (espermorreia) por acreditar tratar-se de sêmen putrefato.
- **1135:** Maimônides (citado por Hisch) diferencia os corrimentos uretrais do esperma.

- **1530:** Paracelso considera de origem comum a gonorreia, a sífilis e o cancro mole.
- **1767:** Hunter reafirma este errôneo conceito.
- **1838:** Ricord define a gonorreia como uma inflamação da uretra de várias causas.
- **1879:** Neisser identifica seu agente etiológico e o denomina de gonococo.
- **1881:** Credé demonstra a eficácia da solução de nitrato de prata na prevenção da oftalmia gonocócica neonatal.
- **1882:** Leistikow e Löffler realizam a primeira cultura do gonococo.
- **1964:** Thayer e Martin obtém o meio seletivo de cultura para a *Neisseria gonorrhoeae*.

ETIOPATOGENIA

São cocos Gram-negativos intracelulares com cerca de 0,6 a 1 μ de diâmetro, reniformes, agrupados dois a dois (diplococos), com as faces côncavas adjacentes, aeróbicas, encapsuladas, imóveis, sensíveis à maioria dos antissépticos e ao ambiente externo, o que torna praticamente impossível a transmissão por fômites. Na fase inicial dos processos agudos, podem também ser encontrados extracelularmente.

O gênero *Neisseria* possui cerca de 10 espécimes saprófitos ou não patogênicos ao homem. Admite-se que a *N. gonorrhoeae* tenha no homem seu único vetor e hospedeiro único. Outras Neisserias podem ser encontradas na genitália humana, como a *N. mucosa, N. sicca, N. lactamica* e até mesmo a *N. meningitidis,* causando quadros clínicos semelhantes. A diferenciação dos espécimes pode ser realizada pela oxidação dos açúcares, quando somente a *N. gonorrhoeae* oxida a glicose.

A *Neisseria gonorrhoeae* possui variabilidade fenotípica e genotípica, expressada no seu genoma ou advinda da incorporação de novos materiais genéticos, adquiridos por conjugação ou por transformação. Estruturalmente possui um filamento central de DNA e material genético disperso no citoplasma (plasmídeos) responsável pela transferência de genes de resistência frente aos antibióticos para as outras bactérias. Mutações individuais resultam também em resistência cromossômica às drogas. Apresenta ainda prolongamentos proteicos denominados de fímbrias ou *pili* que funcionam na sustentação e aderência da bactéria à célula hospedeira e na sua variação antigênica. O gonococo também libera uma protease que atua sobre as IgA, inativando-as, facilitando assim sua aderência células epiteliais.

A *N. gonorrhoeae* só cresce em meios enriquecidos (ágar-ascite, ágar-sangue, ágar-chocolate, Thayer-Martin modificado e New York City), em atmosfera de 5 a 10% de CO_2 e temperatura de 36,5 °C, formando após 24 ou 48 horas de incubação, colônias mucoides, convexas, transparentes e brilhantes com cerca de 1 mm de diâmetro. De 2 a 4 dias as colônias aumentam de tamanho e tornam-se semiopacas, com centro granuloso e margem periférica radiada.

A combinação de uma reação de oxidase positiva das colônias, com o crescimento de diplococos Gram-negativos em qualquer dos meios, fornece critério suficiente para o diagnóstico da gonorreia. As cepas de *N. gonorrhoeae* são caracterizadas por auxotipagem e fenotipagem, o que tem permitido traçar as cepas endêmicas e suas migrações geográficas e populacionais, além da resistência aos antibióticos.

O gonococo penetra no epitélio colunar uretral primariamente, mediado pelas fímbrias e pela proteína Opa, entre e através das células epiteliais até alcançar o tecido submucoso. Ocorre intensa reação de polimorfonucleares, com descamação do epitélio, desenvolvimento de microabscessos submucosos e formação de exudato. Nas infecções não tratadas, ocorre substituição gradual dos polimorfonucleares por macrófagos e linfócitos. Infiltrações mononuclear e linfocítica anormal podem persistir nos tecidos por várias semanas após a negativação das culturas.

EPIDEMIOLOGIA

Como paradigma das doenças venéreas clássicas, a gonorreia permanece entre as mais frequentes doenças infectocontagiosas e particularmente entre as infecções sexualmente transmissíveis (IST), mantendo-se como a segunda doença mais notificada nos Estados Unidos, segundo o Centro de Controle e Prevenção de Doenças (CDC). Sua prevalência varia sobremaneira entre os diversos países, pois poucos possuem sistemas de notificação confiáveis. Entre as nações em desenvolvimento, encontram-se as maiores taxas de incidência e complicações dessa doença. Segundo a Organização Mundial da Saúde (OMS) mais de 1 milhão de IST são adquiridas todos os dias em todo o mundo, estimando-se, assim, em 376 milhões de novos casos apenas entre as IST curáveis (gonorreia, infecção por clamídia, sífilis e tricomoníase). Em 2017, foram registrados um total de 555.608 casos de gonorreia nos Estados Unidos, resultando em uma taxa de 171,9 casos por 100.000 habitantes. Entre 2016 e 2017, essa taxa aumentou 18,6% e, desde a baixa histórica, em 2009, aumentou 75,2%.

Em 2005, extensa pesquisa nacional brasileira realizada pelo Ministério da Saúde encontrou uma taxa de prevalência de 1,5% entre as gestantes, 0,9% entre trabalhadores de indústrias, e entre homens (18,5%) e mulheres (3,3%) que procuraram atendimento em clínicas de DST/IST.

Entre os grupos etários, ocorre uma incidência variável, acometendo principalmente as pessoas entre os 15 e 30 anos. Predomina em não brancos numa proporção de até 40:1. A gonorreia é mais frequente no sexo masculino, no entanto dados epidemiológicos demonstram que 70 a 80% das mulheres portadoras são assintomáticas ou oligossintomáticas. Quadros clínicos discretos e infecções anorretais e faríngeas também têm aumentado entre os homens, sobretudo naqueles que fazem sexo com outros homens (HSH), tornando compulsória a identificação de todos os parceiros sexuais.

Outros fatores de risco para a infecção pela *N. gonorrhoeae* incluem: baixo nível socioeconômico, início precoce da atividade sexual, residência urbana, além daqueles que permeiam todas as IST, como número de parceiros sexuais, o não uso de preservativos, ingestão de bebida alcoólica, uso de drogas ilícitas etc.

Se considerarmos um único intercurso sexual, o risco de aquisição pela mulher é de 50% e maior de 87,5% com mais relações; no homem o risco com uma única relação sexual aproxima-se de 80%.

A oftalmia gonocócica neonatal apresenta distinta incidência entre os países desenvolvidos e os em desenvolvimento, com taxas de 0,1 a 0,6/1.000 e 5 a 50/1.000 neonatos, respectivamente.

Como ocorre em todas as outras doenças de transmissão sexual, há um aumento do risco relativo de infecção pelo HIV, entre os portadores de gonorreia este aumento é da ordem de 8,9 vezes. O HIV está presente na secreção cervicovaginal em concentração duplicada entre as mulheres com gonorreia. Pesquisas genéticas identificaram cepas de *N. gonorrhoeae* relacionadas com pacientes de características epidemiológicas específicas (heterossexuais, HSH, HIV-positivo), refletindo redes de transmissão distinta nestes grupos.

CLASSIFICAÇÃO

Podemos de forma didática classificar os quadros clínicos da gonorreia de forma evolutiva, anatômica ou quanto à gravidade.

- Classificação evolutiva:
  - **Aguda:** ocorre 3 a 5 dias após o contato sexual.
  - **Crônica:** quando ultrapassa um a dois meses de manifestações clínicas, geralmente após tratamentos incorretos.
- Classificação anatômica:
  - **Baixa:** acometimento apenas da uretra anterior e endocérvice.

- **Alta:** no homem, quando atinge acima da uretra posterior e na mulher quando ultrapassa o orifício interno do colo uterino.
- Classificação quanto à gravidade:
  - **Não complicada:** quando restrita a uretra anterior, endocérvice, ânus, conjuntiva e ou faringe.
  - **Complicada:** comprometimento das glândulas de Bartholin, de Littré, de Cowper, de Skene ou de Tyson; endométrio, trompas, ovário, epidídimo, testículos, próstata, articulações, coração, pele, peritônio, meninge, entre outros.

MANIFESTAÇÕES CLÍNICAS

Após o contato sexual infectante, ocorre um período de incubação curto de 2 a 5 dias, com relatos de casos, em que este período, variou de 24 horas até 15 dias.

Pela diversidade clínica, descreveremos a infecção gonocócica nas suas variadas apresentações.

INFECÇÃO NO HOMEM

A uretrite aguda, cujos principais sintomas são disúria e corrimento uretral, consistem na clínica clássica da infecção gonocócica no homem. A disúria compreende a sensação de formigamento e prurido intrauretral seguido de dor à micção. O corrimento pode ser inicialmente mucoide, tornando-se purulento em 1 a 2 dias (Figura 49.1). O meato uretral se torna edemaciado e eritematoso. Raros pacientes não tratados podem evoluir para a cura espontânea, enquanto outros se mantêm assintomáticos.

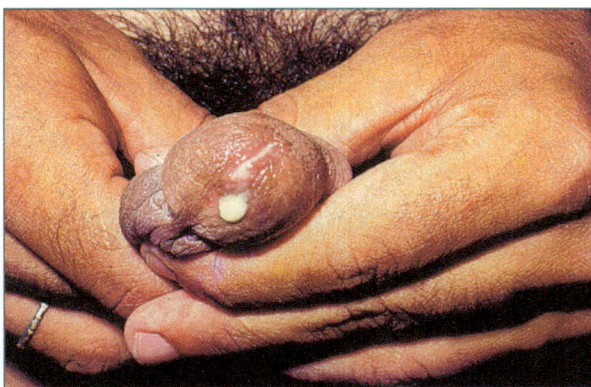

FIGURA 49.1 Quadro típico de uretrite gonocócica aguda em homem.
Fonte: Acervo da autoria.

O não tratamento nas primeiras semanas de infecção permite a progressão para a uretra posterior em até 50% dos pacientes, facilitando sobremaneira as complicações. Destas, as mais comuns são:

- **Prostatite:** é a mais frequente das complicações da gonorreia, cujo quadro clínico é composto por dor perineal, principalmente ao término da micção e durante a defecação e ao toque retal.
- **Epididimite aguda:** pode evoluir com obstrução do canal epididimário, determinando, assim, oligospermia, azospermia e esterilidade.

- **Orquite:** normalmente associada à epididimite, manifesta-se com dor e edema dos testículos. A orquiepididimite gonocócica é uma das causas mais frequentes de infertilidade masculina.
- **Edema peniano:** em particular do prepúcio, seguido de fimose inflamatória.
- **Balanopostite:** especialmente em indivíduo com prepúcio longo.
- **Tisonites:** infecção das glândulas de Tyson, glândulas sebáceas localizadas na coroa da glande.
- **Cowperite:** infecção nas glândulas de Cowper, glândulas acinosas entre a uretra membranosa e o bulbo, cujo sintoma principal é dor perineal que se acentua a defecação ou ao simples ato de sentar.
- **Litrite:** infecção nos canais e nas glândulas de Littré, glândulas acinosas que existem nas faces laterais e superiores da uretra esponjosa.

INFECÇÃO NA MULHER

Grande parte das mulheres infectadas pela *N. gonorrhoeae* mantém-se assintomáticas ou oligossintomáticas, perpetuando a transmissão na população. Naquelas que manifestam sintomas, estes ocorrem, em média, após um período de incubação de dez dias, predominando os sintomas de cervicite com muco turvo associado ou não com hiperemia do colo.

A vulvovaginite aguda com um corrimento de grande intensidade, de cor amarelo-esverdeada e odor ativo, é mais observada em casos de estupro e quando a infecção ocorre durante os primeiros coitos vaginais.

A uretrite gonocócica na mulher não possui a exuberância clínica como no homem sendo o quadro clínico composto de disúria, urgência urinária e, menos frequentemente, secreção amarelada, por vezes erroneamente atribuída a outras causas que não à gonorreia (Figura 49.2).

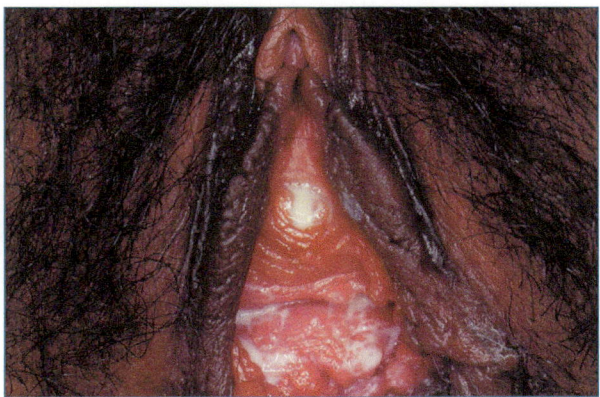

FIGURA 49.2 Quadro de uretrite purulenta em mulher. Nestas situações, não se deve postergar o diagnóstico e o tratamento de gonococo e clamídia.
Fonte: Acervo da autoria.

No acometimento durante a gravidez, observa-se um risco aumentado de aborto espontâneo, parto prematuro, ruptura prematura das membranas e mortalidade fetal perinatal.

Outras possíveis complicações advindas desta infecção na mulher são:

▪ **Bartholinite:** o comprometimento da glândula de Bartholin, afetando seu canal excretor, produz tumor, calor, rubor e dor, cuja terapêutica adequada será a drenagem (Figura 49.3).

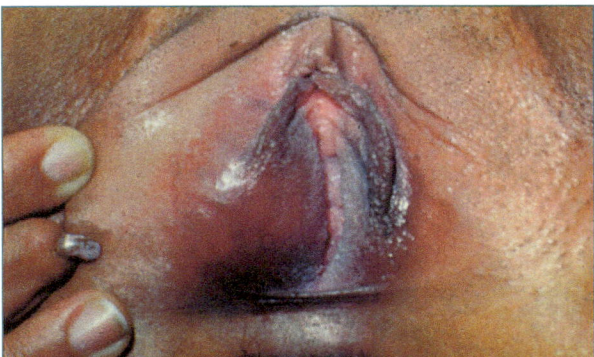

FIGURA 49.3 Além da onicomicose, a paciente apresentava quadro agudo de bartholinite. A etiologia de gonococo e/ou clamídia deve sempre fazer parte do pensamento clínico e epidemiológico.
Fonte: Acervo da autoria.

▪ **Skenite:** a inflamação das glândulas de Skene ou glândulas vestíbulo-uretrais menores, situadas de cada lado do meato uretral, comumente está associada a uretrite gonocócica na mulher.

▪ **Salpingite:** a infecção das tubas ocorre por via planimétrica, através de vasos linfáticos do endométrio, ou via hematogênica. Acomete 10% das mulheres infectadas e seu quadro clínico é composto de dor no baixo ventre, por vezes de caráter pulsátil, febre, dispareunia e, quando associada à endometrite, pode causar distúrbios menstruais (Figura 49.4).

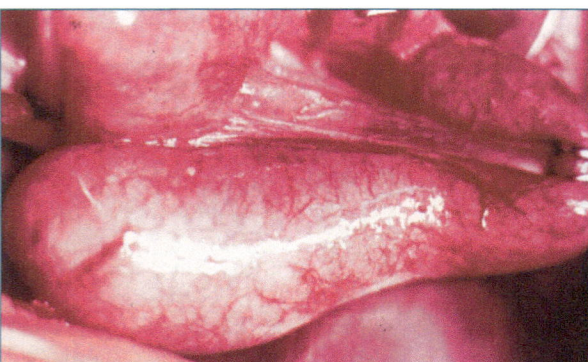

FIGURA 49.4 Nesta foto, é possível identificar quadro de abscesso em tuba uterina.
Fonte: Acervo da autoria.

▪ **Doença inflamatória pélvica:** resultado da disseminação tubária ascendente, podendo evoluir com abscessos localizados ou peritonite.

▪ **Esterilidade e gravidez ectópica (tubária):** são resultantes de processos cicatriciais do epitélio tubário com obstrução parcial ou total desta.

▪ **Periepatite (Síndrome de Fitz-Hugh-Curtis):** ocorre por infecção ascendente das tubas à cápsula hepática e peritônio adjacente, resultando em dor abdominal principalmente no hipocôndrio direito e sinais de peritonite. Pode ou não estar associada com doença inflamatória pélvica. Raros casos em homens são explicados por disseminação hematogênica ou linfangítica.

INFECÇÃO EM OUTROS ÓRGÃOS

A faringite gonocócica pode ser encontrada em 10 a 20% das mulheres heterossexuais que apresentam infecção genital, e em 10 a 25% dos HSH, sendo sua principal via de contaminação a relação orogenital. O acometimento faríngeo é assintomático em 70% dos casos. Quadros clínicos de faringite aguda ou linfadenopatia cervical inespecíficos podem ser encontrados.

A infecção anorretal apresenta-se associada ou não com infecções em outros sítios, permanecendo na maioria dos pacientes assintomáticos. A clínica de proctite aguda com dor, prurido, tenesmo, descarga purulenta e sangramento retal é observada em apenas 10% dos pacientes, sendo o diagnóstico realizado pela cultura retal da *N. gonorrhoeae*. Este sítio de acometimento também é mais frequente em HSH.

A conjuntivite gonocócica do neonato (oftalmia neonatal) representa a principal afecção da criança, transmitida durante o parto transvaginal ou no período pós-parto. Sua clínica com exudato purulento conjuntival bilateral dois a três dias após o parto pode ser confirmada com a identificação do gonococo na secreção. O atraso no tratamento pode acarretar cegueira. O comprometimento da conjuntiva nos adultos é raro, ocorrendo por inoculação acidental ou autoinoculação.

A disseminação septicêmica da gonorreia ocorre em 0,5 a 3,0% e afeta principalmente a pele e as articulações e, com menor frequência, o coração e cérebro. A deficiência de complemento pode predispor a esta bacteremia, assim como menstruação, gravidez e infecção faríngea pelo gonococo.

O comprometimento cutâneo, dermatite, ocorre em 50 a 75% dos pacientes com infecção gonocócica disseminada e apresenta-se com lesões pustulosas ou hemorrágicas de centro necrótico, dolorosas, em pequeno número preferencialmente nas regiões justa-articulares (Figura 49.5).

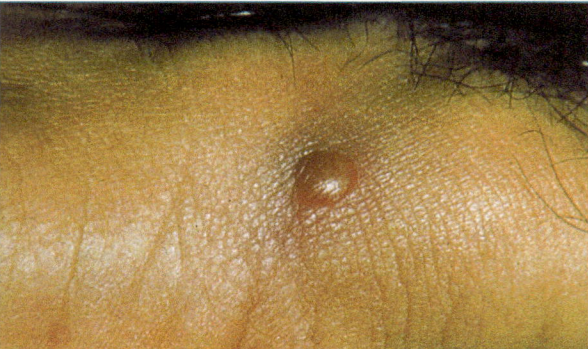

FIGURA 49.5 Caso de dermatite gonocócica, em que é possível observar uma pústula.
Fonte: Acervo da autoria.

A artrite por infecção gonocócica consiste na etiologia mais frequente em pessoas jovens e em sexualmente promíscuos. Está presente em mais de 90% dos casos de septicemia gonocócica; é poliarticular migratória com sintomas que variam desde artralgia até artrite aguda, comprometendo com frequência o punho e joelho. Monoartrite acomete principalmente o joelho. Quando não prontamente tratada, a infecção pode evoluir com erosão da cartilagem, atrofia das estruturas ósseas adjacentes e artrite incapacitante (Figura 49.6).

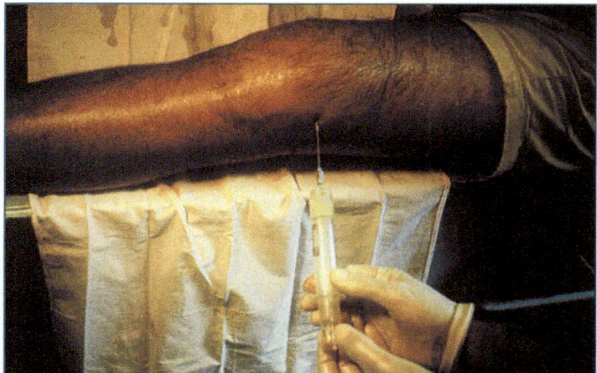

FIGURA 49.6 Artrite gonocócica em adulto jovem não tratado de uretrite gonocócica. A punção do líquor sinovial apresenta 50% de sensibilidade em cultura. A bacterioscopia pelo Gram, a citologia e a bioquímica do material ajudam a compor o diagnóstico.
Fonte: Acervo da autoria.

- **Meningite:** a clínica é semelhante a outros tipos de infecções bacterianas, principalmente a meningocócica, cuja diferenciação será feita por cultura do líquor.

- **Endocardite:** pode causar a morte por embolia arterial séptica, ou produzir lesão valvular, com posterior insuficiência cardíaca congestiva.

DIAGNÓSTICO DIFERENCIAL

A uretrite não gonocócica (UNG) é o principal diagnóstico diferencial da gonorreia e compreende as uretrites causadas por vários germes de diferentes espécies. Pela sua elevada frequência, a infecção por *Chlamydia trachomatis* é o principal agente etiológico bacteriano, acarretando no homem, uma a duas semanas após o contato sexual infectante, secreção uretral escassa, porém maior pela manhã, mucoide e leve disúria. A UNG pode ainda ser causada pelo *Ureaplasma urealyticum, Gardnerella vaginalis, Staphylococcus, Streptococcus,* Enterococos, *Trichomonas vaginalis, Herpesvirus* e *Candida albicans.*

Empreender esforços entre os homens portadores de uretrite para elucidar a etiologia bacteriana torna-se ainda mais importante pela frequente ausência de sintomas nas mulheres infectadas pela *Chlamydia trachomatis*, com possibilidade de graves e permanentes complicações no trato geniturinário feminino.

Quadros clínicos de uretrites de origem química, pela introdução de substâncias irritantes na uretra com finalidade terapêutica ou diversa; de origem metabólica em pacientes portadores de diabetes *mellitus*; de causas traumáticas, pelo hábito de compressão do pênis ("ordenha") para evidenciar a secreção uretral, trauma durante o coito ou masturbação são ocasionalmente de difícil diagnóstico clínico diferencial.

O diagnóstico diferencial das lesões cutâneas do gonococo deve ser feito com ectima gangrenoso, síndrome de Sweet e principalmente com a meningococcemia cutânea.

As manifestações articulares precisam ser diferenciadas dos outros tipos de artrite séptica, além de artrite reumatoide, febre reumática e síndrome de Reiter. Nesta última, além de uretrite e artrite, a presença de conjuntivite, lesões mucocutâneas na mucosa oral, genitália, palmas e plantas, identificação do antígeno de histocompatibilidade HLA-B27 e a ausência de rápida resposta à adequada terapêutica antigonocócica sugerem o diagnóstico da síndrome. A periepatite deve sempre ser lembrada principalmente em jovens com dor no quadrante superior direito do abdome.

DIAGNÓSTICO LABORATORIAL

Ressaltamos que o diagnóstico da infecção gonocócica apenas pelos sinais clínicos pode induzir ao erro até nos mais experientes clínicos. O diagnóstico laboratorial confirmatório depende da identificação da *N. gonorrhoeae* seja pelo exame direto, cultura ou técnicas de biologia molecular. A escolha da técnica e dos sítios anatômicos para obtenção do material a ser pesquisado depende das manifestações clínicas, sendo importante observar a sensibilidade e especificidade de cada método (Tabela 49.1).

Recomendações atualizadas do CDC especificam que os *swabs* vaginais consistem na amostra preferida de rastreio em mulheres, assim se preferem coletas retais e da orofaringe entre as populações de risco (HSH, profissionais do sexo) para infecções extragenitais do trato.

BACTERIOSCOPIA

A secreção uretral ou da endocérvice deve ser colhida por *swab* e corada pelo método de Gram, assim como da faringe, canal anal ou das lesões cutâneas. Deve se evitar a fixação em chama. A presença de diplococos Gram-negativos constitui base suficiente para o diagnóstico da gonorreia nos casos de uretrite no homem e de vulvovaginite aguda na mulher. A bacterioscopia do exsudato conjuntival apenas sugere a etiologia, uma vez que, no recém-nato, outros cocos Gram-negativos são causadores de conjuntivite. Há necessidade, portanto, de confirmação através de cultura ou técnica de amplificação de ácido nucleico (NAAT). O material das lesões cutâneas e da punção liquórica necessita de confirmação através de cultura. A demonstração do gonococo, quer pelo exame direto, quer pela cultura, destes materiais ocorrem em pouco mais de 50% dos casos (Figura 49.7).

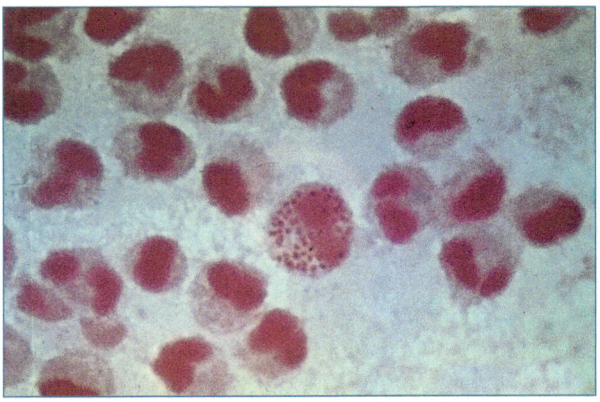

FIGURA 49.7 Caso de dermatite gonocócica, onde é possível se observar uma pústula.

CULTURA

Sempre que possível, deve-se coletar material também para cultura em meios seletivos enriquecidos, sendo atualmente o ágar de Thayer-Martin (TM) o meio de escolha para o isolamento de *N. gonorrhoeae*. Quando o material da secreção uretral não puder ser obtido, 20 a 30 mL de urina podem ser centrifugados, e o sedimento semeado. Recordamos que, para a cultura, a zaragatoa deve ser previamente tratada com alginato de cálcio, pois o algodão contém ácidos graxos insaturados que inativam crescimento bacteriano ou usar material de Ryon. Não sendo possível a imediata semeadura, deve-se semear em meio para transporte, por exemplo, o Transgrow (meio de TM modificado).

Em pacientes suspeitos de gonococcemia, é prudente obter amostras para a cultura de todas as áreas provavelmente infectadas e também do sangue. Por punção, pode-se retirar o líquido sinovial, que também se apresentará seroso ou purulento, com elevada concentração de proteínas e baixa concentração de glicose.

A cultura estará indicada nos seguintes casos:

1. Em pacientes do sexo masculino, quando a bacterioscopia do material de uretra for negativa frente a quadro clínico sugestivo.

2. Em todas as pacientes do sexo feminino; o material deve ser coletado da uretra, colo do útero, fundo do saco vaginal e do canal anal como rotina diagnóstica.

3. Na suspeita de faringite gonocócica, deve se realizar a cultura de secreções da faringe e as provas de oxidase e fermentação de açúcares para diferenciar *N. gonorrhoeae* de *N. meningitidis*.

4. Na suspeita de anorretite gonocócica, a coleta do material do canal anal faz-se com a introdução do estilete de algodão estéril de dois a três centímetros de profundidade.

5. Nos casos de infecção disseminada, além de hemoculturas, deve-se coletar material de todas as áreas possivelmente infectadas, por exemplo: (a) dermatite – utiliza-se *swab* de material cutâneo ou fragmento de pele obtido por biópsia; (b) artrite – punciona-se o líquido sinovial; (c) meningite – realiza-se punção liquórica. Além destes, deve-se sempre coletar material de orofaringe, região anal e secreções genitais.

BIOLOGIA MOLECULAR

A amplificação do DNA pela reação em cadeia da polimerase (PCR) pode ser empregada nos materiais coletados da uretra, cérvice uterina, faringe, ânus, líquor, líquido sinovial, pústulas e urina dos pacientes. Oferecem sensibilidade comparável ou até mesmo superior à cultura, em particular para a faringe e reto. Os *kits* de PCR Multiplex permitem o diagnóstico de várias infecções sexualmente transmissíveis simultaneamente, especialmente para *C. trachomatis*, o que abrevia o diagnóstico e reduz a delonga do tratamento. Estes métodos, embora de maior custo, já estão disponíveis no Brasil.

A técnica de captura híbrida tem taxas de sensibilidade e especificidade similares a de PCR.

TABELA 49.1 Avaliação comparativa dos métodos laboratoriais.

Exame	Sensibilidade (%)	Especificidade (%)
Gram-uretral	90-95	95-99
Gram-endocérvice	45-65	90-99
Cultura uretral	94-98	> 99
Cultura de endocérvice	85-95	> 99
PCR	95-98	> 99

RADIOGRAFIA

Nos pacientes com comprometimento articular, as lesões normalmente só têm evidência radiológica após 20 dias da instalação do quadro de artrite, revelando com frequência diminuição do espaço articular com cistos subcondriais e osteoporose justa-articular.

HISTOPATOLÓGICO

O gonococo também pode ser visualizado por métodos imuno-histoquímicos de biópsias cutâneas, técnica utilizada apenas para os casos de diagnósticos diferenciais das alterações cutâneas.

TRATAMENTO

A antibioticoterapia para a gonorreia é um capítulo à parte no estudo da resistência medicamentosa pelas bactérias. O uso das sulfonamidas em meados de 1930 mostrou rápida resistência. Com o emprego da penicilina em 1943 acreditou-se que a infecção gonocócica estaria sob controle, entretanto ao final da década de 1970 a dose terapêutica de 4.800.000 UI já era 16 vezes superior à utilizada inicialmente. Vários fatores contribuíram, e contribuem, na resistência microbiana: o acesso irrestrito, a escolha inadequada, uso excessivo e subdoses, bem como inerentes às mutações genéticas da *N. gonorrhoeae*.

A emergência de cepas resistentes às cefalosporinas, drogas até recentemente de primeira linha no tratamento da gonorreia, tem se tornado uma preocupação mundial. Refletindo a preocupação com a resistência gonocócica emergente, as diretrizes de tratamento para as IST de 2010 do Centers for Disease Control and Prevention (CDC) recomendavam dupla terapia para a gonorreia, com uso de uma cefalosporina associada a azitromicina ou doxiciclina, mesmo se os exames laboratoriais para *C. trachomatis* fossem negativos. Logo após essa recomendação, falhas no tratamento com cefixima e outras cefalosporinas orais foram relatadas nos Estados Unidos, Ásia, Europa, África do Sul e Canadá. Consequentemente, apenas um esquema terapêutico duplo com ceftriaxona e azitromicina é recomendado para o tratamento da gonorreia nos Estados Unidos.

Em recente publicação, o Ministério da Saúde através do Departamento de Doenças de Condições Crônicas e Infecções Sexualmente Transmissíveis publicou novo protocolo retirando a droga ciprofloxacino como primeira opção no tratamento da uretrite gonocócica. Observamos que, na prática, não é simples usar a ceftriaxone, droga injetável, nas unidades básicas de saúde. Diferenças regionais de resistência antimicrobiana obrigam os profissionais de saúde considerar a epidemiologia local na escolha da melhor terapêutica.

Em virtude da frequente coinfecção com a *Chlamydia trachomatis*, o emprego associado no tratamento da azitromicina é recomendado.

Os esquemas terapêuticos do Ministério da Saúde (MS), Centers for Disease Control and Prevention (CDC) (Tabela 49.2) são indicados para os casos agudos de comprometimento uretral, cervical e anorretal sem complicações. Esquemas terapêuticos específicos são utilizados quando do comprometimento conjuntival, faríngeo, oftálmico, articular, cutâneo, em gestantes, na infecção gonocócica disseminada e pacientes HIV-positivos ou com aids (Tabela 49.3).

TABELA 49.2 Esquema terapêutico.

	MS (2019)	CDC (2015)
Esquema recomendado	Ceftriaxona 500 mg, IM, dose única + azitromicina 1 g, VO, dose única	Ceftriaxona 250 mg, IM, dose única + azitromicina 1 g, VO, dose única
Esquema alternativo		Cefixima 400 mg, VO, dose única + azitromicina 1 g, VO, dose única

Alguns autores ainda preconizam, no tratamento da gonorreia, a espectinomicina 2 g, IM, ou o tianfenicol granulado 2,5 g, VO, ambos em dose única.

Os protocolos terapêuticos preconizados apresentam níveis de cura que variam de 90 a 95%. No entanto, medicar o paciente sintomático é apenas uma das vertentes da terapia, pois devemos também orientá-lo no sentido de encaminhar o(s) seu(s) parceiro(s) para avaliação e tratamento, adverti-lo de que a terapêutica não é 100% eficaz, agendando nova consulta para acompanhamento, e notificar ao Sistema de Informação de Agravos de Notificação (SINAN), particularmente os casos de corrimento uretral em homens que são de notificação compulsória desde 2010.

Na persistência dos sintomas ou em casos de recidiva, é mister certificar-se do correto emprego das medicações e exclusão da coinfecção por clamídia (inclusive do(s) parceiro(s)), devendo-se ainda investigar outros agentes etiológicos menos frequentes de uretrite (ver anteriormente), mas, principalmente, questionar possível resistência bacteriana. Deve-se ainda orientar os pacientes masculinos para não "ordenharem" a uretra (comprimir o pênis) durante ou após tratamento, reduzindo assim o trauma uretral indireto que favorece a manutenção do processo inflamatório e consequentemente a secreção.

Ressalta-se que nas infecções crônicas, complicadas ou extragenitais, os esquemas terapêuticos devem ser utilizados em período nunca inferior a sete dias.

Nota dos autores: por tratar-se de infecção altamente contagiosa, quando no atendimento a um paciente com quadro clínico e/ou laboratorial de gonorreia não houver a disponibilidade da aplicação imediata da ceftriaxona (injetável) ou sua aquisição por parte do doente for improvável, preconizamos não postergar o tratamento e ministrar via oral, em dose única, a ciprofloxacino 500 mg e azitromicina 1 g, concorrendo, posteriormente, com a injeção da própria ceftriaxona.

CONTROLE DE CURA

Por se uma infecção de difícil controle entre os diversos grupos populacionais, a gonorreia mostra-se um exemplo da influência que os fatores demográficos, sociais e comportamentais exercem na epidemiologia de uma doença transmissível, independentemente de haver uma terapêutica eficaz.

Como o risco de transmissão sexual é elevado na infecção gonocócica, o(s) parceiro(s) sexual(is) no período de 60 dias que antecederam o aparecimento dos sintomas devem ser avaliados e tratados. É imperioso reforçar a suspensão das relações sexuais até a completa cessação dos sintomas e o agendamento do retorno em uma semana para nova avaliação clínica.

Na infecção gonocócica aguda não complicada, particularmente nos homens, o critério de cura é basicamente clínico com o desaparecimento dos sinais e sintomas. Todavia, na mulher deve se realizar a cultura do material da endocérvice em 7 a 10 dias após o término do tratamento.

TABELA 49.3 Esquemas terapêuticos específicos.

Conjuntivite	Faringe	Oftalmia neonatal	Gestantes	Artrite e/ou dermatite	Infecção gonocócica disseminada	Paciente HIV-positivo ou com aids
Ceftriaxona 1g, IM, dose única + azitromicina 1 g, VO, dose única	Ceftriaxona 250 mg, IM, dose única + azitromicina 1 g, VO, dose única	Ceftriaxona 25 a 50 mg/kg, IM, dose única (dose máxima de 125 mg nos recém-natos)	Ceftriaxona 250 mg, IM, dose única; ou espectinomicina 2 g, IM, dose única	Ceftriaxona 1 g, IM, dia + azitromicina 1 g, VO, dia, por 7 dias	Ceftriaxona 1 g/dia, IM ou EV; ou cefotaxima 1 g, EV, 8/8 h; ou espectinomicina, 2 g, IM, 12/12 h; todos por 48 h, depois cefixima 400 mg, VO, 12/12 h, por 7 dias	Empregam-se os mesmos esquemas terapêuticos dos pacientes HIV-negativos
	Cura e erradicação difícil	Tratamento tópico está contraindicado	Contraindicadas quinolonas e tetraciclinas		Lesão meníngica ou endocárdica ceftriaxona 1 a 2 g, EV, 12/12 h, por 14 a 30 dias	

PROFILAXIA

O diagnóstico precoce e o tratamento de todo paciente portador de gonorreia consistem na principal ação profilática desta e de outras IST.

Atenção especial deve ser dada às crianças do sexo feminino que apresentarem infecção gonocócica, em particular vulvovaginite, pela possibilidade da ocorrência de abuso sexual.

A profilaxia da oftalmia neonatal deve ser realizada rotineiramente nas maternidades, sendo inclusive lei em alguns estados. Faz-se com a aplicação única no saco lacrimal, logo após o nascimento, de: nitrato de prata a 1% (método de Credé) ou colírio de eritromicina a 0,5% ou colírio de tetraciclina a 1%.

Na prevenção e combate eficaz das IST entre a população geral, faz-se necessária a conscientização de todos, em particular dos profissionais de saúde, para:

- Uso regular do preservativo masculino ou feminino em todas as relações sexuais.
- Oferecimento dos testes sorológicos para a sífilis, HIV e hepatites B e C para todas as pessoas sexualmente ativas, especialmente as que desejam engravidar, estão grávidas ou que possuam múltiplos parceiros.
- Proceder ao diagnóstico e o tratamento adequado o mais rápido possível da IST presente.
- Efetuar ações de educação em saúde sexual e reprodutiva de forma constante e rotineira nas famílias, escolas, serviços médicos e mídias em geral.
- Notificar todas as IST diagnosticadas (de forma etiológica ou sindrômica) para obter-se a real magnitude dessas doenças e possibilitar melhor programação das atividades educacionais, profiláticas e terapêuticas.
- Orientar e estimular a vacinação contra a hepatite B e HPV.

BIBLIOGRAFIA SUGERIDA

Bala M, Sood S. Cephalosporin resistance in Neisseria gonorrhoeae. J Glob Infect Dis. 2010;2(3):284-90.

Barbosa MJ et al. Prevalence of Neisseria gonorrhoeae and Chlamydia trachomatis infection in men attending STD clinics in Brazil. Rev Soc Bras Med Trop. 2010;43(5):500-3.

Bignell C, Garley J. Azithromycin in the treatment of infection with Neisseria gonorrhoeae. Sex Transm Infect. 2010;86:422-6.

Brasil. Ministério da Saúde. Secretaria de Vigilância em Saúde. Departamento de Doenças de Condições Crônicas e Infecções Sexualmente Transmissíveis. Protocolo Clínico e Diretrizes Terapêuticas para Atenção Integral às Pessoas com Infecções Sexualmente Transmissíveis (IST). Brasília: Ministério da Saúde; 2019.

Centers for Disease Control and Prevention (CDC). MMWR – Morbidity and Mortality Weekly Report. Sexually Transmitted Diseases Treatment Guidelines. 2015;64:3. Disponível em: https://www.cdc.gov/std/tg2015/default.htm.

Centers for Disease Control and Prevention (CDC). Sexually Transmitted Disease Surveillance 2017. Disponível em: https://www.cdc.gov/std/stats17/gonorrhea.htm.

Centers for Disease Control and Prevention (CDC). Update to CDC's sexually transmitted diseases treatment guidelines, 2010: oral cephalosporins no longer a recommended treatment for gonococcal infections. MMWR Morb Mortal Wkly Rep. 2012;61(31):590-4. Disponível em: http://www.cdc.gov/mmwr/pdf/wk/mm6131.pdf.

Cook RL et al. Systematic review: noninvasive testing for Chlamydia trachomatis and Neisseria gonorrhoeae. Ann Intern Med. 2005;142:914-25.

Duarte G et al. Aumento da replicação do vírus da imunodeficiência humana tipo 1 induzida por Neisseria gonorrhoeae na presença de leucócitos polimorfonucleares. DST – J. bras Doenças Sex Transm. 2003;15(3):5-9.

Fifer H, Saunders J, Soni S, Sadiq ST, FitzGerald M. British Association for Sexual Health and HIV national guideline for the management of infection with Neisseria gonorrhoeae (2019). Disponível em: https://www.bashh.org/guidelines

Gottlieb SL et al. Toward global prevention of sexually transmitted infections (STIs): the need for STI vaccines. Vaccine. 2014;32(14):1527-35.

Hamilton HL, Dillard JP. Natural transformation of Neisseria gonorrhoeae: from DNA donation to homolous recombination. Mol Microb. 2005;59(2):376-85.

Heymans R et al. Multiple-locus variable-number tandem repeat analysis of Neisseria gonorrhoeae. J Clin Microb. 2011;49(1):354-63. Disponível em: https://www.cdc.gov/std/tg2015/default.htm.

Lee W et al. Condom use and risk of gonorrhea and Chlamydia: a systematic review of design and measurement factors assessed in epidemiologic studies. Sex Transm Dis. 2006;33(1):36-51.

Lewis DA. Global resistence of Neisseria gonorrhoeae: when theory becomes reality. Curr Opin Infect Dis. 2014;27:62-7.

Ndowa F, Lusti-Narasimhan M, Unemo M. The serious threat of multidrugresistant and untreatable gonorrhoea: the pressing need for global action to control the spread of antimicrobial resistance and mitigate the impact on sexual and reproductive health. Sex Transm Infect. 2012;88(5):317-8.

Passos MRL (ed.). Atlas of Sexually Transmitted Disease. Clinical Aspects and Differential Diagnosis. Springer; 2018.

Pellegrini E, Azulay MM, Azulay DR. Doenças sexualmente transmissíveis. In: Azulay RD, Azulay DR, Azulay-Abulafia L (eds.). Dermatologia. 7. ed. Rio de Janeiro: Guanabara Koogan; 2017.

Stary G, Stary A. Sexually Transmitted Infections. In: Bolognia, J L, Schaffer, JV, Cerroni, L (eds.). Dermatology. 4. ed. Elsevier; 2018.

Ted Rosen. Gonorrhea. In: Lebwohl MG, Heymann WR, Berth-Jones J e Coulson IH. Treatment of Skin Disease: Comprehensive Therapeutic Strategies. 5. ed. Elsevier;2018;94;295-7.

Uehara AA et al. Molecular characterization of quinolone-resistant Neisseria gonorrhoeae isolates from Brazil. J Clin Microb. 2011;49(12):4208-12.

Unemo M et al. Laboratory diagnosis of sexually transmitted infections, including human immunodeficiency virus. World Health Organization 2013. Disponível em: http://www.who.int/iris/bitstream/10665/85343/1/9789241505840_eng.pdf.

Unemo M, Dillon J, Lewis DA. Neisseria gonorrhoeae is evolving into a "Superbug" – what measures can be implement to combat the emergence of multidrug and extensively-drug resistant gonorrhea in Latin America and globally? DST – J bras Doenças Sex Transm. 2013;25(1):3-5.

Wong W et al. Molecular epidemiological identification of Neisseria gonorrhoeae clonal clusters with distinct susceptibility profiles associated with specific groups at high risk of contracting human immunodeficiency Virus and syphilis. J Clin Microb. 2008;46(12):3931-4.

World Health Organization. Department of Reproductive Health and Research World Health Organization. Emergence of multi-drug resistant Neisseria gonorrhoeae – threat of global rise in untreatable sexually transmitted infections. Disponível em: http://whqlibdoc.who.int/hq/2011/WHO_RHR_11.14_eng.pdf.

50

Hanseníase

Leontina da Conceição Margarido

INTRODUÇÃO

A Moléstia de Hansen (MH), hansenose ou hanseníase é infectocontagiosa, causada pelo *Mycobacterium leprae (Hansen, 1873)* que acomete, inicialmente, o sistema nervoso periférico (SNP) para, depois, atingir a pele dos doentes do grupo não contagiante (paucibacilar); e, na maioria dos doentes brasileiros, também acomete todos os outros órgãos e sistemas, exceto o sistema nervoso central (SNC) grupo contagiante, com alto índice baciloscópico (multibacilares) (Figura 50.1).

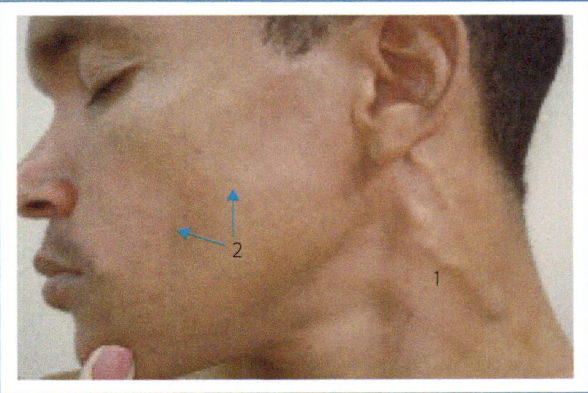

FIGURA 50.1 Hanseníase dimorfa tuberculoide (diagnóstico tardio) (paucibacilar, não contagiante). Placas eritêmato-hipocrômicas, bem delimitadas; foto à direita: nervo grande auricular intensamente espessado, um dos ramos tem espessamento nodular. *Fonte:* Acervo da autoria.

Em 2008, Xiang YH et al. descreveram que a variedade da MH multibacilar, comum no México e Caribe, descrita por Lucio-Alvarado em 1853 (*lepra bonita*), classificada como hanseníase virchowiana difusa, sem nódulos, contagiante, é causada por outra micobactéria, muito relacionada ao bacilo de Hansen, e denominou-a *Mycobacterium lepromatosis*.

A MH está incluída entre as moléstias milenarmente negligenciadas, ainda hoje, com indicadores endêmicos subestimados no Brasil, considerado o país com maior incidência de casos novos, sendo a maioria dos doentes do grupo contagiante; e, no total de pacientes, é superado apenas pela Índia, onde cerca de 70% são paucibacilares.

A MH está incluída nos programas da Organização Mundial da Saúde (OMS) e do Ministério da Saúde do Brasil (MS) entre as doenças tropicais negligenciadas e passíveis de erradicação.

É moléstia que interessa inicialmente ao neurologista (parestesias: dormência, formigamento, hipossudorese, neurites etc.; amiotrofias, garras); a neuropatia periférica ocorre em todas as formas e grupos da MH (em especial, tardiamente). A invasão da célula de Schwann e o consequente dano neural determinam perda sensitiva e, tardiamente, lesões motoras, responsáveis por deformidades e incapacidades. O espessamento neural, da fase tardia, pode ser identificado pela palpação dos troncos nervosos espessados, pela eletroneuromiografia, ultrassonografia (estes exames, são médico e aparelho-dependentes). Depois, interessa também ao dermatologista (hipocromias, alopecias etc., nos primeiros 4 a 6 anos, são discretas e passam despercebidas; tardiamente, são exuberantes e similares a outras dermatoses, porém com disestesia térmica, dolorosa; e, depois de muitos anos, também provocam a perda da sensibilidade tátil). Além desses especialistas, a MH também deve ser estudada pelo oftalmologista (conjuntivite, rarefação ou perda de cílios, supercílios, neurite na córnea, queratite, o limbo esclerocorneano é o mais acometido); pelo otorrinolaringologista (rinite, espessamento da mucosa oral, gengiva peridentária, língua, pilares, úvula e laringe, em especial, falsas cordas vocais; ouvido etc.; atrofia da espinha nasal anterior e queda da pirâmide nasal); pelo dentista – espessamento da gengiva peridentária, atrofia do processo alveolar maxilar (afrouxamento ou perda precoce dos dentes incisivos e caninos, há bacilos na polpa dentária dos doentes multibacilares); pelo reumatologista (artralgia, artrite de pequenas e médias articulações); urologista (envolvimento testicular: impotência sexual, esterilidade, orquiepididimite, ginecomastia etc.); gastroenterotologista (hepatoesplenomegalia, hepatites reacionais etc.); endocrinologista (glândula suprarrenal infiltrada etc.); vascular (o endotélio vascular está espessado pelo infiltrado específico: livedo reticular), linfedema, atrofia cutânea, ulceras etc.; endarterite durante reação tipo II, por imunocomplexos (também denominado eritema nodoso hansênico); ortopedista (as alterações ósseas – rarefação óssea, atrofia e absorção – ocorrem principalmente nas mãos e pés; pode ocorrer osteíte rarefaciente por trauma repetido, déficit de irrigação sanguínea, inervação óssea prejudicada, bacilos nos ossos (entre as trabéculas e medula óssea); osteoporose generalizada por atrofia testicular e déficit de testosterona, osteoporose por desuso; osteomielite, como complicação de úlceras crônicas; cardiologista – há bacilos no miocárdio; psiquiatra e psicólogo – por determinar sérias incapacidades físicas, mantém o preconceito e o estigma milenar, com importante envolvimento psicoemocional, que desencadeia aumento de estados depressivos (considerado "mal do século" e até suicídio); portanto, interessa a muitas especialidades da área médica; as várias deformidades necessitam de reabilitação cirúrgica.

TERMINOLOGIA E RESUMO HISTÓRICO

Esta moléstia também é denominada "lepra". Muitos países, incluindo-se o Brasil, adotaram a terminologia "moléstia de Hansen" (MH) ou "hanseníase", pois o termo antigo "lepra" é altamente estigmatizante tanto para o doente como para sua família e para a sociedade. A propósito, até na própria área da saúde poucos se interessam pelo seu estudo e, assim, não se faz diagnóstico precoce, permitindo que o doente evolua com incapacidades físicas, causa importante para a sua marginalização ou exclusão como desde a época pré-bíblica.

Sampaio, SAP (FMUSP), advoga que a terminologia "hansenose" seria mais acertada, pois a palavra com sufixo -ose é usada e também corresponde às micobacterioses; enquanto Rotberg A, que desenvolveu grande campanha, nacional e internacional, para mudar a terminologia "lepra" para "hanseníase", argumenta que "embora o sufixo -íase seja inadequado por referir-se às parasitoses, que não é o caso desta moléstia, a palavra 'hanseníase' é mais eufônica".

Rotberg A. sempre defendeu que o médico deve "educar" seu doente ao firmar a diagnose de MH e dizer-lhe: "você tem moléstia de Hansen; antigamente, era denominada "lepra"; esta terminologia é estigmatizante, afasta o doente e a família do tratamento e das equipes médicas etc."; pois se não o fizermos "o amigo ou o vizinho, dirá 'ah isso é lepra'; e, toda nossa educação em saúde será prejudicada!".

A palavra "lepra", utilizada na Septuaginta, tradução grega da Bíblia hebraica, corresponde à *tsaraáth* e significa desonra, vergonha, desgraça, que desagradava, animais e pessoas, condenando-os à destruição ou expulsão "do acampamento ou dos muros das cidades". Pelas tradições transmitidas verbalmente, a moléstia já era referida 6 mil anos antes da nossa era. As descrições do Levítico na Bíblia referem-na desde 1400 a.C.

Os chineses mencionam a MH a partir de 1100 a.C. e também a descreveram: *lai-ping* = hanseníase neural; e, *lai-fon* = hanseníase virchowiana.

As descrições mais precisas e antigas da MH são da Índia, 600 anos a.C. (*Tratado Médico Indiano de Sushrata Samhita* a denomina *Kushta*), já citavam dois grupos principais: *Vat Rakta*, no qual observavam-se manifestações predominantemente neurais; *Arun Kushta*, em que eram observadas características da atual MH virchowiana. Esses doentes eram tratados com o óleo de Chaulmoogra (*Hidnocarpus wightiana*), o que era ineficiente.

A África e a Índia constituem, aparentemente, o berço da MH no mundo. A possibilidade de sua origem multifocal não pode, *a priori*, ser afastada. A moléstia pode ter sido transmitida aos egípcios pelos hebreus peregrinos.

Hipócrates (460 a.C.) usou, pela primeira vez na Medicina, a terminologia "lepra" quando descreveu manchas brancas na pele e nos cabelos; porém, em nenhum momento falou das sequelas neuromusculares características da moléstia de Hansen; portanto, certamente, não se referiu à MH, e sim ao vitiligo.

A doença atingiu o Mediterrâneo, provavelmente transmitida pelos soldados de Alexandre, o Grande, ao retornarem das campanhas na Índia, em 326 a.C.

Possivelmente, algumas referências do Novo Testamento da Bíblia referem-se à moléstia, pois, com certeza, ela existia na época de Jesus Cristo.

Muitos foram os personagens famosos atingidos pela hanseníase. O bacilo, eclético e sem preconceitos, não poupou nem a nobreza nem o alto clero: reis, rainhas, princesas, duques, prelados e artistas tiveram de conviver com a moléstia, cuja causa, para alguns deles, era punição divina por pecados cometidos.

A Bíblia Sagrada fala-nos de Míriam, irmã de Moisés; de Naamã, general chefe dos exércitos da Síria; de Jó, homem de fé inabalável que passou por vários suplícios, antes de ser atingido pela "lepra que o cobriu da cabeça aos pés". O semideus Isdubar é o mais famoso personagem mitológico atingido pela "lepra". Foi um castigo por ter contrariado Istar, a Vênus da Babilônia. Há fortes indícios de que o faraó Tutmés II, da 18ª dinastia, tenha sido portador de MH. Como ele, foram acometidos Ptolomeu II do Egito; o rei Abgar de Edessa; os reis Ordonho II e Fruela, da Galícia; uma nora do rei Henrique II, da Inglaterra; os condes Raul e Thibaut VI; Valdemar (rei da Dinamarca) e outros.

Em 64 a.C., quando os soldados de Pompeu voltaram da Síria e do Egito, levaram a moléstia para a Itália. No 1º século de nossa era, Celso descreveu fielmente, a *elefantiasis graecorium,* uma complicação tardia da MH. Aretaeus, em 150 d.C., a descreveu na Grécia. Constantino, o grande imperador, fundador de Constantinopla (274 a 337 d.C.), adquiriu a MH durante a guerra. Nos 3º e 4º séculos, a moléstia já estava disseminada em toda a Itália.

Os movimentos dos legionários romanos disseminaram a moléstia em praticamente toda a Europa, no País de Gales, Alemanha, Suíça, Ilhas Britânicas e Espanha etc.

A moléstia foi muito prevalente na Europa entre os anos 1000 e 1400 d.C. Os vikings, no século XI, vindos da Inglaterra, contaminaram os escandinavos.

Em Portugal, a MH atingiu o seu primeiro soberano, Dom Afonso Henriques, seu neto Afonso II e sua neta, Teresa de Aragão, infanta de Portugal, rainha de Leon, foi repudiada pelo rei em virtude da doença. Robert Bruce, libertador e primeiro rei da Escócia, teve de renunciar ao comando de seu exército em virtude do estado avançado da moléstia que o deformou. O imperador Frederico Barba-Roxa da Alemanha era hanseniano. Na Inglaterra, o rei Henrique IV apresentou os primeiros sinais da doença 7 anos antes de morrer, subitamente, dentro da abadia de Westminster. O rei Filipe V, o Longo, que fora impiedoso, condenando os hansenianos à morte na fogueira, ironicamente, viria a morrer com a doença.

Entre os doentes famosos, também são citados o sucessor do rei Amauri de Jerusalém, rei Balduíno IV (dinastia d'Anjou), em 1174, considerado um dos grandes heróis das Cruzadas, morreu aos 24 anos, deformado e mutilado pela hanseníase. Naquela época, o rei Balduíno IV de Jerusalém foi diagnosticado precocemente, na infância, pelo seu professor Guilherme de Tiro, mas inexistia tratamento eficaz; hoje, temos ótimos esquemas terapêuticos, mas, os doentes de classe social mais elevada têm seu diagnóstico tardiamente, já com sequelas instaladas, pois seus médicos não fazem diagnóstico precoce e/ou consideram, erroneamente, que MH só acomete pessoas mais desfavorecidas socialmente.

Nos séculos XII e XIII, a moléstia se expandia violentamente, configurando uma verdadeira pandemia em toda a Europa. A endemia foi se alastrando, especialmente por intermédio dos soldados das Cruzadas e dos comerciantes. Voltaire dizia: "de tudo que obtivemos e adquirimos nas Cruzadas, a lepra foi a única coisa que conservamos". Na Europa dessa época, só na França havia cerca de 2 mil leprosários e 15 mil doentes.

A hanseníase não poupou alguns iluminados, como a doutora da Igreja, Santa Catarina de Sena, 1347; e o frei Damião.

Na Idade Média, os doentes foram considerados impuros pela Igreja e pela sociedade e condenados a viver em leprosários (ou colônias) fora dos muros das cidades. A moléstia foi considerada cólera divina e, assim sendo, os cânones da Igreja, os reis franceses e os germânicos determinaram o isolamento compulsório dos doentes. Estes passaram a ser considerados mortos e excluídos, proibidos de conviver com a sociedade (*sic mortuus mundo, vivus aeternum Deo*). Deveriam vestir-se com véus pretos, não poderiam usar as fontes de água etc.

Durante a grave "peste negra" do século XIV, vinda da Índia, morreram mais de 25 milhões de pessoas; alguns autores consideraram os doentes de hanseníase mais protegidos das epidemias, mesmo em condições lamentáveis de vida e higiene; parece que a hipergamaglobulinemia constante seria um fator de resistência imunológica.

A partir do século XVI, a MH entrou em declínio progressivo e, "naturalmente", interpretou-se que teria sido resultado do isolamento dos doentes, mas, eles tinham permissão para mendigar esmolas nas vilas, o que favorecia algum contato. As crianças nascidas nos leprosários eram imediatamente retiradas do seio materno e encaminhadas para os preventórios – casas para receber e cuidar dos filhos dos doentes.

Na verdade, o isolamento dos doentes, mesmo absoluto, não resolveu o problema do contágio ou não diminuiu a endemia, em nenhum país, a exemplo do Japão, China, Filipinas, Brasil etc.

Chaussinand acredita que o maior responsável pelo declínio natural da moléstia na Europa tenha sido seu antagonismo com a tuberculose; teria havido fenômeno de imunização cruzada; e, assim, os que não morreram de tuberculose (muito mais contagiante que a MH), que se estendeu largamente pelo continente, tornaram-se resistentes ao bacilo de Hansen.

Assim, o BCG usado ainda hoje, protege contra tuberculose e, também, comprovadamente contra a MH (Margarido LC et al., 1974).

Louis XIII ordenou o fechamento dos leprosários franceses no fim do século XVII.

A moléstia persistiu por longo tempo, em especial no leste da Europa e na Escandinávia, onde surgem os conhecimentos modernos e o início da era científica da MH.

Atualmente, restam alguns focos da moléstia no litoral mediterrâneo, na Espanha, Portugal, Itália, Grécia, Turquia e Rússia meridional. A doença foi trazida para as Américas por meio das conquistas espanholas e portuguesas e, ainda, pelos escravos vindos da África.

Os chineses e japoneses foram responsáveis pela propagação da moléstia em toda a costa do oceano Pacífico e na Oceania.

Na América do Norte, em 1775, o tráfico de negros foi o principal responsável pela disseminação da moléstia da Luisiana até a Flórida. No México, fundou-se o primeiro hospital de São Lázaro em 1521.

No Brasil, documenta-se a MH, pela primeira vez, em 4 de dezembro de 1697, pela Câmara do Rio de Janeiro, que solicita a Portugal a instalação de um lazareto na Igreja da Conceição, consequentemente ao grande número de doentes com a moléstia na cidade.

Segundo a Organização Mundial da Saúde (OMS), no período de 2004 a 2005, o Brasil apresentava a maior prevalência de doentes, concentrando cerca de 80% dos doentes do continente americano; aqui predominam os doentes multibacilares (contagiantes).

É importante observar que, até os nossos dias, a MH continua ocorrendo em qualquer camada social, entre ricos e pobres, mas predomina nas mais desfavorecidas, à semelhança da Europa da Idade Média, quando acometeu nobres e plebeus.

PRINCIPAIS FATOS HISTÓRICOS DA ERA CIENTÍFICA

- 1839 – Danielssen e Böeck fazem estudo clínico da MH: *Traité de la spedalskhed ou elephantiasis des Grecs.*

- 1852 – Lucio e Alvarado descrevem a lepra lepromatosa difusa, sistêmica, sem nódulos cutâneos e com vasculites leucocitoclásticas, necrotizantes.

- 1863 – Patologia: Virchow R. descreve a característica da célula do granuloma virchowiano (Alemanha).

- 1873 – Bacteriologia: Hansen, Gerhard Armauer Herlich descobre que a MH, não é hereditária, mas causada pela *Mycobacterium leprae* (Noruega).

- 1879 – Com material fornecido por Hansen, Neisser A aprimora a descrição dos bacilos por meio de técnicas pioneiras de coloração.

- 1919 – Kensuke Mitsuda introduz o antígeno para demonstrar a capacidade humana de reagir ao bacilo de Hansen.

- 1905, 1923 – Jadassohn e Darier, respectivamente, descrevem a MH tuberculoide.

- 1937 – Rotberg Abrahão desenvolve a teoria do fator natural de resistência imunológica ao bacilo de Hansen, o que serviu de base para as classificações de 1948, com a teoria da polaridade, de Rabello E. (1938), até a espectral de Ridley e Jopling (1962) e as atuais simplificadas, classificação operacional da OMS.

- 1941 – Faget GH inicia o tratamento específico da moléstia com a dapsona (sulfona).

- 1948 – Latapi F e Chevez-Zamora A publicam "The 'spotted' leprosy of Lucio: an introduction to its clinical and histological study". Int J Lepr. 1948;16:421-437.

- 1960 – Sheppard inicia estudos microbiológicos do bacilo de Hansen mediante inoculações na pata do camundongo.

- 1963 – Wade faz a primeira descrição de resistência à sulfona.

- 1965 – Sheskin demonstra a utilidade da talidomida para a reação tipo II (imunocomplexos).

- 1966 – Rees faz inoculações na pata do camundongo irradiado por raio X e timectomizado.

- 1972 – Kircheimer e Storrs fazem inoculações no tatu *Dasypus novencinctus.*

- 1974 – Margarido LC et al. fazem a viragem do teste de Mitsuda pelos BCG em recém-nascidos.

- 1977 – Beiguelman B –identifica o gene autossômico dominante e a resposta ao antígeno de Mitsuda.

- 1992 – Margarido LC e Fleury RN demonstram o comprometimento visceral da reação tipo II, em necrópsias.

- 1998; 1999; 2000 – Rambukkana evidencia a rota de entrada do bacilo na célula de Schwann.

- 2001 – Cole et al. elucidam o genoma do bacilo de Hansen.

- 2001 – Yung estabelece a importância dos lipídeos da parede bacilar.

- 2008 – Xiang et al. identificam outra micobactéria, *M. lepromatosis* sp. – nos doentes com hanseníase virchowiana difusa de Lucio-Alvarado, comum no México e América Central e descrita em alguns casos de outras regiões como o Brasil, norte da África, Ásia, Singapura.

Em nosso meio, muitos médicos dedicaram-se ao controle dessa moléstia, trazendo importantes contribuições, entre eles: Aleixo A; Maurano F; Pupo JA; Martins De Castro A; Gomes JM; Portugal H; Ramos e Silva Rabello; Fe Ribas E; Souza Araújo H; Souza Campos NE.

BACILO DE HANSEN (*MYCOBACTERIUM LEPRAE*)

Acreditava-se que esta moléstia fosse hereditária. Em 1873, Gerard H. Armauer Hansen (1841-1912), em Bergen, na Noruega, descobriu que era causada por uma micobactéria e, pela primeira vez, descreve-se a moléstia humana causada por micobactéria. E assim, o *M. leprae* também é denominado bacilo de Hansen (BH).

Nove anos depois, é descoberto que a tuberculose ou "peste branca" era causada por outra micobactéria (Koch).

Admite-se ainda hoje que o reservatório natural do BH seja o homem. Embora existam descrições do bacilo em animais silvestres (tatus, macacos) naturalmente infectados em musgos nas Costas da Noruega e, também, no Reino Unido (esquilo vermelho).

MICROBIOLOGIA

O *M. leprae* foi descoberto e descrito por Gerhard H. Armauer Hansen (1841-1912) em 1868, Bergen, na Noruega.

TAXONOMIA DO BACILO DE HANSEN (BH)

Esta bactéria é classificada em:

- Classe – Schizomycetes.
- Ordem – Actinomycetales.
- Família – *Mycobacteriaceae.*
- Gênero – *Mycobacterium.*
- Espécie – *leprae.*

A morfologia do BH é a de bastonete reto ou levemente encurvado, com 1 a 8 mm de comprimento por 0,2 a 0,4 mm de largura. Nas preparações para exame bacterioscópico ao microscópio comum, os BH podem ser vistos isolados, agrupados ou em agrupamentos compactos, chamados "globias", em que os bacilos estão fortemente unidos por material gelatinoso e dispostos de modo semelhante a cigarros colocados paralelamente em um maço. É a única bactéria que apresenta esse tipo de disposição.

AFINIDADES TINTORIAIS

Geralmente, estes bacilos são Gram-positivos; e, corados pelo método Zielh-Neelsen, são álcool-acidorresistentes (BAAR); sensível à peridina e têm atividade DOPA oxidase +.

Pelo método de Ziehl-Neelsen, os bacilos viáveis são vistos em forma de bastonetes, sólidos ou íntegros, que se coram uniformemente em vermelho. As falhas de coloração no corpo bacilar identificam bacilos mortos (Figura 50.2).

À microscopia eletrônica, verifica-se que sua parede tem duas camadas – uma interna eletrodensa e outra externa eletrotransparente, abaixo dela está a membrana plasmática. A cápsula desta micobactéria que corresponde, em parte, à camada eletrotransparente, é constituída de dois lipídeos, o dimicocerosato de ftiocerol e o glicolipídeo fenólico (PGL-1), que contém um grupamento trissacarídico específico do *M. leprae.*

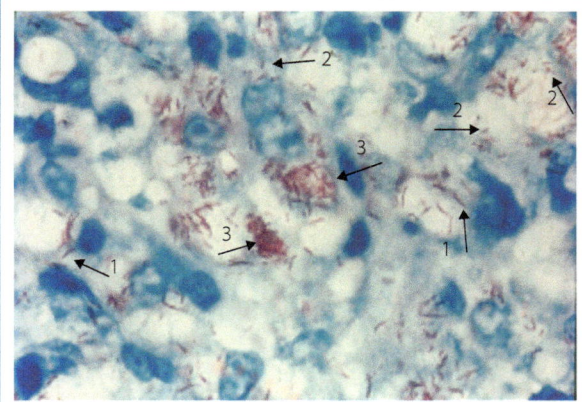

1. Bacilos álcool-acidorresistentes isolados, agrupados e em globias. 2. Bastonetes corados uniformemente correspondem a bacilos íntegros (viáveis). 3. Falhas de coloração no corpo bacilar correspondem a bacilos fragmentados ou granulosos (inviáveis).

FIGURA 50.2 Coloração de Ziehl-Neelsen.
Fonte: Acervo da autoria.

Na parede bacteriana, há ácidos micólicos, arabinogalactam e peptidoglican, também existentes em outras micobactérias. O glicolipídeo fenólico é específico do *M. leprae*.

No citoplasma do BH, há vários constituintes, entre eles uma enzima difeniloxidase-específica e capaz de oxidar o isômero D da di-hidroxifenilalanina (DOPA). Assim, o bacilo de Hansen distingue-se entre as micobactérias patogênicas por apresentar essa atividade dopaoxidase.

ESTRUTURA DO GENOMA DO *MYCOBACTERIUM LEPRAE*

Nos últimos anos, houve considerável progresso relativo ao estudo da sequência genômica do bacilo de Hansen, que está totalmente sequenciado e organizado; pode-se compará-lo com o genoma do *M. tuberculosis* (Tabela 50.1). O genoma do *M. leprae* é constituído por 1.605 genes com proteínas codificadas e 50 genes para as moléculas RNA estáveis; mais da metade dos genes funcionais do genoma do *M. tuberculosis* inexiste no *M. leprae* e foi substituída por vários genes inativos ou pseudogenes.

É impressionante a grande quantidade dos chamados "genes de degradação" no *M. leprae*. Em apenas 49,5% do genoma, existem genes com proteínas codificadas e, em 27%, várias enzimas dos genes codificados são substituídas por pseudogenes reconhecidos.

O *M. leprae* parece ter dispensado os genes normalmente necessários para a multiplicação *ex vivo* e assumido nicho ecológico único, com faixa limitada de hospedeiro. Essa herança genética empobrecida eliminou genes reguladores e partes inteiras do seu metabolismo; em especial, aquelas envolvidas no catabolismo; mas os genes essenciais para a formação da parede celular foram preservados, mantendo elementos necessários para sua sobrevivência no homem e em outros animais.

Assim, os genes funcionais viáveis da *M. leprae* ainda têm capacidade de adaptar essa bactéria ao parasitismo intracelular e sobreviver por um longo tempo, o suficiente para infectar e multiplicar-se na célula de Schwann do nervo periférico.

TABELA 50.1 Comparação das características genômicas.

Características	*M. leprae*	*M. tuberculosis*
Tamanho do genoma (bp)	3.268.203	4.411.532
G + C (%)	57,79	65,61
Proteínas codificadas (%)	49,5	90,8
Genes com proteínas codificadas (n.)	1.604	3.959
Pseudogenes (n.) (estruturas inativas)	1.116	6
Densidade de genes (bp/gene)	2.037	1.114
Média de comprimento do gene (bp)	1.011	1.012
Média desconhecida de comprimento do gene (bp)	338	653

n.: número; bp: pares de bases; bp/gene: pares de bases por gene.

Fonte: Cole ST et al. *Nature.* 2001;409.

Muitos genes estão desligados, mas passíveis de reativação. Existem poucas cópias de rRNA tipo bacteriano e de tRNA normais.

Portanto, esse bacilo simplificado, com intensa redução de seu genoma, tornou-se muito exigente e dependente dos produtos metabólicos das células do hospedeiro. Essa estrutura pode explicar características bacteriológicas únicas do bacilo de Hansen, BH: como o excepcional crescimento lento e sua incapacidade para multiplicar-se nos meios de cultura ou meios sintéticos, pois ocorre uma rápida perda de ATP não suplementável; justificando a inexistência de vacina.

A diversidade genética limitada do *M. leprae*, menor do que a da *M. tuberculosis*, parece não influenciar sua virulência.

Ainda não se conseguiu cultivar o BH em meios de cultura. A multiplicação do bacilo pelas técnicas de inoculação no coxim plantar de alguns camundongos imunocompetentes, naqueles irradiados e timectomizados ou nos camundongos atímicos (*nude mice*) (Colston et al.), ocorre depois de 12 a 14 dias. Os bacilos também se reproduzem em tatus da espécie *Dasypus novencinctus* e em macacos *Cercocebus* sp. e *Mangabey* sp.

Utilizando-se a técnica de Shepard, verifica-se que o BH se multiplica nos camundongos irradiados e timectomizados, durante o período de 6 a 8 meses e, depois, atingem um platô com posterior decréscimo espontâneo, do seu número em decorrência da imunidade celular dos animais.

Com essa técnica, também foi possível verificar o tempo em que permanecem viáveis fora do organismo humano, que é de 36 horas em temperatura ambiente e de aproximadamente 7 a 9 dias em temperatura de 36,7 °C com 77,6% de umidade média. A técnica de Shepard também possibilitou a pesquisa de novos remédios com atividade anti-hansênica; avaliar se as medicações são bactericidas ou bacteriostáticas; e, se os bacilos são resistentes aos vários medicamentos utilizados.

A grande quantidade de bacilos obtida de tatus infectados e de doentes facilitou os estudos sobre os constituintes de sua parede, substâncias proteicas do seu citoplasma e seus sistemas enzimáticos e forneceu material para as experimentações com vacinas, como aquela que tem sido testada na Venezuela por Convit, utilizando o bacilo de Hansen morto e o BCG.

O BCG é classicamente conhecido como capaz de estimular a imunidade mediada por células (IMC), geneticamente determinada, em razão dos antígenos comuns da parede das micobactérias. É usado em alguns países, inclusive no Brasil.

As proteínas rHSP18 e rHSP65 estão em estudos e parecem não ser úteis para avaliar a IMC. Parece que o antígeno 85 (35 Kda), DNA ou BCG transfectado com genes de *M. leprae,* pode estimular a IMC específica.

Vários fatores impediram o progresso do conhecimento em base biológica, sobre o bacilo de Hansen, em especial a falta de cultivo *in vitro.*

Embora seja um único patógeno, induz várias respostas clínico-laboratoriais, diretamente dependentes da resposta imunocelular específica do hospedeiro.

Em 2008, Xiang et al. atribuíram ao *Mycobacterium lepromatosis* sp. a etiologia da hanseníase virchowiana de Lucio-Alvarado. Existe íntima semelhança filogenética entre o *M. leprae* e o *M. lepromatosis* sp., que permite inferir haver um ancestral comum, pois ambos:

1. São incultiváveis.
2. Têm um único gene 16s RRNA e MMAA3.
3. Têm degeneração de mmaa3.
4. Têm a base 6 idêntica, coincidente e se repete no RPOT.
5. Têm o conteúdo G + C similares.

Os genes hsp65 e rpoB do *M. lepromatosis* sp., obtidos mediante a sequência de PCR, são coincidentes com os do *M. leprae* em 92,8% (92,8% [566/610] e 94,3% [628/666], respectivamente (Xiang Y. H. et al., 2008).

O *Mycobacterium lepromatosis* sp. pode ser distinto do *M. leprae* e do *M. tuberculosis* por intermédio da sequência genética:

- ***Mycobacterium lepromatosis:*** AAAGGTCTCTTA-ATACTTAAACCTATTAAAGAT

- ***Mycobacterium leprae:*** AAAGGTCTCTAAAAAA-TC---TTTTTTAGAGAT

- ***Mycobacterium tuberculosis:*** AAAGGTCTCT--------------TCGGAGAT

FIGURA 50.3 Análise do gene 16S rRNA do novo *Mycobacterium* FJ924, *Mycobacterium lepromatosis* sp., que causa a hanseníase de Lucio-Alvarado. Estrutura prevista da haste-alça na transcrição da sequência única de 19 pb (em caixa) em comparação com as do *M. leprae* e *M. tuberculosis.*

Fonte: Xiang YH et al. Am J Clin Pathol. 2008;130:856-64.

Estudo recente de genomas de cepas de bacilos de doentes da Ásia, África e Américas, para estudar as variações das formas clínicas dos doentes, demonstrou diferença, apenas, pelo polimorfismo num simples nucleotídeo dessas micobactérias. Esses resultados também reforçam que a imunidade celular específica do hospedeiro é fator fundamental para determinar a evolução e o tipo da moléstia.

MYCOBACTERIUM LEPRAE (BACILO DE HANSEN) E *M. LEPROMATOSIS* E NEUROTROPISMO

Entre todas micobactérias conhecidas, são as únicas com capacidade ou habilidade para invadir o SNP. Tal neurotropismo peculiar já é descrito nos tratados da Índia (600 a.C.) e também desde os primeiros trabalhos de Danielssen e Böek (1848), quando demonstraram as sequelas neuromusculares da moléstia.

Ao selecionar a célula de Schwann como nicho preferido, o *M. leprae* adquiriu vantagem significativa de sobrevivência; na célula de Schwann, o bacilo permanece protegido dos mecanismos de defesa do hospedeiro; como a célula de Schwann não tem capacidade fagocítica profissional, ela é incapaz de destruir patógenos; assim, permite ao bacilo multiplicar-se continuamente; e ainda, a barreira sanguínea do nervo limita o acesso de vários medicamentos à célula de Schwann, habilitando-a, irrestritamente, para a multiplicação desses bacilos.

A célula de Schwann é a hospedeira ideal para estas micobactérias; nela, o bacilo pode persistir e se multiplicar, etapa fundamental que desencadeia o dano neural do SNP, determinando perda sensitiva e, mais tarde, lesões motoras, responsáveis pelas deformidades e incapacidades que mantêm o estigma milenar.

É possível que o bacilo seja levado para a célula de Schwann pelos macrófagos, outra possibilidade é que ele possa ser transportado para a célula neural via capilares intraneurais.

Os estudos recentes por meio das culturas de tecidos neurais *in vitro* e *in vivo*, em tatus, estabeleceram efetivamente, predileção do BH pela célula neural.

O comprometimento neural da moléstia de Hansen tem mantido o estigma desde as antigas civilizações. A disponibilidade do genoma do bacilo e os conhecimentos da base molecular da infecção do *M. leprae* no nervo periférico são fundamentais para compreender a patogênese do nervo (Figuras 50.4 a 50.9).

Quanto mais precoce a identificação do dano neural, melhor será a prevenção das incapacidades.

O conhecimento das bases moleculares da invasão do BH na célula neural é importante para o desenvolvimento de medicações que previnam as neuropatias específicas precocemente.

In vivo, as células de Schwann existem como unidades de células-axonais de Schwann com fenótipos mielinizantes e não mielinizantes. Em ambos os casos, as unidades celulares-axonais de Schwann são completamente envolvidas por lâmina basal, fator característico para diferenciá-las dos macrófagos, fibroblastos e células epiteliais.

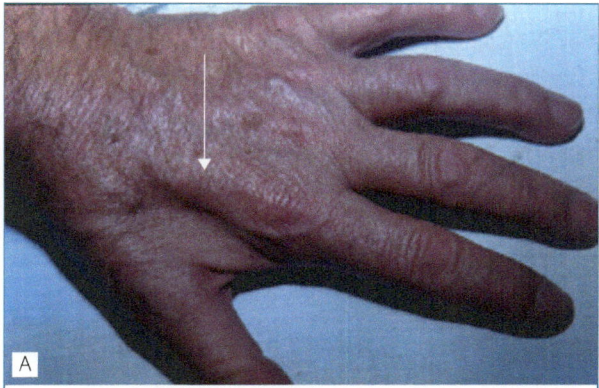

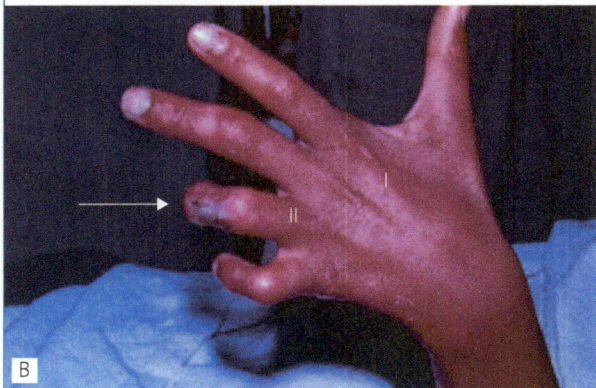

FIGURA 50.4 (A) Amiotrofia do primeiro interósseo dorsal da mão (diagnóstico tardio); (B) amiotrofia dos interósseos dorsais e garra ulnar na mão anestésica; notar bolha hemorrágica no quarto dedo, pós-queimadura (diagnóstico tardio).
Fonte: Acervo da autoria.

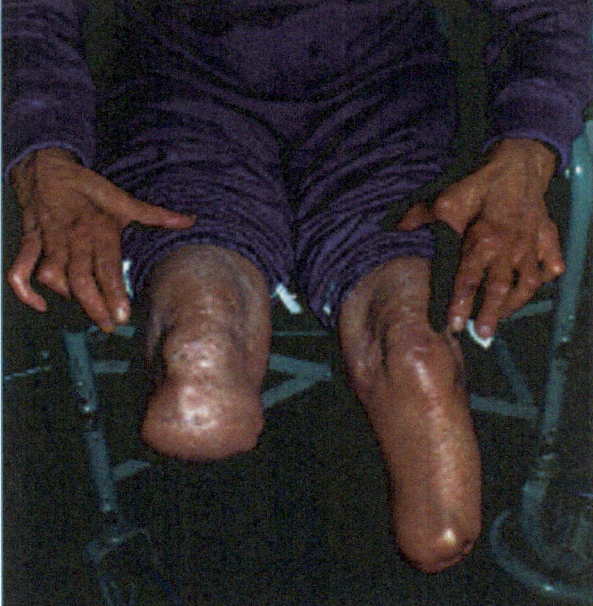

FIGURA 50.5 Sequelas neuromusculares muito tardias: amiotrofias, garras mediano ulnares. Amputações nas pernas.
Fonte: Acervo da autoria.

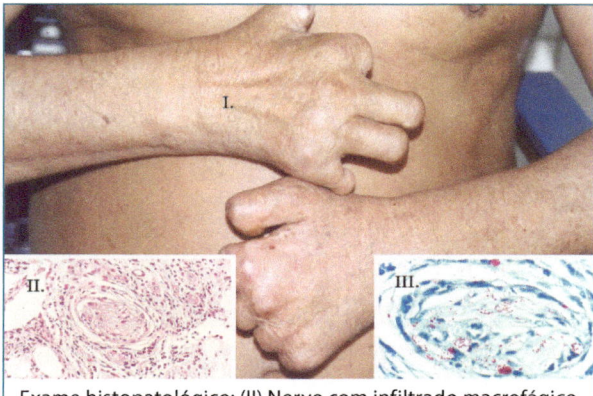

Exame histopatológico: (II) Nervo com infiltrado macrofágico. (III) Bacilos de Hansen isolados e em globias nos macrófagos.

FIGURA 50.6 Sequelas neuromusculares muito tardias: amiotrofia, intensa reabsorção de tecidos moles e ósseos.
Fonte: Acervo da autoria.

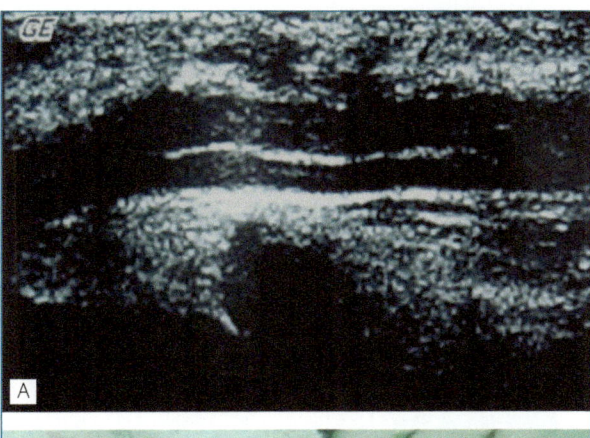

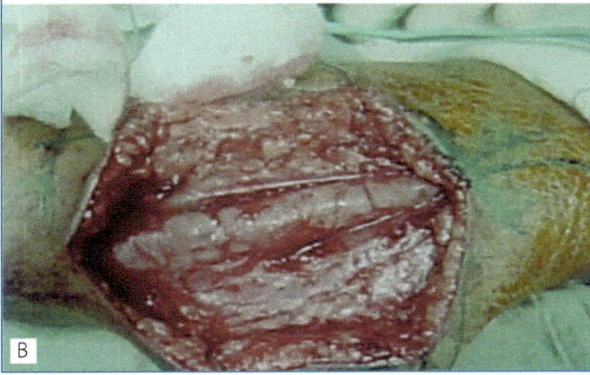

FIGURA 50.7 Ultrassonografia (A) e fotografia neurocirúrgica correspondente; (B) nervo muito espessado. Dano neural tardio.
Fonte: Gentileza de Sermik RA, Radiologia, Hospital das Clínicas da Faculdade de Medicina da Universidade de São Paulo.

O *M. leprae*, embora sem habilidade locomotora, tem competência para atravessar o endotélio e tecido conectivo e, por meio da lâmina basal, invadir a célula de Schwann, *in vivo*.

Recentemente, foi demonstrado que o simples contato do *M. leprae* na unidade celularaxonal de Schwann é suficiente para que ele seja absorvido.

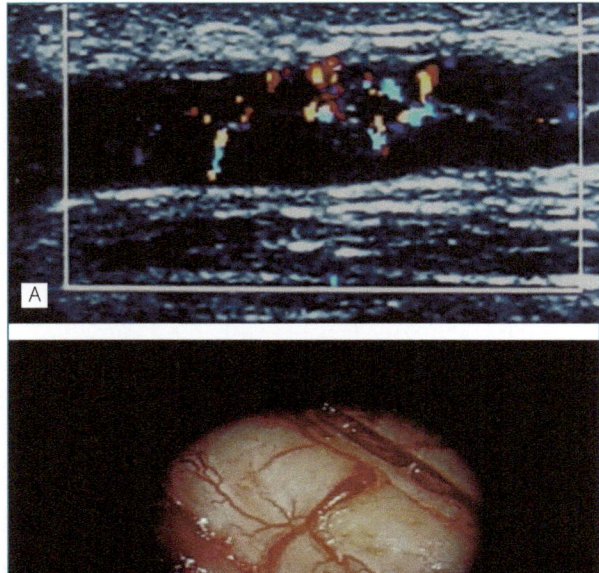

FIGURAS 50.8 (A) Ultramicroscopia e fotografia neurocirúrgica correspondente; (B) nervo espessado com vasodilatação reacional da MH. Dano neural tardio.

Fonte: Ramukka A. Mycobacterium leprae-induced demyelination: a model for early nerve degeneration. Current Opinion in Immunology. 2004 August;6(4):511-8.

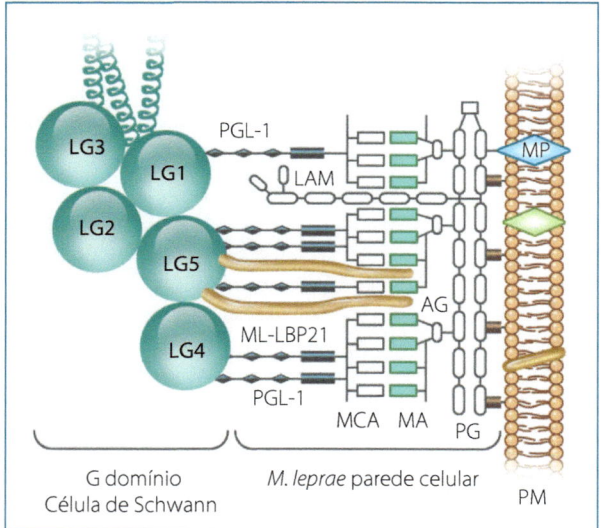

FIGURA 50.9 Complexo alfadistroglicano.

Fonte: Ramukka A. Mycobacterium leprae-induced demyelination: a model for early nerve degeneration. Current Opinion in Immunology. 2004 August;6(4):511-8.

PAPEL DO GLICOLIPÍDEO FENÓLICO, PGL-1, DA PAREDE CELULAR DO *M. LEPRAE* E *M. LEPROMATOSIS*, OBJETIVANDO O NERVO PERIFÉRICO

Os lipídeos do BH são as chaves para a entrada na célula de Schwann. A específica afinidade do BH pelo nervo perifé-

rico é determinada pelo PGL-1. No bacilo de Hansen, além dos elementos comuns a todas as micobactérias, existe o glicolídeo fenólico-1 (PGL-1), que é trissacarídeo distintamente antigênico, existente unicamente no BH, que os caracteriza como as únicas micobactérias neurotrópicas. O grupo de Anura Rambukkana (1998) demonstrou que o glicolipídeo fenólico (PGL-1) do *M. leprae* é a "chave" para entrar na célula de Schwann, salientou a importância dos lipídeos na biologia da infecção micobacteriana e sugeriu uma possível estratégia para prevenir o dano neural da hanseníase.

Rambukkana estabeleceu, que a molécula de laminina α-2, presente na membrana basal da célula de Schwann, serve de receptor para o PGL-1 específico do *M. leprae* e que a união ocorre no complexo alfadistroglicano, que promove a entrada da micobactéria na célula de Schwann (Figura 50.9).

Isso sugere que o contato inicial do *M. leprae* com a lâmina basal da célula de Schwann é o evento fundamental para o processo de invasão. Assim, a lâmina basal não parece agir como barreira de proteção contra a bactéria, como se pensou previamente, mas, ao contrário, ela facilita a infecção e o processo de invasão bacteriana pelas propriedades de seus componentes estruturais.

Na parede de todas as micobactérias, existem ácidos micólicos, lipídeos, arabinomananas, LAM etc. O PGL-1 é estrutura lipídica específica destas micobactérias (*M. leprae* e *M. lepromatosis*), responsável pela resistência à ação destruidora do macrófago e ação moduladora, sendo utilizado para análise sorológica e fixação do complemento.

O PGL-1 é um reagente útil para o diagnóstico sorológico (ainda não utilizado de rotina): PGL – pelo método enzimaimunoensaio (Elisa) – os títulos são baixos nos contatos dos doentes; mais elevados nos doentes iniciais (indeterminados); moderados, nos doentes tuberculoides; e muito altos, nos doentes virchowiano.

Existem ainda no *M. leprae* proteínas catiônicas; aceptoras de merosinas e colagenase, talvez explicando a formação de colágeno III, como demonstrado por Junqueira e Tedesco-Marchese et al. (1990) (HC-FMUSP), nos espessamentos dos nervos e na fibrose tardia.

Por meio da imuno-histoquímica, com coloração *in situ* da pele de doentes não tratados, Das PK et al. (1999) evidenciaram antígenos no infiltrado de macrófagos, na expressão dos anticorpos monoclonais (MAb) para o glicolipídeo fenólico pelo método Elisa, a expressão dos anticorpos IgM anti--PGL-1 e do LAM 36 kd 65 kd são diferentes nas lesões iniciais, virchowianas e nas reacionais da moléstia.

Vários estudos objetivando diagnóstico subclínico da MH, por meio de testes sorológicos, demonstraram anticorpos IgM contra proteínas do *M. leprae*, em especial, dirigidas contra duas proteínas: ML0405 and ML2331. A fusão dessas duas proteínas originou a denominada LID-1. Os testes, com LID-1, reconheceram bem os doentes multibacilares, com grande quantidade de bacilos, de diferentes partes do mundo; porém, não houve grande vantagem ou utilidade para diagnóstico precoce de doentes subclínicos ou, dos paucibacilares, em que a agressão neural é mais intensa e precoce; em especial, quando se compara com testes para detecção de anticorpos anti-PGL-1. Os autores consideram que novas pesquisas baseadas na produção de citoquinas contra bacilos de Hansen são promissoras (Reece S, 2008).

Papel da laminina α-2 na lâmina basal da célula de Schwann

O glicolipídeo fenólico-1 (PGL-1) é o aceptor de laminina α-2. O grupo carboxílico da laminina α-2 da membrana basal da célula da Schwann do SNP é o receptor do PGL-1.

A laminina existe em pelo menos 12 formações ou configurações iguais (laminina 1 a 12), cada uma com distribuição restrita no tecido; é o maior complexo da unidade celular-axonal de Schwann. As lamininas são grandes glicoproteínas heterotriméricas compostas de cadeias alfa, beta e gama envolvidas no conjunto da lâmina basal e funções celulares.

A laminina-2 é composta de tecido restrito de cadeia α-2 e, mais frequentemente, distribuída em cadeias β-1 e γ-1. É muito provável que a cadeia α-2 da molécula de laminina-2 seja a responsável pela interação do *M. leprae* com a célula de Schwann do SNP.

A importante característica das várias lamininas de cadeia α é o módulo de lamininas tipo G, para sua extremidade carboxílica; a cadeia α-2LG da superfície celular promove, especificamente, a união do BH à porção carboidrato da alfa-distroglicana, presente na laminina α-2 da membrana basal da célula de Schwann.

Existem outros receptores na célula de Schwann; pois a alfadistroglicana não consegue promover inteiramente a aderência do *M. leprae, que se* une a uma glicoproteína de 25 kDa do nervo periférico.

O PGL-1 une-se à cadeia α-2 da lâmina basal da unidade axonal da célula de Schwann pela sua porção trissacarídea. Existem cinco módulos de domínio G na lâmina basal da célula de Schwann e o PGL-1 tem três áreas de aderência em ordem crescente de atividade: α-2 LG1, α-2 LG4 e α-2LG5; porém o PGL-1 pode aderir a todo o domínio G.

Tem sido aceito que o longo tempo de permanência do *M. leprae* na célula de Schwann do SNP pode comprometer a função neural mesmo antes de a resposta imunocelular ser estimulada.

A célula de Schwann também pode ser fonte primária da infecção pelo *M. leprae*, permitindo contínua liberação de bacilos na circulação e a subsequente disseminação bacteriana no SNP e em outras partes do corpo. Esses eventos podem permitir a persistência da infecção ou recidiva observadas nos doentes multibacilares.

O papel do PGL-1 e outras proteínas de união da laminina α-2 na parede celular do *M. leprae* e a via celular da laminina-2-destroglicana na infecção neural podem ter implicações significativas no desenvolvimento de novas estratégias terapêuticas para bloquear a união do bacilo na unidade axonal da célula de Schwann, prevenindo o dano neural antes que a resposta imunocelular comece a agir e agrave a doença.

O grupo de Tapinos NE está estudando o anticorpo específico ErbB2 *(trastuzumabe)* que inibe a união do *M. leprae* com a laminina α-2 da célula de Schwann (CS) e se a ativação do ErbB2 e Erk2 nas células de Schwann primariamente humanas, efetivamente, impede a desmielinização nos modelos *in vivo e in vitro*.

Toledo-Pinto TG et al. (2016) identificaram que células de Schwann recém-infectadas pelo *M. leprae* apresentaram um perfil de genes diferencialmente expressos associados à ativação da via de interferon tipo 1, IFN; entre eles, o gene que codifica a oligoadenilatossintetase-like de 2'-5 (OASL) sofreu a maior regulação positiva e também demonstrou-se que está regulado positivamente, em linhagens de células de macrófagos humanos infectados pelo *M. leprae*, monócitos primários e amostras de lesões cutâneas de doentes com MH disseminada (multibacilares).

O processo descrito desempenha ação a favor da bactéria para a OASL, durante o processo de infecção, favorecendo a sobrevivência do *M. leprae*. nas pessoas sem resistência natural (FN de Rotberg). Esse mecanismo ainda é pouco conhecido em relação a bactérias e relevante nas infecções virais.

Toledo-Pinto TG et al. (2016) acreditam que as intervenções para diminuir a ativação da via do IFN tipo I têm aplicações promissoras para as terapêuticas; ou, aplicação adjuvante para melhorar as vacinas contra as doenças micobacterianas.

IMUNIDADE CELULAR ESPECÍFICA CONTRA BH

O estado imunitário individual das pessoas (imunidade celular específica contra o BH) pode ser avaliado por meio do teste intradérmico de Mitsuda-Hayashi (1919). A evidência dessa resposta imunocelular permitiu que Rotberg (1937) desenvolvesse a teoria do fator natural (FN) de resistência ao BH, que existe em 80% da população. A vacinação de rotina com BCG ou o contato com micobactérias estimula a imunidade específica nas pessoas com FN. Desse modo, quem nasce com FN, mais cedo ou mais tarde, desenvolverá resposta positiva ao antígeno de Mitsuda. Esse fato se observa mesmo em países onde a hanseníase não é endêmica.

A margem Hansen anérgica (Rotberg, 1984), que existe em 20% da população, corresponde às pessoas que sempre respondem negativamente ao antígeno de Mitsuda e que quando ficam doentes, permitem a livre multiplicação bacilar e evoluem para grupo contagiante e, uma parcela destas pessoas persistentemente Mitsuda-negativas nunca fica doente. Assim, há pessoas sadias, com resposta negativa ao antígeno de Mitsuda, embora coabitando com doentes contagiantes. Isso pode indicar a existência de outro fator condicionador de resistência à proliferação bacilar, além da capacidade lisogênica dos macrófagos e ainda não identificada.

A imunidade celular específica contra o BH (FN de Rotberg) é hereditária e transmitida por um par de genes autossômicos transmitido em dominância parcial (Beiguelman B, 1977).

Teste de Mitsuda

O teste de Mitsuda-Hayashi não é diagnóstico, serve apenas para ajudar na classificação e para estabelecer prognóstico.

A imunidade celular, de maneira geral, está conservada na hanseníase, mas a imunidade celular específica ao *M. leprae* pode estar alterada. O teste de Mitsuda (Figura 50.11) é uma reação que avalia a integridade dessa imunidade celular específica de um indivíduo ao BH. O teste é realizado utilizando-se o antígeno de Mitsuda integral, preparado a partir de nódulos virchowianos triturados e filtrados; e os bacilos são mortos por autoclavagem, pelo calor. Esse antígeno é preparado a partir de material humano e denominado de "antígeno H" (humano) para se diferenciar daquele que utiliza material de tatus infectados experimentalmente, que é chamado de "antígeno A" (A, do espanhol *arma-*

dillo). Em geral, as preparações utilizadas na prática têm cerca de 40 ou 60 milhões de bacilos por mL. Após a injeção intradérmica de 0,1 mL desse antígeno, pode haver reação localizada após 48 ou 72 horas, semelhante à reação à tuberculina, denominada "reação precoce de Fernandez", cujo significado é discutível. Depois de 28 a 30 dias, pode haver uma segunda reação, dita tardia ou de Mitsuda, que se caracteriza, quando positiva, pelo aparecimento, no local da injeção, de um nódulo que pode ulcerar ou não. A intensidade da reação, que está relacionada ao tamanho do nódulo, é medida em cruzes. De acordo com a OMS, reações de 3 a 5 mm correspondem à positividade (+), de 5 a 10 mm (++) e, quando ulceradas, com mais de 10 mm (+++).

As reações positivas ocorrem nas formas clínicas da hanseníase, *paucibacilares*, que apresentam algum grau de imunidade celular específica ao bacilo de Hansen, e negativas quando essa imunidade está ausente.

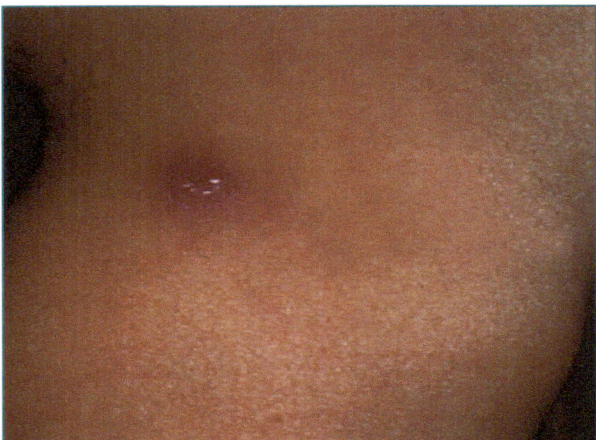

FIGURA 50.10 Teste de Mitsuda. Resposta ao antígeno de Mitsuda após 4 semanas: positiva +++.
Fonte: Acervo da autoria.

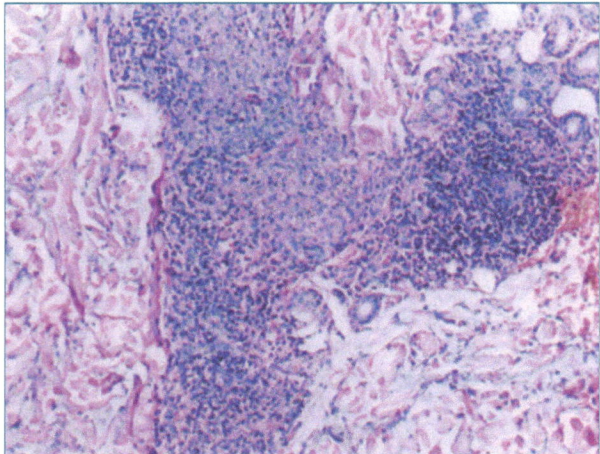

FIGURA 50.11 Teste de Mitsuda. Reação granulomatosa após 45 dias (HE × 100).
Fonte: Miranda RN, Pereira LC, Tarlé SF et al. Desenvolvimento de preparado antigênico Mitsuda-símile e sua avaliação em pacientes multibacilares Mitsuda-negativos. Rio de Janeiro: An. Bras. Dermatol. 2005 July/Aug;80(4).

Em contatos com FN, de doentes com hanseníase, uma reação de Mitsuda positiva indica que o indivíduo já foi estimulado pelo BCG, outas micobactérias e/ou pelo próprio bacilo de Hansen; ele poderá não ficar doente; ou, se ficar, evoluirá para o grupo tuberculoide. Se, ao contrário, ele for Mitsuda-negativo e adoecer, poderá evoluir para hanseníase virchowiana.

A reação de Mitsuda positiva representa o desenvolvimento de imunidade constitucional, celular, após estímulo pelo próprio *M. leprae por* outras micobactérias e BCG. Admite-se que mais de 80% dos indivíduos de qualquer comunidade apresentem algum grau de positividade à reação de Mitsuda. Esse fato se observa mesmo nos países onde a hanseníase não é endêmica.

O teste de Mitsuda tem valor apenas prognóstico e é um auxiliar na classificação da doença, mas há uma situação em que ele pode ajudar no diagnóstico de exclusão da doença: na suspeita de hanseníase em um indivíduo que apresenta eritema nodoso sem, aparentemente, outro tipo de lesão cutânea ou neural. Neste caso, a reação de Mitsuda, quando positiva, exclui a possibilidade da doença porque o eritema nodoso só ocorre nas formas clínicas em que esse teste é negativo.

Evolução e resposta ao teste de Mitsuda

É um teste intradérmico, importante, que auxilia muito na classificação dos doentes e na adequada escolha do esquema terapêutico.

A evolução da infecção e da moléstia é lenta, insidiosa, determinada, total ou parcialmente, pelo genoma do hospedeiro (HLA) e, também, pela quantidade de bacilos recebidos na infecção. Assim, as respostas imunocelulares do hospedeiro podem expressar-se em diferentes manifestações clinicopatológicas, espectrais e polares. Essa condição pode ser demonstrada pela resposta à injeção do antígeno de Mitsuda-Hayashi, que varia entre os polos de maior resistência ao de anergia:

1. Mitsuda-Hayashi positivo +++: ocorre no polo de maior resistência, tuberculoide polar, doente com raros bacilos ou sem eles, paucibacilar, portanto não contagiante.

2. Mitsuda-Hayashi negativo: polo de anergia ao bacilo, doente virchowiano polar, com numerosos bacilos, multibacilar, contagiante.

3. Entre os extremos descritos, há o grupo intermediário, o Mitsuda-Hayashi, variando de 2+, 1+; e a maioria negativo, denominado "dimorfo" ou *borderline*.

A leitura do teste é tardia e, após 4 semanas, quando positiva, surge nódulo eritematoso que indica resistência ao BH. A positividade à reação de Mitsuda aumenta com a idade e ocorre em 80% da população adulta (Rotberg, 1937, FMUSP).

TEORIA DA POLARIDADE DE RABELLO (1938)

Em 1938, Rabello estabeleceu a teoria da polaridade para as classificações da moléstia. As classificações atuais são baseadas nessas duas teorias brasileiras, confirmadas por estudos recentes, que avaliam os aspectos clínicos, baciloscópicos e histológicos das lesões neurais e/ou cutâneas e respostas imunes aos antígenos do *Mycobacterium leprae*.

A teoria da polaridade de Rabello tem como base o trabalho de Rotberg A (1937) sobre imunidade natural e sua correlação com a patogenia, bacteriologia e epidemiologia, denominado "fator N"; assim, Rabello classificou os doentes em dois polos extremos; de um lado, 1) o tipo tuberculoide polar, de maior resistência ao BH; paucibacilar; no outro extremo, 2) o tipo virchowiano polar, de anergia ao bacilo; multibacilar; e, entre os dois polos, 3) o grupo dimorfo, subdividido em paucibacilar ou multibacilar.

Hoje, cientificamente, classifica-se a MH de modo espectral (Ridley-Jopling, 1962), mantendo-se a teoria da polaridade de Rabello. Num polo ou extremidade do espectro imunológico estão doentes tuberculoides; paucibacilares (PB), que apresentam forte imunidade celular, com resposta do tipo Th1, caracterizada pela secreção de interferon gama específico contra o antígeno (IFN-γ). Essa resposta controla o crescimento bacteriano e limita a disseminação bacilar; geralmente, resultando em neuropatia periférica assimétrica, mais intensa e precoce, com algumas lesões cutâneas localizadas assimetricamente na pele.

No outro extremo do espectro, os doentes multibacilares (MB) têm pouca ou nenhuma imunidade celular específica, mas, imunidade humoral potente; essas respostas não controlam o crescimento bacteriano e a doença torna-se sistêmica, determinando lesões disseminadas, com muitos bacilos isolados e em globias, comprometimento significativo simétrico e tardio do SNP; a única área nunca acometida é o SNC.

EPIDEMIOLOGIA

A "lepra" foi considerada extinta da Europa no final do século XVII e, no século XIX, voltou a ser registrada como sério problema endêmico (Edmond, 2006) (ver tópica sobre nobreza e famosos com MH na Idade Média). Nos séculos XX e XI, a endemia persistiu em alguns países europeus e, na América do Sul, em especial, no Brasil, com a maior incidência do mundo (93,2% dos casos novos e 93,8% do registro ativo), nas Américas, Índia, África. No Brasil, predominam doentes multibacilares (contagiantes). Portanto, trata-se de uma moléstia de alta importância em nosso meio, constituindo-se num grande problema de saúde pública.

Admite-se hoje ser o homem o reservatório natural do bacilo, embora já se tenha relatado o encontro de *M. leprae* em musgos da Costa do Marfim e da Noruega e, também, em tatus e macacos naturalmente infectados e, recentemente, no esquilo vermelho do Reino Unido. Epidemiologicamente, esses achados parecem não desempenhar papel importante na cadeia de transmissão.

O contágio ocorre principalmente de um indivíduo para o outro.

A MH continua sendo um sério problema de saúde pública; é endêmica em várias áreas do globo e caracteriza-se principalmente, por manifestações neurológicas, dermatológicas, podendo ser sistêmica; após longa evolução, sem tratamento adequado, determina deformidades e mutilações que contribuem para a perpetuação do estigma milenar.

Em 1990, a OMS estabeleceu meta global para os países endêmicos eliminarem a MH, considerada "doença negli-genciada"*, encarada como problema de saúde pública; objetivando diminuir número de doentes para menos de 1 doente para cada 10 mil habitantes até o ano 1995; reduzindo, assim, os índices epidemiológicos de modo significativo.

A capacitação dos profissionais da área da saúde é fundamental para que o Brasil consiga atender a "agenda inconclusa" (OPAS: CD49. R19/2009), uma vez que a proporção de doentes com moléstias endêmicas e graves, continua elevada, em especial, entre a população mais pobre e marginalizada do País; porém, nunca esquecendo que a moléstia de Hansen também acomete pessoas com condições socioeconômicas elevadas, exatamente como Idade Média, quando atingia "nobres e os plebeus".

Estabeleceu-se nova meta ou estratégia global para o controle da MH, de 2011 até o fim de 2015, objetivando:

1. Detecção precoce, antes da instalação dos danos neurais.

2. Redução das incapacidades grau II em pelo menos 35% em comparação a 2011.

3. Exame de todos os contatos intradomiciliares dos doentes recém-diagnosticados. Hoje, a OMS estima a existência de 1 milhão de doentes e, ainda, cerca de 2 a 3 milhões com incapacidades físicas secundárias à MH.

A prevalência da moléstia de Hansen nos países com mais de 1 milhão de habitantes ainda está abaixo da meta global estabelecida pela OMS (Tabela 50.2).

TABELA 50.2 Moléstia de Hansen nos países que ainda não alcançaram a meta global. Detecção de casos novos por 100 mil habitantes.

País	Prevalência registrada	Número de casos novos detectados
	Início de 2005/2006/2007	2004/2005/2006
Brasil	30.693 (1,7)/27.313 (1,5)/60.056 (3,21)	49.384 (26,9)/38.410 (20,6)/44.436 (23,53)
República Democrática do Congo	10.530 (1,9)/9.785 (1,7)/8.261 (1,39)	11.781 (21,1)/10.737 (18)/8.257 (13,92)
Moçambique	4.692 (2,4)/4.889 (2,5)/2.594 (1,29)	4.266 (22,0)/5.371 (27,1)/3.637 (18,04)
Nepal	4.699 (1,8)/4.921 (1,8)/3.951 (1,43)	6.958 (26,2)/6.150 (22,7)/4.253 (15,37)
País	Prevalência registrada 2006/2007/2008/2010	
Brasil	27.313 (1,5)/60.567 (3,21)/45.847 (2,40)/29.761	
Nepal	4.921 (1,8)/3.951 (1,43)/3.329 (1,18)/2.231	
Timor Leste	289 (3,05)/222 (2,2)/131 (1,23)/78	

Fonte: WHO/Department of Control of Neglected Tropical Diseases. Global leprosy situation, Weekly epidemiological record; 2007.

---

* Referente à qualidade dos profissionais, em 2002, as Nações Unidas lançaram a "Década da Educação para o Desenvolvimento Sustentável" (2005-2014), com objetivo maior de "integrar princípios, valores e práticas de desenvolvimento sustentável, em todos os aspectos da educação e do ensino".

A situação atual da MH no mundo é de que 60% dos doentes estão no Sudeste Asiático, 19% na África, 15% na América, 4% no Oeste do Pacífico, 2% no Leste do Mediterrâneo (oriental) e 0% na Europa.

O número de casos novos registrados, incidência, em 2011, foi 226.626; e, em 2012, foi de 232.857. A grande maioria dos doentes, 95%, está em 16 países e os outros 5% distribuem-se pelo resto do mundo.

Segundo a OMS, a prevalência global registrada até o fim de 2012 foi de 189.018 doentes com MH, nos 115 países endêmicos, excluindo-se pequeno número de casos da Europa.

As taxas de conclusão do tratamento de 75 países variaram entre 55 e 100% nos pacientes MB notificados em 2012 e nos doentes paucibacilares (PB) notificados em 2013.

A OMS estimou, em 2013, que cerca de 16 milhões de doentes foram curados com a MDT e preveniram-se as incapacidades físicas em mais de 4 milhões de pessoas.

Em 2014, dos 213.899 doentes notificados com hanseníase, 94% eram habitantes de 13 países: Bangladesh; Brasil; República Democrática do Congo; Etiópia; Índia; Indonésia; Madagascar; Mianmar; Nepal; Nigéria; Filipinas; Sri Lanka; e República Unida da Tanzânia. No mesmo ano, das notificações de doentes novos detectados, 18.869 eram crianças, o que corresponde a 8,8% do número total; 61% eram casos multibacilares (MB) de hanseníase; 36% eram do sexo feminino. Foram notificadas 1.312 recaídas em 46 países (Tabela 50.3).

TABELA 50.3 Prevalência registrada no final de 2014 e número de novos casos detectados durante 2014, por região da OMS.

Região da OMS	Prevalência registrada		Número de novos casos	
	Número	Taxa por 10 mil habitantes	Número	Taxa por 10 mil habitantes
África	19.968	0,26	18.597	2,44
Américas	29.967	0,33	33.789	3,75
Mediterrâneo Oriental	2.212	0,04	2.342	0,38
Europa	–	–	–	–
Ásia Sul-Oriental	119.478	0,63	154.834	8,12
Pacífico Ocidental	3.929	0,02	4.337	0,24
Total	174.554	0,25	213.899	3

Fonte: WHO. Leprosy elimination. Global leprosy update, 2014: need for early case detection.

As recaídas ou RECIDIVAS da moléstia resultam do tratamento irregular, por tempo insuficiente ou por abandono; assim, todos os anteriores determinam resistência do bacilo ao(s) medicamento usados.

As intervenções de combate à hanseníase devem se concentrar indiscutivelmente no descobrimento de métodos diagnósticos rápidos e eficazes, para detecção precoce dos casos, nos países com endemia alta. A estratégia também precisará orientar os países com menor número de novos casos, mas taxas relativamente altas; ou, nos países com áreas de alta endemicidade, sobre mecanismos para reduzir a transmissão. Outros países com poucos casos devem manter serviços de vigilância e referência, inclusive países da Europa, sobretudo em razão da migração de habitantes de áreas onde a hanseníase é endêmica.

Em 2015, a atualização global sobre a MH demonstrou que, nas cinco regiões da OMS, foram notificados 213.899 doentes nos 121 países (taxa de detecção de 3/100.000 habitantes).

Em decorrência do não cumprimento das metas da OMS, o prazo, que já fora prorrogado, foi revisto para 2000; 2005; depois para 2015 e, agora, para o ano 2020.

A Estratégia Global da OMS, para o período de 2015 a 2020, tem como objetivos:

a) Reduzir a quantidade de doentes.

b) Viabilizar serviços de qualidade para diagnóstico e tratamento precoces.

c) Diminuir o número de casos novos com grau 2 de incapacidades.

Em 2016, foram diagnosticados 217.968 novos doentes (2,9/100.000 pessoas) principalmente no Sudoeste Asiático, África Subsaariana e Brasil; 94% dos novos doentes são de 14 países, que relataram mais de mil casos novos em cada um deles (OMS, 2019). A proporção de novos doentes com grau 2 de incapacidade, no momento do diagnóstico, foi de 6% na década passada.

O Boletim Epidemiológico Mundial, publicado em agosto de 2018 pela OMS, informa que, em 2017, os 150 países e territórios reportaram 210.671 casos novos de hanseníase, o que corresponde a 2,8 doentes em 100 mil habitantes. Do total de doentes registrados, a Índia tem a maior endemia, com 126.164 (59,9%) casos da doença (Tabelas 50.4 e 50.5).

TABELA 50.4 Prevalência da moléstia de Hansen registrada no fim de 2017 e casos novos detectados durante 2017 – por regiões da OMS.

Regiões da OMS	Número de casos registrados (prevalência/10 mil habitantes) final de 2017	Número de casos novos detectados (taxa de detecção/ 100 mil habitantes) em 2017
África	30.654 (0,28)	20.416 (1,90)
Américas	31.527 (0,31)	29.101 (2,86)
Mediterrâneo Oriental	4.405 (0,060)	3.550 (0,51)
Ásia – Sudeste	119.055 (0,60)	153.487 (7,72)
Pacífico Ocidental	7.040 (0,040)	4.084 (0,21)
Europa	32 (0)	33 (0)
Total mundial	192.713 (0,25)	210.671 (2,77)

Fonte: WHO, Global Leprosy Strategy 2016-2020. Accelerating towards a leprosy-free world; 2017.

TABELA 50.5 Tendência de detecção de novos casos com MH, por regiões da OMS, de 2008 a 2017.

Regiões da OMS	Número de novos casos detectados									
	2008	**2009**	**2010**	**2011**	**2012**	**2013**	**2014**	**2015**	**2016**	**2017**
África	29.814	28.935	25.345	20.213	20.599	20.911	18.597	20.004	19.384	20.416
Américas	41.891	40.474	37.740	36.832	36.178	33.084	28.806	27.356	27.356	29.101
Mediterrâneo Oriental	3.938	4.029	4.080	4.357	4.235	1.680	2.342	2.167	2.834	3.550
Ásia – Sudeste	167.505	166.115	156.254	160.132	166.445	155.385	154.834	156.118	163.095	53.487
Pacífico Ocidental	5.859	5.243	5.055	5.092	5.400	4.596	4.337	3.645	3.914	4.084
Europa	–	–	–	–	–	–	–	18	32	33
Total Mundial	249.007	244.796	228.474	226.626	232.857	215.656	213.899	210.740	217.968	210.671

Fonte: WHO, Global Leprosy Strategy 2016-2020. Accelerating towards a leprosy-free world; 2017.

EPIDEMIOLOGIA NO BRASIL

Infelizmente, o diagnóstico da doença tem sido feito tardiamente em nosso meio. O doente, em geral, percorre vários médicos, com queixas específicas da moléstia neurite (parestesia, [formigamento, dormência etc.], rinite, artralgia e/ou artrite e até manchas ou placas na pele) e nem mesmo se aventa a hipótese de hanseníase. O Núcleo de Hansenologia do Hospital das Clínicas da Faculdade de Medicina da Universidade de São Paulo (HC-FMUSP) demonstrou que o doente consulta, em média, oito médicos para, enfim, diagnosticar a MH.

No Brasil, menos de 20% (em média) dos doentes são diagnosticados com a moléstia na fase inicial; cerca de 70% já apresentam algum grau de incapacidade física ao serem matriculados ou diagnosticados.

Um doente multibacilar, virgem de tratamento ou não tratado de maneira adequada, embora infectando muitas pessoas, produz cerca de cinco novos doentes por ano. Calcula-se que apenas um terço dos doentes brasileiros esteja matriculado (já diagnosticado), e muitos fazem tratamento irregular ou abandonam o tratamento, facilitando a disseminação de bacilos resistentes às medicações atuais e aumentando a problemática nacional.

A moléstia de Hansen ocorre em qualquer faixa social, desde a antiguidade, mas predomina nas camadas socioeconômicas mais desfavorecidas.

Em 1997, a prevalência de doentes de MH no Brasil era de 5,43/10 mil, considerada a segunda maior prevalência do mundo, em número absoluto de doentes, era precedida pela Índia; e essa situação se manteve até 2003, ano em que o Brasil teve 77.154 doentes novos matriculados, o que representou 85% dos doentes americanos e 16% dos doentes do mundo. Porém, há muito tempo sabe-se que esse número representa apenas a menor parte do problema.

Quando se compara o índice atual com o de 1997, verifica-se nítida diminuição do número total de doentes, diminuição esta, provavelmente, em razão da alta administrativa dada a doentes que abandonaram o tratamento e outras medidas como desconsiderar aqueles com sequelas etc. Porém, ainda não se evidenciou redução das taxas anuais de detecção, certamente em virtude de uma endemia oculta, falta de diagnóstico precoce, em especial no Brasil, onde o número de doentes contagiantes é mais alto.

Em agosto de 2006, a OMS demonstrou um coeficiente de prevalência da Índia de 2,4 doentes por 10 mil pessoas, enquanto no Brasil era de 4,6 por 10 mil habitantes. Em alguns estados brasileiros, esse número é maior, a exemplo do Mato Grosso do Sul, com 30,19 doentes por 10 mil. O Brasil supera a Índia em coeficiente de prevalência de doentes com hanseníase

A multidrogaterapia (MDT) ou poliquimioterapia (PQT), instituída por volta do ano de 1987, foi a base da OMS para eliminar a MH como problema de saúde pública; mas, de fato, em 2019, conclui-se que, na verdade, apenas com a MDT (PQT), não houve diminuição da endemia, não só no Brasil, mas também noutras áreas endêmicas do mundo.

Em 2012, o Ministério da Saúde do Brasil estabeleceu o Plano Integrado de Ações Estratégicas, objetivando combater as importantes doenças endêmicas do País: moléstia de Hansen; tuberculose; filariose; esquistossomose; oncocercose; tracoma (causa de cegueira); controle das geo-helmintíases; e outras, no período compreendido entre 2011 e 2015.

Como resultado da intensificação de ações voltadas para o controle da transmissão da doença, entre 2008 e 2017, a taxa de detecção se reduziu em cerca de 37%, o que corresponde à redução de 39.047 para 26.875 casos novos nesse período.

O Brasil tem a maior incidência de hanseníase do mundo e, no total de casos, é superado apenas pela Índia (MS, 2017).

A melhor estratégia para combater a hanseníase é a busca ativa de casos, principalmente entre as pessoas que convivem com o doente; porém, em virtude do grande número de doentes multibacilares e da endemia oculta (doentes não diagnosticados), há que se qualificar melhor todos os médicos e equipes de saúde, intensificando a atenção para as manifestações neurológicas precoces, como formigamento, dormência, hiposudorese localizada, pois a detecção precoce previne as incapacidades.

CASOS NOVOS COM MH NO BRASIL

Em 2005, houve queda de 24,27%, ou seja, 10.900 pessoas deixaram de contrair a doença. Incidência de 2,76 por 10 mil habitantes em 2005 (38,4 mil novas notificações) contra 2,09 por 10 mil habitantes em 2004 (49,3 mil novas notificações). Em dezembro de 2005 estavam em tratamento 27,1 mil pessoas, contra 30,6 mil pessoas 1 ano antes.

Em 2006, houve queda de 13,45% na taxa de prevalência em relação à de 2005.

O Ministério da Saúde divulga que o número de casos novos notificados de MH, em 2009, foi de 37.610 e, destes, 2.669 (7,1%) acometeram menores de 15 anos de idade. Assim, o coeficiente de detecção geral é de 19,6/100 mil habitantes. Segundo o Ministério da Saúde, a análise histórica da taxa de incidência da moléstia evidencia tendência de declínio nos últimos 20 anos, pois, em 1990, a taxa era de 51,7 casos por 100 mil habitantes.

O exame de contatos intradomiciliares continua abaixo da meta estabelecida pela OMS (90%); em São Paulo, tem sido de 72,16%, considerado regular.

Em 2010, a maioria dos doentes multibacilares era do sexo masculino; já no grupo paucibacilar predominou o sexo feminino; e, as maiores incapacidades são observadas no gênero masculino. Há que se conduzir o controle da MH, como de outras doenças infecciosas, de modo realístico, priorizando comorbidades, incapacidade e mortalidade (Evans, 1985); pois que a MDT é apenas uma das armas para seu controle.

Para o esperado controle da MH, tornam-se fundamentais: (1) diagnóstico precoce; (2) prevenção das incapacidades físicas; (3) equipe de saúde bem qualificada ou, bem treinada; (4) treinamento para o adequado diagnóstico precoce e manejo dos episódios reacionais; (5) calmetização de toda população; (6) atenção governamental para essa grave endemia nacional, com adequados recursos materiais e acesso aos serviços.

Embora os números referentes à tendência da endemia demonstrem diminuição desse importante agravo à saúde pública brasileira, o geoprocessamento de casos novos evidencia a existência de focos de transmissão recente, especialmente em nove estados da Amazônia legal. No Brasil, existem 385 municípios com mais de 10 mil habitantes onde 70% dos casos novos são de menores de 15 anos de idade.

Consideramos que as principais causas dessa endemia continuamente em evolução são: diagnóstico e tratamento tardios; déficit do ensino, multidisciplinar e multiprofissional da moléstia nas escolas da área da saúde: medicina; enfermagem; fisioterapia; programas público-assistenciais reduzidos; baixa integração entre escolas da área médica e de serviços públicos de saúde.

Não se atingiu a meta de controle da MH até 2011; assim, a OMS lança novo apelo mundial, com o tema "Acelerando para um Mundo Livre de Hanseníase" e estabelece nova prorrogação de prazo, de 2016 para 2020; esta estratégia orienta detecção ativa de casos, redução do estigma e administração de vacina BCG, pelo conhecido efeito protetor. Convocação para pesquisas com o objetivo de melhorar diagnóstico e tratamento quimioterápico e imunoprofilaxia.

Em 2017, o Brasil continuou tendo a maior incidência de hanseníase do mundo. Em 2.933 municípios foram diagnosticados 26.875 doentes novos, o que corresponde à incidência de 12,76 casos por 100 mil habitantes (alta edemicidade).

Do total de casos novos registrados, 1.718 (6,4%) foram diagnosticados em menores de 15 anos, em 630 municípios, sinalizando focos de infecção ativos e transmissão recente. Os maiores índices da moléstia são registrados nos estados do Mato Grosso, Tocantins, Maranhão, Pará e Piauí. O Paraná é o estado com o menor número de casos.

Em virtude da polineuropatia específica, a MH é altamente incapacitante; em 2017, do total de 23.415 (87%) casos novos avaliados quanto ao grau de incapacidade física no momento do diagnóstico, 8.461 (36,1%) doentes apresentaram alguma incapacidade física, sendo 6.512 com grau 1 (76,96%) e 1.949 com grau 2 (23,03%) (deformidades visíveis).

DEFINIÇÃO DE "CASO" – DOENTE COM HANSENÍASE (OMS – MINISTÉRIO DA SAÚDE – BRASIL, 2018)

É o doente que apresenta um ou mais dos critérios a seguir, com ou sem história epidemiológica e que requer tratamento poliquimioterápico (PQT), como multidrogaterapia (MDT), específico:

1. Espessamento de nervo(s) periférico(s).

2. Lesão(ões) de pele com alteração de sensibilidade (p. ex., disestesia: hipo, hiper ou anestesia térmica).

3. Presença de bacilos *M. leprae*, confirmada na baciloscopia de esfregaço intradérmico ou na biopsia de pele dos doentes multibacilares.

A MH deve ser diagnosticada antes que ocorra disestesia térmica quando se verificarem mancha hipocrômica, alopecia ou hiposudorese na pele; muitas vezes essa hipocromia é discreta, tornando-se mais visível quando se examina o doente à distância de cerca de 1 a 2 metros e, depois, a cerca de 30 cm. Na lesão, efetuam-se: (1) a prova da histamina; e/ou (2) prova da "unhada de Bechelli"; ou (3) a prova da pilocarpina, nos doentes negros ou nas lesões eritematosas ou pigmentadas, descritas adiante. Os princípios-chave da Estratégia Global para Hanseníase, no período de 2016-2020 ou meta da OMS a ser alcançada até o ano 2020 incluem detecção precoce dos doentes, antes do aparecimento de incapacidades, em especial nas crianças; inclusão e desestigmatização; incentivo para pesquisas objetivando prevenção e novos meios de diagnóstico. Objetiva-se:

1. Eliminação da hanseníase como problema de saúde pública, menos de 1 caso novo por 100 mil habitantes por meio de um programa dirigido a:

1.1. Manter a qualidade dos serviços integrados com índices endêmicos baixos; prevenção de incapacidades;

1.2. Fortalecer vigilância, distribuição de medicamentos, informação, educação, comunicação, capacitação profissional e ambiental; e, disponibilização de rede de referência eficaz.

PREVENÇÃO DE INCAPACIDADES

A prevenção de incapacidades nos doentes com hanseníase deve ser realizada por meio de:

- Educação em saúde.

■ Diagnóstico precoce dos doentes; vigilância de contatos e tratamento regular com MDT (PQT).

■ Detecção precoce e tratamento adequado das reações e neurites.

Prevenção de incapacidades com técnicas simples: educação em saúde; exercícios preventivos; adaptações de calçados; férulas; adaptações de instrumentos de trabalho; e cuidados com os olhos.

Os doentes com incapacidade física que necessitarem de técnicas complexas para reabilitação física, devem ser encaminhados aos serviços especializados ou serviços gerais de reabilitação.

■ Apoio à manutenção da condição emocional, psiquiátrica e integração social.

■ Realização de autocuidado.

■ Expandir atendimento para população não beneficiada/marginalizada.

■ Alcançar nível adequado de prioridade como problema de saúde.

■ Aceitação, participação e envolvimento da sociedade.

■ Busca ativa e passiva dos contatantes.

Os princípios orientadores, os pilares estratégicos e as áreas-chave das intervenções apresentados a seguir apoiam o contexto da Estratégia Global para Hanseníase descrita anteriormente.

Resumindo, a estratégia da OMS até 2020 inclui:

■ Interromper a cadeia epidemiológica com diagnose e tratamento precoces.

■ Eliminação de incapacidades grau 2 (IG2) entre os pacientes pediátricos com hanseníase.

■ Redução de novos casos de hanseníase com IG2 a menos de um caso por milhão de habitantes.

■ Nenhum país poderá ter leis que permitam a discriminação por hanseníase.

É preciso avaliar o efeito da integração nas doenças tropicais negligenciadas (DTN).

TRANSMISSÃO

As vias de eliminação dos bacilos são, especialmente, as vias aéreas superiores e áreas da pele e/ou mucosas erosadas, de qualquer área do tegumento, inclusive genitais, dos doentes bacilíferos (multibacilares virgens de terapêutica ou aqueles com tratamento irregular).

Os bacilos também podem ser eliminados pelo leite materno (4,5 bilhões de BH por mamada), suor, secreções vaginais e esperma, urina e fezes.

Possibilidades eventuais da transmissão por artrópodes, sobretudo por picadas ou por meio de fômites ou transfusão sanguínea, devem ser consideradas, já que o bacilo de Hansen pode permanecer viável fora do organismo humano até 9 dias, muito embora não haja evidências epidemiológicas substanciais que sustentem a hipótese.

O bacilo de Hansen é de alta infectividade, baixa patogenicidade e virulência. Portanto, admite-se que muitas pessoas se infectam em áreas endêmicas, mas somente a minoria evolui para a doença.

Não há evidências de que fatores raciais tenham influência na maior ou menor suscetibilidade dos indivíduos à infecção. A frequência da hanseníase é igual em ambos os sexos, mas predomina a forma virchowiana nos homens (2:1), o que pode ter alguma relação com fatores hormonais.

A principal forma de contágio da doença é inter-humana e o maior risco está relacionado com a convivência domiciliar com doente bacilífero sem tratamento ou quando este é irregular.

Quanto mais íntimo e prolongado for o contato, maior será a possibilidade de se adquirir a infecção.

No foco familiar promíscuo, o risco de contágio é de 1 para 3 contatos. Nos contatos eventuais, 2 a 5% tornam-se doentes.

Relativamente à população em geral, o risco de contágio varia de acordo com a prevalência de doentes bacilíferos. Em apenas 50% dos doentes novos, consegue-se descobrir os elos epidemiológicos essenciais ao enfoque profilático do problema, ou seja, o doente contagiante. Nos demais, o contato responsável pela infecção não é descoberto. Admite-se que o contato fortuito com doente contagiante, bacilífero, possa infectar.

As portas de saída e entrada dos bacilos são, especialmente, as vias aéreas superiores e áreas da pele e/ou mucosas erosadas; falam a favor desta porta de entrada, as inoculações humanas acidentais por meio de tatuagens, ou por intermédio de escoriações ou incisões com objetos de doentes multibacilares. Admite-se que o período de incubação do BH seja de 2 a 5 anos.

A evolução da infecção para doença e as manifestações clínicas e histológicas da hanseníase, no conceito espectral, dependem da resistência imunológica natural, fator N (FN) de Rotberg, 1937 (FMUSP). Este FN existe em 80% das pessoas em que, adequadamente estimuladas, em algum dia, expressar-se-á por resposta positiva (M+) ao teste de Mitsuda (boa imunidade celular); essas pessoas abortam a infecção; ou, os com negatividade temporária desenvolvem formas não contagiantes da moléstia, grupo paucibacilar; ou também, quando infectadas com carga bacilar alta, evoluem para o grupo contagiante, mas só até o grupo subpolar dos virchowianos (Figura 50.12).

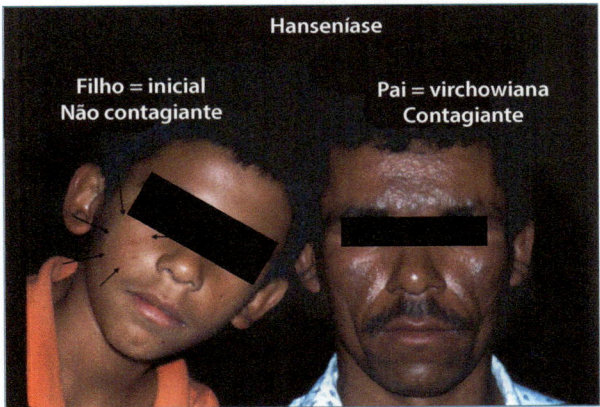

FIGURA 50.12 Moléstia de Hansen: pai (MHV – contagiante) e filho (MHI não contagiante).
Fonte: Acervo da autoria.

A margem Hansen anérgica (MHA – Rotberg, 1986), cerca de 20%, é constituída por pessoas Mitsuda-negativas; mas só uma parte suscetível ao bacilo fica doente e evolui para as formas contagiantes; outra parcela desses 20% nunca adoece, mesmo convivendo com doentes contagiantes, ainda não se sabe que fator a protege.

EVOLUÇÃO NATURAL DA MH

Quando o bacilo de Hansen penetra no organismo humano, verifica-se que a infecção pode evoluir de várias maneiras (Figura 50.13). Se o indivíduo já estiver com resistência natural ou sua imunidade específica ativada, abortará a infecção. Caso contrário, essa infecção evolui para doença subclínica e pode regredir espontaneamente, quando os bacilos estimulam o sistema imunocelular. Mas, quando a infecção ocorrer com carga bacilar maior, o doente evolui para hanseníase indeterminada (MHI). A maioria dos doentes (70%) com MHI pode também curar-se espontaneamente.

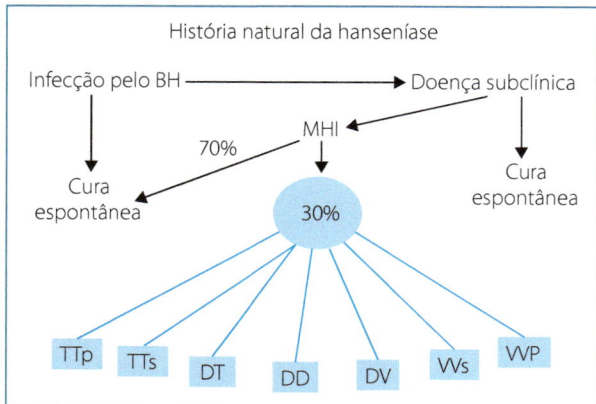

FIGURA 50.13 História natural da moléstia de Hansen.
Fonte: Acervo da autoria.

Menor número de doentes (30%) com MHI evolui para as manifestações espectrais, conforme descrição a seguir. Forma ou tipo tuberculoide polar (TTp): aqui, o doente, depois de organizar granuloma tuberculoide no nervo e/ou na pele, estimulado pelos bacilos de Hansen, expressa seu fator genético, natural, de defesa celular, e sua resposta ao antígeno de Mitsuda torna-se 3+ ulcerada.

Nessa forma, TTp, haverá elaboração de boa resposta imune celular em que as células CD4 são numerosas e dispõem-se, junto aos macrófagos, na área central, enquanto na periferia estão localizadas as células CD8. Não ocorre multiplicação dos bacilos que, na grande maioria, serão eliminados. Surgirá granuloma tuberculoide e a pesquisa anti-PGL-1 será com títulos baixos.

Grupo interpolar inclui tuberculoide subpolar (TTs) ou dimorfo tuberculoide (DT) ou grupo dimorfo-dimorfo (DD), dimorfo virchowiano (DV) ou virchowiano subpolar (VVs), conforme as características imunológicas do indivíduo e a carga bacilar recebida na infecção: a reação de Mitsuda é negativa, mas pode sê-lo temporariamente, pois os doentes incluídos até nesse grupo nasceram com fator natural de Rotberg (Figura 50.14); quando a carga bacilar diminui, eles podem organizar granuloma tuberculoide (muitas vezes mediante reações imunocelulares) e, então, passam a reagir positivamente ao antígeno de Mitsuda.

Se uma pessoa com imaturidade imunocelular for infectada com índice baciloscópico variável haverá evolução para o grupo intermediário entre as formas polares, que, às vezes, se caracteriza por manifestações muito semelhantes ao tipo tuberculoide (TTs ou DT) ou à forma virchowiana (DV ou VVs) ou equidistantes entre os dois polos (DD); este último é o grupo imunologicamente mais instável, passível de reações. Nesses casos, a reação de Mitsuda pode ser fracamente positiva ou negativa e o indivíduo apresentará imunidade celular que será tanto maior quanto mais próximo estiver do polo tuberculoide.

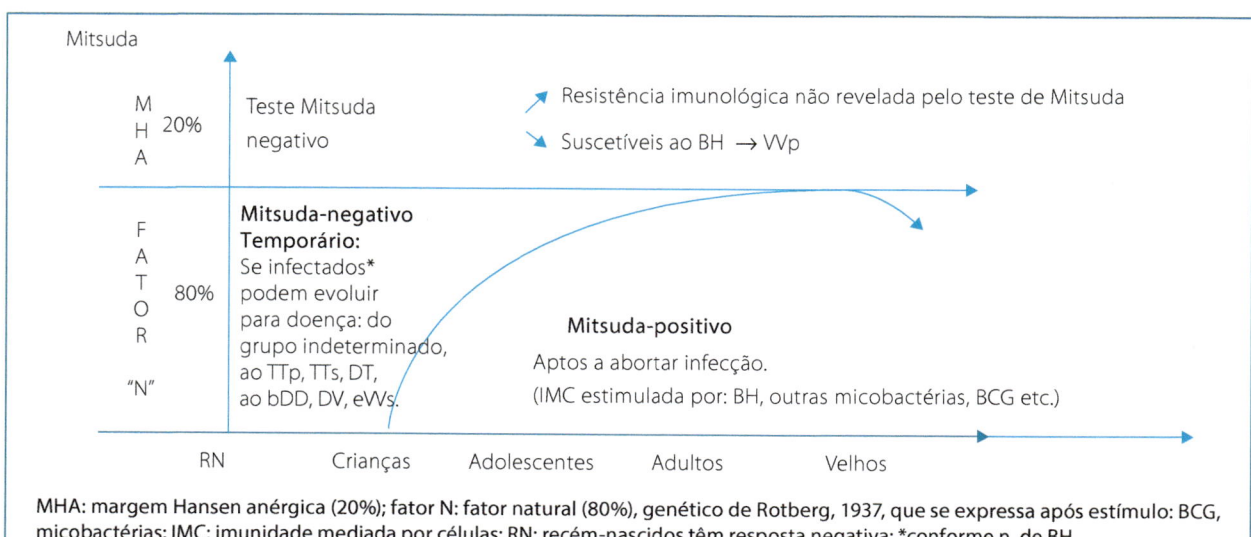

MHA: margem Hansen anérgica (20%); fator N: fator natural (80%), genético de Rotberg, 1937, que se expressa após estímulo: BCG, micobactérias; IMC: imunidade mediada por células; RN: recém-nascidos têm resposta negativa; *conforme n. de BH.

FIGURA 50.14 Teoria do fator N.
Fontes: Rotberg A. Some aspects of immunity in leprosy and their importance in epidemiology, pathogenesis and classification of forms of the disease. Rev Bras Leprol; 1937. p. 45-7. Rotberg A. The "Hansen-anergic fringe". Acta Leprol; 1986. p. 347-54.

Forma ou tipo virchowiano polar (VVp): se o doente não tiver resistência e pertencer à margem Hansen anérgica de Rotberg, a reação de Mitsuda sempre será negativa e os bacilos se multiplicarão livres e lentamente nos macrófagos de todos os tecidos, exceto no SNC, caracterizando a forma grave e contagiante da moléstia, hanseníase virchowiana polar.

Na hanseníase, ocorrem os dois tipos de resposta imunológica: Th1; e Th2. Os bacilos introduzidos no organismo são fagocitados pelos macrófagos diretamente ou apresentados por células: Langherans; Schwann; queratinócitos; e endoteliais. No tipo tuberculoide, os bacilos fagocitados induzem nos macrófagos as citocinas IL1, IL12 e fator de necrose tumoral (TNF), que atuam sobre a subpopulação linfocitária Th1, que induzem as citocinas IL2, IFN-γ e TNF-α, responsáveis pela resposta imunocelular.

No tipo virchowiano, as citocinas produzidas pelos macrófagos atuam sobre a subpopulação Th2 com a produção de citocinas IL4, IL5, IL6, Ild8, IL10 que são supressoras da atividade macrofágica e que estimulam linfócitos B e mastócitos. Associa-se, nos virchowianos, imunodeficiência celular específica dos macrófagos na destruição dos BH.

A forma virchowiana apresenta níveis elevados de anticorpos específicos para o glicolipídeo fenólico 1 (anti-PGL-1), antígeno específico da parede celular do bacilo de Hansen (granulomas macrofágicos, em que um pequeno número de células CD4 se dispõe junto com as células CD8 de maneira difusa), e dissemina-se pela grande maioria dos tecidos, caracterizando a forma grave e contagiante da moléstia (hanseníase virchowiana polar).

Com relação aos antígenos leucocitários humanos (HLA), em algumas populações a hanseníase tuberculoide está ligada aos antígenos HLA, DR2 e DR3, enquanto a hanseníase virchowiana está associada ao HLA-DQ1.

Teoricamente, vários fatores poderiam eventualmente influenciar a resposta imunitária na hanseníase, mas não há evidências clínicas que comprovem esse fato. Pelo que se sabe até agora, doentes com hanseníase e outras doenças que causam depressão imunológica, inclusive a aids, não apresentam alterações na evolução da doença básica, nem sua resposta à terapêutica.

CLASSIFICAÇÃO DA HANSENÍASE

Em um compêndio médico indiano do ano 500 a.C., o *Sushruta samita*, já havia referência à hanseníase sob duas formas: uma com nódulos e ulcerações; e outra com anestesia e deformidades. Danielsen e Böeck, em 1848, publicaram o primeiro livro sobre hanseníase no qual a doença é classificada também em duas formas, uma nodular e outra anestésica.

Hansen, o descobridor do *M. leprae*, e Looft, em 1895, não concordaram com a denominação de forma anestésica, pois muitas vezes o paciente exibia máculas com distúrbios sensitivos, dessa forma dividiram a doença em tuberosa e em maculoanestésica.

Neisser, em 1903, classificou a hanseníase em três formas: tuberosa; cutânea; e *nervorum*.

A primeira tentativa para uma classificação, que fosse adotada internacionalmente, foi feita pela Leonard Wood Memorial na conferência realizada em Manila, em 1931. Nessa ocasião, foram definidos três tipos da moléstia: cutâneo; neural; e misto. No Congresso Internacional de Lepra do Cairo, em

1938, foram feitas algumas alterações na Classificação de Manila, em que a denominação cutânea foi substituída por lepromatosa, o tipo misto foi eliminado e o tipo neural foi subdividido em neuromacular simples, neuromacular tuberculoide e neuroanestésico. A forma tuberculoide já havia sido reconhecida em 1905 por Jadassohn e foi assim denominada por Darier em 1923. Depois da Segunda Guerra Mundial, realizou-se o Congresso Internacional em Havana, em 1948, no qual foi adotada a classificação sul-americana, em que havia um grupo indeterminado e dois tipos polares: tuberculoide; e lepromatosa.

Essa classificação é baseada no estado evolutivo, imunidade específica revelada pelo teste de Mitsuda, baciloscopia e histopatologia, com a existência de um grupo indeterminado e dois tipos polares, tuberculoide e virchowiano, descritos por Rabello Jr., em 1938. Ressentia-se essa classificação da inclusão de um grupo que não se enquadrava em nenhuma das manifestações descritas e designadas como intermediária ou *bordeline*.

No Congresso de Havana, em 1948, e de Madri, em 1953, esse grupo foi assimilado e a doença passou a ser dividida em dois tipos polares: tuberculoide e lepromatosa, mutuamente incompatíveis e dois grupos instáveis: indeterminado e dimorfo ou *borderline*. Essa classificação continua sendo a oficial porque nenhum outro congresso internacional se dispôs a modificá-la (Quadro 50.1).

QUADRO 50.1 Classificação de Havana e Madri.
I. Dois tipos polares: tuberculoide e lepromatoso (virchowiano).
II. Dois grupos: inicial (indeterminado) e dimorfo *(borderline)*.

Em 1962 e, depois, em 1966, Ridley e Jopling propuseram uma classificação para ser utilizada nas pesquisas. Nessa classificação, a doença é considerada espectral e tem dois tipos polares imunologicamente estáveis: o tuberculoide polar (TTp); e o virchowiano polar (VVp). E outros dois grupos: indeterminado (inicial) e os interpolares, imunologicamente instáveis: tuberculoide secundário (TTs), os *borderlines* ou dimorfos tuberculoides; (DT), dimorfo-dimorfo (DD), dimorfo virchowiano (DV) e o virchowiano subpolar (VVs) (Quadro 50.2).

QUADRO 50.2 Classificação de Hidley/Jopling.
I. Dois grupos polares (estáveis): tuberculoide polar e virchowiano polar
II. Dois grupos (instáveis/estáveis): <ul><li>Inicial –> indeterminado</li><li>Interpolares –> dimorfos/*borderlines*: tuberculoide subpolar, dimorfo tuberculoide, dimorfo-dimorfo, dimorfo-virchowiano, virchowiano subpolar</li></ul>

A OMS, 1982, propôs uma classificação, definida pelo índice baciloscópico, IB, para fins operacionais, objetivando a utilização dos esquemas multiterápicos no tratamento da MH. Nesta classificação, os doentes são divididos em paucibacilares (PB) nos quais estão incluídos aqueles com baciloscopia negativa, abrangendo, assim, todos os tuberculoides; e indeterminados; e os multibacilares (MB) com baciloscopia positiva, IB igual ou maior que dois; neste grupo, estão incluídos todos os virchowianos e dimorfos.

Há dois grupos de doentes segundo a classificação da OMS:

- **Grupo paucibacilar:** doentes não contagiantes, com poucos bacilos e acometimento neural periférico e cutâneo (paucibacilares). Doença inicial, indeterminada e tardia, tuberculoides (Figuras 50.15 e 50.16).

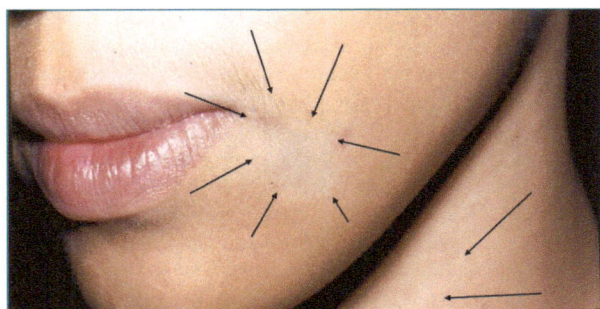

FIGURA 50.15 Hanseníase tuberculoide não contagiante; diagnóstico tardio evoluindo para a cura, com sequela permanente.
Fonte: Acervo da autoria.

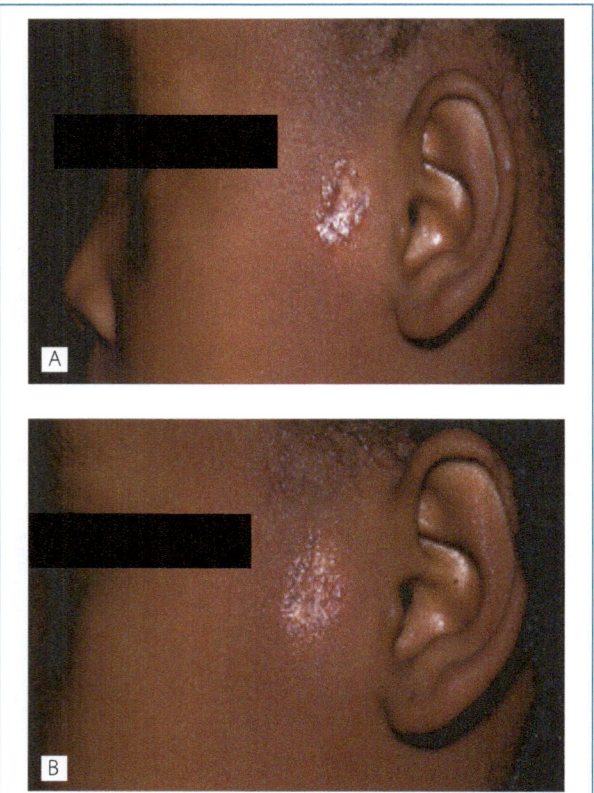

FIGURA 50.16 (A) Pré-tratamento; (B) pós-tratamento com sequela permanente de atrofia da pele.
Fonte: Acervo da autoria.

- **Grupo multibacilar:** doentes contagiantes, com IB igual ou maior que dois – com muitos bacilos em todos os tecidos acometidos (exceto no SNC) e, portanto, também muitas lesões cutâneas: dimórficas; e virchowianas (Figuras 50.17 e 50.18).

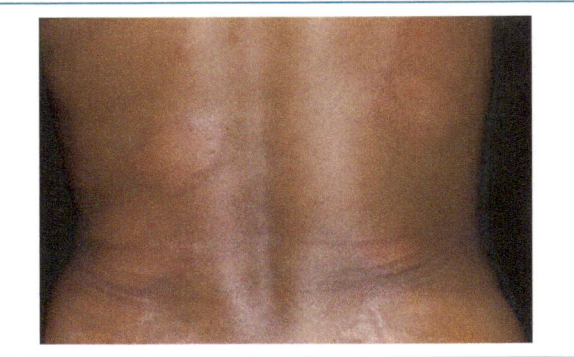

FIGURA 50.17 Hanseníase dimorfa: múltiplas placas, com a borda mais espessada, eritêmato-acastanhadas, dispostas simetricamente.
Fonte: Acervo da autoria.

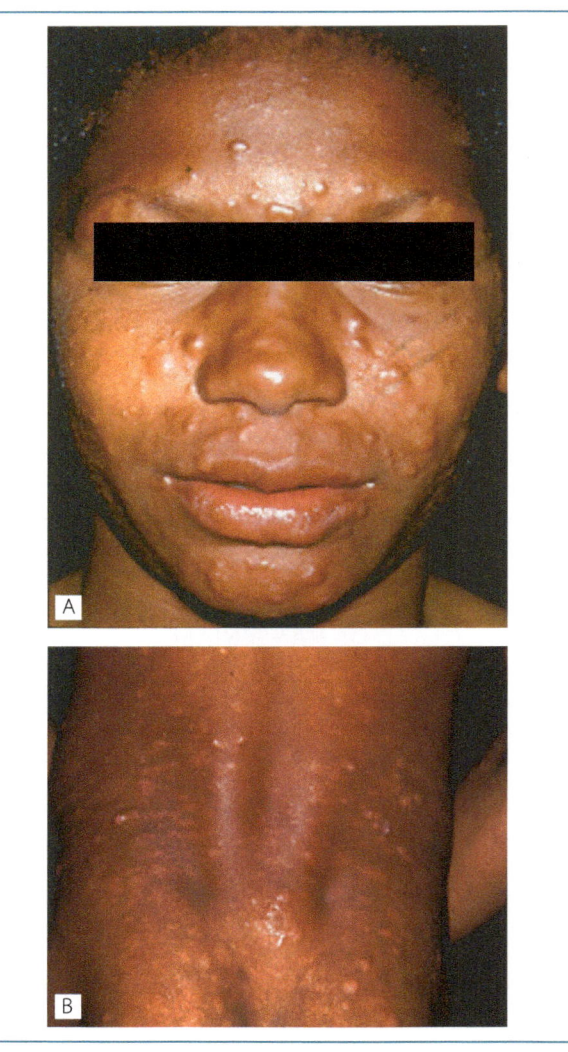

FIGURA 50.18 Hanseníase virchowiana (face e região dorsal). Grupo contagiante. Diagnóstico muito tardio. Pode evoluir para a cura, mas com muitas sequelas permanentes.
Fonte: Acervo da autoria.

Em 1995, a OMS recomenda nova classificação, mais simplificada ainda, em razão das dificuldades operacionais para realizar o exame baciloscópico, para classificar e tratar os doentes; orientou classificar os doentes com MH em dois grupos: paucibacilar – doentes com até cinco lesões cutâneas; e multibacilar – doentes com mais de cinco lesões cutâneas.

MANIFESTAÇÕES CLÍNICAS

As primeiras manifestações e lesões clínicas da MH ocorrem, exclusivamente, no SNP; em geral, passam despercebidas e antecedem os sinais cutâneos. Os ramúsculos neurais (componentes mais distais do SNP) são os primeiros a serem comprometidos, instalando-se a ramusculite periférica. No início, as neurites são sensitivas: ocorre perturbação da sensibilidade térmica, em seguida, dolorosa e, finalmente, após anos, a tátil. A seguir, a doença progride, na direção proximal, aos ramos secundários e, por fim, aos troncos neurais periféricos, que se tornam edemaciados, dolorosos à palpação ou percussão (sinal de Tinel +, positivo).

Essa inflamação ocorre, principalmente, perto das articulações e provoca graves perturbações na circulação neural, agravando a isquemia com consequente disestesia grave ou perda da função. Portanto, ocorrem alterações sensitivas e motoras (paresias ou paralisias) às quais se seguem amiotrofias, retrações tendíneas e fixações articulares (garras). Os importantes nervos mistos (sensitivo-motores) afetados são ulnar (garra ulnar; hipo ou anestesia nos IV e V dedos), mediano (garra do mediano; hipo ou anestesia nos I, II e III dedos); fibular e o tibial (hipo ou anestesia plantar; os dois fatores, sensitivo e motor, conjugam-se na fisiopatologia da úlcera plantar); trigêmeo e o facial. Para fins operacionais, a Organização Mundial da saúde classifica conforme o Quadro 50.3.

LESÕES NEURAIS – NEUROPATIA PERIFÉRICA

A MH é a causa mais comum de neuropatia infecciosa no mundo (outras causas de neuropatia infecciosa são pelo HIV e pela tripanossomíase americana).

O *M. leprae* tem tropismo especial para os nervos periféricos e há comprometimento neural em todas as manifestações clínicas da hanseníase.

As lesões neurológicas podem preceder, por meses ou anos, as manifestações cutâneas mais evidentes.

Muitas vezes, também, o comprometimento neurológico evolui insidiosamente, sem dor ou outras manifestações agudas, caracterizando a chamada "neurite silenciosa".

A moléstia de Hansen, uma das causas mais comuns de neuropatia periférica, é seguida de perto pelo diabetes. O padrão dessa neuropatia pode ser o de mononeuropatia, mononeurite múltipla ou polineuropatia multiplex, ou simétrica.

As lesões neurais podem ser somente ramusculares ou, além dos filetes nervosos, também podem ser lesados os nervos superficiais e troncos nervosos mais profundos.

Quando o comprometimento é ramuscular, as alterações são essencialmente sensitivas; e, a primeira sensibilidade a ser alterada é a térmica, seguida, após meses ou até anos pela diminuição da sensibilidade dolorosa e, finalmente, pela tátil.

A neuropatia autonômica inicial na hanseníase é regional e manifesta-se por distúrbios reflexos vasomotores, como detectado pelo teste histamínico incompleto; e, na sudorese (teste da pilocarpina, do amidoiodo, incompleto), reflexo triplo do axônio.

Após a lesão dos ramúsculos nervosos, que são as primeiras estruturas anatômicas comprometidas, a doença progride em direção proximal, afetando os ramos secundários e, depois, os troncos neurais periféricos. Estes podem se tornar espessados e dolorosos à palpação e/ou percussão. Quando o local do nervo é percutido, o doente tem a sensação de choque que se irradia para o território correspondente àquele nervo (sinal de Tinel positivo).

A lesão dos troncos neurais determina alterações sensitivas, motoras e autonômicas (neuropatia axonal sensitiva-motora). As lesões motoras desencadeiam paresias ou paralisias que correspondem a fraqueza muscular, amiotrofias,

QUADRO 50.3 Resumo da classificação simplificada, "para fins operacionais".		
Hanseníase	Paucibacilar Doentes com lesões cutâneas disestésicas	Multibacilar Doentes com lesões cutâneas disestésicas
Quando não se dispõe de exame baciloscópico da linfa de lesões Exame clínico	Até cinco lesões cutâneas, com limite externo preciso e relevo variável	Mais de seis lesões cutâneas, mal delimitadas externamente, relevo variável, isoladas e/ou confluentes, dispostas simetricamente; espessamento cutâneo difuso
Neuropatia	Precoce, intensa e assimétrica	Nos primeiros anos: discreta e simétrica Tardiamente: nervos fibrosados e espessados simetricamente
Sequelas neuromusculares	Assimétricas	Simétricas
Quando se dispõe de exame baciloscópico da linfa de lesões	Ausência de bacilos	Presença de bacilos, isolados, agrupados e/ou em globias
Baciloscopia no exame histológico	Raros bacilos ou ausentes	Bacilos isolados, agrupados ou em globias No Brasil, predominam doentes com índice baciloscópico maior que 4+ a 6+

Fonte: https://www.who.int/lep/classification/en/.

retrações tendíneas e fixações articulares (garras). As alterações simpáticas se traduzem por distúrbios vasculares e da sudorese. Entre os distúrbios mais importantes, estão os sensitivos, que impedem que o paciente se defenda das agressões sofridas pelas suas mãos e pés durante a vida diária. Sempre haverá alterações sensitivas precedendo as neurológicas.

No segmento cefálico, os nervos comprometidos são o trigêmeo, responsável pela sensibilidade da córnea, e da face; e, o facial, ao qual está subordinada toda a musculatura da mímica da face; também o nervo coclear pode estar acometido, com diminuição da audição. As lesões do nervo facial podem ser completas, unilaterais ou bilaterais, ou somente provocarem lesões do músculo orbicular das pálpebras determinando lagoftalmo. Os nervos oculoauditivo vago, nervo espinal acessório e hipoglosso também podem ser comprometidos e o doente pode ter perda de paladar nos dois terços anteriores da língua.

Nervo trigêmeo foi afetado em quatro pacientes e nervo glossofaríngeo em dois. Oculomotorauditivo vago, nervo espinal acessório e hipoglosso foram afetados em um paciente para cada nervo. No nosso Serviço no Hospital das Clínicas da FMUSP 44% pacientes tinham múltiplos nervos cranianos envolvidos. O envolvimento bilateral dos nervos cranianos foi observado em cinco pacientes. Perda do paladar nos dois terços anteriores da língua foi visto em dois pacientes e, em um deles, foi a única característica de envolvimento do nervo facial presente.

A endemia de MH no Brasil é muito grande, assim torna-se fundamental correlacionar a neuropatia craniana à hanseníase, com as características de neuralgia do trigêmeo, paralisia facial e hipoglosso.

Nos membros superiores, são comprometidos com frequência os importantes nervos mistos, ulnar, mediano e, mais raramente, o nervo radial (Figura 50.19). As lesões do nervo ulnar produzem progressivamente sensação de formigamento, queimação, hipo ou anestesia da borda interna das mãos, do 4º e 5º dedos, anidrose ou hipo-hidrose nessa área e distúrbios circulatórios cutâneos; seguida por paresias ou paralisias de quase toda a musculatura intrínseca das mãos e garra ulnar.

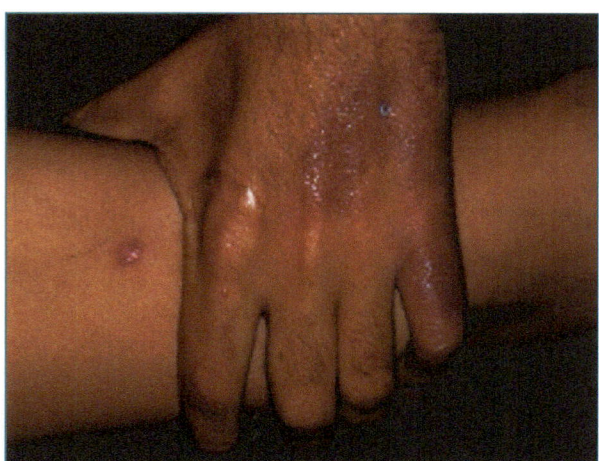

FIGURA 50.19 Hanseníase dimorfa: múltiplas placas, com a borda mais espessa, eritêmato-acastanhadas, dispostas simetricamente.

Fonte: Acervo da autoria.

As alterações do nervo mediano que, na maioria das vezes, são secundárias às lesões do nervo ulnar, traduzem-se por paresias ou paralisias dos músculos intrínsecos não inervados pelo nervo ulnar, hipo ou anestesia da borda externa das mãos e dos seus 1º, 2º e 3º dedos, alterações da sudorese e vascularização cutânea nessa área.

As lesões concomitantes dos nervos ulnar e mediano desencadeiam deformidade da mão denominada "mão simiesca" ou tipo Aran-Duchènne. O nervo radial é responsável pela inervação de toda a musculatura extensora da mão e, quando lesado, produz um tipo de paralisia conhecida como "mão caída"; esta lesão não é comum nos doentes brasileiros, mas no oriente e em outros países.

Os nervos comprometidos nos membros inferiores são o fibular, o tibial, e o sural. O nervo fibular é responsável pela inervação de toda a musculatura da loja anterolateral da perna, que produz a dorsiflexão do pé. Quando lesado, provoca o "pé caído" (*pie tombant*) e, como é um nervo misto, também causa alterações da sensibilidade na face lateral da perna, no dorso do pé e distúrbios autonômicos.

A lesão do nervo tibial desencadeia paralisia dos músculos intrínsecos do pé ("dedos em garra"), hipo ou anestesia plantar e alterações simpáticas vasculares cutâneas e das glândulas sudoríparas. As alterações sensitivas e motoras desse nervo conjugam-se na fisiopatologia da úlcera plantar (mal perfurante plantar), uma das incapacidades mais graves causadas pela hanseníase.

As manifestações neurológicas têm algumas características próprias nas diferentes formas da doença.

Nos doentes tuberculoides; as lesões neurais são mais precoces, intensamente agressivas e assimétricas e, muitas vezes, mononeurais.

Os granulomas tuberculoides; destroem as fibras nervosas e pode ocorrer, na vigência de reação tipo I de melhora imunocelular, necrose caseosa no interior dos nervos afetados, quando aparecem verdadeiras tumorações que chegam a fistulizar através da pele. Essa necrose caseosa do nervo é impropriamente chamada de "abscesso de nervo" e o doente necessita de neurocirurgia local.

As lesões neurais dos doentes virchowianos são extensas, simétricas e pouco intensas nos primeiros anos da moléstia. Cronicamente, as fibras nervosas vão sendo comprimidas de forma gradual pelo infiltrado linfo-histiocitário com bacilos e é por isso que as lesões clínicas se manifestarão tardiamente.

Quando ocorrem inflamações agudas ou subagudas (reações tipo I ou II), o processo destrutivo é mais rápido.

Nos doentes do grupo dimorfo (*borderline*), o comprometimento neurológico, em geral, é extenso e intenso, em razão da existência de algum grau de imunidade celular específica contra o *M. leprae*. Nessa situação, há destruição de nervos pelos granulomas de uma maneira generalizada com lesões cutâneas.

LESÕES CUTÂNEAS
Hanseníase indeterminada (MHI)

As manifestações neurais podem ser muito discretas, parestesias, com pequenas áreas dormentes, com formigamento ou com hipossudorese.

A manifestação cutânea da doença inicial (MHI) caracteriza-se pelo aparecimento de máculas hipocrômicas discretas, às vezes visíveis apenas quando se examina o doente em diferentes incidências de luz e à distância de 1 a 2 metros; a seguir, se inspeciona o doente mais de perto. Após meses ou anos, detectam-se, nas áreas circunscritas, distúrbios da sensibilidade: (1) térmica (*hipoestesia*); depois, (2) mais tardiamente, da dolorosa; sudorese e alterações vasomotoras; nesta fase inicial, a sensibilidade tátil está preservada. Às vezes as manchas podem ser eritêmato-hipocrômicas, com leve eritema marginal ou difuso. Pode haver alopecia parcial local.

A baciloscopia de linfa, nestes doentes, é sempre negativa.

O quadro histopatológico é constituído por infiltrado, linfo-histiocitário perianexial inespecífico ou pequeno infiltrado de células mononucleares, perivascular ou em torno de filetes nervosos, às vezes, invadindo-os e, muitas vezes, delaminando-os. Em raras ocasiões, é possível observar bacilos em pequeno número, no interior desses filetes. O teste de Mitsuda pode ser positivo ou negativo e não é diagnóstico.

O aspecto geral das lesões pode sugerir a evolução do doente. Quando o número dessas lesões for pequeno e as alterações sensitivas forem bem acentuadas, é bem possível que a resistência imunocelular aos bacilos tenha sido estimulada; e, o doente poderá curar-se espontaneamente; ou, evoluirá para a forma tuberculoide. Se, ao contrário, o doente apresentar muitas lesões maculosas de limites pouco precisos, nas quais os distúrbios de sensibilidade são discretos, a imunidade celular, provavelmente, é baixa ou nula, a evolução natural, portanto, se não tratada, será para o grupo dimorfo ou para a forma virchowiana.

Os troncos neurais do SNP, superficiais e profundos, na MHI, nunca estão espessados.

Hanseníase tuberculoide (MHT)

Os troncos nervosos do sistema nervoso periférico são acometidos em pequeno número e de maneira assimétrica, causando incapacidades precocemente.

As lesões cutâneas caracterizam-se por máculas ou placas bem delimitadas, cor hipocrômica e/ou eritematosa e/ou acastanhada, contornos regulares ou irregulares formando lesões circulares, anulares, circinadas ou geográficas. São, em geral, única ou em pequeno número, com distribuição assimétrica e podem localizar-se em qualquer lugar da pele. Os distúrbios sensitivos nas lesões cutâneas são bastante evidentes, anestesia térmica e, às vezes, também dolorosa; podendo, também, apresentar hipo ou anidrose, e manifestações vasomotoras. Pode haver alopecia parcial ou total. Em algumas ocasiões, pequenos nervos espessados parecem emergir das placas e constituem o que se denomina de "lesão tuberculoide" "em raquete" (Figura 50.20).

A baciloscopia nas lesões é negativa, e o quadro histopatológico se caracteriza, na maioria das vezes, por granulomas de células epitelioides, com células gigantes na sua porção central e um manto de linfócitos na periferia. Esses granulomas, que, às vezes, chegam a tocar a epiderme, envolvem e invadem os filetes nervosos, destruindo-os. Em cortes seriados, é possível detectar bacilos no interior deles.

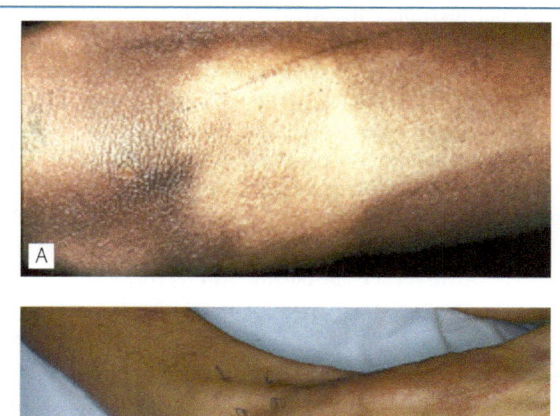
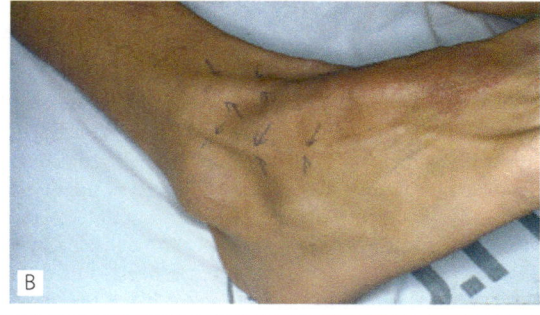

FIGURA 50.20 Hanseníase tuberculoide. (A) Lesão plana; (B) placa eritematosa de relevo moderado. Nervos cutâneos superficiais muito espessados, lesões em raquete de tênis.
Fonte: Acervo da autoria.

Nos troncos nervosos, esses granulomas, além de exercer ação compressiva, destroem as fibras endoneurais.

O teste de Mitsuda é fortemente positivo. Essa forma clínica tem tendência à cura espontânea; porém, devemos tratá-la.

Hanseníase nodular da infância também deve ser tratada.

Há uma variedade de hanseníase tuberculoide, que costuma acometer crianças na faixa etária dos 2 aos 4 anos; que são contatos de doentes da forma virchowiana ou outros multibacilares, não tratados, da hanseníase. Essa variedade é denominada "hanseníase tuberculoide nodular da infância" (Figura 50.21) e caracteriza-se por pequenas pápulas ou nódulos castanhos ou de tom eritêmato-acastanhado, únicos ou em pequeno número; localizam-se, em geral, na face ou nos membros. Não há evidências clínicas de comprometimento neural.

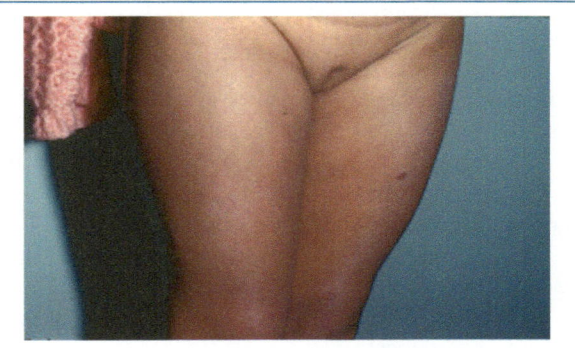

FIGURA 50.21 Hanseníase tuberculoide nodular da infância.
Fonte: Acervo da autoria.

A baciloscopia é negativa e o quadro histopatológico se caracteriza por granulomas tuberculoides; do tipo lupoide, sendo possível o encontro de um ou outro bacilo no seu interior. O teste de Mitsuda é positivo forte (3+).

Deve-se salientar que pápulas, nódulos ou placas características da hanseníase tuberculoide nodular da infância com ou sem ramusculites neurais (anestésicas) ocorrem na infância e devem ser tratados.

Vários doentes que tiveram esse diagnóstico, considerados MHT da infância e que outrora não recebiam tratamento, evoluíram com sequelas neuromusculares (garras e paralisias).

Hanseníase virchowiana (MHV)

- **Sistema Nervoso Periférico:** o bacilo é neurotrópico e, portanto, o SNP é acometido antes da pele. Na hanseníase multibacilar, ocorre infiltração difusa e simétrica dos troncos nervosos e ramos superficiais com os correspondentes distúrbios sensitivos do tipo periférico; tardiamente, ocorrem distúrbios motores e tróficos, em especial nas mãos, pernas e pés. A pesquisa de sensibilidade, em especial nos doentes com MHV inicial ou com espessamentos discretos, deve ser mais cuidadosa, pois o doente costuma ter apenas algumas "ilhas" de hipoestesia térmica. Só tardiamente, ele terá anestesia térmica; e, depois de mais tempo, anestesia dolorosa; após mais tempo, depois da instalação de fibrose neural, ele terá anestesia em luva e em bota, inclusive, anestesia tátil.

- **Pele:** apresenta polimorfismo muito grande de lesões. Inicialmente, são manchas muito discretas, hipocrômicas, múltiplas e de limites imprecisos, às vezes observáveis somente em diferentes incidências de luz e à distância de pelo menos 1 a 2 metros. Insidiosa e progressivamente, tornam-se eritematosas, eritematopigmentadas, vinhosas, eritematocúpricas, ferruginosas e espessadas. Após tempo variável, podem surgir lesões sólidas: papulosas; papulonodulares; nodulares; placas isoladas; agrupadas e/ou confluentes, simetricamente distribuídas, em geral poupando regiões axilares, inguinais, perineais e coluna vertebral.

Em decorrência da infiltração perianexial, ocorre progressiva alopecia de cílios e supercílios (caracterizando a madarose), e de antebraços, pernas e coxas. As orelhas, frequentemente, estão espessadas, em graus variáveis, muitas vezes com nódulos isolados ou em rosário (Figura 50.22).

Quando as lesões são muito numerosas na face e há conservação dos cabelos, caracteriza-se o aspecto classicamente descrito como "fácies leonina".

A alopecia da barba, bigode e couro cabeludo é rara em nosso meio; embora ocorra infiltrado específico, com bacilos, nessas regiões.

Existem variedades de hanseníase virchowiana, doentes:

1. com leve eritema e espessamento da pele sem hansenomas (esta, em especial no início da moléstia); ou

2. com predominância de infiltração difusa no tegumento; ou, ainda,

3. ocorrem múltiplas lesões nodulares, em geral associadas ao espessamento.

O comprometimento difuso, observado na pele, também ocorre nos outros tecidos extracutâneos.

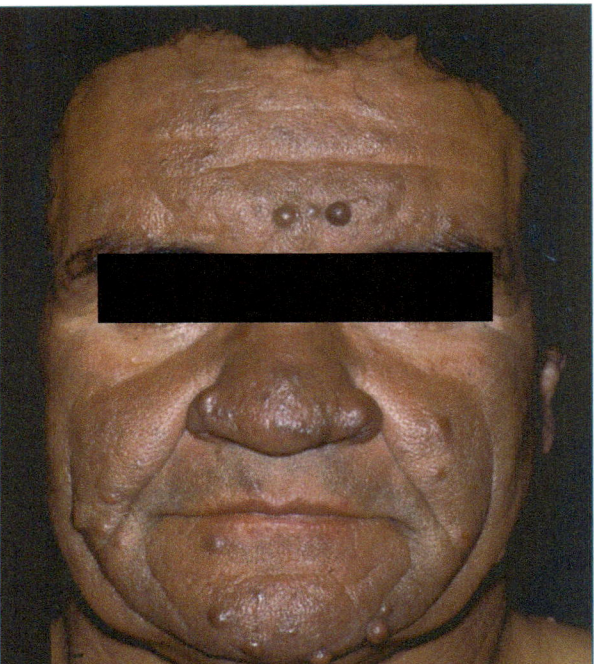
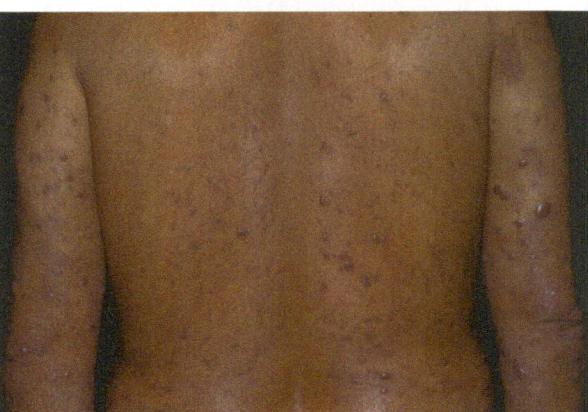

FIGURA 50.22 Hanseníase virchowiana: espessamento difuso eritêmato-violáceo-acastanhado, pápulas, nódulos. Na região do rosto ("fácies leonina") e na face posterior do tronco e membros superiores. Desabamento da pirâmide nasal.
Fonte: Acervo da autoria.

A baciloscopia nas lesões é sempre positiva, com muitos bacilos isolados, em globias grandes e múltiplas.

- **Nariz:** ocorre rinite específica e precoce, por infiltração difusa, às vezes com hansenomas; tardiamente, podem surgir ulceração, perfuração e desabamento do septo nasal.

- **Mucosa oral:** ocorre infiltração difusa com ou sem lesões papulosas e/ou nodulares nos lábios, língua, palato mole, palato duro, úvula, gengiva peridentária, na polpa dentária; e com BH na fase ativa da moléstia (Figura 50.23).

- **Laringe:** aparecem infiltração da epiglote, cordas vocais falsas e dobras aritenoepiglóticas. Nas fases avançadas, pode ocorrer obstrução mecânica da fenda glótica com consequente afonia, dispneia e asfixia (este quadro tornou-se raro desde o advento das sulfonas).

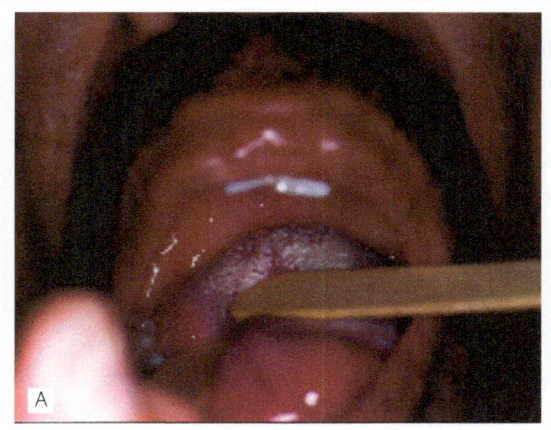

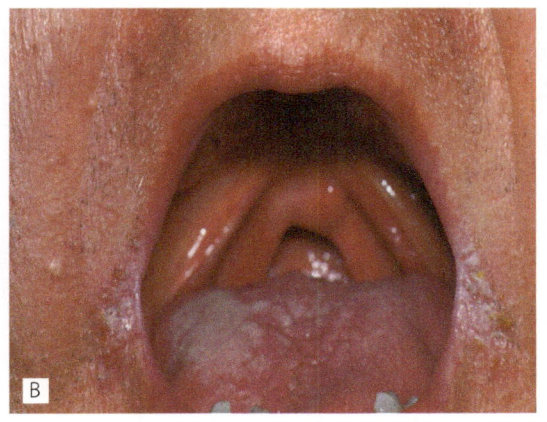

FIGURA 50.23 (A) MHV, contagiante. Espessamento papuloso de semimucosa labial, intenso espessamento e enantema do palato e da língua. Diagnóstico tardio; (B) evolução tardia de MHV: enantema, atrofia dos pilares e da úvula após reação necrosante. *Fonte:* Acervo da autoria.

- **Olhos:** além da madarose, ocorre, primariamente, espessamento neural da córnea na íris e no corpo ciliar; o limbo esclerocorneano é o mais acometido (Figuras 50.24 e 50.25).

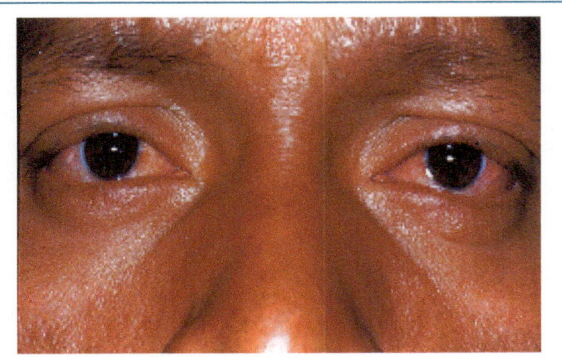

FIGURA 50.24 (A) MH virchowiana. Espessamento róseo--eritematoso, papuloso, difuso. Rarefação de supercílios e cílios. Conjuntivite específica; (B) sequelas neuromusculares. *Fonte:* Acervo da autoria.

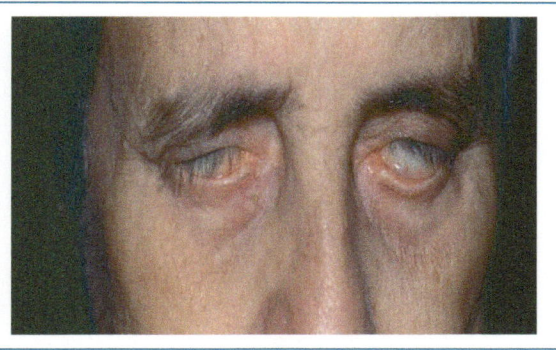

FIGURA 50.25 Hanseníase dimorfa com sequelas neuromusculares. Lesão dos ramos oftálmicos dos nervos trigêmeos. Alopecia de cílios, pálpebras inferiores, lago oftálmico e ectrópico. *Fonte:* Acervo da autoria.

Nas fases avançadas, há queratite pontuada, aumento da vascularização, nódulos. A complicação mais grave: iridociclite aguda ou crônica ocorre na vigência dos estados reacionais e não adequadamente tratados poderá evoluir para uveíte e cegueira. Eventualmente, ocorre glaucoma. O lagoftalmo seguido de conjuntivite e queratite são secundários ao espessamento específico do nervo facial e trigêmeo.

- **Linfonodos:** linfoadenomegalia cervical, axilar, supratroclear, mas principalmente inguinofemurais; porta--hepáticos, ilíacos internos e externos e outros.

- **Fígado e baço:** ocorre hepatomegalia e esplenomegalia; como também, acometimento específico da suprarrenal, às vezes, muito intenso; porém, sem alterações funcionais importantes, pois os granulomas viscerais são pouco destrutivos.

- **Genitais:** as lesões específicas também aparecem nos genitais, em intensidades variadas, à semelhança do restante do tegumento (Figura 50.26). Nishimura demonstrou pela microscopia eletrônica bacilos na epiderme; também foram demonstrados, em trabalhos mais antigos, bacilos nas secreções genitais.

Esta moléstia também deve ser incluída nas doenças sexualmente transmissíveis.

- **Testículos:** inicialmente, a infiltração é marginal (impotência sexual) e, a seguir, medular (esterilidade, ginecomastia). Tardiamente, em especial associada a reações, ocorre atrofia testicular (Figura 50.27).

- **Medula óssea:** alterações na hematopoiese, com anemia. Baciloscopia positiva à punção medular.

- **Alterações ósseas:** rarefações, atrofia e absorção em especial, nas mãos e pés. Ocorrem osteíte rarefaciente por trauma repetido, déficit de irrigação sanguínea, endarterite (principalmente pós-reação tipo II – eritema nodoso); bacilos nos ossos – entre as trabéculas e medula óssea. – Pode haver osteoporose generalizada por atrofia testicular e déficit de testosterona e também por desuso. A osteomielite pode surgir por complicação de úlceras crônicas.

- **Tardiamente, há atrofia da espinha nasal anterior (queda da pirâmide nasal):** também, pode haver atrofia do processo alveolar maxilar, com afrouxamento e/ou perda dos dentes incisivos superiores.

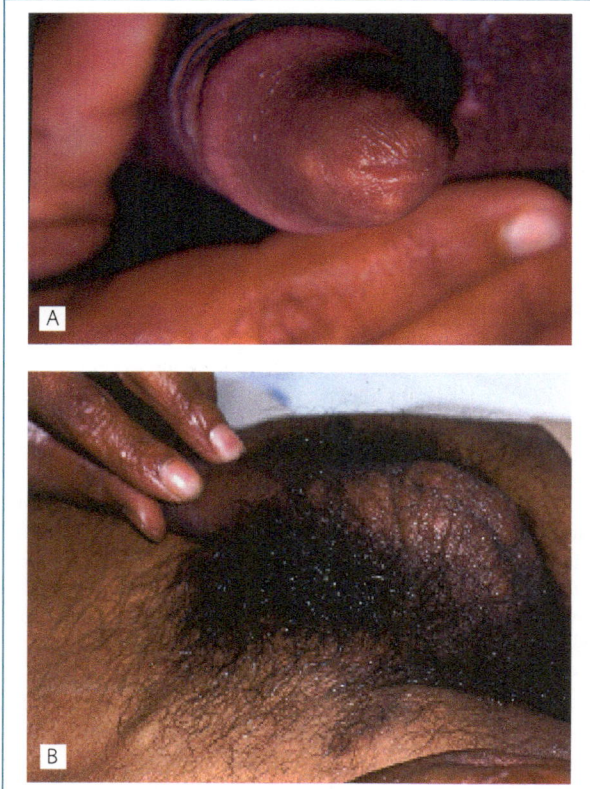

FIGURA 50.26 (A) Pápulas róseas na glande e no meato urinário; (B) espessamento papuloso na bolsa escrotal e no corpo peniano. Deve ser observada linfoadenomegalia inguinofemural.
Fonte: Acervo da autoria.

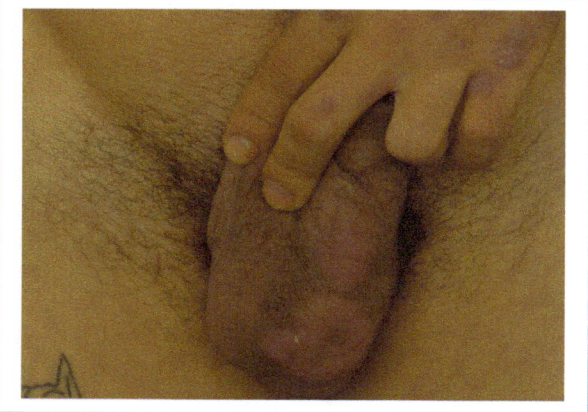

FIGURA 50.27 Hanseníase dimorfa – lesões foveolares no dorso da mão e na bolsa escrotal.
Fonte: Acervo da autoria.

▪ **Articulações:** na articulação, detecta-se granuloma específico com bacilos na sinóvia; e, os bacilos também são observados no líquido sinovial (Figura 50.28). As articulações, frequentemente, estão sujeitas a reações do tipo II, eritema nodoso, com muitas manifestações articulares, que costumam aparecer mesmo antes de o indivíduo iniciar o tratamento.

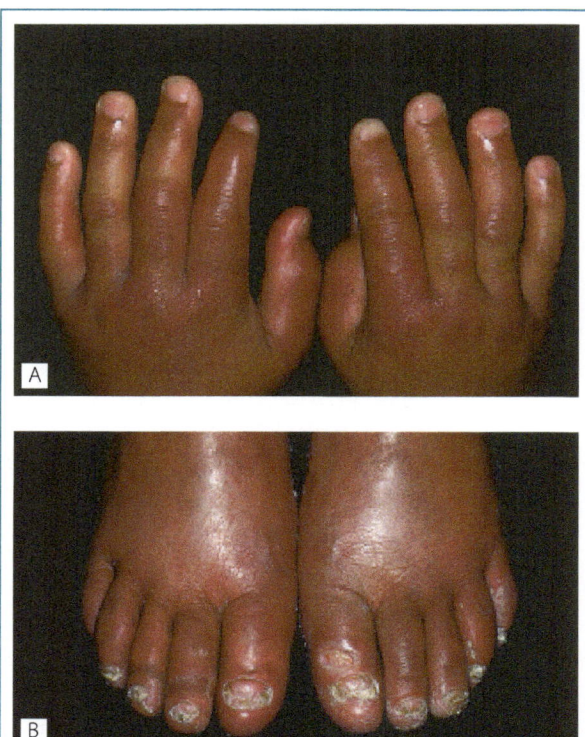

FIGURA 50.28 (A) Artrite específica de pequenas e médias articulações (sinovite); (B) úlcera traumática (anestésica) no dorso do hálux, pé esquerdo.
Fonte: Acervo da autoria.

Em virtude da insensibilidade e maior força aplicada nas articulações do cotovelo ou tornozelo ou nos pés, pode haver neoformação óssea, característica da artropatia de Charcot (Figura 50.29).

▪ **Músculos:** amiotrofias de músculos interósseos nas mãos, no antebraço (menos frequentes) e loja anterior da tíbia.

Outras variedades da moléstia de Hansen virchowiana, MHV:

▪ **Variedade histoide da MHV:** caracteriza-se por lesões nodulares múltiplas, consistentes, pardacentas, semelhantes aos queloides. A baciloscopia é muito positiva; e, o quadro histopatológico apresenta infiltrado exuberante de histiócitos fusiformes, com pouca ou nenhuma vacuolização e grande quantidade de bacilos íntegros. Admitiu-se, no início, que essa variedade ocorresse somente em casos resistentes à sulfona e que estivessem se reativando, mas hoje ela tem sido observada em doentes virgens de tratamento.

Hanseníase virchowiana de Lucio-Alvarado

Na hanseníase virchowiana, descrita por Lucio-Alvarado (1852) e por Lucio-Latapi (1948): o doente apresenta espessamento difuso sem nódulos, que não deformam sua fisionomia e por isso também é chamada de "lepra bonita". Há alopecia difusa e total, precocemente, na face, nos membros e púbis; e, os bacilos são muito numerosos em todos os tecidos. Nestes doentes, o comprometimento visceral é bastante acentuado.

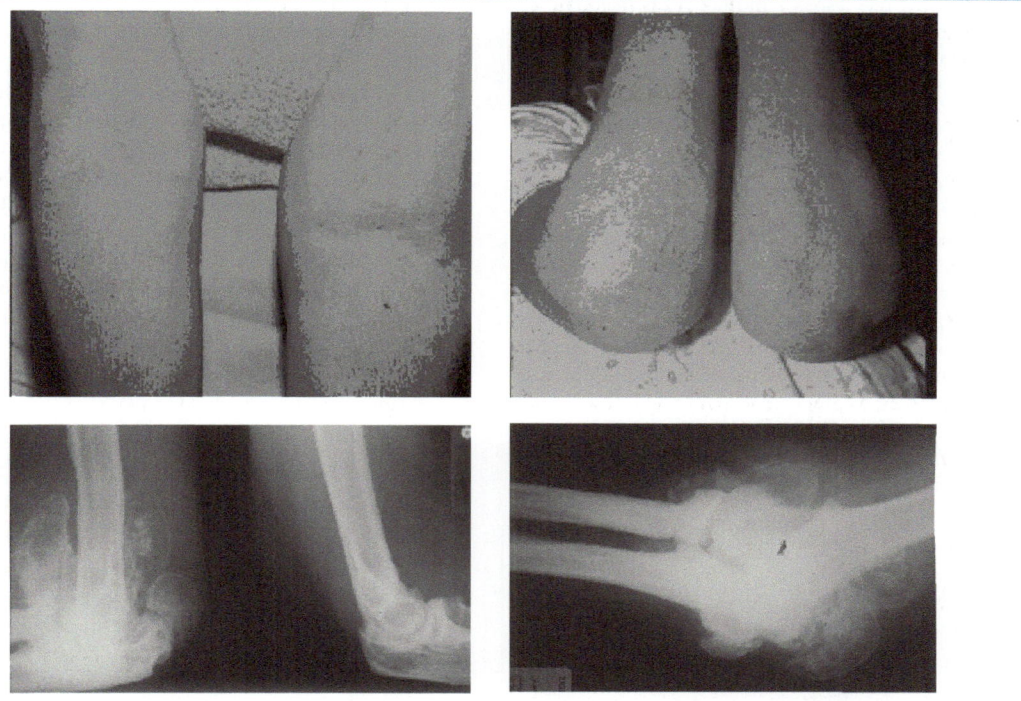

FIGURA 50.29 Artropatia de Charcot. Aumento de volume da articulação que, ao ser movimentada, produz um som de crepitação. Radiografia: neoformação óssea envolvendo a articulação.
Fonte: Acervo da autoria.

Na hanseníase de Lúcio-Alvarado, quando ocorre carga bacilar muito alta no endotélio vascular, os doentes desenvolvem importante vasculite leucocitoclástica de vasos pequenos e médios, desencadeando extensas e importantes áreas necroticulcerativas (reação chamada de "fenômeno de Lúcio") que comprometem a vida dos doentes. Nessa variedade, o "fenômeno de Lúcio" resulta do excesso de bacilos íntegros no endotélio vascular. Descrita no México, pensou-se, no início, que sua ocorrência estivesse restrita a esse País; mas, depois, foi sendo observada, na América Central e, raramente, em outros países onde a hanseníase é endêmica.

Xiang et al. (2008) atribuíram a hanseníase virchowiana difusa, sistêmica, de Lucio-Alvarado, a uma nova micobactéria, *Mycobacterium lepromatosis* sp. (recém-identificado, por Xiang Y. Han et al., 2008), outra espécie intimamente relacionada ao *M. leprae.*

Grupo de Hanseníase Dimorfa – MHD

Hanseníase dimorfa, interpolar: a maioria dos doentes enquadra-se neste grupo clínico que apresenta um conjunto de manifestações agrupadas em:

I. doentes com quadro clínico muito semelhante à forma tuberculoide caracterizando a assim denominada "tuberculoide subpolar" e "dimorfa tuberculoide" (DT); não contagiantes (paucibacilar).

A hanseníase TTs e MHDT não são contagiantes; caracterizam-se por lesões com aspecto tuberculoide, com centro da lesão deprimido ou até aparentemente normal; mais numerosas que no tipo tuberculoide polar, dispostas assimetri-camente no tegumento (Figura 50.30); e, há comprometimento de vários troncos nervosos, causando, com frequência, incapacidades assimétricas.

II. quadro clínico realmente intermediário entre as formas polares, no centro do espectro, classificado como MH dimorfa-dimorfa (DD); neste grupo se observa maior número de lesões muito características, foveolares, bem delimitadas; contagiantes (multibacilar).

III. doentes com lesões bem parecidas com a MH virchowiana sob as denominações "MH virchowiana subpolar" e "dimorfa virchowiana"; contagiantes (multibacilar).

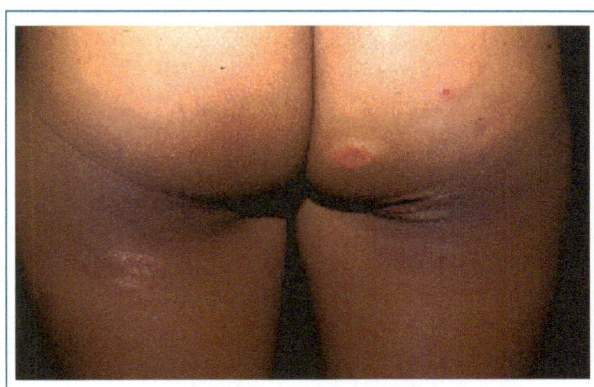

FIGURA 50.30 MH dimorfa-tuberculoide. Não contagiante. Placas eritematosas e eritêmato-acastanhadas, delimitadas externamente, com o centro deprimido, dispostas assimetricamente.
Fonte: Acervo da autoria.

A baciloscopia das lesões é muitas vezes negativa; e, o quadro histopatológico exibe granulomas tuberculoides; incompletos, que não chegam a tocar a epiderme.

O teste de Mitsuda é, em geral, fracamente positivo.

As hanseníases DD, DV e VVS são contagiantes – multibacilar.

A MHDV e a MHVV apresentam lesões que não são tão polimorfas quanto as das formas virchowianas, predominando as placas foveolares (placas com área central de pele normal, borda interna bem delimitada e a externa espessada e mal delimitada) (Figura 50.31), uniformemente espessadas e nódulos com tonalidade pardacenta ou ferruginosa; são muito numerosas, distribuindo-se por todo o tegumento. As lesões e alopecia, muitas vezes, têm limites externos mal definidos, imprecisos e tornam-se confluentes; o comprometimento neural se assemelha ao que ocorre na forma virchowiana; mas podem ocorrer incapacidades graves em razão das reações frequentes nesse grupo; em especial após reações tipo I.

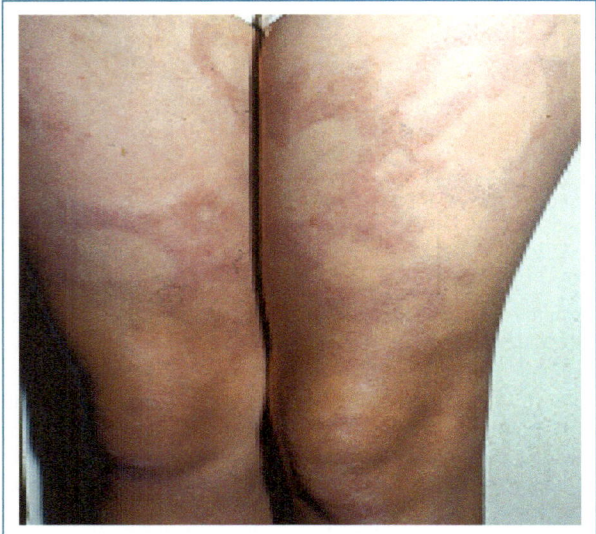

FIGURA 50.31 MH dimorfa-virchowiana. Contagiante. Lesões foveolares, tipo queijo suíço, eritêmato-violáceas. Internamente delimitadas e externamente mal definidas. Na figura, estão confluentes.
Fonte: Acervo da autoria.

Alguns doentes com hanseníase DV podem sofrer reações tipo II, ENH. A baciloscopia é sempre positiva e, no quadro histopatológico, há infiltrado granulomatoso denso com macrófagos, linfócitos e alguns agrupamentos de células epitelioides separados da epiderme por fina faixa de tecido conjuntivo (faixa de Unna).

O infiltrado se localiza ao redor dos anexos cutâneos e filetes nervosos com delaminação do perineuro. Muitos bacilos, isolados e em globias, são evidenciados no interior dos macrófagos e nos nervos.

O teste de Mitsuda é sempre negativo.

Na variedade dimorfa-dimorfa, MHDD, predominam lesões muito características desse grupo clínico, com aspecto de placas foveolares, "esburacadas" ou "em queijo suíço"; a área central da placa é hipocrômica ou aparentemente nor-mal, deprimida e bem delimitada, de maneira nítida, por área espessada, eritêmato-pigmentar; os limites com a pele normal são imprecisos.

Há também outras lesões: nódulos e placas, sempre de tonalidade eritêmato-pigmentadas ou ferruginosas. O comprometimento neural é importante nesses doentes que, imunologicamente, muito instáveis, sofrem reações tipo I, de melhora ou de piora, com muita frequência. A baciloscopia é positiva e, do ponto de vista histopatológico, as lesões se caracterizam por granuloma que não toca a epiderme, constituído por células epitelioides, linfócitos e alguns macrófagos de Virchow. Os filetes nervosos estão frequentemente envolvidos pelo infiltrado macrofágico.

Há sempre bacilos dentro dos macrófagos e dos ramúsculos neurais. O teste de Mitsuda é negativo.

ESTADOS REACIONAIS NA HANSENÍASE

Doentes com hanseníase inicial (indeterminada) e os com MH tuberculoide polar (TTp) não sofrem reações.

As reações ocorrem nos doentes interpolares: tuberculoide subpolar (TTs), dimorfo tuberculoide (DT), dimorfo-dimorfo (DD), dimorfo virchowiano (DV), virchowiano subpolar (VVs); e, no virchowiano polar (VVp) – da Classificação de Ridley e Jolpling; ou, nos multibacilares (MB) – da classificação simplificada da OMS.

A evolução crônica, característica da moléstia, pode ser interrompida por fenômenos inflamatórios agudos ou subagudos denominados "reações"; estas já tinham sido muito bem descritas pelos "leprologistas clássicos" – Lauro de Souza Lima, Nelson Souza Campos, Flavio Maurano, Büngeler W, Fernandez JM e Alayon F, Pupo JA, Rotberg A, Bechelli LM (em nosso meio); Wade HW, Shujman S, Stein AA, Maxwell JL e outros.

Essas reações podem ocorrer antes de qualquer tratamento, durante ou após a alta medicamentosa.

Pelas denominações das classificações recentes, há dois tipos principais de reações:

   I. Reação tipo I, que pode ser de melhora ou de piora.

  II. Reação tipo II, também denominada eritema nodoso.

A reação tipo I pode exacerbar lesões preexistentes, que aumentam de tamanho, ao mesmo tempo em que podem surgir lesões novas semelhantes às anteriores.

   I. As reações tipo I, imunocelulares, aparecem nos doentes interpolares (TTs, DT, DD, DV e VVs) da classificação de Ridley.

      I.a. nos doentes paucibacilares: tuberculoides; subpolares – TTs e DT; e,

      I.b. nos doentes multibacilares: dimorfos com células epitelioides e macrofágicas de Virchow: DD, DV e VVs).

A reação tipo I pode ser de melhora ou de piora imunológica, histológica, clínica e baciloscópica.

A reação tipo I – de melhora também é denominada "reação inversa" (*reversal reaction)* (tradução mais correta), ou "reação reversa".

A reação tipo I – de piora também é denominada "reação de degradação" (*downgrading reaction).*

II. As reações tipo II são mediadas por imunocomplexos e ocorrem nos doentes com granulomas macrofágicos, com células de Virchow (DV, VVs (*subpolar*) e VVp (*polar*)) e também nos dimorfos virchowianos, portanto com maior número de bacilos, muitos deles, fragmentados.

As manifestações cutâneas da reação tipo II são denominadas, frequentemente, em especial pelos sul-americanos, de "eritema nodoso hansênico" (ENH).

REAÇÃO TIPO I – INVERSA OU REVERSA OU DE MELHORA

Ocorre, em geral, depois de 3 ou 4 meses de multidrogaterapia, mas também pode surgir antes e depois do tratamento.

O quadro cutâneo e clínico é muito similar ao da anterior, porém, quando se conhece o doente previamente a esta reação, nota-se que as placas tornam-se mais bem delimitadas, embora com hipertermia, dor, eritema e edema acentuados porque, ocorre melhor organização dos granulomas tuberculoides (Figuras 50.32 e 50.33).

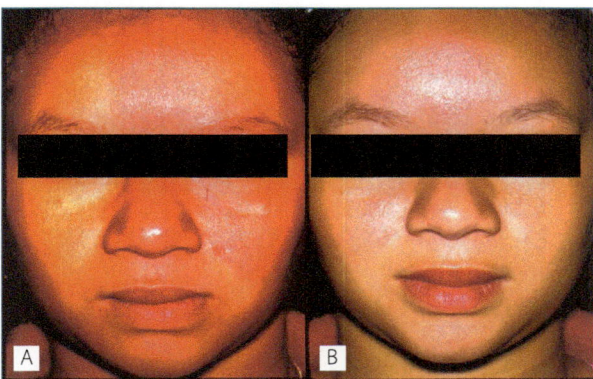

FIGURA 50.32 MHD. (A) Reação tipo I inversa. Fase regressiva; (B) reação tipo I. Fase aguda – placas eritêmato-edematosas, urticariformes e bem delimitadas.
Fonte: Acervo da autoria.

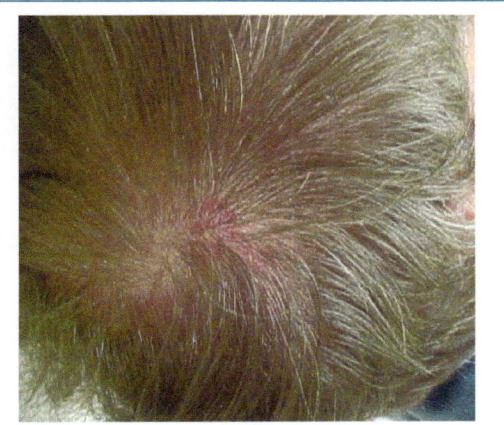

FIGURA 50.33 Placas no couro cabeludo. O doente teve neurite importante, dor ocular e fotofobia 1 semana antes das lesões cutâneas da face e do couro cabeludo.
Fonte: Acervo da autoria.

As lesões da reação tipo I têm predileção por algumas regiões: face, palmas das mãos (frequente) e planta dos pés; por vezes, as lesões são enormes e múltiplas, ocupando todo um segmento e, quando localizadas nos membros, como os superiores, envolve-os como uma manga de camisa.

A resposta da melhor organização dos granulomas surge também, ou em especial, nos nervos e, portanto, acontece intensa reação destrutiva dos nervos com consequentes paralisias neuromusculares, às vezes, evoluindo com necrose caseosa do nervo e fistulização através da pele (Figuras 50.34 e 50.35).

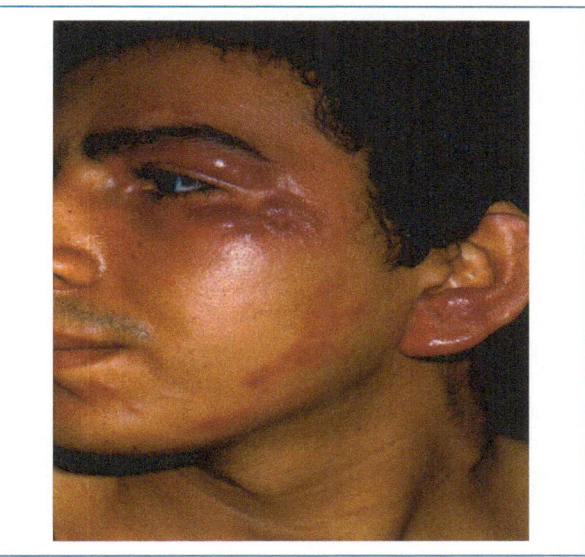

FIGURA 50.34 RI: placas eritêmato-edematosas; foveolares (umbilicada na região zigomática).
Fonte: Acervo da autoria.

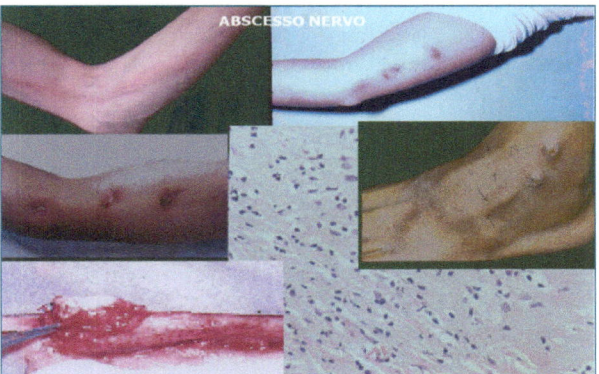

FIGURA 50.35 MHDT. Reação tipo I (reação reversa): houve necrose caseosa do nervo ulnar, com fistulização espontânea através da pele. No pé e na perna: placa acastanhada, foveolar, bordas acastanhadas e nervo com necrose caseosa, fístula através da pele emergindo da placa.
Fonte: Acervo da autoria.

Do ponto de vista baciloscópico, pela diminuição da carga bacilar, é difícil encontrar bacilos.

O quadro histopatológico apresenta granulomas do tipo tuberculoide, mais ou menos diferenciados, extensos e frouxos pelo edema intra e extracelular e congestão vascular. O infiltrado pode tocar a epiderme.

O teste de Mitsuda torna-se positivo com 6 mm ou mais.

Essa reação foi denominada, quando descrita pela primeira vez, "pseudoexacerbação", por Lauro de Souza Lima; "infiltração aguda", por Tajiri e, depois, "reação reversa".

As reações tipo I, que surgem antes ou durante o tratamento ou, ainda, após a alta medicamentosa, são idênticas do ponto de vista clínico, baciloscópico e histopatológico e, portanto, representam um mesmo fenômeno, ou seja, uma reação de hipersensibilidade a antígenos liberados pela destruição bacilar realizada ou pelas defesas do hospedeiro e/ou pela ação dos medicamentos quando estão sendo utilizados.

REAÇÃO TIPO I DE DEGRADAÇÃO OU DE PIORA

Ocorre, em geral, nos doentes virgens de tratamento ou naqueles que tomam medicação irregularmente. As lesões existentes se tornam mais eritematoedematosas e aparecem outras lesões novas agudas com as mesmas características, em outros locais do tegumento e em pequeno número; são hipertérmicas e dolorosas.

Essas reações também podem ser a primeira manifestação mais evidente da moléstia; quando antes o doente tinha apenas máculas hipocrômicas, discretas, clinicamente caracterizando MH indeterminada. Após a multiplicação bacteriana, as lesões tornam-se eritematoedematosas e aparecem múltiplas pápulas, nódulos e placas, também róseo-eritematosas em quase toda pele, com localizações características na face, em torno dos olhos e da boca, na palma das mãos e planta dos pés. Essas manifestações agudas também ocorrem nos nervos.

Pode haver edema acentuado das extremidades e acometimento de maior número de nervos. Do ponto de vista baciloscópico, ocorre aumento da carga bacilar. No exame histológico das lesões, observam-se granulomas do tipo tuberculoide e macrofágico, extensos, frouxos pelo edema intra e extracelular e congestão vascular. O teste de Mitsuda torna-se negativo.

Esta reação também pode ocorrer nos doentes multibacilares tomando medicação irregularmente ou que fizeram tempo de tratamento insuficiente ou o suspenderam precocemente; assim, há multiplicação bacilar e recidiva aguda ou subaguda, seguida de resistência bacteriana às medicações usadas. Reações tipo II, RII ou eritema nodoso hansênico (ENH). Estas reações são mediadas por anticorpos e correspondem às reações tipo 3 de Gell e Combs. Elas são denominadas, também, de ENH em virtude das clássicas lesões nodulares da pele. A RII pode aparecer antes do início do tratamento específico, mas é mais frequente durante o tratamento e começa a aparecer ao redor do 6º mês. Também pode ocorrer após a alta medicamentosa.

A RII só ocorre nos doentes com MHDV, MHV subpolar (VVs) E MHVV polar (VVp) da classificação de Ridley; denominados "multibacilar" na classificação simplificada da OMS para fins operacionais.

Cerca de 60% dos doentes virchowianos sofrem essas reações que, no início, são discretas e podem aumentar progressivamente de intensidade.

As manifestações dermatológicas da RII são nódulos e/ou placas eritêmato-edematosas, isoladas e/ou confluentes, localizando-se, em especial, nas pernas; mas, podem ocorrer em qualquer parte do tegumento (Figuras 50.36 e 50.37).

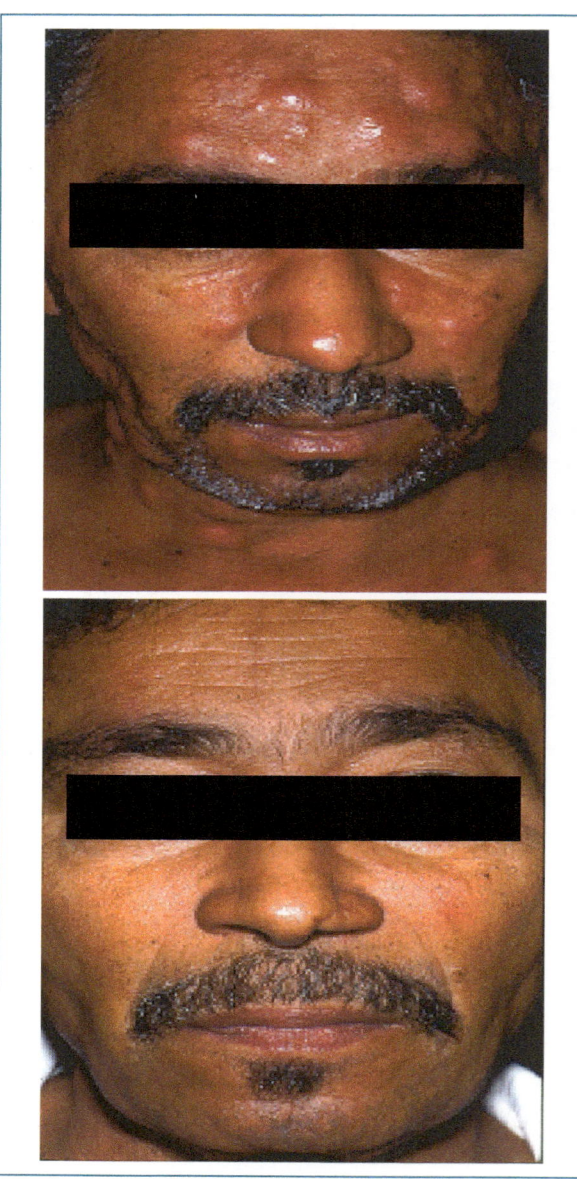

FIGURA 50.36 R-II com ENH antes e depois do tratamento. *Fonte:* Acervo da autoria.

O quadro clínico completo de RII (ENH) se expressa por febre, mal-estar, dores no corpo, linfoadenomegalia dolorosa, placas e nódulos eritematosos, em várias áreas da pele, polineurite, poliartralgia e/ou artrite, irite e iridociclite (Figura 50.38), glaucoma e suas consequências (Figura 50.39), orquite e orquiepididimite, hepatoesplenomegalia dolorosa – e, algumas vezes, icterícia e também trombose (Figura 50.40).

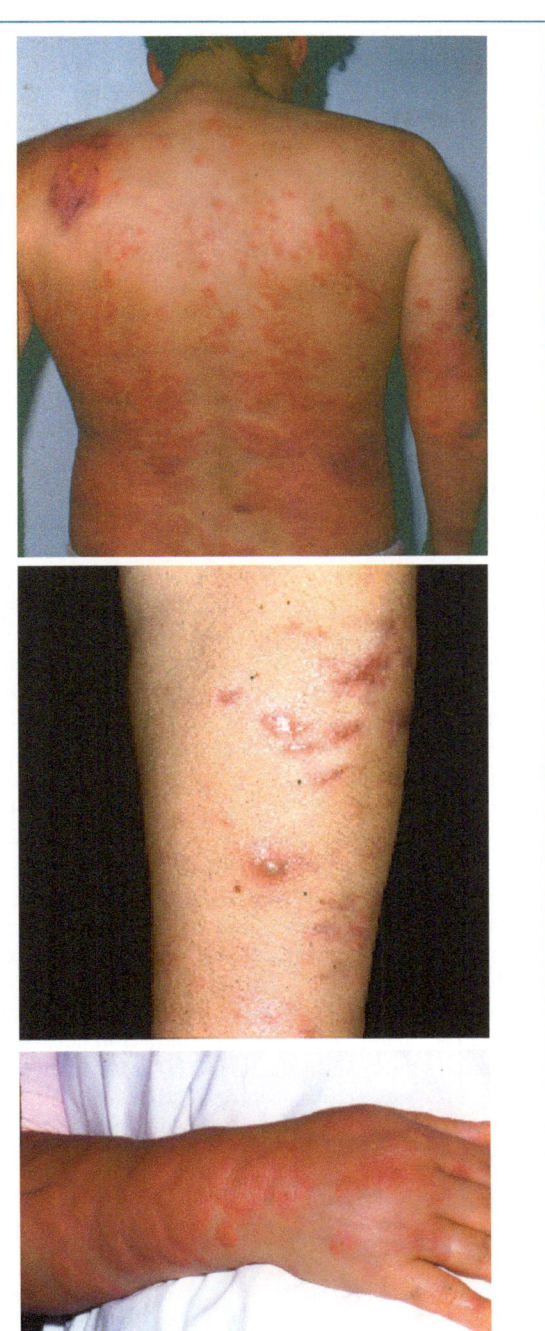

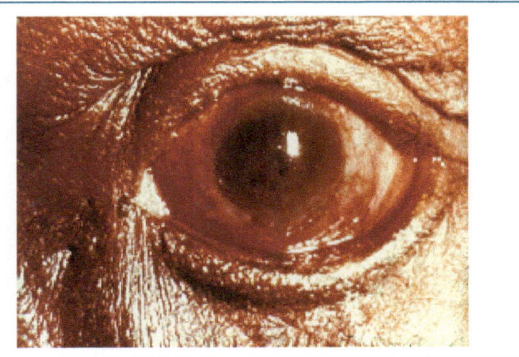

FIGURA 50.39 Glaucoma e cegueira.
Fonte: Acervo da autoria.

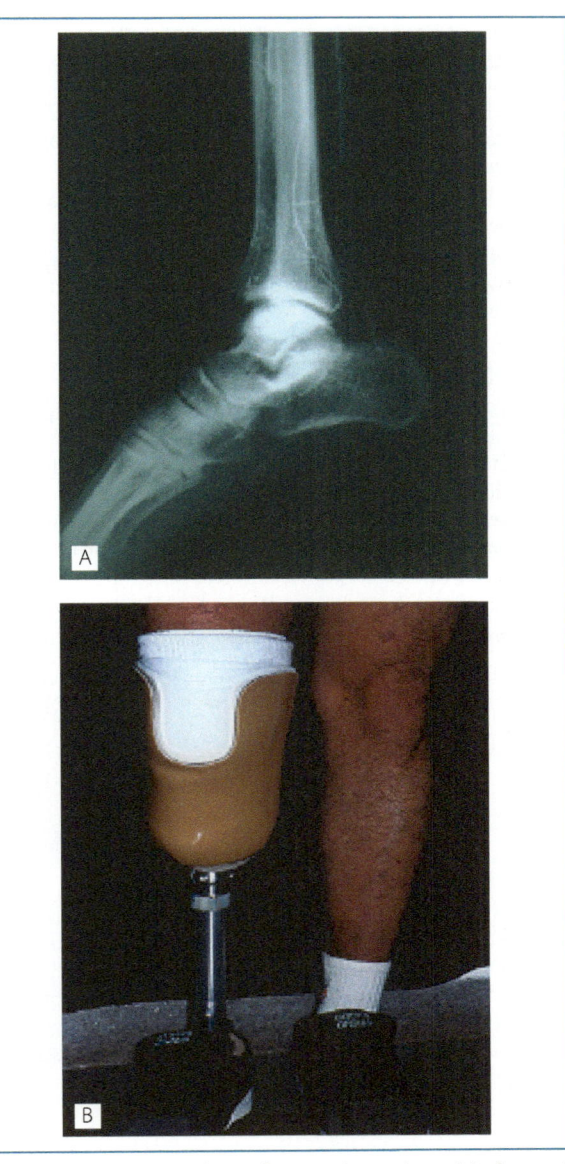

FIGURA 50.37 R-II com ENH: nódulos eritêmato-edematosos.
Fonte: Acervo da autoria.

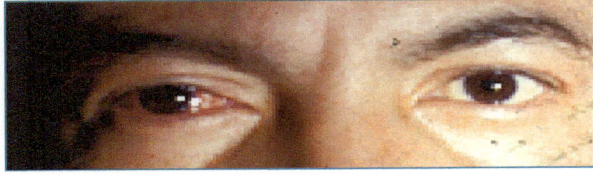

FIGURA 50.38 Iridociclite.
Fonte: Acervo da autoria.

FIGURA 50.40 (A) Radiografia: trombose da artéria femoral;
(B) reabilitação, prótese.
Fonte: Acervo da autoria.

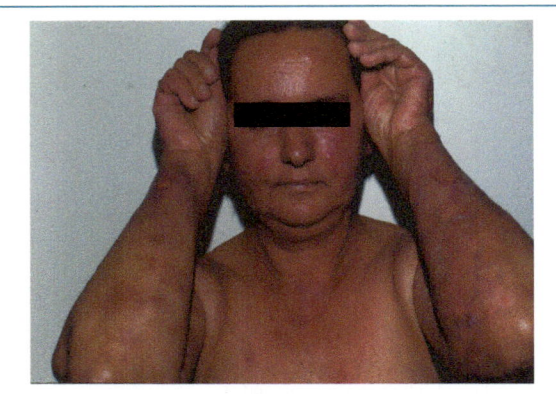

FIGURA 50.41 MHDT em reação tipo I: fase aguda. Placa bem delimitada, eritematoedematosa. Apresentava lacrimejamento constante por lesões no ramo oftálmico do nervo trigêmeo. *Fonte:* Acervo da autoria.

A RII pode evoluir com lesões cutâneas necrotizadas e ulceradas, caracterizando o eritema nodoso necrotizante, considerado mais grave.

A RII neural, cutânea e visceral pode ser esporádica ou periódica.

As formas multibacilares em crianças em evolução tardia grave com múltiplos comprometimentos são vistos na Figura 50.42.

MAL DE REAÇÃO

Há doentes com surtos muito repetidos e seguidamente, subintrantes, estado também considerado grave, denominado "mal de reação". Nestas reações, com lesões cutâneas necroticulcerativas, também ocorrem manifestações viscerais equivalentes, que desencadeiam êxito letal, em decorrência das complicações diretamente relacionadas à reação pelos imunocomplexos (Margarido L, 1992).

Laboratorialmente, pode haver leucocitose com desvio à esquerda e, às vezes, reações leucemoides, aumento da velo-cidade de hemossedimentação e da proteína C-reativa, aparecimento de autoanticorpos como o fator antinúcleo (FAN), aumento de bilirrubinas, aumento de transaminases, hematúria e proteinúria. Admite-se que as reações tipo II estejam ligadas à destruição de bacilos com exposição de antígenos e estímulo à produção de anticorpos e à formação de imunocomplexos. Estes, por sua vez, fixam complemento e estimulam a migração de neutrófilos que por meio de suas enzimas destroem os tecidos e, às vezes, até a parede vascular, produzindo vasculites secundárias. A intensidade desses fenômenos está ligada à produção da citocina TNF-α.

A reação tipo II desaparece quando os antígenos são totalmente eliminados; admite-se que quando um paciente volta a apresentar ENH, 2 a 3 anos após a negativação baciloscópica e alta, pode ter havido reexposição a antígenos que estavam dormentes e se multiplicaram, com reaparecimento de bacilos e recidiva da moléstia; isso poderia ocorrer em decorrência de alguma comorbidade, rebaixamento do sistema imunológico ou outro fator.

Histologicamente, o que se vê nos cortes histológicos de lesões cutâneas de ENH é infiltrado histiocitário de aspecto regressivo, com células de Virchow (histiócitos vacuolados com lipídeos no seu interior), exsudação de neutrófilos em grande quantidade, às vezes intensa, com áreas de necrose e, em algumas vezes, agredindo os vasos locais (vasculite secundária); os bacilos estão granulosos ou ausentes.

O mesmo quadro histológico que se observa na pele é visto nas vísceras. No fígado, por exemplo, o infiltrado histiocitário e os neutrófilos se localizam nos espaços-porta e podem, às vezes, comprimir canalículos biliares desencadeando icterícia.

As lesões reacionais se instalam em todos os locais onde há infiltrados inflamatórios com bacilos, com exceção do rim, onde as lesões glomerulares estão relacionadas à deposição de imunocomplexos circulantes ou antígeno "plantado" ou circulante; que explicam as glomerulites (insuficiência renal) agudas e também, crônicas. Doentes com falência renal submetidos a transplantes de rim no HC-FMUSP, reorganizaram o processo específico da molésta de Hansen no enxerto.

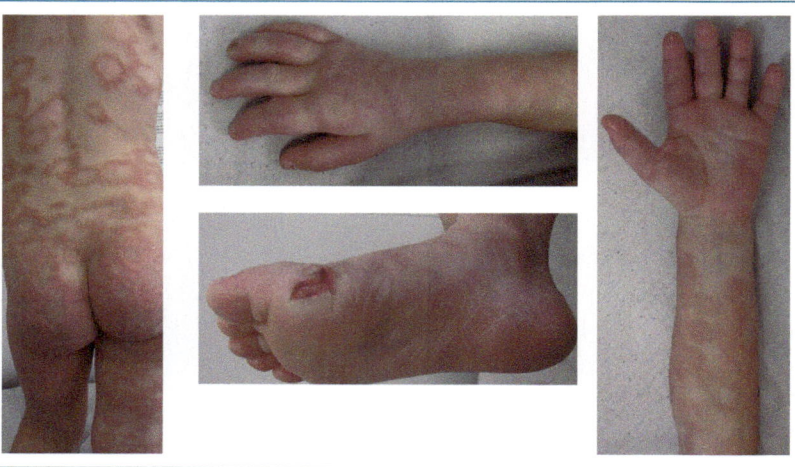

FIGURA 50.42 Hanseníase multibacelar em criança (MHDV). Diagnóstico muito tardio. Comprometimento neural, articular, sistêmico, dos tendões, dos músculos e das unhas; úlcera plantar – pé anidrótico e anestésico. *Fonte:* Acervo da autoria.

Na reação tipo II, há exsudato de polimorfonucleares, com bacilos fragmentados, granulosos ou ausentes, e não deve ser confundida com o fenômeno de Lúcio.

Na vasculite necrotizante de Lúcio, há bacilos íntegros no endotélio vascular; esta é manifestação reacional que ocorre na hanseníase de Lúcio-Alvarado, comum no México e América Central. O fenômeno de Lúcio é vasculite leucocitoclástica de vasos pequenos e médios, com alta carga de bacilos íntegros no endotélio vascular. Essa reação aparece ANTES do tratamento ou, em doentes com resistência medicamentosa bacteriana; portanto, com muitos bacilos íntegros no endotélio vascular; traduz-se pelo aparecimento de lesões maculosas, equimóticas, necróticas, que se ulceram formando ulcerações superficiais, com contornos irregulares e, ao cicatrizarem, originam cicatrizes atróficas. Essas lesões podem surgir em pequeno número, desaparecendo sem maiores problemas ou serem numerosas, acometendo várias áreas do tegumento. Nesses casos, o paciente se comporta como um grande queimado, sendo necessárias para o tratamento a reposição de líquidos, eletrólitos e proteínas e a monitorização para evitar infecção secundária, principalmente por *Pseudomonas* sp.

Histologicamente, observa-se que, além do infiltrado histiocitário com grande número de bacilos viáveis, os pequenos vasos da camada papilar e também os mais profundos têm alto índice baciloscópico e morfológico no endotélio, muitas vezes trombosados.

DESENCADEANTES DA REAÇÃO TIPO II

Vacinação, Infecções em geral, infecção do trato urinário, tuberculose, viroses, problemas odontológicos, infecções protoparasitológicas, vírus das hepatites, distúrbios hormonais, puberdade, gravidez, fatores psicossociais.

HIV/aids e hanseníase

Não se observam resultados falso-positivos na pesquisa do HIV pelos métodos Elisa e Western-blot, mesmo na vigência de estados reacionais.

Doentes com aids e hanseníase, mesmo com número de linfócitos CD4 muito baixo (menos de 200 células/mL), podem elaborar granuloma tuberculoide, mas, em especial, os pacientes em tratamento antirretroviral podem ter reação tipo I inversa e apresentar teste de Mitsuda positivo. Comportamentos diferentes dos doentes com aids e com hanseníase, quanto à evolução clínica, maior incidência de fenômenos reacionais, aparecimento de neurites ou, respostas diferentes à terapêutica específica, precisam ser mais bem estudados. Nos dimorfos, o comprometimento neurológico, em geral, é extenso e intenso, pois os doentes têm algum grau de imunidade celular. Nesses casos, há destruição de nervos pelos granulomas de maneira generalizada.

Muitas vezes, também há comprometimento neurológico que evolui insidiosamente, sem dor ou outras manifestações agudas, que caracterizam a chamada neurite silenciosa (Figura 50.43). As lesões neurológicas precedem as manifestações cutâneas.

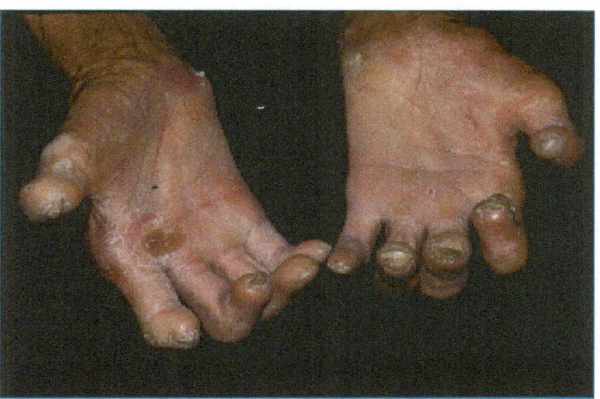

FIGURA 50.43 Sequelas simétricas (multibacilar). Amiotrofias; sinais de queimadura; articulações em garra, com anquilose e reabsorções. Notar resto de unhas nas extremidades.
Fonte: Acervo da autoria.

DIAGNÓSTICO DIFERENCIAL DAS LESÕES NERVOSAS DA HANSENÍASE (QUADROS 50.4 E 50.5)

Na moléstia de Hansen, como já visto, existe espessamento neural, exceto no início da moléstia (MH indeterminada).

Há que se diferenciar as sequelas das neurites hansênicas das desencadeadas por neurite traumática, neuroma, síndromes siringomiélicas, neurofibromatose de Von-Recklinghausen, *tabes dorsalis*, síndrome de Thévenard, meningocele; amiotrofia neurítica progressiva de Charcot–Marie-Tooth, meningoradiculite espinal crônica, esclerose lateral amiotrófica, trauma, meralgia parestésica, síndrome da costela cervical, processos inflamatórios compressivos e/ou traumáticos; neurites metabólicas (diabetes *mellitus*, porfiria, amiloidose, tireoidopatias); entretanto, em nenhuma dessas doenças, ocorre espessamento neural.

Existe outra doença que também evolui com espessamento de nervos periféricos, é a polineuropatia hipertrófica de Déjèrine-Sottas, porém é raríssima, de ocorrência familiar e surge nos primeiros anos da vida de várias pessoas da mesma família.

A necrose caseosa do nervo com abscesso e fistulização através da pele, durante reação tipo I da moléstia de Hansen, deve ser diferenciada da esporotricose, forma com linfangite nodular ascendente; da tuberculose; e, da sífilis maligna precoce ou tardia, gomos (quando com poucas lesões e dispostas linearmente).

DIAGNÓSTICO DIFERENCIAL DAS LESÕES CUTÂNEAS DA MH

As lesões do grupo indeterminado devem ser diferenciadas do nevo acrômico, pitiríase alba, pitiríase versicolor, vitiligo; porém, nestas, a prova da histamina é completa.

No nevo anêmico, há agenesia ou disfunção vascular, portanto, na mancha aparentemente hipocrômica, de contorno irregular, normoestésica, a prova da histamina é incompleta por falta parcial da resposta vascular.

As lesões do tipo tuberculoide e dimorfa se diferenciam de eczemátide figurada, dermatofitose, esclerodermia circunscrita, pitiríase rósea de Gibert, eritema fixo, eritema anular, granuloma anular, sarcoide, sífilis anular (secundo-terciarismo), tubercúlides, síndrome sarcoídica (leishmaniose, paracoccidioidomicose e esporotricose).

As lesões da MH – tipo virchowiano e do grupo dimorfo – devem ser diferenciadas da micose fungoide, leishmaniose cutânea difusa, lues secundária ou secundo-terciária, dermatite seborreica, dermatomiosite, lúpus eritematoso sistêmico, xantoma tuberoso, neurofibromatose, neoplasias com metástases cutâneas e paracoccidioidomicose.

PROVAS CLÍNICAS DIAGNÓSTICAS COMPLEMENTARES

Provas da histamina e da pilocarpina

Podem identificar a moléstia de Hansen antes da instalação da diminuição da sensibilidade térmica.

Quando se identifica um doente com hipoestesia ou anestesia térmica, a moléstia já está avançada.

Prova da histamina – prova muito útil e objetiva

Deve ser usada, de preferência, nas lesões hipocrômicas e baseia-se na integridade dos ramúsculos nervosos da pele.

Inicialmente, deve-se depositar várias gotas de cloridrato ou fosfato de histamina 1:1.000, nas máculas e, (1) na pele aparentemente sadia da mesma região; (2) através dessas gotas de histamina, com uma agulha pequena, tipo de insulina, perfura-se a epiderme, superficialmente, sem provocar sangramento.

Na pele normal, a prova da histamina é completa; portanto, observam-se as três fases que caracterizam a tríplice reação de Lewis constituídas pelo:

1. Aparecimento de discreto eritema relacionado com a ação direta da histamina sobre os pequenos vasos da pele (após 20 segundos).

2. Depois de 20 a 40 segundos, surge halo eritematoso maior chamado de "eritema reflexo secundário", relacionado com o estímulo das terminações nervosas do vaso, pela histamina que, por meio de um reflexo antidrômico, provoca a vasodilatação.

QUADRO 50.4 Diagnóstico diferencial.	
Moléstia de Hansen	**Diagnóstico diferencial**
Hanseníase indeterminada (inicial) Máculas hipocrômicas	Vitiligo, nevo acrômico ou nevo discrômico, nevo anêmico de Vöerner, pitiríase alba, acromias parasitárias, em especial a pitiríase versicolor, sifílide areolar da região cervical (colar de Vênus).
Hanseníase tuberculoide e dimorfa (*borderline*): placas róseas, eritêmato-pigmentadas, com espessamento uniforme ou irregular, ou circinadas	Sífilis tardia, granuloma anular, pitiríase rósea de Gibert, dermatofitoses, sarcoidose, leishmaniose cutânea, micoses superficiais e profundas, esclerodermia, linfoma cutâneo de células T (micose fungoide), parapsoríase, blastomicose sul-americana, xantogranuloma, histoplasmose.
Hanseníase tuberculoide – lesões nodulares	Nevo de Spitz, histoplasmose, pseudolinfoma, neurofibroma, leiomioma.
Hanseníase virchowiana – espessamento róseo e/ou eritêmato-pigmentar difuso, simétrico com ou sem pápulas, placas e nódulos	Erupção acneiforme; sífilis tardia; dermatite seborreica intensa; blastomicose sul-americana; farmacodermia; leiomioma, líquen plano e líquen nítido; linfomas; linfoma cutâneo de células T (micose fungoide); doença de Hodking; lesões da face do lúpus eritematoso, do lúpus vulgar (tuberculose) e da dermatomiosite; doença de Von Recklinghause; leishmaniose cutânea difusa; sarcoidose; lipoidoproteinose – síndrome de Urbach-Wiegt; xantomatose, xantoma eruptivo; síndrome de Pringle Bourneville (lesões da face).
Reação tipo I – placas eritematoedematosas	Urticária, tinhas da pele, psoríase.
Eritema nodoso hansênico	Farmacodermia, eritema nodoso estreptocócico e de outras etiologias (colagenoses, retocolite ulcerativa, sarcoidose, tuberculose, sífilis, gravidez, micoses superficiais e profundas, tumores etc.). Eritema endurado de Bazin.

QUADRO 50.5 Diagnóstico diferencial das lesões nervosas da hanseníase.	
Neuropatia hansênica	**Diagnóstico diferencial**
Espessamento neural	Polineuropatia hipertrófica de Déjèrine-Sottas (da infância); de Pierre-Marie-Boveri e a do adulto, de Dide e Courjon.
Necrose caseosa do nervo, com abscesso e fistulização através da pele, durante reação tipo I	Esporotricose – forma com linfangite nodular ascendente; tuberculose; sífilis maligna precoce ou tardia, gomosa, quando com poucas lesões e dispostas linearmente.
Amiotrofias e/ou garras	Amiotrofia espinal progressiva, tipo Aran-Duchènne, amiotrofias espinais sifilíticas, *tabes dorsalis*, esclerodermia, ainhum, artrite reumatoide, contratura de Dupuytren, síndromes angioneurotróficas, síndrome de Raynaud.
Mal perfurante plantar	Diabetes *mellitus*, meningocele, menigorradiculite espinal crônica.

3. E, finalmente, aparece, no local da punctura, pápula urticariforme (após 1 a 3 minutos) relacionada com a transudação de líquido do interior do vaso.

Nas lesões da hanseníase, a reação à histamina é incompleta.

Na pele com a MH, não ocorre a formação do eritema reflexo secundário que está ligado à integridade das terminações nervosas, havendo apenas a formação de um pequeno eritema e uma pápula.

Esta prova é muito útil quando a pesquisa da sensibilidade é inconclusiva em virtude do estado emocional ou mental do indivíduo no qual se está realizando a pesquisa; ou ainda, quando se trata de criança.

A prova pode estar prejudicada em alguns doentes melanodérmicos ou negros, pois o eritema secundário pode não ser bem observado.

Prova da pilocarpina

Muito útil nos doentes negros ou naqueles com placas eritêmato-pigmentadas.

Baseia-se, também, na integridade dos ramúsculos nervosos periféricos. Estes, quando íntegros e estimulados pelo cloridrato ou nitrato de pilocarpina a 0,5 ou 1%, provocam a sudorese.

(1) Inicialmente, pincela-se, a pele com lesão e a normal com tintura de iodo; (2) a prova é realizada injetando-se na pele normal e, na suspeita, uma pequena quantidade de pilocarpina por via intradérmica, formando uma pápula de 0,5 cm; e, a seguir (3) pulveriza-se a região com amido.

Em seguida, após cerca de 5 minutos observam-se as gotículas de suor na pele normal, facilmente visíveis em consequência da mudança de cor e caracterizam a prova completa (Figura 50.44).

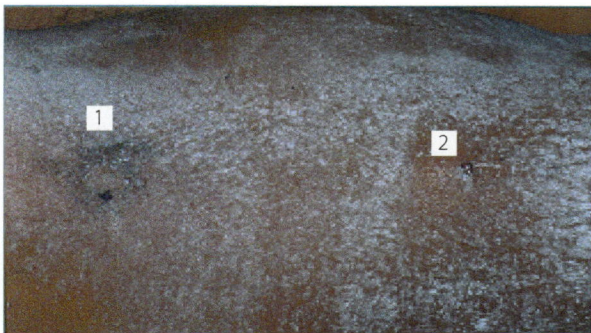

FIGURA 50.44 MH indeterminada. Prova da pilocarpina: (1) completa na pele sã; e (2) incompleta onde havia a mancha de MH e se nota menor número de pontos azuis.
Fonte: Acervo da autoria.

■ **Prova da pilocarpina completa:** na área onde houver sudorese, nota-se o aparecimento de vários pontos azul-escuros que correspondem à reação do amido com o iodo, favorecida pela umidade do suor.

■ **Prova da pilocarpina incompleta:** como acontece nas lesões de hanseníase, não ocorre sudorese; e, ou surgem poucas gotas de suor, hipo-hidrose. Portanto, essa prova incompleta se caracteriza por poucos pontos ou ausência de pontos azul-escuros.

PESQUISA DA SENSIBILIDADE: TÉRMICA, DOLOROSA E TÁTIL

Quando se detecta diminuição ou perda da sensibilidade térmica, o diagnóstico já é tardio.

Para a pesquisa da sensibilidade térmica, pode-se utilizar um tubo com água quente (a mais ou menos 45 °C) e outro com água fria. Explica-se o teste ao paciente e pede-se que ele feche os olhos e diga quando o tubo quente ou o frio tocam sua pele. Procura-se aplicar os tubos de maneira irregular na área de pele sadia e na pele suspeita. Este teste tem o inconveniente da rápida variação de temperatura do tubo com água quente e, assim, o teste torna-se inútil.

A prova ideal para a pesquisa de sensibilidade térmica é a do éter sulfúrico em que se usa um floco de algodão embebido em éter (nunca encharcado para que o éter não escorra na pele) e um algodão seco ou o próprio dedo do examinador. Encosta-se o algodão com o éter e o seco, ou o dedo, alternadamente, nas áreas de pele normal ou com suspeita de alteração de sensibilidade, e pede-se ao paciente que, de olhos fechados, informe o que está sentindo.

O ponto de ebulição do éter é 35 °C e, em contato com a pele (mais ou menos 36 °C), o éter vaporiza-se rapidamente, produzindo uma sensação de gelado na pele normal. O doente de hanseníase, em decorrência da inflamação do ramúsculo nervoso, não sente o frio do éter e refere sensação de quente (anestesia térmica) ou morno (hipoestesia térmica), semelhante à sensação deixada pelo algodão seco ou o dedo do examinador.

A prova do éter permite o rápido mapeamento da sensibilidade térmica corpórea, a mais importante por ser a primeira a ser perdida na MH.

Para a pesquisa da sensibilidade dolorosa, utiliza-se um alfinete. Depois de explicar ao paciente o que será feito, pede-se que ele feche os olhos e aplicam-se a ponta e a cabeça do alfinete de maneira irregular na pele normal e na área suspeita, solicitando-se que ele diga o que está sentindo, se a ponta ou a cabeça.

A sensibilidade tátil só diminui e desaparece, depois de muitos anos de doença e é pesquisada com um chumaço de algodão. Com o paciente de olhos fechados, encosta-se o algodão na área supostamente com alteração sensitiva e na pele aparentemente normal e solicita-se que ele informe se está sentindo ou não.

Hoje, também pode ser utilizado um método sensível para detectar as alterações sensitivas, que é o dos monofilamentos de Semmes-Weinstein. São filamentos de nylon com calibres diferentes e cada um tem peso específico. Toca-se a pele com cada um dos diversos filamentos e o paciente deve dizer qual o filamento ele está sentindo.

Esse método é menos sensível para as lesões iniciais da moléstia.

DIAGNÓSTICO LABORATORIAL
BACILOSCOPIA

Não se justifica colher linfa para baciloscopia, nos doentes com a MH inicial e nos tuberculoides. É essencial na suspeita de hanseníase multibacilar.

A técnica de colheita do material cutâneo, linfa, para o exame consiste em:

1. Isquemiar a lesão ou área de sua maior atividade (nódulo ou a margem de lesão ou placa), comprimindo-se a pele entre o polegar e o indicador do examinador.

2. Com um bisturi, deve-se fazer uma incisão linear com profundidade que atinja a derme superficial. Colhe-se a linfa do centro da incisão e de suas bordas.

3. A linfa colhida é espalhada em uma lâmina de vidro, fixada na chama e, depois.

4. Corada pelo método de Ziehl-Neelsen.

Antigamente, fazia-se também, a colheita de material da mucosa nasal com um *swab* ou cotonete que eram esfregados na porção anterossuperior do septo. Essa prática foi abandonada porque, quando a mucosa nasal é positiva, a pele também é, portanto não há nenhuma indicação para infligir um desconforto desnecessário ao paciente. O esfregaço corado é examinado com a lente de imersão de um microscópio ótico para se observar a presença ou não de BAAR, sua morfologia e quantidade. Para o acompanhamento do tratamento dos doentes multibacilares, podem ser utilizados índices baciloscópicos e morfológicos.

Para a obtenção do índice baciloscópico (IB) de Ridley, que é um índice quantitativo, deve-se coletar linfa de seis áreas com lesões clinicamente, mais ativas; contar os bacilos por campo microscópico e determinar a média aritmética dos valores obtidos:

- Mais de 1.000 bacilos por campo, são classificadas em seis cruzes.
- De 100 a 1.000 por campo, cinco cruzes.
- De 10 a 100 por campo, quatro cruzes.
- 1 a 10 por campo, três cruzes.
- 1 a 10 em 10 campos, duas cruzes; 1 a 10 em 100 campos, uma cruz; e, nenhum bacilo em 100 campos indica baciloscopia negativa.

O índice morfológico (IM) de Ridley é qualitativo e determina a média do percentual de bacilos uniformemente corados e íntegros observados nos esfregaços.

EXAMES HISTOPATOLÓGICOS

São úteis no diagnóstico da hanseníase, na classificação das formas clínicas e na caracterização dos fenômenos reacionais.

- **Biópsia de pele:** a colheita do material cutâneo se faz com um *punch* de 4 a 6 mm, após assepsia e anestesia com lidocaína do local a ser biopsiado.
- **Biópsia de nervo:** o nervo selecionado deve ser um que não deixe sequelas, ser somente sensitivo, ser de fácil acesso, estar espessado, também evidenciável pela eletroneuromiografia, a exemplo do ramo superficial do nervo radial ou nervo sural.

Para a obtenção de fragmentos de nervos periféricos para exame histopatológico, após assepsia e anestesia prévia, faz-se uma incisão com bisturi no local da pele superposta ao nervo, que é identificado, isolado e tem sua superfície biopsiada (perineuro).

As biópsias são processadas e os cortes histológicos são corados pela hematoxilina e eosina e pelo método de Fite-Faraco para a pesquisa de bacilos. Eventualmente, pode-se usar a coloração pelo Sudão III para a pesquisa de lipídeos.

Da mesma maneira que para a baciloscopia, o local escolhido para a biópsia cutânea deve ser uma lesão espessada, pápula ou nódulo ou, a borda de uma mancha ou placa, por serem os locais mais ativos.

De maneira geral, na hanseníase, observa-se, no grupo indeterminado, infiltrado inespecífico, dermoepidermite lifocito-histiocitária, perivascular e/ou perianexial; e, no tipo tuberculoide, granulomas tuberculoides; mais ou menos diferenciados. No tipo virchowiano, encontra-se granuloma macrofágico monótono, com poucos linfócitos e com numerosos bacilos no interior dos macrófagos. Na lesão virchowiana em regressão, são evidentes os macrófagos vacuolados com núcleos picnóticos e contendo no seu interior bacilos e grande quantidade de lipídeos (células de Virchow).

No grupo dimorfo, são observados ambos os tipos de infiltrado, sendo a histopatologia muito importante para a caracterização das variedades do grupo interpolar, dimorfo. Em algumas vísceras, pode haver infiltrados específicos com bacilos e até a formação de granulomas epitelioides em doentes com MH dimorfa.

Nos doentes ativos e muito antigos com hanseníase virchowiana e naqueles que sofrem muitas reações do tipo ENH, observa-se, muitas vezes, o depósito de substância amiloide derivada da proteína SAA, que existe normalmente no soro, em vários órgãos como fígado, baço, estômago, suprarrenais, tireoide e, principalmente, nos rins. Esse tipo de amiloidose, dita secundária, pode causar insuficiência renal grave e levar à morte.

EXAME CITOLÓGICO

Pelo método de Tzanck, podem-se observar, em esfregaços de lesões da hanseníase virchowiana, corados pelo corante de Leishman, muitos bacilos de Hansen, em forma de bastonetes, multidirecionais isolados ou agrupados, globias no citoplasma das células de Virchow e macrófagos. Este exame não é utilizado de rotina.

REAÇÃO EM CADEIA DA POLIMERASE (PCR)

Pode-se detectar o *M. leprae* (amplificação do seu DNA) em casos de infecção subclínica ou nas diversas manifestações da hanseníase. É um método laboratorial cuja utilidade, na prática, ainda não está estabelecida.

EXAMES SOROLÓGICOS

Na hanseníase virchowiana, há, em geral, hipergamaglobulinemia com predomínio de IgG. Durante os estados reacionais tipo ENH, esta situação relacionada com a formação de anticorpos se exacerba com o aparecimento também de autoanticorpos.

Em vários casos de MH multibacilar, observa-se o aparecimento de anticorpos antilipídeos responsáveis pelas reações sorológicas falsamente positivas do VDRL, do FAN e outros. Há uma reação altamente específica na hanseníase em que sua positividade é mais frequente na forma vircho-wiana conhecida como reação de Rubino. Ela está relaciona-da com a sedimentação de hemácias formoladas de carneiro pelo soro do doente, fato que não ocorre na grande maioria das doenças.

O PGL-1 (glicolipídeo fenólico 1) é um constituinte da parede do *M. leprae*, espécie-específico, detectado por reação de aglutinação com anticorpos da classe IgM em hansenia-nos. A especificidade da reação é de 98% e a sensibilidade de 80 a 90% nos doentes multibacilares; enquanto nos pauciba-cilares é de 30 a 60%.

O PGL-1 ainda não é utilizado de rotina. Nos contatos de doentes o PGL – pelo método Elisa – pode ser útil no diag-nóstico da hanseníase inicial, nesta o título é baixo.

Nos doentes com MH inicial (indeterminados) o título de PGL-1 é mais elevado; moderado nos doentes tuberculoi-des; e muito altos nos doentes virchowianos. Esse exame po-derá ser útil para o controle do paciente multibacilar e na detecção de recidivas.

A pesquisa da proteína LID-1 (fusão de ML0405 e ML2331) parece ser inferior à sorologia do PGL-1.

TRATAMENTO

As medicações de 1ª linha no tratamento da hanseníase são a dapsona, clofazimina e a rifampicina.

DAPSONA (DDS)

A história da MH assume nova e promissora perspecti-va, quando Faget, Johansen e Ross (1941) EEUU iniciam tra-tamento dos doentes com a sulfona.

Em 1946, Robert Cochrane, na Índia, confirmou os be-nefícios da DDS; seguido por, por John Lowe, 1947, na Nigéria.

Porém, o uso da sulfona com períodos de "descanso" desencadeia as temidas resistências primária do bacilo, che-gando a até 50%, em pouco tempo (Rodríguez SD, 1964).

A diaminodifenil-sulfona (DDS) é essencialmente bac-teriostática contra o *M. leprae* e seu modo de ação é competir com o ácido paraminobenzoico (PABA) por uma enzima, a di-hidropteroatossintetase, impedindo a formação de ácido fólico necessário para o metabolismo da bactéria.

A DDS compete com o PABA e bloqueia ou diminui a síntese do ácido fólico da micobactéria; essa medicação é ra-pidamente absorvida pelo trato gastrointestinal, liga-se às proteínas plasmáticas e posteriormente ocorre a acetilação hepática.

É apresentada em comprimidos de 100 mg e, quando administrada por via oral, é quase completamente absorvida. Uma vez no organismo, é acetilada; há indivíduos genetica-mente aceleradores rápidos ou lentos. É bem distribuída nos tecidos, tem uma vida-média em torno de 28 horas e é excre-tada pelo rim em uma forma glicuronada.

O aparecimento de resistência do *M. leprae,* tanto ini-cial como secundária, tem sido demonstrado em muitos paí-ses, e de maneira crescente, A dapsona, de modo geral, é bem tolerada, mas pode determinar efeitos colaterais, tais como queixas gastrointestinais, erupções cutâneas, neuropatias, anemia hemolítica, meta-hemoglobinemia, agranulocitose, hepatites tóxicas, síndrome nefrótica, a síndrome da sulfona e até psicoses.

O efeito colateral mais comum é a anemia hemolítica que, em geral, é discreta e o número de hemácias tende a atin-gir os níveis normais no decorrer do tratamento.

Deficiência de G6PD, sulfona e anemia

A anemia pode ser muito grave quando o indivíduo apre-sentar deficiência da enzima glicose-6-fosfato-desidrogenase, G6PD. A anemia ocorre precocemente; e, por isso é aconselhá-vel repetir os exames hematológicos a cada 15 dias no início do tratamento; e, suspender a medicação se a hemoglobina atingir 9 g/mL e o hematócrito for inferior a 32 ou 34%.

A meta-hemoglobinemia, quando aparece, em geral, é dis-creta e caracteriza-se por acrocianose. Esse efeito pode ser even-tualmente controlado com a administração de vitaminas do complexo B, juntamente com a DDS. A agranulocitose é rara.

A síndrome da sulfona foi descrita por Lowe na década de 1940, mas atualmente começou a chamar mais a atenção quando a dapsona passou a ser usada em outras doenças der-matológicas que não a hanseníase. Esta síndrome caracteri-za-se, por febre, eritrodermia acompanhada de aumento ge-neralizado de linfonodos, hepatoesplemegalia com icterícia e púrpura.

CLOFAZIMINA (CFZ)

É um corante riminofenazínico apresentado em cápsu-las de 50 e 100 mg. É uma suspensão microcristalina dissolvi-da em óleo; 70% dessa medicação é absorvida após a adminis-tração oral e o restante é eliminado com as fezes. Tem meia-vida longa, cerca de 70 dias, e sua excreção pela urina é muito pequena, sendo a maior parte eliminada pelo suor, glândulas sebáceas e fezes.

O mecanismo de ação da CFZ consiste na alternância da CFZ com o DNA do bacilo e aumento dos níveis da fosfolipa-se A2.

Tem ação bacteriostática com relação ao bacilo de Han-sen e também, segundo alguns, ação anti-inflamatória, tanto que é utilizada, por alguns, no tratamento das reações do tipo II. A dose preconizada de clofazimina, no tratamento da han-seníase, é de 100 mg por dia. É uma droga bem tolerada, mas apresenta alguns efeitos indesejáveis como a coloração que causa na pele, de um tom cinza azulado e que desaparece so-mente cerca de 1 ano após a suspensão do medicamento. Pode haver também um ressecamento muito grande do tegu-mento que adquire um aspecto ictiósico. Os efeitos colaterais mais sérios da clozamina estão relacionados com o aparelho digestivo. O paciente pode apresentar dores abdominais, náuseas e diarreia, mas, quando está ingerindo doses mais altas que 100 mg por dia, o que acontece quando se procura tratar reações do tipo II, esses sintomas podem se acentuar e aparecer vômitos, seguindo-se perda de peso, obstrução in-testinal, parcial ou completa. Esse efeito colateral está relacio-nado com o depósito maciço de cristais do medicamento na parede do intestino delgado.

RIFAMPICINA

É um derivado piperazínico da rifampicina SV, extraído do *Streptomyces mediterranei* e apresentado em cápsulas de 150 e 300 mg. É uma droga rapidamente absorvida, principalmente quando ingerida em jejum, atingindo um pico de 7 µg/mL em 2 a 4 horas e tem uma vida-média de 3 horas. Tem uma boa distribuição nos tecidos e, apesar de ser eliminada também pela urina, a sua maior parte é eliminada pelo intestino.

A rifampicina tem efeito altamente bactericida contra o *M. leprae* e atua inibindo a sua RNA polimerase dependente de DNA. Era administrada contra a hanseníase, como monoterapia, na dose de 600 mg/dia antes de se demonstrar resistência do bacilo de Hansen. É uma medicação bem tolerada e os seus efeitos mais graves ocorrem quando administrada de maneira intermitente. Com a administração diária, podem ocorrer erupções cutâneas, hepatite e trombocitopenia; e, quando administrada uma ou duas vezes por semana, é possível também o aparecimento de uma síndrome semelhante a uma gripe, *flu syndrome*, com febre, coriza e dores no corpo, insuficiência respiratória, choque, anemia hemolítica e insuficiência renal por necrose tubular aguda.

No esquema de MDT para hanseníase, que é administrada mensalmente, pode desencadear eventualmente a "síndrome gripal" e insuficiência renal. A rifampicina pode interferir no efeito de outras drogas quando usadas de maneira concomitante. Assim, ela diminui os níveis plasmáticos da dapsona, corticosteroides, cumarínicos e também estrógenos com redução da atividade de contraceptivos orais.

Os derivados da rifamicina SV, a rifabutina e a rifapentine não têm sido utilizados na rotina do tratamento da hanseníase.

ETIONAMIDA E PROTIONAMIDA

Já foram consideradas de 1ª linha no tratamento da hanseníase e participavam de esquema alternativo para a poliquimioterapia preconizado pela OMS. Contudo, em razão da sua toxicidade, principalmente quando associadas à rifampicina, o seu uso não é mais recomendado.

Todas as drogas citadas eram administradas isoladamente, mas logo se notou clinicamente e, depois, se provou experimentalmente, a resistência do bacilo de Hansen à dapsona e, em seguida, também à rifampicina.

Com relação à dapsona, o número de casos com bacilos resistentes aumentou a ponto de assumir proporções alarmantes, tanto na resistência secundária, isto é, os doentes começavam a piorar em virtude do aparecimento de bacilos resistentes, como na resistência primária, em que os indivíduos já se contaminavam com bacilos resistentes.

Essa situação fez a OMS, em 1982, recomendar a multidrogaterapia, esquemas terapêuticos associando as medicações de 1ª linha. Isso se tornou viável porque se verificou que a rifampicina, medicação cara, administrada na dose de 600 mg por mês, tinha quase o mesmo efeito de quando utilizada nessa mesma dose, diariamente. Operacionalmente, os doentes foram divididos em dois grupos: (1) paucibacilares (PB), isto é, com a baciloscopia de rotina negativa, compreendendo basicamente todos os indeterminados e tuberculoides; e (2) multibacilares (MB), aqueles com baciloscopia positiva, que incluem a maior parte dos dimorfos e os virchowianos.

Os esquemas recomendados pela OMS, em 1982, foram:

I. Para doentes paucibacilares: dapsona 100 mg/dia – autoadministrada + rifampicina 600 mg/mês, supervisionada. Duração do tratamento: 6 meses (ou até 9 meses). Se houver recidiva, deve-se repetir o tratamento com o mesmo esquema, porém se constatada uma mudança para a forma multibacilar, o esquema deve ser o correspondente a ela.

II. Para doentes multibacilares: dapsona 100 mg/dia – autoadministrada + clofazimina – 50 mg/dia autoadministrada; e, 300 mg/mês supervisionada + rifampicina – 600 mg/mês supervisionada. Duração do tratamento: 12 a 18 meses; se necessário, caso o doente ainda apresente sinais de atividade clínica ou laboratorial da moléstia, até 24 meses. Caso ocorra recidiva após esse tratamento, o mesmo esquema deve ser repetido.

Dosagem para crianças:

- **Dapsona:** 1 a 2 mg/kg/dia.
- **Dlofazimina:** 1 mg/kg/dia ou 2 mg/kg/dias alternados e 150 mg/mês.
- **Rifampicina (RFM):** 10 mg/kg/mês.

A multidrogaterapia (MDT) ou poliquimioterapia (PQT) preconizadas pela OMS têm como finalidade básica impedir a instalação da resistência bacteriana.

A rifampicina, medicação altamente bactericida, destrói a maior parte dos bacilos, inclusive as subpopulações de mutantes resistentes à dapsona e à clofazimina (CFZ), restando a subpopulação mutante resistente ao próprio medicamento. Essas bactérias mutantes, resistentes à rifampicina, seriam destruídas pela sulfona e clofazimina após um período mais prolongado. Demonstrou-se (epidemiologia) que existem relatos de resistência medicamentosa a toda MDT (DDs, RFM e CFZ).

Outras finalidades da multidrogaterapia, MDT ou PQT, são:

- Diminuir o tempo de tratamento, para 6 meses (PB) e 24 meses (MB).
- Tentar supervisão parcial do tratamento com a administração mensal das drogas na unidade de saúde.
- Aumentar a relação do doente com a equipe de saúde, viabilizando as ações de educação sanitária e de prevenção de incapacidades.
- Aumentar a adesão do doente à terapêutica.

Esse tempo de tratamento para os MB se explica pelo fato de esses doentes, na sua grande maioria, não apresentarem mais bacilos viáveis após esse período, o que foi demonstrado em pesquisas terapêuticas realizadas em muitos países. Demonstrou-se que doentes que, na ocasião do diagnóstico, apresentavam índices baciloscópicos muito altos (índice baciloscópico de Ridley maior que 4), continuavam com bacilos íntegros e precisaram continuar o tratamento por 2 anos.

Os resultados terapêuticos com a MDT/PQT têm sido bons e observou-se que, após 9 anos do uso desses novos esquemas, o índice de recidivas para os doentes PB foi de 1,07% ao ano e para os MB foi de 0,72%.

Um problema importante é que paciente MB que recebe alta após 2 anos de tratamento continua, muitas vezes, apresentando bacilos mortos no seu organismo, que serão eliminados muito lentamente, cerca de 0,6 a 1 unidade do IB por ano. Dessa maneira, a persistência de antígenos pode manter as reações tipo II (ENH) com todos os seus inconvenientes, inclusive neurites que podem desencadear incapacidades. Nessa situação, hanseníase, que era doença bacteriana, torna-se, doravante, essencialmente, imunológica.

É importante assinalar que quase 60% dos doentes MB podem apresentar ENH de vários graus de intensidade durante o tratamento. Há trabalhos demonstrando que os bacilos persistentes podem ser responsáveis pelas recidivas da moléstia.

Com os novos esquemas terapêuticos, o tempo de tratamento, nos primeiros anos da MDT, ficou restrito a 6 meses para os doentes paucibacilares e 2 anos para os multibacilares.

A multidrogaterapia (MDT) ou poliquimioterapia (PQT), foi implantada gradualmente, pelo Ministério da Saúde do Brasil, a partir de 1986.

NOVOS MEDICAMENTOS NA HANSENOLOGIA

O esquema ideal para o tratamento de hanseníase é aquele cujos fármacos que o integram sejam bactericidas.

As novas medicações testadas e aprovadas, com alta atividade bactericida contra o *M. leprae,* são as fluorquinolonas (perfloxacina e ofloxacinoa) e os macrolídeos (claritromicina) tetraciclina (minociclina).

O mecanismo de ação das quinolonas se efetiva por meio da inibição da enzima DNA-girase que impede a replicação do DNA do *M. leprae.*

Fluorquinolonas: como o ofloxacino (OFX), perfloxacin e sparfloxacin.

O ofloxacino é o que está sendo mais utilizado contra o bacilo de Hansen. Empregado na dose de 400 mg/dia, é excretado pelo rim, quase totalmente, na forma não metabolizada. Os efeitos adversos são náuseas, diarreia, cefaleia, insônia e outros, que geralmente não impedem a administração do medicamento.

Em especial, nos doentes com menos de 17 anos, as fluorquinolonas podem lesar a cartilagem articular; também são contraindicadas para mulheres grávidas, durante a amamentação e nos pacientes com epilepsia e convulsões.

Claritromicina: macrolídeo administrado na dose de 500 mg/dia. Os efeitos adversos são náuseas, vômitos e diarreia, que em geral não impedem a respectiva administração.

A minociclina tem atividade bactericida, inibindo a síntese proteica por ligação com ribossomas do bacilo; administrada na dose de 100 mg/dia para o tratamento da hanseníase, tem propriedades lipofílicas responsáveis pela excelente ação terapêutica.

Os efeitos adversos mais frequentes são pigmentação da pele e mucosas; exantema morbiliforme, urticária, fototoxidade, foto-onicólise, erupção medicamentosa fixa, cefaleia, visão turva, tontura, vertigens. distúrbios gastrointestinais. Reações graves como hepatite, pancreatite, síndrome de Stevens-Johnson e necrólise epidérmica tóxica são relatadas excepcionalmente.

Contraindicações: gravidez e crianças abaixo dos 8 anos, pois desencadeia anormalidades ósseas fetais e dentárias.

Com relação à atividade bactericida dessas medicações, pode-se dizer, de maneira geral, que o efeito de uma única dose de rifampicina (RFM) equivale à do ofloxacino administrada durante 30 dias e à claritromicina e minociclina empregadas durante 3 meses.

A imunoterapia com o BCG e suspensões de outras micobactérias como *Mycobacterium vaccae*, interferon-gama e interleucina 2 tem mostrado resultados inconclusivos.

ESQUEMAS ALTERNATIVOS (MS, 2009)

Os novos medicamentos bactericidas – o ofloxacino, a minociclina e a claritromicina – devem fazer parte de esquemas terapêuticos alternativos quando estes forem utilizados por médicos com experiência na área ou em centros de referência. Os esquemas alternativos utilizados oficialmente são:

Na impossibilidade de usar a dapsona:

1. Doentes PB: administração supervisionada – I) RFM, dose mensal de 600 mg (3 cápsulas de 100 mg) + II) CFZ 50 mg/dia; e, autoadministrada: II.a) CFZ 50 mg/dia ou 100 mg em dias alternados, autoadministrada.

Obs.: na dose supervisionada, a CFZ de 50 mg será administrada junto com a RFM.

Duração: 6 doses.

2. Doentes MB: administração supervisionada – I) RFM, 600 mg, II) CFZ, 300 mg uma vez por mês e, III) OFX: dose mensal de 400 mg supervisionada; e diariamente, autoadministradas: II.a e III.a

II.a) CFZ, 50 mg/dia ou 100 mg em dias alternados, autoadministrada; e,

III.a) OFX: 400 mg autoadministrada ou – como alternativa do OFX, a minociclina (MNC) – dose mensal de 100 mg supervisionada e dose diária de 100 mg autoadministrada.

Na impossibilidade de utilizar a rifampicina:

1. Doentes PB: CFZ, 300 mg uma vez por mês supervisionada e 50 mg/dia, ou 100 mg em dias alternados, autoadministrada, mais dapsona, 100/dia autoadministrada; para a alta, é necessária ausência de sinais de atividade clínica.

2. Doentes MB: o mesmo esquema dos doentes PB; para a alta, há necessidade de negativação baciloscópica e ausência de sinais de atividade clínica.

Na impossibilidade de usar CFZ: esta situação é bastante rara e, quando surge, o paciente deve ser encaminhado para um centro de referência ou, a critério médico, utilizar OFX 400 mg/dia; ou, MNC 100 mg/dia.

Na impossibilidade de usar RFM e dapsona: utilizar, tanto para doentes PB como MB, a clofazimina, 300 mg por mês supervisionada e 50 mg/dia ou 100 mg em dias alternados, autoadministrada.

- **Para doentes MB:** nos 6 primeiros meses: CFZ: dose mensal de 300 mg supervisionada e dose diária de 50 mg, autoadministrada. + OFX: dose mensal de 400 mg supervisionada e dose diária de 400 mg, autoadministrada, + MNC: dose mensal de 100 mg supervisionada e dose diária de 100 mg autoadministrada.

■ **Nos meses subsequentes:** CFZ: dose mensal de 300 mg supervisionada e dose diária de 50 mg autoadministrada + OFX: dose mensal de 400 mg supervisionada e dose diária de 400 mg autoadministrada ou CFZ: dose mensal de 300 mg supervisionada e dose diária de 50 mg autoadministrada + MNC: dose mensal de 100 mg supervisionada e dose diária de 100 mg autoadministrada.

Critérios de alta por cura para doentes MB, quando da utilização da MDT/PQT/OMS ou esquema alternativo:

1. 12 doses supervisionadas (12 cartelas MB) em até 18 meses.

2. Exame dermatológico – ausência de sinais de atividade clínica; e, 2.a) negativação baciloscópica.

3. Avaliação neurológica simplificada.

4. Exame do grau de incapacidade física.

Os pacientes MB que não apresentarem melhora clínica ao final do tratamento preconizado de 12 doses (cartelas) deverão ser encaminhados para avaliação nas unidades de maior complexidade avaliando a necessidade de um segundo ciclo de tratamento com 12 doses.

Nos últimos anos, o MS manteve os 6 meses para tratar doentes paucibacilares e adotou 12 meses de MDT para os doentes multibacilares; porém, vários trabalhos bem conduzidos têm demonstrado um percentil importante de doentes MB, multibacilares, que NÃO ficam curados com apenas 12 meses de tratamento. O Quadro 50.6 esquematiza os tratamentos de 6 meses para os paucibacilares.

Lastória J et al. (2006) demonstram que:

a) a MDT (PQT) de 12 doses é satisfatória para 79,46% dos doentes com MHMB, do grupo dimorfo; mas não é para 20,54% dos pacientes virchowianos; estes tinham índice morfológico (IM) positivo aos 12 meses de MDT; isto é, os bacilos ainda estavam íntegros, com 1 ano de tratamento (Quadros 50.6 e 50.7).

b) E, após 24 doses de MDT (PQT), 4,10% dos doentes ainda tinham IM positivo. Os autores recomendam avaliação do IB e do IM após 12 doses de PQT, para a continuidade ou não do tratamento; e ainda, sugerem que pacientes com IM positivo devem completar 24 doses de tratamento.

RECIDIVAS E RESISTÊNCIA MEDICAMENTOSA

Doentes que suspendem medicamentos quando ainda existem bacilos íntegros ou viáveis evoluem para recidivas e, com bacilos resistentes, para medicações utilizadas.

QUADRO 50.6 Esquemas terapêuticos utilizados para paucibacilar: 6 cartelas.	
Adulto	Rifampicina (RFM): dose mensal de 600 mg (2 cápsulas de 300 mg) com administração supervisionada.
	Dapsona (DDS): dose mensal de 100 mg supervisionada e dose diária de 100 mg autoadministrada.
Criança	Rifampicina (RFM): dose mensal de 450 mg (1 cápsula de 150 mg e 1 cápsula de 300 mg) com administração supervisionada.
	Dapsona (DDS): dose mensal de 50 mg supervisionada e dose diária de 50 mg autoadministrada.

Duração: 6 doses.
Seguimento dos casos: comparecimento mensal para dose supervisionada.
Critério de alta: o tratamento estará concluído com 6 doses supervisionadas em até 9 meses. Na 6ª dose, os pacientes deverão ser submetidos ao exame dermatológico, à avaliação neurológica simplificada e avaliação do grau de incapacidade física para receber alta por cura.

QUADRO 50.7 Esquemas terapêuticos utilizados para multibacilar: 12 cartelas.	
Adulto	Rifampicina (RFM): dose mensal de 600 mg (2 cápsulas de 300 mg) com administração supervisionada.
	Dapsona (DDS): dose mensal de 100 mg supervisionada e uma dose diária de 100 mg autoadministrada.
	Clofazimina (CFZ): dose mensal de 300 mg (3 cápsulas de 100 mg) com administração supervisionada e uma dose diária de 50 mg autoadministrada.
Criança	Rifampicina (RFM): dose mensal de 450 mg (1 cápsula de 150 mg e 1 cápsula de 300 mg) com administração supervisionada.
	Dapsona (DDS): dose mensal de 50 mg supervisionada e uma dose diária de 50 mg autoadministrada.
	Clofazimina (CFZ): dose mensal de 150 mg (3 cápsulas de 50 mg) com administração supervisionada e uma dose de 50 mg autoadministrada em dias alternados.

Duração: 12 doses.
Seguimento dos casos: comparecimento mensal para dose supervisionada.
Critério de alta: o tratamento estará concluído com 12 doses supervisionadas em até 18 meses. Na 12ª dose, os pacientes deverão ser submetidos ao exame dermatológico, à avaliação neurológica simplificada e avaliação do grau de incapacidade física e receber alta por cura.
Os pacientes MB que, excepcionalmente, não apresentarem melhora clínica, ainda com lesões ativas da doença, no final do tratamento preconizado de 12 doses (cartelas), deverão ser encaminhados para avaliação em serviço de referência (municipal, regional, estadual ou nacional) para verificar a conduta mais adequada para o caso.

A recidiva terapêutica é importante ameaça ao controle da MH; Poojaylaiah et al., em 2008, referiram taxa de recidiva de 1,85% no seguimento de 163 doentes, com o uso de MDT uniforme, por período médio de 7,13 anos. Outros relatos recentes também demonstram recidivas de 16 a 36% entre doentes multibacilares com altos índices bacterioscópicos.

Em 2010, a OMS relatou 887 recidivas e 10% delas com comprovada resistência medicamentosa. O Programa Nacional Norte-Americano de Hanseníase recomenda seguimento pós-alta a cada 6 meses, durante 5 anos para os doentes paucibacilares e, para os multibacilares, durante 10 anos (Worobec, 2009). Ressalte-se que o programa norte-americano de seguimento dos doentes pós-alta medicamentosa é idêntico aos programas antigos que eram usados no Brasil.

É bem aceita a orientação de Job (2009): "qualquer tentativa de reduzir a duração do tratamento dos doentes virchowianos deve ser feita após ensaios cuidadosos e com estudos longitudinais"; as políticas públicas relativas ao tempo de tratamento da MH devem ser muito acauteladas.

Outras situações críticas se referem à comorbidade com a aids e os estados reacionais, estes, responsáveis pelo aumento ou acentuação das sequelas; em especial, após reações; estas devem ser adequadamente tratadas.

Portanto, o doente deve ser reavaliado periodicamente pelo médico, o que não tem sido feito no Brasil; essa situação talvez justifique as constantes taxas altas de doentes novos e a manutenção da transmissão do bacilo em nosso meio.

Doentes com reações tipo II e eritema nodoso hansênico têm maior positividade ao anti-PGL-1, que também identifica bacilos viáveis, ou seja, íntegros. Estes necessitam de maior tempo de tratamento; pois assim diminuiremos o aparecimento de casos novos e ainda com resistência bacteriana.

MULTIDROGATERAPIA COM ESQUEMA ÚNICO – MDT-U – CONTRAINDICADA

A MDT-U (PQT) uniforme para mhpb e MHMB é contraindicada pela OMS e Sociedades de Hansenologia, Dermatologia, Infectologia e outras. "É fundamental que se olhe para o MDT-U (multidroga terapia esquema único) pelo prisma do paciente", que necessita ser curado.

Atualmente, há defensores do esquema uniforme, isto é, de duração reduzida de MDT (PQT) de 6 meses para MH paucibacilar e, também, para os doentes com hanseníase multibacilar.

É fundamental observar que, ao contrário do que ocorre na Índia, onde 70 a 80% dos doentes têm MH paucibacilar, no Brasil predominam doentes do grupo multibacilar, contagiantes e com alto índice baciloscópico e morfológico; para este alto percentil de MHMB, a terapêutica com duração reduzida, NÃO negativará a baciloscopia, em especial, quanto ao índice morfológico (bacilos íntegros); e, esses bacilos ficarão resistentes; piorando a endemia nacional, com o aumento de bacilos resistentes.

A OMS (2018) oferece parecer sobre a MDT-U em que afirma a "falta de evidências suficientes para sustentar que a diminuição do tempo de tratamento tenha resultado equivalente ao esquema utilizado atualmente", de 12 meses; ainda "apenas seis meses de MDT para os multibacilares aumenta o risco de recidivas" e, consequentemente, resistência medicamentosa e maiores dificuldades para o controle da alta endemia brasileira.

A MDT-U não é recomendada pela Organização Mundial de Saúde em suas diretrizes, com previsão de atualização em 2022.

Notas importantes sobre a hanseníase

- A gravidez e o aleitamento não contraindicam o tratamento-padrão da hanseníase.
- Em mulheres na idade reprodutiva, deve-se atentar ao fato de que a rifampicina pode interagir com anticoncepcionais orais, diminuindo a sua ação.
- A substituição do esquema-padrão por esquemas substitutivos deverá acontecer, quando necessária, sob orientação de serviços de saúde de referência (municipal, regional e/ou estadual).
- Em crianças ou adultos com peso inferior a 30 kg, ajustar a dose de acordo com o peso conforme recomendações das diretrizes nacionais.

Há que se considerar a ocorrência de bacilos persistentes, viáveis, em qualquer tipo de tratamento, a exemplo do que acontece na tuberculose, mesmo com baciloscopia negativa nas lesões cutâneas; e tais bacilos podem, em situações de rebaixamento da imunidade, reativar a moléstia de Hansen (Ji B e Grosset JH, 1990).

Tratamento de gestantes

Apesar de se procurar restringir o uso de medicamentos no 1º trimestre da gravidez, a rifampicina, clofazimina e a dapsona têm sido empregadas no tratamento da hanseníase sem relatos conclusivos acerca de complicações para o feto e a gestante.

Reativação e recidiva

Denomina-se reativação o aparecimento de novos sinais durante o tratamento. Nesse caso, a terapêutica deve ser reavaliada e verificada a possibilidade de resistência medicamentosa.

A recidiva corresponde ao aparecimento de sinais de atividade clínica da hanseníase após a alta por cura. Sinais de atividade clínica são: novas lesões cutâneas ou piora das anteriores; neurites que não respondem às doses habituais de corticosteroides; episódios reacionais, após 5 anos da alta medicamentosa e aumento de 2+ do índice baciloscópico, comparado ao da alta medicamentosa.

No Brasil, em 2009, houve 3,9% (1.483) de recidiva nos doentes MB que estavam com alta, cuja causa foi a irregularidade ou insuficiência do tratamento e a emergência de bacilos resistentes à medicação usada.

A reação tipo II, ENH, após a alta, também pode indicar doença em atividade e ainda é importante causa de polineurite, paralisias e deformidades (World Health Organization. Guideline for Global Surveillance of Drug Resistance in Leprosy. WHO Regional Office for South-East Asia; 2009).

Nessa situação, o paciente deve reiniciar o tratamento.

Tratamento dos estados reacionais

Reação tipo I

Manter a medicação específica. Na reação tipo I leve, administrar analgésicos e anti-inflamatórios não hormonais.

Para reações tipo I, moderada ou grave, utilizar corticosteroide sistêmico: prednisona na dose de 1 a 2 mg/kg de peso; com redução lenta, a cada 15 ou 30 dias; ou metilprednisolona 4 mg ou dexametasona 0,5 mg a 0,75 mg ou 4 mg; ou, deflazacort 6 mg/7,5 mg ou 30 mg.

Para doentes hipertensos ou cardiopatas: dexametasona 0,15 mg/kg/dia; também há que se ter cautela, durante a corticosteroideterapia: com doentes diabéticos; com osteoporose.

A diminuição do corticosteroide deve ser bem lenta e após observação de resposta terapêutica.

Neurite

Quando a resposta terapêutica com corticosteroide sistêmico descrito não for adequada, indica-se a pulsoterapia com metilprednisolona endovenosa, 1 g/dia – 3 dias; seguida por 1 g/semana, durante 4 semanas; ou, hidrocortisona 600 mg a cada 6 horas – 3 dias; seguida por 200 mg/semana – 6 semanas.

Se não houver melhora da neurite com o corticosteroide sistêmico, pode-se fazer infiltração perineural com lidocaína e corticosteroide. A imobilização do membro comprometido é fundamental. Há que se estabelecer programa de prevenção de incapacidades.

Para tratamento da neurite, também pode ser associada a amitriptilina ou carbamazepina ou pregabalina. Eletroacupuntura tem sido útil.

A fisioterapia deve ser evitada na fase aguda; depois, sugere-se a fisioterapia passiva e ativa.

Orienta-se tratamento antiparasitário para *Strongiloides stercoralis*, prevenindo a disseminação sistêmica deste parasita (tiabendazol 50 mg/kg/dia, em 3 tomadas por 2 dias; ou, 1,5 g em dose única; ou, albendazol na dose de 400 mg/dia durante 3 a 5 dias consecutivos).

Alguns autores sugerem uso de ciclosporina A ou azathioprina – esta não tem nenhuma ação no edema intraneural. Estes imunossupressores podem favorecer multiplicação bacilar.

Reação tipo II

Manter a medicação específica.

Nas reações leves, administrar analgésicos e anti-inflamatórios não hormonais.

Para o doente com reação tipo II moderada ou intensa, a talidomida é a medicação mais indicada e efetiva, administrada na dose de 100 a 400 mg/dia e, quando associada com neurite, deve-se também administrar corticosteroides.

A talidomida é teratogênica e não pode ser usada nas mulheres gestantes ou com possibilidade de gravidez. Nas mulheres em idade fértil, é imprescindível excluir a gravidez por exame sensível, antes da prescrição.

Orienta-se que mulheres em idade fértil, necessitando de talidomida, usem dois métodos contraceptivos efetivos, sendo pelo menos um o método de barreira. Lei n. 10.651, de 16 de abril de 2003, e RDC n. 11 de 22 de março de 2011.

Doente com reação tipo II grave pode evoluir para êxito letal pelas complicações viscerais (Margarido L, 1992), portanto considera-se episódio reacional grave quando houver associação com mais de duas das seguintes condições:

1. Vasculite (eritema nodoso necrotizante).
2. Polineurite.
3. Hiperemia ocular, fotofobia, redução da acuidade visual, irite, iridociclite, uveíte, esclerite.
4. Rinite, epistaxe.
5. Hepatite.
6. Esplenomegalia dolorosa.
7. Glomerulonefrite – proteinúria por depósito de imunocomplexos.
8. Orquiepididimite.
9. Comprometimento osteoarticular e muscular nas mãos e/ou pés ("mão e/ou pé reacional"), estes doentes devem ser internados, submetidos à talidomida, aos corticosteroides sistêmicos e também tratados pelos especialistas das áreas envolvidas.

Segundo alguns autores, a clofazimina tem atividade anti-inflamatória e é útil no tratamento das reações tipo II na dose de 200 a 300 mg/dia; na experiência destes autores, não se mostrou muito útil, em especial nas reações moderadas e graves. De qualquer modo, os seus efeitos antirreacionais são muito menos evidentes do que a talidomida e os corticosteroides.

Há referências de que a pentoxifilina pode ser útil na reação tipo II; usamos essa medicação no HC-FMUSP em muito doentes, sem resultados satisfatórios.

Neurites – ver recomendações anteriores

Ainda, com relação às neurites, além da administração dos corticosteroides, o segmento correspondente ao nervo comprometido deverá ser mantido em repouso, imobilizado, na fase aguda; e, isso pode ser feito com o uso de talas gessadas ou similares.

A infiltração perineural com lidocaína e dexametasona pode ser muito útil e deve ser realizada pelo dermatologista e/ou neurologista treinado; o objetivo é apenas embeber, pela solução, a área em volta do nervo em maior sofrimento.

Nas neurites crônicas, mais intensas, podemos associar ao corticosteroide um antidepressivo tricíclico (amitriptilina ou nortriptilina); ou neuroléptico (clorpromazina); ou anticonvulsivante (carbamazepina ou gabapentina) ou pregabalina.

Também, quando a dor tornar-se crônica e houver déficits sensitivos e motores não controlados pelos corticosteroides, está indicada a descompressão neurocirúrgica.

Nos doentes com reações recidivantes ou com surtos subintrantes, há que se investigar e tratar outros estímulos imunológicos, a exemplo de distúrbios hormonais, emocionais, diabetes descompensado ou outra doença associada, infecções concomitantes por fungos, bactérias, parasitose intestinal, neoplasia etc.

Tratamento neurocirúrgico

Está indicado para a descompressão de nervos muito espessados, dolorosos, pouco responsivos às terapêuticas acima descritas. Será realizada "abertura" no perineuro; antigamente, se fazia o "penteamento" das fibras endoneurais – hoje, absolutamente contraindicada por aumentar as sequelas neuromusculares.

A neurocirurgia há que intervir quando há abscesso de nervo ou quando a neurite intensa coexistir com outras doenças que impeçam o uso dos glicocorticosteroides, a exemplo de glaucoma, diabetes *mellitus* ou hipertensão arterial grave.

Outros aspectos da terapêutica

O tratamento da hanseníase tem conotação ampla. Não basta curar o doente do ponto de vista bacteriológico, pois o grande problema da doença é o comprometimento neural, relacionado principalmente por alterações imunológicas, que causam incapacidades e a maior parte das deformidades. Essas incapacidades podem ser evitadas e impedidas de progredir pelo diagnóstico precoce e a orientação do paciente para as ações de prevenção de incapacidade por técnicas simples.

Prevenção das incapacidades

Em razão do comprometimento neural específico e característico desta micobacteriose, existe alto potencial incapacitante, em especial nas mãos, pés e face, que precisa ser bloqueado ou impedido, evitando o aparecimento de incapacidades ou que haja progressão das já existentes.

As sequelas da moléstia restringem ou impossibilitam fisicamente o indivíduo em suas atividades diárias, dificultam sua integração no meio social, de forma produtiva, tanto pela própria incapacidade como pelo estigma imposto pela sociedade.

Bechelli, em 1966, chamava a atenção para os cuidados gerais e prevenção de incapacidades, quando já se estimava uma população de 11 milhões de doentes na qual, aproximadamente, 4 milhões de indivíduos eram portadores de alguma incapacidade física.

A prevenção de incapacidades físicas na hanseníase objetiva a redução da morbidade expressa pela incidência e prevalência da doença e a redução dos danos causados pela doença, expressos pela gravidade das incapacidades físicas ou psicossociais.

Para a efetividade desses objetivos, orientam-se as seguintes atividades: detecção precoce dos casos; tratamento integral; quimioterapia específica; tratamento das intercorrências e/ou complicações; reabilitação psicossocial; diagnóstico; e reabilitação física.

No Brasil, com maior incidência do mundo em 2017, do total de 23.415 (87%) casos novos que foram avaliados quanto ao grau de incapacidade física, no momento do diagnóstico, foram detectadas alguma incapacidade física em 8.461 (36,1%).

A importância da prevenção de incapacidades é notória e o início das ações de prevenção por técnicas simples deve ser executado pelos serviços de saúde; as ações de média complexidade, pelos serviços básicos de saúde que disponham de fisioterapia e terapia ocupacional e as ações complexas, como cirurgias, adaptação profissional, devem ser executadas pelos centros gerais e especializados em reabilitação (DNDS. Hanseníase. Prevenção e tratamento das incapacidades físicas, mediante técnica simples. Brasília, 1977).

Cuidados fisioterápicos, como massagens e exercícios, confecção de férulas, de adaptações de calçados, órteses e próteses complementam as atividades para evitar que as incapacidades se acentuem.

O doente com MH deve ser esclarecido sobre sua moléstia para o adequado tratamento e prevenção das incapacidades.

As técnicas aplicáveis ambulatorialmente nas ações simples de prevenção de incapacidade são: educação e saúde; proteção dos olhos; proteção do nariz.

Proteção das mãos insensíveis, em virtude do risco de queimaduras, cortes, perfurações etc., com luvas ou pano para segurar, pegar, mexer ou manipular objetos quentes ou cortantes como facas, linhas de pesca, panelas etc. Orienta-se adaptação de instrumentos de trabalho e da vida diária; hidratação e lubrificação da pele; massagens; exercícios de alongamento e fortalecimento, orientados para evitar incapacidades. Mãos com dormência devem ser observadas diariamente. Os ferimentos devem ser tratados cuidadosamente.

Cuidados com os pés anestésicos – insensíveis: devem ser observados diariamente, com espelho, para verificar a face plantar e, detectar precocemente, bolhas, calosidades, fissuras, pontos vermelhos, edemas localizados (inchaço) e pontos que doem, quando pressionados. O doente deve usar calçados adequados, colados ou costurados, sem pregos, com 1 cm além do hálux, para que não machuque essa área; palmilhas macias; antiderrapantes; o calçado deve ser sempre observado antes e após ser usado, para detecção de algum objeto em seu interior, que possa ferir o pé. Ferimentos nos pés devem ser adequadamente cuidados para impedir úlcera plantar, denominada "mal perfurante plantar" (MPP), necrose e osteomielite (Figura 50.45).

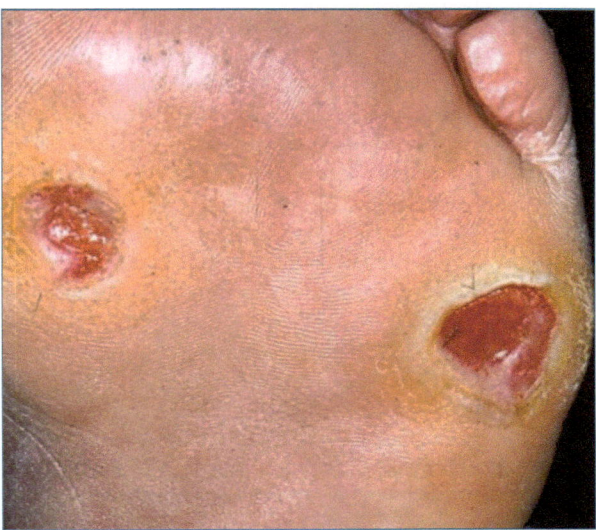

FIGURA 50.45 Mal perfurante plantar.
Fonte: Acervo da autoria.

Quando o doente tiver pé caído (*pie tombant*), deve usar uma tira no calçado presa ao tornozelo – férula de Harris (aparelho dorsoflexor) –, para melhorar o apoio, facilitar o caminhar e impedir ferimentos, torções e deformidades.

A hanseníase sempre lesa os nervos periféricos, sejam as terminações nervosas, sejam os ramos sensitivos ou os troncos nervosos. São esses danos aos troncos nervosos que causam a maior parte das deformidades e da moléstia e mantêm o estigma e marginalização milenar.

Tratamento reabilitador

Antes de se pensar em reabilitação, deve-se promover a base do controle da doença que são o diagnóstico e o tratamento precoces; isto feito, o tratamento reabilitador torna-se quase irrelevante, pois se interrompe a evolução, inclusive para as sequelas.

A reabilitação do doente com hanseníase, como um todo, segue os mesmos princípios que regem a daqueles indivíduos com incapacidades devidas a outras causas, inclusive a readaptação social e profissional.

As sequelas já instaladas podem ser corrigidas cirurgicamente por várias técnicas que utilizam principalmente transferências tendinosas. Para doentes com deformidades causadas exclusivamente pelo bacilo e a reação inflamatória que ele estimula, como madarose supraciliar, desabamento da pirâmide nasal e atrofias intensas da pele da face, a cirurgia plástica oferece resultados bastante satisfatórios.

A reabilitação inclui, portanto, a cirurgia plástica, para reconstruir sobrancelhas, orelhas; corrigir: lagoftalmo e/ou ectrópio, entrópios; extensão de tendões para diminuir garras das mãos e pés.

PROFILAXIA

É realizada pelo diagnóstico precoce e tratamento de todos os doentes, principalmente os multibacilares, com a MDT-(PQT)/OMS. A vigilância dos contatos também tem importância profilática fundamental, mas nem sempre pode ser realizada a contento, pelas dificuldades operacionais. Considera-se de excelência o exame dermatoneurológico de todos os contatos intradomiciliares e sua orientação sobre os vários aspectos da hanseníase. Contato intradomiciliar é toda e qualquer pessoa que resida ou tenha residido nos últimos 5 anos com o doente.

O teste de Mitsuda não tem sido mais realizado em contatos nas unidades de saúde, em razão da impossibilidade de sua confecção em grande quantidade e pela dificuldade de interpretação por profissionais sem treinamento adequado.

"Vacinas" com diferentes antígenos de micobactérias, associadas ou não ao BCG, vêm sendo ensaiadas sem conclusões definitivas quanto aos resultados na profilaxia da doença. Apesar disso, admite-se que o BCG isolado confere proteção contra a hanseníase pelo estímulo imunocelular específico contra o *M. leprae*, principalmente quando ele deixa cicatriz após sua administração. Por esse motivo o Ministério da Saúde recomenda a aplicação de duas doses de BCG, com intervalo de 6 meses, a todos os contatos intradomiciliares de doentes novos de MH, independentemente de sua forma clínica.

Só deverão receber essas duas doses os contatos que não apresentarem nenhuma cicatriz de BCG. Os contatos que apresentarem somente uma cicatriz deverão receber apenas a segunda dose de BCG-intradérmico, independentemente do tempo decorrido desde a aplicação da primeira dose.

Concluindo, deve-se ter em mente que, apesar de todos os progressos tecnológicos no controle desta moléstia, a hanseníase, considerada negligenciada, junto com a tuberculose e outras doenças, predomina em países com grandes problemas socioeconômicos e educacionais e a solução indispensável para a erradicação dessa endemia consiste em aumentar a qualificação das equipes de saúde para o diagnóstico e tratamento precoce, melhora da qualidade e condições de vida, controle dos contatos e becegeização.

Não se deve esquecer que a Noruega, no fim do século XIX, tinha um número de doentes com MH quase tão grande quanto ao do Brasil de hoje, guardadas as proporções territoriais, mas acabou com a hanseníase muito antes que surgisse qualquer terapêutica eficaz (a sulfona foi utilizada para MH em 1941); à época, a tuberculose (peste branca) grassava livremente na Europa, e quem não morria por tuberculose, ficava resistente ao bacilo de Hansen (daí a recomendação do BCG).

SINAIS DE ATIVIDADE DA MOLÉSTIA DE HANSEN
RECIDIVA

- Quando existem sinais de atividade da moléstia, após a alta "por cura".

- Atividade clínica da moléstia são caracterizados por um ou mais dos seguintes sinais na pele:

- Eritema róseo, "vivo" difuso ou nas lesões; novas lesões cutâneas; permanência ou aparecimento de eritema e infiltração em lesões antigas.

- Reações tipo II (com ou sem eritema nodoso) – cutânea e/ou extracutânea, em especial, frequentes.

- Há que se lembrar que, nas lesões da reação tipo II, pode haver ausência de bacilos nas lesões, mas, na maioria das vezes, há bacilos íntegros em quantidades variáveis, inclusive nas áreas extracutâneas e vísceras (Margarido LC, 1992).

Obs.: a única área nunca acometida é o SNC.

- Reações tipo I recidivantes e/ou com aumento do número de lesões cutâneas e/ou neurais.

- Evidência histológica de recidiva na pele e/ou no nervo.

- Bacilos íntegros visualizados no exame baciloscópico de linfa ou no exame histopatológico de lesões.

Obs.: bacilos íntegros (moléstia em atividade progressiva), bacilos granulosos (moléstia em atividade regressiva); ausência de bacilos (moléstia residual).

NOS NERVOS

- Neurite de um ou mais nervos – dor, espessamento maior ou edema.

- Perda de função em nervos anteriormente não acometidos.

- Paralisias musculares recentes na face e/ou nos membros.

NOS OLHOS

- Perda recente dos cílios e/ou supercílios.
- Conjuntivite.
- Fotofobia.
- Olho vermelho e lesões nodulares.
- Lagoftalmo ou ectrópio recentes.

NAS ARTICULAÇÕES – PEQUENAS E MÉDIAS

- Artralgia e/ou artrite frequente (reação tipo II).
- A articulação de Charcot – frequente na MH, tem volume aumentado e, à movimentação, pode-se sentir crepitação consequente à neoformação óssea.

MOLÉSTIA DE HANSEN RESIDUAL OU CURADA

- Pele pregueada difusa ou localizada.
- Cor violácea-acastanhada = MH em regressão.
- Cor castanho-acinzentada e/ou hipocrômica = MH residual.

ATROFIA DE PELE

- A mais frequente é a de Yadahsson-Pellizari.
- A atrofia de Schweninger-Buzzi (balonizante) ocorre no MH com frequência maior do que no resto da população.
- Ausência de dores neurais e/ou articulares.

CAUSAS DE ATIVIDADE DA MOLÉSTIA NO DOENTE ANTIGO

Resistência medicamentosa – a resistência à sulfona aumentou significativamente em todo o mundo. Isso foi atribuído a:

1. Longo período de monoterapia com sulfona, o que determina recaída em cerca de 50% dos doentes.

2. Esquemas de pequenas doses (subdose) (orientados pela OMS em meados de 1975).

3. Esquemas com períodos de descanso da sulfona etc.

Existem vários relatos antigos e recentes (já citados) de resistência à rifampicina, à clofazimina e até às três drogas associadas (MDT).

A persistência do *M. leprae* resultado do fato de o achado de bacilos íntegros nas biópsias de doentes tratados unicamente com sulfonoterapia ensejar a crença de que algumas regiões corporais os protegeriam da medicação; entretanto, verificou-se que esses bacilos sensíveis às drogas não ocorriam por falta de difusão da medicação nesses tecidos. Verificou-se também que muitos são bacilos dormentes, que podem escapar à ação medicamentosa. Os bacilos persistentes existem em cerca de 10% dos doentes multibacilares e não foram destruídos pelos fármacos ou esquemas terapêuticos mais usados atualmente. Um fato importante é que a proporção de bacilos persistentes pode ser maior em doentes com altos índices baciloscópicos e pode ser um risco de recidiva ou falha terapêutica (Katoch).

A maioria das recaídas ocorre nos 6 primeiros anos após MDT. Os índices de recaída após MDT são bem menores do que os observados com a monoterapia outrora usada.

ROTINA ESTABELECIDA NO HC-FMUSP, PARA REAÇÃO TIPO II GRAVE, APÓS ANÁLISE E APROVAÇÃO DAS CÂMARAS DE ÉTICA, PARA USO DA TALIDOMIDA NAS MULHERES COM IDADE INFERIOR A 55 ANOS

O doente deve estar sob tratamento com dois métodos anticonceptivos:

- **Primário:** com anovulatório injetável (p. ex., depo-provera injetável trimestral) administrados no HC-FMUSP; e, também que assuma a responsabilidade de usar um contraceptivo de barreira.
- **Secundário:** diafragmas, camisinha masculina e/ou feminina.

Realização e resultado, prévio à ingesta da talidomida, de dois exames que afastem possível gravidez (p. ex., dois exames beta-HCG):

- **Primeiro teste:** quando o médico assistente decidir administrar a talidomida.
- **Segundo teste:** durante os primeiros dias da menstruação.

Esclarecimento e orientação sobre a talidomida, efetuada pelo médico residente e pelo médico assistente responsável pelo ambulatório.

- Que se use, doravante, o Termo de Consentimento específico para as mulheres no período fértil.
- Que o médico responsável pelo ambulatório específico se responsabilize pela administração e também informe, por escrito, sua responsabilização e também a da doente e envie cópias dos termos de responsabilidade e de consentimento específicos ao Diretor do Departamento e Chefe do Serviço de Dermatologia, com a identificação da paciente e a devida justificativa clínica e/ou laboratorial.
- Que a talidomida seja fornecida em quantidade programada para o período até o retorno, obrigando a supervisão médica e contínua.

BIBLIOGRAFIA SUGERIDA

Aubry P, Barabe P, Darier H. Les manifestations viscérales dans la lépre. Acta Lepr 1985; 103-11.

Barnetson C. The immunology of leprosy. In: Current perspectives immunodermatology. London: Churchill Livingstone, 1984. p. 144-60.

Bechelli LM, Roberg A. Compêndio de leprologia, 2. ed. Rio de Janeiro: Ministério da Saúde, 1956.

Bechelli LM, Rotberg A, Maurano F. Tratado de leprologia: clínica e terapêutica. Rio de Janeiro: Serviço Nacional de Lepra, 1994.

Bechelli LM. Contribuição ao estudo da lepra hepática (estudo clínico). Rev Bras Leprol. 1954; 211-94.

Bechelli LM. Advances in leprosy control in the last 100 years. Int J Lepr Other Mycobact Dis. 1973;41(3):285-97.

Bhattacharya SK, Girgla HS, Singh G. Necrotizing reaction in lepromatous leprosy. Leprosy Rev. 1973; 29-32.

Binford CH, Meyers WM, Walsh GP. Leprosy. J Amer Med Ass. 1982; 247:283-92.

Brasil. Ministério da Saúde. Fundação Nacional da Saúde. Hanseníase – uma endemia ascendente no Brasil. Dermatologia Sanitária – Relatório de atividades. Brasília, 1990.

Brasil. Ministério da Saúde. Secretaria de Vigilância Epidemiológica. Manual de prevenção de incapacidades. 3. ed. rev. e ampl. Brasília, 2008. 140 p.

Brasil. Doenças negligenciadas: estratégias do Ministério da Saúde. Rev Saúde Pública. 2010; 44(1): 200-2.

Brasil. Ministério da Saúde. Secretaria de Vigilância em Saúde. Departamento de Vigilância das Doenças Transmissíveis. Nota informativa nº 51, de 2015 CGHDE/DEVIT/SVS/MS. Nota informativa sobre recidiva e resistência medicamentosa na hanseníase. Brasília: Ministério da Saúde; 2015.

Brasil. Ministério da Saúde. Disponível em: http://www.saude.pr.gov.br/arquivos/File/Manual_de_Diretrizes_Eliminacao_Hanseniase, 2016.

Cochrane RG, Davey FI. Leprosy in theory and practice, 2. ed. Bristol: John Wright, 1964.

Cochrane RG. A practical textbook of leprosy. London: Oxford University, 1947.

Cole ST et al. Massive gene decay in the leprosy bacillus. Nature 2001; 1007-11.

Desikan KV, Job CK. A review of pos-morten findings in 37 cases of leprosy. Int J Leprosy. 1968; 32-44.

Evans AS. Ruminations on infectious disease epidemiology: retrospective, curspective, and prospective. Int J Epidemiol. 1985; 14(2): 205-14.

Faget GH, Pogge RC, Johansen FA, Dinan JF, Prejean BM, Eccles CG. The promin treatment of leprosy. a progress report. Int J Lepr Other Mycobact Dis. 1966;34(3):298-310.

Ferreira SMB, Ignotti E, Gamba MA. Fatores associados à recidiva em hanseníase em Mato Grosso. Rev Saúde Pública. 2011;45:756-64.

Fleury RN, Bastazini L. Reação hansênica com lesões viscerais. Hansen Int. 1978; 87-93.

Fleury RN. Comprometimento visceral na hanseníase. In: Noções de hansenologia. Bauru: Centro de Estudo Dr. Reynaldo Quaglyato do Hospital Lauro de Souza Lima, 1981. p. 108-16.

Gonçalves A, Gonçalves NNS. Realidades do controle da hanseníase: atualizando cenários. Rev Bras Epid. 2013;16(3):sep.

Hansen GA, Looft C. Leprosy in its clinical and pathological aspects. Tradução Rev Leprol. 1942; 10.

Harter P. L'erytherna nodosum leprosum de Murata. Rev. de a litterature – étude de 185 cas. Bull. Soc Path Exot 1965; 335-400.

Hastings RC. Leprosy. USA: Churchill Livingstone, 1985.

International Leaders In Education Program. Prevention des Invalidités. Londres, 1994. Versão original em inglês, em março de 1993, publicada por ILEP. ISBN 0-947543-10-4.

Ji, B e Grosset, JH. Recent advances in the chemotherapy of leprosy. Lepr. Ver. 61(4):313-29, 1990.

Jopling WH, Harman RRM. Leprosy, In: Rook A, Wilkinson DS, Ebling FJG. Textbook of dermatology. 491. ed. Oxford: Blackwell Scientific Publications, 1986, p. 823-37.

Khanolkar VR. Pathology of leprosy. In: Cochrane RG, Davey RF. Leprosy in theory and practice. 2. ed. Paris: Jon Wright & Sons Ltd., 1964. p. 125-51.

Latapi F, Chevez-Zamora A. The "spotted" leprosy of Lucio: an introduction to its clinical and histological study. Int J Lepr. 1948;16:421-437.

Lastória JC, Putinatti MSMA, Diório SM, Trino LM, Padovani CR. Índices baciloscópicos e morfológico na hanseníase após doze doses do esquema poliquimioterápico (PQT/OMS). Bacilloscopic and morphologic indexes in leprosy after twelve doses of multidrug therapy (WHO/MDT). Hansen Int 2006; 31(1): 15-21.

LEHMAN, Linda Faye et al. Para uma vida melhor: vamos fazer exercícios. Belo Horizonte: ALM International, 1997. 68 p., il.

Lucio R, Alvarado Y. Opusculo sobre el mal de San Lazaro o elefanciasis de los Griegos. M. Murguia y Cia, Mexico, 1852:53.

Margarido, LC. Caracterização da reação tipo II (ENH) com comprometimento visceral – estudo clínico, laboratorial e comprovação anatomopatológica em 34 doentes submetidos à necrópsia. [São Paulo]: Tese de doutorado: FMUSP, 1994.

Margarido, LC. Estados reacionais da hanseníase. In: Pronto-socorro diagnóstico e tratamento em emergências médicas. 2. ed. São Paulo: Manole, 2008;1347-55.

Margarido, LC. Hanseníase. In Sampaio SAP, Rivitti EA. Dermatologia básica, 3. ed. São Paulo: Artes Médicas, 2008. p. 625-51.

Ministério da Saúde. Secretaria de Vigilância Saúde. Portaria Conjunta n.125, 25.03.2009. Define ações de controle da hanseníase.

Murray PI, Muir MGK, Rahl AHS. Imunopathogenesis of accute lepromatous uveits: a case report. Leprosy Rev 1986;163-8.

Opromolla DVA. Primeiros resultados com a "Rifamicina SV" na lepra lepromatosa. In: Congresso Internacional de Leprologia, 8º, Rio de Janeiro, 1963. Anais. Rio de Janeiro, Serviço Nacional de Lepra, 1963. v. 2, p. 346-55.

Organisation Mondiale de la Santé. Pharmacorésistance de la lèpre: rapports de certains pays d'endémie. Weekly Epidemiological Record 2009; 26: 264-8.

Poojabylaiah M, Marne RB, Varikkodan R, Bala N, Dandakeri S, Martis J. Relapses in multibacillary leprosy patients after multidrug therapy. Lepr Rev 2008; 79(3): 320-4.

Rambukkana A et al. Role of α-dystroglican as a Schawann cell receptor for Mycobacterium leprae. Science 1998;2076-9.

Rambukkana A, Salzer JL, Yurchenco PD et al. Neural targeting of Mycobacterium leprae mediated by G domain of the laminina-α2 chain. Cell 1998;811-21.

Rambukkana A. How does Mycobacterium leprae target the peripheral nervous system? Trends Microbiol. 2000; 8, 23-8.

Rea TH, Ridley DS. Lucio's phenomenon: a comparative histological study. Int J Lepr. 1979;161-6.

Reece S, Ireton G, Mohamath R, Guderian J, Goto W, Gelber R, Groathouse N, Spencer J, Brennan P, Reed SG. 2006. ML0405 e ML2331 são antígenos do Mycobacterium leprae com potencial para o diagnóstico de lepra. Clin. Vacina Immunol. 13: 333–340, 2006. Am Soc Microbiol.

Ridley DS, Jopling WH. A classification of leprosy for research purposes. Lepr Rev. 1962;119-28.

Ridley DS, Jopling WH. Histologic classification and immunologic spectrum of leprosy. Bull Word Health Organization. 1974; 451-65.

Ridley DS. Skin biopsy in leprosy: histological interpretation and clinical application. 2. ed. Switzerland: Documenta Geigy, 1987.

Roslindo CDNC. Estudo do envolvimento da mucosa bucal na reação hansênica (eritema nodoso hansênico). [Dissertação de Mestrado]. Bauru: Faculdade de Odontologia de Bauru, USP, 1979.

Rotberg A. Some aspects of immunity in leprosy and their importance in epidemiology, pathogenesis and classification of forms of the disease. Rev Bras Leprol. 1937;45-7.

Rotberg A. The "Hansen-anergic fringe". Acta Leprol 1986; 347-54.

Sasaki S, Takeshita F, Okuda K et al. Mycobacterium leprae and leprosy: a compendium. Microbiol Immunol. 2001; 729-36.

SBH. Disponível em: www.sbhansenologia.org.br/.../Explana oral;_e,_documenta_Posição da SBH em relação à implantação do MDT-U no Brasil; apresentada_p. 2 de dez de 2018 – Hansenologia (SBH), acerca do posicionamento sobre a MDT-U, ... MDT-U; no dia 11 de maio de 2018 (ANEXO 13).

– SBH – contra a redução no tempo do tratamento da hanseníase. Para a entidade "é fundamental que se olhe para o MDT-U (multidroga terapia esquema único) pelo prisma do paciente". Disponível em: https://brasa.org.br/sbh-e-contra-a-reducao-no-tempo-do-tratamento-da-hanseniase/

Tapinos, NE, Ohnish M, Rambukanna A. ErB2 receptor tyrosine kinase signaling mediates early demyelination induced by leprosy bacilli. Nature Medicine 2006; 961-6.

Tedesco-Marchese AJ. Contribuição ao tratamento neurocirúrgico da neurite hansênica. [tese de mestrado]. São Paulo: FMUSP, 1980.

Toledo-Pinto TG, Ferreira ABR, Ribeiro-Alves M, Rodrigues LS, Batista-Silva LR et al. Produção dependente de oligoadenilato sintetase 2'-5 ST STING-dependente é necessária para a sobrevivência intracelular do Mycobacterium leprae. Journal of Infectious Diseases, vol. 214, ed.2, 15.07.2016, páginas 311-320. Disponível em: https://doi.org/10.1093/infdis/jiw144.

Tolentino MM. Reação hansênica com especial referência ao comprometimento hepático. [Tese de doutorado]. Campinas: Faculdade de Ciências Médicas da Universidade Estadual de Campinas, 1975.

Trifilio MO. Avaliação baciloscópica na hanseníase virchowiana (estudo de 60 autópsias). [Dissertação de mestrado]. Bauru: Faculdade de Odontologia de Bauru da Universidade de São Paulo, 1991.

World Health Organization. The final push strategy to eliminate leprosy as a public health problem: questions and answers. Geneva, 2003.

World Health Organization. Global strategy for further reducing the leprosy burden and sustaining leprosy control activities. Plan Period: 2006-2010.

World Health Organization. Guideline for Global surveillance of Drug Resistance in Leprosy. WHO Regional Office for South-East Asia; 2009.

World Health Organization. Relevé épidemiologique hebdomadaire. 30. Aug., 2013. 88, 365-380. Disponível em: https://www.who.int/wer.

World Health Organization. Global leprosy strategy: accelerating towards a leprosy – free world. 2016-2020. htttps://apps.who.int/iris/bitstream/10665/208824/17/9789290225201-pt.pdf

World Health Organization. Relevé épidémiologique hebdomadaire.31 AUGUST 2018, 93th year. No. 35, 2018, 93, 445-456. Disponível em: http://www.who.int/wer.

Worobec SM. Treatment of leprosy/Hansen's disease in the early 21st century. Dermatol Ther 2009; 22(6): 518-37

Xiang YH, Yiel-Hea Seo, Kurt CS, Schoberle T, May GS Spencer JS, Wei Li, Nair RG. A new Mycobacterium species causing diffuse Lepromatous leprosy. Am J Clin Pathol 2008;130:856-864. DOI: 10.1309/AJCPP72FJZZRRVMM. Disponível em: https://www.who.int/lep/epidemiology/Geographical_distribution_of_new_leprosy_cases_2015_490px.png.

51

Infecções por
Haemophilus influenzae

Saulo Duarte Passos
José Hugo de Lins Pessoa

INTRODUÇÃO

O *Haemophilus influenzae* (Hi) é uma bactéria Gram-negativa, não móvel, pleomórfica e não formadora de esporos. O Hi é capaz de crescer tanto em meio aeróbico como anaeróbico, requerendo a suplementação com os fatores X e V, sob condições aeróbicas e, somente o fator X, em meio anaeróbico.

Seu nome origina-se da identificação equivocada por Pfeiffer, em 1982, ao relacionar esse agente como responsável pela pandemia de influenza. O nome *Haemophilus* foi dado por Winslow et al., em 1920.

O *H. influenzae* distingue-se estruturalmente e antigenicamente, pela presença de polissacarídeos na cápsula, em seis tipos capsulares distintos designados pelas letras a, b, c, d, e, f.

A cápsula polissacarídea do *H. influenzae* é um fator de virulência importante. A cápsula b consiste em um polímero repetido de cinco unidades polissacarídeo capsular polirribosil-ribitol-fosfato (PRP). O *H. influenzae* pode ser classificado em forma capsulada (tipável) e não capsulada (não tipável), pela presença ou ausência de três atividades enzimáticas: urease, ornitina-descarcoxilase e produção de indol, a partir do triptofano. Os isolados podem ser separados em oito subgrupos diferentes denominados biótipos, sendo que a maioria dos *H. influenzae* tipo b (Hib) pertence ao biótipo I e não tipáveis aos biótipos II e III.

A forma capsulada pode causar doenças invasivas, tais como meningite, bacteremia, epiglotite, pneumonia, empiema, celulites, principalmente periorbitária, e pericardite. A forma não encapsulada frequentemente coloniza as membranas das mucosas e podem causar otite média aguda, sinusite, bronquite e pneumonia. Apenas uma pequena proporção dos portadores Hib irá desenvolver a doença clínica, no entanto, os que carregam Hib na nasofaringe são disseminadores importantes do organismo. O *H. influenzae* pode causar bacteremia em neonatos e no hospedeiro imunocomprometido. No adulto, são fatores de risco: alcoolismo, tabagismo, alterações climáticas, poluição intradomiciliar, doença pulmonar obstrutiva crônica, idade avançada e infecção por HIV.

EPIDEMIOLOGIA

Antes da introdução da vacina conjugada contra o Hib cerca de 95% das doenças invasivas eram causadas por esse patógeno, em crianças menores de cinco anos. Esse panorama foi modificado drasticamente em todo o mundo com a introdução da vacina conjugada nos programas de imunização, diminuindo assim, as formas das doenças invasivas. Esse fato é bem visível em nosso meio, a partir da introdução da vacina conjugada, em 1999.

Apenas uma pequena proporção dos que portam Hib irá desenvolver a doença clínica, no entanto os que carregam Hib na nasofaringe são disseminadores importantes do organismo.

Estudos têm demonstrado que a vacinação com Hib-conjugado provoca diminuição na colonização da orofaringe entre as crianças vacinadas e não vacinadas; a prevalência de carreador de Hib diminuiu de 2 a 7% entre pré-escolares, na época anterior à vacina, para < 1% na era vacinal. Entretanto, esse patógeno merece especial atenção, pois Andrade et al. mostraram, em uma revisão sistemática do *H. influenzae* na

América Latina, com base em dados laboratoriais, a predominância de Hib em 5.362 isolados, em doenças invasivas, principalmente nos menores de 5 anos.

No Brasil, o sistema de notificação é incompleto e a subnotificação não mostra a real magnitude da infecção causada pelo Hib. Talvez a incidência de meningite possa retratar melhor este panorama em nosso meio.

Em 1988, no período pré-vacinal, o coeficiente de incidência de meningite por Hib no estado de São Paulo, em menores de 5 anos, foi de 12 casos/100.000 habitantes, reduzindo para 3,8 casos, em 2000 (época da introdução da vacina) e posteriormente 0,4 casos (2008) e 0,11, em 2013 (Figura 51.1).

Entretanto, no mesmo período observou-se um aumento no isolamento de cepas do sorotipo a e cepas não tipadas (NT) em 125 e 425%, respectivamente, comparando o período pré-vacinal (1990-1999) com o período pós-vacinal (2000-2003). Portanto, os dados evidenciam a importância do diagnóstico adequado e da vigilância do Hi no período pós-vacinal, para se observar o real impacto da vacina, as mudanças epidemiológicas das cepas circulantes e falhas vacinais.

Apesar da redução da mortalidade pós-vacinal a letalidade por meningite ainda permanece elevada.

Desde 1995, o CDC (Centers for Disease Control and Prevention) mantém um sistema continuo de vigilância das doenças invasivas (Active Bacterial Core Surveillance – ABCs), que inclui o Hib.

Como resultado do sucesso do programa de imunização contra o Hib, as cepas não tipáveis e outros sorotipos não b (especialmente tipo f) passaram a ter destacada importância nas infecções invasivas pelo *H. influenzae*. Sorotipos a e f têm sido associados com meningite e pneumonias em menores de 5 anos.

A aderência e colonização do epitélio da nasofaringe é o primeiro passo para o desenvolvimento da doença sistêmica por Hib, infecções por Hib e início da doença com a colonização da nasofaringe. Após, essa fase pode causar doença por meio da invasão da corrente sanguínea com disseminação secundária para outros *sites* que ocasionam meningite, pneumonia, e outras doenças graves, incluindo artrite séptica, osteomielite, pericardite, celulite e epiglotite (referidos coletivamente como doença invasiva por Hib). Outro aspecto é a disseminação contígua para os seios paranasais ou do ouvido médio, que provoca sinusite e otite média.

Alguns grupos são mais vulneráveis e por isso mais intensamente colonizados, por exemplo, irmãos e pais de crianças com doença invasiva por Hib. Michaels e Norden (1977), estudando a colonização faríngea em membros de famílias que tiveram crianças com meningite ou epiglotite, encontraram pelo menos um portador de Hib, geralmente um irmão, em 78% das famílias, demonstrando assim, que o contato domiciliar íntimo é um importante fator de risco. Outros fatores de risco envolvidos nas formas invasivas pelo Hib incluem: recém-nascidos pré-termo, crianças menores de 1 ano, ausência de aleitamento materno, crianças com imunodeficiência (p. ex., oncológicas) e com asplenia anatômica ou funcional (p. ex., hemoglobinopatias), genetopatias (síndrome de Down), exposição passiva ao tabaco e anormalidades anatômicas, por exemplo, fenda palatina e brinquedos contaminados com secreção levados a boca. Fatores demográficos e socioeconômicos como família numerosa, elevada densidade populacional, baixa renda e educação estavam presentes.

As crianças menores de 2 anos, cuidadas em creches ou pré-escolas, apresentam risco de adquirir infecções, em geral, aumentadas em até 2 a 3 vezes.

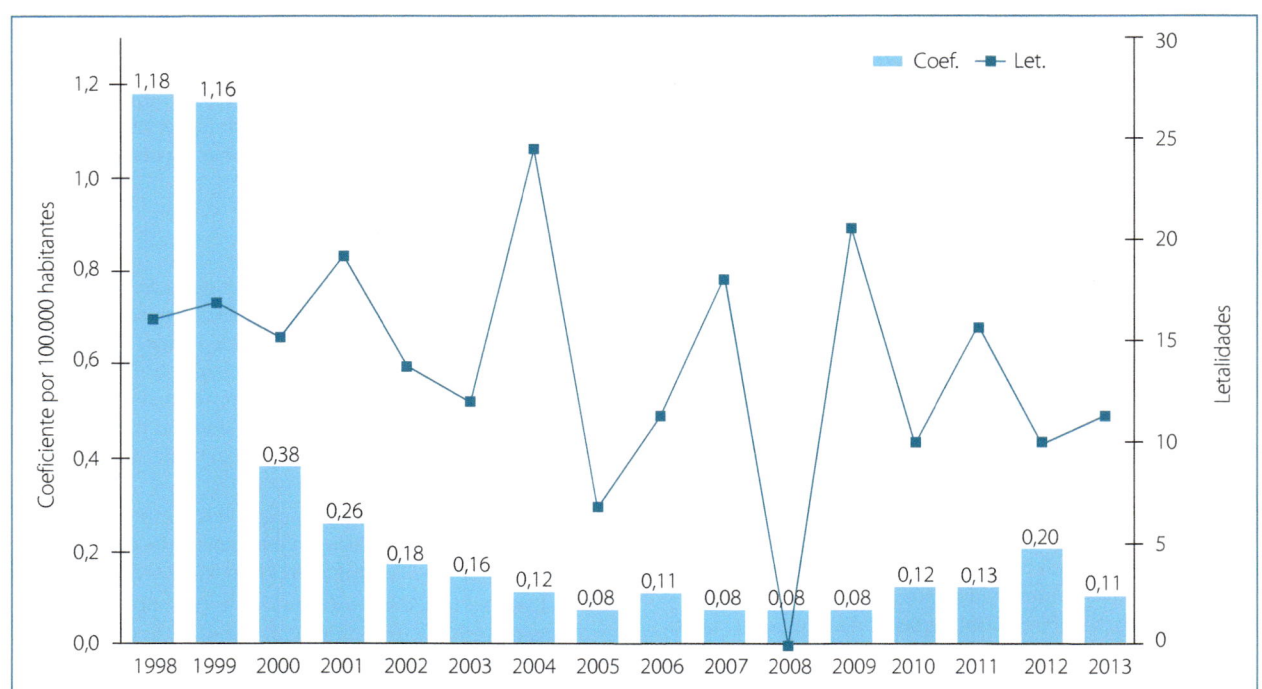

FIGURA 51.1 Meningites por *Haemophilus influenzae* b em menores de 5 anos de idade: incidência e letalidade no estado de São Paulo, 1998 a 2013.
Fonte: SINAN/DDTR/CVE. Atualização em 24/02/2014.

As doenças invasivas pelo Hib podem ser divididas em: primária, quando resulta de contato com portador assintomático; e secundária, quando segue ao contato com indivíduo doente a doença invasiva. Em crianças menores de 2 anos, a doença secundária corresponde somente a 1 a 2% dos casos, ficando a forma primária com maior número de casos, pela maior exposição aos fatores de risco. Silva et al. (2006) encontraram 72% das crianças com colonização da nasofaringe por *H. influenzae*, frequentadoras de creches em Ribeirão Preto, estado de São Paulo. A frequência encontrada de cepas capsuladas foi de 3,2% para o tipo f; 1% para o tipo b; 1% para o tipo d; e 1% para o tipo e.

As secreções nasais dos portadores têm maior proporção de bactéria que a orofaringe. O Hib pode sobreviver em objetos como toalhas, fraldas ou bichos de pelúcia por até 48 horas.

A introdução no Programa Nacional de Imunização Brasileiro da vacina conjugada (antígeno PRP ligado ao componente proteico anatox tetânico ou o componente do bacilo diftérico), para permitir capacidade imunogênica em lactentes, recomenda aplicação de três doses no 2º, 4º e 6º meses para menores de um ano. Ou uma dose para crianças não vacinadas no primeiro ano de vida, na faixa etária de 12 a 23 meses. É importante realçar que o Programa Nacional de Imunização não preconiza uma dose de *booster* após os 12 meses, diferentemente da Sociedade Brasileira de Pediatria e da Academia Americana de Pediatria que recomendam uma quarta dose como *booster*, administrada aos 15 meses e entre 12 a 15 meses de vida, respectivamente.

A importância de se manter monitoramento do esquema vacinal em crianças é fundamental, principalmente nas que frequentam as creches, pois crianças sem vacinação básica ou sem dose de reforço apresentam maior risco de terem sua orofaringe colonizada pelo patógeno, podendo resultar na persistência da doença.

PATOGÊNESE E IMUNIDADE

A porta de entrada do Hib é o trato respiratório superior por meio de gotículas ou contato direto com secreções do trato respiratório. O organismo coloniza a nasofaringe e pode permanecer transitoriamente por vários meses sem sintomas (portador assintomático), sendo que as cepas não tipáveis fazem parte da flora normal do trato respiratório superior. Vários fatores bacterianos parecem influenciar no processo de colonização do trato respiratório. O componente lipopolissacáride do *H. influenzae*, o lipídeo A (lipo-oligossacárideo) e possivelmente os glicopeptídeos de baixo peso molecular causam cilioelastase interferindo no *clearence* muco ciliar.

Embora as doenças Hib pode ocorrer em qualquer faixa etária, mais de 90% dos casos de doença invasiva por Hib ocorrem em crianças <5 anos de idade.

Nesse grupo, o patógeno pode causar doença invasiva, frequentemente após uma infecção respiratória aguda viral ou causada por Mycoplasma, que pode ocasionar a ruptura da barreira de mucosa por alteração do mecanismo fisiológico do *clearence* muco ciliar do trato respiratório. Pode ainda se disseminar por via hematogênica, sendo a meninge e os pulmões locais especialmente afetados. Esse mecanismo permanece desconhecido. Nas infecções por cepas não capsuladas essa ruptura permite atingir os seios da face e o ouvido médio.

A proteção passiva de algumas crianças é realizada pela passagem de anticorpos maternos classe IgG por via transplacentária e pelo aleitamento materno no primeiro trimestre de vida. Kathrin Muhlemann et al. realizaram estudo com pré-escolares suecos demonstrando que a duração do aleitamento materno tem papel protetor nas infecções invasivas do Hib. Com o crescimento as crianças podem desenvolver proteção natural; aos 5 anos muitas crianças já possuem anticorpos protetores.

A vacinação desenvolve anticorpos contra os polissacarídeos capsulares do Hib, sendo que sua aquisição é inversamente relatada à incidência de idade específica da doença. O nível preciso de títulos de anticorpos contra doença invasiva não está bem estabelecido. Entretanto, títulos de pelo menos 1 µg/mL, após 3 semanas da aplicação da vacinação conjugada protegem contra as doenças invasivas.

MANIFESTAÇÕES CLÍNICAS E COMPLICAÇÕES

As cepas não capsuladas podem causar doença invasiva, mas, geralmente são menos agressivas que as cepas capsuladas podendo ser causa de infecções de ouvido em crianças e de bronquite em adultos.

As cepas capsuladas podem desenvolver uma bacteremia, ocorrendo a invasão de vários órgãos, resultando em quadros de meningite, epiglotite, pneumonia, artrite e celulite.

PONTOS-CHAVE PARA O DIAGNÓSTICO DA INFECÇÃO PELO *H. INFLUENZAE* (MODIFICADO GEME, OGLE)

1. Aquisição se faz geralmente pela via respiratória por aerossóis e contato direto com secreção respiratória.

2. Verificar a presença dos fatores de risco: menores de 1 ano, esquema vacinal incompleto, frequentadores de creche.

3. Coloração pelo Gram mostra cocobacilos Gram-negativos pleomórficos em fluidos corporais estéreis.

4. Meningite purulenta em menores de 4 anos com esfregaço corado pelo Gram com as características acima descritas.

5. Nos casos de epiglotite, artrite e celulite, o organismo pode ser recuperado nas hemoculturas e material capsular do tipo b pode ser detectado na urina.

MENINGITES

A meningite foi a manifestação mais comum da doença invasiva pelo Hib, chegando de 50 a 65% dos casos no período pré-vacinal. As sequelas neurológicas e auditivas podem ocorrer entre 15 e 30% dos sobreviventes. A letalidade chega de 2 a 5%, a despeito da terapêutica antimicrobiana apropriada.

A clássica tríade que compõe o quadro clínico da meningite é composta por febre, alteração do estado mental e rigidez da nuca. Entretanto, não existe nenhum sintoma ou sinal patognomônico para o diagnóstico de meningite, devendo ser abordada segundo as manifestações clínicas mais prevalentes por faixa etária.

Em lactentes, podemos observar:

- irritabilidade, sonolência;
- letargia;
- febre ou hipotermia;
- pode cursar com icterícia, vômitos, diarreia, fontanela abaulada;
- convulsões.

Nas crianças:

- febre (85% dos casos);
- choro;
- confusão mental;
- vômitos podem ou não estar presentes;
- sinais de irritação meníngea que podem estar ausentes em 50% dos casos com uso prévio de antibióticos.

Não podemos distinguir clinicamente a meningite causada pelo Hib das causadas pela *N. meningitidis* e *S. pneumoniae* (Kaplan, 2006).

A cultura bacteriológica ainda é o exame laboratorial padrão-ouro, que permite o isolamento do agente infeccioso, sua identificação e a realização dos testes de sensibilidade antimicrobiana. O isolamento bacteriano é fundamental para investigação de surtos e para a tomada de decisões em relação à profilaxia com vacinas. O teste laboratorial de aglutinação pelo látex, muito utilizado nos hospitais, identifica somente o Hi do sorotipo b, resultando negativo para os outros sorotipos de Hi e para as cepas NT de Hi (Carvalhanas et al., 2007).

Nos casos de meningite por *Haemophilus influenzae* deve-se hospitalizar o paciente e iniciar tratamento antimicrobiano bem como o uso de corticosteroides (dexametasona) para reduzir a inflamação no sistema nervoso central e as sequelas auditivas.

EPIGLOTITE AGUDA

A epiglotite aguda é uma infecção que envolve a epiglote e as pregas aeroepiglóticas, que ocorre em crianças dos 2 aos 7 anos (pico dos 3 aos 5 anos).

O quadro clínico é dramático. A criança apresenta febre elevada, toxemia, adotando uma postura de segurar a cabeça para frente, em um esforço de manter a via aérea pérvia, dor intensa à deglutição, sialorreia, estridor, podendo evoluir rapidamente para um quadro de insuficiência respiratória. No exame físico não se deve usar o abaixador de língua pelo risco de obstrução das vias aéreas. Caso seja extremamente necessário esse exame deve ser realizado somente no Centro Cirúrgico, com possibilidade de intubação imediata.

PNEUMONIA

Apesar das pneumonias bacterianas representarem uma importante causa de morbimortalidade em crianças em todo mundo, a frequência das pneumonias por Hi não é conhecida.

Rodrigues et al. ao revisarem a literatura quanto ao diagnóstico etiológico das pneumonias bacterianas agudas na faixa etária pediátrica mostram que o *Streptococcus pneumoniae* continua sendo o agente bacteriano mais importante, em todas as faixas etárias, tanto nos países desenvolvidos quanto nos em desenvolvimento, seguido pelo *H. influenzae*. Hortal et al. determinaram a etiologia em 47,4% de 541 casos de pneumonia comunitárias envolvendo 283 patógenos. Os vírus foram os agentes mais prevalentes com 38,6% dos casos e as bactérias em 12,6%, sendo que a participação do *H. influenzae* foi de 19%.

O conhecimento da participação desse patógeno nas pneumonias, após a introdução da vacina contra o Hib são escassos em nosso meio. Em um estudo realizado no Chile após a introdução da vacina contra Hib mostrou uma redução de 22% nas pneumonias não bacteriêmicas Andrade et al. realizaram um estudo tipo caso-controle sobre a eficiência da vacina conjugada contra o Hib em crianças com pneumonia da região Centro-Oeste do Brasil. Os resultados mostraram que o uso da vacina reduziu em 31% (IC$_{95\%}$ 9-57%) os casos de criança com pneumonia não bacteriêmica e o fator de risco para as pneumonias por Hib foi observado em crianças menores de 2 anos que frequentam creches.

Muitos estudos têm demonstrado que as elevadas taxas de mortalidade nos casos de pneumonias pelo Hib são em razão da associação com casos de meningites e epiglotites, uma vez que é muito pequena a taxa de mortalidade de pneumonias por Hib, não complicadas.

A maioria das crianças com pneumonia por Hib tiveram uma infecção respiratória aguda prévia. A média de duração da febre foi de 3,2 dias para os casos não complicados e 6 dias com outros focos associados. O hemograma demonstra uma leucocitose com desvio a esquerda.

Clinicamente a pneumonia pelo *H. influenzae* é indistinguível daquelas causadas pelo *S. pneumoniae*. Não existe um padrão radiológico característico das pneumonias pelo Hib. Uma reação pleural pode ser indicativa, pois está presente em 10% dos casos de pneumonia pelo *S. pneumoniae* versus 90% daquelas causada pelo *H. influenzae*.

ARTRITE PIOGÊNICA OU SÉPTICA

O Hib pode causar artrite séptica em crianças menores de 2 anos, com esquema de imunização incompleto. Nos lactentes é clinicamente indistinguível da doença causada pelo *Staphylococus aureus*. Raramente é causa de osteomielite, mas este diagnóstico deve ser considerado em lactentes por mecanismos de contiguidade.

A criança apresenta-se febril e com limitação dos movimentos da articulação acometida em razão dos sinais clássicos da artrite: edema articular, eritema, calor local e limitação dos movimentos da articulação acometida. As grandes articulações são as mais comumente acometidas sendo as mais frequentes o joelho, quadril, tornozelo e cotovelo. Uma única articulação acometida é a apresentação mais frequente.

CELULITE

A celulite acomete mais frequentemente as crianças menores de 2 anos, habitualmente sem história prévia de trauma na região acometida. A história clínica mostra infecção prévia das vias aéreas superiores, seguida pela celulite, e acometendo, frequentemente, as regiões da face/bucal e periorbitária, sendo desconhecido o mecanismo de acometimento regional.

A lesão dérmica da celulite geralmente apresenta-se com margens indistintas, consistência endurecida e coloração violácea.

Em crianças menores de 2 anos com celulite bucal e periorbitária recomenda-se realizar a coleta de líquido cefalorraquidiano, mesmo na ausência de manifestações, para afastar quadro de meningite associada.

A hemocultura é positiva em mais de 80% para o Hib e, frequentemente, consegue-se isolar o agente em aspirado da região acometida.

PERICARDITE

A história clínica da pericardite bacteriana tem muita semelhança com as outras doenças causadas pelo Hib: crianças entre 2 a 4 anos, infecção prévia do trato respiratório superior, rápida instalação e ausência de sintomas clínicos.

O paciente apresenta-se febril, com dificuldade respiratória e taquicardia.

O diagnóstico etiológico é realizado pelo isolamento do agente em hemoculturas e detecção de antígeno em fluido pericárdio.

Por se tratar de lesão grave indica-se ecocardiografia seguida de pericardiectomia, com efetiva drenagem do material purulento do saco pericárdico para que se evite a síndrome de tamponamento cardíaco e pericardite constritiva.

INFECÇÕES CAUSADAS PELO *H. INFLUENZAE* NÃO TIPÁVEL
INFECÇÃO DO TRATO RESPIRATÓRIO SUPERIOR

O *H. influenzae* não capsulado é a maior causa de otite media aguda (OMA) e sinusite em crianças, e bronquite em adultos.

Para termos da dimensão do problema da OMA nos Estados Unidos, durante 1990 foi realizado um levantamento em que se constatou que foram realizadas 250 milhões de visitas aos serviços de saúde por OMA, com 809 prescrições de antimicrobiano por 1.000 visitas, totalizando 20 milhões de prescrições de antibióticos para tratamento da OMA. O *H. influenzae* participa em 15 a 30% dos casos de OMA nos estudos.

O *guideline* da Academia Americana de Pediatria para o diagnóstico de OMA, estabeleceu o encontro dos três seguintes critérios, para crianças de 2 meses a 12 anos:

1. História aguda dos sinais e sintomas como otalgia, irritabilidade, febre e otorreia.

2. Presença de efusão no ouvido médio. A presença de protusão da membrana timpânica tem alto valor preditivo para o diagnóstico da efusão. Pode-se também diagnosticar por timpanometria, com diminuição da mobilidade timpânica pelo otoscópio pneumático.

3. Sinais e sintomas de inflamação no ouvido médio. Entretanto, deve-se distinguir a hiperemia da membrana timpânica da OMA com a hiperemia encontrada nas crianças que choram ou tem febre elevada.

Em alguns estudos a febre, dor de ouvido e irritabilidade foram frequentes em 90% dos casos de OMA.

Para o tratamento da redução da dor deve-se iniciar o uso de analgésicos. Para os casos de OMA não complicada é possível não se prescrever inicialmente o uso de antibióticos, entretanto, para isso, deve-se considerar a severidade da doença, idade e segurança no seguimento da criança. Se a decisão for usar antibiótico, a amoxicilina deve ser a droga de escolha para a maioria das crianças, na dose de 50 mg/kg/dia, em 2 a 3 doses diárias. Alguns serviços preocupados com a resistência do pneumococo iniciam o tratamento da OMA com amoxacilina na dosagem de 80 a 90 mg/kg/dia. No caso de falência com uso da amoxicilina, usar amoxacilina-clavulanato.

Outros critérios do uso de antimicrobiano em crianças para tratamento da OMA não grave, instituído pela AAP são:

1. **Crianças < 6 meses:** tratamento antimicrobiano.

2. **Se 6 meses a 2 anos:** tratamento antimicrobiano somente no diagnóstico de certeza e/ou doença grave; observação para diagnóstico ainda incerto em doenças não graves.

3. **Crianças maiores de 2 anos:** tratamento antimicrobiano para doença severa e observação do caso para as formas não graves e diagnóstico incerto.

INFECÇÃO MATERNA E PERÍODO NEONATAL

Risco da infecção pelo *H. influenzae* durante a gravidez e associação com resultados fetais adversos têm sido apontados.

Collins et al. (2014) realizaram um estudo em que 171 mulheres grávidas tinham diagnóstico laboratorial de *H. influenzae* na forma invasiva. Destas, 144 (84,2%) eram patógenos não capsulados; 11 (6,4%; 95% sorotipo b) e 16 (9,4%) com outros sorotipos encapsulados. A taxa de incidência das doenças invasivas por *H. influenzae* não capsulados foi de 17,2 ($IC_{95\%}$ 12.2-24,1; P < 001) vezes maior entre as mulheres grávidas (2,98/100.000 mulheres/ano) comparado com mulheres não grávidas (0,17/100.000 mulheres/ano). Na população de estudo, a gravidez foi associada a um maior risco de doenças invasivas por *H. influenzae* durante as primeiras 24 semanas de gravidez com perda fetal e nascimento extremamente prematuro.

No período neonatal as infecções causadas pelo *H. influenzae* não tipável é mais prevalente que as infecções pelo Hib, semelhantes àquela causada pelo estreptococo do grupo B. A doença ocorre no recém-nascido pré-termo e esta associada a alta mortalidade, em torno de 50%.

O *H. influenzae* normalmente pode ser cultivado a partir de secreção do trato geniturinário das mães, e está frequentemente associado à endometrite materna pós-parto.

As patologias que têm sido descritas nesse período, causadas pelas Hi não tipáveis são: septicemia, pneumonia, meningite, síndrome da angustia respiratória seguida de choque e conjuntivite.

DIAGNÓSTICO
MICROBIOLÓGICO

O isolamento bacteriano do *H. influenzae* em sítio estéril é padrão ouro do diagnóstico, sendo recomendável seu uso em todas as crianças. Deve-se resgatar o patógeno nas culturas de sangue, líquido cefalorraquidiano (LCR) ou outros sítios com infecção invasiva. Contudo, uma antibioticoterapia prévia frequentemente torna as hemoculturas estéreis.

O esfregaço corado pelo Gram comumente demonstra as características pleomórficas do cocobacilo *H. influenzae.*

O teste de aglutinação do látex detecta rapidamente os polissacarídeos dos antígenos Hib, especialmente no LCR, urina e soro. Esse teste utiliza anticorpos anti-PRP sobre as partículas de látex que aglutinam na presença de antígeno PRP. Pode apresentar resultado falso-negativo na presença de excesso de antígeno PRP ou em pequena quantidade.

Pode-se usar a reação em cadeia da polimerase (PCR), quando a cultura e o teste de aglutinação forem negativos.

Algumas situações clínicas podem ser vistas na prática pediátrica. Por exemplo, se uma criança tem história compatível com meningite e houver alteração no resultado do LCR com teste de aglutinação positiva para o Hib deve-se assumir que essa criança é portadora de meningite por Hib e iniciar o tratamento antibiótico adequado. Entretanto, se o teste de aglutinação no LCR para o Hib for negativo, ainda que o teste urinário seja positivo (pode ter havido antigenemia urinária ocasionada pela vacina contra o Hib) é pouco provável considerar, inicialmente, que essa criança tenha meningite pelo Hib. Deve-se iniciar o tratamento empírico para meningite, enquanto aguarda-se o resultado da cultura para isolamento do agente. Se houver crescimento de Hib na cultura do LCR, mesmo com os resultados normais nos demais exames, deve-se supor tratar-se de um caso de meningite por Hib, detectada em um estádio precoce da doença.

O Hi pode ser isolado de secreção do ouvido médio e da conjuntiva.

HEMOGRAMA

O leucograma pode apresentar-se normal ou com leucocitose, com desvio a esquerda.

IMAGEM

A radiografia lateral de pescoço pode sugerir o diagnóstico de epiglotite aguda produzindo o sinal do polegar, mas interpretações errôneas são frequentes. Por precaução o paciente deveria estar intubado para realizar a radiografia, e uma laringoscopia direta na intubação endotraqueal pode revelar uma epiglote vermelha e edemaciada.

TRATAMENTO PARA AS INFECÇÕES POR *H. INFLUENZAE*

Todos os pacientes com bacteremia ou risco elevado devem ser hospitalizados para tratamento. As cefalosporinas de 3ª geração, como a cefotaxima ou a ceftriaxona constitui o tratamento empírico inicial para a doença invasiva causada pelo *H. Influenzae,* mesmo para as cepas resistentes a ampicilina e o cloranfenicol. Sua escolha deve-se a boa penetração pela barreira hematoencefálica e a capacidade de esterilizar os sítios primários e secundários da doença.

Muito embora a ampicilina possa ser o antibiótico de escolha, em algumas regiões onde existam cepas susceptíveis a esse antibiótico (β-lactamase negativo), inicialmente não deve ser usado isoladamente para as doenças invasivas devendo-se associá-lo, por exemplo, ao cloranfenicol.

A resistência desse patógeno a ampicilina tem aumentado nas últimas décadas. Mesmo fato ocorreu com os outros antimicrobianos comumente usados, como o sulfametoxazol-trimetoprima.

Diferentes mecanismos são envolvidos na resistência, sendo que as enzimas produtoras de β-lactamase (TEM-1 ou ROB-1) predominam na resistência bacteriana aos antibióticos β-lactâmicos. O gene que codifica a produção dessas enzimas usualmente está contido dentro de um plasmídeo, que em algumas cepas localiza-se no cromossoma. Uma pequena porcentagem de cepas resistentes a ampicilina tem alteração na ligação com proteínas.

PREVENÇÃO E PRECAUÇÕES

As vacinas existentes contra o *H. Influenzae* tipo b contém derivados do polissacáride tipo b, chamado de polirribosil-ribitol-fosfato (PRP) conjugado a proteína carreadora imunogênica para aumentar a imunogenicidade.

Todas as vacinas existentes em nosso meio são bem toleradas com baixa reatogenicidade, sendo administradas concomitantemente as demais vacinas do calendário vacinal.

O isolamento respiratório deve ser instituído por 24 horas após o início da antibioticoterapia. Devem-se notificar todos os casos e realizar as medidas controle nos comunicantes para prevenir as infecções secundárias indicando a quimioprofilaxia.

Devem receber a quimioprofilaxia: os comunicantes domiciliares somente quando, além do caso índice, houver crianças menores de 5 anos residentes no domicílio; as crianças que frequentam creche e pré-escolas, apenas a partir do segundo caso confirmado, quando houver comunicantes próximos menores de 2 anos.

A droga de escolha é a rifampicina inclusive para o caso índice para eliminar o estado de portador de Hib. A suspensão oral de rifampicina tem apresentação em frasco contendo 60 mL, com 1,2 g do fármaco.

A dose recomendada para menores de 1 mês é de 10 mg/kg/dia; 1 mês a 12 anos: 20 mg/kg/dia (máx. 600 mg) durante 4 dias. Se o paciente teve sua meningite tratada com ceftriaxona não será necessária a quimioprofilaxia. Deve-se completar a vacinação para as crianças com esquema incompleto.

Maiores detalhes sobre prevenção podem ser vistos nas recentes recomendações e estão descritas pelo Comitê Consultivo em práticas de imunização (ACIP) de 2014.

BIBLIOGRAFIA SUGERIDA

Aguirre-Quiñonero A, Canut A. Ciprofloxacin resistance in nontypable Haemophilus influenzae clinical isolates. Enferm Infecc Microbiol Clin. 2019 Feb;37(2):139-40.

American Academy of Pediatrics and American Academy of Family Physicians. Diagnosis and management of acute otitis media. Pediatrics. 2004 May; 113(5): 1451-65.

American Academy of Pediatrics. Immunization in special clinical circumstances. In: Pickering LK, editor. Red Book: report of the Committee on Infectious Disease. 25th ed. Elk Grove Village, (IL): American Academy of Pediatrics; 2000. p. 56-66.

Andrade ALSS, Andrade JG, Martelli CMT, Silva SA, Oliveira RM, Costa MSN et al. Effectiveness of Haemophilus influenzae b conjugate vaccine on childhood pneumonia: a case-control study in Brazil. Int J Epidemiol. 2004;33:173-81.

Bouskela MAL, Grisi S, Escobar AMU. Aspectos epidemiológicos da infecção por Haemophilus influenzae tipo b. Rev. Panam Salud Publ. 2000;7(5):332-9.

Briere EC, Rubin L, Moro PL, Cohn A, Clark T, Messonnier N. Prevention and control of haemophilus influenzae type b disease: recommendations of the advisory committee on immunization practices (ACIP). MMWR Recomm Rep. 2014 Feb 28;63(RR-01):1-14.

Carvalhanas TRMP, Brandileone MCC, Zanella RC. Meningites bacterianas. Disponível em: http://www.cve.saude.sp.gov.br/agencia/bepa17_meni.htm. Acesso em: 20/12/2008.

Centro de Vigilância Epidemiológica – CVE. Meningites. Disponível em: http://www.cve.saude.sp.gov.br/htm/resp/meni_grafico.htm. Acessado em: 25/05/2014.

Centro de Vigilância Epidemiológica – CVE. Meningites. Disponível em: http://www.cve.saude.sp.gov.br/htm/resp/meni_grafico.htm. Acessado em: 25/05/2014.

Collins S, Ramsay M, Slack MP, Campbell H, Flynn S, Litt D, Ladhani SN. Risk of invasive Haemophilus influenzae infection during pregnancy and association with adverse fetal outcomes. JAMA. 2014 Mar 19;311(11):1125-32. doi: 10.1001/jama.2014.1878.

Dagan R, Hoberman A, Johnson C. Bacteriologic and clinical efficacy of high dose amoxicillin/clavulanate in children with acute otitis media. Pediatr Infect Dis J. 2001;20:829-37.

Heath PT, Booy R, Azzopardi HJ, Slack MPE, Fogarty J, Moloney AC et al. Non-type b Haemophilus influenzae disease: clinical and epidemiologic characteristics in the Haemophilus influenzae type b vaccine era. Ped Infect Dis J. 2001;20:300-05.

Hortal M, Suarez A, Deleon C, Estevan M, Mogdasy MC, Russi JC et al. Etiology and severity of community acquired pneumonia in children from Uruguay: a 4-year study. Rev Inst Med Trop Sao Paulo. 1994;36(3):255-64.

Lowther SA, Shinoda N, Juni BA et al. Haemophilus influenzae type b infection, vaccination, and H. influenzae carriage among children in Minnesota, 2008-2009. Epidemiol Infect. 2012;140:566-74.

Nesti M, Goldbaum M. Infectious diseases and day care and preschool education. J Pediatr. 2007;83(4):299-312.

Pinto M, González-Díaz A, Machado MP, Duarte S, Vieira L et al. Insights into the population structure and pan-genome of Haemophilus influenzae. Infect Genet Evol. 2019 Jan;67:126-35.

World Health Organization Haemophilus influenza type b (Hib) Vaccination Position Paper. 2013 July;88:413-28.

52

Infecções por
Moraxella catarrhalis

Carlos Roberto Veiga Kiffer
Caio Márcio Figueiredo Mendes (in memoriam)

INTRODUÇÃO

Diversos agentes bacterianos podem estar envolvidos em infecções do trato respiratório, tanto superior quanto inferior, o que representa um desafio à adequação da terapia antimicrobiana empírica. Além disso, o diagnóstico microbiológico das ITR não é fácil, sendo usualmente subutilizado. Nas ITR comunitárias o diagnóstico laboratorial é ainda menos solicitado, tornando mais difícil a avaliação precisa da incidência dos agentes mais relevantes. Porém, a *Moraxella catarrhalis* é frequentemente associada às infecções do trato respiratório (ITR), sendo, em geral, considerada o terceiro patógeno bacteriano causador de otite média em crianças. Soma-se a isso o fato de que a colonização do trato respiratório superior (TRS) é intensa e começa a ocorrer nos primeiros meses de vida, tanto por micro-organismos comensais, como por patógenos potenciais. Entre estes últimos, destacam-se o *Streptococcus* b-hemolíticos, o *Streptococcus pneumoniae*, o *Haemophilus influenzae* e a *Moraxella catarrhalis*, que podem colonizar por períodos intermitentes, com taxas que variam de acordo com a idade (geralmente, com maior incidência em crianças), exposição, localização geográfica, condições socioeconômicas e vacinações prévias.

ASPECTOS GERAIS

A *M. catarrhalis* é um diplococo Gram-negativo, aeróbio, parte integrante da microbiota do TRS, sendo um patógeno exclusivamente humano. No passado, a *M. catarrhalis* era considerada uma bactéria não patogênica, pertencente à microbiota normal do TRS, denominada uma *Neisseria* não patogênica (não gonocócica e não meningocócica). Sua primeira descrição data de 1896, então chamada *Micrococcus catarrhalis*, sendo posteriormente denominada *Neisseria catarrhalis*. Todavia, sua importância clínica foi comprovada nas últimas três décadas, não restando dúvida, atualmente, de sua patogenicidade. Está frequentemente associada a infecções dos tratos respiratórios superior (TRS) e inferior (TRI), inclusive pneumonias. Essas infecções podem ocorrer em qualquer faixa etária, mas são mais frequentes em crianças e em pacientes adultos portadores de doença pulmonar obstrutiva crônica (DPOC). Pode também ser causa de infecções importantes em outras localizações, podendo raramente causar endocardites, sepse e meningites, dentre outras. Já foi também documentada sua participação em surtos de infecções hospitalares.

ISOLAMENTO E IDENTIFICAÇÃO

Seu isolamento a partir de amostras clínicas, por exemplo, secreções de oro e nasofaringe e de escarro, pode ser difícil e complicado na rotina laboratorial, em razão da presença de *Neisserias* não patogênicas nesses materiais. Um dos recursos utilizados são os meios de cultura seletivos que contenham inibidores para espécies não patogênicas, além da incorporação nos meios de cultura de quantidades específicas de alguns antimicrobianos, como, a vancomicina, a trimetoprima e a anfotericina B, que contribuem para a inibição do crescimento da microbiota normal não patogênica.

A identificação pode ocorrer por diversas metodologias: manuais, automatizadas e mesmo moleculares. Entre as provas manuais mais utilizadas por alguns laboratórios, pode-se citar: a realização de exame de Gram para avaliar a morfologia, a ausência de pigmentação das colônias em ágar-sangue, a produção de oxidase e DNase, a não produção de ácido a partir da glicose, maltose, frutose, lactose e sacarose, a incapacidade de crescer em meio de Thayer Martin e a redução de nitrato e nitrito.

Testes moleculares foram desenvolvidos para facilitar a identificação da *M. catarrhalis*, podendo também ser feitos diretamente de amostras clínicas. O uso de reação em cadeia da polimerase por transcrição reversa (PCR) para a identificação de *M. catarrhalis* em amostras clínicas (p. ex., secreção ou efusão de ouvido médio) apresenta, geralmente, maior sensibilidade do que os métodos baseados em cultura. Técnicas de PCR multiplex podem ser usadas para triagem concomitante de infecções mistas causadas por *M. catarrhalis*, *H. influenzae* e *S. pneumoniae*.

Se identificada em cultivos de secreção respiratória, os seguintes dados podem corroborar a *M. catarrhalis* como agente patogênico em ITRs:

- Qualificação criteriosa das amostras de escarro, principalmente em pacientes com DPOC (presença de leucócitos e poucas células epiteliais).
- Predominância no exame bacterioscópico, pelo método de Gram, de diplococos Gram-negativos.
- Predominância de *M. catarrhalis* em cultivos não quantitativos.
- Isolamento único de *M. catarrhalis* em aspirados traqueais de pacientes com DPOC ou pneumonia.

EPIDEMIOLOGIA E SISTEMAS DE TIPAGEM

Nota-se que parte significativa dos laboratórios de rotina não relata a presença dessa bactéria como sendo um patógeno, especialmente quando também ocorre isolamento na mesma amostra clínica de outro agente concomitante bem definido, como *S. pneumoniae* ou *H. influenzae*. Tal fato, associado a dificuldades técnicas de cultivo rotineiro, dificulta a realização de inquéritos epidemiológicos, o que limita a precisão da informação a respeito da prevalência desse patógeno dentre as ITRs e outras infecções. Embora não tenhamos dados de sua prevalência e incidência em nosso meio, sabemos tratar-se de uma causa comum de otite média em lactentes e crianças, e em exacerbações infecciosas de pacientes com doença pulmonar obstrutiva crônica (DPOC). Estudo norte-americanos indicam que ela seja responsável por cerca de 15 a 20% dos episódios agudos de otite média, estimando-se que de 2 a 4 milhões de exacerbações de DPOC em adultos, nos Estados Unidos, sejam anualmente causados por esse patógeno.

Para situações específicas, pode ser importante caracterizar se um dado surto de infecção estaria relacionado a linhagens específicas desse patógeno, em especial em suspeitas de surtos hospitalares. Um estudo em centro hospitalar norte-americano demonstrou que internação em enfermarias com várias camas e o período de inverno e primavera eram fatores de risco significativos para os *clusters* (agregados) de *M. catarrhalis*, mas não a resistência bacteriana, manifestada pela produção de β-lactamase. Métodos de tipagem são descritos para este fim, dentre eles: a tipagem sorológica usando-se lipopolissacárides, determinação de ponto isoelétrico de β-lactamases e perfil eletroforético de proteínas da membrana externa, porém são muito pouco usados e nenhum deles é utilizado na rotina. Os métodos mais indicados para essa tipagem são os relacionados com o polimorfismo de ácidos nucleicos. A comparação dos padrões obtidos em eletroforese do DNA genômico após o uso de endonucleases de restrição é uma metodologia bem mais prática e confiável para avaliação de surtos por esse micro-organismo, usando-se aqui, por exemplo, a técnica de eletroforese em campo pulsátil (PFGE).

INFECÇÕES EM CRIANÇAS E PORTADORES SADIOS

Vários trabalhos documentam a presença de *M. catarrhalis* em amostras de TRS, como parte da microbiota normal, sem causar doença. Em geral sua presença é bem mais elevada em crianças do que em adultos, com alguns estudos documentando taxas de até 75% de colonização. Em adultos essas taxas são bem inferiores, em média de 1 a 5%. Na experiência de um grande laboratório nacional com isolamento rotineiro por cultivo em amostras respiratórias, as taxas de crianças foram entre 5 e 20% e em adultos não ultrapassaram 5%, observando-se também maior prevalência nos meses de inverno e na região Sul do país. Estudo finlandês com 50 crianças acompanhadas com sorologias seriadas do nascimento até os 13 anos de idade mostrou que a produção de anticorpos contra as proteínas *H. influenzae* e *M. catarrhalis* inicia-se precocemente na vida e atinge níveis máximos antes da produção de anticorpos contra as proteínas pneumocócicas. E, para *M. catarrhalis*, o pico de produção de anticorpos se dá antes do primeiro ano de vida, depois decaindo. Essa diferença de taxas de acordo com a faixa etária não tem explicação adequada, e as possibilidades seriam diferenças imunológicas e talvez imunidade da mucosa maior em adultos, com presença de IgA secretora.

IMPLICAÇÕES CLÍNICAS

A sinusite é uma infecção relativamente comum em crianças com idade inferior a 5 anos, ocorrendo em aproximadamente de 3 a 8% do total de casos de infecções do TRS. Trata-se, contudo, de um processo infeccioso pouco diagnosticado, pelo fato de os sintomas serem pouco específicos, podendo passar despercebidos no exame físico, podendo haver subutilização de exames radiológicos e raramente havendo indicação de realização de cultura, que poderia ser usada em aspirados de secreção de seios frontais. Em casos de sinusite aguda e subaguda, os principais agentes são o *S. pneumoniae* (20 a 30%), o *H. influenzae* tipo a (10 a 20%) e, por último, a *M. catarrhalis* (5 a 15%), sendo que os sintomas podem ocorrer por até 20 a 30 dias. Alguns pesquisadores sugerem que a prevalência de infecções por *M. catarrhalis* nesse tipo de material clínico poderia ser maior, uma vez que essa bactéria se prolifera melhor em ambiente com concentrações adequadas de oxigênio, o que não ocorre nessas situações.

A otite média aguda é outra infecção bastante comum em crianças, principalmente com idade inferior a 2 anos. Estima-se que aproximadamente 40 a 50% das crianças até 3 anos de idade já apresentaram algum episódio de otite média aguda. Essa infecção sem dúvida é também a mais importante nessa faixa etária, em razão da sua alta morbidade, requerendo pronto uso de agentes antimicrobianos específicos, pois quase a totalidade das cepas são produtoras de β-lactamase. Esse diagnóstico laboratorial torna-se bastante difícil, pois raramente é solicitada a timpanocentese, impossibilitando, assim, exames de cultura ou PCR. Em alguns estudos realizados em crianças com otite média, em que foi utilizada a técnica de PCR, a positividade para a *M. catarrhalis* chegou a 46%, sendo a positividade para o *S. pneumoniae* e o *H. influenzae* de 29 e 54%, respectivamente. É importante salientar que parte significativa desses casos apresentou culturas negativas, e que todas as culturas positivas foram também comprovadas pela técnica de PCR.

As infecções do trato respiratório inferior em crianças são causas comuns de morbidade e mortalidade, e nem sempre o diagnóstico microbiológico é exequível. Por causa dessa dificuldade, não há informações conclusivas quanto à prevalência de infecções por *M. catarrhalis* nesse tipo de material clínico. Nos casos de realização de exames microbiológicos em amostras de secreções obtidas por aspiração traqueal, o isolamento desse agente é mais comum. Outros estudos realizados também mostraram a importância da *M. catarrhalis* em crianças com quadro clínico de pneumonia. Nesses casos pode-se também isolar esse agente, por meio de exames de hemocultura, pela ocorrência associada de bacteremia. Casos de endocardite por esse agente também podem ocorrer, embora raros. Crianças com doença de base significativa ou com deficiência imunológica são mais suscetíveis.

Outras infecções por *M. catarrhalis* que podem ocorrer são: traqueítes em crianças, frequentemente associada à infecção viral prévia, como fator predisponente; conjuntivites; e meningites, mais raramente.

INFECÇÕES EM ADULTOS

A *M. catarrhalis* pode estar associada a diversas síndromes. É uma das espécies bacterianas comumente isoladas em pacientes adultos com quadro de laringite. Há relatos mostrando sua participação em até 55% desses casos. Essa bactéria pode também estar associada às seguintes condições: doença pulmonar obstrutiva crônica (DPOC); pneumonia no paciente idoso; infecções respiratórias hospitalares.

Essa bactéria está associada a quadros de exacerbação de DPOC, muito embora outros agentes como o *S. pneumoniae* e o *H. influenzae* sejam mais frequentes. Inúmeras publicações mostram associações bacterianas nesses pacientes, e suas taxas de prevalência apresentam variações em função de região geográfica e sazonalidade. Uma das manifestações clínicas de ITR causadas por *M. catarrhalis* é a traqueobronquite, caracterizando-se por tosse e secreção purulenta. Quadros de pneumonia, geralmente, apresentam infiltrado em lobo inferior, usualmente mais brandos se comparados às infecções por outros agentes. Raramente ocorre bacteremia, derrame pleural e febre alta. Essas infecções ocorrem com maior frequência em pacientes com neutropenia e/ou doenças de base importantes, além de ser mais comum em pacientes com idade superior a 65 anos, fumantes ou ex-fumantes. A mortalidade nesses casos é maior, principalmente se houver coinfecção por outros patógenos. Em infecções mistas, torna-se difícil definir o papel exato da *M. catarrhalis* na fisiopatogenia da doença, devendo-se, no entanto, considerar esse aspecto na escolha da antibioticoterapia.

Nos casos de DPOC e otite média, a *M. catarrhalis* é o terceiro agente bacteriano mais frequente (após o *S. pneumoniae* e o *H. influenzae*). Infecções respiratórias por essa bactéria, geralmente se apresentam com quadro de traqueobronquite, com tosse e expectoração purulenta. Em geral, nos casos de pneumonia há um infiltrado nos lobos inferiores, visualizado em radiografia do tórax. A taxa de mortalidade nessas condições situa-se em torno de 13 a 45%, geralmente havendo fatores predisponentes para a infecção, como idade superior a 65 anos, pacientes com doenças prévias cardiopulmonares, em especial DPOC, histórico de fumantes ou ex-fumantes. Ressalte-se que significativa parcela dessas infecções bacterianas pulmonares pode ser mista ou polimicrobiana, mais comumente associadas a *S. pneumoniae* e *H. influenzae*. Embora seja difícil estimar a proporção de casos de exacerbação de DPOC causados por esse agente, alguns estudos mostram taxas de até 30%.

TRATAMENTO E SENSIBILIDADE AOS ANTIMICROBIANOS

A quase totalidade dos isolados de *M. catarrhalis* apresenta produção de β-lactamase, sendo, portanto, resistentes às penicilinas; também apresentando resistência intrínseca à trimetoprima. Apresenta sensibilidade à amoxacilina/ácido clavulânico, cefalosporinas de 2ª geração (cefuroxima), cefalosporinas de 3ª geração (ceftriaxona), macrolídeos (azitromicina e claritromicina), além de fluoroquinolonas (moxifloxacino e levofloxacino). Para alguns antimicrobianos, como cefaclor, ceftriaxone e doxiciclina, observa-se uma taxa de resistência *in vitro* inferior a 1%.

INFECÇÕES HOSPITALARES

Essa bactéria pode estar envolvida em transmissão hospitalar, principalmente em unidades de terapia intensiva ou unidades cardiopulmonares. O desenvolvimento na última década de métodos moleculares de tipagem facilitou a comprovação desse agente como causador de infecções hospitalares. Transmissão entre pacientes e equipe médica, além de transmissão por fontes ambientais e aerossóis, são também documentadas.

BIBLIOGRAFIA SUGERIDA

Ahmed A, Broides A, Givon-Lavi N, Peled N, Dagan R, Greenberg D et al. Clinical and laboratory aspects of Moraxella catarrhalis bacteremia in children. Pediatr Infect Dis J. 2008;27(5):459-61.

Borges IC, Andrade DC, Cardoso MRA, Toppari J, Vähä-Mäkilä M et al. Natural Development of Antibodies against Streptococcus pneumoniae, Haemophilus influenzae, and Moraxella catarrhalis Protein Antigens during the First 13 Years of Life. Clinical and Vaccine Immunology. 2016;23(11): 878-83.

de Vries SP, Bootsma HJ, Hays JP, Hermans PW. Molecular aspects of Moraxella catarrhalis pathogenesis. Microbiol Mol Biol Rev. 2009;73(3):389-406.

Kiffer CRV, Pignatari ACC. Pharmacodynamic evaluation of commonly prescribed oral antibiotics against respiratory bacterial pathogens BMC Infectious Diseases. 2011;11:286.

Levy F, Leman SC, Sarubbi FA, Walker ES. Nosocomial transmission clusters and risk factors in Moraxella catarrhalis. Epidemiol Infect. 2009 Apr;137(4):581-90.

Murphy TF, Brauer AL, Grant BJ, Sethi S. Moraxella catarrhalis in chronic obstructive pulmonary disease: burden of disease and immune response. Am J Respir Crit Care Med. 2005 15;172(2):195-9.

Murphy TF, Parameswaran GI. Moraxella catarrhalis, a human respiratory tract pathogen. Clin Infect Dis. 2009;49(1):124-31.

Murphy TF, Brauer AL, Pettigrew MM, LaFontaine ER Tettelin Persistence of Moraxella catarrhalis in Chronic Obstructive Pulmonary Disease and Regulation of the Hag/MID Adhesin. J Infect Dis. 2019 Apr 16;219(9):1448-55. doi: 10.1093/infdis/jiy680.

Perez Vidakovics ML, Riesbeck K. Virulence mechanisms of Moraxella in the pathogenesis of infection. Curr Opin Infect Dis. 2009;22(3):279-85.

Perez AC, Murphy TF. Potential impact of a Moraxella catarrhalis vaccine in COPD. Vaccine. 2019 Sep 3;37(37):5551-8. doi: 10.1016/j.vaccine.2016.12.066.

Verduin CM, Hol C, Fleer A, van Dijk H, van Belkum A. Moraxella catarrhalis: from emerging to established pathogen. Clin Microbiol Rev. 2002;15(1):125-44.

53

Infecções por *Pseudomonas*

Anna Sara Shafferman Levin
Inneke Marie van der Heijden Natário
Érico Antônio Gomes de Arruda
Maura Salaroli de Oliveira

É um gênero de bacilos Gram-negativos aeróbios da família *Pseudomoneacea*, que na sua maioria são organismos de vida livre. Outros são patogênicos para plantas, e somente algumas espécies estão associadas com doença no homem. Dentre eles, discutiremos os principais, com destaque para *Pseudomonas aeruginosa*, por ser a espécie de maior importância clínica.

MICROBIOLOGIA

ASPECTOS MORFOLÓGICOS E MICROBIOLÓGICOS

Pseudomonas aeruginosa é um bacilo Gram-negativo, aeróbio, móvel, não esporulado, pertencente à família *Pseudomonodaceae*. Mede aproximadamente 1,5 a 3 μm de comprimento e 0,5 a 0,8 μm de largura. É um bacilo com flagelo polar monotríquio, produtor de pigmentos difusíveis, como a pioverdina e os pigmentos solúveis (p. ex., a piocianina). Algumas cepas podem produzir pigmentos de coloração vermelha ou preta, como a piorrubina e a piomelanina, respectivamente. *P. aeruginosa* é um micro-organismo capaz de utilizar carboidratos simples ou complexos, álcoois e aminoácidos como fonte de carbono. É um aeróbio obrigatório, exceto na presença de nitrato. Cresce preferencialmente à temperatura de 37 °C, mas pode apresentar crescimento em temperaturas que variam de 30 a 42 °C.

A identificação laboratorial desse micro-organismo é relativamente simples, pois *P. aeruginosa* cresce facilmente em diversos meios de cultura e as características necessárias para sua identificação baseiam-se em alguns aspectos morfotintoriais e bioquímicos.

As principais características envolvidas na identificação microbiológica têm como base o aspecto da colônia, a produção de pigmentos e o odor de frutas característico. Outras provas bioquímicas também são citadas, como oxidação da glicose em meio basal, crescimento a 42 °C, produção de oxidase, hidrólise de acetamida e redução de nitrato a gás nitrogênio.

PATOGENIA

Apesar de ser um saprófita humano comum, 7 a 25% dos adultos sadios a possuem no intestino, *P. aeruginosa* é raramente causadora de infecção no homem saudável. Portanto, a sua patogênese deve ser discutida no contexto de uma infecção oportunista, sendo necessária a existência da quebra de barreiras ou de defeitos específicos de alguns dos mecanismos de defesa imune.

A bactéria, além de invasiva, é toxigênica. Um grande número de produtos extracelulares, assim como a sua estrutura externa e componentes da superfície celular, estão envolvidos na patogênese.

Dois pontos fundamentais dessa questão podem ser comentados em separado: a colonização e a invasão.

COLONIZAÇÃO

Uma vez em contato com o homem, a *P. aeruginosa* pode colonizar uma variedade de tecidos. Dois fatores de adesão foram identificados: fímbrias (pili) e a cápsula mucoide (alginato). A fímbria permite a adesão a tecidos lesados, como o epitélio respiratório do fumante e do idoso. A alteração do hospedeiro que propicia a aderência de *P. aeruginosa* parece ser a perda da fibronectina da superfície celular. A cápsula franqueia a aderência à superfície mucosa normal, através da interação do alginato com material mucoide similar, que recobre a superfície do epitélio mucoso.

INVASÃO

Fosfatase alcalina, elastase, exotoxina A, exoenzima S, citotoxina, lipase e fosfolipase são os principais produtos extracelulares relacionados ao processo invasivo e de interferência com o sistema imunológico (neutrófilo e monócitos, célula NK, células T CD4-positivas, citocinas, imunoglobulinas e complemento).

INFECÇÕES RELACIONADAS COM *PSEUDOMONAS*

P. aeruginosa é um micro-organismo de distribuição universal. É isolado a partir de solo, água, plantas e animais, incluindo seres humanos. Em 1971, Favero et al. demonstraram o crescimento de *P. aeruginosa* em água destilada de hospitais e relacionaram esta evidência com a adaptação deste micro-organismo às condições físico-químicas do ambiente aquático.

Os bacilos Gram-negativos não fermentadores chegam facilmente ao ambiente hospitalar, podendo colonizar pacientes e profissionais da saúde. *P. aeruginosa* pode ser encontrada como parte da microbiota de indivíduos normais, colonizando principalmente o trato intestinal, trato respiratório e pele. Entretanto, as taxas de colonização aumentam em pacientes hospitalizados, particularmente naqueles com longo período de internação.

Nos últimos anos, observou-se um aumento no isolamento dessas bactérias em espécimes clínicos e uma elevada importância desses micro-organismos em muitas doenças infecciosas. *P. aeruginosa* é frequentemente responsável por infecções nosocomiais, sendo um dos principais agentes de infecção de corrente sanguínea, pneumonias, artrite séptica, infecção do trato urinário, infecções de ferida operatória e conjuntivites. Atualmente, *P. aeruginosa* e *Acinetobacter baumannii* representam as principais causas de pneumonias e bacteremias em muitos dos grandes hospitais brasileiros, especialmente em São Paulo. No Hospital das Clínicas da Faculdade de Medicina da Universidade de São Paulo, *P. aeruginosa* figura entre um dos mais frequentes causadores de infecções hospitalares, sendo que nos últimos anos manteve-se entre os cinco agentes mais comumente isolados em bacteremias nosocomiais.

A seguir, estão descritas as síndromes mais frequentes.

BACTEREMIA

Define-se como bacteremia primária o isolamento de micro-organismo patogênico em hemocultura, sem outro foco de infecção definido. Clinicamente, a bacteremia por *P. aeruginosa* é indistinguível de bacteremias causadas por outros agentes, contudo a presença de ectima gangrenoso é sugestiva desse agente. Alguns estudos têm mostrado mortalidade maior das bacteremias por *P. aeruginosa* em relação àquelas causadas por outros agentes.

Os dados do sistema de vigilância das infecções hospitalares do estado de São Paulo, referentes ao ano de 2017, mostram que, dos 5.067 micro-organismos isolados em sangue de pacientes internados em UTIs adulto, *P. aeruginosa* foi o quinto agente mais frequente, correspondendo a 6% dos isolados (304 isolados). Desde 2005, cerca de 40% dessas cepas são resistentes aos carbapenêmicos.

PNEUMONIA

De acordo com o programa de vigilância do Centro de Controle de Doenças (CDC) dos Estados Unidos pneumonia nosocomial é a segunda infecção hospitalar mais frequente e a mais comum em Unidades de Terapia Intensiva. Contribuem para aumento significativo da morbimortalidade, além dos custos adicionais. O principal mecanismo patogênico para desenvolver pneumonia parece ser a aspiração de micro-organismos colonizantes da orofaringe e do trato respiratório alto, tanto em pacientes submetidos à ventilação mecânica como em pacientes com respiração espontânea. Fatores de risco para desenvolver infecção respiratória incluem coma, intubação, ventilação mecânica prolongada, posição supina e uso de antibióticos.

O quadro clínico varia, podendo apresentar-se com febre, tosse, aparecimento de expectoração ou mudança na característica da secreção respiratória, ou simplesmente a piora dos parâmetros de função ventilatória e hemodinâmica. O exame radiológico de tórax revela broncopneumonia difusa, tipicamente bilateral, podendo apresentar um pequeno derrame pleural, um padrão misto (infiltrados alveolar e intersticial), fenômeno necrosante e até a formação de cavernas, mais raramente.

O diagnóstico etiológico pode ser feito através do isolamento do micro-organismo no líquido pleural ou sangue. Cultura do aspirado endotraqueal em pacientes intubados, apesar de largamente utilizada, tem especificidade muito baixa (em torno de 14%), não podendo ser considerada para o diagnóstico etiológico. O aspirado transtraqueal pode ser útil no paciente em respiração espontânea, porém é um método muito invasivo. O lavado broncoalveolar ou escovado protegido, com cultura semiquantitativa, tem se mostrado um método útil quando comparado com outros mais específicos. Valoriza-se como agente causador da pneumonia quando houver contagem superior a 10^4 UFC/mL, em lavado broncoalveolar.

INFECÇÃO DE TRATO URINÁRIO (ITU)

P. aeruginosa pode ser responsável por ITU adquiridas em ambiente hospitalar. Em 80% dos casos está associada à cateterização da via urinária. Em razão da sua capacidade de adesão e de formar biofilme, *P. aeruginosa* pode aderir a diferentes substratos utilizados na fabricação de sondas e cateteres. O quadro clínico da ITU por *P. aeruginosa* não difere daquele causado por outros agentes. Uma característica incomum das ITU por esse micro-organismo é a presença de múltiplos infartos renais, secundários à invasão de vasos de pequeno e médio calibre, representando o equivalente visceral do ectima gangrenoso.

O diagnóstico etiológico é com base no isolamento de *P. aeruginosa* na urina, em quantidade superior ou igual a 10^5 UFC/mL.

INFECÇÃO EM GRANDES QUEIMADOS

P. aeruginosa é um dos agentes de infecção em pacientes com grandes queimaduras. Imediatamente após o trauma, a ferida é colonizada por micro-organismos Gram-positivos. Em meados da segunda semana passam a predominar os bacilos Gram-negativos, particularmente *P. aeruginosa*. A infecção acontece quando, na superfície da queimadura, os micro-organismos se multiplicam, atingem alta densidade e invadem o tecido viável subjacente a escara. Clinicamente, a infecção e marcada por áreas de coloração alterada, degeneração do tecido de granulação existente e rápido descolamento da escara com hemorragia no subcutâneo. O quadro sistêmico não difere de uma bacteremia, podendo ocorrer hipotensão, hipotermia ou hipertermia, alteração do estado mental, íleo paralítico, desconforto respiratório, oligúria e choque. A mortalidade pode ser muito alta, atingindo até 78% em um estudo retrospectivo de 25 anos.

O mais importante reservatório do agente infeccioso é o próprio paciente: a colonização do seu trato gastrointestinal, ou da própria ferida queimada. O principal fator de risco para a colonização por *P. aeruginosa* é a porcentagem de área queimada: quando acima de 40% da superfície corpórea, o risco de colonização atinge 100%. Outro fator de risco importante é o uso de antimicrobianos tópicos ou sistêmicos.

O diagnóstico clínico é muito difícil, pois secreção, hipertermia ou hipotermia moderada podem ser encontradas em pacientes com grandes queimaduras, mesmo na ausência de infecção. A biópsia de tecido, procurando alcançar tecido viável subjacente, é útil quando o micro-organismo é identificado em tecido não queimado, associado à vasculite, hemorragia focal ou intensa reação inflamatória na margem do tecido queimado. Outro método utilizado é a cultura quantitativa de tecido obtido por biópsia: contagem igual ou superior a 10^5 UFC por grama de tecido ser considerada infecção.

INFECÇÃO DE SÍTIO CIRÚRGICO

Clinicamente a infecção se manifesta pelos sinais gerais de eritema, dor, edema, deiscência de sutura e saída de secreção purulenta da incisão. O quadro clínico da infecção profunda, envolvendo órgãos ou cavidades, depende do local afetado, podendo ocorrer abscessos e coleções.

O diagnóstico etiológico é caracterizado pelo isolamento do micro-organismo de material oriundo da incisão cirúrgica, porém evitando a coleta na região mais superficial da incisão ou de material saído de drenos, pois eles podem traduzir apenas agentes colonizantes.

INFECÇÕES EM PACIENTES COM FIBROSE CÍSTICA

Fibrose cística (FC) ou mucoviscidose é uma doença autossômica recessiva que afeta entre 1:2.000 e 1:4.300 crianças de origem caucasiana. É causada por mutação genética do gene *CFTR* (de *Cystic Fibrosis Transmembrane Regulator*) o que acarreta prejuízo no transporte de íons cloreto através da membrana celular. Caracteriza-se por má absorção, em razão da insuficiência exócrina do pâncreas, aumento da perda de sal através do suor, infertilidade masculina e alterações do epitélio respiratório, ocasionando a pneumonias de repetição.

Vários mecanismos são propostos para explicar a suscetibilidade aumentada a infecções respiratórias recorrentes, como redução da depuração muco-ciliar e aumento da atividade inflamatória local, com consequente aumento da aderência bacteriana. Inicialmente, *S. aureus* e *H. influenzae* são os patógenos mais isolados, mas esses pacientes são bastante suscetíveis à aquisição de *P. aeruginosa*, podendo ocorrer pneumonia por esse agente já no primeiro ano de vida. A prevalência de infecção por *Pseudomonas* aumenta progressivamente e estima-se que na idade adulta, 70% dos pacientes estão cronicamente infectados. Essas infecções causam destruição gradativa do tecido pulmonar. Além disso, a exposição de *P. aeruginosa* a diversos antimicrobianos oferece a oportunidade de seleção de cepas resistentes a múltiplos antimicrobianos. Estudos epidemiológicos demonstraram que infecção crônica por *Pseudomonas aeruginosa* é fator de risco independente para perda acentuada de função pulmonar e diminuição da sobrevida. A infecção por *P. aeruginosa* em FC depende de múltiplos fatores, entre eles, genéticos: dos mais de 200 padrões de mutação causadores de FC, alguns genótipos parecem estar mais associados à colonização precoce.

Há duas fases de colonização e infecção por *P. aeruginosa* na fibrose cística:

Precoce

Em pacientes mais jovens, os agentes mais frequentes de infecção respiratória baixa são: *Staphylococcus aureus, Haemophilus influenzae* e *Streptococcus pneumoniae*. A partir dos 10 anos de idade começa a prevalecer *P. aeruginosa*. As causas para esse fenômeno não são claras, porém é importante ressaltar que a aquisição de *P. aeruginosa* pode ocorrer no hospital, tanto durante internações quanto durante consultas ambulatoriais, quando pacientes não colonizados ficam expostos a pacientes colonizados. Além disso, a aquisição pode ocorrer durante contatos sociais, em encontros de grupos de autoajuda, e outras situações em que pessoas colonizadas e não colonizadas ficam reunidas. Fatores que facilitam a adesão de *P. aeruginosa* ao trato respiratório não foram ainda identificados em pacientes com FC, porém é possível que haja mucinas ou outras substâncias que se liguem especificamente ao micro-organismo. A partir dessa colonização da superfície do trato respiratório baixo, desenvolve-se a infecção crônica. Essa colonização é favorecida por infecções virais, em que ocorrem alterações ainda maiores do sistema de limpeza mucociliar.

Tardia

Durante a fase precoce em que *P. aeruginosa* é isolada de maneira intermitente as cepas envolvidas são, geralmente, não mucoides. A persistência de *P. aeruginosa* é marcada pela mudança fenotípica com a produção de alginato, característica das cepas mucoides. Assim, microcolônias de *P. aeruginosa* persistem no trato respiratório embebidas em biofilme de alginato. Esse biofilme protege o micro-organismo das defesas do hospedeiro e dos antimicrobianos. A partir de então, o paciente que, na fase precoce, era praticamente assintomático, entra em um processo de inflamação e obstrução broncopulmonar, com lesão tecidual, perda de parênquima pulmonar, até a insuficiência respiratória e morte (Figura 53.1).

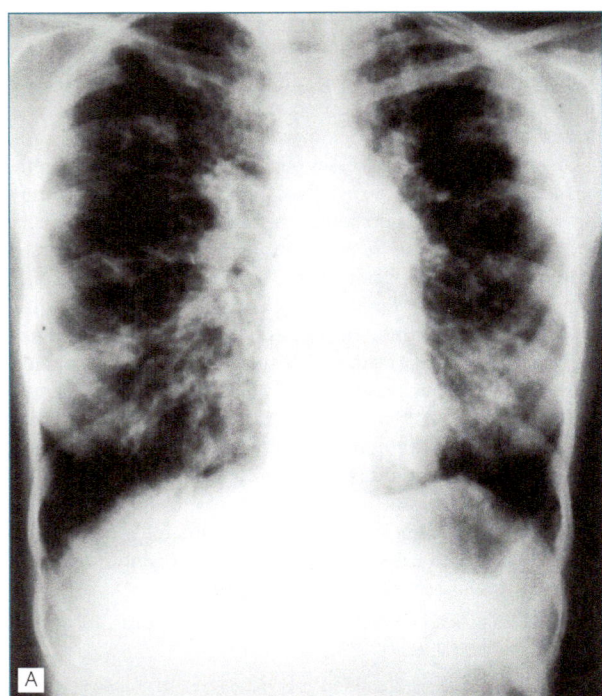

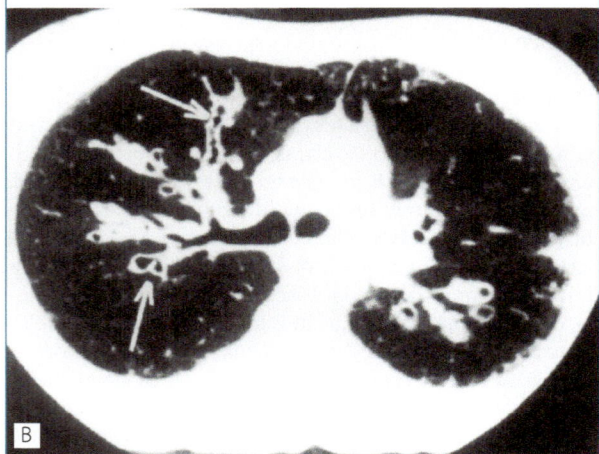

FIGURA 53.1 (A) Aspecto radiológico e tomográfico de pulmão de paciente com fibrose cística e infecções repetidas por *Pseudomonas aeruginosa*; (B) as setas indicam bronquiectasias. *Fonte:* Fotografias gentilmente cedidas pelo Dr. Carlos Roberto Ribeiro de Carvalho.

Para tentar retardar a colonização de pacientes com FC por *P. aeruginosa*, recomenda-se segregar pacientes colonizados ou infectados dos não colonizados durante internações hospitalares e também para o atendimento ambulatorial. Para atendimento ambulatorial, recomenda-se o atendimento de cada categoria em um dia diferente, evitando o contato entre os pacientes na sala de espera.

O manejo desses pacientes é difícil e requer equipe multiprofissional especializada. Um Consenso Europeu recomenda coletar periodicamente escarro ou aspirado de endo ou hipofaringe para cultura com intuito de diagnosticar a condição de colonização ou infecção por *Pseudomonas*.

É controverso o uso de antibiótico profilático e parece ser impossível erradicar *P. aeruginosa* mucoide da árvore brônquica de pacientes com FC. O uso de terapia de manutenção deve ser considerado, com drogas via oral ou inalatória. As exacerbações devem ser tratadas com antibiótico endovenoso.

ECTIMA GANGRENOSO

É uma doença rara causada por *Pseudomonas aeruginosa*. Ocorre em pacientes imunossuprimidos por neoplasia, quimioterapia, transplante de órgãos e neutropenia. Outro provável fator de risco é o uso prévio de antimicrobianos, como penicilinas ou cefalosporinas, modificando a flora intestinal do paciente e facilitando a colonização por *P. aeruginosa*.

As lesões geralmente ocorrem na região glútea ou perineal (57%), nas extremidades, tronco ou face, porém podem ocorrer em qualquer região do corpo. Iniciam-se como bolhas ou pústulas hemorrágicas e progridem para ulcerações gangrenosas e formação de escaras enegrecidas circundadas por um halo eritematoso.

Ocorre em crianças e adultos, sendo que, classicamente, é considerada uma manifestação cutânea de sepse por *P. aeruginosa*. O ectima gangrenoso associado à bacteremia e à imunossupressão tem alta letalidade (aproximadamente 80%). No entanto, podem ocorrer casos não bacterêmicos, localizados, principalmente em neonatos e crianças pequenas, sem imunossupressão ou neutropenia. Em geral, esses casos têm boa resposta à terapêutica.

O tratamento requer o uso de antimicrobianos por via sistêmica, e alguns casos requerem limpeza cirúrgica, com posterior reconstrução cirúrgica, se necessária.

OTITE EXTERNA MALIGNA (OEM)

OEM ou otite externa necrosante é uma infecção causada por *P. aeruginosa*, em cerca de 95% dos casos. Há relatos de casos de OEM causadas por outros organismos, como espécies de *Aspergillus*, *Staphylococcus aureus*, *Proteus mirabilis*, *Klebsiella oxytoca* e *B. cepacia*.

A fisiopatologia dessa infecção não é bem conhecida. Ocorre, mais frequentemente, em pessoas idosas e diabéticas, e raramente em pessoas sem doença de base conhecida. Clinicamente manifesta-se com otalgia e otorreia não responsivas ao tratamento tópico usual. A dor tende a ser pior à noite e irradia-se para a articulação temporomandibular, resultando em dor ao mastigar. Ao exame clínico nota-se tecido de granulação na parte inferior do canal auditivo externo. O processo pode estender-se internamente, atingindo tecido conectivo, cartilagem, osso, nervos e vasos, podendo ocorrer osteomielite do osso temporal. A paralisia do nervo facial e o envolvimento dos nervos cranianos IX, X e XI são sinais de mau prognóstico. Meningite e abscesso cerebral são outras complicações descritas raramente.

Os exames laboratoriais geralmente são normais. Deve-se realizar cultura do exsudato de ouvido externo com intuito de isolar *P. aeruginosa*.

Exames de imagem como tomografia computadorizada e ressonância nuclear magnética são úteis para avaliar a extensão da lesão e para seguimento. O mapeamento ósseo com radioisótopos pode demonstrar alterações na mastoide, sendo útil para diagnóstico. A biópsia diferencia otite externa maligna de carcinoma de células escamosas, que pode ter apresentação clínica semelhante.

O tratamento da OEM inclui limpeza e desbridamento cirúrgico de todo o tecido de granulação e necrótico, associado à terapêutica antimicrobiana sistêmica. Ciprofloxacina é o antimicrobiano de escolha, mas essa recomendação não tem base em ensaios clínicos.

P. aeruginosa também é agente causador de otite externa não complicada.

OSTEOMIELITE

Por *P. aeruginosa* pode ocorrer por contiguidade, em razão do ferimento perfurante ou da via hematogênica, especialmente em pacientes usuários de drogas endovenosas (UDEV).

Osteomielite do pé, após ferimento puntiforme

A associação entre lesões puntiformes do pé e osteomielite foi inicialmente relatada em 1968. Acredita-se que o uso de calçados esportivos (tênis) em mau estado de conservação leve à infiltração de água nas camadas esponjosas internas da sola. Esse fato facilita o crescimento de *P. aeruginosa*. Quando ocorre um ferimento perfurante através da sola, principalmente em crianças, *P. aeruginosa* é inoculada. Uma a duas semanas após a lesão inicial, ocorre dor local e edema. Pode ocorrer osteomielite e artrite, e há propensão a atingir a cartilagem de crescimento. Geralmente, não há sinais sistêmicos, como febre, nem alterações de exames laboratoriais. Inicialmente as radiografias do pé são normais.

Recomenda-se que, se não houver resposta ao uso de antimicrobianos orais como cefalosporinas, a infecção por *P. aeruginosa* seja suspeitada, devendo ser iniciado tratamento com antimicrobiano adequado por via endovenosa, com a duração de 3 a 6 semanas. A maioria dos casos requer desbridamento cirúrgico.

Osteomielite hematogênica

A osteomielite do púbis por *P. aeruginosa* pode ocorrer após cirurgia pélvica ou por via hematogênica em UDEV. Manifesta-se basicamente por dor pélvica, sem sinais e sintomas sistêmicos. Há destruição simétrica da sínfise púbica. Deve-se fazer diagnóstico diferencial com osteíte púbica. O tratamento é com antibiótico e raramente é necessária abordagem cirúrgica.

OUTRAS INFECÇÕES

Em pacientes imunocompetentes, infecções por *P. aeruginosa* podem ocorrer, principalmente, na pele. Geralmente, estão associadas à água contaminada, como piscinas, escorregadores aquáticos, banheiras aquecidas, banhos prolongados. Já foi descrita infecção em recém-nascido, adquirida através de parto dentro da água, que estava contaminada por *P. aeruginosa*. Infecções já foram associadas a determinado tipo de esponja (*Loofah* ou bucha vegetal) utilizada para fins de embelezamento. As manifestações cutâneas podem variar desde foliculite até abscessos subcutâneos, acompanhados ou não de um quadro sistêmico.

TRATAMENTO
RESISTÊNCIA ANTIMICROBIANA

P. aeruginosa sempre foi considerada um patógeno problema por sua resistência intrínseca a diversos antimicrobianos. Os mecanismos intrínsecos e adquiridos de resistência são abordados a seguir.

Penicilinas antipseudomonas, cefalosporinas, carbapenens, monobactams, aminoglicosídeos, fluoroquinolonas e polimixinas são antimicrobianos ativos contra a maioria dos isolados de *P. aeruginosa*, sendo amplamente usados em terapia antipseudomonas. No entanto, alguns isolados têm desenvolvido múltiplos mecanismos de resistência, que serão abordados a seguir.

RESISTÊNCIA AOS β-LACTÂMICOS

Diferentes mecanismos de resistência aos carbapenens têm sido reportados, dentre eles a alteração do sítio-alvo em razão das alteração das proteínas ligadoras de penicilinas (PBPs), degradação da droga pela produção de β-lactamases, alteração da permeabilidade da membrana externa dos Gram-negativos e efluxo do antimicrobiano.

Dentre os mecanismos de resistência aos carbapenens, podemos destacar a produção de enzimas, como as β-lactamases, que catalisam a hidrólise do anel β-lactâmico, impossibilitando assim a atividade do antimicrobiano. De acordo com Bush et al. (1995), as β-lactamases podem ser divididas em quatro grupos:

- **Grupo 1:** cefalosporinases que não são inibidas pelo ácido clavulânico.
- **Grupo 2:** β-lactamases que são inibidas pelos inibidores de β-lactamases, subdivididas em classes A até D.
- **Grupo 3:** metalo-β-lactamases que são pobremente inibidas pelos inibidores de β-lactamases.
- **Grupo 4:** penicilinases que não são inibidas pelo ácido clavulânico.

Outro mecanismo de resistência descrito para os carbapenens envolve a expressão de enzimas mediadas por plasmídeos. As carbapenemases da classe GES-1 e GES-2, enzimas presentes em alguns isolados de *P. aeruginosa*, inativam preferencialmente algumas cefalosporinas, como cefepima, porém não atuam na ceftazidima. Essas enzimas possuem menor eficiência quando comparadas à ação das metalo-β-lactamases, IMP, VIM e SPM, que são responsáveis pela hidrólise dos carbapenens, penicilinas e cefalosporinas. Outras β-lactamases, principalmente PSE-1 e PSE-2, também conferem resistência aos β-lactâmicos, mas não afetam a sensibilidade aos carbapenens, cefepima, ceftazidima e aztreonam.

Geralmente, quando a concentração inibitória mínima dos carbapenens é bastante elevada, vários mecanismos de resistência estão envolvidos. Dentre esles, podemos destacar também a redução da permeabilidade na membrana externa, que ocorre em virtude de uma alteração celular estrutural, ocasionando resistência a várias classes de antimicrobianos. Estudos têm demonstrado que diversos isolados de *P. aeruginosa* podem ser resistentes ao imipenem e meropenem em decorrência da perda por mutação de uma porina da membrana externa, a OprD, resultando em alteração da permeabilidade da parede externa. Trata-se de uma proteína específica de 54 kDa que, quando ausente, aliada a atividade de uma β-lactamase cromossomal de classe C, permite a resistência aos carbapenens. Mecanismos que proporcionam diminuição da concentração intracelular do antimicrobiano podem ocasionar resistência aos carbapenens, como a perda da porina OprD, que confere resistência ao imipenem e reduz a suscetibilidade ao meropenem.

Outro mecanismo de resistência importante em isolados de *Pseudomonas aeruginosa* é a bomba de efluxo. Esse mecanismo, descrito por Nikaido (1994) em isolados de *P. aeruginosa* e outros bacilos Gram-negativos fastidiosos, consiste na eliminação ativa do antibiótico da célula, de tal modo que as concentrações intracelulares nunca alcançam um nível suficiente para ter efeito antimicrobiano eficaz. Vários sistemas de efluxo têm sido descritos para os β-lactâmicos, como o sistema MexAB-OprM, que é capaz de remover β-lactâmicos, fluoroquinolonas, cloranfenicol, macrolídeos, sulfonamidas e outros antibióticos. Sua regulação confere resistência ao meropenem, porém não atinge o imipenem.

Isolados multirresistentes emergiram por combinações de diversos mecanismos, como o efluxo ativo, a alteração da permeabilidade da membrana externa e a produção de enzimas inativadoras, como as β-lactamases.

RESISTÊNCIA ÀS FLUOROQUINOLONAS

A resistência às fluoroquinolonas é em razão das mutações que alteram a enzima DNA-girase das células bacterianas. Estas enzimas são responsáveis pelo espiralamento dos filamentos de DNA bacteriano e sua alteração proporciona resistência às quinolonas.

A ocorrência de mutações em sítios específicos das topoisomerases II e IV, *gyrA* e *parC*, respectivamente, conferem elevada resistência às fluoroquinolonas em isolados de *P. aeruginosa*. Outro importante mecanismo de resistência a essa classe de antimicrobianos é a mutação de sítios específicos nos sistemas de efluxo MexAB-OprM, MexCD-OprJ, MexEF-OprN e MexXY-OprM, ocasionando uma desrepressão desses sistemas em isolados de *P. aeruginosa*, capaz de permitir uma ineficácia clínica com fluoroquinolonas altamente potentes, como ciprofloxacina e ofloxacina

RESISTÊNCIA AOS AMINOGLICOSÍDEOS

Mutações nos sistemas de efluxo podem comprometer simultaneamente a ação de fluoroquinolonas e a maioria dos β-lactâmicos, deixando somente como opção terapêutica os aminoglicosídeos, os quais não são eficazes quando administrados como monoterapia

Os mecanismos de resistência aos aminoglicosídeos podem ser mediados por mutação, permitindo alterações de permeabilidade e modificações ribossômicas, e por plasmídeos R, resultando em produção de enzimas inativantes.

As mutações podem afetar tanto o sítio de ação como o transporte dos aminoglicosídeos para o interior da célula bacteriana. A resistência mediada por plasmídeos R é decorrente da produção de três grupos de enzimas modificadoras, as fosfo-transferases, adenil-transferases e acetil-transferases. Estas enzimas modificam as moléculas dos aminoglicosídeos, eliminando ou reduzindo sua capacidade de fixação às proteínas ribossômicas bacterianas.

Em estudo realizado por Young et al. (1992) foi evidenciado o que, em condições de deficiência de íons de magnésio, a superexpressão de uma proteína da membrana externa (OprH ou H1) de isolados de *P. aeruginosa* proporcionou resistência à polimixina B, gentamicina e EDTA.

Nenhum mecanismo de resistência pode comprometer isoladamente a eficácia de tratamento com drogas antipseudomonas. No entanto, múltiplas mutações genéticas em diferentes sítios bacterianos podem ocasionar o aparecimento de isolados multirresistentes. A combinação de mecanismos de efluxo, perda de porina OprD e impermeabilidade aos aminoglicosídeos comprometem o tratamento das infecções causadas por *Pseudomonas aeruginosa*, restando apenas a opção terapêutica com polimixinas.

RESISTENCIA ÀS POLIMIXINAS

A resistência em isolados de *Pseudomonas* spp. à colistina é rara e o mecanismo de tal resistência foi pouco estudado.

PRINCÍPIOS GERAIS DO TRATAMENTO

A terapia antimicrobiana das infecções por *P. aeruginosa* deve sustentar-se em princípios básicos. O primeiro é identificar a origem do processo infeccioso, pois o sítio da infecção pode influenciar a escolha da droga a ser utilizada (p. ex., há drogas com maior concentração em determinados tecidos). O segundo é procurar o isolamento do micro-organismo e determinar a sensibilidade antimicrobiana. O terceiro é, no caso da necessidade de tratamento empírico de uma infecção hospitalar, em que não se conhece o perfil de sensibilidade do agente etiológico, conhecer o perfil de sensibilidade do micro-organismo na instituição, para orientar a escolha inicial do antimicrobiano (esses dados geralmente são fornecidos pela Comissão de Controle de Infecção Hospitalar, e variam de hospital para hospital).

Os seguintes antibióticos, agrupados por classe, geralmente têm atividade contra *P. aeruginosa* e podem ser utilizados:

- **Penicilinas antipseudomonas em combinação com um inibidor da β-lactamase:** piperacilina-tazobactam ticarcilina-clavulanato, ceftolozane-tazobactam e ceftazidima-avibactam.
- **Cefalosporinas com atividade antipseudomonas:** ceftazidima, cefoperazone e cefepime.
- **Aminoglicosídeos:** gentamicina, amicacina, tobramicina.
- **Quinolonas:** ciprofloxacino.
- **Carbapenens:** imipenem e meropenem.
- **Polimixinas B e E (colistina):** têm importância para o tratamento de cepas multirresistentes

Para infecções graves é sempre utilizada a via parenteral endovenosa. Há posturas controversas quanto à necessidade de tratar essas infecções com terapêutica combinada: cefalosporina ou penicilina associada a aminoglicosídeo. Há poucos ensaios clínicos comparativos, e estudos de metanálise mais recentes têm demonstrado que a associação de β-lactâmicos com aminoglicosídeo não foi associada a benefício clínico nem a menor mortalidade, e houve maior incidência de nefrotoxicidade.

Em geral, não se recomenda a monoterapia com aminoglicosídeos.

O tempo necessário para o tratamento da maior parte das infecções não foi baseado em estudos clínicos, e, usualmente, sugere-se um tempo mínimo de 5 a 7 dias para as infecções respiratórias e de sítio cirúrgico e 10 dias para as bacteremias primárias. Critérios clínicos e laboratoriais são importantes sinalizadores de resposta favorável.

Quando houver infecção associada a cateter vascular é necessário, além do tratamento antimicrobiano, remover o cateter. Se isso não for realizado há um grande risco de recaída após a suspensão dos antimicrobianos. A mesma conduta é válida nos casos, de infecção associada ao uso de próteses.

PERSPECTIVAS TERAPÊUTICAS

O potencial da imunização ativa ou passiva na proteção contra a infecção por *P. aeruginosa* tem surgido. Lipopolissacarídeo (LPS), flagelo e pili são reconhecidas peças da virulência da bactéria e têm sido estudadas quanto à sua eficácia. A imunização passiva tem sido estudada em animais, associada ou não a antimicrobianos, também como medida terapêutica em infecções sistêmicas por *P. aeruginosa*.

OUTRAS ESPÉCIES

Outras espécies de *Pseudomonas* que não *P. aeruginosa* raramente causam infecção, por serem pouco virulentas.

PSEUDOMONAS STUTZERI

P. stutzeri é um raro patógeno de infecções em humanos. Há relatos de sepse em imunossuprimidos, meningite em paciente com aids e osteomielite em paciente imunocompetente. Infecções iatrogênicas por *P. stutzeri* incluem endoftalmite secundária a cirurgia de catarata, bacteremia em pacientes submetidos à hemodiálise e infecção secundária a implante de enxerto vascular sintético.

Há vários relatos de pneumonia adquiridas na comunidade causadas por essa espécie, e recentemente, há relato de caso de pneumonia comunitária em criança.

P. stutzeri também é recuperada em secreções respiratórias de pacientes sob ventilação mecânica, feridas, trato urinário, mas o papel patogênico nesses casos é discutível.

PSEUDOMONAS ORYZIHABITANS

Há aumento de descrições de infecções de *P. oryzihabitans* (anteriormente denominada *Flavimonas oryzihabitans*), sendo a maior parte dos casos bacteremia em pacientes imunodeprimidos com cateter vascular.

Há relatos de peritonite secundária a diálise peritoneal. Infecções de partes moles, infecção de sítio cirúrgico e meningite, após procedimento neurocirúrgico, já foram reportados.

PSEUDOMONAS PUTIDA

A maior série de casos de infecções por *P. putida* relata casos de pneumonia, sepse, infecções de sítio cirúrgico, meningite e peritonite. Cinquenta e cinco por cento dos casos eram de aquisição nosocomial. Também há relatos de casos em pacientes com câncer.

PSEUDOMONAS LUTEOLA

P. luteola é causa rara de infecções em humanos. Há relatos de diversas infecções incluindo celulite, osteomielite, peritonite, endocardite e meningite após procedimento cirúrgico. Bacteremia é a manifestação mais reportada na literatura. Recentemente, há relato de úlcera em membro inferior em paciente com anemia falciforme.

Outras espécies de *Pseudomonas* são ainda mais raramente patogênicas aos humanos, como *P. alcaligenes*, *P. mendocina* e *P. monteilii*.

BIBLIOGRAFIA SUGERIDA

El Zowalaty ME, Al Thani AA, Webster TJ, El Zowalaty AE, Schweizer HP, Nasrallah GK2, Marei HE, Ashour HM. Pseudomonas aeruginosa: arsenal of resistance mechanisms, decades of changing resistance profiles, and future antimicrobial therapies. Future Microbiol. 2015;10(10):1683-706.

Emerson J, Rosenfeld M, McNamara S et al. Pseudomonas aeruginosa and other predictors of mortality and morbidity in young children with cystic fibrosis. Pediatr Pulmonol. 2002;34:91.

Esteban J, Martin J, Ortiz A et al. Pseudomonas oryzihabitans peritonitis in a patient on continuous ambulatory peritoneal Dialysis. Clin Microbiol Infect. 2002;8(9):607-8.

Kiska DL, Gilligan PH. Pseudomonas. In: Murray PR, Baron EJ, Jorgensen JH, Pfaller MA, Yolken RH, editors. Manual of Clinical Microbiology. 8th ed. Washington: ASM press; 2003. p. 719-28.

Kose M, Ozturk M, Kuyucu T, Gunes T, Akcakus M, Sumerkan B. Community-acquired pneumonia and empyema caused by Pseudomonas stutzeri: a case report.Turk J Pediatr 2004;46(2):177-8.

Livermore DM. Multiple mechanisms of antimicrobial resistance in Pseudomonas aeruginosa: our worst nightmare? Clin Inf Dis. 2002;34:634-40.

Livermore, DM. Of Pseudomonas, porins, pumps and carbapenems. J Antimicrob Chemother. 2001;47(3):247-50.

Malhotra S, Hayes D Jr, Wozniak DJ Cystic Fibrosis and Pseudomonas aeruginosa: the Host-Microbe Interface. Clin Microbiol Rev. 2019;32(3). pii: e00138-18.

Mayhall CG. Surgical infections including burns. In: Wenzel RP (ed.). Prevention and control nosoconmial infections. Baltimore: Willians & Wilkins. 1993;64:614.

Paul M, Carmeli Y, Durante-Mangoni E, Mouton JW, Tacconelli E, Theuretzbacher U, Mussini C, Leibovici L. Combination therapy for carbapenem-resistant Gram-negative bacteria. J Antimicrob Chemother. 2014;69(9):2305-9.

Paul M, Lador A, Grozinsky-Glasberg S, Leibovici, L. Beta lactam antibiotic monotherapy versus beta lactam-aminoglycoside antibiotic combination therapy for sepsis. Cochrane Database Syst Rev. 2014;(1):CD003344.

Quinn JP, Darzins A, Miyashiro D. Imipenem resistance in Pseudomonas aeruginosa PAO: mapping of the OprD2 gene. Antimicrob Agents Chemother. 1991;35:751-5.

Rojas A, Palacios-Baena ZR, López-Cortés LE, Rodríguez-Baño J. Rates, predictors and mortality of community-onset bloodstream infections due to Pseudomonas aeruginosa: systematic review and meta-analysis. Clin Microbiol Infect. 2019 doi: 10.1016/j.cmi.2019.04.005

Santucci SG, Gobara S, Santos CR, Fontana C, Levin AS. Infections in a burn intensive care unit: experience of seven years. J Hosp Infect. 2003;53(1):6-13.

Sevinsky LD, Viecens C, Ballesteros DO et al. Ecthyma gangrenosum: a cutaneous manifestation of Pseudomonas aeruginosa sepsis. J Am Acad Dermatol. 1993;29:106-8.

Zhao WH, Hu ZQ. Beta-lactamases identified in clinical isolates of Pseudomonas aeruginosa. Crit Rev Microbiol. 2010;36(3):245-58.

Infecções intestinais causadas por *Escherichia coli*

54.1 Aspectos microbiológicos

Roxane Maria Fontes Piazza
Carla Romano Taddei
Marcia Regina Franzolin
Vanessa Bueris
Waldir Pereira Elias Junior

INTRODUÇÃO

Escherichia coli é uma espécie da família *Enterobacteriaceae* extremamente heterogênea e complexa, constituída por bacilos Gram-negativos, anaeróbios facultativos e fermentadores de glicose. Dentre as suas várias estruturas celulares, três são antigênicas e utilizadas para fins de classificação. São elas: antígeno capsular ou K, antígeno somático (polissacarídeo da membrana externa) ou O e antígeno flagelar ou H. A determinação do antígeno O define o sorogrupo, O111, por exemplo, e a combinação dos antígenos O e H define o sorotipo, O111:H2, por exemplo.

Do ponto de vista de suas relações com o homem, podem-se distinguir dois grandes grupos de amostras. O primeiro grupo é chamado *E. coli* comensal, que habita o nosso intestino desde o nascimento. O segundo, denominado *E. coli* patogênica, pode causar diferentes tipos de infecções, e é constituído por vários patótipos. A *E. coli* comensal difere evolutivamente da *E. coli* patogênica, e não apresenta, em seu genoma, os genes que codificam os fatores de virulência, presentes nos diferentes patótipos. Usualmente, a *E. coli* comensal só causa infecção em indivíduos imunocomprometidos ou quando encontra situações não fisiológicas, como o uso de cateteres implantados nas vias urinárias.

E. coli associadas às infecções intestinais, conhecidas por DEC (*diarrheagenic E. coli*), são divididas em seis patótipos denominados: EPEC (*E. coli* enteropatogênica), STEC (*E. coli* produtora de toxina de Shiga e seu subgrupo *E. coli* êntero-hemorrágica – EHEC), ETEC (*E. coli* enterotoxigênica), EAEC (*E. coli* enteroagregativa), EIEC (*E. coli* enteroinvasora) e DAEC (*E. coli* que adere difusamente). Um grupo emergente de *E. coli* patogênica, que também apresenta a capacidade de invadir os enterócitos, tem sido proposto por alguns autores como um novo patótipo de DEC, denominado *E. coli* aderente invasiva (AIEC). A patogênese das infecções intestinais varia de um patótipo para outro (Figura 54.1.1). Com o avanço das técnicas de análise de genomas completos, cada vez mais fica evidenciada a plasticidade genômica dentre cepas de *E. coli* patogênicas. Com isso, tem sido frequente o achado de cepas albergando marcadores genéticos de mais de um patótipo, o que define cepas híbridas. Um exemplo é o híbrido entre EAEC e STEC pertencente ao sorotipo O104:H4, o qual causou um surto de diarreia de enormes proporções na Europa em 2011, com o relato de muitos casos de síndrome hemolítica urêmica.

E. COLI ENTEROPATOGÊNICA (EPEC)

EPEC foi reconhecida como *E. coli* diarreiogênica na década de 1940, e ainda hoje está associada a casos esporádicos e surtos de diarreia, principalmente em crianças. Esse patótipo induz a formação de uma lesão histopatológica no epitélio intestinal, denominada attaching and effacing (A/E), que se caracteriza pela adesão íntima da bactéria ao enterócito, promovendo a destruição das microvilosidades intestinais e o rearranjo de pro-teínas do citoesqueleto, resultando em formação de estruturas em forma de pedestais no sítio de adesão da bactéria (Figura 54.1.1). Acredita-se que a extensa destruição das microvilosida-des intestinais causadas pela adesão da bactéria à mucosa do intestino delgado poderia explicar a diarreia apresentada pela criança infectada. Porém, outros fatores, como alterações da se-creção de íons, abertura das junções epiteliais e o próprio pro-cesso inflamatório devem participar; do processo diarreico.

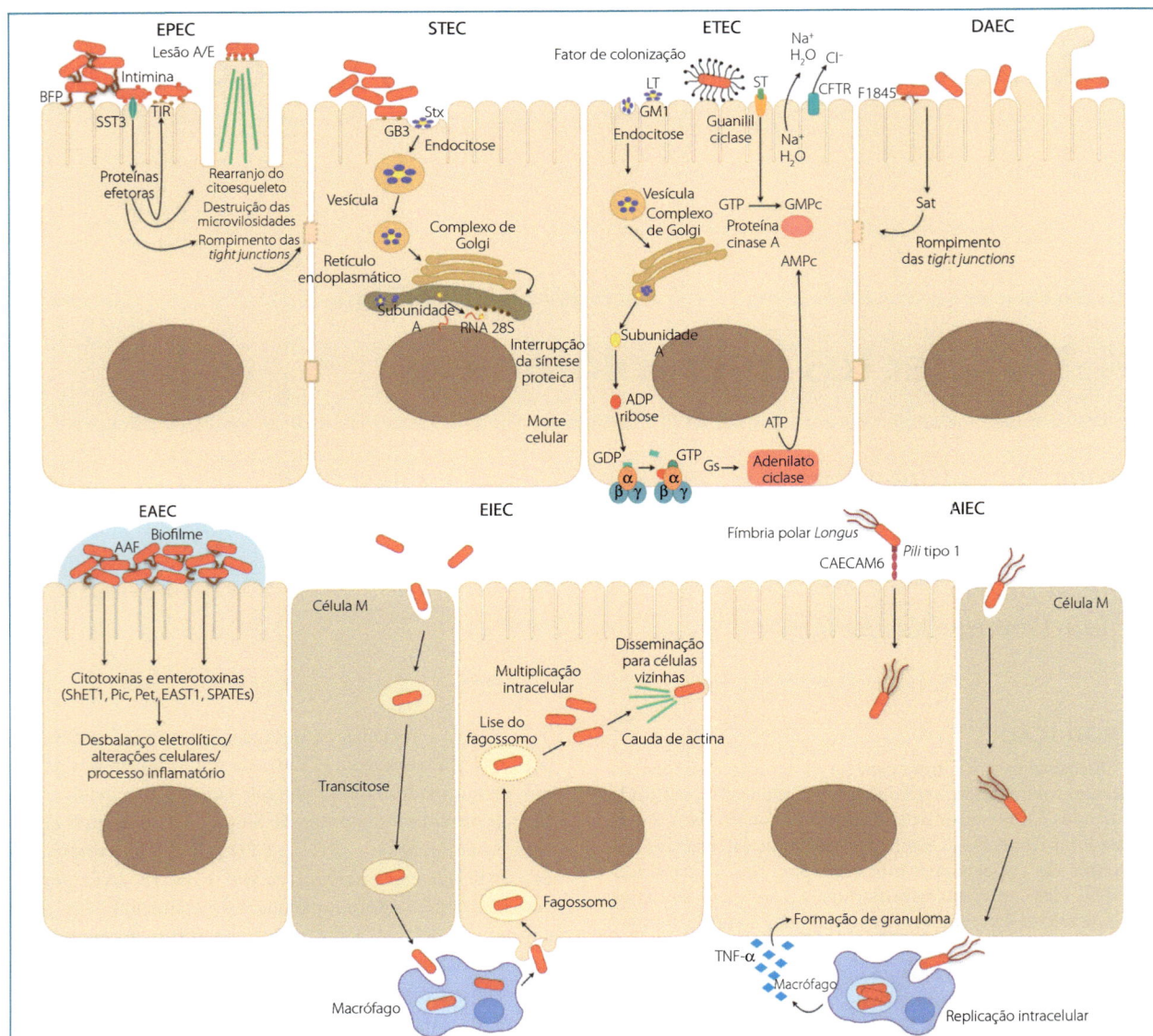

FIGURA 54.1.1 Representação esquemática da interação dos diferentes patótipos de *E. coli* diarreiogênicas com o enterócito.
EPEC: adesão, formação de microcolônias, rearranjo de citoesqueleto e formação de pedestal; STEC: adesão, produção de Stx, interrupção da síntese proteica e morte celular; ETEC: adesão, produção das enterotoxinas LT e/ou ST; aumento de AMPc e GMPc, respectivamente; DAEC: adesão, prolongamento das microvilosidades e ação citotóxica; EAEC: adesão, formação de biofilme, secreção de toxinas/proteínas, efeitos citotóxicos e processo inflamatório; EIEC: invasão, transcitose, multiplicação intracelular e disseminação; AIEC: adesão, invasão e disseminação. BFP: *bundle-forming pilus*; A/E: lesão *attaching/effacing*; SST3: sistema de secreção do tipo 3; Tir: receptor translocado da intimina; Stx: toxina de Shiga; GB_3: globotriaosilceramida; GM_1: gangliosídeo; LT: enterotoxina termolábil; ST: enterotoxina termoestável; GDP: difosfato de guanosina; GTP: trifosfato de guanosina; GSα: proteína G estimulatória; ATP: trifosfato de adenosina; AMPc: monofosfato de adenosina cíclico; GMPc: monofosfato de guanosina cíclico; CFTR: regulador transmembrana do canal de cloretos da fibrose cística; F1845: fímbria de *E. coli* aderente difusamente; Sat: *Secreted autotransporter toxin*; AAFs: fímbrias de adesão agregativa; ShET1: enterotoxina 1 de *Shigella*; Pic: proteína envolvida na colonização intestinal; Pet: toxina codificada por plasmídeo; EAST-1: toxina termoestável de *E. coli* enteroagregativa; SPATE: serinoproteases autotransporta-doras de Enterobacteriaceae; CAECAM6: Antígeno carcinoembrionário relacionado a molécula de adesão 6; TNF-α: fator de necrose tumoral alfa.

Os mecanismos de formação da lesão A/E têm sido bastante investigados e se mostram cada vez mais complexos, principalmente em virtude do grande número de proteínas envolvidas na formação do pedestal. Essas proteínas são codificadas por genes cromossômicos localizados em uma ilha de patogenicidade de 35 kb, denominada *locus of enterocyte effacement* (LEE), que apresenta cinco operons principais. Os operons LEE 1, LEE 2 e LEE 3 contêm genes que codificam componentes do sistema de secreção do tipo III, por meio dos quais várias proteínas são secretadas para o interior da célula hospedeira. O operon Tir (ou LEE 5) codifica a proteína intimina, que é uma proteína de membrana externa responsável pela aderência íntima da bactéria à célula do hospedeiro, e seu receptor Tir, que é translocado para o citosol da célula hospedeira, por meio do sistema tipo III. LEE 4 codifica as proteínas secretadas Esp (*EPEC secreted proteins*). Além dos fatores codificados em LEE, diversas proteínas efetoras são codificadas fora dessa ilha de patogenicidade. Tais fatores são conhecidos por Nle (*Non-LEE encoded*) e estão principalmente relacionados à evasão do sistema imunológico do hospedeiro.

As cepas de EPEC expressam outros fatores de virulência, dentre os quais a fímbria BFP (*bundle-forming pilus*), codificada por genes plasmidiais (plasmídeo EPEC *adherence factor* ou pEAF), e que têm como função principal promover a agregação bacteriana, uma característica importante na patogenicidade. Existem também evidências de que a BFP pode ser uma adesina que fixa a EPEC à mucosa intestinal. Além de BFP, a proteína de superfície LifA (*Lymphocyte inhibitory factor*) e ECP (*E. coli common pilus*) estão envolvidas na colonização da mucosa intestinal e na interação entre as bactérias.

A adesão das EPEC às células epiteliais ocorre em dois estágios. Inicialmente, a bactéria adere-se à mucosa intestinal de maneira frouxa, formando microcolônias, provavelmente em virtude da participação da fímbria BFP e do filamento formado pela proteína EspA. Em seguida, ocorre a adesão íntima da bactéria à célula epitelial, mediada pela proteína intimina. A proteína EspA forma a subunidade de um filamento que estabelece contato entre a bactéria e a célula hospedeira, servindo como um canal pelo qual proteínas efetoras como EspB, EspD e Tir são translocadas para a célula hospedeira. Uma vez dentro da célula hospedeira, EspB e EspD formam um poro de translocação na membrana celular e participam da transdução de sinais. O receptor para a intimina, Tir, se insere na célula hospedeira e, após ser fosforilado (em seu resíduo de tirosina 474), desencadeia uma cascata de eventos que promovem a formação do pedestal na membrana apical do enterócito.

Atualmente, as cepas EPEC são subclassificadas em típicas e atípicas, apresentando em comum a capacidade de causar a lesão A/E e de não albergar os genes que codificam a toxina Shiga de STEC, e diferenciando-se pela presença (EPEC típica) ou ausência (EPEC atípica) do pEAF. Dessa forma, na etapa de adesão das EPEC atípicas às células epiteliais, não ocorre a participação da fímbria BFP codificada por genes presentes no pEAF.

Entre as décadas de 1940 e 1960, as EPEC típicas eram frequentemente relacionadas com surtos de diarreia nos países desenvolvidos. Hoje em dia, nesses países, são raramente isoladas. No Brasil, desde os primeiros estudos epidemiológicos, as EPEC típicas eram identificadas em cerca de 30% dos casos de diarreia no primeiro ano de vida. Nas últimas décadas, esses estudos têm demonstrado que as EPEC atípicas são mais frequentes do que as típicas, sendo patogênicas para crianças e adultos, e frequentemente associadas à diarreia persistente, enquanto a EPEC típica é associada à diarreia aguda.

E. COLI PRODUTORA DA TOXINA DE SHIGA (STEC)

As cepas STEC estão associadas a surtos epidêmicos de diarreia em países industrializados, normalmente relacionados ao consumo de alimentos, principalmente carne, produtos industrializados e água. Nos países em desenvolvimento, sua frequência é baixa, com exceção da Argentina, onde é considerada endêmica. A maioria dos surtos de infecções por STEC são causados por amostras do sorotipo O157:H7, no entanto, outros sorogrupos, como O26, O45, O103, O111, O121 e O145, já foram associados a casos severos de colite hemorrágica (CH) e/ou síndrome hemolítica urêmica (SHU).

O fator-chave para a virulência de STEC é a produção da toxina Shiga (Stx) ou verotoxina (VT), codificada por genes localizados em bacteriófagos, e responsável pela maioria das manifestações clínicas das infecções por STEC. A toxina Stx é do tipo AB_5, o pentâmero B de cinco subunidades idênticas permite a ligação da toxina ao seu receptor globotriaosilceramida (GB_3) na célula hospedeira. A interação Stx-GB_3 resulta em internalização da toxina por transporte retrógrado via aparato de Golgi, retículo endoplasmático e membrana nuclear. No citoplasma, o fragmento A_1 ativo da subunidade A remove um resíduo de adenina da alça de α-sarcina da porção 28S do rRNA, o que para a síntese proteica da célula hospedeira, provocando morte celular. Existem dois tipos Stx, a Stx1 e a Stx2, e pelo menos 20 variantes que definem o largo espectro da doença, desde leve diarreia até CH e SHU. Dentre essas variantes destacam-se Stx 2a, 2c ou 2d ativável como as mais frequentemente associadas à SHU em humanos. Além disso, a presença das citotoxinas enterohemolisina e subtilase AB em STEC parecem contribuir para o agravamento da doença.

Enquanto EPEC coloniza, principalmente, o intestino delgado de crianças, as cepas de STEC colonizam exclusivamente o cólon, utilizando diferentes adesinas fimbriais, onde liberam a toxina Stx. Uma vez liberada, a Stx ganha a corrente sanguínea e atinge os rins, onde produzirá danos às células do endotélio renal obstruindo a microvascularidade por ação direta de sua toxicidade, juntamente com a indução de citocinas locais e produção de quimiocinas, culminando na inflamação renal. Esse dano pode causar SHU, que é caracterizada por anemia hemolítica e trombocitopenia, acompanhada de insuficiência renal aguda, potencialmente fatal. É importante ressaltar que a presença do lipopolissacarídeo (LPS) é necessária para o completo desenvolvimento da SHU, pois sua ação juntamente com Stx aumenta os níveis de oxido nítrico e reduz os níveis de catalase. Além disso, a Stx promove danos locais nas células epiteliais do cólon e no endotélio vascular, resultando em diarreia sanguinolenta, colite hemorrágica, necrose e perfuração intestinal.

O termo STEC ou VTEC (*E. coli* produtora de verotoxina) designa qualquer amostra de *E. coli* capaz de produzir a toxina Stx ou verotoxina, enquanto o termo EHEC (*E. coli* êntero-hemorrágica) somente é empregado para designar um grupo de amostras Stx positivas que, além de produzir a toxina Stx, possuem a ilha de patogenicidade LEE, tornando-as capazes de causar lesão A/E, igualmente à EPEC. Todas as proteínas codificadas pela região LEE, descritas em EPEC, também ocorrem em EHEC, portanto, desempenham o mesmo papel na patogênese dessas bactérias. É o caso das proteínas envolvidas na formação do sistema de secreção do tipo III, da intimina, de Tir e das proteínas efetoras secretadas. Apesar de a EHEC e a EPEC aparentemente formarem pedestais idênticos, em EHEC não há a fosforilação dos resíduos de tirosina de Tir. Todavia, esse fato não impede a ligação intimina-Tir, necessária para que ocorra a formação dos pedestais característicos da lesão A/E.

E. COLI ENTEROTOXIGÊNICA (ETEC)

ETEC é um dos principais agentes causadores de diarreia, tanto em crianças como em adultos, em países em desenvolvimento, onde as condições sanitárias são inadequadas. Também é a principal causa de diarreia em viajantes que visitam essas áreas. Esses organismos produzem isoladamente ou concomitantemente as toxinas LT (termolábil) e ST (termoestável). Vários sorogrupos estão associados à diarreia, sendo os mais frequentes: O6, O78, O8, O128 e O153. Alguns sorogrupos têm distribuição universal, enquanto outros são mais frequentes em determinadas áreas geográficas.

As cepas ETEC possuem adesinas de superfície conhecidas por CFA (*colonization factor antigen*) ou CS (*coli surface*) que são principalmente fímbrias ou fibrilas, que permitem a colonização no intestino delgado, facilitando a expressão das toxinas (LT/ST). Tanto os genes que codificam LT como os que codificam ST e os fatores de colonização de antígenos (CFAs) estão localizados em plasmídeos.

A toxina LT apresenta estrutura e função semelhantes à toxina colérica e pode ser classificada em LT-I, expressa em cepas patogênicas tanto para humanos como para animais, e LT-II, encontrada principalmente em isolados animais. LT-I é uma toxina oligomérica de aproximadamente 86 kDa, composta de uma subunidade A e cinco subunidades B dispostas em forma de anel. As subunidades B ligam a toxina a gangliosídeos (GM1 e GD1b) da superfície celular e são internalizadas por transporte retrógrado idêntico a Stx. A subunidade A é responsável pela atividade enzimática que, consiste na capacidade da toxina em transferir a ADP-ribose da nicotinamida adenosina difosfato (NAD) para a subunidade alfa da proteína G, o que resulta na ativação permanente da adenil-ciclase e produção de grandes quantidades de AMP cíclico (AMPc). Esse mensageiro ativa cinases AMPc dependentes que, por sua vez, podem ativar os canais de cloro, com a consequente saída de água e diarreia. A toxina LT pode também estimular a síntese de prostaglandina e o sistema nervoso entérico, atividades essas que favorecem a diarreia.

As toxinas termoestáveis (ST), ao contrário das termolábeis (LT), são pequenas e monoméricas e contêm vários resíduos de cisteína formando pontes de dissulfeto que lhe conferem a termo estabilidade. Podem ser classificadas em STa (ou ST-I), presente em amostras isoladas de humanos e de porcos, e STb (ou ST-II), que está associada, principalmente, a cepas isoladas de porcos. A toxina STa madura é um peptídeo de aproximadamente 2 kDa e seu receptor é uma enzima chamada guanilato-ciclase C (GC-C), que está localizada na membrana apical das células epiteliais intestinais, e também é um receptor da guanilina produzida pelo organismo. A ligação de STa a GC-C estimula a atividade da GC, provocando aumento dos níveis intracelulares de GMP cíclico (GMPc), que estimula a secreção de cloro e a inibição da absorção de cloreto de sódio, resultando na rede de secreção dos fluidos intestinais. Ambos nucleotídeos cíclicos, AMPc e GMPc, ativam as cinases proteicas, provocando fosforilação e alteração dos canais iônicos, incluindo o regulador transmembrana do canal de cloretos da fibrose cística (CFTR) e a inibição do regulador Na^+/H^+, o que resulta em uma rede complexa de acúmulo de sais e água no lúmen intestinal que ocasiona diarreia aquosa.

E. COLI ENTEROAGREGATIVA (EAEC)

A definição desse patótipo é baseada na expressão de um característico padrão de adesão, denominado Adesão Agregativa, ou padrão AA, observado quando EAEC está em contato com células epiteliais cultivadas *in vitro* (HeLa ou HEp-2). Esse padrão consiste em bactérias agregadas em configuração que se assemelha a tijolos empilhados, tanto na superfície das células como na superfície da lamínula de suporte dessas células epiteliais. Muitos sorotipos de *E. coli* expressam o padrão AA, mas não existe uma associação clara entre sorotipos e essa característica. Diversos marcadores genéticos para EAEC têm sido descritos, mas nenhum tem maior especificidade para a detecção de EAEC do que a observação do padrão AA. Portanto, o teste de adesão em células HeLa ou HEp-2, após o isolamento e a identificação da cepa de *E. coli*, continua sendo o teste-ouro para definição de EAEC.

Após a definição como patótipo de DEC em 1987, EAEC passou a ser considerada um enteropatógeno emergente em razão da crescente associação epidemiológica com diarreia aguda e persistente em crianças de países em desenvolvimento. Surtos de diarreia causados por EAEC, acometendo adultos e crianças também foram descritos em países desenvolvidos e em desenvolvimento. Além disso, em vários países (inclusive no Brasil) a EAEC tem sido fortemente associada à diarreia persistente, ou seja, com duração igual ou superior a 14 dias. Atualmente, EAEC é detectada como um dos patótipos de DEC mais prevalentes, tanto em casos de diarreia aguda como persistente, sendo em algumas localidades mais frequente que EPEC e ETEC. É um agente importante da diarreia do viajante, que acomete indivíduos de países desenvolvidos que visitam áreas endêmicas, e também de diarreia persistente em pacientes imunocomprometidos. Sua distribuição é global, ou seja, é encontrada em países desenvolvidos e em desenvolvimento, acometendo crianças e adultos. Cabe salientar que vários estudos epidemiológicos relatam um número considerável de portadores assintomáticos de EAEC, indicando colonização assintomática, principalmente em crianças de famílias com baixos indicadores socioeconômicos. Essa colonização assintomática tem impacto negativo no desenvolvimento infantil, estando relacionada ao estado de subnutrição ou desnutrição. Relatos recentes de EAEC como agente de infecções do trato urinário indicam que pelo menos um subgrupo de EAEC seja capaz de causar infecções extraintestinais. Os determinantes relacionados à uropatogênese presentes em EAEC ainda não foram identificados.

A infecção causada por EAEC é manifestada por diarreia secretora, mucoide e aquosa, com período de incubação curto, pouca febre e pouco ou nenhum vômito. Marcadores inflamatórios, tais como a interleucina 8, a interleucina 1-β e a lactoferrina têm sido detectados nas fezes dos pacientes. No nível da mucosa intestinal, as EAEC aderem na forma de agregados e induzem um aumento proeminente na secreção de muco, formando um biofilme espesso em que as bactérias ficam emaranhadas. A formação desse biofilme parece estar relacionada com a capacidade da bactéria de colonizar e causar doença persistente. Em seguida, ocorre a secreção de toxinas e proteínas autotransportadoras que promovem efeitos citotóxicos e pró-inflamatórios, ocasionando alteração na mucosa e na secreção intestinal. Considerando o caráter inflamatório da infecção intestinal por EAEC, a colonização assintomática em crianças de baixo nível socioeconômico promove um estado de inflamação intestinal prolongada, o que impacta no desenvolvimento físico e cognitivo da criança.

De forma semelhante ao que ocorreu com as EPEC, as EAEC foram divididas em típicas e atípicas, sendo que as amostras classificadas como típicas possuem o gene *aggR*, que codifica a proteína reguladora global dos genes de virulência, denominada *AggR*. Esse gene está localizado no plasmídeo de virulência pAA, onde a maioria dos genes que codificam os fatores de virulência desse patótipo estão localizados. As EAEC típicas teriam maior potencial patogênico do que as atípicas por albergarem os genes de virulência regulados por *AggR*.

A patogênese da diarreia causada por EAEC ainda não está completamente esclarecida. Algumas cepas apresentam potenciais fatores de virulência, entretanto, nenhum desses fatores é comum a todas EAEC. A maioria desses fatores foi identificada e caracterizada na cepa de EAEC 042, considerada protótipo pelo fato de ter causado diarreia em adultos sadios que receberam seu inóculo por via oral. Estão entre esses fatores de virulência, várias toxinas, proteínas extracelulares e adesinas que promovem agregação celular e adesão. São quatro as toxinas caracterizadas em EAEC: toxina termoestável de EAEC ou EAST-1 (EAEC *heat-stable toxin*); toxina codificada por plasmídeo ou Pet (*plasmid encoded toxin*); proteína envolvida na colonização intestinal ou Pic (*protein involved in intestinal colonization*); e enterotoxina 1 de *Shigella* ou ShET1 (*Shigella* enterotoxin 1), que também é produzida por algumas amostras de *Shigella*.

O padrão de adesão agregativo está associado à expressão de adesinas fimbriais e não fimbriais. As fímbrias, denominadas *aggregative adherence factors* (AAF) I, II, III, IV e V foram caracterizadas geneticamente e são necessárias para a expressão do padrão agregativo. A presença de fímbrias do tipo IV (Pil e *aggregate forming pilus*) tem sido evidenciada em cepas de EAEC atípica ou em cepas que não expressam as fímbrias AAF. Adesinas não fimbriais, ou seja, proteínas de membrana externa, também são importantes fatores de adesão associados ao padrão agregativo e têm sido evidenciadas em amostras de EAEC de diversos sorotipos. Outro fator

relacionado com a colonização é uma proteína imunogênica de 10 kDa, denominada dispersina, a qual promove a dispersão de EAEC ao longo da mucosa intestinal, colaborando com o espalhamento da infecção.

O sequenciamento do plasmídeo de virulência (pAA1) presente na amostra protótipo de EAEC 042, demonstrou que, além de *aggR* e dos genes da biogênese da fímbria AAF/II, os genes que codificam as toxinas EAST-1, Pet e a dispersina são plasmideais. Já os genes que codificam a Pic e a ShET1 se localizam no cromossomo dessas amostras. Durante a análise do sequenciamento do genoma dessa mesma amostra protótipo, foram identificadas pelo menos três ilhas de patogenicidade inseridas em genes de tRNA. Os genes que codificam a Pic e a ShET1 estão localizados em uma dessas ilhas.

Conforme mencionado anteriormente, nenhum dos fatores de virulência descritos até o momento é comum a todas as amostras de EAEC e, além disso, eles podem ser detectados em amostras de EAEC isoladas de indivíduos saudáveis. Isso demonstra que as amostras de *E. coli* classificadas como EAEC, com base na expressão do padrão de adesão agregativa, incluem amostras patogênicas e não patogênicas. Portanto, somente um subgrupo de amostras de EAEC, portador de um conjunto específico de fatores de virulência ainda não determinado, teria capacidade de causar diarreia, e esse conjunto de fatores ainda não foi determinado.

Em 2011, um grande surto de diarreia associado ao consumo de alimento contaminado, que acometeu alguns países da Europa, foi causado por uma cepa de *E. coli* produtora de toxina Shiga do subtipo Stx2a e pertencente ao sorotipo O104:H4. Em virtude das proporções do surto, que acometeu 2.987 indivíduos com diarreia, 855 com síndrome hemolítica urêmica, provocando 53 óbitos, o genoma completo dessa cepa foi rapidamente sequenciado, revelando que se tratava de uma EAEC que recebeu genes do fago que codifica a toxina Shiga de STEC. Essa cepa híbrida EAEC/STEC expressa vários fatores de virulência característicos de EAEC (fímbria AAF/I, Pic, dispersina, *AggR* e plasmídeo pAA), além do característico padrão de adesão agregativa. Dentre os fatores de virulência de STEC que expressa estão a toxina Stx2a e as adesinas Lpf1, Lpf2 e Iha. Atribui-se a alta virulência dessa cepa à presença dos fatores de EAEC, mediando a adesão agregativa e o intenso biofilme decorrente de sua adesão na mucosa intestinal, o que propicia colonização prolongada e maior exposição à toxina Stx2a. A cepa híbrida EAEC/STEC é um claro exemplo da plasticidade genômica entre os patótipos de DEC. O achado de outras cepas híbridas que compartilham marcadores genéticos de mais de um patótipo de DEC tem aumentado consideravelmente nos últimos anos com a ajuda das técnicas de sequenciamento de genoma completo mais acessíveis.

E. COLI ENTEROINVASORA (EIEC)

As infecções intestinais provocadas por EIEC são raras, acometendo com mais frequência crianças maiores de 2 anos de idade e adultos, sendo designadas disenteria bacilar. Esse grupo de bactérias é capaz de invadir as células do cólon humano e de se multiplicar, ocasionando a sua destruição. Podem ocasionar colite inflamatória e disenteria semelhante à provocada por *Shigella* spp., mas de forma autolimitada e com menor intensidade, sendo a dose infectante de EIEC muito maior (~10^6 micro-organismos) que a de *Shigella* spp. (10^2). As características bioquímicas, fisiopatológicas e genéticas desse patótipo são muito semelhantes às de *Shigella* (ver Capítulo 61.1). Alguns estudos demonstraram que *E. coli* e *Shigella* são taxonomicamente indistinguíveis em nível de espécie.

EIEC primeiramente invade as células M (*microfold cells*) presentes na mucosa do intestino e é transportada para a região subepitelial. Em seguida, a bactéria é fagocitada pelos macrófagos e células dendríticas, iniciando a resposta inflamatória. Após escapar dessas células, a EIEC penetra a célula intestinal pelo lado basolateral, multiplica-se no citoplasma e move-se com o auxílio de uma cauda de actina polimerizada, disseminando-se para os enterócitos adjacentes. A infecção é geralmente acompanhada de diarreia aquosa seguida de disenteria, consistindo de poucas fezes, muco e sangue, podendo haver febre, mal-estar e cólicas abdominais. Essas amostras apresentam a capacidade de produzir ceratoconjuntivite 4 a 5 dias após serem inoculadas em cobaias, em um modelo conhecido como teste de Séreny.

As EIEC compreendem um número restrito de sorotipos: O28ac:H–, O29:H–, O112ac:H–, O121:H–, O124:H–, O124:H30, O135:H–, O136:H–, O143:H–, O144:H–, O152:H–, O159:H–, O164:H–, O167:H– e O173:H–. Apresentam o gene responsável pela expressão de flagelina (fliC), mas são imóveis, com exceção do sorotipo O124:H30. É possível observar motilidade das EIEC em meio de cultura contendo 0,2% de ágar. As amostras apresentam características bioquímicas específicas, pois não descarboxilam a lisina e são frequentemente lactose negativas.

Apresentam como fatores de virulência as proteínas de invasão Ipa (*invasion plasmid antigen*), Ics (*intercellular spread*), IpgC (*invasion plasmid gene*) e VirF (*virulence proteins*) codificados por um plasmídeo de 220 kb, denominado plasmídeo de invasão ou pInv, que também codifica o aparelho de secreção do tipo III, que as secreta. Além de ter a capacidade de invasão, também foi descrita a presença de uma enterotoxina termolábil de 62 kDa (ShET2 – *Shigella Enterotoxin 2*), que é codificada por genes cromossômicos.

Há um grupo emergente de *E. coli* patogênica, que também apresenta a capacidade de invasão dos enterócitos, denominado *E. coli* aderente invasiva (AIEC). Essa bactéria tem sido considerada um dos agentes causadores da doença de Crohn, uma doença inflamatória crônica que acomete especialmente o cólon e o íleo, e que está associada a úlceras e fístulas. Os sintomas da doença são: dor abdominal, febre e obstrução intestinal, ou diarreia com presença de sangue e/ou muco. A doença é causada pela combinação de fatores genéticos, ambientais, constituição da microbiota intestinal e patógenos entéricos. Estudos epidemiológicos recentes têm verificado que a incidência e a prevalência da doença de Crohn têm aumentado nos países desenvolvidos.

A bactéria utiliza a fímbria tipo I para ligar-se à glicoproteína CAECAM6, presente nas células epiteliais do íleo do hospedeiro, e invade as células epiteliais. A translocação de AIEC também ocorre através das células M com auxílio da fímbria polar longa (LpfA). Em seguida, a bactéria é capaz de sobreviver dentro de macrófagos e multiplicar-se continuamente, causando inflamação intestinal e granuloma, em razão dos elevados níveis de TNF-α.

E. COLI ADERENTE DIFUSAMENTE (DAEC)

Esse patótipo é caracterizado pelo seu padrão de adesão difusa em células epiteliais cultivadas, representado pela presença de bactérias em toda a superfície celular. O papel deste patótipo na diarreia ainda é controverso, uma vez que, igualmente à EAEC, as amostras de DAEC são encontradas tanto em fezes de pacientes com diarreia como em fezes de indivíduos assintomáticos. Vários estudos já demonstraram a associação entre diarreia aquosa e DAEC em crianças acima de 2 anos de idade. Os prováveis fatores de virulência não estão bem estabelecidos.

Recentemente, alguns pesquisadores propuseram a divisão desse patótipo em DAEC típicas e atípicas, seguindo a tendência dos demais patótipos de *E. coli* diarreiogênica. As cepas de DAEC típicas codificam as adesinas Afa/Dr, que são capazes de reconhecer a molécula DAF (*decay-accelerating factor*) presente nas células de superfícies epiteliais, e induzem o desarranjo de actina e formação de projeções e elongação das microvilosidades da célula epitelial, envolvendo a bactéria. As cepas de DAEC atípicas apresentam adesinas que podem ser da família Afa/Dr (p. ex., a fímbria F1845) ou outras adesinas (p. ex., AIDA-I), mas que não são capazes de reconhecerem a molécula DAF.

A relação entre cepas produtoras de Afa/Dr DAEC e infecções do trato urinário já está bem estabelecida. No trato gastrointestinal, as cepas Afa/Dr DAEC produzem uma toxina da família das SPATEs, denominada Sat (*secreted autotransporter toxin*), originariamente identificada em cepas de *E. coli* uropatogênicas, que age nos enterócitos, alterando a permeabilidade celular e induzindo o acúmulo de fluído na luz intestinal. Desse modo, a produção da toxina Sat pode ser um importante fator de virulência de DAEC associada à diarreia, em adição às projeções de microvilosidades desencadeadas pelas adesinas bacterianas.

A dificuldade em classificar molecularmente as cepas de DAEC está na transmissão horizontal de alguns genes de virulência associados a outros patótipos de *E. coli*. Cepas de DAEC atípicas podem apresentar genes de virulência observados em outros patótipos. Além disso, patótipos como ETEC, STEC, EAEC e EPEC atípica apresentam o padrão de adesão difusa em ensaios celulares, associados a presença de genes que codificam as adesinas Afa/Dr.

PATOGÊNESE

As *E. coli* diarreiogênicas penetram no organismo por via oral e após atravessarem a barreira gástrica seguem destinos diferentes. As ETEC colonizam o intestino delgado e as STEC/EHEC e EIEC, o intestino grosso. Várias evidências sugerem que as EAEC colonizam o intestino grosso e que as EPEC, embora prefiram o intestino delgado, colonizam também o intestino grosso. A localização intestinal das DAEC não foi estabelecida, mas parece ser o intestino delgado. Para que haja colonização, as diferentes categorias de *E. coli* diarreiogênicas devem, inicialmente, aderir à mucosa intestinal por meio de fímbrias ou de proteínas localizadas na membrana externa. Em certas categorias, o processo de adesão ocorre em duas ou mais fases, cada uma dependendo de adesinas específicas. Os mecanismos da diarreia e das outras manifestações clínicas intestinais variam de acordo com a categoria, sendo mais bem conhecidos para algumas delas. Por exemplo, a diarreia aquosa das ETEC é certamente determinada pela ação das toxinas LT e ST. Com relação às STEC/EHEC, a maioria das evidências sugere que a colite hemorrágica e a síndrome hemolítica urêmica são ocasionadas pela Stx. Não se sabe se a lesão A/E no nível do cólon tem relação com as manifestações clínicas dos pacientes infectados. As EPEC, principalmente as típicas, têm sido intensamente estudadas em relação aos mecanismos da diarreia que provocam. As evidências existentes sugerem que são múltiplos os mecanismos, incluindo a destruição das microvilosidades (lesão A/E) e, provavelmente, outros fatores, como produção de enterotoxinas, o aumento da permeabilidade epitelial e a reação inflamatória. A diarreia e/ou disenteria provocada pelas EIEC depende de intensa reação inflamatória nos cólons, semelhante à causada por *Shigella* (ver Capítulo 61.2). Com relação às EAEC e DAEC, os eventos são menos conhecidos. O que há de mais provável é que as EAEC formam um biofilme espesso na mucosa intestinal, produzindo, então, uma ou mais toxinas ou citotoxinas e induzindo intenso processo inflamatório.

Obviamente, para que determinada amostra de DEC possa causar a doença no ambiente intestinal, ela necessita expressar uma série de genes de virulência. A expressão desses genes é regulada no nível transcricional e vários reguladores e sistemas de regulação são conhecidos. Um desses sistemas é conhecido por quorum sensing e depende de reguladores (autoindutores) que só são produzidos quando a população bacteriana atinge determinada densidade (*quorum*). As STEC/EHEC dependem de autoindutores fornecidos pela microbiota intestinal para expressar os seus fatores de virulência. Estudos mais recentes indicam que a expressão desses genes é regulada por certos hormônios (epinefrina e norepinefrina). O estudo dos mecanismos de comunicação bactéria-bactéria e bactéria-célula do hospedeiro poderá fornecer muitos subsídios para compreendermos melhor a patogênese de muitas bactérias.

DIAGNÓSTICO

O diagnóstico das infecções intestinais por *E. coli* diarreiogênica é realizado pelo isolamento da bactéria de fezes em meio de cultura seletivo e diferencial. O meio de cultura mais utilizado para o isolamento é o ágar MacConkey (MC), que seleciona o crescimento de membros da família *Enterobacteriaceae* e permite a diferenciação de organismos entéricos com base na capacidade ou não de fermentação da lactose presente no meio. Para propósitos clínicos ou epidemiológicos, as cepas de *E. coli* são selecionadas da placa de ágar MC após identificação visual presuntiva da morfologia e coloração da colônia. No entanto, esse método deve ser usado com cautela, uma vez que somente 90% das *E. coli* são fermentadoras de lactose; sendo que algumas cepas de *E. coli* diarreiogênicas, incluindo grande parte de EIEC, que fermentam a lactose.

As cepas de *E. coli* diarreiogênica não se diferenciam das cepas de *E. coli* da microbiota intestinal, macroscopicamente. Dessa forma, para que se possa identificar um provável patótipo de *E. coli* diarreiogênica com maior sensibilidade, deve-se identificar pelo menos cinco diferentes colônias fermentadoras de lactose e, se houver, uma colônia não fermentadora de lactose. Em seguida, procede-se a identificação da espécie *E. coli* por meio de provas bioquímicas específicas ou espectrometria de massa. Para um melhor isolamento de STEC/EHEC, devem-se semear as fezes também em uma placa de ágar MC, contendo sorbitol em vez de lactose. Uma das STEC/EHEC mais importantes, pertencente ao sorotipo O157:H7, não fermenta esse carboidrato, o que torna o seu reconhecimento mais fácil, uma vez que a maioria das demais *E. coli* fermenta o sorbitol. No entanto, algumas cepas desse sorotipo e as STEC não O157 fermentam sorbitol, portanto essa capacidade não pode ser usada como único fator diagnóstico.

Uma vez identificadas como *E. coli*, as colônias selecionadas devem ser submetidas a testes específicos para o diagnóstico dos patótipos de DEC, que incluem a pesquisa da presença dos genes de virulência específicos para cada patótipo e/ou a pesquisa da expressão desses genes através de testes fenotípicos. Em virtude dessa complexidade, convém salientar que, com exceção dos laboratórios de referência e laboratórios que realizam exames de média e alta complexidade, o diagnóstico de DEC não é realizado na rotina laboratorial em nosso país. Alguns laboratórios se restringem à pesquisa dos sorogrupos de EPEC, EIEC e EHEC pela determinação do antígeno O por soroaglutinação com soros hiperimunes disponíveis comercialmente, técnica que se tornou totalmente obsoleta. Com relação às EPEC, os soros utilizados são os que reconhecem os sorogrupos clássicos determinados pela Organização Mundial da Saúde (O26, O55, O86, O111, O114, O119, O125, O126, O127, O128, O142 e O158), os quais eram os mais frequentemente associados à diarreia aguda até a década dos anos 1980. Entretanto, a epidemiologia desses sorotipos não é a mesma atualmente e, além disso, muitos desses sorogrupos estão presentes em diferentes patótipos. Por exemplo, uma cepa do sorogrupo O26 pode ser uma EPEC ou uma STEC; uma do sorogrupo O111 pode ser uma EPEC, uma EAEC ou uma STEC. Com relação às STEC, pesquisa-se a presença do sorogrupo O157, no entanto, ele é o menos prevalente no Brasil, expondo assim uma falha importante no diagnóstico de DEC.

Os outros patótipos são diagnosticados por testes moleculares ou fenotípicos, provavelmente as técnicas mais fáceis de execução sejam as moleculares, particularmente a reação da polimerase em cadeia (PCR) para a pesquisa dos genes mais característicos de cada categoria. De fato, a pesquisa dos genes específicos para os principais fatores de virulência de cada uma dos patótipos é realizada pelos laboratórios de referência e laboratórios que realizam exames de média e alta complexidade. Para isso, existem diversos testes do tipo multiplex PCR ou PCR em tempo real, padronizados para a detecção simultânea dos marcadores específicos dos patótipos de DEC. Essas técnicas precedem do isolamento e da identificação bioquímica das colônias de *E. coli*. Uma alternativa mais rápida seria a detecção desses marcadores genéticos diretamente a partir das fezes, através da extração do RNA total e subsequente pesquisa desses marcadores, utilizando PCR em tempo real. Estão disponíveis comercialmente alguns testes com base nessa técnica que, além da detecção dos patótipos de DEC, podem detectar outros enteropatógenos bacterianos e virais.

Além desses testes, ensaios celulares para a detecção da produção de toxinas e adesinas podem ser utilizados, porém, o uso em rotina é bastante limitado. Uma alternativa viável para a rotina diagnóstica em locais com recursos limitados seria a detecção imunossorológica de fatores de virulência específicos para cada um dos patótipos de DEC por Elisa, aglutinação em látex, *colony immunoblot*, *dipstick*, dentre outros.

BIBLIOGRAFIA SUGERIDA

Gomes TA, Elias WP, Scaletsky IC, Guth BE, Rodrigues JF, Piazza RM, Ferreira LC, Martinez MB. Diarrheagenic Escherichia coli. Braz J Microbiol. 2016;47(Suppl 1):3-30.

Jorgensen JH, Pfaller MA, Carroll KC, Funke G, Landry ML, Richter SS, Warnock DW. Manual of Clinical Microbiology. 10. ed. Washington, D.C: ASM Press; 2015.

Torres AG (ed.). Escherichia coli in the Americas. Springer; 2016.

Trabulsi LR, Alterthum F (ed.). Microbiologia. 6. ed. São Paulo: Atheneu; 2015.

Kotloff KL. The burden and etiology of diarrheal illness in developing countries. Pediatr Clin North Am. 2017 Aug;64(4):799-814.

54.2 Aspectos clínicos da diarreia aguda por *E. coli*

Jayme Murahovschi

DADOS EPIDEMIOLÓGICOS

As diarreias causadas por *E. coli* ocorrem (exceção feita à *E. coli* êntero-hemorrágica) predominante nas regiões pouco desenvolvidas e com precários recursos de higiene.

DOENÇA DIARREICA AGUDA

Quadro clínico sugestivo:

- Início súbito.
- Redução brusca da consistência das fezes que se tornam aquosas.
- Aumento do número habitual das evacuações (três ou mais por dia).
- Frequentemente precedida de vômitos.
- Associado a estado infeccioso: febre, mal-estar, abatimento, redução do apetite.

Em alguns casos, as fezes podem apresentar muco e sangue (fezes disentéricas).

A diarreia persiste como um problema de saúde pública particularmente nos países de baixa renda e consequentes precários recursos de higiene na África, Ásia e América Latina.

Atualmente predomina a etiologia viral.

Nos países em que a vacina contra rotavírus está instituída, os norovírus passaram a ter destaque em todas as idades.

Mas ainda existem enteroinfecções por bactérias que continuam ativas – *Shigella* (disenteria), *Salmonella* (intoxicação alimentar) além de *Campylobacter* sp., *Cryptosporidium* sp. e *Endoamoeba hystolítica*.

Mas as clássicas e históricas enteroinfecções por *E. coli* não só não desapareceram, como foram atualizadas com novos conhecimentos que ainda estão em desenvolvimento.

ABORDAGEM CLÍNICA DA *E. COLI* CAUSADORA DE DIARREIA (*E. COLI* DIARREIOGÊNICA)

O gênero *Escherichia* pertence à família *Enterobacteriacea*.

A espécie *Escherichia coli* (*E. coli*) habita o intestino grosso dos humanos e, na maioria das vezes, sem causar dano. Mas existem cepas que são patogênicas e causam diarreia – as *E. coli* diarreiogênicas (*Diarrheagenic E. coli = DEC*) que permanecem entre as causas mais frequentes de diarreia em todo o mundo.

Convém salientar que a diarreia já foi a principal causa de morte das crianças brasileiras até um ano de idade (décadas de 1950 a 1970) e é ainda um problema de saúde pública nos países de baixa renda e consequentes precários recursos de higiene na África, Ásia e América Latina.

- A infecção pelas *E. coli* diarreogênicas predomina na época quente e chuvosa.
- O veículo é água e alimentos contaminados.
- A transmissão é por via fecal-oral com contribuição de mãos mal lavadas.
- Período de incubação é de 12 horas a 6 dias.
- As *E. coli* diarreiogênicas (DEC) são atualmente distribuídas em quatro grupos:

E. COLI ENTEROPATOGÊNICA (EPEC)

Causadora de casos graves de diarreia esporádica ou em surtos, inclusive intra-hospitalares.

Atinge lactentes até 6 meses de idade, eventualmente até 1 ano, desmamados precocemente.

Seu local de ação é a mucosa do intestino delgado sob forma clássica de *attaching and effacing* (aderência e destruição):

1º) Aderência localizada no enterócito.

2º) Secreção de toxina.

3º) A célula epitelial normalmente absortiva se transforma em secretora.

- Surge diarreia aquosa sem sangue nem pus. Pode haver concomitância de vômitos.
- A desidratação é inevitável.
- A diarreia aguda tende a evoluir para uma forma persistente.
- A desnutrição que, geralmente, já existia, agrava-se perigosamente.
- Historicamente, as EPEC constituíram a principal causa da diarreia em lactentes.
- A evolução prolongada com agravamento da desnutrição tornou-a a primeira causa de morte das crianças brasileiras até um ano de idade.

Pesquisas pioneiras efetuadas em São Paulo, na Clínica Infantil do Ipiranga pelo diretor clínico Augusto Gomes de Mattos, nas décadas de 1960 a 1970 – parte clínica, Jayme Murahovschi; bacteriologia e Luiz Rachid Trabulsi (Departamento de Microbiologia FMUSP-EPM), revelaram a importância dos sorotipos 0111:H2, 0119:H6 e 055:H6.

A incidência das EPEC foi diminuindo gradativamente até se tornar pouco expressiva: 35% na década de 1960; 13% na década de 1990; chegando a 9% em 2002.

Tal declínio tem ocorrido em todo o mundo, sendo atribuído à melhoria do saneamento básico e das condições das enfermarias pediátricas e à promoção do aleitamento materno, mas ainda hoje ocorre em países de recursos limitados da Ásia e África.

Curiosamente, hoje os mesmos sorotipos ainda são aceitos, mas se prefere identificar a bactéria como EPEC pelo método histopatológico.

Além disso, tem se dado agora importância ao que se chama *E. coli* enteropatogênica atípica (aEPEC).

E. COLI ENTEROTOXIGÊNICA

Apresentação

Diarreia aguda aquosa.

População de risco

- Crianças de até 2-3 anos vivendo em regiões de poucos recursos econômicos.
- Adultos saudáveis que viajam para essas regiões são acometidos pela "diarreia de viajante", que costuma se manifestar 5 a 15 dias após a chegada.

Sequência

Ingestão de água ou alimentos contaminados com ETEC e período de incubação curto de 1 a 3 dias:

1º) Colonização – aderência da ETEC à mucosa intestinal por meio de fímbrias.

2º) Elaboração de enterotoxina termolábil (TL) e/ou termoestável (ST).

3º) Secreção de água livre na luz intestinal.

4º) Diarreia aquosa leve ou grave de início súbito.

Duração curta de 1 a 5 dias, mas pode causar desidratação.

E. COLI ÊNTERO-HEMORRÁGICA (EHEC)

E. coli que produzem toxina Shiga Stx (STEC). Incidência baixa no Brasil.

O sorotipo mais conhecido é o 0157:H7. Foi muito divulgado o surto ocorrido na Alemanha e em países vizinhos, em 2011, causado pelo 0104:H4.

Período de incubação de 3 a 4 dias (1 a 9).

Causa diarreia sanguinolenta sem febre, em surtos.

Complicação terrível da infecção por EHEC em 15% das crianças de menos de 10 anos:

Síndrome hemolíticurêmica (SHU). Tríade anemia microangiopática, trombocitopenia e insuficiência renal aguda (IRA).

Na fase aguda, 50% precisam de diálise, mortalidade significativa (3 a 5%), frequentes sequelas nefrológicas e neurológicas a longo prazo.

Alerta: antibiótico é ineficaz e pode desencadear a SHO.

E. COLI ENTEROAGREGATIVA (EAEC)

O protótipo das EAEC é *E. coli* 044:H18

População de risco

- Crianças menores de 5 anos, tanto de regiões de baixa renda como nas ricas.
- Adultos que residem em regiões de recursos limitados.
- Adultos com HIV.
- "Diarreia do viajante" de adultos saudáveis viajando para regiões pobres.

Patogênese

1º) aderência à mucosa intestinal.

2º) produção de citotoxinas e enterotoxinas.

3º) inflamação da mucosa.

Induz disfunção de barreira epitelial.

Consequência

- Diarreia aquosa autolimitada e de curta duração.
- Podem ocorrer febre, vômito e dor abdominal.
- Pode evoluir para diarreia prolongada (mais de 14 dias).
- Pode ser assintomática, mas mesmo assim prejudicar o crescimento.

CONDUTA PEDIÁTRICA NAS DIARREIAS AGUDAS POR *E. COLI* DIARREIOGÊNICAS

TRATAMENTO DA DOENÇA AGUDA

Foco 1: Desidratação

Oferta generosa de líquidos e, se necessário, soros de reidratação oral.

Se diarreia muito intensa e aceitação insuficiente de líquidos: reidratação intravenosa. Frequentemente, é suficiente a fase rápida de reparação, mas pode ser necessária a fase de manutenção por 24 horas.

Nos casos com vômitos repetidos, é útil o uso de antiemético – ondansetrona por via oral ou intravenosa (IV) junto com o soro.

Foco 2: Evitar desnutrição

- Ministrar a alimentação que a criança aceita melhor.
- Leite de peito nunca se suspende.

Foco 3: Tratamento etiológico

- A procura de antibiótico ideal foi a mola propulsora de nossas pesquisas até descobrir que nenhum antibiótico era útil, com exceção de shigeloses graves.

- Essa orientação persiste hoje com todas pesquisas modernas.

- Atualmente se preconiza o uso de probióticos. Assim, em vez de mirar o agente "vilão", procura-se equilibrar toda a flora intestinal.

- Embora as pesquisas ainda estejam em curso, parece que a direção está correta.

- Nos casos de diarreia persistente com intolerância às proteínas integrais, particularmente à do leite de vaca e à lactose, indica-se um leite da velha guarda pediátrica – o leite albuminoso = leite cálcico de Moll, preparado pelas próprias mães.

O leite é acidificado com pré-digestão das proteínas e redução da lactose.

A vantagem é que pode ficar fora da geladeira por 24 horas.

Esse leite recuperou um número enorme de lactentes em alta situação de risco.

Entretanto, têm sido recomendadas, agora, fórmulas infantis com proteína extensamente hidrolisada.

CONTROLE

- Promoção do aleitamento materno.
- Cuidado para evitar contaminação de água e alimentos.
- Controle de moscas.
- Higiene rigorosa de mãos.
- Precauções entéricas nas enfermarias e creches.
- Viajante para lugares de baixo nível de higiene: só tomar água engarrafada, leite pasteurizado, evitar alimentos crus.

Nota

Este texto tem como base uma carreira de pesquisas pioneiras na etiologia da diarreia aguda infecciosa, realizada nas décadas de 1960 a 1970 em São Paulo, na Clínica Infantil do Ipiranga (chefe de Clínica: Maria Aparecida Sampaio Zacchi). Sendo Parte clínica por Jayme Murahovschi e Bacteriologia – iniciada por Domingos Ciochetti, mas efetuada especialmente por Luiz Rachid Trabulsi no Departamento de Microbiologia da FMUSP e da EPM.

BIBLIOGRAFIA SUGERIDA

Contribuição pessoal

Estudo sobre a etiologia das diarreias agudas do lactente e ensaio de tratamento com antibiótico. Murahovschi, Jayme, Ciochetti, Domingos, Zacchi, Maria Aparecida Sampaio et al. Jornal de Pediatria 28(1):1-41. Prêmio da Sociedade Brasileira de Pediatria 1962.

Doença Diarreica aguda na infância. Tese de doutoramento pela Faculdade de Medicina da Universidade de São Paulo. Orientador: Laiz R. Trabulsi, 1965. Aprovada com distinção.

Tratamento oral da desidratação por doença diarreica aguda com uma solução semelhante à da OMS. Murahovschi, J. Rev. Paul Ped 4(13)1986.

Referências básicas

O texto publicado na primeira edição teve como referência: Pickering LK (Ed). Committee on Infectious Diseases. American Academy of Pediatrics. 26. ed. Elk Grove Village (IL): Red Book, 2003.

Na presente edição, a referência básica é um trabalho de autoria de discípulos do Prof. Trabulsi que lhe prestam uma homenagem.

Diarrheagenica escherichia coli

Gomes T, Elias W, Scaletsky I, Guth b, Rodrigues J, Piazza R, Ferreira L, Martinez M Braz J Microbiol 47, Supl 1 São Paulo, Dec 2016:3-30. Contém 449 referências.

(EPM Univ Federal SP; Instituto Butantã, Dep Microb, Instiuo de Ciências Biomédicas USP, Fac Ciências Farmac USP).

55

Anaeróbios

55.1 Infecções por anaeróbios

Evelyne Santana Girão
Lauro Vieira Perdigão Neto
Silvia Figueiredo Costa

INTRODUÇÃO

Os anaeróbios colonizam a pele e são o principal componente da flora de mucosas e trato gastrointestinal. Eles são ubíquos na natureza. Infecções causadas por anaeróbios são frequentes e podem ser graves e fatais, sua incidência crescente resulta, em parte, do elevado número de pacientes com doenças subjacentes complexas como neoplasias, trauma e diabetes. Anaeróbios são difíceis de isolar e, muitas vezes, não são identificados. O crescimento e a identificação dos anaeróbios requerem métodos apropriados de coleta, transporte e cultivo de espécimes. O tratamento geralmente é empírico em virtude de seu crescimento lento *in vitro* e da natureza polimicrobiana das infecções. Os anaeróbios clinicamente importantes que contabilizam mais de 95% das infecções são: bacilos Gram-negativos (*Bacteroides*, *Prevotella*, *Porphyromonas*, *Fusobacterium* e *Bilophila* spp.); cocos Gram-positivos (principalmente *Peptostreptococcus* spp.); Gram-positivos formadores de esporo (*Clostridioides* spp.) e bacilos que não esporulam (*Actinomyces*, *Propionibacterium*, *Eubacterium*, *Lactobacillus* e *Bifidobacterium* spp.); e cocos Gram-negativos (principalmente *Veillonella* spp.).

Na última década, a taxonomia dos anaeróbios mudou com o uso de métodos de caracterização moleculares e estudos genéticos. Avanços recentes na detecção direta de anaeróbios de amostras clínicas incluem métodos de identificação com base na amplificação e sequenciamento da região 16rRNA, hibridização de DNA, espectrometria de massa (MALDI-TOF MS) e amplificação em cadeia da polimerase (PCR) multiplex. A capacidade de diferenciar gênero e espécies permite melhor caracterização dos agentes das diferentes infecções e pode antecipar a suscetibilidade aos antimicrobianos.

Estudos demonstram que a dificuldade para direcionar a terapia apropriada contra os anaeróbios enseja falha terapêutica. O transporte e manipulação dos isolados de cultura podem ser morosos e de difícil execução. Terapêutica antimicrobiana empírica de amplo espectro para infecções anaeróbias baseada na epidemiologia e topografia da infecção deve ser instituída antes de os resultados dos testes de susceptibilidade estão disponíveis. No entanto, a resistência bacteriana aos antimicrobianos entre bactérias anaeróbias está aumentando globalmente, como demonstrado por inúmeros estudos conduzidos na Europa, nos Estados Unidos e no Canadá. Diferenças nos padrões de resistência podem ser resultantes da variedade da metodologia utilizada, de diferentes testes de sensibilidade, das pressões seletivas dos antibióticos utilizados nos diferentes países.

MICROBIOLOGIA

As bactérias anaeróbias são os micro-organismos mais numerosos da microbiota humana. Apesar dessa elevada frequência, poucas espécies estão relacionadas a infecções em humanos e apenas em situações especiais atuam como patogênicas. Após a contaminação eventual de sítios estéreis por colonizantes de mucosa e a sobrevivência de bactérias anaeróbias às mudanças no potencial de redução da oxidação e aos mecanismos imunes do hospedeiro, um processo infeccioso pode se instalar. Dessa forma, as infecções causadas por anaeróbios geralmente ocorrem em sítios contíguos a tecidos colonizados, após a relação fisiológica comensal destes micro-organismos com o hospedeiro ser alterada, como em situações de cirurgia, trauma, tumores ou isquemia. Tais infecções por anaeróbios são clinicamente relevantes e podem se apresentar como entidades clínicas graves e potencialmente fatais.

O entendimento da biologia dos anaeróbios, bem como do seu papel na fisiologia humana e em processos patogênicos, depende da compreensão da relação desses micro-organismos com o oxigênio (O_2). O poder oxidativo deste gás o torna uma substância com elevado potencial nocivo, e o grau de aerotolerância das bactérias depende de mecanismos de proteção a ele, como a produção de catalase, peroxidase e superóxido dismutase, enzimas capazes de catalisar espécies reativas de O_2. Dessa forma, o espectro de aerotolerância varia desde o aeróbio obrigatório ao anaeróbio estrito. No meio desse espectro, encontram-se os micro-organismos categorizados como anaeróbios facultativos, que apresentam atividade metabólica adaptada à presença ou ausência de O_2.

Muitas espécies anaeróbias que habitam superfícies corporais humanas podem sobreviver apenas sob condições anaeróbicas estritas (< 0,5% de oxigênio); no entanto, os anaeróbios que comumente causam infecções humanas são geralmente aerotolerantes (toleram 2 a 8% de oxigênio) e podem sobreviver (mas não replicar) por períodos prolongados em uma atmosfera oxigenada.

Os micro-organismos anaeróbios colonizantes têm sido considerados fundamentais para várias funções fisiológicas, metabólicas e imunológicas, como competição com agentes patogênicos, produção de vitamina K, fermentação de carboidratos, metabolismo de ácidos biliares e participação na imunotolerância. Entre essas propriedades, a ocupação de nichos ecológicos que poderiam ser ocupados por micro-organismos potencialmente patogênicos está entre os papéis mais importantes. Além disso, há evidências de que os anaeróbios possam desempenhar esses papéis em situações metabólicas patológicas; as quantidades de representantes dos filos *Bacteroidetes* e *Firmicutes* têm sido associadas a variações na probabilidade de obesidade em camundongos e humanos.

Assim como muitos grupos de bactérias, os anaeróbios também são classificados quanto a suas características morfotintoriais à coloração de Gram (Quadro 55.1.1).

Os bacilos Gram-positivos subdividem-se, por sua vez, em formadores de esporos (gênero *Clostridium*) e não formadores de esporos (gêneros *Actinomyces*, *Bifidobacterium*, *Eubacterium*, *Lactobacillus* e *Propionibacterium*).

Fatores de virulência diversos conferem a habilidade de evasão de respostas imunes e de adesão celular. Além disso, a produção de determinadas enzimas e toxinas é relevante para o potencial patogênico. Espécies de *Bacteroides*, *Prevotella* e *Porphyromonas* são capazes de expressar fatores de adesão (polissacarídeo capsular, fímbrias, hemaglutinina), exoenzimas teciduais (proteases, colagenase, hialuronidase, fibrinolisina, gelatinase, neuraminidase, elastase, condroitina sulfatase) e fatores antifagocíticos (cápsula, ácidos graxos de cadeia curta). Para algumas espécies, como *B. fragilis*, a cápsula de algumas bactérias anaeróbias é o principal fator de virulência pela importante interferência na fagocitose, além de atuar como uma barreira para agentes antimicrobianos.

QUADRO 55.1.1 Gêneros mais relevantes de bactérias anaeróbias.

Gram-positivos		Gram-negativos	
Cocos	**Bacilos**	**Cocos**	**Bacilos**
Anaerococcus	*Actinomyces*	*Acidaminococcus*	*Bacteroides*
Atopobium	*Bifidobacterium*	*Megasphera*	*Bilophila*
Coprococcus	*Clostridium*	*Veillonella*	*Butyrivibrio*
Finegoldia	*Eubacterium*		*Centipeda*
Gaffkya	*Lactobacillus*		*Desulfonomonas*
Gallicola	*Propionibacterium*		*Fusobacterium*
Parvimonas			*Leptotrichia*
Murdochiella			*Mitsuokella*
Peptococcus			*Mobiluncus*
Peptostreptococcus			*Porphyromonas*
Peptoniphilus			*Prevotella*
Ruminococcus			*Selenomonas*
Sarcina			*Succinimonas*
			Succinivibrio
			Sutterella
			Wolinella

Várias centenas de espécies de anaeróbios foram identificadas na microbiota humana, mas poucos sítios anatômicos albergam a maioria das bactérias. É intrigante que os anaeróbios habitem áreas do corpo que estão expostas ao ar, como a pele, a mucosa nasal, e a cavidade oral. A hipótese mais provável para esse fenômeno é a capacidade de os anaeróbios suportarem oxigênio pela coexistência com aeróbios e micro-organismos facultativos que consomem oxigênio e, dessa forma, reduzem o potencial de oxidação-redução do microambiente. Apesar dessas possibilidades, os anaeróbios têm preferência por locais relativamente bem protegidos do oxigênio, como fendas gengivais, e algumas superfícies mucosas, como a cavidade oral, o trato gastrointestinal e o trato genital feminino são os locais que abrigam a maior parcela dos micro-organismos anaeróbias, que representam 99 a 99,9% dos micro-organismos cultiváveis.

O número de micro-organismos anaeróbios e de suas espécies predominantes é bastante variável entre os sítios anatômicos. Na mucosa nasal e nas fendas gengivais, a quantidade de micro-organismos anaeróbios por mililitro de tecido varia, respectivamente, entre 103-104 e 1011-1012 gramas, e são mais frequentemente *Bacteroides fragilis*, *Prevotella* spp. e *Porphyromonas* spp. Apesar de anatomicamente próximos, esses sítios têm proporção de bactérias anaeróbicas e aeróbicas que varia de 1:1 nos dentes a 1000:1 nas fendas gengivais. No trato gastrointestinal, quão mais distal for o sítio com relação ao estômago, maior será a quantidade desse grupo de micro-organismos: estômago usualmente tem 0-105 (a depender da acidez), jejuno com 104-107 e colo com 1011-1012 anaeróbios por grama de amostra/fezes, com anaeróbios superando os aeróbios em aproximadamente mil vezes e representando 99,9% da carga bacteriana total. Os anaeróbios predominantes no trato gastrointestinal são espécies de Bacteroides (*B. fragilis*, *B. thetaiotaomicron*, *B. ovatus*, *B. vulgatus*, *B. uniformis* e *Parabacteroides distasonis*) e espécies de *Clostridium*, *Peptostreptococcus* e *Fusobacterium*. No trato genital feminino, há cerca de 107-109 micro-organismos anaeróbios por mililitro. Os gêneros predominantes são *Prevotella*, *Bacteroides* e *Fusobacterium*. Representantes de espécies de *Bacteroides* são encontrados no trato genital de aproximadamente 50% das mulheres; os isolados mais comuns de *Prevotella* são das espécies *P. bivia* e *P. disiens*. Apesar de apresentar número e variedade menores de anaeróbios do que nos sítios supracitados, a pele também contém anaeróbios, sendo a espécie predominante *Propionibacterium acnes*, seguida de outras espécies de *Propionibacterium* e de *Peptostreptococcus*.

CONDIÇÕES PREDISPONENTES

Vários são os fatores que predispoem a infecções por bactérias anaeróbias, geralmente decorrentes da exposição desses agentes a sitios estéreis do corpo, com suprimento sanguíneo reduzido ou com necrose tecidual, favorecendo a sua proliferação. Entre eles, se destacam: lesões cutâneas e de mucosas; lesões teciduais decorrentes de traumas acidentais ou cirúrgicos; perfuração de vísceras ocas; presença de corpo estranho; malignidade; cirurgia; edema; choque; colite; e doença vascular. Outras condições incluem diabetes *mellitus*,

esplenectomia, imunossupressão, hipogamaglobinemia, neutropenia, leucoses agudas, doença do colágeno e uso de drogas citotóxicas.

Infecções por bactérias aeróbicas ou facultativas podem favorecer o crescimento de anaeróbios. Supuração, formação de abscessos, tromboflebite e destruição de tecido gangrenoso associado à formação de gás são as marcas de infecção por anaeróbios. Estes são comumente recuperados em infecções crônicas e após falha da terapia antimicrobiana com agentes ineficazes.

Muitas são as infecções em que os anaeróbios exercem papel importante, e sua presença deve ser sempre lembrada, entre elas: abscesso cerebral; infecção periodontal; mordedura; pneumonia por aspiração; abscesso pulmonar; peritonite após perfuração; amnionite; endometrite; aborto séptico; abscesso tubo-ovariano; abscesso perirretal; e fascites necrotizantes. Alguns tumores sólidos (p. ex., de colo, útero, brônquico e de cabeça e pescoço) podem se tornar infectados com anaeróbios. As condições de hipóxia nesses tumores e a exposição da flora endógena da mucosa adjacente podem predispor a essas infecções.

QUADRO CLÍNICO

Os sinais e sintomas característicos de infecções por anaeróbios incluem:

- Infecção adjacente a uma superfície mucosa.
- Drenagem de secreção fétida.
- Formação de tecido gangrenoso necrótico.
- Formação de abscesso.
- Presença de gás livre nos tecidos.
- Infecção relacionada a tumores ou outros processos destrutivos.
- Tromboflebite infectada.
- Flora polimicrobiana na coloração de Gram.

Os anaeróbios podem ser isolados de infecções em todos os sítios, no entanto a frequência e os tipos de isolados variam e dependem da flora microbiana local e dos sítios mucocutâneos adjacentes.

SISTEMA NERVOSO CENTRAL (SNC)

O abscesso cerebral é a forma clínica mais comum de infecção por anaeróbio no SNC. Pode ser secundária à otite, mastoidite, sinusite, faringite, infecção dentária ou pulmonar. Infecção de ouvido ou no mastoide pode se disseminar para o lobo temporal ou cerebelo, enquanto a sinusite facial geralmente provoca abscesso de lobo frontal. Abscessos cerebrais oriundos de disseminação hematogênica geralmente ocorrem após procedimentos dentários, infecções de orofaringe, pulmonares e endocardites. A etiologia do abscesso cerebral é, geralmente, polimicrobiana, havendo associação frequente dos anaeróbios (*B. fragilis*, *Fusobacterium* spp., *Peptococcus* spp.), enterobactérias e *Staphylococcus aureus*.

Meningite, empiema subdural e tromboflebite de veia do córtex e seio cavernoso são infecções mais raras. Meningite pode ser secundária à infecção respiratória ou à derivação cerebroespinhal. *C. perfringens* pode causar abscesso cerebral e meningite após traumatismos cranianos ou após cirurgia intracraniana. Nos empiema subdural o *Peptococcus* spp. e os estreptococos são responsáveis pela maioria dos casos, junto com *Staphylococcus* spp.

CABEÇA E PESCOÇO

Anaeróbios podem ser recuperados de uma variedade de infecções de cabeça e pescoço, especialmente em suas formas crônicas, que incluem otite média crônica, sinusite, mastoidite, abscessos tonsilar e retrofaríngeo, parotidite, tireoidite, infecções odontogênicas e após cirurgias ou traumas. Os isolados predominantes nesses casos são *Prevotella*, *Porphyromonas*, *Bacteroides*, *Fusobacterium* e *Peptostreptococcus* spp.

As principais das infecções dentárias que envolvem anaeróbios são endodontais (p. ex., pulpite), e periodontais (gengivite e periodontite), abscesso periapical, infecção do espaço perimandibular e infecção pós-extração. Os estreptococos microaerofílicos e o *Streptococcus salivarius* também podem estar envolvidos em infecções dentárias. A angina de Vincent é uma forma infrequente, mas distinta de gengivite necrotizante ulcerativa, causada por *Fusobacterium* spp. e espiroquetas anaeróbicas. Trata-se de uma infecção grave, com dor intensa e presença de pseudomembranas cinza-escuro recobrindo as tonsilas, com odor fétido e caráter necrotizante.

Infecções profundas do pescoço geralmente são provenientes de infecções dentárias, faringites ou amigdalites. A flora oral desempenha um papel importante nessas infecções, que também podem ser causadas por *Staphylococcus aureus* e bacilos Gram-negativos aeróbicos. Infecções potencialmente fatais incluem a angina de Ludwig e a síndrome de Lemierre. A angina de Ludwig se caracteriza pelo envolvimento bilateral do espaço sublingual e submandibular, causando edema de base da língua, com risco de obstrução de vias aéreas. A síndrome de Lemierre se caracteriza por trombose e tromboflebite supurativa da veia jugular interna, que está associada à disseminação de êmbolos sépticos para os pulmões e outros órgãos. *Fusobacterium necrophorum* é a espécie prevalente nessa infecção. Infecções cervicais profundas (p. ex., mediastinite após perfuração de esôfago, extensão do abscesso retrofaríngeo ou celulite, abscesso dentário) são geralmente polimicrobianas.

APARELHO RESPIRATÓRIO SUPERIOR

Peptostreptococcus spp. e *P. acnes* foram encontrados em 5 a 15% das otites médias agudas. Anaeróbios foram recuperados em metade dos pacientes com otite média supurativa crônica, mastoidite e colesteatoma infectado. Essas infecções são frequentemente polimicrobianas. Sinusites crônicas podem ser ocasionadas por anaeróbios em grande parte dos casos, com predomínio de *Prevotella* spp. e *Fusobacterium* spp., e podem se disseminar dos seios da face para o SNC, ocasionando celulite orbital, meningite, trombose do seio cavernoso e abscesso peridural, subdural e parenquimatoso.

Os anaeróbios também exercem papel documentado na etiologia das amigdalites agudas e crônicas. Anaeróbios fo-

ram isolados de 25% das linfadenites cervicais supurativas e amigdalites. Fusobactérias, peptoestreptococos e bacilos Gram-negativos anaeróbios são agentes de complicações das amigdalites, tais como bacteremias e abscessos e amigdalite de repetição.

APARELHO RESPIRATÓRIO INFERIOR

Bactérias anaeróbias são patógenos relativamente comuns e frequentemente negligenciados como agentes de infecções de vias aéreas inferiores. A fisiopatogenia consiste na aspiração de secreções orais dentárias, resultando em pneumonite por aspiração. Dados que levam os médicos a suspeitar de infecção anaeróbica estão tipicamente ausentes na fase inicial da doença. Pacientes raramente têm escarro pútrido e são muitas vezes diagnosticados com pneumonia atípica. No entanto, esse diagnóstico diferencial deve ser considerado em pacientes com fatores de risco para aspiração e que apresentam um infiltrado em segmento pulmonar dependente. Com a evolução do quadro, surgem escarro pútrido e necrose de tecido, com formação de abscesso ou empiema, assim como perda de peso e anemia, indicando doença crônica. Esta pode progredir para pneumonia necrotizante, abscesso pulmonar e empiema. A etiologia é geralmente polimicrobiana que inclui *Prevotella*, *Porphyromonas*, *Fusobacterium* e *Peptostreptococcus* spp. e estreptococos microaerofílicos.

INTRA-ABDOMINAL

A maioria das infecções na cavidade abdominal é polimicrobiana, ocasionada por bactérias aeróbicas e anaeróbicas da flora gastrointestinal, tais como: *enterobactérias*; *B. fragilis*; *Peptostreptococcus*, *Clostridium* spp., *Fusobacterium* e *Eubacterium* spp. Os anaeróbios (principalmente o grupo *B. fragilis* e raramente *C. perfringens*) podem ser isolados em infecções associadas a carcinoma, obstrução intestinal, cirurgia ou manipulação do trato biliar.

TRATO GENITAL FEMININO

Quase todas as infecções do trato genital feminino, não causadas por patógenos sexualmente transmissíveis, têm a participação dos anaeróbios. A maioria é resistente à penicilina, especialmente *Prevotella bivia* e *Prevotella disien*. As principais infecções são: vaginose bacteriana, abscessos vulvares e de glândulas de Bartholin; endometrite, piometra, salpingite, abscessos tubo-ovarianos, abscesso anexial, doença inflamatória pélvica, amionite, infecção associada a dispositivo contraceptivo intrauterino, aborto séptico e infecções obstétricas e ginecológicas pós-cirúrgicas. Os anaeróbios predominantes nestas infecções polimicrobianas são: *P. bivia*, *P. disiens*, *Peptostreptococcus*, *Porphyromonas* e *Clostridium* spp. *Actinomyces* spp. e *Eubacterium nodatum* são isolados em infecções associadas a dispositivos intrauterinos. *Mobiluncus* spp. pode estar envolvido na etiologia da vaginose bacteriana.

PELE E TECIDOS MOLES

Incluem infecções superficiais, tais como úlceras, celulite, pioderma, hidradenite supurativa de vários sítios secundiariamente infectados por anaeróbios. As infecções do tecido subcutâneo incluem abscessos cutâneos e subcutâneos, abscessos mamários, úlceras de decúbito, mordeduras, gangrenas gasosas. Infecções mais profundas incluem a fascite necrotizante, que envolvem a fáscia e o tecido muscular, ensejando a miosite e mionecrose. São infecções polimicrobianas e, em alguns casos (p. ex., úlceras de decúbito, úlcera do pé diabético), podem evoluir para osteomielite ou bacteremia. Fascite necrotizante é ocasionada por *Clostridium* spp., *S. pyogenes* e outras bactérias aeróbicas. Muitas vezes se apresentam com gás nos tecidos, secreção pútrida e estão associadas a uma alta morbimortalidade.

BACTEREMIA

A incidência de anaeróbios em bacteremias é de 5 a 15%. Os isolados comuns são *B. fragilis* (> 75%), *Clostridium* spp. (10 a 20%), Peptostreptococcus (10 a 15%), *Fusobacterium* spp. (10 a 15%) e *P. acnes* (2 a 5%). O grupo do *B. fragilis* e os *Clostridium* spp. estão mais associados a infecções gastrointestinais. *Prevotella* spp., *Porphyromonas* spp. e fusobactérias associam-se às infecções de orofaringe e pulmonares, e fusobactérias com o trato genital feminino. Fatores predisponentes incluem malignidade; distúrbios hematológicos; transplante de órgão; cirurgia gastrointestinal, obstétrica ou ginecológica; obstrução intestinal; úlceras de decúbito; diabetes *mellitus*; esplenectomia; e uso de imunossupressores.

ACTINOMICOSE

A actinomicose é uma infecção bacteriana subaguda a crônica causada por bactérias filamentosas, Gram-positivas, anaeróbias a microaerofílicas. É caracterizada por disseminação contígua, inflamação supurativa e granulomatosa e formação de múltiplos abscessos e tratos sinusais que podem descarregar grânulos de enxofre. Existem mais de 30 espécies descritas, sendo o *Actinomyces israelii*, *Actinomyces gerencseriae* e *Actinomyces meyeri* os de maior relevância clínica. Colonizam sulcos gengivais, criptas amigdalinas, colo e vagina, sendo responsáveis por infecções indolentes e supurativas. Os focos de actinomicose apresentam tipicamente grânulos de enxofre amarelados e visíveis a olho nu, ajudando na suspeição clínica da doença. Como apresentações clínicas clássicas, destacam-se a actinomicose cervicofacial, geralmente consequente a infeção periodontal; actinomicose pélvica em mulheres com dispositivos intrauterinos; e actinomicose pulmonar em fumantes e portadores de periodontite crônica. Antibioticoterapia prolongada é necessária, podendo a cirurgia abreviar o seu curso clinico e favorecer a cura.

CLOSTRIDIOIDES (CLOSTRIDIUM) DIFFICILE

O *Clostridioides difficile* (CD) é um bacilo Gram-positivo anaeróbio, formador de esporos, reconhecido como principal agente de diarreia infecciosa hospitalar. Ele produz duas exotoxinas envolvidas na patogênese da doença, a A e a B, as quais resultam na ativação e recrutamento de vários mediadores inflamatórios, além de exercerem efeito citotóxico direto na mucosa intestinal.

A transmissão do CD se dá por via fecal-oral, por pessoa-pessoa, fômites e mobiliário e equipamentos. Os esporos persistem no ambiente por períodos prolongados e são resistentes a vários desinfetantes comerciais, favorecendo a sua propagação ambiental. O indivíduo portador do CD pode ser assintomático, apresentar diarreia leve ou moderada, podendo evoluir para colite pseudomembranosa fulminante, cuja evolução pode culminar com perfuração colônica e megacolo tóxico. Estima-se que 5 a 15% da população geral é portadora assintomática de CD, com o relato de taxas de colonização de mais de 20% em adultos hospitalizados, podendo chegar a 50% em residentes de instituições de longa permanência. A colonização e a ligação à mucosa intestinal do CD são facilitadas pela alteração da microbiota intestinal normal, seja por uso de antimicrobianos ou antineoplásicos, ou por redução da mobilidade colônica causada por cirurgias ou antiperistálticos.

A epidemiologia dessa infecção alterou-se profundamente nos últimos anos, com aumento da sua incidência e mortalidade associada, coincidindo com a emergência e disseminação de cepas hipervirulentas, como a NAP1/BI/027. Várias características encontradas na NAP1/BI/027 podem contribuir para sua hipervirulência, incluindo polimorfismos no gene regulador negativo, aumentando a produção das toxinas A e B, presença dos genes que codificam a toxina binária e elevado nível de resistência a fluoroquinolonas.

O diagnóstico de infecção por CD baseia-se na combinação de sinais e sintomas, tais como diarreia, sem nenhuma outra causa identificável, e detecção da presença de toxinas A e/ou B nas fezes ou de cepas de CD produtores de toxinas; ou identificação de colite pseudomembranosa na colonoscopia ou em achados histopatológicos. Exames laboratoriais isolados não conseguem distinguir entre colonização assintomática e infecção clínica por esse agente. Existem dois testes considerados padrão-ouro para diagnóstico de CD: a cultura toxigênica e o ensaio de neutralização de citotoxicidade em cultura celular, métodos trabalhosos, demorados, com pouca utilidade na prática clínica. Os testes comerciais atualmente disponíveis são: a pesquisa das toxinas A e B nas fezes, mediante testes imunoenzimáticos (Elisa) ou imunocromatográficos; a detecção da glutamato desidrogenase (GDH), enzima produzida em elevados níveis em todos os isolados de *C. difficile*; e testes de biologia molecular baseados na amplificação da reação da polimerase em cadeia (PCR) que detectam os genes reguladores da produção de toxinas A e B (genes *tcdA* e *tcdB*). Estes últimos têm maior sensibilidade do que a detecção de toxinas A e B nas fezes, podendo beneficiar a identificação de CD produtor de toxinas em pacientes assintomáticos.

Muitas diretrizes internacionais recomendam abordagens diagnósticas com uso de múltiplos testes, sob a forma de algoritmos, na investigação dos casos suspeitos. Entretanto, a melhor metodologia e o melhor fluxograma ainda não foram estabelecidos. Preferencialmente um algoritmo com dois a três estágios deve ser utilizado para diagnóstico de infecção por CD, em que um teste positivo inicial de triagem seja confirmado com um ou dois testes confirmatórios (Figura 55.1.1 A e B).

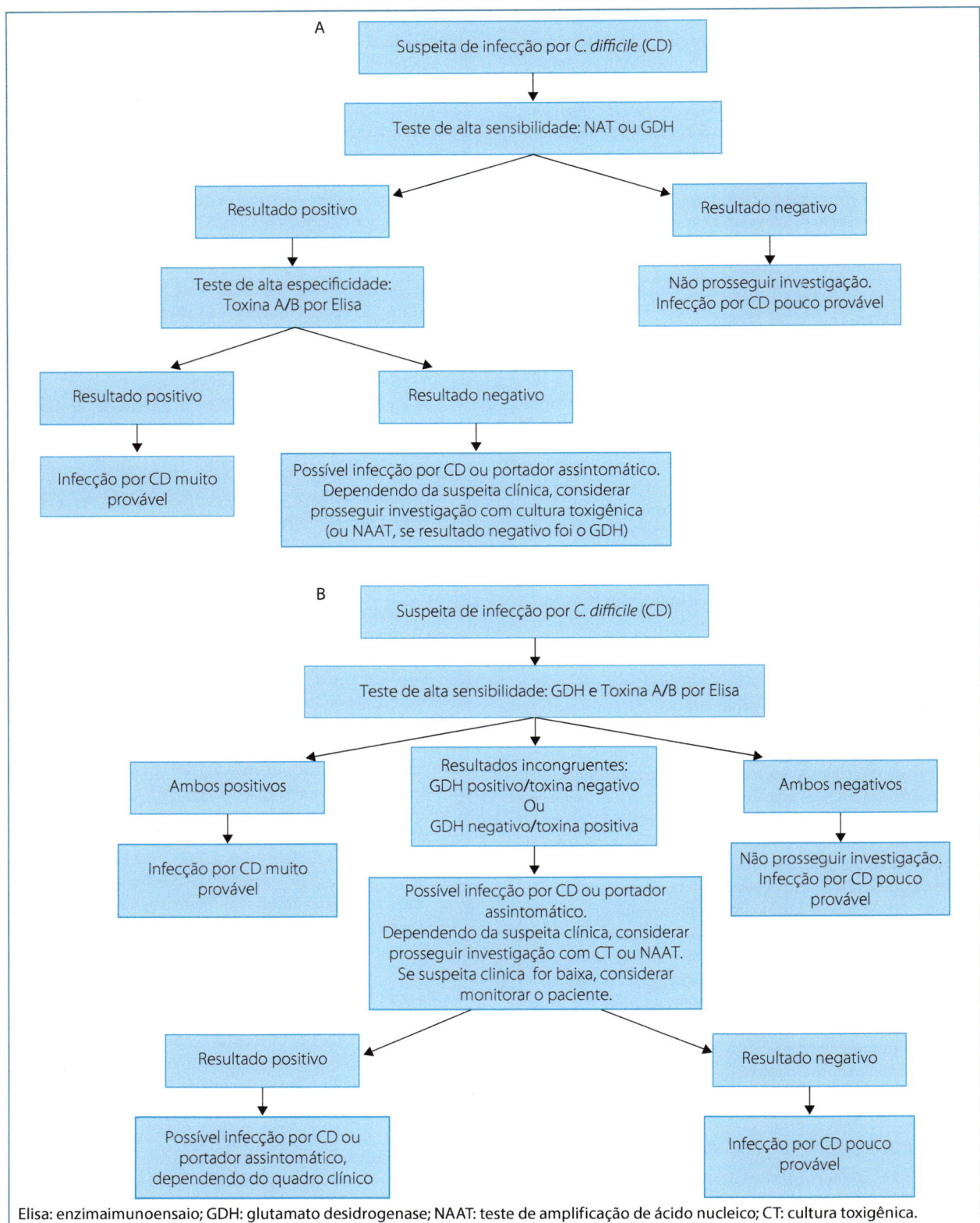

Elisa: enzimaimunoensaio; GDH: glutamato desidrogenase; NAAT: teste de amplificação de ácido nucleico; CT: cultura toxigênica.

FIGURA 55.1.1 (A e B) Algoritmos com múltiplos passos para diagnóstico de infecção por *C. difficile* baseado em testes de amostras fecais, e adaptada das Diretrizes do ESCMID, 2016.

Fonte: Ma J, Dubberke E. Current management of Clostridioides (Clostridium) difficile infection in adults: a summary of recommendations from the 2017 IDSA/SHEA clinical Practice guideline. Polish Archives of Internal Medicine. 2019;129(3):189-98.

DIAGNÓSTICO LABORATORIAL

A menor notoriedade clínica dos anaeróbios resulta de sua natureza fastidiosa. O seu crescimento em cultura é lento e tecnicamente laborioso. Métodos de coleta, transporte e processamento das amostras são raramente realizados de forma apropriada. Em infeções mistas, o crescimento de aeróbios menos exigentes resulta frequentemente num diagnóstico etiológico incompleto, com subnotificação de infeções por anaeróbios estritos.

Os espécimes clínicos devem ser obtidos livres de contaminação para que organismos saprófitos ou flora normal sejam excluídos e os resultados da cultura possam ser interpretados corretamente. Como os anaeróbios estão frequentemente presentes nas superfícies da pele e membranas mucosas em grande número, até mesmo a contaminação mínima de um espécime com flora normal pode resultar em resultados enganosos. A coleta deve ser realizada assepticamente e processada o mais rápido possível. Os seguintes tipos de amostras são ideias para o cultivo: amostras de sítios estéreis (p. ex., hemoculturas, líquido cefalorraquidiano, líquido sinovial, secreção de cavidade abdominal), amostras de feridas profundas, abscessos de diferentes localização e amostras fecais, na suspeita de *C. difficille*.

Os espécimes devem ser mantidos em meios de transporte livres de oxigênio. A entrega para o laboratório deve ser rápida e as condições de transporte devem fornecer uma atmosfera livre de O_2, gás carbônico, hidrogênio e nitrogênio. Condições laboratoriais adequadas são necessárias para o cultivo e diagnóstico desses agentes. Um método adequado para a anaerobiose em meios de cultura ricos em nutrição é fundamental, permitindo o crescimento seletivo dessas bactérias. Exemplos de meios de cultura incluem meios de enriquecimento líquido como caldo de Holman e caldo de tioglicolato, meios sólidos pré-reduzidos anaerobicamente esterilizados (p. ex., ágar sangue anaeróbio, ágar de sangue Brucella suplementado com 5% de sangue de cavalo lisado, ágar frutose cicloserina cefoxitina-CCFA).

Uma variedade de métodos pode ser usada para a identificação de anaeróbios, variando de métodos manuais de identificação presumível, com base nas características de crescimento, morfologia da colônia, suscetibilidade a antibióticos, presença ou ausência de fluorescência e testes bioquímicos clássicos a *kits* comerciais automatizados. A introdução de novos avanços na microbiologia clínica e na biologia molecular, como o sequenciamento do genoma completo e a espectrometria de massa por dessorção-ionização de *laser* em matriz (MALDI-TOF), que utiliza espectros de proteínas ribossômicas conservadas para identificação, revolucionou a detecção e identificação correta de bactérias anaeróbicas. O sequenciamento do genoma completo é uma nova tecnologia usada para identificação de espécies bacterianas, com base no sequenciamento completo de seu material genético e posterior comparação com dados de bibliotecas genômicas de referência, baseadas em métodos bioinformacionais.

Os testes de sensibilidade a antimicrobianos de bactérias anaeróbicas é dispendioso, demorado e requer laboratório e pessoal especializado. De acordo com as diretrizes internacionais, esses testes devem ser realizados, principalmente, em infeções graves (p. ex., endocardite, bacteremia, abscesso cerebral), infecções recidivadas ou naquelas sem resposta à terapia empírica. São muitos os métodos disponíveis para realização desses testes, entre os quais: diluição em ágar, microdiluição em caldo, difusão em disco, testes de gradiente de fita, técnicas de detecção de resistência fenotípica e molecular de anaeróbios. Estes últimos têm importância crescente diante da emergência de cepas cada vez mais resistentes.

TRATAMENTO

O manejo desta infecção inclui a administração de agentes antimicrobianos eficazes, drenagem cirúrgica e correção da patologia subjacente. Estas infecções são, muitas vezes, polimicrobial; portanto, na suspeita de infecção polimicrobina, o antimicrobiano escolhido deve ter ação contra ambos os aeróbios e anaeróbios. A administração de antimicrobianos ativos contra anaeróbios é iniciada, em geral, empiricamente e deve levar em consideração a topografia da infecção. Várias classes de antibióticos, incluindo β-lactâmicos, nitroimidazólicos, glicilciclinas e clindamicina, têm ação contra anaeróbios, dos quais os antimicrobianos mais eficazes são: metronidazol; cloranfenicol; carbapenems (imipenem, meropenem, doripenem, ertapenem); as combinações de uma penicilina e um inibidor de betalactamase (ampicilina ou ticarcillin mais clavulanato, amoxicilina e sulbactam e piperacillin mais tazobactam); tigeciclina; cefoxitina; e clindamicina.

Uma série de fatores deve ser considerada ao se escolherem antimicrobianos adequados para o tratamento de infecções por anaeróbios. Eles devem ser eficazes contra todos os organismos-alvo, induzir mínima ou nenhuma resistência, alcançar um nível adequado no sítio de infecção e apresentar toxicidade mínima.

Agentes antimicrobianos podem falhar na erradicação de infecção por anaeróbios por causa do desenvolvimento da resistência, não atingir níveis teciduais suficientes e/ou pelo desenvolvimento de abscesso. Agentes antimicrobianos são ineficazes no tratamento de abscessos. A cápsula do abscesso reduz a penetração do antibiotico; o baixo pH e a presença de proteínas ou enzimas (ou seja, β-lactamase) também podem prejudicar a sua atividade.

Porque a duração da terapia é muitas vezes maior que a para infecções causadas por bactérias aeróbias e facultativas, a terapia parenteral é muitas vezes substituída por terapia oral. Os antimicrobianos disponíveis para a terapia oral com atividade contra anaeróbios incluem amoxicilina e ácido clavulânico, clindamicina, cloranfenicol e metronidazol (Quadro 55.2).

β-LACTÂMICOS

Entre os β-lactâmicos, a peniclina G tem ação contra *Peptostreptocoocus* spp., *Clostridium* spp. bacilos anaeróbicos não esporulantes e bacilos Gram-negativos anaeróbios não produtores de β-lactamase (*Bacteroides, Fusobacterium, Prevotella* e *Porphyromonas* spp.). Os bacilos Gram-negativos anaeróbios que apresentam aumento da resistência à penicilina incluem: *Fusobacterium, Prevotella, Porphyromonas* spp., *P. bivia, P. Disiens* e *Bilophila wadsworthia*. Ampicilina e amoxicilina têm espectro de ação semelhante à penicilina G, mas as penicilinas semissintéticas são menos eficazes.

QUADRO 55.2 Tratamento de escolha e alternativo dos anaerobios.		
Anaeróbio	**1ª escolha**	**Alternativo**
Peptostreptococcus spp.	Penicilina	Clindamicina, cloranfenicol, cefalosporinas
Clostridioides spp.	Penicilina	Metronidazol, cloranfenicol, clindamicina, cefoxitina
Clostridioides difficile	Metronidazol	Vancomicina, fidoximicina
Fusobacterium spp.	Penicilina	Metronidazol, clindamicina, cloranfenicol
Bacterioides (BL-)	Penicilina	Metronidazol, clindamicina, cloranfenicol
Bacterioides (BL+)	Metronidazol, Carbapenêmico, penicilina/inibidor β-lactamase, clindamicina	Cloranfenicol, tigeciclina

BL-: β-lactamase negativa; BL+: β-lactamase positiva.

Cefoxitina é a cefalosporina mais eficaz contra o grupo *B fragilis*, embora 5 a 15% podem ser resistentes. Não é eficaz contra Clostridioides, exceto *C. perfringens*. Cefotetan e cefmetazole (cefalosporinas de 2ª geração) têm uma vida mais longa do que a cefoxitina. Elas apresentam ação contra B. *fragilis*, mas são menos eficazes contra outros membros do grupo *B fragilis*. Consequentemente, cefotetan já não é recomendado para tratamento de infecções intra-abdominais.

A adição de inibidores de β-lactamase aos β-lactâmicos aumenta expressivamente a atividade contra anaeróbios produtores de β-lactamase. Carbapenems (imipenem, meropenem, doripenem, ertapenem) têm excelente atividade contra bactérias anaeróbias e, muitas vezes, são administrados em infecções graves.

CLORANFENICOL

Cloranfenicol tem ótima atividade *in vitro* contra a maioria dos anaeróbios, e a resistência contra esse antibiótico é incomum. A sua solubilidade lipídica permite a sua penetração em barreiras de lipídeos e ganhando altas concentrações no sistema nervoso central.

CLINDAMICINA

A clindamicina tem ação contra vários anaeróbios, incluindo estirpes sensíveis de *Clostridium perfringens, Fusobacterium necrophorum, F. nucleatum, Peptostreptococcus anaerobius, Prevotella melaninogenica*.

METRONIDAZOL

Os nitroimidazóis têm excelente atividade contra anaeróbios. *P. acnese, Actinomyces* spp.

MACROLÍDEOS (ERITROMICINA, AZITROMICINA, CLARITROMICINA)

Os macrolídeos têm moderada a boa atividade contra anaeróbios, além do grupo de *B. fragilis*. Eles são ativos contra Prevotella e *Porphyromonas* spp. e microaerofílicas pigmentados, bacilo Gram-positivo anaeróbio não esporulado e alguns Clostridioides. Eles são menos eficazes contra Fusobacterium e *Peptostreptococcus* spp e apresentam atividade contra *C. perfringens*. Claritromicina é o mais ativo entre os macrolídeos contra Gram-positivos anaeróbios, incluindo Actinomyces, Propionibacterium e *Lactobacillus* spp. e *Bifidobacterium dentium*. Entretanto, desenvolvimento de resistência à eritromicina durante a terapia tem sido documentado.

TETRACICLINAS

Tetraciclina é usada raramente em virtude do desenvolvimento de resistência pela maioria dos anaeróbios, a exemplo da resistência do *P. acnes* que tem sido relacionada ao uso anterior do antibiótico. Os mais recentes análogos da tetraciclina, como a doxiciclina e a minociclina, parecem ter maior espectro de ação contra anaeróbios. Entretanto, consequentemente à resistência significativa, eles devem ser usados somente quando os isolados são suscetíveis ou em infecções menos graves.

TIGECICLINA

A tigeclicina é ativa contra aeróbios e anaeróbios do grupo *B. fragilis, C. perfringens, C. difficile* e *Parvimonas micra*, a resistência dos membros do grupo *B. fragilis* varia de 3,3 a 7,2%.

FLUOROQUINOLONAS

Ciprofloxacino, ofloxacino, levofloxacino, fleroxacino, pefloxacino, enoxacino e lomefloxacino não são muito ativos contra anaeróbios. Em contrapartida esparfloxacino, grepafloxacino, trovafloxacino, gatifloxacino e moxifloxacino têm considerável atividade antianaeróbia; e clinafloxacino e sitafloxacino têm a maior atividade *in vitro* contra anaeróbios. Monoterapia com moxifloxacino tem sido usada em infecções intra-abdominais em adultos. No entanto, a preocupação com o aumento da resistência do grupo *B. fragilis* reduziu sua utilização.

OUTROS AGENTES

Glicopeptídeos (vancomicina, teicoplanina) glicopeptídeos são eficazes contra Gram-positivos anaeróbios (incluindo *C. difficile*) e inativos contra bacilos Gram-negativos anaeróbios. Linezolida é ativa contra *Fusobacterium, Porphyromonas* e *Prevotella* e *Peptostreptococcus* spp.

TRATAMENTO DE COLITE POR *C. DIFFICILE*

As recomendações do tratamento de diarreia e ou colite por *C. difficile* diferem na literatura. Entretanto, o tratamento é baseado na gravidade do paciente e na frequência de episódios. O *Guidelines* da Sociedade Europeia de Microbiologia e Doenças Infecciosas recomenda metronidazol oral (500 mg a cada 8 horas por 10 dias) para o primeiro episódio de doença e reserva à vancomicina oral (125 a 500 mg a cada horas por 10 dias) apenas para casos graves (contagem de leucócitos > 15.000 e/ou creatinina > 1,5 vezes o valor inicial) e ou recorrências. Em contrapartida, o *Guidelines* da Sociedade Americana de Doenças Infecciosas (IDSA) recomenda vancomicina oral como 1ª opção terapêutica para todos os casos de diarreia e ou colite por *C. difficile* e considera o metronidazol oral a 2ª opção terapêutica. Fidaxomicina 200 mg VO a cada 12 horas durante 10 dias é um antibiótico novo, mais ativo *in vitro* do que os anteriores, sendo considerado de escolha para pacientes com infecções recorrentes ou quando o risco destas é elevado. Alternativas não farmacológicas, como probióticos e transplante de microbiota fecal, têm se mostrado promissoras em casos refratários ou com múltiplas recorrências. Metronidazol 500 mg IV a cada 8 horas pode ser utilizado quando os pacientes não conseguem tolerar medicamentos por via oral, ou administrado junto com vancomicina oral na doença muito grave complicada ou fulminante. Em casos excepcionais, a vancomicina pode ser administrada por enema; a dose é semelhante à da vancomicina oral.

RESISTÊNCIA

Os mecanismos de resistência dos anaeróbios são pouco estudados e incluem produção de enzima, alteração na penetração do antibiótico e alteração no sítio de ação da droga.

A sensibilidade de *B. fragilis* às diferentes classes de antibióticos, por exemplo, varia geograficamente e entre instituições, e alguns agentes antimicrobianos utilizados no passado já não são adequados para a terapia empírica. A sensibilidade antimicrobiana do grupo *B. fragilis* varia de acordo com a espécie. *Parabacteroides distasonis* apresenta altas concentrações inibitórias mínimas (CIM) para β-lactâmicos e *B. thetaiotaomicron* demonstra também taxas elevadas de resistência aos antimicrobianos em comparação com outros membros do grupo *B. fragilis*. Na última década, muitos bacilos Gram-negativos anaeróbios desenvolveram resistência à clindamicina, à cefoxitina e ao cefotetan, mas a maioria é uniformemente sensível ao metronidazol, aos carbapenêmicos, ao cloranfenicol e às combinações de inibidores de β-lactamase e β-lactâmico. Combinações de β-lactâmicos/inibidor de β-lactamase mantêm boa atividade contra a maioria dos anaeróbios; 89% das estirpes de *B. fragilis* são sensíveis à ampicilina-sulbactam e 98% são sensíveis à piperacillin-tazobactam.

Resistência dos Bacteroides à penicilina e às cefalosporinas é mediada por genes *cep*A e *cfx*A. O gene *cep*A codifica uma cefalosporinase cromossômica que causa resistência às cefalosporinas e aminopenicilinas, mas não à piperacilina ou às combinações de β-lactâmicos-inibidores-β-lactamases. O gene *cfx*A codifica alto nível de resistência para cefoxitina e outros β-lactâmicos. Apesar de as β-lactamases serem o principal mecanismo de resistência às penicilinas, outros mecanismos são descritos como a alteração de proteínas de ligação de penicilina e modificações das proteínas da membrana. Modificações da membrana, como perdas de porinas, podem aumentar ainda mais as CIM dos β-lactâmicos e β-lactâmicos-

inibidores-β-lactamases. Até o momento, ticarcilina-clavulanato e piperacilina-tazobactam são ativos contra > 90% dos *B. fragilis*. Carbapenêmicos são geralmente ativos contra o grupo *B. fragilis*, estudos conduzidos nos Estados Unidos relatam taxas de sensibilidade de 98,5 a 99%.

A resistência à clindamicina é mediada pelo gene *erm* localizado em plasmídeos transmissíveis que também podem transportar genes de resistência à tetraciclina. Em todo o mundo, a resistência à clindamicina aumentou na última década. Embora raro, cepas de *B. fragilis* resistentes ao metronidazol têm sido relatadas e estão associadas com o gene *nim* que codifica a nitroimidazol redutase.

Resistência à penicilina decorrente da produção de β-lactamase tem sido observada em isolados de *C. ramosum*, *C. clostridioforme* e *C. butyricum*. Isolados de *Porphyromonas* podem ser resistentes às cefaloporinas de 1ª geração em virtude de produção de cefalosporinase. A resistência aos carbapenêmicos no grupo *B. fragilis* é rara (< 1%); baixas taxas de resistência aos carbapenêmicos (1.1 a 2.5%) recentemente foram descritas em estudo multicêntrico norte-americano. Uma taxa mais elevada (7 a 12%) foi observada em um pequeno número de isolados de Taiwan.

Já a resistência do *B. fragilis* à clindamicina está aumentando em todo o mundo e atingiu cerca de 40% em alguns locais. Esse antibiótico já não é recomendável como terapia empírica para infecções intra-abdominais em vários países. Até 10% de resistência à clindamicina foi observada para *Prevotella*, *Fusobacterium*, *Porphyromonas* e *Peptostreptococcus* spp., com taxas mais elevadas para alguns *Clostridioides* spp. (principalmente *C. difficile*).

Clostridioides difficile é geralmente sensível ao metronidazol e à vancomicina, mas resistente aos β-lactâmicos, às fluoroquinolonas e à clindamicina. Surtos de cepas de *C. difficile* resistente às fluoroquinolonas têm sido associados com aumento da mortalidade. Cepas resistentes à rifampicina ou à rifaximina são associadas com mutações no gene *rpo*B e também têm sido associadas à falha terapêutica. Cepas resistentes ao metronidazol são raras, mas já foram documentadas. Um estudo de vigilância de isolados de *C. difficile* conduzido recentemente em 14 países europeus observou que mais de metade dos isolados foram multidrogarresistente, com a maioria resistente à moxifloxacina, clindamicina, eritromicina e rifampicina. Fidaxomicina mostra excelente atividade contra *C. difficile*, entretanto, sensibilidade reduzida por modificações de alvo de drogas tem sido documentada *in vitro*. Dados brasileiros demonstram sensibilidade dos isolados de *C. difficile* à vancomicina, ao metronidazol e à teicoplanina.

BIBLIOGRAFIA SUGERIDA

Alauzet C, Lozniewski A, Marchandin H. Metronidazole resistance and nim genes in anaerobes: A review. Anaerobe. 2019 Feb;55:40-53.

Alves J, Peres S, Gonçalves E, Mansinho K. Anaerobic bacteria with clinical relevance: morphologic and taxonomic classification, distribution among human microbiota and microbiologic diagnosis. Acta Med Port. 2017 May 31;30(5):409-417.

Brook I. Spectrum and treatment of anaerobic infections. J Infect Chemother. 2016 Jan;22(1):1-13.

Brook I. Spectrum and treatment of anaerobic infections. Journal of Infection and Chemotherapy. J Infect Chemother. 2016; 22: 1-13.

Byun JH, Kim M, Lee Y, Lee K, Chong Y. Antimicrobial susceptibility patterns of anaerobic bacterial clinical isolates from 2014 to 2016, including recently named or renamed species. Ann Lab Med. 2019 Mar;39(2):190-199.

Colleen S. Kraft CS, Parrott, JS et al. A laboratory medicine best practices systematic review and meta-analysis of Nucleic Acid Amplification Tests (NAATs) and Algorithms Including NAATs for the Diagnosis of Clostridioides (Clostridium) difficile in Adults. Clinical Microbiology Reviews. 2019; 32: 1-32.

Fraga EG, Nicodemo AC, Sampaio JL. Antimicrobial susceptibility of Brazilian Clostridium difficile strains determined by agar dilution and disk diffusion. Braz J Infect Dis. 2016 Sep-Oct;20(5):476-81.

Fujita K, Takata I, Sugiyama H, Suematsu H, Yamagishi Y, Mikamo H. Antimicrobial susceptibilities of clinical isolates of the anaerobic bacteria which can cause aspiration pneumonia. Anaerobe. 2019 Jun;57:86-89.

Gajdács M, Spengler G, Urbán E. Identification and antimicrobial susceptibility testing of anaerobic bacteria: Rubik's Cube of Clinical Microbiology? Antibiotics (Basel). 2017 Nov 7;6(4).

Gao Q, Wu S, Xu T, Zhao X, Huang H, Hu F. Emergence of carbapenem resistance in Bacteroides fragilis in China. Int J Antimicrob Agents. 2019 Jun;53(6):859-863.

Iacob S, Iacob DG, Luminos LM. Intestinal microbiota as a host defense mechanism to infectious threats. Front Microbiol. 2019 Jan 23;9:3328.

Ma J, Dubberke E. Current management of Clostridioides (Clostridium) difficile infection in adults: a summary of recommendations from the 2017 IDSA/SHEA clinical practice guideline. Polish Archives of Internal Medicine. 2019;129(3): 189-198.

McDonald LC, Gerding DN, Johnson S, Bakken JS, Carroll KC, et al. European Society of Clinical Microbiology and Infectious Diseases: update of the diagnostic guidance document for Clostridium difficile infection. Clin Microbiol Infect. 2016; 22(Suppl 4): S63–S81.

Munson E, Carroll KC. An Update on the Novel Genera and Species and Revised Taxonomic Status of Bacterial Organisms Described in 2016 and 2017. J Clin Microbiol. 2019 Jan 30;57(2).

Nagy E, Boyanova L, Justesen US; ESCMID Study Group of Anaerobic Infections. How to isolate, identify and determine antimicrobial susceptibility of anaerobic bacteria in routine laboratories. Clin Microbiol Infect. 2018 Nov;24(11):1139-1148.

Nagy E, Schuetz A. Is there a need for the antibiotic susceptibility testing of anaerobic bacteria? Anaerobe. 2015 Feb;31:2-3.

Sandora TJ, Wilcox MH. 2018. Clinical practice guidelines for Clostridium difficile infection in adults and children: 2017 update by the Infectious Diseases Society of America (IDSA) and Society for Healthcare Epidemiology of America (SHEA). Clin Infect Dis. 2017; 66:e1–e48

Schuetz AN. Antimicrobial resistance and susceptibility testing of anaerobic bacteria. Clin Infect Dis. 2014 Sep 1;59(5):698-705.

Veloo ACM, Baas WH, Haan FJ, Coco J, Rossen JW. Prevalence of antimicrobial resistance genes in Bacteroides spp. and Prevotella spp. Dutch clinical isolates. Clin Microbiol Infect. 2019 Feb 22. pii: S1198-743X(19)30083-7.

Wang Y, Chen XF, Xie XL, Xiao M, Yang Y et al. Evaluation of VITEK MS, Clin-ToF-II MS, Autof MS 1000 and VITEK 2 ANC card for identification of Bacteroides fragilis group isolates and antimicrobial susceptibilities of these isolates in a Chinese university hospital. J Microbiol Immunol Infect. 2019 Jun;52(3):456-464.

55.2 Gangrena gasosa

Rudolf Uri Hutzler
Carlos Ernesto Ferreira Starling

HISTÓRICO E CONCEITO

Gangrena gasosa (GG) é uma doença também denominada mionecrose clostridiana. Causada por várias espécies de clostrídios, trata-se de uma infecção muito grave, com necrose muscular e de tecidos moles, com alta toxicidade sistêmica, rapidamente progressiva e letal. A patogenia depende muito das potentes exotoxinas clostrídicas.

As fasciítes necrosantes (FN) são classificadas em tipo I (polimicrobianas) e tipo II (monomicrobianas). A GG, portanto, se caracteriza como uma FN do tipo I. A incidência anual das FN varia de 15,5 casos/100.000 habitantes na Tailândia e 0,3 a 5 casos/100.000 habitantes em outras regiões. A indecência relativa entre os tipos monomicrobiano (tipo II) e polimicrobiano (tipo I) varia consideravelmente na literatura internacional.

Historicamente, a GG já tinha sido descrita muito antes, mas emergiu vultuosamente na I Grande Guerra, quando atingiu 5% das feridas de batalha. Com a melhoria dos cuidados dos ferimentos, a incidência caiu por volta de 0,3 a 0,7% na II Grande Guerra, 0,2% na Guerra da Coreia e 0,0002% na Guerra do Vietnã. Essa diminuição da ocorrência de GG deveu-se aos progressos no tratamento e cuidado dos ferimentos e à rapidez e à adequação do atendimento a esses traumas de guerra.

Na população civil, a GG é ocorrência rara, sendo muito difícil obter estatísticas de credibilidade. Ela complica ferimentos traumáticos e isquemias teciduais.

ETIOPATOGENIA

Clostridium perfringens é o agente causal de aproximadamente 80% dos casos de GG. Outros agentes etiológicos são *C.*

septicum, C. novyi, C. sordelli, C. histolyticum, C. fallax, C. bifermentans.

O trauma introduz os micro-organismos em suas formas vegetativas ou esporulada diretamente em tecidos profundos. Caso o trauma comprometa a vascularização tissular e o aporte de oxigênio para as células, forma-se um ambiente anaeróbico, com baixo potencial de oxirredução e pH baixo, o qual é ideal para o desenvolvimento clostridiano.

Na GG, a necrose muscular é extremamente grave, sendo que a presença de polimorfonucleares (PMN) é marcadamente ausente na biópsia. Essas células, uma vez chegando ao sítio da infecção, permanecem aderidas ou acumuladas ao longo do endotélio vascular de capilares e arteríolas e vênulas, mas não passam do tecido vascular para a área necrótica. Essa característica histopatológica difere radicalmente das infecções causadas por *Staphylococcus aureus*e e *Streptococcus* sp., em que o afluxo de PMN na área afetada é marcante, expressando-se na formação do pus em quantidade variável, sem destruição tissular ou vascular adjacente.

Esses clostrídios produzem pelo menos 12 toxinas, enzimas bacilares. A principal, a alfatoxina, é a fosfolipase C, que cinde lecitina em fosforilcolina e diglicerídeos; é também hemolisina. Assim, a alfatoxina é hemolítica, necrosante e letal. Outras cinco exotoxinas são também letais.

EPIDEMIOLOGIA

A contaminação de ferimentos, em batalha ou por acidentes traumáticos diversos, por clostrídios, é frequente e ocorre com mais de uma espécie, além da presença de outras bactérias, que colonizam o local. Para que ocorra a GG, é necessária a hipóxia tecidual, com diminuição de potencial de oxirredução; isto ocorre coadjuvado pela presença de corpos estranhos, insuficiência vascular e coexistência de outras infecções.

Na vida civil, GG se dá em ferimentos acidentais: na agricultura, fraturas expostas, esmagamentos, ferimentos por arma branca ou de fogo; nos pós-operatórios, principalmente nas cirurgias de intestino grosso e de vias biliares.

Ela também surge como complicador de gangrena seca vascular, em pé diabético, escaras de decúbito, queimaduras e amputações; pode suceder a abortamento séptico, em geral provocado. Já se descreveram casos por injeções de epinefrina e de insulina subcutânea e pós-episiotomia.

Na variante de GG espontânea, sem que se reconheça a porta de entrada para o bacilo, a fonte de infecção parece ser o colo intestinal, afetado por neoplasia maligna, enterites neutropênicas e infiltrados leucêmicos. Ocorre a disseminação de clostrídios por via sistêmica com metástases necróticas. O agente causal mais frequente desta variante é o *Clostridium septicum*.

Os agentes causais de GG são encontrados universalmente em animais e no solo. A exceção é o deserto do Saara, onde não foram encontrados esses micro-organismos, que vivem abundantemente em solos férteis e no trato digestivo baixo do homem e de animais.

QUADRO CLÍNICO

O período de incubação da GG é usualmente de 1 a 4 dias, podendo ser até de 6 a 8 horas. Os sintomas começam com dor intensa e sem remissão, de início súbito, em local com ferimento.

O aspecto inicial vai desde normal, com dor ou sensação de peso e pressão, mas muito rapidamente, de minutos a horas, aparecem edema, palidez local e dor. Pode surgir gás nos tecidos moles, visto primeiro em imagens e à palpação. No entanto, a ausência de gás ou crepitação não é excludente para o diagnóstico, nem é específica de infecção clostridiana. A coloração da pele é pálida e evolui para cor bronzeada, carmim, com enfisema subcutâneo e bolhas hemorrágicas. Surgirá um corrimento local, fétido amarronzado, turvo, serossanguinolento e com cheiro adocicado, pútrido.

A lesão é precedida em geral por ferimento traumático, gangrena seca ou isquemia de tecidos, queimaduras (Figura 55.2.1). Outras causas precedentes podem ser: cirurgia de intestino grosso ou de via biliar; abortamento séptico, em geral provocado; carcinoma colorretal ou pélvico; doenças inflamatórias intestinais; neutropenia complicando leucemia ou quimioterapia.

As manifestações sistêmicas são de extrema toxemia, com doente taquicárdico e muito inquieto. A febre é, em geral, baixa; surge hemólise, hipotensão, insuficiência renal com hemoglobinúria e acidose metabólica. Na fase terminal, ocorre coma, edema generalizado, com a pele de aspecto bege-amarronzado e crepitação extensa e intensa.

Têm sido descritos quadros de gangrena gasosa em órgãos internos, como:

- Gangrena gasosa do pâncreas, complicando pancreatites agudas com pneumorretroperitôneo.
- Mediastinite, após abscesso dentário, seguido de flegmão cervical.
- Gangrena gasosa espontânea, inclusive provocada por *Clostridium septicum*, em localização cervicotorácica ou outra.
- Abscesso clostrídico do miocárdio, pós-septicemia, a partir de foco de virilha sem sinais de trauma.
- Em transplantes hepáticos.
- Em subcutâneo de local de inserção de cateter venoso central, após disseminação hematogênica de clostrídios.
- Gangrena gasosa espontânea, ocorrendo durante a indução de quimioterapia para linfoma não Hodgkin.
- No espaço pleural, pós-ferimento do esôfago por ingestão de espinha de peixe.
- Em doenças do colo, doença de Crohn e carcinomas.
- Em cistos hepáticos.

As GG podem ser polimicrobianas e terem patógenos específicos do local do trauma. Entretanto, são os clostrídios os principais responsáveis pela destruição tissular. GG podem se manifestar de forma recorrente em locais previamente infectados por *C. perfringens*. Essas infecções ocorrem por germinação de esporos remanescentes em tecidos lesados, os quais podem permanecer viáveis por décadas nesses tecidos.

DIAGNÓSTICO

O diagnóstico é clínico e é essencial que seja precoce, já com o início do quadro doloroso, sucedendo o ferimento, com taquicardia, toxemia intensa. Observam-se edema tenso, palidez amarronzada local, bolhas hemorrágicas, presença de gás em tecido mole, corrimento fétido adocicado, síndrome de compartimentação muscular, com presença de gás em músculos e partes moles.

O músculo exposto não reage a estímulos mecânicos e dolorosos, não se contrai, tem aspecto amarronzado, "cozido" e não sangra. A lesão muscular, em geral, é mais extensa do que a da pele.

O exame bacterioscópico mostra bacilos Gram-positivos sem esporos, com extremidades arredondadas. Só o encontro desses bacilos não faz o diagnóstico, uma vez que eles podem não ter nenhum papel patogênico. Neutrófilos e leucócitos são praticamente ausentes, lisados que são pelas toxinas clostrídicas. As culturas são positivas para clostrídios, em geral *C. perfringens*; só 10 a 15% dos doentes têm bactérias recuperáveis na circulação.

DIAGNÓSTICO DIFERENCIAL

O diagnóstico diferencial de GG é passível de ser feito com:

- celulite anaeróbica por clostrídios;
- celulite anaeróbica não clostrídica;
- fasciíte necrosante (síndrome de Fournier);
- miosite crepitante não clostrídica (mionecrose anaeróbica estreptocócica, gangrena vascular infectada, mionecrose por *Aeromonas hydrophila*), por outras bactérias;
  - septicemia por *Clostridium septicum*.

A celulite anaeróbica por clostrídios tem início e progressão mais graduais que a GG. As manifestações sistêmicas são menos intensas, se bem que também muito graves. A dor local é menor, a formação de gás pode até ser maior e as lesões de pele são menos intensas. Em última análise, a diferenciação estará no achado de músculo normal à cirurgia, nos casos de celulite anaeróbica, e não nos de GG.

A celulite anaeróbica não clostrídica é de evolução clínica semelhante à anterior. Os agentes causais pertencem a cepas de espécies facultativas à anaerobiose (*Escherichia coli*, *Klebsiella* sp., estreptococos) e a anaeróbios (*Peptococcus* sp., *Bacteroides* sp. e outros). Frequentemente ocorre em situações de insuficiência vascular ou de infecção perirretal.

A fasciíte necrosante mais comum é, igualmente, a de etiologia mista, com os germes aeróbios e anaeróbios enumerados nas outras celulites, já citadas.

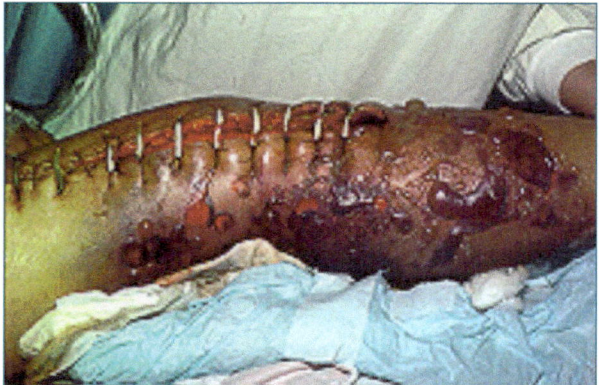

FIGURA 55.2.1 Paciente com 56 anos, alcoolista, com piomiosite por *C. perfringens*, após drenagem cirúrgica.
Fonte: Medscape. Disponível em: http://emedicine.medscape.com/article/782709-overview. Acesso em: 13 jul. 2009.

A síndrome de Fournier, também conhecida como gangrena de Fournier, é uma forma de fasciíte necrosante, originalmente descrita como atingindo os genitais masculinos. Atualmente, tem-se dado esse nome também às situações ocorridas em mulheres. Ocorre em diabéticos, mas também em não diabéticos e após traumas localizados em pele de região perineal (lesões anorretais, parafimoses, lesões penianas, cirurgia local – principalmente anorretal). É de etiologia mista, com aeróbios (*E. coli*, *Klebsiella* sp., enterococos) e anaeróbios (*Bacteroides* sp., *Fusobacterium* sp., clostrídios, estreptococos anaeróbios).

O quadro clínico começa com celulite na porta de entrada, evolui para crepitação e necrose, eritema e edema. Atinge pele e subcutâneo, vai até a fáscia albugínea, em geral não atingindo os testículos. A evolução se faz para gangrena de escroto, lesando pele e subcutâneo, atingindo também o períneo e regiões do abdome, nádegas e coxas. As manifestações sistêmicas são intensas, com grande toxemia e alta letalidade. O tratamento consiste em grande desbridamento de tecidos lesados, antimicrobianos e sustentação vital; oxigenoterapia hiperbárica pode ser indicada.

As miosites crepitantes não clostrídicas incluem:

Mionecrose estreptocócica anaeróbia: aparece após 3 a 4 dias de lesão traumática, com exsudação purulenta abundante. A dor é tardia, e não precoce como na GG. Há algum gás, com eritema envoltório muito importante. Os polimorfonucleares são abundantes. A lesão tem mau cheiro e a evolução é grave, para gangrena e choque.

A gangrena estreptocócica hemolítica tem como agentes etiológicos estreptococos beta-hemolíticos do grupo A; também ocorre com *Staphylococcus aureus*. Sucede a traumas ou cirurgias, em diabéticos e em pacientes com vasculopatias periféricas, em cirróticos ou em doentes tratados com corticosteroides.

Os estreptococos beta-hemolíticos do grupo A foram suscetíveis a mutações e tornaram-se mais virulentos, passando a causar a doença em pacientes sem doenças de base. Nos exsudatos das lesões, os polimorfonucleares são abundantes.

O quadro sistêmico é grave, manifestando-se com síndrome de toxemia estreptocócica "choque-símile", febre, hipotermia, choque, confusão mental, taquicardia, falência de múltiplos órgãos e geralmente infecção localizada em partes moles; são frequentes leucocitose, plaquetopenia e uremia. A elevação de creatinofosfoquinase (CPK) pode ser sinal de lesões de músculos e fáscias.

Os estreptococos beta-hemolíticos do grupo A mais frequentes nessa etiologia em casuística recente foram germes MT, ou MT com genes de exotoxina pirogênica A (Spe A) ou C (Spe C), ou tipos M, ou M com exotoxinas pirogênicas A ou B. Parecem ter tido origem clonal. Houve uma sequência de casos nos últimos anos, na Escandinávia e na Inglaterra, que ganharam as manchetes da imprensa leiga mundial. Os agentes causais são de sorotipos específicos, mas uma cepa de determinado sorotipo pode ganhar um gene novo (gene de toxina) e, com ele, virulência aumentada. A doença tem atingido doentes sem doenças de base, jovens e adultos até então hígidos.

Mionecrose sinergística anaeróbia não clostridiana é grave, atinge músculos e tecidos da pele, subcutâneo e fáscia; há poucos casos causados por *Klebsiella pneumoniae* em diabéticos.

Gangrena vascular infectada ocorre com lesões em musculatura previamente atingida por isquemia decorrente de insuficiência arterial, principalmente em diabéticos.

A etiologia é de *Proteus* sp., *Bacteroides* sp. e estreptococos anaeróbios. A infecção atinge tecido muscular com boa vitalidade. Há casos de mionecrose por *Bacillus cereus* pós-trombose de enxertos arteriais.

Mionecrose por *Aeromonas hydrophila* é causada por esse bacilo Gram-negativo, facultativamente anaeróbio. Trata-se de um quadro semelhante ao da GG. Rapidamente progressivo, sucede a traumas em ambiente aquático ou ao contato com peixes ou outra fauna hídrica. O aspecto local, inclusive com gás nos planos das *fasciae*, também é semelhante ao da GG. Deve ser prontamente tratado com desbri-

damento cirúrgico e antimicrobianos (aminoglicosídeos-gentamicina e tobramicina, cotrimoxazol, ciprofloxacina, cloranfenicol, além de cefalosporinas de terceira geração). Também a infecção causada por *Aeromonas veronii biovar sobria* foi descrita nesse diagnóstico diferencial.

TRATAMENTO

O tratamento da GG é baseado em desbridamento cirúrgico dos tecidos lesados, antimicrobianoterapia sistêmica e oxigenoterapia hiperbárica.

O uso de soro antigangrenoso está abandonado. Existiam antissoros contra *C. perfringens*, *C. septicum* e *C. hystoliticum*. A Figura 55.2.2 mostra a classificação e o manejo clínico das FN.

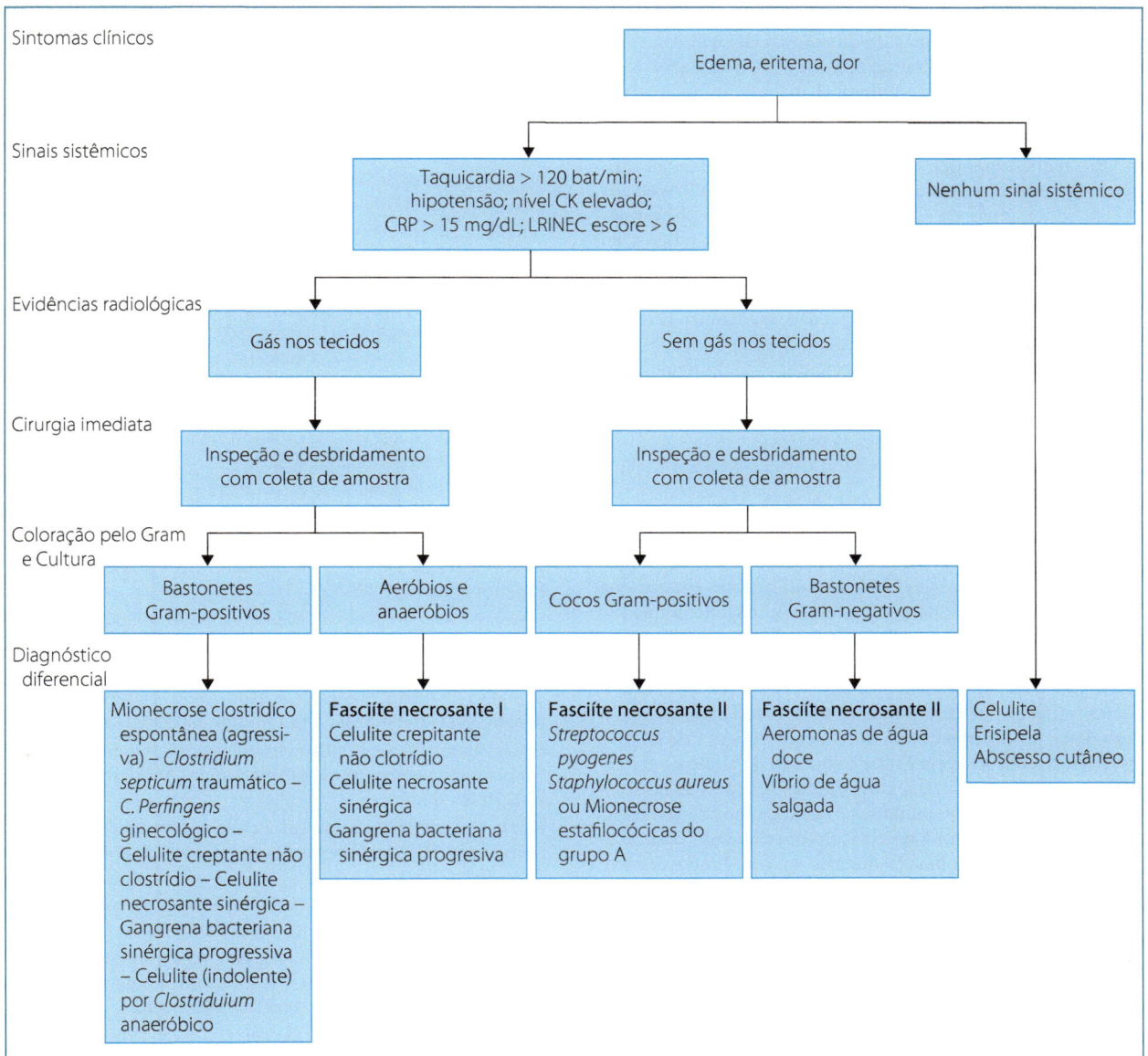

FIGURA 55.2.2 Algoritmo para diagnóstico de infecções necrosantes. CK denota creatina quinase, proteína C-reativa CRP, LRINEC, indicador de risco laboratorial para fasciíte necrosante e fasciíte necrosante NF.
Fonte: Adaptada de Stevens DL, Bryant AE. Necrotizing Soft-Tissue Infections Dennis L. N Engl J Med. 2017;377:2253-65.

TRATAMENTO CIRÚRGICO

É necessário remover o mais rapidamente possível os tecidos desvitalizados pelas toxinas dos clostrídios: pele, tecido celular subcutâneo, fáscias, aponeurose e músculos, com boa margem de segurança em tecido sadio. As intervenções são mutilantes e amputações muitas vezes se fazem necessárias; reintervenções para retirar mais tecido também são quase regra. Quando o foco de GG situa-se no tronco, a retirada dos tecidos lesados ocasiona perda de parede abdominal, exenterações e desarticulações; situações em que as reparações cirúrgicas são muito difíceis.

TRATAMENTO ANTIMICROBIANO

É classicamente realizado com a administração de 10 a 24 milhões de unidades de penicilina G cristalina por dia, por via intravenosa. Há, porém, resistência de *C. perfringens* à penicilina, até mais acentuada do que outros clostrídios. As alternativas são piperacilina/tazobactam, metronidazol, imipenem, meropenem ou cloranfenicol, que são muito ativos *in vitro* contra os agentes causais de GG, além de serem efetivos contra outras cepas microbianas coinfectantes; boa atividade *in vitro* tem clindamicina 80%, enquanto cloranfenicol imipenem, meropenem, e metronidazol apresentam 100% de atividade sobre cepas de *Clostridium perfringens*. Em estudo venezuelano, a combinação de penicilina com clindamicina (600 mg intravenosas a cada 6 ou 8 horas) proporcionou melhores resultados que a do uso isolado de penicilina.

O tempo de antibioticoterapia não se encontra bem definido em estudos clínicos. Entretanto, os antimicrobianos devem ser mantidos até que os pacientes estejam hemodinamicamente estáveis e os desbridamentos cirúrgicos não sejam mais necessários. Portanto, esse tempo deve ser ajustados às necessidades específicas de cada paciente.

OXIGENOTERAPIA HIPERBÁRICA

A oxigenoterapia hiperbárica vem sendo utilizada no tratamento de GG há cerca de 50 anos. Apesar das dificuldades metodológicas de se evidenciar a sua eficácia em estudos clínicos bem controlados e consistentes, a oxigenoterapia hiperbárica é fortemente recomendada pelos especialistas da área e normatizada pela Agência Nacional de Saúde (Resolução n. 211/2010, atualizada pela RN n. 262/2011) para esta e outras situações clínicas específicas. Em modelo animal, a ação desse procedimento faz inibir o crescimento de *C. perfringens*, reduzir sua replicação e emissão de alfatoxina, oxigenar os tecidos e reduzir a mortalidade. A experiência clínica prática com essa modalidade terapêutica mostra que o seu uso delimita e diminui a necrose, proporcionando desbridamentos menores, menos frequentes e, consequentemente, menos mutilantes. Em geral, fazem-se cinco sessões a 2,5 atmosferas de pressão, por 90 a 120 minutos, nos dois primeiros dias de tratamento. As sessões podem continuar, até a cessação da fase infecciosa da doença. Os procedimentos cirúrgicos não devem ser protelados para a realização da oxigenoterapia hiperbárica.

PROGNÓSTICO

Sem tratamento, a GG tem letalidade próxima de 100% nas primeiras 48 horas da doença. Com antibioticoterapia e tratamento cirúrgico precoces, suporte de terapia intensiva e medidas adjuvantes morrem 20 a 25% dos doentes. Infelizmente, a maioria dos sobreviventes sofre mutilação. Há vários fatores de piora prognóstica: gangrena gasosa espontânea, infecção por *C. septicum*, doença maligna intestinal, leucemia, envolvimento da parede abdominal, hemólise intravascular.

PROFILAXIA

Os ferimentos traumáticos devem ser meticulosamente irrigados e limpos, retirando-se todos os corpos estranhos, sujeira e tecido desvitalizado. Nos procedimentos cirúrgicos em feridas contaminadas, cirurgias intestinais e das vias biliares, das amputações em segmentos com insuficiência vascular, deve-se fazer profilaxia antibiótica com penicilinas, metronidazol ou imipenem.

É necessário também evitar injeções intramusculares de epinefrina.

BIBLIOGRAFIA SUGERIDA

Agência Nacional de Saúde (Resolução n. 211/2010, atualizada pela RN n. 262/2011).

Anderson CM et al. Pneumoperitoneum in two patients with Clostridium perfringens necrotizing pancreatitis. Am Surg. 2004;70:268-71.

Anesti E, Brooks P, Majumder S. Images in emergency medicine. Gas gangrene. Ann Emerg Med Jul. 2007;50(1):14, 33.

Arenal JJ et al. Gas Gangrene of the thigh secondary to Crohn's disease of the sigmoid colon. Med Clin (Barc). 2002;118:397.

Brummelkamp WH, Boerema I, Hoogendyk L. Treatment of clostridial infections with hyperbaric oxygen drenching: A report on 26 cases. Lancet. 1963;1:235-8.

Buczynski K et al. A rare case of gangrenous mediastinitis. Pneumol Alergol Pol. 2003;71:95-8.

Calvo A et al. Prevalencia de bacterias anaerobias y evaluación de su resistencia a los antibióticos por el método de E-test. Rev Panam Infectol. 2004;6:17-22.

Carron P, Tagan D. Fulminant spontaneous Clostridium septicum gas gangrene. Ann Chir. 2003;128:391-3.

Chan G, Tchervenkov J, Cantarovich M. Veno-atrial bypass for the operative treatment of septic gas gangrene secondary to delayed hepatic artery thrombosis. Ann J Transpl. 2003;3:760-3.

Garcia-Suarez J et al. Spontaneous gas gangrene in malignant lymphoma: an underreported complication? Am J Hematol. 2002;70:145-8.

Halpin TF, Molinari JA. Diagnosis and management of Clostridium perfringens sepsis and uterine gas gangrene. Obstet Gynecol Surv. 2002;57:53-7.

Ikegami T, Kido A, Shimokawa H. Primary gas gangrene of the pancreas: report of a case. Surg Today. 2004;34:80-1.

Keese M, Nichterlein T, Hahn M. Gas gangrene pyaemia with myocardial abscess formation – fatal outcome from a rare infection nowadays. Resuscitation. 2003;58:219-25.

Levy V, Reed C, Abbott SL. Escherichia coli myonecrosis in alcoholic patients. J Clin Gastrenterol. 2003;36:443-5.

Nickenig C, Schurmann M, Waggershauser T. 41-year-old patient after liver transplantation with acute abdominal pain. Internist. 2002;43:995-8.

O'Rourke J, Fahy C, Donelly M. Subcutaneos emphysema at the site of central line placement due to the hematogenous spread of Clostridium septicum. Eur J Anaesthesiol. 2003;20:162-3.

Pasternack MS, Swartz MN. Cellulitis, necrotizing fasciitis, and subcutaneous tissue infections. In: Bennett JE, Dolin R, Blaser MJ (eds.). Mandell, Douglas, and Bennett's Principles and practice of infectious diseases. 8th ed. Philadelphia: Elsevier; 2015. p. 1194-215.

Pasternack MS, Swartz MN. Gas Gangrene (Clostridial Myonecrosis) In: Mandell GL, Bennett JE, Dolin R. Principles and practice of infectious diseases. 6. ed. Philadelphia: Elsevier; 2005. p. 1198-2000.

Quigley M et al. Fatal Clostridium perfringens infection of a liver cyst. J Infect. 2003;47:248-50.

Shiina Y, II K, Iwanaga N. An Aeromonas veronii biovar sobria infection with disseminated intravascular gas production. J Infect Chemoter. 2004;10:37-41.

Smith-Slatas CL, Bourque M, Salazar JC. Clostridium septicum infections in children: a case report and review of the literature. Pediatrics Apr. 2006;117(4):e796-805.

Stevens DL, Bryant AE. Necrotizing Soft-Tissue Infections Dennis L. N Engl J Med 2017;377:2253-65.

Wang C, Schwaitzberg S, Berliner E. Hyperbaric oxygen for treating wounds: a systematic review of the literature. Arch Surg. 2003;138:272-9.

55.3 Tétano

Roberto Focaccia
Walter Tavares
Celso Carmo Mazza
Ricardo Veronesi (in memoriam)

INTRODUÇÃO

O tétano é doença infecciosa, não contagiosa, causada pela ação de um dos componentes (tetanospasmina) da poderosa exotoxina do *Clostridium tetani* sobre as células nervosas do Sistema Nervoso Central (SNC). A doença caracteriza-se por hipertonia da musculatura estriada, generalizada ou não, atingindo, de preferência, os seguintes músculos estriados: masseteres (trismo), musculatura paravertebral (opistótono), músculo da nuca (rigidez da nuca), músculo da parede anterior do abdome (rigidez abdominal), musculatura dos membros (a dos inferiores predominando sobre a dos superiores). Essa contratura é permanente e se intensifica, paroxisticamente, em consequência de estímulos luminosos, manuseio do paciente, secreções, tosse, micção, deglutição etc., constituindo o que se denomina espasmo ou convulsão tônica, o mais temível sintoma da doença, já que é o responsável pela maioria dos óbitos em tetânicos (Figura 55.3.1).

Segundo os papiros de Edwin Smith, a descrição mais antiga de tétano foi feita no ano de 1500 a.C., à época da 188 dinastia egípcia. Posteriormente, em 640 a.C., Hipócrates já o descrevia em suas duas formas, generalizada e localizada, sendo o autor do aforismo: Tetânico que passar do quarto dia estará salvo." Indiscutivelmente, o "Pai da Medicina" possuía maravilhoso senso de observação, pois, ainda nos dias atuais, apesar do enorme progresso da terapêutica, são mais frequentes os óbitos dentro da primeira semana.

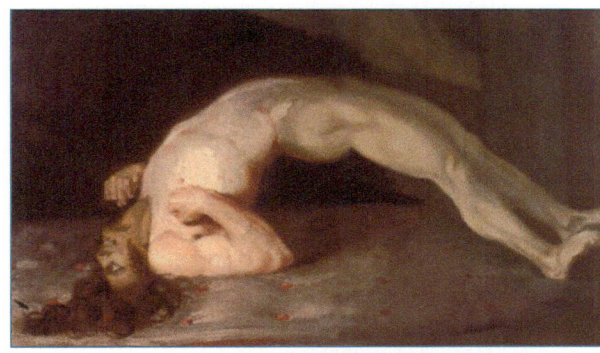

FIGURA 55.3.1 Pintura do inglês Charles Bell retratando espasmos musculares generalizados em soldado ferido em guerra, em 1809. *Fonte: Opisthotonus tetanus following a gunshot wound*, Royal College of Surgeons of Edinburgh.

ETIOLOGIA

O agente etiológico é o *C. tetani,* bacilo Gram-positivo, esporulado, morfologicamente semelhante a um alfinete de cabeça, com 4 a 10 μ de comprimento (Figura 55.3.2). Sua mobilidade é assegurada por 30 a 50 cílios perítricos, é estritamente anaeróbio e, sob condições adversas de sobrevivência, esporula; esta forma lhe confere excepcional resistência por vários anos. Quando as condições ambientais lhe são favoráveis, germina e assume a forma vegetativa, filamentosa. Esta é capaz de elaborar a exotoxina tetânica, altamente neurotrópica, cuja potência só é superada pela da toxina botulínica. Para avaliar sua potência, é bastante atentar que 1 mL da toxina tetânica diluída a 1/100.000 é suficiente para matar um cobaio de 350 g em poucas horas.

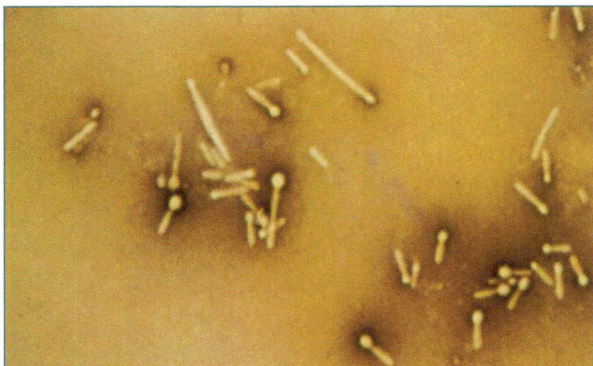

FIGURA 55.3.2 Esporos tetânicos. Com 4 a 10 µ de comprimento, morfologicamente semelhante a um palito de fósforo, constituti uma forma de resistência do *C. tetani* que permite sua sobrevivência por longo tempo, mesmo em condições adversas a sua biologia.

A capacidade de produção de toxina tetânica varia com a cepa de *C. tetani* e com o meio de cultura. Também a síntese de toxina pelo bacilo guarda relação inversa com sua capacidade de esporulação. A produção de toxina *in vivo*, no animal inoculado com esporos tetânicos, inicia-se sob condições anaeróbias dentro de 4 a 8 horas da inoculação, atingindo seu máximo após o final da fase ativa de crescimento. O peso molecular da toxina se situa em torno de 150.000 dáltons.

A produção de toxina pelo bacilo tetânico é mediada por um plasmídeo cuja presença diferencia cepas toxigênicas das não toxigênicas. A toxina tetânica pode ser degradada pela ação da tripsina ou papaína em diferentes fragmentos (α-1, 0-1, 0-2, e γ), cada um dos quais tem sido incriminado por diferentes manifestações da doença. O fragmento beta causa asfixia, insuficiência cardíaca e exaustão em animais de laboratório, sem causar espasmos musculares ou hipertonia, e pode estar relacionado à hiperatividade simpática do tétano grave.

O C. tetani é comumente encontrado na natureza sob a forma de esporo, nos seguintes meios: terra ou areia, máxime quando contaminadas com fezes de animais; reino vegetal (em espinhos de arbustos e pequenos galhos de árvores); águas putrefatas; pregos enferrujados; instrumentos de lavoura; latas velhas contaminadas com poeira de rua ou terra; fezes de animais ou humanas; fios de categute e agulhas de injeção não convenientemente esterilizadas. A multiplicação do bacilo é coadjuvada pela ação de certas substâncias (ácido láctico, sais de cálcio, quinina) que baixam o potencial de oxirredução dos tecidos.

EPIDEMIOLOGIA

O tétano é doença de distribuição mundial, representando grave problema de saúde pública em muitos países, especialmente naqueles de menor desenvolvimento socioeconômico e educacional, ou em países em desenvolvimento, porém com áreas subdesenvolvidas.

No passado, o tétano situou-se entre as doenças prevalentes em países da Europa e América do Norte, porém, na atualidade, é doença rara nestes países, graças ao seu desenvolvimento social e educacional – sobretudo, à vacinação antitetânica realizada de modo sistemático na população, incluindo as gestantes, à adequada assistência ao parto e ao melhor atendimento aos pacientes com ferimento.

MORBIDADE E MORTALIDADE

Em 1987, dados obtidos na 8ª Conferência Internacional sobre Tétano, realizada em Leningrado, estimavam ser o tétano responsável por cerca de 1.200.000 mortes anuais nos países em desenvolvimento, sendo 800 mil crianças com tétano neonatal. Em 1992, a Organização Mundial da Saúde estimou em cerca de 594 mil as mortes por tétano neonatal nos países em desenvolvimento, das quais 40% ocorreram em países do Sudoeste da Ásia, 20% na região africana e 20% na região do Oeste do Pacífico.

Quatro anos depois, graças aos programas de imunização ativa da população, o índice de mortalidade por tétano neonatal na maioria desses países sofreu notável redução.

No Brasil, durante longos anos, a incidência do tétano permaneceu elevada. Em 1960, estimava-se a ocorrência de 10 mil casos de tétano por ano, com o índice de morbidade de 161/100.000 habitantes. No mesmo ano, nos Estados Unidos, o índice de morbidade foi de 0,2031/100.000 habitantes/ano. A incidência foi se reduzindo de maneira significativa. Os índices de mortalidade mostravam-se elevados até o início da década de 1970, mantendo-se em torno dos 30% nos casos de tétano acidental, de acordo com dados notificados.

A incidência de tétano no Brasil está se reduzindo acentuadamente, apesar da provável subnotificação, por extrapolação aos demais agravos e pela inexplicável ausência de notificação de casos de tétano neonatal em áreas do interior das regiões Norte e Nordeste, onde os partos frequentemente são feitos fora de hospital. Mas supõe-se uma notável redução. Casos notificados de tétano neonatal foram praticamente erradicados nos estados brasileiros com maior índice de desenvolvimento humano.

Em 2016, 2017 e 2018, foram confirmados 243, 230 e 196 casos em todo território nacional. A letalidade, nesse mesmo período, foi de 33%, 30% e 38,7%, respectivamente, sendo considerada elevada, quando comparada com os países desenvolvidos, onde se apresenta entre 10 e 17% (SinanWeb. Disponível em: http://www.saude.gov.br/saude-de-a-z/teta-no-acidental. Acesso em: 29 junho 2019).

No estado de São Paulo, com sistema de assistência à saúde mais desenvolvido, ampla cobertura vacinal e coleta de dados mais eficiente pelo Centro de Vigilância Epidemiológica da Secretaria de Estado da Saúde de São Paulo (CVE/SES), está havendo redução de coeficientes de incidência, porém aparentemente desproporcional à ocorrência de casos no restante do país, reforçando a suposição de subnotificação em diferentes estados e localidades. Em 2018, no estado de São Paulo, foram notificados 15 casos confirmados de tétano acidental, e, desde o ano 2000, não foram notificados nenhum caso de tétano neonatal.

A diminuição da ocorrência do tétano no Brasil certamente está relacionada a um programa mais eficaz de vacinação da população infantil e de gestantes, à melhoria do atendimento a pacientes traumatizados, bem como a modificações sociais e culturais, tais como a diminuição da população rural, a mecanização da agricultura, a melhor educação para a saúde e o mais frequente atendimento hospitalar ao parto. Estimulado por programa global de erradicação do tétano neonatal pela OMS, o Brasil reduziu praticamente a zero. A Figura 55.3.3 mostra a evolução das notificações de casos confirmados entre 1982 e 2018.

LETALIDADE

A letalidade do tétano é elevada em todos os países do globo terrestre, verificando-se que a redução na incidência da doença não se acompanhou de correspondente diminuição na letalidade. Na Índia, a letalidade geral varia de 32 a 56%, sendo de 75 a 90% para o tétano neonatal e de 40 a 60% para o tétano acidental. Nos Estados Unidos, na década de 1972 a 1981, a letalidade geral para o tétano variou de 35 a 50%, enquanto em 1987 e 1988, sem a ocorrência de casos de tétano neonatal, foi de 21%.

Em nosso país, trabalhos de Veronesi, em São Paulo, Edelweiss e Martins, no Rio Grande do Sul, e Tavares, no Rio de Janeiro, realizados na década de 1960, mostraram a letalidade para o tétano acidental entre 21 e 36% e para o tétano neonatal entre 70 e 90%. Trabalhos recentes, com metodologia de tratamento mais atual, fundamentada em suporte ventilatório e cuidados intensivos, mostram a letalidade para o tétano acidental de 19 a 22%, mas permanecendo elevada a letalidade do tétano umbilical, em torno de 80%.

Além de variar com a forma clínica (acidental ou neonatal), a letalidade do tétano é influenciada pela gravidade do quadro clínico (maior nas formas graves), pela faixa etária (maior nas idades extremas da vida) e pela metodologia de tratamento, incluindo cuidados intensivos, suporte ventilatório, medicação miorrelaxante e sedativa adequada, controle da disfunção autonômica, nutrição enteral precoce e equipe médica e de enfermagem especializada. Especialmente, ao comparar esquemas terapêuticos, é fundamental levar em consideração a gravidade do quadro clínico e a faixa etária do paciente, considerando que as formas leves ou moderadas do tétano apresentam melhor prognóstico e que o tétano neonatal e o que ocorre em pacientes idosos têm pior prognóstico.

ECOLOGIA DO TÉTANO

A ocorrência do tétano está relacionada à existência de solução de continuidade na pele ou mucosas, que seja contaminada pelo esporo tetânico e apresente condições de anaerobiose que permitam ao *C. tetani* germinar e produzir sua toxina, em um paciente que não apresente imunidade antitetânica adquirida naturalmente ou por imunização ativa ou passiva.

Diversas publicações enfatizam o papel primordial dos solos adubados e férteis na epidemiologia do tétano, considerando que em tais situações haveria melhores condições para a multiplicação bacilar e maior contaminação pelo *C. tetani*. Ademais, é referido que o tétano predomina nos países tropicais, uma vez que o clima quente e úmido favoreceria a presença do bacilo no meio ambiente.

O esporo tetânico é forma de resistência do *C. tetani* que permite sua sobrevivência por longo tempo, mesmo em condições adversas à sua biologia. Em laboratório, o esporo tetânico conserva sua capacidade de germinação e virulência por até 29 anos, sendo possível que no meio natural, em condições ideais de temperatura, umidade e anaerobiose, ocorra a germinação para a forma vegetativa e que esta prolifere no solo.

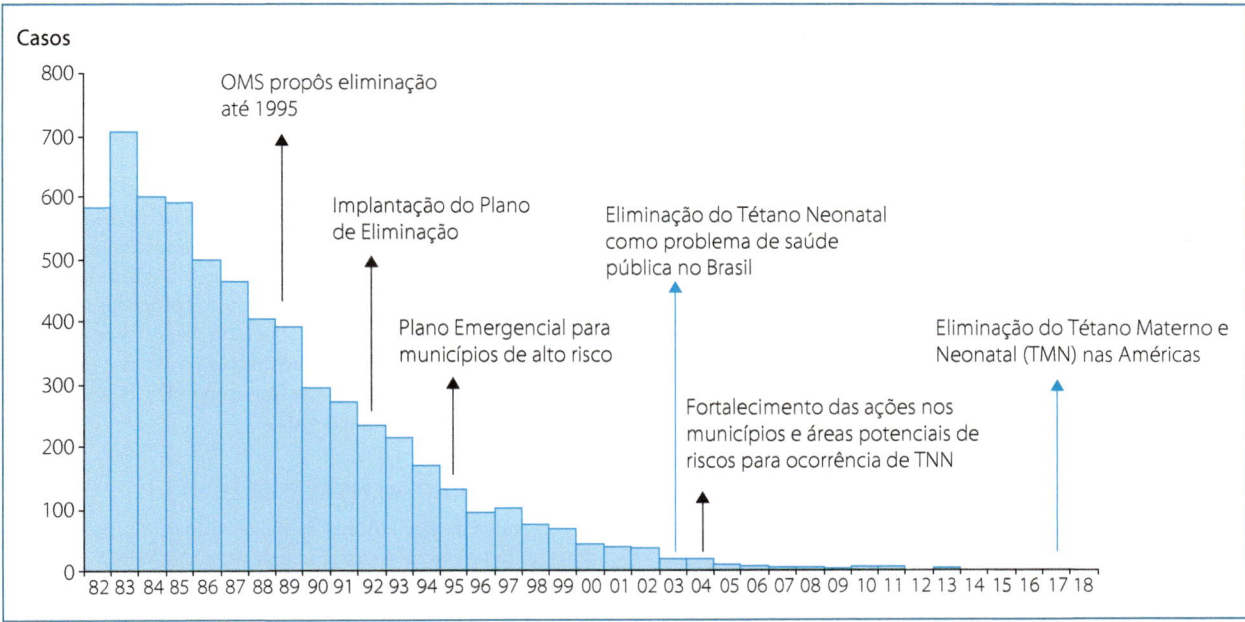

FIGURA 55.3.3 Número de casos confirmados de tétano neonatal no Brasil, 1982 a 2018.
Fonte: CGDT/DEVIT/SVS/MS. Dados preliminares de 2018.

Em trabalho realizado no Brasil, Tavares, em 1985, observou que o bacilo tetânico encontra-se amplamente disperso no estado do Rio de Janeiro, demonstrando o germe em 37,6% das 2.224 amostras de solo coletadas no território fluminense. O autor verificou que a contaminação do solo pelo bacilo foi parcialmente elevada nas zonas urbanas das cidades (55,4%), comparativamente à observada nas zonas rurais (23%), situando as grandes cidades entre as áreas de maior risco de aquisição do tétano.

Esses resultados corroboraram estudo anterior (Tavares et al.), no qual o grau de contaminação do solo de áreas urbanas (40,3%) foi maior do que no meio rural (22,8%). Concluiu o autor que a urbanização constitui um elemento de importância na acentuação do grau de contaminação do solo pelo bacilo do tétano, provocando a maior concentração da bactéria nos limites das cidades, em resultado da aglomeração humana, poluição ambiental, pavimentação de ruas, impermeabilização de terrenos e consumo de produtos agrícolas oriundos do meio rural.

Além do solo, o *C. tetani* tem sido encontrado na água de fontes, rios e mares, vegetais, lodo marinho, roupas, poeira de residências, instrumentos cirúrgicos, bem como nas fezes de animais, incluindo o homem. No estado do Rio de Janeiro, Tavares observou o bacilo na poeira da sala de 14,3% das 154 residências examinadas, especialmente nas residências tipo casa da área da Grande Rio de Janeiro (30% de positividade). Este autor não encontrou o clostrídio em 61 amostras de fezes humanas, mas demonstrou sua presença em 15% das amostras fecais de 60 bovinos e em somente uma de 30 equinos. Estudando a contaminação da pele de seres humanos pelo *C. tetani*, Tavares identificou o germe de 14,2% dos *swabs* friccionados sobre o antebraço de 147 indivíduos. A positividade foi particularmente elevada em lixeiros (53%) que trabalhavam na Cidade do Rio de Janeiro, considerando o autor que a presença do bacilo do tétano sobre a pele humana deve representar eventualidade ligada à poluição ambiental.

O papel da vacinação, produzindo um estado imunitário protetor, foi amplamente demonstrado nas tropas aliadas durante a Segunda Guerra Mundial e confirmado pela redução da incidência da doença nos vários países em que é praticada sistematicamente.

Acrescente-se que, entre os fatores capazes de influir na menor ocorrência de casos de tétano, situa-se a possibilidade de imunidade naturalmente adquirida, a qual pode explicar a incidência relativamente baixa da doença em locais de elevada contaminação do solo pelo *C. tetani*, independentemente da tomada de medidas profiláticas.

IMUNIDADE NATURAL CONTRA O TÉTANO

Além da participação no determinismo da doença, o grau de contaminação do solo pelo *C. tetani* tem também importância no estabelecimento da imunidade naturalmente adquirida contra o tétano. Essa imunidade foi descrita inicialmente no gado bovino por Romer, em 1908, que demonstrou a presença de anticorpos protetores contra o tétano no sangue de 33,3% de 39 vacas e bois examinados na Alemanha; e por Tenbroeck e Bauer, em seres humanos, ao encontrarem níveis séricos protetores da antitoxina tetânica em 50% de 56 indivíduos examinados na China, em 1923, antes, portanto, da descoberta da anatoxina tetânica, em 1924. Posteriormente, a aquisição de imunidade natural contra o tétano no homem foi contestada por vários autores, que não encontraram níveis de antitoxina tetânica no soro de indivíduos não vacinados.

A existência de imunidade naturalmente adquirida contra o tétano no homem e em outros animais ganhou novas evidências com os trabalhos realizados por Veronesi et al., os quais demonstraram a existência de níveis protetores da antitoxina tetânica em 25 a 100% de indivíduos não vacinados residentes em áreas urbanas e rurais do Brasil e das ilhas Galápagos. Estudos realizados por outros autores também têm revelado a presença de imunidade antitetânica em pessoas não vacinadas. Chama a atenção o trabalho de Saha et al., na Índia, que observaram níveis protetores em 45% de enfermos com lepra lepromatosa, enquanto em um grupo-controle com 35 pessoas sadias, somente em 17% havia imunidade.

Os dados da literatura comprovam que a imunidade antitetânica naturalmente adquirida ocorre com frequência entre os animais, principalmente entre os ruminantes e seres humanos, atribuindo-se seu mecanismo de aquisição seja à presença do *C. tetani* na flora digestiva, seja a infecções subclínicas pelo micro-organismo em lesões cutâneas.

Para Veronesi et al., o principal mecanismo seria a germinação do bacilo no intestino e a produção de quantidades de toxina suficientes para serem absorvidas e sensibilizarem o sistema imune do hospedeiro, principalmente ao haver pequenas lesões na mucosa intestinal. Já Patel et al. e Saha et al. valorizaram as infecções cutâneas subclínicas pelo bacilo tetânico, propiciadas por ferimentos, ulcerações e outras lesões da pele, que possibilitam o desenvolvimento da imunidade natural contra o tétano, conforme se observa em pacientes com hanseníase.

As observações sobre a imunidade naturalmente adquirida contra o tétano permitem admitir, conforme conclusões de Trigueiro, que, considerando os fatores de risco nas regiões subdesenvolvidas, a incidência do tétano poderia ser mais elevada, não fosse a proteção conferida pela imunidade adquirida naturalmente. Este fato explica a menor incidência do tétano nos enfermos com hanseníase, comparada com a população em geral, conforme descrito por Smith, na Índia. Ademais, a imunidade naturalmente adquirida contra o tétano poderia explicar as variações observadas na gravidade da doença em diferentes pacientes. Assim, Mamtani et al., estudando comparativamente casos de tétano em adultos procedentes de zonas urbanas e rurais na Índia, relacionaram melhor prognóstico e menor letalidade nos pacientes rurais a maior exposição a infecções subclínicas, graças aos repetidos traumatismos sofridos no decorrer de suas vidas.

DISTRIBUIÇÃO MENSAL E SAZONAL

É referida por autores de países ou regiões com climas frios ou temperados a existência de sazonalidade na incidência do tétano, sendo a doença mais frequente durante a primavera e o verão. Isto se deve a maior exposição a traumatismo nos meses mais quentes do ano, decorrente de menor uso de roupas e calçados, maior atividade ao ar livre e divertimentos de férias, bem como a maior trabalho agrícola neste período. Além disso, as estações mais quentes poderiam favorecer a proliferação do bacilo tetânico no solo, propiciando a maior concentração do micro-organismo no meio ambiente e aumentando a possibilidade de infecção humana.

DISTRIBUIÇÃO ETÁRIA, SEXO, COR E ATIVIDADES PROFISSIONAIS

Relatos anteriores situam a maior incidência de tétano acidental em adolescentes e adultos. Entretanto, em anos recentes, nas regiões mais desenvolvidas de nosso país, tanto quanto nos países onde os programas de vacinação são mais eficientes, a distribuição etária de casos de tétano acidental tem ocorrido com maior frequência acima dos 60 anos de idade.

Em diferentes países, o tétano acidental predomina no sexo masculino em uma proporção de 2:1, o que é atribuído a maior exposição do homem aos traumatismos, havendo maior facilidade de os homens adultos se infectarem no exercício de seu trabalho ou em atividades fora de casa, e de os meninos se ferirem e sofrerem infecção tetânica durante suas brincadeiras nas ruas; já a mulher e a menina, permanecendo mais tempo em casa, no trabalho doméstico ou em brincadeiras menos traumatizantes, estariam menos expostas a ferimentos e risco de infecção pelo esporo tetânico.

Em nosso país, Veronesi, Tavares e a estatística do estado do Rio Grande do Sul também revelaram predomínio do tétano acidental no sexo masculino; contudo, no Rio Grande do Sul, foi notada predominância de casos no sexo feminino no grupo etário acima de 60 anos. Também Mollaret et al., na França, e Masar, na antiga Eslováquia, referiram maior número de casos em pacientes do sexo feminino, o que se deve a maior proteção dos homens dada pela vacinação realizada durante o serviço militar. Rey et al., no Senegal, também assinalaram maior incidência no sexo feminino, atribuindo tal fato ao tradicional costume de perfurar as orelhas das meninas. Dados recentes dos Estados Unidos, onde predomina o tétano em idosos, não mostram diferenças na incidência da doença pelo gênero.

Entre nós, Bazin e Scheufler, e Pinto, no estado do Rio de Janeiro, não observaram diferença notável na distribuição de casos de tétano neonatal de acordo com o sexo, o que também é relatado por Trigueiro, no Rio Grande do Norte.

A cor dos indivíduos não influencia na incidência do tétano. Em nosso país, Bazin, Tavares e Veronesi observaram o predomínio de pacientes de cor branca, tanto no tétano acidental como no umbilical. Registre-se, a propósito, a notável observação de Bossano, em 1889, na França, que, estudando a presença do bacilo tetânico em amostras do solo colhidas nos campos, jardins e estradas de 42 países de clima quente e de clima frio, demonstrou a ampla disseminação do micróbio no solo do planeta, concluindo que a maior ocorrência do tétano em certas regiões devia-se menos a influência meteorológica ou predisposição racial do que à falta de higiene e à ausência de cuidados adequados no tratamento de ferimentos.

O tétano tem ocorrido em diferentes grupos populacionais. Entretanto, em muitos casos, o tétano pode resultar de lesão ocorrida ao realizar determinada atividade ocupacio-

nal, como agricultor, pedreiro, carpinteiro, pescador ou mecânico, que se ferem no exercício do trabalho.

MECANISMO E FOCOS DE INFECÇÃO

Nos países desenvolvidos, onde o tétano neonatal não é mais descrito ou é raridade, com ocorrência circunscrita a contingentes marginais da sociedade, o tétano acidental é consequente, na maioria dos casos, a ferimentos triviais, ocorridos em atividades de jardinagem, trabalhos agrícolas ou práticas de lazer e esporte, afora acidentes graves e em grandes queimados. Circunstancialmente, nestes países, a doença pode originar-se do uso de drogas injetáveis ou da existência de úlceras crônicas de membro inferior.

Nos países menos desenvolvidos, o tétano neonatal é responsável por importante parcela dos casos notificados – a maioria dessas pequenas crianças perde a vida por falta de assistência materno-infantil e por ignorância da população. A doença é resultante da contaminação do coto umbilical pelo esporo tetânico, que encontra no local as condições ideais de anaerobiose para a germinação para a forma vegetativa e a produção da toxina tetânica.

Em nosso país, Bazin e Scheufler, e Pinto, no estado do Rio de Janeiro, e a Secretaria de Saúde do estado do Rio Grande do Sul, neste estado, referiram que, na maioria dos casos de tétano neonatal, o parto foi realizado no domicílio, por parteiras ou parentes das crianças, em condições sépticas, sendo a onfalotomia realizada com tesoura doméstica sem cuidados de assepsia.

Ademais, a ligadura do coto umbilical é realizada com barbante ou linha de costura, submetendo-se o coto umbilical à agressão com diversas substâncias sépticas, com a finalidade de acelerar a cicatrização e evitar hemorragia. Entre as substâncias utilizadas, fruto da crendice alimentada pela ignorância, situam-se o óleo de amêndoas, fumo de rolo, pós de murta (uma planta), pó de hortelã, cinza, pó de esteira queimada, teia de aranha, pós de casa de marimbondo, picumã e outras substâncias, conforme o folclore regional, muitas vezes em associação com álcool, mercurocromo, iodo e sulfas.

A crendice na utilidade desses materiais é, por vezes, tão arraigada que crianças nascidas de parto hospitalar, com adequadas condições de higiene, passam a receber este tipo de "tratamento" em seu coto umbilical ao chegarem às suas residências, contaminando-o com o esporo tetânico.

Com relação ao tétano não umbilical (tétano acidental), na maioria dos casos, o foco de infecção é uma ferida acidental, seja do tipo punctório, lacerada, incisa ou contusa, provocada por quedas ou objetos como prego, espinhos, arame, vidro, lata e outros. Na maioria das vezes, o ferimento está localizado nos membros inferiores, sobretudo os pés, o que demonstra que grande número de casos de tétano poderia ser evitado com o uso de calçados. Outros focos de importância são o útero, em razão do aborto provocado e do parto realizado em condições sépticas, e as úlceras crônicas de perna. Também de importância em nosso meio rural é o tétano resultante da retirada de "bicho de pé" (*Tunga penetrans*).

Outros focos de infecção do tétano referidos no Brasil e em outras partes do mundo são os dentes mal conservados, cicatriz cirúrgica, injeção, otite, queimaduras, fraturas expostas, piodermites, tatuagem, perfuração de orelhas, circuncisão e injeção intravenosa de drogas. Em cerca de 10 a 20% dos casos, o foco de infecção não é determinado, seja porque a lesão foi mínima, passando despercebida e estando cicatrizada quando surgem os sintomas da doença, ou porque o paciente apresenta múltiplas lesões na pele, não permitindo a caracterização convincente de um foco.

PERÍODOS DE INCUBAÇÃO E DE PROGRESSÃO

Considera-se período de incubação o tempo que varia entre a lesão provável causadora da infecção tetânica e o surgimento dos primeiros sinais ou sintomas da doença. Período de progressão é o tempo entre o primeiro sinal ou sintoma e o primeiro espasmo da doença. O período de incubação nem sempre é determinado, pois, muitas vezes, não se consegue determinar o foco de infecção. Além disso, mesmo nos pacientes com ferimento caracterizado, a infecção pelo esporo tetânico pode ter ocorrido algum tempo após o momento do ferimento, quando a ferida permanece aberta em contato com o meio ambiente. Nos pacientes com tétano benigno, entretanto, habitualmente não se determina o período de progressão, pois os pacientes não desenvolvem espasmos.

O período de incubação é a expressão clínica do tempo que o bacilo tetânico leva para germinar no foco de infecção, liberar a neurotoxina tetânica, e esta atingir e fixar-se às células nervosas, provocando-lhe alteração funcional. Influenciado pela capacidade toxigênica da cepa infectante, pelo estado imunitário do paciente e pela natureza do foco de infecção, o período de incubação varia habitualmente entre 5 e 15 dias, podendo ser curto, de 24 horas, ou longo, de 30 dias. O período de progressão espelha a progressão das alterações neurológicas causadas pela toxina tetânica, sendo habitualmente de 24 a 72 horas no tétano acidental e de 12 a 24 horas no tétano umbilical.

A determinação dos períodos de incubação e progressão em paciente com tétano tem importância para avaliação do prognóstico do caso, como será referido adiante.

FATORES CAUSAIS DO TÉTANO

O tétano é doença resultante do contato do homem com o meio ambiente. Seus meios determinantes de contaminação é a ferida tetanogênica, isto é, solução de continuidade da pele ou mucosas que sofre contaminação pelo esporo tetânico e que apresenta condições de anaerobiose para o bacilo germinar e produzir sua neurotoxina, num indivíduo desprovido de imunidade específica de origem natural ou provocada por vacinação ou adquirida passivamente.

Em grande parte dos casos, o tétano acidental é resultante de ferimentos localizados nos pés, em consequência de andar descalço, então, grande número de casos de doença poderia ser evitado pelo uso de calçados.

Em determinados grupos étnicos, sociais e religiosos são realizadas práticas de risco de aquisição do tétano, tais como a perfuração de orelhas e colocação de ornamentos de madeira ou osso no local; a feitura de tatuagens; a circuncisão e outras lesões cutaneomucosas rituais ou culturais; a administração de drogas intravenosas em condições sépticas. As modificações dessas práticas ou a realização com cuidados higiênicos possibilitam a redução da doença.

A urbanização, a mecanização da agricultura, a melhoria do padrão de vida, a educação para a saúde são elementos que modificaram a morbidade do tétano na medida em que o homem fica menos exposto aos traumatismos.

Da mesma maneira, Veronesi et al. acreditam que a imunidade natural possa modificar o quadro clínico do tétano, tornando-o mais benigno ou localizado. Ademais, afirmam que, graças à imunidade adquirida naturalmente, milhões de pessoas estão protegidas, pelo menos parcialmente, graças a esse mecanismo natural de defesa.

PATOGENIA E PATOLOGIA

Os esporos tetânicos, atingindo o organismo (geralmente pele, mucosas e músculos), podem se encontrar em condições favoráveis à germinação (anaerobiose), transformar-se em formas vegetativas e passar, daí por diante, a elaborar sua potente toxina (tetanospasmina). O tempo para que se inicie a transformação do esporo em forma vegetativa é de aproximadamente seis horas. Sendo o bacilo tetânico estritamente anaeróbio, somente em locais onde se constata uma baixa do potencial de oxirredução é que haverá possibilidade para sua sobrevivência. Em tecido normal (sem necrose, meio anaeróbio), o germe é fagocitado pelos macrófagos. Todavia, os esporos podem sobreviver nos tecidos por períodos variáveis de 1 a 3,5 meses.

As causas mais comuns de baixa do potencial de oxirredução nos tecidos animais são as seguintes: terra, estrepes e madeira, fragmentos metálicos, tecidos necrosados, queimaduras, os mais variados corpos estranhos, sais de cálcio, quinino e saponina.

Do foco de infecção, a toxina progride, por via que discutiremos adiante, até atingir as células motoras do SNC, principalmente as da medula espinal (Figura 55.3.4).

A primeira teoria sobre a via percorrida pela toxina tetânica para atingir o SNC foi a de Meyer e Ramson, baseada em resultados de experiências em animais de laboratório. Segundo essa teoria, a toxina tetânica que circula no sangue ou nos linfáticos é recolhida pelos nervos motores espinhais e, uma vez levada às células motoras do SNC, determina aumento da excitabilidade aos estímulos (sonoro, luminoso etc.). Quando a toxina atinge apenas um segmento da medula, o tétano é localizado, porém, se a quantidade de toxina for maior, ela se difunde pela medula (tétano ascendente ou descendente), e os sintomas se generalizam pelos vários segmentos do corpo (tétano generalizado).

Segundo outros pesquisadores, a toxina tetânica seria carreada ao SNC, direta e exclusivamente, pelas vias sanguíneas e linfáticas. Uma vez atingido o SNC, a toxina não seria mais neutralizável pela antitoxina tetânica. Pela teoria de Abel et al., o efeito da toxina tetânica pode ser separado em duas fases: na primeira, a toxina se fixa às células do corno anterior da medula, resultando em aumento da excitabilidade aos estímulos. Tal fase ocorre nos primeiros dias de doença. Durante esta fase, os sintomas podem ser abolidos pela secção dos nervos correspondentes a zonas afetadas. Na segunda fase, são atingidas as placas motoras terminais nos músculos estriados, e, então, já não seria possível abolir os sintomas pela secção dos nervos correspondentes.

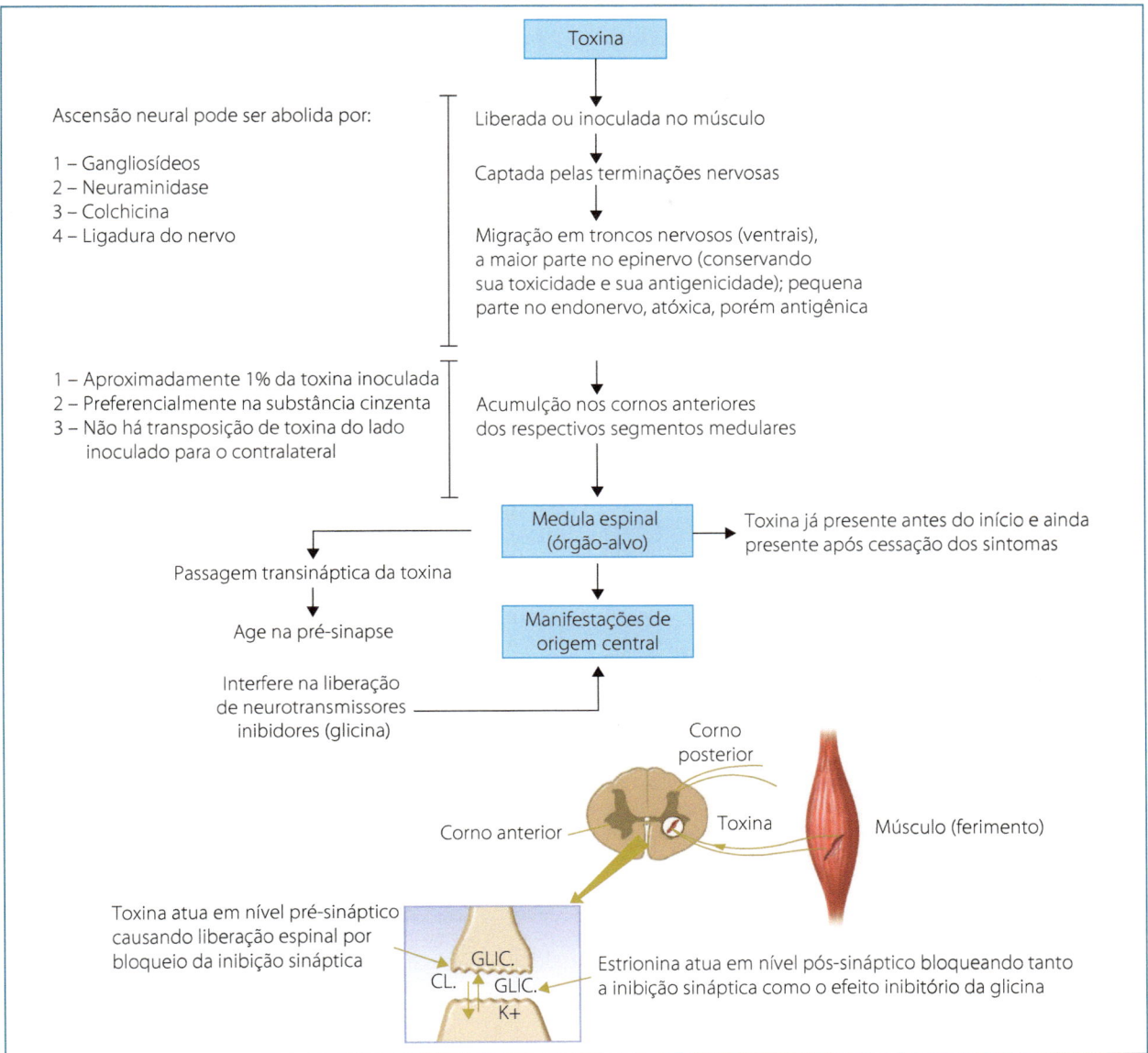

FIGURA 55.3.4 Locais e mecanismos de ação da toxina tetânica.

A teoria que estabelece a via nervosa como via de acesso da toxina ao SNC foi, posteriormente, endossada por vários pesquisadores de renome. Kryzhanovski determinou, pelas alterações da atividade elétrica dos músculos, a velocidade com que a toxina percorre os nervos periféricos, do foco até as células motoras do corno anterior.

Atualmente, a teoria do transporte da toxina tetânica ao SNC pela via nervosa parece consolidada. O percurso da toxina tetânica (Figura 55.3.3) se inicia nos músculos e tecidos vizinhos do foco tetânico, daí segue impregnando as terminações nervosas dos músculos e continua pelas bainhas dos nervos periféricos da via motora anterior até atingir a medula, onde se fixará à substância cinzenta dos cornos anteriores.

A via espinal posterior, sensitiva, não desempenha papel patogênico importante na intoxicação tetânica. Somente quando a toxina penetra nas células dos cornos anteriores da medula, são registradas as alterações na atividade elétrica dos músculos correspondentes, e, então, surgem os primeiros sintomas de hipertonia muscular.

A injeção direta de toxina nos cornos anteriores da medula (microinjeção) determina o aparecimento de tétano localizado típico. Ainda que a via sanguínea seja bloqueada com injeção de antitoxina tetânica em quantidade adequada, mesmo assim, a toxina pode ganhar a via nervosa periférica e determinar o quadro de tétano em animais de laboratório. Só a secção da via nervosa anterior é capaz de impedir o acesso da toxina às células do corno anterior da medula e, dessa maneira, impedir o surgimento de sintomas de tétano. A secção da via nervosa posterior (mantendo-se intacta a via anterior) é incapaz de impedir o aparecimento do tétano e a morte do animal.

Fedinec, trabalhando com toxina tetânica marcada e inoculada em vários tecidos e locais, pôde acompanhar, com estudos radiofotográficos, a fixação predileta da toxina tetânica. Para comprovar a presença específica da toxina tetânica nos tecidos, ele empregou a técnica dos anticorpos fluorescentes e a marcação com radioisótopos.

As conclusões de suas pesquisas foram, em resumo, as seguintes:

- Os estudos da absorção, modo de difusão e local de ação da toxina tetânica apoiam a teoria da difusão da toxina através dos nervos periféricos e sua ação no SNC.

- A antitoxina circulante não consegue atravessar a barreira sangue-SNC nem neutralizar a toxina que percorre as bainhas dos nervos motores periféricos ou, finalmente, a já fixada às células do SNC.

Segundo Parson et al., a toxina tetânica atua sobre o aparelho pré-sináptico, aumentando a liberação de acetilcolina e inibindo a colinesterase: essas alterações são responsáveis pelo distúrbio na transmissão neuromuscular do tétano (hiperexcitabilidade). Atualmente se acredita ser a glicina o neurotransmissor inibidor que está diminuído no nível da présinapse, em decorrência da ação da toxina tetânica sobre as células que o secretam. Nessas circunstâncias, os estímulos excitadores não são contra-arrastados pelos inibidores, permitindo que os estímulos neuromusculares não inibidos mantenham a hipertonia muscular.

Não encontramos alterações específicas do SNC na necropsia de nossos pacientes e, inclusive, em estudos histopatológicos que realizamos em animais de laboratório. Tais achados nos levaram à conclusão de que os exuberantes sintomas do tétano seriam, em sua quase totalidade, decorrentes de distúrbios funcionais da célula nervosa, sem um substrato anatômico, ao menos pelos métodos que empregamos. Todavia, Baker revelou que, em suas necropsias, os tetânicos que tiveram cinco dias ou mais de doença mostravam tumefações celulares, cromatólise perivascular e áreas de desmielinização. Essas alterações eram mais frequentes e evidentes no nível dos músculos motores do 5º e 10º nervos cranianos.

Ebisawa demonstrou, em necroscopia de tetânicos, frequentes alterações degenerativas de músculos estriados, principalmente diafragma, intercostais, psoas e reto abdominal. As principais alterações patológicas encontradas nos músculos estriados consistiam em hemorragias, perda de estriação, ruptura e lise e desaparecimento de miofibrilas. Estes achados foram frequentes em indivíduos que tiveram a doença por tempo prolongado. O comprometimento dos músculos respiratórios (p. ex., diafragma e intercostais) explica, em parte, a insuficiência respiratória dos tetânicos. Por radioscopia e radiografia do tórax de tetânicos, encontramos evidências de paralisia diafragmática (geralmente à direita) em 24% de uma série de 155 pacientes estudados.

Kryzhanovsky demonstrou, à microscopia eletrônica, alterações nos neurônios motores de ratos com tétano experimental. Tais alterações consistem em tumefação dos núcleos, concentração de cromatina junto à membrana nuclear, diminuição dos ribossomos e aumento do retículo citoplasmático. Observou, também, espessamento das terminações pré-sinápticas, edema pericelular e tumefação dos elementos da glia. Tais alterações eram visíveis a partir do terceiro dia após a injeção da toxina e atingiam o clímax no 10º dia, quando, paralelamente, as atividades elétricas e a rigidez muscular do membro inoculado atingiam o seu grau máximo. Essas alterações (ultramicroscópicas) desapareciam, quase totalmente, no 20º dia, simultaneamente a diminuição da atividade elétrica e rigidez muscular.

DIAGNÓSTICO

O tétano é doença que não conta com muito apoio de laboratório para o seu diagnóstico. Este deve ser formulado apenas em face de um conjunto de elementos epidemiológicos e clínicos. Os dados epidemiológicos dizem respeito à natureza do ferimento e à zona geográfica onde ele ocorreu (probabilidade de presença de esporos tetânicos no meio ambiente).

PORTA DE ENTRADA

Já mencionamos este aspecto na parte que trata da epidemiologia.

São considerados como prováveis focos tetanogênicos os ferimentos superficiais ou profundos, de qualquer natureza, que tenham estado em contato com poeira de rua ou terra; as fraturas expostas contendo restos de tecido desvitalizados, roupas e corpos estranhos, as queimaduras (muito comuns com fogos juninos); os tecidos em necrose, principalmente se supurados; os cotos umbilicais tratados com substâncias contaminadas; as feridas cirúrgicas suturadas com categute mal esterilizado (o categute é feito com intestino de carneiro, onde abundam esporos de tétano); e o útero, quando sede de aborto infectado. A frequência de localização dos focos tetânicos mais comuns, representada na Tabela 55.3.1, baseia-se num levantamento que fizemos em 385 casos (exceto umbilicais) de tétano.

TABELA 55.3.1 Localização dos focos tetânicos em 358 pacientes internados na UTI-tétano do HC-FMUSP.

Localização do foco	Número de casos
Pé	214
Perna	43
Cabeça	33
Braço e mão	40
Útero	11
Tronco	17
Total	358

HC-FMUSP: Hospital das Clínicas da Faculdade de Medicina da Universidade de São Paulo.

O lapso que decorre entre o aparecimento da ferida suspeita e os primeiros sintomas denomina-se tempo de incubação. Este pode variar de um dia até alguns meses. Entretanto, a média se enquadra entre 1 e 2 semanas. É importante determinar o tempo de incubação: quanto menor ele for, pior o diagnóstico. Um tempo de incubação de 1 a 4 dias geralmente prognostica tétano grave.

Quando o foco não é percebido, seja porque insignificante, seja porque cicatrizado, lança-se mão do "tempo de progressão", prazo entre o primeiro sintoma e o primeiro espasmo. Se esse tempo for menor que 48 horas, o prognóstico é mau; se maior que três dias, as possibilidades de sobrevivência são maiores.

QUADRO CLÍNICO

Os sintomas de tétano podem ser divididos, pela ordem cronológica de aparecimento, em: 1) tétano local; 2) sintomas premonitórios; 3) contratura permanente; 4) espasmos paroxísticos (convulsões).

O tétano local raras vezes é verificado pelo paciente e caracteriza-se por rigidez ou espasmo dos músculos da região do ferimento.

Entre os sintomas prodrômicos, às vezes, irritabilidade, "beliscões", dores nas costas e nos membros.

A contratura permanente (rigidez muscular) acomete, ora grupos musculares isolados (tétano localizado), ora – o que é mais comum – é hipertonia generalizada, com predominância tanto nos músculos da metade superior do corpo (formas altas) como nos membros inferiores e abdome (formas baixas). As primeiras são mais perigosas. A hipertonia de certos grupos musculares confere feições características à doença, tais como trismo, "riso sardônico" (Figura 55.3.5), opistótono, rigidez abdominal em tábua e rigidez de nuca. Essa rigidez muscular pode permanecer por tempo variável, até alguns meses, sem, contudo, oferecer muito perigo à vida do paciente. Os espasmos ou convulsões são violentas exacerbações paroxísticas da hipertonia, determinadas por vários estímulos: sonoros, luminosos, manejo do doente, alimentação, micção (Figuras 55.3.6 e 55.3.7), entre outros. Esses espasmos levam o paciente a quadro asfíxico, com cianose e parada de respiração.

Na Tabela 55.3.2, está representada a frequência com que se iniciam os sintomas da moléstia. Esse quadro se baseia em levantamento de 426 casos no Hospital das Clínicas de São Paulo.

TABELA 55.3.2 Sintomas e sinais iniciais do tétano.	
Sintomas e sinais	**Número de vezes**
Trismo	271
Dores nas costas	40
Dor ou rigidez de nuca	35
Dores nas pernas e dificuldades à ambulação	18
Espasmos	17
Disfagia	14
Dores epigástricas ou abdominais	12
Dores pelo corpo	7
Desvio da boca	4
Repuxamento palpebral	3
Adormecimento da língua	2
Dispneia	1
Repuxamento da face	1
Vertigem	1
Total	426

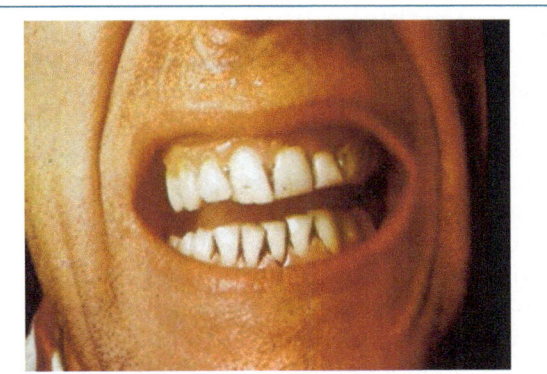

FIGURA 55.3.5 Trismo e riso sardônico.
Fonte: Acervo da autoria.

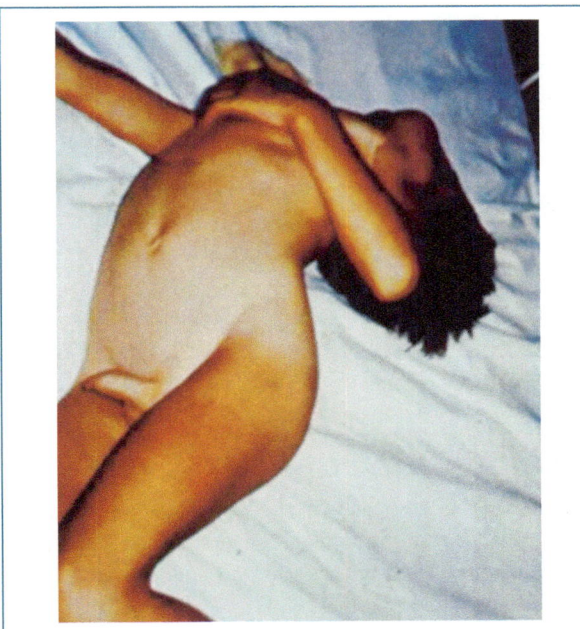

FIGURA 55.3.6 Tétano grave com violento espasmo paroxístico generalizado ao dar entrada ao pronto socorro.
Fonte: Acervo do Instituto de Infectologia Emílio Ribas.

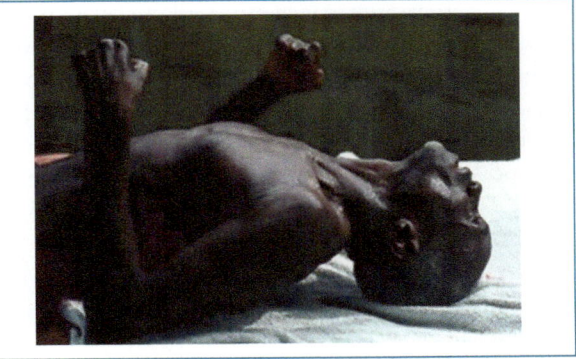

FIGURA 55.3.7 Tétano grave. Paciente com hipertonia muscular e espasmos paroxísticos, em convulsão generalizada e opistótono.
Fonte: Acervo do Instituto de Infectologia Emílio Ribas.

TÉTANO NEONATAL (OU UMBELICAL)

O quadro clínico do tétano neonatal tem início entre 5 e 13 dias após a contaminação da superfície de corte do cordão umbilical, daí a denominação popular de "mal de sete dias". O primeiro sinal a denunciar o tétano umbilical é a dificuldade do bebê em pegar o seio ou bico da mamadeira. Dentro de algumas horas, essa dificuldade se acentua, surgindo trismo e disfagia. Ao colocarmos a ponta do dedo na boca do bebê, não observamos os movimentos reflexos de sucção. Os membros inferiores permanecem em hipotensão, e os superiores, em hiperflexão, acoplados ao tórax. As mãos ficam em flexão forçada, de difícil abertura. O opistótono é, geralmente, intenso. A musculatura da mímica facial se contrai (riso sardônico), os olhos permanecem cerrados, a fronte pregueada e os lábios contraídos, como se o bebê quisesse pronunciar a letra *U* (ver Figura 55.3.8).

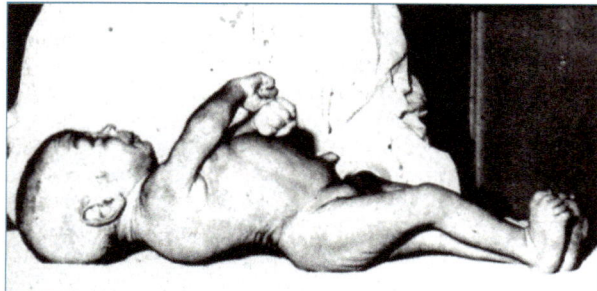

FIGURA 55.3.8 Tétano neonatal.
Fonte: Acervo da autoria.

TÉTANO LOCALIZADO

É a forma de tétano em que a hipertonia se inicia em determinado grupo muscular e aí permanece, delimitada, sem generalização ou apenas se propagando discretamente a grupos musculares vizinhos.

As formas mais comuns de tétano localizado são as cefálicas e as monoplégicas, sendo mais frequentes as primeiras. O tétano cefálico (descrito primeiro por Rose, em 1872) é consequente a ferimento no segmento cefálico, em geral na zona temporonasorbitária (enervada pelo facial) e caracteriza-se por paralisia facial no mesmo lado do foco (às vezes, bilaterais), trismo, rigidez de nuca, disfagia e hipertonia da musculatura da mímica (Figura 55.3.9). Os espasmos paroxísticos, desencadeados pelos mais variados estímulos, podem ocasionar asfixia (espasmo de glote e de faringe) e à morte. Daí a denominação "tétano hidrofóbico", por se assemelhar, neste ponto, à raiva.

O tétano bulboparalítico ou oftalmoplégico de Worms (descrito por Worms, em 1905) constitui apenas uma variante do tétano cefálico de Rose.

Às vezes, a hipertonia fica restrita a musculatura dos membros inferiores e região lombossacral. Estas formas (raras) são denominadas "paraplégicas".

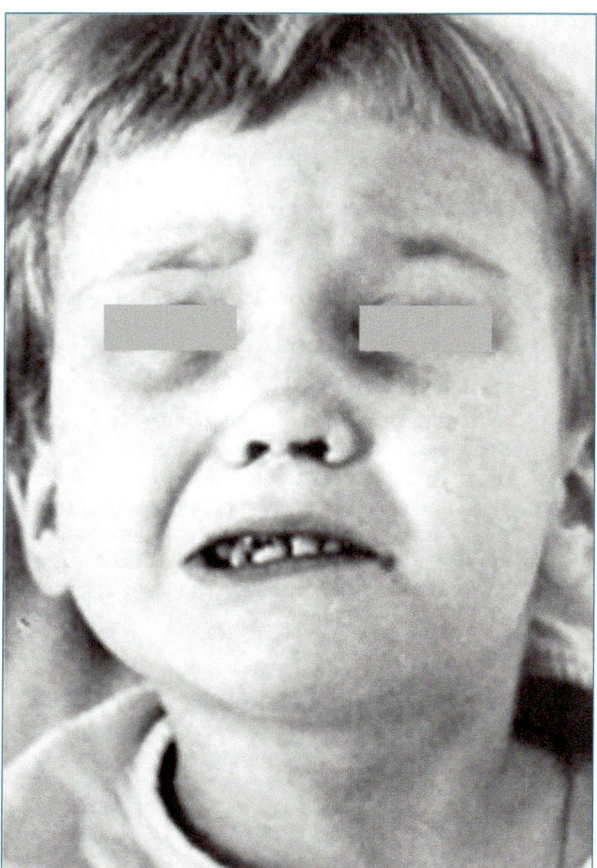

FIGURA 55.3.9 Paralisia facial à esquerda em paciente tetânico.
Fonte: Acervo da autoria.

COMPLICAÇÕES

As complicações cardiovasculares não são geralmente diagnosticadas, porque as atenções se concentram sobre o aparelho respiratório, ao qual são atribuídos os sintomas de insuficiência cardíaca. Todavia, o ECG detecta anormalidades com frequência, e estas, muito provavelmente, resultam da ação da toxina tetânica e da hipóxia sobre o miocárdio, como hipertensão, taquicardia, instabilidade vasomotora e parada cardíaca, que já têm sido observadas em pacientes bem ventilados (com respiradores mecânicos), e, na ausência de complicações pulmonares, infecções, distúrbios eletrolíticos ou febre.

Tais manifestações foram atribuídas à ação da toxina no nível da medula espinal e tronco encefálico.

Também já se encontraram evidências de miocardite tóxica em tetânicos, a qual pode ser responsável por insuficiência cardíaca, hipotensão, taquicardia, distúrbios da condução e morte súbita. Mais recentemente, têm-se avolumado as evidências de que a hiperatividade do sistema nervoso simpático seja a principal responsável pela hipertensão lábil, hipotensão terminal progressiva, taquicardia, arritmias, sudorese profusa, íleo paralítico e edema pulmonar, uma vez que tais manifestações do tétano grave são acompanhadas de aumento de excreção urinária de catecolaminas (principalmente norepinefrina) e são, muitas vezes, reversíveis pela administração de agentes bloqueadores (propranolol, betanidina).

A pressão arterial varia com a gravidade do caso, podendo ocorrer hipertensão, hipotensão ou, ainda, amplas variações. Focaccia et al. reportaram, em estudo clinicorradiológico de 155 pacientes tetânicos, a presença de paralisia diafragmática unilateral em 23,8% dos casos, com a grande maioria (97,2%) localizada no lado direito. Cerca de 45% desses pacientes desenvolveram pneumopatia infecciosa do mesmo lado da paralisia diafragmática (Figura 55.3.10).

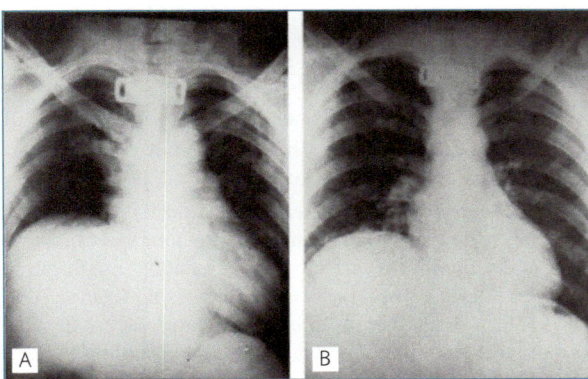

FIGURA 55.3.10 Paralisia diafragmática. Raio X do tórax mostrando hemidiafragma direito persistentemente elevado em paciente tetânico (sexo masculino, 26 anos) cinco dias (A) e 15 dias (B) após o início dos sintomas de tétano.
Fonte: Acervo da autoria.

FRATURAS VERTEBRAIS

Em estudo clinicorradiológico da coluna vertebral de 137 tetânicos (exceto casos de tétano umbilical), constatamos que 78% dos pacientes apresentavam fraturas de uma ou mais vértebras torácicas. Quando incluímos apenas o grupo etário de 1 a 20 anos, as fraturas foram constatadas em 90% dos casos.

A frequência e a intensidade das fraturas vertebrais no tétano estão intimamente relacionadas a idade (são menos frequentes após os 25 anos e quase inexistentes nos casos de tétano umbilical), grau de hipertonia e espasmos musculares.

O mecanismo patogênico das alterações vertebrais parece ser puramente mecânico (compressão pelos espasmos musculares), à semelhança do que ocorre durante o choque cardiazólico ou elétrico.

As principais alterações radiológicas encontradas nos 137 casos foram, em resumo, as seguintes: achatamentos em graus e formas variáveis, às vezes acentuadíssimos, atingindo quase sempre as vértebras dorsais, de preferência as da região média (D4 e D7) com as vértebras dorsais D1 e D8 podendo sofrer alterações, porém menos acentuadas. As fraturas ocorrem, preferencialmente, no nível das superfícies superiores das vértebras. É comum o achado radiológico de osteocondensação vertebral, principalmente em correspondência com essa região vertebral superior. A tomografia computadorizada (TC) permite visualizar e localizar com maior precisão as fraturas vertebrais (Figura 55.3.11). Graus variados de cifose dorsal acompanham as alterações, havendo, às vezes, formação de acentuado *pectum carinatum* na região esternal (Figura 55.3.12).

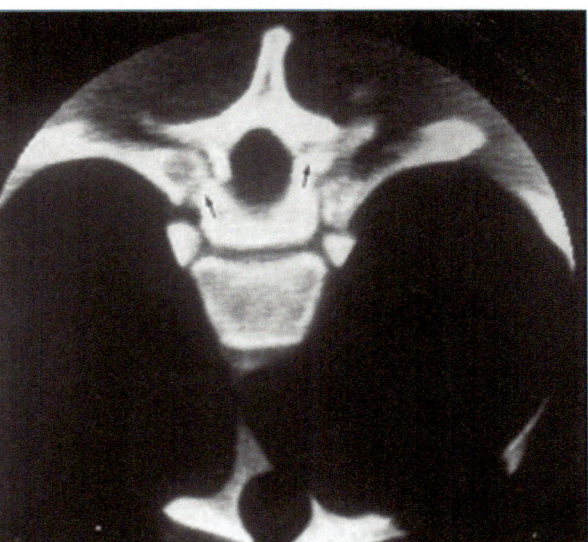

FIGURA 55.3.11 Aspecto das fraturas vertebrais à tomografia computadorizada; as flechas indicam fraturas dos pedículos dos arcos vertebrais e das apófises transversas, além de deformidade dos corpos vertebrais.
Fonte: Acervo da autoria.

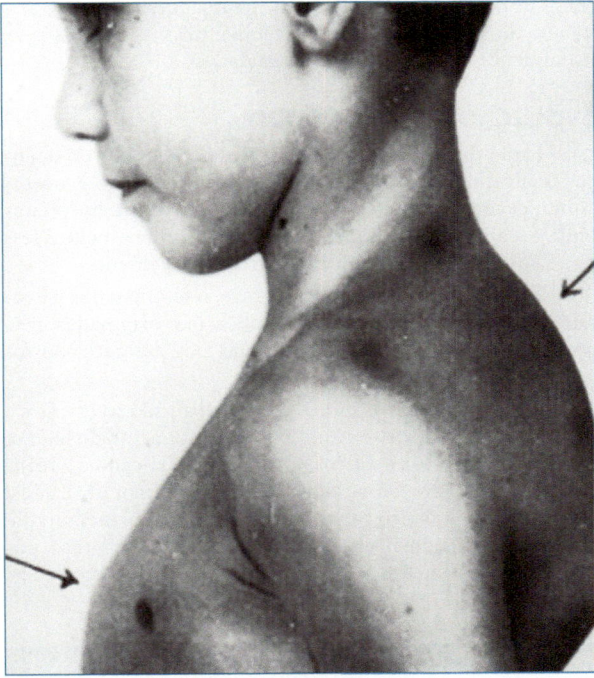

FIGURA 55.3.12 Grandes alterações do arcabouço torácico no tétano. Intenso *pectum carinatum* que surgiu logo no início da fase aguda do tétano. Sequela pouco frequente.
Fonte: Acervo da autoria.

A cifose radiológica é mais acentuada do que a cifose clínica (esta, às vezes, imperceptível). Foram observados, em vários pacientes, achatamentos tão intensos que reduziram os corpos vertebrais a menos de um terço da sua altura, com formação de vértebras "em cunha", de base posterior. Não se notaram alterações no sentido dos espaços intervertebrais. Nos casos de tétano umbilical, não havia alterações da estrutura vertebral, ou estas, quando presentes, eram muito discretas. Clinicamente não costuma haver dor local; quando esta ocorre, é de pouca intensidade. A impressão que se tem, ao examinar um tetânico com achatamento pronunciado de vértebras dorsais, é a de que ele encolheu o pescoço e elevou os ombros ("pescoço enterrado"). Miosite ossificante, descrita como calcificação periarticular, principalmente no nível das articulações do cotovelo e do joelho, foi relatada com frequência de até 5%.

OUTRAS COMPLICAÇÕES

1. Embolias pulmonares (em virtude de doença tromboembólica): surge principalmente em tetânicos idosos. A incidência atinge 14% dos casos tratados.

2. Superinfecção bacteriana: septicemias, muitas vezes por germes Gram-negativos; pode ser consequência de broncopneumonia ou flebite por cateterismo intravenoso.

3. Hemorragias traqueais (cânula de traqueostomia) ou gastrointestinais: o mecanismo patogênico das hemorragias por doenças gastrointestinais parece estar vinculado às úlceras de estresse.

4. Retenção de ureia: origem renal ou extrarrenal (desequilíbrio hídrico ou bexiga neurogênica).

Atualmente, tem-se atribuído a maioria das complicações que ocorrem nas unidades de terapia intensiva, no tratamento do tétano, às medidas terapêuticas agressivas que, usualmente, se praticam nessas unidades.

EVOLUÇÃO E PROGNÓSTICO

Estão diretamente subordinados a gravidade da doença, idade do paciente, infecções superajuntadas e outras complicações, condições prévias de saúde, centro hospitalar onde é realizado o tratamento, e grau de conhecimentos (específicos) da equipe médica encarregada do doente.

Uma vez classificado como grave, o tétano tende a evoluir tormentosamente, com complicações originadas pela própria doença ou pelas muitas drogas exigidas para controlar os sintomas e sustentar o enfermo.

Quanto à idade, os piores prognósticos são reservados a recém-nascidos e idosos. Atualmente o tratamento do tétano, nos grandes centros médicos, tornou-se sofisticado e é realizado em unidades de cuidados intensivos, monitorizados; por isso, o prognóstico para as formas graves tem melhorado. O curso total da doença atinge, em média, três semanas, podendo ser mais curto nas formas leves e mais prolongado nas formas graves.

Baseados na observação de mais de 4 mil tetânicos no Hospital das Clínicas de São Paulo (1944-1980), pudemos elaborar um quadro de prognóstico que levou em consideração alguns atributos importantes, os quais se revelaram significativos à análise estatística. Os atributos mais valiosos para o prognóstico de tétano são tempo de incubação e de progressão, frequência dos espasmos musculares, grau de hipertonia, grau de disfagia, crises apneicas (número e intensidade), sinais e intensidade de insuficiência respiratória, eficácia das drogas sedativas e musculorrelaxadoras e curva da temperatura (Tabela 55.3.3).

DIAGNÓSTICO DIFERENCIAL

O tétano comporta diagnóstico diferencial:

1. Processos inflamatórios da região buco-tonsila-faríngea: acompanhados de trismo.

2. Meningites: são elementos diferenciais alterações do sensório, febre alta desde o início (no tétano, só em formas graves ou complicadas), trismo (excepcional nas meningites), sinais de Kernig e Brudzinsky (excepcionais no tétano), cefaleia, vômitos e, finalmente, alterações liquóricas, confirmando a inflamação das meninges. O líquor é normal no tétano.

3. Intoxicação por estricnina: história de ingestão acidental ou intencional do tóxico; início brusco; delírio estricnínico; ausência de trismo e de hipertonia generalizada nos intervalos das contrações espasmódicas; evolução rápida para a cura ou morte; espasmos localizados mais nas extremidades. Em caso de dúvida, a pesquisa de estricnina no estômago esclarecerá o diagnóstico.

4. Tetania: diferencia-se pela presença, nesta enfermidade, de espasmos das extremidades, principalmente das mãos (mão de parteiro ou sinal de Trousseau) e contração em flexão de adução dos pés; os outros grupos musculares são pouco ou nada acometidos. Nos intervalos das crises não há hipertonia: os sinais de Erb (hiperexcitabilidade à corrente galvânica) e Chvostek (contratura dos músculos periorais por excitação do facial adiante do trago), aliados a intervenção recente com ablação de glândulas tireoide e paratireoide (acidental) e hipocalcemia, podem induzir à confirmação de hipoparatireoidismo; outras causas de tetania deverão ser investigadas.

5. Raiva: diferencia-se pela presença de história de morbidade por animal suspeito, num período de 25 a 90 dias, convulsões, disfagia, espasmos laríngeos, hiperexcitabilidade cutânea (hiperestesias), alterações do comportamento, paralisias e morte dentro de 48 horas, aproximadamente. A mordida de cão pode, eventualmente, ocasionar tétano se o ferimento for contaminado.

TABELA 55.3.3 Classificação e prognóstico das formas clínicas de tétano segundo alguns atributos.

	T1 (dias)	TP (horas)	FE	HM	D	CA	SIR	RSM	T	L (%)
Grupo I (tétano leve)	> 10	> 48	O a+	+	O	O	O	Ótima	O	Baixa ou nula
Grupo II (tétano grave)	< 10	< 48	++	+++	++	+	+	Regular	+	25 a 30
Grupo III (tétano gravíssimo)	< 10	< 48	++++	++++	++++	++++	++++	Má	++	30 a 90*

T1: tempo de incubação; CA: crises de apneia (0 a ++++); TP: tempo de progressão; SIR: sinais de insuficiência respiratória (0 a ++++); FE: frequência dos espasmos musculares (0 a ++++); RSM: resposta aos sedativos e musculorrelaxantes; HM: hipertonia muscular (0 a ++++); T: temperatura febril; D: Disfagia (0 a ++++); L: letalidade.
*As variações ocorrem por conta das medidas terapêuticas mais eficazes e da experiência da equipe médica.

6. Histeria: diferencia-se pela ausência de ferimento anterior suspeito, espasmos intensos, e sudorese, aliados ao comportamento psíquico do paciente, que tende a exibicionismo dos sintomas. Quando o paciente se distrai, desaparecem os sintomas.

DIAGNÓSTICO LABORATORIAL

A pesquisa do bacilo no foco suspeito apresenta resultados insatisfatórios, em virtude do frequente desaparecimento do bacilo por fagocitose local ou, ainda, pela mobilidade dos bacilos afastando-se do foco. O material colhido no foco deve ser cultivado em meio anaeróbico (triglicolato, ágar-sangue, ágar-glicosado, Tarozzi), com o cuidado de aquecê-lo previamente por 1 hora, a 80 °C, a fim de destruir a flora de contaminação.

Esfregaços diretos resultam, amiúde, negativos; inoculação do material do foco em cobaio ou camundongo e observação por oito dias constituem o método acadêmico. Outros exames subsidiários: o hemograma mostra, geralmente, leucocitose à custa de granulócitos, desvio à esquerda dos leucócitos e linfopenia; a reserva alcalina baixa acentuadamente nas formas graves.

A eletroforese das proteínas do sangue demonstra aumento das frações α-2 e gamaglobulina e diminuição das frações α-1 e betaglobulina.

As alterações urinárias são discretas (albuminúria e hematúria, às vezes), e a ureia se eleva nos casos graves e é de mau presságio. As transaminases (alanino aminotransferase – ALT – e aspartato aminotransferase – AST) e a creatinofosfoquinase (CPK) estão frequentemente elevadas.

As catecolaminas costumam estar aumentadas no plasma e urina nos casos graves, atribuindo-se à hiperatividade do sistema nervoso simpático. Em consequência, foi sugerido um papel favorável dos bloqueadores adrenérgicos no tratamento do tétano grave. A atividade colinesterásica do sangue pode estar diminuída no tétano sobre essa enzima. Baseado nisso, Leonardi sugeriu o emprego de restauradores da colinesterase (oximas, vitamina B_{12}) no tratamento do tétano.

Os gases sanguíneos se alteram durante a evolução do tétano, quando surgem os espasmos, e altas doses de sedativos são administradas. Observam-se hipoxemia, acidose metabólica e hipercapnia (ver capítulo sobre problemas respiratórios no tétano).

O eletrocardiograma revela, frequentemente, taquicardia sinusal, onda P pontiaguda, AQRS situada à esquerda dos valores normais médios (mais acentuada nos indivíduos com menos de 16 anos). AT situada à esquerda dos valores médios, AP sem desvios e onda T negativa "atípica".

Baseados nos ECG que realizamos em 53 tetânicos, conclui-se que as alterações primárias da repolarização ventricular estavam relacionadas com as alterações miocárdicas, e não com os distúrbios eletrolíticos.

TRATAMENTO

O tratamento do tétano inclui, entre os principais medicamentos, os seguintes: sedativos, musculorrelaxadores de ação central ou periférica, soro antitetânico (humano ou animal), além de medidas gerais. O tratamento do tétano é dividido em:

- tratamento específico;
- tratamento inespecífico ou sintomático.

No tratamento específico, devemos considerar o desbridamento do foco e a imunização (passiva e ativa). No tratamento inespecífico, incluímos a sedação, o relaxamento muscular e as medidas gerais.

O *Clostridium tetani* é sensível à penicilina, metronidazol, cefalosporins, imipenem, macrolides e tetraciclina. Entretanto, não tem ação contra as toxinas invasivas, sendo de utilidade apenas nos focos tetanogênicos. A penicilina, inclusive, por ser antagonista do GABA pode pior o quadro de espasmos e inativar os benzodiazepínicos. Além de ser inativada pela flora antibicrobiana produtora de lactamase que pode estar presente no foco. Não tem sido mais indicada.

SOROTERAPIA ESPECÍFICA

Antes da descoberta do soro antitetânico (SAT) por Behring e Kitasato, em 1890, a mortalidade pelo tétano girava em torno de 85%. Com o advento da soroterapia, ela baixou, atingindo níveis entre 20 e 70% (em média, 50%). Todavia, com o emprego simultâneo dos sedativos e musculorrelaxadores, além de outras medidas de ordem geral (traqueostomia, respiração controlada, hidratação, enfermagem vigilante etc.), tornou-se difícil avaliar a real eficácia da antitoxina na terapêutica do tétano. Patel realizou estudos clínicos experimentais, na Índia, para saber quais as necessidades e os inconvenientes do soro antitetânico heterólogo no tratamento do tétano, concluindo que:

- Doses de SAT (heterólogo) superiores a 60.000 UI são desnecessárias.
- Qualquer dose de SAT entre 5.000 e 60.000 UI ocasiona resultados semelhantes.

Recentemente, está sendo substituído o soro heterólogo pelo homólogo, principalmente nos países desenvolvidos. As vantagens do último são, principalmente, a sua maior permanência no sangue (cerca de 3 a 4 semanas) e o menor risco de choque anafilático. As doses terapêuticas do soro homólogo (gamaglobulina antitetânica humana) variam, conforme os autores, entre 1.000 e 10.000 UI.

Com o produto obtido por digestão enzimática – fração F (ab')2 – pode-se utilizar, com segurança, as vias venosa e raquidiana, e os resultados têm sido muito encorajadores, quer quando se usa a via raquidiana, isoladamente, quer combinada com a venosa. A letalidade do tétano baixou, em nossa Unidade de Tétano, para cerca de 10% com o emprego da via intratecal. De acordo com a experiência, as doses e as vias mais adequadas para introdução de antitoxina tetânica (homóloga ou heteróloga) são de 10.000 UI, por via venosa, e de 1.000 UI, por via raquidiana, preferencialmente por punção suboccipital, dose única.

Em todos os indivíduos, independentemente dos antecedentes alérgicos e de terem ou não recebido SAT heterólogo antes, deve-se preceder à administração do SAT à realização dos testes de sensibilidade (intradérmico ou ocular).

Algumas vezes, apesar dos testes negativos, pode ocorrer o choque anafilático. Para evitar surpresas, sugerimos, rotineiramente, injetar uma ampola de anti-histamínico (hidroxizina) uma hora antes do SAT (heterólogo).

MUSCULORRELAXADORES

O miorrelaxante ideal seria aquele que conseguisse abolir (principalmente nas formas graves) os espasmos musculares sem deprimir o centro respiratório, que não acarretasse efeitos colaterais indesejáveis ao organismo e oferecesse ampla margem de segurança entre a dose relaxante e a paralisante e, ainda, que pudesse ser administrado, fácil e impunemente, durante um período mínimo de 7 a 10 dias. Esta droga perfeita não existe. Devemos, portanto, satisfazer-nos com as que se aproximam desse ideal terapêutico.

Vejamos algumas das drogas mais comumente adotadas no tratamento do tétano, suas vantagens e desvantagens.

BARBITÚRICOS

São úteis quando empregados em pacientes curarizados em doses que não deprimam intensamente o centro respiratório. Sua maior indicação talvez seja a de controlar as emergências (espasmos violentos, subentrantes e apneias) até que se estabeleça outro esquema terapêutico capaz de controlar a situação.

Entre os barbitúricos mais usados no tétano, indica-se o fenobarbital (Gardenal®), nas doses de 10 a 20 mg/kg nas 24 horas.

CLORPROMAZINA OU LEVOMEPROMAZINA (FENOTIAZÍNICOS)

Os produtos mais comumente usados são: Amplictil® e Neozine®. Sua eficácia na terapêutica do tétano pode ser medida por diminuição do trismo ou, experimentalmente, eletromiograma dos músculos tetanizados. Essas drogas, além da sua atividade sedativa, são sinergizantes dos efeitos de outros depressores do SNC. Possuem ação hipotermiante, sedativa e musculorrelaxante.

Entre os inconvenientes, podemos citar: taquicardia, palidez, hipotensão arterial, glicosúria, icterícia, ansiedade e sudorese. Algumas vezes, podem determinar efeito inverso, ou seja, ativação dos espasmos musculares e hipertonia, em vez de diminuição. Nas formas graves de tétano, são incapazes, sozinhas, de controlar os espasmos musculares. Contudo, revelam-se menos depressoras dos centros respiratórios do que os barbitúricos e, por isso, oferecem maior margem de segurança.

Doses: 25 mg para adultos, via muscular ou venosa, cada 4, 6, 8 ou 12 horas, conforme as necessidades e o emprego simultâneo de outras drogas sedativas hipnóticas e musculorrelaxadoras.

BENZODIAZEPÍNICOS (DIAZEPAN, MIDAZOLAM)

São drogas de ação sedativa e miorrelaxante, além de potencializar outros depressores usualmente empregados no tratamento do tétano (p. ex., barbitúricos). Devem ser introduzidas por via intramuscular ou endovenosa. As doses usuais situam-se entre 2,5 e 70 mg/kg de peso nas 24 horas. Os efeitos colaterais mais comuns são distúrbios do comportamento, diplopia, tonturas, ataxia e retenção azotada. Casos de coma prolongados têm sido observados em tetânicos tratados com diazepínicos, principalmente em idosos. O modo de ação desses agentes é através do antagonismo de GABA, e eles são, portanto, capazes de antagonizar indiretamente o efeito da toxina sobre os neurônios inibitórios, mas eles não restauram a inibição glicinérgica. Podem provocar aumento de ácido láctico.

Atualmente, é o miorrelaxante mais empregado no tratamento do tétano, inclusive na Unidade de Tétano no Hospital das Clínicas de São Paulo. Os diazepínicos atuam, também, como depletores de catecolaminas na síndrome de hiperatividade simpática do tétano grave.

ENFERMAGEM

O papel que cabe ao enfermeiro, no momento da crise apneica, é importantíssimo. Portanto, é preciso instruir a enfermagem sobre alguns detalhes importantes:

1. Não manusear o tetânico em sua fase espasmódica. Sacrificar a higiene corporal do paciente limitando-a ao mínimo indispensável.

2. Estar sempre atento ao ritmo respiratório, para surpreender crise apneica ou sinais de depressão respiratória.

3. Providenciar cateterismo vesical sempre que houver retenção de urina por mais de oito horas.

4. Ser discreto em seus prognósticos na presença do enfermo, pois o tetânico em geral permanece consciente.

5. Dar conforto e segurança ao paciente em todos os momentos de necessidade.

FISIOTERAPIA

É indicado o relaxamento muscular pelo calor e reeducação passiva, quando persistir hipertonia residual, mas na ausência de espasmos paroxísticos. Não permitir que o tetânico ande sozinho em seus primeiros dias de abandono do leito, dado o frequente risco de quedas por desequilíbrio consequente à hipertonia muscular. Aos que apresentam fraturas vertebrais, é necessária a orientação ortopédica, a fim de corrigir ou melhorar os sintomas decorrentes das fraturas vertebrais.

TÉTANO GRAVE – TERAPIA E CUIDADOS INTENSIVOS

A abordagem terapêutica relatada a seguir resulta da experiência acumulada pelos autores, há alguns anos, na Unidade de Tetânicos do Hospital das Clínicas de São Paulo.

O paciente tetânico, particularmente nas formas mais graves, deve ser tratado em quarto isolado de estímulos sensitivos (luzes e temperatura constante, ausência de barulho, manipulações táteis, injeções intramusculares, procedimentos invasivos, ausência de intubação etc.) e com cuidados de terapia intensiva. Estes serviços devem estar especialmente preparados no sentido de prevenir e controlar a insuficiência respiratória e/ou circulatória nesta doença.

Independentemente do tratamento específico, a mortalidade do tétano pode ser significativamente reduzida, desde que sejam tomadas medidas terapêuticas que impeçam ou controlem as complicações (respiratórias, infecciosas, circulatórias, tromboembólicas, metabólicas, renais e gastrointestinais) que, comumente, levam o tetânico ao óbito.

O paciente deve ser mantido sob vigilância permanente, daí a importância da enfermagem adequadamente instruída e familiarizada com a evolução tumultuada do tétano grave. As medidas terapêuticas específicas e inespecíficas, tais como cuidados com o foco tetanogênico, antibioticoterapia e neutralização da toxina, foram abordadas anteriormente neste capítulo. A conduta básica é dirigida ao controle das principais manifestações clínicas e complicações encontradas mais frequentemente em tetânicos.

CONTROLE DA HIPERTONIA E DOS ESPASMOS MUSCULARES

Em geral, o controle da hipertonia e dos espasmos musculares paroxísticos pode ser obtido com a administração endovenosa, contínua, de benzodiazepínicos (diazepam). A posologia variará conforme a frequência e a intensidade dos espasmos e de acordo com a resposta individual: pode ser elevada até 5 mg/kg/dia sem causar efeitos colaterais importantes. Exceção deve ser feita a pacientes idosos, os quais podem desenvolver coma diazepínico, a despeito das baixas dosagens utilizadas. Por vezes, quando não se consegue controle sobre os espasmos mais intensos, há necessidade de administrar, associadamente, sedativo do grupo dos fenotiazínicos (clorpromazina) em dosagens variáveis (25 mg/dose, 1 a 6 vezes/dia, em adultos, e 1 mg/kg/dia em recém-nascidos).

Quando não é possível impedir as contraturas musculares e antes de atingir os limites máximos das drogas (p. ex., 7 mg/kg/dia de diazepam e 2,5 mg/kg/dia de clorpromazina), recomenda-se a curarização do paciente com instalação de respiração artificial.

O cloreto de alcurônio (Alloferin®) pode ser utilizado, quer pelo excelente efeito miorrelaxante que se obtém, quer pelas vantagens, tais como: a) pode ser administrado a pacientes grávidas, por não atravessar a placenta; b) não libera histamina em proporção significativa; c) não produz alterações eletrolíticas; d) não aumenta a pressão intraocular; e) não produz ação simpaticomimética relevante. Entretanto, não pode ser utilizado na vigência de insuficiência renal. A droga deve ser administrada por via endovenosa, através de cateter profundo (geralmente na veia cava superior), porque causa flebite, frequentemente, quando injetada em veias periféricas. Infundem-se, por gotejamento venoso contínuo, cerca de 15 mg em solução glicosada a 5%; após a administração direta de uma ampola (10 mg), controla-se a velocidade de gotejamento através da resposta clínica alcançada.

O brometo de pancurônio – Pavulon®, que é esteroide amoniacal de baixa ação hormonal, rápida depuração e excelente tolerabilidade, tem sido a droga de escolha; é empregado na dosagem de cerca de 4 mg (0,04 mg/kg em crianças) por dose, via endovenosa, a cada 2 ou 3 horas, ou de preferência diluída por gotejamento contínuo lento.

Constituem alternativas ao pancurônio outros bloqueadores não despolarizantes que competem com a acetilcolina nos receptores colinérgicos da placa neuromotora, tais como o cloreto de alcurônio – Alloferine® –, que é um derivado sintético de um alcaloide do curare. Outro curare útil é o besilato de atracúrio – Tracrium® –, que é um derivado da papaverina, também utilizado em dosagens individualizadas por via endovenosa (0,08 a 0,5 mg/kg). Assim como o pancurônio, não pode ser utilizado na gravidez. Os curares não devem ser administrados a pacientes portadores de miastenia grave.

Após a curarização, deve-se suspender a administração das drogas anteriormente utilizadas, tomando-se o cuidado de suprimir, concomitantemente, o estado de consciência do paciente com o uso de barbitúricos (fenobarbital).

CONTROLE DA INSUFICIÊNCIA RESPIRATÓRIA

A hipertonia e os espasmos frequentes e intensos que envolvem a musculatura da caixa torácica causam insuficiência respiratória severa, a qual pode provocar a morte do paciente; no seu controle, além do uso de drogas musculorrelaxantes, indica-se a traqueostomia.

Não há uniformidade de conduta quanto ao momento adequado para a realização da traqueostomia; em nossa experiência, indicamos precocemente ante a presença de: a) espasmos incontroláveis com ou sem cianose; b) disfagia; c) acúmulo de secreção na árvore respiratória; e d) determinações gasométricas arteriais que detectam a presença de hipoxemia e hipoventilação pulmonar. Utilizam-se cânulas providas de balão.

A traqueostomia permite aspiração mais eficaz das secreções traqueobrônquicas e deve ser feita com a frequência que o caso requeira, empregando-se sempre técnicas assépticas com o uso de luvas e sondas esterilizadas. A instilação de solução fisiológica na traqueia facilitará a remoção das secreções espessas. O ar inalado deve ser umidificado.

A substituição das cânulas traqueais deve ser feita a cada dois dias. A programação para sua retirada deve incluir a análise de radiografia da traqueia e a substituição progressiva da cânula, a cada dois dias, por outra de calibre imediatamente inferior. Imediatamente após a traqueostomia, instala-se sonda nasogástrica; as tentativas de passagem desta em tetânicos não traqueostomizados pode desencadear espasmos intensos, com apneia.

Em geral, o paciente tetânico apresenta precocemente sinais de hipoxemia (cianose, pO_2 abaixo de 70 mmHg) com taquipneia e respiração predominantemente superficial. Neste momento, deve-se oferecer ao paciente atmosfera rica em oxigênio (fluxo constante de 3 a 5 L/min com uso de máscara buconasal). Posteriormente, a insuficiência respiratória se acentua e, então, são necessários cuidados especiais respiratórios.

A respiração artificial controlada ou assistida é indicada quando: a) o paciente perde o estímulo respiratório próprio (de origem central), em decorrência da utilização de curare ou sedação excessiva; b) capacidade ventilatória pulmonar e/ou oxigenação arterial inadequadas (demonstradas por pCO_2 arterial elevada e pO_2 baixa).

A manutenção do paciente tetânico em ventilação artificial pressupõe a probabilidade da ocorrência de iatrogênicas, que se desenvolvem também em pacientes com outras patologias e facilitam o desenvolvimento de infecções broncopulmonares, hipoxemias, ventilação excessiva, pneumotórax, enfisema subcutâneo, queda do débito cardíaco, embolias, fibrose alveolar etc. Ainda assim, a letalidade no tétano muito grave é significativamente mais baixa quando o paciente é ventilado artificialmente. Quando se utiliza a ventilação controlada, emprega-se, inicialmente, um volume corrente de 15 mL/kg de peso e frequência respiratória de 15 a 20 ciclos por minuto (no recém-nascido: 10 mL/kg de volume corrente e 22 a 28 ciclos/minuto). Há necessidade de vigilância médica permanente ao lado do paciente.

Com dosagens sanguíneas arteriais, procura-se manter a pressão parcial de oxigênio acima de 70 mmHg e a de gás carbônico entre 30 e 40 mmHg. Quando o pO_2 cai a níveis inferiores a 60 mmHg (com mistura gasosa a 50% de oxigênio e pressão inspiratória até 40 cm de H_2O), deve-se empregar pressão expiratória positiva. Alguns aparelhos oferecem este recurso; o mesmo efeito é obtido através da conexão de um tubo de calibre grosso à saída do ar expirado, mergulhando-se a outra extremidade num recipiente com água. Há riscos de causar hipertensão pulmonar e suas consequências. Portanto, deve-se iniciar com cerca de 3 cm de H_2O, podendo-se elevá-los progressivamente até 8 ou 10 cm de H_2O.

Quando o pCO_2 se eleva, deve-se verificar as condições de permeabilidade traqueobrônquicas (cânulas de traqueostomia mal insufladas, excesso de secreções etc.) e/ou correção ventilatória (redução do tempo expiratório para elevação da frequência respiratória). Hipocapnias devem ser evitadas; quando a pCO_2 se reduz a 20 mmHg, deve-se interpor segmento de tubo entre a traqueostomia e a válvula expiratória do aparelho, criando-se um "espaço morto" que permitirá a elevação da pCO_2 arterial.

O controle de insuficiência respiratória inclui o correto balanço hídrico.

CONTROLE DAS COMPLICAÇÕES DE NATUREZA INFECCIOSA

As broncopneumonias são as mais frequentes complicações infecciosas em tetânicos. A utilização de respiradores artificiais é fator coadjuvante. A aspiração de secreções respiratórias tão frequentes quanto for necessário, a adequada fisioterapia respiratória e a correção adequada dos desvios hidroeletrolíticos constituem procedimentos importantes na prevenção das infecções. Deve-se manter controle radiográfico dos campos pulmonares, diariamente, na fase aguda da doença. Pressupõe-se que estas infecções sejam causadas por germes hospitalares altamente patogênicos, o que implica o uso de antibióticos providos do mais amplo espectro de ação.

As broncopneumonias podem ser foco inicial de septicemia. Ademais, o próprio foco tetânico pode ser porta de entrada para infecções sistêmicas. Em unidades de terapia intensiva, entretanto, algumas manobras rotineiras (cateteres venosos para determinação da pressão central, sondagem vesical, traqueostomia, uso de ventiladores artificiais etc.) são, também, fatores que contribuem para causar tais infecções e condicionam, em geral, processos infecciosos por germes hospitalares altamente patogênicos.

Os principais sinais sugestivos de septicemia em pacientes tetânicos curarizados e respirando artificialmente são: febre, hipotensão arterial, hiperpneia. Ao lado da antibioticoterapia, esses pacientes merecem atenção especial no controle de alguns mecanismos intermediários da doença, tais como o choque, a coagulopatia de consumo, a acidose metabólica e suas consequências.

CONTROLE DA HIPERATIVIDADE SIMPÁTICA

A época de surgimento dos sinais clínicos de hiperatividade simpática (frequência cardíaca elevada, pressão arterial e venosa central oscilante, sudorese, febre, choque etc.) é variável no decorrer da fase aguda da doença. Em pacientes idosos, tais sinais se acompanham de mau prognóstico. Quando em intensidade moderada, podem ser controlados com a própria medicação sedativa utilizada para o controle de espasmos e hipertonia: os benzodiazepínicos exercem ação depletora de catecolaminas, enquanto a clorpromazina age fracamente no bloqueio alfa-adrenérgico. Diante de quadros severos, discute-se a propriedade do emprego de drogas vasoativas: betabloqueadores adrenérgicos (propranolol) isoladamente ou associados a drogas alfabloqueadoras (alprenolol). Os primeiros têm sido mais utilizados (10 mg/dia, em média); entretanto, podem ocasionar redução significativa no débito cardíaco ou aumento da resistência vascular periférica.

Recentemente, tem sido sugerida a utilização de morfina ou anestésicos gerais no sentido de bloquear as atividades do SNC em substituição ao bloqueio autonômico periférico. Parece-nos recomendável que a administração seletiva de drogas na vigência de um quadro de hiperatividade simpática deva seguir critérios bastante rigorosos, e sua utilização somente deve ocorrer em situações extremas.

As alterações hemodinâmicas, em crianças e adultos jovens que não receberam drogas vasoativas, geralmente costumam evoluir clinicamente bem. Em pacientes idosos, de muito pior prognóstico, o uso dessas drogas encontra limitação pelas condições cardíacas próprias da senilidade.

CONTROLE DAS ALTERAÇÕES METABÓLICAS

O aumento do catabolismo proteico no paciente tetânico causa, invariavelmente, um balanço nitrogenado negativo, com redução da massa muscular. O paciente, em geral, é mantido em jejum nas primeiras 36 horas após o início da disfagia, sendo-lhe administrado soro glicosado por via endovenosa. A utilização de nutrição parenteral, com exceção dos recém-nascidos, não tem sido indicada em razão dos riscos infecciosos que apresenta e ao relativamente curto período da doença. A alimentação por sonda nasogástrica pode suprir as necessidades nutricionais essenciais.

O estresse excessivo do tétano faz elevar os níveis plasmáticos de catecolaminas, as quais bloqueiam a síntese de insulina e podem desencadear ou descompensar o diabetes *mellitus,* particularmente em pacientes idosos. Nestas condições, indica-se a utilização de insulina e aporte dietético, oral ou endovenoso, de aminoácidos sulfurados.

OUTROS CONTROLES

Pacientes com antecedentes de patologia da mucosa gastrointestinal ou que estão recebendo medicação corticosteroide devem ser medicados com protetores da mucosa gástrica, como profiláticos a ulcerações e sangramentos.

O controle rigoroso do balanço hidroeletrolítico deve constituir constante preocupação diante de pacientes tetânicos. Ele pode prevenir hipotensões e choques, fenômenos tromboembólicos, infecções pulmonares e insuficiência cardíaca e renal.

O paciente tetânico pode se beneficiar de tratamentos intensivos, mas o princípio fundamental que deve nortear o trabalho médico nessas unidades especiais de terapêutica deve ser dirigido no sentido de propiciar cuidados permanentes e extrema cautela na manipulação do paciente e no uso de terapêuticas agressivas, a fim de evitar iatrogenias graves por omissões ou intervenções desnecessárias.

PROFILAXIA

Existem vários recursos para a prevenção do tétano. As diferentes medidas podem ser tomadas isoladamente ou em combinação, dependendo da situação ou do estado imunitário do indivíduo. Tanto na seleção de medidas de escolha como na avaliação de sua eficácia, é necessário conhecer os diversos fatores envolvidos na patogênese do tétano, desde a fixação do bacilo na porta de entrada à localização da toxina na célula nervosa.

Muitos progressos ocorreram na profilaxia do tétano das primeiras medidas empíricas até a imunização ativa com toxoide antitetânico e gamaglobulina antitetânica humana. Todavia, a eficácia das diferentes medidas profiláticas é ainda passível de crítica. Não há dúvida, porém, de que o toxoide tetânico é hoje uma das vacinas mais eficazes e seguras à nossa disposição.

E tal a abundância de dados experimentais relativos à proteção conferida pelo toxoide tetânico que, atualmente, não se admitem dúvidas sobre a sua elevada eficácia na imunização ativa contra o tétano. Infelizmente, porém, ainda persistem, na prática clínica, algumas noções com relação às medidas mais adequadas para a profilaxia do tétano humano. Faremos análise crítica dessas medidas.

MEDIDAS GERAIS

Existe uma série de procedimentos gerais, inespecíficos, que desempenham algum papel na prevenção do tétano. Entre esses procedimentos, os relacionados a seguir parecem ser os mais importantes: 1) proteção dos membros inferiores com o uso de sapatos e roupas; 2) noções elementares de higiene e antissepsia no tratamento de ferimentos banais; 3) cuidados médicos após acidentes; 4) assistência obstétrica durante a gravidez e o parto; 5) a substituição do transporte de tração animal por veículos motorizados.

O uso de roupas é de grande importância na proteção dos membros inferiores, porque grande parte dos ferimentos se localiza nas pernas e pés. A maioria dos casos de tétano no Brasil se origina de ferimentos nos membros inferiores. Portanto, sapatos e roupas devem ser inclusos entre as medidas gerais úteis para a prevenção do tétano.

A remoção de corpos estranhos com água e sabão, assim como a assepsia local, pode retirar o agente etiológico e/ou as condições indispensáveis à sua sobrevivência. Se, no entanto, o ferimento for extenso e profundo, as medidas domésticas devem ser complementadas por cuidados médico-cirúrgicos.

Em países onde a assistência médica é amplamente disponível, o tétano é raro, por ser a sua profilaxia rotina nos postos de primeiros socorros. Em contrapartida, nos países subdesenvolvidos, os serviços médicos constituem privilégio desfrutado por minoria. Sob tais condições, os ferimentos não são tratados adequadamente, e a medicina folclórica é, além de ineficaz, muitas vezes a própria causadora do tétano.

O tétano *neonatorum* é consequência direta da falta de assistência obstétrica às grávidas; o parto é realizado por pessoas destreinadas com ausência de mínimos conhecimentos de assepsia. Além de cortarem o cordão umbilical com objetos sujos, colocam teias de aranha, estrume, ervas etc. na ferida umbilical, acreditando que essas substâncias apressem a hemostasia ou a cicatrização.

Quando o padrão socioeconômico e cultural da comunidade se eleva paralelamente, melhora a assistência do parto, e a incidência do tétano *neonatorum* decresce simultaneamente, conforme ocorreu no Japão e no estado de São Paulo.

Assim, estender esses serviços à população geral é uma das melhores formas de prevenir o tétano *neonatorum*; se houver escassez de médicos e de parteiras de padrão universitário, o treinamento das voluntárias tem se mostrado eficaz na prevenção deste tipo de tétano. Pode-se ensiná-las a usar objetos esterilizados para cortar o cordão umbilical, fazer a ligadura com fio também esterilizado e empregar a tintura de iodo ou mertiolato como antissépticos na ferida. Bons resultados foram obtidos com essas medidas (no início do século XX, na Escócia, e, mais recentemente, em algumas áreas do Brasil).

A prevenção do tétano com medidas higiênico-sanitárias elementares está, prioritariamente, entre as medidas a serem adotadas nos programas de cuidados primários para as comunidades desprovidas de assistência médica tradicional.

LIMPEZA E DESBRIDAMENTO

A remoção de tecidos desvitalizados, corpos estranhos, supuração e germes (e, entre eles, o bacilo do tétano) é medida de profilaxia cirúrgica do tétano. É importante que essa cirurgia seja extensa e profunda, para permitir a remoção de todos os corpos estranhos, bem como dos tecidos desvitalizados. Assim procedendo, se ainda persistirem bacilos tetânicos nos ferimentos, eles não sobreviverão e serão fagocitados pelos macrófagos.

Sempre que possível, essas medidas devem ser executadas por cirurgião, que poderá estender ou aprofundar melhor o desbridamento, eliminar todo o tecido necrótico e preservar as estruturas vasculares e nervosas. Às vezes, o corpo estranho está localizado tão profundamente no tecido subcutâneo ou nos espaços intersticiais que a sua visualização só pode ser realizada pela radiografia. Os melhores resultados são conseguidos quando a cirurgia profilática é realizada até seis horas após o ferimento, antes que os bacilos iniciem a produção de toxina. A infiltração do foco e de tecido circundante com soro antitetânico e antibióticos é recomendável.

IMUNIZAÇÃO PASSIVA

Quando os bacilos do tétano já iniciaram a produção de toxina, somente a neutralização desta, em algum ponto da sua via de acesso ao SNC, poderá proteger os animais contra o tétano. A antitoxina tetânica pode ser obtida de animais, geralmente de cavalos (soro heterólogo) ou do homem (soro homólogo). O último tem sido usado com maior frequência nos últimos anos. Indica-se a imunização passiva quando: 1) o ferimento tetanogênico é muito grave; 2) quando o paciente procura assistência médica após período superior a 10 a 15 dias após o ferimento tetanogênico.

DOSES

As doses de SAT heterólogo (equino) indicadas na prevenção do tétano humano situam-se entre 3 e 50.000 UI; as doses mais elevadas são reservadas para casos com portas de entrada de grande extensão, como queimaduras extensas, fraturas expostas e aborto séptico.

A quantidade de toxina produzida no foco é variável, dependendo, principalmente, do número de bacilos presentes, da toxigenicidade da cepa, extensão do ferimento e condições anaeróbias locais. Portanto, a quantidade de SAT necessária para neutralização dessa toxina deveria, obviamente, ser variável. Entretanto, é impossível avaliar a quantidade de toxina já produzida e fixada ou, ainda, em produção. Nessas circunstâncias, podemos apenas estimar a quantidade de antitoxina necessária para proteger, seguramente, contra o tétano humano.

Usualmente, o nível de antitoxina no sangue é aceito como indicador do grau de imunização passiva, sendo de 0,1 UI/mL o nível sanguíneo de antitoxina heteróloga admitido como mínimo protetor. Nossa pesquisa demonstrou que doses de 3.000 UI asseguram esses níveis por períodos de 10 a 15 dias. Com doses de 100.000 UI, mantivemos títulos de 0,5 UI/mL ou mais por períodos superiores a um mês. Entretanto, quando a quantidade de toxina produzida é maior que a média admitida (foco maior, elevado número de germes, bacilos altamente toxigênicos) ou quando o SAT é inoculado tardiamente, a falha da imunização será total ou parcial.

Embora o SAT tenha sido produzido pela primeira vez em 1890, sua eficácia no tétano humano não foi adequadamente avaliada até a Primeira Guerra Mundial (1914-1918), época em que grande número de fracassos foi relatado com o seu uso em feridos de guerra.

Concluiu-se, com experiências animais, extrapoladas para o homem, que proteção segura não é oferecida pela antitoxina tetânica nas dosagens usualmente empregadas na profilaxia do tétano humano.

Assim, para proteger totalmente um camundongo contra o tétano experimental, deve-se inocular de 300 a 1.000 unidades de SAT heterólogo. Essas dosagens, extrapoladas para o homem, indicam que precisaríamos de cerca de 1,5 a 3 milhões de SAT heterólogo para prevenir, com segurança, o tétano humano, mas tais doses são impraticáveis. Qual seria, então, a dosagem adequada de SAT que permitiria proteção segura na profilaxia do tétano humano?

Por razões éticas, estamos impedidos de realizar, no homem, os testes controlados que realizamos em animais de laboratório, assim, não podemos afirmar que dosagens permitem oferecer proteção segura para qualquer infecção tetânica humana. A imunização ativa-passiva, simultânea, é alternativa para evitar os insucessos do SAT utilizado isoladamente. Nós indicamos a associação de SAT e vacina pelo menos em duas situações específicas: a) ferimentos tetanogênicos graves; 2) tempo superior há 15 dias do ferimento, quando a ação anticórpica da vacina pode ser alcançada a tempo.

Em alguns países, o SAT heterólogo está sendo substituído pelo homólogo, principalmente como forma de prevenção do choque anafilático. Os argumentos a favor do uso do SAT heterólogo, simultaneamente com o toxoide tetânico, baseiam-se em resultados experimentais (Tabela 55.3.4), onde se observa que os insucessos relacionados ao uso isolado do SAT podem ser evidenciados, desde que a mesma dose de SAT seja injetada simultaneamente com a primeira dose de toxoide tetânico.

MEDIDAS PARA PREVENIR O CHOQUE ANAFILÁTICO

A reação anafilática, um dos principais obstáculos ao uso do SAT heterólogo, deverá ser evitada por todos os meios ao nosso alcance. Os tradicionais testes oculares e intradérmicos são de grande utilidade prática, mas não são inteiramente seguros como indicadores de hipersensibilidade imediata ao SAT heterólogo.

TABELA 55.3.4 Demonstração de eficácia protetora da soroanatoxiprofilaxia em animais de laboratório.

	Imunização	Número de cobaias	Percentual de cobaias mortas até o 3º dia após inoculação da toxina	Cálculos extrapolados do equivalente de SAT para um homem de 70 kg
SAT	20 UI	15	80	4.000
	50 UI	15	40	10.000
	100 UI	15	6,5	20.000
SAT + toxoide*	20 UI	15	40	4.000
	50 UI	15	0	10.000
Toxoide		15	100	–
Controles (sem SAT, sem toxoide)		15	100	–

*Primeira dose 1 mL = 2 unidades à zero hora; e segunda dose 5 dias após a injeção de toxina tetânica. Segunda dose somente às cobaias que sobreviveram até o 5º dia.

Para proteger os animais de laboratório contra o choque anafilático experimental, a administração de anti-histamínico, 15 a 30 minutos antes ou simultaneamente com o SAT heterólogo, revela-se de grande utilidade. Demonstramos, experimentalmente, que o SAT heterólogo pode permanecer combinado ao anti-histamínico, em uma mesma ampola, por vários meses, sem que ocorra qualquer alteração química das drogas misturadas. Alternativa para indivíduos sensíveis ao SAT heterólogo seria o uso de gamaglobulina antitetânica humana (GGATH).

Apesar das cautelas, o médico deve lembrar sempre que, ante o choque anafilático já desencadeado, a medicação heroica é a injeção intramuscular de adrenalina aquosa a 1:1.000. Essa droga deve estar sempre à mão quando se injeta o SAT heterólogo (inclusive no teste de sensibilidade). O uso subsequente de anti-histamínicos, oxigênio e corticosteroides completará o tratamento do choque anafilático.

GAMAGLOBULINA ANTITETÂNICA HUMANA (GGATH)

O soro antitetânico homólogo, isto é, aquele produzido em seres humanos, é geralmente conhecido como gamaglobulina antitetânica humana ou GGATH. O uso de GGATH tem aumentado gradualmente, em especial nos países onde o tétano já está sob controle.

As vantagens de GGATH sobre SAT heterólogo são as seguintes:

- Reações do tipo anafilático quase ausentes.
- Permanência da antitoxina homóloga no sangue mais longa do que a heteróloga. A vida útil do SAT heterólogo é de curta duração, geralmente de 1 a 2 semanas, enquanto a GGATH é de 1 a 2 meses.

As desvantagens são:

- Alto custo e difícil disponibilidade roteira.
- Possibilidade remota de vírus contaminantes por ser obtida de sangue humano.

A dose profilática de GGATH é de 250 a 1.000 UI. Com essa dose, os níveis sanguíneos de antitoxina iguais ou superiores a 0,01 UI/mL são mantidos por período de 1 a 2 meses.

IMUNIZAÇÃO ATIVA

O toxoide tetânico é uma das vacinas mais eficazes, seguras e baratas da atualidade. A eficácia do toxoide tetânico foi amplamente demonstrada por comparação da incidência de tétano por ferimentos de guerra, antes e depois de ser introduzida a vacinação. Assim, nas guerras ocorridas antes da descoberta do toxoide tetânico (p. ex., Guerra da Crimeia, Guerra Civil Americana, Guerra Franco-Prussiana), a frequência do tétano era de 2 a 12,5 por 1.000 feridos de guerra. Essa taxa caiu para 0,006 por 1.000 feridos de guerra entre os soldados americanos atingidos durante a Segunda Guerra Mundial. Ainda durante esta guerra, o tétano foi cerca de 9 mil vezes mais frequente entre civis feridos, sem imunização por toxoide tetânico, do que entre feridos do exército dos Estados Unidos, imunizados.

Entretanto, a imunização em massa de grupos populacionais que apresentaram altos índices de morbidade e mortalidade demonstrou resultados altamente significativos. No município de São Paulo, foram vacinadas contra o tétano cinco milhões de crianças em idade escolar (6 a 14 anos) no período de 1964 a 1970, e, com isso, o índice de mortalidade por tétano baixou significativamente de 4 para 0,2 por 100 mil habitantes nessa época.

Desde sua descoberta em 1923, a vacina antitetânica ou anatoxina tetânica foi objeto de aperfeiçoamentos, principalmente no que concerne à purificação, concentração e antigenicidade. Esta última foi conseguida à custa de adição de adjuvantes, sobretudo sais de alumínio. Excelentes resultados foram obtidos pela combinação de toxoide tetânico com outros antígenos (difteria, pertussis).

Recentemente, com o propósito de imunizar com dose única, outros adjuvantes foram acrescentados ao toxoide tetânico. Quando novos adjuvantes são utilizados ou as quantidades de hidróxido de alumínio são aumentadas, a atividade antigênica do toxoide persiste por vários meses. Com uma única injeção desses toxoides, é possível conseguir resultados que, usualmente, obtêm-se com duas ou três doses dos toxoides comuns disponíveis no mercado (± 20 Lf). Entretanto, é importante advertir que, para prevenção do tétano umbilical, a dose única deve ser administrada às gestantes, pelo menos seis meses antes do parto, a fim de assegurar à criança, ao nascimento, nível protetor de antitoxina no sangue circulante.

Embora existam dois produtos padronizados para imunização ativa contra o tétano (toxoide simples e toxoide absorvido ou precipitado por sais de alumínio), a tendência é utilizar somente toxoides com adjuvantes, quer para imunização básica, quer para os reforços. Obtivemos resultados bastante encorajadores na imunização antitetânica por via oral, utilizando toxoides concentrados e contidos em comprimidos de desintegração entérica.

ESQUEMAS DE IMUNIZAÇÃO

A imunização antitetânica deve ser considerada distintamente, conforme se trate de pessoas sem prévio contato antigênico ou já imunes. Naquelas, a primeira dose do antígeno deve ser completada com uma ou, preferencialmente, duas doses de reforço, a fim de assegurar o que se chama imunização básica ou primária. Nos indivíduos já imunes, uma injeção (reforço) basta para aumentar e manter o nível protetor de antitoxina por alguns anos. O intervalo ideal entre as duas primeiras doses, durante a imunização básica, é de 3 a 4 semanas, e entre a 2ª e a 3ª doses é de um ano. Não é necessário reforço no caso de ferimentos que ocorram dentro de 12 meses após a imunização básica. Passados esses 12 meses, o reforço é recomendado apenas nos casos de ferimentos suspeitos de desenvolver tétano.

A fim de se evitar a hiperimunização, que, além de desnecessária, é prejudicial, elaboramos tabela para consulta em emergências (Tabela 55.3.5).

TABELA 55.3.5 Conduta profilática conforme estado imunitário prévio e tipo de ferimento.

Estado imunitário*	Classificação do ferimento**	Medidas profiláticas
I	A	• Apenas limpeza e desinfecção • Remoção cirúrgica de corpos estranhos e tecidos desvitalizados
	B	• Limpeza, desinfecção e remoção cirúrgica de corpos estranhos e tecidos desvitalizados • Toxoide
II	A	• Limpeza, desinfecção e remoção cirúrgica de corpos estranhos e tecidos desvitalizados • Toxoide
	B	• Limpeza, desinfecção e remoção cirúrgica de corpos estranhos e tecidos desvitalizados • Toxoide e antibiótico
III	A	• Limpeza, desinfecção e remoção cirúrgica de corpos estranhos e tecidos desvitalizados • Toxoide e antibiótico • SAT homólogo ou heterólogo • Somente aos que nunca receberam qualquer dose de toxoide no passado
	B	• Limpeza, desinfecção e remoção cirúrgica de corpos estranhos e tecidos desvitalizados • Toxoide e antibiótico • SAT heterólogo ou homólogo

*I. Imunização básica feita no ano anterior ou reforço durante os três últimos anos; II. Imunização básica dentro dos últimos 10 anos ou reforço há mais de três anos; III. Imunização básica há mais de 10 anos ou imunização básica incompleta (apenas uma ou duas doses de toxoide) há mais de um ano ou nunca vacinado.

**A. Superficial, limpo, sem presença de corpos estranhos ou tecidos desvitalizados; B. Extenso e/ou profundo, sujo, presença de corpos estranhos ou tecidos desvitalizados.

Após a injeção da primeira dose de toxoide tetânico comum (potência de ± 20 Lf), ocorre, dentro de quatro semanas, conversão sorológica em 40 a 50% dos vacinados. Deve-se notar que, embora nem todas as pessoas apresentem níveis protetores de antitoxina no sangue (0,01/Ul) após primeira dose, é muito provável que todos adquiram, com esse estímulo antigênico, estado de hiperatividade do sistema imunocompetente que os capacita a reagir prontamente à segunda dose do toxoide.

Essa ação de reforço ocorre ainda que segunda dose seja administrada alguns anos mais tarde. Quando imunização básica é realizada com três doses, respeitados os intervalos recomendados, pode-se prever persistência de títulos protetores de antitoxinas no sangue por períodos de 5 a 20 anos. Baseado nesse conhecimento, Scheibel afirma que "mesmo 25 anos depois da vacinação básica ainda se questionará se é razoável recomendar a revacinação em massa, sabendo-se que 90% da população, ou mais, podem não estar necessitando dela".

VIAS DE ADMINISTRAÇÃO DO TOXOIDE

A via convencional de administração de toxoide tetânico é intramuscular, uma vez que depósito subcutâneo ou intradérmico de toxoide causa reações locais mais intensas. A administração da vacina antitetânica na região glútea, como nas demais vacinas, tem uma perda de eficácia > 30%, pois essa região tem alto teor de gordura e o antígeno vacinal é mal processado nesses tecidos.

REFORÇOS

Não obstante demonstrações convincentes de persistência de títulos protetores de antitoxina circulante por períodos bastante longos após a imunização básica, é recomendável reforçar imunização quando ocorrem ferimentos tendentes a tétano. Uma dose de reforço só será prescindível em pessoas vacinadas até 3 anos antes. Pessoas que vivem de modo permanente ou temporário sob alto risco de tétano necessitam manter sempre elevado título de antitoxina no sangue.

Para tais pessoas, deve-se estabelecer programa especial de imunização, com reforços de toxoide a cada 10 anos, independentemente de ferimentos predispostos ao tétano. Para simplificar as medidas profiláticas do tétano, a Tabela 55.3.5 deve ser consultada. Nesta tabela, a administração de toxoide, isolada ou simultaneamente com outras medidas preventivas, foi estabelecida de acordo com o estado imunitário do indivíduo.

IMUNIZAÇÃO ATIVA DE GESTANTES

Uma das alternativas para a profilaxia e controle do tétano neonatal é a vacinação das gestantes, conforme ficou demonstrado em áreas de alta incidência de tétano umbilical.

A imunização ativa das gestantes é realizada com duas ou três doses de toxoide absorvido, de preferência entre o 4º e o 7º mês de gestação. A imunidade materna, ativamente adquirida, é transferida passivamente ao feto através da circulação placentária, conferindo a ele proteção contra o tétano neonatal por um período de cerca de dois meses.

Nos casos de gestações posteriores, recomenda-se uma única dose de reforço no sexto mês. Se, entretanto, as gestações ocorrerem anualmente e o risco epidemiológico persistir, bastará reforçar a imunização ativa a cada cinco anos.

REAÇÕES INDESEJÁVEIS AO TOXOIDE TETÂNICO

O toxoide tetânico é geralmente considerado pouco reatogênico em termos de reações colaterais, quando comparado a outras vacinas bacterianas mortas. A incidência de reação foi calculada em 1:50.000 injeções, mas esta taxa talvez seja mais elevada. Quando o toxoide tetânico foi experimentado inicialmente, reações locais eram atribuídas a sensibilidade às proteínas contidas nos meios de cultura. Entretanto, reações gerais mais graves foram relatadas posteriormente, tais como urticária, artralgias, edema de pálpebras, edema angioneurótico e até nefrose.

Essas reações foram atribuídas principalmente a presença de peptona em caldo de cultura. Investigação de fatores responsáveis por reações alérgicas ao toxoide tetânico demonstrou que o toxoide altamente purificado só é menos reatogênico quando administrado pela primeira vez, mas não quando administrado como reforço. Também a incidência e a gravidade das reações aumentam com a idade e são mais frequentes após a segunda injeção do que após a primeira. Sugeriu-se que tais reações são devidas a misto de reações "tipo Arthus" e hipersensibilidade retardadas. A incidência e a gravidade das reações serão reduzidas se hiperimunizações forem evitadas e, em menor extensão, por purificação dos toxoides.

BIBLIOGRAFIA SUGERIDA

Centers for Disease Control and Prevention (CDC). Updated recommendations for use of tetanus toxoid, reduced diphtheria toxoid and acellular pertussis vaccine (Tdap) in pregnant women and persons who have or anticipate having close contact with an infant aged < 12 months – Advisory Committee on Immunization Practices (ACIP), 2011. MMWR Morb Mortal Wkly Rep. 2011 Oct 21;60(41):1424-6.

Cvejtanovic B. Epidemiology of tetanus viewed from a practical public health angle. WHO/PAHO Scientific Publ nQ. 1972;253:3-10.

Fedinec AA. Absorption and distribution of tetanus toxin in experimental animals. In: Principles on tetanus. Hans Huber, Publ. Bern & Stuttgart; 1967.

Focaccia R, Verones R. Tétano. In: Farhat C. Fundamentos e prática das imunizações em clínica médica e pediátrica. 3. ed. Rio de Janeiro: Atheneu; 1989. Cap. 8, p. 65-73.

Focaccia R et al. Paralisia diafragmática no tétano. Relato de 37 casos. Rev Bras Clin Terap IX(S); 1980. p. 321-5.

Khan R, Vandelaer J, Yakubu A et al. Maternal and neonatal tetanus elimination: from protecting women and newborns to protecting all. Int J Womens Health. 2015 Feb 3;7:171-80.

Kryzanovsky GN. Pathophysiology. In: Veronesi R. Tetanus, important new concepts. Amsterdan: Excepta Medica; 1981. Chapter 5, p. 109-31.

Kryzanoysky GN. The mechanism of action of tetanus toxin: effect on synaptic processes and some particular features of toxin binding by the nervous tissue. Naunyn Schmiedeberg's. Arch Pharmacol. 1973;276:247-70.

Laha PN & Valshya PD. Tetanus, a study of 1000 cases. J Ind Med Ass. 1965;44:422-36.

Lassi ZS, Bhutta ZA. Community-based intervention packages for reducing maternal and neonatal morbidity and mortality and improving neonatal outcomes. Cochrane Database Syst Rev; 2015 Mar 23. p. 3.

Ministério da Saúde. Tétano Acidental: o que é, causas, sintomas, tratamento, diagnóstico e prevenção; 2019. Disponível em: http://saude.gov.br/saude-de-a-z/tetano-acidental. Acesso em: 23/09/2019.

Ministério da Saúde. Tétano Neonatal: o que é, causas, sintomas, tratamento, diagnóstico e prevenção; 2019. Disponível em: http://saude.gov.br/saude-de-a-z/tetano-neonatal. Acesso em: 23/09/2019.

Ministério da Saúde. Programa Nacional de Imunizações. Novo calendário nacional de vacinação do Ministério da Saúde para 2019. Disponível em: https://pebmed.com.br/novo-calendario-nacional-de-vacinacao-do-ministerio-da-saude-para-2019/. Acesso em: 23/09/2019.

Newell KW. Tetanus neonatorum: epidemiology and prevention. Proc. II. Int. Conf. Tetanus, Bern, 1966 (Edit. L. Eckmann). Hans Huber, Publ Bern & Stuttgart; 1967.

Strikas RA; Centers for Disease Control and Prevention (CDC); Advisory Committee on Immunization Practices (ACIP). Advisory committee on immunization practices recommended immunization schedules for persons aged 0 through 18 years-United States, 2015. MMWR Morb Mortal Wkly Rep. 2015 Feb 6;64(4):93-4.

Tavares W. Contaminação do solo do Estado do Rio de Janeiro pelo Clostridium tetani [Tese de doutorado, U17RJ]. Bol Cient Vital Brazil. 1975;2(l):4-179.

Tavares W. Contribuição ao estudo clínico e epidemiológico do tétano não umbilical no Estado do Rio de Janeiro [Tese de mestrado]. Rio de Janeiro: UFRJ; 1973. 110 p.

Veronesi R, Focaccia R. Tetanus. In: Braude 1, Davis CE & Fierer J. Infectious diseases and medical microbiology. 2nd. ed. Philadelphia: W.B. Saunders Co. Chapter 187.

Veronesi R & Focaccia R. The clinical picture. In: Veronesi R.Tetanus, important new concepts. Amsterdam: Excerpta Medica; 1981. Chapter 6, p. 183-206.

Veronesi R et al. Contribuição para o estudo clínico e experimental do tétano [Tese de Docência]. São Paulo; 1960.

Veronesi R, Focaccia R et al. Why don't the Brasilian Amerindians in the Amazon Region have tetanus? A critical analysis of the problem and the elements involved in it. Rev Hosp Clin Fac Med USP. 1978;33(5):237-42.

Veronesi R, Bizzini B, Focaccia R et al. Eficácia no tratamento do tétano com antitoxina tethnica introduzida por via raquidiana elou venosa em 101 casos, com pesquisa sobre a farmacocinética de gamaglobulina humana – F(ab') – no liquor e no sangue. Terap Chn. 1980;9(5)2301.

Veronesi R, Bizzini B, Focaccia R. Naturally acquired antibodies to tetanus toxin in human and animals from Galfipagos Islands. J Infect Dis. 1983;147(2)308-11.

Veronesi R, Focaccia R, Mazza CC. Tetanus. In: Romian CC. Tropical Neurology. An Overview. Florida (USA): CRC Pres Inc. [in press.].

56

Legionelose

Maura Salaroli de Oliveira
Ana Rubia Guedes dos Santos
Anna Sara Shafferman Levin

INTRODUÇÃO

A legionelose é importante causa de pneumonia comunitária e nosocomial, determinada por bactéria facultativamente intracelular, tendo como principal espécie a *Legionella pneumophila*. Aproximadamente 1/3 das pneumonias adquiridas na comunidade são causadas por agentes anteriormente denominados "atípicos": *Legionella pneumophila*, *Mycoplasma pneumoniae* e *Chlamydophila pneumoniae,* e estima-se que entre 5 e 15% das pneumonias comunitárias são causadas por *Legionella* sp.

O primeiro isolamento de *Legionella pneumophila*, a partir de sangue de paciente com quadro infeccioso indefinido, foi realizado, historicamente, em 1947. Nesta ocasião, o material do paciente, inoculado em cobaias, foi detectado e isolado micro-organismo, designado, então, como agente OLDA. Três décadas depois, a amostra foi identificada como *Legionella pneumophila*.

Um dramático surto de pneumonia ocorreu em 1976, na cidade de Filadélfia, Estados Unidos, durante e após a convenção dos Legionários Americanos, realizada no Bellevue-Statford Hotel, com acometimento de 221 entre os 4.400 participantes e seus familiares reunidos, com 34 casos evoluindo para o óbito. A epidemia, caracterizada por febre, tosse e pneumonia, sem causa aparente, desencadeou uma das mais extensas e completas investigações epidemiológicas na história da Medicina, identificando-se, após a decorrência de vários meses de perseverante pesquisa, nova bactéria, batizada com a denominação *Legionella pneumophila*, e a doença por ela causada "doença dos legionários". Outras epidemias, com apresentação de quadro febril, cefaleia e pneumopatia foram posteriormente descritas, tendo como agente causal a *Legionella* sp.

No Brasil, foi isolada, pela primeira vez, a *Legionella pneumophila* de paciente com quadro clínico grave de Síndrome da Angústia Respiratória do Adulto (SARA), demandando tratamento em unidade de terapia intensiva, com respiração assistida e apresentando evolução lenta, de três semanas, permanecendo o paciente com sequelas de função respiratória. A confirmação do isolamento foi realizada pelo aumento significativo dos títulos de anticorpos séricos específicos a partir de quatro amostras seriadas de sangue coletadas do paciente, durante a fase aguda da doença, convalescença e retorno ambulatorial do paciente, após alta hospitalar.

ETIOLOGIA E PATOGENIA

O agente etiológico da doença dos legionários é a *Legionella pneumophila. Originalmente, imaginava-se que essa* seria a única espécie, mas estudos mais recentes, utilizando técnicas de hibridização de DNA e análise do sequenciamento genético, identificaram mais de 40 espécies com cerca de 60 sorogrupos entre as numerosas espécies, metade das quais estão implicadas na legionelose.

Legionella é encontrada na água, que é seu reservatório natural, usualmente infectando protozoários, e também no solo. O micro-organismo sobrevive a uma gama variada de condições, incluindo temperaturas entre 0 e 63 °C, pH de 5,0 a 8,5, cloração usual de reservatórios, proliferando nesses, preferencialmente, em temperaturas entre 30 e 50 °C.

A maioria dos casos de legionelose é causada pela *Legionella pneumophila*, dos sorogrupos 1 (agente da epidemia descrita na Filadélfia ocorrida em 1976), 4 e 6, mas outras espécies de *Legionella* foram associadas à doença, entre as quais destacam-se: *L. micdadei, L. longbeachae, L. dumoffii, L. bozemanii, L. wadsworhii* e *L. feelii*; com menos frequência, *L. gormanii, L. jordanis, L. mansii* e *L. anisa*.

A amostra da espécie inicialmente isolada na epidemia da Filadélfia, em 1976, por Joseph McDade, no Centers for Disesases Control and Prevention (CDC), foi obtida a partir de necropsias de casos fatais, inoculando-se triturados de pulmões em cobaias e praticando-se esfregaços de baço, fígado e peritônio dos animais moribundos, após cerca de seis dias da inoculação, com visualização microscópica de numerosos bacilos pequenos, fracamente Gram-negativos, apresentando flagelo polar.

Atualmente, o isolamento de *Legionella* é realizado em meio de cultura sólido seletivo, à base de BCYE (do inglês: *Blood Charcoal Yeast Extract* – Ágar-carvão extrato de levedura), contendo extrato de levedura em meio tamponado, L--cisteína e ácido cetoglutárico, acrescido de antibióticos (cefalotina, colistina, cefomandole e cicloexamida), incubado em meio aeróbio e úmido, na presença de pequena concentração de CO_2 (2,5%), à temperatura de 35 °C, visualizando-se, após cerca de quatro dias, pequenas colônias mucoides de consistência pegajosa à manipulação com alça de platina. Apresentam-se microscopicamente, à coloração pelo método de Gram associada à fucsina fenicada, como bacilos Gram-negativos delgados e longos, às vezes com aspecto filamentoso.

A legionelose não é transmitida diretamente de pessoa a pessoa. Na grande maioria dos casos, água contendo a bactéria acessa o trato respiratório por inalação de aerossóis ou aspiração. Seguindo à entrada pelo trato aéreo superior, grande parte dos micro-organismos é eliminada ou inativada pelas células epiteliais ciliadas do sistema respiratório e pelo sistema imune pulmonar competente normal. A deficiência na atividade mucociliar do hospedeiro, seguida de aspiração, aumenta muito o risco de infecção. Amostras virulentas de *Legionella* são flageladas e aderem às células epiteliais respiratórias.

Legionella multiplica-se no interior de macrófagos alveolarese nas células epiteliais alveolares, como sítio alternativo de replicação, contribuindo para a gravidade da pneumonia em pacientes com doença dos legionários, além do envolvimento de fagócitos inflamatórios, como macrófagos, do hospedeiro infectado. Há evidências, também, de participação de células dendríticas.Após atingir os alvéolos, o desfecho depende das propriedades virulentas do micro-organismo *versus* a competência do hospedeiro em resistir à infecção. O macrófago alveolar é a primeira célula fagocítica alvo da *Legionella*. A capacidade e eficiência desta célula em fagocitar, digerir e matar a bactéria torna o macrófago alveolar o componente crítico de defesa do hospedeiro. Após a entrada, por fagocitose, nesta célula mononuclear, a *L. pneumophila* é englobada por um fagossomo. Entretanto, os fagossomos que contêm os micro-organismos não se fundem com lisossomos,

permitindo à bactéria escapar dos mecanismos microbicidas destas organelas. Os agentes multiplicam-se até a ruptura celular, liberando as bactérias para a fagocitose por novos macrófagos recrutados, reiniciando o ciclo de ingestão, multiplicação e liberação pós-lise celular.

A segunda linha de defesa compreende os leucócitos polimorfonucleares e monócitos. A *L. pneumophila* resiste à ação bactericida dos leucócitos polimorfonucleares. Estudos *in vitro* demonstraram que esta bactéria somente é ingerida de maneira eficaz por neutrófilos na presença de anticorpos específicos ou complemento. Estes estudos também demonstraram que a imunidade humoral exerce papel secundário na defesa do hospedeiro.

Pode ocorrer bacteremia em pacientes com formas graves da doença e posterior comprometimento de vários órgãos (endocárdio, pericárdio, pâncreas, rins, entre outros), ocorrendo em fases avançadas de progressão da doença.

A imunidade mediada por células é o principal mecanismo de defesa do hospedeiro contra *Legionella*, assim como ocorre com outros patógenos intracelulares (*Listeria* sp., *Mycobacterium* sp. e *Toxoplasma* sp.). Assim, a doença dos legionários é mais comum e mais grave em pacientes com alteração na imunidade celular, sobretudo em pacientes receptores de transplantes.

QUADRO CLÍNICO

A doença causada por *Legionella* sp. pode apresentar-se de diversas maneiras, desde infecção leve, autolimitada até doença disseminada, com evolução fatal, reconhecendo-se principalmente duas formas clínicas distintas de legionelose: a febre de Pontiac e a doença dos legionários.

FEBRE DE PONTIAC

É a forma não pulmonar, epidêmica, de legionelose, apresentando-se com sintomas gripais: febre moderada, que pode elevar-se na criança (40 °C), cansaço, mialgia, artralgia, cefaleia, tosse, dor de garganta e náuseas. O período de incubação é curto, de 1 a 2 dias (36 horas, em média), sem preferência de sexo ou idade. Caracteriza-se por ausência de pneumonia e resolução clínica completa no período de uma semana, mesmo sem antibioticoterapia.

Ocorre após a exposição a várias espécies de *Legionella* sp., entre as quais a *L. pneumophila*, sorogrupos 1, 6 e 7, *L. midadei, L. feelii* e *L. anisa*.

O diagnóstico é confirmado por provas laboratoriais, pela demonstração da soroconversão específica ou detecção de antígeno de *L. pneumophila* na urina.

DOENÇA DOS LEGIONÁRIOS

A apresentação clínica e radiográfica da pneumonia causada por *Legionella* é semelhante à causada por outras etiologias de pneumonia. Os sintomas predominantes incluem febre, tosse e dispneia. A febre e a fadiga geralmente precedem o início da tosse. Os sintomas normalmente surgem de 2 a 10 dias após a exposição ao agente. Os achados radiográficos são variados e inespecíficos, entretanto, os achados mais comuns são infiltrados irregulares, que podem evoluir para consolidações.

Embora nenhum aspecto clínico diferencie de modo confiável a doença do legionário de outros tipos de pneumonia, certas características podem aumentar a suspeita, como: presença de sintomas gastrointestinais, alterações laboratoriais como hiponatremia, transaminases hepáticas elevadas e falha ao tratamento com β-lactâmicos.

A doença dos legionários pode evoluir para formas graves, com insuficiência respiratória e necessidade de suporte intensivo. A bacteremia, presente nos casos graves de doença dos legionários, tende a ocorrer tardiamente na evolução da infecção. Complicações pulmonares são incomuns, e incluem empiema e formação de abscesso pulmonar.

Estima-se que a mortalidade associada varie de 1 a 10%.

Formas clínicas extrapulmonares ocorrem mais frequentemente em pacientes com imunossupressão e disseminação hematogênica. As manifestações incluem: endocardite, s sinusite, celulite, pancreatite, miopericardite e pielonefrite.

Os fatores de risco para a doença dos legionários são: idade superior a 50 anos, tabagismo atual ou história, doença pulmonar crônica (p. ex., enfisema ou DPOC), doenças imunológicas ou uso de imunossupressão, doença maligna sistêmica, diabetes, insuficiência renal, insuficiência hepática. Embora menos frequente, pneumonia por *Legionella* ocorre também em crianças, sem características clínicas que possam diferenciá-la de pneumonia causada por outros patógenos respiratórios.

As instituições devem considerar a realização de testes diagnósticos por *Legionella* de acordo com os dados epidemiológicos, os fatores de risco do paciente e a ausência de resposta satisfatória a antibióticos β-lactâmicos. Deve-se suspeitar de infecção por *Legionella* em surtos associados à contaminação do abastecimento de água em grandes instalações, como hospitais, hotéis ou prédios. Outros fatores epidemiológicos que devem aumentar a suspeita de infecção por *Legionella* incluem a exposição conhecida ou potencial a uma fonte de água contaminada (p. ex., banheiras de hidromassagem e fontes).

EXAME RADIOLÓGICO

As alterações radiológicas podem estar presentes precocemente e até o terceiro dia de doença ocorrem em todos os pacientes. O acometimento inicial costuma ser unilateral, com predominância de lobo inferior e pode ser segmentar-lobar ou esparso e difuso. A área de infiltração inicial progride, em dias subsequentes, para a consolidação progressiva.

Esta progressão das lesões é mais marcante nas pneumonias por *Legionella* sp. do que nas pneumonias causadas por outros agentes, persistindo mesmo após a terapia antibiótica apropriada. Derrames pleurais são frequentes, porém raramente evoluem para a formação de empiema. Cavidades e abscessos pulmonares estão presentes esporadicamente, em pacientes imunossuprimidos. Não há boa correlação entre a extensão dos infiltrados radiológicos e a gravidade das manifestações clínicas, havendo persistência das imagens radiológicas, mesmo após resolução clínica.

DIAGNÓSTICO LABORATORIAL

CULTURA

O isolamento do agente é obtido através do meio ágar de extrato de levedura em carvão tamponado, que propicia o crescimento de *Legionella* das amostras de secreções respiratórias inferiores, tecido pulmonar, líquido pleural. É um teste confirmatório e um método importante para o diagnóstico. A cultura pode detectar outras espécies de *Legionella* e sorogrupos que o teste de antígeno urinário não faz.

A comparação de isolados clínicos e de amostras ambientais usando técnicas sorológicas e moleculares pode ajudar a identificar a fonte, o que pode ser extremamente útil em investigações de surtos de legionelose.

O CDC recomenda a realização de testes de cultura e antígeno urinário, em combinação.

TESTE DE ANTÍGENO URINÁRIO

É o teste laboratorial mais utilizado no diagnóstico da doença dos legionários, pois detecta uma molécula da bactéria *Legionella* na urina. Em pacientes com diagnóstico de pneumonia e esse teste positivo, deve-se considerar o caso como confirmado de doença do legionário. O teste pode permanecer positivo por algumas semanas após a infecção, mesmo com tratamento antibiótico.

O teste do antígeno urinário detecta apenas a espécie mais comum da doença do legionário, *L. pneumophila* sorogrupo 1. Todas as espécies e sorogrupos de *Legionella* são potencialmente patogênicos, portanto, um paciente com resultado antígeno urinário negativo pode ter doença causada por outras espécies e sorogrupos de *Legionella*.

SENSIBILIDADE E ESPECIFICIDADE DOS TESTES DE DIAGNÓSTICOS

A sensibilidade varia dependendo da qualidade e do momento da coleta da amostra clínica, bem como da técnica da coleta e do laboratório que realiza o teste. A Tabela 56.1 fornece intervalos gerais para a sensibilidade e a especificidade de cada teste de diagnóstico.

TABELA 56.1 Intervalos gerais para a sensibilidade e a especificidade de cada teste de diagnóstico.

Teste diagnóstico	Sensibilidade (%)	Especificidade (%)
Cultura	20 a 80	100
Antígeno urinário para *L. pneumophila* sorogrupo 1	70 a 100	95 a 100
Sorologia pareada	80 a 90	> 99
PCR (reação da polimerase em cadeia)	95 a 99	> 99

VANTAGENS E DESVANTAGENS DOS TESTES DIAGNÓSTICOS

QUADRO 56.1 Vantagens e desvantagens dos testes diagnósticos.

Teste diagnóstico	Vantagens	Desvantagens
Cultura	• Detecta todas as espécies e sorogrupos. • Isolados clínicos e ambientais podem ser comparados.	• Tecnicamente difícil, lento (> 5 dias). • A sensibilidade dependente da habilidade técnica. • Alteração do resultado no caso de terapia antimicrobiana já iniciada. • Requer meio de cultura específico que pode não estar disponível em alguns laboratórios.
Antígeno urinário para *L. pneumophila* sorogrupo 1	• Rápido (horas).	• Só pode ser usado para detectar *L. pneumophila* do sorogrupo 1 (responsável por até 84% dos casos). • Não permite a comparação molecular com isolados ambientais.
Sorologia pareada	• É uma possibilidade para a detecção de espécies e sorogrupos que não *L. pneumophila* do sorogrupo 1.	• Esse exame compreende o pareamento das sorologias: uma amostra do início até 2 semanas após os sintomas (agudo), e outra com amostra 3 a 6 semanas após o início dos sintomas. • Aproximadamente 5 a 10% da população tem título 1:≥ 256 (títulos de anticorpos de fase aguda única de 1:≥ 256 não discriminam os casos de doença do legionário de outras causas de pneumonia adquirida na comunidade).
PCR	• Pode ser obtido de amostras patológicas (geralmente tecido pulmonar). • Rápido. • É possível detectar espécies e sorogrupos que não *L. pneumophila* do sorogrupo 1.	• Os ensaios variam de acordo com o laboratório e a disponibilidade comercial pode ser limitada.

TRATAMENTO

Para terapia antimicrobiana específica, é necessário utilizar antimicrobianos capazes de atingir altas concentrações intracelulares (p. ex., macrolídeos, quinolonas, tetraciclinas, rifampicina). β-lactâmicos e aminoglicosídeos exibem atividade contra espécies de *Legionella in vitro*, mas não são clinicamente eficazes e não devem ser utilizados.

Não há estudos prospectivos randomizados sobre a eficácia antibiótica em pacientes com *Legionella*. As recomendações se baseiam em revisões retrospectivas e estudos experimentais. Fluorquinolonas e macrolídeos são os antimicrobianos mais utilizados no tratamento da doença dos legionários.

A eritromicina já foi considerada a droga de escolha. Os macrolídeos mais novos, azitromicina e claritromicina têm atividade intracelular mais potente e maior penetração em tecido pulmonar, macrófagos alveolares e leucócitos. Além disso, eles têm a vantagem de possuir posologia mais confortável, com uma ou duas doses diárias. Em estudos comparativos, a terapia com azitromicina foi associada a incidência significativamente menor de efeitos adversos e foi mais barata do que a terapia com eritromicina. Em suma, atualmente, claritomicina e azitromicina são os macrolídeos mais utilizados, sendo considerados os de escolha para crianças com suspeita ou confirmação da *Legionella*.

Algumas fluoroquinolonas, como levofloxacina, moxifloxacina e gatifloxacina são eficazes e recomendadas para adultos com doença grave. As fluoroquinolonas não são aprovadas para pessoas menores de 18 anos, em virtude do risco de com artropatia.

Ainda não está definido se há superioridade da associação de β-lactâmico e macrolídeo comparado à fluoroquinolona respiratória no tratamento empírico de pacientes com pneumonia da comunidade. Assim, no Guia de Utilização de anti-infecciosos e recomendações para prevenção de infecções relacionadas a assistência à saúde do Hospital das Clínicas da FMUSP, recomenda-se a utilização β-lactâmico associado a macrolídeo ou fluoroquinolona respiratória para terapia empírica de pacientes com pneumonia comunitária classificadas como moderada ou grave.

Com raras exceções, o curso inicial deve ser administrado por via intravenosa. Após uma boa resposta clínica, pode ser mudada para a via oral.

Outras alternativas incluem doxiciclina ou trimetoprima-sulfametoxazol (TMP-SMZ).

A duração ideal da terapia antimicrobiana para o tratamento da legionelose não foi bem determinada e varia de acordo com o antimicrobiano selecionado, a gravidade da doença e a resposta do paciente à terapia. Em geral, recomenda-se o tratamento por no mínimo 5 dias. Não se deve suspender o tratamento até que o paciente esteja clinicamente estável e afebril por pelo menos 48 horas.

Pacientes com pneumonia grave por *Legionella* requerem terapêutica respiratória de suporte, podendo ser necessário ventilação invasiva. Cuidados de hidratação e manutenção do equilíbrio eletrolítico são necessários em casos com insuficiência renal.

PROFILAXIA

Considerando a presença da *Legionella* em reservatórios hídricos, sua viabilidade exacerbada em temperaturas entre 30 e 50 °C, o estímulo para sua proliferação quando há presença de outros micro-organismos, sua capacidade de resistir a níveis usuais de cloração e a provável via hídrico-respiratória de infecção, é óbvio o risco da presença de *Legionella*, particularmente em sistemas de aquecimento e distribuição de água potável aquecida.

Estabelecimentos de risco compreendem aqueles com torres de aquecimento de água: hotéis, edifícios industriais e comerciais, logradouros destinados a banhos públicos com água aquecida, instituições, conjuntos residenciais e, sobretudo, hospitais. Nestes, a presença de suscetíveis com imunidade comprometida por moléstias graves de base, pós-transplantados cirúrgicos e imunodeprimidos é particularmente propícia à transmissão e estabelecimento de infecção por *Legionella*.

A ocorrência de legionelose tem sido bem documentada em países desenvolvidos com longos períodos de inverno, grandes equipamentos de aquecimento e extensos sistemas de distribuição de água potável aquecida e com generalização de sistemas de ar-condicionado em edifícios, instituições, residências e nosocômios.

Em nosso meio, a legionelose foi detectada e bem documentada por Mazieri e Godoy (1993), com estudos da comprovação etiológica por isolamento e sorologia de casos de legionelose associada à pneumopatia em São Paulo, conduzidos desde 1987. Foram estudados pacientes de dois centros universitários na cidade de São Paulo – 100 do Hospital Universitário, USP, com pneumopatias infecciosas em geral, e 100 pacientes do Hospital das Clínicas da Faculdade de Medicina, USP, com pneumopatias previamente selecionadas para afastar outras etiologias bacterianas. Por meio de métodos de isolamento em culturas a partir de material biológico dos pacientes e/ou pela comprovação da presença de anticorpos específicos, empregando a reação de imunofluorescência indireta, foi possível diagnosticar total de 6% de legionelose entre pacientes da comunidade e hospitalares, comprovando, desta forma, a existência do agente entre nós.

Os mesmos autores realizaram um estudo de cinco anos de acompanhamento da presença de doença dos legionários na Unidade de Transplante Renal do Hospital das Clínicas da Faculdade de Medicina, USP, no período de 1988 a 1993. Dos 70 pacientes com transplantes renais com pneumopatias infecciosas estudados nesse período, 18 (25,71%) apresentaram amostras de soros com aumento significativo de títulos de anticorpos específicos para *Legionella pneumophila*, sorogrupo 1.

Neste estudo foi possível evidenciar de forma irrefutável a importância de algumas medidas de controle, como a descontaminação da água do hospital por hipercloração (6 a 10 ppm) conduzida de maneira repetida associada ao hiperaquecimento a 80 °C. Após a adoção destas medidas de controle, houve acentuada e significativa redução de ocorrência de legionelose, chegando a prevalecer 12 meses sem novos casos. Contudo, as medidas de controle sofreram descontinuidade durante 14 meses, tornando a ocorrer, nos cinco meses consecutivos aos 14 meses sem descontaminação, sete novos casos de infecção por *Legionella* com pneumonia nos pacientes com transplantes renais, três com evidências irrefutáveis de legionelose nosocomial. As medidas profiláticas foram reintroduzidas, de maneira agora sistemática, com hipercloração a cada cinco meses, sem ocorrência de novos casos.

No que diz respeito à prevenção específica da doença, não estão disponíveis vacinas humanas, embora já tenha sido obtida vacina com mutante ativo do micro-organismo capaz de proteger cobaias contra doses letais de aerossóis da *Legionella pneumophila*.

MEDIDAS DE CONTROLE

Várias medidas de controle foram estudadas sem que qualquer uma delas tenha se comprovado completamente eficaz. No entanto, foi demonstrada uma redução de casos clínicos e de contaminação de água a partir da sua implantação.

QUADRO 56.2 Comparação entre os métodos de controle de *Legionella* nos sistemas hidráulicos (São Paulo, 2018).

Medidas de controle	Efetividade	Vantagens	Desvantagens	Comentários
Manter aquecimento da água acima de 55 °C.	Redução da contagem de *Legionella* na água e controle de surtos.	Relativamente simples e fácil de monitorar e de baixo custo.	Risco de queimadura.	Falta de estudos controlados ou quase experimentais.
Superaquecimento e descarga do sistema de água.	Redução da contagem de *Legionella* na água temporariamente.	Medida a ser considerada como ação emergencial. Relativamente fácil implementação.	Efeito transitório. Não há a erradicação no sistema de água.	Falta de estudos controlados ou quase experimentais.
Desconexão do aquecimento central da água e utilização de chuveiros elétricos.	Experiência descrita em um centro e utilizada por 11 anos. Houve importante redução de *Legionella* nas unidades onde foi aplicada essa estratégia (em 7 anos, apenas um resultado de cultura positiva na água).	Simples e de baixo custo. Pode ser utilizado em pequenas unidades ou instalações onde outras medidas não forem factíveis.	A água fria que chega ao chuveiro não pode conter *Legionella*, pois o chuveiro não elimina a bactéria.	Experiência limitada. Falta de estudos controlados ou quase experimentais.

(continua)

QUADRO 56.2 Comparação entre os métodos de controle de *Legionella* nos sistemas hidráulicos (São Paulo, 2018) (continuação).

Medidas de controle	Efetividade	Vantagens	Desvantagens	Comentários
Cloração da água				
Cloro livre	Pode ser utilizada como uma medida contínua e manutenção constante dos níveis ou como um "tratamento de choque" com altas concentrações por um curto período de tempo e resultados temporários.	Cloro livre é utilizado na rede municipal de tratamento de água.	Formação de subprodutos que podem ser carcinogênicos. Corrosão do sistema hidráulico. Em um estudo de caso-controle, o cloro livre como tratamento municipal da água foi associado com surtos quando comprados com monocloramina.	A concentração de cloro obtida da rede municipal de tratamento de água pode não atingir níveis adequados nos edifícios, hospitais e outras instalações, requerendo dosagem contínua do cloro.
Dióxido de cloro	Reduz a colonização da água, mas não erradica.	Menor geração de produtos carcinogênicos.	Requer equipamento e manutenção para implementação na instalação.	Falta de estudos controlados ou quase experimentais.
Monocloramina	Um estudo de coorte em hospital localizado em região onde o tratamento municipal da água era com monocloramina e sem colonização por *Legionella*.	Menor geração de produtos carcinogênicos.	Decisão e implementação dependem da autoridade local e não de cada estabelecimento ou hospital. Falta de sistema apropriado para dosagem da monocloramina.	A qualidade dos estudos que avaliaram a monocloramina (caso-controle e coorte) é superior que a maioria dos outros métodos de desinfecção. No entanto, não existem estudos controlados ou quase experimentais.
Outras medidas				
Ionização da água com cobre e prata	Muitos relatórios comparando antes e depois da implementação mostraram redução da concentração de *Legionella*, e dois estudos mostraram impacto nas taxas de infecção nosocomial (uma em associação com a cloração). Dois estudos, que usaram unidades controle, mostraram diminuição na colonização da água.	Baixas concentrações são efetivas.	Requer equipamento relativamente de alto. Não alcança a erradicação.	Dois estudos quase experimentais foram realizados.
Radiação ultravioleta	Em um hospital recém--construído foi relatado evitar a colonização da água por 13 anos.	Pode ser útil em pequenas áreas restritas.	Falta de efeito residual, desse modo, necessita ser utilizado nos pontos distais do sistema de fornecimento de água.	Falta de estudos controlados ou quase experimentais. Experiência limitada.

VIGILÂNCIA

Culturas periódicas da água e do sistema de ar condicionado são realizadas em países onde a *Legionella* é um problema epidemiológico. No caso em que os resultados das culturas para *Legionella* forem negativos, considerar baixo o risco para os pacientes, não havendo necessidade de ações preventivas. Havendo culturas positivas, o corpo clínico deverá ser notificado para que se faça a investigação de casos suspeitos da doença entre os pacientes com pneumonia, além de realizar medidas de descontaminação da água.

As medidas de intervenção com base nos resultados das amostras de água, de acordo com ECDC 2017, estão descritas no Quadro 56.3.

Outra postura é a de que as culturas rotineiras de água são muito dispendiosas. Assim, sugere-se que o monitoramento do problema seja realizado através da suspeita e do diagnóstico de casos entre os pacientes. Ante um ou dois casos confirmados de aquisição hospitalar, seriam realizadas as culturas de água e medidas de controle.

O mesmo se aplica para setores dos hospitais onde haja internação de pacientes imunocomprometidos, como unidades de transplantes de células-tronco hematopoiéticas ou de órgãos sólidos, e a cultura rotineira da água para *Legionella* spp. pode ser utilizada como parte da estratégia para prevenção da doença.

Porém, mesmo quando houver níveis não detectáveis de *Legionella* spp. na cultura da água, deve-se suspeitar da doença.

A frequência e os pontos de coleta da cultura da água para vigilância de *Legionella* devem ser estabelecidos pelo serviço e acrescidos de medidas corretivas para manutenção de níveis não detectáveis de *Legionella* spp. no sistema de água da unidade.

QUADRO 56.3 Ações para sistemas de água e do sistema de ar condicionado em função das análises microbiológicas de *Legionella*.

Contagem de *Legionella* (UFC/L)	Ação proposta
Não detectado ou < 100 (análise microbiológica da água)	Nos serviços de saúde, a principal preocupação é a proteção de pacientes suscetíveis, de modo que qualquer detecção de *Legionella* deve ser investigada e, se necessário, deve-se efetuar nova amostragem ao sistema para auxiliar a interpretação dos resultados, de acordo com a estratégia de monitoração e avaliação do risco.
> 100 < 1.000 (análise microbiológica do sistema de ar condicionado ou da água)	Se 10 a 20% das amostras forem positivas da água ou das torres de ar condicionado para *Legionella*, deve-se efetuar nova amostragem. Se for obtido um resultado semelhante, rever as medidas de controle (biocidas) e identificar pacientes sob risco e realizar medidas corretivas para a resolução do problema. Se a maioria das amostras da água ou das torres de ar condicionado forem positivas para *Legionella*, o sistema deve estar colonizado, embora a níveis reduzidos de *Legionella*. Realizar a desinfecção do sistema, revisar as medidas de controle, identificar pacientes sob risco e medidas corretivas.
> 10.000 (análise microbiológica do sistema de ar condicionado ou da água)	Sistema de água: efetuar imediatamente nova amostragem do sistema de água. Rever de forma imediata todas as medidas de controle (biocidas), investigar pacientes sob risco e implementar as ações corretivas. Sistema de ar condicionado: implementar ações corretivas, parar o funcionamento da torre de ar condicionado até que se identifique que o sistema é seguro de acordo com o perfil de paciente sob risco. Coletar novas amostras do sistema. Deve ser realizada a limpeza e a desinfecção da torre. Geral: uma nova amostragem ao sistema deve ocorrer alguns dias após a desinfecção e a intervalos frequentes até se atingir um nível de controle satisfatório.

Fonte: Adaptado de ECDC, 2017.

BIBLIOGRAFIA SUGERIDA

Benson RF, Fields BS.Classification of the genus Legionella. Semin Respir Infect. 1998;13:90-9.

Borella P, Montagna MT, Romano-Spica S et al. Enviromental diffusion of Legionella spp and legionellosis frequency among patients with pneumonia: preliminary results of a multicentric Italian survey. Ann Ig. 2003;15(5):493-503.

Chahin A, Opal SM. Severe Pneumonia Caused by Legionella pneumophila: Differential Diagnosis and Therapeutic Considerations. Infect Dis Clin North Am. 2017 Mar;31(1):111-21.

Cunha BA. Atypical pneumonias: current clinical concepts focusing on Legionnaires' disease. Curr Opin Pulm Med 2008; 14(3):183-94.

Diederen BM. Legionella spp. and Legionaires' disease. J Infect. 2008;56(5):395-7.

European technical guidelines for the prevention, control and investigation of infections caused by Legionella species; 2017.

Ghanizadeh G, Mirmohamadlou A, Esmaeli D. Predictive parameters of Legionella pneumophila occurrence in hospital water: HPCs and plumbing system installation age. Environ Monit Assess. 2016 Sep;188(9):536.

Levin ASS, Caiaffa Filho HH, Sinto SI, Sabbaga E, Barone AA, Mendes CMF. An outbreak of nosocomial Legionnaires' disease in a renal transplant unit in São Paulo, Brazil, Journal of Hospital Infection. 1991;18(3):243-8.

Lindsay DS, Abraham WH, Findlay W, Christie P, Johnston F, Edwards GF. Laboratory diagnosis of legionnaire's disease due to Legionella pneumophila serogroup 1: comparison of phenotypic and genotypic methods. J Med Microbiol 2004;53(Pt 3):183-7.

Mazieri NAO, Godoy CVF, Alves SF, et al. Legionnaire's Disease in the renal transplant unit of Hospital das Clínicas, FMUSP, during a five year period (1988-1993). Rev Inst Med Trop São Paulo.1994;36(3):231-6.

Mobed A, Hasanzadeh M, Agazadeh M, Mokhtarzadeh A, Rezaee MA et al. Bioassays: The best alternative for conventional methods in detection of Legionella pneumophila. Int J Biol Macromol. 2019 Jan;121:1295-307.

Párraga-Niño N, Quero S, Uria N, Castillo-Fernandez O, Jimenez-Ezenarro J. Antibody test for Legionella pneumophila detection. Diagn Microbiol Infect Dis. 2018 Feb;90(2):85-9.

Sehulster LM, Chinn RYW, Arduino MJ, Carpenter J, Donlan R, Ashford D, Besser R, Fields B, McNeil MM, Whitney C, Wong S, Juranek D, Cleveland J. Guidelines for environmental infection control in health-care facilities. Recommendations from CDC and the Healthcare Infection Control Practices Advisory Committee (HICPAC). Chicago IL; American Society for Healthcare Engineering/American Hospital Association; 2004. Atualização em 2017.

Totaro M, Valentini P, Costa AL, Giorgi S, Casini B. Rate of Legionella pneumophila colonization in hospital hot water network after time flow taps installation. J Hosp Infect. 2018 Jan;98(1):60-3.

World Health Organization. Legionella and the prevention of legionellosis; 2007.

Yu VL, Greenberg RN, Zadeikis N, Stout JE, Khashab MM, Olson WH, et al. Levofloxacin efficacy in the treatment of community-acquired legionellosis. Chest 2004; 125(6):2135-9.

57

Listeriose

Irineu Luiz Maia
Célia Franco

INTRODUÇÃO

Listeriose é uma doença infecciosa que acomete homens e animais, apresentando-se clinicamente de maneira pleomórfica. No ser humano, é causada predominantemente pela espécie *Listeria monocytogenes*. Embora possa ser adquirida a partir de contato com animais, em exposição ocupacional, ela se relaciona predominantemente com a ingestão de alimentos contaminados. Os alimentos considerados de risco são derivados de leite, queijos, vegetais, peixes defumados refrigerados, alimentos embutidos feitos de carnes e alimentos preparados, embalados e prontos para consumo. A maioria dos casos descritos de listeriose acomete neonatos, gestantes, pacientes imunodeprimidos e pacientes com idade superior a 65 anos.

A *L. monocytogenes* passou a ser considerada como importante micro-organismo de transmissão alimentar no cenário mundial a partir da década de 1980. Esta recente valorização não se deve a modificações na patogenicidade do agente, mas às mudanças vividas nos processos de manufatura, armazenamento e distribuição de alimentos no "mundo globalizado" e à observação de aumento na prevalência de indivíduos com maior suscetibilidade para a doença. Descrições de surtos têm mantido debates acerca de aspectos relacionados com a vigilância das boas práticas de trabalho em todas as atividades englobadas pela indústria e prestadores de serviços que lidam com alimentos, as responsabilidades e competências na vigilância dos processos por parte de órgãos oficiais e as medidas regulatórias e restritivas que devem ser adotadas.

No meio científico, a *L. monocytogenes* apresenta-se como importante ferramenta na constituição de modelos animais para pesquisas de funções do sistema imune que envolvem as respostas inatas e adaptativas. A infecção pela bactéria é altamente reprodutível e sua quantificação nos hospedeiros é facilmente obtida; em inóculos não letais, a *L. monocytogenes* induz uma importante resposta que resulta em sua eliminação. Em nível molecular, ela permite o estudo de fatores de virulência e a inserção de genes que expressam diferentes antígenos.

ETIOLOGIA

O gênero *Listeria* consiste de um grupo de bactérias Gram-positivas relacionadas aos gêneros *Bacillus*, *Clostridium*, *Enterococcus*, *Streptococcus* e *Staphylococcus*. *Listeria* spp. apresentam-se como pequenos bacilos ou cocobacilos anaeróbicos facultativos, não esporulados, desprovidos de cápsula, flagelados e móveis.

Eles são amplamente isolados a partir de fontes ambientais e de plantações, tais como solo, água e efluentes. Elevadas prevalências da bactéria têm sido encontradas em terrenos próximos de água, solos com muita umidade, solos com cultivos recentes e irrigados e solos próximos de pastagens. O *habitat* natural da *Listeria* spp. é material em decomposição onde elas vivem como saprófitas; a sobrevida da bactéria varia de acordo com as características do solo; solos ricos em matéria orgânica permitem maior sobrevida que solos secos. *L. monocytogenes* também é patógeno transitório do trato digestório em humanos; cerca de 2 a 10% da população pode ser portadora da bactéria sem qualquer manifestação clínica.

O gênero *Listeria* inclui 17 espécies, que podem ser classificadas em: *Listeria stricto sensu* (*L. monocytogenes, L. ivanovii, L. innocua, L. seeligeri, L. welshimeri* e *L. marthii*) e *Listeria lato sensu* (*L. grayi, L. fleischmannii, L. floridensis, L. aquática, L. newyorkensis, L. cornellensis, L. rocourtiae, L. weihenstephanensis, L. grandensis, L. riparia* e *L. booriae*). Embora a *L. monocytogenes* seja a única espécie considerada patogênica para humanos, casos esporádicos de gastroenterite e bacteriemia, em razão da *L. ivanovii*, bacteriemia causada por *L. gray* e *L. innocua* e de meningite decorrentes de infecção por *L. innocua* já foram relatados.

Os alimentos são considerados o principal meio de infecção listeriótica. Estudos têm mostrado que a *L. monocytogenes* encontra-se amplamente distribuída por todos ambientes de processamento de alimentos. Ela pode ser introduzida em tais ambientes por meio de alimentos crus ou pelo trânsito de pessoas e de equipamentos, e pode persistir em decorrência de práticas ineficientes de sanitização, problemas em plantas, condições dos equipamentos de trabalho e processos de trabalho inadequados.

A presença da *L. monocytogenes* em ambientes de preparo de alimentos é tida como fonte primária de contaminação pós-processamento em manufatura e em locais de venda a varejo. Já foi demonstrado que a bactéria persiste por períodos que variam de anos a décadas em áreas de manipulação de alimentos por meio de isolamento de cepas específicas no decorrer do tempo. Dentre os mecanismos implicados como favorecedores de tal persistência, estão a produção de biofilme, a tolerância fisiológica que a bactéria apresenta à sanitização e desinfecção de áreas, superfícies e equipamentos e a formação de células persistentes, nas quais a bactéria permanece dormente e em estado não replicativo, o que lhe permite sobreviver mesmo que exposta a condições adversas.

A bactéria apresenta características que favorecem sua multiplicação em alimentos e posterior transmissão. Ela é relativamente resistente a meio ácido, tolera elevadas concentrações de sal e multiplica-se em temperaturas tão baixas quanto as de congelamento e, portanto, habitualmente aplicadas para refrigeração e conservação de alimentos. O procedimento de congelamento prejudica pouco o micro-organismo e, embora a pasteurização seja eficiente em promover a morte da *L. monocytogenes,* falência na obtenção homogênea de elevadas temperaturas em grandes embalagens pode permitir a sua sobrevivência.

Em laboratórios, a *L. monocytogenes* apresenta crescimento satisfatório sob ampla variação de temperatura e de fontes de carbono, sendo geralmente isolada em ágar-sangue e identificada por meio de testes bioquímicos (catalase positiva e oxidase negativa). Existem vários sorotipos da bactéria, os quais se baseiam em antígenos flagelares e de superfície. Dados epidemiológicos sugerem que as diversas cepas apresentam diferentes graus de virulência que, por sua vez, podem influenciar a apresentação e evolução clínica de pacientes com listeriose. Os sorotipos mais frequentemente isolados a partir de alimentos ou de seus locais de produção são os 1/2a, 1/2b e 1/2c, entretanto, a maioria das infecções em humanos é causada pelos sorotipos 1/2a, 1/2b, e 4b; a maioria dos surtos de listeriose é causada por cepas do sorotipo 4b. A frequência de isolamento de cepas do sorotipo 4b é maior entre pacientes com infecção do sistema nervoso central (SNC) do que em pacientes com infecção de corrente sanguínea (ICS) ou septicemia. Mortalidade mais elevada em pacientes infectados com o sorotipo 4 também foi observada.

O inóculo bacteriano mínimo requerido para causar infecção clínica em humanos não está bem estabelecido; estima-se que ele seja de 10 a 100 milhões de unidades formadoras de colônia (UFC) para hospedeiros saudáveis e de apenas 0,1 a 10 milhões UFC para indivíduos com condições predisponentes para a doença.

EPIDEMIOLOGIA

A listeriose é uma doença incomum e a preocupação que a cerca reside na gravidade das manifestações clínicas e na elevada mortalidade. Dada sua ampla distribuição na natureza, a *L. monocytogenes* contamina alimentos crus e os prontos para consumo através de contaminação cruzada e o ser humano é, assim, rotineiramente exposto a ela.

Apesar de a listeriose se apresentar predominantemente na forma de casos isolados, surtos com ocorrência de suas formas invasivas ou de enterite isoladamente têm sido descritos até a atualidade. Avaliação de estudos publicados entre 1990 e 2012, realizada pela Organização Mundial de Saúde (OMS), verificou, até 2010, incidências de listeriose em várias regiões do mundo e encontrou valores consonantes: 0,1/100.000 na África, no leste Mediterrâneo e no sudeste da Ásia; 0,2/100.000 na Europa e no Oeste do Pacífico; e 0,3/100.000 nas Américas. A incidência global de casos de listeriose estimada foi de 0,337/100.000, e a incidência de óbitos foi de 0,080/100.000 pessoas.

Observa-se, na atualidade, diferentes tendências de variações nas incidências de listeriose em diversos países. O aumento na frequência da doença foi verificado na União Europeia até 2015 com a incidência mantendo-se estável desde então; nos Estados Unidos, após a implementação de medidas regulatórias e de atuação da indústria, no período entre 1998 e 2008, observou-se redução em surtos atribuídos a alimentos prontos para consumo, mas os surtos atribuídos a consumo de laticínios mantiveram-se estáveis. Tal contraste pode estar relacionado com hábitos alimentares, formas de produção de alimentos, na suscetibilidade dos hospedeiros e na percepção da doença como problema de saúde pública. No Brasil, vários estudos demonstram a presença de *L. monocytognes* em ambientes de processamento de carne animal (bovinos, suínos, aves e peixes), incluindo os equipamentos, em laticínios, em mercados de venda de vegetais e em alimentos prontos para consumo, mas pouco se conhece sobre a incidência da doença em humanos. Tal desconhecimento decorre da ausência de sistema eficiente de vigilância e notificação.

Melhoria nas metodologias de detecção da bactéria em anos recentes permitiu a identificação de vários surtos com números pequenos de casos e com implicação de alimentos não considerados como de risco anteriormente. Tais descrições têm, também, ampliado as populações suscetíveis com a inclusão de crianças e adultos, e levantado a possibilidade de infecção a partir do consumo de pequenos inóculos bacterianos.

A listeriose manifesta-se basicamente como doença perinatal ou materno-fetal e doença que acomete pacientes adultos, especialmente aqueles que apresentam depressão da imunidade celular. As formas clínicas predominantes correspondem à septicemia ou ICS e à infecção localizada do SNC. Formas clínicas menos severas podem ocorrer, mas raramente são notificadas. As condições imunodepressoras que classicamente se associam com o desenvolvimento da listeriose em pacientes adultos incluem neoplasias hematológicas ou de outras origens, insuficiência renal, diabetes *mellitus*, doença hepática, etilismo, doença pulmonar obstrutiva crônica (DPOC), doenças autoimunes, terapias imunossupressoras com quimioterápicos, corticosteroides e transplantes de órgãos. Pacientes com fatores predisponentes desenvolvem predominantemente quadro de ICS. Relatos de casos têm descrito a apresentação da doença como septicemia, meningite e comprometimento do tronco encefálico em indivíduos que recebem terapia com anticorpos monoclonais contra o fator de necrose tumoral-alfa (TNF-α) para doença de Crohn e artrite reumatoide. Embora a doença não seja muito frequente na síndrome da imunodeficiência adquirida (aids), a *L. monocytogenes* deve ser considerada no diagnóstico etiológico de doenças em indivíduos infectados pelo vírus da imunodeficiência humana (HIV); ela parece ser responsável por manifestações tardias na aids.

Embora a condição seja rara, ela contribui de forma significativa para os óbitos causados por infecções alimentares com taxas de mortalidades que variam entre 20 e 40%. A mortalidade relacionada com a doença depende das condições imunossupressoras de base, do quadro clínico apresentado, do estabelecimento do diagnóstico e da instituição precoce da terapia adequada. Fatores tradicionalmente associados com maior mortalidade incluem apresentação de neoplasias não hematológicas, etilismo, idade superior a 70 anos, uso de corticosteroides e doença renal.

A transmissão da *L. monocytogenes* para o homem pode ocorrer, também, por meio de contato com solo ou animais doentes, gerando infecções cutâneas, como já descritas entre fazendeiros e veterinários. Casos de infecções hospitalares pelo micro-organismo, envolvendo pacientes imunodeprimidos e neonatos em berçários em que produtos utilizados nos banhos das crianças e em medidas de temperatura por via retal, além de alimentos oferecidos nas instituições, foram considerados os responsáveis. Surto sem reconhecimento final da fonte de infecção também é descrito, assim como casos de peritonite em pacientes sob diálise peritoneal.

PATOGENIA

Embora as infecções com *L. monocytogenes* ocorram predominantemente a partir do trato gastrointestinal, os estudos laboratoriais que têm por objetivo caracterizar a resposta imune contra ela usam inoculação intravenosa ou intraperitoneal para iniciar a infecção. Dessa forma, os resultados obtidos são voltados para a resposta imune contra a infecção sistêmica, sendo a resposta imune local da mucosa intestinal bem menos conhecida.

As várias formas clínicas da listeriose apresentam para seu desenvolvimento uma cadeia de eventos em comum que podem ser enumerados: 1) ingestão de alimento contaminado com a *L. monocytogenes*; 2) colonização intestinal; 3) translocação intestinal; 4) replicação bacteriana no fígado e no baço; 5) disseminação linfo-hematogênica para outros órgãos ou resolução da infecção. Nos humanos, os eventos 2, 4 e 5 frequen-

temente ocorrem com manifestações clínicas. Nos casos de enterite, o curso clínico da infecção usualmente se inicia 20 horas após a ingestão do alimento contaminado, mas o período de incubação para a doença invasiva tem duração de 1 a 70 dias e é variável de acordo com a manifestação clínica. Períodos de incubação mais longos foram observados em casos associados a gestação, seguidos pelos de comprometimento do SNC, e os períodos mais curtos em doença invasiva foram verificados em casos de septicemia. A evolução clínica da infecção pela *L. monocytogenes* dependerá basicamente de três variáveis: a carga microbiana do alimento ingerido; a patogenicidade da cepa; e o estado imunológico do hospedeiro infectado. A alcalinização do estômago resultante de procedimentos cirúrgicos ou provocada pelo uso de medicamentos, em especial os inibidores de bomba de prótons, pode favorecer a ocorrência de infecção.

INVASÃO, COLONIZAÇÃO DOS TECIDOS E RESPOSTA IMUNE

A *L. monocytogenes* infecta o indivíduo a partir da invasão do epitélio intestinal e a rápida ocorrência de translocação bacteriana sugere que não haja replicação intraepitelial. As bactérias que atravessam a barreira intestinal são transportadas para linfonodos mesentéricos, baço e fígado através de linfa ou sangue. No fígado e no baço, macrófagos ativados retiram rapidamente bactérias da circulação, porém não de forma completa.

A resposta imune inata é rapidamente engatilhada após o início da infecção com a *L. monocytoges* e serve para controlar a fase aguda da infecção até que uma resposta imune mediada por células T seja gerada para erradicar os micro-organismos intracelulares. Estudos em animais têm mostrado que ela é essencial para a sobrevivência. A maior carga microbiana acumula-se no fígado, onde macrófagos teciduais, especialmente as células de Kupffer, são responsáveis pela de lise bacteriana que ocorre em curto período de tempo. Em resposta à infecção, os macrófagos secretam TNF-α e interleucina 12 (IL-12), os monócitos produzem IL-12 e IL-15, a população diferenciada de monócitos CCR2⁺ produzem TNF-α e induzem a síntese de óxido nítrico (NO). Como resultado, ocorre o estímulo à produção de interferon-gama (IFN-γ) pelas células *natural-killer*, resultando em ativação de macrófagos e amplificação de sua atividade fagocítica e bactericida. Além da produção de IFN-γ, a *L. monocytogenes* induz a produção de interferons tipo I que parecem modular negativamente a resposta imune e favorecer a replicação bacteriana; ocorre, então, replicação predominantemente nos hepatócitos, mas também em células fagocíticas (polimorfonucleares, macrófagos, células dendríticas) e a colonização do órgão se dá pela passagem de bactérias entre células vizinhas por contato íntimo e direto, o qual impede a ação da imunidade humoral estimulada.

Durante as fases iniciais do acometimento hepático, ocorre a produção das quimiocinas atratoras de neutrófilos CXCL1 e CXCL 2, e os neutrófilos são recrutados a partir da medula óssea para os sítios de infecção. A produção de IL-1, IL-6, IL-1α e IL-1β no fígado e no baço aumenta o recrutamento de neutrófilos para os sítios de infecção e reduz a replicação bacteriana; essas células, por sua vez, sinalizam o tráfego de macrófagos para o local com a formação de microabscessos. Embora o mecanismo de morte bacteriana pelo qual atuam os neutrófilos ou macrófagos não esteja completamente definido, existem evidências de que os processos de oxidação e de produção de NO contribuam para a eliminação da bactéria. Gradualmente, os neutrófilos são substituídos por células mononucleares e linfócitos circulantes, com a formação dos granulomas característicos. A morfologia dos granulomas correlaciona-se com imunidade celular e presumivelmente atua como barreira física que confina o foco infeccioso, impedindo posterior disseminação bacteriana por passagem direta de célula para célula.

A eliminação completa da *L. monocytogenes* ocorre como resultado de resposta imune adquirida mediada primariamente por linfócitos T CD4+ e T CD8+. Estudos têm demonstrado que as células de memória T CD8+ são a população mais eficiente em promover proteção duradoura contra a bactéria; sua atividade antilisteria decorre de dois mecanismos sinérgicos que envolvem produção de IFN-γ e ativação de macrófagos. O papel das células T CD4+ no controle da infecção listeriótica é menos compreendido; elas induzem intensa resposta TH1 e, como as células T CD8+, também secretam IFN-γ que pode contribuir para ativação de macrófagos. A depleção de linfócito T CD4+ durante a infecção primária pela *L. monocytogenes* resulta em menor formação de granulomas.

O curso de eventos descrito é acelerado em indivíduos imunocompetentes, resultando em eliminação rápida do micro-organismo do fígado. Essa é, provavelmente, a evolução mais comum da infecção em humanos sob condições normais. Caso a infecção não seja controlada por uma resposta imune adequada, pode haver a proliferação ilimitada da bactéria no parênquima hepático e resultar em sua liberação na circulação com infecção de qualquer tecido do hospedeiro, embora ela apresente tropismo pelo útero gravídico e SNC. A infecção do feto ocorre por penetração hematogênica da bactéria através da placenta. Em humanos, a infecção placentária é caracterizada pela presença de inúmeros microabscessos e vilite necrosante focal. A colonização da camada trofoblástica, seguida pela translocação através da barreira endotelial, permite o acesso da bactéria à circulação fetal com consequente desenvolvimento de infecção disseminada e morte fetal intraútero ou ocorrência de parto prematuro de neonato severamente infectado apresentando lesões piogranulomatosas miliares (granulomatose infantisséptica). A depressão da imunidade celular que ocorre durante a gestação tem, presumivelmente, papel importante no desenvolvimento da listeriose. A depressão da resposta imune celular em nível placentário, fisiologicamente importante para prevenir a rejeição do feto, pode também contribuir para maior suscetibilidade da infecção uterina pela *L. monocytogenes*. Em humanos, as infecções do SNC apresentam-se primariamente sob a forma de meningite, mas também afetando o parênquima cerebral. Essa característica pode refletir um tropismo pelo endotélio microvascular, particularmente do leito capilar do tronco encefálico, resultando em invasão da barreira hemato-liquórica no local.

CICLO INFECCIOSO INTRACELULAR

A *L. monocytogenes* apresenta importante habilidade invasiva fundamental para ocorrência da infecção e posterior adoecimento do hospedeiro infectado. Tal invasividade é propiciada por características e fatores de virulência microbianos que favorecem a penetração da bactéria em células do hospedeiro, sua sobrevivência e replicação no ambiente intracelular e sua passagem de uma célula para outra de forma direta.

A endocitose da *L. monocytogenes* pelas células hospedeiras inicia-se com a adesão da bactéria à superfície celular, a partir do reconhecimento por ela de receptores celulares e interação deles com proteínas da superfície celular bacteriana, designadas internalinas. Internalina A (InlA) tem se mostrado importante para a endocitose em células intestinais, InlB na endocitose na placa de Peyer, e a invasão placentária utiliza InlA, InlB e InlP.

Os receptores de células eucarióticas usados pela bactéria incluem a glicoproteína transmembrana E-caderina, o receptor da fração de complemento C1q, receptor de fator de crescimento para hepatócito e componentes da matriz extracelular. A adesão permite que a *L. monocytogenes* seja fagocitada dentro de um vacúolo, o qual tem sua maturação para o estágio fagolisossomal impedida pela própria bactéria. Pouco tempo depois, a membrana do vacúolo é rompida pela ação de uma hemolisina bacteriana, a listeriolisina O (LLO) em associação com fosfolipases bacterianas (PIcA e PIcB); tal ruptura permite que a população bacteriana fique livre no citoplasma e é essencial para a sobrevivência e replicação intracelular da bactéria que se dá sem mecanismos autorregulatórios.

As bactérias geradas no meio citoplasmático são imediatamente circundadas por grande quantidade de filamentos de actina que se arranjam em um citoesqueleto. Tal envoltório, além de impedir a detecção das bactérias pelo sistema de autofagia do hospedeiro, atuam no sentido de propulsioná-las no ambiente intracitoplasmático; tal movimento é mediado pela proteína da superfície listeriótica ActA. Algumas bactérias chegam à periferia da célula, são empurradas contra a membrana formando projeções alongadas semelhantes a pseudópodos no contorno celular. Tais pseudópodos são fagocitados pelas células vizinhas, resultando na formação do fagossomo secundário delimitado por duas membranas, sendo a interna a membrana da célula de origem. A bactéria escapa rapidamente desse novo vacúolo dissolvendo sua membrana por meio da ação das fosfolipases PIcA e PIcB e inicia um novo ciclo de proliferação intracelular e disseminação direta.

QUADRO CLÍNICO

Para a maioria das pessoas, o contato com a *L. monocytogenes* resulta em estado transitório de portador assintomático. A doença, quando ocorre, manifesta-se como infecção disseminada ou ICS, infecção localizada do SNC, ou como, mais recentemente reconhecido, por meio de quadro de infecção intestinal caracterizado por diarreia, vômito e febre 24 a 48 horas após exposição ao alimento contaminado. As manifestações gastrointestinais colocam a *L. monocytogenes* no rol de agentes etiológicos de casos de doença diarreica em humanos.

O acometimento perinatal ou materno-fetal inclui a mulher grávida e o feto ou neonato. A listeriose pode ocorrer em qualquer época da gestação, sendo mais frequente no terceiro trimestre. A infecção materna pode resultar em aborto, parto prematuro, morte fetal ou infecção neonatal; é possível a gestante ser infectada sem comprometimento do feto, mesmo na ausência do tratamento; a infecção do SNC é extremamente rara durante a gestação quando inexistem outros fatores de risco. A maioria dos casos de infecção materna apresenta quadro clínico pobre em sinais e sintomas consistindo de febre, mialgia, cefaleia, artralgia, dor abdominal e lombalgia; diarreia, leucorreia ou sintomas urinários são ocasionais. Clinicamente, a listeriose deve integrar o diagnóstico diferencial da gestante com febre, sintomas gastrointestinais ou urinários, ou *flu-like*, além de corioamnionite e trabalho de parto prematuro. O tratamento precoce da mãe tem mostrado redução na mortalidade e morbidade em neonatos infectados. Após o parto, a detecção de abscessos microscópicos na placenta ou de aminionite em relato patológico pode ser indicativa do diagnóstico de listeriose.

A infecção neonatal decorrente de transmissão transplacentária da *L. monocytogenes* é classificada como precoce ou tardia. O intervalo de tempo médio para o início dos sintomas da forma precoce é de 1,5 dia, sua ocorrência é mais frequente em prematuros e acompanha-se de corioamnionite. A infecção materna é habitualmente assintomática, ou oligossintomática, manifestando-se com quadro *flu-like* e sintomas constitucionais referidos no período de 2 a 14 dias antes do parto. O neonato apresenta-se gravemente doente com quadro clínico compatível com infecção disseminada; a condição é conhecida como granulomatose infantisséptica e caracteriza-se pela existência de abscessos e/ou granulomas disseminados por vários órgãos, como fígado, baço, rins, pulmões e cérebro. Conjuntivite e lesões cutâneas papulares, pustulosas ou purpúricas podem acompanhá-lo. O diagnóstico é feito mediante cultura de material obtido de lesões cutâneas, hemoculturas e líquor, bem como de líquido amniótico caso exista, na hora do parto, evidência de aminionite. O diagnóstico presuntivo de listeriose deve ser feito caso a coloração pelo Gram de quaisquer dos materiais previamente citados evidencie bacilos ou cocobacilos Gram-positivos. A abordagem terapêutica da criança com esse quadro clínico deve visar o tratamento de septicemia neonatal com cobertura antimicrobiana precoce e eficaz, também, contra a *L. monocytogenes*. A mortalidade entre neonatos nascidos vivos gira em torno de 20%, e quando acrescida daquela decorrente de abortos e de prematuridade é superior a 50%.

A infecção neonatal classificada como tardia é menos frequente e corresponde de 10 a 15% dos casos de doença neonatal. Ela se manifesta em período que varia de dias a semanas após o nascimento, sendo este, em média, de 7 a 20 dias. A doença associa-se com a transmissão da *L. monocytogenes* durante ou após o parto, apresenta-se como uma síndrome febril acompanhada de meningite e, em alguns casos, de gastroenterite e pneumonia. A mortalidade decorrente da doença neonatal tardia é menor do que da forma precoce (10 a 20%), mas pode cursar com sequelas como hidrocefalia ou retardo psicomotor.

Em adultos, a infecção por *L. monocytogenes* pode se manifestar como sepse de origem indeterminada, com presença de febre, calafrios e hipotensão, ou como infecções localizadas e tem mortalidade elevada (15 a 50% dos casos). A bactéria tem predileção por infectar o SNC, e a descrição de casos com seu envolvimento era frequente nas décadas de 1980 e 1990, mas em passado mais recente, a detecção do patógeno em amostras de sangue em quadro de sepse tornou-se mais prevalente, sinalizando, provavelmente, maior suspeição e melhora no diagnóstico médico. Os fatores ligados à mortalidade e evolução de casos com sequelas também têm sido avaliados.

Estudo retrospectivo realizado na Inglaterra avaliou 1.096 casos de listeriose em não gestantes acompanhadas, entre 2006 e 2015, e verificou que a sepse foi a manifestação clínica mais comum (69,5%), seguida pelo envolvimento do SNC (22,4%), outras apresentações (15%) e, por último, a gastroenterite (11,5%); o comprometimento do SNC acometeu grupos etários mais jovens (crianças e adultos com idade inferior a 50 anos). Os fatores de risco associados com a mortalidade, nesse estudo, foram idade superior a 80 anos, apresentação de septicemia e apresentação de doença cardiovascular, doença hepática, neoplasia de linhagem hematológica e outras causas de imunossupressão, como comorbidades.

Estudo observacional prospectivo realizado na França, entre 2009 e 2013, também verificou maior frequência de sepse (60%), seguida por neurolisteriose (35%) e outras formas (5%). A idade dos pacientes foi maior entre os que apresentaram sepse do que naqueles que apresentaram comprometimento do SNC. Os fatores de risco para mortalidade, nesse estudo, foram apresentação de neoplasia, falência de múltiplos órgãos, comorbidades descompensadas, monocitopenia e concomitância de bacteriemia com neurolisteriose.

A maioria dos casos de meningite em adultos ocorre em indivíduos imunodeprimidos e seu quadro clínico é variável tanto na evolução, que pode ser aguda (75%) ou subaguda (25%), como nos sintomas apresentados, que podem ser apenas febre baixa ou até mesmo o coma. Pacientes com meningite podem apresentar alteração do nível de consciência, convulsões, desordens de movimentos e comprometimento de nervos cranianos mesmo na ausência de abscessos cerebrais. O exame liquórico apresenta pleocitose variável, com predomínio tanto de polimorfonucleares como de células mononucleares, hiperproteinorraquia e a glicorraquia é normal em grande proporção de casos.

Uma forma de encefalite com comprometimento do tronco cerebral e cerebelo é descrita. O quadro pode ser confundido com o de acidentes vasculares cerebrais, neoplasias metastáticas e doenças desmielinizantes, pela presença de déficits motores, ataxia e comprometimento de pares cranianos. A presença de febre é que sugere quadro infeccioso, mas ela pode estar ausente. A encefalite pode acometer indivíduos saudáveis e manifesta-se clinicamente por quadro bifásico caracterizado por pródromo febril, cefaleia, náuseas, vômitos e, em cerca de metade dos casos, presença de alterações do nível de consciência e sinais meníngeos que duram em torno de quatro dias. Seguem-se a isso o déficit assimétrico de nervos cranianos, sinais cerebelares, deterioração da consciência e convulsões. O quadro evolui tendo como manifestação mais crítica a insuficiência respiratória. O exame liquórico, nesse tipo de comprometimento neurológico, pode mostrar características infecciosas, mas a bacterioscopia é geralmente negativa e a cultura pode resultar negativa ou demorar em demonstrar crescimento bacteriano; hemoculturas podem demonstrar o micro-organismo antes da cultura liquórica. A ressonância eletromagnética (RM) mostra-se mais sensível que a tomografia computadorizada (TC) cerebral para evidenciar lesões no tronco cerebral; o exame, com frequência, mostra múltiplos microabscessos em cerebelo e ponte e pode documentar hidrocefalia e hemorragia intracraniana e o diagnóstico, geralmente, é feito quando a hemocultura é positiva. Embora o acometimento do tronco encefálico seja frequente na literatura, estudos mais recentes não confirmam a sensibilidade de tal achado e concluem por baixa frequência de ocorrência de isolada de abscessos cerebrais ou de cerebrite.

Qualquer outro órgão pode ser acometido pela *L. monocytogenes*, fazendo parte de um quadro sistêmico, ou ainda, como único local comprometido, resultante da disseminação linfo-hematogênica da bactéria. O envolvimento do aparelho cardiovascular tem sido descrito nas formas de endocardite, miocardite, arterite e aneurisma micótico; a endocardite, mas não a bacteriemia isoladamente, pode ser considerada indicadora de existência de doença em trato gastrointestinal, inclusive neoplasias. O comprometimento ocular manifesta-se como conjuntivite purulenta, endoftalmite e uveíte com pressão intraocular elevada resistente ao tratamento convencional com corticosteroides. A ocorrência de pneumonia e derrame pleural é rara e geralmente está associada às doenças imunossupressoras de base. O quadro clínico da pneumonia não difere daquele causado pelos agentes respiratórios clássicos, sendo o lobo inferior do pulmão direito o local mais afetado; a presença de derrame pleural geralmente decorre de comprometimento parenquimatoso adjacente. O acometimento hepático pela *L. monocytogenes* não é comum em adultos; presume-se que ele seja secundário à bacteriemia. As formas clínicas da doença hepática são: abscesso hepático solitário; abscessos múltiplos; e hepatite difusa ou granulomatosa. O primeiro tem sido descrito em pacientes com diabetes *mellitus* tipo II, não esteve associado com manifestações extra-hepáticas e mostra excelente resposta à terapêutica; os segundos encontram-se associados à meningite e/ou bacteriemia, podendo ser apenas manifestação de uma doença disseminada nos pacientes que os apresentam e têm mau prognóstico; por fim, a hepatite pode estar associada à bacteriemia e meningite, e manifesta-se com febre elevada e altos níveis de transaminases (7 a 160 vezes acima dos níveis normais). Entre outros sítios de infecção focal têm sido descritas peritonite bacteriana espontânea, artrite, osteomielite e infecções ortopédicas associadas a implantes e prótese articulares, as quais requerem tratamento antimicrobiano prolongado e retirada ou troca do implante para resolução do quadro. Lesões cutâneas resultantes de contato direto com animais infectados e de inoculação direta são descritas em veterinários e em funcionários de laboratório respectivamente; e há relato da infecção com apresentação de quadro de fasceíte necrosante em paciente idoso com condições imunodepressoras de base.

As complicações da doença invasiva causada pela *L. monocytogenes* incluem coagulação intravascular disseminada, síndrome da angústia respiratória do adulto (SARA), rabdomiólise com insuficiência renal aguda e polirradiculoneurite.

DIAGNÓSTICO LABORATORIAL

O diagnóstico de listeriose é estabelecido pelo isolamento e identificação do agente etiológico a partir de cultura. O meio mais utilizado é o ágar-sangue e a temperatura de exposição, 37 °C; meios seletivos, enriquecidos e subculturas podem ser necessários para evita resultados falso-negativos a partir de supercrescimento de micro-organismos Gram-negativos de sítios contaminados. A escolha de material para a pesquisa da bactéria depende da manifestação clínica; são descritos como importantes para estabelecimento do diagnóstico: secreção de lesões de pele; especialmente na granulomatose infantisséptica; líquido amniótico: secreção vaginal: secreção conjuntival; sangue; e líquor.

A detecção de anticorpos produzidos contra a LLO não tem se mostrado útil para estabelecimento de diagnóstico de infecção aguda. O diagnóstico sorológico pela mensuração dos níveis de anticorpos anti-LLO auxiliam na identificação de indivíduos infectados e/ou com doença não invasiva em surtos, podendo ser utilizado como ferramenta em *screening* para monitoramento de casos suspeitos ou expostos durante o longo período de incubação da infecção, ou para uma avaliação periódica de indivíduos que pertençam a grupos de elevado risco, como gestantes.

TRATAMENTO

Dada a baixa frequência de casos de listeriose, não existem estudos bem delineados que orientem o seu tratamento. As recomendações estabelecidas para ele baseiam-se em dados obtidos de testes de susceptibilidade *in vitro*, modelos animais e relatos de experiências clínicas com pequeno número de casos que são comparados com controles históricos.

Em teoria, para que um antibiótico seja eficiente contra a *L. monocytogenes*, é necessário que ele apresente algumas características: ele deve penetrar no espaço intracelular; deve se ligar aos sítios de ação; e ser armazenado no local. Quando o mecanismo de ação se associar com a interação com a proteína ligadora de penicilina (PLP), a droga deverá apresentar boa ligação com a PLP3 da *L. monocytogenes*, envolvida nos últimos estágios de síntese do peptideoglicano da parede celular e lise da bactéria. O pH no sítio de infecção pode interferir na resposta ao tratamento; pH muito altos ou muito baixos podem inativar certos antibióticos. Além desses aspectos, a carga bacteriana fagocitada pode interferir na penetração dos antimicrobianos nas células e a ineficiência dos mecanismos de defesa em auxiliar as drogas no combate à bactéria, presente em pacientes com depressão da imunidade celular, podem contribuir para o insucesso de tratamentos.

L. monocytogenes é sensível à maioria das drogas utilizadas para tratamento de bactérias Gram-positivas. Penicilina G, ampicilina e amoxicilina são os antibióticos mais utilizados para tratamento da listeriose; eles têm alta afinidade pela PLP3. A ampicilina é a droga de escolha para tratamento da infecção; por apresentar efeito bacteriostático sobre a *L. monocytogenes*, ela é prescrita em conjunto com a gentamicina, pois há evidências de que há sinergismo com a associação. Embora esse sinergismo tenha sido demonstrado em laboratório, na prática clínica, existe questionamento sobre a importância de se acrescentar o aminoglicosídeo ao esquema terapêutico nos casos de comprometimento do SNC dada a sua inabilidade em atravessar a barreira hematoencefálica. De forma geral, considera-se que a decisão de prescrever a combinação de antimicrobianos mencionada depende fundamentalmente das condições clínicas do paciente. Indivíduos com idade superior a 50 anos com condições predisponentes para a doença ou que requeiram suporte cardiovascular ou respiratório devem ser tratados com ampicilina combinada com a gentamicina em doses elevadas. O tratamento é prolongado, durando em média de 2 a 6 semanas, na dependência do acometimento apresentado.

Na impossibilidade de uso dos medicamentos anteriormente citados, a associação sulfametoxazol-trimetoprima é considerada a melhor alternativa. A rifampicina tem demonstrado excelente atividade bacteriostática intracelular e extracelular *in vitro* contra a *L. monocytogenes* e consegue penetrar no SNC; entretanto, testes também realizados *in vitro*, indicam que a droga apresenta antagonismo quando prescrita em conjunto com penicilinas ou com sulfametoxazol-trimetoprima. Dessa forma, a rifampicina é usada como agente terapêutico para monoterapia quando outras opções se mostram inviáveis. A vancomicina apresenta atividade variável contra cepas de *L. monocytogenes*. Seu uso é limitado nos casos de meningite em virtude de sua inabilidade em atravessar a barreira hemato--encefálica, mas tem sido eficaz em casos de endocardite listeriótica, quando prescrita em combinação com gentamicina e em casos de bacteriemia, sendo usada de forma isolada.

As cefalosporinas não mostram atividade contra a *L. monocytogenes*. A bactéria é especialmente resistente às cefalosporinas de 3ª geração e aos monobactâmicos por demonstrarem ligação inadequada com a PLP3 bacteriana.

A resistência da *L. monocytogenes* aos antimicrobianos habitualmente prescritos para tratamento de doença em humanos é baixa, mas índices obtidos entre 2008 e 2012 mostraram-se superiores aos encontrados entre 2003 e 2007. Cepas isoladas a partir de alimentos e de ambientes onde alimentos são processados podem ser resistentes a antimicrobianos, tanto aos usados para tratamento de doença em humanos como àqueles que não se prestam a tal finalidade, o que pode indicar aumento da frequência de resistência de forma geral. Além disso, cepas multirresistentes têm sido isoladas em alimentos prontos para consumo em diferentes regiões do mundo, gerando preocupação em relação à disseminação dessas cepas por meio da cadeia de processamento alimentar.

PREVENÇÃO

Como uma doença preferencialmente transmitida pela ingestão de alimentos contaminados, a listeriose pode ser prevenida por três formas: pelo controle da presença do micro-organismo nos ambientes de produção de alimentos; pelo reconhecimento da necessidade de cuidado no preparo e na escolha dos alimentos em locais de compra e no cenário doméstico; e pela prescrição de antibiótico profilaxia em situações especiais. Redução na incidência da doença na sua forma invasiva é descrita, bem como na mortalidade associada com ela; os resultados favoráveis são atribuídos predominantemente às políticas de controle dos alimentos e não às mudanças nas características das populações acometidas.

As características da *L. monocytogenes* tornam a possibilidade de sua introdução nos alimentos processados praticamente inevitável, mas a contaminação dos alimentos pode ser reduzida pela adoção das práticas corretas de produção industrial e de controle periódico e rigoroso dos produtos por meio da avaliação de amostras e recolhimento de produtos e lotes considerados não ideais.

A caracterização dos produtos e a responsabilidade de contaminação pela vigilância com esse micro-organismo é variável nos diversos países. Regulamentações locais em inúmeros países têm sido elaboradas desde 1990. Nos Estados Unidos, existe uma política de tolerância zero à *L. monocytogenes*; no Canadá e em alguns países europeus, as normas variam de acordo com os produtos alimentares e a compatibilidade que apresentam para o crescimento da bactéria. O Brasil adotou o critério de ausência de *L. monocytogenes* em alimentos prontos para consumo, mas permite o reprocessamento de tais alimentos de origem animal, desde que os procedimentos aplicados assegurem a destruição do patógeno, que os estabelecimentos realizem análises após tal procedimento para assegurar a ausência da bactéria e que os estabelecimentos supervisionados revisem suas medidas de controle.

O reconhecimento de que a listeriose é uma doença prevenível tem aumentado a importância da educação da população geral e dos grupos considerados de alto risco para adoecimento sobre as medidas que podem reduzir os riscos de infecção.

Embora existam recomendações para tratamento da gestante com infecção confirmada, apenas Canadá, Austrália, Estados Unidos e Irlanda têm documentos elaborados para o manejo de gestantes expostas à infecção pela *L. monocytogenes*. Tais documentos se baseiam, fundamentalmente, em opiniões de especialistas, tratam a infecção como decorrente da ingestão de alimentos reconhecidamente contaminados ou recolhidos, e orientam condutas a partir da caracterização da gestante com suspeita de exposição em um de três perfis: 1) gestante assintomática; 2) gestante pouco sintomática e afebril; 3) gestante febril com ou sem outros sintomas. A conduta a ser tomada com base nesses documentos deve ser apropriada para cada paciente de acordo com a avaliação clínica do profissional, o qual julga a probabilidade de exposição da paciente à infecção. Não existe concordância entre esses documentos em aspectos importantes, como a indicação de coletas de amostras para cultura e a indicação da prescrição de antimicrobianos. O reconhecimento de que a listeriose é muito mais frequente em gestantes, de que a intervenção precoce pode prevenir ou minimizar as consequências para o feto e de que as orientações existentes podem favorecer a perda de diagnósticos em mulheres infectadas, afebris, mas que portem outros sintomas ignorados por eles e relatados em estudos recentes, deu origem à proposta de acompanhamento, tanto de gestantes como de mulheres que intencionam engravidar, com realização de testes sorológicos, culturas, detecção de infecção por meio de técnicas moleculares e administração precoce de antimicrobianos.

A antibioticoprofilaxia pode prevenir alguns casos de listeriose. Pacientes com formas avançadas de infecção pelo HIV usualmente recebem sulfametoxazol-trimetoprima para prevenção de pneumonia por *Pneumocystis jiroveccii* e dados obtidos a partir de vigilância sugerem que tal medida pode ser eficiente com profilaxia para listeriose nessa população. Pacientes submetidos à quimioterapia para neoplasias também podem se beneficiar de esquemas profiláticos, embora o uso difundido de quinolonas entre eles possa não ser tão efetivo contra a *L. monocytogenes* quanto a profilaxia com sulfametoxazol-trimetoprima.

Com relação à prevenção da infecção hospitalar por *L. monocytogenes*, a adoção das medidas descritas e das boas práticas de trabalho, *como* a lavagem das mãos e técnicas corretas de manipulação e descarte de produtos e materiais, pode prevenir a transmissão do agente.

BIBLIOGRAFIA SUGERIDA

Antal EA, Dietrichs E, LØberg EM, Klaveness M, MÆhlen J. Brain stem encephalitis listeriosis. Scand J Infect Dis. 2005;37:190-4.

Barikbin P, Sallmon H, Hüseman D, Sarioglu N, Weichert A, Weizsäcker K, Bührer C et al. Clinical, Laboratory, and Placental Findings in Perinatal Listeriosis. Fetal Pediatr Pathol. doi: 10.1080/15513815.2016.1179822.

Buchanan RL, Gorris LGM, Hayman MM, Jackson TC, Whiting RC. A review of Listeria monocytogenes: An update on outbreaks, virulence, dose-response, ecology, and risk assessments. Food Control. 2017;75:1-13.

Camargo AC, Woodward JJ, Call DR, Nero LA. Listeria monocytogenes in food-processing facilities, food contamination, and human listeriosis: the brazilian scenario. Foodborne Pathog Dis. 2017;14(11):623-36.

Centers for Disease Control and Prevention. Diagnosis and management of foodborne illnesses – A primer for physicians and other health care professionals. MMWR. 2004;53(RR-4):1-33.

Charlier C, Perrodeau E, Leclercq A, Cazenave B, Pilmis B, Henry B et al. Clinical features and prognostic factors of listeriosis: the MONALISA national prospective cohort study. Lancet Infect Dis. 2017;17:510-19.

Charlier,C Leclercq A, Cazenave B, Desplaces N, Travier L, Cantinelli T et al. Listeria monocytogenes – associated joint and bone infections: a study of 43 consecutive cases. Clin Infect Dis. 2012;54:240-8.

David DJV, Cossart P. Recent advances in understanding Listeria monocytogenes infection: the importance of subcellular and physiological context. F1000Res; 2017. doi: 10.12688/f1000research.11363.1.

Fernandez-Sabé N, Cervera C, López-Medrano F, Llano M, Sáez E, Len O et al. Risk factors, clinical features, and outcomes of listeriosis in solid-organ transplant recipients: a matched case-control study. Clin Infect Dis. 2009;49:1153-9.

Goulet V, Hebert M, Hedberg C, Laurent E, Vaillant V, De Valk H et al. incedence of listeriosis and related mortality among groups at risk of acquiring listeiosis. Clin Infect Dis. 2012;54:652-60.

Goulet V, King LA, Vaillant V, Valk H. What is the incubation period for listeriosis? BMC Infectious Diseases; 2013. doi.org/10.1186/1471-2334-13-11.

Goulet V. What can we do to prevent listeriosis in 2006. Clin Infect Dis. 2007;44:529-30.

Guevara RE, Mascola L, Sorvillo F. risk factors for mortality among patients with nonperinatal listeriosis in Los Angeles County, 1992-2004. Clin Infect Dis. 2009;48:1507-15.

Jensen AK, Simonsen J, Ethelberg S. Use of proton Pump inhibitors and the risk of Listeriosis: a nationwide registry-based case-control study. Clin Infect Dis. 2017;64(7):845-51.

Kurpas M, Wieczorek K, Osek J. Ready-to-eat meat products as a source of Listeria monocytogenes. Vet Res. 2018;61:49-55.

Lamont RF, Sobel J, Mazaki-Tovi S, Kusanovic JP, Vaisbuch E, Kim SK et al. Listeriosis in Human Pregnancy: a systematic review. Perinat Med. 2011;39(3):227-36. doi:10.1515/JPM.2011.035.

Leclercq A, Charlier C, Lecuit M. Global burden of listeriosis: the tip of the iceberg. Lancet Infect Dis. 2014;14:1027-28.

Moragas M, Martiínez-Yélamos M, Majós C, Fernández-Viladrich P, Rubio F, Arbizu T. Rhombencephalitis – A series of 97 patients. Medicine. 2011;90:256-61.

Muñoz-Muñoz L, Paño-Pardo JR, Torrubia-Pérez C, Algarate-Cajo S, Morte-Romea E, Salvo-Gonzalo S. Aneurisma micótico de aorta abdominal por Listeria monocytogenes. Rev Esp Quimioter. 2018;31(3):292-94.

Noordhout CM, Devleesschauwer B, Angulo FJ, Verbeke G, Haagsma J, Kirk M, Havelaar A et al. The global burden of listeriosis: a systematic review and meta-analysis. Lancet Infect Dis. 2014;14:1073-82.

Orndorff PE, Hamrick TS, Smoak IW, Havell EA. Host and bacterial factors in listeriosis pathogesis. Vet Microbiol. 2006;114:1-15.

Pamer EG. Immune responses to Listeria monocytogenes. Nat Rev Immunol. 2004;4:812-23.

Perrin M, Bemer M, Delamare C. Fatal case os Listeria innocua bacteremia. J Clin Microb. 2003;41(11):5308-09.

Pizarro-Cerdá J, Cossart P. Listeria monocytogenes: cell biology of invasionand intracellular growth. Microbiol Spectrum; 2018. doi: 10.1128/microbiolspec.GPP3-0013-2018.

Poulsen HB, Steig T, Björkman JT, Gaini S. Peritonitis with Listeria monocytogenes in a patient on automated peritoneal dialysis. BMJ Case Rep; 2018. doi:10.1136/bcr-2017-220088.

Pucci L, Massacesi M, Liuzzi G. Clinical management of women with listeriosis risk during pregnancy: a review of national guidelines. Expert Rev Anti Infect Ther. 2018;16(1):13-21.

Radoshevich L, Cossart P. Listeria monocytogenes: towards a complete picture of its physiology and pathogenesis. Nat Rev Microbiol; 2017. doi: 10.1038/nrmicro.2017.126.

Salama PJ, Embarek PKB, Bagaria J, Fall IS. Learning from listeria: safer food for all. Lancet. 2018;391:2305-06.

Salimnia H, Patel D, Lephart PR, Fairfax MR,Chandrasekar PH. Listeria grayi: vancomycin-resistant, gram-positive rod causing bacteremia in a stem cell transplant recipient. Transpl Infect Dis. 2010;12:526-8.

Schlech III WE. Foodborne listeriosis. Clin Infect Dis. 2000;31:770-5.

Scholing M, Schneeberger PM, van den Dries P, Drenth JPH. Clinical features of liver involvement in adult patients with listeriosis. Review of the literature. Infection. 2007;35(4):212-8.

Sendi P, Marti E, Fröhlicher S, Constantinescu MA, Zimmerli S. Necrotizing fasciitis due to Listeria monocytogenes. Clin Infect Dis. 2009;48:138-9.

Silk BJ, Mahon BE, Griffin PM, Gould H, Tauxe RV, Crim SM et al. Vital Signs: Listeria illnesses, deaths, and outbreaks – United States, 2009-2011. MMWR. 2013;62(22):448-52.

Swaminathan B, Gerner-Smidt P. The epidemiology of human listeriosis. Microbes Infect. 2007;9:1236-43.

Tebiba N, Billb O, Niederhauserb J, Christin L. An uncommon complication of Listeria monocytogenes infection: Polyradiculoneuritis following Listeria meningoencephalitis. IDCases. 2018;12:101-03.

Torres MF, López IA, Bueno PR, Martinez MG, Puig CRA, Lozano JR et al. Peritonitis bacteriana espontánea por Listeria monocytogenes: presentación de ocho casos (1992-2017) y revisión de la literatura. Rev Esp Quimioter. 2018;31(6):532-36.

Voetsch Ac, Angulo FJ, Jones TF, Moore MR, Nadon C et al. Center for Disease Control and Prevention Emerging Infections program Foodborne Disease Active Surveillance network Working Group. Reduction in the incidence of invasive listeriosis in foodborne diseases active surveillance network sites, 1996-2003. Clin Infect Dis. 2007;44:513-20.

Witter AR, Okunnu BM, E. Berg RE. The essential role of neutrophils during infection with the intracellular bacterial pathogen Listeria monocytogenes. J Immunol. 2016;197(5):1557-65. doi:10.4049/jimmunol.1600599.

Zenewicz LA, Shen H. Innate and adaptive immune responses to Listeria monocytogenes: a short overview. Microbes Infect. 2007;9(10):1208-15.

Meningites bacterianas

58.1 Meningites agudas

Roberto Focaccia

INTRODUÇÃO

A meningite é um processo inflamatório das membranas leptomeníngeas (a pia-aracnoide, mais interna, e a aracnoide, mais externa, que envolvem o espaço subaracnoide) que, com a meníngea dura-máter, envolvem o encéfalo e a medula espinal (Figura 58.1.1). A infecção pode atingir, por contiguidade, estruturas do sistema nervoso central (SNC), constituindo: meningomielite, meningoencefalite ou meningomieloencefalite. Na terminologia médica corrente, essas situações são referidas somente pelo termo "meningite". Quando ocorre uma paquimeningite (comprometimento inflamatório da dura-máter), os espaços virtuais subdurais e epidurais que se interpõem entre a dura-máter e, respectivamente, a pia-aracnoide e a estrutura óssea, coletam secreção purulenta. Tem-se utilizado o termo "empiema" ou "coleção epi ou subdural" em substituição à "paquimeningite". Os empiemas epidurais são mais frequentes nos segmentos raquidianos, ao passo que os subdurais são, em geral, cranianos. O líquido cefalorraquidiano (LCR), que circula no espaço subaracnoide, é o melhor elemento para a pesquisa diagnóstica de meningite. Ele participa ativamente na resolução do processo infeccioso, seja ao facilitar o transporte de elementos imunitários sanguíneos às meninges e ao SNC, ou ao veicular antimicrobianos administrados no tratamento.

O comprometimento infeccioso do SNC e de suas membranas envoltórias pode ser agudo, particularmente por bactérias e vírus, ou crônico, quando causado por protozoários, espiroquetas, helmintos, fungos ou micobactérias.

A meningite bacteriana aguda permanece como uma doença com altos índices de morbidade e mortalidade. Contudo, com a moderna antibioticoterapia e os suportes terapêuticos, as chances de sobrevida têm melhorado muito, sobretudo em recém-nascidos e crianças maiores.

ETIOLOGIA E ASPECTOS EPIDEMIOLÓGICOS

As infecções do SNC e de suas membranas meníngeas envoltórias podem ser causadas por inúmeros agentes infecciosos (bactérias, vírus, protozoários, helmintos, espiroquetas e fungos) ou não infecciosos. O Quadro 58.1.1 resume os principais agentes etiológicos. As bactérias e os vírus são os micro-organismos implicados com mais frequência, e, em geral, a ocorrência é endêmica. Entretanto, eles podem produzir grandes epidemias abertas, atingindo toda a população, ou microepidemias explosivas, limitadas geralmente a comunidades institucionalizadas (creches, escolas, quartéis, presídios, enfermarias etc.).

No mundo, estima-se a ocorrência de mais de um milhão de casos de meningites bacterianas, com cerca de 200 mil óbitos por ano. No Brasil, os poucos dados existentes do Ministério da Saúde indicam a ocorrência de cerca de 30 mil casos ao ano. No estado de São Paulo, as notificações são mais próximas do real, captadas pelo Centro de Vigilância Epidemiológica da Secretaria da Saúde, e estão registradas na Tabela 58.1.1.

O ano de 2014 foi um período de prevalência endêmica, mostrando uma tendência decrescente de casos. No Brasil têm ocorrido apenas pequenas microepidemias depois das duas grandes epidemias meningocócicas superpostas pelos sorogrupos A e C da *N. meningitidis,* que ocorreram entre 1971 e 1975. Algumas vezes, o número de meningites meningocócicas pelos sorogrupos B ou C atinge níveis superiores aos esperados nos períodos interepidêmicos, o que caracteriza tecnicamente uma epidemia não aberta ou de grandes proporções.

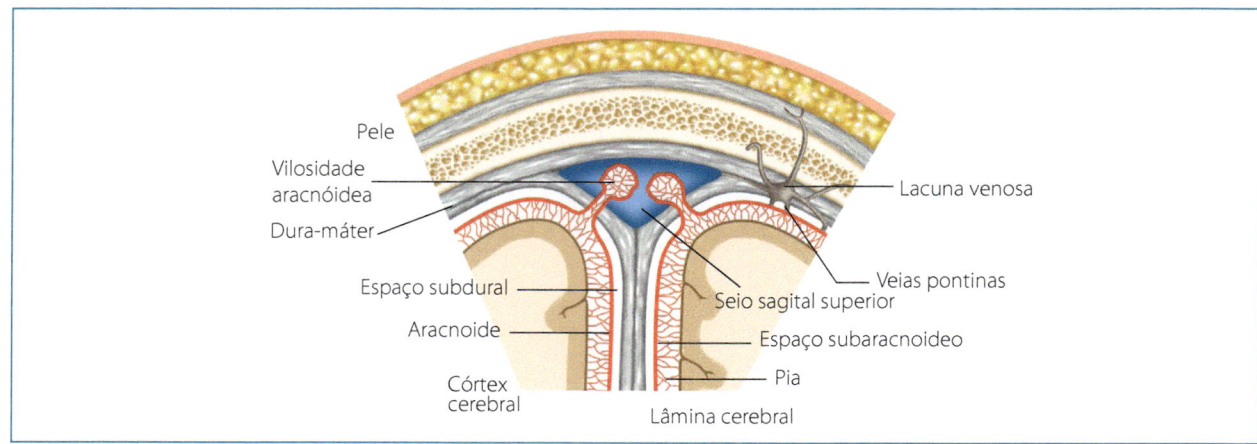

FIGURA 58.1.1 Corte frontal do crânio mostrando as estruturas anatômicas que envolvem o encéfalo. Vide as três meníngeas: dura-máter, mais externa e fibrosa; leptomeníngea, compreendendo a pia-máter, mais interna; e a aracnoide, entre elas. O líquido cefalorraquidiano circula entre as leptomeníngeas (espaço subaracnoide).

QUADRO 58.1.1 Principais agentes causadores de meningite.

Bactérias	Gram-negativas	*Neisseria meningitidis; Haemophilus influenzae* b; *Escherichia coli K; Salmonella* sp.; *Proteus* sp.; *Klebsiella pneumoniae; Serratia* sp.; *Citrobacter* sp.; *Aerobacter* sp.; *Pseudomonas aeruginosa.*
	Gram-positivas Micobactérias e "oportunistas"	*Streptococcus pneumoniae; Streptococcus* beta-hemolítico; *Staphylococcus aureus; Mycobacterium tuberculosis; M. avium-intracellulare;* Anaeróbicos (*Bacteroides* sp. e *Streptococcus*); *Listeria monocytogenes; Ravobacterium meningossepticum; Acinectobacter calcoaceticus; Streptococcus* alfa-hemolítico; *Staphylococcus epidermidis.*
Vírus		*Coxsackie* 13; Echo 9; Pólio 1, 11 e 11; Herpes *simplex* 1 e 2; caxumba; sarampo; raiva; coriomeningite linfocitária; rubéola; varicela-zóster; EBV; HIV; arbovírus; citomegalovírus; vírus Epstein-Barr.
Fungos		*Cryptococcus neoformans; Candida albicans;* Histoplasma *capsulatum; Paracoccidioides brasiliensis; Aspergillus fumigatus.*
Espiroquetas		*Treponema pallidum; Leptospira* sp.
Protozoários		*Naegleria* sp.; *Acanthamoeba* sp.; *Plasmodium falciparum; Toxoplasma gondii; Schistosoma mansoni.*
Helmintos		*Ascaris lumbricoides; Cisticercus cellulosae; Onchocerca* sp.; *Echinococcus granulosis.*
Outros		Leucemias; linfomas; pós-vacinal; sarcoidose; neoplasias; síndrome eosinofílica; vírus lentos; tóxicos (chumbo); irritação química (drogas).

TABELA 58.1.1 Casos confirmados, óbitos, incidência (por 100 mil habitantes) e letalidade (%) por tipo de meningite (Brasil, 2010 a 2018*).

	2015				2016				2017				2018*			
	Casos	Óbitos	Incid.	Letal.	Casos	Óbitos	Incid.	Letal.	Casos	Óbitos	Incid.	Letal.	Casos	Óbitos	Incid.	Letal.
Doença meningocócica	1.306	278	0,64	21	1.119	250	0,54	22	1.139	267	0,55	23	1.117	225	0,53	20
Meningite tuberculosa	353	59	0,17	17	339	72	0,16	21	446	79	0,21	18	35	64	0,13	19
Meningite por *Haemophilus*	120	20	0,06	17	106	16	0,05	15	130	26	0,06	20	145	28	0,07	19
Meningite pneumocócica	944	275	0,47	29	922	269	0,45	29	1.031	321	0,50	31	1.016	315	0,48	31
Meningite por outras bactérias	981	189	0,48	19	895	154	0,43	17	916	162	0,44	18	918	153	0,44	17
Meningite viral	7.198	121	3,55	2	7.395	122	3,59	2	7.931	107	3,82	1	8.578	104	4,09	1
Meningite por outras etiologias	797	159	0,39	20	719	142	0,35	20	796	170	0,38	21	708	142	0,34	20
Meningite não especificada	2.507	270	1,24	11	2.405	281	1,17	12	2.814	266	1,35	9	2.537	241	1,21	9

*Atualizados em abr./2019.

Fonte: SINAN/SVS/DEVIT/CGDT.

Um grande número de bactérias, de alta virulência ou não, pode causar meningite. As três mais frequentes (entre 50 e 90% dos casos) são: *Streptococcus pneumoniae, Neisseria meningitidis* e *Haemophilus influenzae.* Entretanto, com a introdução da vacina contra o *Haemophilus influenzae,* tem ocorrido uma significativa redução de casos nos países desenvolvidos, porém, no Brasil, o número de casos e o coeficiente de morbidade e mortalidade ainda se mantiveram até 2015 e o início de 2018 (ver Tabela 58.1.1).

A prevalência de cada bactéria está correlacionada com um ou mais entre os seguintes fatores: idade do paciente; porta de entrada ou foco séptico inicial; tipo e localização da infecção no SNC; estado imunitário prévio específico e geral; situação epidemiológica local. Com o advento da antibioticoterapia, a letalidade decresceu: de cerca de 90%, foi reduzida para um nível global em torno de 15 a 30%. A prevalência de meningite bacteriana tem permanecido relativamente constante nos últimos 40 anos, exceção feita a períodos epidêmicos. Ela incide nos dois sexos em proporção semelhante e não há diferenças de suscetibilidade entre as várias raças ou grupos étnicos. Em períodos não epidêmicos, cerca da metade dos casos ocorre em pessoas com menos de 15 anos de idade. De modo semelhante, a mortalidade varia com a idade, sendo mais alta nas faixas extremas da vida.

As meningites se desenvolvem, em geral, secundariamente a focos infecciosos distantes. De um ponto de vista didático pode-se apresentar as principais vias de infecção:

- **Por via hematogênica:** a maioria das bactérias que causam meningite se coloniza na orofaringe e, através do sangue, atinge o SNC, como é o caso de meningococos, pneumococos e hemófilos; outras provém dos intestinos (enterobactérias), dos pulmões (pneumococo) e do aparelho geniturinário (Gram-negativos), sempre por disseminação hematogênica.

- **Por contiguidade:** a partir de focos próximos às estruturas anatômicas do SNC, como otites médias crônicas, mastoidites ou sinusites.

- **Por continuidade ou acesso direto:** como nos traumatismos cranianos e por manipulação propedêutica ou terapêutica do SNC e de estruturas próximas (punção liquórica e uso de cateter ou implantes sem a devida assepsia).

As meningites bacterianas têm uma porta de entrada geralmente inaparente; em apenas 10% dos casos há um foco primário detectável (ver Quadro 58.1.2).

Na ausência de um foco primário detectável, para se estabelecer o início da terapêutica empírica é importante saber quais as bactérias mais prevalentes por faixa etária, como apresentado a seguir.

- **Recém-nascidos de até três meses de vida:** até esse período, o recém-nascido está geralmente protegido por anticorpos maternos, transferidos por via transplacentária, contra pneumococo, meningococo e hemófilos. As etiologias mais frequentes no período neonatal são: *Streptococcus* sp. e outras espécies de estreptococos do grupo B; *E. coli*; outros Gram-negativos enterobacteriáceos; e, em algumas situações clínicas e em berçários "patológicos", o *S. aureus* resistente à meticilina (MRSA). Crianças de baixo peso, cujo sistema imunológico é ainda imaturo, podem colonizar o *Streptococcus agalactiae* ou *Listeria monocytogenes,* uma bactéria saprófita dos genitais femininos que está presente no canal do parto.

QUADRO 58.1.2 Focos sépticos primários que evoluem mais frequentemente com bacteremia (ou septicemia) e meningite e seus principais agentes etiológicos bacterianos.

Localização de foco séptico primário		Principais bactérias causadoras
Pulmões	Crianças	Pneumococo
		Hemófilo
		Estafilococo
	Adultos	Pneumococo
Infecções intra-hospitalares		Pneumococo
		Estafilococo
		Bacilos Gram-negativos
		Anaeróbios
Ouvido-nariz-garganta		Estreptococo
		Estafilococo
		Hemófilo
		Pneumococo
Mastoide		Hemófilo
		Pneumococo
		Pseudomonas
		Estafilococo
Pele		Estafilococo
		Estreptococo
	Queimaduras	*Pseudomonas, Proteus*
		Estafilococo
Intestinos		Enterobactérias
Vias urinárias		*E. coli*
		Proteus
		Germes oportunistas (pós-instrumentação)

- **Entre 3 meses e 10 anos de idade:** passam a prevalecer com mais frequência *Neisseria meningitidis* (meningococo) e *Streptococcus pneumoniae* (pneumococo). É o período etário em que o *Haemophilus influenzae* tipo b, transmitido por secreções nasofaríngeas, é mais frequente. A partir dos 5 anos, sua ocorrência vai decrescendo, até os 10 anos de idade, sendo rara a ocorrência depois disso.

- **Acima dos 10 anos de idade:** prevalecem *Neisseria meningitidis* e *Streptococcus pneumoniae,* que respondem por 80 a 90% dos casos na ausência de períodos epidêmicos de outras bactérias. Recentemente, com a introdução de vacina específica e altamente eficaz contra o *Haemophilus influenzae,* tem-se a expectativa da modificação do panorama epidemiológico, com redução significativa do número de casos. Nos países mais desenvolvidos, onde a vacina já está sendo administrada há anos dentro do esquema básico de vacinação, é possível que haja a extinção dos casos. Em pacientes idosos, o pneumococo tem participação significativa nas infecções, seja causando frequentes infecções pneumônicas, assim como otorrinolaringológicas e decorrentes de traumatismos cranioencefálicos.

- **Na senilitude:** o indivíduo idoso, debilitado orgânica e imunologicamente, é suscetível também a infecções por agentes "oportunistas". Além do meningococo e do pneumococo, prevalecem bactérias oportunistas, como *Listeria monocytogenes*, *Streptococcus agalactiae* e enterobactérias.

O estudo das meningites meningocócica e tuberculosa é apresentado em capítulos separados, em razão da importância epidemiológica específica (Capítulos 43 e 62.6, respectivamente). As neuroviroses também são estudadas em capítulo especial (Capítulo 21) e, portanto, são feitas apenas citações genéricas a respeito. As meningites por protozoários, helmintos, espiroquetas e as de origem micótica são mais raras e, assim, estudadas dentro do contexto do capítulo específico dessas infecções.

Atualmente, graças à terapia antirretroviral altamente ativa (TARV), o número de casos de meningite aguda em pacientes HIV-soropositivos tem reduzido de forma acentuada. Em casos de aids, prevalecem as meningites crônicas pela recrudescência de micro-organismos latentes no organismo, como tuberculose, cisticercose, toxoplasma, criptococos, entre outros.

A ocorrência de meningite se dá durante todo o ano, com pequeno aumento sazonal nas épocas de clima frio e, comumente, ocorre sob a forma endêmica, ao passo que a meningite meningocócica pode evoluir epidemicamente (ver capítulos específicos).

ALGUMAS CONSIDERAÇÕES ESPECIAIS

Outras bactérias como agentes causais estão relacionadas com a presença de focos infecciosos primários ou com o estado de comprometimento imunológico do paciente. Em pacientes imunocomprometidos por situações patológicas como diabetes, linfomas e neoplasias malignas, esplenectomia, desnutrição, alcoolismo, uso de drogas imunossupressoras, HIV etc., a etiologia das meningites bacterianas está, com frequência, relacionada a germes "oportunistas" (listeria, estafilococo coagulase-negativo e outras bactérias normalmente não patogênicas) ou de alta virulência (estafilococo coagulase-positivo, pneumococo capsulado, pseudomona, enterobactéria, hemófilo, salmonela, *Klebsiella*, anaeróbio). Pacientes infectados com o HIV (assintomáticos ou com aids) apresentam alta frequência de infecções graves por qualquer tipo de bactéria. A presente pandemia de infecção pelo HIV tem deslocado a prevalência para faixas etárias maiores.

A meningite por bactérias anaeróbias tem sido pouco encontrada. Ela se associa à presença prévia de focos supurativos otorrinolaringológicos (otite média, sinusite, mastoidite) ou endocardites. A frequência de achados de anaeróbios, com bactérias aeróbias Gram-positivas ou Gram-negativas, em abscesso cerebral, sugere a possibilidade de esses germes serem responsáveis por infecções associadas.

Na meningite por traumatismo cranioencefálico (TCE) aberto ou pós-neurocirurgia, as bactérias mais frequentes (independente da faixa etária) são: pneumococos, hemófilos,

estafilococos produtores de penicilinase, pseudomonas, enterobactérias e estreptococos. No TCE fechado, a maior prevalência é de pneumococo e, com menos frequência, de hemófilo. Traumatismos abertos são geralmente causados por germes saprófitas da pele. Na condição pós-cirúrgica, além do pneumococo, prevalecem infecções hospitalares por bactérias multirresistentes e, com frequência, agentes anaeróbios, principalmente o *Propionibacterium acnes*.

A meningite como complicação da punção liquórica realizada com assepsia é bastante rara; os germes que a ocasionam são, em geral, *Staphylococcus aureus* e bactérias Gram-negativas, como a *Klebsiella pneumoniae* e a *Pseudomonas* sp. Uma situação particularmente grave de meningite iatrogênica é a infecção pós-anestesia raquidiana por pseudomonas. Na meningite pós-procedimentos neurocirúrgicos, têm sido isolados agentes anaeróbios, sobretudo o *Propionibacterium acnes*.

As complicações supurativas ocorrem em maior frequência quando o agente etiológico é um dos seguintes: pneumococo, hemófilo, estafilococo produtor de penicilinase ou enterobactérias; destes, o pneumococo é o mais frequente.

A meningite pneumocócica costuma ser metastática a partir de focos pulmonares ou otorrinolaringológicos e ocorre em pacientes de todas as idades. Nos traumatismos cranianos infectados e nas meningites recidivantes, o pneumococo e o hemófilo são agentes habituais. Os sorotipos prevalentes são: I, II, III, VI, VII, VIII e, entre crianças, os capsulados tipos I, V, VI, XIV e XIX. A imunidade conferida pela infecção penumocócica é tipo-específica, e a exposição prévia a um sorotipo pneumocócico não protege contra infecção por outro sorotipo, sendo que existem mais de 80 sorotipos de pneumococos. O pneumococo é uma causa frequente de meningite em indivíduos alcoólatras, esplenectomizados, com anemia falciforme e em portadores de deficiências de imunoglobulinas. O índice de letalidade varia de 10 a 50%, de acordo com o relato de vários serviços especializados, e o risco estimado de sequelas supurativas e neurológicas pós-meningite pneumocócica é de cerca de 20%. As meningites de repetição são muito frequentes por pneumococo.

A meningite por bacilos Gram-negativos incide, caracteristicamente, em três situações: no recém-nascido (cerca de 40% das meningites); após trauma ou procedimento neurocirúrgico; e no adulto imunossuprimido. A letalidade oscila em torno de 17%, sempre maior em faixas etárias menores. Não há relato de comportamento epidêmico, com exceção de *outbreaks* em crianças confinadas (creches, orfanatos, berçários patológicos, enfermarias oncológicas etc).

Na otite externa crônica grave, a infecção por *Pseudomonas aeruginosa* tem particular importância pela frequência com que evolui para meningite.

A meningite por salmonelas não tifosas é predominante em crianças. A *S. typhi*, bastante comum antes da era antibiótica, é raramente descrita como agente causador de meningite, seja em adultos ou em crianças.

A presença de fístulas comunicando cronicamente o espaço subaracnóideo à pele pode sugerir a existência de cisto dérmico congênito, o qual se infecta com facilidade, dando origem a meningites recorrentes por bacilos Gram-negativos ou *Staphylococcus epidermidis*.

A *Listeria monocytogenes* é um germe saprófito do trato gastrointestinal e geniturinário; em recém-nascidos e adultos debilitados ou senis, pode causar infecções sistêmicas e meningites. Se tratados precocemente, a letalidade é baixa.

Em pessoas queimadas, ocorrem, frequentemente, septicemia e meningite por *Pseudomonas* sp., estafilococos ou *Proteus* sp.

A meningite gonocócica é extremamente rara e costuma acompanhar a gonococia sistêmica.

A letalidade da meningite bacteriana em geral não pode ser estabelecida com precisão; ela varia de acordo com situação epidemiológica e virulência da bactéria, uso precoce e correto do tratamento, idade, comorbidades, como o diabetes, aids e imunodeficiências congênitas, alcoolismo, linfomas e outras doenças imunodepressoras, entre outros cofatores.

MENINGITE SIMULTÂNEA POR MAIS DE UM AGENTE

O isolamento e a identificação de mais do que uma bactéria em pacientes com meningite é raro. Quando estão implicadas duas ou mais bactérias, geralmente trata-se de uma associação entre uma bactéria de alta virulência com um ou mais germes "oportunistas". Outro tipo de interação etiológica possível é a de meningite por bacilo tuberculoso, ou fungo, com bactérias piogênicas. Essas infecções polimicrobianas têm incluído o isolamento simultâneo de enterovírus concomitantemente com os micro-organismos citados. Essas situações (superinfecções) costumam estar associadas a defeitos anatômicos congênitos ou traumáticos da estrutura encefálica ou, ainda, à presença de síndromes clínicas imunossupressoras.

PATOGENIA E PATOLOGIA

O mecanismo e a via de invasão pela qual a bactéria produz meningite ainda não estão totalmente esclarecidos. O SNC (particularmente o cérebro) possui um bom sistema protetor contra agentes patogênicos invasivos, composto por caixa craniana, meningites e um complexo mecanismo que se interpõe entre o sangue e o líquor (barreira hematoliquórica). A infecção pode atingir o SNC por meio de três mecanismos básicos: propagação sanguínea (bacteremia ou septicemia); infecção adjacente às meningites (faringite, sinusite, mastoidite, otite média etc.); solução de continuidade. As infecções crônicas otorrinolaringológicas podem se comportar como foco inicial silencioso, sobretudo a otite média crônica, que se propaga por contiguidade através do mastoide ou do osso temporal.

A bacteremia costuma se desenvolver, tanto no recém-nascido como nos demais segmentos etários, a partir de infecções de pele, pulmão, coração, trato intestinal e geniturinário. A orofaringe é uma fonte de infecção por bactérias que podem se colonizar assintomaticamente nessa região.

Algumas experiências mostram que as bactérias se distribuem no SNC ao longo das paredes dos seios venosos encefálicos, onde a pressão do sistema venoso é baixa. Deste ponto, elas penetram pela dura-máter, conseguindo alcançar o espaço subaracnóideo. Este é o momento crítico que irá definir o destino dessas bactérias; se os mecanismos locais de defesa (ainda não bem conhecidos) não conseguirem promover rapidamente a depuração bacteriana, os micro-organismos se colonizam e disseminam a infecção.

Quagliarello e Scheld, revendo conceitos sobre a patogênese e a fisiopatologia das meningites bacterianas, ensinam que a grande maioria dos casos é causada por apenas poucos agentes bacterianos. A habilidade dessas bactérias em atingir o espaço subaracnóideo e as meníngeas decorre de fatores de virulência que as permitem burlar o sistema imunológico de defesa. Assim, os meningococos, por exemplo, possuem estruturas fenotípicas, as *pili* (adesinas), na sua superfície, que os permitem aderir à mucosa e se colonizar. De outro modo, pneumococos, hemófilos e meningococos secretam proteases que fazem a clivagem das IgAs secretórias na superfície da mucosa oral. Já na corrente sanguínea, os polissacarídeos capsulares podem se livrar do sistema complementar sérico atividade-específico, que é ativado pela via alternativa. Se a bacteremia é mantida, as bactérias invadem o espaço subaracnóideo e o SNC por vias e mecanismos ainda não bem esclarecidos. Após ultrapassar a barreira hematoliquórica, as bactérias podem se colonizar com mais facilidade porque, no SNC, o sistema humoral de defesa é precário. Componentes da estrutura bacteriana (parede celular do pneumococo, lipopolissacarídeos do *H. influenzae, N. meningitidis* e *E. coli*) induzem a produção e a secreção local de citocinas (interleucina 1 [IL-1], IL-6 e fator de necrose tumoral), que medeiam o processo inflamatório. As citocinas ativam o endotélio cerebral, induzindo a adesão de leucócitos e glicoproteínas e a diapedese dos leucócitos para o líquor. A lesão da microvasculatura cerebral e o processo inflamatório das meníngeas facilitam a produção de edema cerebral, tanto por mecanismos vasogênicos (exsudação de albumina através da barreira hematoliquórica alterada), como por mecanismos intersticiais (redução na reabsorção de líquor pelas vilosidades aracnóideas). Ambos os processos aumentam a pressão intracraniana. A produção de mediadores vasoativos (oxigênio e nitrogênio) reduz a autorregulação do fluxo sanguíneo cerebral, prejudicando o metabolismo celular (déficit de oxigênio e glicose em nível tecidual), produzindo, em consequência, dano cerebral (isquemia, convulsões, herniações, lesão nos nervos cranianos etc.).

Os seguintes fenômenos podem ocorrer, conferindo maior ou menor gravidade à meningite, e, como consequência, podem dar origem a sequelas neurológicas:

- Tromboflebite de vasos corticais, consequente a focos de necrose no endotélio dos vasos.

- Edema inflamatório endocraniano, geralmente simétrico, responsável pela síndrome de hipertensão endocraniana (quando muito intenso, pode chegar a causar herniações encefálicas).

- Exsudato fibrinopurulento no espaço subaracnóideo, bloqueando, parcial ou totalmente, a drenagem liquórica (hidrocefalia).

Algumas bactérias ocasionam, predominantemente, processos exsudativos localizados (p. ex., pneumococo, hemófilo etc.), ao passo que outras causam, caracteristicamente, exsudatos difusos (p. ex., meningococo); aumento da produção liquórica e/ou redução da capacidade de reabilitação de líquor; encefalopatia pela ação de toxinas bacterianas (principal mecanismo responsável pelas alterações sensoriais e eletroencefalográficas); alterações eletrolíticas; hipoglicorraquia (na meningite, o processamento glicolítico está aumentado, pois o próprio cérebro realiza oxidação do glicogênio, mas a necessidade de utilização de glicose excede a capacidade de fluxo); iatrogenia (neurotoxicidade dos antibióticos etc.); oclusão séptica (êmbolos infectados) ou asséptica (fibrina) dos grandes seios durais. A trombose pode-se estender aos seios venosos comunicantes. Os mais frequentemente comprometidos são os seios cavernosos, sagital superior e lateral (o agente mais comum é o pneumococo).

Alguns distúrbios metabólicos podem ocorrer na vigência de meningite grave. A secreção inapropriada do hormônio antidiurético causa hiponatremia dilucional. O pH liquórico baixo traduz uma tensão elevada de CO_2 e leva, em consequência, a um persistente estímulo hiperventilatório.

A inflamação do espaço subaracnóideo pode difundir transudato asséptico através da aracnoide, que se acumulando no espaço subdural (efusão ou coleção subdural). Este fenômeno é frequente no curso da meningite do recém-nascido ou de crianças durante o primeiro ano de vida e, geralmente, há reabsorção posterior. Quando a coleção subdural se infecta ou quando o espaço é alcançado por exsudato purulento, forma-se o empiema subdural. O processo supurativo difuso, no córtex cerebral, constitui a cerebrite; quando localizado, forma-se o abscesso cerebral (único ou múltiplo). No decorrer de três semanas, o abscesso se organiza, constituindo uma cápsula fibrosa com liquefação central. Por vezes se formam inúmeros microabscessos encefálicos.

A maioria dos empiemas subdurais ocorre na convexidade encefálica; apenas em cerca de 10% dos casos eles se localizam entre os hemisférios. Os abscessos do lobo temporal e cerebelar são, em sua maioria, secundários à infecção do ouvido; o abscesso do lobo frontal é secundário à infecção do seio frontal ou, mais raramente, do seio etmoidal. Já o abscesso localizado em lobo parietal é, geralmente, veiculado pelo sangue. Todos são precedidos ou acompanhados pela meningite. Quando há ruptura de coleção abscedada, a infecção se dissemina a todo o encéfalo.

À necropsia, em pacientes que evoluíram para óbito durante a fase clínica mais aguda, podem ser encontradas as seguintes alterações: aumento de volume encefálico, inclusive com herniações de porções cerebelares ou temporais (mais de 25% dos casos); exsudato purulento espesso no espaço subaracnóideo (em alguns casos, o processo purulento se estende difusamente por todo o encéfalo e a face dorsal da medula espinal); ventrículos com grande quantidade de pus – ventriculite). Processos mais graves podem estar associados a uma septação com acentuada dilatação ventricular; às vezes, à destruição da massa encefálica em vários pontos, que é substituída por formações císticas; outras vezes, ao estreitamento da via liquórica (os principais pontos de obstrução são intraventriculares: forame de Monro, e, mais raramente, aqueduto e forame de saída do quarto ventrículo); e, à trombose de veias corticais (em cerca de 10% dos casos) ou dos grandes seios durais (cavernoso, lateral e sagital superior). Microscopicamente, verifica-se um infiltrado polimorfonuclear nos vasos corticais (cerca de 1/3 dos casos) e podem ser vistos, também, monócitos e células macrofágicas. O tecido cerebral pode apresentar sinais de infarto e/ou hemorragias, e há aumento de histócitos e astrócitos. Pacientes que faleceram longo tempo após a cura da meningite não apresentam, à necropsia, alterações residuais encefálicas.

DEFESA IMUNOLÓGICA

Há três etapas de resposta imunológica conhecidas na meningite bacteriana. A primeira é a reação inflamatória inespecífica (grande afluxo de micrófagos); seguida pela reação imunitária humoral (com participação de imunoglobulinas e complemento); e, por último, a reação macrofágica (monócitos modificados e macrófagos originários de descamação de células aracnóideas). A presença de imunoblastos e plasmócitos (produtores de imunoglobulinas) no líquor é infrequente na meningite bacteriana aguda, ao contrário das meningites crônicas ou de etiologia viral. A resposta imune mediada por células não parece ser de importância preponderante.

MENINGITES RECIDIVANTES

As infecções recidivantes do SNC decorrem de inúmeros fatores:

- Deficiência na resposta imunológica específica a determinada bactéria (pouco frequente).
- Defeitos anatômicos congênitos (cistos epidermoides, mielomeningocele, cistos dérmicos com trajetos fistulosos ao snc, meninges malformadas etc.).
- Defeitos anatômicos traumáticos (estrutura óssea, ouvidos, seios paranasais, lesão da lâmina cribriforme ou dos seios frontais e etmoidais com fistulização e rinorreia intermitente etc.).
- Derivações liquóricas cirúrgicas, com implante de válvulas; focos infecciosos crônicos contíguos ao SNC (mastoidite, otite média, sinusite etc.).

QUADRO CLÍNICO

Os sinais e sintomas principais no diagnóstico da meningite incluem febre, vômitos, rigidez da nuca e alterações sensoriais do SNC. Isso pode variar, com ausência de alguns sinais e sintomas ou com o acréscimo de outras manifestações clínicas neurológicas. É necessário estar alerta para a possibilidade de uma meningite diante de qualquer situação em que o paciente apresente tão somente febre, cefaleia holocraniana que não cede com analgésicos, e vômitos, independentemente dos outros sinais ou sintomas, pois estes podem já sugerir a hipótese de meningite.

Os sintomas produzidos pela meningite diferem em relação a dois fatores: agente etiológico e idade do paciente. Assim, ao contrário de certos germes que costumam se colonizar primeiro em focos infecciosos distantes (com sintomas prodrômicos referentes a esses focos), algumas bactérias (como o meningococo) apresentam quadros clínicos instalados abruptamente e acompanhados de graves manifestações sistêmicas.

Quanto à idade do paciente, os sinais e sintomas diferem entre os seguintes grupos etários: em recém-nascidos e crianças com até 18 meses, os sinais clássicos da meningite podem estar ausentes porque a caixa craniana pode se disten-der em razão da presença de suturas cranianas abertas, as quais permitem a expansão do conteúdo endocraniano sem causar aumento da sua pressão. Nessas circunstâncias, a criança apresenta poucos sinais, como hipotermia, choro ou gemidos agudos e persistentes, irritabilidade, recusa alimen-tar, fontanelas abauladas; ocasionalmente, vômitos e/ou diar-reia; com menos frequência, rigidez de nuca, estado comato-so, convulsões e cianose de extremidades. A criança pode apresentar sinais neurológicos (dependente da gravidade do processo infeccioso), como certo grau de letargia, sinal de Moro anormal, tremores, olhar fixo, alterações na tonicidade muscular e, mais raramente, sinais de comprometimento dos nervos cranianos.

Em crianças maiores e adultos sadios, a meningite se exterioriza por meio de três síndromes, descritas a seguir.

SÍNDROME INFECCIOSA

Essa síndrome tem sinais e sintomas inespecíficos, co-muns às doenças infecciosas agudas e graves, e que incluem febre (hipertermias superiores a 39 °C), anorexia, mal-estar geral, prostração, mialgias e estado toxêmico.

SÍNDROME DE HIPERTENSÃO ENDOCRANIANA

O aumento do conteúdo intracraniano, sem a corres-pondente distensão de estrutura óssea, provoca compressões neurológicas que se exteriorizam clinicamente por meio de um conjunto sintomatológico, no qual a cefaleia holocrania-na e os vômitos não alimentares (geralmente incoercíveis) estão sempre presentes. Dependendo da intensidade, a hiper-tensão endocraniana pode se manifestar por:

- Cefaleia, que se estende por toda a cabeça, é constan-te e, frequentemente, dilacerante.
- Paroxismos desencadeados por flexão da cabeça ou aumento da pressão intratorácica e/ou abdominal (tosse, es-forços à defecação, espirro etc.); eles não cedem aos analgési-cos comuns e podem persistir por alguns dias nos pacientes em tratamento.
- Vômitos, que geralmente ocorrem em episódios re-petidos e coincidem com vertigens e acentuação da cefaleia; não têm relação com a irritação gástrica e, por vezes, apresen-tam-se "em jato".
- Alterações de consciência, habitualmente presentes, variando desde discreto torpor mental até coma profundo; com mais frequência, situam-se entre obnubilaçao e coma superficial.
- Sinais de estimulação simpática por pressão com-pressiva de centros adrenérgicos; pode causar taquicardia, palidez, hipertensão arterial, pulso fino e rápido, além de sudorese; alguns pacientes, ao contrário, podem apresentar bradicardia sinusal decorrente da excitação do núcleo vago na porção bulbar.
- Edema de papila, constatado pelo exame do fundo de olho, ocorre em cerca de 80% dos casos. Os pacientes podem relatar escotomas cintilantes, fotofobia e/ou diminuição da acuidade visual.
- Convulsões, generalizadas ou localizadas: dependen-do da predisposição do paciente e da intensidade da hiper-tensão endocraniana, os episódios convulsivos tônico-clônicos

podem assumir um caráter subentrante grave; quando os acessos convulsivos surgem tardiamente no curso da menin-gite, podem estar denunciando uma complicação supurativa ou neurológica; em crianças, as convulsões podem resultar de causas reversíveis (hipertermia súbita, hipoglicemia, altera-ções hidroeletrolíticas etc.).

- Sinais neurológicos focais: compreendem inúmeros sinais, ocasionalmente encontrados, e que resultam da com-pressão de áreas específicas do encéfalo (anisocoria, parali-sia espástica com hiper-reflexia osteotendinosa assimétrica, paresia etc). O tipo de sinal encontrado é imprevisível, mas sempre indicativo de mau prognóstico.

SÍNDROME DE COMPROMETIMENTO MENÍNGEO

Os chamados "sinais meníngeos" decorrem da com-pressão do exsudato purulento sobre a emergência dos nervos raquidianos, resultando em sinais clássicos que incluem:

- Rigidez da nuca, em que o flexionamento da cabeça é dificultado ou mesmo impossível. A contratura extensora máxima da musculatura dorsal constitui o opistótono (grau máximo de rigidez de nuca), conforme mostra a Figura 58.1.2. O meningismo (dor à flexão do pescoço, sem com-prometimento supurativo das meningites) pode se confun-dir com a rigidez de nuca e está presente em várias clínicas, como septicemias, processos inflamatórios localizados no segmento cervical, mastoidite, desidratação hipertânica, convulsões febris da infância, contraturas voluntárias de origem psicossomática.
- Sinal de Brudzinski (Figura 58.1.3), que consiste na limitação, pela dor, da flexão do pescoço, acompanhada, se-cundariamente, de flexão dos joelhos.
- Sinal de Kernig (Figura 58.1.4), que é uma limi-tação dolorosa da extensão da perna, quando se traciona positivamente a coxa sobre a bacia (mantendo o joelho ar-ticulado). A perna oposta, mantida estendida, tende a se fle-xionar, simultaneamente.
- Sinal do "tripé" (Figuras 58.1.5 e 58.1.6), observado quando, ao se flexionar passivamente o tronco, no sentido de manter sentado o paciente, este adota uma posição caracte-rística, com a cabeça rígida, joelhos articulados e braços para trás, obrigando-se a se sustentar em três pontos de apoio: as mãos, a bacia e os pés.
- Sinal de Lasègue (Figuras 58.1.7 e 58.1.8), no qual o paciente reage com manifestação de dor à movimentação passiva da coxa sobre a bacia (mantendo a perna estendida). Secundariamente, há flexão ativa, concomitante, da outra coxa sobre a bacia.

A síndrome de comprometimento meníngeo se comple-ta com uma postura antálgica adotada pelo paciente em decú-bito lateral, com flexão das coxas sobre o abdome e as pernas flexionadas (posição de "gatilho de espingarda"); a coluna, o pescoço e a cabeça são mantidos rigidamente estendidos.

Os sinais meníngeos não são patognomônicos de me-ningite. Frequentemente, alguns desses sinais estão ausentes ou apenas esboçados. A meningite em pacientes idosos ou debilitados é, em geral, mais grave e, em consequência, se ex-terioriza com quadro clínico atípico.

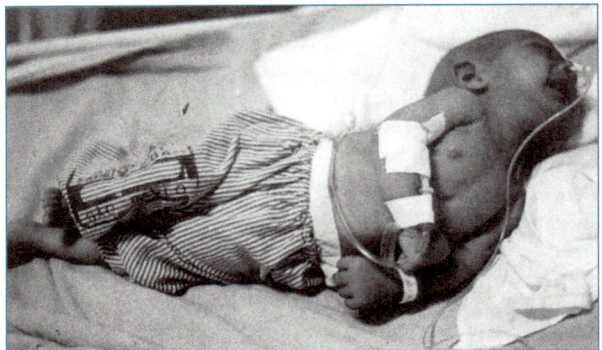

FIGURA 58.1.2 Opistótono (grau máximo de rigidez de nuca) geralmente associado à hiper-reflexão dos membros superiores junto ao tórax (sofrimento de tronco cerebelar).

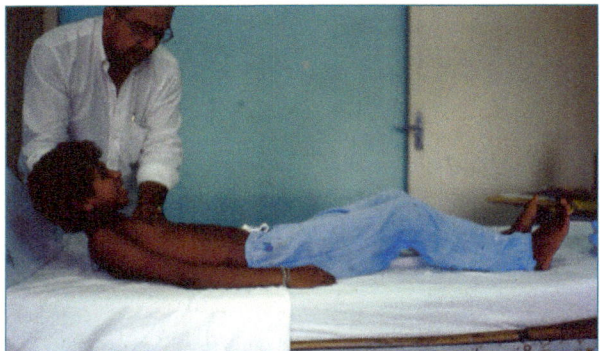

FIGURA 58.1.3 Sinal de Brudzinski.

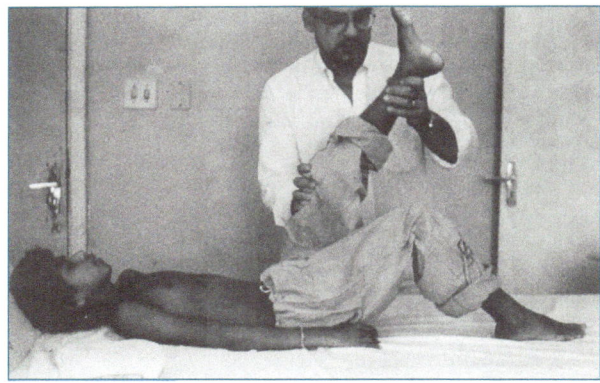

FIGURA 58.1.4 Sinal de Kernig.

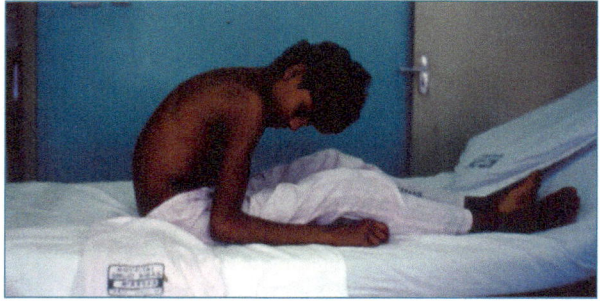

FIGURA 58.1.5 Curvatura normal da coluna vertebral.

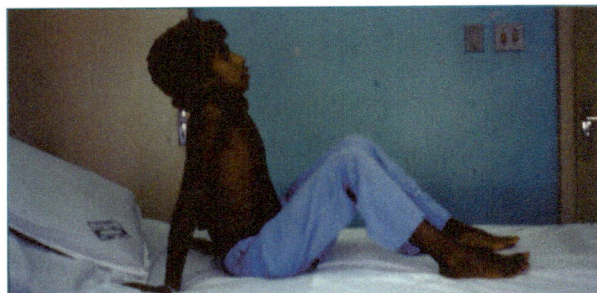

FIGURA 58.1.6 Sinal do tripé.

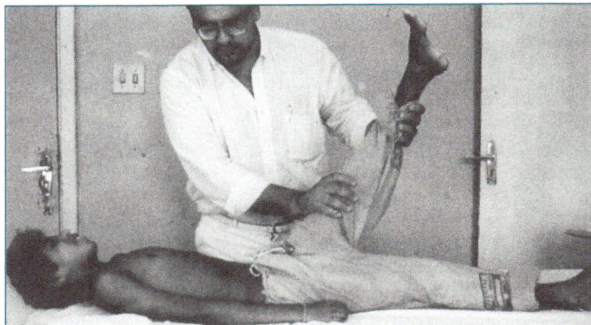

FIGURA 58.1.7 Sinal de Lasègue negativo.

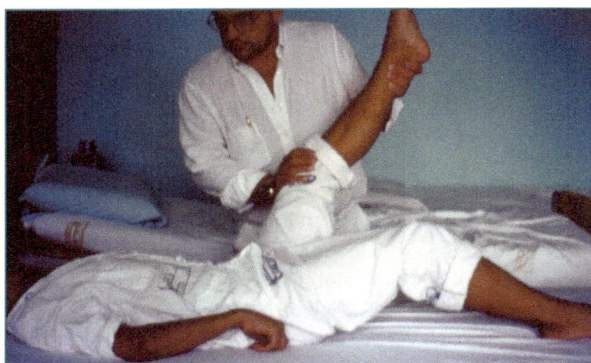

FIGURA 58.1.8 Sinal de Lasègue positivo.

Nos pacientes idosos, febre e confusão mental podem ser os únicos sinais iniciais. Os sinais meníngeos podem estar ausentes ou ser de difícil caracterização, em razão da osteoartrite cervical ou da doença de Parkinson, mas podem ocorrer convulsões e sinais focais. A mortalidade é superior a 60%.

Algumas meningites bacterianas apresentam lesões exantemáticas petequiais durante as fases iniciais da doença. Essas lesões de pele são extremamente frequentes e características da meningite meningocócica (Figura 58.1.9).

O diagnóstico diferencial da meningite bacteriana inclui: meningite purulenta não bacteriana (viral, tuberculosa, entre outras); meningite não purulenta; hemorragia subaracnóidea; hematoma subdural (pós-traumático); encefalopatias; esclerose múltipla; lúpus eritematoso disseminado; arterite temporal; hipertensão arterial maligna; púrpura trombocitopênica embólica; tumores cerebrais; contraturas musculares cervicais (antálgicas ou de origem psicossomática); comas metabólicos; coma pós-convulsivo; síndrome da fossa craniana posterior; psicoses funcionais agudas.

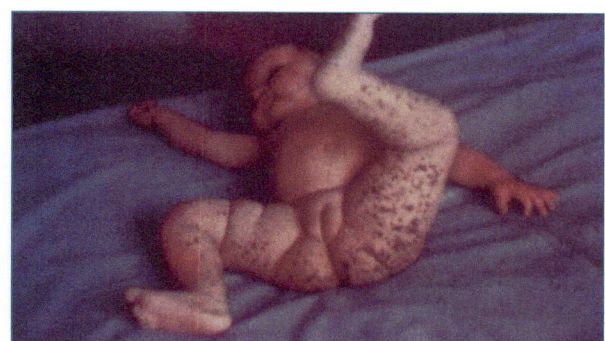

FIGURA 58.1.9 Lesões petequiais sugestivas de meningite meningocócica.
Fonte: Acervo da Biblioteca do Instituto de Infectologia Emílio Ribas.

DIAGNÓSTICO LIQUÓRICO

O exame do LCR é o teste de laboratório mais importante para o diagnóstico de meningite. Ele permite determinar com alto grau de acerto a intensidade do processo inflamatório e a identificação do agente etiológico por bacterioscopia, cultura, sorologia, anticorpos específicos, pesquisa de marcadores de infecção bacteriana (prova do látex por aglutinação, pesquisa do lactato) e pesquisa de antígenos por biologia molecular. As alterações liquóricas e sua interpretação são apresentadas na Tabela 58.1.2 e amplamente discutidas no Capítulo 9).

A introdução, na prática médica, dos métodos de biologia molecular para diagnóstico de meningites e meningoencefalites, principalmente pela técnica de PCR e *microarray*, aumentaram significativamente a sensibilidade metodológica na identificação dos agentes bacterianos causais, permitindo diagnóstico em cerca de 1 hora (painel molecular para *E. coli K1, H. influenza, L. monocytogenes, N. meningitidis, S. agalactiae, S. pneumoniae*). Esses painéis moleculares (identificação bacteriana por sequenciamento parcial do gene RNA 16S) permitem também a detecção do fungo *Criptococcus.gatti/neoformans* (*teste de sequenciamento 18s e 28s DNA ribossômico para fungos*), além dos mais frequentes vírus causadores de meningoencefalite viral, facilitando, assim, diagnósticos diferenciais (por sorologia ou, se disponível, sequenciamento metagenômico de vírus).

OUTROS EXAMES LABORATORIAIS

O hemograma não é sugestivo de meningite bacteriana; frequentemente revela leucocitose, neutrofilia e desvio à esquerda; e o exame bioquímico sanguíneo também não fornece maiores informações diagnósticas. O cultivo do sangue pode ser uma fonte importante para o isolamento da bactéria causal. Nas meningites não precedidas de disseminação hematogênica de bactérias, se desenvolve bacteremia secundária.

EVOLUÇÃO E CRITÉRIO DE CURA

A febre e os sintomas clínicos começam a regredir após 1 a 3 dias do início da antibioticoterapia. Na dependência do agente bacteriano envolvido, o paciente evolui para a cura completa em um período variável entre 5 e 21 dias (média de 10 dias). A meningite meningocócica é a que mais rapidamente evolui para a cura. O paciente deve receber alta quando inexistirem sintomas e sinais clínicos e quando houver normalização do exame liquórico, embora isso não seja consensual. Alguns médicos dão alta sem o líquor de saída, baseando-se na média de dias que cada bactéria costuma evoluir para a cura. No entanto, essa não é a conduta deste autor, com base no argumento de que as respostas à antibioticoterapia e imunológica não são iguais em pacientes diferentes. Além disso, a presença de neutrofilorraquia no líquor pode significar a presença de bactérias no processo inflamatório residual, mesmo em pacientes já com recuperação clínica total. É preciso lembrar que as complicações supurativas somente se exteriorizam quando a coleção purulenta se organiza e começa a comprimir estruturas neurológicas (em torno de 15 dias). O autor realiza, pelo menos, duas punções liquóricas, na entrada e para alta em pacientes com meningites bacterianas agudas, sendo que o paciente nunca recebe alta se tiver neutrófilos presentes no líquor e proteínas e glicose ainda elevadas.

Se a febre persiste, apesar da regressão do quadro clínico, pode ser em consequência do efeito colateral do antibiótico ou de intercorrências infecciosas (p. ex., flebite no ponto da venóclise), infecção urinária por cateterização uretral etc. Se o quadro neurológico persistir, deve ser considerada a possibilidade de terapêutica inadequada ou complicações supurativas. O autor faz o controle liquórico por volta do 10º dia de tratamento, ou quando a evolução clínica não estiver ocor-

TABELA 58.1.2 Exame liquórico diferencial entre meningite bacteriana, viral e crônica.

	Normal	Bacterianas	Virais	Crônicas
Aspecto	Límpido/incolor	Purulento	Levemente turvo	Turvo
Hemácias	(–)	(–)	(–)	(–)
Leucócitos	até 4 células/mL	> 500	50 a 100	50-150
• Neutrófilos	(–)	> 50%	< 50%	< 50%
• Linf./Monóc.	(+)	< 50%	> 50%	> 50%
• Eosinófilos*	(–)	0-poucos	(–)	0-poucos
Glicose	2/3 da glicemia	↓↓↓	N	↓↓↓
Proteínas	20 a 30 mg%	↑↑	N	↑↑↑
Cultura	(–)	(+)	(–)	(+)
*> 50% na neurocisticercose.				

rendo satisfatoriamente após o 2º ou 3º dia de antibioticoterapia. Intercorrências neurológicas, no entanto, exigem nova reavaliação global do caso.

O seguimento ambulatorial do paciente deverá se prolongar por alguns meses e deve incluir avaliação neurológica clínica, psíquica e sensorial, por meio de eletroencefalografia e pesquisa de sinais indicativos de hipertensão endocraniana (bloqueios tardios da circulação liquórica). Em crianças, recomenda-se seguimento psicológico e neurológico até a idade escolar.

PROGNÓSTICO

Os fatores que melhor indicam o prognóstico do caso na fase aguda de doença são: idade; tempo de duração do estado comatoso; tipo de bactéria envolvida; hipoglicorraquia persistente; hiperproteinorraquia persistente; neutropenia em sangue periférico e no líquor; convulsões prolongadas recorrentes; concentração de bactérias e antígenos no líquor (e/ou sua persistência por mais de 24 horas após o início do tratamento). As meningites de instalação súbita do quadro clínico completo (inferior a 24 horas) são de pior prognóstico.

COMPLICAÇÕES IMEDIATAS

As meningites bacterianas podem, na fase aguda da doença, apresentar complicações supurativas, neurológicas e psiquiátricas (Quadro 58.1.3).

QUADRO 58.1.3 Principais complicações das meningites bacterianas.
Supurativas
▪ Coleções subdurais e extradurais
▪ Empiemas
▪ Abscessos cerebrais
▪ Ventriculites
Neurológicas-psiquiátricas
Imediatas:
▪ Acidente vascular cerebral isquêmico ou hemorrágico
▪ Herniações encefálicas
Tardias:
▪ Surdez
▪ Epilepsia
▪ Paralisias
▪ Déficit de atenção e deficiências cognitivas
▪ Síndrome de hiperatividade
▪ Síndrome bipolar
▪ Esquizofrenia*
*Abrahao AL, Focaccia R, Gattaz WF. Childhood meningitis increases the risk for adult schizophrenia. Eur Arch Psychiatry Clin Neurosci. 2004;254:23-6. The World Journal of Biological Psychiatry March; 2005.

COMPLICAÇÕES SUPURATIVAS

Entre essas complicações, estão coleção subdural, empiema subdural, abscessos cerebrais, trombose séptica de seios venosos e ventriculite. Elas são suspeitadas pela persistência da febre e das alterações sensoriais ou pelo surgimento de sinais neurológicos de localização. O exame do líquor mostra dissociação proteinocitológica (concentração de proteínas bastante elevada e celularidade baixa ou mesmo normal) e glicose (e, em alguns casos, cloretos) em níveis baixos. O diagnóstico confirmatório é fornecido por um conjunto de testes propedêuticos, que compreende TC tridimensional de crânio e pesquisa de coleções subdurais ou superações ventriculares por ultrassonografia. Alguns métodos não invasivos podem ser úteis na avaliação da propedêutica neurológica: angiotomografia, ressonância magnética, eletroencefalografia e cintilografia cerebral.

Excluída a punção, a TC e a angiotomografia podem fornecer maiores informações. A despeito de seu alto custo, consistem em um método não invasivo, inócuo e capaz de mostrar muito precocemente processos supurativos ainda em formação não visualizáveis por outros métodos. A utilização da TC fez decrescer a mortalidade por abscesso cerebral, porque informa a sua exata localização (permitindo o planejamento do acesso cirúrgico e a retirada total do abscesso) e indica o tempo correto para o ato cirúrgico (exames seriados mostram a organização evolutiva do abscesso).

A angiotomografia informa a presença de uma massa cerebral (inespecífica) e arterites, mas não diferencia um abscesso em formação de uma cerebrite. A cintilografia, já não tão utilizada, pode revelar abscessos cerebrais organizados ou processos muito extensos (ventriculite, coleção subdural).

A coleção subdural pode ser pesquisada por transiluminação, medida do perímetro cefálico e radiografia de crânio (mostra disjunção das suturas); em crianças maiores de um ano de idade, pode ser útil a eletroencefalografia (assimetria e voltagem), o exame de fundo de olho, a cintilografia, a pneumoencefalografia e, com maior precisão, a TC. A ressonância nuclear magnética (RM) é um método não invasivo de extremo valor diagnóstico e que começa, agora, a ser introduzido em nosso meio. A ultrassonografia é de valor diagnóstico na coleção subdural, em crianças com fontanelas ainda abertas.

COMPLICAÇÕES NEUROLÓGICAS

As principais complicações neurológicas incluem: a) arterites de vasos cranianos (a artéria basilar é mais comumente afetada), cujo diagnóstico pode ser feito pela carotidoangiografia ou por tomografia com contraste; b) flebites e tromboflebites (menos frequentes que as arterites), as quais podem ocasionar acidentes vasculares cerebrais; c) herniações encefálicas, de evolução geralmente fatal; d) comprometimento de nervos cranianos, que ocorre em cerca de 10 a 20% dos pacientes com meningite bacteriana, geralmente atingindo o nervo facial ou o oculomotor comum (com exceção do comprometimento do VIII par, que resulta em surdez definitiva, essas afecções são reversíveis); e) secreção inadequada de hormônio antidiurético, indicada por concentração sérica de sódio baixa.

SEQUELAS NEUROLÓGICAS E NEUROPSIQUIÁTRICAS TARDIAS

Vários estudos mostram que as sequelas neurológicas tardias *major* (paralisia cerebral, retardo mental, epilepsia, surdez e outras) ocorrem em cerca de 5 a 30% dos casos de meningite bacteriana. A hidrocefalia é mais comum entre crianças com menos de seis meses de vida, e os primeiros sinais e sintomas começam a surgir após cerca de três meses da cura da meningite, mas ela pode ser detectada precocemente medindo-se o perímetro cefálico da criança durante a fase aguda de doença. A surdez incide em 2 a 5% dos casos, sem que se possam excluir os antimicrobianos como fatores causais, e ataxia transitória, em decorrência de distúrbios vestibulares, pode ocorrer mais raramente. Estudos controlados de avaliação das funções sensoriais, psicológicas e intelectuais revelaram que cerca de 20 a 45% das crianças que tiveram meningite há mais de três anos apresentam discreto rebaixamento do quociente de inteligência (QI). O aprendizado em aulas, medido por testes usuais (habilidade psicolinguística, percepção visual e de reconhecimento vocabular) demonstra níveis significativamente inferiores em comparação aos padrões normais. A introdução de metodologia mais precisa, aplicada em crianças que tiveram meningite bacteriana muitos anos antes, tem revelado que a disfunção cerebral mínima (comportamento hiperdinâmico, distúrbio na aprendizagem, incoordenações motoras mínimas) é uma sequela tardia permanente, muito mais comum do que se supunha. Sequelas medulares não são frequentes; paralisias flácidas e pós-aracnoidites excepcionalmente são verificadas. Mielopatias, apesar de infrequentes, podem ocorrer como complicações tardias de meningites bacterianas neonatais, em geral por envolvimento da medula cervical. Em um estudo desenvolvido como tese de doutorado no Departamento de Psiquiatria da FMUSP, Abrahão et al. encontraram maior prevalência de esquizofrenia e transtorno bipolar em pacientes que tiveram meningite bacteriana do que na população não acometida pela doença.

TRATAMENTO
HISTÓRICO

A letalidade, antes da era antibiótica, era de cerca de 10% na meningite pneumocócica, e cerca de 98% na meningite por hemófilos; apenas a meningocócica é que permitia sobrevida de 1/3 dos casos, porém deixava sequelas neurológicas graves. A partir de 1913, a utilização de antissoro meningocócico equino, por via intratecal, elevou a sobrevida na meningite meningocócica e, em 1939, foi introduzido o antissoro contra hemófilos (preparado em coelhos), com resultados semelhantes ao do meningocócico. O advento das sulfonamidas constitui o primeiro triunfo na quimiote-

rapia antimeningítica; sulfadiazina combinada a antissoro contra hemófilos reduziu a letalidade a 30%. Os pneumococos, entretanto, não respondiam bem às sulfas. Com o surgimento da penicilina G cristalina, pode-se controlar, também, a meningite pneumocócica e, por longo período, utilizou-se com sucesso a associação penicilina-cloranfenicol-sulfa, mas algumas cepas de meningococos desenvolveram resistência às sulfas. A partir de 1963, a ampicilina substituiu as três drogas de maneira eficaz contra os três principais germes causadores de meningite, em crianças e adultos. Com o surgimento dos aminoglicosídeos, eles passaram a ser combinados à ampicilina em recém-nascidos até dois meses de idade. Recentemente, têm sido utilizadas as cefalosporinas de terceira geração, em especial a ceftriaxona, que possuem amplo espectro de ação e oferecem excelente nível liquórico. Atualmente, se pesquisa o potencial terapêutico dos carbapenens e fluoroquinolonas, que ainda não está bem definido.

Como adjuvante terapêutico, ainda permanece a controvérsia do uso de corticosteroide (vide item a seguir). No campo ainda hipotético e experimental, estão sendo pesquisados outros adjuvantes terapêuticos: inibidores da caspase, antioxidantes, poli-(ADP-ribose), inibidores da polimerase, inibidores da peroxidação lipídica e da metaproteinase.

ANTIBIOTICOTERAPIA

A escolha do esquema terapêutico deve ser estabelecida à luz dos modernos conhecimentos da farmacologia e farmacocinética dos antibióticos. É importante considerar a presença de barreiras anatômicas e fisiológicas, sangue/líquor e sangue/cérebro. Muitos antibióticos lipossolúveis ultrapassam rapidamente esses obstáculos (cloranfenicol, cotrimexazol, rifampicina), ao passo que outros são ionizados em pH plasmático, adquirindo baixa solubilidade lipídica e, por via de consequência, penetram lentamente e em quantidades muito pequenas. Outros fatores interferem na passagem da droga pelas barreiras virtuais sangue/líquor/tecido cerebral, como a sua capacidade em se ligar a proteínas plasmáticas, o gradiente (sangue/líquor) de pH, o tamanho e a complexidade da molécula do antibiótico e a intensidade da lesão meníngea e da resposta inflamatória. Além disso, alguns antibióticos só ultrapassam a barreira por transporte ativo, o que constitui outra limitante intrínseca. O aporte ativo de drogas aos tecidos cerebrais e às coleções supurativas pode ser feito, secundariamente, por via hemática direta.

Em consequência dessa complexidade físico-farmacológica, a penetrabilidade dos agentes antimicrobianos do sangue ao líquor pode ser resumida nos quatro seguintes grupos:

1. Drogas que passam facilmente com ou sem inflamação meníngea (cloranfenicol, cotrimoxazol, rifampicina).

2. Drogas que penetram bem quando há inflamação (penicilina G cristalina, ampicilina, carbenicilina, cefaloridina, cefazolina, oxacilina, vancomicina, cefotaxima, cefoperazona, moxalactam, aztreonam, ceftriaxona, cefotazidina, cefepima, cefpiroma).

3. Drogas que penetram com dificuldade, mesmo quando há inflamação (cefalotina, lincomicina, fosfomicina, etambutol, aminoglicosídeos, anfotericina B, clindamicina).

4. Drogas que praticamente não ultrapassam a barreira (colistina, polimixina B).

A depuração liquórica das drogas é pouco afetada por esses fatores. Ela se dá rapidamente, ainda que o antibiótico esteja ligado a proteínas. Este fato impõe a necessidade da administração de antibióticos intervalados por curtos espaços de tempo (poucas horas).

Alguns princípios básicos da antibioticoterapia na meningite bacteriana devem ser respeitados, como os apresentados a seguir:

▪ Administração precoce de antibióticos, quando a meningite for diagnosticada ou suspeitada clinicamente, sem que o agente etiológico tenha sido ainda identificado. Quanto mais tempo decorrido de doença, o prognóstico se torna pior.

▪ Necessidade de altos níveis de concentração plasmática para alcançar as concentrações adequadas no tecido cerebral.

▪ Amplo espectro de ação do esquema antibiótico até que se identifique o agente etiológico.

▪ Utilização preferencial de antibióticos bactericidas ou que se tornem bactericidas em altas concentrações, porque a fagocitose, no espaço subaracnóideo, não é suficientemente adequada, pela precariedade do afluxo de imunócitos e complemento ao líquor infectado.

▪ Manutenção de altas dosagens, até a cura da meningite, porque a redução da população bacteriana se faz acompanhar de menos inflamação e regeneração meníngea, restaurando-se a barreira sangue/líquor e, em consequência, dificultando novamente a penetração das drogas.

▪ Especial atenção aos padrões de resistência bacteriana nos centros de atendimento, os quais podem ajudar na utilização de esquemas empíricos iniciais.

Ao se decidir pelo esquema antibiótico inicial empírico (não se deve esperar a bacterioscopia e cultura para iniciar o tratamento), devem ser considerados os seguintes fatores que podem sugerir o agente etiológico: faixa etária, focos sépticos primários, estado imunológico do paciente, história de traumatismo cranioencefálico, antecedentes de neurocirurgia, meningites de repetição.

A via de administração deve ser, sempre que possível, intravenosa. A via intratecal é um procedimento excepcional; tem sido utilizada em meningites graves que não responderam a antibióticos administrados por via intravenosa ou que se sabe não ultrapassar a barreira hematoliquórica. A dosagem não deve ultrapassar 1/10 da usualmente utilizada por outras vias; a posologia é aleatória (em geral uma dose/dia, até o início da regressão do quadro). Os efeitos colaterais observados têm recomendado extrema limitação ou até contraindicado seu uso. A administração de antibióticos diretamente nos ventrículos, a despeito das dificuldades técnicas e dos efeitos colaterais, tem sido utilizada na meningite do recém-nascido e de crianças de até um ano de vida, com ventriculite associada. Entretanto, os resultados não são satisfatórios.

Os antibióticos já testados que mostraram boa penetração em abscessos cerebrais (alguns por difusão sanguínea direta) são: cloranfenicol (o mais difusível); ampicilina, vancomicina, rifampicina (de capacidade de penetração intermediária); aminoglicosídeos e cefalosporinas (má difusão). A penicilina G cristalina e a oxacilina não atingem boa concentração em abscessos intracranianos.

ESQUEMAS USUAIS

A terapêutica antibiótica deve ser iniciada imediatamente após o diagnóstico liquórico de meningite purulenta, antes mesmo de um diagnóstico etiológico específico conhecido. Em situações extremas, em que haja suspeita clínica de meningite bacteriana e não haja disponibilidade de pesquisa liquórica, deve-se iniciar a antibioticoterapia empiricamente, mesmo sem diagnóstico de certeza. O tratamento inicial empírico de acordo com a idade é visto no Quadro 58.1.4.

▪ Em adolescentes até adultos não idosos prevalece *S. pneumoniae*, *N. meningitidis* e o *H. influenzae*, recomendando-se a administração de ceftriaxone ou ampicilina + cloranfenicol até resultados da bacterioscopia e da cultura + antibiograma.

▪ Em pacientes > 50 anos, ceftriaxone + ampicilina + vancomicina até resultados da bacterioscopia e da cultura + antibiograma.

QUADRO 58.1.4 Tratamento inicial empírico em crianças, considerando as bactérias mais prevalentes de acordo com a faixa etária, até resultados da bacterioscopia e da cultura + antibiograma.

< de 1 mês	*Streptococcus* do grupo B *Listeria monocytogenes* Enterorobactérias *S. pneumoniae* *N. meningitidis* *H. influenzae*	Ampicilina + cefotaxime + gentamicina	10 a 21
1 a 6 meses	Enterorobactérias *S. pneumoniae* *N. meningitidis* *H. influenzae*	Ceftriaxone ou ampicilina + cloranfenicol	10 a 21
> 6 meses a 12 anos	*S. pneumoniae* *N. meningitidis* *H. influenzae*	Ceftriaxone ou ampicilina + cloranfenicol	7 a 14

- Em adultos acima de 50 anos, ou pacientes imunossuprimidos, diabéticos, alcoolistas, pacientes com infecção hospitalar prevalece *S. pneumoniae*, *N. meningitidis*, *H. influenzae*, *Listeria monocytogenes*, *P. aeruginosa* e enterobactérias recomendando-se terapia inicial ampla com ceftriaxona (2 g, EV, 12/12 horas) ou meropenem (1 a 2 g, EV, 8/8 horas) ou ceftazidima (1 a 2 g, EV, 8/8 horas) + ampicilina (3 g, EV, 6/6 horas) + vancomicina (50 mg/kg/dia, EV, divididos de 6/6 horas). Considerar a possibilidade de anaeróbios associando-se, então, metronidazol, e de fungos, incluindo-se, então, anfotericina B lipossomial. Os resultados da bacterioscopia e da cultura ajudarão na definição da conduta terapêutica.

ESQUEMAS ESPECIAIS

- Após TCE aberto ou cirurgia intracraniana, predominam os micro-organismos saprófitas da pele esfilococos, estreptococos e pseudomonas, recomendando-se cefepime (2 g, EV, de 8/8 horas) ou ceftazidima (2 g, EV, a cada 8 horas) + vancomicina (15 mg/kg, EV, a cada 6 horas).

- Após TCE fechado, predomina o pneumococo, indicando-se ceftriaxona, 2 g, EV, de 12/12 horas). Alternativa: penicilina G cristalina (2 MU, EV, a cada 4 horas), ou cloranfenicol (1 g, EV, a cada 6 horas). Se MIC > 1,5, acrescentar vancomicina (15 mg/kg EV, a cada 6 horas).

- Se meningites de repetição, predomina o pneumococo, indicando-se ceftriaxona, 2 g, EV, de 12/12 horas) ou vancomicina (15 mg/kg, EV, a cada 6 horas) se MIC > 1,5 e precedida da administração do corticosteroide.

- Abscessos cerebrais (associados à drenagem cirúrgica) associados à sinusite ou mastoidite ou otite média crônica, predominam *Streptococcus* grupo *intermedius*, *S. aureus*, enterobactérias, anaeróbios, e indica-se meropenem ou ceftriaxone + metronidazol (0,5 g, IV, a cada 6 horas), além da drenagem cirúrgica. Se após trauma ou se há suspeita de esfafilococos, associar vancomicina.

- Nos abscessos pós-trauma, predominam estafilococos e enterobactérias, recomendando-se ceftriaxone + vancomicina, além da drenagem cirúrgica.

- No empiema subdural, prevalecem *Streptococcus aeróbios*, *S. pneumoniae*, *H. influenzae*, *S. aureus*, enterobactérias, anaeróbios, indicando-se ceftriaxone + vancomicina + metronidazol.

Quando há resistência elevada ao pneumococo, aos MRSA ou aos hemófilos, sempre acrescentar vancomicina e ceftriaxona/cefotaxima. No caso específico de resistência ao pneumococo, acrescentar vancomicina e rifampicina. No caso de pseudomonas resistentes, recomenda-se vancomicina + ceftazidima (2 g, IV, a cada 8 horas ou 100 mg/kg/dia), ou cefepime (2 g, IV, a cada 8 horas) ou cefpiroma (2 g, IV, a cada 8 horas).

O cloranfenicol e o tianfenicol apresentam boa difusão liquórica e em tecido cerebral; entretanto, eles são bacteriostáticos contra bacilos Gram-negativos, porém em altas doses tornam-se bactericidas contra meningococos, pneumococos e hemófilos), podendo ser uma opção aceitável e mais barata

em algumas situações. Devem ser evitados em recém-nascidos (podem causar a síndrome cinzenta). Eles parecem inibir a ação dos aminoglicosídeos (bloqueiam o transporte ativo de aminoglicosídeos para dentro da célula bacteriana); entretanto, esse antagonismo não tem sido demonstrado *in vivo*.

Desde 1943, se conhecem cepas de pneumococos resistentes *in vitro* à penicilina G cristalina e, recentemente, tem-se confirmado essa resistência moderada em casos isolados. Quando ocorre resistência moderada (concentração inibitória mínima igual a 0,1 a 1,0 µg/mL), pode-se utilizar a penicilina em altas doses (1.000.000 UI/kg/dia) ou ampicilina (400 mg/kg/dia); quando a cepa é sensível ao cloranfenicol, o seu uso está indicado. Nas formas graves de resistência (concentração inibitória mínima maior que 2 µg/mL), as opções são a vancomicina e a rifampicina.

As primeiras cepas de *H. influenzae* b resistentes à ampicilina foram relatadas em 1974, e as resistentes ao cloranfenicol, em 1977, em casos isolados. A American Academy of Pediatrics recomenda associar ampicilina ou penicilina cristalina ao cloranfenicol nas áreas onde os hemófilos são endemicamente resistentes à ampicilina.

As altas doses de ampicilina não oferecem mais benefícios do que a dosagem usual indicada, exceção ao recém-nascido, que requer 400 mg/kg/dia.

Os aminoglicosídeos podem causar fenômenos irritativos teciduais, quando em uso intratecal, em razão dos preservativos utilizados nas preparações comerciais. É possível reduzir esses efeitos misturando o preparado com soro fisiológico e injetando-se lentamente com técnica de *barbotage* (diluindo-o no próprio líquor aspirado, sem desconectar a seringa).

Em gestantes, a ampicilina é a droga de escolha; entretanto, doses mais altas são requeridas, porque a hipervolemia fisiológica da gravidez altera a farmacocinética da droga, depurando-a mais rapidamente.

OUTROS ASPECTOS DO TRATAMENTO
EXAME TOMOGRÁFICO

A indicação de tomografia cerebral computadorizada tem sido recomendada nas seguintes situações, quando disponível:

- **pacientes imunossuprimidos:** pacientes com aids, imunossupressores, pós-transplantados, pacientes com diabetes tipo I, alcoolistas, usuários de drogas;

- **doença do SNC:** aqueles com lesão expansiva, AVC, infecção focal;

- convulsão e papiledema;

- paciente em coma;

- **lesões neurológicas focais:** pupilas não reativas, anisocoria, visão anormal, paralisias localizadas etc.

REDUÇÃO DA HIPERTENSÃO ENDOCRANIANA

A hipertensão endocraniana, quando muito grave (pressão liquórica maior que 350 mm de H_2O ou sinais clínicos que indicam risco de morte), deve ser reduzida com diuréticos osmóticos. Em geral, infunde-se manitol (1,5 mg/kg de peso até 50 mg, diluídos em solução a 20%, aplicação intravenosa em bolo ou em 5 minutos). Deve-se repetir a dose de manitol por mais uma ou duas vezes, intervaladas de seis horas, com dosagens decrescentes por dose até se restabelecer o equilíbrio osmótico no sentido de obviar o efeito retroativo (*rebound*).

USO DE CORTICOSTEROIDES COMO ADJUVANTE

Ainda que as evidências científicas sejam muito pobres e controversas, o uso de corticosteroides em meningites bacterianas agudas tem sido indicado por muitos autores, em 2019, sobretudo em pacientes com meningite pneumocócica ou por hemófilos, como adjuvante terapêutico, o qual deve ser administrado antes da antibioticoterapia. Indica-se: 0,15 mg/kg de dexametasona, a cada 6 horas, EV, por 4 dias. Os corticosteroides atuam na redução da inflamação e na organização do exsudato inflamatório e, em consequência, diminuem a pressão endocraniana. Eles reduzem, também, o processamento pelos macrófagos (antagonizam o fator inibidor da migração de macrófago) e intervêm na cinética de processamento e eliminação da bactéria pelos neutrófilos. A interferência na resposta imune, associadas a efeitos colaterais sistêmicos potenciais são os contra-argumentos a favor de seu uso. No entanto, parecem ser capazes de interferir significativamente na diminuição das complicações neurológicas tardias, como bem demonstrado na redução do risco de surdez em crianças com meningite por *H. influenzae* tipo b ou por enterobactérias. Desse modo, a administração de dexametasona se justifica pelo menos em crianças de 3 meses a 7 anos de idade, junto ou 15 minutos antes da primeira dose do(s) antibiótico(s). Em outras situações clínicas, a controvérsia é grande. Brouwer MC et al., em estudo de metanálise da literatura médica pela Fundação Cochrane, não encontraram redução da mortalidade no uso de corticosteroides em meningite bacteriana aguda.

CONTROLES GERAIS

São importantes as seguintes medidas de controle:

- Alimentação por sonda nasogástrica, a partir do segundo dia de tratamento, em paciente comatoso.
- Controle de diurese por sondagem vesical.
- Sedação do paciente agitado.
- Venóclise por cateter.
- Desobstrução das vias aéreas superiores.
- Controles gasimétricos sanguíneos.
- Correções hidroeletrolíticas; a restrição hídrica em crianças para evitar a síndrome de secreção inapropriada do hormônio antidiurético tem sido substituída pela não restrição de líquidos. A restrição parece não somente desnecessária, como também aponta riscos de complicações neurológicas tardias.
- Controles metabólicos.
- Controles das funções renais, cardíacas e pulmonares.
- Manutenção da cabeça do paciente em posição neutra com elevação a 30º.

- Combate à dor, vômito, agitação psicomotora, hipertermia etc.
- Tratamento e prevenção das crises convulsivas com diazepam (1 a 10 mg, via intravenosa, de acordo com as necessidades) e/ou fenobarbital (1 a 5 mg, via intravenosa, durante as crises. Hidantoinatos (5 a 8 mg/kg intramuscular) profilaticamente. Controle do edema cerebral, febre, hiponatremia e hipoglicernia.
- Isolamento do paciente. As meningites por meningococos e hemófilos são passíveis de isolamento até 48 horas após o início de antibioticoterapia. Discute-se a conveniência do isolamento de crianças com meningite por estreptococo A, pneumococo e estafilococo, desde que estejam em sepse ou pneumopatia associada.

TRATAMENTO DAS COMPLICAÇÕES

- **Coleção subdural:** na grande maioria dos casos, a efusão é estéril, regredindo espontaneamente. Quando ela persiste por mais de duas semanas ou se infecta (empiema subdural), deve ser drenada cirurgicamente. A regressão do quadro clínico costuma ser rápida.
- **Ventriculite:** pode ser tratada com antibioticoterapia sistêmica. Quando os ventrículos não estão colabados (pela hipertensão endocraniana), pode-se implantar uma ventriculostomia (cateter de fino calibre, acoplado a uma válvula ou câmara externa implantada abaixo do couro cabeludo), administrando-se antibióticos diretamente no ventrículo. A eficácia é, entretanto, discutida.
- **Abscesso cerebral:** quando já bem organizado, deve ser tentada a retirada cirúrgica total. A tomografia computadorizada tem facilitado a via de acesso e o momento cirúrgico adequado. A cerebrite, o abscesso em formação e os microabscessos múltiplos devem ser tratados com antibióticos, sistemicamente.
- **Arterite:** o tratamento das arterites consiste no uso de anti-inflamatórios e na manutenção da pressão arterial, a fim de se manter uma pressão de perfusão cerebral constante. De modo semelhante, as flebites cerebrais não têm tratamento específico.
- **Obstruções liquóricas crônicas:** a hidrocefalia e a pressão endocraniana aumentadas, que decorrem de obstruções crônicas na circulação do líquor, podem ser reduzidas cirurgicamente, por meio de derivações liquóricas ou por implantação de controle pressórico por válvulas permanentes.

IATROGENIA EM MENINGITES BACTERIANAS

O diagnóstico da meningite bacteriana ou de suas complicações requer extrema valorização dos sinais clínicos. De outro modo, a decisão pelo início da terapia deve ser tomada aos primeiros indícios de suspeição da doença. Essa necessidade de atuação precisa e rápida torna o médico factível de intervenções inadequadas. A fim de alertar contra a possibilidade de atos iatrogênicos, é apresentada a seguir uma relação de erros que podem ser evitados:

1. Prescrição imprecisa de antibióticos, diante de um paciente com febre e algum sinal neurológico, a qual pode vir a mascarar o quadro meningítico e falsear o exame liquórico.

2. Atitude excessivamente expectante, retardando a decisão pela punção liquórica.

3. Não valorização de elementos predisponentes em recém-nascidos, relacionados a fatores materno-fetais (ver patogenia).

4. Não exame de toda a superfície corporal de crianças febris, à procura de exantemas petequiais ou, quando encontrados, não valorização destes.

5. Interpretação incorreta do líquor do recém-nascido.

6. Redução da dosagem dos antimicrobianos antes da normalização clínica e liquórica.

7. Risco na administração direta de aminoglicosídeos nos ventrículos, seja pelo efeito tóxico direto da droga ou pela formação de cistos paraencefálicos, provocados pela aspiração repetida de líquor ventricular por agulha (a passagem de cateter através do tecido encefálico inflamado pode causar, ainda, hemorragias ou lesões cerebrais diretas.

8. Excesso de punções lombares (risco de aracnoidite).

9. Não valorização de possível origem central dos sinais (hipertensão endocraniana) tratando sintomaticamente convulsões, vômitos, e sinais de insuficiências cardíacas e respiratórias etc.

10. Punção de pacientes com hipertensão endocraniana manifesta.

11. Giro da cabeça do paciente (compressão da jugular aumenta o edema endocraniano).

12. Negligência em manter o paciente em decúbito total (sem travesseiro) após punção liquórica lombar. Este cuidado é extremamente importante, pois pode haver herniação encefálica e morte em decorrência de eventual hipotensão liquórica (saída silenciosa de líquor pelo pertuito causado pela punção).

13. Punção com o paciente sentado, que resulta em possível ocorrência de igual gravidade e iatrogenia.

Nota: as vacinas e esquemas de imunização contra agentes bacterianos causadores de meningite do Calendário Oficial de Imunizações do Brasil e os alternativos disponíveis comercialmente podem ser vistos no Capítulo 5.

BIBLIOGRAFIA SUGERIDA

Abrahao AL, Focaccia R, Gattaz WF. Childhood meningitis increases the risk for adult schizophrenia. Eur Arch Psychiatry Clin Neurosci. 2004;254:23-6.

Adams WG, Deaver AK, Cochi SL, et al. Decline of childhood Haemophilus influenzae type b (Hib) disease in the Hib vaccine era. JAMA. 1993;269:221-26.

Armendariz EY, Mazza J. Iatrogenia em meningitis aguda purulenta. In: Puga TR. Menigitis en la infancia. Buenos Aires: Med. Panamericana; 1976.

Bartt R. Listeria and atypical presentations of Listeria in the central nervous system. Up-to-date and comprehensive review of CNS infections with Listeria. Semin Neurol. 2000;20:361-73.

Bastos CO, Taynay AE, Galvão PAA, et al. Meningites. Considerações gerais sobre 15.067 casos internados no Hospital Emílio Ribas durante o quinquénio 1958-1972. Ocorrência, etiologia e letalidade. Rev Ass Med Brasil. 1973;19(11):451.

Brouwer MC, McIntyre P, Prasad K, van de Beek D. Corticosteroids for acute bacterial meningitis. Cochrane Database Syst Rev. 2015 Sep 12;(9):CD004405. doi: 10.1002/14651858.CD004405.pub5.

Durand ML, Calderwood SB, Weber DJ, et al. Acute bacterial meningitis in adults: A review of 493 episodes. N Engl J Med. 1993;328:21-28.

Feldman WE. Relation of concentrations of bacteria and bacterial antigen in cerebrospinal fluid to prognosis in patients with bacterial meningitis. N Engl Med. 1977;296(8):433.

Hasbun R, Abrahams J, Jekel J, Quagliarello VJ. Computed tomography of the head before lumbar puncture in adults with suspected meningitis. N Engl J Med. 2001;345:1727-33.

Heerema MS, Fin ME, Musher DM, et al. Anaerobic bacterial meningitis. Am J Med. 1979;67:219.

Hosoglu S, Ayaz C, Ceviz A. Recurrent bacterial meningitis: a 6-year experience in adult patients. J Infect. 1997;35(1):55-62.

Lai YR, Lin JR, Chang WN et al. Outcomes of adjunctive steroid therapy in adult patients with bacterial meningitis in Taiwan: A nationwide population-based epidemiologic study. J Clin Neurosci. 2019 Mar;61:54-8.

MacMillan DA, Lyn CI, Quagliarello VJ. Community-acquired bacterial meningitis in adults. Clin Infect Dis. 2001;33:969-75.

McCracken GH Jr. Current management of bacterial meningitis. Adv Exp Med Biol. 2004;549:31-3.

New P, Davis KR. The role of CT scanning in diagnosis of infections of the central nervous system. In: Remington JS, Swartz MN, Current topics in infectious diseases. New York: McGraw-Hill; 1980.

Norrby R. A review of the penetration of antibiotics into CSF and its clinical significance. Scand J Infect Dis. 1978;14(Suppl.):296.

Ostergaard C. Prognostic factors in adults with bacterial meningitis. Comment on: N Engl J Med. 2004 Oct 28;351(18):1849-59. N Engl J Med. 2005;352(5):512-5; author reply 512-5.

Pfister HW, Feiden W, Einhaupl K-M: Spectrum of complications during bacterial meningitis in adults. Arch Neurol. 1993;50:575-81.

Quagliarello VJ, Scheld WM. Bacterial meningitis: Pathogenesis, pathophysiology, and progress. N Engl J Med. 1992;327:864-72.

Quagliarello VJ, Scheld WN. New perspectives on bacterial meningitis. Clin Infect Dis. 1993;17:603-608.

Richardson DC, Louie L, Louie M, et al. Evaluation of a rapid PCR assay for diagnosis of meningococcal meningitis. J Clin Microbiol. 2003;41:3851-53.

Rosemblum M, Hoff JT, Norman D, et al. Decreased mortality from brain abscess since advent of computerized tomography. J Neurosurg. 1978;46:658.

Scheld WM, Koedel U, Nathan B, et al. Pathophisyology of bacterial meningitis: mechanisms of neuronal injury. J Infect Dis. 2002;186:S225-S233.

Smyth A. Adjuvant Corticosteroid Therapy for Acute Bacterial Meningitis. Am J Nurs. 2016 Oct;116(10):63.

Tunkel AR. Approach to the Patient with Central Nervous Infection. In: Madell GL, Bennett JE, Dolin R (eds.) Principles and Practices of the Infectious Diseases. Philadelphia: Elsevier; 2005. Chapter 79. p. 1079-83.

Van der Beek, de Gans J, Tunkel AR, et al. Community-Acquired Bacterial Meningitis in Adults. N Engl J Med. 2006;354:44-53.

Veronesi R, Focaccia R, Siciliano SF. Teste do lactato liquórico no diagnóstico diferencial das meningites. Rev Hosp Clin Fac Med S Paulo. 1979;34(2):54.

Ward J, Koornhof H. Antibiotic resistant pneumococci. In: Remington Swartz MN. Current clinical topics in infections diseases. New York: Mac Graw-Hill; 1980.

Yogev R, Guzman-Cottrill J. Bacterial meningitis in children: critical review of current concepts. Drugs. 2005; 65(8):1097-112.

58.2 Meningites crônicas

Zarifa Khoury
Ricardo Minkoves

INTRODUÇÃO

A meningite crônica é uma síndrome clínica, com duração de pelo menos quatro semanas, que é causada por agentes infecciosos ou não infecciosos. A meningite crônica é frequente e seu diagnóstico precoce, com consequente condução de conduta apropriada, se torna importante na prevenção de sequelas. Ela caracteriza-se pela persistência de sinais e sintomas de meningite, como cefaleia holocraniana, febre, rigidez de nuca, náuseas, vômitos, letargia e confusão, e está associada à pleocitose e hiperproteinorraquia. Os sintomas podem ser estáticos, flutuantes ou apresentar uma lenta piora do quadro clínico. A prevalência não é bem conhecida, variando conforme a etiologia. A meningite crônica corresponde a cerca de 10% de todos os casos de meningite. Muitos pacientes atribuem o início dos sintomas a quadro de enxaqueca.

Durante a anamnese devemos levar em consideração, além da história clínica, a história social, os fatores de risco para infecções sexualmente transmissíveis, a história pregressa de imunização, os medicamentos recebidos recentemente (imunoglobulinas, anti-inflamatórios), a história epidemiológica (viagens, hábitos, *hobbies*), as exposições nosocomiais ou em presídio, os contatos com doentes ou com animais, os locais de moradia.

Pacientes imunossuprimidos apresentam maior prevalência de meningites crônicas, e a epidemia de HIV/aids fez aumentar significativamente o número de diagnósticos.

As meningites crônicas podem comprometer meninges e encéfalo, ocasionando as seguintes manifestações: a) meníngeas, como tuberculose, sífilis, histoplasmose, doença de Lyme, criptococose, candidíase, brucelose, paracoccidioidomicose; b) lesões focais, como toxoplasmose, actinomicose, cisticercose, aspergilose, esquistossomose; c) encefálicas, como sarampo, raiva, citomegalia e enteroviroses.

ETIOLOGIA

Existem várias etiologias responsáveis pelas meningites crônicas, podendo haver agentes infecciosos e não infecciosos, como doenças inflamatórias e doenças neoplásicas. Mesmo com intensivos esforços para realizar o diagnóstico etiológico, em cerca de ⅓ dos casos não é encontrada a causa. Desta forma, anamnese precisa e meticulosa história clínica podem ser peças-chave neste procedimento. A procedência de certas regiões endêmicas, como em razão de viagens turísticas, pode relacionar o caso com áreas onde há doenças, como coccidioidomicose, paracoccidioidomicose ou cisticercose. A pesquisa do teste tuberculínico, a sorologia para HIV, HTLV I e II e a história de exantema ou outras lesões cutâneas que podem levantar suspeita de sífilis ou eritema migratório com suspeita de *Borrelia burgdorferi* sempre devem ser bem analisadas.

A doença tuberculosa é frequente em países em desenvolvimento e subdesenvolvidos.

A tuberculose meníngea é a manifestação mais severa da doença e o *micobacterium tuberculosis* permanece como agente etiológico mais importante.

A doença meníngea é mais frequente em crianças menores de 5 anos de idade, principalmente as não vacinadas, idosos acima de 70 anos e imunodeprimidos.

Estudo na Índia, envolvendo 300 pacientes com meningite tuberculosa, encontrou como fatores predisponentes: a desnutrição, o alcoolismo, o uso de drogas, a infecção pelo HIV. Além de febre, cefaleia e irritação meníngea, apresentaram também: alteração de comportamento, alteração do nível de consciência, náuseas, vômitos, déficit neurológico e dores nas costas.

Estudo da Nova Zelândia, com 83 pacientes portadores de meningite crônica, coletado em 16 anos, que teve como resultado 40% de etiologia tuberculosa e adicional de 17% com resposta ao tratamento empírico da tuberculose. Um estudo de Bangkok mostrou positividade de 54% para *Cryptococcus neoformans,* o que realça a importância da história epidemiológica.

Estudo na Etiópia, envolvendo 53 pacientes com meningite crônica diagnosticada entre 2003 e 2004, onde 48 deles viviam com o vírus HIV, mostrou que a etiologia mais comum foi a criptocócica (oito pacientes), seguida pela tuberculose, brucelose e meningocócica.

Na Tailândia, um estudo envolvendo 114 pacientes com meningite crônica diagnosticada entre 1993 e 1999, mostrou que os agentes encontrados foram: *criptococus* sp. (54%) e tuberculose (37%).

Entre os pacientes com meningite criptocócica, 79% eram soropositivos para HIV e entre os com tuberculose meníngea, 7% eram soropositivos para o HIV.

Estudos anteriores mostram que a causa infecciosa mais comum das meningites crônicas em pacientes que não vivem com HIV é a tuberculose, enquanto a criptococose é mais frequente nas pessoas vivendo com HIV.

Os principais agentes infecciosos e não infecciosos das meningites crônicas podem ser vistos no Quadro 58.2.1 e no Quadro 58.2.2, a seguir.

QUADRO 58.2.1 Principais agentes infecciosos de meningites crônicas.

Agentes etiológicos infecciosos			
Bactérias	**Fungos**	**Vírus**	**Parasitas**
Actinomyces sp.	*Cryptococcus neoformans* *Sporothrix chenckii* *Candida* sp. *Aspergillus* sp.	Enterovírus	*Toxoplasma gondii*
Borrelia burgdorferi *Brucella* sp. *Franciscella tularensis*		Herpes-vírus HIV Vírus da coriomenigite linfocítica Citomegalovírus	Cisticercose *Schistossoma mansoni* *Trichinella spiralis*
Mycobacterium tuberculosis *Nocardia asteroides* *Treponema pallidum* Micobacteriose não tuberculosa	*Blastomyces dermatidis* *Coccidioides immitis* *Zygomicetes* sp. *Histoplasma capsulatum* *Paracoccidioides brasiliensis*		*Entamoeba histolytica*
			Acanthamoeba sp. *Angiostrongylus* sp.

QUADRO 58.2.2 Principais agentes não infecciosos de meningites crônicas.

Agentes não infecciosos:
- Doença de Behçet
- Neurosarcoidose
- Neoplasias
- Doença de Mollaret
- Drogas

Agentes químicos:
- Meningite linfocítica crônica
- Doenças do tecido conectivo
- Síndrome de Reye

Algumas meningites crônicas podem estar relacionadas com quadro clínico peculiar, podendo apresentar um caráter recorrente diretamente relacionado com focos infecciosos parameníngeos (sinusite, otite, mastoidite, osteomielite, abscesso cerebral) ou infecções por pneumococo com resposta imunológica provavelmente deficiente, além de outras alterações como infecções pós-traumáticas, herpes *simplex*, neoplasias benignas, doença de Mollaret, lúpus eritematoso disseminado e meningite induzida por drogas.

QUADRO CLÍNICO

O quadro clínico da meningite crônica apresenta algumas diferenças em relação ao da meningite aguda. Os achados de exame físico geral costumam não ser muito significativos, mas às vezes podem indicar doença sistêmica associada. O exame neurológico minucioso é de importância vital para o delineamento da extensão do envolvimento do SNC. Alteração do *status* mental, meningismo e paralisias oculomotoras podem ser sugestivos de aumento da pressão intracraniana, e sinais da corda espinal podem estar presentes nas meningites crônicas.

Os sinais focais podem indicar a presença de lesão parenquimatosa, como abscessos ou granulomas, exigindo diagnóstico específico para a introdução de terapêutica específica.

O achado da hidrocefalia acompanhada de neuropatia craniana pode ser sugestivo de comprometimento da leptomeninge basilar.

Nas meningites crônicas, a neuropatia periférica costuma ser incomum e, quando presente, pode sugerir doença de Lyme.

O exame oftalmológico deve ser realizado na tentativa de evidenciar lesões sugestivas de hipertensão intracraniana ou de outros agravos, como na toxoplasmose e na citomegalovirose.

DIAGNÓSTICO

Os pacientes com hipótese diagnóstica de meningite crônica deverão ser submetidos a uma complexa investigação diagnóstica, que pode incluir testes sorológicos, múltiplas imagens, testes cutâneos e repetidas punções lombares e o diagnóstico etiológico. Ainda assim, pode não ser conclusiva.

A escolha dos exames deve estar baseada nos achados epidemiológicos e clínicos de cada caso, mas provavelmente incluiria sorologia para HIV, sífilis, cisticercose, toxoplasmose, tinta da china e pesquisas de fungos.

O exame do líquido cefalorraquidiano (LCR) nem sempre resulta em diagnóstico, podendo às vezes direcionar para ele, como, por exemplo, quando da presença de elevada eosinofilia, sugerindo lembrar a presença de protozoários ou de coccidiodomicose e neurocisticercoide. Esse exame deve ser sempre o mais completo possível, incluindo o quimiocitológico, bacterioscópico, pesquisa de células atípicas, cultura em meios para bactérias aeróbias e anaeróbias, Gram-positivas e Gram-negativas, fungos, tuberculose etc., e exames imunológicos para as infecções mais prevalentes na região e nas circunstâncias do caso, além da dosagem de adenosina deaminase, testes para antígenos, dosagens de anticorpos. Na pesquisa liquórica indica-se, quando disponível, os seguintes testes:

- testes de reação em cadeia polimerase (PCR);
- teste de sequenciamento 16s DNA ribossômico para bactérias;
- teste de sequenciamento 18s e 28s DNA ribossômico para fungos;
- nova geração de sequenciamento metagenômico. Este último, permite o diagnóstico em 24 horas.

Os exames sanguíneos, como sorologias, culturas e testes de reação em cadeia, não devem ser esquecidos na procura pelo provável agente etiológico.

TESTES CUTÂNEOS

Os testes cutâneos, como derivado proteico purificado (PPD), paracoccidioidina, histoplasmina, podem auxiliar no diagnóstico, porém costumam apresentar-se negativos.

TÉCNICAS RADIOGRÁFICAS COMPLEMENTARES

A tomografia computadorizada (TC) e a ressonância magnética (RM) são muito úteis no acompanhamento de pacientes com diagnóstico de meningites crônicas. Raramente evidenciam a etiologia do caso, mas sem dúvida farão parte do acompanhamento de casos de infecção ou foco parameníngeo, abscessos ou tumores, além de evidenciar cistos da neurocisticercose, lesões da toxoplasmose ou da paracoccidioidomicose, e de orientar a via de acesso à eventual biópsia de lesões (Figura 58.2.1).

Muitas vezes, necessitamos do auxílio de procedimentos diagnósticos complementares como: arteriografias, angiorressonâncias ou ainda biópsias meníngeas e/ou cerebrais.

DIAGNÓSTICO DIFERENCIAL

Duas síndromes mimetizam a meningite crônica: meningite ou encefalite de recuperação demorada, muitas vezes seguida de uma meningite asséptica ou piogênica e a encefalite viral. Nestas, os sinais, sintomas e as anomalias liquóricas, embora graduais, desaparecem durante a evolução da doença. Além disso, pacientes com meningite recorrente geralmente têm episódios de doença aguda, seguidos de períodos sem sinais e sintomas, durante os quais o líquor é normal.

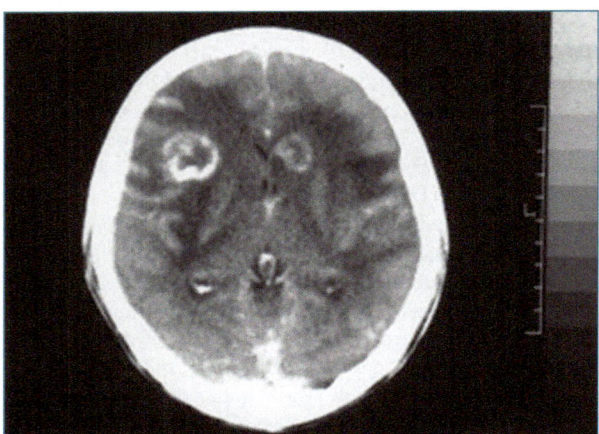

FIGURA 58.2.1 Tomografia computadorizada mostrando lesão de toxoplasmose de sistema nervoso central.
Fonte: Acervo da biblioteca do Instituto Emílio Ribas.

Outros diagnósticos diferenciais poderiam incluir focos parameníngeos, craniofaringeoma, meningite de Mollaret, lúpus eritematoso sistêmico, entre outros.

BIBLIOGRAFIA SUGERIDA

Baldim K, Avila JD. Diagnostic Approach to Chronic Meningitis. Neurol. Clin. 2018 nov;36(4):831-49.

Baldim K, Whiting Chronic Meningitis: Simplifying a Diagnostic Challenge. Curr. Neurol. Neurosc. Rep. 2016 mar;16(3):30.

Bennetti J. Chronic Meningitis. In: Mandell GL, Bennett JE, Dolin R. Principles and practice of infectious diseases. 7. ed. Philadelphia: Elsevier; 2010. Chapter 86, p. 237-42.

Dhawan RS, Gupta A, Singhi P, Sankhyan N, Malhi P et al. Predictors of neurological outcome of tuberculous meningitis in childhood: a prospective cohort study from a developing country. Journal of Child Neurology. 2016;31(14):1622-7.

Hermans PE, Goldstein NP, Wellman WE. Mollaret's meningitis and differential diagnosis of recurrent meningitis. Am J Med. 1972;52:128.

Khadilkar SV, Nadkkarni N. Approach to chronic lymphocytic meningitis. India: J. Assoc. Physicians. 2015 sep;63(9);51-9.

Marrodan M, Bensi C, Alessandro I, Muggeri AD, Farez MF. Chronic and sub agude meningitis: differentiating neoplastic from non-neoplastic etiologies. The Neurohospitalist. 2018 oct;8(4):177-82.

Patil S, Giribhattanavar P, Patil M, Kumar K. Immunoconfirmation of central nervous system tuberculosis by blotting: A study of 300 cases. International Journal of Mycobacteriology. 2015;4:124-30.

Swartz M. Chronic meningitis – Many causes to consider. N Engl J Med. 1987;317:957-9.

Thakur KT, Wilson MR. Chronic meningitis. Neuroinfectious diseases. 2018 oct;24(5)1298-326.

Tyler KL. What`s next (generation) for the diagnosis of chronic meningitis? JAMA Neurol. 2018 aug.1;75(8):915-7.

Ueno T, Desaki R, Kon T, Haga R, Nunomura J, Murakami K, Tomiyama M. Clinical diagnostic utility of contrast-enhanced three-dimensional fluid-attenuated inversion recovery for selection of brain biopsy sites in neurosarcoidosis: A case report. Clinical Neurology and Neurosurgery. 2018;173:101-4.

Wilhelm C, Ellner JJ. Chronic meningitis. Neurol Clin. 1986;4:115.

Wilson M, Donovan BD, Gelfand JM, Amostra HA, Chow FC, Betjemann, Shah MP et al. Chronic meningitis investigated via metagenomic next generation sequencing. JAMA Neurol. 2018 aug.1;75(8):947-55.

58.3 Diagnóstico por imagem

Antonio Carlos dos Santos

O exame do líquido cefalorraquiano (LCR) é fundamental para o diagnóstico confirmatório das meningites, pois permite a detecção da reação inflamatória, eventualmente a identificação da bactéria, e a realização de culturas com antibiograma ou reações mais sofisticadas, como testes imunoenzimáticos ou reação em cadeia da polimerase (PCR). Classicamente, a função do diagnóstico por imagens nas meningites é a identificação de complicações em um caso já diagnosticado, e não a confirmação da hipótese diagnóstica, o que é feito com o LCR. Os exames de imagem são indicados quando um paciente com meningite não evolui como previsto, interrompendo um processo de melhora, ou quando aparecem sinais de hipertensão intracraniana, torpor ou sinais localizatórios, como déficits motores, paralisia de nervos cranianos e crises epilépticas. Mais recentemente, em razão do crescimento da oferta de equipamentos de tomografia computadorizada (TC) nos serviços de urgência, outra indicação que se tornou comum é a realização de exame de imagem antes da realização de punção liquórica, para evitar complicações decorrentes da hipertensão intracraniana, como a herniação cerebral ou de tonsilas cerebelares após a retirada do LCR. As situações em que a imagem deveria preceder o LCR são a presença de sinais neurológicos focais (p. ex., hemiparesia), crises epilépticas, pacientes imunodeprimidos, papiledema e coma. Em situações intermediárias, quando o paciente apresenta apenas confusão, a indicação da TC é discutível. Se a TC puder ser efetuada rapidamente, de modo que a punção não seja retardada por mais de uma ou duas horas, é razoável proceder dessa forma. Contudo, em um paciente com leve confusão sem sinais localizatórios, a retirada do LCR poderia ser realizada prontamente, sem a desnecessária demora (Quadro 58.3.1).

QUADRO 58.3.1 Critérios para a indicação de exame antes da punção liquórica.

Indicações de TC antes da punção para retirada de LCR

Se o paciente apresenta sinais de lesão com efeito de massa ou sinais de hipertensão intracraniana, a realização da punção pode ser perigosa, sendo recomendada a realização prévia da TC. As situações em que a realização da neuroimagem deveria preceder o LCR seriam:

- Presença de sinais neurológicos focais (p. ex., hemiparesia) ou de crises epilépticas.
- Casos de pacientes imunodeprimidos ou em coma, dificultando o exame neurológico.
- Rebaixamento do nível de consciência. Como as opiniões a respeito do grau de rebaixamento do nível de consciência para a indicação da TC variam amplamente, sua indicação depende de quão rapidamente esta poderia ser realizada. Se a TC puder ser efetuada rapidamente, de modo que o LCR não seja retardado por mais de uma hora, seria perfeitamente razoável proceder dessa forma.

Contudo, em um paciente com leve confusão sem sinais localizatórios, o LCR poderia ser realizado prontamente, sem ser postergado pela realização da TC.

Conforme discutido nos capítulos anteriores, as complicações mais comuns nas meningites bacterianas são o edema cerebral, a hidrocefalia, as coleções subdurais ou epidurais, os abscessos e as ventriculites. Para seu diagnóstico, os métodos de imagem mais indicados são aqueles que permitem a visualização do parênquima e seus envoltórios, como a ultrassonografia (US), a tomografia computadorizada (TC) e a ressonância magnética (RM). Os métodos que não permitem a visualização do parênquima, como a radiografia simples e a angiografia, têm indicação muito limitada. Até a primeira metade da década de 1980, no Brasil, a angiografia por cateterismo ou punção carotídea era utilizada para diagnóstico de qualquer afecção do SNC, inclusive para o diagnóstico de abscessos. Com a introdução da TC, isto não mais se justifica. A angiografia é indicada nas infecções apenas para estudo de aneurismas secundários à infecção ("aneurismas micóticos"), vasculite, tromboses e tromboflebites. Mesmo quando o estudo vascular é indicado, atualmente procura-se evitar o procedimento invasivo do cateterismo, utilizando a alternativa da angiografia por TC ou RM, deixando-se o cateterismo arterial para casos muito especiais ou para tratamento endovascular.

Também são de indicação restrita nas meningites os exames de medicina nuclear, como a cintilografia, a SPECT (*single photon emission computed tomography*) e a tomografia por emissão de pósitrons (PET). As indicações específicas desses métodos são restritas à pesquisa de fístulas liquóricas, por exemplo, ou a estudos de fluxo ou estudos metabólicos, complementares aos métodos morfológicos, como a US, a TC e a RM.

A US é um método rápido, barato, que não usa radiação ionizante. Disponível na maioria dos locais, permite um estudo dinâmico, inclusive na beira do leito se for usado aparelho portátil. Tem como limitação a necessidade de uma janela acústica, como a fontanela aberta, o que limita o método a recém-nascidos e crianças até cerca de 18 meses de vida e a procedimentos intraoperatórios. Além disso, possui limitada capacidade de diferenciação tecidual e dificuldade para detectar lesões laterais à fontanela em função da posição do transdutor. Adiante, neste capítulo, discutiremos em quais situações seu uso é indicado. Por exemplo, por ser um método dinâmico, permite a mobilização da criança durante o exame para elucidar a presença de debris e nível líquido-líquido em casos de ventriculite purulenta. O baixo custo e a não utilização de radiação ionizante permitem que a US seja utilizada como um estudo seriado, até diário, em crianças com hidrocefalia, para que o cirurgião possa decidir qual o melhor momento para realizar uma derivação liquórica. Nesses casos, o uso de estudo Doppler colorido, acoplado ao estudo em modo B, permite que seja realizada manobra de compressão da fontanela e medida do índice de resistência para avaliar o efeito da hidrocefalia sobre o parênquima e a reserva de adaptação da criança à pressão intracraniana. Com isto, a US é sempre o primeiro método a ser utilizado em crianças com fontanela aberta, mas, frequentemente, exige complementação com outros métodos com maior discriminação tecidual, como a TC ou RM, nos casos complexos.

A TC é o método de imagem mais utilizado nas meningites porque possui alta capacidade de discriminação tecidual, mostrando com uma precisão razoável a substância cinzenta (SC), a substância branca (SB) e o LCR. É um exame muito rápido, disponível na maioria dos grandes e médios hospitais, com baixa complexidade de interpretação e custo intermediário. É um método que produz a imagem com base na mensuração da densidade, apresentando alta capacidade para detectar calcificações e hemorragia aguda, com discriminação suficiente para diferenciar o pus de um empiema do transudato de um higroma, por exemplo. A TC permite a identificação de edema cerebral pela redução de sulcos e cisternas e detecta lesões focais, como abscessos e focos de necrose com boa precisão. Com equipamentos de TC mais sofisticados, como os helicoidais *multislices*, a velocidade do exame aumenta muito, permitindo a realização de um estudo do crânio em menos de um minuto, reduzindo muito a necessidade de sedação para a realização do estudo em pacientes pouco cooperantes. Como desvantagem da TC, é preciso citar a utilização de raios X, uma radiação ionizante. Além disto, comparando-se com a RM, possui menor sensibilidade para realce meníngio, menor diferenciação tecidual e menor sensibilidade para lesões sutis da SB. Para a detecção da reação inflamatória, a utilização de contraste intravenoso é fundamental, tornando o seu uso obrigatório no protocolo de estudo das meningites. Esta observação é válida tanto para a TC como para a RM, mas, na TC, o contraste é iodado, ao passo que na RM é à base de gadolínio. O contraste iodado tem um potencial muito maior para complicações alérgicas, inclusive com potencial choque anafilático. Assim, esta é outra desvantagem dessa modalidade de imagem. Porém, entre vantagens e desvantagens, a relação custo-benefício é tão favorável à TC, que ela é o método de primeira indicação na emergência, sendo o exame de primeira escolha do paciente adulto, de modo que a RM fica como método complementar para os casos em que a TC não foi suficiente.

A RM é superior à TC no tocante à discriminação tecidual, tanto para a identificação de SB e SC, como para estados patológicos, como a inflamação das meninges, a discriminação dos diferentes tipos de edema (intracelular, vasogênico, transependimário e misto), a detecção de focos de depósito de hemossiderina, além de apresentar grande vantagem em termos de sensibilidade para lesões sutis. Além disto, é um método que não usa radiação ionizante e permite um número muito grande de combinação de modalidades, como a imagem de difusão, de perfusão e a espectroscopia, com análise química do tecido, além da alta capacidade de resolução para imagem estrutural e vascular. Com isto, a RM só não é o primeiro método a ser indicado em razão de seu alto custo, baixa disponibilidade em pequenos hospitais e salas de urgência, maior complexidade dos equipamentos necessários para monitorizar o paciente grave e necessidade de mais tempo de exame, o que dificulta o estudo de pacientes que não podem colaborar. Contudo, como sua capacidade de diagnóstico é muito maior, é possível prever que seu uso se ampliará cada vez mais, com a redução de custo, maior disponibilidade de aparelhos e de equipamentos mais rápidos.

A utilização de contraste intravenoso, tanto na TC como na RM, é fundamental nas meningites, para a identificação da inflamação. O contraste utilizado na TC é a base de iodo, ligado a uma macromolécula orgânica, que funciona como um quelante para o iodo, mantendo-o na circulação e causando sua excreção renal. Já o contraste utilizado na RM é à base de gadolínio, também ligado a uma molécula orgânica, com a mesma função. Ambos os tipos de contraste não ultrapassam a barreira hematoencefálica íntegra e permanecem no interior dos vasos, sendo excretados em minutos após sua injeção. Quando ocorre inflamação no SNC, a barreira hematoencefálica é rompida pelo aumento de permeabilidade vascular, resultado da cadeia de eventos desencadeados pela inflamação, provocando extravasamento do contraste e aparecimento de uma imagem hiperdensa na TC e com hipersinal nas sequências T1, na RM. Assim, tanto no exame realizado na TC como naquele realizado na RM, a utilização do contraste é obrigatória, e o elemento semiológico da imagem é capaz de demonstrar a inflação da meninge, do abscesso, do empiema, da ventriculite etc.

Em síntese, a indicação de estudo de imagem na meningite está embasada no tripé US, TC e RM. A US é a primeira indicação em crianças com fontanela aberta; a TC a primeira indicação em adultos e crianças maiores; e a RM, o método com maior potencial para discriminação tecidual, sendo indicada sempre que a US e a TC não forem suficientes para a condução clínica do caso (ver Quadro 58.3.2). Quando necessário o estudo vascular, seja arterial, venoso ou de seios durais, a angiografia pela TC ou pela RM é a escolha. A utilização de angiografia por cateter e exames de medicina nuclear fica restrita a casos específicos.

ACHADOS DE IMAGEM NA MENINGITE

A neuroimagem nas meningites não complicadas é normal. Eventualmente, mesmo em casos não complicados, é possível identificar uma discreta dilatação ou pletora do espaço subaracnoide e mesmo ventricular, por aumento de viscosidade liquórica (Figura 58.3.1) e redução da absorção do LCR.

Outra alteração possível na meningite não complicada é o sinal de inflamação da aracnoide e da pia-máter, representado por quebra de barreira hematoencefálica e extravasamento de contraste na meninge, denominado realce leptomeníngeo. Este realce é discreto e deve ser procurado com cuidado na superfície cortical, tanto na convexidade como nas cisternas da base. É caracterizado pelo delineamento dos sulcos e giros, penetrando na profundidade destes, que têm espessura variável e são espessos nos casos complicados, frequentemente associados com edema do parênquima e cerebrite (Figura 58.3.2). Quando a inflamação se estende para o parênquima, costuma estar acompanhada de crise epiléptica ou déficit focal. Este edema pode ser do tipo citotóxico, comprometendo a SC, ou do tipo vasogênico, comprometendo a SB. Eventualmente, o realce pode ser espesso, relacionado ao acúmulo de pus, e emoldurar o tronco cerebral e as cisternas da base, o que é mais comum em meningites purulentas graves ou na meningite tuberculosa.

Paciente com meningite bacteriana apresentando realce após administração do contraste na superfície giral, compatível com realce leptomeníngeo (setas). As imagens A, B e C são de TC obtidas após a administração de contraste iodado intravenoso. As imagens D, E e F são de RM, obtidas após administração intravenosa de gadolínio. Ambos os exames demonstram a quebra de barreira hematoencefálica relacionada à meningite, evidenciados por meios de contraste diferentes, mas resultado do mesmo processo fisiopatológico.

QUADRO 58.3.2 Complicações das meningites e indicação de exames de imagem.		
Sintomas	**Complicações**	**Exames**
Sonolência e torpor, crise epiléptica, sinais localizatórios (motores, sensitivos, déficits de nervos cranianos) Interrupção de um processo de melhora clínico-laboratorial	Edema cerebral Hidrocefalia Coleções extracerebrais (higroma e empiema, tanto subdural como epidural) Encefalite/"cerebrite" (infecção parenquimatosa focal) Vasculite com infartos Tromboflebite Trombose de seios venosos Abscesso Empiema Áreas focais, atrofia e gliose (encefalomalácia)	Ultrassonografia ■ Exame inicial em crianças com a fontanela aberta, diante da suspeita de qualquer uma das complicações citadas ■ Diagnóstico e controle evolutivo de hidrocefalia, bem como controle evolutivo das demais complicações Tomografia computadorizada ■ Exame inicial em adultos e crianças com a fontanela fechada, diante da suspeita de qualquer uma das complicações citadas ■ Exame complementar em casos nos quais a ultrassonografia não foi suficiente para elucidação ■ Diagnóstico e controle evolutivo, devendo-se ter cuidado com o número de exames, por se constituir em exame que utiliza radiação (raios X) Ressonância magnética ■ Exame complementar em casos nos quais a tomografia computadorizada não foi suficiente para a elucidação ■ Angiografia por TC ou por RM ■ Exame complementar em casos com suspeita de comprometimento vascular: vasculite, trombose, tromboflebite, aneurismas infecciosos, trombose de seios Angiografia por cateter ■ Exame invasivo, restrito para tratamento endovascular de aneurismas ou para elucidação diagnóstica de casos nos quais a angiografia por TC ou a RM não foi suficiente

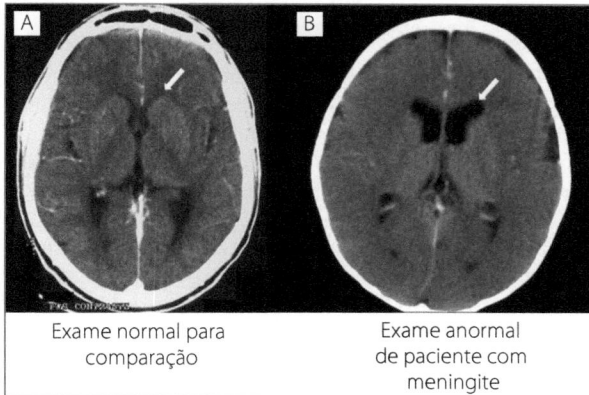

Exame normal para comparação

Exame anormal de paciente com meningite

FIGURA 58.3.1 Em (A), é mostrado um exame normal para comparação. Em (B), um exame de paciente com dilatação ventricular incipiente. Note as setas apontando os ventrículos laterais e compare o tamanho. A dilatação ventricular mostrada não necessariamente evolui para hidrocefalia, pode ser reversível com o tratamento, sendo causada por uma alteração no balanço entre produção e reabsorção de LCR. Fatores relacionados com a infecção que podem estar implicados nesse processo incluem o aumento da viscosidade do LCR pelo aumento de células e proteínas, problemas com a reabsorção liquórica pelas granulações aracnoides ou aumento de produção.
Fonte: Acervo da autoria.

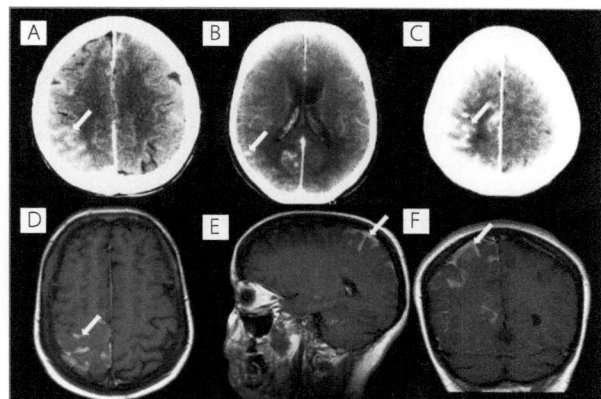

FIGURA 58.3.2 Paciente com meningite bacteriana apresentando realce após administração do contraste na superfície giral, compatível com realce leptomeníngeo (setas). As imagens (A), (B) e (C) são de tomografia computadorizada obtidas após a administração de contraste iodado intravenoso. As imagens (D), (E) e (F) são de ressonância magnética obtidas após administração intravenosa de gadolínio. Ambos os exames mostram a quebra de barreira hematoencefálica relacionada à meningite, evidenciadas por meios de contraste diferentes, mas resultado do mesmo processo fisiopatológico.
Fonte: Acervo da autoria.

Entre as complicações mais comuns nas meningites bacterianas estão as coleções extracerebrais, que podem ser extradurais, raramente, ou subdurais, com frequência. Essas coleções são resultantes do acúmulo de líquido entre a lâmina externa da aracnoide e a dura-máter, o que provoca deslocamento do parênquima adjacente. Se infectadas, essas coleções são chamadas de empiemas e vistas na imagem como coleções com alta densidade (exsudato) na TC, e com sinal discretamente mais hiperintenso que o LCR em sequências ponderadas em T1 e mais hipointenso em sequências T2, circundadas por intenso realce após a administração do contraste, na RM. Quando a coleção não é infectada, é denominada higroma, sendo constituída por LCR com alto conteúdo proteico (transudato), que fica aprisionado no espaço citado. A densidade do higroma é menor que a do empiema (Figura 58.3.3), e a alteração do sinal na RM é de menor intensidade, mas com características semelhantes. Não há realce pós-contraste nos higromas. Outra complicação possível é o abscesso epidural, que na cavidade craniana é chamado, com mais frequência, empiema epidural, em virtude da quase ausência de tecido adiposo, em contrapartida ao espaço epidural raquidiano. O empiema ou abscesso epidural se apresenta com densidade e sinal semelhantes aos do subdural, com intenso realce periférico, sendo mais comum em razão de complicações de traumatismo craniano aberto ou sinusites e otites.

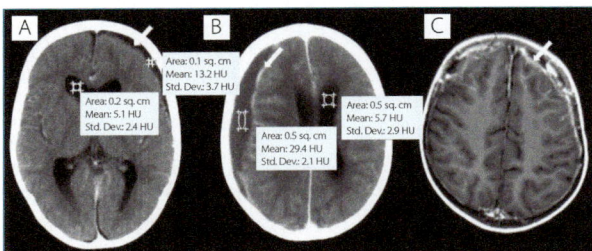

FIGURA 58.3.3 Três pacientes diferentes, com meningite bacteriana. Em (A), um exame de TC mostra coleção extracerebral frontal esquerda (seta). A medida de densidade na coleção mostra média de 13,2 unidades Hounsfield (HU) *versus* 5,1 HU no ventrículo lateral, para comparação. Esta diferença pequena sugere que a coleção tem conteúdo proteico (exsudativo), podendo tratar-se de higroma, o que é corroborado pela ausência de realce da borda da coleção após a injeção de contraste. A imagem (B) mostra outro caso com coleção subdural frontal direita (seta), cuja medida de densidade mostra 29,4 HU, em comparação com 5,7 HU no ventrículo lateral, sugerindo tratar-se de empiema (exsudato), o que é corroborado pelo realce da borda da coleção após a administração do contraste (ponta da seta). A imagem (C) mostra exame de RM de outro paciente com empiema, também com realce da borda da coleção. Note que tanto a TC como a RM podem fazer o diagnóstico das coleções e sugerir a sua natureza (higroma ou empiema).
Fonte: Acervo da autoria.

Outra complicação comum é a invasão do parênquima cerebral pela infecção, caracterizando a meningoencefalite. Essa invasão pode ser decorrente do acometimento do espaço perivascular, seguido de vasculite, trombose, contaminação do tecido necrótico e proliferação do agente e isto pode resultar em infartos ou abscessos. O abscesso pode ocorrer também por disseminação hematogênica de infecções de outros siste-

mas ou decorrentes de otites ou sinusites. O abscesso se inicia com uma lesão focal do parênquima que aparece na imagem como uma região com aumento focal de água, com consequente hipodensidade visível na TC como uma área mais escura no parênquima. Na RM, causa hipersinal nas sequências ponderadas em T2 e hipossinal nas sequências ponderadas em T1, caracterizando um aumento da concentração de água naquela porção de tecido. Nos primeiros dias, essa lesão não se realça após contraste e é denominada cerebrite. Após cerca de 3 a 5 dias, é iniciado um processo inflamatório adjacente com realce heterogêneo, fase chamada de cerebrite tardia, com edema misto associado e efeito expansivo. Na segunda semana ocorre um encapsulamento precoce na lesão com um centro mais liquefeito e um halo de realce espesso, irregular, circundado por algum edema vasogênico. No final da segunda semana, o abscesso se completa – fase de encapsulamento tardio –, com um centro purulento apresentando sinal de exsudato (hipodenso na TC e com hipersinal T2 e hipossinal T1 na RM), circundado por uma cápsula de paredes finas e delicadas, tensa, arredondada, sem nódulo mural, também circundada por halo de edema vasogênico, o qual é restrito à SB (Figura 58.3.4).

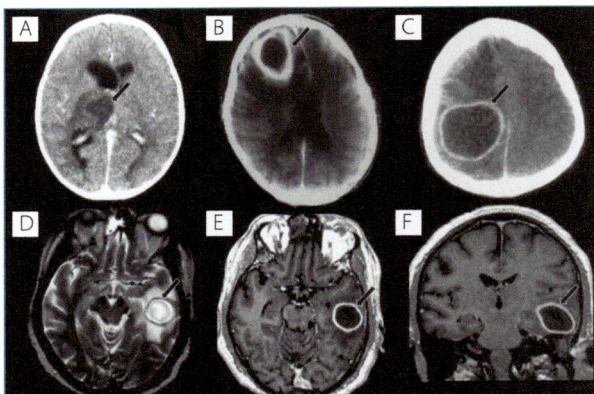

FIGURA 58.3.4 Imagens de TC de três pacientes diferentes, com abscesso cerebral em fases diferentes. Em (A), criança com "cerebrite" talâmica (seta) comprovada por biópsia, um abscesso em formação. Em (B), paciente adulto com meningite bacteriana e um abscesso na fase de encapsulamento precoce, com o centro não totalmente liquefeito e cápsula grossa (seta). Em (C), paciente com abscesso completamente formado, com cápsula fina e tensa (seta), com centro hipodenso (pus) e edema ao redor do abscesso. Embaixo, em (D), (E) e (F), é mostrado um exame de RM de outro paciente com abscesso para comparação. Note a cápsula escura na imagem ponderada em T2 (seta em D) sugerindo alta celularidade, o intenso realce da cápsula após administração do contraste (seta em E e F) respectivamente nos planos axial (E) e coronal (F). Deve-se observar também que ambos os métodos são suficientes para o diagnóstico do abscesso, mas a RM possui maior capacidade de discriminação das características da lesão, bem como capacidade de mostrar a imagem em múltiplos planos.
Fonte: Acervo da autoria.

Nem sempre é fácil diferenciar um abscesso de lesões císticas neoplásicas. Para tentar esta diferenciação é preciso ficar atento à presença de nódulos murais, que ocorrem nos tumores e não nos abscessos. Além disso, em exames de RM pode ser usada uma sequência ponderada por difusão que mostra restrição à mobilidade no abscesso, em decorrência da natureza coloidal do seu conteúdo. Nos cistos, a água livre apresenta mobilidade alta, facilmente vista nas sequências de difusão. Na US, o abscesso aparece como uma imagem anelar com centro hipoecoico.

O envolvimento parenquimatoso pode estar restrito a infartos arteriais, arteriolares e mesmo venosos, com áreas de amolecimento cerebral acometendo a SB ou a SC. Tardiamente, essas lesões se apresentam como focos de perda parenquimatosa focal, com atrofia e gliose adjacente, visíveis nas RM como um halo de hipersinal nas sequências ponderadas em T2 (ver Figura 58.3.5).

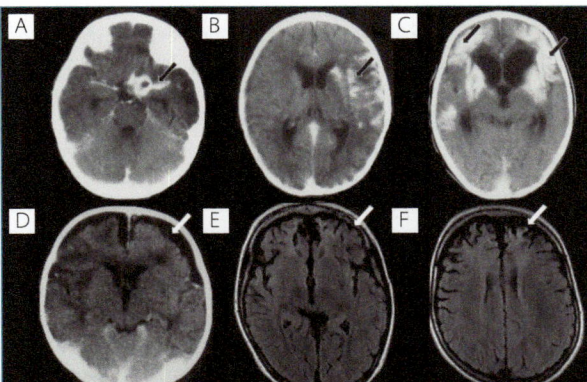

FIGURA 58.3.5 Diferentes casos de quatro pacientes. Em (A) e (B), um paciente com meningite e formação de um abscesso junto à artéria cerebral média esquerda, que se encontra espessada pelo processo inflamatório (seta em A) com consequente infarto frontotemporal realçado após a administração do contraste (seta em B). Este é um exemplo de vasculite com complicação parenquimatosa pela meningite. Em (C), outro paciente com quadro semelhante, porém com vasculite mais difusa, acometendo as artérias perfurantes e infarto bilateral (setas). Em (D), paciente na fase crônica de complicações semelhantes com áreas de atrofia (seta) e cavitação, para exemplificar a sequela de meningite. Em (E) e (F), um mesmo paciente com imagem de RM mostrando atrofia semelhante à do exame (D), para exemplificar a melhor visualização da gliose do parênquima na borda da atrofia (seta).
Fonte: Acervo da autoria.

O envolvimento dos ventrículos pela infecção causa a inflamação do epêndima ventricular e a presença de secreção purulenta nos ventrículos, com nível líquido-líquido e intenso realce ependimário pelos meios de contraste. O pus nos ventrículos é identificado pelo encurtamento de tempos T1 e T2 na RM, pelo aumento de densidade na TC e pela hiperecogenicidade na US, além do aumento das cavidades ventriculares acometidas (Figura 58.3.6). A US permite a mobilização do paciente, com visão dinâmica da movimentação dos debris.

A hidrocefalia é uma complicação frequente nas meningites, causada tanto pelo aumento da viscosidade do LCR acrescido da redução da absorção deste pelas granulações aracnóideas, como pela obstrução das cisternas da base pelo processo inflamatório. Essa obstrução é denominada hidrocefalia comunicante, em oposição à hidrocefalia não comunicante, causada pela obstrução do fluxo de LCR nos forames de saída dos ventrículos ou no aqueduto mesencefálico. A hidrocefalia, evidenciada pela dilatação dos ventrículos, deve ser diferenciada da dilatação compensatória dos ventrículos causada pela atrofia, também

chamada de dilatação ex-vácuo. Essa diferenciação é feita pela forma dos ventrículos. A hidrocefalia resulta em arredondamento de contornos dos ventrículos (baloneamento) e transudação transependimária do LCR, com acúmulo de água ao redor dos ventrículos, traduzida por ipodensidade vista na TC, hiperintensidade nas sequências ponderadas em T2 e hipointensidade nas sequências ponderadas em T1, na RM (Figura 58.3.7). No caso de crianças com fontanela aberta, a US é o método de escolha para realizar o seguimento da dilatação ventricular, por ser um exame barato e sem riscos. A repetição do exame é de extrema importância, pois caracteriza ou a evolução progressiva e estacionária ou a regressão da hidrocefalia, bem como estima a reserva de resistência à hipertensão por meio de estudo Doppler associado à compressão da fontanela, permitindo a decisão de realizar ou não uma derivação liquórica provisória (derivação ventricular externa) ou permanente (derivação ventrículo peritoneal).

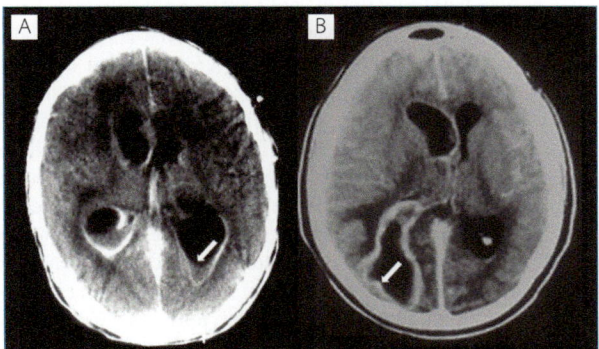

FIGURA 58.3.6 Exames de TC após administração de contraste iodado intravenoso de dois pacientes diferentes, ambos com ventriculite secundária à meningite bacteriana. Em (A), a seta aponta nível líquido no ventrículo causado pela deposição de pus. Note o realce das bordas dos ventrículos causado pela inflação. Em (B), a ventriculite é secundária ao extravasamento de pus de um abscesso occipital para o ventrículo lateral direito (seta), e é evidenciada pelo realce da borda ependimária dos ventrículos laterais.
Fonte: Acervo da autoria.

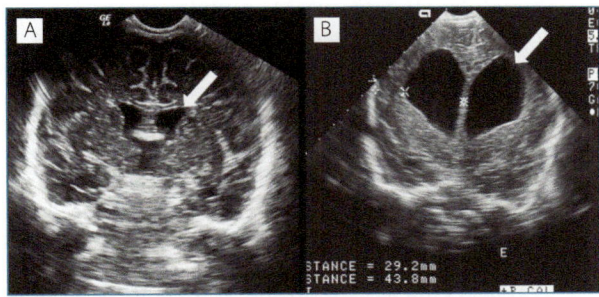

FIGURA 58.3.7 Imagem de ultrassonografia de duas crianças recém-nascidas com meningite bacteriana. Em (A), o ventrículo está praticamente normal (seta) e, em (B), existe importante dilatação ventricular (seta). O intuito desta figura é mostrar a capacidade da ultrassonografia de diagnosticar a dilatação ventricular. Como é um exame que não utiliza radiação ionizante, barato e disponível na maioria dos hospitais, pode ser utilizado em um mesmo paciente para exame sequencial, a fim de ajudar na decisão de realizar ou não uma derivação ventricular e de qual o melhor momento para isso.
Fonte: Acervo da autoria.

DIAGNÓSTICO DIFERENCIAL RADIOLÓGICO DAS MENINGITES PURULENTAS

As meningites granulomatosas podem ser decorrentes de infecção pelo bacilo da tuberculose, por protozoários (p. ex., toxoplamose), por fungos e por parasitas (neurocisticercose, entre outros). Clinicamente, a infecção é subaguda, com curso mais protraído, e alterações do LCR diferentes para cada grupo de agentes, assim como também é a imagem. Apesar do polimorfismo da imagem, uma característica quase sempre presente é um processo inflamatório menos exuberante. Outra noção importante é que a imagem não é específica para um dado micro-organismo, sendo o diagnóstico etiológico do agente dependente de reações sorológicas ou de histologia obtida em material de biópsia. Em outras palavras, a imagem pode sugerir o agente por uma avaliação probabilística, mas não pode definir com certeza ser este ou aquele agente o causador da infecção.

A tuberculose cerebral se caracteriza por um envolvimento meníngeo e parenquimatoso, que pode ocorrer de forma isolada ou combinada. A meningite tuberculosa se apresenta com um exsudato espesso, frequentemente acumulado nas cisternas da base, podendo também ocorrer nos sulcos da convexidade. Este exsudato é muito denso, apresenta hipersinal T2 e hipossinal T1 e tem sua visibilidade melhorada nas sequências ponderadas em T2, com o uso da atenuação da água livre (sequências FLAIR). Com o contraste, esse exsudato se realça de maneira muito intensa, tanto na TC como na RM, com o uso de contraste, o qual é comumente utilizado nas sequências ponderadas em T1 e pode ser usado na sequência FLAIR. O acometimento cisternal da tuberculose muitas vezes causa arterites, com infartos. Porém, o acometimento parenquimatoso mais comum ocorre na forma de granulomas caseosos que podem se apresentar como nódulos ou imagens anelares com conteúdo parco, cápsula espessa e irregular, com pouca tensão. É frequente a coalescência de lesões, que pode envolver forames de drenagem dos ventrículos com ventriculomegalias isoladas. A hidrocefalia não comunicante por obliteração das cisternas da base é outra alteração muito frequente. A confirmação etiológica da tuberculose não é fácil, sendo, em geral, obtida por análise do LCR e identificação do bacilo diretamente ou por cultura. A biópsia de meninge ou de um granuloma é um recurso muitas vezes necessário, mostrando um infiltrado linfomononuclear com células gigantes multinucleadas, granulomas caseosos. Eventualmente, em pacientes imunodeprimidos ou com cepas muito agressivas, a lesão focal na tuberculose ocorre na forma de abscessos e não como granulomas. Como é um diagnóstico difícil, a utilização de técnicas imunoenzimáticas como Elisa no LCR é rotina, bem como o teste PCR; porém, infelizmente, a sensibilidade deste último é baixa, na ordem de 58%, embora apresente especificidade alta, cerca de 98%. A tuberculose ocorre tanto em pacientes imunodeprimidos como em imunocompetentes e acomete o SNC de maneira relativamente frequente no nosso meio. O acometimento do SNC pode ser secundário ou primário, sendo que não há identificação de foco sistêmico em cerca de 30% dos casos de tuberculose cerebral. É comum o envolvimento da coluna vertebral, com acometimento discal e ósseo, o que é conhecido como "mal de Pott"; já no canal vertebral, o envolvimento pode ser medular ou radicular. A tuberculose pode também se apresentar como uma infecção paquimeníngea isolada, tendo como única manifestação realce e espessamento dural. Em nosso serviço, a presença de realce paquimeníngeo, principalmente com envolvimento orbitário, com sinais de edema e inflamação do tecido adjacente, sempre é investigada para a exclusão de tuberculose.

A toxoplasmose cerebral é outra causa comum de granulomas, porém, diferente da tuberculose, é praticamente restrita aos pacientes imunodeprimidos, sendo estes, na maioria, pacientes com aids, na atualidade. De fato, no Brasil, essa é a infecção oportunista mais comum nos pacientes com aids, seguida pela tuberculose. Expressa-se, em geral, com um déficit neurológico focal, com crise epiléptica, febre e torpor. A imagem na toxoplasmose geralmente se apresenta na forma de granulomas pequenos, em torno de um a dois centímetros, localizados em regiões com alta perfusão, como os núcleos da base, denunciando a forma de disseminação hematogênica do agente. O granuloma se diferencia muito pouco dos granulomas tuberculosos supradescritos, sendo a localização, a epidemiologia e as alterações no LCR de grande ajuda no diagnóstico diferencial. Eventualmente, os granulomas podem ser grandes, com vários centímetros ou muito pequenos, com poucos milímetros; podem também se apresentar na transição córtico-subcortical. Como a imagem não é específica e o diagnóstico sorológico não é frequentemente definitivo, não é incomum a necessidade de biópsia estereotáxica, ou, na maioria das vezes, a utilização de teste terapêutico. Um sinal útil na RM para dar suporte a um teste terapêutico em curso é o desenvolvimento de depósitos de meta-hemoglobina nos granulomas em tratamento que começam a responder. O grande diagnóstico diferencial para o granuloma por toxoplasmose no paciente com aids é o granuloma tuberculoso ou o linfoma. O linfoma se apresenta como lesão sólida com alta celularidade (hiperdenso na TC e discretamente hipodenso na sequência T2 e isointenso com a SC, na sequência T1), embora no imunodeprimido ele seja mais frequentemente uma lesão em anel, dificultando ainda mais a diferenciação. Na prática, a utilização de espectroscopia, sequência de difusão e outros recursos de imagem nem sempre ajudam, sendo necessária a biópsia, quando os testes terapêuticos falham.

Os fungos são a terceira causa mais comum de granulomas no SNC em pacientes imunocomprometidos, podendo ocorrer também em pacientes imunocompetentes. Apesar de a imunodepressão ser de ocorrência mais comum na aids, pode ser causada por senilidade, diabetes, insuficiência renal ou quimioterapia. Nos pacientes com aids, a infecção fúngica mais comum é por criptococo, sendo o diagnóstico confirmado pela identificação do agente no LCR por inspeção direta com "tinta da china". A criptococose pode acometer o SNC a partir de focos pulmonares, de seios paranasais ou da flora intestinal. O diagnóstico por imagem das infecções fúngicas é baseado na forma de disseminação dos fungos, que, por sua vez, está relacionada com o seu tamanho. Fungos que se disseminam na forma de levedura (p. ex., *Criptococcus neoformans*, *Hystoplasma capsulatum* e *Paraccidiodes brasiliensis*), em geral, formam granulomas superficiais, apresentando um padrão de disseminação liquórica.

Fungos que se disseminam na forma de hifas (*Aspergillus fumigatus* e grupo da família *Mucoracea,* causadores da mucormicose) em geral produzem trombose de arteríolas de médio calibre, ramos distais das artérias cerebrais média, posterior ou anterior, formando granulomas que se aglomeram em áreas de infartos. Fungos que se disseminam na forma de pseudo-hifas (*candida albicans*) apresentam padrão intermediário, formando infartos em pequenas artérias e granulomas na sua distribuição. Além disso, alguns fungos, como os causadores da mucormicose, possuem a peculariedade de se transmitir por contiguidade a partir de seios paranasais, em especial para a base do lobo frontal. Apesar dessa divisão, a imagem do granuloma fúngico não é específica, sendo, geralmente, muito difícil a sugestão do diagnóstico específico. Assim, é fundamental o embasamento em dados epidemiológicos, como o contato com aves na histoplasmose, a presença de diabetes na mucormicose, a origem rural na paracoccidioidomicose (PB micose), a presença de cirurgias abdominais na candidíase, bem como a presença de moniliíase oral ou longos tratamentos com antibioticoterapia, por exemplo. A imagem do granuloma fúngico na TC é muito pouco diferenciável do granuloma por tuberculose ou por toxoplasmose. Inclusive, os fungos leveduriformes, em especial o criptococo, com frequência se apresentam com um exame normal na TC, ou, eventualmente, com mínima dilatação ventricular. Na RM a situação não é muito diferente, embora esse método tenha uma sensibilidade muito maior para pequenos granulomas superficiais. Até lesões mais profundas são beneficiadas pela capacidade multiplanar da RM e pela sua melhor discriminação tecidual, o que torna este exame indicado nos casos em que a TC não é suficiente para a avaliação clínica. A TC, pela sua praticidade, é, em geral, o primeiro exame. Uma particularidade do criptococo é se acumular no espaço perivascular, podendo se apresentar na forma de múltiplos cistos com pouco ou nenhum realce pelo contraste, a chamada apresentação "em bolhas de sabão" na imagem, correspondendo ao pseudocisto gelatinoso visto em anatomopatologia. Outro sinal útil na imagem é a presença de hipossinal nas sequências ponderadas em T2 em granulomas fúngicos volumosos, encontrados principalmente na PB micose, mas também em outros fungos, atribuída a material paramagnético secretado por eles.

A infestação por parasitas se dá por uma gama de agentes, incluindo o *Trypanossoma cruzi* na sua infecção aguda, a amebíase e a forma de goma sifilítica, ou ainda os cistos na hidatidose. Porém, indiscutivelmente, o granuloma parasitário mais comum é o cisticercótico, produto da infestação do SNC pela forma larvária da *Taenia solium*. A cisticercose ocorre quando o homem, hospedeiro definitivo da *Taenia* no ciclo normal, ocupa o lugar de hospedeiro intermediário pela ingestão do ovo do parasita, o que, em geral, é o papel do suíno, no ciclo normal do parasita. Essa ingestão está geralmente ligada à irrigação de hortas com água contaminada por esgoto, acrescida do manuseio inadequado de frutas e hortaliças, causando a ingestão do ovo. Uma vez no estômago, o ovo perde sua proteção e adentra a circulação pela ruptura ativa da mucosa intestinal pela oncosfera. Na circulação, a larva pode se assentar em qualquer órgão, tendo uma predileção pelo SNC em virtude de seu maior aporte sanguíneo.

No SNC, o parasita se dissemina pelo LCR ou, eventualmente, por pequenos vasos, se apresentando na forma de cistos intraventriculares, cisternais ou parenquimatosos. Os cistos viáveis têm em torno de um centímetro de diâmetro, podendo atingir vários centímetros e, eventualmente, assumem uma forma degenerada, multiplicando-se como "cachos de uvas" nas cisternas da base, denominada forma racemosa. O cisto viável possui um pequeno nódulo que é o parasita *per se*, acoplado ao cisto, com poucos milímetros, chamado "scólex". A identificação do scólex na TC e na RM é comum, sendo útil no diagnóstico diferencial. Na forma racemosa, os cistos degenerados não possuem scólex. A imagem na neurocisticercose (NCT) é dependente da fase do desenvolvimento do parasita no SNC. Em geral o parasita viável se apresenta na forma de um cisto pequeno, com cerca de um centímetro, hipodenso na TC, hipointenso em T1 e hiperintenso em T2, na RM. O scólex apresenta uma densidade próxima do parênquima cerebral e um sinal intermediário em T1 e T2, na RM. Por ser um parasita, em harmonia com o hospedeiro, não ocorre reação inflamatória e, portanto, não há realce pelo contraste. Com o tempo, ou sob ação do tratamento, o cisto entra em degeneração e passa a suscitar um processo inflamatório com formação de um pequeno granuloma com realce anelar visto tanto na TC como na RM. Além disso, na fase aguda da inflamação, pode ocorrer edema vasogênico ao redor do granuloma. Nos cistos intraventriculares ou cisternais, o realce ocorre no epêndima ou na superfície leptomeníngea do córtex adjacente, em geral com obstrução do fluxo liquórico e hidrocefalia. Na fase de granuloma, o sinal do cisto muda na RM, se tornando mais e mais hipointenso em T2 e hiperintenso em T1, conforme ocorre o aumento do conteúdo proteico no interior desta, passando da forma vesicular para a forma coloidal e terminando por se hialinizar. Após um período variável de vários meses a dois anos, ocorre calcificação do granuloma hialinizado, formando-se um nódulo em geral pequeno e delicado, muito fácil de ser visto na TC, com poucos milímetros, mas podendo ser irregular e ter vários milímetros. Na RM, a forma calcificada é de difícil identificação, em razão da não visibilização do cálcio neste método, aparecendo na forma de um pequeno nódulo com ausência de sinal em todas as sequências, quando é visto. As sequências T2* são usadas para diminuir a dificuldade de identificação dessas pequenas calcificações. A NCT acomete não somente o encéfalo, mas também o canal raquidiano, se situando com mais frequência no espaço liquórico, podendo, eventualmente, acometer a medula espinal.

A infecção viral do SNC pode ocorrer na forma de meningite dita asséptica ou linfocitária, em geral relacionada com enterovírus do grupo "não pólio". Eventualmente, os arbovírus também podem ser agentes, incluindo o grupo da dengue e da febre amarela. Essas meningites linfocitárias na maioria das vezes resultam em exames de imagem normais, tanto na TC como na RM. Os casos complicados podem resultar em alterações parenquimatosas difusas com edema discreto e atrofia como sequela. O envolvimento cerebelar não é incomum, com apresentação clínica caracterizada por tontura e ataxia. Muitas vezes esses quadros benignos são autolimitados, com boa evolução.

Um quadro completamente diferente é produzido pela meningoencefalite viral por vírus do grupo herpes, que inclui o herpes *simplex* tipos 1 e tipo 2, o varicela-zóster, o vírus Epstein-Barr (EPV), o citomegalovírus (CMV) e o herpes-vírus tipo 6. A meningoencefalite por herpes-vírus tipo 1 ocorre por disseminação neural do vírus a partir de infecções labiais, pelo nervo trigêmeo, acometendo o gânglio de Gasser, provocando uma encefalite temporal medial que pode ser uni ou bilateral. O quadro clínico é drástico, com crises epilépticas subentrantes, distúrbio de comportamento, agitação e coma. Alterações eletroencefalográficas precedem as alterações na neuroimagem. Na TC e na RM, são vistas lesões temporais mediais adjacentes ao gânglio, situado no cavum de Meckel, junto ao seio cavernoso. A lesão é caracterizada por edema intenso e grande hipodensidade na TC, ou com sinal hipointenso em T1 e hiperintenso em T2, na RM; ocorre lesão necro-hemorrágica no córtex, que ocasiona um realce intenso após a administração do contraste, em geral, delineando o córtex acometido. A localização é muito importante para o diagnóstico, pois na meningoencefalite pelo herpes tipo 2 a lesão é difusa e acomete todo o córtex, geralmente de neonatos que se contaminam no canal de parto por mães portadoras do herpes genital.

BIBLIOGRAFIA SUGERIDA

Atlas SW. Magnetic Resonance Imaging of the Brain and Spine. New York: Raven Press; 1996.

Foerster BR, Thurnher MM, Malani PN et al. Intracranial Infections: Clinical and Imaging Characteristics. Acta Radiologica. 2007;48(8):875-93.

Kanamalla US, Albarra R, Jinkins JR. Imaging of cranial meningitis and ventriculitis. Neuroimaging Clinic of Noth America. 2000;10(2):309-31.

Osborn AG. Diagnostic Neuroradiology: A text/Atlas. Elsevier Health Sciences; 1993.

Rich PM, Deasy NP, Jarosz JM. Intracranial dural empyema. The British Journal of Radiology. 2000;73:1329-36.

59

Peste

Alzira Maria Paiva de Almeida
Marise Sobreira Bezerra da Silva
Celso Tavares

INTRODUÇÃO

A peste, zoonose esquecida, emergente, risco ocupacional e potencial agente do bioterrorismo, é uma grande desconhecida para a sociedade, profissionais de saúde e governos, inclusive de áreas focais de países desenvolvidos, como ocorre nos Estados Unidos (EUA). No Brasil, a partir da década de 1930, após o pânico inicial, quando assolava as grandes cidades, a doença perdeu sua relevância na nosologia nacional, pois se tornou problema de localidades remotas, principalmente no Nordeste.

A peste continua ocorrendo regularmente, ano após ano, nos Estados Unidos, em alguns países sul-americanos e africanos, mas a sua morbimortalidade não repercute como seria de se esperar, mesmo quando afeta profissionais de saúde. Em Madagascar, ocorrem em média 400 casos/ano, mas em 2017 irrompeu uma epidemia de grande magnitude e transcendência, e o evento, surpreendentemente, permaneceu no limbo, apesar de ocupar espaços marginais no noticiário, inclusive nos periódicos que veiculam matérias referentes à saúde no mundo, e os médicos brasileiros continuaram atendendo pacientes febris procedentes da África, sem adotarem os procedimentos previstos para essas situações. No período de 1º de janeiro a 27 de novembro de 2017 ocorreram 2.417 casos em Madagascar, dos quais 77% foram da forma pneumônica, fato insólito, e 81 profissionais de saúde foram acometidos. No Peru, em 2010, após examinarem, sem proteção respiratória, uma paciente com suspeitas diagnósticas de influenza e pneumonia atípica, um médico-residente e um estudante de medicina desenvolveram, 2 a 3 dias após, respectivamente, pneumonia pestosa. Apesar do tratamento intensivo, o acadêmico faleceu.

A manutenção dessa atitude em pleno século XXI constitui um equívoco inaceitável. Os profissionais de saúde das áreas onde os casos ocorrem geralmente não estabelecem a suspeita diagnóstica de peste, pois a qualidade da assistência é precária e a vigilância em saúde não é sistemática. Na Índia, na epidemia de 1994, por medo e ignorância, centenas de médicos abandonaram a área afetada; e em 2005, nos Estados Unidos, estimou-se que somente 16,3% dos médicos seriam capazes de diagnosticar e 9,7% de tratar a doença, deficiência que só pode ser superada se os sistemas de saúde funcionarem satisfatoriamente, monitorando os agravos e capacitando regularmente os seus profissionais.

HISTÓRIA

A peste aflige a humanidade desde sempre e, no correr dos séculos, modificou o curso da história, exterminando milhões de vidas, devastando cidades e destruindo impérios, tanto que designa agravos que alteram dramaticamente o cotidiano das sociedades.

A história da peste é riquíssima e estudos de paleomicrobiologia mostraram evidências da infecção há cerca de 3.800 anos, na Idade do Bronze. Cabe registrar a primeira epidemia, descrita na Bíblia, que ocorreu em 1320 a.C., em Ashod, hoje cidade portuária de Israel, e as três pandemias da era Cristã: a primeira foi a Peste de Justiniano (séculos VI-VII), a segunda, a Peste Negra, que se iniciou no planalto central da China e estendeu-se por toda a Europa e norte da África (séculos XIV-XVI) e a terceira, finalmente, é a pandemia Contemporânea.

Iniciou-se em 1855, também na China, e em 1894 atingiu Hong Kong, de onde, por meio do transporte marítimo, infectou regiões até então indenes, como as Américas.

DEFINIÇÃO

É uma zoonose focal primariamente de roedores, causada pela *Yersinia pestis* e transmitida principalmente por pulgas. O homem envolve-se acidentalmente na cadeia epidemiológica, podendo apresentar desde infecções assintomáticas a formas fatais.

EPIDEMIOLOGIA

A *Y. pestis* perpetua-se nos focos graças a uma complexa rede de interações constituída por hospedeiros e vetores, além de fatores bióticos e abióticos do ambiente, dos quais o solo merece especial atenção. Apesar de problema milenar de saúde pública, ainda há diversas lacunas no conhecimento dessas relações. Os reservatórios primários são os roedores, mas outros mamíferos infeccionam-se: primatas não humanos, coelhos, ovelhas, camelos, carnívoros selvagens e domésticos, inclusive cães e gatos. Nos Estados Unidos, cães e gatos estão envolvidos em numerosas ocorrências de peste pneumônica, o que expõe todos os contatantes, do proprietário ao médico veterinário e seus assistentes, a uma situação de alto risco. As aves são refratárias, mas as de rapina podem disseminar mecanicamente a infecção ao transportar pulgas ou carcaças de animais infectados.

A peste persiste em focos naturais onde o agente patogênico, os vetores e os hospedeiros coexistem indefinidamente sob condições naturais, independentemente do homem. Essa biogeocenose ocorre em áreas desérticas e semiáridas com características ecológicas bem estabelecidas: geralmente, zonas elevadas (serras, chapadas, áreas montanhosas); com temperatura ambiente oscilando entre 18 e 25 °C e umidade relativa do ar alta, diferindo da região circunjacente; flora e fauna diversificadas, com animais silvestres e domésticos que se relacionam com o homem.

A infecção mantém-se nos focos alternando fases de inatividade (quiescência), que podem durar 50 anos ou mais, com epizootias, fenômeno que se expressa por mortandade explosiva de roedores e esporádicos casos humanos. Nos períodos de atividade, a infecção pode se irradiar para áreas adjacentes, ampliando a população humana sob risco.

O Brasil possui diversos focos naturais que se espraiam pelas Serras da Ibiapaba e do Baturité (Ceará), Chapada do Araripe (Ceará, Pernambuco e Piauí), Chapada da Borborema (Alagoas, Paraíba, Pernambuco e Rio Grande do Norte), Serra de Triunfo (Paraíba e Pernambuco), Planalto Oriental, Chapada Diamantina e seu piemonte (Bahia), Vales do Rio Doce e do Jequitinhonha (Minas Gerais) e Serra dos Órgãos (Rio de Janeiro). Esses focos são remanescentes da introdução da zoonose pelo Porto de Santos (São Paulo), em 1899. As análises do genoma de cepas brasileiras de *Y. pestis* originadas dos diversos focos em diferentes períodos epidemiológicos permitiram confirmar a hipótese de apenas uma única introdução da peste no Brasil.

ETIOLOGIA

A *Y. pestis,* uma bactéria Gram-negativa da família *Enterobacteriaceae* (EB), foi descoberta por Alexander Yersin, em 1894, em Hong Kong, no início da terceira pandemia. Em Azul de Loeffler ou em colorações policrômicas, como o Giemsa e o Wayson, aparece sob a forma de pequenos bacilos pleomórficos, bem corados nas extremidades e claros no centro (aspecto bipolar). É uma bactéria aeróbia ou facultativamente anaeróbia, imóvel entre 28 e 37 °C, e não forma esporos. Ela cresce nos meios usuais (infuso cérebro-coração, ágar-sangue e ágar-desoxicolato) em pH em torno de 7,4. Requer incubação prolongada, porque se multiplica lentamente (1,25 horas/geração). Após 24 horas de incubação a 28 °C, a temperatura ótima, as colônias são puntiformes e atingem 1 a 2 mm de diâmetro após 48/72 horas. Elas têm contorno irregular, coloração cinza-esbranquiçado, e podem ser deslocadas sobre a superfície do meio, com ajuda de uma alça bacteriológica sem sofrer deformação. Em meio líquido a cultura cresce em aglomerados de aspecto flocoso e sem turvação (Figura 59.1).

Apresenta poucas reações bioquímicas positivas: ONPG (orto-nitro-fenil-galactosidase), fermentação da glicose (sem produção de gás), manitol, trealose e esculina. As enzimas arginina desidrolase (ADH), lisina descarboxilase (LDC), ornitina descarboxilase (ODC) e uréase são negativas. Nas provas usuais de triagem para EB, a catalase é positiva e a oxidase e o indol negativos. Em tríplice açúcar-ferro-ágar (TSI) a superfície é alcalina, a base ácida sem gás e não há produção de H_2S.

Os estudos genéticos demonstraram que o bacilo da peste derivou da *Y. pseudotuberculosis,* espécie veiculada por via oral, e um dos agentes etiológicos da Yersiniose. A *Y. pestis* possui apenas um sorotipo e um fagotipo. Historicamente, as cepas de peste foram classificadas em três biovares a partir das reações bioquímicas de redução do nitrato em nitrito e de fermentação do glicerol: *Antiqua* (glicerol+, nitrato+), *Medievalis* (glicerol+, nitrato-) e *Orientalis* (glicerol-, nitrato+) e cada biovar foi associado a uma das três pandemias (Peste de Justiniano, Peste Negra e a Contemporânea). O desenvolvimento das técnicas de biologia molecular possibilitou várias abordagens genômicas, utilizando diversos marcadores moleculares que estão sendo utilizados em vários métodos de tipagem. Esses esquemas de subtipagem molecular estão identificando grupos intraespecíficos, novos biovares e/ou ecotipos que possuem diferentes distribuições geográficas, além de diferentes hospedeiros primários.

Os fatores de virulência da *Y. pestis* são essencialmente codificados no cromossomo (cerca de 4.500 kb) e em três plasmídeos: pFra (110 kb), pPst (9,5 kb), pYV (70 kb). Várias sequências de inserção (IS100, IS200, IS285) estão presentes em todo o genoma da bactéria, que também contém um fago filamentoso (YpfΦ), cujo papel ainda não foi completamente esclarecido.

Alguns dos fatores de virulência são produzidos e atuam no organismo das pulgas (a 26 °C) e outros no dos mamíferos (a 37 °C): a produção da Yersiniabactina (Ybt), sideróforo específico das espécies patogênicas de *Yersinia* (*Y. pestis* e dos enteropatógenos *Y. pseudotuberculosis* e *Y. enterocolitica*), codificada em um segmento do loco *pgm* (cromossomal) induzido a 26 °C. Esse segmento é considerado uma "ilha de alta patogenicidade" ou HPI (*high pathogenicity island*). A Ybt confere às bactérias capacidade de competir efetivamente pelo nutriente com as moléculas ligadoras do ferro do hospedeiro.

A formação de um biofilme, codificada no loco *hms* adjacente à HPI e induzida a 26 °C, é crucial para o bloqueio do proventrículo e a manutenção da bactéria no organismo das pulgas. No organismo dos mamíferos ele proporciona imediata proteção à bactéria, possibilitando a ativação dos seus diversos mecanismos de defesa contra a fagocitose e outros mecanismos imunes do hospedeiro.

Há a síntese da fosfolipase D a 26 °C e de uma glicoproteína (fração antigênica 1 ou F1) a 37 °C, codificadas no pFra. A fosfolipase D, anteriormente denominada toxina murina (Ymt), permite a sobrevivência da *Y. pestis* no organismo das pulgas. A F1 é antifagocitária, induz uma forte imunidade humoral, é utilizada como alvo em várias provas imunológicas de diagnóstico (HA, Elisa, fita reagente) e antígeno em algumas vacinas.

A proteína Pla, codificada no pPst, é um ativador do plasminogênio a 37 °C e promove a disseminação das bactérias a partir do ponto de inoculação pelas pulgas. A 26 °C, tem função de coagulase, favorecendo a permanência das bactérias no organismo da pulga.

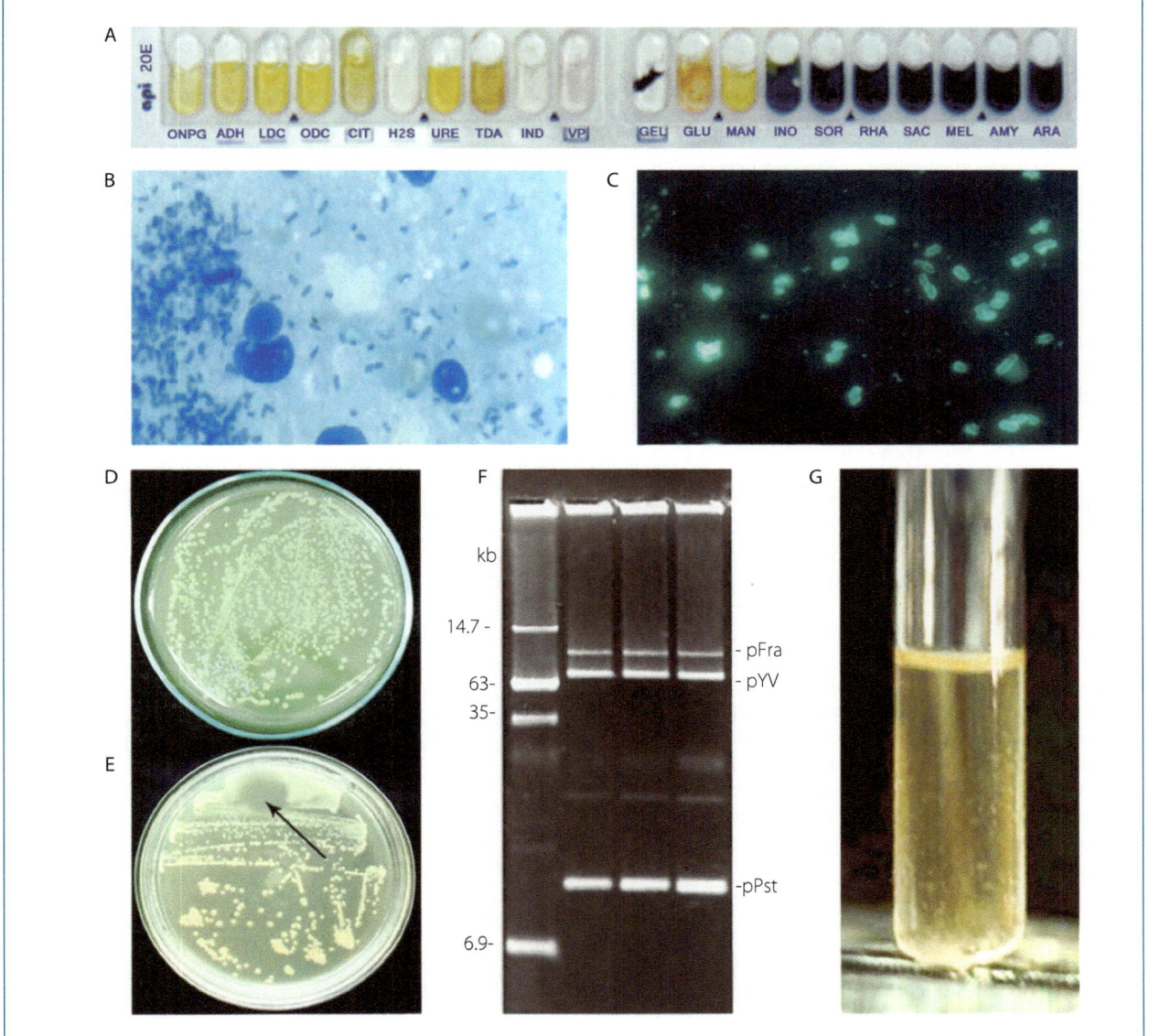

FIGURA 59.1 (A) Reações bioquímicas da *Y. pestis* no sistema api 20E; (B) esfregaço de baço de camundongo corado em Azul de Loeffler; (C) esfregaço de baço de camundongo corado em fluorescência direta (IFD); (D) colônias em placa; (E) colônias em placa com seta indicando área de lise pelo fago antipestoso; (F) plasmídeos da *Y. pestis* em gel de agarose; (G) crescimento em caldo.
Fonte: Fotografias do acervo do Serviço de Referência em Peste do Instituto Aggeu Magalhães (IAM) – Fiocruz PE.

Sistema de secreção do tipo III ou TTSS (*Type Three Secretion System*) com efetores intracelulares ou Yops (*Yersinia outer proteins*) e extracelulares (antígeno V) codificados no plasmídeo pYV (*plasmid yersinae virulence*), também chamado *Lcr, pCad* ou *pCD1,* induzido a 37 °C em ambiente pobre em cálcio. O pYV é essencial para a virulência das yersínias.

VETORES

As pulgas, artrópodes hematófagos da classe *Insecta*, ordem *Siphonaptera*, são os principais vetores da peste, o que foi estabelecido em 1894 por Paul-Louis Simond. As suas 3 mil espécies parasitam mamíferos e aves, sendo encontradas em roedores, animais domésticos, no homem e em seus ambientes. Os piolhos (*Pediculus humanus*) experimentalmente transmitem a infecção e supõe-se que tenham contribuído para transmissão pessoa a pessoa em epidemias do passado e, recentemente, na República Democrática do Congo.

A transmissão da *Y. pestis* por pulgas bloqueadas é o paradigma correntemente admitido. No entanto, esse mecanismo não explica suficientemente a rápida taxa de propagação que caracteriza as epizootias e epidemias pestosas, pois ele requer um longo período de incubação extrínseca e reduz a longevidade do inseto. Os estudos sobre a transmissão precoce por pulgas não bloqueadas justificam uma mudança paradigmática, com a valorização dessas espécies, tendo em vista a importância das implicações epidemiológicas desse fato. A transmissão mecânica acontece eventualmente e a infecção é mantida tanto por pulgas "bloqueadas" quanto por aquelas que não se bloqueiam e a dinâmica da transmissão no foco dependerá das populações mais prevalentes.

A *Xenopsylla cheopis,* por sua capacidade de bloqueio, larga distribuição geográfica e historicamente se confundir com a doença, é considerada o principal vetor. A *Pulex irritans,* a chamada "pulga do homem", também é ubíqua, não se bloqueia e desempenha importante papel na transmissão inter-humana. Outras espécies reconhecidas como vetores são: *X. brasiliensis* na África, Índia e América do Sul; *X. astia* na Indonésia e no sudoeste da Ásia; *X. vexabilis* nas ilhas do Pacífico; *Nosopsyllus fasciatus,* de distribuição quase mundial, em climas temperados; *Malaraeus telchinus, Oropsylla montana, Opisocrostis hirsutis, O. tuberculatus* e *Hoplopsyllus anomalus* nos Estados Unidos; *Stivalius cognatus* na Indonésia e *Polygenis* spp. nos focos do nordeste do Brasil, e do Peru. A *Ctenocephalides felis* é considerada possível vetor na África, havendo registro no Brasil de espécimes infectados parasitando um gato e, o gênero vem recebendo maior importância após diversos relatos de peste humana relacionados com cães e gatos.

RESERVATÓRIOS

Os roedores silvestres são os principais reservatórios, mas nem todas as espécies têm a mesma importância. As espécies sensíveis à *Y. pestis* são praticamente exterminadas durante as epizootias e são menos eficientes que as consideradas resistentes, aquelas em que pelo menos 30% da população sobrevivem à infecção e garantem a manutenção de pulgas infectadas na natureza. Cada região apresenta uma fauna distinta com numerosas espécies envolvidas, principalmente dos gêneros: *Tatera, Desmodillus* e *Mastomys,* nos focos africanos; *Meriones, Tatera* e *Bandicota* na Ásia Central; *Cynomys, Spermophilus, Citellus* e *Marmota,* nos Estados Unidos e *Necromys, Cerradomys, Oligoryzomys, Galea* e *Cavia* nos focos da América do Sul. Os ratos (*Rattus* spp.), sinantrópicos-comensais cosmopolitas, acompanharam o homem nos seus deslocamentos, contribuíram para a disseminação mundial da peste e atualmente servem de elo entre a infecção do ambiente silvestre e as populações humanas.

O mecanismo da persistência do bacilo nos períodos de quiescência ainda não foi esclarecido e as duas hipóteses aceitas para explicá-lo são as seguintes: a infecção seria mantida em um estado enzoótico entre os roedores e suas pulgas, ou seja, após a extinção das epizootias, pelo esgotamento dos hospedeiros sensíveis, a infecção se manteria sob uma forma crônica entre as populações resistentes sobreviventes. Ocasionalmente, essa resistência declinaria (envelhecimento, estresse, fome, superpopulação) e originaria uma sepse em alguns espécimes, a partir dos quais as pulgas se infectariam, e elas seriam capazes de conservar o bacilo durante períodos variáveis até parasitarem novos hospedeiros. O ciclo de transmissão se manteria em níveis mínimos: longa conservação dos bacilos no organismo dos roedores e das pulgas até que a densidade das populações sensíveis favorecesse a transmissão no nível epizoótico.

A segunda hipótese é a perenização dos bacilos na terra contaminada por excretas e cadáveres das pulgas e roedores ou em protozoários do solo no interior das galerias de roedores, onde o microclima permite a sobrevivência da bactéria. A reativação da epizootia ocorreria pela colonização das tocas contaminadas por novas gerações de roedores suscetíveis. A erradicação da peste, portanto, em decorrência da persistência da infecção, existência de um reservatório prolífero e onipresente e das particularidades das áreas focais, é um objetivo momentaneamente inalcançável.

TRANSMISSÃO

O homem é infectado por picadas de pulgas, o principal mecanismo, inalação de secreções respiratórias e aerossóis (escarro, fezes de pulgas ressecados), manipulação, mordeduras e arranhaduras de animais infectados, além do manuseio de culturas em atividades laboratoriais. A fonte de infecção e a via de transmissão não são detectadas em até 15% dos casos.

PERÍODO DE TRANSMISSIBILIDADE

Na peste bubônica, durante a bacteremia, e enquanto os bacilos permanecerem viáveis no bubão. Já na peste pneumônica, nas primeiras 24 horas o contágio é mínimo, aumentando com o agravamento do quadro, sendo máximo no último dia da doença. Obviamente, o período é curto, quer pela evolução fatal do quadro ou pela imediata implantação do tratamento específico. Na septicêmica, pelas mesmas razões, o período também é breve.

SUSCETIBILIDADE E RESISTÊNCIA

A suscetibilidade é universal e a imunidade temporária não protege contra grandes inóculos. Não há vacinas eficazes.

LETALIDADE

Varia de acordo com a qualidade da vigilância em saúde e da assistência: inferior a 10% quando eficazes e acima dos 50% quando são precárias. Na falta de tratamento, oscila de 40 a 60% na peste bubônica e aproxima-se dos 100% nas formas pneumônica e septicêmica.

PATOGENIA E PATOLOGIA

No organismo humano, a 37 °C, vários produtos são sintetizados pela bactéria, o que lhe permite superar as linhas de defesa, utilizar os nutrientes do hospedeiro, lesar as suas células e multiplicar-se massivamente, principalmente no meio extracelular, determinando as expressões clínicas da peste.

As vias de penetração da *Y. pestis* no organismo são a pele e a conjuntiva por inoculação; a mucosa do aparelho respiratório por aspiração e a do aparelho digestivo por deglutição. Em 4 a 10% dos casos são detectadas vesículas, pústulas ou úlceras no local da picada das pulgas e as flictenas são ricas em bacilos.

Após a picada, via linfáticos cutâneos, as bactérias migram para os linfonodos regionais, onde são fagocitadas e destruídas por polimorfonucleares (PMN). As que são ingeridas pelos macrófagos sobrevivem e sintetizam produtos que irão lhes conferir resistência à fagocitose durante as fases posteriores da infecção. Os linfonodos inicialmente se apresentam congestos e edemaciados e no correr das horas apresentarão inflamação, infiltrado neutrofílico, edema, trombose, necrose hemorrágica e aumentarão de tamanho, tornando-se palpáveis e extremamente dolorosos e coalescerão, constituindo os bubões.

O bubão situa-se em cadeia satélite proximal à porta de entrada e é composto por uma massa de linfonodos coalescentes e circundados por uma bainha de periadenite. Ao exame microscópico observam-se destruição da estrutura ganglionar, dissociação dos folículos linfáticos, edema do tecido conectivo, zonas de hemorragia e focos de necrose ricos em bacilos. A endotoxina (lipopolissacarídeo – LPS) compromete o endotélio dos vasos linfáticos e dos capilares, causando sufusões hemorrágicas difusas, constituindo à macroscopia o quadro mais frequente na autopsia.

É essencial à bactéria desabilitar as defesas do hospedeiro, o que ocorre à custa de uma protease, o ativador do plasminogênio (Pla), que, entre diversas ações, degrada a fibrina e proteínas extracelulares, inibe a produção da interleucina 8 no local da infecção e favorece a sua disseminação. Facilita, também, a multiplicação da bactéria no aparelho respiratório, desempenhando importante papel na peste pneumônica primária.

A adesão da *Y. pestis* aos macrófagos é fundamental à patogênese e, por meio do sistema secretor tipo III (TTSS), ela produz vários efetores proteicos, as Yops, que vão inibir a fagocitose e a agregação plaquetária, reduzindo a eficácia da resposta imune, lisando células e promovendo a disseminação do bacilo para os linfonodos regionais.

O antígeno F1, assim como o antígeno V, também protege o bacilo contra a fagocitose, pois a *Y. pestis* pode ser eliminada pelos neutrófilos, o que só não acontece em razão da ação desse antígeno. O crescimento da bactéria em mamíferos depende do ferro (Fe), que será obtido por meio da Ybt, em competição com o hospedeiro.

A potencial disseminação da *Y. pestis* por todo o organismo pode ser interrompida nos linfonodos regionais, mas, mesmo na peste bubônica, pequenas bacteremias podem ser detectadas em hemoculturas, mas em alguns casos a barreira linfática é superada e ocorre uma sepse, afetando outros linfonodos e órgãos, inclusive o baço, onde, possivelmente, nos macrófagos esplênicos, a *Y. pestis* multiplica-se nos estágios finais da infecção.

A peste septicêmica secundária é, na maioria das vezes, uma complicação da peste bubônica ou mais raramente da faringite ou pneumonia. A peste septicêmica primária é uma infecção sistêmica sem aparente comprometimento clínico prévio dos linfonodos. Após a inoculação, a bactéria dissemina-se para a corrente sanguínea e evolui como as demais sepses bacterianas, comprometendo todo o organismo, especialmente fígado, baço, rins, coração, pele e sistema nervoso central (SNC), determinando um largo espectro de manifestações: disfunção de múltiplos órgãos, síndrome de angústia respiratória aguda (SARA) e coagulação intravascular disseminada (CIVD).

O comprometimento arteriolar e capilar determina hemorragias e necroses, produzindo petéquias e equimoses em pele e mucosas. As cavidades serosas e os aparelhos respiratório, digestivo e urinário também tendem a apresentar sangramentos. Em alguns casos ocorrem obstrução e necrose de segmentos comprometidos, além de choque endotóxico, determinado pela liberação do lipídio A do LPS. É possível a identificação de endotoxinas circulantes, produtos de degradação do fibrinogênio e da fibrina, trombocitopenia e consumo de fatores de coagulação.

As lesões decorrem da ação das endotoxinas e destruição de tecidos. Na autópsia nem sempre são encontradas as lesões patológicas típicas da doença, pois, por conta do quadro avassalador da sepse, com morte precoce, às vezes elas não se desenvolvem. A *Y. pestis* infecta todos os órgãos e os sítios onde a bactéria pode ser mais facilmente visualizada são os alvéolos pulmonares e a luz dos túbulos renais. Podem ocorrer necrose hepática multifocal, necrose esplênica hemorrágica difusa, comprometimento renal, com trombose em glomérulos, broncopneumonia e pleurite, miocardite intersticial, dilatação cardíaca e meningite. Nos segmentos necrosados, a *Y. pestis* pode ser encontrada nos tecidos desvitalizados, o que pode ocorrer por baixa penetração dos antimicrobianos e/ou pela capacidade da bactéria em superar as defesas do hospedeiro.

A peste pneumônica primária acontece quando há inalação de gotículas de humanos ou de animais com pneumonia ou faringite ou ainda de aerossóis formados a partir de fezes de pulgas ou de escarro ressecados. O processo evolui rapidamente e se inicia como um processo lobular que, por confluência, torna-se lobar e multilobar. Há uma broncopneumonia gravíssima, com os bacilos localizando-se principalmente nos alvéolos, criando-se condições para a eliminação da bactéria por meio dos acessos de tosse, com carga bacteriana mínima no início do quadro e que alcança o seu máximo no último dia de doença.

O quadro agrava-se com áreas de necrose, cavitação, pleurite com efusão volumosa e síndrome da angústia respiratória do adulto, podendo surgir lesões residuais nas áreas de consolidação. Os principais achados na pneumonia primária são: a) mucosas traqueal e brônquica congestas e presença de secreção serossanguinolenta; b) pleurite fibrinosa, hemorragia subpleural e pneumonia exsudativa; c) lesão lobular com mais exsudação que inflamação e necrose; d) focos de pneumonia ao longo dos brônquios principais; e) linfonodos hilares mais comprometidos que os traqueobrônquicos e f) alvéolos inundados por exsudato hemorrágico riquíssimo em bacilos, podendo haver destruição de segmentos pulmonares. As lesões encontradas nos outros órgãos assemelham-se às descritas na peste bubônica.

A peste pneumônica secundária ocorre por disseminação hematogênica, quando um caso de peste bubônica ou septicêmica não recebe a assistência adequada. Nela, o processo é mais difuso, há uma pneumonite e a *Y. pestis* é observada abundantemente no interstício. A expectoração é mais espessa, viscosa e espumosa do que aquela da peste pneumônica primária.

A meningite pestosa, por sua vez, pode ser primária, mas habitualmente é secundária à bubônica e à septicêmica por disseminação hematogênica e é indistinguível daquelas causadas por outras bactérias.

QUADRO CLÍNICO

A peste é uma infecção que se expressa espectralmente e a diversidade das suas formas clínicas impõe um desafio que exige argúcia, competência e conhecimento universal. As infecções assintomáticas e os quadros oligossintomáticos só serão identificados na vigência de epizootias, epidemias ou durante os inquéritos sorológicos. Firmando o diagnóstico o mais precocemente possível, em bases clínico-epidemiológicas, uma vez que os resultados dos exames laboratoriais podem demorar, cabe tratá-las eficazmente, sempre em condições de biossegurança.

Deve-se considerar que os quadros de febre alta de início súbito e manifestações gerais graves, como a tendência ao choque, com ou sem linfadenite regional dolorosa, em pacientes residentes ou procedentes de áreas focais impõem a hipótese de peste, o que implica antibioticoterapia empírica imediata e cuidados específicos até a definição diagnóstica. É um exercício complexo, pois na Índia, em uma série composta por 27 casos (18 casos de peste bubônica e oito de septicêmica) ocorridos no período entre 1965 e 1989, observaram-se cinco expressões clínicas: quadro clássico – 37%; infecção respiratória alta – 18,5%; quadro febril inespecífico – 18,5%; quadros sugestivos de infecção dos tratos urinário e digestivo – 15% e meningite – 11%.

As formas clínicas mais frequentes são a bubônica, a pulmonar e a septicêmica. A mais prevalente é a bubônica, que corresponde a 98% dos casos no Brasil, tanto que a expressão se tornou quase um sinônimo da zoonose. Outras formas podem ocorrer, tais como a cutânea primária, a tonsilar, a faríngea, a *pestis minor* ou peste ambulatória, a endoftálmica, a gastrointestinal e a meníngea. As manifestações gastrointestinais, náuseas, vômitos, diarreia e dores abdominais, às vezes exuberantes, ocorrem nas diversas formas da doença, mas a gastroenterite pestosa também pode ocorrer, por ingestão de carne crua de animais infectados, determinando alta letalidade. O quadro evolui rapidamente, com alguns pacientes apresentando linfoadenopatia e lesões faríngeas, com desfechos desfavoráveis, caso não haja atendimento tempestivo.

PESTE BUBÔNICA OU GANGLIONAR

É o caso-índice da maioria das epidemias. O quadro inicia-se abruptamente com febre alta, calafrios, mialgia, dores generalizadas, inapetência, prostração e náuseas. O paciente mostra-se toxemiado e pode ocorrer dissociação pulso-temperatura (sinal de Faget), mas habitualmente o pulso é rápido e irregular, detectando-se taquicardia e hipotensão arterial.

As manifestações gastrointestinais ordinariamente são relevantes: a dor abdominal e os vômitos ocorrem em mais de 50% dos casos, uma diarreia abundante pode proceder a obstipação inicial, a sede é intensa e existe oligúria/anúria. A detecção de hepatoesplenomegalia é frequente.

O comprometimento neurológico é comum, sendo as crianças particularmente suscetíveis. Pode se expressar por cefaleia cruciante, delírio, agitação ou apatia, incoordenação motora e comprometimento dos movimentos voluntários no evolver do quadro. Deve-se atentar para o aparecimento de disartria e de alucinações auditivas e visuais. Os delírios, convulsões e coma são manifestações de péssimo prognóstico.

O bubão surge nas primeiras 36 horas após a irrupção da febre, mas mesmo antes do seu aparecimento, 1/3 dos pacientes queixa-se de dor ou refere tensão na região. A pele apresenta-se distendida, brilhante, com coloração vermelho escuro, às vezes hemorrágica, e raramente ulcerada. Comumente, eles são únicos, com o seu tamanho variando de 1 a 10 cm, de formato arredondado ou ovalar, inicialmente móveis, mas logo aderem aos planos profundos. São extremamente dolorosos, levando o paciente a assumir atitudes antálgicas, inclusive abdução ou rotação do membro afetado.

A maioria dos bubões, de 75 a 90%, por conta da localização das picadas das pulgas, são ínquino-crurais, os axilares correspondem a 20% e os cervicais a 10%. O acometimento das outras cadeias é raro, assim como o são a linfangite e a celulite. A ocorrência de bubões profundos, intratorácicos e abdominais, complica o diagnóstico. A supuração dos bubões com flutuação ocorre ocasionalmente e, apesar de lenta, até duas semanas, há resolução após o tratamento antimicrobiano. O bubão axilar é encontrado na meningite pestosa, enquanto o cervical pode ocorrer na exposição a aerossóis (faringite e pneumonia primária), em casos de sepse, ingestão de carne crua de animais infectados e quando a porta de entrada é o pescoço.

Os quadros clínicos típicos tendem a se tornar menos frequentes pelo uso indiscriminado de antimicrobianos. Se o tratamento da peste bubônica não for instituído precocemente haverá agravamento dos sintomas, principalmente dos distúrbios cardiovasculares, e a morte ocorrerá dentro de uma semana, após uma síncope grave ou de um curto período de coma, 2 a 3 dias. Nessa situação, as manifestações hemorrágicas e necróticas são frequentes.

O tratamento eficaz proporciona uma rápida regressão dos sintomas gerais e do bubão, por reabsorção ou fistulização, evitando a ocorrência de complicações. A convalescença é arrastada, com prostração grave e possíveis recaídas, pois a imunidade conferida pela doença é insatisfatória, podendo ocorrer morte súbita. As complicações tornaram-se menos frequentes após o advento dos antimicrobianos, inclusive nas gestantes, que apresentavam elevada letalidade, perda fetal e infecção perinatal.

PESTIS MINOR OU AMBULATÓRIA

Caracteriza-se por manifestações gerais leves, adenopatia discreta e pouco dolorosa, que tende à supuração e à cura completa, constituindo uma forma mitigada da peste bubônica. No Nordeste brasileiro são denominadas "íngua de frio" e podem corresponder à infecção de indivíduos parcialmente resistentes à *Y. pestis,* pois ocorrem simultaneamente a casos graves durante a mesma epidemia.

PESTE SEPTICÊMICA

O diagnóstico da forma primária é dificílimo sem o conhecimento prévio de ocorrência de casos de peste, e se o profissional não dispuser de um bom apoio laboratorial, tanto que no início das epidemias passará despercebida se a realização de hemoculturas não for rotina. Nesses casos pode haver grande quantidade de bacilos no sangue e sua presença demonstrada em esfregaços do sangue periférico, o que constitui um péssimo prognóstico. O antecedente de uma picada de pulga ou manuseio de objetos ou animais contaminados nem sempre serão lembrados perante uma doença que evolui avassaladoramente. A peste septicêmica secundária, por sua vez, é consequência de um tratamento tardio ou inadequado de uma peste bubônica – 2 a 6 dias após a sua eclosão – e também ocorre no estágio final da pneumônica, determinando elevadas taxas de letalidade.

A peste septicêmica primária inicia-se fulminantemente com febre elevada, calafrios, vômitos, diarreia, dor abdominal, e não há bubões em até 20% dos casos. No evolver, pode apresentar hipotermia e o paciente tende ao choque, com hipotensão refratária, taquicardia e taquipneia, há cianose e sinais de CIVD – hemorragias cutâneas, mucosas, serosas e viscerais, além de trombose nos vasos acrais, determinando necrose de extremidades. As complicações mais frequentes são pneumonia, meningite, abscessos hepáticos e esplênicos e linfoadenopatia generalizada. A morte ocorre após 2 ou 3 dias de coma.

PESTE PNEUMÔNICA

A forma primária origina-se da inalação de aerossóis, enquanto a secundária ocorre por disseminação hematogênica nos casos de peste bubônica e septicêmica que não receberam a assistência adequada. Nos Estados Unidos, 28% das formas primárias foram transmitidas por gatos domésticos e 12% das secundárias foram complicações de casos bubônicos. É considerada a forma maior da doença por sua gravidade e elevada letalidade na ausência de tratamento oportuno. A maioria dos textos refere que ela é extremamente contagiosa,

mas a análise de dados coligidos desde a epidemia da Manchúria (1910-1911) permite afirmar que a transmissão entre humanos é menos frequente do que se acreditava, afetando menos de 10% dos contatos íntimos.

A pneumonia primária é um quadro fulminante, que, após uma incubação de 1 a 7 dias (média de 2 a 4), inicia-se subitamente e evolui com febre alta, calafrios, prostração, náuseas, cefaleia e mialgia. Após 20 a 24 horas surge tosse seca, que progressivamente torna-se produtiva, mucosa, espumosa, às vezes purulenta, com poucos bacilos. Logo, surgem os hemoptoicos que se agravam no decorrer do tempo, com o paciente eliminando grandes inóculos nas suas últimas horas de vida.

Há dor torácica, com insuficiência respiratória, edema pulmonar, dispneia, cianose, hipotensão arterial, arritmias e, na falta de tratamento adequado, toxemia, diátese hemorrágica, obnubilação, delírios, choque, coma e morte. As manifestações digestivas podem ser proeminentes: dor abdominal, vômitos e diarreia. Há uma desproporção entre os sinais estetacústicos e as graves manifestações da pneumonia pestosa à ausculta quando comparada com a de outras pneumonias bacterianas. Obviamente, na pneumonia secundária o paciente vem doente alguns dias antes do comprometimento pulmonar.

O risco de surtos de pneumonia secundária deve ser considerado, exigindo-se, portanto, a adoção rigorosa de todos os procedimentos de biossegurança durante o atendimento.

MENINGITE PESTOSA

A ocorrência da forma primária é incomum e os casos secundários, a grande maioria, surgem uma semana ou mais após o início de uma peste bubônica e pode afligir pacientes, geralmente crianças, tratados com doses subterapêuticas ou com antimicrobianos ineficazes *in vivo,* como os β-lactâmicos, macrolídeos e azalídeos. A letalidade é elevada. O quadro clínico é semelhante ao das outras meningites bacterianas, e os bacilos e a endotoxina frequentemente são detectados no líquido cefalorraquidiano (LCR), bem como uma pleiocitose neutrofílica, hipoglicorraquia e hiperproteinorraquia. Em 60% desses pacientes podem ser encontrados bubões axilares.

PESTE EM CRIANÇAS

O pediatra defronta-se com dificuldades para firmar o diagnóstico de peste, pois a doença habitualmente não é considerada no diagnóstico sindrômico das doenças febris nem das adenomegálicas nessa faixa etária. A hipótese diagnóstica muitas vezes nem chega a ser aventada, mesmo em áreas endêmicas ou quando do retorno de focos naturais, o que implica risco de ocorrência da forma pneumônica.

O quadro clínico assemelha-se aos dos adultos, mas a criança pode chegar ao hospital apresentando febre e comprometimento neuropsiquiátrico e sem um bom atendimento a hipótese não será considerada. O diagnóstico e o tratamento tardios são responsáveis por evoluções desfavoráveis nessa faixa etária e ela apresenta algumas peculiaridades: a) os casos de peste bubônica apresentam um maior risco de evoluírem com pneumonia e meningite; b) convulsões, em virtude do processo toxêmico ou da meningite pestosa; c) vômitos são mais frequentes no início do quadro; e d) a ocorrência de gânglios retroperitoneais, que poderiam justificar os vômitos e a dor abdominal.

Nos relatos de casos constata-se que poucas vezes a hipótese é considerada à internação: no seu início, os casos expressam-se clínica e laboratorialmente como uma doença sistêmica febril aguda ("virose?") e a internação ocorre, em média, no terceiro dia de doença, com a febre cessando após, aproximadamente, seis dias de tratamento com um antimicrobiano eficaz.

PESTE E BIOTERRORISMO

A *Y. pestis* vem sendo utilizada como arma desde o século XIV, quando os tártaros sitiaram Caffa (atual Feodosia, na Ucrânia) e catapultaram cadáveres infectados para o interior dos seus muros. Na Segunda Guerra Mundial, a Unidade 731 do exército japonês lançou de aviões pulgas infectadas sobre cidades da Manchúria, causando milhares de mortes. Durante a "guerra fria" os Estados Unidos e a URSS continuaram aperfeiçoando a *Y. pestis* como arma de guerra sob a forma de aerossol, dispensando o vetor.

Atualmente, a *Y. pestis* não é considerada uma boa arma bélica, pois os exércitos dispõem de armas de destruição mais eficazes nos seus arsenais, mas para fins terroristas, quando se visa o caos e o pavor, ela é insubstituível.

Na classificação do *Centers for Diseases Control and Prevention* (CDC) para micro-organismos com risco potencial para ataques terroristas, a *Y. pestis* consta no grupo A, o prioritário, por sua disponibilidade nas diversas regiões do mundo, possibilidade de produção em massa e disseminação por aerossol, potencial de disseminação e elevada letalidade da peste pneumônica.

A peste urbana atualmente é apanágio de algumas localidades africanas e o grande risco para as cidades de países ricos é uma epidemia de pneumonia pestosa em decorrência de um ataque terrorista. Esse tipo de ocorrência constitui uma demanda extremamente complexa, pois o seu controle exige uma intervenção e uma logística totalmente distintas das utilizadas na peste enzoótica, extremamente dispendiosa e absolutamente desconhecida pela sociedade e pela maioria dos profissionais de saúde.

DIAGNÓSTICO DIFERENCIAL

A hipótese de peste deve ser obrigatoriamente considerada no diagnóstico diferencial das doenças febris agudas, adenomegálicas ou não, e das pneumopatias que evoluem gravemente em pacientes previamente saudáveis, residentes ou procedentes de áreas focais. A noção de que o diagnóstico é realizado mais facilmente nas zonas enzoóticas não corresponde à realidade, pois alguns casos são identificados tardiamente, já durante a internação ou *post mortem*.

O diagnóstico constitui um desafio ainda maior nas zonas indenes perante um caso autóctone se os antecedentes epidemiológicos não forem investigados. A peste é proteiforme e mimetizará um sem número de doenças, sendo extremamente difícil a sua identificação no início das epidemias,

principalmente se os primeiros casos forem de *pestis minor*, peste septicêmica ou pneumônica. As petéquias de uma peste septicêmica primária certamente a levarão a ser confundida com uma meningococcemia ou uma dengue grave.

O diagnóstico indiscriminado de infecções sexualmente transmissíveis (IST) para doenças febris que cursam com linfoadenopatia ínguino-crural deve ser bem avaliado, pois pode, circunstancialmente, encobrir o início de uma epidemia de peste. As alterações do trânsito intestinal, obstipação antecedendo a diarreia, e dor abdominal podem conduzir a hipóteses equivocadas, de uma toxi-infecção alimentar a uma febre tifoide ou mesmo de um abdome agudo.

Uma conduta que pode aumentar a acurácia do diagnóstico é a adoção rigorosa da definição de suspeito. Na peste, o suspeito é: a) sintomático ganglionar, um paciente que apresenta quadro agudo de febre em área focal e que evolui com adenite dolorosa sem linfangite; e b) aquele procedente de área com peste pneumônica e que de 1 a 12 dias após apresente pneumonia grave e evolua com hemoptoicos e, provavelmente, com manifestações gastrointestinais. No que tange à peste septicêmica, nas áreas pestígenas todos os casos de sepse de origem comunitária, especialmente os procedentes da zona rural, devem ser considerados suspeitos e submetidos obrigatoriamente aos exames de rotina e a uma terapêutica eficaz. A hipótese robustece-se se houver comemorativos epidemiológicos, tais como uma epizootia entre roedores.

O diagnóstico diferencial da peste bubônica é um exercício complexo: linfogranuloma venéreo, sífilis, toxoplasmose, mononucleose, citomegalovirose, histoplasmose aguda, tularemia, tuberculose, adenites de quaisquer etiologias, ricktesioses, febre tifoide, septicemias e neoplasias.

As linfoadenopatias inguinais e ileofemorais já foram confundidas com hérnias estranguladas. O comprometimento dos linfonodos ileofemorais e retroperitoneais, nos casos septicêmicos, poderão causar um quadro clínico compatível com um abdome agudo cirúrgico, o que constitui um perigo para a equipe, pelo risco de ocorrência da pneumonia primária em decorrência da formação de aerossóis durante o procedimento.

Os primeiros casos da síndrome cardiopulmonar por hantavírus (SCPH), diagnosticados no oeste dos Estados Unidos, em 1993, foram inicialmente confundidos com a pneumonia pestosa, uma vez que nessa região são notificados, em média, 10 casos de peste anualmente. A distribuição geográfica da SCPH sobrepõe-se à da peste por conta dos hospedeiros comuns, o que confere uma importância ainda maior a esse diagnóstico diferencial, pois ambas têm elevada letalidade. A forma pneumônica também deve ser distinguida do antraz, melioidose, pneumonias atípicas, psitacose, febre Q, pneumonias necrosantes, tuberculose, infecções por fungos, influenza e leptospirose. Há relato de casos em que as manifestações gastrointestinais foram exuberantes e dificultaram o diagnóstico.

A suspeita de peste septicêmica primária é algo excepcional na ausência de comemorativos epidemiológicos. O diagnóstico será eminentemente laboratorial, exigindo pessoal qualificado, o que é infrequente nos locais onde a doença grassa, além do que os sistemas automatizados de identificação bacteriana podem resultar em diagnósticos equivocados.

A sua distinção com malária, tifo, febre tifoide e toda a sorte de sepses pode ser difícil. A dor abdominal, com náuseas e vômitos, pode sugerir um quadro de abdome agudo. No Brasil, deve-se atentar para algumas situações: ela pode ser confundida com casos de dengue grave e outras febres hemorrágicas, a meningococcemia e a leptospirose, cabendo ao profissional conhecer a nosologia regional e, durante o atendimento, esmerar-se na pesquisa dos antecedentes epidemiológicos (vacinação, viagens, contato com suspeitos), elaborar uma anamnese calcada na cronologia dos eventos.

DIAGNÓSTICO LABORATORIAL
EXAMES INESPECÍFICOS

Expressam somente a ocorrência de uma doença infecciosa grave. Assim sendo, podem somente consubstanciar uma hipótese bem fundamentada na clínica e epidemiologia, mas isoladamente não proporcionarão maiores subsídios, exceto que se trata de uma situação de risco. Pragmaticamente, devem ser solicitados todos os exames necessários para avaliar as disfunções do paciente.

No eritrograma, observam-se esquizócitos e o leucograma típico apresenta leucocitose (20.000/mL, variando de 6.000 a 100.000/mL), com marcante desvio para a esquerda e presença de granulações tóxicas e vacúolos nos neutrófilos, inclusive com reações leucemoides, principalmente em crianças, podendo haver linfocitose. Na plaquetometria pode-se detectar trombocitopenia. Nas áreas endêmicas, a combinação de leucocitose superior a 20 mil células e plaquetopenia é um dado que fortalece a hipótese. Na forma septicêmica pode-se observar desde leucopenia à leucocitose (3.000 a 70.000), com desvio para a esquerda.

Quando há a suspeita de CIVD os seguintes exames devem ser realizados: contagem de plaquetas e esfregaço de sangue periférico, TP, TTPa, TT, dosagem de fibrinogênio e dímero-D. Os níveis elevados das escórias nitrogenadas, as alterações de aminotransferases, fosfatase alcalina, LDH e bilirrubinas sugerem disfunção múltipla de órgãos.

A experiência em radiologia na peste é limitada e as lesões podem ser compatíveis com pneumonia, broncopneumonia ou ainda com tuberculose, pois se observam infiltrados intersticiais, condensações e cavitações. O infiltrado alveolar bilateral em lobos inferiores é o achado mais frequente. Um estudo de uma série de nove casos secundários permitiu concluir que 100% apresentaram infiltrado alveolar; 55%, efusão pleural e um caso evoluiu com cavitação três semanas após o início da doença. A detecção de bacilos Gram-negativos com coloração bipolar à bacterioscopia do escarro fortalece a hipótese de peste.

EXAMES ESPECÍFICOS

A infecção pela *Y. pestis* em animais e no homem é classicamente diagnosticada por técnicas bacteriológicas e sorológicas, e o recente aporte das técnicas moleculares a esse arsenal favoreceu ainda mais a confirmação diagnóstica.

O diagnóstico de um caso suspeito torna obrigatória a coleta adequada de espécimes e o seu imediato envio aos laboratórios de referência, que devem ser informados da remessa para que sejam tomadas as medidas adequadas à recepção das amostras. Os procedimentos diagnósticos exigem condições especiais: as culturas e inoculações em animal devem ser realizadas em laboratório com nível 3 de biossegurança (NB3), enquanto os testes sorológicos podem ser realizados em condições NB2.

Para o diagnóstico bacteriológico ou molecular, coletam-se diferentes espécimes, de acordo com a forma clínica da doença: sangue e fluido do bubão se o paciente apresentar a forma bubônica. Em casos de peste pneumônica é coletado o escarro ou o lavado brônquico, além de sangue. Em morte recente é possível obter material por meio de punção do bubão, de veia superficial ou do coração. Até a década de 1970, a exumação era um procedimento recomendado, e nela amputava-se ou desarticulava-se o segundo quirodáctilo. É importante obter-se a maior variedade possível de espécimes: sangue, fluido do bubão, escarro, LCR etc. Nos roedores coletam-se amostras de sangue, fígado, baço e quando a decomposição for avançada retira-se o fêmur para obtenção da medula óssea, onde o bacilo pestoso é abundante. As técnicas bacteriológicas e moleculares também podem ser utilizadas para identificação da *Y. pestis* nos vetores.

As amostras para o diagnóstico bacteriológico de peste podem ser conservadas no meio de conservação e transporte de Cary & Blair, em que a *Y. pestis* se mantém durante várias semanas à temperatura ambiente.

O diagnóstico bacteriológico é realizado por meio de: a) cultivo e sensibilidade das culturas à ação de bacteriófago específico, que determina a lise das colônias bacterianas; b) inoculação em animais de laboratório; c) bacterioscopia em esfregaços corados pelo método de Gram ou pelos corantes de Wayson ou pelo Azul de Loeffler, que revela o aspecto bipolar dos bacilos; d) coloração com anticorpos fluorescentes específicos para o F1 (imunofluorescência direta – IFD); e e) testes com fitas reagentes para detecção de F1 com base em reação imunocromogênica. Em razão da pouca reatividade da *Y. pestis*, os sistemas automatizados de identificação microbiana, usualmente empregados em laboratórios de análises clínicas, falham na sua identificação, podendo identificá-la como *Shigella* spp., *Salmonella* H_2S-negativa, *Acinetobacter* spp., *Yersinia pseudotuberculosis* e *Pseudomonas luteola*, dentre outros. Análises do proteoma bacteriano por técnicas de espectometria de massa (MALDI-TOF) têm sido utilizadas com significativa acurácia para identificação de *Y. pestis* e outras espécies do gênero.

No diagnóstico sorológico, em que se pesquisa a presença de anticorpos contra a *Y. pestis*, é obtido o soro sanguíneo de pacientes e, se possível, dos contatantes. A soroconversão ocorre após uma a duas semanas do início dos sintomas, em alguns pacientes mais cedo (cinco dias) e outros não a fazem. Para o diagnóstico, devem ser coletadas duas amostras de soro, uma na fase aguda da doença e outras, três semanas após. A doença é confirmada quando há um aumento de quatro vezes no título da reação. Para testes sorológicos nos animais é obtido o soro dos roedores capturados vivos e de cães e gatos das áreas focais e regiões adjacentes (vigilância sorológica).

O diagnóstico sorológico é realizado habitualmente pelo teste de hemaglutinação (HA) para detecção de anticorpos anti-F1, e sua especificidade é controlada pelo teste de inibição da hemaglutinação (HI). Os testes imunoenzimáticos (Elisa) para detecção de IgM ou IgG e para a captura do antígeno F1 têm a desvantagem de exigir a utilização de diferentes anticorpos espécie-específicos nos testes com soros humanos, de roedores, cães, gatos etc.

As técnicas moleculares permitem um rápido diagnóstico da peste, dispensam o cultivo das amostras e são exequíveis mesmo quando as bactérias estão inviáveis. Diversos protocolos com base na reação em cadeia da polimerase (PCR) e suas variações foram desenvolvidos para o diagnóstico em material humano ou animal por meio da identificação de marcadores específicos, presentes nos plasmídeos e/ou no cromossomo da *Y. pestis*.

TRATAMENTO

A orientação do CDC, que recomenda o isolamento restrito dos pacientes nas primeiras 48 horas do tratamento, justifica-se pelo risco de sobrevirem complicações como a pneumonia. A internação deve ocorrer em hospitais com unidades de terapia intensiva (UTI), pois eles podem exigir monitoração dinâmica e correção dos distúrbios hidroeletrolíticos e ácido-básicos, além de combate à sepse, evitando o choque, a SARA, a CIVD e a disfunção múltipla de órgãos. Na maioria dos casos, em pacientes sem manifestações respiratórias, basta a observação rigorosa nas primeiras horas de tratamento, visando à detecção precoce e ao combate de um possível choque endotóxico.

A drenagem cirúrgica do bubão é contraindicada e a necrose distal exigirá a intervenção de angiologistas e de cirurgiões plásticos, prescrevendo bloqueadores simpatomiméticos ou amputando o segmento. A *Y. pestis* pode persistir nos tecidos necróticos após tratamento eficaz e hemoculturas negativas, o que exige excisões com ampla margem de segurança.

A análise dos casos ocorridos nos últimos 50 anos permite afirmar que a maioria das mortes se deve a falhas na instituição do tratamento oportuno. Se ele for precoce e intensivo, observa-se que o eritema que circunda o bubão desaparecerá após 24 horas do seu início e a febre e outros sintomas após 3 a 5 dias, reduzindo-se a letalidade a valores inferiores a 10%. O fenômeno da resistência, apesar de raro, deve ser considerado em quadros que não evoluem favoravelmente, pois registrou-se a emergência de cepas multirresistentes em Madagascar e às quinolonas na Rússia.

A demora, por sua vez, permite um crescimento logarítmico da carga bacteriana, o que também aumenta o risco de ocorrência de reações do tipo Jarisch-Herxheimer quando for instalado o tratamento, agravando ainda mais o quadro, o que põe em xeque as "doses de ataque". A coleta de espécimes para os exames bacteriológicos deve ser realizada antes do uso do antimicrobiano, mas o tratamento não pode ser retardado à espera da confirmação laboratorial.

A análise de risco *versus* benefício do tratamento antimicrobiano deve ser ponderada, considerando a rápida evolução da doença e o risco de morte presente em todos os casos. Não há ensaios controlados sobre o tratamento e ele fundamenta-se na experiência acumulada, pois a extrapolação dos resultados de estudos experimentais para humanos é difícil e alguns deles ainda não foram chancelados pelas agências reguladoras de medicamentos, apesar de aceitos pela comunidade científica. Os indivíduos imunodeprimidos receberão o mesmo tratamento, preferindo-se os antibióticos bactericidas. Na prática, observa-se que a *Y. pestis* contraria os resultados do antibiograma, apresentando pouca ou nenhuma sensibilidade aos antibióticos β-lactâmicos (penicilinas, cefalosporinas, cefamicinas, carbapenemas e monobactâmicos), macrolídeos (eritromicina, claritromicina, roxitromicina e miocamicina) e aos azalídeos (azitromicina). Assim sendo, eles não devem ser utilizados na quimioprofilaxia ou no tratamento.

AMINOGLICOSÍDEOS

São os antimicrobianos de eleição e a estreptomicina, prescrita desde 1946, é considerada o padrão-ouro. Atualmente, a gentamicina é a melhor indicação, e a amicacina é considerada uma excelente opção, apesar da experiência com ela ainda ser pequena.

Na prescrição da estreptomicina, devem ser consideradas algumas restrições: baixa penetração no SNC e reduzida absorção em situações de baixa perfusão se for utilizada a via intramuscular (IM). Outro óbice é a sua quase indisponibilidade no mercado, o que justifica a crescente preferência concedida à gentamicina.

É indicação formal nos casos de pneumonia, devendo ser iniciada precocemente. Recomenda-se a sua associação à tetraciclina ou ao cloranfenicol, principalmente com este, na vigência de formas graves, como a sepse e a meningite. A posologia é de 1 g de 12 em 12 horas para adultos e 30 mg/kg/dia para crianças, não ultrapassando 2 g/dia, por via IM, de 12 em 12 horas durante 10 dias.

A gentamicina é a alternativa à estreptomicina nas suas diversas indicações e assumiu o seu lugar no arsenal terapêutico, pois está disponível no mercado, é eficaz por via IM e IV, além de ser indicada para gestantes e crianças. A posologia é de 5 mg/kg/dia, de 12/12 horas, por 10 dias, valendo ressaltar que a concentração do aminoglicosídeo pode ser monitorada. Os recém-nascidos de mães infectadas deverão se submeter ao tratamento. Na vigência de falha terapêutica desses dois aminoglicosídeos, a amicacina é uma opção a ser considerada, pois habitualmente não há resistência cruzada. A sua posologia é de 15 mg/kg/dia, por via IM ou IV, de 12/12 horas, por 10 dias.

TETRACICLINAS

São classicamente consideradas drogas de eleição no tratamento de casos não complicados e na quimioprofilaxia. A doxiciclina pode ser prescrita nos casos pneumônicos, desde que haja tolerância oral, mas preferencialmente associada aos aminoglicosídeos, cloranfenicol ou fluoroquinolonas.

A prescrição da tetraciclina é de 500 mg, de 6/6 horas para adultos, e 20 a 40 mg/kg/dia para crianças, por via oral (VO), até um máximo de 2 g, por 10 a 14 dias. A doxiciclina é uma excelente opção na posologia de 100 mg de 12 em 12 horas ou 2,2 mg/kg/dia para crianças com menos de 45 kg. O risco de ocorrência de úlceras esofágicas é reduzido, se o paciente a ingerir com 100 mL de água e mantiver o tronco elevado por alguns minutos. Se necessário, pode ser utilizada por crianças, preferencialmente nas maiores de 8 anos, por ser tratamento de curta duração. A doxiciclina é a droga de escolha para a quimioprofilaxia por sua eficácia e comodidade.

CLORANFENICOL

É uma das drogas de eleição para o tratamento da meningite pestosa e para todos os casos que exijam uma boa penetração tecidual, como as endoftalmites, pleurites e miocardites, bem como nas situações em que haja baixa perfusão. É eficaz no tratamento de quaisquer formas de peste e sua associação aos aminoglicosídeos sempre deve ser considerada nas formas graves da doença. A posologia é de 50 mg/kg/dia, IV ou VO, de 6 em 6 horas, por 10 dias, com doses máximas na meningite, até 100 mg/kg/dia, IV, evitando-se ultrapassar 3 g/dia.

SULFONAMIDAS

A sulfadiazina salvou milhares de vidas a partir de 1938, mas atualmente é considerada droga de segunda linha. Os pacientes que a utilizam podem apresentar febre prolongada e, complicações, e assim sendo, só devem ser utilizadas quando outros antimicrobianos mais eficazes não estiverem disponíveis. A prescrição da sulfadiazina: 100 mg/kg/dia ou 1 g por VO, de 6/6 horas, até o máximo de 6 g/dia requerendo a alcalinização da urina. A associação sulfametoxazol-trimetoprima (cotrimoxazol) (adultos 160/800 mg ou 20 a 30 mg/kg/dia da sulfa, a cada 12 horas, por 10 dias) continua sendo utilizada largamente no tratamento da forma bubônica e quimioprofilaxia na África.

FLUOROQUINOLONAS

Equivalem-se à estreptomicina, o padrão-ouro, além de poderem ser utilizadas nas situações de má perfusão. O registro de efeitos indesejáveis graves justifica uma avaliação rigorosa da relação risco *versus* benefícios, devendo ser prescritas naqueles casos em que os outros antimicrobianos estão contraindicados. A sua utilização em crianças deve ser extremamente criteriosa, mas podem ser utilizadas nos casos graves se houver indicação. A sua prescrição: ofloxacina: 400 mg de 12/12 horas, VO; levofloxacina: 500/750 mg VO de 24/24 horas ou 500 mg IV, a cada 24 horas; ciprofloxacina, a mais experimentada: 500 a 750 mg em adultos e 40 mg/kg/dia VO para crianças 12/12 horas ou 400 mg ou 30 mg/kg/dia IV de 12/12 horas por 10 dias e moxifloxacino, 400 mg de 24/24 horas, por via IV ou VO, por 10 dias.

CONTROLE

As atividades de controle da peste, em campo, serviços de saúde e laboratórios devem ser realizadas exclusivamente por profissionais devidamente capacitados e em condições que proporcionem segurança ao indivíduo, equipe, ambiente e população. Exige-se, portanto, que os profissionais conheçam e adotem atitudes não somente contra os riscos biológicos, mas também contra os riscos físicos (arranhaduras, mordeduras, insolação) e químicos (inseticidas, reagentes), garantindo a qualidade dos procedimentos e a redução máxima possível dos riscos inerentes à prevenção, assistência e pesquisa.

MEDIDAS PREVENTIVAS

Elas visam à prevenção primária, reduzindo o risco do homem se expor à infecção. A vigilância da peste baseia-se na detecção da circulação da infecção nos focos por meio de estudos microbiológicos em pulgas/vetores e roedores/hospedeiros, além de inquéritos sorológicos entre animais sentinela/indicadores: roedores e outros pequenos mamíferos, especialmente entre carnívoros domésticos, o cão e o gato. No Brasil, desde 2008, esse rastreamento restringe-se quase exclusivamente à sorologia canina.

A população, no que lhe cabe, deve: a) conhecer e evitar os modos de infecção; b) combater sistematicamente os roedores por meio do saneamento ambiental e da construção de prédios à prova de ratos, a chamada antiratização, evitando fornecer-lhes abrigo, água e alimentos; c) a desratização (eliminação direta por meios mecânicos, físicos, químicos ou biológicos) será utilizada circunstancialmente, sendo precedida pela despulização, a eliminação das pulgas; d) informar-se sobre a ocorrência de epizootias e, detectando-as, notificá-las; e) usar repelentes em situações de risco; f) evitar acampar próximo a ninhos ou a cadáveres de roedores; g) não manipular animais doentes ou seus cadáveres, principalmente de roedores e lagomorfos; e h) utilizar coleiras antipulgas, tratar os cães e gatos, despulizando-os regularmente, e evitar o contato com os seus cadáveres.

O Estado deve realizar regularmente o monitoramento das populações dos roedores e pulgas, inquéritos microbiológicos entre eles e inquéritos sorológicos nos animais sentinela/indicadores, além de proteger navios, portos e armazéns com instalações e mecanismos à prova de ratos, bem como com medidas de antiratização, despulização e desratização.

A imunização ativa ainda é procedimento discutível, pois a imunidade que as vacinas disponíveis conferem não é satisfatória.

PREVENÇÃO SECUNDÁRIA

Confere-se especial prioridade ao diagnóstico precoce e ao pronto tratamento, garantindo o controle do paciente, dos contatos e do meio ambiente.

- Notificação imediata do caso suspeito ou de epizootia à autoridade local, considerando-se o algoritmo do atual Regulamento Sanitário Internacional (RSI). Conjunturalmente, a hipótese de terrorismo sempre deverá ser considerada na vigência de uma epidemia de peste pneumônica urbana.

- Hospitalização do paciente por 48 horas. A despulização do paciente e de suas roupas e bagagem com inseticida eficaz é essencial. No que tange às precauções, na peste bubônica e na septicêmica devem-se adotar as precauções padrão. As salas especiais, com pressão negativa, são desnecessárias e o paciente pode permanecer em quarto privado ou enfermaria com outros que tenham o quadro confirmado, com leitos guardando uma distância mínima de 1 metro. Já na pneumonia são requeridas as precauções para transmissão por gotículas, evitando-se o contágio por via respiratória até 48 horas após o início do tratamento com antibióticos eficazes, com culturas negativas e o paciente evoluindo favoravelmente. O paciente deve permanecer em quarto individual, mas, se não for possível, a centralização em enfermarias com casos confirmados é aceitável.

■ Estrita observação das normas de biossegurança: durante a hospitalização, até o descarte da hipótese da pneumonia, a equipe de saúde deverá usar capote, luvas, propés, óculos e máscara cirúrgica. O contato com a equipe será restrito ao indispensável, mantendo, sempre que possível, uma distância superior a 1 metro.

■ Desinfecção concorrente do esputo, secreções purulentas, fômites e das superfícies contaminadas, o que pode ser feito com solução de hipoclorito de sódio a 0,5%, etanol a 70%, glutaraldeído a 2%, formol e desinfetantes fenólicos. A autoclave deve ser usada a 120 °C por 30 minutos e a estufa a 160-170 °C por uma hora. Já a desinfecção terminal requer cuidados especiais e o cadáver será manipulado sob rigorosas e estritas medidas de segurança – óculos, máscaras, capotes impermeáveis, luvas grossas de borracha e botas, tal como nas autópsias. Os objetos pessoais deverão ser autoclavados e/ou incinerados.

■ A autópsia é um procedimento de alto risco e só deve ser realizada se houver justificativas relevantes do ponto de vista epidemiológico ou médico-legal, por profissionais devidamente treinados, em salas com pressão negativa e todo o aparato de proteção individual, inclusive máscaras P3. Na maioria das vezes, nessas circunstâncias, bastaria amputar ou desarticular o segundo quirodáctilo. O sepultamento deve ficar sob a responsabilidade de pessoal qualificado, mantendo-se todas as precauções. O banho e o embalsamamento do cadáver são proibidos, assim como o velório. O corpo deve ser transportado em invólucro impermeável e o caixão será lacrado, procedendo-se imediatamente a cremação ou o enterro em profundidade que impeça o acesso de roedores.

■ Despulizar os contatantes.

■ Quimioprofilaxia dos contatos íntimos de pacientes com peste pneumônica ou com história de contato com fluidos e tecidos potencialmente infectados, bem como das vítimas de acidentes laboratoriais, com suas temperaturas sendo verificadas duas vezes ao dia por 1 semana. O surgimento de febre ou tosse durante a profilaxia pós-exposição exige a internação hospitalar para elucidação. Os contatos de pacientes com peste bubônica devem ser acuradamente avaliados.

■ A aderência à quimioprofilaxia deve ser garantida, pois indivíduos aparentemente sadios terão as suas rotinas afetadas se tiverem que ingerir antimicrobianos, a cada seis horas, durante 1 semana, o que pode ser evitado com a prescrição da doxiciclina, a droga de eleição, ou do sulfametoxazol-trimetoprima, a cada 12 horas, com restrições, pela possibilidade de resistência. A ciprofloxacina, a cada 12 horas, e a levofloxacina, a cada 24 horas, devem ser consideradas, mas a sua prescrição deve ser bem avaliada em decorrência dos seus efeitos indesejáveis.

■ Na vigência de epidemias da pneumonia impõe-se a prescrição de doxiciclina ou de uma quinolona por sete dias e, na falta desses, o cloranfenicol a cada seis horas. A levofloxacina tornou-se a opção preferencial na peste pneumônica graças à sua eficácia e comodidade posológica (500 a 750 mg, a cada 24 horas, por 10 dias). O contatante que se recusar a receber a quimioprofilaxia deve permanecer sob quarentena durante sete dias.

■ Investigar as fontes de infecção e os contatos, localizando-se todos os expostos à peste pneumônica, animais doentes ou mortos e suas pulgas. Avaliar os casos, tratar os doentes, instituir a quimioprofilaxia para os que a necessitarem, iniciar a despulização e desenvolver medidas contra os roedores.

MEDIDAS EM CASO DE EPIDEMIA

Os municípios das áreas pestosas devem elaborar um plano de contingência, viabilizando uma intervenção eficaz, brindando as vigilâncias epidemiológica, entomológica, bacteriológica, sanitária e ambiental, a assistência e o apoio laboratorial, determinando fluxos e assegurando apoios e recursos.

■ Instituir uma "sala de situação".

■ Investigar todas as mortes por doença febril aguda, proceder a busca ativa ampla e intensiva, e proteger os contatos.

■ Despulizar é a medida mais importante no controle da disseminação da peste e uma área compreendida num raio de 6 km do local de ocorrência do caso deverá ser tratada com desratização e a antiratização concomitantes. A resistência aos inseticidas é fato relevante e o perfil da fauna sifonáptera deve sempre ser atualizado, o que se pode estender aos raticidas nos processos de desratização.

■ Informar e educar intensivamente a população, evitando-se o pânico.

■ Capacitar emergencialmente os profissionais de saúde no diagnóstico e manejo dos pacientes.

■ Controlar o acesso da população aos antimicrobianos nas farmácias e drogarias, evitando-se situações de pânico como a ocorrida na Índia, em 1994, quando o estoque desses medicamentos foi esgotado, sem quaisquer benefícios para a comunidade.

■ A redução da morbimortalidade em ações bioterroristas está diretamente relacionada com à precocidade do desencadeamento das ações de controle, ao uso de máscaras cirúrgicas e buscas ativas abrangentes e intensivas, com tratamento dos casos e quimioprofilaxia pós-exposição dos contatos. É uma emergência que exige a participação de todas as instâncias políticas e da sociedade e é imprescindível a instituição de uma "sala de situação" composta por profissionais competentes e com poder de mando, pois as demandas são extraordinárias e somente uma ação rigorosa e bem concatenada pode superá-las. A quarentena é um procedimento, cuja adoção exige acurada avaliação sob quaisquer circunstâncias, mas em 2009, uma epidemia de peste pneumônica, de pequena magnitude, justificou a sua decretação pelo governo chinês numa cidade de 10 mil habitantes, Ziketan, o que novamente ocorreu em 2014, em Yumen, com 100 mil habitantes.

BIBLIOGRAFIA SUGERIDA

Butler T. Plague gives surprises in the first decade of the 21st century in the United States and worldwide. American Journal of Tropical Medicine and Hygiene. 2013;89(4):788-93. doi:10.4269/ajtmh.13-0191.

Demeure CE, Dussurget O, Mas Fiol G, Le Guern AS, Savin C et al. Yersinia pestis and plague: an updated view on evolution, virulence determinants, immune subversion, vaccination, and diagnostics. Genes Immun. 2019 May;20(5):357-30.

Drancourt M, Raoult D. Molecular history of plague. Clinical Microbiology and Infection. 2016;22(11):911-5.

Goel S, Kaur H, Gupta AK et al. Socio-epidemiological determinants of 2002 plague outbreak in Himachal Pradesh, India: a qualitative study. BMC Public Health. 2014;14:325. doi: 10.1186/1471-2458-14-325 14:325.

Mead PS. Plague in Madagascar – A Tragic Opportunity for Improving Public Health. New England Journal of Medicine. 2018;378:106-8. doi: 10.1056/NEJMp1713881.

Oyston PCF, Williamson D. Plague: Infections of Companion Animals and Opportunities for Intervention. Animals. 2011;1(2):242-55.

Schaffer PA, Brault SA, Hershkowitz C, Harris L, Dowers K, House J et al. Pneumonic Plague in a Dog and Widespread Potential Human Exposure in a Veterinary Hospital, United States. Emerging Infectious Diseases. 2019;25(4):800-3. Disponível em: https://dx.doi.org/10.3201/eid2504.181195.

Schneider MC, Najera P, Aldighieri S et al. Where does human plague persist in Latin America? PLoS Neglected Tropical Diseases. 2014;8(2):e2680.

Spyrou MA, Rezeda I, Tukbatova RI et al. Analysis of 3800-year-old Yersinia pestis genomes suggests Bronze Age origin for bubonic plague. Nature Communications. 2018; 9:2234. doi: 10.1038/s41467-018-04550-9.

Sun YC, Jarrett CO, Bosio CF et al. Retracing the evolutionary path that led to flea-borne transmission of Yersinia pestis. Cell Host Microbe. 2014;15(5):578-86.

Tavares C, Aragão AI, Leal NC et al. The plague in Brazil: from now and then. In: Almeida AMP, Leal NC (eds.). Advances in Yersinia Research. Advances in Experimental Medicine and Biology. 2012;954:69-77.

Vogler AJ, Sahl JW, Leal NC, Sobreira M, Williamson CHD, Bollig MC, et al. A single introduction of Yersinia pestis to Brazil during the 3rd plague pandemic. PLoS ONE. 2019;14(1):e0209478. Disponível em: https://doi.org/10.1371/journal.pone.0209478.

WHO. Plague around the world, 2010–2015. Weekly epidemiological record. 2016;91:89-104. Disponível em: http://www.who.int/wer.

Yang R. Plague: Recognition, Treatment, and Prevention. J Clin Microbiol. 2017 Dec 26;56(1). pii: e01519-17.

Salmoneloses

Leila Carvalho Campos

Salmonella spp. representa uma das principais causas de intoxicação alimentar nos últimos 100 anos. Aproximadamente 16 milhões de casos de febre tifoide, 1,3 bilhão de casos de gastroenterites e 3 milhões de óbitos envolvendo esta bactéria são reportados anualmente em todo o mundo.

O gênero *Salmonella* pertence à família *Enterobacteriaceae* e consiste de bacilos Gram-negativos, anaeróbios facultativos e geralmente móveis por flagelos peritríqueos. Esses micro-organismos infectam o homem e praticamente todos os animais domésticos e selvagens, incluindo pássaros, répteis e insetos. Quanto ao metabolismo, as salmonelas são capazes de utilizar o citrato como única fonte de carbono e lisina como fonte de nitrogênio e produzem sulfeto de hidrogênio (H_2S).

O termo "salmonelose" é, geralmente, usado para designar as infecções intestinais causadas pelas salmonelas não pertencentes aos sorovares *Typhi* e *Paratyphi*, que causam as febres entéricas ou febre tifoide e paratifoide. As infecções intestinais causadas pelos demais sorovares se apresentam, na maioria das vezes, sob a forma de gastroenterites agudas, embora a salmonela possa cair na circulação sanguínea, causando bacteremias e infecções extraintestinais. A ocorrência dessas complicações depende de uma série de fatores relacionados com o hospedeiro e o tipo de salmonela.

ETIOLOGIA

Na classificação atual, o gênero *Salmonella* é dividido em duas espécies, *S. bongori* e *S. enterica*. *S. bongori* é mais primitiva evolutivamente e foi separada de seu ancestral comum, *Escherichia coli*, cerca de 100 a 160 milhões de anos atrás (Figura 60.1.1). *S. enterica*, por sua vez, é subdividida em subespécies, designadas por números romanos. Entretanto, esta divisão em espécies e subespécies apresenta pouca importância prática em Medicina e Epidemiologia. Na rotina, utiliza-se um esquema de identificação denominado "esquema de Kaufmann-White-Le Minor", que divide as salmonelas em sorovares, tendo por base a composição antigênica das salmonelas de acordo com três grupos de estruturas de superfície presentes na bactéria, o lipopolissacarídeo (LPS) ou antígeno somático (O), o flagelo (H) e o polissacarídeo capsular (Vi) (Tabela 60.1.1). Este último sendo encontrado apenas em três sorovares de *Salmonella* (*S. Typhi*, *S. Paratyphi* e *S. Dublin*).

A expressão de antígenos flagelares, codificados pelos genes *fli*C e *flJ*b, ocorre em dois estágios, conhecidos como fase I (antígenos H1) e fase II (antígenos H2). A expressão dos antígenos flagelares H1 e H2 é controlada por um mecanismo de variação de fase e os sorovares que expressam dois tipos de flagelinas são definidos como difásicos, enquanto aqueles com apenas uma fase de antígeno flagelar são chamados "monofásicos". A descrição de um sorovar de *Salmonella* é realizado de acordo com uma fórmula convencional que compreende uma lista sequencial dos antígenos O, H1 e H2 separados por dois pontos. Nos casos em que o antígeno Vi está presente, é indicado entre parênteses após a listagem dos antígenos O. *S. enterica* sorovar *Typhi*, por exemplo, é relatado como "9,12, [Vi]: d: -," em que seus antígenos O são "9" e "12", o antígeno capsular é "Vi", "d" é o antígeno H1 de fase 1 e o sinal de menos indica que, uma vez que *S. Typhi* é monofásico, não expressa antígenos H2.

Um total de 22 sorovares antigenicamente distintos foram identificados em *S. bongori*. Por sua vez, *S. enterica* tem 2.659 sorovares diferentes, dos quais 1.586 pertencem a *S. enterica* subsp. I.

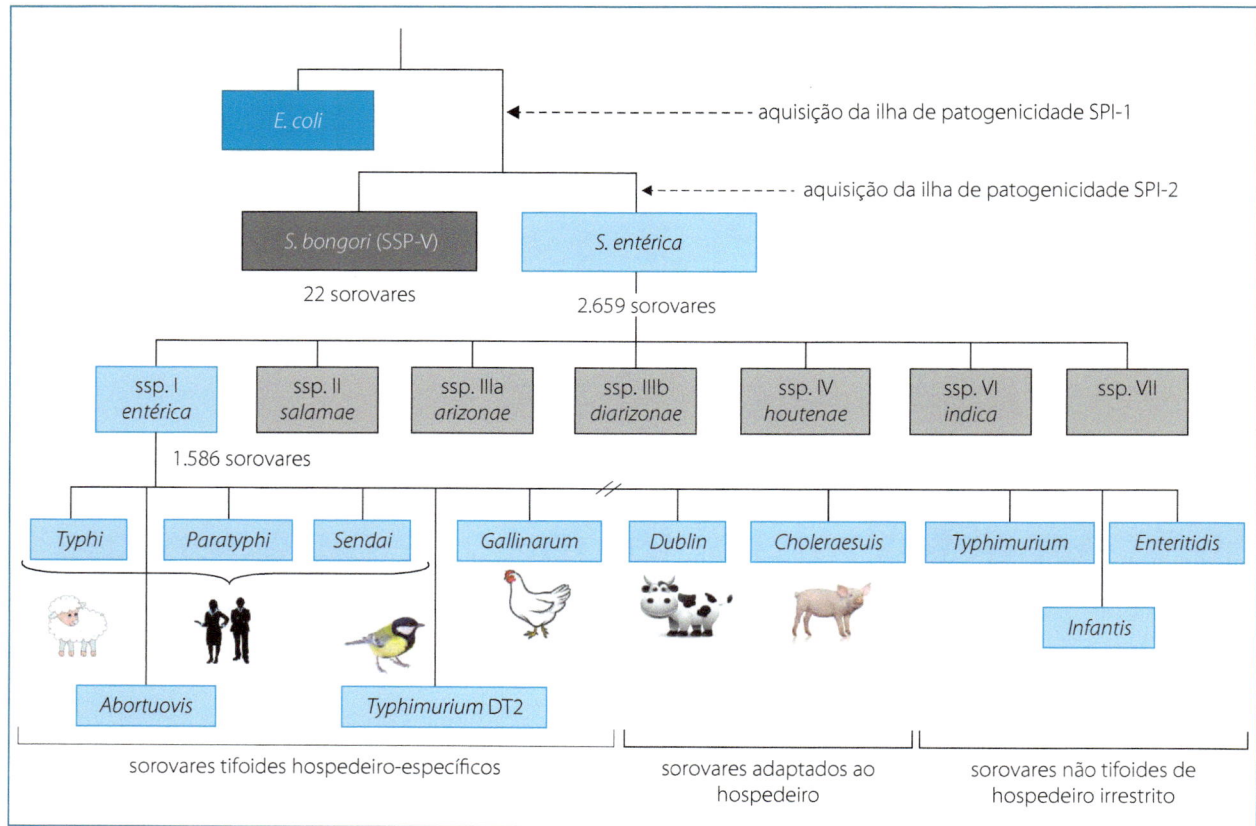

FIGURA 60.1.1 Características dos grupos filogenéticos do gênero *Salmonella*.
Fonte: Adaptada de Gal-Mor O. Persistent infections and long-term carriage of typhoidal and nontyphoidal Salmonellae. Clin. Microbiol. Rev., 2019;32:-pii: e00088-18. doi: 10.1128/CMR.00088-18.

Sorovar	Fórmula antigênica			
	Grupo	Antígeno O	Antígeno H	
			Fase 1	Fase 2
S. Paratyphi A	O:2 (A)	1,2,12	a	[1,5]*
S. Paratyphi B	O:4 (B)	1,4[5],12	b	1,2
S. Typhimurium		1,4[5],12	i	1,2
S. Agona		1,4,12	f,g,s	[1,2]
S. Derby		1,4[5],12	f,g	[1,2]
S. Saint Paul		1,4[5],12	e,h	1,2
S. Choleraesuis	O:7 (C_1)	6,7	c	1,5
S. Oranienburg		6,7,14	m,t	[z_{57}]
S. Infantis		6,7,14	r	1,5
S. Newport	O:8 (C_2-C_3)	6,8,20	e,h	1,2
S. Typhi	O:9 (D_1)	9,12[Vi]	d	–
S. Enteritidis		1,9,12	g,m	–
S. Anatum	O:3,10 (E_1)	3,10[15]15,34]	e,h	1,6

TABELA 60.1.1 Esquema abreviado de Kauffman-White-Le Minor.

*[ ] = pode ou não ocorrer.

A maioria das infecções no homem e em animais de sangue quente é causada por sorovares de *S. enterica* subsp. I, enquanto *S. bongori* e outras subespécies de *S. enterica* estão normalmente associadas a infecções de animais de sangue frio, incluindo répteis e anfíbios, embora possam infectar ocasionalmente o homem. Na realidade, cerca de 99% de todas as infecções humanas por Salmonella são causadas por sorovares de *S. enterica* subsp. I.

Do ponto de vista clínico, diferentes sorovares pertencentes a *S. enterica* subsp. I podem ser classificados de acordo com sua especificidade e a doença que eles causam no hospedeiro. A maioria dos sorovares de *S. enterica* subsp. I causa uma inflamação localizada autolimitada no íleo terminal e colo de seres humanos saudáveis, conhecida como gastroenterite. Esses sorovares não tifoides de *Salmonella* (SNT) também são capazes de colonizar e infectar um amplo espectro de espécies animais que servem como seu reservatório ambiental. Frequentemente, as infecções animais por esses SNT são assintomáticas. Entretanto, alguns deles podem causar doença sintomática, que é dependente do sorovar infectante, da espécie, do *background* genético e do estado imune do hospedeiro. *S. Typhimurium*, por exemplo, pode causar enterite aguda em porcos e bovinos, uma doença sistêmica em camundongos e ou colonizar assintomaticamente o intestino de uma ave adulta.

PATOGÊNESE

A patogenicidade das salmonelas depende da produção de uma vasta gama de fatores de virulência. De modo geral, a patogênese está relacionada à presença de várias proteínas se-cretadas por um Sistema de Secreção Tipo III (T3SS), que coloca as proteínas em contato com a mucosa ou as insere no citosol do enterócito (Figura 60.1.2). As proteínas mais diretamente envolvidas nas respostas secretora e inflamatória das mucosas são conhecidas como SIP (*Salmonella invasion protein*) e SOP (*Salmonella outer membrane protein*). Essas proteínas efetoras, uma vez dentro da célula, podem alterar várias funções celulares, tais como rearranjo do citoesqueleto, transporte de membrana, transdução de sinal e expressão de citocinas. Essas alterações permitem a invasão e a permanência da bactéria no interior da célula infectada. Tanto o aparelho de secreção como as proteínas secretadas são, de modo geral, codificadas por ilhas de patogenicidade (*Salmonella pathogenicity island* – SPI), localizadas no cromossomo da bactéria (SPI-1, SPI-2). Na verdade, são conhecidas cinco ilhas de patogenicidade em *Salmonella*, sendo as ilhas SPI-1 e SPI-2 as mais estudadas.

A SPI-1 codifica os genes necessários para a invasão de células não fagocíticas, como os enterócitos, por meio de um mecanismo de *ruffling* (ver adiante) e para o início das respostas secretora e inflamatória. A SPI-2 é induzida dentro da célula e contém os genes necessários para a sobrevivência dentro dos macrófagos e para a fase sistêmica da infecção.

CURSO DA INFECÇÃO

De modo geral, a patogênese das infecções por *Salmonella* tem sido basicamente estudada no estudo com *S. Typhimurium*. Este sorovar é capaz de causar uma doença sistêmica invasiva em camundongos susceptíveis, semelhante à febre tifoide e, geralmente, causa uma gastroenterite autolimitada em adultos saudáveis.

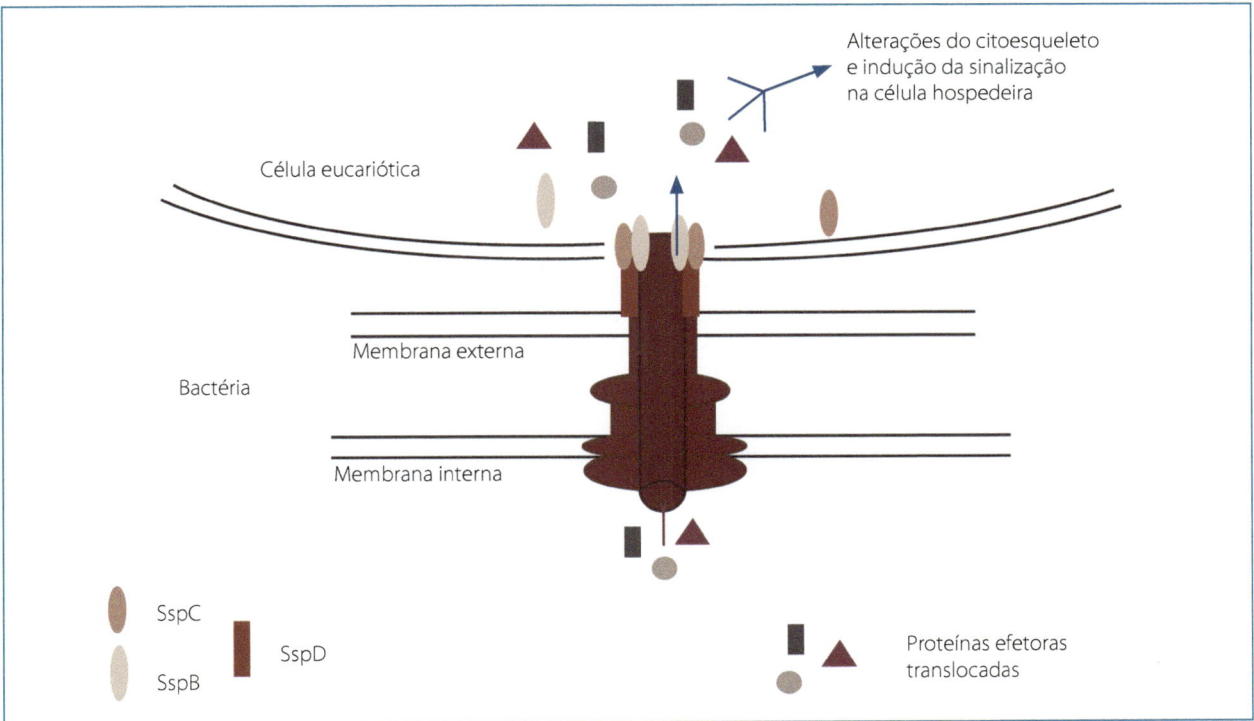

FIGURA 60.1.2 Estrutura esquemática do sistema de secreção do tipo III (T3SS), codificado pela ilha de patogenicidade SP1 e proteínas secretoras (translocon) e efetoras.

S. typhimurium penetra no organismo por via oral, mediante ingestão de alimentos ou água contaminada ou, ainda, mediante contato com um portador. Ao atingir o estômago, sua resposta adaptativa de tolerância a ambientes ácidos é ativada, o que mantém o pH intracelular mais alto que o extracelular, permitindo que a bactéria sobreviva nesse ambiente. Condições que aumentam o pH do estômago podem diminuir a dose infectante. Em seguida, a bactéria se localizará no íleo terminal e colo, onde invade as múltiplas defesas do intestino para ganhar acesso ao epitélio.

A adesão da bactéria ao epitélio ocorre por meio de interações de receptores do hospedeiro com vários fatores de adesão presentes na superfície da salmonela. As salmonelas podem mediar a invasão direta dos enterócitos, entretanto elas parecem explorar preferencialmente as células M das microvilosidades intestinais (Figura 60.1.3). A partir das células M, ocorre um processo de transcitose e a salmonela atinge a região da submucosa, onde entra em contato com os fagócitos. O processo de invasão pode também ocorrer através das células dendríticas que se intercalam entre as células epiteliais ou através dos tecidos linfoides solitários intestinais (SILT). Outro mecanismo envolve o rompimento das *tight junctions* (junções celulares de aderência) que unem os enterócitos, direcionado a bactéria até a região da submucosa.

Após a adesão ao epitélio, as proteínas efetoras são injetadas no citosol da célula epitelial através do Sistema de Secreção Tipo III (T3SS) e, em consequência, ocorrem alterações no citoesqueleto do epitélio intestinal e a desestabilização das *tight junctions*, que levam à formação de extensões de membrana, conhecidas como *ruffles*, similares àquelas formadas por células fagocíticas. As ondulações da membrana levam ao engolfamento da bactéria para o interior da célula.

A desestabilização das junções celulares permite a transmigração de polimorfonucleares (PMN) para a superfície apical e o escoamento do líquido paracelular, permitindo o acesso da bactéria à superfície basolateral. A salmonela endocitada passa, então, a residir e proliferar dentro de um fagossoma modificado conhecido como vacúolo contendo *Salmonella* (SCV; *Salmonella-containing vacuole*), onde elas sobrevivem e se multiplicam. Estes vacúolos fazem uma transcitose para a membrana basolateral. Simultaneamente, a indução de uma resposta secretora no epitélio intestinal enseja o recrutamento e a transmigração de fagócitos da submucosa para o lúmen intestinal.

A invasão ativa da lâmina própria pela salmonela e a expressão de padrões moleculares associados a patógenos (PAMP) induzem, em indivíduos imunocompetentes, uma forte resposta imune Th1 e o recrutamento de uma variedade de fagócitos derivados da medula óssea, de uma maneira interleucina 8 (IL-8) dependente. Isso causa a fagocitose da salmonela por neutrófilos e macrófagos e posterior recrutamento de células T e B. A presença da salmonela dentro dos fagócitos pode provocar a secreção de citocinas, provendo inflamação e/ou morte celular

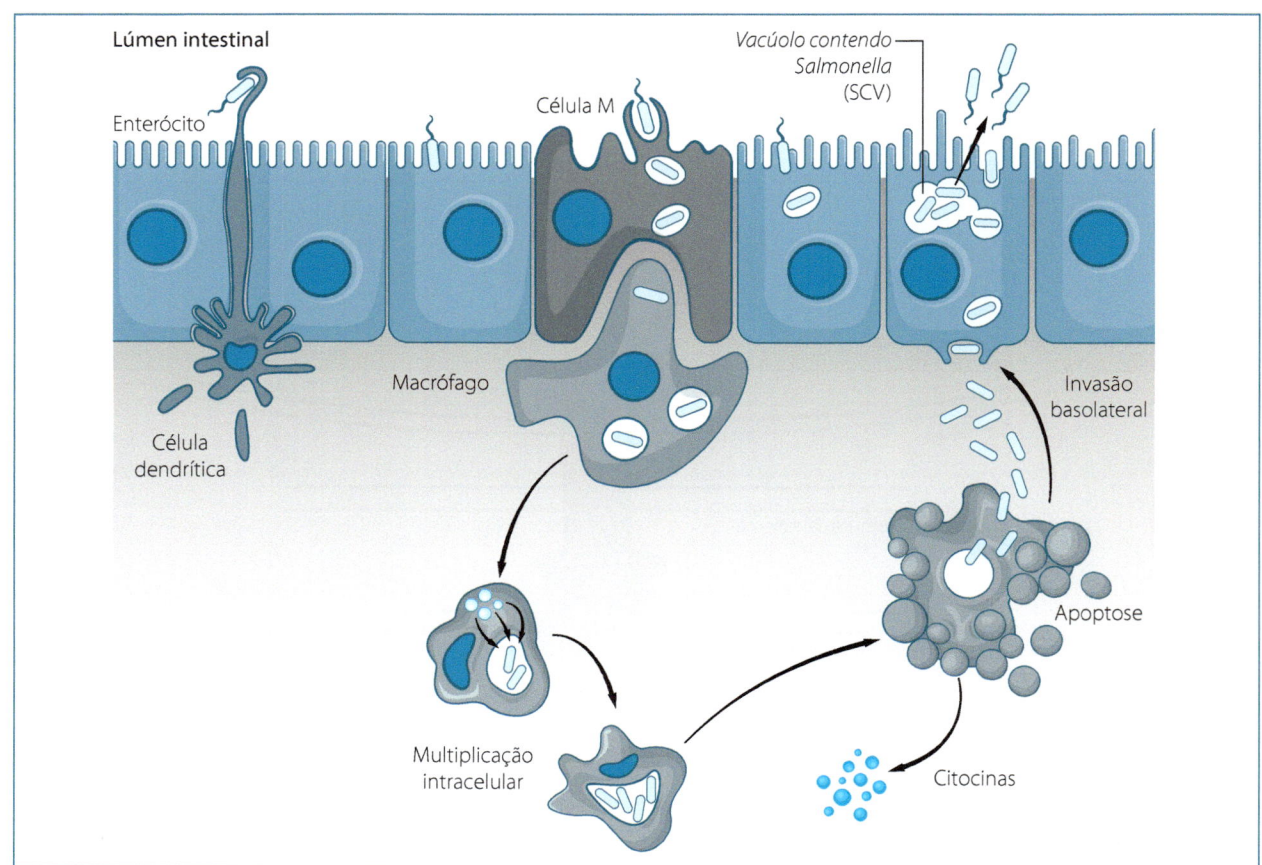

FIGURA 60.1.3 Curso da infecção por *Salmonella*.

Fonte: Adaptada de Gal-Mor O. Persistent infections and long-term carriage of typhoidal and nontyphoidal Salmonellae. Clin. Microbiol. Rev. 2019;32:-pii: e00088-18. doi: 10.1128/CMR.00088-18.

programada (apoptose). O recrutamento de neutrófilos, a geração de espécies reativas de nitrogênio e oxigênio, peptídeos antimicrobianos e a atividade bactericida dos fagócitos limitam a infecção à lâmina própria do íleo terminal e colo. Deste modo, em pacientes imunocompetentes, a maioria dos casos de gastroenterite causada pelas salmonelas não tifoides é autolimitada e não prossegue além da mucosa do trato gastrointestinal.

Em contraste, a invasão da mucosa intestinal por sorovares tifoides, adaptados ao hospedeiro, não desencadeia uma resposta inflamatória da mucosa e, muitas vezes, não induz doença diarreica. A natureza não inflamatória da febre entérica está basicamente associada à transmigração marginal de neutrófilos através do epitélio intestinal, em oposição ao recrutamento massivo de neutrófilos durante a gastroenterite causada pelas salmonelas não tifoides.

Depois de atravessar a mucosa intestinal via células M, as salmonelas tifoides causam uma infecção de início indetectável clinicamente e uma bacteremia primária transitória, na qual os patógenos ganham acesso aos tecidos linfoides subjacentes e à corrente sanguínea. Nesta fase, os sorovares tifoides residem e se multiplicam dentro dos fagócitos mononucleares, disseminando-se para os linfonodos mesentéricos e posteriormente para os tecidos sistêmicos. Após a disseminação para sítios sistêmicos, as salmonelas podem sobreviver e se multiplicar em fagócitos e células epiteliais do fígado, baço, medula óssea e ve-

sícula biliar. Este crescimento intracelular requer um segundo sistema de secreção tipo III, codificado pela ilha de patogenicidade SPI-2 e um conjunto separado de proteínas efetoras que são injetadas nas células hospedeiras. Dentro das células hospedeiras, as salmonelas podem, então, se estabelecer e se manter em um nicho de replicação intracelular, dentro dos vacúolos contendo *Salmonella* (SCV). A partir de sítios sistêmicos, a salmonela pode voltar ao lúmen intestinal, muitas vezes através dos ductos biliares e ser excretada para o meio ambiente através das fezes, estando pronta para infectar um novo hospedeiro. Aproximadamente 1 a 5% dos pacientes tornam-se portadores crônicos de *Salmonella Typhi*, apesar de receber terapia antimicrobiana adequada. Um portador crônico é definido como um paciente que excreta a bactéria nas fezes ou urina por mais de 12 meses após uma infecção aguda; e normalmente são do sexo feminino ou tem colelitíase. Portadores crônicos apresentam altos níveis de anticorpos contra o antígeno Vi e não desenvolvem a doença clínica. Uma das mais famosas portadoras crônicas foi Mary Mallon, diagnosticada como uma portadora saudável da doença em 1906 após transmitir a doença a várias donas de casas para as quais ela trabalhava como cozinheira. O termo "Typhoid Mary" foi amplamente utilizado nas campanhas de saúde pública e ainda é usado nos tempos atuais.

Na Figura 60.1.4 são apresentadas as propriedades patogênicas das salmonelas e os fatores do hospedeiro envolvidos no aumento da susceptibilidade às salmoneloses.

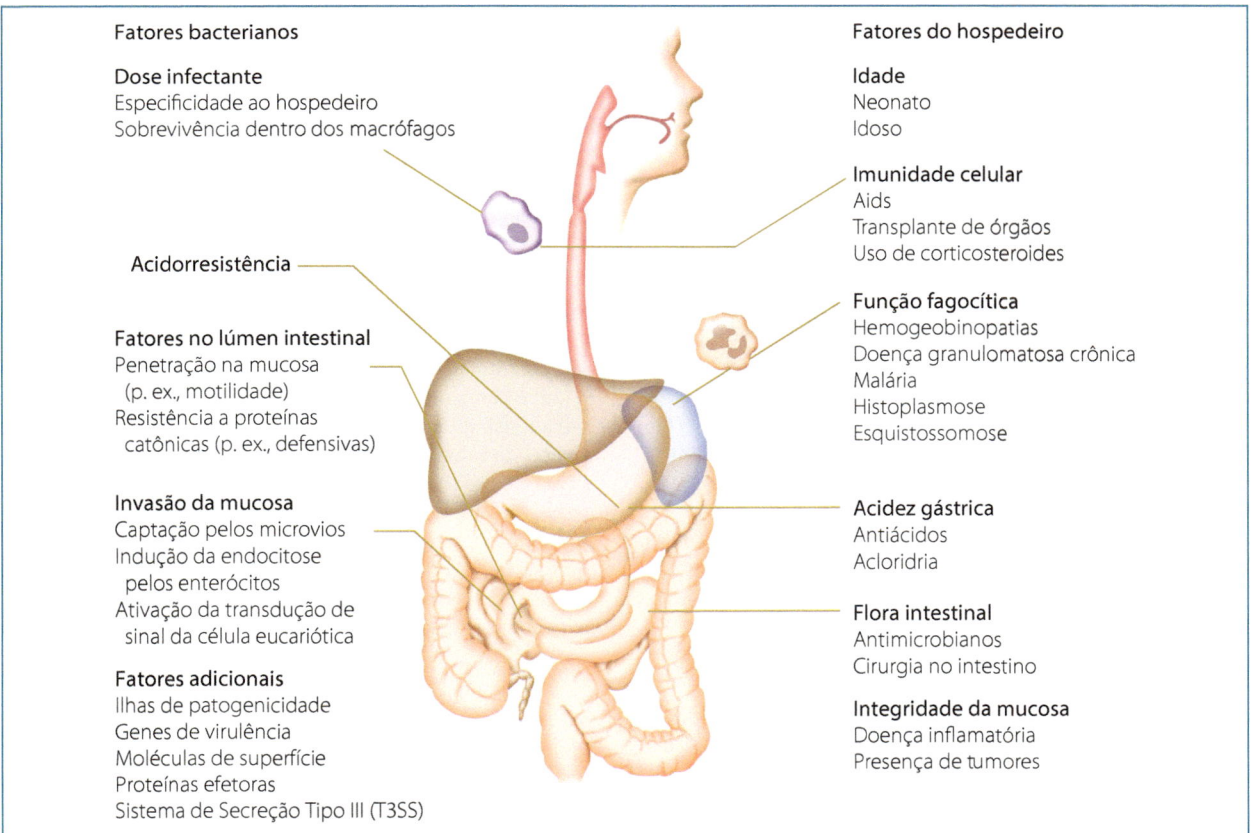

Fatores bacterianos

Dose infectante
Especificidade ao hospedeiro
Sobrevivência dentro dos macrófagos

Acidorresistência

Fatores no lúmen intestinal
Penetração na mucosa
 (p. ex., motilidade)
Resistência a proteínas
 catônicas (p. ex., defensivas)

Invasão da mucosa
Captação pelos microvios
Indução da endocitose
 pelos enterócitos
Ativação da transdução de
 sinal da célula eucariótica

Fatores adicionais
Ilhas de patogenicidade
Genes de virulência
Moléculas de superfície
Proteínas efetoras
Sistema de Secreção Tipo III (T3SS)

Fatores do hospedeiro

Idade
Neonato
Idoso

Imunidade celular
Aids
Transplante de órgãos
Uso de corticosteroides

Função fagocítica
Hemogeobinopatias
Doença granulomatosa crônica
Malária
Histoplasmose
Esquistossomose

Acidez gástrica
Antiácidos
Acloridria

Flora intestinal
Antimicrobianos
Cirurgia no intestino

Integridade da mucosa
Doença inflamatória
Presença de tumores

FIGURA 60.1.4 Propriedades patogênicas da salmonela e fatores do hospedeiro envolvidos no aumento da suscetibilidade às salmoneloses. *Fonte:* Adaptada de Blaser MJ, Smith PD, Ravdin JI et al. (eds.) Infections of the gastrointestinal Tract. Philadelphia: Lippincott Williams & Wilkins; 1995.

DIAGNÓSTICO LABORATORIAL

Os sintomas clínicos associados à gastroenterite aguda causada por infecções pelas salmonelas não tifoides são, muitas vezes, indistinguíveis daqueles causados por outros patógenos bacterianos entéricos e o padrão-ouro para o diagnóstico de *Salmonella* ainda requer o isolamento do patógeno a partir de amostras de fezes. Em casos de infecções invasivas por salmonelas não tifoides, que envolvem disseminação sistêmica, o patógeno também pode ser isolado do sangue, linfonodos, medula óssea e outros locais sistêmicos. Da mesma forma, o diagnóstico conclusivo de febre entérica requer o isolamento de sorovares tifoides do sangue, medula óssea, urina e outros locais estéreis ou fezes. Em casos suspeitos de febre entérica, o sangue e a medula óssea devem ser analisados na 1ª semana de febre, e as fezes e a urina devem ser verificadas nas semanas seguintes. Como as salmonelas tifoides estão presentes em pequenas quantidades no sangue do paciente (< 15 organismos/mL), a sensibilidade das hemoculturas é de apenas 40 a 80%, recomendando-se, assim, a coleta de mais de uma amostra de sangue.

Diferentes meios bacteriológicos contendo lactose e um indicador de pH, como o ágar MacConkey têm sido tradicionalmente utilizados para a diferenciação de salmonelas não fermentadoras de lactose de outros patógenos entéricos, como *Escherichia coli*. No entanto, uma vez que outros patógenos entéricos, como *Proteus* spp. e *Shigella* spp. também não fermentam lactose, é necessária a inoculação de amostras de fezes em meios seletivos e diferenciais adicionais. Os ágar Hektoen entérico (HE) e xilose-lisina-desoxicolato (XLD) são considerados seletivos e ambos podem detectar a produção de sulfeto de hidrogênio (presença de uma cor escura no centro das colônias), o que é típico da maioria das salmonelas não tifoides. Meios adicionais altamente seletivos/diferenciais também podem ser usados, incluindo *Salmonella-Shigella* (SS), sulfato de bismuto, ou ágar verde brilhante. No entanto, uma vez que o ágar verde brilhante pode inibir o crescimento de algumas cepas de Salmonella, recomenda-se sua utilização em combinação com um meio menos seletivo, como ágar MacConkey ou ágar eosina-azul de metileno.

Nos últimos 20 anos, uma série de meios cromogênicos tem sido desenvolvida para detecção de *Salmonella* spp. em amostras de fezes. Esses meios utilizam substratos enzimáticos que criam um produto colorido após a hidrólise, resultando em colônias coloridas que podem ser facilmente reconhecidas em contraste com o restante dos micro-organismos comensais do intestino. O desempenho superior desses meios cromogênicos foi demonstrado em vários estudos que relataram melhores sensibilidade e especificidade em relação aos meios seletivos/diferenciais tradicionais usados para isolamento e detecção de Salmonella.

Várias propriedades bioquímicas específicas confirmam a identificação deste patógeno entérico. Essas propriedades incluem a produção de gás e de sulfeto de hidrogênio em ágar Kliger ferro (KIA) e no meio de *Triple Sugar Iron* (TSI), bem como a fermentação da glicose provocando a coloração amarela. Os meios KIA e TSI são usados para determinar a capacidade de fermentar a glicose e/ou lactose, embora o TSI possa detectar também a fermentação da sacarose. A salmonela fermenta a glicose, mas não fermenta a lactose e a sacarose. A ausência da descarboxilação da lisina também é uma característica do gênero *Salmonella*. *S. Typhi* pode ser discriminada de outros sorovares pela fraca produção de H_2S observada em TSI e uma reação negativa à ornitina descarboxilase. Da mesma forma, *S. Paratyphi* A é caracterizada por reações negativas para H_2S, lisina e citrato. Isolados que produzem reações características de *Salmonella* spp. em ágar TSI podem ser confirmados no âmbito de gênero empregando-se uma ferramenta de identificação manual, como o sistema API 20E, ou um sistema automatizado de identificação bacteriana, como Vitek2, Phoenix, MicroScan ou método de ionização e dessorção a *laser* assistida por matriz – tempo de voo da espectrometria de massa (MALDI-TOF MS), ou ainda pelo sequenciamento do genoma total.

A identificação dos sorovares envolve a utilização de antissoros específicos, geralmente realizada em laboratórios de referência. Entretanto, existem antissoros polivalentes no mercado que podem ser empregados no laboratório clínico, capazes de detectar aproximadamente 98% das amostras de Salmonella isoladas do homem e de animais de sangue quente. Apesar de esse método ser considerado o padrão-ouro da sorotipagem de Salmonella, ele é demorado e trabalhoso; a tipagem de um único isolado requer um mínimo de 3 dias e não fornece qualquer informação sobre as relações filéticas e as estruturas populacionais entre os isolados de um mesmo sorovar. Deste modo, foram desenvolvidos vários métodos moleculares para classificar os sorotipos de *Salmonella* para complementar a sorotipagem tradicional. Tais abordagens de tipagem molecular incluem eletroforese em gel de campo pulsado (PFGE), tipagem de sequência multilócus (MLST), baseada na variação nas sequências de sete genes constitutivos, ribotipagem, tipagem de repetições palindrômicas curtas agrupadas (CRISPR, do inglês *Clustered Regularly Interspaced Short Palondromic Repeat Typing*) etc.

O sorodiagnóstico da febre tifoide tem sido realizado há mais de um século usando o teste de Widal, em que as bactérias *Salmonella* sorovar *Typhi* e *Paratyphi* A mortas são identificadas com soro que detectam anticorpos aglutinantes para os antígenos LPS (O) e flagelar (H). A eficácia do teste de Widal é controversa, pois é consideravelmente limitada pela baixa sensibilidade e pela reatividade cruzada com outros sorovares de Salmonella, resultando em um baixo valor preditivo para febre tifoide. Além disso, infecções por outros patógenos, incluindo malária, dengue e brucelose, também mostraram uma reatividade cruzada em regiões onde a febre entérica é endêmica. Apesar disso, em razão de seu baixo custo e simplicidade, o teste de Widal ainda é comumente utilizado como teste de diagnóstico em regiões sem infraestrutura avançada de laboratório.

Outros testes de diagnóstico comercialmente disponíveis para febre entérica incluem a pesquisa de anticorpos IgM e/ou IgG contra uma proteína de membrana externa de 50kDa em um ensaio de imunoadsorção enzimática ou a pesquisa de anticorpos contra o LPS de *S. Typhi*, quantificando a interferência de ligação entre os anticorpos monoclonais O:9 e as partículas magnéticas acopladas ao LPS. Entretanto, esses testes apresentam moderada sensibilidade (69 a 85%) e especificidade (79 a 90%), não justificando a substituição da hemocultura para o diagnóstico de febre entérica. Mostram, ainda, que há uma necessidade urgente de desenvolvimento de testes diagnósticos rápidos para febre tifoide com melhor desempenho. Assim, o diagnóstico laboratorial da febre tifoide ainda depende principalmente da detecção de bactérias no sangue pela reação da polimerase em cadeia (PCR) ou cultura, apesar da sua sensibilidade limitada. A detecção molecular dos genes envolvidos na regulação e expressão do antígeno Vi (*tvi*B e *via*B) tem sido empregada para a identificação de isolados de S. Typhi que não expressam o fenótipo Vi.

BIBLIOGRAFIA SUGERIDA

Barnett R. 2016. Typhoid fever. Lancet 388: 2467.

Buchan BW, Faron ML, Humphries RM, Dekker J, Ledeboer. 2019. Escherichia, Shigella and Salmonella. In: KC Carroll, MA Pfaller, ML Landry, AJ McAdam, R Patel, SS Richter, DW Warnock (eds.).

Manual of Clinical Microbiology, 12.h ed., vol 1. Washington, DC: ASM Press, p. 723.

dos Santos AMP, Ferrari RG, Conte-Junior CA. 2018. Virulence factors in Salmonella Typhimurium: the sagacity of a Bacterium. Curr Microbiol., May 21. doi: 10.1007/s00284-018-1510-4.

Gal-Mor O. 2019. Persistent infections and long-term carriage of typhoidal and nontyphoidal Salmonellae. Clin Microbiol Rev., 32: pii: e00088-18. doi: 10.1128/CMR.00088-18.

Guibourdenche M, Roggentin P, Mikoleit M, Fields PI, Bockemuhl J et al. 2010. Supplement 2003-2007 (no. 47) to the White-Kauffmann-Le Minor scheme. Res. Microbiol., 161: 26-29. https://doi.org/10.1016/j.resmic.2009.10.002.

Johnson R, Mylona E, Frankel G. 2018. Typhoidal Salmonella: distinctive virulence factors and pathogenesis. Cell Microbiol., 20:e12939. doi: 10.1111/cmi.12939.

Tanner JR, Kingsley RA. 2018. Evolution of Salmonella within Hosts. Trends Microbiol., 26: 986-998.

60.2 Enterite por *Salmonella* spp. (não tifoide)

Eduardo Palandri
Giovanna Gavros Palandri
José Hugo de Lins Pessoa

INTRODUÇÃO

As salmonelas não tifoides (SNT) são bacilos Gram-negativos, móveis, aeróbicos e anaeróbicos facultativos, não encapsulados, não esporulados, indolase e oxidase-negativos, capazes de reduzir o nitrato a nitrito e não fermentadores da lactose; podem ser destruídas à temperaturas de 54,4 °C por 1 hora ou 60 °C por 15 minutos. Mantém-se viáveis no ambiente a baixas temperaturas, em alimentos secos e no esgoto por semanas. Existem mais de 2.500 sorovares descritos de salmonela entérica (não tifoide). As gastroenterites são as manifestações mais comuns causadas por esse grupo de bactérias.

Os sorovares de SNT como as S. entérica sorovar *Typhimurium* e S. *enteritidis* são muito prevalentes, e responsáveis por mais de 150 mil mortes por ano no mundo.

EPIDEMIOLOGIA

As infecções por SNT tem distribuição mundial, com incidência maior nas áreas com saneamento básico precário, falta de água potável, baixas condições de educação e desmame precoce. As SNT são a maior causa de bacteremia na África nos pacientes HIV-positivos. O consumo de *fast-food*, a produção industrial de alimentos, a criação de animais em grande escala, o uso abusivo de antibióticos em humanos, animais e na produção de ração animal, são fatores associados ao aumento da resistência e virulência, bem como à manutenção de surtos de diarreia por SNT nos países industrializados.

Os principais veículos de transmissão são os alimentos de origem animal, como frango, ovos, carne vermelha, leite não pasteurizado e outros produtos derivados do leite. Entretanto, outros alimentos podem ser contaminados por meio do contato com animais ou pessoas infectadas (p. ex., frutas frescas, vegetais e produtos de confeitaria), podendo causar surtos. Outras fontes de transmissão incluem a ingestão de água contaminada, bem como contato com animais de estimação portadores da bactéria, como cães, gatos, aves domésticas, tartarugas, iguanas, lagartos e cobras.

Ocorreram duas grandes mudanças na epidemiologia das SNT no final do século XX, que foram a infecção relacionada com a alimentação (*fast food*) – causada pela espécie S. *enteritidis* – e o aumento de resistência antibiótica da espécie *Typhimurium*. No início do século XXI, surgiram muitos relatos de resistência às fluoroquinolonas e às cefalosporinas de terceira geração na Ásia. No ano de 2014, há relato de alguns casos de resistência a carbapenêmicos. O uso indiscriminado de antibióticos em humanos, nos animais e na ração animal tem contribuído para o aumento da resistência, o grande exemplo é da espécie *Typhimurium* tipo DT104, cujo genoma contém muitos genes de resistência e virulência.

No Brasil, estudos mostram a presença de S. entérica sorovariedade *Typhimurium*, subtipo ST313, que havia sido registrada quase exclusivamente na África Subsaariana. Esta subespécie tem grande patogenicidade e pode ser invasiva, podendo ocasionar sepse, com mortalidade em torno de 25% dos casos.

FISIOPATOGENIA

Para haver infecção por SNT em adultos saudáveis, precisa-se de um inóculo de 10^6 a 10^8 bactérias; nas crianças, um inóculo menor pode produzir doença.

Além do número total de bactérias infectantes, outros fatores se associam a um maior risco de infecção pela salmonela, como:

- Alterações da barreira gástrica: uso de inibidor de bomba de próton, acloridria, gastrectomia, gastroenterostomia, vagotomia e esvaziamento gástrico rápido.
- Alteração da mucosa intestinal: doença inflamatória intestinal, isquemia na anemia falciforme, desnutrição grave.
- Alteração da flora intestinal: uso de antimicrobiano aumenta o risco de portador assintomático.
- Alterações imunológicas: imunodeficiência humoral (IgA), defeito da via alternativa do complemento, anemia falciforme, aids, doença granulomatosa crônica, uso de imunossupressão, corticosteroide, transplante de órgãos, defeito na resposta Th1, deficiência do IL-12, diabetes *mellitus*.
- Coinfecção: esquistossomose, bartonelose, malária.
- Doenças malignas: tumor sólido, linfoma, leucemia.

Uma vez que as SNT vencem as defesas do hospedeiro, alcançam a mucosa do intestino delgado e cólon, invadem os enterócitos, provocando edema e inflamação local, em alguns casos com formação de microabscessos. Raramente resultam em úlceras e destruição da mucosa. Dependendo da virulência da bactéria, da carga infectante e da resposta imune do hospedeiro, a infecção pode se limitar à lâmina própria e ao tecido linfoide adjacente ou pode se disseminar, acometendo o sistema reticuloendotelial (SRE), com focos metastáticos. A bacteremia pode estar presente nas infecções por qualquer sorotipo de salmonela, sendo mais frequente nas situações de imunossupressão e coinfecção supracitadas.

QUADRO CLÍNICO

A infecção por salmonela é associada a uma variedade de manifestações clínicas, que vão desde a colonização intestinal assintomática até gastroenterite com ou sem bacteremia, podendo, por vezes, cursar com a invasão da corrente sanguínea com foco metastático.

O período de incubação nas gastroenterites por SNT usualmente é de 12 a 36 horas, variando de 6 a 72 horas após a contaminação.

O quadro clínico mais comum em imunocompetentes é a gastroenterite, que se inicia com febre em intensidade variável, cólicas abdominais e diarreia, que pode ser acompanhada de náuseas e vômitos. As fezes variam de aquosas esverdeadas, pútridas com grande volume a quadros de colite (diarreia sintomática), com muco, sangue, cólicas intensas e com grande número de evacuações em pequenos volumes, acompanhados de puxos e tenesmo. A evolução dessa infecção costuma ser autolimitada, variando de 2 a 7 dias. Entretanto, em pacientes que fizeram uso prévio de antimicrobianos, uso de corticosteroide em doses altas por mais de duas

semanas, uso de antiácidos, lactentes e idosos, doenças malignas e imunodeficiências, as manifestações podem ser mais graves e prolongadas.

Nos lactentes, o inóculo infectante é menor, o período de incubação é variável e a transmissão mais frequente é a inter-humana, muitas vezes relacionada com a internação hospitalar. Nas crianças menores de 2 anos, o quadro gastrointestinal é o mais frequente e difere do adulto por ser de início mais insidioso e de evolução mais arrastada. Pode se iniciar com febre baixa ou moderada, distensão abdominal, vômitos, diarreia líquida esverdeada, fétida, volume e frequência aumentados, levando a desidratação e desnutrição. Na maioria das vezes, a enterite fica limitada ao trato gastrointestinal (íleo terminal, ceco e cólon), mas nos recém-nascidos e lactentes abaixo de 1 ano, existe o risco de bacteremia com foco(s) à distância (otites, pneumonias, meningites, osteomielites e septicemia, com ou sem choque).

Estima-se que possa ocorrer bacteremia transitória após enterite por salmonela, em torno de 1 a 5% dos casos. Os sorotipos *S. typhimurium*, *S. enteritidis* e a *S. dublin* frequentemente causam bacteremia, levando a foco de disseminação extraintestinal em ossos, pulmões, meninges. Nos locais com infarto ósseo prévio (anemia falciforme) pode ocorrer osteomielite. Em portadores de retocolite ulcerativa, a evolução da infecção por salmonela pode levar ao megacólon tóxico, translocação bacteriana e septicemia. Vale lembrar que em pacientes com esquistossomíase, a infecção por salmonela pode infectar o *Schistossoma mansoni* dentro do sistema porta, resultando em manutenção de febre e bacteremia intermitente por longo tempo (salmonelose septicêmica prolongada, mais frequente com as *S. typhi*).

Após a recuperação clínica de um quadro de gastroenterite por SNT, a excreção fecal da bactéria pode persistir por semanas, sendo mais prolongada nas crianças abaixo de 5 anos (nesse grupo, 45% por até 12 semanas). Nos adultos, aproximadamente 1% persistem excretando SNT nas fezes por mais de um ano, especialmente aqueles com doença do trato biliar, com colelitíase. Em indivíduos com uso prévio de antibioticoterapia, a excreção pode ser mais prolongada.

Portador crônico de SNT é definido como o indivíduo que elimina espécies de SNT por mais de 1 ano, com cultura de fezes positiva no início e que se mantém positiva a partir de 1 mês da resolução dos sintomas até 1 ano. Um estudo retrospectivo de portador crônico feito em Israel, entre 1995 e 2012, analisou 48.345 casos com cultura positiva para SNT, com 2% de portadores crônicos, porém, diferentemente dos portadores crônicos da *Salmonella typhi*, os quais são usualmente assintomáticos, os portadores crônicos da SNT apresentavam recaídas dos sintomas em 65%.

Em estudo realizado em Taiwan, com pacientes HIV-positivos, tratados com terapia profilática de curto tempo (antirretroviral), a evolução foi melhor e a mortalidade menor.

A indicação de tratamento dos portadores crônicos de SNT não está definida até o momento.

COMPLICAÇÕES DAS GASTROENTERITES POR SALMONELA

Dentre as complicações agudas, tem-se a desidratação, os distúrbios eletrolítico e acidobásico. Como anteriormente descrito, pode haver bacteremia, mais comum em recém-nascidos, lactentes jovens, idosos, pacientes com imunodeficiência primária e adquirida, anemia falciforme, podendo resultar em sepse, abscesso cerebral e osteomielites.

Deve-se ressaltar a possibilidade de artrite reativa, usualmente em adolescentes com fenótipo HLA B27, que pode se iniciar duas semanas após a diarreia e acomete múltiplas articulações, podendo durar meses.

DIAGNÓSTICO

O diagnóstico em gastroenterites é com base na positividade de cultura de fezes para as SNT, com meios seletivos que inibem o crescimento da flora intestinal normal, como MacConkey, Hektoen entérico ou ágar xylose-lisina-deoxicolato (XLD). Os *swabs* retais possuem menor positividade que as culturas.

Nos quadros septicêmicos e nas febres entéricas, as hemoculturas são úteis e tem boa sensibilidade (60 a 80%) dependendo do volume da amostra coletada, no mínimo 1 até 15 mL, de acordo com a idade e o peso da criança. A cultura de medula óssea tem maior sensibilidade que a hemocultura, principalmente nas febres entéricas (80 a 95%) e pode ser muito útil nos casos de febre persistente.

Nas infecções metastáticas, o diagnóstico depende da obtenção de material do foco: cultura de líquor, de coleções, medula óssea, espécimes de biópsia e outros materiais.

TRATAMENTO

Nas enterites não complicadas causadas por espécies de SNT, não se recomenda tratar com antibióticos, pois eles podem prolongar o estado de convalescente do portador (excreção fecal). Entretanto, embora não haja benefício comprovado, existe indicação do uso de antibióticos quando houver risco de sepse ou doença focal extraintestinal.

São situações de risco:

- Recém-nascidos e lactentes com menos de 3 meses, crianças severamente doentes.
- Neoplasias malignas.
- Cirurgias do trato gastrointestinal.
- Crianças gravemente doentes: hepatopatia, doença renal crônica, cardiopatia.
- Doenças crônicas do trato gastrointestinal, como doença inflamatória intestinal, acloridria ou uso de medicação antiácida.
- HIV/aids, outras imunodeficiências, como doença granulomatosa crônica, anemia falciforme.
- Terapia imunossupressora e/ou corticoterapia prolongadas.
- Malária, bartonelose e esquistossomose.
- Doença vascular do colágeno.

Nos casos de bacteremia e focos metastáticos à distância, recomenda-se o uso de cefalosporinas de terceira geração, quinolonas ou carbapenêmicos, de acordo com os testes de sensibilidade. A duração total do tratamento irá depender da presença ou não de focos metastáticos (bem como de sua localização) ou sepse.

Nos casos de foco metastático como meningite, osteomielite, ou abscesso, bem como em pacientes HIV positivos,

está indicada a terapia empírica com ceftriaxone (exceção: recém-nascidos, se usa cefotaxima), sendo depois guiado por antibiograma, com duração de 4 a 6 semanas. Outras opções para meningite são o uso de meropenem 120 mg/kg/dia, endovenoso, de 8 em 8 horas, ou cefepime 150 mg/kg/dia, endovenoso, de 8 em 8 horas.

- **Recém-nascidos:** cefotaxima 100 a 200 mg/kg/dia de 6 em 6 horas, por 5 a 14 dias.
- **Lactentes e crianças:** ceftriaxona 75 mg/kg/dia dose única diária, intramuscular ou endovenosa, por 7 dias.
- **Adolescentes e adultos:** ceftriaxona 2 g dose única diária, endovenosa, por 14 dias ou ciprofloxacina 400 mg, de 12 em 12 horas, endovenosa, por 14 dias.

Como explicitado previamente, em algumas situações, como osteomielite, a duração da terapia pode se estender a semanas.

A reposição de fluídos e eletrólitos é vital. Uso de soro oral ou parenteral, se necessário, e reposição de zinco de 10 mg por dia em menores de 6 meses e 20 mg por dia nos maiores de 6 meses, durante 14 dias. Em crianças com desidratação leve pode-se usar SRO via oral ou SNG em volume necessário para corrigir a desidratação do paciente. Em recém-nascidos e lactentes menores de 6 meses com desidratação moderada ou grave é recomendado a internação hospitalar com hidratação venosa. O soro oral pode ser oferecido 100 a 200 mL após evacuações líquidas para crianças que estejam hidratadas. Manter a amamentação e a alimentação o mais normal possível.

PREVENÇÃO

A seguir, estão descritas as principais medidas para controle da transmissão da infecção por salmonela para humanos.

Medidas profiláticas:

- Isolamento do paciente hospitalizado.
- Coleta apropriada de esgoto e lixo.
- Tratamento da água potável com filtragem e cloro.
- Tratamento do esgoto antes de devolver a natureza.
- Cozinhar os alimentos principalmente ovos e carnes.
- Boa prática na preparação dos alimentos, limpeza das mãos e das máquinas de preparo dos alimentos.

Precauções de isolamento:

- Lavagem das mãos.
- Pacientes em recuperação de febre entérica não devem trabalhar com a preparação de alimentos, até que, no mínimo três culturas de fezes estejam negativas.

BIBLIOGRAFIA SUGERIDA

CDC and Prevention: Multistate outbreak of Salmonella typhimurium infections associated with eating ground beef. United States: MMWR. 2011;55:180-2.

CDC and Prevention: Outbreak of multidrug-resistant Salmonella typhimurium associated with rodents purchased at retail pet stores. United States: MMWR. 2003 Dec-2011 Oct;54:429-34.

Chiu CH, Chuang CH Chiu S et al. Salmonella enterica serotype choleraesuis infections in pediatrics patients. Pediatrics. 2006;117:e1193-e1196.

Domingues RA, Pires SM et al. Source attributions of human salmonellosis using a meta-analysis of case-control studies of sporadic infections. Epidem. Infecct. 2012;140:959-69. doi:10-1017/S0950268811002172.

Gaffga NH et al. Outbreak of salmonellosis linked of live poultry from a mail-orderhatchery. N Engl J Med. 2012 May 31;366(22):2065.

Grahan SM. Salmonellosis in children in developing and developed countries and populations. Curr Opin Infect Dis. 2000;15:507-12.

Helms M, Simonsen J, Molbak K. Quinolone resistance is associated with increased risc of invasive illnes or death during infection with Salmonella serotype Typhimurium. J Infect Dis. 2004;190:1653-54.

Matheson N, Kingsley AR et al. Ten Years experience of Salmonella infections in Cambridge, UK. Journal of infection. 2010;60:21-5.

Pegues DA, Ohl ME, Miller SI. Salmonella Species. In: Mandell GL, Bennett JE, Dolin R. Principles and Practice of Infectious Disease. 6th ed. Philadelphia: Elsevier; 2005. Chapter 220. p. 2636-54.

Rotimi O V, Jamal W et al. Emergence of multidrug-resistant salmonella spp. and isolates with reduced susceptibility to ciprofloxacin in Kuwait and Arab Emirates. Diagn Microbiol and Infc Dis. 2008;60:71-7.

Santos RL, Tsolis RM, Baumler AJ et al. Pathogenesis of Salmonella-induced enteritis. Braz J Med Biol Res. 2003;36:3-12.

Sirinavin S, Chiemchanya S, Vorachit M: Systemic nontyphoidal Salmonella infection in normal infants in Thailand. Pediatr Infect Dis J. 2001;20:581-7.

Vargas SF, Haija AM. An update on epidemiology, management, and prevention. Trav. Med and Infect Dis. 2011;9:263-77.

Zou HQ, Li QR et al. Comparative genomic analysis between typhoidal and non-typhoidal Salmonella sorovars reveals typhoid-specific protein families. Infection, Genetics and Evolution. 2014;26.

Multilocus Sequence Typing of Salmonella Typhimurium reveals the presence of the highly invasive ST313 in Brasil [Tese de doutorado por Fernanda Almeida]. Ribeirão Preto: USP. Infection, Genetics and Evolution; 2016.

Marzel A, Desai PT, Goren A et al. Persistent Infections by Nontyphoidal Salmonella in Humans: Epidemiology and Genetics. Clin Infct Dis. 2016;62:879.

Chou YJ, Lin HW, Yang CJ et al. Risk of recurrent nontyphoidal Salmonella bacteremia in human immunodeficiency vírus-infected pacientes with short-term secundar profilaxis in the era of combination antirretroviral therapy. J Microbiolo Immunol Infect. 2016:49;760.

60.3 Febre tifoide

*Roberto Focaccia**
Sonia Maria Monegatti Mattei
Vasco Carvalho Pedroso de Lima
Jaime Saravía-Gomez

INTRODUÇÃO

Doença infecciosa aguda (conhecida também por febre entérica), contagiosa, sistêmica, causada pela *Salmonella* entérica, sorotipo *Typhi* (Eberth, 1880). As *Salmonellas paratyphi A, B* e *C, cholerasuis* e *typhimurium* também, menos frequentemente, podem causar quadros semelhantes, geralmente menos graves, constituindo as chamadas febres entéricas. Clinicamente, elas são indiferenciáveis. Caracterizam-se por febre, cefaleia, alterações gastrointestinais, esplenomegalia, erupções cutâneas, astenia, prostração e torpor. Nos países ou comunidades menos desenvolvidos, constituem um importante problema de saúde pública.

HISTÓRIA

Thomas Willis pode ser considerado o pioneiro no estudo da febre tifoide com sua clássica descrição publicada em 1659, na qual a separou de outras doenças similares. Entretanto, a febre tifoide ou similar fora descrita por Hipócrates, na antiga Grécia. Em 1826, Trousseau diferenciou a febre tifoide de outras infecções intestinais, do ponto de vista anatomopatológico, estudando em detalhes a inflamação das glândulas de Peyer e de Brunner; feito confirmado, em 1929, por um trabalho clássico de Pierre Louis, que descreveu, com detalhes, os achados *post-mortem* da febre tifoide, em especial a hipertrofia e a ulceração das placas de Peyer, utilizando, pela primeira vez, o termo *tífico*; entretanto, como seus antecessores, não diferenciou bem os termos *tífico* e *tifo*. Essa distinção foi realizada por Gerhard que, em 1837, estabeleceu a diferença, em bases clínicas, entre essas duas condições, destacando o início agudo e a presença do exantema nos tifos, ratificada em 1850 pelo estudo clássico de Jener, autor que, com base em observações clínicas e anatomopatológicas, demonstrou serem diferentes os sintomas gerais e as manifestações cutâneas e que as lesões mesentéricas e das placas de Peyer, observadas na febre tifoide, não se observam no tifo.

* Autor da atualização do capítulo para esta edição.

Em 1856, William Budd, médico inglês, publicou uma série de artigos demonstrando que, nas fezes dos pacientes com febre tifoide, havia um agente que transmitia a doença a outros pacientes.

Em 1880, Carl Joseph Eberth descreveu o bacilo tífico, com o qual se abriram dois novos campos de estudo: de diagnóstico e de profilaxia. Graffky, em 1884, cultivou com êxito o bacilo tífico e insistiu em sua transmissão por meio da água. Em 1896, Widal descobriu a reação de aglutinação e demonstrou seu valor no diagnóstico em casos com culturas negativas.

Em 1896, Pfeiffer e Kolle, utilizando bacilos mortos pelo calor e inoculados por via subcutânea, realizaram a primeira vacinação, confirmando sua eficiência durante a Primeira Grande Guerra, de 1914 a 1918. Até 1948, pouco se avançou no tratamento da doença, que se baseava em banhos com água fria; nesse mesmo ano, Woodward publicou a primeira informação sobre o uso de cloranfenicol na febre tifoide, alterando a duração da doença de aproximadamente 35 dias de febre, para 3 a 5 dias, com simultânea diminuição da toxemia, morbidade e mortalidade. Nos últimos anos, novas substâncias antibióticas têm demonstrado sua utilidade, particularmente nos casos de infecção por salmonelas resistentes ao cloranfenicol.

ETIOLOGIA

Os agentes etiológicos das febres tifoide e entérica são, respectivamente, a *S. typhi* e a *S. paratyphi* A, B ou C. São bacilos Gram-negativos não esporulados, móveis, de 2 a 5 mm de diâmetro, pertencentes à família das *Enterobacteriaceae*. Os bacilos são de fácil cultivo, aeróbios, caracterizando-se, como os demais membros do gênero *Salmonella,* por fermentar o manitol, não fermentar a lactose, produzir H2S, não produzir indol, não ter ureia, nem triptofano-deaminase, ter lisina e decarboxilase. Podem sobreviver por várias semanas na água, gelo ou leite, onde se multiplicam sem modificar seu aspecto exterior; e em roupas, no pó e em esgotos. Distinguem-se das outras salmonelas pela sua estrutura antigênica, identificável por meio de técnicas sorológicas e, mais recentemente, por técnicas de hibridização do ADN bacteriano. São bastante sensíveis ao hipoclorito.

Apresentam três tipos de antígenos:

■ O antígeno somático **O**, presente em todas as espécies de *Salmonellas* na fase S, de natureza glicidolipídica altamente tóxica, identificando-se com a endotoxina do tipo 0; sua aglutinação se caracteriza por ser lenta, granular, estável e do tipo polar.

■ O antígeno flagelar **H,** existe em todas as formas flageladas de salmonela, é de natureza proteica, termolábil, sua aglutinação é rápida, de grumos grossos, facilmente dissociável e pode ser destruída pelo álcool a 50 °C.

■ O antígeno **Vi** é um antígeno de superfície que parece recobrir o antígeno O, não permitindo sua aglutinação e é chamado assim porque as cepas que o contêm são altamente patogênicas (virulência) para o camundongo. Somente a *S. typhi* e a *S. paratyphi* C apresentam o antígeno **Vi**. Ele pode ser retirado colocando-se a cepa com abundante antígeno **Vi** em banho-maria a 60 °C durante uma hora ou mediante extração com ácido tricloroacético.

Além de seu sorotipo, as cepas de *S. typhi* e *S. paratyphi* A e B podem se caracterizar por seu lisotipo, utilizando diferentes bacteriófagos, estabelecendo a fórmula lisotípica característica de cada cepa, de importância epidemiológica, permitindo identificar, com precisão, uma determinada cepa. São conhecidos aproximadamente 100 fagotipos da *S. typhi,* sendo o E o mais comum e sensível ao cloranfenicol, além de oito da *S. paratyphi* A e 50 fagotipos da *S. paratyphi* B. Entretanto, existem cepas que demonstram resistência transferível, intermediária dos fatores R, transportados em plasmídeos extracromossômicos. A fagotipagem tem alto valor epidemiológico na detecção de cepas predominantes e de casos secundários.

A *S. typhi* causa doença natural somente no homem, embora chimpanzés, camundongos e outros animais possam ser infectados experimentalmente. As *S. paratyphi* A, B e C podem, ocasionalmente, causar infecção natural também em animais.

Entre das propriedades patogênicas da *Salmonella*, encontram-se sua resistência à acidez gástrica e a resistência aos fatores antimicrobianos do intestino do hospedeiro, tais como peptídeos catiônicos antimicrobianos secretados pelos grânulos contidos nas células de Paneth das criptas do intestino delgado. Para atravessar a superfície da mucosa do intestino delgado, a *Salmonella* interage com os enterócitos, como com as células M. As células M são epiteliais e estão sobre as placas de Peyer. As *Salmonellas* têm também a capacidade de induzir a formação de células não fagocitárias, incluindo células intestinais, para internalizar a *Salmonella*. Essa é outra importante via de transcitoses através da barreira mucosa intestinal, denominada endocitose mediada por bactérias, depois de passar a barreira epitelial. Outra das propriedades é a de sobreviver dentro dos macrófagos, o que permite a eventual disseminação da bactéria na corrente circulatória.

EPIDEMIOLOGIA

As febres tifoide e paratifoide são transmissíveis, cosmopolitas e constituem-se em um problema de saúde pública que mantém estreita relação com os maus sistemas de tratamento, distribuição e abastecimento de água, fato reafirmado por epidemias recentemente estudadas. A mortalidade, em séries recentes, vem apresentando diminuição, com taxas entre 3,7 e 0,2%. São de ocorrência mundial, mas prevalecem em países do Extremo Oriente, Oriente Médio, Leste da Europa, Américas Central e do Sul (incidência variando entre 150 e 900 casos/100 mil habitantes/ano). A Organização Mundial da Saúde (OMS) estima que ocorreram 17 milhões de casos no mundo no ano 2000.

Historicamente, sabe-se que a prevalência da febre tifoide em um determinado local depende de diversos fatores, mas sobretudo das condições de saneamento básico e educação sanitária. A doença foi praticamente eliminada em países que alcançaram altos índices de saneamento ambiental. De forma geral, os países menos desenvolvidos, com suas condições sanitárias precárias, pagam um tributo muito elevado a essa enfermidade, o que se traduz por uma alta endemicidade. Já os países industrializados têm uma endemicidade baixa, apresentando, na maioria das vezes, casos isolados da doença.

Tudo isso se deve ao fato de que o único responsável pela perpetuação da febre tifoide no planeta é o ser humano, que funciona como portador involuntário do agente etiológico, a *Salmonella typhi*, eliminando-a nas fezes, e, de acordo com seus hábitos de higiene e sua cultura, as condições ambientais podem favorecer a disseminação da bactéria.

Observa-se que a diminuição de casos guarda relação com os países e regiões onde as condições sanitárias são boas, evitando-se a reinfecção a partir de indivíduos contagiosos. Na América Latina, os dados da OMS/OPAS (Organização Pan-Americana de Saúde), apesar do sub-registro em muitas áreas, mostram que as taxas mais elevadas estão no Peru, Haiti, Chile, Honduras, São Salvador e República Dominicana.

No Brasil, a febre tifoide ocorre sob a forma endêmica, com superposição de surtos, especialmente nas regiões Norte e Nordeste, refletindo as condições de vida de suas populações.

A febre tifoide é transmitida através da água e alimentos contaminados ou contato direto com doentes, ou mesmo com portadores assintomáticos.

Os alimentos que com frequência constituem fontes de infecção são: frutos do mar (crustáceos e moluscos), verduras e legumes regados com água contaminada e não cozidos; leite e derivados não pasteurizados; preparados com ovos crus; enlatados e alimentos congelados e sorvetes não pasteurizados podem veicular *Sallmonelas*. Carnes (especialmente as de vaca e de porco) e ovos mal-conservados são reservatórios e fontes de infecção, quando acidentalmente contaminados por água, moscas ou em virtude da manipulação por portadores assintomáticos. Vendedores ambulantes de cachorro-quente e outros alimentos, que têm aumentado no Brasil sem a adequada vigilância sanitária, tem se constituído outra fonte de contágio.

Depósitos de água e sua distribuição, quando contaminados com *Salmonellas*, podem, às vezes, constituir fonte de contágio. Outra forma de contágio é a limpeza de fossa séptica por indivíduos não adequadamente protegidos.

A infecção afeta indivíduos de todas as idades; entretanto, parece ser mais frequente em adolescentes e adultos jovens. Sua distribuição é similar em ambos os sexos. A profissão é importante como fonte de propagação da infecção; dentre elas, encontram-se os manipuladores de alimentos, como cozinheiros, padeiros, açougueiros, leiteiros, que, com as mãos, podem contaminar produtos posteriormente consumidos pela comunidade; o clima não é um fator determinante; sabe-se, entretanto, que a umidade e o calor favorecem o desenvolvimento da salmonela. Existem, também, casos de febre tifoide descritos como resultado de acidentes de laboratório.

Existem áreas altamente endêmicas e outras onde aparecem surtos epidêmicos, dependendo dos aspectos locais ou culturais da epidemiologia das comunidades. Nos últimos anos, foram registradas várias epidemias, entre as quais a de Atlanta, nos Estados Unidos, em 1964; a de Harlow-Essex, em Zermatt, Suíça (30 casos); a de Aberdeen, Escócia, em 1964, com 507 casos; a de Itatiba, São Paulo, Brasil, em 1954; a de Igaraçu, São Paulo, em 1967; e o surto epidêmico aberto de grandes proporções no Parque Edu Chaves, em 1972, em São Paulo, onde ocorreu contaminação de água potável em uma área delimitada por rede de esgoto; a de Concórdia (Santa Catarina), decorrente de contaminação por alimento; a da Co-

lômbia, dentro de um quartel, em 1978 a 1979, com 130 casos. No México, entre 1972 e 1973, foram descritos 7.645 casos decorrentes de uma cepa de *S. typhi* resistente ao cloranfenicol (cepa com características semelhantes foi descrita no sudeste asiático). Não há imunidade naturalmente adquirida. A doença confere graus variáveis de imunidade, independentemente da gravidade clínica da doença. Ocorrem recidivas em cerca de 2% dos casos e recrudescência em 10 a 20% das vezes.

Com o desenvolvimento das comunicações, há possibilidade de incrementar a importação de infecções para regiões onde a doença endêmica se encontra controlada, ensejando dificuldades no diagnóstico.

A febre tifoide é doença de notificação compulsória no Brasil.

EPIDEMIOLOGIA DA FEBRE TIFOIDE NO BRASIL

O Brasil, como se sabe, é um país com extensa área geográfica, com culturas as mais diversas e desenvolvimento socioeconômico heterogêneo, com áreas menos favorecidas, como as regiões Norte e Nordeste, e outras privilegiadas, como as Sul e Sudeste. No Brasil, a febre tifoide persiste de forma endêmica em algumas regiões, refletindo as condições de vida desses lugares. No estado de São Paulo, o coeficiente de incidência caiu vertiginosamente a partir da segunda metade da década de 1980, quando atingia níveis em torno de 3 a 4 casos por 100 mil habitantes. Na última década, esse índice tem se mantido sempre abaixo de 0,1. É de grande importância em São Paulo a ocorrência de casos "importados" de outras regiões do país relacionados, principalmente, a atividades profissionais, tendo os motoristas de caminhão se mostrado grupo de risco veiculadores especiais para a doença.

Em 2008, foram notificados ao Ministério da Saúde 237 casos, com redução para 111 casos em 2018 (SINAM/MS). Essas informações estão sujeitas às do sistema de saúde de cada estado brasileiro e às capacidades operacionais de lidar com todos os requisitos técnicos para enfrentar uma patologia definida pelo Ministério da Saúde como doença de notificação compulsória.

Os dados do Centro de Vigilância Epidemiológica do estado de São Paulo, de 1960 a 2011 (último informe encontrado), mostram uma queda acentuada no número de casos notificados no estado como um todo, tendência de controle da doença semelhante a dos países mais desenvolvidos, com cerca de 10 casos notificados/ano, geralmente em forma de surtos.

PATOGENIA

A febre entérica é uma doença geralmente humana, o que dificulta os estudos experimentais sobre sua patogenia, realizando-se tais estudos em voluntários humanos.

A suscetibilidade humana não oferece restrições; sabe-se, entretanto, que indivíduos que vivem em regiões endêmicas podem ter contato com o bacilo por meio do meio ambiente, com a possibilidade de desenvolver infecções subclínicas e, ao mesmo tempo, apresentar maior resistência à doença do que aqueles que vivem em regiões com boas condições de saneamento ambiental, sem possibilidade de contato com o agente. Entre estes últimos, indivíduos de todas as idades são suscetíveis. Nas áreas endêmicas, as taxas de ataque diminuem com a idade. Experimentalmente, demonstrou-se que a *S. typhi* induz um estímulo de reforço nos linfócitos dos indivíduos que anteriormente haviam tido febre tifoide.

A porta de entrada é a via digestiva; o bacilo deve sobrepujar a barreira defensiva representada pela acidez gástrica, sabendo-se que são mais sensíveis à infecção os indivíduos com acloridria; em voluntários, demonstrou-se que a ingestão de alcalinos favorece a infecção e o isolamento de salmonelas. A carga bacteriana infectante, experimentalmente estimada, é de 10^6 a 10^9 bactérias ingeridas. Infecções subclínicas podem ocorrer com a ingestão de um número bem menor de bactérias. O agente, conseguindo sobreviver nas primeiras 24 a 72 horas, no intestino, estimulará o sistema imune inato que percebe o invasor (*S. typhi*), usando receptores que reconhecem elementos na estrutura das bactérias. Reconhecem o lipopolissacarídeo pelo receptor Toll-4 (TL_R 4), as lipoproteínas pelo receptor Toll-2 (TL_R 2) e a flagelina pelo receptor Toll-5 (TL_R 5). A ativação desses receptores nos fagócitos e células epiteliais leva à síntese de citoquinas que orquestram a resposta inflamatória e instruem a resposta imune antígeno-específica subsequente. A ativação de macrófagos está associada à produção de interferon-γ, IL-12 e TNF-α. Embora o sistema imune inato seja capaz de suprimir a replicação inicial da *Salmonella typhi*, o *clearence* final da infecção e a imunidade a novo desafio requerem a resposta TH1 e a produção de células B.

As salmonelas penetram no epitélio intestinal (jejuno e íleo distal), onde se multiplica nos tecidos linfoides locais (placas de Peyer), produzindo uma linfangite, com necrose multifocal por ação direta das toxinas bacterianas, em decorrência de fenômenos isquêmicos explicáveis pelo processo inflamatório agudo. A capacidade da salmonela para sobreviver dentro dos macrófagos é essencial na patogenia da febre tifoide.

A seguir, e principalmente por meio do ducto torácico, as bactérias atingem a circulação sanguínea, daí se propagando hematogenicamente para todo o organismo (fase septicêmica). As bactérias chegam ao fígado, baço e medula, onde penetram nas células histiocitárias. Na vesícula biliar, elas colonizam rapidamente, sendo eliminadas pelas fezes a partir da terceira semana de doença. De volta ao intestino delgado, podem ocasionar fenômenos necro-hemorrágicos locais. As ulcerações podem atingir a camada muscular do trato intestinal. Cerca de 2% dos casos apresentam perfurações e peritonite. Às vezes, os fenômenos patológicos alcançam porções mais distais (apêndice cecal, cólon). A partir da quarta semana, inicia-se o processo de reepitelização e formação de tecidos de granulação nas lesões ulceradas.

Durante muitos anos, considerou-se a endotoxina produzida pela *S. typhi* diretamente responsável pelas manifestações clínicas da febre tifoide, fato este comprovado pela injeção de pequenas quantidades de toxina (lipopolissacarídeo) capaz de induzir manifestações da doença, tais como calafrios, febre, mialgia, anorexia, trombocitopenia e linfopenia. Contudo, demonstrou-se que a injeção diária de doses progressivas de polissacarídeos conduz a uma resistência aos efeitos pirogênicos e aos sintomas decorrentes da toxina, sem produzir imunização contra a infecção. Outros demonstra-

ram que, na pele, a resposta inflamatória retardada à endotoxina intensifica-se durante a febre tifoide, sabendo-se também que o padrão celular inflamatório da febre tifoide é indistinguível do provocado por injeções repetidas de *S. typhi*. Está demonstrado que a quantidade de endotoxina produzida pela salmonela é mínima, praticamente indetectável por técnicas como o teste do Límulus. Todos esses fatos sugerem a hipótese de que a endotoxina da *S. typhi* participa na patogenia da febre tifoide, não por sua liberação inicial na circulação sanguínea, mas por um aumento na resposta inflamatória local dos tecidos nos quais se multiplica a salmonela. Assim, a febre contínua seria em razão da capacidade de a salmonela e sua endotoxina estimularem a síntese e a liberação de pirógenos endógenos pelos leucócitos presentes entre as células inflamatórias locais.

Demonstrou-se que durante a febre tifoide ocorre um aumento na capacidade fagocitária do fígado e do baço, traduzido pelo aumento na capacidade das células retículo-histiocitárias em retirar da circulação partículas de albumina marcada. Igualmente, sabe-se da existência de uma destacada hiper-reatividade vascular às catecolaminas, a qual estaria condicionada à liberação da serotonina na mucosa intestinal inflamada durante a doença. Isso se demonstrou após a injeção intradérmica de epinefrina e norepinefrina, produzindo hemorragias macroscópicas que, histologicamente, se caracterizam por derramamento de eritrócitos, necrose fibrinoide das paredes arteriais (sem formação de trombos) e mínima resposta inflamatória celular.

Estudos de coagulação avaliados em pacientes com febre tifoide confirmada mostram a presença da síndrome de coagulação intravascular disseminada (trombocitopenia, hipofibrinogenemia e aumento dos produtos de degradação do fibrinogênio), que melhoram com a recuperação clínica da infecção. Supõe-se que essa síndrome possa ser iniciada pela ativação do fator de Hageman, como verificado em outras sepses.

A patogenia das alterações hematológicas na febre tifoide não está bem esclarecida. Na fase febril da doença, ocorrem elevação da concentração do antígeno antitripsina e da atividade coagulante do cininogênio de elevado peso molecular; e diminuição das plaquetas, da pré-calicreína funcional e do inibidor da calicreína. Recentemente, tem-se estudado a participação imunológica na patogênese dos sintomas clínicos, especialmente mediadores liberados por macrófagos ativados, encarregados da destruição das bactérias em seu interior. Isoladamente, os anticorpos humorais não têm papel protetor, a não ser facilitando, na fase hematogênica da infecção, a fagocitose pelos macrófagos. O antígeno Vi parece inibir a fagocitose e a atividade bactericida do soro; bactérias que não têm esse antígeno de superfície necessitam de inóculos maiores para causar infecção.

PATOLOGIA

As alterações anatomopatológicas da febre tifoide correspondem às da septicemia, comprometendo gravemente o intestino e o sistema reticuloendotelial.

As lesões intestinais que comprometem as placas de Peyer, os folículos linfoides do intestino delgado e, ainda, do cólon evoluirão da fase hiperplásica para a necrose; em seguida para a ulceração e, finalmente, para a cicatrização, sem deixar sequelas aparentes. Todavia, durante essas fases, podem sobrevir a hemorragia maciça ou a perfuração e consequente peritonite fecal, que constitui a mais temível complicação da febre tifoide. Esta pode ser observada em 5 a 10% dos casos não tratados. Microscopicamente, há um acúmulo de linfócitos, células plasmáticas, leucócitos polinucleares e presença de uma célula semelhante a um monócito, de tamanho grande, de núcleo claro e citoplasma acidófilo (célula *tífica de Rindfleisch)* e ausência de necrose focal. Esse quadro pode ser observado na base das ulcerações intestinais ou nos gânglios mesentéricos, que mostram, ainda, multiplicação das células sinusoidais (Figuras 60.3.1 e 60.3.2).

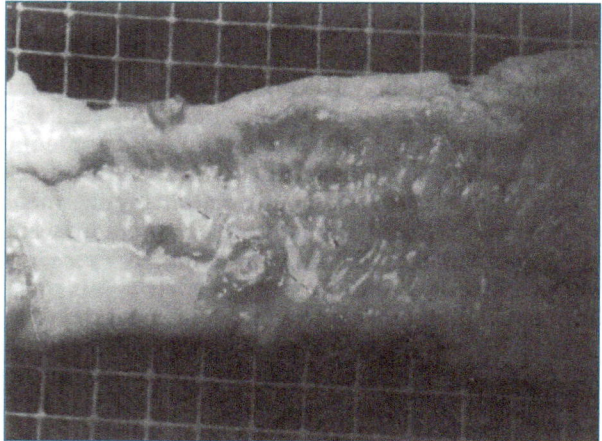

FIGURA 60.3.1 Íleo terminal com ulcerações múltiplas nas placas de Peyer.
Fonte: Cortesia Dr. Hernan Alvarado, Departamento de Patologia da Faculdade de Medicina da Universidade Nacional de Colômbia.

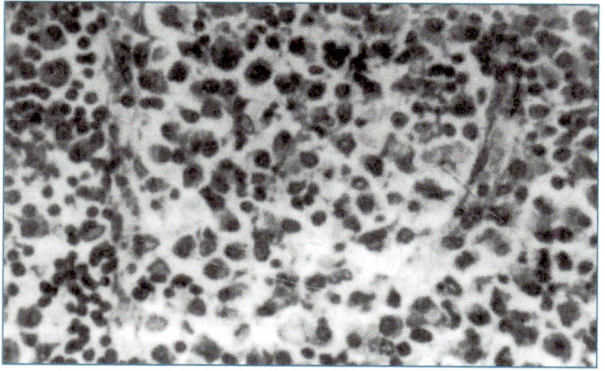

FIGURA 60.3.2 Infiltrado linfoplasmocitário no nível das lesões intestinais.
Fonte: Cortesia Dr. Hernan Alvarado, Departamento de Patologia da Faculdade de Medicina da Universidade Nacional de Colômbia.

O baço aumenta de volume, o parênquima é mole, a cápsula se dilata. Microscopicamente, mostra congestão, dilatação dos sinusoides e presença de grandes monócitos. O fígado aumenta de tamanho e se edemacia. Também por microscópio, encontram-se degeneração vascular, infiltração portal, necrose focal do parênquima e infiltração inflamatória do mesmo. Admite-se que a vesícula biliar e as vias bilia-

res estejam constantemente infectadas; essa situação desaparece espontaneamente durante a convalescença; porém, em raros casos, os pacientes se transformam em portadores. O achado da *S. typhi* na medula óssea foi estudado por Shin em 16 casos de febre tifoide confirmada por cultivo. Verificou-se que a alteração mais comum foi a inflamação crônica granulomatosa (oito casos), especialmente nos casos tardios, a síndrome hemofagocítica (quatro), a medula reativa (dois) e alterações inespecíficas (dois).

As lesões podem aparecer no coração, pulmão, ouvidos, testículos, meninges, nervos periféricos, ossos ou articulações. Em estudos de biópsia renal, demonstrou-se a presença da glomerulonefrite de complexos imunes em que o antígeno Vi foi detectado na parede do capilar glomerular, sugerindo uma participação direta da salmonela na patologia da lesão glomerular. Na pele, observam-se as manchas rosadas, consistindo em acúmulos de bacilos na derme. Nos músculos, com frequência, descreve-se a degeneração de Zenker, que afeta os músculos mais permanentemente ativos do corpo humano, como os intercostais, o diafragma e os reto-abdominais. Outra complicação é a presença de flebite da femoral e da safena.

QUADRO CLÍNICO

As manifestações clínicas das febres entéricas correspondem, em geral, às diferentes etapas fisiopatológicas da infecção; conforme assinalado previamente, são mais rigorosas na febre tifoide que nas paratifoides. Em algumas oportunidades, seu diagnóstico é complexo em virtude da intensa variedade dos diversos sintomas e sinais. A febre tifoide sem tratamento específico e sem complicações evolui em um período de 4 a 5 semanas (é clássico dividir sua evolução em semanas). A instalação dos sintomas é caracteristicamente insidiosa, o que permite diferenciá-la de muitas outras doenças infecciosas agudas.

PERÍODO DE INCUBAÇÃO

Varia entre poucos dias e várias semanas; em média, calculam-se 10 dias. Estudos realizados com voluntários demonstraram relacionar-se inversamente à dose infectante.

PERÍODO INICIAL

Desenvolve-se na primeira semana. Caracteriza-se pelo aparecimento da febre, que aumenta em forma escalonada e progressiva, dia a dia; simultaneamente, aparecem dor abdominal, vômitos, anorexia, astenia e cefaleia; esta última caracterizada por sua intensidade e frequência paralelas às da febre.

PERÍODO DE ESTADO

Corresponde a 2ª e 3ª semanas da infecção. Os sintomas anteriores intensificam-se, a febre se estabiliza entre 39 e 40 °C; o doente entra em estado de prostração, apresentando cefaleia constante e grave, que diminui pouco com uso de analgésicos; o estado de consciência altera-se progressivamente; o paciente entra em estado de torpor, fica delirante e indiferente ao ambiente (*tiphus*); aparecem sinais evidentes de desidratação: a pele e a mucosa secam; os olhos afundam e tornam-se inexpressivos (olhar tífico); diarreia (especialmente em crianças) abundante e esverdeada (aspecto de sopa de ervilhas); em algumas ocasiões (geralmente em adultos), observa-se prisão de ventre duradoura; na pele do abdome e do tórax, aparecem elementos cutâneos característicos, de 2 a 5 mm de diâmetro, que desaparecem à digitopressão e que evoluem em 2 ou 3 dias (denominadas "roséolas tíficas"); na mucosa dos pilares anteriores da boca, aparecem úlceras de 5 a 8 mm de diâmetro (úlceras de Daguet), a língua é saburrosa; no exame do abdome, reconhecem-se meteorismo e borborigmos; existe dissociação relativa de pulso e temperatura e, quando aparece taquicardia, é sugestiva de complicações (hemorragia, perfuração, infecção associada). Em 60 a 70% dos casos, observam-se esplenomegalia de consistência normal, dolorosa, tamanho grande e, frequentemente, hepatomegalia. O quadro hemático da fase aguda, nas formas não complicadas, geralmente mostra anemia, leucopenia com neutrofilia relativa, ausência de eosinófilos e plaquetopenia.

PERÍODO DE DECLÍNIO

A febre começa a diminuir progressivamente em lise, nunca em crise; o estado de consciência melhora ao mesmo tempo em que diminuem a cefaleia, a astenia, as manifestações gastrointestinais, e o paciente entra em fase de recuperação.

CONVALESCENÇA

Como consequência da infecção e do prolongado período febril, observam-se sinais de desnutrição, queda de cabelos, atrofias musculares, demorando o paciente voltar às suas atividades normais.

FEBRE TIFOIDE E HIV

A infecção recorrente por *Salmonella* é uma das condições clínicas marcadoras da aids/HIV. Em regiões onde a bactéria causadora da febre tifoide é endêmica, a incidência da doença pode ser de 25 a 60 vezes maior entre indivíduos HIV-positivos que em soronegativos (Ministério da Saúde. Disponível em: http://www.saude.gov.br/saude-de-a-z/febre-tifoide). Os indivíduos HIV-positivos assintomáticos podem apresentar doença semelhante ao imunocompetente e boa resposta ao tratamento usual. Doentes com aids (doença definida) podem apresentar febre tifoide particularmente grave e com tendência a recaídas.

COMPLICAÇÕES

Como em toda septicemia, na febre tifoide podem surgir complicações em qualquer órgão, especialmente quando o início da antibioticoterapia foi retardado. Entretanto, a hemorragia maciça e a perfuração intestinal são as mais frequentes e, por isso, as mais temidas.

Hemorragia intestinal

Complicação que ocorre geralmente na terceira semana. Sua frequência aproximada é de 3 a 10%. Identifica-se pela queda súbita da tensão arterial, taquicardia, palidez intensa, fezes escuras, queda de hematócrito e, às vezes, evoluindo para estado de choque. Em 20% dos casos, existem hemorragias pequenas detectadas pela investigação de sangue oculto nas fezes.

Perfuração intestinal

Esta complicação é encontrada em 3% dos casos. Ocorre até a 3ª ou 4ª semana de doença. A localização mais comum é a parte terminal do íleo, embora, em casos raros, observem-se segmentos mais altos ou à altura do cólon. Identifica-se esta emergência pelo surgimento súbito de dor intensa na fossa ilíaca direita, acompanhada de hipotensão arterial, hipotermia, taquicardia, sinais de inflamação peritoneal, tais como sinal de Blumberg, rigidez da parede abdominal, diminuição do peristaltismo e desaparecimento da macicez hepática. Em algumas ocasiões e em virtude de alterações do estado de consciência destes enfermos, podem passar inadvertidas algumas dessas manifestações, o que exige uma vigilância frequente e cuidadosa do paciente e delicadeza nas manobras de exploração abdominal. O hemograma mostra leucocitose; a presença de pneumoperitônio na radiografia simples do abdome confirma o diagnóstico.

OUTRAS COMPLICAÇÕES

Durante o curso da febre tifoide, podem surgir outras complicações, além das descritas, em qualquer órgão ou sistema. Entretanto, com os esquemas terapêuticos atuais, estas são cada vez menos frequentes e menos intensas. Entre elas, estão a bronquite grave, a pneumonia lobar devida à *S. typhi* ou a germes associados, como o pneumococo, observado principalmente durante o período de recuperação. A anemia hemolítica é observada nos casos de menor toxicidade e está especialmente relacionada com deficiência da glucose-6-fosfato-desidrogenase. Descrevem-se casos de ruptura traumática ou mesmo espontânea do baço. A síndrome de coagulação intravascular disseminada pode complicar o curso da febre tifoide em adultos ou em crianças.

Podem ocorrer também otite média, tonsilite, pancreatite, colecistite aguda, miocardite, nefrite, pielonefrite, descritas na terceira semana. A osteomelite por *S. tiphy* é uma entidade rara, usualmente associada à anemia de células falciformes e outras hemoglobinopatias e decorrente de disseminação hematogênica. Observam-se miosites e artrites durante o período de convalescença. Como complicações cutâneas, citam-se os furúnculos, os abscessos e o surgimento de escaras de decúbito. A ocorrência de meningismo tem sido descrita. No Brasil, Teixeira estudou uma forma clínica prolongada de febre tifoide, que pode durar de 6 a 12 meses e que foi observada associada à esquistossomíase hepatosplênica; essa forma apresenta dificuldades de diagnóstico diferencial, particularmente com o calazar, e estabelece a possibilidade de interação entre o parasito e o germe (ver capítulo específico).

Manifestações clínicas e alterações de laboratório sugestivas de hepatite tífica (até 30%) são descritas por vários autores.

RECAÍDAS

O ressurgimento da temperatura e das manifestações clínicas da doença durante dois dias ou mais, no período de convalescença, denomina-se recaída. Essa situação, de frequência variável, observa-se entre 3 e 20% dos casos e ocorre geralmente 15 dias depois de terminada a febre. As hemoculturas são novamente positivas. Os fatores condicionantes não parecem bem definidos, sendo atribuído a bacilos que permaneceram protegidos na vesícula biliar ou no centro de gânglios mesentéricos. Embora não haja evidência definitiva, parece ser mais frequente em pacientes tratados por 7 a 10 dias do que naqueles que recebem tratamento por 14 ou mais dias. O cloranfenicol não diminui a frequência; pelo contrário, em alguns estudos foi demonstrada maior incidência nos tratados com cloranfenicol do que nos não tratados. Embora alguns considerem que a vacinação diminua a possibilidade de recaída, outros acreditam não haver tal relação, pois a observaram em 7,5% de indivíduos vacinados.

PORTADORES ASSINTOMÁTICOS

Em razão da *Salmonella typhy* e as *paratyphi* possuírem alta infectividade, baixa patogenicidade e alta virulência, explica-se a existência de portadores (fontes de infecção não doentes) que desempenham importante papel na manutenção e na disseminação da doença na população. São indivíduos que, após a enfermidade clínica ou subclínica, continuam eliminando bacilos por vários meses ou anos. Como registramos anteriormente, têm particular importância na epidemiologia da febre tifoide, pois mantêm a epidemia e dão origem aos surtos epidêmicos. São conhecidas três classes de portadores: convalescentes; crônicos; e sãos. Portadores convalescentes são os indivíduos que continuam eliminando bacilos nos quatro meses seguintes à infecção aguda, correspondendo à terça parte dos pacientes; portadores crônicos são aqueles que, por mais de um ano, continuam eliminando bacilos, na proporção de cerca de 5% de todos os casos; e portadores sãos são aqueles que continuam a eliminar, sem sintomas, bactérias pelas fezes após um ano do início da infecção. Aproximadamente 3% dos indivíduos que sofrem da doença passam a ser portadores; essa condição é mais frequente nas mulheres nas faixas etárias entre 40 e 50 anos, obesas, multíparas e com doenças concomitantes de vias biliares; não apresentam manifestações clínicas, apesar da elevada quantidade de bacilos que eliminam. A vesícula biliar é a principal fonte de multiplicação e eliminação do bacilo tifóidico. Os portadores urinários são menos comuns, embora mais perigosos.

Para localização e seguimento de portadores, utilizam-se várias técnicas, entre as quais a determinação do antígeno Vi, útil para esse fim, e a tipificação de fagos, que permite identificar com precisão a cepa responsável por eventual situação epidêmica, bem como detectar os portadores. Ademais, existem algumas técnicas bacteriológicas para detectar portadores de salmonela a partir da água, inclusive de esgotos.

Os portadores devem ser especialmente educados, sobretudo no sentido de não exercerem atividades que impliquem manipulação de alimentos. O critério de restabelecimento no portador está na negativação das coproculturas praticadas durante três dias de cada semana, durante um mês.

Alguns casos na história tornaram-se conhecidos pela alta contagiosidade. São conhecidos os casos das famosas *Typhoid Mary*, cozinheira americana que, ao longo de vários anos, foi responsável por mais de 50 casos, inclusive três falecimentos; e outras, como a *Typhoid Gretchen*, entre tropas americanas na Europa; e a *Bantu Typhoid Mary*, cozinheira africana responsável por casos da doença.

FEBRE TIFOIDE EM CRIANÇAS

Alguns autores consideram que, nas crianças, não há um quadro clínico característico e, frequentemente, estabelecem dificuldades de diagnóstico com a broncopneumonia, a gastroenterite, a meningite ou a encefalite e a tuberculose. Embora pouco comum em lactentes, apresenta-se como um quadro de gastroenterite grave, com vômitos, diarreia abundante com muco e/ou sangue e sinais de insuficiência respiratória. As osteítes são complicações mais frequentes em crianças do que em adultos. A febre tifoide neonatal é uma forma rara, mas muito grave; na época pré-antibiótica, era sempre fatal. Supõe-se que seja decorrente de transmissão vertical, intrauterina. Onde a febre tifoide é endêmica, deve-se considerá-la causa de sepse neonatal e incluir os antibióticos apropriados na terapia empírica.

DIAGNÓSTICO DIFERENCIAL

No período inicial, as manifestações clínicas da doença são inespecíficas. Durante o período de estado, o diagnóstico diferencial da febre tifoide depende das manifestações clínicas predominantes, tais como o período de instalação dos sintomas, a febre, a cefaleia, as manifestações gastrointestinais, neurológicas, urinárias, respiratórias etc.

Assim, a febre tifoide deve se diferenciar da brucelose, gastroenterite, shigelose, hepatites virais, abscessos hepáticos ou subfrênicos, apendicite aguda, peritonite, outras salmoneloses, infecções por *Yersinia enterocolitica* ou pseudotuberculose, *Campylobacter fetus*, tularemia, rickettsioses, meningoencefalites, mononucleose infecciosa, moléstia de Hodgkin, febre reumática, endocardite bacteriana, septicemias por agentes piogênicos (como o estafilococo, o estreptococo, o colibacilo), infecção urinária, pneumonia, tuberculose pulmonar, miliar ou intestinal, paludismo por *P. falciparum*, esquistossomose, toxoplasmose, tripanossomose, leptospirose e abscessos intrabdominais.

Um criterioso juízo clínico e epidemiológico, assim como o uso apropriado de métodos de laboratório, permite confirmar o diagnóstico da febre tifoide na maioria dos casos.

DIAGNÓSTICO LABORATORIAL

Dada a falta de especificidade da síndrome clínica, uma vez proposto o diagnóstico de febre tifoide ou entérica por *S. paratyphoide*, é necessário proceder à realização de provas de laboratório que confirmem o diagnóstico clínico. Estas são de dois tipos principais: microbiológico, dirigido ao isolamento e identificação da *Salmonella typhi* ou *paratyphi*; sorológico, para detectar e quantificar os anticorpos específicos presentes no soro do paciente.

PROVAS MICROBIOLÓGICAS

HEMOCULTURA

Efetuada em meios usuais de cultura à base de bile, é a prova que permite estabelecer com segurança o diagnóstico da febre tifoide. Coincidindo com a fisiopatologia da infecção, é positiva especialmente durante a primeira semana da doença, em até 90% dos casos; posteriormente, essa porcentagem diminui e, no final da terceira semana, calcula-se que a positividade somente atinja 50%. Rubin descobriu um método de cultivo rápido, mediante a centrifugação do sangue e cultivo da fração mononuclear das plaquetas consequente de associação desta com a *S. typhi* na corrente circulatória.

MIELOCULTURA

Método muito útil, com uma sensibilidade de 90% e com a vantagem de não reduzir sua sensibilidade com o uso prévio de antibiótico. Pode ser positiva, mesmo quando as hemoculturas são negativas. Tem o inconveniente de ser desconfortável.

COPROCULTURA

Pode ser positiva, desde o início da infecção, embora sua máxima positividade, na infecção aguda, seja observada na terceira semana. É particularmente útil para o controle de doentes e para detectar portadores crônicos de salmonela, sendo positiva de forma contínua e intermitente.

UROCULTURA

Com valor diagnóstico limitado, pois a bacteriúria não é constante; sua máxima positividade está presente na terceira semana. A salmonela pode ser isolada de outros locais, tais como das roséolas tíficas, da secreção bronquial, do líquido cefalorraquidiano, do líquido articular, das secreções purulentas, da bile; para esse propósito, há um dispositivo especial em cápsulas de gelatina para cultivar material duodenal e detectar portadores vesiculares de salmonela (*String test*). Toda cepa de *S. typhi* ou *paratyphi* isolada deve ser submetida às provas de sensibilidade aos antibióticos, com o objetivo de detectar as infecções produzidas por cepas resistentes.

TÉCNICAS RECOMENDADAS DE COLETA PELO CENTRO DE VIGILÂNCIA EPIDEMIOLÓGICA DA SECRETARIA DE ESTADO DA SAÚDE DE SÃO PAULO – SES/SP

Semeadura

Meio líquido nutritivo: inocula-se em uma proporção de 10% de sangue total para volume do meio.

Caldo biliado: adicionar ao volume do meio, o coágulo decorrente da coleta de 3 a 5 mL de sangue. O soro será aproveitado para a reação de Widal.

Os frascos semeados são mantidos em estufa, 35 a 37 °C, até o momento de encaminhá-los ao laboratório, devidamente lacrados e identificados, devendo chegar ao laboratório em até 24 horas após a coleta.

Coprocultura
Coleta, conservação e transporte de amostras

- **Coleta de *swab* fecal:** a coleta das fezes deverá ser efetuada com *swab* fecal, utilizando como meio de transporte o Cary-Blair. Procedimentos:

  - Recomenda-se que se coletem as fezes em frascos de boca larga e limpos (de preferência esterilizados em forno Pasteur ou fervidos). Não devem ser utilizadas substâncias químicas na desinfecção destes frascos.
  - Colocar o *swab* no frasco contendo as fezes e, realizando movimentos circulares, embebê-lo com a matéria fecal.
  - Colocar o *swab* em tubos contendo o meio de transporte Cary-Blair.
  - O transporte será realizado à temperatura ambiente e recomenda-se que o material coletado seja encaminhado ao laboratório dentro de 24 a 72 horas após a coleta.

- Coleta das amostras de fezes *in natura*:

  - Coletar as fezes (3 a 5 g) em frascos de boca larga e limpos (como descrito acima).
  - Identificar as amostras e encaminhá-las ao laboratório dentro de 2 horas, após a coleta, se mantidas à temperatura ambiente, ou até 5 horas, se mantidas sob refrigeração.

PARA DETECÇÃO DE PORTADOR DE *S. TYPHI*

A coprocultura é o único método que permite detectar o estado de portador.

Para o doente tratado e clinicamente curado que não manipula alimentos, devem-se coletar, no mínimo, três amostras de fezes com intervalo não inferior a 24 horas entre elas, 30 dias após o início dos sintomas e no mínimo 7, após o término da antibioticoterapia.

No caso de doente tratado e curado, manipulador de alimentos, coletam-se, no mínimo, sete amostras de fezes em dias sequenciais, 30 dias após o início dos sintomas e no mínimo 7, após o término da antibioticoterapia.

Na pesquisa de portador crônico entre manipuladores de alimentos (responsável pela contaminação de alimentos que infectaram as pessoas que adoeceram), devem ser coletadas, no mínimo, sete amostras de fezes em dias sequenciais.

Quando se constata pelo menos uma coprocultura positiva, orientam-se o tratamento e os cuidados de higiene, bem como o afastamento de atividades que ofereçam risco à família e à comunidade, com posterior realização de outra série de coproculturas, conforme já descrito, a fim de evitar a disseminação das salmonelas.

Todos os laboratórios (privados, municipais ou estaduais, incluindo os da rede do Instituto Adolfo Lutz) que realizam hemocultura e coprocultura podem isolar e identificar presuntivamente a *Salmonella*.

Isolamento da bactéria: os meios de cultura utilizados para semeadura da amostra biológica recebida dependem da padronização de cada laboratório.

Basicamente, são empregados:

- meio líquido de enriquecimento para salmonela;
- placas de meio diferencial e seletivo.

Confirmação do gênero *Salmonella*:

- As colônias suspeitas são repicadas em meio presuntivo para enterobactérias, a fim de verificar os caracteres bioquímicos essenciais.

- Aglutinação em lâmina com antissoros polivalentes para *Salmonella* (somático e flagelar).

Caracterização sorológica e bioquímica de salmonela:

- As cepas isoladas devem ser encaminhadas ao Instituto Adolfo Lutz de São Paulo, Divisão de Biologia Médica – Seção de Bacteriologia.

- A análise antigênica das cepas é realizada por testes de aglutinação, utilizando antissoros monovalentes somáticos e flagelares, específicos para salmonela.

- A associação dos antígenos determinados permite a identificação do sorotipo em estudo. Além disso, realiza-se a caracterização bioquímica específica para a *S. typhi*.[1]

PROVAS SOROLÓGICAS
REAÇÃO DE WIDAL

Desde sua descrição, em 1896, a reação de soroaglutinação de Widal é um parâmetro importante para o diagnóstico da febre tifoide. Entretanto, alguns autores estabelecem dúvidas sobre o valor desta prova, baseados nos argumentos de sua deficiente estandardização, da influência das vacinas anteriormente aplicadas ou de infecção por salmonelas que contenham o antígeno O e que podem tornar difícil sua interpretação. Entretanto, ainda se constitui como o exame diagnóstico mais utilizado na rotina médica.

Isso estimulou o interesse em reavaliar a prova e, nesse sentido, foram realizados estudos cujas conclusões coincidem em alguns pontos e divergem em outros. Senewiratne analisou as possíveis causas pelas quais a reação de Widal poderia dar uma informação errada, encontrando várias: constitui reação imunológica que exige condições precisas de estandardização; as *S. typhi* e *paratyphi* compartilham os antígenos H e 0 com outras salmonelas; a possibilidade de reações cruzadas e a necessidade de avaliar a relação com os antígenos da população normal que, em regiões endêmicas, estaria exposta às salmonelas, podendo apresentar títulos maiores do que em regiões não endêmicas; as aglutininas poderiam não se produzir em decorrência de um fraco estímulo antigênico ou de um defeito na produção antigênica; em contrapartida, a vacinação ou uma febre tifoide anterior poderia deixar sem valor a reação de Widal. O trabalho desses autores, analisando vários grupos de pacientes febris, conclui que, em indivíduos vacinados, a reação de Widal (com antígenos apropriadamente estandardizados) tem maior valor na febre tifoide, mesmo desde a primeira semana da doença. Em 11,5%, demonstram-se provas falsamente positivas em indivíduos com alterações imunológicas maiores, o que obriga a uma interpretação cautelosa da prova em indivíduos com reações positivas e culturas negativas e que habitem regiões endêmicas.

Contudo, Levine, em um estudo que inclui indivíduos sãos de regiões endêmicas e não endêmicas, pacientes com febre tifoide confirmada e voluntários com febre tifoide induzida, conclui que: os títulos elevados de anticorpos O e H são úteis para o diagnóstico da febre tifoide em áreas não endêmicas; os títulos elevados também são de valor diagnóstico na infecção de crianças menores de 10 anos nas regiões endêmicas; em virtude da alta predominância de anticorpos nos indivíduos mais velhos das regiões de alta endemicidade, em adolescentes e adultos jovens, a reação proporciona uma ajuda diagnóstica mínima.

Aceita-se que a perfuração intestinal, assim como o cloranfenicol ou os corticosteroides, pode alterar os resultados da reação de Widal. A esse respeito, estabeleceu-se a possível ação depressora do cloranfenicol sobre a produção de aglutininas, quando administrado na fase pré-sorológica da infecção.

A reação de Widal é de execução simples e rápida. Existem técnicas automatizadas para essa prova de soroaglutinação com resultados semelhantes aos obtidos com a prova manual. Para a interpretação correta da reação, impõe-se o conhecimento prévio do comportamento dos anticorpos O e H. As aglutininas anti-O são as primeiras a surgir, geralmente a partir do 10º dia da doença (predominantemente imunoglobulinas da classe IgM); alcançam títulos inferiores aos das anti-H e declinam rapidamente, desaparecendo em torno do 30º dia de doença.

As aglutininas anti-H (predominantemente imunoglobulinas da classe IgG) surgem no fim da segunda semana de doença; apresentam títulos ascendentes até o 30º dia, quando começam a declinar. Níveis altos podem ser detectados por um tempo prolongado, já que a sua queda é muito lenta, persistindo durante meses. Consideram-se significativos títulos de anticorpos acima de 1:80. Diante de um quadro clínico suspeito, a positividade das aglutininas anti-O constitui o dado de maior valor para confirmação diagnóstica. Frequentemente, são encontrados valores baixos ou difíceis de interpretar no primeiro teste de Widal executado; nesses casos, recomenda-se a repetição semanal do exame, que permite conclusões fidedignas quando há ascensão dos títulos. Alguns autores propuseram a reação de Widal como prova rápida, entretanto, em regiões endêmicas onde muitas pessoas se expuseram, observam-se alterações no estado imunológico da comunidade e, para que a prova tenha valor, requerem-se títulos de antígeno 0 superiores a 1:160.

Reação de Widal em vacinados

A vacinação antitifoídica promove a formação de ambas as aglutininas em títulos baixos. As aglutininas pós-vacinas anti-O desaparecem em poucas semanas; entretanto, as anti-H persistem durante meses. Nessas condições, certos estímulos inespecíficos, tais como infecções, podem incitar o aumento das aglutininas anti-H sem que se positivem as aglutininas anti-O. Estas são as chamadas "reações anamnésticas", que podem dificultar a interpretação da reação de Widal.

REAÇÃO DE FIXAÇÃO EM SUPERFÍCIE

Utilizam-se antígenos H e O, colocados sobre um papel absorvente e uma gota de soro do paciente, para se mis-

---

[1] O Instituto Adolfo Lutz (SP) e a Fundação Osvaldo Cruz (RJ) são os dois laboratórios, no Brasil, que realizam a caracterização sorológica de cepas de *Salmonella* sp.

turarem e, posteriormente, mergulhados em solução salina. Em estudos comparativos, essa reação demonstra grande sensibilidade.

CONTRAIMUNOELETROFORESE

Atualmente, alguns autores estão utilizando a contraimunoeletroforese para a avaliação de doentes e população sã, revelando-se ser esta uma prova de sensibilidade semelhante à reação de Widal, superando-a por sua padronização e maior reprodutibilidade.

DIAGNÓSTICO IMUNOENZIMÁTICO

Está em uso uma técnica imunoenzimática para detecção de anticorpos da classe IgM contra lipopolissacarídeos da *S. typhi,* para o diagnóstico indireto da febre tifoide. Estudos recentes demonstraram um elevado grau de especificidade em casos de enfermidade, mas, em vacinados, mostrou títulos surpreendentemente baixos. Choo, utilizando o cultivo, como padrão de referência, comparou o Elisa, utilizando proteínas 50 K da membrana externa da *S. typhi,* e a prova de Widal, concluindo que o enzimaimunoensaio (Elisa) é tão sensível como a prova de Widal, com um valor preditivo semelhante, mas mais específico (75 × 67%).

REAÇÃO EM CADEIA DE POLIMERASE (PCR)

Também se desenvolveram sondas de DNA para *S. typhi* e outras salmonelas. Dependem do preparo *in house* dos *primers* para a detecção do DNA da bactéria.

TRATAMENTO

As medidas terapêuticas, na febre tifoide, estão orientadas ao tratamento antibiótico específico contra a *S. typhi,* ao das manifestações gerais, ao das complicações e ao dos portadores.

ANTIBIOTICOTERAPIA
CLORANFENICOL

Continua sendo o medicamento de eleição nos casos de febre tifoide produzida pelas cepas sensíveis, em virtude da rápida e constante diminuição da febre, observada entre o 3º e 5º dias, à sua excelente difusão tecidual, à sua concentração nos órgãos linfoides e ao seu menor custo. A dose total diária recomendada é de 50 mg/kg, dividida em quatro tomadas, até 3 g/dia, seguidos de 2 g/dia após a febre ter cessado. Recomenda-se administrá-lo por 15 dias, a partir do momento da apirexia. Esse medicamento é bacteriostático e sofre transformação aglucurônica no fígado. A principal limitação do cloranfenicol é sua toxicidade hematológica, caracterizada pela depressão medular e manifestada sob duas formas: a anemia, relacionada à dose e caracterizada pela plaquetopenia, vacuolização citoplasmática das células eritroides, aumento do ferro sérico e da celularidade da medula óssea, alterações que regridem com a suspensão do medicamento; a pancitopenia ou aplasia medular constituem uma forma rara, mas muito mais grave de caráter idiossincrásico, geralmente irreversível e não relacionada com a dose. A resistência ao cloranfenicol é

conhecida desde os anos 1970, sendo mediada por plasmídeos e associada a surtos epidêmicos na Ásia e na América Latina. Nesses casos, as recaídas podem ocorrer entre 10 e 25%.

TIANFENICOL

Derivado de cloranfenicol, diferencia-se deste por apresentar concentrações sanguínea e linfática menos elevadas, porém boa concentração tecidual. Elimina-se pela bile em forma ativa. Apresenta a vantagem de não causar aplasia medular. É eliminado pelos rins. Administra-se 0,5 g a cada 8 horas, VO por 14 dias.

FLUOROQUINOLONAS

São altamente eficazes, inclusive na presença de *S.typhi* resistente. Mostram altas concentrações em macrófagos e na bile. São mais eficazes que o cloranfenicol, ampicilina e cotrimexazol, e talvez também com relação às novas cefalosporinas, em reduzir a frequência de recaídas e o estado de portador. Apresentam 98% de cura. Baixam a febre até o quarto dia de administração. Devem ser administradas na posologia de 15 mg/kg/dia ou 400 mg em três tomadas no adulto, por via oral (VO), durante sete dias. Em epidemias causadas por cepas não resistentes a quinolonas e infecções não complicadas podem, de maneira simplificada, ser administrada por apenas 3 a 5 dias.

Recomenda-se sempre fazer testes de resistência *in vitro* ao ácido nalidíxico. Se houver resistência, administrar 20 mg/kg/dia em duas tomadas diárias, por um período de 14 dias. Se não houver resposta da febre até o 5º dia de tratamento e/ou MIC de ciprofloxacin > 2 µg deve ser substituída por cefalosporina de 3ª geração.

A ciprofloxacina, na dosagem de 500 mg a cada 12 horas, VO, durante 10 a 14 dias, tem demonstrado bons resultados, com um tempo de defervescência dos sintomas agudos, em média, de quatro dias. A ciprofloxacina e a ofloxacina não estão indicadas no tratamento de crianças ou de mulheres grávidas porque passam a barreira transplacentária e estão presentes em altos níveis no leite materno.

AMPICILINA

Caracteriza-se por sua boa concentração sanguínea e linfática quando administrada por VO. Concentra-se e elimina-se em forma ativa pela bile. Sua dose total é de 100 mg/kg/dia, dividida em quatro tomadas ou 500 mg, via oral, a cada 6 horas, em adultos. Parece ter resposta mais lenta que o cloranfenicol. Sua maior indicação reside no tratamento dos portadores assintomáticos.

AMOXACILINA

Do grupo das ampicilinas, oferece maiores vantagens ao obter melhor absorção, maior concentração e menores efeitos gastrointestinais que a ampicilina. A dose diária é de 100 mg/kg, e 500 mg a cada 6 horas, em adultos, por 14 dias. As indicações são as mesmas da ampicilina. Em crianças, demonstrou superioridade a esta. Outras indicações são os pacientes com contraindicações hematológicas ao cloranfenicol, tais como aqueles com deficiência da glucose-6-fosfato-desidrogenase. Em média, a defervescência da febre, depois de iniciado o tratamento em um grupo de pacientes tratados com amoxacilina, deve ocorrer em até 4 a 5 dias. A taxa de recaídas parece ser inferior à do cloranfenicol.

SULFAMETOXAZOL-TRIMETOPRIMA (COTRIMEXAZOL)

Demonstra uma eficácia comparável à da amoxacilina frente às cepas sensíveis e resistentes ao cloranfenicol. É alternativa para o tratamento de febre tifoide, especialmente tratando-se de cepas resistentes ao cloranfenicol e às ampicilinas. Seus efeitos colaterais são iguais aos das sulfas. A dose diária é de 800 a 1.600 mg de sulfametoxazol, mais 160 a 320 mg de trimetoprima, ou seja, 2 a 4 comprimidos por dia, durante 10 a 14 dias.

CEFALOSPORINAS DE 3ª GERAÇÃO

Especialmente cefotaxima, ceftriaxona, cefixime e cefoperazona demonstram excelente ação *in vitro* contra salmonela, podendo ser recomendadas como drogas alternativas no tratamento das febres tifoide e paratifoide, quando o agente etiológico é resistente às fluoroquinolonas, cloranfenicol, ampicilina, amoxacilina ou cotrimexazol. Não se deve usar cefalosporina de 1ª ou 2ª gerações. Recomenda-se:

- **Ceftriaxona:** 1 g a cada 12 horas em adultos e 60 mg/kg/dia em crianças, via oral, por 14 dias.
- **Cefoperazona:** 100 mg/kg/dia divididos em a cada 12 horas, seguidos de 50 mg/kg/dia, quando a febre cessar.
- **Cefixime:** 10 a 15 mg/kg/dia, em duas tomadas.

AZITROMICINA

Antibiótico da classe dos macrolídeos, também constitui boa opção para formas multirresistentes (10 mg/kg/dia).

MEDIDAS GERAIS

São de importância fundamental no tratamento da febre tifoide. Entre elas, incluem-se o repouso, com cuidados específicos de enfermaria apropriados que permitam manter o controle do estado de consciência, a tensão arterial, o pulso, a diurese, o aspecto e a cor das fezes, evitarem as ulcerações cutâneas, as lesões da boca e dos olhos, as complicações respiratórias e permitir a detecção imediata de qualquer complicação. Deve-se manter uma adequada hidratação do paciente e um rigoroso controle de líquidos e eletrólitos.

Somente se recomenda corticosteroides nas formas tóxicas graves e por um período de 2 a 3 dias. A administração de dexametasona, em dose inicial de 3 mg/kg, seguida de 1 mg/kg, a cada 6 horas, durante 48 horas, pode ser útil.

Não é recomendável o uso de Aspirina®, pela possibilidade de potencializar seu efeito e produzir hipotermia grave e hipotensão. Igualmente são desaconselhados os antidiarreicos, pois a falta de motilidade intestinal pode conduzir à perfuração intestinal.

TRATAMENTO DAS COMPLICAÇÕES
RECAÍDA

É igual ao episódio agudo. Recomenda-se o uso de ampicilina, ciprofloxacina ou amoxacilina e colecistectomia como medida radical, quando os antibióticos falharem.

ENTERORRAGIA

Dependendo do volume desta, será necessária a administração de papa de hemácias tratadas e reposição do volume vascular. Recomenda-se a aplicação local de gelo no abdome.

PERFURAÇÃO

É a mais temida das complicações: geralmente, exige a administração de outros antibióticos (aminoglicosídeos mais cefalosporinas antipseudomonas, tal como a cefotazidima, mais metronidazol) e de medidas contra o choque séptico decorrente de peritonite. Exige cirurgia imediata, de altíssimo risco.

TRATAMENTO DOS PORTADORES

A maior experiência no tratamento dos portadores crônicos tem sido com amoxacilina e sulfametoxazol-trimetoprima, os quais têm demonstrado sua utilidade. Entretanto, estudos recentes com ciprofloxacina mostram sua eficácia também em pacientes com litíase biliar. Os esquemas propostos atualmente para o tratamento dos portadores crônicos são ciprofloxacina VO, 500 mg, duas vezes ao dia, por quatro semanas, ou amoxacilina, 6 g/dia, por seis semanas.

A colecistectomia está indicada naqueles pacientes com litíase ou anomalias biliares que não respondem à terapia antimicrobiana convencional. Quando, apesar da colecistectornia, persiste o estado de portador, recomenda-se a terapia antimicrobiana prolongada (6 a 8 semanas) com alguns dos medicamentos assinalados anteriormente.

PROFILAXIA

Os objetivos da profilaxia devem estar dirigidos a estabelecer medidas preventivas gerais e pessoais, bem como a vacinação dos grupos de risco e providências, em caso de epidemias.

MEDIDAS GERAIS

Estão dirigidas principalmente ao controle e tratamento de fontes de água e seus sistemas de abastecimento, mediante controles sanitários cuidadosos que garantam sua potabilidade; contudo, exigem a aplicação de medidas especiais, tais como ferver, filtrar, clorar a água de alimentação ou, ainda, a utilização de substâncias, como o hipossulfito de sódio, para sua esterilização. Exige-se, ainda, assegurar a remoção e o tratamento adequado das excretas humanas, bem como manter o controle de moscas e a eliminação do lixo.

Com relação aos alimentos, recomenda-se: ferver ou pasteurizar o leite; fiscalização sanitária na elaboração, preparação e manipulação de alimentos que se distribuem à comunidade; limitação de venda e utilização de mariscos somente aos provenientes de locais apropriados. Devem-se estabelecer programas educativos dirigidos à comunidade e, em particular, aos manipuladores de alimentos, sobre os riscos e fontes de contágio. Com os convalescentes e portadores, são necessários sua identificação, tratamento e vigilância.

MEDIDAS PESSOAIS

Consistem, além do tratamento apropriado dos pacientes e da investigação das fontes de infecção e dos contatos, na notificação às autoridades sanitárias; no isolamento temporário, hospitalar ou domiciliar; na desinfecção concorrente (fezes, urina, roupas, utensílios) e terminal.

VACINAÇÃO

O surgimento de cepas resistentes às drogas contra febre tifoide e seu potencial de disseminação por migrantes de áreas endêmicas e viajantes aumenta a necessidade do desenvolvimento de novas e mais eficazes vacinas contra febre tifoide.

As primeiras vacinas foram de aplicação parenteral, uma inativada com acetona (K) e outra inativada pelo fenol e calor (L). Ambas concedem proteção estatisticamente significativa, especialmente a vacina K. A vacina inativada é administrada em duas doses, com quatro semanas de intervalo, e poucos efeitos colaterais (dor local, febre e cefaleia). Entretanto, a duração não é muito prolongada e o grau de proteção não é alto. Demonstrou-se que uma forte carga infectante anula toda a imunidade induzida pela vacina.

Com relação às vacinas orais com germes mortos, os resultados são mais animadores. Administra-se em quatro doses, em dias alternados. Não se recomenda a pacientes imunocomprometidos, nem àqueles com infecção pelo HIV. Os efeitos indesejáveis das vacinas orais podem manifestar-se como dor abdominal, náusea (enjoo) ou vômitos. Pela baixa proteção e curto período de imunidade protetora, essas vacinas têm sido utilizadas apenas em situações de epidemia, ou catástrofes que aumentam o risco do surgimento de epidemias de febre tifoide.

Em 2003, a OMS recomendou imunização de rotina em crianças escolares, residentes em áreas de alta endemicidade de febre tifoide, e vacinação de crianças com 2 anos quando há ocorrência na área de casos de febre tifoide em crianças muito jovens.

Duas novas vacinas contra febre tifoide, uma por VO *Ty21* e outra por via parenteral com polissacarídeo do antígeno Vi, já foram licenciadas em vários países. E, mais recentemente, já em fase clínica experimental (fase III), uma vacina mais complexa contra febre tifoide, que inclui cepas atenuadas da *S.typhi* conjugada com o polissacarídeo do antígeno Vi por meio de uma proteína portadora.

Recentemente, desenvolveu-se uma vacina oral contendo o serovar Typhi ZH9 de salmonela entérica com um novo mutante patogênico da *Salmonella island-2*, a qual se mostrou segura e imunogênica em voluntários humanos (vacina ainda conhecida pela sigla M01ZH09 do fabricante). Alguns estudos experimentais têm mostrado tolerabilidade e segurança com uma única dose dessa vacina. Proteção oferecida pelo desenvolvimento de IgA contra o polissacáride da *S.typhi,* em 93% dos voluntários imunizados. Trata-se de uma vacina promissora, necessitando, atualmente, estudos em grupos de risco e em larga escala para maior avaliação de seu potencial.

MEDIDAS EM SITUAÇÃO EPIDÊMICAS

Recomenda-se:

- Buscar cuidadosamente o caso, ou portador, caso-índice da epidemia.
- Evitar o consumo de todo alimento suspeito.
- Ferver ou pasteurizar o leite, proibir o consumo do mesmo ou de outros alimentos suspeitos.
- Clorar, com supervisão competente, ou proibir o consumo de água de abastecimentos suspeitos. Toda água que se bebe deve ser clorada ou fervida.
- Não se recomenda o emprego da vacina em presença de um surto porque dificulta o diagnóstico sorológico dos casos suspeitos.

BIBLIOGRAFIA SUGERIDA

Acharya G, Grevoisier C, Butler T et al. Pharmacokinetics of ceftriaxone in patients with typhoid fever. Anti microb-Agents-Chemother. 1994;38(10):2415-8.

Afifi AM, Adnam ME, Garf AA. Amoxacilin in treatment of typhoid fever in patients with hematological contraindications to clorarnfenicol. Brit Med J. 1976;1:1033-4.

Ali G, Kamili MA, Rashid S et al. Spontaneous splenic rupture in typhoid fever. Postgrad Med J. 1994;70(825):513-4.

Ayban A, Gokoz A, Karacadag S, Telatar H. The liver in typhoid fever. Gastroenterology. 1973;59:141-6.

Bancalari A e Banfl A. Fiebre tifoidea: experiencia en 831 casos pediátricos. Rev Med Chile. 1978;106:609-12.

Basu P. Vaccines for the future: problems and potential solutions from the countries that need them. Braz J Infect Dis. 2000;4(3):156-60.

Brandão CS. Reacción de fijación en superfície como método diagnóstico en la fiebre tifóidea. Bol Med Hosp Infant (México). 1972;29-413.

Butler T, Bell W, Levin R. Typhoid fever, studies of blood coagulation bacteremia, and endotoxemia. Arch Intern Med. 1978;138:407-10.

Butta ZA, Khan IA, Molla AM. Therapy of multidrug-resistant typhoid fever with oral cefixime vs. intravenous ceftriaxone. Pediatr Infect Dis. 1994;13(1t):990-4.

Centro de Vigilância Epidemiológica. Manual das doenças transmitidas por alimentos e água. Disponível em: http://www.cve.saude.sp.gov.br/htm/hidrica/IF_510FT.html. Acesso em: 27/7/2009.

Choo KE, Oppenheimer SJ, Ismail AB, Ong KH. Rapid serodiagnosis of typhoid fever by dot enzyme immunoassay in an endemic area. Clin Infect Dis. 1994;19(1)1726.

Clegg A, Passey M, Omena M, et al. Re-evaluation of the Widal agglutination test in response to the changing pattern of typhoid fever in the highlands of Papua, New Guinea. Acto Trop. 1994; 57(4):255-63.

Edelman R, Levine MM. Summary of an international worksbop on typhoid fever. Rev Infect Dis. 1986;8:329-49.

Ekdahl K, de Jong B, Andersson Y. Risk of travel-associated typhoid and paratyphoid fevers in various regions. J Travel Med. 2005;12(4):197-204.

Gilman RH, Terminel M, Levine MM et al. Comparison of trimethoprim sulfamethoxazole and amoxicilin in therapy of chloramphenicol-resistant and chloramphenicol-sensitive typhoid fever. J Inf Dis. 1975;132:630-6.

Gotuzzo E, Frisancho O, Liendo G et al. Association between the acquired immunodeficiency syndrome and infection with Salmonella typhi or Salmonella paratyphi in an area endemic for typhoid fever. Arch Intern Med. 1991;151:381-2.

Gracia IF, Meffia CR, Ramirez C. Treatment of typhoid fever with ciprofloxacin. A new quinolone antimicrobial. Curr. Opinion Gastroenterol. 1986;2:109-12.

Haggstron G, Whas AA. Specifity of the Widal test for typhoid fever. Gastroenterology. 1978;965-6.

Hornick HL, Greisman SE, Woodward TE et al. Typhoid fever, pathogenesis and immunologic control. New Eng J Med. 1970;283:683-91.

Hornick RB, Greisman SH. On the pathogenesis of typhoid fever. Editorial (March). Arch Int Med. 1978;138:357-9.

Mandell GL, Bennett JE, Dolin R (ed.). Mandell, Douglas and Bennett's – Principles and practice of infectious diseases. 9th edition. New York: Churchill Livingstone; 2019.

Marchello CS, Hong CY, Crump JA. Global Typhoid Fever Incidence: A Systematic Review and Meta-analysis. Clin Infect Dis. 2019 Mar 7;68(Supplement 2):S105-S116.

Mogasale VV, Ramani E, Mogasale V, Park JY, Wierzba TF. Estimating Typhoid Fever Risk Associated with Lack of Access to Safe Water: A Systematic Literature Review. J Environ Public Health. 2018 Jul 4;2018:958-9208.

Rubin RH, Weinstein L. Salmonellosis: microbiologic, pathologic, and clinical features. New York: Stratton Intercontinental Medical Book Corporation; 1977.

Samantray SK, Johnson SC. Enteric fever: an analysis of 500 cases. Practitioner. 1977;218:400-8.

Soe GB, Overturf GD. Treatment of typhoid fever and other systemic salmonellosis with cefotaxime, ceftriaxone, cefoperazone, and other newer cephaloporins. Rev Infec Dis. 1987;9:719-36.

Wain J, Hendriksen RS, Mikoleit ML, Keddy KH, Ochiai RL. Typhoid fever. Lancet. 2015 Mar 21;385(9973):1136-45.

Zuckerman JN, Hatz C, Kantele A. Review of current typhoid fever vaccines, cross-protection against paratyphoid fever, and the European guidelines. Expert Rev Vaccines. 2017 Oct;16(10):1029-43.

60.4 Sepse

Décio Diament
Murillo Santucci Cesar de Assunção
André Villela Lomar (in memoriam)

CONCEITO

Do grego, *sepsis* (putrefação de matérias ou tecidos orgânicos). É a resposta inflamatória sistêmica exacerbada (desregulada) à infecção grave decorrente de qualquer tipo de micro-organismo (bactérias, vírus ou fungos), resultando em disfunção orgânica ameaçadora à vida. Não se deve mais usar o termo septicemia, porque não descreve adequadamente a gravidade da condição, restringindo o processo patológico à circulação sanguínea, quando na realidade os tecidos também participam ativamente do processo. A comprovação da existência de um foco inicial ou da presença de micro-organismos também não é condição necessária à definição, uma vez que havendo a presunção de um foco, que acarrete em resposta inflamatória sistêmica com desenvolvimento de disfunção orgânica, faz-se o diagnóstico de sepse.

A bacteremia, que se define como a presença de bactérias viáveis no sangue, constitui uma condição predisponente, mas nem sempre suficiente, para a existência de sepse, uma vez que os produtos tóxicos bacterianos podem levar a quadros semelhantes àqueles causados pelas bactérias integras. As bacteremias, às vezes, podem ser apenas transitórias, tal como ocorre em seguida a procedimentos invasivos (dentários, urinários, entre muitos outros), em que o número de bactérias recuperadas em hemoculturas é pequeno; ocasionalmente, também podem ocorrer bacteremias transitórias e recorrentes, provenientes de foco infeccioso localizado (pneumonias pneumocócicas, endocardite bacteriana, pielonefrite aguda etc.). Em outras ocasiões, as bacteremias são prolongadas e podem dar origem a "infecções generalizadas", que evoluem para a sepse. "Infecções generalizadas" é a linguagem que o leigo utiliza para se referenciar ao quadro grave associado às disfunções orgânicas com risco aumentado de morte, definido pela sepse. Outros termos como fungemia, parasitemia e viremia descrevem, respectivamente, a presença de fungos, parasitas e vírus no sangue.

Outras doenças graves, como traumatismos de grande porte, pancreatites e queimaduras extensas, podem desencadear reações sistêmicas inflamatórias indistinguíveis, daquela decorrente da sepse com desenvolvimento de disfunções orgânicas. Para evitar a confusão, essas condições são descritas como Síndrome da Resposta Inflamatória Sistêmica (*Sistemic Inflammatory Response Syndrome* – SIRS) exacerbada não causada por micro-organismos. Dentro desse contexto pode-se considerar a sepse como uma SIRS decorrente de infecção, acarretando disfunção orgânica ameaçadora à vida. Entretanto, alguns indivíduos podem apresentar somente disfunções orgânicas decorrentes de infecção, sem SIRS, e também terão diagnóstico de sepse. A sepse é uma condição médica definida pela presença de foco infeccioso que esteja desenvolvendo disfunção orgânica, a qual avaliada pelo *Sequential Organ Failure Assessment* (SOFA) (Tabela 60.4.1) escore apresenta pontuação maior ou igual 2. A situação de maior gravidade na sepse é o choque séptico, o qual é definido por como um quadro de sepse que apresenta distúrbio circulatório sobrejacente a alterações celulares e metabólicas que, quando associadas, resultam em um risco maior de morte do que somente a sepse (Quadro 60.4.1).

TABELA 60.4.1 *Sequential Organ Failure Assessment (SOFA) escore.*

Órgão/Sistema	Variável	Pontos				
		0	**1**	**2**	**3**	**4**
Respiratório	PaO$_2$/FiO$_2$	> 400	≤ 400	≤ 300	≤ 200*	≤ 100*
Renal	Cr (mg/dL) ou débito urinário	< 1,2	1,2 a 1,9	2 a 3,4	3,5 a 4,9 ou < 500 mL/d	≥ 5 ou < 200 mL/d
Hepático	BTF (mg/dL)	< 1,2	1,2 a 1,9	2 a 5,9	6 a 11,9	≥ 12
Cardiovascular	Hipotensão ou uso droga vasoativa	Sem hipotensão	PAM < 70 mmHg	Dopa ≤ 5 ou Dobuta (qq dose)#	Dopa > 5, ou adrenalina ≤ 0,1, ou Nora ≤ 0,1#	Dopa > 15, ou adrenalina > 0,1, ou Nora > 0,1#
Hematológico	Plaquetas (× 10^3/mm^3)	> 150	≤ 150	≤ 100	≤ 50	≤ 20
Neurológico	Glasgow§	15	13 a 14	10 a 12	6 a 9	< 6

*Com suporte ventilatório (invasivo ou não invasivo); #Drogas adrenérgicas administradas por pelo menos uma hora (dose em mg/kg/min; §Para pacientes sedados considerar o valor da escala de coma de Glasgow antes da sedação.

QUADRO 60.4.1 Critérios para o diagnóstico e definição de sepse e choque séptico.

	Diagnóstico	Definição
Sepse	Infecção desenvolvendo disfunção orgânica pontuda > 2 pelo SOFA escore.	É a resposta inflamatória sistêmica exacerbada (desregulada) à infecção grave, decorrente de qualquer tipo de micro-organismo (bactérias, vírus ou fungos), resultando em disfunção orgânica ameaçadora à vida.
Choque séptico		É definido como uma sepse que apresenta distúrbio circulatório sobrejacente a alterações celulares e metabólicas que, quando associadas, resultam em um riso maior de morte do que somente a sepse.

SOFA escore: *Sequential Organ Failure Assessment.*

EPIDEMIOLOGIA

Pelo fato de não ser uma doença de notificação compulsória, existem poucas estimativas confiáveis que possam refletir a real incidência da sepse na população em geral. Nos Estados Unidos, algumas estimativas de 20 a 25 anos atrás, relatavam a ocorrência de 300 a 500 mil casos por ano, com uma letalidade entre 30 e 50%. A tendência tem sido de aumento da incidência com o tempo, passando de 7,06 episódios por 1.000 admissões hospitalares, em 1965, para 12,75 episódios em 1974, com um número de fatalidades também crescente. De 1979 a 1987 a incidência de sepse naquele país aumentou em 139%, passando de 73,6/100.000 pacientes para 175,9/100.000, sendo que o maior crescimento foi na faixa etária maior que 65 anos. A tendência de crescimento do número de casos no estudo epidemiológico de Angus et al. (2001) estimou a ocorrência de 751 mil casos por ano nos Estados Unidos, sendo que mais da metade apresentavam comorbidades subjacentes, e 21% eram em pacientes cirúrgicos. Este estudo utilizou metodologia de buscar o diagnóstico de sepse pelo CID 9 no banco de dados do *Centers for Medicare and Medicaid Services* (CMS). Assim conseguiu avaliar cerca de 1.995 prontuários do CMS de vários estados dos Estados Unidos. A estimativa do aumento de casos por ano foi de 1,5%. Utilizando técnica semelhante para buscar o diagnóstico de sepse, porém com critérios de in-

fecção mais restritos, Martin et al. acessaram o *National Hospital Discharge Survey* (NHDS) *of the Centers for Disease Control and Prevention* (CDC) e encontraram crescimento em média de 8,7% ao ano de 1979 a 2000. Dombrovskiy et al., avaliando os dados do National Inpatient Survey (NIS) of the Healthcare Cost and Utilization Project, encontraram incremento semelhante de 1993 a 2003, com aumento na incidência de sepse de 8,4% ao ano nos Estados Unidos. Importante ressaltar que tanto NHDS quanto o NIS não contemplam todas as internações nos Estados Unidos.

Com várias técnicas de busca sobre a incidência de sepse, Gaiesk et al. demonstraram a variabilidade que se encontra de acordo com a técnica utilizada para avaliar os bancos de dados. Eles encontraram valores do crescimento da incidência igual ou maior a 13%, e mostraram o quanto é difícil ajustar os parâmetros de codificação para realizar a busca assertiva do diagnóstico de sepse. Essa variabilidade dependente da técnica que se utiliza e do banco de dados adotados para avaliar a incidência, o que resulta em uma estimativa entre 850.000 e 3.000.000 de casos anualmente.

Ao inferir a incidência mundial de sepse, a única estimativa global disponível resultou em 19,4 milhões de casos de sepse ao ano, que é extrapolada a partir da estimativa dos casos tratados em países desenvolvidos. Esse valor deve ser subestimado em razão da falta de dados provenientes de países em desenvolvimento e subdesenvolvidos, nos quais o impacto das doenças infecciosas é maior. Rhee C et al. demonstraram que o valor mais próximo da realidade foi encontrado pela análise de dados de prontuários eletrônicos, evidenciando a sepse como um problema de saúde pública nos Estados Unidos, mas pode se dizer que o problema é mundial. Os dados encontrados sugerem que, em 2014, houve aproximadamente 1,7 milhão de internações hospitalares em razão da sepse e 270 mil mortes relacionadas à sepse nos Estados Unidos. Isso representa mais se 10% das 2,63 milhões de mortes reportadas aquele ano, naquele país. Apesar desses números, a incidência de sepse entre 2009 e 2014 não apresentou aumento significativo. Dados diferentes dos relatados no início dos anos 2000, tanto por Angus et al. quanto por Martin et al., que apontavam um aumento em torno de 8,5% ao ano. Provavelmente, a maior especificidade da definição de sepse, tenha contribuído para limitar o aumento da incidência anualmente (Figura 60.4.1).

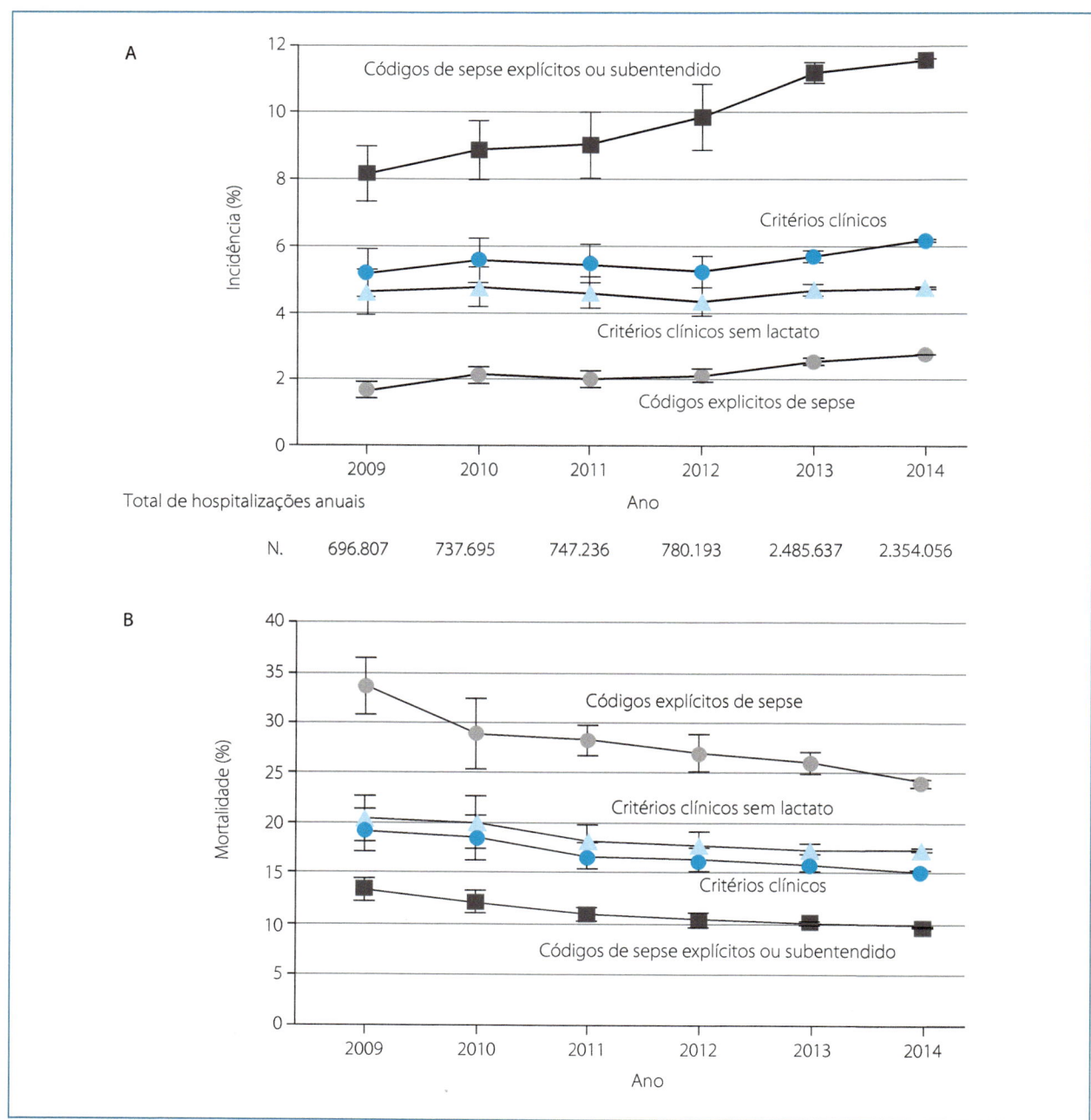

FIGURA 60.4.1 (A) Incidência ajustada de sepse de acordo com a codificação para a busca na base de dados. Explícitos: relacionados ao CID 9 para sepse ou choque séptico. Implícito: quando utilizado um código de infecção e associado a um código referente a disfunção orgânica aguda. Critérios clínicos: considerados como explícitos; (B) mortalidade de sepse intra-hospitalar ajustada. *Fonte:* Modificada de Rhee C et al.

As faixas etárias extremas continuam sendo as mais suscetíveis, apesar de todos os esforços para evitar o desenvolvimento da doença. Os recém-nascidos têm maior acometimento pela imaturidade do sistema imunológico e, os idosos, pela condição de senescência. A maior proporção de casos ocorre após a sexta década de vida, e a incidência é muito baixa em pacientes jovens, com menos de 40 anos de idade. Assim, no estudo americano, a incidência também foi maior nos extremos de idade, variando de 5,3/1.000 habitantes nos menores de 1 ano, passando por incidências de 0,2/1.000, na faixa etária entre 5 e 14 anos, e crescendo novamente até 5,3/1.000, na faixa entre 60 e 64 anos, e aumentando ainda mais, para 26,2/1.000 nos maiores de 85 anos. A incidência média é de 3/1.000 habitantes ou 2,26/100 saídas de internações hospitalares. O número de casos é maior nos indivíduos acima de 65 anos (58,3%). A idade média dos atingidos é de 63,8 anos, e 49,6% são do gênero masculino. Nas mulheres as infecções mais frequentes são aquelas do trato geniturinário, e nos homens são as respiratórias.

A mortalidade geral é de 28,6%, correspondendo a 9,3% de todas as mortes ocorridas naquele país, em 1995. A taxa de mortalidade para o gênero masculino é de 29,3%, um pouco mais alta que a do gênero feminino, que é de 27,9%. Nos pacientes portadores de doenças preexistentes a letalidade é maior, assim como nos pacientes clínicos e naqueles internados, em centros de terapia intensiva, certamente por serem de maior gravidade. Os extremos de idade têm maiores taxas de mortalidade, sendo que nas crianças ela é de 10%, enquanto nos idosos acima de 85 anos, a taxa sobe para 38,4%. A letalidade também aumenta nos casos com maior número de disfunções orgânicas. O tempo de permanência médio em hospitais é de 19 a 20 dias, com um custo médio estimado em cerca de 22 mil dólares americanos por paciente (US$ 22.000,00), resultando em uma estimativa de gastos anuais de mais de 15 bilhões de dólares americanos, nos Estados Unidos. Pacientes com doenças cirúrgicas permanecem mais tempo internados e o tratamento custa mais caro, assim como os mais idosos, os não sobreviventes e os pacientes portadores de comorbidades.

Com a presença de disfunções orgânicas secundárias, a infecção e a mortalidade aumentam significativamente. Nas infecções não complicadas, a mortalidade se encontra entre 10 e 20%, e, ao desenvolver sepse, ou seja, associar disfunção orgânica, a letalidade atinge taxas entre 20 e 40%, sendo que na sua forma mais grave, o choque séptico pode atingir valores entre 40 e 80%.

Nos Estados Unidos, a sepse aumenta o tempo de permanência hospitalar em 75% a mais do que outras condições. Nos casos mais graves, aqueles com choque séptico, podem atingir 16,5 dias em média, enquanto os casos de sepse e infecção não complicada apresentam em média 6,5 dias e 4,5 dias, respectivamente. No tocante ao custo, é intuitivo pensar que de acordo com maior tempo de permanência seja maior o valor a ser pago, assim como nos casos que apresentam maior gravidade. Nos Estados Unidos, a sepse é a condição com maior custo, e atinge US$ 24 bilhões, com média de US$ 18.244.

No Brasil, o estudo BASES (Brazilian Sepsis Epidemiological Study) mostrou pela primeira vez, dados epidemiológicos mais consistentes, porém a população estudada foi restrita a hospitais de dois estados brasileiros. Apesar deste estudo ter essas limitações importantes e não representar o real cenário da sepse no país, foi o primeiro a chamar a atenção para o problema de saúde pública que acomete o estado brasileiro. Ao considerar sepse como infecção, cursando com disfunção orgânica, que seria próximo a definição pelos critérios do Sepse 3.0, a incidência de sepse entre os pacientes que permaneceram mais de 24 horas internados foi de 27,3%, sendo que 23% deles apresentavam choque séptico. Nessa população de pacientes, a letalidade de sepse e choque séptico foi 46,9 e 52,2%, respectivamente. A mortalidade era maior conforme aumentava o número de disfunções orgânicas, conforme apurado pelo escore de morbidade SOFA. Os pacientes sépticos, no primeiro dia de internação, apresentavam pontuações em mediana de SOFA 8 para sepse e 11 para choque séptico (pontuação máxima = 24).

Após 13 anos, foi realizado novo estudo epidemiológico no Brasil, este mais robusto, com as diversas regiões brasileiras representadas em número de pacientes, além de ter uma distribuição entre instituições públicas e privadas distribuídas por todo o país e não concentrada em apenas dois estados.

A distribuição da prevalência por raça varia entre países, havendo, naqueles com predomínio da raça caucasiana, maior frequência de casos em indivíduos de raça branca em relação às demais.

A incidência de casos hospitalares varia de acordo com o tipo de clínica que o paciente foi internado, sendo maior nas enfermarias de cirurgia geral e clínica geral. Nas clínicas de cirurgia cardíaca, a incidência anual vem crescendo. Pacientes portadores de neoplasias e doenças degenerativas, submetidos a tratamentos imunossupressivos, politraumatizados em suporte ventilatório e pacientes com deficiências imunológicas de vários tipos são os frequentemente atingidos.

Os fatores de risco para desenvolvimento de bacteremia são: internação em UTI, uso de antimicrobianos de amplo espectro, imunossupressão, procedimentos invasivos, utilização de próteses, queimaduras, trauma, idade avançada, câncer, aids, febre, hipotensão sistólica e plaquetopenia.

Os fatores de risco de evolução para sepse e choque séptico são: cirurgia abdominal, pontuação APACHE II (*Acute Physiological Score – Chronic Health Evaluation* – II) elevada, presença de cateter arterial, nutrição parenteral, uso de antibióticos e presença de tubo orotraqueal.

A causa etiológica da sepse tem variado no correr dos anos, modificando-se com a evolução da antibioticoterapia. Na década de 1980 as bactérias Gram-negativas prevaleciam e na década de 1990 as Gram-positivas ganharam grande destaque pelo aumento da incidência desses patógenos na gênese da sepse. No fim da década de 1980, nos Estados Unidos, as Gram-positivas passaram a prevalecer como agentes etiológicos da sepse, em relação as Gram-negativas, especialmente os *Staphylococcus aureus* e os *Staphylococcus* sp. coagulase-negativos, principalmente, o *Staphylococcus epidermidis*. Em nosso meio a prevalência das Gram-positivas vem aumentando significativamente. Entretanto nos anos 2000, os bacilos Gram-negativos passam a ser prevalentes, em relação aos Gram-positivos. A incidência de fungos, principalmente a *Candida* sp., vem aumentando desde a década de 1990, constituindo-se como importante causa de sepse, principalmente em pacientes imunodeprimidos.

As bactérias frequentemente observadas em culturas de sangue e outras secreções obtidas de pacientes com sepse são as enterobactérias (*E. coli*, *Klebsiella* sp., *Enterobacter* sp., *Proteus* sp. etc.), os estafilococos (principalmente o *S. aureus*) e a *Pseudomonas aeruginosa*. Na população infantil, têm importância o *Streptococcus agalactiae* do grupo B e o pneumococo, no período neonatal; nos lactentes, o *Haemophilus influenzae* e a *Neisseria meningitidis*.

O tipo de bactéria que causará sepse está intimamente relacionado com o local do foco ou com o tipo de manipulação, em locais onde há flora bacteriana normal. A sepse de foco abdominal com peritonite é comumente causada por bacilos Gram-negativos aeróbios (*E. coli* e outros) associados a anaeróbios (*Bacteroides fragilis* e outros), assim como as que ocorrem em pacientes neutropênicos são frequentemente causadas por *P. aeruginosa,* com altos índices de mortalidade e morbidade. As enterobactérias são causa frequente de sepse, e dentre elas a *E. coli* predomina. As principais fontes de infecção comunitária por *E. coli* são o trato urinário e o trato biliar. A mortalidade das infecções por *E. coli* varia de 20 a 42%, em vários estudos, estando relacionada com fatores de risco, como comorbidades, idade acima de 50 anos, choque e infecção relacionadas com a assistência à saúde. Dentre as bactérias Gram-positivas vem ganhando importância os estafilococos coagulase negativos, principalmente o *S. epidermidis*. Esse germe causa infecções hospitalares com bacteremia relacionadas com cateteres intravasculares, com alta morbidade e mortalidade. Considerado antigamente apenas um comensal ou contaminante de culturas, o *S. epidermidis* tem sido identificado como causa de infecções hospitalares relacionadas com cateteres e infusões intravenosas. Outras bactérias consideradas comensais, como o *Streptococcus viridans*, o *Bacillus cereus* e mesmo o *S. aureus*, podem ser a causa de bacteremia em pacientes com imunidade deficiente, em que agiriam como patógenos oportunistas. As bactérias anaeróbias são causa de infecções graves, relacionadas com o trato gastrointestinal, com o trato genital feminino, com a orofaringe, com gangrena e com as úlceras de decúbito. O gênero mais frequente é o *Bacteroides* sp., sendo o *B. fragilis* a espécie mais prevalente. Além dele, o *Fusobacterium* sp., o *Clostridium* sp. e os cocos anaeróbios também são responsáveis pela sepse. Os fatores que predispõe à sepse por anaeróbios são: abscessos, neoplasias malignas, cirurgia, obstrução e/ou perfuração intestinal e presença de corpo estranho. A incidência de infecções por anaeróbios é relativamente baixa, atualmente. As bacteremias polimicrobianas são de baixa frequência e ocorrem em pacientes debilitados, idosos ou com neoplasias. Geralmente, são hospitalares, e as principais fontes de infecção são o trato gastrointestinal, o trato genital feminino e a pele e os tecidos moles. Algumas dessas infecções polimicrobianas podem estar relacionadas com cateteres intravenosos. São frequentes as combinações de múltiplos bacilos Gram-negativos aeróbios e anaeróbios, assim como associações entre bacilos Gram-negativos e enterococos ou estafilococos. A mortalidade é elevada e está associada a complicações graves como choque, coagulopatia e insuficiências orgânicas.

O padrão de sensibilidade aos antimicrobianos é muito variável, e, em linhas gerais, a flora em indivíduos não hospitalizados é sensível à maioria dos antibióticos, enquanto a flora adquirida em ambiente hospitalar tende a ter um padrão de resistência aos vários agentes antimicrobianos. Esse padrão varia entre as instituições. A vigilância epidemiológica por um serviço de controle de infecção hospitalar é o meio adequado de detecção desses padrões de resistência.

As doenças de base imunossupressivas como câncer, doenças imunológicas congênitas, síndrome de imunodeficiência adquirida (aids), doenças autoimunes como lúpus eritematoso sistêmico, doenças infecciosas causadas por fungos, como a paracoccidioidomicose, predispõem ao aparecimento de bacteremia e sepse pelos distúrbios que causam no sistema imune, quer sejam secundários à terapêutica, quer à própria moléstia. Outras condições, como alcoolismo, diabetes *mellitus,* insuficiência renal crônica, doença pulmonar obstrutiva crônica etc., predispõem à instalação de focos de infecção na pele, pulmões e a outros focos, provocando sepse. Algumas situações graves, como choque hemorrágico, politraumatismo, grandes cirurgias e queimaduras extensas, também predispõem à invasão bacteriana e a sepse.

PATOGENIA

Para que a infecção possa acarretar sepse, ela depende de alguns fatores como:

- O tipo de agente infectante, sua densidade e virulência.
- Os mecanismos de defesa inata e adquirida, locais e sistêmicas. Sendo que, os determinantes genéticos são importantes, embora ainda não estejam bem estabelecidos.
- O ambiente em que ocorre a infecção, tal como a existência de tecidos isquêmicos e necrosados.

Tais fatores serão discutidos no decorrer do capítulo.

INVASÃO E ESTABELECIMENTO DO FOCO INFECCIOSO

O ser humano é habitado por uma flora bacteriana normal, vivendo em equilíbrio dinâmico com bilhões de bactérias existentes na pele e na mucosa do trato gastrointestinal. Qualquer ruptura desse equilíbrio, tanto por mudança para uma flora virulenta quanto por déficit nos mecanismos normais de defesa, poderá permitir a invasão de tecidos e da corrente sanguínea, estabelecimento de focos de infecção e sepse. Qualquer bactéria tem potencial para causar bacteremia e sepse, bastando encontrar condições adequadas para desenvolvimento e invasão da circulação sanguínea.

As bactérias presentes na superfície das mucosas aderem às células superficiais por meio de seus *pilli,* podendo invadir a submucosa a partir de ruptura da integridade nas junções celulares. Esse mecanismo é importante para o estabelecimento de infecções nos tratos urinários e gastrointestinal. Outros mecanismos de invasão bacteriana ocorrem na pele. As glândulas sebáceas e os pequenos ferimentos cutâneos são locais suscetíveis de serem invadidos por bactérias da flora cutânea, como os estafilococos e os estreptococos. Os alvéolos pulmonares também podem ser locais adequados para o estabelecimento de um foco infeccioso, como ocorre nas pneumonias. Alguns casos de sepse podem se originar da invasão direta da corrente sanguínea por bactérias patogênicas injetadas em soluções intravenosas contaminadas.

O estabelecimento de um processo infeccioso depende da capacidade bacteriana de produzir resposta inflamatória e de se evadir das defesas orgânicas. São vários os mecanismos de virulência além da aderência. Certos bacilos Gram-negativos são resistentes à lise induzida pelo complemento e, portanto, resistentes ao soro. As bactérias capsuladas podem escapar da fagocitose por polimorfonucleares e macrófagos; outras podem ter componentes capsulares semelhantes às substâncias encontradas nos tecidos humanos, não sendo reconhecidos como antígenos pelo sistema imunológico. Além disso, as bactérias possuem substâncias tóxicas às células humanas, como a endotoxina dos germes Gram-negativos e o ácido teicoico dos estafilococos.

Os vírus, fungos e parasitas também podem ser causa de quadros similares à sepse. Dentre os vírus cita-se como exemplo o vírus da febre amarela. No caso dos fungos, a sepse é frequentemente causada pela *Candida* sp. e dentre os parasitas o *Plasmodium falciparum* é o que com maior frequência causa sepse. Os patógenos responsáveis pela infecção (bactérias, fungos, vírus ou parasitas) são reconhecidos pelo sistema imune inato como agentes potencialmente perigosos e determinam resposta inflamatória complexa e multifatorial visando restabelecimento do equilíbrio imunológico com a erradicação do processo infeccioso. Produtos bacterianos, tais como fragmentos de peptidoglicano, ácido teicoico, lipopolissacarídeos, lipoproteínas, fragmentos de DNA, flagelos; produtos proteicos da superfície dos parasitas; produtos fúngicos como o zimozan e no caso dos vírus, o próprio RNA ou DNA, são reconhecidos por receptores existentes na superfície de células do sistema imune inato, como os macrófagos. Os receptores sinalizam as células a produzirem citocinas por meio de complexo mecanismo de ativação de cinases intracitoplasmáticas, cuja via final comum é o *nuclear factor kappa B* (NFκB), cuja função é ativar a transcrição de genes que codificam citocinas. Isso resulta em produção de citocinas pró-inflamatórias como TNF-α, IL-1, IL-12, IL-6 e IL-8, que por sua vez estimulam a resposta inflamatória e o sistema imune adaptativo. Concomitantemente, há a estimulação da secreção de citocinas anti-inflamatórias, cujo papel é modular a resposta inflamatória.

A ativação das defesas orgânicas ocorre em razão de a presença de patógenos em tecidos desencadear a reação de defesa do organismo, através da resposta inflamatória, cujo mecanismo é complexo, variável e prolongado. O objetivo é conter e clarear a infecção e promover a cicatrização do tecido atingido. A resposta do hospedeiro depende de fatores genéticos e da presença de comorbidades, como doenças imunodepressoras. Do lado do patógeno, tem influência na resposta inflamatória o tamanho do inóculo (carga infectante) e a virulência do micro-organismo. Os micro-organismos

expressam padrões moleculares em proteínas, lipídeos, polissacárides e ácidos nucleicos (sequências CpG), que são reconhecidos como sinal de perigo pelo sistema imune inato. Do mesmo modo, células em sofrimento por lesão de membrana ou necróticas expressam sinais de dano ou lesão, conhecidos como alarminas. Estas são constituídas de proteínas intracelulares e ácidos nucleicos (sequências CpG), que também são reconhecidos pelo sistema imune inato.

TOXINAS BACTERIANAS

A endotoxina ou lipopolissacarídeo (LPS) presente nos bacilos Gram-negativos é uma das substâncias responsável pela exacerbação da resposta inflamatória sistêmica mais estudada há vários anos. É constituída por um lipopolissacarídeo composto pelo lipídio A e duas cadeias de polissacarídeos: o antígeno O e o polissacarídeo interno ou *core*, ligado ao lipídio A pelo 2-ceto-3-deoxioctonato (KDO). O lipídio A é o responsável por todos os efeitos pirogênicos e hemodinâmicos da endotoxina, sendo sua estrutura comum a todas as *enterobacteriaceas*.

As manifestações clínicas provocadas experimentalmente pela injeção de endotoxina purificada em modelos animais muito se assemelham àquelas produzidas pela infecção com bactérias viáveis. O padrão hematológico, assim como a ativação de mediadores endógenos, como cininas e produtos do ácido araquidônico, também se assemelham à infecção natural. Porém, a resposta obtida pode variar conforme a espécie que está sendo estudada. Porcos e ruminantes respondem à infusão de endotoxina com lesões pulmonares graves, caracterizadas por hipertensão da artéria pulmonar e lesões alvéolo-capilares. Cães e roedores apresentam lesões do trato gastrointestinal, associadas a perda de líquidos e choque. As endotoxinas são capazes de produzir lesões em diversos órgãos, diretamente ou por meio da estimulação de mediadores do hospedeiro. As endotoxinas provenientes de um foco infeccioso ou do intestino circulam na corrente sanguínea sob a forma de complexos. Quando eles se ligam à lipoproteína de alta densidade (HDL), perdem sua ação tóxica. A endotoxina circulante, por ser uma molécula bipolar, somente é solúvel no plasma sob a forma de micelas ou formações complexas, cuja porção hidrofílica fica na parte externa e a porção hidrofóbica na parte interna. Essas partículas se ligam à LBP (*lipopolisacharide binding protein* – proteína ligadora de lipopolissacarídeos), e o complexo LPS-LBP formado conecta-se a receptores na superfície da membrana celular de diversas células, principalmente dos macrófagos e dos monócitos. A LBP catalisa a transferência do LPS ao receptor extracelular CD14 e ele, por sua vez, proporciona a conexão do LPS ao *toll-like* receptor 4 (TLR4), desencadeando a produção de fator de necrose tumoral alfa (TNF-α) e outras citocinas. Outros efeitos como a ativação da cascata do complemento e a ativação de polimorfonucleares também contribuem para a ativação da resposta inflamatória sistêmica. A circulação de LPS estimula a resposta imune global, inclusive com a produção de anticorpos anti-LPS. Essa resposta humoral, geralmente, é mais tardia na evolução da doença e o papel protetor dos anticorpos é duvidoso.

Na sepse causada por micro-organismos Gram-positivos, o ácido teicoico produz efeitos metabólicos e hemodinâmicos semelhantes aos causados pela endotoxina. As exotoxinas produzidas por diversas espécies de bactérias são capazes de estimular a produção de resposta inflamatória local e sistêmica, como a estreptolisina-O dos estreptococos, α-toxina dos estafilococos, a hemolisina da *E. coli* e a toxina A da *P. aeruginosa*. Essas exotoxinas causam lesão celular por meio da formação de poros na membrana celular, ocasionando depleção de ATP e outras moléculas vitais, e consequentemente à morte celular. Certos tipos de células, como os endotelióncitos, os macrófagos e os PMN secretam interleucina 1, quando estimulados com hemolisina de *E. coli* ou com α-toxina de *S. aureus*. As enterotoxinas secretadas por diversas cepas de estafilococos, em especial a TSST-1 (*Toxic Shock Syndrome Toxin*-1), estimulam a resposta inflamatória sistêmica, resultando em um quadro conhecido como síndrome do choque tóxico, em que também há participação de citocinas e células fagocitárias no processo fisiopatológico. As exotoxinas, como a enterotoxina-β dos estafilococos e outras similares, agem como "superantígenos", provocando choque por estimulação de linfócitos T, por meio da ligação com antígenos de histocompatibilidade da classe II (MHC-II), resultando em proliferação maciça de células T e sua ativação, com consequente secreção de citocinas, como a IL-2 e o interferon-γ (INF-γ). Essas citocinas ativam macrófagos e monócitos, que secretam citocinas pró-inflamatórias, que induzem o quadro de choque tóxico.

As toxinas bacterianas são potentes estimulantes da resposta inflamatória, tanto por causar lesão de membranas celulares, como também por estímulo das células encarregadas da defesa orgânica. Proteínas secretadas por bactérias têm propriedades tóxicas para diversos tipos de células, além de exercer atividade enzimática (hemolisinas, catalase, hialuronidase, fosfolipase etc.). Das células cuja membrana celular foi lesada vazam substâncias diversas, entre elas, proteínas chamadas alarminas, que estimulam macrófagos e monócitos a produzirem citocinas pró e anti-inflamatórias. O lipopolissacáride (LPS) presente na parede celular das bactérias Gram-negativas estimula diretamente macrófagos e monócitos através de receptores *toll-like* tipo 4 (TLR-4), desencadeando a síntese de citocinas e, consequentemente, a resposta inflamatória. O LPS das bactérias intestinais normalmente é absorvido e circula no sangue ligado às lipoproteínas de alta densidade (HDL) ou ao complexo composto de proteínas carreadoras de LPS (LPB – *lipopolissacharide binding protein*) e receptor solúvel CD14. Esse complexo se liga ao TLR-4 e inicia reações em cadeia de proteínas citoplasmáticas e nucleares, que vão estimular, via fator nuclear kappa-B (NFκB), a transcrição de citocinas pró e anti-inflamatórias.

FAGÓCITOS

Os leucócitos polimorfonucleares (PMN) constituem a primeira linha de defesa contra infecções bacterianas e fúngicas. O combate eficaz a essas infecções depende do número absoluto de PMN, assim como de sua função adequada, que compreende quimiotaxia, aderência, fagocitose e destruição intracelular de micro-organismos. Os PMN são bastante afetados pela ação do LPS em suas propriedades metabólicas,

locomotoras e bactericidas. A injeção de LPS em animais promove aderência e agregação dos PMN ao endotélio, manifestada por neutropenia. Esses efeitos são mediados pelo complemento e citocinas. O LPS inibe diretamente a migração de PMN, mas este efeito *in vivo* é suplantado pela presença de fatores quimiotáticos do hospedeiro. Os macrófagos e os monócitos circulantes compõem o sistema de fagócitos mononucleares, que é o principal responsável pela fagocitose, preparo e apresentação de antígenos ao sistema imune, via linfócitos T-auxiliadores. Após sua ativação, essas células secretam citocinas que vão desencadear a resposta inflamatória sistêmica: TNF-α, IL-1, IL-6, IL-8 etc. Os macrófagos e os monócitos são os iniciadores dessa resposta em cascata, mas quando previamente estimulados por interferon-γ (IFN-γ) respondem mais intensamente, com maior produção de citocinas. A participação de linfócitos *Natural Killer* (NK) parece ser um requisito importante, pois essas células não precisam de estímulo prévio para produzir o IFN-γ. Essa citocina ativa os fagócitos mononucleares tornando-os responsivos ao estímulo do LPS. Uma vez ativados os fagócitos mononucleares vão gerar radicais livres de O_2 e promover lesão celular.

CITOCINAS

A secreção de citocinas tem papel-chave na geração da resposta inflamatória sistêmica, assim como na sua modulação. Inicialmente, na sepse, há secreção de citocinas ditas pró-inflamatórias, como TNF-α, IL-1, IL-8, IL-12, INF-γ etc., por meio da ativação de macrófagos e monócitos por produtos de micro-organismos. As citocinas pró-inflamatórias secretadas têm ação autócrina, sobre as próprias células que as produziram, podendo amplificar e, até mesmo, perpetuar sua própria produção. Além disso, possuem efeito parácrino, estimulando outras células do sistema imunológico, como os linfócitos T e B, que por sua vez produzirão mais citocinas com efeitos diversos. Também possuem ação endócrina, agindo a distância, em outros órgãos e tecidos. Um exemplo da ação endócrina das citocinas é o papel de pirogênio endógeno, exercido por citocinas como a IL-1, que quando é secretada na corrente sanguínea age no hipotálamo, produzindo febre.

As citocinas pró-inflamatórias ativam as células endoteliais, que passam a produzir mediadores de inflamação, como as prostaglandinas e o *platelet activating factor* (PAF), além de citocinas como a IL-6 e a IL-8. Também ativam a cascata da coagulação, por meio da produção de fator tecidual e, também, expõem em sua superfície moléculas de adesão, como as selectinas (E-selectina) e as integrinas (ICAM-1, VCAM-1, ELAM-1). Esses eventos amplificam a resposta inflamatória, promovendo a coagulação intravascular e a adesão de leucócitos ao endotélio. Esses leucócitos aderidos migram para os tecidos em direção aos sinais quimioatrativos gerados nos locais inflamados. Esses sinais são mediados por IL-8 e quimiocinas (MCP-1, 2 e 3, RANTES, MIP-1α e β etc.).

O endotélio ativado produz prostaglandinas (PG), tromboxane (TBX) e leucotrienos (LT), que promovem várias reações, como a vasodilatação sistêmica (PGI-2), e/ou a vasoconstricção pulmonar (TBX), o edema de mucosas e a secreção de muco, o aumento da permeabilidade capilar (LTB-4) e a modulação da resposta inflamatória, por inibição da produção de citocinas (PGE-2). Outros mediadores secundários também são secretados pelo endotélio, como a endotelina, que tem potente ação vasoconstritora; o PAF, que além de ser vasoconstritor, também aumenta a permeabilidade capilar e promove a broncoconstrição; e radicais livres de oxigênio, como o óxido nítrico (NO), que é um potente vasodilatador e tem efeito tóxico sobre as células, inibindo a glicólise, o ciclo de Krebs, a respiração mitocondrial e a síntese de DNA.

As citocinas pró-inflamatórias provocam catabolismo muscular, além de estimularem a secreção de catepsina e colagenase por neutrófilos, o que resulta em degradação da matriz extracelular e induz a morte celular.

Apesar de haver níveis plasmáticos elevados de citocinas pró-inflamatórias na circulação de pacientes sépticos, observa-se experimentalmente, *ex-vivo*, uma menor capacidade dos leucócitos mononucleares de produzirem citocinas em comparação com indivíduos normais. Essa menor responsividade dos leucócitos mononucleares tem sido relacionada com a depressão imunológica observada nesses pacientes (Figura 60.4.7).

Os eventos que ocorrem durante o processo inflamatório são complexos e não podem ser simplesmente vistos como uma inter-relação entre fatores pró e anti-inflamatórios. A situação é mais complexa e multifatorial. Um exemplo dessa complexidade são os experimentos de indução de sepse em animais geneticamente modificados. Animais deficientes de TNF-α e linfotoxina-α comportam-se de maneira similar aos animais normais, diante da injeção de LPS, com produção igual de IL-6 e outras citocinas. Portanto, o TNF-α não é necessário para desencadear a resposta inflamatória, mas sua presença a favorece. Da mesma forma, camundongos com mutação no gene do receptor tipo Toll-4, das linhagens C3H/HeJ e C57BL/10Scr, que são hiporresponsivos ao LPS, tem maior letalidade na sepse por bacilos Gram-negativos.

No período inicial da sepse há secreção de citocinas pró-inflamatórias, que por sua vez estimulam outras citocinas, inclusive aquelas com efeito modulador, anti-inflamatório. Estudos de cinética de secreção de citocinas em pacientes sépticos e em modelos experimentais demonstram que as citocinas pró-inflamatórias são secretadas mais precocemente que as citocinas anti-inflamatórias. Os receptores solúveis (sTNFR, IL-1ra etc.) de citocinas circulam normalmente no plasma de indivíduos normais, em concentrações de 10 a 100 vezes maiores que as respectivas citocinas. Portanto, o organismo vive em um estado de controle anti-inflamatório constante. A inflamação é desencadeada quando há secreção de citocinas pró-inflamatórias em níveis muito maiores que aqueles que são normalmente inibidos pelas citocinas anti-inflamatórias e pelos receptores solúveis.

Portanto, à sepse segue-se uma resposta compensatória anti-inflamatória, conhecida como CARS (*compensatory anti-inflammatory response syndrome*), mediada por citocinas como a IL-10, IL-4, IL-13, IL-6, TGF-β, IL-1ra, IL-6R e etc. Essas citocinas suprimem a função de monócitos, macrófagos, inibindo a secreção de citocinas e a expressão de MHC-II. Esse fenômeno pode ser constatado pela hiporresponsividade dos leucócitos mononucleares aos estímulos pró-inflamatórios, logo após a fase mais aguda da sepse. Esse estado de relativa imunodepres-

são é conhecido como imunoparalisia e ainda não está claro se ela resulta de exaustão ou de regulação negativa do sistema imune. Experimentalmente, a imunoparalisia pode ser constatada pela hiporresponsividade de monócitos a um segundo estímulo com LPS, principalmente em relação à secreção de TNF-α. Esse fenômeno é conhecido como tolerância ou adaptação ao LPS.

Nos pacientes sépticos, as citocinas anti-inflamatórias estão presentes na circulação em níveis muito mais elevados que as citocinas pró-inflamatórias. Níveis esses mais do que suficientes para inibir a atividade pró-inflamatória. Entretanto, a mera presença dessas citocinas na circulação em altas concentrações não significa que o paciente está em uma fase pró ou anti-inflamatória. Muitas dessas citocinas tem funções pró ou anti-inflamatória, dependendo de vários fatores, como o tipo de célula-alvo, a dose, o momento da secreção ou do local da infecção. Portanto, se por um lado o excesso de citocinas pode ser deletério na sepse, essas mesmas citocinas são essenciais para a resposta inflamatória anti-infecciosa. A resposta às citocinas depende da dose e do local de secreção, assim como das condições iniciais do estímulo. Muitas citocinas têm funções ambivalentes, dependendo de onde, como e quando são secretadas. A complexidade é ainda maior, se considerarmos que os níveis teciduais das citocinas dificilmente podem ser apurados, e que algumas citocinas podem exercer efeitos antagônicos no sangue e nos tecidos. Um exemplo é o TGF-β (*Transforming Growth Factor Beta*), que no sangue tem papel inibitório da inflamação, e nos tecidos tem função estimuladora.

A resposta aguda à infecção ativa a expansão clonal de linfócitos Th1 e Th2, com produção de citocinas pró a anti-inflamatórias, respectivamente. Todavia, a regulação desse processo é pouco compreendida. Algumas evidências experimentais apontam para explicações multifatoriais. Uma das possíveis causas para a existência de padrões diferenciados de secreção de citocinas seriam os polimorfismos nos genes que codificam citocinas (TNF-α, linfotoxina-α, IL-10, Il-18, IL-1ra, IL-6, INF-γ), receptores de citocinas (TNFR), receptores de superfície celular (CD14, MD2, TLR4) e outras moléculas (LBP, BPI, HSP-70, ACE-I, PAI-1, caspase-12). Muitos polimorfismos genéticos estão relacionados com a maior suscetibilidade a infecções e pior prognóstico. Outra explicação para os diferentes perfis de secreção de citocinas seria a indução diferenciada, induzida por toxinas bacterianas. As evidências experimentais mostram que leucócitos mononucleares estimulados com exotoxinas estreptocócicas (SPEA, SPEB, SPEC) ou estafilocócicas (SEA, SEB) induzem citocinas pró-inflamatórias, tanto em monócitos (IL-1β, TNF-α, IL-12 e IL-6) quanto em linfócitos T (IL-2, INF-γ, TNF-β). Entretanto, o LPS estimula somente monócitos a secretar citocinas pró-inflamatórias (IL-1β, TNF-α, IL-12 e IL-6). A presença de anticorpos neutralizantes pode bloquear a ação das exotoxinas de bactérias Gram-positivas, mas no caso do LPS, das bactérias Gram-negativas, sua eficácia é duvidosa. Portanto, a imunidade humoral é importante na contenção das infecções por germes Gram-positivos, como os estafilococos e os estreptococos.

A ativação da coagulação se dá pela expressão de fator tecidual, induzida por TNF-α e IL-1, na superfície endotelial. O fator tecidual combina-se com o fator VII e ativa os fatores

IX e X, ocasionando formação de trombina e coágulo de fibrina. Concomitantemente, as citocinas pró-inflamatórias ativam o inibidor do ativador de plasminogênio (*plasminogen activator inhibitor* – PAI-1), que inibe a ativação do plasminogênio tecidual, impedindo a fibrinólise. A trombina também ativa o inibidor da fibrinólise ativado por trombina (*thrombin-activatable fibrinolysis inhibitor* – TAFI), produzindo maior inibição da fibrinólise. Esses efeitos podem ser aumentados pela relativa deficiência de trombomodulina, decorrente da estimulação endotelial por citocinas pró-inflamatórias, o que impede a ativação da proteína C. A falta de proteína C ativada na circulação impede a modulação da coagulação, pois não há inibição da geração de trombina pela inativação de fatores Va e VIIIa. O resultado final é a trombose microvascular, acompanhada de lesão endotelial inflamatória, isquemia tecidual e disfunção multiorgânica, seguida de morte (Figuras 60.4.2 a 60.4.7).

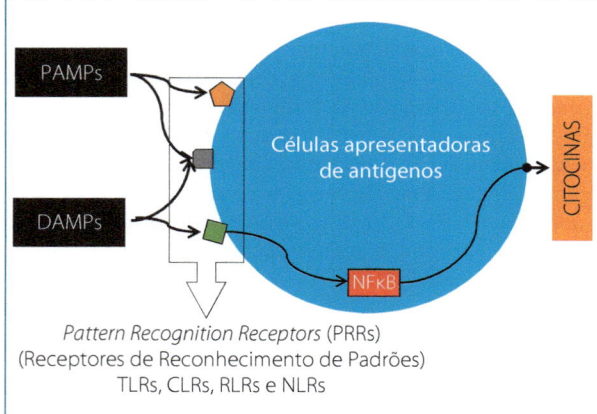

FIGURA 60.4.2 Ativação da cascata de citocinas. Os DAMPs (alarminas) e PAMPs presentes no sítio de infecção são reconhecidos por células apresentadoras de antígenos, como macrófagos e monócitos. Essas células têm receptores proteicos que reconhecem os padrões moleculares de patógenos e de alarminas tissulares, conhecidos como Receptores de Reconhecimento de Padrões (*Pattern Recognition Receptors* – PRRs). Os PRRs são de quatro tipos: *Toll-Like Receptors* (TLRs), *C-type Lectin Receptors* (CLRs), *Retinoic Acid Inducible Gene 1-lyke Receptors* (RLRs) e *Nucleotide Binding Oligomerization Domain-lyke Receptors* (NLRs). Os TLRs e CLRs localizam-se na membrana celular e nos endossomos; os RLRs e NLRs são citoplasmáticos. A ligação dos PAMPs e DAMPs aos PRRs desencadeia uma reação em cascata de proteínas intracitoplasmáticas e nucleares, cujo resultado final é a ativação da transcrição de citocinas pró e anti-inflamatórias. Um dos principais efetores finais da cascata de transcrição de citocinas é o Fator Nuclear Kappa-B (*Nuclear Factor Kappa-B* – NFκB). As citocinas modulam a resposta inflamatória e seu padrão de secreção varia amplamente, gerando padrões de resposta imune inata e adaptativa pró e anti-inflamatórios ao longo da evolução do quadro de sepse.
Fonte: Acervo da autoria.

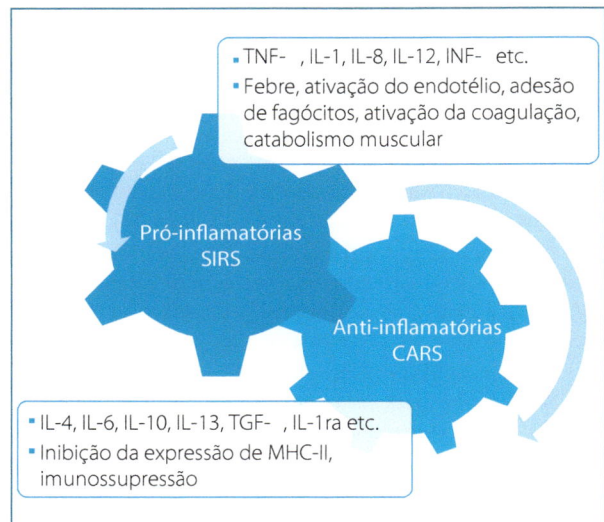

FIGURA 60.4.3 Ações das citocinas. Os sinais gerados por células lesadas e tecidos infectados são captados por células apresentadoras de antígenos, que secretam citocinas para ativar células efetoras, visando a resposta de controle da lesão e do reparo, através da resposta inflamatória e imune. Em modelos experimentais com camundongos, a resposta inicial é pró-inflamatória e desencadeia a resposta inflamatória local e sistêmica (*Systemic Imflammatory Responde Syndrome* – SIRS, ou Síndrome da Resposta Inflamatória Sistêmica). O padrão de secreção de citocinas pró-inflamatória é conhecido como Th1, que consiste da secreção de TNF-α, INF-γ, IL-1, IL-8, IL-12 e outras. Essas citocinas ativam linfócitos citotóxicos e NK, macrófagos e monócitos e estimulam a secreção de imunoglobulinas fixadoras de complemento da classe IgG2 por linfócitos B. É uma resposta voltada ao controle do agente infeccioso. Concomitantemente, ocorre a ativação de linfócitos reguladores, com secreção de citocinas anti-inflamatórias, como IL-4, IL-5, IL-6, IL-10, TGF-β etc., caracterizando a contrarregulação anti-inflamatória (*Contraregulatory Anti-inflammatory Response Syndrome* – CARS), conhecida como Th2. Trata-se de uma resposta voltada à contenção da inflamação e reparo tecidual. Essa resposta pode resultar em imunossupressão. Todavia, o espectro de resposta inflamatória e de reparo tecidual pode ter nuances mais complexas. Diversos padrões de resposta são descritos em seres humanos. Além das resposta Th1 (INF-γ, IL-12, estimulação de linfócitos citotóxicos, NK, monócitos e IgG2) e Th2 (IL-4, IL-5, estimulação de eosinófilos e basófilos, IgG1), descrevem-se as respostas Th3 (TGF-β, IL-10 e IgA), Th17 (IL-17, IL-22 – proteção contra bactérias e fungos extracelulares) e talvez outros padrões de alta complexidade e inter-relacionados. A mudança de padrão parece ser mediada pelos sinais tissulares iniciadores do processo inflamatório, mediados por linfócitos T reguladores (Tregs), que mudam a classe efetora conforme o tipo de lesão tecidual: patógeno intracelular ou extracelular, tipo de micro-organismo (vírus, bactéria, fungo ou parasita), lesão aguda ou crônica etc.
Fonte: Acervo da autoria.

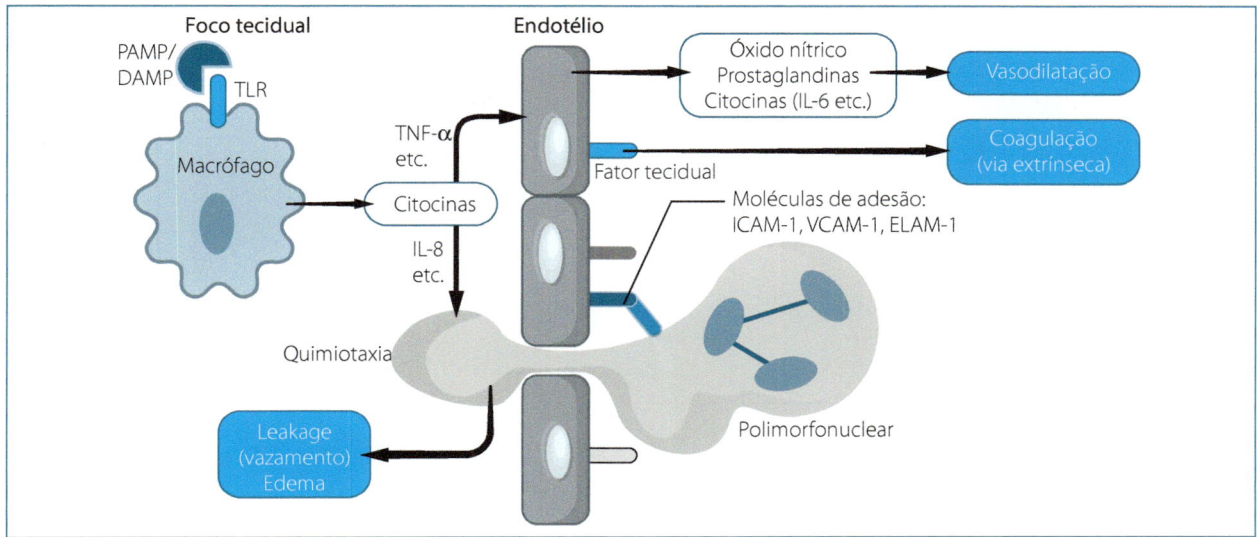

FIGURA 60.4.4 Ativação do endotélio vascular. A ativação do endotélio vascular se dá pelas citocinas secretadas por monócitos estimulados pelo contato com micro-organismos ou seus componentes. A expressão de moléculas de adesão (selectinas, ICAM-1, VCAM-1, ELAM-1) na superfície endotelial ocasiona adesão de neutrófilos polimorfonucleares, que posteriormente migram para o tecido inflamado, atraídos por sinais quimioatrativos gerados nos locais inflamados. Esses sinais são mediados por IL-8 e quimiocinas (MCP-1, 2 e 3, RANTES, MIP-1α e β etc.). O TNF-α estimula a expressão de fator tissular, que por sua vez ativa a cascata da coagulação pela via extrínseca, resultando em formação de microtrombos intravasculares. A trombina inibe a fibrinólise através do TAFI (*Thrombin Activatable Fibrinolysis Inhibitor* ou inibidor da fibrinólise ativado pela trombina), favorecendo a coagulação. As citocinas inibem a expressão de trombomodulina, resultando em menor ativação da proteína C. Essa deficiência de proteína C ativada permite maior ação da trombina e, consequentemente, formação de trombos intravasculares. O coágulo de fibrina formado pode causar obstrução vascular e ocasionar isquemia tissular e, consequentemente, resultar em disfunção de múltiplos órgãos. A secreção de óxido nítrico (NO) e prostaglandinas pelo endoteliócito resulta em vasodilatação arteriolar. O NO é o principal e mais potente vasodilatador arterial; além disso, também é produzido por células fagocitárias ativadas e tem papel primordial na morte de patógenos fagocitados.
Fonte: Acervo da autoria.

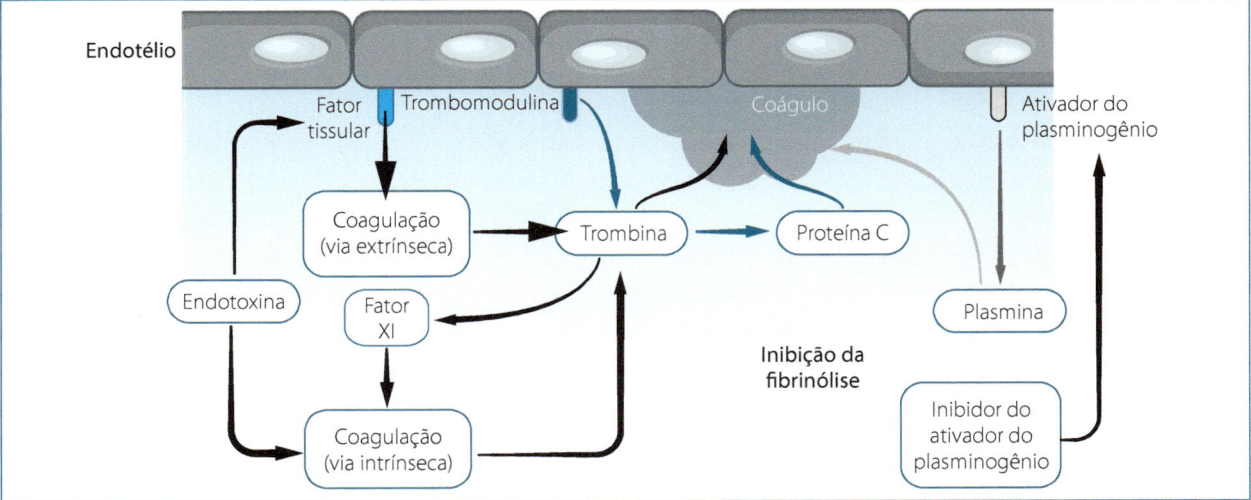

FIGURA 60.4.5 Ativação da coagulação. No estado normal, o endotélio expressa trombomodulina, que ao se ligar à trombina estimula a ativação da proteína C, inibindo os fatores V_a (via extrínseca) e VIII_a (via intrínseca) e a formação de trombos. Além disso, o Ativador de Plasminogênio (PA), expresso na superfície intravascular endotelial, inicia a fibrinólise, evitando a formação de fibrina. Desse modo, predomina um estado anticoagulante e o fluxo sanguíneo é mantido. Durante a infecção, o processo inflamatório ativa as células endoteliais através de mediadores, como TNF-α, IL-1 e outras citocinas pró-inflamatórias. Há redução da expressão de trombomodulina e a atividade anticoagulante da proteína C é significativamente diminuída. Concomitantemente, há aumento da expressão do Inibidor do Ativador do Plasminogênio (PAI-1) e redução da atividade de Plasmina, com inibição da fibrinólise. A expressão de fator tissular e fator de von Willebrand pelo endotélio estimula a formação de trombos pela via extrínseca da coagulação (fatores V e VII). Toxinas bacterianas, como o LPS (endotoxina), ativam a via intrínseca da coagulação (fator VIII), através do fator XII. Essa mesma via também é ativada pelo fator XI, estimulado pela ativação da via extrínseca. A via final comum das vias extrínseca e intrínseca é a ativação de trombina e formação de fibrina, resultando em trombose intravascular.
Fonte: Acervo da autoria.

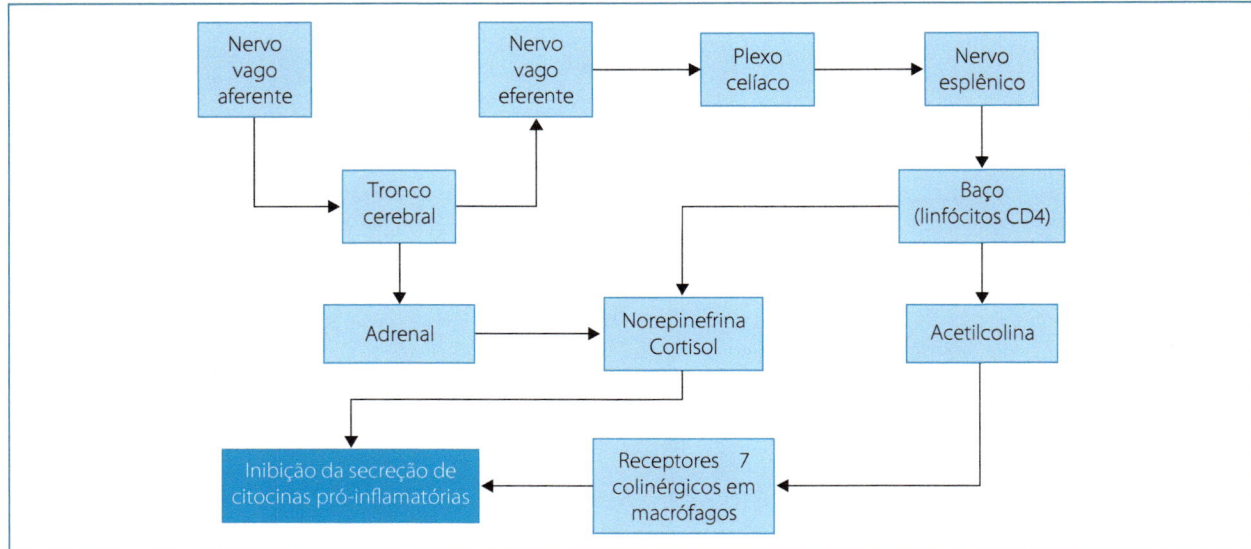

FIGURA 60.4.6 Reflexo neuroinflamatório. Caracteriza-se pelo estímulo do nervo vago aferente, que por sua vez estimula o tronco cerebral, a via eferente do nervo vago e o plexo celíaco; daí o estímulo reflexo viaja pelo nervo esplênico até o baço, onde estimula uma subpopulação de linfócitos T CD4+ a liberar acetilcolina. Esse mediador, por sua vez, se liga a receptores colinérgicos $\alpha 7$ em macrófagos, suprimindo a secreção de citocinas pró-inflamatórias, atenuando a resposta inflamatória. Contudo, a estimulação do eixo neuroendócrino aumenta a secreção de cortisol e catecolaminas pelas glândulas adrenais, que também inibe a produção de citocinas pró-inflamatórias.

Fonte: Acervo da autoria.

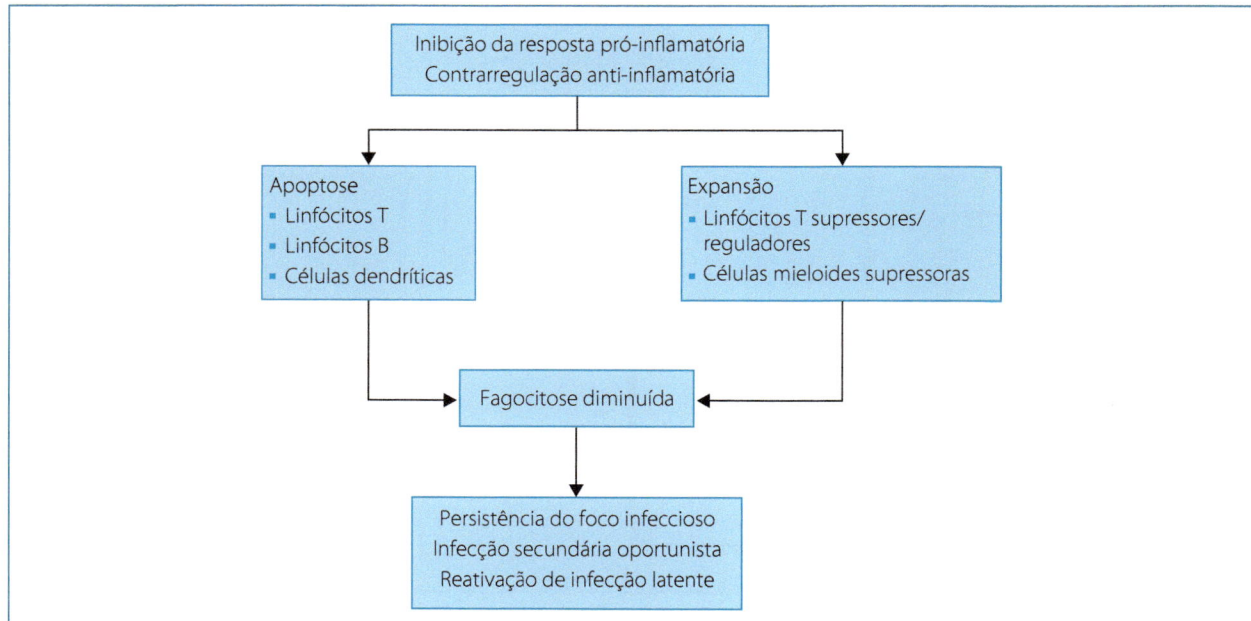

FIGURA 60.4.7 Imunossupressão. A inibição da resposta pró-inflamatória associada a resposta anti-inflamatória contrarreguladora, mediada por citocinas anti-inflamatórias (IL-4, IL-10 etc.), aumenta a apoptose de linfócitos T e B efetores e de células dendríticas teciduais, ao mesmo tempo que estimula a expansão clonal de linfócitos reguladores (T_{regs}), também conhecidos como supressores. A contrarregulação anti-inflamatória tem como objetivo conter a resposta inflamatória e promover a cicatrização das lesões teciduais. Entretanto, a imunossupressão pode atingir nível tal que favorece a persistência do foco infeccioso original, que não é totalmente clareado e mantém o estímulo pró-inflamatório, podendo, eventualmente, evoluir para um estado de inflamação crônica. Além disso, esses pacientes ficam suscetíveis a infecções oportunistas, tanto por reativação de infecções endógenas latentes como aquelas decorrentes do ambiente hospitalar.

Fonte: Acervo da autoria.

COMPLEMENTO

A ativação da cascata do complemento ocorre, em um primeiro momento, por meio da via alternativa ou da properdina, por causa da lesão endotelial. A ativação pela via clássica dependerá da presença de anticorpos, que podem demorar algum tempo para serem sintetizados. Nas fases mais tardias, ambas as vias participam da ativação, conjuntamente. Além de exercer ação lesiva sobre membranas, por meio do complexo lítico (C6+7+8+9), há liberação na circulação e no meio circunjacente das frações C3a e C5a, que possuem, respectivamente, ação opsonizante e quimiotática para PMN. Os níveis elevados de C3a podem ser encontrados em pacientes com sepse. Há correlação entre esses níveis e a gravidade do quadro clínico, e a letalidade. Animais com deficiência de C5a não desenvolvem choque após o desafio com TNF-α e LPS. Além disso, C3a e C5a são potentes anafilotoxinas, e podem induzir a secreção de citocinas como IL-1, IL-6 e TNF-α, agindo sinergicamente para produzir aumento da permeabilidade capilar e hipotensão.

PROSTAGLANDINAS E LEUCOTRIENOS

As lesões de membranas de vários tipos de células, como os endoteliócitos, causam ativação do metabolismo do ácido araquidônico, por meio da fosfolipase A2. Dois grupos de substâncias vasoativas são produzidos: pela ação da enzima cicloxigenase, há produção de prostaglandinas e, pela via da lipoxigenase, são produzidos os leucotrienos. Dentre as diversas prostaglandinas, tem fundamental importância a prostaciclina, que causa a vasodilatação e o aumento da permeabilidade capilar, além de desfavorecer a agregação plaquetária. A ação vasodilatadora das prostaglandinas se dá em nível de pequenas arteríolas e contrabalança os efeitos de mediadores vasoconstritores. Em contrapartida, o tromboxane é produzido nas plaquetas, e sua ação vasoconstritora e de agregação pode exercer um efeito de vasoconstrição no nível pulmonar, principalmente nas primeiras fases do desenvolvimento da lesão pulmonar aguda; há, então, aumento da resistência vascular pulmonar. Durante a fase precoce de desenvolvimento de lesão pulmonar (SARA), no choque séptico, há a participação ativa de tromboxane, ocasionando vasoconstrição da artéria pulmonar e aumento da resistência vascular pulmonar. Outra prostaglandina liberada, a PGE2, tem efeito vasodilatador e supressor da resposta inflamatória, antagonizando os efeitos vasoconstritores do tromboxane.

Os leucotrienos, principalmente o LTB-4, têm ação quimiotática e de aumento de permeabilidade vascular. Esses mediadores estão envolvidos na redução do débito cardíaco e da função renal, que pode ocorrer na endotoxinemia. Nos pulmões, produzem vasoconstrição e broncoconstrição potente e prolongada, além de aumento da permeabilidade capilar, com extravasamento de líquidos e hemoconcentração. A inibição dos efeitos dos leucotrienos por meio da utilização de antagonistas de receptores ou de inibidores da produção melhora significativamente a sobrevida de animais em modelos experimentais, demonstrando a importância desses mediadores na fisiopatologia da sepse.

FATOR ATIVADOR DE PLAQUETAS (PAF – *PLATELET ACTIVATING FACTOR*)

Esse metabólito de fosfolipídios de membrana celular é produzido pela enzima fosfolipase A2, após estímulo adequado, por exemplo, o LPS ou a bradicinina. Participa da sepse em conjunto com as prostaglandinas, os leucotrienos e as citocinas. Entre seus efeitos podemos notar a hipertensão pulmonar, hipotensão sistêmica, broncoconstrição, edema e ativação de PMN, e plaquetas. Além disso, estimula a liberação de proteases, prostaglandinas e leucotrienos, contribuindo de maneira efetiva no estabelecimento de lesões teciduais. O bloqueio do PAF por inibidores específicos melhora o quadro de sepse e choque induzido, experimentalmente. O TNF-α amplifica os efeitos do PAF, que por sua vez age sinergicamente para induzir a produção de mais TNF-α.

CININAS

Outro mediador liberado na circulação é a bradicinina, via ativação do calicreinogênio, para calicreína, pelo fator XII e pela lesão endotelial. O bradicininogênio é catalisado pela calicreína em bradicinina, e ela, por sua vez, exerce potente ação vasodilatadora e de aumento da permeabilidade capilar, colaborando para o estabelecimento de síndrome de desconforto respiratório agudo (SDRA) e lesões em outros órgãos. Porém, não há relação clara entre os níveis plasmáticos de cininas e o grau de gravidade do choque séptico nem com a letalidade dessa condição.

AMINAS BIOGÊNICAS

A liberação de histamina certamente ocorre durante a sepse, mas seus efeitos por meio da estimulação de receptores H1, H2 e H3 têm papel controverso. Sua participação na disfunção cardíaca foi aparentemente descartada, mas a histamina poderia contribuir para as alterações cardiovasculares na fase precoce do choque séptico, estimulando os receptores H1 e causando vasoconstrição, exacerbando os efeitos das catecolaminas. Em fases posteriores, quando ocorre vasoconstrição generalizada, sua ação sobre os receptores H2 exerceria efeitos vasodilatador e inotrópico positivo, contrabalançando e atenuando os efeitos das catecolaminas. O bloqueio simultâneo de receptores H1 e H2 pode ter efeitos deletérios na sepse, porém, o bloqueio precoce de H1 e a estimulação de H2 poderiam ser de algum valor na terapêutica do choque séptico.

A serotonina (5-HT) também é liberada em quantidades significativas, durante a sepse e o choque séptico, e seus efeitos contribuem para a hipotensão e alteração da permeabilidade capilar, provocando desenvolvimento de choque e SARA. Porém, o bloqueio dos efeitos da 5-HT pode ser deletéria, pois inibiria a liberação de glicocorticosteroides, cujo papel é fundamental no choque séptico.

As catecolaminas, a epinefrina e a norepinefrina, estão presentes na sepse, mas são mediadores secundários, liberados para contrabalançar a ação vasodilatadora predominante de outros mediadores.

CORTISOL

A presença de níveis elevados de cortisol endógeno durante a evolução do choque séptico é fato conhecido há muitos anos. Os glicocorticosteroides são inibidores potentes da secreção de TNF-α e tem efeito protetor contra a ação deletéria de diversas citocinas em modelos experimentais. O cortisol endógeno protege contra o choque séptico, não por ir contra o agente causador, e sim porque se opõe contrabalançando o "excesso" de ativação das defesas orgânicas.

OUTROS MEDIADORES

Diversas substâncias têm participação incerta na patogenia da sepse e do choque séptico, e mais estudos são necessários para esclarecer seu papel, durante as fases de instalação e evolução da doença. Podem-se citar alguns deles: peptídeo vasoativo intestinal, vasopressina, sistema renina-angiotensina, endotelina, opiáceos endógenos, fibronectina, proteinases de fagócitos, radicais livres de O_2 etc.

FISIOPATOLOGIA

Todos os mediadores envolvidos na geração de resposta inflamatória acabam por levar a três fenômenos fundamentais: a lesão do endotélio capilar com extravasamento de líquidos; a vasodilatação, com queda da resistência vascular sistêmica (RVS); e a microtromboses por ativação da coagulação e fenômenos de adesão de leucócitos ao endotélio. O efei-

to conjunto dessas alterações acarreta em má distribuição do fluxo sanguíneo aos tecidos, resultando em choque com débito cardíaco de valor numérico elevado e baixa RVS. Em razão desses fatos, o choque séptico é classificado como choque distributivo, caracterizado por hiperdinamismo cardiocirculatório e inabilidade dos tecidos em extrair oxigênio de forma eficiente, do sangue circulante, principalmente em decorrência do fluxo heterogêneo na microcirculação (Figura 60.4.8).

PATOLOGIA

Os substratos anatomopatológicos dessas alterações vasculares se manifestarão em todos os órgãos; a maior perfusão determina maior gravidade das lesões. Portanto, órgãos bastantes perfundidos, como os pulmões, rins, fígado e cérebro, sofrerão lesões mais intensas. Nos pulmões ocorrem edema inflamatório e congestão, podem ocorrer focos de hemorragia, sendo que na fase inicial há o desenvolvimento de infiltrados inflamatórios com PMN e mononucleares, formando um exsudato que, posteriormente, se acompanha de fibrose e proliferação de células alveolares. Dessa forma, a agressão pulmonar se divide, nos casos que evoluem para SDRA, em fase exsudativa e fase proliferativa, respectivamente. Os órgãos podem apresentar vasos sanguíneos com microtromboses, êmbolos gordurosos, com ou sem sinais de

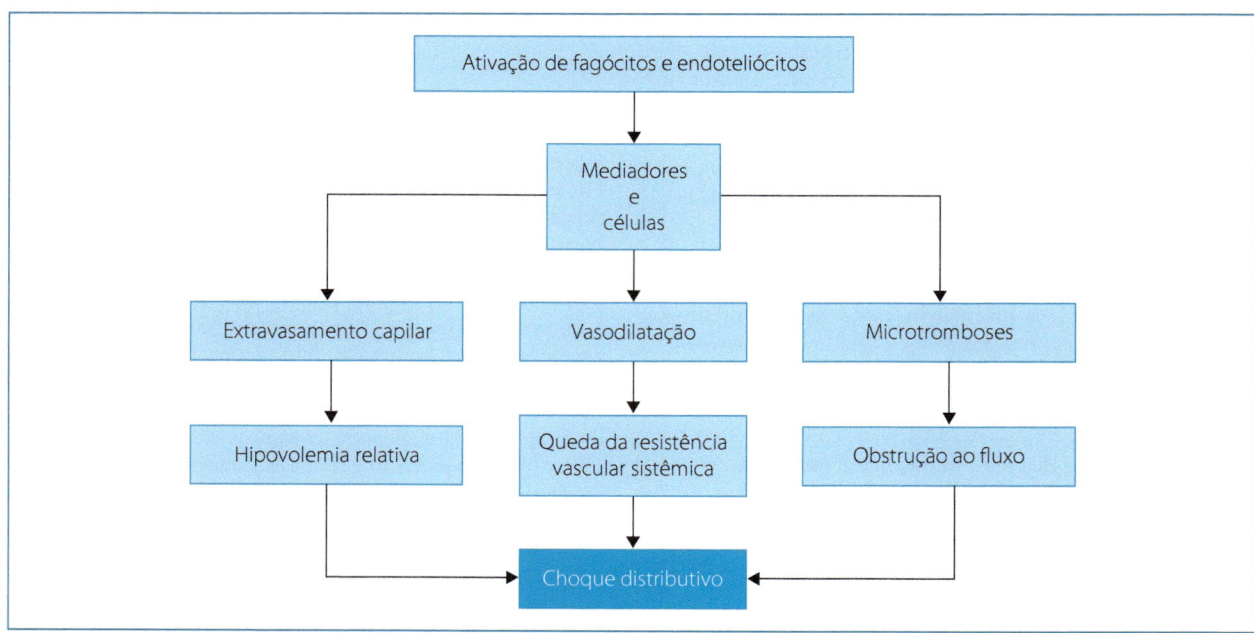

FIGURA 60.4.8 Fisiopatologia da sepse. A ativação do processo inflamatório e da cascata da coagulação resulta em três processos básicos e inter-relacionados: 1) lesão do endotélio vascular, com aumento do espaço entre os endoteliócitos, ocasionando perda de líquidos para o interstício dos tecidos inflamados, resultando em edema. Os espaços abertos entre os endoteliócitos facilitam a migração de fagócitos ao foco de infecção. Entretanto, o edema diminui a disponibilidade de oxigênio aos tecidos; 2) vasodilatação, resultante da ação do óxido nítrico e outros mediadores (prostaglandinas etc.), provoca queda da resistência vascular sistêmica (RVS). Para manter a pressão arterial, ocorre aumento do débito cardíaco, resultando em hiperdinamismo cardiocirculatório. Esse padrão difere do choque hipovolêmico e do choque cardiogênico, caracterizados por resistência vascular sistêmica alta e débito cardíaco baixo; 3) a ativação da cascata da coagulação provoca formação de microtrombos, obstruindo o fluxo sanguíneo em algumas regiões dos tecidos, resultando em isquemia e necrose tecidual. Desse modo, temos áreas teciduais muito perfundidas, com alto fluxo, lado a lado com áreas isquêmicas e edemaciadas. Essa má distribuição do fluxo resulta em múltiplas disfunções orgânicas.
Fonte: Acervo da autoria.

diátese hemorrágica. Os rins também ficam edemaciados e congestos, principalmente quando ocorre ressuscitação excessiva com fluidos, podendo apresentar microtromboses, hemorragias glomerulares, exsudato inflamatório e necrose tubular, e raramente ocorre necrose glomerular. Nos casos em que há insuficiência renal aguda, há estudos em necropsias de pacientes que evoluíram para óbito decorrente da sepse, demonstrando que a arquitetura histológica glomerular renal se encontra preservada, o que sugere que a disfunção renal deva estar relacionada à hibernação celular como mecanismo adaptativo à agressão inflamatória. O fígado fica congesto, com alterações degenerativas de hepatócitos, que podem chegar à necrose zonal ou centrolobular. Essa hepatite inespecífica ou reacional se acompanha de estase biliar à custa de bilirrubina direta, o que caracteriza a disfunção hepática. No cérebro, observam-se congestão e hemorragias petequiais, trombos de fibrina, alterações degenerativas de neurônios podendo chegar até a necrose. A disfunção neurológica é manifestada pela encefalopatia séptica, que pode ser expressada tanto por agitação psicomotora quanto obnubilação. Em outros órgãos, as principais alterações são congestão, edema e hemorragias, com evolução para necrose dependendo da gravidade das lesões. Essas alterações patológicas suportam o conceito de lesões endoteliais causadas por substâncias tóxicas como endotoxina e mediadores humorais do hospedeiro.

Estudos em modelos experimentais apontam para alterações subcelulares, principalmente nas mitocôndrias, provocando alterações metabólicas que se traduzem clinicamente em dificuldade de extração de oxigênio e alterações no metabolismo da glicose, resultando em déficit energético celular.

ALTERAÇÕES METABÓLICAS

Nas fases precoces do processo séptico, há aumento das necessidades metabólicas celulares, desencadeado por um estímulo neuroendócrino, caracterizado por aumentos nos níveis séricos de catecolaminas, glucagon e cortisol. A insulina aumenta pouco, e há resistência periférica à sua ação. Ocorre o catabolismo muscular, com maior utilização de aminoácidos de cadeia ramificada (leucina, isoleucina e valina) para obtenção de energia no nível muscular, em relação à síntese de glicose bem como à acetilcoenzima A. A lipólise está aumentada e a lipogênese diminuída, com utilização de ácidos graxos, principalmente os de cadeia média. Observa-se hipertrigliceridemia por diminuição da depuração periférica de triglicérides, por bloqueio da enzima lipoproteína-lipase, mediado pelo TNF-α, e pelo o aumento da produção hepática. O consumo global de oxigênio aumenta e é dependente da disponibilidade de oxigênio (DO_2), que, por sua vez, está alterada pela lesão endotelial e má distribuição do fluxo na microcirculação. Nesse estado de consumo de oxigênio (VO_2) elevado e má distribuição de fluxo em decorrência da vasodilatação, a qual gera diminuição da resistência vascular sistêmica, o débito cardíaco se eleva para manter a pressão arterial média sistêmica em níveis adequados, além de atender a demanda metabólica.

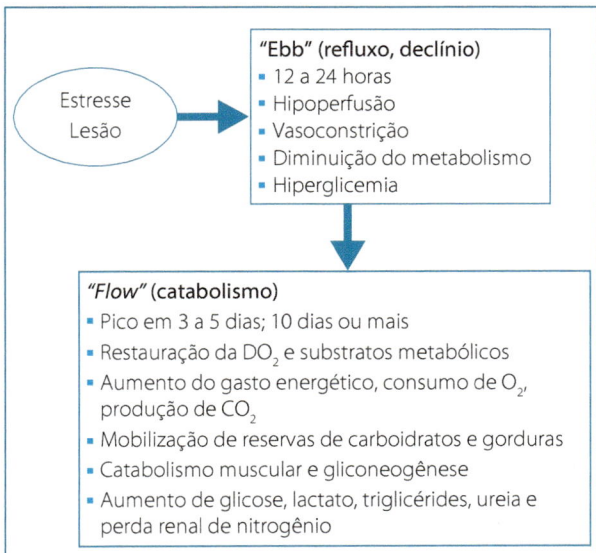

FIGURA 60.4.9 Metabolismo na sepse. Em 1942, Sir David Cuthbertson cunhou os termos "ebb" e *"flow"* para descrever as fases de hipo e hipermetabolismo que ocorrem no trauma. Esses termos também têm sido utilizados na sepse e no choque séptico. Todavia, a distinção entre as fases é menos precisa na sepse, assim como sua duração é variável. Após a lesão traumática, nas primeiras 12 a 24 horas, ocorre hipoperfusão tecidual, vasoconstrição e diminuição do metabolismo. Após a ressuscitação volêmica, com restauração da disponibilidade de O_2 e de substratos metabólicos, instala-se a fase *"flow"* de catabolismo, com pico entre 3 e 5 dias e duração de cerca de 7 a 10 dias ou mais. Caracteriza-se por aumento do gasto energético basal, do consumo de O_2 e do débito cardíaco, assim como da produção de CO_2. Há mobilização de reservas de carboidratos e gorduras e catabolismo muscular. Os aminoácidos, notadamente a alanina e a glutamina, são utilizados como substrato para a gliconeogênese hepática. Os níveis plasmáticos de glicose, triglicérides, lactato e ureia se elevam e aumenta a perda nitrogenada renal. Há ativação do eixo neuroendócrino e estimulação do eixo hipotálamo-hipofisário, com secreção de hormônio liberador de corticotropina (CRH – *corticotropin releasing hormone*) pelo hipotálamo, que estimula a liberação de ACTH (*adrenocorticotrophic hormone*), que por sua vez estimula a liberação de cortisol e epinefrina pelas glândulas adrenais. Concomitantemente, há estimulação do sistema nervoso autônomo, resultando em liberação de norepinefrina e acetilcolina. O pâncreas libera insulina, mas ao mesmo tempo também libera níveis mais elevados de glucagon, que estimula a produção hepática de triglicérides, inibe a cetogênese e promove o catabolismo muscular. A hipóxia resulta em glicólise anaeróbia e utilização da via das pentoses, gerando níveis altos de lactato e de radicais livres de O_2, como superóxido e peróxido de hidrogênio, que contribuem para a disfunção mitocondrial. Há menor produção de ATP e menor consumo e extração de oxigênio da circulação. Esse estado de "hipóxia citopática" se traduz clinicamente como disfunções orgânicas.
Fonte: Acervo da autoria.

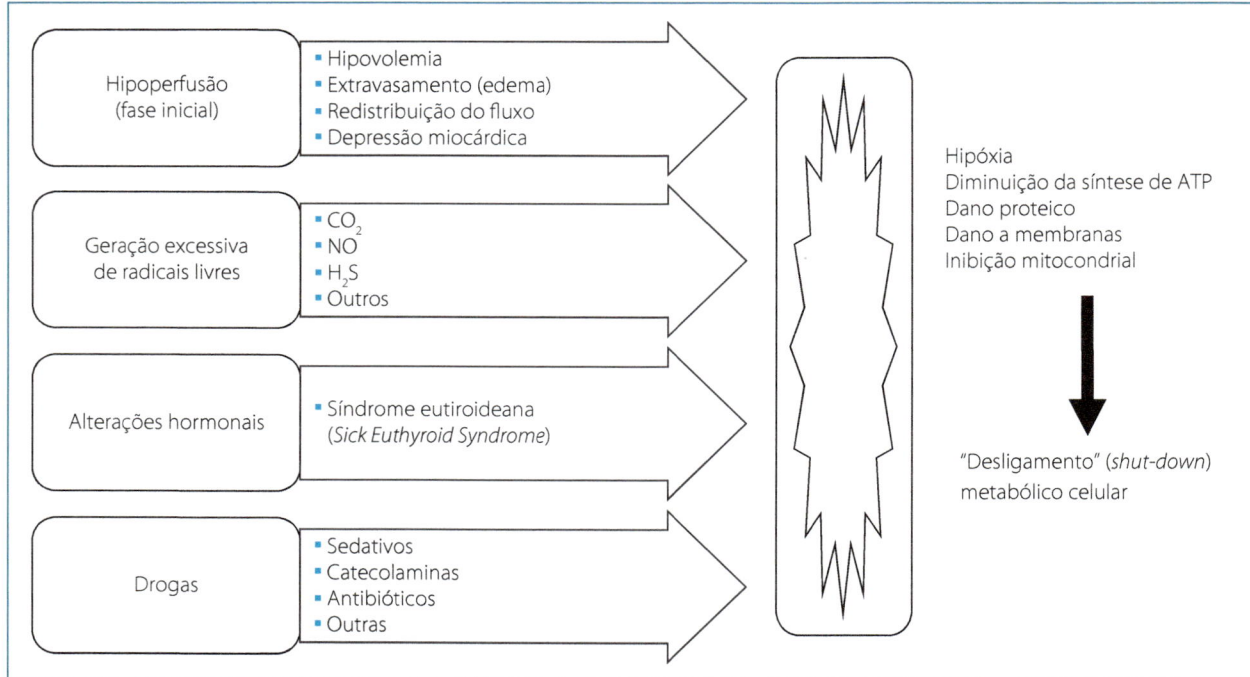

FIGURA 60.4.10 Disfunção mitocondrial. A hipovolemia associada à redistribuição do fluxo sanguíneo e ao extravasamento de líquidos para os tecidos ocasiona hipoperfusão e redução da disponibilidade de oxigênio (DO_2). A respiração celular mediada pela cadeia de transporte de elétrons pode funcionar quando há redução da DO_2, mas após queda abaixo de níveis críticos há diminuição na geração de ATP e ativação de mecanismos de morte celular. Durante o processo inflamatório há produção exagerada de radicais livres de oxigênio (ROS – *reactive oxygen species*), como o óxido nítrico (NO). A falta de oxigênio estimula a produção de ROS. Concomitantemente, os mecanismos de clareamento dos ROS estão inibidos. A presença de grandes quantidades de ROS nas células provoca dano às proteínas e membranas lipídicas, desencadeando mecanismos de morte celular. A ativação da secreção de diversos hormônios de fase aguda prepara o organismo para a resposta contra o estresse, como a adrenalina e o cortisol. Há desvio do fluxo sanguíneo para órgãos-chave na resposta aguda a lesões, como o cérebro, o coração e os músculos. O fígado passa a produzir proteínas de fase aguda, que modulam a atividade inflamatória e metabólica. Na fase inicial da sepse, há aumento da secreção de hormônios tireoidianos, mas, posteriormente, na evolução da sepse, desenvolve-se um estado de disfunção tireoidiana (*sick euthyroid*), em que se observa níveis baixos de T3, em decorrência da deionidação do T4 para T3 reverso em vez de T3, além de catabolismo aumentado de T3 para T2. Em casos mais graves há redução de T4 total e livre, acompanhado de queda dos níveis de TSH. A falta de hormônios tireoidianos impacta negativamente na função mitocondrial. A presença de disfunção tireoidiana está relacionada a pior prognóstico em pacientes graves, inclusive pacientes sépticos. Diversas drogas, usadas comumente no tratamento de pacientes sépticos, podem causar inibição da função mitocondrial, notadamente catecolaminas, alguns sedativos, antibióticos e outras. A hipóxia resulta em diminuição da síntese de ATP; associado ao dano às proteínas e membranas celulares, resulta em inibição da atividade mitocondrial e um desligamento do metabolismo celular. Esse processo é similar ao que ocorre nas células de animais que hibernam no inverno.
Fonte: Acervo da autoria.

QUADRO HEMODINÂMICO

Os pacientes com sepse, após ressuscitação adequada com fluidos, geralmente, apresentam um quadro hemodinâmico hiperdinâmico, com valores absolutos elevados do débito cardíaco, diminuição da resistência vascular sistêmica, frequência cardíaca alta, trabalho cardíaco diminuído, diferença arteriovenosa de oxigênio baixa e relação ventilação-perfusão diminuída, com o aumento do *shunt* arteriovenoso pulmonar. Esse estado hiperdinâmico se mantém por várias horas ou dias, enquanto perdurar o estado inflamatório. Não há diferenças significativas entre o quadro hemodinâmico da sepse causada por bactérias Gram-negativas do causado por bactérias Gram-positivas. A hipotensão acontece, na maioria das vezes, quando há hipovolemia, por perdas exacerbadas pela perspiração, febre, vômitos, diarreia, associada à falta de

ingestão ou pouca hidratação. Além disso, a vasodilatação por ação de mediadores inflamatórios, principalmente no território venoso, pode gerar alteração na relação entre conteúdo e continente, o que proporciona hipovolemia relativa. O extravasamento de líquidos do intravascular para o interstício e terceiro espaço reduz o volume sanguíneo circulante, cooperando para piorar a hipovolemia.

DISFUNÇÃO CARDIOVASCULAR

Na fase inicial da sepse, em decorrência das alterações fisiológicas resultantes da ação dos mediadores inflamatórios, e como medidas para compensar o aumento da demanda metabólica, o organismo tenta suprir o fluxo adequado de sangue para as células e os tecidos por diversos mecanismos. Os mecanismos compensatórios para evitar que se inicie o colapso cardiovascular ocorre pela liberação de catecolaminas, ativação do sistema renina-angiotensina-aldosterona e liberação de hormônio antidiurético.

A disfunção cardiovascular ocorre por manifestação em vários pontos sistema cardiovascular (Figura 60.4.11). Pacientes com sepse ou choque séptico podem apresentar dilatação de ambos os ventrículos cardíacos, com queda na fração de ejeção do ventrículo esquerdo e alterações na relação pressão-volume, sugerindo uma complacência cardíaca aumentada. O volume sistólico é mantido e o índice cardíaco se eleva com a taquicardia. Essas alterações cardíacas revertem entre 7 e 10 dias nos pacientes que sobrevivem à fase aguda. A capacidade dos ventrí-

culos de se dilatarem pode ser uma resposta adaptativa à situação hiperdinâmica, e a falta dessa dilatação pode resultar em edema cardíaco, com redução da complacência, com consequente redução na capacidade de responder à queda da resistência vascular sistêmica, seguida por hipotensão e choque. Pacientes que apresentam aumento do volume diastólico final associado ao aumento da complacência ventricular têm prognóstico melhor daqueles que não apresentam essas alterações adaptativas. Essas alterações são decorrentes da ação de mediadores inflamatórios como TNF, IL-1β, IL-6, o óxido nítrico e, até mesmo, as exotoxinas de bactérias. O ventrículo direito também é afetado da mesma maneira que o esquerdo, e pode tam-

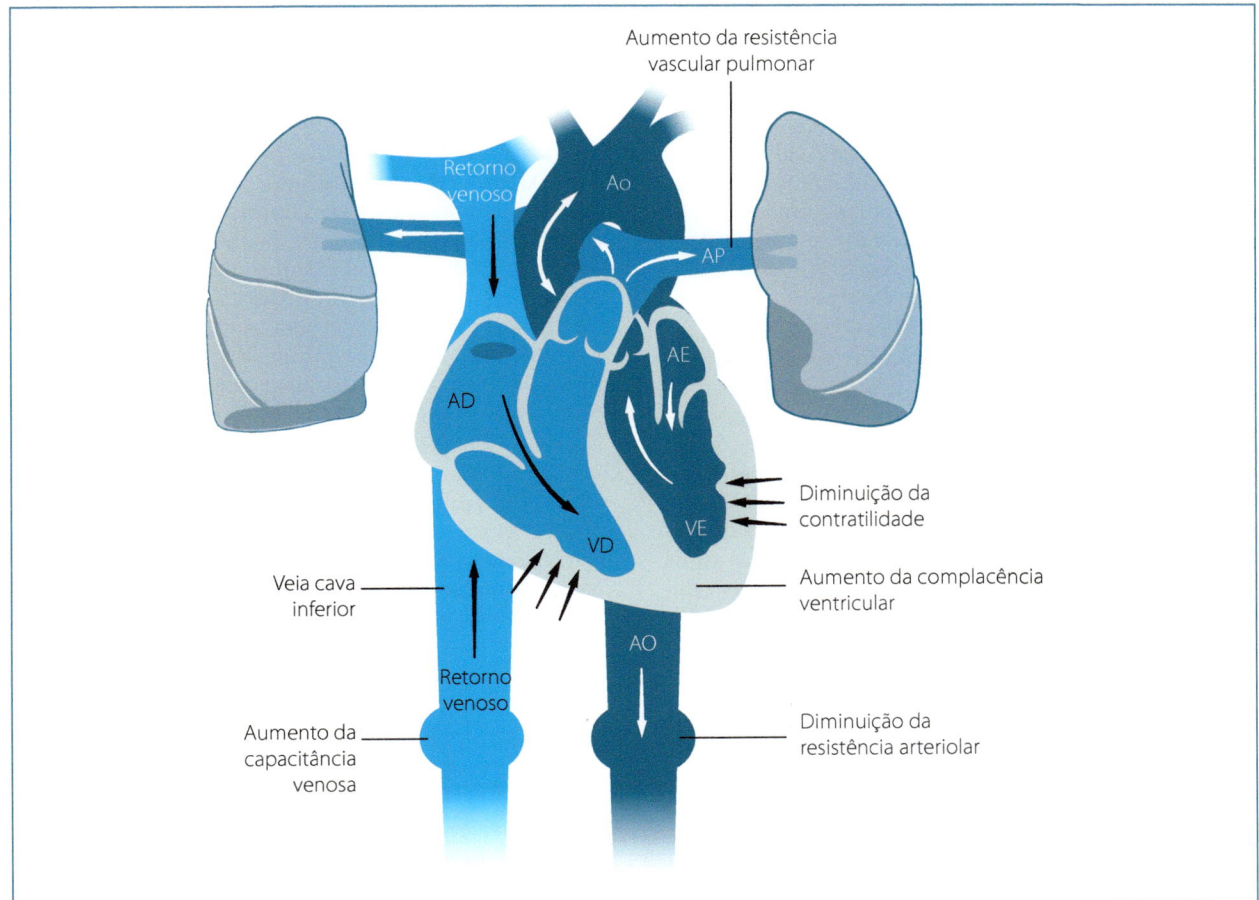

FIGURA 60.4.11 Alterações cardiovasculares na sepse. Pela ação dos mediadores inflamatórios, ocorre aumento da capacitância venosa pela venodilatação, o que faz com que diminua o retorno venoso para as câmaras direitas, determinando valores diminuídos das pressões de enchimento das câmaras. A diminuição da função ventricular direita (VD) pode estar comprometida pelo desenvolvimento de depressão do miocárdio, bem como pelo aumento da pós-carga de VD que pode ocorrer pela vasoconstrição arteriolar pulmonar. Essa vasoconstrição pode ser agravada pela presença de hipoxemia nos casos em que o comprometimento pulmonar seja decorrente de um processo infeccioso, seja decorrente da síndrome do desconforto respiratório. A diminuição da resistência vascular sistêmica facilita o trabalho do ventrículo esquerdo (VE), o que pode explicar o valor numérico elevado do índice cardíaco, o qual também sofre influência do aumento da frequência cardíaca. O aumento da complacência ventricular esquerda corrobora para manter o índice cardíaco, pois mesmo na vigência de depressão do miocárdio, com a reposição de fluidos, pode-se garantir a adequação do fluxo sanguíneo às necessidades da demanda metabólica do organismo à custa do mecanismo de Frank-Starling para recrutamento da pré-carga. Cerca de 15 a 20% dos pacientes com depressão do miocárdio irão necessitar de inotrópico para ajustar a oferta de oxigênio (DO_2) à demanda metabólica.

Fonte: Adaptada de Cinel I, Nanda R, Dellinger RP. Cardiac Dysfunction in Septic Shock. Yearbook of Intensive Care and Emergency Medicine; 2008. p. 43-54.

bém sofrer redução de seu tamanho por desvio do septo inter-ventricular, resultando em menor enchimento diastólico. Essas alterações caracterizam a depressão miocárdica induzida pela sepse, e podem ser confirmadas pela elevação de marcadores de lesão miocárdica, como a troponina e o CK-MB, o que não significa que exista isquemia miocárdica, e são resultantes da ação de mediadores inflamatórios. O exame padrão para confirmação da depressão do miocárdio é a ecocardiografia, mas pacientes com monitorização hemodinâmica invasiva podem apresentar valores de índice cardíaco inadequados a demanda metabólica, associado a elevação das pressões de enchimento de câmaras cardíacas, além de se poder evidenciar alterações da fração de ejeção de ventrículo direito e do índice de volume diastólico final de ventrículo direito, naqueles com monitoração hemodinâmica invasiva pelo cateter de artéria pulmonar volumétrico. Essas variáveis alteradas, associadas a um fluxo inadequado a demanda metabólica apontam para a presença de depressão do miocárdio, da sepse. A disfunção miocárdica pode ser identificada logo nas primeiras horas de desenvolvimento de sepse. Pode comprometer globalmente os ventrículos, como também pode afetar os ventrículos esquerdo ou direito isoladamente. Não é frequente encontrar pacientes com valores absolutos diminuídos de índice cardíaco, após a ressuscitação inicial, como causa de choque durante a sepse e, geralmente, ocorre em pacientes com doença cardíaca grave prévia.

Pela ação de citocinas, pode ocorrer aumento da pós--carga de ventrículo direito em razão da vasoconstrição arterial pulmonar, que somado à presença de hipoxemia pode contribuir para a sobrecarga de câmaras direitas. Nas situações em que o paciente necessita de pressões elevadas nas vias aéreas pela ventilação mecânica, a monitoração do ventrículo direito é muito importante para evidenciar disfunção ventricular direita. Quando presente a disfunção ventricular direita, o uso de valores de PEEP elevada deve ser evitado, e ajustado com auxílio da ecocardiografia para não comprometer sua função.

Os pacientes sépticos sem evidências de instabilidade cardiovascular têm alterações cardíacas similares àquelas encontradas em pacientes em choque, entretanto com menor intensidade. Em sua maioria, os óbitos ocorrem por múltiplas falências orgânicas associadas a alterações profundas da vasculatura periférica e da hipotensão refratária.

RELAÇÃO ENTRE DISPONIBILIDADE DE O_2 (DO_2) E CONSUMO DE O_2 (VO_2)

Em condições normais e estáveis o VO_2 é igual à demanda metabólica, e se não houver desequilíbrio os níveis plasmáticos de lactato permanecem normais. Se a DO_2 diminuir por qualquer razão, o VO_2 fica estável em uma ampla faixa de variação de DO_2. Nesse caso a taxa de extração de O_2 (VO_2/DO_2) aumenta para compensar a redução da DO_2. Isso ocorre porque os capilares se dilatam para permitir a chegada de mais O_2 às células com redistribuição de fluxo entre e intraórgãos (Figura 60.4.12).

Contudo, se as necessidades de O_2 aumentarem, por exemplo, durante os exercícios físicos, o organismo responde com aumento da DO_2 de forma simultânea, pelo incremento do débito cardíaco. O aumento do débito cardíaco ocorre pelo aumento da frequência cardíaca, pelo aumento do volume sistólico ao recrutar o volume sanguíneo não estressado nos territórios venosos, e também pelo aumento da contratilidade. Esses mecanismos adaptativos ocorrem em virtude da liberação de catecolaminas endógenas e outros mecanismos já citados anteriormente para retenção hídrica.

Nesse exemplo, em que há aumento da demanda metabólica, o VO_2 é independente da DO_2. Porém, se a DO_2 atingir o valor crítico, esse ponto é denominado de DO_2 crítica; a extração de O_2 se torna ineficiente e o VO_2 começa a cair, conforme ocorre diminuição da DO_2, ficando ele dependente da DO_2. Nesse ponto, abaixo da DO_2 crítica, ocorre hipóxia

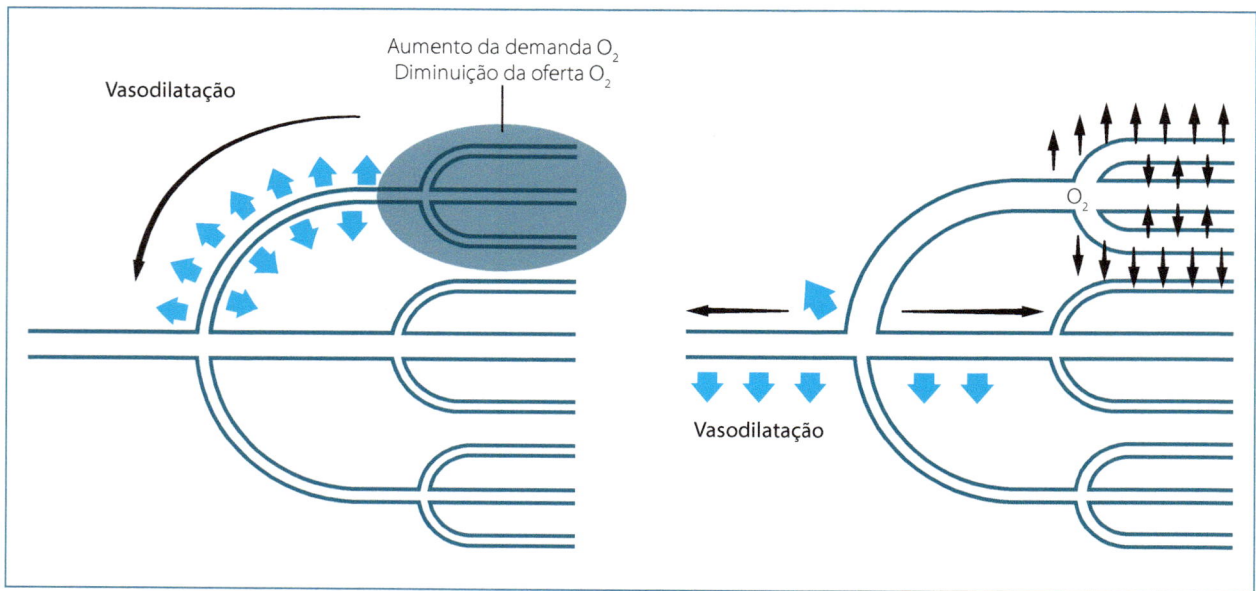

FIGURA 60.4.12 Vasodilatação da microcirculação no aumento da demanda de O_2 com redução da oferta de O_2.
Fonte: Adaptada de Vallet B. Crit Care Med. 2002;30(Suppl):S229-34.

tecidual e o lactato plasmático aumenta, com o objetivo de gerar energia, adenosina trifosfato (ATP) para manter a homeostase celular. Em pacientes sépticos, a inflamação tecidual contribui para a formação de edema, de microtromboses e lesão endotelial, que fazem com que ocorra alteração da capacidade celular de extração de O_2. Nessa situação de hipoperfusão tecidual, com elevados níveis plasmáticos de lactato, o VO_2 torna-se dependente da DO_2, mesmo quando ela está numericamente elevada pelo aumento do débito cardíaco. Estudos experimentais demonstram que a endotoxinemia é capaz de aumentar em 100% o valor da DO_2 crítica, sendo reduzida a extração máxima de O_2. Isso implica falência dos mecanismos compensatórios de aumento de extração diante de aumentos da demanda de O_2 pelos tecidos. Estudos clínicos em pacientes sépticos também mostram essa dependência patológica entre demanda e disponibilidade de O_2. A adequação da DO_2 para atender a demanda metabólica pelo VO_2 pode ser avaliada pela relação entre índice cardíaco e taxa de extração de O_2 (TEO_2). Incrementos na DO_2 pelo aumento de fluxo sanguíneo podem implicar em aumento do VO_2, e isso pode ser constatado pela manutenção da TEO_2. O significado desse comportamento é que ao elevar a DO_2 com a manutenção da proporção da TEO_2, o VO_2 se eleva para atender as necessidades metabólicas do organismo, que ainda não se encontram adequadas. Essa estratégia, quando adotada em fase tardia e avançada do choque séptico, pode resultar em aumento da mortalidade, por isso a necessidade de reconhecer e iniciar a ressuscitação precocemente. Nas situações em que o aumento de DO_2, pelo emprego de expansão volêmica e drogas vasoativas, não resultar em aumento do VO_2, implica deficiência de O_2, mesmo na vigência de DO_2 elevada. No passado, pensava-se que ao elevar a DO_2, acarretaria um aumento do VO_2, o que não ocorre, pois o cálculo das duas variáveis, DO_2 e VO_2, utiliza o débito cardíaco nas duas fórmulas, produzindo acoplamento matemático. Assim, ao mensurar o VO_2 por métodos mais diretos, a dependência entre consumo e disponibilidade de O_2 desaparece. É importante identificar se há ou não dependência entre a DO_2 e o VO_2, e isso pode ser feito pela avaliação da relação entre a TEO_2 e o índice cardíaco. O objetivo é a adequação da oxigenação tecidual na fase precoce, visto que, quando há intervenções tardias e agressivas, pode-se aumentar o risco de morte dessa população de pacientes graves.

Outro fator a ser considerado é a utilização de drogas inotrópicas positivas. Esses fármacos, além de aumentarem o débito cardíaco, também podem elevar o VO_2, e acarretar em resultados falso-positivos pelo efeito calorigênico da droga. Conclui-se que a presença de dependência patológica entre DO_2 e VO_2 depende da gravidade da doença, da fase evolutiva e da terapêutica empregada. É importante lembrar que as medidas de DO_2 e VO_2 refletem alterações sistêmicas, e não traduzem o que ocorre regionalmente, em nível de cada órgão ou tecido. Pacientes com níveis normais de lactato ainda podem apresentar dependência, porque lactato dosado é sistêmico e áreas regionais podem estar hipoperfundidas com produção local de lactato, que se diluirá no fluxo sanguíneo sistêmico. Dessa forma a hiperlactatemia poderá não ser

identificada. As medidas de perfusão orgânica para aquilatar o transporte de O_2 regional são de fundamental importância para o entendimento dos mecanismos patológicos da sepse e do choque séptico.

DISFUNÇÃO DE MÚLTIPLOS ÓRGÃOS E SISTEMAS (DMOS)

A evolução da sepse para DMOS depende da gravidade da lesão inicial, do tempo para instituir a terapêutica adequada e do tempo de instalação e persistência da hipoperfusão tecidual. A baixa oxigenação tecidual resultante da má distribuição de fluxo, diante das necessidades metabólicas aumentadas, é um dos principais mecanismos primários de produção de disfunções orgânicas e morte. Outro fator importante no estabelecimento da DMOS é a quebra da barreira intestinal com translocação bacteriana. Esse fenômeno acontece quando há lesão da mucosa intestinal associada a fatores como imunossupressão, má nutrição e alteração da flora intestinal normal, com supercrescimento de flora Gram-negativa aeróbia. Os bacilos entéricos e/ou suas toxinas invadem a submucosa, e estabelecem focos de infecção e inflamação locais. Posteriormente, via circulação portal, podem atingir a circulação sistêmica e produzir um segundo estímulo, piorando a sepse e a DMOS. As células de Kupffer podem contribuir para esse quadro, secretando citocinas ou deixando de fagocitar bactérias e toxinas por alteração de suas funções. A hipoperfusão intestinal por vasoconstrição arteriolar pode ser o fator desencadeador da lesão de mucosa e disfunção intestinal que ocorre na sepse. Lembra-se que a disfunção do trato digestório é caracterizada pela presença de íleo paralítico e/ou gastroparesia, as quais, muitas vezes, são identificadas pela dificuldade na introdução de dieta enteral ou progressão dela, com apresentação clínica de vômitos e distensão abdominal.

A lesão pulmonar, com edema por aumento da água extravascular e hipertensão pulmonar, provoca aumento da fração de *shunt* arteriovenoso pulmonar. A relação ventilação-perfusão (VA/QT) diminui, e a relação espaço morto-volume corrente (VD/VT) aumenta. A hipoxemia resultante é resistente às altas frações de oxigênio inspirado. Os raios X de tórax mostram infiltrado intersticial difuso bilateralmente. Esse quadro é conhecido como edema pulmonar não cardiogênico, pulmão de choque ou síndrome do desconforto respiratório agudo (SDRA). Ocorre, geralmente, 24 a 72 horas após o início da sepse ou choque séptico, e é considerada uma disfunção orgânica precoce. A disfunção pulmonar é a de maior prevalência entre as disfunções orgânicas.

A insuficiência renal aguda (IRA) pode ocorrer por mecanismos multifatoriais, incluindo fatores pré-renais, como hipoperfusão e isquemia ou vasoconstrição por mediadores humorais, e fatores renais propriamente ditos, ou seja, substâncias tóxicas bacterianas ou humorais que ocasionam necrose tubular aguda, bem como a administração de fármacos nefrotóxicos. A hipoperfusão renal por si pode não ser suficiente para induzir lesões tubulares, mas se acompanhada da presença de endotoxina produz reduções significativas da função renal, agravando os efeitos da isquemia. Entretanto, é interessante ressaltar, como já citado anteriormente, que em estudos de necropsias entre pacientes com disfunção renal aguda decorrente da sepse, o estudo histológico da arquitetura renal não evidencia alterações histológicas. Isso gera a hipótese de que, muitas vezes, a disfunção renal é um mecanismo adaptativo e protetor em resposta a todo o estresse inflamatório pelo quadro infeccioso.

A disfunção cerebral da sepse ocorre precocemente, sendo totalmente reversível se o processo for controlado com sucesso. As causas dessa disfunção são pouco compreendidas e, entre elas, provavelmente podem ser citadas: a invasão do tecido cerebral por micro-organismos; a ação das toxinas bacterianas no cérebro; os efeitos metabólicos da sepse, como geração de falsos neurotransmissores. Outras falências orgânicas podem colaborar na gênese da alteração do sensório e até mesmo do coma, como a uremia decorrente da disfunção renal ou a hipoxemia que se segue à insuficiência respiratória. As lesões vasculares que ocorrem em outros órgãos, acompanhados ou não de hipoperfusão e choque, também podem alterar o nível de consciência, resultando em coma. Importante salientar que a disfunção do sistema nervoso central não é representada apenas pelo rebaixamento do nível de consciência, mas também pode ser manifestada por quadros de agitação psicomotora e até *delirium*.

A disfunção hepática da sepse e DMOS manifesta-se, geralmente, nas fases mais tardias, após a ocorrência de SARA e IRA, porém não é uma sequência obrigatória. Observa-se a infiltração perisinusoidal de PMN no fígado, mesmo que o foco inicial da infecção seja distante desse órgão. Acredita-se que os PMN sejam atraídos para o fígado pelas citocinas secretadas pelas células de Kupffer, e lá chegando produzem lesões celulares, por meio da secreção de radicais livres de O_2 e de enzimas proteolíticas, como a elastase. A disfunção hepática é caracterizada pelo desenvolvimento de colestase, evidenciada pelo aumento de bilirrubinas à custa de bilirrubina direta.

QUADRO CLÍNICO

As manifestações clínicas da sepse são variadas e dependem muito das circunstâncias em que se instala o processo infeccioso. A presença de disfunção orgânica secundária à resposta inflamatória é condição *sine qua non* para realizar o diagnóstico de sepse. Além disso, a intensidade da disfunção orgânica também deve ser considerada e avaliada pelo escore SOFA, o qual deverá pontuar maior ou igual a 2. De acordo com a nova definição pelo Sepse 3.0, faz-se o diagnóstico de sepse quando a infecção desencadeia exacerbação da resposta inflamatória, a qual gera disfunção orgânica ameaçadora à vida. Assim, há a necessidade de apresentar infecção e disfunção orgânica com pontuação maior ou igual a 2 pelo SOFA escore. Os sinais de síndrome da resposta inflamatória sistêmica, como alteração da temperatura corporal (> 37,8 °C ou < 36 °C), taquicardia (> 90 bpm), taquipneia (> 20 ipm), hipocapnia (PaCO2 < 32 nnHg), leucocitose (> 12.000 células/mm³), leucopenia (< 60.000 células/mm³) ou maior que 10% de células jovens no leucograma, não são mais necessários para o diagnóstico de sepse, porém são importantes para avaliar a intensidade da resposta inflamatória. Rangel-Fraus-

to et al. demonstraram que de acordo com o maior número de sinais de SIRS associado à disfunção orgânica, pior é o desfecho clínico. Porém, a ausência de sinais de SIRS na presença de disfunção orgânica secundária à infecção, o risco de morte permanece elevado, apesar de ser menor do que naqueles com critérios de SIRS, conforme demonstrado por Kaukonen et al.

A febre é bastante frequente, mas alguns casos podem apresentar hipotermia, sobretudo em recém-nascidos prematuros e pacientes idosos, que previamente possuem um processo degenerativo do sistema nervoso central. O padrão de evolução da febre é variado, podendo ser acompanhado de calafrios e tremores, e nenhum tipo de febre é indicativo de qualquer etiologia. Os pacientes hipotérmicos no início do quadro, geralmente, tendem a evoluir com hipertermia durante o curso da doença, mas os quadros de hipotermia não estão associados a uma maior incidência de choque ou maior letalidade. Em contrapartida, pacientes com doenças de base graves, que não apresentam febre maior que 37,5 °C, têm maior tendência de chegar ao choque e a óbito.

A hiperventilação ocorre precocemente e é caracterizada por aumento na frequência respiratória, e na amplitude dos movimentos respiratórios. Concomitantemente, aparecem alterações do nível de consciência, ansiedade, agitação psicomotora, distúrbios de comportamento, podendo chegar a quadros mais graves como sonolência, torpor e coma. Tardiamente, pode aparecer polineuropatia periférica, caracterizada por fraqueza muscular e diminuição dos reflexos tendíneos, com etiologia multifatorial decorrente não somente da resposta inflamatória, bem como de fármacos, como antimicrobianos, corticosteroides, sedativos e bloqueadores neuromusculares. No geral, a identificação mais precoce dessa polineuropatia é realizada pela dificuldade de retirada de prótese ventilatória. A desnutrição e caquexia também contribuem para o estabelecimento da condição.

As lesões cutâneas decorrentes de infecção da pele ou de coagulopatia são fundamentais para a suspeita precoce, podendo fornecer elementos indicativos importantes para o diagnóstico etiológico. As lesões petequiais ou as sufusões hemorrágicas, acompanhadas ou não de outros fenômenos hemorrágicos, em outros órgãos, denunciam a existência de coagulopatia. Essas lesões podem adquirir um aspecto típico na doença meningocócica (ver Capítulo 43).

Outras lesões cutâneas, como as úlceras com necrose central, podem sugerir a *Pseudomonas aeruginosa* como agente etiológico. Já as lesões necróticas com produção de gás e crepitação no subcutâneo sugerem a presença de micro-organismos anaeróbios, como os clostrídios, entre outros. Outras lesões como celulites ou reações eritematosas semelhantes às erisipelas podem preceder os quadros de sepses causadas por germes Gram-positivos, como os estafilococos ou estreptococos.

A icterícia é um sinal de disfunção hepática, se decorrente de aumento de bilirrubina direta, o que caracteriza colestase intra-hepática. Pode ser uma manifestação precoce, geralmente acompanhada de hepatomegalia discreta. A esplenomegalia não é comum no início da sepse, mas pode aparecer no decorrer da infecção, dependendo do agente etiológico, entretanto, não é uma condição que denota disfunção orgânica.

No início da doença, alguns pacientes podem se apresentar com quadros complicados por choque ou falências orgânicas (formas fulminantes), que podem chegar, em poucas horas, a óbito. O choque séptico é didaticamente dividido em choque quente ou hiperdinâmico, caracterizado por hipotensão, taquicardia e vasodilatação periférica, e choque frio ou hipodinâmico, caracterizado por palidez, vasoconstrição e anúria. Cerca de 1/3 dos casos inicia a sepse com choque, e a letalidade pode chegar à metade desses casos. O padrão hemodinâmico do choque séptico é igual para germes Gram-positivos e Gram-negativos, não permitindo que se possa concluir nada a respeito da etiologia com base nos valores de índice cardíaco ou resistência vascular sistêmica. Importante salientar que de acordo com o consenso Sepse 3.0, o diagnóstico de choque séptico é realizado na presença de sepse associado à disfunção cardiovascular, caracterizada pela hipotensão arterial refratária à infusão adequada de fluidos, com necessidade de vasopressor para manter pressão de perfusão adequada na presença de hiperlactatemia maior que 2 mmol/L (36 mg/dL).

A insuficiência respiratória aguda é caracterizada por taquipneia, dispneia, tiragem intercostal e ausculta pulmonar, com estertores crepitantes e subcrepitantes disseminados. Ocorre aumento do trabalho respiratório e por muitas vezes é necessário o suporte ventilatório com ventilação mecânica não invasiva ou invasiva. Os raios X de tórax mostram infiltrados intersticial com ou sem focos de consolidação por infecção pulmonar. Porém, esses pacientes apresentam hipoxemia grave ($PaO_2 < 60$ mmHg), que resiste à administração de oxigênio, caracterizando a SDRA.

Outras insuficiências orgânicas podem ocorrer, sequencial ou concomitantemente, ocasionando o quadro de disfunção de múltiplos órgãos e sistêmicas (DMOS). Quanto maior o número de órgãos comprometidos, maior a letalidade e mais difícil o controle terapêutico. A insuficiência renal aguda é uma complicação temível, principalmente na sua forma oligoanúrica, pois torna a manipulação de líquidos muito difícil e acaba resultando em procedimentos invasivos, como a hemodiálise.

Na sepse, os quadros de disfunções orgânicas associadas superpõem-se o quadro das doenças de base, e muitos órgãos cronicamente insuficientes se agravam e necessitam de suporte terapêutico específico. Alguns fatores podem afetar, significativamente, o prognóstico da sepse, como os extremos da idade, a presença de imunossupressão, como os casos de pacientes em regime de quimioterapia, em uso de imunossupressores em pós-transplante, portadores de síndrome da imunodeficiência adquirida (SIDA), cirróticos, com doença pulmonar obstrutiva crônica ou insuficiência cardíaca.

O foco inicial de infecção também determina a gravidade do processo. Quadros iniciados a partir de infecções peritoneais ou pulmonares são mais graves e mais trabalhosos. O grau de bacteremia (ou seja, o tamanho do inóculo) também importa, pois, quanto maior, pior o prognóstico. As bacteremias polimicrobianas também têm pior evolução, pois estão relacionadas com infecções graves por aeróbios e anaeróbios, geralmente, associadas a procedimentos de grande porte ou

imunossupressão grave. O tempo decorrente entre o início do quadro clínico e o estabelecimento da terapêutica adequada também influencia a evolução, sendo tanto pior quanto mais longo for esse tempo.

DIAGNÓSTICO

O diagnóstico de sepse baseia-se no quadro clínico, infecção comprovada ou presumida que determina disfunção orgânica ameaçadora à vida. A identificação clínica de disfunção orgânica secundária à infecção, do ponto de vista clínico, pode ser realizada pela identificação da alteração do nível de consciência, pela diminuição da oximetria periférica de oxigênio, nos casos de pacientes com DPOC, abaixo da SpO_2 basal ou necessidade maior de oxigenioterapia para manter a SpO_2 basal, hipotensão arterial ou valores de pressão menores que o habitual naqueles em que os valores adequados de pressão arterial são baixos, queda de 40% da pressão arterial sistólica basal nos pacientes portadores de hipertensa arterial. A coleta de hemoculturas é fundamental para comprovar a infecção e a identificação do agente causal, mas a ausência de crescimento bacteriano não exclui o diagnóstico. Em contrapartida, a positividade no crescimento bacteriano enriquece o diagnóstico, por permitir uma melhor conduta terapêutica, com base no isolamento do agente etiológico e antibiograma. As hemoculturas sempre devem ser realizadas logo que houver suspeita clínica de sepse, por mais tênue que seja essa suspeita.

A técnica de coleta das hemoculturas é fundamental para a otimização dos resultados. As hemoculturas devem ser coletadas por punção venosa ou arterial, com técnica asséptica, utilizando material estéril e meios de cultura de boa qualidade. Quando houver cateteres de longa ou curta permanência, e não houver suspeita de sítio infeccioso, uma das amostras deve ser coletada do cateter, em paralelo as amostras coletadas de sangue periférico. As hemoculturas coletadas a partir de cateteres têm maior risco de contaminação. A limpeza meticulosa da pele antes da coleta é de fundamental importância para evitar a contaminação das culturas. A limpeza deve ser realizada com clorexidina alcoólica. É recomendado que se palpe o local da punção com luva estéril e que a agulha seja trocada a cada tentativa de punção. Cada hemocultura, constituída de um ou vários frascos, geralmente um frasco para aeróbios e outro para anaeróbios, deve ser coletada de locais de punção diferentes. Não é necessário trocar agulhas para inocular os frascos, mas a tampa de borracha deve ser desinfetada com solução alcoólica. Geralmente, recomenda-se coleta de 2 até 3 amostras, coletadas sem intervalos de tempo. A febre e os calafrios sucedem a bacteremia com intervalos de 1 a 2 horas. Idealmente, as hemoculturas deveriam ser coletadas 1 hora antes do pico febril, mas isso é raramente possível. Assim não há a necessidade de aguardar o pico febril para realizar a coleta das amostras de hemoculturas, que devem ser realizadas prontamente ao diagnóstico de sepse. Convém lembrar aqui os casos que cursam com hipotermia, que também devem ter suas amostras coletadas o mais rápido possível.

Em geral, coleta-se o sangue de forma a respeitar a proporção de 1 mL de sangue para 5 a 10 mL de meio de cultura

(1:5 a 1:10). Portanto, frascos de hemocultura contendo 50 mL de meio devem ser preenchidos com 5 (1:10) ou 10 (1:5) mL de sangue. Dá-se preferência aos frascos com maior volume de meio de cultura (50 ou 100 mL) e às coletas com 10 a 30 mL de sangue por amostra, cuja probabilidade de melhorar o isolamento é maior. Amostras com mais de 10 mL devem ser aliquotadas em diversos frascos. Volumes menores são utilizados para crianças pequenas e neonatos. Essas proporções de sangue e meio (1:5 a 1:10) neutralizam a atividade bactericida do soro, assim como diluem os antimicrobianos para concentrações abaixo da concentração inibitória mínima, da maioria das bactérias. Os meios utilizados devem suportar o crescimento de bactérias aeróbias e anaeróbias. Os frascos devem conter vácuo e dióxido de carbono para esse fim. Os frascos utilizados para anaerobiose devem ser inoculados com cuidado, evitando-se a entrada de ar, como em uma coleta de gasometria, e os frascos de aerobiose devem ser inoculados e mantidos de forma que o ar possa circular sem contaminar a cultura. Quando se lida com pacientes imunossuprimidos é necessário considerar a possibilidade de fungemia ou bacteremia por micobactérias. Nessas situações o método da lise de células sanguíneas seguido de centrifugação permite melhores resultados.

Outras culturas pertinentes aos focos suspeitos também devem ser coletadas. Os raspados de lesões cutâneas são úteis na feitura de esfregaços para serem corados pelo Gram. Muitas vezes, pode-se obter uma pista importante para o diagnóstico etiológico utilizando esse método, que é simples e rápido. O líquor também constitui material de em que se pode cultivar e isolar o agente etiológico; nos casos suspeitos de sepse e meningite, deve-se, portanto, levar em consideração a punção liquórica como método de investigação diagnóstica. Outros materiais, tais como líquido ascítico, abcessos, derrames pleural ou pericárdico e escarro, também podem conter os micro-organismos responsáveis pela sepse.

O teste do Limulus, para detecção de endotoxina bacteriana, caiu em desuso, em razão da sua inespecificidade. Alguns métodos de diagnóstico rápido, como a detecção de antígenos bacterianos podem auxiliar no diagnóstico de sepse causada por *Neisseria meningitidis* tipos A, B e C e *Haemophilus influenzae* tipo B, principalmente em crianças. As culturas pertinentes, além das hemoculturas, não devem atrasar a administração dos antimicrobianos de amplo espectro de acordo com o foco infeccioso e o local adquirido.

A dosagem dos níveis plasmáticos da procalcitonina (PCT) pode auxiliar no diagnóstico da sepse, distinguindo quadro inflamatório de origem infecciosa daquelas de outra natureza. Valores de PCT acima de 2 ng/mL são altamente sugestivos de infecções bacterianas graves e sepse, enquanto os níveis entre 0,5 e 2 ng/mL podem ocorrer em casos de quadros inflamatórios não infecciosa, como trauma e queimaduras extensas. Valores abaixo de 0,5 ng/mL indicam infecções bacterianas leves, infecções virais e outros processos inflamatórios. Entretanto, valores baixos de PCT na presença de quadro clínico de sepse não excluem o diagnóstico de infecção bacteriana grave, por causa da sensibilidade não muito elevada do teste. Mas, valores baixos são confiáveis para ex-

cluir o diagnóstico, por causa da sua alta especificidade. Valores abaixo de 0,5 ng/mL têm alto valor preditivo negativo para infecções bacterianas graves. No período neonatal, os valores normais de PCT são, consideravelmente, mais elevados e variam conforme a idade do recém-nascido, podendo chegar até a 20 ng/mL. Valores acima desse limite são considerados significativos para o diagnóstico de sepse neonatal.

A proteína C-reativa (PCR) pode ser utilizada para auxiliar no diagnóstico de infecções bacterianas. Valores elevados, acima de 10 mg/dL, são muito sugestivos de infecções bacterianas, mas a sensibilidade e a especificidade desse teste são apenas moderadas. Além disso, nas situações em que exista suspeita de infecção em pacientes cirúrgicos no período pós-operatório, a PCT parece apresentar maior especificidade do que a PCR em colaborar com o diagnóstico. Outra situação são pacientes cirúrgicos oncológicos, visto que, muitas vezes, a PCR já apresenta valores elevados no período pré-operatório em decorrência dos fatores tumorais.

Os exames subsidiários inespecíficos servem como um reforço a suspeita clínica e ajudam a avaliar a evolução do quadro, em relação ao tratamento. O hemograma apresenta leucocitose com neutrofilia e desvio à esquerda, anaeosinofilia e linfopenia na série branca. A série vermelha pode apresentar anemia em graus variados. Alguns casos podem apresentar, inicialmente, leucopenia com contagem diferencial alterada, mas isso não é patognomônico de infecções por germes Gram-negativos. Em pacientes neutropênicos graves, com menos de 100 neutrófilos/mm^3, a infecção se desenvolve na ausência dessas alterações. A plaquetopenia é um marcador de disfunção orgânica hematológica. Valores abaixo de 150.000 células/mm^3 ou queda em 50% dos valores prévios em 48 horas fazem a identificação de disfunção orgânica. Presença de plaquetopenia é um marcador de gravidade, assim como a recuperação dela sinaliza melhora clínica com melhores desfechos também. A plaquetopenia ocorre em metade dos casos de sepse e está associada à coagulopatia, mas somente uma minoria cursa com coagulação intravascular disseminada (CIVD) franca, que é caracterizada pelo consumo do fibrinogênio sérico e elevação dos produtos de degradação da fibrina (PDF). Entretanto, cerca de 1/3 dos casos apresenta alguma anormalidade no coagulograma, sem, no entanto, caracterizar uma CIVD clássica. As coagulopatias são frequentemente encontradas nos pacientes com doença de base fatal, como nas leucemias e outras neoplasias, anemia aplástica, hepatopatias graves e insuficiência renal crônica. Além disso, a presença de coagulopatia está associada ao choque e a maior letalidade associada a sepse.

A dosagem do lactato sérico é um indicador da perfusão tecidual sistêmica, estando elevado quando há hipoperfusão e hipóxia decorrentes de choque ou hipovolemia. Níveis acima de 2 mmol/L associados a hipotensão arterial são indicativos de quadros graves, e quando associado a hipotensão refratária, a infusão de fluidos com necessidade de vasopressor para manter pressão de perfusão tecidual realiza-se o diagnóstico de choque séptico. Os níveis iniciais do lactato estão associados a maior gravidade quanto mais alto, além de estar associado a maior sobrevida quando o clareamento do lactato for maior que 10% nas primeiras 6 horas de tratamento. A dosagem inicial do lactato deve ser realizada até 1 hora da identificação da sepse. A hiperlactatemia, além de ser um marcador de gravidade e prognóstico, também reflete a presença de disfunção metabólica e orienta quanto à ressuscitação da perfusão tecidual. Importante salientar que a hiperlactatemia na sepse pode ser decorrente de outras condições que não seja a hipoperfusão tecidual, como a presença de disfunção hepática, disfunção renal, disfunção da enzima piruvato desidrogenase e aumento da glicólise. Além disso, o uso de adrenalina com o vasopressor também eleva os níveis séricos de lactato decorrente do aumento da glicólise. Entretanto, na fase aguda da sepse, até que se prove o contrário, a presença da hiperlactatemia deve ser abordada como secundária à hipoperfusão tecidual.

A dosagem sérica de eletrólitos é importante para identificar alterações possíveis de causar disfunção cardiovascular. A hipocalcemia é encontrada, com frequência, em cerca de 2/3 dos casos de choque, e está associada a maior incidência de complicações e a maior mortalidade. Aparentemente há uma desregulação na homeostase do cálcio na sepse, envolvendo as paratireoides e o metabolismo da vitamina D. A hipofosfatemia está relacionada com a insuficiência respiratória, disfunção leucocitária, acidose metabólica, e distúrbios do SNC, podendo ocasionar falha na resposta à administração de catecolaminas. A hipomagnesemia, geralmente por perdas intestinais ou renais, pode causar fraqueza muscular (que é potencializada pelo uso de aminoglicosídeos), além de predispor a arritmias cardíacas e insuficiência cardíaca. O potássio em concentrações séricas baixas também está associado às arritmias cardíacas, e quando na presença de hipofosfatemia ou hipomagnesemia, não se consegue corrigir, sem corrigir simultaneamente ou primariamente os outros distúrbios.

Outros exames importantes para a avaliação da presença de disfunções orgânicas incluem os testes que medem função renal (ureia, creatinina), função hepática (bilirrubina e tempo de protrombina), função respiratória (gasometrias arterial e venosa) e função hematológica (contagem de plaquetas).

Os métodos radiológicos, tomografias, radioisotópicos e ultrassonográficos ajudam a localizar os focos de infecção, podendo ser de valia no acompanhamento evolutivo do tratamento. A radiografia de tórax é fundamental e indispensável, porém, quando não conclusivo e há fortes indícios de infecção do trato respiratório inferior, ou quando houver grande comprometimento da função respiratória, deve ser solicitado a tomografia de tórax. Ela auxilia na avaliação de consolidações principalmente em regiões posteroinferiores dos pulmões que a radiografia de tórax pode não revelar, além de evidenciar a intensidade do comprometimento pulmonar, bem como as regiões mais afetadas nos casos de evolução para SDRA. Dentre os métodos radioisotópicos, convém citar o mapeamento de corpo inteiro com gálio marcado e o mapeamento ósseo com tecnécio marcado. A ultrassonografia à beira do leito é bastante útil, principalmente nos pacientes submetidos a cirurgias abdominais, pois além de diagnosticar o local da infecção, pode orientar punções de abcessos ou coleções líquidas intracavitárias. A tomografia computadorizada e a ressonância nuclear magnética podem localizar, com grande sensibilidade e exatidão, focos de infecção intracranianos, intratorácicos e intra-abdominais. Locais de difícil acesso ao ultrassom, como o mediastino e o retroperitônio, podem ser investigados usando esses métodos. O ecocardiograma, além de avaliar o desempenho cardíaco, pode identificar vegetações nas valvas cardíacas e ajudar no diagnóstico de endocardite bacteriana. Nos pacientes com quadros pulmonares, a broncoscopia pode ser útil para coleta de material. Procedimentos invasivos, como a biópsia transbrônquica ou a biópsia a céu aberto, devem ser indicados somente em casos selecionados, por causa do alto risco de complicações.

Diversos outros métodos diagnósticos podem ser utilizados na investigação da origem do processo séptico, mas deve-se ter em mente, sempre, que os procedimentos não invasivos devem preceder os procedimentos invasivos, e estes só serão indicados se a relação risco/benefício for favorável para o paciente. Nota-se, ainda, que, nos casos mais graves, pode não haver tempo ou condições clínicas para uma investigação mais profunda. Nessas situações, institui-se o tratamento empírico e procede-se à investigação do foco, quando as condições clínicas permitirem.

TRATAMENTO

Desde o início da Surviving Sepsis Campaign, o que mais pode se aprender é que o tratamento da sepse apresenta seis pilares importantes:

1. Reconhecimento precoce.

2. Coleta de culturas.

3. Coleta de lactato.

4. Antibioticoterapia da primeira hora.

5. Fluidoterapia para aqueles que apresentam hipotensão arterial e/ou hipoperfusão tecidual.

6. Ressuscitação precoce para correção da hipoperfusão tecidual e reversão das disfunções orgânicas instaladas.

A primeira publicação das diretrizes da Surviving Sepsis Campaign, em 2004, era dividida em dois pacotes: pacotes das 6 horas; e pacotes das 24 horas. Em 2008, foi publicada a segunda revisão, porém sem grandes alterações, mas, em 2013, foi publicada a terceira revisão do documento, realizada em 2012, a qual valoriza o pacote de 6 horas e exclui o pacote de 24 horas. Isso ocorreu porque entre as orientações do pacote de 24 horas, apenas a estratégia protetora de ventilação mecânica apresenta impacto na redução de mortalidade. Das outras três orientações que contemplavam o pacote de 24 horas, a proteína C ativada foi retirada do mercado após o último estudo não conseguir demonstrar benefício no tocante a redução de mortalidade, e o controle glicêmico entre pacientes graves, e principalmente clínicos, apresentava grande risco de evento adverso relacionado com a hipoglicemia, o que fez com que o nível de controle e monitoração fosse definitivamente contemplado para valores ao redor 180 mg/dL. E, por fim, sobre o uso de baixas doses de corticosteroides, ainda não estão definidos seus reais benefícios, mas a orientação prevalecia para aqueles pacientes que apresentam choque séptico com necessidades de titulação de vasopressor. A quarta revisão do documento ocorreu em 2016, a qual foram incluídas 655 referências e ao todo 67 páginas. Entretanto, com a ideia de colocar a sepse como uma urgência a ser abordada semelhante ao infarto agudo do miocárdio, em 2018, houve atualização com base nas recomendações de 2016, que originou o pacote da primeira hora. Desse modo, sintetiza-se a abordagem inicial de forma rápida e essencial para o manejo inicial, com grande impacto na melhora do desfecho clínico (Quadro 60.4.2). Apesar de ainda existirem críticas sobre a urgência no início dos antimicrobianos na primeira hora nos casos de menor gravidade e que não estejam em choque séptico, bem como qual o limite ideal para indicar a ressuscitação com fluidos nos casos que cursam com hiperlactatemia acima de 2 mmol/L (18 mg/dL).

QUADRO 60.4.2 Componentes do pacote com grau de recomendação e nível de evidência.

Componentes do pacote	Grau de recomendação e nível de evidência
Mensurar lactato sérico. Mensurar de novo se nível de lactato > 2 mmol/L (18 mg/dL)	Recomendação fraca, baixo nível de evidência.
Obter coleta de hemocultura antes da administração do antimicrobiano.	Melhor prática clínica.
Administrar antimicrobiano de amplo espectro de acordo com o sítio e o local de aquisição da infecção.	Recomendação forte, nível moderado de evidência.
Iniciar rapidamente a infusão de cristaloide 30 mL/kg na presença de hipotensão arterial e/ou lactato > 4 mmol/L (36 mg/dL).	Recomendação forte, baixo nível de evidência.
Iniciar vasopressor se o paciente apresentar hipotensão durante ou após a infusão de fluidos para manter PAM > 65 mmHg.	Recomendação forte, moderado nível de evidência.

Fonte: Modificado de Levy MM, Evans LE, Rhodes A. The Surviving Sepsis Campaign Bundle: 2018 update. Intensive Care Med. 2018;44(6):925-8.

O PACOTE DA PRIMEIRA HORA

De maneira prática, além dos componentes do pacote da primeira hora, deve-se acrescentar a necessidade de realizar busca ativa e realizar o reconhecimento precoce dos pacientes que apresentam infecção associada à disfunção orgânica. Logo após a publicação das novas definições de sepse e choque séptico pelo Sepse 3.0, a Surviving Sepsis Campaign (SSC) publicou uma resposta, considerando como abordar os pacientes e o manejo das diretrizes. De maneira geral, a SSC mantém as orientações de triagem dos pacientes, mantendo o início da abordagem dos pacientes sem a necessidade de se ter a pontuação do escore SOFA ≥ 2, além de manter a busca das disfunções orgânicas com base nos critérios publicados pelas diretrizes, incluindo o valor de lactato acima da normalidade (Quadro 60.4.3).

QUADRO 60.4.3 Disfunção atribuída à infecção.

- Hipotensão arterial
- Lactato > valor normal
- Oligúria < 0,5 mL/kg/h por 2 horas apesar da ressuscitação
- PaO_2/FiO_2 < 250 sem foco pneumônico
- PaO_2/FiO_2 < 200 com foco pneumônico
- Creatinina > 2,0 mg/dL
- Coagulopatia: INR > 1,5 ou TTPa > 60s
- Trombocitopenia < 100.000 células/mm³
- Bilirrubina > 2 mg/dL

Reconhecimento precoce

Não se devem restringir esforços para treinar os profissionais de saúde para o reconhecimento precoce da sepse e do choque séptico. Os protocolos de triagem no pronto socorro (PS) são fundamentais para o sucesso do início do tratamento, pois grande parte dos pacientes com sepse é admitido pelo PS. Entretanto, as equipes que atuam nas unidades de internação hospitalar também devem ser treinadas o reconhecimento de pacientes que estão apresentando sinais e sintomas de disfunção orgânica, e para a vigilância de potenciais pacientes. Nas instituições em que há o time para resposta rápida, nos casos de suspeita de pacientes com disfunção orgânica, eles devem ser acionados para avaliação do potencial paciente, com o objetivo de não perder oportunidades de tratamento precoce.

Com a publicação do Sepse 3.0, publicou-se o escore *quick* SOFA (qSOFA), desenvolvido a partir do escore SOFA, com o objetivo de identificar pacientes com risco aumentado de morte hospitalar quando estiver internado por quadro infeccioso. Não é e não deve ser utilizado como ferramenta para realizar o diagnóstico de sepse. Trata-se apenas de uma ferramenta simplificada para realizar a identificação de pacientes graves, e que utiliza três variáveis: 1) escala de coma de Glasgow (ECG); 2) pressão arterial sistólica (PAS); e 3) frequência respiratória (FR). Pontua-se 1 para cada variável, se apresentar ECG < 13; PAS < 100 mmHg e FR > 22 ipm, e considera qSOFA positivo se a pontuação do escore for > 2 (Quadro 60.4.4).

QUADRO 60.4.4 Critérios do qSOFA (*quick* SOFA).

- Frequência respiratória > 22 ipm
- Alteração do estado mental
- Pressão sistólica arterial < 100 mmHg

Ipm: incursões por minuto.

O qSOFA é capaz de identificar pacientes, que estão internados fora do ambiente de UTI, com alto risco de morte, que dependendo do paciente pode variar de 2 até 25 vezes mais chances de evoluir a óbito intra-hospitalar. Apresenta curva ROC 0,81; IC 95%, 0,80 a 0,82.

Coleta de lactato

O lactato é um marcador de disfunção orgânica, gravidade, prognóstico e também orienta a terapêutica a ser instituída. A presença de hiperlactatemia, por si, já demonstra a gravidade desse paciente. Pacientes que apresentam valores intermediários, entre 2,1 e 3,9 mmol/L de lactato podem ter risco de morte quase 2,5 vezes maior, e aqueles com valores superiores a 4 mmol/L podem ter aumento em até 5 vezes o risco de morte. Nos casos em que o paciente apresente hiperlactatemia, deve ser considerado a infusão inicial de solução cristaloide (30 mL/kg), pois na fase aguda a hiperlactatemia deve ser abordada como sinal de hipoperfusão, até que se prove o contrário, de acordo com a monitoração e evolução do caso. Após a infusão inicial de fluidos, nova mensuração do lactato deve ser realizada, pois aqueles que evoluírem com clareamento do lactato de pelo menos 10% nas primeiras 6 horas, apresentam um prognóstico melhor. É sugerido que se realize essa nova dosagem a cada 2 a 3 horas da infusão inicial de fluidos, e que se repita ao final das 6 horas. A monitoração dos níveis de lactato é importante, pois auxilia na condução do caso, e contribui para o entendimento do quadro. Na segunda coleta, caso ela apresente níveis superiores à primeira, deve se tomar o cuidado de continuar a monitoração, considerar a evolução clínica, visto que se pode sugerir uma lavagem (*washout*) do lactato. Entretanto, é difícil se assegurar que seja realmente apenas um *washout*. Para se ter certeza, deve ser feita uma reavaliação ao final das 6 horas. A otimização da perfusão é fundamental para tal raciocínio, pois se houver persistência da elevação dos níveis de lactato, mesmo após o incremento de fluxo e da oferta de oxigênio, provavelmente a hiperlactatemia deve estar associada a alterações relacionadas com a sepse, como disfunção da enzima piruvato desidrogenase que faz a conversão de piruvato em acetil-COA para entrada no ciclo de Krebs, pela saturação das mitocôndrias celulares em decorrência do aumento da glicólise ou pelo desenvolvimento de disfunção hepática ou rena,l visto que são os principais sistemas de clareamento do lactato. Nos casos de SDRA, a hiperlactatemia também pode ser originada dos pulmões.

Sugere-se que a hiperlactatemia seja normalizada o mais precoce possível, entretanto, o objetivo principal é o restabelecimento da perfusão tecidual, a qual pode ser necessário o uso de outras variáveis como gradiente venoarterial de CO_2 (gap PCO_2) e saturação venosa central ou mista de oxigênio ($SvcO_2$ ou SvO_2).

Coleta de culturas

As hemoculturas devem ser coletadas. É recomendado que seja coletado de 2 a 3 pares de amostras, em locais diferentes de punção, não havendo necessidade de aguardar intervalos entre a coleta das amostras. Não se deve aguardar pico febril para realizar a coleta.

As outras culturas pertinentes como urina, líquor, líquido ascítico, líquido pleural, não devem atrasar o início dos antimicrobianos. Isso significa que a partir da identificação, pode-se aguardar até 45 minutos para realizar a coleta das culturas pertinentes e não atrasar o início do antibiótico da primeira hora. Por exemplo, um indivíduo que tem suspeita de foco infeccioso ser urinário, e apresenta sepse, deve ter realizada prontamente a coleta das amostras de hemoculturas, e aguardar no máximo o tempo de 45 minutos para coletar a amostra de urina para realizar a cultura. Caso o indivíduo não apresente diurese, administra-se a dose dos antimicrobianos e coleta-se posteriormente a urina para cultura.

Antibióticos da primeira hora

Os antimicrobianos pertinentes devem ser administrados até 1 hora após o reconhecimento dos casos de sepse e choque séptico. Há evidência de que a cada hora que se atrasa o início dos antimicrobianos, ocorre aumento do risco de morte em 4% (*odds ratio* para morte até o início dos antimicrobianos, 1,04 por hora; IC 95%, 1,03 a 1,06; p < 0,001).

Deve-se realizar a administração de esquemas de antimicrobianos de amplo espectro de acordo com o foco infeccioso, local de aquisição da infecção, dos riscos relacionados com o paciente, como imunodeprimidos, ou portadores de cateter de longa permanência. Assim, a escolha do esquema de antimicrobianos deve ser individualizada. Encoraja-se as instituições para que tenham protocolos e recomendações dos esquemas de antimicrobianos realizados pela serviço de controle de infecção hospitalar. Isso tem como objetivo ajustar as recomendações dos antibióticos para tratar as infecções associadas aos cuidados da saúde, de acordo com a prevalência da flora bacteriana em cada setor do hospital, como esquemas de antimicrobianos para infecções adquiridas dentro da UTI e daquelas adquiridas na enfermaria.

Deve-se criar condições para que os antimicrobianos estejam prontamente disponíveis para o uso. Assim, é importante que a comunicação entre os departamentos que assistem aos pacientes (UTI, pronto socorro, CCIH, enfermarias) e os responsáveis pela farmácia estejam alinhados para a rápida dispensação dos medicamentos. Após a coleta de culturas, inicia-se esquemas de antimicrobianos de amplo espectro, de acordo com o foco infeccioso, local de aquisição da infecção, dos riscos relacionados com o paciente, como imunodeprimidos, ou portadores de cateter de longa permanência em antibioticoterapia empírica. Algumas perguntas básicas devem ser respondidas antes, para auxiliar na escolha correta do esquema terapêutico. Em primeiro lugar, é necessário saber se a infecção foi adquirida na comunidade ou dentro do hospital. Em segundo lugar, saber se há foco identificável, pois, dependendo da localização da infecção, haverá variação nos tipos de micro-organismos envolvidos. Nos locais onde há flora, como na pele e nas mucosas, é importante saber se houve ou não lesão local, que justifique invasão bacteriana. Em terceiro lugar, importam as doenças de base e os tratamentos e manipulações realizadas. Procedimentos feitos em locais com flora normal ou hospitalar podem propiciar a invasão bacteriana por lesão local, como no caso da cistoscopia ou do cateterismo venoso. Os tratamentos imunossupressores, como a quimioterapia do câncer, que podem provocar lesões em mucosas de orofaringe e intestino, também propiciam a invasão bacteriana. Algumas doenças são particularmente suscetíveis de infecção, como as pneumonias na fibrose cística, ou endocardites nas valvopatias cardíacas. Em quarto lugar, convém saber se o paciente já se encontrava em uso de algum antibiótico, pois, em caso positivo, provavelmente o micro-organismo em questão será resistente a esse antibiótico. Em quinto lugar, é necessário caracterizar se a doença de base cursa no momento da sepse com alguma falência orgânica, já instalada, o que poderia influenciar na farmacocinética dos antimicrobianos a serem empregados.

Pacientes com insuficiência renal deverão receber a primeira dose, que contempla as primeiras 24 horas de terapia, com dose plena sem correção pelo *clearance* de creatinina. Após as primeiras 24 horas, ou seja, a partir da segunda dose, as doses deverão ser ajustadas de acordo com o *clearance* de creatinina.

A partir dessas considerações, procede-se à escolha do esquema terapêutico empírico, que, frequentemente, se baseava na combinação de antibióticos. Entretanto, recentemente, com o advento de antibióticos potentes de amplo espectro, a monoterapia vem sendo cada vez mais empregada e preferida. O uso de combinações de antimicrobianos tem por objetivo ampliar o espectro de ação antibacteriano; permitir doses mais baixas, reduzindo-se efeitos tóxicos; obter associações com efeitos sinérgicos ou aditivos; permitir cobertura de diversos tipos de bactérias Gram-positivas e Gram-negativas, aeróbios e anaeróbios; e, por fim, prevenir o aparecimento de cepas resistentes. Os antibióticos mais modernos, de espectro muito ampliado, permitem conseguir muitos desses efeitos, sem a necessidade de combinações.

A utilização de antibioticoterapia empírica na sepse comprovadamente reduz a mortalidade e a morbidade, diminuindo a incidência de choque séptico e outras complicações. A maioria dos antimicrobianos tem espectro limitado, apesar de amplo e é impossível cobrir todas as possibilidades com uma única droga. Além disso, certos tipos de infecção por germes de difícil tratamento, como a *Pseudomonas aeruginosa* e as micobactérias, requerem combinações de pelo menos 2 ou 3 drogas, para evitar o aparecimento de cepas resistentes. No caso específico da sepse causada por bactérias Gram-negativas, a utilização de penicilinas de espectro ampliado (ticarcilina, piperacilina etc.) como droga única mostrou-se ineficaz. A combinação desses antimicrobianos com inibidores das β-lactamases, como a amoxicilina ou a ticarcilina com o ácido clavulânico, a ampicilina com a sulbactama, e a piperacilina com a tazobactama, aumentou significativamente sua potência, o espectro antibacteriano e a eficácia, permitindo seu uso em monoterapia. As combinações de aminoglicosídeos com antibióticos β-lactâmicos, como as penicilinas de espectro ampliado, associadas a inibidores de β-lactamases ou cefalosporinas de terceira ou quarta geração, não são mais eficazes que qualquer uma delas sozinha. Além do mais, os esquemas contendo aminoglicosídeos são mais propensos a induzir toxicidade renal.

A monoterapia das infecções comunitárias, com baixo índice de resistência, pode ser introduzida empiricamente utilizando-se antibióticos de espectro muito amplo e potentes, como as penicilinas de espectro ampliado associadas a inibidores das β-lactamases (amoxicilina/clavulanato, ampicilina/sulbactama, ticarcilina/clavulanato e piperacilina/tazobactama), cefalosporinas de terceira geração com atividade antipseudomonas (ceftazidima), as cefalosporinas de quarta geração (cefepima,) ou os carbapenems (imipenem, meropenem, ertapenem). Todavia, as infecções nosocomiais geralmente requerem a introdução de esquemas empíricos combinados, como a associação de glicopeptídeos (vancomicina, teicoplanina) com os β-lactâmicos anteriormente mencionados, visando cobrir estafilococos resistentes à oxacilina, Gram-negativos entéricos, a *Pseudomonas aeruginosa* e outros germes não fermentadores multirresistentes.

A utilização inicial de glicopeptídeos nos esquemas empíricos deve se restringir a casos de infecções adquiridas no âmbito dos serviços de saúde, como no caso das infecções nosocomiais, principalmente naqueles serviços, em que a incidência de germes resistentes é frequente, onde há a presença frequente de estafilococos resistentes à oxacilina. Nos esquemas iniciados sem glicopeptídeos, a evolução sem melhora após 48 a 72 horas de tratamento empírico impõe a introdu-

ção desses medicamentos. Sequencialmente, não havendo melhora em mais de 48 a 72 horas, é necessário ampliar o espectro antimicrobiano, dando cobertura para fungos, que podem tanto ser agentes primários da infecção como também podem derivar de superinfecção. O agente antifúngico de escolha inicial pode ser qualquer um dos fármacos presentes na classe das equinocandinas (caspofungina, micafungina, anidulafungina). Essas drogas têm indicação aprovada para o tratamento de casos com candidemia grave. Posteriormente, o esquema de antimicrobianos de largo espectro, de acordo com o foco infeccioso, com base no agente mais provável causador da infecção e da capacidade de penetração no sítio de infecção deve ser revisto. E deve ser encorajado o descalonamento do esquema, conforme os resultados das culturas realizadas, e o antibiograma. O antibiograma também é importante, pois deve ser valorizado e avaliada a concentração inibitória mínima necessária para combater o agente infeccioso em questão. O uso de esquema de antimicrobianos empírico não deve se estender por mais de 3 a 5 dias, assim tão logo seja possível deve-se optar pela monoterapia ao realizar o descalonamento.

Os antibióticos devem ser administrados de preferência por via intravenosa, pois assim os picos séricos serão mais altos, garantindo a melhor penetração tecidual. A administração por infusão contínua não traz vantagens sobre a administração intermitente, além de ser mais difícil do ponto de vista técnico. Os aminoglicosídeos não devem ser misturados no mesmo frasco, com os β-lactâmicos, pois formam precipitados inativos. A infusão de um aminoglicosídeo logo após a infusão de um β-lactâmico não acarreta inativação.

Vários fatores podem influir para que ocorra a falência terapêutica: atraso no início da antibioticoterapia; diagnóstico incorreto da infecção; micro-organismos resistentes; erro na interpretação do antibiograma por efeito do tamanho do inóculo; uso incorreto dos antimicrobianos (dose, via, frequência); uso de antibióticos bacteriostáticos em infecções que requerem bactericidas (meningites, endocardites, neutropênicos); antagonismo entre antibióticos; superinfecção causada por bactérias resistentes ou fungos; más condições de tratamento do local de infecção (abcessos não drenados, corpos estranhos não removidos) etc.

A antibioticoterapia não deve ser mantida por tempo prolongado, geralmente não ultrapassando 7 a 10 dias, mas, em alguns casos com resposta lenta à terapia, em razão de alguns fatores como foco infeccioso não drenado, bacteremia por *S. aureus*, algumas infecções fúngicas ou virais ou imunodeprimidos, incluindo os neutropênicos. Periodicamente, convém reavaliar a eficácia terapêutica por meio da coleta de hemoculturas, cuja negatividade confirmará o bom andamento do tratamento. A monitoração laboratorial das funções renal e hepática é importante para detectar possíveis efeitos tóxicos dos antibióticos. A mudança da terapêutica diante de uma ocorrência desse tipo dependerá da correta avaliação dos riscos tóxicos em relação aos benefícios do antibiótico. Há casos em que a substituição é difícil, em razão do padrão de extensa resistência ou pela falta de alternativas disponíveis no mercado.

Quando o paciente apresentar como foco provável de infecção da sepse ou choque séptico, o acesso venoso vascular, ele deve ser retirado prontamente, após a inserção de novo dispositivo com outro sítio de punção.

O seguimento com biomarcador procalcitonina pode auxiliar na interrupção precoce da antibioticoterapia, bem como nos casos em que não há certeza de que há infecção e a PCT não se eleva em 48 horas, corrobora para que não seja um quadro inflamatório secundário à infecção bacteriana, o que também auxilia na suspensão dos antimicrobianos. Nos casos de infecção viral ou fúngica os níveis de procalcitonina não se elevam.

Nas situações em que houver suspeita de infecção viral, o início dos agentes antivirais deve ser tão rápido quanto os antimicrobianos, e a pesquisa deve ser realizada prontamente. Com o resultado dos marcadores de infecções virais a suspensão dos antivirais, deve ser realizada. Assim, como nos casos de candidemia, o atraso no início do tratamento adequado também está atrelado ao desfecho clínico desfavorável com aumento do risco de mortalidade. Nessa situação, é recomendado o início de terapia, como primeira escolha, das equinocandinas.

Fluidoterapia inicial

Pacientes que se apresentam com hipotensão ou hiperlactatemia maior que 4 mmol/l (36 mg/dL) devem receber 30 mL/kg de solução cristaloide. Porém, aqueles que apresentarem sinais de hipoperfusão tecidual também deverão ser ressuscitados para restabelecer a oxigenação tecidual. Nas situações de hipotensão arterial, a velocidade inicial da infusão de fluidos, no geral, é rápida até que se estabeleça pressão de perfusão tecidual adequada com ou sem o uso de vasopressor concomitante, visando atingir pressão arterial média de 65 mmHg. Importante é que essa alíquota de 30 mL/kg de peso seja ofertada em até 3 horas, ou se o paciente tolerar, o tempo de infusão poderá ser menor.

Ao final da infusão da alíquota inicial, entre 2 e 3 horas, os pacientes que apresentaram hiperlactatemia (> 2 mmol/L) deverão ter mensurado novamente o lactato, conforme discutido anteriormente.

O uso de soluções contendo hidroxietilamido como expansor plasmático não é indicado na sepse, pois está associado a maior risco de morte e maior necessidade de terapia de reposição renal.

Ressuscitação da perfusão tecidual

Os últimos estudos que avaliaram o estudo de Rivers et al., conhecido como *Early Goal Direct Therapy* (EGDT), não conseguiram demonstrar real benefício encontrado na publicação inicial. Porém, esses estudos foram realizados anos após a publicação de Rivers et al., e também em outro cenário referente a abordagem da sepse. Como comparação (Figura 60.4.13) pode se perceber que os estudos que testaram o EGDT foram realizados em uma época em que já não se tolerava atraso no reconhecimento da sepse, e para ser randomizado o paciente deveria ter recebido a primeira dose de antibiótico e pelo menos 1 L de solução cristaloide, sendo que em um deles o desenho inicial contemplava 20 mL/kg de solução cristaloide que, posteriormente, foi modificado para 1 L. No Quadro 60.4.5 pode-se notar todas as particularidades que diferem os novos estudos do estudo inicial e pode-se perceber que os pacientes inclusos nos novos estudos são menos graves e já foram incluídos praticamente ressuscitados, além de terem grande parte dos pacientes excluídos e terem sido randomizados apenas durante os dias de semana, não sendo feita inclusão de pacientes aos finais de semana.

Em locais em que a letalidade de sepse ainda permanece com valores elevados, o protocolo EGDT é valido e deve ser encorajado na sua aplicação (Figura 60.4.14), porém, nos centros em que a letalidade encontra-se baixa, certamente os pacientes com sepse devem receber cuidados de excelência. Assim, o tratamento passa a ser o usual, e apenas detalhes nas oportunidades de melhorias são observados ao realizar o gerenciamento do protocolo.

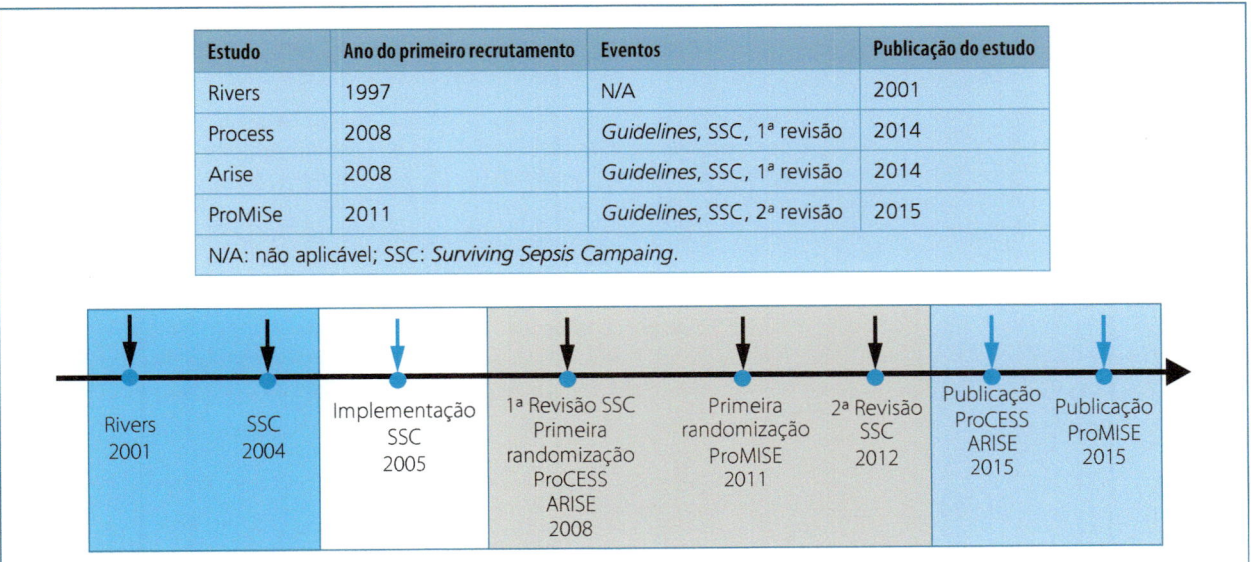

Estudo	Ano do primeiro recrutamento	Eventos	Publicação do estudo
Rivers	1997	N/A	2001
Process	2008	*Guidelines*, SSC, 1ª revisão	2014
Arise	2008	*Guidelines*, SSC, 1ª revisão	2014
ProMiSe	2011	*Guidelines*, SSC, 2ª revisão	2015

N/A: não aplicável; SSC: *Surviving Sepsis Campaing*.

FIGURA 60.4.13 Linha do tempo entre os estudos que avaliaram o EGDT.
Fonte: Adaptada de Vallet B. Crit Care Med. 2002;30(Suppl):S229-34.

QUADRO 60.4.5 Resumo das comparações metodológicas e temporais entre os três novos estudos EGDT e o estudo EGDT de Rivers et al.

	Novos estudos sobre EGDT	Estudo EGDT
Critério para recrutamento e definição de "tratamento usual"	▪ Triagem utilizando critérios de SIRS	▪ Sem padrões prévios. Desenvolvido a partir de uma série de casos de estudo ao longo da década de 1990.
	Desafio hídrico ▪ Triagem com lactato para identificar choque críptico ▪ Administração precoce de antimicrobianos em até 6 horas (ProCESS)	
Recrutamento	▪ Recrutamento (8/centro/ano) ▪ Janela de 2 até 12 horas na sala de emergência ▪ Dias de semana e sem finais de semana (ProMISe) ▪ Taxa de exclusão de 43 a 67%	▪ Centro único ▪ Recrutamento 1 a 2 horas
Desafio hídrico	▪ Desafio hídrico: 1 L ou algo semelhante	▪ 20 a 30 mL/kg
Cego	▪ Estudo aberto na UTI	UTI era cega para os cuidados realizados na sala de emergência
Condução do estudo	▪ Permanência na SE menor que 3 horas ▪ A maior parte do cuidado foi realizado na UTI ▪ O atraso na complementação do *bundle* até 6 horas não foi testada ▪ Centros terciários e com grande volume de atendimento ▪ Verificação de PVC acima de 50% nos grupos controles dos três novos estudos EGDT ▪ Redução do tamanho da amostra após análise interina em virtude da baixa mortalidade	▪ Realizado apenas na SE ▪ Duração de 6 a 8 horas na SE ▪ Atraso no tratamento melhora o resultado
Comorbidades	▪ Poucas ▪ Pacientes jovens	▪ Maior número de doença cardiovascular, hepática, neurológica e insuficiência renal
Ventilação mecânica	▪ Taxa de 26% ▪ Sem postergar após recrutamento ▪ Estratégia protetora de ventilação mecânica	▪ Taxa de 54% ▪ Ausência de estratégia protetora ou cuidado no maneja da infusão de fluidos ▪ Retardo no início da VM no grupo controle
Intensidade da gravidade	▪ Excluído edema agudo de pulmão ▪ Excluído lesão pulmonar aguda	▪ Hipotermia ▪ Hipocapnia ▪ Mais taquipneicos
Fenótipo hemodinâmico	▪ $SvcO_2$ e PVC normais basal (todos os grupos receberam quantidade de fluidos similares, assim como no grupo tratamento EGDT original da chegada ao hospital até as primeiras 6 horas) ▪ 50% a mais de uso de vasopressores nos três novos estudos EGDT ▪ Uso de corticoide entre 8 e 37%	▪ Baixa $SvcO_2$ ▪ Valores maiores de lactato ▪ Baixa PVC ▪ Não foi utilizado corticosteroides

(continua)

QUADRO 60.4.5 Resumo das comparações metodológicas e temporais entre os três novos estudos EGDT e o estudo EGDT de Rivers et al. (continuação).

	Novos estudos sobre EGDT	Estudo EGDT
Eventos cardiopulmonares súbitos	▪ Não foi uma falência predominante	▪ Redução significativa de 20 a 10%
Ferramentas de melhora do cuidado	▪ Protocolos de sepse pré-existentes, cuidados pré-hospitalares, alertas de sepse, time de resposta rápida, telemedicina, controle de glicemia, estratégias protetoras de ventilação mecânica, cuidados paliativos, limites racionais de permanência na SE (Austrália e Reino Unido), ultrassonografia pelos emergencistas e intensivistas	
Generalização e validação externa	▪ Realizado em centros acadêmicos em países industrializados ▪ Cuidados específicos realizados	▪ EGDT replicado em centros comunitários e acadêmicos ao redor do mundo

EGDT: *early goal direct therapy*; SIRS: *sistemic inflammatory response syndrome* ou síndrome da reposta inflamatória sistêmica; UTI: unidade de terapia intensiva; SE: sala de emergência; PVC: pressão venosa central; VM: ventilação mecânica; SvcO₂: saturação venosa central de oxigênio.

Fonte: Modificada de Nguyen HB, Jaehne AK, Jayaprakash N, Semler MW, Hegab S, Yataco AC et al. Early goal-directed therapy in severe sepsis and septic shock: insights and comparisons to ProCESS, ProMISe, and ARISE. Crit Care. 2016;20(1):160.

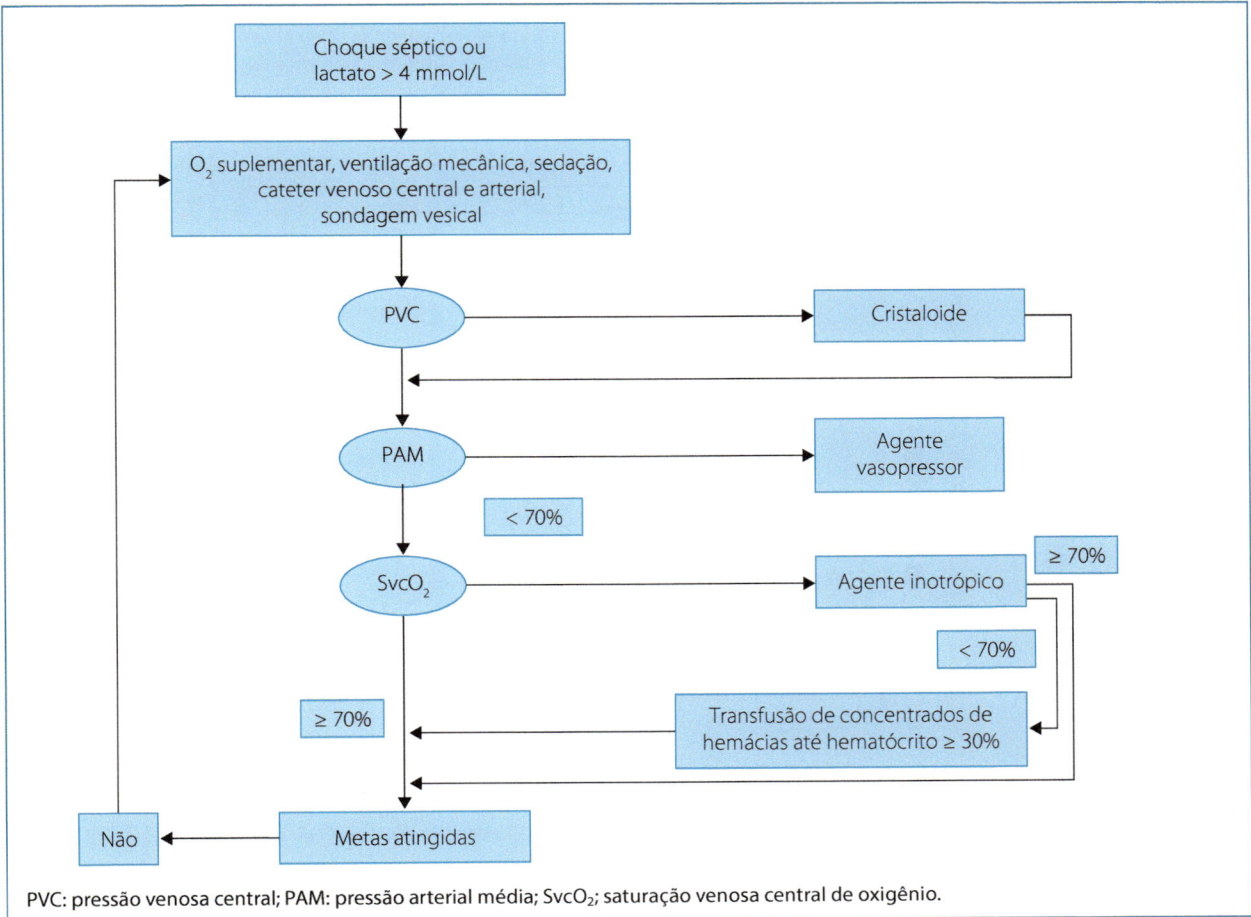

PVC: pressão venosa central; PAM: pressão arterial média; SvcO₂; saturação venosa central de oxigênio.

FIGURA 60.4.14 Algoritmo do EGDT de Rivers et al.
Fonte: Modificada de Rivers, 2001.

O objetivo da ressuscitação é a adequação da perfusão tecidual, que pode ser realizada pela predição da responsividade aos fluídos, ou seja, a capacidade de elevar o débito cardíaco após a infusão de alíquotas de fluidos. Após a infusão inicial de 30 mL/kg de solução cristaloide, com velocidade de infusão de acordo com a gravidade e a tolerância do paciente, sendo importante lembrar que a SSC não é clara quanto a infusão de fluidos naqueles indivíduos que não apresentam hipotensão ou lactato superior a 4 mmol/L (36 mg/dL). No entanto, deixa nas entrelinhas que os pacientes com hipoperfusão tecidual devem ser ressuscitados.

Valores intermediários de lactato estão associados com aumento do risco de morte, porém não se sabe ao certo qual valor intermediário poderia sinalizar como indicador da necessidade da infusão de fluidos. Nesse contexto, o julgamento clínico é de suma importância. De todo modo, até que se prove o contrário, valores intermediários entre 2 e 4 mmol/L devem ser interpretados como hipoperfusão tecidual e devem receber infusão de fluidos de acordo com a clínica do paciente e, nesse contexto, caso o pacientes tenha acesso venoso central, o gradiente venoarterial de CO_2 (gap PCO_2) e a $SvcO_2$ podem auxiliar na avaliação da perfusão tecidual e na necessidade de otimizar fluxo sanguíneo, débito cardíaco (DC).

A infusão de fluidos, após a fase de salvamento, nos pacientes com hipotensão arterial e que cursam com necessidade de otimização do fluxo tecidual, sempre que possível, deve ser realizado, assim como a avaliação da fluidorresponsividade. No geral, utiliza-se parâmetros dinâmicos de fluidorresponsividade, pois ele tem maior capacidade de predizer que os parâmetros estão estáticos (Figura 60.4.15). Esses parâmetros são a variação da pressão de pulso (ΔPP), a variação do volume sistólico (VVS), a distensibilidade de veia cava inferior, o índice de variação pletismográfica (PVI, do inglês *plethysmographic variability index*) ou a variação de PVC (ΔPVC). É importante salientar que para serem utilizados esses parâmetros, é necessário que o paciente esteja sob ventilação mecânica com pressão positiva, sem esforço ventilatório, com volume corrente entre 8 e 10 kg/mL/kg de peso predito pela estatura, com pressão expiratória final positiva inferior (PEEP, do inglês *positive end-expiratory pressure*) a 10 cmH_2O e ausência de arritmias cardíacas. Dessa forma evita-se a infusão de fluidos desnecessários, e não expõe riscos ao paciente, visto que a infusão de fluidos sem benefício e sem objetivo acarreta o aumento de morbidade. A infusão desnecessária ou inadequada de fluidos está associada ao aumento dos riscos de complicações e morbidade. A fase de otimização visa corrigir o mais rápido possível a perfusão tecidual. Caso o paciente não seja fluido responsivo, deve-se incrementar o DC pelo uso de inotrópico, dobutamina.

Após correção da perfusão tecidual, com adequação do gap PCO_2, $SvcO_2$ e lactato, passa-se para a fase de manutenção. Durante a fase de manutenção, mesmo que esteja com vasopressor, deve-se buscar o balanço hídrico (BH) zerado e monitorar os marcadores sistêmicos de perfusão tecidual (gap PCO_2, $SvcO_2$ e lactato). Após a retirada dos vasopressores, passa-se para a fase de descalonamento, a qual deixa o paciente evoluir com BH negativo, na maior parte das vezes, isso ocorre sem o auxílio de estímulos com diurético, porém, caso o paciente não esteja conseguindo realizar espontaneamente o BH negativo, prescreve-se diurético para realizar a deressuscitação ativa (Figura 60.4.16).

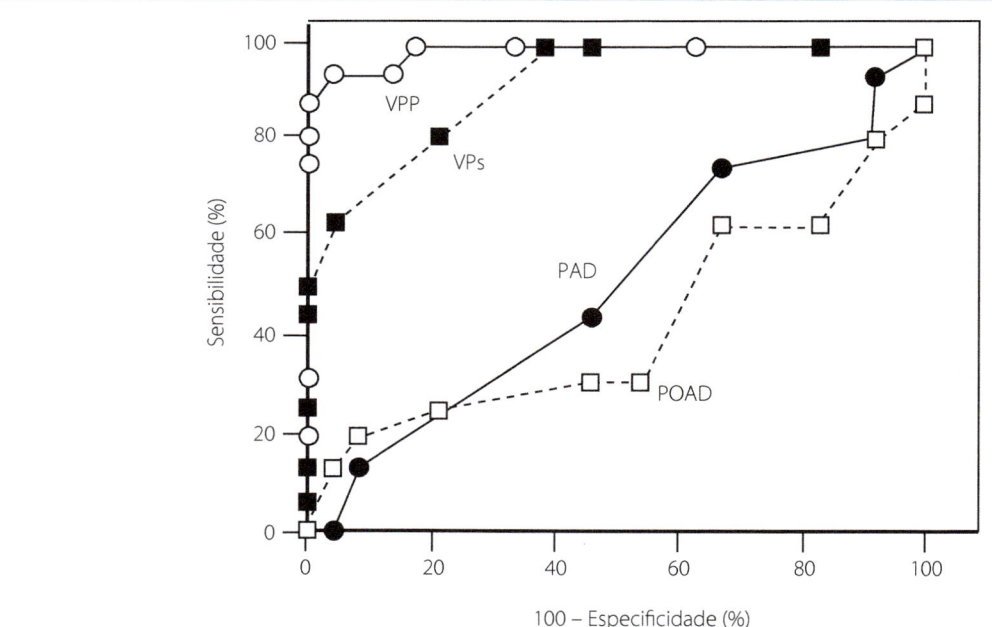

VPP: variação de pressão de pulso; VPs: variação da pressão sistólica; PAD: pressão de átrio direito; POAP: pressão de oclusão da artéria pulmonar.

FIGURA 60.4.15 Sensibilidade e especificidade entre parâmetros dinâmico e estáticos de fluidorresponsividade.
Fonte: Adaptada de Michard F et al. Relation between Respiratory Changes in Arterial Pulse Pressure and Fluid Responsiveness in Septic Patients with Acute Circulatory Failure. Am J Respir Crit Care Med. 2000;162:134-8.

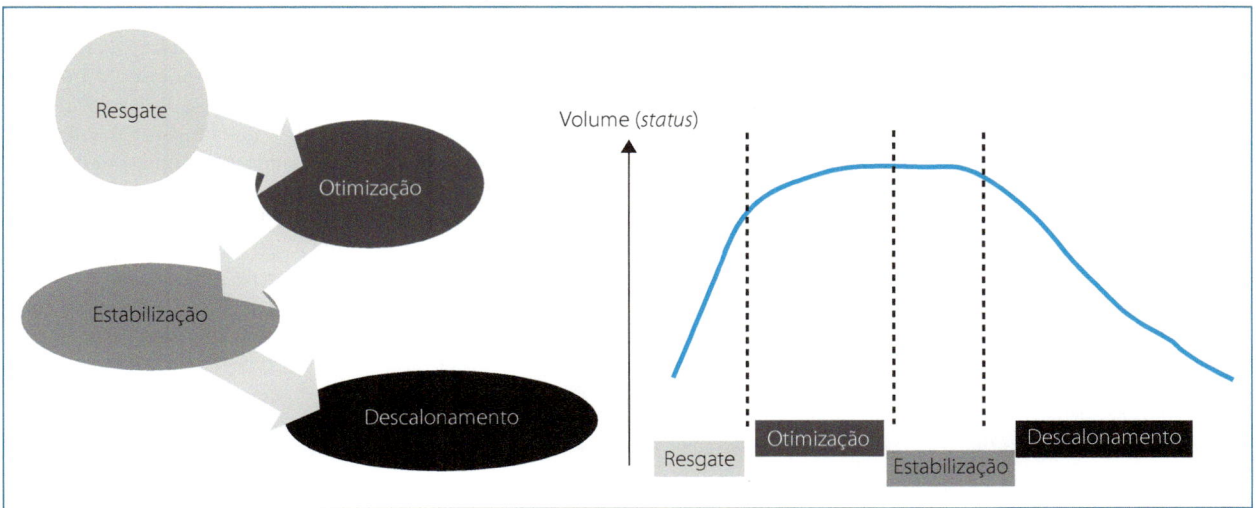

FIGURA 60.4.16 Relação entre as diferentes fases de ressuscitação e os diferentes estágios do estado da volemia do paciente.
Fonte: Adaptada de Hoste EA et al. Four phases of intravenous fluid therapy: a conceptual model. British Journal of Anaesthesia. 2014;113(5):740-7.

Nos casos de hipotensão arterial, o uso de vasopressor não deve ser postergado, e seu início deve ser realizado concomitante à infusão de fluidos. O vasopressor de escolha é a noradrenalina, sendo a dopamina restrita aos casos em que exista hipotensão em pacientes com bradicardia absoluta e baixo risco de desenvolver arritmias. Se houver evolução com hipotensão refrataria ao uso de noradrenalina, indica-se a associação de adrenalina ou vasopressina, para redução dos valores das doses de noradrenalina. A adrenalina é a droga de escolha nessa situação e deve ser titulada semelhante à adrenalina. A vasopressina pode resultar em efeitos adversos graves, como depressão miocárdica, isquemia esplâncnica e necrose de pele e tecido celular subcutâneo. O benefício da vasopressina foi observado em análise de subgrupo do estudo VAAST, o qual demonstrou que a vasopressina associada à noradrenalina, nos casos de choque leve, quando as doses de noradrenalina não ultrapassaram 0,21 µg/kg/min, pode ocasionar diminuição da mortalidade.

Inicialmente a pressão arterial média (PAM) a ser atingida é de 65 mmHg, porém deve estar atento para a adequação das necessidades individuais de cada paciente. Alguns pacientes necessitarão de PAM com valor superior ou inferior a 65 mmHg. Por exemplo, pacientes com insuficiência cardíaca congestiva, que habitualmente apresentam PAM de 55 mmHg podem sofrer efeitos deletérios ao se elevar a PAM. Nessas situações a monitoração de fluxo, do índice cardíaco, parece ser interessante para acompanhar a resposta terapêutica, e utilizar como guia para otimização da perfusão. Elevar o valor de PAM em demasia não traz benefícios e aumenta o risco de fibrilação atrial. Nos casos em que o paciente tiver hipertensão arterial sistêmica, a manutenção da PAM em valores mais elevados pode diminuir a necessidade de terapia de reposição renal. Nas situações em que exista a indicação do vasopressor, pode-se iniciar em acesso venoso periférico exclusivo e calibroso e, posteriormente, assegurar o acesso venoso central. Os pacientes que necessitam de vasopressor têm indicação de inserção de linha arterial para monitoração contínua e invasiva da pressão arterial.

O tipo de fluido de primeira escolha são as soluções cristaloides. Os coloides não proteicos, como o hidroxietilamido, estão contraindicados na sepse por estarem associados a maior risco de morte, maior necessidade de terapia de reposição renal e maior incidência de insuficiência renal. Se o paciente tiver recebido grandes alíquotas de fluidos, e ainda apresentar-se fluido responsivo, pode-se usar coloide proteico (albumina), a qual pode ser infundida em soluções a 4 a 5%, ou a 20%.

Há duas situações que não são claras na literatura: a primeira é sobre qual a dose de noradrenalina a ser considerada como refratária para que se possa iniciar um segundo vasopressor, sendo que há uma variedade que pode ser a partir de 0,7 a 1,1 µg/Kg/min; a segunda seria a partir de quantos litros de solução cristaloide consideraria o início de infusão de solução coloide proteica, sendo que também não há um consenso definitivo sobre a quantidade de cristaloide a ser considerada como limite. Pode-se encontrar valores a partir 2.500 a 4.000 mL para se pensar em infundir solução coloide proteica.

Importante é manter as premissas de que o fato de o paciente estar precisando de vasopressor e já com a perfusão tecidual ajustada, não significa que precise de mais fluido para retirada do vasopressor. Deve-se ter calma e conter a ansiedade de se prescrever mais fluidos, além de ter o entendimento de que o vasopressor é necessário em decorrência da doença inflamatória, e que a resolução da mesma levará a retirada com facilidade.

Se o paciente não corrigir a hipoperfusão tecidual com a infusão de fluidos e de vasopressor, sugere-se primeiro otimizar o fluxo com dobutamina, que pode ser iniciado com doses de 2,5 µg/kg/min e titular, de acordo com a resposta do paciente, até 20 µg/kg/min. Ao otimizar o fluxo com inotrópico, parece ser interessante monitorar o índice cardíaco, para avaliar qual o impacto de doses maiores de dobutamina, na resposta do paciente. Nos casos em que o emprego de inotrópico não leve a otimização da oxigenação tecidual e o paciente apresente valor de hematócrito inferior a 30%, considera-se, então, a transfusão de glóbulos de hemácias.

Nos casos em que o paciente apresente quadro de insuficiência coronária aguda, sangramento ativo ou acidente vascular encefálico agudo, os níveis de hemoglobina devem ser mantidos acima de 8 g/dL.

Nos casos de hiperlactatemia, é sugerido que se acompanhe o clareamento do lactato associado ao algoritmo de otimização da perfusão tecidual. Assim a cada 2 ou 3 horas após o início da ressuscitação precoce da perfusão tecidual deve-se realizar nova coleta de lactato, pois, de acordo com a evolução, além de demonstrar a resposta terapêutica instituída, também tem valor prognóstico, conforme descrito anteriormente. Com a expansão com fluidos e restabelecimento da pressão da perfusão o volume urinário deve ter atingido pelo menos 0,5 kg/mL/kg/h.

Ao final das 6 horas é esperado que se tenha atingido a otimização perfusão tecidual com adequação da SvcO2/SvO2, ajuste do gap PCO_2 e normalização do lactato, ou pelo menos clareamento em 10%.

MEDIDAS GERAIS

Prevenção de infecção

Campanhas para aumentar a aderência à higienização das mãos são fundamentais para o bom andamento do tratamento do paciente com sepse e choque séptico. É uma medida simples e que diminui o risco de transmissão de infecções cruzadas dentro das unidades de internação, bem como no primeiro atendimento do paciente no pronto socorro.

O uso de descontaminação da cavidade oral e do trato digestivo pode ser utilizado como uma estratégia de diminuição de pneumonia associada à ventilação mecânica. Essa estratégia deve ser adotada nas instituições em que parece ser efetiva tal medida.

Vasopressores

Nos casos de refratariedade ao uso de noradrenalina, o fármaco de escolha para associação é a adrenalina.

A vasopressina (0,02 a 0,04 UI/min) pode ser associada à noradrenalina, com o objetivo de diminuir as doses ou aumentar o nível de pressão de perfusão. Nesse cenário, ressalta-se que a população do estudo VAAST, que mostrou benefício da associação de vasopressina, ocorreu no subgrupo de pacientes com choque "leve", que recebia noradrenalina com doses de até 0,21 µg/Kg/min. Não é recomendado que se utilize a vasopressina ou seus análogos como agente vasopressor isolado nos casos de hipotensão induzida pela sepse. Além disso, deve-se ter cuidado especial, pois a vasopressina provoca depressão miocárdica com maior necessidade de inotrópicos para a manutenção do fluxo sanguíneo adequado, necrose do tecido celular subcutâneo e hipoperfusão esplâncnica, com risco aumentado de propiciar translocação bacteriana e exacerbar a resposta inflamatória.

Doses baixas de corticosteroide

A associação de baixas doses de hidrocortisona pode ser adotada nos casos de choque séptico, que necessitem de aumento frequente de doses de vasopressor. Naqueles casos em que a hemodinâmica se estabilizou pela infusão de fluidos e/ou associação de vasopressor, não está indicado o início de corticosteroide em baixas doses. Ainda não é claro qual o real benefício dessa abordagem, visto que há grandes diferenças entre os dois grandes estudos que avaliaram essa estratégia. No tocante ao início da terapia, o estudo francês iniciou precocemente (até 8 horas *versus* até 72 horas). Além disso, associou fludrocortisona (CORTICUS – somente hidrocortisona). O tempo da terapia foi menor, de 7 dias (CORTICUS – 11 dias). A retirada foi abrupta (CORTICUS – progressiva), e envolveu pacientes com maior gravidade. Para iniciar a terapia o paciente deveria apresentar hipotensão por mais de uma hora (CORTICUS < 1 hora). A maior parte dos pacientes era clínico (CORTICUS – 36% pacientes clínicos), e o mais importante, é que ainda não havia orientação definida por diretrizes durante a realização do estudo francês.

É recomendado que o uso de hidrocortisona seja contínuo, em dose de 200 mg/dia, sem a associação de fludrocortisona, sem a necessidade de avaliar a resposta a corticotropina. E que a retirada seja efetuada após a suspensão do vasopressor e de forma progressiva. A opção pela infusão contínua de hidrocortisona é por causa da menor incidência de hiperglicemia. Enfatiza-se que o uso de corticosteroide está indicado somente nos casos de choque séptico que se encontrem instáveis e com necessidade de doses crescentes de vasopressor. Na ausência de choque séptico, os pacientes que fazem uso regular (crônico) de corticosteroide não devem deixar de recebê-los.

Hemocomponentes

Entre as disfunções orgânicas encontram-se as alterações relacionadas com a coagulação. Nos casos de plaquetopenia inferior a 10.000 células/mm³, e que não apresentem sangramento ativo, há indicação da transfusão de plaquetas profiláticas. Deve-se indicar a transfusão profilática de aferese de plaquetas ou uma unidade de plaquetas randômicas a cada 10 kg, quando a contagem de plaquetas for inferior a 50.000 células/mm³, e o paciente for submetido a procedimentos cirúrgicos ou intervencionistas ou apresentar sangramento ativo. Quando houver aumento de risco de sangramento é indicado que a contagem de plaquetas seja mantida acima de 20.000 células/mm³.

A correção dos parâmetros laboratoriais de coagulação (atividade de protrombina, taxa de normalização internacional (INR do inglês, *international normalized ratio*), tempo de tromboplastina parcial ativada, somente deve ser realizada na presença de sangramento ativo ou na realização de cirurgia ou procedimentos invasivos. As alterações encontradas são decorrentes da fisiopatogenia da doença, e na ausência de indicações não deve ser realizada a transfusão de plasma fresco, congelado de forma profilática.

Imunoglobulinas

Não é recomendado o uso de imunoglobulinas no tratamento da sepse e choque séptico, de forma rotineira, visto que não há dados clínicos que embasem essa estratégia terapêutica. Os estudos existentes abrangem um número pequeno de indivíduos e apenas um grande ensaio clínico randomizado controlado não evidenciou nenhum benefício no uso rotineiro como tratamento na sepse e choque séptico. Assim, em razão do alto custo da medicação e da falta de evidencia no benefício clínico ao paciente, há a necessidade de novos estudos para definirem a população que possa se beneficiar, e qual o impacto clínico.

Tratamento do paciente com suporte ventilatório

A única intervenção com impacto na redução de mortalidade na abordagem do antigo pacote de 24 horas, do paciente com sepse e choque séptico, é a estratégia protetora de ventilação mecânica. O objetivo de adotar essa estratégia é evitar que o mecanismo de abrir e fechar os alvéolos leve à lesão de pneumócitos tipo II, com consequente diminuição da síntese de surfactante, e também evitar a hiperdistensão alveolar, que pode acarretar barotrauma. Assim recomenda-se ventilar os pacientes com volume corrente ajustado em 6 mL/kg de peso predito pela estatura (peso corpóreo ideal). É importante calcular o peso predito pela estatura, pois se pode imaginar que indivíduos com a mesma estatura, 180 cm e com diferentes pesos, 120 kg e 78 kg, respectivamente, apresentem o mesmo volume. Além disso, limita-se a pressão de *plateau* em 30 cmH_2O, o que contribui também para evitar o volutrauma. O racional é que, principalmente, com o desenvolvimento da síndrome do desconforto respiratório agudo (SDRA) secundário a sepse, o paciente apresenta menor área de volume aerada, o que foi denominado de *baby lung*, por Gatinnoni. O uso de PEEP é recomendado para evitar a lesão, pelo abrir e fechar dos alvéolos, e evitar o colapso alveolar ao final da expiração, e níveis elevados de PEEP podem ser necessários nos casos de SDRA moderada a grave. Nas situações de hipoxemia refratária, as manobras de recrutamento alveolar podem ser utilizadas com o objetivo de abrir colapsos alveolares, bem como nas situações em que a relação $PaO_2/FIO_2 \leq 100$ pode-se optar por colocar o paciente em posição prona, ou seja, com a parte ventral para baixo, o que resulta em uma manobra de recrutamento, abrindo áreas colapsadas nas regiões posteriores dos pulmões dependentes da ação da gravidade.

Os pacientes que necessitaram de suporte com ventilação mecânica invasiva devem ser submetidos a um teste de respiração espontânea (TRE) assim que a causa que o tenha levado a ventilação mecânica tenha sido resolvida. Nas UTI deve haver um protocolo que avalie a retirada da ventilação mecânica invasiva para submeter o paciente ao TRE, com base não somente na resolução da causa inicial como também em outros parâmetros, como o nível de consciência, a ausência de febre, a quantidade de secreção pulmonar, o nível de FIO_2 necessitada, o nível de PEEP e o uso de fármacos vasoativos. Dessa forma, tenta-se progredir com a retirada do suporte ventilatório. Nos pacientes que se encontram em uso de inotrópicos sugere-se que eles sejam retirados progressivamente após a retirada da ventilação mecânica invasiva, pois o suporte ventilatório contribui para a diminuição do trabalho cardíaco, ao diminuir o retorno venoso e facilitar a ejeção ventricular esquerda.

A monitoração com cateter de artéria pulmonar (CAP) não é recomendada de forma rotineira. Entretanto, naqueles pacientes com necessidade de valores elevados de PEEP, o uso da monitoração com CAP volumétrico pode ser vantajosa, pois oferece variáveis adicionais aos parâmetros habituais, como a fração de ejeção de ventrículo direito e o índice de volume diastólico de ventrículo direito. A monitoração contínua pode auxiliar no impacto do aumento da pós-carga de ventrículo direito sobre o fluxo sanguíneo, decorrente do emprego de valores elevados de PEEP. A realização de ecocardiografia de beira de leito pode auxiliar na condução do paciente grave, associado à monitoração invasiva, nas situações em que se utilizam níveis elevados de PEEP, pois esse método pode avaliar a função ventricular direita, o que a monitorização invasiva não oferece. Podem-se encontrar dificuldades técnicas de realização da ecocardiografia decorrente do uso de PEEP elevada, que faz com que os pulmões permaneçam inflados durante a fase expiratória, dificultando a visualização das câmaras cardíacas.

Em geral, em pacientes graves, a restrição a infusão de fluidos após a correção dos distúrbios de perfusão tecidual e estabilização hemodinâmica contribui para a melhora do desfecho clínico, e isso parece ter um grande impacto nos pacientes com SDRA decorrente da sepse.

Na ausência de indicações específicas como broncoespasmo, o uso de β_2-agonistas inalatórios de forma rotineira não é recomendado, pois podem corroborar para o aumento do risco de morte.

Inicialmente, o suporte ventilatório não invasivo (VNI) pode ser instituído. Entretanto, não se deve retardar a intubação orotraqueal e a adaptação em ventilação mecânica invasiva nos pacientes com hipoxemia hipoxêmica. Muitas vezes, a insistência do médico em manter o paciente em VNI retarda a intubação, e isso aumenta o risco de morte, pois pode exacerbar as alterações na perfusão tecidual decorrente do aumento da demanda metabólica de oxigênio pelo organismo, principalmente pela musculatura respiratória. Assim o uso da VNI em casos de SDRA induzido pela sepse deve ser criterioso e incluir a avaliação dos riscos e benefícios para determinadas populações de pacientes, como aqueles com doença pulmonar obstrutiva crônica.

A manutenção da elevação da cabeceira a 30 a 45º nos pacientes que se encontram em ventilação mecânica tem como objetivo diminuir o risco de aspiração e, por consequência, fazer a prevenção de pneumonia associada à ventilação mecânica. Essa medida deve ser sempre considerada, pois não há aumento de gasto, e é simples, demandando apenas uma vigilância constante dos pacientes sob ventilação mecânica invasiva.

Sedação, analgesia e uso de bloqueadores neuromusculares

Os pacientes submetidos a suporte ventilatório podem necessitar de esquemas de sedação para se manter acoplados à ventilação mecânica. É necessário que exista um protocolo, contínuo ou intermitente, visando não somente a sedação como também a analgesia, visto que grande parte do desconforto e do não acoplamento dos pacientes estão relacionados com a dor. O uso de opioides como fentanil pode ser vantajoso, pois além da analgesia também tem efeito hipnótico e sedativo. A titulação das doses dos fármacos deve ter como meta, objetivos claros, de acordo com a necessidade do paciente, mas, geralmente, o objetivo é manter o paciente confortável e acordado. As escalas de analgesia/sedação e agitação como *Riker Sedation-Agitation Scale* (RSAS) ou *Richmond Agitation Sedation Scale* (RASS), devem ser utilizadas de rotina para avaliar a necessidade de aumento ou diminuição das doses do protocolo de analgesia/sedação. Além disso, é importante realizar a triagem da presença de *delirium*, sempre que for possível.

No tocante ao uso de bloqueadores neuromusculares (BNM), devem ser evitados sempre que possível nos pacientes sépticos sem SDRA, por causa do maior risco de desenvolvimento de polineuropatia do paciente grave. Quando indicado e necessário o uso de BNM, tanto intermitente quanto em infusão contínua, deve ser realizada a monitoração da profundidade do bloqueio pelo *train-of-four*. Nessas situações é importante garantir que os pacientes se encontrem sedados adequadamente para que o bloqueio possa ser realizado. Em 2010, o estudo ACURASYS evidenciou que nos casos em que o paciente apresentasse SDRA grave, com relação a $PaO_2/FIO_2 < 150$, o uso de BNM era sugerido por curto período, não superior a 48 horas, com o objetivo de otimizar a estratégia protetora de ventilação mecânica. Esse estudo demonstrou aumento da sobrevida sem comprometimento da musculatura que pudesse aumentar o tempo de VM. Porém, em 2019, o estudo PETAR não encontrou os mesmos benefícios. Assim, os BNM devem ser utilizados com critério rigoroso e com monitoração da intensidade do bloqueio para evitar efeitos adversos associado à paralização muscular.

Controle glicêmico

No início dos anos 2000, com a publicação realizada por Van den Berghe et al. (2001) sobre controle glicêmico restrito, várias perguntas foram realizadas e muitas dúvidas apareceram sobre o real benefício dessa estratégia terapêutica. Entretanto, por causa dessas dúvidas, desde a primeira publicação das diretrizes da Surviving Sepsis Campaign, o alvo do controle glicêmico nos pacientes sépticos foi considerado como 150 mg/dL, e não ter o controle restrito, entre 80 e 110 mg/dL. A população do primeiro estudo envolveu grande parte de pacientes cirúrgicos e não estava muito clara a real incidência de eventos adversos relacionados com o controle restrito, principalmente no tocante a hipoglicemia. Com as publicações subsequentes envolvendo pacientes clínicos pelo mesmo grupo, e, depois outras publicações com grandes números de pacientes envolvidos, pode-se chegar à conclusão de que o controle glicêmico restrito não traz todos os benefícios apresentados pelo primeiro estudo em relação à redução de mortalidade, e, além disso, está associado a maior incidência de evento adverso grave, a hipoglicemia. Assim, concluiu-se que o alvo terapêutico a necessitar de intervenção é o nível glicêmico em 180 mg/dL, por duas medidas consecutivas. E o mais importante é que, além da hipoglicemia, outro efeito deletério ao paciente é a grande oscilação dos níveis glicêmicos durante as 24 horas entre hipoglicemia e hiperglicemia. Com duas dosagens de glicemia consecutivas acima de 180 mg/dL, um protocolo de manejo glicêmico deve ser iniciado, pela infusão intravenosa de insulina, com controles a cada 1 hora, até que as necessidades de insulina se estabilizem, e o controle passe a ser realizado a cada 2 ou 4 horas. Os níveis terapêuticos de controle glicêmico devem abranger entre 110 e 180 mg/dL, evitando as grandes oscilações entre hipoglicemia e hiperglicemia. Os níveis glicêmicos obtidos com glicosímetros capilares devem ser interpretados com cuidado, pois podem não refletir os níveis glicêmicos obtidos de amostras de sangue arterial ou venoso, principalmente em pacientes com má perfusão periférica ou em uso de vasopressor.

Terapia de reposição renal e uso de bicarbonato de sódio

Os pacientes com sepse ou choque séptico, que evoluem com disfunção renal aguda, e que necessitam de terapia de reposição renal (TRR), podem se beneficiar tanto com a TRR contínua quanto com a convencional. Não há estudos que demonstrem que uma técnica seja superior a outra. Ambas são equivalentes na população de pacientes com sepse e lesão renal aguda. Nos casos em que houver instabilidade hemodinâmica grave, o uso de TRR contínua parece ser melhor e facilitar o manejo do balanço hídrico nesses pacientes.

É importante ressaltar que não se deve empregar soluções de bicarbonato de sódio nas situações em que a acidemia seja decorrente da hiperlactatemia decorrente de hipoperfusão, e o pH > 7,14, com o objetivo de reduzir as necessidades de doses de vasopressor ou otimizar a hemodinâmica.

Profilaxias das úlceras de estresse e da trombose venosa profunda

Pacientes sob o risco de desenvolver úlcera de estresse (ventilação mecânica, coagulopatia, instabilidade hemodinâmica) devem receber profilaxia com bloqueadores de receptores H_2 ou por inibidores de bomba de prótons. Isso com base no risco que existe entre pacientes graves internados em UTI, visto que não há estudo realizado com a população específica de pacientes com sepse, e a grande parte dessa população apresenta fatores de risco.

A fisiopatogenia da sepse está associada ao aumento da resposta inflamatória, sendo que ela interage com a ativação da coagulação. Tanto a resposta inflamatória quanto a ativação da coagulação são mecanismos que mutuamente se estimulam. Pode-se dizer que ao deflagrar a ativação da coagulação por mediadores inflamatórios, componentes da cascata de coagulação contribuem para a exacerbação da resposta inflamatória.

A ação da resposta inflamatória sobre a coagulação acarreta disfunção endotelial, ativação da agregação plaquetária, ativação do fator tecidual, comprometimento da anticoagulação e supressão da atividade fibrinolítica. Dessa forma, os pacientes que se encontram em um estado pró-trombótico, apresentam risco maior para o desenvolvimento de trombose venosa profunda, quando comparados com a população geral pacientes internados em UTI. É recomendado sempre que possível o uso de heparina não fracionada (HNF) ou heparina de baixo peso molecular (HBPM) associada a dispositivos de compressão pneumática intermitente, nos membros inferiores.

Nos casos em que o *clearance* de creatinina do paciente for inferior a 30, recomenda-se dar preferência ao uso de dalteparina ou outra forma de HBPM que tenha baixa excreção renal ou ainda HNF. Nos casos em que exista contraindicação ao uso de heparina, como trombocitopenia grave, coagulopatia grave, sangramento ativo, não se recomenda o uso de farmacoprofilaxia e deve-se preferir os dispositivos de compressão pneumática intermitente, desde que não exista a contraindicação para o uso deles. Assim que o risco diminuir, deve ser instituída a profilaxia farmacológica.

Suporte nutricional

Durante a sepse e choque séptico ocorre um verdadeiro autocanibalismo do organismo. Em razão da elevada demanda metabólica, o paciente necessita mobilizar suas reservas energéticas para a manutenção calórica do metabolismo. Entretanto, oferecer calorias em demasia não é benéfico ao paciente, e pode ocasionar um estado de superalimentação (*overfeeding*), que acarretará em complicações metabólicas. Assim, aceita-se o termo de hiponutrição permissiva, ao manter apenas as mínimas necessidades do organismo, 20 a 25 kcal/dia, durante a fase aguda da doença. Preferencialmente, a via de administração da dieta deve ser a oral; entretanto, em muitas situações em que o paciente se encontrar sem condições de ingesta oral, a via preferencial passa a ser a enteral. Deve-se procurar tentar iniciar a nutrição precocemente, dentro das primeiras 48 horas, após a estabilização da perfusão tecidual e hemodinâmica, com baixa oferta calórica, cerca de 500 kcal/dia, e progredir a oferta calórica de acordo com a aceitação do paciente. Não há pressa em atingir a meta calórica de 20 a 25 kcal/dia, que pode ser atingida ao logo dos primeiros sete dias. Durante essa fase deve-se dar sempre preferência e tentar iniciar a dieta por via oral ou enteral. Muitas vezes, o paciente apresenta disfunção do trato digestivo, caracterizado por gastroparesia e íleo paralítico, o que pode dificultar o início e a progressão do suporte nutricional. Para complementar as necessidades calóricas ou mesmo quando não se consegue iniciar o suporte nutricional deve-se prescrever a complementação com solução glicosada. A nutrição parenteral total (NPT) deve ser evitada como prescrição isolada ou como complementação à dieta enteral. Se não houver situações de risco, como desnutrição grave, a NPT deve ser iniciada após os primeiros sete dias de tentativas de suporte nutricional enteral.

Não há evidências que os pacientes suportem o uso de dietas com componentes imunomoduladores, como arginina ou glutamina, nos casos de sepse ou choque séptico.

OUTRAS ABORDAGENS TERAPÊUTICAS NA SEPSE

Apesar da antibioticoterapia e das medidas de suporte vital, a sepse continua sendo uma das maiores causas de morbidade e mortalidade, principalmente em imunossuprimidos e politraumatizados. As taxas de letalidade entre 30 e 70% são relatadas com frequência na literatura médica. Por isso surgiram novas abordagens visando modular o sistema imune e ajudar a combater essas infecções de maneira mais eficaz. A imunoterapia dirigida a bloquear, antagonizar ou modular os efeitos de vários mediadores tem sido intensamente pesquisada, com resultados promissores, em alguns casos, e grandes decepções em outros.

ANTICORPOS POLICLONAIS

Preparações de imunoglobulinas policlonais para o uso intravenoso têm eficácia comprovada no tratamento e profilaxia da sepse nas situações de deficiência de imunoglobulinas, como a que ocorre em recém-nascidos com peso abaixo de 1.500 g. Essa abordagem não protege contra todos os tipos de infecção, e é necessário complementar o tratamento com plasma fresco para suprir deficiências de complemento e opsoninas. Recomendam-se doses de 500 mg/kg, repetidas a cada 1 ou 2 semanas. Preparações de imunoglobulinas polivalentes hiperimunes são promissoras para o combate à infecções específicas. A imunoglobulina hiperimune antiestreptococo do grupo B é mais eficaz para proteger contra infecções causadas por esse patógeno, em modelos experimentais. A mesma abordagem pode ser usada para infecções por *Haemophilus influenzae* e *Streptococcus pneumoniae*.

Anticorpos policlonais dirigidos contra epítopos comuns a todos os LPS, como o antissoro J5, demonstraram eficácia para o tratamento de sepse com bacteremia por Gram-negativos, reduzindo a mortalidade significativamente, principalmente nos pacientes em choque. Todavia, o estudo inicial tem falhas metodológicas importantes e seu resultado não pode ser considerado válido para todos os casos de sepse. A imunização de voluntários para obtenção do antissoro J5 é difícil, e cada doador responde apenas a uma imunização. A obtenção de doadores em escala industrial é economicamente inviável, além de trazer o risco de transmissão de doenças, e por isso essa abordagem foi substituída pela obtenção de anticorpos monoclonais antiendotoxina.

ANTICORPOS MONOCLONAIS ANTI-LPS

A atividade anti-LPS do antissoro J5 é dirigida contra epítopos localizados no lipídio A, e é exercida, principalmente, por imunoglobulinas da classe IgM. Esses anticorpos, isolados de clones de linfócitos B de baço humano de pacientes esplenectomizados e previamente vacinados com LPS-J5, protegem animais do desafio com doses de LPS suficientes para induzir a reação de Shwartzman e também contra a bacteremia letal por germes Gram-negativos. Apresentam também reatividade cruzada contra uma ampla gama de LPS de diversas espécies de bactérias Gram-negativas. Existiram dois tipos de anticorpos monoclonais antilipídio A, um derivado de humanos (HA-1A, Nebacumab, Centocor, EUA), e outro derivado de camundongos (E5, Xomen, Xoma, EUA). O HA-1A foi utilizado em estudo multicêntrico, em pacientes sépticos, comparado com placebo, e reduziu a mortalidade e a morbidade da sepse, e do choque séptico de forma significativa. Todavia, o efeito só foi demonstrado em pacientes com bacteremia comprovada por Gram-negativos, população esta que correspondia apenas a um terço do total de pacientes estudados. Analisando a população total não se observa efeito algum. O anticorpo murino E5, estudado da mesma forma, mostrou eficácia somente no subgrupo de pacientes com sepse, sem choque, além de reduzir a incidência de DMOS. Não apresentou efeito algum no grupo de pacientes com choque séptico refratário. Estudos subsequentes, com populações maiores e correções metodológicas falharam em demonstrar qualquer eficácia em termos de aumento de sobrevida, com a utilização desses anticorpos e um estudo foi interrompido prematuramente, por causa do excesso de mortalidade no grupo tratado com HA-1A. Esse incremento da mortalidade pelo HA-1A foi confirmado em estudo experimental com cães submetidos à infecção peritoneal com *E. coli* J5. Após extenso debate na literatura médica, conclui-se que esses anticorpos têm pouco ou nenhum efeito em termos de sobrevida nos pacientes com sepse e choque séptico, além de existirem dúvidas quanto ao seu poder neutralizante de LPS, mecanismo de ação e reprodutibilidade de efeitos.

OUTRAS ABORDAGENS ANTI-LPS

Estudos experimentais demonstram que o LPS pode ser removido do plasma por meio de adsorção por substâncias com afinidade pela toxina, como a polimixina B, carvão ativado e Kaolin-Pectina. Outras substâncias como a LBP, os receptores CD14 solúveis, os antagonistas de LPS, como o lipídio X e o monofosforil-lipídio A, e a proteína bactericida de neutrófilos (BPI, *bactericidal/permeability increasing protein*) parecem promissoras. Mais estudos controlados são necessários para determinar a real eficácia dessas abordagens.

ABORDAGENS RELACIONADAS COM CITOCINAS E OUTROS MEDIADORES

A partir do conhecimento da participação das citocinas no desenvolvimento da sepse e do choque séptico surgiram diversas modalidades terapêuticas visando inibir ou modular os efeitos dessas moléculas. A utilização de anticorpos anti-TNF-α ou IL-1, drogas bloqueadoras da produção de TNF-α ou citocinas inibitórias, como a IL-1ra, e abordagens diversas visando mediadores individuais da sepse, como o óxido nítrico, as prostaglandinas, os leucotrienos, os radicais livres de O_2, a bradicinina e etc., resultaram em desapontamento. A maioria dos estudos visando bloqueio de um mediador específico mostrou ineficácia ou benefícios muito pequenos em subgrupos de pacientes. Um estudo que utilizou receptores solúveis de TNF-α fundidos a anticorpos, formando uma proteína quimérica, resultou em aumento da letalidade no grupo submetido à droga, e foi precocemente interrompido. Esse resultado ilustra a complexidade do papel das citocinas na resposta inflamatória e sugere que a supressão da atividade do TNF-α, de forma muito intensa, pode resultar em incapacidade em combater a infecção. Os diversos estudos de inibição de mediadores serviram para mostrar que não é fácil modular a resposta inflamatória, atuando em apenas um ponto específico da rede de mediadores. Quando uma citocina é inibida na circulação, não há garantia que será inibida nos tecidos e outros mediadores podem compensar a inibição. Nenhuma medida isolada teve, tem ou terá sucesso em conseguir reverter os distúrbios imunológicos, inflamatórios, metabólicos e hemodinâmicos da sepse. Em resumo, não existe uma "bala mágica" ou droga miraculosa que cure pacientes em sepse. Medidas conjuntas, com atuação em diversas frentes, são necessárias.

BIBLIOGRAFIA SUGERIDA

Angus DC, van der POLL T. Severe sepsis and septic shock. New Engl J Med. 2013;369(9):840-51.

Antonelli M, DeBacker D, Dorman T, Kleinpell R, Levy M. Rhodes;2016. Available from: http://www.survivingsepsis.org/SiteCollectionDocuments/SSC-Statements-Sepsis-Definitions-3-2016.pdf.

Assuncao MS, Teich V, Shiramizo SC, Araujo DV, Carrera RM, Serpa Neto A et al. The cost-effectiveness ratio of a managed protocol for severe sepsis. J Crit Care. 2014;29(4):692-e1-6.

Finfer S, Machado FR. The Global Epidemiology of Sepsis. Does It Matter That We Know So Little? Am J Respir Crit Care Med. 2016;193(3):228-30.

Iba T, Watanabe E, Umemura Y, Wada T, Hayashida K, Kushimoto S; Japanese Surviving Sepsis Campaign Guideline Working Group for disseminated intravascular coagulation, Wada H. Sepsis-associated disseminated intravascular coagulation and its differential diagnoses. J Intensive Care. 2019 May 20;7:32.

Kochanek KD, Murphy SL, Xu J, Tejada-Vera B. Deaths: Final Data for 2014. Natl Vital Stat Rep. 2016;65(4):1-122.

Levy MM, Evans LE, Rhodes A. The Surviving Sepsis Campaign Bundle: 2018 update. Intensive Care Med. 2018;44(6):925-8.

Machado FR, Cavalcanti AB, Bozza FA, Ferreira EM, Angotti Carrara FS, Sousa JL et al. The epidemiology of sepsis in Brazilian intensive care units (the Sepsis Prevalence Assessment Data. Lancet Infect Dis. 2017;17(11):1180-89.

Mouncey PR, Osborn TM, Power GS, Harrison DA, Sadique MZ, Grieve RD et al. Trial of early, goal-directed resuscitation for septic shock. N Engl J Med. 2015;372(14):1301-11.

National Heart L, Blood Institute PCTN, Moss M, Huang DT, Brower RG, Ferguson ND et al. Early Neuromuscular Blockade in the Acute Respiratory Distress Syndrome. N Engl J Med. 2019;380(21):1997-2008.

Nguyen HB, Jaehne AK, Jayaprakash N, Semler MW, Hegab S, Yataco AC et al. Early goal-directed therapy in severe sepsis and septic shock: insights and comparisons to ProCESS, ProMISe, and ARISE. Crit Care. 2016;20(1):160.

Paoli CJ, Reynolds MA, Sinha M, Gitlin M, Crouser E. Epidemiology and Costs of Sepsis in the United States-An Analysis Based on Timing of Diagnosis and Severity Level. Crit Care Med. 2018; 46(12):1889-97.

Peerapornratana S, Manrique-Caballero CL, Gómez H, Kellum JA. Acute kidney injury from sepsis: current concepts, epidemiology, pathophysiology, prevention and treatment. Kidney Int. 2019 Jun 7.

Rhee C, Dantes R, Epstein L, Murphy DJ, Seymour CW, Iwashyna TJ et al. Incidence and Trends of Sepsis in US Hospitals Using Clinical vs Claims Data, 2009-2014. JAMA. 2017; 318(13):1241-9.

Rhodes A, Evans LE, Alhazzani W, Levy MM, Antonelli M, Ferrer R et al. Surviving Sepsis Campaign: International Guidelines for Management of Sepsis and Septic Shock: 2016. Intensive Care Med. 2017;43(3):304-77.

Salomão R, Ferreira BL, Salomão MC, Santos SS, Azevedo LCP, Brunialti MKC. Sepsis: evolving concepts and challenges. Braz J Med Biol Res. 2019;52(4):e8595.

Seymour CW, Liu VX, Iwashyna TJ, Brunkhorst FM, Rea TD, Scherag A et al. Assessment of Clinical Criteria for Sepsis: For the Third International Consensus Definitions for Sepsis and Septic Shock (Sepsis-3). JAMA. 2016;315(8):762-74.

Singer M, Deutschman CS, Seymour CW, Shankar-Hari M, Annane D, Bauer M et al. The Third International Consensus Definitions for Sepsis and Septic Shock (Sepsis-3). JAMA. 2016;315(8):801-10.

Sterling SA, Puskarich MA, Glass AF, Guirgis F, Jones AE. The Impact of the Sepsis-3 Septic Shock Definition on Previously Defined Septic Shock Patients. Crit Care Med. 2017 ep;45(9):1436-42.

Shigeloses

61.1 Aspectos microbiológicos e patogênicos

Leila Carvalho Campos

Shigelose é uma infecção aguda caracterizada por invasão e destruição inflamatória do epitélio do colo intestinal. Caracteriza-se por diarreia mucossanguinolenta ou somente por diarreia, dores abdominais, tenesmo e febre. Sua duração é geralmente limitada a alguns dias. A doença é geralmente autolimitada, mas pode se tornar grave em pacientes imunocomprometidos ou se cuidados médicos adequados não estiverem disponíveis. A combinação de reidratação e antibióticos favorece a rápida resolução da infecção. A shigelose, também conhecida como disenteria bacilar, predomina em regiões sem condições higiênicas adequadas, podendo ser endêmica ou epidêmica.

ETIOLOGIA

A shigelose é causada por bactérias do gênero *Shigella*, o qual é dividido em quatro espécies, tendo-se por base características bioquímicas e sorológicas (antígeno O ou somático): *S. dysenteriae* (sorogrupo A; 15 sorotipos), *S. flexneri* (sorogrupo B; 14 sorotipos), *S. boydii* (sorogrupo C; 20 sorotipos) e *S. sonnei* (sorogrupo D; com um único sorotipo). *S. flexneri* e *S. sonnei* estão relacionadas às formas endêmicas da doença, enquanto *S. dysenteriae* 1, que produz potente toxina citotóxica denominada "toxina de Shiga", é responsável por grandes epidemias. Enquanto *S. flexneri* e *S. dysenteriae* 1 são prevalentes nos países em desenvolvimento, *S. sonnei* está mais frequentemente associado a surtos de shigelose nos países desenvolvidos.

Estudos genéticos mostram que as shigelas são bastante homogêneas e apresentam grande semelhança com *Escherichia coli*. A divergência na sequência genética entre *S. flexneri* e. *coli* protótipo K-12 é de apenas 1,12%. Esta relação é evidente em árvores filogenéticas que posicionam *Shigella* spp. entre isolados de *E. coli* diarreiogênicas. A diferença primária entre *E. coli* e *Shigella* é a capacidade da shigela de invadir ativamente o epitélio intestinal. A invasão e a sobrevivência intracelular são mediadas pela presença de um plasmídeo de virulência (pINV) que está presente em todas as *Shigella* spp. bem como nas *E. coli* enteroinvasoras (EIEC). Bioquimicamente, Shigella pode ser diferenciada de *E. coli* pela incapacidade de fermentar lactose, ausência de produção de indol e ausência de motilidade. Entretanto, cepas de EIEC e outros isolados de *E. coli* "não reativas" frequentemente compartilham essas características fenotípicas e bioquímicas. Deste modo, uma combinação de testes bioquímicos e sorológicos são necessários para a identificação correta de *Shigella* spp. e diferenciá-las das *E. coli* inativa.

Vários sorotipos de Shigella estão intimamente relacionados com sorogrupos específicos de antígenos O de EIEC, o que pode complicar a identificação sorológica definitiva de alguns isolados. Dentro do sorogrupo A, o sorotipo 1 de *S. dysenteriae* tem uma toxina Shiga, codificada cromossomicamente (*stx*1a), que é a base da diarreia grave e da síndrome hemolítica urêmica (HUS), frequentemente associada a essas infecções. A classificação taxonômica e a identificação baseada apenas no sorotipo são complicadas pela reatividade cruzada entre os sorotipos de Shigella dentro de cada sorogrupo e com os sorotipos específicos de EIEC.

PATOGÊNESE

A patogênese e a apresentação clínica de shigeloses consistem em soma de ação complexa de grande número de fatores bacterianos de virulência. A parte essencial da maquinaria molecular necessária para invasão bacteriana e para a sobrevivência intracelular é codificada por plasmídeo de virulência (pINV) grande, de aproximadamente 220 kilobases (kbp), que contém um mosaico de cerca de 100 genes. O cerne do plasmídeo é região conservada, de 30 kbp ("região de entrada"), necessária e suficiente para invasão das células epiteliais e morte de macrófagos. Com base em suas funções, genes codificados nesta região podem ser divididos em quatro grupos.

Cerca de 50 genes do primeiro grupo compreendem mais da metade da região de entrada e são necessários para a secreção de proteínas Ipa e de outras proteínas efetoras. Esses genes são designados *membrane expression of ipa (mxi) – surface presentation of ipa (spa)* e codificam um Sistema de Secreção Tipo III (T3SS; *Type III Secretion System*) (Figura 61.1.1). Este sistema de secreção apresenta uma estrutura semelhante a uma seringa, que abrange as duas membranas da bactéria e é inserido na membrana da célula-alvo, permitindo, assim, a translocação dos fatores de virulência do patógeno diretamente para o citoplasma do hospedeiro. O *locus mxi-spa* codifica os componentes necessários para a formação e o funcionamento do T3SS. Este aparelho secretor desempenha um papel primordial no processo de invasão celular, curso de infecção e piroptose (ver adiante). A 37 °C, os componentes do T3SS são montados, mas a secreção das proteínas efetoras só ocorre quando o T3SS entra em contato com a superfície da célula hospedeira. Sais biliares, pH baixo e temperatura são alguns dos fatores que induzem a expressão dos genes do T3SS.

O segundo grupo de genes codifica as proteínas secretadas pelo T3SS, que atuam manipulando os processos da célula hospedeira em favor da bactéria. Aproximadamente, 25 proteínas codificadas pelo plasmídeo de virulência são secretadas por este sistema. Outras 5 a 7 proteínas efetoras são codificadas no cromossoma. Entre as proteínas secretadas, estão antígenos imunogenicamente dominantes, conhecidos como antígenos do plasmídeo de invasão – IpaA, IpaB, IpaC, IpaD (*invasion plasmid antigen*). Três deles, IpaB, IpaC e IpaD são fatores de virulência essenciais para invasão de célula do hospedeiro e sobrevivência intracelular. Essas proteínas formam um complexo que interage com a membrana da célula eucariótica formando um poro através do qual IpaA e outras proteínas efetoras são translocadas, através do T3SS, para o citoplasma da célula eucariótica.

O terceiro e o quarto grupos de genes contêm ativadores de transcrição de genes associados ao aparelho *mxi-spa* e proteínas "chaperones" que estabilizam substratos (proteínas efetoras) de *mxi-spa* em citoplasma bacteriano e regulam transcrição de genes efetores localizados fora da região de entrada.

Além do plasmídeo de virulência, existem três ilhas de patogenicidade (PAI) principais e um lócus de resistência a múltiplas drogas frequentemente encontrado no cromossomo de *Shigella*/EIEC, codificando para cerca de 35 proteínas associadas à virulência e resistência a antibióticos. Uma combinação de fatores de virulência cromossômicos e plasmidiais mediam o ciclo de vida da shigela e determinam a destruição do epitélio do colo intestinal e os sintomas da doença.

CURSO DA INFECÇÃO

A shigela é transmitida diretamente de pessoa a pessoa pela via fecal-oral ou pela ingestão de alimentos e água contaminados. Após a ingestão, o ambiente ácido do estômago induz a expressão de proteínas periplasmáticas bacterianas que contribuem para a resistência ácida da bactéria, permitindo a sua sobrevivência em pH em torno de 2,5 por pelo menos 2 horas. Após atingir o intestino, a shigela encontra uma população de micro-organismos que compreende mais de 1.000 espécies diferentes em uma densidade muito alta de até 10^{12} bactérias por grama de fezes no cólon, que é o local preferencial de infecção para a shigela. Em função da dose infectante ser extremamente baixa (entre 10 e 100 bactérias), a shigela desenvolveu mecanismos para competir pelo seu nicho, ao mesmo tempo em que é vastamente superada em número pela microbiota intestinal. Pelo menos um desses mecanismos é a secreção de uma pequena proteína inibidora chamada colicina, por alguns isolados de *Shigella* (especialmente *S. sonnei*), codificada por uma PAI, localizada no cromossomo, que tem como alvo bactérias filogeneticamente relacionadas.

Outro obstáculo no caminho da shigela para a superfície epitelial é a camada de muco que cobre o trato gastrointestinal, atingindo uma espessura de 1 mm no colo. Além de criar uma barreira física entre o epitélio e a microbiota, esta entidade é enriquecida de peptídeos antimicrobianos (PAM) e imunoglobulinas secretoras A (IgA) que restringem o crescimento bacteriano, especialmente na parte mais densa e profunda da camada de muco. A shigela tem um tropismo altamente especializado para o colo intestinal, ligando-se ao muco através de interações fracas glicano-glicano entre as mucinas fortemente glicosiladas e as abun-

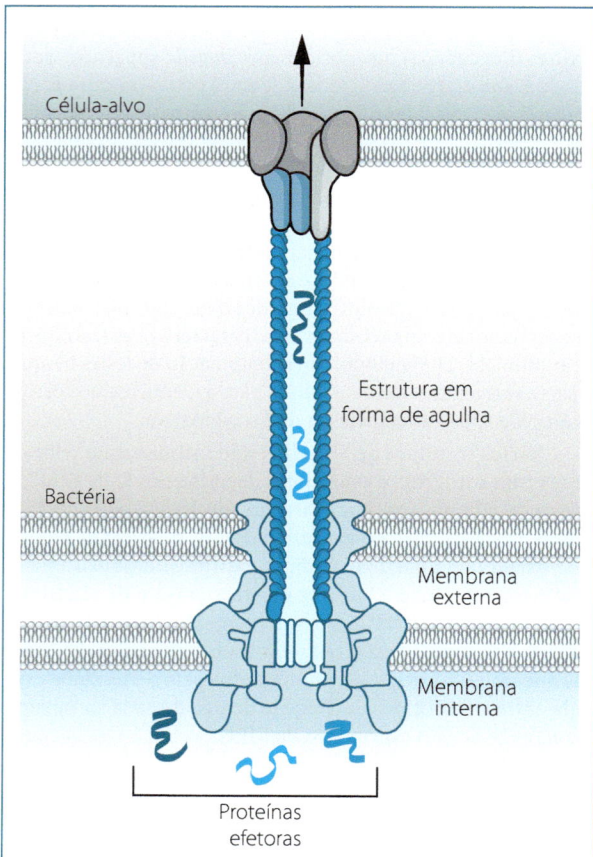

FIGURA 61.1.1 Estrutura do Sistema de Secreção Tipo III de *Shigella*. *Fonte:* Adaptada de Mattock E et al. Front. Cell Infect. Microbiol. 2017;7:64. doi. 10.3389/fcimb.2017.00064.

dantes repetições de açúcar do antígeno que decoram a camada externa do LPS de *Shigella*. Além disso, supõe-se que a shigela codifique mucinases (Pic e EatA), que supostamente abrem caminho para que este patógeno penetre na camada de muco.

Ao passar pelo trato gastrointestinal, a shigela recebe sinais importantes que modulam a função de seus fatores de virulência. O principal regulador transcricional dos genes de virulência é a proteína VirF, que normalmente está reprimida sob condições de baixa temperatura e baixa osmolaridade. Uma vez ingerida, a mudança de temperatura enseja a expressão de VirF que, por sua vez, induz outro fator de transcrição, VirB, que controla diretamente a síntese de importantes genes de virulência, incluindo os codificadores do aparelho secretor T3SS.

Uma vez montado, o T3SS ainda não está pronto para atacar as células hospedeiras até se ligar aos sais biliares no lúmen intestinal através da proteína IpaD da ponta da agulha. Esta ligação induz uma mudança conformacional e expõe a proteína IpaB na ponta da agulha secretora, que, juntamente com IpaC, forma um poro (chamado de "translocon") dentro da membrana hospedeira através do qual ocorre a injeção de proteínas efetoras. Os receptores de membrana CD44 e integrina a-5-β-1 promovem a ligação aos componentes IpaB (para CD44) e IpaB/C/D (para a integrina a-5-β-1).

Para colonizar a mucosa do colo, pelo menos dois caminhos não mutuamente exclusivos foram sugeridos. Em ambos os casos, entretanto, a shigela desencadeia sua captação em células não fagocíticas em virtude da ação de proteínas efetoras translocadas pelo T3SS nas células hospedeiras. Na primeira via, as proteínas efetoras secretadas pelo T3SS induzem a captação da bactéria pelas células M, que a endocitam e a transportam até o tecido linfoide subjacente (transcitose). Uma via alternativa de entrada da shigela propõe a interação direta com o lado apical do enterócito através de protrusões semelhantes a dedos chamadas "filopódios". Essas organelas celulares sensoriais, geralmente encontradas nas junções intercelulares, sondam o ambiente para estabelecer estruturas de adesão. A captura bacteriana pela ponta da filopódia desencadeia sua retração em direção ao corpo celular onde a invasão eventualmente ocorre.

Em ambas as vias, a etapa crítica da invasão da *Shigella* na célula hospedeira é a indução do rearranjo de actina e das ondulações (*ruffling*) da membrana plasmática, dependentes do T3SS, que provoca a internalização da bactéria em uma via semelhante à macropinocitose. Este processo é executado pela ação conjunta de proteínas efetoras, ativando tirosinas quinases do hospedeiro e as GTPases Rho, hidrolisando lipídeos de membrana (fosfatidil-inositol) e ligando-se à vinculina para promover a despolimerização localizada da actina e a redução da adesão entre as células e a matriz extracelular.

Após o cruzamento do revestimento epitelial, as bactérias encontram células fagocíticas presentes nos folículos linfoides intestinais, especialmente macrófagos localizados abaixo das células M. Durante os estágios iniciais da infecção, a shigela é fagocitada pelos macrófagos residentes e pelas células dendríticas, mas escapa do vacúolo fagocítico para o citosol, principalmente pela ação das proteínas IpaB, IpaC e IpgD. Posteriormente, as bactérias se multiplicam dentro de macrófagos e células dendríticas invadidas e induzem sua morte celular pró-inflamatória, denominada piroptose. A morte celular de macrófagos é acompanhada pela liberação de citocinas pró-inflamatórias: interleucina 1b (IL-1b) e interleucina 18 (IL-18). Ambas as citocinas são mediadores críticos de resposta inflamatória aguda e massiva induzida pela shigela. Enquanto a sinalização por IL-1b leva à inflamação intestinal intensa, característica da shigelose, IL-18 está envolvida na geração de resposta antibacteriana efetiva, ativando células *natural killer* (NK) e promovendo a produção de interferon-gama (IFN-γ), amplificando a resposta imune inata.

Ao morrerem, os macrófagos liberam as bactérias endocitadas que, então, iniciam a invasão de enterócitos pela região basolateral dessas células. Uma vez dentro das células, a bactéria escapa do vacúolo e começa a se multiplicar no citoplasma, movendo-se através de uma cauda de actina polimerizada. Essa cauda de actina é formada após a interação da proteína bacteriana IcsA (*intercelular spread*) com proteínas citoplasmáticas (N-WAS e Arp2/3), promovendo a nucleação e polimerização de actina. Em virtude de sua posição polar, a cauda de actina propele a shigela para frente e em direção as células adjacentes. Além do complexo de nucleação de actina, a protease VirA do T3SS auxilia o movimento intracelular da shigela, degradando a rede densa de microtúbulos.

Ao alcançar as membranas citoplasmáticas da célula infectada e da célula adjacente, forma-se uma protusão contendo a bactéria, que é endocitada, formando-se um vacúolo de membrana dupla. Entretanto, a bactéria não é direcionada para o processo de autofagia da célula em virtude de ação não bem compreendida de outra proteína de superfície IcsB, que auxilia na polimerização das caudas de actina. O vacúolo de membrana dupla é, então, lisado, a shigela passa para o citoplasma, recruta nova cauda de actina e o ciclo continua. Deste modo, a shigela se dissemina nos enterócitos, podendo comprometer vastas áreas do epitélio do colo intestinal.

Embora a estratégia de invasão de células adjacentes evite a exposição da bactéria a componentes extracelulares de defesa imune do hospedeiro, fragmentos de peptidoglicana, liberados da bactéria, são identificados por proteínas sensoras intracelulares (proteínas NOD, particularmente NOD1), ocasionando ativação do fator nuclear-κB (NF-κB) e, subsequentemente, liberação de IL-8. Esta quimiocina conduz o recrutamento massivo de neutrófilos (PMN) para o sítio de infecção, sendo grande responsável, portanto pelo início da inflamação da mucosa. NF-κB também controla a produção de fatores, por exemplo IL-18, IFN-γ, IL-12 e de moléculas coestimulatórias, como CD80/CD86, necessárias para desenvolvimento da resposta T-auxiliadora eficiente contra patógenos invasivos. Contudo, a resposta inflamatória, tão danosa para a bactéria invasora, é regulada pela própria bactéria. Outras proteínas efetoras bacterianas, a maioria delas chamada de "Osp" (*outer Shigella protein*), são liberadas pelo T3SS e estão envolvidas na regulação da resposta inata do hospedeiro. Essas proteínas atuam em funções celulares essenciais para desencadeamento de resposta inflamatória e no processo geral de defesa da mucosa intestinal.

A infiltração de neutrófilos destrói a integridade da camada epitelial, migrando para a luz intestinal por junções intercelulares e permitindo que bactérias presentes no lúmen atinjam a submucosa sem a necessidade das células M. Além disso, a shigela parece enfraquecer as junções celulares (*tight junctions*). Assim, a morte de macrófagos, a destruição das células epiteliais e o influxo massivo de neutrófilos exacerbam a infecção bacteriana e a lesão tecidual. Esses processos são essenciais para desenvolvimento de diarreia e da patologia característica das shigeloses. Entretanto, os neutrófilos recrutados para o sítio de infecção englobam e matam a bactéria, solucionando a infecção, mas também contribuem para a destruição maciça de tecido. De modo geral, a interação entre neutrófilos e shigela na progressão da doença ainda não está clara.

A Figura 61.1.2 representa esquematicamente as principais etapas da infecção do colo intestinal pelas shigelas.

DIARREIA E SÍNDROME HEMOLÍTICA URÊMICA (HUS)

Uma das marcas da shigelose é a produção de fezes mucoides sanguinolentas. No entanto, a maioria dos pacientes desenvolve uma fase inicial de diarreia aquosa, que é, pelo menos parcialmente, desencadeada por dois tipos de toxinas codificadas por uma PAI e são secretadas por várias cepas de Shigella durante a infecção. O primeiro tipo compreende as enterotoxinas 1 e 2 (ShET1 e ShET2) codificadas pelos genes *set*1A e *set*1B, respectivamente. ShET1 é codificada pelo cromossoma e é encontrada em cepas de *S. flexneri* 2a, enquanto ShET2 está localizada em um plasmídeo, normalmente encontrado em diferentes sorotipos de Shigella e em EIEC. Embora o mecanismo de ação dessas enterotoxinas ainda seja desconhecido, pelo menos ShET2 mostrou ser secretada através do T3SS. Outra toxina que causa o acúmulo de fluidos no lúmen intestinal é a SigA, capaz de clivar a a-fodrina intracelular, alterando o citoesqueleto das células epiteliais, embora sua contribuição para a produção de diarreia aquosa não seja clara.

A toxina Shiga, por sua vez, é produzida exclusivamente por *S. dysenteriae* tipo 1 e as toxinas Shiga-like (SLTs) são produzidas por certos sorotipos de *Escherichia coli* entero-hemorrágica (EHEC) a partir de um profago. A toxina Shiga é extremamente citotóxica para uma ampla variedade de células (p. ex., células epiteliais, endoteliais, leucocitárias, linfoides e neuronais) e é responsável pelo desenvolvimento de lesões vasculares no colo, nos rins e no sistema nervoso central. A toxina Shiga tem uma estrutura AB5 com uma subunidade A enzimaticamente ativa, não covalentemente associada a cinco subunidades B idênticas. As subunidades B são responsáveis pela ligação ao receptor da toxina, o glicolípido globotriaosilceramida (Gb3). Em seguida, a toxina segue a via retrógrada da célula hospedeira para alcançar o retículo endoplasmático enriquecido em ribossomo, onde as subunidades A inibem a síntese de proteína. A morte das células endoteliais no trato gastrointestinal e na microvasculatura do glomérulo renal causa a diarreia sanguinolenta característica, podendo resultar na síndrome hemolítica urêmica (HUS), caracterizada por anemia microangiopática hemolítica, trombocitopenia e falha renal aguda.

DIAGNÓSTICO LABORATORIAL

No início da infecção, a shigela está presente nas fezes dos pacientes em concentração de 10^3 a 10^9 unidades formadoras de colônias por grama de fezes. Depois disso, o número de micro-organismos diminui drasticamente, tornando o diagnóstico difícil. Desse modo, culturas positivas são frequentemente obtidas a partir de fezes frescas, durante a fase aguda da doença. *Swabs* retais também podem ser utilizados para isolamento de *Shigella*, se o espécime é processado rapidamente ou colocado em solução de glicerol-salina tamponada como meio de transporte. As shigelas são suscetíveis à dessecação e ao pH ácido, impactando seu isolamento a partir de espécimes fecais não preservadas, nas quais a produção de ácido por outras bactérias presentes diminui rapidamente o pH local.

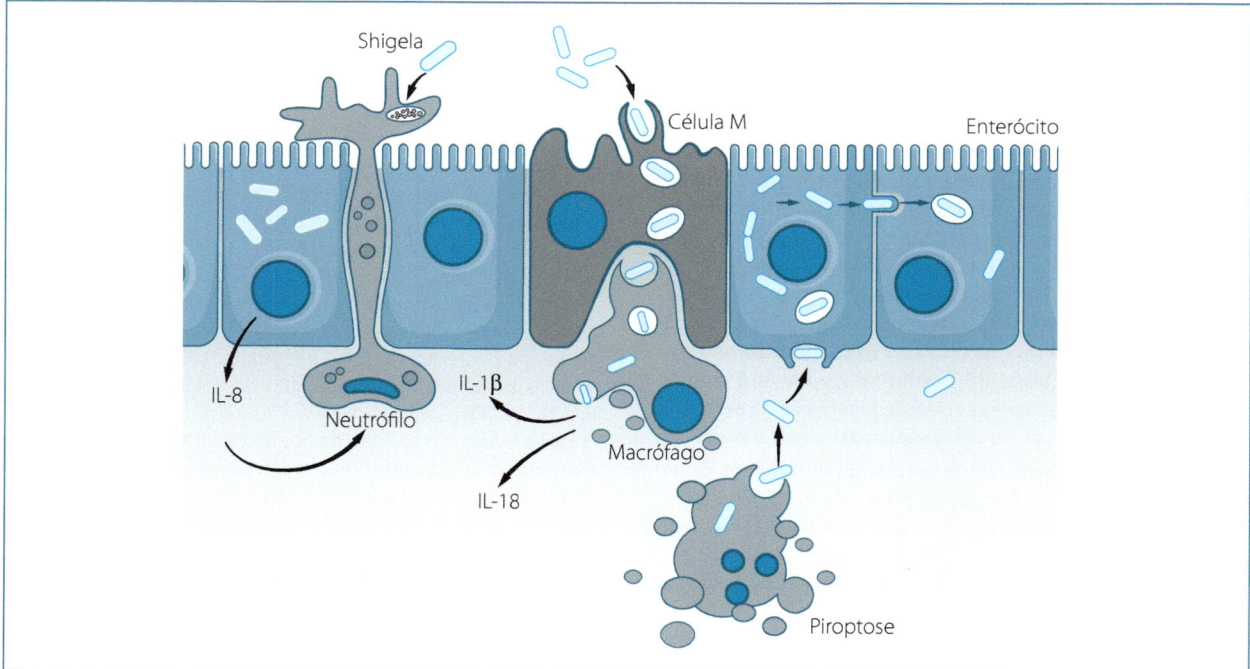

FIGURA 61.1.2 Invasão da mucosa do colo pela shigela e início da inflamação.
Fonte: Adaptada de Mattock E et al. Front. Cell Infect. Microbiol. 2017;7:64. doi: 10.3389/fcimb.2017.00064.

Grande número de leucócitos polimorfonucleares está presente nas fezes em estágios iniciais da doença, refletindo intensa reação inflamatória causada pelo patógeno. Desse modo, exame microscópico das fezes para verificar presença de leucócitos pode auxiliar no diagnóstico, pois é método rápido e sensível.

O enriquecimento das culturas de fezes pode aumentar a sensibilidade de detecção. Vários caldos enriquecidos estão disponíveis, incluindo caldo selenito, caldo Rappaport-Vassiliadis, água peptona tamponada, caldo GN (Gram-negativo) e caldo MacConkey. Esses caldos são seletivos, inibindo o crescimento de micro-organismos Gram-positivos bem como muitos Gram-negativos, incluindo *E. coli*. A semeadura direta de fezes do paciente em meio de cultura pode ser realizada empregando meios seletivos tais como ágar MacConkey, Hektoen, *Salmonella-Shigella* (SS) e xilose-lisina-desoxicolato (XLD). Após incubação durante 16 a 18 horas, a 37 °C, as colônias incolores e não fermentadoras de lactose são transferidas para meios diferenciais, como EPM/MILi, Kligler ou TSI (*triple sugar iron agar*).

Shigella spp são bioquimicamente similares a *E. coli* enteroinvasora (EIEC); reduzem nitrato a nitrito e fermentam a glicose a ácido, mas não produzem gás. As espécies de Shigella não fermentam outros açúcares comuns, incluindo lactose e sacarose, não hidrolisam a esculina, não produzem H_2S e não produzem lisina descarboxilase. Dentro do gênero, apenas *S. sonnei* e *S. boydii* do sorogrupo 13 são positivas para ornitina descarboxilase. *S. sonnei* também fermenta lactose após incubação estendida.

A diferenciação das espécies baseada apenas nas reações bioquímicas é difícil e existe uma grande variabilidade entre elas. Alguns biótipos de *E. coli* da flora intestinal normal (*E. coli* inativa/Alkalescens-Dispar) podem ser confundidos com espécies de Shigella pelo fato de serem imóveis e fermentadores tardios de lactose. Deste modo, após identificação bioquímica, as amostras são submetidas a testes de aglutinação em lâmina com antissoros contra os sorotipos de Shigella, que podem confirmar a identificação.

A diferenciação sorológica é essencial, mas é trabalhosa, demorada, cara e pode ser errônea. A reatividade cruzada intra e interespécies é comum e os antissoros comerciais são cerca de 91% precisos. Além disso, as cepas rugosas que não expressam o antígeno O e os sorotipos de Shigella emergentes, sem o reconhecimento dos antissoros, podem dificultar a caracterização. Por essas razões, a tipagem molecular está em desenvolvimento para substituir a identificação convencional de *Shigella*.

Estudos recentes mostram o emprego de métodos moleculares baseados na reação da polimerase em cadeia (PCR) para a identificação de sorotipos de *Shigella*. Esses métodos têm apresentado diversas vantagens em relação ao método tradicional de tipagem sorológica, incluindo a superação do problema da disponibilidade de antissoros adequados, além de permitirem a identificação de várias cepas ao mesmo tempo e serem de fácil implementação nos laboratórios de rotina. Outros estudos, indicam o emprego do sequenciamento do genoma completo (WGS, do inglês *whole genome sequencing*).

BIBLIOGRAFIA SUGERIDA

Agaisse H. 2016. Molecular and cellular mechanisms of Shigella flexneri dissemination. Front. Cell Infect Microbiol. 6: 29, doi: 10.3389/fcimb.2016.00029.

Belotserkovsky I, Sansonetti PJ., 2018. Shigella and enteroinvasive Escherichia coli. Curr Top Microbiol Immunol. doi: 10.1007/82_2018_104.

Brengu SP, Sun Q, Bolaños H et al., 2019. PCR based method for S. flexneri serotyping: International Multicenter Validation. J Clin Microbiol. doi:10.1128/JCM.01592-18.

Buchan BW, Faron ML, Humphries RM, Dekker J, Ledeboer. 2019. Escherichia, Shigella and Salmonella. In: KC Carroll, MA Pfaller, ML Landry, AJ McAdam, R Patel, SS Richter, DW Warnock (eds.). Manual of Clinical Microbiology, 12. ed., vol 1. Washington, DC: ASM Press, p. 723.

Hermansson A-K, Paciello I, Bernardini ML. 2016. The Orchestra and Its Maestro: Shigella's Fine-Tuning of the Inflammasome Platforms. Curr. Top. Microbiol Immunol. 397, 91-115, doi 10.1007/978-3-319-41171-2_5.

Mattock E, Blocker AJ, 2017. How do the virulence factors of Shigella work together to cause disease? Front. Cell Infect Microbiol. 7: 64, doi: 10.3389/fcimb.2017.00064.

Xia A, Wang X, Zheng Y et al, 2018. What role does pyroptois play in microbial infection? J Cell Physiol. 1-8, doi: 10.1002/jcp.27909.

Wu Y, Lau HK, Lee T et al., 2019. In Silico serotyping based on whole-genome sequencing improves the accuracy of Shigella identification. Appl Environ Microbiol., doi: 10.1128/AEM.00165-19.

61.2 Aspectos clínicos

José Hugo de Lins Pessoa

INTRODUÇÃO

Shigella sp. são enterobactérias, Gram-negativas, agentes da gastroenterite conhecida como disenteria bacilar. Existem quatro espécies de *Shigella*: *S. dysenteriae*, *S. flexneri*, *S. boydii*, *S. sonnei*. No Brasil, predominam as infecções por *S. sonnei*, e *S. flexneri*, com variações regionais, sendo muito pouco frequente a *S. dysenteria*. Em trabalho do Instituto Oswaldo Cruz, em 2006, a frequência foi de S. *flexneri* (52,7%), *S. sonnei* (44,2%), *S. boydii* (2,3%) e *S. dysenteriae* (0,6%). Em levantamento nos Estados Unidos do CDC, em

2012, *S. sonnei* representou 75,2%, *S. flexneri* 12,4%, *S. boydii* 0,8% e *S. dysenteriae* 0,3% das infecções.

É interessante lembrar que, historicamente, a *Shigella* foi um dos primeiros micro-organismos isolados de humanos que apresentava resistência a múltiplos antibióticos por plasmídeos. Também se deve ressaltar que a infecção por *Shigella* precisa de pequeno inóculo infectante: apenas 10 a 200 ($10^1/10^2$) micro-organismos são necessários para causar a doença. Ou seja, um dos menores dentre as infecções bacterianas. O reservatório é o trato gastrointestinal do homem e com transmissão pela via fecal-oral. A infecção pode ser transmitida diretamente por contato interpessoal, principalmente pelas mãos. Deve-se ressaltar a elevada taxa de transmissão domiciliar secundária. A ingestão de alimentos ou água contaminados representa fonte importante de doença. A shigelose (CID 10: A013) faz parte do grupo das Doenças Transmitidas por Alimentos (DTA). Esse nome é aplicado a uma síndrome geralmente constituída de anorexia, náuseas, vômitos e/ou diarreia, acompanhada ou não de febre, atribuída à ingestão de alimentos ou água contaminados. Sintomas digestivos, no entanto, não são as únicas manifestações dessa infecção.

A infecção por *Shigella* é muito rara em lactentes menores de 3 a 6 meses. Alguns casos, raros, foram descritos em recém-nascidos. A prevalência dessa infecção aumenta com a idade da criança; sendo em torno de 8 a 10% nos casos diarreicos, em menores de um ano de idade e de 15 a 18%, nas maiores de dois anos e adultos. Em países desenvolvidos a *Shigella* ainda é causa frequente de diarreia bacteriana, sendo uma importante etiologia nos Estados Unidos. As evidências sugerem imunidade desenvolvida para o sorotipo específico.

QUADRO CLÍNICO E COMPLICAÇÕES

O período de incubação pode ser de 12 a 72 horas, usualmente 1 a 3 dias. Considera-se a infecção por *Shigella* uma situação de espectro clínico pleomórfico, desde quadros leves – diarreia aquosa com poucos ou nenhum sintoma geral – até formas graves e tóxicas – com febre alta, dor abdominal, tenesmo, fezes com muco e sangue e sintomas gerais. Raramente ocorre sem diarreia, que está presente em cerca de 90% dos casos. Nas crianças menores de dois anos, a doença é mais grave do que em crianças maiores e adultos. A bactéria causa a doença por invasão após aderência às células epiteliais colônicas e a disseminação célula a célula. Isso resulta em ulcerações com exsudato constituído por células colônicas descamadas, leucócitos polimorfonucleares e eritrócitos produzindo disenteria. O processo de invasão das células epiteliais do intestino grosso pela *Shigella* tem sido comparado ao processo de fagocitose neutrofílica. A bactéria também produz uma enterotoxina citotóxica responsável por diarreia líquida, aquosa. Os quadros mais graves são observados nas infecções pela *S. dysenteriae* (tipo 1), que produz uma toxina (chamada toxina de Shiga) com ação citotóxica, causando lesões necróticas no cólon. Nas formas leves ou moderadas, que são as mais frequentes, a shigelose pode se manifestar apenas por diarreia aquosa, sem a manifestação característica de fezes disentéricas, com sangue, muco e pus. Nas formas leves, o quadro diarreico evolui para cura em 3 a 7 dias. Desse modo, no dia a dia da prática médica a infecção por *Shigella* faz parte das doenças diarreicas agudas onde predomina o quadro de desidratação, se evidenciando como suspeita etiológica apenas quando ocorre disenteria. Nas formas graves, a shigelose manifesta-se como doença aguda caracterizada por febre, diarreia com muco e sangue, que inicialmente era aquosa, e com dor abdominal, tipo cólica. É importante lembrar que a dor abdominal (cólica de variada intensidade) geralmente precede o quadro diarreico, podendo confundir o médico. As fezes aquosas em 12 a 72 horas tornam-se com muco e sangue em grande número de evacuações, geralmente de pequeno volume e frequentes, com urgência fecal e tenesmo. Além da febre alta (39 a 40 °C), outras manifestações podem estar presentes, tais como: anorexia, náuseas, vômitos, cefaleia, calafrios, convulsões e sinais de irritação das meninges (meningismo). Ao exame físico, nas infecções por *Shigella*, pode-se encontrar desde pacientes em bom estado geral e hidratados até crianças com desidratação de intensidade variável, com hipotensão. Dor à palpação abdominal e ruídos hidroaéreos exacerbados também são encontrados. Existe habitualmente uma maior sensibilidade dolorosa nos quadrantes inferiores do abdome, no entanto, não apresenta sinal de descompressão brusca. A evolução do quadro febril na shigelose costuma ser rápida: 1 a 3 dias de febre. As fezes geralmente voltam ao normal em uma semana; entretanto a pesquisa de sangue nas fezes pode ser positiva em até duas semanas. Nas crianças desnutridas graves, a doença pode evoluir mantendo o quadro diarreico prolongado, com perda de peso e perda fecal de proteínas. Embora a bacteremia seja rara, a sepse é infrequente nas infecções por *Shigella*, sendo mais frequente em imunodeprimidos e desnutridos graves. A contaminação direta pela *Shigella* pode resultar em conjuntivite e vulvovaginite. A vulvovaginite por *Shigella,* embora rara, tem sido observada tanto em meninas com diarreia ou apenas em contato com membro da família com a infecção, sendo a *Shigella flexneri* (70 a 90%) o mais encontrado. A síndrome hemolítica-urêmica (SHU) em virtude da toxina de *Shiga,* observada principalmente na infecção pela *S. dysenteriae* sorotipo 1, pode acontecer ao final da primeira semana de doença. Outra complicação, geralmente rara, mas que pode acontecer nos pacientes com o genótipo HLA B27 é a Síndrome de Reiter (uretrite, artrite, conjuntivite). A *Shigella* sp. pode ser, também, causa de artrite reativa pós-infecciosa. Podem ocorrer eventualmente quadros neurológicos, como convulsão, meningismo, encefalopatias, letargia, alucinações, cefaleia e confusão mental, como manifestações extraintestinais da infecção aguda grave, são mais prevalentes em crianças do que em adolescentes e adultos. Muito raramente pode haver peritonite secundária à perfuração intestinal e quadros focais sépticos (artrite, osteomielite).

QUADRO LABORATORIAL

O encontro de *Shigella* nas fezes ou no *swab* retal contendo fezes é diagnóstico da infecção. Painel multianalítico, painel molecular (PCR) para diarreias infecciosas com pesquisa de 22 agentes, incluindo *Shigella*, existe em alguns centros, apresentam alta sensibilidade, mas podem ter resultados falso-positivos. A coprocultura é o exame de referência para diagnosticar a infecção por *Shigella*, a semeadura deve ser feita imediatamente após a evacuação, sendo fundamental efetuar e valorizar o teste de suscetibilidade bacteriana. O exame microscópico das fezes pode mostrar hemácias e grande quantidade de leucócitos, indicando a colite invasiva, mas não é específico de *Shigella*. A coprocultura, na prática do dia a dia, não é um exame rotineiro nos casos leves, tem sido utilizada para os pacientes hospitalizados e em casos graves. Embora infrequentes, nos quadros de bacteremia, principalmente em crianças desnutridas graves e lactentes jovens desidratados que não melhoram o estado geral com a hidratação, é indicada a hemocultura.

DIAGNÓSTICO DIFERENCIAL

Deve-se ressaltar que nem todo quadro disentérico é shigelose, entretanto, em nosso meio, é a primeira etiologia que deve ser considerada. A doença diarreica da *Shigella* nas formas leves é clinicamente indistinguível das outras etiologias de infecção intestinal, incluindo a infecção por vírus (Rotavírus). A disenteria por *Shigella* tem como diagnóstico diferencial a gastroenterite por *Salmonella* sp., *E. coli* enteroinvasiva, *E. coli* entero-hemorrágica, *Campylobacter* sp., *Yersinia enterocolitica* e a disenteria amebiana. Raramente outras situações não infecciosas com sangramento digestivo baixo (p. ex., invaginação intestinal, colite ulcerativa) também devem ser lembradas.

TRATAMENTO

As medidas gerais e a hidratação oral ou parenteral são importantes e suficientes nos casos leves de diarreia aquosa, que são autolimitadas e representam a maioria dos quadros clínicos da infecção por *Shigella*. Esses casos entram no contexto de doença diarreica aguda e tem boa evolução, não necessitando terapêutica com antimicrobianos. A prescrição de zinco, por via oral, por 10 a 14 dias, na dose de 10 mg/dia para crianças menores de 6 meses e de 20 mg/dia para maiores de 6 meses é recomendada, principalmente em crianças em risco nutricional. Não se recomendam drogas que inibem o peristaltismo intestinal.

Nos quadros disentéricos (muco, sangue e pus nas fezes) graves, principalmente em recém-nascidos, lactentes jovens, desnutridos graves, pacientes com comprometimento da imunidade deve ser avaliado o uso de antimicrobianos, pois existem evidências de benefícios na evolução desses pacientes. Sabe-se que a antibioticoterapia reduz o tempo da disenteria por *Shigella*. Nos casos graves, com cultura positiva para *Shigella* ou com forte suspeita de infecção por *Shigella*, os antimicrobianos têm forte recomendação e qualidade moderada de evidência. A escolha do antimicrobiano em virtude da multirresistência da *Shigella* deve ser reavaliada frequentemente, considerando os dados epidemiológicos atualizados. É importante conhecer o padrão atualizado de resistência local ou regional da *Shigella* aos antimicrobianos, antes da prescrição, para guiar o emprego sem antibiograma. A resistência à ampicilina e a sulfa-trimetropima é atualmente muito comum, e não se recomenda esses antibióticos, exceto quando o antibiograma mostra que não existe resistência, sendo, nesse caso, a primeira opção. O ácido nalidíxico, que era indicado com frequência como droga de escolha na au-

sência de antibiograma a esses antimicrobianos, tem menor eficácia terapêutica.

Atualmente, na ausência do conhecimento da sensibilidade (antibiograma) da *Shigella*, utiliza-se para adultos, por via oral, ciprofloxacina 500 a 750 mg, duas vezes ao dia, por 5 dias, ou levofloxacina, 500 mg, uma vez ao dia, por 3 a 5 dias, ou azitromicina 500 mg, uma vez ao dia, por 3 dias. Para casos graves ou de resistência, usa-se, por via parenteral, ceftriaxone 1 a 2 g, por via EV ou IM, uma vez ao dia, por 3 dias. Para crianças, principalmente em casos de pacientes hospitalizados, em qualquer idade, a ceftriaxona (50 mg/kg peso/dia), IM ou IV, a cada 24 horas, por 2 a 3 dias apresenta ótimos resultados. Por via oral, a ciprofloxaxina 15 mg/kg, duas vezes ao dia, durante 3 dias, tem indicação da OMS, mas, não existe em suspensão oral no Brasil e seu uso não é usualmente recomendado em crianças antes de 17 anos; como alternativa, utiliza-se a azitromicina 12 mg/kg, uma dose no primeiro dia, seguida de 6 mg/kg, uma dose a cada dia, durante 3 a 4 dias. Cefexime 8 mg/kg/dia, por via oral, durante 4 dias pode ser uma alternativa, uma vez que já apresentou alguns bons resultados em adultos.

PROGNÓSTICO

As infecções por *Shigella* geralmente apresentam bom prognóstico, resolvendo-se completamente como doença autolimitada. A perda hídrica e eletrolítica é a complicação imediata mais usual e com correção adequada são raros os casos fatais. Entretanto, casos disentéricos podem apresentar maior gravidade, principalmente em desnutridos e em lactentes. Nos pacientes imunocomprometidos, crianças menores de 3 meses, casos graves, recomenda-se tratamento imediato, sem o que o risco de mortalidade pode ser significativa.

PREVENÇÃO

A infecção por *Shigella,* pela possibilidade de transmissão interpessoal, enfatiza a necessidade de rápida identificação dos doentes. Reforçar a importância da lavagem das mãos. Medidas de isolamento entérico devem ser tomadas, com atenção especial aos casos hospitalizados. As crianças doentes que frequentam creches e escolas e em populações confinadas (asilos, instituições de assistência, cruzeiros em navios e outras) podem representar importante fonte de contágio; é indicado que não as frequentem durante a fase de diarreia. Idealmente, o retorno às aulas exigiria uma coprocultura negativa. A doença não é de notificação compulsória. Os surtos devem ser comunicados. Medidas de saneamento básico são importantes. A cloração da água e os cuidados das pessoas que lidam com alimentos, diminuem o risco de infecção e são medidas básicas, tanto na infecção por *Shigella* quanto nas outras etiologias das doenças transmitidas por esses meios. Deve-se realçar a responsabilidade do médico orientar os cuidados profiláticos, dando atenção ao ciclo oral-anal. São orientações básicas o uso de água corrente para limpeza, a ingestão de água filtrada, a lavagem das mãos após as defecações e da proteção higiênica dos alimentos. É especialmente importante o aleitamento materno exclusivo nos seis primeiros meses de vida e sua manutenção após a introdução dos alimentos complementares até dois anos de idade. Não existe vacina com aplicação clínica.

BIBLIOGRAFIA SUGERIDA

Boslett BA, Schwartz BS. In: Current Medical Diagnosis & Treatment; 2019. p. 1476.

Brasil. Ministério da Saúde. Secretaria de Vigilância em Saúde. Departamento de Vigilância Epidemiológica.

Chambers HF. Shigellosis. In: Current Medical Diagnosis & Treatment; 2008. p. 1252-53.

Departamento de Vigilância Epidemiológica, Secretaria de Vigilância em Saúde, Ministério da Saúde. Shigelose. 4. ed. ampl. Doenças infecciosas e parasitárias; 2004. p. 277-9.

Guarino A, Ashkenazi S, Gendrel D, Lo Vecchio A, Shamir R et al. European Society for Pediatric Gastroenterology, Hepatology, and Nutrition/European Society for Pediatric Infectious Diseases evidence-based. guidelines for the management of acute gastroenteritis in children in Europe: update 2014. J Pediatr Gastroenterol Nutr. 2014 Jul;59(1):132-52.

Gupta A et al. Laboratory-Confirmed Shigellosis in the United States, 1989-2002: Epidemiologic Trends and Patterns. CID. 2004;38:1372-7.

Huskins WC et al. Shigellosis in neonates and young infants. J Pediatr. 1994;125:14-22.

Keusch GT. Shigelose. In: Harrison's Principles of Internal Medicine. 13. ed. Nova York: Mcgraw-Hill Inc.; 1994. p. 709-13.

Ministério da Saúde do Brasil. Manejo do paciente com diarreia. Disponível em: http://bvsms.saude.gov.br/bvs/cartazes/manejo_paciente_diarreia_cartaz.pdf.

Morais M et al. Diarreia aguda: diagnóstico e tratamento. SBP. Departamento Científico de Gastroenterologia; 2007 Março.

MOST, WHO, UNICEF, IZiNCG. Diarrhoea Treatment Guidelines (including new recommendations for the use of ORS and zinc supplementation) for Clinic-Based Healthcare Workers; 2005. Disponível em: http://www.who.int/child-adolescenthealth/Emergencies/Diarrhoea_guidelines.pdf.

National Enteric Disease Surveillance: Shigella Annual Report, 2012 http://www.cdc.gov/ncezid/dfwed/PDFs/Shigella-Overview-508.pdf.

Nunes M et al. Diarreia associada a Shigella em crianças e sensibilidade a antimicrobianos. J Pediatr (Rio J). 2011:125-8. Disponível em: http://dx.doi.org/10.2223/JPED.2131.

Peirano G, Souza F, Rodrigues Dalia, Shigella Study Group. Frequency of serovars and antimicrobial resistance in Shigella spp. from Brazil. Mem. Inst. Rio de Janeiro: Oswaldo Cruz. 2006 May;101(3). Disponível em: http://dx.doi.org/10.1590/S0074-02762006000300003.

Pickerring LK. Salmonella, Shigella and Enteric E. coli Infections. 20. ed. In: Rudolph's Pediatrics; 1996. p. 592-601.

Reed Book 2019-2021. Report of the committee on infectious Diseases AAP. p. 723-7.

Shane AL et al. Infectious Diseases Society of America Clinical Practice Guidelines for the Diagnosis and Management of Infectious Diarrhea. Clin Infect Dis. 2017 Dec 15;65(12):1963-73. PMID:29194529.

Tuberculose

Denise Arakaki-Sanchez
Rossana Coimbra Brito
Fernanda Dockhorn Costa

62.1 Introdução e histórico

Denise Arakaki-Sanchez
Draurio Barreira

LISTA DE SIGLAS NESTE CAPÍTULO

TBMDR: Tuberculose multidrogas resistente pelo menos a rifampicina e isoniazida.

TBMDRE: Tuberculose multidroga resistente estendida as drogas rifampicina, isoniazida, fluorquinolonas, aminoglicosídeos e capreomicina.

TRM-TB: Teste rápido molecular para tuberculose.

TBSD: Tuberculose sensível a drogas.

TBRD: Tuberculose resistente a drogas.

TBL: Tuberculose latente.

PVHIV: Pessoa vivendo com HIV.

RDRR: Região determinante de resistência a rifampicina.

MTBDR-genotype®, MTBDR assay®, MTBDR plus-genotype® e MTBDRplus®: nomes comerciais de ensaios para detecção do DNA e de mutações que geram resistência do *M. tuberculosis*.

Fonte: Colaboração Dr. Danilo Luiz Marques de Carvalho.

INTRODUÇÃO

Em 1993, a Organização Mundial de Saúde (OMS) declarou a tuberculose (TB) uma emergência global ante o aumento expressivo de casos decorrentes do advento da epidemia do HIV e da doença causada por bacilos resistentes aos medicamentos. Desde então, a doença tem se mantido como um grave problema de saúde pública, ainda impulsionada pelo não controle da infecção pelo HIV, agravada por contextos marcados pela desigualdade e/ou exclusão social, expressos por bolsões de pobreza, acesso limitado aos cuidados básicos e oferta parcial de cuidados às pessoas com a doença.

A Estratégia pelo Fim da Tuberculose, proposta em 2014 pela OMS, hoje em vigência, tem como visão "Um mundo livre da tuberculose: zero morte, adoecimento e sofrimento em virtude da tuberculose", e tem por objetivo o fim da epidemia global da doença. As metas, para cumprimento até 2035, são: 1) reduzir o coeficiente de incidência para menos de 10 casos/100 mil habitantes; e 2) reduzir o número de óbitos por tuberculose em 95%. O Plano Nacional pelo Fim da Tuberculose estabelece ações a serem desenvolvidas no país para o alcance das metas.

Especificidades relacionadas ao bacilo, à complexidade da resposta imunológica, à progressão insidiosa e à necessidade de tratamento em longo prazo, fazem da tuberculose um desafio para a saúde pública. Em décadas mais recentes, como já citado, o surgimento de formas resistentes a múltiplos medicamentos e a epidemia de TB-HIV tem representado um esforço adicional às políticas públicas no enfrentamento da doença.

Em 2003, o governo brasileiro incluiu a tuberculose na sua agenda prioritária e o Ministério da Saúde instituiu o Programa Nacional de Controle da Tuberculose, com o objetivo de padronizar e fortalecer as ações de controle em todo território nacional.

Em 2017, a tuberculose liderou o número de mortes causadas por agente infeccioso único no mundo, superando pela primeira vez as mortes causadas em decorrência do HIV (Global TB Report 2015. Organização Mundial da Saúde. Geneve; 2015).

HISTÓRICO

Há 3 milhões de anos, um dos primeiros ancestrais do *M. tuberculosis* pode ter infectado os primeiros hominídeos na África Oriental, e há 20.000 ou 15.000 anos, pela primeira vez, teria aparecido o ancestral comum das cepas atuais do bacilo.

Múmias egípcias, que remontam há 2.400 a.C., revelam deformidades esqueléticas típicas da TB. No entanto, os primeiros documentos descrevendo a TB datam de 3.300 e 2.300 anos atrás, e foram encontrados na Índia e na China, respectivamente. Para esse mesmo período, há evidências arqueológicas da presença da TB em múmias da região andina, sugerindo a presença da doença antes da colonização europeia na América do Sul.

Na Grécia Antiga, a doença já era conhecida e denominada *Phthisis*, e Hipócrates a descreveu como uma doença grave e fatal, particularmente, em adultos jovens, caracterizada por acometimento pulmonar com lesões típicas (tuberculomas). Outros estudiosos da época também descreveram, de modo semelhante, a doença, e Aristóteles sugeriu a natureza contagiante em porcos e bois.

Foi o grego Clarissimus Galen, médico pessoal do imperador romano Marco Aurélio em 174 d.C., que incluiu febre, sudorese, tosse e expectoração com estrias de sangue entre os sintomas da tuberculose. Galen também recomendava viagens para ambientes com ar fresco como estratégias para o tratamento da doença.

Na Idade Média, a escrófula foi descrita como uma nova forma clínica da tuberculose que acometia os gânglios cervicais. Na Inglaterra e na França, ela era conhecida como o "mal do rei" (*king's evil*) e acreditava-se que a doença poderia ser curada com o toque do monarca, prática que foi abolida somente em 1714 e 1825 nos dois países, respectivamente.

Em 1699, há a primeira referência oficial à natureza infecciosa da doença, e em 1735 o Conselho de Saúde da Itália ordenou a notificação compulsória e o isolamento dos doentes, proibindo a admissão deles em hospitais públicos, estabelecendo locais específicos para o tratamento. A intensa palidez apresentada pelos pacientes fez com que a doença também fosse chamada "peste branca".

Durante a revolução industrial, a precarização das condições sociais, marcada por ambientes de trabalho inadequados, pouca ventilação e superlotação nos domicílios, escassez de saneamento básico, desnutrição entre outros fatores permitiram a expansão da doença.

Também no século XIX é que o termo "tuberculose" aparece, e outras formas clínicas foram associadas a doença. Em 1854, de modo inédito, foi descrita a cura sanatorial da tuberculose por um médico que curou a si próprio após uma viagem às montanhas do Himalaia, sendo este feito associado ao ar fresco, exercícios moderados e boa alimentação. Subsequentemente, vários sanatórios foram abertos e vários casos obtiveram a cura quando submetidos aos mesmos cuidados. Até a era antibiótica, o tratamento sanatorial era a melhor alternativa para desfechos clínicos favoráveis.

Embora vários cientistas já postulassem a natureza infecciosa da TB, foi Robert Koch quem identificou, isolou e cultivou o agente etiológico e reproduziu a doença ao inoculá-lo em animais de laboratório. Koch apresentou seus resultados extraordinários na Sociedade de Fisiologia de Berlim, em 24 de março de 1882. Em 1905, foi agraciado com o Prêmio Nobel de Medicina pelas suas contribuições ao desenvolvimento científico acerca da doença.

Mais recentemente, avanços na biologia molecular têm permitido melhor compreensão da disseminação do *M. tuberculosis* ao redor do planeta (conforme será descrito na seção "Patogenia e imunidade").

Há mais de um século da descoberta do bacilo e a tuberculose continua a ser um grave problema de saúde pública nos países marcados por desigualdades econômicas e sociais e com políticas públicas que não promovem a prevenção de casos novos, bem como a detecção e o tratamento eficiente dos casos da doença.

Como demonstrado ao longo da história, a determinação social da tuberculose tem exercido influência marcante no comportamento da endemia. Como citado anteriormente, a revolução industrial, no século XIX na Europa, transformou a doença em uma epidemia devastadora. No entanto, nas décadas que se seguiram à revolução, antes mesmo da descoberta dos antibióticos, com a melhoria das condições de vida da população, a tuberculose apresentou uma queda em sua mortalidade, jamais observada antes ou mesmo depois do início do uso de antibióticos no século passado (Figura 62.1.1).

Na realidade brasileira, a determinação das condições sociais e das condições de saúde ficam ainda mais evidentes ao se observar que as populações mais duramente atingidas pela doença são aquelas desprovidas de condições adequadas de vida e de acesso aos serviços de saúde. Pessoas vivendo em situação de rua, privadas de liberdade, e populações com baixa escolaridade são exemplos de como a doença incide desigualmente nos diversos grupos sociais.

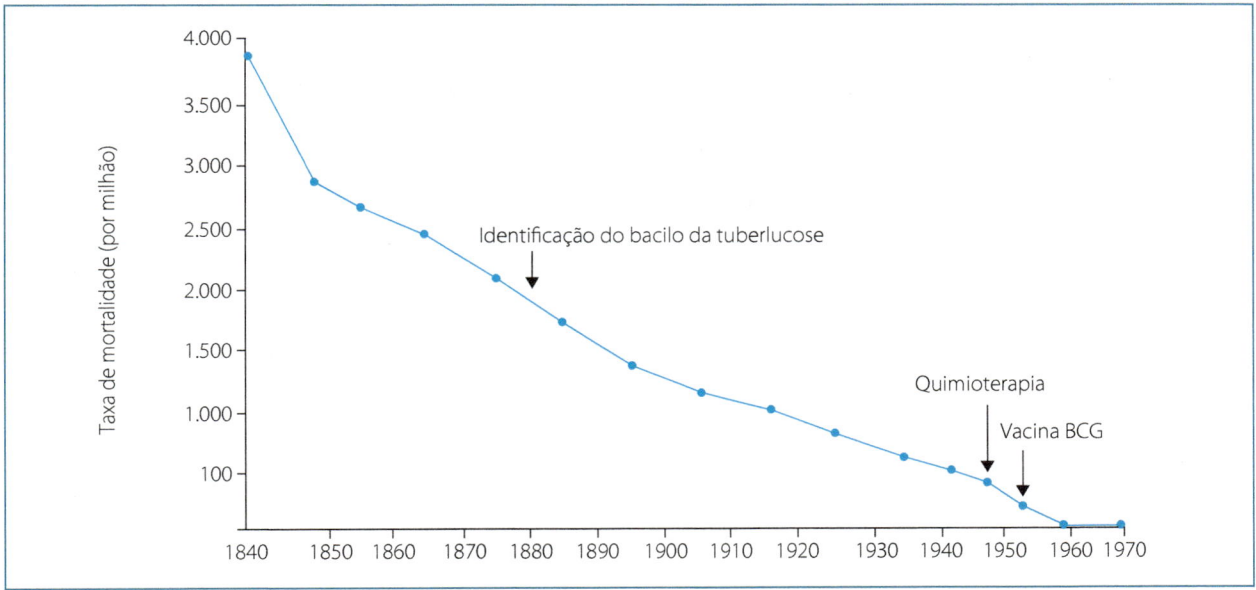

FIGURA 62.1.1 Taxa de mortalidade anual por tuberculose respiratória, Inglaterra e País de Gales, 1840 a 1970.
Fonte: WHO, Tuberculosis, 2019.

BIBLIOGRAFIA SUGERIDA

Barberis, Bragazzi NL, Galluzzo L, Martini M. The history of tuberculosis: from the first historical records to the isolation of Koch's bacillus I. J Prev Med Hyg. 2017;58:E9-E12.

Daniel TM. Hermann Brehmer and the origins of tuberculosis sanatorium. Int J Tuberc Lung Dis. 15(2):161-2.

Martini M. The history of tuberculosis: the social role of sanatoria for the treatment of tuberculosis in Italy between the end of the 19th century and the middle of the 20th. J Prev Med Hyg. 2018;59:E323-E327.

McKeown T. Introducción a la Medicina Social. México; 1981.

62.2 Epidemiologia da tuberculose no mundo e no Brasil

Patrícia Bartholomay de Oliveira
Daniele Maria Pelissari

INCIDÊNCIA

No mundo, em 2017, foram estimados 10 milhões de pessoas com TB, das quais metade estava localizada na Índia (27%), China (9%), Indonésia (8%) e Filipinas (6%). Na região das Américas, nesse mesmo ano, foram estimados 282 mil casos novos, sendo que 32% ocorreram no Brasil. No cenário internacional, o Brasil se encontra na lista de países prioritários da OMS para a carga de TB e de TB com sua coinfecção com o HIV (Figura 62.2.1).

Em 2018, foram registrados no Brasil 75.717 casos novos. O coeficiente de incidência de TB de 2009 a 2018 apresentou uma queda média anual de 1%. No entanto, houve um aumento nos anos de 2017 (35,3/100 mil habitantes) e 2018 (36,2/100 mil habitantes) em relação aos anos de 2015 (34,1/100 mil habitantes) e 2016 (33,9/100 mil habitantes).

No que se refere à distribuição territorial, os estados de São Paulo (24,1%) e Rio de Janeiro (15,1%) apresentam a maior concentração de casos novos (dados de 2018). Além

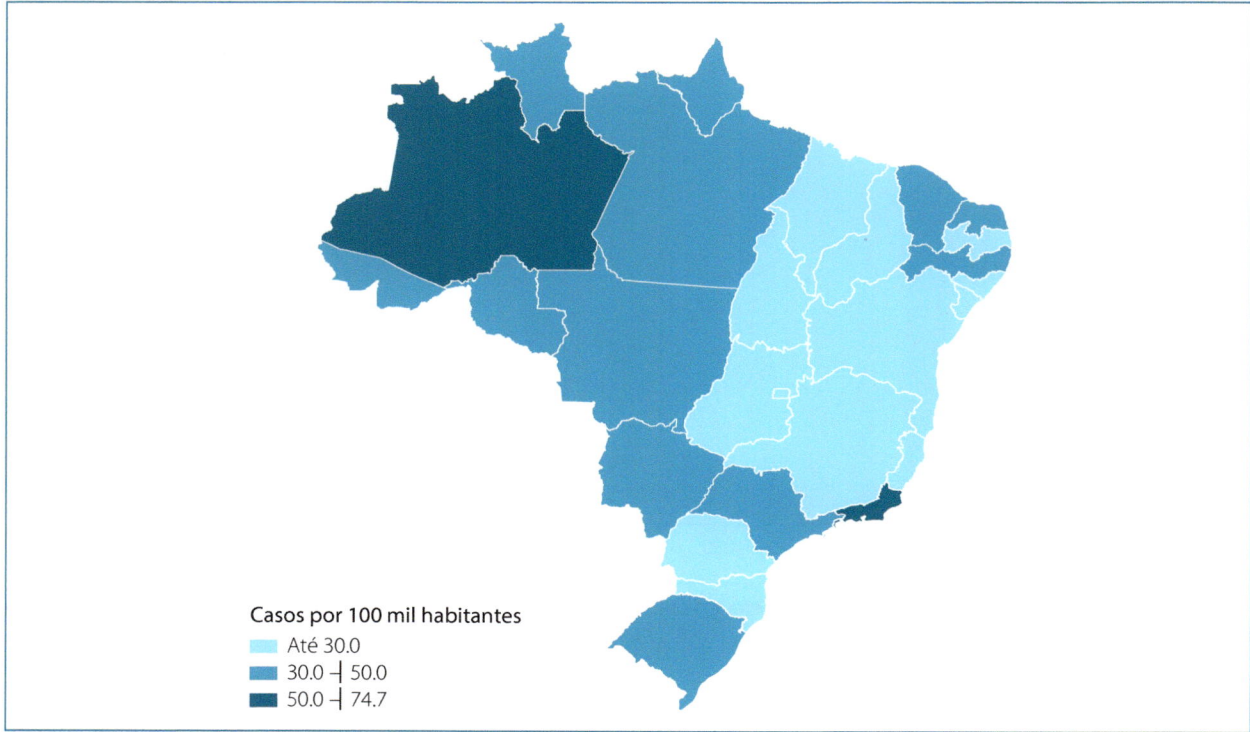

FIGURA 62.2.1 Coeficiente de incidência de tuberculose, todas as formas, por Unidades Federadas.
Fonte: Ministério da Saúde. Manual de Recomendações para o Controle da Tuberculose no Brasil, 2019.

disso, as capitais registraram 36,8% do total de casos novos. O risco de TB nas Unidades Federadas variou de 11,9 a 73,9/100 mil habitantes no Distrito Federal e Amazonas, respectivamente, e nas capitais, de 9,3 em Palmas (Tocantins) a 103,7/100 mil habitantes em Manaus (Amazonas).

MORTALIDADE

Em 2017, 1,6 milhão de pessoas morreram com a doença, sendo que 300 mil foram na população vivendo com HIV (PVHIV). No Brasil, em 2017, foram registrados 4.614 óbitos pela doença, o que equivale a um coeficiente de 2,2 óbitos/100 mil habitantes. No período de 2008 a 2012, houve redução no coeficiente de mortalidade por TB e posterior estabilização.

Os estados que apresentaram maior risco para o óbito por TB foram Pernambuco (4,6/100 mil habitantes), Rio de Janeiro (4,2/100 mil habitantes) e Amazonas (4/100 mil habitantes). Os estados de São Paulo, Rio de Janeiro e Pernambuco registraram, respectivamente, 20%, 15,3% e 9,4% dos óbitos por TB do país (Figura 62.2.2).

TUBERCULOSE DROGARRESISTENTE

Quanto à resistência aos fármacos antiTB, em 2017, foram estimados para o mundo, 558 mil casos novos de TB resistente à rifampicina diagnosticada pelo GeneXpert MTB/ RIF® (RR) ou multidrogarresistente (MDR). Desses, apenas 160 mil (28,7%) foram diagnosticados e notificados, e 139 mil (25%) iniciaram tratamento com medicamentos de segunda linha. Os três países que juntos totalizaram mais da metade desses casos de MDR/RR-TB foram Índia (24%), China (13%) e Rússia (10%). Enquanto no mundo estima-se que 3,5% dos casos novos e 18% dos casos de retratamento tenham TB-MDR/RR, no Brasil, os percentuais são de 1,5% e 8%, respectivamente. Para o ano de 2017, foram estimados 2 mil casos novos de TBMDR/RR. Desses, 1.110 (55%) foram diagnosticados e 964 (48%) iniciaram o tratamento.

CARACTERÍSTICAS DEMOGRÁFICAS NO BRASIL

Quanto às características individuais dos casos novos de TB notificados em 2018, 68,7% eram homens, 61,1% eram da cor negra e 42,6% tinham menos de 8 anos de estudo. Tinham até 10 anos de idade 2% dos casos e de 15 a 39 anos, 51,1%. Foram testados para o HIV 79,1% dos casos novos e o percentual de coinfecção foi de 8,8%.

Do total de casos novos registrados em 2018, 86,4% tinham a forma pulmonar e mista (pulmonar e extrapulmonar) da doença. Quanto às formas extrapulmonares (13,5%), as mais prevalentes foram a pleural (41,5%) e ganglionar periférica (20,7%), seguidas pelas miliar (6,6%), meningocefálica (5,7%), ocular (5,1%) e óssea (4,3%).

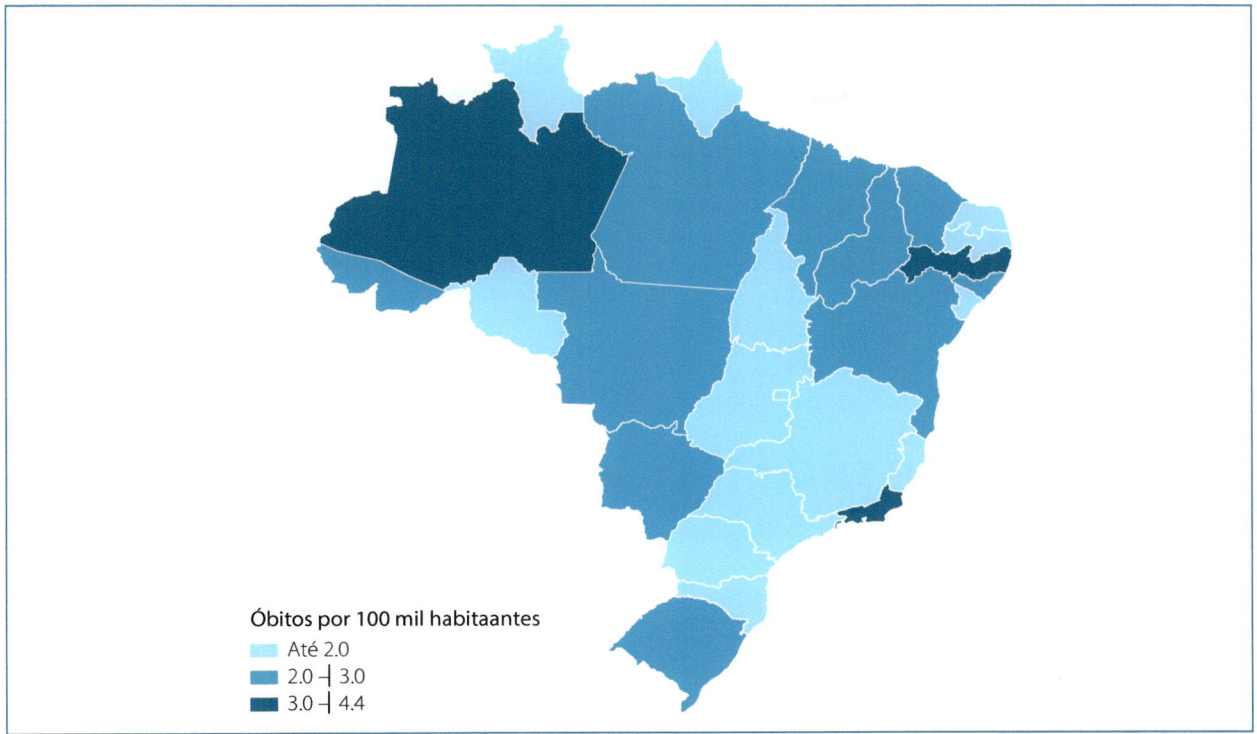

FIGURA 62.2.2 Coeficiente de mortalidade de tuberculose por Unidades Federadas, 2016.
Fonte: Ministério da Saúde. Manual de Recomendações para o Controle da Tuberculose no Brasil, 2019.

BIBLIOGRAFIA SUGERIDA

Brasil. Ministério da Saúde. Departamento de Informática do SUS. Informações de saúde (TABNET): tuberculose; 2019. Disponível em: http://www.datasus.gov.br/informacoes-de-saude/tabnet. Acesso em: 18/03/2019.

Brasil. Ministério da Saúde. Departamento de Informática do SUS. Sistema de Informação de Agravos de Notificação; 2018. Disponível em: http://datasus.saude.gov.br/. Acesso em: 20/02/2019.

Brasil. Ministério da Saúde. Departamento de Informática do SUS. Sistema de Informação sobre Mortalidade; 2019. Disponível em: http://datasus.saude.gov.br/sistemas-e-aplicativos/eventos-v/sim-sistema-de-informacoes-de-mortalidade. Acesso em: 16/02/2019.

Brasil. Ministério da Saúde. Departamento de Informática do SUS. Sistema de Informação de Tratamentos Especiais da Tuberculose; 2019. Disponível em: www.sitetb.saude.gov.br. Acesso em: 20/02/2019.

Brasil. Ministério da Saúde. Secretaria de Vigilância em Saúde. Brasil Livre da Tuberculose: evolução dos cenários epidemiológicos e operacionais da doença. Bol Epidemiológico. 2019;49:1-18.

Organização Mundial da Saúde. Global tuberculosis report 2018. Geneva: WHO; 2018. Disponível em: http://www.who.int/iris/handle/10665/274453.

World Health Organization. WHO End TB Strategy. WHO Document Production Services, Geneva, Switzerland; 2015. Disponível em: http://www.who.int/tb/post2015_strategy/en/. Acesso em: 14/02/2018.

62.3 Etiologia

Lucilaine Ferrazoli

A tuberculose pode ser causada por uma das espécies que integram o complexo *Mycobacterium tuberculosis*, que são *M. tuberculosis*, *M. bovis*, *M. africanum*, *M. canetti*, *M. microti*, *M. pinnipedi*, *M. caprae*.

O gênero *Mycobacterium* é constituido por bacilos retos ou ligeiramente curvos, com tamanhos que variam entre 0,2 e 0,7 μm de largura por 1 e 10 μm de comprimento, aeróbios,

imóveis, sem esporos e genoma com alto conteúdo de G + C. Apresentam tempo de geração longo, sendo 3 horas para as espécies de crescimento rápido e 18 horas para as de crescimento lento. Possui parede celular rica em lipídeos, como os ácidos micólicos e glicolipídeos, o que lhe confere resistência à descoloração por solução de álcool e ácido evidenciada pela coloração de Ziehl Neelsen. Até o momento, esse gênero possui 188 espécies válidas, incluindo aquelas clinicamente importantes, como o *Mycobacterium leprae*, as espécies do complexo *M. tuberculosis* e as ambientais, denominadas micobacterias não tuberculosas (MNT). As espécies do complexo *M. tuberculosis* possuem identidade genética superior a 99% e sequências de 16S rRNA idênticas. Pertecem a este grupo as espécies *M. tuberculosis*, *M. africanum*, *M. bovis*, *M. microti*, *M. capreae* e *M. pinnipedii*. As espécies do complexo *M. tuberculosis* causam a tuberculose no homem e/ou animais. Caracterizam-se por não crescerem em temperaturas inferiores a 30 °C e nos meios de cultura contendo ácido para-nitrobenzóico (PNB).

O gênero *Mycobacterium* era considerado o único da família *Mycobacteriaceae* até 2018, quando Gupta et al., em estudo publicado no periódico *International Journal of Systematic and Evolutionary Microbiology*, propuseram uma nova classificação e nomenclatura, reclassificando-o em cinco gêneros: *Mycobacterium*, *Mycolicibacterium*, *Mycolicibacter*, *Mycolicibacillus* e *Mycobacteroides*. O gênero *Mycobacterium* inclui 70 espécies, dentre as quais estão as do complexo *M. tuberculosis*. No entanto, essa nova classificação tem sido questionada por outros autores, por considerarem que ela poderá causar erros e não oferecer vantagens para os clínicos e os pacientes.

62.4 Transmissão

Julio Henrique Croda

Todos os anos, mais de 10 milhões de novos casos de tuberculose ocorrem globalmente, e a transmissão contínua do *M. tuberculosis* é o principal responsável por novos casos da doença. Apesar dos avanços significativos nos diagnósticos de tuberculose, na imunologia, na epidemiologia e na genética, as dinâmicas de transmissão individuais e populacionais ainda permanecem desconhecidas. Nossas ferramentas atuais permitem o estudo da transmissão do *M. tuberculosis* somente após o diagnóstico de um caso de tuberculose. Os estudos seminais da infecciosidade da tuberculose, incluindo os estudos de referência de Wells e Riley em meados do século XX, foram conduzidos em unidades hospitalares modificadas, após o diagnóstico de tuberculose. Os estudos de exposição "baseados na comunidade" concentram-se predominantemente nos contatos domiciliares, que respondem por menos de 20% das infecções em ambientes com alta carga de tuberculose. De fato, em virtude do período infeccioso prolongado de tuberculose e do potencial de transmissão de exposições breves e casuais, menos de um terço dos casos podem ser epidemiologicamente e geneticamente vinculados. Questões fundamentais sobre onde ocorre a transmissão da tuberculose nas comunidades, relações entre exposição e infecção ou risco de doença e heterogeneidade na transmissão no nível populacional permanecem pobremente entendido. Muito disso se deve às nossas ferramentas limitadas para estudar a transmissão em ambientes comunitários.

Antes de meados do século XIX, existiam várias teorias concorrentes sobre a transmissão do *M. tuberculosis*. Por exemplo, Calmette e Guerin propuseram, em 1905, que a tuberculose podia ser transmitida por alimentos contaminados. Na década de 1950, estudos inovadores de Riley, Wells e Loudon demonstraram que aerossóis de gotículas de pacientes com tuberculose infecciosa resultaram em taxas substanciais de conversão de tuberculina em cobaias expostas. Esses experimentos foram recentemente recriados em instalações de amostragem de ar de cobaias no Peru e na África do Sul com resultados consistentes, e demonstrou que a transmissão da tuberculose a cobaias ocorreu a partir de pequenos aerossóis de gota expelidos pelos pacientes e que a infecciosidade dos casos-fonte era altamente heterogênea. Esse trabalho esclareceu os fundamentos da transmissão aérea da tuberculose pulmonar, sendo, atualmente, amplamente aceito como a rota de transmissão mecanicista primária. Esse e outros achados que investigam a geração de núcleos de gotículas por meio de várias atividades nas vias aéreas, como tossir e cantar, foram muito influentes. Esses estudos abriram caminho para o estudo da transmissão da tuberculose em estudos contemporâneos, bem como o desenvolvimento e a implementação de estratégias eficazes de controle de infecção em unidades de saúde.

Embora esses estudos críticos tenham mudado o foco dos pesquisadores para a transmissão aérea, seus resultados não descartaram outras rotas de transmissão do *M. tuberculosis*. Evidências anteriores para a detecção de *M. tuberculosis* e potencial transmissão ambientais podem ter sido postas de lado com a descoberta da predominância da transmissão através de núcleos de gotículas no ar. Pesquisas sobre a transmissão da tuberculose têm se concentrado quase inteiramente no estudo de isolados clínicos de escarro ou na detecção de *M. tuberculosis* no ar por meio de sensores biológicos (p. ex., modelos de cobaias) ou, mais recentemente, amostradores de ar em ambientes controlados. No entanto, há uma considerável base de evidências históricas sugerindo a presença de *M. tuberculosis* em ambientes naturais e interiores. Modelos animais sugerem que o *M. tuberculosis* pode permanecer infeccioso em alguns desses ambientes, levantando a possibilidade de que a reaerolização possa representar uma via de transmissão pouco apreciada. Além disso, mesmo que as fontes ambientais não representem fontes importantes de transmissão, a amostragem de *M. tuberculosis* em ambientes internos poderia fornecer dimensões temporais e espaciais para o estudo da transmissão da tuberculose de maneiras não alcançáveis por meio de investigações convencionais centradas no paciente. Uma reavaliação da abundância e da viabilidade do *M. tuberculosis* no ambiente interno é justificada e, se confirmada, pode gerar novos *insights* sobre a transmissão e a distribuição na comunidade desse importante patógeno.

No que diz respeito à transmissão focada em aerossóis em pacientes com doença ativa, a intensidade, a presença de cavitações, a duração da exposição ao bacilo e os mecanismos imunológicos do indivíduo exposto estão relacionados com a aquisição da tuberculose latente após a exposição ao *M. tuberculosis*. Nos últimos anos, ficou mais claro que os pacientes que apresentam maior frequência de tosse possuem maior capacidade de infectar os seus contatos domiciliares.

Sabe-se que a duração do tempo de infecciosidade está relacionado aos fatores hospedeiros e bacterianos. Estudos realizados no Peru indicaram uma relação entre o grau de infecciosidade e de positividade do esfregaço da baciloscopia. Os contatos domiciliares com casos de tuberculose com baciloscopia positiva apresentavam um maior risco de infecção em comparação com os casos com baciloscopia negativa. Entretanto, alguns contatos de casos com baciloscopia negativa também apresentavam risco de aquisição da infecção. Embora a baciloscopia seja uma importante técnica de diagnóstico laboratorial, a expansão do seu uso teve pouco impacto na redução da transmissão da tuberculose, muito provavelmente em função da sua baixa sensibilidade e de uma expressiva transmissão do bacilo aos seus contatos por pacientes oligoassintomáticos com baciloscopia negativa.

Em 2014, a OMS publicou diretrizes para os Programas Nacionais de Tuberculose para manejo de crianças com/ou expostas à tuberculose e enfatizou a estratégia primária de rastreamento de contato com tuberculose. Sob essa estratégia, quando um adulto com tuberculose ativa é diagnosticado, qualquer criança que viva no mesmo domicílio deve ser avaliada e, em alguns programas, já fornecer terapia preventiva para crianças que não têm doença ativa. Alternativamente, os adultos diagnosticados com tuberculose são questionados se há contatos doentes na família, sendo solicitado levá-los ao hospital. Isso é frequentemente de menor rendimento diagnóstico. O potencial de rastreio de contato domiciliar para impactar a carga pediátrica de tuberculose baseia-se na sabedoria convencional de que a transmissão de tuberculose para crianças ocorre de pessoas que vivem dentro do lar (e não daqueles que vivem na comunidade em geral). Pressuposto tradicional de que as crianças passam a maior parte do tempo no domicílio com exposição limitada a outros adultos e, consequentemente, sua estrutura de rede social inclui predominantemente membros do domicílio. Várias revisões recentes e diretrizes afirmaram que a transmissão do *M. tuberculosis* para crianças é, em grande parte, atribuída a exposições de dentro do domicílio. No entanto, recentes evidências epidemiológicas acumuladas sugerem que isso pode não ser o caso em ambientes de alta carga e que as crianças são mais frequentemente infectadas por aqueles que vivem fora do lar.

Nos últimos anos, três estudos de coorte de base populacional investigando novas infecções por tuberculose em crianças pequenas foram realizados. Estudos de conversão do ensaio de liberação de tuberculina ou interferon-γ (IGRA) documentaram a prevalência da exposição à tuberculose para ajudar a entender a proporção de crianças com infecções por tuberculose proveniente de exposição domiciliar. Nesses três estudos de coorte de altos níveis de carga de tuberculose, a proporção estimada de transmissão de *M. tuberculosis* para crianças, que ocorreu em virtude da exposição do agregado familiar, foi entre 10 e 30%.

Primeiro, no ensaio de vacina contra tuberculose MVA85A, que incorporou um projeto de conversão prospectivo, bebês HIV-negativos (18 a 24 semanas de idade) foram testados com QuantiFERON-TB Gold (QFT) para infecção por tuberculose. 2.512 be-

bês HIV-negativos e QFT-negativos foram seguidos por 6 a 24 meses para conversão de QFT e exposição à tuberculose domiciliar. Nesse estudo, 177 (7%) crianças tiveram uma conversão documentada de QFT, das quais apenas 34 (19%) tinham conhecido a exposição à tuberculose domiciliar. Segundo, em um estudo prospectivo de coorte de nascimento na Cidade do Cabo, África do Sul, 915 pares de mães e filhos foram acompanhados desde o nascimento até os 5 anos de idade para conversão tuberculínica e tuberculose primária progressiva. Nesse estudo, apenas 11% das crianças converteram o teste tuberculínico. Terceiro, em um estudo de coorte prospectivo do Malauí, 3.066 crianças menores de 6 anos de idade foram testadas com tuberculina e testadas novamente após 1 a 2 anos. Dos 3% cumulativos que converteram o teste cutâneo, poucos (11%) viviam a uma distância < 200 metros de um conhecido caso de tuberculose infecciosa. Além disso, a grande maioria (98%) dos convertedores não tinha um caso familiar conhecido de tuberculose infecciosa.

Embora os estudos de conversão tuberculina/QuantiFERON sejam o padrão-ouro para medir a transmissão da tuberculose, eles não são desprovidos de limitações. QuantiFERON e reversão da tuberculina foram documentados. A maioria desses estudos baseia-se na tuberculose domiciliar atualmente diagnosticada. Portanto, a tuberculose doméstica não diagnosticada pode ser perdida, o que pode subestimar as exposições domiciliares. Em dois estudos de base hospitalar, 10 a 15% dos adultos ou mães que acompanham crianças admitidas em um hospital por suspeita de tuberculose foram diagnosticadas com tuberculose quando examinadas. No entanto, mesmo considerando algum subdiagnóstico, a maioria da transmissão não pode ser explicada pelas exposições domésticas. Apesar dessas limitações, esses três estudos apresentaram resultados notavelmente consistentes, demonstrando que entre as crianças com conversão documentada, apenas 10 a 30% provavelmente apresentavam infecção por *M. tuberculosis* por transmissão domiciliar em situações de alta carga de tuberculose.

Ferramentas epidemiológicas moleculares têm permitido a inferência de eventos de transmissão da tuberculose em pacientes com genótipos concordantes. Vários estudos pediátricos estimaram a transmissão domiciliar usando ferramentas moleculares e ligações epidemiológicas em crianças e potenciais casos-fonte dentro e fora dos domicílios. Esses estudos em conjunto, semelhante a estudos de conversão, estudos de progressão da doença e pesquisas com tuberculina, descobriram que a maioria da transmissão da tuberculose para crianças ocorre fora dos domicílios.

Em um estudo prospectivo com base na comunidade, de 1993 a 1998, a análise do polimorfismo de comprimento de fragmentos de restrição (RFLP) foi realizada em isolados de *M. tuberculosis* de duas comunidades na Cidade do Cabo, África do Sul. A transmissão domiciliar foi avaliada por meio de entrevistas e avaliação do domicílio membros. Das 35 crianças com doença positiva para cultura, apenas 15 crianças faziam parte de um *cluster* e tinham um histórico de contato com tuberculose. Ao todo, 12 crianças faziam parte de um *cluster* com um membro da família com tuberculose. Como o agrupamento RFLP é uma métrica relativamente grosseira de proximidade genética e, portanto, pode superestimar os eventos de transmissão, esses resultados sugerem um limite superior para transmissão domiciliar para crianças de 34%. Em segundo lugar, em uma coorte de contato de crianças sul-africanas, apenas duas das seis crianças com doença confirmada por cultura tinham impressões digitais do DNA IS6110 idênticas para um adulto com tuberculose em seus domicílios. Isso sugere que em ambientes de alta carga, mesmo entre crianças expostas no domicílio, as exposições da comunidade são abundantes e representam a maioria das infecções. Terceiro, em um recente estudo de base populacional, um cenário de baixa carga de tuberculose, casos pediátricos foram genotipados MIRU. O sequenciamento completo do genoma foi subsequentemente implementado em casos agrupados genotipicamente. Os pesquisadores descobriram que mais de dois terços dos casos pediátricos adquiriram tuberculose fora de British Columbia e, portanto, o rastreamento de contato domiciliar teria eficácia limitada.

Esses estudos têm limitações. Estudos moleculares elucidam a dinâmica de transmissão da doença apenas em casos confirmados microbiologicamente. Em razão da natureza paucibacilar da tuberculose infantil, muitas crianças com tuberculose são efetivamente excluídas desses estudos. Embora seja possível que crianças com casos de fontes familiares conhecidas sejam diagnosticadas precocemente e tenham menos probabilidade de ter bacteriologia positiva, esse efeito pode ser contrabalançado pelo aumento do escrutínio de crianças em domicílios com casos de adultos, o que ocasionaria super-representação de transmissão domiciliar. Como nos estudos epidemiológicos convencionais, o subdiagnóstico de casos em adultos pode resultar em subestimação de exposições no domicílio.

Densidade populacional é dos principais fatores para a transmissão da tuberculose. Nesse sentido, as unidades prisionais superlotadas representam as condições ideais para a transmissão da doença. A TB no contexto prisional é também considerada relevante problema de saúde pública e dados indicam que essa população tem entre 28 e 50 vezes mais chances de adquirir a doença que a população geral. Além disso, estudos prospectivos realizados por meio de epidemiologia molecular indicam que 54% das cepas circulantes de tuberculose na população em geral são idênticas às cepas encontradas nas prisões na cidade de Dourados.

Carbone et al. (2015), em prisões de Mato Grosso do Sul, demonstram elevada conversão de teste tuberculínico após 1 ano de acompanhamento (25%). Mabud et al. (2019) utilizando dados prospectivos individuais de encarceramento e notificação identificaram que a incidência de tuberculose se elevava progressivamente, atingindo o seu pico 5 anos após o aprisionamento (30 vezes maior que a comunidade), e se mantinha elevada por 7 anos após a libertação. Pelissari et al. (2017), em estudo ecológico, demostraram que a proporção de presos no município foi associada independentemente à incidência de tuberculose. Esses três estudos demonstram o papel fundamental da prisão como amplificador da tuberculose e local importante de transmissão recente da doença. Intervenções nesses ambientes são necessárias para redução da transmissão e incidência.

Muito permanece desconhecido sobre a transmissão do *M. tuberculosis*. Supomos que uma resposta eficaz de saúde pública à tuberculose requer intervenções abrangentes, com base na comunidade, como a vigilância ativa em locais selecionados, em vez de apenas rastreamento de contato. É importante ressaltar que a transmissão do paradigma histórico nos domicílios deve ser reconsiderada com base nos novos conhecimentos científicos apresentados.

BIBLIOGRAFIA SUGERIDA

Andrews JR, Morrow C, Walensky RP, Wood R. Integrating social contact and environmental data in evaluating tuberculosis transmission in a South African township. The Journal of infectious diseases. 2014;210(4):597-603.

Crampin AC, Glynn JR, Traore H et al. Tuberculosis transmission attributable to close contacts and HIV status, Malawi. Emerging infectious diseases. 2006;12(5):729.

Horton KC, Sumner T, Houben RM, Corbett EL, White RG. A Bayesian approach to understanding gender differences in tuberculosis disease burden. American journal of epidemiology; 2018.

Lönnroth K, Castro KG, Chakaya JM et al. Tuberculosis control and elimination 2010-50: cure, care, and social development. The Lancet. 2010;375(9728):1814-29.

Brasil. Ministério da Saúde. Manual de Recomendações para o Controle da Tuberculose no Brasil. Secretaria de Vigilância em Saúde, M. D. S. Brasília: Ministério da Saúde; 2019.

Martinez L, Shen Y, Mupere E, Kizza A, Hill PC, Whalen CC. Transmission of Mycobacterium tuberculosis in households and the community: a systematic review and meta-analysis. American journal of epidemiology. 2017;185(12):1327-39.

Peters JS, Andrews JR, Hatherill M, Hermans S, Martinez L, Schurr E, van der Heijden Y, Wood R, Rustomjee R, Kana BD. Advances in the understanding of Mycobacterium tuberculosis transmission in HIV-endemic settings. The Lancet Infectious Diseases; 2018. [Online Only].

Shah NS, Auld SC, Brust JC et al. Transmission of extensively drug-resistant tuberculosis in South Africa. New England Journal of Medicine. 2017;376(3):243-53.

62.5 Patogenia e imunidade

Jose Roberto Lapa e Silva
Alexandre Silva de Almeida

As grandes navegações do final do século XV e posterior colonização ibérica contribuíram para disseminação do bacilo em todo o mundo. O sequenciamento do genoma completo do *M. tuberculosis*, feito por Stewart Cole et al., em 1998, permitiu não apenas a compreensão de muitos aspectos biológicos da tuberculose, mas também o início do entendimento de seu itinerário pelo planeta. O sequenciamento do genoma de amostras clínicas permitiu a Sebastien Gagneux et al., em 2013, traçarem a coevolução do *Mycobacterium* e de seus hospedeiros humanos ao redor do mundo. O uso de técnicas de sequenciamento genômico semelhantes a partir de amostras clínicas obtidas de países de língua portuguesa (CPLP-TB) também permitiu a Perdigão et al., em 2019, traçarem a disseminação da micobactéria a partir de Portugal para suas, então, colônias africanas e brasileiras.

A coevolução da micobactéria e de seu hospedeiro humano por tanto tempo ocasionou pressões adaptativas nas duas espécies, que resultaram em processo infeccioso complexo e de difícil controle. A enorme maioria dos infectados abrigarão o bacilo ao longo de toda a sua existência, sem permitir que o bacilo se multiplique, produza lesões cavitárias pulmonares e sejam novamente transmitidos por via aérea para novos hospedeiros, perpetuando o ciclo. O equilíbrio entre a população bacilar e o hospedeiro humano é chamado de infecção tuberculosa latente, um verdadeiro pesadelo para a saúde pública mundial, tendo em vista que a OMS estima em mais de 2 bilhões de pessoas infectadas no planeta. Esse reservatório de pessoas infectadas, do qual sairão os novos doentes ativos, terá que ser eliminado por meio de estratégias facilmente aplicáveis, seguras e eficientes, sem as quais será impossível atingir a meta da OMS de eliminação da tuberculose até 2035.

A compreensão dos mecanismos de interação entre a micobactéria e o hospedeiro humano constitui o objeto de estudo da imunologia da tuberculose. Mais recentemente, os estudos da genômica, transcriptômica e metabolômica têm trazido potenciais aplicações do conhecimento nas áreas de diagnóstico, como é o caso da identificação de biomarcadores de diferentes fases da infecção e do potencial de evolução da fase latente para ativa, novos alvos terapêuticos, compreensão do mecanismo de ação de novas vacinas, entre outros. A importância do estudo dessas disciplinas para o futuro do controle da enfermidade foi reconhecida pela OMS no documento *An International Roadmap for Tuberculosis Research*, de 2011.

A importância dos mecanismos imunes para o controle da infecção tuberculosa ficou patente com o advento da epidemia de aids na década de 1980. A supressão da resposta imune celular nesses indivíduos, em razão da destruição dos linfócitos T CD4+, alvo preferencial do HIV, ocasionou a explosão de novos casos de tuberculose em locais onde há muito estavam praticamente eliminados, ocasionando uma emergência mundial, que foi reconhecida pela OMS em 1993, como mencionado anteriormente. O reconhecimento desse fenômeno catapultou a imunologia para lugar de grande destaque entre as ciências biológicas, resultando em grande desenvolvimento desse campo de conhecimento.

O papel da imunidade no desenvolvimento da doença ou de seu controle já vinha sendo apontado muito antes disso de modo praticamente intuitivo, já que o conhecimento da imunologia celular, de seus componentes, das moléculas por eles produzidos só começa a se consolidar a partir da década de 1960. Em 1943, e depois em 1951, Arnold R. Rich publicou na segunda edição de seu livro *The Pathogenesis of Tuberculosis* sua famosa fórmula, em que elenca a imunidade natural e a imunidade adquirida como elementos essenciais para a contenção da infecção tuberculosa:

$$L = \frac{N \cdot V \cdot Hy}{In \cdot Ia}$$

L = lesão
N = número de bacilos
V = virulência
Hy = hipersensibilidade
In = imunidade natural
Ia = imunidade adquirida

Dois outros experimentos históricos assentaram as bases da etiopatogenia da tuberculose como hoje a conhecemos: os estudos da transmissão da micobactéria de Richard Riley e os estudos da patogenia da tuberculose em coelhos de Lurie e Dannenberg.

Na década de 1950, William Wells, Richard Riley e outros realizaram engenhosos experimentos de transmissão da tuberculose, estabelecendo de maneira definitiva o papel da transmissão aérea, a aerodinâmica das partículas expectoradas pelo portador de lesão cavitária pulmonar, o tipo de partícula infecciosa, que ficou conhecida como núcleo de Wells, formada por um ou dois bacilos e que possuía uma maior capacidade de flutuar e ser aspirada pelos contatos. O tipo de lesão pulmonar, a fluidez da expectoração, a riqueza bacilar, a frequência da tosse foram correlacionados com a transmissão da infecção em cobaias assestadas em gaiolas localizadas no topo da enfermaria e para as quais os dutos levavam o ar aspirado da enfermaria. A infecção era interrompida se o ar aspirado era irradiado por luz ultravioleta, capaz de esterilizar o ar. Estabeleceram, assim, as bases para o controle ambiental da transmissão da infecção. Passados mais de 60 anos, tais experimentos continuam extremamente atuais.

Max Lurie e Arthur Dannenberg realizaram experimentos nas décadas de 1950 e 1960 com colônias isogênicas de coelhos, que foram selecionadas para expressar genes de resistência inata ou suscetibilidade à tuberculose. Eles foram indispensáveis no estabelecimento do papel dos granulomas na patogenia da tuberculose e sua dinâmica durante a infecção. Os trabalhos de Lurie e Dannenberg em coelhos podem ser resumidos nas seguintes fases do processo patogênico:

- **Estágio 1** – Destruição do bacilo por macrófagos alveolares residentes maduros que dependem de:
  - Capacidade inibitória do macrófago (ativação inespecífica, predisposição genética).
  - Virulência do bacilo.
  - Carga infectante.
- **Estágio 2** – Multiplicação logarítmica de *M. tuberculosis* dentro de macrófagos imaturos:
  - Monócitos/macrófagos recrutados da circulação não detêm crescimento.
  - Formação da lesão inicial.
- **Estágio 3** – Número estacionário de bacilos:
  - Multiplicação de *M. tuberculosis* inibida pela resposta imunológica mediada por células.
  - Formação do foco tuberculoso: centro caseoso sólido impede multiplicação extracelular de *M. tuberculosis*.
  - Células epitelioides inibem multiplicação e destroem *M. tuberculosis* em torno do centro necrótico.
  - Macrófagos imaturos ainda permitem multiplicação.
  - Evolução da doença depende do número de macrófagos maduros e/ou imaturos.

- **Estágio 4** – Liquefação do cáseo e evasão do bacilo:
  - Multiplicação extracelular em larga escala.
  - Expectoração e preservação da espécie pela transmissão para outro hospedeiro.
  - Mecanismos de defesa incapazes de controlar a infecção.

As próximas seções vão apresentar o conhecimento atual sobre essas diversas etapas do desenvolvimento da tuberculose.

IMUNIDADE INATA

A tuberculose ativa é relativamente incomum no hospedeiro imunocompetente, pois de cada 100 infectados apenas 5 a 10 desenvolverão a doença ao longo da vida. Se for portador de alguma imunodeficiência, entretanto, como a infecção pelo HIV, pacientes transplantados, em uso de substâncias imunossupressoras para tratamento de cânceres ou de doenças do tecido conjuntivo, este risco sobe dramaticamente. Pessoas vivendo com HIV apresentam aumento de cerca de 10%/ano subsequente de vida, 170 vezes maior que o risco do hospedeiro imunocompetente. Isso demonstra como a integridade do sistema imunológico é essencial para a contenção da micobactéria, sendo o elemento-chave a cooperação entre macrófagos e linfócitos T.

Ao ser inicialmente aspirada e atingir o alvéolo pulmonar, a micobactéria é fagocitada por macrófagos alveolares residentes, que apresentam perfil M2, pouco inflamatório e mais imunomodulatório, em virtude da necessidade de evitar inflamação excessiva que possa danificar o delicado tecido alveolar. Além disso, a micobactéria desenvolveu meios para sobreviver ao ambiente intracelular inóspito do macrófago. A fagocitose de *M. tuberculosis* pelos macrófagos utiliza os receptores de complemento CR1, CR2 e CR3, receptores de manose e fibronectina. A interação entre os receptores no fagócito e a micobactéria é feita pela lipoarabinomana (LAM), glicoproteína da superfície da micobactéria. O importante é que, feito o acoplamento entre LAM e os receptores do macrófago, ocorre inibição das formas reativas do oxigênio e diminui a produção de citocinas inflamatórias pela célula fagocitária. A micobactéria induz ainda a liberação de TGF-β e IL-10, que são conhecidos fatores supressores da resposta imune. A micobactéria engolfada procura abrigo nos fagossomas e inibe sua fusão com os lisossomas, impedindo a fusão das duas estruturas e a acidificação do meio, por uma série de mecanismos já bem caracterizados. Nos macrófagos infectados também é secretada a proteína de choque térmico hsp65, que induz a liberação de TNF-α e de TGF-β, o aumento da transcrição de mRNA para IL-1, IL-10 e TNF-α, e a diminuição da transcrição de mRNA para a enzima óxido nítrico sintase induzível (iNOS ou NOS2), fornecendo um tempo suficiente para a micobactéria se adaptar ao interior celular e se multiplicar. Com isso, a micobactéria pode sobreviver no meio intracelular e se replicar, provocando, ocasionalmente, morte do fagócito. Ocorre liberação de conteúdo ácido lisossomal e destruição tecidual. Forma-se, então, uma reação inflamatória inespecífica, com acúmulo de neutrófilos na região do parênquima pulmonar em que os bacilos se instalaram. Outros sistemas da imunidade inata também são ativados nessa fase, como o sistema complemento, que libera substâncias quimiotáticas para neutrófilos e monócitos. IL-1, IL-6, IL-8 e TNF-α também são responsáveis pelo recrutamento celular para o foco inflamatório. Outra citocina também liberada dos macrófagos logo após a fagocitose dos bacilos, a IL-12, atua em conjunto com o TNF-α, induzindo as células *natural killer* (NK) a secretarem IFN-γ nos períodos ainda iniciais da infecção. O IFN-γ é o principal responsável pela ativação dos macrófagos recém-migrados da corrente sanguínea, e, consequentemente, pelo controle dos processos iniciais da infecção. A ativação dos mecanismos da imunidade inata resulta em um intenso recrutamento de células para o foco inflamatório, que uma vez organizado em granuloma, constitui a lesão inicial da infecção micobacteriana. Diversos componentes celulares participam da defesa inespecífica, como macrófagos residentes, neutrófilos, eosinófilos e células NK.

Um dos aspectos mais importantes da patogenia da tuberculose é o encapsulamento da micobactéria, que resulta na formação do granuloma, que não é exclusivo da tuberculose, ocorrendo toda vez que o organismo é incapaz de eliminar agressão seja por agente físico, como os cristais de sílica inalados no caso da silicose ou corpo estranho, por exemplo, ponto cirúrgico não absorvível, seja de doenças por inúmeros agentes biológicos. É uma das estruturas mais conservadas na natureza, estando presentes tanto em vertebrados como invertebrados, mas apresenta algumas características morfológicas que frequentemente auxiliam no estabelecimento do diagnóstico histológico da tuberculose, como é o caso da necrose caseosa central. O granuloma é um aglomerado celular inicialmente não vascularizado, constituído histologicamente por células epitelioides ou em paliçada, células gigantes multinucleadas ou de Langhans, macrófagos espumosos, que se apresentam com forma oval ou arredondada e numerosos núcleos periféricos dispostos em ferradura. Numerosos linfócitos se localizam entre essas subpopulações de macrófagos. Uma das características do granuloma tuberculoso é a necrose caseosa, rica em lipídios degradas da parede celular das micobactérias. O granuloma serve tanto como proteção à micobactéria como elemento de contenção do organismo, não permitindo a disseminação do bacilo. Essa duplicidade de funções do granuloma tem sido debatida há mais de um século, desde quando foi descrito, e até hoje continua sendo motivo de controvérsia. O que é certo é o papel central do fator de necrose tumoral-alfa (TNF-α) em sua constituição e manutenção, não fora o recente experimento natural em que portadores de diversas condições inflamatórias graves, como artrite reumatoide e doença de Crohn em uso de anticorpos monoclonais modificadores de TNF-α, tiveram aumento exponencial de adoecimento por tuberculose. A inibição do TNF-α resulta em desestruturação do granuloma e disseminação da micobacteria, com formas graves de tuberculose. Um dos achados mais comuns da infecção pelo HIV avançada, com alteração na produção de TNF-α, é a incapacidade do organismo em formar granulomas completos, com consequente presença de volumosa necrose caseosa e grande número de bacilos dispersos em seu interior, contribuindo para disseminação da doença. Em contrapartida, a citocina tem um efeito pró-inflamatório muito intenso, contribuindo para as alterações sistêmicas vistas na tuberculose. A frequência aumentada de linfócitos T CD4+ secretores de TNF-α é um preditor forte de desenvolvimento de doença ativa. É, assim, citocina fundamental tanto na proteção quanto na patogenia da tuberculose, secretado por vários tipos celulares, principalmente pelos macrófagos ativados.

IMUNIDADE ADQUIRIDA

Ocorre quando há fagocitose de micobactéria por macrófagos, células dendríticas e potencialmente outras, que tenham capacidade para processar seus antígenos, migrar para órgãos linfoide secundários e apresentar os antígenos processados aos linfócitos T, por meio da interação entre moléculas do sistema HLA-DR das células apresentadoras de antígenos e os receptores de linfócitos T. Os linfócitos T passam então por um processo de expansão clonal, em que a célula inicialmente primada pelo antígeno da micobactéria aumenta em número, adquire capacidade de secretar citocinas ativadoras e pode reconhecer especificamente macrófagos infectados por micobactérias, ativá-los ou destruí-los. Alguns desses linfócitos T ativados se diferenciam em células de memória, de longa duração e que são capazes de montar mecanismo de defesa contra nova infecção da micobactéria anos depois do primeiro evento.

Pode-se detectar linfócitos T CD4+ com atividade contra a micobactéria em indivíduos infectados pela demonstração de reatividade intradérmica ao filtrado de antígenos conhecido como PPD (*purified protein derivatives*) *in vivo*, ou pela elevada resposta linfoproliferativa aos antígenos micobacterianos *in vitro*. Há evidências de que a resposta linfoproliferativa dessas células T se correlaciona inversamente com a progressão da doença: em portadores de tuberculose pulmonar avançada ocorre baixa resposta linfoproliferativa e anergia cutânea ao PPD, mesmo no paciente não acometido por comorbidade que induza imunossupressão, como é o caso da aids. Tal estado imunossupressivo da tuberculose ativa avançada será abordado mais adiante. Essas evidências demonstram que células T CD4+ desempenham papel central na resistência contra a tuberculose humana, principalmente pela produção de IFN-γ, que é uma das principais citocinas associadas à resposta protetora durante a infecção por micobactérias. A presença de linfócitos T CD4+ auxiliares (Th) com fenótipo Th1 e de linfócitos T CD8+ citotóxicos produtores de IFN-γ, com fenótipo Tc1, promove ótima ativação dos macrófagos e o controle da infecção. Já animais sem o gene para IFN-γ, quando infectados com *M. tuberculosis* por via intravenosa ou por aerosol, apresentam destruição e necrose tecidual progressiva, não produzem intermediários reativos do nitrogênio e são incapazes de restringir a multiplicação dos bacilos.

Os linfócitos T CD8+ são igualmente importantes na resposta imune à infecção por *M. tuberculosis*, tanto na indução da ativação de macrófagos, como pontuado anteriormente, como na atividade efetora citotóxica, restrita às moléculas de classe I do complexo maior de histocompatibilidade ou MHC. O principal papel atribuído a essa população é a lise das células infectadas nas lesões que ainda contêm algumas bactérias, e a esterilização dos granulomas.

As citocinas produzidas por linfócitos T CD4+/CD8+ do tipo Th1/Tc secretam IFN-γ, IL-2, IL-3 e TGF-α (citocinas do tipo 1), enquanto linfócitos T CD4+/CD8+ do tipo Th2/Tc2 secretam IL-4, IL-5, IL-6, IL-10 e TNF-α (citocinas do tipo 2), respectivamente. Importante notar que cada uma dessas citocinas é capaz de induzir respostas diferentes de ativação ou desativação celular. Foi demonstrado que o IFN-γ é mediador da ativação de novos macrófagos, secretado por células NK ou células T estimuladas por IL-12 proveniente de macrófagos infectados, em um círculo virtuoso de ativação, resultando em maior atividade micobactericida em macrófagos recentemente recrutados para o local da lesão. Já citocinas do tipo 2, como a IL-10, atuam como potente inibidor da atividade celular, inibindo a produção de óxido nítrico, de citocinas pró-inflamatórias (IL-1, TNF-α), da explosão (*burst*) respiratória e da expressão de receptores para IL-1 e MHC de classe II. Cerca de 20 a 40 dias após o controle da infecção, o linfócito T CD4+ começa a produzir IL-4, que é a citocina ligada à resposta linfocitária do tipo 2, com a intenção de inibir os mecanismos efetores da resposta imune mediada por células e, assim, controlar o processo, ajudando na resolução da inflamação.

Outros fenótipos dos linfócitos T têm comprovada participação no processo imune da tuberculose. As células Th17 produzem IL-17 e IL-23 e estão envolvidas na regulação da resposta imune, por meio das células T regulatórias ou Tregs. Assim, no local da infecção por micobactéria ocorre ativação imune demonstrada pela infiltração de linfócitos T CD4+ ativados e de Tregs que expressam o fenótipo CD4+CD25high FOXP3+. Estas células têm a capacidade de secretar maiores quantidades de IL-10, que por sua vez inibem a ativação de linfócitos T CD4+ e CD8+, contribuindo para a imunossupressão.

INTERAÇÃO ENTRE A MICOBACTÉRIA E O HOSPEDEIRO

O sequenciamento do genoma da micobactéria permitiu a descoberta do papel de genes até então desconhecidos. Genes presentes em cepas patogênicas, como H27Rv, mas ausentes em cepas menos patogênicas, como o Bacilo de Calmette Guerin (BCG), ou não patogênicas, como o *Mycobacterium smegmatis*, permitiu fechar algumas lacunas da patogenia da tuberculose e mesmo inovações tecnológicas de grande impacto. É o caso da proteína secretada apenas pela micobactéria patogênica em fase de crescimento exponencial ESAT-6 (*early secretory antigenic target-6*), que apresenta atividade citolítica para pneumócitos, facilitando a invasividade da micobactéria. Essa característica de estar presente em micobactérias patogênicas e ausente no BCG permitiu o desenvolvimento dos IGRAs. Outra proteína do filtrado de cultura, a CFP32, originalmente conhecida como Rv0577, presente apenas no complexo *M. tuberculosis* foi identificada em nossos estudos. Ela aumenta a secreção de IL-10 *in vitro* por células mononucleares, e houve correlação positiva entre a presença de CFP32 no escarro induzido em portadores de TB e os níveis de IL-10, mas não de IFN-γ. O achado sugere fortemente que a micobactéria é capaz de secretar várias proteínas filtráveis durante sua fase de multiplicação exponencial que poderão influenciar a resposta imune de células do hospedeiro, facilitando sua fixação.

Essa interação micobactéria-hospedeiro pode explicar fenômeno de imunossupressão que demonstramos em pacientes com tuberculose, utilizando lavado broncoalveolar ou escarro induzido para obtenção de células do compartimento pulmonar, o mais frequentemente afetado durante a infecção por micobactéria, que funcionaria como um mecanismo de escape. O desequilíbrio na produção de citocinas responsáveis pela ativação e desativação de macrófagos pode ser um dos mecanismos possíveis para esse fenômeno. Lisados de células obtidas por lavado broncoalveolar (LBA) de pulmões afetados mostram expressão de mRNA de citocinas que acionam a ativação de macrófagos (IL-2 e IFN-γ). No mesmo local, foi vista expressão de outras citocinas (IL-4 e IL-10) que poderiam agir como desativadoras das funções bactericidas de macrófagos. Nos mesmos lisados, foi verificada a expressão dos receptores RI e RII para TGF-β, que poderia tornar os macrófagos sensíveis à ação desativadora do ligante. Além disso, no sobrenadante do lavado broncoalveolar havia grande quantidade do ligante funcionalmente ativo desses receptores, TGF-β. A presença de IL-10 no sítio da infecção pelo *M. tuberculosis* (Mtb) parece facilitar a evolução para doença ativa. Em outro estudo, portadores de tuberculose pulmonar ativa apresentaram níveis mais elevados de mediadores que prejudicam a imunidade do tipo Th1 e inata, incluindo mediadores intracelulares (SOCS1, IRAK-M) e extracelulares (IL-10, TGF-β RII, IL-1RN e IDO). Estes imunomoduladores são uma resposta direta à micobactéria, já que, após 30 dias de quimioterapia para tuberculose, tais mediadores com função supressora declinaram, sem diferença dos controles normais, enquanto a maioria dos mediadores Th1 e de imunidade inata aparentemente suprimidos antes do tratamento subiram acima dos níveis exibidos antes do tratamento. A consequência da expressão elevada de SOCS1, IRAK-M e TLR2, assim como de potentes supressores solúveis da ativação dos macrófagos, como IL-10 e TGF-β, pode resultar em menor atividade antimicrobicida, como se deduz pela presença de menos de 30% de macrófagos das áreas de lesão que expressaram a enzima NOS2, envolvida no mecanismo de destruição de micobactérias em modelos murinos. Almeida et al., em 2009, e Lago et al., em 2013, estabeleceram correlação entre altos níveis de IL-10 ao final de tratamento antiTB e recidiva da doença ao longo de avaliação, apontando possível nexo entre essa citocina anti-inflamatória e risco de recaída por TB.

CONTRIBUIÇÕES DA GENÔMICA E TRANSCRIPTÔMICA PARA A COMPREENSÃO DA PATOGENIA DA TUBERCULOSE

O avanço da genômica desde a descrição da dupla hélice helicoidal do DNA por Watson e Crick, em 1953, revolucionou todos os campos das ciências da vida, e a tuberculose tem se beneficiado muito desses avanços. A descrição do genoma completo do *M. tuberculosis* por Stewart Cole et al., em 1998, e do genoma completo do homem por várias equipes lideradas por Craig Venter e Francis Collins, em 2003, permitiram a identificação de polimorfismos em genes relacionados com proteção ou suscetibilidade à tuberculose. Mais recentemente, o sequenciamento completo do exoma humano, o conjunto de 20 mil genes, tem permitido rápidos avanços na compreensão das suscetibilidades genéticas à tuberculose. Praticamente todos os genes envolvidos na proteção contra a tuberculose apresentam polimorfismos que resultam em menor proteção. Também tem sido muito estudadas as alterações dos genes envolvidos no processamento de fármacos usados no tratamento da tuberculose, a farmacogenômica. É importante também o estudo das variações genéticas relacionadas à etnicidade em determinadas populações, que podem contribuir para maior suscetibilidade ou resistência à tuberculose.

Projetos usando GWAS (*genome-wide association studies*) têm contribuído para elucidar o papel dessas variações genéticas. Os genes mais frequentemente relacionados com tais variações são os genes dos TLR (*Toll-like receptors*), do receptor da vitamina D, interferon-γ, TNF-α, interleucina 17, IRGM (*immunity-related GTPase M*), gene da quimiocina CCL2, entre outros.

A transcriptômica também nasceu a partir da grande revolução da genômica e refere-se ao conjunto completo de transcritos do genoma de um determinado organismo, compreendendo principalmente os ácidos ribonucleicos (RNA) mensageiros (mRNA), ribossômicos (rRNA), transportadores (tRNA) e microRNAs (miRNA). Os mRNAs são os codificadores da produção das proteínas e objeto principal do estudo da genômica funcional. Houve enorme interesse no estudo da transcriptômica na tuberculose, pela possibilidade de ampliar a compreensão de fenômenos essenciais de sua patogenia, mas também pela possibilidade de gerar importantes biomarcadores de potenciais desfechos da infecção, como a conversão da fase de não infectado para infectado e a passagem da fase de latência para a tuberculose ativa. A identificação de pessoas com maior risco de passarem da tuberculose latente para a doença ativa terá impacto fundamental na erradicação da tuberculose, pois permitirá ações de saúde pública dirigidas especificamente às pessoas de maior risco de adoecimento. O estudo seminal do grupo de Mathew Berry, Ann O'Garra et al., publicado em 2010, descreve assinatura transcricional contendo 393 transcritos no sangue de pessoas com tuberculose latente e ativa que identificam quem tem maior risco de desenvolver a forma ativa. Esse estudo abriu caminho para o estabelecimento de assinaturas transcricionais com menor número de transcritos, que possam ser aplicadas no terreno (*point-of-care*). O grupo da África do Sul liderado por Mark Hatherill e Thomas Scriba consideram demonstrar que uma assinatura transcriptômica de 16 genes e mais recentemente de seis genes é capaz de identificar adolescentes que vão progredir para tuberculose ativa mais de 1 ano antes do adoecimento.

A procura de tais biomarcadores de suscetibilidade à tuberculose constitui hoje um dos grandes esforços da ciência, tendo em vista o papel potencial que terão para atingir a meta de eliminação da tuberculose proposta pela OMS para 2035.

62.6 Formas clínicas

Fernanda Carvalho de Queiroz Mello

INFECÇÃO LATENTE PELO *M. TUBERCULOSIS* (ILTB)

Definida como uma condição em que o indivíduo é infectado por *Mycobacterium tuberculosis*, mas não apresenta manifestações de TB (doença).

O indivíduo com ILTB não apresenta evidência clínica de TB ativa, porém apresenta resposta imune MTB6. A resposta imune do hospedeiro faz-se pelo reconhecimento específico de antígenos micobacterianos por meio de testes diagnósticos da TB latente: prova tuberculínica (PT) ou ensaios de liberação do interferon-γ (IGRAs).

Atualmente, há consenso entre os autores de que a ILTB deve ser considerada como um amplo espectro de estado de infecção, variando de acordo com o grau de replicação do patógeno, a resistência do hospedeiro e a inflamação.

Estima-se que 1,7 bilhão de pessoas (quase um quarto da população mundial) estejam infectadas pelo *M. tuberculosis*. Dessas, cerca de 5 a 10% desenvolverão TB ativa ao longo da vida. Entretanto, o risco de evoluir para TB é ainda maior em algumas populações, tais como: pessoas que vivem com HIV/aids (PVHIV), contatos recentes de casos de indivíduos bacilíferos, crianças com idade < 5 anos, imigrantes de países com elevada carga de TB, pacientes sob uso de terapia biológica e profissionais de saúde.

TUBERCULOSE EM ADULTOS

TUBERCULOSE PULMONAR

É a forma mais comum de tuberculose entre adultos. O principal sintoma é a tosse, inicialmente seca, mas que no curso do processo inflamatório pulmonar evolui para produtiva, com expectoração mucoide ou purulenta. Além da queixa de tosse, febre vespertina (que não costuma ser superior a 38,5 °C), sudorese noturna e emagrecimento podem ser relatados. A hemoptise não é um sintoma comum de tuberculose ativa, sendo mais frequentemente associada à bronquiectasia, ruptura de aneurisma de Rasmussen's, sequela de TB e/ou colonização de cavidade saneada de tuberculose por fungos ou bactérias. A dispneia é rara também, a não ser que haja doença pulmonar extensa com destruição importante do parênquima pulmonar. O exame físico do aparelho respiratório pode ser inexpressivo, a não ser que haja extenso comprometimento pulmonar, quando teremos achados compatíveis com consolidação pulmonar à percussão. Podem ser auscultados estertores, sibilos ou roncos.

TUBERCULOSE EXTRAPULMONAR

Tuberculose pleural

O quadro clínico caracteriza-se pela presença de febre, tosse não produtiva e dor torácica ventilatório dependente (5, 6). Outros sintomas incluem sudorese noturna, emagrecimento, adinamia e dispneia à medida que o derrame pleural aumenta de volume. Geralmente, o derrame pleural associado à tuberculose é unilateral e de pequeno a moderado volume (6). Ao exame físico, podemos evidenciar uma expansão assimétrica do tórax, redução do frêmito à palpação, macicez à percussão e redução ou ausência do murmúrio vesicular na topografia correspondente ao local do derrame.

Tuberculose ganglionar

A região cervical é a mais acometida, seguida do mediastino e da região axilar. A linfoadenopatia periférica cursa com aumento progressivo do gânglio, inicialmente firme e móvel, mas que evolui com um crescimento de consistência elástica e com adesão às estruturas adjacentes. A seguir, o gânglio amolece com evolução para flutuação e/ou fistulização espontânea.

A linfoadenopatia intratorácica pode manifestar-se clinicamente com a presença de febre, emagrecimento, dor torácia e tosse. Quilotórax, em razão da obstrução do ducto torácico, também já foi descrito.

Tuberculose óssea

Atinge mais comumente a coluna vertebral e as articulações coxofemural e do joelho. Na espondilite ou mal de Pott as vértebras torácicas e lombares são as mais acometidas. Os sintomas surgem de forma insidiosa e progressiva. O quadro clínico característico é de dor no dorso, sudorese noturna e febre. Ao exame, os achados descritos são: restrição de movimento, percussão dolorosa dos corpos vertebrais e cifose.

ARTRITE

A tuberculose é causa de uma monoartrite crônica e indolente. As articulações mais comumente comprometidas são a coxofemoral e a do joelho. O quadro clínico inicia-se com pequena dor na articulação afetada, que piora com a movimentação, com a palpação e com o chegar da noite. Ao exame físico, a articulação é quente e apresenta derrame articular. Com a progressão da doença, há limitação dos movimentos da articulação. A febre é incomum.

TUBERCULOSE DO TRATO GENITAL MASCULINO

Acomete com maior frequência o epidídimo. Apresenta-se como massa escrotal indolor ou pouco dolorosa, associada à queixa de aumento da frequência urinária, nictúria, disúria, hematúria e infertilidade. Ao toque retal, podemos encontrar nódulos prostáticos, além de hidrocele, lesões penianas ulcerativas e aumento do epidídimo. Os sintomas gerais podem estar ausentes, mas os mais relatados são: febre, sudorese noturna, anorexia, astenia e emagrecimento.

TUBERCULOSE URINÁRIA

O órgão mais acometido é o rim. A infecção renal é insidiosa, mas pode evoluir para destruição parenquimatosa e perda funcional. O comprometimento da bexiga cursa com disúria, polaciúria e hematúria. Outros sintomas possíveis são: dor lombar e/ou dor suprapúbica. Sintomas gerais não são frequentes.

TUBERCULOSE DO TRATO GENITAL FEMININO

As trompas são as mais acometidas. Pode ocasionar infertilidade em até 70% dos casos. As queixas são de infertilidade, dor pélvica e sangramento menstrual anormal. O exame físico pode ser totalmente normal ou demonstrar a presença de massa pélvica, aumento uterino, ou lesões hipertróficas em cérvix, vagina ou vulva. Os sintomas gerais que podem estar presentes são: febre, sudorese noturna, anorexia, astenia e emagrecimento.

TUBERCULOSE DO SISTEMA NERVOSO CENTRAL

A meningite tuberculosa em adultos manifesta-se por adinamia, emagrecimento, febre baixa e cefaleia por 1 a 2 semanas. Em 2 a 3 semanas, há piora da cefaleia, com surgimento de vômitos e confusão mental, podendo evoluir para coma e morte, se não for tratada. Os sinais clínicos são: rigidez de nuca, paralisia de pares cranianos, plegias ou paresias e convulsões. No que tange aos pares cranianos, o sexto par craniano (abducente) seguido do terceiro (oculomotor) são os mais acometidos. Apresentações atípicas são caracterizadas por demência lenta e progressiva, meningite aguda similar à de origem bacteriana e encefalopatia.

Tuberculomas cerebrais sem meningite associada podem ser assintomáticos ou cursarem com sinais de localização e/ou de aumento da pressão intracraniana. Os sintomas mais frequentes são: comprometimento de pares cranianos, alteração do nível de consciência, hemiparesias, convulsões e cefaleia.

TUBERCULOSE DISSEMINADA

A tuberculose pode manifestar-se em diferentes órgãos simultaneamente, por disseminação hematogênica (forma miliar, com a presença de múltiplas lesões no formato de pequenos nódulos), ou sequencialmente, por continuidade ou disseminação linfática (forma de disseminação caracterizada por múltiplas lesões em diferentes estágios).

Na forma miliar, os sintomas são: febre, adinamia, sudorese noturna, anorexia, emagrecimento e tosse. Também é descrita na forma de febre prolongada diária. Ao exame físico, podemos encontrar: linfoadenomegalias, esplenomegalia, hepatomegalia e achados relacionados aos demais órgãos envolvidos. Na oftalmoscopia, é possível visualizarmos a presença de tubérculos coroides. Uma apresentação atípica caracteriza-se por quadro fulminante de insuficiência respiratória e choque.

A apresentação clínica da forma generalizada depende dos órgãos acometidos. Mas os sintomas constitucionais geralmente estão presentes e de forma intensa.

TUBERCULOSE EM APARELHO DIGESTIVO

A tuberculose acomete mais comumente a região ileocecal, seguido do jejuno e do cólon. Os sintomas mais comuns são: dor abdominal, emagrecimento, febre e anorexia. Outras queixas relacionam-se com a localização em outros segmentos do trato digestivo ou órgãos intra-abdominais.

O comprometimento do esôfago cursa com dor retroesternal, disfagia e odinofagia. A doença gástrica pode manifestar-se com desconforto gástrico, sintomas de obstrução gástrica e eventual massa palpável. Quando atinge o intestino delgado, pode apresentar sintomas de obstrução, principalmente quando compromete a válvula ileocecal, sendo relatados cólica intestinal, náusea, vômito, e distensão abdominal. Além da dor abdominal e dos sintomas sistêmicos, a doença colorretal cursa com diarreia e hematoquezia. A tuberculose hepática tem apresentação clínica caracterizada por dor em hipocôndrio direito, e pode apresentar-se com hepatomegalia e icterícia.

TUBERCULOSE PERITONEAL

Manifesta-se de forma insidiosa, sendo a dor abdominal o sintoma mais comum e a ascite o achado mais frequente ao exame físico. Outros sintomas incluem febre, emagrecimento, diarreia, constipação, desconforto abdominal, distensão abdominal, hepatomegalia e esplenomegalia. É descrita a associação com pericardite e a pleurite nos quadros de polisserosite tuberculosa.

TUBERCULOSE PERICÁRDICA

A dor torácica, a tosse e a dispneia são os sintomas mais comuns. Apresenta-se como derrame pericárdico pequeno ou moderado, e a evolução para tamponamento cardíaco não é comum. Contudo, pode evoluir para pericardite constrictiva após a absorção do líquido. Caso evolua dessa maneira, haverá piora progressiva da dispneia e aparecimento de sinais de síndrome de restrição diastólica.

TUBERCULOSE OFTÁLMICA

Decorre da inoculação direta do bacilo na conjuntiva ou por uma reação de hipersensibilidade à presença do bacilo no organismo. Nos casos de hipersensibilidade, há duas formas descritas: uma aguda e outra subaguda. A forma aguda caracteriza-se como uma conjuntivite flictenular dolorosa. A subaguda apresenta-se com déficit de acuidade visual, fotofobia e dor. O trato uveal (íris, corpo ciliar e coroide) é o mais acometido, e a lesão mais comum é a uveíte anterior (irite ou iridociclite). Há a descrição também de um quadro ocular de perda da visão, denominado neuromielite óptica.

TUBERCULOSE LARÍNGEA

As queixas clínicas são de dor, disfagia e disfonia progressivas.

TUBERCULOSE MAMÁRIA

Apresenta-se como tumoração, única ou múltipla, com ou sem ulceração, frequentemente associada a sinais flogísticos e com evolução subaguda. Pode apresentar-se também como mastite difusa.

TUBERCULOSE CUTÂNEA

As formas cutâneas são decorrentes da inoculação ou da presença do bacilo na pele, ou secundárias a uma reação cutânea de hipersensibilidade à presença do bacilo no organismo. As formas de hipersensibilidade são a vasculite nodular (eritema indurado de Bazin) e o eritema nodoso.

TUBERCULOSE DAS GLÂNDULAS ENDÓCRINAS

As suprarrenais são as glândulas mais acometidas. O quadro clínico é de fraqueza e astenia.

62.7 Formas clínicas da tuberculose em crianças e adolescentes

Clemax Couto Sant'Anna
Rafaela Baroni Aurílio

FORMAS PULMONARES

O estudo das formas clínicas da tuberculose (TB) pulmonar na infância pressupõe a divisão em faixas etárias que permitam separar formas mais comuns em menores de 10 anos (crianças) das mais encontradas em adolescentes (≥ 10 anos).

A TB pode ter apresentações diferentes em crianças e em adolescentes. Crianças, na maioria, desenvolvem a TB primária, são abacilíferas ou paucibacilares.

A apresentação clínica pode variar intensamente de paciente para paciente. Em geral, a TB primária assume o comportamento de doença de evolução lenta, insidiosa, costuma cursar com febre diária ou intermitente, às vezes acompanhada de sudorese e tosse. Perda de peso ou parada de ganho de peso são sinais clínicos associados que permitem a avaliação objetiva da criança suspeita da doença. A forma clínica mais comum provavelmente é a pneumonia de evolução lenta. O paciente inicia com sintomas de pneumonia aguda, com febre, tosse e dificuldade respiratória. Se atendido em unidade de saúde e receber antibiótico, sua evolução passa a chamar a atenção, pois é frequente o paciente continuar com sintomas após 1 semana ou 10 dias, e sua radiografia de tórax não mostra involução da lesão ou evidencia piora. É comum haver a dissociação clínico-radiológica frequente na TB, na qual se constata que há lesão radiológica extensa e aparência clínica não grave, ou pelo menos incompatível com a lesão radiológica, caso se tratasse de pneumonia bacteriana por germes comuns. A partir de então se estabelece a suspeita de TB na criança e deve-se proceder à investigação diagnóstica.

Como situações extremas, podem ocorrer formas pouco sintomáticas, com tosse e febre baixa esporádica, às vezes despercebida pelos cuidadores. Se houver ausência de ganho pon-deral e manutenção do estado geral, o médico deve valorizar esses achados frustros para cogitar TB. Nessas situações, cabe buscar o possível contato com adulto com TB para aumentar a suspeita diagnóstica. A febre de origem obscura há mais de 2 semanas, pode ser um sinal de alerta quanto a possibilidade de TB. Nessa situação, justifica-se solicitar radiografia de tórax que poderá ser fundamental para o diagnóstico.

As formas mais exuberantes da TB pulmonar na infância são relativamente raras e podem estar associadas a quadros de imunossupressão do paciente. A apresentação com febre elevada, queda do estado geral de evolução rápida, podendo configurar o quadro de sepse, pode ser visto em unidades de tratamento intensivo, e a suspeita diagnóstica é difícil, em geral. A não reposta aos antimicrobianos, o aspecto da lesão radiológica, o diagnóstico diferencial com doenças fúngicas e o contato com pessoa com TB são elementos que podem contribuir para esse diagnóstico, cuja denominação clássica era sepse tuberculosa acutíssima.

Os padrões radiológicos da TB pulmonar mais comuns em crianças são: adenomegalias hílares identificadas na radiografia de frente e mais visíveis na incidência de perfil, aspecto miliar, micronodular difuso em ambos os hemitoraces, correspondendo a disseminação hematogênica da TB, e aspecto de pneumonia alveolar, isto é, padrão de pneumonia bacteriana por germes comuns, semelhante a pneumonia pneumocócica que só faz suspeitar de TB quando se torna um caso de evolução lenta. Nessa situação, deve-se fazer o diagnóstico diferencial com TB.

A disseminação hematogênica da TB em crianças, que pode ocorrer na TB primária, era conhecida na era pré-quimioterápica, principalmente, sob duas formas que receberam os nomes dos autores que as descreveram, respectivamente da escola francesa e alemã. A forma mais leve cursa com manifestações clínicas insidiosas, febre baixa ou moderada, astenia e padrão radiológico de aspecto miliar. Denominava-se disseminação benigna do tipo Braeuning e Redeker. A forma hematogênica mais exuberante, florida e muito sintomática, denominou-se disseminação maligna do tipo Huebschmann. Esta igualmente apresenta o padrão miliar, quase sempre com nódulos mais grosseiros do que a anterior, e pode estar associada à meningoencefalite por TB em cerca de um terço dos casos.

O quadro clínico da TB em adolescentes se assemelha ao de adultos, com predomínio de sintomas respiratórios: tosse e expectoração, em geral, com febre moderada, às vezes, vespertina. Pode evoluir com sudorese, emagrecimento, às vezes, dor torácica e dificuldade para respirar. As manifestações radiológicas, em geral, são manchas de aspecto algodonoso e infiltrados reticulares ou reticulonodulares nos terços superiores dos pulmões, uni ou bilaterais, e escavações.

À semelhança do que foi descrito na TB primária, as formas hematogênicas da TB pulmonar em adolescentes podem ter curso mais ou menos exuberante do ponto de vista clínico, com febre, queda do estado geral e até dificuldade respiratória. A aparência radiológica do tipo miliar de nódulos grosseiros e grave quadro clínico foi denominado, na era pré-quiomioterápica, granulia quente de Empis e a forma mais branda, com nódulos mais finos, granulia fria de Bournand e Sayé.

O quadro clínico-radiológico da TB pulmonar em crianças e em adolescentes está descrito no Quadro 62.7.1.

QUADRO 62.7.1 Diferenças na apresentação clínico-radiológica da tuberculose pulmonar em crianças e em adolescentes.

Crianças	Adolescentes (≥ 10 anos)
▪ **Sinais e sintomas:** febre persistente, emagrecimento, interrupção ou queda na curva ponderoestatural, tosse > 2 semanas, sudorese noturna.	▪ **Sinais e sintomas:** febre persistente, tosse > 2 semanas, sudorese noturna, emagrecimento, escarros sanguíneos.
▪ **Radiografia:** adenomegalias mediastínicas, padrão miliar, pneumonia sem reposta aos antibióticos.	▪ **Radiografia:** infiltrados no terço superior, escavações, pneumonia.
Pneumonia de evolução lenta.	
Exames bacteriológicos negativos.	Exames bacteriológicos positivos (BAAR e cultura), TRM reativo na maioria dos casos.
TRM: teste rápido molecular (Gene Xpert Rif-TB).	

FORMAS EXTRAPULMONARES

As manifestações extrapulmonares da TB na criança ocorrem em até cerca de 25% do total de casos. Adenomegalias periféricas (TB ganglionar periférica) (Figura 62.7.1), acometimento de pleura, ossos e meninges são localizações mais encontradas na infância. A TB do aparelho digestivo (peritonite e intestinal), pericardite e geniturinária são mais raras. As manifestações cutâneas também parecem ser raras ou, pelo menos, são pouco diagnosticadas.

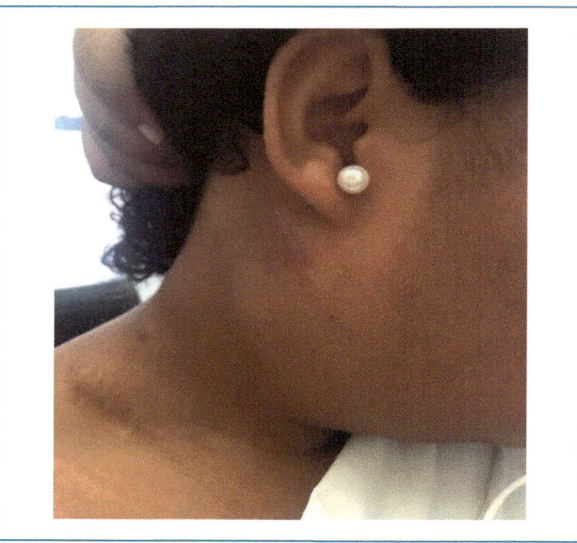

FIGURA 62.7.1 Adenomegalia em regiões submadibular e cervical anterior direita com cicatriz de biópsia.
Fonte: Acervo da autoria.

As manifestações cutâneas também parecem ser raras ou, pelo menos, são pouco diagnosticadas. A TB de pele pode ocorrer tanto pela inoculação direta do bacilo, quanto por reação de hipersensibilidade à distância a ele. O escrofuloderma (Figura 62.7.2), que corresponde à infecção do subcutâneo pelo bacilo por contiguidade com gânglios, articulações ou ossos, é exemplo de TB cutânea. O eritema nodoso (Figura 62.7.3), que é uma reação de hipersensibilidade, pode ser uma manifestação da primoinfecção por TB. Em geral, tem curso fugaz, mas pode ter evolução lenta e, nesses casos, deve ser investigado, pois é uma das formas de TB de pele.

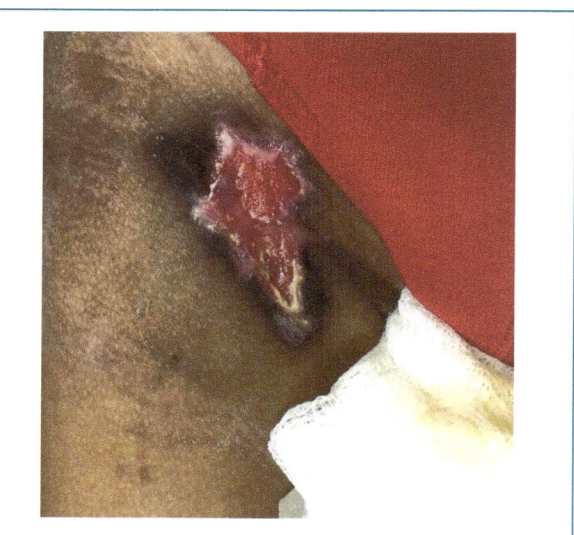

FIGURA 62.7.2 Escrofuloderma em região inguinal direita.
Fonte: Acervo da autoria.

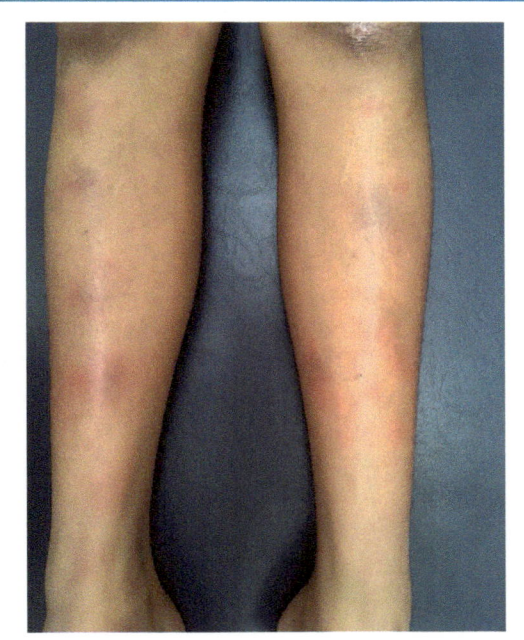

FIGURA 62.7.3 Eritema nodoso de localização pré-tibial.
Fonte: Acervo da autoria.

A espondilite ou espongiloartrite tuberculosa, denominada Mal de Pott, pode ocorrer por dois mecanismos: disseminação hematogênica ou por contiguidade, na qual os bacilos são provenientes das vias urinárias ou plexo venoso paravertebral. Além de sintomas como febre, astenia, e perda de peso, pode haver dor (que pode se exacerbar durante o sono) e limitação de marcha. A deformidade, em se tratando da coluna, ocorre por achatamento da porção anterior dos corpos vertebrais, que assume a característica radiológica "em cunha". Ectoscopicamente se apresenta como a giba dorsal (Figura 62.7.4).

Denomina-se TB disseminada quando a doença acomete vários órgãos simultaneamente. Ocorre, geralmente, em crianças com menos de 5 anos. Ao exame físico, é comum haver hepatoesplenomegalia e linfadenomegalia periférica, e a radiografia de tórax pode mostrar padrão miliar.

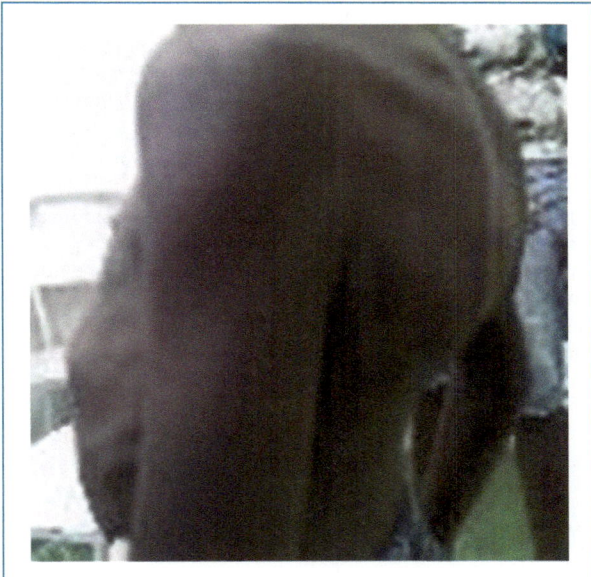

FIGURA 62.7.4 Tórax com deformidade da caixa torácica.
Fonte: Acervo da autoria.

Ao exame do fundo de olho, podem ser encontrados os tubérculos coroides. Em razão do acometimento das defesas imunológicas nas formas graves de TB, a prova tuberculínica é frequentemente não reatora (forma anérgica). A confirmação bacteriológica do diagnóstico é muito difícil, podendo ser necessários procedimentos invasivos, como biópsia da medula óssea, fígado e até do pulmão.

Para o diagnóstico das localizações extrapulmonares da TB podem ser necessários vários exames complementares que nem sempre são rotineiros, como biópsias e punções que permitem obter material para exame citológico, histopatológico e bacteriológico. Em geral, a positividade bacteriológica da TB extrapulmonar é ainda mais baixa do que na forma pulmonar.

Os aspectos clínicos e achados laboratoriais em algumas manifestações extrapulmonares da TB na infância estão descritos no Quadro 62.7.2.

QUADRO 62.7.2 Tuberculose extrapulmonar: diagnóstico.				
	TB pleural	**TB meningoencefálica**	**TB ganglionar**	**TB osteoarticular**
Avaliação clínica	Dor pleural, decúbito antálgico.	Vômito, febre, fontanella abaulada, convulsão, letargia, rigidez de nuca. Pode se associar a disseminação miliar.	Adenomegalia unilateral, escrófula.	Artralgia, impotência funcional e giba.
Exame radiológico	Derrame pleural (unilateral).			Osteoporose regional, edema de partes moles, abscessos frios.
Achados diagnósticos	Líquido pleural linfocitário e com proteína aumentada (> 3 mg/%). Biópsia plueral.	Raquicentese: líquor com pleocitose, proteína aumentada (> 3 mg/%), glicose reduzida em relação à glicemia.	Aspirado ou biópsia (exame bacteriológico e histopatológico).	Dados clínico-radiográficos. Biopsia.

BIBLIOGRAFIA SUGERIDA

American Thoracic Society, Centers for Disease Control and Prevention. Diagnostic standards and classification of tuberculosis in adults and children. Am J Respir Crit Care Med. 2000;161:1376-95.

Debi U, Ravisankar V, Prasad KK et al. Addominal tuberculosis of the gastrointestinal tract: revised. World J Gastroenterol. 2014;20:14831-40.

Figueiredo AA, Lucon AM. Urogenital tuberculosis: update and review of 8961 cases from the world literature. Rev Urol. 2008;10:207-17.

Guirat A, Koubaa M, Mzali R et al. Peritoneal tuberculosis. Clin Res Hepatol Gastroebterol. 2011;35:60-9.

Jeon D. Tuberculous pleurisy: an update. Tuberc Respir Dis. 2014;76:153-9.

Leonard JM. Central nervous system tuberculosis. Microbiol Spectr. 2017;5:TNMI7-0044-2017.

Pehlivanoglu F, Kart Yasar K, Sengoz G. Tuberculous meningitis in adults: a review of 160 cases. Sci World J. 2012;2012:169028.

Pigrau-Serrallac C, Rodríguez-Pardo D. Bone and joint tuberculosis. Eur Spine J. 2013;22(Suppl. 4):556-66.

Sharma SK, Mohan A, Sharma A. Diagnosis and management of miliary tuberculosis: current state and future perspectives. Indian J Med Res. 2012;135:703-30.

Shi T, Zhang Z, Dai F et al. Retrospective study of 967 patients with spinal tuberculosis. Orthopedics. 2016;39:e838-e843.

Yadav S, Singh P, Hemal A et al. Genital tuberculosis: current status of diagnosis and management. Transl Androl Urol. 2017;6:222-33.

62.8 Testes de triagem diagnóstica

Afranio Lineu Kritski
Rafael Galliez
Paulo Albuquerque da Costa
Fernanda Carvalho de Queiroz Mello

Atualmente, na maioria dos países, mantém-se a recomendação da OMS em identificar o tossidor crônico (sintomático respiratório: tosse mais de 2 a 3 semanas), como teste de triagem (com sensibilidade de 52% e especificidade de 89%), resultando em 30 a 40% dos pacientes atendidos nos serviços de saúde em países de alta carga e tratados para TB sem confirmação bacteriológica. Além disso, nesses países, com o elevado custo da implantação e da manutenção do Xpert MTB RIF (mesmo com subsídios), e dificuldade de implantação do teste LPA-1, que requer laboratórios de biologia molecular e recursos humanos especializados, tem-se preconizado uso de testes de triagem com sensibilidade superior a 90% e especificidade maior que 70% que identifiquem pessoas com maior risco de albergarem o bacilo da TB resistente ou sensível. Assim, no intuito de melhor alocar recursos para a saúde, deveriam ser priorizadas as tecnologias diagnósticas mais caras, como testes moleculares, cultura líquida para micobactéria e/ou de imagem como radiografia digital ou tomografia computadorizada apenas para tais pacientes com maior chance de serem portadores de TB, identificados por meio de escores clínicos ou clínico-radiológicos.

O escore clínico ou clínico-radiológico pode ser uma técnica útil para triagem na abordagem diagnóstica de casos de TB pulmonar nos diferentes níveis de atenção à saúde (primária, secundária e terciária), em regiões de baixa ou elevada proporção de infecção por HIV, além de ser oportuna sua realização pela equipe de enfermagem, a quem geralmente o paciente com provável TB tem seu primeiro contato. Na prá-

tica, o profissional de enfermagem muitas vezes identifica o sintomático respiratório e comumente toma a decisão sobre o encaminhamento ou pedido de exames, utilizando uma avaliação subjetiva na abordagem do provável caso de TB.

Em 2003, a OMS fez recomendações sobre a triagem para TB pulmonar em adultos e crianças com 10 anos ou mais, mas não para TBDR/MDR e outras formas extrapulmonares.

Ao longo dos anos, vários escores clínicos foram descritos na literatura. A aplicação dos diversos escores depende da situação epidemiológica local, como a prevalência da TB, coinfecção TB-HIV e outras situações imunossupressoras (p. ex., desnutrição, diabetes *mellitus*, neoplasias malignas, doenças autoimunes etc.). Além de escassez de validação externa, o impacto clínico desses escores também não foram analisados. Entretanto, nos últimos anos, os benefícios da triagem para TB pulmonar foram mais estabelecidos. E, recentemente, em uma revisão sistemática que incluiu 20 estudos sobre escore clínico de triagem para TB pulmonar, em vários estudos observou-se resultados promissores, porém sem validação externa realizada. As sensibilidades dos modelos de previsão variaram de 26 a 96% e especificidades de 18 a 92%. Na conclusão da revisão sistemática, os autores sugerem que os melhores escores clínicos disponíveis devem ser priorizados e implementados na prática para melhorar a busca de casos.

Para pacientes adultos HIV-negativos com TB atendidos em Unidades de Saúde de nível primário ou secundário, em países de alta carga, o uso da triagem passa a ser um importante recurso no controle de TB, pois possibilita a detecção precoce da doença e a aplicação do fluxo adequado de atendimento no Sistema de Saúde. No Brasil, entre sintomáticos respiratórios detectados em um hospital geral (nível terciário) e em Unidade de Saúde de nível secundário, a prevalência baciloscopia positiva e cultura positiva é, respectivamente, entre 5 e 21% e 12 e 28%. Recentemente, em nosso meio, Souza Filho et al., em um estudo prospectivo em pacientes com provável TB pulmonar atendidos em Unidade de Saúde de nível secundário, ao analisarem escore clínico por meio de diferentes modelos matemáticos, observaram que a rede neural apresentou melhores resultados: sensibilidade de 92% e especificidade de 58%. Além disso, os autores observaram sensibilidade de 82% e 96% para pacientes com baciloscopia negativa, baciloscopia positiva, respectivamente. Os autores sugerem que os níveis de atenção primária e secundária podem se beneficiar dos altos valores preditivos negativos observados (acima de 95%), mesmo em cenários de alta prevalência de TB (até 20%). Nesse estudo, a avaliação do grupo de risco pode contribuir para a tomada de decisão sobre testes confirmatórios e manejo do paciente, de modo a ser explorado para triagem de pacientes de alto risco, como para identificar casos atípicos para investigação adicional.

Para pacientes adultos infectados por HIV, em 2011, a OMS recomendou um escore clínico com base na ausência de tosse, perda de peso, sudorese ou febre, com o intuito de identificar paciente de baixo risco para TB ativa que possibilitasse o início do tratamento de TB latente ou a continuidade de investigação. Hamada et al., por meio de uma metanálise em 18 estudos, ao analisarem o escore clínico proposto pela OMS, observaram que a sensibilidade combinada da triagem com os quatro sintomas foi menor para pacientes em uso de TARV (51%) do que para pacientes sem uso de TARV (89,4%). A especificidade agrupada para aqueles em uso de TARV foi de 70,7% e para pessoas sem TARV foi de 28,1%. Recentemente, na África do Sul, Hanifa et al. propuseram um escore clínico e laboratorial para identificar TB entre pacientes HIV-positivos, com sensibilidade de 91,8% e especificidade de 34%.

Para pacientes com TBDR/MDR, ao utilizarem dados clínicos e radiológicos, Martinez et al., na cidade de Lima no Peru, obtiveram sensibilidade de 72,6% e especificidade de 62,8% para diagnóstico de TBMDR, e Boonsarngsuk et al., em Bangkok na Tailândia, observaram sensibilidade de 57,7% e especificidade de 67,8% no diagnóstico de TBDR. Em nosso meio, Évora et al., ao analisarem apenas poucas variáveis clínicas, obtiveram sensibilidade e especificidade para o diagnóstico de TBDR e TBMDR, respectivamente, de 90 e 84% e de 75 e 82%.

Para tuberculose meningoencefálica, regras simples de suspeição foram desenvolvidas e validadas em diversas populações. Em nosso meio, em um estudo prospectivo com o escore clínico (> 10 pontos) acoplado ao teste molecular, os autores observaram uma sensibilidade de 90% e especificidade de 87%.

Para pacientes adultos com TB atendidos em Unidades Hospitalares, vários modelos foram descritos, embora de acordo com as recentes revisões sistemáticas são escassos os estudos realizados em países de alta carga de TB. Na maioria dos modelos, dados sobre radiografia do tórax (p. ex., presença de cavidades) aumentou a acurácia na predição de TB pulmonar.

Desde 2013, a OMS recomenda o uso do sistema de diagnóstico molecular Xpert MTB/RIF em crianças. Entretanto, em uma revisão sistemática sobre o ensaio Xpert em crianças observou-se alta variabilidade na acurácia, e em média alcançou uma sensibilidade de 66% em comparação com a cultura. Vários sistemas de pontuação foram propostos para o diagnóstico de TB pediátrica em HIV-negativos, embora nenhum sistema isolado tenha sido adequadamente validado. Recentemente, em nosso meio, Rossoni, ao analisar o sistema do Ministério da Saúde do Brasil, observou elevada sensibilidade com coorte de 30 (> 95%) e elevada especificidade com coorte 40 (> 95%). Ao analisar o sistema proposto pela Union, observou que é um teste diagnóstico e não de triagem, pois apresentou baixa sensibilidade (28%), mas elevada especificidade (> 96%).

Em populações pediátricas infectadas por HIV, David et al., ao analisarem vários escores, sugeriram que os sistemas do Ministério da Saúde do Brasil e de Ben Marais são ferramentas de rastreamento de TB úteis para centros de atenção primária, pois apresentam elevada sensibilidade e baixa especificidade, em que os profissionais devem encaminhar os pacientes sob suspeita para confirmação diagnóstica a posteriori. Os sistemas Keith Johns J e Tidjani são mais úteis em centros de referência com elevada especificidade, onde os especialistas definem o início ou não o tratamento antiTB.

BIBLIOGRAFIA SUGERIDA

David SG, Lovero KL, Pombo March MFB et al. A comparison of tuberculosis diagnostic systems in a retrospective cohort of HIV-infected children in Rio de Janeiro, Brazil. Int J Infect Dis. 2017 Jun;59:150-5. doi: 10.1016/j.ijid.2017.01.038.

Hamada Y, Lujan J, Schenkel K et al. Sensitivity and specificity of WHO's recommended four -symptom screening rule for tuberculosisin people living with HIV: a systematic review and meta-analysis. Lancet HIV. 2018 Sep;5(9):e515-e523.

Hanifa Y, Fielding KL, Chihota VA et al. A cinical scoring system to prioritise investigation for tuberculosis among adults attending HIVclinics in South Africa. PLoS One. 2017 Aug 3;12(8):e0181519. doi: 10.1371/journal.pone.0181519. eCollection 2017.

Jensen SB, Rudolf F, Wejse C. Utility of a clinical scoring system in prioritizing TB investigations – A systematic review. Expert Rev Anti Infect Ther. 2019 Jun 5:1-14.

Kranzer K, Afnan-Holmes H, Tomlin K et al. The benefits to communities and individuals of screening for active tuberculosis disease: a systematic review. Int J Tubercul Lung Dis. 2013;17(4):432-46.

Moreira ASR, Huf G, Vieira MAM et al. Liquid vs. solid culture medium to evaluate proportion and time to change in management of suspects of tuberculosis – A pragmatic randomized trial in secondary and tertiary healthcare units in Brazil. PLoS One. 2015;10(6):e0127588.

Souza Filho JBOE, Sanchez M, Seixas JM et al. Screening for active pulmonary tuberculosis: Development and applicability of artificial neural network models. Tuberculosis (Edinb). 2018 Jul;111:94-101.

Tidjani O, Amedome A, Ten Dam H. The protective effect of BCG vaccination of the newborn against childhood tuberculosis in an African community. Tubercle. 1986;67:269-81.

WHO. Treatment of tuberculosis: guidelines for national programs. 2003. Disponível em: http://apps.who.int/iris/bitstream/10665/67890/1/WHO_CDS_TB_2003.313_eng. pdf. Acesso em: 09/04/2019.

62.9 Diagnóstico

Elisangela Costa da Silva
Rafael Galliez
Marcelo Cordeiro dos Santos
Afranio Lineu Kritski

DIAGNÓSTICO DA INFECÇÃO LATENTE PELO *M. TUBERCULOSIS*

A identificação de pessoas com Tuberculose latente (ILTB) tem ganhado relevância no controle da tuberculose e deve ser direcionada a indivíduos elegíveis para a terapia preventiva (chamada no passado de quimioprofilaxia).

Medindo o diâmetro transversal de endurecimento resultante da injeção intradérmica de derivado proteico purificado (PPD), a resposta da prova tuberculínica (PT) pode ser avaliada. A leitura deve ser realizada 48 a 72 horas após a aplicação, podendo ser estendida para 96 horas, caso o paciente falte à leitura na data agendada. O maior diâmetro transverso da área do endurado palpável deve ser medido com régua milimetrada transparente. Como PPD é uma mistura bruta de antígenos oriundos de *M. tuberculosis* e outras micobactérias, em particular BCG, a PT apresenta baixa especificidade na detecção de ILTB. Considerando diferentes tamanhos de corte é possível estimar o risco de desenvolver TB, com base em fatores como idade, vacinação BCG e doenças imunossupressoras (Brasil PT ≥5 mm). O efeito do BCG nas reações da PT diminui após 10 anos se a vacinação foi administrada na infância, isso significa que, em adolescentes e adultos não revacinados, a PT positiva pode ser considerada como diagnóstica para ILTB.

A conversão da PT é definida como uma induração > 10 mm, com um aumento de pelo menos 6 mm em relação ao resultado de PT anterior.

Embora amplamente utilizada, a PT tem limitações, pois além de menor especificidade, a sensibilidade pode ser reduzida por desnutrição, doença grave ativa da tuberculose e estado de imunodeficiência, como infecção por HIV ou terapia com drogas biológicas inibidoras do fator de necrose tumoral (TNF). Além disso, do ponto de vista logístico, a PT envolve duas consultas, sendo uma para a injeção de PPD e outra para medir a induração, provocando uma perda de leitura em 10% dos casos. Outra dificuldade na interpretação do resultado da PT é causada pelo efeito *booster*. Uma primeira PT pode ativar células de memória e resultar em PT subsequente positiva, sem que esse resultado represente conversão da PT, o que implica na complexidade de interpretação de PTs seriadas, indicadas em situações de exposição contínua, como profissionais de saúde.

No período de 2006 a 2008, foi desenvolvido e comercializado na Rússia um novo teste intradérmico, chamado Diaskintest, que inclui proteína recombinante (CFP10-ESAT6). No período de 2011 a 2017, o Diaskintest foi validado em países do Leste Europeu. Na China, em 2015, foi desenvolvido um novo teste intradérmico, chamado EC, que, de modo similar ao russo, inclui proteína recombinante (CFP10-ESAT6). Em 2016, foram realizados estudos de validação clínica em várias regiões da China. Os testes intradérmicos Diaskintest e EC são constituídos de proteínas não existentes no *M. bovis* e nas micobactérias não tuberculosas, o que confere um potencial de maior especificidade em relação ao PPD Rt, usualmente utilizado no mundo.

Os IGRAs (*interferon gamma realease assay*) são testes laboratoriais de sangue e incluem o T-SPOT.TB (Oxford Immunotec, Abingdon, Reino Unido), o QuantiFERON Gold *in tube* (QFT-GIT) e, mais recentemente, o QuantiFERON Plus (QFT-P) (Qiagen, Hilden, Alemanha). Os ensaios envolvem um controle negativo, um controle positivo (estímulo mitogênico) e uma estimulação específica do *M. tuberculosis*. Decorridas 16 a 20 horas, por meio da técnica Elisa ou ensaio imunoenzimático (Elispot), em sangue total ou células mononucleares do sangue periférico (PBMCs), respectivamente, a produção de IFN-γ é medida em sangue total.

Os IGRAs apresentam alta especificidade, pois incluem péptides específicos, como ESAT-6 e CFP-10, que pertencem a uma região do genoma do Mtb e não de *M. bovis* (BCG) ou da maioria das micobactérias ambientais. Entretanto, ESAT-6 e CFP-10 estão presentes em *M. kansasii*, *M. marinum* e *M. szulgai* e podem fornecer resultados falso-positivos.

Entre as características comparativas do IGRA (QFT-GIT/Elispot) e PT, merecem destaque: a) a sensibilidade de todos os testes foi subótima: menor para a PT (70%), um pouco maior para o QFT-GIT (76%) e maior para o Elispot (88%), quando a ocorrência de TB ativa recente (padrão-ouro) foi usada como marcador de TB latente; b) a sensibilidade da PT e dos IGRAs foi similar quando o gradiente de exposição foi definido como padrão-ouro: maior positividade de ambos, IGRA e PT, para indivíduos categorizados como elevada exposição, porém maior da PT nos com baixa exposição entre vacinados com o BCG após a infância; c) nenhum teste distinguiu TB ativa de ILTB; d) a especificidade do QFT-GIT e do Elispot foi, respectivamente, de 97,7% e de 92,5%; a especificidade da PT em populações não vacinadas foi consistentemente elevada: 97% (IC 95% = 95 a 99%);

e) a discordância entre PT e IGRAs foi frequente e inexplicável. A discordância IGRA+ e PT— ocorreu em 6 a 7% de todos os indivíduos e foi responsável por 23% e 26% de todos os resultados positivos de QFT-GIT e de Elispot, respectivamente; f) a reversão dos resultados do IGRAs foi comum. Esses casos foram associados a resultados negativos iniciais da PT ou resultado inicial de QFT-GIT, próximo ao ponto de corte estabelecido pelo fabricante.

Recentemente, em populações de pacientes com imunodepressão, observou-se que o teste QFT-GIT e Elispot não foram superiores a prova tuberculínica na detecção de TB ativa ou TB latente. Os testes IGRAs tendem a apresentar maior sensibilidade nos casos de TB ativa, mas apresentam sensibilidade similar a prova tuberculínica nos casos de TB latente. Elispot foi mais sensível que a PT, e o QFT-GIT apresentou baixa prevalência em soropositivos para o HIV, além de maior frequência de resultados indeterminados quando CD4 < 100 células/mm^3.

Como QFT-Plus apresenta antígenos que estimulam as células T CD8, espera-se maior sensibilidade para a detecção ativa da TB. Desde o lançamento do QFT-Plus na Europa em 2015, mais de 20 artigos independentes foram publicados, mostrando maior sensibilidade na TB ativa em comparação à metanálise da versão anterior (94% *versus* 81 a 84%) em pessoas imunocomprometidas, incluindo PLWH, artrite reumatoide e idosa.

Entretanto, em um estudo realizado recentemente na África, a sensibilidade do QFT-P foi similar a PT e outros IGRAs. Embora a sensibilidade geral não seja afetada pelo *status* de HIV, a sensibilidade do QFT-Plus foi menor entre as pessoas que vivem com HIV/síndrome de imunodeficiência adquirida com imunossupressão grave. Além disso, em pacientes em uso de glicocorticoides (20 mg > 2 semanas) ou anti-TNF-α, espera-se resultados falso-negativos no IGRA, similar a PT.

Estudos sobre respostas CD8 calculadas mostram uma correlação em indivíduos que têm TB ativa e exposição recente à TB, enfatizando a importância da precisão do teste para reduzir o número necessário para tratar, reduzindo o desperdício de resultados falso-positivos e usando um teste que minimiza o tratamento desnecessário. Os novos antígenos CD8 do QFT-Plus possuem características potenciais adicionais não disponíveis nos ensaios atuais, especificamente um biomarcador de nova infecção e, potencialmente, progressão da TB.

PT e IGRA são aceitáveis para triagem de ILTB com base nas recomendações da OMS. Em pacientes com histórico de menos de 10 anos de vacinação com BCG, é sugerido o uso de IGRA para aumentar a especificidade da detecção de TB latente.

Entre as limitações do PT e IGRA estão a baixa capacidade de distinguir entre TB ativa e TB latente e o baixo valor preditivo para o desenvolvimento de TB. Além disso, eles não são indicados para o diagnóstico de TB latente em crianças < 2 anos de idade, em virtude da falta de dados na literatura e da pouca confiabilidade do método em crianças pequenas

No uso dos IGRAs tem-se observado algumas vantagens sobre a PT, destacando-se o fato de não ser influenciado pela vacinação prévia com BCG, de ser menos influenciado por infecção prévia por micobactérias não tuberculosas (MNT), o que confere elevada especificidade diagnóstica. Outras vantagens consistem no resultado não estar sujeito ao viés do leitor e no fato de o teste ser realizado em amostra biológica, o que reduz o risco de efeitos adversos; o fato de necessitar apenas de um contato com paciente e o teste ser realizado *ex vivo*, o que reduz o risco de efeitos adversos e elimina o efeito *booster*, típico da realização seriada do teste.

Como desvantagens no uso dos IGRAs, principalmente aos países de alta carga, destacam-se o custo elevado deles ante prova tuberculínica, de se realizar a coleta de sangue do paciente, a não recomendação para testes seriados, a frequência de resultados indeterminados, a necessidade de um laboratório bem equipado e subsequente manuseio cuidadoso para manutenção da viabilidade dos linfócitos.

Em 2018, no Manual de Normas do MS para controle de TB, o grupo de trabalho de TB latente do Comitê Assessor Técnico Científico do Programa Nacional de TB do Ministério da Saúde elaborou recomendações no uso do IGRA, utilizando dados da literatura internacional e resultados de estudos nacionais. A incorporação do IGRA no Sistema Único de Saúde está sob revisão da Conitec-MS.

BIBLIOGRAFIA SUGERIDA

Abubakar I, Drobniewski F, Southern J et al. Prognostic value of interferon-γ release assays and tuberculin skin test in predicting the development of active tuberculosis (UK Predict TB): a prospective cohort study. Lancet Infect Dis. 2018;18:1077-88.

Ayubi E, Doosti-Irani A, Sanjari Moghaddam A et al. The Clinical Usefulness of Tuberculin Skin Test versus Interferon-Gamma Release Assays for Diagnosis of Latent Tuberculosis in HIV Patients: A Meta-Analysis. PLoS One. 2016 Sep 13;11(9):e0161983.

Delogu G, Goletti D. The spectrum of tuberculosis infection: new perspectives in the era of biologics. J Rheumatol Suppl. 2014;91:11-6.

Goletti D, Sanduzzi A, Delogu G. Performance of the tuberculin skin test and interferon-gamma release assays: an update on the accuracy, cut-off stratification, and new potential immune-based approaches. J Rheumatol Suppl. 2014;91:24-31.

Horne DJ, Jones BE, Kamada A, Fukushima K, Winthrop KL, Siegel SAR et al. Multicenter study of QuantiFERON®-TB Gold Plus in patients with active tuberculosis. Int J Tuberc Lung Dis Off J Int Union Tuberc Lung Dis. 2018 Jan;22(6):617-21.

Igari H, Ishikawa S, Nakazawa T, Oya Y, Futami H, Tsuyuzaki M et al. Lymphocyte subset analysis in QuantiFERON-TB Gold Plus and T-Spot.TB for latent tuberculosis infection in rheumatoid arthritis. J Infect Chemother Off J Jpn Soc Chemother. 2018 Fev;24(2):110-6.

Manual de Recomendações para o controle da tuberculose no Brasil/Ministério da saúde, secretaria de Vigilância em saúde, departamento de Vigilância das doenças transmissíveis. Brasília: Ministério da Saúde; 2019. 364 p.

Overton K, Varma R, Post JJ. Comparison of Interferon-γ Release Assays and the Tuberculin Skin Test for Diagnosis of Tuberculosis in Human Immunodeficiency Virus: A Systematic Review. Tuberc Respir Dis (Seoul). 2018 Jan;81(1):59-72. doi: 10.4046/trd.2017.0072. Epub 2017 Dec 13.

Pieterman ED, Liqui Lung FG, Verbon A, Bax HI, Ang CW, Berkhout J et al. A multicentre verification study of the QuantiFERON®-TB Gold Plus assay. Tuberc Edinb Scotl. 2018;108:136-42.

Starshinova A, Zhuravlev V, Dovgaluk I et al. A comparison of intradermal test with recombinant tuberculosis allergen (diaskintest) with other immunologic tests in the diagnosis of tuberculosis infection.Int J Mycobacteriol. 2018 Jan-Mar;7(1):32-9.

WHO guidelines on tuberculosis infection prevention and control, 2019 update, Geneva: World Health Organization; 2019. License: CC BY-NC-SA 3.0 IGO.

World Health Organization. Guidelines for the management of latent tuberculosis infection. Geneva, World Health Organization; 2015.

World Health Organization. Latent tuberculosis infection: updated and consolidated guidelines for programmatic management. Geneva, World Health Organization; 2018.

Zwerling A, Pai M. The BCG world atlas: a new, open-access resource for clinicians and researchers. Expert Rev Anti Infect Ther. 2011;9:559-61.

62.10 Testes diagnósticos e biomarcadores para tuberculose

Afranio Lineu Kritski
Rafael Galliez
Elisangela Costa da Silva
Elis Regina Dalla Costa

No Plano Global STOP TB/OMS de 2006, o diagnóstico dos casos de TB paucibacilar, TB/HIV e TBMDR/RR passaram a ter destaque para o sucesso dos programas de controle.

Apesar da baciloscopia (BAAR) do escarro possuir baixa sensibilidade (40 e 60%), permanece como um dos exames mais utilizados para o diagnóstico de TB pulmonar sensível às drogas (TB DS), em países de alta carga. Entretanto, na maioria desses países, na prática, a cultura para micobactérias, cuja sensibilidade é maior (80 a 85%) que a baciloscopia no diagnóstico de TB DS, é realizada em meio sólido com Lowenwstein-Jensen (LJ), e tem sido utilizada apenas em casos clínicos selecionados visando análise do teste de sensibilidade pelo método de proporções (casos de falência ao tratamento, pacientes com baciloscopia negativa persistente, formas extrapulmonares). O maior problema da cultura em LJ é o longo tempo de incubação (4 a 6 semanas), sendo que o teste de sensibilidade às drogas é realizado a partir da cultura e não do espécime clínico, o que requer várias semanas adicionais para a obtenção dos resultados.

Nesse cenário, após 2006, ao incluir a pesquisa nas ações de controle de TB como relevante, a OMS passou a recomendar novos testes diagnósticos para TB, como: a) cultura em meio líquido automatizada (MGIT960®) e identificação rápida da espécie micobacteriana por método imunocromatográfico em 2007; b) teste molecular para detecção de resistência a rifampicina (*line probe assay* INNO-LIPA Rif.TB®) em 2008; e c) testes não comerciais (*in house*) para detecção de TB resistente (p. ex., nitratase e resazurina) em 2009.

Em 2007, a OMS passou a utilizar o sistema GRADE (estudos de elevada evidência científica e força de recomendação) para recomendar novas tecnologias no controle de todos os agravos à saúde. Em 2009, em um inquérito realizado em 16 países com elevada carga de TB sobre a incorporação das novas tecnologias recomendadas pela OMS, observou-se que em metade dos países os Programas de Controle de TB do Ministério da Saúde adotaram as técnicas recomendadas e houve tendência de incorporar mais tecnologias modernas e menos de revisitar uso de tecnologias da rotina. A partir de 2010, o Programa Global de TB (PGTB) da OMS passou a recomendar apenas novas tecnologias diagnósticas que apresentassem elevada evidência científica.

Em 2010, com os resultados de elevada acurácia descritos por Boehme et al., a OMS recomendou o uso de Xpert® MTB/RIF como substituto da baciloscopia na investigação diagnóstica inicial de TB e TB resistente à rifampicina (RR), para todos os adultos com suspeita de TB pulmonar em regiões de elevada prevalência de HIV e de TB resistente. Decorridos 5 anos, o teste Naidoo/RIF já havia sido adotado em 15 países (WHO, 2016). Entretanto, Creswell et al. e Albert et al. ao analisarem o uso do Xpert® MTB/Rif mundialmente na rotina dos Programas de Controle de Tuberculose, relataram que ocorreram dificuldades na sua incorporação em vários países, proporcionando limitado impacto nos indicadores epidemiológicos da TB, principalmente naqueles vinculados aos desfechos de tratamento e/ou na interrupção da transmissão de TB. E, mesmo com subsídios, em países de alta carga como a África do Sul, a sustentatação de seu uso em condições programáticas foi questionada por Naidoo et al. Recentemente, na metanálise que incluiu 7.074 pacientes em cinco ensaios clínicos randomizados, atendidos na África do Sul, Brasil, Zimbábue, Zâmbia e Tanzânia, observou-se que o uso do Xpert® MTB/RIF não foi associado à redução do tempo para o diagnóstico de tuberculose ou ao início do tratamento da tuberculose, nem com uma proporção maior de indivíduos tratados para a doença. No entanto, foi encontrada uma evidência modesta na redução da mortalidade específica para o HIV. Além disso, mesmo com sensibilidade de 90% e especificidade de 95%, o teste Xpert® MTB/RIF apresenta baixo valor preditivo positivo (< 80%) em regiões/locais, onde a prevalência de TB ou TB resistente a RIF é menor que 10% entre todos os pacientes atendidos com provável TB.

Em 2016, a OMS recomendou o uso do teste molecular *line probe assay* para detecção de resistência a drogas de primeira linha: rifampicina e isoniazida (LPA-1). Nos anos seguintes, entre os estudos que analisaram o uso do LPA-1 na detecção de TB resistente, em condições de rotina, a maioria identificou problemas na identificação dos prováveis sujeitos com TB resistente, na rápida adoção do tratamento dos medicamentos apropriados e nenhum impacto no tratamento da TB, apenas Elissev et al. mostraram melhores desfechos no tratamento (menor proporção de abandono e de mortalidade).

Em 2017, a OMS recomendou o uso da nova versão do Xpert® MTB/RIF assay (chamado Xpert® MTB/RIF Ultra) em substituição ao cartucho Xpert® MTB/RIF. Similar ao estudo descrito por Boheme et al., em 2010, o Xpert® MTB/RIF Ultra apresentou uma boa acurácia com aumento na sensibilidade, especialmente em crianças e em indivíduos infectados por HIV. Entretanto, o Xpert® MTB/RIF Ultra pode detectar pequenos números de bacilos não replicáveis ou não viáveis, presentes, particularmente, em pacientes com história recente de TB, reduzindo sua especificidade para 93% como um teste para TB ativa. Na ausência de estudos clínicos sobre o uso do impacto do Xpert® Ultra em condições de rotina, Kendall et al., ao realizarem uma modelagem matemática, sinalizaram que a substituição do Xpert® padrão para o Xpert® Ultra para diagnóstico de TB pulmonar em adultos pode ter consequências distintas em diferentes contextos clínicos. O uso ideal do Ultra deve envolver uma abordagem de implementação mais diferenciada e específica do ambiente, com prioridade para as populações em que a prevalência de HIV é a mais alta.

Pelo exposto anteriormente, novos diagnósticos ainda precisam atingir escala com maior impacto clínico e epidemiológico. Além disso, é necessário que haja uma maior convergência entre o desenvolvimento de novos testes diagnósticos e o desenvolvimento de esquemas terapêuticos encurtados para TB.

Uma lacuna é a relativa ausência de diagnósticos não baseados em escarro no *pipeline* para crianças e de testes de biomarcadores para triagem, cura e progressão da infecção latente para doença. Um dos maiores desafios enfrentados pelo controle da TB é a falta de diagnóstico preciso e previsão de TB prevalente e incidente, respectivamente. Investimentos maiores são necessários para apoiar a descoberta, a validação e a tradução de biomarcadores em ferramentas clínicas. Recentemente, em estudo realizado na África do Sul e posteriormente validado na Gâmbia, uma nova assinatura de mRNA com 16 transcritos estiveram associados ao desenvolvimento de TB ativa, com uma precisão discreta para o desenvolvimento da TB 6 meses antes da doença. Estudos identificaram assinaturas gênicas menores (n = 3 ou 4) associadas à TB ativa.

Warsinske et al., em uma revisão sistemática de 24 estudos contendo 3.083 perfis de transcriptomas de sangue total ou amostras de células mononucleares de sangue periférico de pacientes com TB ativa, TB latentes, ou controles saudáveis ou com outros agravos à saúde, identificaram sete assinaturas gênicas que previram a progressão de TB latente para TB ativa com valor preditivo positivo de 6%, assumindo prevalência de TB de 2%, mas todas as sete assinaturas apresentaram elevado valor preditivo negativo

Suliman et al., em um estudo de caso-controle aninhado em coortes africanas de contatos domiciliares expostos, identificaram 79 indivíduos que desenvolveram tuberculose ativa, entre 3 e 24 meses após a exposição, e 328 que não desenvolveram TB ativa, e permaneceram saudáveis durante 24 meses de acompanhamento. No estudo, foi identificado um único par de genes, C1Q/TRAV27, que de modo consistente previu a ocorrência de TB ativa em contatos domiciliares de vários locais africanos, mas não em adolescentes infectados sem exposição recente a Mtb conhecida.

Enquanto as ferramentas transformadoras estão sendo desenvolvidas, os países de alta carga de TB precisarão melhorar a eficiência de seus sistemas de prestação de serviços de saúde, assegurar melhor aceitação das novas tecnologias e alcançar maiores vínculos no *continuum* de atenção à TB e ao HIV. Enquanto esperamos pelas tecnologias da próxima geração, os programas nacionais de TB devem ampliar os melhores diagnósticos atualmente disponíveis e usar a ciência da implementação para obter o máximo impacto.

BIBLIOGRAFIA SUGERIDA

Anselmo LMP, Feliciano C, Mauad F et al. A predictive score followed by nucleic acid amplification for adult tuberculous meningitisdiagnosis in Southern Brazil. J Neurol Sci. 2017 Aug 15;379:253-8.

Boehme CC, Nicol MP, Nabeta P, Michael JS, Gotuzzo E et al. Feasibility, diagnostic accuracy, and effectiveness of decentralised use of the Xpert MTB/RIF test for diagnosis of tuberculosis and multidrug resistance: a multicentre implementation study. Lancet. 2011 Apr 30;377(9776):1495-505.

Chakravorty S, Simmons AM, Rowneki M, Parmar H, Cao Y, Ryan J et al. The New Xpert MTB/RIF Ultra: Improving Detection of Mycobacterium tuberculosis and Resistance to Rifampin in an Assay Suitable for Point-of-Care Testing. MBio. 2017 Aug 29;8(4). pii: e00812-17. doi: 10.1128/mBio.00812-17.

David SG, Lovero KL, Pombo March MFB et al. A comparison of tuberculosis diagnostic systems in a retrospective cohort of HIV-infected children in Rio de Janeiro, Brazil. Int J Infect Dis. 2017 Jun;59:150-5. doi: 10.1016/j.ijid.2017.01.038.

Detjen AK, DiNardo AR, Leyden J et al. Xpert MTB/RIF assay for the diagnosis of pulmonary tuberculosis in children: a systematic review and meta-analysis. The Lancet Respiratory Medicine; 2015.

Evora LH, Seixas JM, Kritski AL. Neural Network Models for Supporting Drug and Multidrug Resistant Tuberculosis Screening Diagnosis. Neurocomputing. 2017;265:116-26.

Hamada Y, Lujan J, Schenkel K et al. Sensitivity and specificity of WHO's recommended four symptom screening rule for tuberculosisin people living with HIV: a systematic review and meta-analysis. Lancet HIV. 2018 Sep;5(9):e515-e523.

Hanifa Y, Fielding KL, Chihota VA et al. A cinical scoring system to prioritise investigation for tuberculosis among adults attending

HIVclinics in South Africa. PLoS One. 2017 Aug 3;12(8):e0181519. doi: 10.1371/journal.pone.0181519. eCollection 2017.

Jensen SB, Rudolf F, Wejse C. Utility of a clinical scoring system in prioritizing TB investigations – A systematic review. Expert Rev Anti Infect Ther. 2019 Jun 5:1-14.

Rossoni AMO. Análise dos testes diagnósticos na tuberculose pulmonar em crianças e adolescentes [Tese de doutorado]. Programa de Pós-Graduação em Saúde – Universidade Federal do Paraná; 2015. 176 f.

Saavedra JS, Urrego S, Toro ME et al. Validation of Thwaites Index for diagnosing tuberculous meningitis in a Colombian population. J Neurol Sci. 2016 Nov 15;370:112-8.

Solari L, Soto A, Van der Stuyft P. Development of a clinical prediction rule for tuberculous meningitis in adults in Lima, Peru. Trop Med Int Health. 2018 Apr;23(4):367-74.

Souza Filho JBOE, Sanchez M, Seixas JM et al. Screening for active pulmonary tuberculosis: Development and applicability of artificial neural network models. Tuberculosis (Edinb). 2018 Jul;111:94-101.

WHO. Treatment of tuberculosis: guidelines for national programs. 2003 Available: http://apps.who.int/iris/bitstream/10665/67890/1/WHO_CDS_TB_2003.313_eng.pdf. Acesso em: 09/04/2019.

Wilkinson RJ, Rohlwink U, Misra UK et al. Tuberculous Meningitis International Research Consortium. Tuberculous meningitis. Nat Rev Neurol. 2017 Oct;13(10):581-98.

62.11 Diagnóstico molecular da tuberculose

Ana Júlia Reis
Maria Lucia Rosa Rossetti
Clarice Brinck Brum
Andrea von Groll
Pedro Eduardo Almeida da Silva

A alta prevalência de TB, em conjunto com o aumento do número de casos relacionados a cepas de *Mycobacterium tuberculosis* resistentes aos antimicrobianos, têm apontado para a necessidade de expandir e qualificar o diagnóstico laboratorial da TB. O diagnóstico precoce, acurado e *point-of-care* (POC) é essencial, pois permite a implementação do tratamento adequado, bem como de medidas de isolamento, promovendo a cura e prevenindo a disseminação do bacilo.

A precariedade da microscopia (baciloscopia) e o resultado tardio obtido por meio do cultivo, com o aumento do conhecimento da genética microbiana e o desenvolvimento de ferramentas laboratoriais de alta performance, têm impulsionado o incremento do diagnóstico laboratorial, com tecnologias que, além de detectar *M. tuberculosis*, identificam também a resistência aos antimicrobianos.

Embora quase todos os métodos moleculares disponíveis para o diagnóstico da TB tenham em comum a amplificação de ácidos nucleicos (NAATs), eles podem ser distintos quanto às abordagens moleculares e plataformas diagnósticas. Basicamente, os protocolos variam nos procedimentos de isolamento dos ácidos nucleicos a partir da amostra clínica e na detecção do produto amplificado após o PCR (*Polimerase Chain Reaction*).

As regiões do genoma escolhidas como alvo para identificação de *M. tuberculosis* não diferem muito nas várias abordagens. O elemento de inserção IS-6110 tem sido mais frequentemente utilizado, pois geralmente está presente em múltiplas cópias no genoma de *M. tuberculosis*. Entretanto, outros alvos também são utilizados, como hsp65, kDa, rpoB, 16SRNA e pab.

A OMS tem recomendado vários testes comerciais para detecção molecular de *M. tuberculosis* e a identificação de resistência aos antimicrobianos (Eddabra e Benhassou, 2018). A seguir, faremos uma breve descrição dos principais métodos moleculares comerciais disponíveis no Brasil, bem como o potencial do sequenciamento total do genoma para o diagnóstico da TB.

XPERT® MTB/RIF

O Xpert® MTB/RIF (Cepheid, Sunnyvale, CA 94089, EUA) é uma plataforma automatizada que realiza as etapas de extração, amplificação e detecção de DNA em um mesmo recipiente, sem necessidade de manipulação da amostra e dos reagentes entre essas etapas. O teste pode detectar ao mesmo tempo o complexo *M. tuberculosis* e a resistência à rifampicina (RIF), fornecendo resultados em menos de 2 horas, no nível laboratorial. A resistência de *M. tuberculosis* à RIF tem como principal base molecular mutações no gene rpoB, que codifica a subunidade β da RNA polimerase. A maioria dessas mutações ocorre em uma região de 81 pb, conhecida como RRDR (*Rifampicin-resistance-determining region*).

A RRDR é amplificada por PCR em tempo real em presença de sondas de DNA, conhecidas como *molecular beacons*. Essa molécula é desenhada com tecnologia que agrega sequências de nucleotídeos a compostos fluorescentes, a fim de formar uma estrutura secundária em forma de alça. A região complementar ao alvo fica posicionada no *loop* da alça, o fluoróforo é ligado em uma das extremidades, e na extremidade oposta uma molécula chamada *quencher* absorve a luz emitida por ele. Essas sondas, quando hibridizam com uma sequência-alvo, desfazem o *loop* da sonda, e o *quencher* não mais neutraliza a luz emitida pelo fluoróforo. Essa luz é então detectada pelo equipamento (termociclador em tempo real). Nesse teste são utilizadas cinco sondas (*molecular beacons*) com diferentes fluoróforos, que juntas cobrem toda a região de 81 pb, onde se encontram as mutações relacionadas com a resistência à RIF. Como as sondas possuem sequências complementares à região selvagem, se ocorrer a amplificação de *M. tuberculosis* sensível, todos os fluoróforos serão detectados. Se a amplificação for de uma cepa resistente, uma ou mais sondas não emitirão fluorescência, dependendo da localização da mutação. Em 2010, a OMS passou a recomendar o uso do Xpert® MTB/RIF para diagnóstico de TB em pacientes com suspeita de TB com cepas resistentes e coinfecção TB/HIV (WHO, 2010).

Embora o teste seja validado para amostras pulmonares e extrapulmonares, a sensibilidade do Xpert® MTB/RIF varia em diferentes espécimes extrapulmonares. A sensibilidade em amostras com baciloscopia positiva tem sido de 98 a 100%, com especificidade variando de 90,9 a 100%, em comparação com a cultura. Apesar de sua excelente sensibilidade em testes de amostras de baciloscopia positiva, o Xpert® MTB/RIF é um pouco menos sensível, 60 a 70%, para amostras com baciloscopia negativa. Resultados falso-positivos de resistência à RIF (mutações silenciosas) e dificuldades em detectar algumas mutações têm sido relatados como limitações do teste.

Recentemente, essa plataforma foi aprimorada com o desenvolvimento e a comercialização do Xpert® MTB/RIF Ultra, que inclui novos alvos para detecção de complexo *M. tuberculosis* (IS-6110 e IS-1081), aumentando a sensibilidade analítica.

Em resumo, as principais vantagens do Xpert® MTB/RIF são: 1) uso direto a partir da amostra clínica; 2) biossegurança; 3) tempo para liberação do resultado; e 4) informação sobre a resistência à RIF. Dentre as principais desvantagens, pode-se destacar: 1) o resultado positivo não indica necessariamente a presença de organismos viáveis; 2) a necessidade de uma fonte de energia elétrica estável; e 3) um computador acoplado para a análise dos dados. Por fim, embora a detecção de resistência à RIF seja considerada um marcador de multidroga resistência (MDR), tem sido observado a existência de um número significativo de casos de monorresistência à RIF. Ainda quanto à resistência, cabe salientar que, especialmente em países com baixa taxa de MDR, a detecção de resistência à isoniazida (INH), que não é detectada pelo Xpert® MTB/RIF, seria importante não apenas para o correto tratamento como para o monitoramento epidemiológico da resistência.

LINE PROBE ASSAY

Os testes line-probe assay (LPA), baseados no princípio de hibridização reversa, utilizam sondas de DNA fixadas a uma membrana de nitrocelulose. Essas sondas hibridizam com regiões de genes, do *M. tuberculosis*, associadas a identificação da espécie e/ou determinação do perfil de resistência aos antimicrobianos utilizados para o tratamento da TB. As mutações são detectadas por falta de ligação com as sondas do tipo selvagem e pela ligação com as sondas específicas para as mutações mais comuns. A reação de pós-hibridação pode ser observada a olho.

A OMS recomenda o uso de LPA para a detecção de resistência aos principais fármacos de primeira e segunda linha, respectivamente, na investigação de TBMDR e TBXDR. Apesar dos testes LPA gerarem resultados rápidos, existem alguns desafios operacionais para sua implementação, dentre os quais estão o fato de o ensaio ter baixa sensibilidade para amostras com baciloscopia negativa (cerca de 45%), alto custo, necessitar de equipamentos sofisticados e, eventualmente, apresentar resultados de difícil interpretação.

Os ensaios GenoType (Hain Lifescience, Nehren, Alemanha) são baseados em LPA e foram elaborados com sondas para detectar micobactérias e a resistência aos fármacos anti-TB. O sistema GenoType Mycobacterium CM utiliza como alvo o gene rDNA 23S para diferenciar 14 espécies de micobactérias. Os ensaios GenoType MTBDR foram desenvolvidos para a detecção de DNA do complexo *M. tuberculosis* e das mutações mais comuns associadas à resistência aos principais fármacos de primeira e segunda linha. O DNA pode ser extraído de culturas e de amostras clínicas, e baseiam-se na detecção de sequências de tipo selvagem e das mutações presentes no gene rpoB para resistência à RIF e nos genes katG (códon 315) e inhA para resistência à INH. Diferente dos testes microbiológicos, os resultados podem ser obtidos em 24 horas.

O Genotype MTBDRplus utiliza, além dos alvos anteriores, sondas adicionais para aumentar a detecção da resistência à RIF e à INH (nucleotídeos –8, –15 e –16). A última versão do LPA GenoType MTBDRplus, versão 2.0 (Hain Lifescience, Nehren, Alemanha), pode detectar *M. tuberculosis* e seus padrões de sensibilidade aos antimicrobianos (TSA) para os fármacos de primeira linha, RIF e INH, em amostras com baciloscopia positiva (incluindo escassa), baciloscopia negativa e cultura positiva. Por fim, o GenoType MTBDRsl pertence a uma categoria de ensaios LPA de segunda linha (SL-LPA) e incorpora sondas para detectar mutações em genes associados à resistência a fluoroquinolonas ou drogas injetáveis de segunda linha (gyrA e rrs para a versão 1.0 e, além disso, gyrB e o promotor eis para a versão 3.0).

O Speed-Oligo® mycobacteria (Vircell Microbiologists, Granada, Espanha) é um método oligocromatográfico baseado em PCR (visando o gene 16S rRNA e regiões 16S-23S rRNA) e hibridação reversa dupla em uma tira com sondas ligadas a ouro coloidal. Ele apresenta baixo custo, é feito a partir do cultivo bacteriano e necessita em torno de 3 horas (incluindo a extração de DNA) para a obtenção de resultados. Para amplificação por PCR, é necessário ressuspender a mistura de PCR preparada e adicionar o DNA extraído a partir da amostra clínica ou de cultivo. Após amplificação, o produto de PCR, adicionado à solução de hibridização pré-aquecida (55 °C), é utilizado para a análise dos resultados. A tira Speed-oligo é imediatamente inserida e os resultados são interpretados após 5 minutos de incubação a 55 °C. O teste permite a identificação do gênero *Mycobacterium*, do complexo *M. tuberculosis*, e de 13 espécies de micobactérias não tuberculosas. Além da facilidade de execução e a rapidez para a obtenção dos resultados, o Speed-oligo Mycobacteria, realizado a partir de culturas, apresenta alta concordância na identificação de espécies, quando comparado a métodos de referência.

LOOP-MEDIATED ISOTHERMAL AMPLIFICATION (TB-LAMP)

Em vários locais, especialmente onde a TB tem alta prevalência, não há equipamentos ou infraestrutura para uso de NAATs como estratégia diagnóstica. Nesse sentido, desde o início da década de 1990, várias técnicas de amplificação isotérmica foram desenvolvidas como alternativas ao PCR. O Loopamp MTBC Detection Kit da Eiken (TB-LAMP) é um teste de amplificação isotérmica mediada por *loop* (LAMP), com alta especificidade, eficiência e rapidez sob condições isotérmicas. Esse método possui um conjunto de quatro *primers*, projetados especificamente para reconhecer seis regiões distintas no gene-alvo e requer menos de 1 hora para ser realizado.

Para a realização do teste, um dos iniciadores LAMP se emparelha com a sequência complementar do DNA-alvo de cadeia dupla, iniciando a síntese de DNA; a atividade de deslocamento de fita libera um DNA de fita simples. Em virtude da complementaridade da extremidade 5' dos iniciadores internos FIP (*foward*) e BIP (*backward*) nas regiões vizinhas do amplicon-alvo, estruturas de alça são formadas. A adição de *primers* de *loop*, que contêm sequências complementares à região de *loop* de fita simples na extremidade 5' da estrutura, acelera a reação, fornecendo um maior número de pontos de partida para a síntese de DNA. Usando *primers* de *loop*, a amplificação de até 1.010 vezes pode ser obtida entre 15 e 30 minutos.

O método TB-LAMP é relativamente insensível ao acúmulo de DNA e subprodutos de DNA (sais de pirofosfato), então a reação prossegue até que grandes quantidades de amplicon sejam geradas. Essa característica torna possível detectar visualmente a amplificação, utilizando corantes de ligação ao DNA de cadeia dupla, detectando a turbidez causada pela precipitação de pirofosfato de magnésio e/ou utilizando um reagente fluorescente.

De maneira geral, o TB-LAMP tem sensibilidade semelhante ao Xpert® MTB/RIF e, portanto, maior que a baciloscopia. Em decorrência da sua simplicidade e baixo custo, o uso de TB-LAMP é apoiado como um teste alternativo para baciloscopia no diagnóstico de TB pulmonar, especialmente em países de carga intermediária a alta da doença e em locais onde o teste Xpert® MTB/RIF não está disponível.

SEQUENCIAMENTO DE GENOMA TOTAL – WHOLE GENOME SEQUENCING (WGS)

Na última década, o uso do sequenciamento do genoma total (WGS – Whole-genome sequencing) para identificação de micobactérias e determinação do TSA na rotina diagnóstica está se tornando uma realidade, especialmente em razão do desenvolvimento de diversas plataformas para WGS e de uma considerável expansão da capacidade de sequenciamento e, concomitantemente, redução dos custos.

Para a realização do WGS, a DNA polimerase catalisa a incorporação de trifosfatos de desoxirribonucleotídeos (dNTPs) marcados fluorescentemente em uma fita-molde de DNA durante ciclos sequenciais de síntese de DNA. Durante cada ciclo, nucleotídeos são identificados por excitação de fluoróforo. Este processo se estende através de milhões de fragmentos. De maneira geral, o fluxo de trabalho inclui quatro etapas básicas: 1) preparação da biblioteca; 2) geração de *clusters*; 3) sequenciamento de DNA; e 4) análise de dados e alinhamento das leituras da sequência identificadas a um genoma de referência. Após o alinhamento, uma variedade de análises pode ser realizada.

Com base nessas análises, o WGS fornece uma visão abrangente do genótipo de *M. tuberculosis* e permite a identificação simultânea de todos os *locus* associados à resistência aos antimicrobianos conhecidos. Altas taxas de concordância do WGS para identificação do *M. tuberculosis* em termos de complexo e/ou de espécie são observadas com valores em torno de 93 a 100% quando comparados a métodos de diagnóstico-padrão. Além disso, a concordância entre os TSA gerados por WGS e os métodos TSA baseados em cultivo bacteriano gira em torno de 95%.

O WGS pode ser uma importante ferramenta, pois possibilita a exploração quase completa da informação genética disponível, com redução do tempo de trabalho, substituição de vários testes moleculares e fenotípicos e simplificação dos testes de laboratório. No entanto, sua implementação no cenário clínico ainda é dificultada por algumas limitações, tais como os custos associados ao teste, a habilidade técnica necessária, os procedimentos bioinformáticos complexos e a indisponibilidade de instalações de sequenciamento.

CONSIDERAÇÕES FINAIS

As plataformas moleculares para diagnóstico da TB apresentam alta sensibilidade, especificidade e resultados rápidos, mas ainda têm limitações que dificultam a sua implantação na rotina dos programas de controle da TB. Por exemplo, nenhum destes testes atendem a totalidade de critérios de um POC e todos têm um custo elevado, especialmente para os países onde a carga de TB é alta.

Quanto à resistência aos antimicrobianos, é necessário destacar que as plataformas que identificam as mutações relacionadas à resistência aos antimicrobianos não cobrem a totalidade dos casos de resistência, seja porque a plataforma não contempla todas as mutações relacionadas à resistência, seja porque outros mecanismos de resistência não conhecidos podem estar envolvidos.

Nesse sentido, nenhuma plataforma molecular exclui a necessidade de manter o cultivo e os métodos fenotípicos para caracterização do perfil resistência aos antimicrobianos na rotina dos programas de controle.

Por fim, a desejável acurácia e rapidez no diagnóstico laboratorial poderá não ser útil para reduzir o tempo de implementação ou o sucesso terapêutico. Os limitantes operacionais dentro dos programas de controle da TB, especialmente para populações com maior vulnerabilidade, podem reduzir o impacto de novas tecnologias.

BIBLIOGRAFIA SUGERIDA

Garberi J, Labrador J, Garberi F, Garberi JE, Peneipil J, Garberi M, Scigliano L, Troncoso A. Diagnosis of Mycobacterium tuberculosis using molecular biology technology. Asian Pac J Trop Biomed. 2011;1(2):89-93. doi:10.1016/S2221-1691(11)60002-6.

Gelaw B, Shiferaw Y, Alemayehu M, Bashaw AA. Comparison of loop-mediated isothermal amplification assay and smear microscopy with culture for the diagnostic accuracy of tuberculosis. BMC Infect Dis. 2017;17:79. doi: 10.1186/s12879-016-2140-8.

Kim C, Cho EA, Shin DM, Choi SW, Shin SY. Comparative Evaluation of the Loop-Mediated Isothermal Amplification Assay for Detecting Pulmonary Tuberculosis. Ann Lab Med. 2018 Mar;38(2):119-24. doi: 10.3343/alm.2018.38.2.119.

Nurwidya F, Handayani D, Burhan E, Yunus F. Molecular Diagnosis of Tuberculosis. Chonnam Med J. 2018;54:1-9. doi: 10.4068/cmj.2018.54.1.1.

Pankhurst LJ, Elias CDO, Votintseva AA, Walker TM, Cole K, Davies J, Fermont JM, Gascoyne-Binzi DM, Kohl TA, Kong C, Lemaitre N, Niemann S, Paul J, Rogers TR Roycroft E, Smith EG, Supply P, Tang P, Wilcox MH, Wordsworth S, Wyllie D, Xu L, Crook DW. Rapid, comprehensive, and affordable mycobacterial diagnosis with whole-genome sequencing: a prospective study. Lancet Respir Med. 2016 Jan;4(1):49-58. doi: 10.1016/S2213-2600(15)00466-X.

Pham TH, Peter J, Mello FCQ, Parraga T, Lan NTN, Nabeta P, Valli E, Caceres T, Dheda K, Dorman SE, Hillemann D, Gray CM, Perkinse MD. Performance of the TB-LAMP diagnostic assay in reference laboratories: Results from a multicentre study. Int J Infect Dis. 2018 Mar;68:44-9. doi: 10.1016/j.ijid.2018.01.005.

Shete PB, Farr K, Strnad L, Gray CM, Cattamanchi A. Diagnostic accuracy of TB-LAMP for pulmonary tuberculosis: a systematic review and meta-analysis. BMC Infect Dis. 2019;19:268. doi: 10.1186/s12879-019-3881-y.

Vircell, 2019. Diagnostic Solutions for Human Infectious Diseases – Catalogue. Disponível em: https://www.vircell.com/media/filer_public/80/2f/802f336b-2306-4fb4-b9c5-f780b9043ea3/catalogue_2019.pdf. Aceso em: 15/06/2019.

Vircell SL. Speed-Oligo® Mycobacteria – For in vitro diagnostic use. Parque Tecnológico de la Salud, Avicena 8, 18016. Granada: Spain; 2016. Disponível em: http://peramed.com/peramed/docs/SP005_EN.pdf. Acesso em: 15/06/2019.

World Health Organization, 2010. WHO endorses Xpert® MTB/RIF test for tuberculosis. Disponível em: https://www.who.int/tb/features_archive/new_rapid_test/en/. Acesso em: 16/06/2019.

World Health Organization. The use of molecular line probe assays for the detection of resistance to isoniazid and rifampicin. Spain: World Health Organization; 2016ª.

World Health Organization. The use of molecular line probe assays for the detection of resistance to second-line anti-tuberculosis drugs. Spain: World Health Organization; 2016b.

World Health Organization. The use of loop-mediated isothermal amplification (TB-LAMP) for the diagnosis of pulmonary tuberculosis. Spain: World Health Organization; 2016c.

62.12 Diagnóstico de tuberculose por imagem

Sidney Bombarda
Afranio Lineu Kritski

Em pacientes com tosse por mais de 2 ou 3 semanas (sintomático respiratório) ou com tosse associada a febre, emagrecimento, sudorese noturna e fadiga (TB pulmonar presumida), é indicada a realização de exames laboratoriais (baciloscopia e/ou Xpert® MTB seguida de cultura para micobactéria), e métodos de imagem, como a radiografia do tórax (Rx) e a tomográfica computadorizada (TC). Rx de tórax é o método de escolha para iniciar a investigação de TB pulmonar. As imagens sugestivas de TB pulmonar no Rx de tórax apresentam sensibilidade de 87% (79 a 95) e especificidade de 89% (87 a 92), portanto apresentam acurácia compatível com um método complementar. Em nosso meio, no atendimento de pacientes com provável TB pulmonar em Unidades Básicas de Saúde, em Unidades de Emergência e em hospitais gerais, a prevalência de TB é de 4%, 10% e 20%, respectivamente. Nesses cenários de atendimento, todos os valores preditivos negativos são acima de 95%, entretanto, os valores preditivos positivos são de 25%, 40% e 66%, respectivamente. A tomografia de alta resolução apresenta sensibilidade de 96% e especificidade de 48% no diagnóstico de TB pulmonar. Nos cenários mencionados, o uso da TC apresenta todos os valores preditivos negativos acima de 98%, entretanto, os valores preditivos positivos são de 7%, 14% e 32%, respectivamente.

Comparando com a Rx de tórax, a TC é mais sensível na detecção de linfadenopatia, e na tuberculose pulmonar pós-

-primária, a TC é o método de escolha para revelar a disseminação broncogênica precoce. Quanto à caracterização da infecção como ativa ou não, a TC é mais sensível que a Rx. Na prática, a TC deve ser indicada apenas nos casos em que a Rx inicial é normal, ou nas seguintes situações: na investigação diagnóstica de febre de origem desconhecida; emagrecimento ou linfonodomegalia; paciente com HIV/aids ou outras doenças imunossupressoras; e na diferenciação com outras doenças torácicas.

As alterações produzidas pela infecção tuberculosa também podem ser avaliadas por alterações bioquímicas nos tecidos. Entre esses, a tomografia por emissão de pósitrons (PET), utilizando o 18F-fluorodeoxiglicose (FDG), é recomendada. As neoplasias, assim como as doenças inflamatórias ou infecciosas, cursam com aumento do consumo de glicose nos tecidos e podem resultar em captação aumentada do radiofármaco. O câncer de pulmão e a TB acometem preferencialmente os campos pulmonares superiores, mas a presença de captação nestas áreas não permite a diferenciação entre essas enfermidades, principalmente em países de alta incidência da TB.

TUBERCULOSE PRIMÁRIA
DISTRIBUIÇÃO DA DOENÇA NO PARÊNQUIMA PULMONAR E NOS LINFONODOS

Embora a TB primária possa afetar qualquer segmento do parênquima pulmonar, os lobos inferiores são caracteristicamente mais afetados em adultos, mas nas crianças não existe essa predileção. A presença do bacilo da TB no parênquima pulmonar promove a formação de um processo inflamatório granulomatoso, que se manifesta radiologicamente como opacidade parenquimatosa, denominada foco primário ou nódulo de Ghon (Figuras 62.12.1 e 62.12.2). A formação desse nódulo pode ser subclínica e a visibilidade radiológica depende do tamanho do processo inflamatório. Na evolução desse processo, pode ocorrer necrose caseosa, com drenagem desses bacilos, via linfática, para linfonodos principalmente da cadeia torácica, disseminação hematogênica ou cura com fibrose e calcificação.

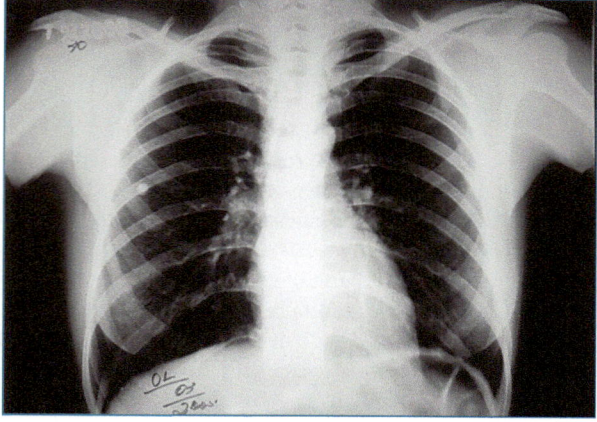

FIGURA 62.12.1 Nódulo de contornos regulares em campo médio de pulmão direito em paciente assintomática respiratória e história de contato prévio com tuberculose.
Fonte: Acervo da autoria.

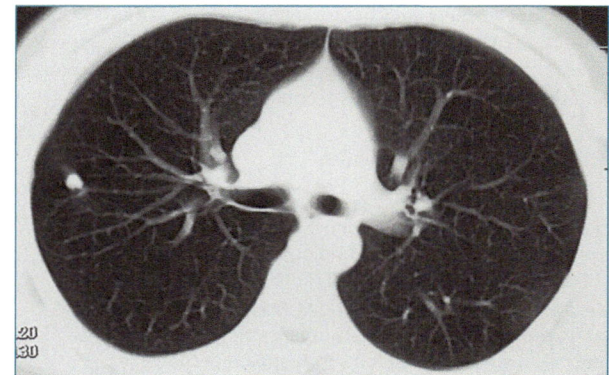

FIGURA 62.12.2 TC de tórax mostrando nódulo em pulmão direito.
Fonte: Acervo da autoria.

O acometimento das cadeias ganglionares depende da localização do processo inflamatório no parênquima pulmonar. Lesões em lobos superiores drenam para as cadeias ganglionares ipsilateral e paratraqueal, enquanto as lesões no resto do parênquima pulmonar acometem a região hilar, com predomínio do fluxo da esquerda para a direita. A associação do nódulo de Ghon com a opacidade nodular parenquimatosa e aumento de linfonódulos hilares pulmonares visíveis radiologicamente é denominado Complexo de Ranke (Figura 62.12.3). Esses nódulos são potencialmente focos de bacilos, que podem evoluir para a cura, com fibrose e calcificação, ou manterem em seu interior bacilos na forma latente.

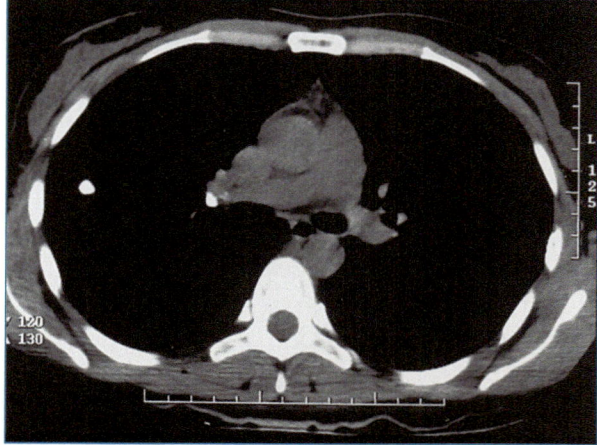

FIGURA 62.12.3 TC de tórax com janela de mediastino com nódulo pulmonar calcificado e gânglio hilar à direita calcificado (sinal dos halteres).
Fonte: Acervo da autoria.

A progressão da doença pode ocorrer a partir desse nódulo inicial com disseminação dos bacilos, progressão da necrose caseosa e formação de cavidades pulmonares, onde os bacilos multiplicam-se com maior intensidade. A eliminação brônquica desse material necrótico pode ocasionar disseminação na árvore brônquica, acometendo outros segmentos pulmonares. As imagens radiológicas dessa fase são as opacidades parenquimatosas, como consolidações, nódulos, massas ou opacidades reticulonodulares.

LINFONODOMEGALIA HILAR E MEDIASTINAL

A disseminação da doença para o sistema linfático pode ser visualizada pelos métodos de imagem, principalmente se os linfonodos forem maiores de 2 cm com áreas de baixa atenuação central associada a um aumento de atenuação perinodal, correspondendo a focos de necrose caseosa central e processo inflamatório altamente vascularizado capsular. Essas alterações são mais visualizadas na TC e ocorrem com mais frequência em crianças menores de 5 anos de idade. Essa linfonodomegalia geralmente é unilateral e localizada à direita (Figura 62.12.4). Quando ocorre em adultos, sugere TB primária ou o paciente é portador de imunossupressão (usualmente infectado por HIV). Em adultos sem imunossupressão, a presença de linfonomegalia bilateral, com ou sem opacidades pulmonares reticulares, impõe o diagnóstico diferencial com sarcoidose. A sarcoidose é uma doença de etiologia desconhecida, granulomatosa, caracterizada patologicamente pela ausência de necrose caseosa, podendo envolver múltiplos órgãos.

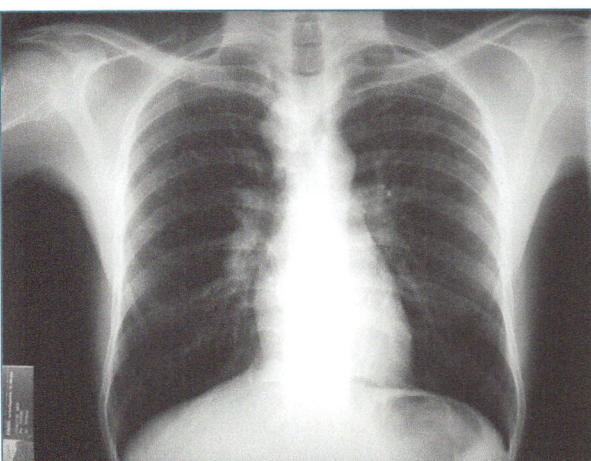

FIGURA 62.12.4 Radiografia de tórax com alargamento do contorno do mediatino superior à direita (linfonodomegalias).
Fonte: Acervo da autoria.

TRAQUEOBRÔNQUICA

O aumento de linfonodos mediastinais pode ocasionar compressão extraluminal dos brônquios. Em consequência dessa obstrução extraluminal, ocorre lesão da parede do brônquio e drenagem de material necrótico do linfonodo para dentro da luz brônquica (TB endobrônquica). A obstrução brônquica parcial pode ocasionar um efeito valvular com hiperinsuflação pulmonar localizada, obstruções parciais ou totais (atelectasias). Essas obstruções são mais frequentemente localizadas à direita e em brônquio lobar ou intermediário.

DERRAME PLEURAL E PERICÁRDICO

A presença de bacilos ou proteínas do bacilo no espaço pleural, decorrente de disseminação hematogênica e ou linfática, contato anatômico (um nódulo de Ghon no espaço subpleural, lesão parenquimatosa, drenagem de linfonodos subcarinais) pode ocasionar infecção pleural com consequente processo inflamatório pleural e formação de derrame (Figura 62.12.5). O derrame pleural contra lateral à lesão parequimatosa pode significar disseminação linfática ou hematogênica.

O derrame pericárdico, com a mesma fisiopatologia do derrame pleural, também pode ocorrer a partir de erupção de linfonodos subcarinais no espaço pericárdico e ou disseminação linfática e hematogênica.

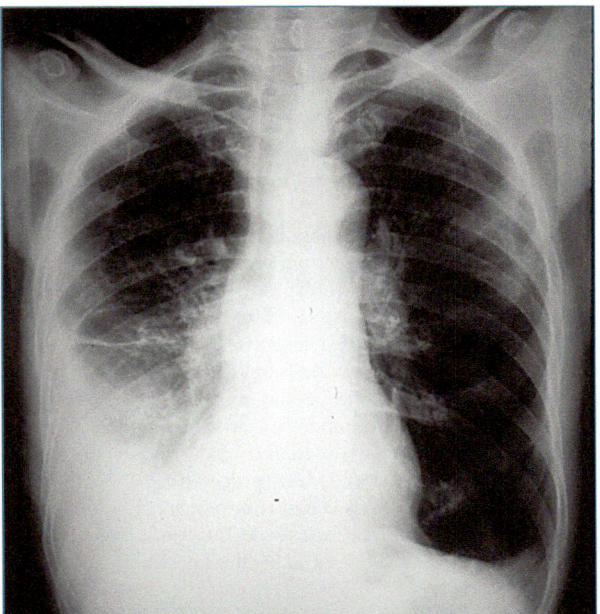

FIGURA 62.12.5 Radiografia de tórax em PA com velamento do seio cotofrênico à direita (derrame pleural).
Fonte: Acervo da autoria.

MILIAR

A tuberculose miliar é caracterizada por opacidades retculomicronodulares difusas de distribuição randômica decorrentes da disseminação hematogênica de *Mycobacterium tuberculosis* pelo parênquima pulmonar (Figura 62.12.6).

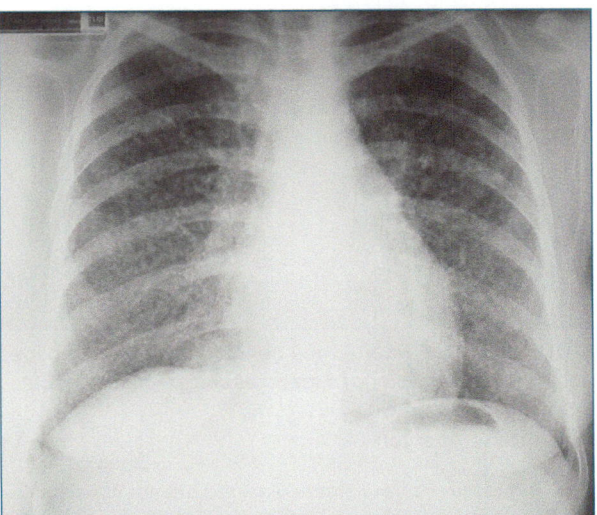

FIGURA 62.12.6 Radiografia de tórax em PA: opacidades reticulonodulares disseminadas randomicamente em ambos os pulmões.
Fonte: Acervo da autoria.

TUBERCULOSE PÓS-PRIMÁRIA

A partir de uma nova infecção ou de um foco latente pode ocorrer evolução para doença. Embora as manifestações radiológicas possam ser semelhantes às apresentadas na forma primária, observa-se predileção dos segmentos apical e posterior dos lobos superiores e segmentos superiores dos lobos inferiores.

CONSOLIDAÇÕES, NÓDULOS, MASSAS E CAVIDADES

Múltiplos granulomas que coalescem resultam em imagens radiológicas, como nódulos, massas e consolidações. A drenagem do material caseoso dos granulomas dessas lesões parenquimatosas por drenagem brônquica ocasiona formação de cavidades. Essas cavidades podem ser únicas ou múltiplas e suas paredes geralmente são espessas na fase ativa da doença (Figura 62.12.7). A presença de nível líquido intracavitário é mais comum na presença de hemoptises ou de infecções secundárias. Após a cura, as cavidades evoluem para cicatrização, cujo aspecto residual são as bandas, as calcificações e as retrações do parênquima acometido. As cavidades podem também permanecer com suas paredes mais delgadas após a cura, representando sequela ou inatividade do processo específico. Alguns autores sugerem que esses achados devem ser descritos como "radiologicamente estáveis" em vez de "inativos", pela possibilidade de recrudescência futura de bacilos latente.

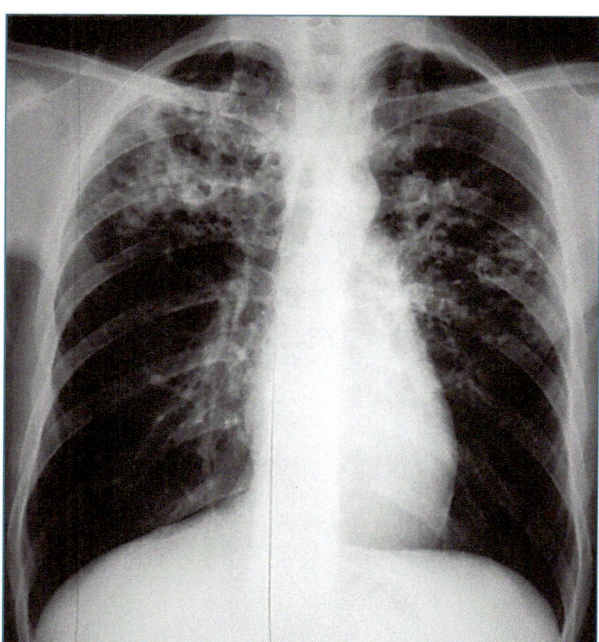

FIGURA 62.12.7 Radiografia de tórax em PA: opacidades heterogêneas em campos superiores com pequenos nódulos e cavidades de permeio.
Fonte: Acervo da autoria.

Em idosos é mais comum o acometimento dos segmentos inferiores, assim como menor ocorrência de cavidades, dificultando ainda mais o diagnóstico nessa faixa etária. Também em diabéticos os segmentos inferiores são mais acometidos, porém com maior número de cavidades do que entre os não diabéticos. Nos pacientes com alterações da imuni-

dade celular ou em uso de altas doses de corticosteroides, os achados radiológicos mais frequentes são a disseminação miliar e/ou consolidações difusas.

DISSEMINAÇÃO BRONCOGÊNICA

A disseminação da infecção por meio dos brônquios resulta em novos focos de infecção em outros segmentos pulmonares. Um achado sugestivo de atividade da TB é a "pneumonia cruzada", que decorre da disseminação broncogênica de *Mycobacterium tuberculosis* pelo parênquima pulmonar (Figura 62.12.8).

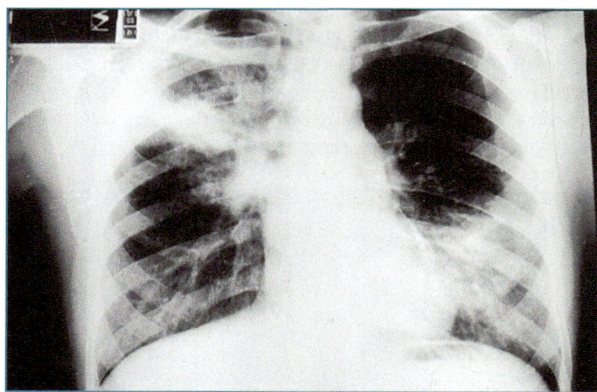

FIGURA 62.12.8 Radiografia de tórax em PA: consolidação em campo superior à direita e campo inferior à esquerda ("pneumonia cruzada").
Fonte: Acervo da autoria.

Na fase ativa de TB pulmonar, é mais frequente a ocorrência de nódulos centrolobulares de distribuição segmentar, que tendem a confluir ou a formar nódulos maiores. Outros achados na TC são o espessamento da parede brônquica e o aspecto de "árvore em brotamento". A distorção da arquitetura em locais onde, previamente, eram observados nódulos centrolobulares e espessamento broquiolar sugere que a estenose brônquica ou bronquiolar sejam responsáveis pelo mecanismo de enfisema observado após a cura. Outro aspecto é o de mosaico, que se traduz pela coexistência de áreas de maior e de menor densidade do parênquima pulmonar, sendo estas últimas decorrentes do aprisionamento aéreo por bronquiolite constrictiva cicatricial.

CONSOLIDAÇÃO COM DIMINUIÇÃO DO VOLUME, ESTENOSE BRÔNQUICA

As atelectasias podem ser segmentares ou lobares e são causadas por broncoestenoses. São lesões que podem ser indicativas de sequelas de tuberculose. No entanto, a distinção entre sequela e/ou lesão em atividade requer confirmação bacteriológica e análise clínica. Pode ocorrer também obstrução por compressão extrínseca, linfonodomegalias hilares ou mediastinais.

TUBERCULOMA

São opacidades redondas ou ovaladas de 1 a 5 cm de diâmetro e geralmente localizados em lobos superiores. Nos lobos inferiores, podem representar locais da infecção primária com crescimento lento e, eventualmente, podem cavitar. São lesões bem definidas na Rx, e na TC observam-se pequenos nódulos satélites, circundando o nódulo maior. O diagnóstico diferencial deve ser feito principalmente com o câncer de pulmão.

BIBLIOGRAFIA SUGERIDA

Allwood BW, Goldin J, Said-Hartley Q, van Zyl-Smit RN, Calligaro G, Esmail A, Beyers N, Bateman ED. Assessment of previous tuberculosis status using questionnaires, chest X-rays and computed tomography scans. Int J Tuberc Lung Dis. 2015;19(12):1435-40.

Bhalla AS, Goyal A, Guleria R, Gupta AK. Chest tuberculosis: Radiological review and imaging recommendations. Indian.

Bombarda S, Figueiredo CM, Funari MBG, Seiscento M, Terra-Filho M. Pulmonary tuberculosis imaging. J Bras Pneumol. 2001;27:329-40.

Bombarda S, Soares-Júnior J, Terra-Filho M. Evaluation of glucose metabolism in active lung tuberculosis by positron-emission tomography (18F-FDG PET). J. Bras. Pneumol. 2002;28:270-76.

Lyon SM, Rossman MD. Pulmonary Tuberculosis. Microbiol Spectr. 2017;5(1):1-13.

Mathur M, Badhan RK, Kumari S, Kaur N, Gupta S. Radiological manifestations of pulmonary tuberculosis – A comparative study between immunocompromised and immunocompetent patients. J Clin Diagn Res. 2017;11(9):6-9.

Restrepo CS, Katre R, Mumbower A. Imaging Manifestations of Thoracic Tuberculosis. Radiol Clin North Am. 2016;54(30):453-73.

Seiscento M, Bombarda S, Sales RKB. Imagem em tuberculose pulmonar. In: Gomes M, Faresin S, editores. Pneumologia – Atualização e reciclagem. São Paulo: Editora Rocca; 2007. p. 172-8.

Skoura E, Zumla A, Bomanji J. Imaging in tuberculosis. Int J Infect Dis. 2015 Mar;32:87-93. doi: 10.1016/j.ijid.2014.12.007.

Stelzmueller I, Huber H, Wunn R, Hodolic M, Mandl M, Lamprecht B, Schinko H, Fellner F, Skanjeti A, Giammarile F, Colletti PM, Rubello D, Gabriel M.18F-FDG PET/CT in the Initial Assessment and for Follow-up in Patients With Tuberculosis. Clin Nucl Med. 2016;41(4):187-94.

WHO 2013. Systematic screening for active tuberculosis: principles and recommendations. WHO/HTM/TB/2013;04.

62.13 Diagnóstico de tuberculose em crianças

Clemax Couto Sant'Anna
Claudete Aparecida Araújo Cardoso
Anna Cristina Calçado Carvalho

O diagnóstico da TB nas crianças, que representam cerca de 10% do total de casos de TB, permanece um desafio na prática clínica, principalmente porque nessa faixa etária predominam as formas paucibacilares da doença. O diagnóstico de TB na infância e na adolescência se faz através da associação de dados clínicos e epidemiológicos, associados a teste imunológico não específico de infecção tuberculosa e radiografia de tórax. Até o momento, não temos disponível um padrão-ouro para o diagnóstico de TB na infância, nem um algoritmo diagnóstico universal.

Atualmente, para fins de diagnóstico e tratamento da TB, o Ministério da Saúde adotou a seguinte divisão etária: são crianças para o programa os pacientes menores de 10 anos, e adolescentes aqueles com mais de 10 anos de idade. Isso se deve às características radiológica e bacteriológica que são distintas entre esses grupos.

ASPECTOS RADIOLÓGICOS DA TUBERCULOSE EM CRIANÇAS E ADOLESCENTES

A radiografia simples de tórax é ferramenta importante na avaliação e no acompanhamento dos casos de TB pulmonar, bem como dos contatos. Além disso, é o método de diagnóstico complementar mais disponível nas unidades de saúde. Especialmente nas crianças, dada a dificuldade de isolamento do agente etiológico, esse instrumento é fundamental para o diagnóstico de TB pulmonar. Assim como as manifestações clínicas, as alterações radiológicas são inespecíficas, podendo apresentar-se como adenopatia hilar, condensação, infiltrados, atelectasia, derrame pleural, infiltrado miliar e árvore em brotamento, evidenciada à tomografia computadorizada (TC) de tórax, sendo este último achado mais comum em adultos.

As formas clínico-radiológicas da TB na infância incluem a TB primária e de reinfecção e as formas extrapulmonares.

TUBERCULOSE PRIMÁRIA E DE REINFECÇÃO EM CRIANÇAS E ADOLESCENTES

A TB na infância pode se apresentar na forma primária (complexo primário) ou na forma pós-primária (do tipo reinfecção ou padrão adulto). Em países de alta prevalência da doença como o Brasil, onde os indivíduos entram em contato precocemente com o bacilo, a TB primária ocorre com mais frequência na infância. Já em países com baixa prevalência de TB, os indivíduos usualmente entram em contato com o bacilo a partir da adolescência.

A evolução da TB na cavidade torácica da criança depende do acometimento do foco pulmonar do complexo primário, do foco ganglionar, de ambos ou da disseminação linfo-hematogênica. A visualização radiológica do foco ganglionar comumente é mais fácil. Usualmente, o foco pulmonar (foco de Ghon) é pequeno, sendo por essa razão pouco visível. Pode ser único ou múltiplo (Figura 62.13.1). Pode-se observar, também, o complexo primário ou bipolar, denominado complexo de Ranke ou de Ghon.

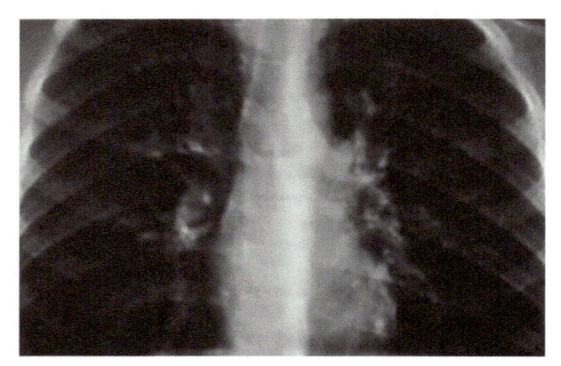

FIGURA 62.13.1 Radiografia de tórax em PA de adolescente com nódulos pulmonares calcificados bilateralmente na base esquerda e região hilar direita, compatíveis com focos de Ghon múltiplos.
Fonte: Serviço de Pneumologia Pediátrica do Instituto de Puericultura e Pediatria Martagão Gesteira/UFRJ.

A radiografia de tórax isoladamente não define o caso como TB pulmonar no paciente pediátrico. Embora algumas alterações radiológicas possam ser sugestivas de infecção por *M. tuberculosis*, como o aumento de gânglios mediastinais, o infiltrado miliar e a presença de escavações, elas não são patognomônicas. Outras alterações como a condensação, o infiltrado e o derrame pleural se confundem comumente com outras causas de acometimento pulmonar.

A consolidação parenquimatosa, a adenopatia hilar e mediastinal, a atelectasia secundária à compressão brônquica e o padrão miliar são mais comuns na TB primária, como acontece em geral na infância.

Na prática médica, a TB pulmonar pode apresentar tais lesões radiológicas que fazem diagnóstico diferencial com outras doenças, como: extensas condensações associadas ou não a derrame pleural – pneumonias por germes comuns, mormente se houver escavações, como pode ocorrer em casos de pneumonia necrosante; atelectasia – aspiração de corpo estranho e adenopatia hilar/mediastinal; e linfomas. Linfomas e infecções fúngicas que acometem os pulmões também podem ser confundidas com TB.

Segundo Jacobs et al. (2018), em crianças vivendo em regiões de alta prevalência de TB, *M. tuberculosis* deve ser considerado como causa de pneumonia necrosante em todas as crianças, principalmente as que apresentam coinfecção TB-HIV (Figura 62.13.3).

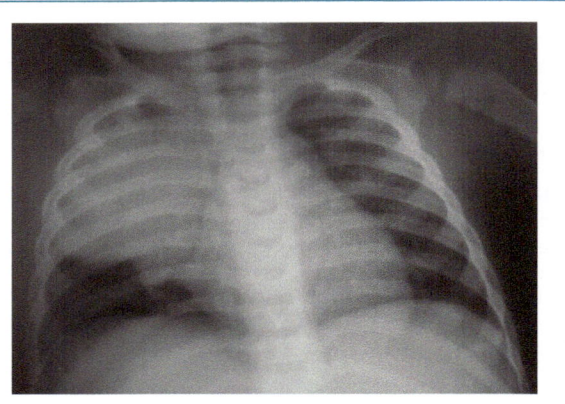

FIGURA 62.13.2 Aspecto pneumônico ou de pneumonia expansiva.
Fonte: Serviço de Pneumologia Pediátrica do Instituto de Puericultura e Pediatria Martagão Gesteira/UFRJ.

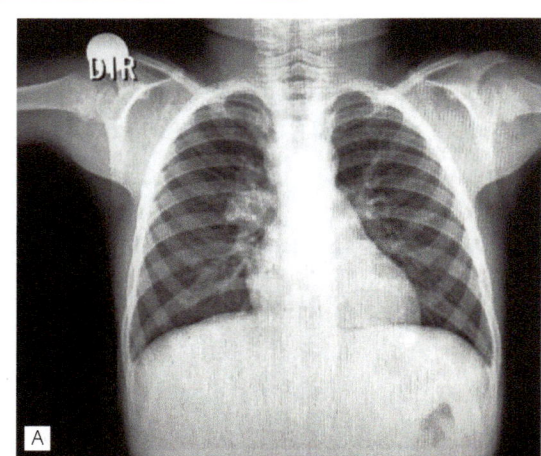

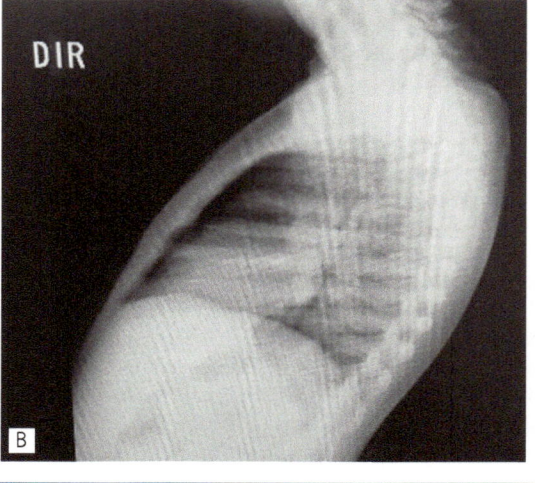

FIGURAS 62.13.3 Radiografia de tórax em PA com adenomegalia hilar direita (A) e em perfil com adenomegalia hilar sem compressão traqueal (B).
Fonte: Serviço de Pneumologia Pediátrica do Instituto de Puericultura e Pediatria Martagão Gesteira/UFRJ.

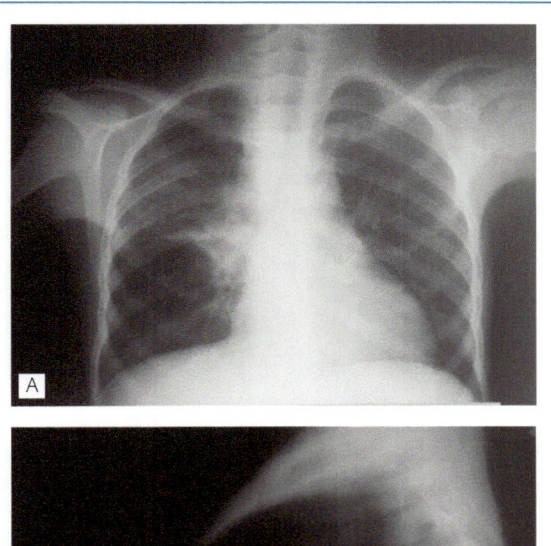

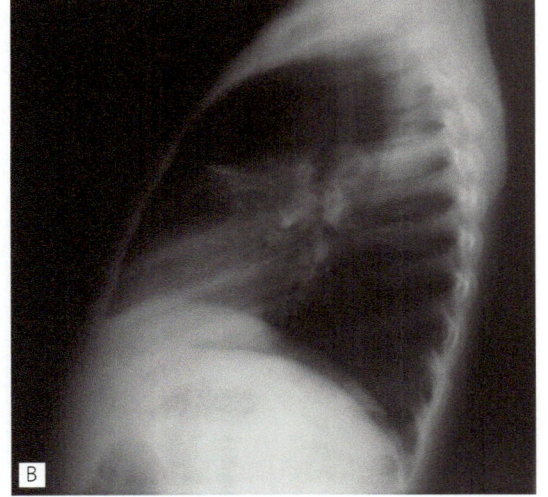

FIGURAS 62.13.4 Radiografias de tórax em PA (A) e perfil (B): atelectasia de lobo médio por provável compressão brônquica por adenomegalias mediastínicas.
Fonte: Serviço de Pneumologia Pediátrica do Instituto de Puericultura e Pediatria Martagão Gesteira/UFRJ.

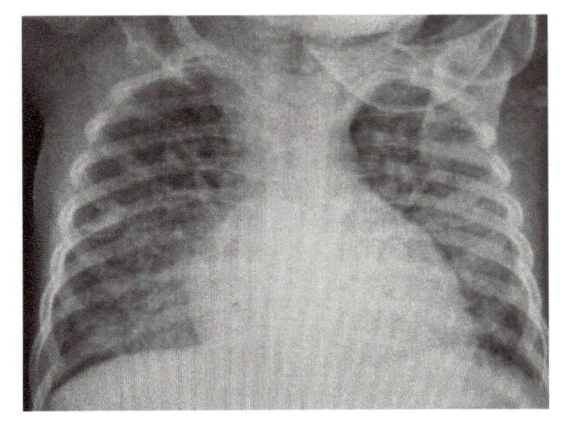

FIGURA 62.13.5 Radiografia de tórax em PA: imagens reticulonodulares difusas bilaterais compatíveis com padrão miliar.
Fonte: Serviço de Pneumologia Pediátrica do Instituto de Puericultura e Pediatria Martagão Gesteira/UFRJ.

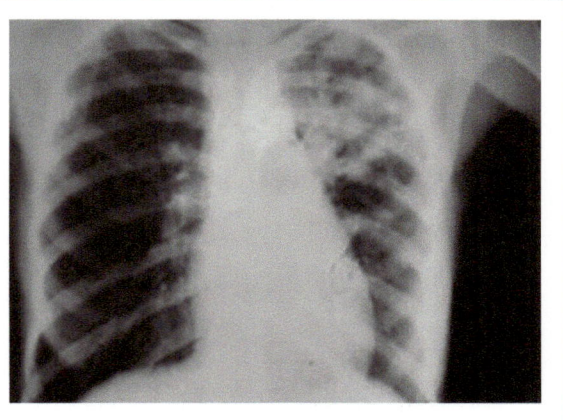

FIGURA 62.13.6 Radiografia de tórax em PA: imagens reticulonodulares do tipo infiltrado no terço superior esquerdo em adolescente.
Fonte: Serviço de Pneumologia Pediátrica do Instituto de Puericultura e Pediatria Martagão Gesteira/UFRJ.

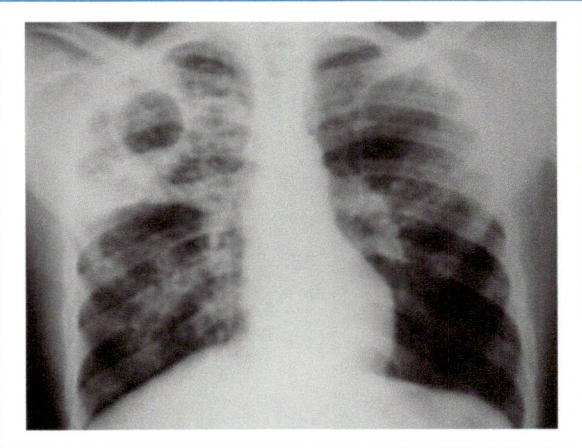

FIGURA 62.13.7 Radiografia de tórax em PA: imagens reticulonodulares do tipo infiltrado no terço superior direito com escavação em terço médio esquerdo.
Fonte: Serviço de Pneumologia Pediátrica do Instituto de Puericultura e Pediatria Martagão Gesteira/UFRJ.

Excepcionalmente, em casos em que há dificuldade na avaliação da radiografia simples e quando o exame é disponível, a TC de tórax pode ser indicada para identificação das alterações não definidas pela radiografia convencional. Com esse método e dada a diferença de densidade dos nódulos, é possível identificar gânglios que possam estar em processo de necrose de caseificação. Do mesmo modo, a ressonância magnética pode ser utilizada em casos selecionados.

FORMAS EXTRAPULMONARES

Usualmente, as formas extrapulmonares da TB, consideradas formas pós-primárias, acontecem tardiamente em virtude da disseminação hematogênica do complexo primário. Tais formas podem aparecer dentro do primeiro ano após a primoinfecção (formas precoces) ou após esse período (formas tardias).

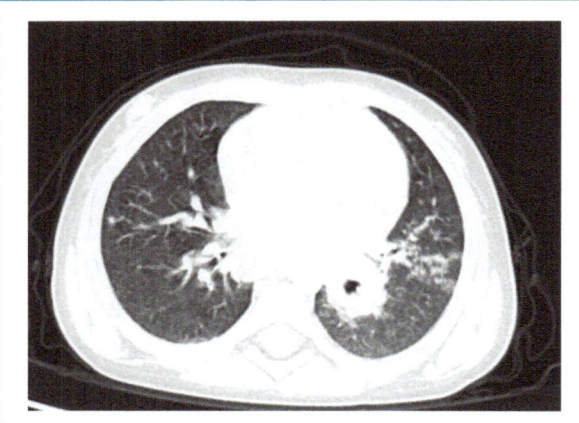

FIGURA 62.13.8 Tomografia computadorizada de tórax com adenomegalia hilar esquerda e infiltrado parenquimatoso esquerdo com nódulos e aspecto de árvore em brotamento.
Fonte: Serviço de Pneumologia Pediátrica do Instituto de Puericultura e Pediatria Martagão Gesteira/UFRJ.

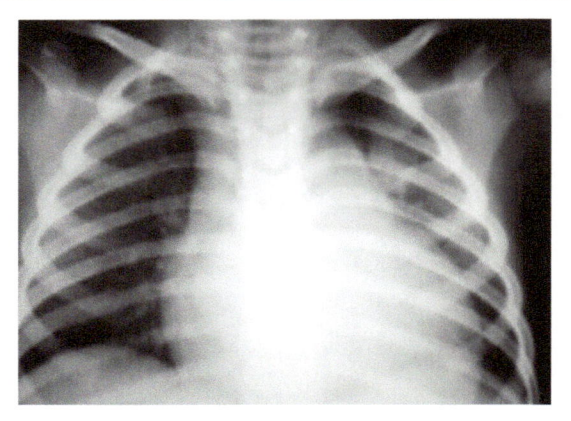

FIGURA 62.13.10 Radiografia de tórax em PA com aumento de área cardíaca e discreto aumento da região hilar à esquerda. Pericardite por tuberculose associada a adenopatia hilar.
Fonte: Serviço de Pneumologia Pediátrica do Instituto de Puericultura e Pediatria Martagão Gesteira/UFRJ.

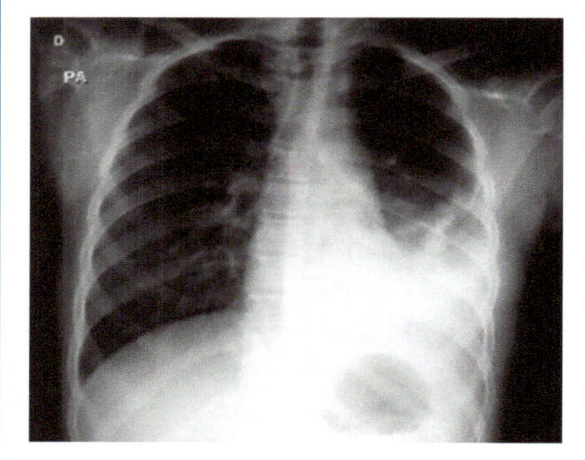

FIGURA 62.13.9 Radiografia de tórax em PA com derrame pleural em base do hemitórax esquerdo.
Fonte: Serviço de Pneumologia Pediátrica do Instituto de Puericultura e Pediatria Martagão Gesteira/UFRJ.

As formas precoces de TB extrapulmonar usualmente comprometem as serosas, incluindo a pleura o pericárdio, o peritônio e as meninges. A pericardite pode se formar por meio da disseminação linfo-hematogênica e contiguidade com o pulmão acometido.

As formas tardias geralmente se localizam em gânglios periféricos, e nos sistemas osteoarticular, renal e oftálmico, sendo a ganglionar e a osteocarticular as mais comuns em crianças. Na TB osteoarticular usualmente se tem acometimento de quadris, joelhos e coluna (mal de Pott). Quando a coluna é afetada, o paciente apresenta deformidades importantes, com consequente formação da giba. Tal aspecto radiológico se apresenta como vértebras em cunha, processos destrutivos da coluna e abscessos frios. Um aspecto radiológico muito característico de TB osteoarticular é a presença de cavitações nos ossos comprometidos.

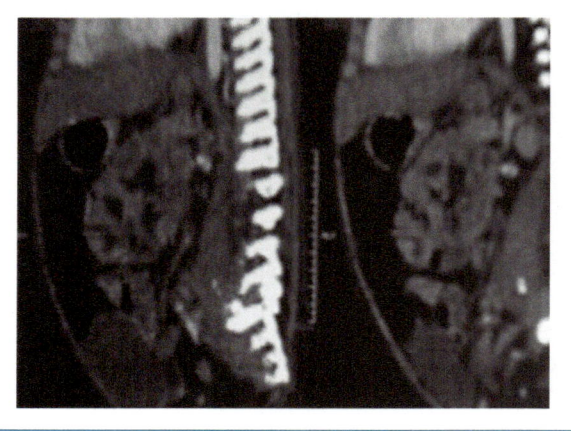

FIGURA 62.13.11 Tomografia computadorizada de abdome e pelve com contraste com comprometimento de corpo vertebral L5 e S1 (algumas vértebras em cunha), sem acometimento de canal medular.
Fonte: Acervo da autoria.

DIAGNÓSTICO IMUNOLÓGICO

A prova tuberculínica (PT) continua sendo utilizada como método diagnóstico complementar para auxiliar a detecção de casos de ILTB e TB doença em crianças e adolescentes.

A recomendação atual do Ministério da Saúde é que a PT seja interpretada como sugestiva de infecção por *M. tuberculosis*, independentemente do tempo de vacinação pela vacina BCG, devendo-se considerar positiva quando ≥ 5 mm e negativa quando < 5 mm. Observa-se que o efeito da vacina BCG sobre o resultado da prova tuberculínica reduz com o passar do tempo, principalmente se a BCG foi aplicada antes de 1 ano de idade, o que se constitui na realidade da população pediátrica brasileira.

A sensibilidade desse método varia de 50 a 70% nos pacientes com quadro clínico sugestivo de TB e de 75 a 85% naqueles com TB confirmada. A especificidade varia de 95 a 100% nas crianças não vacinadas e de 49 a 65% nas vacinadas. Algumas desvantagens da PT são: dificuldade na administração e interpretação, necessidade de retorno do paciente à unidade de saúde para leitura do resultado, resultados falso-positivos secundários à vacinação prévia pelo BCG ou contato prévio com outras micobactérias não tuberculosas. Resultados falso-negativos podem ocorrer em decorrência do manuseio e/ou da administração inadequada do PPD, de doenças imunossupressoras como o HIV, entre outras, e em formas graves de TB.

Nas últimas décadas, dois ensaios para detecção de interferon-γ foram licenciados – Quantiferon-TB Gold In-Tube® e T-SPOT TB®. O Quantiferon-TB® dosa a quantidade de interferon-γ produzido após estímulo dos linfócitos dos pacientes com três antígenos específicos (ESAT-6, CFP-10 e TB 7.7) do *M. tuberculosis*. O T-SPOT TB® quantifica o número de linfócitos efetores estimulados por Ag, que sintetizam o interferon-γ após o estímulo com os antígenos específicos (ESAT-6 e CFP-10). O resultado é fornecido como positivo, negativo e indeterminado. Para o T-SPOT TB® existe ainda a possibilidade de resultado *borderline*. Nos casos de resultados indeterminado ou negativo, o exame deve ser repetido ou outro método realizado. Esses métodos têm como vantagem não sofrerem a interferência da vacinação prévia com o BCG e nem ao contato com micobactérias não tuberculosas, mas não diferenciam TB ativa de ILTB. A sensibilidade é baixa em pacientes imunodeprimidos, como na aids. Nas crianças com quadro clínico suspeito de TB, a sensibilidade varia de 60 a 80% e nas com TB confirmada 80 a 85%. A especificidade está em torno de 89 a 100% nas crianças vacinadas e varia de 90 a 95% naquelas não vacinadas. Em função da falta de evidência científica, não estão indicados em crianças menores de 5 anos para o diagnóstico de TB latente.

Portanto, ambos os testes diagnósticos, a PT e a dosagem de interferon-γ (IGRAs – *interferon gama release assays*), têm limitações como ferramentas diagnósticas de TB em crianças e não distinguem ILTB de TB ativa.

DIAGNÓSTICO MICROBIOLÓGICO

Usualmente, os testes bacteriológicos, como a baciloscopia e a cultura, costumam ter baixa sensibilidade na faixa etária pediátrica. A baciloscopia do escarro, através da coloração de Ziehl-Neelsen, é um método de baixo custo com sensibilidade baixa, em torno de 45%. Para adultos, recomenda-se a coleta de pelo menos duas amostras. Do ponto de vista epidemiológico, se realizado corretamente, detecta 60 a 80% dos casos de TB em adultos. Nas crianças, a sensibilidade desse método é baixa, usualmente não ultrapassando 15%.

A cultura de escarro ou outro material para o *M. tuberculosis* é útil para a confirmação da doença, bem como para a realização do teste de sensibilidade, mormente em tempos em que a TB resistente é um desafio. No entanto, em crianças, esse exame possui menor sensibilidade quando comparado a adultos, em decorrência da natureza paucibacilar das lesões. No Brasil, o meio de cultura mais utilizado é o Lowenstein Jensen (LJ) – meio sólido. Uma desvantagem desse método é a demora na obtenção dos resultados quando comparado ao meio líquido – MGIT, uma vez que pode chegar a 8 semanas. Estudo realizado em adultos demonstrou que esse tempo médio foi de 25,8 dias para o meio de LJ e de 13,2 dias para o MGIT. Nicol e Zar (2011) sugerem que esses dados possam ser extrapolados para as crianças. Em adultos, a sensibilidade para a confirmação diagnóstica de TB é de 88% (MGIT) e de 76% (LJ), o que ocorre em até 8 semanas. A cultura, embora de suma importância tanto para a confirmação do caso como para a detecção de resistência, não auxilia na decisão inicial de se tratar um caso como TB.

Outro método, ainda caro para a detecção de crescimento do *M. tuberculosis* e avaliação de resistência para a rifampicina e a isoniazida, é o MODS (*Microscopic Observation Drug Suscetibility Assay*). Nessa técnica, o crescimento bacteriano pode ser avaliado através da avaliação microscópica pela técnica de luz invertida, a fim de se observar o crescimento do *M. tuberculosis*, tipo corda. Em um estudo, incluindo 96 crianças, os autores encontraram sensibilidade para o diagnóstico de TB de 39,7% e 42,3%, e o tempo médio para aquisição dos resultados de 8 dias e 13 dias, para o método MODS e MGIT, respectivamente. Tanto a baciloscopia quanto a cultura de escarro apresentam limitações em crianças, visto que as lesões pulmonares são paucibacilares, e as crianças, especialmente as menores de 5 anos, não conseguem expectorar. Nas crianças que conseguem expectorar e nos adolescentes, esses exames devem ser solicitados. Sant'Anna et al. (2013), em estudo da TB em adolescentes, encontraram 72% dos casos com baciloscopia positiva.

O lavado gástrico pode ser utilizado em crianças menores de 5 anos, em que o diagnóstico de TB pulmonar não tenha sido realizado por outro método. A cultura tem melhor rendimento do que a baciloscopia, no entanto, sua positividade na faixa etária pediátrica é baixa, em torno de 20 a 30%.

Embora os adolescentes apresentem formas de TB pulmonar mais similares aos adultos, com maior positividade da baciloscopia, em alguns casos a pesquisa direta do bacilo pode ser negativa, dificultando o diagnóstico.

Outros métodos diagnósticos podem ser utilizados dependendo da complexidade do caso, como o próprio escarro, o lavado gástrico, o *swab* laríngeo, o aspirado nasofaríngeo, o escarro induzido e/ou a broncoscopia com lavado broncoalveolar. Esses métodos permitem a realização de pesquisa de BAAR, cultura e testes rápidos moleculares no material coletado, podendo melhorar a acurácia do diagnóstico de casos de TB pulmonar. Mesmo com dificuldades, a confirmação bacteriológica em crianças com suspeita de TB deve sempre ser tentada nos casos de dúvida diagnóstica, embora isso não deva retardar o início do tratamento.

DIAGNÓSTICO MOLECULAR DA TUBERCULOSE EM CRIANÇAS

Desde meados de 2013, a OMS recomenda o uso do sistema de diagnóstico molecular Xpert® MTB/RIF em crianças. No entanto, em uma revisão sobre o ensaio Xpert® MTB/RIF em crianças observou-se alta variabilidade na acurácia, alcançando sensibilidade média de 66% em comparação com a cultura. Portanto, o Xpert® MTB/RIF, recomendado pela OMS, tem mostrado resultados abaixo do esperado na faixa etária pediátrica, ocasionando a sua utilização ainda limitada nessa faixa etária. Seu excelente desempenho se observa na TB com confirmação bacteriológica, que corresponde a minoria de casos em crianças.

O Xpert® MTB/RIF está particularmente indicado em adolescentes (≥ 10 anos de idade), uma vez que a maioria tem

TB bacilífera e, além disso, é capaz de coletar amostras adequadas de escarro para exame. Através dessa ferramenta diagnóstica espera-se aumentar a detecção de casos confirmados de TB pulmonar, bem como os casos de *M. tuberculosis* resistentes à rifampicina. Na Índia, em estudo incluindo 4.647 crianças com suspeita de TB, Raizada et al. (2014) demonstraram que com o uso dessa técnica pode-se aumentar o número de casos de TB bacteriológicos detectados na infância em até duas vezes quando comparado à baciloscopia. Estudo realizado na Papua-Nova Guiné com 93 crianças menores de 14 anos, com suspeita de TB, mostrou sensibilidade de 31% e especificidade de 92%, com 26 pacientes apresentando o TRM positivo.

Em nosso meio, Sieiro et al. (2018) avaliaram 852 adolescentes com suspeita de TB e encontraram 131 (15,4%) positivos para o TRM, com 2% de resistência à rifampicina. Entre esses 131 com TRM positivo, 105 (91,4%) foram positivos na cultura. Cerca de 25 a 30% dos adolescentes brasileiros com TB pulmonar são negativos pela baciloscopia e, nesse contexto, o TRM pode aumentar o número de casos de TB confirmada.

SISTEMA DE PONTUAÇÃO PARA O DIAGNÓSTICO DA TUBERCULOSE NA INFÂNCIA

Sistemas de pontuação (escore) para o diagnóstico da TB em idade pediátrica são um recurso muito utilizado para o diagnóstico da TB pulmonar em crianças. O uso de tal recurso se justifica em razão das dificuldades relacionadas à obtenção de amostras biológicas de crianças para a realização de exames microbiológicos e moleculares, da baixa carga bacilar encontrada na TB em idade pediátrica e do escasso acesso a testes diagnósticos de maior complexidade em países com recursos limitados. Diversos sistemas foram propostos em diferentes países e estudos de validação mostraram sensibilidades e especificidades que variaram de 40 a 88% e 25 a 98%, respectivamente.

No Brasil, desde 2002, o Ministério da Saúde propõe o sistema de pontuação para o diagnóstico da TB intratorácica em crianças e adolescentes com exames microbiológicos não realizados ou inicialmente negativos (baciloscopia negativa ou TRM-TB não detectado). Esse sistema de pontuação já foi validado no exterior e em crianças infectadas pelo HIV, demostrando alta acurácia. No escore utilizado no Brasil, os achados associados à TB, considerados na pontuação, são: a) presença de sinais e sintomas sugestivos da doença (febre, tosse, adinamia, emagrecimento, sudorese) por 2 semanas ou mais; b) alterações à radiografia de tórax (infiltrados ou condensações – com ou sem cavitação –, adenomegalia hilar, padrão miliar); c) história de contato próximo com paciente com TB pulmonar nos últimos 2 anos; d) desnutrição grave (peso < percentil 10); e) resultado positivo à prova tuberculínica. Com relação a este último critério, na versão mais recente do Manual de Recomendações para o Controle da TB, o tempo de vacinação com o BCG não é mais levado em consideração na interpretação do resultado da prova tuberculínica, sendo pontuado valores de induração cutânea entre 5 e 9 mm (5 pontos) e iguais ou superiores a 10 mm (10 pontos). Tal mudança se deve aos resultados de estudos de revisão sistemática e de coorte em que foi observado que a positividade à prova tuberculínica após vacinação com o BCG diminui com o tempo e é mais baixa em crianças vacinadas no primeiro ano de vida, faixa etária em que habitualmente é realizada a vacinação com BCG no Brasil.

A interpretação da pontuação obtida no escore leva em consideração a probabilidade (quanto maior e mais alta for a pontuação) do diagnóstico de TB, sendo considerado o diagnóstico de TB muito provável em crianças com resultados de 40 pontos ou mais (Quadro 62.13.1).

A relevância clínica e epidemiológica do uso de sistemas de pontuação e a facilidade de sua utilização para o diagnóstico da TB na infância não deve desencorajar os profissionais de saúde na busca do diagnóstico de confirmação da TB na criança. O diagnóstico bacteriológico e/ou molecular da TB ativa deve ser realizado sempre que possível, pois permite a identificação do *M. tuberculosis* e do perfil de sensibilidade aos fármacos antiTB, permitindo assim a identificação de formas de TB resistente e a adequação do tratamento.

NOVOS MÉTODOS PARA O DIAGNÓSTICO DA TUBERCULOSE PEDIÁTRICA

Novos métodos diagnósticos para a TB na infância representam uma das prioridades no enfrentamento da TB em idade pediátrica. A baixa carga bacilar associada à TB ativa em crianças exige que métodos mais sensíveis sejam utilizados. Em contrapartida, a pouca colaboração da criança pequena para a coleta das amostras respiratórias e a exigência de se utilizar métodos pouco invasivos nessa faixa etária tornam o desafio da inovação em novos recursos diagnósticos ainda maior nessa população. Testes diagnósticos rápidos e acurados para o diagnóstico da TB na infância são fundamentais para a redução da morbiletalidade associada à doença em crianças, já que se estima que 96% das mortes por TB em pacientes pediátricos ocorre antes do início do tratamento antiTB. A OMS estabelece que um novo teste diagnóstico para crianças deve ter sensibilidade de, pelo menos, 60% para o diagnóstico da TB intratorácica, 80% para formas extrapulmonares (percentual alcançado atualmente pelo Xpert® MTB/RIF, utilizando-se amostras apropriadas) e especificidade igual ou superior a 98% (especificidade atual do método microbiológico padrão).

Entre os métodos moleculares automatizados para o diagnóstico da TB em crianças, destaca-se a nova versão do Xpert® MTB/RIF (X-pert®), chamada Xpert® MTB/RIF Ultra (Ultra). Na versão Ultra, houve aumento da câmara para a amplificação do DNA, possibilitando assim a análise de uma quantidade maior de amostra, além da inclusão de dois novos alvos moleculares para o MTB, reduzindo o limite de detecção do teste de 131 bacilos/mL de escarro no X-pert® para 16 bacilos/mL de escarro na versão Ultra, com consequente aumento da sensibilidade do teste. Em dois estudos utilizando o Ultra na população pediátrica observou-se um incremento da sensibilidade em amostras de escarro criopreservados de 10 a 11%, passando de 63% com Xpert® MTB/RIF para 74% com a versão Ultra no estudo de Nicol et al., e de 54 para 64% no estudo de Sabi et al. O aumento da sensibilidade com o uso do Ultra se mostra ainda mais relevante em amostras extrapulmonares paucibacilares, como o líquor. Para outras amostras, como urina, sangue e fezes ainda há poucas evidências sobre a utilidade do método. No entanto, cabe ressaltar a potencialidade do uso do Ultra em amostras de fezes para o diagnóstico da TB pulmonar em crianças, uma vez que o escarro não expelido é deglutido pelas crianças e, portanto, potencialmente detectável nas fezes.

QUADRO 62.13.1 Diagnóstico da TB pulmonar em crianças e adolescentes com exames microbiológicos iniciais negativos (baciloscopia e TRM-TB).

Quadro clínico-radiológico		Contato de adulto com tuberculose	Prova tuberculínica	Estado nutricional
Febre ou sintomas como tosse, adinamia, expectoração, emagrecimento, sudorese por 2 semanas ou mais	Adenomegalia hilar ou padrão miliar; e/ou condensação ou infiltrado (com ou sem escavação) inalterado por 2 semanas ou mais; e/ou condensação ou infiltrado (com ou sem escavação) por 2 semanas ou mais, evoluindo com piora ou sem melhora com antibióticos para germes comuns.	Próximo, nos últimos 2 anos	PT entre 5 e 9 mm 5 pontos PT ≥ 10 mm	Desnutrição grave (peso < percentil 10)
15 pontos	15 pontos	10 pontos	10 pontos	5 pontos
Assintomático ou com sintomas há menos de 2 semanas	Condensação ou infiltrado de qualquer tipo por menos de 2 semanas.	Ocasional ou negativo	PT < 5 mm	Peso ≥ percentil 10
0 ponto	5 pontos			
Infecção respiratória com melhora após uso de antibióticos para germes comuns ou sem antibióticos	Radiografia normal			
−10 pontos	−5 pontos	0 ponto	0 ponto	0 ponto

Interpretação:
≥ 40 pontos (diagnóstico muito provável): recomenda-se iniciar o tratamento da tuberculose.
30 a 35 pontos (diagnóstico possível): indicativo de tuberculose; orienta-se iniciar o tratamento à critério médico.
≤ 25 pontos (diagnóstico pouco provável): deve-se prosseguir com a investigação na criança. Deverá ser feito diagnóstico diferencial com outras doenças pulmonares e podem ser empregados métodos complementares de diagnóstico, como baciloscopias e cultura de escarro induzido ou de lavado gástrico, broncoscopia, histopatológico de punções e outros exames de métodos rápidos.

Fonte: Manual de Recomendações para o Controle da Tuberculose no Brasil, 2. ed., 2019.

Estudos envolvendo a identificação de biomarcadores para o diagnóstico da TB em crianças têm aumentado nos últimos anos. Na revisão sistemática de Togun et al. foram identificados 22 estudos que avaliaram o uso de biomarcadores para o diagnóstico da TB em crianças, a maioria dos estudos alcançou percentuais de sensibilidade e especificidade para uso como método diagnóstico e/ou de triagem. Os estudos de Armand et al., que avaliaram a resposta de citoquinas (IP-10, IL-2, IL-5, IL-13) ao quantiferon, e o de Zhou et al., para a identificação de microRNA circulantes para identificação precoce da infecção pelo MTB, obtiveram valores de sensibilidade e especificidade compatíveis com os critérios da OMS, seja para teste de triagem, seja para teste diagnóstico de TB em crianças. No entanto, a maior parte desses estudos envolvendo biomarcadores encontra-se em fase inicial, é do tipo caso-controle e apresenta limitações metodológicas que podem ter ocasionado um valor de acurácia superestimado.

Testes sorológicos para o diagnóstico da TB em crianças ainda não atingiram padrões de acurácia satisfatórios e a recomendação mais recente da OMS é de que os testes sorológicos atualmente disponíveis no mercado não sejam utilizados para o diagnóstico da TB em adultos e crianças.

Entre os métodos alternativos menos invasivos para a coleta de amostras biológicas em crianças podemos citar o teste do barbante. O teste do barbante assemelha-se à lavagem gástrica tradicional, mas é menos agressivo. Nesse teste, a criança engole uma cápsula contendo um barbante fino, que se desenrola no estômago e é revestido por secreções gastrointestinais. Após algum tempo, o barbante é retirado e o material é enviado para o laboratório para que possa ser processado pelos métodos bacteriológicos ou moleculares disponíveis. Até o momento, no entanto, são poucos os estudos sobre o uso do teste do barbante para o diagnóstico da TB na infância. No estudo realizado por Nansumba et al. os resultados alcançados foram comparáveis aos do escarro induzido.

BIBLIOGRAFIA SUGERIDA

Atherton RR, Cresswell FV, Ellis J, Kitaka SB, Boulware DR. Xpert MTB/RIF Ultra for Tuberculosis Testing in Children: A Mini-Review and Commentary. Front Pediatr. 2019 Feb 28;7:34.

Brasil. Ministério da Saúde. Secretaria de Vigilância em Saúde. Departamento de Vigilância das Doenças Transmissíveis. Manual de Recomendações para o Controle da Tuberculose no Brasil/Ministério da Saúde, Secretaria de Vigilância em Saúde, Departamento de Vigilância das Doenças Transmissíveis. Brasília: Ministério da Saúde; 2019. 364 p.

Carvalho ACC, Cardoso CAA, Martire TM, Migliori GB, Sant'Anna CC. Epidemiological aspects, clinical manifestations, and prevention of pediatric tuberculosis from the perspective of the End TB Strategy. J Bras Pneumol. 2018;44(2):134-44.

dos Santos TCS, Setúbal S, Dos Santos AASMD, Boechat M, Cardoso CAA. Radiological aspects in computed tomography as determinants in the diagnosis of pulmonary tuberculosis in immunocompetent infants. Radiol Bras. 2019;52(2):71-7.

George A, Andronikou S, Pillay T, Goussard P, Zar HJ. Intrathoracic tuberculous lymphadenopathy in children: a guide to chest radiography. Pediatr Radiol. 2017;47:1277-82.

Jacobs C, Goussard P, Gie RP. Mycobacterium tuberculosis, a cause of necrotising pneumonia in childhood: a case series. Int J Tuberc Lung Dis. 2018;22(6):614-6.

Kasa TS, Welch H, Kilalang C, Tefuarani N, Vince J, Lavu E et al. Evaluation of Xpert MTB/RIF assay in children with presumed pulmonary tuberculosis in Papua New Guinea.,Paediatr Int Child Health. 2018;11:1-9.

Marchiori E, Hochhegger B, Zanetti G. Tree-in-bud pattern. J Bras Pneumol. 2017;43:407.

Nicol MP, Workman L, Prins M, Bateman L, Ghebrekristos Y, Mbhele S, Denkinger CM, Zar HJ. Accuracy of Xpert Mtb/Rif Ultra for the Diagnosis of Pulmonary Tuberculosis in Children. Pediatr Infect Dis J. 2018 Oct;37(10):e261-e263.

Nonyane BAS, Nicol MP, Andreas NJ, Schneiderhan-Marra N, Workman LJ, Perkins MD, et al. Serologic responses in childhood pulmonary tuberculosis Pediatr Infect Dis J. 2018;37(1):1-9.

Sabi I, Rachow A, Mapamba D, Clowes P, Ntinginya NE, Sasamalo M et al. Xpert MTB/RIF Ultra assay for the diagnosis of pulmonary tuberculosis in children: a multicentre comparative accuracy study. J Infect. 2018:77:321-7.

Sieiro TLA, Aurílio RB, Soares ECC, Chiang SS, Sant Anna CC. The role of the Xpert MTB/RIF assay among adolescents suspected of pulmonary tuberculosis in Rio de Janeiro, Brazil. Rev Soc Bras Med Trop. 2018 Mar-Apr;51(2):234-6.

TB Elimination Interferon-Gamma Release Assays (IGRAs) – Blood Tests for TB Infection. National Center for HIV/AIDS, Viral Hepatitis, STD, and TB Prevention. Division of Tuberculosis Elimination. Disponível em https://www.cdc.gov/tb/publications/factsheets/testing/IGRA.pdf. Acesso em: 16/06/2019.

Togun TO, MacLean E, Kampmann B, Pai M. Biomarkers for diagnosis of childhood tuberculosis: A systematic review. PLoS One. 2018 Sep 13;13(9):e0204029.

World Health Organization (WHO). Commercial serodiagnostic tests for diagnosis of tuberculosis: policy statement. World Health Organization, Geneva, Switzerland. 2011. Disponível em http://whqlibdoc.who.int/publications/2011/9789241502054_eng.pdf. Acesso em: 15/06/2019.

World Health Organization. Global tuberculosis report 2018. Disponível em http://www.who.int/tb/publications/global_report. Acesso em: 16/06/2019.

World Health Organization. Xpert mtb/rif implementation manual technical and operational 'how-to': practical considerations. Disponível em: http://www.who.int/tb/publications/xpert_implem_manual/en/,avesso. Acesso em: 16/06/2019.

62.14 Diagnóstico de tuberculose em indivíduos infectados por HIV

Marcelo Cordeiro dos Santos
Anna Cristina Calçado Carvalho
Afranio Lineu Kritski

A infecção por HIV representa o principal fator de risco para a reativação da infecção latente da TB. Indivíduos com coinfecção TB-HIV têm risco 29 vezes maior de TB ativa do que pessoas sem infecção pelo HIV que vivem no mesmo país. Além disso, indivíduos infectados por HIV com infecção por *M. tuberculosis* têm um risco anual médio de desenvolver TB de 10%/ano, enquanto entre indivíduos não infectados por HIV o risco de desenvolver TB durante a sua existência é de 10%.

A resposta imunitária do hospedeiro à infecção por *M. tuberculosis* aumenta a replicação do HIV e pode assim acelerar a progressão natural dessa infecção. Estudos da resposta imune em pessoas com TB corroboram a teoria da copatogê-nese em indivíduos com ambas as infecções. A interação inicial do sistema imune com o MTB e a ativação de macrófagos resultam em liberação de TNF (fator de necrose tumoral) e IL-1 (interleucina 1), citocinas que, *in vitro*, induzem a replicação viral em células monocíticas. Além disso, em alguns pacientes com TB ativa, os níveis de RNA viral aumentam significativamente antes do diagnóstico de TB4; o tratamento isolado da TB é capaz de reduzir a carga viral do paciente. A interação da micobactéria com o HIV também ocorre no nível pulmonar. Nakata et al. mostraram que a carga viral no lavado broncoalveolar era maior no pulmão afetado pela TB do que no não afetado, e que essa carga viral estava associada aos níveis locais de TNF.

O diagnóstico de TB em indivíduos infectados por HIV pode ser mais difícil em virtude da constância nas formas paucibacilares em estágios avançados de imunodepressão. A apresentação clínica da TB em indivíduos HIV-positivos varia de acordo com o grau de imunodeficiência presente. Pacientes com contagem de linfócitos CD4+ < 200 células/mm³ apresentam mais frequentemente formas atípicas de TB pulmonar (infiltrado miliar, linfonodomegalia hilar, condensação lobar), enquanto pacientes com níveis mais elevados de linfócitos CD4+, particularmente quando > 500 células/mm³, têm achados radiológicos "típicos", com lesões nos lobos superiores e presença de cavitação. A presença de formas extrapulmonares de TB também é mais frequente em pacientes HIV-positivos; pacientes com níveis baixos de CD4+ com doença disseminada.

Kranzer et al., em uma revisão sistemática que incluiu 78 estudos, realizando busca ativa, observaram que a prevalência mediana de tuberculose diagnosticada foi de 0,7% em inquéritos de base populacional, 2,2% em estudos de triagem de contatos, 2,3% em trabalhadores de minas, 2,3% em programas de prevenção da transmissão do HIV de mãe para filho, 2 a 5% nas prisões, 8,2% nas clínicas de HIV e 8,5% nos serviços de aconselhamento e testagem voluntária para HIV.

Gupta et al., em uma revisão sistemática de estudos de autópsia entre adultos que tiveram HIV, mostraram prevalência combinada de quase 40% nos cadáveres, com pouco menos da metade dos casos previamente não detectados.

Assim, uma identificação precoce da tuberculose entre pessoas com HIV, por meio de uma avaliação cuidadosa dos sintomas e sinais, diagnóstico com técnicas adequadas e imediato início do tratamento antiTB é importante para melhorar a qualidade de vida e sobrevida, bem como reduzir a transmissão da TB na clínica e na comunidade. Um algoritmo de rastreamento de sintomas foi proposto por Getahun et al. e adotado pela OMS, que objetiva identificar pacientes com pelo menos um dos quatro sintomas comuns (tosse atual, sudorese noturna, perda de peso ou febre), com sensibilidade de 79% e especificidade de 50%.

Mais recentemente, sob a era da terapia antirretroviral (TARV), Hanifa Y et al. desenvolveram e validaram internamente um escore clínico simples, compreendendo o *status* de TARV, IMC, contagem de CD4 e número de sintomas, da OMS, para pacientes atendidos para cuidados de rotina de HIV em locais com recursos limitados. Um escore de corte > 3 identificou aqueles com TB com sensibilidade e especificidade de 91,8% e 34,3%, respectivamente. Sob prevalência de TB de 14%, 32% dos testes diagnósticos adicionais seriam evitados, e 3% com TB seriam perdidos entre os não testados. Em contraste com outros estudos, eles incluíram TB clínica (não apenas confirmada bacteriologicamente TB). Isso reflete o cenário da vida real de alta carga de TB em regiões com recursos limitados.

A radiografia de tórax deve ser realizada sempre que possível e, em caso de achados radiológicos com provável TB, a doença ativa deve ser excluída antes de ser oferecido tratamento preventivo para TB latente. Achados radiológicos de tórax normais podem ocorrer em um terço dos pacientes com TB confirmada por cultura de escarro. Mesmo com o uso de cultura líquida automatizada, o tempo médio para positividade pode ser > 3 semanas. Tais atrasos podem contribuir para a morbidade, a mortalidade, a transmissão intra-hospi-

talar da TB e o atraso na tomada de decisão em relação ao início da TARV.

A OMS recomendou que o Xpert® MTB/RIF fosse usado como teste diagnóstico inicial em adultos e crianças com suspeita de TB associada ao HIV. O Xpert® MTB/RIF também deve ser usado como um teste de diagnóstico inicial preferido para investigação do líquido cefalorraquidiano em pessoas com HIV que se presume terem meningite por TB. Nos últimos anos, vários estudos analisaram o impacto clínico do Xpert® MTB/RIF no diagnóstico de TB e na cascata de tratamento. Em comparação com o esfregaço, o uso da máquina Xpert® em sistema de saúde centralizados não mostrou redução na mortalidade ou no aumento na proporção de notificação. Entretanto, o Xpert® mostrou modesta redução na mortalidade em pacientes HIV-positivos.

Em um ensaio clínico randomizado e pragmático, Mupfumi L et al. analisaram o início do TARV em pacientes infectados por HIV e observaram que a triagem centralizada da TB com Xpert® MTB/RIF também não reduziu a proporção de TB associada à TARV e à mortalidade, comparada à microscopia por fluorescência.

Auld AF et al. conduziram uma revisão narrativa de estudos de impacto do Xpert® MTB/RIF para resumir em quais resultados relevantes para o paciente houve melhora e explorou razões para nenhuma redução na morbidade ou mortalidade ter sido observada. Os autores descreveram as características do estudo relacionadas à falta do impacto do Xpert® MTB/RIF sobre a morbidade e a mortalidade: a) maiores proporções de tratamento empírico de TB nos grupos alocados para microscopia de escarro comparado com os grupos alocados para Xpert®; b) inclusão de populações de estudo que não tinham probabilidade de se beneficiar do Xpert®; e c) deficiência de infraestrutura no sistema de saúde local.

Os pragmatistas propuseram, portanto, que para reduzir a mortalidade em pacientes com infecção avançada por HIV, um tratamento empírico para tuberculose deveria ser feito independentemente do diagnóstico ser ou não confirmado. Entretanto, em 20 ensaios clínicos realizados com tratamento empírico da tuberculose não foi possível mostrar um efeito sobre a mortalidade naqueles com infecção avançada por HIV.

Mais recentemente, tem sido destacado o uso de fluxo lateral-LAM para auxiliar no diagnóstico de TB entre pessoas vivendo com HIV com baixa contagem de células CD4. Em uma coorte de indivíduos recém-admitidos infectados pelo HIV, com prevalência de TB de 32,6% e contagem mediana de CD4 de 80 células/μL, o teste de rotina para Determine TB-LAM na urina forneceu os seguintes resultados diagnósticos: 19,4% (n = 27/139) para exame de escarro, 26,6% (n = 37/139) para escarro-Xpert®, 38,1% (n = 53/139) para urina-LAM e 52,5% (n = 73/139) para escarro-Xpert®/urina-LAM combinado (P < 0,01). Entre os casos de tuberculose, o *status* positivo de urina-LAM esteve fortemente associado à mortalidade em 90 dias (razão de risco ajustada 4,20; IC 95%, 1,50 a 11,75). O TB-LAM apresentou um rendimento diagnóstico incremental com alta especificidade quando usado em combinação com o teste de escarro, e pode ter utilidade importante entre pacientes sem sintomas respiratórios de TB e/ou incapazes de produzir expectoração. O ensaio também pode identificar rapidamente indivíduos com mau prognóstico.

Recentemente, Broger et al., em um estudo de acurácia, ao compararem o teste AlereLAM com o FujiLAM em pacientes HIV-positivos, observaram que FujiLAM apresentou sensibilidade diagnóstica superior (65% *versus* 38%), mantendo a especificidade (96% *versus* 98%). Tais resultados sugerem que sejam realizados estudos de modelagem e estudos prospectivos que avaliem o impacto da implementação na rotina, de modo a fornecer melhores subsídios aos programas de controle de TB

BIBLIOGRAFIA SUGERIDA

Auld AF, Fielding KL, Gupta-Wright A et al. Xpert MTB/RIF – why the lack of morbidity and mortality impact in intervention trials? Trans R Soc Trop Med Hyg. 2016 Aug;110(8):432-44. doi: 10.1093/trstmh/trw056. Epub 2016 Sep 16.

Broger T, Sossen B, du Toit E et al. Novel lipoarabinomannan point-of-care tuberculosis test for people with HIV: a diagnostic accuracy study. Lancet Infect Dis. 2019 May 30. pii: S1473-3099(19)30001-5.

Di Tanna GL, Khaki AR, Theron G et al. Effect of Xpert MTB/RIF on clinical outcomes in routine care settings: individual patient data meta-analysis. Lancet Glob Health. 2019 Feb;7(2):e191-e199.

Folks TM, Justement J, Kinter A, Dinarello CA, Fauci AS. Cytokine-induced expression of HIV-1 in a chronically infected promonocyte cell line. Science. 1987 Nov 6;238(4828):800-2.

Getahun H, Kittikraisak W, Heilig CM, Corbett EL, Ayles H, Cain KP, Grant AD, Churchyard GJ, Kimerling M, Shah S, Lawn SD, Wood R, Maartens G, Granich R, Date AA, Varma JK. Development of a standardized screening rule for tuberculosis in people living with HIV in resource-constrained settings: individual participant data meta-analysis of observational studies. PLoS Med. 2011 Jan 18;8(1):e1000391

Global tuberculosis report 2018. Geneva: World Health Organization; 2018. Licence: CC BY-NC-SA 3.0 IGO.

Goletti D, Weissman D, Jackson RW, Graham NM, Vlahov D, Klein RS, Munsiff SS, Ortona L, Cauda R, Fauci AS. Effect of Mycobacterium tuberculosis on HIV replication. Role of immune activation. J Immunol. 1996 Aug 1;157(3):1271-8.

Grant A, Charalambous S, Tlali M et al. Empirical TB treatment in advanced HIV disease: results of the TB Fast Track trial. 2016 Conference on Retroviruses and Opportunistic Infections; Boston, MA, USA. 2016 Feb 22-25. p. 155.

Gupta RK, Lucas SB, Fielding KL et al. Prevalence of tuberculosis in post-mortem studies of HIV-infected adults and children in resource-limited settings: a systematic review and meta-analysis. Aids. 2015;29(15):1987-2002.

Hanifa Y, Fielding KL, Chihota VN et al. A clinical scoring system to prioritise investigation for tuberculosis among adults attending HIV clinics in South Africa. PLoS One. 2017 Aug 3;12(8):e0181519. doi: 10.1371/journal.pone.0181519. eCollection 2017.

Hosseinipour MC, Bisson GP, Miyahara S et al. For the Adult AIDS Clinical Trials Group A5274 (Remember) Study Team. Empirical tuberculosis therapy versus isoniazid in adult outpatients with advanced HIV initiating antiretroviral therapy (Remember): a multicountry open-label randomised controlled trial. Lancet. 2016;387:1198-209.

Kranzer K, Houben RM, Glynn JR et al. Yield of HIV-associated tuberculosis during intensified case finding in resource-limited settings: a systematic review and meta-analysis. Lancet Infect Dis. 2010;10:93-102.

Lawn SD, Ayles H, Egwaga S et al. Potential utility of empirical tuberculosis treatment for HIV-infected patients with advanced immunodeficiency in high TB-HIV burden settings. Int J Tuberc Lung Dis. 2011;15: 287-95.

Lawn SD, Edwards DJ, Kranzer K et al. Urine lipoarabinomannan assay for tuberculosis screening before antirretroviral therapy diagnostic yield and association with immune reconstitution disease. Aids. 2009;23:1875-80.

Lawn SD, Kerkhoff AD, Burton R et al. Diagnostic accuracy, incremental yield and prognostic value of Determine TB-LAM for routine diagnostic testing for tuberculosis in HIV-infected patients requiring acute hospital admission in South Africa: a prospective cohort. BMC Med. 2017 Mar 21;15(1):67. doi: 10.1186/s12916-017-0822-8.

Mupfumi L, Makamure B, Chirehwa M et al. Impact of Xpert MTB/RIF on Antiretroviral Therapy-Associated Tuberculosis and Mortality: A Pragmatic Randomized Controlled Trial. Open Forum Infect Dis. 2014 Jun 25;1(1):ofu038. doi: 10.1093/ofid/ofu038. eCollection 2014 Mar.

Nakata K, Rom WN, Honda Y et al. Mycobacterium tuberculosis enhances human immunodeficiency virus-1 replication in the lung. Am J Respir Crit Care Med. 1997 Mar;155(3):996-1003.

WHO. Consolidated guidelines on the use of antiretroviral drugs for treating and preventing HIV infection: recommendations for a public health approach; 2016. 2nd ed.

62.15 Tratamento

Margareth Maria Pretti Dalcolmo
Jorge Luiz da Rocha
Fernanda Dockhorn Costa

A TB é uma doença infecciosa curável na grande maioria das situações quando presente bacilos sensíveis aos medicamentos e quando obedecidos os fundamentos do tratamento e sua adequada operaciolizalção.

Uma das principais preocupações no controle da TB é a emergência de TB multirresistente (MDR) e TB extensivamente resistente (XDR) em várias regiões do mundo. Em 2017, foram detectados 160.684 casos de TBMR/RR (resistência à rifampicina), cerca de 25% dos estimados para o mesmo período (558 mil), incluindo tanto casos primários quanto adquiridos da doença, sendo que destes, cerca de 15% evoluíram para óbito, e estima-se que cerca de 8,5% dos pacientes com TBMR tenham TBXDR. O surgimento de bacilos resistentes é resultado da seleção natural de bacilos que foram submetidos a tratamentos ineficazes, subótimos ou incompletos. Em geral, decorrem de adesão inadequada aos regimes terapêuticos. Esquemas mais curtos e altamente eficazes têm sido objeto de diferentes ensaios clínicos para aumentar as chances de cura e reduzir o abandono e, consequentemente, reduzir a ocorrência da resistência micobacteriana.

HISTÓRICO

A era da quimioterapia para tratamento da TB se inicia no final da década de 1940, após a descoberta da estreptomicina (S), e sua utilização em monoterapia, conforme os seminais trabalhos publicados pelo British Medical Council. Com a constatação do rápido desenvolvimento de resistência à S, outros fármacos, nas duas décadas seguintes, foram descobertos e testados em associação, tais como: ácido paraminosalicílico (PAS), isoniazida (H), pirazinamida (Z), tiosemicarbazona (TCZ), cicloserina (CS), canamicina (CN), etionamida (Et), etambutol (E) e capreomicina (CM).

Desde os primeiros ensaios, ficou demonstrada a necessidade de combinação de fármacos para o tratamento da tuberculose, sendo esta a principal medida para prevenir a resistência. No início da década de 1950, surge o primeiro regime de tratamento da TB (padronizado em alguns países), utilizando já os conceitos da poliquimioterapia (com pelo menos três medicamentos), e composto por S, PAS e H, por um período de 24 meses. A longa duração do tratamento e a dificuldade de aceitação do PAS, pelos efeitos adversos, justificaram a busca de regimes de tratamento mais eficazes, com menor duração e melhor aceitação. Na década de 1960, o PAS foi gradualmente substituído pelo E, e o regime de tratamento tríplice, constituído por S, H e E, foi encurtado para 12 meses.

O princípio da quimioterapia múltipla na TB está estabelecido desde que estudos em laboratório e modelos *in vitro* e *in vivo* demonstraram as particularidades da multiplicação diferenciada de seu agente etiológico, conforme a menor ou a maior oferta de oxigênio. As distintas velocidades de crescimento nos meios intra e extracelular, nas lesões caseosas fechadas e nas paredes de lesões cavitárias, correspondem a populações de multiplicação geométrica, mais sensíveis à ação dos medicamentos, e populações persistentes, caracterizadas por multiplicação lenta ou intermitente e por exigir tempo prolongado de uso de medicamentos para sua eliminação. Fundamentam-se, assim, as bases terapêuticas da associação medicamentosa para neutralizar bacilos naturalmente resistentes e do tempo prolongado de tratamento para eliminação dos persistentes. O uso isolado de apenas um fármaco revela a alta proporção de mutantes resistentes e esclarece o fenômeno da resistência natural, primária e adquirida, e a consequente necessidade de associação medicamentosa.

Foi a observação da proporcionalidade direta de populações de bacilos persistentes e resistentes, aliada à morbidade da doença com a população bacilar total, que deu origem ao princípio do tratamento bifásico, que permanece vigendo até a atualidade: uma fase chamada inicial ou de ataque e uma de manutenção. A primeira, objetivando a rápida redução da carga bacteriana, prevenindo a resistência, e a segunda, impedindo a reativação da doença ou recidivas, por meio da esterilização dos bacilos resistentes. Esse conhecimento das características bacilares, aliado às propriedades farmacológicas dos medicamentos e aos experimentos laboratoriais, permitiu discriminar a formação de esquemas de tratamento, ou seja, a associação de medicamentos. Sua articulação com os ensaios terapêuticos propiciou elucidar os melhores regimes, isto é, como combinar os fármacos.

Os princípios básicos que norteiam o tratamento da tuberculose permanecem: a) apesar de doença clinicamente grave, é potencialmente curável na totalidade dos casos novos, desde que usados esquemas eficazes e regimes adequados; b) a associação medicamentosa adequada, doses corretas, uso por tempo suficiente e, sobretudo, a regularidade na ingestão dos medicamentos são os meios para evitar a persistência bacteriana e o desenvolvimento de resistência, assegurando, assim, a cura; c) a detecção e o tratamento dos pacientes bacilíferos são as prioridades no controle da doença porque permitem anular rapidamente as principais fontes de infecção e sua transmissão; d) o tratamento para caso suspeito de tuberculose sem comprovação bacteriológica deve ser iniciado após tentativa de tratamento inespecífico, com antibiótico de largo espectro, sem melhora dos sintomas. Uma vez iniciado o tratamento, ele não deve ser interrompido, salvo após rigorosa revisão clínica e laboratorial que implique mudança de diagnóstico; e) compete aos serviços de saúde prover os meios necessários para que todos os indivíduos com diagnóstico de tuberculose possam ser, sem atraso, adequadamente tratados.

A rifampicina (R), descoberta em 1966 e introduzida nos esquemas terapêuticos em 1971, representou o mais importante marco no tratamento da TB, em razão da sua potente atividade esterilizante contra o *M. tuberculosis*, tanto na fase de multiplicação rápida (fase de ataque), quanto na fase de manutenção de tratamento. Foi assim, a incorporação desse fármaco, na década de 1970, na composição de esquemas de tratamento da TB, que possibilitou a adoção de regimes com significativa redução do tempo de tratamento de 12 para 6 meses, conformando os chamados regimes de curta duração.

O atual regime para tratamento da TB, recomendado mundialmente, é composto de uma associação de fármacos de comprovada eficácia, utilizada desde a década de 1970, quando ainda havia uma ideia de que finalmente o controle da TB seria alcançado. Esse conceito foi substituído pela evidência de que a efetividade do tratamento depende não só da disponibilidade de um regime associando fármacos eficazes, mas também de outros fatores, tais como uma adequada estruturação dos programas de controle da TB, envolvendo ações para um diagnóstico oportuno e precoce da doença, diminuindo sua transmissão, assim como para assegurar a adesão ao tratamento.

Desde a descoberta da rifampicina, não se observava, no cenário do desenvolvimento farmacológico para a tuberculose, o número de moléculas descobertas e em estudo, em diferentes fases. Um progresso significativo se verifica na última década na pesquisa e no desenvolvimento de novos fármacos e regimes. Uma série de estudos de fases II e III, objetivando reduzir o tempo de tratamento de formas sensíveis de tuberculose, incluindo a introdução de novos (derivados quinolônicos, como gatifloxacina e moxifloxacino) ou doses diferentes de antigos fármacos (rifamicinas, rifapentina), foram desenvolvidos. Resultados obtidos que sugeriam que a moxifloxacina fosse o melhor fármaco para propiciar a redução do tempo de tratamento de formas sensíveis, de 6 para 4 meses, em substituição ao etambutol ou à isoniazida não se revelaram verdadeiros. Atualmente, há estudos clínicos objetivando demonstrar efetividade e segurança de doses altas de isoniazida e de rifampicina para formas resistentes da doença.

Pela primeira vez, ainda em quase 50 anos, novas moléculas, especialmente para o tratamento de formas multirresistentes da tuberculose, estão sendo pesquisadas: umas já em ensaios clínicos de fases II e III, outras já aprovadas e outras em processo de submissão regulatória nos Estados Unidos e na Europa. Dois novos compostos (uma diarilquinolina, denominada bedaquilina, e uma oxazolidinona, denominada delamanide) finalizaram estudos e foram aprovados para uso clínico. Um terceiro fármaco, denominado pretomanide, se encontra em ensaios clínicos avançados, inclusive com a participação de sítios no Brasil, cujos resultados se espera serem publicados até 2021.

Medicamentos com controle de qualidade, uso adequado e em doses corretas, em serviços de saúde organizados, objetivando a adesão do paciente é a chave para o sucesso terapêutico. Os indicadores avaliados para determinar a efetividade de tratamento pelos programas de controle são: cura, abandono, falência e óbito. Considera-se que um programa de controle da TB deve assegurar a cura de pelo menos 85% dos pacientes.

A bedaquilina é uma nova classe de medicamento anti-TB, a diarilquinolina, e deve essa classificação ao seu mecanismo de ação completamente novo, inibindo uma enzima denominada adenosina 5-trifosfato ATP sintase, fonte energética do bacilo. Seu uso foi aprovado, como o primeiro fármaco bactericida e esterilizante, após mais de 40 anos da rifampicina, com especiais recomendações, como: seleção de pacientes resistentes, farmacovigilância ativa e não uso em pacientes grávidas.

O delamanide é um fármaco da classe dos nitroimidazólicos, com alta atividade em cepas multirresistentes. Foi aprovado para uso clínico pela OMS, com as seguintes recomendações: seleção criteriosa de pacientes resistentes, uso em regimes aprovados pelas recomendações da OMS e farmacovigilancia.

CLASSIFICAÇÃO QUANTO À RESISTÊNCIA ANTIMICROBIANA

De acordo com a presença de resistência aos antimicrobianos, a TB pode ser classificada em: monorresistentes (quando resistência somente a um fármaco); polirresistente (quando resistência de dois ou mais fármacos, exceto a associação de R com H); multirresistente (resistência a pelo menos R e H); resistência extensiva (resistentencia a R, H, a uma fluoroquinolona e um injetável de segunda linha (amicacina, canamicina ou capreomicina). Recentemente, a OMS criou a classificação de TB com resistência à rifampicina, nesse caso, só se conhece a resistência a R pelo diagnóstico por meio de biologia moleculares, provas rápidas (Xpert® MTB-RIF) e, nessa situação, a resistência aos outros fármacos ainda é desconhecida.

Para eficácia do tratamento medicamentoso, deve-se seguir os seguintes princípios básicos: a associação medicamentosa, o tempo prolongado e a administração em dose única diária.

Na associação medicamentosa, é importante observar a eficiência dos medicamentos segundo as fases do tratamento. Na fase de ataque, quando há muitos bacilos de multiplicação rápida, é importante a presença de fármacos bactericidas; na fase de manutenção, com bacilos de multiplicação lenta ou intermitente, há necessidade de garantir a cura do tratamento sem recidivas; nessa situação, é mais importante a ação esterelizante dos fármacos. Sendo assim, para uma eficiência do esquema de tratamento, utilizar fármacos com capacidade bactericida (atuação na multiplicação rápida – bacilos metabolicamente ativos e localizados nas paredes de cavidades): IH, R, levofloxacina (Lfx), moxifloxacino (Mfx), linezolida (Lzd), bedaquilina (Bdq), delamanide (Dld), etionamida (Et), protionamida (Pro), e para curar sem recidivas, utilizar fármacos com capacidade esterilizante: ação em bacilos persistentes, com crescimento intermitente: R, Z, Lfx, Mfx, Lzd, Bdq, Dld, clofazimina (Cfz).

TRATAMENTO DA TUBERCULOSE NO BRASIL

Desde a década de 1960, o Brasil distribui gratuitamente os medicamentos antiTB. Com a implantação do regime chamado curta duração (tratamento oral por 6 meses com a introdução da rifampicina), em 1980, em substituição a todos os regimes aplicados por décadas em ambiente hospitalar, e, por longos períodos, o tratamento da TB no Brasil é fornecido exclusivamente no setor público, de acordo com as normas e protocolos recomendados pelo MS e com a chancela dos consensos das sociedades médicas.

O setor privado, quando diagnostica os casos, os refere para a esfera pública, e a rede privada de farmácias não oferta medicamentos de primeira linha, nem a maioria dos de segunda linha, para TB. Essa especificidade do tratamento da TB concentrada no setor público, as medidas de controle na dispensação dos medicamentos e o uso da rifampicina (R) sempre em FDC com a isoniazida (H) contribuíram de maneira significativa para manter a resistência a fármacos anti-TB baixa no Brasil, se comparada a outros países de alta carga. Vale lembrar que o Brasil não faz parte da lista dos 26 países de alta carga de multirresistência no mundo.

Os medicamentos são normalizados e adquiridos, de forma centralizada, pelo MS, de acordo com as previsões feitas pelo Programa Nacional de Controle da Tuberculose e encaminhadas pelo Departamento de Assistência Farmacêutica, do MS. A provisão se dá aos estados e municípios, seguindo a mesma metodologia de demanda de casos.

INTRODUÇÃO DO ETAMBUTOL (QUARTO FÁRMACO)

Historicamente, o Brasil utiliza regimes de tratamento padronizados. Em 1979, já se utilizava o esquema com três fármacos (R, H e Z) em doses individualizadas, sendo que no ano de 2010 se introduziu um quarto fármaco ao esquema de tratamento, o E. A principal justificativa para a introdução do quarto fármaco na composição do esquema básico (inicial) foi a constatação do aumento, na última década, da resistência primária à H, de 4,4% (Inquérito Nacional de Resistência aos Fármacos antiTB, 1995 a 1997) para 6% (II Inquérito Nacional de Resistência aos Fármacos antiTB, 2007 a 2008, dados preliminares não publicados) e de resistência à R de 0,2% para 1,5%. Pelo seu longo tempo de uso, de mais de seis décadas ininterruptamente no país, se observou uma curva histórica de aumento de resistência à isoniazida, que não é surpreendente.

Em pacientes com resistência inicial à R ou H, o risco de falência de tratamento com RHZ (em uso no Brasil como esquema inicial até 2009) existe, mas é baixo. Entretanto, o risco de recidiva é maior do que a habitualmente observada (em torno de 5%). A escolha do E como quarto fármaco, tem como base racional a evidência de que os fármacos R, S e E, quando associados à H, são os que mostram maior capacidade de reduzir falência de tratamento por seleção de cepas resistentes. Em consequência, o acréscimo de E ao esquema evita o risco de falência e reduz, substancialmente, o risco de recidiva em casos de resistência primária à R ou H.

Acresça-se a isso a longa experiência de muitos países que utilizam a associação de quatro fármacos (RHZE) no tratamento da TB, há muito tempo, sendo o Brasil o último, entre os países de alta carga, a adotar esse esquema.

FORMULAÇÕES EM DOSE FIXA COMBINADA (DFC)

A combinação de fármacos (RHZE ou RH) em um mesmo comprimido (dose fixa combinada) na fase intensiva e de manutenção do esquema básico para tratamento da TB tem sido recomendada, já há mais de década, pela OMS, como estratégia de aumento de adesão e facilidade operacional pela redução do número de comprimidos a serem ingeridos. Estudos sugerem que as formulações combinadas são seguras e reduzem o risco de abandono. As vantagens de seu uso são: a) menos erros de prescrição; b) menor número de comprimidos, garantindo melhor aceitação pelo paciente e facilitando a supervisão do tratamento; c) impossibilidade de o paciente selecionar os medicamentos a serem ingeridos; e d) facilitar a logística de controle farmacêutico na gestão dos fármacos antiTB. Algumas desvantagens que podem ser identificadas são: a) erro de prescrição podem ocasionar superdosagem ou subdosagem; b) questionável alteração de biodisponibilidade de R; e c) dificuldade de identificar o fármaco responsável quando da ocorrência de efeitos adversos.

INTRODUÇÃO DE ESQUEMA PADRONIZADO PARA TUBERCULOSE MULTIRRESISTENTE E TAMBÉM PARA FALÊNCIAS AO ESQUEMA BÁSICO

Abolição do chamado Esquema 3 REEtZ (estreptomicina, etionamida, etambutol pirazinamida) e adoção do deno-

minado esquema de falência ou resistência, composto por cinco fármacos, a saber: estreptomicina ou amicacina, terizidona, levofloxacina, etambutol e pirazinamida.

CONSTRUÇÃO DE ESQUEMAS INDIVIDUALIZADOS PARA TRATAMENTO DE TBXDR

Recomendação de esquemas individualizados para casos de falência ou de resistência extensiva (TBXDR) com uso de linezolida, capreomicina, etionamida, clofazimine, PAS e mais um ou dois fármacos com sensibilidade remanescente.

JUSTIFICATIVA PARA MANUTENÇÃO DO ESQUEMA PARA CRIANÇAS < 10 ANOS (2RHZ/4RH)

O esquema recomendado para crianças nessa faixa etária continua o mesmo usado anteriormente, com associação de três fármacos: R 15 (10 a 20) mg/kg, H 10 (7 a 15) mg/kg e Z 35 (30 a 40) mg/kg. Para a infância, a OMS recomenda a utilização do E somente em cenários em que há muita transmissão vertical do HIV, com tuberculose em crianças imunodeprimidas, o que não é a realidade do país; além disso, há dificuldade de identificar precocemente a neurite óptica (principal efeito adverso do E) nessa faixa etária. Para facilitar a utilização dos medicamentos antiTB na população pediátrica, do ponto de vista operacional, novas formulações em comprimidos dispersíveis, disponíveis no mercado internacional com produtores qualificados, estão em processo de aquisição pelo MS.

ESQUEMAS TERAPÊUTICOS PARA O TRATAMENTO DA TUBERCULOSE

O tratamento da TB no Brasil é padronizado pelo MS, tanto para os casos acometidos por bacilos sensíveis aos medicamentos, para situações especiais, tais como alergias, toxicidades, comorbidades, como para os que apresentam bacilos resistentes (Manual de Recomendações para o Controle da Tuberculose no Brasil, versão 2018, 2. ed. atual. em 2019, publicado pelo Ministério da Saúde).

Como a TB é uma doença de notificação compulsória, todos os casos devem ser registrados no Sistema Nacional de Agravos de Notificação (SINAN), e no sistema complementar, para casos com indicação de esquemas especiais e esquemas para resistências, o Sistema de Tratamentos Especiais da Tuberculose (SITE-TB).

Para os casos de TB com bacilos sensíveis aos medicamentos (casos novos e retratamentos após abandono e por recidiva) está indicado o Esquema Básico para adultos e adolescentes, composto por quatro fármacos na fase intensiva (rifampicina, isoniazida, pirazinamida e etambutol – RHZE), nos primeiros 2 meses, e dois fármacos na fase de manutenção (rifampicina e isoniazida – RH), por mais 4 meses. A apresentação dos medicamentos que compõe o Esquema Básico é de comprimidos em doses fixas combinadas de quatro e dois fármacos, cuja posologia dependerá da faixa de peso (Quadro 62.15.1).

QUADRO 62.15.1 Esquema Básico para o tratamento da TB em adultos e adolescentes.

Esquema	Faixas de peso	Unidade/Dose	Duração
RHZE 150/75/400/275 mg (comprimidos em doses fixas combinadas)	20 a 35 kg	2 comprimidos	2 meses (fase intensiva)
	36 a 50 kg	3 comprimidos	
	51 a 70 kg	4 comprimidos	
	Acima de 70 kg	5 comprimidos	
RH 300/150 mg ou 150/75 mg (comprimidos em doses fixas cimbinadas)	20 a 35 kg	1 comprimido de 300/150 mg ou 2 comprimidos de 150/75 mg	4 meses (fase de manutenção)
	36 a 50 kg	1 comprimido de 300/150 mg + 1 comprimido de 150/75 mg ou 3 comprimidos de 150/75 mg	
	51 a 70 kg	2 comprimidos de 300/150 mg ou 4 comprimidos de 150/75 mg	
	Acima de 70 kg	2 comprimidos de 300/150 mg + 1 comprimido de 150/75 mg Ou 5 comprimidos de 150/75 mg	

O Esquema Básico está indicado para as formas pulmonar e extrapulmonar, inclusive para os coinfectados pelo HIV, exceto as apresentações meningoencefálica e osteoarticular, que devem utilizar o esquema por 12 meses, sendo 2 meses de RHZE, seguido de 10 meses de RH.

O Esquema Básico para crianças menores de 10 anos é composto por três fármacos na fase intensiva (rifampicina, isoniazida e pirazinamida), e dois na fase de manutenção (rifampicina e isoniazida), igualmente por 6 meses (Quadro 62.15.2). O etambutol não faz parte desse esquema, em virtude do risco de ocorrência de neurite ótica, de difícil percepção por parte das crianças. Em caso de forma meningoencefálica e osteoarticular, usar o Esquema Básico para crianças com a fase de manutenção de 10 meses de duração. A utilização do etambutol em crianças deve ser realizada de maneira criteriosa, quando impossibilidade de utilização do esquema básico padrão.

Esquemas especiais, incluindo outros fármacos, são preconizados para diferentes situações, que resultem em mudança de esquema: toxicidade de algum fármaco; alergia medicamentosa; comorbidades; interações com outros fármacos; e resistência a um ou mais medicamentos.

Os casos com indicação do Esquema Básico e suas variantes anteriormente descritas, devem ser manejados, preferencialmente, em Unidades de Saúde de Atenção Primária. Os esquemas especiais, que utilizarão outros fármacos, possuem complexidade clínica e operacional que fazem com que o Ministério da Saúde recomende a sua utilização, preferencialmente, em unidades de referência, com perfis assistenciais especializados (Quadro 62.15.3).

O tratamento será realizado em regime ambulatorial, preferencialmente em regime de tratamento diretamente observado (TDO). A hospitalização é recomendada nos seguintes casos: TB meningoencefálica; intolerância aos medicamentos antiTB incontrolável em ambulatório; estado geral que não permita tratamento em ambulatório; intercorrências clínicas e/ou cirúrgicas relacionadas ou não à TB, que necessitem de tratamento e/ou procedimento em unidade hospitalar; e situações de vulnerabilidade social, como ausência de residência fixa ou grupos com maior possibilidade de abandono, especialmente se for um caso de retratamento, falência ou multirresistência.

QUADRO 62.15.2 Esquema Básico para o tratamento da TB em crianças < 10 anos.

Fases do tratamento	Fármacos	Peso do paciente						
		Até 20 kg	≥ 21 a 25 kg	≥ 26 a 30 kg	≥ 31 a 35 kg	≥ 36 a 39 kg	≥ 40 a 44 kg	≥ 45 kg
		mg/kg/dia	mg/dia	mg/dia	mg/dia	mg/dia	mg/dia	mg/dia
2RHZ	Rifampicina	15 (10 a 20)	300	450	500	600	600	600
	Isoniazida	10 (7 a 15)	200	300	300	300	300	300
	Pirazinamida	35 (30 a 40)	750	1.000	1.000	1.000	1.500	2.000
10HR	Rifampicina	15 (10 a 20)	300	450	500	600	600	600
	Isoniazida	10 (7 a 15)	200	300	300	300	300	300

QUADRO 62.15.3 Esquemas de tratamento da tuberculose e locais de manejo clínico.

Situação do caso	Orientação terapêutica	Local de manejo
Caso novo[a] e retratamento[b] (recidiva após cura e reingresso após abandono).	Esquema Básico para adultos e Esquema Básico para crianças.	Atenção Primária.
TB meningoencefálica e osteoarticular.	Esquema Básico para TB meningoencefálica e osteoarticular.	Hospital e, posteriormente, Referência Secundária.
Impedimentos ao uso do Esquema Básico e avaliação de falência terapêutica.	Esquemas especiais.	Referência Secundária.
Falência terapêutica[c] por resistência e resistência comprovada.	Esquemas especiais para resistências.	Referência Terciária.

a) **Caso novo ou virgem de tratamento (VT):** paciente nunca submetido ao tratamento antiTB ou realização de tratamento por menos de 30 dias.
b) **Retratamento:** paciente que já fez o tratamento antiTB por mais de 30 dias, e que necessite de novo tratamento após abandono ou por recidiva (após a cura ou tratamento completo).
c) **Falência terapêutica:** paciente que apresenta persistência de baciloscopia de escarro positiva ao final do tratamento; paciente que inicialmente apresentava baciloscopia fortemente positiva (++ ou +++) e mantém essa positividade até o quarto mês de tratamento; e pacientes com baciloscopia inicialmente positiva, seguida de negativação e nova positividade, por 2 meses consecutivos, a partir do quarto mês de tratamento.

62.16 Tratamento da tuberculose em situações especiais: pessoas vivendo com HIV

Denise Arakaki-Sanchez
Fernanda Dockhorn Costa
Rossana Coimbra Brito

O tratamento da TB deve ser realizado preferencialmente com o esquema básico padronizado com rifampicina (ver tratamento). Quando identificada interação medicamentosa com os antirretrovirais, preferencialmente manejar os antirretrovirais na tentativa de manter a utilização da rifampicina. Caso não seja possível utilizar rifampicina, desmembrar o tratamento da tuberculose com rifabutina e os outros fármacos individualizados.

A rifampicina possui importante interação medicamentosa com diferentes classes de antirretrovirais (TARV), acarretando diminuição importante de seus níveis. Por isso, é importante a avaliação das interações medicamentosas com os TARV e fazer ajustes, quando necessário. Quanto ao tempo total de tratamento, na sua grande maioria segue o padrão de 6 meses, sendo possível o prolongamento da fase de manutenção por mais 3 meses, dependendo da evolução clínica e bacteriológica. Na tuberculose meningoencefálica ou osteoarticular, o esquema de tratamento deve durar pelo menos 12 meses, sendo 2 meses de fase de ataque, seguidos de 10 meses de fase de manutenção.

Na semelhança com a população HIV-negativa, a adesão ao tratamento é de fundamental importância, devendo ser ofertada estratégias de adesão, como o tratamento diretamente observado ou projeto terapêutico singular, na tentativa de melhorar os desfechos do tratamento, além da identificação precoce de intercorrências, como a presença de efeitos adversos.

Em razão da alta frequência de neuropatia periférica com a isoniazida e também com muitos antirretrovirais, recomenda-se utilizar a vitamina B_6 (piridoxina 50 mg/dia) durante todo o tratamento.

Todas as PVHIV com tuberculose devem receber TARV, independentemente da contagem dos linfócitos T CD4+, contudo nunca iniciar os dois tratamentos ao mesmo momento. Estudos mostram que o tratamento antirretroviral deve ser iniciado de maneira oportuna, sendo que uma alta morbimortalidade é encontrada quando não se inicia o TARV ou quando seu início se dá de maneira tardia. Em pacientes sem história anterior de tratamento antirretroviral com contagem de LT < 50 células/mm³, recomenda-se iniciar a TARV na segunda semana após o início do tratamento da TB (segunda semana), quando LT CD4+ ≥ 50 células/mm³, administrar o TARV no início da fase de manutenção do tratamento da TB (oitava semana).

Importante salientar que na presença de tuberculose meningoencefálica, iniciar o TARV 2 meses após o início do tratamento da TB (oitava semana), para evitar possíveis reações adversas graves, síndoreme de resposta imune e possíveis sequelas.

Sempre que possível, coletar genotipagem pré-tratamento TARV, de modo a orientar o esquema terapêutico; contudo, não postergar o início da TARV pela não obtenção do resultado do exame.

Quando a pessoa com coinfecção TB-HIV já se encontra em utilização do TARV, avaliar possíveis interações mediamentosas entre os esquemas e a possível necessiade de mudanças no esquema TARV.

A escolha do melhor esquema antirretroviral deve se levar em consiração as interações medicamentosas com as rifamicinas (rifampicina e rifabutina) com inibidores de protease (IP), antagonistas CCR5+ (maroviroc) e os inibidores de integrase (raltegravir e dolutegravir). A rifampicina é um importante indutor do sistema enzimático P450 CYP3A, o que causa a redução dos níveis de alguns TARV, com potencial indução de resistência viral. Os seguintes TARV já possuem sua interação bem estudada com as rifamicinas, por isso sua utilização está recomendada: ITRN + efavirenz ou ITRN + nevirapina. Além deles, pela rápida redução da carga viral, nos casos mais graves de TB está indicada a utilização do raltegravir com tenofovir, lamivudina, na dose-padrão de raltegravir 400 mg, duas vezes ao dia. Alerta nesse caso à baixa barreira genética do raltegravir, com mais frequência de falha viral. Estudos mais recentes indicam que apesar da interação entre rifampicina e dolutegravir, é segura e eficaz a sua utilização com dose dobrada de 100 mg/dia.

Alerta deve ser dado sobre a necessidade de realizar genotipagem quando suspeita de falha virológica, para melhor orientar o esquema de tratamento em Saúde.

SÍNDROME INFLAMATÓRIA DE RECONSTITUIÇÃO IMUNE (SIR)

Consiste em uma exacerbação da resposta Th1, resultando em agravamento de lesões preexistentes ou aparecimento de novos sinais e sintomas. Pode apresentar-se como linfadenomegalias acompanhadas de sinais flogísticos, que podem fistulizar, comprimir estruturas nobres ou perfurar órgãos (p. ex., intestino).

Após a introdução do TARV, a SIR pode apresentar-se como um caso novo de TB ou como piora clínica de pacientes em tratamento de TB (Naidoo et al., 2012). É um fenômeno relativamente comum, podendo estar presente entre 8 e 43% dos casos no início do TARV (Müller et al., 2010). Esse fenômeno ocorre em resposta a antígenos micobacterianos e não caracteriza falha no tratamento da TB (Boulware et al., 2009; Brasil, 2017). A maioria dos casos de SIR ocorre dentro de 3 meses após o início do tratamento da TB. Preditores da SIR incluem, principalmente, contagem de LT CD4+ < 50 células/mm³; severidade da TB; e início do TARV em menos de 30 dias de iniciado o tratamento para TB (Lau Reillard et al., 2013; Meintjes et al., 2008). O diagnóstico da SIR pressupõe a exclusão de fatores como resistência aos medicamentos para

tuberculose, baixa adesão ao tratamento e outros diagnósticos definidores de aids. Nos casos de SIR leve ou moderada, os pacientes podem ser tratados com sintomáticos ou com anti-inflamatórios não hormonais. Os casos de moderados a graves devem ser tratados com corticosteroides (1 a 2 mg/kg/dia de prednisona, durante 2 semanas, seguida de 0,75 mg/kg/dia, por mais 2 semanas). A retirada dos corticosteroides deve ser lenta e após melhora significativa das lesões (Brasil, 2017; Meintjes et al., 2008). Não existe indicação para interromper o TARV ou o tratamento da TB para obter melhora da SIR (Brasil, 2017). Os benefícios do início do TARV superam o risco da SIR, um fenômeno que pode ser manejado com baixo risco de morte; portanto, o receio da ocorrência de SIR não deve retardar o início do TARV.

GESTANTES

O Esquema Básico pode ser administrado nas doses recomendadas anteriormente, com especial atenção ao uso concomitante de piridoxina (50 mg/dia), para evitar a ocorrência de reação adversa neurológica ao feto. O tratamento oportuno da gestante visa a diminuição do risco de contaminação fetal e ao recém-nato que coabitará a mesma residência, assim como a transmissão intrautero, mais rara.

HEPATOPATIAS

Os fármacos componentes do Esquema Básico, com exceção do etambutol, podem causar toxicidade hepática, que pode se manifestar pelo aumento das transaminases e das bilirrubinas. Na maioria dos casos, esses aumentos são assintomáticos e transitórios. Em outros, porém, pela toxicidade interromper o tratamento, quando o aumento das transaminases for: maior que cinco vezes o valor normal, sem sintomas digestivos; e três vezes o valor normal, na presença de sintomas. Nesses casos (hepatotoxicidade), após a interrupção do esquema, melhora dos sintomas e níveis enzimáticos dentro da faixa de segurança, os medicamentos deverão ser reintroduzidos da seguinte forma: rifampicina + etambutol, seguida pela isoniazida, e, por último, a pirazinamida, com intervalo de 3 a 7 dias entre elas. A reintrodução de cada medicamento deverá ser precedida da análise clínica e da avaliação da função hepática.

A TB também poderá acometer hepatopatas prévios, que necessitam de uma avaliação criteriosa da função hepática e da presença ou não de cirrose para a definição do melhor esquema de tratamento. Se os níveis enzimáticos estiverem com valores dentro da faixa de segurança, o Esquema Básico poderá ser utilizado. Do contrário, um esquema composto por rifampicina + levofloxacino + etambutol, por 9 meses, poderá ser indicado. Se a cirrose for comprovada, o esquema deverá ser composto por capreomicina (três vezes/semana) + levofloxacino + etambutol por 5 meses (fase intensiva) e levofloxacino + etambutol por 7 meses (fase de manutenção).

NEFROPATAS

Nos pacientes com alterações renais, é necessário conhecer a taxa de depuração de creatinina (*clearance*) antes de iniciar o tratamento. Alguns fármacos precisam ter suas dosagens ajustadas (reduzidas) ou o seu uso de forma intermitente, três vezes/semana, caso essa taxa de depuração seja menor que 30 mL/min ou após as seções de hemodiálise. Para os casos com indicação do Esquema Básico, considerando a comodidade posológica da apresentação das doses fixas combinadas 4 em 1 e 2 em 1, o tratamento poderá ser feito da seguinte maneira, por exemplo: às segundas, quartas e sextas RHZE; às terças, quintas, sábados e domingos RH, nos dois primeiros meses; seguido de RH diariamente, por mais 4 meses. Se o caso faz hemodiálise, o RHZE deverá ser feito nesses dias, após terminada a seção. Quando em hemodiálise, as medicações deverão ser tomadas após o procedimento.

O Quadro 62.16.1 mostra os fármacos e seu manejo em pacientes nefropatas.

QUADRO 62.16.1 Ajuste dos fármacos em nefropatas.

Medicamento	Ajuste em IR (*clearence* < 30 mL/min)
Ácido paraminossalissílico	4 g/dose, 2 vezes/dia (dose máxima) (não usar apresentação com sódio).
Amicacina	12 a 15 mg/kg/dose, 2 a 3 vezes/ semana.
Bedaquilina	Nenhum ajuste é necessário. Usar com cautela caso oi comprometimento renal severo.
Capreomicina	12 a 15 mg/kg/dose, 2 a 3 vezes/ semana.
Claritromicina	500 mg, 1 vez/dia.
Clofazimina	Nenhum ajuste é necessário.
Estreptomicina	12 a 15 mg/kg/dose, 2 a 3 vezes/ semana.
Etambutol	15 a 25 mg/kg/dose, 3 vezes/ semana.
Etionamida	Nenhum ajuste é necessário.
Isoniazida	Nenhum ajuste é necessário.
Levofloxacino	700 a 1.000 mg/kg/dose, 3 vezes/ semana.
Linezolida	Nenhum ajuste é necessário.
Moxifloxacino	Nenhum ajuste é necessário.
Pirazinamida	25 a 35 mg/kg/dose, 3 vezes/ semana.
Rifabutina	Nenhum ajuste é necessário. Avaliar toxicidade periodicamente.
Rifampicina	Nenhum ajuste é necessário.
Rifapentina	Nenhum ajuste é necessário.
Terizidona	250 mg/dose, diariamente ou 500 mg/dose, 3 vezes/semana.

SEGUIMENTO DO TRATAMENTO

O paciente deve ser acompanhado do ponto de vista clínico, com vistas à adesão ao tratamento e à ocorrência de reações adversas, pelo menos uma vez/mês, até o final do tratamento. Além da avaliação clínica, o acompanhamento da negativação bacteriológica do escarro e a avaliação radiológica são importantes para o manejo adequado do tratamento, até o seu encerramento.

REAÇÕES ADVERSAS AOS FÁRMACOS DO ESQUEMA BÁSICO

Os fármacos antiTB utilizados no Esquema Básico e os de segunda linha podem causar reações adversas, que são classificadas como "menores", não ocasionando interrupção ou alteração no esquema terapêutico, ou "maiores", com potencial de gravidade, que indica a interrupção do tratamento, a identificação do fármaco causador e a necessidade ou não de sua substituição. São considerados fatores de risco para o desenvolvimento de reações adversas: idade (a partir da quarta década); dependência química ao álcool (ingestão diária de álcool > 80 g); desnutrição (perda de mais de 15% do peso corporal); história de doença hepática prévia; e coinfecção pelo vírus HIV, em fase avançada de imunossupressão.

São consideradas reações adversas "menores", relacionadas ao Esquema Básico, e os respectivos fármacos desencadeantes são:

- **Náuseas, vômitos e epigastralgia:** H, R, Z, E.
- **Suor e urina de cor avermelhada:** R.
- **Prurido e exantema leve:** H, R.
- **Dor articular:** H, Z.
- **Neuropatia periférica:** H, E.
- **Hiperuricemia:** Z, E.
- **Cefaleia, mudanças de comportamento:** H.
- **Febre:** H, R.

As reações adversas consideradas "maiores", relacionadas ao Esquema Básico, e os respectivos fármacos desencadeantes, que deverão ser substituídos são:

- **Exantema ou hipersensibilidade graves:** R, H, E.
- **Psicose, convulsão, encefalopatia tóxica ou coma:** H.
- **Neuropatia óptica:** E.
- **Hepatotoxicidade:** Z, H, R.
- **Discrasias sanguíneas:** R.
- **Nefrite intersticial:** R.
- **Rabdomiólise com mioglobinúria e insuficiência renal:** Z.

Existem esquemas especiais padronizados para a substituição de um medicamento do Esquema Básico, ante reação adversa "maior":

1. **Substituição da rifampicina:** isoniazida + levofloxacino + etambutol + pirazinamida (2 meses), seguido de isoniazida + levofloxacino + etambutol (10 meses).

2. **Substituição da isoniazida:** rifampicina + levofloxacino + etambutol + isoniazida (2 meses), seguido de rifampicina + levofloxacino + etambutol (4 meses).

3. **Substituição do etambutol:** rifampicina + isoniazida + pirazinamida (2 meses), seguido de rifampicina + isoniazida (4 meses);

4. **Substituição da pirazinamida:** rifampicina + isoniazida + etambutol (2 meses), seguido de rifampicina + isoniazida (7 meses).

TRATAMENTO DA TUBERCULOSE DROGARRESISTENTE (TBDR)

Os casos de TB que apresentem bacilos com resistência a fármacos devem ser manejados em unidades de referência terciárias do sistema de tratamento da TB. O Ministério da Saúde recomenda o uso de esquemas padronizados para os perfis de resistência mais frequentemente identificados, considerando o uso racional do arsenal terapêutico disponível. Para casos que fogem ao habitual, como combinações menos frequentes de resistências, presença de comorbidades, toxicidades e histórico de uso de múltiplos esquemas terapêuticos, tratamentos individualizados poderão ser elaborados, considerando as bases racionais para a composição deles.

A elaboração de esquemas terapêuticos para tuberculose com resistência à rifampicina (TBRR), multirresistente (TBMDR) e com resistência extensiva (TBXDR), considera a recomendação da Organização Mundial da Saúde para composição dos esquemas longos de tratamento (por no mínimo 18 meses), contendo pelo menos três ou quatro efetivos, sendo dois essenciais (capacidade bactericida e esterilizante).

O Quadro 62.16.2 mostra a classificação racional dos medicamentos antiTB.

Não existem evidências baseadas em ensaios clínicos randomizados e controlados para a indicação dos melhores esquemas nessas situações. As recomendações são fundamentadas nos princípios gerais da microbiologia e terapêutica para TB, estudos observacionais e opinião de especialistas.

TRATAMENTO DA MONORRESISTÊNCIA À ISONIAZIDA

O resultado do teste de sensibilidade ou dos testes moleculares rápidos, indicando a resistência somente à isoniazida (com ou sem associação à resistência à estreptomicina) pode se dar nas duas fases do tratamento do Esquema Básico, com pacientes evoluindo favorável ou desfavoravelmente. Considera-se evolução favorável quando o paciente apresenta melhora clínica, associada à negativação da baciloscopia e à melhora do aspecto radiológico, com adesão ao tratamento; e evolução desfavorável, quando um dos

três componentes citados anteriormente não estão presentes, ou seja, ausência de melhora clínica, persistência de baciloscopia positiva e aspecto radiológico evidenciando atividade de doença. A indicação do esquema mais adequado depende: do momento em que a resistência foi diagnosticada; da evolução do tratamento até o momento do diagnóstico da resistência; e da presença de resistência à rifampicina, no momento do diagnóstico da isoniazida.

As opções de condutas terapêuticas estão sintetizadas no Quadro 62.16.3.

TRATAMENTO DA MONORRESISTÊNCIA À RIFAMPICINA

A monorresistência à rifampicina é caracterizada pela resistência isolada à R, identificada por teste de sensibilidade, quando também exclui a resistência aos outros fármacos testados.

- **Para casos sem histórico de uso da R anteriormente ou seu uso por menos de 30 dias:** 2 Cm5 H Lfx E Z/10 H Lfx E Z.
- **Para casos de retratamento:** indica-se o esquema de TBMDR + isoniazida.

TRATAMENTO DA POLIRRESISTÊNCIA

Considera-se polirresistência a resistência a dois ou mais fármacos antiTB, exceto à associação rifampicina e isoniazida.

TRATAMENTO DA RESISTÊNCIA À RIFAMPICINA (TRM-TB) E TUBERCULOSE MULTIRRESISTENTE

Como mais de 80% dos casos identificados com resistência à rifampicina pelo TRM-TB apresentam também resistência à isoniazida, recomenda-se iniciar esquema de tratamento para TB multirresistente (resistências à RH, pelo menos, e a outros medicamentos de primeira linha) (Boehme et al., 2010; Durovni et al., 2014; Lima et al., 2017; WHO, 2017).

- **Resistências à R + H:** 8 Cm3 Lfx Trd E Z/10 Lfx Trd E.
- **Resistências à R + H + E (+/–Z):** 8 Cm3 Lfx Trd Et Z/10 Lfx Trd Et.

QUADRO 62.16.2 Classificação racional dos fármacos para o tratamento da tuberculose.

Classificação	Medicamentos
Grupo 1 – Fármacos de primeira linha orais	- **Essenciais:** isoniazida, rifampicina e pirazinamida. - **Acompanhante:** etambutol.
Grupo 2 – Fluoroquinolonas	- **Essenciais:** levofloxacino (altas doses) e moxifloxacino.
Grupo 3 – Injetáveis	- **Essenciais:** estreptomicina, canamicina, amicacina e capreomicina.
Grupo 4 – Fármacos de segunda linha menos eficazes	- **Acompanhantes:** etionamida/protionamida, cicloserina/terizidona e PAS (ácido paraminossalicílico).
Grupo 5 – Fármacos de segunda linha com menor experiência clínica	- **Essenciais:** linezolida, bedaquilina, delamanide. - **Acompanhamentes:** clofazimina, carbapenêmicos, amoxicina/clavulanato de potássio.

Fonte: Adaptado de WHO Campenion Handbook; 2015.

QUADRO 62.16.3 Opções de condutas terapêuticas na resistência à Isoniazida.

Momento do diagnóstico da resistência	Evolução clínica, laboratorial e radiológica	Conduta ou esquema recomendado	Observação
Antes do início do tratamento com esquema básico (EB) ou nos primeiros 30 dias do EB	Não se aplica	2 R Lfx Z E/7 R Lfx E ou	Esquema preferencial.
		9 RHZE Lfx (WHO, 2018)	Esquema indicado quando, previamente ao tratamento, for identificada dificuldade de adesão ao esquema com maior número de comprimidos.
Fase intensiva do EB	Favorável[1]	9 RHZE	No momento do diagnóstico de monorresistência, solicitar TRM-TB e nova cultura com TS. Se TRM-TB resultar em resistência à R, indicar esquema para TBMDR. Reavaliar o esquema de tratamento após o resultado do novo TS.
	Desfavorável[2]	Solicitar TRM-TB. Se TRM-TB resultar em sensível à R, manter RHZE por mais 1 mês e reavaliar.	Se evoluir bem, manter RHZE até completar 9 meses de tratamento.
		Se TRM-TB resultar em resistência à R, iniciar esquema para TBMDR.	Se evoluir desfavoravelmente, iniciar esquema TBMDR.
Fase de manutenção do EB	Favorável[1]	R H (até completar 9 meses de tratamento)[3,4]	Solicitar TRM-TB e nova cultura com TS. Se TRM-TB resultar em resistência à R, iniciar esquema para TB-MDR. Reavaliar o esquema de tratamento após o resultado do novo TS.
	Desfavorável[2]	Iniciar esquema para TBMDR.	

R: rifampicina; Lfx: levofloxacino; Z: pirazinamida; E: etambutol.
[1]Evolução favorável: quando o paciente apresenta melhora clínica, associada à negativação da baciloscopia e à melhora do aspecto radiológico, com adesão ao tratamento.
[2]Evolução desfavorável: quando o paciente não apresenta melhora clínica, além disso, mantém baciloscopia positiva e/ou aspecto radiológico, evidenciando atividade de doença.
[3]Considerando-se que a evolução é favorável, a população bacilar presente dentro da cavidade pulmonar, a mais suscetível de apresentar mutantes resistentes, reduziu drasticamente ou foi extinta. Nessas situações, a rifampicina sozinha conseguirá eliminar os bacilos persistentes, requerendo, no entanto, um tempo maior de atuação para reduzir a possibilidade de recidiva.
[4]Quando desconhecido o tipo de mutação determinante da resistência, considerar o uso de altas doses de H (15 a 20 mg/kg/dia) (ver Anexo IV).

Fonte: CGPNCT/SVS/MS.

QUADRO 62.16.4 Esquemas para diversas combinações de resistência.

Polirresistência	Esquema
H + S	Ver monorresistência à H
H + E (+/–S)	2R Lfx Z Cm₅/7 R Lfx[1]
H + E + Z (+/–S)	2 R Lfx Cm₅ Trd/10 R Lfx Trd[1]
H + Z (+/–S)	2 R Lfx Cm₅ E/7 R Lfx E[1]
R + E e/ou Z (+/–S)	TB-MDR + H

R: rifampicina; Cm: capreomicina; H: isoniazida; Lfx: levofloxacino; E: etambutol; Z: pirazinamida; Trd: terizidona; S: estreptomicina; (+/– S): resistência ou sensibilidade à estreptomincina.
[1]O primeiro número indica o tempo de tratamento (em meses), o segundo número indica a quantidade de dias durante a semana. Quando não há descrição, consideram-se 7 dias na semana.

Fonte: CGPNCT/SVS/MS.

Vale salientar que, nos últimos anos, muitas pesquisas operacionais estão sendo realizadas sobre tuberculose drogarresistente, e, nesse sentido, no ano de 2019, a OMS lançou recomendações atualizadas sobre o Tratamento de TBRR/TBMR com a reclassificação dos medicamentos com base em uma metanálise de base de dados individuais, priorizando medicamentos mais eficazes e esquemas orais de tratamento (Quadro 62.16.5).

QUADRO 62.16.5 Grupo de medicamentos recomendados para regimes de tratamento para TBMR.

Grupos e recomendações	Medicamentos
Grupo A – incluir todos os três medicamentos.	• Levofloxacino ou moxifloxacino • Bedaquilina • Linezolida
Grupo B – Incluir um ou dois medicamentos.	• Clofazimina • Cicloserina ou terizidona
Grupo C – Adicionais ao regime quando grupos A e B não puderem ser usados.	• Etambutol • Delamanid • Pirazinamida • Imipenem + cilastatina ou meropenem[1] • Amicacina (ou estreptomicina[2]) • Etionamida ou protionamida • Ácido paraminossalicílico

[1]Cabapenêmicos sempre associado à amoxicilina com ácido clavulânico; [2]A estreptomicina só deve ser usada quando teste de sensibilidade evidenciar que está sensível.

Fonte: WHO consolidated guidelines on drug-resistant tuberculosis treatment; 2019.

Quando disponível, a bedaquilina é possível para um tratamento eficaz para TBRR/MR com medicações orais, por exemplo: 6 meses de bedaquilina, linezolida, levofloxacino e terizidona, seguidos de 12 meses de linezolida, levofloxacino e terizidona.

TRATAMENTO DA TUBERCULOSE COM RESISTÊNCIA EXTENSIVA (TBXDR)

Considera-se resistência extensiva quando há resistência a R + H + uma fluoroquinolona (levofloxacino e moxifloxacino) + injetáveis de segunda linha (amicacina, capreomicina e canamicina), pelo menos. Pacientes com histórico de falência ao primeiro esquema de TBMDR se comportam como TBXDR, mesmo sem comprovação pelo TS, pois apresentam falência aos principais fármacos para o tratamento da TBMDR.

Como esquema padronizado para TBXDR ou falência ao esquema TBMDR, recomenda-se: 8 Am Mfx Lzd Cfz PAS Hh/4 Mfx Lzd Clz PAS Hh/6 Mfx Lzd Cfz PAS Hh (sendo Hh: altas doses de isoniazida).

TRATAMENTO DA TBDR EM SITUAÇÕES ESPECIAIS
TBDR EM CRIANÇAS

Geralmente, os casos de TBDR em crianças são decorrentes do contato com uma pessoa com TBDR entre seus familiares. Nesse contexto, recomenda-se guiar o tratamento da criança conforme o TS do caso-índice. É limitada a experiência, no tratamento prolongado de crianças, com fármacos utilizados nos esquemas para TBDR.

É importante considerar os riscos e os benefícios de cada um, assim como o seu valor para a eficácia do regime. Crianças geralmente toleram bem os medicamentos antiTB, inclusive os de segunda linha. Embora as fluoroquinolonas sejam capazes de retardar o desenvolvimento cartilaginoso em animais de experimentação, similares efeitos em humanos não foram demonstrados.

TBDR EM GESTANTES E LACTANTES

As gestantes devem ser cuidadosamente avaliadas, levando-se em consideração a idade gestacional e a severidade da doença. A presença de gravidez, entretanto, não é contraindicação absoluta para o tratamento de TBDR, pois a doença, se não tratada, representa grande risco para a grávida e para o concepto. O risco e o benefício do tratamento devem ser cuidadosamente avaliados, sendo o principal objetivo a conversão bacteriológica para proteção da mãe e da criança, antes e depois do nascimento.

Existe uma larga experiência com o uso seguro dos fármacos orais de primeira linha na gestante. Para o uso dos fármacos de segunda linha, a experiência não é tão extensa; porém, com base nos conhecimentos atuais, a maioria deles é usada com relativa segurança, considerando-se principalmente o risco *versus* o benefício (Kritski et al., 1996). Recomenda-se o uso cauteloso, considerando os riscos *versus* benefícios para os seguintes medicamentos:

• **Aminoglicosídeos e polipeptídeo:** não usar pela possibilidade de dano auditivo no VIII par craniano do feto. Considerar a utilização do polipeptídeo (capreomicina) após o primeiro trimestre, quando doença avançada é risco para a gestante.

• **Terizidona:** pode ser usada com segurança. Estudos em animais não documentaram toxicidade e não há referência à teratogenicidade.

• **Fluoroquinolonas:** não apresentam efeito teratogênico. A experiência com uso prolongado é limitada, porém, por ser bactericida e esterelizante, seu benefício pode superar os riscos.

• **Linezolida:** não é recomendado o uso rotineiro durante gravidez e amamentação. O risco potencial em humanos é desconhecido. Quando seu uso for considerado essencial, julgar o risco *versus* o benefício.

• **Clofazimina:** não é recomendado o uso rotineiro durante gravidez e amamentação. Atravessa a barreira placentária e pode causar alterações na coloração do feto, além do risco de teratogenicidade por retardo da ossificação craniana. O medicamento também é excretado pelo leite materno.

• **PAS:** anomalias congênitas foram observadas quando o PAS foi utilizado no primeiro trimestre de gestação. Se necessário, usá-lo a partir do segundo trimestre.

• **Etionamida:** não deve ser usada durante a gestação, em virtude dos efeitos de teratogenicidade.

• **Observação:** Utilizar a piridoxina (100 mg/dia) para todas que utilizarem terizidona, linezolida ou isoniazida.

TBDR EM NEFROPATAS

Nos pacientes nefropatas, é necessário conhecer a taxa de depuração de creatinina (*clearance*) antes de iniciar o esquema terapêutico, para que seja realizado o ajuste das doses dos medicamentos que apresentem eliminação renal. Em caso de hemodiálise, os fármacos devem ser administrados após as sessões.

TBDR EM HEPATOPATAS

Em caso de hepatopatia prévia, o esquema de multirresistência poderá ser utilizado sem a pirazinamida na sua composição. Caso haja hepatotoxicidade durante o tratamento, suspender o tratamento até que as enzimas hepáticas fiquem menor que três vezes o limite da normalidade, e reintroduzir o esquema sem o medicamento responsável.

TBDR EM PESSOAS VIVENDO COM HIV

O tratamento para a TBDR em pessoas que vivem com HIV é semelhante aos não infectados pelo HIV. A atenção deverá ser redobrada para o aparecimento dos efeitos adversos, mais frequentes nesses pacientes em decorrência da concomitância de outros esquemas terapêuticos, além das interações medicamentosas, muito frequentes nesses casos. Fármacos hoje incorporados aos tratamentos de primeira linha para infecção pelo HIV/aids, como raltegravir, guardam incompatibilidade com a rifampicina.

Reações adversas relacionadas aos fármacos de segunda linha, componentes de esquemas especiais e de resistências:

- **Acidose lática:** linezolida.

- **Artralgia:** levofloxacino, moxifloxacino, bedaquilina.
- **Cefaleia, zumbido e insônia:** levofloxacino, moxifloxacino, terizidona.
- **Convulsão:** terizidona.
- **Diarreia:** levofloxacino, moxifloxacino, bedaquilina, clofazimina, àcido paraminosalicílico (PAS).
- **Distúrbios eletrolíticos:** amicacina, capreomicona, estreptomicina.
- **Hepatotoxicidade:** etionamida, PAS.
- **Hipotireoidismo:** etionamida, PAS.
- **Mielotoxicidade:** linezolida.
- **Náuseas e vômitos:** etionamida, PAS, levofloxacino, moxifloxacino, bedaquilina, clofazimina.
- **Nefrotoxicidade:** amicacina, capreomicina, estreptomicona.
- **Neuropatia óptica:** linezolide.
- **Neuropatia periférica:** levofloxacino, moxifloxacino, linezolide, amicacina, capreomicina, estreptomicina.
- **Pancreatite:** linezolida.
- **Perda auditiva:** amicacina, capreomicona, estreptomicina.
- **Hiperpigmentação cutaneomucosa:** clofazimina.
- **Prolongamento do intervalo QT, arritmia cardíaca:** levofloxacino, moxifloxacino, bedaquilina, clofazimina.
- **Reações alérgicas graves, anafilaxia:** levofloxacina, moxifloxacino.
- **Sintomas psicóticos e depressão:** terizidona, levofloxacina, moxifloxacino.

62.17 Prevenção e controle

Susan Pereira
Maurício Barreto

VACINAÇÃO
HISTÓRIA DA BCG

A vacina BCG foi obtida em 1921 por Albert Calmette e Camille Guerin após 13 anos de repicagens sucessivas de uma cepa isolada por Nocard em 1908, e continuadas até 1921, quando, na passagem 1173, foi então liofilizada no Instituto Pasteur. Essas passagens sequenciais motivaram oito mutações genéticas ao longo de 40 anos, de modo que a cepa trazida para o Uruguai, em 1925, por Julio Elvio Moreau, já sofrera duas mutações. A vacina foi trazida para o Brasil em 1927, por Arlindo de Assis, que recebeu uma estirpe-filha trazida por Moreau, a qual passou a ser denominada BCG Moreau – Rio de Janeiro. Apesar das modificações genéticas, não foi obser-

vada redução da capacidade protetora originalmente descrita, sendo a cepa brasileira considerada uma das mais imunogênicas dentre as 13 estirpes vacinais atualmente em uso.

A vacina BCG é produzida em diversos laboratórios no mundo. Apesar de originadas do *Mycobacterium bovis* atenuado, podem não ser bacteriologicamente idênticas, em função da variabilidade biológica de cepas, que possuem características genotípica e fenotípica distintas. Como consequência, apresentam perfis diferentes, a depender da cepa, em relação à viabilidade, imunogenicidade, reatogenicidade e virulência residual. Estudos genômicos apontam que a vacina BCG difere em algumas características genéticas. Essas diferenças são relativas à deleção de regiões genômicas (RDs), ou duplicações em tandem (DU1, DU2) ou SNPs. Além disso, de acordo com os seus aspectos genéticos, as vacinas BCG podem ser agrupadas da seguinte forma: grupo I (Russia, Japan e Moreau), II (Sweden e Birkhaug), III (Danish, Prague, Glaxo e China), e IV (Phipps, Tice, Frappier e Pasteur). Os estudos sobre análise comparativa do genoma e transcriptoma apontaram para variações na expressão gênica entre as cepas BCG classificadas como precoce (*early*) (Japan, Birkhaug e Russia) e tardia (*late*) (Pasteur, Danish e Glaxo). Com base nesses estudos, considera-se que o grupo precoce foi disseminado entre os países antes de 1927, e considera-se que induzem a melhor proteção contra tuberculose.

A BCG Moreau está incluída entre o grupo que apresentou, ao longo dos anos, a perda da produção de fatores de virulência lipídeos ftiocerol dimicocerosato (PDIMs) e glicolipídeo fenólico (PGLs). Dados da literatura sugerem que essa vacina estaria no grupo de vacinas consideradas superatenuadas, por perda na PDIMs e PGLs. Essa alteração reflete em diferenças na virulência e na eficácia, sugerindo que as cepas Japan, Moreau e Glaxo seriam superatenuadas quando comparadas com a cepa Pasteur. Essas cepas, além da BCG-Tokyo, são as únicas consideradas aprovadas pela OMS.

Em 1921, a vacina BCG foi utilizada pela primeira vez em um recém-nascido, cuja mãe apresentava tuberculose. A criança não desenvolveu a doença e também não foram observados eventos adversos. Ela foi adotada largamente na Europa entre 1920 e 1930. A partir de 1927, foi introduzida a técnica intradérmica de aplicação do BCG e, em 1939, a de multipuntura. No Brasil, somente em 1968 passou-se a utilizar a BCG intradérmica, pois até aquela data, utilizava-se, exclusivamente, a vacina administrada por via oral. A partir de 1930, começaram a ser realizados os primeiros ensaios clínicos para avaliar o efeito protetor da primeira dose de BCG. Com os resultados favoráveis obtidos a partir de 1948, a OMS e o Fundo das Nações Unidas para a criança (Unicef) orientaram a realização de campanhas de vacinação em todo o mundo. Entre 1948 e 1974, estima-se que foram vacinadas 1,5 bilhão de pessoas. Em 1974, a vacinação com BCG foi incorporada ao Programa Ampliado de Vacinação (PAI/OMS).

Os dados mais recentes sobre a cobertura do BCG são mostrados na Figura 62.17.1. No ano de 2017, dos 158 países para os quais há dados disponíveis, 120 relataram cobertura de pelo menos 90%.

EFEITO PROTETOR DA PRIMEIRA DOSE DE VACINA BCG PARA TUBERCULOSE PULMONAR

Estudos sobre o efeito protetor da BCG contra TB pulmonar apontam enorme variação na proteção conferida, a depender do desenho ou áreas geográficas onde foram realizados, dentre outros aspectos. Isso tem gerado incertezas quanto à proteção conferida pela vacina, permanecendo esse tema bastante controverso, e ainda motivo de debate. Há consenso na literatura sobre a proteção conferida pela primeira dose da vacina BCG contra formas graves, disseminadas de TB em crianças, principalmente, meníngea e miliar. Os diversos ensaios clínicos para avaliar a proteção conferida pela vacina BCG contra TB pulmonar, realizados a partir de 1930, mostram resultados de efetividade variando entre 0 e 80%. O maior deles realizado em Madras, na Índia, apresentou ausência de proteção contra a forma clínica pulmonar.

Estudos caso-controle foram também realizados para avaliar a proteção conferida pela primeira dose da vacina BCG contra todas as formas de tuberculose, que mostram efeito protetor variando entre 16 e 73%. Para as formas pulmonares, o nível da proteção observado variou de 10 a 66%, enquanto para as formas meníngea e miliar o efeito protetor foi consistentemente alto, superior a 50% em todos os estudos.

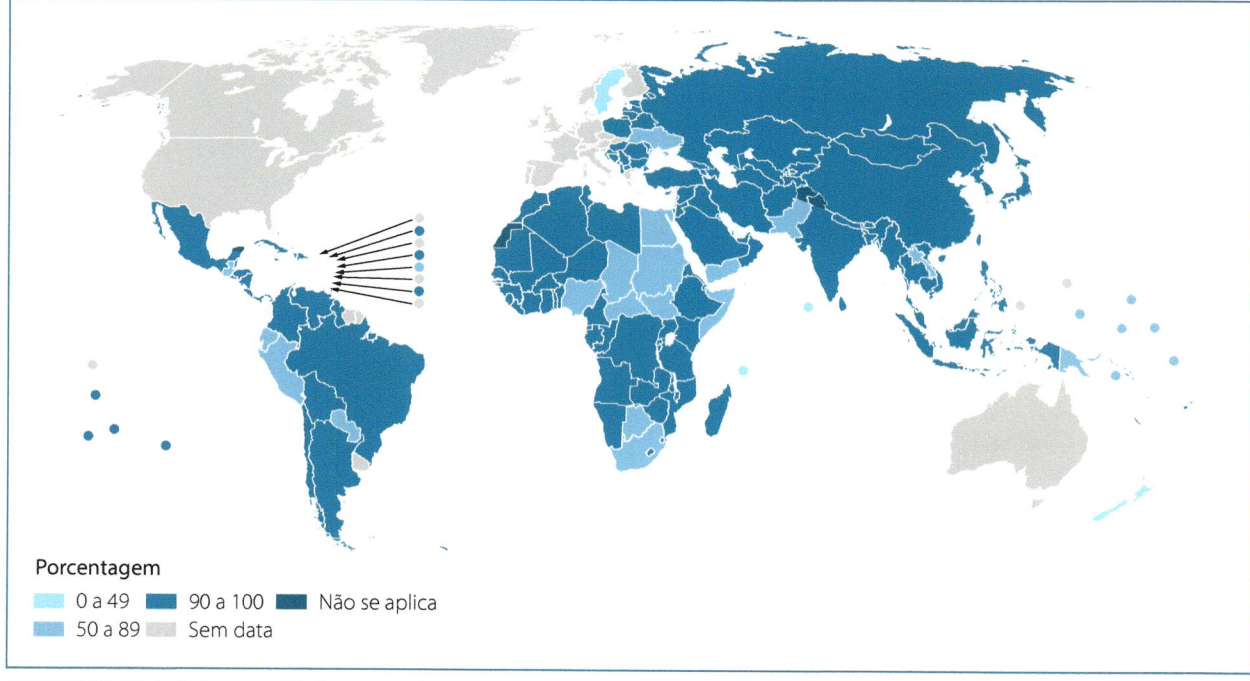

Porcentagem
- 0 a 49
- 50 a 89
- 90 a 100
- Sem data
- Não se aplica

FIGURA 62.17.1 Cobertura (%) da vacina BCG no mundo, 2017.
Fonte: Adaptada do Relatório Global de Tuberculose, 2018. Organização Mundial de Saúde. Acesso em: 08/07/2019.

Esses diferem entre si quanto a algumas características, a exemplo da faixa etária dos casos incluídos na análise, proporção das diversas formas clínicas de tuberculose, fonte e processo de seleção de controles e tamanho da amostra – fatores que podem interferir nos níveis de proteção observados. Estudos de casos controle realizados em crianças infectadas com HIV não mostraram evidências de proteção da vacina BCG para formas pulmonares e extrapulmonares de TB.

Revisões sistemáticas e metanálises foram também realizadas no esforço de sintetizar a diversidade dos resultados existentes. Com relação ao efeito protetor da vacina BCG para a meningite tuberculosa e a TB miliar, os resultados entre os vários estudos são homogêneos, variando entre 72 e 100%, com uma medida sumarizada de 86%. Medidas sumarizadas da proteção conferida pelo BCG contra todas as formas de TB foram similares para ensaios clínicos controlados, randomizados (ECR) e estudos de casos-controle, sendo 51% e 50%, respectivamente. Entretanto, o efeito protetor do BCG contra TB pulmonar foi bastante heterogêneo, pois mesmo os diversos ECRs apresentaram resultados que variaram de –88 a 79%. Admitindo-se que essas variações ocorram em consequência de fatores nem sempre conhecidos, os esforços de apresentação de uma medida sumarizada e global para representar de forma uniforme o efeito protetor da vacina BCG em diferentes contextos tem sido criticados na literatura.

No Brasil, estudos caso-controle realizados apontaram para valores entre 84,5 e 99,5% contra meningite tuberculosa, sendo este último em Salvador, Bahia. Além disso, a avaliação da eficácia da primeira dose aplicada em escolares que não receberam a vacina BCG ao nascer apontou uma proteção 34% (8 a 53%).

Além dos efeitos na TB, tem sido relatado o efeito protetor da vacina BCG contra outras micobacterioses, a exemplo da hanseníase e da úlcera de Buruli. Efeitos têm sido demonstrados na imunoterapia de algumas formas de câncer, em especial do câncer de bexiga, diabetes tipo I e esclerose múltipla, e contra infecções parasitárias, leishmaniose tegumentar e malária, embora os mecanismos precisos ainda sejam desconecidos. A redução na frequência de atopia em crianças vacinadas com BCG tem sido descrita.

VARIAÇÃO NA PROTEÇÃO COM BCG

As variações observadas na proteção com a BCG, principalmente no que se refere às formas pulmonares, têm sido atribuídas a diversos fatores, sendo os mais destacados:

▪ **Variabilidade biológica da BCG em virtude de diferentes cepas:** ocorreria em decorrência de possíveis mutações e diferenças imunogênicas entre cepas cultivadas nos diferentes laboratórios em culturas que se propagaram durante anos. Esse aspecto tem sido apontado como capaz de interferir para os diferentes resultados observados na eficácia, não havendo, entretanto, consenso a respeito. Estudo de coorte, comparando o efeito de vacinação BCG de recém-nascidos com diversas cepas e sua relação com a redução de casos de TB por todas as formas, apontou redução de 69% (95% CI, 61a 75%) de casos de TB após uso de vacinação com BCG-Tokyo, 43% (95% CI, 31 a 53%) após BCG-Serbia, e apenas 22% (95% CI, 7 a 35%) após BCG-Moscou.

▪ **Exposição às micobactérias ambientais (MA):** a exposição das populações a outras micobactérias poderia interagir com a resposta imune do receptor, interferindo na proteção conferida pela BCG. Ensaios clínicos realizados em populações de países situados mais distantes da linha do Equador, com baixa ou nenhuma prevalência de MA, apresentaram valores de eficácia elevados, acima de 70%. A baixa eficácia observada em estudo realizado no sul da Índia é compatível com a existência de imunidade heteróloga adquirida por exposição ambiental prévia a micobactérias. Estudo de metanálise apontou que 41% da variação na estimativa de eficácia seria explicada pela variação na latitude, o que pode representar a exposição às MA.

▪ **Via de infecção:** diferenças na história natural de infecção e doença também têm sido identificadas como capazes de influenciar nos achados de eficácia. A vacina teria um efeito protetor se a doença resulta de infecção primária, a exemplo de meningite e formas disseminadas de TB. O efeito protetor baixo seria observado em relação à TB resultante de reinfecção exógena. Se essa hipótese for verdadeira, ocorreria baixa eficácia naquelas populações com alto risco de infecção e elevada ocorrência de reinfecção exógena.

▪ **Outros fatores relacionados às condições de utilização da vacina,** como viabilidade, dose utilizada, via de administração; fatores relacionados ao hospedeiro, como estado nutricional, outras infecções e aspectos genéticos, também poderiam interferir nas estimativas da eficácia vacinal.

Resumindo, apesar das evidências apontarem a presença de micobacterias ambientias como o fator mais consistente para explicar as variações da proteção conferida pela BCG, ela continua sendo uma hipótese; entretanto, as avaliações de novas vacinas contra a tuberculose devem considerar a possibilidade de que a infecção prévia possa mascarar ou bloquear seus efeitos, segundo literatura.

DURAÇÃO DO EFEITO PROTETOR DA BCG

A duração do efeito protetor da vacina BCG é um aspecto importante para a tomada de decisões nas políticas de vacinação. Tem sido considerado, na literatura, que a proteção conferida pela vacina BCG declina com o tempo. Na Grã-Bretanha, o Medical Research Council realizou estudo para avaliar o efeito protetor da vacina BCG, entre 1950 e 1970, envolvendo 54.239 participantes entre 14 e 15 anos de idade, considerando a resposta ao PPD. A incidência anual média para todo o período de acompanhamento foi de 0,98/1.000 nos não reatores não vacinados e 0,23/1.000 nos dois grupos que receberam a vacina, sendo observada uma proteção de 77% para o período. Entretanto, a análise quinquenal apontou uma redução da proteção de 84% nos primeiros 5 anos, para 59% entre 10 e 15 anos, demonstrando declínio do efeito protetor nesse período.

Em 2004, foi publicado um estudo resultante de um ensaio clínico placebo-controlado em população de índios americanos e nativos do Alasca. A proteção atribuída à BCG no período inicial de acompanhamento (1935 a 1947) foi de 77%. No ano seguinte, nova avaliação publicada, mas referente ao período de 1948 a 1998, apontou o efeito protetor significante de 52% referente ao acompanhamento durante seis décadas, mas observando-se uma redução da proteção inicial ao longo do período. A duração da proteção de BCG neonatal no Brasil foi descrita até 15 a 20 anos, para todas as formas de TB.

Posteriormente (2013), estudo de revisão sistemática e metanálise também apontou que essa proteção contra tuberculose pulmonar e extrapulmonar permanece por até 10 anos. No entanto, a maioria dos estudos incluídos não acompanhou os participantes por tempo suficiente ou teve poucos casos após 15 anos. Entretanto, cinco estudos (um ensaio e quatro estudos observacionais) forneceram evidências de proteção mensurável pelo menos 15 anos após a vacinação. A taxa de declínio foi variável, com diminuição mais rápida nas latitudes a partir do equador e em situações em que a vacinação com BCG foi dada a participantes sensíveis à tuberculina, após testes rigorosos de tuberculina.

Na Noruega, um estudo retrospectivo também forneceu evidências de longa duração/proteção que diminuiu após 20 anos. A última observação foi confirmada por um estudo observacional recente na Inglaterra, que encontrou 20 anos de proteção contra todos os desfechos de TB em crianças vacinadas durante a idade escolar.

ONDE É RECOMENDADA A VACINAÇÃO COM BCG

Países que apresentam baixa incidência de TB têm direcionado suas ações de controle para identificação e tratamento de indivíduos infectados, visando evitar a ocorrência de novos casos. Nos demais países, a exemplo do Brasil, a vacina Bacilo Calmette-Guérin (BCG) é recomedada ao nascer, preferencialmente nas primeiras 12 horas, entretanto pode ser administrada em crianças até 4 anos, 11 meses e 29 dias. Atualmente, é a única vacina disponível para TB. Em recente publicação da OMS (2018), entre os 180 países para os quais foram coletados dados sobre a prática da vacinação, 154 recomendaram a vacinação universal com BCG à semelhança do que ocorre no Brasil.

REVACINAÇÃO COM BCG

A OMS recomenda o uso de uma dose de BCG na proteção contra tuberculose, considerando-se a ausência de evidências que sustentem utilização de doses adicionais. Alguns países, como Rússia, Portugal, Chile e Hungria adotaram o uso de doses repetidas de BCG para o controle da tuberculose pulmonar, baseados no pressuposto de que a proteção conferida pela vacina BCG declina ao longo do tempo. As evidências que apontaram para a utilização da segunda dose da vacina BCG eram fundamentadas, em sua maioria, em estudos observacionais.

Na Hungria, a partir de 1959, foi adotada a revacinação com BCG em menores de 20 anos não reatores ao PPD. Nos anos seguintes, observou-se rápido declínio da incidência de tuberculose em crianças revacinadas, quando comparadas com a população de adultos, sendo atribuído esse declínio às políticas de revacinação adotadas. No Chile, estudo caso-controle não evidenciou proteção após doses adicionais de BCG. Na Finlândia, a partir de 1990, após descontinuidade do uso da segunda dose da vacina BCG em crianças não reatoras ao PPD, não foi observada elevação no número de casos, quando comparados à coorte de revacinados com BCG. Ensaio clínico controlado, randomizado, realizado no Malawi para avaliar a efetividade da segunda dose da vacina BCG contra tuberculose, não mostrou proteção, apesar da redução observada em 50% dos casos de hanseníase.

No Brasil, resultados de um ensaio clínico controlado e randomizado da revacinação de escolares em duas capitais do país, Salvador e Manaus, encontrou ausência de proteção da segunda dose de BCG para tuberculose pulmonar. No Japão, estudo sobre a segunda dose da vacina BCG concluiu que, naquele país, a política de revacinação foi uma estratégia ineficiente de prevenção, considerando-se a baixa prevalência de tuberculose, os custos estimados e a evidência de ausência de proteção conferida pela segunda dose.

CICATRIZ VACINAL DA BCG

A vacina é usualmente aplicada na inserção inferior do músculo deltoide direito, conduzindo ao desenvolvimento de uma cicatriz típica, que pode ser reconhecida por sua localização e aspecto, sendo considerada um bom indicador de vacinação passada com BCG. Esse exame tem sido utilizado na rotina de serviços de saúde como um bom indicador, e erros produzidos pela sua utilização seriam pequenos. Entretanto, a vacinação com BCG pode não deixar uma cicatriz visível, podendo desaparecer com o crescimento da criança, ou ser confundida com cicatrizes de outras etiologias. Variação na formação de cicatriz vacinal BCG tem sido referida como consequência da diferença na potência das vacinas produzidas, utilização de diferentes cepas, erros ou deficiência na padronização da aplicação de técnicas e variação na habilidade de leitura da cicatriz.

Outros países, a exemplo de Guiné-Bissau, a prevalência de cicatriz ocorreu entre 52%, observada nas crianças vacinadas na zona rural do país, e 97% em crianças da zona urbana. Essa prevalência apresentou variação com o sexo, o local de nascimento, o local da regional de saúde que aplicou a vacina, a etnia materna, dentre outros. Essa diferença é atribuída ao fato de que, na zona rural, a vacina BCG utilizada foi a cepa Russia. A coorte de crianças na área urbana, com maior prevalência de cicatriz receberam outras cepas (Merieux, Connaught ou Danish). Em Uganda, também foi observada uma baixa prevalência de cicatriz vacinal, 52,2% em crianças que utilizaram a cepa Russia, e, quando foi utilizada outra cepa, a exemplo da BCG-Bulgaria e BCG-Dinamarca, esses valores passaram para 64,1% e 92,6%, respectivamente.

A vacina produzida a partir da cepa BCG-Moreau é predominantemente utilizada no Brasil e apresenta alta prevalência de cicatriz vacinal. No Brasil, a prevalência de cicatriz vacinal encontrada entre escolares previamente vacinados ao nascer em duas diferentes cidades apontou para uma elevada sensibilidade e especificidade da cicatriz com a primeira dose de vacina BCG-Moreau que foi de 83% e 84%. A sensibilidade e a especificidade de leitura da cicatriz de BCG referida na literatura foi de, respectivamente, 98 e 92%. Esses parâmetros foram de 90,6% (IC%: 90,2 a 91,1) e 54% (IC95%: 51,9 a 56), utilizando-se a informação dos responsáveis como padrão-ouro. Quando o cartão foi considerado padrão-ouro, a sensibilidade foi de 98,4% (IC95%: 97,8 a 98,8) e a especificidade foi 26,8% (IC95%: 20,4 a 34,3).

Estudos em outros locais, entretanto, têm encontrado que entre 17 e 25% das crianças anteriormente vacinadas com BCG não possuem cicatriz. Não há evidências na literatura de associação entre presença de cicatriz e proteção ou imunidade contra tuberculose. Em fevereiro de 2018, o Ministério da Saúde (MS) suspendeu a recomendação sobre a revacinação em crianças que não apresentem cicatriz vacinal. Existem evidências mínimas ou inexistentes de benefício adicional após aplicação da segunda dose da vacina BCG em crianças sem cicatriz.

A evolução da cicatriz, quando aplicada em recém-nascidos e lactentes, caracteriza-se pelo aparecimento das seguintes características: nos primeiros minutos surge a pápula; nas primeiras 48 horas aparecimento de mácula avermelhada; na segunda semana surge enduração de 3 a 9 mm no local de aplicação, seguindo-se pelo amolecimento da zona central entre a quinta e a oitava semana, com formação de crosta. Esta crosta ao cair, deixa no local uma úlcera de 2 a 6 mm de diâmetro, que cicatriza lentamente entre a 8ª e a 13ª semanas. Esse processo sofre influência da preparação da vacina, técnica correta da administração, resposta imunológica individual, tipo de cepa vacinal.

Recentemente, um estudo na Indonésia, que envolveu mães e crianças, identificou que tanto o nível socioeconômico quanto o estado nutricional ao nascer moldam a resposta para a vacinação com BCG, aos 10 meses de idade. Lactentes nascidos de famílias com *status* socioeconômicos (SES) baixos têm menor tamanho de cicatriz de BCG em comparação com bebês nascidos de famílias com SES alto.

EVENTOS ADVERSOS À BCG

Em geral, a vacinação com BCG é seguida de uma reação local de evolução lenta e benigna não sendo frequente a ocorrência de eventos adversos (EA). A cepa Moreau, em particular, tem-se mostrado muito segura. A ocorrência de EA associados ao uso da vacina BCG está relacionada com a concentração do bacilo vacinal, a idade da criança, a cepa e a técnica de vacinação. Esses eventos variam desde úlceras com cicatrização demorada no local da aplicação, hipertrofia e/ou supuração de linfonodos satélites até disseminação hematogênica, principalmente quando aplicada em porção mais profunda da derme ou em pacientes imunodeprimidos.

Os EA mais frequentes são úlceras no local da aplicação, resultantes de técnica imperfeita, a exemplo de aplicação subcutânea, em vez de intradérmica, dose excessiva ou contaminação secundária no local da aplicação. Outro EA raro é a linfadenite supurativa regional (LS). Foi observada incidência de 0,1/1.000 crianças vacinadas na Dinamarca, atingindo até 5/1.000 em alguns países em desenvolvimento. A maioria destes EA ocorrem no decorrer dos primeiros 5 meses pós-vacinação.

Infecção disseminada por bacilo BCG é uma complicação rara, que pode evoluir para desfecho fatal. A taxa de incidência relatada para esse evento é de 0,19 a 1,56/1 milhão de vacinados. Recentemente, no Canadá, a taxa de ocorrência desse EA foi estimada em 205 casos/1 milhão de doses aplicadas, valor bastante acima do anteriormente observado. Sua ocorrência tem sido relatada após 6 meses de vacinação, geralmente em crianças com imunodeficiência congênita ou adquirida que são inadvertidamente vacinados. O desenvolvimento de imunossupressão progressiva pode ocasionar reativação de organismos BCG latentes, causando EA regionais ou disseminados. Disseminação da BCG tem sido descrita em pacientes com aids. O número de casos relatados nesse grupo de pacientes tem sido baixo, possivelmente em virtude da subnotificação, pois o diagnóstico depende de disponibilidade de laboratório. Outro evento raro é a osteíte, com taxa de incidência entre 0,6 e 46 casos/1 milhão de crianças vacinadas. Na vacinação, a hipertrofia de linfonodos axilares é mais frequente em recém-nascidos que em crianças maiores. Outros estudos apresentam que a ocorrência de EA em crianças vacinadas com

BCG tem sido descrita na literatura com variações entre 1/800.000 doses aplicadas na Alemanha, até 1/50 no Benin, com uma média de 1/1.300. Essa variação tem sido atribuída a técnicas na aplicação, cepa BCG utilizada, quantidade de vacina administrada e métodos de detecção de casos. Atualmente, alguns países têm adquirido seringas e agulhas específicas para evitar aplicação de vacinas superiores ao recomendado.

Em Uganda, a frequência de EA descrita diferiu a depender da cepa de vacina BCG utilizada, sendo 0,3% para a BCG-Russia, 1% para a BCG-Bulgária e 1,8% para a BCG-Dinamarca. No Brasil, um estudo apontou a ocorrência de um caso de EA em 2.304 primeiras doses aplicadas. No estudo Revacinação BCG (Revac BCG), observou-se um total de 25 EA, com incidência total de 35/100.000, correspondendo a um caso em 2.854 segundas doses aplicadas.

BCG E HIV/AIDS

Há evidências que as crianças com síndromes de imunodeficiência desenvolvem linfadenites ou apresentam disseminação de BCG após a vacinação. Estudo realizado em pacientes imunodeprimidos na África do Sul demonstrou que a elevada frequência de crianças com aids e que apresentavam linfadenite e/ou formas disseminadas de tuberculose teve como agente etiológico a vacina BCG-Danish aplicada no período neonatal. Embora o BCG seja uma vacina segura em lactentes imunocompetentes, os EA graves podem ocorrer em crianças infectadas pelo HIV. Início precoce da terapia antirretroviral (TAR), antes da imunologia e/ou clínica do HIV demonstrou reduzir substancialmente o risco de adenite.

Em geral, as populações com alta prevalência de infecção por HIV também têm a maior carga de TB; em tais populações, os benefícios de potencialmente prevenir a TB grave através da vacinação ao nascer são compensados pelos riscos associados ao uso da vacina BCG. Portanto, recomenda-se que:

- Neonatos nascidos de mulheres com *status* de HIV desconhecido devem ser vacinados, pois os benefícios da vacinasuperam os riscos.

- Neonatos de *status* de HIV desconhecido e nascidos de mulheres infectadas pelo HIV devem ser vacinados se não tiverem evidência clínica sugestiva de infecção por HIV, independentemente de a mãe estar recebendo TARV (terapia antirretroviral).

- Embora as evidências sejam limitadas, para recém-nascidos com infecção pelo HIV confirmada por testes virológicos precoces, a vacinação com BCG deve ser adiada até que a TARV seja iniciada e a criança confirmada como imunologicamente estável (CD4 > 25%).

RECOMENDAÇÕES PARA A VACINAÇÃO BCG NO BRASIL

A cepa utilizada no Brasil é a Moreau – Rio de Janeiro, que em sua apresentação liofilizada tem prazo de validade de 6 meses, quando conservada em temperatura entre 2 e 8 °C. É apresentada em frascos de cor âmbar, contendo 10 doses. A dose empregada na vacinação corresponde a 0,1 mL de vacina reconstituída com diluente específico (solução fisiológica de cloreto de sódio 0,9%). Contém entre 800 mil a 1 milhão de bacilos viáveis por mL até 4 a 6 horas após diluição, desde que conservada fora da exposição à luz solar direta ou mantida menos de meia hora na temperatura ambiente e sob luz solar indireta, com o estabilizador glutamato de sódio. A validade do frasco após preparo é de 6 horas.

A partir de 2018, o Brasil passou a utilizar na rotina dos serviços de saúde outra cepa, a BCG-Russia, produzida pelo laboratório Serum Institute India. Esta segue as mesmas recomendações de armazenamento, via e local de administração, indicações e contraindicações da BCG-Moreau. Entretanto, há diferenças nas orientações ao preparo da vacina, após diluição com diluente específico (cloreto de sódio). Apresenta 200 mil a 800 mil de bacilos viáveis por mL; o frasco contém 20 doses; o volume da dose é 0,05 mL; necessidade de seringa específica.

Em crianças menores de 1 ano, recomenda-se a aplicação de 0,05 mL, enquanto crianças a partir de 1 ano, a dose aplicada é de 0,1 mL.

O MS recomenda a BCG nas seguintes situações:

▪ Vacinação de crianças no primeiro mês de vida. A vacinação BCG é recomendada o mais próximo possível ao nascimento em crianças com peso ≥ 2.000 g. Sendo, prioritariamente, no primeiro ano de vida.

PRINCIPAIS CONTRAINDICAÇÕES DA VACINA BCG

As contraindicações podem ser relativas ou temporárias (peso inferior a 2 kg; reações dermatológicas no local da aplicação; doenças graves; uso de drogas imunossupressoras; contatos de indivíduos bacilíferos) ou absolutas (imunodeficiências adquiridas ou congênitas, mesmo que assintomáticos e sem sinais de imunodeficiência; neoplasias malignas; gestantes).

PERSPECTIVAS DE NOVAS VACINAS CONTRA TUBERCULOSE

As vantagens da utilização da vacina BCG nos países com média ou alta incidência de TB, certamente superam os seus limites, já discutidos aqui. Esforços estão em curso para o desenvolvimento de nova vacina contra a TB. Há em desenvolvimento 12 novas vacinas candidatas contra a tuberculose, duas delas na fase III do estudo clínico (agosto 2018), algumas com critérios de uso na vacinação de reforço após uso da vacinação neonatal com BCG. Na fase I, tem-se quatro vacinas sendo desenvolvidas: MTBVAC (Biofabri, TBVI, Zaragoza); AEC/BC02 (Anhui Zhifei Longcom); Ad5 Ag85A (McMaster, CanSino); ChAdOx185A-MVA85A (University of Oxford). Os componentes utilizados para desenvolvimento das vacinas são, respectivamente: micobacteria viva, células inteiras ou extratos de micobactéria, e para as duas finais vetor viral. Em fase IIa, tem-se RUTI (Archivel Farma, S.L); H56:IC31 (SSI, Valneva, Aeras); ID93 + GLA-Se (IDRI, wellcome Trust, Aeras); TB/FLU-04L (RIBSP). A primeira, produzida a partir de células inteiras ou extratos de micobactéria; a segunda e a terceira, a partir de proteína/adjuvante; e a quarta vacina, desenvolvida através de vetor viral. Fase IIb, desenvolvimento de duas vacinas: uma utilizando células inteiras ou extratos de micobactéria; e a outra através de proteína/adjuvante, são estas: DAR-901 (Darmouth, GHIT) e M72/AS01E (GSK, Aeras), respectivamente. Por fim, em fase III, VaccaeTM (Anhui Zhifei Longcom), uso de células inteiras e frações de micobactéria; VPM1002 (SII, Max Planck, VPM, TBVI), a partir de micobatéria viva.

O desenvolvimento de novas vacinas é uma prioridade, para que forneçam maior proteção que o BCG, prevenindo todas as formas de TB. Incluindo pessoas infectadas pelo HIV e tuberculose resistente, bem como a ITL, em todas as faixas etárias, de forma consistente para todas as populações.

62.18 Busca ativa e controle de sintomáticos respiratórios

Denise Arakaki-Sanchez
Fernanda Dockhorn Costa
Rossana Coimbra Brito

Diagnosticar e tratar, correta e prontamente, os casos de TB pulmonar são medidas fundamentais para o controle da doença. Esforços devem ser realizados no sentido de encontrar precocemente o doente e oferecer o tratamento adequado, interrompendo sua cadeia de transmissão. A busca ativa de sintomáticos respiratórios (SR) deve ser realizada permanentemente por todos os serviços de saúde (níveis primário, secundário e terciário) e tem significativo impacto no controle da doença. O objetivo da busca ativa de SR é identificar

precocemente os casos bacilíferos, iniciar o tratamento e, consequentemente, interromper a cadeia de transmissão e reduzir a incidência da doença em longo prazo.

A OMS define o rastreamento sistemático para TB como a procura rotineira de pessoas com suspeita de ter TB, em populações-alvo predefinidas, usando testes ou outros procedimentos que possam ser aplicados de modo simples e rápido (WHO, 2013a). O rastreamento inicial pode ter como base a busca de sintomas ou o exame radiológico, dependendo da população sob investigação.

No Brasil, utiliza-se o rastreamento pela tosse e define-se a busca ativa de SR como a atividade de saúde pública orientada a identificar pessoas com tosse persistente, consideradas, portanto, com possibilidade de estar com tuberculose pulmonar ou laríngea. A duração da tosse para identificação do SR considera o risco de adoecimento e o acesso da população aos cuidados, privilegiando, muitas vezes, a oportunidade de se fazer o exame diagnóstico em detrimento do tempo da tosse. Na avaliação de contatos de casos de TB pulmonar ou laríngea, também se realiza a busca de SR para identificação precoce de casos da doença.

DEFINIÇÃO DE SINTOMÁTICO RESPIRATÓRIO (SR) E ESTRATÉGIAS DE BUSCA ATIVA DO SR

Na população geral, a definição de Sintomático Respiratório é: pessoa com tosse por período ≥ 3 semanas de duração. Entretanto, o tempo de duração da tosse para busca ativa de SR pode variar de acordo com a população que será investigada. No Quadro 62.18.1 foram consideradas as diferentes populações-chave para busca ativa de SR. As estratégias de busca ativa de SR e de rastreamento da TB devem ser realizadas em todos os serviços de saúde. As principais etapas são: perguntar sobre a presença e a duração da tosse na população-alvo; orientar os SRs identificados sobre a coleta do exame de escarro, com especial atenção na técnica e no local apropriado de coleta (coletar duas amostras de escarro, uma no momento da identificação e outra no dia seguinte, quando na utilização de baciloscopia, ou coletar uma amostra de escarro no momento da identificação – na utilização de TRM-TB). As etapas da atividade devem ser registradas em instrumento padronizado (livro do SR-MS) e deve-se estabelecer fluxo para atendimento dos casos positivos e negativos à baciloscopia ou TRM-TB. Essa atividade deve ser rotineiramente avaliada.

QUADRO 62.18.1 Estratégias de busca ativa do SR nas diferentes populações.				
População	**Tempo de tosse**	**Periodicidade da busca ativa**	**Exame de escarro solicitado**	**Rx de tórax**
População geral adscrita ao território da ESF	3 semanas	Em todas as visitas do ACS ou outro profissional da equipe	Baciloscopia ou TRM-TB	Não
População geral no serviço de saúde (ESF, UBS ou hospitais)*	2 semanas	Em todas as visitas do usuário ao serviço de saúde	Baciloscopia ou TRM-TB	Não
Contato de TB pulmonar	Qualquer duração	Na identificação do caso índice	Baciloscopia ou TRM-TB	Sim
PVHIV**	Qualquer duração. Acrescida da investigação de febre ou emagrecimento ou sudorese noturna.	Sempre que visitar o serviço de saúde	Baciloscopia ou TRM-TB e cultura com TS	Sim
PPL	2 semanas	No momento da admissão no sistema prisional e pelo menos uma vez ao ano ou a cada 6 meses (em "campanha")	Baciloscopia ou TRM-TB e cultura com TS	Sim
Pessoas em situação de rua	Qualquer duração	Em todas as oportunidades de contato	Baciloscopia ou TRM-TB e cultura com TS	Pode ser considerado
Albergues, comunidades terapêuticas de dependentes químicos ou instituições de longa permanência	Qualquer duração	Na entrada e repetir com a periodicidade avaliada localmente	Baciloscopia ou TRM-TB e cultura com TS	Pode ser considerado
Povos indígenas	Qualquer duração	Nas visitas do agente de saúde indígena	Baciloscopia ou TRM-TB e cultura com TS	Pode ser considerado
Profissionais de saúde	Qualquer duração	Admissão e exame médico anual	Baciloscopia ou TRM-TB e cultura com TS	Sim
Imigrantes	Qualquer duração em situações de maior vulnerabilidade	Planejar estratégias de busca de acordo com a realidade local	Baciloscopia ou TRM-TB e cultura com TS	Pode ser considerado
Diabetes *mellitus*	2 semanas	Sempre que visitar o serviço de saúde	Baciloscopia ou TRM-TB	Sim
*Para controle de infecção em serviços de saúde utiliza-se a tosse por duas ou mais semanas. **PVHA: além da tosse, na presença de febre, emagrecimento ou sudorese noturna a investigação de TB deve ser realizada.				

CONTROLE DE CONTATOS

A avaliação sistemática de pessoas que foram expostas a pacientes com tuberculose pulmonar ou laríngea consiste em uma abordagem eficaz e orientada para a busca ativa de casos de TB e, também, para identificação de indivíduos recém-infectados pelo *M. tuberculosis*. Estudos mostram que 3,5 a 5,5% dos membros da família ou dos contatos próximos a uma pessoa com TB tinham a doença prévia não diagnosticada. Esses achados reforçam que a investigação de contato pode resultar em identificação precoce de casos e redução da transmissão da doença. Além disso, o controle de contatos identifica pessoas recém-infectadas pelo bacilo, que apresentam um risco aumentado para o desenvolvimento de TB ativa dentro de 2 a 5 anos após a aquisição da infecção. O controle de contatos é realizado fundamentalmente pela Atenção Básica, inclusive nas situações em que o caso-índice esteja em acompanhamento clínico em serviços de referência. Os serviços devem se estruturar para que essa prática de grande repercussão para o controle da TB seja realizada.

A avaliação de contatos é a atividade programática destinada a identificar precocemente os casos de TB e as pessoas recém-infectadas pelo bacilo entre os contatos de uma pessoa com TB (caso-índice). Define-se como caso-índice o paciente inicialmente identificado com TB em um ambiente em que outras pessoas possam ter sido expostas. É aquele em torno do qual a avaliação de contato é centrada, embora nem sempre corresponda ao caso-fonte (caso-infectante). Caso-fonte é o caso-infectante, não necessariamente o primeiro caso identificado (caso-índice).

Tendo em vista que crianças com TB, em geral, desenvolvem a doença após contato com um adulto bacilífero, preconiza-se a investigação de todos os seus contatos, independentemente da forma clínica da criança, a fim de se identificar não somente os casos de ILTB, mas, principalmente, o caso-fonte, interrompendo, assim, a cadeia de transmissão.

Define-se como contato toda pessoa que foi exposta ao caso-índice ou caso-fonte, no momento da descoberta do caso de tuberculose. Esse convívio pode ocorrer em casa, em ambientes de trabalho, em instituições de longa permanência, em escolas, dentre outros. A quantificação da exposição de risco é variável. A avaliação do risco de infecção deve ser individualizada, considerando-se a forma da doença do caso-fonte, o ambiente e o tempo de exposição.

AVALIAÇÃO DE CONTATOS

A avaliação de contatos está recomendada quando o caso-índice for, em ordem de prioridade:

5. TB pulmonar ou laríngea com exame de escarro (baciloscopia, TRM-TB, cultura) positivo;

6. TB pulmonar, ainda que sem confirmação bacteriológica (definida por critério clínico); e

7. TB extrapulmonar e PVHIV com formas não infectantes (extrapulmonar, miliar, pulmonar com baciloscopia negativa) e crianças, com o objetivo de descobrir o caso-fonte e interromper a cadeia de transmissão. A avaliação consiste na realização de anamnese, exame físico e exames complementares nos contatos, de acordo com a presença ou a ausência de sintomas (Figuras 62.18.1 e 62.18.2).

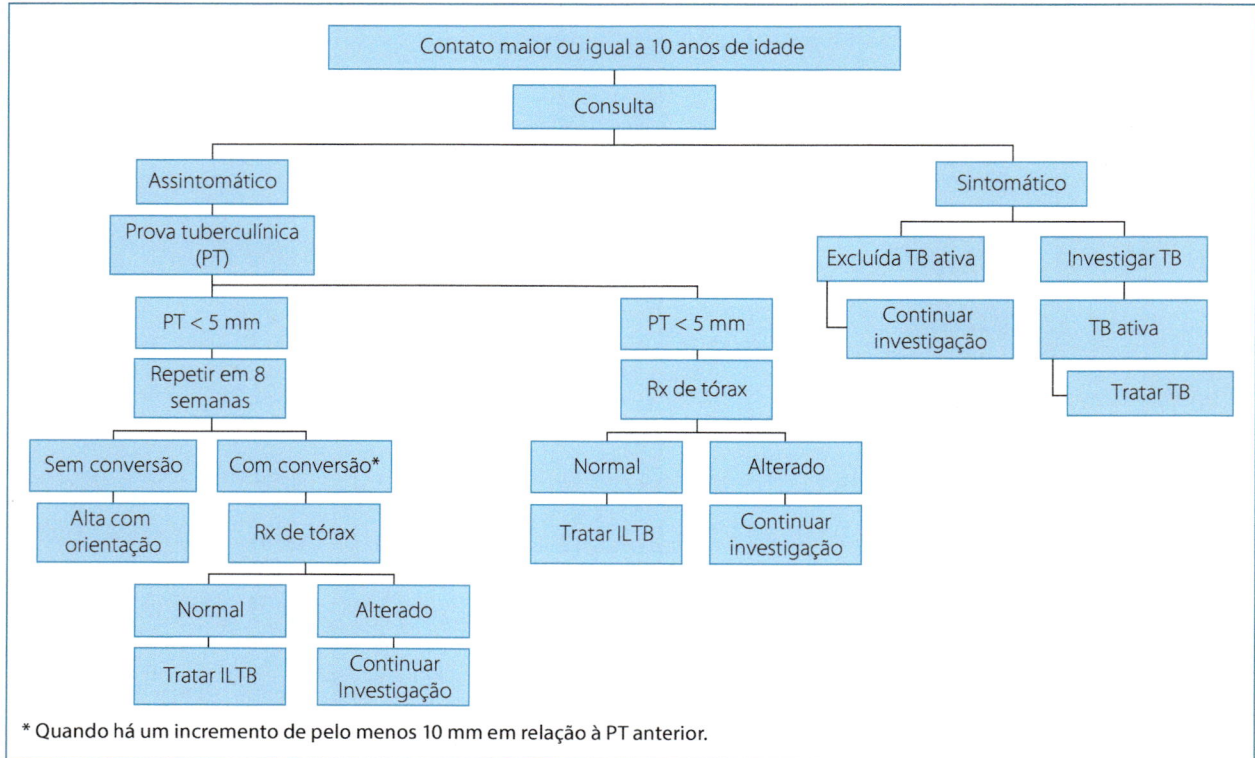

* Quando há um incremento de pelo menos 10 mm em relação à PT anterior.

FIGURA 62.18.1 Fluxograma para investigação de contatos adultos e adolescentes (> 10 anos de idade).

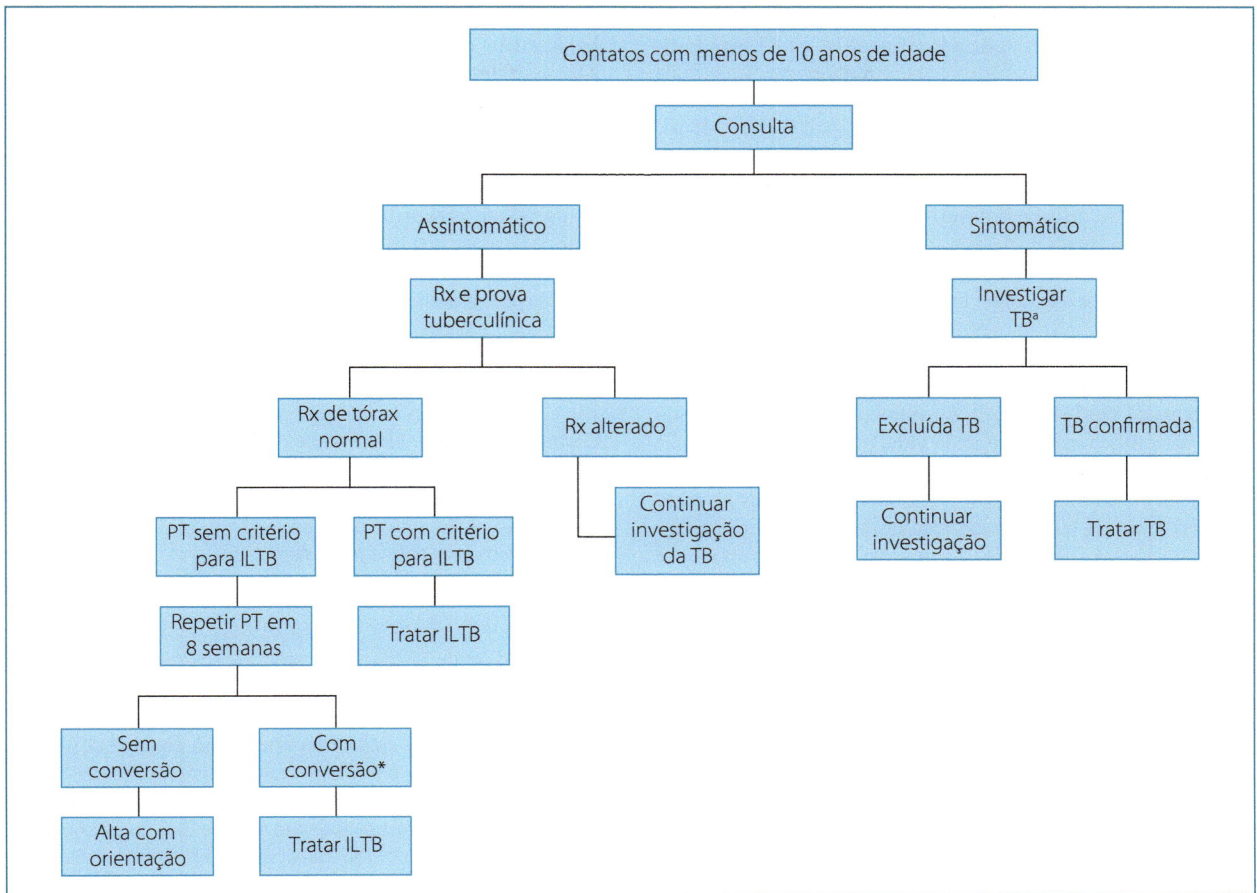

FIGURA 62.18.2 Fluxograma para investigação de crianças contato (< 10 anos de idade).
ªEmpregar o quadro de pontuação.
*Quando há um incremento de pelo menos 10 mm em relação à PT anterior.

62.19 Tratamento da infecção latente

Anete Trajman

O tratamento da infecção latente tuberculosa (ILTB) com qualquer um dos regimes recomendados pela OMS é, até o presente momento, a forma mais eficaz de prevenir o adoecimento por tuberculose. A BCG, única vacina atualmente disponível, previne apenas as formas graves da doença, e, portanto, a morbimortalidade pela doença, mas não impede a infecção nem o adoecimento. Como estratégia isolada, o tratamento da ILTB é o mais eficaz para o controle da doença. Entretanto, o risco de adoecimento de pessoas com ILTB sem imunodepressão ou outras comorbidades é baixo, e o tratamento da ILTB está indicado apenas quando esse risco é elevado.

As indicações compreendem neonatos de mães bacilíferas, pessoas vivendo com HIV/aids, em uso de imunossupressores (incluindo imunobiológicos, corticosteroides e quimioterapia antineoplásica), com neoplasias hematológicas ou de cabeça e pescoço, com diabetes *mellitus*, com silicose, com insuficiência renal e aqueles com infecção recentemente adquirida, por exemplo, contatos de pacientes com tuberculose pulmonar bacteriologicamente confirmada e indivíduos que apresentaram conversão recente da prova tuberculínica. Pessoas que apresentam sinais radiológicos de sequela de tuberculose (calcificações, nódulos, fibrose, espessamento pleural) e nunca trataram tuberculose ou ILTB no passado também apresentam elevado risco de adoecimento e a TPT está indicada. Entre todas essas indicações, a mais frequente e mais negligenciada é a do contato de paciente com tuberculose pulmonar, o que tem limitado o impacto do TPT na redução das taxas de tuberculose no mundo.

O tratamento deve ser iniciado após confirmação da ILTB e exclusão de tuberculose ativa, com anamnese e exame de imagem (radiografia de tórax). Em contatos com menos de 5 anos de idade ou vivendo com HIV e outras imunossupressões graves, o risco de adoecimento é tão elevado que a OMS recomenda iniciar tratamento mesmo sem confirmação da ILTB, ou exame de imagens, caso haja dificuldade para realização destes exames, o que não é o caso na maior parte dos contextos de saúde no Brasil. Recomenda-se o tratamento da ILTB uma única vez ao longo da vida, pois não há evidências do benefício de tratamentos consecutivos, com exceção das situações de imunodepressão. Desse modo, pessoas vivendo com HIV ou em tratamento duradouro com imunossupressores devem ser submetidas a um novo curso de tratamento da ILTB a cada vez que são expostas (p. ex., quando apresentam contato com pacientes com tuberculose pulmonar confirmada bacteriologicamente).

REGIMES DE TRATAMENTO DA ILTB

Diferentes regimes estão atualmente recomendados pela OMS, todos com excelente (e similar) eficácia para reduzir o risco de progressão para doença ativa. Três deles estão incorporados pelo SUS e recomendados pelo Ministério da Saúde: 6 ou 9 meses de isoniazida e 4 meses de rifampicina. Enquanto a decisão de tratar deve levar em conta o risco de adoecimento, a escolha do regime deve considerar os aspectos de comodidade de tomada, o risco de não adesão e, sobretudo, a segurança, já que não há evidências consistentes de que um dos regimes seja superior em termos de eficácia. A segurança é avaliada pela ocorrência de eventos adversos graves, principalmente hepatotoxicidade e reações idiossincráticas graves. Como se verá em detalhes abaixo, o regime com 4 meses de rifampicina é o mais seguro. A adesão está associada, principalmente à duração do tratamento e à tolerância (ocorrência de eventos adversos menores e outros sintomas não relacionados ao medicamento). A adesão aos regimes mais curtos que utilizam rifamicinas (rifampicina ou rifapentina) é superior à adesão aos regimes com isoniazida. Sempre que possível, a escolha do regime deve ser feita de acordo com as evidências existentes, a experiência do profissional de saúde e as preferências do paciente, que deve ser informado sobre vantagens e desvantagens dos regimes. No Brasil, o tratamento da ILTB está disponível apenas no SUS, e os dois regimes atualmente recomendados pelo Ministério da Saúde estão detalhados a seguir. Entretanto, como há um crescente corpo de evidências com novos regimes de curta duração, e as recomendações podem mudar, descrevemos também regimes adotados em outros países.

RIFAMPICINA

O tratamento da ILTB com rifampicina por 4 meses (4R) na dose de 10 mg/kg de peso até dose máxima de 600 mg é o mais seguro entre todos os recomendados pela OMS e o de mais curta duração entre os regimes disponíveis no SUS. Comparado ao regime com 9 meses de isoniazida (9H), sua eficácia é similar, sua segurança superior em adultos e similar em crianças (ambos os regimes muito bem tolerados), e a adesão superior, possivelmente pela duração inferior e melhor tolerância. Além da segurança, adesão e tolerância, a apresentação em xarope no Brasil aumenta a comodidade de administração em crianças e outras pessoas com dificuldade de ingestão de comprimidos. Não há ensaios clínicos comparando 4R com os demais regimes curtos contendo outras rifamicinas (ver a seguir), mas 4R foi o único regime baseado em rifamicinas consistentemente mais seguro que 9H, tanto nos ensaios clínicos quanto nos estudos observacionais. Os eventos adversos graves incluem hepatotoxicidade (significativamente inferior à de 9H), reações idiossincrásicas e citopenias. Não são necessários exames laboratoriais antes ou durante o tratamento, por serem esses eventos incomuns. Assim como observado com outros medicamentos, a frequência dos eventos adversos aumenta com a idade.

ISONIAZIDA

Na dose de 10 mg/kg de peso até a dose máxima de 300 mg tem 60% de eficácia, se administrada por 6 meses (6H), e 90%, se administrada por 9 meses (9H). Embora os dois regimes nunca tenham sido comparados em ensaios clínicos, a recomendação de uso por 6 meses se baseou nos dados de efetividade de um estudo conduzido pela Union em 28 mil indivíduos que comparou grupos em uso de 3, 6 ou 12 meses de isoniazida, e mostrou que mais casos de tuberculose são evitados com tratamentos mais longos. Nenhum ensaio clínico comparou diretamente 6H *versus* 9H, mas um modelo matemático mostrou que essa proteção cumulativa se esgota após 9 meses de tratamento. Mais recentemente, foi sugerido que períodos mais longos (de até 72 meses) de TPT com isoniazida resultam em melhor proteção em situações específicas, como pacientes vivendo com HIV e mineiros em contextos de elevada endemicidade de tuberculose.

As reações adversas mais comuns são hepatotoxicidade, neuropatia periférica e intolerância digestiva. Em grávidas e pacientes desnutridos ou vivendo com HIV, recomenda-se associar suplemento de vitamina B_6 para prevenção da neuropatia.

OUTROS REGIMES COM RIFAMICINAS

A classe das rifamicinas compreende os seguintes fármacos comercializados: rifampicina, rifabutina e rifapentina, todos com potente ação antituberculosa. A principal vantagem da rifabutina sobre a rifampicina é a possibilidade de uso concomitante com antirretrovirais inibidores da protease, e a da rifapentina, a longa meia vida que permite doses menos frequentes.

Entre os regimes com rifapentina, que permitem usar menos doses que os adotados no Brasil, dois se destacam pela eficácia similar à isoniazida (6H20 ou 9H21) nos ensaios clínicos de comparação direta: 3HP (rifapentina 900 mg associada à isoniazida 900 mg/semana, por 12 semanas), e, mais recentemente, 1 mês de doses diárias de rifapentina (300 mg para peso abaixo de 35 kg, 450 mg para peso entre 35 e 45 kg e 600 mg para peso superior a 45 kg) associada a 300 mg de isoniazida. Esses regimes foram mais seguros que os com isoniazida. Não há ensaios clínicos que comparem diretamente 4R com os regimes com HP, mas na comparação das taxas entre os diferentes ensaios clínicos, embora a taxa de eventos adversos hepáticos seja similar, outros eventos adversos como síndrome *flu-like* e reações idiossincrásicas, em geral, são mais frequentes com os regimes HP do que 4R. Outra desvantagem do 3HP em relação a 4R é que o regime 3HP autoadministrado obteve adesão comparável ao tratamento supervisionado apenas entre participantes americanos em um ensaio clínico que reuniu participantes de países de alta e baixa renda, e alta e baixa carga de doença.

Outros regimes associam rifampicina com um segundo fármaco. O regime que associa pirazinamida à rifampicina foi banido na América do Norte, pelas altas taxas de efeitos adversos graves, incluindo cinco mortes em pessoas jovens saudáveis. A associação de isoniazida com rifampicina por 3 a 4 meses foi testada tanto em tratamento autoadministrado quanto em tratamento intermitente supervisionado. Ambos os regimes são tão eficazes e seguros quanto a isoniazida isoladamente, e podem ser uma alternativa em países onde a rifampicina não está disponível isoladamente.

Em conclusão, todos os regimes recomendados pela OMS reduzem muito o risco de adoecimento. Os regimes com rifamicinas têm melhor adesão, entre eles o regime 4R é o mais seguro.

BIBLIOGRAFIA SUGERIDA

Belknap R, Holland D, Feng P-J, Millet J-P, Caylà JA, Martinson NA et al. Self-administered Versus Directly Observed Once-Weekly Isoniazid and Rifapentine Treatment of Latent Tuberculosis Infection: A Randomized Trial. Ann Intern Med. 2017 Nov 21;167(10):689-97.

Brasil. Ministério da Saúde. Secretaria de Vigilância em Saúde. Departamento de Vigilância das Doenças Transmissíveis. Manual de Recomendações para o Controle da Tuberculose no Brasil. 2. ed. Brasília: Ministério da saúde; 2018. 364 p.

Diallo T, Adjobimey M, Ruslami R, Trajman A, Sow O, Obeng Baah J et al. Safety and Side Effects of Rifampin versus Isoniazid in Children. N Engl J Med. 2018 02;379(5):454-63.

McClintock AH, Eastment M, McKinney CM, Pitney CL, Narita M, Park DR et al. Treatment completion for latent tuberculosis infection: a retrospective cohort study comparing 9 months of isoniazid, 4 months of rifampin and 3 months of isoniazid and rifapentine. BMC Infect Dis. 2017 14;17(1):146.

Menzies D, Adjobimey M, Ruslami R, Trajman A, Sow O, Kim H et al. Four Months of Rifampin or Nine Months of Isoniazid for Latent Tuberculosis in Adults. N Engl J Med. 2018 02;379(5):440-53.

Menzies D, Long R, Trajman A, Dion M-J, Yang J, Al Jahdali H et al. Adverse events with 4 months of rifampin therapy or 9 months of isoniazid therapy for latent tuberculosis infection: a randomized trial. Ann Intern Med. 2008 Nov 18;149(10):689-97.

Njie GJ, Morris SB, Woodruff RY, Moro RN, Vernon AA, Borisov AS. Isoniazid-Rifapentine for Latent Tuberculosis Infection: A Systematic Review and Meta-analysis. Am J Prev Med. 2018 Aug;55(2):244-52.

Pease C, Hutton B, Yazdi F, Wolfe D, Hamel C, Quach P et al. Efficacy and completion rates of rifapentine and isoniazid (3HP) compared to other treatment regimens for latent tuberculosis infection: a systematic review with network meta-analyses. BMC Infect Dis. 2017 11;17(1):265.

Stagg HR, Zenner D, Harris RJ, Muñoz L, Lipman MC, Abubakar I. Treatment of latent tuberculosis infection: a network meta-analysis. Ann Intern Med. 2014 Sep 16;161(6):419-28.

WHO. Latent TB Infection: Updated and consolidated guidelines for programmatic management [Internet]. [cited 2019 May 10]. Available from: http://www.who.int/tb/publications/2018/latent-tuberculosis-infection/en/.

Zenner D, Beer N, Harris RJ, Lipman MC, Stagg HR, van der Werf MJ. Treatment of Latent Tuberculosis Infection: An Updated Network Meta-analysis. Ann Intern Med. 2017 Aug 15;167(4):248-55.

62.20 Controle da infecção por tuberculose em ambientes de saúde

Rossana Coimbra Brito
Paulo Albuquerque da Costa

O controle de infecção pelo bacilo da tuberculose em ambientes de saúde é de grande importância na interrupção da cadeia de transmissão da doença, visando proteção de profissionais de saúde (PPSS) e pacientes, principalmente imunocomprometidos. A convicção de a TB se tratar de uma doença potencialmente ocupacional passou a ser consensual na comunidade científica somente a partir da década de 1950, quando vários agrupamentos de estudos mostravam o risco de adoecimento por TB entre os profissionais de saúde (PPSS), apontando para um risco global de duas a dez vezes o da população geral. A partir do final da década de 1980, uma série de surtos nosocomiais foram relatados em diferentes países, envolvendo infecções por bacilos MDR e infecção/adoecimento de PPSS e pacientes infectados pelo HIV. Desde então, as medidas de controle de infecção vêm ganhando relevância em publicações nacionais e internacionais.

O corpo de enfermagem costuma ser o grupo de maior risco (3 a 20 vezes); seguido dos patologistas (6 a 11 vezes); técnicos de laboratório (2 a 9 vezes); pneumologistas (4 a 6 vezes); e estudantes de medicina (4 a 8 vezes). Uma metanálise, contendo 85 estudos, avaliou a prevalência e a incidência de ILTB em PPSS de países de baixa e média renda associadas a fatores e práticas de controle de infecção, e mostrou que a prevalência de PT positiva variou de 14 a 98% (média 49%) superior a média estimada da população geral mundial entre 20 e 26%. O risco médio anual de infecção (RMA) por TB variou de 1 a 38% (média 17%), mais uma vez superior a média estimada da população de 0,7 a 1,9%. Nessa revisão, apenas 15 estudos (17,6%) avaliaram o impacto da implementação de medidas de controle por TB em suas instituições, sendo estudos como estes escassos no Brasil.

No Brasil, o risco ocupacional de TB é assegurado pela constituição de 1988 e pela Lei n. 8.213, de 24 de junho de 1991, que dispõe sobre os Planos de Benefícios da Previdência Social, em que fica caracterizado esse risco quando há comprovação que o adoecimento foi resultante de exposição ou contato direto determinado pela natureza do trabalho. No anexo II, a TB é destacada na possibilidade de exposição ocupacional ao *Mycobacterium tuberculosis* ou *Mycobacterium bovis* em atividades em laboratórios de biologia e em atividades realizadas por pessoal de saúde, que propiciam contato direto com produtos contaminados ou com doentes cujos exames bacteriológicos são positivos. Os PPSS também devem estar atentos para o seu risco individual de desenvolvimento de TB em situações clínicas em que sejam portadores de: infecção pelo HIV, silicose, insuficiência renal crônica, diabetes *mellitus*, lesões residuais de TB não tratadas, transplantes e usuários de imunossupressores.

O conjunto de medidas preconizadas para diminuir a disseminação de TB em ambientes de saúde é dividido em três categorias: 1) administrativas (ou gerenciais); 2) de controle ambiental (ou de engenharia); e de proteção respiratória (ou proteção individual). Nota-se que ainda há muita desinformação e subutilização dessas medidas em nosso meio, incluindo fatores operacionais de distribuição de insumos e outros relacionados à arquitetura e manutenção de unidades de saúde.

MEDIDAS ADMINISTRATIVAS

As medidas administrativas, isoladamente, são as mais efetivas na prevenção da transmissão da TB e devem ser priorizadas. Estão relacionadas a rotinas e protocolos e previnem a geração de partículas infectantes na unidade, reduzindo assim a exposição de pacientes e PPSS. São relacionadas à prática do trabalho cotidiano e fazem parte da primeira linha na prevenção da disseminação da TB em unidades de saúde. Considerando o percurso e o tempo de permanência do paciente com TB nos diferentes locais da unidade, devem-se propor mudanças na organização do serviço, treinamento e educação continuada dos PPSS e reorganização do atendi-

mento. São providências, em geral, pouco onerosas e têm grande efeito na redução do risco de transmissão da doença.

A organização das ações deve contar com: avaliação do diagnóstico situacional da TB no local, diagnóstico da situação do risco ocupacional de TB e um plano de ação propriamente dito.

a) Indicadores do diagnóstico da situação da TB no local: número de casos de TB atendidos na unidade ou setor; número de PPSS atuantes na unidade ou setor; número de casos anuais de TB entre os PPSS e RMA por TB entre os PPSS.

b) Diagnóstico da situação do risco ocupacional no cenário: o RMA para TB entre os PPSS, em geral, é mais elevado que a da população geral porque a infecção por TB é um problema ocupacional entre os PPSS. Essa incidência não deve ser superior a 2%. Valores acima desses indicam risco ocupacional de TB para o PPSS. O RMA pode ser definido por: RMA = $1/t$ LnN_0/N. Onde: t é o tempo médio de repetição da PT; Ln é logarítimo natural; N_0 é o número de PS com PT negativa no início do estudo; e N é o número de PS com PT negativa ao final do estudo.

c) Plano de Ação: inicia-se por designar uma ou mais pessoas para elaborar e monitorar o plano de controle da TB adaptado às condições da instituição. Existem diretrizes que indicam quais as tarefas importantes para que o programa de controle da TB da instituição deva seguir para executar o plano de ação. Para prevenção da transmissão de TB nas unidades de saúde, três etapas devem ser implementadas: Busca Ativa, Separação Segura e Tratamento Adequado de TB. Nas três etapas deve-se estar atento para:

c.1) Triagem na admissão: sempre avaliar o risco de TB (sintomático respiratório SR) ou se o paciente está em tratamento para TB. Na avaliação do risco, deve constar se há sintomas compatíveis com TBP (tosse por mais de 2 semanas, febre, emagrecimento, sudorese noturna e hemoptóicos) e avaliação radiológica (Rx ou TC de tórax). Existem alguns escores de risco de TB que podem ser aplicados em serviços de referência com prevalência de casos de TB acima de 15% que ajudam na triagem antes da avaliação médica. A avaliação clínica e radiológica (ao menos o Rx de tórax simples) devem ser sempre feitos mesmo em internações eletivas em razão da grande incidência de TB no Brasil, principalmente em hospitais que atendam com frequência casos de TB.

c.2) Espera por atendimento: os casos confirmados ou suspeitos de TBP devem usar máscara cirúrgicas simples e serem orientados quanto à etiqueta da tosse (cobrir a boca ao tossir). A espera na admissão deve ser reduzida ao máximo, em áreas bem ventiladas e priorizando a ordem para consultas, exames e/ou dispensa de medicamentos ou a internação em leito de isolamento tanto do caso suspeito como do caso confirmado (em tratamento ou não).

c.3) Investigação e tratamento: proceder a investigação necessária para afastar ou confirmar o diagnóstico de TB nos SR e tratar a TB com o esquema terapêutico mais apropriado.

c.4) Critérios de indicação de isolamento respiratório (IR): a avaliação do caso suspeito de TB deve levar em consideração o estado de imunidade do paciente. Pacientes imunocompetentes tendem a ter sintomas e alterações radiológicas de TB clássicas (p. ex., infiltrado cavitário ou não em LLSS ou em segmento superior dos LLII unilateral ou bilateral). Já pacientes imunocomprometidos, podem ter sintomas menos evidentes de TB e alterações radiológicas muito variáveis. Esses aspectos devem ser levados em consideração na hora de indicar o IR.

c.5) Critérios de saída do IR: nos casos de TBP confirmados, pode-se adotar duas baciloscopias negativas em dias subsequentes de escarro espontâneo (EE) ou uma baciloscopia negativa de um escarro induzido (EI) ou lavado broncoalveolar (LBA) após 2 semanas de tratamento para TB. Caso haja TRM inicial detectável com baciloscopia inicial negativa, retirar do IR após 15 dias de tratamento para TBP, podendo-se avaliar a retirada do IR antes de 15 dias de tratamento, caso necessite-se do leito para outro caso fortemente suspeito ou confirmado. Nos casos suspeitos, pode-se adotar duas baciloscopias negativas em dias subsequentes de EE ou uma baciloscopia negativa de um EI ou LBA. Em serviços que disponham de TRM, pode-se combinar uma ou duas baciloscopias com um ou dois TRM não detectáveis de EE ou uma baciloscopia ou TRM não detectável em um EI ou LBA.

c.6) Transporte e permanência fora do IR: os casos suspeitos ou confirmados devem permanecer o mínimo possível de tempo fora do IR, priorizando seu atendimento nos outros setores e sempre mantendo o paciente com máscara cirúrgica simples.

c.7) Tempo de espera para os resultados de baciloscopia e/ou TRM: o tempo de espera pela baciloscopia e/ou TRM desde a sua solicitação até a entrega do resultado ao responsável pelo caso deve ser de 24 horas, chegando ao máximo de 48 horas.

c.8) Número de Isolamentos Respiratórios (IR) necessários: o número de IR no hospital depende do número de casos suspeitos de TBP por ano internados e a média de dias de internação no IR. Por exemplo, três quartos se a instituição atender até 100 casos suspeitos TBP/ano, permanecendo o paciente em média 10 dias no IR.

c.9) Frequência da avaliação da ILTB no PPSS: os PPSS com prova tuberculínica (PT) < 10 mm ou IGRA negativo podem ser submetidos à repetição da PT ou do IGRA com variação de 6 meses, 1 ano a até 2 anos de acordo com o grau de exposição para avaliação de ILTB recente.

MEDIDAS DE CONTROLE AMBIENTAL

Partindo do princípio que não é possível eliminar completamente a geração e a exposição às partículas infectantes, as medidas de controle ambiental e proteção individual são complementares a essas ações. No plano de ação, deve-se contemplar a avaliação dos locais onde os pacientes com TB ativa transitam na instituição, tais como: recepção; enfermarias/ quartos; sala de radiodiagnóstico; sala de indução de escarro/ broncoscopia, centro cirúrgico. Essa avaliação propicia a implementação de medidas de biossegurança específica nestes locais.

O objetivo do conjunto de medidas de controle ambiental é reduzir o número de partículas infectantes de TB em suspensão no ar, e que a retirada dessas partículas seja direcionada para local de ausência de risco de causar infecção. Essa retirada de ar pode se dar de forma natural ou mecânica. Caso esse local também ofereça risco, deve-se filtrar o ar (com filtro tipo HEPA – *Hight Efficiency Particulate Air*) ou esterilizá-lo (com luz UV natural ou artificial) ou ambos. A ventilação pode ser usada para diluir e remover o ar contaminado (trocas de ar); controlar o padrão de fluxo do ar nos cômodos (mixagem do ar); controlar a direção do fluxo de ar no recinto (pressão negativa). A troca de ar é o principal instrumento para reduzir o número de partículas em suspensão do Mtb, conseguida com uma ventilação adequada do cômodo.

A Tabela 62.20.1 mostra o número de trocas de ar/hora (TAH) de forma mecânica recomendável para alguns ambientes e o tempo necessário para a redução significativa e segura dos contaminantes aéreos.

TABELA 62.20.1 Relação TAH e tempo de eficiência dos contaminantes aéreos.

Local	TAH	Tempo em minutos para eficiência de 99%
Recepção	2 a 6	46 a 120
Consultório	6	46
Quarto de isolamento	6 a 12	23 a 46
Gabinete radiológico	9 a 12	23 a 31
Sala de broncoscopia	12	23
Sala de indução de escarro	12	23
Centro cirúrgico	15	18
Sala de diálise	6	46
Sala de autópsia	12	23

Fonte: Adaptada de CDC Guidelines for tuberculosis Infection Control; 1994 e 2005; e Guidelines for tuberculosis Infection Control in Canada; 1996.

MEDIDAS DE PROTEÇÃO INDIVIDUAL

As medidas de proteção individual consistem no uso correto de máscaras adequadas, por PPSS, para sua proteção em situações e ambientes de maior risco.

O uso de máscaras (respiradores) no atendimento de SR ou pacientes com TB deve ser feito de forma criteriosa e não tem caráter prioritário e sim complementar. O seu uso, portanto, não é superior às medidas administrativas e de controle ambiental que, certamente, têm maior impacto na proteção dos PPSS e dos demais pacientes do que o uso de máscaras isoladamente.

a) Tipo de máscaras: somente as máscaras tipo PFF2 ou N95, com certificação de órgão responsável, são eficazes para a proteção de PPSS.

b) Como e quando usar as máscaras: as máscaras PFF2 devem ser utilizadas somente em áreas de alto risco de transmissão, tais como: quartos de IR, sala de escarro induzido ou broncoscopia, ambulatório para atendimento referenciado de SR, ambulatório de pacientes bacilíferos, ambulatório de pacientes portadores de TB com suspeita de resistência ou resistência comprovada aos medicamentos da TB. O uso da máscara pelos PPSS deve ser durante todo o período em que o profissional permanecer no ambiente possivelmente infectado, pois os bacilos da TB podem permanecem no ambiente por horas (até mais de 8 horas), dependendo de sua ventilação e iluminação.

BIBLIOGRAFIA SUGERIDA

Cartilha de Proteção Respiratória contra Agentes Biológicos para Trabalhadores de Saúde. Brasília: Anvisa; 2009. 96p.

Costa PA. Avaliação da infecção tuberculosa em internos de Medicina da Universidade Federal Fluminense [Dissertação de mestrado]. Rio de Janeiro: Universidade Federal do Rio de Janeiro; 2000. 123 p.

da Costa PA, Trajman A, Mello FC, Goudinho S, Silva MA, Garret D, Ruffino-Netto A, Kritski AL. Administrative measures for preventing Mycobacterium tuberculosis infection among healthcare workers in a teaching hospital in Rio de Janeiro, Brazil. J Hosp Infect. 2009;72(1):57-64.

Guidelines for Preventing the Transmission of Mycobacterium tuberculosis in Health-Care Facilities, 2005 MMWR. 2005;54(RR-17).

Kusano MSE, Mendes IJM, Alves ED, Assis MCM. Risco anual da infecção tuberculosa no Distrito Federal (Brasil). Rev Bras Epidemiol. 2005;8(3):262-71.

Loudon RG et al. Aerial transmission of mycobacteria. Am Rev Respir Dis. 1969;100:165-71.

Maciel ELN, Meireles W, Silva AP, Fiorotti K, Dietze R. Nosocomial Mycobacterium tuberculosis transmission among healthcare students in a high incidence region, in Vitoria, State of Espirito Santo. Rev Soc Bras Med Trop. 2007;40(4):397-9.

Manual de Recomendações para o Controle da Tuberculose no Brasil. Ministério da Saúde, Secretaria de Vigilância em Saúde, Departamento de Vigilância das Doenças Transmissíveis. Brasília: Ministério da Saúde; 2018. 364 p.

Manual de Recomendações para o Controle da Tuberculose no Brasil.Ministério da Saúde, Secretaria de Vigilância em Saúde, Departamento de Vigilância das Doenças Transmissíveis. Brasília: Ministério da Saúde; 2018. 364 p.

Muzy de Souza GR, CTARValho ACC, Cravo R, Furukwasa F, DeRiemer K, Conde MB, Lapa e Silva JR, Kritski A. Viragem da prova tuberculínica entre profissionais de saúde em atividades num hospital universitário, referência para AIDS, no Rio de Janeiro, Brasil. Pulmao RJ. 2002;11(2):64-75.

Nathavitharana RR et al. FAST implementation in Bangladesh: high frequency of unsuspected tuberculosis justifies challenges of scale-up. Int J Tuberc Lung Dis. 2017 Sep 1;21(9):1020-5.

Silva VM, Cunha AJ, Kritski AL. Tuberculin skin test conversion among medical students at a teaching hospital in Rio de Janeiro, Brazil. Infect Control Hosp Epidemiol. 2002;23(10):591-4.

62.21 Situações especiais

Denise Arakaki-Sanchez
Fernanda Dockhorn Costa
Rossana Coimbra Brito

TUBERCULOSE E INFECÇÃO PELO HIV

A coinfecção TB-HIV mostra-se um grave problema de saúde mundialmente. Em 2016, foram reportados à OMS 476.774 casos de tuberculose em pessoas infectadas pelo HIV e esse número corresponde a 46% dos casos estimados. Dos casos reportados, 85% estavam em terapia antirretroviral. Em 2017, no Brasil, foram identificados 6.928 casos novos de pessoas com TB coinfectadas pelo HIV, correspondendo a 9,5% dos casos novos de TB. Desse total, 73% eram do sexo masculino e 61% eram da raça/cor negra. A maioria (78%) apresentava a forma pulmonar. Apenas 47% dos casos novos com coinfecção TB-HIV receberam a terapia antirretroviral durante o período de tratamento da TB.

Pessoas vivendo com HIV (PVHIV) tem maior risco de progressão de tuberculose infecção para doença ativa e maior possibilidade de ter formas atípicas e graves. A tuberculose é a doença oportunista que mais ocasiona morte nos casos de PVHIV, e a associação de tuberculose MDR com infecção pela HIV tem sido relatada em várias regiões do mundo. Em decorrência do risco acrescido de desenvolverem TB, as pessoas vivendo com HIV devem ser sistematicamente testadas e tratadas para infecção latente pelo *M. tuberculosis*, independentemente do cenário epidemiológico em que estão inseridas. Por isso, recomenda-se: para PVHIV com contagem de LT CD4+ $\geq$ 350 células/mm^3, deve-se realizar a prova tuberculínica ou IGRA anualmente e iniciar o tratamento da ILTB sempre que indicado; para PVHIV que apresentam contagem de LT CD4+ < 350 células/mm^3, principalmente no momento do diagnóstico da infecção pelo HIV e para contatos de casos bacilíferos, está indicado o tratamento da ILTB, independentemente da prova tuberculínica ou IGRA, desde que descartada a TB ativa.

A busca ativa de casos de TB na população vivendo com HIV tem por objetivo aumentar a detecção e diagnosticá-los precocemente. Desse modo, a Busca Ativa pode mudar o curso de ambos os agravos, uma vez que proporciona diagnóstico e tratamento oportuno da TB, aumentando a sua cura e reduzindo os óbitos em pacientes coinfectados. Em PVHIV, a Busca Ativa da TB está baseada no rastreamento de quatro sinais/sintomas, em todas as visitas das PVHIV ao serviço de saúde. Embora não sejam exclusivos da tuberculose, são eles: tosse; febre; emagrecimento; ou sudorese noturna. A presença de qualquer um desses sintomas deve desencadear a investigação específica para TB, que pode variar de acordo com a forma clínica da TB sob suspeição. Vale lembrar que, quanto maior a imunossupressão, maior a possibilidade de formas atípicas e disseminadas. É preciso que a unidade que atende PVHIV identifique suas referências para exames complementares ou procedimentos invasivos, tais como: exames de imagem, biópsias teciduais, entre outros.

Para reduzir as repercussões clínicas da infecção pelo HIV em pessoas com tuberculose, deve-se oferecer a testagem do HIV a todas as pessoas com a TB confirmada por exame bacteriológico (baciloscopia, TRM-TB ou cultura) ou definida por critério clínico. O teste rápido para o HIV é o método de eleição. Uma vez que o diagnóstico da infecção pelo HIV é realizado, a pessoa coinfectada deve ser encaminhada para o início da TARV, lembrando que o seu atraso está relacionado à piora do prognóstico, especialmente em pacientes com imunossupressão grave. Aos contatos de casos de TB também está recomendada a oferta da testagem do HIV.

O tratamento da tuberculose e da IL TB em PVHIV segue as mesmas recomendações definidas para a população geral. A tuberculose é curável na quase totalidade dos casos também nessa população, porém falhas ou intercorrências ao longo do tratamento podem implicar maior risco de abandonos e óbitos.

TABAGISTAS

A tuberculose é reconhecida como uma doença cujo controle depende de intervenções sociais, econômicas e ambientais. O tabagismo pode ser considerado um fator de risco para o desenvolvimento da TB. A exposição ao fumo passivo também pode aumentar o risco de infecção por tuberculose e desenvolvimento de tuberculose ativa tanto em crianças como em adultos. O tabagismo já foi identificado como um fator de risco para a TB desde 1918. Revisão sistemática (conduzida pela OMS e pela União Internacional Contra a Tuberculose e Doenças Pulmonares, The Union) mostrou a relação entre o adoecimento por TB e a exposição ativa ou passiva ao tabaco. No mesmo estudo, as evidências para o efeito do tabagismo e o risco de infecção e mortalidade foram consideradas limitadas. A presença de tosse em pessoas que fumam usualmente é atribuída somente ao uso do cigarro e, frequentemente, resultam em um atraso no diagnóstico de TB. A colaboração entre os programas de controle da TB e do tabagismo, em todos os níveis, pode ser verdadeiramente benéfica e gerar resultados positivos com impacto na saúde pública. Oportunidades devem ser criadas dentro do sistema de saúde para apoiar os fumantes com TB a parar de fumar, incluindo aconselhamento individual até a oferta do tratamento da dependência do tabaco. A consulta de tuberculose deve incluir orientações sobre os efeitos nocivos do tabaco, sobre a saúde geral e, em particular, sobre a saúde da pessoa com tuberculose. Muitos pacientes podem até parar de fumar quando adoecem ou durante o tratamento, porém, quando se sentem melhores, retornam ao uso do tabaco. Os profissionais de saúde devem fornecer informações claras, específicas e consistentes de que o consumo de qualquer tipo de cigarro ou produto derivado do tabaco é prejudicial tanto durante o tratamento da TB quanto em todo o curso da vida.

DIABETES *MELLITUS*

A crescente urbanização e o envelhecimento da população observadas nas últimas décadas elevaram as taxas de obesidade e diabetes *mellitus* (DM). O número de pessoas com diabetes, que era de 171 milhões em 2000, deve crescer para 366 a 440 milhões em 2030, com três quartos dos pacientes com diabetes vivendo em países de baixa renda. Vários estudos mostram uma relação direta entre o diabetes e o desenvolvimento da tuberculose. A associação de TB e DM resultam em complicações mútuas. Pessoas com diabetes são mais facilmente infectadas e podem evoluir mais rapidamente para tuberculose. Além disso, o diabetes pode afetar negativamente o curso da tuberculose, retardando a resposta microbiológica, reduzindo a cura e aumentando a chance de recaídas. O diabetes pode permanecer assintomático por longo tempo e seu diagnóstico muitas vezes é feito a partir de seus fatores de risco e/ou sinais indiretos, tais como o adoecimento por tuberculose.

A prevalência de TB em pessoas diabéticas é maior quando comparadas a não diabéticas. Portanto, espera-se que o rastreamento dos sintomas de TB e a identificação do Sintomático Respiratório sejam implementados em todas as pessoas com diabetes. Na prática, isso significa que os profissionais de saúde devem estar alertas para presença de tosse em pessoas atendidas com diabetes. Ainda não há evidências sobre algoritmos diagnósticos para TB em pessoas com DM. No entanto, tosse inexplicada (lembrar do uso de alguns anti-hipertensivos que podem cursar com tosse), febre prolongada, difícil controle glicêmico e/ou outros sintomas e sinais associados à TB devem levantar a suspeita para o diagnóstico da doença. Recomenda-se que as pessoas com DM devem ser perguntadas sobre a presença de tosse no momento do diagnóstico do DM e, se possível, em intervalos regulares do seu acompanhamento clínico. Durante o tratamento de TB em pessoas com DM já estabelecido, deve ser dada especial atenção ao controle da glicemia. A rifampicina interage com os níveis de hipoglicemiante oral, o que pode ocasionar uma descompensação do quadro de diabetes. Pacientes nessa situação devem ser cuidadosamente monitorados quanto aos níveis glicêmicos e a troca de hipoglicemiantes orais pelo uso de insulina.

O momento do diagnóstico de TB pode ser também uma oportunidade de diagnóstico de DM. Na anamnese inicial, o profissional deve estar atento a fatores de risco, como história familiar, idade, além de sinais e sintomas que caracterizem a doença (poliúria, polidipsia, polifagia). Nesse caso, uma glicemia de jejum deve ser realizada e, se alterada, seguir as recomendações para o diagnóstico da doença.

63

Micobactérias não tuberculosas

Sylvia Cardoso Leão
Renato Satovschi Grinbaum

DEFINIÇÃO

Micobactérias não tuberculosas (MNT) são espécies do gênero *Mycobacterium* que não pertencem ao Complexo *Mycobacterium tuberculosis* e são diferentes de *Mycobacterium leprae*.

GÊNERO *MYCOBACTERIUM*

O gênero *Mycobacterium*, pertence à classe *Actinobacteria*, ordem *Actinomycetales*, família *Mycobacteriaceae*. Esse gênero foi proposto em 1896 por Lehmann e Neumann e continha inicialmente apenas as espécies *Mycobacterium tuberculosis* e *Mycobacterium leprae*. Várias descrições de novas espécies se seguiram e, de acordo com a mais recente Lista de Nomes Bacterianos, hoje há 198 espécies e 14 subespécies reconhecidas no gênero *Mycobacterium*. Muitas espécies são reunidas em complexos em razão das semelhanças fenotípicas e moleculares (Tabela 63.1).

Os critérios mínimos para classificar bactérias no gênero *Mycobacterium* são: a) álcool-acidorresistência; b) presença na parede bacteriana de ácidos micólicos contendo de 60 a 90 átomos de carbono; e c) conteúdo de guanina e citosina (G+C) no DNA de 61 a 71 mol%, a única exceção sendo *M. leprae*, com um conteúdo de G+C de 54 a 57 mol%.

A parede das micobactérias apresenta composição e arquitetura distintas das verificadas em bactérias Gram-positivas e Gram-negativas e tem sido extensivamente estudada, por ser responsável por algumas das principais características das micobactérias (Figura 63.1). Ela é rica em

TABELA 63.1 Espécies de micobactérias agrupadas em complexos filogeneticamente relacionados.	
Complexos	**Espécies**
Complexo *M. avium* (CMA)	*M. avium, M. intracellulare, M. chimerae, M. colombiense, M. marseillense, M. vulneris, M. arosiense, M. kubicae, M. palustre*
Complexo *M. fortuitum*	*M. fortuitum, M. peregrinum, M. mucogenicum, M. senegalense, M. conceptionense, M. setense* e a terceira biovariante ou inominada (*M. septicum, M. mageritense, M. porcinum, M. houstonense, M. bonickei, M. neworleansense* e *M. brisbanense*)
Complexo *M. chelonae-M. abscessus*	*M. chelonae, M. abscessus,* subespécie *abscessus, M. abscessus,* subespécie *massiliense, M. abscessus,* subespécie *bolletii, M. immunogenum, M. salmoniphilum, M. franklinii, M. saopaulense*

lipídios (~60% do seu peso seco), o que explica, ao menos parcialmente, a resistência dessas bactérias a diversos agentes químicos e físicos. É representada esquematicamente por três camadas: a mais interna, a membrana plasmática, é

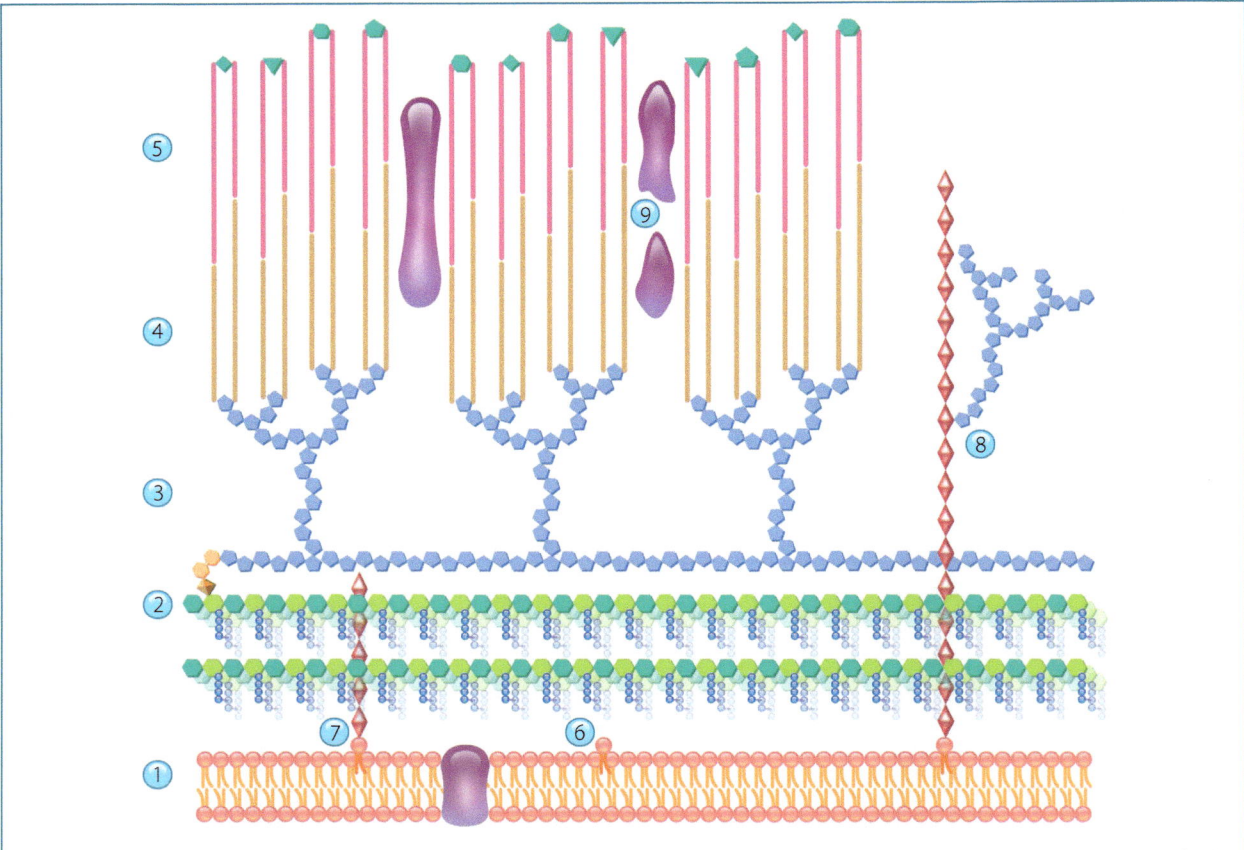

1: membrana plasmática; 2: peptidioglicano; 3: arabinogalactano; 4: ácidos micólicos; 5: glicolipídios complexos; 6: manosídeos de fosfatidilinositol (PIM); 7: lipomanana; 8: lipoarabinomanana (LAM); 9: proteínas de parede.

FIGURA 63.1 Estrutura da parede das micobactérias.

Fonte: Adaptada de Ana Carolina Barros et al. Mycobacterium. 2018. https://edisciplinas.usp.br/pluginfile.php/4327468/mod_resource/content/1/pagandomyco%20final%202.pdf.

formada por uma bicamada lipídica constituída essencialmente de fosfolipídios e manosídeos (PIM). A segunda camada, o esqueleto parietal, é formada por peptidioglicano e arabinogalactano, que se ligam, por sua vez, aos ácidos micólicos. Os ácidos micólicos são os principais responsáveis pela álcool-acidorresistência dos bacilos, de modo que, quando as micobactérias são coradas com fucsina, elas retêm o corante e resistem à descoloração com a solução de álcool e ácido. Essa propriedade é usada na coloração de Ziehl-Neelsen para visualizar as micobactérias ao microscópio. A parte externa da parede é formada por uma matriz de glicolipídios complexos, incluindo glicolipídios, fenolglicolipídios, peptidioglicolipídios e lipoarabinomanana (LAM). Alguns deles são responsáveis pela modulação da resposta imune do hospedeiro durante a infecção.

As espécies micobacterianas podem ser separadas em dois grandes grupos, confirmados em análises filogenéticas: o grupo das micobactérias de crescimento rápido (MCR), que formam colônias visíveis em até 7 dias quando incubadas em meio sólido, e o grupo das micobactérias de crescimento lento (MCL), que o fazem após 7 dias de incubação. Algumas espécies produzem pigmentos apenas após exposição à luz (fotocromógenas), outras sempre produzem colônias pigmentadas (escotocromógenas) e outras nunca produzem pigmentos (acromógenas). Com base nas diferenças em velocidade de crescimento e produção de pigmentos, Ernest Runyon elaborou, em 1959, a primeira classificação de MNT, separando-as em quatro grupos: I = MCL fotocromógenas; II = MCL escotocromógenas; III = MCL acromógenas; e IV = MCR.

As MNT são consideradas potencialmente patogênicas para o homem e animais, diferentemente das espécies estritamente patogênicas, como as pertencentes ao Complexo M. tuberculosis (*M. tuberculosis*, *Mycobacterium bovis*, *Mycobacterium africanum*, *Mycobacterium microti*, *Mycobacterium caprae*, *Mycobacterium pinnipedii* e *Mycobacterium canettii*) e o agente da hanseníase (*M. leprae*). A maioria das MNT é encontrada amplamente distribuída na natureza e pode tornar-se patogênica em circunstâncias especiais. São, por isso, chamadas micobactérias oportunistas ou patógenos ocasionais, para distingui-las dos patógenos estritos. Outras espécies são normalmente saprófitas e só excepcionalmente são responsáveis por doenças. Várias denominações já foram propostas para descrever essas espécies, como micobactérias paratuberculosas, anônimas, atípicas ou MOTT (*mycobacteria other than tuberculosis*). A denominação MNT tem sido a mais frequentemente adotada, embora a discussão a respeito da designação mais adequada continue.

O número de espécies micobacterianas conhecidas e oficialmente aceitas aumentou exponencialmente a partir da década de 1990, com a disseminação do uso de ferramentas moleculares, em especial o sequenciamento de DNA e a hibridação DNA-DNA. As análises moleculares contribuíram para a reclassificação de espécies que não podiam ser discriminadas fenotipicamente e para a identificação de novas espécies. A maioria dessas novas espécies foi isolada de amostras clínicas e é possível supor que representem apenas uma pequena fração da diversidade existente no meio ambiente, seu reservatório natural. A descrição e o reconhecimento de novas espécies não têm interesse apenas científico ou taxonômico, já que podem ter significado clínico importante. Para o clínico, é importante conhecer o potencial patogênico e a suscetibilidade a antimicrobianos das novas espécies e isso justifica os estudos amplos de caracterização, especialmente de cepas isoladas de surtos.

Entretanto, a contínua evolução da taxonomia micobacteriana frequentemente gera conflitos. A incorporação do sequenciamento de genoma completo ao arsenal de técnicas moleculares tem permitido esclarecer discrepâncias, renomear espécies, descrever novas espécies e criar novos complexos. O estudo de 150 genomas completos resultou, em 2018, em uma proposta inédita de alteração na classificação das micobactérias, com a separação do gênero *Mycobacterium* em cinco gêneros distintos:

- *Mycobacterium*: compreende quase todas as MCL e os principais patógenos humanos, como os Complexos *tuberculosis* e *avium*, além das espécies *leprae* e *ulcerans*.
- *Mycolicibacterium* **gen. nov.:** inclui a maioria das MCR.
- *Mycolicibacter* **gen. nov.:** inclui as espécies do Complexo *terrae*.
- *Mycolicibacillus* **gen. nov.:** inclui as espécies *trivialis*, *koreensis* e *parakoreensis*.
- *Mycobacteroides* **gen. nov.:** inclui as espécies do Complexo *chelonae-abscessus*.

Consideramos que é importante dar a conhecer aqui essa nova proposta de classificação, mas, para não criar desentendimentos em relação à nomenclatura comumente utilizada na prática clínica e laboratorial, neste capítulo será usada a classificação convencional, que considera todas as micobactérias como pertencentes ao gênero *Mycobacterium*.

MICOBACTÉRIAS NÃO TUBERCULOSAS E SUA IMPORTÂNCIA NA SAÚDE HUMANA

As micobactérias estão presentes em um grande número de ambientes, inclusive o hospitalar, variando do frio ao calor, do deserto aos ambientes aquáticos. Boa parte das MNT de interesse clínico possuem predileção por ambientes aquáticos. Os riscos de infecção são naturalmente baixos, visto a desproporção entre sua detecção no ambiente e sua participação no adoecimento humano. Com exceção da tuberculose e da hanseníase, a doença humana, denominada micobacteriose, é um evento não habitual, e a identificação de micobactérias em espécimes clínicos não indica obrigatoriamente a presença de doença micobacteriana.

As micobactérias convivem com mamíferos e seres humanos há milhões de anos e possuem papel relevante no desenvolvimento da imunidade celular. Os seres humanos são bem adaptados no que concerne aos mecanismos de defesa contra fatores de agressão das micobactérias, seja em relação à imunidade inata, incluindo a própria microbiota de proteção, seja em relação à imunidade celular e à formação de granulomas, circunscrevendo esses agentes e dificultando sua proliferação e disseminação no organismo.

A interação entre as micobactérias e o organismo humano é multifacetada. Existem hipóteses relacionando a infecção por micobactérias, mesmo de forma assintomática, com a doença inflamatória intestinal, ou com a menor incidência de distúrbios alérgicos, em decorrência da modulação do sistema imune. Existe também discussão relativa à interferência de micobactérias ambientais nos resultados ao teste tuberculínico e na resposta à vacina BCG. Já na tuberculose e na hanseníase, causadas por espécies de micobactérias naturalmente mais patogênicas, as manifestações das doenças são causadas tanto pela ação direta do micro-organismo como pela resposta imune deflagrada em resposta à sua atividade.

As MNT podem ser encaradas como micro-organismos oportunistas, que se aproveitam das condições do hospedeiro (p. ex., imunodepressão) ou de uma inoculação indevida (p. ex., infecção após procedimento invasivo) para proliferar e causar manifestações clínicas. Exatamente por estes motivos, essas infecções passaram a ganhar maior visibilidade nas últimas décadas.

Aumento considerável na incidência das infecções micobacterianas foi observado a partir do início da pandemia da aids, sendo que as espécies mais frequentemente isoladas nesses pacientes, além dos membros do Complexo *M. tuberculosis,* são membros do Complexo *Mycobacterium avium* (CMA) e *Mycobacterium kansasii*. Com a implantação da terapêutica antirretroviral de alta eficácia (TARV), a incidência de infecções por MNT diminuiu, pelo menos nessa população. Entretanto, falhas no controle do HIV podem ser responsáveis pelo reaparecimento de infecções por MNT na mesma população. Pacientes imunodeprimidos por outros motivos (p. ex., uso prolongado de corticosteroides e transplantes) também apresentam risco para essas infecções. Mais recentemente, descreveu-se o uso de alguns imunobiológicos, como o infliximabe, como fator de risco.

Infecções iatrogênicas e nosocomiais causadas por MNT estão se tornando mais frequentes nos últimos anos. Membros dos Complexos *Mycobacterium fortuitum* e *Mycobacterium chelonae-M. abscessus* são agentes de abscessos subcutâneos ou intramusculares em locais de injeções e vacinas, mesoterapia, lipoaspiração, lipoescultura e acupuntura. Podem causar infecções em cirurgias de implantes de mama e cirurgias oftalmológicas para correção de problemas de refração, entre outros procedimentos. *M. chelonae* também foi associada a infecções após diálise peritoneal ou hemodiálise. *M. chelonae*, M. *abscessus*, M. *fortuitum* e *Mycobacterium xenopi* foram implicadas em infecções pós-cirúrgicas em razão da esterilização inadequada de equipamentos e soluções. Na verdade, a real incidência destas infecções é subestimada, uma vez que as manifestações são inespecíficas, e como são doenças cujo aumento de incidência é recente, muitas vezes a suspeita clínica não é realizada.

As MNT também podem ser responsáveis por doenças adquiridas por contato com fontes de água contaminadas, sobrevivendo e se multiplicando em biofilmes em tubulações de água, piscinas, banhos e aquários. As MNT estão presentes em inúmeros reservatórios naturais. Em particular, estão presentes em fontes de água, inclusive em água potável, mesmo quando tratada adequadamente. Essas bactérias são muito resistentes ao processo de desinfecção e mesmo o tratamento com cloro ou ozônio não é suficiente para garantir sua completa eliminação. É possível supor que águas com maiores concentrações de MNT, como águas paradas com presença de biofilme evidente, carreguem maior risco à saúde humana, mas não através de contato com pele ou ingestão da água, mas sim através do contato com ferimentos ou inalação. Em geral, a infecção acontece em pacientes com prolongado contato com fontes de água e/ou com história de lesões de pele ou microtraumas. Granulomas de pele causados por *Mycobacterium marinum* foram descritos em pacientes com história de trauma e ocupações relacionadas à água e à pesca. Surtos de furunculose por *M. fortuitum* e *M. chelonae* em membros inferiores em pessoas que frequentavam salões de beleza para procedimentos de depilação e pedicure foram reportados nos Estados Unidos. A mesma cepa foi isolada dos equipamentos de hidromassagem usados pelas pacientes.

Certos exames médicos e procedimentos especiais para coleta de espécimes requerem o uso de equipamentos, como endoscópios gastrointestinais flexíveis e broncoscópios, que podem ser difíceis de esterilizar de forma eficaz. A contaminação destes equipamentos por micobactérias, geralmente provenientes de água de torneira, não é rara e dá lugar à chamada pseudoinfecção, na qual há isolamento de micobactéria sem o quadro clínico compatível, podendo ocasionar erros diagnósticos e intervenções terapêuticas desnecessárias. Em outros casos, estes mesmos instrumentos contaminados podem ser responsáveis pela aquisição de doenças e pela expansão de miniepidemias. *M. chelonae* é a espécie mais frequentemente implicada em contaminação de endoscópios, mas ocasionalmente a contaminação pode ser devida a *M. tuberculosis* e casos de tuberculose ativa já foram associados a procedimentos de broncoscopia. Em geral, a contaminação de equipamento médico por *M. tuberculosis* tem sua origem em pacientes, enquanto a contaminação por MNT surge da água de torneira usada para preparar soluções ou das máquinas de limpeza automatizadas para desinfecção de endoscópios. É importante sempre fazer a distinção entre colonização e doença e usar critérios rígidos para determinar a importância de uma micobactéria isolada de espécime clínico.

MICOBACTÉRIAS NÃO TUBERCULOSAS NO BRASIL

Não há dados oficiais sobre a frequência das infecções causadas por MNT no Brasil, visto que essas doenças não são de notificação obrigatória, a não ser em situações especiais, como surtos. No entanto, publicações recentes mostram que laboratórios de referência brasileiros têm recebido um número crescente de isolados de MNT para identificação.

O Centro de Referência em Micobactérias Professor Hélio Fraga, no Rio de Janeiro, é o centro nacional de referência para MNT desde 1993. Um estudo realizado no período de 1993 a 2011 mostrou aumento no número de casos de doença pulmonar por MNT diagnosticados no Rio de Janeiro nos anos mais recentes, como também tem sido observado em estudos internacionais. Enquanto apenas 5 a 7 casos de doença pulmonar causada por MNT foram detectados entre 1993 e 2005, entre 2006 e 2011 foram detectados de 20 a 40 casos por ano. Nos Estados Unidos, houve um aumento de 8,2 para 16 casos/100.000 habitantes entre 1994 e 2014. No Japão, houve aumento de 5,7 para 14,7 casos/100.000 habitantes entre 2007 e 2014.

O Instituto Adolfo Lutz de São Paulo (IAL) é o laboratório de referência para o estado de São Paulo. Entre 2011 e 2014, o laboratório recebeu 5.392 isolados de MNT de amostras respiratórias de 3.883 indivíduos, sendo que 1.014 obedeciam aos critérios de diagnóstico de doença pulmonar causada por micobactérias. As espécies mais comumente identificadas foram, em ordem decrescente, *M. avium, M. kansasii, Mycobacterium intracellulare, Mycobacterium gordonae, M. fortuitum* e *M. abscessus*. Estas espécies também aparecem, com pequenas diferenças nas porcentagens, como as mais frequentemente isoladas de amostras pulmonares, em estudos conduzidos no Rio Grande do Sul e no Rio de Janeiro.

Estudos realizados antes da introdução da TARV no Brasil mostraram a alta prevalência de infecções por membros do CMA em pacientes em fase avançada da aids. Em um estudo realizado entre junho de 1995 e janeiro de 1997, no Hospital das Clínicas da FMUSP, em São Paulo, *M. avium* foi a espécie predominante em pacientes com aids, recuperada de 22 entre 250 amostras de sangue avaliadas. Uma análise posterior, realizada entre setembro de 1997 e dezembro de 1999 revelou que a TARV foi protetora com respeito à infecção disseminada por CMA, mas não com relação à colonização de sítios não estéreis.

Já nos últimos anos, existem fortes razões para suspeitar do papel das MCR como patógenos emergentes no Brasil, em especial nos grandes centros urbanos. A característica emergente tem relação com o contínuo aparecimento de novas técnicas invasivas, médicas ou não, e com o aumento do número de procedimentos, como cirurgias oftalmológicas, cirurgias plásticas e procedimentos de estética, como a mesoterapia, realizados nos últimos anos.

Vários surtos de infecções por MNT ocorreram recentemente no Brasil. Os mais expressivos são mostrados na Tabela 63.2. Os surtos são, na grande maioria das vezes, causados por espécies de crescimento rápido dos Complexos *M. fortuitum* e *M. chelonae-M. abscessus*. Como estas micobactérias são amplamente distribuídas no meio ambiente, especialmente em fontes de água (rios, lagos, água potável), podem contaminar reagentes, material e equipamentos médicos.

DIAGNÓSTICO, IDENTIFICAÇÃO E TESTES DE SUSCETIBILIDADE A DROGAS

O diagnóstico das micobacterioses deve ser confirmado pela visualização de bacilos álcool-acidorresistentes (BAAR) em esfregaços corados pelas técnicas de Ziehl-Neelsen ou auramina-rodamina e pelo isolamento da micobactéria em cultivos. No entanto, deve-se levar em conta que o simples isolamento de uma micobactéria no laboratório pode, algumas vezes, significar colonização transitória ou contaminação laboratorial.

TABELA 63. 2 Surtos por MCR mais expressivos no Brasil.

Número de surtos	Períodos	Procedimentos	Espécies	Estados
5	1998-2003	PRK* ou LASIK**	*M. chelonae, M. abscessus,* subespécie *abscessus,* *M. immunogenum, M. saopaulense*	Rio de Janeiro e São Paulo
2	2000-2002	Mesoterapia	*M. chelonae, M. abscessus,* subespécie *abscessus, M. abscessus,* subespécie *bolletii*	São Paulo e Pará
1	2003-2004 e 2008-2010	Mamoplastia de aumento	*M. fortuitum*	São Paulo (Campinas)
1	2004-2008	Cirurgias laparoscópicas, artroscópicas e plásticas	*M. abscessus,* subespécie *massiliense*	Pará, Goiás, Rio de Janeiro, Rio Grande do Sul, Espírito Santo, Paraná, São Paulo, Amazonas
1	2008	Lipocirurgias e mamoplastia de aumento	*M. abscessus,* subespécie *abscessus*	Espírito Santo
1	2008	Vacinação	*M. abscessus,* subespécie *abscessus*	São Paulo

*Ceratectomia fotorrefrativa; **laser in situ keratomileusis.*

Desse modo, o diagnóstico de micobacteriose deve apoiar-se na presença de sinais e sintomas clínicos sugestivos e é importante fazer a correlação com o quadro clínico para estabelecer o diagnóstico definitivo de micobacteriose. Na suspeita de doença pulmonar, recomenda-se a coleta de pelo menos duas amostras de escarro em dias diferentes, que deverão ser enviadas para cultivo no laboratório. O isolamento da mesma espécie em mais de uma amostra clínica reforça o diagnóstico. No caso de amostras coletadas de sítios estéreis (sangue, biópsias, líquor, medula óssea), um único isolamento de MNT deve ser valorizado.

A identificação tradicional das espécies baseia-se na observação de características fenotípicas, como a velocidade de crescimento e a produção de pigmento. Essas características podem permitir uma separação presuntiva em grupos e são essenciais para a seleção de testes bioquímicos e de inibição de crescimento na presença de diversas substâncias, que são realizados para confirmação da espécie. Apesar de bem padronizada, a identificação tradicional apresenta várias limitações, como a demora na obtenção dos resultados, a crescente diversidade de espécies e a superposição de perfis, levando a identificações incorretas.

A identificação pela análise de ésteres de ácidos micólicos por cromatografia líquida de alta pressão (HPLC) é um método rápido, de baixo custo por amostra, mas de alto investimento inicial na compra de equipamentos. Além disso, requer o uso de grandes quantidades de bactérias em cultivos e não permite a diferenciação de algumas espécies. Por esses motivos esse teste não deve ser indicado para uso em medicina diagnóstica. Tem sido proposto o uso de espectrometria de massa por *matrix-assisted laser desorption ionization-time of flight* (MALDI-TOF/MS) para identificação de micobactérias, com base em diferenças em proteínas ribossomais. A técnica é realizada a partir de cultivos e sua interpretação é feita por comparação com bancos de dados, que ainda são incompletos para micobactérias.

A identificação molecular das micobactérias baseia-se na presença de regiões conservadas no DNA, mas que albergam sequências hipervariáveis, com polimorfismos de um ou mais nucleotídeos espécie-específicos. Vários genes apresentam essas características: *16S rRNA, hsp65, sodA, rpoB, gyrB, recA,* e a região intergênica entre os genes *16S rRNA* e *23S rRNA* (ITS). Essas regiões hipervariáveis podem ser amplificadas e analisadas por sequenciamento de DNA, hoje considerado o padrão-ouro para identificação de micobactérias. Os genes 16S rRNA, *hsp65* e *rpoB* e a região ITS são os mais utilizados, já que possuem mais informação disponível em bancos de dados de sequenciamento.

Os fragmentos amplificados também podem ser analisados por digestão com endonucleases de restrição. Os fragmentos digeridos são visualizados após eletroforese em gel de agarose no método denominado PRA (PCR – *Restriction Enzyme Analysis*). A interpretação é feita por comparação dos tamanhos dos fragmentos obtidos com aqueles descritos em tabelas ou *sites* de internet, que relacionam o perfil de digestão enzimática com a espécie de micobactéria. Os genes mais utilizados nesse método são *hsp65* e o fragmento ITS.

A identificação molecular também pode ser feita com testes comerciais, como INNO LiPA® Mycobacteria v2 (Innogenetics, Ghent, Bélgica), GenoType® Mycobacterium (Hain Lifescience GmbH, Nehren, Alemanha) ou Speed-Oligo® Mycobacteria (Vircell S. L., Granada, Espanha). Estes testes permitem a identificação das espécies mais frequentemente isoladas em laboratórios clínicos, mas muitas espécies não são identificadas.

Todas as metodologias, fenotípicas e moleculares, apresentam limitações, e os laboratórios frequentemente usam uma combinação de métodos de identificação para chegar ao resultado definitivo. Pode-se prever para um futuro próximo a incorporação do sequenciamento do genoma completo ao arsenal de identificação de micobactérias.

Além da identificação da espécie presente na amostra clínica, também é importante a avaliação da suscetibilidade a drogas, para orientar o tratamento. A avaliação da concentração inibitória mínima (CIM) é o método de escolha para avaliação de MNT. O documento publicado pelo Clinical and Laboratory Standards Institute (CLSI) dos Estados Unidos traz os critérios e as recomendações dos fármacos a serem testados, bem como os pontos de corte que definem suscetibilidade, resistência ou resultado intermediário. Foi atualizado em 2011 e é usado em muitos países, inclusive no Brasil. As espécies que podem ser avaliadas são as do CMA, *M. kansasii*, *M. marinum* e as MCR de importância clínica. Para as demais espécies ainda não existem dados consistentes que justifiquem a utilização do método, mas novos estudos já estão sendo realizados nesse sentido.

MANIFESTAÇÕES CLÍNICAS

O grupo das micobacterioses é um extenso agrupado de doenças clínicas, para as quais não existe uma classificação consensual. As micobacterioses podem ocorrer em pacientes imunocompetentes ou imunocomprometidos, podem ser doença localizada ou disseminada, relacionada a trauma ou procedimento médico, ou de origem desconhecida. Neste capítulo, a classificação utilizada será somente uma tentativa de organizar as informações com base nestes parâmetros.

PACIENTES IMUNOCOMPETENTES

Nos pacientes imunocompetentes, as micobacterioses tendem a se manifestar de forma localizada, e a origem da infecção costuma ser mais evidente, seja trauma, procedimento médico ou contato com fonte de água contaminada.

Uma das considerações que deve ser levada em conta é a possibilidade de pseudoinfecção ou até pseudossurto. As MNT estão presentes em ambiente, seja água, solo ou ocasionalmente o ar. Assim, a contaminação de amostras enviadas para cultura pode ocorrer em qualquer momento da coleta ou processamento de materiais. A pseudoinfecção ou pseudossurto são definidos quando há a positividade de uma ou mais culturas sem correspondência clínica. Portanto, se houver identificação de uma amostra de MNT, em primeiro lugar deve ser avaliada a presença de infecção clínica correspondente, pela pesquisa de sinais e sintomas característicos. Caso não haja essa relação, não é requerido tratamento e o laboratório clínico deve ser avisado para que possa proceder a investigações e atitudes necessárias para a situação.

DOENÇA CUTÂNEA

Pode ocorrer espontaneamente, associada a uma úlcera, ou após trauma relacionado a uma fonte de água. Na maioria das vezes, é possível obter a história do trauma ou do procedimento.

As lesões mais comuns são as gomas de evolução subaguda, com evolução para formação de abscesso, fistulização ou, menos frequentemente, ulceração (Figura 63.2). O surgimento de infecções metastáticas ou disseminação é raro. A classificação dessas infecções está descrita na Tabela 63.3.

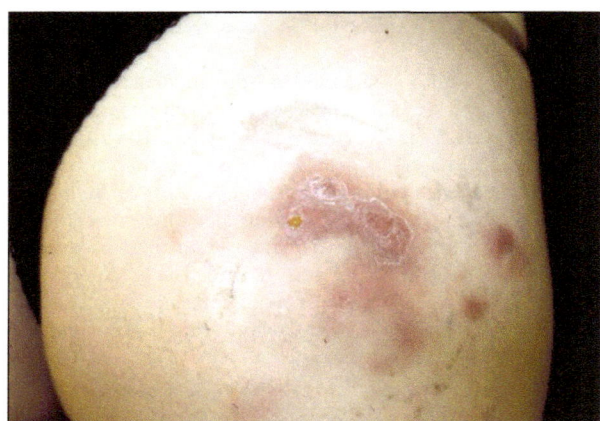

FIGURA 63.2 Exemplo de lesão cutânea causada por MNT.

TABELA 63.3 Classificação das micobacterioses cutâneas.

Estado geral e distribuição		Classificação e espécies
• Sem envolvimento interno		
Localizada	I	*M. ulcerans* (úlcera de Buruli)
	IIa	Lesões esporotricoides, fonte aquagênica (*M. marinum*, MCR*, *M. kansasii*)
	IIb	Lesões esporotricoides, não aquagênica (MCR, *M. kansasii*, *M. avium*)
	IIIa	Não linfocutânea, fonte aquagênica (*M. marinum*, MCR, *M. kansasii*)
	IIIb	Não linfocutânea, fonte aquagênica pós-cirúrgica, relacionada a cateter (MCR)
Disseminada cutânea	IV	Foliculite e/ou furunculose após depilação ou relacionada à água (MCR)
	V	Lesões em membros e uso de imunossupressores (MCR)
• Com envolvimento interno		
Localizada	VI	Lesões únicas em imunodeprimidos (*M. kansasii*, *M. avium*, MCR, *M. simiae*)
Disseminada cutânea	VII	Lesões cutâneas ou mucosas e disseminada em portadores de doença congênita (defeito citocina tipo-1) ou adquirida (*M. kansasii*, CMA**, *M. haemophilum*, MCR, *M. simiae*, *M. gordonae*, *M. marinum*, *M. scrofulaceum*, *M. szulgai*, *M. malmoense*, *M. terrae*, *M. xenopi*, *M. smegmatis* e *M. flavescens*)
*MCR: micobactéria de crescimento rápido; **CMA: complexo *M. avium*.		

DOENÇA GANGLIONAR

A linfadenite é uma doença particularmente prevalente na infância, até os 5 anos de idade. A fonte da bactéria é, em geral, o solo e água. As espécies mais importantes são membros do CMA e *Mycobacterium scrofulaceum*. Em geral, o acometimento é unilateral, de um ou poucos gânglios, podendo ocorrer fistulização. As cadeias mais envolvidas são a submandibular, submaxilar, cervical ou preauricular. Pode haver formação de caseum. O diagnóstico pode ser feito por punção aspirativa ou por biópsia.

A excisão cirúrgica pode ser curativa, mas há relato de formação de fístulas após a ressecção. Há controvérsia se o tratamento ideal é clínico ou cirúrgico.

DOENÇA PULMONAR

A doença pulmonar é um importante desafio terapêutico. Existem várias formas de apresentação e a mais comum é a doença crônica, muito parecida com a tuberculose. O quadro clínico é de febre, perda de peso e tosse crônica, e os achados radiológicos dependem da presença ou não de doença pulmonar subjacente. Quando a doença é cavitária, ela se parece muito com a tuberculose, no entanto há tendência de paredes mais finas da cavitação, maior disseminação por contiguidade que por via broncogênica e maior envolvimento pleural. Uma das situações em que a suspeita de doença pulmonar causada pela MNT deve ser levantada é nos pacientes em tratamento para tuberculose pulmonar sem a resposta clínica ao tratamento adequado. Nestes pacientes, a cultura ou as técnicas de biologia molecular têm um papel essencial. Estudo recente mostrou que MNTs foram responsáveis por 8,2% dos casos de tuberculose suspeita, que posteriormente foi considerada resistente. As espécies mais encontradas foram membros do grupo *M. chelonae-M. abscessus,* do CMA, *M. kansasii* e *M. fortuitum. Mycobacterium avium* também é causador de infecções pulmonares. Apesar de rara, a doença pulmonar causada por *Mycobacterium abscessus* é bastante citada em literatura, em razão da sua baixa taxa de cura e alta incidência de recidivas.

Pacientes com suspeita de doença pulmonar causada por MNT, mas que não cumprem todos os critérios, devem ter acompanhamento até completa definição ou exclusão do diagnóstico. O diagnóstico não obriga o início de terapia específica, que é uma decisão individualizada com base em potenciais riscos e benefícios.

Micobacterioses também podem ocorrer em pacientes com doença pulmonar de base, em particular doença pulmonar obstrutiva crônica (DPOC), fibrose cística e bronquiectasia. De 32 a 95% dos pacientes apresentam doença pulmonar subjacente, de acordo com o estudo analisado. Nesses pacientes, as alterações estruturais, o dano do epitélio ciliado e os fatores relacionados à diminuição da atividade macrofágica favorecem a persistência das micobactérias e a formação de biofilmes. Além disso, as alterações radiológicas são menos específicas, e o quadro é de piora clínica, em especial da tosse, dispneia e secreção, sem alívio com terapia da doença de base ou antibioticoterapia convencional. A definição diagnóstica muitas vezes é difícil, pois um resultado positivo no exame microbiológico pode indicar contaminação da amostra, colonização respiratória ou infecção, e requer grande experiência clínica. A Sociedade Americana de Doenças do Tórax preconiza tal conduta. De todo modo, em pacientes com fibrose cística é recomendável a vigilância periódica com o objetivo de identificar pacientes possivelmente infectados.

Uma última forma de doença é a pneumonite de hipersensibilidade, que pode estar associada a fontes aquáticas ou a diversas atividades profissionais.

> A American Thoracic Society (ATS) preconiza como critérios para diagnóstico da doença pulmonar causada por MNT:
>
> ### Dados clínicos (ambos requeridos)
> Sintomas pulmonares, opacidades nodulares ou cavitárias na radiografia, ou tomografia evidenciando bronquiectasia multifocal, com múltiplos micronódulos.
> e
> Exclusão apropriada de outros diagnósticos.
>
> ### Exame microbiológico
> Culturas positivas de duas amostras independentes de escarro. Se o resultado de uma das amostras for negativo, deve ser cogitada nova pesquisa de BAAR e cultura.
> ou
> Cultura positiva obtida por meio de lavado brônquico.
> ou
> Biópsia pulmonar, inclusive transbrônquica, com achados característicos (BAAR ou inflamação granulomatosa) e uma ou mais culturas positivas obtidas por meio de lavado ou escarro.

DOENÇA DISSEMINADA

De forma bastante infrequente em imunocompetentes, a micobacteriose pode se apresentar de forma disseminada. Essas bactérias são saprófitas e possuem pequeno potencial patogênico. É por essa razão que na maioria dos casos em imunocompetentes a doença tende a ser localizada, seguindo o local de inoculação ou via linfática correspondente. Existem em literatura diversos relatos de endocardite ou disseminação hematogênica das micobactérias. Não se sabe se esta disseminação ocorre por virulência de cepa, dimensão do inóculo ou por alguma deficiência específica de resposta ao patógeno pelo sistema imune do paciente. Essas infecções são mais graves e requerem maior agressividade terapêutica e maior tempo de tratamento.

INFECÇÕES RELACIONADAS A PROCEDIMENTOS

Mais recentemente, as infecções causadas por MNT ganharam bastante importância, em especial as relacionadas a MCR. As infecções podem ocorrer isoladamente, ou mais frequentemente em surtos. Essas infecções foram descritas em procedimentos estéticos, incluindo injeção de substâncias ilegais, como extrato de suprarrenal de cobaias, mesoterapia, injeção de toxina botulínica, lipoaspiração e mesmo procedimentos podológicos relacionados a fontes de água contaminadas, cirurgia oftalmológica de refração (PRK, LASIK), cirurgia estética, em particular mamoplastia com uso de prótese, infecções relacionadas a aparelhos escópicos, em especial laparoscopia e artroscopia.

Essas infecções ocorrem em virtude da contaminação intrínseca de líquidos ou materiais, da contaminação por líquidos ambientais e das falhas nos processos de desinfecção e esterilização. Também são descritos casos de infecção de ferida operatória sem fatores de risco identificáveis.

O grande problema é o baixo grau de alerta para essas infecções, o que gera uma parcela significativa de subdiagnósticos. É importante ressaltar que a micobacteriose secundária a procedimentos deve ser suspeitada em toda infecção ou lesão inflamatória após procedimentos invasivos, em especial com uso de aparelhos citados em literatura (p. ex., LASIK, escópios), com curso subagudo ou crônico e não responsivo à terapêutica habitual. Externamente, lesões nodulares vinhosas, sem exsudação purulenta no início da manifestação podem ser pistas para o diagnóstico.

OUTRAS FORMAS

As MNT podem envolver possivelmente qualquer órgão. São descritos casos de osteomielite, artrite, endocardite, otite média, meningite e encefalite.

PACIENTES IMUNOCOMPROMETIDOS

Nesses pacientes, além da prevalência distinta de espécies, há maior tendência para a ausência de foco primário definido e para a disseminação da doença.

Nos pacientes portadores do HIV, as espécies mais importantes são membros do CMA. Trata-se de infecção potencialmente letal, mais frequente em imunossupressão avançada, em que os níveis de linfócitos CD4+ em geral são inferiores a 50 células/mm³. A doença pode se manifestar de diversas formas, com envolvimento de diversos órgãos, em especial o sistema hematopoiético, como o baço e os linfonodos, a pele, os pulmões e o trato digestivo. No entanto, qualquer órgão pode estar envolvido. Em geral, o paciente apresenta febre de origem obscura, acompanhada de neutropenia.

Outras formas de imunodepressão estão associadas às infecções por MNT. Além daquelas relacionadas à quimioterapia e ao transplante de órgãos, já foram descritas infecções relacionadas a deficiências de interleucina 12 (IL-12) e interferon-γ (IFN-γ), além de lúpus eritematoso, dentre as doenças autoimunes. O uso de antagonistas do fator de necrose tumoral (TNF), notadamente infliximabe e adalimumabe, também está associado a essas doenças.

Pacientes portadores de insuficiência renal crônica e transplante renal apresentam risco aumentado de infecção cutânea ou disseminada causada por *M. fortuitum* ou *M. chelonae*.

Nas Tabelas 63.4 e 63.5 podem ser vistas, resumidamente, as principais doenças causadas pelas MNT e espécies mais frequentemente identificadas, tanto em pacientes imunocompetentes como imunodeprimidos.

TRATAMENTO

Depende da espécie causadora da infecção, do estado imunológico, da manifestação clínica e da possibilidade de excisão ou drenagem. A maioria das espécies, como anteriormente descrito, não responde aos tuberculostáticos tradicionais. Para cada espécie, um esquema diferente é indicado.

Os esquemas empregados para o tratamento das infecções por MNT são substancialmente diferentes daqueles empregados para a tuberculose. Aqui, a maioria dos tuberculostáticos tradicionais não possui a mesma efetividade. Os macrolídeos, dentre eles a claritromicina, são os antimicrobianos com maior atividade sobre a maior parte, mas não todas as MNT. Eles possuem grande concentração intracelular, facilitando sua ação. Mais recentemente, metanálise sugeriu que a azitromicina estaria mais associada à cura clínica do que a claritromicina. O esquema de tratamento depende diretamente da identificação da espécie. Dependendo dela, podem ser úteis a doxiciclina, rifampicina, isoniazida, etambutol, ciprofloxacina, cefoxitina, imipeném, linezolida e o sulfametoxazol-trimetoprim. A maior parte das recomendações baseia-se nas atividades *in vitro* e em relatos de casos. Em virtude da baixa frequência de casos, é difícil a realização de estudos de tratamento metodologicamente bem desenhados. O resumo das recomendações para tratamento está exposto na Tabela 63.6.

No caso da forma pulmonar, há grande controvérsia quanto ao tratamento cirúrgico. Ele pode ser cogitado quando a lesão é circunscrita, quando não há resolução clínica ou na presença de bronquiectasia. Recidivas e fistulização após a operação são descritas em literatura. Outra controvérsia é o uso de antibióticos via inalatória.

O manejo das infecções cutâneas após procedimentos ou ferimentos é complexo. A melhora clínica depois do início do tratamento eficaz não é linear. O paciente pode apresentar reações paradoxais, parecidas com as observadas na hanseníase, com surtos de melhora e piora, mas gradualmente tendendo à resolução. Apesar da falta de estudos clínicos consistentes, há provável benefício com uso de corticosteroides, com a finalidade de reduzir os sintomas. A excisão cirúrgica é assunto de difícil decisão. No caso da doença ganglionar localizada, ela pode ser curativa, mas não há evidência similar no tratamento da doença cutânea. Lesões profundas, com possibilidade de complicações, devem, preferencialmente, ser removidas. A maioria das lesões de pele responde ao tratamento clínico, e a cicatrização das feridas após a remoção pode não ser satisfatória. Por essa razão, é preferível o esvaziamento das lesões liquefeitas por punção, seja às cegas ou, preferencialmente, guiada por ultrassonografia. O aspecto residual, muitas vezes, confunde a avaliação, em decorrência da persistência de algum grau de hiperemia e enduração. Para tornar o assunto mais complexo, é frequente a recaída, com o aparecimento de lesões e mesmo o surgimento de novos nódulos até um ano após o término do tratamento. Se a baciloscopia e/ou cultura forem negativas, não há indicação de retratamento.

TABELA 63.4 Espécies de crescimento lento e infecções clínicas relacionadas.

Espécie	Bacteremia	Pulmão	Pele	Linfonodos	SNC	Ossos/bursite/sinovite	Outros
			Topografia da infecção				
M. avium	+	+		+		+	+
M. asiaticum		+					
M. bohemicum			+				
M. branderi		+					
M. celatum	+	+				+	+
M. conspicuum	+						
M. doricum					+		
M. genavense	+		+	+			+
M. haemophilum	+		+	+			
M. heckeshornense		+					
M. heidelbergense	+						
M. intermedium		+					
M. interjectum		+	+			+	
M. intracellulare	+	+				+	
M. kansasii	+	+	+				
M. kubicae		+					
M. lacus						+	
M. lentiflavum		+					+
M. malmoense	+	+	+				
M. marinum	+		+				
M. palustre		+		+			
M. scrofulaceum	+	+	+	+			
M. shottsii							+
M. shimodei		+					
M. simiae	+	+					
M. szulgai	+						
M. tusciae				+			
M. triplex	+	+		+	+		
M. ulcerans			+				
M. xenopi	+	+					

SNC: sistema nervoso central.

Fonte: Adaptada de Heifets L. Sem Resp Crit Care Med. 2004;25(3):283.

TABELA 63.5 Espécies de crescimento rápido e infecções clínicas relacionadas.

Espécie	Topografia da infecção							
	Bacteremia	Pulmão	Pele	Linfonodos	Tecidos moles	Feridas	Ossos/bursite/sinovite	Outros
M. abscessus		+	+		+	+	+	+
M. chelonae	+	+	+		+	+	+	+
M. fortuitum	+	+			+	+		
M. mucogenicum	+	+				+		+
M. peregrinum	+	+			+			+
M. porcinum				+				
M. senegalense					+			
M. alvei		+						
M. brumae		+						
M. confluentis		+						
M. elephantis		+		+				
M. goodii		+					+	
M. hassiacum								+
M. holsaticum		+						+
M. immunogenum		+					+	+
M. mageritense	+	+				+		+
M. novocastrense		+						+
M. septicum	+							
M. smegmatis				+				
M. thermoresistible		+						
M. wolinskyi							+	

Fonte: Adaptada de Heifets L. Sem Resp Crit Care Med. 2004;25(3):283.

TABELA 63.6 Principais espécies de micobactérias não *tuberculosis* e esquema terapêutico sugerido em situações clínicas restritas.

Espécie	Apresentação	Esquema	Duração
M. avium-intracellulare	Bacteremia	Claritromicina + etambutol	Mínimo de 4 meses
	Pulmonar	Claritromicina + etambutol	9 a 12 meses
	Cutânea	Claritromicina + etambutol	6 a 12 meses
M. kansasii	Pulmonar	Rifampicina + isoniazida + etambutol	18 meses
M. malmoense	Pulmonar	Rifampicina + isoniazida + etambutol	24 meses
M. scrofulaceum	Cutânea	Rifampicina + isoniazida + claritromicina	9 meses
M. ulcerans	Úlcera de Buruli (cutânea)	Excisão	4 a 6 semanas
		Rifampicina + amicacina	
M. marinum	Cutânea	Claritromicina ou Etambutol + rifampicina	12 a 24 semanas
M. fortuitum	Pulmonar	Não definido. Sugestão: Ciprofloxacina + doxiciclina + etambutol	12 a 18 meses
	Cutânea	Ciprofloxacina + doxiciclina + etambutol	6 a 12 meses
M. chelonae. M. abscessus e espécies relacionadas	Cutânea, localizada	Claritromicina	6 a 12 meses
	Formas moderadas e graves	Claritromicina + amicacina + imipenem ou cefoxitina	Tríplice: 2 meses; posteriormente monoterapia com claritromicina por mais 4 a 10 meses
M. haemophilum	Cutânea	Claritromicina + rifampicina + amicacina	6 a 9 meses

Fonte: Adaptada de IDSA. Disponível em: <http://www.idsociety.org/default.aspx>.

BIBLIOGRAFIA SUGERIDA

ANVISA. Relatório descrito de investigação de casos de infecções por micobactérias não tuberculosas de crescimento rápido (MCR) no Brasil no período de 1998 a 2009. Publicado em 2011.

Bartralot R, García-Patos V, Sitjas D et al. Clinical patterns of cutaneous nontuberculous mycobacterial infections. British Journal of Dermatology. 2005;152(4):727-34. doi: 10.1111/j.1365-2133.2005.06519.x

Cahuayme-Zuniga LJ, Brust KB. Mycobacterial Infections in Patients With Chronic Kidney Disease and Kidney Transplantation. Adv Chronic Kidney Dis. 2019 Jan;26(1):35-40. doi: 10.1053/j.ackd.2018.09.004.

Castro-Silva, AN, Freire AO, Grinbaum RS et al. Cutaneous Mycobacterium haemophilum infection in a kidney transplant recipient after acupuncture treatment. Transpl Infect Dis. 2011;13:33-7. doi: 10.1111/j.1399-3062.2010.00522.x

Euzéby JP. List of bacterial names with standing in nomenclature. Disponível em: <http://www.bacterio.net/mycobacterium.html>. Acesso em: 24/4/19.

Gupta RS, Lo B, Son J. Phylogenomics and comparative genomic studies robustly support division of the genus Mycobacterium into an emended genus Mycobacterium and four novel genera. Front Microbiol. 13;9:67. doi: 10.3389/fmicb.2018.00067.

Infectious Disease Society of America – An official ATS/IDSA statement: diagnosis, treatment, and prevention of nontuberculous mycobacterial diseases. Am J Respir Crit Care Med. 2007;175(4):367-416. doi: 10.1164/rccm.200604-571ST

Kwak N, Dalcolmo MP, Daley CL et al. Mycobacterium abscessus pulmonary disease: individual patient data meta-analysis. Eur Respir J. 2019 Mar 17. pii: 1801991. doi: 10.1183/13993003.01991-2018. [Epub ahead of print].

Kwon YS, Koh WJ, Daley CL. Treatment of Mycobacterium avium Complex Pulmonary Disease. Tuberc Respir Dis (Seoul). 2019 Jan;82(1):15-26. doi:10.4046/trd.2018.0060.

Lee MR, Ko JC, Liang SK et al. Bacteraemia caused by Mycobacterium abscessus subsp. abscessus and M. abscessus subsp. bolletii: clinical features and susceptibilities of the isolates. Int J Antimicrob Agents. 2014;43:438-41. doi: 10.1016/j.ijantimicag.2014.02.007.

Loret JF, Dumoutier N. Non-tuberculous mycobacteria in drinking water systems: A review of prevalence data and control means. Int J Hyg Environ Health. 2019 Jan 19. pii: S1438-4639(18)30783-1. doi: 10.1016/j.ijheh.2019.01.002.

Máiz Carro L, Barbero Herranz E, Nieto Royo R. Respiratory infections due to nontuberculous mycobacterias. Med Clin (Barc). 2018 Mar 9;150(5):191-7. doi: 10.1016/j.medcli.2017.07.010.

Martínez González S, Cano Cortés A, Sota Yoldi LA, García García JM, Alba Álvarez LM et al. Non-Tuberculous Mycobacteria. An Emerging Threat? Arch Bronconeumol. 2017 Oct;53(10):554-560. doi: 10.1016/j.arbres.2017.02.014.

Mello KGC, Mello FCQ, Borga L et al. Clinical and therapeutic features of pulmonary nontuberculous mycobacterial disease, Rio de Janeiro, Brazil, Emerg Infect Dis. 2013 Mar;19(3):393-9. doi: 10.3201/eid1903.120735.

Parkash O. How to avoid the impact of environmental mycobacteria towards the efficacy of BCG vaccination against tuberculosis? Int J Mycobacteriol. 2014;3:1-4. doi: https://doi.org/10.1016/j.ijmyco.2014.01.006.

Piersimoni C, Scarparo C. Pulmonary infections associated with non-tuberculous mycobacteria in immunocompetent patients. Lancet Infect Dis. 2008;8:323-34. doi: https://doi.org/10.1016/S1473-3099(08)70100-2.

Porvaznik I, Solovič I, Mokrý J. Non-Tuberculous Mycobacteria: Classification, Diagnostics, and Therapy. Adv Exp Med Biol. 2017;944:19-25.

Rook GAW, Hamelmann E, Brunet LR. Mycobacteria and allergies. Immunobiology. 2007;212:461-73. doi: https://doi.org/10.1016/j.imbio.2007.03.003.

Salvana EMT, Cooper GS, Salata RA. Mycobacterium other than tuberculosis (MOTT) infection: an emerging disease in infliximab-treated patients. J Infection. 2007;55:484-7. doi: https://doi.org/10.1016/j.jinf.2007.08.007.

Somoskovi A & Salfinger M. Nontuberculous mycobacteria in respiratory infections: advances in diagnosis and identification. Clin Lab Med. 2014;34:271-95. doi: https://doi.org/10.1016/j.cll.2014.03.001.

Stanford J, Stanford C. Mycobacteria and their world. Int J Mycobacteriol. 2012;1:3-12. doi: https://doi.org/10.1016/j.ijmyco.2012.01.001

Tortoli E. Phylogeny of the genus Mycobacterium: many doubts, few certainties. Infect Genet Evol. 2012 Jun;12(4):827-31. doi: https://doi.org/10.1016/j.meegid.2011.05.025.

Weber DJ, Rutala WA. Lessons from outbreaks associated with bronchoscopy. Infect Control Hosp Epidemiol. 2011;22:403-8.

64

Tularemia

Marcelo Simão Ferreira
Ricardo Veronesi (in memoriam)

DEFINIÇÃO

A tularemia é enfermidade infecciosa aguda, de gravidade moderada, causada por bactéria, Gram-negativa, *Francisella tularensis,* podendo se manifestar quer como doença localizada, quer como doença sistêmica. Ocorre naturalmente em mamíferos silvestres, transmitindo-se, entre estes animais, por insetos que representam papéis de vetores e de reservatórios do micro-organismo. O homem se infecta e adoece acidentalmente, contaminando mãos, cavidade bucal ou mucosa conjuntival com tecidos ou secreções de animais portadores da doença, por picada de carrapatos, piolhos ou moscas infectadas ou inalação de aerossóis ou poeira contaminada.

DADOS HISTÓRICOS

A doença foi descoberta em animais, no ano de 1910, por GW McCoy (esquilos e outros roedores silvestres), durante pesquisas que realizava sobre peste em Tulare, na Califórnia. Em 1912, McCoy e Chapin estudaram o agente etiológico, denominando-o *Bacterium tularense.* Em 1914, foi reconhecida a primeira infecção humana (comprovada bacteriologicamente) por Wherry e Lamb, os quais mostraram a importância de lebres na epidemiologia da infecção. A partir de 1919, Francis, do Serviço Nacional de Saúde dos Estados Unidos, realizou uma série de estudos sobre tularemia, contribuindo com valiosos conhecimentos de ordem epidemiológica, laboratorial e clínica, para melhor conhecimento do assunto. Em sua homenagem, o agente foi denominado *Francisella tularensis.*

ETIOLOGIA

O agente etiológico é cocobacilo Gram-negativo, catalase-positivo, dotado de acentuado polimorfismo e nítido citotropismo; nos tecidos, cora-se bem pela coloração de Giemsa. Apresenta-se sob formas mais variadas, a saber: bacilar, cocoide, oval, filamentosa, reniforme etc., com tamanhos variáveis. É micro-organismo capsulado, desprovido de flagelos, não esporulado e obrigatoriamente aeróbio; a parede celular dessa bactéria apresenta grande quantidade de ácidos graxos e sua cápsula também é rica em lipídeos. É elétron-transparente e confere resistência e virulência a bactéria.

Ela cresce em ágar-sangue com glicose e cisteína, embora meios de cultura seletivos contendo ciclo-heximida e penicilina facilitem seu isolamento a partir de secreções orgânicas. A refrigeração não mata essas bactérias, mas sua exposição a 56 °C por 10 minutos as destrói rapidamente. Todas as cepas são sorologicamente idênticas, havendo, entretanto, distinção entre duas variedades: uma que é altamente virulenta para humanos e que fermenta glicerol, e outra que produz infecção benigna no homem e que não fermenta glicerol.

Virtualmente, todas as cepas de *F. tularensis* produzem betalactamases e, além disso, exibem a presença de endotoxina de baixa atividade. Culturas desse micro-organismo são muito infecciosas para profissionais de laboratórios e devem ser manuseadas com rigoroso cuidado. Quatro subespécies dessa bactéria estão hoje reconhecidas e caracterizadas: *tularensis, holartica, novicida* e *mediasiatica.*

A subespécie *tularensis* é conhecida como tipo A, mais virulenta e encontrada exclusivamente na América do Norte; já a subespécie *holartica* é denominada de tipo B, causa doença mais benigna, encontrada na Ásia, Europa e, também, na América do Norte, ligada principalmente a ambientes aquáticos (lagos, rios, estuários etc.). As subespécies *novicida* e *mediasiática* são ambas de baixa virulência, encontradas apenas em áreas restritas dos Estados Unidos e da Ásia Central, respectivamente.

A *F. philomiragia*, nova espécie desse gênero é de baixa virulência para o homem, já foi isolada de roedores e da água e todas as cepas também produzem betalactamases. Quanto ao espectro do hospedeiro, além do homem, o agente da tularemia se desenvolve bem em numerosos vertebrados e invertebrados. Os hospedeiros vertebrados que podem se infectar naturalmente pertencem a várias ordens entre os mamíferos (carnívoros, roedores, ungulados etc.), classe das aves e certas espécies de peixes e anfíbios. Calcula-se que cerca de 100 espécies de mamíferos, 25 de aves e mais de 50 artrópodes têm sido encontrados naturalmente infectados.

EPIDEMIOLOGIA

Nos Estados Unidos, onde a doença foi descoberta, a tularemia existe praticamente em todo o país (inclusive no Alasca). Tem sido registrada também em outras partes do mundo (Japão, Rússia, Canadá, Noruega, Suécia, Polônia, Turquia, Áustria, República Tcheca, França, Espanha, Bélgica, Venezuela e México); ainda não foi descrita no Brasil.

A doença é essencialmente esporádica, mas pode existir sob forma epidêmica (quando água ou alimentos são contaminados).

Picos de transmissão ocorrem no verão, por picada de carrapatos, mas também no inverno, quando o homem entra em contato com a bactéria, ao manusear órgãos e secreções de várias espécies de coelhos e lebres. São particularmente caçadores e indivíduos que trabalham em ambientes onde se criam, sacrificam e evisceram esses animais que se infectam com maior frequência; portanto, a pele parece ser porta de entrada mais importante da *F. tularensis* no homem. Além de coelhos e lebres, outros animais estão associados a infecção humana, tais como esquilos, castores, marmotas, gambás, raposas, coiotes, cervos, ovelhas, pássaros; número pequeno de casos tem sido reportado após mordeduras de gatos e hamsters, provavelmente representando transmissão mecânica da bactéria por dentes desses animais, contaminados durante a ingestão de roedores que portavam a bactéria.

Água contaminada por diversos tipos de animais tem sido responsável por surtos epidêmicos desta infecção, com portas de entrada reconhecidas em pele, conjuntiva e orofaringe. Forma de transmissão fundamental nesta doença, como já referido, é originada a partir da picada de carrapatos e de outros insetos (pulgas, moscas, mosquitos).

A transmissão transovariana da *F. tularensis* já foi descrita entre esses artrópodes. As espécies implicadas na transmissão são: *Amblyomma americanun*, *Dermacentor variabilis* e *Dermacentor andersoni*; ocasionalmente, tabanídeos (*Simuliun* sp.), moscas (*Chrysops discalis*), pulgas (*Ceratophyllus acutus*) e piolhos (*Polyplax serratus*) podem transmitir esta

enfermidade. A inalação de aerossóis contaminados pode ser via de aquisição desse micro-organismo em técnicos de laboratórios que manuseiam este patógeno. Não se descreveu, ainda, transmissão homem a homem.

Todos os grupos etários, raciais e ambos os sexos são suscetíveis a tularemia; a predominância no sexo masculino reflete apenas maior exposição ocupacional ao patógeno.

PATOGÊNESE E PATOLOGIA

Em casos humanos necropsiados, encontram-se lesões generalizadas (pele, gânglios linfáticos, sistema reticuloendotelial) e necrose focal no baço e no fígado. Os pulmões apresentam grande variedade de achados, desde normalidade até áreas confluentes de broncopneumonia. Pericardite fibrinosa, sinais de degeneração do miocárdio, tromboflebite, peritonite e meningoencefalite já foram descritos.

Lesões histológicas traduzem-se, essencialmente, por infiltrados de células mononucleares (macrófagos e linfócitos T), polimorfonucleares e fibrina. No interior de células hepáticas e endoteliais, podem ser encontradas bactérias e, atualmente, admite-se possibilidade de parasitismo facultativo intracelular, isto é, persistência das bactérias, por muito tempo, em estado latente no interior dessas células.

Ocasionalmente, podem se desenvolver granulomas que, às vezes, sofrem necrose de caseificação, e o diagnóstico pode confundir-se com tuberculose. Essas lesões podem aparecer em qualquer órgão. *F. tularensis* é parasita intracelular facultativo capaz de sobreviver no interior dos macrófagos, onde impedem fusão do fagossomo com os lisossomos, acidificação do fagossomo e utilização do ferro do hospedeiro.

Esta bactéria apresenta poucos fatores de virulência clássicos, incluindo endotoxina (lipopolissacarídeo) que induz a baixos níveis de secreção de citocinas pró-inflamatórias. Interferon-gama e fator de necrose tumoral alfa ativam macrófagos, para destruir estes micro-organismos por meio da produção de óxido nítrico e de outros produtos reativos do oxigênio.

Recuperação completa da doença ainda requer ativação de imunidade humoral com produção de anticorpos IgM e IgG opsonizantes e de imunidade celular, esta essencial na defesa contra patógenos intracelulares. A subespécie *tularensis* é capaz de induzir fator transformador de crescimento beta (TGF-β), que tem propriedades anti-inflamatórias e altera o ambiente pulmonar, auxiliando micro-organismo a evadir-se das defesas do hospedeiro.

QUADRO CLÍNICO

A tularemia pode apresentar-se sob seis formas clínicas: ulceroglandular, glandular, tifóidea, oculoglandular, orofaríngea e pleuropulmonar. O período de incubação pode variar de poucas horas a 21 dias, com média de 3 a 5 dias. O início, em geral, é abrupto com sintomas de febre elevada, calafrios, mal-estar, cefaleia e, às vezes, reação inflamatória à porta de entrada.

Em forma ulceroglandular (forma localizada), há "cancro" de inoculação, isto é, lesão ulcerada no local de penetração da bactéria na pele ou na mucosa, associada a linfadenite regional. A ulceração pode passar despercebida, mas aumenta gradualmente de tamanho. O seu centro se torna deprimido, com fundo negro, bordos bem delimitados, com secreção espessa e amarelada.

Esta forma é encontrada em cerca de 20 a 90% das infecções humanas. Apesar de ser forma localizada, nesses casos há, geralmente, bacteremia inicial, transitória (uma no máximo). Comumente, essa forma clínica se assesta na mão, com linfangite em membro superior e adenopatia axilar, assemelhando-se a formas clássicas de esporotricose. Variantes da forma ulceroglandular são oculoglandular (0 a 5% dos casos) e glandular (3 a 20% dos casos); na primeira, porta de entrada é mucosa conjuntival, com linfadenite regional; na segunda, há linfadenite sem presença de lesão inicial no local de inoculação.

Em forma tifoidea (5 a 30% dos casos), doentes apresentam quadro extremamente grave, com febre, calafrios, anorexia, dor abdominal, náuseas, vômitos, diarreia, rigidez de nuca, colestase com icterícia e hepatoesplenomegalia. Frequentemente ocorre envolvimento orofaríngeo e pulmonar. Muitos pacientes podem ter comorbidades e sua apresentação, nesses indivíduos, pode ser grave, com intensa prostração e rápida evolução para óbito. Envolvimento orofaríngeo nesta doença pode ocorrer em 0 a 12% dos casos, podendo-se observar faringite ulcerativa, às vezes, com pseudomembrana que envolve tonsila e orofaringe. Pode haver adenopatia cervical coalescida e abscesso retrofaríngeo. Tem sido muito observada no Japão.

Em forma pleuropulmonar, vamos encontrar quadro de pneumonia, de regra bilateral, quer como manifestação primária da doença (rara), quer como complicação de forma ulceroglandular ou septicêmica. Pacientes geralmente apresentam dor retroesternal em queimação, tosse paroxística não produtiva, calafrios, cefaleia, fotofobia e prostração. Consolidações pulmonares então encontradas são, possivelmente, resultados de confluência de infiltrados broncopneumônicos, que podem evoluir, dando lugar a formação de abscessos pulmonares.

Nesta forma se encontra, com certa frequência, comprometimento pleural (pleurite com derrame) e adenopatia hilar. Em certas regiões dos Estados Unidos, é relativamente comum essa forma clínica, sendo regra até –quando surge paciente com quadro de pneumonia que não responde à penicilina ou à tetraciclinas, deve-se incluir tularemia no diagnóstico diferencial. Forma pleuropulmonar da doença permanece com maior letalidade (até 50%), podendo resultar de inalação de dose tão baixa de micro-organismos – 1 a 10 partículas bacterianas.

Múltiplas complicações podem, embora raramente, surgir no decurso dessa doença; a mais comum é a supuração ganglionar que pode ocorrer mesmo após introdução de terapêutica específica. Pacientes com doença grave, entretanto, ocasionalmente desenvolvem insuficiência renal, rabdomiólise, hepatite com icterícia, peritonite, ruptura esplênica e, raramente, endocardite ou meningite com pleocitose mononuclear. Infecção é, por vezes, fatal e na era antibiótica, a taxa de letalidade tem sido de 2% ou menos, embora possa ser maior em formas pulmonares e tifóideas da doença. Casos não tratados podem evoluir por semanas ou meses antes que o diagnóstico seja confirmado. Recuperação de pacientes gravemente acometidos é lenta com fadiga e mal-estar persistindo por meses em alguns casos. F. tularensis pode permanecer latente no interior das células por anos.

Hemograma não é característico e hemossedimentação é geralmente elevada. Pode-se encontrar leucocitose (até 20 mil) com neutrofilia relativa ou absoluta. Plaquetopenia, hiponatremia, hipertransaminasemia, mioglobinúria e elevações da creatinofosfoquinase (nos casos de rabdomiólise) podem também ser observadas.

DIAGNÓSTICO

CLÍNICO

Dados epidemiológicos referentes a indivíduo apresentando doença febril que teve contato com coelhos e outros animais, (caçada, retirada de pele, limpeza do animal etc.) ou que tenha sido picado por artrópodes, em zona endêmica, sugerem diagnóstico de tularemia. Febre associada a lesão de inoculação, linfangite e linfadenite resultam em suspeita diagnóstica. Há casos em que a porta de entrada não é aparente. Tipos pulmonar e septicêmico são de diagnóstico difícil, o primeiro lembrando pneumonias atípicas, causadas por Legionella, Mycoplasma ou Clamydophilia.

LABORATORIAL

A F. tularensis é raramente vista à coloração de Gram e pode ser recuperada de vários humores e secreções orgânicas, por meio de culturas em meios apropriados (técnicas radiométricas). Manuseio de culturas desta bactéria exige nível de biossegurança laboratorial nível 2. Essa bactéria é considerada hoje agente infeccioso que poderá ser utilizado no bioterrorismo. Métodos de diagnóstico rápido incluem imunofluorescência direta de secreções e tecidos, detecção de antígenos na urina e reação de polimerase em cadeia (PCR), esta última de alta sensibilidade e especificidade.

Anticorpos contra este patógeno podem ser detectados por aglutinação em tubos ou microaglutinação (título ≥ 1/160 ou quadruplicação deles, duas amostras obtidas com intervalo de duas semanas), hemaglutinação passiva e Elisa, este mais sensível e específico, sendo capaz de detectar anticorpos das classes IgM e IgG; esses anticorpos surgem conjuntamente e podem persistir, com altos títulos, até por mais de uma década após a doença aguda. Em reações de aglutinação, amostras devem ser pareadas (fase aguda e convalescença) e anticorpos podem dar reação cruzada com brucelose, riquetsioses e infecções por Yersinia. Técnicas de imuno-histoquímica podem ser utilizadas em amostras de tecidos, embora não sejam disponíveis na maioria dos laboratórios. Técnicas moleculares (PCR) têm sido utilizadas para detectar o DNA da bactéria em vários espécimes clínicos.

DIFERENCIAL

Forma ulceroglandular deve ser diferenciada de esporotricose, nocardiose e infecção por Mycobacterium marinum. Quando lesão inicial não é evidente, deve-se excluir peste bubônica; em caso de adenite inguinal, estabelecer também diagnóstico diferencial com adenites venéreas.

Forma pulmonar terá que ser diferenciada de pneumonias atípicas (por vírus e riquétsias) e bacterianas, assim como de forma pneumônica da peste.

Forma septicêmica é de difícil diagnóstico, devendo ser excluídas as septicemias bacterianas de outra natureza. Deve haver muita atenção em áreas endêmicas de brucelose, onde o diagnóstico diferencial entre as duas doenças pode ser difícil, em virtude da existência, como já destacado, de reações cruzadas entre métodos sorológicos.

TRATAMENTO

Droga de escolha, no tratamento de tularemia, é sulfato de estreptomicina, por via intramuscular, em dose de 15 a 20 mg/kg/dia, dividida em duas aplicações, durante 7 a 14 dias. Em casos mais graves da doença, essa dose pode ser aumentada nos três primeiros dias, até máximo de 30 mg/kg/dia. Trabalhos mais recentes têm sugerido ser gentamicina (5 mg/kg/dia) droga alternativa no tratamento da doença. Isto é particularmente importante quando se tem dúvida do diagnóstico e existe necessidade de maior cobertura contra bactérias Gram-negativas.

Antibióticos de amplo espectro, como tetraciclinas (doxiciclina) e cloranfenicol, também são ativos contra a bactéria, porém são menos eficazes que estreptomicina, demonstrando recidivas em até 20% dos casos. Outros agentes que demonstram atividade sobre *F. tularensis* são: eritromicina, rifampicina, cefalosporinas de 3ª geração, todos os aminoglicosídeos e várias fluoroquinolonas; imipenem-cilastatina também é ativo, embora se descrevam cepas resistentes a esse antibiótico.

PROFILAXIA

Em áreas hiperendêmicas, a manipulação de coelhos, lebres e outros roedores deve ser feita com máxima precaução. O uso de roupas apropriadas e de repelentes é indicado para indivíduos que possam ter contato com carrapatos.

Uso de vacina com cepa atenuada da bactéria é indicado para técnicos de laboratório e profissionais que tenham maior possibilidade de contato com animais hospedeiros ou com transmissores (açougueiros, cozinheiros, caçadores etc.). Esta vacina induz imunidade humoral e celular, é efetiva em prevenir forma tifóidea e reduz gravidade da doença ulceroglandular.

Cozimento completo de carne de coelho, lebre e aves silvestres, quando usadas como alimentos, é recomendado na prevenção dessa enfermidade.

Recuperação de episódio de tularemia confere imunidade protetora por toda a vida, embora algumas infecções recorrentes tenham sido documentadas.

BIBLIOGRAFIA SUGERIDA

Evans ME, Gregory BW, Schaffner W et al. Tularemia: a 30 years – experience with 88 cases. Medicine. 1985;64:251-69.

Fortier AH, Polsinesi T, Green SJ et al. Activation of macrophages for destruction of Francisella tularensis: identification of cytokines, effector cells and effector molecules. Infect Immun. 1992;60:817-25.

Francis E, Mayne B. Experimental transrnission of tularemia by fleas of the species Chrysops discalis. Public Health Rep. 1921;36:1738-46.

Francis F. Sources of infection and seasonal incidence of tularemia in man. Publ Health Rep. 1973;52:3-13.

Kaiser AB, Rieves D, Priece AH et al. Tularemia and rhabdomyolisis. JAMA. 1985;253:241-3.

Koskela P, Salminen A. Humoral immunity against Francisella tularensis after natural infection. J Clin Microbiol. 1985;22:973-9.

Long GW, Oprandy JJ, Narayanan RB et al. Detection of Francisella tularensis in blood by polymerase chain reaction. J Clin Microbial. 1993;31:152-4.

Machado-Ferreira E, Piesman J, Zeidner NS, Soares CA. Francisella-like endosymbiont DNA and Francisella tularensis virulence-related genes in Brazilian ticks (Acari: Ixodidae). J Med Entomol. 2009 Mar;46(2):369-74.

Mason WL, Eigelsbach HT, Little SF et al. Treatment of tularemia, including pulmonary tularemia, with gentamicin. Am Rev Respir Dis. 1980;121:39-45.

Mathyas BT, Nieder HS, Telford SR. Pneumonic tularemia on Martha's Vineyard: clinical, epidemiologic and ecological characteristics. Ann NY Acad Sci. 2007;1105:351-77.

Nigrovic LE, Wingerter SL. Tularemia. Infect Dis Clin N Am. 2008;22:489-504.

Nigrovic LE, Wingerter SL Tularemia. Infect Dis Clin North Am. 2008 Sep;22(3):489-504, ix. doi: 10.1016/j.idc.2008.03.004.

Schmitt DM, Barnes R, Rogerson T, Haught A, Mazzella LK et al. The Role and Mechanism of Erythrocyte Invasion by Francisella tularensis. Front Cell Infect Microbiol. 2017 May 9;7:173.

Sjostedd A. Tularemia: history, epidemiology, pathogen physiology and clinical manifestations. Ann N Y Acad Sci. 2007;1105:1-29.

Sjöstedt A. Tularemia: history, epidemiology, pathogen physiology, and clinical manifestations. Ann N Y Acad Sci. 2007 Jun;1105:1-29.

65

Yersiniose

Eduardo Palandri

EPIDEMIOLOGIA

Existem mais de 14 espécies de Yersinias. Entre as patogênicas para o homem, três têm importância clínica: *Y. pestis*, *Y. enterocolitica* e *Y. pseudotuberculosis*.

A *Yersinia enterocolitica é sem dúvida a espécie mais importante para humanos,* e encontra-se amplamente distribuída no ambiente terrestre e na água. Pode ser isolada de animais de produção como suínos, bovinos, ovinos e caprinos, animais silvestres e domésticos, pássaros, peixes, moluscos e insetos. A principal fonte de contaminação para os seres humanos é a carne suína, mas a contaminação é possível por meio de outras fontes comuns, como o leite cru ou inadequadamente pasteurizado e seus derivados, os produtos de ovos e vegetais crus e a água contaminada. As formas mais raras de transmissão incluem pessoa-pessoa, orofecal, pela transfusão de concentrado de hemácias e pela contaminação de mamadeiras para recém-nascidos e lactentes.

Os produtos derivados do porco, quando mal-cozidos ou crus, e a falta de higiene no manuseio das miudezas do porco são de suma importância epidemiológica. Nos porcos sadios, a *Yersinia enterocolitica* coloniza o tecido linfoide na orofaringe (amígdalas e adenoides) e o tecido linfoide do íleo terminal e cólon, de onde transmitem a bactéria.

Além das formas de transmissão citadas, existem condições associadas que aumentam o risco de infecção pelas Yersinias, como os pacientes com alteração no metabolismo do ferro (hemocromatose, cirrose, anemia aplástica, falciforme, talassemia e com sobrecarga de ferro), pois a Yersinia é ferrofílica.

Em 2010, nos Estados Unidos, a incidência confirmada com cultura, de acordo com a Foodborne Disease Active Surveillance Network (FoodNet), foi de 0,3 casos/100.000 habitantes, com diminuição de 52% em relação a 1996 e 1998. A maioria dos casos nos Estados Unidos ocorrem em crianças menores de 5 anos, com 28% destes casos hospitalizados e 1% de mortalidade.

PATOGENIA

A *Y. enterocolitica* passa pelo estômago e adere à parede do intestino, invade as células do tecido linfoide da parede, se transloca até os linfonodos mesentéricos regionais no íleo, no ceco e no cólon, e pode causar enterite aguda, enterocolite, ileíte terminal e linfadenite mesentérica (capazes de simular apendicite). As cepas patogênicas provocam ulceração na mucosa e necrose das placas de Peyer. Pode ocorrer bacteremia com lesões em fígado, baço e outros órgãos.

Os mecanismos essenciais para a patogênese da *Y. enterocolitica* são: fator de adesão/invasão (invasina e adesina conferem resistência à opsonização e à ação do complemento); fator de virulência plasmidial pYV, que produz três proteínas antifagocitárias, paralisando os fagócitos, bloqueando a secreção de TNF-alfa e IL-8 e ativando os macrófagos; lipopolissacarídeo-endotoxina (sepse); enterotoxina Yst (diarreia); análogos de sideróforo. Essas proteínas deslocam a Yersinia da luz intestinal para os tecidos subepiteliais da mucosa, inibindo a ação fagocitária, e utilizam as células M para atingir as placas de Peyer onde fazem colônias nas ilhas de alta patogenicidade(HPI) e eliminam bactérias para o fígado, o baço e o sangue, com possibilidade de formação de abscessos e/ou de quadro séptico. As proteínas efetoras atuam inibindo a fagocitose dos macrófagos e neutrófilos, alteram a produção de citocinas, desestabilizam o citoesqueleto dos enterócitos com alteração do mecanismo de apoptose e morte precoce dos enterócitos. A enterotoxina termoestável STa é responsável pela diarreia aquosa apresentada pelos pacientes, homóloga à STa da *E. coli* enterotoxigênica (ETEC), que estimula o GMPc dos enterócitos da borda em escova promovendo secreção de água e eletrólitos pelas células das criptas com desidratação e hipovolemia. A endotoxina lipopolissacarídica está relacionada ao quadro séptico.

ADESÃO – INVASÃO LOCAL DA PAREDE – TRANSLOCAÇÃO PARA AS PLACAS DE PEYER (HPI) DOENÇA

As cepas muito virulentas utilizam análogos de sideróforos de outras bactérias do hospedeiro (*Yersinia bactina*) que têm alta afinidade pelo ferro capaz de captá-lo de várias proteínas dos mamíferos.

O período de incubação varia de 1 a 14 dias, mas, em média, é de 4 a 6 dias.

MANIFESTAÇÕES CLÍNICAS

Podem se apresentar de muitas maneiras, dependendo da idade, do estado imunológico do paciente e da virulência da bactéria.

Didaticamente, são divididas em duas categorias:

1. **Infecciosa (intestinal e extraintestinal):**
- Infecciosa intestinal:
  - enterite (diarreia, dor abdominal – comum em crianças);
  - adenite mesentérica;
  - síndrome de pseudoapendicite (em adultos);
  - perfuração intestinal (menos frequente);
  - megacolo tóxico (menos frequente);
- Infecciosa extraintestinal:
  - septicemia;
  - faringite;
  - envolvimento hepático;
  - manifestações cutâneas;
  - síndrome de linfadenopatia;
  - sepse relacionada a transfusão (menos frequente);
  - endocardite (menos frequente);
  - osteomielite (menos frequente);
  - BCP; empiema; abscesso pulmonar; SARA (menos frequente);
  - meningite (menos frequente).

2. **Pós-infecciosa:**
- poliartrite (joelho, tornozelos, pulso, dedos, artelhos);
- eritema nodoso;
- uveíte (menos frequente);
- glomerulonefrite (menos frequente);

- síndrome de Guillain-Barré (menos frequente);
- síndrome hemolítico-urêmica (menos frequente).

A manifestação clínica mais comum da yersiniose em lactentes e pré-escolares é a enterocolite, com febre, cólicas abdominais e diarreia; pode se manifestar como gastroenterocolite com muco, leucócitos e/ou sangue nas fezes, ou enterite (pode simular diarreia secretora da ETEC, com fezes líquidas em grande volume, não melhora com dieta nem jejum, não é explosiva, não causa dermatite perianal, tem pH normal e é negativa para substâncias redutoras) e pode durar de 7 a 21 dias. Em escolares, adolescentes e adultos, pode se apresentar como uma síndrome indistinguível da apendicite aguda. Megacolo tóxico, com ou sem perfuração intestinal, ocorre raramente.

As infecções extraintestinais, como a septicemia, podem ocorrer em menores de 1 ano de idade, diabéticos, imunodeficientes e pacientes com armazenamento excessivo de ferro (p. ex., uso de desferroxamina, doença e anemia falciforme, β-talassemia, politransfundidos); raramente se observa septicemia após transfusão de sangue contaminado (50% de mortalidade).

O envolvimento hepático é comum em adultos e pode estar presente de duas formas diferentes:

3. a forma aguda, com abscesso hepático e às vezes de baço, que ocorre nos pacientes com sobrecarga de ferro; e

4. a forma crônica, caracterizada por uma inflamação granulomatosa do fígado que pode simular câncer de colo com metástases hepáticas; essa forma pode estar associada a fator reumatoide positivo ou a anticorpo antinuclear positivo no soro. Parece ser secundária a fenômeno imunológico.

As manifestações pós-infecciosas, como poliartrite, ocorrem em 10 a 30% dos adultos e 70% deles têm antígeno de histocompatibilidade HLA-B27. A artrite inicia poucos dias a um mês após o início da diarreia e pode durar por até quatro meses. Eritema nodoso ocorre em 20 a 30% dos casos com artrite.

COMPLICAÇÕES

Artrite reativa, eritema nodoso, eritema multiforme, anemia hemolítica, trombocitopenia, septicemia, megacolo tóxico, perfuração intestinal e abscesso hepático.

ACHADOS LABORATORIAIS E DIAGNÓSTICO

Com frequência, se observa leucocitose com desvio à esquerda no hemograma, proteína C-reativa, VHS elevado e anemia.

CULTURA E ISOLAMENTO

A suspeita clínica-epidemiológica de yersiniose é importante. Nos meios de rotina para fezes, como MacConkey e SS, as placas devem também ser examinadas após 24 horas em temperatura ambiente ou a 28 °C; no meio de cultura ágar CIN (cefsulodin-irgasan-novobiocin), devem ser incubadas por quatro semanas. Este meio é seletivo para Yersinia, que pode ser cultivada de *swabs* de garganta, de linfonodos mesentéricos, do líquido peritoneal e do sangue. As culturas de fezes geralmente são positivas durante as duas primeiras semanas da doença, não importando a natureza das manifestações do trato gastrointestinal (TGI). Pode-se isolar Yersinia do líquido sinovial, da bile, da urina, do líquor, do escarro e das feridas.

Ensaios de PCR convencional e tempo real estão disponíveis em centros de pesquisa.

NAATs-teste de amplificação de ácidos nucleicos estão em estudo.

Painéis multianalíticos são disponíveis em alguns centros (painel molecular para diarreias infecciosas com pesquisa de 22 agentes: *Campylobacter*; *Clostridium difficile*; *E. coli* enteroagregativa, enteropatogênica clássica, enterotoxigênica, O157H7, *E. coli* produtora de toxina Shiga; *Plesiomonas shigelioides*; *Salmonella* sp.; *Shigella*, *E. coli* enteroinvasiva; *vibrio cholera*, *parahaemolyticus* e *vulnificus*; *Yersinia enterocolitica*).

Ultrassonografia pode ser útil na diferenciação da apendicite, da adenite mesentérica e da pseudoapendicite.

DIAGNÓSTICO DIFERENCIAL

A apresentação clínica pode ser semelhante a outras causas de enterocolite bacteriana. Os diagnósticos diferenciais mais comuns é o das infecções intestinais por *Shigella* sp., *Salmonella* sp., *Campylobacter* sp., *Clostridium difficile*, *Escherichia coli* enteroinvasiva e enterotoxigênica, doença inflamatória intestinal, colite alérgica, gastroenteropatia eosinofílica; e o diagnóstico diferencial de poliartrite (doença reumática aguda, artrite idiopática juvenil, doença de Kawasaki e outras artrites pós-infecciosas).

TRATAMENTO

Nos pacientes imunocompetentes com enterocolite, linfadenite mesentérica e pseudoapendicite, geralmente, a doença é autolimitada e a terapia antimicrobiana não demonstrou benefício até o momento.

Para os pacientes imunocompetentes recomenda-se tratar casos de disseminação extraintestinal.

Nos imunocomprometidos, nos recém-nascidos, nos lactentes menores de 3 meses, nos diabéticos, nos pacientes com sobrecarga de ferro ou nos que já apresentam infecção sistêmica, o uso de antibiótico está recomendado.

A terapia ótima é incerta, porém quando a antibioticoterapia é necessária, as fluoroquinolonas (ciprofloxacina) e as cefalosporinas de 3ª geração (ceftriaxone/cefotaxima) são as drogas de escolha.

PROGNÓSTICO

Nas formas não septicêmicas o prognóstico é bom, já nas formas septicêmicas, a mortalidade pode chegar a 50%.

PREVENÇÃO E CONTROLE

■ Medidas profiláticas como a pasteurização dos laticínios, o cozimento adequado da carne ou a fervura da água matam o micro-organismo em alimentos contaminados.

■ O contato com animais potencialmente infectados em áreas endêmicas deve ser evitado.

■ Precauções de isolamento como manter os pacientes internados com infecções por *Yersinias* sp. em isolamento entérico.

■ Está em fase de estudos o uso de vacina para *Y. pseudotuberculosis* na medicina veterinária, que aumenta a produção da DNA adenina metilase e confere proteção cruzada para humanos.

BIBLIOGRAFIA SUGERIDA

Abdel-Haq NM, Asmar BI, Abuhammour WM et al. Yersinia enterocolitica infection in children. Pediatr Infect Dis J. 2000;19:954-8.

Ackers ML, Shoenfelds S et al. An outbreak of Yersinia enterocolitica O:8 infection associated with pasteurized milk. The Journal of Infect Dis. 2000;181:1834-7.

American academy of Pediatrics, Committee on Infectious Diseases and Committee on Nutrition. Consumption of raw or unpasteurized milk and milk products by pregnant women and children. Pediatrics.2014;133(1):175-9.

Asadishad B, Ghoshal S, Tufenkji N et al. Role of cold climate and freeze–thaw on the survival, transport, and virulence of Yersinia enterocolitica. Environ Sci Technol. 2013 Dec 17;47(24):14169-77.

Baert F, Peetermans W, Knockaert D. Yersiniosis: the clinical spectrum. Acta Clin Belgica. 1994:49-76.

Castro AFP, Ricci LC, Almeida ACP et al. Virulence factors of Yersinia enterocolitica isolated from pigs. Revista de Microbiologia. 1983;14:48-54.

Centers for Disease Control and Prevention. Yersinia enterocolitica gastroenteritis among infants exposed to chitterlings. Chicago, Illinois. MMWR. 2003;52:956-8.

Fàbrega A, Vila J. Yersinia enterocolitica: pathogenesis, virulense and antimicrobial resistance. Enferm Infecc Microbiol Clin. 2012;30(1):24-32.

Frazão MR, Falcão JP. Genotypic diversity and pathogenic potential of Yersinia enterocolitica biotype 2 strains isolated in Brazil. J Appl Microbiol. 2015 Apr;118(4):1058-67.

Garzetti D, Susen R, Fruth A et al. A molecular scheme for Yersinia enterocolitica patho-serotyping derived from genome-wide analysis. Int J Med Microbiol. 2014 May;304(3-4):275-83.

Guinet F. Carniel E. Leclercq A. Transfusion-transmitted Yersinia enterocolitica sepsis. Clin Infect Dis. 2011: 53: 583.

Gupta V, Gulati P, Bhagat N et al. Detection of Yersinia enterocolitica in food: an overview. Eur J Clin Microbiol Infect Dis. 2015 Apr;34(4):641-50.

Lee LA, Gerber AR, Lonsway DR et al. Yersinia enterocolitica O:3: an emerging cause of pediatric gastroenteritis in the USA. The Yersinea enterocolitica. Enteric Disease Branch. Colaborative Study Group. J Infect Dis. 1991;163:660.

Lima ESC. Avaliação microbiológica em carcaças suínas e análise de pontos críticos de controle em um frigorífico em Minas Gerais, Viçosa (MG), Brasil. [Tese de mestrado]; 2002. p. 21-38.

Nelson KM, Young GM, Miller VL. Identification of a locus involved in systemic dissemination of Yersinia enterocolitica. Infect Immun. 2001;69(10):6201-8.

Red BOOK 2018-2021. Report of the Committee on Infectious Diseases, USA; 2018.

Rusak LA, dos Reis CM, Barbosa AV et al. Phenotypic and genotypic analysis of bio-serotypes of Yersinia enterocolitica from various sources in Brazil. J Infect Dev Ctries. 2014 Dec 15;8(12):1533-40.

Schulte R, Grassl GA, Preger S et al. Yersinia enterocolitica invasion protein triggers IL8 production in epithelial cells via activation of Rel p65-p65 homodimers. Faseb J. 2000;14:1471-84.

Trabulsi LR, Althertum F. Microbiologia. 4. ed. São Paulo: Atheneu; 2004.

66

Febres por mordedura de rato (excluída a leptospirose e a raiva)

Fernando Brandão Serra
Mitika Kuribayashi Hagiwara
Marina Rovani Drummond
Paulo Eduardo Neves F. Velho

As febres por mordedura de rato (*rat-bit fever*) são enfermidades causadas por dois agentes Gram-negativos presentes na flora oral normal de ratos e outros roedores. O mais comum desses agentes é o bacilo *Streptobacillus moniliformis*, causador da "febre de Haverhill", ou eritema articular epidêmico; e, mais raro, é o espirilo *Spirillum minor*, que causa o *Sodoku*. São zoonoses, sendo o homem um hospedeiro eventual.

FEBRE DE HAVERHILL (ERITEMA ARTICULAR EPIDÊMICO)

O nome provém de Haverhill, cidade de Massachusetts, onde Place et al. descreveram uma epidemia, em 1925. É uma doença causada pelo bacilo *Streptobacillus moniliformis*, cuja transmissão se dá ao homem por mordida de ratos, camundongos, esquilos ou, ainda, pela contaminação da água ou do leite (não pasteurizado) por esses roedores infectados. Há poucos casos relatados na literatura médica, possivelmente pela falta de diagnósticos.

Os gânglios satélites ficam enfartados. A duração da doença não tratada é de semanas ou até meses, persistindo a febre irregular durante todo esse período. Há descrição de endocardite infecciosa causada pelo *Streptobacillus moniliformis*.

O diagnóstico da febre de Haverhill muitas vezes é realizado somente com dados clínicos, mas há exames complementares inespecíficos e específicos. O hemograma revela leucocitose e, nos casos prolongados, anemia. A reação de aglutinação é importante quando demonstra elevação do tí-tulo entre a fase aguda e a convalescença; o título máximo é atingido após 1 a 3 meses de doença, persistindo por 5 a 24 meses. O diagnóstico específico é realizado por meio de isolamento e identificação do *Streptobacillus moniliformis* em hemocultura, cultura de líquido sinovial ou de secreção do ponto de inoculação. Também para o diagnóstico pode ser feito teste de reação em cadeia da polimerase (PCR) da porção 16S rRNA do gene, sendo possível identificar o bacilo *Streptobacillus moniliformis*.

O tratamento de escolha é com penicilina, e a dose recomendada é de 600.000 UI, por via intramuscular, a cada 12 horas e por 10 a 14 dias. Os pacientes alérgicos à penicilina devem ser tratados com tetraciclinas, 2 g/dia, por via oral, ou estreptomicina, 15 mg/kg/dia, divididos em duas tomadas. A ausência de tratamento pode provocar uma taxa de mortalidade de até 13%.

SODOKU

O nome origina-se das palavras japonesas *so* (rato) e *doku* (veneno). É uma doença infecciosa aguda, febril, transmitida ao homem por mordida de ratos infectados pelo *Spirillum minor* e que tem sido encontrada em quase todo o mundo.

O agente causal *(Spirillum minor)* se localiza no tecido conectivo de lábios, língua e nariz, mas, até o momento, não foi encontrado na saliva dos roedores. O *Spirillum minor* atravessa a mucosa da língua ou do lábio do rato por pequenas soluções de continuidade e é inoculado pela mordida.

QUADRO CLÍNICO

Após alguns dias (1 a 6 semanas), no local da mordida surge uma reação inflamatória caracterizada por edema, recoberta de vesículas, dor local e processo linfangítico localizado com enfartamento regional satélite. Surge, então, a febre (38 a 39 °C), que assume um caráter remitente, com 2 a 4 dias de remissão de temperatura, podendo durar meses. Além da febre ocorrem cefaleia, calafrios, profunda astenia, náuseas e taquicardia. Uma erupção maculopapulosa bastante pruriginosa de cor purpúrica surge com frequência no tronco e nos membros.

Os casos mais graves podem apresentar artralgia, discreto comprometimento renal e perturbações do sensório. A lesão inicial (ponto de inoculação) cicatriza antes que se iniciem os sintomas. Dentre as complicações, a mais grave é a endocardite, que pode ocorrer naqueles com lesão valvular preexistente. Outras complicações incluem miocardite, pleurite, hepatite, meningite e conjuntivite.

Para diagnóstico, existem exames inespecíficos e específico. O hemograma revela leucocitose (nos períodos febris) e eosinofilia. O diagnóstico específico pode ser realizado por meio de pesquisa do espirilo em esfregaço do material coletado no local da mordida ou do sangue na fase inicial da infecção. Material aspirado de gânglios satélites enfartados, assim como sangue na fase inicial, pode ser inoculado em peritônio de cobaias, em cujo sangue, nos casos positivos, é possível verificar (em campo escuro) a presença do agente etiológico uma a três semanas mais tarde.

Embora não tenha relação alguma com as riquétsias, durante a infecção pelo *Spirillum minor* formam-se anticorpos que aglutinam na reação de WeilFelix, os *Proteus OXK*, que se sabe servirem para o diagnóstico da infecção pela *Rickettsia tsutsugamushi*.

Aproximadamente 50% dos pacientes apresentam resultado falso-positivo no VDRL. O diagnóstico diferencial deve ser feito com doença de Lyme, malária e infecção por vírus Epstein-Barr.

O tratamento é realizado com sucesso pela penicilina, na dose de 600.000 UI, a cada 12 horas, por via intramuscular, durante duas semanas.

BIBLIOGRAFIA SUGERIDA

Anderson LC, Leary SL, Manning PJ. Rat bite fever in animal research laboratory personnel. Lab Anim Sci. 1983;33:292.

Berger C et al. Broad range polymerase chain reaction for diagnosis of rat-bit fever caused by Streptobacillus moniliformis. Pediatr Infect Dis J. 2001;20(12):1181-2.

Elliott SP. Rat bit fever and Streptobacillus moniliformis. Clin Microbiol Ver. 2007;20(1):13-22.

Frans J, Verhaegen J, Van Noyen R. Streptobacillus moniliformis: case report and review of the literature. Acta Clin Belg. 2001;56(3):187-90.

Fukushima K, Yanagisawa N, Imaoka K, Kimura M, Imamura A. Rat-bite fever due to Streptobacillus notomytis isolated from a human specimen. J. Infect. Chemother. 2018 Apr;24(4):302-4.

Gaastra W et al. Review: rat bit fever. Vet Microbiol. 2009;133:211-28.

Graves MH, Janda JM. Rat-bit fever (Streptobacillum moniliformis): a potential emerging disease. Int J Infect Dis. 2001;5(3):117-8.

Gupta M, Oliver T. Rat-bite Fever (Streptobacillus moniliformis, Sodoku, Spirillum Minor). StatPearls [Internet]. Treasure Island (FL): StatPearls Publishing; 2019 Jun 17.

Kasuga K, Sako M, Kasai S, Yoshimoto H, Iihara K, Miura H. Rat Bite Fever Caused by Streptobacillus moniliformis in a Cirrhotic Patient Initially Presenting with Various Systemic Features Resembling Henoch-Schönlein Purpura. Intern. Med. 2018 Sep 01;57(17):2585-90.

Sato R, Kuriyama A, Nasu M. Rat-bite fever complicated by vertebral osteomyelitis: A case report. J. Infect. Chemother. 2016 Aug;22(8):574-6.

Stehle P et al. Rat bit fever without fever. Annals of Reumat Dis. 2003;62:894-6.

Torres-Miranda D, Moshgriz M, Siegel M. Streptobacillus moniliformis mitral valve endocarditis and septic arthritis: the challenges of diagnosing rat-bite fever endocarditis. Infect Dis Rep. 2018 Sep 24;10(2):7731. doi: 10.4081/idr.2018.7731. eCollection 2018 Sep 5.

67

Espiroquetídeos

67.1 Bouba

Sinésio Talhari
Carolina Chrusciak Talhari Cortez

CONCEITO

A bouba é uma treponematose endêmica, não venérea, caracterizada por lesões cutâneas e sistêmicas, cujo agente etiológico é o *Treponema pallidum*, subespécie *pertenue*, o qual difere em menos de 0,2% do genoma do *Treponema pallidum*, subespécie *pallidum*, agente etiológico da sífilis. É observada principalmente em crianças que vivem em comunidades rurais isoladas, em regiões tropicais; afeta ambos os sexos em igual proporção.

Estudos realizados em ossos de *Homo erectus,* em Nairóbi, sugerem que a bouba tenha surgido há aproximadamente 1,5 milhão de anos, na África. Em 1525, a doença já existia no Brasil e na Colômbia, tendo sido trazida ao Novo Mundo, provavelmente, pelos escravos africanos. Em 1906, Aldo Castellani identificou o agente etiológico.

EPIDEMIOLOGIA

A bouba era endêmica em quase todos os países tropicais, inclusive nas Américas Central e do Sul, exceto Argentina, Chile e Uruguai. No Brasil, os principais focos da doença encontravam-se nos Estados do Amazonas, Pará, Ceará e Paraíba. Em 1950, estima-se em 50 a 150 milhões o total de casos de bouba em todo o mundo. Nas décadas de 1950 e 1960, a Organização Mundial de Saúde (OMS) e o Fundo para a Infância das Nações Unidas (Unicef) realizaram tratamento com penicilina em massa nas áreas endêmicas. Após a campanha, verificou-se diminuição importante da taxa de prevalência da doença. No entanto, diante das condições ainda precárias de vida e da deficiência dos programas de controle de muitos países tropicais, casos de bouba continuam sendo diagnosticados.

De acordo com as últimas estimativas, a doença ainda é prevalente em 13 países; 84% dos casos foram relatados na Papua-Nova Guiné, Ilhas Salomão e Gana. Em 19 países, a incidência da bouba é desconhecida. Recentemente, novos casos de bouba foram registrados em Camarões, onde a doença havia sido considerada erradicada. Não há registro de casos novos de bouba no Brasil nas últimas décadas.

Em 2012, a OMS propôs programa de tratamento em massa da bouba com dose única de azitromicina, com a meta de erradicar a doença até 2020. Essa opção terapêutica é tão eficaz quanto a dose única de penicilina benzatina até então utilizada. Apesar de a nova abordagem terapêutica ter reduzido substancialmente o número de casos de bouba no mundo, não houve interrupção da cadeia de transmissão. Desse modo, a erradicação, provavelmente, não será alcançada em decorrência de fatores biológicos, sociais e políticos. Dentre os fatores biológicos estão a emergência de resistência à azitromicina (já registrada na Papua-Nova Guiné), possível existência de reservatórios não humanos e, principalmente, a dificuldade de identificação e tratamento de casos latentes de bouba. O apoio político e financiamento contínuo são essenciais para a continuidade da campanha de erradicação da doença.

ETIOPATOGENIA

Em todas as treponematoses endêmicas, a higiene inadequada, e a promiscuidade constituem as principais condições para sua disseminação. Na bouba, o contágio é feito por meio de soluções de continuidade cutânea ou mucosa. As áreas descobertas são as mais frequentemente envolvidas, e lesões genitais são mais propensas a contato acidental do que transmissão sexual.

DINÂMICA DE INFECÇÃO E QUADRO CLÍNICO

A transmissão é feita pelo contato direto da pele ou mucosa de pessoa sadia com exsudato de lesão na fase primária ou secundária. Similar ao que ocorre com as treponematoses endêmicas, a bouba não é transmitida sexualmente. O *Treponema pertenue* não é capaz de atravessar a pele ou a mucosa íntegra; necessita de soluções de continuidade, tais como escoriações ou ulcerações ocasionadas, por exemplo, por picadas de insetos. A transmissão mecânica por meio da mosca *Hippelates pallipes* foi comprovada, porém, parece não ter importância epidemiológica. A infecção por cepas muito semelhantes ao *T. pallidum*, subespécie *pertenue,* já foi identificada em primatas não humanos. No caso de a transmissão interespécie for comprovada, esses animais constituiriam importantes reservatórios da infecção no continente africano.

O quadro clínico da bouba é dividido em três fases: primária, secundária e terciária.

FASE PRIMÁRIA

A lesão primária da bouba, denominada "bouba-mãe", localiza-se, geralmente, nas áreas expostas dos membros superiores e inferiores. O tempo médio de incubação é de 9 a 90 dias (média de 21 dias). As lesões iniciais são eritematopapulosas, isoladas ou coalescentes; são indolores e muito infectantes. Progressivamente, surge lesão ulcerosa, papilomatosa, e vegetante, às vezes simulando leishmaniose (Figura 67.1.1). Após semanas ou meses, a "bouba-mãe" regride espontaneamente, deixando cicatriz com centro atrófico e hipopigmentado, circundada por halo hiperpigmentado. Em 10% dos pacientes, a fase primária pode não ocorrer. Nesse caso, a doença inicia-se, clinicamente, com lesões características da fase secundária.

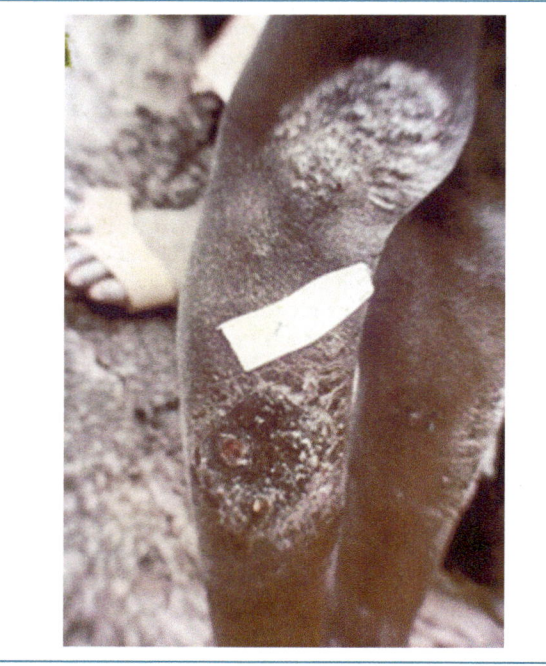

FIGURA 67.1.1 Bouba primária. Lesões em placa, hiperceratósicas e ulcerosas.
Fonte: Caso observado na Costa do Marfim, por A. Basset e J. Maleville.

Febre e artralgia podem surgir antes ou depois do aparecimento da lesão primária. A maioria dos pacientes desenvolve linfadenomegalia regional, com nódulos não supurativos, grandes, firmes e indolores.

FASE SECUNDÁRIA

Sem tratamento, as lesões cutâneas da fase primária tendem a regredir espontaneamente, dando início ao secundarismo, com lesões cutâneas disseminadas. Dois quadros dermatológicos podem ser encontrados nessa fase: manifestações similares às da "bouba-mãe", conhecidas como bouba-filha, pianoma ou framboesia (Figura 67.1.2) e lesões micropapulosas, denominadas "bouba-miniatura". Alguns pacientes podem apresentar os dois aspectos dermatológicos mencionados.

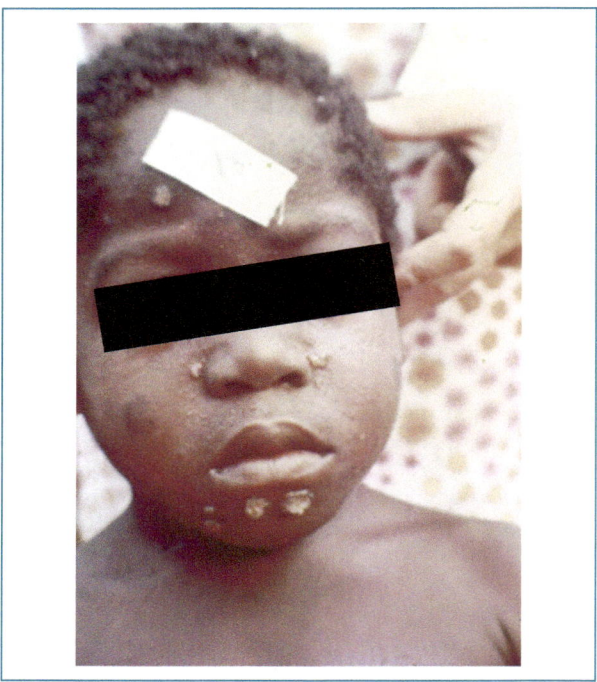

FIGURA 67.1.2 Bouba secundária. Lesões papulosas e vegetantes, verruciformes.
Fonte: Caso observado na Costa do Marfim, por A. Basset e J. Maleville.

Lesões com bordas circinadas, simulando dermatofitose, e placas hiperceratóticas plantares, com fissuras dolorosas, podem ser encontradas na fase secundária, ocasionando marcha de forma peculiar, similar à do caranguejo, também conhecida como *crab yaw*. Nas regiões palmares pode surgir hiperceratose, muito parecida com o que se observa na pinta tardia. As dobras ungueais podem apresentar papilomas e paroniquia. As lesões cutâneas geralmente involuem, deixando áreas hipocrômicas residuais.

Osteoperiostite e polidactilite podem ser observadas nos ossos das mãos, antebraços, pernas e pés. Essas lesões podem ser as primeiras manifestações da doença, principalmente, em crianças. O acometimento das mucosas é raro na bouba, e não há alopecia.

Cefaleia, febre, adenopatia generalizada, e dores ósseas, noturnas, podem estar presentes na fase secundária.

FASE TERCIÁRIA OU TARDIA

As manifestações das fases primária, e secundária podem regredir e o paciente permanecer assintomático, apenas com sorologia treponêmica positiva.

As lesões tardias surgem em aproximadamente 10% dos pacientes não tratados, sendo observadas vários anos depois do desaparecimento das lesões iniciais. Além disso, lesões das fases anteriores podem estar presentes. Nesse período pode haver acometimento cutâneo, subcutâneo, mucoso, ósseo e articular. É discutível a possibilidade de comprometimento neurológico, oftálmico e cardiovascular.

Na bouba terciária podem ser observadas lesões nodulares, tuberosas ou gomosas, ceratodermias palmoplantares, lesões osteoarticulares, nodosidades justa-articulares, lesões ósseas ("tíbia em lâmina de sabre"), *gangosa* (do espanhol, voz abafada ou anasalada), caracterizada clinicamente por destruição cartilaginosa e/ou óssea do palato, nariz e faringe posterior e *goundou*, denominação para exostoses das porções laterais dos ossos nasais, que podem ocasionar a obstrução dos campos visuais.

DIAGNÓSTICO DIFERENCIAL

As lesões cutâneas das fases primária, e secundária da bouba podem simular várias enfermidades, tais como sífilis recente, ectima, escabiose, tungíase, sarcoidose, verruga vulgar, pioderma vegetante, úlcera fagedênica tropical, carcinoma vegetante, micobacterioses, tuberculose, esporotricose, leishmaniose, sífilis secundária, pitiríase rósea, pitiríase versicolor ou psoríase. Na fase terciária, o diagnóstico diferencial deve ser feito com sífilis tardia, hanseníase, leishmaniose mucocutânea, rinosporídiose, rinoescleroma e paracoccidioidomicose. A ceratodermia palmoplantar ocasionada pela bouba é indistinguível das lesões da pinta e da sífilis endêmica. As lesões ósseas causadas pela bouba podem simular sífilis venérea e endêmica, tuberculose, osteomielite e anemia falciforme.

DIAGNÓSTICO

O diagnóstico da bouba é confirmado pelos testes treponêmicos, específicos e inespecíficos: VDRL, FTA-Abs, teste de imobilização do *T. pallidum* (TPI) e hemaglutinação do *T. pallidum* (TPHA). Entre outros métodos diagnósticos temos a pesquisa de treponema em campo escuro, exame histopatológico e radiológico. O *pertenue*, assim como os agentes da pinta e da sífilis, ainda não foram cultivados *in vitro*. A detecção de DNA do *T. pallidum,* subespécie *pertenue*, através da técnica de reação de polimerase em cadeia (PCR), já foi realizada. No entanto, a identificação de doença latente, através da mesma técnica, não foi possível.

As reações sorológicas para bouba, pinta e sífilis são indistinguíveis.

TRATAMENTO

Atualmente, o tratamento recomendado para doentes com lesões ativas ou infecção latente consiste em dose única, oral, de 30 mg/kg de azitromicina (dose máxima de 2 g). Para grávidas e pessoas com hipersensibilidade à azitromicina, deve ser administrada penicilina G benzatina, na dose de 50.000 UI/kg, por via intramuscular.

CONTROLE

O tratamento de massa com azitromicina é recomendado para o tratamento de casos ativos e controle dos comunicantes.

BIBLIOGRAFIA SUGERIDA

Akogun OB. Yaws and syphilis in the Garkida area of Nigeria. Zentralbl Bakteriol. 1999;289:101-7.

Anselmi M, Moreira JM, Caicedo C et al. Community participation eliminates yaws in Ecuador. Trop Med Int Health. 2003;8:634-8.

Antal GM, Lukehart SA, Meheus AZ. The endemic treponematoses. Microbes Infect. 2002;4:83-94.

Basset A, Faye I, Maleville J et al. Yaws and endemic syphilis. Marshall J (ed.). Essays on tropical dermatology. Amsterdam: Excerpta Medica; 1969. p. 301-15.

Bodimeade C, Marks M, Mabey D. Neglected tropical diseases: elimination and eradication. Clin Med (Lond). 2019;19(2):157-60.

Boock AU, Awah PK, Mou F, Nichter M. Yaws resurgence in Bankim, Cameroon: The relative effectiveness of different means of detection in rural communities. PLoS Negl Trop Dis. 2017;11(5):e0005557.

Engelkens HJ, Vuzevski VD, Stolz E. Nonvenereal treponematoses in tropical countries. Clin Dermatol. 1999;17:143-52.

Herve V, Kassa Kelembho E, Normand P et al. Resurgence of yaws in Central African Republic. Role of the Pygmy population as a reservoir. Bull Soc Pathol Exot. 1992;85:342-6.

Koff A B, Rosen T. Nonvenereal treponematoses: yaws, endemic syphilis and pinta. J Am Acad Dermatol. 1993;29:519-35.

Marks M, Katz S, Chi KH, Vahi V, Sun Y, Mabey DC, Solomon AW, Chen CY, Pillay A. Failure of PCR to Detect Treponema pallidum ssp. pertenue DNA in Blood in Latent Yaws. PLoS Negl Trop Dis. 2015;9(6):e0003905.

Medina R. Pinta: an endemic treponematoses in the Americas. Bol Oficina Sanit Panam. 1979;86:242-55.

Mitjà O, Hays R, Ipai A, Penias M, Paru R, Fagaho D, de Lazzari E, Bassat Q. Single-dose azithromycin versus benzathine benzylpenicillin for treatment of yaws in children in Papua New Guinea: an open-label, non-inferiority, randomised trial. Lancet. 2012;379(9813):342-7.

Mitjà O, Marks M, Konan DJ, Ayelo G, Gonzalez-Beiras C, Boua B, Houinei W, Kobara Y, Tabah EN, Nsiire A, Obvala D, Taleo F, Djupuri R, Zaixing Z, Utzinger J, Vestergaard LS, Bassat Q, Asiedu K. Global epidemiology of yaws: a systematic review. Lancet Glob Health. 2015;3(6):e324-31.

Mohamed K N. Late yaws and optic atrophy. Ann Trop Med Parasitol. 1990;84:637-9.

Román GC, Román LN. Occurrence of congenital, cardiovascular, visceral, neurologic, and neuro-ophthalmologic complications in late yaws: a theme for future research. Rev Infect Dis. 1986;8:760-70.

Tharmaphornpilas P, Srivanichakorn S, Phraesrisakul N. Recurrence of yaws outbreak in Thailand, 1990. Southeast Asian J Trop Med Public Health. 1994;25:152-6.

WHO. Eradication of yaws—the Morges strategy. Wkly Epidemiol Rec. 2012;87:189-94.

Zobaníková M, Strouhal M, Mikalová L, Čejková D, Ambrožová L, Pospíšilová P et al. Whole Genome Sequence of the Treponema Fribourg-Blanc: Unspecified Simian Isolate Is Highly Similar to the Yaws Subspecies. PLoS Negl Trop Dis. 2013;7:e2172.

67.2 Doença de Lyme

Ricardo Edésio Amorim Santos Diniz
Priscila Ferreira Diniz

INTRODUÇÃO

A doença de Lyme (DL) é uma enfermidade sistêmica causada por bactérias (espiroquetas), do gênero *Borrelia burgdorferi* (Figura 67.2.1), *lato sensu*, tem como espécies infectantes mais comuns: *B. Burgdorferi, stricto sensu* (USA) e *B. Garinii e afzeli* (Europa e Ásia), transmitidas, aos humanos, por carrapatos do complexo Ixodes. No Brasil tem sido descrito como vetor o *Amblyoma cajennensis* (Figura 67.2.2).

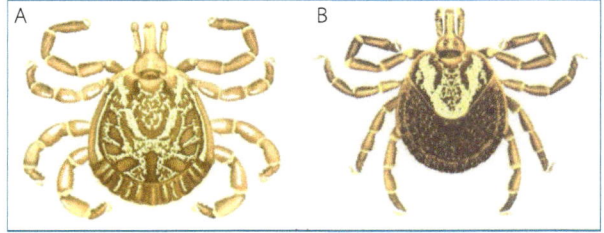

FIGURA 67.2.2 *Amblyomma cajennense* macho (A) e fêmea (B). *Fonte:* Manual de Vigilância Acarológica. Superintendência de Controle de Endemias (SUCEN) http://www.saude.sp.gov.br/resources/sucen/homepage/downloads/arquivos-de-febre--maculosa/manual_vig_acarologica.pdf.

A doença de Lyme recebeu esse nome em função de uma epidemia em Lyme (1975; Connecticut-EUA), após surto epidêmico, de acometimento articular, semelhante à artrite reumatoide juvenil, cuja investigação, subsequente, demonstrou a relação infecciosa-carrapato-Borrelia-Humanos.

Nesse ciclo, cabe assinalar que, quanto menor o carrapato, mais difícil de detectar no hospedeiro, em especial a fase de ninfa, de diminuto tamanho, intermediária entre larvas e adultos, bem efetiva na transmissão, quando aderida à pele por pelo menos 24 a 48 horas.

As manifestações clínicas clássicas ocorrem em três estágios (Figura 67.2.3) – localizado, disseminado e tardio –, semelhantemente à sífilis, outra espiroqueta da mesma família (*Spirochaetacea*).

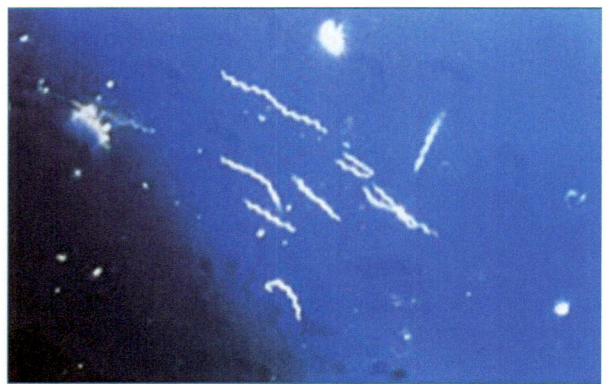

FIGURA 67.2.1 *Borrelia bugdoferi*. Espiroqueta responsável pela doença de Lyme, vista em *scanning* por microscopia eletrônica.
Fonte: Wikipedia. https://pt.wikipedia.org/wiki/Borrelia_burgdorferi.

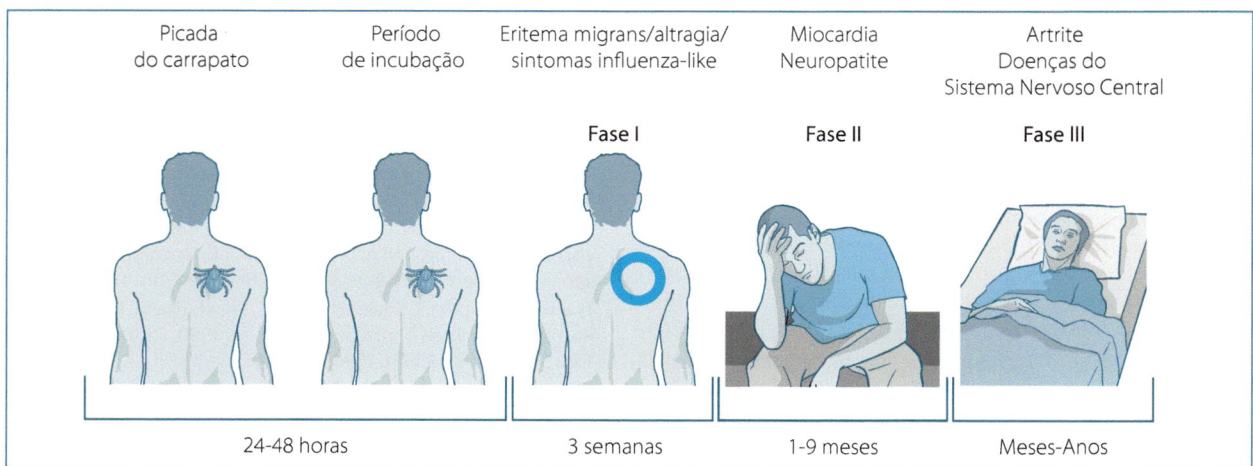

FIGURA 67.2.3 Representação das principais manifestações clínicas da doença de Lyme.
Fonte: Adaptado de Krupka M et al. Biomed Pap Med Fac Univ Palacky Olomouc Czech Repub. 2007 Dec;151(2):175-86.

Cada espécie de Borrelia invade preferencialmente órgãos e sistemas diferentes, com evoluções clínicas distintas, de acordo com a localização geográfica e diferentes espécies contaminantes.

QUADRO CLÍNICO
ESTÁGIO INFECCIOSO LOCALIZADO

No local da picada do carrapato, entre 3 e 30 dias, 70 a 80%, dos indivíduos infectados, desenvolvem uma lesão cutânea, típica, chamada de "eritema migratório" (EM). De formato redondo ou oval, plano e eritematoso, de rápida expansão centrifuga (2 a 3 cm por dia) e centro claro à semelhança de uma lesão em alvo ou olho de boi (Figura 67.2.4).

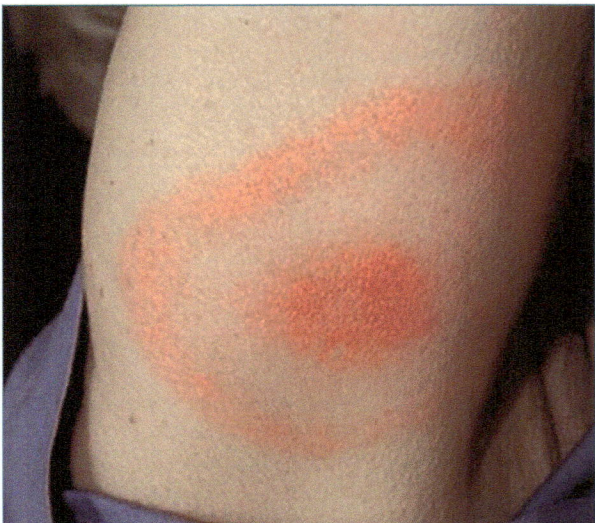

FIGURA 67.2.4 Eritema migratório no local da mordedura de carrapato, característico da doença de Lyme.
Fonte: Center for Diseases Control and Prevention (EUA).

Com 5 cm, ou mais, de tamanho cuja localização depende do local da picada. Nas crianças é mais comum na cabeça e no pescoço e, em adultos, na região pélvica e nas extremidades. Poucos e raros sintomas são relatados quanto ao eritema como prurido, dor, formigamento e queimação, desaparecendo os sintomas eritematosos em semanas, mesmo sem terapia específica.

Algumas lesões apresentam morfologia diversa do eritema migratório clássico, como uma mácula expansiva, que é diferente das reações locais, ocasionadas, pela picada, por si, que inicia em horas e associadas a significante prurido.

O EM pode se associar a sintomas semelhantes a gripe com febre, cefaléia, mal-estar geral, dores musculares e articulares. Não há envolvimento respiratório superior. Histopatologicamente apresenta infiltrados de células mononucleares e linfoplasmocitárias.

ESTÁGIO INFECCIOSO DISSEMINADO

A segunda fase de manifestações sistêmicas ocorre por disseminação hematogênica e linfática, semanas a meses, após a contaminação inicial, surgem múltiplas lesões de eritema migratório, cardite, artrite, envolvimento neurológico e, raramente, linfocitoma (Figuras 67.2.6 e 67.2.7).

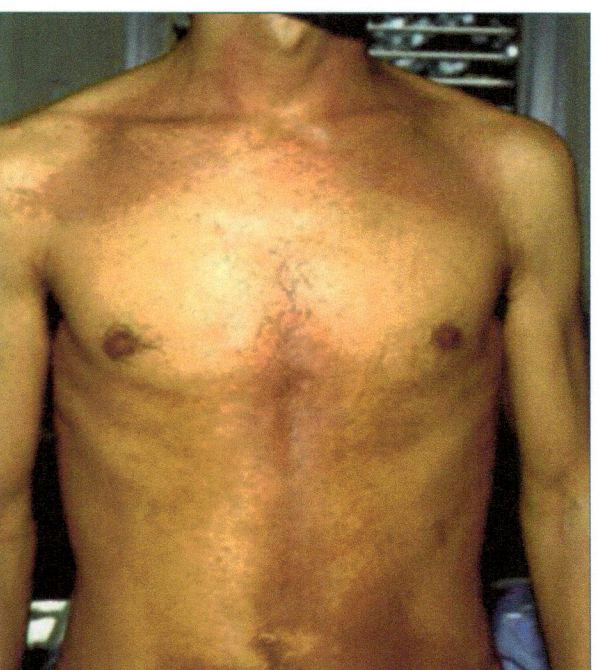

FIGURA 67.2.5 Doença de Lyme com lesões eritematosas migratórias em tórax superior e abdômen, mais tardio.
Fonte: Acervo da Biblioteca do Instituto de Infectologia Emílio Ribas. Cortesia: Marcelo Babosa, Diretor Técnico do Serviço de Informação e Documentação Científica.

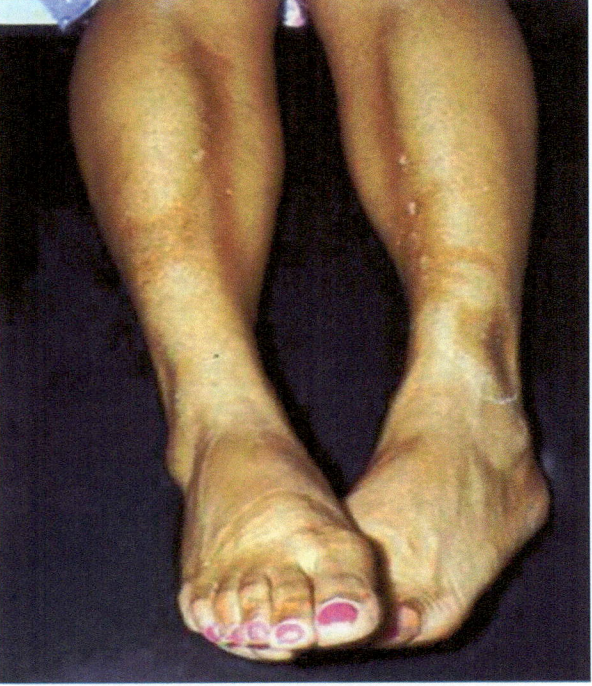

FIGURA 67.2.6 Doença de Lyme. Placas eritematosas migratórias nas pernas.
Fonte: Acervo da Biblioteca do Instituto de Infectologia Emílio Ribas. Cortesia: Marcelo Babosa, Diretor Técnico do Serviço de Informação e Documentação Científica.

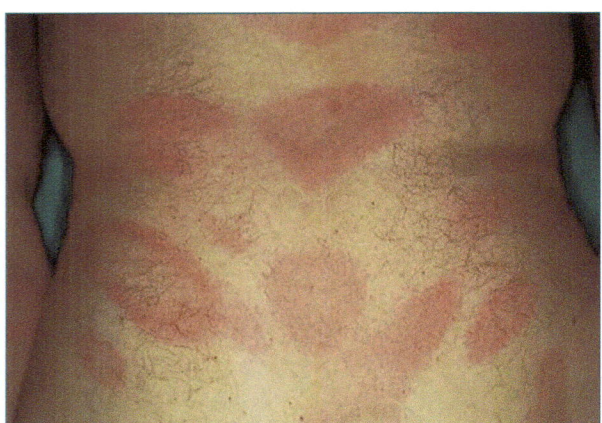

FIGURA 67.2.7 Eritema migratório clássico na região dorsal do tronco em fase disseminada.
Fonte: Center for Diseases Control and Prevention (EUA).

Na pele: múltiplas lesões semelhantes ao eritema original podem surgir, de tamanhos menores, menos edematosas e vermelhas, com morfologia atípica, na face e membros, caracterizando a dispersão sistêmica das bactérias (50% dos pacientes não tratados).

Nódulos vermelhos arroxeados ou placas, conhecidos como linfocitoma borreliano, são encontrados, em qualquer estágio da doença, em torno de 1% dos pacientes, em geral, no lobo da orelha, mamilos ou genitália.

Além da pele, dores musculares, articulares e periarticulares são observadas, durante horas ou dias. Já a artrite inflamatória (dor, derrame articular) costuma ocorrer, predominantemente, no estadio tardio da infecção e em menos de 10% dos infectados.

Envolvimento cardíaco acomete 5 a 10% dos casos, tipicamente com variados graus de bloqueio atrioventricular (BAV). Miocardite e pericardite são de ocorrência rara. Doença valvar e insuficiência cardíaca não são achados presentes na cardite de Lyme.

Sistema nervoso (10 a 15%) com manifestações centrais e periféricas, as mais comuns: paralisia dos nervos cranianos (principalmente o facial), radiculopatias sensitivo/motoras e mononeurites multiplex.

Envolvimento agudo central com meningite linfocitária e, raramente, encefalomielite podem ser encontrados, sobretudo nas cepas europeias.

Envolvimento ocular (ceratite), hepatites, necrose esplênica e paniculite raramente ocorrem.

ESTÁGIO TARDIO

A evolução para doença crônica ou tardia, ocorre em torno de 10% dos casos, afeta a pele, sistema osteoarticular e nervoso.

Na Europa, principalmente, a infecção causada pela *Borrelia afzelii* apresenta uma lesão cutânea tardia (meses a anos), denominada "acrodermatite crônica atrófica". Inicia-se com edema vermelho-violáceo, em forma de almofada, evoluindo para atrofia, especialmente nas regiões distais e laterais dos membros, pele fina, hipopigmentadas e perda de pelos.

Manifestações neurológicas (50%): disfunção cognitiva leve, meningoencefalite, neuropatias sensitivas e motoras semelhantes à neuropatia diabética, em bota e luva, parestesias, alodinia e ocasionalmente dor radicular. Quadros de encefalomielite crônica de evolução lenta e progressiva, afetando a substância branca cerebral com incidência maior na Europa e causada pela *Borrelia garinii*.

A manifestação articular, intermitente, da fase 2, pode evoluir com artrite crônica, monoarticular ou oligoarticular com predileção para o joelho, seguido pelo ombro, cotovelo, articulação temporomandibular e punho. O derrame sinovial é volumoso (50 a 100 mL). Crises recorrentes de inflamação articular são observadas com frequência e duração que diminui ao longo do tempo. Menos de 10% evoluirá para um quadro persistente e crônico de monoartrite. Em muitos desses casos, não se encontra DNA bacteriano (reação de cadeia de polimerase (PCR), no ambiente articular, nem resposta a retratamentos com antibióticos sugerindo um tipo de reação autoimune perpetuada de modo semelhante à artrite reativa.

EXAMES LABORATORIAIS

Dependem do estágio da doença e dos órgãos e sistemas afetados.

GERAIS

- **Hemograma:** leucócitos normais ou discreta leucocitose com neutrofilia.
- **Proteína C-reativa e velocidade de hemossedimentação (VHS) com alterações em 50% dos casos.**
- **Líquido sinovial:** inflamatório – células 3.000 a 100.000 mm³ (média de 25.000), maioria neutrófilos, glicose normal. Proteínas normais ou elevadas.
- **Biópsia da membrana sinovial:** semelhante à artrite reumatoide.
- **Líquido cefalorraquidiano (LCR):** aumento de leucócitos (linfócitos), glicose normal, proteínas elevadas, ausência de bandas oligoclonais como diferenciação com esclerose múltipla.

ESPECÍFICOS PARA BORRELIA

- **Cultura:** raramente é possível, seja em líquidos corporais ou amostras teciduais. Melhor positividade pode ser encontrada na biópsia da borda ativa do (EM. Meio de cultivo: BSK (Barbour-Stoenner-Kelly).
- **Testes sorológicos:** detecção de anticorpos anti-Borrelia mediante enzimaimunoensaio (Elisa) com antígenos bacterianos específicos. Reatividade IgM surge, em 2 a 3 semanas, após a infecção e IgG após 30 dias. Resultados de IgM positivos (meses), com IgG negativa, sugere reação falso-positiva. Pacientes com doença de Lyme podem ter resultados negativos nas primeiras (1 ou 2) semanas (janela imunológica). Em caso de suspeita clínica, esses testes devem ser repetidos após 15 dias, mesmo em vigência do uso de antibióticos.
- **Testes Elisa:** (IgG, IgM) positivos ou duvidosos devem ser confirmados com o exame de Western Blotting (WB).
- **Critérios no WB para confirmação sorológica da DL:** para IgM: duas das três bandas devem estar presentes:

23, 39 e 41 KDA. Para IgG: cinco de dez bandas: 18, 21, 28, 39, 41, 45, 58, 66 e 93 KDA.

Um teste especial de Elisa com peptídeo sintético C6 detecta anticorpos para a região proteica, constante, V1se, e pode ser útil, com especificidade de 99% e sensibilidade de 74% em DL aguda e 100% na fase tardia da doença.

O PCR (reação em cadeia de polimerase) para DNA das espiroquetas apresenta positividade de 85% no líquido sinovial e menor que 40% no LCR.

Não há, até o momento, teste específico para monitorar a eficácia do tratamento utilizado na DL.

OUTROS EXAMES
RADIOLOGIA E RESSONÂNCIA NUCLEAR MAGNÉTICA (RNM)

No sistema osteoarticular, tem sua utilidade para diagnóstico diferencial com outras artropatias. Principalmente em casos de monoartrite crônica da fase tardia. RNM do sistema nervoso central, geralmente, apresenta resultados normais. Em 25% dos pacientes com encefalopatia, são encontradas lesões na substância branca cerebral, porém não específicas.

ANGIOTOMOGRAFIA OU TOMOGRAFIA POR EMISSÃO DE FÓTONS (SPECT)

Podem apresentar alterações em diferentes focos, não específicas.

ELETRONEUROMIOGRAFIAS

Alterações nas polirradiculoneuropatias periféricas.

ELETROCARDIOGRAMA, ECOCARDIOGRAMA

Diferentes níveis de bloqueio atrioventricular (BAV), arritmias, miocardite e pericardite.

TRATAMENTO

Pacientes no estágio 1 (inicial, localizado) ou 2 (disseminado), sem acometimento neurológico ou BAV de 3º grau, podem ser tratados com antibióticos via oral (14 a 28 dias).

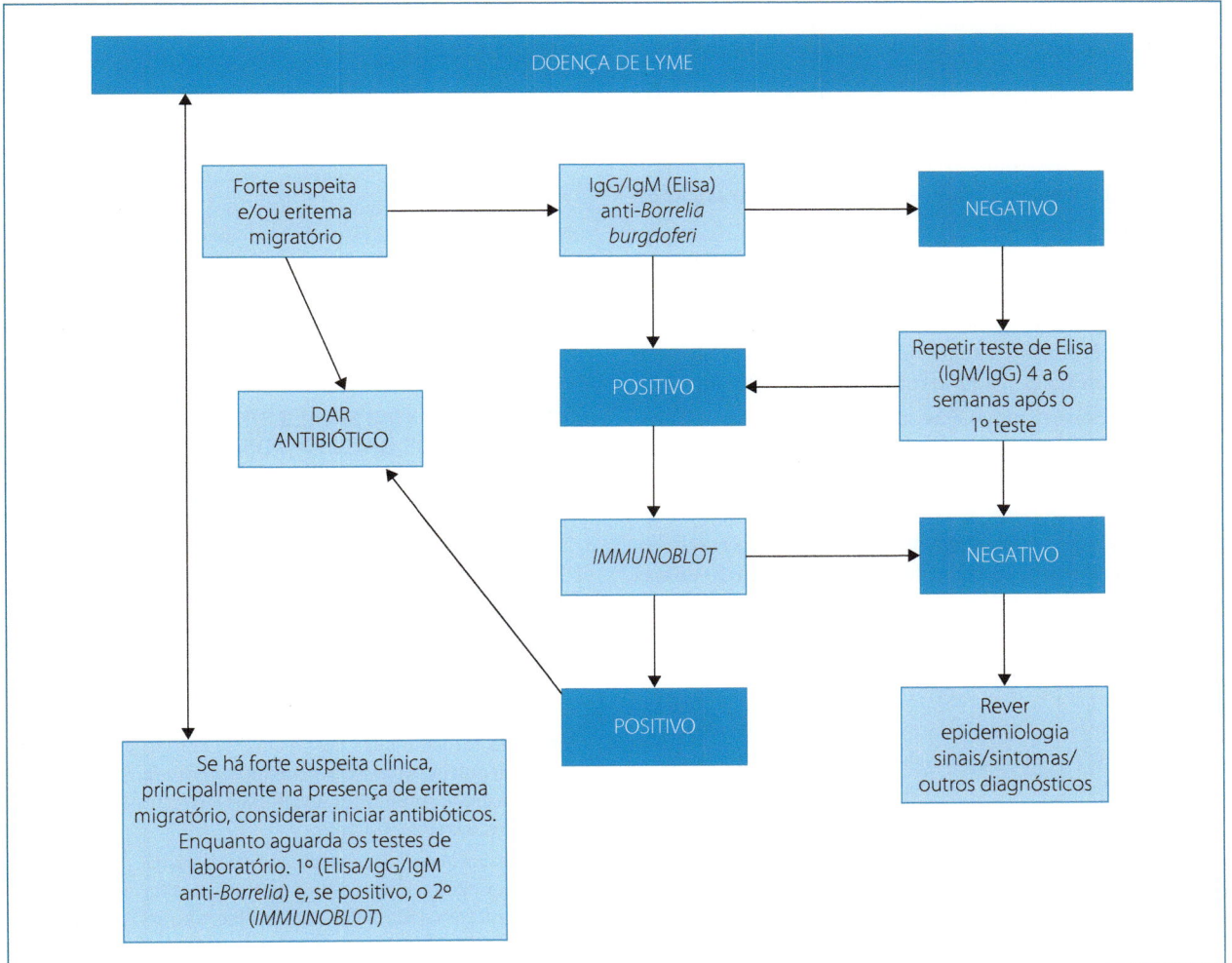

FIGURA 67.2.8 Fluxograma de conduta conforme os eventos clínico-laboratoriais.

Um tempo ideal de duração terapêutica, não foi suficientemente definido. Utiliza-se doxiciclina ou amoxacilina nos estágios 1 e 2 (eritema migratório, paralisia facial periférica (BELL), artrite aguda e bloqueios cardíacos de 1º ou 2º graus).

Antibióticos, por via parenteral, são reservados para outros tipos de acometimento como neurológico central ou periférico, artrite não responsiva ou recidivante, via oral ou BAV de 3º grau. Em gestantes, utiliza-se amoxicilina. A doxiciclina deve ser evitada assim como outras tetraciclinas, pois formam um complexo cálcico estável em qualquer tecido ósseo em formação. Atravessam a placenta e estão relacionadas ao retardo esquelético do feto em desenvolvimento. Embora a transmissão materno fetal possa ocorrer, não há evidências, até o momento, de anormalidades fetais ou óbito nos casos em que a mãe tenha sido adequadamente tratada com a terapêutica preconizada.

A resposta ao tratamento correlaciona-se com a fase dos sinais e sintomas.

Manifestações de 3º estágio podem levar semanas a meses para melhorar ou desaparecer.

Havendo persistência da artrite, é necessário a punção articular e exame do liquido sinovial, ou biópsia da sinóvia com análise por PCR na procura da presença do DNA bacteriano. Em caso negativo, outras terapias são preconizadas: Anti-inflamatórios não hormonais, infiltração com corticosteroide (triancinolona), ou drogas modificadoras da doença reumática (DMARDS): hidroxicloroquina; ou metotrexato.

Sinovectomia em monoartrite crônica, não responsiva, pode ser utilizada.

Esse tipo de artrite, sem evidência do agente etiológico, está mais relacionado a resposta autoimune provocada pela infecção, semelhante a uma artrite reativa.

Manifestações no sistema nervoso tardiamente tratadas podem não responder em razão de lesões teciduais irreversíveis.

Reação de Jarisch-Herxheimer pode ocorrer em 10% dos casos, 24 a 48 horas após o início dos antibióticos (calafrios, febre, taquicardia, hipotensão, cefaleia, lesões cutâneas, dores musculares, taquipneia e leucocitose) em função do aumento acentuado de polimorfonucleares, fagocitose dos espiroquetas e liberação de TNF-alfa e interleucinas. Melhora com fluidos e anti-inflamatórios não hormonais (resolução em dias a semanas) pode ocorrer recidivas.

A maioria dos pacientes responde bem à antibioticoterapia gerando poucas sequelas. A regressão completa do quadro clínico pode demorar vários meses, principalmente nos pacientes com artrite ou acometimento do sistema nervoso. Alguns pacientes pós-tratamento apresentam queixas subjetivas persistentes, como fadiga, déficit de memória, dores musculoesqueléticas difusas, mais relacionadas a provável fibromialgia pós-Lyme, já que ciclos repetitivos e ampliados de antibióticos não acrescentaram benefícios adicionais a esses sinais e sintomas.

TABELA 67.2.1 Antibióticos – da Doença de Lyme.	
Medicamentos	**Doses**
Via Oral (Principais)	
Amoxacilina	500 mg 3 vezes/dia
Doxicilina	100 mg 2 vezes/dia
Cefuroxima	500 mg 2 vezes/dia
Via Oral (Secundários)	
Azitromicina	500 mg 1 vezes/dia
Claritromicina	500 mg 2 vezes/dia
Eritromicina	500 mg 4 vezes/dia
Via Parenteral (Principal)	
Ceftriaxona	2 g EV 1 vezes/dia
Via Parenteral (Secundários)	
Cefotaxima	2 g EV 3 vezes/dia
Penicilina G	18 a 24 milhões de unidades/doses divididas/4 vezes/dia

PROFILAXIA

- Evitar áreas arborizadas cobertas de grama, úmida, especialmente na primavera e verão em regiões que tenham reservatórios (capivaras, cavalos, cães). Usar sapatos fechados.

- Usar carrapaticidas em animais domésticos.

- Retirar carrapatos com pinças. Nunca use outro método, pois os carrapatos podem arrebentar e liberar as espiroquetas.

- Em regiões que estejam ocorrendo casos de doença de Lyme, tomar uma dose única de doxiciclina após picada por carrapato, a qual reduz o risco de borrelioses.

DOENÇA DE LYME SÍMILE BRASILEIRA (SÍNDROME DE BAGGIO-YOSHINARI)

Os primeiros casos semelhantes à DL, no Brasil, foram descritos em dois irmãos da região de Cotia, Estado de São Paulo, em 1992, que após serem picados por carrapatos apresentaram: eritema migratório, sintomas e sinais semelhantes a gripe e artrite.

No Brasil, há divergência epidemiológica, bacteriológica, laboratorial, clínica e terapêutica em relação à DL que ocorre na Europa e Estados Unidos.

Nos casos de Lyme, em nosso País, não foram encontrados como transmissores carrapatos do complexo *Ixodes ricinus*, e sim outros vetores dos gêneros *Amblyoma*, *Rhipicephalus* e *Dermacentor*, infestantes de animais silvestres e domésticos, como cães, cavalos e bovinos.

Em cultivos de tecidos ou líquidos orgânicos de pacientes, não se conseguiu isolar a espiroqueta clássica do complexo *Borrelia burgdorferi*, em meio específico de cultura (BSK,). Respostas a antígenos de origem americana ou europeia, por Elisa ou *Western blotting* também exibiram resultados de anticorpos negativos ou oscilantes de baixa sensibilidade e especificidade.

A análise das amostras brasileiras, submetidas à microscopia eletrônica, exibiu estruturas não espiraladas, semelhantes a *Mycoplasma*, *Chlamydia* e bacteroides, interpretadas como prováveis espiroquetas imóveis desprovidas de flagelos, adaptadas a sobreviver em nossos ambientes e em diferentes hospedeiros. Metodologias moleculares identificaram, no Brasil, a *Borrelia burgdoferi stricto sensu*, tanto em amostras de pacientes como em carrapatos do gênero *Rhipicephalus*, com homologia significativa em relação à Borrelia dos Estados Unidos; porém com ciclo de transmissão em carrapatos não pertencentes ao complexo Ixodes, e sim dos tipos *Amblyomma*, *Dermacentor* e *Rhipicephalus* com reservatórios em animais domésticos e silvestres.

As manifestações clínicas da doença de Lyme, em nosso meio, são semelhantes à DL clássica: Eritema migratório surgindo entre 3 dias e 3 meses, após a picada do carrapato e disseminação sanguínea, com sintomas semelhantes a gripe, mialgias, artralgias, lesões cutâneas generalizadas, linfocitoma, complicações neurológicas, com neurite periférica, sendo o nervo facial o mais afetado, meningite linfomonocitária, disfunção cognitiva, encefalites, mononeurite multiplex, Guillain-Barré e síndrome da fadiga crônica.

Em estágio tardio, observa-se artrite, principalmente monoarticular, em joelho, com grande derrame articular e líquido sinovial inflamatório. Nos pacientes brasileiros, o envolvimento cardíaco é raro (menos de 5%), com BAV, pericardite e cardiomegalia.

Alterações oculares: diplopia, ptose palpebral, uveíte, arterite retiniana são descritas.

No Brasil, as recorrências infecciosas são mais comuns e persistentes que na DL clássica.

As diferentes características clínicas, laboratoriais, epidemiológicas e resposta tardia aos tratamentos permitiram a descrição de uma nova entidade sindrômica diferente em vários aspectos da DL descrita. Essa relação bactéria-hospedeiro, no Brasil, é conhecida como doença de Lyme símile brasileira (síndrome de Baggio-Yoshinari).

Com relação ao tratamento, os medicamentos são os mesmos da DL de outros continentes, com a diferença que o tempo de uso dos antibióticos é mais prolongado (30 dias para a forma localizada a 3 meses para o estágio de disseminação). Em manifestações neurológicas ou envolvimento cardíaco grave, indica-se a via parenteral com uso de ceftriaxone 2 g por dia EV ou penicilina por 30 dias seguida de 2 meses com medicação via oral.

BIBLIOGRAFIA SUGERIDA

Hu LT. Lyme disease. Ann Intern Med. 2016;Nov 1:165(9):677.

Kowalski TJ. Tata S, Berth W, Mathiason MA, Agger WA. Antibiotic treatment duration and long-term outcomes of patients with early Lyme disease from a Lyme disease-hyperendemic area. Clin Infect Dis. 2010;50 (4) 512-520

Branda JA, Body BA, Boyle J, et al. Advances in serodiagnostic testing for Lyme disease are at hand. Clin Infect Dis. 2017; 66:1133-39.

Marques AR. Laboratory diagnosis of Lyme disease: advances and challenges. Infect Dis Clin North Am. 2015; 29:295-307.

Coulter P, Lema C, Flayhart D et al. Two-year evaluation of Borrelia burgdorferi culture and supplemental tests for definitive diagnosis of Lyme disease. J Clin Microbiol. 2005; 43:5080-4.

Moore A, Nelson C, Molins C, Mead P, Schriefer M. Current guidelines, common clinical pitfalls, and future directions for laboratory diagnosis of Lyme disease, United States. Emerg Infect Dis. 2016; 22:1169-77.

Liu W, Liu HX, Zhang L, Hou XX, Wan KL, Hao Q. A novel isothermal assay of Borrelia burgdorferi by recombinase polymerase amplification with lateral flow detection. Int J Mol Sci. 2016; 17:1250.

Bil-Lula I, Matuszek P, Pfeiffer T, Woźniak M. Lyme borreliosis–the utility of improved real-time PCR assay in the detection of Borrelia burgdorferi infections. Adv Clin Exp Med. 2015; 24:663-70.

Snyder JL, Giese H, Bandoski-Gralinski C et al. T2 magnetic resonance assaybased direct detection of three Lyme disease-related Borrelia species in whole blood samples. J Clin Microbiol. 2017; 55:2453-61.

Maraspin V, NahtigalKlevišar M, Ružić-Sabljić E, Lusa L, Strle F. Borrelial Lymphocytoma in adult patients. Clin Infect Dis. 2016; 63:914-92.

Arvikar SL, Steere AC. Diagnosis and treatment of Lyme arthritis. Infect Dis Clin N Am. 2015; 29:269–280.

Robinson ML, Kobayashi T, Higgins Y, Calkins H, Melia MT. Lyme carditis. Infect Dis Clin N Am. 2015;29:255-268.

Marques AR. Continuum (Minneapolis, Minn). Neuro Infect Dis. 2015; Lyme neuroborreliosis 21:1729-1744 31.

Halperin J. Nervous system Lyme disease. Infect Dis Clin N Am. 2015; 29(2):241-253.

KoedelU, Fingerle V, PfisterHW, Lyme neuroborreliosis-epidemiology, diagnosis and management. Nat Rev Neurol. 2015;11:446-456.

Aucott JN.Post treatment Lyme disease syndrome. Infect Dis Clin N Am. 2015;29:309-323.

Berende A, Hofstede HJ, Vos FJ, van Middendorp H, Vogelaar, ML et al. Randomized trial of longer-term therapy for symptoms attributed to Lyme disease. N Engl J Med. 2016; 374:1209-1220.

Stanek G, Fingerle V, Hunfeld KP, Jaulhac B, Kaiser R, Krause A et al. Lyme borreliosis: clinical case definitions for diagnosis and management in Europe. Clin Microbiol Infect. 2011; 17:69-79.

Shapiro ED. Lyme disease. N Engl J Med. 2014; 370(18):1724-1731.

Burgdorfer W, Barbour AG, Hayes SF et al. Lyme disease – a tick-borne spirochetosis? Science. 1982; 216: 1317-1319.

Bratton RL, Whiteside JW, Hovan MJ, Engle RL, Edwards FD. Diagnosis and treatment of Lyme Disease. Mayo Clin Proc. 2008; 83 (5): 566-571.

Hengge UR, Tannapfel A, Tyring SK, Erbel R, Arendt G, Ruzicka T. Lyme borreliosis. Lancet Infect Dis. 2003; 3: 489-500.

Stanek G, Strle F. Lyme borreliosis: a European perspective on diagnosis and clinical management. Curr Opin Infect Dis. 2009; 22: 450-454.

Hoppa E, Bachur R. Lyme disease update. Curr Opin Pediatr. 2007; 19: 275-280.

Walsh CA, Mayer EW, Baxi LV. Lyme disease in pregnancy: a case report and review of the literature. Obstet Gynecol Surv. 2006; 62 (1): 41-50.

Marques A. Chronic lyme disease: an appraisal. Infect Dis Clin North Am. 2008; 22 (2): 341-360.

Negretti CMH, Sgarbi CR, Rodrigues VMCB, Villa RT. Acrodermatitis chronic atrophicans:a case report and review of the literature Med Cutan IberLatAm 2015; 43 (S1): S28-S31.

BasileRC, Yoshinari NH, Mantovani E, Bonoldi VLN, Macoris DG, Queiroz Neto A. Brazilian borreliosis with special emphasis on human and horses. Braz J Microbiol. 2017; 48: 167-72.

Gonçalves DD, Moura RA, Nunes M, Carreira T, Odilon V. Freitas JC et al. Borrelia burgdorferi sensu lato in humans in a rural area of Paraná State, Brazil. Braz J Microbiol. 2015; 46 (2) 57 15.

Koede, IU, Pfister HW. Lyme borreliosis. Curr Opin Infect Dis. 2017; 30:101-7.

Lopes FA, Rezande J, Santos DB, Silva DBS, Alves FCG, Oliveira CE et al. Evidência molecular de Borrelia burgdoferi sensu lato em pacientes no centro oeste brasileiro. Rev Bras Reumatol. 2017; 57 (6) 641-5.

67.3 Leptospiroses

Décio Diament
André Villela Lomar (in memoriam*)*
Thales de Brito
Eliete Caló Romero

INTRODUÇÃO

A leptospirose, uma das zoonoses mais importantes do nosso meio, é uma doença generalizada, febril, causada por espiroquetas patogênicos do gênero *Leptospira*, podendo acometer o homem e os animais domésticos e selvagens, sendo caracterizada por uma vasculite generalizada. A leptospirose é uma doença da membrana celular e pode ser considerada uma doença generalizada e sistêmica, traduzida fundamentalmente por vasculite infecciosa em vez de doença de um determinado órgão ou tecido. Também pode ser vista como uma sepse hemorrágica.

No homem, pode determinar manifestações clínicas variadas, desde infecções inaparentes até a forma íctero-hemorrágica, também conhecida como "doença de Weil". É também conhecida como febre dos pântanos; febre outonal; febre hasani; febre dos sete dias; febre dos arrozais; doença dos porqueiros; febre dos canaviais; febre dos nadadores; febre pré--tibial de Fort-Bragg; febre de Andaman; e tifo canino. Diversos sorovares de leptospiras estão associados à doença, e ocorre uma correlação variável entre o sorovar e a forma clínica apresentada; por exemplo, sorovar *icterohaemorrhagiae* com a "doença de Weil", sorovar *pomona* com a "febre dos porqueiros", sorovar *grippotyphosa* com a febre dos pântanos. Embora essa correlação exista, sabe-se hoje que todas as formas clínicas podem ser causadas por um único sorovar, e, por este motivo, prefere-se utilizar o termo *leptospirose* para designar a doença causada por todos os sorovares de leptospiras.

HISTÓRICO

A leptospirose foi descrita pela primeira vez em 1886, por Weil, em pacientes que apresentavam icterícia, nefrite, fenômenos hemorrágicos e que diferiam da maioria dos casos de icterícia que o autor estava acostumado a ver. Stimson, em 1907, foi o primeiro a visualizar o micro-organismo, quando analisava um corte de tecido renal de um paciente falecido durante um surto de febre amarela; porém, somente em 1915 o agente foi cultivado com sucesso por Inada, que o denominou *Spirocheta icterohaemorrhagiae*.

Logo após a identificação do agente causador, verificou--se a importância dos roedores como animais reservatórios e vetores da doença. Em 1917, Nogucci isolou pela primeira vez o organismo em um rato, e Wadsworth, em 1922, relatou o primeiro caso de leptospirose humana associado à exposição ao rato.

Por muitos anos, o rato foi considerado o único hospedeiro associado ao sorovar *icterohaemorrhagiae*, porém logo surgiram muitas publicações que associaram a doença a outros animais domésticos e selvagens.

No Brasil, as primeiras publicações foram de Bentes, Aragão e McDowell, em 1917, seguindo-se outros pesquisadores, incentivados pelo interesse que despertaram os trabalhos pioneiros dos japoneses. Sobreveio um período em que as leptospiroses foram olvidadas, de modo que os casos publicados passaram a constituir curiosidades científicas, como os cinco relatos divulgados em São Paulo até 1947. Foi neste ano que Corrêa et al., no Instituto Adolfo Lutz de São Paulo, iniciaram a pesquisa sistemática das leptospiroses humanas, totalizando 12 casos após 3 meses de experiência diagnóstica. Na mesma época, Guida, no Instituto Biológico de São Paulo, investigava as leptospiroses animais em nosso meio, possibilitando assim o levantamento de diferentes vetores animais como possíveis fontes de infecção e, também, reavaliando a sua importância na patologia humana.

Em 1950, Gomes et al. apresentaram 45 casos de leptospiroses humanas com isolamento da *icterohaemorrhagiae* em dois casos, e desde então intensificaram-se os estudos sobre essa zoonose no país, particularmente a partir de 1960. De 1917 até 2018, totalizaram mais de 900 as publicações sobre leptospiroses humanas no Brasil.

Merecem destaque os trabalhos de Santa Rosa et al., que tiveram um papel importante no conhecimento das leptospiroses no Brasil, especialmente na medicina veterinária, e foram responsáveis pela identificação dos sorovares *alexi* e *ballum* no homem.

ETIOLOGIA

Leptospiras são espiroquetas pertencentes à ordem *Spirochaetales* e à família *Leptospiraceae*, que compreende três gêneros: *Leptospira, Leptonema* e *Turneriella* (Levett, 2015). Pela classificação sorológica, o gênero *Leptospira* é dividido em duas espécies, que compreendem leptospiras patogênicas, pertencentes à espécie *L. interrogans* e leptospiras saprófitas, pertencentes à espécie *L. biflexa*. Com base nas características antigênicas, por meio de reações de absorção cruzada de aglutininas (CAAT), as espécies de leptospiras são divididas em um grande número de sorovares. Dois ou mais sorovares antigenicamente relacionados formam um sorogrupo (Levett, 2001; Marquez et al., 2017). *L. interrogans* compreende 24 sorogrupos com mais de 300 sorovares e *L. biflexa* compreende 38 sorogrupos com mais de 60 sorovares. As variações dos carboidratos da cadeia lateral do lipopolissacarídeo (LPS) são responsáveis pela diversidade antigênica dos sorovares (Marquez et al., 2017). A classificação molecular tem como base a hibridização de DNA-DNA e permite a separação das duas espécies descritas anteriormente em 22 genomospécies distintas. O gênero *Leptospira* é composto por 10 espécies patogênicas, 5 espécies potencialmente patogênicas (também denominadas intermediárias) e 7 espécies saprófitas (Adler e Moctezuma, 2010; Cerqueira e Picardeau, 2009) (Quadro 67.3.1).

QUADRO 67.3.1 Espécies de leptospiras por classificação molecular.

Patogênicas	Potencialmente patogênicas (intermediárias)	Saprófitas
L. alexanderi	L. broomii	L. biflexa
L. alstonii	L. fainei	L. idonii
L. borgpetersenii	L. inadai	L. meyeri
L. interrogans	L. licerasiae	L. terpstrae
L. kirschneri	L. wolffii	L. vanthielii
L. kmetyi		L. wolbachii
L. mayottensis		L. yanagawae
L. noguchii		
L. santarosai		
L. weilii		

As leptospiras são bactérias helicoidais, medindo de 6 a 20 µm de comprimento e 0,1 µ de diâmetro aproximadamente. Apresentam uma ou as duas extremidades em forma de gancho e se movimentam através de flagelos (filamentos axiais) ancorados no espaço periplásmico. Os flagelos são compostos de proteínas FlaA e FlaB (Adler e Moctezuma, 2010). As leptospiras têm uma membrana externa, composta de lipopolissarídeos (LPS), que envolve a membrana citoplasmática e uma parede celular de peptidoglicano (Cullen et al., 2004). Muitas das proteínas encontradas nessa membrana são lipoproteínas LipL32, LipL21 e LipL41 e secretina (T2SS). O LPS tem uma composição semelhante a de outras bactérias Gram-negativas, mas possui menor atividade endotóxica (Shimizu et al., 1987; Levett, 2001; Cullen et al., 2005).

Elas são bactérias fastidiosas, aeróbias obrigatórias, com tempo de geração de 6 a 16 horas, crescimento ótimo em pH 7,2 a 7,6, e temperatura entre 28 e 30 °C. Crescem em meios artificiais contendo vitaminas B1 e B12, sais de amônio e ácidos graxos de cadeia longa como a única fonte de carbono. Estes ácidos são metabolizados via β-oxidação (Faine, 1999). Os meios mais utilizados são: de Ellinghausen-McCullough-Johnson-Harris (EMJH), contendo ácido oleico e polissorbato; e de Fletcher, que utiliza soro de coelho. Por se-

rem muito finas, são visualizadas por microscópio de campo escuro ou contraste de fase e não são facilmente coradas.

Leptospiras são inativadas com soluções de hipoclorito de sódio 1%, etanol 70%, desinfetantes à base de iodo e amônia quaternária, formaldeído 10%, detergentes e ácidos. São sensíveis ao calor húmido a 121 °C por um mínimo de 15 minutos (Marquez et al., 2017).

EPIDEMIOLOGIA

As leptospiroses constituem verdadeiras zoonoses, sendo os humanos hospedeiros acidentais. As leptospiras patogênicas são comuns na natureza, e podem permanecer nos rins de muitos hospedeiros silvestres e domésticos. O principal animal reservatório das leptospiroses é o rato, pois ele é capaz de permanecer eliminando o micro-organismo pela urina por toda sua vida, constituindo-se um portador são universal. É considerado um dos principais responsáveis pela transmissão ao homem, e sua ocorrência no mundo inteiro faz a leptospirose não ter limites geográficos, sendo, portanto, de distribuição global. Esta mesma condição pode ser observada em outros roedores. As leptospiras patogênicas são capazes de afetar animais domésticos e selvagens, determinando quadro clínico variável, desde infecção inaparente até doença fatal, o que resulta, com frequência, em um estado de portador renal crônico e leptospirúria por meses a anos, sendo este o principal fator na transmissão da doença ao homem.

Outros animais também estão envolvidos na cadeia epidemiológica. O cão, em decorrência do seu hábito domiciliar, tem sido cada vez mais identificado como elemento de importância na transmissão ao homem. Durante muito tempo, apenas o cão e o rato foram considerados como reservatórios de leptospiras; diversos estudos, porém, evidenciaram a presença desses micro-organismos nos bovinos, suínos, ovinos, caprinos e equinos. Com relação aos animais silvestres, é grande a variedade de espécies entre roedores e carnívoros, incluindo raposas, chacais, ouriços, guaxinins, gambás, doninhas e gatos selvagens. Outros animais nos quais foi encontrada soropositividade para leptospira incluem: cascavéis, marsupiais, roedores, endentados (tatu), carnívoros e répteis. Alguns estudos relataram isolamento de leptospiras de anfíbios (Babudieri et al., 1973; Everard et al., 1988; Gravekamp et al., 1991) que poderiam explicar o papel dos anfíbios na manutenção de leptospiras na natureza (Adler e de la Peña-Moctezuma, 2010; Bharti et al., 2003; Hartskeerl et al., 2011; Ko et al., 2009; Levett, 2001; McBride et al., 2005; Felzemburgh et al., 2014). Porém, a importância epidemiológica desses achados com relação ao homem ainda permanece indeterminada.

A transmissão ao homem pode ocorrer por contato direto com sangue, tecidos, órgãos ou urina de animais infectados, ou, por via indireta, através do contato com água ou solo contaminados com a urina dos animais portadores. Embora extremamente rara, foi descrita a infecção humano-humano por meio de relações sexuais (Harrison e Fitzgerald, 1988) e durante a lactação (Bolin e Koellner, 1988). A transmissão transplacentária pode acontecer se a infecção ocorre durante a gravidez, resultando em aborto (Chung et al., 1963) ou ainda durante o nascimento (Coghlan e Bain, 1969).

Acredita-se que a leptospira atinja a circulação sanguínea através de cortes e abrasões ou mucosas, incluindo a pele íntegra. A exposição pode ocorrer por contato direto com um animal infectado ou por contato indireto via solo ou água contaminada com urina de um animal infectado. O homem se contamina ao lidar com os animais infectados ou pelo contato com águas contaminadas, ao andar descalço no solo úmido e lamacento, nadar em lagoas ou pequenos rios. A água tem papel importante na transmissão das leptospiroses, já que a maior parte das contaminações ocorre através dela (Figura 67.3.1).

Certos grupos profissionais estão mais expostos ao contágio, como trabalhadores de abatedouros, estivadores, peixeiros, lavradores, criadores de animais, veterinários, mineiros de ouro e carvão, militares durante campanhas em regiões inundadas ou pantanosas, colhedores de arroz, escavadores de túneis, operários da construção civil, lixeiros e trabalhadores da rede de esgoto. Certas atividades recreativas também podem se constituir em fontes de aquisição da doença, especialmente natação, pescarias e caçadas onde haja água ou solo contaminados.

Animais domésticos, como os cães, gatos, hamsters e outros, podem ser contaminados com a urina do rato e transmitir leptospiras ao homem. As vacinas contra as leptospiras aplicadas rotineiramente nos cães domésticos são capazes de protegê-los contra a doença, mas não contra o estado de portador.

As enchentes e as chuvas fortes são as exposições mais importantes, afetando milhões de pessoas que vivem em regiões tropicais. A falta de saneamento adequado e moradia precária se combinam para exacerbar o risco de exposição a leptospiras em comunidades rurais e urbanas (Bharti et al., 2003; Felzemburgh et al., 2014; Hotez et al., 2008; Reis et al., 2008). A proximidade do lixo não coletado e a presença de ratos aumentam o risco de leptospirose entre os moradores de favelas urbanas (Reis et al., 2008).

Na Figura 67.3.2, observa-se a distribuição anual de casos e óbitos em série histórica e a distribuição anual do número de casos e óbitos no Brasil no período de 2001 a 2017. Nesse período, foram notificados 62.671 casos, com média de 3.686 ± 648 casos por ano. A Figura 67.3.3 mostra a distribuição mensal dos casos nas diversas regiões do Brasil em série histórica, revelando a prevalência na época das chuvas (fim do verão e início do outono).

Enquanto nos países desenvolvidos a leptospirose é considerada doença profissional, em nosso meio predominam relatos de casos durante períodos de enchentes. Em todos os países ocorre uma variação sazonal na incidência da leptospirose. No Brasil, a incidência é maior no período de janeiro a abril (Figura 67.3.4).

Com relação à faixa etária, a doença atinge com maior frequência os adultos jovens dos 10 aos 39 anos, sendo ainda mais frequente entre os 20 e 29 anos (Figura 67.3.5), correspondendo a 70 e 28% dos casos, respectivamente.

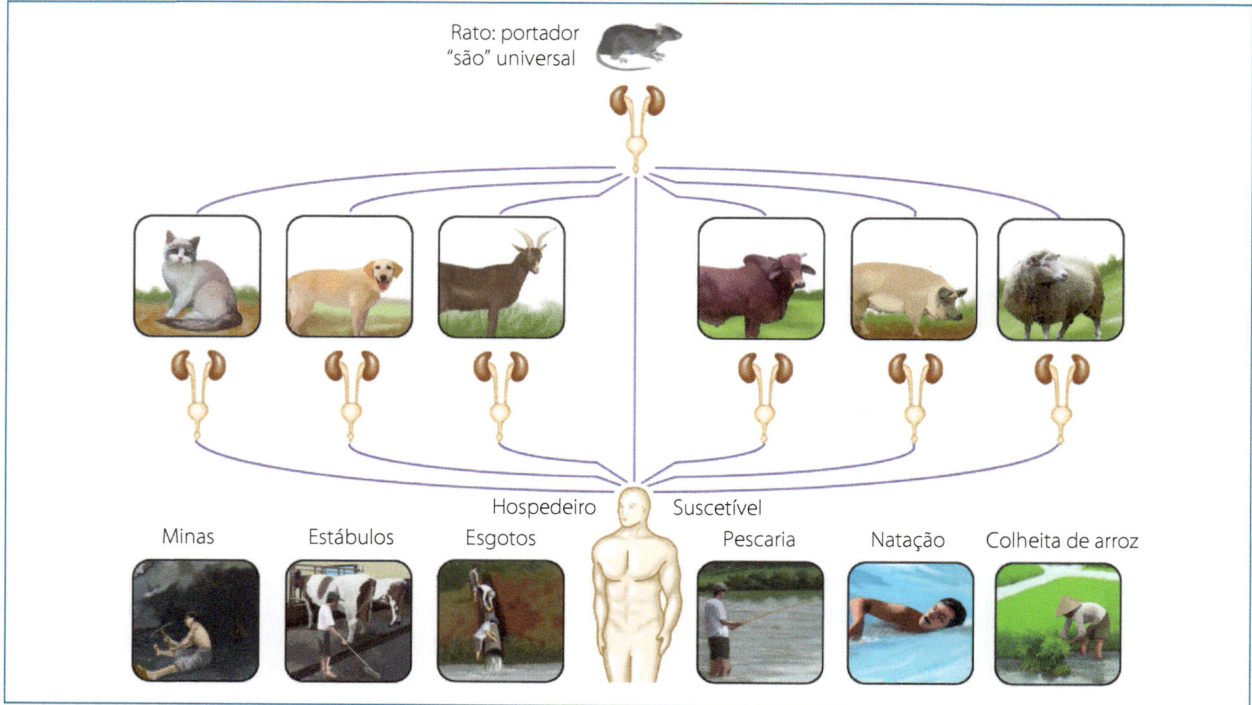

FIGURA 67.3.1 Ciclo epidemiológico das leptospiroses. A urina dos ratos infecta os animais e o homem. A urina ou as secreções de outros animais, principalmente aqueles representados nos círculos superiores, podem infectar o homem. Atividades como profissões, recreações ou mesmo acidentais e que oferecem oportunidades de contaminar o homem estão representadas nos círculos inferiores. *Fonte:* Acervo da autoria.

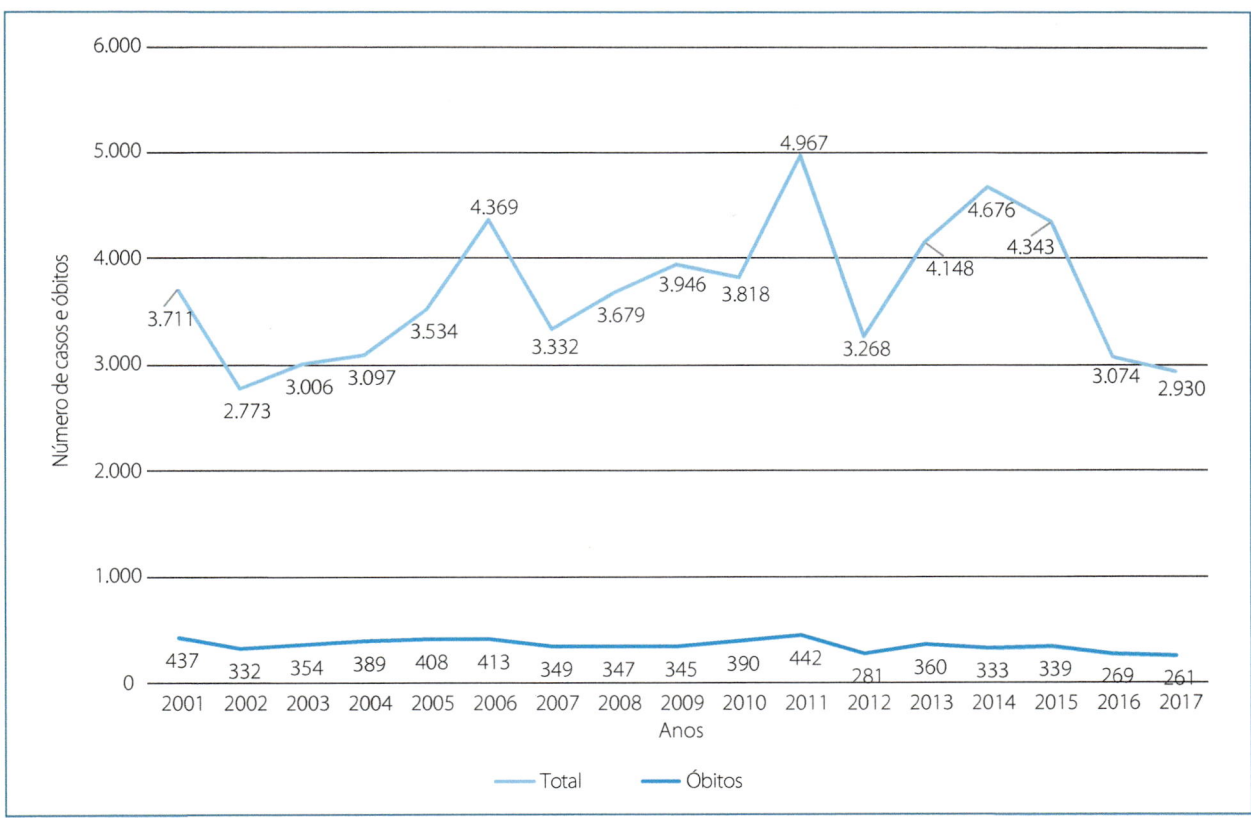

FIGURA 67.3.2 Leptospirose: distribuição anual do número de casos e óbitos no Brasil no período de 2001 a 2017.
Fonte: DATASUS, Ministério da Saúde.

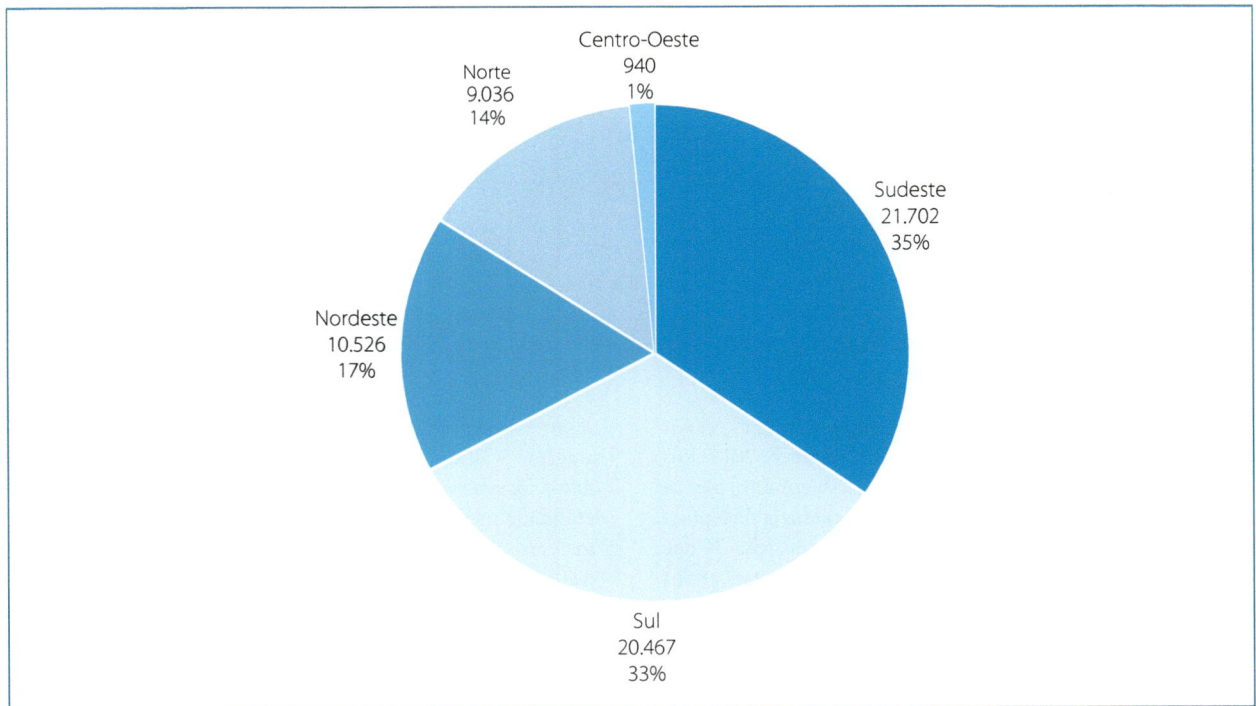

FIGURA 67.3.3 Leptospirose: distribuição regional do número de casos no período de 2001 a 2017 no Brasil.
Fonte: DATASUS, Ministério da Saúde.

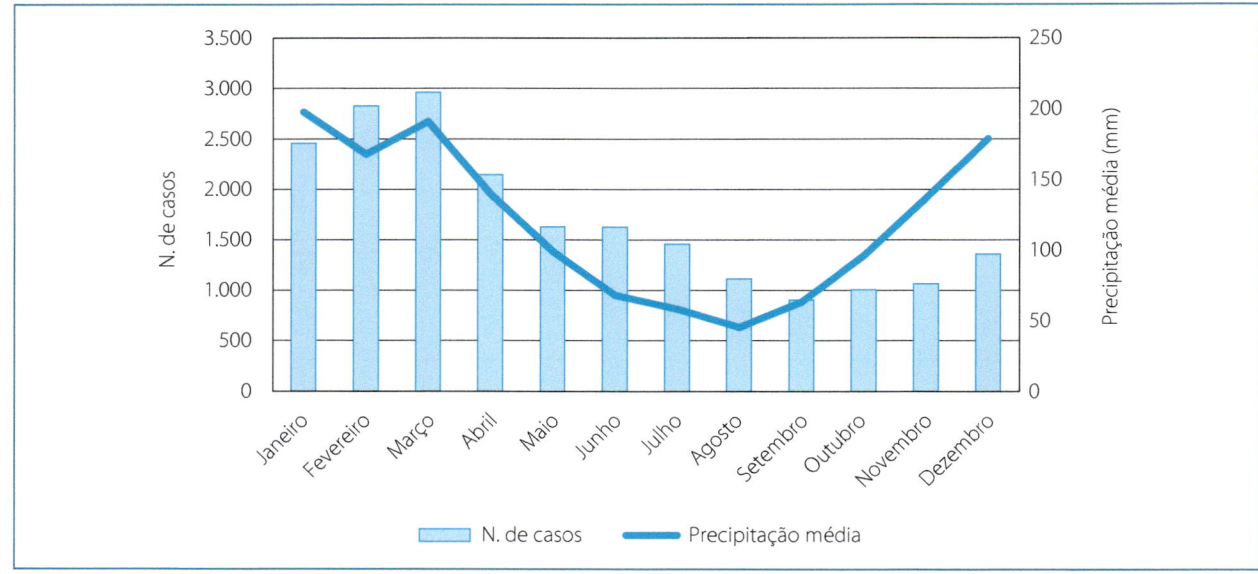

FIGURA 67.3.4 Leptospirose: distribuição mensal cumulativa e índice pluviométrico médio mensal no período de 2001 a 2017. *Fonte:* DATASUS, Ministério da Saúde e Instituto Nacional de Meteorologia (INMET).

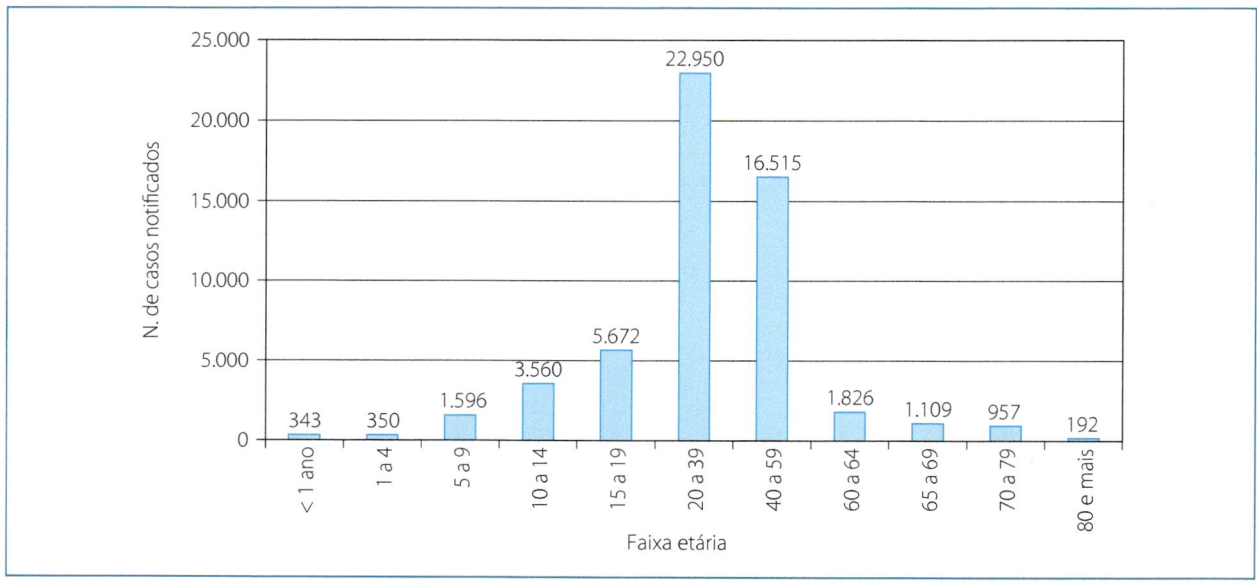

FIGURA 67.3.5 Distribuição de casos de leptospirose por faixa etária no período de 2001 a 2017. *Fonte:* DATASUS, Ministério da Saúde.

A incidência de leptospirose é muito maior em homens que em mulheres (Guerra-Silveira e Abad-Franch, 2013; Romero et al., 2003; Blanco e Romero, 2016). No entanto, parece provável que as diferenças de gênero na incidência de leptospirose se devam inteiramente ao modo de exposição, já que relatos de surtos da doença relacionados a eventos esportivos em que homens e mulheres têm o mesmo tipo de exposição não encontraram efeitos significativos de gênero sobre o desenvolvimento dela (Morgan et al., 2002; Sejvar et al., 2003).

A letalidade é variável na leptospirose de acordo com a região geográfica e o sorovar nela predominante. Diversos outros autores citam cifras que variam de 0,8 a 40%, sendo maior a mortalidade entre aqueles com icterícia e com idade superior a 50 anos. No Brasil (Figura 67.3.2), o número de óbitos foi em média de 355,8 ± 53,6 casos, com percentual de letalidade média de 9,7%, devendo-se ressaltar que a maioria dos casos apresentava a forma clínica ictérica descrita por Weil.

Com base nos resultados de cultura e isolamento de leptospiras, o sorovar predominante em São Paulo é *Copenhageni,* pertencente ao sorogrupo *Icterohaemorrhagiae* (Sakata et al., 1992). Os demais sorovares encontrados, e menos prevalentes, são *Canicola* e *Castellonis.* Considerando-se somente o MAT, que fornece o provável sorogrupo infectante, o sorogrupo *Icterohaemorrhagiae* é o prevalente (Romero et al., 2003; Blanco e Romero, 2016). Para melhor conhecimento dos sorovares predominantes, o isolamento e a identificação das leptospiras são os métodos de escolha.

PATOGENIA E PATOLOGIA

Após penetrarem através das mucosas ou da pele, as leptospiras atingem a corrente sanguínea e, rapidamente, alcançam todos os órgãos e tecidos do organismo, incluindo o líquor e os olhos, porém, com localização especial em determinados órgãos, particularmente fígado, rins, coração e músculo esquelético. As leptospiras e seus antígenos estão em contato próximo com a membrana celular, podendo penetrar nas células. Essa penetração teria como mediadores a lipase secretada pelas leptospiras, a hialuronidase ou a motilidade do micro-organismo. A aderência das leptospiras às membranas seria uma forma de obter ácidos graxos para beta--oxidação e provimento de carbono e energia.

Durante a infecção aguda por leptospira patogênica, há alteração no padrão de expressão de certas proteínas de membrana externa (*outer membrane proteins* – OMPs), com redução de algumas proteínas habitualmente encontradas em leptospira cultivada *in vitro* e aumento de outras, como Loa22 e LipL32. A lipoproteína de superfície Loa22 é fundamental no estabelecimento de infecção por leptospira, pois sua ausência resulta em perda da virulência. As leptospiras desenvolveram mecanismos diversos de adesão a vários tipos de células através da expressão de vários tipos de adesinas, sendo esse um importante mecanismo de invasão e disseminação da infecção, aderindo mais eficientemente às células epiteliais do que à matriz extracelular, notadamente às células do endotélio vascular, por meio da ligação com caderinas. As proteínas LIC13411, LIC11574 (OmpL22) e LIC10508 (LipL23) ligam-se fracamente à fibronectina, enquanto a LIC13411 e a LIC11574 ligam-se fortemente à VE-caderina, proteína importante para a manutenção da integridade do endotélio vascular. Cepas não patogênicas de *L. biflexa* tem OMPs similares, mas não têm capacidade de aderir a epitélios. Essas adesinas são imunogênicas e são neutralizadas por anticorpos presentes no soro de pacientes convalescentes de leptospirose.

As leptospiras patogênicas têm maior expressão de genes codificando proteínas ricas em domínios de leucina repetida (*leucine rich repeats* – LRR), característica típica da família dos receptores *Toll-like* e *NOD-like*. Essas proteínas localizam-se na membrana celular e têm forma de ferradura, com uma parte no interior da célula e outra voltada para o exterior, com grande superfície de contato, sugerindo função de adesina, receptor ou sítio de reconhecimento. Essas proteínas ligam-se a caderinas presentes em vários tipos de epitélios humanos, sugerindo ser um importante mecanismo de adesão e invasão tecidual. Além disso, essas proteínas são secretadas no meio exterior pelas leptospiras, e como são imunoreativas, poderiam ter função antiopsonizante, agindo como chamarizes e desviando os anticorpos das leptospiras. A ligação às caderinas do epitélio dos vasos sanguíneos aumenta a permeabilidade vascular, permitindo a invasão tissular e eventualmente promovendo hemorragias.

A seguir, descrevemos como patologia padrão das leptospiroses humanas aquela produzida pelo sorogrupo *Ictero-*

haemorrhagiae que dá origem, clinicamente, à chamada síndrome de Weil, e que constitui a forma clínica mais comum no nosso meio.O que chama a atenção em um doente com leptospirose, além dos sinais de acentuada toxemia, é a presença da icterícia que, classicamente, assume tonalidade rubínica em razão da combinação do fator vascular, proeminente na doença, com a impregnação biliar amarela dos tecidos. O exame macroscópico revela fígado grande, com intensa colestase, e as vias biliares extra-hepáticas mantêm-se permeáveis. A vesícula biliar está geralmente vazia ou com pouca bile em seu interior, e suas paredes são espessadas por edema. O exame histológico do fígado de um doente necropsiado várias horas após a morte (de regra, mais de 4 a 6 horas) revela quadro considerado clássico e caracterizado por células hepáticas soltas de seu arranjo trabecular, com certa variação de forma e tamanho, e apresentando um ou vários núcleos com nucléolos proeminentes. O citoplasma de hepatócitos individuais pode apresentar-se com aspecto hialino difuso. Na região centrolobular, essas células podem apresentar pigmento biliar retido no citoplasma. Como processos degenerativos associados, lembramos a esteatose de grandes gotas, que, entretanto, nunca é difusa e muito intensa; quando isso acontece, convém lembrar da concomitância de outras entidades, particularmente o alcoolismo. O mesmo se diz em relação a fenômenos de condensação e alteração hialina do citoplasma que podem ser decorrentes da leptospirose; porém, quando essas ocorrências são difusas, sugerem fortemente hepatite alcóolica simultânea. Figuras de mitose das células hepáticas são também frequentes. As células de Kupffer são proeminentes, hiperplásicas e hipertróficas, e exibem atividade fagocitária em relação a hemácias íntegras ou desintegradas. Outro achado que, embora não seja particularmente proeminente, teve exagerada ênfase no passado, é a presença de pigmento férrico sob a forma de pequeninos grânulos no citoplasma das células de Kupffer. Caracteristicamente, na leptospirose, os espaços portais não mostram grandes alterações, apresentando apenas moderado edema e infiltrado crônico, linfo-histiocitário e pouco proeminente. A luz dos sinusoides ora é vazia, ora congesta, sendo este achado mais evidente na região centrolobular. A detecção de antígenos por meio das técnicas de imuno-histoquímica revela sua presença nos espaços portais, particularmente em sua periferia, tendendo a propagar-se pelos sinusoides da vizinhança.

Quando examinamos, entretanto, biópsias de pacientes com leptospirose, o quadro hepático modifica-se substancialmente. À biópsia, o arranjo trabecular mostra-se preservado e as alterações são evidentes na região centrolobular, onde se observa intensa colestase, dada pela presença de trombos biliares e pequena retenção de pigmento no citoplasma de hepatócitos, os quais exibem variação de forma e tamanho e citoplasma abundante, vacuolizado, na periferia. Os núcleos ora são normais, ora grandes, com nucléolos proeminentes. Processos regressivos de hepatócitos individuais são visíveis aqui, e deve-se destacar, principalmente, o aparecimento ocasional de corpúsculos do tipo Councilman, semelhantes àqueles vistos na hepatite viral, e hialinização difusa do citoplasma de células hepáticas individuais, que pode acompanhar-se de picnose e contração nuclear. Figuras de mitose de células hepáticas estão presentes, mas são menos frequentes do que as observadas em fígado de necropsia. Os achados portais são semelhantes àqueles dos casos de necropsia. Observa-se também certo grau de hiperplasia e hipertrofia das células de Kupffer e presença de pigmento férrico em seu citoplasma. A contração de células hepáticas individuais correlaciona bem com diminuição do seu conteúdo de glicogênio.

A comparação do material de necropsia com o de biópsia mostra, na última, ausência de destrabeculação, colestase centrolobular com figuras ocasionais de fenômenos regressivos em hepatócitos individuais e antígenos fagocitados por células de Kupffer. Uma vez que os pacientes biopsiados o foram após a segunda semana da doença e todos eles se recuperaram, a disposição dos antígenos sugere um mecanismo de eliminação através de fagocitose pelo sistema monocítico fagocitário do fígado.

Os achados de microscopia eletrônica revelam alargamento dos espaços intercelulares, com aparecimento de microvilos secundários. O processo, que sugere lesão de membrana, é visível também no polo sinusoidal, onde se observa tumefação endotelial, hipertrofia de células de Kupffer, alargamento dos poros e alteração dos microvilos das células hepáticas. Todos esses achados são visíveis focalmente, sendo que, em certas áreas, o fígado mostra-se com alterações mínimas. A célula hepática também sofre, mostrando redução do conteúdo de glicogênio e alargamento do retículo endoplasmático (RE), com predominância em áreas do RE liso. As mitocôndrias apresentam edema de matriz e, por vezes, gigantismo acompanhado de disposição anômala das cristas. As alterações mitocondriais mantêm relação com a presença de succinodesidrogenase, que mostra atividade muito reduzida nos casos graves.

De maneira geral, entretanto, as alterações das células hepáticas propriamente ditas são bem menos acentuadas que as vistas na hepatite a vírus e na febre amarela, o que se correlaciona bem com as alterações mais discretas nos níveis séricos das enzimas hepatocitárias. As alterações mais proeminentes são ao nível da membrana celular, o que faz pressupor a existência de fator(es) circulante(s) que age(m) primariamente nessa parte da célula. Desta maneira, os achados de destrabeculação de hepatócitos vistos pelos primeiros investigadores são o produto de lesão real da membrana celular e que se acentua amplamente durante o período agônico e as horas de morte. A doença experimental produzida em cobaias é um bom modelo da síndrome de Weil. Observa-se aqui que as leptospiras, micro-organismos que usam ácidos graxos como fonte de energia, aderem à membrana celular, o que pode ser interpretado como um passo inicial importante no estabelecimento da infecção por leptospira. Leptospiras e/ou seus antígenos podem ser detectados aderidos à membrana celular de hepatócitos íntegros e daqueles soltos das trabéculas. Estes últimos, de maneira semelhante à infecção humana, são visíveis nas fases avançadas da doença.

É interessante ainda destacar que no homem a leptospira é demonstrada com dificuldade pelos métodos convencionais de impregnação pela prata, ao passo que no cobaio ela é vista com certa facilidade, principalmente na luz sinusoidal e entre os hepatócitos soltos da trabécula.

Outro aspecto de interesse, e que não está esclarecido integralmente, é representado pelo mecanismo íntimo da icterícia na leptospirose. A microscopia de luz demonstrou colestase mais acentuada na região centrolobular. A microscopia eletrônica revela alterações dos microvilos dos colangíolos e dilatação de cisternas de Golgi e do retículo endoplasmático, ao lado do aumento de lisossomas da região. Na luz de alguns dúctulos, percebem-se lamelas de material eletrodenso, interpretado como fosfolipídios da bile. Este material, com aparência espiculada, é visível no interior de vacúolos delimitados por membranas unitárias no citoplasma de hepatócitos e junto aos dúctulos biliares. Todo o conjunto sugere alterações no aparelho bile-excretor, que é extremamente sensível a agentes diversos, incluindo-se a desidratação e fenômenos toxêmicos, que são achados fundamentais na leptospirose. O aparecimento de lamelas eletrodensas nos espaços intercelulares alargados comporta dupla interpretação: uma delas é que essas lamelas seriam produtos de lesão da membrana celular; a outra é que seriam, também, produtos de bile que estavam sendo excretados através da membrana celular, agora com microvilos, para os espaços intercelulares. Esta possibilidade é encontrada, experimentalmente, nas ligaduras de ductos biliares extra-hepáticos. As alterações morfológicas da colestase são, ultraestruturalmente, semelhantes nas obstruções extra e intra-hepáticas, parecendo, em última análise, que a via final comum está representada pela alteração ao nível do aparelho bile-excretor.

De qualquer maneira, o mecanismo da icterícia, muito embora não integralmente esclarecido, não comporta mais a interpretação de fenômeno hemolítico como elemento predominante. A hemólise está presente na leptospirose, porém deve ser considerada coadjuvante na lesão do aparelho bile-excretor, que é o fundamental.

Ainda de interesse, no fígado de uma pessoa com leptospirose, é a presença de lesão de ductos de junção. Esses ductos mostram alterações de microvilos e presença de estruturas eletrodensas arredondadas no citoplasma. Em casos mais graves, associam-se intensa vacuolização citoplasmática e desaparecimento em áreas da membrana basal. É possível que este tipo de lesão seja correlacionado com o aumento da fosfatase alcalina e do colesterol, que é ocasionalmente constatado em casos de leptospirose, simulando quadro obstrutivo. Além de lesionar o aparato bile-excretor no fígado, a migração das leptospiras dos capilares sinusoidais aos capilares biliares por meio das junções intercelulares pode causar extravasamento de bile na circulação sanguínea, contribuindo para a icterícia. Esse último mecanismo corrobora a hipótese de a leptospirose ser uma doença da membrana celular.

A expressão de E-caderinas em hepatócitos está diminuída ou ausente, contribuindo para a falta de estabilidade na adesão entre células hepáticas, resultando em "desarranjo de placa de célula de fígado". As leptospiras patogênicas se ligam às VE-caderinas e fibronectina através de adesinas (lipoproteínas), causando ruptura do endotélio e manifestações hemorrágicas. Essa hemorragia resulta de uma vasculopatia não inflamatória. A ruptura das junções intercelulares mediadas por caderinas provoca aumento da permeabilidade, ocasionando edema e hemorragia.

No baço, observa-se congestão difusa da polpa vermelha, com hemorragias capsulares e subcapsulares. Há hiperplasia e hipertrofia de células reticulares e aumento do número de macrófagos, neutrófilos, células plasmáticas e linfócitos. A presença de células-tronco hematopoiéticas estromais nos sinusoides do baço sugerem a possível ocorrência de hematopoiese extramedular. Nos folículos, observa-se atrofia, com menos densidade de linfócitos T e B, associada a tumefação endotelial, caracterizando ativação e edema das células endoteliais. Na imuno-histoquímica, identifica-se antígeno de leptospira na maioria dos pacientes. Há menor presença de linfócitos NK (CD57+) e aumento de células dendríticas (S100+), notadamente na polpa branca. O número de linfócitos T CD4+ e CD8+ está diminuído e os linfócitos B CD20+ estão aumentados. A expressão de citocinas Th1 (INF-γ, IL-1, IL-2 e IL-6) está diminuída e as citocinas Th2 (TNF-α, TGF-β e IL-10) aumentadas. Essas alterações são semelhantes às observadas na fase tardia da sepse bacteriana e sugerem que também há uma imunoparalisia na fase tardia da leptospirose grave, com inibição da imunidade inata e adquirida, com predomínio de expressão de citocinas Th2. Entretanto, na fase inicial da leptospirose, há claramente expressão de citocinas com padrão Th1. Desse modo, a leptospirose grave evolui de maneira similar ao choque séptico causado por bactérias Gram-positivas e Gram-negativas.

O quadro renal é proeminente na leptospirose. A necropsia demonstra rins muito aumentados de volume, superfície externa lisa, e o corte põe em evidência uma cortical muito espessada, com intensa impregnação biliar, limites precisos, medula congesta, com estrias hemorrágicas. Em alguns casos é possível a observação de petéquias na pele e no sangue na luz ureteral. A histologia revela o que pode ser definido como a combinação de nefrite intersticial focal e necrose tubular aguda, também focal. Os glomérulos apresentam moderada hipercelularidade à custa de células axiais, e, em alguns espaços urinários, observam-se depósitos hialinos reticulados, interpretados como de proteína. A nefrite intersticial é representada por acúmulos de mononucleares, particularmente linfócitos e histiócitos assim como eosinófilos, acompanhados de intenso edema, vasodilatação com congestão e tumefação endotelial. A necrose tubular é representada por grupos de túbulos, principalmente distais, dilatados e revestidos por células epiteliais baixas e de citoplasma basofílico. Na luz, por vezes, observam-se cilindros hialinos. A biópsia renal na leptospirose humana demonstrou os mesmos achados, porém em menor intensidade. Da mesma maneira que no fígado, antígenos com aspecto de filamentos alongados podem ser demonstrados por técnicas imuno-histoquímicas no interstício renal, tanto na cortical como na medular, mas sobretudo no limite corticomedular, onde a dilatação de vasos e a nefrite intersticial são particularmente proeminentes.

A microscopia eletrônica confirma as alterações tubulares, mostrando agora que elas atingem o néfron como um todo. Mais uma vez as alterações de membrana estão presentes, representadas por ausência e/ou distorções de microvilos dos túbulos proximais, que se expressam, à microscopia de luz, pelo desaparecimento do material PAS-positivo que os reveste e, experimentalmente, no cobaio, também pelo desaparecimento da atividade de fosfatase alcalina em grandes áreas de cortical. Os espaços intercelulares são largos, e a célula proximal mostra aumento de lisossomas, tumefação de mitocôndria e dilatação do RE. Essas mesmas alterações mitocondriais são visíveis nas células de revestimento dos túbulos distais. Depósitos antigênicos podem ser detectados na membrana tubular, correspondendo a espaços intercelulares alargados. Na doença experimental, no cobaio, os depósitos antigênicos intersticiais crescem à medida que o processo progride, fazendo-se acompanhar de depósitos focais de gamaglobulina e complemento.

Duas outras constatações no rim devem ser enfatizadas. Uma delas diz respeito à alteração glomerular, que, ultraestruturalmente, está representada por tumefação e irregularidade da membrana basal com proliferação discreta axial e focos de lesão de pés de células epiteliais. Não se observam depósitos na membrana glomerular e/ou matriz mesangial. A outra é dada pelos capilares do interstício, que mostram células endoteliais tumefeitas, edematosas, porém, no homem, não separadas entre si. Entretanto, no animal experimental, leptospiras são demonstráveis passando entre as células endoteliais. Além disso, tanto nos capilares do rim como nos ramos menores portais do fígado, as técnicas imuno-histoquímicas revelam depósitos antigênicos sobre as células endoteliais, raramente impregnando-as como um todo.

Arriaga et al. (1982) submeteram cobaias infectadas experimentalmente com *L. icterohaemorrhagiae* a estudos da função renal por meio do teste de concentração urinária máxima e níveis de ureia e correlacionaram os achados com estudo anatomopatológico dos rins por microscopia óptica e eletrônica. Por meio dos achados funcionais, dois grupos de lesões tubulointersticiais puderam ser visualizados: o primeiro em animais sem insuficiência renal, cujas lesões eram manifestadas principalmente por edema celular com dilatação do retículo endoplasmático; e o outro em animais com insuficiência renal nos quais se demonstraram diminuição da capacidade de concentração urinária e aumento dos níveis de ureia e que se caracterizou por acentuado edema celular e alterações mitocondriais, assim como por aspectos regenerativos do túbulo proximal sem necrose tubular patente. O edema intersticial e a nefrite focal foram proeminentes em ambos os grupos. Deste modo, as alterações clínicas observadas em casos de leptospirose podem ser atribuídas às alterações funcionais que predominam no túbulo proximal, provocadas por um agente tóxico liberado pelas leptospiras sobre as células tubulares e vasculares que pode acentuar as alterações funcionais verificadas.

Esses achados correspondem àqueles por nós observados em 30 pacientes com insuficiência renal por leptospirose. Nesses casos, a fração de excreção de sódio e potássio estava elevada no primeiro dia da internação, demonstrando uma diminuição na capacidade de concentração urinária e, também, justificando a hipopotassemia verificada nos pacientes. Uma nova avaliação, realizada no oitavo dia da internação, demonstrou que a normalização da fração de excreção de sódio se acompanhava de queda concomitante da fração de excreção de potássio, sugerindo que, na leptospirose, a insuficiência renal aguda se deve à uma maior lesão funcional das porções proximais dos túbulos e à relativa integridade funcional das células dos túbulos distais.

A possibilidade de redução da resposta das células dos ductos coletores ao hormônio antidiurético foi avaliada experimentalmente por Magaldi e Rocha, que, por meio da técnica de microperfusão de néfron isolado *in vitro*, demonstraram a incapacidade do hormônio em aumentar a permeabilidade à água nos ductos coletores papilares de cobaias, com diminuição da capacidade de concentração urinária em virtude da leptospirose.

Convém notar que, tanto no homem como nos animais, as lesões são focais, havendo grupos de néfrons relativamente íntegros alternando-se com outros que têm lesão acentuada, o que talvez explique algumas peculiaridades clínicas do quadro renal. Nos rins há redução da expressão de VE-caderina nos capilares glomerulares, resultando em proteinúria. Há também lesão de túbulos contornados proximais com perda de sódio, magnésio e água (insuficiência renal não oligúrica).

O fenômeno de lesão vascular não é limitado aos rins, mas é visível em outros setores, particularmente pele, pulmão e trato digestivo. Na pele, ele contribui para o aspecto rubínico da icterícia e, em alguns casos, acompanha-se de depósitos plaquetários sobre o endotélio lesado. No pulmão há acentuado aumento de permeabilidade capilar, e plasma e hemácias extravasam-se para a luz alveolar, dando origem a opacificações, ao exame radiológico, que são fugazes pela posterior e rápida reabsorção do material extravasado. Essas pneumopatias hemorrágicas explicam também as hemoptises vistas clinicamente em pessoas com leptospirose.

A hemorragia, notadamente nos pulmões, é uma causa comum de morte em pacientes acometidos por leptospirose. Em outras infecções bacterianas, como nos Gram-negativos, o LPS causa hemorragias, ativando citocinas pró-inflamatórias. Entretanto, o LPS da leptospira tem baixa atividade biológica e causa pouca indução de hemorragias.

No trato digestivo, o fenômeno de lesão capilar exterioriza-se pelo aparecimento de sufusões hemorrágicas e edema na mucosa gástrica, dando origem, com frequência, a extensas hemorragias em superfície. O mesmo fenômeno é visível, às vezes, no intestino delgado, e o conjunto é responsável por hemorragia gastrointestinal e extensa desidratação do paciente, um dos mecanismos de morte, seja diretamente, seja contribuindo para a lesão renal. Nos pulmões há redução da expressão de CD34, que também tem papel na adesão intercelular dos capilares, resultando em buracos de diferentes tamanhos. Concomitantemente, há aumento da expressão de receptores *Toll-like* e moléculas de adesão, como ICAM-1 e sydecan-1. Esse fenômeno está relacionado ao dano ao glicocálix, ocorrendo também nos rins.

A introdução da diálise no tratamento do quadro renal da leptospirose levou a acentuado declínio de mortalidade nesta doença. Na experiência dos autores, os pacientes morrem agora dos fenômenos hemorrágicos agudos, sobretudo digestivos e pulmonares, ou, então, de miocardite, geralmente focal, que foi vista em 50% dos casos de necropsia por nós examinados. Arean observou miocardite em 61,5% de seus casos. A miocardite tem exsudato de mononucleares, particularmente linfócitos, plasmócitos e histiócitos, e faz-se acompanhar de acentuado edema do interstício. O processo inflamatório propaga-se para o sistema de condução. Na maior parte dos casos, essa complicação não se reflete clinicamente, mas, ocasionalmente, são relatados casos de irrita-

bilidade cardíaca e descompensação miocárdica que podem ser responsáveis pela morte do paciente.

Em 15% dos corações por nós examinados, o infiltrado inflamatório fez-se à custa, sobretudo, de células histiocitárias grandes que se dispunham em grupos bem definidos junto às ramificações coronarianas intramiocárdicas, simulando nódulo de Aschoff. Este achado, na ausência de sinais de febre reumática, é sugestivo de miocardite por leptospira. A ramificação coronariana também sofre, apresentando edema da média e endotélio tumefeito para a luz. Experimentalmente, no cão, observam-se trombos hialinos, provavelmente determinados por acúmulos plaquetários. O endotélio, sob o ponto de vista ultraestrutural, é tumefeito, porém sem separação das células entre si. A miocardite exterioriza-se clinicamente por modificações no traçado eletrocardiográfico, vistas na doença humana e na experimental. Recentemente foi possível observar, em 70% dos corações humanos examinados, coronarites que afetaram, de maneira segmentar, os grandes ramos da artéria coronária. Em grande parte dos casos, caracterizou-se por edema intimal com infiltrado focal linfoplasmo-histiocitário e tumefação endotelial. Em casos raros, o processo inflamatório foi visto dissociando a média. A complicação trombótica foi, de modo surpreendente, rara. Ainda, em 57,8% dos casos, foi constatada aortite, observada pela primeira vez por Arean, com intenso infiltrado crônico na adventícia e vascularização da média. Essa aortite é muito próxima daquela vista na sífilis, porém, geralmente não se acompanha de proliferação da íntima dos *vasa vasorum*. Depósitos antigênicos foram detectados em alguns casos, em particular na média vascularizada da aorta.

Outros setores também são afetados no decurso de sepse leptospirótica: um deles é representado pelas leptomeninges, que são sede de processo inflamatório focal, à custa de grandes células mononucleares. O outro é a musculatura esquelética, onde se observam extensas áreas de necrose hialina de fibras individuais, cercadas de proliferação histiocitária. O quadro muscular exterioriza-se clinicamente pelas dores musculares que são comuns na doença. Depósito de material fluorescente, provavelmente dado por antígenos da leptospira ou seus produtos, foram demonstrados em torno dos músculos afetados.

Concluindo, pode-se dizer que as leptospiras, após penetrarem as barreiras representadas por pele e mucosas do hospedeiro, invadem a corrente sanguínea e se difundem através do organismo, afetando múltiplos órgãos e produzindo as manifestações da doença.

Muitos aspectos da leptospirose humana ou experimental permanecem não explicados. O principal é o pequeno número de alterações patológicas em determinados órgãos, a despeito de profundos distúrbios funcionais. Isto levou à sugestão de que muitos dos aspectos da doença são resultantes de produtos tóxicos liberados pelas leptospiras, já tendo demonstrado fator citotóxico no sangue e no plasma de animais com leptospirose.

A lesão vascular, responsável pelo edema e pela diátese hemorrágica, é um fator proeminente na leptospirose, particularmente na causada pela *L. icterohaemorrhagiae*. Já foram demonstrados depósitos antigênicos no endotélio, indicando provável absorção de antígeno circulante de leptospira, o que poderia, eventualmente, contribuir para dano vascular. A cascata da coagulação é iniciada quando há ruptura do endotélio vascular, causada por patógenos como a leptospira. A proteína similar, a imunoglobulina LigB da leptospira, liga-se a monômeros solúveis de fibrinogênio e inibe a formação do coágulo de fibrina. Também se liga ao fator XIII, inibindo a ligação cruzada dos monômeros solúveis de fibrinogênio, interferindo ainda mais na formação do coágulo.

Nas leptospiras, os genes LB054 (vwa-I) e LB055 (vwa-II) codificam domínios similares à região A do fator de von Willebrand (vWA), cuja função é se ligar às plaquetas humanas e mediar a coagulação do sangue. As proteínas codificadas por esses genes (rLep-vWA-I e rLep-vWA-II) ligam-se a plaquetas humanas e bloqueiam competitivamente a agregação plaquetária mediada pelo vWA. Essa ligação se dá com o receptor plaquetário do vWA, a glicoproteína Ib-alfa. Essa inibição da coagulação mediada por plaquetas causa hemorragia difusa pulmonar e hemorragia focal renal em modelos animais. A coagulação intravascular disseminada não ocorre na leptospirose, e tem sido descrita esporadicamente em casos isolados

Durante a fase septicêmica, a migração bacteriana, toxinas, enzimas e/ou produtos antigênicos liberados através da lise bacteriana levam a uma permeabilidade vascular aumentada, que deve ser vista como a manifestação mais precoce e constante da doença. A lesão de células dos diversos órgãos tem como base patogenética esses mesmos fatores, que agem, inicialmente, sobre a membrana celular adicionada a eventual hipoxemia dependente do dano vascular.

Lesões musculares com discreto infiltrado inflamatório focal predominantemente mononuclear demostram a presença de Lp25 e LipL32, tanto no sarcoplasma dos miócitos como em fagócitos.

A lesão patológica predominante na leptospirose é o dano vascular, afetando a célula endotelial, com adesão alterada entre elas, resultando em aumento da permeabilidade vascular, com perda massiva de sangue. A lesão vascular pode resultar em hemorragias, isquemia e necrose, provocando disfunções orgânicas.

A lesão tecidual observada na leptospirose caracteriza-se pela presença de grande dano celular na presença de poucos micro-organismos, sugerindo que haja mediação de fatores tóxicos do espiroqueta e/ou do hospedeiro.

Sobrenadantes filtrados de culturas de Leptospira interrogans, injetados em hamsters, produziram leucopenia à custa da redução do número de linfócitos circulantes, tanto do tipo T como B, fenômeno este atribuído à provável toxina.

Uma glicolipoproteína (GLP) extraída de L. interrogans, sorovar copenhageni, foi capaz de demonstrar atividade citopática em culturas de células, produzindo hemaglutinação e hemácias crenadas. Anticorpos anti-GLP foram capazes de neutralizar seus efeitos tóxicos em doses baixas ou moderadas, porém, em doses maiores exacerbaram a toxicidade. O teste do Limulus foi positivo tanto com a GLP como com o lipopolissacarídeo, mas este não produziu efeito citotóxico importante. O efeito tóxico parece ocorrer sobre a membrana celular, mas seu mecanismo íntimo não está esclarecido. Essa citotoxicidade da GLP parece estar relacionada à presença de ácidos graxos, como por exemplo o ácido hexadecanoico, que, na sua forma livre, ou ligado a um fosfolipídio, produziria lesões na membrana celular. A possibilidade de que a GLP seja a toxina comum às L. interrogans e a via comum das lesões vasculares, renais e de outros órgãos, agindo de maneira similar à endotoxina dos bacilos Gram-negativos. Todavia, enquanto a endotoxina de Gram-negativos exerce sua toxicidade através da ligação a receptores Toll-like 4, a GLP o faz ligando-se a receptores Toll-like 2. O fato de os anticorpos exacerbarem os efeitos tóxicos sugere a participação de imunocomplexos na fisiopatogenia da doença. A GLP foi demonstrada nas células de Kupffer do fígado e no citoplasma de macrófagos no interstício renal, sugerindo que a GLP, se não for a desencadeadora primária das lesões, deve ser um fator importante de agravamento da doença. Recentemente, demonstramos que a GLP extraída de leptospiras patogênicas é capaz de ativar a resposta inflamatória por meio da estimulação de monócitos, levando-os a secretar citocinas pró-inflamatórias, o que em parte explica a vasculite e o quadro similar à sepse bacteriana.

A presença de um lipopolissacarídeo (LPS), ou seja, de uma endotoxina na parede celular da leptospira, tem sido demonstrada em diversos estudos. Entretanto, sua atividade biológica foi cerca de 12 vezes menor que a da endotoxina da E. coli. O LPS da leptospira teve efeitos tóxicos mais intensos que o de E. coli somente no fígado. Há semelhança entre o LPS de leptospira com o de bactérias Gram-negativas, porém, ele não possui o ácido 2-ceto-3-deoxioctônico nem o ácido hidroximirístico, e tem conteúdo proteico maior que o LPS de Gram-negativos. Recentemente, em nosso meio, demonstrou-se aumento dos níveis de fator de necrose tumoral alfa no plasma de pacientes com leptospirose ictero-hemorrágica. O papel do LPS e da GLP relacionado ao aumento dessa citocina e dos mecanismos fisiopatogênicos envolvendo essas substâncias permanece ainda a ser determinado.

Cerca de 90% dos casos de leptospirose são leves, com secreção balanceada e regulada de citocinas pró e anti-inflamatórias. Nos 10% restantes, casos graves com falências orgânicas, há uma tempestade de citocinas pró-inflamatórias, resultante de desregulação da resposta inflamatória. As leptospiras induzem a secreção de TNF-a e esta induz apoptose de macrófagos via caspase-3 e 8. O TNF-a, junto com IL-1b, regula a expressão do canal de sódio nos pulmões, contribuindo de maneira importante na gênese da lesão pulmonar hemorrágica. O TNF-a induz IL-6, cuja concentração está relacionada com a sepse e sua gravidade. Junto com IL-1b e TNF-a, a IL-6 ativa a cascata da coagulação e pode estar relacionada aos sangramentos observados nos casos graves.

Níveis elevados de IL-8/CXCL8 estão relacionados a quadros graves com maior lesão tissular e mortalidade. O mesmo ocorre com ICAM-1 e VCAM, induzidas por TNF-a, causando maior atração de fagócitos, adesão ao endotélio e extravasamento aos tecidos.

A tempestade de citocinas pró-inflamatórias é contrabalançada por citocinas anti-inflamatórias, como IL-10. Na leptospirose grave há maior expressão de linfócitos T CD4 produtores de IL-10. Todavia, o papel da IL-10 é controverso, pois poderia modular a resposta inflamatória e promover a imunoparalisia observada mais tardiamente. Isso pode depender de polimorfismos genéticos.

Outras citocinas anti-inflamatórias, como IL-4 e IL-13, estimulam a produção de linhagens Th2. Essas citocinas anti-inflamatórias podem diminuir a lesão tissular, mas também atrapalhar o clareamento dos patógenos.

Em ratos, que são resistentes a infecção por leptospiras, há grande produção de IL-10, que rapidamente regula o estímulo pró-inflamatório. Esses animais se tornam carreadores crônicos das leptospiras nos rins. Em hospedeiros suscetíveis, como porcos-da-índia ou *hamsters*, observa-se maior produção de citocinas pró-inflamatórias e maior letalidade, caracterizando desregulação da resposta inflamatória.

A Figura 67.3.6 resume a fisiopatologia da leptospirose.

QUADRO CLÍNICO

As manifestações clínicas das leptospiroses são variáveis de acordo com a região geográfica e com o sorovar predominante. Muito embora qualquer sorovar possa determinar quadro clínico característico, há predominância de formas clínicas mais graves para determinados sorovares, como, por exemplo, as *L. copenhageni* e *icterohaemorrhagiae*, ou mais benignas, como ocorre com a *L. hebdomadis*. Os sintomas podem ser de pequena intensidade ou inespecíficos, semelhantes aos da gripe, e verificados geralmente por meio de inquéritos sorológicos e períodos epidêmicos, ou muito intensos, como ocorre na forma íctero-hemorrágica, descrita pela primeira vez por Weil, em 1886, com comprometimento de múltiplos órgãos e que se constitui na forma grave e mais frequentemente diagnosticada em nosso meio. Cerca de 90% dos casos descritos na literatura internacional constituem formas anictéricas da doença, e somente em 5 a 10% dos casos se apresentam com a síndrome de Weil; porém, em nosso meio, os casos ictéricos são prevalentes nos hospitais, onde

cerca de 80% dos casos internados e diagnosticados apresentam essa forma da doença.

O período de incubação é variável, em geral de 3 a 13 dias com extremos de 1 a 24 dias.

A leptospirose segue geralmente uma evolução bifásica, sendo o primeiro período o de leptospirosemia, com duração de quatro a sete dias. Segue-se um período de defervescência em lise, que dura de um a dois dias, seguido de período de recrudescência da febre e dos sintomas, que pode durar de 4 a 30 dias correspondendo ao chamado segundo período ou fase imune da leptospirose. Este modelo bifásico da doença, frequentemente observado na forma anictérica, pode, com frequência, não ocorrer na forma ictérica.

FORMA ANICTÉRICA
Fase de leptospirosemia

Os sintomas se iniciam abruptamente após o período de incubação. A febre é alta e remitente, acompanhada de calafrios, cefaleia intensa e mialgia. Os grupos musculares acometidos com mais frequência são os da panturrilha, podendo afetar os músculos paravertebrais e abdominais, resultando em palpação dolorosa que pode ser bastante grave, assemelhando-se à rigidez de nuca das meningites ou abdome agudo cirúrgico. Anorexia, náuseas, vômitos, diarreia, prostração e, ocasionalmente, transtornos mentais, dores articulares e injeção conjuntival são observados com frequência nesses pacientes. A injeção conjuntival pode vir acompanhada de sintomas oculares, como fotofobia, dor ocular e hemorrágica conjuntival. As manifestações gastrointestinais podem ser agravadas pela presença de melena ou enterorragia, podendo-se observar também dilatação tóxica não obstrutiva da vesícula biliar, hemorragias subperitoniais, hepatomegalia, esplenomegalia com menor frequência e, mais raramente, pancreatite.

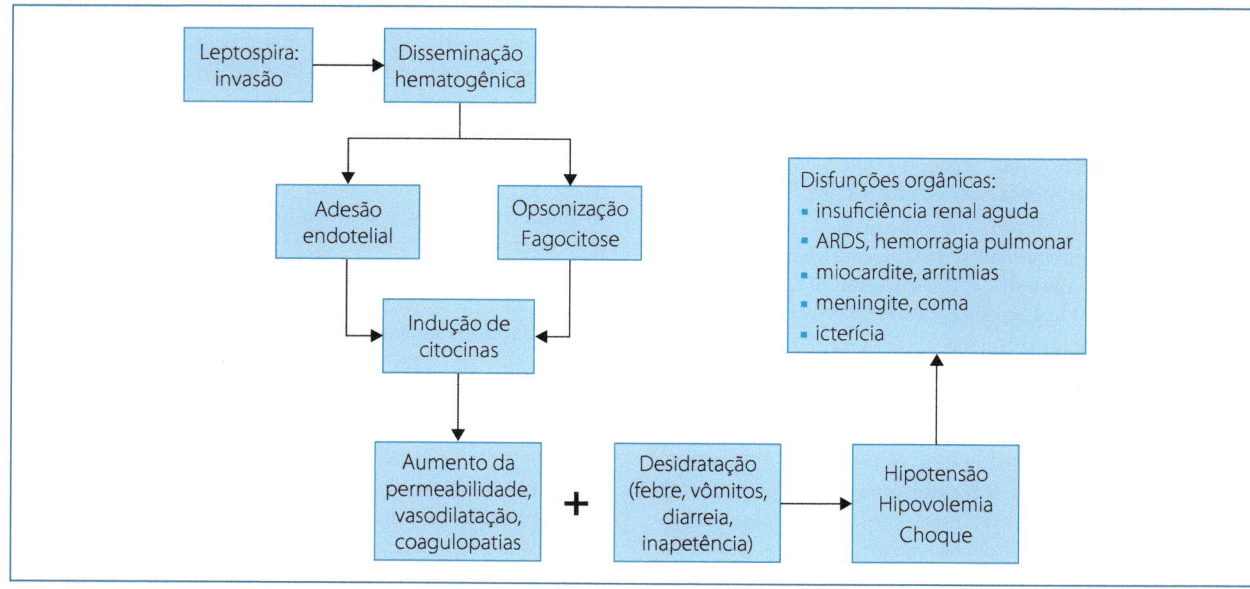

FIGURA 67.3.6 Fisiopatologia da leptospirose.

Os sintomas respiratórios em geral se manifestam por tosse seca ou produtiva, com ou sem escarros hemoptoicos, podendo ocorrer hemoptise franca, dor torácica, desconforto respiratório com cianose, atrito pleural e ausculta pulmonar compatível com consolidação. O estudo radiológico demonstra lesões compatíveis com pneumonite intersticial hemorrágica, com infiltrados localizados ou difusos. Derrames pleurais pequenos são raramente encontrados, assim como adenopatia hilar. Essa forma grave pode cursar com insuficiência respiratória aguda e levar ao óbito por hemoptise maciça.

As lesões cutâneas são variadas, podendo ocorrer exantemas maculares, maculopapulares, eritematosos, urticariformes, petequiais ou hemorrágicos. Eritema pré-tibial é comumente associado ao sorovar *autumnalis*, agente etiológico da chamada "febre de Fort-Bragg". As lesões cutâneas urticariformes podem ocorrer transitoriamente após a resolução dos sintomas.

Sintomas menos frequentes associados à leptospirose anictérica podem ocorrer, como faringite, adenopatia cervical e, em outras localizações, parotidite, orquite, epididimite, prostatite, edema e outros ainda mais raros.

Fase imune

Seguindo-se à defervescência da febre e dos sintomas, pode ocorrer eventualmente, após um a dois dias, uma fase imune, quando pode haver recrudescimento da febre, porém com menos intensidade, e aparecimento de sinais e sintomas de localização em diversos órgãos. É nesta fase que os anticorpos específicos começam a ser detectados no soro.

A principal manifestação clínica na fase imune das formas anictéricas é a meningite, caracterizada por cefaleia intensa, vômitos e sinais de irritação meníngea. Cerca de 80 a 92% dos casos apresentam alterações liquóricas, porém somente em 50% são observadas alterações clínicas. As manifestações clínicas, semelhantes àquelas que ocorrem nas meningites virais, aparecem geralmente na segunda semana da doença e costumam desaparecer em uma a três semanas, havendo raros casos em que essas alterações persistem por 60 a 80 dias. Diversas outras manifestações neurológicas foram relatadas, como encefalite, paralisias focais, espasticidade, nistagmo, convulsões, distúrbios visuais de origem central, neurite periférica, paralisia de nervos cranianos, radiculite, síndrome de Guillain-Barré e mielite. Hemorragia cerebral ou meníngea pode ocorrer.

Outra ocorrência clínica importante na fase imune diz respeito ao acometimento ocular, caracterizado por uveíte, que pode surgir da terceira semana até um ano após o desaparecimento dos sintomas, variando, em média, de quatro a oito meses. Caracteriza-se clinicamente por irite, iridociclite e, ocasionalmente, coriorretinite, podendo ser uni ou bilateral, autolimitada, com ou sem episódios recorrentes ou, ainda, como processo crônico, podendo, muito raramente, levar à cegueira.

Nesta fase, a leptospira dificilmente é encontrada no sangue periférico, porém a leptospiúria é frequente, durando de seis semanas até três meses.

FORMA ICTÉRICA OU SÍNDROME DE WEIL

Esta forma grave de leptospirose, que foi originalmente descrita como uma doença ictérica associada ao sorogrupo *Icterohaemorrhagiae*, pode ser observada com qualquer outro sorovar. O termo "síndrome de Weil" deve ser utilizado para descrever o quadro clínico anteriormente descrito associado a grave disfunção hepática, onde a icterícia é o sinal proeminente, e essa síndrome é acompanhada de disfunção renal, fenômenos hemorrágicos, alterações hemodinâmicas, cardíacas, pulmonares e da consciência, associada a taxa de mortalidade. Constitui a forma clínica mais comumente observada em nosso meio, e a icterícia ocorre em cerca de 82% dos pacientes internados (Tabela 67.3.1) (Figuras 67.3.7 e 67.3.8).

TABELA 67.3.1 Principais manifestações clínicas observadas em 115 casos de leptospirose.

Sinais e sintomas	%	Sinais e sintomas	%
Febre	93	Dispneia	7,8
Icterícia	82,6	Calafrios	7,8
Mialgia na panturrilha	80,8	Urina escura	6,9
Vômitos	77,3	Hematêmese	6
Cefaleia	74,7	Sinais meníngeos	5,2
Anorexia	70,4	Equimoses	3,5
Hepatomegalia	70,4	Prurido	3,5
Mialgia em outros músculos	60	Visão turva	3,5
		Sangramento urinário	2,6
Diminuição da diurese	36,5	Escotomas	2,6
Diarreia	27,8	Soluços	2,6
Bulhas abafadas	23,5	Fezes com sangue	1,7
Sangramento de mucosas	22,6	Fotofobia	1,7
Esplenomegalia	17,4	Hipoacusia	1,7
Petéquias	16,5	Acolia fecal	1,7
Obstipação intestinal	13	Poliúria	1,7
Dor de garganta	13	Convulsões	1,7
Sangramento pulmonar	13	Melena	0,8
Alterações da consciência	7,8	Hipotensão	0,8
Adenopatia	7,8		

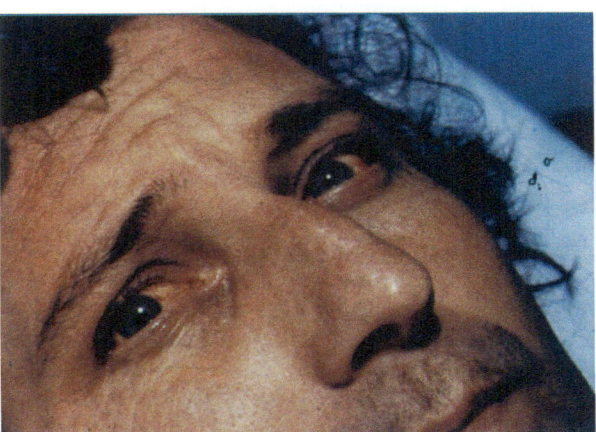

FIGURA 67.3.7 Caso de leptospirose: observar aspecto da icterícia "rubínica" e da injeção conjuntival.

Fonte: Acervo da Biblioteca do Instituto de Infectologia Emílio Ribas.

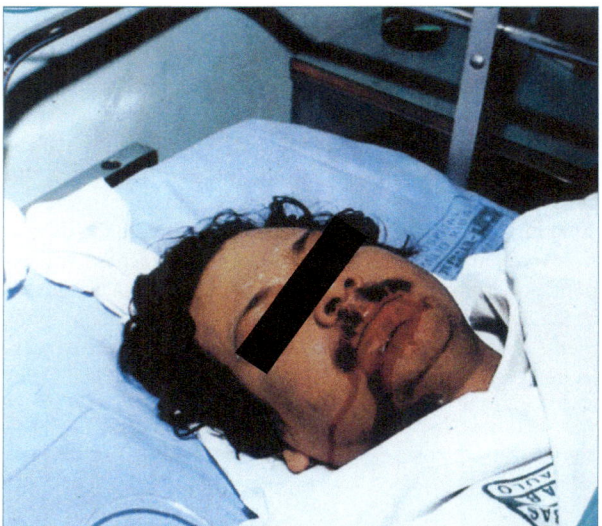

FIGURA 67.3.8 Paciente falecido por hemorragia pulmonar maciça, com extravasamento, através da boca, de sangue arterial.
Fonte: Acervo da Biblioteca do Instituto de Infectologia Emílio Ribas.

Na forma ictérica, as fases de leptospirosemia e imune não apresentam o curso bifásico que pode ser bem observado na forma anictérica, e a febre geralmente persiste sem defervescência entre os dois estágios. Os sintomas anteriormente descritos são mais intensos e têm maior duração.

A icterícia, que constitui a característica principal nessa forma clínica, ocorre de três a sete dias após o início da doença. Tem um início abrupto e apresenta coloração amarelo avermelhada, dando ao paciente o aspecto da chamada icterícia rubínica. Entretanto, essa característica nem sempre está presente. A icterícia é intensa e, frequentemente, os níveis de bilirrubinas atingem cifras superiores a 15 mg/dL no soro, podendo atingir níveis de 60 mg/dL ou mais, com predomínio das bilirrubinas diretas. A urina é escura, porém as fezes acólicas não são geralmente observadas, mesmo quando a icterícia é muito intensa. A hepatomegalia ocorreu em 70% dos casos por nós observados, porém outros autores citam cifras de 25% ou menos. Muito embora a disfunção hepática não constitua importante causa de morte, ela é associada a maior percentual de mortalidade, e o óbito em pacientes sem icterícia é menos frequente. A insuficiência renal, fenômenos hemorrágicos e complicações cardiovasculares são mais comuns em pacientes com icterícia.

O comprometimento renal na leptospirose é frequente nessa forma da doença, podendo ocorrer mais raramente na forma anictérica. Caracteriza-se por elevação nos níveis de ureia e creatinina, aumento da fração de excreção de sódio e alterações variáveis observadas no exame rotineiro da urina, como leucocitúria, hematúria, proteinúria e cristalúria. A diurese não constitui bom sinal de envolvimento renal, e a insuficiência renal pode ser do tipo oligúrica ou anúrica, associada a um pior prognóstico, e não oligúrica. Uma característica importante da insuficiência renal aguda (IRA), na leptospirose, é a associação de alterações hemodinâmicas, em geral desidratação intensa ou hipotensão, que podem agravar a insuficiência renal se não corrigidas adequadamente, podendo resultar em necrose tubular aguda de grande intensidade. É interessante observar que a acidose metabólica e a hiperpotassemia, verificadas na IRA isquêmica, não ocorrem com frequência na leptospirose. As alterações do equilíbrio acidobásico são discretas, sendo comum a alcalose respiratória compensada ou descompensada, ao passo que a acidose metabólica é mais frequente nos casos com oligúria. Os níveis de potássio estão geralmente normais ou diminuídos e, com menos frequência, elevados. Esse fenômeno é explicado pelo encontro de uma alta fração de excreção de potássio que acompanha a fração de excreção de sódio observada nos pacientes. Durante muitos anos, a IRA foi a principal causa de morte na leptospirose, porém, com o advento dos métodos dialíticos, complicações cardíacas e hemorrágicas têm hoje se constituído nos principais fatores que desencadeiam o óbito.

O envolvimento cardíaco, que pode ser visto em qualquer forma clínica de leptospirose, é mais proeminente na síndrome de Weil, como decorrência da miocardite que se instala. Colapso cardiocirculatório e insuficiência cardíaca podem ser encontrados, porém, são menos frequentes que as alterações eletrocardiográficas e do ritmo cardíaco. Alterações da repolarização ventricular, bloqueios atrioventriculares, ritmo juncional, bloqueios de ramo, sobrecargas ventriculares e atriais podem ser encontrados. Clinicamente, hipofonese de bulhas é observada com frequência, seguida de ausculta compatível com fibrilação atrial. Essas alterações podem ser agravadas pelas alterações metabólicas, em especial a hipopotassemia. Cerca de 33% dos pacientes apresentam algum tipo de manifestação cardíaca.

Os fenômenos hemorrágicos são relativamente frequentes na síndrome de Weil. Cerca de 43% dos pacientes apresentam algum tipo de sangramento de pele e mucosas, como petéquias e equimoses. Hemorragias pulmonares podem variar desde simples escarros hemoptoicos até hemorragia pulmonar maciça. Sangramentos gastrointestinais traduzidos por hematêmese, melena ou enterorragia podem ocorrer, variando também na sua intensidade. A hemorragia pulmonar e/ou a gastrointestinal constituem os principais fenômenos responsáveis pela morte dos pacientes.

Embora a coagulação intravascular tenha sido descrita na leptospirose experimental e em raros casos humanos, estudo realizado em nosso meio não constatou a ocorrência desse fenômeno. O estudo do coagulograma realizado na fase aguda demonstrou elevação no tempo de protrombina, no tempo de trombina, na dosagem do fibrinogênio e dos fatores de degradação dos produtos de degradação fibrinogênio/fibrina. O alongamento do tempo de protrombina responde favoravelmente à administração da vitamina K, sugerindo que as alterações do aparelho bile-excretor sejam suficientes para explicar este fato. O aumento do tempo de protrombina pode ser explicado pelo aumento dos produtos de degradação do fibrinogênio/fibrina que estão elevados, por sua vez, em decorrência do aumento do metabolismo do fibrinogênio. O fibrinogênio eleva-se como consequência da reação inflamatória que ocorre na leptospirose. O tempo de tromboplastina parcial ativada não se altera, sugerindo que os fatores intrínsecos da coagulação (fatores VIIIc, IX, X, XI e XII) não se alteram de modo significativo na leptospirose. Do mesmo modo, não foi observada elevação do fator V, essencialmente produzido no hepatócito, demonstrando que as lesões hepatocelulares não são suficientes para alterar, de modo significativo, este fator. Alteração importante é a trombocitopenia, que verificamos em 80% dos casos. A medula óssea na leptospirose apresenta série megacariocítica normal. A coagulação intravascular disseminada não ocorre habitualmente na leptospirose, podendo-se supor que as alterações vasculares observadas exercem o papel mais importante na gênese dos fenômenos hemorrágicos frequentemente verificados nessa doença.

O comprometimento pulmonar caracteriza-se clinicamente pelas mesmas alterações referidas na forma anictérica. Na síndrome de Weil, devemos salientar a maior intensidade da pneumonite intersticial hemorrágica, observada ao exame radiológico pelo infiltrado pulmonar difuso ou localizado (Figura 67.3.9).

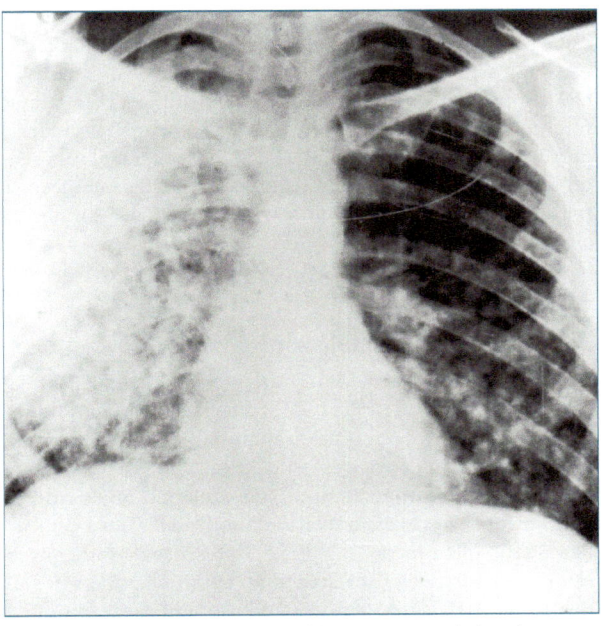

FIGURA 67.3.9 Aspecto radiológico característico da pneumonia intersticial hemorrágica em um caso de leptospirose. Nota-se maior intensidade do processo intersticial no pulmão direito com modulações disseminadas e com característica de processo alveolar. Em menor intensidade, observa-se quadro semelhante na base do pulmão esquerdo. O paciente apresentava soroaglutinação positiva para *L. icterohaemorrhagiae* e faleceu com hemorragia pulmonar maciça.
Fonte: Unidade de Terapia Intensiva do Instituto de Infectologia Emílio Ribas.

Insuficiência respiratória é frequente nos casos mais graves, atribuída a alterações da difusão do oxigênio através da membrana alveolocapilar decorrentes de edema e extravasamento de sangue no interstício pulmonar, como também pelo aumento do shunt arteriovenoso no pulmão.

As demais manifestações de outros órgãos descritas na forma anictérica são também encontradas em pacientes com a síndrome de Weil.

Os sinais e sintomas começam a decair a partir da terceira ou quarta semana de doença, havendo normalização gradativa, que pode durar 30 dias ou mais.

DIAGNÓSTICO

O diagnóstico deverá se basear nos elementos positivos de ordem epidemiológica e clínica. Entre estes estão o contato com animais, em especial o rato, ou com águas contaminadas, sobretudo após os períodos de enchentes ou por necessidade profissional, além do relato de sintomas como febre, cefaleia intensa, mialgia (especialmente nos músculos da panturrilha) e icterícia, acompanhados ou não de oligúria.

Considera-se como caso confirmado de leptospirose aquele que preencher qualquer um dos seguintes critérios:

1. Paciente no qual se tenha isolado a leptospira de qualquer espécime clínico.

2. Paciente com sintomas clínicos sugestivos associados a uma conversão sorológica com aumento de quatro vezes ou mais no título obtido pela reação de soroaglutinação microscópica, entre a fase aguda e a de convalescença.

3. Detecção de imunoglobulina M (IgM) específica pela reação de enzimaimunoensaio (Elisa).

Considera-se diagnóstico provável de leptospirose em áreas endêmicas um paciente que apresenta dados epidemiológicos e clínicos sugestivos e cuja reação de soroaglutinação microscópica revele um título igual ou superior a 1:800 em uma única amostra de soro.

Define-se caso suspeito todo paciente que apresentar antecedentes epidemiológicos sugestivos nos 30 dias anteriores ao início dos sintomas, como exposição a enchentes, alagamentos, lama ou coleções hídricas; exposição a esgoto, fossas, lixo ou entulho; atividades que envolvam risco ocupacional; residência ou trabalho em área de risco para leptospirose. Associado ao critério epidemiológico, considera-se caso suspeito pacientes que apresentem sufusão hemorrágica conjuntival, insuficiência renal aguda oligúrica ou poliúrica, icterícia ou aumento de bilirrubinas e fenômenos hemorrágicos.

Os sinais clínicos de alerta, que indicam internação hospitalar, estão no Quadro 67.3.2 e os critérios de internação em unidade de terapia intensiva estão no Quadro 67.3.3.

QUADRO 67.3.2 Sinais de alerta para internação hospitalar.
Sintomas e sinais:
▪ Tosse, dispneia, taquipneia, escarros hemoptoicos
▪ Oligúria ou poliúria
▪ Fenômenos hemorrágicos
▪ Hipotensão arterial
▪ Alteração do nível de consciência
▪ Vômitos frequentes
▪ Arritmias cardíacas
▪ Icterícia

QUADRO 67.3.3 Critérios para internação em terapia intensiva.

Insuficiência respiratória aguda:
- Dispneia ou taquipneia (FR > 28 ipm)
- Hipoxemia (PO_2 < 60 mmHg em ar ambiente)
- Escarros hemoptoicos ou hemoptise
- Infiltrado em radiografia de tórax com ou sem manifestações de hemorragia pulmonar

Insuficiência renal aguda

Distúrbios eletrolíticos e acidobásicos:
- Não responsivos à reposição de volume e/ou eletrólitos

Hipotensão refratária a volume

Arritmias cardíacas agudas

Alteração do nível de consciência

Hemorragia digestiva

DIAGNÓSTICO ESPECÍFICO

A qualidade do diagnóstico depende do método adequado e do período de infecção em que se encontra o paciente. Pode ser feito por meio da observação direta do agente, do isolamento de leptospiras por cultura, de técnicas de detecção de DNA e de métodos sorológicos.

Observação direta do agente

Sangue, líquido cefalorraquidiano (LCR) ou urina podem ser observados diretamente em microscópio de campo escuro para detectar a presença de leptospiras. No entanto, as bactérias podem não ser detectadas nas amostras ou ainda serem confundidas com artefatos, tais como fibrina e produtos celulares. Portanto, esse método não é rotineiramente empregado.

Isolamento de leptospiras por cultura

As culturas devem ser realizadas antes do tratamento com antibióticos. Normalmente, as culturas são realizadas para detectar leptospiras em sangue, líquido cefalorraquidiano (LCR) ou urina. Para se obter resultados positivos, é recomendado que a coleta seja feita de modo asséptico para evitar crescimento de contaminantes. Alguns contaminantes são inibidos pelo 5-fluorouracil ou por outros agentes antimicrobianos embora seu espectro antibacteriano permita o crescimento de outros contaminantes (Pinhata et al., 2018). Sangue ou LCR devem ser colhidos na primeira semana da doença, período que as leptospiras encontram-se na corrente sanguínea A urina deve ser coletada a partir do 10º dia da doença, período em que as leptospiras estão nos rins e sendo excretadas de forma intermitente. As amostras devem ser semeadas assepticamente nos meios de cultura semissólidos Fletcher ou EMJH, recomendando-se que se colha três tubos e seja colocado uma, duas e três gotas de sangue em cada tubo ou 0,5 mL de LCR em um tubo. Caso a amostra seja de urina, deve-se ajustar o pH alcalinizando-a ou diluindo-a na proporção de 1:10 a 1:100 em salina estéril. Realizar a semeadura de 0,5 mL de cada uma das diluições em meio de cultura.

Em virtude do crescimento lento, as culturas são incubadas, por até 4 meses, à temperatura de 28 a 30 °C, e regularmente examinadas por microscopia de campo escuro. Por essa razão, nem sempre as culturas são úteis como um diagnóstico de rotina, mas permitem estudos epidemiológicos.

As leptospiras isoladas podem ser identificadas em nível de sorogrupo e/ou sorovar. O teste de absorção cruzada de aglutininas (CAAT) identifica leptospiras em nível de sorovar e utiliza animais, sendo restrito a poucos laboratórios de referência (Levett, 2001; Sakata et al., 1992). Nos últimos anos, esse teste tem sido substituído por técnicas que não utilizam animais, tais como eletroforese em campo pulsado (PFGE), multilocus de repetições em tandem de número variável (MLVA) e sequenciamento de *multilocus* (MLST), porém essas técnicas identificam as leptospiras apenas no nível de sorogrupo (Galloway e Levett, 2010; Romero et al., 2011; Pavan et al., 2008; Salaun et al., 2006)

Detecção de DNA

As reações em cadeia pela polimerase (PCR) convencional e PCR em tempo real são métodos para detecção de DNA do agente e têm sido cada vez mais utilizadas para o diagnóstico da leptospirose por serem rápidos e precoces, fornecendo um diagnóstico logo nos primeiros dias da doença. Porém, têm a desvantagem de necessitar de infraestrutura laboratorial e equipamentos caros. Apesar desse método ser aplicável para amostras de sangue, urina, LCR e tecidos, o material clínico mais adequado para o diagnóstico precoce é sangue total com EDTA, que deve ser coletado na primeira semana a partir dos primeiros sintomas. A PCR convencional vem sendo substituída pela PCR em tempo real por ser uma técnica mais rápida, ter alta sensibilidade e especificidade e mínimas chances de contaminação.

Testes sorológicos
Teste de aglutinação microscópica (MAT)

O MAT é o teste padrão-ouro recomendado pela Organização Mundial de Saúde (OMS) e fornece o provável sorogrupo infectante. É um teste de aglutinação que detecta anticorpos aglutinantes das classes IgG e IgM e é visualizado por microscopia de campo escuro. Para confirmação de caso de leptospirose são necessárias duas amostras de soro com intervalo de coleta entre 7 e 15 dias. A presença de soroconversão ou uma variação sorológica no título de anticorpos de quatro ou mais vezes confirma o caso. Em áreas em que a leptospirose é endêmica, títulos de ≥ 800 em uma única amostra podem ser considerados como caso confirmado (Faine et al., 1999; Levett, 2001). O provável sorogrupo infectante é o que apresenta o maior título. Se mais de um sorogrupo apresentar o maior título, em razão das reações cruzadas entre diferentes sorogrupos, considera-se como inconclusivo. O teste é realizado com várias cepas vivas de leptospiras, representando diversos sorovares patogênicos circulantes, além ser necessário técnico treinado para proceder à leitura da aglutinação em microscopia de campo escuro, e, portanto, o teste deve ser realizado em laboratórios de referência. Em decorrência da complexidade do MAT, outros testes podem ser utilizados para o diagnóstico sorológico da leptospirose. São gênero-específicos, porém, de execução rápida e de grande utilidade para o clínico, pois fornecem o diagnóstico mais precocemente que o MAT.

Enzyme-linked immunosorbent assay (Elisa)

Elisa IgM, um teste gênero-específico, é utilizado como triagem para o diagnóstico sorológico da leptospirose, e fornece resultado diagnóstico antes do MAT nas amostras coletadas na fase aguda (Haake e Levett, 2015; Musso e La Scola, 2013; Picardeau, 2013; Picardeau et al., 2014). A maioria desses testes detectam anticorpos IgM e tem a vantagem de não utilizar culturas vivas de leptospiras. Diversos *kits* estão disponíveis comercialmente. Por ser um teste gênero-específico, necessita de confirmação pelo MAT. Como a IgM é detectável 5 a 7 dias após a infecção, o teste de Elisa deve ser realizado no período adequado.

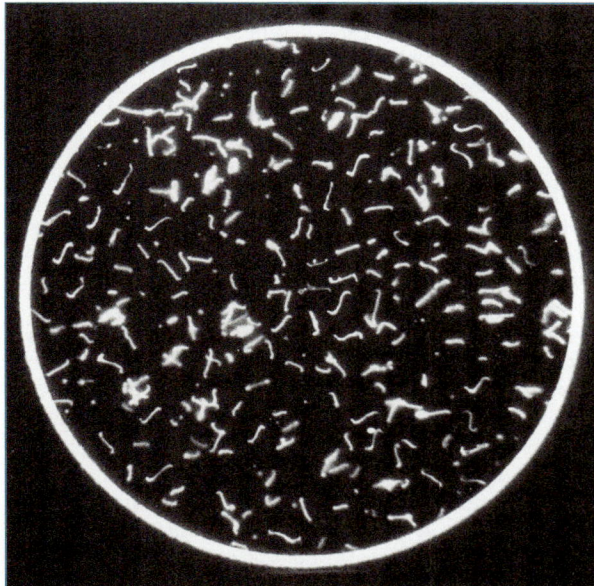

FIGURA 67.3.10 Fotografia do MAT obtida por meio de microscópio de campo escuro. Podem ser observadas inúmeras leptospiras não aglutinadas.
Fonte: Centers for Disease Control and Prevention – Atlanta – EUA.

DIAGNÓSTICO INESPECÍFICO

Diversos exames laboratoriais podem contribuir para que o clínico se aproxime o mais possível do diagnóstico de certeza da leptospirose até que seja plenamente estabelecido.

O hemograma é inespecífico e revela, quase sempre, anemia. A contagem de leucócitos é geralmente normal ou elevada, porém com frequência sem desvio à esquerda, e velocidade de hemossedimentação.

As provas de função hepática costumam estar alteradas. As transaminases se elevam e raramente ultrapassam valores de 100 UI. A fosfatase alcalina se eleva em cerca de 60% dos casos, como consequência da colestase intra-hepática. Já a hiperbilirrubinemia geralmente decorre de aumento predominante da fração direta. A creatinafosfoquinase e as mucoproteínas com frequência estão elevadas.

O comprometimento renal pode ser avaliado pelo aumento dos níveis de ureia e creatinina observados, podendo indicar insuficiência renal propriamente dita (oligúrica ou não oligúrica) ou pré-renal. Um estudo mais detalhado da função renal pode ser realizado pela medida da fração de excreção de sódio, que se eleva consideravelmente nos casos de insuficiência renal. O sódio plasmático pode estar baixo, normal ou elevado, dependendo das condições de hidratação dos pacientes. O potássio, mesmo na presença de insuficiência renal aguda, encontra-se com níveis séricos normais ou diminuídos, o que constitui, como já referimos anteriormente, uma característica frequente na leptospirose grave com insuficiência renal aguda. As alterações mais comuns no exame de urina são leucocitúria, hematúria, proteinúria e cilindrúria, constituindo achados bastante inespecíficos e de ocorrência muito variável.

O líquido cefalorraquidiano encontra-se frequentemente alterado. A pressão liquórica varia e costuma ser normal, raramente ultrapassando 350 mmH2O. O aspecto é límpido e, nos casos com icterícia, é xantocrômico. A pleocitose geralmente não ultrapassa 500 células/mm^3 e predominam células linfomonocitárias, podendo, no entanto, haver um predomínio de neutrófilos no início da fase imune da doença. As proteínas se elevam muito pouco, raramente atingindo 300 mg/100 mL. A glicorraquia costuma ser normal.

No coagulograma realizado na fase aguda observa-se alongamento do tempo de protrombina, que geralmente se normaliza com a administração de vitamina K. O mesmo ocorre com o tempo de trombina. O fibrinogênio e os fatores de do fibrinogênio/fibrina estão com frequência elevados. A plaquetopenia ocorre em cerca de 80% dos nossos casos (abaixo de 150.000/mm^3). O tempo de tromboplastina parcial não se altera, a dosagem do fator V é normal, e a pesquisa de monômeros solúveis da fibrina revela-se negativa. A coagulação intravascular disseminada não ocorre na leptospirose.

O estudo dos gases arteriais geralmente revela alcalose respiratória compensada, ou não. A acidose metabólica acompanha os casos mais graves. A pressão parcial de oxigênio diminui com frequência, e, com exceção dos casos com insuficiência respiratória estabelecida, volta aos valores normais com medidas simples de oxigenioterapia. O estudo radiológico do tórax pode ser normal ou revelar infiltrado intersticial segmentar ou difuso.

O eletrocardiograma pode revelar alterações semelhantes àquelas verificadas em outros processos infecciosos graves. Alterações de repolarização ventricular, alterações do ritmo cardíaco, sobrecarga de câmaras e bloqueios de diversos tipos são encontrados em pacientes com leptospirose.

DIAGNÓSTICO DIFERENCIAL

Para o diagnóstico diferencial de leptospirose, deve-se levar em conta a forma clínica da doença.

Na forma anictérica, a leptospirose pode ser confundida com diversas doenças infecciosas, dentre as quais gripe, febre tifoide, sepse por Gram-negativos, malária, período virêmico da febre amarela, toxoplasmose com comprometimento muscular, além de outras infecções inespecíficas. O diagnóstico diferencial deverá basear-se principalmente nos dados epidemiológicos e clínicos. O auxílio laboratorial é importante no direcionamento do diagnóstico, até que exames confirmativos da etiologia da infecção cheguem ao médico. O diagnóstico clínico, nesta forma clínica, é difícil, exceto em épocas de epidemias, quando a hipótese de leptospirose é formulada com maior frequência.

Na forma ictérica, ou síndrome de Weil, o diagnóstico diferencial é geralmente feito com as formas ictéricas de febre tifoide, sepse por Gram-negativos, malária por *Plasmodium falciparum*, febre amarela no período toxêmico, hepatites viróticas graves, como na forma fulminante, além de colecistites, colangites, síndrome hemorrágica pelo vírus Hantaan, e outras doenças em que febre, icterícia, fenômenos hemorrágicos e insuficiência renal podem ser encontrados. Os dados epidemiológicos e o auxílio laboratorial, por meio de exames que avaliem o comprometimento de cada órgão, são fundamentais.

Certas apresentações clínicas da leptospirose, como a meningite e a uveíte, devem ser consideradas no diagnóstico diferencial das meningites linfocitárias e das uveítes de etiologia não esclarecida, respectivamente.

COMPLICAÇÕES E SEQUELAS

Poucas são as sequelas das leptospiroses. A uveíte em geral resolve completamente, embora haja casos raros de cegueira e formação de catarata.

As alterações neurológicas decorrentes de mielites e neuropatias periféricas, costumam curar por completo, porém, podem, raramente, deixar alguma sequela. A meningite se resolve em todos os casos.

As complicações pulmonares, renais e hepáticas desaparecem com a cura da doença. As alterações funcionais retornam aos valores normais, e, excepcionalmente, pode haver casos que persistem com pequenas alterações permanentes de função renal. Essas alterações podem levar meses para uma resolução completa.

TRATAMENTO

O uso da penicilina, ampicilina, tetraciclinas e outros pode ser benéfico aos pacientes, encurtando o tempo de duração da doença e reduzindo a frequência de complicações, porém não reduzindo a mortalidade quando administrados após o quarto ou quinto dia do início dos sintomas.

Para o tratamento específico da leptospirose sugere-se a administração de quatro milhões de unidades por dia de penicilina G cristalina divididas em quadro doses, ou 200 mg de doxiciclina por dia para os adultos por sete dias. A administração desses antibióticos após o quinto dia de doença parece não alterar o curso clínico da leptospirose.

Como a forma grave da leptospirose é de difícil diferenciação diagnóstica de quadros de sepse em razão de outras etiologias e acompanhadas ou não de icterícia, sugere-se a administração empírica de esquemas antimicrobianos mais amplos, como o uso de ceftriaxona ou cefotaxima nas doses usualmente recomendadas, conforme mostra o Quadro 67.3.4.

QUADRO 67.3.4 Antimicrobianos recomendados para o tratamento específico da leptospirose.

Antimicrobiano	Dose e via de administração
Penicilina cristalina	1,5 MU, 6/6 horas, IV
Ampicilina	1 g, 6/6 horas, IV
Amoxicilina	500 mg, 8/8 horas, VO
Ceftriaxona	1 g, 12/12 horas, IV
Doxiciclina	100 mg, 12/12 horas, VO
Azitromicina	15 mg/kg/dia, VO, em duas tomadas

As medidas terapêuticas de suporte constituem aspecto da maior importância. Estas devem ser precoces e agressivas para se evitar complicações. A hidratação, de preferência por via endovenosa, é a terapêutica inicial mais importante, uma vez que os pacientes com as formas mais graves da doença chegam ao hospital muito desidratados como consequência de febre, anorexia intensa e provável poliúria que ocorreria na fase inicial da insuficiência renal. A hidratação deve ser rigorosa, com administração de solução fisiológica ou Ringer, e, dependendo da gravidade do caso, deve-se monitorizar a pressão venosa central. A administração de potássio deve ser feita quando se verificar hipopotassemia. Essas medidas visam corrigir os fatores pré-renais que contribuem para desencadear ou agravar a insuficiência renal. Quando se verifica que essas medidas não revertem a insuficiência renal, deve-se utilizar diálise.

Outro elemento importante na terapêutica de suporte da leptospirose diz respeito às alterações pulmonares observadas. A saturação de oxigênio deve ser mantida acima de 90%, seja por administração de oxigênio através de cateter ou máscara ou pelo uso de ventilação mecânica assistida ou controlada, nos mesmos moldes utilizados no tratamento da síndrome do desconforto respiratório. Nos casos graves de comprometimento respiratório, deve-se ter cuidado com a reposição hídrica em excesso para se evitar o agravamento da insuficiência respiratória. Nessa situação, é imperiosa a monitoração hemodinâmica com reposição controlada de líquidos.

As alterações cardíacas devem ser tratadas com a correção das alterações metabólicas, como a hipopotassemia, e com o uso de drogas inotrópicas e antiarrítmicas, quando indicadas.

Outros procedimentos, como nutrição parenteral ou enteral, transfusões de sangue, plaquetas e crioprecipitado, uso de antiácidos, uso de bloqueadores dos receptores H2 como a ranitidina ou inibidores de bombas de próton como o omeprazol, são recomendados e dependerão da avaliação e da necessidade da terapêutica do caso em questão.

PROFILAXIA

A profilaxia das leptospiroses deve ser feita de modo a impedir que o homem sadio entre em contato com águas ou animais contaminados, assim como controlar os animais portadores, especialmente os roedores, animais domésticos e outros. As principais medidas profiláticas recomendadas para proteger o homem sadio são:

1. Campanhas educacionais com intuito de alertar os grupos ocupacionais de risco sobre o modo de contágio e as consequências da doença. Recomenda-se usar roupas especiais, luvas, botas à prova d'água, lavar e desinfetar ferimentos, evitar certas atividades de recreação em locais com probabilidade de contaminação, como natação em lagos e pequenos rios, pescarias e caçadas.

2. Programas de controle de roedores para impedir a presença e multiplicação desses animais em moradias, depósitos, armazéns, terrenos baldios etc.

3. Medidas de saneamento como purificação da água e destino adequado aos esgotos.

4. Adoção de medidas concretas que evitem as enchentes durante os períodos de chuvas.

5. Uso da doxiciclina na dose de 200 mg em dose única. Pode ser empregado para casos específicos nos quais o clínico considere o risco para aquisição da doença elevado.

6. Imunização com vacinas produzidas para o uso humano contra a leptospirose, preparadas com sorovares prevalentes em determinada área. Essas vacinas têm sido utilizadas em algumas regiões do mundo em grupos populacionais selecionados, mas no Brasil não há vacinas disponíveis para uso humano.

7. A imunização de animais domésticos, em especial os cães. Está disponível e é recomendada para que os proprietários vacinem seus animais.

BIBLIOGRAFIA SUGERIDA

Adler B, de la Peña Moctezuma A. Leptospira and leptospirosis. Vet Microbiol. 2010;140(3-4):287-96.

Adler B. Pathogenesis of leptospirosis: Cellular and molecular aspects. Vet Microbiol. 2014;172(3-4):353-8.

Arean, VM. The pathologic anatomy and pathogenesis of fatal human leptospirosis (Weil's disease). Am. J. Path. 1962;40:393-423.

Cagliero J, Villanueva SYAM, Matsui M. Leptospirosis Pathophysiology: Into the Storm of Cytokines. Front Cell Infect Microbiol. 2018;8:287-8.

Duarte-Neto AN, Croda J, Pagliari C, Soriano FG, Nicodemo AC, Duarte MIS. Severe Leptospirosis Features in the Spleen Indicate Cellular Immunosuppression Similar to That Found in Septic Shock. Front Immunol. 2019;10:296.

Eshghi A, Gaultney RA, England P, Brûlé S, Miras I, Sato H et al. An extracellular Leptospira interrogans leucine-rich repeat protein binds human E and VE-cadherins. Cell Microbiol. 2019;21(2):e12949.

Evangelista KV, Hahn B, Wunder EA, Ko AI, Haake DA, Coburn J. Identification of Cell-Binding Adhesins of Leptospira interrogans. PLoS Negl Trop Dis. 2014;8(10):e3215-14.

Fang J-Q, Imran M, Hu W-L, Ojcius DM, Li Y, Ge Y-M et al. vWA proteins of Leptospira interrogans induce hemorrhage in leptospirosis by competitive inhibition of vWF/GPIb-mediated platelet aggregation. EBioMedicine. 2018;37:428-41.

Felzemburgh RD, Ribeiro GS, Costa F et al. Prospective study of leptospirosis transmission in an urban slum community: role of poor environment in repeated exposures to the Leptospira agent. PLoS Trop Dis. 2014;8(5):e2927.

Fraga TR, Barbosa AS, ISaac L. Leptospirosis: aspects of innate immunity, immunopathogenesis and immune evasion from the complement system. Scand J Immunol. 2011;73(5):408-19.

Hsieh C-L, Chang E, Tseng A, Ptak C, Wu L-C, Su C-L et al. Leptospira Immunoglobulin-Like Protein B (LigB) Binds to Both the C-Terminal 23 Amino Acids of Fibrinogen αC Domain and Factor XIII: Insight into the Mechanism of LigB-Mediated Blockage of Fibrinogen α Chain Cross-Linking. PLoS Negl Trop Dis. 2016;10(9):e0004974.

Lomar AV, Lacaz CS. Estudo das alterações da hemostasia na leptospirose. São Paulo: Universidade de São Paulo; 1989.

Marquez A, Djelouadji Z, Lattard V, Kodjo A. Overview of laboratory methods to diagnose leptospirosis and to identify and to type leptospires. Int Microbiol. 2017;20(4):184-93.

Naing C, Reid SA, Aung K. Comparing antibiotic treatment for leptospirosis using network meta-analysis: a tutorial. BMC Infect Dis. 2017;5;17(1):29.

Pinhata JMW, Blanco RM, Romero EC. Evaluation of inhibitors for development of a selective medium for isolation of Leptospira spp. from clinical samples. Lett Appl Microbiol. 2018;66(6):558-64.

VIEIRA ML, FERNANDES LG, DOMINGOS RF et al. Leptospiral extracellular matrix adhesins as mediators of pathogen-host interactions. FEMS Microbiol Lett. 2014;352(2):129-39.

67.4 Pinta

Carolina Chrusciak Talhari Cortez
José Carlos Gomes Sardinha
Sinésio Talhari

SINONÍMIA

Purupuru, caraté ou mal-do-pinto são os principais nomes pelos quais a doença é conhecida.

CONCEITO

No homem, são conhecidas quatro treponematoses: sífilis, bouba, sífilis endêmica e pinta. A bouba, a pinta e a sífilis endêmica são denominadas treponematoses endêmicas, por serem transmitidas principalmente na infância, por meio do contato entre crianças infectadas.

A pinta é uma doença infectocontagiosa, não venérea, de evolução crônica, benigna quanto à vida e de difícil regressão espontânea. As manifestações cutâneas variam de acordo com a fase evolutiva e, ao contrário da sífilis, da bouba e da sífilis endêmica, não existe acometimento sistêmico.

ETIOLOGIA

O agente etiológico da pinta é o *Treponema carateum*. Do ponto de vista laboratorial e terapêutico, o agente etiológico da pinta é, até o presente momento, indistinguível dos agentes da bouba e da sífilis.

EPIDEMIOLOGIA

Essa treponematose existiu em caráter endêmico nos seguintes países: México, Venezuela, Colômbia, Peru, Bolívia e Brasil; pequeno número de casos foi registrado na Guatemala, Honduras, El Salvador, Nicarágua, Haiti, São Domingos, Costa Rica, Panamá, Porto Rico e Guianas.

No Brasil, era observada principalmente no Estado do Amazonas, sendo grande o número de casos nas regiões do alto Solimões, rios Negro, Juruá, Purus e alguns dos seus afluentes. Guimarães e Rodrigues, na década de 1940, foram os primeiros a mapear a distribuição da pinta no Brasil. No período de 1974 a 1992, foram tratados aproximadamente 500 indígenas com pinta, principalmente nas proximidades das fronteiras entre Brasil, Colômbia e Peru. No exame de populações indígenas dos rios Purus, Madeira, Juruá e alto rio Negro (ver Figura 67.4.1), só foram encontrados indígenas com lesões de "pinta vitiligoide", ou seja, lesões residuais de pinta.

Nenhum caso novo de pinta proveniente de áreas endêmicas foi relatado à Organização Mundial de Saúde (OMS) desde 1979. O último caso notificado na Colômbia foi em 1977, e em Cuba, em 1975. Em 1998, foi diagnosticado, na Áustria, um caso de pinta em paciente que havia morado durantes 7 anos em Cuba. Em inquérito conduzido em um remoto vilarejo no Panamá, dentre 104 habitantes, 20% apresentaram evidência clínica de pinta ativa e inativa, enquanto 52% tiveram sorologia positiva para a treponematose.

PATOGENIA

A transmissão do *T. carateum* é direta, por meio do contato físico ou de fômites. Pequenos ferimentos na pele de portadores de pinta possibilitariam a passagem de treponemas para a pele de indivíduos sadios, também com soluções de continuidade. Picadas de insetos existentes em grandes quantidades na maioria das áreas endêmicas que estudamos facilitariam a contaminação.

Bioca, em 1945, estudou a pinta entre indígenas do rio Negro e fez observações sobre a provável transmissão ritual da enfermidade – os "pintados" eram açoitados até o sangramento e o mesmo chicote, denominado *adabi*, era utilizado para açoitar os sadios. No entanto, não conseguimos confirmar a ocorrência dessa transmissão ritual. Ainda hoje existe um ritual de iniciação entre os índios Baniwa, e, pela forma como é realizado (os jovens são chicoteados), é provável que haja a transmissão da pinta.

A transmissão criminosa da pinta é frequentemente referida pelos enfermos, que relatam terem sido "pintados" quando indivíduos doentes colocaram gotas de sangue ou raspado de lesões em frutas ácidas ou bebidas como a "caiçuma", obtida a partir da fermentação da mandioca.

Por meio dos trabalhos experimentais de Leon Blanco, Medina e Padilha-Gonçalves, verificou-se que as lesões iniciais da pinta surgem de 7 a 20 dias depois da inoculação do *T. carateum*. Sem tratamento, aproximadamente 2 a 5 anos depois da inoculação, o paciente entra na fase tardia da doença. A pinta não tende à regressão espontânea.

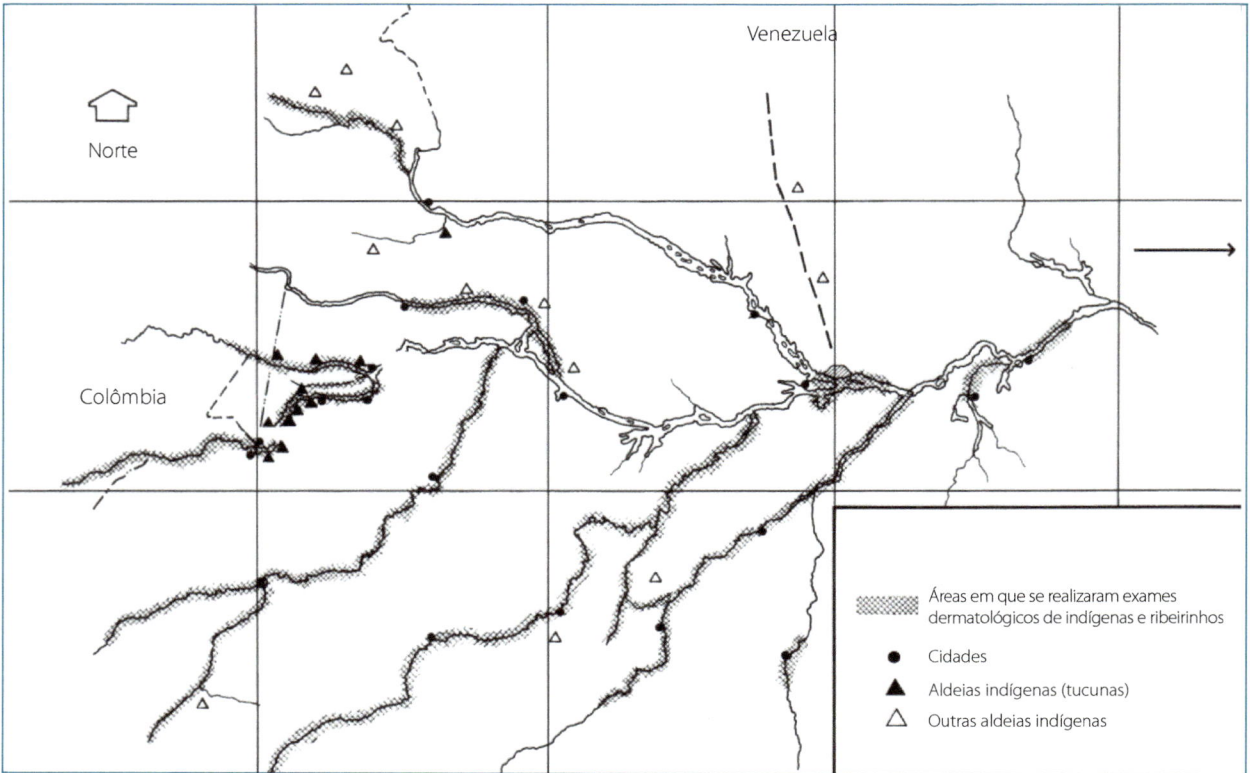

FIGURA 67.4.1 Mapa da região da Amazônia onde foi pesquisada a ocorrência de pinta.

O encontro do treponema é relativamente fácil em todas as fases da pinta, inclusive em casos com longa evolução.

QUADRO CLÍNICO

Os aspectos clínicos da pinta são muito variados e, às vezes, torna-se difícil estabelecer a fase evolutiva em que se encontra o enfermo, pois em uma etapa de secundarismo poderemos encontrar lesões primárias, e na fase tardia, lesões primárias e de secundarismo. A maioria dos autores está de acordo em classificar a pinta em duas fases: *recente* e *tardia*. A fase recente compreende dois períodos: *inicial* e *período de disseminação*, sendo que o período inicial corresponde à pinta primária e o de disseminação à pinta secundária. A fase tardia é também denominada pinta tardia ou terciária.

FASE RECENTE

Período inicial

Surge cerca de 7 a 20 dias depois da inoculação do *T. carateum* e inicia-se com lesões eritematopapuloescamosas, únicas ou múltiplas, com maior frequência nos braços, nas pernas, na face e no tronco. Essas lesões, em geral assintomáticas, tendem a crescer em extensão, surgindo placas eritematoescamosas ou eritematosas e hiper ou hipopigmentadas, de tamanhos variados, circinadas, arciformes, policíclicas e serpiginosas (ver Figura 67.4.2).

Período de disseminação cutânea

Após o 6º mês e, muitas vezes, 2 a 3 anos depois do aparecimento da lesão inicial, surgem manchas hipocrômicas, eritematosas ou eritemato-hipocrômicas, com descamação de grau variável, lenticulares ou numulares, que aumentam de tamanho e confluem, resultando em manchas maiores, salpicadas por ilhotas de pele normal, que ocupam extensas áreas do tegumento (ver Figura 67.4.3). As lesões do período de disseminação são denominadas "pintides". Com frequência, durante a evolução da doença, observa-se o aparecimento de pigmentação cinza ou azulada no interior das manchas hipocrômicas. Todas essas manifestações podem ocorrer no mesmo paciente, de modo que os quadros são muito polimorfos.

FASE TARDIA OU TERCIÁRIA

Dois a cinco anos depois do aparecimento das lesões iniciais, surgem manchas acrômicas, principalmente em áreas de proeminências das mãos, punhos, cotovelos, tornozelos, face anterior da tíbia, dorso e bordas plantares (ver Figuras 67.4.4 e 67.4.5). Nessa fase, são comuns extensas áreas hipocrômicas, em particular nos membros superiores, tronco e coxas. Sobre essas lesões hipocrômicas podem ser encontradas lesões acrômicas punctiformes, atrofia e numerosas lesões hipercrômicas, lenticulares, de aspecto reticulado. Na região glútea, é comum a presença de manchas hipocrômicas, com bordas imprecisas e salpicadas de ilhotas hipercrômicas. Em geral, a genitália, a região púbica, as axilas, as regiões inguinocrurais e o couro cabeludo são poupados na maioria dos enfermos com pinta tardia.

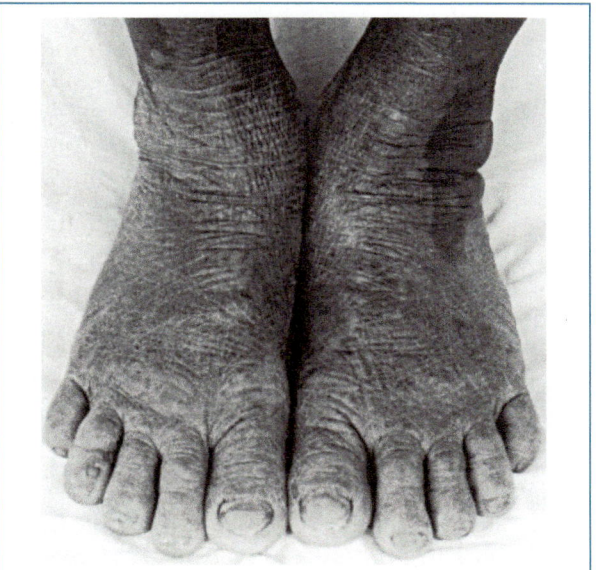

FIGURA 67.4.2 Pinta recente. Lesões eritematoescamosas, liquenificadas, formando placas. Não havia informações sobre o tempo de evolução.
Fonte: Acervo da autoria.

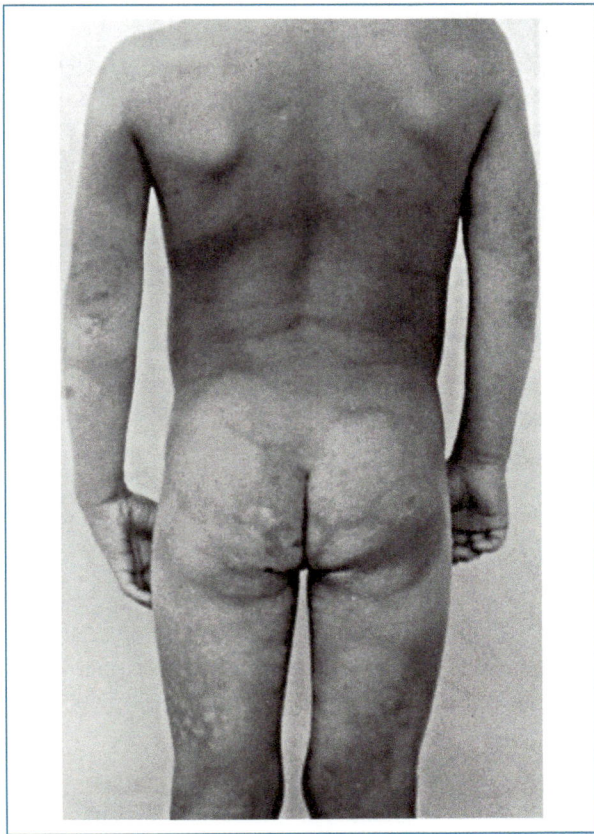

FIGURA 67.4.3 Pinta recente. Período de disseminação cutânea. Manchas hipocrômicas isoladas e confluentes, ocupando extensas áreas do tegumento. O quadro clínico simula hanseníase.
Fonte: Acervo da autoria.

Parte VI | Bactérias e micobactérias

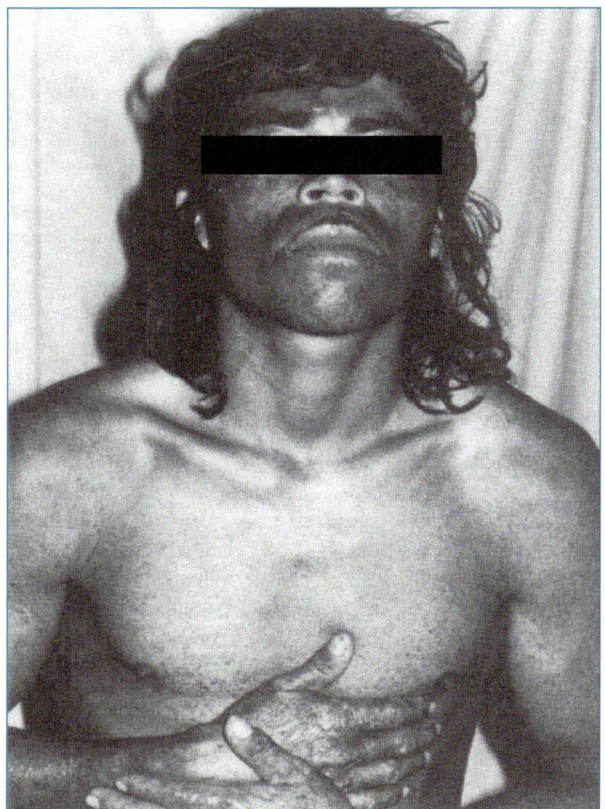

FIGURA 67.4.4 Pinta tardia. Intensa pigmentação na face, nos antebraços e no dorso das mãos. Lesões com aspecto lentiginoso no tronco e nos braços. Presença de acromia nos quirodáctilos. *Fonte:* Acervo da autoria.

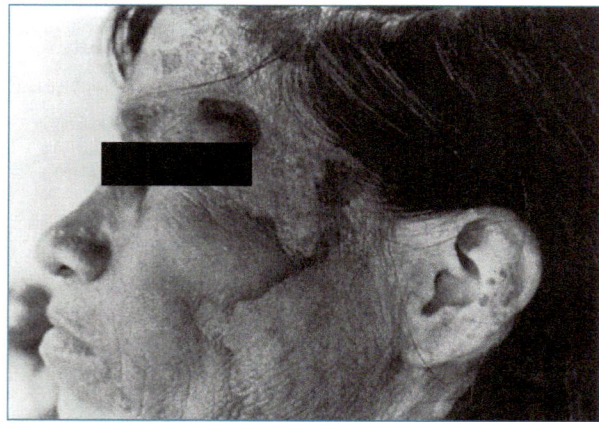

FIGURA 67.4.5 Pinta tardia. Hiperpigmentação e acentuada hipocromia na face; presença de acromia no pavilhão auricular, pescoço e couro cabeludo. *Fonte:* Acervo da autoria.

Na fase tardia pode haver hiperceratose palmar e plantar (Figura 67.4.6). É comum o encontro de manchas hiperpigmentadas e acrômicas, associadas à hiperceratose na região palmar. Em alguns doentes, mesmo com vários anos de evolução, as lesões cutâneas podem estar restritas a determinadas áreas do tegumento.

Junto com as manifestações da fase tardia, é comum a presença de manifestações típicas das fases primária e/ou secundária.

A sorologia do líquor (testes Venereal Disease Research Laboratory [VDRL] e *fluorescent treponemal antibody absorption* [FTA-Abs]), a biópsia hepática e a eletrocardiografia, realizadas em vários pacientes da região do alto Solimões portadores de pinta tardia não evidenciaram quaisquer alterações que pudessem estar relacionadas com a treponematose. Esses resultados evidenciam a relativa benignidade dessa treponematose.

DIAGNÓSTICO DIFERENCIAL

Nos períodos iniciais e de disseminação cutânea, as lesões podem assemelhar-se à psoríase, pitiríase versicolor, *eritema discromicum perstans,* dermatofitose, eczemátide e hanseníase indeterminada e tuberculoide. Na fase tardia, além das doenças já mencionadas, muitas vezes torna-se difícil o diagnóstico diferencial com vitiligo, quando, então, a história sobre a existência prévia de hiperceratose, pigmentação e outras lesões já descritas na evolução da pinta é importante para o diagnóstico clínico. A confusão diagnóstica entre a pinta e o vitiligo ocorre principalmente nos casos de pinta tardia, depois do tratamento. As lesões acrômicas em geral persistem após o tratamento; essas manifestações residuais da pinta são denominadas "pinta vitiligoide" (Figura 67.4.7).

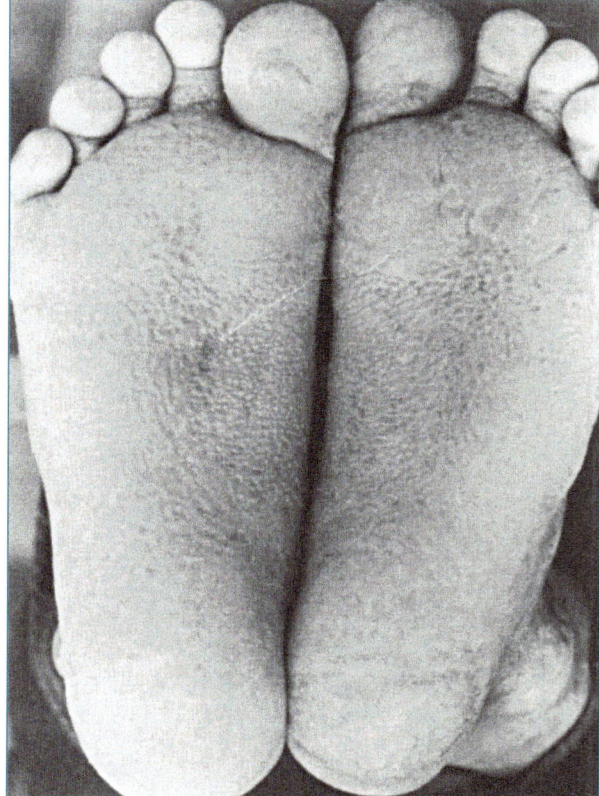

FIGURA 67.4.6 Pinta tardia. Hiperceratose plantar. *Fonte:* Acervo da autoria.

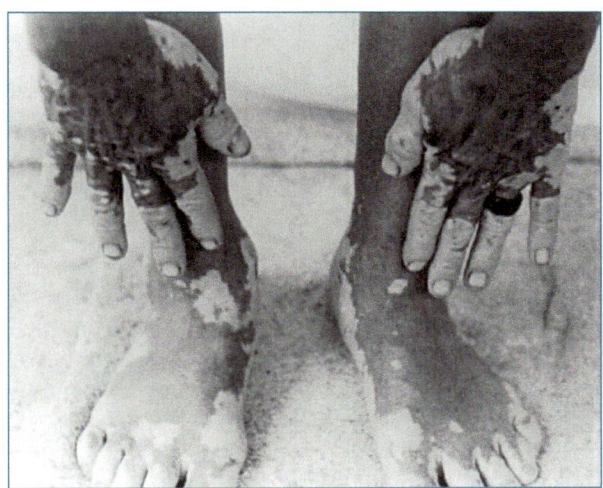

FIGURA 67.4.7 Pinta tardia, com aspecto vitiligoide. A paciente foi tratada com penicilina, havendo persistência das lesões acrômicas.
Fonte: Acervo da autoria.

DIAGNÓSTICO LABORATORIAL

Os principais exames laboratoriais para a confirmação do diagnóstico são:

- **Pesquisa do treponema em campo escuro**

O treponema pode ser encontrado na linfa das lesões cutâneas, em todas as fases evolutivas. Nunca encontramos treponema em lesões acrômicas.

- **Reações sorológicas**

As reações sorológicas com antígenos não treponêmicos, não específicas (Kahn, VDRL, Kolmer, Wasserman etc.) e as reações com antígenos treponêmicos, específicas (FTA-Abs, TPI e outras) são positivas durante vários anos ou para sempre. De acordo com trabalhos experimentais, a positividade das reações sorológicas surge, geralmente, após o segundo mês do início da doença.

- **Exame anatomopatológico**

É também importante na elucidação diagnóstica.

No período inicial, observam-se:

- **Na epiderme:** discreta acantose, edema da epiderme com migração de linfócitos e na camada basal, presença de degeneração por liquefação.

- **Na derme:** discreto infiltrado linfo-histiocitário e plasmocitário, em delgadas faixas, com discreta reação vascular.

No período secundário, observam-se:

- **Lesões hipocrômicas:** na epiderme: presença de moderada hiperceratose, acantose e espongiose; na derme: infiltrado superficial, em focos, dispondose ao redor de vasos espessados.

- **Lesões eritematoescamosas:** na epiderme: hiperceratose, aumento da camada de Malpighi e espongiose; na derme: infiltrado linfo-histiocitário, edema da camada papilar e neoformação vascular.

Na fase tardia, observam-se:

- **Lesões hiperpigmentadas:** na epiderme/derme: são encontrados melanóforos que ocupam parte do corpo mucoso, camada basal, derme papilar e média. Nas acromias ocorrem hiperceratose, atrofia da epiderme, ausência completa de melanina e infiltrado inflamatório na derme.

Por meio da coloração argêntica, com exceção das lesões acrômicas, poderão ser encontrados treponemas em quase todos os tipos de lesões.

- **Inoculação em animais**

Experimentalmente, a pinta foi reproduzida no chimpanzé.

TRATAMENTO

No tratamento da pinta, independentemente da fase ou do período, emprega-se a penicilina benzatina, em doses variáveis de 600.000 a 2.400.000, em aplicação única ou fracionada. De modo geral, utilizamos 600.000 UI para crianças e 2.400.000 UI para adultos, em aplicação única.

Clinicamente, observa-se, primeiro, a regressão das lesões hipopigmentadas e eritematoescamosas e, por último, das lesões hiperpigmentadas e acrômicas recentes. As lesões acrômicas com longo tempo de evolução tendem a involuir muito lentamente e, às vezes, persistem por toda a vida.

BIBLIOGRAFIA SUGERIDA

Antal GM, Lukehart SA, Meheus AZ. The endemic treponematoses. Microbes Infect. 2002;4:83-94.

Biocca E. Estudos etno-biológicos sobre os índios do alto rio Negro, Amazonas. Nota II. Transmissão ritual e transmissão criminosa da espiroquetose discrômica (PuruPuru, Pinto etc.) entre os índios do rio Içana. São Paulo: Arq. Biol. 1945;29:7-12.

Fohn MJ, Wignall S, Baker-Zander SA, Lukehart SA. Specificity of antibodies from patients with pinta for antigens of Treponema pallidum subspecies pallidum. J Infect Dis. 1988;157:32-37.

Guimarães FN, Rodrigues BA. O purupuru na Amazônia: contribuição ao seu estudo. Mern. Inst. Oswaldo Cruz. 1948;46:135-91.

LeónBlanco F, Laosa O. The primary lesions of pinta. Amer J Syph. 1947;31:600-9.

Padilha Gonçalves A. Pinta experimental [Tese de Livre-Docência]. Rio de Janeiro: Escola de Medicina e Cirurgia; 1964.

Talhari S et al. Aspectos clínicos e laboratoriais da pinta. An. Bras. Dermatol. 1979;54:21537.

Talhari S. Pinta – Aspectos clínicos, laboratoriais e situação epidemiológica no Estado do Amazonas [Tese de Doutorado]. São Paulo: Escola Paulista de Medicina; 1988.

Woltsche-Kahr I, Schimidt B, Aberer W, Aberer E. Pinta in Austria (or Cuba): important of an extinct disease? Arch Dermatol. 1999;135:685-88.

67.5 Sífilis

Sinésio Talhari

INTRODUÇÃO

A sífilis, também denominada lues, é uma doença infectocontagiosa, com manifestações cutâneas e sistêmicas, evolução crônica e transmissão predominantemente sexual. A transmissão congênita, ocorre por via transplacentária, ou hematogênica e com menos frequência, através de transfusão sanguínea. O homem é o único reservatório conhecido.

O agente etiológico da sífilis é o *Treponema pallidum*. Tradicionalmente, a sífilis é classificada em primária, secundária, latente e tardia, ou terciária. No presente capítulo, será adotada a classificação **recente**, quando o enfermo tiver até 1 ano de evolução, e **tardia**, após esse período.

Na maioria dos casos, a sífilis inicia-se com lesão ulcerosa na genitália ou na região anal. Como todas as doenças de transmissão sexual, essa ulceração é muito importante na transmissão dos vírus da imunodeficiência adquirida (HIV) e das hepatites B e C. De acordo com alguns autores, a sífilis pode acelerar o desenvolvimento da imunodeficiência pelo HIV, ocasionando progressão mais rápida para neurossífilis e complicações associadas ao acometimento do sistema nervoso central (SNC).

A sífilis materna não tratada pode resultar em aborto, prematuridade, morte neonatal ou manifestações tardias, tais como surdez, déficit do desenvolvimento e deformidades ósseas.

HISTÓRIA

Há varias teorias para explicar a origem da sífilis. Segundo a teoria colombiana, a doença teria surgido, inicialmente, no Novo Mundo, e trazida para o Velho Mundo por marinheiros, durante as expedições de Cristóvão Colombo. Outra teoria, a pré-colombiana, considera que a sífilis já existia na Europa, antes de 1492, sendo diagnosticada erroneamente como hanseníase, e alguns relatos dos séculos XIII e XIV descreveram uma forma de hanseníase de transmissão congênita e sexual. Outra teoria, a unitária, propõe a existência de uma única doença cujo agente etiológico teria sofrido mutações quando exposto a diferentes condições ambientais e socioeconômicas. Em contrapartida, segundo a teoria não unitária, o *T. pallidum* teria sofrido quatro mutações ao longo dos últimos 10 mil anos: a última, ocorrida no final do século XV, deu origem à forma mais virulenta da bactéria, responsável pela sífilis. Outra teoria sugere que a origem da sífilis tenha sido na África, surgido como treponematose endêmica, inicialmente acometendo macacos. A partir desses animais, humanos infectaram-se, e exploradores portugueses contaminados teriam levado a enfermidade para a Europa.

A denominação sífilis surgiu a partir do poema de Girolamo Fracastoro, intitulado *Syphilis sive morbus gallicus* (Sífilis ou mal gálico), escrito em 1530. O poeta descreve um rico e bonito pastor, *Syphillus*, que adquiriu doença repulsiva como pena por ter blasfemado contra o Deus Sol. No poema, a enfermidade é chamada de sífilis.

Em 1905, Fritz Schaudinn e Erich Hoffman identificaram o *Treponema pallidum* como o agente etiológico da sífilis. A palavra de origem latina, lues, que significa praga, é utilizada como sinônimo.

EPIDEMIOLOGIA

A sífilis é mais frequente em adultos sexualmente ativos. A doença não tem predileção racial ou de gênero; associa-se a fatores socioeconômicos, condições higiênicas precárias e, principalmente, comportamento sexual de risco.

Entre 2005 e 2013, de acordo com o Boletim de doenças sexualmente transmissíveis do Centers for Disease Control and Prevention (CDC), dos Estados Unidos, os casos de sífilis primária e secundária quase dobraram, com aumento de 8.724 para 16.663. A taxa anual aumentou de 2,9 (2005) para 5,3 casos/100.000 habitantes (2013). Em 2017, foram registrados 30.644 casos novos – aumento de 72,7% em relação a 2013. Nesse ano, 87,7% dos casos novos de sífilis primária e secundária ocorreram em homens, particularmente entre homens que fazem sexo com homens. A partir de 2013, entre as mulheres, o número de casos de lues primária e secundária aumentou 155,6%.

No Brasil, a sífilis congênita é de notificação compulsória, desde 1986, e a sífilis adquirida, desde 2010. Porém, as informações sobre incidência são limitadas; há subnotificação, e ausência de padronização de critérios de definição de casos até 2017. Nesse ano, o Ministério da Saúde passou a não considerar o tratamento da parceria sexual da mãe na definição de sífilis congênita, e no caso de sífilis em gestantes, estabeleceu que todas as mulheres diagnosticadas com a doença durante o pré-natal, parto e/ou puerpério devem ser notificadas como caso de sífilis em gestantes, e não como sífilis adquirida. Dessa forma, é esperado aumento no número de casos em gestantes a partir de 2017. No mesmo ano, foram notificados no SINAN 119.800 casos de sífilis adquirida (taxa de detecção de 58,1 casos/100.000 habitantes); 49.013 casos de sífilis em gestantes (taxa de detecção de 17,2/1.000 nascidos vivos); 24.666 casos de sífilis congênita (taxa de incidência de 8,6/1.000 nascidos vivos); e 206 óbitos por sífilis congênita (taxa de mortalidade de 7,2/100.000 nascidos vivos). Nos últimos 10 anos, em especial a partir de 2010, houve progressivo incremento da taxa de incidência de sífilis congênita: em 2007, a taxa era de 1,9 caso/1.000 nascidos vivos e, em 2017, houve aumento para 8,6 casos/1.000 nascidos vivos.

Os critérios para definição de sífilis adquirida também foram atualizados, em 2017. Indivíduos assintomáticos, com teste não treponêmico reagente, com qualquer titulação, e teste treponêmico reagente, sem registro de tratamento prévio, assim como indivíduos sintomáticos, com pelo menos um teste reagente – treponêmico ou não treponêmico, com qualquer titulação, são considerados casos de sífilis adquirida. A taxa de detecção de sífilis adquirida, no Brasil, aumentou de 2 casos/100.000 habitantes, em 2010, para 58,1 casos/100.000 habitantes, em 2017. Com relação à incidência por estados, a taxa de detecção mais elevada foi observada em Santa Catarina (122,4 casos/100.000 habitantes), e a mais baixa, no Piauí (10,7 casos/100.000 habitantes).

PATOGÊNESE E ETIOLOGIA

Treponema pallidum, o agente etiológico da sífilis, é uma bactéria Gram-negativa. O treponema penetra através das mucosas ou da pele, principalmente quando houver soluções de continuidade, invade a corrente sanguínea e os vasos linfáticos, disseminando-se com rapidez. Depois de período de incubação de 10 a 90 dias (média de 3 semanas), surge a lesão primária, designada cancro duro. Esse quadro inicial é conhecido como **sífilis primária**, e, em geral, regride espontaneamente depois de 30 dias.

O quadro clínico que caracteriza o período secundário ou **sífilis secundária** surge 4 a 10 semanas depois do início do cancro. Os pacientes podem apresentar mal-estar, febre, mialgia, artralgia, *rash* generalizado, lesões papulosas, papuloescamosas, queda de pelos e cabelos, lesões mucosas e linfadenopatia. Nesse período, mais de 30% dos pacientes apresentam líquido cefalorraquidiano (LCR) com valores anormais, evidenciando acometimento precoce do SNC. As manifestações do secundarismo desaparecem sem tratamento.

Em média, 6 meses após a involução das manifestações do secundarismo, os pacientes entram em período de latência, durante o qual a sorologia é positiva – não há evidências clínicas da enfermidade, e o doente pode permanecer assintomático por toda a vida. Em outros pacientes, podem surgir lesões gomosas, cardiovasculares e/ou neurológicas – estas são as manifestações clássicas do terciarismo luético ou **sífilis terciária**.

A sífilis é, também, classificada em duas fases: a **recente**, com duração aproximada de um ano, compreendendo as manifestações primárias e secundárias e o início da latência, e a **fase tardia**, caracterizada pela latência tardia e pelos quadros clínicos da sífilis terciária.

QUADRO CLÍNICO
SÍFILIS RECENTE

O cancro duro, ou sífilis primária, surge, aproximadamente 10 a 90 dias após o período de incubação; caracteriza-se por ulceração, indolor, com base rasa e limpa, bordas elevadas e induradas. Em homens, a lesão primaria é encontrada com mais frequência no sulco balanoprepucial, no prepúcio e na glande (Figura 67.5.1). Canal vaginal, colo uterino, grandes e pequenos lábios, uretra e períneo são as localizações mais comuns do cancro nas mulheres. O cancro extragenital é encontrado mais comumente nos lábios e na língua. Em homossexuais, a lesão inicial pode ser encontrada no ânus e no reto, apresentando-se em geral como fissuras induradas, sem os aspectos clínicos típicos.

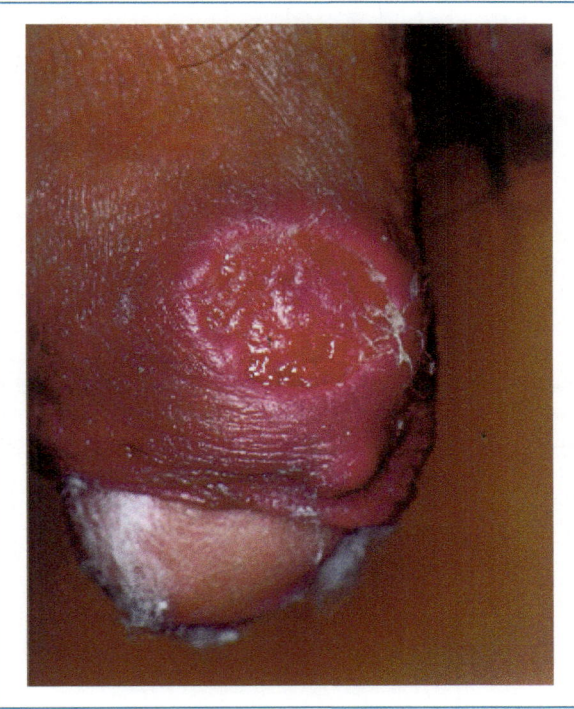

FIGURA 67.5.1 Cancro duro. A comprovação diagnóstica é difícil e, na dúvida, é preferível tratar como sífilis primária e acompanhar o paciente. É importante lembrar, sempre, de solicitar teste de HIV para esses enfermos.
Fonte: Acervo da autoria.

Em 15 a 30% dos casos o cancro não é percebido pelo paciente ou pode ser atípico, simulando cancro mole, herpes *simplex*, piodermite e úlceras traumáticas. A presença de linfonodos de maior volume, indolores e com localização unilateral na região inguinal é relativamente frequente.

Quando não tratado, o cancro persiste, em média, 1 a 6 semanas, desaparecendo espontaneamente, após esse período. Em média, um terço dos pacientes apresentam cicatriz levemente atrófica, após a regressão do cancro.

As lesões da sífilis secundária podem surgir na vigência do cancro ou, com maior frequência, após a sua regressão. O quadro clínico inicial dessa fase caracteriza-se por erupção macular, de coloração rósea ("roséola sifilítica"), lembrando quadro alérgico ou viral. Gradualmente, essa erupção macular evolui para lesões papulosas, papuloescamosas, placas e, às vezes, lesões papulotuberosas ou nodulares (Figuras 67.5.2 a 67.5.4).

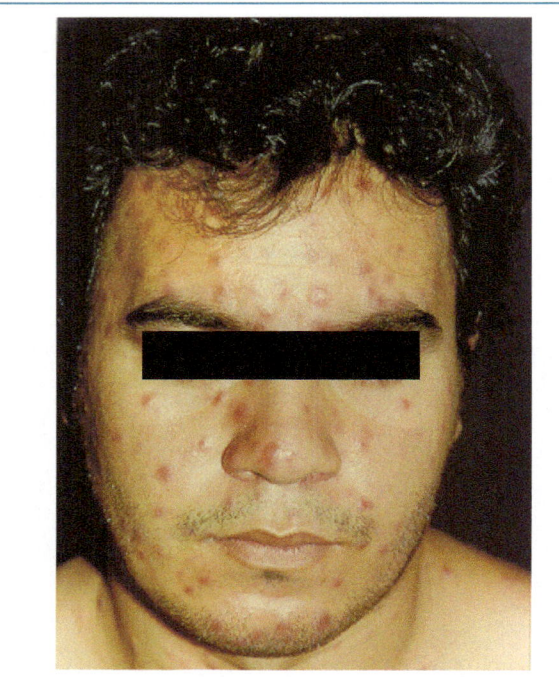

FIGURA 67.5.2 Sífilis secundária. Lesões papulosas, disseminadas. Havia lesões nas regiões palmoplantares. É comum esses pacientes serem erroneamente diagnosticados como portadores de alergia. *Fonte:* Acervo da autoria.

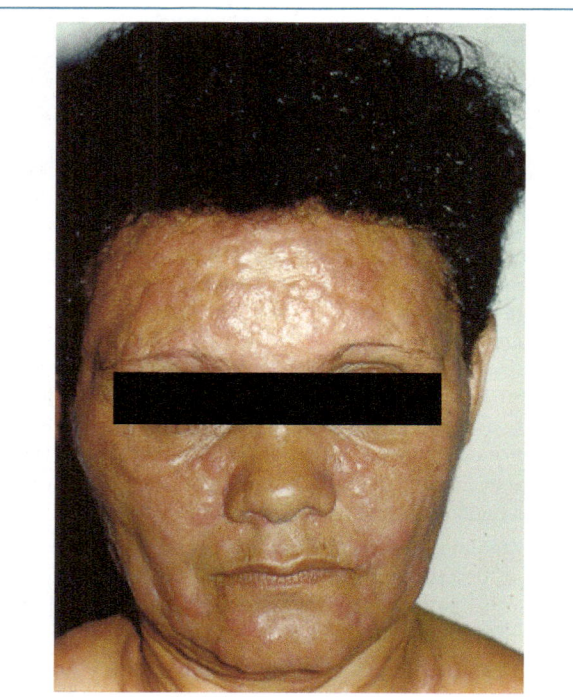

FIGURA 67.5.3 Sífilis secundária. Pápulas isoladas e confluentes; infiltração da face, simulando hanseníase lepromatosa. Não havia lesões palmoplantares. A sorologia para sífilis e, em muitos casos, o exame histopatológico, são importantes nestes casos. *Fonte:* Acervo da autoria.

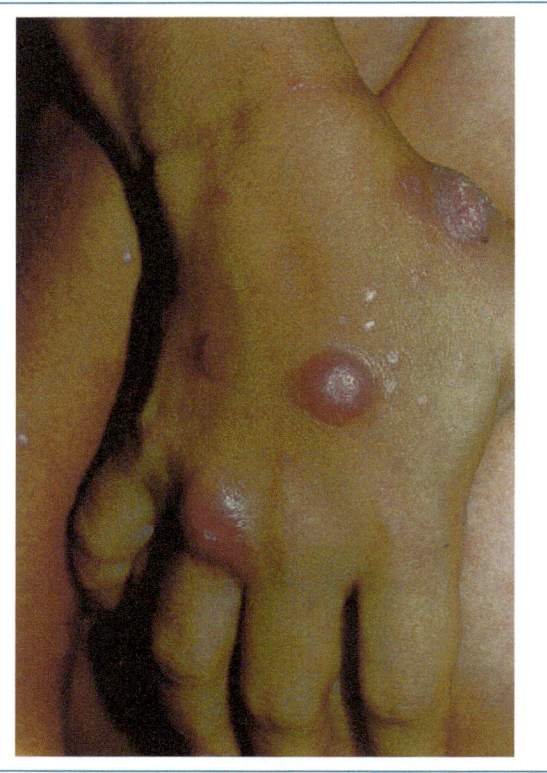

FIGURA 67.5.4 Sífilis secundária. Lesões tuberosas (maiores) e papulosas (menores) em várias localizações. O exame anatomopatológico evidenciou granulomas e muitos plasmócitos. O VDRL apresentou título de 1/64. Todas as lesões regrediram com penicilina G benzatina. *Fonte:* Acervo da autoria.

Lesões anulares, serpinginosas, concêntricas ou circinadas também podem ser encontradas (Figura 67.5.5). Essas manifestações cutâneas podem simular hanseníase, psoríase, líquen plano, granuloma anular, sarcoidose e outras afecções dermatológicas.

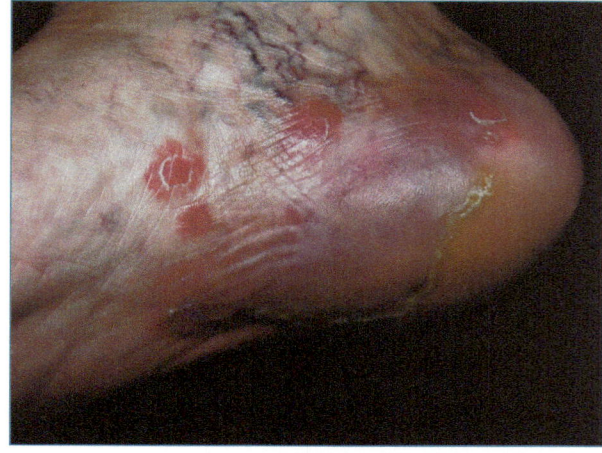

FIGURA. 67.5.5 Sífilis secundária. Lesão em placa, com involução central, simulando tínea ou psoríase. *Fonte:* Acervo da autoria.

A superfície palmoplantar é frequentemente afetada, podendo apresentar lesões papuloceratósicas. As lesões palmoplantares, na maioria dos pacientes, são muito sugestivas de sífilis secundária (Figuras 67.5.6 e 67.5.7).

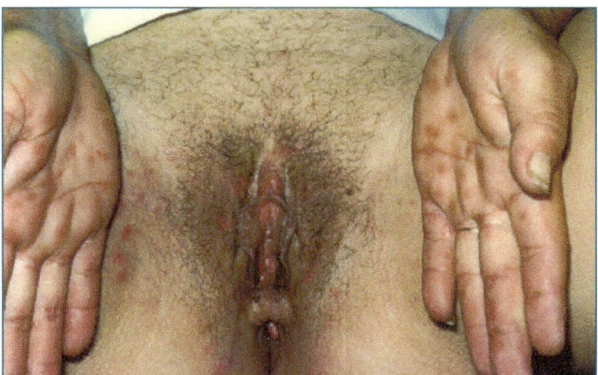

FIGURA 67.5.6 Sífilis secundária. Lesões papulosas, palmoplantares e lesões erosadas nos grandes lábios e virilha.
Fonte: Acervo da autoria.

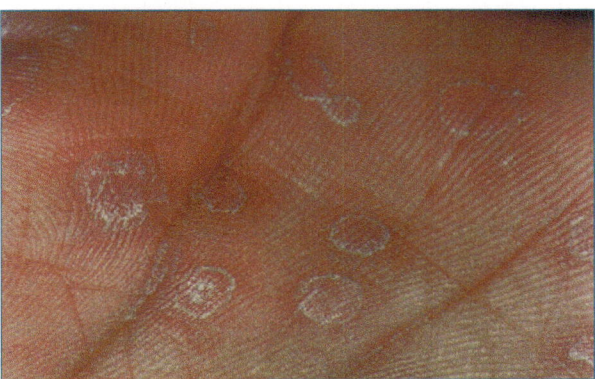

FIGURA 67.5.7 Sífilis secundária. A descamação, ao redor das pápulas (denominado "colar de Biett"), é muito comum na sífilis.
Fonte: Acervo da autoria.

A sífilis secundária também pode afetar as superfícies mucosas (Figura 67.5.8). Essas lesões são contagiosas e, em geral, divididas em três diferentes tipos clínicos: *condilomata lata*, ou condiloma plano, placas mucosas e faringite. O condiloma plano é encontrado principalmente na região anogenital; caracteriza-se por pápulas íntegras ou erosadas, isoladas ou confluentes. Essas lesões são com frequência confundidas com verrugas (condiloma) genitais.

Os pacientes com sífilis secundária podem apresentar alopecia do couro cabeludo, barba e sobrancelhas (Figura 67.5.9). A alopecia pode ocorrer em áreas localizadas do couro cabeludo, resultando no aspecto clínico conhecido como "alopecia em clareira" ou difusa. Além da queda, os cabelos são facilmente removidos com pequena tração manual. Essas manifestações são encontradas em 3 a 7% dos pacientes e podem consistir nos únicos sinais do secundarismo.

Alterações ungueais, tais como onicólise e distrofia podem ser observadas. Paroníquia e ulceração da base ungueal também são descritas.

Manifestações oftalmológicas, auditivas, musculoesqueléticas, renais, hepáticas, gástricas e cardiopulmonares podem ocorrer na fase secundária. Linfadenomegalia pode ser observada em 50 a 80% dos casos.

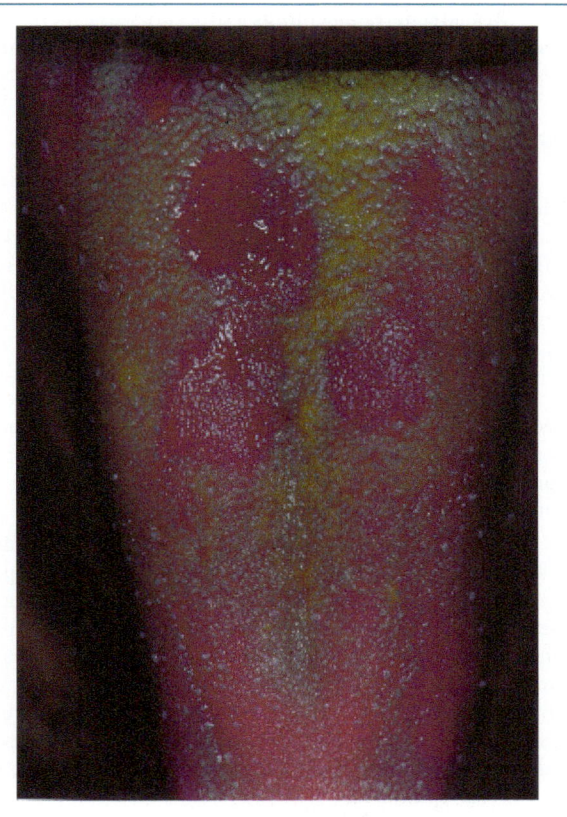

FIGURA 67.5.8 Sífilis secundária. Áreas "despapiladas" na superfície da língua. É relativamente frequente o encontro dessas lesões na sífilis secundária. Pode haver confusão diagnóstica com língua geográfica.
Fonte: Acervo da autoria.

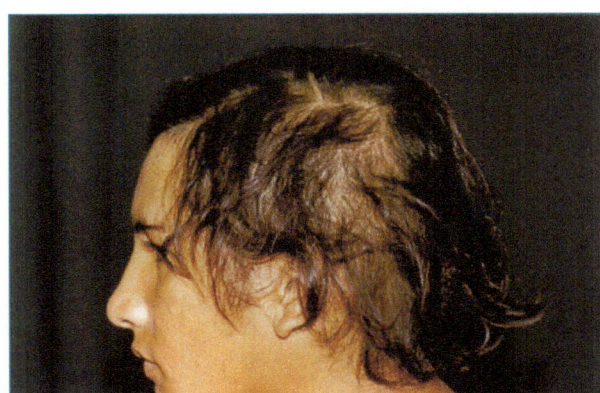

FIGURA 67.5.9 Sífilis secundária. Nota-se queda difusa dos cabelos. O título do VDRL era superior a 1/2.000. À tração, os cabelos eram removidos com facilidade. O paciente era portador de aids.
Fonte: Acervo da autoria.

Como foi mencionado anteriormente, na fase secundária pode haver envolvimento do SNC. O paciente, também, pode apresentar cefaleia e, ocasionalmente, desenvolver meningite, seguindo-se paralisia de um ou mais nervos cranianos. A meningomielite com paraplegia é rara.

Mesmo sem tratamento, as lesões cutâneas e manifestações sistêmicas desaparecem de modo espontâneo e, a partir desse momento, o paciente entra no estágio latente.

SÍFILIS LATENTE

Nesse estágio não ocorrem manifestações clínicas ou alterações radiológicas; somente a sorologia é positiva – os títulos são variáveis, dependendo do tempo de evolução. A sífilis latente é classificada em recente (menos de 2 anos de evolução) e tardia (mais de 2 anos de evolução).

SÍFILIS TARDIA OU TERCIÁRIA

Em torno de um terço dos pacientes com sífilis latente não tratada ocorrerá sífilis terciária. Os demais enfermos permanecerão latentes por toda a vida. As três principais apresentações clínicas da sífilis tardia são as manifestações cutâneas, cardiovasculares e neurossífilis.

Na sífilis tardia observam-se lesões nodulares e gomosas e envolvimento das mucosas. As lesões tendem a agrupar-se, formando placas com aspecto circinado. Elas localizam-se em qualquer parte do corpo; porém, predominam na superfície extensora dos braços, dorso e face. As gomas resultam de amolecimento, fistulização e ulceração dos nódulos O processo é indolor e ocorre, geralmente, nos tecidos subcutâneo, ósseo e/ou muscular. Essas lesões podem simular tuberculose cutânea, leishmaniose, cromomicose, sarcoidose, esporotricose e tumores.

Nas mucosas podem ocorrer lesões infiltrativas e gomosas, principalmente no palato, mucosa nasal, língua, tonsilas e faringe.

Entre as manifestações cardiovasculares mais importantes estão aortite, aneurisma aórtico, estenose coronariana, insuficiência da válvula aórtica e miocardite.

Antes do advento da penicilina, 23 a 87% dos casos de sífilis progrediam para doença neurológica. Os quadros neurológicos mais importantes são:

- **Meningite sifilítica aguda:** ocorre no primeiro ano após a infecção.

- **Neurossífilis parenquimatosa:** caracterizada por *tabes dorsalis*, paralisia geral e atrofia óptica.

- **Paralisia geral:** caracterizada por sintomas psiquiátricos e/ou neurológicos.

Os exames neurorradiológicos não são específicos para o diagnóstico da neurossífilis, sendo frequente a ausência de alterações à ressonância magnética ou tomografia computadorizada. O exame sorológico do LCR é o melhor método para diagnóstico e resposta ao tratamento.

SÍFILIS CONGÊNITA

Na ausência de tratamento, as mulheres podem transmitir a doença para o feto, por via transplacentária ou durante o parto. Em geral, quanto mais avançado for o estágio da gravidez, menor será a possibilidade de transmissão transplacentária. A infecção pelo *T. pallidum* durante a gravidez pode resultar em parto prematuro, morte intrauterina, morte neonatal ou sífilis congênita, a qual, clinicamente, pode ser dividida em precoce e tardia.

As manifestações clínicas da sífilis congênita precoce ocorrem nos dois primeiros anos de vida. As lesões cutâneas são similares às observadas em adultos durante a fase secundária, diferindo somente pelo fato de serem mais infiltradas, com ou sem escamas, localizadas principalmente nas superfícies palmoplantares (Figuras 67.5.10 e 67.5.11). Ocasionalmente, as lesões podem ser bolhosas (quadro denominado "pênfigo sifilítico") ou ulceradas.

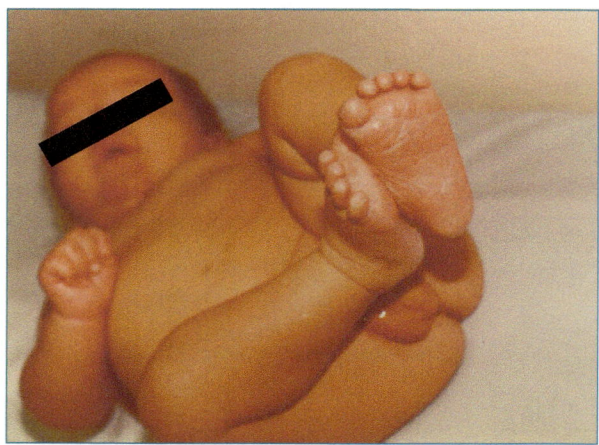

FIGURA 67.5.10 Sífilis congênita. Observe a presença de hiperceratose plantar e infiltração da bolsa escrotal, com aspecto brilhoso. *Fonte:* Acervo da autoria.

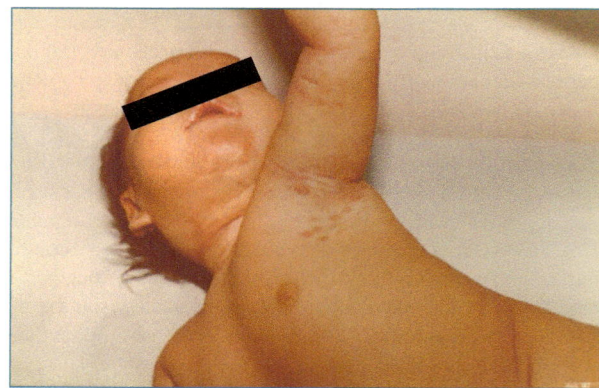

FIGURA 67.5.11 Sífilis congênita. Lesões infiltrativas na região axilar, no braço e na região mentoniana; presença de fissuras nos lábios.
Fonte: Acervo da autoria.

Baixo peso ao nascer, dificuldade respiratória, irritabilidade, choro débil, rinorreia sanguinolenta, linfadenopatia, osteocondrite, hepatoesplenomegalia, anemia, icterícia, trombocitopenia e pseudoparalisia de Parrot são algumas das manifestações clínicas que podem ser encontradas. A neurossífilis é observada em 40 a 60% das crianças nessa fase.

A sífilis congênita tardia ocorre depois dos 2 anos de idade. Corresponde à sífilis adquirida tardia do adulto, apresentando lesões similares às dessa fase, tais como sifílides nodulares, goma e periostite. São características dessa fase:

a) **Ceratite intersticial:** é a manifestação mais comum e mais grave desse estágio. Acomete, geralmente, os dois olhos, causando fotofobia, dor ocular e diminuição da acuidade visual. O tratamento antissifilítico não influencia na evolução desse quadro.

b) **Articulação de Clutton:** caracteriza-se por sinovite, indolor, afetando a articulação dos joelhos. O principal achado radiológico é o aumento do espaço intra-articular.

c) **Lesões ósseas:** verifica-se periostite dos ossos longos, principalmente da tíbia, que aumenta de tamanho e apresenta curvatura anteroposterior ("tíbia em lâmina de sabre").

d) **Surdez, por lesão do oitavo par craniano:** achado frequente na maioria dos casos. O acometimento é bilateral. O processo inicia-se com *tinitus*, vertigem e déficit auditivo que evolui gradualmente para surdez.

e) **Neurossífilis:** a principal manifestação é a paralisia geral juvenil, que se inicia, entre os 6 e 21 anos de idade.

f) **Estigmas da sífilis congênita:** observam-se, principalmente, fronte olímpica; mandíbula curva; arco palatino elevado; cicatrizes lineares, radiadas, perilabiais e perianais; nariz em sela; e dentes de Hutchinson – deformidade dos dentes incisivos, com entalhes em suas bordas cortantes. A tríade de Hutchinson consiste na presença de dentes de Hutchinson, ceratite intersticial e surdez por lesão do oitavo par craniano.

DIAGNÓSTICO LABORATORIAL E DIAGNÓSTICO DIFERENCIAL

A pesquisa direta do treponema pode ser realizada pela microscopia de campo escuro (sensibilidade de 74 a 86%), imunofluorescência direta, exame de material corado e exame histopatológico de biópsias teciduais; estes são chamados de exames diretos e são os mais importantes para a confirmação do diagnóstico da sífilis. Os testes imunológicos mais utilizados na prática clínica podem ser treponêmicos ou não treponêmicos.

TESTES TREPONÊMICOS

Detectam anticorpos específicos produzidos contra os antígenos do *T. pallidum*. São os primeiros a positivar e permanecem positivos, na maioria das vezes, pelo resto da vida, mesmo após o tratamento específico; são importantes para o monitoramento da resposta ao tratamento. Os testes de hemaglutinação e aglutinação passiva (*T. pallidum Haemagglutination Test* – PHA), o teste da imunofluorescência indireta (*Fluorescent Treponemal Antibody – Absorption test* – FTA-Abs), quimioluminescência (*Electrochemiluminescence* – EQL), ensaio imunoenzimático indireto (*Enzyme-Linked Immunosorbent Assay* – Elisa) e testes rápidos (imunocromatográficos) são testes treponêmicos.

TESTES NÃO TREPONÊMICOS

Detectam anticorpos não específicos anticardiolipina para antígenos do *T. pallidum* e são importantes tanto para o diagnóstico como para o monitoramento da resposta ao tratamento. O VDRL (*Venereal Disease Research Laboratory*), RPR (*Rapid Test Reagin*) e TRUST (*Toluidine Red Unheated Serum Test*) são exemplos desses testes.

O VDRL e o RPR são testes úteis e baratos, mas não são específicos, podendo apresentar reação cruzada com hanseníase virchowiana, doença de Lyme, HTLV-1, malária, tuberculose, e outras doenças. Em pacientes com quadro clínico suspeito de sífilis e testes inespecíficos com títulos baixos, deverão ser feitos testes treponêmicos, com alta especificidade, tais como FTA-Abs, TPHA, MHA-TP ou outros. Caso não haja disponibilidade de um desses testes, é aconselhável que o paciente seja tratado como portador de sífilis. Sempre que um paciente tenha resultado de VDRL com títulos baixos – iguais ou menores que 1/8 –, recomendam-se as reações específicas.

Os pacientes tratados devem realizar teste não treponêmico trimestralmente no primeiro ano e, semestral, no segundo ano.

Para o diagnóstico da sífilis devem ser utilizados um teste treponêmico mais um teste não treponêmico. Considerando a epidemia de sífilis e a sensibilidade dos fluxos diagnósticos, o Ministério da Saúde recomenda iniciar a investigação com um teste treponêmico (teste rápido, FTA-Abs etc.). Essa combinação de testes sequenciais tem por objetivo aumentar o valor preditivo positivo de resultado reagente no teste inicial.

Os resultados dos testes devem ser interpretados em associação com os dados da história clínica do indivíduo e com os dados epidemiológicos. Os resultados dos testes são interpretados da seguinte forma, segundo o Ministério da Saúde:

Primeiro teste	Teste complementar	Interpretações	Conduta
Teste treponêmico REAGENTE	Teste não treponêmico REAGENTE	1. Diagnóstico de sífilis. 2. Cicatriz sorológica: tratamento anterior documentado com queda da titulação em pelo menos duas diluições.	1. Tratar de acordo com o tempo de infecção e histórico de tratamento. 2. Orientação.
Teste treponêmico REAGENTE	Teste não treponêmico NÃO REAGENTE	Realizar terceiro teste treponêmico (diferente do primeiro): 1. Se reagente, diagnóstico de sífilis ou cicatriz sorológica. 2. Se não reagente, considera-se resultado falso reagente para o primeiro teste, excluindo sífilis.	1. Quando sífilis, tratar, realizar seguimento com teste não treponêmico e notificar. 2. Quando confirmado caso de cicatriz sorológica ou exclusão do diagnóstico de sífilis, orientar.

Primeiro teste	Teste complementar	Interpretações	Conduta
Teste não treponêmico REAGENTE	Teste treponêmico REAGENTE	1. Diagnóstico de sífilis. 2. Cicatriz sorológica: tratamento anterior documentado com queda da titulação em pelo menos duas diluições.	1. Tratar de acordo com o tempo de infecção e histórico de tratamento. 2. Orientação.

Teste não treponêmico REAGENTE	Teste treponêmico NÃO REAGENTE	1. Realizar terceiro teste treponêmico, com metodologia diferente do utilizado anteriormente:
		  a. se reagente, diagnóstico de sífilis ou cicatriz sorológica;
		  b. se não reagente, considera-se resultado falso reagente para o primeiro teste, excluindo-se o diagnóstico de sífilis.
		2. Cicatriz sorológica.
			1. Quando sífilis, tratar, realizar teste não treponêmico para seguimento e notificar.
			2. Quando confirmado caso de cicatriz sorológica ou exclusão do diagnóstico de sífilis, orientar.

Teste não treponêmico NÃO REAGENTE Ou Teste treponêmico NÃO REAGENTE	Não realizar teste complementar se o primeiro teste for NÃO REAGENTE e não houver suspeita clínica de sífilis primária.	Ausência de infecção ou período de incubação de sífilis recente.	1. Em caso de suspeita clínica e/ou epidemiológica, solicitar nova coleta de amostra em 30 dias, preferencialmente com teste treponêmico. 2. Isso não deve, no entanto, retardar a instituição do tratamento caso o diagnóstico de sífilis seja o mais provável ou o retorno da pessoa ao serviço de saúde não possa ser garantido.

O tratamento imediato, após apenas um teste positivo para sífilis (teste treponêmico ou não treponêmico), é recomendado para gestantes, vítimas de violência sexual, pessoas com chance de perda de seguimento e pessoas com sinais e/ou sintomas de sífilis primária ou secundária.

Na presença de sintomas neurológicos ou oftalmológicos, evidência de sífilis terciária ativa e após falha ao tratamento clínico sem reexposição sexual, a punção lombar é indicada para pesquisa de neurossífilis. O método de escolha é o VDRL (sensibilidade de 50 a 70%).

TRATAMENTO

SÍFILIS ADQUIRIDA

Sífilis primária, secundária e latente recente

O antibiótico de primeira linha é a penicilina G benzatina, na dose total de 2.400.000 UI, por via intramuscular, em dose única – faz-se 1.200.000 UI em cada glúteo. A doxiciclina, 100 mg, por via oral, duas vezes por dia, durante 30 dias (exceto gestantes), constitui tratamento alternativo. O seguimento é realizado de forma semelhante à sífilis primária, secundária e latente recente. Para as gestantes comprovadamente alérgicas à penicilina, recomenda-se a dessensibilização, em serviço terciário, de acordo com protocolos existentes.

Sífilis terciária e latente tardia

Administra-se penicilina G benzatina, na dose de 2.400.000 UI, por via intramuscular, uma vez por semana, du-

rante 3 semanas, totalizando 7.200.000 UI. A doxiciclina, 100 mg, por via oral, duas vezes por dia, durante 30 dias (exceto gestantes), constitui tratamento alternativo. O seguimento é realizado de forma semelhante à sífilis primária, secundária e latente recente. Para as gestantes comprovadamente alérgicas à penicilina, recomenda-se a dessensibilização, em serviço terciário, de acordo com protocolos existentes.

Neurossífilis

Todos os casos com VDRL reagente no líquor, independentemente da presença de sinais e sintomas neurológicos e/ou oftalmológicos, devem ser tratados para neurossífilis. Ainda, pacientes com alterações bioquímicas no líquor, sinais e sintomas neurológicos e/ou oftalmológicos e/ou achados de imagem no Sistema Nervoso Central, característicos de sífilis e VDRL não reagente, devem ser tratados para neurossífilis, a não ser que esses achados possam ser explicados por outra doença.

O tratamento é hospitalar, com penicilina cristalina, 18 a 24 milhões de unidades, por dia, por via endovenosa, administrada em doses de 3 a 4 milhões UI, de 4 em 4 horas, durante 14 dias. Alternativamente, a ceftriaxona pode ser empregada na dose de 2 g, endovenosa, durante 10 a 14 dias. O exame de líquor deve ser realizado de 6 em 6 meses até normalização da celularidade e VDRL não reagente.

Crianças

Apresentando sífilis adquirida em:

- **Fase recente:** penicilina G benzatina, 50.000 UI/kg, por via intramuscular, em dose única.

- **Fase tardia:** 50.000 UI/kg de peso, por via intramuscular. Repete-se a mesma dose depois de 3 semanas.

Em todos os casos de sífilis com alergia à penicilina, recomenda-se tentar a dessensibilização ao antibiótico, e os procedimentos para isso podem ser encontrados nos protocolos de infecções sexualmente transmissíveis (IST) do Ministério da Saúde. São raros os casos documentados de resistência do treponema à penicilina.

SÍFILIS CONGÊNITA

O tratamento de crianças expostas à sífilis ou com sífilis congênita deve ser realizado com a benzilpenicilina (potássica, procaína ou benzatina), dependendo do tratamento materno durante a gestação e/ou titulação do teste não treponêmico da criança, comparado ao materno e/ou exames clínicos e laboratoriais da criança.

Crianças com sífilis congênita devem ser tratadas com benzilpenicilina potássica e procaína, enquanto em crianças com sífilis congênita que apresentem neurossífilis o tratamento deve ser realizado com penicilina cristalina, em ambiente hospitalar. Crianças cujas mães não foram tratadas ou tratadas de forma inadequada, mas que apresentem exames físico e laboratoriais normais e teste não treponêmico não reagente, devem realizar tratamento com benzilpenicilina benzatina. Crianças assintomáticas, cujas mães foram adequadamente tratadas para sífilis e com titulação de teste não treponêmico até um diluição maior que o materno (p. ex., RN com titulação inferior a 1:16 e mãe 1:8), não precisam ser tratadas, somente seguidas clínica e laboratorialmente.

Confirmando-se o diagnóstico, proceder ao tratamento preconizado, observando-se o intervalo das aplicações que, para a penicilina cristalina, deve ser de 4 em 4 horas, e para a penicilina G procaína, de 12 em 12 horas, mantendo-se os mesmos esquemas das doses recomendados.

Em todos os casos de sífilis com alergia à penicilina, recomenda-se tentar a dessensibilização ao antibiótico, e os procedimentos para isso podem ser encontrados nos protocolos de infecções sexualmente transmissíveis (IST) do Ministério da Saúde. São raros os casos documentados de resistência do treponema à penicilina.

SÍFILIS E COINFECÇÃO PELO HIV

As úlceras genitais de todas as etiologias, tais como sífilis, cancro mole, herpes e outras causas, estão associadas ao aumento do risco de transmissão do HIV.

Embora a maioria dos pacientes coinfectados com sífilis e aids apresente resposta sorológica similar aos imunocompetentes, evolução clínica habitual e boa resposta terapêutica, podem ocorrer alterações na história natural da sífilis. Por exemplo, os testes sorológicos para sífilis podem apresentar títulos muito elevados, particularmente em doentes gravemente imunossuprimidos. Em indivíduos com aids, apresentando suspeita clínica de sífilis e VDRL negativo, deve-se repetir o teste, após diluição do soro – títulos altos podem provocar o fenômeno denominado prozona e, consequentemente, VDRL negativo.

Nos pacientes portadores de aids têm sido encontrados quadros atípicos e agressivos de sífilis. Podem ser observados aspectos clínicos particulares, que levam a denominação "sífilis maligna precoce", caracterizada por lesões papulopustulosas que evoluem para manifestações ulceronecróticas, acompanhadas de febre, cefaleia, artralgias e outras manifestações sistêmicas.

Em doentes HIV-positivos com sífilis, tem-se encontrado comprometimento oftalmológico importante – frequentemente, as lesões oculares são difíceis de ser distinguidas das manifestações ocasionadas por citomegalovírus ou HIV.

A invasão do SNC pode ocorrer em fases mais recentes da sífilis. A neurossíflis precoce coexiste com a infecção primária, secundária ou latente precoce, com ou sem sintomas. Meningite ou acidente vascular encefálico (sífilis meningovascular) podem ocorrer em alguns doentes. A neurossífilis tardia ocorre anos ou décadas após a infecção inicial; paresias, *tabes dorsalis*, perda de visão, perda auditiva e alterações psiquiátricas já foram relatadas nessa fase. É estimado que 4 a 9% dos pacientes coinfectados apresentem manifestações tardias de neurossífilis. De acordo com o Ministério da Saúde do Brasil, a punção liquórica é recomendada em todos os indivíduos coinfectados com sífilis e HIV, independentemente do estágio clínico que apresentem *pelo menos um* dos seguintes critérios:

- Sinais ou sintomas neurológicos ou oftalmológicos.
- Evidência de sífilis terciária ativa (p. ex., aortite ou gomas sifilíticas).
- Após falha do tratamento clínico.

Pleiocitose (6 a 200 células/mm³) com predomínio linfomonocitário e normalidade ou elevação moderada de proteínas são achados que podem também ser evidenciados em indivíduos HIV-positivos sem neurossíflis, o que dificulta o diagnóstico. Na ausência de contaminação substancial com sangue, o VDRL liquórico é altamente específico para a neurossífilis. No entanto, resultado negativo não exclui o diagnóstico em razão da baixa sensibilidade do teste;

Há controvérsias em relação ao tratamento da sífilis associada à aids. Em casos de sífilis recente, apesar do tratamento adequado, ocasionalmente tem-se verificado progressão para neurossífilis. Existem sugestões para que todos os pacientes com sífilis associada à aids sejam tratados como neurossífilis e que seja feito o "tratamento de manutenção". Até o momento, não há recomendações do Ministério da Saúde do Brasil, da OMS ou do CDC para que se modifique o tratamento da sífilis recente associada à aids. De acordo com esses órgãos, aconselha-se acompanhar os enfermos, com a repetição regular dos testes sorológicos.

Entre as alternativas terapêuticas para a sífilis recente, recomenda-se ceftriaxone, em doses de 1 g por dia, durante 10 dias. Para os doentes com sífilis tardia são recomendadas as mesmas drogas, porém, em posologias adequadas ao caso (ver tratamento da sífilis).

Sugere-se que todo paciente com sífilis seja testado para HIV e vice-versa. Toda a discussão sobre sífilis associada à aids tem sido feita em relação ao HIV-1.

BIBLIOGRAFIA SUGERIDA

Centers for Disease Control and Prevention. United States of America. Sexually Transmitted Disease Surveillance 2017. Disponível em: https://www.cdc.gov/std/stats17/syphilis.htm.

Czelusta A et al. An overview of sexually transmitted diseases in HIV-infected patients. J Am Acad Dermatol. 2000;43:409-33.

Freedberg IM et al. Fitzpatrick´s Dermatology in General Medicine. 5th Edition. McGraw-Hill; 1999.

Freedman D, Lowenstein EJ. Paleodermatoses: lessons learned from mummies. J Am Acad Dermatol. 2004;50:919-36.

Freedman D et al. Sexually Transmitted Diseases. Dermatologic Clinics. 1998;16:649-871.

Jurado RL et al. Prozone phenomenon in secondary syphilis. Arch Inter Med. 1993;153:2496-8.

Protocolo Clínico e Diretrizes Terapêuticas para Atenção Integral às Pessoas com Infecções Sexualmente Transmissíveis (IST). Ministério da Saúde. Secretaria de Vigilância em Saúde.

Departamento de DST, aids e hepatites. Brasília; 2015. Disponível em: http://www.aids.gov.br/pt-br/tags/publicacoes/protocolo-clinico-e-diretrizes-terapeuticas.

Protocolo clínico e diretrizes terapêuticas para manejo da infecção pelo HIV em adultos. Ministério da Saúde. Secretaria de Vigilância em Saúde. Departamento de DST, aids e hepatites virais. Brasília; 2018. Disponível em: http://www.aids.gov.br/pt-br/pub/2013/protocolo-clinico-e-diretrizes-terapeuticas-para-manejo-da-infeccao-pelo-hiv-em-adultos.

Rook´s Textbook of Dermatology. Oxford: Editora Blackwel Science; 2004.

Secretaria de Vigilância em Saúde. Ministério da Saúde. Boletim Epidemiológico da Sífilis; 2018. Disponível em: http://www.aids.gov.br/pt-br/pub/2018/boletim-epidemiologico-de-sifilis-2018.

Índice remissivo